Severine Wüstro

Inhalt – Kurzübersicht

Teil I Grundlagen der Pflege

Teil II Grunderkrankungen des Menschen, ihre Erkennung und Behandlung

Teil III Pflege in besonderen Lebensabschnitten und Lebenssituationen

Teil IV Pflege bei Störungen der Körperfunktionen

Teil V Pflege in besonderen Bereichen

Teil VI Anhänge

Abkürzungsverzeichnis

®	Handelsname
☞	vergleiche mit, siehe, Querverweis
A., Aa.	Arterie, Arterien (lat. Arteria, Arteriae)
Abb.	Abbildung
Abk.	Abkürzung
ACTH	Adrenokortikotropes Hormon
Amp.	Ampulle
AIDS	Aquired Immune Deficiency Syndrome
Ätiol.	Ätiologie
ATL	Aktivität(en) des täglichen Lebens
AZ	Allgemeinzustand
BE	Broteinheit
BSG	Blutsenkungsgeschwindigkeit
BZ	Blutzucker (korrekter: Blutglukose-konzentration)
bzw.	beziehungsweise
ca.	circa (ungefähr)
Ca^{2+}	Kalzium-Kation
Ch	Charrière (1 Ch = 1/3 mm Durchmesser)
Cl^-	Chlor-Anion
CT	Computertomogramm
d.h.	das heißt
fl	Femtoliter (10^{-15} Liter)
ggf.	gegebenenfalls
griech.	griechisch
EKG	Elektrokardiogramm
evtl.	eventuell
Hb	Hämoglobin
IE	Internationale Einheit
h	Stunde
HIV	Humanes Immundefizienz Virus
i.m.	intramuskulär
i.v.	intravenös
K^+	Kalium-Kation
kg	Kilogramm
KG	Körpergewicht
lat.	lateinisch
l	Liter
M.	Morbus
M., Mm.	Muskel, Muskeln
Min., min.	Minute
NW	Nebenwirkung(en)
MRT	Magnetresonanztomogramm (Kernspintomogramm, „Kernspin")
µg	Mikrogramm (10^{-6} g)
µl	Mikroliter (10^{-6} l)
mg	Milligramm
ml	Milliliter
ms	Millisekunde(n)
N., Nn.	Nerv, Nerven (lateinisch: Nervus, Nervi)
ng	Nanogramm (10^{-9} g)
nl	Nanoliter (10^{-9} l)
Na^+	Natrium-Kation
OP	Operation
pg	Pikogramm (10^{-12} g)
pl	Pikoliter (10^{-12} l)
Rö	Röntgen
s.c.	subcutan (unter die Haut)
Sek., s.	Sekunde
Std.	Stunde
Tab.	Tabelle
Tabl.	Tablette(n)
Tr.	Tropfen
u.a.	unter anderem
u.U.	unter Umständen
v. a.	vor allem
V. a.	Verdacht auf
V., Vv.	Vene, Venen (lateinisch: Vena, Venae)
Vit.	Vitamin(e)
z.B.	zum Beispiel
ZNS	Zentrales Nervensystem (Gehirn und Rückenmark)
ZVD	Zentraler Venendruck

Arne Schäffler Nicole Menche Ulrike Bazlen Tilman Kommerell (Hrsg.)

Pflege heute

Wichtige Fachbegriffe in Medizin und Pflege

absorbieren	aufnehmen
Aminosäure	Grundmolekül der Eiweiße
Anatomie	(gr.: zerschneiden), Lehre vom Bau der Körperteile
Antigen	Fremdkörper, der eine Antikörperproduktion auslösen kann
Antikörper	vom Abwehrsystem produzierter Abwehrstoff
Aorta	Körperschlagader
Arteriosklerose	„Gefäßverkalkung"
aspirieren	ansaugen
autonom	selbständig
benigne	gutartig
Chromosom	Träger von Erbinformation
dexter, dextra	rechts
DNA	(engl. Abk. für Desoxyribonukleinsäure, kurz DNS), Erbsubstanz
dys...	Wortteil für krankhafte Störung eines Zustandes oder einer Funktion
efferent	vom Zentrum wegführend
Elektrolyt	(gelöstes) Körpermineral, z.B. Natrium oder Kalium
endogen	im Körper selbst entstehend
exogen	von außen
extra...	außerhalb von
fixieren	befestigen
gastrointestinal	den Magen-Darm-Trakt betreffend
Gen	Erbanlage
genital	zu den Geschlechtsorganen gehörend
hormonal	das innersekretorische System betreffend
hyper...	das normale Maß übersteigend
hypo...	das normale Maß unterschreitend
Hypophyse	Hirnanhangdrüse
Hypothalamus	wichtiger Abschnitt des Zwischenhirns
Immunität	erworbene Abwehrkraft gegen Krankheitserreger
Indikation	„Heilanzeige", Kriterium, bei dessen Vorliegen ein bestimmtes Therapieverfahren zu wählen ist
injizieren	einspritzen
Insuffizienz	unzureichende Funktionstüchtigkeit
intrazellulär	innerhalb der Zellen
ischämisch	nicht (ausreichend) durchblutet
Kapillare	kleinstes Blutgefäß
kardiovaskulär	das Herz-Kreislauf-System betreffend
Karzinom	bösartiger epithelialer Tumor
kaudal	Richtung Fuß
Kompensation	Ausgleich
komprimieren	zusammenpressen
Koma	tiefe Bewußtlosigkeit
kranial	Richtung Kopf

lateral	seitwärts, von der Medianebene entfernt
maligne	bösartig
Manifestation	Offenbarwerden, Zutagetreten
medial	in der Mitte gelegen, mittelwärts
Membran	dünne Scheidewand
Morbus	Krankheit (Abk.: M.)
motorisch	die Bewegung betreffend
nerval	durch das Nervensystem vermittelt
oral	den Mund betreffend, durch den Mund
Parasympathikus	„entspannungs-" und regenerationsorientierter Teil des vegetativen Nervensystems
Parenchym	Organfunktionsgewebe
parenteral	unter Umgehung des Magen-Darm-Traktes
Pathologie	Lehre von den erkrankten Geweben
peri...	um ... herum
Physiologie	Lehre von den normalen Körpervorgängen, Grundlagenfach der Medizin
post...	nach, hinter
prä...	vor
Prognose	zu erwartender Krankheitsverlauf
primär	erstrangig, auch: ursprünglich, ohne andere Ursachen
Protein	Eiweiß
Punktion	Einstechen
pulmonal	die Lunge betreffend
reflektorisch	auf dem Reflexwege
rektal	den Mastdarm betreffend
retro...	zurück-, rückwärtsliegend
Rezeptor	„Empfänger" für bestimmte Reize oder Stoffe
Rezidiv	Rückfall
Sekretion	Ausscheidung
sekundär	nachfolgend, als Folge einer Erkrankung
sensorisch	die Sinne betreffend, empfindungsfähig
sensibel	die Sinne betreffend, empfindungsfähig
sinister, sinistra	links
spinal	das Rückenmark betreffend
superfizial	oberflächlich, zur Körperoberfläche hin
superior	oberer
Sympathikus	„leistungsorientierter" Teil des vegetativen Nervensystems
Symptom	Krankheitszeichen
Syndrom	Symptomenkomplex, Gruppe von Krankheitszeichen
Trauma	Verletzung, Wunde
Tumor	Geschwulst
Ulkus	Geschwür
vegetativ	das autonome (vegetative) Nervensystem betreffend
ventral	bauchwärts, vorn
zerebral	das Gehirn betreffend

Pflege heute

Lehrbuch und Atlas für Pflegeberufe

Herausgegeben von
Arne Schäffler, Augsburg
Nicole Menche, Langen/Hessen
Ulrike Bazlen, Weilheim/Teck
Tilman Kommerell, Friedrichshafen

Mit Textbeiträgen von:
Gebhard Allert, Ulm (Kap. 4); Helmut Baitsch, Ulm (Kap. 4); Ulrike Bazlen, Weilheim/Teck (Kap. 7, 9, 15, 18-22, 28, 30-32); Hans Beck, Nürnberg (Kap. 38); Werner Bernig, Singen (Kap. 6); Erika Bilen, Groß-Grönau (Kap. 33); Annerose Bürger-Mildenberger, Mühlhausen (Kap. 7); Gotthilf Fischle, Tübingen (Kap. 37); Michael Frowein, Solms (Kap. 27); Andrea Gehl, Berlin (Kap. 7); Gerhard Grevers, München (Kap. 34); Helmut Harr, Göppingen (Kap. 4); Wolfgang Hasemann, Freiburg (Kap. 7, 35); Annette Hasenburg, Texas/USA (Kap. 12, 32); Ulrike Haufe-Künkler, Wetter (Kap. 12, 32); Rosi Hertlein, Bad Windsheim (Kap. 23); Ulrich Kamphausen, Hohenstein (Kap. 9, 10); Maria Katryniok, Bramstedt (Kap. 25); Frieder Keller, Ulm (Kap. 4); Ulrike Klement, Kirchheim/Teck (Kap. 27); Tilman Kommerell, Friedrichshafen (Kap. 1-3, 5, 7); Karl-Ludwig Krämer, Heidelberg (Kap. 26); Linda Kümmel, Lübeck (Kap. 33); Diana Meier-Allmendinger, Winkel/Bülach (Kap. 4); Nicole Menche, Langen/Hessen (Kap. 9, 10, 12-14, 18-33 35); Cornelia Michalke, Bad Salzdetfurth (Kap. 14); Margarete Paulus, Kirchhain (Kap. 34); Christel Ravenschlag, Münster (Kap. 21); Herbert Renz-Polster, Portland, Maine/USA (Kap. 13, 17, 33); Annia Röhl, Blunk (Kap. 25); Sylvia Röhm-Kleine, Schlitz-Rimbach (Kap. 7, 20); Walter Schädle, München (Kap. 34); Arne Schäffler, Augsburg (Kap. 7, 8, 14, 19, 28, 29, 39); Angelika Simon-Jödicke, Freiburg (Kap. 15, 16, 36); Gerlinde Sponholz, Ulm (Kap. 4); Martin Stock, Hirschberg (Kap. 11, 26); Karin Witting, Ergolding (Kap. 7); Michael Zimmer, Bammental (Kap. 11, 26, 27)

Unter Mitarbeit von:
Sonja Becker, Marburg (Kap. 34, 37, 38); Annerose Bürger-Mildenberger, Mühlhausen (Kap. 7, 21, 22, 28, 29, 31); Heike Elsner (Kap. 11); Brigitte Glück, Ulm (Kap. 18); Claudia Schäffler, Augsburg (Kap. 30); Ulrike Hartmann, Heidelberg (Kap. 37, 38); Annette Jenner-Kief, Lübeck (Kap. 10); Michael Krantz, Aachen (Kap. 37); Berit Mollenhauer, Fulda (Kap. 12); Radegunde Mösle, Stuttgart (Kap. 3); Sönke Müller, Bammental (Kap.18); Claudia-Susanne Rastin, Wuppertal (Kap. 19); Frank Scharfenberg, Berlin (Kap. 28); Christine Seuß, Hof (Kap. 13); Gisela Stoll-Beranek, Kaiserslautern (Kap.7); Markus Vieten, Aachen (Kap. 36); Barbara Weigl, Würzburg (Kap. 7); Grit Wurlitzer, Quedlinburg (Kap. 14, 33)

Mitarbeit bei Planung und Konzeption:
Herbert Renz-Polster, Maine/USA

Graphiken und Fotografien (siehe auch Bildnachweis):
Rainer Dunkel, Berlin; Monika Haible, Ulm;
Gerda Raichle, Ulm; Eckhard Weimer, Aachen;
Sabine Weinert-Spieß, Neu-Ulm

Kapitelanfangsfotografien:
Anja Doehring, Lübeck

Titelgestaltung und Titelgrafik:
Hans Werner Spieß, Neu-Ulm

Bildredaktion und Herstellung:
Gesa Wellbrock, Stuttgart; Sonja Becker, Marburg

URBAN & FISCHER München • Jena 2000

Zuschriften und Kritiken an

URBAN & FISCHER Verlag
Lektorat Pflege
Karlstraße 45
D-80333 München

Wie allgemein üblich wurden Warenzeichen bzw. geschützte Namen (z. B. bei Pharmapräparaten) nicht immer besonders gekennzeichnet.

Hinweis: Die (therapeutischen) Erkenntnisse in Pflege und Medizin unterliegen laufendem Wandel durch Forschung und klinische Erfahrungen. Autoren und Herausgeber dieses Werkes haben große Sorgfalt darauf verwendet, daß die in diesem Werk gemachten Angaben dem derzeitigen Wissensstand entsprechen. Aufgrund des Charakters des Werkes sind die gemachten Angaben grundsätzlich nicht auf Vollständigkeit oder auf umfassende Aufklärung über Nebenwirkungen und Dosierungen angelegt. Insbesondere, wer als hierzu berechtigte Person Pharmaka verordnet, ist deshalb verpflichtet, anhand der Beipackzettel zu verschreibender Präparate und anderer geeigneter Fachinformationen seine Verordnung in eigener Verantwortung zu bestimmen.

Die Deutsche Bibliothek – CIP-Einheitsaufnahme

Pflege heute : Lehrbuch und Atlas für die Pflegeberufe / hrsg. von Arne Schäffler ... Mit Textbeitr. von: Gebhard Allert ... Graphiken und Fotogr. Rainer Dunkel ... Unter Mitarb. von Sonja Becker. –
Ulm ; Stuttgart ; Jena ; Lübeck : G. Fischer.
Lehrbuch und Atlas. – 1. Aufl. – 1997
ISBN 3-437-55030-6

Begleitend zum Lehrbuch sind erschienen:

Overheadfolien und Kopiervorlagen zu *Pflege heute*

96 farbige Overheadfolien und 17 Kopiervorlagen (beides DIN A4) mit Begleitheft im stabilen Ringbuchordner.

ISBN 3-437-25770-6

Arbeitsbuch zu *Pflege heute*

Wiederholungsfragen, Lückentexte, Bilder- und Kreuzworträtsel – damit das Einprägen und Wiederholen des Lernstoffs von *Pflege heute* Spaß macht.

ISBN 3-437-25448-0

1. Auflage September 1997

00 01 02 03 04 10 9 8 7 6

Gedruckt auf chlorfrei gebleichtem Papier

Druck: Druckerei Appl, Wemding
Bindung: Großbuchbinderei Monheim GmbH, Monheim
Layout: Sabine Weinert-Spieß und prepress | ulm GmbH, Ulm
Buchsatz: prepress | ulm GmbH, Ulm

Vorwort

Seit über 30 Jahren existieren einführende Lehrbücher „speziell“ für die Pflegeberufe. In der Praxis sind Lehrende und Lernende mit diesem Lehrbuchmaterial aber unzufrieden.

Ein neuer Ansatz: Pflege heute

In fünfjähriger Vorbereitung ist in Zusammenarbeit mit vielen Berufstätigen, Lehrerinnen und Lehrern für Pflegeberufe, Ärztinnen und Ärzten sowie Auszubildenden in der Krankenpflege ein neues Lehrbuch herangewachsen. Wegweisend für den Neubeginn waren folgende Leitgedanken:

- **Was wichtig ist, muß drin stehen**

  Pflege heute begleitet KrankenpflegeschülerInnen während der Ausbildung und soll Lernhilfe, Nachschlagewerk und nicht zuletzt Arbeitsmittel im Unterricht sein.

  Dies ist ein hoher und umfassender Anspruch, für dessen Einlösung eine Menge an Fakten und Zusammenhängen im Buch unterzubringen war. Ihn einzulösen führte oft bis an die Grenze des zur Verfügung stehenden Platzes. Und um diese Grenzen, sprich um die zur Verfügung stehenden Druckseiten, haben Pflegende und Ärzte als Autoren und Herausgeber oft gerungen. Konsens war aber stets: Was für die *Pflege heute* wichtig ist, ist für *Pflege heute* richtig. Und daß Pflege heute etwas schwergewichtiger herkommt als vergleichbare Lehrbücher, dokumentiert letztlich nur, wie groß das notwendige Fachwissen ist, das Pflegende heutzutage zur optimalen Berufsausübung brauchen.

- **„Pflegen können“ heißt „entscheiden können“**

  Grundlage für diese Entscheidungen bildet die Pflege zusammen mit der Medizin und den Sozialwissenschaften. Daher geht dieses Lehrbuch über eine Auflistung krankheitsbedingter Pflegehandlungen hinaus und ermöglicht eine intensive Beschäftigung mit den häufigen Erkrankungen des Menschen. In Verbindung mit dem Verständnis der sozialen Situation und der Lebensphase des Patienten können so angemessene Pflege-Entscheidungen getroffen und ausgeführt werden.

- **Pflege ist Kopf-, Herz- und Handwerk**

  Professionell pflegen kann nur, wer auf der Höhe des aktuellen Wissens ist. Auf 1424 Seiten sind jedoch nicht „nur“ Fakten auf Fakten aneinander gereiht: Impulse für eine (emphatische) Sicht der Pflege vermitteln die einführenden Kapitel und vor allem das Kapitel 7 „Hilfestellung bei den ATL“.

  Zu spüren, welche Bedürfnisse und Wünsche ein von Pflege abhängiger Mensch an die ihn Betreuenden hat, ist nicht zuletzt die Aufgabe des „Herzens“.

- **Sinnvolle Betonung der praktischen Inhalte**

  Unbestritten ist: Wer professionell pflegen will, kommt um die theoretische Auseinandersetzung mit sozialwissenschaftlichen Bedürfnismodellen und Pflegetheorien bis hin zu philosophischen Grundüberlegungen nicht herum. Deshalb setzt sich *Pflege heute* auch mit den gängigsten Pflegemodellen auseinandner.

  Dennoch wissen wir, daß in den ersten Monaten und Jahren der Berufsausübung die praktischen Probleme im Vordergrund stehen. *Pflege heute* erkennt diese Tatsache an, weshalb im Vordergrund des Lehrbuches die praxisrelevante Information steht. Dies schließt auch die visuell orientierte Vermittlung von Pflegetätigkeiten und Handlungsketten, etwa durch ausführliche Fotoserien, mit ein.

  Dieses Bemühen um Weitergabe praktischer Kompetenz hat weiter Eingang gefunden in der Entwicklung eines Farbleitsystemes sowie der stets gleichen inneren Gliederung der Kapitel von *Pflege heute*, beides Faktoren, die die praktische Arbeit mit dem Lehrbuch nochmals erleichtern sollen.

- **Ein Lehrbuch hat Grenzen**

  Natürlich kann die Lektüre eines noch so praxisbezogenen Lehrbuches den Unterricht und das Einüben praktischer Fähigkeiten nicht ersetzen. Lernende in der Krankenpflege finden hier aber sicher alles, was sie vor dem ersten „Praxisversuch“ wissen müssen.

- **Pflege heute – kein bequemes Lehrbuch**

  Pflege heute ist kein bequemes Lehrbuch: Weder verschweigt es, daß es in der Pflege eine ganze Menge zu lernen gibt, noch, daß dieses Lernen auch nach der Ausbildung ein Berufsleben lang weitergehen muß, soll der Anspruch einer professionellen Pflege auch langfristig eingelöst werden.

Unser Wunsch: Ihre Kritik

Dieser Lernprozeß ist jedoch nicht auf den Leser beschränkt – genauso werden Autorinnen und Autoren von Ihren Praxiserfahrungen mit diesem Lehrbuch profitieren. Von Ihren Kritiken möchten wir lernen, insbesondere, ob wir bei Stoffauswahl, vermitteltem Pflegewissen oder didaktischen Hilfen Ihren Bedürfnissen genügen.

Ganz herzlich bitten daher Verlag und Mitarbeiter um Ihre Zuschrift, z.B. mit Hilfe des im Buch eingelegten „Meckerzettels“.

Wir werden uns intensiv um die weitere Fortentwicklung dieses Lehrbuches bemühen.

Die Herausgeberinnen und Herausgeber,
Autorinnen und Autoren

Pflege heute optimal nutzen:

Die Bedienungsanleitung

Wo ist das Inhaltsverzeichnis ?

Pflege heute enthält kein ausführliches Gesamtinhaltsverzeichnis am Anfang des Buches. Statt dessen findet sich am Anfang jedes Kapitels eine Übersichtsseite mit einer ausführlichen Kapitel-Gliederung. Weiter hat das Buch ein sehr ausführliches Register mit über 10 000 Einträgen, über das sich am schnellsten eine bestimmte Information finden läßt.

Farbleitsystem

Das Buch nutzt bei den Überschriften und „Textkästen" ein durchgängiges Farbleitsystem. So läßt sich der jeweilige Informationsschwerpunkt des nachfolgenden Textes auf einen Blick erkennen. Dabei werden folgende sieben Leitfarben verwendet:

Leitfarbe Grün: Informationsschwerpunkt Pflege

Leitfarbe Blau: Informationsschwerpunkt Krankheitslehre und klinische Medizin

Leitfarbe Braun: Informationsschwerpunkt Pharmakotherapie (Arzneimittelbehandlung)

Leitfarbe Grau: Informationsschwerpunkt Anatomie und Physiologie

Leitfarbe Gelb: „Textkästen" mit kurzen Definitionen im „Telegrammstil"

Leitfarbe Rosa: Warnhinweise und Hinweise auf häufige, vermeidbare Fehler in der Pflege

Leitfarbe Rot: „Notfall-Kästen" mit den Erstmaßnahmen bei allen häufigen Notfällen

Einen ausführlichen Überblick vermittelt der vordere Buchdeckel.

Abbildungen

Studieren Sie das Bildmaterial! Ein Bild sagt mehr als viele Worte – über zweitausendfünfhundert Abbildungen versuchen, gerade die schwierigen Zusammenhänge anschaulich zu machen.

Die Abbildungen sind jeweils kapitelweise numeriert, wobei die Tabellen der leichteren Auffindbarkeit wegen mit den Bildern und „Pharma-Infos" durchlaufend mitgezählt wurden.

Vernetzungen und Querverweise

Die Texte eines Lehrbuchs für Pflegeberufe lassen sich nicht wie eine Perlenkette Fakt für Fakt und Satz für Satz aneinanderreihen. Die alle Körpersysteme, psychischen und sozialen Funktionen umfassenden Anforderungen der Pflege bilden ein hochgradig *vernetztes* System, und die Autoren haben auch nicht versucht, diese Vernetzung zugunsten scheinbarer didaktischer Plausibilität fallen zu lassen.

Glücklicherweise funktioniert ja auch unser Gedächtnis vernetzt: Wir bilden keine Faktenarchive, sondern lernen assoziativ, d.h. wir knüpfen an Bekanntes an – auch, wenn wir es in einem ganz anderen Zusammenhang ins Gedächtnis übernommen haben. Lernen wir beispielsweise im Kapitel Blut etwas über Antikoagulation, so fallen uns dabei die morgendlichen Heparinspritzen, aber gleichzeitig auch etwas über die korrekte Durchführung von subkutanen Injektionen ein ...

Pflege heute unterstützt diese natürliche Art zu lernen – es bietet durch die vielen tausend Querverweise die vielfältigen Anknüpfungspunkte, die unser Gedächtnis braucht, um erfolgreich lernen und behalten zu können.

Gewichtete Terminologie

In der Pflege und Medizin herrscht ein gewisses Neben- oder Durcheinander von lateinischen, griechischen, deutschen und neuerdings auch immer mehr englischen Fachbegriffen. Dieses Buch hilft Ihnen, den jeweils gängigsten Begriff zu erkennen. Bei der Erstnennung eines Begriffes werden die zugehörigen Fachwörter in allen relevanten Versionen bzw. Sprachen vorgestellt, der am häufigsten verwendete aber in Fettschrift und die weniger gebräuchlichen in Kursivschrift und meist in Klammern. Also:

- **AIDS** *(**a**cquired **i**mmune **d**eficiency **s**yndrome, erworbenes Immuno-Defizienz-Syndrom)*
- **Typ I-Diabetes** (*IDDM = **I**nsulin **d**ependent **d**iabetes **m**ellitus, insulinabhängiger Diabetes*).

Abkürzungen

Die im Werk verwendeten Abkürzungen finden Sie vorne (gegenüber dem sog. Schmutztitel) im Buch. Eine Liste der wichtigsten medizinischen Fachbegriffe ist auf Seite II (gegenüber dem Innentitel) abgedruckt.

Kleingedrucktes

Anliegen der Autorinnen und Autoren war es, die Zusammenstellung der Pflege- und klinischen Informationen anhand der Bedürfnisse der Pflegenden auszurichten und eine Überfrachtung des Buches mit Detailwissen zu vermeiden. Dennoch hat jede Klinik aufgrund der jeweils besonderen fachlichen Ausrichtung eigene Schwerpunkte in der Ausbildung, weshalb oft weitere klinische Informationen mit abgedeckt werden mußten.

Gleiches ergibt sich auch aus der Praxis der Prüfungen in den Pflegeausbildungen, wo häufig spezifisches Detailwissen erfragt wird.

Deshalb wurden diejenigen Sachverhalte, die nicht zentrale Bausteine der entsprechenden Kapitel darstellen, in kleinerer Schrift gehalten. Sie können ohne Verlust des Textverständnisses von Ihnen übersprungen werden.

Symbole

Die Aktivitäten des täglichen Lebens (ATL) und wichtige Aspekte aus Pflege und Medizin erhielten zur besseren Übersicht Symbole. Eine Zusammenstellung finden Sie im hinteren Buchdeckel.

Geschlechteransprache in diesem Buch

Autorinnen und Autoren haben lange darüber nachgedacht, wie sie auch in der Schreibweise der Tatsache gerecht werden, daß Pflegende, Ärzte, Angehörige anderer Berufsgruppen und Patienten Frauen *und* Männer sind.

Die konsequenteste Lösung, nämlich die durchgängige Verwendung der femininen *und* maskulinen Schreibweisen würde die Lesbarkeit der Texte jedoch erheblich erschweren (Schwester/Pfleger, Ärztin/Arzt, Patientin/Patient). Auch die Lösung mit den großen „I“s funktioniert kaum (ÄrztIn, PflegerIn?) Nachdem eine Leserbefragung des Gustav Fischer Verlages ebenfalls mit großer Mehrheit solche „Lösungen“ verworfen hat, wurde im Buch überwiegend „Schwester“ oder „Pflegende“ für Schwester und Pfleger, „Arzt“ für Ärztin und Arzt und „Patient“ für Patientin und Patient verwendet.

Ringe und Uhren

Die Unfallverhütungsvorschriften schreiben vor, daß Schmuck oder Uhren bei allen Handlungen abzulegen sind, bei denen sie die Infektions- oder Verletzungsgefahr erhöhen. Da jedoch nicht umfassend dargelegt wird, wann genau dies der Fall ist, werden die Vorschriften von Haus zu Haus unterschiedlich interpretiert und gehandhabt.

Relativ einig sind sich die Kliniken in dem Punkt, daß Schmuck und Uhren immer dann abzulegen sind, wenn sie den Patienten oder die Pflegeperson selbst in bestimmten Situationen verletzen können, z.B. beim Betten eines Patienten. Unterschiedlich bewertet wird jedoch die Infektionsgefahr durch das Tragen von Schmuck und Uhren. Während mancherorts bei jeder Verrichtung am Patienten von einer erhöhten Infektionsgefahr durch Uhren oder Schmuck ausgegangen wird, sehen andere Kliniken dies nur bei Patienten mit geschwächter Abwehr oder offenen Verletzungen, so daß sie nur in diesen Fällen verlangen Schmuck und Uhren, abzulegen.

Entsprechend finden sich in *Pflege heute* Bildserien, auf denen Personen Schmuck und Uhren tragen, weil sie in dem jeweiligen Haus speziell bei diesen Verrichtungen als nicht infektionsgefährdend angesehen werden und deshalb dort erlaubt sind. Dies gilt vor allem für glattberänderte Eheringe, bei denen nach Ansicht vieler die Infektions- und auch Verletzungsgefahr vernachlässigbar ist. Da *Pflege heute* in diesem Punkt also keine allgemein verbindliche Aussage machen kann, werden die LeserInnen gebeten, sich nach den Richtlinien des eigenen Hauses zu erkundigen und danach zu handeln.

Für neue Lösungsvorschläge sind Verlag und Autoren offen.

Literaturtip

Wer sich über dieses Buch hinaus informieren möchte, findet in diesen grau-blauenen Textkästen Tips zu vertiefender Literatur.

Pharma-Info

Um den von vielen Auszubildenden geäußerten Wunsch nach umfassender Information über die häufig eingesetzten Arzneimittel zu erfüllen, haben die Autoren die Rubrik „Pharma-Info“ eingerichtet: Hier findet sich (fast) alles für die Pflegenden Wissenswerte zu einer Medikamentengruppe. Zu ihrer leichteren Auffindbarkeit sind die Pharma-Infos hellbraun unterlegt.

Empfehlungen zu begleitenden Unterrichtswerken

Auch wenn *Pflege heute* ein breites Spektrum an Unterrichtsstoff abdeckt – es kann ausführlichere Lehrbücher der Pflege für einzelne klinische Fächer wie auch Grundlagenwerke nicht ersetzen.
Die Autorinnen und Autoren empfehlen folgende weitere Werke:

- Bereich Innere Medizin: Ca. 50% mehr Information im Bereich Krankheitslehre bietet der von den gleichen Herausgebern verfaßte Band *Pflege konkret Innere Medizin* (Gustav Fischer Verlag). Der Lehrstoff ist dabei in vielen Kapiteln ähnlich aufgebaut wie in *Pflege heute*, so daß beide Werke parallel im Unterricht benutzt werden können.
- Bereich Chirurgie: Das Taschenbuch: Paetz: *Chirurgische Pflege* (Thieme Verlag) bietet vertiefende Informationen gerade für die etwas selteneren chirurgischen Krankheitsbilder.
- Bereich Anatomie und Physiologie: Im Einklang mit *Pflege heute* in Bezug auf die verwendete medizinischen Terminologie steht das Grundwerk *Mensch Körper Krankheit* (Gustav Fischer Verlag). Die in *Pflege heute* in der Regel am Kapitelanfang präsentierten kurzen Einführungen können lediglich das im folgenden vorauszusetzende anatomisch-physiologische Grundwissen auffrischen und die in den folgenden Abschnitten benötigten Fachbegriffe kurz und prägnant wiederholen.
- Last but not least: Ab Anfang 1998 werden für *Pflege heute* Overheadfolien sowie ein Arbeitsbuch verfügbar sein.

Unterrichten und Lernen mit *Pflege heute* –

Leitgedanken und Hinweise für Lehrende und Lernende

Im deutschen Sprachraum kann es keinen ernsthaften Versuch eines neuen Lehrbuches für die Pflegeberufe geben ohne die Auseinandersetzung mit der Lehre und dem Lebenswerk von Liliane Juchli, welche seit mindestens 20 Jahren die Standards für die Pflegeausbildung geprägt hat.

Worin bestand die Prägung durch Juchli?

Ähnlich wie heute befand sich die Pflege in den 60er Jahren in einer Umbruchsituation.

- Die klaren, über Jahrzehnte festgefahrenen Diensthierarchien der Krankenhäuser brachen allmählich auseinander, eine Hierarchie, welche ganz oben bei den Ärzten begann, sich über die Pflegenden fortsetzte und beim Patienten sein Ende fand, der irgendwo der Bittsteller blieb
- Der Fortschritt und die Technisierung der Medizin (beispielsweise die Entwicklung zur programmierten Geburt) zerstörten die zuvor bestehende relative Harmonie zwischen Pflege und Medizin, indem die ausufernden ärztlichen Eingriffsmöglichkeiten der Pflege immer neue Hilfsdienste auferlegten, um diesen Fortschritt Tag für Tag umzusetzen. Dies ließ den Ruf nach klaren Abgrenzungen laut werden
- So wuchs das Arbeitspensum für die Pflege Jahr für Jahr; kein Wunder, daß immer weniger Schwestern und Pfleger bereit waren, für sehr wenig Wertschätzung und knappe Gehälter hochqualifizierte Arbeitsleistungen zu erbringen
- Schließlich stellten die Pflegenden als Frauen (und das waren und sind sie ja weit überwiegend!) ihre Rolle als Nur-Dienen-Sollende grundsätzlich in Frage.

Dies alles trug dazu bei, daß im Selbstverständnis der Pflege ein Vakuum entstand. Und dieses positiv und kreativ gefüllt zu haben, ist vielleicht die wichtigste Leistung von Liliane Juchli:

- Ihr gelang es, den hergebrachten christlich-demutsvollen Dienstauftrag der Pflege zu einem umfassenden Dientsleistungsverständnis aufzuwerten
- Humanität im Krankenhaus ist nach Juchli mehr als nur opferbereites Helfen-Wollen. Es ist vielmehr ein geplantes und definierbaren Regeln gehorchendes Handeln
- Praktisch von größter Bedeutung war zudem, daß sie das oft verstreut dokumentierte Pflegewissen unter didaktischen Gesichtspunkten sinnvoll ordnete und zusammenfaßte – eine aus heutiger Sicht unerläßliche Voraussetzung für die gegenwärtig geforderte Professionalisierung der Pflege
- In diesem Zusammenhang entwickelte sie das Modell der **Aktivitäten des täglichen Lebens** *(ATL)*, welches als besonders bedeutsam angesehen wird und in viele Unterrichtspläne deutschsprachiger Krankenpflegeschulen eingegangen ist.

Warum dennoch ein neues Lehrbuch?

Dieses Modell der ATL hat praktisch alle deutschsprachigen Pflegelehrbücher der 80er und 90er Jahre geprägt.

Auch wenn das ATL-Modell inzwischen von vielen Autoren und Fachleuten kritisiert wird, erscheint es auch uns immer noch der bestverfügbare Ansatz, Pflege aus dem Blickwinkel der Bedürfnisse des kranken Menschen zu lehren

Deshalb greift auch *Pflege heute* dieses Pflegemodell auf, und das große Kapitel zur Grundpflege (☞ S. 99 – 256) ist nach den ATL geordnet.

Ansonsten aber unterscheidet sich *Pflege heute* in wesentlichen Punkten von bisherigen Lehrbuchkonzepten:

- Das Buch behandelt die moderne (Kranken-)Pflege in fünf Themenkreisen: Es beginnt mit den Grundlagen der Pflege (violetter Bereich) und reicht über die Pflege in besonderen Lebensabschnitten von Geburt bis zum Sterben (gelber Bereich) sowie der Pflege innerhalb der medizinischen Fachgebiete (grüner Bereich) bis hin zur Pflege in Sonderbereichen wie z.B. der Intensivmedizin (blauer Bereich). Die in der täglichen Berufspraxis großen Raum einnehmende Mithilfe der Pflegenden bei der Diagnosefindung und Therapie sowie vor, während und nach Operationen wird schließlich im „roten" Buchabschnitt über die Grunderkrankungen des Menschen, ihre Erkennung und Behandlung behandelt.
- Die AutorInnen dieses Lehrbuches glauben, daß Pflege auch heute noch mehr ist als ein Job, für den man lediglich ausreichend professionell und präzise ausgebildet zu werden braucht. Ja, Pflege braucht heute wie gestern eine Motivationsplattform aus Werten und Überzeugungen, und die HerausgeberInnen glauben, daß hierfür der in der christlichen Ethik fundierte Wertekanon nach wie vor der richtige ist. Dennoch muß sich die Darstellung solcher Werte und Grundeinstellungen komplett wandeln, soll sie nicht stereotyp oder gar unglaubwürdig werden. Insbesondere sind die AutorInnen davon überzeugt, daß die heutigen Werte- und Religionsvielfalt anzuerkennen ist im Ringen um das beste Pflegemodell, die beste Pflegetheorie, die beste Burn-out-Prophylaxe - eben alles, was optimale Pflege ausmacht.
- Am deutlichsten von bisherigen Lehrbüchern abgesetzt haben sich die AutorInnen bei der Darstellung der Krankheitslehre in ihrer Vernetzung zur Pflege: Sie widerstanden (hoffentlich) der Versuchung, aus didaktischer Plausibilität heraus, "Krankheitspakete" zu schnüren, welche sich unter pflegerischem Blickwinkel über einen Kamm scheren, sprich einheitlich abhandeln lassen.

Will *Pflege heute* selbstbestimmt das eigene Handeln definieren, muß sie echtes Verstehen entwickeln, *warum* Pflegebedürftigkeit im Einzelfall entstanden ist und welche Behandlungsstrategien (in der Pflege wie in genauso wie in der Medizin und Sozialarbeit) zu ihrer Beseitigung existieren.

- Viel Zeit haben die Autoren schließlich zusammen mit Fotografen und Grafikerteam investiert, um alle wichtigen Pflegehandlungen ausführlich zu visualisieren. Insbesondere in den Schritt-für-Schritt-Bilderserien kommt dies zum Ausdruck.

Das Ergebnis

Pflege heute möchte mit den vorliegenden über 1 400 Seiten einen neuen Maßstab definieren für das, was ein grundständiges Lehrbuch innerhalb einer anspruchsvollen, 3-jährigen Berufsausbildung leisten soll.

Ob es diesen Anspruch einlösen kann und wirklich Nutzen entfaltet für das gemeinsame Ziel einer besseren Pflege, müssen Sie als LeserIn oder DozentIn im harten Lern- und Lehralltag selbst herausfinden.

Wir AutorInnen wünschen Ihnen viel Freude und fruchtbare Auseinandersetzungen mit *Pflege heute*.

Abbildungsnachweis

Unter den Abbildungen im Lehrbuch wird am Ende des Legendentextes in eckigen Klammern auf eine der folgenden Abbildungsquellen verwiesen:

A111: U. v. Hintzenstern (Hrsg.): Notarztleitfaden, Jungjohann Verlag bei Gustav Fischer, 1996

A112: J. Braun, A. Dormann (Hrsg.): Klinikleitfaden Innere Medizin, 6.Aufl., Gustav Fischer Verlag, 1996

A114: W. Maletzki, A. Stegmayer (Hrsg.): Klinikleitfaden Pflege, 2.Aufl., Gustav Fischer Verlag, 1996

A116: R. Eichenauer, H. Vanherpe (Hrsg.): Klinikleitfaden Urologie, 2.Aufl., Gustav Fischer Verlag, 1996

A121: K.-L. Krämer, M.Stock, M. Winter (Hrsg.): Klinikleitfaden Orthopädie, 3.Aufl., Gustav Fischer Verlag 1997

A122: K. Goerke, J. Steller, A. Valet (Hrsg.): Klinikleitfaden Gynäkologie/Geburtshilfe, 4. Aufl., Gustav Fischer Verlag, 1997

A124: G. Grevers (Hrsg.): Klinikleitfaden HNO, 2.Aufl., Gustav Fischer Verlag, 1997

A150: M. Allgeier: Anästhesie und Intensivpflege in Theorie und Praxis, Gustav Fischer Verlag, 1996

B101: A. Schäffler, S. Schmidt (Hrsg.): Mensch, Körper, Krankheit, 2.Aufl., Jungjohann Verlag bei G. Fischer, 1996

B105: A. Valet, K. Goerke, J. Steller (Hrsg.): Klinikleitfaden Gynäkologie, 3.Aufl., Jungjohann Verlag, 1994

B108: A. Schäffler, S. Schmidt (Hrsg.): Biologie, Anatomie, Physiologie, 2.Aufl., Gustav Fischer Verlag, 1996

B109: M. Oethinger (Hrsg.): Mikrobiologie und Immunologie, 8.Aufl., Jungjohann Verlag, 1994

B117: L. Blohm: Klinische Radiologie, Jungjohann Verlag, 1992

B120: Th. Bitsch (Hrsg.): Klinikleitfaden Rheumatologie, Jungjohann Verlag, 1995

B152: H.M. Hackenberg: EKG-Übungsbuch, 3.Aufl., Jungjohann Verlag, 1995

B153: G. Grevers (Hrsg.): Klinikleitfaden Hals-, Nasen-, Ohrenheilkunde, Jungjohann Verlag, 1993

B169: W. Maletzki, A. Stegmayer-Petry (Hrsg.): Klinikleitfaden Pflege, 2.Aufl., Gustav Fischer Verlag, 1996

B200: A. Schäffler, N. Menche (Hrsg.): Pflege konkret Innere Medizin, 2. Aufl., Gustav Fischer, 1997

B213: P. Müller-Lange, F. M. Hasse (Hrsg.): Klinikleitfaden Chirurgie, Jungjohann Verlag, 1995

C154: H. Kleinig, P. Sitte: Zellbiologie, 3.Aufl., G. Fischer Verlag, 1992

C160: T. Fujita, K. Tanaka, J. Tokunaga: Zellen und Gewebe, Gustav Fischer Verlag, 1986

D200: E. Weimer, Antilla Medizin Verlag, Berlin

E107: L. Nilsson: Ein Kind entsteht, Mosaik Verlag, München, 1990

E108: W. Breinholst: Die schönsten Geschichten für junge Eltern, Bastei Lübbe Verlag, Bergisch-Gladbach

E109: Illustrierte Geschichte der Medizin, Bd. 4, Andreas & Andreas Verlagsbuchhandlung, Salzburg, 1990

E110: Mabuse Verlag, Frankfurt/M.

E111: D. Tausch-Flammer, L. Bickel: Wenn ich sterbe, möcht ich, daß du bei mir bist, Quell Verlag, Stuttgart, 1996

E112: M. Beutel, Der frühe Verlust eines Kindes, Hogrefe Verlag, Göttingen, 1996

E114: perimed Compliance Verlag Dr. Straube GmbH, Erlangen

E115: E.A. Herzig (Hrsg.): Betreuung Sterbender, ROCOM, Basel, 1978

E116: U. Schaffer: Im Aufwind, Kreuz Verlag, Stuttgart, 1990

E117: G. Straub: Druckstellen – Drucknekrosen – Dekubitalerkrankungen, Bibliomed, Melsungen, 1984

E119: R. Sander: Flexible gastroenterologische Endoskopie, W. Kohlhammer Verlag, Stuttgart, 1994

E121: C. Bienstein, G. Schröder, M. Braun, K.-D. Neander (Hrsg.): Dekubitus. Die Herausforderung für Pflegende, G. Thieme Verlag, Stuttgart, 1997

E122: Kohlhammer – Deutscher Gemeindeverlag GmbH, Stuttgart

E123: N. Roper, W. Logan, A.J. Tierney: Elemente der Krankenpflege, 4.Aufl., Recom Verlag, Baunatal, 1994

E134: O. Ungerer: Der gesunde Mensch, Verlag Handwerk und Technik, Hamburg, 1994

E143: Recom Verlag, Baunatal

E149: F. Vester, Phänomen Streß, 15. Aufl., dtv, München, 1997

E158: W.-G. Schiller, T. Weinke: Infektionslehre kompakt, 6.Aufl., Ullstein Mosby, Wiesbaden, 1993

E168: W. Schmitt, W. Hartig: Allgemeine Chirurgie, 10.Aufl., Barth Verlag, Leipzig, 1985

E176: E. Köhler: Klinische Echokardiographie, 3.Aufl., F. Enke Verlag, Stuttgart, 1993

E177: Kawohl-Verlag, Wesel

F113: Klinische Visite/Dr. Karl Thomae GmbH, Biberach

F119: Zeit-magazin/Horst Munzig

F146: V. Hinz/STERN

F147: J. Ullal/STERN

J500-188: T. Stephan/Das Fotoarchiv, Christoph & Mayer GmbH, Essen

J500-201: H. Christoph/Das Fotoarchiv, Christoph & Mayer GmbH, Essen

J500-202: A. Koch/Das Fotoarchiv, Christoph & Mayer GmbH, Essen

J500-205: P.F. Bentley/Das Fotoarchiv, Christoph & Mayer GmbH, Essen

J510-160: T. Ernsting/Bilderberg-Archiv der Fotografen, Hamburg

J510-214: W. Volz/Bilderberg-Archiv der Fotografen, Hamburg

J520: Tony Stone Bilderwelten, München

J520-201: A. Evrard/Tony Stone Bilderwelten, München

J520-204: T. Vine/Tony Stone Bilderwelten, München

J520-207: C. Thatcher/Tony Stone Bilderwelten, München

J520-208: P. Poulides/ Tony Stone Bilderwelten, München

J520-209: M. Neal McVay/ Tony Stone Bilderwelten, München

J520-224: Z. Kalozny/Tony Stone Bilderwelten, München

J520-233: P. Matson/Tony Stone Bilderwelten, München

J520-242: N. Turner/Tony Stone Bilderwelten, München

J520-243: V. Oliver/Tony Stone Bilderwelten, München

J520-244: D. O'Clair/Tony Stone Bilderwelten, München

J540: Rheinländer Fotoatelier GmbH, Hamburg

J550: Bildagentur Schuster/Liaison, Oberursel

J560-204: dpa, Stuttgart

J640: Mauritius, Mittenwald

J640-002: P. Coll/Mauritius, Mittenwald

J640-003: Hubatka/Mauritius, Mittenwald

J640-004: Grafica/Mauritius, Mittenwald

J650: AKG – Archiv für Kunst und Geschichte, Berlin

J660: MEV Verlag, Augsburg

J670-003: K. Röhrig/Helga Lade Fotoagentur, Frankfurt/M.

J680-001: R. Frommann/laif Fotoarchiv, Köln

K150: K. Loges, Stuttgart

K151: T. Oberheitmann, Witten

K153: C. Rau, Köln (aus der Broschüre „Gestörte Einheit" der Aktion Psychisch Kranke e.V., Bonn)

K183: E. Weimer, Aachen

K199: G. Mikes, Wien

K206: R. Frommann, Hamburg
K303: G. Westrich, Leipzig
L100: Papan, Köln
L115: R. Dunkel, Berlin
L116: R. Young, Ulm
L117: P. Schweitrig, Stuttgart
L157: S. Adler, Lübeck
L190: G. Raichle, Ulm
L215: S. Weinert-Spieß, Neu-Ulm
M100: Herausgeber
M105: Herausgeber; nach einer Vorlage des Städtischen Krankenhauses Überlingen
M111: U. Amon, PsoriSol Therapiezentrum GmbH, Hersbruck
M114: M. Braun, Cuxhaven
M115: G. Geldner, Nürnberg
M117: G. Grevers, München
M120: M. Stock, Hirschberg
M121: N. Menche, Groß-Gerau
M123: T. Dirschka/R. Hartwig, Bochum
M125: M. Frowein, Solms
M136: A. Schäffler: Methodenkritische Untersuchung über Unterschiede der Muskel-Gewebe-pO2-Daten von Nadelsonden und Oberflächensonden: Med. Diss. Red. Univ. Lübeck, 1987
M138: H. Beck, Nürnberg
M139: J. Klingelhöfer, München
M141: ToBios, Friedrichshafen
M148: C. Ravenschlag, Münster
M158: K.-L. Krämer, Heidelberg
M167: F. Scharfenberg, Berlin
M207: M. Koop, Idstein
N306: K. Bielefeld, Iserlohn
N308: D. Noltensmeier, Detmold
N309: B. König, Rödental
N312: K. Vetter, Kiel
N313: H. Ritter, Münster
N314: E. Konold, Berlin
N320: K.-D. Spangenberg, Wiesbaden
N321: M. Özgen, Berlin
N323: C. Müller, Geretsried
N326: K. Jarzebinski, Berlin
N328: A. Steinbauer, Amberg
N330: S. Schmidt, Neu-Anspach
N340: A. Becker, Helmstedt
O131: M. Kortenhaus, Senden
O133: F. Koch, Sierksrade
O136: H. Eisele, Aalen
O137: M. Haible, Ulm
O140: G. Mehler, Marburg
O144: A. Lehmann, Ulm
O145: A. Unseld, Langenau
O160: W. Mönig, Gaienhofen
O161: R. Bödeker, Solingen
O177: S. Schmidt, Ulm
O342: A. Fingerhut, Laatzen
O350: A. Weimer, Aachen
O351: M. Böttcher, Bad Waldsee
T112: Prof. Bennek, Universität Leipzig, Kinderchirurgie, Leipzig
T113: G. Schuirer, Universität Münster, Radiologie, Münster
T114: L. Weißbach, Krankenhaus Am Urban, Abteilung für Urologie, Berlin
T115: P. Alken, Klinikum Mannheim, Abteilung für Urologie, Mannheim
T116: J.W. Thüroff; Klinikum für Urologie und Kinderurologie, Wuppertal
T122: A. Lentner, Aachen
T125: U. Stierle, Lübeck
T127: P.C. Scriba, Medizinische Klinik, Ludwig-Maximilian-Universität, München
T128: U. Augenstein, Singen
T129: W. Kriegel, RWTH-Aachen, Abteilung für Verbrennungschirurgie und Plastische Chirurgie, Aachen
T130: F.J.M. Hilgers, P.F. Schouwenburg, Niederländisches Krebsforschungsinstitut, Amsterdam
T132: Th. Schneider, Klinikum D. Ch. Erxleben, Quedlinburg
T133: Deutsche Klinik für Fortpflanzungsmedizin GmbH, Bad Münster
T134: F. Müller, Bovenden
T135: G. Köster, Georg-August-Universität Göttingen, Orthopädische Klinik, Göttingen
T136: F. Plothe, Seeburg und J. Deppe, Göttingen
T138: J. Heisel, Fachkliniken Hohenurach, Bad Urach
T144: Klinikum Aachen, Abteilung HNO
T145: U. Spetzger, Neurochirurgische Abteilung, RWTH Aachen
T152: S. Piatek, Universitätsklinikum Magdeburg
T153: A. Schleikis, Katlenburg-Lindau
T154: K. Jäger-Reich, Städtisches Krankenhaus Überlingen
T165: Abteilung für Klinische Nuklearmedizin, Philipps-Universität Marburg
T166: C.A. Schmidt, Neuroradiologisches Institut, Krankenanstalten Gilead, Bielefeld
T170: E. Walthers, Marburg
T173: U. Vogel, Tübingen
T178: H. Gelderblom, Robert Koch-Institut, Berlin
T180: W. Stoll, Westfälische Wilhelms-Universität, Münster
T181: Schmidt von Rohrscheidt, Irschenberg
T191: H. Zelen, Ulm
T192: K. Goerke, Medizinisches Zentrum für Frauenheilkunde und Geburtshilfe, Marburg
T193: A. Hasenburg, Herne
T194: S. Dieterle, Herne
T195: R. Bühler, Giengen/Brenz
T196: P. Kaiser, Müllheim
T197: B. Danz, Ulm
U126: Lilly Deutschland GmbH, Bad Homburg
U127: E. Tosse & Co.mbH, Hamburg
U135: Hoechst AG, Frankfurt/M.
U136: Hoffmann-La Roche AG, Basel
U138: Glaxo GmbH, Hamburg
U140: Kendall GmbH, Neustadt-Donau
U142: Abbott GmbH, Wiesbaden
U149: Bayer AG, Leverkusen
U150: bioMérieux Deutschland GmbH, Nürtingen
U163: Boehringer Mannheim; Mannheim
U210: Lederle Arzneimittel, Cyanamid GmbH, München
U220: AD. Krauth cardiovascular, Hamburg
U222: Fresenius AG, Bad Homburg
U223: B. Braun Melsungen AG, Melsungen
V120: Deknatel Snowden Pencer, Lübeck
V121: W. Meyra GmbH, Vlotho
V130: Coloplast GmbH, Hamburg
V135: Johnson & Johnson Medical GmbH, Norderstedt
V137: Siemens AG, Erlangen
V143: Thomashilfen GmbH, Bremervörde
V149: CIBA VISION Vertriebs GmbH, Aschaffenburg
V150: H. Kurz GmbH, Dußlingen
V152: Pajunk GmbH, Geisingen
V155: Beiersdorf AG, Hamburg
V156: Servox Medizintechnik GmbH, Köln
V157: Lohmann GmbH, Neuwied
V158: AMOENA GmbH & Co., Raubling
V159: Reck Medizintechnik GmbH; Betzenweiler
V161: Optiplan GmbH, Düsseldorf
V162: Drägerwerk Aktiengesellschaft, Lübeck
V163: Thämert Orthopädische Hilfsmittel GmbH & Co. KG, Burgwedel
V164: Otto Bock Orthopädische Industrie, Duderstadt
V175: PENTAX GmbH, Hamburg
V179: IVAC Medizintechnik GmbH, Gießen
V212: Tüshaus Med. Produkte GmbH, Velen
V214: Cook Deutschland GmbH, Mönchengladbach
V216: Resound GmbH, München
V217: Olympus, Winter und Ibe
V218: Olympus Optical Co. (Europa) GmbH, Hamburg
V220: P. Hartmann AG, Heidenheim
V221: Karl Storz GmbH & Co., Tuttlingen
V224: V-DIA, Heidelberg, W. Gradl
V225: Studio Dieter Schleifenbaum AWI
V226: Gazelle Technologies Inc., USA
V228: Synthes GmbH, Bochum
W187: Schmerztherapeutisches Kolloquium, Kronberg/Ts.
W188: Formular: Bundesdrukkerei
W193: Statistisches Bundesamt, Wiesbaden
W194: Caritasverband für die Erzdiözese Freiburg e.V.
W195: Intensivstation, angelehnt an die Räumlichkeiten einer 1994 eröffneten internistischen Intensivstation des Klinikums Nürnberg Süd
X112: G. Tönshoff, Stuttgart
X113: M. Trauschel, Ulm
X114: G. Wöllner, Ulm
X211: U. Sulkowski, Münster

Abbildungsnachweis für die Kapiteleingangsfotos

Anja Doehring, Lübeck: Kapitel 1, 3, 4, 7-12, 14-16, 18-35, 37-39, Index; ferner künstlerische Bearbeitung der Kapiteleingangsfotos Kap. 2, 5, 6, 13, 17, 36

Eckhard Weimer, Aachen: Kapitel 2, 5, 6

Bildagentur Schuster, Oberursel: Kapitel 13

Ch. Jons/Tony Stone, München: Kapitel 17

Gerhard Westrich, Leipzig: Kapitel 36

ToBios, Friedrichshafen: Kapitel 7, Eingangsfotos der Unterkapitel 7.1 – 7.13

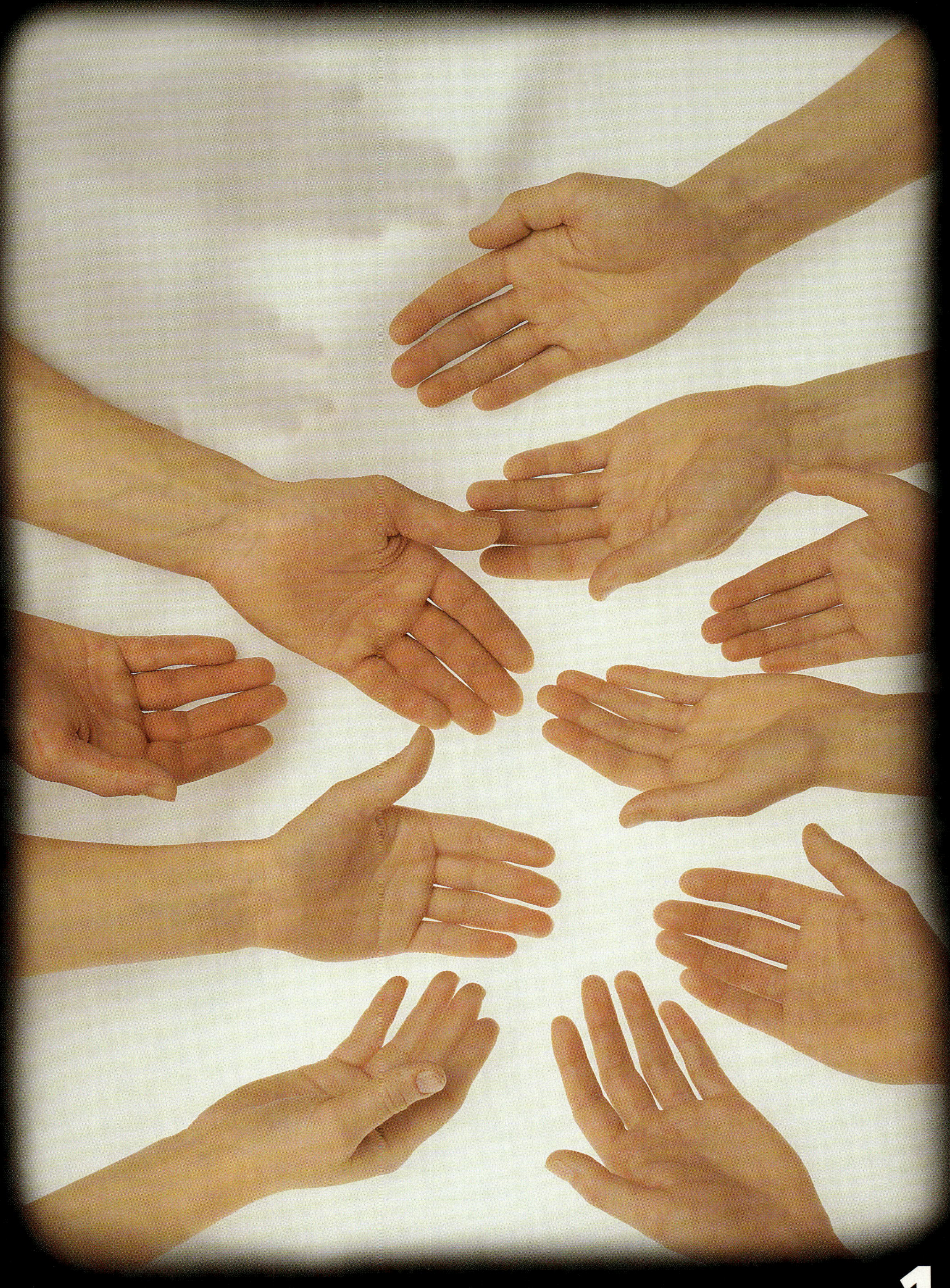

1 Was ist Pflege ?

Übersicht

Die Frage, was **Pflege** überhaupt ist, in wenigen Sätzen und dazu noch leicht verständlich zu beantworten, ist unmöglich. Einfacher ist es, sich einem Verständnis von Pflege zu *nähern*, indem man die verschiedenen Aspekte von Pflege aus unterschiedlichen Blickwinkeln betrachtet.

Ausgangspunkt für diese Annäherungsversuche bildet folgende vereinfachte Definition von Pflege:

> **Pflege** ist soziale Dienst-Leistung von Menschen für Menschen.

Ganz im Zentrum der Pflege stehen also *Menschen*. Daher ist es sinnvoll, sich zunächst einmal näher mit den Menschen zu befassen, die Pflege erhalten, und den Menschen, die diese Pflege leisten.

1.1 Pflege und Menschenbild

Zu Anfang ihrer Ausbildung lernen angehende Handwerker die berufstypischen Werkstoffe kennen: Jeder Schreiner lernt etwas über *das* Holz, jeder Schlosser etwas über *das* Metall. Trotz der Vielzahl verschiedener Hölzer und Metalle gibt es allgemeingültige Aussagen über *das* Holz und *das* Metall: Holz arbeitet, Metalle leiten den elektrischen Strom.

So einfach kann dies nicht auf die Pflegeausbildung übertragen werden: Der Mensch ist nicht mit Holz oder Metall zu vergleichen, und *den* Menschen gibt es nicht. Aber Pflegende arbeiten mit Menschen. Und sie brauchen dafür „Menschenkenntnis“. Diese Kenntnis kann durch die Diskussion verschiedener *Menschenbilder* erworben oder vertieft werden.

1.1.1 Was ist ein Menschenbild?

Ein **Menschenbild** versucht Antwort auf die Frage zu geben, was den Menschen zum Menschen macht, was den Menschen kennzeichnet, was für ihn typisch ist. Anders ausgedrückt handelt

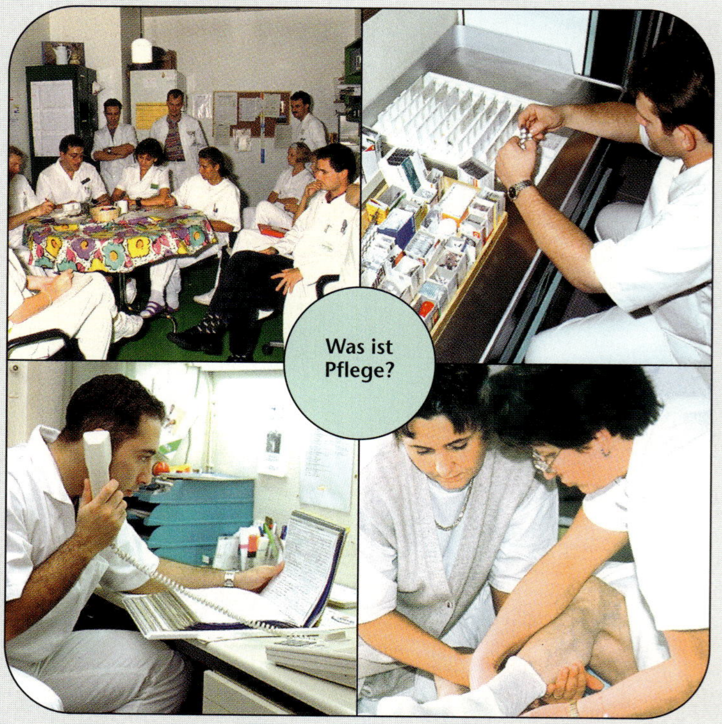

Abb. 1.1: Was ist Pflege? Eine Antwort auf diese Frage ist, aufzuzählen und zu beschreiben, wo Pflegepersonen welche Dienstleistungen erbringen. Vielen Pflegepersonen reicht diese Zustandsbeschreibung nicht aus, sie wünschen sich eine Antwort, die die Stellung der Pflege im Gesundheitswesen besser definiert. [K183, D200, N309]

es sich bei einem Menschenbild um den Versuch des Menschen, sich selbst zu erklären.

Ein Mensch ist sich seiner selbst bewußt. Er hat ein Bedürfnis, sich selbst zu begreifen und Antworten zu finden auf die Fragen nach:

- Geburt, Leben und Tod
- Glück, Freude, Gesundheit, aber auch Leid, Schmerz und Krankheit
- Dem Sinn des Lebens.

Die Antworten werden von Mensch zu Mensch verschieden ausfallen.

☑ Es gibt kein allgemein verbindliches Menschenbild.

Drei Menschenbilder

Trotz aller Individualität einzelner Menschen gibt es wissenschaftliche Antworten auf die Fragen nach der menschlichen Existenz, die Modellcharakter haben. Dabei sind drei Sichtweisen zu unterscheiden:

- Die (medizinisch-)naturwissenschaftliche Sichtweise
- Die geisteswissenschaftliche Sichtweise und
- Die sozialwissenschaftliche Sichtweise.

Für die Pflege bedeutend sind insbesondere solche Aspekte eines Menschenbildes, die sich mit Gesundheit und Krankheit auseinandersetzen.

Naturwissenschaftliche Sichtweise

Das **medizinisch-naturwissenschaftliche Menschenbild** betrachtet den Menschen als Gesamtheit seiner Funktionen und Leistungen. Diese Funktionen werden Organen und den dort arbeitenden Zellen zugeordnet. Etwas überspitzt gesprochen wird der Mensch als Maschine gesehen, die zu funktionieren hat. Gesund zu sein heißt hier, funktionstüchtig zu sein.

Geisteswissenschaftliche Sichtweise

Das **geisteswissenschaftliche Menschenbild** sieht im Menschen mehr als ein materialistisch-funktionelles System. Es erweitert den Blick auf die seelisch-geistigen Lebensbezüge des Menschen. In der Konsequenz für Pflege und Medizin heißt das: Es gibt Krankheitsursachen und Behandlungsmethoden, die nicht allein naturwissenschaftlich zu erklären sind. Beispielsweise werden Genesungswille und Lebenskraft als heilende Kräfte, Verstehen und Einsicht als Bewältigungsstrategien gesehen.

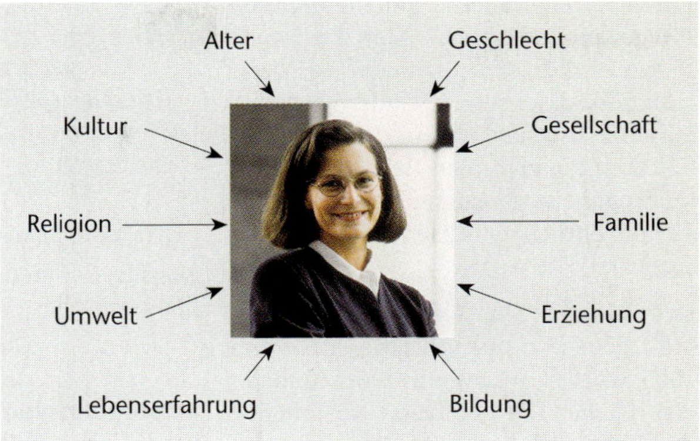

Abb. 1.2: Viele Faktoren beeinflussen unser Menschenbild. [M100, J660]

Sozialwissenschaftliche Sichtweise

Das **sozialwissenschaftliche Menschenbild** des Menschen betont, daß der Mensch nur in Gemeinschaft mit anderen Menschen leben und überleben kann. Die Untersuchung der Beziehungen der Menschen zueinander, z.B. in der Kommunikationsforschung oder dem relativ jungen Gebiet der Sozialmedizin, bringt Erkenntnisse darüber, wie Störungen des menschlichen Zusammenlebens krank machen können und welchen Einfluß zwischenmenschliche Beziehungen auf die Gesundheit haben.

1.1.2 Die Bedeutung des Menschenbildes für die Pflege

Unterschiedliche Menschenbilder als Konfliktursache

Jeder Mensch, also sowohl der Pflegebedürftige als auch die Pflegeperson, hat ein Menschenbild, auch wenn ihm das nicht immer bewußt ist.

Das Menschenbild der Pflegeperson zeigt sich beispielsweise in den Erwartungen, mit denen sie dem Pflegebedürftigen gegenübertritt (z.B. wie er auf ihre Pflege reagieren oder sich mit seiner Krankheit auseinandersetzen „soll"), und in der Art und Weise, wie die Pflegeperson den Patienten behandelt.

Auf der anderen Seite drückt die Einstellung des Patienten zu seiner Krankheit oder Pflegebedürftigkeit das Menschenbild des Pflegebedürftigen aus.

Die individuellen Menschenbilder von Pflegeperson und Patient und damit auch ihre Auffassungen von Gesundheit, Krankheit und „angemessenem" Verhalten können erheblich voneinander abweichen. Selten wird offen darüber gesprochen, oft werden die Erwartungen des anderen nicht einmal wahrgenommen. Insbesondere wenn sich der Patient nicht erwartungsgemäß verhält, kann es zu einem Konflikt kommen, und erst bei genauer Betrachtung werden die unterschiedlichen Menschenbilder als Ursache wahrgenommen.

Der angesprochene Konflikt kann zwar nicht verhindert, aber meist gelöst werden, wenn sich die Pflegeperson ihre versteckten Einstellungen bewußt macht, mit dem Patienten bespricht, was sie von ihm erwartet, und auf das individuelle Menschenbild des Patienten eingeht.

In der Krankenpflege spielen die individuellen Menschenbilder der Pflegenden und des Patienten eine Rolle. Ein Grund für die Entstehung von Konflikten in der Pflege kann darin bestehen, daß hier unausgesprochene, unterschiedliche Sichtweisen bestehen.

Einfluß wissenschaftlicher Menschenbilder auf die Pflege

Die wissenschaftlich begründeten Menschenbilder nehmen Einfluß auf die Pflege, indem sich die Pflege entweder direkt mit ihnen auseinandersetzt oder von den Erkenntnissen profitiert, auf denen diese Menschenbilder beruhen.

Krankenpflege wird dadurch nicht nur in den Bezug Krankheit–Gesundheit gesetzt oder als medizinischer Hilfsberuf gesehen. Pflege gewinnt durch die Auseinandersetzung mit den verschiedenen Menschenbildern sozialwissenschaftliche, geisteswissenschaftliche und naturwissenschaftliche Bezüge. Dies wird an drei Beispielen deutlich:

Entwicklung eines ganzheitlichen Pflegeverständnisses. Ganzheitliche Pflege bezieht sich nicht nur auf den Körper des Menschen, sondern ebenso auf seine Psyche und sein soziales Umfeld. Um der zentralen Bedeutung dieser Sichtweise gerecht zu werden, wird sie ausführlich in Abschnitt 1.2.3 besprochen.

Entwicklung der Grundausbildung. Mit dem Krankenpflegegesetz von 1985 wurden insgesamt 100 Stunden der Fächer Psychologie, Soziologie und Pädagogik in den Ausbildungkatalog neu aufgenommen.

Als Prüfungsfach in der mündlichen Prüfung gewinnt die Psychologie zusätzliche Bedeutung.

Entwicklung von Studiengängen für Pflege. In den letzten Jahren sind eine ganze Reihe von Pflegestudiengängen eingerichtet worden, die meist sozialwissenschaftlichen Fachbereichen zugeordnet sind (einmal dem Fachbereich Philosophie). In vielen Fällen ist das zweite Hauptfach ein sozialwissenschaftliches Fach, bei den Studiengängen mit Fachrichtung Pflegemanagement häufig auch das Fach Betriebswirtschaft.

Entwicklung eines eigenen Menschenbildes

Einige Pflegende haben sich Gedanken über Pflege gemacht und Konzepte oder Theorien für die Pflege entwickelt. Ein Teil der daraus entstandenen Pflegemodelle basiert auf einem eigenen Menschenbild. Diese „pflegebezogenen" Menschenbilder bilden dann die Grundlage für eine wissenschaftliche Auseinandersetzung mit der Frage: „Was ist Pflege?" (☞ 1.6).

1.2 Selbstverständnis der Pflege

1.2.1 Wo beginnt Pflegebedürftigkeit?

„*Kranken*pflege" wörtlich genommen bedeutet, daß Pflege da notwendig wird, wo *Krankheit* Pflegebedürftigkeit verursacht hat. Es ist tatsächlich so, daß die meisten Menschen durch eine Erkrankung pflegebedürftig geworden sind.

> Pflege heute ist umfassender und bezieht sich nicht nur auf Kranke, sondern auch auf alte Menschen und Behinderte, ja sogar Gesunde.

Die verschiedenen Aufgaben der Krankenpflege finden sich auch im Ausbildungsziel des Krankenpflegegesetzes (☞ 1.8.1).

Verständnis von Gesundheit, Krankheit und Behinderung

Um eine Antwort auf die Frage „Wo beginnt Pflegebedürftigkeit?" geben zu können, sollen zunächst Gesundheit als wichtigstes Ziel von Pflege und Krankheit als Hauptursache von Pflegebedürftigkeit näher beleuchtet werden.

Gesundheit

In der europäischen Kultur sind die Menschen geprägt durch ein idealisiertes Verständnis von Gesundheit im Sinne von Vollkommenheit, Unversehrtheit. So assoziieren Krankenpflegeschülerinnen und -schüler zu Beginn der Ausbildung mit dem Begriff Gesundheit Eigenschaften wie: beliebt, sonnengebräunte Haut, erfolgreich, fit, frei von Behinderungen oder Krankheitszeichen, fröhlich, gut gebaut, intelligent, konzentriert, munter, rosige Hautfarbe, schön, sportlich, streßfrei, unabhängig von fremder Hilfe.

Auch das Wort „heil" meint in seiner ursprünglichen Bedeutung „ganz", „fehlerfrei" oder „unversehrt". Wer Heilung sucht, ist auf der Suche nach dieser Ganzheit und Vollkommenheit.

Gegenüber diesen Assoziationen zeigt die Definition von Gesundheit durch die *Weltgesundheitsorganisation* (kurz **WHO**) ein differenzierteres Verständnis von Gesundheit:

> **WHO-Definition der Gesundheit**
> „Gesundheit ist der Zustand körperlichen, seelischen, geistigen und sozialen Wohlbefindens".

Gesundheit ist nach dieser Definition mehr als das Fehlen von Krankheit. Gesundheit beinhaltet Wohlbefinden und wird auf die vier Lebensbezüge des Menschen ausgedehnt. Dennoch ist auch in dieser Definition das Vollkommenheitsideal spürbar: Überspitzt gesagt ist nur gesund, wer sich überall – also körperlich, seelisch, geistig und sozial – wohlfühlt. Ist nur ein Bereich gestört, ist die Gesundheit dahin.

Krankheit

Krankheit und Behinderung werden traditionell als Gegenteil von Gesundheit begriffen. Diese Sichtweise betrachtet Gesundheit und Krankheit als sich gegenseitig ausschließende Zustände: „gesund *oder* krank, gesund *oder* behindert".

Heute werden Gesundheit und Krankheit nicht mehr als völlig voneinander getrennte Gegensätze behandelt. Man kann sie sich vielmehr anschaulich als Endpunkte einer langen Strecke mit fließenden Übergängen vorstellen.

In der zeitgemäßen Gesundheitslehre sind Krankheit und Gesundheit zudem keine statischen Zustände menschlichen Seins mehr. Sie kommen und gehen. Sie müssen immer wieder neu gewonnen oder bekämpft werden. Manchmal überwiegt Gesundheit, manchmal Krankheit.

Behinderung

In Medizin und Pflege wird Behinderung definiert als:

> **Behinderung:** Körperliche, geistige oder psychische Beeinträchtigung, die irreversibel oder zumindest von langer Dauer und so ausgeprägt ist, daß sie körperliche, psychische oder soziale Folgen hat.

Eine andere Definition zeigt drei Dimensionen einer Behinderung auf:

- Schädigung *(impairment)*
- Funktionsstörung, Unvermögen *(disability)*
- Beeinträchtigung *(handicap)*.

Beide Definitionen sind auch für manche Erkrankungen anwendbar, so daß im weiteren Text nicht weiter zwischen Krankheit und Behinderung unterschieden wird.

1.2.2 Gesundheits- und Krankenpflege

> ☑ Gesundheit muß jederzeit und immer wieder neu erhalten und erarbeitet werden.

Diese Erkenntnis setzt sich allmählich durch und hat sich entscheidend auf die Pflege ausgewirkt. Es genügt nicht, dem Kranken beim Kampf gegen eine *aktuelle* Krankheit beizustehen und ihn, so gut es geht, im Genesungsprozeß zu unterstützen.

Vorhandene Fähigkeiten und Funktionen des Patienten sind als *noch* gesund anzusehen, also *gesund zu erhalten*. Aufgrund dieser Überzeugung haben die **Prophylaxen** Einzug in die Pflege gehalten.

> **Prophylaxen** (in der Pflege): Vorbeugende Maßnahmen, um mögliche Komplikationen zu vermeiden, ☞ 7.2.5.

In der Weiterentwicklung dieses Gedankens gehört seit der Novellierung des Krankenpflegegesetzes 1985 auch das Anleiten zu gesundheitsförderndem Verhalten zu den Aufgaben der Krankenschwester und des Krankenpflegers.

> Mit der Entwicklung eines neuen Verständnisses von Gesundheit und Krankheit wandelt sich das Selbstverständnis der Krankenpflege. Pflege heute besteht sowohl
> - Aus Handlungen, die auf Krankheit bezogen, durch die Erkrankung bedingt sind,
>
> als auch
> - Aus Handlungen, die auf die Erhaltung der Gesundheit zielen.

1.2.3 Ganzheitliche Pflege

> **Ganzheit** als Begriff in der Pflege hat zwei Aspekte:
> - Krankheit betrifft nicht den Körper *oder* die Psyche *oder* den Geist, sondern stets Körper *und* Psyche *und* Geist
> - Von Krankheit sind nicht nur Teilfunktionen betroffen (z.B. *ein* Organ, *eine* psychische Funktion), sondern der *ganze* Körper, die *ganze* Psyche, der *ganze* Geist, der *ganze* Mensch.

Die erste Aussage ist mehr eine Aufforderung, die geschichtlich gewachsene Trennung in körperliche und psychische Erkrankungen zu überwinden.

Die zweite Aussage ist viel älter als die WHO-Definition von Gesundheit und geht auf den griechischen Arzt *Hippokrates* zurück, der etwa 460 – 377 vor Christus gelebt hat. Ihm wird die Aussage zugeschrieben:

> „Krankheit ist nicht lokal begrenzt, es ist immer der ganze Mensch krank. Daher muß auch nicht die Krankheit (lokal), sondern der ganze Mensch behandelt werden."

Diese Aussage ist für jeden leicht nachzuvollziehen, der einmal starke Zahnschmerzen hatte. Die „Erkrankung" bleibt nicht auf den Zahn beschränkt, sondern beeinflußt das gesamte Befinden.

Die *Psychosomatik*, ein relativ junger Zweig der Medizin, beschäftigt sich mit den Wechselwirkungen von Psyche und Körper. Insbesondere werden körperliche Erkrankungen mit psychischen Ursachen in Verbindung gebracht.

Beispielsweise haben Studien gezeigt, daß nicht wenige Erkrankungen wie z.B. der Herzinfarkt oder auch bösartige Tumoren bei bestimmten psychischen Verfassungen wahrscheinlicher auftreten als bei anderen. Ein anderes Beispiel ist die chronische (lang anhaltende oder immer wiederkehrende) Verstopfung, der manchmal eine psychische Erkrankung zugrunde liegt (etwa eine Depression, ☞ 36.5.1).

Umgekehrt können psychische Störungen als Folge körperlicher Erkrankungen auftreten. Leicht nachzuvollziehen ist, daß eine entstellende Operation zur psychischen Beeinträchtigung führt. Ebenso kann es nach (organischen) Gehirnerkrankungen (z.B. einem Schlaganfall oder Hirntumor) zu Veränderungen der Psyche kommen.

> Ganzheitliche Pflege umfaßt Körper, Psyche *und* soziales Umfeld eines Menschen und achtet auf deren wechselseitige Beziehungen.

Dieses ganzheitliche Menschenbild hat zwei Konsequenzen:

- Beim Erfassen der Pflegebedürftigkeit muß auf Störungen oder Defizite auf allen Ebenen geachtet werden
- Bei der Planung und Ausführung von Pflegetätigkeiten werden alle drei „Ansatzpunkte" ausgenutzt.

Ganzheitliche Pflegebedürftigkeit

So kann eine körperliche Störung, etwa ein gebrochenes Bein, Anlaß dafür sein, Pflege in Anspruch zu nehmen. Andere Menschen brauchen Pflege bei psychischen Störungen, z.B. bei einer Depression, weil sie nicht mehr aus eigenem Antrieb heraus für sich selbst sorgen können. Einige betagte Menschen benötigen beispielsweise Pflege, ohne krank zu sein, weil sie sozial isoliert sind und ohne Pflege im wahrsten Sinne des Wortes verkümmern würden.

Ganzheitliche Pflegemöglichkeit

Ebenso wie drei Ursachenkomplexe der Pflegebedürftigkeit unterschieden werden können, gibt es drei Ansatzpunkte pflegerischen Handelns. Dabei müssen sich Ursache und Ansatzpunkt einer (Pflege-)Maßnahme nicht unbedingt auf denselben Aspekt beziehen.

Beispielsweise weiß jeder, daß Schmerzen durch Ablenkung erträglicher werden können oder daß die Wirkung eines Medikaments deutlich besser sein kann, wenn der Patient weiß, weshalb er das Medikament nimmt. Diese Erkenntnis wird in der begleitenden Psychotherapie (☞ 10.12) angewendet, um das Vertrauen des Patienten in die Behandlung zu bestärken.

Andererseits haben primär auf den Körper gerichtete Maßnahmen, etwa Wickel oder Bäder mit ätherischen Ölen, vielfach eine entspannende, psychisch ausgleichende Wirkung.

> Jedes Angebot von Pflege spricht den Patienten in körperlicher, psychischer und sozialer Weise an. Auch die Kommunikation zwischen Pflegendem und Pflege Empfangendem vollzieht sich immer auf allen drei Ebenen.

1.3 Wie stellt sich Pflege dar?

Es gibt keine allgemeingültige Definition von Pflege. Jeder Standpunkt, jede Einstellung zur Pflege sagt auch immer etwas über die Person aus, die sich zur Pflege äußert:

„Krankenpflege ist Zeichen unserer Kultur. Daß wir uns der Kranken in unserer Gesellschaft annehmen und sie nicht verstoßen wie manche Nomadenvölker, ist typisch für den europäischen Kulturkreis", sagt der Soziologe.

„Pflege ist nicht mehr finanzierbar", sagt der Erfinder der Pflegeversicherung.

„Pflege ist ein Dienstleistungsberuf. Sie muß sich wie jede andere Dienstleistung dem Markt stellen und an den Bedürfnissen des Kunden, sprich Patienten, ausrichten", sagten der Krankenhausbetriebswirt, der Managementberater im Gesundheitswesen.

„Kranken- und Altenpflege und die Sorge um die Behinderten sind Wesensmerkmale christlicher Gesinnung. Wer diesen Tätigkeiten nachgeht, gibt Zeugnis seiner christlichen Überzeugung", sagt der Theologe.

„Pflege ist mehr als die Ausführung von Tätigkeiten wie Spritzen geben, Verbände anlegen oder Blutdruck messen. Es kommt sehr darauf an, ob die Schwester freundlich ist und auch mal zuhören kann, einfach Zeit hat", sagt der Patient.

„Pflege ist ein Beruf mit teilweise eigenständigem Verantwortungsbereich. Eine Pflegeperson unterstützt den Arzt bei Diagnostik und Therapie. Da Pflegekräfte die meiste Zeit unmittelbar am Patienten verbringen, liefern sie wertvolle Hinweise für das Erkennen von Krankheiten oder die Beurteilung von Therapieerfolgen", sagt der Arzt.

„Pflege ist Kopfarbeit, Handwerk und Beziehungsarbeit. Sie kann, wie jeder andere Beruf auch, erlernt werden. Sie ist ein eigenständiger Beruf, der helfende, aktivierende, aber auch therapeutische Qualitäten hat", sagt der Lehrer für Pflegeberufe.

Die beiden letzten Aussagen stellen scheinbar gegensätzliche Positionen dar, die – noch pointierter ausgedrückt – lauten: Pflege als Therapiegehilfe des Arztes (Heilhilfsberuf) oder Pflege als eigenständiger Beruf.

1.3.1 Eigenständiger Beruf, Hilfs- oder Kooperationsberuf?

Das Selbstverständnis des Pflegeberufes hat sich in jüngster Zeit einschneidend verändert: Die neu eingerichteten Studiengänge für Pflegewissenschaft und -forschung sind oft nicht an die Medizin, sondern eine der Sozialwissenschaften angekoppelt. Inhalte der Pflege haben sich von ausschließlich Medizin- oder Arzt-orientierten Tätigkeiten, z.B. Spritzen geben, Verbände anlegen oder Medikamente verabreichen, um sozialpflegerische, beratende und erzieherische Elemente erweitert.

In dem Maße, wie die Medizin ihre inhaltliche Dominanz in der Pflegeausbildung verloren hat, ist in der Praxis die Bereitschaft von Pflegekräften gesunken, *nur* auf Anweisung des Arztes tätig zu sein.

Zumindest juristisch ist der Fall klar: Es gibt im stationären Bereich eine Gesamtverantwortung des Arztes auch für die Pflege. Es macht daher wenig Sinn und widerspricht auch dem Teamgeist (☞ 1.5), das eigene Profil in der *Gegnerschaft* zur Medizin und den Ärzten zu suchen.

In der Praxis ist die **Professionalisierung** *(Profilierung)* **der Pflege** oft kein so großes Problem, wie es von den Berufsverbänden der Pflege dargestellt wird: Es gehört zu den ständigen Gepflogenheiten im Stationsablauf, daß Ärzte sich genauso von Pflegekräften beraten lassen wie umgekehrt.

> Pflege belegt ihren eigenen Stellenwert dadurch, daß die Problemstellungen im Alltag mit Kopf, Herz *und* Hand gelöst werden.

Dabei wird sich die Pflege oft der Medizin bedienen, da zur Entscheidung pflegerischer Fragen *auch* medizinische Kenntnisse erforderlich sind.

1.3.2 Pflegearbeit leisten

Pflege als Kopfarbeit

Es gehört zum Wesen der Pflege, aufgrund von Beobachtungen die Pflegebedürftigkeit eines Menschen einzuschätzen. Hierfür erforderlich ist ein fundiertes Wissen über die Vorgänge im gesunden und erkrankten Körper.

Kopfarbeit findet z.B. Antworten auf die Frage, welche Pflege ein bestimmter Patient braucht und welche nicht. Wichtige Kriterien für die Beantwortung dieser Frage sind:

- **Die körperliche Situation des Patienten:** Allgemeinzustand, Ernährungszustand, Alter, Erkrankung (einschließlich eventueller Vorerkrankungen)
- **Die psychisch-geistige Situation des Patienten:** Fähigkeit, die eigene Lage einzuschätzen; Motivation und Bereitschaft, am Genesungsprozeß mitzuwirken *(Compliance)*; Stimmungslage des Patienten, z.B. die Angst vor einem geplanten Eingriff oder aufwendigen, schmerzhaften Untersuchungen
- **Die soziale Situation des Patienten:** Ein tragendes soziales Umfeld; die Gewißheit, auch in der Zeit des Krankseins einen Partner, Freunde und Kollegen zu haben; die Frage der weiteren Berufsausübung; die mögliche Rückkehr in die gewohnte häusliche Umgebung.

Diese Informationen hat die Pflegeperson im Kopf, wenn sie eine *Pflegeplanung* erstellt (☞ Kapitel 2).

> Leistungen pflegerischer Kopfarbeit sind:
> - Die gezielte Erfassung aller für die Pflege notwendigen Informationen
> - Die Bewertung dieser Informationen nach ihrer Bedeutung für den weiteren Verlauf des Krankheits- oder Genesungsprozesses
> - Die Ableitung von Pflegeproblemen und Pflegezielen
> - Die Ermittlung von Ressourcen, die das Erreichen dieser Ziele beschleunigen helfen (☞ 1.3.3)
> - Die Planung konkreter Maßnahmen.

> **Ressource** (franz. *Quelle, Rohstoffquelle*): Fähigkeit des Patienten, zu seiner Genesung beizutragen (☞ auch 2.2.2).

Pflege als Handwerk

Pflege lebt von der Umsetzung der geplanten Maßnahmen. Die Pflegeperson verbringt einen Großteil ihrer Arbeitszeit mit der Durchführung verschiedener, teilweise recht komplexer Handlungen. Das Erlernen von Pflege- und Arbeitstechniken ist Lernprogramm der *praktischen* Ausbildung, die nicht von ungefähr zwei Drittel der dreijährigen Lehrzeit ausmacht.

> Es gibt nichts Gutes,
> außer man tut es.
>
> *Eugen Roth*

Es gehört daher zu den Aufgaben der Pflegenden, ihr manuelles Geschick zu trainieren und die Hände wie auch den ganzen Körper fit zu halten.

Hautpflege, ☞ 7.5.2; Rückenschonende Arbeitsweise, ☞ 7.6.10

Beziehungsarbeit in der Pflege

Pflege beinhaltet stets, daß zwei (oder mehr) Menschen miteinander in Beziehung treten. Diese Beziehung hat je nach Situation unterschiedlichen Charakter:

Auf der einen Seite „folgt" eine Pflegekraft einem Patienten. Das heißt, sie geht auf seine Wünsche und Bedürfnisse ein, sie richtet sich nach ihm.

Auf der anderen Seite „führt" sie ihn, leitet ihn zu gesundheitsförderndem Verhalten an. So lehrt die Pflegekraft beispielsweise den Patienten, sich selbst Insulin zu spritzen, und sie weist ihn unter Umständen sogar zurecht, wenn er sich nicht an eine vorgeschriebene Diät hält.

Ob eine Pflegeperson führt, begleitet oder folgt, immer gestaltet sie die Beziehung zwischen sich und dem Patienten (☞ Kapitel 3). Die Qualität dieser Beziehung entscheidet ebenso über den Erfolg der Pflege wie das Fachwissen und das fachliche Können einer Pflegeperson. Zur Beziehungsarbeit gehören z.B.:

- Vertrauen schaffen
- Diskretion wahren
- Ekel überwinden
- Beherrschung zeigen
- Geduld haben
- Hoffnung und Zuversicht ausstrahlen.

Weil dies am schwierigsten zu lernen ist und eine große Umstellung im eigenen Verhalten bedeutet, hat sich die Ausbildung bisher oft genug auf die Vermittlung von Wissen (Kopf) und Können (Hand) beschränkt. Der Aufbau einer positiven Beziehung zum Patienten (Herz) ist auch der am schwierigsten zu lehrende und zu überprüfende Teilaspekt der Pflege.

Erst allmählich verbreitet sich auch im europäischen Raum das Bewußtsein von der Bedeutung dieser Pflegeperson-Patienten-Beziehung, nachdem sich im angloamerikanischen Raum das sog. *primary nursing* oder *primary care* bereits etabliert hat. Dieses Pflegekonzept beinhaltet eine neue Art, die zu leistende Arbeit einzelnen Pflegekräften zuzuordnen und sprengt das Denken im Rahmen eines Schichtarbeitsplanes.

Manchmal wird „primary care" fälschlicherweise mit „Beziehungspflege" übersetzt. Es wird aber nicht die Beziehung, sondern nach wie vor der Patient gepflegt. Die Beziehung Patient – Schwester wird lediglich *betont*. „Primary care" bedeutet eher, daß die Pflegeperson voll und ganz Bezugsperson des Patienten ist. Sie bringt ihn zur Operation, ist da, wenn er aufwacht, wenn er zum ersten Mal aufstehen darf. Sie richtet sich mit ihrer Arbeits- und Pflegeplanung, ja sogar mit ihren Dienstzeiten nach dem Patienten.

Mit Kopf, Hand *und* Herz arbeiten

Fachwissen und Fachkönnen für sich alleine genommen reichen also nicht aus, um Pflege als Beruf ausüben zu können. Der Patient wird die ihm angebotene Pflege nicht einfach passiv hinnehmen, sondern darauf individuell reagieren. Diese Reaktionen wiederum rufen Reaktionen der Pflegeperson hervor: Eine Beziehung entsteht.

> Professionelle Pflege bezieht die Aspekte dieser Beziehung mit ein:
> - Sie weiß um die wechselseitige Abhängigkeit von Pflegeperson und Patient
> - Sie vermeidet Gefahren wie z.B. Fixierung oder Distanzverlust (☞ 3.2.3)
> - Sie baut auf die Chancen in dieser Beziehung, z.B. auf Akzeptanz und Partnerschaft im Genesungsprozeß.

1.3.3 Motive des Pflegeberufs

Bewerber um einen Ausbildungsplatz in der Pflege geben als Begründung dafür, einen *Pflege*beruf erlernen zu wollen, sehr häufig an:

- „Ich will helfen"
- „Ich will mit Menschen zu tun haben".

Einmal abgesehen davon, daß Hunderte von Berufen das Merkmal einer Hilfe- oder besser *Dienst*leistung erfüllen und man dabei mit Menschen zu tun hat (Friseurin, Taxifahrer, Verkäuferin), versteht der Berufsanfänger unter „Hilfe" oftmals (nur) die kompensatorische Hilfe.

Zwei Arten von Hilfe/Pflege

> **Kompensatorische Pflege:** Etwas für jemanden tun, der dies nicht selbst kann.
> **Aktivierende Pflege:** Hilfe zur Selbsthilfe leisten. Der Patient lernt durch die Pflege, die Krankheit zu überwinden oder (selbst) auszugleichen.

„Sie können nicht ...? Warten Sie, ich helfe Ihnen!"

Von Laien wird unter „Helfen" oftmals ein höflich zuvorkommendes Verhalten verstanden wie z.B. einem älteren Menschen über die Straße zu helfen, einer Frau die schwere Einkaufstasche zu tragen oder sich schnell zu bücken, um einen fallengelassenen Gegenstand aufzuheben.

Diese **kompensatorische Hilfe** (kompensatorisch = ausgleichend) ist jedoch nicht immer die beste, wie folgendes Beispiel zeigt: Eine Krankenpflegeschülerin versorgt eine Patientin, die vor Tagen mit einem Bandscheibenvorfall in die Klinik eingeliefert wurde. Da die Patientin sich soweit wieder gut erholt hat, erlaubt ihr der Arzt aufzustehen. Sie möchte sich jetzt am Waschbecken waschen. Beim Zusammensuchen der Waschutensilien fällt ihr eine Zeitung vom Nachttisch auf den Boden.

Spontane, der erlernten Hilfsbereitschaft entspringende Reaktion der Schülerin wäre nun, die Zeitung für die Patientin aufzuheben.

Die Zeitung für die Patientin aufzuheben, ist aber nicht die *bestmögliche* Lösung. Die Patientin lernt nicht, sich in einer vergleichbaren Situation selbst zu helfen (etwa allein zuhause), sie bleibt bzw. wird von anderen abhängig.

Aktivierende Pflege: Hilfe zur Selbsthilfe leisten

Aktivierende Hilfe *(Hilfe zur Selbsthilfe)* im obengenannten Beispiel bedeutet, der Patientin zu zeigen, wie sie ohne sich zu bücken (also ohne die Wirbelsäule zu beugen) in die Hocke gehen und die Zeitung selbst ergreifen kann.

Die aktivierende Hilfe fordert von beiden Beteiligten mehr: Für den Patienten ist die aktivierende Hilfe zunächst mühsamer, als sich die Arbeit abnehmen zu lassen, und die Pflegeperson braucht für die aktivierende Pflege mehr Zeit. Auf Dauer gesehen ist aber die Hilfe zur Selbsthilfe der einzige Weg zur Gesundung, d.h. zur weitgehenden Unabhängigkeit von fremder Hilfe.

So gehen neuzeitliche Modelle der Krankenpflege (Modell nach Orem, ☞ 1.6.4) davon aus, daß der Mensch eigene Fähigkeiten zur Genesung und Regeneration (Ressourcen) hat, so daß bei Erkrankungen oder Störungen des Wohlbefindens fremde Pflege nicht *notwendigerweise* in Anspruch genommen werden muß. Jedenfalls bedarf es keiner fremden Pflege, solange die eigenen Fähigkeiten der „Selbstpflege" ausreichen. Bei diesen Pflegemodellen geht es also um die Beachtung der Ressourcen, ohne die eine aktivierende Pflege nicht möglich ist.

Beispiele für Ressourcen, ☞ 2.2.2

Ein Vorteil der aktivierenden gegenüber der kompensatorischen Hilfe besteht darin, daß sie weniger als Abhängigkeit oder gar Demütigung empfunden wird. Solange der Patient noch selbst aktiv sein kann, ist es für ihn nicht so schlimm, sich helfen lassen zu müssen. Er fühlt sich von der Pflege begleitet, nicht von Pflege abhängig.

1.3.4 Pflege als Dienstleistung

Obwohl Pflegekräfte traditionell mit dem Wort „Dienen" ihre Schwierigkeiten haben, ist und bleibt Pflege eine Dienstleistung, auf die dieselben Kriterien angewendet werden können wie auf jede andere Dienstleistung auch.

Berufsangehörige in den Pflegeberufen haben oft den Eindruck, ihr Beruf sei mit anderen nicht zu vergleichen, da er

- Mit Menschen zu tun habe
- Verantwortungsvoll sei oder
- Durch eine besondere Abhängigkeit des Patienten gekennzeichnet sei.

Dies ist objektiv nicht haltbar, da zahlreiche andere Berufe die Kriterien ebenfalls erfüllen: Beispielweise trägt ein Mechaniker, der die Bremsen eines Lastwagens repariert, auch große Verantwortung (man stelle sich vor, was bei einem Lastwagen mit defekten Bremsen alles passieren kann). Und die Passagiere eines Flugzeugs sind während des Fluges völlig abhängig vom Piloten.

Der Patient ist von Pflege abhängig ...

Die Kunst der Pflege besteht nun nicht darin, diese Abhängigkeit aufzuheben oder die Verantwortung abzustreiten, sondern darin, *auf welche Weise* sie ihre Dienstleistungen erfüllt. Hier haben Pflegende einen eigenen *Spielraum*, hier sind Kreativität und Flexibilität gefragt.

Der Patient bleibt als Empfänger der Pflege-Dienstleistung mit seinen Bedürfnissen „König". Pflege macht Spaß und Freude, bringt da Erfolg, wo die Pflegeperson die Entscheidungen souverän und kompetent fällt, die für diese Dienstleistung notwendig sind.

1.4 Berufsbilder in der Pflege

Es gibt eine Vielzahl von Pflegeberufen, die – zumindest dem Namen nach – Pflege, Betreuung und Versorgung von Menschen beinhalten, z.B.:

- Krankenschwester und Krankenpfleger
- Kinderkrankenschwester und Kinderkrankenpfleger
- Krankenpflegehelferin und Krankenpflegehelfer
- Altenpflegerin und Altenpfleger
- Heilerziehungspflegerin und Heilerziehungspfleger
- Familienpflegerin und Familienpfleger.

Gemeinsam ist diesen Pflegeberufen, daß sie in einer – meist dreijährigen – Grundausbildung erlernt werden können (☞ Tab. 1.3).

1.4.1 Grundausbildung

Die Grundausbildung in den Pflegeberufen befindet sich im Umbruch. Ein gewachsenes Selbstverständnis, zunehmende Anforderungen, die Angleichung der Ausbildungsordnungen innerhalb der Europäischen Gemeinschaft sowie die Einrichtung von Studiengängen für Pflege an Fachhochschulen und Universitäten haben die Ausbildung bereits verändert und werden sie weiter verändern.

Langfristiges Ziel ist eine einheitliche Pflege-Grundausbildung, der sich eine spätere Spezialisierung in Kinderkranken-, Alten- und Erwachsenenkrankenpflege anschließt. In diesem Zusammenhang wird von den Berufsverbänden auch die Möglichkeit diskutiert, im Rahmen der Grundausbildung in der Pflege die Fachhochschulreife zu erwerben.

1.4.2 Weiterbildungen und Spezialisierungen in der Pflege

Um den vielfältigen Anforderungen der Pflegepraxis besser gerecht zu werden, gibt es eine Vielzahl von Weiterbildungen (☞ Tab. 1.4), die meist von der **Deutschen Krankenhausgesellschaft**

Grundausbildungen in den Pflegeberufen	Krankenpflege	Kinderkrankenpflege	Heilerziehungspflege	Entbindungspflege	Altenpflege
Gesetzliche Grundlage	Krankenpflegegesetz und Krankenpflegeausbildungs- und -prüfungsverordnung		Ausbildungs-Verordnung (regional unterschiedlich)	Hebammengesetz	Altenpflegegesetze der Länder Ausbildungsverordnungen der Länder
Dreijährige Ausbildung	Krankenschwester, Krankenpfleger	Kinderkrankenschwester, Kinderkrankenpfleger	Heilerziehungspfleger/-in (3 Jahre Ausbildung plus Anerkennungsjahr)	Hebamme, Entbindungspfleger	Altenpfleger/-in
Einjährige Ausbildung	Krankenpflegehelfer/-in	Kinderkrankenpflegehelfer/-in	Heilerziehungspflegehelfer/-in (1 Jahr Ausbildung plus 6 Monate Anerkennungszeit)	Nicht vorgesehen	Altenpflegehelfer/-in

Tab. 1.3: Verschiedene Grundausbildungen im Pflegeberuf im Vergleich.

(DKG) durch *Weiterbildungsrichtlinien* geregelt sind. Diese Regelungen sind zwar nicht bindend, die meisten Weiterbildungsinstitute richten sich aber danach.

Die jüngsten Fachweiterbildungen wurden von der Deutschen Krankenhausgesellschaft für die Bereiche Nephrologie und Dialyse sowie Rehabilitation eingerichtet. In Zukunft werden weitere Spezialisierungen entstehen, um den gestiegenen Anforderungen an die Pflegekräfte Rechnung zu tragen.

1.4.3 Einrichtungen der Berufspflege

Nach erfolgreichem Abschluß einer der genannten Ausbildungen bieten sich Pflegenden eine Vielzahl unterschiedlicher Arbeits- und Aufgabengebiete, insbesondere in:

- Krankenhäusern der Grund- und Regelversorgung, Schwerpunkt-Krankenhäusern, Universitätskliniken
- Psychiatrischen Fachkrankenhäusern
- Rehabilitationszentren, Behinderteneinrichtungen
- Altenheimen und Altenpflegeheimen, Kurzzeit- und Tagespflegeeinrichtungen
- Sozialstationen, ambulanten Pflegediensten, häuslichen Diensten
- Gesundheitsvorsorge und Gesundheitsberatung,
- Hospizen (sog. Sterbekliniken)
- Betrieben (Werksschwestern, Werkspfleger)
- Entwicklungs- und Katastrophenhilfeeinrichtungen
- Medizinischem Dienst der Krankenkassen (☞ Pflegeversicherung 1.8.2).

Weiterbildung im Pflegebereich		
Voraussetzung: Dreijährige Grundausbildung und entsprechende Berufserfahrung		
Fachweiterbildung	Weiterbildung im Bereich Management	Weiterbildung im Bereich Ausbildung

• Pflegeberater
• Fachkrankenschwester/ Fachkrankenpfleger für
  • Anästhesie
  • Dialyse/Nephrologie
  • Gemeindekrankenpflege
  • Hygiene
  • Intensivpflege
  • Onkologische Pflege
  • Operationsdienst
  • Psychiatrische Pflege
  • Rehabilitation
	Pflegedienstleitung
	Abteilungsleitung
	Stationsschwester/ -pfleger
	Gruppenschwester / -pfleger
		Schulleitung
		Lehrer/-in für Pflegeberufe
		Praxisanleiter/-in
		Mentor/-in

Träger sind Kliniken, Weiterbildungsinstitute, Fachhochschulen und Universitäten. Manche Weiterbildungen werden in Vollzeitform oder berufsbegleitend angeboten.		

Tab. 1.4: Es gibt bereits eine Vielzahl von Weiterbildungen. Interessanterweise orientieren sich die meisten an medizinischen Kategorien (Facharztbereiche). Nur wenige Fachweiterbildungen haben andere Aufgaben zum Inhalt, z.B. Gemeindekrankenpflege, Gesundheitserziehung oder Pflegeberatung.

1.4.4 Laienpflege und Berufspflege – Versuch einer Abgrenzung

Wer darf pflegen?

Provokant gefragt: „Warum muß eine Krankenschwester drei Jahre lernen, wenn Ansätze pflegerischer Hilfestellung bereits im Heranwachsen gelernt werden?“ Oder: „Eine Mutter, die ihre kranken Kinder zu Hause pflegt, hat ja auch keine Ausbildung!“

Pflege als Beruf

Berufe sind historisch durch Arbeitsteilung innerhalb der Gesellschaft entstanden. Sie zeichnen sich dadurch aus, daß jemand eine **spezielle Tätigkeit** für andere Menschen ausführt. Durch seine Spezialisierung gelingt es ihm, diese Tätigkeit schneller, geschickter und erfolgreicher zu erledigen als ohne Spezialisierung. Als Gegenleistung erhält er einen Lohn. Daher ist die Ausübung eines Berufes in der Regel an die **Erwerbstätigkeit** geknüpft.

Ein weiteres Merkmal eines Berufes ist die Tatsache, daß die für seine Ausübung notwendigen Fähigkeiten in einer geregelten **Ausbildung** erworben werden.

Professionelle Pflege erfüllt diese Merkmale und setzt voraus:

- Fundiertes theoretisches Wissen
- Spezielle praktische Fertigkeiten
- Beides erworben durch eine spezifische Ausbildung, nachgewiesen durch ein bestandenes Examen
- Fähigkeit und Bereitschaft, durch begründete Entscheidungen Pflegearbeit zu planen und zu reflektieren
- Kompetenz und didaktisches Geschick, Patienten, Angehörige und Laienpflegekräfte anzuleiten und in die Pflegearbeit einzubeziehen
- Leistungsgerechte Bezahlung.

Die von Laien ausgeübte Pflege erfüllt nicht alle dieser Kriterien. Damit wird keine Aussage über die Qualität der Laienpflege im Vergleich zur Berufspflege gemacht: Aus Sicht des Patienten kann eine Betreuung durch die nächsten Angehörigen wertvoller sein als durch eine Krankenschwester. Sicher wird er aber dann eine ausgebildete Pflegeperson vorziehen, wenn Fachwissen und -können eine größere Rolle spielen, etwa bei der fachgerechten Versorgung eines künstlichen Darmausganges.

In der Praxis ergänzen sich Berufspflege und Laienpflege, wobei die Übergänge fließend sind. Beispielsweise schult das Krankenpflegepersonal pflegende Angehörige, damit diese den Patienten zuhause fachgerecht versorgen können. Hierdurch und durch eigene weitere Bemühungen (z.B. Lesen geeigneter Broschüren) erreichen pflegende Angehörige oft ein hohes Detailwissen, das sich aber nur auf die Pflege dieses einen Angehörigen und sein Krankheitsbild erstreckt. Treten Komplikationen oder zusätzliche Erkrankungen auf, ist wieder die Kompetenz einer Fachkraft gefragt.

Einschränkungen notwendig?

Eine Möglichkeit, den Patienten vor unzureichender Pflege zu schützen, besteht darin, die Erlaubnis zur Ausübung des Pflegeberufes an eine erfolgreich abgeschlossene Ausbildung zu koppeln (☞ Pflegekammer 2.9.3).

In der Krankenpflege geschützte *Berufsbezeichnungen* sind zur Zeit:
- Krankenschwester
- Krankenpfleger
- Kinderkrankenschwester
- Kinderkrankenpfleger
- Krankenpflegehelferin
- Krankenpflegehelfer.

Von den Berufsverbänden wird eine Regelung gefordert, die bestimmte Pflegehandlungen dafür ausgebildeten Pflegepersonen vorbehält. Dadurch wird die Laienpflege eingeschränkt und gleichzeitig betont, daß Pflege eine entsprechende Qualifikation voraussetzt.
Noch ist die Frage ungeklärt, wer diese Einschränkungen wie überwachen soll (☞ Pflegekammer 2.9.3).

1.5 Mit wem kooperiert der Pflegeberuf?

Pflege findet nicht isoliert von anderen Berufen statt. Geradezu typische Eigenschaft und Aufgabe der Pflegeberufe ist die Koordination von anderen Mitarbeitern, die sich um den Patienten kümmern.

Aufgaben einer Krankenschwester können z.B. sein:
- Für den (an Stelle des) Patienten einen Seelsorger zu rufen
- „Dolmetscher", Mittler zwischen Patient und Arzt zu sein
- Leistungen Dritter wie z.B. Krankengymnastik, physikalische Therapie, aber auch notwendige Untersuchungen und Behandlungen zu einem für den Patienten vernünftigen (erträglichen) Tagesablauf zu koordinieren
- Gezielt Informationen weiterzuleiten, auszutauschen und zur Verfügung zu halten.

Diese Aufgaben aus den Bereichen Organisation, Dokumentation, Koordination und Kommunikation sind sehr komplex. Daher kann niemals grundsätzlich entschieden werden, wo ein eigener Entscheidungsspielraum besteht, und wo wechselseitige Abhängigkeiten den Ablauf diktieren.

Abb. 1.5 gibt eine Übersicht (von vielen möglichen) über die Gesundheitsberufe und stellt im Modell dar, wer den intensivsten Kontakt mit dem Patienten hat. Dies kann von Klinik zu Klinik abweichen. Der Anordnung in der Grafik liegt keine Wertung zugrunde.

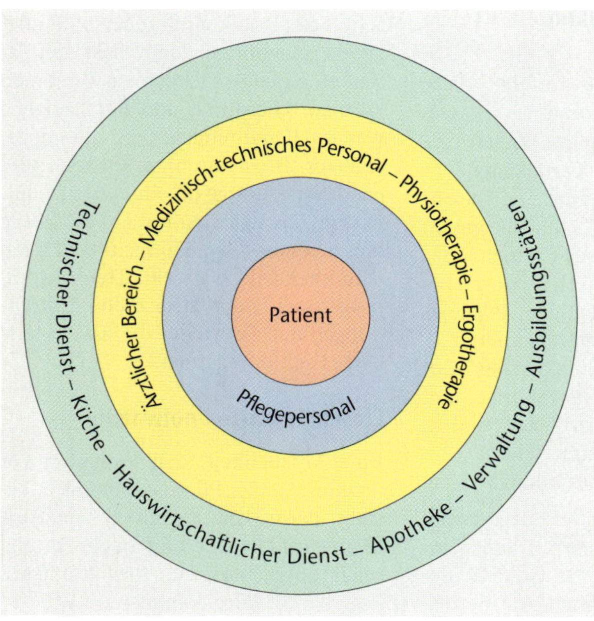

Abb. 1.5: Kooperationsmodell im Krankenhaus. Die Pflegepersonen nehmen insofern eine zentrale Stellung ein, als daß sie den intensivsten, Kontakt zum Patienten haben und oft die Verbindung zu anderen Berufsgruppen darstellen. [M100]

1.6 Theorien und Modelle der Pflege

Theorie: Rein gedankliche, abstrakte Betrachtung. Gegenteil von **Praxis** (tätige Auseinandersetzung).

Modell: Vereinfachte und anschauliche Darstellung von (komplizierten) Funktionen oder Abläufen, die eine Erforschung erleichtert oder erst möglich macht.

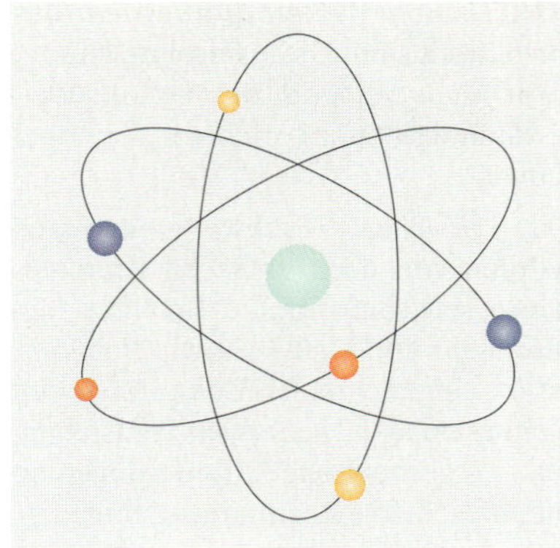

Abb. 1.6: Atommodell. Obwohl eine Reihe moderner Forschungsergebnisse dieses einfache Modell in Frage stellen, reicht es doch aus, um viele chemische und physikalische Phänomene zu erklären.

Eine **Pflegetheorie** ist demzufolge die abstrakte, wissenschaftliche Betrachtung von Pflege, somit eine Antwort auf die Frage: „Was ist Pflege?". Um diese Gedanken auf die Praxis anwenden zu können, bedienen sich Pflegetheoretikerinnen wie Henderson, Roper oder Orem eines **Modells**, das den Sachverhalt weitestmöglich vereinfacht.

Ähnlich wird ein Architekt erst ein Modell eines Hauses anfertigen, um seinem Kunden eine bessere Vorstellung von dem zu errichtenden Gebäude zu geben. Ein solches Modell ist verkleinert gefertigt: Details treten zurück, ein Überblick über das Ganze wird möglich.

Im Gegensatz zum Architekten-Modell eines konkreten Gebäudes besteht ein Pflegemodell aber aus Gedanken, die nicht beweisbar sein können oder müssen, jedoch durchaus glaubhaft und nachvollziehbar Pflege beschreiben.

Zum Vergleich: Das Atom-Modell

Niels Bohr hat in seinem Atom-Modell (☞ Abb. 1.6) einen sehr einfachen Aufbau der Materie beschrieben. Wir wissen heute, daß die Materie so nicht aufgebaut sein kann, weil weitere Atomteilchen entdeckt wurden und viele in Experimenten gefundene Erscheinungen sich mit dem Bohr-Modell nicht erklären lassen. Dennoch ist dieses Modell auch heute noch „gut genug", um eine Fülle von Sachverhalten aus Chemie und Physik auf verständliche Art zu erklären.

Übertragen auf die Pflegemodelle heißt dies: Es ist nicht die Frage, ob Pflege wirklich so ist, wie sie in den Modellen beschrieben wird. Es kommt vielmehr darauf an, inwiefern dieses Modell:

- Dem Lernenden das Verständnis von Pflege erleichtert
- Komplizierte Pflegeabläufe strukturieren hilft
- Ansätze für die Pflegeforschung bietet
- Und nicht zuletzt der Pflegeperson die Möglichkeit gibt, ihre eigene Arbeit aus einer übergeordneten Perspektive:
  - Zu betrachten
  - Zu analysieren und
  - Gegebenenfalls zu verbessern.

Gemeinsamkeiten aller Pflegemodelle

Untersucht man das Pflegeverständnis, wie es in Lehrbüchern, Fachartikeln und in der Pflegepraxis zum Ausdruck kommt, gewinnt man den Eindruck eines Modell-Pluralismus: Vielfach wird auf verschiedene Modelle zurückgegriffen, und Teile unterschiedlicher Modelle werden miteinander verknüpft.

Trotz aller Unterschiede gibt es Gemeinsamkeiten der Pflegemodelle. Pflege, so verstanden, ist:

- **Patientenzentriert, individuell:** Im Mittelpunkt der Pflege steht der einzelne Mensch, der Pflege benötigt
- **Ganzheitlich:** Pflege beachtet alle Lebensbezüge des Menschen, d.h. Körper, Psyche und soziales Umfeld
- **Geplant:** Pflege setzt die Einschätzung des Pflegebedarfes voraus und wird immer wieder am Bedarf ausgerichtet
- **Professionell:** Pflege als Beruf setzt eine Qualifikation voraus, die durch eine Ausbildung erworben und durch ein Examen nachgewiesen wird.

Im folgenden wird eine Auswahl verschiedener Pflegemodelle vorgestellt, die diesen Aspekten Rechnung trägt, wobei die einzelnen Modelle unterschiedliche Schwerpunkte setzen.

1.6.1 Bedürfnisorientiertes Pflegemodell nach Henderson

Die von *Virginia Henderson* verfaßten Grundregeln der Krankenpflege beschreiben ein Modell, das sich an den **Bedürfnissen** des Menschen orientiert.

Definition der Krankenpflege nach Virginia Henderson

Eine Krankenschwester hat die Aufgabe, den Einzelnen – gesund oder krank – bei jenen Handlungen zu unterstützen, die zur Gesundheit oder deren Wiederherstellung (oder zu einem friedlichen Tod) beitragen, die er selbst ausführen würde, wenn er über die erforderliche Kraft, das Wissen und den Willen verfügte.

Ebenso gehört es zu ihren Aufgaben, dem Kranken zu helfen, seine Unabhängigkeit so rasch wie möglich wiederzuerlangen.

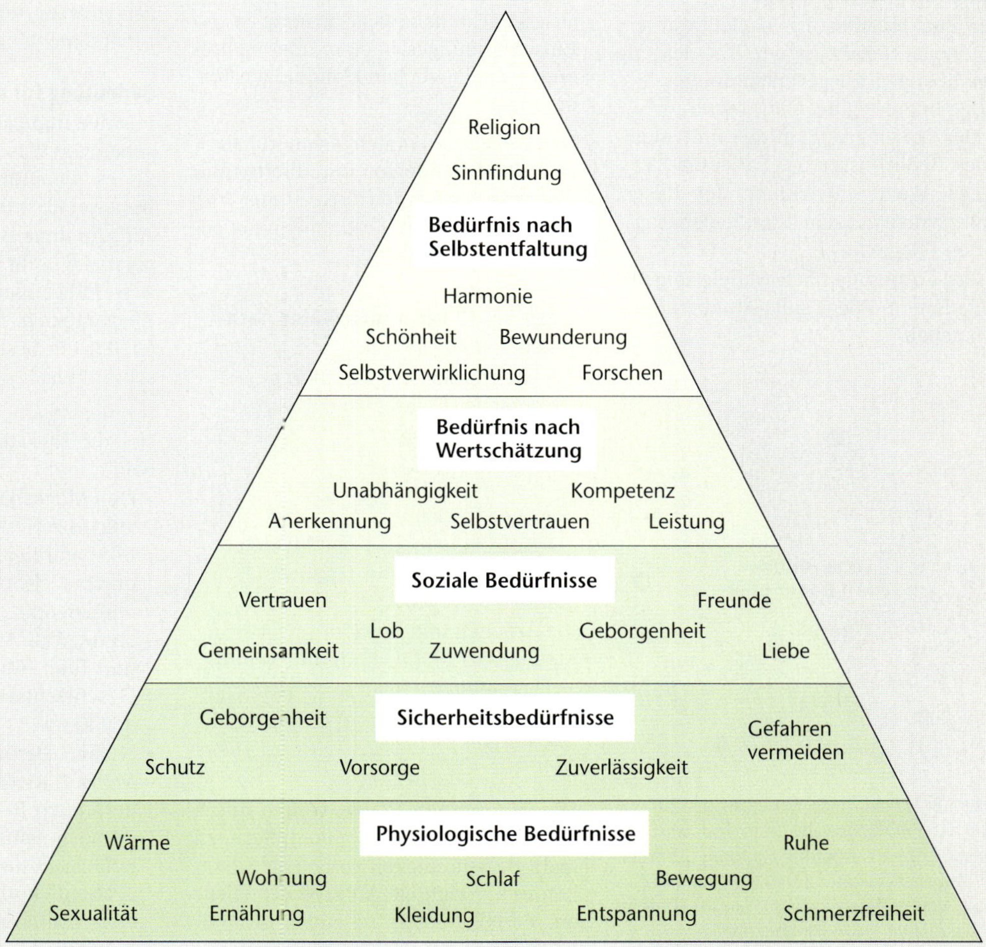

Abb. 1.7: Bedürfnispyramide nach Abraham Maslow. Hieran hat sich Virginia Henderson bei der Konzeption ihres Pflegemodells orientiert. Die streng hierarchische Anordnung der Bedürfnisse ist heute umstritten. Z.B. ist religiös motiviertes Fasten ein bewußter Verzicht, das Bedürfnis nach Nahrung (☞ Basis) zu befriedigen, um dadurch besser über Fragen der Sinnfindung (☞ Spitze) nachzudenken. Maslow hingegen postulierte, der Mensch könne sich nur dann „höheren" Bedürfnissen zuwenden, wenn die Basisbedürfnisse befriedigt sind. Abgesehen von der Hierarchie bietet die Bedürfnispyramide eine sinnvolle Struktur, um menschliche Bedürfnisse zu ordnen. [M100]

Henderson formulierte 14 **Grundbedürfnisse** des Menschen, die eine Fortschreibung der von *Abraham Maslow* postulierten *Bedürfnispyramide* des Menschen darstellen. Aus den Bedürfnissen heraus entstehen Maßnahmen (Verrichtungen) zu deren Befriedigung. Diese Maßnahmen sichern nach Henderson das Leben oder die Gesundheit, fördern die Genesung oder tragen zu einem friedlichen Tod bei. Wenn der Patient nicht mehr in der Lage ist, seine Bedürfnisse zu stillen, muß die Krankenschwester „ersatzweise" eingreifen. Die Feststellung der durch die Erkrankung entstandenen oder durch sie veränderten Bedürfnisse ermöglicht die geplante, patientenzentrierte Pflege. Mit den Begriffen *Kraft* (Physis, Körper), *Willen* (Psyche) und *Wissen* (Geist) wird das ganzheitliche Menschenbild angedeutet.

Hendersons Modell kann auch als *Defizit-Modell* gesehen werden, da das *Unvermögen* des Patienten den Anlaß für die Pflege darstellt.

Bedeutung für die Pflege

Virginia Hendersons Modell war ein wichtiger Schritt in der Entwicklung des heutigen Pflegeverständnisses. Positive Impulse gingen aus von:

- Der Orientierung an den individuellen Bedürfnissen des Patienten
- Der Weiterentwicklung der Pflege, weg von einer rein krankheitsbezogenen Pflege
- Der Forderung nach Aktivierung des Patienten, Pflege soll sich überflüssig machen

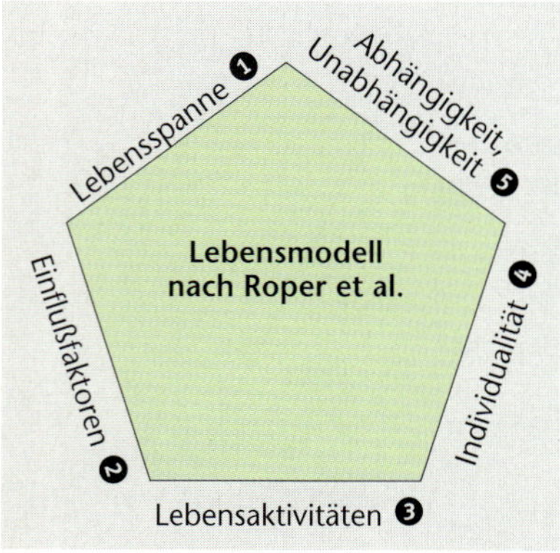

Abb. 1.8: Modell nach Roper: In der Zeit (1) von der Empfängnis bis zum Tod wird der Mensch durch bestimmte Faktoren (2) in seinen Lebensaktivitäten (3) in der Weise beeinflußt, daß er einen individuellen (4) Grad an Abhängigkeit bzw. Unabhängigkeit (5) erreicht. [E123]

- Dem Ansatz einer geplanten, zielgerichteten Pflege.

Die Grenzen des Modells liegen in einer nicht immer nachvollziehbaren „Einteilung" des Menschen in verschiedene Bedürfnisse. Zwar wird durch die Begriffe Kraft, Willen und Wissen sowie durch die Formulierung der Bedürfnisse nach Liebe, Anerkennung und Gebrauchtwerden die ganzheitliche Pflege angedeutet; die Aufteilung in verschiedene Bedürfnisse konnte aber nicht dafür sorgen, daß sich eine ganzheitliche Sichtweise in der Praxis durchgesetzt hat.

1.6.2 Krankenpflegemodell als Lebensmodell

Nancy Roper, Winifred W. Logan und Alison J. *Tierney* haben an der Universität von Edinburgh ein Krankenpflegemodell entwickelt, das auf einem **Lebensmodell** basiert. Ausgangspunkt dieses Modells ist ein handlungsorientiertes Menschenbild: Durch Beschreibung der **Lebensaktivitäten** *(LA)* wird ausgedrückt, daß Pflege da nötig ist, wo Einschränkungen in einer oder mehrerer dieser alltäglichen Handlungen vorliegen.

Die Lebensaktivitäten erinnern stark an die von Henderson formulierten Bedürfnisse. Sie werden durch Roper aber in einen größeren Zusammenhang gestellt (☞ Abb. 1.8).

> ☑ **Die 12 Lebensaktivitäten nach Roper et al.**
> - Für eine sichere Umgebung sorgen
> - Kommunizieren
> - Atmen
> - Essen und Trinken
> - Ausscheiden
> - Sich sauberhalten und kleiden
> - Körpertemperatur regulieren
> - Sich bewegen
> - Arbeiten und Spielen
> - Sich als Mann, Frau fühlen und verhalten
> - Schlafen
> - Sterben

Die Autoren um Roper wollten durch dieses Modell der Krankenpflege zu mehr Selbständigkeit verhelfen. Sie sehen es als wichtige Aufgabe der Pflege an, den Patienten zu einem gesundheitsfördernden Verhalten anzuregen

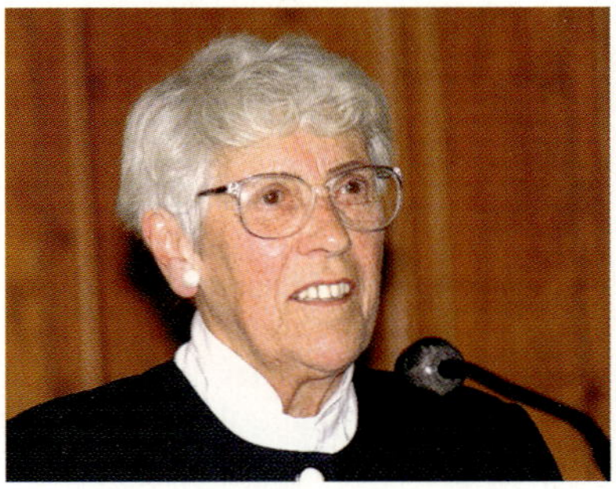

Abb. 1.9: Nancy Roper während eines Vortrags über Pflegetheorien in Heidelberg 1996. Trotz vielfältiger Kritik zu einzelnen Punkten ist die von Nancy Roper und ihren Mitarbeitern verfaßte Theorie aktuelles Hilfsmittel, um Pflegebedürftigkeit zu ermitteln und Pflege zu planen. [O160]

und mit ihm zu diskutieren, was er selbst zu seiner Gesunderhaltung beitragen kann. Information über mögliche *(potentielle)* Gesundheitsgefährdung und vorsorgende *(prophylaktische)* Pflege haben einen hohen Stellenwert.

Im deutschsprachigen Raum wurde das Modell von Roper hauptsächlich in abgewandelter, erweiterter Form durch Liliane Juchli verbreitet (☞ 1.6.3).

Bedeutung für die Pflege

Positive Impulse für die Krankenpflege gehen von diesem Modell insofern aus, als es die individuelle Pflege betont. Roper et al. integrierten in der zweiten Auflage ihres Buches (1985) den *Pflegeprozeß* in ihr Modell: Danach richtet sich Pflege nach einer individuellen Einschätzung, in welchen Lebensaktivitäten ein bestimmter Mensch eingeschränkt ist.

Problematisch (eher störend) wirkten sich die Tatsachen aus, daß dieses Modell:

- Den Menschen in verschiedene Aktivitäten zerteilte
- Merkwürdige Zuordnungen hervorbrachte (Kopfschmerzen zu „Kommunizieren", da beides mit Nerven zu tun hat, AIDS zu „Sich als Mann und Frau fühlen", weil AIDS durch Geschlechtsverkehr übertragen werden kann)
- Nicht berücksichtigt, daß der Mensch nicht nur Aktivist ist, sondern auch Fähigkeiten hat, etwas zu ertragen, ganz passiv Krankheit und Schicksal hinzunehmen (das Wort „Patient" kommt von lateinisch patiens = erduldend, ertragend)
- Schließlich: „Sterben" als Aktivität?

1.6.3 Erweiterungen durch Juchli und Krohwinkel

Schwester *Liliane Juchli* hat streng genommen kein eigenes Modell entwikkelt. Sie hat im wesentlichen Gedanken von Henderson und Roper aufgegriffen und um ihre persönliche, religiös-christliche Sichtweise erweitert.

Insgesamt sieben Auflagen ihres Lehrbuches für Krankenpflege, ihr Buch „Heilen durch Wiederentdecken der Ganzheit“ und zahlreiche andere Veröffentlichungen haben die Krankenpflegeausbildung im deutschsprachigen Raum seit 1967 geprägt.

Liliane Juchli selbst bezeichnet die **Aktivitäten des täglichen Lebens** *(ATL)* als „Netzwerk und Regelkreise“, die nie isoliert voneinander betrachtet werden dürfen. Für die Anwendung bei der Erfassung der Pflegebedürftigkeit sind die ATL „ein gutes Raster, mehr aber auch nicht.“

In der 7. Auflage ihres Lehrwerkes „Pflege“ (Thieme Verlag, 1995) schreibt Liliane Juchli: „Die ATL sind ein brauchbares Konzept für den Umgang mit den Elementen der Gesundheitsbildung und der Pflege. Sie ermöglichen eine systematische Übersicht über die Elemente gesunder Lebensführung und können somit als Grundlage für die Theorie und die Praxis genutzt werden. Das Zusammenwirken der ATL, die Vernetzung untereinander darf aber von jenen, die damit umgehen, nicht übersehen werden.“

Monika Krohwinkel hat die Aktivitäten des täglichen Lebens nach Juchli um den Umgang mit existentiellen Erfahrungen des Lebens erweitert.

Monika Krohwinkel: „Der Pflegeprozeß am Beispiel von Apoplexiekranken – Eine Studie zur Erfassung und Entwicklung ganzheitlich-rehabilitierender Prozeßpflege in Akutkrankenhäusern“, Nomos Verlag, Baden Baden, 1992

Krohwinkel kennt 13 **Aktivitäten und existentielle Erfahrung des Lebens** *(AEDL)*. 12 davon entsprechen bis auf geringfügige Veränderungen den Lebensaktivitäten von Nancy Roper. Als 13. Aktivität bezeichnet sie „Mit existentiellen Erfahrungen des Lebens umgehen“.

Beispiele für solche existentiellen Erfahrungen sind:

- Die Existenz gefährdende Erfahrungen
  - Verlust von Unabhängigkeit
  - Sorge, Angst, Mißtrauen
  - Trennung, Isolation
  - Ungewißheit, Hoffnungslosigkeit
  - Schmerzen
  - Sterben
- Die Existenz fördernde Erfahrungen
  - Wiedergewinnen von Unabhängigkeit
  - Freude, Zuversicht, Vertrauen
  - Integration
  - Hoffnung
  - Wohlbefinden
- Erfahrungen, die die Existenz sowohl fördern als auch gefährden
  - Kulturgebundene Erfahrungen wie Weltanschauungen, Glauben und Religionsausübung,
  - Lebensgeschichtliche Erfahrungen.

1.6.4 Selbstpflege-Defizit-Modell nach Orem

Dorothea E. Orem, Professorin für Pflegepädagogik (USA), geht ebenfalls von einem ganzheitlichen Menschenbild aus. Mit Körper, Seele und Geist ist der Mensch in der Lage, zwei Formen von Fürsorge wahrzunehmen: **Self care** und **Dependent care.**

Die wörtliche Übersetzung mit *Selbstpflege* und *Abhängigenpflege* gibt nur unzulänglich wieder, was Orem darunter versteht. Self care umfaßt sowohl das Bedürfnis nach Existenzerhaltung als auch hierauf ausgerichtete Maßnahmen:

Self care *(Selbstpflege):* Erlernte, zielgerichtete Aktivität von Individuen. Verhalten in konkreten Lebenssituationen, von Personen auf sich selbst oder auf die Umgebung gerichtet, um Faktoren zu regulieren, die ihre eigene Entwicklung oder lebenswichtige Funktionen, Gesundheit oder Wohlbefinden beeinträchtigen.

Dependent care *(Abhängigenpflege):* Bezüglich Inhalt und Ziel identisch mit self care, jedoch von Menschen nicht für sich selbst, sondern für sozial abhängige Individuen betrieben.

Beide, Self care und Dependent care, dienen folgenden Zielen:

- Unterstützung von Lebensprozessen und Förderung ihrer normalen (physiologischen) Funktion
- Aufrechterhaltung eines normalen Wachstums, des Erwachsenwerdens und einer lebenslangen Entwicklung

Universelle Selbstpflegebedürfnisse	Entwicklungsbedingte Selbstpflegebedürfnisse in den Stadien	Vorbeugung und Überwindung von entwicklungsschädigenden Einflüssen wie:	Gesundheitsabweichende Selbstpflegebedürfnisse bei
• Atmung • Flüssigkeitsaufnahme • Nahrungsaufnahme • Ausscheidung • Gleichgewicht von Ruhe und Aktivität • Vorbeugung von Gefahren • Gleichgewicht zwischen Einsamkeit und sozialer Interaktion • Aktivität und Entwicklung innerhalb der sozialen Gruppen und Bedürfnis nach Normalität	• Des Ungeborenen • Des Neugeborenen • Des Kleinkindes • Des Kindes • Des Jugendlichen • Des Erwachsenen • Der Schwangeren	• Fehlende Erziehung und Bildung • Beeinträchtigung der sozialen Anpassung • Verlust von Freunden, Verwandten, Bekannten • Verlust von beruflicher Sicherheit und Besitz • Abrupte Veränderung des Wohnsitzes in unbekannte Umgebung • Schlechte Gesundheit oder Invalidität • Bedrückende oder unterdrückende Lebensbedingungen • Terminale Krankheit oder bevorstehender Tod	• Krankheit • Verletzung • Behinderung • Diagnostischen und therapeutischen Maßnahmen • Veränderung der Struktur und der Funktion • Veränderung im Verhalten oder den Gewohnheiten des Lebens

Tab. 1.10: Die verschiedenen Selbstpflegebedürnisse nach Orem.

- Vorbeugung, Kontrolle oder Heilung von Krankheitsprozessen und Verletzungen
- Vorbeugen oder Kompensation von Behinderung
- Förderung von Wohlbefinden.

Selbstpflegebedarf

Ein Bedarf an Selbstpflege ist nach Orem durch die menschlichen Bedürfnisse gegeben. Sie unterscheidet drei Gruppen:
- Universelle Selbstpflegebedürfnisse
- Entwicklungsbedingte Selbstpflegebedürfnisse
- Gesundheitsabweichende Selbstpflegebedürfnisse.

Selbstpflegedefizit

Nach der Vorstellung von Orem beherrschen Menschen die Selbstpflege, die sie in der Auseinandersetzung mit ihrem sozialen Umfeld erlernt haben. Es besteht ein Gleichgewicht zwischen dem **Selbstpflegebedarf** und den **Selbstpflegefähigkeiten.**

Dieses Gleichgewicht wird gestört, wenn eine Veränderung der Lebenssituation entweder die Selbstpflegefähigkeit einschränkt oder erhöhte Anforderungen an die Selbstpflegefähigkeit stellt. Es kommt zu einem Ungleichgewicht zwischen Selbstpflegebedarf und Selbstpflegefähigkeit: Ein **Selbstpflegedefizit** liegt vor.

Dorothea Orem macht die Notwendigkeit professioneller Pflege somit davon abhängig, ob ein Selbstpflegedefizit vorliegt. Dadurch wird die unmittelbare Koppelung an die Erkrankung gelockert. Es gibt nach Orem:
- Menschen, die krank sind und trotzdem keine (professionelle) Pflege benötigen
- Menschen, die gesund (frei von Erkrankungen), aber trotzdem von (professioneller) Pflege abhängig sind.

Krankheit ohne Pflegebedarf. Ein Diabetiker, der gelernt hat, mit seiner Erkrankung zu leben, sich an die Diät hält und seine Blutzuckerwerte selbst kontrolliert, hat kein Selbstpflegedefizit und benötigt folglich keine Pflege durch Dritte, obwohl eine „unheilbare“ Erkrankung vorliegt.

Pflegebedarf ohne Krankheit. Ein anderes Beispiel für die Lösung vom unmittelbaren Krankheitsbezug ist der Säugling, der naturgemäß nicht für sich selbst sorgen kann. Er braucht die Pflege der Mutter, obwohl er im medizinischen Sinne gesund ist. Nur wenn die Pflege der Mutter fehlen oder nicht ausreichen sollte, braucht der Säugling die professionelle Pflege einer Pflegeperson.

Methoden und Systeme professioneller Pflege

Professionelle Pflege bedient sich nach Orem prinzipiell folgender Methoden:
1. Handeln für den Pflegebedürftigen
2. Anleiten
3. Körperliche und seelische Unterstützung
4. Schaffung einer Umgebung, die der persönlichen Entwicklung dient
5. Unterrichten des Pflegebedürftigen.

Die Auswahl geeigneter Methoden wird dadurch getroffen, daß sich die Pflegeperson für eines der drei folgenden Pflegesysteme entscheidet:

A: **Kompensatorische Pflege** = Handeln anstelle des Pflegebedürftigen (vor allem Methode 1)

B: **Teilweise kompensatorische Pflege** = Handeln für und mit dem Patienten (Methode 1 kombiniert mit z.B. Methode 5)

C: **Unterstützung der Selbstpflege** (vorwiegend Methode 4 und 5).

Bedeutung für die Pflege

Es gehört nach dem Orem-Modell zu den Fähigkeiten eines Menschen, für sich und andere Menschen sorgen zu können. Professionelle Pflege nimmt ihm diese Verantwortung nicht ab, sondern hilft ihm dabei, ihr gerecht zu werden. Die Betonung der Aktivierung oder Reaktivierung der Selbstpflegefähigkeiten macht verständlich, warum dieses Modell besonders im Bereich der Rehabilitation angewendet wird.

Weiter hat dieses Modell im deutschsprachigen Raum ein überwiegend positives Echo gefunden, weil es Pflege auf eine breitere Grundlage stellt, als es bisher durch den Zusammenhang mit Krankheit möglich war. Nach Orem wäre es unsinnig, von *„Kranken*pflege“ zu sprechen: Krankheit und Medizin sind nur zwei von zahlreichen „Störfaktoren“, die zum Verlust der Selbstpflegefähigkeit führen können. Weder die Krankheit noch die Medizin *bestimmen* also die Pflege.

1.6.5 Weitere Modelle

Die Modelle von Henderson, Roper und Orem sind wohl die bekanntesten in der neuzeitlichen Geschichte der Krankenpflege. Sie sind zum Teil parallel zueinander entstanden, und weitere Modelle entstanden als Ergänzung oder Weiterentwicklung. Die wesentlichen Aussagen auch dieser Modelle wurden bereits genannt. Bemerkenswert ist lediglich der unterschiedliche Blickwinkel.

So gibt es nach *Afaf Meleis:*
- **Bedürfnismodelle,** die sich mit den Ursachen und der Einschätzung von Pflegebedürftigkeit auseinandersetzen und dabei die durch eine Erkrankung veränderten Bedürfnisse des Menschen im Blick haben
- **Interaktionsmodelle,** die sich mit der Beziehung zwischen Pflege-Empfangendem und Pflege-Leistenden befassen
- **Pflegeergebnismodelle,** die den möglichen Erfolg von Pflege untersuchen.

📖 Afaf Meleis: Theoretical Nursing: Development and Progress, Philadelphia 1991.

Alle Modelle basieren auf einer Auseinandersetzung der Krankenpflege mit anderen Wissenschaften, den Naturwissenschaften und den Geisteswissenschaften. Als Folge dieser Auseinandersetzung konnte die Pflege nicht mehr nur medizin- oder krankheitsbezogen definiert werden. Pflege wurde breiter abgebildet, Erkenntnisse aus Psychologie, Soziologie, Pädagogik, Philosophie und Ethik wurden eingearbeitet.

Gleichzeitig entstand das Bedürfnis nach eigenen, wissenschaftlichen Erkenntnissen der Pflege, die Grundlage einer neuen Pflegetheorie bilden könnten. Daraus erhielt auch die Pflegeforschung notwendige Impulse.

1.6.6 Erarbeiten eines Pflegeleitbildes

Einrichtungen des Gesundheitswesens wie Krankenhäuser, Fachkliniken, Sozialstationen und Altenheime müssen unter den gesetzlichen Bedingungen (Sozialgesetzbuch, Gesundheitsstrukturgesetz) als moderne **Dienstleistungsunternehmen** geführt werden:

- *Dienst:* Dem Kunden dienen, seine Bedürfnisse und Erwartungen erkennen
- *Leistung:* Professionelle Arbeit anbieten
- *Unternehmen:* Planen und koordinieren, so daß den Bedürfnissen der Kunden entsprechende Leistungen angeboten werden.

Um dies zu erreichen benötigt ein Dienstleistungsunternehmen ein **Management,** das sich zeitgemäßer Instrumente bedient. Eines dieser Managementinstrumente ist die **Corporate identity** *(CI).*

„Corporate identity" kann am ehesten mit „Wir-sind-die-Firma-Gefühl" übersetzt werden. Es geht bei diesem Führungsstil darum, dem einzelnen Mitarbeiter das Gefühl zu vermitteln, nicht ein beliebiges, austauschbares Rädchen einer großen Maschinerie zu sein, sondern ein wichtiger, unverzichtbarer Teil des Unternehmens. Dieses Gefühl soll der Mitarbeiter auch nach außen zum Kunden (bzw. hier Kranken) tragen.

Vom Einsatz dieses Führungsinstrumentes erhoffen sich die Manager:

- Stärkung des Teamgeistes und der Teamfähigkeit
- Erhöhung der Motivation und damit der Produktivität und Qualität
- Verbesserung der Arbeitszufriedenheit und des Betriebsklimas und damit Verringerung der *Fluktuation* (Abwanderung der Mitarbeiter) und der *Ausfallzeiten* (z.B. durch Krankheit).

Bei konkurrierenden Betrieben spielt auch die Werbewirksamkeit eine Rolle. Jeder zufriedene Mitarbeiter ist ein Werbeträger, der zum guten Ruf eines Unternehmens beiträgt. Dies wird unter dem zunehmenden Kostendruck im Gesundheitswesen auch für Krankenhäuser an Bedeutung gewinnen.

Pflegeleitbild und Pflegestandards

Eine Möglichkeit, im Pflegebereich eine Corporate identity zu erreichen, besteht darin, ein **Pflegeleitbild** zu erarbeiten: Der Einigungsprozeß auf dieses Pflegeleitbild erzeugt ein Wir-Gefühl im Pflegebereich, ist doch das Pflegeleitbild die Antwort auf die Frage: „Welche Pflege wollen *wir* unseren Patienten anbieten?"

Ein weiterer, wichtiger Impuls, ein Pflegeleitbild zu erarbeiten, entstand im Zusammenhang mit **Pflegestandards** (Pflegestandards legen für einzelne Pflegemaßnahmen fest, wer welche Pflegemaßnahme wie, womit, wozu ausführt, Näheres ☞ 2.3.1).

Während der Erarbeitung solcher Pflegestandards wird die Frage gestellt: „Welche Pflege wollen wir hier in unserem Haus anbieten, was sind unsere generellen Ziele? An welchem Pflegemodell sollen wir uns orientieren?".

In der Abgrenzung zu den Pflegemodellen kann das Pflegeleitbild als Versuch verstanden werden, die in den Pflegemodellen enthaltenen Gedanken zu übertragen und evtl. so anzupassen, daß sie für jeden Mitarbeiter im Pflegebereich verständlich und umsetzbar sind.

Darüber hinaus enthält ein Pflegeleitbild weitere Aussagen

- Zur Pflegequalität (☞ 2.3),
- Zur Zusammenarbeit mit anderen Berufsgruppen
- Zur Stellung innerhalb des Klinikbetriebes.

Bei Einrichtungen, die sich in der Trägerschaft der Wohlfahrtsverbände befinden (z. B. Caritas, Diakonie, Arbeiterwohlfahrt, Deutsches Rotes Kreuz), spiegelt sich auch die Sichtweise des Trägers im Pflegeleitbild wider.

Einige Kliniken informieren den Patienten über ihr Pflegeleitbild und machen ihm so deutlich, was er in dieser Einrichtung von der Pflege erwarten kann.

Pflegeleitbilder von Pflegenden selbst erarbeiten zu lassen, hat sich als sinnvoller Prozeß erwiesen: Ein von oben verordnetes Pflegeleitbild wird nicht dazu führen, daß sich die Mitarbeiter im Pflegebereich mit diesem Leitbild identifizieren und es mittragen.

1.7 Transkulturelle Pflege

Kultur: Gesamtheit der geistigen und künstlerischen Lebensäußerungen einer Gemeinschaft oder eines Volkes. Teilaspekte davon sind Sprache, Sitten und Gebräuche, Lebensgewohnheiten, Umgang mit Krankheit und Kranken und die Einstellung zu Leiden, Schmerz und Tod.

Transkulturell: Kulturübergreifend, über die Grenzen einer Kultur hinweg; somit unternimmt **transkulturelle Pflege** den Versuch, vom Pflegewissen anderer Kulturen zu profitieren oder sich zumindest damit auseinanderzusetzten.

Soziologen sind der Auffassung, daß wir auf dem Weg zu einer multikulturellen Gesellschaft sind und eine neue, globale Völkerwanderung eingesetzt hat. Sie befassen sich mit den Veränderungen in der Gesellschaft, wie sie beim Aufeinandertreffen unterschiedlicher Kulturen entstehen.

Eine Beschäftigung mit der Pflege von Angehörigen anderer Kulturen ist aufgrund der demographischen Entwicklung absolut notwendig: In der Bundesrepublik Deutschland leben 6,5 Millionen Menschen ohne deutsche Staatsbürgerschaft. Mit zunehmendem Alter dieser Menschen steigt deren Pflegebedürftigkeit, so daß selbst bei einem gleichbleibenden Ausländeranteil an der Gesamtbevölkerung ein wachsender Pflegebedarf eintreten wird.

Pflegende stehen immer häufiger Patienten anderer Kulturen gegenüber und werden dadurch mit fremden Vorstellungen von Krankheit und Gesundheit konfrontiert. Positive Impulse gehen von dieser Konfrontation insofern aus, als die Pflegepersonen dadurch provoziert werden, die eigenen Vorstellungen zu hinterfragen und Neues zu lernen.

1.7.1 Gesundheitskultur

Ein eigener Zweig der **Ethnologie** *(Völkerkunde)*, die **Ethnomedizin,** beschäftigt sich mit den kulturspezifischen Vorstellungen von Krankheit und Gesundheit, also damit:

- Wie Menschen sich in den einzelnen Kulturen bei Erkrankung verhalten
- Welche Vorsorge sie treffen, um Erkrankungen zu verhindern
- Wie sie Mißbefinden deuten und erklären.

Gesundheitskultur: Tradition und Handlungen, die sich in einer Kultur mit Gesundheit und Krankheit in Theorie und Praxis beschäftigen.

Die Auseinandersetzung mit der **Gesundheitskultur** anderer Völker kann nicht nur dazu beitragen, unser eigenes Verständnis um uns bislang fremde Vorstellungen und Leistungen zu erweitern, sondern es verhilft auch zu einem besseren Verständnis der eigenen Gesundheitskultur.

In Europa dominiert die naturwissenschaftlich geprägte, sog. **Schulmedizin** *(Biomedizin)*. Durch die Orientierung an den Naturwissenschaften entstand die Auffassung, diese Medizin sei gleichsam allgemeingültig und auf alle Kulturen übertragbar, ebenso wie auch die Gesetze der Physik weltweit gültig sind. Es ist in Medizin und Pflege darüber hinaus sogar das Mißverständnis entstanden, Medizin und Pflege seien „kulturfrei“.

Medizin und Pflege können aber nicht kulturfrei sein, weil Vorstellungen von Krankheit und Gesundheit als subjektive Empfindungen von Kultur zu Kultur unterschiedlich sind und Medizin und Pflege immer auch auf diese Empfindungen bezogen sind.

1.7.2 Kulturspezifische Syndrome

Syndrom: Gruppe von Symptomen (Krankheitszeichen, Beschwerden), die typischerweise zusammen auftreten, z. B. Gliederschmerzen, Mattigkeit und erhöhte Körpertemperatur als Syndrom eines beginnenden Virus-Infektes.

Kulturspezifische Syndrome sind eine Art „Erkrankung“, die nur in bestimmten Kulturen vorkommt. Zu den kulturspezifischen Syndromen unserer Kultur zählen die Anorexia nervosa (Magersucht, ☞ 23.8.2) und das prämenstruelle Syndrom (Beschwerden, die bei Frauen vor dem Einsetzen der Menstruation auftreten, ☞ 32.3.2).

Es gilt als typisch für das Selbstverständnis der europäischen Schulmedizin, daß sie zunächst nur bei Angehörigen *fremder* Kulturen nach solchen kulturspezifischen Syndromen gesucht hat. Teilweise wurde versucht, besonders exotisch wirkende Erkrankungen oder Behandlungsmethoden mit europäischem Wissen zu erklären.

Ein Beispiel für ein uns fremdes kulturspezifisches Syndrom ist **Susto,** der *Verlust der Seele.* Ausgelöst wird dieses Syndrom durch Erschrecken bzw. Schreck. Die Beschwerden reichen von Appetitlosigkeit, Antriebsschwäche, Blässe, Ruhelosigkeit, Erbrechen, Depression, Unruhe und Fieber bis zum Tod. Der Heiler versucht in der Behandlung, die verlorene Seele wieder zurückzuholen. Das Verständnis dieses Syndroms wird für Europäer dadurch erschwert, daß sie im (christlichen) Modell der Eine-Seele-Existenz verhaftet sind. Hier hat aber ein Mensch *mehrere* Seelen, und Erkrankung wird als Folge des Fehlens *einer* Seele gesehen.

1.7.3 Interkulturelle Pflege

Interkulturelle Pflege: Pflegepersonen pflegen Patienten einer anderen Kulturzugehörigkeit.

In der Präambel der Berufsordnung für Pflegeberufe hat der **Deutsche Berufsverband für Pflegeberufe** *(DBfK)* festgelegt:

„Professionelle Pflege gilt dem einzelnen, seinen Bezugspersonen, der Familie und der Gemeinschaft. Sie wird unter Einbeziehung und ohne Bewertung von Nationalität, Rasse, Glauben, politischer Einstellung, Hautfarbe, Alter, Geschlecht oder sozialem Rang ausgeführt.“
DBfK (Hrsg.), Berufsordnung, Eschborn 1992.

Mit Blick auf den Patienten bedeutet dies, daß bei der Pflege berücksichtigt werden muß, welcher Kultur der Patient entstammt (praktische Tips, ☞ 3.1.4).

Mit Blick auf die Pflegenden bedeutet transkulturelle Pflege die Auseinandersetzung mit dem Pflegeverständnis und den Pflegemethoden anderer Kulturen unter der Zielsetzung, das eigene Verständnis zu überdenken und zu ergänzen und die Zusammenarbeit in multikulturellen Teams zu fördern.

Studien belegen, daß sich Pflegepersonal ausländischen Patienten gegenüber verändert verhält: Insbesondere werden Pflegehandlungen unpersönlicher verrichtet und von einem schnelleren Rückzug begleitet.

Auch wenn dieses Verhalten nicht ausschließlich auf Unsicherheit und Berührungsängste den Angehörigen anderer Kulturen gegenüber zurückzuführen ist, wird die Auseinandersetzung mit anderen Kulturen das Verständnis kulturspezifischerBedürfnisse fördern. Solche Bedürfnisse sind:

- Formen (Rituale) der Religionsausübung (Gebet, Gottesdienstbesuch)
- Begleitung, Beistand durch Seelsorger oder Priester
- Begleitung durch die Familie, Freunde
- Ernährungsgewohnheiten oder Ernährungsgebote
- Sinnfindung in der Erkrankung, Verstehen des eigenen Schicksals, friedliches Sterben.

Um dem ethischen Anspruch gerecht zu werden, alle Patienten entsprechend ihren Bedürfnissen zu pflegen, müssen diese kulturspezifischen Bedürfnisse in der Pflege berücksichtigt werden. Dabei darf es nicht zu pauschalen Zuschreibungen kommen, denn nicht alle Inder sind Hindus, nicht alle Türken Moslems, nicht alle Italiener mögen Spaghetti. Die Berücksichtigung dieser Bedürfnisse muß vielmehr individuell erfolgen.

Eines der größten Hindernisse in der interkulturellen Pflege ist die **Sprachbarriere.** An ihr scheitert oft genug bereits die Mitteilung einfacher Grundbedürfnisse (bei einer guten Verständigung wäre ja ein Erfragen der Wünsche und Bedürfnisse möglich). Gewisse Hilfen bieten hier Aufklärungsbögen, die in verschiedenen Sprachen (meist englisch, französisch, türkisch) angeboten werden. Auch *Piktogramme* (☞ 7.10.2) können notfalls helfen.

1.8 Rahmenbedingungen der Pflege

Krankenpflege ist eine Dienstleistung, die von Menschen für Menschen erbracht wird. Pflegeleistende und Pflegeempfänger sind Teile der Gesellschaft, in der sie leben, und sie werden daher von allen Entwicklungen und Veränderungen dieser Gesellschaft berührt.

Durch die Normen und Gesetze einer Gesellschaft ist ein Rahmen vorgegeben, in dem sich Pflege bewegen kann. Trends in der Pflege werden initiiert

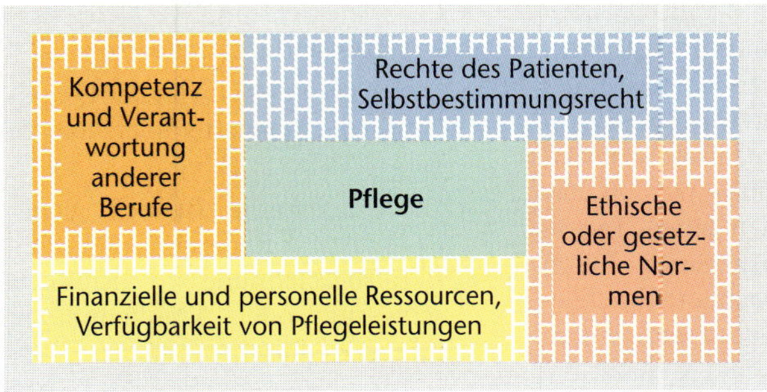

Abb. 1.11: Pflege bewegt sich innerhalb eines vorgegebenen Rahmens. Es kann nicht darum gehen, diesen Rahmen zu sprengen, sondern mit Phantasie und Sachverstand innerhalb gegebener Möglichkeiten Lösungen zu finden. [M100]

durch gegenwärtige und absehbare gesellschaftliche Veränderungen, z.B.:

- Die veränderte Altersstruktur der Bevölkerung
- Die Entwicklung einer multikulturellen Gesellschaft
- Das Fortschreiten in Medizin und Technik
- Die gestiegenen Ansprüche der Menschen an das Leben.

1.8.1 Entscheiden und Handeln im gesetzlichen Rahmen

Rechtsstellung des Patienten

Die Rechtsstellung des Patienten wird durch zahlreiche Gesetze, Verordnungen und Grundsatzentscheidungen der Gerichte festgelegt:

- Schutz durch Strafgesetze, die bestimmte Handlungen unter Strafe stellen, die den Patienten (im weitesten Sinne des Wortes) schädigen könnten, z.B.:
  - Verletzung der Schweigepflicht
  - Freiheitsberaubung
  - Unterlassene Hilfeleistung
  - Aussetzen in hilfloser Lage
  - Körperverletzung
- Rechte aus dem bürgerlichen Gesetzbuch
  - Erfüllung vertraglicher Pflichten
- Rechte aus dem Sozialrecht
  - Anspruch auf Leistungen der Krankenkassen, der Unfallversicherungsträger, der Rentenversicherungen, des Arbeitsförderungsgesetzes
  - Sozialhilfe
- Rechte aus sonstigen gesetzlichen Bestimmungen
  - Datenschutz
  - Strahlenschutz
  - Unterbringungsgesetz
  - Betreuungsgesetz
  - Grundsatzentscheidungen der höchsten Gerichte
  - Einsicht in die Krankenunterlagen
  - Fragen der Haftung und Verpflichtung zum Schadenersatz.

Grenzen pflegerischer Kompetenz

Es gibt für die Pflegeberufe keine Aufstellung von Tätigkeiten, aus der genau und eindeutig hervorgeht, was Pflegende tun dürfen und was nicht.

Das Krankenpflegegesetz kann nur insofern herangezogen werden, als daß im dort verankerten Ausbildungsziel in §4 bestimmte Tätigkeitsfelder angesprochen werden. Es kann daher geschlossen werden: Wenn der Gesetzgeber vorschreibt, daß die Krankenpflegeausbildung insbesondere auf diese Tätigkeitsfelder gerichtet sein soll, dann ist damit die Tätigkeit einer Pflegekraft umrissen.

Ausbildungsziele nach §4 des Krankenpflegegesetzes

„(1) Die Ausbildung für Krankenschwestern und Krankenpfleger und für Kinderkrankenschwestern und Kinderkrankenpfleger soll die Kenntnisse, Fähigkeiten und Fertigkeiten zur verantwortlichen Mitwirkung bei der Verhütung, Erkennung und Heilung von Krankheiten vermitteln (Ausbildungsziel).

Die Ausbildung soll insbesondere gerichtet sein auf:

1. Die sach- und fachkundige, umfassende, geplante Pflege des Patienten,
2. die gewissenhafte Vorbereitung, Assistenz und Nachbereitung bei Maßnahmen der Diagnostik und Therapie,
3. die Anregung und Anleitung zu gesundheitsförderndem Verhalten,
4. die Beobachtung des körperlichen und seelischen Zustandes des Patienten und der Umstände, die seine Gesundheit beeinflussen, sowie die Weitergabe dieser Beobachtungen an die an der Diagnostik, Therapie und Pflege Beteiligten,
5. die Einleitung lebensnotwendiger Sofortmaßnahmen bis zum Eintreffen der Ärztin oder des Arztes,
6. die Erledigung von Verwaltungsaufgaben, soweit sie in unmittelbarem Zusammenhang mit der Pflege stehen."

Problem: Abgrenzung zwischen Medizin und Pflege

Durch das Fehlen einer eindeutigen Rechtsgrundlage können viele Fragen, die den Grenzbereich zwischen Krankenpflegekräften und Ärzten betreffen, nicht grundsätzlich beantwortet werden.

Als Orientierung müssen Grundsatzentscheidungen der Gerichte dienen, die aber oft nur aus Anlaß eines pflegerischen oder ärztlichen Kunstfehlers heraus getroffen wurden. Eine vorausschauende, die Kompetenz der Krankenschwester abgrenzende Regelung gibt es nicht.

Solchen Grundsatzentscheidungen der Gerichte liegt als Sachverhalt häufig eine Tätigkeit zugrunde, von der eine mögliche Gefährdung des Patienten ausgeht, etwa:

- Die Verabreichung von Injektionen, Infusionen, Transfusionen
- Das Legen von Sonden und Kathetern
- Das Verbinden und Versorgen von Wunden
- Das Verabreichen von Medikamenten
- Das Fixieren von Patienten.

Dadurch kann der Eindruck entstehen, daß eine Tätigkeit desto eher zum ärztlichen Bereich gehört, je gefährlicher sie ist.

Die Frage, ob bzw. in welchen Anteilen das Pflegepersonal solche Tätigkeiten übernehmen soll und, falls ja, unter welchen Voraussetzungen, kann mit juristischen Argumenten allein nicht beantwortet werden. Es ist auch eine Frage des eigenen Berufsverständnisses, ob es überhaupt erstrebenswert ist, solche Tätigkeiten zu übernehmen.

Es ist wenig konsequent, wenn Pflegende auf der einen Seite über die Belastung mit berufsfremden Tätigkeiten klagen, auf der anderen Seite allzu gerne bereit sind, ärztliche Tätigkeiten mit zu übernehmen.

In der Praxis wird vom Pflegepersonal eine Abgrenzung zwischen ärztlichen und pflegerischen Tätigkeiten oft intuitiv vorgenommen. Beispielsweise wird das Umstecken einer Infusion bei liegendem venösen Zugang oft nicht als i.v.-Injektion angesehen, obwohl es sich tatsächlich um eine solche handelt und die Risiken die gleichen sind. Dieser Diskrepanz liegt zugrunde, daß beim Umstecken der Infusion aus pflegerischer Sicht bedeutende Kriterien fehlen, nämlich:

- Die Haut mit der spitzen Kanüle zu durchstechen
- Die Schwierigkeit, eine Vene zu treffen.

Auch gegenüber anderen Berufsgruppen im pflegerischen Bereich fällt die Abgrenzung schwer. Oftmals werden Patienten bei der Nahrungsaufnahme durch Hilfskräfte unterstützt oder von Praktikanten ohne Ausbildung „gefüttert". Demgegenüber verabreicht bei liegender Ernährungssonde in den meisten Fällen eine ausgebildete Pflegekraft die Sondenkost. Das tatsächliche Risiko verhält sich aber genau umgekehrt: Die Gefahr des Verschluckens mit schwerer, oft tödlich verlaufender Lungenentzündung ist im ersten Fall viel größer. Dagegen kann das Verabreichen von Nahrung durch eine liegende Ernährungssonde oft von Angehörigen nach kurzer Einweisung ausgeführt werden. Die Entscheidung, wer sondiert und wer Patienten das Essen gibt, wird also nicht nach dem realen Risiko und der jeweils notwendigen Erfahrung getroffen.

Vorsicht vor Fehleinschätzungen!

Tätigkeiten, die eher dem Alltag entsprechen, z.B. mit den gewohnten „Instrumenten" Messer und Gabel, Handtuch und Waschlappen durchgeführt werden, scheinen keine Fachkraft zu erfordern. Alltagsfremde Tätigkeiten mit speziellen Instrumenten hingegen werden der Fachkraft zugeordnet, auch wenn sie risikoärmer sind.

Eine Frage der Zivilcourage

In seltener Übereinstimmung stellen die Berufsorganisationen der Ärzte und der Pflegekräfte sowie die mit entsprechenden Entscheidungen betrauten Richter fest, daß Injektionen und andere invasive Maßnahmen als Eingriffe in den menschlichen Organismus *an sich* nur von Ärzten ausgeführt werden dürfen. „Dennoch werden jeden Tag in diesem Lande Transfusionen durch Pflegepersonal begonnen und durchgeführt. Dabei gilt die Faustregel: Je kleiner das Krankenhaus und je später die Tages- beziehungsweise Nachtzeit, desto eher die Transfusion durch die Schwester oder den Pfleger" (Peter Jacobs „Injektionen und andere invasive Maßnahmen aus der Sicht der Pflegenden" in Die Schwester/Der Pfleger, 5/94, S. 397).

Grundsätzlich ist bei der Übernahme von Tätigkeiten aufgrund ärztlicher Anordnung durch Krankenschwestern und Krankenpfleger zu beachten:

- Es handelt sich um eine *Delegation* des Arztes an die Pflegeperson
  - Der Arzt muß sich von der Qualifikation der Schwester überzeugt haben
  - Die Qualifikation ist nicht gleichbedeutend mit der Erlaubnis, die Berufsbezeichnung „Krankenschwester" oder „Krankenpfleger" führen zu dürfen
  - Der Arzt muß die Ausführung der Tätigkeit überwachen
- Die Pflegeperson darf und muß die Delegation jederzeit zurückgeben
  - Wenn sie sich unsicher fühlt aus Mangel an theoretischen Kenntnissen oder praktischer Erfahrung
  - Wenn sie durch die Übernahme dieser Tätigkeit von wichtigen pflegerischen Tätigkeiten abgehalten wird.

Allgemeine Pflege → / Spezielle Pflege ↓	A1 Grund-Leistungen	A2 Erweiterte Leistungen	A3 Besondere Leistungen
S1 Grundleistungen	A1/S1	A2/S1	A3/S1
S2 Erweiterte Leistungen	A1/S2	A2/S2	A3/S2
S3 Besondere Leistungen	A1/S3	A2/S3	A3/S3

Tab. 1.12: Aus der Kombination von drei Stufen allgemeiner Pflegebedürftigkeit (A1 – 3) und drei Stufen spezieller Pflegebedürftigkeit (S1 – 3) entstehen insgesamt neun verschiedene Kategorien für den Pflegeaufwand eines Patienten. Kriterien für die Eingruppierung ☞ Tab. 1.13, Tab. 1.14 und Tab. 1.15.

Pflegestufen → / Leistungsbereiche ↓	A1 Grundleistungen	A2 Erweiterte Leistungen	A3 Besondere Leistungen
Körperpflege	Alle Patienten, die nicht A2 oder A3 zugeordnet werden	Hilfe bei überwiegend selbständiger Körperpflege	Überwiegende oder vollständige Übernahme der Körperpflege
Ernährung		Nahrungsaufbereitung oder Sondennahrung	Hilfe bei Nahrungsaufnahme
Ausscheidung		Unterstützung zur kontrollierten Blasen- oder Darmentleerung, Versorgung bei häufigem Erbrechen, Entleeren oder Wechseln von Katheter oder Stomabeuteln	Versorgen bei unkontrollierter Blasen- oder Darmentleerung
Bewegung und Lagerung		Hilfe beim Aufstehen oder Gehen, einfaches Lagern und Mobilisieren	Häufiges Körperlagern (2-4stdl.) oder Mobilisieren

Tab. 1.13: Die Eingruppierung in der **Allgemeinen Pflege** orientiert sich am Pflegeaufwand bei der Nahrungsaufnahme, der Körperpflege und der Ausscheidung. Dabei ist zu beachten, daß in mindestens *zwei* Bereichen ein erhöhter Pflegeaufwand vorliegen muß, um den Patienten in die nächsthöhere Stufe eingruppieren zu können.

Pflegestufen → Leistungsbereiche ↓	S1 Grundleistungen	S2 Erweiterte Leistungen	S3 Besondere Leistungen
Leistungen im Zusammenhang mit Operationen, invasiven Maßnahmen, akuten Krankheitsphasen	Alle Patienten, die nicht S2 oder S3 zugeordnet werden	Beobachten d. Patienten u. Kontrolle von mindestens zwei Parametern[1] 4-6mal in 8 Stunden[2], aufwendiges Versorgen von Ableitungs- oder Absaugsystemen	Beobachten des Patienten und Kontrolle von mindestens drei Parametern[1] fortlaufend in mind. 12 Std. zur Erkennung einer akuten Bedrohung
Leistungen im Zusammenhang mit medikamentöser Versorgung		Kontinuierliche oder mehrfach wiederholte Infusionshterapie oder mehrere Transfusionen, i.v.-Zytostatika	Fortlaufendes Beobachten und Betreuen bei schweren Arzneimittelwirkungen
Leistungen im Zusammenhang mit Wund- und Hautbehandlung		Aufwendiger Verbandswechsel, Behandlung großflächiger oder tiefer Wunden oder großer Hautareale	Mehrmals tägl. Behandlung großflächiger oder tiefer Wunden oder großer Hautareale

1) Z.B. Puls, Blutdruck, Atmung, Bewußtseinslage, Temperatur, Nierenfunktion, Blutzucker
2) Dies bedeutet nicht, daß sich die Messungen auf die 8 Std. gleichmäßig verteilen

Tab. 1.14: Die Eingruppierung in der **Speziellen Pflege** orientiert sich an der sog. Behandlungspflege, am Aufwand für Verbände, Verabreichung von Medikamenten, Infusionen usw. Hier genügt im Gegensatz zur Allgemeinen Pflege *ein* Kriterium, um einen Patienten höher einzustufen.

1.8.2 Gesetzliche Rahmenbedingungen im Gesundheitswesen

Um der Frage „Was ist Pflege?" nachzugehen, müssen auch die gesetzlichen Rahmenbedingungen erläutert werden, in denen Pflege stattfindet. Exemplarisch sollen hier die jeweils wichtigsten Regelungen für den stationären und den ambulanten Bereich angesprochen werden:

- Die Pflegepersonalregelung
- Die Pflegeversicherung.

Die Pflegepersonalregelung (PPR)

In den 60er Jahren wurde eine Methode zur Stellenberechnung entwickelt, die abhängig von der Zahl der Patienten war. Damals wurde davon ausgegangen, daß jeder Patient pro Tag etwa 101 **Pflegeminuten** braucht. Unter „Tag" wurde die Zeit von 6 Uhr bis 20 Uhr verstanden. Für die Nacht gab es eigene Berechnungen.

Die Pflegeminuten stehen für den **Pflegeaufwand** pro Patient. Dem gegenüber steht die **Arbeitszeit** der Pflegeperson. Nach entsprechenden Korrekturen für durchschnittliche Ausfallzeiten (z.B. durch Urlaub, Krankheit oder Mutterschutz) und der Umrechnung auf einen Arbeitstag erhält man die tägliche Arbeitszeit in Minuten.

Das alte System der Anhaltszahlen

Um auszurechnen, wieviele Patienten im Durchschnitt von einer Schwester zu versorgen sind, wird diese tägliche Arbeitszeit durch 101 geteilt. Das Ergebnis ist die **Anhaltszahl,** also das Zahlenverhältnis zwischen Schwestern und Patienten.

Eine Anhaltszahl von 1:2,5 bedeutet also, daß eine Pflegeperson im Durchschnitt 2,5 Patienten zu betreuen hat.

Dieses System, mit Anhaltszahlen den Personalbedarf einer Station zu errechnen, hatte beinahe 30 Jahre lang Gültigkeit und wurde nur leicht angepaßt, als sich die wöchentliche Arbeitszeit von damals 42 Stunden auf heute 38,5 Stunden verkürzte.

Der entscheidende Nachteil dieses Systems bestand darin, daß für alle Patienten ein *einheitlicher* Pflegeaufwand angenommen wurde. Ein neu aufgenommener Patient verursacht aber in den ersten Tagen wesentlich mehr Pflegearbeit als ein Patient in der Genesungsphase. Nach und nach erlangt der Patient seine Selbständigkeit zurück, sein Pflegeaufwand sinkt in der Regel gegen Ende des Krankenhausaufenthaltes.

Erweiterung auf neun Pflegestufen

Nach positiven Erfahrungen mit einer differenzierteren Pflegepersonalregelung in der Psychiatrie wurde im Zusammenhang mit dem Gesundheitsstrukturgesetz (GSG) 1993 die **Pflegepersonalregelung** *(PPR)* eingeführt.

Die Pflegepersonalregelung gilt für die Bereiche der stationären allgemeinen Erwachsenenkrankenpflege und der Kinderkrankenpflege. Die Pflege in Funktionsbereichen und Intensivstationen ist ausgenommen.

Durch Kombination von drei Stufen der Allgemeinen Pflege und drei Stufen der Speziellen Pflege entstehen neun Möglichkeiten, den Pflegeaufwand eines Patienten einzustufen (☞ Tab. 1.12).

Zwischenzeitlich wurde die PPR außer Kraft gesetzt. Viele Pflegedienstleitungen verlangen von ihren Mitarbeitern aber weiterhin die Eingruppierung der Patienten in die Pflegestufen. Auch der **Deutsche Berufsverband für Pflegeberufe** *(DBfK)* empfiehlt dringend, diese PPR-Statistiken weiterzuführen, um gegenüber den Kassen und Politikern den Pflegebedarf und damit den Pflegeaufwand in den Kliniken nachweisen zu können.

Pflegegrundwert

Für jeden Patienten wird ein **Pflegegrundwert** von 30 Minuten pro Tag angenommen. Darunter werden die Tätigkeiten zusammengefaßt, die nicht unmittelbar einem bestimmten Patienten zugeordnet werden können, z.B. Dienstübergaben, Arbeitseinteilung, Mitarbeiterbesprechung oder Verwaltungsaufgaben.

Fallwert

Für jede Aufnahme von außen, also nicht bei Verlegung innerhalb des Hauses, wird ein **Fallwert** von 70 Minuten angerechnet. Damit sind die Tätigkeiten abgedeckt, die bei der Aufnahme, Verlegung oder Entlassung eines Patienten anfallen, einschließlich der Versorgung Verstorbener und der Gespräche mit Angehörigen.

Stellenberechnung

Der Gesamtpflegeaufwand eines Patienten wird aus der Summe aller Minutenwerte berechnet:

- Dem einmaligen Fallwert
- Dem täglichen Pflegegrundwert
- Dem täglichen Minutenwert nach Pflegestufe.

Für eine Pflegegruppe ergibt sich also in einem Berechnungszeitraum eine Summe aller Pflegeminuten, die von einer entsprechenden Anzahl Pflegepersonen geleistet werden kann. Die Umrechnung in Personalstellen erfolgt ähnlich wie oben bei den Anhaltszahlen beschrieben.

Pflegeversicherung

Das **Pflegeversicherungsgesetz** *(PflegeVG)* trat am 1. Januar 1995 in Kraft. Damit wurde eine weitere Säule der sozialen Sicherung geschaffen: Alle Bundesbürger sind gegen das Risiko der Pflegebedürftigkeit versichert. Um Verwaltungskosten zu sparen, wurden die Pflegekassen unter dem Dach der gesetzlichen bzw. privaten Krankenversicherungen eingerichtet.

Körperpflege	
Waschschüssel stellen und Utensilien zum Waschen richten	A2
Beim Duschen oder Baden helfen	A2
Ganzwaschung, auch wenn der Patient noch wenige Handgriffe selbst ausführen kann	A3
Selbständige Ganzwaschung trainieren	A3
Ernährung	
Der Patient ißt und trinkt nur dann selbst, wenn die Pflegeperson Essen und Getränke individuell vorbereitet hat, z.B. Trinkhilfe anbietet, Fleisch schneidet, Brot richtet	A2
Sondennahrung richten für Patienten, die sich diese dann selbst verabreichen, oder Sondennahrung im Beutel anhängen	A2
Zwischenmahlzeit richten und zeitgerechte Einnahme kontrollieren	A2
Essen und Getränke anreichen, wenn der Patient sonst nicht essen oder trinken kann	A3
Patienten 4 – 6mal täglich trinken lassen	A3
Sondenkost in kleineren Portionen (4 – 6mal täglich) verabreichen; einschließlich Vor- und Nachbereitung (Lage- und Durchgängigkeitskontrolle der Sonde, Durchspülen, Umlagern des Patienten)	A3
Ausscheidung	
Versorgen mit Urinflasche, Steckbecken, Nachtstuhl	A2
Zur Toilette begleiten	A2
Katheter- oder Stomabeutel wechseln oder entleeren	A2
Bei häufigem Erbrechen versorgen	A2
Bei starkem Schwitzen (aufwendig) versorgen, z.B. Wäsche wechseln, waschen, Bett beziehen	A2
Inkontinente Patienten mit Windeln o.ä. versorgen (auch zeitweise inkontinente Patienten)	A3
Kontinenz trainieren	A3
Anleiten zum selbständigen Versorgen eines Uro-, Ileo- oder Kolostomas	A3
Bewegung und Lagerung	
Beim Aufstehen, Gehen, An- und Auskleiden helfen	A2
Zum Waschbecken begleiten bei Patienten, die nicht selbst gehen können oder zu stürzen drohen	A2
Den Patienten zum Transport vorbereiten	A2
Den Patienten prä- und postoperativ mit Hilfsmitteln lagern (z.B. Schienen, Sandsäcke, Extension)	A2
Anleiten und Hilfestellung geben beim Lagerungswechsel oder einfaches Mobilisieren	A2
Aktive und passive Bewegungen üben innerhalb oder außerhalb des Bettes.	A2
Mobilisieren zur Pneumonie-, Dekubitus-, Kontrakturen-, Thromboseprophylaxe	A2
Immobile Patienten versorgen, z.B. alle 2 – 4 Stunden umlagern, oder aufwendig mobiliseren, z.B. nach Herzinfarkt oder Apoplex	A3

Beobachtung	
Zwei Parameter beobachten, z.B. Puls und Blutdruck 4 – 6mal innerhalb von acht Stunden	S2
Versorgen von Ableitungs- oder Absaugsystemen	S2
Versorgen eines Patienten mit z.B. T- Drainage, Robinsondrainage, mehreren Redondrainagen, die häufig beobachtet und gewechselt werden müssen, Thoraxsaugdrainage, Saug-Spüldrainage, Blasendauerspülung	S2
Beim Legen eines Katheters assistieren, z.B. zentraler Venenkatheter, suprapubische Harnableitung	S2
Mehrmals endotracheal absaugen, auch bei Trachealkanüle	S2
Aufwendige Operationsvorbereitung z.B. mit Reinigungseinlauf und ausgedehnter Enthaarung (Rasur) von mindestens 18% der Körperoberfläche (z.B. einem Bein)	S2
Fortlaufende Beobachtung (1 – 2stdl.) von drei Parametern, z.B. Puls und Blutdruck und einem weiteren Parameter, der wechseln kann, über einen Zeitraum von 12 Stunden	S3
Mindestens 4mal täglich endotracheal absaugen	S3
Verabreichen von Medikamenten	
Mehrere Infusionen täglich oder kontinuierliche Infusionstherapie, z.B. mehr als 1000 ml Infusionen während des Tagdienstes oder mindestens 2 Kurzinfusionen tägl.	S2
Augentropfen kontinuierlich (mehr als 3mal pro Stunde) verabreichen	S2
Insulin i.v. verabreichen, z.B. bei Blutzuckerkrisen	S3
Hochwirksame Medikamente bei Herz-Kreislauf-Krisen, z.B. Dobutamin-Perfusor, verabreichen und überwachen	S3
Behandeln der Haut oder von Wunden	
Verbinden unter sterilen Kautelen von z.B. zentralem Venenkatheter, PEG (perkutane endoskopische Gastrostomie), einschließlich Vorbereitung, Durchführung (Assistenz) und Nachbereitung	S2
Steriles Verbinden einer Operationswunde	S2
Versorgen eines Stomas	S2
Wechseln einer Trachealkanüle	S2
Anlegen eines Kompressionsverbandes	S2
Behandlung von Wunden (mindestens handflächengroß oder 1 cm tief)	S2
Behandlung von Hautarealen bei Hauterkrankungen, Verbrennungen, wenn dieses Areal mindestens 9% der Körperoberfläche (z.B. einem Arm) entspricht	S2
Pflege bei Stomatitis oder Mundsoor	S2
Mehrmals tägliches Versorgen eines Hautareals oder einer Wunde, wie oben beschrieben	S3

Tab. 1.15: Beispiele für die Zuordnung zu den Pflegestufen. In der Praxis ist es nicht einfach zu entscheiden, was ein „aufwendiger" Verbandswechsel ist. Hier bestehen teilweise regionale Unterschiede, was von den Krankenkassen als „aufwendig" anerkannt wird. Diese Beispiele wurden in mehrjähriger Erfahrung mit der Pflegepersonalregelung gesammelt, können aber nicht als verbindlich angesehen werden.

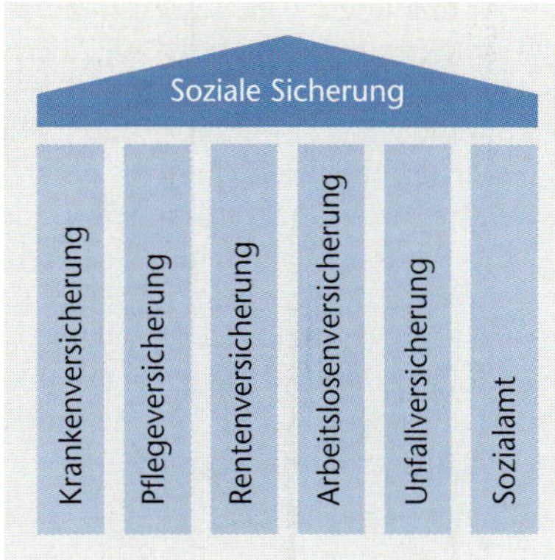

Abb. 1.16: Die Säulen der sozialen Sicherung.

Pflegebedürftige erhalten als Leistungen aus der Pflegeversicherung Sachleistungen oder finanzielle Unterstützung. Die Höhe der Leistungen richtet sich nach der Pflegebedürftigkeit des Versicherten. Dazu wurden drei Pflegestufen eingerichtet:

Pflegestufe 1 (erheblich Pflegebedürftige)

Personen, die in den Bereichen der Körperpflege, der Ernährung oder der Mobilität für wenigstens zwei Verrichtungen aus einem oder mehreren Bereichen mindestens einmal täglich der Hilfe bedürfen und zusätzlich mehrfach in der Woche Hilfe bei der hauswirtschaftlichen Versorgung.

Pflegestufe 2 (Schwerpflegebedürftige)

Personen, die in den Bereichen der Körperpflege, der Ernährung oder der Mobilität mindestens dreimal täglich zu verschiedenen Tageszeiten der Hilfe bedürfen und zusätzlich mehrfach in der Woche bei der hauswirtschaftlichen Versorgung.

Pflegestufe 3 (Schwerstpflegebedürftige)

Personen, die in den Bereichen der Körperpflege, der Ernährung oder der Mobilität täglich rund um die Uhr, auch nachts, der Hilfe bedürfen und zusätzlich mehrfach in der Woche bei der hauswirtschaftlichen Versorgung.

Bei Kindern ist für die Zuordnung der zusätzliche Hilfebedarf gegenüber einem gesunden, gleichaltrigen Kind maßgebend.

Die Feststellung der Pflegebedürftigkeit und die Zuordnung zu einer der drei Stufen wird durch den *Medizinischen Dienst* der Krankenkassen vorgenommen.

Leistungen der Pflegeversicherung

Pflegesachleistung: Darunter sind die Grundpflege und die hauswirtschaftliche Versorgung durch geeignete Pflegekräfte zu verstehen. Diese Pflegekräfte sind entweder direkt bei der Pflegekasse angestellt, oder sie sind bei einer Einrichtung (z. B. Sozialstation) tätig, die mit der Pflegekasse einen Versorgungsvertrag abgeschlossen hat.

Pflegegeld für selbst beschaffte Pflegehilfen: Pflegebedürftige können ein Pflegegeld beantragen und damit die Pflege durch eine Pflegeperson selbst sicherstellen. Das Pflegegeld beträgt monatlich (Stand Januar 1997):

- In der Pflegestufe 1 DM 400
- In der Pflegestufe 2 DM 800
- In der Pflegestufe 3 DM 1.300.

Kombination aus Geld- und Sachleistungen: Es sind auch Kombinationen aus den vorgenannten Leistungen möglich, wobei jede Leistung nur anteilig gewährt wird.

Beispiele, ☞ *5.4.3*

Häusliche Pflege bei der Verhinderung der Pflegeperson: Für längstens vier Wochen je Kalenderjahr übernimmt die Pflegekasse die Kosten für eine Ersatzpflegekraft, z.B. bei Urlaub oder Erkrankung des pflegenden Angehörigen, jedoch nur dann, wenn diese Person den Pflegebedürftigen vor der ersten Verhinderung schon mindestens zwölf Monate lang in seiner häuslichen Umgebung gepflegt hat.

Pflegehilfsmittel und technische Hilfen: Hierunter fallen Pflegemittel, die die Pflege erleichtern oder zur Linderung der Beschwerden des Pflegebedürftigen beitragen. Hilfsmittel, die zum Verbrauch bestimmt sind, werden bis zu DM 60 monatlich übernommen

Technische Hilfen zur Verbesserung der Wohnsituation können mit bis zu DM 5.000 bezuschußt werden, wenn dadurch die Pflege wesentlich erleichtert wird oder eine möglichst selbständige Lebensführung des Pflegebedürftigen wiederhergestellt wird.

Teilstationäre Pflege: Die Pflege eines Pflegebedürftigen in einer entsprechenden Einrichtung, wenn sie sich nicht rund um die Uhr erstreckt. Im Bereich der Altenhilfe und der Psychiatrie gibt es eine Vielzahl von Modelleinrichtungen hierzu, bei denen der Pflegebedürftige z.B. zu Hause schläft, aber tagsüber in der Einrichtung ist **(Tagespflege).** Oder umgekehrt: Behinderte, die z.B. tagsüber in einer sog. beschützenden Werkstatt arbeiten und über Nacht in einem Pflegeheim versorgt werden **(Nachtpflege).**

Die Pflegekasse übernimmt die Aufwendungen der teilstationären Pflege in der:

- Pflegestufe 1 bis zu DM 750 monatlich
- Pflegestufe 2 bis zu DM 1.500 monatlich
- Pflegestufe 3 bis zu DM 2.100 monatlich.

Kurzzeitpflege: Wenn die häusliche Pflege zeitweise nicht oder nicht im erforderlichen Umfang erbracht werden kann und eine teilstationäre Pflege nicht ausreicht, besteht ein Anspruch auf kurzzeitige Pflege in einer vollstationären Einrichtung.

Diese Leistung ist auf vier Wochen im Kalenderjahr und die Höhe auf maximal DM 2.800 begrenzt.

Vollstationäre Pflege: Diese Leistung wird seit 1. Juli 1996 gewährt. Sie darf DM 2.800 monatlich, in Ausnahmesituation oder Härtefällen DM 3.300 monatlich, nicht übersteigen. Die jährlichen Ausgaben der Pflegekassen dürfen den Durchschnitt von DM 30.000 je Pflegebedürftigem nicht übersteigen. Für Unterkunft und Verpflegung entstehende Kosten sind vom Versicherten selbst zu tragen.

Weitere Leistungen: Die Pflegekasse bezahlt die Beiträge zur Rentenversicherung für die Pflegepersonen und bietet für Angehörige von Pflegebedürftigen oder sonstige ehrenamtliche Pflegekräfte kostenlose Schulungen an.

1.8.3 Medizinisch-technische Entwicklung

Die wachsende Zahl medizinisch-technischer Geräte und ihr Einsatz bei der Untersuchung und Behandlung von Erkrankungen hat die Krankenpflege verändert. Teilweise werden pflegerische Aufgaben von Geräten übernommen oder durch sie wesentlich erleichtert. Dadurch werden die Pflegenden auf der einen Seite entlastet. Auf der anderen Seite kommen die Bedienung, Wartung und Überwachung dieser Geräte als neue Aufgaben hinzu.

Manche Geräte sind derart kompliziert, daß sie nur von speziell dafür ausgebildetem Fachpersonal bedient werden können (Medizingeräteverord-

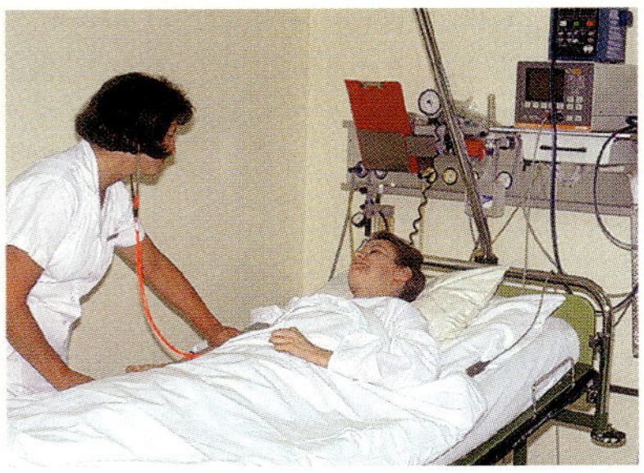

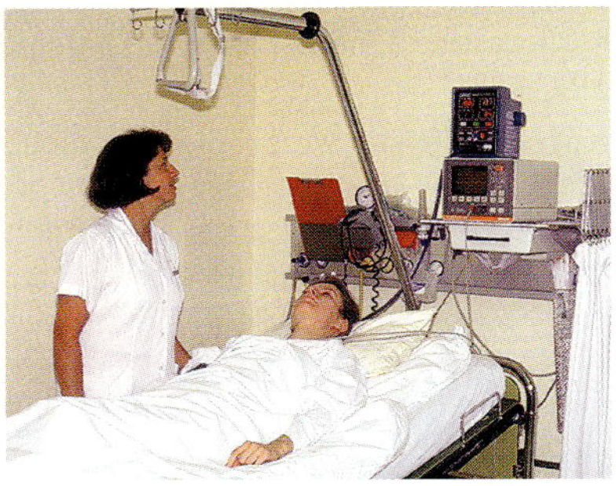

Abb. 1.17: Überwachung durch eine Pflegeperson bietet nicht nur zusätzliche Informationen (z.B. Hauttemperatur, Muskeltonus) im Vergleich zum Monitor, sondern bedeutet auch (therapeutisch wirksame) menschliche Zuwendung, die eine Maschine nicht leisten kann. [M141]

nung, ☞ unten). Es gibt eigene Ausbildungsgänge in diesem Bereich, so z.B. zum Medizintechniker. Auch im Bereich der Operationsabteilung wird der technischen Entwicklung Rechnung getragen. Neben der Möglichkeit, sich im Anschluß an die Krankenpflegeausbildung durch eine Fachweiterbildung zur OP-Schwester weiterzubilden, gibt es seit kurzem die Ausbildung zum *Technischen Operationsassistenten (TOA)* unabhängig von einer Ausbildung in der Pflege.

Die technische Entwicklung hat auch die Erwartungen der Patienten verändert. Durch Technik- und Fortschrittsgläubigkeit in der Bevölkerung gibt es einen regelrechten Erwartungsdruck: Patienten fühlen sich mit ihren Beschwerden eher ernst genommen, wenn der Arzt mit aufwendigen Untersuchungen unter Anwendung komplizierter Untersuchungsapparate reagiert.

Technik kritisch einsetzen

Manche Geräte entlasten die Pflegenden in der Überwachung von Patienten (Monitoring) oder bei körperlich anstrengenden Tätigkeiten (Patientenlifter).

Von technischen Geräten geht aber auch die Gefahr aus, daß sich eine Distanz zwischen Pflegeperson und Patient bildet oder vergrößert. Die Aufmerksamkeit richtet sich mehr auf die Informationen, die die Überwachungsgeräte liefern, als direkt auf den Patienten selbst.

Beispielsweise sollen bei einem Patienten nach einer Operation viertelstündlich Blutdruck und Puls gemessen werden. Ein EKG-Monitor und ein elektronisches Blutdruckmeßgerät liefern diese Daten zuverlässig. Durch die Eingabe von Mindest- oder Höchstwerten wird festgelegt, wann das Gerät Alarm auslöst. Die Genauigkeit und die Regelmäßigkeit der Messungen bieten ein hohes Maß an Sicherheit.

Die konventionelle Messung mit einem manuellen Blutdruckmeßgerät erfordert von der Pflegeperson Konzentration und Disziplin, die Messungen regelmäßig und exakt durchzuführen. Aber sie erhält eine Fülle weiterer Informationen: Beim Ertasten des Pulses fühlt sie auch, ob der Patient schwitzt oder Fieber hat. Sie wendet sich ihm direkt zu, anstatt auf die über seinem Kopf angebrachten Geräte zu schauen.

Langfristig besteht die Gefahr, daß das Beobachtungs- und Beurteilungsvermögen für die Situation des Patienten verkümmern, während technische Fertigkeiten weiterentwickelt werden. Auch binden die vielfältigen Fehlermöglichkeiten mancher Geräte (z.B. häufige Fehlalarme von Monitoren) viel wertvolle Arbeitszeit der Pflegenden.

Technik sicher anwenden

Die **Medizingeräteverordnung** *(MedGV)* umfaßt Vorschriften zum Schutz des Patienten. Sie legen fest, wer das Gerät (erstmalig) in Betrieb nehmen, damit arbeiten und wer gerätespezifische Einführungen geben darf. Zusätzlich legen sie fest, wer für die Wartung und Überprüfung des Geräts zuständig ist.

Der Hersteller oder Lieferant eines Gerätes muß das Gerät vor dem ersten Einsatz einer Funktionsprüfung unterziehen und den für den Betrieb Verantwortlichen in die Handhabung des Gerätes einweisen.

Alle Personen, die medizinische Geräte anwenden, müssen zuvor eingewiesen werden.

Die Einhaltung dieser Vorschriften ist schriftlich zu dokumentieren (§ 13 Gerätebuch). Festzuhalten sind:

- Zeitpunkt der Funktionsprüfung vor der ersten Inbetriebnahme
- Zeitpunkt der Einweisung sowie die Namen der eingewiesenen Personen
- Zeitpunkt der vorgeschriebenen sicherheitstechnischen Kontrollen
- Zeitpunkt, Art und Folgen von Funktionsstörungen und wiederholter gleichartiger Bedienungsfehler.

Medizinisch-technische Geräte sind z.B. Infusionspumpen, Infusionsspritzenpumpen, Perfusionspumpen, Beatmungsgeräte, Defibrillatoren, Dialysegeräte und Blutfiltrationsgeräte.

☑ **Ein medizinisches Gerät grundsätzlich nur anwenden**
- Nach Einweisung
- Nach Prüfung auf seinen ordnungsgemäßen Zustand
- In Kenntnis seiner Wirkung und möglicher Nebenwirkungen bzw. Risiken.

1.8.4 Demographische Entwicklung

Demographie: Die Beschreibung der sozialen, wirtschaftlichen und politischen Entwicklung einer Gesellschaft bzw. die Wissenschaft, die sich mit solchen Entwicklungen befaßt.

Für die Zukunft der Krankenpflege sind zwei demographische Aspekte von Interesse:

- Die sozialpolitische Entwicklung
- Die Entwicklung der Alterspyramide.

Zur sozialpolitischen Entwicklung gehören Fragen der Finanzierung des Gesundheitswesens oder grundsätzliche Überlegungen, welche Qualität der Gesundheitsvor- und -fürsorge, welche Qualität der medizinischen und pflegerischen Versorgung der Bevölkerung sich der „Sozialstaat" Bundesrepublik Deutschland leisten will.

Die Beobachtung der Alterspyramide zeigt, daß einer stetig wachsenden Zahl älterer Mitbürger eine schwindende Zahl von jungen Menschen gegenübersteht. Man darf Alter natürlich nicht automatisch mit Pflegebedürftigkeit gleichsetzen, aber die Wahrscheinlichkeit, von Pflege abhängig zu werden, steigt mit zunehmendem Alter (☞ 14.1.2).

Stichwort: Multimorbidität

Multimorbidität (lat.: multi = viele, morbus = Krankheit): Mehrfacherkrankung (☞ auch 14.1.2).

Fortschritte in Medizin und Pflege haben dafür gesorgt, daß die Lebenserwartung trotz schwerer Erkrankungen oder Behinderungen in unserer Gesellschaft relativ hoch ist. Das heißt: Die Betroffenen sterben nicht mehr an ihren schweren Erkrankungen, sondern erleben Komplikationen (Folgeerkrankungen) oder andere (zusätzliche) Krankheiten.

Während in den 60er Jahren die durchschnittliche Lebenserwartung nach einem schweren Verkehrsunfall mit Querschnittslähmung bei etwa zehn Jahren lag, liegt die durchschnittliche Lebenserwartung eines querschnittsgelähmten Menschen heute nur um etwa 10% unter der, die er ohne diese Lähmung gehabt hätte. Wenn Querschnittsgelähmte heute also älter werden, steigt damit auch die Wahrscheinlichkeit, daß sie zusätzlich zur Querschnittslähmung an anderen Krankheiten erkranken.

Bis Mitte dieses Jahrhunderts führte ein insulinpflichtiger Diabetes mellitus (☞ 23.6.1) in kurzer Zeit zum Tode. Um es drastisch auszudrücken, waren die Patienten verstorben, bevor die Spätfolgen dieser Erkrankung auftraten. Dies ist heute anders: Eine der Hauptursachen für die Dialyse (Behandlung mit einer *künstlichen Niere)* ist die Niereninsuffizienz (☞ 31.2.6) infolge Diabetes mellitus.

Eine Krankheit allein mindert die Lebenserwartung also nicht so stark. Daher ist es um so wahrscheinlicher, daß ältere Menschen mehrere Erkrankungen haben **(Multimorbidität).** Diese *Mehrfacherkrankungen* stellen erhöhte Anforderungen an die Pflege.

1.8.5 Pflege im betriebswirtschaftlichen Rahmen

Das System der sozialen Sicherung beruht auf dem *Solidaritätsprinzip.* Die berufstätigen Menschen leisten z.B. über ihre Arbeitslosenversicherungsbeiträge Unterhalt für die Menschen ohne Arbeit oder über ihre Rentenversicherungsbeiträge Unterhalt für die Rentner. Gleiches gilt auch für die Pflegeversicherung und die Krankenversicherung.

Ätherisches Öl	Anwendungsgebiet
Lavendelöl	• Angstzustände, depressive Verstimmung • Geschlossene Weichteilverletzungen, z.B. Prellung • Nervosität, innere Unruhe • Schlafstörungen • Schmerzen
Minzöl	• Fieber • Unkonzentriertheit, nachlassende Gedächtnisleistung • Verdauungsstörungen, z.B. bei Meteorismus, Übelkeit, Erbrechen
Orangenöl	• Angstzustände, depressive Verstimmung • Fieber • Nervosität, innere Unruhe
Rosmarinöl	• Nachlassende Gedächtnisleistung, Antriebsschwäche • Kreislaufbeschwerden • Rheumatische Beschwerden
Zitronenöl	• Depressive Verstimmung • Fieber

Abb. 1.18: Mögliche Anwendungsgebiete verschiedener ätherischer Öle.

Damit verantwortlich mit den Beiträgen zur Sozialversicherung umgegangen wird, gibt es eine Reihe von gesetzlichen Regelungen, die Art und Umfang von Leistungen regeln:

- Das Krankenhausfinanzierungsgesetz
- Die Bundespflegesatzverordnung
- Die Sozialgesetzbücher
- Das Gesundheitsstrukturgesetz
- Die Pflegepersonalregelung.

Die Beiträge für diese Versicherungen müssen auf ein tragbares Maß begrenzt werden. Das Beitragsaufkommen begrenzt das Leistungsangebot dieser Versicherungen.

1.9 Komplementäre Pflege

Fußreflexzonenmassage, ☞ 10.9.3; Kinästhetik, ☞ 7.6.6;

1.9.1 Aromatherapie

Aromatherapie: Verwendung von natürlichen Duftstoffen (meist in Form von ätherischen Ölen) zu therapeutischen Zwecken.

Seit rund 15 Jahren ist die **Aromatherapie** als innovative Heilmethode im Gespräch, zuerst vorwiegend in esoterischen Kreisen, seit neuerem auch in der Medizin, der Kranken- und Altenpflege sowie der Geburtshilfe. Während in Frankreich die orale Gabe ätherischer Öle im Vordergrund steht **(Phyto-Aromatherapie)** und nur von Medizinern, also von einer Berufsgruppe mit Heilerlaubnis, verabreicht werden darf, werden die ätherischen Öle in England äußerlich angewandt (z.B. einmassiert) und können auch von Pflegenden verwendet werden. In Deutschland werden ätherische Öle derzeit am häufigsten zur Raumaromatisierung, als Zusatz im Waschwasser bei der Körperpflege, bei Massagen, Wickeln und Auflagen verwendet.

Handelt es sich um eine pflegerische Maßnahme (z.B. um die Verwendung der ätherischen Öle bei der Körperpflege), wird vor der Anwendung die Zustimmung des Patienten zu dieser Pflegemaßnahme eingeholt (bei Raumaromatisierung auch die der Mitpatienten), eine Geruchsprobe durchgeführt (empfindet der Patient den Geruch als angenehm oder unangenehm?), ggf. eine Alternative überlegt und ein Allergietest durchgeführt (Auftragen einer geringen Menge Öl in der Ellenbeuge des Patienten und abwarten, ob Hautreaktionen auftreten). Handelt es sich um eine therapeutische Maßnahme (z.B. um die Anwendung ätherischer Öle bei Inhalationen oder Wickeln), muß sie ärztlich angeordnet werden.

Während und nach der Anwendung wird der Patient auf körperliche Reaktionen, psychisches Befinden und Gefühlsreaktionen beobachtet und um ein feed-back gebeten.

Bei Fragen zur Aromatherapie können sich die Pflegenden an die *Vereinigung für Aromatologie und Aromatherapie, VEROMA* (Sitz: Schweiz), oder an den *Verein zur Förderung, zum Schutz und zur Verbreitung der Aromatherapie und -pflege, Forum Essenzia e.V.* (Sitz: Deutschland), wenden.

1.9.2 Anthroposophisch orientierte Medizin und Pflege

Anthroposophisch orientierte Medizin

In der **anthroposophischen Medizin** gibt es zwei große Gruppen von Krankheiten, die entzündlichen, hochfieberhaften Erkrankungen und die verhärtenden (sklerosierenden) Erkrankungen. Diese Gruppen von Erkrankungen stehen sich wie Waagschalen gegenüber.

Aus diesem Bild leitet sich die Vorstellung ab, daß eine Krankheit eine andere heilen kann. Das Gleichgewicht kann an der Waage ja nicht nur dadurch wiederhergestellt werden, daß auf der schwereren (kranken) Seite die Krankheit besiegt wird, sondern auch dadurch, daß man auf der anderen Seite der Waage ein Gegengewicht anbringt.

Als Beispiele werden spontane Heilungen bei Krebspatienten (Krebs als verhärtende Erkrankung) durch eine hinzukommende, hochfieberhafte Erkrankung angeführt. Nach anthroposophischer Lehre ist es also absolut schädlich, fiebersenkende Medikamente bei sklerosierenden Erkrankungen zu verabreichen.

☑ Gesundheit bedeutet also nicht das Fehlen von Krankheit, sondern wird als Gleichgewicht der beiden Erkrankungsarten verstanden. Auch Krankheit ist nicht notwendigerweise negativ: „Könnten wir als Menschen nicht krank werden, so könnten wir auch keine geistigen Wesen sein, denn nur dadurch sind wir geistige Wesen, daß wir die Möglichkeit zum Krankwerden in uns haben." Rudolf Steiner, zitiert nach O. Wolff „Anthroposophische orientierte Medizin", Verlag freies Geistesleben, Stuttgart 1990.

Anthroposophisch orientierte Pflege

Die **anthroposophische Pflege** geht von einem von *Rudolf Steiner* entwickelten Menschenbild aus. Mensch und Natur sind wesensverwandt, das heißt sie haben die gleiche Entwicklung durchlaufen. Man kann nach Steiner Mineral, Pflanze und Tier genauso erforschen wie den Menschen und die Ergebnisse auf ihn übertragen.

Der Mensch ist wie die Natur auch in vier Schichten gegliedert:

- Physischer Leib ←→ Mineral
- Lebensleib ←→ Pflanze
- Seelenleben ←→ Tier
- Individualität ←→ Mensch.

Zur Pflege des **physischen Leibes** gehören die Körperpflege und die Krankenbeobachtung auf der Basis naturwissenschaftlicher Erkenntnisse.

Die auf den **Lebensleib** bezogene Pflege befaßt sich mit der Gesamtheit der „Lebensfunktionen" oder „Lebenskräfte". Diese Kräfte und Funktionen werden nicht näher definiert. Sie sollen all das umfassen, was auch eine lebende Pflanze von einem Mineral unterscheidet.

Beispiele für Lebensleib-Pflegemaßnahmen sind Wickel, Auflagen, Bäder und rhythmische Einreibungen.

Das **Seelenleben** beinhaltet die Kräfte, die das Tier über die Pflanze erheben. Es ermöglicht dem Menschen ein „Innenleben", dort werden Freude und Leid, Schmerz und Wohlbefinden, Sympathie und Antipathie empfunden.

Die „Pflege" des Seelenlebens und die Stärkung der Seelenkräfte erfolgt nach Steiners Vorstellungen durch Bewegung, Klang, Ton und Farbe. „Dabei unterstützt der Pflegende den Patienten, indem er die angeregten Prozesse fördert, begleitet und in ihren Auswirkungen beobachtet."

Die **Individualität,** das einmalige Ich unterscheidet den Menschen vom Tier, von der Pflanze und vom Mineral. Aus diesem Ich heraus lebt der Mensch, fällt seine Entscheidungen und trägt die Verantwortung für diese Entscheidungen. Dieses „Ich" wird sichtbar in der individuellen Reaktion auf Krankheit, Schicksal, Mißbildung, Behinderung oder Unglück.

Die anthroposophisch orientierte Pflege bemüht sich, dem Patienten als Partner gegenüberzustehen, ihm mit Interesse an seiner Einmaligkeit zu begegnen, sich für seinen persönlichen Lebensweg zu interessieren und eine Balance zu finden zwischen der notwendigen Führung des Patienten und seinem Recht auf Selbstbestimmung.

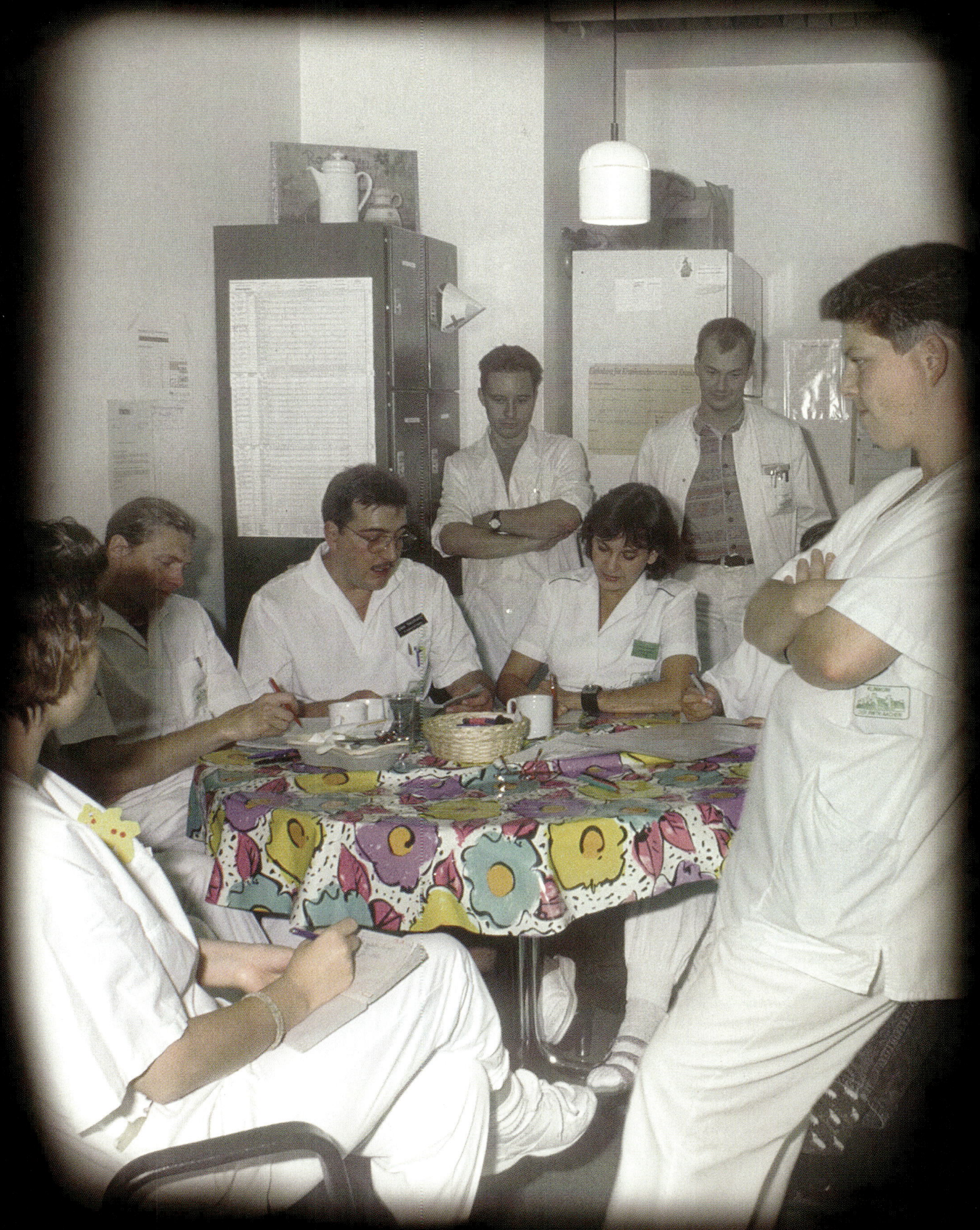

2 Organisation und Planung der Pflege

Übersicht

2.1 Spannungsfeld der Pflegetätigkeit

In diesem Kapitel geht es um die **Entscheidungen**, die Pflegekräfte im Rahmen ihrer Berufsausübung selbständig treffen müssen.

Selbstverständlich führen Pflegekräfte auch Pflegemaßnahmen aus, die vom Arzt angeordnet werden, oder sie erbringen sog. „pflegefremde“ Leistungen, etwa Verwaltungstätigkeiten oder Laborleistungen, doch soll von diesen Tätigkeiten hier nicht die Rede sein. Denn Entscheidungen setzen einen **Entscheidungsspielraum** voraus. Wo auf *Anweisung* (Anordnung) hin gearbeitet wird, gibt es diesen Entscheidungsspielraum nicht.

Im Folgenden wird davon ausgegangen, daß die Pflegeperson einen Entscheidungsspielraum hat, daß sie z.B. aus mehreren richtigen Möglichkeiten eine bestimmte für den Patienten auswählen kann.

Trotz des Entscheidungsspielraumes ist die Pflegeperson nicht völlig frei in ihrer Entscheidung. Vielmehr hängt die Entscheidung ab von:

- Dem Patienten als Individuum
- Den Bedingungen in der Pflegegruppe, also den Patienten, die von einer Pflegeperson (evtl. mit Helfern) verantwortlich betreut werden
- Den Organisationsabläufen im Krankenhaus als Betrieb.

Maßgeblich: Der Patient als Individuum

Für jeden einzelnen Patienten muß entschieden werden, welche Pflege er braucht, und auch ganz bewußt im Sinne der aktivierenden Pflege (☞ 1.3.3), welche Pflege er nicht (mehr) braucht. Es wird also für jeden Patienten einer Pflegegruppe (oder Station) eine zunächst ungeordnete Zahl von einzelnen Pflegemaßnahmen festgelegt.

Beispielsweise muß für jeden einzelnen Patienten entschieden werden, welche Unterstützung er bei der Körperpflege braucht: ob er im Bett ganz gewaschen werden muß, ob er ans Waschbecken herausgesetzt werden kann, ob er geduscht oder gebadet werden kann und soll. Weiter muß überlegt werden, ob der Patient einen Teilbereich selber übernehmen kann, ob er sich etwa Gesicht und Oberkörper selbst waschen kann. Individuelle Wünsche und Gewohnheiten, z.B. die Temperatur des Waschwassers, werden ebenfalls berücksichtigt.

Um die individuelle Entscheidung treffen zu können, wurde in der Krankenpflege ein *kybernetisches Modell* der Entscheidungsfindung, Durchführung und Auswertung eingeführt.

Kybernetik bezeichnet die Lehre von der Steuerung und Regelung komplexer Systeme und Abläufe. Sie hat ihren Ursprung in der Technik und wird heute in zahlreichen Gebieten angewandt, um die Wechselwirkungen ineinander verzahnter Regelkreise zu untersuchen (zu **Modellen** ☞ 1.6).

Je nach Autor heißt dieses Modell *Regelkreis der Pflegeplanung, Pflegeprozeßmodell* oder **Pflegeprozeß.** Der Pflegeprozeß wird im Abschnitt 2.2 besprochen.

Maßgeblich: Koordination in der Pflegegruppe

Der nächste Schritt beinhaltet die **Koordination** aller festgelegten Maßnahmen. Abhängig von der Befindlichkeit und der Anzahl der Patienten in der Pflegegruppe und dem vorhandenen Personal werden die geplanten Maßnahmen über den Tag hinweg und auf die anwesenden Pflegekräfte „verteilt“.

Im oben genannten Beispiel zur Körperpflege wird also überlegt:

- Welcher Patient zu welcher Tageszeit von welcher Pflegekraft gewaschen wird
- Wie andere notwendige Arbeiten (etwa das Beziehen eines Bettes oder Einreibungen) sinnvoll in den Ablauf integriert werden
- Welche Arbeiten parallel ablaufen können (ein Patient wäscht sich am Waschbecken, während der andere im gleichen Zimmer im Bett gewaschen wird)
- Wo die Reihenfolge der Pflegemaßnahmen entscheidend ist.

Prinzipien der Koordination und Organisation der Arbeit in einer Pflegegruppe, ☞ *2.5*

Maßgeblich: Der Krankenhausbetrieb

Nicht zuletzt müssen Entscheidungen getroffen werden, um dem **Krankenhausbetrieb** gerecht zu werden. Es gibt bestimmte Fixpunkte im Tagesablauf wie Essens-, Untersuchungs- oder Operationszeiten, die berücksichtigt werden müssen. Arbeitszeiten des Pflegepersonals, unterschiedliche Besetzung am Tag und in der Nacht, an Werktagen oder Sonn- und Feiertagen sowie räumliche Gegebenheiten beeinflussen den Entscheidungsspielraum ebenfalls.

Beispielsweise muß bei einem Teil der Patienten die Körperpflege mit der täglichen Krankengymnastik abgestimmt werden. Und es wird anders entschieden werden, wenn es auf einer Station nur ein Badezimmer für mehrere Patienten gibt, als wenn in jedem Patientenzimmer eine Naßzelle mit Dusche zur Verfügung steht.

Das Krankenhaus als Betrieb, ☞ *2.6.*

2.2 Pflegeprozeß

Pflegeprozeß: Vorgang, bei dem eine Pflegeperson

- Die Pflegebedürftigkeit eines Patienten einschätzt
- Pflegemaßnahmen plant, um gesteckte Ziele zu erreichen
- Die Pflege durchführt und
- Anschließend kontrolliert, auswertet und für die Zukunft entsprechend ändert.

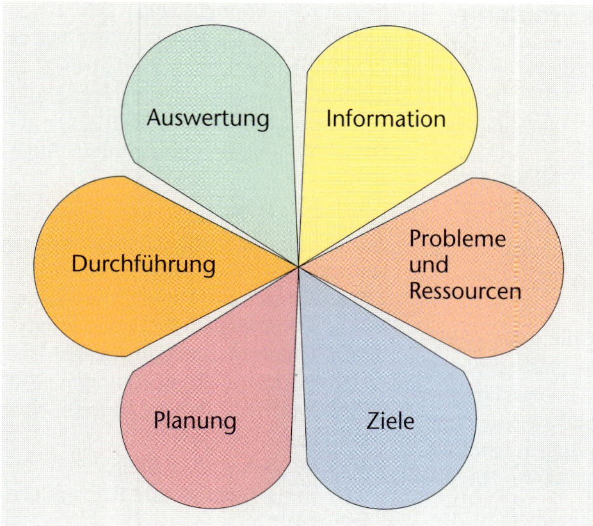

Abb. 2.1: Der Pflegeprozeß umfaßt sechs Schritte. [M100]

Der Pflegeprozeß kennt dabei sechs Schritte:

- Informationen sammeln
- Probleme und Ressourcen finden
- Ziele setzen
- Maßnahmen planen
- Maßnahmen durchführen
- Kontrollieren, auswerten und ggfs. verbessern.

Auf den auf vier Schritte verkürzten *Pflegeplan* wird am Ende des Kapitels eingegangen (Vier-Stufen-Modell, ☞ 2.2.8).

Alle Schritte des Pflegeprozesses werden dokumentiert, um die Entscheidungsfindung für die anderen an der Pflege (und therapeutischen Versorgung) des Patienten Beteiligten nachvollziehbar zu machen (☞ 2.4).

2.2.1 **Informationssammlung**

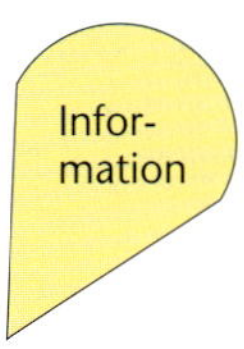

Eine Entscheidung über die Pflegebedürftigkeit eines Menschen kann nur getroffen werden, wenn ausreichend Informationen vorliegen.

Die Qualität der **Informationssammlung** ist entscheidend für alle weiteren Schritte des Pflegeprozesses. Schwierigkeiten bei der Durchführung nachfolgender Schritte sind häufig auf ungenügende Informationen zurückzuführen.

Wichtig sind *pflegebezogene* Informationen. Mit jeder Informationssammlung gewinnt die Pflegeperson an Erfahrung, so daß sie die Bedeutung der Informationen für die Pflege immer besser abschätzen kann.

In manchen Krankenhäusern werden für die Informationssammlung *Formulare* oder *Checklisten* verwendet. Diese mögen als Gedankenstützen sinnvoll sein. Es darf aber nicht sein, daß die Fragenliste unabhängig von dem einzelnen Patient „abgespult" und der Patient so zum „gläsernen Menschen" wird. Informationen sollen nur da erfragt werden, wo eine pflegerische Notwendigkeit erkennbar ist. So ist es nicht notwendig, einen Patienten, der die tägliche Körperpflege selbst vornehmen kann, nach seinen Zahnputz- und Waschgewohnheiten zu fragen.

Die Informationssammlung ist nie abgeschlossen, sondern ein kontinuierlicher Prozeß. Es ist zwar absolut sinnvoll, erste wichtige Informationen in einem *Erst-* oder **Aufnahmegespräch** zu erheben, jedoch werden viele Informationen für die Pflegeperson erst zugänglich, wenn sie sich längere Zeit mit dem Patienten beschäftigt. Beispielsweise zählt auch die Reaktion des Patienten auf die ihm angebotene Pflege zu den pflegebezogenen Informationen.

Kommen neue Informationen hinzu, wird die Planung daraufhin überprüft, ob sie auf Grund dieser Informationen geändert werden muß.

☑ Im Pflegebericht (Teil des Dokumentationssystems, ☞ 2.4) können Informationen festgehalten werden, deren Bedeutung noch nicht klar ist. So gehen sie nicht verloren.

Folgende Informationsquellen können genutzt werden:

- Beobachtung des Patienten (auch in seinem sozialen Umfeld)
- Spontane Äußerungen des Patienten, seiner Angehörigen oder Mitpatienten
- Befragen des Patienten und/oder seiner Angehörigen (unter Beachtung der Rechte des Patienten, ☞ 9.1 und 9.2)
- Krankengeschichte
- Einweisungsdiagnose
- Untersuchungsergebnisse
- Pflegeberichte
- Andere Teammitglieder und Angehörige anderer therapeutischer Berufe, die Kontakt mit dem Patienten haben (z.B. Krankengymnasten, ☞ 1.5).

Informationen werden eingeteilt in:

- Direkte und indirekte Informationen
- Subjektive und objektive Informationen.

Direkte und indirekte Informationen

Direkte Informationen: Unmittelbar am Patienten gewonnene Informationen, beispielsweise die Beobachtungen der Pflegekräfte selbst direkt am Patienten.

Indirekte Informationen: Aussagen anderer über den Patienten, z.B. die Einweisungsdiagnose (= Ansicht des Hausarztes) oder der Pflegebericht (= Aussagen anderer Pflegepersonen über den Patienten).

Diese Unterscheidung ist nicht wertend in dem Sinne: Direkt meint gut und richtig, indirekt meint schlecht und falsch. Dies zeigen die beiden folgenden Beispiele:

- Eine Pflegeperson hat den Eindruck, daß ein Patient (immer) aggressiv ist. Tatsächlich hat er sich nur in *einer* Situation *einer* Person gegenüber aggressiv verhalten. Hier ist es gut, mehrere Meinungen zu hören. Die direkt am Patienten gewonnenen Eindrücke können sehr subjektiv sein. Andere, indirekte Informationen können diese Eindrücke relativieren, „zurechtrücken"
- Eine Schwester beobachtet, daß sich die Stimmung eines Patienten verändert hat, und sie berichtet dies ihrer Kollegin. Die gibt es bei der Übergabe an die Spätschicht, die wiederum an die Nachtwache weiter. Eine größere Zahl an „Mittelsmännern" birgt die Gefahr, daß der Wahrheitsgehalt am

Ende der Kette eher gering ist. Hier sind direkte, unmittelbare Informationen besser.

Subjektive und objektive Informationen

Subjektive Informationen: Geben die persönliche Ansicht einer Person, ihre Einschätzungen und Empfindungen wieder. Um subjektive Informationen handelt es sich beispielsweise bei den Aussagen „scheint nervös" oder „hat sich verschlechtert".

Objektive Informationen: Sind meßbar und können überprüft werden, etwa Blutdruck, Größe oder Gewicht eines Patienten.

Umgangssprachlich wird „objektiv" oft mit „gerecht" und „allgemeingültig" gleichgesetzt, während „subjektiv" vielfach mit negativem Beigeschmack im Sinne von „persönlich" oder „einseitig" verwendet wird. Diese Wertung ist in Pflege und Medizin problematisch: Die irrige Meinung, objektive Informationen seien die *besseren* Informationen, führt nicht selten dazu, daß Laborwerten, Untersuchungsbefunden, kurz allem Meßbaren mehr geglaubt wird als dem Empfinden des Patienten oder dem „unguten Gefühl" von Pflegenden und Ärzten in Bezug auf eine mögliche Zustandsverschlechterung eines Kranken.

Folgende Situation zeigt beispielhaft, wie wichtig es ist, auch auf die subjektiven Informationen zu achten, sogar so wichtig, um deswegen (scheinbar) objektive anzuzweifeln: Eine Patientin ist seit langem an Diabetes mellitus (☞ 23.6) erkrankt. Während eines stationären Aufenhaltes wurde (routinemäßig) ihr Blutzucker bestimmt, der angeblich 380 mg/dl betrug, also deutlich überhöht war. Schon wollte die Krankenschwester ihr Altinsulin spritzen. Erst auf die beharrliche Versicherung der Patientin: "Ich fühle mich aber nicht so, als hätte ich einen so hohen Blutzucker!" wurde eine Kontrolle veranlaßt, die den tatsächlichen Wert von unter 100 mg/dl ergab. Der andere (erhöhte) Wert stammte von einer anderen Patientin.

Diagnostic disease

Manche Menschen wurden wegen eines einzigen Laborwertes, der außerhalb der Norm lag, so lange untersucht, bis sie durch die Untersuchungen letztlich wirklich krank geworden sind (**Diagnostic disease,** übersetzt etwa: Krank durch Untersuchungen).

2.2.2 Erfassen der Probleme und Ressourcen

Probleme

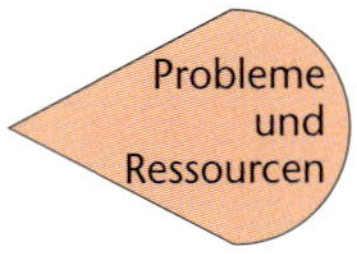

Aus den Informationen werden im zweiten Schritt die pflegerelevanten **Probleme** herausgefiltert. Die Pflegemodelle (☞ 1.6) können hier hilfreich sein:

- Nach Roper können die Lebensaktivitäten als Kriterien herangezogen werden. Für jede Lebensaktivität wird überprüft, in welchen Bereichen der Patient eingeschränkt ist und wo er noch ohne Unterstützung zurecht kommt.
  Dabei ist zu beachten, daß die Lebensaktivitäten nicht alle Probleme erahnen lassen. So steht die Aktivität „Atmen" für *alle* lebenswichtigen Funktionen und beinhaltet damit auch die Herz-Kreislauf-Funktion und die Durchblutung
- Nach Orem achten die Pflegenden darauf, ob sich aus den gesammelten Informationen Hinweise auf ein Selbstpflegedefizit ergeben.

Da der Patient nicht nur eine Bezugsperson hat, ist es wichtig:

- Die Pflegeprobleme stichwortartig im Dokumentationssystem festzuhalten
- Die Ursachen für dieses Problem anzuführen
- Die Zeit anzugeben, nach der das Problem wahrscheinlich nicht mehr besteht.

Nur so kann die Planung schnell nachvollzogen und gegebenenfalls überarbeitet werden.

Ressourcen

Ressourcen (☞ auch 1.3.2) bringen zum Ausdruck, welche Fähigkeiten der Patient (noch) besitzt, einen eigenen Beitrag zur Genesung zu leisten.

Für die weiteren Entscheidungen, nämlich (Pflege-)Ziele zu finden und (Pflege-)Maßnahmen festzulegen, ist wichtig zu wissen, welche Ressourcen ein Patient einsetzen kann, um einen eigenen Beitrag zur Bewältigung eines Problems zu leisten. Die Pflegenden suchen daher zu jedem gefundenen Problem „passende" Ressourcen, z.B.

- Problem: Herr S. ist dekubitusgefährdet, da er strenge Bettruhe hat
- Ressource: Herr S. kann sich selbst drehen.

Ressourcen können weiter gefaßt werden: Z.B. ein Lieblingsgetränk bei einem Patienten, der zu wenig trinkt; erkennbare Einsicht in die Notwendigkeit einer bestimmten Diät oder die Unterstützung/Betreuung durch Angehörige.

Falls Schwierigkeiten bestehen, Ressourcen zu finden, helfen folgende Fragen weiter:

- Wie läßt sich der Patient motivieren?
- Was würde es dem Patienten erleichtern, Unangenehmes zu ertragen, das sich (vorerst) nicht überwinden läßt?
- Was kann der Patient (noch) selbst beitragen?
- Welche Selbstpflegefähigkeiten besitzt der Patient noch (Selbstpflege, ☞ 1.6.4)?

2.2.3 Festlegen der Pflegeziele

Pflegeziel: Beschreibung eines Soll-Zustandes, den der Patient mit Unterstützung durch die Pflegeperson erreichen soll, aber noch nicht erreicht hat.

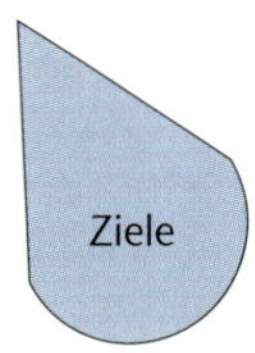

Um eine spätere Überprüfung zu ermöglichen, ob der Patient die **Pflegeziele** erreicht hat, werden diese möglichst genau festgelegt. Hilfreich sind dabei Formulierungen, die einen Zustand, eine Verfassung oder eine Tätigkeit des Patienten beschreiben, etwa:

- Frau M. wäscht sich am Waschbecken
- Herr S. geht in Begleitung zur Toilette
- Herr K. trinkt mindestens 1,5 El Flüssigkeit am Tag.

Es darf dabei nicht stören, daß Frau M. heute morgen noch im Bett gewaschen werden mußte, Herr S. eben noch mit dem Rollstuhl zur Toilette gefahren wurde und Herr K. gestern gerade mal zwei Gläser Tee getrunken hat. Es handelt sich ja um *Ziele* und nicht um Eintragungen in den Pflegebericht, in dem *Tatsächliches* festgehalten wird. Die Tatsache, daß diese Ziele noch nicht erreicht sind, wird durch die Eintragung an der für Ziele vorgesehenen Stelle zum Ausdruck gebracht. Hilfsverben wie „sollen" oder „müssen" sind daher nicht notwendig.

Ein korrektes Pflegeziel genügt folgenden Anforderungen:

- **Passend:** Es ist auf ein Problem bezogen
- **Realistisch:** Es ist für und mit dem Patienten erreichbar
- **Positiv:** Es legt fest, was erreicht, und nicht, was vermieden werden soll
- **Überprüfbar:** Es ist möglich, jederzeit festzustellen, ob dieses Ziel erreicht wurde
- **Präzise:** Es enthält eine genaue Beschreibung des zu erreichenden Zustandes.

Schlagwörter wie „größtmögliche Selbständigkeit" oder „baldige Entlassung" gelten im Prinzip für alle Patienten und können die Aufgabe eines Zieles, nämlich die Auswahl geeigneter Maßnahmen zu erleichtern, nicht erfüllen.

Die Funktion der Zielsetzung ist in diesem Zusammenhang, eine grundsätzliche Richtung vorzugeben, welche Art von Maßnahmen in Frage kommen, also die bewußte Entscheidung entweder für:

- Maßnahmen der kompensatorischen Hilfe (der Patient kann nicht, die Pflegeperson macht es für ihn, ☞ 1.3.3) *oder*
- Maßnahmen der aktivierenden Hilfe (der Patient kann zwar, aber nicht alleine, er bekommt von der Pflegeperson Hilfe oder Hilfsmittel, es selbst zu tun, ☞ 1.3.3).

2.2.4 Planung der Maßnahmen

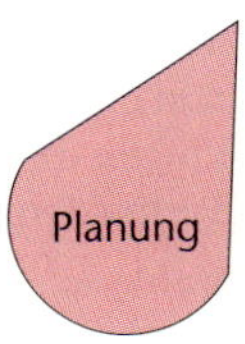

Um die gesteckten Ziele erreichen zu können, werden jetzt die entsprechenden Maßnahmen festgelegt.

Maßnahmen werden möglichst konkret als Antwort auf die W-Fragen formuliert: „**W**er macht **w**ann, **w**as, **w**ie, **w**omit?". Die Formulierung ist dabei so knapp wie möglich und so ausführlich wie nötig.

Eine Überprüfung, ob die Maßnahmen in diesem Sinne eindeutig und präzise formuliert sind, findet z.B. nach Schichtwechsel statt. Eine Pflegeperson im Spätdienst muß nach einem im Frühdienst aufgestellten Plan arbeiten können, ohne alles erneut planen zu müssen. Floskeln und Redewendungen wie „psychische Betreuung" oder „Angst nehmen" sowie indifferente Maßnahmen wie „man sollte den Seelsorger rufen" oder „versuchen, auf den Patienten einzuwirken" erfüllen diese Kriterien nicht. Besser sind Aussagen wie z.B. „den Patienten zu den Mahlzeiten an den Tisch setzen", „Sr. Gabi informiert die Sozialstation und bestellt Essen auf Rädern ab dem Entlassungstag".

Falls eindeutige Pflegestandards (☞ 2.3.1) existieren, entfällt die Ausformulierung der Maßnahmen nach den W-Fragen. Hier genügt die Angabe des Standards.

Ärztlich verordnete Maßnahmen

Irrtümlicherweise wird oft angenommen, auch die vom Arzt angeordneten Pflegemaßnahmen (z.B. das Verabreichen von Injektionen oder Anlegen eines bestimmten Verbandes) müßten in den Pflegeplan einbezogen werden.

Vom Verständnis der Pflegeplanung als *Entscheidungs*prozeß kann das aber nicht sein, da die Pflegeperson hier keinen Entscheidungsspielraum hat. Sie führt aber selbstverständlich die vom Arzt angeordneten Maßnahmen genauso sorgfältig aus wie die von ihr selbst geplanten.

Alle Maßnahmen, ob vom Arzt angeordnet oder von der Pflegeperson geplant, werden der Übersicht halber an einer Stelle im Dokumentationssystem festgehalten (☞ 2.4).

2.2.5 Durchführung der Maßnahmen

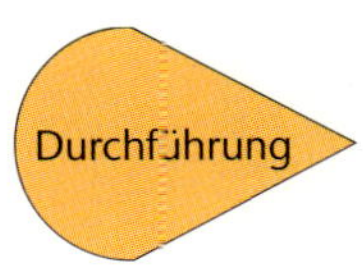

Nun werden die Maßnahmen wie geplant durchgeführt. Manchmal treten Schwierigkeiten bei der **Durchführung** auf, wenn einzelne Team-Mitglieder nicht bereit sind, sich an die von anderen aufgestellten Pflegepläne zu halten (Akzeptanzproblem).

In diesem Fall sollte sich das Pflegeteam über die Planung austauschen und eine Einigung erzielen. Dieser Einigungsprozeß kann positive Impulse mit sich bringen, weil die eigene Pflege in Frage gestellt und begründet werden muß. Die Diskussion um die am besten geeigneten Maßnahmen kann ein neues *Qualitätsbewußtsein* (☞ 2.3) schaffen.

2.2.6 Auswertung

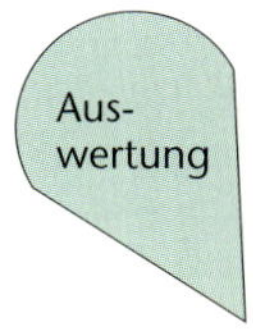

Zur **Auswertung** *(Evaluation)* gehören die *Überprüfung,* inwieweit die erwarteten Ergebnisse eingetreten sind, die *Suche nach Gründen,* warum sie evtl. nicht eingetreten sind, und die *Veränderung* des Pflegeplanes entsprechend dieser neu gewonnenen Erkenntnisse. Dabei werden alle Schritte nachvollzogen:

- Sind neue Informationen hinzugekommen?
- Sind neue Probleme aufgetaucht?
- Konnten neue Ressourcen entdeckt werden?
- Sind die angestrebten Ziele erreicht, erreichbar, realistisch?
- Können Maßnahmen abgesetzt werden, müssen neue Maßnahmen ergriffen werden?
- Waren die Maßnahmen so wie geplant durchführbar?

Es gibt Zeitpunkte während des stationären Aufenthaltes, zu denen eine Überprüfung besonders sinnvoll ist:

- In den operativen Abteilungen z.B. nach Abschluß der präoperativen Pflege, zum Ende der Akutphase nach der Operation, zu Beginn der Rehabilitationsphase
- In den konservativen Abteilungen z.B. zum Abschluß der Akutphase der Erkrankung, für die Stabilisationsphase, zu Beginn der Rehabilitationsphase.

Während beim Erlernen und Einüben der Pflegeplanung ein Vorgehen „Schritt für Schritt" aus methodischen Gründen durchaus Sinn macht, besteht in der Praxis eine wechselseitige Abhängigkeit der einzelnen Schritte: Der Pflegeprozeß lebt (☞ Abb. 2.2).

Stellt sich bei der Durchführung der Maßnahmen beispielsweise heraus, daß die Kooperationsfähigkeit des Patienten falsch eingeschätzt wurde, können die Maßnahmen direkt angepaßt werden, ohne daß die ganzen Schritte – beginnend bei der Informationssammlung – erneut abzuarbeiten sind.

2.2.7 Pro und contra Pflegeplanung

Seit den ersten Veröffentlichungen zum Thema „Pflegeplanung – Pflegeprozeß" sind drei Jahrzehnte vergangen, ohne daß sich diese Technik der

Entscheidungsfindung in der Praxis tatsächlich durchgesetzt hat. Dies liegt auch daran, daß viele Pflegekräfte nicht ausreichend bereit sind, sich darauf einzulassen und somit gar nicht erkennen können, welche Vorteile in der bewußten Entscheidung liegen.

Bewußt Prioritäten setzen

Oft wird vom Pflegepersonal der Zeitdruck beklagt („Wir sind nie fertig mit unserer Pflege-Arbeit, wir hören nur auf"). Für eine bewußte Entscheidung, welche Maßnahmen bei Zeitmangel evtl. zurückgestellt werden könnten, muß die Bedeutung, das „Gewicht" der Maßnahme für den Genesungsprozeß erkannt werden. Taucht in einer Pflegeplanung bei verschiedenen Problemen die gleiche Maßnahme immer wieder auf, gewinnt sie gegenüber den anderen Maßnahmen an Gewicht und sollte nicht weggelassen werden.

Ohne das bewußte Setzen von Prioritäten folgt Pflege oft einem Routine-Tagesablauf: Mindestens einmal am Tag werden Patienten gewaschen, werden Temperatur, Puls und Blutdruck gemessen und nach Stuhlgang gefragt. Und dies, obwohl vielleicht ein Spaziergang durch den Park oder ein offenes Gespräch für den Patienten viel wichtiger gewesen wäre.

Gezielter Einsatz knapper Materialien

Auch der gezielte und gerechte Einsatz knapper Materialien wird durch eine systematische Pflegeplanung erleichtert. Beispielsweise gibt es in jeder Klinik nur eine begrenzte Anzahl von Spezialbetten zur Dekubitusprophylaxe. Die Entscheidung, welcher von allen dekubitusgefährdeten Patienten in ein solches Spezialbett gelegt wird, kann am besten gefällt werden, wenn die Dekubitusgefährdung bei allen Patienten nach den gleichen Grundlagen beurteilt worden ist. Nur so kann diese Entscheidung sachlich gefällt und auch Dritten gegenüber vertreten werden.

Erlernen und Sichern von Pflegekompetenz

Laufende Erfahrung mit der Pflegeplanung bringt vor allem durch die Auswertung mehr Sicherheit bei der Entscheidungsfindung. Wenn die Überprüfung der Wirksamkeit von Pflege im gemeinsamen Gespräch auf der Station erfolgt, wird der „Erfahrungsschatz" des gesamten Stationsteams erweitert. Bis zum Beweis der Wirksamkeit (oder Unwirksamkeit) einer Maßnahme, der durch die Pflegeforschung erbracht wird, ist die Krankenpflege auf dieses Erfahrungswissen angewiesen (empirisches Wissen).

Pflege unter Zeit- und Kostendruck

Pflegeplanung schult die Fähigkeit, bewußt und begründet zu entscheiden. Daher fällt es in der Planung geübten Pflegekräften oft leichter, Entscheidungen anderen Berufsgruppen gegenüber, etwa der Verwaltung oder den Ärzten, zu vertreten.

Zeitersparnis durch Wegfall von Routine-Maßnahmen

Im typischen Tagesablauf einer Pflegeeinheit finden sich immer noch Routinetätigkeiten wie die *tägliche* Temperatur- und Pulskontrolle. Ein einfaches Weglassen oder Reduzieren dieser Tätigkeiten wird von vielen Pflegenden als gefährlich empfunden. Hier bringt eine bewußte und begründete Entscheidung, welcher Patient welche Pflege *nicht* braucht, mehr Sicherheit.

Erst Vereinheitlichung macht Wirksamkeit überprüfbar

Viele Maßnahmen zeigen erst Wirkung, wenn sie konstant und konsequent durchgeführt wurden. Werden je nach Vorliebe der gerade arbeitenden Pflegepersonen Maßnahmen abgewechselt, bleibt nicht nur die Wirkung aus. Es kann auch nicht eindeutig festgestellt werden, welche Maßnahme ineffektiv war, ganz zu schweigen davon, daß der Patient durch die für ihn nicht nachvollziehbare „Abwechslung" verunsichert wird.

Burn-Out-Prophylaxe

Einen aussichtslosen Kampf zu führen, zehrt an den Kräften, ohne durch Erfolg für den Aufwand entschädigt zu werden. Eine mögliche Ursache des „Ausgebrannt-Seins" (Burn-out-Syndrom, ☞ 3.2.3) von Pflegenden ist das Fehlen „vorzeigbarer" Erfolge. Daher müssen erzielte Erfolge durch die Auswertung der eigenen Pflege im Team analysiert und ins Bewußtsein geführt werden. Dabei ist „Erfolg" nicht gleichzusetzen mit Heilung und Genesung, sondern besteht manchmal auch darin, dem Patienten zu helfen, sich in ein unausweichliches Schicksal zu fügen und weitere Komplikationen zu vermeiden.

Dies veranschaulicht folgendes Beispiel. Ein Patient wird mit einem schweren Schlaganfall ins Krankenhaus eingeliefert. Er kann seine rechte Körperhälfte überhaupt nicht mehr bewegen und nicht mehr sprechen. Nach mehreren Tagen hat sich sein Zustand stabilisiert, aber er kann weiterhin nicht sprechen und ist immer noch bettlägerig. Eine mögliche Sichtweise ist nun: „Wir haben gearbeitet und bearbeitet, aber was haben wir erreicht?" Diese Sichtweise mißachtet, daß es auch heute noch viele Krankheiten gibt, die trotz optimaler Behandlung und Pflege nicht geheilt und nur wenig gebessert werden können. Es gibt noch andere Kriterien für (Pflege-)Erfolg: „Zwar kann der Patient immer noch nicht sprechen und ist noch bettlägerig, aber wir haben es geschafft, daß er keine

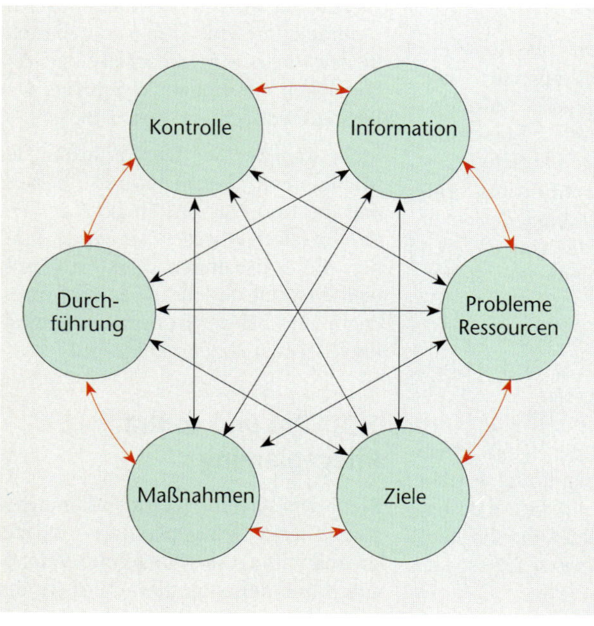

Abb. 2.2: Wechselwirkung der einzelnen Schritte des Pflegeprozesses. [M100]

6-stufiges Modell nach Fiechter/Meier	4-Phasen-Modell nach Mischo-Kelling
Informationen sammeln	Pflegebedarf einschätzen
Probleme und Ressourcen finden	
Ziele festlegen	Pflege planen
Maßnahmen planen	
Maßnahmen durchführen	Durchführen
Überprüfen und verbessern	Evaluieren, Verbessern

Tab. 2.3: Das 4-stufige und 6-stufige Modell der Pflegeplanung im Vergleich.

Lungenentzündung hat, er ist nicht wundgelegen, seine Haut ist intakt, und er fühlt sich so wohl, wie es die Schwere der Erkrankung erlaubt. Er ist gut gepflegt!"

2.2.8 Vier-Stufen-Modell

Der in den 60er Jahren bekannte sechsstufige „Regelkreis" der Pflegeplanung wurde in der Folgezeit weiterentwikkelt. Auf Vorschlag der Weltgesundheitsorganisation (WHO) wurde ein Pflegeprozeß in vier Schritten beschrieben. *Maria Mischo-Kelling* spricht von einem **Vier-Phasen-Modell der Pflege.**

Der direkte Vergleich zeigt keine wesentlichen Unterschiede. Es werden lediglich die Stufen 1 und 2 und die Stufen 3 und 4 zu jeweils einer Phase zusammengefaßt.

2.3 Pflegequalität und ihre Sicherung

Entwicklung des Begriffs „Pflegequalität"

Pflegequalität wurde in den 60er Jahren grundlegend von der *Kaderschule des Schweizerischen Roten Kreuzes* definiert. Die Annäherung an den Qualitätsbegriff geschah damals in zwei Schritten:

- Durch die Festlegung von Kriterien, die nach Meinung der Autoren typisch und wichtig für die Bewertung von Pflege sind
- Durch die Bewertung jedes einzelnen Kriteriums in vier Stufen:
  - Optimale Pflege
  - Angemessene Pflege
  - Sichere Pflege
  - Gefährliche Pflege.

Auch heute noch wird auf diese Bewertung von Pflege zurückgegriffen. An vielen Krankenpflegeschulen wird z.B. ein Prüfungsprotokoll zur Bewertung der praktischen Prüfung verwendet, das auf diesen vier Stufen basiert. Auch in der Rechtsprechung wird bei Haftungsfragen auf diese Qualitätsbegriffe verwiesen.

Eine weitere Möglichkeit, Qualität der Pflege zu definieren, ergibt sich durch den in 2.2 beschriebenen Pflegeprozeß. Zur Überprüfung der Pflegequalität dienen folgende Fragen:

- Wurde die Pflegebedürftigkeit richtig eingeschätzt?
- Wurden die Pflegemaßnahmen zielsicher geplant?
- Wurden die Maßnahmen fachgerecht durchgeführt?
- Wurde die Pflege ständig kontrolliert und an Veränderungen angepaßt?

Der Pflegeprozeß hat das Qualitätsbewußtsein der Pflegenden weiter gefördert. Aktuelle Definitionen gehen jedoch über die von der Pflege an sich selbst gestellten Erwartungen hinaus und definieren Kriterien, die Qualität meßbar machen.

Was ist Qualität, was ist Qualitätssicherung?

Qualität: Beschaffenheit, Güte oder Wert einer Sache oder Dienstleistung. Oft abkürzend im Sinne von guter Qualität verwendet.
Qualitätssicherung: Verfahren zur kontinuierlichen Beurteilung der festgestellen Qualität.

Es gibt eine Reihe verschiedener Definitionen von **Pflegequalität**, die unterschiedliche Kriterien betonen, wobei die gängigen Definitionen die Qualität der Pflege nach einem oder mehreren folgender Gesichtspunkte beurteilen:

- Inwieweit leistet die Pflege einen Beitrag zur Gesundheit oder Genesung?
- Inwiefern stimmt die tatsächlich durchgeführte Pflege mit den zuvor erarbeiteten Pflegestandards (☞ 2.3.1) überein?
- Werden die verwendeten Mittel sinnvoll eingesetzt?

Hier sollen die zwei Definitionen von Donabedian und Shaw vorgestellt werden, weil sie den größten Einfluß auf die Arbeitsgruppen haben, die sich in Europa und den USA mit Qualitätssicherung in der Pflege befassen.

Definition von Donabedian

Pflegequalität: Grad der Übereinstimmung zwischen den Zielen des Gesundheitswesens und der wirklich geleisteten Pflege.

Avedis Donabedian zufolge gibt es keine allgemeingültige Qualitätsdefinition. Vielmehr wird die Pflegequalität eng an Pflegestandards (☞ 2.3.1) geknüpft und durch die einzelnen Pflegestandards festgelegt. Diese Sichtweise hat dazu geführt, daß Pflegepersonen in vielen Einrichtungen des Gesundheitswesens Standards erstellt haben. Wenn diese Vorgehensweise auch erhebliche Ressourcen (Engagement, Zeitaufwand, Kosten) gebunden hat, so hat der Prozeß der Standardisierung von Pflegenmaßnahmen dazu geführt, daß sich sehr viele Pflegepersonen mit den Fragen der Qualität und deren Sicherung auseinandergesetzt haben.

Definition von Shaw

Wesentliche Merkmale der **Pflegequalität** sind:

- **Angemessenheit.** Dienstleistungen und Maßnahmen entsprechen den gegenwärtigen Bedürfnissen der Bevölkerung oder eines Individuums
- **Gerechtigkeit.** Es erfolgt eine gleichberechtigte Anwendung für die ganze Bevölkerung
- **Zugänglichkeit.** Dienstleistungen werden nicht durch unzulässige Beschränkung von Zeit oder Entfernung eingeschränkt
- **Effektivität.** Der angestrebte Nutzen für den Einzelnen und für Bevölkerungsgruppen wird realisiert
- **Akzeptanz.** Dienstleistungen werden so ausgeführt, daß vernünftige Erwartungen von Patienten, Pflegenden und der Gesellschaft befriedigt werden
- **Effizienz.** Mittel werden nicht auf eine Dienstleistung oder einen Patienten verwendet, wenn diese für andere wichtiger sind.

Im Gegensatz zu Donabedian legt sich *Charles Shaw* auf sechs Kriterien fest, mit deren Hilfe er Pflegequalität messen will. Diese Kriterien können sowohl auf den Einzelfall bei der Betrachtung einzelner Pflegemaßnahmen als auch global bei der Betrachtung der pflegerischen Versorgung einer Bevölkerung angewendet werden.

Angemessenheit

Angemessenheit ist die Mitte zwischen „zuviel" und „zuwenig". Der Anspruch, der hinter diesem Kriterium steckt, ist hoch: Zu jedem Zeitpunkt soll das Angebot dem Bedarf an Pflegeleistungen entsprechen.

Unangemessen wäre es demnach, nicht rechtzeitig auf den absehbar steigenden Pflegebedarf zu reagieren, um zeitgerecht genügend qualifiziertes Personal zur Verfügung zu haben.

Gerechtigkeit

Gerechtigkeit heißt hier nicht, daß alle Menschen die gleiche Pflege erhalten, ob sie sie nun brauchen oder nicht. Gerechtigkeit bedeutet vielmehr, daß das Angebot an Pflege jedem Einzelnen und seiner Pflegebedürftigkeit gerecht wird.
Dabei erhalten Pflegebedürftige mit vergleichbarer Pflegeintensität unabhängig vom sozialen Status, vom Geschlecht, vom Einkommen, von der Hautfarbe oder der Religionszugehörigkeit dieselbe Pflege.

Zugänglichkeit

Die Verfügbarkeit oder Abrufbarkeit von Pflegeleistungen spielt eine große Rolle für die Qualität: Es nützt nichts, Pflege zu einer anderen Zeit oder an einem anderen Ort anzubieten, als genau dann und dort, wo sie benötigt wird.

Effektivität

Effektivität besagt, daß jede Pflegehandlung daraufhin zu prüfen ist, ob sie den angestrebten Nutzen tatsächlich erreicht. Uneffektiv sind z.B. sog. *Rituale,* die in der Pflege aus Tradition vollzogen werden, obwohl ein eindeutiger Nutzen niemals nachgewiesen wurde, etwa das Einreiben mit Franzbranntwein zur Pneumonieprophylaxe.

Akzeptanz

Der Pflegebedürftige ist nicht der passive Empfänger von Pflege, die über seinen Kopf hinweg geplant und durchgeführt wird. Akzeptanz als Kriterium bindet Pflegequalität an die Erwartungen des zu Pflegenden (und ebenso der Gesellschaft) und macht dadurch deutlich, daß die Anpassung an die individuelle Situation des Pflegebedürftigen ebenfalls mit entscheidet.

Effizienz

Es hat wenig Sinn, mit Kanonen auf Spatzen zu schießen, also ein Überangebot an Pflegeleistungen anzubieten, da dies unnötig Kosten verursacht und Zeit bindet, die für wichtigere Aufgaben nicht mehr zur Verfügung stehen. Umgekehrt hat es keinen Sinn, mit einigen Helfern und wenigen Medikamenten z.B. einer Cholera-Epidemie Einhalt gebieten zu wollen.

Da Geld und Zeit für Pflegeleistungen nur in begrenztem Umfang zur Verfügung stehen, ist die Frage nach der Effizienz, also dem sinnvollen, zielgerichteten und wirksamen Einsatz der Mittel, ständig neu zu beantworten.

Instrumente der Qualitätssicherung

Einige der Instrumente, die der **Qualitätssicherung** dienen, werden in den folgenden Abschnitten besprochen. Dazu gehören:
- Pflegestandards, ☞ 2.3.1
- Pflegediagnosen, ☞ 2.3.2
- Pflegevisite, ☞ 2.3.3
- Pflegedokumentation, ☞ 2.4.

Da die Qualitätssicherung zum Aufgabenbereich der Führungskräfte (Gruppenschwester, Stations-, Abteilungs- und Pflegedienstleitung) in der Pflege gehört, wird auf eine ausführliche Diskussion dieser Instrumente in diesem Lehrbuch für die Grundausbildung verzichtet.

> 🕮 Dieter Sperl: „Qualitätssicherung in der Pflege", 2. überarb. Auflage, Schlütersche Verlagsanstalt, 1996

2.3.1 Pflegestandards

Donabedian (☞ oben) unterscheidet drei Arten von **Pflegestandards:**
- Strukturstandards
- Prozeßstandards
- **Outcome-Standards** *(Ergebnis-Standards).*

Zu den **Strukturen** zählt die Zuordnung bestimmter Tätigkeiten zu einer bestimmten Qualifikation, etwa wenn nur examinierte Krankenschwestern und -pfleger Patienten aus dem OP abholen dürfen. Es geht also eher um organisatorische Belange der Pflegearbeit.

Manche Autoren fassen den Begriff „Strukturen" viel weiter. Sie rechnen z.B. hierzu, ob genügend Plätze in Kindertagesstätten verfügbar sind, damit Pflegekräfte während des Dienstes von der Sorge der Kinderbetreuung befreit sind, ebenso Bezahlung und Aufstiegschancen oder etwa das Angebot an Fort- und Weiterbildungen.

Unter **Prozeß** wird der Vorgang der Pflege verstanden, also das Tun. Prozeßqualität ist dementsprechend die Güte der Pflegehandlungen. Ein Prozeßstandard legt fest, wie und mit welchen Mitteln diese Prozeßqualität zu erreichen ist.

Das **Ergebnis** (engl. outcome) von Pflege wird dadurch definiert, in welchem Maße die gesetzten Ziele erreicht wurden. Dabei wird auch auf den wirtschaftlich sinnvollen Einsatz von Mitteln und Leistungen geachtet.

> Pflegestandards legen ein bestimmtes Maß an Pflegequalität fest. Es gibt nach Donabedian:
> - Strukturstandards. Wer macht wann, was, wo?
> - Prozeßstandards. Wie, womit?
> - Outcome-Standards. Wozu mit welchem Ergebnis?

Pflegestandards haben innerhalb einer Pflegeeinrichtung den Charakter einer *Dienstanweisung:* Sie sind für alle Mitarbeiter verbindlich. Wenn sie eingehalten werden, wird damit ein Mindestmaß an Pflegequalität gesichert.

Pflegestandards stehen einer individuellen Pflege nicht entgegen. Es bleibt die Entscheidung der Pflegekraft, welcher Standard bei einem Patienten zur Anwendung kommt. Sie muß, wie in 2.2 beschrieben, die Pflegebedürftigkeit des Patienten einschätzen. Stellt sie fest, daß ein Pflegeproblem ihres Patienten dem in einem Standard beschriebenen Pflegeproblem entspricht, kommt dieser zur Anwendung, d.h. die darin enthaltenen Maßnahmen werden in die Planung übertragen.

Pflegestandards erleichtern die Abrechnung

Vor allem im Bereich der ambulanten Krankenpflege drängen die Kostenträger auf eine Standardisierung der Pflegeleistungen. Dies geschieht unter dem Gesichtspunkt „bezahlbarer Qualität" und soll dem Pflege-Empfangenden verdeutlichen, welchen Anspruch auf Pflegeleistungen er hat.

Pflegestandards in Aus- und Fortbildung

Die Pflegestandards haben mit dazu beigetragen, die Pflegehandlungen zu vereinheitlichen. Damit wird die praktische Ausbildung für die Auszubildenden erleichtert.

Im Bereich der theoretischen Ausbildung haben **standardisierte Pflegepläne** Einzug gehalten. Hierbei handelt es sich um eine Auflistung und Bearbeitung möglicher Pflegeprobleme, die bei einer bestimmten Erkrankung auftreten können. Es werden Problem-Ziel-Maßnahmen-Komplexe vorgeschlagen.

Aus einem solchen Standard-Pflegeplan kann rasch eine individuelle Planung erstellt werden, indem die für einen bestimmten Patienten zutreffenden Pflegeprobleme aus dieser Auflistung herausgesucht, Ziele und Maßnahmen übertragen und ggf. angepaßt werden.

Problematik der Pflegestandards

Bei der Orientierung an Pflegestandards besteht das Risiko, daß weiterführende, über den Standard hinausgehende Pflegeprobleme des Patienten nicht erfaßt werden. Es kann sich ein trügerisches Gefühl der Sicherheit einstellen, wenn Pflegepersonen sich streng an die Standards und die darin festgelegten Maßnahmen halten, ohne darauf zu achten, ob diese „Standardpflege" dem Pflegebedarf des Patienten entspricht.

Die Erarbeitung von Pflegestandards ist sehr aufwendig. Wenn dies in Gruppen innerhalb einer Einrichtung geschieht, wachsen das Qualitätsbewußtsein und die Fähigkeit, die eigene Pflegequalität zu prüfen. Damit stellt das Erarbeiten von Standards selbst schon ein Qualitätsmerkmal dar.

Vorgefertigte Pflegestandards

Alternativ zur aufwendigen Erarbeitung gibt es die Möglichkeit, „vorgefertigte" Standards einzukaufen. Verschiedene Firmen bieten solche Pflegestandards an. Inwieweit solche Standards im Haus akzeptiert und umgesetzt werden, hängt davon ab, ob es gelingt, sie an die Gegebenheiten des Hauses anzupassen. Es reicht somit nicht aus, Pflegestandards einzukaufen; auch hier ist Motivations- und Anpassungsarbeit zu leisten.

Heparin-Injektion

Der Patient / die Patientin:
- Möchte über Notwendigkeit und Durchführung der Maßnahme informiert werden
- Eine schmerzfreie, komplikationslose (keine Hämatome) Injektion erfahren
- Nur solange wie nötig Heparin erhalten
- Nachts ungestört schlafen

Pflegeziele:
- Die Patientin / der Patient ist über die Notwendigkeit und Durchführung informiert
- Die Patientin / der Patient erfährt eine schmerzlose Injektion
- Eine Abnahme des Thromboserisikos wird dem Arzt berichtet, so daß über ein Absetzen der Heparininjektionen entschieden werden kann
- Die Injektionszeiten richten sich nach den Ruhezeiten

Pflegemittel:
Tablett, Heparinstechampullen mit Spike (im Kühlschrank gelagert, mit Datum des ersten Anbruchs versehen), nach Anbruch 7 Tage haltbar, Heparinspritzen mit I.E.-Skalierung, Subcutankanüle 0,45 x 12 (brauner Konus), sterilisierte Tupfer, Kanülenabwurfbox, Hautdesinfektionsmittel.

Pflegemaßnahmen:
- 5-R-Regel beachten
- Hygienische Händedesinfektion durchführen ☞ Standard
- Injektionslösung steril aufziehen
- Patienten informieren
- Injektionsstelle aussuchen (nur Bauch oder Oberschenkel)
- Haut nach Standard („sprühen – wischen – 30 sec. warten") desinfizieren
- Mit Daumen und Zeigefinger eine Hautfalte bilden und halten, senkrecht in diese Falte einstechen, nicht aspirieren, injizieren
- Nadel nach Injektion herausziehen, Bauchfalte loslassen
- Kanüle im Abwurf entsorgen, nicht in die Hülle zurückstecken
- Bei Blutungen Heftpflasterverband anlegen
- Material entsorgen
- Maßnahme mit Handzeichen und Uhrzeit dokumentieren

Pflegepersonen:
Krankenschwester, Krankenpfleger, Schüler nach besonderer Anleitung

Abb. 2.4: Beispiel eines Pflegestandards für die s.c. Injektion von Heparin zur Thromboseprophylaxe. Dieser (einfache) Standard zeigt die am Pflegeprozeß (☞ 2.2) orientierten Gliederungspunkte: Bedürfnisse / Probleme, Ziele, Maßnahmen. Dieser Standard wurde von Pflegepersonen erarbeitet, von der Pflegedienstleitung geprüft und dann so als Dienstanweisung festgelegt. [M105]

2.3.2 Pflegediagnosen

Diagnosen in der Medizin

„Diagnose" (☞ 9.1) bedeutet in der Medizin die Feststellung, ob eine und, falls ja, welche Erkrankung vorliegt. Diese Feststellung wird auf der Grundlage von Untersuchungsergebnissen getroffen, so daß der Diagnose die gezielte Fahndung nach Zeichen vorausgeht, die auf bestimmte Krankheiten hinweisen und andere Erkrankungen ausschließen (☞ 9.2 und 9.3).

Erst erkennen, dann heilen

Durch den Grundsatz „Erst die Diagnose ermöglicht eine Therapie (Behandlung)" wird die Bedeutung der Diagnose klar: Auf sie stützt sich das weitere Vorgehen zur Heilung.

Es wird dadurch auch das Ziel deutlich, durch eine eindeutig gestellte Diagnose die dazugehörende Therapie festlegen zu können. Demgemäß läßt sich vereinfachend sagen, daß es Aufgabe der Medizin als Wissenschaft ist zu erforschen, bei welcher Diagnose welche Therapie angezeigt ist, also eindeutige, für alle Menschen gültige, Diagnose-Therapie-Schlüsse zu formulieren.

Übertragung auf die Pflege

In der Krankenpflege zeichnen sich ähnliche Bemühungen ab, passend zu einer festgestellten Pflegebedürftigkeit eindeutige Pflegemaßnahmen festlegen zu können. Im Gegensatz zu der individuellen Pflegeentscheidung im Rahmen des Pflegeprozesses geht es bei den **Pflegediagnosen** um eine einheitliche, vergleichbare und innerhalb der definierten Randbedingungen allgemeingültige Einschätzung von Pflegebedürftigkeit.

Besonders intensiv hat sich eine Arbeitsgruppe in Nordamerika mit Pflegediagnosen auseinandergesetzt (**NANDA** = ***N****orth* ***A****merican* ***N****ursing* ***D****iagnosis* ***A****ssociation*). Nach Auffassung dieser Arbeitsgruppe besteht eine sinnvolle Pflegediagnose aus:

- Einer Beschreibung eines Gesundheitsproblems oder des Gesundheitszustandes eines Individuums, einer Familie oder einer Gemeinde
- Einer Zusammenstellung von Faktoren, die ursächlich für dieses Problem verantwortlich gemacht werden können oder mit ihm in Zusammenhang stehen und gleichzeitig Mittelpunkt der pflegerischen Behandlung sind.

> 🕮 Marjory Gordon, Pflegediagnosen und Pflegeprozeß, Ullstein Mosby, Wiesbaden 1997

Pflegediagnosen in Europa – Ausblick

Im Zusammenhang mit der Pflegeversicherung werden die Pflegediagnosen in der ambulanten Pflege an Bedeutung gewinnen. Auch der Kostendruck in der stationären Pflege läßt Pflegediagnosen als hilfreiches Instrument im Rahmen der Qualitätssicherung erscheinen.

Wenn Pflegediagnosen allgemein anerkannt sind, geben sie den Pflegenden die Möglichkeit, sich bei der Einschätzung der Pflegebedürftigkeit auf diese Diagnosen zu stützen. Damit wird die Notwendigkeit der Kostenübernahme für die Pflegebehandlung begründbar.

Auch hier ist der Vergleich mit der Medizin gegeben, in der – vereinfacht gesagt – die Diagnose weitgehend darüber entscheidet, wieviel Geld die Krankenkassen für die Behandlung zur Verfügung stellen.

Die Einteilung der Pflegebedürftigkeit in drei Stufen, wie sie die Pflegeversicherung (☞ 1.8.2) vorsieht, kann als Beispiel für Pflegediagnosen gelten. Hier wird nach fest vorgebenen Kriterien die Pflegebedürftigkeit eines Versicherten ermittelt und danach über die Leistungen entschieden.

Die ausgearbeiteten, von der NANDA anerkannten Pflegediagnosen liegen in deutscher Übersetzung vor. Allerdings ist aus deutscher Sicht hervorzuheben, daß:

- Das Tätigkeitspektrum der Pflegepersonen in den USA sich von dem deutscher Pflegepersonen deutlich unterscheidet (eher Richtung Sozialarbeit)
- Viele bei uns als ärztliche Aufgaben definierte Tätigkeiten in den USA in den Aufgabenbereich der Pflegekräfte fallen
- Bei den Pflegebedürftigen eine andere Bandbreite an Problemen vorliegt.

Vor diesem Hintergrund erscheint es fraglich, ob die Pflegediagnosen der NANDA auf den deutschen Sprachraum übertragen werden können.

In Europa gibt es mittlerweile eine der NANDA vergleichbare Arbeitsgruppe, die sich mit den Fragen befaßt, ob und ggf. welche Pflegediagnosen auf europäische Verhältnisse übertragen werden können und welche Strukturen geeignet sind, mögliche Pflegediagnosen zu ordnen und systematisch zu erarbeiten.

2.3.3 Pflegevisite

> **Pflegevisite:** Regelmäßige Gespräche zwischen Pflegepersonen *und* dem Patienten über den Pflegeverlauf; es nehmen die (Pflege-) Mitarbeiter teil, die den betreffenden Patienten betreuen, evtl. werden weitere Personen hinzugezogen, etwa Krankengymnastin, Ergotherapeutin, Stationsleitung oder Pflegedienstleitung.

Die **Pflegevisite** findet am Patientenbett statt. Der Patient wird von der zuständigen Pflegeperson den anderen Teilnehmern vorgestellt, pflegerische Probleme werden erörtert, die Zweckmäßigkeit der geplanten Pflege (einschließlich der Tauglichkeit der Standards) wird diskutiert und der Patient dazu befragt.

Sinn und Zweck

Die Ziele der Pflegevisite und ihre Vorteile machen deutlich, daß es sich dabei nicht um eine lästige Aufgabe oder eine zusätzliche Belastung handelt. Ziele der Pflegevisite können z.B. sein:

- Die Pflegeintensität zu erfassen
- Die Einstufung in Pflegestufen vorzunehmen
- Pflegerische Fragen (z.B. bei Problempatienten) abzuklären
- Die Qualität der Pflege zu sichern.

> ☑ Im Sinne der von Donabedian gegebenen Definition von Pflegequalität (☞ 2.3) dient die Pflegevisite dazu:
> - Die Strukturqualität zu erfassen
> - Die Prozeßqualität zu reflektieren
> - Die Ergebnisqualität festzustellen.

Partnerschaftliches, ressourcenorientiertes Pflegeverständnis

Regelmäßige Pflegevisiten werden auch das Verhältnis zwischen Pflegeperson und Patient neu gestalten. Der Patient wird vom eher passiven Pflegeempfänger zum aktiv Beteiligten.

Pflegevisite zur Qualitätskontrolle

Nimmt die Stationsleitung oder Pflegedienstleitung an den Pflegevisiten teil, kann sie:

- Sich vom Pflegeverständnis des Mitarbeiters überzeugen
- Die Pflegedokumentation überprüfen
- Konstruktive Kritik üben und Hilfestellung geben
- Sich einen Überblick über den Einsatz an Pflegehilfsmitteln und -materialen verschaffen
- Die mittlere Pflegeintensität und die besonderen Belastungen einer Pflegegruppe oder Abteilung erfassen.

Rahmenbedingungen

Um die Ziele der Pflegevisite erreichen zu können, müssen einige Rahmenbedingungen gegeben sein:

- Bereichspflege, Zimmerpflege, ☞ 2.5.1
- Pflegedokumentation, ☞ 2.4

- Feste Termine für die Pflegevisite, Einbindung in den Tagesablauf
- Mindestbesetzung der Station mit Pflegepersonen
- Fortbildung der Mitarbeiter zum Thema „Pflegevisite" einschließlich Reflexion und Evaluation.

Ablauf und Struktur

Damit die Pflegevisite für alle Beteiligten problemlos und langfristig mit geringem Zeitaufwand ablaufen kann, wird sie strukturiert in:

- Vorgespräch
- Visite am Bett
- Nachbesprechung.

Im *Vorgespräch* werden die zu klärenden Fragen gesammelt und festgelegt (oder in Erinnerung gerufen), welche Themen nicht angesprochen werden sollen, z.B. die Gabe eines Placebo (☞ 10.2.1) oder die Diagnose bei einem Krebspatienten, der darüber noch nicht aufgeklärt ist.

Während der *Visite am Bett* findet ein konstruktiver Austausch von Informationen statt. Hierfür gelten die Regeln der Kommunikation (☞ 3.3 und 7.10):

- Sprache und Inhalte richten sich nach dem Patienten
- Störungen werden vermieden (kein „Kommen und Gehen")
- Es werden Gemeinsamkeiten betont und möglichst die Ziele und Wünsche des Patienten mit den Zielen und Erwartungen der Pflege zur Deckung gebracht.

Die *Nachbesprechung* dient der Ergebnissicherung. Der Ablauf der Pflegevisite wird reflektiert und dokumentiert. Dies gilt insbesondere für die Konsequenzen, die sich aus der Pflegevisite ergeben, wie etwa:

- Die Umstellung von Pflegeplänen
- Ein veränderter Einsatz von Pflegehilfsmitteln
- Die Information und Beteiligung anderer Berufsgruppen, wie Krankengymnasten oder Ärzten.

Ausblick

Die Erwartungen an die Pflegevisite gehen über die Qualitätssicherung hinaus. Pflegepersonen erhoffen sich von regelmäßigen Pflegevisiten eine Signalwirkung an die anderen Gesundheitsberufe:

- Pflege geschieht mit Sachverstand, ist begründet und dem Patienten angemessen
- Pflege erfordert Entscheidungen, die nicht einfach und schnell zu treffen sind, sondern eine komplexe Abstimmung zwischen den Zielen der Pflege und den Wünschen und Möglichkeiten des Patienten erfordert
- Pflege ist Kommunikations- und Beziehungsarbeit mit dem Patienten und nicht nur die Summe aller ausgeführten Pflegehandlungen
- Pflegepersonen sind selbst in der Lage, die Qualität der pflegerischen Versorgung zu sichern.

2.4 Pflegedokumentation und Informationsmanagement

Informationsmanagement: Jeglicher Umgang mit Informationen, z.B. Dokumentation *(Sammlung, Aufzeichnung),* Kommunikation *(Austausch)* oder Verfügbarkeit von Informationen.

Dokumentation: Aufzeichnung von Daten zur Sicherung von Informationen

- um sie nachlesen und (auch durch Dritte) nachprüfen (lassen) zu können
- um sie allen an der Pflege und Therapie Beteiligten zur Verfügung zu stellen
- um sie übersichtlich zu ordnen
- um erbrachte Leistungen abrechnen zu können
- um auch im juristischen Sinne die erbrachten Leistungen nachweisen zu können
- um der gesetzlichen Verpflichtung (Sozialgesetzbuch) zur Dokumentation zu genügen
- um Daten für Erhebungen (Pflegeforschung) zu sammeln.

Warum Informationsmanagement?

Seit den 70er Jahren besteht durch eine Vorschrift des Sozialgesetzbuches für alle Einrichtungen des Gesundheitswesens die Verpflichtung zur **Dokumentation.** Dokumentation ist aber nicht nur sinnvoll, um dieser gesetzlichen Vorschrift zu genügen. Letztlich hängen Genesungserfolg und Wohlbefinden des Patienten ab vom kontrollierten Umgang mit Informationen.

Dokumentation ist Teil des **Informationsmanagements:** Das Sammeln von Beobachtungen, Befunden und Meßwerten ist kein Selbstzweck, sie werden zusammengetragen, um sie dem therapeutischen Team zur Verfügung zu halten.

Die zunehmende Arbeitsteilung und Spezialisierung im medizinischen wie auch pflegerischen Bereich führt dazu, daß immer mehr Personen an der Therapie beteiligt sind, jeder Einzelne von ihnen aber nur einen (kleinen) Teil der Informationen erfaßt.

Informationsmanagement umfaßt aber nicht nur das Erfassen und den Austausch von Informationen, sondern auch die schnelle Abrufbarkeit. So erwartet z.B. ein Patient, unverzüglich nach einer Untersuchung über das Ergebnis informiert zu werden, weil für ihn das bange Warten zur Qual wird.

Ebenso ist eine – unter dem Kostendruck notwendige – Verweildauerverkürzung nur zu erreichen, wenn der Austausch von Informationen beschleunigt wird.

In den folgenden Abschnitten wird aufgezeigt,

- welche Informationen
- wo
- wie dokumentiert werden.

Dokumentierte Informationen

Üblicherweise dokumentiert werden beispielsweise folgende Informationen:

- Meßwerte: Puls, Blutdruck, Körpertemperatur, Größe und Gewicht
- Beobachtungen: Schlaf, Schmerzen, Wundverhältnisse, Stimmungslage
- Geplante und durchgeführte Untersuchungen: Röntgen- und Ultraschalluntersuchungen, endoskopische Untersuchungen
- Untersuchungsergebnisse **(Befunde)**
- Therapien, etwa die Medikamente und physikalische Therapiemaßnahmen wie z.B. Krankengymnastik
- Durchgeführte ärztliche und pflegerische Leistungen.

Aufbau eines Dokumentationssystems

Die meisten Einrichtungen haben ihre eigenen **Dokumentationssysteme.** Praktisch alle Dokumentationssysteme haben jedoch drei Bestandteile gemeinsam:

- Die großformatige sog. **Fieberkurve** zur chronologischen Aufzeichnung

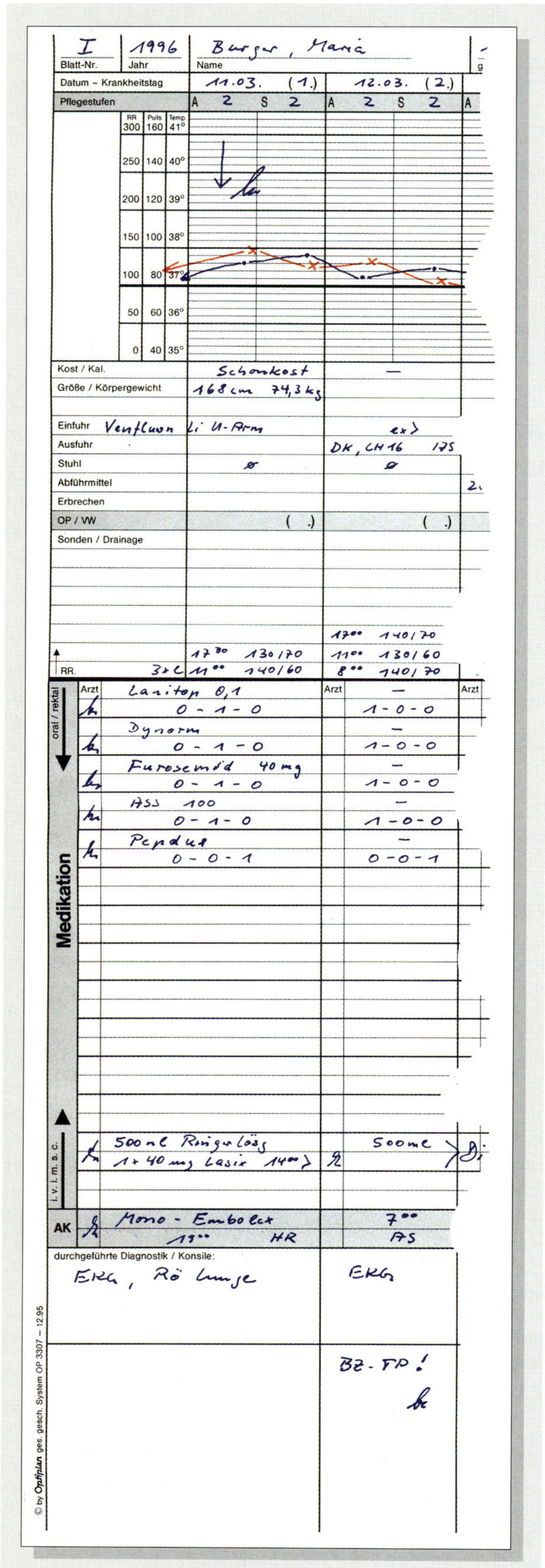

von patientenbezogenen Informationen, insbesondere
  - Täglich (auch mehrmals täglich) gemessener Werte wie Temperatur, Puls und Blutdruck
  - Der verordneten und verabreichten Medikamente
- Den **Pflegebericht** zur Aufzeichnung
  - Der durchgeführten Pflegemaßnahmen
  - Des eigentlichen Berichts über das Befinden des Patienten, insbesondere über Veränderungen seines Zustandes und seine Reaktionen auf die Pflege
- Die **Befundmappe** zum Abheften
  - Der Krankengeschichte, der Berichte aus früheren Krankenhausaufenthalten
  - Der Untersuchungsergebnisse.

Von diesem prinzipiellen Aufbau kann je nach Klinik abgewichen werden. Für mehrmals täglich gemessene Werte (z.B. bei stündlichen Blutdruckkontrollen) gibt es spezielle Überwachungsbögen. Laborergebnisse (die eigentlich zu den Befunden zählen) werden, vor allem wenn sie täglich kontrolliert werden, oft in der Fieberkurve eingeklebt.

Abb. 2.5: Fieberkurve aus dem Dokumentationssystem der Firma Optiplan.
Für die Anordnung der Informationen auf diesem Formular spricht, daß sich so Zusammenhänge erkennen lassen, z.B. ob die Temperatur zurückgeht, nachdem ein Antibiotikum angesetzt wurde, oder wie sich das Gewicht verändert, seit der Patient ein Diuretikum erhält. Die klassische Fieberkurve hat aber zuwenig Platz für pflegerelevante Informationen, so daß weitere Formulare (Stammblatt, Pflegeberichtsblatt) nötig wurden. [V161]

Prinzipien der Dokumentation

Um den Anforderungen des Informationsmanagementes zu genügen, sind an die Dokumentation folgende Anforderungen zu stellen

- **Echtheit.** Das Dokumentationssystem ist eine Urkunde. Daher dürfen keine Eintragungen mit Bleistift vorgenommen werden, und Eintragungen dürfen weder überklebt noch mit Korrekturstiften übermalt werden. Alle Maßnahmen werden erst nach der Erledigung und niemals im voraus eingetragen. Es muß immer persönlich (authentisch) dokumentiert werden: Wer gemessen hat, dokumentiert den gemessenen Wert. Auch Ärzte zeichnen die von ihnen getroffenen Anordnungen selbst ab
- **Sicherheit.** Um vor allem im Notfall schnell und gezielt Informationen zu finden, müssen diese immer an der gleichen, allgemein bekannten Stelle stehen
- **Eindeutigkeit.** Doppelte Dokumentationen sind zu vermeiden. Verabreichte Medikamente werden in der entsprechenden Spalte abgezeichnet und nicht nochmals im Pflegebericht als verabreicht erwähnt
- **Datenschutz.** Der Schutz der Persönlichkeit des Patienten und seiner

Daten darf unter keinen Umständen verletzt werden. Das Dokumentationssystem darf nur den Personen zugänglich sein, die unmittelbar am oder mit diesem Patienten arbeiten. Grundsatzentscheidungen der Gerichte zufolge darf allerdings Patienten die Einsicht in ihre Krankenakte nicht verwehrt werden. Ausnahme ist der psychiatrische Bereich; hier darf das Recht auf Einsichtnahme auf die objektiven Daten, z.B. Laborwerte, eingeschränkt werden

- **Zeitliche Nähe.** Es muß möglichst unmittelbar nach dem Ereignis dokumentiert werden (juristisch ausgedrückt: „ohne schuldhaftes Zögern"). Eintragungen, die verspätet vorgenommen werden, sind problematisch, weil mit zunehmendem Zeitabstand zum Ereignis die Gefahr wächst, daß Werte vergessen oder falsch erinnert werden.

2.5 Arbeitsorganisation der Station

Es gibt mehrere Möglichkeiten, die zu leistende Pflegearbeit auf einzelne Personen zu verteilen, um die Pflegearbeit im Team zu organisieren. Dabei gibt es vorgegebene Faktoren, die nicht – zumindest nicht kurzfristig – geändert werden können („Hardware"), etwa die bauliche Struktur der Station, die Anzahl der Patienten, die Anzahl und Qualifikation des Pflegepersonals. Beeinflussen läßt sich aber die Arbeitsorganisation („Software"), also z.B.:

- Wer welche Aufgaben übernimmt
- Wer für welche Patienten zuständig ist
- In welcher Reihenfolge, mit welcher Priorität Arbeiten erledigt werden.

Es gibt eine Fülle von Begriffen in der Fachliteratur, die sich aus dem Wort Pflege abgeleitet haben und mehr oder weniger präzise Formen der Arbeitsorganisation beschreiben, z.B. *Funktionspflege, Bereichspflege, Gruppenpflege.* Die teilweise widersprüchliche Verwendung der Begriffe macht eine exakte Definition notwendig. Dabei ist zu unterscheiden, ob Hardware oder Software definiert werden soll:

- **Hardware (Struktur, Aufbau):** Hier wird festgelegt, wieviele Patienten zu einer Einheit zusammengefaßt werden
- **Software (Arbeitsorganisation):** Vorgang, wie die zu leistende Pflegearbeit auf die in der Pflegegruppe tätigen Mitarbeiter verteilt wird.

Die Hardware einer Station begünstigt bestimmte Formen der Arbeitsorganisation. Insofern besteht eine Wechselbeziehung zwischen Hard- und Software. Dennoch kann die Arbeitseinteilung bei gleich gebauten Stationen stark abweichen.

Weiter sind eine ganze Reihe von Mischformen bekannt. Um die Vor- und Nachteile der einzelnen Möglichkeiten besser darstellen zu können, wird im folgenden das jeweilige *Prinzip* definiert und bewertet.

2.5.1 Struktur und Aufbau von Pflege-Einheiten

Es gibt prinzipiell drei verschiedene Zuordnungen, die von den baulichen Gegebenheiten abhängen und die Größe von Stationen oder Pflegegruppen bestimmen:

Zimmerpflege: Ein Zimmer als Einheit, meist mit spezieller Ausstattung, z.B. zur Isolierung (☞ 6.2.4) bei hochinfektiösen Erkrankungen, als „Life island" (☞ 6.2.4) bei Schädigung des Abwehrsystems oder z.B. auf Intensivpflege-Einheiten.

Gruppenpflege: 2 – 3 Zimmer für insgesamt 6 – 8 Patienten werden zu einer eigenständigen Pflegegruppe zusammengefaßt; 4 – 6 Gruppen ergeben eine Abteilung.

Stationspflege: Die klassische Station, d.h. ein langer Flur mit 10 – 12 Zimmern für insgesamt 36 – 40 Patienten. Oft werden mehrere Stationen gleicher Fachgebiete zu Abteilungen zusammengefaßt.

Zimmerpflege

Bei der Zimmerpflege, z.B. auf einer Intensivpflege-Einheit, ist das Zimmer so ausgestattet, daß fast alle Pflegematerialien, Medikamente und Überwachungsgeräte im Zimmer vorhanden sind. Die Pflegeperson verläßt dieses Zimmer nur selten und muß sich u.U. dafür ablösen lassen.

Der Vorteil besteht darin, daß Zeit für lange Wege eingespart wird, die der intensiven Pflege und Überwachung des Patienten zugute kommt. Der Nachteil sind die hohen Kosten: Jeder Bettplatz verfügt im Prinzip über eine komplette Ausstattung. Die Pflege bei bestimmten Erkrankungen, z.B großflächigen, schweren Verbrennungen, hochinfektiösen Krankheiten oder schwerer Abwehrschwäche erfordert aber diesen hohen Aufwand. Daher werden bereits beim Bau von Krankenhäusern spezielle Zimmer für die Zimmerpflege eingerichtet.

Gruppenpflege

Nur wenige Krankenhäuser im deutschsprachigen Raum weisen in der *Architektur* eine Einteilung in kleinere Pflegegruppen auf. Damit die Gruppen unabhängig voneinander arbeiten können, ist eine hohe Materialvorhaltung nötig. Sollen die Gruppen – auch bei voller Belegung oder in der Urlaubszeit – nicht zusammengelegt werden, macht sich ein gegenüber der konventionellen Station höherer Personalaufwand bemerkbar.

Stationspflege

Einheiten von 36 – 40 Patienten haben sich als organisatorisch günstig bewährt: Sie sind noch überschaubar, bieten aber eher als die vorgenannten Formen die Möglichkeit, Schwankungen in der Belegung oder in der Personalstärke auszugleichen. Die klassische Station dieser Größe ist die Regel für fast alle Patienten, die keine besondere oder intensive Pflege oder Therapie benötigen.

2.5.2 Zuordnung der Pflegearbeit

Bevor die insgesamt zu leistende Pflegearbeit auf das vorhandene Pflegepersonal verteilt werden kann, muß für alle Patienten ein Pflegeplan erstellt werden; zumindest muß bekannt sein, welche Arbeiten insgesamt zu leisten sind. Zusätzlich zu den direkt am Patienten auszuführenden Tätigkeiten, etwa die Unterstützung bei den ATL, sind weitere Arbeiten zu verteilen, z.B. das Ausfüllen der Mitternachtsstatistik, die Bestellung und Bevorratung von Medikamenten und Pflegematerialien oder die Anforderungen von Mahlzeiten.

Die patientenbezogenen Tätigkeiten können auf zwei gegensätzliche Arten zugeordnet werden: funktionell und patientenzentriert.

	Patient 1	Patient 2	Patient 3	Patient 4	Patient 5	Patient 6	Patient 7	Patient 8
Ganzwaschung	X		X		X			
Teilwäsche		X				X		
RR- Kontrolle	X	X	X	X	X	X		
Temperaturkontrolle					X	X	X	
Dekubitusprophylaxe durch zweistündliches Umlagern	X		X		X			
Mobilisation (zu den Mahlzeiten)								X
Ein- und Ausfuhrkontrolle	X		X		X			
Zweimal täglich Intimtoilette	X		X		X			
Medikamente richten	X	X	X	X	X	X	X	X
Getränke anbieten	X	X	X	X	X	X	X	X

Tab. 2.6: Funktionelle und patientenzentrierte Pflege. Zwei gegensätzliche Prinzipien, die Arbeit den Pflegepersonen zuzuordnen. Hier gezeigt an einem Ausschnitt aus dem Tagesablauf in einer Pflegegruppe mit acht Patienten. In einem ersten Schritt wird für jeden einzelnen Patienten ermittelt, ob und welcher Pflegebedarf besteht (durch Kreuze sichtbar gemacht). Erst im zweiten Schritt unterscheiden sich funktionelle (rot - waagerecht) und patientenzentrierte (blau - senkrechte) Aufteilung der Pflegearbeiten.

Funktionelle Pflege: Eine Pflegeperson (rot) geht z.B. von Zimmer zu Zimmer und kontrolliert die Körpertemperaturen, eine andere verteilt Getränke an alle Patienten.

Patientenzentrierte Pflege: Ein Patient wird von einer Pflegeperson umfassend versorgt: Sie erledigt alle Arbeiten einschließlich der Krankenbeobachtung und der Prophylaxen.

	Funktionelle Pflege	Patientenzentrierte Pflege
Aus Sicht des Patienten	Im Extremfall muß der Patient für jede Tätigkeit eine neue Pflegeperson kennenlernen Wünsche können verlorengehen, wenn die Pflegeperson eine andere Funktion hat („Kollege kommt gleich")	Vertrauensverhältnis kann wachsen durch längere Kontaktzeit zwischen Patient und Pflegeperson Sowohl Pflegeperson als auch Patient können nicht so ohne weiteres „ausweichen" (mißlich bei Antipathie)
Zeitfaktor	Vielfach ist Zeitersparnis durch Routine möglich Zeitverluste entstehen durch erhöhten Koordinationsaufwand	Zeitersparnis ist möglich durch Integration verschiedener Tätigkeiten in sinnvolle Abläufe, z.B. Ganzwaschung und Einreibung, Mobilisation und Ausscheidung
Anspruch an die Qualifikation	Durch eine der Qualifikation entsprechende Zuordnung können Hilfskräfte sinnvoll eingesetzt werden Durch Übernahme von „Lieblingsjobs" kann es zum Verlust der umfassenden Qualifikation kommen (eine Pflegeperson für die Verbände, eine andere für den Katheterismus)	Jede Pflegeperson muß im Prinzip alle Tätigkeiten beherrschen, die bei „ihrem" Patienten auszuführen sind, daher hoher Anspruch an all-round-Qualifikation und gute Möglichkeit, breit gefächerte Kenntnisse zu erhalten
Anfälligkeit gegenüber Belegungs- oder Personalsstärke	Es besteht die Gefahr, daß die zuletzt versorgten Patienten zu kurz kommen	Es können Prioritäten gesetzt und evtl. Maßnahmen in Absprache verschoben werden
Einarbeitung neuer Mitarbeiter, Ausbildung	Einüben einer neuen Tätigkeit in kurzer Zeit möglich (hohe Übungsfrequenz) Wechselwirkungen pflegerischer oder ärztlicher Maßnahmen können nicht gelernt werden, da die Pflegeperson z.B. von allen Patienten die Wundverhältnisse *oder* die Temperatur kennt, aber nicht von einem Patienten alle Parameter.	Evtl. besteht ein erhöhter Zeitbedarf, um bestimmte Lernziele zu erreichen Die Wechselwirkungen sind erfahrbar, z.B. Reaktion auf Medikamente
Reflexion, Möglichkeit, die eigene Pflege zu beurteilen und dazuzulernen	Ähnliche Tätigkeiten bei mehreren Patienten ausgeführt, ermöglichen den Vergleich von Patient zu Patient	Verschiedene Tätigkeiten bei einem Patienten ausgeführt, erleichtern es, sich in seine Lage zu versetzen, seine Belastbarkeit und Kooperationsfähigkeit abzuschätzen
Materialvorhaltung	Gering, z.B. genügt ein Verbandwagen, da eine Pflegeperson alle Patienten verbindet	Höher, da mehrere Pflegepersonen unabhängig voneinander ähnliche Tätigkeiten ausführen

Tab. 2.7: Hauptkenntzeichen funktioneller und patientenzentrierter Pflege.

Funktionspflege *(funktionelle Pflege):* Eine Pflegeperson führt eine bestimmte Handlung (Funktion) bei mehreren Patienten aus, z.B. mißt eine Pflegeperson den Blutdruck, die andere macht die Verbände.

Patientenzentrierte Pflege: Eine Pflegeperson führt alle Pflegemaßnahmen an einem Patienten aus, sie wäscht, bettet, lagert ihn, mißt den Blutdruck und verbindet seine Wunde.

Tab. 2.6 verdeutlicht die unterschiedliche Arbeitsverteilung. Wie eingangs erwähnt, handelt es sich dabei um Prinzipien, die in der Praxis mehr oder weniger stark ausgeprägt auftreten. Häufig trifft man Mischformen an, wenn z.B. die Grundpflege (Waschen, Betten, Prophylaxen) *patientenzentriert*, andere Tätigkeiten wie etwa Mittagessen austeilen oder Medikamente richten *funktionell* erledigt werden.

Beide Zuordnungen, die funktionelle wie die patientenzentrierte, haben Vor- und Nachteile. Einen Überblick gibt Tab. 2.7.

Bereichspflege als Kompromiß

Um die Vorteile beider Pflege-Zuordnungen zu vereinen und die Nachteile zu minimieren, hat sich unter dem Begriff **Bereichspflege** *(Gruppenpflege)* eine Mischform etabliert, in der manche Tätigkeiten funktionell, andere patientenzentriert zugeteilt werden.

Bereichspflege *(Gruppenpflege):* Einteilung einer Station in mehrere **Bereiche** *(Gruppen)*, die jeweils von einer Pflegeperson (evtl. mit weiteren Helfern) verantwortlich betreut werden. In den Bereichen wird überwiegend patientenzentriert gearbeitet. Wenige, allen Mitarbeitern vertraute Tätigkeiten werden funktionell erledigt.

Eine Station mit 36 Betten wird beispielsweise in vier Bereiche eingeteilt, wobei die einzelnen Bereiche unterschiedlich groß sein können, falls die Pflegebedürftigkeit der Patienten erheblich schwankt. In jedem Bereich wird ein Großteil der Arbeiten patientenzentriert (☞ Tab. 2.6, blau), der kleinere Teil funktionell (☞ Tab. 2.6, rot) erledigt, d.h. von einer Pflegeperson für alle Patienten aller Bereiche. Beispielsweise könnte sich:

- Ein Bereich um die Teeküche, Essensanforderung und Getränke kümmern
- Ein anderer um den Vorrat und die rechtzeitige Bestellung von Medikamenten und Pflegematerialien
- Der nächste um die Reinigung, Desinfektion oder Sterilisation benutzter Pflegehilfsmittel, Instrumente und Geräte
- Schließlich einer um die Büro- und Verwaltungsarbeiten wie Statistiken, Belegungsnachweis oder Postbearbeitung.

Bereichspflege in der Ausbildung

Die Bereichspflege hat sich auch in der Ausbildung bewährt: Kleine Bereiche sind übersichtlicher als die ganze Station. Die Auszubildenden haben dadurch eher die Möglichkeit, über wenige Patienten viel, statt über viele Patienten wenig zu wissen. Auch Zusammenhänge zwischen der Veränderung des Zustandes und der folgenden Anpassung von Therapie und Pflege sind leichter nachzuvollziehen. Die funktionellen Anteile ermöglichen ein Einüben neuer Tätigkeiten in kurzer Zeit und „entlasten" von anderen Tätigkeiten, die entweder schon beherrscht werden oder nicht zum aktuellen Ausbildungspensum gehören.

2.5.3 Pflegeablaufsplanung

Pflegeablaufsplanung: Bewußte Entscheidung, wann und in welcher Reihenfolge Pflegemaßnahmen durchgeführt werden.

In einem ersten Schritt wird für einen Patienten ein *Pflegeplan* (☞ 2.2) erstellt, aus dem die geplanten Maßnahmen zu entnehmen sind. Hinzu kommen die vom Arzt angeordneten Maßnahmen.

Unter der Voraussetzung, daß jetzt alle Maßnahmen für einen Patienten bekannt sind, muß in einem weiteren Schritt ein vernünftiger **Pflegeablaufsplan** erarbeitet werden. Darin werden Reihenfolge und Zeitpunkt jeder einzelnen Maßnahme festgelegt.

Beispiel

1. Schritt: In einem Zimmer liegen zwei Patienten. Bei dem einen wurde in der Pflegeplanung entschieden, daß er im Bett gewaschen werden muß; für den anderen ist geplant, ihm beim Waschen am Waschbecken zu helfen.

2. Schritt: Jetzt muß entschieden werden, welcher der beiden Patienten zuerst versorgt werden soll. Hier stellt sich unter anderem die Frage, ob der Patient, der sich am Waschbecken selbst versorgt, dort eine Zeitlang alleine gelassen werden kann, und falls ja, ob während dieser Zeit andere sinnvolle Tätigkeiten erledigt werden können.

Auch für den Fall, daß nur ein Patient zu versorgen ist, können verschiedene Maßnahmen sinnvoll mit einander kombiniert werden, andere wiederum nicht: Die Maßnahmen, den Rücken einzureiben oder rektal Temperatur zu messen, können bei einem bettlägerigen Patienten z.B. gut in die Handlungskette der Körperpflege (Ganzwaschung, ☞ 7.5.3) integriert werden, um den Patienten so wenig wie möglich umlagern zu müssen.

☑ Es ist sehr wichtig, daß diese Entscheidungen nicht „aus dem Bauch heraus" getroffen werden. Der Ablauf soll bewußt, übungshalber auch schriftlich, geplant werden.

2.6 Das Krankenhaus als Betrieb

Die Dienstleistungen im Krankenhaus können nur erbracht werden, wenn die verschiedenen Abteilungen sinnvoll zusammenarbeiten.

Um zu unterstreichen, daß alle Abteilungen wichtig sind und keine fehlen darf oder ohne die anderen auskommen könnte, werden die verschiedenen Bereiche eines Krankenhauses in alphabetischer Reihenfolge kurz charakterisiert:

Ambulanzen der Fachabteilungen

In den Ambulanzen werden die Patienten untersucht und behandelt, die anschließend meist wieder nach Hause gehen.

Apotheke

Die Apotheke beliefert alle Abteilungen des Hauses mit Medikamenten (die teilweise selbst hergestellt werden),

Desinfektionsmitteln und manchmal auch Pflegematerialen. Bestellung und Bevorratung der genannten Materialien fallen ebenso in ihren Aufgabenbereich.

Archiv

Aufbewahrung der Krankenakten. Alle Patienten-Unterlagen müssen bis zu 30 Jahren lang aufbewahrt werden. Bei einem erneuten Krankenhausaufenthalt eines Patienten wird das alte Krankenblatt herausgesucht.

Aus-, Fort- und Weiterbildung

Zahlreiche Bildungsgänge werden von den Krankenhäusern selbst angeboten oder sind unmittelbar mit ihnen verknüpft, so z.B. die Ausbildung in der Kinderkrankenpflege und Krankenpflege oder die Weiterbildungen in der Fachkrankenpflege (☞ 1.4.1 – 1.4.2). Viele Krankenhäuser bieten laufend Fortbildungen für die Mitarbeiter im Pflegebereich an (innerbetriebliche Fortbildung).

Bettenzentrale

Hier werden die benutzten Betten abgezogen, desinfiziert und frisch bezogen.

Diagnostikabteilungen (z.B. Röntgen-, EKG-, Sonographie-, Endoskopie-, Laborabteilung)

Hier führen Ärzte, medizinisch-technische Assistenten und (teils speziell ausgebildete) Pflegekräfte die entsprechenden Untersuchungen durch und betreuen den Patienten vor, während und unmittelbar nach den Untersuchungen.

Hauswirtschaftlicher Bereich

Etwa Reinigungsdienst, Wäscherei und Nähzimmer.

Hol- und Bringe-Dienst

Bringt vor allem in größeren Kliniken die Patienten zu den Untersuchungen und wieder zurück auf die Station, liefert die benötigten Pflegematerialien und Medikamente auf die Station, entsorgt den Müll und bringt gebrauchte Instrumente zur Wiederaufbereitung.

Notfallaufnahme (auch Schockraum)

Je nach Größe des Krankenhauses und den vorhandenen Fachrichtungen wird eine eigene Notfallaufnahme für die schwerkranken oder verletzten Patienten unterhalten, wo die Erstversorgung lebensgefährlicher Verletzungen vorgenommen wird. Anschließend werden die Patienten zur Weiterbehandlung auf die (Intensiv-)Station verlegt oder operiert.

Pforte, Telefonzentrale, Kommunikationszentrale

Alle Telefonate, Briefe oder Faxe werden hier weitergeleitet. Besucher können hier erfahren, wo ihre Angehörigen liegen.

Physiotherapie

Hierzu gehören Krankengymnastik und Physikalische Therapie, also Bewegungsbad, Inhalationstherapie, medizinsche Bäder, Therapie mit elektrischen oder magnetischen Feldern, Massage und Packungen (z.B. Fango).

Psychologischer Dienst

Er ist noch relativ selten in den Akutkrankenhäusern anzutreffen. Bei vielen Erkrankungen unterstützt der Psychologe den Arzt in der Behandlung.

Seelsorge

Die Kirchen beauftragen Geistliche, Diakone oder Seelsorger damit, die Kranken in den Kliniken zu betreuen. Sie werden dabei oft auch von Laien *(Besuchsdienst)* unterstützt.

Sozialdienst

Die Mitarbeiter des Sozialdienstes kümmern sich z.B. um die Anschlußheilbehandlung oder die Vermittlung eines Heimplatzes, aber auch darum, daß jemand nach der Wohnung und den Haustieren eines Patienten schaut.

Technischer Dienst

Handwerker und Techniker warten und reparieren unter anderem die Heizung, die Strom- und Wasserversorgung, die zentrale Druckluft- und Sauerstoff-Verteilung und medizinisch-technische Geräte.

Verwaltung

Die einzelnen Abteilungen der Verwaltung haben recht unterschiedliche Aufgaben: Einkauf, Buchhaltung, Personalabteilung, Archiv.

Zentrale Patientenaufnahme

Alle Patienten, die geplant ins Krankenhaus kommen, werden – soweit sie dazu in der Lage sind – über die zentrale Patientenaufnahme aufgenommen. Dort werden ihre Personalien erhoben, ein Behandlungsvertrag und evtl. zusätzliche Leistungen wie Chefarztbehandlung, 1- oder 2-Bett-Zimmer (auf Wunsch) vereinbart.

Zentralküche

Von hier aus werden die Stationen mit Essen und Getränken beliefert, oft im *Tablettsystem*, bei dem für jeden Patienten das Essen in der Küche fertig gerichtet wird. Die *Diätassistenten* beraten Patienten oder deren Angehörige zur gesunden Ernährung oder der vom Arzt angeordneten Diät. Sie schulen auch Patienten in kleineren Gruppen, z.B. Diabetiker.

Sonstige Einrichtungen

wie Krankenhausbücherei, Café, Kiosk, oder Friseur ergänzen das Angebot für Patienten, Besucher und Personal.

2.7 Pflegeforschung und Pflegewissenschaft

Empirisches Wissen in der Pflege

Bisher beruhte das Fachwissen der Pflegenden weitgehend auf Erfahrungen, also *empirischem* Wissen. Negativ ausgedrückt hieße das: Pflegende halten an Pflegetechniken fest, die sie für wirksam halten, ohne eindeutig sagen zu können, worauf die Wirkung beruht, welches mögliche Risiken sind oder ob es wirksamere Alternativen gibt.

Beispiel: Dekubitusprophylaxe

Noch in den 80er Jahren war die Technik des Eisens und Fönens zur Dekubitusprophylaxe (☞ 7.6.4) weit verbreitet. Auf vielen Stationen, auf denen diese Technik angewendet wurde, gab es tatsächlich wenige Patienten mit einem Dekubitus, der während des Krankenhausaufenthaltes entstanden war.

Heute ist durch Forschung eindeutig bewiesen, daß Eisen und Fönen die Hautdurchblutung *mindert.* Die relativ geringe Zahl erworbener Dekubiti auf den oben erwähnten Stationen war also nicht auf das Eisen und Fönen zurückzuführen, sondern darauf, daß diese Patienten umgelagert wurden, um an den gefährdeten Stellen arbeiten zu können.

Der Unterschied zwischen Erfahrungswissen und wissenschaftlichen Erkenntnissen macht an diesem Beispiel deutlich: Die Wirkung einer Pflegemaßnahme mit wissenschaftlichen Methoden zu untersuchen, heißt, ihre Wirkung *nachzuweisen.*

In diesem Beispiel wurde bei einigen Versuchspersonen die Sauerstoffsättigung des Gewebes vor und nach der Kälte-Wärme-Anwendung durch Eis und Fön gemessen. Bei einer gleich großen Zahl von Versuchspersonen wurde untersucht, wie sich die Sauerstoffsättigung durch Umlagern (Druckentlastung) verändert.

Durch diese Experimente wurde eindeutig bewiesen, daß die Anwendungen von Wärme und Kälte im Wechsel einen ungünstigen Einfluß auf die Durchblutung des Gewebes hatten, die Druckentlastung hingegen hatte einen günstigen Einfluß.

Das Gegenteil von „gut" ist „gut gemeint"

Es reicht nicht aus, um die Genesung des Patienten bemüht zu sein, es gut zu *meinen.* Alle Pflegemaßnahmen müssen kritisch, das heißt wissenschaftlich, auf ihre Wirkung überprüft werden. Pflegeforschung liefert dazu die nötigen Erkenntnisse. Es gibt noch viel zu wenige in diesem Sinne erforschte Pflegemaßnahmen, von denen viele zut täglichen Routine gehören.

☑ Pflegeforschung ist notwendige Voraussetzung für die Pflegequalität.

Pflegeforschung in Deutschland

Das erste Forschungsprojekt, das ausdrücklich vom Bundesgesundheitsministerium gefördert und von einer Krankenschwester geleitet wurde, befaßte sich mit der Pflege von Apoplexiekranken (Patienten nach einem Schlaganfall, ☞ auch 35.6). Dieses Projekt wurde 1988 – 1991 bei der Agnes-Karll-Stiftung für Pflegeforschung von Monika Krohwinkel geleitet. Der offizielle Titel hieß *„Der Pflegeprozeß am Beispiel von Apoplexiekranken – Eine Studie zur Erfassung und Entwicklung ganzheitlich-rehabilitierender Prozeßpflege in Akutkrankenhäusern".*

Chronologie der Pflegeforschung in Deutschland

1984 Gründung der **Agnes-Karll-Stiftung** für Pflegeforschung

1988 Erste Ausgabe einer deutschsprachigen Zeitschrift „Pflege", die sich ausschließlich mit Pflegeforschung befaßt.

1989 Gründung des **Vereins zur Förderung der Pflegewissenschaft und Pflegeforschung**

1991 Hervorgehen des **Agnes-Karll-Instituts für Pflegeforschung** beim Deutschen Berufsverband für Pflegeberufe (DBfK) in Eschborn aus der Agnes-Karll-Stiftung

Das Projekt beinhaltete die Einführung eines Pflegemodells (☞ 1.6.3) in der Praxis und untersuchte die Folgen für die Pflegequalität. Im Forschungsbericht wird festgestellt, „daß bei Patienten mit Kau- und Schluckstörungen die Bedürfnisse und vor allem die Fähigkeiten nicht ausreichend erfaßt werden. Diesen Patienten wird in der Regel eine Nährsonde gelegt. Trinkangebote und Schluckversuche werden in der Routine von Hilfskräften vorgenommen, ohne daß Gefahren wie Aspiration und Entwicklung von Aspirationspneumonien ausreichend erkannt bzw. berücksichtigt werden".

Sabine Bartolomeyczik, Krankenschwester und selbst Leiterin eines Forschungsprojektes, über diese Studie: „Was mich an diesem Projekt so fasziniert, ist dies: Es läßt sich belegen, daß theoretisch fundierte Pflege machbar ist, daß der Pflegeprozeß eine wichtige Unterstützung für effektive Pflege sein kann, und daß Bezugspersonenpflege durchführbar ist".

☑ Die Pflegeforschung kann einen enormen Beitrag zur Leistungsfähigkeit unseres Gesundheitswesens erbringen, insbesondere im Hinblick auf die Qualität und Akzeptanz der pflegerischen Versorgung.

📖 Gesundheitswesen 2000, Positionen des DBfK, Eschborn 1995.

2.8 Pflegepädagogik

Pädagogik: Wissenschaftliche Antwort auf Bildungs- und Erziehungsfragen, d.h. wie ein Erzieher den zu Erziehenden zu einem bestimmten Erziehungsziel führen kann.

Pädagogik in der Pflege wendet Erkenntnisse an, die aus der Erziehungsforschung gewonnen wurden. Beispiele hierfür sind die Gesundheits*erziehung* oder die Motivation eines Patienten, trotz Schmerzen aufzustehen oder sich konsequent an eine bestimmte Diät zu halten. Die praktische Krankenpflege hat somit pädagogische Anteile.

Pädagogik findet ihre Anwendung aber auch in der Krankenpflegeausbildung und hilft hier, die Frage zu klären, wie Krankenpflegeschüler am besten für die späteren Anforderungen des Berufes vorbereitet werden.

Pädagogische Elemente der Krankenpflege sind also:

- Gesundheitserziehung
- Motivationsarbeit
- Vermittlung von Arbeitstechniken
- Beurteilung von Krankenpflegeschülern.

Prinzipiell besteht für eine pädagogische Betrachtung dieser Aufgaben kein Unterschied darin, ob der Adressat ein Patient oder ein Krankenpflegeschüler ist. In jedem Fall spielt die Anwendung pädagogischer Kenntnisse eine Rolle.

Es gehört daher zu den unverzichtbaren Bestandteilen der Grundausbildung, die angehenden Krankenpflegepersonen auf solche Aufgabe vorzubereiten. Die im folgenden Abschnitt vorgestellten Prinzipien sind auf die Anleitung von Krankenpflegeschülerinnen, auf die Einarbeitung neuer Mitarbeiter oder die Schulung von Patienten und deren Angehörigen anwendbar.

2.8.1 Pflegekompetenz weitergeben

Erlernen einer Pflegetechnik in vier Schritten

Die Anleitung in vier Stufen (☞ Tab. 2.8) ist nur *ein* Instrument, die Qualität praktischer Ausbildung zu sichern.

	Vorbereiten	Vorführen	Ausführen	Einüben
Aktivitäten der Schülerin	• Grundkenntnisse erwerben oder auffrischen (Theorie vor Praxis) • Bei Unklarheiten fragen	• Aufmerksam zuschauen • Fragen u.U. nicht im Patientenzimmer stellen, wenn sie z.B. die Prognose betreffen	• Erst geplantes Vorgehen erläutern • Auf den Patienten, nicht auf den Anleiter konzentrieren	• Sich bemühen, die Tätigkeit in überschaubarer Zeit öfters auszuführen
Aktivitäten der Anleitenden	• Zu erlernende Tätigkeit nach Ausbildungsstand auswählen • Interesse wecken, motivieren • Ggf. Hemmungen abbauen • Theoretische Kenntnisse überprüfen • Maßnahme einschließlich möglicher Störungen erklären	• Komplexe Maßnahmen in Teilschritte zerlegen und evtl. nur Teile zeigen • Aufmerksamkeit auf die entscheidenden Punkte lenken • Falls möglich, Maßnahme langsamer als „normal" ausführen und unterbrechen	• Genau beobachten, bei Fehlern möglichst „sanft" eingreifen • „Konstruktiv" kritisieren: Richtiges loben, Fehler benennen und verbessern • Anzahl weiterer Kontrollen festlegen	• Nach wie vor kontrollieren • Anforderungen langsam steigern. Erstes Ziel: exakt und sicher. Zweites Ziel: schnell und routiniert
Hinweise und Tips für die Anleitende	• Die Phantasie der Schüler kennt keine Grenzen: Es muß manchmal auch gesagt werden, wie es nicht geht	• Vorführen ist mehr als in Anwesenheit des Schülers durchführen	• Eine einmalige Kontrolle beweist nicht, daß ein Schüler die Tätigkeit beherrscht, daher diesen Schritt wiederholen	• Manche Schwierigkeiten treten erst später auf • Ungeübte neigen unter Zeitdruck dazu, schlampig zu arbeiten

Tab. 2.8: Anleitung in vier Stufen. Die Abfolge der einzelnen Stufen sichert den Lernerfolg. Vor allem bei komplexen Handlungsketten kann nicht erwartet werden, daß Schüler nach einmaligem „Vormachen" alles richtig nachmachen können.

Krankenschwestern und Krankenpfleger können sich hier orientieren, um Fehler und Enttäuschungen in der Anleitung zu vermeiden; sie kann aber eine fundierte Ausbildung zum Mentor, die weitere pädagogische Kenntnisse vermittelt, nicht ersetzen.

2.8.2 Wer bildet aus, wer leitet an?

Die Ausbildung in der Krankenpflege ist unterteilt in den theoretischen und praktischen Unterricht in der Krankenpflegeschule und die praktische Ausbildung auf den Stationen.

An der praktischen Ausbildung in der Krankenpflege sind beteiligt:

- Krankenschwestern und Krankenpfleger
- Mentoren
- Praxisanleiter
- Lehrerinnen und Lehrer für Pflegeberufe.

Mentoren sind examinierte Pflegekräfte, die einen Mentorenkurs besucht haben, der sie speziell auf die Vermittlung praktischer Fähigkeiten vorbereitet hat. Sie gehören in der Regel zum Pflegeteam der Station oder Abteilung, betreuen also auch selbst Patienten.

Praxisanleiter sind Lehrer für Pflegeberufe, die zum Schulteam gehören und für den klinischen Unterricht verantwortlich sind: Sie gehen zum Schüler auf die Station und unterrichten dort am Patienten.

Lehrer für Pflegeberufe unterrichten Krankenpflege sowohl in der Theorie als auch in der Praxis. Da sie auch für die gesamte Organisation der theoretischen und praktischen Ausbildung verantwortlich sind, sind die Anteile an klinischem Unterricht auf Station in der Praxis meist eher gering.

Gesetzliche Regelung der Ausbildung

Das Krankenpflegegesetz kennt im Prinzip nur zwei Personen, die für die Ausbildung verantwortlich sind. So steht in §4 des Krankenpflegegesetzes (sinngemäß), daß Krankenpflegeschulen nur anerkannt werden:

- Wenn sie über eine ausreichende Zahl von **Unterrichtskräften** verfügen *und*
- Wenn die **Anleitung durch Krankenschwestern** und **Krankenpfleger** gesichert ist.

In den einzelnen Bundesländern gibt es unterschiedliche Interpretationen, was unter einer „ausreichenden Zahl" zu verstehen ist. In der Regel wird in Anlehnung an das europäische Übereinkommen zur europaweiten Angleichung der Krankenpflegeausbildung von einem Lehrer-Schüler-Verhältnis von 1:15 ausgegangen.

Für den Unterricht in der Krankenpflegeschule werden eine Reihe von **nebenamtlichen Dozenten** verpflichtet, zum Beispiel (Fach-)Krankenschwestern, Krankengymnasten, Diätassistenten, Ärzte, Psychologen oder Apotheker.

2.9 Berufliche Interessenvertretung in der Pflege

Angehörige der Pflegeberufe haben sich in verschiedenen Organisationen zusammengeschlossen, um ihre Interessen Dritten gegenüber zu vertreten. Die drei Säulen der **Interessenvertretung** sind:

- Berufsverbände
- Gewerkschaften
- Pflegekammern.

Berufsverbände und Gewerkschaften haben bereits eine lange Tradition. Pflegekammern dagegen gibt es noch nicht; es haben sich aber mehrere Initiativgruppen gebildet, die sich für die Einrichtung solcher Pflegekammern einsetzen. Im folgenden sollen alle drei „Säulen" in ihren unterschiedlichen Zielsetzungen und Instrumenten beschrieben werden.

2.9.1 Berufsverbände

Berufsverband: Freiwilliger Zusammenschluß von Angehörigen eines Berufes zur Durchsetzung berufspolitischer Interessen.

In Deutschland gibt es eine Vielzahl von Pflege-Berufsverbänden, die z.T. nur wenige Hundert Mitglieder haben. Der größte Berufsverband für Pflegeberufe mit mehreren zehntausend Mitgliedern ist der **DBfK,** der *Deutsche Berufsverband für Pflegeberufe.* Die meisten Berufsverbände der Pflegeberufe sind in der *Arbeitsgemeinschaft Deutscher Schwesternverbände* **(ADS)** zusammengeschlossen.

Voraussetzung für die Einrichtung von Berufsverbänden ist ein klares Berufsbild, das eine Abgrenzung anderen Berufen gegenüber ermöglicht und dadurch ein Gefühl erzeugt, zusammenzugehören. Die meisten Berufsverbände sind als *Vereine* organisiert.

Mitgliedschaft

Mitglied werden können die selbständigen und die angestellten Angehörigen des Berufs, die Auszubildenden und die Ehemaligen. Die Mitgliedschaft ist freiwillig. Der Mitgliedsbeitrag ist meist nach Einkommen gestaffelt.

Leistungen und Aufgabenbereich

Die Leistungen des Berufsverbandes umfassen:

- Angebot an Berufshaftpflicht- und Rechtsschutzversicherungen
- Beratung in Berufsfragen
- Vermittlung internationaler Kontakte über den Dachverband **ICN** *(International Council of Nurses)*
- Eine monatlich erscheinende Fachzeitschrift.

Die meisten Berufsverbände veranstalten Fort- und Weiterbildungen, die ihre Mitglieder zu ermäßigten Beiträgen besuchen können.

Zum Aufgabenbereich der Berufsverbände gehören über das genannte Leistungsangebot hinaus die Öffentlichkeitsarbeit, die Mitwirkung bei Gesetzesvorhaben und Anhörungen der Parlamente oder der Parteien.

2.9.2 Gewerkschaften

Gewerkschaften: Vereinigungen von *Arbeitnehmern* (sog. abhängig Beschäftigten, also nicht Selbständigen) als Gegengewicht zu den Vereinigungen der Arbeitgeber *(Arbeitgeberverbände)*.

Von den gewerkschaftlich organisierten Pflegepersonen sind die meisten zusammen mit Angehörigen einer Vielzahl anderer Berufe in der **ÖTV** *(Gewerkschaft Öffentlicher Dienst, Transport und Verkehr)* und in der **DAG** *(Deutsche Angestellten Gewerkschaft)* vertreten. Seit 1991 gibt es die **Gewerkschaft Pflege,** in der ausschließlich Pflegepersonen Mitglied sein können.

Mitgliedschaft

Mitglied sein können nicht-selbständige Pflegepersonen und Auszubildende. Der Mitgliedsbeitrag richtet sich wie bei den Berufsverbänden nach dem Einkommen.

Leistungen und Aufgabenbereich

Die Gewerkschaften kümmern sich um alle Fragen des Arbeitsrechtes, des Tarifrechtes und der Arbeitssicherheit, sozusagen um alle Fragen des Arbeitslebens. Nicht nur die Tarifabschlüsse über die Vergütung, sondern auch die Fragen der Arbeitsbelastung fallen in ihren Zuständigkeitsbereich. Gewerkschaften gewähren außerdem einen Rechtsschutz für Fragen des Arbeitsrechtes, z.B. bei drohender Kündigung.

Ein weiteres Aufgabengebiet ist die Beratung und Schulung von Betriebs- bzw. Personalräten, die innerhalb des Betriebes – von den Beschäftigten gewählt – deren Interessen vertreten.

Als wichtigstes Druckmittel gegenüber den Arbeitgebern setzen die Gewerkschaften den **Streik** ein. Somit gehören auch Organisation eines Streiks und Ersatzleistungen für den Verdienstausfall während des Streiks zu den Aufgaben.
Ebenso wie die Berufsverbände wirken die Gewerkschaften auf der politischen Ebene bei der Meinungsbildung mit.

2.9.3 Kammern

Kammer: Vom Gesetzgeber (Landesrecht) eingerichtete Institution, der der Staat (also Bund und Länder) bestimmte, an sich ihm obliegende, hoheitliche Rechte überträgt, z.B.:

- Personen zur Ausübung eines Berufes zuzulassen
- Diese Erlaubnis bei Fehlverhalten *(Kunstfehler)* wieder zu entziehen und Konfliktfälle durch Fachgutachten und die Einrichtung einer Schiedsstelle zu klären
- Darüber hinaus in gewissem Umfang Sanktionen zu verhängen (meist Geldstrafen)

	Berufsverband	Gewerkschaft	Kammer
Möglichkeiten	Es gibt eine Vielzahl von Berufsverbänden Die drei größten sind der Deutsche Berufsverband für Pflegeberufe (DBfK), der Katholische Berufsverband für Pflegeberufe, der Berufsverband für Kinderkrankenschwestern und Kinderkrankenpfleger	Es gibt mehrere Gewerkschaften, die Pflegepersonen vertreten, z.B. die ÖTV, die DAG und die Gewerkschaft Pflege	Kammern für Pflegeberufe gibt es noch nicht. Da deren Einrichtung unter das Landesrecht fällt, müßte jedes Bundesland eine Pflegekammer einrichten
Mitgliedschaft	Freiwillige Mitgliedschaft von: • Angestellten • Selbständigen • Auszubildenden • Ehemals Berufstätigen	Freiwillige Mitgliedsschaft von: • Angestellten • Auszubildenden • Ehemals Berufstätigen	• Zwangsmitgliedschaft aller Berufsausübenden • Freiwillige Mitgliedschaft je nach Kammerregelung
Leistungen	• Berufshaftpflicht • Rechtsschutz in Arbeits- und Haftungsfragen • Fort- und Weiterbildungen • Beratung • Fachzeitschrift	• Rechtsschutz in Arbeitsfragen • Schulung und Beratung von Betriebs- bzw. Personalräten • Tarifpolitik, Aushandeln und Abschließen von Tarifverträgen • Organisation eines Streiks	• Regelung, Prüfung und Überwachung der Zulassung zur Berufsausübung für den Fall, daß diese Berufsausübung bestimmten Personen vorbehalten ist • Aushandeln von Gebührenordnungen zur Abrechnung erbrachter Leistungen

Tab. 2.9: Drei Organisationen der Interessenvertretung für Pflegende.

- Einfluß auf die Ausbildungs- und die Prüfungsrichtlinien zu nehmen und Abschlußprüfungen durch Beauftragte abnehmen zu lassen
- Spezialisierungen und Fortbildungen festzulegen und die Zugangsvoraussetzungen zu erarbeiten.

Es gibt noch keine Kammern für Pflegeberufe, wenngleich sich eine große Gruppe von Pflegenden für die Einrichtung solcher Kammern einsetzt.

Der Staat beschränkt sich bei einem Kammersystem, wie es in Deutschland für Ärzte, Rechtsanwälte und Architekten existiert, auf reine Überwachungsfunktionen, ob die Kammer ihre Aufgaben gesetzesgemäß erfüllt.

Eine Kammer einzurichten macht jedoch nur Sinn, wenn sog. **vorbehaltene Tätigkeiten** existieren: Nur weil es ein Bundesgesetz gibt, das die Ausübung der Heilkunde den Ärzten *vorbehält*, gibt es eine Ärztekammer, die Personen zur Ausübung des Arztberufes zuläßt. Dies geschieht unter Nachweis eines erfolgreich abgeschlossenen Medizinstudiums.

Für die Pflege gibt es solche vorbehaltenen Tätigkeiten nicht. Es scheint zum heutigen Zeitpunkt auch fraglich, ob und wo eine scharfe Grenze zwischen der Laienpflege und den professionell Pflegenden vorbehaltenen Tätigkeiten zu ziehen ist (☞ 1.4.4).

Mitgliedschaft

Alle Pflegepersonen, die den Pflegeberuf ausüben wollten, müßten *zwangsweise* Mitglied der Pflegekammer sein. Für die Selbständigen unter den Mitglieder haben die Kammern – vergleichbar mit den Gewerkschaften – die Aufgabe, die Tarife auszuhandeln, die für bestimmte Pflegeleistungen beim Kostenträger (Pflegekasse, Krankenkasse) abgerechnet werden können.

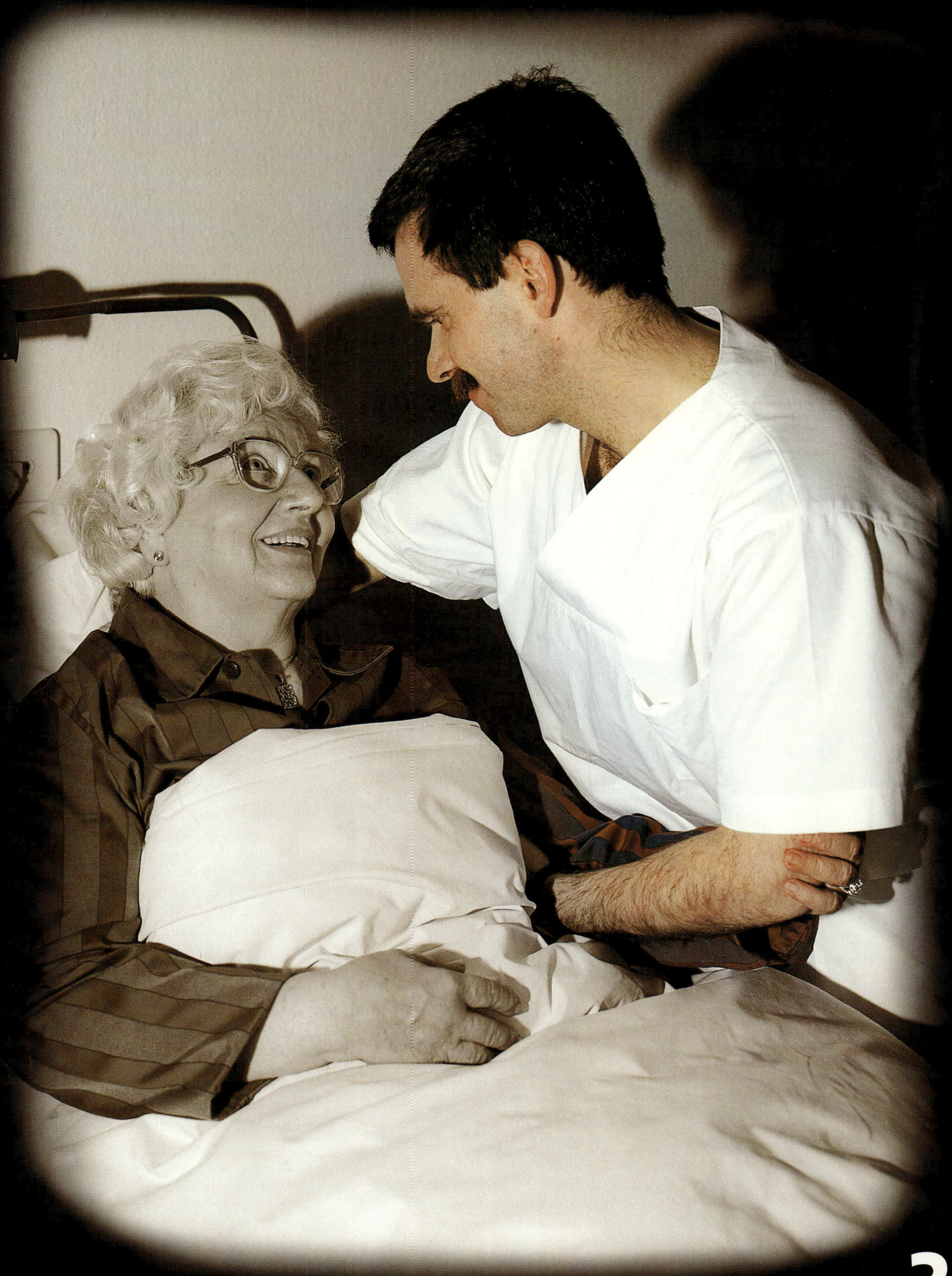

3 Pflege als Interaktion

Übersicht

Wie bereits in Kapitel 1 gezeigt, besteht Pflege nicht nur aus Abfolgen verschiedenster Handlungen, sondern auch aus der Gestaltung einer *wechselseitigen Beziehung* **(Interaktion)** zwischen Pflegeperson und Patient.

Interaktion: Wechselseitige Beziehung und Kommunikation zwischen verschiedenen Personen und/oder Gruppen.

Für die **Pflegeperson-Patient-Beziehung** ist die Befindlichkeit beider Beteiligten und sind ihre gegenseitigen Erwartungen und Vorstellungen enorm wichtig. Daher wird in diesem Kapitel zunächst die Situation des Patienten und dann die Situation der Pflegenden betrachtet. Anschließend geht es darum, was sich zwischen Pflegeperson und Patient abspielt; die Besonderheiten der **Pflegeperson-Patient-Kommunikation** also.

Die Rollen- und Kommunikationsprobleme und deren Lösungen werden an Beispielen aus der stationären Behandlung dargestellt. Der ambulanten Pflege widmet sich ein eigenes Kapitel (☞ 5.3). Die genaue Art der Erkrankung des Patienten spielt bei den folgenden Ausführungen keine Rolle.

3.1 Situation des Patienten

Um das Verhalten und die Äußerungen eines Patienten richtig zu verstehen und nicht falsch zu interpretieren, sollte die Pflegeperson den Patienten möglichst gut kennen und sich zu einem gewissen Grad in seine Lage versetzen können.

Situation des Patienten: Gesamtheit der verschiedenen äußeren Faktoren, die den körperlichen, psychischen und sozialen Zustand des Patienten ausmachen.

Wesentliche Faktoren hierbei sind:

- Die Fähigkeit des Patienten, Schwierigkeiten zu meistern
- Das Bedürfnis des Patienten nach Informationen
- Die Selbstbestimmungsfähigkeit des Patienten
- Die Zugehörigkeit des Patienten zu einer Kultur und Religionsgemeinschaft.

3.1.1 Fähigkeit, Schwierigkeiten zu bewältigen

Welchen Schwierigkeiten sieht sich der Patient gegenübergestellt?

Ortswechsel

Die Schwierigkeiten, die auf einen Patienten zu Beginn der Krankenhausbehandlung zukommen, ergeben sich aus dem Zwang, sich von der gewohnten Umgebung auf die Krankenhauswelt einzustellen. Dies gelingt vielleicht bei einer längerfristig geplanten Krankenhausaufnahme noch am leichtesten. Patienten jedoch, die als „Notfall" im Krankenhaus aufgenommen werden, haben oft gar keine Zeit, sich auf die neue Situation einzustellen. Andere, insbesondere chronisch kranke Patienten z.B. mit schon häuslichen Schlafproblemen, sind in ihrer Anpassungsfähigkeit eingeschränkt.

Rollenwechsel

Rolle: Verhaltenserwartungen gegenüber einem bestimmten Beruf, einer bestimmten Position oder ganz allgemein einem bestimmten sozialen Status.

Innerhalb jeder Gesellschaft gibt es Verhaltenserwartungen (Rollen): Z.B. wird in unserer Gesellschaft von einer Mutter erwartet, daß sie stets für ihre Kinder sorgt und eigene Bedürfnisse zurückstellt. Auch der Patient muß sich andauernd in bestimmte Rollen fügen. Dies wird bereits aus dem allgemeinen Sprachgebrauch deutlich: Der Patient *wird* ins Krankenhaus *eingewiesen*, Zimmer und Bett *werden* ihm *zugewiesen*, und er *wird* den Mitpatienten *vorgestellt*. Der Tagesablauf ist festgelegt und *wird* dem Patienten durch den Arzt und die Schwester *mitgeteilt*. Sein Bett ist sein „Zuhause" für die Dauer des Aufenthalts. Seine Welt wird auf diese 2 m^2 große Fläche reduziert und vom Rhythmus des Krankenhausalltags bestimmt, ohne daß er selber in irgendeiner Weise Änderungen oder Unterbrechungen vornehmen kann. Er hat kaum die Möglichkeit, ungestört allein zu sein, besonders wenn ein Teil seiner Behandlung darin besteht, Bettruhe einzuhalten.

Der Patient ist der ständigen Beobachtung und Kontrolle durch Mitpatienten, das Pflegepersonal und die behandelnden Ärzten ausgesetzt, in allem, was er tut und sagt. Eine Privatsphäre gibt es kaum noch. Persönliche Probleme des Patienten werden z.B. bei der Visite offen diskutiert. Selbst beim Telefonat mit Angehörigen und Freunden werden die Mitpatienten zu Mithörern.

Oft wird der Patient von einer Untersuchung zur nächsten gebracht. Dabei tauchen immer wieder fremde Personen auf und beschäftigen sich mit seiner Krankheit. Fremde Personen kommen in engen körperlichen Kontakt mit ihm und sind bei den intimsten Verrichtungen zugegen. Der Patient fühlt sich hilflos und ausgeliefert.

Untersuchungen haben ergeben, daß ein Patient in den ersten 24 Stunden seines Krankenhausaufenthaltes mehr als 20 Menschen neu kennenlernt, wobei nur die Personen gezählt worden sind, die unmittelbar mit ihm oder an ihm gearbeitet haben, also nicht die unzähligen anderen, denen er auf den Fluren oder beim Warten auf eine Untersuchung begegnet.

☑ Es vollzieht sich also ein Rollenwechsel vom aktiven, selbstbestimmten Leben „draußen" und dem vornehmlich passiv-duldenden Leben „drinnen" im Krankenhaus.

Der Rollenwechsel erzeugt eine Auseinandersetzung. Diese findet zunächst einmal *intrapsychisch,* also im Innern des Patienten statt, zeigt sich aber im körperlichen Zustand und im Verhalten des Patienten. Als Auswirkungen dieses Rollenwechsels sind häufig zu beobachten:

- Erhöhter Blutdruck, beschleunigter Puls
- Appetitlosigkeit
- Verdauungsbeschwerden, Völlegefühl, Obstipation
- Schlafstörungen, vor allem Einschlafschwierigkeiten
- Gereiztheit, Nervosität, je nach Temperament aggressives Verhalten, aber auch depressive Verstimmung.

☑ Gerade in den ersten Tagen des Krankenhausaufenthaltes können diese Symptome die Zeichen der eigentlichen Erkrankung überlagern.

Drohende Depersonalisation

Depersonalisation: Verlust, Aberkennung der unverwechselbaren Persönlichkeit.

Immer wieder wird der Patient damit konfrontiert, daß nicht er als Mensch im Vordergrund steht, sondern sein erkranktes Organ. Im Extremfall wird sogar von „der Galle in Zimmer 102“ gesprochen. Durch die Reduzierung seiner Person auf die Krankheit hat der Patient den Eindruck, es gebe nur verschiedenartige Krankheitsbilder (Gallensteine, Knochenbrüche, Appendizes) in der Institution Krankenhaus. Er als einzelner Mensch mit seinen individuellen Bedürfnissen und Nöten findet keine Anerkennung und zieht sich zurück.

Dabei bauen moderne Pflege- und Therapiekonzepte auf die aktive Mitwirkung des Patienten: Pflegende und Ärzte machen niemanden gesund, sondern unterstützen Patienten, gesund zu werden.

☑ Bei einem Patienten, der seine Persönlichkeit verloren hat, greift dieser Therapieansatz nicht. Er kann nicht erkennen, wie er einen Beitrag zum Genesungsprozeß beisteuern soll, wenn nicht er, sondern sein erkranktes Organ im Mittelpunkt steht.

Infantilisierung und Regression

Infantil: Kindlich, kindisch, zurückgeblieben. Kann geistig und körperlich gemeint sein.

Regression *(Rückschreiten):* Rückkehr zu kindlichen, d.h. bereits abgelegten Verhaltensweisen, z.B. erneutes Einnässen, nachdem der Betroffene bereits „trocken“ war.

Bei kleineren Kindern ist es völlig normal, daß sie Hilfe brauchen beim Essen und Trinken, inkontinent sind, beaufsichtigt werden müssen. Patienten, die – nunmehr durch die Erkrankung bedingt – ähnliche Hilfestellung benötigen, neigen manchmal dazu, kindliche Verhaltensweisen anzunehmen.

Sie werden dabei von Pflegepersonen bestärkt, die für Inkontinenzhilfen den Ausdruck „Windel“ verwenden oder von „füttern“ sprechen: Die betroffenen Patienten verhalten sich Kindern ähnlich, z.B. stellen sie fordernd Ansprüche, daß sich immer jemand um sie kümmern soll, und begeben sich somit in eine Abhängigkeit, die über die erkrankungsbedingte Pflegebedürftigkeit hinausgeht. Die Folge davon ist, daß der Patient in der „Kinderrolle“ nur schwer zu aktivieren ist und sich sein Verhalten festigt.

☑ Die traditionellen Rollenerwartungen an einen Patienten, die Reduktion des Patienten auf seine Erkrankung (Depersonalisation) und die Reaktivierung kindlicher Verhaltensmuster erschweren eine *aktive* Mitarbeit des Patienten am Heilungsprozeß und laufen somit modernen Pflege- und Therapiekonzepten zuwider.

Art der Krankenhausaufnahme

Unterschieden werden:

- Die geplante Krankenhausaufnahme
- Die Notfall-Aufnahme
- Die (Wieder-)Aufnahme nach längerer Krankheit.

Geplante Krankenhausaufnahme

Bei einer **geplanten Krankenhausaufnahme** weiß der Patient längere Zeit vorher über die Notwendigkeit einer stationären Behandlung Bescheid. Oft wird die Einweisung ins Krankenhaus vom Haus- oder Facharzt vorgeschlagen, der den Patienten auch berät. Der Patient kann sich vorher über Art und Umfang der Behandlung informieren.

Geplante Krankenhausaufnahmen sind besonders häufig bedingt durch „umschriebene“ Probleme bei ansonsten gutem Allgemeinzustand des Patienten, etwa:

- Metallentfernung (☞ 27.6.5)
- Implantation eines Herzschrittmachers (☞ 18.7.5)
- Varizenentfernung (☞ 19.8.1).

Solche Patienten haben oft klare Vorstellungen und konkrete Erwartungen, z.B. daß:

- Ein bestimmtes Zimmer (1-, 2-Bettzimmer) reserviert ist
- Sie sofort aufgenommen und schnellstmöglich behandelt oder operiert werden
- Die vom einweisenden Arzt gemachten Voraussagen eintreffen, z.B. was die Art und den Umfang der Untersuchungen, die Dauer oder den Erfolg der Behandlung anbelangt.

Notfall-Aufnahme

Notfallpatienten werden innerhalb weniger Stunden, oft sogar innerhalb weniger Minuten aus ihrem täglichen Leben gerissen. Sie können sich nicht auf ihre Situation einstellen. „Ihre Seele kommt nicht nach“, d.h. sie haben kaum Zeit, die vielfältigen Eindrücke zu verarbeiten. Das plötzliche Ereignis, das die sofortige Einweisung in die Klinik erfordert hat, wird als eine Art Schicksalsschlag angesehen; daher neigen solche Patienten stark zur Passivität und lassen (zunächst) alles über sich ergehen.

Hinzu kommt – vor allem bei lebensbedrohlichen Situationen – die Angst, die die Patienten zusätzlich lähmt. Oft kommen diese Patienten erst im Laufe der Behandlung dazu, das Erlebte aufzuarbeiten. Manche Patienten können das Erlebte nicht verarbeiten; sie neigen zur **psychischen Dekompensation** („Durchgangssyndrom“, ☞ 36.11).

Beispiele für Patienten, die durch eine Notfallaufnahme ins Krankenhaus kommen, sind:

- Patienten nach Synkope (☞ 18.3.3)
- Kinder mit Appendizitis (☞ 21.6.6)
- Patienten nach Verkehrsunfall
- Opfer von Verkehrsunfällen.

Aufnahme nach längerer Krankheit

Patienten, die nach längerer Krankheit aufgenommen werden, kommen häufig in deutlich reduziertem Allgemeinzustand zur Aufnahme. Oft ist eine längere Behandlung – u.U. mit mehrfachen Krankenhausaufenthalten – vorausgegangen. Die körperlichen und geistigen Kräfte der Patienten sind erschöpft.

Vielleicht haben diese Patienten weniger Schwierigkeiten, sich auf den Tagesablauf im Krankenhaus einzustellen; sie kennen schon einige Pflegepersonen oder Ärzte.

Die Schwierigkeiten, denen sich diese Patienten gegenübersehen, liegen vielmehr in der Art der – meist chronischen – Erkrankung, bei der eine vollständige Heilung unmöglich ist. Sie begreifen die erneute Krankenhausaufnahme als „einen Meilenstein auf einem Weg, bei dem es ständig bergab geht."

Beispiele hierfür sind:

- Patienten, bei denen sich nach länger bestehendem Diabetes mellitus (☞ 23.6) eine schlecht heilende, infizierte Wunde am Großzeh entwickelt hat, die eine Amputation notwendig macht
- Patienten mit Ulcus cruris (☞ 19.3.4)
- Patienten mit einer fortschreitenden Krebserkrankung.

Manche Patienten neigen dazu, Unangenehmes zu verdrängen. Von Pflegepersonen werden diese Patienten als „vorgewarnt", aber nicht „vorbereitet" erlebt, so daß sie – bei einer plötzlichen Verschlechterung – den oben beschriebenen Notfallpatienten ähnlich sind.

3.1.2 Bedürfnis nach Information

Nicht nur die äußeren Begleitumstände bedeuten für den Patienten eine Umstellung. Hinzu kommt, daß zu Beginn des Krankenhausaufenthaltes viele Fragen noch nicht beantwortet werden *können,* weil die Diagnose und damit die notwendige Therapie oft erst nach einer Vielzahl von Untersuchungen feststehen.

Unsicherheit durch unbeantwortete Fragen

Viele Patienten wissen nicht genau, was sie erwartet:

- Welche Belastungen, schmerzhafte Untersuchungen oder Eingriffe auf sie zukommen
- Welche Untersuchungsergebnisse sie „verkraften" müssen
- Wie verständig oder „rücksichtlos" Pflegepersonen und Ärzte sind
- Welchen Erfolg und welche Nebenwirkungen die Behandlung mit sich bringen wird
- Wie schnell sie wieder nach Hause oder zum Arbeitsplatz zurückkehren können
- Welche Einschränkungen in der Lebensqualität bleiben werden.

Auch für Patienten, die schon länger krank sind oder bereits mehrfach im Krankenhaus waren, stellen sich diese Fragen immer wieder neu. Es darf somit unterstellt werden, daß *alle* Patienten unter der Ungewißheit und Unsicherheit leiden, wenn auch individuelle Unterschiede in der Ausprägung und der Art bestehen, wie sich die Unsicherheit äußert.

Alles und doch von nichts wissen wollen

Die obigen Fragen können in der Regel nicht so schnell beantwortet werden, wie sich Patienten Klarheit über ihre Situation wünschen. Dabei ist gerade anfangs oft nicht erkennbar, ob die Patienten überhaupt etwas und wieviel sie über ihre Erkrankung wissen wollen: Eine gute Nachricht hört jeder gern, aber eine schlechte?

So kann es vor Operationen z.B. vorkommen, daß Patienten vor der Einverständniserklärung zunächst sehr genau nach den Risiken fragen. Erhalten sie aber die gewünschte Auskunft, reagieren sie gereizt oder wechseln schnell das Thema, weil sie so genau nun doch nicht z.B. über die Schmerzen oder die Nachblutungsgefahr nach der Operation Bescheid wissen wollen.

Bedürfnis nach unverzüglicher Information

Die in der Regel durch Betriebsabläufe bedingte Zeit zwischen Untersuchung und Mitteilung des Ergebnisses wird für viele Patienten zur Qual, insbesondere dann, wenn ihr weiteres Schicksal davon abhängt, ob z.B. eine entnommene Gewebeprobe den Krebsverdacht erhärtet oder ein Schwangerschaftstest positiv ausfällt. Hieraus erklärt sich bei vielen Patienten das Phänomen des Sofort-Etwas-Wissen-Wollens, z.B. das Untersuchungsergebnis unmittelbar nach der Untersuchung, den Operationsbefund sofort nach dem Aufwachen, die Laborwerte kurz nachdem das Blut abgenommen wurde.

☑ Studien belegen, daß Information und Aufklärung den Heilungsprozeß und das Befinden des Kranken entscheidend beeinflussen. Dabei kommt es weniger darauf an, dem Patienten *alles* zu erklären, sondern *alle seine Fragen* zu beantworten. Näheres zur Patienten-Aufklärung, ☞ 9.1, 10.7.1.

Der „alles wissende" Patient

Für Pflegepersonen kann es schwierig und anstrengend sein, sich mit einem „Alleswisser" und „Besserwisser" auseinanderzusetzen. Manchmal klammern sich verzweifelte Patienten geradezu an die Halbwahrheiten aus der Regenbogenpresse, etwa „Laserstrahlen gegen Raucherbein". Dieses Verhalten ist aber nicht die Folge von Information, sondern vielmehr Ausdruck der Verzweiflung.

Wenn Patienten ständig fragen oder widersprechen, dann ist es wenig sinnvoll, sich auf Diskussionen einzulassen, bei denen es für beide letztlich nur darum geht, recht zu behalten. Viel wichtiger ist es zu fragen, *warum* sich der Patient so verhält. Weitere Beobachtungen verschaffen hier Klarheit.

Es belastet die Beziehung zwischen Pflegeperson und Patienten schwer, wenn die Pflegeperson herablassend reagiert und den Patienten spüren läßt, wie wenig sie von seinem Sachverstand (und damit auch von ihm persönlich!) hält. Hier ist Taktgefühl gefordert, den Patienten und seine Meinung zunächst zu akzeptieren und die eigene Auffassung ruhig und sachlich gegenüberzustellen, ohne belehrend zu wirken.

3.1.3 Selbstbestimmungsfähigkeit

Rechtsstellung des Patienten, ☞ 1.8.1

Es erscheint zunächst unwahrscheinlich, daß ein Patient seinen Krankheitsverlauf aktiv gestalten kann: Er ist als medizinischer Laie wohl kaum in der Lage (allein schon durch das anfangs fehlende medizinische und pflegerische Wissen) sich mit seiner Krankheit und seiner Situation so auseinanderzusetzen, daß er aktiv Einfluß nehmen kann.

Es ist nicht nur aus ethischen oder juristischen Gründen geboten, den Patienten aktiv am Genesungsprozeß zu beteiligen. Es ist vielmehr zur Sicherung des Therapie-Erfolges zwingend notwendig: Wenn Pflegepersonen von Patienten erwarten, daß sie z.B. auch zu Hause die erlernte Diät einhalten oder weiterhin regelmäßig den Blutdruck kontrollieren, dann müssen sie dieses Verhalten bereits in der Klinik einüben, indem der Patient die aktive und die Pflegeperson die ihn beobachtende oder unterstützende Rolle einnimmt (☞ aktivierende Pflege, 1.3.3).

In diesem Sinne ist die „Charta der Rechte des Krankenhauspatienten" nicht eine – quasi mit erhobenem Zeigefinger versehene – Liste zu beachtender Regeln, sondern Ausdruck eines therapeutisch sinnvollen Umgangs mit dem Patienten. Sie baut auf einer Sicht des **Patienten als Partner** auf: Er entscheidet, er ist *Kunde* und als solcher König.

Ein weiterer Ausdruck des Bemühens, den Willen des Patienten zu achten und nicht über seinen Kopf hinweg zu entscheiden, ist die **Patientenverfügung** (☞ unten).

Charta des Krankenhauspatienten

In dem Wunsch und der Überzeugung, für eine humane Krankenhausversorgung zu sorgen, hat der Ausschuß der Krankenhäuser der Europäischen Wirtschaftsgemeinschaft im Mai 1979 eine „Charta des Krankenhauspatienten" formuliert. Die Charta stellt die individuellen Grundrechte eines jeden Menschen dar. Obwohl sie speziell für Krankenhauspatienten ausgearbeitet wurde, gilt sie auch für alle anderen Patienten. Es reicht aber nicht aus, diese Rechte nur zu formulieren. Sie müssen auch angewendet werden.

Charta des Krankenhauspatienten

Angemessene Leistungen

Der Patient hat das Recht, *Zugang zu den Leistungen* des Krankenhauses zu erhalten, die der Art seiner Krankheit oder seines Zustandes angemessen sind.

Rücksichtsvolle Betreuung

Der Krankenhauspatient hat das Recht auf eine *rücksichtsvolle Betreuung* unter Respektierung seiner menschlichen Würde. Diese Betreuung umfaßt nicht nur medizinische, pflegerische und verwandte Dienstleistungen, sondern auch angemessene Beratung, Unterbringung, Amtshilfe und technische Hilfe.

Verweigerungsrecht

Der Krankenhauspatient hat das Recht, der Durchführung jeglicher Diagnose- und Behandlungsverfahren *zuzustimmen* oder sie zu *verweigern.* In den Fällen, in denen der Patient (gemäß den gesetzlichen Bestimmungen oder den gegebenen Umständen) nicht oder nur teilweise fähig ist, dieses Recht auszuüben, soll es in dem Maße, wie der Patient dazu selbst nicht in der Lage ist, in seinem Namen von seinem Vertreter oder einer vom Gesetz bestimmten Person ausgeübt werden.

Informationsrecht

Der Krankenhauspatient hat das *Recht auf Informationen,* die entsprechend seiner Lage für ihn von Bedeutung sind. Bei der Weitergabe dieser Informationen an den Patienten sollen dessen höhere Interessen Vorrang haben. Unter Berücksichtigung dessen muß die erteilte Information dem Patienten erlauben, eine genaue Einsicht in alle Aspekte seiner medizinischen und sonstigen Lage zu gewinnen und ihn auf der Grundlage dieser Information befähigen, *seine eigene Entscheidung* zu treffen oder sich an den Entscheidungen zu beteiligen, die Auswirkungen auf sein Befinden haben.

Hierzu zählt auch das Recht, vollständig über die mit der Anwendung *unerprobter Diagnose- und Behandlungsmethoden* verbundenen Risiken im voraus informiert zu werden. Die Zustimmung zu der Durchführung solcher Verfahren muß ausdrücklich gegeben werden und muß jederzeit widerrufbar sein. Bei der Beteiligung des Patienten an Lehre und Forschung im Krankenhaus ist es notwendig, den Patienten völlig frei entscheiden zu lassen, ob er seine Zustimmung dazu geben will oder nicht und wann er daran teilnehmen oder seine Zustimmung widerrufen will.

Recht auf Schutz der Privatsphäre

Der Krankenhauspatient hat innerhalb der Möglichkeiten der Umgebung, in der er untergebracht ist, das Recht auf den *Schutz seiner Privatsphäre.* Die Vertraulichkeit der Informationen auf Aufzeichnung persönlicher, vor allem medizinischer Art muß gewährleistet werden.

Respektierung der religiösen und weltanschaulichen Überzeugung

Der Krankenhauspatient hat das Recht auf Respektierung und Anerkennung seiner *religiösen* und *weltanschaulichen* Überzeugungen.

Recht auf Beschwerde

Der Krankenhauspatient hat das Recht, sich zu beschweren, seine *Beschwerde* überprüfen zu lassen und über das Ergebnis informiert zu werden.

Neue Sichtweise: Der Patient als Kunde und Entscheider

Seit Anfang der 90er Jahre findet in den Krankenhäusern ein Umdenken statt. Früher erwartete man vom Patienten, daß er sich dem Krankenhausablauf unterordnete und dankbar war für die Hilfeleistungen. Heute dagegen, unterstützt durch öffentliche Umfragen über Unterschiede im Dienstleistungsangebot der Krankenhäuser, hat der Patient Ansprüche an die Qualität eines Krankenhauses, obwohl er meist nicht unmittelbar dafür bezahlt. So entstand aus dem Wettbewerb unter den Krankenhäusern ein neues Schlagwort: *Kundenorientierung.*

☑ Der Patient ist kein Störfaktor im Krankenhausbetrieb, sondern Kunde. Er sichert Arbeitsplätze und ein sicheres Einkommen.

Immer mehr Krankenhäuser versuchen deshalb, das Krankenhaus nach den individuellen Bedürfnissen des Menschen zu gestalten. Der „ausgelieferte, hilflose Patient" wird zum Kunden. Er soll sich wohl und geborgen fühlen.

„Ja, sind wir denn ein Hotel?"

Bei einer Innsbrucker Umfrage 1994 nahm der „Bettkomfort" (Wahlmöglichkeit zwischen weicher und harter Matratze oder einem Polster) einen hohen Stellenwert ein. Mit „sehr wichtig" stuften die Befragten den „Zimmerkomfort" und die „Raumatmosphäre" (Dusche und WC im Zimmer, TV, Radio, Video, Telefon, Leselampe und gemütliche Sitzmöglichkeit, sowie heller

Raum mit großen Fenstern, bunte Bettwäsche, gute Belüftung, farbige Wände und Blumen) ein. Von gleicher Wichtigkeit waren ihnen die „Wahrung der Intimsphäre" mit Trennvorhängen oder Wänden im Zimmer sowie die „Kommunikation" (Zweibettzimmer; bei jungen Leuten auch Zimmer bis zu vier Betten; Telefon und gemütliche Sitzgelegenheiten).

Das bedeutet auch für die Pflegenden eine Veränderung ihrer Rolle. Alle im Krankenhaus Tätigen, durch ihre Patientennähe insbesondere aber die Pflegenden, werden zu „Repräsentanten" des Betriebs und definieren seinen Ruf. Zu dieser Rolle gehört nicht, durch „Blickdiagnosen" zu erraten, was der Patient wohl will oder was ihm nützt, sondern es gemeinsam mit ihm herauszufinden.

Auch ohne medizinischen Sachverstand sind Patienten sehr wohl in der Lage, Schwachstellen z.B. im Arbeitsablauf aufzuzeigen und oft sogar konkrete Verbesserungsvorschläge zu machen. Heute ist es durchaus üblich, diese Kreativität zu nutzen: In vielen Kliniken wird gezielt danach gefragt (Fragebögen, Kummerkästen).

Was auf den ersten Blick als hoher Anspruch an die Pflegeperson erscheint, wird letztlich viele Konflikte ausräumen helfen. Den Patienten als Partner zu begreifen, begünstigt ein für beide Seiten befriedigendes Arbeiten und trägt somit zu Arbeitszufriedenheit bei.

Patientenverfügung

Patientenverfügung *(Patientenbrief, Patiententestament, living will):* Schriftliche Anordnung einer Person, im Falle einer unheilbaren Erkrankung mit sicherer Todesprognose keine lebensverlängernden Maßnahmen anzuwenden. Damit kein Testament im üblichen Sinne.

Die **Patientenverfügung** ist ein konkretes Beispiel dafür, den Willen des Patienten zu achten. Die Selbstbestimmung des Patienten besteht bis zum Lebensende, auch wenn der Betroffene dann seinen Willen nicht mehr äußern kann. Daher bietet es sich an, diesen Willen vorab zu erklären.

Debong und **Andreas** (1993) schreiben von einer Willenserklärung des Patienten für den Fall, daß der Erklärende wegen seines körperlichen und/oder geistigen Zustandes zukünftig nicht mehr in der Lage sein sollte, seinen Willen im Hinblick auf eine ärztliche Behandlungsmaßnahme zum Ausdruck zu bringen.

Letztlich geht es darum, daß der Patient sich bei ausweglosem Leiden vor lebensverlängernden Maßnahmen schützen will. Dies sollte bei der Patientenverfügung auch klar und deutlich zum Ausdruck kommen.

In Deutschland machen bisher nur wenige Menschen Gebrauch davon. Als Gründe kommen die Verdrängung von Sterben und Tod sowie mangelnde Information über die rechtliche Situation in Frage.

Die Diskussion darüber ist unter dem Blickwinkel der jüngsten Geschichte schwierig zu führen und wird häufig sorgsam vermieden, da Begriffe wie humanes Sterben, Euthanasie und Sterbehilfe noch zu stark an den menschenverachtenden Mißbrauch zur Zeit des Nationalsozialismus erinnern.

Rechtsverbindlichkeit der Patientenverfügung

Obwohl der Patientenverfügung das „Selbstbestimmungsrecht" zugrunde liegt, ist ihre rechtliche Bedeutung in Deutschland nach wie vor umstritten.

Bestehen nach sorgfältiger Prüfung des Arztes keine Zweifel an der Ernsthaftigkeit der Verfügung zum Zeitpunkt der Errichtung und an deren Fortbestand, so sprechen Debong und Andreas von einem „wichtigen Indiz für den mutmaßlichen Willen des Patienten" und damit einem verbindlichen Behandlungsge- bzw. -verbot. Pflegerische (auch prophylaktische) und hygienische Maßnahmen werden selbstverständlich bis zum Tode des Patienten durchgeführt. Dazu gehört die Berücksichtigung der Grundbedürfnisse, für ausreichend „Luft" und „Wasser" zu sorgen und auf die Ausscheidung zu achten. Das bedeutet, daß der Patient nicht das Gefühl des Erstickens oder Verdurstens haben darf.

Für die Form einer Patientenverfügung gibt es keine rechtsverbindlichen Vorgaben. Es bedarf auch nicht der notariellen Beurkundung oder Gegenzeichnung durch andere Personen. Da eine Fälschung jedoch nicht ausgeschlossen werden kann, empfiehlt sich die eigenhändige Abfassung der Patientenverfügung mit Datum und Unterschrift. Es sollte immer ein möglichst aktuelles Original vorliegen, in dem der Patientenwille tatsächlich wiedergegeben wird. Erhält der Arzt aus Gesprächen mit Angehörigen den Eindruck, daß der Patient zwischenzeitlich seine Meinung geändert hat, wird er dies bei der Bewertung der Patientenverfügung berücksichtigen.

3.1.4 Zugehörigkeit zu einer Religionsgemeinschaft

Transkulturelle Pflege, ☞ 1.7; Religiöse Bedürfnisse Sterbender, ☞ 15.4.4

Pflegende begegnen im Berufsalltag zunehmend mehr Patienten aus anderen Kulturen. Die Pflege von Menschen aus anderen Kulturkreisen stellt neue Herausforderungen. Im folgenden Abschnitt geht es vor allem um solche Bedürfnisse von Krankenhauspatienten, die sich aus ihrer unterschiedlichen Religiosität ergeben.

Bereits 1973 wurde in den internationalen Grundregeln des Weltbundes der Krankenschwestern und -pfleger gefordert, daß „die Pflege ohne Rücksicht auf die Nationalität, die Rasse, den Glauben, die Hautfarbe, das Alter, das Geschlecht, die politische Einstellung oder den sozialen Rang ausgeübt wird".

So gehört zu einer ganzheitlichen Pflege eines Patienten die Berücksichtigung seiner religiösen Bedürfnisse und Wünsche.

Die im folgenden beschriebenen Pflegehinweise zeigen die wichtigsten Konsequenzen für die Pflege von Menschen mit verschiedener Religionszugehörigkeit. Die Pflegeperson prüft dabei im Einzelfall, was der Patient wirklich wünscht, denn z.B. ist nicht jeder, der bei der Krankenhausaufnahme römisch-katholisch als Glaubensbekenntnis angegeben hat, praktizierender Christ und möchte von einem katholischen Seelsorger besucht werden.

Islam

Als **Moslems** *(Muslime, Mohammedaner)* werden die Anhänger des **Islams** bezeichnet, einer von **Mohammed** 610 – 632 n.Chr. gestifteten Religion, die heute zu den Weltreligionen zählt. Innerhalb des Islams sind zwei Hauptkonfessionen, die *Sunniten* und die *Schiiten*, sowie eine Vielzahl kleinerer Konfessionen zu unterscheiden. Heilige Schrift des Islams ist der **Koran,** eine Sammlung der dem Propheten Mohammed mitgeteilten göttlichen Offenbarungen, die für alle Moslems verbindlich sind und sehr detailliert das Alltagsleben bestimmen. Als Zusammenfassung religiöser Pflichten gelten:

- Das Bekenntnis zur Einheit Gottes und zur Prophetenschaft Mohammeds
- Das Gebet, das fünfmal täglich nach vorheriger Waschung verrichtet wird
- Die Hilfe für Arme (Almosen)
- Das Fasten im Monat Ramadan
- Die Wallfahrt nach Mekka *(Haddsch).*

Körperpflege und Bekleidung

Eine große Bedeutung im islamischen Glauben hat die „Reinigung des Körpers", denn alles, was den Körper verläßt, gilt als „unrein". Die Pflegenden geben dem Patienten deshalb häufig die Gelegenheit, sich unter *fließendem* Wasser zu waschen. Dies gilt auch vor jedem Gebet und dem Essen sowie nach jedem Schlaf und jeder Ohnmacht.

Der Blasendauerkatheters wird abgedeckt, da der Moslem durch den ständigen Anblick das Gefühl hat, unrein zu sein. Zur körperlichen Sauberkeit zählt auch das Entfernen sämtlicher Körperhaare.

Islamische Patienten, besonders Frauen, lassen sich nur sehr ungern vom Pflegepersonal waschen. Größte Schwierigkeiten haben die verhüllten Frauen und Mädchen gegenüber männlichem Pflegepersonal. Selbst im Krankenbett verhüllen sich viele islamische Frauen und Mädchen. Ohne Kopfbedeckung fühlen sie sich nackt und Belästigungen ausgeliefert. Beim Schlafen (todesähnlicher Zustand) wird häufig das ganze Gesicht mit einem Schleier bedeckt.

Ernährung

Moslems nehmen ihre Hauptmahlzeit gerne am Abend ein. Verboten sind Schweinefleisch, Fleisch von Raubtieren und Speisen, die mit dem Fett dieser Tiere (z.B. Wurst) hergestellt wurden. Alkohol ist ebenfalls strengstens verboten.

Von großer Bedeutung sind auch die Fastenperioden: Im Fastenmonat **Ramadan** darf der Gläubige nur vor Sonnenaufgang und nach Sonnenuntergang Nahrung zu sich nehmen.

Der Fastenmonat Ramadan ist der neunte Monat des muslimischen Jahres, das kürzer ist als unser Kalenderjahr. Dadurch „wandert" der Fastenmonat in unserem Kalenderjahr. 1997 dauerte der Ramadan vom 10. Januar bis zum 9. Februar.

Möchte ein Patient fasten, bedarf es der Absprache zwischen Patient, Arzt und Pflegenden. Übrigens: Kinder, Schwangere, Frauen während der Menstruation und Kranke sind generell von der Verpflichtung zum Fasten ausgenommen.

Sich bewegen

Ein gläubiger Moslem betet fünfmal am Tag. Das Gesicht des Patienten ist dabei immer nach Mekka (d.h. von Mitteleuropa aus nach Südosten) gerichtet. Solange es irgendwie möglich ist, versucht der Patient, mit einem Teppich (eventuell auch einem Handtuch) seine Gebetshaltung einzunehmen: Stehen – knien – tief auf den Boden hinunterbeugen. Selbst schwer herzkranke Moslems lassen sich trotz Ermahnungen oft nicht von den Gebetsritualen abbringen. Immer wird auch der bettlägerige Patient seine Finger oder Hände und seine Augenlider beim Gebet bewegen.

Angehörige und Besucher

Moslems erhalten in der Regel Besuch von einer großen Zahl Angehörigen, zum einen wegen der traditionell großen Familie und und zum anderen, da der Krankenbesuch im Koran als Pflicht und gute Tat beschrieben und somit für die Angehörigen selbstverständlich ist.

Judentum

Im **Judentum** ist es eine Pflicht für Angehörige und Freunde, einen erkrankten gläubigen Juden zu pflegen und für ihn bei Gott um Heilung zu bitten.

Körperpflege und Bekleidung

Auch im jüdischen Glauben hat das „Hände waschen" eine rituelle Bedeutung und sollte bettlägerigen Patienten möglichst oft angeboten werden, besonders vor jeder Mahlzeit.

Strenggläubige, männliche Juden tragen ein Käppchen *(Jarmulke)* und möchten auch im Fall einer Bettlägerigkeit nicht darauf verzichten.

Ernährung

Strenggläubige Juden dürfen nur Speisen zu sich nehmen, die **koscher** sind, d.h. den jüdischen Speisegesetzen entsprechen. Diese sind teils recht kompliziert und umfassen auch die *Zubereitung* der Speisen und das Geschirr. Zulässig sind alle pflanzlichen Nahrungsmittel. So könnten die Pflegenden den Patienten z.B. vegetarische Kost anbieten. Fleisch darf nicht zusammen mit Milchprodukten verzehrt werden. Schweinefleisch und Wild sind nicht erlaubt.

Christliche Religionen

Zur christlichen Religion gehören die römisch-katholische, griechisch-orthodoxe und protestantische Konfession; vor allem letztere ist in viele Glaubensgemeinschaften (Denomination) unterteilt. Im weiteren Sinn zu den christlichen Glaubensgemeinschaften zählen z.B. die Zeugen Jehovas oder die Neuapostolen mit von den großen Kirchen stark abweichenden Glaubensinhalten und ethischen Regeln.

Gebet und Gottesdienst

Wichtige Äußerung christlichen Glaubens ist es, gemeinsam mit anderen Christen Gottesdienst zu feiern. Für Bettlägerige, die hierzu nicht in die Kirche gehen können, werden von vielen Rundfunksendern Übertragungen von Gottesdiensten oder Andachten angeboten. Manche Krankenhäuser übertragen auch den Gottesdienst in der Krankenhauskapelle auf die Zimmer. Um den Patienten beim „Mitfeiern" nicht zu stören, führen die Pflegenden in dieser Zeit keine Pflegemaßnahmen durch.

Zeugen Jehovas

Die Zeugen Jehovas sind Christen, die die hygienische Vorschrift des Alten Testamentes, Blut als unrein zu verwerfen, sehr ernst nehmen. Sie lehnen aus diesem Grund Bluttransfusionen mit Fremdblut strikt ab.

Anthroposophische Pflege, ☞ *1.9.2*

3.2 Situation der Pflegeperson

Situation der Pflegeperson: Gesamtheit der verschiedenen äußeren Faktoren, die auf der einen Seite die physische und psychische Leistungsfähigkeit der Pflegeperson ausmachen, auf der anderen Seite die Summe aller Erwartungen des Patienten und des Krankenhausbetriebes darstellen.

Um den Anforderungen des Pflegeberufes gewachsen zu sein, benötigt die Pflegeperson eine Reihe von Eigenschaften, die unter dem Stichwort **Schlüsselqualifikation** zusammengefaßt werden.

Schlüsselqualifikation: Zusammenstellung und Beschreibung von Fähigkeiten, die – in der Berufsausbildung erworben – zur Ausübung des Berufes befähigen. Eingeteilt in
- **Fachkompetenz.** Kenntnisse, Fähigkeiten und Fertigkeiten
- **Sozialkompetenz.** Fähigkeit zur Zusammenarbeit im Team, Kommunikations- und Konfliktfähigkeit
- **Persönlichkeitskompetenz.** Selbständigkeit, (Lern-)Motivation, Verantwortungsbewußtsein, Kritikfähigkeit.

Den Eigenschaften der Pflegenden stehen die Erwartungen an sie gegenüber: Die Erwartungen des Patienten, aber auch die Erwartungen des Krankenhausbetriebes und die anderer Mitarbeiter des therapeutischen Teams.

3.2.1 Traditionelle Schwestern-Rolle

Schwestern-Rolle: Soziologischer Begriff, der die Summe der Erwartungen an eine Pflegeperson, die Anforderungen und das Selbstverständnis, auch den Status umfaßt.

Sichtbare Zeichen der Schwestern-Rolle sind auch heute noch die Dienstkleidung, die Ansprache „Schwester" und das „Sollverhalten" in der Kommunikation mit dem Patienten.

Zu Beginn des 20. Jahrhunderts entsprach nach Agnes Karll die Rollenverteilung im Krankenhaus dem Bild einer bürgerlichen Familie: der Arzt als Vater (männlich stark und mächtig), die Schwester als Mutter (demütig, opferbereit, dienend), der Patient als Kind (unmündig, passiv, geduldig).

Die Entwicklung des Pflegeberufes seit dieser Zeit brachte einen Rollenwandel mit sich. Der Pflegeberuf als traditioneller Frauenberuf und der Arztberuf als traditioneller Männerberuf haben sich parallel zu der Rolle von Mann und Frau in der Gesellschaft verändert.

Durch eine deutliche Steigerung der Ausbildungsanforderungen, der Bezahlung und der Tätigkeitsverantwortung wurde der Pflegeberuf aufgewertet. Fast 100 Jahre nach Agnes Karll hat sich die Rolle der Pflegeperson ein entscheidendes Stück in Richtung Partnerschaft und Teamgeist gewandelt.

3.2.2 Heutige (Rollen-) Erwartungen

Eine vollständige Liste aller Erwartungen aufzustellen, wie sie *heute* an die Pflegeperson gestellt werden, ist unmöglich. Eine Auflistung von Rollenerwartungen liefert nur Impulse, die eigene Situation zu überdenken. Denn viele Konflikte des Berufsalltages lassen sich als **Rollenkonflikte** darstellen, die entstehen, wenn sich verschiedene Erwartungen widersprechen (oder zu widersprechen scheinen) und die Pflegeperson entscheiden muß, welchen Erwartungen sie genügen und welche sie zurückweisen will.

Diese Entscheidungen laufen oft unbemerkt ab und hinterlassen nicht selten ein Gefühl der Unzufriedenheit. Um der Frage nachzugehen „Warum bin ich eigentlich heute mit meiner Arbeit nicht zufrieden?", ist es sinnvoll, sich die verschiedenen Erwartungen bewußt zu machen, die während des Arbeitstages an die Pflegende herangetragen werden. Die folgende Aufzählung gibt einen Überblick über die unterschiedlichen, sich teilweise gegenseitig ausschließenden Erwartungen.

Erwartungen des Patienten an die Pflegeperson

Der Patient erwartet von der Pflegeperson, daß sie:
- Seine Bedürfnisse erkennt und akzeptiert

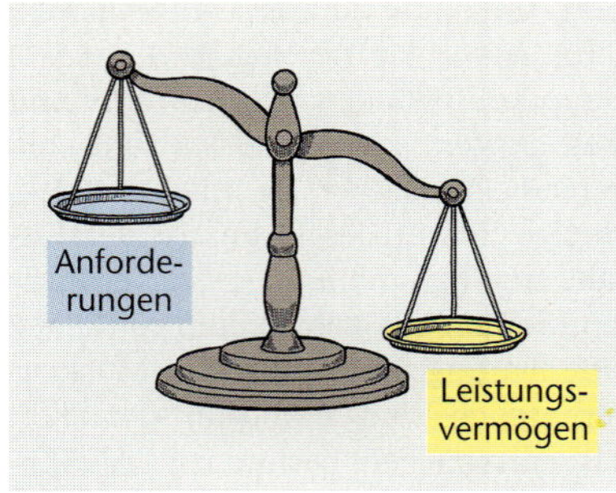

Abb. 3.1: Die Situation der Pflegeperson kann durch eine Waage veranschaulicht werden mit den Anforderungen in der einen und der Leistungsfähigkeit in der anderen Waagschale. Um eine ausreichende, sichere Pflege zu gewährleisten, sollte das Leistungsvermögen über dem Anforderungsprofil liegen. [L116]

- Seine Interessen gegenüber Arzt und Angehörigen vertritt
- Verständnisvoll und einfühlsam ist
- Freundlich und geduldig ist
- Fachkunde und Kompetenz besitzt.

Erwartungen des therapeutischen Teams an die Pflegeperson

Erwartungen anderer Teammitglieder sind:
- Partnerschaftlich zusammenzuarbeiten
- Behandlungs- und Pflegehandlungen (z.B. Mobilisation durch die Pflegeperson und Physiotherapie) aufeinander abzustimmen
- Über Veränderungen im Zustand des Patienten rasch und kompetent informiert zu werden

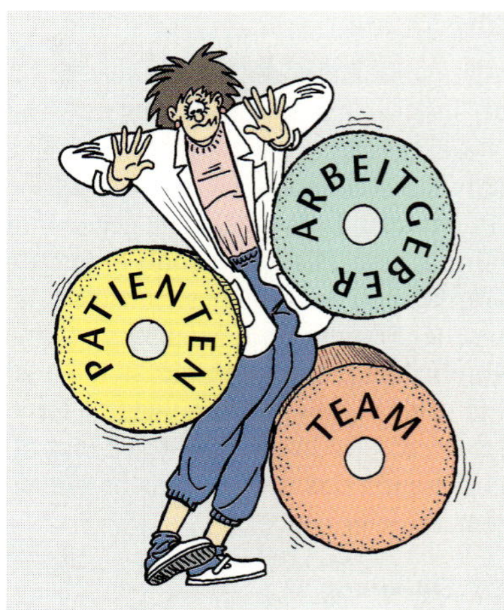

Abb. 3.2: „Allen wohl und niemand weh, ist eine Kunst, die niemand kann.", Um langfristig im Pflegeberuf zufrieden arbeiten zu können, achtet die Pflegeperson darauf, daß sie nicht zwischen den verschiedenen Mühlsteinen zermahlen wird und die eigenen Erwartungen nicht zu kurz kommen. [L116]

- Ärztliche Anweisungen korrekt auszuführen
- Fachwissen anderen Mitarbeitern zur Verfügung zu stellen
- Sich in Konflikten kompromißbereit zu zeigen und zur Problemlösung beizutragen.

Erwartungen des Arbeitgebers an die Pflegeperson

Im Interesse des Arbeitgebers und der Krankenhausverwaltung sollen Pflegende:

- Hilfsmittel sparsam und umweltschonend einsetzen
- Arbeitsabläufe rationell gestalten (hohe Effektivität bei möglichst geringem Aufwand)
- Mitdenken und am Betriebsziel mitarbeiten
- Verantwortung übernehmen
- Bei Personalknappheit einspringen und Mehrarbeit leisten.

Erwartungen der Pflegeperson

Und nicht zuletzt hat auch die Pflegeperson eigene Erwartungen an ihre Rolle im Beruf. Sie möchte:

- Eigenständig arbeiten
- Partnerschaftlich, harmonisch zusammenarbeiten
- Anerkennung im Team und beim Patienten finden
- Neues einbringen und umsetzen können
- Bedingungen vorfinden oder gestalten dürfen, die eine ganzheitliche Pflege erlauben
- Den eigenen Arbeitsbereich selbst gestalten und darin möglichst frei von Fremdbestimmung sein
- Gesellschaftlich anerkannt sein
- Freizeit planen können
- Weiterbildungs- und Aufstiegsmöglichkeiten haben
- Eine der Verantwortung angemessene Bezahlung erhalten.

3.2.3 Syndrome verlorenen Gleichgewichts

Aus der Zusammenschau der Erwartungen und Anforderungen des Berufsalltages läßt sich ein Modell möglicher Störungen ableiten: Geht die Balance zwischen Leistungsvermögen und Anforderungen verloren, reagiert der Einzelne mit Unzufriedenheit und Zeichen der Überforderung. Besteht das Ungleichgewicht längere Zeit, kann sich eines der folgenden Syndrome ausbilden:

- Das Helfer-Syndrom
- Das Burn-out-Syndrom.

Der Begriff „Syndrom" bedeutet hier: Gemeinsames Auftreten möglicher Anzeichen, die auf das Vorliegen dieser Störung hinweisen.

Helfer-Syndrom

Das **Helfer-Syndrom** wurde von **Wolfgang Schmidbauer** beschrieben. Es tritt nicht nur bei Pflegenden auf, sondern auch bei Angehörigen anderer helfender Berufe, etwa Seelsorgern, Ärzten, Lehrern und Sozialarbeitern. Die Arbeit Schmidbauers kann in zwei Thesen zusammengefaßt werden:

- Der Helfer sucht eigene Schwächen oder Probleme dadurch zu relativieren, indem er sich mit Menschen beschäftigt, denen es noch schlechter geht
- Der Helfer ist nicht ernsthaft daran interessiert, daß seine Hilfe fruchtet, da er sonst die Möglichkeit verliert, seine Probleme zu relativieren.

Die erste These belegt Schmidbauer mit einer Fülle von Beispielen, bei denen sich ausgerechnet die Helfer als kontaktarm oder kontaktscheu herausstellen, obwohl sie angeblich gerne mit Menschen arbeiten. Die heimliche Sehnsucht nach Nähe und Intimität kann nur in einer „Helfer-Klient-Beziehung" befriedigt werden. Partnerschaftliche Beziehungen scheitern an der Angst vor wirklicher Nähe.

Der Helfer ist in Wirklichkeit schwach und ängstlich. Scheinbare Stärke und Sicherheit gewinnt er daraus, daß sich noch Schwächere, von ihm Abhängige, an ihn wenden. Dabei unterstützt er auf der einen Seite beim Hilfesuchenden das Eingestehen von Schwäche, Hilflosigkeit und Problemen; auf der anderen Seite versucht er, sich dem Klienten gegenüber so darzustellen, als sei er der Starke, Wissende und Gute, was ihm um so besser gelingt, je schwächer sein Gegenüber ist.

Problematisch daran ist, daß der Klient ja wirklich dankbar ist, wenn er Hilfe erhält, so daß das Verhalten des Helfers Erfolg findet und durch Dankbarkeit belohnt wird. Dadurch festigt sich dieses Verhalten: Anderen zu helfen wird für den Helfer zur Sucht, zu einer Art Droge.

Im folgenden ein sehr einfaches Beispiel für die Möglichkeit, eigene Probleme durch andere, schlimmere zu relativieren (nicht gleichzusetzen mit dem Helfer-Syndrom): Eine Krankenschwester erzählt ihrer Kollegin zunächst, sie habe im Moment schlimme Kopfschmerzen und fügt dann hinzu: „Aber wenn ich Frau M. anschaue, dann geht's mir richtig gut!". Frau M. ist an Leukämie erkrankt und liegt im Sterben.

Die zweite These Schmidbauers scheint zunächst wenig plausibel, da doch die aktivierende Pflege in aller Munde ist. Dennoch gibt es im Berufsalltag genügend Beispiele, wie Pflegemaßnahmen z.B. unter dem Vorwand des Zeitmangels Abhängigkeit erzeugen oder verstärken, statt Selbständigkeit zu fördern. Die Patienten spielen hier gerne mit: „Ach Schwester, wikkeln Sie mir doch die Beine, Sie können das viel besser!"

Viele Pflegepersonen, die zum ersten Mal vom Helfer-Syndrom erfahren, reagieren regelrecht aggressiv auf die Thesen Schmidbauers, weil sie sich und die an sich lobenswerte Eigenschaft der Hilfsbereitschaft angegriffen fühlen. Schmidbauer verteufelt Hilfsbereitschaft keineswegs. Er weist nur darauf hin, daß die Relativierung von Problemen keine *Problemlösung* darstellt.

Burn-out-Syndrom

> **Burn-out-Syndrom:** Verlust der psychischen und physischen Leistungsfähigkeit eines Helfers, der nicht mehr in der Lage ist, diese Leistungsfähigkeit zu regenerieren. Gekennzeichnet durch eine abgegrenzte Art emotionaler Erschöpfung sowie durch den Verlust positiver Empfindungen und Sympathie oder Achtung für den Patienten; Betroffene wirken gefühllos und abgestumpft.

Burn-out ist ein bildhafter Begriff und bedeutet „Ausbrennen". Um im Bild zu bleiben, ist damit das Verlöschen einer Lampe gemeint, wenn das Öl verbraucht ist.

Es lassen sich verschiedene Phasen unterscheiden, die einem zunehmenden Schweregrad entsprechen.

Anfangsphase

Ausgangspunkt ist das *Überengagement.* Der Beruf wird zum Lebensinhalt. Hyperaktivität, Gefühle der Unentbehrlichkeit, Verleugnung eigener Bedürfnisse breiten sich aus. Das Verhältnis von Energie-Einsatz und dadurch erreichter Belohnung beginnt zu kippen. Die Betroffenen haben das Gefühl, den Anforderungen nicht gewachsen zu sein und spüren keinen Erfolg mehr in der Arbeit. Chronische Müdigkeit und Energiemangel sind die ersten Warnsymptome.

Phase reduzierten Engagements

Der *Rückzug* beginnt: Der Pflegende distanziert sich immer mehr vom Patienten. Er redet unpersönlich über den Patienten, nennt möglicherweise die Diagnose statt des Namens. Es entwikkelt sich ein ausgeprägter Überdruß an der Arbeit. Der Pflegende hat ständig das Gefühl, ausgenutzt zu werden.

Zunahme von Fehlzeiten („blaue Montage") oder ständiges Sprechen vom Urlaub oder der baldigen Pensionierung sind häufige Beobachtungen in dieser Phase.

Der Betroffene ist mehr und mehr mit sich und seinem Umfeld unzufrieden. Er sucht einen „Schuldigen" für diesen Zustand, entweder bei sich selbst oder bei anderen. Diese Schuldzuweisungen stellen keine Verarbeitung des inneren Konfliktes dar, sie verstärken ihn sogar. Die Schuld bei sich selbst zu suchen hat depressives Verhalten, Schuldgefühle, Angst, Nervosität und reduzierte Selbstachtung zur Folge. Leere und Abstumpfung machen sich breit.

Wird die Schuld dem Umfeld zugeschoben, sind oft Aggressionen oder Wutausbrüche gegenüber den vermeintlich Schuldigen zu beobachten. Schuldzuweisungen an andere Mitarbeiter oder „das System" werden immer häufiger. Der Betroffene ist gereizt und oft unfähig, nachzugeben oder Kompromisse einzugehen.

Abbauphase

In dieser Phase kommt es zum *Leistungsabfall.* Die Konzentrationsfähigkeit läßt nach, und *Flüchtigkeitsfehler* häufen sich. Der Betroffene wirkt wenig motiviert: Er macht „Dienst nach Vorschrift" und wehrt sich gegen jede Art von Veränderung, wirkt unflexibel und starr.

Verflachung

Es kommt zum allgemeinen emotionalen, sozialen und geistigen Rückzug auf breiter Front, der sich auch auf den privaten Bereich, z.B. den Partner, ausdehnt. Beziehungen werden nicht gepflegt, der Betroffene vereinsamt.

Psychosomatische Reaktionen

Diese psychischen Störungen erzeugen auch körperliche Beschwerden, etwa Infektanfälligkeit, Kreislauf-, Magen-Darm-Beschwerden und Schlafstörungen. Die Gefahr des Drogenmißbrauchs steigt. Schließlich verdichtet sich das Gefühl der Hilflosigkeit und Hoffnungslosigkeit. Das Leben hat seinen Sinn verloren, und Selbsttötungsgedanken tauchen auf.

Burn-Out-Prophylaxe

Durch eine erholsame Freizeit wieder „aufzutanken" oder mit Kollegen über belastende Situationen zu sprechen sind nur zwei von vielen Möglichkeiten, das Gleichgewicht zwischen Belastung und Kraftreserven zu erhalten.

Manche Einrichtungen bieten ihren Mitarbeitern **Supervision** an, eine Möglichkeit, mit speziell dafür geschulten Personen die eigenen Schwierigkeiten zu thematisieren und zu verarbeiten.

> ☑ **Weitere Tips zur Burn-out-Prophylaxe:**
> - Privatleben pflegen, den Belastungen des Berufs „schöne Erlebnisse" entgegensetzen, sich den Sinn dafür bewahren, daß das Leben nicht nur aus Krankheit und Sterben besteht
> - Konflikte austragen lernen, Spannungen und Rollenkonflikte wahrnehmen und sich *rechtzeitig* gegen Überforderung wehren. Dies setzt voraus, sich diese Überforderung zunächst einzugestehen und von dem Anspruch Abstand zu nehmen, alles verkraften zu müssen
> - Konflikte lösen lernen, Kompromisse als solche annehmen, zu akzeptieren, daß es die vollkommene, alle zufriedenstellende Lösung (oft) nicht gibt
> - Unveränderliches akzeptieren statt dagegen anzukämpfen.

Entscheidend bleibt aber das rechtzeitige Erkennen der Gefährdung, um mit der Prophylaxe beginnen zu können, bevor die Unzufriedenheit derart angewachsen ist, daß nur noch die Flucht aus dem Beruf bleibt.

3.3 Pflege als kommunikativer Prozeß

Kommunikation findet immer statt, wenn zwei Menschen sich etwas mitteilen oder miteinander in einer Verbindung (Beziehung) stehen. Dabei ist unter „mitteilen" nicht nur die sprachgebundene Mitteilung (Gespräch, Briefwechsel) zu verstehen, sondern alle möglichen Botschaften, die zwischen Menschen ausgetauscht werden: vom Augenzwinkern bis zur elektronischen Post (e-mail), von der Geste bis hin zu einem geschliffenen Vortrag.

Die **Kommunikationsforschung** befaßt sich mit den Arten solcher Verbindungen und untersucht beeinflussende Faktoren. Die so gewonnenen Erkenntnisse werden angewendet, um Kommunikationsstörungen zu analysieren und Vorschläge für ihre Beseitigung zu entwickeln.

Man kann nicht nicht kommunizieren

Nach einer auf **Paul Watzlawick** aufgestellten These hat *jedes* menschliche Verhalten Mitteilungscharakter. Auch dann, wenn sich ein Mensch von anderen zurückzieht und sich still in eine Ecke setzt, teilt er durch dieses Verhalten den anderen Menschen etwas mit, z.B. daß er in Ruhe gelassen werden möchte.

In der Krankenpflege treten Pflegeperson und Patient in eine Beziehung. Das Verhalten des Patienten und der Pflegenden ist in jedem Falle kommunikativ.

Die Pflege kann von den Forschungsergebnissen der Kommunikationsforschung profitieren, indem Kommunikationsmodelle auf die Pflegeperson-Patient-Beziehung angewendet werden.

3.3.1 Kommunikationsmodell nach Watzlawick

Jede Kommunikation zwischen Menschen hat nach Watzlawick zwei Aspekte:

- Inhaltsaspekt → *Was* wird gesagt?
- Beziehungsaspekt →*Wie* wird es gesagt?

Unter Inhalt wird die Nachricht verstanden, die übertragen werden soll. Gleichzeitig sagt der Sender der Nachricht durch Mimik, Gestik und Tonfall etwas darüber aus:

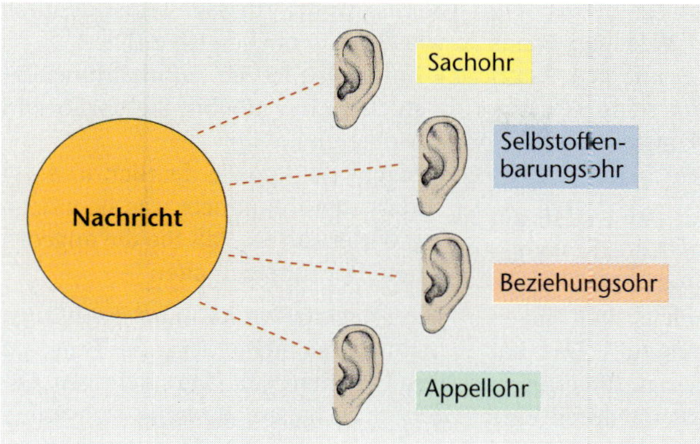

Abb. 3.3: Der „vierohrige Empfänger". [M100]

- Warum er diese Nachricht für den Empfänger als wichtig erachtet
- Ob er eine Antwort erwartet
- Was er über den Empfänger denkt.

Der Beziehungsaspekt übermittelt also, wie die Nachricht gemeint ist. Er macht eine Aussage über die eigentliche Aussage *(Metakommunikation).*

Beispielsweise antwortet eine Krankenschwester auf die Frage eines Patienten, wofür er eine bestimmte Tablette nehmen müsse: „Die ist für Ihr Herz". Wendet sie sich während dieser Aussage zum Patienten und schaut ihn an, ermuntert sie ihn dadurch, weiter nachzufragen. Sie drückt also als Beziehungsaspekt aus: „Ich habe Zeit, fragen Sie nur!"

Spricht sie jedoch den exakt gleichen Wortlaut in leicht herablassendem Ton und blättert dabei „geschäftig" in den Patientenunterlagen, drückt sie als Beziehungsaspekt aus: „Mehr weiß ich nicht, mehr will/darf ich Ihnen nicht sagen".

Mögliche Störungen der Kommunikation

Inhalts- und Beziehungsaspekt einer Botschaft können einander widersprechen. Dann weiß der Empfänger oft nicht so recht, was er von der Botschaft halten soll und wird vor die Entscheidung gestellt, auf welchen Aspekt er antworten will. Im Verlauf längerer Gespräche kann man deutlich erkennen, wie solche Differenzen die Beziehung stören können: Aus einer sachlichen Auseinandersetzung wird ein Streit.

Eine weitere Störung zeigt sich in *Kritikgesprächen.* Wird eine sachlich berechtigte Kritik in scharfem, aggressiven Tonfall vorgetragen, wird der Kritisierte sich gegen diesen Ton wehren und deshalb auf den Beziehungsaspekt antworten. Der Inhalt spielt dann im weiteren Verlauf keine Rolle mehr, so daß die Chance einer echten Verbesserung vertan wird.

Die Beziehungsaspekte und Gefühle werden vor allem durch die Körpersprache durch *Mimik* und *Gesten* vermittelt. Da diese meist unbewußt eingesetzt werden und schwerer zu kontrollieren sind (außer durch hartes Training), sagen sie oft weit deutlicher, was der Gegenüber wirklich denkt.

Es ist somit wichtig, im Gespräch intensiv Mimik und Gestik des Gesprächspartners zu verfolgen, um ihn besser zu verstehen. Auch bei sich selbst achtet die Pflegeperson auf die Übereinstimmung von Worten und Gestik: Es hat z.B. wenig Zweck, einen Patienten zu fragen, ob er noch einen Wunsch habe, und gleichzeitig mit der Hand nach der Türklinke zu greifen. Die Geste des Gehen-Wollens ist hier sehr deutlich, und kaum ein Patient wird es jetzt wagen, die Pflegeperson durch eine Bitte vom Gehen abzuhalten.

3.3.2 **Kommunikationsmodell nach Schulz von Thun**

Der Psychologe **Friedemann Schulz von Thun** hat das Modell von Watzlawick erweitert. Er nennt *vier Ebenen* der Kommunikation, die er 1971 als das **Quadrat der Nachricht** bezeichnet hat.

Kommunikation setzt zwei Partner voraus: einen *Sender* und einen *Empfänger.* Für beide ist die Nachricht aus vier „Botschaften" zusammengesetzt, und zwar:

- Über die eigentliche Sache
- Über das momentane Befinden des Sprechers
- Über die Beziehung der beiden Partner
- Über den Zweck, den der Sender erreichen möchte.

Entsprechend den vier Botschaften der Nachricht des Senders hat der Empfänger – bildlich gesprochen – nicht nur ein Ohr, sondern gleich vier, mit denen er hören kann

- Das **Sachohr.** Wie ist der Sachverhalt zu verstehen?
- Das **Selbstoffenbarungsohr.** Was ist das für einer? Was ist mit ihm?
- Das **Beziehungsohr.** Wie redet der mit mir? Wen glaubt er, vor sich zu haben?
- Das **Appellohr.** Was soll ich tun, denken oder fühlen aufgrund seiner Mitteilung?

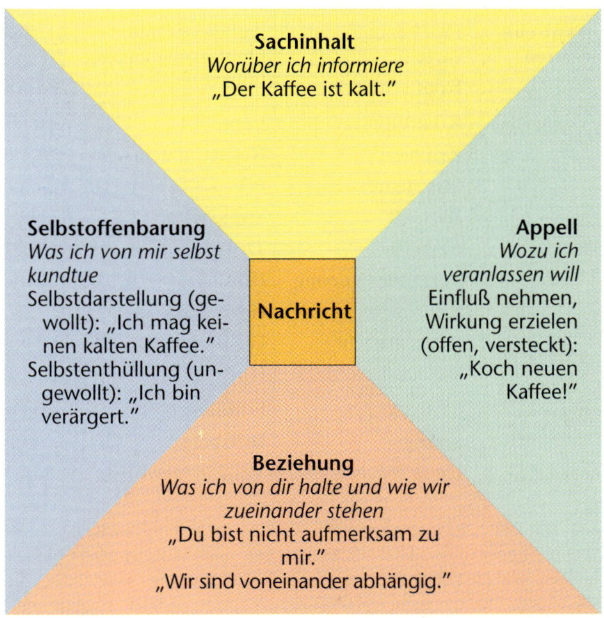

Abb. 3.4: Das Quadrat der Nachricht. [M100]

Mögliche Störungen

In diesem Modell fällt es besonders leicht, Störungen in der Kommunikation zu erkennen. Eine der häufigsten Kommunikationsstörungen etwa läßt sich als **Sender-Empfänger-Problem** bezeichnen: Dabei wird vom Sender einer der vier Aspekte mehr betont als die anderen, der Empfänger hört aber nicht auf dem entsprechenden, sondern einem anderen der vier Ohren.

Dies veranschaulicht folgendes Beispiel: Zwei Partner, Klaus und Petra, sitzen abends lesend auf dem Sofa. Klaus: „Mir ist kalt“. Petra darauf: „Du kannst auch das Fenster zumachen!“

Analysiert man das Beispiel nach Schulz von Thun, entsteht folgendes Bild:

- Auf die sachliche Mitteilung „Mir ist kalt“ könnte Petra ebenso sachlich antworten: „Ja, das Fenster ist offen.“
- Auf die Selbstoffenbarung: „Mir ist kalt“, könnte Petra erwidern: „Mir auch.“ oder „Mir nicht!“
- Mit der Betonung auf dem Beziehungsaspekt lautet die Botschaft: *Er* sagt *mir*, ihm sei kalt. Warum sagt er es *mir?*
- Versteht sie die Aussage als Appell, fragt sie sich also „Was will Klaus denn von mir, daß er *mir* sagt, es sei kalt?“, versteht Petra seine Feststellung als Bitte, das Fenster zu schließen.

Im obigen Beispiel hat Petra mehr auf dem Beziehungs- und Appell-Ohr gehört. Bei ihr ist die Botschaft also so angekommen: „Du, mir ist kalt, mach doch bitte das Fenster zu!“. Das hat Klaus aber so nicht gesagt. Ob er es so gemeint hat, könnte Petra durch eine Rückfrage leicht herausfinden. Aber sie glaubt, ihn zu kennen, und damit, seine Aussage richtig zu interpretieren.
In der Fortsetzung des obigen Dialoges wird sich Klaus höchstwahrscheinlich gegen die „Unterstellung“ wehren: „Brauchst Dich doch gar nicht aufzuregen, ich hab' doch bloß gesagt, daß mir kalt ist.“

Konsequenzen für die Pflege

Das Modell von Schulz von Thun zeigt auf, wie schnell Mißverständnisse entstehen können, weil der Empfänger mit einem anderen Ohr mehr hört als vom Sender gewünscht oder beabsichtigt. Um solche Mißverständnisse zu vermeiden, macht die *Pflegeperson als Sender* in der Aussage selbst deutlich, wie sie zu verstehen ist, z.B.:

- Kennzeichnet sie Informationen als solche („Ich möchte Sie darüber informieren ....“)
- Macht sie Appelle deutlich und sagt klar, aber freundlich, was sie möchte („Wir erwarten, daß Sie die angeordnete Bettruhe einhalten“).

Die *Pflegeperson* kann *als Empfänger* nicht immer sicher sein, die Botschaft des Patienten mit dem richtigen Ohr gehört zu haben: Es lohnt sich immer nachzufragen oder dem Patienten zu „spiegeln“, wie die Botschaft bei einem selbst angekommen ist.

3.3.3 Kommunikationsmodell der Transaktionsanalyse

Eric Berne hat eine unter der Bezeichnung **Transaktionsanalyse** bekannte Theorie entwickelt.

Transaktion (nach Berne): Eine Transaktion besteht aus einem Reiz und einer Antwort darauf, meist einer Aussage und der Antwort eines Gesprächspartners, ☞ Abb. 3.6.

	Eltern-Ich		Erwachsenen-Ich	Kind-Ich	
	Kritisch	Stützend	Vernünftig, sachlich, neutral	Angepaßt	Spontan
Typische Aussagen	Halt! Nein! Falsch! Man sollte ... Immer Nie	Du Armer! Kopf hoch	W-Fragen Klare, sachliche Sprache	Tut mir leid, Ich weiß ja, ...	Irrsinnig Juhu Toll
Typische Gesten	Erhobener Zeigefinger Kopf schütteln	Auf die Schulter klopfen und andere liebevolle Gebärden	Offene Körperhaltung Weitgehendes Fehlen von Mimik und Gestik	Sich ducken	Alle Gesten möglich
Verhalten	Kontrolliert Kritisiert Moralisiert Befiehlt Bestraft Sorgt für Ordnung Beherrscht Weist zurecht Wertet (bewertet)	Lobt Nimmt in den Arm Pflegt Streichelt Tröstet Umsorgt Hat Verständnis Unterstützt Hilft	Beobachtet „objektiv“ Sammelt Informationen Leidenschaftslos Hört zu Wertet Informationen aus Zieht Schlüsse	Ohne eigene Meinung Richtet sich nach den anderen Fühlt sich schuldig Fürchtet sich Gehorcht Zieht sich zurück Zögert	Lacht Weint Ärgert sich Egoistisch Erfindet Faulenzt Tanzt Tyrannisiert Ist er/sie selbst
Eigenschaften	Kritisch Streng Unnachsichtig	Einfühlend Hilfsbereit Verständnisvoll	Nüchtern Gefühlskontrolliert Sachlich	Höflich Unsicher	Spontan Hemmungslos

Tab. 3.5: Drei Ich-Zustände nach Eric Berne. In jedem Menschen stecken drei verschiedene Ich, die in dieser Tabelle näher charakterisiert werden. Wie die Bezeichnung Eltern-Ich schon vermuten läßt, ist damit gemeint, wie typische Eltern sind, mit ihren Vorschriften und Verboten, aber auch helfend und stützend. Das Erwachsenen-Ich stellt die rational-nüchterne Haltung dar. Wie das Eltern-Ich hat auch das Kind-Ich seine zwei Seiten: die angepaßte, schutzbedürftige und die spontane und unbekümmerte Seite.

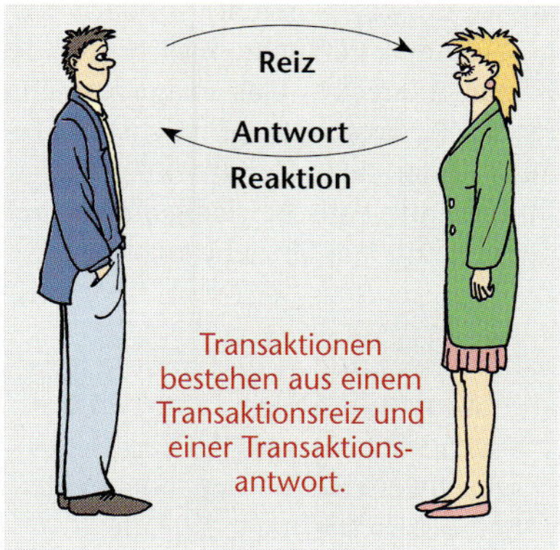

Abb. 3.6: Eine Transaktion ist ein Aussagen-Paar, bestehend aus Reiz und Antwort, wobei Aussage im weitesten Sinne des Wortes ein Satz, eine Geste, ein Blick sein kann. [L116]

Drei Ich-Ebenen nach Eric Berne

In einer Weiterentwicklung der Theorien von **Sigmund Freud** (☞ auch 10.12.2) und **Carl Gustav Jung** „analysiert" Berne die sich bei der Transaktion gegenüberstehenden Menschen. Beide haben drei Ich-Zustände (☞ 3.5):

- Das **Eltern-Ich,** das kritisch, aber auch stützend sein kann
- Das **Erwachsenen-Ich,** das rational, vernunftbetont, nüchtern, neutral und sachlich wirkt
- Das **Kind-Ich,** das kindlich spontan (natürlich), aber auch angepaßt sein kann.

Kommunizieren zwei Menschen miteinander, stehen sich nach Berne 2 x 3 Ich-Zustände gegenüber (☞ Abb. 3.7). Dabei lassen sich die unterschiedlichsten Reiz-Antwort-Kombinationen denken. Nach ihrer Bedeutung, die Kommunikation in Gang zu halten, werden unterschieden

- **Parallel-Transaktionen** (in Abb. 3.7 blau dargestellt). Sie sind passend, stimmig. Die Kommunikation kann ungestört fortlaufen. Beispielsweise handelt es sich um Parallel-Transaktionen, wenn zwei Menschen wie „vernünftige Erwachsene" aus dem Erwachsenen-Ich reden oder wenn eine Eltern-Kind-Transaktion vorliegt
- **Kreuz-Transaktionen** (in Abb. 3.7 rot dargestellt) sind konfliktträchtig. Mit hoher Wahrscheinlichkeit endet diese Kommunikation fruchtlos.

Anwendung des Modells

Vor schwierigen Gesprächen, z.B. einem Kritikgespräch, kann man einen möglichen Gesprächsverlauf durchspielen, der möglichst aus Parallel-Transaktionen besteht. Es erfordert aber sehr viel Übung und Selbstdisziplin, das tatsächliche Gespräch dann auch so zu führen.

3.4 Kommunikationsfallen

3.4.1 Tabus

> **Tabu:** Sittliche Schranke, „Vermeidungsvorschrift" innerhalb einer Gesellschaft. Kann sich z.B. auf Personen, Gegenstände oder Handlungen beziehen.

Es ist für viele Menschen nicht einfach, über ihre Ängste oder Befürchtungen zu sprechen, erst recht nicht am Anfang der sich erst entwickelnden Patient-Pflegeperson-Beziehung (☞ 3.1). Besonders Gespräche über Themen, die von der Gesellschaft mit **Tabus** belegt sind, gestalten sich äußert schwierig. Beispielsweise „gehört es sich nicht":

- Über Schmerzen zu klagen (man hat stark und tapfer zu sein)
- Über Tod oder Sterben laut nachzudenken
- Über Ängste zu reden (sie könnten andere anstecken).

In solchen Fällen findet der Mitteilungsdrang des Patienten seltsame Wege, sich doch – wenn auch versteckt – mitzuteilen. Um angemessen auf diese „Äußerungen" zu reagieren, sucht die Pflegeperson nach der „Botschaft hinter der Botschaft".

Eine mögliche Form, die eigentliche Botschaft in einer anderen zu verpacken oder sich durch ein bestimmtes Verhalten mitzuteilen, ist die Projektion.

3.4.2 Projektion

> **Projektion** (psychoanalytisch): Unbewußte Verlagerung eigener Vorstellungen, Gefühle und Konflikte auf einen anderen Menschen, an welchem diese dann wahrgenommen und evtl. kritisiert werden.

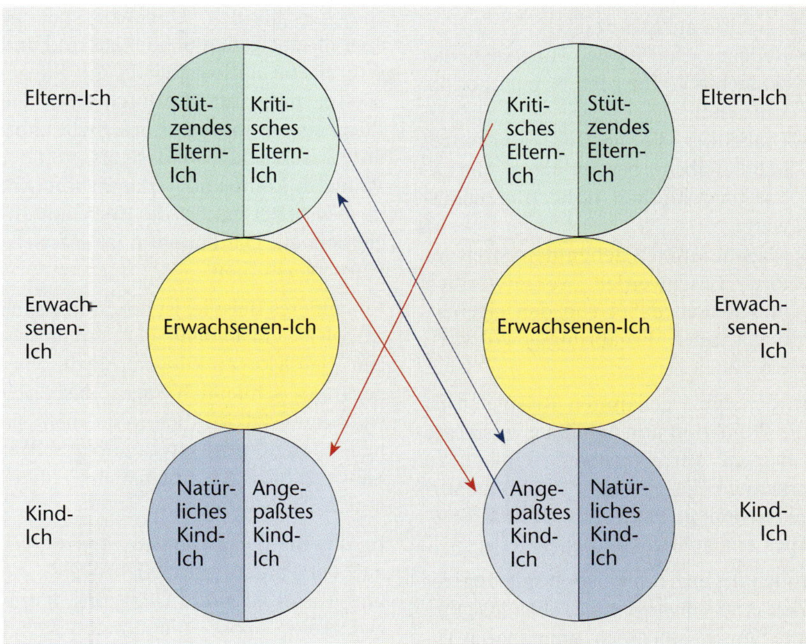

Abb. 3.7: Beide Gesprächspartner haben drei Ich-Ebenen, somit ergibt sich eine Vielzahl möglicher Transaktionen. Auf einen Vorwurf aus dem kritischen Eltern-Ich: „Sie sind zu spät gekommen" antwortet der Gesprächspartner aus dem angepaßten Kind-Ich: „Ja, tut mir leid" (blaue Pfeile, Paralleltransaktion ☞ Text). Auf denselben Vorwurf könnte der Gesprächspartner mit einem Gegenvorwurf reagieren: „Die anderen kommen viel öfter zu spät als ich!" (rote Pfeile, Kreuztransaktion). [M100]

Bei einem Dia*projektor* befindet sich das Bild (das Dia) im Projektor selbst, es wird aber durch eine Lichtquelle und ein Linsensystem auf die Leinwand projiziert und dort sichtbar gemacht. Projektion in der Psychologie entspricht diesem Vorgang: Etwas, das in einem Menschen steckt, wird sichtbar gemacht, indem es auf einen anderen Menschen projiziert wird.

Eine Pflegeperson wird von einem Patienten angegriffen: „Warum schauen Sie denn immer so traurig?". Die Pflegeperson findet dies völlig unangemessen. Erkennt sie die Projektion nicht, wird sie vielleicht unwirsch kontern: „Aber ich schaue doch gar nicht traurig!". Aber gerade die Tatsache, daß der Vorwurf unberechtigt ist, müßte die Pflegeperson stutzig machen. Wenn sie – bevor sie antwortet – einen Moment lang nachdenkt, wird sie die Botschaft hinter der Botschaft erkennen: Der Patient ist vielleicht selbst traurig, weil seine Genesung nicht die erwarteten Fortschritte macht, oder er hält sich für so schwerkrank, daß alle sehr traurig dreinschauen müßten, wenn sie ihn so daliegen sehen.

Ein häufiger Fall von Projektion ist die **Schuldzuschreibung.** Wer nicht wahrhaben will, für seinen Zustand selbst verantwortlich zu sein, projiziert gerne die Schuld auf andere(s):

- Raucher schieben den Husten auf das schlechte Wetter, den Nebel oder die kalte Luft
- Diabetiker, die die Diät nicht eingehalten haben, „beschuldigen" das Labor für fehlerhaft hohe Blutzuckerwerte
- Magenkranke machen den Streß für ihre Beschwerden verantwortlich und lenken dabei von den eigenen, ungesunden Ernährungsgewohnheiten ab.

In den oben genannten Beispielen ist die Projektion und damit die versteckte Botschaft verhältnismäßig einfach zu erkennen. Es gibt aber noch viel verschlungenere Pfade des Unbewußten. Dies zeigen folgende Beispiele:

Eine Pflegeperson versorgt seit längerer Zeit eine schwerkranke, etwa 40 Jahre alte Frau, die an einem unheilbaren Tumor der Bauchspeicheldrüse erkrankt ist. Die Patientin hat viel an Gewicht verloren, leidet große Schmerzen und liegt meist zusammengekauert im Bett. Am Morgen ergibt sich eine kleine Diskussion über die Frage, ob sich diese Frau waschen (lassen) soll. Sichtlich entnervt sagt die Frau plötzlich: „Ich bring' mich um!". Die Pflegeperson ist geschockt und ratlos, obwohl der Satz als Wunsch, bald von dem Leiden erlöst zu sein, durchaus verständlich wäre.

Als die Pflegeperson bereit ist, alle Waschutensilien beiseite zu legen, setzt sich der Dialog fort. Im weiteren Verlauf des Gespräches erkennt die Patientin, daß sie selbst eigentlich genauso geschockt und ratlos ist wie die Pflegende, und sie traut sich endlich, offen zu sagen, was sie quält: Sie würde so gerne zu Hause sterben und nicht im Krankenhaus. Sie weiß aber nicht, ob sie es der Familie zumuten kann, sie zu Hause zu pflegen, eben auch, sie zu waschen.

In diesem Gesprächsverlauf sind – nicht erkennbar an den gesprochenen Worten oder den Handlungen – Gefühle von der Patientin auf die Pflegeperson projiziert worden:

- Geschockt: Ich bin schon so schwach, ich kann mich nicht mehr alleine waschen
- Ratlos: Wie kann ich erreichen, daß meinem Wunsch, zu Hause zu sterben, entsprochen wird?

Die Patientin hat dies nicht offen ansprechen können. Unbewußt hat sie aber ihren eigenen Schockzustand und ihre eigene Ratlosigkeit in die Pflegeperson projiziert. Dadurch, daß die Pflegeperson ihren Schock nicht „hinuntergeschluckt", sondern als „von der Patientin kommend" erkannt und mit ihr bearbeitet hat, ist die Botschaft angekommen: Die Patientin ist später zu Hause verstorben.

Ein anderes Beispiel ist der „notorische Klingler", ein Patient, der ständig wegen Kleinigkeiten klingelt, bis die Pflegeperson schließlich sagt: „Also, ich weiß mir jetzt wirklich nicht mehr zu helfen, ständig ist etwas anderes! Wir haben schließlich noch mehr Patienten!".

In diesem Beispiel wäre es denkbar, daß der Patient selbst nicht weiß, wie und was er zu seiner Genesung beitragen kann, selbst „nicht mehr weiter weiß". Das will er aber nicht zugeben; daher traktiert er die Pflegeperson so lange, bis sie fühlt, was er fühlt: „Ich weiß mir nicht mehr zu helfen."

Die Pflegeperson reagiert auf einen solchen Patienten richtig, wenn sie ihm keine Vorwürfe macht, sondern herauszufinden versucht, was hinter der Klingelei steckt. Das mag zunächst mehr Zeit kosten, langfristig ist es aber auch unter dem Zeitaspekt günstiger und auf alle Fälle befriedigender, nach der eigentlichen Ursache zu suchen.

☑ Projektionen und andere teils sehr subtile Wege, Unbewußtes auszudrücken, sind in der Praxis oft schwer zu erkennen. Nicht jede Schuldzuschreibung ist eine Projektion, und auch das Verhalten der Pflegeperson kann von ihrem Unterbewußtsein beeinflußt werden. Pflegende sollten aber immer stutzig werden, wenn Patienten scheinbar „unangemessen" reagieren oder z.B. unberechtigte Vorwürfe erheben. Dahinter stecken sehr oft Gefühle und Probleme des Patienten, die dieser nicht offen auszudrücken vermag, die ihm selbst vielleicht gar nicht bewußt sind, ihn aber dennoch sehr quälen.

Kommunikation und Konflikte hängen eng zusammen: Kommunikation bezeichnet wertfrei, was sich zwischen Menschen abspielt. Konflikt bedeutet zumindest etwas Unangenehmes, Unerwünschtes in den zwischenmenschlichen Beziehungen. Auch insofern besteht ein enger Zusammenhang, als Mißverständnisse (mißglückte Kommunikation) eine wichtige Ursache von Konflikten sind.

3.5 Konfliktmanagement

3.5.1 Was ist ein Konflikt?

Konflikt: Aufeinandertreffen zweier unterschiedlicher, sich gegenseitig ausschließender Positionen oder Motive, z.B. Interessenskonflikt, Gewissenskonflikt, Rollenkonflikt. Immer spannungsbeladen dadurch, daß sich die unterschiedlichen Positionen oder Motive gegenseitig ausschließen, also eine Entscheidung für die eine oder die andere Position oder für die ein Kompromiß erforderlich ist.

Zu Beginn einer Fortbildung zum Thema „Mit Konflikten umgehen lernen" wurden die Teilnehmer gebeten, Wörter zu sammeln, die ihnen zum Stichwort „Konflikt" einfallen. Genannt wurden: Spannung, Streit, Aggression, Macht, Krieg, Angst, unangenehm, schlimm, Disharmonie. Der Begriff „Konflikt" ist also durchweg negativ besetzt.

Sind Konflikte schlimm?

Ein junger Mann, nach einem Unfall querschnittsgelähmt, kann seine Beine nicht bewegen und spürt dort auch nichts mehr. Bei einer Feier fällt ihm eine brennende Zigarette auf sein Bein; er merkt es erst, als es verbrannt riecht. Die Folge ist eine häßliche, lange nicht verheilende Wunde. Dieses Beispiel zeigt, wie wichtig der Schmerz als Warnsignal ist und unterstreicht seine positive Bedeutung. Dennoch assoziieren die meisten Menschen mit dem Begriff „Schmerz" etwas Negatives.

Ähnlich ist es bei Konflikten. Sie sind – wie der Schmerz – Warnsymptome. So verstanden geht es nicht darum, sich eine konfliktfreie Welt, sondern Menschen zu wünschen, die gelernt haben, mit Konflikten umzugehen.

Die zentrale Stellung der Pflegeperson im therapeutischen Team ist in höchstem Maße konfliktträchtig (☞ 1.5). Die folgenden Abschnitte zeigen, wie die Pflegeperson mit den Konflikten des Alltags umgehen kann.

Eine wichtige These im Umgang mit Konflikten lautet:

☑ Es darf bei der Konfliktlösung keine Sieger oder Verlierer geben.

Eine für beide Seiten akzeptable und dauerhafte Lösung kann nicht darin bestehen, daß einer der Beteiligten sich auf Kosten des anderen durchsetzt; sonst würde kurz darauf der nächste Konflikt entstehen.

Eine – in diesem Sinne „echte" – Lösung vollzieht sich in fünf Schritten.

3.5.2 Fünf Schritte bringen die Lösung

„Wir haben einen Konflikt"

Der erste Schritt zur Lösung eines Konfliktes ist das Eingeständnis, einen Konflikt zu haben. Solange auch nur einer der Beteiligten dies abstreitet, wird er kaum konstruktiv an der Lösung mitarbeiten (Wie soll er auch mitarbeiten an etwas, das es für ihn gar nicht gibt?).

Dieser erste Schritt ist nur dann erfolgreich abgeschlossen, wenn dies von beiden Seiten akzeptiert wird *und* beide Seiten vereinbaren, diesen Konflikt lösen zu wollen.

Beschreibung der Konfliktsituation

Der nächste Schritt besteht darin, daß die Beteiligten ihre Positionen darstellen. Hierbei ist es vorteilhaft, einen neutralen Diskussionsleiter einzuschalten, der die Sachinformationen aus den oft emotionsgeladenen und verallgemeinernden Stellungnahmen herausfiltert. Dies geschieht am besten durch die W-Fragen.

Beispiel: In der Auseinandersetzung mit dem Stationsarzt beschwert sich eine Pflegeperson: „Immer wenn wir mitten in der Arbeit stecken, wollen Sie Visite machen!" Der Diskussionsleiter fragt daraufhin nach: „**W**ie oft kam das vor? **W**ann ist für Sie ein günstiger Zeitpunkt für die Visite?"

Sollten sich bei der Konfliktbeschreibung Zweifel ergeben, ob die im ersten Schritt gemachten Aussagen („was ist das Problem") und Vereinbarungen („wir wollen es lösen") noch gültig sind, ist unbedingt nochmals vom ersten Schritt an zu beginnen.

Konflikt versachlichen

Die Aussagen und Behauptungen aus dem vorigen Schritt werden möglichst von allen Emotionen und unsachlichen Verallgemeinerungen befreit, bis – oft erst nach mehreren Zwischenschritten – eine gemeinsam getragene, sachliche Beschreibung des Konfliktes vorliegt, die oft bereits auf eine mögliche Lösung hinweist.

In der Fortsetzung des obigen Beispiels lautet die sachliche Konfliktbeschreibung: Es bestehen unterschiedliche Vorstellungen, wann ein günstiger Zeitpunkt für die Visite ist. Die Pflegepersonen finden es günstig, die Visite in den späteren Vormittag zu legen, nachdem die Arbeitsspitzen vorüber sind, der Stationsarzt findet einen früheren Termin günstig.

Dieser Beschreibung ist zu entnehmen, daß die Lösung darin besteht, einen für beide Seiten tragbaren Visitenzeitpunkt zu finden; ein Kompromiß ist hier erforderlich.

Sollte es nicht gelingen, eine Konfliktbeschreibung zu finden, der alle Beteiligten zustimmen können, muß nochmals ganz von vorne begonnen werden; u.U. liegen mehrere Konflikte vor.

Vielleicht haben die Pflegepersonen mehrere Konflikte mit dem Stationsarzt; nicht nur die Visite ist strittig, sondern die ärztlichen Anordnungen werden kritisiert. Die Verknüpfung mehrerer Konflikte läuft oft auf eine Art „Kuhhandel" hinaus: Gibst Du hier nach, komme ich Dir da entgegen. Um eine befriedigende Lösung zu finden, muß aber jeder Konflikt für sich gelöst werden; also zurück zum ersten Schritt: Es liegen zwei Konflikte vor, einer wegen der Visitenzeiten und ein zweiter wegen nicht nachvollziehbarer ärztlicher Anordnungen.

Lösung aushandeln

Im vierten Schritt werden zunächst alle möglichen Lösungen gesammelt. Keine Lösung darf von vornherein ausgeschlossen werden. Hier ist Kreativität gefragt. Oft liegt die beste Lösung außerhalb dessen, was zunächst vorgeschlagen wurde. Dann werden die Lösungen bewertet: Was spricht dafür und was dagegen? Ziel ist ein **Konsens,** also eine Entscheidung für eine Lösung, der alle Beteiligte zustimmen.

Der Vorschlag einer Pflegeperson, nachmittags Visite zu machen, erntete zunächst nur Verwunderung. Ein anderer Vorschlag, für einen Teil der Patienten früh, für den anderen später Visite zu machen, fand ebenfalls kaum Zustimmung. Die Lösung hatte dann etwas von beidem: Für die pflegeintensiven Patienten sollte die Visite nachmittags, für alle anderen vormittags nach 10 Uhr stattfinden. Nach einer Erprobungszeit von einem Monat soll nochmals darüber gesprochen werden, ob diese Lösung tatsächlich praktikabel ist.

Umsetzen und beibehalten

Nachdem so viel Aufwand betrieben wurde, eine tragbare Lösung zu finden, wird vermutlich niemand daran interessiert sein, schon bald wieder in einen Konfliktlösungsprozeß eintreten zu müssen. Im letzten Schritt geht es darum, die Umsetzung – evtl. auf Probe – festzulegen und auch zu beschließen, was geschehen soll, wenn sich ein Beteiligter nicht an die Vereinbarungen hält. Solche „Sanktionen" müssen keine drakonischen Strafen sein. Wer aber ernsthaft an einer Lösung interessiert ist, kann nichts dagegen haben, „Ausreißern" einen Riegel vorzuschieben.

Nicht zuletzt dürfen sich alle Beteiligte freuen, statt zu streiten, vernünftig miteinander umzugehen. Rückblickend stellen die Konfliktparteien oft fest, daß nicht nur dieser konkrete Fall gelöst, sondern sich auch das Verhältnis zueinander gebessert hat.

Es gibt auch Konflikte, bei deren Lösung die Beteiligten scheitern. Oft schwelen Konflikte lange, die Vorgeschichte ist voll von Mißverständnissen, Kränkungen und Beschuldigungen, so daß kaum Hoffnung auf eine einvernehmliche Lösung besteht. In diesem Fall muß zunächst von einem Dritten (meist dem Vorgesetzten) eine vorläufige Lösung angeordnet werden, um nach einer Phase der Beruhigung eine echte, definitive Lösung zu erarbeiten.

Sind Konflikte erst eskaliert, sind sie viel schwerer zu lösen. Daher ist es wichtig, *rechtzeitig* zu intervenieren.

3.5.3 Eskalation vermeiden

Angehörige der sozialen Berufe sind mehr als Angehörige anderer Berufsgruppen bereit, die eigenen Bedürfnisse hintanzustellen und sich nach den Wünschen der von ihnen Betreuten zu richten. Sie entwickeln dabei oft ein hohes Maß an Duldsamkeit.

So lobenswert diese Eigenschaft sonst auch sein mag, im Konfliktfall ist sie wenig hilfreich. Oft vergeht hier zuviel Zeit, bis der Leidensdruck groß genug ist, etwas zu unternehmen. Dann bringt der berühmte Tropfen aber gleich ein ganzes Faß zum Überlaufen: Was sich seit langem angestaut hat, entlädt sich z.B. in einem Wutausbruch, in einer Beschimpfung oder Trotzreaktion.

Eine Rückkehr zu einer sachlichen Auseinandersetzung ist nach einer solchen Explosion enorm schwer, wenn überhaupt möglich.

> Nicht der Konflikt ist schlimm und soll vermieden werden, sondern seine Eskalation, also: Mut zur Offenheit und Sachlichkeit; heraus mit der Sprache, wenn irgendwo der Schuh drückt, bevor es Blasen gibt! Selten löst sich ein Konflikt von selbst.

Allerdings: Nicht jedes Unbehagen ist ein Konflikt

So wertvoll die Warnfunktion von Konflikten (☞ 3.5.1) auch sein mag, nicht jedes unangenehme Gefühl weist auf einen Konflikt und damit auf ein zu lösendes Problem hin. So ist das Klingeln von Patienten sehr oft „nervig", weil es die Pflegeperson von der aktuellen Tätigkeit wegruft. Erst ein erheblicher Mißbrauch, also ständiges unbegründetes Klingeln, sollte mit dem Patienten besprochen werden.

Es gilt also, nicht bei jedem unerfreulichen Ereignis das „Konfliktkarussell" in Gang zu setzen. Ein mögliches Unterscheidungskriterium, ob ein „behandlungsbedürftiger" Konflikt vorliegt, ist zum Beispiel die Frage, ob der Konflikt in seinen Folgen zu eskalieren droht. Im Beispiel oben also die ganze Arbeitsplanung der Pflegeperson ins Wanken gerät, die Beziehung zu einem Patienten „unmöglich" zu werden droht oder sich problematische Arbeitsabläufe auf Dauer auszubreiten scheinen.

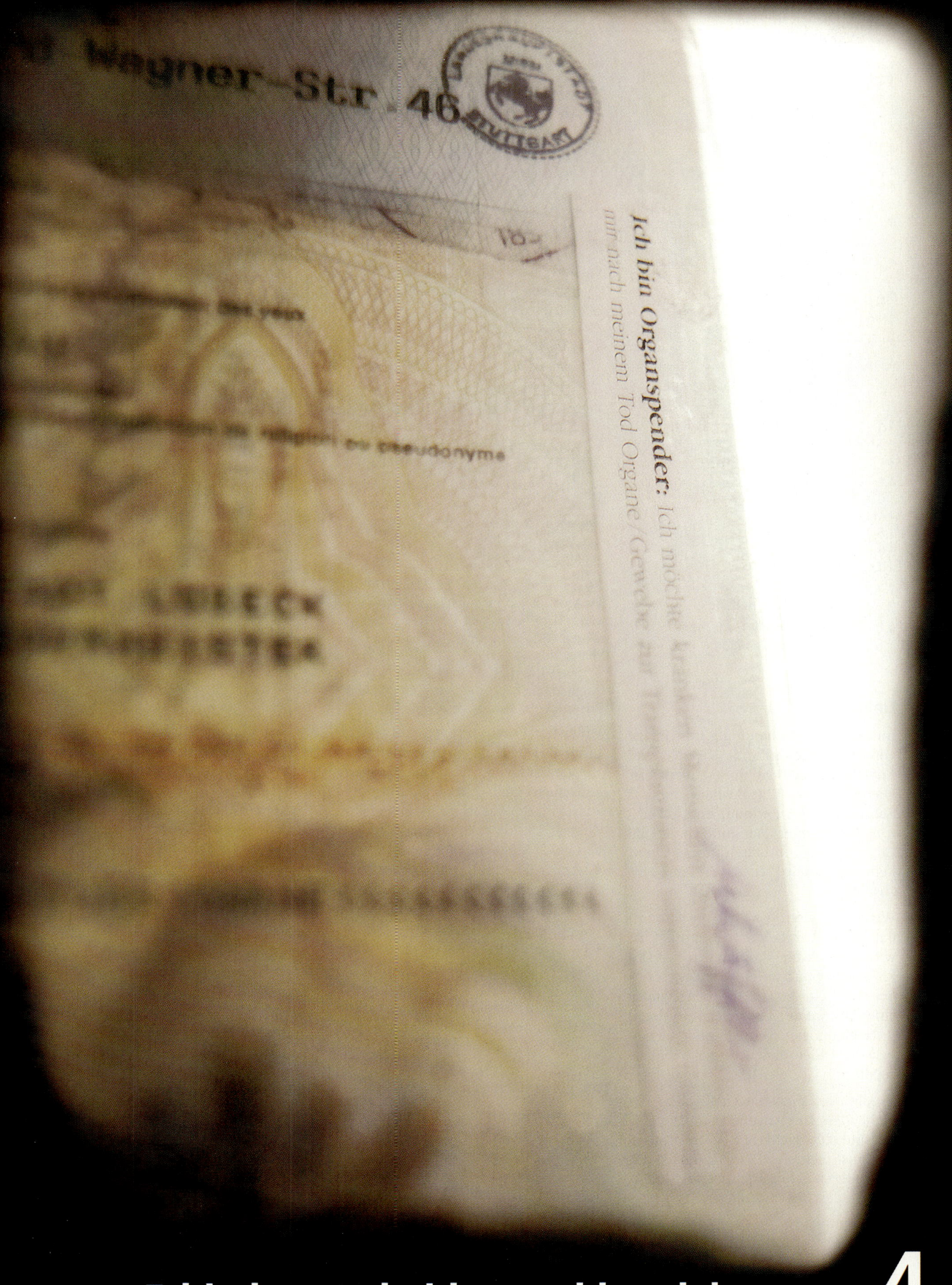

4 Ethisch entscheiden und handeln

Übersicht

Einführung

Im Laufe der Behandlung und Pflege von Patienten sind eine Vielzahl von **Entscheidungen** zu treffen; dabei ist Handeln und Entscheiden oft *ein* Schritt: In der Anordnung und Ausführung bestimmter Handlungen ist die Entscheidung enthalten, diesen und keinen anderen Weg zur Heilung einzuschlagen.

Wenn z.B. eine Pflegeperson erkennt, daß ein Patient dekubitusgefährdet ist, wird sie sich für Maßnahmen der Dekubitusprophylaxe entscheiden; ähnlich wird ein Arzt nach der Diagnose eine bestimmte Therapie verordnen. Entscheidungen werden somit in den meisten Fällen aufgrund der Sachlage gefällt.

Es gibt aber auch Entscheidungen, die nicht allein durch Sachverstand zu treffen sind: Die Sachlage ist nicht eindeutig, aus mehreren Möglichkeiten ist eine auszuwählen. Eine solche Situation schildert das folgende Beispiel:

Eine Patientin wird mit einer schweren Entzündung der Bauchspeicheldrüse eingeliefert, sie verliert viel Blut in die Bauchhöhle. Auf der Intensivstation des Aufnahmekrankenhauses sehen die Ärzte der Anästhesie und der Chirurgie zwei Möglichkeiten:

- Zum einen, die Patientin zu operieren. Dies hätte zur Folge, daß sie sofort in Narkose zu versetzen wäre, aus der sie nach menschlichem Ermessen nicht wieder erwachen wird. Narkose und OP stellen aber die einzige Möglichkeit dar, die Blutung zu stillen, also die Ursache zu behandeln
- Zum anderen, eine Therapie mit Spenderblut und Blutersatzmitteln einzuleiten, bei der die Patientin vielleicht kurz das Bewußtsein wiedererlangt, aber sicher kurze Zeit später versterben wird, weil sie nach wie vor viel Volumen verliert.

Es geht hier nicht um eine medizinische Diskussion, ob vielleicht eine dritte oder vierte Alternative zur Verfügung steht. In diesem Beispiel geht es darum, zwei sich gegenseitig ausschließende Möglichkeiten darzustellen und zu fragen, mit welchen Argumenten sich die Ärzte für die eine oder andere Lösung entscheiden.

Unter der Voraussetzung, daß medizinisch alles bedacht wurde, ist jetzt eine Entscheidung zu treffen, die mit medizinischem Sachverstand *alleine* nicht zu treffen ist: Was ist für diese Patientin richtig? Um dies zu entscheiden, werden beide Möglichkeiten bewertet:

- Ist es für diese Patientin richtig, nichts unversucht zu lassen, um sie ursächlich zu behandeln, auch wenn die Erfolgschance noch so gering ist?
- Ist es geboten, ihr die – wenn auch kleine – Chance zu geben, das Bewußtsein wiederzuerlangen, Abschied zu nehmen, vielleicht die Sterbesakramente zu empfangen (☞ 15.4.4)?

Die Frage nach den Werten

Um – wie in diesem Beispiel gezeigt – zu Entscheidungen zu kommen und handeln zu können, müssen die Beteiligten abwägen, d.h. sich fragen, was schwerer wiegt, was (ge)wichtiger ist. Menschen, die solche Entscheidungen treffen müssen, richten sich – bewußt oder unbewußt – nach bestimmten Werten wie:

- Dem Wert des Lebens, also
  - Leben zu erhalten und zu schützen, und damit die Verpflichtung,
  - Kranke zu behandeln und nichts zu unterlassen, was ihnen helfen könnte
- Dem Wert, friedlich zu sterben, also
  - Abschied nehmen zu können,
  - vielleicht beichten zu können und
  - einen letzten Willen zu äußern.

Um das Beispiel zu Ende zu führen: Nach Rücksprache mit dem Ehemann wurde auf eine Operation verzichtet. Die Patientin hat nochmals kurz das Bewußtsein erlangt und ist noch am Abend des selben Tages an inneren Blutungen verstorben.

Ein erster Versuch, die Frage „Was ist Ethik?“ zu beantworten, faßt zusammen: Zu einer Entscheidung, bei der aus mehreren Möglichkeiten eine auszuwählen ist, trägt die Ethik Werte und deren Diskussion bei. Ethik nimmt dem Arzt oder der Pflegeperson keine Entscheidung ab, sie liefert Argumente, sie zu treffen.

4.1 Was ist Ethik?

Ethik (griech. ethos = Sitte, Gewohnheit): Nach *Aristoteles* (384 – 322 v. Chr.) die Beleuchtung des eigenen Handelns und der Einstellung der Menschen zu ihren Mitmenschen. Heute die Bestimmung der Grundlagen und Regeln für ein gerechtes, vernünftiges und sinnvolles Handeln und das Zusammenleben der Menschen.

Die Werte, besser Prinzipien und Begründungen einer so verstandenen Ethik, sollen allgemein gültig und einsichtig sein, ohne Berufung auf äußere Autoritäten und Konventionen. Damit nimmt die Ethik gegenüber der von der Gesellschaft abhängigen (und damit wandelbaren) *Moral* einen übergeordneten und kritischen Standpunkt ein.

Ethik in Medizin und Pflege ist in erster Linie *angewandte Ethik:* Ethische Prinzipien werden angewendet, um Alltagsentscheidungen zu treffen. Über die ethischen Prinzipien, die diesen Entscheidung zugrunde liegen, besteht weitgehende Einigkeit. Es sind **Grundwerte** unseres Menschseins, wie sie sich in der Tradition unserer christlichabendländischen Kultur bis heute erhalten haben.

Wertepluralismus, Kultur und Ethik

Für Europa typisch gilt, daß menschliches Leben und Eigentum hohe Werte sind, die durch eine Vielzahl strenger Gesetze geschützt sind. In Asien dagegen hat das Leben des einzelnen Menschen keinen so hohen Stellenwert. Werte sind somit kulturspezifisch. Durch den häufigeren und engeren Kontakt verschiedener Kulturen untereinander (☞ 1.7) treffen unterschiedliche Werte-Systeme aufeinander und stellen sich gegenseitig in Frage.

Liberalität und kultureller Pluralismus haben dazu geführt, daß es in unserer Gesellschaft kein einheitliches, geschlossenes Wertegefüge mehr gibt. Der *Wertepluralismus* (☞ 7.13) spiegelt sich auch in der Beurteilung medizinischer Probleme wieder: Die Chancen und Risiken der modernen Medizin werden in unserer Gesellschaft sehr unterschiedlich beurteilt. Themen wie Sterbehilfe oder Abtreibung zeigen, daß die einzelnen Meinungen unverändert aufeinanderprallen, ohne daß sich ein ethischer Konsens entwickelt.

Ethik in der Diskussion

In der Vergangenheit gab es genauso ethische Fragen in Medizin und Pflege, sie wurden nur nicht in diesem Umfang diskutiert wie heute. Dies hat mit der veränderten Rolle des Patienten zu tun: Er ist gleichberechtigter Partner und entscheidet zusammen mit dem Arzt. Damit wandelt sich gleichzeitig die Rolle des Arztes vom Entscheider zum Berater. In dem Maße, wie Betroffene in ethische Entscheidungen einbezogen werden, beteiligen sie sich auch an der Diskussion, eine Öffentlichkeit für ethische Fragen entsteht.

Im Idealfall, der zum Normalfall werden soll, sind Patienten, Angehörige Ärzte, Pflegekräfte und Seelsorger am Entscheidungsprozeß beteiligt. Werden solche Entscheidungen gemeinsam getroffen, stellen die Beteiligten häufig fest, daß Einigkeit über die Grundwerte besteht, die bei der Entscheidung zu berücksichtigen sind.

Ethische Werte

Ethisch handeln, also Grundwerte zu achten, heißt:

- Die Autonomie und Selbstbestimmung des Einzelnen respektieren
- Schaden vermeiden
- Gutes tun
- Gerechtigkeit üben.

Zu diesen Prinzipien treten weitere hinzu, die in der Beziehung der Pflegekräfte und Ärzte untereinander und zu den Patienten eine wesentliche Bedeutung haben:

- Wahrhaftig sein
- Verschwiegen sein
- Glaubwürdig sein
- Verantwortung tragen
- Vertrauen herstellen und aufrechterhalten.

Diese Prinzipien finden in ethischen Entscheidungen Beachtung, unabhängig davon, ob es sich um individuelle Entscheidungen oder allgemeine ethische Probleme handelt.

Individuelle Entscheidungen sind Entscheidungen im Einzelfall, wie z.B. bei dem eingangs angeführten Beispiel. Allgemeine ethische Fragen, z.B. nach der Anwendung bestimmter Therapieverfahren, werden in Kapitel 4.2.2 behandelt.

4.2 Ethische Entscheidungen

4.2.1 Individuelle ethische Entscheidungen

Wer löst ethische Konflikte?

Ein Modell, wie bei ethischen Konflikten zu einer Entscheidung gefunden werden kann, sind die in vielen Kliniken in den USA etablierten **Ethikkomitees**. In diesen Komitees sind Pflegekräfte, Ärzte, Juristen, Philosophen, Theologen und Bürger der Gemeinde vertreten. Es sind fest verankerte Institutionen, und sie können jederzeit den konkreten Konflikt bearbeiten, die Komplexität des „Falles" aufgreifen und damit den Patienten sowie die Pflegekräfte und Ärzte bei der Lösung beraten. Derartige Komitees gibt es in Deutschland (noch) nicht.

Eine Frage der Kompetenz

Folgende Fähigkeiten (*Kompetenzen*) sind erforderlich und sollten von den

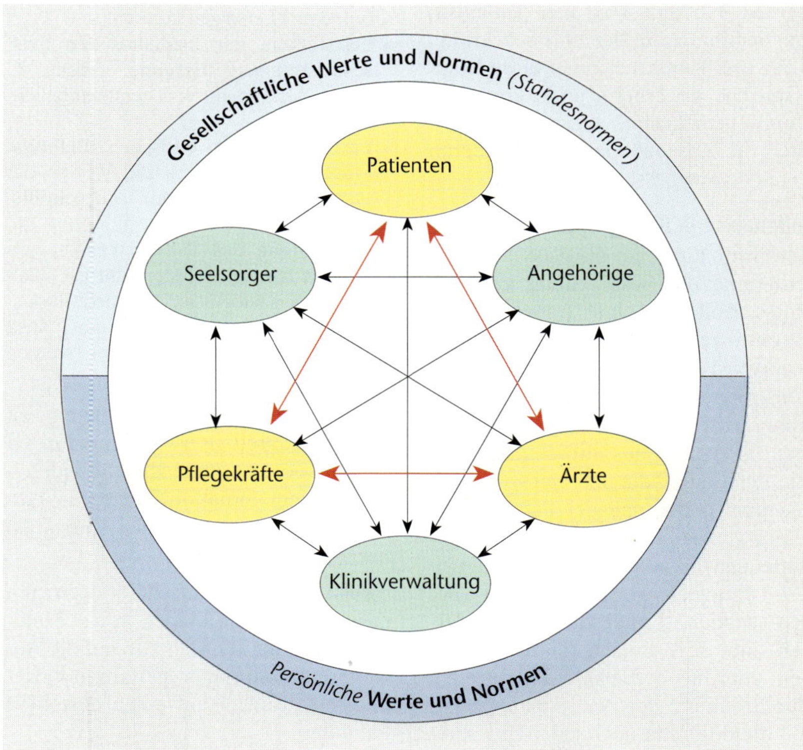

Abb. 4.1: Die Einbindung und Abhängigkeit der Beteiligten in der (erweiterten) Dreiecksbeziehung Patient-Ärzte-Pflegekräfte in verschiedenen mehr oder minder korrelierten Wert- und Normsystemen. Diese variieren ihrerseits wieder innerhalb der Gesellschaft und auch bei den beteiligten Individuen. Auch variieren sie in der Zeit. Desweiteren ist davon auszugehen, daß von Fall zu Fall in Abhängigkeit vom jeweiligen Kontext unterschiedliche Werte und Normen in den Diskurs und die Entscheidung eingebracht werden. [M100]

Pflegenden und Ärzten eingeübt werden, um im Einzelfall der ethischen Konfliktproblematik gerecht zu werden und angemessene Lösungen zu finden:

- *Erkennen:* Handelt es sich um ein ethisches Problem?
- *Analysieren:* Worum geht es, wer ist betroffen?
- *Beraten:* Wer muß einbezogen werden?
- *Lösen:* Welches sind die Entscheidungsmöglichkeiten? Welche Entscheidungen können unter den gegebenen Umständen getroffen werden?
- *Begründen:* Wie wird die getroffene Entscheidung begründet?
- *Reflektieren:* Nach welchen Werten und Normen wurde entschieden? Stimmen sie mit den Werten der Anderen, der Patienten, Angehörigen, Pflegenden und Ärzte überein?

Ziel: Kompetenz einüben

Da in der Ausbildung von Pflegenden und Ärzten diese Kompetenzen und Fähigkeiten oft nicht gelehrt, geschweige denn eingeübt werden, müssen die Defizite in Fortbildungen behoben werden. Nützlich sind hier gemeinsame Seminare, in denen Pflegekräfte, Ärzte und Klinikseelsorger diese Kompetenzen erwerben und erproben. Durch gemeinsame Gespräche kann auch die Zusammenarbeit in anderen Bereichen verbessert werden.

Fallanalyse in Kleingruppen

Bewährt hat sich für die Aus- und Weiterbildung die Besprechung konflikthafter „Fälle“ in einer (möglichst gemischt zusammengesetzten) Kleingruppe: Ein konkreter, d.h. nicht konstruierter Fall aus dem klinischen Alltag wird in einer Gruppe von maximal 15 Personen ausführlich diskutiert. Die Referenten, die den Fall schildern, beachten dabei, daß der Fall nicht in seiner ganzen Länge erzählt, sondern in Sequenzen aufgeteilt wird. Zur Unterbrechung eignen sich Stellen, an denen sachliche Erläuterungen erforderlich sind, erste Entscheidungen anstehen oder neue Aspekte hinzutreten. Zur Einübung der Analysekompetenz soll die Situation nach jeder Unterbrechung nochmals analysiert werden.

Wichtig für das Gelingen dieser Lehr- und Lernsituation ist, daß die Moderation der Kleingruppe nicht vom Fallreferenten selbst durchgeführt wird und daß belehrendes Auftreten vermieden wird. Die Moderation sollte sich zurückhaltend auf eine sorgsame Lenkung und Organisation des Diskurses beschränken. Es muß eine gleichberechtigte Atmosphäre, ein „herrschaftsfreier Dialog“ (nach Habermas) in der Diskussionsrunde möglich sein.

Einen kurzen schematischen Leitfaden, anhand dessen eine Fallsequenz analysiert werden kann, bilden die sogenannten W-Fragen:

> ☑ **W-Fragen**
> **Worum** geht es?
> **Wer** soll entscheiden?
> **Wann** entscheiden?
> **Worüber** entscheiden?
> **Wen** beteiligen?
> **Wie** wurde entschieden?
> **Warum** wurde so entschieden?

Bochumer Arbeitsbogen

Ausführlicher und ins Detail gehend ist der **Bochumer Arbeitsbogen** (Sass und Viefhues, 1988). Er sieht *drei Schritte der Fallanalyse* vor, in denen jeweils eine Fülle von Fragen gestellt wird, die als Erinnerungshilfen dienen sollen, aber das eigene Nachdenken und den Diskurs in der Gruppe nicht ersetzen können:

- **Feststellung der medizinischen** (wissenschaftlichen) **Befunde.** Fragen zu Diagnose, Prognose, Therapiemöglichkeiten
- **Feststellung der ethischen Befunde.** Fragen zu Wünschen und Werten der Patienten, Angehörigen, Pflegekräfte, Ärzte, Seelsorger
- **Behandlung des Falles.** Welche Entscheidungsmöglichkeiten gibt es? Welche Folgen haben sie? Wie sieht die Lebensqualität des Patienten danach aus? Welche ethischen Prinzipien werden verletzt?

Beide vorgestellten Möglichkeiten, zu ethisch vertretbaren Entscheidungen zu kommen, betonen die Individualität: In jeder Situation ist neu zu entscheiden; nicht zwei Fälle sind auch nur annähernd gleich.

Neben Individualentscheidungen gibt es grundsätzliche Fragen in der Medizin und Ethik, die sich z.B. auf die Anwendung bestimmter Verfahren beziehen und weniger auf einen einzelnen Patienten.

4.2.2 Allgemeine ethische Fragen in Medizin und Pflege

Im Laufe des Lebens, von der Befruchtung bis zum Tod, werden viele Entscheidungen getroffen, die ein Abwägen verschiedener Werte erfordern:

Entscheidungen am Beginn des Lebens
- In-vitro-Fertilisation *(künstliche Befruchtung außerhalb der Körpers)* und Embryonenforschung
- Schwangerschaftsabbruch, vorgeburtliche Diagnostik
- Behandlung von Früh- und Neugeborenen.

Entscheidungen am Ende des Lebens
- Angemessene Versorgung und Pflege unheilbar Kranker und Sterbender
- Abbruch der Therapie
- Sterbebegleitung
- Sterbehilfe
- Feststellung des Todes (Hirntod-Diskussion).

Organtransplantation
- Kriterien für die Entnahme von Spenderorganen (☞ 4.5)
- Kriterien für die Vergabe der gespendeten Organe angesichts vieler potentieller Empfänger.

Prädiktive Medizin
- Diagnostik von Erkrankungen, lange bevor diese ausbrechen, und Diskussion ihrer Folgen, z.B. Gentherapie am Menschen.

Ressourcenzuweisung
- Prioritätensetzung in der Zuteilung von Ressourcen (Geld, Organe, Zeit, Personal)
- Finanzierung und Schwerpunktsetzung im öffentlichen Gesundheitswesen.

Forschung am Menschen
- Gemeinwohl versus Selbstbestimmung des Einzelnen
- Pflicht zur Gesundheit bei klinischen Studien
- Informed-consent-Problematik (☞ 4.8).

4.3 Ethische Konflikte am Beginn des Lebens

4.3.1 Fallgeschichte

> **Der Fall:** Mutter, 31 Jahre alt, gesund, Vater 37 Jahre alt, auch gesund, 2 Kinder im Alter von 5 und 9 Jahren Wunschkinder und ebenfalls gesund. Mit 30 Jahren wird die Mutter erneut schwanger, ohne daß dies geplant war. Problemloser Schwangerschaftsverlauf.

Nach der 22. Schwangerschaftswoche hat die Mutter spontane Wehen. Sie sucht im Glauben, daß es sich um eine Fehlgeburt handele, ein nahe gelegenes Kreiskrankenhaus auf. Der Dienstarzt stellt einen vollständig eröffneten Muttermund und eine gesprungene Fruchtblase fest, d.h. die Geburt steht unmittelbar bevor.

Geburt: Die vaginale Entbindung ist eine halbe Stunde später vollendet. Apgar-Index (☞ Tab. 12.75, 12.9) 1/6/6; Gewicht des Kindes 560 g; Länge 30 cm; arterieller pH 7,13; schwierige Erstversorung des Kindes, Gabe lebenserhaltender Medikamente, Venenkatheter, arterieller Katheter, 30 Min. später Transport mit dem Rettungswagen in die Kinderklinik.

Initialprobleme: Konnatale Infektion, ausgeprägte Anämie, Thrombozytopenie, beeinträchtigte Blutgerinnung.

Verlauf: Hoher Beatmungsbedarf, hohe Beatmungsdrucke notwendig. Thrombopenie und Gerinnung kaum verbesserbar. Im Ultraschall des Schädels zeigt sich eine massive Blutung ins Gehirn mit krankhafter Vergrößerung der Gehirnventrikel.

Reaktion der Eltern: Die Eltern sind beim ersten Anblick des Kindes erschüttert, empfinden Ekel, wollen keinen Hautkontakt mit ihm haben. Der Vater äußert sich kaum, die Mutter berichtet bei einer orientierend durchgeführten Anamnese, habe die Schwester ihres Mannes ein schwerbehindertes Kind, dessen Schädigung rühre wohl von einem Geburtsfehler her. Der Vater kennt die große Belastung der Pflegenden und der gesamten Familie. Schon jetzt zweifeln die Eltern am Sinn der Therapie.

In den nächsten Tagen zeigt sich die innere Zerissenheit der Eltern, es überwiegt anscheinend die Ablehnung des Kindes. In Gesprächen mit dem Oberarzt fühlen sich die Eltern nicht angehört, z.T. übergangen, können ihren Wunsch nach Therapiebeendigung nicht durchsetzen (Vertrauen besteht eher gegenüber den Assistenzärzten).

In den Folgetagen Verschlechterung des Gesundheitszustandes des Kindes. Die Eltern nehmen immer mehr Distanz zum Kind, wollen ein schwerkrankes Kind nicht haben.

In der Folgezeit Auftreten von schweren Krampfanfällen, Bluthochdruck, erneuter Sepsis und weiterer drohender Gehirnschädigung. Die Eltern drängen immer entschlossener auf eine Therapieeinstellung, der Oberarzt sieht hierzu keine Möglichkeit. Spaltung der Vertrauensbasis zwischen Oberarztebene und Assistenten, denen die Eltern vertrauen.

Trotz intensiver Bemühungen sind die Störung der Blutgerinnung, die Sepsis und eine erneute Darminfektion nicht mehr zu kontrollieren. Nach Zuständigkeitswechsel im Oberarztbereich können die Eltern offener ihre Sorgen zum Ausdruck bringen. Sie wünschen die Beendigung der Intensivtherapie und entziehen den Behandlungsauftrag. Am 36. Lebenstag wird die Therapie eingestellt. Das Kind verstirbt kurze Zeit nach Abstellen des Beatmungsgerätes.

Im Fallbeispiel werden folgende ethische Problembereiche berührt:

- Arzt-Patienten-Kommunikation
- Zusammenarbeit in der ärztlichen Hierarchie sowie zwischen Ärzten und Angehörigen anderer Heil- und Pflegeberufe
- Subjektivität der Entscheidung eines Arztes, Einfluß eines persönlichen Wertesytems
- Sterbehilfe bei Frühgeborenen
- Behandlungspflicht versus Recht auf Behandlungsabbruch
- Frage des zugrundeliegenden Menschenbildes. Kann man bei einem Frühgeborenen in der 22. SSW schon von einem Menschen im Vollsinn reden? Was konstituiert einen Menschen? Was ist das Wesen des Menschen? Gibt es biologisch-physiologische Tatbestände, die erfüllt sein müssen, damit von einem Menschen gesprochen werden kann?

Ethische Kernprobleme am Beginn des Lebens

Auf drei Kernprobleme soll im folgenden näher eingegangen werden:

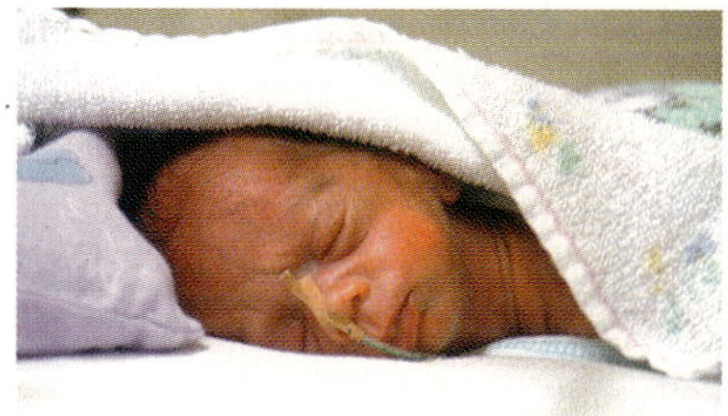

Abb. 4.2: Das gesunde Neugeborene ist nicht ohne Schutz und fremde Hilfe lebensfähig; erst recht gilt dies für das Frühgeborenene. Darf man ein Frühgeborenes deshalb „sterben lassen", weil es behindert oder schwer krank ist? [O342]

- Frage des Menschenbildes und der damit zusammenhängenden Definition des Lebensbeginns
- Schwangerschaftsabbruch
- Pränatale Diagnostik.

4.3.2 Menschenbild und Definition des Lebensbeginns

Die Fragen „Wann beginnt menschliches Leben?" und „Wodurch zeichnet sich menschliches Leben aus?" hängen eng zusammen. Uralte Fragen werden dabei angesprochen, beispielsweise die Frage „Was ist der Mensch?" Ist der Mensch die Summe seiner Zellen? Ist das Ganze des Menschen mehr als die Summe seiner Zellen? Kann man dieses „Mehr" näher charakterisieren? Im folgenden sollen verschiedene Antwortmöglichkeiten aufgezeigt werden.

Die **katholische Kirche** betont, daß das Leben des Menschen „im Vollsinn" mit der Verschmelzung der Eizelle und der Samenzelle beginnt. Schon zum Zeitpunkt der irreversiblen Verschmelzung ist von einem Menschen zu sprechen, weshalb das ungeborene Leben unter allen Umständen zu schützen ist. Für den katholischen Moraltheologen **Alfons Auer** ist das Personsein und folglich auch die Menschenwürde im menschlichen Genom und – damit verbunden – im Großhirn verankert. Deshalb spricht er bei einem Kind ohne Großhirn nicht mehr von einem Menschen im Vollsinn.

Der Philosoph **Hans-Martin Sass** und ähnlich der Bioethiker **Robert Veatch** setzten die Entstehung des Gehirns mit der Entstehung des menschlichen Lebens gleich. Analog der Todesdefinition durch das Hirntodkriterium sprechen diese von einem Menschen, sobald in der Gebärmutter die ersten Anzeichen des Gehirns zu erkennen sind. Diese Grenze ist jedoch nicht auf den Tag genau festzulegen (etwa ab dem 35. Tag nach der Befruchtung kann zum ersten Mal andeutungsweise von Gehirn gesprochen werden).

Für den Philosophen **Peter Singer** beginnt der Mensch erst, wenn man im Vollsinn von einer „menschlichen Person" sprechen kann. Dazu gehören nach Singer Selbstbewußtsein, Selbstkontrolle, Sinn für die Zukunft und für die Vergangenheit, die Fähigkeiten, mit anderen Beziehungen zu knüpfen und sich um andere zu kümmern, Kommunikation und Neugier. Die Frage, die sich angesichts dieses Menschenbildes stellt, ist, was mit jenen geschehen soll, die die genannten Anforderungen nicht erfüllen. Sollen sie zur Tötung freigegeben werden? Zu dieser Gruppe zählen z.B. alle Ungeborenen, Neugeborenen und viele geistig Behinderte.

Dieses Spektrum von Antworten verdeutlicht: Es ist unumstritten, daß die *biologische Grundlage* des menschlichen Lebens mit der Verschmelzung von Ei- und Samenzelle in vollem Umfang vorhanden ist. Alle Informationen, die für die Entwicklung eines menschlichen Wesens notwendig sind, liegen hier bereits vor. Strittig ist jedoch die Frage, ab wann der Mensch im *moralischen Sinn* ein menschliches Wesen ist. Ab wann kann von einer „menschlichen Person" gesprochen werden? Die Beantwortung dieser Frage hängt eng zusammen mit dem Verständnis, was diese „menschliche Person" ausmacht.

Der evangelische Theologe **Jürgen Hübner** kommt zu folgendem Schluß: Die Vereinigung von Samenzelle und Eizelle ist der objektive Lebensbeginn. Hinzukommen muß jedoch die Menschenwürde. Die allerdings nicht biologisch quantifizierbar ist. Die Menschenwürde ist ständig in der Beziehungswirklichkeit des menschlichen Lebens wachzuhalten und weiterzuverfolgen. Hier kommt zum Ausdruck, daß das menschliche Leben nicht allein von seinen biologischen Grundlagen abhängt, sondern wesentlich auch durch die Mitmenschlichkeit, d.h. durch das Beziehungsgeflecht, in dem ein Mensch lebt, mitbestimmt ist.

Uwe Körner unterscheidet in diesem Beziehungsgeflecht drei Ebenen: Eine gesellschaftliche Ebene, die Ebene der Familie und die Ebene des Individuums. Auf diesen Beziehungsebenen sind Werte gültig, welche wiederum das Verständnis von „menschlicher Person" prägen.

Biologischer Lebensbeginn: Verschmelzung von Samenzelle und Eizelle

Moralischer Lebensbeginn: Kein eindeutig definierbarer Zeitpunkt. Die einzelnen Positionen reichen von der Gleichsetzung des biologischen Lebensbeginns mit dem moralischen Lebensbeginn (katholische Kirche) bis zu der Position Peter Singers, der selbst Neugeborenen noch nicht das volle Menschsein im moralischen Sinne zuspricht.

4.3.3 Schwangerschaftsabbruch

Schwangerschaftsabbruch (*Abtreibung, Abruptio*; fälschlich: *Schwangerschaftsunterbrechung = Interruptio*): Absichtliche Beendigung einer Schwangerschaft vor Beginn der extrauterinen Lebensfähigkeit des Kindes (☞ 12.4).

Rechtlicher Rahmen

Der Schwangerschaftsabbruch steht in fast allen Ländern der Erde unter Strafandrohung. In Deutschland gilt seit Ende 1995 eine sog. **eingeschränkte Fristenregelung.** Demnach ist der „mit Einwilligung der Schwangeren von einem Arzt vorgenommene Schwangerschaftsabbruch nicht rechtswidrig, wenn der Abbruch der Schwangerschaft [...] angezeigt ist, um eine Gefahr für das Leben oder die Gefahr einer schwerwiegenden Beeinträchtigung des körperlichen oder seelischen Gesundheitszustandes der Schwangeren abzuwenden, und die Gefahr nicht auf eine andere für sie zumutbare Weise abgewendet kann." Diese Voraussetzung gilt auch als erfüllt, wenn die Schwangerschaft Vergewaltigungsfolge ist. Für die Praxis bedeutet dies:

- Ein Abbruch aus **medizinischer Indikation** ist *jederzeit* während der Schwangerschaft möglich, wenn das Leben der Schwangeren gefährdet ist, etwa bei einer (neu diagnostizierten) bösartigen Erkrankung
- Die frühere *embryopathische (kindliche) Indikation* bei schweren Fehlbildungen des Ungeborenen entfällt. Es wird dann von einer so erheblichen psychischen Beeinträchtigung ausgegangen, daß eine medizinische Indikation gestellt wird
- Ein Abbruch aus **kriminologischer Indikation** (d.h. nach einer Vergewaltigung) ist bis zur 12. Schwangerschaftswoche p.c. möglich
- Die frühere *psycho-soziale Indikation* (Unvereinbarkeit der Mutterschaft mit der sozialen Situation der Frau), die ca. 80 – 90% aller Schwangerschaften zugrundelag, entfällt ebenfalls. Sie ist von der oben dargestellten Fristenregelung mit Beratungspflicht abgelöst worden. Diese Schwangerschaftsabbrüche bedürfen also nicht mehr der Indikationsstellung durch eine dritte Person.

Die Kosten für einen Schwangerschaftsabbruch aus medizinischer oder kriminologischer Indikation werden von den Krankenkassen getragen, bei einem Schwangerschaftsabbruch aus anderen Gründen muß sie die Schwangere selbst tragen. Sie können aber bei niedrigem Einkommen (teilweise) vom Sozialamt übernommen werden.

Ethische Poisitionen

Es verwundert nicht, daß zur Frage des Schwangerschaftsabbruchs extrem unterschiedliche Positionen vertreten werden, die eng mit der Auffassung des Lebensbeginns und dem Menschenbild zusammenhängen:

- Die traditionelle katholische Position ist mit ihrem absoluten Nein zum Schwangerschaftsabbruch lange so weit gegangen, daß sogar im Falle der **medizinischen Indikation** eher das Leben der Mutter zu opfern war. Diese Haltung wird auch in katholischen Kreisen nur noch selten vertreten
- Für viele katholische und protestantische Theologen ist die medizinische Indikation akzeptabel. Diskutiert wird hier über die Zulässigkeit der **embryopathischen** und **kriminologischen Indikation**, so z.B. auch bei den Theologen Dietrich Bonhoeffer, Karl Barth und Helmut Thielicke
- In der politischen Öffentlichkeit hat sich die Diskussion um die Neugestaltung des § 218 hauptsächlich auf die Zulässigkeit der **psycho-sozialen Indikation** konzentriert. Nicht mehr grundsätzlich in Frage gestellt werden dabei die anderen Indikationen
- Das Konzept der **Fristenlösung** ermöglicht den straffreien Schwangerschaftsabbruch während einer be-

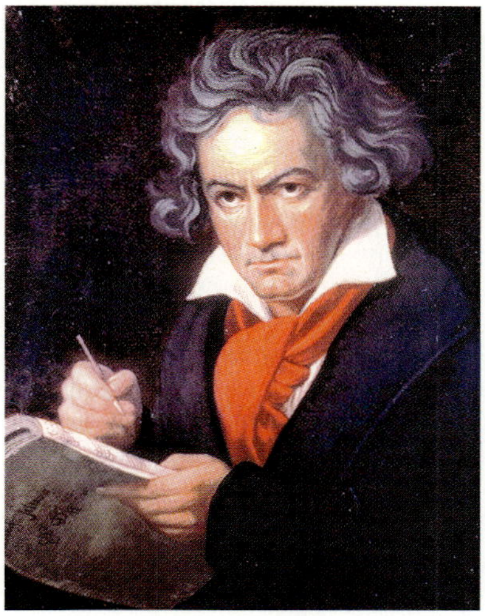

Abb 4.3: Als Kind einer in einfachen Verhältnissen lebenden Mutter und eines ständig betrunkenen Musikanten zur Welt gekommen, wäre Beethoven heute eine soziale Indikation? [J650]

stimmten Frist, in der Regel während den ersten drei Monaten der Schwangerschaft. Die Grundlage findet diese Position in der Güterabwägung zwischen Mutter und Foetus, der Frage der Zumutbarkeit für die Mutter und der Annahme, daß dem menschlichen Embryo während eines bestimmten Zeitraums noch nicht die volle moralische Schutzwürdigkeit zukomme. Von feministischer Seite wird diese Fristenlösung bevorzugt, weil dem Selbstbestimmungsrecht der Frau die größere Bedeutung gegeben wird. Zudem wird argumentiert, daß jede andere Alternative dem Arzt die Rolle des Richters über das Schicksal der Schwangerschaft auferlegt, daß sich dieses „Richtermodell" aber in der Praxis der vergangenen Jahrzehnte nicht bewährt habe.

Die aufgeführten Haltungen zum Schwangerschaftsabbruch zeigen, wie stark die konkrete Einstellung mit dem jeweiligen Menschenbild zusammenhängt. Die enge Verquickung von medizinischem Alltag mit menschlichen Grundfragen wird hier besonders deutlich.

Auch die juristische Problematik ist von großer Bedeutung, wenn beispielsweise das Recht des Kindes auf Leben gegen das Recht der Mutter auf Selbstbestimmung abzuwägen ist.

Der Schwangerschaftsabbruch ist in Deutschland im Rahmen folgender Indikationen unter Beachtung der vorgeschriebenen Fristen:
- Medizinische Indikation
- Kriminologische Indikation.

Ohne Indikation ist der Schwangerschaftsabbruch in Deutschland innerhalb der ersten 12 Wochen nach der Empfängnis straffrei, wenn die Beratungspflicht erfüllt ist, eine Wartezeit von drei Tagen seit der Beratung verstrichen ist und wenn der Abbruch durch einen Arzt vorgenommen wird.

„Straffrei" ist aber nicht gleichzusetzten mit „moralisch erlaubt". Die einzelnen Positionen betonen hier entweder das grundsätzliche Lebensrecht des Kindes oder das Selbstbestimmungsrecht der Frau. Zusätzlich spielt das jeweilige Menschenbild eine entscheidende Rolle

4.3.4 Pränatale Diagnostik

Pränatale Diagnostik (☞ 12.3): Vorgeburtliche Untersuchungen insbesondere zur Erfassung von Fehlbildungen und Erbkrankheiten.

Die pränatale Diagnostik umfaßt folgende Elemente:
- Erhebung der Familienanamnese zur Erfassung erblich bedingter Krankheiten und genetische Beratung
- Chorionzottenbiopsie (9. – 10. Schwangerschaftswoche, ☞ 12.3.3)
- Amniozentese (14. – 16. Schwangerschaftswoche, ☞ 12.3.3)
- Ultraschalluntersuchungen.

Eine vor der Geburt entdeckte Krankheit oder Mißbildung kann auch heute nur in Ausnahmhemfällen therapiert werden. In der Regel wird die pränatale Diagnostik durchgeführt, um Feten mit schweren Mißbildungen zu erkennen und anschließend die Eltern vor die Frage des Schwangerschaftsabbruchs zu stellen (**selektiver Schwangerschaftsabbruch,** *selektive Abtreibung,* ☞ unten).

Insgesamt muß von einer Fehlbildungsrate von ca. 5%, davon ca. 1% schwere Mißbildungen, ausgegangen werden.

Häufige Gründe für die Durchführung einer pränatalen Diagnostik sind ein höheres Alter der Mutter (die Grenze wird meist bei 35 Jahren gezogen), das Wissen um eine Chromosomenanomalie bei einem Elternteil, die vorangegangene Geburt eines kranken Kindes oder Erbkrankheiten in der Familie.

Ethische Fragestellungen in der pränatalen Diagnostik

Risiken für Mutter und Kind

Die invasive pränatale Diagnostik, also z.B. Amniozentese oder Chorionzottenbiopsie, ist für Mutter und Kind mit gewissen **Risiken** verbunden. Insbesondere mütterliche Infektionen, Spontanaborte oder Verletzungen des Feten treten in Abhängigkeit von der gewählten Methode mit einer Wahrscheinlichkeit von bis zu 2,5% auf, gehäuft dann, wenn die pränatale Diagnostik von unerfahrenen Ärzten ausgeführt wird.

Hier erhebt sich zwangsläufig die Fragen, ob es ethisch gerechtfertigt ist, die gesunde Schwangere und das (gesunde oder kranke) Kind diesem Risiko auszusetzen.

Selektiver Schwangerschaftsabbruch

Die ethische Problematik bei der pränatalen Diagnostik kulminiert aber im **selektiven Schwangerschaftsabbruch.**

Die Hauptargumente *gegen* einen selektiven Schwangerschaftsabbruch sind:
- Die Hauptaufgabe der Medizin ist, Leben zu retten, nicht zu töten

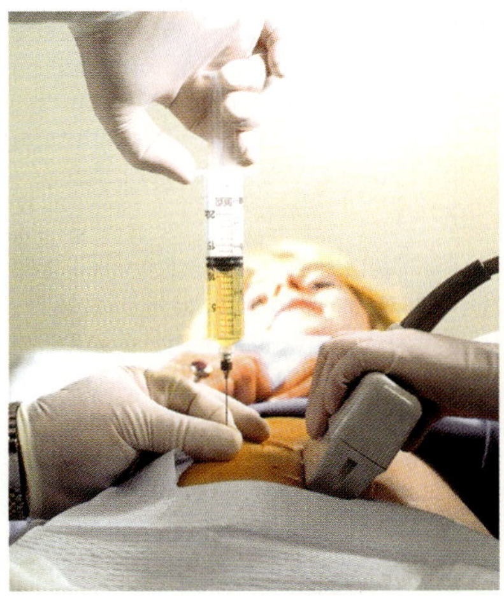

Abb. 4.4: Amniozentese. Im Fruchtwasser sind abgeschilfterte Zellen des Kindes enthalten, die auf Chromosomenschäden hin untersucht werden. Damit können frühzeitig Mißbildungen erkannt werden. [J640]

- Die selektive Abtreibung maßt sich an, zwischen lebensunwertem und lebenswertem Leben zu unterscheiden
- Jede selektive Abtreibung an einem Feten kann als eine moralische Berechtigung zum Töten eines lebenden Kindes mit derselben Behinderung gedeutet werden. Wenn beispielsweise ein Kind mit Trisomie 21 (Down-Syndrom, ☞ 13.7.1) als lebensunwertes Leben abgetrieben wird, liegt dann nicht der (Trug-)Schluß nahe, daß auch alle lebenden Kinder mit Trisomie 21 als lebensunwertes Leben einzustufen sind?

Die Hauptargumente *für* einen selektiven Schwangerschaftsabbruch sind:

- Es besteht eine Verpflichtung, den Fetus und die Familie vor zu großem Leiden und vor einer zu großen Belastung (für die Eltern oft bis zu ihrem Lebensende) zu bewahren
- Viele schwere Fehlbildungen führen zur Totgeburt oder zum Tod in den ersten Lebensmonaten oder -jahren, und dies oft unter großen Qualen des Säuglings oder Kleinkinds. Welchen Sinn macht es, solches Leiden zuzulassen, wenn es durch heutige Methoden verhinderbar ist?
- Solange es keine gesicherten gentherapeutischen Ansätze gibt, sollen zukünftige Generationen durch selektiven Schwangerschaftsabbruch vor weitervererbbaren Krankheiten geschützt werden
- Wenn durch entsprechende Diagnostik die Zahl der geborenen Kinder mit schweren Behinderungen reduziert werden kann, kann mit den zur Verfügung stehenden Mitteln den dann noch verbleibenden behinderten Kindern intensiver geholfen werden.

Auch die Praxis der pränatalen Diagnostik zeigt, wie eng die konkrete Alltagsmedizin mit ethischen Grundfragen und geisteswissenschaftlichen Fragestellungen zusammenhängt.

> ▤ Die ethische Problematik der pränatalen Diagnostik gipfelt in der Frage nach dem selektiven Schwangerschaftsabbruch und dessen Berechtigung. Damit ist die pränatale Diagnostik aus ethischer Sicht *grundsätzlich* in Frage gestellt.

4.4 Ethische Konflikte am Ende des Lebens

Fallgeschichte

Der Fall: Herr M., 79 Jahre alt, kommt wegen einer Lungenentzündung vom Altersheim ins Krankenhaus. Die antibiotische Behandlung schlägt zunächst an, das Fieber geht zurück. Am 8. Tag der Behandlung erneuter Fieberschub, weshalb übers Wochenende durch den diensthabenden Arzt das Antibiotikum gewechselt wird. Zunächst fällt das Fieber, dann steigt es wieder an. Bei der Chefvisite wird aufgrund der Vermutung einer Abszeßbildung in der Lunge eine Röntgenaufnahme angeordnet, in der sich keine Hinweise auf eine Abszeßbildung ergeben. Der Zustand von Herrn M. verschlechtert sich weiter. Herr M., ein eher mißmutiger Patient, der von den Pflegenden täglich in einen Sessel ans Fenster gesetzt wird, möchte nicht mehr alleine essen, möchte plötzlich nicht mehr aus dem Bett. Deshalb wird erneut eine Röntgenaufnahme verordnet, durch die sich der Verdacht auf eine Abszeßbildung erhärtet, und es wird daher eine Punktion angeordnet.
Unter Ultraschall-Kontrolle führt der zuständige Oberarzt unter schwierigen Bedingungen – der Patient ist schwer, muß beim Sitzen gehalten werden, hat Schmerzen, ist wenig kooperativ – die Punktion durch; allerdings ohne pathologischen Befund. In der folgenden Woche wird bei der Chefvisite (Donnerstag) unter dem Ausruf des Chefarztes: „Sonst stirbt uns der Patient!" nochmal das Antibiotikum gewechselt, eine erneute Röntgenaufnahme angeordnet und eine Punktion verlangt.

Diesmal ergeben sich im Bild multiple Verschattungen. Dem Patienten geht es nicht gut, er klingelt häufig, möchte überhaupt nicht mehr aus dem Bett. Seine Tochter ist im Urlaub und kann nicht verständigt werden. Da der zuständige Oberarzt abwesend ist, muß die Punktion auf Samstag verschoben werden.

Am Samstag wird die Visite vom Stationsarzt durchgeführt, der Wochenenddienst hat. Das Zustandsbild von Herrn M. hat sich deutlich verschlechtert, sein Stöhnen ist keinem Zimmernachbarn zumutbar, so daß Herr M. alleine im Zimmer liegt. Die Schwestern plädieren für ein Absetzen der Antibiotika-Therapie mit dem Argument „ob denn nicht bemerkt worden sei, daß der Sterbeprozeß beim Patienten schon eingesetzt habe". Aus Zeitgründen kommt es am Samstag nicht zu der vorgesehenen Punktion. Am Sonntag beschließt der Stationsarzt zusammen mit den Schwestern das Absetzen der Antibiotika. In der Nacht vom Sonntag auf Montag verstirbt der Patient.

Was bedeutet Sterbehilfe?

Der Begriff *„Sterbehilfe"* wird von unterschiedlichen Berufs- und Interessengruppen in sehr verschiedener Weise gebraucht und inhaltlich gefüllt. In der englischsprachigen Literatur wird gewöhnlich die Übersetzung „euthanasia" verwendet. Der deutsche Begriff *Euthanasie* ist jedoch durch die Geschichte des Nationalsozialismus vorbelastet. Unter Hitler wurde im Nationalsozialismus ein Tötungsprogramm für unwertes Leben aufgestellt, welches mit „Euthanasie" bezeichnet wurde. Der Begriff Euthanasie stammt ursprünglich aus der griechischen Antike und bedeutet „der gute Tod" (eu = gut; thanatos = Tod).

Bedeutungsvielfalt des Begriffs

Die offensichtliche Bedeutungsvielfalt des Begriffs Sterbehilfe läßt sich in vier Verständnismöglichkeiten gruppieren:

- **Sterbehilfe als Sterbebeistand und Sterbebegleitung**. Durch palliative ärztliche wie pflegerische Versorgung und mitmenschliche Betreuung
- **Passive Sterbehilfe.** Als Unterlassen lebensverlängernder Maßnahmen beim todkranken Patienten
- **Indirekte Sterbehilfe.** Gabe schmerzlindernder Mittel unter Inkaufnahme einer Lebensverkürzung
- **Aktive Sterbehilfe.** Tötung von unheilbar Kranken als gezieltes und tätiges Herbeiführen des Todes.

Im genannten Fallbeispiel scheint es zunächst nicht um Sterbehilfe zu gehen. Erst der weitere Verlauf deutet auf Konflikte hin, die im Umfeld der Sterbehilfe anzusiedeln sind. Eine Fallanalyse anhand der W-Fragen (☞ 4.2.1) zeigt die Konfliktbereiche auf:

- **Worum** geht es? Offensichtlich befinden sich Ärzte und Pflegende nicht auf derselben Verständnis- und Handlungsebene. Die Ärzte gehen bis zum Schluß von einem Therapiekonzept aus, das auf Heilung zielt, während nach Ansicht der Pflegenden ein Fortführen der Therapie hinfällig geworden ist. In ihren Augen hat der Sterbeprozess beim Patienten schon eingesetzt
- **Wer** soll entscheiden? Entscheidet der Chefarzt alleine? Werden die Pflegenden in die Entscheidung miteinbezogen?
- **Wann** wird entschieden?
- **Worüber**?
- **Wer** soll beteiligt werden?

In den *Richtlinien der Bundesärztekammer* für die Sterbehilfe (1993) wird **Sterbehilfe** definiert als „das Bemühen, dem Sterbenden so beizustehen, daß er in Würde zu sterben vermag." Weiter heißt es: „Ein Sterbender ist ein Kranker oder Verletzter, bei dem der Arzt auf Grund einer Reihe klinischer Zeichen zur Überzeugung kommt, daß die Krankheit unumkehrbar oder die traumatische Schädigung infaust (tödlich) verläuft und der Tod in kurzer Zeit eintreten wird."

In solchen Fällen kann der Arzt auf weitere, technisch noch mögliche Maßnahmen verzichten. Sterbehilfe ist somit „...die Beschränkung auf Linderung von Beschwerden bei gleichzeitigem Verzicht auf lebensverlängernde Maßnahmen beim Todkranken."

Bei Herrn M. geht es nicht um die Entscheidung zwischen aktiver und passiver Sterbehilfe. Trotzdem ergeben sich Konflikte:

- Wann soll welche Behandlung abgebrochen werden (hier Antibiose, künstliche Flüssigkeitszufuhr, künstliche Ernährung; in anderen Fällen Dialyse oder Beatmung)?
- Wann tritt der Sterbeprozeß in ein irreversibles Stadium ein und ermöglicht somit eine passive Sterbehilfe?
- Wie lautet der mutmaßliche Wille des unheilbar Kranken, den Abbruch der Behandlung betreffend?

Im vorliegenden Fall wurden – so scheint es – der Patient selbst und seine Angehörigen nicht befragt. Die Entscheidung über einen Behandlungsabbruch muß jedoch konkret vor Ort im jeweiligen Einzelfall getroffen werden und die Feststellung des mutmaßlichen Willens des Patienten muß angestrebt werden. Aus Richtlinien oder gesetzlichen Regelungen läßt sich im Einzelfall oft nichts Klares ableiten.

Tradition der Sterbehilfe

Antike: Jüdische, christliche und griechisch-römische Wurzeln

Im **hebräisch-jüdischen Denken** war es verboten zu töten (vgl. z.B. im Alten Testament 2. Buch Mose, Kapitel 20, Vers 13 oder 5. Buch Mose, Kapitel 5, Vers 17). Auch das Leben von gesellschaftlich unerwünschten Personen galt als geschützt und heilig. Kranke oder mißgebildete Neugeborene wurden aus Respekt vor der Heiligkeit des Lebens nicht ausgesetzt oder getötet.

In der **christlichen Tradition,** die im hebräisch-jüdischen Denken wurzelt, hat sich ebenfalls der Gedanke der Heiligkeit des Lebens durchgesetzt. Grundlage ist jedoch die Lehre von Jesus, daß alle Menschen Kinder eines liebenden Gottes sind (vgl. z.B. Neues Testament, Lukasevangelium, Kapitel 15). Sowohl in der evangelischen als auch in der katholischen Tradition hat sich daraus die Ablehnung jeder Form der aktiven Sterbehilfe entwickelt.

In der **griechisch-römischen Kultur** war es dagegen durchaus üblich, unheilbar Kranke oder mißgebildete Kinder aus der Gemeinschaft auszuschließen, auszusetzen oder zu töten. Sie galten als eine Belastung. Eine wichtige Gegenströmung waren jedoch die Gemeinschaften der *Pythagoräer,* auf welche der heute noch grundlegende *hippokratische Eid* der Ärzte zurückgeht. Darin heißt es: „Ich will weder irgend jemandem ein tödliches Medikament geben, wenn ich darum gebeten werde, noch will ich in dieser Hinsicht einen Rat erteilen. Ebenso will ich keiner Frau ein abtreibendes Mittel geben. In Reinheit und Heiligkeit will ich meine Kunst bewahren."

Der hippokratische Eid bildet auch heute noch die Grundlage für die *Genfer Formulierung von 1948,* welche in die Präambel der Berufsordnung für die deutschen Ärzte Eingang gefunden hat.

Aufklärung

Bereits bei Vordenkern wie *Michel de Montaigne* (1533 – 1592) fand sich die Überzeugung, daß eine aktive Sterbehilfe im Sinne eines absichtlichen Tötens unheilbar Kranker oder Sterbender erlaubt sein sollte. Beispielhaft formuliert *David Hume* (1711 – 1776) die aufklärerische Position: „Unheilbare Krankheit, übermenschliches Leiden und der konstante Wunsch zu Sterben sind hinreichende Gründe für eine aktive Sterbehilfe."

Im 19. Jahrhundert schlossen sich Denker wie *Arthur Schopenhauer* (1788 – 1860) und *Friedrich Nietzsche* (1844 – 1900) dieser Position an und verteidigten das Recht auf aktive Euthanasie, sofern eine Krankheit die gesellschaftliche Nützlichkeit eines Menschen und seine Möglichkeit, das Leben zu genießen, nicht mehr erlaubt.

20. Jahrhundert

Zu Beginn des 20. Jahrhunderts wurde unter Sterbehilfe und Euthanasie immer mehr die aktive Sterbehilfe als absichtliche Tötung unheilbar Kranker verstanden. Das bisher vorrangige Verständnis von Sterbehilfe als Sterbebeistand, Sterbebegleitung und Pflege der Sterbenden trat in den Hintergrund. Im Gefolge des Gedankenguts von *Ernst Haeckel* (1834 – 1919) und des Sozialdarwinismus bildete sich die Vorstellung vom *„lebensunwerten Leben"* aus, die bereits vor der Herrschaft *Adolf Hitlers* (1889 – 1945) in weiten Kreisen der deutschen Akademiker- und Ärzteschaft verbreitet war.

1939, zur Zeit des **Nationalsozialismus,** befahl Hitler, daß alle Kinder mit ausgeprägter Trisomie 21, Hydrocephalus, Lähmungen und anderen Mißbildungen registriert werden sollten. Diese wurden in ca. dreißig neu aufgebauten „Kinderkliniken" von Ärzten „aussortiert" und getötet, meist mit einer Überdosis Phenobarbital. In der Folge wurden auch geistig behinderte Menschen interniert und umgebracht, um den „deutschen Volkskörper" von seinen „kranken Geschwüren" zu befreien und so zu einer Verbesserung der „deutschen Rasse" beizutragen. Insgesamt wurden so ungefähr 80.000 – 100.000 Personen aus „eugenischen" (Eugenie = „schönes Erbgut") Gründen getötet.

Aktuelle Richtlinien und Rechtsprechung

Deutschland

In der Rechtsprechung wird klar formuliert: „Die gezielte Lebensverkürzung durch künstliche Eingriffe in die restlichen Lebensvorgänge, um das Eintreten des Todes zu beschleunigen, ist nach dem Strafgesetzbuch strafbare vorsätzliche Tötung (§ 212 StGB)." Dies bleibt gemäß § 216 StGB auch dann strafbar, wenn die gezielte Lebensverkürzung auf Verlangen des Patienten erfolgt.

Diesen klaren und grundsätzlichen Formulierungen, welche jede Form von aktiver oder passiver Sterbehilfe unter

Strafe stellen, steht das „Sterbehilfe-Urteil" des Bundesgerichtshofs vom 13.9.1994 gegenüber: Der Abbruch der ärztlichen Behandlung kann ausnahmsweise zulässig sein, auch wenn der Sterbeprozeß noch nicht unumkehrbar eingesetzt hat und der Tod noch nicht in kurzer Zeit zu erwarten ist, wenn dies dem mutmaßlichen Willen des Kranken entspricht.

Um nun aber den mutmaßlichen Willen des kranken (oft schon bewußtlosen) Menschen überhaupt feststellen zu können, wurden strenge Kriterien entwickelt. Erst bei Erfüllen dieser Kriterien kann man vom mutmaßlichen Willen des Patienten ausgehen. Als solche Kriterien sind anzusehen:

- Frühere mündliche oder schriftliche Äußerungen des Patienten (letzter Wille, Patiententestament)
- Religiöse Überzeugungen, persönliche Wertvorstellungen
- Altersbedingte Lebenserwartung
- Erleiden von Schmerzen.

Im Zweifelsfall hat jedoch immer der Schutz des Lebens Vorrang vor persönlichen Überlegungen des Arztes, eines Angehörigen oder anderer beteiligter Personen.

Damit duldet die deutsche Rechtsprechung zwar prinzipiell die *passive* Sterbehilfe unter einigen Voraussetzungen, erteilt aber weiterhin eine klare Absage an jede Form der *aktiven* Sterbehilfe. Diese ist im Sinne von §§ 212, 216 StGB als *strafbare vorsätzliche Tötung* zu sehen.

☑ Die passive Sterbehilfe, also ein Sterben*lassen,* ist in Deutschland grundsätzlich erlaubt, wenn der Sterbeprozess bereits irreversibel eingesetzt hat und der Tod binnen kurzer Zeit zu erwarten ist.

Niederlande

In der aktuellen Euthanasiedebatte wird oft die liberale Rechtsprechung der **Niederlande** angeführt. Deshalb wird an dieser Stelle kurz darauf eingegangen: Nach wie vor gilt auch in den Niederlanden das Strafrecht, nach dem jeder, der eine andere Person tötet, auch wenn dies auf dessen ausdrücklichen Wunsch hin geschieht, mit bis zu zwölf Jahren Gefängnis bestraft werden kann. Obwohl dieser Paragraph nicht geändert wurde, entwickelten die niederländischen medizinischen Institutionen Richtlinien, nach denen man von einer „Quasi-Erlaubnis" auch der aktiven Euthanasie sprechen kann. Diese Richtlinien setzen voraus, daß jemand unheilbar krank ist, unerträglich leidet und klar über einen längeren Zeitraum geäußert hat, daß er zu sterben wünscht. Diese Praxis ist jedoch auch in den Niederlanden umstritten.

Schweiz und Österreich

In der **Schweiz** ist jede Form der aktiven Sterbehilfe strafbar, auch wenn ein urteilsfähiger Patient ernsthaft darum ersucht (Art. 114 schStGB). Gegenüber Sterbenden, deren Grundleiden einen unabwendbaren Verlauf zum Tode genommen hat, sowie bei schwerst zerebral Geschädigten kann der Arzt „auf lebenserhaltende Maßnahmen verzichten...Er darf palliativ-medizinische Techniken anwenden, auch wenn dabei das Risiko einer Lebensverkürzung entstehen sollte." (Medizinisch-ethische Richtlinien für die ärztliche Betreuung sterbender und cerebral schwerst geschädigter Patienten). Der Wille eines urteilsfähigen Patienten muß im Falle des Verzichts auf Behandlung oder lebenserhaltende Maßnahmen respektiert werden. Bei urteils- oder äußerungsunfähigen Patienten erfolgt ausdrücklich der Hinweis auf eine möglicherweise früher verfaßte Patientenverfügung, die der Arzt berücksichtigen soll.

In **Österreich** gibt es keine gesetzlichen Regelungen zur Sterbehilfe. Aktive Sterbehilfe ist strafbar (§ 77 öStGB). Allerdings ist der Arzt verpflichtet, Patientenverfügungen zu den Akten zu nehmen und bei seinen Entscheidungen mit einzubeziehen. Er ist jedoch nicht verpflichtet, sie in jedem Fall zu befolgen, sondern hat einen Handlungsspielraum.

4.5 Ethische Konflikte bei der Hirntod-Diagnose und Organtransplantation

Hirntod und **Organtransplantationen** (☞ 15.6.3) sind typische Beispiele für medizin-ethische Konflikte. Der Grundkonflikt besteht darin, daß den verständlichen Interessen an Lebensverlängerung oder -verbesserung des möglichen Organempfängers die zu respektierenden Rechte des möglichen Spenders auf Würde und Unversehrtheit gegenüberstehen.

Fallgeschichte

Der Fall: Eine 33jährige Lehrerin liegt nach einer Hirnblutung seit 24 Stunden auf der Intensivstation. Sie hat weite lichtstarre Pupillen, keine Hornhautreflexe, zeigt keine Reaktion auf Schmerzen und keine Spontanbewegung. Die behandelnden Ärzte zögern, ob man den emotional völlig überforderten Ehemann um Einwilligung zur Organspende bitten soll.

Gesetzliche Regelung

In Deutschland gibt es kein Transplantationsgesetz. Die Organentnahme ist nur zulässig, wenn entweder der Verstorbene schriftlich sein Einverständnis erklärt hat (z.B. durch einen *Organspenderausweis*) oder wenn bei Fehlen einer solchen Erklärung die Angehörigen ihre Zustimmung erteilen. Im oben dargestellten Beispiel müssen die Ärzte den Ehemann also um Zustimmung bitten. Eine *Widerspruchsregelung* (wie in Österreich und der ehemaligen DDR) würde den Ehemann von der Frage verschonen. Es könnte eine Organentnahme vorgenommen werden, sofern kein Einspruch der betroffenen Person oder – ersatzweise – ihrer Angehörigen existiert. Die Diskussion um ein Transplantationsgesetz in den Jahren 1993 –1995 hat aber gezeigt, daß eine derartige Widerspruchsregelung in Deutschland nicht konsensfähig ist.

Ethische Prinzipien

Eine Organtransplantation kann nach medizinischen, sozialen, psychologischen und ökonomischen Kriterien nützlich sein. Nach dem Nutzen für alle Betroffenen zu urteilen *(utilitaristischer Ansatz)* ist in modernen Gesellschaften eine akzeptierte ethische Position. Demgegenüber steht der philosophische Ansatz von Immanuel Kant (1724 – 1804), der nicht nach dem Nutzen, sondern nach der Absicht einer Handlung fragt. Nach Kant ist es ein wesentlicher ethischer Grundsatz, daß der Mensch immer Selbstzweck ist, aber niemals zum Mittel irgend einer Sache gemacht wird. Die Organentnahme zum Zweck der Organtransplantation instrumentalisiert aber den Spender.

Für Herz und Leber ist die Organtransplantation ohne Alternative und lebensrettend. Für die Nieren gilt dies

Bezeichnung	Erklärung
Engere Zustimmungsregelung	Eine Organentnahme ist nur zulässig, wenn der Verstorbene selbst zu Lebzeiten schriftlich seine Einwilligung erteilt hat
Erweiterte Zustimmungsregelung (auch *Informationsregelung*)	Eine Organentnahme ist nur zulässig, wenn der Verstorbene selbst zu Lebzeiten schriftlich seine Einwilligung erteilt hat. Bei Fehlen einer schriftlichen Äußerung können die Angehörigen stellvertretend für den Verstorbenen zustimmen. Sie sollten ihre Entscheidung nach dem mutmaßlichen Willen des Verstorbenen treffen
Widerspruchsregelung *(enge Informationsregelung)*	Eine Organentnahme ist zulässig, wenn der Verstorbene nicht zu Lebzeiten schriftlich widersprochen hat

Tab. 4.5: Die verschiedenen Lösungsvorschläge zur Frage der Zulässigkeit von Organentnahmen. Zu beachten ist, daß die Begriffsbestimmung (noch) nicht eindeutig ist.

nicht, da meist eine Dialyse möglich ist. Jedoch ziehen die Patienten die Transplantation der Dialysebehandlung meist vor. Auch hier gilt, daß Selbstbestimmungsrecht und Patientenautonomie wesentliche ethische Prizipien sind, die zunehmend bei medizinischen Entscheidungen den Ausschlag geben.

Hirntod und irreversibles Koma

Wann ist ein Mensch tot? Der **Hirntod**, d.h. der unumkehrbare Ausfall aller Hirnfunktionen (☞ 15.6.3), gilt derzeit bei uns als eines der Todeskriterien. Es besteht in unserer Gesellschaft ein gewisser Konsens, daß bei einem hirntoten Patienten Maßnahmen erlaubt sein können, die ohne die Voraussetzung des Hirntodes nicht konsensfähig wären. Diese Position ist jedoch nicht unumstritten. So hat *Hans Jonas* (1905 – 1993) den Vertretern des Hirntodkonzeptes vorgeworfen, daß das Nützlichkeitsdenken Vorrang hat vor philosophischen, religiösen und kulturellen Überlegungen zu Sterben und Tod. Andererseits gibt es aber auch liberalere Regelungen, etwa in Dänemark, wo allein die Feststellung eines irreversiblen Komas als Voraussetzung für eine Organentnahme ausreicht.

Lebendspende und Kommerzialisierung

Nicht für alle Patienten, die ein Organ brauchen, steht ein Transplantat zur Verfügung; die Wartezeiten können sehr lang sein. Organe von Hirntoten sind knapp, und dies wird auch weiter so bleiben. Bei bestimmten Organen (etwa Knochenmark und Nieren) ist deshalb die **Lebendspende**, meist von Verwandten, eine Alternative. In den skandinavischen Ländern stammen 60% der Nierentransplantate von lebenden Verwandtenspendern, in Deutschland sind dies weniger als 5%.

Zweifellos ist die Spende eines Organs für einen lebenden Verwandten mit gewissen, aber meist vertretbaren Risiken (Operation, Folgeerscheinungen) verbunden. Hier stehen sich die Interessen zweier Menschen gegenüber. Es handelt sich somit um einen klassischen medizin-ethischen Konflikt, der im konkreten Einzelfall gelöst werden muß.

In jüngster Zeit ist vor allem in Amerika die Möglichkeit einer Lebendspende unter Nichtverwandten propagiert worden. Dabei soll die Lebendspende zu besseren Ergebnissen führen als eine Organspende von Hirntoten. Doch was motiviert den Lebendspender? *Altruismus* (der Wunsch, Gutes zu tun) und Freiwilligkeit?

Die höchst umstrittene Praxis der **kommerziellen Organspende** wurde vor allem in der Dritten Welt bekannt. Sie wirft ein ganzes Bündel ethische Probleme auf, etwa die unfreiwillige Organentnahme, die freiwillige Organentnahme mit geringer Entlohnung und den Handel mit Organen. So wurde z.B. aus Indien bekannt, daß keineswegs die Spender, sondern in erster Linie die Vermittler finanziell profitieren. Gerade diese kommerziellen Aspekte der Organspende machen ein eigenes nichtkommerzielles Transplantationsprogramm in diesen Ländern nahezu unmöglich.

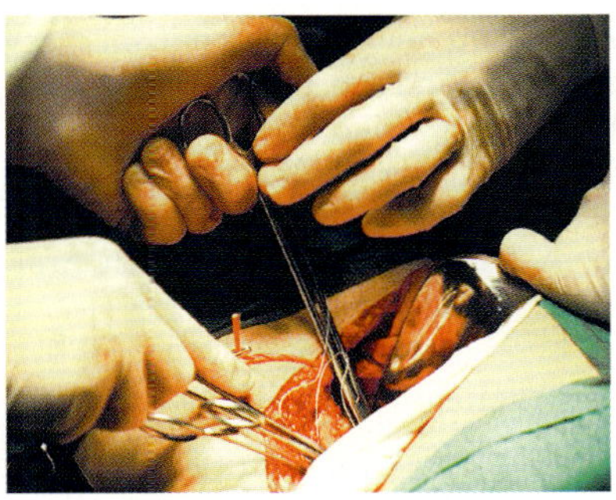

Abb. 4.6: Organtransplantation. Nicht nur die Fragen, ob und wann Organe entnommen werden dürfen, sind schwer zu beantworten; sondern auch die Fragen der Pflegenden, die den Spender vor, während und nach der Organentnahme versorgen. [J640]

Artfremde Spenderorgane

Einen Ausweg aus dem Dilemma, daß der Bedarf an Organen viel höher ist als das Angebot, könnte die **Xenotransplantation** bieten (Organe von artfremden Spendern, z.B. Schweinen, ☞ 10.8). Das Ziel ist, die antigenen Gewebeeigenschaften der Tierorgane durch gentechnische Verfahren so zu verändern, daß sie vom Empfänger nicht mehr als fremd erkannt und deshalb auch nicht mehr abgestoßen werden. Zur Zeit sind Organe von derart genetisch veränderten Schweinen noch nicht transplantabel, vor allem aufgrund von Gerinnungsproblemen im Gefäßsystem. Daneben besteht die Gefahr, daß Infektionen übertragen werden können (vergleichbar z.B. mit HIV). Nicht zuletzt bleibt neben ethischen Aspekten des Tierschutzes auch die Frage, ob und wie die Organempfänger von Xenotransplantaten psychisch damit fertig werden, mit einem Tierorgan leben zu müssen. Diese ethischen Konflikte betreffen somit nicht nur die Gesellschaft, sie finden sich nicht nur zwischen Ärzten, Pflegekräften, Angehörigen und zwischen Arzt und Patient, sondern sie belasten auch den Patienten selbst.

4.6 Humangenetik und prädiktive Medizin

Durch die Fortschritte im Bereich der Humangenetik werden die Möglichkeiten der Diagnostik und der Therapie für viele Erkrankungen entscheidend erweitert. Experten wie Laien erleben unsere überlieferten medizinischen Wertbezüge (☞ 4.1) vor allem durch diese Entwicklungen als unzureichend. Damit werden die Möglichkeiten für das Handeln und Entscheiden in der Medizin vielfältiger und mehrdeutig. Als Beispiel für die Komplexität von Entscheidungen in der Medizin und speziell in der Humangenetik sei ein Ausschnitt einer genetischen Beratung dargestellt und analysiert:

4.6.1 Fallgeschichte

Der Fall: Ein 60jähriger Ingenieur, kommt zur genetischen Beratung. Er berichtet, seine Frau hat sich vor mehreren Jahren das Leben genommen, als bei ihr deutliche Symptome des erblichen Veitstanzes (Chorea Huntington, ☞ 35.10.2) auftraten. Sie wußte vom Risiko dieser Erkrankung, da ihre Mutter auch erkrankt war und nach langem Leiden starb. Um der Familie und sich selbst diesen mit Sicherheit zu erwartenden körperlichen und geistigen Verfall zu ersparen, hatte sie dem Ehemann angedeutet, daß sie Suizid begehen würde, und zwar vor dem vollen Erscheinungsbild der Krankheit, zu einem Zeitpunkt also, zu dem sie noch frei über sich selbst entscheiden könne. Dennoch war die Realisierung für den Ehemann überraschend gekommen. Seinen Kindern, damals 10 und 8 Jahre alt, hatte er den Suizid und die Motive dazu verschwiegen, er erzählte ihnen, ihre Mutter sei an einem Herzschlag gestorben. Kurz darauf wechselte er den Wohn- und Berufsort und brach alle Beziehungen zur Familie der Frau ab, um eine zufällige Information der Kinder durch Dritte zu verhindern. Er war sich sicher, daß er zu einem späteren Zeitpunkt seine Kinder über das Schicksal der Mutter und die Risiken einer möglichen genetischen Last aufklären wolle. Er informierte sich laufend und dann intensiver vor allem in den Monaten vor diesem Beratungsgespräch über die aktuellen molekulargenetischen Forschungsergebnisse zur Entstehung und Diagnostik der Krankheit. Eine ernsthafte Beziehung seiner Tochter und deren Heiratsabsicht gab dann letztlich den Ausschlag, sich an eine genetische Beratungsstelle zu wenden. Über Jahre habe es ihn gequält, daß seine nunmehr erwachsenen Kinder nichts über die Erkrankung und den Tod der Mutter wissen und er es war, der es verschwiegen hat. Vor allem belaste ihn das Risiko, daß seine Kinder ebenfalls erkranken könnten und die Erkrankung wiederum an ihre Kinder weitergeben könnten.

Er möchte sich nun informieren über das Ausmaß des Risikos für seine Kinder, über die diagnostischen Möglichkeiten und die Chancen einer Therapie der Chorea Huntington, bevor er das Gespräch mit seinen Kindern beginnt.

4.6.2 Fallkonstellation

Die Fallgeschichte zeigt, daß der ethische Konflikt, in dem sich der Ratsuchende befindet und an dessen Lösung der Berater mitwirkt, auf mehreren Ebenen anzugehen ist. Es handelt sich darum, im Gespräch und dann in den Entscheidungsprozessen des Ratsuchenden eine angemessene Balance zu finden zwischen den drei zusammenwirkenden Bereichen *Wissen, Fertigkeiten* und *Einstellungen.*

Wissen

Wissen handelt vom Krankheitsbild der Chorea Huntington mit seinen genetischen und molekularbiologischen Grundlagen, den klinischen und subjektiven Symptomen und der Prognose (☞ 35.10.2).

Krankheitsbild Chorea Huntington: Es entwickeln sich meist im 30. – 50. Lebensjahr typische Bewegungsstörungen (v.a. Hyperkinesen) und psychische Symptome, die letztendlich in eine Demenz münden. Die Prognose ist sehr schlecht, das Leiden führt innerhalb von 10 – 20 Jahren unweigerlich zum Tod. Betroffene, Angehörige und Pflegepersonal sind dabei sehr belastet. Eine wirksame Therapie ist nicht bekannt.

Genetische Grundlagen: Die Erkrankung wird autosomal-dominant vererbt, d.h. Kinder Betroffener haben ein Erkrankungsrisiko von 50%. Die zugrundeliegende molekulare Genveränderung ist bekannt, sie liegt in einem DNA-Abschnitt auf dem kurzen Arm des Chromosoms Nr. 4.

Fertigkeiten

Zu den **Fertigkeiten** zählen die **Untersuchungstechnik** und übergeordnet die Techniken der Genomanalyse und die Aussagekraft der Befunde. Ebenso gehören dazu die **Beratungstechniken** im Gespräch zwischen Arzt und Ratsuchendem sowie die Verfahrensweisen der **Vor- und Nachbereitung** des Beratungsgesprächs.

Untersuchungstechnik

Durch molekulargenetische Diagnostik aus Zellen der Risikoperson kann herausgefunden werden, ob die Risikoperson erkranken wird oder nicht, lange bevor die Erkrankung ausbrechen wird (*präsymptomatischer Test*). Auch Aussagen über den voraussichtlichen Beginn und das Ausmaß der zu erwartenden (ersten) Symptome sind möglich.

Dieses Beispiel der *prädiktiven* (vorhersagenden) *Diagnostik* der Chorea Huntington steht für eine Vielzahl analoger Möglichkeiten der frühen Diagnostik von Krankheiten.

Die **Beratungstechnik** schließlich soll einfühlsam und partnerschaftlich sein, also nicht direktiv (= weisend) oder paternalistisch (= bevormundend).

Aufgaben und Ziele der **genetischen Beratung** werden von *T. Schröder-Kurth* treffend formuliert:

Genetische Beratung: Ärztliche Aufgabe, fundierte humangenetische Kenntnisse Ratsuchenden nutzbar zu machen, wahrheitsgetreu und verständlich die biologisch-medizinischen Fakten mit großem Respekt vor der Belastung für den fragenden Mitmenschen zu vermitteln.
Aufklärung, Informationsweitergabe und Auseinandersetzung mit dem Betroffenen sollen dem Ratsuchenden helfen, eigenständige Entscheidungen zu erarbeiten und Verhaltensweisen zu wählen, die in Anbetracht eines Erkrankungsrisikos und der familiären Zielvorstellungen angemessen erscheinen, z.B. bewußtes Akzeptieren eines Erkrankungsrisikos für Kinder, Verzicht auf Kinder, vorgeburtliche Diagnostik zum Ausschluß einer schweren Erkrankung. Genetische Beratung in diesem Sinne ist „Lebenshilfe“.

Einstellungen

Zu den **Einstellungen** zählt der weite Bereich der **Werte** und **Normen**, die im jeweils konkreten Fall die Interaktion zwischen Arzt und Ratsuchendem mitbestimmen. Sie sind in besonderer Weise kennzeichnend für die Konfliktsituation, in die der Ratsuchende des vorstehend geschilderten Falles sich gestellt sieht.

4.6.3 Konfliktkonstellation

Im Zentrum aller Überlegungen zwischen dem Ratsuchenden und seinen Kindern steht der Konflikt, daß einer sehr aussagekräftigen Diagnostik keine Therapiemöglichkeit folgt. Welche Probleme macht das Wissen, darf Wissen verheimlicht werden? Probleme der Offenheit oder auch des Rechts auf Verschweigen gegenüber einem Partner, einer Versicherung, eines Arbeitgebers, irgendeiner Solidargemeinschaft sind intensiv zu diskutieren.

Das weite Problemfeld der gesellschaftlichen Konsequenzen wird anhand dieses Beratungsgesprächs sichtbar: Soll es eine Pflicht zur pränatalen Diagnostik geben, verbunden mit der von der Gesellschaft erwarteten Forderung zum Abbruch einer Schwangerschaft? Soll es überhaupt eine Pflicht zur Gesundheit geben? Wird sich ein Wertewandel in der Gesellschaft dahingehend entwickeln, daß der kranke oder behinderte Mensch diskriminiert wird, weil seine Existenz und damit die Entstehung seiner Erkrankung oder Behinderung schuldhaft ist? Werden über die Kosten, die für den kranken oder behinderten Menschen aufzuwenden sind und die von der Solidargemeinschaft getragen werden müssen, künftig ein Zwang oder eine Nötigung begründet, welcher auf die Eltern ausgeübt wird, sich zu einer pränatalen Diagnostik zu entscheiden?

Beispielhaft zeigen die Auseinandersetzungen im Zusammenhang mit dem Entwurf einer **Bioethikkonvention des Europarates**, daß die Interessen und Bedürfnisse der unmittelbar betroffenen Ratsuchenden und Patienten nicht übereinstimmen mit Interessen und Bedürfnissen der Gesellschaft, zu denen durchaus auch die Interessen der wissenschaftlichen Fachgemeinschaften zu rechnen sind. Die hier aufkeimenden gesellschaftlichen Konflikte treten neuerdings stärker in das Bewußtsein der beteiligten Gruppen unserer Gesellschaft. Sie stellen eine Herausforderung ersten Ranges dar, den gesellschaftlichen Diskurs über die Verbindlichkeit oder Nicht-Verbindlichkeit unserer Werte und Normen zu intensivieren.

4.6.4 Selbsthilfegruppen

Der vorgestellte Fall zeigt auch: Der Anstieg des Wissens und der diagnostischen Möglichkeiten in einer Gesellschaft führt zu einer Zunahme der Konflikte. Jedoch stellt jede konkrete Beratungssituation eine einmalige Konfliktsituation dar. Es geht darum, im Gespräch die erwähnten Fragen zu erörtern und Entscheidungsprozesse beim Ratsuchenden in Gang zu setzen auf dem Hintergrund von Wissen, Fertigkeiten und Einstellungen der beteiligten Personen. Sinnvoll ist es deshalb, die Ratsuchenden auf **Selbsthilfegruppen** aufmerksam zu machen; Beraterinnen und Berater in den Beratungsstellen lernen durch engen Kontakt und in Zusammenarbeit mit diesen Gruppen die Probleme und Bewältigungsstrategien der Betroffenen ebenso kennen wie die unterschiedlichen Einstellungen zur Erkrankung.

4.7 Prioritätensetzung in der Ressourcenzuteilung

Entscheidungen über die Verteilung von (Geld-)Mitteln sind in Zukunft mehr denn je in allen Bereichen des Gesundheitswesens zu treffen. Nicht nur auf der obersten Regierungsebene werden durch die Sozialversicherungsgesetzgebung indirekt die Mittel für das Gesundheitswesen festgelegt **(Makro-Allokation)**, sondern tagtäglich findet im Alltag der Kliniken und der ambulanten Dienste eine Verteilung von Gütern statt **(Mikro-Allokation)**.

Diese Situation ist nicht neu. Zu jeder Zeit waren die Güter im Gesundheitswesen knapp. Nicht nur am Geld fehlte es, auch Heilmittel, Organe und Geräte und nicht zuletzt auch menschliche Kraft und Zuwendung für den Kranken müssen verteilt werden. In dem Maße, in dem die Zahl der Hilfsbedürftigen und Kranken zunimmt und in dem die Ansprüche an die Hilfen und insgesamt an das Gesundheitswesen steigen, wird sich der Streit um die begrenzten Ressourcen verschärfen. Dies umso mehr, als die verfügbaren Anteile des Sozialprodukts nicht in gleichem Maße wachsen und zugleich ständig neue diagnostische und therapeutische Möglichkeiten entwickelt und angeboten werden, die wiederum weitere Ansprüche wecken.

Konflikte

Aus der Tatsache, daß materielle und immaterielle Güter im Gesundheitswesen begrenzt sind, ergeben sich vielschichtige Konflikte um deren gerechte Verteilung:

- Nach welchen Kriterien soll zugeteilt werden, wenn die Mittel nicht für alle Bedürfnisse und für alle Bedürftigen ausreichen?
- Wer bestimmt die Kriterien?
- Wer entscheidet im Einzelfall nach welchen Kriterien über die Zuteilung oder Verweigerung?

In allen Bereichen der Makro- und Mikro-Allokation sind immer häufiger Entscheidungen zu fällen auf dem Hintergrund der vorherrschenden gesellschaftlichen Werte und Normen. Dabei werden Konflikte unvermeidlich sein, da die Werte und Normen der verschiedenen Ebenen nicht deckungsgleich sein können. Bei allen Erwägungen steht die „Gerechtigkeit“ bei der Mittelverteilung im Vordergrund:

Offene Fragen

Was heißt „gerechte“ Verteilung in den einzelnen Problembereichen? Sollen möglichst viele Bedürftige versorgt werden? Sollen v.a. die Schwerstkranken behandelt werden? Sollen zuerst junge Menschen berücksichtigt werden? Soll die Prognose ausschlaggebend sein? Sollen Menschen, die in der Gesellschaft Verantwortung tragen, bevorzugt werden? Sollen die reichen Menschen, die selbst bezahlen, die knappen Güter erhalten? Müssen die armen Menschen darauf verzichten?
All diese Fragen sind in unserer Gesellschaft nicht befriedigend beantwortet. Die Auseinandersetzungen im „Gesundheitsreform-Gesetz“ zu diesem Thema signalisieren, daß eine gesellschaftliche Akzeptanz für die bislang diskutierten Lösungsansätze noch längst nicht erreicht ist.

Kosten-Nutzen-Betrachtung

Kosten-Nutzen-Betrachtung: Aus den Wirtschaftswissenschaften stammende Methode. Berechnet Vor- und Nachteile von Entscheidungsalternativen, die in Kosten ausgedrückt werden.

„Eine Kosten-Nutzen-Analyse hat alle Kosten, die durch die Durchführung eines Plans entstehen, mit den voraussichtlichen Nutzen zu vergleichen“ (F.J. Illhardt).

Auf der Ebene der **Makro-Allokation** werden z.B. Fragen nach dem Nutzen von weiten Bereichen der Forschung (etwa Genforschung oder Gentherapie) oder der medizinischen Vorsorge (Krebsfrüherkennung) gestellt.

Auf der Ebene der **Mikro-Allokation** wird die Kosten-Nutzen-Analyse z.B. für den Einsatz verschiedener therapeutischer Behandlungsmethoden für einzelne Patienten herangezogen.

Unter medizin-ethischen Gesichtspunkten ist eine alleinige Kosten-Nutzen-Betrachtung gefährlich, da sie rasch an die Grenzen des Menschlichen führen kann. Das folgende Fallbeispiel verdeutlicht dies.

Gesundheitsplanung auf einer erdachten Insel

Der Fall: Anhand einer Computeranalyse soll auf einer erdachten Insel ein Gesundheitssystem geschaffen werden, das den größtmöglichen Kosten-Nutzen-Effekt hervorbringt. Dem Computer werden die einzelnen Größen und Gruppen der Gesellschaft vorgegeben. Nach einiger Zeit legt die Wissenschaftlergruppe ein überraschend einfaches Gesundheitsprogramm vor, das gleichzeitig die Sterblichkeitsraten, die Kindersterblichkeit und andere Bereiche des Gesundheitssystems erheblich verbessert.
Das erarbeitete Programm besteht darin, jene 1% der Bevölkerung der Insel zu identifizieren, die an chronischen, unheilbaren Krankheiten leiden, die nicht intelligent genug sind, ärztlichen Anweisungen Folge zu leisten, sowie jene Gruppe, die die teuersten Therapieverfahren erhalten. Diese 1% der Bevölkerung soll nun von jeglicher Gesundheitsfürsorge ausgeschlossen und die freigewordenen Mittel für Gesundheitsmaßnahmen der übrigen Bevölkerung eingesetzt werden. Zwar würden in dieser kleinen Gruppe der Bevölkerung die Sterblichkeit und Krankheitshäufigkeit stark ansteigen, doch in Bezug auf die ganze Gesellschaft würde dadurch unter Gesichtspunkten einer Kosten-Nutzen-Betrachtung ungleich mehr Nutzen erzielt (nach R.M. Veatch).

Die entscheidende Frage ist nun: **Was** hindert jemanden, der konsequent nach dem Kosten-Nutzen-Modell arbeitet, solch ein Modell durchzusetzen?

Gefährlichkeit und Mißbrauch

Es stellt sich erneut die Frage nach den grundlegenden Normen und Werten, die einer Entscheidungsfindung zugrundeliegen. Die Kosten-Nutzen-Betrachtung wird dort mißbraucht und steht medizin-ethischen Prinzipien (☞ 4.1) entgegen, wo das Leben einzelner Menschen unterschiedlich bewertet und in Gruppen höheren und niederen Ranges aufgeteilt wird. Im Fallbeispiel sind dies chronisch Kranke gegenüber akut Kranken, weniger intelligente gegenüber intelligenteren Patienten und Patienten, die teure Therapieverfahren benötigen, gegenüber Patienten mit billigeren Therapien.

4.8 Forschung am Menschen und klinische Studien

Fortschritte in der Medizin sind eng gekoppelt an systematische Forschung. Nicht nur in der Öffentlichkeit wird zunehmend nach Sinn, Zweck und Zielen der Forschung gefragt, danach , ob alles, was realisiert werden kann, auch realisiert werden soll.

Tatsächlich vollziehen sich Forschung und entsprechende Experimente medizinischer Forschungsprogrammen nicht im luftleeren Raum. Forschung am Menschen unterliegt strengen Regeln, die internationale Gültigkeit haben. Es wird unterschieden zwischen Versuchen, die Erkenntnisse für die Medizin bringen, der Versuchsperson aber keinen therapeutischen Nutzen bringen **(nicht-therapeutischer Versuch)**, und Versuchen an Patienten zur (möglichen) Therapie **(therapeutischer Versuch).** Das folgende Fallbeispiel führt in die Problematik ein

Fallgeschichte

Der Fall: Im Tierversuch wurde ein neues Medikament entwickelt, das die Vermehrung speziell der HI-Viren hemmt. Dieses Medikament soll nun an HIV-infizierten Menschen erprobt werden.

Um die Wirkung zu testen, werden HIV-infizierte Patienten einer großen Klinik befragt, ob sie bei dieser Forschungsstudie mitarbeiten würden. Studienaufbau, mögliche Chancen und Risiken und Studienablauf werden ausführlich erklärt. Die Versuchspersonen können jederzeit aus der Studie austreten. Nicht alle Patienten erhalten das neue Medikament; getestet wird in einer Doppelblindstudie (weder die Patienten noch die Ärzte wissen, wer ein Medikament und wer ein Placebo erhält, die Zuteilung erfolgt durch eine getrennt arbeitende Planungsgruppe, ☞ 10.2.1).

Problemfelder

Anhand dieses verkürzt dargestellten Falles werden folgende Fragen und Problemfelder deutlich:

- Welche **Motive** stecken hinter dem Forschungsvorhaben?
- Welchen **Nutzen** bringt das Forschungsexperiment? Und für wen?
- Welche **Risiken** werden den Versuchspersonen zugemutet?
- Wie **gerecht** ist die **Auswahl** der Versuchspersonen?
- Wie exakt und ehrlich ist die **Aufklärung** der Versuchspersonen?
- Welche **Lasten** und **Schwierigkeiten**, Chancen und Risiken werden den Institutionen und den betreuenden und ausführenden Personen zugemutet?
- Wer **überwacht** die Versuche?
- Wer hat den (erwarteten) **wirtschaftlichen Gewinn**, der aus den (positiven) Ergebnissen erwartet wird?

Ethikkommissionen

Alle Forschungsprojekte, die am Menschen durchgeführt werden sollen, müssen in Deutschland (wie in vielen anderen Ländern) von einer **Ethikkommission** begutachtet werden. Die Zusammensetzung dieser Kommissionen sind von Ort zu Ort verschieden. Den Hauptanteil der Mitglieder bilden Mediziner, gefolgt von Juristen, Theologen, Philosophen und Laien. Alle Angehörigen der Kommission müssen unabhängig von den Interessen der Antragsteller urteilen, sie müssen die Nutzen und Risiken abwägen und dabei vorrangig die Interessen der Versuchspersonen vertreten.

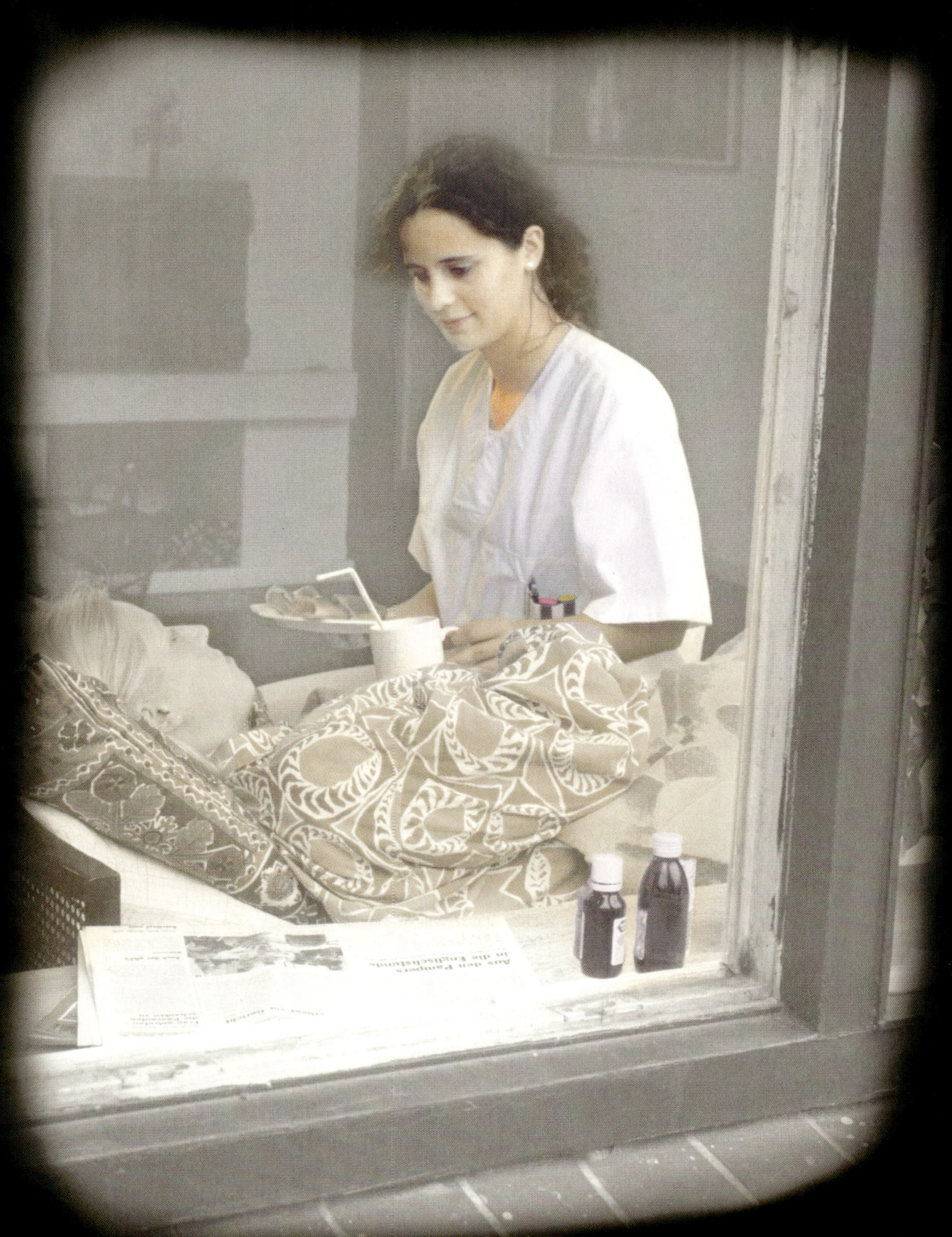

5 Ambulante Pflege

Übersicht

☞ Querverweise

Pflegeversicherung, ☞ *1.8.2*

5.1 Definition und Abgrenzung

In der **ambulanten Pflege** sucht die Pflegeperson den Patienten zu Hause auf und versorgt ihn dort; nur in wenigen Ausnahmen, z.B. in der sog. *Tagespflege*, kommt der Patient zur Pflegeperson. Daher ist der Ausdruck **„häusliche Pflege"** oft treffender.

Ambulante Pflege *(häusliche Pflege)*: Pflege eines Patienten in seiner häuslichen Umgebung. Diese Pflege wird von selbständigen Pflegekräften oder von Mitarbeitern angeboten, die z.B. bei einer **Sozialstation** oder einem **ambulanten Pflegedienst** angestellt sind.

Wachsender Bedarf an ambulanter Pflege

Vier Tatsachen begründen den wachsenden Bedarf an ambulanter Pflege:

- 2 % der Bevölkerung in der Bundesrepublik Deutschland sind pflegebedürftig (ca. 1,64 Mio. „Pflegefälle" auf 81 Mio. Einwohner)
- Die Zahl älterer, pflegebedürftiger Patienten mit Mehrfacherkrankungen (Multimorbidität, ☞ 14.2) wird zunehmen
- Ein Tag in einem Krankenhaus der Regelversorgung kostet etwa 350 – 450 DM
- Die wachsende Zahl von Ein-Personen-Haushalten und die damit einhergehende Veränderung von Wohnraum und Lebensgewohnheiten führen dazu, daß immer weniger Pflegebedürftige von ihren Angehörigen gepflegt werden (können).

Die stationäre Pflege im Krankenhaus ist zu teuer, und ihre Kapazität reicht nicht aus, um den Pflegebedarf in der Bevölkerung zu befriedigen. Kostenbewußtsein und Patientenwünsche müssen sich nicht zwangsläufig widersprechen: Häufig entspricht es nicht nur dem Wunsch des Patienten, sondern auch dem kostenbewußten Denken, eine häusliche Behandlung zu bevorzugen.

Stellenwert im Gesundheitswesen

Durch das **Gesundheitsstrukturgesetz** *(GSG)* wurde der sich abzeichnenden Entwicklung des Pflegebedarfes Rechnung getragen. Dort ist der Grundsatz verankert: *Ambulant vor stationär.* Im einzelnen bedeutet dies:

- **Frühzeitige Entlassung** des Patienten aus der Klinik. So wird z.B. ein operierter Patient entlassen, obwohl die Operationswunde noch nicht verheilt ist, tägliche Verbandwechsel nötig sind und die Fäden noch nicht entfernt wurden
- **Erweiterung ambulanter Pflegeleistungen.** So sind z.B. die künstliche Ernährung über eine Sonde oder die regelmäßig vorzunehmenden Injektionen von Schmerzmitteln in einen liegenden Katheter kein Grund mehr für eine stationäre Behandlung
- **Steigende Anforderungen.** Aufwendige Untersuchungen und kleinere Eingriffe werden vermehrt als ambulante Leistung angeboten mit der Folge, daß diese Patienten zu Hause darauf vorbereitet und anschließend weiter betreut werden.

Zusätzlich hat die **Pflegeversicherung** (☞ 1.8.2) einen „Markt" von Pflegeleistungen geschaffen: Die an die Pflegebedürftigen ausgezahlten Finanzmittel haben eine Nachfrage nach Pflegeleistungen erzeugt und einen Bedarf an **Pflegeberatung** geweckt.

Die Nachfrage ist aber nicht so stark angestiegen wie erwartet: Während in 4/5 der Fälle die Pflegebedürftigen oder ihre Angehörigen das Pflegegeld bevorzugen, wählen nur 1/5 die Übernahme der Pflege durch Pflegepersonen (sog. **Sachleistung**). Darüber hinaus ist durch die Pflegeversicherung auch die Hilfe im Haushalt versichert, so daß nicht nur Pflegepersonen, sondern auch hauswirtschaftliche Helfer gefragt sind.

Vor dem Hintergrund knapper Finanzen im Gesundheitswesen und der sich abzeichnenden Entwicklung der demographischen Strukturen und des sich daraus ergebenden Pflegebedarfes wird die Zahl der Pflegepersonen im Bereich der stationären Pflege ab- und im Bereich der ambulanten Pflege zunehmen. Die ambulante Pflege ist somit ein fester Bestandteil des Gesundheitswesens mit eigenem Aufgabenbereich.

5.2 Aufgaben und Ziele

Aufgaben

Viele Aufgaben in der ambulanten Pflege und die sich daraus ergebenden Pflegehandlungen sind mit denen im Krankenhaus vergleichbar: Die Unterstützung bei den ATL oder die Insulininjektion unterscheiden sich nicht wesentlich von der Vorgehensweise im Krankenhaus.

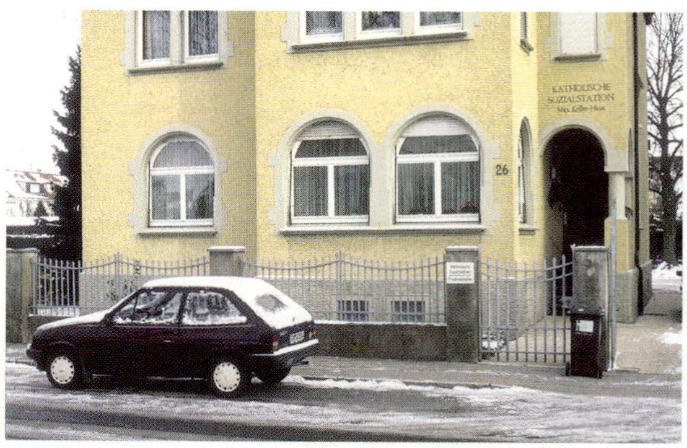

Abb. 5.1: Zu jeder Jahreszeit, auch bei Eis und Schnee, sind die Pflegepersonen der Sozialstation unterwegs zu den Patienten. [M141]

Spezielle Aufgaben der ambulanten Pflege sind:

- Pflege von Kranken im Anschluß an einen Krankenhausaufenthalt, wenn sie entlassen wurden, bevor sie sich wieder selbständig versorgen können oder z.B. Wunden, Drainagen eine spezielle Pflege erfordern
- Pflege von Kranken, um einen Krankenhausaufenthalt zu vermeiden, wenn zwar ein hoher Pflegebedarf, aber ein geringer Therapieaufwand gegeben ist
- Verabreichung von Medikamenten, soweit sie der Pflegebedürftige nicht selbst einnehmen kann, z.B. Insulininjektionen, Gabe von Schmerzmedikamenten
- Beratung, Schulung von Pflegebedürftigen und deren Angehörigen
- Sicherung des ärztlichen Behandlungszieles (in gewisser Weise eine Form der Kontrolle, wie der Patient zuhause ärztliche Anweisungen, z.B. eine Diätvorschrift, einhält)
- Entlastung und Unterstützung pflegender Angehöriger
- Begleitung Sterbender (☞ Kap. 15).

Zusätzliche Erwartungen

Darüber hinaus ergeben sich zusätzliche Aufgaben aus den Erwartungen des Pflegebedürftigen oder seiner Angehörigen, z.B.:

- **Botendienste erledigen.** Pflegebedürftige, die die Wohnung nicht verlassen können, erwarten häufig, daß die Pflegeperson eben mal die Medikamente aus der Apotheke abholt, den täglichen Einkauf oder frische Brötchen mitbringt
- **Im Haushalt helfen.** Betroffene unterscheiden selten zwischen pflegerischer und hauswirtschaftlicher Hilfe; sie erwarten häufig, daß die Pflegeperson *alles* macht, wozu sie selbst nicht mehr in der Lage sind
- **Nachrichten überbringen.** Für viele Alleinstehende ist die Pflegeperson die einzige Verbindung nach „draußen". Pflegebedürftige, die die Wohnung oder sogar das Bett nicht verlassen können, sind deswegen nicht weniger interessiert: Sie wollen wissen, wie das Wetter wird, was sich im Ort so tut, oder wie es Bekannten geht
- **Ratschläge erteilen.** Pflegepersonen versorgen manchmal über Jahre hinweg denselben Patienten. Mit dem wachsenden Vertrauensverhältnis wird die Pflegeperson zum Berater in allen Lebensfragen: Bei Ärger mit Behörden, beim Aufsetzen eines Testamentes oder auch in Glaubensfragen wird die Pflegeperson um Rat gebeten.

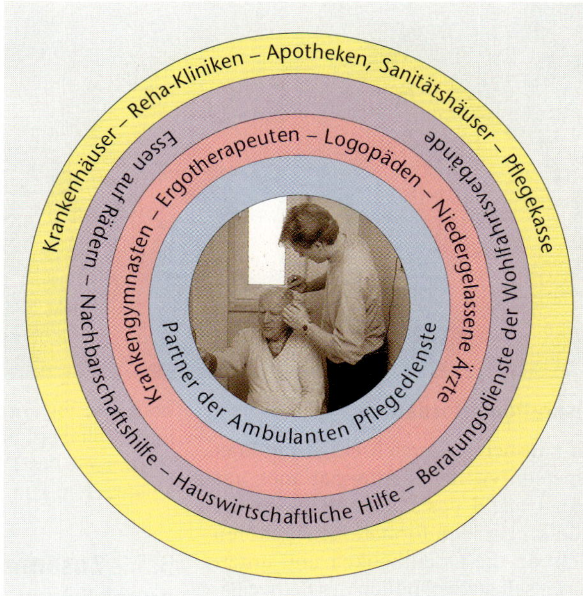

Abb. 5.2: Kooperation als Aufgabe. Vergleichbar mit der stationären Pflege (☞ Abb. 1.5) gehört es zu den Aufgaben der Pflegepersonen in der ambulanten Pflege, mit anderen Berufsgruppen zusammenzuarbeiten, die den Betroffenen zuhause behandeln oder Dienstleistungen anbieten, die das Leben in den eigenen vier Wänden erleichtern. [K151, M100]

☑ **Die eigenen Möglichkeiten und Grenzen beachten**

Es erfordert viel Fingerspitzengefühl und Konsequenz, sich auf der einen Seite nicht selbst zu überfordern und alle Erwartungen des Patienten erfüllen zu wollen, und auf der anderen Seite den Anspruch einer ganzheitlichen Pflege nicht von vornherein aufzugeben.

Kooperation

Zu den Aufgaben der Pflegeperson in der häuslichen Pflege und der Sozialstation gehört es auch, mit den anderen sozialen Einrichtungen und den Hausärzten zusammenzuarbeiten oder deren Leistungen zu vermitteln. Abb. 5.2 gibt einen Überblick über die Partner, mit denen die ambulante Pflege kooperiert.

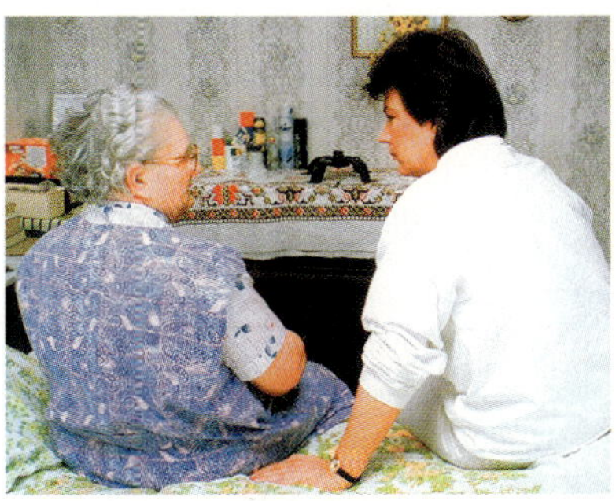

Abb. 5.3: Pflegebedürftige erwarten von „ihrer" Schwester auch Zeit, um etwas über „draußen" zu erfahren oder eigene Sorgen erzählen zu können. [K151]

5.3 Unterschiede zur stationären Pflege

5.3.1 Gastrolle der Pflegeperson

Der Pflegebedürftige ist zwar abhängig von der Pflege und „muß froh sein", wenn die Pflegeperson zu ihm nach Hause kommt. Dennoch ist diese Gast in seiner Wohnung, der Patient behält das Hausrecht.

Wie auch im Krankenhaus darf die Pflegeperson nur mit Zustimmung des Patienten arbeiten. Im häuslichen Bereich ist es nur etwas schwieriger, sich konsequent daran zu halten: Sei es noch so wichtig für die Genesung des Patienten, die Pflegeperson darf nicht einfach sein Bett frisch beziehen und dafür frische Wäsche aus dem Schrank holen, ohne vorher zu fragen. Das gilt erst recht für größere Veränderungen, z.B. das Bett eines Patienten mit Halbseitenlähmung *(Hemiparese,* ☞ 35.4.1) anders aufzustellen.

☑ Der Patient muß jeder Tätigkeit in seiner Wohnung zustimmen. Mit dem Eigentum des Pflegebedürftigen ist sorgfältig und zuverlässig umzugehen, z.B. mit seinem Wohnungsschlüssel.

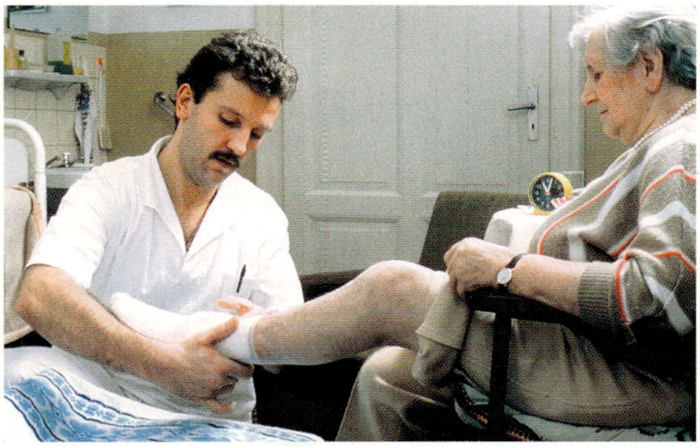

Abb. 5.4: Häusliche Pflege ist die Kunst, mit einfachen Mitteln und Phantasie Pflegeziele zu erreichen; z.B. die Hochlagerung des Fußes mit einer Sprudelkiste und einem Sofakissen als Polster. [K151]

Diskretion erforderlich

Im häuslichen Bereich erhält die Pflegeperson viel mehr Informationen aus dem Umfeld des Patienten als in der Klinik. Diese Informationen gehören nicht an die Öffentlichkeit und unterliegen selbstverständlich der Schweigepflicht. Um das Vertrauensverhältnis zum Patienten nicht zu gefährden, werden private Probleme des Patienten nur dann dem Pflegeteam mitgeteilt, wenn der Patient damit einverstanden ist. Pflegerelevante Informationen und Tätigkeiten gehören in diesem Sinne nicht zu den „privaten Problemen" (☞ 5.7, Dokumentation ambulanter Leistungen).

Zuhause beim Patienten ist die Pflegekraft auf sich gestellt, und die Patienten sind häufig selbstsicherer. Für die Zusammenarbeit mit dem Patienten und den Angehörigen braucht sie deshalb eine gesunde Portion Selbstbewußtsein, Fachwissen und Überzeugungskraft, die ihr erleichtern, handlungsfähig zu bleiben, auch wenn sie den Erwartungen des Patienten einmal nicht entsprechen kann.

5.3.2 Zusammenarbeit mit Angehörigen

Die Angehörigen sind ebenso in die Pflege einzubeziehen wie die Patienten selbst. Wichtig sind zwei Gesichtspunkte:

- Wie gestaltet man die gemeinsame Pflege am besten? Wie werden die Aufgaben und Kompetenzen zwischen Pflegebedürftigem, Angehörigen und Pflegepersonen verteilt?
- Wie unterstützt die Pflegefachkraft die Angehörigen, die für den Bedürftigen da sind? Sie sind ja oft selbst in psychischer und sozialer Hinsicht betreuungsbedürftig.

Leider geschieht es häufig, daß Angehörige in der Anfangsphase einer zunehmenden Pflegebedürftigkeit (z.B. bei M. Alzheimer) mit großem Engagement pflegen und alle physischen und psychischen Kräfte verbraucht sind, wenn der Patient völlig von fremder Hilfe abhängig ist. Nicht selten versuchen Angehörige über Jahre hinweg, den Pflegebedürftigen selbst zu versorgen und ihm seinen Wunsch, zuhause zu sterben, zu erfüllen, und in den letzten Wochen ist eine Einweisung ins Krankenhaus dann unvermeidlich. Um dem vorzubeugen, ist es wichtig die Angehörigen zu entlasten und ihnen zeitweise die Pflege ganz abzunehmen.

☑ Die Zusammenarbeit mit den Angehörigen kann nur gelingen, wenn man Verständnis für ihre Situation aufbringt. Sie pflegen 24 Stunden am Tag, und das meist 12 Monate im Jahr. Ihre eigenen Bedürfnisse verleugnen oder vernachlässigen sie häufig.

Entlastung von der Pflege vermitteln

Zur Entlastung der pflegenden Angehörigen gibt es folgende Möglichkeiten:

- Kurzzeitpflege-Platz für 2 bis max. 6 Wochen pro Jahr in spezieller Einrichtung oder Pflegeheim
- Tagespflege-Platz
- Stundenweise Entlastung durch Helferinnen
- Kontakt zu Angehörigenberatung (z.B. über Gesundheitsamt).

☑ **Konflikten vorbeugen**

- Das Eigentum des Patienten respektieren, andere Räume und Schränke (z.B. um Wäsche zu entnehmen) erst nach Rückfrage öffnen, unbrauchbare oder defekte Gegenstände nicht ungefragt wegwerfen
- Veränderungen erst anregen und durchführen, wenn eine Beziehung entstanden ist; dabei schrittweise vorgehen und sich versichern, daß der Betroffene einverstanden ist
- Den aus der Klinik gewohnten großzügigen Umgang mit Wäsche und Materialien den Gegebenheiten anpassen, ggf. einschränken, soweit es hygienisch vertretbar ist
- Verständnis aufbringen, wenn Patienten verlangen, mit den von ihnen (anteilig) bezahlten Pflegematerialien sparsam umzugehen
- Wenn die aus fachlicher Sicht erforderliche Hilfe nicht angenommen wird, Geduld aufbringen, möglicherweise improvisieren
- Über Geschmack läßt sich streiten, aber nicht in einer fremden Wohnung!

☑ **Mit Angehörigen zusammenarbeiten**

- Eigenes Fachwissen und „Laienwissen" der Angehörigen zur gemeinsamen Arbeitsgrundlage machen
- Pflegepläne gemeinsam mit Patienten und Angehörigen erstellen und besprechen
- Angehörige informieren über die Erkrankung und deren Verlauf; mögliche Komplikationen wie das Verirren in der eigenen Wohnung bei Desorientierung oder Verletzungsgefahr bei Stürzen ansprechen und dadurch Verständnis für notwendige vorbeugende Maßnahmen schaffen
- Angehörige beraten und anleiten, z.B. Hebegriffe, rückenschonende Arbeitsweise, Umgang mit Hilfsmitteln
- Biographischen Hintergrund von den Angehörigen erfragen (Erklärung für viele Gewohnheiten)
- Kurs für pflegende Angehörige anbieten, auf Selbsthilfegruppen für Angehörige hinweisen
- Tabuthemen wie Ekel und Abscheu (z.B. Ausscheidungen), Wut, Zorn, Trauer oder Aggression Raum geben, Unterstützung anbieten
- Die eigenen Grenzen erkennen und nicht immer selbst helfen wollen; auf Wunsch der Pflegebedürftigen Arzt, Seelsorger oder Sozialarbeiter hinzuziehen.

5.3.3 Hilfsmittel einsetzen

Die Qualität der Pflege, die Belastungen für Pflegende und Pflegebedürftige hängen auch von den verfügbaren Hilfsmitteln ab. Es gibt zwei Wege, um an Pflegehilfsmittel zu gelangen: Das Ausleihen bei einer Sozialstation oder in Sanitätsfachgeschäften oder die Verordnung durch einen Arzt. Eine gute Begründung kann den Weg zum *Hilfsmittelrezept* ebnen.

Am häufigsten werden benötigt:
- Rollstuhl und Toilettenstuhl
- Bett mit höhenverstellbarer Ebene (50 – 90 cm) und verstellbarem Kopfteil
- Gehwagen (Rollator)
- Badesitz (mit Federkraft, Wasserdruck oder mechanisch zu bedienen ☞ Abb. 7.62 und 7.160)
- Patientenlifter (☞ Abb. 7.62).

Pflegebedürftige haben seit Einführung der Pflegeversicherung einen Anspruch auf Versorgung mit Pflegehilfsmitteln, die zur Erleichterung der Pflege dienen oder ihnen eine selbständige Lebensführung ermöglichen. Teilweise werden Hilfsmittel auch von den Krankenkassen bewilligt. Für Hilfsmittel (etwa Inkontinenzhilfen, ☞ 7.9.4), die zum Verbrauch bestimmt sind, kann die Pflegekasse bis zu DM 60,- pro Monat übernehmen.

Viele in der ambulanten Pflege eingesetzte Hilfsmittel unterscheiden sich wenig von den im Krankenhaus üblichen. Manchmal ist jedoch Phantasie gefragt, um mit den im Haushalt vorhandenen Gegenständen Lösungen zu finden.

Weitere Hilfsmittel, ☞ ATL Sich bewegen, 7.6; ☞ ATL Sich waschen und kleiden, 7.5

5.3.4 Weitere Unterschiede

Hygiene

In der häuslichen Pflege gelten im Prinzip dieselben Hygieneregeln wie im Krankenhaus, auch wenn die Situation dort weniger problematisch erscheint, denn:
- Es treten selten gefürchtete Problem- oder Hospitalkeime auf
- Pflegematerialien werden nur für den einen Patienten benutzt.

Manchmal fühlen sich die Patienten zuhause auch weniger krank und können durch die Beteiligung an alltäglichen Verrichtungen leichter aktiviert werden. Dies kann sich positiv auf den Genesungsverlauf auswirken und die Gefahr von Folgeerkrankungen wie Pneumonie und Dekubitus vermindern. Dennoch kann die Situation zuhause auch Probleme bereiten, weil:
- Die sanitären Einrichtungen nicht dem erforderlichen Standard entsprechen
- Patienten/Angehörige aus Unkenntnis Pflegematerialien (z.B. sterile Kompressen) nicht sachgemäß lagern oder aus falscher Sparsamkeit wiederverwenden.

Drei Sichtweisen können Konflikte vermeiden helfen:
- **Nachsicht:** Woher soll der Laie den Unterschied zwischen sauber und steril kennen?
- **Rücksicht:** Nicht selten müssen Pflegebedürftige die Materialien (teilweise) selbst bezahlen
- **Vorsicht:** Die „Eigenheiten", oft in jahrelanger Selbstpflege erworben, können nur behutsam abgewöhnt und durch richtiges Verhalten ersetzt werden.

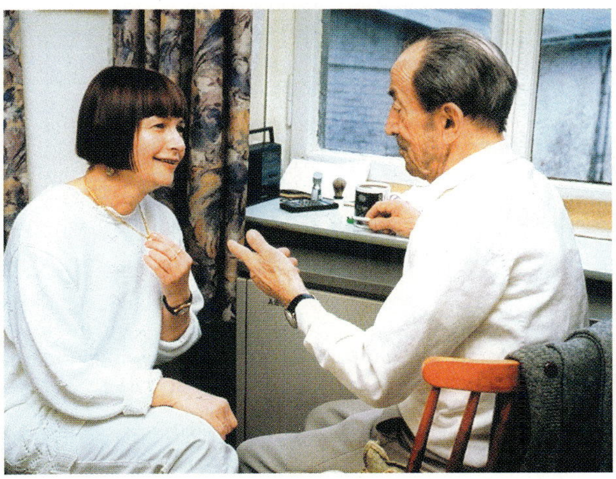

Abb. 5.5: Beratungsgespräch. Pflegepersonen leisten nicht nur direkte Pflege am Betroffenen, indem sie ihn z.B. bei den ATL unterstützen, sondern vermitteln auch die Hilfeleistungen Dritter, wie etwa Essen auf Rädern, Nachbarschaftshilfe oder den Service von Sanitätshäusern. [K151]

Räumlichkeiten

Die Wohnungen, in denen die Patienten gepflegt werden, weisen erhebliche Unterschiede auf, mit denen die Pflegenden zurechtkommen müssen; nur selten sind Wohnungen z.B. rollstuhlgerecht. Häufige Schwierigkeiten für Patient und Pflegeperson sind:
- Niedrige, nicht verstellbare Betten
- Kleine, enge Badezimmer und Toiletten
- Enge Türen, oft mit Türschwellen
- Wohnungen über mehrere Etagen (Toilette im Erdgeschoß, Schlafraum im Obergeschoß).

Abhängig davon, wie lange die Pflegebedürftigkeit andauern wird, sind bauliche Veränderungen sinnvoll (Informationen hierzu, ☞ Literaturtip). Für einmalige Maßnahmen zur Verbesserung der Wohnsituation oder technische Hilfen im Haushalt kann die Pflegekasse einen Zuschuß von bis zu DM 5.000,- je Maßnahme gewähren.

📖 Wohnberatung; Kuratorium deutsche Altershilfe, An der Pauluskirche 3, 50677 Köln, Tel.: 0221/313071, Fax. 325810.

5.4 Pflegeplanung und Dokumentation in der ambulanten Pflege

Pflegeplanung, ☞ 2.2.4

Besonderheiten bei der Pflegeplanung

Übergeordnetes Pflegeziel ist die Aktivierung des Patienten, seine Selbständigkeit wiederherzustellen oder zu erhalten. Insofern sind die Pflegeplanungen mit denen stationärer Pflege durchaus vergleichbar. Darüber hinaus hat die Erstellung von Pflegeplänen in der ambulante Pflege die wichtige Aufgabe, die Pflegebedürftigkeit eines Patienten zu erfassen und gegenüber dem Kostenträger zu begründen.

Besonderheiten bei der Dokumentation

Dokumentation, ☞ 2.4

Eine korrekte Dokumentation ist Grundlage der Informationen für den Hausarzt. Sie bleibt immer beim Patienten, und die Pflegepersonen infor-

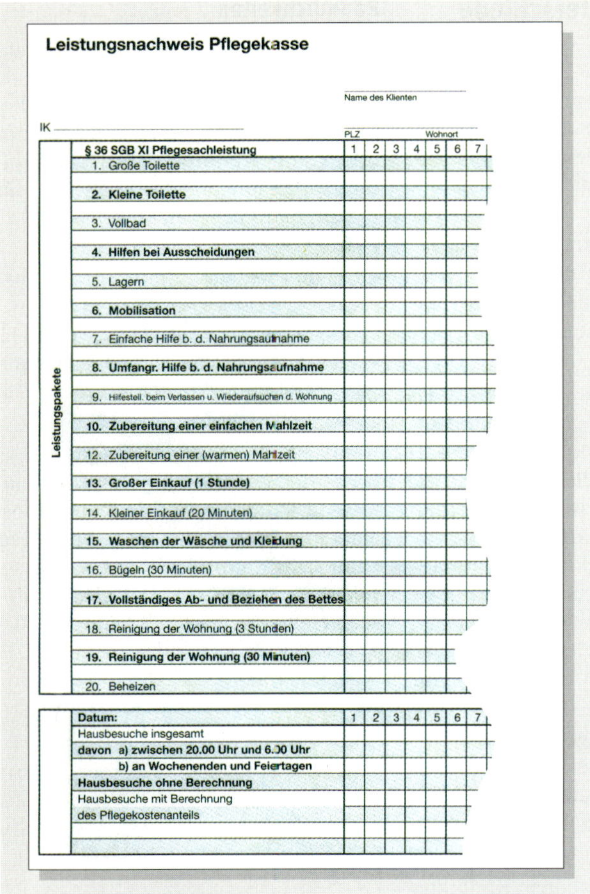

Leistungsnachweis Pflegekasse

Name des Klienten

IK

PLZ Wohnort

Leistungspakete	1	2	3	4	5	6	7
§ 36 SGB XI Pflegesachleistung							
1. Große Toilette							
2. Kleine Toilette							
3. Vollbad							
4. Hilfen bei Ausscheidungen							
5. Lagern							
6. Mobilisation							
7. Einfache Hilfe b. d. Nahrungsaufnahme							
8. Umfangr. Hilfe b. d. Nahrungsaufnahme							
9. Hilfestell. beim Verlassen u. Wiederaufsuchen d. Wohnung							
10. Zubereitung einer einfachen Mahlzeit							
12. Zubereitung einer (warmen) Mahlzeit							
13. Großer Einkauf (1 Stunde)							
14. Kleiner Einkauf (20 Minuten)							
15. Waschen der Wäsche und Kleidung							
16. Bügeln (30 Minuten)							
17. Vollständiges Ab- und Beziehen des Bettes							
18. Reinigung der Wohnung (3 Stunden)							
19. Reinigung der Wohnung (30 Minuten)							
20. Beheizen							

Datum:	1	2	3	4	5	6	7
Hausbesuche insgesamt							
davon a) zwischen 20.00 Uhr und 6.00 Uhr							
b) an Wochenenden und Feiertagen							
Hausbesuche ohne Berechnung							
Hausbesuche mit Berechnung des Pflegekostenanteils							

Abb. 5.6: Das Dokumentationssystem bleibt meist beim Patienten, die für die Abrechnung relevanten Daten werden auf spezielle Abrechnungsformulare übertragen. [W194]

mieren einander vor Ort. Allerdings wird dies in den verschiedenen Sozialstationen nicht einheitlich gehandhabt.

Auch für Leistungen der ambulanten Pflege nach dem Pflegeversicherungsgesetz ist die Dokumentation verpflichtend (seit 01.04.95). Korrekte Dokumentation dient der Qualitätssicherung und als Tätigkeitsnachweis. Der medizinische Dienst der Kranken- und Pflegekassen soll seit 1995 stichprobenartige Kontrollen durchführen, um Pflegequalität und Wirtschaftlichkeit der Pflege zu überprüfen. Auch im Fall von Schadenersatzforderungen ist die Dokumentation Rechtsgrundlage.

Abrechnung pflegerischer Leistungen

In den meisten Fällen rechnet der ambulante Pflegedienst direkt mit der Krankenkasse und der dort verwalteten Pflegekasse ab. Werden nicht alle für Sachleistungen zur Verfügung stehende Mittel aufgebraucht, erhält der Pflegebedürftige oder seine Angehörigen noch eine Geldleistung ausbezahlt. Tab. 5.7 zeigt Beispiele möglicher Kombinationen.

Selten bezahlen die Pflegebedürftigen die Leistungen auch selbst: Eine ältere Frau z.B. möchte auf das wöchentliche Bad in der Wanne nicht verzichten. Da sie sich jedoch sonst völlig selbst versorgt, erhält sie keine Leistungen aus der Pflegeversicherung, muß also die Leistung „Hilfe beim Baden" selbst bezahlen. In diesem Fall wird direkt mit der „Kundin" abgerechnet, wobei dieselben Tarife zugrunde liegen (Beispiele, ☞ Tab. 5.8).

Dokumentation und Abrechnung als Dienstleistung einkaufen

Im Zuge der Pflegeversicherung, die eine aufwendige Dokumentation und detaillierte Abrechnung erfordert, haben sich teilweise Anbieter ambulanter Pflegeleistungen zusammengeschlossen und ein Dienstleistungsunternehmen mit diesen Aufgaben betraut.

Mit den Mitteln moderner Kommunikation (z.B. Handy oder Barcodeleser am Laptop mit Modem) werden die Daten direkt beim Pflegebedürftigen erfaßt und zur zentralen Abrechnungsstelle übertragen. So sind die Pflegekräfte weitgehend von der zeitrauben-

Pflegestufe	Höchstsatz Sachleistung	Höchstsatz Geldleistung	Beispiele bei nicht voll in Anspruch genommener Sachleistung	
			Tatsächlich abgerechnete Sachleistung	An den Versicherten ausgezahlte Geldleistung
1	750,- DM	400,- DM	450,- DM (= 60%)	40 % (= 160,- DM)
2	1800,- DM	800,- DM	1170,- DM (= 65%)	35 % (= 280,- DM)
3	2800,- DM	1300,- DM	1980,- DM (= 71%)	29 % (= 377,- DM)

Tab. 5.7: Wenn die tatsächlichen Sachleistungen des ambulanten Pflegedienstes den Höchstsatz nicht erreichen, erhält der Pflegebedürftige eine Geldleistung. Um die Höhe dieser Geldleistung zu errechnen, wird zunächst ermittelt, welcher Prozentsatz der Sachleistung in Anspruch genommen wurde: Im ersten Beispiel der 1. Pflegestufe 60%. Nun werden aber nicht 40% des Sachleistungssatzes ausbezahlt, sondern 40% der maximal möglichen Geldleistung, also 40% von 400,- DM, was 160,- DM Geldleistung ergibt.

Leistung	Betrag
Große Toilette	38,25 DM
Kleine Toilette	25,50 DM
Vollbad (kein med. Bad)	38,25 DM
Hilfe bei Ausscheidungen	17,00 DM
Lagern	8,50 DM
Einfache Hilfe bei der Nahrungsaufnahme	8,50 DM
Umfangreiche Hilfe bei der Nahrungsaufnahme	29,75 DM
Wegepauschale pro Monat	
Pflegestufe 1	60,00 DM
Pflegestufe 2 und 3	180,00 DM
Bei weniger als 10 Fahrten pro Monat	Pro Anfahrt 6,00 DM

Tab. 5.8: Für die erbrachten Leistungen kann die Sozialstation feste Beträge abrechnen. Oft werden einzelne Handlungen zu **Leistungspaketen** zusammengefaßt. Da sich die Gebühren in den einzelnen Bundesländern unterscheiden, kann für die Höhe der Beträge keine Gewähr übernommen werden.

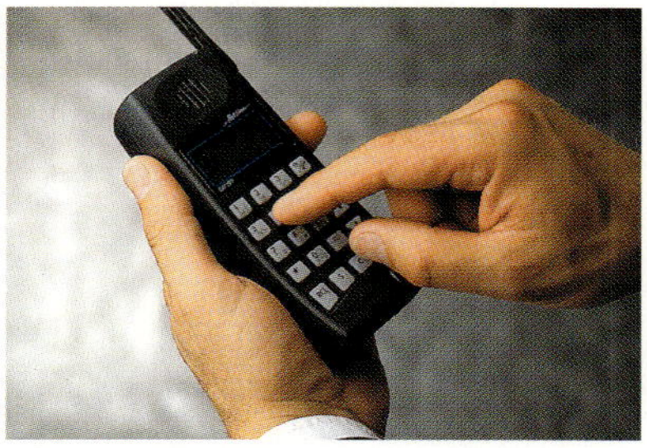

Abb. 5.9: Moderne Kommunikationsmittel erleichtern die Arbeit in der ambulanten Pflege. Teilweise werden die Abrechnungsdaten per Barcodeleser und Handy zur „Zentrale" übertragen; andere Einrichtungen arbeiten mit tragbaren Computern (Laptop). [J660]

den Bürokratie entlastet, und der Verlust durch nicht oder falsch abgerechnete Leistungen kann verringert werden.

5.5 Zusammenwirken stationärer und ambulanter Pflege

Aus dem „Nebeneinander" stationärer und ambulanter Pflege hat sich vielfach eine gute Kooperation entwickelt, nicht zuletzt deshalb, weil der Einsatz in der ambulanten Pflege seit 1985 fester Bestandteil der praktischen Ausbildung in der Krankenpflege ist und die angehende Krankenschwester beide Arbeitsbereiche kennenlernt.

☑ Äußerungen von Pflegepersonen zeigen deutlich, daß die Zusammenarbeit noch weiter ausgebaut werden kann:

Pflegepersonen in der ambulanten Pflege

- Fühlen sich oft nicht ausreichend über neue Therapieverfahren, Medikamente, Verbandsstoffe u.ä. informiert. Oft erfahren sie davon durch den Patienten oder seine Angehörigen
- Leiden teilweise unter der Vorstellung, daß ihre Arbeit von den Mitarbeitern im Krankenhaus nicht so geschätzt wird, wie sie es ihrer Meinung nach verdient
- Erhalten oft nicht alle Informationen über den Pflegebedürftigen, um einen nahtlosen Übergang von stationärer zu ambulanter Pflege zu gewährleisten.

Pflegepersonen in der stationären Pflege:

- Sind selten über das Leistungsangebot (Art und Kapazität) der ambulanten Pflegedienste informiert und können daher kaum abschätzen, was es für die Sozialstation bedeutet, etwa kurz vor dem Wochenende einen zusätzlichen Patienten zu übernehmen
- Machen noch zu wenig von der Möglichkeit Gebrauch, rechtzeitig *vor* der Entlassung einen Pflegebericht an die Sozialstation zu geben, damit dort eine Entscheidung getroffen werden kann, welche Pflegeperson (mit welcher Qualifikation) den Patienten weiter betreuen wird.

5.5.1 Übergabe und Pflegebericht

Der **Pflegebericht** *(Verlegungsbericht)* beinhaltet Informationen, die den aktuellen Pflegebedarf des Patienten erkennen lassen, Möglichkeiten der Selbstpflege aufzeigen und einen Überblick über die bisher durchgeführte Pflege bieten.

Abb. 5.10 zeigt einen korrekt ausgefüllten Pflegebericht für einen Patienten, der nach einem Schlaganfall aus dem Krankenhaus entlassen und weiter zu Hause gepflegt werden soll.

Teilweise kommen Pflegedienste vor der Entlassung des Patienten aus der stationären Pflege ins Krankenhaus und erhalten dort eine Übergabe, die sich nicht wesentlich von der Übergabe bei Schichtwechsel unterscheidet.

5.5.2 Brückenpflege – Pflegeüberleitung

Für einen nahtlosen Übergang von der stationären zur ambulanten Pflege wurden zunächst für den Bereich Onkologie sogenannte **„Brückenschwestern"** beauftragt. Nach und nach wurden auch für andere Patienten solche Bindeglieder zwischen stationärer und ambulanter Pflege geschaffen. Spezielle

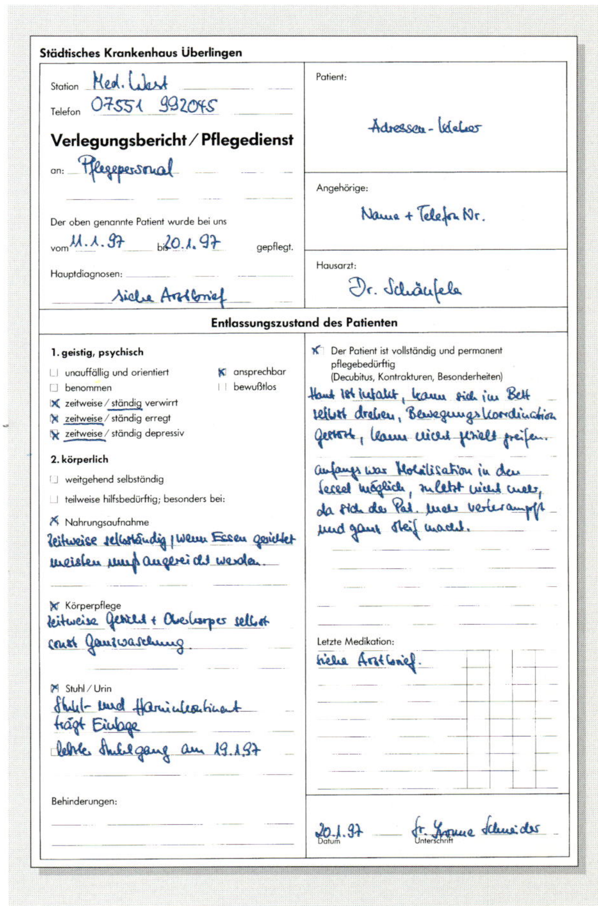

Städtisches Krankenhaus Überlingen

Station: Med. West
Telefon: 07551 992045

Verlegungsbericht / Pflegedienst

an: Pflegepersonal

Der oben genannte Patient wurde bei uns vom 11.1.97 bis 20.1.97 gepflegt.

Hauptdiagnosen: siehe Arztbrief

Patient: Adressen-Kleber

Angehörige: Name + Telefon Nr.

Hausarzt: Dr. Schäufele

Entlassungszustand des Patienten

1. geistig, psychisch

- ☐ unauffällig und orientiert
- ☐ benommen
- ☒ zeitweise / ständig verwirrt
- ☒ zeitweise / ständig erregt
- ☒ zeitweise / ständig depressiv
- ☒ ansprechbar
- ☐ bewußtlos

2. körperlich

- ☐ weitgehend selbständig
- ☐ teilweise hilfsbedürftig; besonders bei:
- ☒ Nahrungsaufnahme

zeitweise selbständig / wenn Essen gerichtet meistens muß angereicht werden.

- ☒ Körperpflege

zeitweise Gesicht + Oberkörper selbst sonst Ganzwaschung.

- ☒ Stuhl / Urin

Stuhl- und Harninkontinent trägt Einlage letzter Stuhlgang am 19.1.97

Behinderungen:

☒ Der Patient ist vollständig und permanent pflegebedürftig (Decubitus, Kontrakturen, Besonderheiten)

Haut ist intakt, kann sich im Bett selbst drehen, Bewegungskoordination gestört, kann nicht gezielt greifen.

anfangs war Mobilisation in den Sessel möglich, zuletzt nicht mehr, da sich der Pat. mehr verkrampft und ganz steif macht.

Letzte Medikation: siehe Arztbrief.

20.1.97 Datum — Sr. Yvonne Schneider Unterschrift

Abb. 5.10: Pflegebericht. Damit die Pflege ohne Unterbrechung weitergeführt werden kann, werden die notwendigen Informationen schriftlich an die Sozialstation oder den ambulanten Pflegedienst weitergegeben. Um einer vermeidbaren Verunsicherung des Pflegebedürftigen vorzubeugen, sollten Pflegemaßnahmen und Pflegematerialien nicht ohne Grund gewechselt werden. Pflegepersonen in der ambulanten Pflege empfinden dies nicht als Bevormundung, sondern sind in der Regel für diese Informationen dankbar. [M105]

Fortbildungen zum Thema „**Pflegeüberleitung**“ bereiten auf diese Aufgabe vor.

Aufgaben der Brückenpflege

- Bei der Pflegeplanung für die stationäre Pflege mitwirken
- Entlassung vorbereiten
- An ärztlichen und pflegerischen Visiten teilnehmen
- Pflegeüberleitung planen, andere Berufsgruppen, z.B. Arzt, Sozialarbeiter und pflegende Angehörige informieren, beraten und deren Arbeit koordinieren
- Qualifizierte Betreuung nach der Entlassung sichern
- Kontakte zwischen den Einrichtungen der ambulanten und stationären Pflege herstellen und erhalten
- Im Krankenhaus tätige Pflegepersonen zu Themen der ambulanten, häuslichen Pflege innerbetrieblich fortbilden.

Literaturtip

Marly Joosten: Von der Lücke zur Brücke, in Pflege aktuell 10/95, DBfK Eschborn.

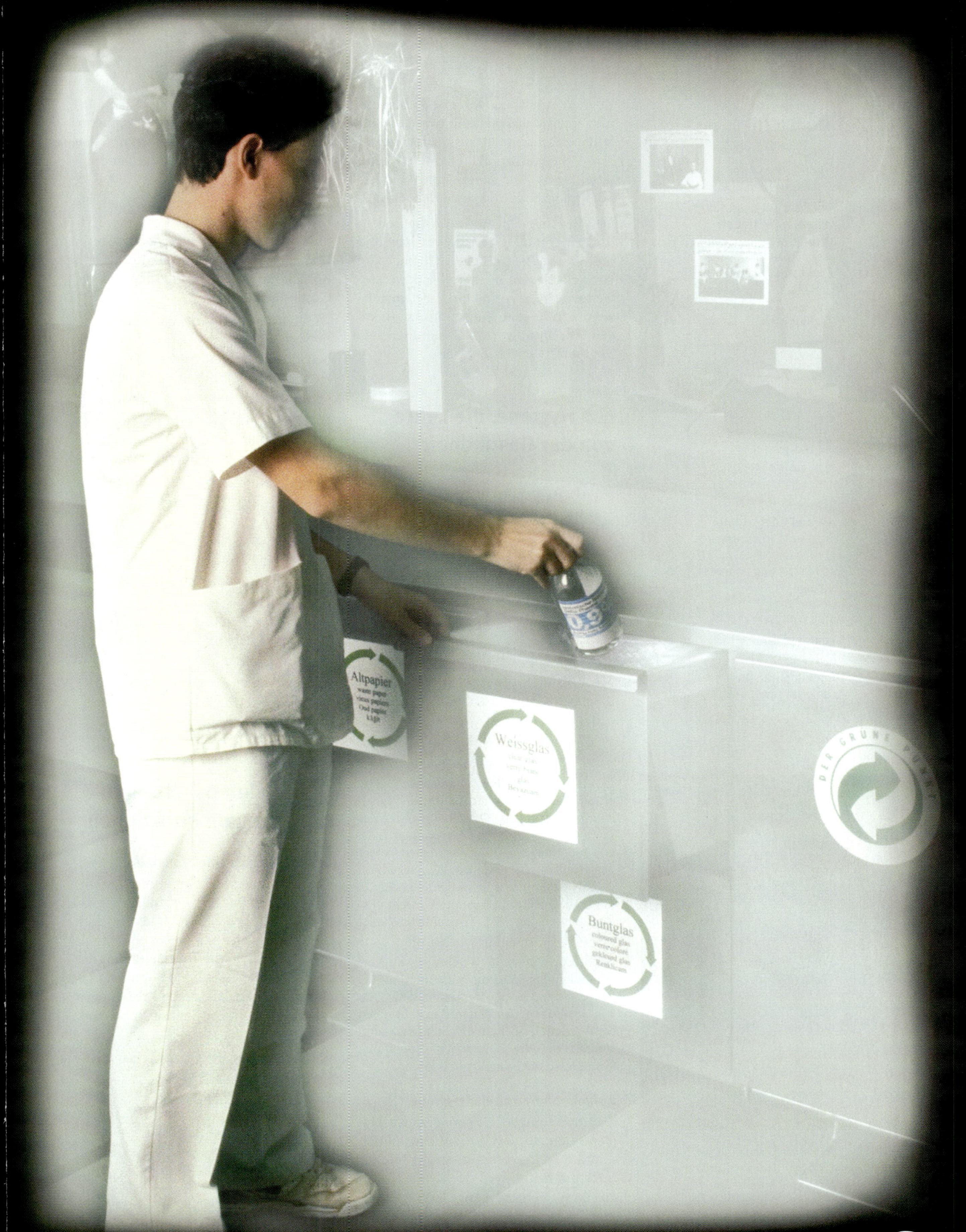

6 Hygiene und Umweltschutz

Übersicht

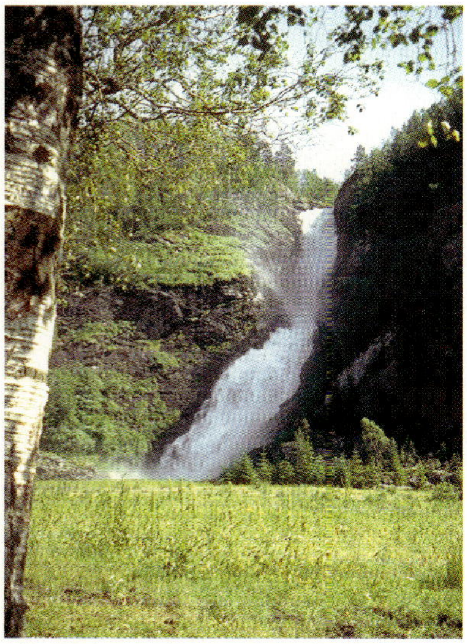

Abb. 6.1: Schon in der Antike haben die Menschen verstanden, daß Gesundheit nichts Feststehendes ist. Vielmehr gehört zur Gesundheit das ständige Bemühen um ihre Erhaltung, eine Art Fließgleichgewicht, das ständig wiederhergestellt werden muß. [O131]

Zu den Aufgaben der Pflegenden gehört auch die Erhaltung der **Gesundheit**, z.B. durch *Gesundheitserziehung*. Sie werden also nicht erst dann tätig, wenn Menschen bereits krank oder pflegebedürftig geworden sind.

Da Pflegende und Ärzte um die Bedeutung einer intakten Umwelt wissen und die – teilweise tödliche – Gefahr von Umweltschäden kennen, sollten umweltgerechtes Verhalten und **Umweltschutz** in Krankenhäusern und sonstigen Einrichtungen des Gesundheitswesens selbstverständlich sein.

6.1 Hygiene, die Lehre von der Gesundheit

Hygiene: Wissenschaftliche Lehre von der Gesundheit und der Verhütung von Krankheiten. Während sich die kurative Medizin um die Wiederherstellung der Gesundheit des Kranken bemüht, ist das Ziel der Hygiene, Gesundheit zu erhalten und Krankheit zu verhindern. Dies schließt ein, die Einflüsse der Umwelt auf die Gesundheit des Menschen zu erfassen, um Maßnahmen zu begründen, die sein Wohlergehen und seine Leistungsfähigkeit fördern.

Die Hygiene hat ihren Namen von „Hygieia", der griechischen Göttin der Quellen und Flüsse. Den Griechen war der Zusammenhang zwischen Gesundheit bzw. Gesunderhaltung (Gott Asklepios, Vater der Hygieia) und gesundem Wasser schon damals bekannt: Es gab öffentliche Bäder und es lagen Erfahrungen mit Infektionskrankheiten durch verseuchtes Wasser und Malaria in Sumpfgebieten vor.

Fließendes Wasser als Symbol der im Körper fließenden Säfte zur Aufrechterhaltung des Gleichgewichtes zwischen dem Geistig-Seelischen und dem Körperlichen diente den Griechen als Schlüssel zum Verständnis von Gesundheit. Von ihnen können wir auch heute noch lernen.

Aufgabenbereiche der Hygiene

Das traditionelle Augenmerk der Hygiene richtete sich auf die Entstehung und die Weiterverbreitung von Infektionskrankheiten und den Maßnahmen zu ihrer Verhinderung. Dazugekommen ist in neuerer Zeit das Gebiet der **Krankenhaushygiene**. Bei ihr geht es um Krankenhausinfektionen, d.h. um Infektionen, deren Erreger im Krankenhaus durch Personen, Instrumente und Geräte übertragen werden und den Kranken zusätzlich gefährden, und um ihre Verhütung.

Ein weiteres umfangreiches Gebiet, die **Umwelthygiene,** untersucht die Einflüsse von chemischen Schadstoffen in Boden, Wasser, Luft und Nahrung, von Klimafaktoren und Strahlung auf die Gesundheit.

Die **Arbeits- und Sozialhygiene** befaßt sich mit den Problemen der Gesundheit des Einzelnen in der Wechselbeziehung mit Gesellschaft, Arbeit und Gesundheitserziehung.

Dieses Kapitel konzentriert sich auf die für die tägliche Arbeit bedeutsamsten Teilgebiete der Krankenhaushygiene.

Übrige Teilgebiete der Krankenhaushygiene, ☞ Literaturempfehlungen:

Johannes Beckert: Hygiene für die Fachberufe im Gesundheitswesen, Thieme, Stuttgart, 1995

Ulrike Seib: Arbeitsbuch Ernährung und Diätetik für Pflegeberufe, Gustav Fischer, Stuttgart, 1996

Klischies, Gierhartz, Kaiser: Hygiene und medizinische Mikrobiologie – Lehrbuch für Pflegeberufe, Schattauer, Stuttgart, 1995

6.2 Infektionskette und nosokomiale Infektionen

Grundlagen der Infektionslehre

Die Grundbegriffe der klinischen Infektionslehre werden im Infektionskapitel (☞ 28.1) ausführlich beschrieben und deswegen hier nicht nochmals wiederholt. Um die Informationen der nachfolgenden Abschnitte optimal nutzen zu können, sei auf die Erklärungen folgender wichtiger Begriffe verwiesen:

Wichtige Begriffe der Infektionslehre

- Infektion (☞ 28.1.1)
- Obligate und opportunistische Infektionen (☞ 28.1.1)
- Epidemie, Pandemie und Endemie (☞ 28.1.1)
- Exogene und endogene Infektionen (☞ 28.1.1)
- Übertragungswege von Infektionen (☞ 28.1.2).

Je nach Herkunft der Mikroorganismen werden unterschieden:

Endogene Infektion: Infektionserreger stammen aus der körpereigenen Flora des Patienten, z.B. Darmbakterien gelangen in eine Wunde.

Exogene Infektion: Infektionserreger stammen aus der Umgebung des Patienten, z.B. Grippe-Virus.

6.2.1 Infektionskette

Infektionskette. Weg des Erregers einer Infektion:
- Infektionsquelle
- Übertragungsweg
- Empfänger, der wiederum Infektionsquelle sein kann.

Infektionsquelle

Infektionsquellen können Lebewesen oder Materialien sein, von/auf denen Erreger leben können.

Belebte Infektionsquellen sind Menschen und Tiere.

Unbelebte Infektionsquellen sind z.B. Wasser, Nahrungsmittel, Abfälle, Luft, Körperflüssigkeiten, Geräte und Textilien.

Häufig sind Problemkeime die Ursache von im Krankenhaus erworbenen Infektionen (*nosokomiale Infektionen*, ☞ 6.2.2), zu denen v.a. gegen viele Antibiotika (☞ Pharma-Info 28.24) resistente Bakterien gehören. Sie stammen aus zahlreichen **Erregerreservoiren** (☞ Tab. 6.2), und „lauern" dort auf die Gelegenheit, sich auszubreiten.

Erregerreservoir	Beispiele	Hinweise und Bedeutung
Mensch	Patient, Personal, Besucher z.B. durch Ausscheidung, Niesen, Husten und Sprechen	• Keimträger unter dem Personal (z.B. von Staphylococcus aureus, ☞ 28.5.3) • Ausscheider in der Inkubationszeit • Infektiöse Patienten
Med.-techn. Geräte und Instrumente	Chirurgische Instrumente, Endoskope, Beatmungsgeräte, Inhalationsgeräte, Katheter, Schläuche, Milchpumpen	• Leitschienenfunktion für Bakterien • Ungenügend gereinigte und desinfizierte oder sterilisierte Instrumente • Feuchtigkeit in Instrumenten und Geräten
Pflegeutensilien	Fieberthermometer, Steckbecken, Stethoskop, Blutdruckmeßgerät	• Mangelhafte Desinfektion nach Gebrauch • Daher: Für jeden Patienten eigene Utensilien und nach Gebrauch ausreichende Desinfektion
Medikamente	Stechampullen, Infusionslösungen	• Unsteril gelieferte Medikamente • Kontamination von Stechampullen • Kontamination beim Auflösen mit geeignetem Lösungsmittel oder Zumischen von Stoffen
Wasser	Trinkwasser, Wasser aus Warmwasserleitungen, Badewasser	• Pfützenkeime im Leitungswasser • Legionellen (☞ 28.5.10) im warmen Wasser • Überlastung von Badewasser durch hohen Schmutzeintrag
Abfälle	Abwasser, Wertstoffe, Restmüll	• Mikroorganismen aus Sekreten, Ausscheidungen und Wunden • Gefahr durch Verletzungen mit blutbehafteten Gegenständen
Textilien	Bettwäsche, Kleidung	• Verschmutzungen mit kontaminierten Sekreten und Ausscheidungen • Mikroorganismen von Haut, Schleimhäuten und Wunden
Luft	Niesen, Husten, Sprechen, Klimaanlagen, Luftbefeuchter	• Wichtigster Übertragungsweg für Infektionen der Atemwege
Techn. und sanitäre Einrichtungen	Wasserhähne, Waschbecken, Toiletten, Klimaanlagen, Luftbefeuchter, Druckluft-anlagen	• Ständige Feuchtigkeit und Wärme begünstigen Vermehrung der Keime
Tiere	Vögel, Ratten, Ameisen, Schaben	• Speisereste und Füttern locken Tiere an • Tiere übertragen Mikroorganismen meist nur, sind aber selbst nicht krank
Pflanzen	Topfpflanzen, Schnittblumen	• Schimmelpilze in der Erde und Pfützenkeime im Blumenwasser

Tab. 6.2: Erregerreservoire und ihre Bedeutung.

Übertragungswege

Die Übertragung von der Infektionsquelle auf den Empfänger erfolgt auf **direktem** oder **indirektem Übertragungsweg** (☞ Tab. 6.3).

Empfänger

In natürlichen Körperöffnungen, „künstlich" angelegten Zugängen in den Organismus (z.B. Katheter, Drainagen, Injektionskanülen) und Verletzungen, bei denen eine Verbindung zwischen „Außenwelt" und Körperinnerem hergestellt wird, finden Mikroorganismen ihre *Eintrittspforte* (☞ auch 28.2) zum **Empfänger**.

6.2.2 Nosokomiale Infektion

Nosokomiale Infektion *(Nosokomialinfektion, im Krankenhaus erworbene Infektion,* kurz *Krankenhausinfektion):* Jede durch Mikroorganismen hervorgerufene Infektion, die im ursächlichen Zusammenhang mit dem Krankenhausaufenthalt steht, unabhängig davon, ob Krankheitserscheinungen vorliegen oder nicht (amtliche Definition).

Trotz aller Fortschritte der Medizin in den vergangenen Jahren ist die Zahl der **nosokomialen Infektion** nicht wesentlich gesunken: Im Durchschnitt bekommen 7% aller Patienten, die in ein Krankenhaus aufgenommen werden, dort eine (nicht bereits von zuhause mitgebrachte) Infektion. Anders dargestellt: Fast jede zweite Infektion, die stationär behandelt wird, ist auch dort entstanden. Diese Zahlen spiegeln eine ernste Gefahr wider:

- Eine im Krankenhaus erworbene Infektion bedeutet für den Patienten

Direkte Übertragung (Übertragung von Infektionsquelle direkt auf den Empfänger)	**Beispiel**
Kontakt-/Schmierinfektion (fäkal/oral)	Harnwegsinfektion (☞ 31.6.2) durch Legen eines Blasenkatheters (☞ 31.2.2)
Tröpfcheninfektion (aerogen)	Tuberkulose (☞ 20.5.4) durch beim Husten verbreitete Tuberkelbakterien
Nahrungsmittel und Wasser (alimentär)	Gastroenteritis infolge Salmonellenübertragung (☞ 28.5.6)
Blut (hämatogen)	Hepatitis B (☞ 22.4.2) infolge Verletzung mit gebrauchter Kanüle
Indirekte Übertragung (Übertragung von Infektionsquelle mittels „Übertragungsmedium" auf den Empfänger)	**Beispiel**
Kontaminierte Hände	Pneumonie (☞ 20.5.3) beim Beatmungspatienten durch die eigenen Darmbakterien
Zwischenwirte	Malaria (☞ 28.8.1) durch die in der Anophelesmücke entwickelten Parasitenformen
Unbelebte Infektionsquellen	Pneumonie (☞ 20.5.3) nach Inhalationstherapie mit Verneblerwasser, in dem sich Pseudomonaden vermehren konnten

Tab. 6.3: Übertragungswege von Infektionen. Davon sind viele auch typisch für im Krankenhaus erworbene Infektionen.

fast immer eine Verschlechterung seines Zustandes. Da nosokomiale Infektionen insbesondere schwerkranke Patienten treffen (Intensivstationen etwa sind zehnmal häufiger betroffen als „Normalstationen"), sind sie nicht selten sogar lebensbedrohlich

- Das Personal empfindet die im Krankenhaus erworbene Infektion fast immer als Niederlage: Sie kann alle mit großem Einsatz erbrachten Leistungen zunichte machen
- Für das Gesundheitswesen bedeuten nosokomiale erworbene Infektionen hohe Kosten: Bei den für Deutschland geschätzten 500.000 Fällen pro Jahr und einer damit verbundenen Verlängerung des Krankenhausaufenthaltes um 10 – 14 Tage je Fall ergeben sich Kosten von mindestens 3 Milliarden DM jährlich.

Häufige nosokomiale Infektionen

Die folgenden nosokomialen Infektionen sind die häufigsten (☞ auch Abb. 6.4); ein typisches Beispiel des Infektionsweges ist jeweils genannt:

- **Harnwegsinfektionen:** Für eine Urinkultur wird bei einem Patienten mit Blasenverweilkatheter Urin durch Trennen des Abflußschlauches vom Katheter entnommen. Dabei wird der Katheter am Schlauchansatz kontaminiert. Die in die Blase einwandernden Bakterien verursachen eine Harnwegsinfektion. Der Patient muß mit Antibiotika behandelt werden, zusätzliche Krankenhausverweilzeit ca. 8 Tage
- **Postoperative Wundinfektionen:** Bei einer Knochenoperation reißt ein kleiner Knochensplitter dem Operateur unbemerkt ein Loch in den Handschuh. Von seiner Hand gelangen Bakterien in die Wunde und führen zu einer postoperativen Wundinfektion am Hüftgelenk. Der Patient muß vier Monate später erneut operiert werden und erhält ein zweites künstliches Hüftgelenk
- **Atemwegsinfektionen:** Eine 80jährige Patientin wird termingerecht in die Röntgenabteilung zur Thoraxdurchleuchtung transportiert. Wegen mehrerer Notfallpatienten muß sie über zwei Stunden im zugigen Flur warten. Am gleichen Abend hat die Patientin Schüttelfrost. In der Nacht stellt sich hohes Fieber ein, und am folgenden Morgen wird eine Bronchopneumonie (☞ 20.5.3) diagnostiziert. Aufgrund des Zustandes der Patientin muß die geplante Gefäßoperation um sechs Wochen verschoben werden, die Patientin kann allerdings aufgrund ihres schlechten Allgemeinzustandes erst zwei Wochen nach dem Tag in der Röntgenabteilung die Klinik (unverrichteter Dinge) verlassen
- **Bakteriämien und Sepsis:** Bei einem Diabetiker mit mehreren Verletzungen nach einem Verkehrsunfall werden Beschwerden des Patienten in bezug auf die Einstichstelle seines

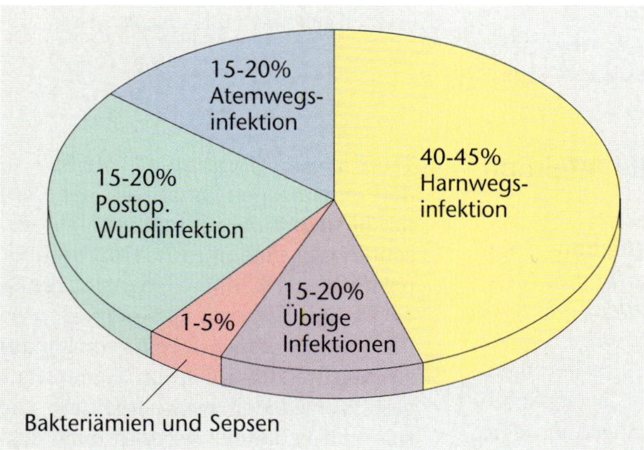

Abb. 6.4: Nosokomiale Infektionen. Bakteriämien treten auf, wenn Bakterien z.B. über Infusionsleitungen oder Venenkanülen in die Blutbahn gelangen; verursachen diese Erreger Krankheitserscheinungen, so liegt eine Sepsis (☞ auch 28.4) vor. [M100]

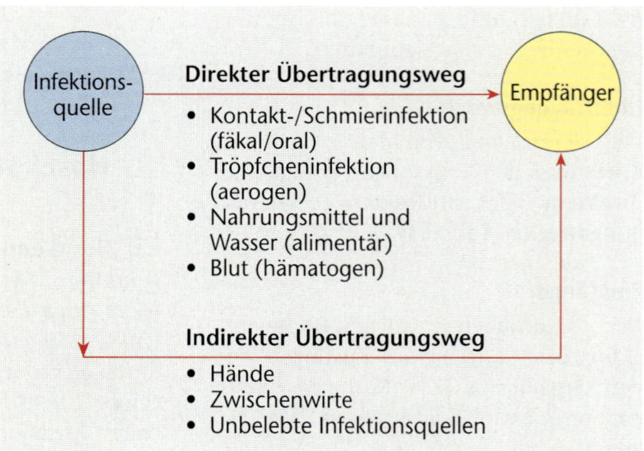

Abb. 6.5: Mögliche Infektionswege: Krankheitserreger können entweder *direkt* von Mensch zu Mensch, z.B. durch Anhusten, oder *indirekt*, z.B. über Hände oder unsterile Instrumente, übertragen werden. [M100]

zentralen Venenkatheters während des Wochenenddienstes nicht weiter verfolgt. Montags hat sich der Allgemeinzustand des Patienten rapide verschlechtert, die klinische und die Labordiagnostik ergeben den dringenden Verdacht auf eine Bakteriämie bzw. beginnende Sepsis. Trotz maximaler Therapie verstirbt der Patient nach zwei Tagen. Die mikrobiologische Untersuchung der Venenkatheterspitze ergibt einen Befall mit Staphylokokkus aureus.

Erreger nosokomialer Infektionen

Nosokomiale Infektionen werden überwiegend durch Bakterien verursacht. Die wichtigsten Bakterienarten sind dabei Staphylokokkus aureus (☞ 28.5.3) und Escherichia coli (☞ 28.5.8).

6.3 Infektionsverhütende Maßnahmen

6.3.1 Asepsis und Antisepsis

Asepsis *(Keimfreiheit):* Maßnahmen, die eine Kontamination mit Mikroorganismen von vornherein ausschließen, z.B. durch Verwendung steriler Instrumente.

Antisepsis *(Keimreduktion):* Maßnahmen zur Bekämpfung bereits bekannter oder zu erwartender Infektionerreger, z.B. durch den gezielten Einsatz von Desinfektionsmitteln *(hygiene-gerechtes Verhalten,* ☞ 6.4).

Aseptische Maßnahmen sind vor allem in Bereichen mit hohen hygienischen Anforderungen notwendig, z.B. im Operationsbereich und in der Zentralsterilisation.

Antiseptische Maßnahmen dienen in erster Linie dazu, die Verbreitung von (vorhandenen) Krankheitserregern zu verhindern (☞ 6.5).

6.3.2 Isolierung

Die Unterbrechung der Infektionskette möglichst schon an der Infektionsquelle gelingt bei infektiösen Patienten am wirkungsvollsten durch deren **Isolierung**. Welche Maßnahmen angewandt werden, hängt ab von:

- Der Ansteckungskraft des Erregers

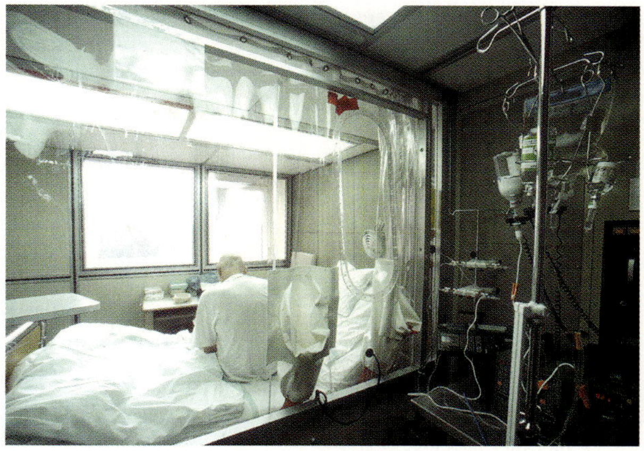

Abb. 6.6: Life island. Der Raum enthält bis auf sterilisierte Bücher keine persönlichen Gegenstände. Infusionen werden von außen gesteuert und stellen über den Venenkatheter die einzige Verbindung zur Außenwelt dar. In die Glasscheibe sind Handschuhe und ein Stethoskop eingelassen. [F119]

- Dem Übertragungsweg
- Der Gefahr *für* den Patienten
- Der Gefahr, die *vom* Patienten ausgeht.

Isolationsformen

Standardisolierung

Die **Standardisolierung** ist häufig auf chirurgischen Stationen erforderlich, z.B. bei Patienten mit infizierten Wunden. Dabei reicht meist die Unterbringung in einem Zimmer auf einer Normalstation aus. Die betroffenen Patienten werden stets *nach* den anderen Patienten versorgt. Sie dürfen ihr Zimmer nur mit ärztlicher Genehmigung verlassen und kein anderes Patientenzimmer betreten. Bei direktem Kontakt mit dem Patienten sind Schutzkittel sowie ggf. Handschuhe und Mundschutz (je nach Art der Erregerausscheidung) zu tragen. Nach dem Verlassen des Zimmers ist eine Händedesinfektion notwendig.

Strikte Isolierung

Die **strikte Isolierung** betrifft Patienten mit übertragbaren Erkrankungen (auch im Verdachtsfall), z.B. Gelbfieber, Cholera, Tollwut, Diphtherie oder offene Tbc. Hierzu ist ein Einzelzimmer erforderlich. Der Patient darf das Zimmer nicht verlassen. Alle Personen, die das Zimmer betreten, müssen Schutzkittel und bei fehlender Immunität in der Regel auch einen Mundschutz tragen. Nach dem Verlassen des Zimmers sind die Hände zu desinfizieren.

Die spezifischen Isolations- und Hygienemaßnahmen werden bei den jeweiligen Erkrankungen genannt.

Schutzisolierung

Die **Schutzisolierung** *(Umkehrisolation, protektive Isolierung)* schützt den Patienten vor Keimen aus seiner Umwelt. Notwendig ist sie beispielsweise bei angeborenen oder erworbenen Immundefekten (☞ 29.6), bei einigen Autoimmunerkrankungen (☞ 29.5) und nach Knochenmarktransplantationen (☞ 24.5.7). Der Patient liegt in einem Isolierzimmer mit Schleuse und darf es nur nach Absprache mit dem Arzt (gelegentlich auch nur in einem sog. „Astronautenanzug") verlassen.

Pflege des (schutz-)isolierten Patienten

Die **Schutzisolation** in einem Isolierzimmer oder die Unterbringung in einem **Life island** (☞ Abb. 6.6), einer speziellen *Sterilbetteinheit,* soll den Patienten in der Zeit der Abwehrschwäche vor Infektionen schützen. Die hierzu erforderlichen Maßnahmen lassen sich zu drei Regeln zusammenfassen:

☑ Drei Grundregeln der Schutzisolation
- Reduktion der Keime in der Umgebung des Patienten
- Verminderung der körpereigenen Keime des Patienten
- Früherkennung und Frühbehandlung trotzdem auftretender Infektionen.

Reduktion der Umgebungskeime

Während die allgegenwärtigen Umweltkeime einem Gesunden nicht schaden, können sie beim Abwehrgeschwächten lebensbedrohliche Infektionen hervorrufen. Der Patient muß also vor den Bakterien, Viren und Pilzen seiner Umgebung (d.h. auch seiner Mitmenschen) geschützt werden. Er wird in einem Einzelzimmer mit Bad untergebracht und darf das Zimmer nicht verlassen. Prinzipiell wird der

Kontakt des Patienten zur Außenwelt auf das Nötigste beschränkt. Günstig sind zwei Schleusen zum Zimmer, von denen eine Waschbecken und Fäkalienspüle enthält.

Damit keine Keime aus der Umgebung eingeschleppt werden, sind folgende Maßnahmen erforderlich:

- Pflegende und Ärzte schleusen sich ein und aus und tragen im Zimmer Schutzkittel und Mundschutz
- Regelmäßige Zimmer- und Händedesinfektion vermindert die Keime auf den Gegenständen im Zimmer
- Blumen und Topfpflanzen sind bedeutende Keimträger und daher im Patientenzimmer verboten
- Die Wäsche des Patienten wird bei Kochtemperatur gewaschen. Als Hausschuhe sind Plastik- oder Gummisandalen geeignet, da sie sich wesentlich besser reinigen und desinfizieren lassen als Stoff- oder Lederpantoffeln
- Auch die Nahrung muß keimarm sein: Dies bedeutet den Verzicht auf frischen Salat, nicht schälbares Obst, Schimmelkäse und Milchprodukte aus unpasteurisierter Milch (z.B. Rohmilchkäse). Erlaubt sind dagegen schälbares Obst, z.B. Bananen, Obstkonserven oder Salate aus dem Glas
- Vom Aspekt der Antisepsis her betrachtet, ist der völlige Verzicht auf Besucher am günstigsten. Jedoch ist die Situation des isolierten Patienten ohnehin schon schwer genug (☞ unten) und würde durch ein völliges Besuchsverbot unerträglich. Daher wird die Besucherzahl in der Regel auf zwei Besucher, die der Patient vorher angegeben hat, beschränkt
- Die Besucher müssen gesund sein, wobei auch eine „harmlose" Erkältung als „nicht gesund" gilt. Die Besucher tragen Überkittel und Mundschutz und dürfen sich nicht auf das Bett des Patienten setzen
- Ständiges Rein- und Rausgehen aus dem Zimmer ist zu vermeiden. Daher sollte der Patient seine Wünsche an das Pflegepersonal oder seine Besucher sammeln und dann gebündelt mitteilen.

Verminderung der körpereigenen Keime

Der Patient ist nicht nur durch Keime aus seiner Umwelt, sondern auch durch eigene Haut- und Darmkeime gefährdet. Folgende Maßnahmen schützen ihn:

- Die Leib- und Bettwäsche sowie alle Handtücher des Patienten werden täglich gewechselt, da sie eine Brutstätte für Bakterien darstellen
- Der Patient soll den ganzen Körper täglich mit einer geeigneten Desinfektionslösung waschen bzw. diese beim Duschen auftragen. Wichtig ist, daß die Einwirkzeit beachtet wird
- Nach dem Waschen oder Duschen muß der Patient die Haut gut abtrocknen. Besonders wichtig sind alle Hautfalten, z.B. im Genitalbereich, unter den Brüsten oder zwischen den Zehen. Sonst bilden sich feuchte Kammern, in denen sich Bakterien und Pilze optimal vermehren können. Eincremen schützt die Haut vor dem Austrocknen und beugt Hauteinrissen vor, die Keimen als Eintrittspforte dienen. Auch die Haare werden mit entsprechenden Präparaten gewaschen
- Der Patient soll die Intimpflege nach dem Stuhlgang mit Handschuhen durchführen und danach die Hände desinfizieren. Außerdem ist eine Händedesinfektion nach jedem Wasserlassen erforderlich
- Mehrfach täglich sind Mundspülungen mit antimykotischen Lösungen, etwa Moronal® Suspension, notwendig. Alle Körperöffnungen und -falten werden mehrmals am Tag mit Antiseptika- oder Antibiotikapräparaten (z.B. Nobecutan® Spray) desinfiziert
- Die Darmkeime werden durch eine *Darmdekontamination* vermindert: Durch die Einnahme von Antibiotika und Antimykotika wird die Darmflora zerstört und einem Pilzbefall im Gastrointestinaltrakt vorgebeugt
- Die Effektivität aller genannten Maßnahmen wird durch regelmäßige bakteriologische Abstriche z.B. der Achsel- und Genitalregion kontrolliert.

Früherkennung von Infektionen

Trotz aller Vorsichtsmaßnahmen können Infektionen nicht immer vermieden werden. Möglichst frühe Erkennung und Behandlung von Infektionen sollen den „Schaden begrenzen". Pflegerisch ist zu beachten:

- Der Patient wird angewiesen, Haut und Mundschleimhaut täglich auf Risse, Rötungen, Druckstellen und Blutungen zu beobachten
- Er soll zweimal täglich seine Temperatur messen (nicht rektal) und auf Erkrankungssymptome wie Husten, Auswurf, Übelkeit, Durchfälle oder Veränderungen beim Wasserlassen achten
- Auch scheinbare Kleinigkeiten wie leichte Kopfschmerzen, abnormes Schwitzen, Frieren oder Blähungen können eine Infektion ankündigen
- Zusätzlich soll sich der Patient vor Verletzungen schützen.

Vorschriften im Life island

Noch strenger sind die Vorschriften bei der Unterbringung im Life island, die deshalb höchste Kooperationsbereitschaft vom Patienten erfordert.

Der Patient übernimmt möglichst viele pflegerische Tätigkeiten und auch die Reinigung des Zimmers selbst. Alle Gegenstände einschließlich der Pflegeutensilien und der persönlichen Gegenstände (z.B. Bücher) werden steril eingeschleust. Selbst die Nahrung des Patienten ist keimfrei und steril verpackt. Die persönlichen Hygienemaßnahmen entsprechen denen der Schutzisolation.

Psychische Betreuung des isolierten Patienten

Die isolierten Patienten befinden sich zusätzlich zu ihrer schweren körperlichen Erkrankung in einer psychischen Ausnahmesituation. Das Pflegepersonal kann den Patienten dabei entscheidend unterstützen:

- Nur ein gut informierter Patient wird alle Beschränkungen auf sich nehmen und die Reinigungs- und Hygienemaßnahmen mit der gebotenen Sorgfalt ausführen. Daher werden ihm stets Sinn und Zweck einer Maßnahme erklärt
- Die notwendigen Maßnahmen werden nicht negativ (als Verbot oder Einschränkung), sondern positiv („zu Ihrer Sicherheit") formuliert
- Der Patient vermißt seine gewohnten Bezugspersonen. Deshalb ist es wichtig, den Kontakt zur Außenwelt durch Briefe, Telefonate, Zeitungen und Fernsehen aufrechtzuerhalten
- Individuelle Besuchszeiten tragen den Möglichkeiten der Besucher Rechnung und ermöglichen auch einmal eine „Krisenintervention" durch Angehörige
- Für den Patienten ist es sehr schmerzlich, wenn sich am Anfang alle (telefonisch) nach seinem Befinden erkundigen, sich später aber niemand mehr meldet. Deshalb ist es sinnvoll, diese Kontakte durch die

Angehörigen des Patienten zeitlich „verteilen“ zu lassen

- Die Angehörigen werden mit Einverständnis des Patienten ebenso aufgeklärt und informiert wie der Patient selbst, damit ein Gedankenaustausch auf einer gemeinsamen Grundlage möglich ist
- Bereits wenige persönliche Sachen machen das Patientenzimmer vertrauter und damit „gemütlicher“
- Wenn irgend möglich, werden dem Patienten Beschäftigungsmöglichkeiten angeboten (☞ 7.12)
- Die Gefahr eines Abhängigkeits- und Unmündigkeitsgefühls ist groß. Kleine Eigenheiten des Patienten werden respektiert, solange sie den Therapieerfolg nicht gefährden, da dies dem Patienten das Gefühl der Selbstbestimmung und Unabhängigkeit gibt. Auch werden Dinge, die der Patient vorhersehbar benötigen wird, *vorher* bereitgestellt, damit er nicht darum bitten muß (dies würde seine Abhängigkeitsgefühle verstärken).

> Trotz aller Vernunft wird der Patient wahrscheinlich depressive oder aggressive Phasen durchmachen. Auch wenn es Kraft kostet, wird der Patient dann besonders intensiv betreut. Die Pflegenden sind gesprächsbereit und reagieren trotz aller Schwierigkeiten nicht ungeduldig.

6.3.3 Immunisierung

Neben der Unterbrechung der Infektionskette an der Infektionsquelle kann die Infektionskette auch an ihrem Ende, am Empfänger, unterbrochen werden.

Aktive und passive Immunisierung, ☞ 29.2

6.4 Hygienegerechtes Verhalten

6.4.1 Schutz des medizinischen Personals

Gut informiert zu sein bietet den besten Schutz vor Infektionskrankheiten. Deshalb verlangt die Berufsgenossenschaft für Gesundheitsdienst und Wohlfahrtspflege, nur **ausgebildetes** oder **unter Aufsicht von Ausgebildeten stehendes Personal** in infektionsgefährdeten Bereichen einzusetzen (§ 2 der *Unfallverhütungsvorschrift für den Gesundheitsdienst,* kurz UVV).

Durch **arbeitsmedizinische Vorsorgeuntersuchungen** wird die Überwachung des Personals gewährleistet, das einer erhöhten Infektionsgefahr unterliegt (§ 2a UVV).

Um einen ausreichenden Schutz vor in Frage kommenden Infektionskrankheiten zu haben, wird das Krankenhauspersonal nicht nur über die Möglichkeiten der **Schutzimpfungen** informiert, sondern bekommt die notwendigen Impfungen auch kostenlos angeboten (§ 4 UVV). Je nach Einsatzbereich des Personals sind hierfür insbesondere die Schutzimpfungen gegen Hepatitis A und B, Poliomyelitis, Tetanus und Diphterie von Bedeutung.

Zum Schutz vor Kontamination benötigt das Krankenpflegepersonal zudem eine den jeweiligen Erfordernissen angepaßte **Schutzkleidung** (§ 7 UVV):

- Strapazierfähige **Berufskleidung**, die vor Dienstbeginn frisch gewaschen angezogen und nach Dienstende sofort in den Wäschesack entsorgt wird, der in allen Umkleideräumen bereitsteht. So wird vermieden, daß sie mit der Privatkleidung in Berührung kommt. Die Wäsche wird vom Krankenhausträger desinfiziert und gereinigt
- Spezielle **Schutzkleidung** bei Gefahr der Kontamination der üblichen Berufskleidung mit Krankheitserregern. Sie wird abgelegt, wenn die Gefahr der Kontamination vorüber ist, insbesondere, wenn Aufenthalts- und Speiseräume betreten werden
- **Flüssigkeitsdichte Handschuhe** zum Schutz vor Blut, Ausscheidungen, Eiter und hautschädigenden Stoffen sowie zum Reinigen und Desinfizieren
- **Schutzkittel oder Schutzschürzen**, wenn mit Durchnässen zu rechnen ist
- **Gesichts-** oder **Kopfschutz** bei Arbeiten, bei denen ein Verspritzen von infektiösen Stoffen vorkommen kann
- **Flüssigkeitsdichte Schuhe**, wenn ein Durchnässen des normalen Schuhwerks möglich ist.

6.4.2 Schutz des Patienten

Das Tragen von Schutzkleidung schützt nicht nur das medizinische Personal, sondern auch den Patienten. Außerdem wird der Patient durch die Händehygiene des Personals (☞ unten) sowie durch alle Maßnahmen geschützt, die geeignet sind, Kontakt mit Krankheitserregern zu vermeiden, z.B. trägt das Pflegepersonal bei direktem Kontakt mit offenen Wunden sterile Handschuhe.

Händehygiene

Da eine Übertragung von Mikroorganismen am häufigsten über die Hände erfolgt, ist die **Händehygiene** mit Abstand die wichtigste prophylaktische Maßnahme der gesamten Krankenhaushygiene überhaupt.

Damit sie überhaupt möglich ist, stehen in allen Bereichen des Krankenhauses, in denen der Patient untersucht, behandelt und/oder gepflegt wird, zur Verfügung (§ 6 UVV):

- Handwaschbecken mit fließend warmem und kaltem Wasser
- Hautschonende Flüssigseife aus Seifenspendern
- Händedesinfektionsmittel
- Einmalhandtücher
- Hautpflegemittel.

Händewaschen

Das **Händewaschen** ist vorwiegend zur Beseitigung sichtbarer Verschmutzungen ausreichend; es ist aber auch notwendig nach der Toilettenbenutzung oder dem Naseputzen sowie vor dem Essen bzw. vor dem Essenausteilen.

Hygienische Händedesinfektion

Für die Abtötung von Krankheitserregern ist eine **hygienische Händedesinfektion** erforderlich:

> ☑ **Durchführung der hygienischen Händedesinfektion:**
> - Ca. 3 ml alkoholisches Händedesinfektionsmittel auf den Händen verreiben und einwirken lassen, bis das Mittel verdunstet ist (mind. 30 Sekunden)
> - Auch Nagelfalze und Fingerzwischenräume berücksichtigen.

Erst nach der Händedesinfektion dürfen die Hände gewaschen werden, wenn sie vorher verschmutzt waren; ist dies nicht der Fall, genügt die alleinige Desinfektion.

> **Vorsicht!** Alkohol trocknet die Haut aus: Anschließend Hautpflege nicht vergessen!

Eine hygienische Händedesinfektion ist notwendig:

- Nach Kontakt mit Patienten, von denen Infektionen ausgehen können
- Nach Kontakt mit Blut, Sekreten und Ausscheidungen
- Nach Kontakt mit kontaminierten Oberflächen oder Gegenständen
- Vor Kontakt mit Patienten, die in besonderem Maße vor Infektionen geschützt werden müssen
- Vor und nach Kontakt mit Eintrittsstellen von Kathetern, Drainagen und anderen „Leitschienen" für Krankheitserreger in den Organismus des Patienten
- Vor allen invasiven Eingriffen, falls nicht sogar eine *chirurgische Händedesinfektion* erforderlich ist (☞ 11.2.3).

6.4.3 Hygieneregeln

Punktionen, Injektionen und Infusionen

Um Infektionen zu vermeiden, sind bei Punktionen, Injektionen und Infusionen neben der immer notwendigen Händedesinfektion zu berücksichtigen:

- Die Haut im Bereich der Einstichstelle desinfizieren (☞ 9.5.1)
- Sowohl für die Desinfektion verwendete Tupfer wie auch das Desinfektionsmittel selbst müssen frei von Keimen sein und werden deshalb bis zur Verwendung in geschlossenen Behältnissen aufbewahrt

> ⓘ **Vorsicht!** Alkohol tötet keine Sporen ab, gewisse Gefahr eines Spritzenabszesses!

- Sowohl die Verpackung steriler Instrumente als auch die Medikamente erst kurz vor Gebrauch öffnen; die Entnahme erfolgt unter aseptischen Bedingungen (z.B. Desinfektion des Gummistopfens der Infusionsflasche vor der Entnahme)
- Infusionslösungen zur parenteralen Ernährung und solche mit Arzneizumischungen nicht länger als 12 Stunden laufen lassen
- Infusionssysteme ohne Bakterienfilter mindestens alle 48 Stunden wechseln (☞ 10.5.2)
- Punktionsstellen täglich auf Anzeichen einer Infektion kontrollieren.

Harnblasenkatheterisierung

Die Harnblasenkatheterisierung ist ein Eingriff in einen sterilen Hohlraum, und die in deren Folge ausgelösten Harnwegsinfekte sind die häufigsten nosokomialen Infektionen überhaupt. Um diese Gefahr zu minimieren:

- Nach Möglichkeit keinen transurethralen Verweilkatheter legen; Einmalkatheterisierung oder suprapubische Harnableitung (☞ 31.2.3) bevorzugen
- Den Katheter unter aseptischen Bedingungen legen (☞ 31.2.2)
- Für den Harnabfluß ein geschlossenes Harnableitungssystem verwenden (☞ Abb. 31.21)
- Urin zur Untersuchung nur an der vorgesehenen Punktionsstelle des geschlossenen Harnableitungssystems entnehmen (☞ Abb. 7.9.1, Abb. 7.9.2), diese vor der Entnahme desinfizieren
- Urinbeutel immer unterhalb des Blasenniveaus hängen
- Beim Entleeren des Urindrainagebeutels Schutzhandschuhe tragen
- Die Verbindungsstelle zwischen Katheter und Harnröhrenöffnung ständig sauber halten.

Wundverband und Verbandswechsel

Damit der Verbandswechsel nicht zur Weiterverbreitung von Keimen führt:

- Patienten mit infizierten Wunden getrennt von Patienten mit aseptischen Wunden legen und beim Verbandswechsel zum Schluß verbinden
- Verbandswechsel bei Patienten mit infizierten Wunden nur mit Schutzkleidung durchführen
- Zum aseptischen Arbeiten ggf. die Hilfe einer zweiten Person in Anspruch nehmen
- Zur Materialablage eine ausreichend große Arbeitsfläche schaffen (z.B. auf dem Verbandswagen), diese nach dem Verbandswechsel desinfizieren
- Für die Entsorgung benutzter Instrumente Behälter bereitstellen
- Abfälle in sofort verschließbaren Behältnissen entsorgen
- Beim Entfernen des alten Verbandes Handschuhe tragen
- Vor Auflegen des neuen Verbandes Handschuhe wechseln
- Wunden nicht mit den Händen berühren, dafür Instrumente oder sterile Handschuhe verwenden.

Umgang mit Arzneimitteln

> ☑ Händedesinfektion und die Desinfektion der Arbeitsfläche sind Grundvoraussetzung für den Beginn jeder Zubereitung von Arzneimitteln, die parenteral verabreicht werden.

Um die Gefahr einer Keimvermehrung in Arzneimitteln zu reduzieren, sind außer den schon genannten Hinweisen folgende Regeln zu befolgen:

- Arzneimittelmischungen erst unmittelbar vor Verwendung herstellen
- Vor dem Anstechen von Behältern mit Gummistopfen diesen desinfizieren.

Umgang mit Stechampullen bei Entnahme von Teilmengen (☞ 10.4.2):

- Beim ersten Anbruch Datum und Uhrzeit auf dem Behälter vermerken
- Medikamente ohne Konservierungsmittel bis zur Wiederverwendung gekühlt aufbewahren
- Aufbewahrungsdauer geöffneter Behältnisse je nach Vorschrift des Herstellers
- Bei Wiederverwendung neu anstechen (keine Kanülen etc. stecken lassen).

Umgang mit Pflegeartikeln

Im Regelfall sind Pflegeartikel wie Toilettenstühle, Steckbecken oder Rasierapparate nicht für jeden Patienten vorhanden und kommen deshalb mit wechselnden Personen in Kontakt. Deshalb:

- Alle Pflegeartikel nach Gebrauch desinfizieren
- Bei der Aufbereitung Pflegeartikel soweit möglich zerlegen
- Bis zur Wiederverwendung trocken und staubfrei aufbewahren.

> ⓘ Patienten mit kontagiösen (ansteckenden) Infektionskrankheiten benötigen ihre eigenen Pflegeartikel.

Instrumentenaufbereitung

Die Sterilisation von Instrumenten (☞ 6.5.1) ist notwendig, wenn sie:

- In sterile Körperhöhlen oder ins Gewebe eingebracht werden sollen
- So verwendet werden, daß Verletzungen von Haut oder Schleimhaut möglich sind.

Benutzte Instrumente (z.B. Skalpelle oder Scheren) können nicht nur massiv mit Krankheitserregern behaftet sein, sondern stellen beim Reinigen und Desinfizieren eine nicht zu unterschätzende *Verletzungs-* mit nachfolgender *Infektionsgefahr* dar (z.B. mit Hepatitis- und/oder HI-Viren). Damit solche Verletzungen möglichst folgenlos bleiben, gilt die

☑ Regel der Berufsgenossenschaft: Erst desinfizieren, dann reinigen!

Für die Instrumentenaufbereitung gibt es zwei mögliche Verfahren:
- **Naßentsorgung.** Einlegen der Instrumente in Desinfektionsmittellösung
- **Trockenentsorgung.** Zwischenlagerung der Instrumente; bis zur Aufbereitung in einem geschlossenen Behälter feucht halten.

Nach abgeschlossener Desinfektion und Reinigung der Instrumente werden diese mit Wasser abgespült, getrocknet und auf ihre Funktionsfähigkeit kontrolliert.

6.5 Desinfektion und Sterilisation

Um Infektionen zu verhüten, sind neben dem hygienegerechten Verhalten des Krankenhauspersonals Maßnahmen der **Sterilisation** und **Desinfektion** zur Keimvernichtung wichtig.

Sterilisation: Verfahren mit dem Ziel der absoluten Keimfreiheit; alle Mikroorganismen in und an der Oberfläche eines zu sterilisierenden Gegenstandes werden einschließlich ihrer Überlebensformen (Sporen) abgetötet oder irreversibel geschädigt.

Desinfektion: Verfahren zur gezielten, aber nicht notwendigerweise vollständigen Reduktion pathogener Keime, z.B. auf Händen oder Hautflächen oder auf Materialoberflächen, z.B. medizinischen Geräten.

6.5.1 Sterilisationsverfahren

Unabhängig davon, welches Verfahren eingesetzt wird, kann eine Sterilisation nur wirksam sein, wenn folgende Voraussetzungen gegeben sind:
- Das Sterilisationsgut muß sauber und trocken sein
- Geräte müssen so weit wie möglich zerlegt werden
- Sterilgutcontainer und Sterilisierkammer dürfen nicht überfüllt sein.

In erster Linie kommt im Krankenhaus die **Dampfsterilisation** *(Autoklavieren)* zum Einsatz. Andere Verfahren wie die Sterilisation durch Heißluft oder ionisierende Strahlen sind aus Kosten- und Umweltschutzgründen nur dann zweckmäßig, wenn die zu sterilisierenden Materialien unter Dampf (Druck und Hitze) leiden würden (☞ Tab. 6.7).

Sterilisationsverfahren	Sterilisationswirkung durch	Anwendungsbeispiele
Dampfsterilisation *(Autoklavieren):* Feuchte Hitze	Eindringen von Wasserdampf in das Sterilisationsgut bei • Dampfdruck von 2 – 3 bar • Temperatur von 121 – 134 °C • Sterilisationszeit von 3 – 15 Min., abhängig von Druck und Sterilgut	• Instrumente • Textilien (Wäsche) • Verbandsstoffe • Glaswaren • Thermostabile Kunststoffe • Gummiartikel
Heißluftsterilisation: Trockene Hitze	Umspülen des Sterilisationsgutes mit heißer Luft bei • Temperatur von 160 – 200 °C • Sterilisationszeit 10 – 200 Min., abhängig von Temperatur und Sterilgut	• Metalle • Glas • Porzellan • Wasserfreie Flüssigkeiten • Keine Textilien, kein Papier (Brandgefahr!)
Ionisierende Strahlen, z.B. Gammastrahlung	Einwirkung energiereicher Strahlung auf das Sterilisationsgut (nur in der industriellen Fertigung z.B. von Verbandstoffen oder Kathetern einsetzbar, da Anlagen wegen hoher Sicherheitsanforderungen sehr teuer) Vorteil ist, daß keine hohe Temperatur auf das Gut einwirkt.	• Einmalartikel aus Kunststoff, Latex, Gummi • Verbandsstoffe • Nahtmaterial

Tab. 6.7: Physikalische Sterilisationsverfahren.

Chemisch-physikalische Sterilisationsverfahren kommen nur dann in Frage, wenn es sich bei dem Sterilgut um Kunststoffe handelt, die hohe Temperaturen nicht aushalten, oder um technisch komplizierte Geräte (z.B. Endoskope), die aus vielen verschiedenen Materialien aufgebaut sind (☞ Tab. 6.9).

Verpackung

Sterilisierte Güter sollen bis zur Anwendung steril bleiben. Dies ist nur möglich, wenn sie den Anforderungen entsprechend verpackt werden.

Einfach-Verpackung: Kurzfristige und gut geschützte Lagerung.

Zweifach-Verpackung: Längere Lagerdauer oder aseptisches Anreichen notwendig.

Für Transport und Lagerung ist eine zusätzliche Verpackung notwendig, z.B. in einer Metallbox. Sterilgut in einer feucht gewordenen oder nicht mehr staubdichten Verpackung ist als unsteril zu betrachten.

6.5.2 Desinfektionsverfahren

Es gibt verschiedene Desinfektionsverfahren, um Keime gezielt zu vernichten:
- **Physikalische Verfahren** basieren auf Hitze (thermische Desinfektion), Filter oder Strahlung (☞ Tab. 6.10)
- **Chemische Verfahren** nutzen die keimschädigende Wirkung vieler Chemikalien aus (☞ Tab. 6.11).

Physikalische Verfahren

Physikalische Verfahren sind im allgemeinen umweltverträglicher und in der Anwendung sicherer. Sie sind deshalb dem chemischen Verfahren vorzuziehen.

Chemische Verfahren

Chemische Desinfektionsverfahren sind dann anzuwenden, wenn die Materialien thermische Verfahren nicht aushalten oder zu große Geräte deren Anwendung unmöglich machen.

Desinfektionsplan

Genaue Angaben zur Dosierung und zur Anwendung der Desinfektionsverfahren werden für jeden Krankenhausbereich in einem **Desinfektionsplan** (☞ Tab. 6.8) festgehalten.

Folgende Regeln sind allgemein gültig:
- Handschuhe tragen beim Umgang mit Desinfektionsmitteln, die nicht

Desinfektionsplan – Pflegegruppe			
Was	**Wann**	**Womit**	**Wie**
Hände waschen	Bei sichtbarer Verschmutzung. Nach Toilettenbenutzung, nach Naseputzen, vor Essenausteilen	Handwaschmittel, z.B. Baktolin Basic®, Hände anschließend bei Bedarf eincremen	
Fieberthermometer	Nach jedem Gebrauch	Lysetol AF 2%	Mit Lösung abwaschen, 1 Std. einwirkenlassen
Waschschüssel, Zahnbecher, Dosen für Mundpflegetupfer, Nierenschale,Laborbecher, Spritzentabletts	Nach jedem Gebrauch	Terralin 0,25%	Auswaschen, EWZ 4 Std.
Nagelpflegeset	Nach Gebrauch		Sterilisieren
Rasierapparat, Scherkopf	Nach Gebrauch	Lysetol AF 2%	Einlegen, EWZ 1 Std.
Rasierapparat, Gehäuse und Kabel	Nach Gebrauch	Terralin 0,5%	Feucht abwischen, nicht nachtrocknen
Badewannen und Duschen, Verbrennungswanne	Nach Gebrauch	Terralin 2%	Auswischen, nicht nachwischen
Steckbecken, Urinflaschen	Nach Gebrauch	Reinigung und Dampfdesinfektion im Kotex® Automat	Wenn sauber ins Regal stellen
Toilettenstuhl	Täglich, sofort bei sichtbarer Verschmutzung	Terralin 0,5%	Feucht abwischen, nicht nachtrocknen
Instrumente	Nach Gebrauch	Geöffnet (z.B. Scheren) in Entsorgungscontainer mit Siebeinsatz abwerfen	Container geschlossen in die Zentralsterilisation bringen
Verbandswagen, Verordnungswagen, Abwurfwagen	Täglich	Terralin 0,25%	Feucht wischen, nicht nachtrocknen
Absauggeräte, Wasser- und Sekretglas, Schlauchsystem	Nach Gebrauch, mind. 1x tägl.	Wasser- und Sekretglas im Kotex®-Automat entleeren und dann zusammen mit Schlauchsystem in Terralin 0,25% einlegen	Nach 4 Std. EWZ in Zentralsterilisator bringen
Sauerstoffgeräte, Wasserbehälter (zum Anfeuchten) und Bimsstein	Nach Gebrauch, bei Dauereinsatz täglich		Autoklavieren
Sauerstoffmaske, -sonde, Verbindungsschlauch	Nach Gebrauch, bei Dauereinsatz täglich		Erneuern
Entsorgen von Ausscheidungen und Körperflüssigkeiten	Bei infektiösen und septischen Patienten und bei Verschmutzungsgefahr (☞ auch 6.4.2)	Schutzkittel und Handschuhe benutzen	
Neues Bett	Alle 14 Tage; vor OP, wenn Patient dann schon länger als 24 Std. im Haus; nach Entlassung	Bettenzentrale	
Matratzen	Bei Verschmutzung und nach Entlassung		Dampfdesinfektionsgerät in der Bettenzentrale
Bettfahrrad, Sandsäcke	Nach jedem Gebrauch	Terralin 0,5%	Feucht abwischen, nicht nachtrocknen
Cold pack	Nach Gebrauch	Terralin 0,25%	Abwischen
Wärmflasche	Nach Gebrauch	Terralin 0,5%	Abwischen, EWZ 1 Std.
Bettgitter, -galgen, Nachttisch (Abstellfläche u. Klappbrett)	Täglich nach dem Betten, nach Entlassung	Terralin 0,25%	Feucht abwischen, nicht nachtrocknen
Patientenschrank	Nach Entlassung	Terralin 0,5%	Auswaschen, nicht nachtrocknen
Blumenvasen	Nach Gebrauch	Terralin 0,25%	Einlegen, EWZ 4 Std.

Tab. 6.8: Beispiel für einen möglichen Desinfektionsplan, gültig für eine Pflegegruppe („Normalstation") ohne besondere Infektionsrisiken. Unfallverhütungsvorschriften schreiben vor, daß beim Umgang mit Desinfektionsmitteln Handschuhe zu tragen sind. (EWZ = Einwirkzeit) [T154]

Sterilisations-verfahren	Sterilisationswirkung durch	Anwendungsbeispiele
Ethylenoxid-gas (EO)	• Einwirkung von EO bei ca. 55 °C. • EO ist mit Luft explosiv, hochtoxisch und kanzerogen! • Wegen Anlagerung an das Material muß die *Ausgasungszeit* eingehalten werden!	• Thermolabile Kunststoffe • Optische Instrumente • Prothesen für Gefäße und Gelenke
Formaldehyd-gas (FO)	• Einwirkung von Formaldehydgas nach Verdampfung bei ca. 60 °C • Anlagerung an das Material wesentlich geringer als bei EO	• Ökologisch bessere Alternative zur EO-Sterilisation
Plasma-sterilisation	• Einwirkung von Wasserstoffperoxid nach Anregung im elektrischen Feld (Plasma) • Das Verfahren gilt als technisch noch nicht ausgereift, aber zukunftsträchtig	• Alternative zu EO- und FO-Sterilisation

Tab. 6.9: Chemisch-physikalische Sterilisationsverfahren.

für die Haut bestimmt sind (Desinfektionsmittel sind Zellgifte)
- Wirkstoffkonzentrat in das Wasser geben, um es zu verdünnen, nicht umgekehrt (Verspritzen von Konzentrat und Schaumbildung vermeiden)
- Kein warmes Wasser verwenden (fördert die Bildung von übelriechenden und evtl. sogar gesundheitsschädlichen Dämpfen)
- Dosierung genau einhalten (vermehrte Toxizität bei Überdosierung, Unwirksamkeit bei Unterdosierung).

6.6 Ver- und Entsorgung

Die wichtigsten Stoffe in der Ver- und Entsorgung eines Krankenhauses sind:
- Wasser und Abwasser
- Nahrungsmittel
- Bettwäsche und andere Textilien
- Instrumente
- Abfälle und Wertstoffe.

6.6.1 Wasser und Abwasser

Das von der Gemeinde gelieferte Wasser ist nach der Trinkwasserverordnung frei von gefährlichen Chemikalien und Bakterien. In folgenden Fällen sind nosokomiale Infektionen dennoch möglich:
- In Leitungen, in denen längere Zeit das Wasser stehen bleibt, sammeln sich *Pfützenkeime* (z.B. Pseudomonas aeruginosa, ☞ 28.5.9); dies gilt auch für die Perlatoren an den Wasserhähnen (☞ Abb. 6.13). Wund-, Harnwegs- und Atemwegsinfektionen können die Folge sein
- Im Inneren der Warmwasserleitungen können bei einer Wassertemperatur von < 60 °C *Legionellen* vorhanden sein, die, als Aerosol (z.B. beim Duschen) eingeatmet, zu schweren Pneumonien führen können (Legionellosen, ☞ 28.5.10)
- Badewasser in Bewegungsbädern wird durch die vielen Patienten stark mit Krankheitserregern belastet. Nosokomiale Infektionen sind nur dadurch zu verhindern, daß eine sorgfältige Wasserentkeimung mit Filterung erfolgt
- Alle Geräte, für deren Gebrauch Trinkwasser oder Aqua dest. verwendet werden muß (z.B. Inhalationsgeräte, Beatmungsgeräte, Absauggeräte), stellen für den Patienten dann eine Infektionsgefahr (vor allem für die Atemwege) dar, wenn eine Verkeimung des Wassers nicht verhindert wird.

☑ Gewaschene Hände sind häufig mit Keimen aus Syphon (Zurückspritzen aus dem Abfluß) oder Perlatoren kontaminiert, daher nach dem Händewaschen Hände desinfizieren.

Die Entsorgung des gebrauchten Wassers erfolgt zusammen mit den flüssigen Abfällen (auch Ausscheidungen) ins Kanalnetz, welches in Kläranlagen mündet.

Eine Infektionsgefahr für die Allgemeinheit durch Krankenhausabwasser besteht nicht. Untersuchungen haben ergeben, daß Krankenhausabwasser nicht infektiöser ist als Abwasser aus den Haushalten.

6.6.2 Nahrungsmittel

Rohspeisen (insbesondere Salat, Obst, Fleisch, Eier und Gemüse) und andere Lebensmittel (z.B. auch Gewürze) sind in vielen Fällen mit Krankheitserregern behaftet. Diese Erreger werden v.a. dann gefährlich, wenn sie sich durch unsachgemäße Lagerung, insbesondere fehlende Kühlung, stark vermehren können. Die Krankenhausküche muß durch getrennte Lagerung und Zubereitung die Kontamination der Patienten mit solchen Bakterien verhindern.

Besonders gefährlich ist es, wenn stark verschmutze oder mit hoher Wahrscheinlichkeit kontaminierte Lebensmittel bei der Zubereitung mit solchen Nahrungsmitteln in Berührung kommen, die dann nicht mehr gekocht werden. Daher darf z.B. niemals dort Geflügel zum Kochen vorbereitet werden, wo anschließend Salat gewaschen wird, da Geflügel sehr häufig mit Salmonellen kontaminiert ist.

Werden die Speisen ausreichend erhitzt, sind zunächst alle Bakterien abgetötet. Längeres Stehenlassen ohne Kühlung oder ohne ständiges Warmhalten über 65 °C führt jedoch erneut zum Wachstum von Bakterien oder Schimmelpilzen, die über die Luft (z.B. Staub) wieder in die Lebensmittel gelangen. Lebensmittelinfektion oder -intoxikation (☞ 28.5.6) können die Folge sein.

Speisereste können zwar Krankheitserreger enthalten, diese gehen jedoch beim Kompostieren zugrunde.

Geschirr von infektiösen Patienten kann zwar in der Krankenhausküche gespült werden, sollte aber bei leicht übertragbaren Krankheiten (insbesondere offener Lungentuberkulose) vorher auf Station desinfiziert werden.

6.6.3 Bettwäsche und andere Textilien

Krankenhauswäschereien unterliegen einer strengen Hygienekontrolle. Bettwäsche und alle anderen Textilien im Krankenhaus sind vor ihrem Gebrauch nahezu keimfrei und deshalb vor Kontakt mit unreinen Flächen zu schützen.

Vorsicht!
Alle *benutzten Textilien* sind als stark kontaminiert zu betrachten, da sie beispielsweise Hautschuppen und gelegentlich auch trockenes Wundsekret enthalten.

Für die Entsorgung der Schmutzwäsche gelten deshalb besondere Anforderungen:

Desinfektionsverfahren	Desinfektionswirkung durch	Anwendungsbeispiele
Thermische Methoden	Verbrennen	• „Wertlose" Gegenstände, insbesondere Abfall, welcher anderweitig nicht desinfiziert werden kann. Problematisch ist die Umweltbelastung durch Verbrennung von z.B. Kunststoffen
	Kochendes Wasser von 93 °C für mindestens 3 Min.	• Auskochen von Säuglingsartikeln • Spülmaschinen für Instrumente, Gummiartikel in der Anästhesie und OP-Schuhe • Wäsche
	Strömender Wasserdampf von 100 °C für ca. 15 Min.	• Matratzen • Steckbecken u.a. Pflegeartikel
Filtration	Filter mit einer Porengröße < 5 µm halten 99 % der Bakterien zurück	• Schwebstofffilter raumlufttechnischer Anlagen für aseptische Räume (z.B. OP, Intensivpflege, Laminar-flow-Einheiten) • Sterilfiltration von Medikamenten (z.B. Abfüllen von Alkohol für die Hände- und Hautdesinfektion) • Filter an medizinischen Geräten (z.B. Narkose- und Beatmungsgeräte)
Strahlung	Ultraviolettes Licht	• Trinkwasser

Tab. 6.10: Physikalische Desinfektionsverfahren.

Wirkstoff	Anwendungsbeispiele	Besonderheiten
Alkohole z.B. Ethanol, Propanol, Isopropylalkohol	• Händedesinfektion • Hautdesinfektion • Kleine Flächen	• Wirken innerhalb von Sekunden, jedoch eingeschränktes Wirkungsspektrum (tötet keine Sporen ab) • Wirken entfettend und ätzend
Aldehyde z.B. Formaldehyd, Glutaraldehyd	• Flächendesinfektion • Instrumentendesinfektion • Raumdesinfektion	• Langsam wirkend, aber mit breitem Wirkungsspektrum • Aldehydallergien möglich • Formaldehyd steht im Verdacht, bei Überschreiten des MAK-Wertes von 0,5 ppm kanzerogen zu wirken
Halogene z.B. Chlor, Jod, Brom	**Chlor** (als Hypochlorit): • Trink-, Schwimmbad- und Abwasserdesinfektion • Wäschedesinfektion • Händedesinfektion **Jod** (als PVP-Jod): • Schleimhautdesinfektion • Chir. Händedesinfektion • Wundspülungen	• Breites Wirkungsspektrum, aber Wirkstoffverlust bei Eiweiß und verschmutzen Oberflächen (Blut!) • PVP-Jod nicht anwendbar bei Jodallergie • Bei großflächiger, langdauernder Anwendung und bei Kleinkindern Gefahr der Hyperthyreose
Oxidationsmittel z.B. Ozon, Peressigsäure, Wasserstoffperoxid, Kaliumpermanganat	**Ozon**: • Wasserdesinfektion **Wasserstoffperoxid und Kaliumpermanganat**: • Wundspülungen, Antiseptikum im Mund-Rachenbereich **Peressigsäure** u.ä. Verbindungen: • Flächendesinfektion	Sehr gute bakterizide Wirkung durch freiwerdenden elementaren Sauerstoff, aber chemisch instabil
Oberflächenaktive Substanzen z.B. quarternäre Ammoniumverbindungen (Quats), Amphotenside, Biguanide	• Flächendesinfektion	• Eingeschränktes Wirkungsspektrum, z.B. von Quats auf grampositive Keime. Verwendung deshalb nur in Kombination mit anderen Wirkstoffen • Geringe Toxizität (Einsatz im Küchenbereich deshalb möglich)

Tab. 6.11: Chemische Desinfektionsverfahren. MAK = max. Arbeitsplatzkonzentration, ppm = parts per million (Konzentrationsangabe).

- Schütteln der Bettwäsche vermeiden, um Staubaufwirbelung zu verhindern
- Die einzelnen Wäschestücke direkt in die dafür vorgesehenen Wäschesäcke werfen. Nachträgliches Sortieren ist weder auf Station noch in der Wäscherei zulässig
- Nasse Wäsche in flüssigkeitsdichten Säcken sammeln
- Wäsche von infektiösen Patienten besonders kennzeichnen.

6.6.4 **Instrumente**

Fast alle Instrumente müssen steril sein, wenn sie am Patienten benutzt werden. Soweit es sich nicht um Einmalartikel handelt, werden die Instrumente im Krankenhaus sterilisiert und in entsprechenden Sterilcontainern oder Papier-Folien-Verpackungen zur Verfügung gestellt.

☑ Sterile Anwendung von Instrumenten:
- Sterile Arbeitsfläche zur Ablage bereithalten
- Sterile Entnahme aus der Verpackung unmittelbar vor Anwendung
- Container mit mehreren Instrumenten täglich neu sterilisieren, sofern ein Instrument entnommen worden ist.

Instrumentenkreislauf, ☞ *6.4.3*

6.6.5 **Abfälle und Wertstoffe**

Neben den vielen Materialien und Geräten, die nach der Verwendung am Patienten wieder aufbereitet werden, gibt es zahlreiche Stoffe, die als Abfall anfallen. Diese Stoffe sind häufig stark mit Krankheitserregern belastet, die innerhalb des Krankenhauses nicht verbreitet werden dürfen, auf einer öffentlichen Deponie jedoch keine Gefahr mehr darstellen.

Durch Einteilung der Abfälle in Gruppen werden die jeweiligen Erfordernisse deutlicher (☞ Tab. 6.14).

Einzelheiten werden nicht nur über die bundesweit geltende Abfallgesetzgebung, sondern auch über regional unterschiedliche Verordnungen geregelt.

Es ist immer besser, Abfall zu vermeiden statt zu entsorgen.

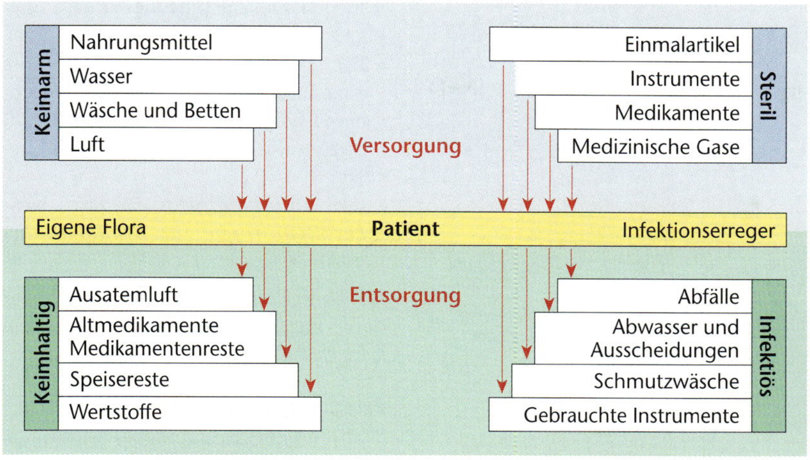

Abb. 6.12: Ver- und Entsorgungswege der verschiedenen Güter zum und vom Patienten. [M100]

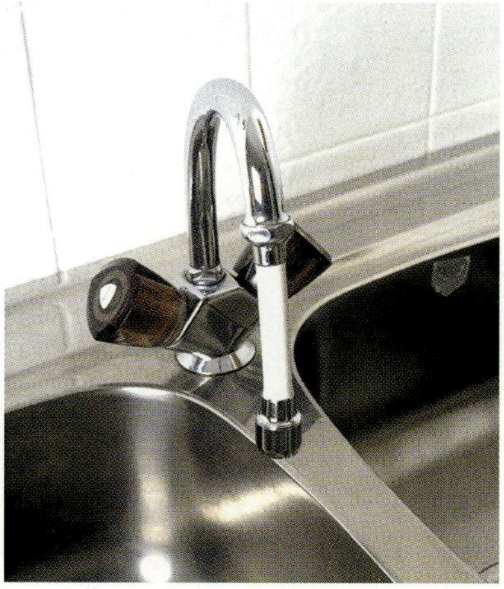

Abb. 6.13: Ein Perlator® ist an sich eine nützliche Erfindung, er verhindert, daß Wasser herumspritzt. Hygienisch ist er jedoch bedenklich: Er ist ständig feucht, also ein idealer Nährboden für Bakterien. Auch durch Zurückspritzen von Wasser aus dem Abfluß können die Hände beim Waschvorgang kontaminiert werden.
Um dieses „Restrisiko" auszuschalten, desinfiziert sich die Pflegeperson nach dem Händewaschen nochmals die Hände. [K183]

6.7 Organisation der Krankenhaushygiene

Die Organisation der Krankenhaushygiene wird von einer internen Kommission, der *Hygienekommission,* übernommen. Zusätzlich üben *externe Gremien* eine Kontrollfunktion aus.

Hygienekommission

Damit nicht jedes Krankenhaus eine eigene Organisationsform entwickeln muß, hat das *Berliner Robert-Koch-Institut* (ehemals Bundesgesundheitsamt) in seinen „Richtlinien für Krankenhaushygiene und Infektionsprävention" ein Organisationsschema vorge-

Abfallart	Bestandteile	Entsorgung	Infektionsprophylaxe
Biomüll	• Alle organischen Abfälle von Küche, Kantine und Pflege-stationen	• Kompostierung • Schweinemästung (nach Desinfektion durch Erhitzen) • (Schlechtere) Alternative: Entsorgung wie Restmüll	• Verschlossene Behälter täglich leeren (Geruchsbelästigung und Infektionsgefahr durch Fäulnis, Schimmelpilze, Maden und Ratten)
Kranken-hausabfälle	• Mit Blut, Sekreten oder Ausscheidungen behaftete Abfälle (z.B. Wundverbände, Einwegartikel, Spritzen, Kanülen, Stuhlwindeln)	• Verbrennung (zusammen mit Restmüll) • Deponie	• Infektionsgefahr nur im Krankenhaus • Kein Sortieren • Direkt in die Abfallbehälter werfen • Fest verschlossen transportieren • Gegenstände, die zu einer Verletzung führen können, in festen Behältern sammeln
Infektiöse Abfälle	• Abfälle von Patienten mit (besonders infektiösen) Infektionskrankheiten • Mikrobiologische Kulturen	• Desinfektion, vorzugsweise mit Dampf, dann Deponie • Verbrennung	• Infektionsgefahr auch außerhalb des Krankenhauses, deshalb direkt in Sonderbehälter (z.B. „schwarze Tonne") abwerfen
Körperteile u. Organ-abfälle	• Gewebeabfälle, Organteile, Gliedmaßen und gefüllte Blutbeutel	• Verbrennung	• Spezielle Behälter für die Verbrennung
Sonder-abfälle	• Chemikalien, Medikamente (insbesondere Zytostatika), radioaktive Stoffe, Batterien	• Wiederaufbereitung (wo möglich) • Zytostatika müssen verbrannt werden	• Spezielle Behälter für Zytostatika • Alle anderen Stoffe getrennt sammeln
Wertstoffe	• Papier, Pappe • Glas • Metalle • Sortenreine Verpackungen aus Kunststoffen (z.B. PE- Folien, PE Infusionsflaschen, PVC- Schläuche)	• Wiederverwendung	• Getrennte und (möglichst) sortenreine Sammlung
Restmüll	• Nicht verwertbare Stoffe • Desinfizierte infektiöse Abfälle	• Verbrennung wie Hausmüll • Deponie	• Kein Sortieren • Direkt in die Abfallbehälter werfen • Fest verschlossen transportieren • Verletzungsträchtige Gegenstände in festen Behältern sammeln

Tab. 6.14: Die Abfall- und Wertstoffentsorgung im Krankenhaus.

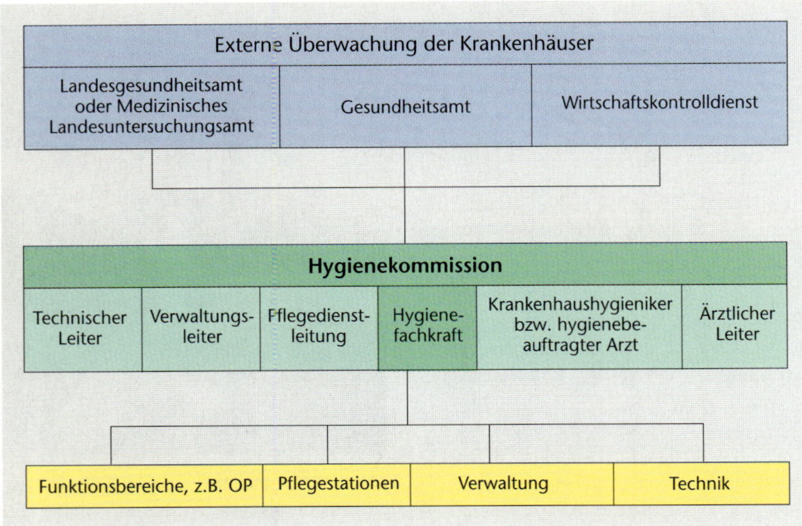

Abb. 6.15: Organisation der Krankenhaushygiene. [M100]

schlagen, das in den meisten größeren deutschen Krankenhäusern eingehalten wird. Es sieht als beschließendes und überwachendes Organ die **Hygienekommission** vor. Sie besteht aus (☞ Abb. 6.15):

- Dem **Krankenhaushygieniker** (meist nur in Großkliniken ab ca. 800 Betten) und dem **hygienebeauftragten Arzt**
- Einer oder mehreren **Hygienefachkräften** (eine für je 300 Betten)
- Dem ärztlichen Leiter und Vertretern der Pflegedirektion, der Verwaltung, der Apotheke und des technischen Dienstes.

Aufgaben der Hygienekommission

Aufgaben der Hygienekommission sind:

- Analyse der hygienischen Verhältnisse; davon abgeleitet werden hygienische Maßnahmen *(Hygienepläne)*
- Kontrolle der Ver- und Entsorgungsbereiche in regelmäßigen Abständen
- Bewertung dieser Informationen nach ihrer Bedeutung für den weiteren Verlauf des Krankheits- oder Genesungsprozesses
- Beratung bei der Planung baulicher Veränderungen
- Beratung bei der Beschaffung technischer Einrichtungen
- Organisation von Aus- und Fortbildung des Krankenhauspersonals in Hygiene
- Abwehrmaßnahmen bei gehäuftem Auftreten von Krankenhausinfektionen.

Die Hygienekommission beschließt insbesondere *Hygienepläne,* welche Arbeitsablauf und Hygienemaßnahmen in den einzelnen Arbeitsbereichen festlegen. Die Ausführung der Hygienepläne überwachen:

- Die *Hygienefachkraft,* welche die einzelnen Stationen (ggf. in Zusammenarbeit mit dem ärztlichen Beauftragten für Krankenhaushygiene) berät
- Der *Krankenhaushygieniker* bzw. der *Beauftragte für Krankenhaushygiene.*

Die Aufgaben der übrigen Mitglieder der Hygienekommission sind in Tab. 6.16 dargestellt.

Externe Hygienekontrolle

Während der den Landesverwaltungen unterstehende **Wirtschaftskontrolldienst** *(WKD)* für die hygienegerechte Verarbeitung von Lebensmitteln zuständig ist, ist das örtliche **Gesundheitsamt** die Überwachungsbehörde für die hygienegerechte Patientenversorgung. Regelmäßige *Begehungen* eines Krankenhauses mit Mängellisten sollen für verbesserte Hygienemaßnahmen sorgen.

Kommissionsmitglied	Aufgabe
Ärztlicher Leiter	• Vorsitzender der Hygienekommission • Verantwortlich für die gesamte Krankenhaushygiene
Verwaltungsleiter	• Verantwortlich für das notwendige Personal zur Erfüllung der Hygieneaufgaben • Verantwortlich für die finanziellen Grundlagen zur Durchführung von Hygienemaßnahmen
Pflegedienstleitung	• Unterstützt und kontrolliert die krankenhaushygienischen Aufgaben im Krankenpflegebereich und bei den Hebammen
Technischer Leiter	• Verantwortlich für die ständige Funktionsfähigkeit aller technischen Einrichtungen • Termingerechte Wartung und Kontrolle der hygienisch wichtigen technischen Anlagen
Krankenhaushygieniker oder/und hygienebeauftragter Arzt	• Stellt fest und untersucht alle möglichen Gesundheitsgefährdungen beim Patienten und beim Personal • Erfaßt einzeln und epidemisch auftretende nosokomiale Infektionen • Schlägt Maßnahmen zur Infektionsverhütung vor und stellt die Kontrolle sicher • Berät die Ärzte in allen Fragen der Krankenhaushygiene
Mikrobiologe (zusätzlich oder anstelle des Krankenhaushygienikers)	• Berät Ärzte und Hygienepersonal in allen Fragen der Epidemiologie und Mikrobiologie
Hygienefachkraft	• Mitwirkung bei der Einhaltung der Regeln der Krankenhaushygiene • Mitwirkung bei der Erkennung von nosokomialen Infektionen • Unterrichtung der Verantwortlichen über Verdachtsfälle • Mitwirkung bei der Infektionsprophylaxe durch Beratung • Schulung und praktische Anleitung des Personals • Mitwirkung bei der Auswahl hygienerelevanter Verfahren und Produkte (z.B. Desinfektionsmittel, Einmalartikel, technische Geräte) • Mitwirkung bei Planung funktioneller und baulicher Maßnahmen • Vorbereitung der Sitzungen der Hygienekommission

Tab. 6.16: Aufgaben der Mitglieder der Hygienekommission.

Das **Landesgesundheitsamt** (oder in manchen Bundesländern das *Medizinische Landesuntersuchungsamt*) ist oberste Kontrollbehörde mit vorwiegend beratender Funktion.

Seit einiger Zeit bieten auch externe Hygieneinstitute ihre Dienste an, um den Krankenhäusern das eigene Hygienemanagement zu ersparen. Nicht zuletzt aus Kostengründen wird dieses Angebot oft von kleineren Krankenhäusern angenommen. Dabei ist aber zu berücksichtigen, daß eine wirklich effektive Infektionsprophylaxe nur mit Personal zu erzielen ist, das ständig erreichbar ist und das mit den Eigenheiten des Hauses vertraut ist.

6.8 Umweltschutz im Krankenhaus

In einem Krankenhaus werden nicht nur Ressourcen (Rohstoffe, Wasser und Energie) verbraucht, sondern es werden auch Emissionen (Abfälle, Abwasser und Abluft) produziert. Abb. 6.17 zeigt die Relationen.

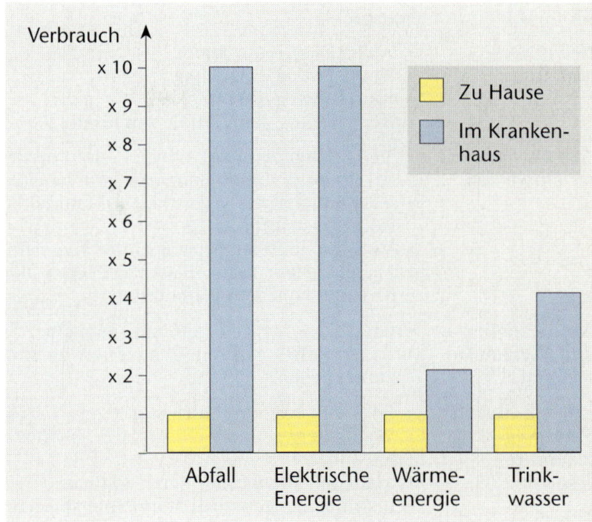

Abb. 6.17: Pro-Kopf-Ressourcenverbrauch im Krankenhaus verglichen zum häuslichen Bereich. So ist etwa der Trinkwasserverbrauch im Krankenhaus viermal so hoch wie der häusliche. Ins Auge fallen vor allem der zunehmend hohe Abfallanfall und Energieverbrauch. [M100]

Die hohen Verbrauchswerte in den Krankenhäusern legen nahe, daß diese einen erheblichen Beitrag zur Einsparung der Ressourcen leisten können. Darüber hinaus sprechen auch folgende Argumente für mehr Umweltschutz im Krankenhaus (☞ Abb. 6.18):

- Kosten werden eingespart
- Entsorgungsprobleme mit Problem-Abfällen werden vermieden
- Mitarbeiter werden zum beispielgebenden Verhalten motiviert
- Das Ansehen eines Krankenhauses wird gefördert.

Deshalb soll das Krankenhaus Vorreiter sein und nicht warten, bis künftige Normen freiwillige Umweltschutzmaßnahmen verpflichtend festlegen.

Ist Umweltschutz im Krankenhaus machbar?

Wer aus Umweltschutzgründen die Forderung nach weniger Einmalartikeln stellt, meint nicht den Verzicht auf beispielsweise Einmalspritzen und -kanülen oder andere für den Schutz des Patienten lebensnotwendige Artikel.

Die Sicherheit von Patienten und Personal hat auch bei Maßnahmen des Umweltschutzes Vorrang.

Es gibt aber eine Reihe von Möglichkeiten einer umweltverträglicheren Krankenpflege und -behandlung, wie Tab. 6.19 zeigt.

Die Umsetzbarkeit solcher Maßnahmen ist jedoch abhängig von:

- Der Bereitschaft der Krankenhausleitung
- Der Qualifikation von Fachleuten, die im Umweltschutz ausgebildet sind
- Dem Engagement aller Beschäftigten.

Dabei ist es keineswegs ausreichend, bestimmte Produkte zu vermeiden und andere technische Verfahren anzuwenden. In jedem Einzelfall muß unter Abwägung aller Faktoren wie **Umweltbelastung, Kostenbelastung** und **Arbeitsbelastung** die optimale (besser: die am wenigsten schädliche) Lösung herausgearbeitet werden.

Bei der Frage, ob z.B. frisch desinfizierte und bezogene Betten bis zur Verwendung mit Plastikfolie oder Stofftüchern abgedeckt werden sollen, ist folgendes abzuwägen:

- *Umweltbelastung.* Herstellung, Transport und Entsorgung der PE-Folien müssen der Herstellung, dem Transport, dem Energie- und Trinkwasserverbrauch bei den Wiederaufbereitungszyklen der Stoffabdeckung gegenübergestellt werden
- *Kostenbelastung.* Die Kosten für Einkauf, Vorrat und Entsorgungsbehälter der Folien müssen mit den Kosten für die Anschaffung, dem Ersatz unbrauchbar gewordener Stoffabdeckungen und den Kosten für das Waschen, Lagern und Entsorgen verglichen werden
- *Arbeitsbelastung.* Zeit- und Kraftaufwand für das Abdecken eines Bettes mit einer extrem dünnen und daher leichten Folie von der Rolle müssen im Vergleich zum relativ schweren und unhandlichen Stofftuch beachtet werden.

Durch die kritische Analyse, die sog. **Umweltbilanz,** kann u.U. nachgewiesen werden, daß Mehrwegprodukte nicht in jedem Fall günstiger sind als Einweg-Wegwerf-Artikel. Umweltschutz ist somit nicht mit allgemeingültigen Grundsätzen zu verwirklichen. Die Umweltbilanz liefert auch die Argumente, die für die Motivationsarbeit bei der Umstellung auf neue Verfahren oder Arbeitsabläufe notwendig sind.

Entscheidend ist jedoch die Bereitschaft, hergebrachte Überzeugungen in Frage zu stellen und das Verhalten im Arbeitsalltag tatsächlich zu ändern.

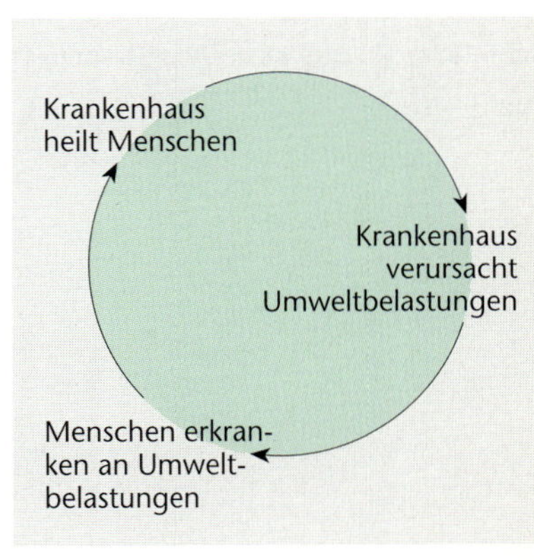

Abb 6.18: Kreislauf der Umwelterkrankungen. [M100]

Maßnahme	Beispiele	Auswirkungen
Bewußter einkaufen	• Akkus statt Batterien • Keine PVC-Überschuhe • Kein Einweggeschirr • Reduzierung der Vielfalt von Produkten	• Vermeiden unnötiger Artikel • Weniger Abfall
Auf die Hersteller einwirken	• Verwendung von Polyethylen oder Polypropylen statt PVC (PVC ist bei der Müllverbrennung sehr problematisch) • Verwendung von verrottbarem Material bei Einmalartikeln (Pappe statt Kunststoff) • Verwendung von thermostabilen Kunststoffen (autoklavierbar) • Ungebleichter Zellstoff und Recycling-Papier (Zellstoff bleichen bedeutet hohe Umweltbelastung)	• Mehr wiederverwendbare Produkte • Produkte aus umweltverträglicheren Materialien • Umweltverträglichere Herstellungsverfahren
Abfall sortieren und Wertstoffe trennen	• Glas, Papier, Pappe getrennt sammeln • Kunststoffe sortenrein trennen und an die Hersteller zum Recycling zurückgeben	• Wertstoffgewinnung zur Wiederverwendung • Kostenreduzierung
Einweg- durch Mehrwegprodukte ersetzen	• Edelstahl-Nierenschalen statt Papp-Nierenschalen • Wiederverwendbare chirurgische Instrumente, z.B. Pinzetten, Klemmen • Medikamentenbecher durch spülbare Tagesdispenser ersetzen • Instrumentencontainer statt Papier-Folien-Verpackung	• Weniger Abfall • Weniger Energieverbrauch • Keine Bildung von schädlichen Chlorverbindungen z.B. bei der Verbrennung von PVC
Großgebinde statt kleiner Packungen bestellen	• Desinfektionsmittel oder Seifenlösung zentral abfüllen, z.B. in der Apotheke • Viel gebrauchte Chemikalien, z.B. Spülmaschinenreiniger, aus Fässern dosieren	• Vermeiden von Verpackungen • Gefährdungen beim Abfüllen werden auf wenige Personen reduziert
Leere Verpackungen für Abfälle benutzen	• Leere Chemikalienkanister für die Entsorgung gefährlicher Gegenstände, z.B. Kanülen	• Vermeiden von zusätzlichen Abfällen
Speisenversorgung umstellen	• Portionspackungen vermeiden • Frischkost statt Tiefkühlkost	• Vermeiden von zusätzlichen Abfällen • Reduzierung der Energiekosten
Mit unschädlichen Verfahren wiederaufbereiten	• Dampfsterilisation statt chemischer Sterilisation oder Desinfektion • Maschinelle Desinfektion u. Reinigung	• Verzicht auf gefährliche Chemikalien wie Ethylenoxid oder Formaldehyd • Vermeiden manueller Aufbereitung mit gefährlichen Desinfektionsmitteln
Chemische Desinfektion auf absolute Notwendigkeit beschränken	• Pflegeartikel nicht in Desinfektionsmittel einlegen, sondern abwischen und zum Schluß abspülen • Keine Sprühdesinfektion mit Alkohol, sondern Wischdesinfektion	• Geringere Verdampfung von Desinfektionsmitteln • Keine Aerosole, die eingeatmet werden können • Verhinderung von allergischen Reaktionen auf Desinfektionsmittel
Krankenhausreinigung den tatsächlichen Erfordernissen anpassen	• Reinigungsmittel mit umweltverträglichen Chemikalien • Sicherstellung einer exakten Dosierung • Büroräume nicht täglich reinigen	• Geringere Chemikalienbelastung von Personal u. Patienten • Reduzierung der Chemikalien im Abwasser
Wäscheaufbereitung an der Patientengefährdung orientieren	• Waschtemperatur und Einwirkungszeit kann reduziert werden • Verwendung von weniger aggressiven Waschmitteln • Spülung mit weniger Wasser, aber häufiger, reduziert die Rückstände • Decken und Kissen müssen nicht für jeden Patienten gewechselt werden	• Reduzierung der Energiekosten • Geringere Chemikalienbelastung von Personal u. Patienten • Wassereinsparung

Tab. 6.19: Ansätze für mehr Umweltverträglichkeit im Krankenhaus.

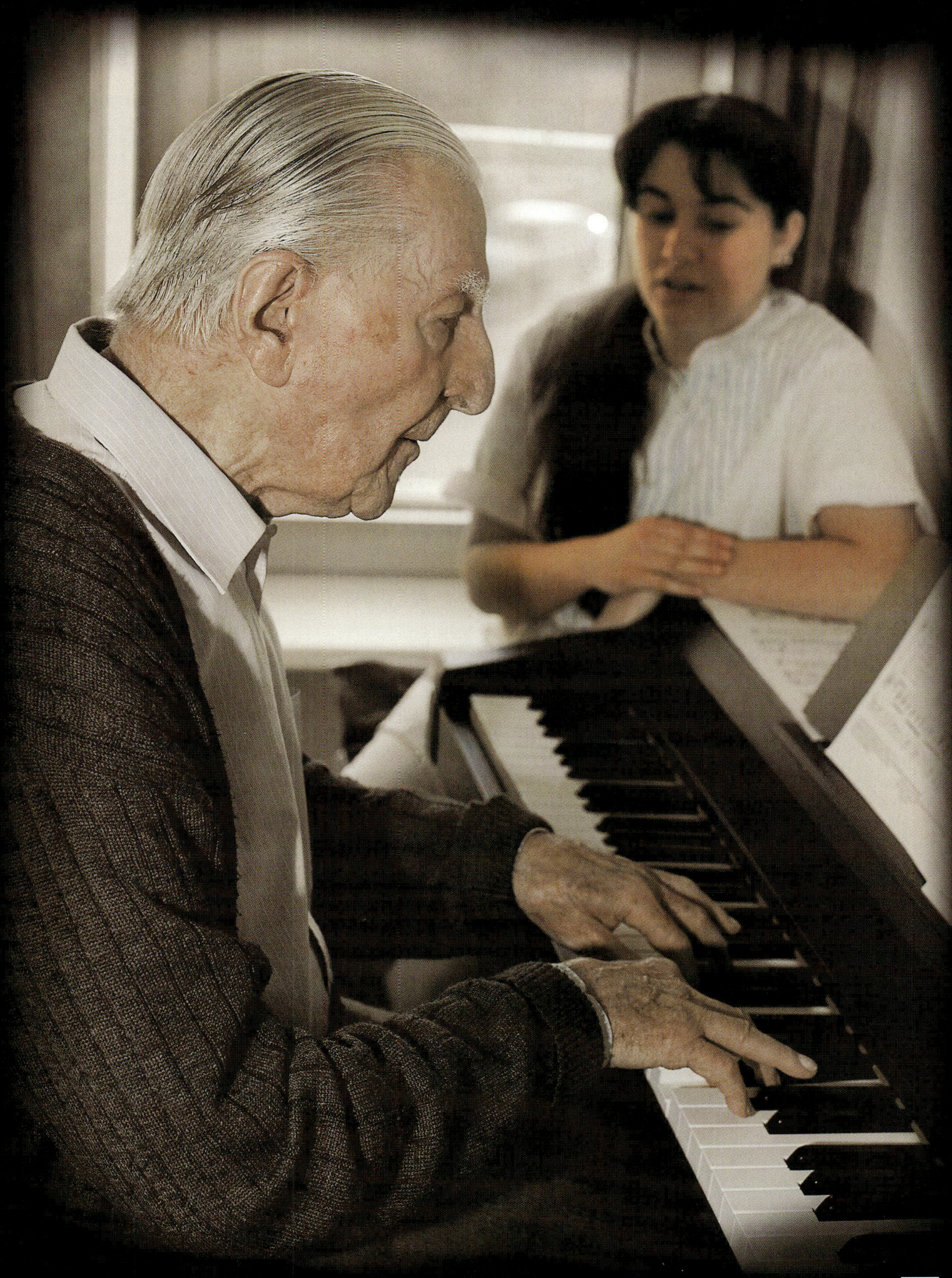

7 Unterstützung bei den ATL

7.1 Einleitung

7.1.1 Die Aktivitäten des täglichen Lebens

Bei der Konzeption dieses Lehrbuches haben Autoren und Herausgeber nach gründlichen Überlegungen entschieden, die für den Pflegeberuf elementaren Pflegehandlungen in einem großen, an den **Aktivitäten des täglichen Lebens** (kurz *ATL*) orientierten Kapitel zusammenzufassen.

Viele weitere wichtige Pflegemaßnahmen finden sich in den Fachkapiteln der folgenden Buchabschnitte; diese Pflegemaßnahmen wurden früher auch unter dem Begriff der „Behandlungspflege“ zusammengefaßt. Er definiert im wesentlichen solche Pflegemaßnahmen, die sich im Rahmen der Therapie einer spezifischen Erkrankung ergeben und die vielfach auf Anordnung des Arztes ausgeführt werden. Da diese speziellen Pflegemaßnahmen oft nur im Zusammenhang mit der Krankheitsentstehung und dem Heilungsprozess einer Erkrankung verstanden werden können, werden sie in diesem Buch im Zusammenhang mit der entsprechenden Erkrankung beschrieben.

Die ATL stellen ein bewährtes Mittel dar, Pflegemaßnahmen patientenorientiert zu erlernen. Diese **Patientenorientierung** umfaßt (in Übereinstimmung mit Überlegungen von *Karin Wittneben*) mindestens vier Ebenen:

- Ebene des Symptombezugs
- Ebene des Krankheitsbezugs
- Ebene des Verhaltens- und Erlebnisbezugs
- Ebene des Interaktions- und Kommunikationsbezugs.

Diese Bezüge seien kurz erläutert:

Symptombezug

Pflege ist erforderlich und richtet sich nach den **Symptomen** *(Krankheitszeichen, Beschwerden)* des Patienten wie z. B. Schmerzen, Fieber, Durchfall oder Erbrechen. Die Beobachtung des Patienten auf solche Krankheitszeichen ist wesentliche Aufgabe der Pflege.

Krankheitsbezug

Zu akzeptieren, daß Pflege weitgehend durch die Erkrankung des Pflegebedürftigen bestimmt ist, bedeutet nicht, der Vorherrschaft der Medizin oder gar der Ärzte das Wort zu reden. Die Berufspraxis zeigt jedoch: Hauptursache für Pflegebedarf sind nun mal Krankheiten, bei deren Diagnose und Therapie pflegerische Beteiligung gefragt ist.

Daß die Pflege nicht in diesem **Krankheitsbezug** steckenbleibt, zeigen insbesondere die Programme der Weltgesundheitsorganisation, die ein neues Aufgabengebiet der Pflege entwickelt hat: Die *Gesundheitsvorsorge* dient dazu, Krankheiten vorzubeugen.

Auch für diese Aufgabe sind fundierte Kenntnisse über Ursachen und Verlauf von Erkrankungen notwendig.

Verhaltens- und Erlebnisbezug

Weder die Pflegeperson noch die Patienten sind unbeteiligte Objekte: beide *erleben* Pflege. Für einen vertrauensvollen und partnerschaftlichen Umgang mit den Patienten müssen die Pflegepersonen Verhaltensweisen erlernen, die sich in allen Pflegehandlungen wiederfinden, wie Diskretion zu wahren, Ekel zu überwinden, Nähe zu schenken und auszuhalten, Geduld und Ruhe zu bewahren oder auch Kritik sachlich zu äußern.

Interaktions- und Kommunikationsbezug

Da sich Pflege zwischen Menschen abspielt, tauchen hier dieselben Schwierigkeiten und Mißverständnisse auf wie überall, wo Menschen zusammen sind. Daher sind Psychologie, Soziologie und Pädagogik der Medizin gleichgestellte Bezugswissenschaften der Pflege, die Antworten und Lösungen für eine fruchtbare Pflegeperson-Patient-Beziehung liefern.

Vernetzung der Bezüge

Das Lehrbuch „Pflege heute“ greift im folgenden immer wieder auf diese vier Grundbezüge der modernen Pflege zurück. Es bleibt jedoch dabei nicht stehen: Entscheidend ist für die heute geforderte *ganzheitliche* Pflege, daß die vielfältigen **Vernetzungen** der Aktivitäten des täglichen Lebens herausgestellt und bei der täglichen Berufspraxis kontinuierlich beachtet werden.

So findet sich am Schluß eines jeden einzelnen ATL-Kapitels ein Abschnitt „Netz“, der diese Wechselwirkungen und Beziehungen der zuvor besprochenen ATL mit den anderen Aktivitäten des täglichen Lebens darstellt.

Aufbau des Kapitels „Unterstützung bei den ATL“

Über das kapitelabschließende Strukturelement „Netz“ hinaus sind auch die übrigen Abschnitte der einzelnen ATL einheitlich aufgebaut, um das Lernen, Verstehen und damit letztlich die Arbeit mit diesem Lehrbuch zu erleichtern. Dabei folgt der Aufbau der einzelnen Kapitel im Regelfall den Prinzipien:

- Vom Einfachen zum Schwierigen
- Vom Gesunden zum Kranken.

Wenn irgend möglich wurde dabei diese Reihenfolge eingehalten:

- *Definition* (Erklärung und Abgrenzung der Begriffe, Aufführung wichtiger dazugehöriger Pflegehandlungen)
- *Herz* (Erläuterung von Motivation, Bedeutung, Sinn und Zweck)
- *Auge* (Krankenbeobachtung)
- *Prophylaxe* (Transfer vom Erkennen zum Tun)
- *Hand* (Handlung, Ablaufbeschreibung, praktische Tips)
- *Netz* (Verknüpfungen zu anderen ATL).

7.1.2 Die Aktivitäten des täglichen Lebens als Lebensbezug

Zusammenfassend können die vier genannten Bezugsebenen auch als **Lebensbezug** gesehen werden. Man könnte sagen, die Pflegeperson wendet die ATL in ihrer täglichen Arbeit an, um nachzuvollziehen, wie sich durch Krankheit, Behinderung oder sonstigen Pflegebedarf das tägliche Leben des Patienten verändert, wie einfache, gewohnte und selbstverständliche Verrichtungen erschwert oder unmöglich werden bzw. wie ehemals unmögliche Verrichtungen durch Therapie und Pflege wieder möglich werden.

Um den Krankenpflegeschülerinnen und -schülern zu vermitteln, was es z.B. für einen Menschen bedeutet, von einer künstlichen Niere (☞ 31.2.6) abhängig zu sein, an die er alle drei Tage angeschlossen werden muß, läßt eine Lehrerin die Schüler zunächst berichten, was sie so am vergangenen Wochenende getan haben. Nach und nach füllt sich die Tafel mit allen möglichen Aktivitäten („ATL“ also) und Unternehmungen. Aber die Lehrerin streicht eine nach der anderen wieder durch: „das geht nicht, das auch nicht, und das erst recht nicht!“

Provoziert durch das Gefühl, ein Stück eigenes Leben verloren zu haben, entwickeln die Schüler eigene Ideen, z.B. Urlaub ist möglich, wenn zwei Patienten ihre Dialyseplätze tauschen, ...

Somit kann das Arbeiten mit den ATL helfen, sich in den Patienten hineinzudenken, zu verstehen, wie er seine Situation erlebt. Dieser Vorteil darf aber nicht darüber hinwegtäuschen, daß dieses Modell auch seine Grenzen hat.

7.1.3 Grenzen des ATL-Modells

Oft keine eindeutige Zuordnung möglich

Ein häufiges Pflegeproblem ist zum Beispiel die Immobilität (Verlust der Bewegungsfähigkeit). Spontan wird Immobilität meist der ATL „Sich bewegen" zugeordnet. Diese Zuordnung wird aber der Komplexität des Pflegeproblems „Immobilität" nicht gerecht: Immobilität hat vielmehr ein ganzes Bündel von Problemen zur Folge, die sich quer durch alle ATL ziehen.

Ein an *Pflegediagnosen* (☞ 2.3.2) ausgerichtetes Konzept hätte diese Schwierigkeiten nicht: Um die Pflegediagnose „Immobilität" ließen sich leicht zugehörige Pflegemaßnahmen gruppieren und in einem didaktisch sinnvollen Zusammenhang besprechen. Es bleibt aber abzuwarten, ob sich die Pflegediagnosen in Europa ebenso durchsetzen werden wie in den nordamerikanischen Staaten.

Kritiker eines ATL-orientierten Lehrbuchkonzeptes bezeichnen Zuordnungen einzelner Pflegehandlungen als willkürlich. So kann z.B. die Dekubitusprophylaxe gleich mehreren ATL zugeordnet werden:
- Von der Haupt*ursache* her gehört die Dekubitusprophylaxe zur ATL „Sich bewegen"
- Von den *Maßnahmen* aus betrachtet ist der überwiegende Teil der Dekubitusprophylaxe eine spezielle Form der Hautpflege und gehört demnach zur ATL „Sich waschen und kleiden".

Zur Pflegeplanung eher ungeeignet

Die ATL dienen teilweise auch als Checkliste und Hilfsmittel, um Pflegemaßnahmen zu strukturieren, zu planen und zu dokumentieren. Hier haben sich die ATL jedoch als eher ungeeignet erwiesen:
- Viele Pflegehandlungen werden „abgerissen" von den medizinischen Problemen, mit denen sie zum Teil sehr eng verknüpft sind
- Viele Pflegeprobleme bilden in der Berufspraxis eine Einheit, die in einer ausschließlichen Betrachtungsweise im Rahmen der ATL auseinandergerissen wird (z.B. Pflegeprobleme bei vollständiger Immobilisierung, ☞ oben)
- Zudem wird von vielen Kritikern eingewandt, daß der Mensch durch das ATL-Modell in einzelne Aktivitäten zerlegt wird, was kaum dem Gedanken einer ganzheitlichen Pflege entsprechen kann
- Schließlich wird auch das Wort „Aktivität" als einzige Betrachtungsweise kritisiert: Ein Mensch kann nicht ständig *aktiv* sein, er wird vieles auch nur annehmen, hinnehmen oder ertragen, also *passiv* sein.

Wenn man diese Grenzen des ATL-Modells beachtet und akzeptiert, sind sie ein hervorragendes Modell, die „*Basics*" der Pflege kennen- und beherrschen zu lernen.

7.2 Für Sicherheit sorgen

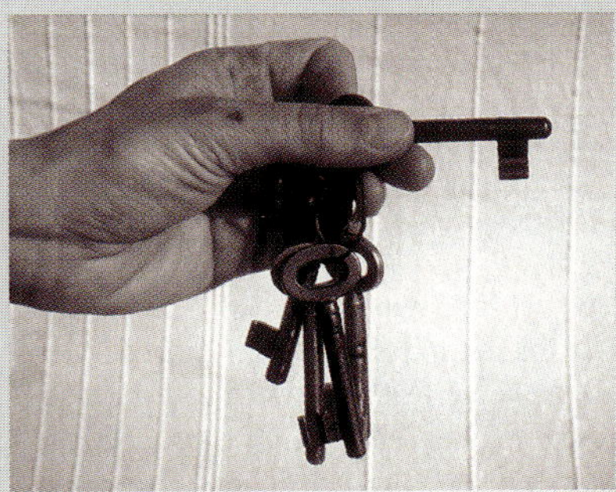

7.2.1 Was ist Sicherheit?

Sicherheit ist keine absolute Größe, die sich etwa aus Lebensalter, Einkommen oder Gesundheitsstatus errechnen läßt. Sie ist vielmehr ein *Gefühl* – und damit eine subjektive Größe. Sicherheit umfaßt, sich sicher zu fühlen vor Gefahr oder Schaden, sicher zu sein, kommende Ereignisse bewältigen zu können, sowie sich einer Information, seines Standpunktes oder seiner Sache sicher zu sein. „Mich wirft so leicht nichts um" oder „Ich fühle mich geborgen und geschützt", das kann nur jemand von sich sagen, der sich sicher fühlt.

In manchen Situationen fühlt sich der Mensch sicher, obwohl er in Gefahr ist, und in anderen sehr unsicher, obwohl er eigentlich in Sicherheit ist: Bei einem Verkehrsunfall während eines Wochenendausfluges tödlich zu verunglücken, ist viel wahrscheinlicher als ein tödlicher Zwischenfall bei einer Narkose. Dennoch haben weit mehr Menschen Angst vor einer Narkose als vor einer Fahrt ins Blaue.

Autofahrer *fühlen* sich sicher, weil sie das Steuer in der Hand halten und daher *glauben*, so einer Gefahr auswei-

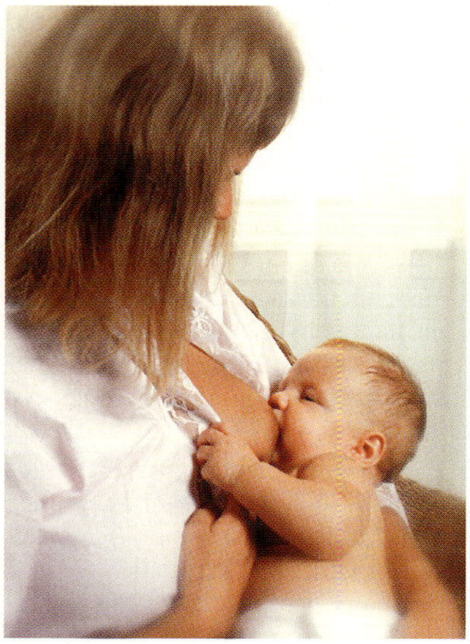

Abb. 7.1: Geborgenheit, Wärme, Nahrung, die entscheidenden „Sicherheitsfaktoren" für den Säugling. [V226]

chen zu können. In Narkose kann der Patient nichts für seine Sicherheit tun, er fühlt sich vollständig ausgeliefert und wird sich kaum durch eine Risikostatistik beruhigen lassen. Er muß vielmehr darauf vertrauen, daß andere für seine Sicherheit sorgen werden.

7.2.1.1 Wurzeln des Sicherheitsbedürfnisses

Das **Bedürfnis nach Sicherheit** ist ein Grundbedürfnis des Menschen. Nur in Sicherheit kann der Mensch Vertrauen und Zuversicht entwickeln und seine Existenz bejahen.

Entwicklungsgeschichtlich geht das Bedürfnis nach Sicherheit auf ein Verlangen nach *Geborgenheit* und *Zugehörigkeit* zu einer Gemeinschaft zurück. Dieses Bedürfnis sicherte unseren Vorfahren das Überleben: Gemeinsam suchte man nach Nahrung, nur gemeinsam konnte man sich vor Feinden schützen und um die Nachkommen kümmern. Mit den Augen eines Biologen oder Soziologen betrachtet, fügt sich der Mensch in eine Gruppe ein, weil ihm dort das Überleben leichter oder *sicherer* erscheint. Die elementare Gruppe, die Sicherheit bietet, ist die *Familie*: Sie verspricht nicht nur Schutz vor möglichen Gefahren, sondern kann auch als Sicherungssystem funktionieren, wenn die familiäre Bindung einer Belastung in Krisenzeiten (z.B. bei Krankheit oder Pflegebedürftigkeit) standhält.

Auch wenn das menschliche Bedürfnis nach Sicherheit in dem *entwicklungsgeschichtlichen* Bedürfnis der Existenzsicherung wurzelt, hat es sich zu einem *komplexen* Wunschgebilde entwickelt. Bestimmte kulturelle und soziale Faktoren fördern das *Gefühl*, sicher zu sein:

- Geborgenheit und Bindung
- Akzeptanz im sozialen Umfeld
- Vertrauen gegenüber anderen
- Gewißheit über die Zukunft
- Unabhängigkeit.

7.2.1.2 Sicherheitsbedürfnis und Lebensalter

Die oben genannten Faktoren sind nicht in allen Lebensabschnitten gleich bedeutend. Beim Heranwachsen durchläuft der Mensch eine Entwicklung, an deren Anfang die Sicherung der physischen Existenz im Vordergrund steht (Bedürfnis nach Nahrung, Wärme und Geborgenheit), zu der dann beim Erwachsenen komplexe Wechselwirkungen z.B. zwischen Sicherheit im Beruf, in der Familie, im Freundeskreis hinzutreten. Im Alter schließlich treten die elementaren Sicherheitsbedürfnisse im Zusammenhang mit zunehmender Pflegebedürftigkeit wieder in den Vordergrund.

Für den **jungen Säugling** bedeutet Sicherheit, die Nähe der Mutter zu spüren. Nahrung, Wärme und Hautkontakt sind die wichtigsten Sicherheitsfaktoren in dieser Phase. Bei einer gesunden Entwicklung des Säuglings und der Befriedigung seiner (Sicherheits-)Bedürfnisse entwickelt sich in dieser Zeit auch das sogenannte **Urvertrauen**.

Beim **älteren Säugling** und beim **Kleinkind** kommen weitere Aspekte hinzu: Das Kind krabbelt herum, entdeckt die Welt, benötigt Aufmerksamkeit und will seine Neugier befriedigen. Sicher zu sein heißt dann auch, beschützt zu werden.

Ein etwas älteres **Kind** möchte in der Familie geborgen sein, sie sorgt für den nötigen Schutz und Rückhalt. Wenn ein 4jähriger Junge erzählt: „Mein Papa ist der stärkste Mann der Welt!", dann ist hier der Wunsch Ursprung des Gedankens.

Ein **Jugendlicher** braucht die Anerkennung Gleichaltriger, um sich (seiner selbst) sicher zu fühlen. Im Übergang zum Erwachsenenalter treten Schulabschluß und die Aussicht auf einen Ausbildungs- und Studienplatz in den Vordergrund. Im Laufe des Heranwachsens hat sich der Horizont geweitet: Die Gefährdung der Umwelt oder die Gefahr für den Weltfrieden bei bewaffneten Konflikten werden (im Gegensatz zum Kind) in dieser Altersgruppe ebenfalls als für die Sicherheit bedrohlich empfunden.

Ein **Erwachsener** will sich seines Arbeitsplatzes und seiner finanziellen Lage gewiß sein. Das Gefühl, unabhängig zu sein, entscheiden zu können, oder die Fähigkeit, Krisen zu meistern, gibt ihm Sicherheit.

Ein **älterer Mensch** möchte selbständig und handlungsfähig bleiben, auch wenn seine körperlichen oder geistigen Kräfte nachlassen. Für ihn bedeutet Sicherheit meist, trotz der nachlassenden Kräfte und Fähigkeiten in seiner gewohnten Umgebung leben zu können.

Das Gefühl, sicher zu sein, hängt davon ab, ob existenzbedrohende Faktoren fehlen oder beherrscht werden können.

7.2.2 Krankheit verunsichert

Krankheit und besonders eine Krankenhausbehandlung gefährden die Sicherheit des Menschen, weil die Erkrankung selbst oder ihre Begleitumstände (z.B. eine notwendige Operation) seine Existenz bedrohen oder ihn daran hindern, selbst für seine Sicherheit zu sorgen.

Eine Patientin berichtet: „Wissen Sie, daß ich Angst hatte, als mir die Schwester das Pflaster abziehen wollte? Ein harmloses Pflaster! Wieviele Pflaster habe ich mir selbst schon entfernt, ich arbeite gern im Garten und habe mich öfters verletzt. Aber jetzt, nicht selbst bestimmen zu können, ob sie's langsam oder mit einem Ruck abziehen wird. Können Sie sich vorstellen, daß mir ein Pflaster Angst macht?"

Es sind also nicht immer die schweren Erkrankungen wie Krebs oder Herzinfarkt, die einen Patienten in seinem Sicherheitsgefühl empfindlich stören können. In diesem Sinne gibt es keine „harmlosen" Erkrankungen. Wieviel mehr sind aber die Patienten verunsichert, die zusätzlich zu dem Umstand, sich auf andere Menschen verlassen zu müssen, eine schwere Krankheit überwinden müssen?

Krankheit stört das Sicherheitsgefühl erheblich. Eine Krankheit ruft Unsicherheit hervor, weil:

- Sie den Kranken mit neuen, unangenehmen Erfahrungen (z.B. Schmerzen, Immobilität) konfrontiert
- Sie das trügerische Sicherheitsgefühl erschüttert, alles im Leben verliefe glatt und reibungslos
- Sie den Kranken u.U. daran hindert, selbst für seine Sicherheit zu sorgen
- Die gewohnten sozialen Bindungen und Kontakte unterbrochen werden
- Die Zukunft – insbesondere bei ungewisser Heilungsaussicht – bedrohlich oder schwer zu bewältigen erscheint
- Sich der Kranke neuen Gefahren, etwa nosokomialen Infektionen (☞ 6.2.2) oder möglichen Kunstfehlern gegenübersieht
- Das Krankenhaus mit seinen eigenen Regeln viele Menschen überfordert; der Kranke fühlt sich zunächst eher ausgegrenzt und als *Objekt* denn als *Subjekt*
- Das Vertrauen gegenüber Pflegenden und Ärzten erst wachsen muß
- Die gewohnte Unabhängigkeit, vor allem bei Körperpflege und Ernährung, durch Krankheit und Krankenhausumgebung empfindlich eingeschränkt wird.

Durch die Krankheit kann der Patient in seiner Mobilität oder Wahrnehmung eingeschränkt sein. Ist er von anderen abhängig, fühlt er sich besonders schutzbedürftig.

Im Falle der Krankenhauseinweisung verunsichert die ungewohnte Umgebung zusätzlich. Der Patient teilt das Zimmer mit fremden Menschen, und seine Intimsphäre wird oft nicht ausreichend gewahrt (☞ 3.1).

> Das Sicherheitsbedürfnis eines Menschen im Krankenhaus ist (zunächst) unerfüllt.
>
> Erfolgreiche Pflege kann sich demnach auch daran messen, ob es ihr gelingt, ein Sicherheitsgefühl zu vermitteln. Diese Aufgabe erfordert menschliche Zuwendung genauso wie Professionalität in den Pflegehandlungen.

7.2.3 Wie können Pflegende „für Sicherheit sorgen"?

Viele Studien haben gezeigt, daß das Sicherheitsgefühl des Patienten einen enormen Einfluß auf die Heilungstendenz hat. Beispiele hierfür sind die Wirkung von *Placebos* (☞ auch 10.2.1) oder der Zeitpunkt für das Auftreten bösartiger Erkrankungen (Psychoneuroimmunologie).

Bei Placebos handelt es sich um Schein-„Medikamente" ohne Wirkstoff, die z.B. in Tablettenform gepreßt aus Kalk oder Milchpulver bestehen. Der Patient weiß aber nicht, daß es sich um ein solches „Scheinmedikament" handelt. Allein der Glaube an die Wirkung und das Vertrauen in den Arzt bewirken hier die Besserung der Beschwerden. Eine ganze Reihe von Studien belegen, daß eine stabile Arzt-Patienten-Beziehung Voraussetzung für die Heilung ist. Ist diese Beziehung gestört, haben nicht nur Placebos, sondern auch nachweislich wirkungsvolle Medikamente oder sonstige Therapien wenig oder keinen Effekt. Obwohl es an wissenschaftlichen Studien mangelt, die ähnliche Phänomene für die Beziehung zwischen Patient und Pflegeperson belegen, gelten diese Beziehungsaspekte sicher auch hier.

Für eine ganze Reihe von Erkrankungen ist nachgewiesen, daß sie besonders in den Lebensphasen auftreten, in denen der Betroffene in seiner Existenz oder Lebensgrundlage bedroht ist (z.B. tritt der Brustkrebs häufig bei Frauen auf, deren Lebenspartner kürzlich verstorben ist). Wenn auch die „Unsicherheit" solche Erkrankungen nicht allein verursacht hat, so begünstigt sie doch deren Auftreten. Daraus läßt sich ableiten, daß Pflege als Beitrag zu Heilung und Genesung viel dafür tun muß, daß sich die Patienten weitgehend sicher fühlen.

> ☑ **„Für Sicherheit sorgen" bedeutet in der Pflege:**
> - Wo immer möglich Unsicherheit beseitigen
> - Zusätzliche Erkrankungen oder Komplikationen verhindern
> - Aufmerksamkeit und Zuwendung schenken
> - Den Alltag regeln helfen
> - Perspektiven bieten (es geht nach der Entlassung weiter).

Unsicherheit beseitigen. Informationen beantworten quälende Fragen: „Was geschieht mit mir? Werde ich wieder gesund?". Schon einfache Informationen über den Tagesablauf oder die Räumlichkeiten auf der Station helfen dem Patienten, sich besser in seine Situation einzufinden. Der Kontakt zu Angehörigen kann Geborgenheit vermitteln, z.B. durch die Vereinbarung patientengerechter Besuchszeiten.

Nur der gut informierte Patient kann alle seine Heilungskräfte mobilisieren. Außerdem gibt ihm die Information über Art und Verlauf der Erkrankung das Gefühl, wieder selbst etwas für seine Genesung tun zu können. Dabei spielt es wie in dem Vergleich zwischen Autofahrt und Narkose (☞ 7.2.1) keine Rolle, ob der Beitrag, den der Patient für seine Genesung leisten kann, tatsächlich größer ist als das, was andere für ihn tun können.

Zusätzliche Erkrankungen oder Komplikationen verhindern. Eine spezielle Aufgabe der Pflege besteht darin, die Gefährdung des Patienten für Folge- oder Zweiterkrankungen einzuschätzen und gezielte Maßnahmen zu deren Vermeidung zu ergreifen (☞ Prophylaxen, 7.2.5). Dies geht über die Beachtung eher technischer Sicherheitsvorschriften weit hinaus. Außer den Unfallverhütungsvorschriften gelten in Krankenhaus und ambulanten Pflegeeinrichtungen Sicherheitsbestimmungen (z.B. Brandschutz) wie in vielen öffentlichen Einrichtungen .

Aufmerksamkeit und Zuwendung schenken. Damit sich der Patient sicher fühlt, braucht er die Gewißheit, die Probleme des Krankseins meistern zu können, unabhängig davon, ob seine Erkrankung und deren Folgen vorübergehen oder für längere Zeit bestehenbleiben. Die meisten Patienten finden eine psychische Unterstützung hilfreich. Die Pflegeperson steht als Ansprechpartner bei Problemen zur Verfügung, d.h. sie hat ein „offenes Ohr" für den Patienten, hört aktiv zu (☞ 3.3 und 7.10.4). Wenn es notwendig ist oder gewünscht wird, vermitteln die Pflegenden Kontakt zu Psychologen oder Seelsorgern.

Zuwendung, einmal ganz wörtlich genommen, heißt, sich dem Patienten zuzuwenden, so daß er das Gefühl hat, „in guten Händen zu sein". Trotz aller Hektik und Geschäftigkeit ist der Patient immer noch wichtiger als einzelne Tätigkeiten.

Den Alltag regeln helfen. Während des Krankenhausaufenthaltes sind „draußen" Dinge zu erledigen, die der Patient nicht selbst regeln kann. Sind alle Rechnungen bezahlt, schaut jemand nach der Wohnung, sind Haustiere und Blumen versorgt? Gerade einen alleinstehenden Patienten belasten diese Fragen. Die Pflegeperson kann hier mit ihm gemeinsam überlegen, wer diese Aufgaben zeitweise übernehmen kann. Der Patient soll sicher sein, daß zu Hause alles „läuft". Nur so ist er von diesen Sorgen entlastet.

Manche Patienten haben finanzielle Probleme bei längerem Krankenhausaufenthalt, weil das Krankengeld wesentlich niedriger ist als das gewohnte Einkommen. Zusätzlich fallen Kosten an, etwa für Krankenbesuche, durch die Kostenbeteiligung an Heilmitteln oder Aufwendungen für Haushaltshilfen. Der Kranke kann seinen Arbeitsplatz verlieren durch Kündigung, Berufs- oder Erwerbsunfähigkeit.

Gerade finanzielle Notlagen und drohende Erwerbslosigkeit führen zu enormer Unsicherheit. In solchen Fällen ist es angebracht, den Sozialdienst einzuschalten, wenn der Patient dies wünscht.

Perspektiven bieten. Zu Beginn der Krankenhausbehandlung ist der Patient zunächst unsicher (☞ 3.1.1 und 3.1.2). Mit der Zeit gewinnt er eine neue Form von Sicherheit:

- Es ist immer jemand für ihn da (Pflegeperson, Arzt)
- Es wird für ihn gesorgt (Essen, Bettwäsche, teilweise Kleidung)
- Er erfährt Rücksicht und Schonung.

Vor der Entlassung wird der Patient erneut unsicher: Zu Hause muß er von heute auf morgen wieder selbst für sich sorgen. Viele Patienten fühlen sich dem nicht gewachsen, zumal sie meist nicht völlig gesund sind. Abgesehen von der körperlichen Anstrengung, die den Patienten erwartet, belastet ihn das Gefühl, alleine zurechtkommen zu müssen. Manche Menschen erkranken deswegen kurze Zeit später erneut.

7.2.4 Krankenbeobachtung

Wahrnehmen: Zufälliges, nicht absichtliches „Aufschnappen" von Sinneseindrücken.
Beobachten: Aufmerksames, methodisches, möglichst nicht wertendes Betrachten und Beurteilen.
Krankenbeobachtung: Nicht nur auf die Erkrankung oder den Kranken bezogen, sondern auch auf die gesunden und intakten Körperfunktionen und Lebensaktivitäten (☞ auch Gesundheit – Krankheit 1.2.1).

Die Definition von „Krankenbeobachtung" erfordert zwei Aussagen: Einmal muß festgelegt werden, was hier mit „Beobachtung" gemeint ist, zum anderen muß dies in den Bezug „Gesundheit – Krankheit" gestellt werden.

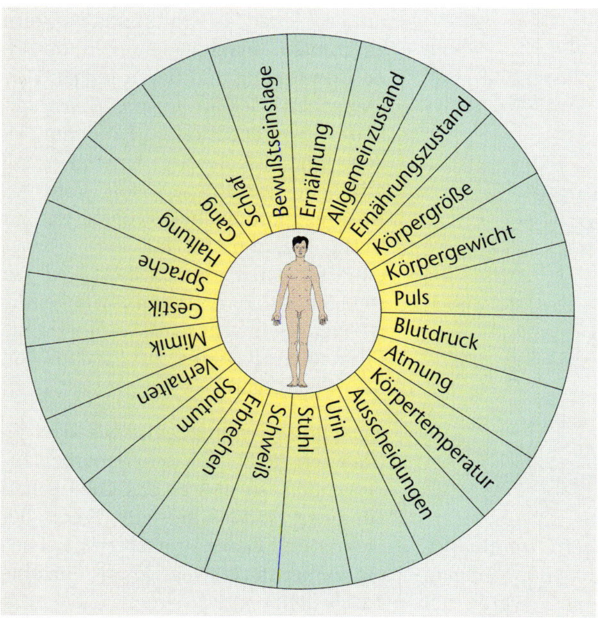

Abb. 7.2: Die Krankenbeobachtung umfaßt viele Bereiche, Funktionen und Aktivitäten des Menschen, nicht nur „Gesundes" oder „Krankes". [M100]

Beobachten ist mehr als wahrnehmen

Pflegepersonen nehmen eine ganze Reihe von Informationen über Patienten wahr, filtern wegen der Fülle der Eindrücke einiges aus und bemerken manchmal nur das, was ihnen besonders auffällig erscheint. Ihre Wahrnehmung wird beeinflußt durch Erwartungen, Wertvorstellungen und persönliches Befinden. Das heißt aber nicht, daß Wahrgenommenes keinen Informationswert hätte. Nur reicht es nicht aus, sich allein *darauf* zu verlassen.

Eine Pflegeperson hilft einem Patienten bei der Körperpflege und nimmt dabei wahr, daß die Haut im Bereich des Steißbeins deutlich gerötet ist. Sie registriert dies und handelt entsprechend. Es reicht aber nicht aus, sich darauf zu verlassen, die Haut beim Umlagern oder Waschen wahrzunehmen. Da bereits eine Druckbelastung von zwei Stunden zu Hautschäden führen kann, müßte die Haut in kürzeren Abständen kontrolliert werden.

Die Pflegeperson *beobachtet* die Haut, wenn sie

- *Absichtlich* (gezielt wegen einer geplanten Beobachtung), *aktiv* zum Patienten geht
- *Aufmerksam* die besonders gefährdeten Stellen beachtet und
- Die Beobachtungen *nach festen Kriterien bewertet*, z.B. ob die Rötung bei Druckentlastung sofort wieder verschwindet.

Beobachten geht über „Wahrnehmen" hinaus, da es
- Absicht und
- Aktivität voraussetzt
- Aufmerksamkeit verlangt
- Anwendung fester Kriterien beinhaltet
- Auswertung erfordert.

Abb. 7.2 gibt einen Überblick über die vielfältigen Bereiche der Krankenbeobachtung. Konkrete Beobachtungstechniken (z.B. Beobachtung der Haut, Messen von Puls und Blutdruck) werden in den einzelnen ATL-Kapiteln beschrieben.

Beobachtung als Grundlage von Pflege und Therapie

Von der Qualität der Krankenbeobachtung hängt sehr viel ab. Pflegepersonen und Ärzte sind auf Ergebnisse der Beobachtung angewiesen, um Therapie und Pflege zu steuern, zu überprüfen und anzupassen sowie mögliche Gefährdungen rechtzeitig zu erkennen, damit die Möglichkeit erhalten bleibt, vorzubeugen und einzugreifen, also zu agieren, statt zu reagieren.

Mit der Krankenbeobachtung erhält die Pflegeperson die Informationen, die benötigt werden:

- Um die Pflegebedürftigkeit eines Patienten einzuschätzen
- Selbstpflegefähigkeiten zu erkennen
- Pflege zu planen
- Mögliche Verschlechterungen im Befinden des Patienten, z.B. neu aufgetretene Komplikationen, frühzeitig zu erkennen

(☞ auch 1.6.4, Pflegemodell nach Orem und 2.2, Pflegeprozeß).

Die Pflegeperson ist öfter, länger und „näher" beim Patienten als der Arzt. Zur Behandlung des Kranken benötigt der Arzt eine Fülle von Informationen. Dabei ist er nicht nur auf Meßwerte z.B. von Puls, Blutdruck und Temperatur angewiesen, sondern auf viele weitergehende Beobachtungen. Hierzu gehört z.B., ob das neu angeordnete Medikament auch die gewünschte Wirkung hat, wie die Operationswunde heilt, ob der Patient Schmerzen hat, ob Genesungsfortschritte erkennbar sind und inwiefern der Patient am Genesungsprozeß mitarbeiten will oder kann.

7.2.4.1 Grundgedanken

Voraussetzung für die Krankenbeobachtung und deren Auswertung ist das nötige *Fachwissen,* z.B. über physiologische und pathologische Vorgänge, über Krankheiten, Untersuchungen, Medikamente und Operationen.

Die Krankenbeobachtung erstreckt sich über Tag und Nacht und erfaßt den Patienten in seiner *Ganzheit:* auf der körperlichen, psychischen und sozialen Ebene. Der Kranke wird bei jedem Kontakt beobachtet, sei es bei der Körperpflege, beim Bettenmachen, beim Verbandswechsel oder im Gespräch.

In der modernen Medizin wird die Beobachtung häufig durch eine apparative Überwachung ergänzt (manchmal sogar ganz ersetzt). Oft kann aber eine erfahrene Pflegekraft eine bedrohliche Situation erfassen, noch bevor Apparate einen Alarm auslösen. Es ist deshalb weder wünschenswert noch zweckmäßig, die Krankenbeobachtung völlig den Apparaten zu überlassen (☞ auch 1.8.3, Technik kritisch einsetzen).

Um den Blutdruck eines Patienten in kurzen Zeitabständen zu messen, können Automaten eingesetzt werden (z.B. Dinamap®). Liegt der Blutdruck außerhalb der eingestellten Grenzen, löst das Gerät einen Alarm aus.

Wird der Blutdruck jedoch mit Stethoskop und Manschette gemessen, hat dieses den Vorteil, daß:

- Sich die Pflegeperson dem Patienten zuwendet, er kann dann Fragen stellen oder Wünsche äußern
- Sie den Muskeltonus seines Armes spürt und merkt, ob der Patient verkrampft oder entspannt im Bett liegt
- Sie seine Hauttemperatur fühlen und dadurch einen Fieberschub erkennen kann
- Sie hört, ob das Herz regelmäßig schlägt oder nicht.

Der Mensch allerdings ist als Beobachter in einem Punkt den Apparaten unterlegen: Eigenes Befinden, Erwartungen an den Patienten, Übung und Erfahrung, Konzentration und Aufmerksamkeit beeinflussen die Qualität der Beobachtungen. Und wenn es darum geht, alle fünf Minuten den Blutdruck zu messen, ist die Maschine sinnvoll eingesetzt (Entlastung des Pflegepersonals).

7.2.4.2 Ziele

Pflegende beobachten die Patienten, um:

- Veränderungen am Patienten gezielt wahrzunehmen, zu beschreiben und zu objektivieren
- Den Pflegebedarf zu ermitteln
- Den Patienten und den Therapieerfolg zu überwachen
- Drohende Gefahren zu erfassen und Komplikationen zu verhüten
- Wünsche und Bedürfnisse des Patienten festzustellen
- Den Krankheits- bzw. Genesungsverlauf zu beurteilen.

Nicht zuletzt erfüllt die Krankenbeobachtung auch einen wichtigen Zweck im Rahmen der *Pflegeforschung* (☞ 2.7): Die durch Beobachtung gewonnenen Daten sind für die wissenschaftliche Beurteilung von Pflegetechniken oder -hilfsmitteln unerläßlich.

> Krankenbeobachtung ist die Grundlage professioneller Pflege des Patienten. Sie erfaßt Komplikationen und Gefahren, die dem Patienten im Krankenhaus drohen.

7.2.4.3 Möglichkeiten zur Krankenbeobachtung

Die Pflegekraft beobachtet mit den Sinnesorganen:

- **Mit dem Auge** sieht sie z.B. Hautfarbe, Ödeme, Schwellungen, Ernährungszustand, Allgemeinzustand, Wunden, Schweiß, Bewegung, Körperhaltung *(optische Wahrnehmungen)*
- **Mit dem Ohr** hört sie z.B. Atemgeräusche, Schmerzäußerungen, Husten, Sprachstörungen *(akustische Wahrnehmungen)*
- **Mit den Fingern** tastet und spürt sie z.B. Hauttemperatur, Puls, Verhärtungen, Trockenheit, Feuchtigkeit *(haptische Wahrnehmungen)*
- **Mit der Nase** riecht sie z.B. Atemgeruch, Körpergeruch, Geruch von Ausscheidungen *(olfaktorische Wahrnehmungen)*.

Zusätzlich werden Hilfsmittel, also Geräte eingesetzt: Uhr, Fieberthermometer, Stethoskop und Checklisten. Dadurch können die Beobachtungen der Sinnesorgane objektiviert werden. Die Empfindung „heiße Haut" wird beispielsweise präzisiert, indem man die Körpertemperatur mißt und auf Zehntelgrade genau in Grad Celsius (°C) angibt.

Ergänzend zur eigenen Beobachtung bittet die Pflegekraft den Patienten (und evtl. seine Angehörigen), sich zu melden, wenn sein Zustand sich verändert. Diese Selbstbeobachtungen des Patienten geben dem Pflegepersonal wichtige Hinweise darauf, wie Pflege und Behandlung weiterzuführen sind.

7.2.4.4 Weitergabe und Dokumentation der Krankenbeobachtung

Alle Beobachtungen trägt die Pflegekraft sofort in das Dokumentationssystem (☞ 2.4) ein. Die **Dokumentation** ermöglicht es, einen Meßwert (allgemein gesprochen: eine Information) in Beziehung zu weiteren Beobachtungen oder früheren Meßwerten zu setzen. Manchmal läßt sich erst dann entscheiden, ob die aktuelle Information wichtig ist oder nicht (☞ Abb. 7.3).

Eine Pflegeperson mißt bei einem Patienten einen Blutdruck von 120/80 mmHg, den sie als „normal" einschätzt. Sie wird nicht mit Kreislaufproblemen rechnen. Wenn sie aber weiß, daß der Patient bisher wesentlich höhere Blutdruckwerte gewohnt war und jetzt unter blutdrucksenkenden Medikamenten *zum ersten Mal* wieder einen so „niedrigen“ Blutdruck hat, wird sie den Patienten auf Schwindel oder Kreislaufprobleme beobachten und ihn auffordern, vorerst nicht alleine aufzustehen.

☑ Eine Beobachtung gewinnt oft erst im Zusammenhang mit anderen Beobachtungen ihre Aussagekraft.

Wichtige Veränderungen sind an den zuständigen Arzt weiterzuleiten und im Team zu besprechen. Es geht darum, auf Veränderungen adäquat zu reagieren und die weitere Pflege und Therapie daran anzupassen.

☑ Damit die Dokumentation der Beobachtung auch informativ ist, am besten:

- Präzise, leicht verständlich und kurz formulieren (z.B. „2 cm große, kreisrunde, gerötete Stelle an der linken Ferse“)
- Veränderungen objektiv und sachlich beschreiben
- Mengen und Größen genau angeben.

7.2.5 Grundlagen der Prophylaxen

Prophylaxe: Mögliche Komplikationen oder Zusatzerkrankungen verhindern, Vorsorge treffen, Gesundes gesund erhalten, in den fünf Schritten:

- Gefahren wahrnehmen
- Gefährdungen beurteilen
- Maßnahmen planen
- Handeln
- Auswerten.

Das Wort **Prophylaxe** stammt aus dem Griechischen *(prophylaxis)* und bedeutet „vor etwas Wache halten“. Die Pflegekraft wacht sozusagen darüber, daß der Patient nicht weiter erkrankt.

Im Sprachgebrauch des Pflegealltags wird unter „Prophylaxe“ häufig nur die Maßnahme an sich verstanden, man sagt: „Wir machen Prophylaxen“. Dieses Tun setzt jedoch voraus, Gefährdungen zu erkennen, zu beurteilen und dementsprechend zu handeln.

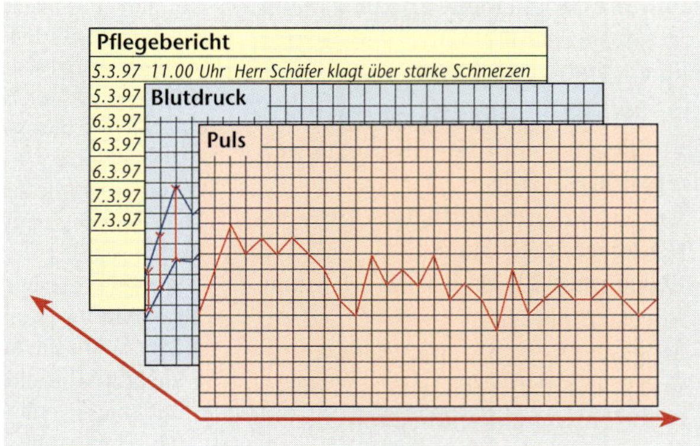

Abb. 7.3: Ausgehend von einer Beobachtung überlegt die erfahrene Pflegeperson in zwei Richtungen: Sie vergleicht die aktuelle mit vorherigen *und* mit anderen Beobachtungen. [M100]

Manche Prophylaxen sind zu einem Ritual geworden wie z.B. das Einreiben mit Franzbranntwein zur Pneumonieprophylaxe (☞ 7.3.4). Dabei werden auch jene Patienten „bedacht“, die nicht pneumoniegefährdet sind, was ihnen vielleicht nicht schadet; schlimmer ist jedoch, daß dadurch wertvolle Zeit für jene Patienten fehlt, deren Pneumoniegefährdung andere oder weitere Maßnahmen erfordert.

Daher gehört es auch zu den Prophylaxen, aus Beobachtungen Risikofaktoren und den Grad der Gefährdung zu ermitteln und auf dieser Grundlage vorbeugende Maßnahmen zu ergreifen.

Um den Zusammenhang zwischen Beobachten, Erkennen und Handeln zu unterstreichen, werden die einzelnen Prophylaxen in diesem Lehrbuch im Zusammenhang mit der ATL-spezifischen Krankenbeobachtung besprochen (☞ Tab. 7.4).

☑ Pflegepersonen achten bei den Prophylaxen darauf:

- Ursachen auszuschalten
- Maßnahmen regelmäßig durchzuführen
- Rationell zu arbeiten, indem Handlungen kombiniert werden
- Effektiv vorzubeugen
- Im Team und mit dem Patienten zusammenzuarbeiten.

Ursachen ausschalten. Pflegemaßnahmen und die verwendeten Pflegeutensilien orientieren sich an der Ursache der Gefährdung (das Übel an der Wurzel packen). Ein Dekubitus (☞ 7.6.4) entsteht primär durch anhaltenden Druck auf bestimmte Hautbezirke. Maßnahme der Wahl ist daher die Druckentlastung.

Maßnahmen regelmäßig durchführen. Die Häufigkeit prophylaktischer Maßnahmen richtet sich nach dem Grad der Gefährdung des Patienten. Es kann notwendig sein, Maßnahmen wie den Lagewechsel zur Dekubitusprophylaxe rund um die Uhr durchzuführen, also auch nachts.

Rationell arbeiten. Manche prophylaktischen Maßnahmen können mit der Körperpflege oder der Mobilisation verbunden werden. Ein Maßnahmenplan macht ersichtlich, wann welche Maßnahme notwendig ist. Er zeigt auch auf, welche Handlungen sich gut kombinieren lassen (☞ Pflegeplanung 2.2.4).

Effektiv arbeiten. Manche Maßnahmen beugen mehreren Zweiterkrankungen oder Komplikationen vor und bringen damit bei gleichem Aufwand größeren Nutzen. Beispielsweise ist die Mobilisation des Patienten eine Maßnahme der Dekubitus-, Kontrakturen-, Thrombose- und Obstipationsprophylaxe.

ATL	Prophylaxe
Atmen	Pneumonieprophylaxe (☞ 7.3.4) Thromboseprophylaxe (☞ 7.3.15)
Waschen und kleiden	Intertrigoprophylaxe (☞ 7.8.5) Soor- und Parotitis-prophylaxe (☞ 7.5.5.3)
Sich bewegen	Dekubitusprophylaxe (☞ 7.6.4) Kontrakturenprophylaxe (☞ 7.6.5)
Ausscheiden	Obstipationsprophylaxe (☞ 7.9.9.2) Zystitisprophylaxe (☞ 7.5.3.1)
Essen und trinken	Aspirationsprophylaxe (☞ 7.7.7)

Tab. 7.4: In diesem Kapitel beschriebene Prophylaxen, nach den ATL geordnet.

Im Team und mit dem Patienten zusammenarbeiten. Pflegepersonen ziehen an einem Strang: Es nutzt nichts, wenn die Dekubitusprophylaxe nur vom Frühdienst durchgeführt wird, weil Spät- und Nachtdienst sie als sinnlos betrachten. Gleichzeitig ist die Kooperation mit dem Patienten sehr wichtig: Er wird aktiviert, um möglichst bald selbständig zu werden (und sich z.B. selbst umlagern zu können).

7.2.6 Sicherheit für Patienten

Über die Prophylaxen hinaus trägt die Beachtung und Umsetzung von Vorschriften zur Sicherheit des Patienten bei, z.B. aus dem Bereich der

- **Hygiene:** Schutz des Patienten vor nosokomialen Infektionen (☞ 6.4.2)
- **Allgemeinen Sicherheitsbestimmungen,** die auch in anderen öffentlichen Gebäuden gelten, z.B. Brandschutz und Kennzeichnung von Fluchtwegen
- **Speziellen Sicherheitsbestimmungen** wie z.B. die Medizin-Geräteverordnung (MedGV, ☞ 1.8.3).

Der folgende Text bezieht sich auf die für den Patienten wichtigen Aspekte aus diesen Bestimmungen und Vorschriften.

Sicherheit im Krankenzimmer

Folgende Maßnahmen tragen zur Sicherheit des Patienten im Krankenzimmer bei:

Verletzungen vermeiden

- Die Bedienung des *Nachtschränkchens* erklären. Es besteht die Gefahr von Quetschungen an den Händen und Sturzgefahr beim Abstützen auf der ausgeklappten Platte
- Bei der Krankenhausaufnahme dem Patienten die Räumlichkeiten zeigen und insbesondere auf *Stufen* hinweisen (z.B. in der Naßzelle)
- Den Patienten bitten, sich zu melden, wenn etwas zerbricht und die *Scherben* durch das Personal aufräumen lassen (z.B. Glas, Fieberthermometer)
- *Klingel* und Lichtschalter immer in Reichweite des Patienten hängen, auch beim Essen am Tisch und beim Waschen am Waschbecken, so daß sich der Patient jederzeit bei Wünschen, Problemen und Schwierigkeiten melden kann. Dazu werden häufig extra lange Klingelschnüre benötigt, die allerdings wiederum für Mitpatienten und Besucher eine Stolperfalle darstellen.

Sturz- und Rutschgefahr vermeiden

- Immer die z.B. an Betten oder Rollstühlen befindlichen *Bremsen feststellen* und Fußstützen nach unten klappen (beim Aufstehen Fußstützen wegklappen, damit der Patient nicht mit dem Rollstuhl vornüberkippt)
- Bei alten Patienten sollten Veränderungen im Patientenzimmer, z.B. durch zusätzliche Geräte, möglichst morgens vorgenommen werden, damit der Patient Zeit hat, sich bis zur Nacht auf diese Veränderungen der Umgebung einzustellen.

Problem: Höhe des Bettes

Die Höhe der Krankenhausbetten entspricht nicht der gewohnten Höhe des Bettes zu Hause. Gerade kleinere Patienten kommen beim Sitzen auf der Bettkante nicht mit den Füßen auf den Boden; es fehlt ihnen der Bodenkontakt und damit die Sicherheit beim Aufstehen. Zusätzlich müssen sich diese Patienten, um sich auf das Bett setzen zu können, auf die Zehenspitzen stellen. Aus diesem Grund drohen kleinere Patienten leicht abzurutschen und zu stürzen, wenn sie alleine versuchen, ins Bett zu gehen oder aufzustehen. Wenn das Bett nicht weit genug abgesenkt werden kann, ist ein Schemel hilfreich.

7.2.7 Netz

Sicherheit für die persönliche Existenz hängt mit allen anderen ATL zusammen, wie etwa die Sicherheit:

- Genügend Luft zu bekommen
- Ausreichend gesunde Nahrung zu essen zu haben
- Regelmäßig Stuhlgang zu haben
- Sich sicher bewegen zu können
- Andere Menschen zu verstehen und verstanden zu werden.

In besonderer Weise ist die ATL „Für Sicherheit sorgen“ verknüpft mit der:

- ATL „Atmen“, die stellvertretend für die lebenswichtigen Funktionen von Herz, Kreislauf und Lunge steht, also der Lebensfähigkeit *des Körpers*
- ATL „Sinn finden“, die sich damit auseinandersetzt, wie der Mensch im *seelisch-geistigen Bereich* seine Existenz sichern und bejahen kann
- ATL „Sich als Frau oder Mann fühlen und verhalten“, die sich in den ersten Abschnitten mit der *sozialen Existenz* des Menschen befaßt
- ATL „Ausscheiden“. Viele Betroffene mit Inkontinenz oder künstlichem Darmausgang trauen sich nicht mehr unter Menschen, aus Angst, daß andere von ihren Schwierigkeiten erfahren und sie deswegen meiden könnten
- ATL „Kommunizieren“. Schwerhörigkeit kann dazu führen, daß Betroffene sich mehr und mehr zurückziehen und sich nicht an der Unterhaltung beteiligen oder mißtrauisch werden: „Was reden die über mich?“ Auch ausländische Mitbürger leiden im Krankenhaus unter der Angst, nicht oder falsch verstanden zu werden und nicht zu verstehen, was mit ihnen geschieht.

Wegen dieser Verknüpfungen erschien es sinnvoll, mit der ATL „Für Sicherheit sorgen“ zu beginnen. Jedoch läßt sie sich nicht nur isoliert betrachten und wird bei allen ATL wieder auftauchen.

7.3 Atmen

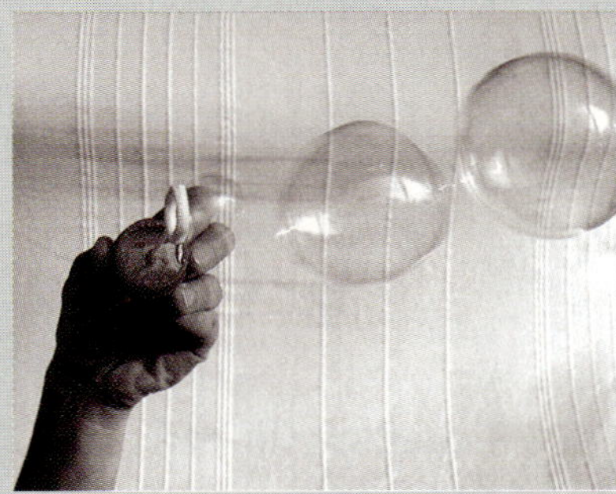

Die **ATL „Atmen"** umfaßt *alle* Leistungen des Organismus, welche die für den Stoffwechsel lebensnotwendige Konstanz des Inneren Milieus sichern. Die ATL „Atmen" bezieht sich somit auf die Physiologie von Lunge, Herz und Gefäßen und auch auf den Atem im übertragenen Sinne („Leben einhauchen").

Diese Aktivität des täglichen Lebens ist also nicht identisch mit dem physiologischen Begriff „Atmen": Die ATL „Atmen" steht stellvertretend für alle lebenserhaltenden Funktionen wie z.B. Atmung und Herz-Kreislaufaktivität.

Mit Hilfe der **Atmung** ist der Körper in der Lage, Gase mit der Umgebung auszutauschen: den für alle Lebensvorgänge unabdingbaren Sauerstoff über die Lunge aufzunehmen und das Stoffwechselprodukt Kohlendioxid abzugeben.

Herz, Gefäße und das in ihnen strömende **Blut** stehen in engem physiologischen Zusammenhang mit der Atmung: Sie liefern den Zellen Sauerstoff, aber auch andere Nährstoffe wie etwa Glukose, und transportieren Kohlendioxid ab.

Atmung und Blutkreislauf gewährleisten ein gleichbleibendes **Inneres Milieu** und erhalten damit die Lebensfähigkeit der Zellen.

7.3.1 Physiologische Grundlagen der Atmung

Anatomie und (Patho-)Physiologie der Atmungsorgane, ☞ 20.1

Die wichtigste Aufgabe der **Atmung** ist die ausreichende Versorgung der Zellen mit Sauerstoff und die Ausscheidung von Kohlendioxid; dazu gehören die **äußere Atmung** *(Lungenatmung)* und die **innere Atmung** (Gasaustausch zwischen Zelle und Blut). Da das Kohlendioxid im Blut als Kohlen*säure* gelöst ist, spielt die Atmung eine wichtige Rolle im Säure-Basen-Haushalt (☞ 31.1.5).

7.3.1.1 Atemmechanik

Bei der aktiven **Inspiration** (*Einatmung,* ☞ Abb. 7.6) dehnt sich die Lunge aus, es gelangt von außen frische, sauerstoffreiche Atemluft in die Alveolen.

Bei der überwiegend passiven **Exspiration** *(Ausatmung,* ☞ Abb. 7.6) zieht sich die Lunge wieder zusammen und gibt verbrauchte (kohlendioxidreiche, sauerstoffarme) Luft nach außen ab.

7.3.1.2 Steuerung der Atmung

Das **Atemzentrum** in der *Medulla oblongata* (Verlängertes Mark, ☞ 35.1.2) steuert die Atmung. Dazu werden ständig im Blut gemessen:

- Sauerstoffgehalt des Blutes (= pO_2 = O_2-Partialdruck)
- Kohlendioxidgehalt des Blutes (= pCO_2 = CO_2-Partialdruck)
- H^+-Ionenkonzentration des Blutes (= pH = mathematisch exakt der negative dekadische Logarithmus der H^+-Ionenkonzentration).

Diese Steuerung durch das Atemzentrum hält den Sauerstoff- und Kohlendioxidgehalt sowie den pH-Wert in engen Grenzen konstant (☞ Tab. 20.21). Werden diese Grenzen wesentlich über- oder unterschritten, ist dies lebensbedrohlich.

7.3.2 Beobachtung der Atmung

☑ Die Atmung gehört neben Puls, Blutdruck und Körpertemperatur zu den **Vitalzeichen.**
Die gesunde, **normale Atmung** *(Eupnoe)* erfolgt regelmäßig, gleichmäßig tief, ist geräuscharm und geruchlos.

Der Atemantrieb wird stärker bei	Der Atemantrieb wird schwächer bei
• Sinkendem Sauerstoffgehalt • Steigendem Kohlendioxidgehalt • Sinkendem pH-Wert	• Steigendem Sauerstoffgehalt • Sinkendem Kohlendioxidgehalt • Steigendem pH-Wert

Tab. 7.5: Steuerung der Atmung.

Abweichungen davon können auf bestimmte Krankheiten hinweisen: Atemstörungen treten nicht nur bei Atemwegserkrankungen auf, sondern auch bei Herz-Kreislauferkrankungen und Stoffwechselstörungen. Eine gezielte Atembeobachtung ist erforderlich:

- Im Rahmen der Pflegeanamnese bei allen Neuaufnahmen
- Bei Patienten mit Lungen- oder Herzerkrankungen (mindestens einmal pro Schicht)
- Fortlaufend bei Sauerstofftherapie, während einer Narkose; bei Gabe atemdepressiver (die Atmung dämpfender) Medikamente (z.B. Opioide, ☞ Pharma-Info 16.7); bei bewußtlosen, beatmeten oder gerade extubierten Patienten.

Die Beobachtung der Atmung umfaßt:
- Atemfrequenz
- Atemvolumina
- Atemintensität
- Atemrhythmus
- Atemgeräusche (☞ 20.3.4)
- Atemgeruch (☞ 20.3.5).

Außerdem wird auf die Körperhaltung (Einsatz der Atemhilfsmuskulatur, ☞ Abb. 20.38), auf seitengleiche Atembewegungen und auf das Gesamtbefinden des Patienten geachtet.

7.3.2.1 Atemfrequenz

Atemfrequenz: Anzahl der **Atemzüge** pro Minute. Ein Atemzug umfaßt *eine* Ein- *und* Ausatmung.

Der **Normalwert** der Atemfrequenz ist altersabhängig. Die Atemfrequenz beträgt beim:

- Neugeborenen 40 – 45 Atemzüge/Minute
- Kleinkind 25 – 30 Atemzüge/Minute
- Erwachsenen 16 – 20 Atemzüge/Minute.

Atemfrequenz richtig zählen
- Sobald sich der Mensch seiner Atmung bewußt wird, beeinflußt er sie. Daher die Atmung für den Patienten unbemerkt beobachten, z.B. nach der Pulskontrolle noch für eine Minute das Handgelenk des Patienten halten und die Atemzüge zählen
- Beim Bewußtlosen beobachtet man die Atem*bewegungen*. Hierzu je eine Hand an Brustbein und Rippenrand oder Flanke legen
- Die Atemzüge werden eine Minute lang gezählt, um genaue Meßwerte zu erhalten.

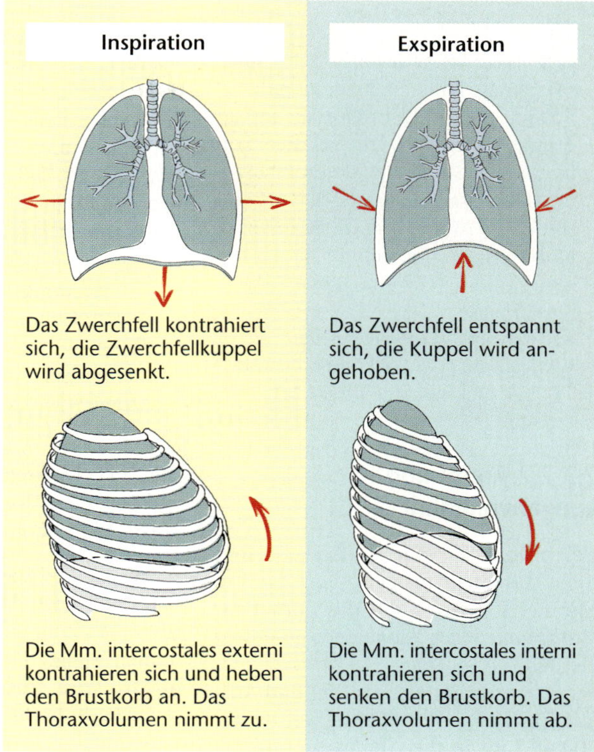

Abb. 7.6: Mechanik der In- und Exspiration. Die Abbildung zeigt links den Thorax bei Inspiration und rechts bei Exspiration. [B200]

Abweichungen der Atemfrequenz

Tachypnoe

Tachypnoe: Beschleunigte Atmung, also > 20 Atemzüge/Min. beim Erwachsenen. Sie kann bis zu 100 Atemzüge/Min. betragen.

Die **Tachypnoe** tritt bei erhöhtem Bedarf an Sauerstoff auf. Physiologisch ist sie bei körperlicher Anstrengung, psychischer Belastung, Hitzeeinwirkung (in der Sauna, heißes Bad) oder bei unvorbereitetem Aufenthalt in großer Höhe (ab ca. 2000 m Höhendifferenz).

Pathologische Ursachen sind z.B. Schmerzen, Fieber (Frequenz steigt pro 1 °C um etwa 7 Atemzüge/Min.), Herzerkrankungen, Lungenerkrankungen und Anämie (☞ 24.6.1).

Bradypnoe

Bradypnoe: Verlangsamte Atmung, beim Erwachsenen < 12 Atemzüge/Minute.

Physiologisch ist eine **Bradypnoe** im Schlaf oder während tiefer Entspannung (Meditation, autogenes Training).

Pathologisch tritt sie auf bei:
- Schädigung des Zentrales Nervensystem (☞ 35.1.2), z.B. Schädel-Hirn-Trauma (☞ 35.15.1)
- Vergiftungen (z.B. durch Benzodiazepine, ☞ Pharma-Info 36.43)
- Stoffwechselerkrankungen wie ausgeprägter Hypothyreose (☞ 23.4.4).

Apnoe

Apnoe: Atemstillstand.

Ursache einer **Apnoe** kann eine Verlegung der Atemwege, eine Lähmung des Atemzentrums oder eine Lähmung der Atemmuskulatur sein. Eine Apnoe unterbricht die lebensnotwendige O_2-Zufuhr aller Organe. Insbesondere das Gehirn reagiert empfindlich auf Sauerstoffmangel. Eine unbehandelte Apnoe führt in 3 – 5 Minuten zum Hirntod (☞ 15.6).

Notfall!
Ein Atemstillstand erfordert immer Erste Hilfe nach dem ABC-Schema (☞ 17.3), falls nicht ausdrücklich ein Verzicht auf Reanimationsmaßnahmen vereinbart *und* vom Arzt angeordnet wurde, sonst verstirbt der Patient innerhalb weniger Minuten:
- **A**(irway) = Freimachen der Atemwege
- **B**(reathing) = Atemspende
- **C**(irculation) = bei Herzstillstand Herzdruckmassage (☞ 17.3.3)

7.3.2.2 Atem- und Lungenvolumina

Bei erhöhtem Sauerstoffbedarf kann nicht nur die Zahl der Atemzüge pro Minute, sondern auch die Luftmenge *(Volumen)* jedes Atemzuges gesteigert werden.
Ein Atemzug besteht aus Ein- und Ausatmung. Bei der Einatmung werden ca. 500 ml Luft in die Atemwege und die Lunge eingesaugt (**Atemzugvolumen,** kurz *AZV*). Diese mischen sich mit der noch in der Lunge vorhandenen Luft (Lunge und Atemwege sind nach der Ausatmung nie völlig luftleer).

Der Gasaustausch findet ausschließlich in den Alveolen statt, da nur hier die Gewebeschicht zwischen Luft und Blut dünn und durchlässig ist. Ungefähr 1/3 der eingeatmeten Luft gelangt nicht in die Alveolen, sondern verbleibt in den Atemwegen wie Kehlkopf, Luftröhre und Bronchien. Dort ist die Gewebeschicht viel dicker als in den Alveolen, und es findet kein Gasaustausch statt. Daher werden diese Atemwege auch unter dem Begriff **Totraum** zusammengefaßt.

Atemminutenvolumen (kurz *AMV*): Luftmenge, die in einer Minuten ein- und ausgeatmet wird; rechnerisch Atemzugvolumen mal Atemfrequenz.

Bei 14 – 16 Atemzügen/Minute atmet ein gesunder Erwachsener pro Minute etwa 7,5 l Luft ein und wieder aus.

Wird bei körperlicher Anstrengung mehr Sauerstoff benötigt, so vertieft sich die Atmung, d.h. das Atemzugvolumen steigt. Deckt dies den Bedarf nicht, wird zusätzlich die Atemfrequenz erhöht. So kann das Atemminutenvolumen erheblich gesteigert werden.

Durch verstärkte Einatmung können je Atemzug über das normale Atemzugvolumen hinaus etwa 2 – 3 l Luft eingeatmet werden: dieses Volumen wird als **inspiratorisches Reservevolumen** bezeichnet. Durch verstärkte Ausatmung nach der normalen Ausatmung kann noch etwa 1 l Luft zusätzlich ausgeatmet werden **(exspiratorisches Reservevolumen).**

Werden alle Reserven zusätzlich zum normalen Atemzugvolumen ausgeschöpft, ergibt sich die **Vitalkapazität,** also die Menge an Luft, die ein Mensch maximal ein- und ausatmen kann.

Vitalkapazität = Atemzugvolumen + inspiratorisches Reservevolumen + exspiratorisches Reservervolumen.

Auch nach stärkster Ausatmung bliebt noch Luft in den Lungen zurück. Diese Restluft wird **Residualvolumen** genannt. Vitalkapazität und Residualvolumen zusammengenommen ergeben die **Totalkapazität.**

Die Beobachtung der exspiratorischen Volumina ist wichtig:
- Vor einer Operation, wenn Hinweise auf eine eingeschränkte Beweglichkeit des Brustkorbes bestehen
- Zur Verlaufskontrolle bei Herz- und Lungenerkrankungen.

Bei der **Spirometrie** (☞ 20.4.3) wird zusätzlich zum Volumen auch der Luftstrom *(flow)* gemessen, d.h. wie schnell die Luftmenge ein- und ausgeatmet werden kann.

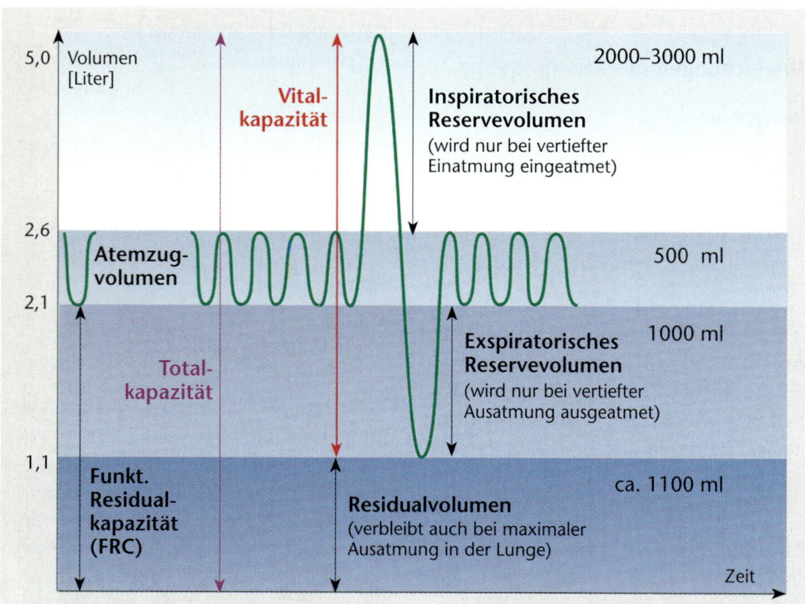

Abb. 7.7: Statische Atemvolumina des Gesunden bei Ruheatmung und bei vertiefter Ein- und Ausatmung. [B200]

7.3.2.3 Atemintensität

Beim Gesunden entspricht die **Atemintensität** dem tatsächlichen Bedarf an Sauerstoff und hängt vom aktuellen Kohlendioxidgehalt des Blutes ab. In Abweichung davon bezeichnet **Hyperventilation** (*gesteigerte Atemtätigkeit,* ☞ 20.3.6) eine über den Bedarf hinausgehende Atemaktivität. Bei der **Hypoventilation** (*verminderte Atemtätigkeit,* ☞ 20.3.6) wird der Bedarf des Organismus an Sauerstoff nicht befriedigt und zuwenig Kohlendioxid aus dem Blut entfernt.

Minderbelüftung: (Zu) geringe Belüftung einzelner Lungenanteile, meist gekoppelt mit einer Minderdurchblutung.

Bei einem tatsächlich niedrigen Sauerstoffbedarf, z.B. bei Immobilität, ist die Atemintensität *bedarfsgerecht* gering, da bei Bewegungsmangel weniger Sauerstoff benötigt wird und weniger Kohlendioxid entsteht. Es kommt zur **Minderbelüftung** der Lunge. Andere Ursachen hierfür sind z.B. die schmerz-

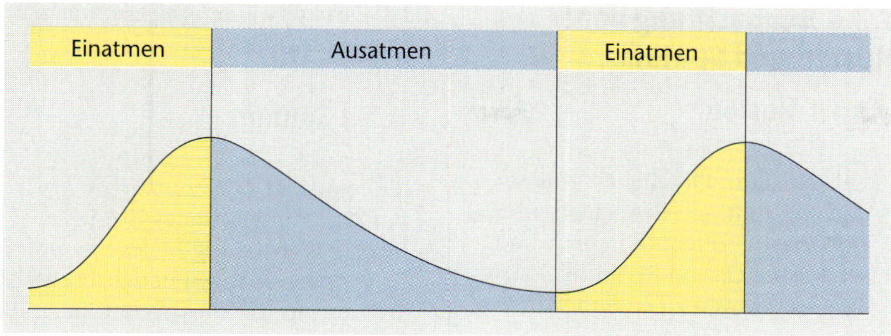

Abb. 7.8: Der normale Atemrhythmus. [M100]

bedingte Schonatmung nach Thoraxverletzungen (☞ 27.8.2 und 27.10) oder nach Oberbauch-Operationen (z.B.Cholezystektomie, ☞ 22.5.2).

Gebiete nicht belüfteter Alveolen sind ideale Nährböden für Bakterien, und das Risiko eines Bakterienwachstums steigt weiter durch schlechte Durchblutung: die Entstehung einer Lungenentzündung (*Pneumonie,* ☞ 20.5.3) wird begünstigt. Maßnahmen der Pneumonieprophylaxe (☞ 7.3.4) fördern die Belüftung.

7.3.2.4 **Atemrhythmus**

> **Physiologischer Atemrhythmus:** Regelmäßige Abfolge in etwa gleich tiefer Atemzüge; die Zeit von Einatmung zu Einatmung ist ebenso konstant wie das Atemzugvolumen.

Die Atmung des Gesunden ist regelmäßig und gleichmäßig tief, von den willkürlich beeinflußten oder leistungsbedingten Unregelmäßigkeiten abgesehen. Das Zeitverhältnis zwischen Einatmung und Ausatmung entspricht etwa 1 : 2, d.h. die Ausatmung dauert etwa doppelt so lange wie die Einatmung.

Pathologische Atemmuster

Folgende typische Veränderungen von Atemrhythmus und Atemtiefe werden zu den krankhaften Atemmustern gerechnet:

- Kussmaul-Atmung
- Cheyne-Stokes-Atmung
- Schnappatmung
- Biot-Atmung.

Kussmaul-Atmung

Die **Kussmaul-Atmung** (*Azidose-Atmung*) ist eine abnorm vertiefte, aber regelmäßige Atmung. Die Kussmaul-Atmung tritt bei einer stoffwechselbedingten (*metabolischen)* Azidose auf, z.B. beim diabetischen oder urämischen Koma (☞ 23.6.3 bzw. ☞ 31.8.9). Der Körper versucht, verstärkt CO_2 abzuatmen, um den niedrigen pH-Wert zu korrigieren.

> Bei der Kussmaul-Atmung liegt streng genommen keine Störung des Atem*rhythmus* vor. Vielmehr handelt es sich um eine regelmäßige, besonders tiefe Atmung, die aus didaktischen Gründen in diesem Zusammenhang besprochen wird.

Cheyne-Stokes-Atmung

Für die **Cheyne-Stokes-Atmung** ist ein periodisch wiederkehrendes An- und Abschwellen der Atmung mit kurzen Pausen typisch (☞ Abb. 7.9): Flache Atemzüge werden immer tiefer und flachen dann wieder ab. Zusätzlich kann sich auch die Atemfrequenz verändern. Nach einer Atempause von manchmal mehr als 10 Sekunden setzen zunächst wieder flache, dann tiefer werdende Atemzüge ein. Die Cheyne-Stokes-Atmung tritt bei einer schweren Schädigung des Atemzentrums auf, aber auch bei Herzerkrankungen infolge der verlangsamten Blutzirkulation. Sie kommt ohne Krankheitswert im Schlaf oder bei einem raschen Aufstieg in große Höhen vor.

Schnappatmung

Die **Schnappatmung** tritt vor allem kurz vor dem Tod auf, oft geht ihr die Cheyne-Stokes-Atmung voraus. Die Schnappatmung ist gekennzeichnet durch einzelne schnappende Atemzüge, zwischen denen lange Pausen liegen.

Biot-Atmung

Bei der **Biot-Atmung** wechseln sich mehrere gleichmäßig tiefe und kräftige Atemzüge mit der regelmäßig wiederkehrenden typischen Atempause ab. Ohne Krankheitswert kann sie bei Neugeborenen, vor allem bei Frühgeborenen, auftreten. Bei Erwachsenen kommt sie bei Patienten mit Hirndrucksteigerung, z.B. bei Meningitis (☞ 35.9.1) oder Schädel-Hirn-Trauma (☞ 35.15.1), vor.

7.3.2.5 **Atemtyp**

Nach der jeweils überwiegenden Muskelbeteiligung werden zwei Atemtypen unterschieden (☞ auch Abb. 7.10):

- **Brustatmung** *(Kostal- oder Thorakal-Atmung)*
- **Bauchatmung** (*Abdominal- oder Zwerchfell-Atmung*)

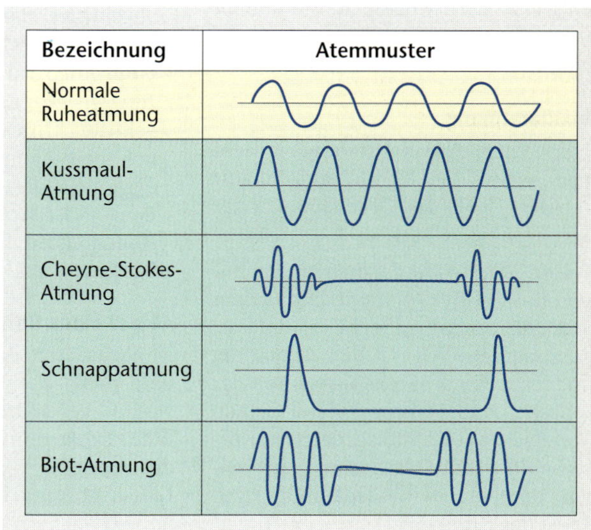

Abb. 7.9: Pathologische Atemmuster. [B200]

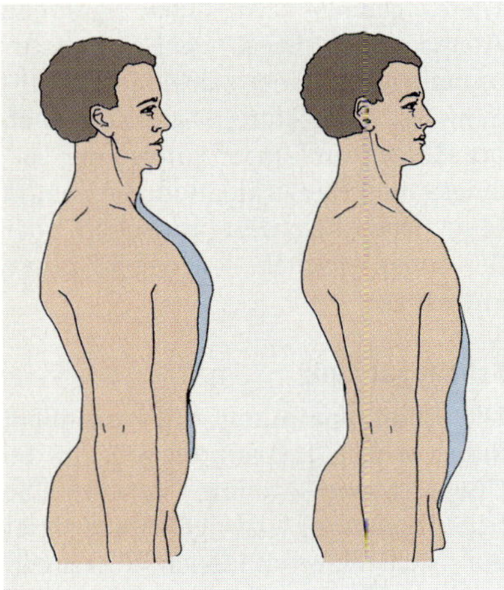

Abb. 7.10: Brust- und Bauchatmung. [L215]

Brustatmung

Die Inspiration geht überwiegend von den **Zwischenrippenmuskeln** aus (☞ Abb. 7.6); der Brustkorb hebt sich sichtbar. Physiologisch ist sie bei der Mehrzahl der Frauen, pathologisch nach Bauchverletzungen/-operationen als Schonatmung.

Bauchatmung

Hier übernimmt hauptsächlich das **Zwerchfell** die Atemarbeit. Der Bauch wölbt sich sichtbar vor. Physiologisch tritt sie besonders bei Männern und Säuglingen auf, pathologisch als Schonatmung bei Brustkorbverletzungen/-operationen. Eine vorwiegende Bauchatmung hat eine tiefere und ruhigere Atmung zur Folge.

Mischatmung

Bei der **Mischatmung** werden Zwischenrippenmuskulatur und Zwerchfell gleich stark eingesetzt. Sie kommt besonders bei körperlicher Anstrengung vor.

Auxiliaratmung

Von einer **Auxiliaratmung** spricht man, wenn die Atemhilfsmuskulatur (☞ Abb. 20.38) zur Unterstützung der Atmung eingesetzt wird.

Diesen Atemtyp findet man bei Patienten mit schwerer Atemnot. Der Patient sitzt dabei meist aufrecht im Bett. Er stützt sich seitlich mit den Armen ab, wobei der Kopf durch Anspannen der Schulter- und Halsmuskulatur gerade oder leicht nach hinten geneigt ist. Körperhaltung und Gesichtsausdruck zeigen deutlich die Anspannung und Angst des Kranken.

7.3.3 Beobachtung von Husten und Sputum

7.3.3.1 Husten

Husten: Plötzliches Ausstoßen von Luft, um Bronchialsekret *(Sputum)*, Fremdkörper und schädliche Gase oder Partikel aus den Atemwegen zu entfernen.

Der **Hustenreflex** ist ein Schutzreflex, der die Atemwege von Fremdkörpern und anderen schädigenden Reizen befreit. Das Abhusten von Bronchialsekret beruht ebenso wie das Räuspern auf diesem Schutzmechanismus. Auch das Einatmen trockener Luft (Heizungsluft) kann den Hustenreflex auslösen.

☑ Husten ist meist ein harmloses Symptom, das vor allem bei Erkältungen auftritt. Hält ein Husten jedoch länger als 3 – 4 Wochen an, muß abgeklärt werden, ob eine ernstzunehmende Krankheit (wie z.B. ein *Bronchialkarzinom*, ☞ 20.8.2) vorliegt.

Es lassen sich verschiedene Arten des Hustens beobachten. Nach Häufigkeit, Dauer und Schleimsekretion werden unterschieden:

- **Akuter Husten** (z.B. bei einer akuten Bronchitis oder Lungenentzündung)
- **Chronischer Husten** (z.B. bei langjährigem Rauchen, Bronchialkarzinom oder Tuberkulose)
- **Rezidivierender Husten** (z.B. bei Asthma bronchiale)
- **Produktiver Husten:** Es wird Sekret abgehustet, das von der Bronchialschleimhaut gebildet wurde
- **Unproduktiver Husten** *(trockener Reizhusten):* Es wird kein Sekret abgehustet. Unproduktiver Husten tritt auf bei Atemwegsreizungen, aber auch bei ernsten Erkrankungen wie dem Bronchialkarzinom oder Keuchhusten. Er ist für den Kranken besonders quälend und erschöpfend.

Ablauf eines Hustenstoßes

Zunächst holt der Patient etwas Luft und preßt sie – als ob er ausatmen wollte – gegen die geschlossene Stimmritze. Diese öffnet sich plötzlich, und die Atemluft wird ausgestoßen. Der Luftstrom kann dabei Geschwindigkeiten bis 1000 km/Std. erreichen. Sekret oder Partikel werden mit diesem Luftstrom nach draußen geschleudert.

7.3.3.2 Sputum

Sputum *(Auswurf, Expektoration):* Ausgehustetes Bronchialsekret. Wenn glasig-helles Sputum in geringen Mengen und gelegentlich auftritt, gilt dies als normal.

Bei zahlreichen Erkrankungen und auch bei Rauchern wird vermehrt Bronchialsekret gebildet, oft ist seine Beschaffenheit verändert. Patienten können das Sputum jedoch selten beschreiben, da sie es unbemerkt oder bewußt verschlucken. In diesem Fall wird der Patient zum Abhusten des Sputums in ein Gefäß angehalten, um es beobachten zu können.

Neben Farbe, Menge, Geruch und Beschaffenheit des Sputums ist auch auf Beimengungen zu achten. Mit bloßem Auge können Eiter, Blut, Nahrungsreste oder Gewebeteile erkannt werden. Nur mit dem Mikroskop können Bakterien, Pilze oder Tumorzellen festgestellt werden.

Die Sputummenge kann bei Infekten oder Bronchiektasen (sackförmige

Beobachtung	Erkrankung
Zäh, fadenziehend, glasig	Asthma bronchiale (☞ 20.6.1)
Vor allem morgens auftretende größere Mengen weißlichen Schleims	Chronische Bronchitis, sog „Raucherhusten“ (☞ 20.6.2)
Eitrig, grüngelb, oft leicht süßlich riechend	Bakterielle Infektion der Atemwege, z.B. eitrige Bronchitis, Lungenentzündung, Lungenabszeß (☞ 20.5.3)
Übelriechend-faulig	Gewebezerfall der Lunge bei Bronchialkarzinom (☞ 20.8.2)
Rotbraune Verfärbungen	Geringe Blutmengen bei Lungenentzündung, Bronchialkarzinom (☞ 20.8.2), Tuberkulose (☞ 20.5.4), Lungenembolie (☞ 20.10.1)
Dünnflüssig, schaumig, evtl. leicht blutig	Akutes Lungenödem (☞ 18.6.3)

Tab. 7.11: Charakteristische Sputumbeobachtungen bei verschiedenen Erkrankungen.

Ausbuchtungen im Lungengewebe) bis zu 2 Litern täglich betragen. Diese Mengen werden in der Flüssigkeitsbilanz berücksichtigt.

Sputumgewinnung, Sputumdiagnostik, Umgang mit Sputum, ☞ *20.3.3*

7.3.4 Pneumonieprophylaxe

Zur Pneumonieprophylaxe gehören:
- Einschätzung des Pneumonierisikos
- Planung und Durchführung von vorbeugenden Maßnahmen, die sich auf die Ursachen der Pneumoniegefährdung beziehen
- Anleitung des Patienten zur Mitwirkung bei diesen Maßnahmen.

Um einschätzen zu können, welche Patienten besonders gefährdet sind, eine **Pneumonie** (☞ auch 20.5.3) zu bekommen, ist es wichtig zu wissen, wie sie entsteht.

Entstehen einer „Bettpneumonie"

Ein Teil der Lungenbläschen wird bei geringer körperlicher Tätigkeit nicht belüftet (☞ auch 7.3.2.3). Diese Reserve wird beim gesunden, mobilen Menschen in der Regel mehrmals täglich in Anspruch genommen, wenn körperliche Betätigung den Sauerstoffbedarf erhöht. Um die Gasaustauschfläche zu vergrößern, werden dann alle Lungenanteile belüftet. Auch andere Faktoren tragen mit dazu bei, daß sich alle Lungenabschnitte zumindest gelegentlich optimal entfalten:
- **Wechsel der Lage und Haltung:** In Seitenlage wird der jeweils oben liegende Lungenflügel besser belüftet, im Sitzen (vor allem mit vollem Magen) wird eher die Lungenspitze als die -basis belüftet
- **Gähnen oder tiefe Seufzer:** Vor der Nachtruhe werden sie vom Atemzentrum ausgelöst, um vor einer länger dauernden Phase geringer Belüftung nochmals alle Lungenanteile zu entfalten.

Belüftung und Durchblutung der Lunge bedingen sich gegenseitig: schlecht belüftete Regionen werden schlecht durchblutet und umgekehrt. Die Abwehrfunktionen der Lunge sind aber von einer guten Durchblutung abhängig. Mit dem Blutstrom:
- Gelangen Zellen und Wirkstoffe der Immunabwehr an ihren Wirkort (z.B. Granulozyten, Immunglobuline)
- Werden Gewebetrümmer entfernt
- Wird die „Nachricht" über das Eindringen von Keimen verbreitet, um weitere Abwehrmaßnahmen zu ergreifen.

☑ Bei Bettlägerigkeit werden ständig die gleichen Alveolen nicht belüftet. Diese Gebiete nicht belüfteter Lungenabschnitte mit kollabierten Alveolen (= **Atelektasen**) sind ideale Nährböden für Bakterien. Die aus der Minderbelüftung folgende unzureichende Durchblutung sowie ein Bronchialsekretstau begünstigen die Entstehung einer Infektion weiter.

Situationen mit erhöhter Pneumoniegefährdung	Pflegemaßnahmen zur Pneumonieprophylaxe
Unzureichende Lungenbelüftung	
• Eingeschränkte Atemmechanik z.B. durch Bettruhe, Erschöpfung, Störungen des Atemzentrums (etwa bei Vergiftungen) • Schmerzbedingte Schonatmung • Atelektasen (durch Sekretverlegung oder nach OP)	• (Früh-)Mobilisation • Atemstimulierende Einreibung • Atemunterstützende Lagerungen • Atemübungen und Atemgymnastik • Sauerstoffverabreichung (nach Arztanordnung)
Vermehrte Sekretansammlung in den Atemwegen	
• Vermehrte Sekretproduktion (Rauchen, Bronchitis, Asthma bronchiale, nach Narkose) • Sehr zähes Sekret (Asthma bronchiale) • Mangelndes Abhusten bei Schmerzen, Erschöpfung, Bewußtseinsstörungen, Intubation	• Regelmäßige und ausreichende Flüssigkeitszufuhr • Schleimlösende Tees (z.B. Spitzwegerich) • Sekretlösende Maßnahmen • Unterstützung bei der Sekretentleerung
Absteigende Infektionen (aus der Mundhöhle)	
• Störung der normalen Mundflora • Mangelhafte Mundhygiene • Erkrankungen der Mundhöhle, z.B. Mundsoor • Immunschwäche	• Regelmäßige Schleimhautinspektion • Mund- und Nasenpflege • Aseptisches Arbeiten
Aspiration (☞ 7.7.7)	
• Unfähigkeit, richtig zu kauen und zu schlucken (z.B. nach Schlaganfall)	• Oberkörperhochlagerung • Angemessene Ernährung • Schlucktraining • Bei Risikopatienten: Absauggerät bereithalten

Tab. 7.12: Mögliche Ursachen einer erhöhten Pneumoniegefährdung und geeignete Maßnahmen zur Pneumonieprophylaxe. [B200]

Pneumoniegefährdete Patienten

Das Risiko einer Pneumonie ist besonders hoch für:
- Patienten mit bereits bestehenden Lungenerkrankungen
- Raucher
- Patienten mit Herzerkrankungen
- Patienten mit Schonatmung
- Patienten mit Abwehrschwäche
- Bewußtlose, schwerkranke und beatmete Patienten.

Atemskala

Mit Hilfe der **Atemskala** (☞ Abb. 7.13) kann die Pneumoniegefährdung eines Patienten ermittelt werden.

Anwendung: Bei allen Neuaufnahmen wird die Atemskala im Rahmen der Pflegeanamnese erfaßt. Je mehr Risikofaktoren bei einem Patienten zusammentreffen, desto größer ist die Pneumoniegefahr. Treten Veränderungen im Krankheitsverlauf auf, sind die Risikofaktoren neu zu erfassen.

Maßnahmen zur Pneumonieprophylaxe

Entsprechend der Pneumoniegefährdung und den Ressourcen des Patienten wird ein individueller Plan zur Pneumonieprophylaxe erarbeitet. Die Maßnahmen beziehen sich auf die vier Hauptprobleme des Patienten:
- Ungenügende Belüftung
- Sekretstau in den Atemwegen
- Infektionsgefahr
- Aspirationsgefahr.

	Punkte	
Bereitschaft zur Mitarbeit		**0** Kontinuierliche Mitarbeit **1** Mitarbeit nach Aufforderung **2** Nur nach Aufforderung **3** Keine
Vorliegende Atemwegserkrankungen		**0** Keine **1** Leichter Infekt im Nasen-/Rachenraum **2** Bronchialinfekt **3** Lungenerkrankung
Frühere Lungenerkrankungen		**0** Keine **1** Leichte, z.B. bronchopulmonale grippale Infekte **2** Schwere Verläufe **3** Schwere Lungenerkr. mit bleibender Atemfunktionseinschränkung
Immunschwäche		**0** Keine **1** Leicht (z.B. lokale Infektion) **2** Erhöht **3** Völlig
Raucher/ Passivraucher		**0** Nichtraucher, geringfügiges Passivrauchen **1** Pro Tag 6 Zigaretten mit niedrigem Teer/Kondensatgehalt ≤ 10 mg oder regelmäßiges Passivrauchen **2** Pro Tag 6 Zigaretten mit 10–13 mg Teer-/Kondensat oder regelmäßiges Passivrauchen (z.B. bei Rauchen des Partners) **3** Intensives Rauchen, mehr als 6 Zigaretten mit ≥ 15 mg Teer/ Kondensat, ständiger passiver Rauchkonsum
Schmerzen		**0** Keine **1** Leichte Schmerzen, Dauerschmerzen **2** Mäßige atmungsbeeinflussende Schmerzen **3** Starke atmungsbeeinflussende Schmerzen
Schluckstörungen		**0** Keine **1** Bei flüssiger Nahrung **2** Bei breiiger Nahrung **3** Komplette Schluckstörungen, auch beim Schlucken von Speichel
Manipulative oro-tracheale Maßnahmen		**0** Keine **1** Pflegemaßnahmen, z.B. Nasen- und Mundpflege **2** Oro-nasale Absaugung **3** Orale/nasale/endotracheale Absaugung ohne oder mit liegendem Tubus
Mobilitätseinschränkung		**0** Keine **1** Eingeschränkte Mobilität, durch Gehhilfen kompensierbar **2** Hauptsächlich Bettruhe **3** Völlige Einschränkung
Beruf		**0** Kein lungengefährdender **1** Arbeit in lungengefährdendem Beruf für 1 – 2 Jahre **2** Für 2 – 10 Jahre **3** > 10 Jahre
Intubationsnarkose, Beatmung		**0** In den letzten drei Wochen keine **1** Kurze Intubationsnarkose (bis 2 Stunden) **2** Langdauernde Intubationsnarkose (> 2 Stunden) **3** Mehrere Intubationsnarkosen oder > 12 Stunden Beatmung
Bewußtseinslage		**0** Keine Einschränkung **1** Leichte Einschränkung (reagiert auf Ansprache folgerichtig) **2** Reagiert auf Ansprache nicht folgerichtig **3** Keine Reaktion
Atemanstrengung		**0** Zwerchfell- und Thoraxatmung ohne Anstrengung **1** Zwerchfell- oder Thoraxatmung mit Anstrengung **2** Zwerchfell- oder Thoraxatmung mit großer Hilfestellung **3** Keine Zwerchfell- oder Thoraxatmung möglich
Atemfrequenz		**0** 14 – 20 Atemzüge/ Min. **1** Unregelmäßige Atmung **2** Regelmäßige bradypnoische oder tachypnoische Atmung **3** Regelmäßige, sehr tiefe oder auch oberflächliche Atemzüge oder zwischen tachypnoisch und bradypnoisch wechselnde Atmung
Atemdepressive Medikamente		**0** Keine **1** Unregelmäßige Einnahme, geringe Atemdepression **2** Regelmäßige Einnahme, mäßige Atemdepression **3** Regelmäßige Einnahme spezifisch atemdepressiver Medikamente (z.B. Opiate, Barbiturate)
Summe		Bewertung: **0 - 6** Punkte = Nicht gefährdet **7 - 15** Punkte = Gefährdet **16 - 45** Punkte = Hochgradig gefährdet, manifeste Atemstörung

Abb. 7.13: Atemskala zur Erfassung des Pneumonierisikos.

7.3.5 Atemübungen und Atemgymnastik

Richtiges Atmen erfordert eine gute Körperhaltung, ausreichend Bewegung und frische Luft. Für viele Patienten im Krankenhaus sind diese Voraussetzungen nicht erfüllt, z.B. durch Immobilität und Schmerzen.

Atemübungen und **Atemgymnastik** helfen, Fehlatmungen zu beheben, die Lunge besser zu belüften und den Selbstreinigungsmechanismus der Atemwege anzuregen. Es ist sinnvoll, vor den Atemübungen das Zimmer zu lüften.

Atemübungen und Atemgymnastik gehören hauptsächlich zum Aufgabenbereich der Physiotherapie. Doch auch die Pflegenden sollten Techniken kennen, mit denen sie dem Patienten eine bewußte Atmung nahebringen, ihn anleiten und bei Übungen unterstützen können.

Tiefes Durchatmen

Die einfachste Atemübung ist das regelmäßige tiefe Durchatmen zur besseren Belüftung der Lungen. Der Patient wird immer wieder dazu aufgefordert.

Pflegende können Bauch- und Flankenatmung des Patienten durch Auflegen ihrer Hände auf Bauch bzw. Thorax gezielt fördern. Die Hände üben während der Einatmung einen spürbaren Druck aus. Durch diesen Reiz lernt der Patient, die Atembewegungen wahrzunehmen und zu steuern. Damit der Patient seine **Bauchatmung** intensiviert, um auch die unteren Anteile der Lunge gut zu belüften, legt ihm die Pflegeperson beide Hände auf den Bauch. Zur Intensivierung der **Flankenatmung** legt sie ihre Hände an den unteren Rippenbögen in der linken und rechten Axillarlinie an (Abb. 7.14). Dann fordert sie den Patienten auf, die Hände in ruhigen und tiefen Atemzügen „wegzuatmen“. Diese Übung sollte mehrmals am Tag wiederholt werden.

Atmen gegen Widerstand

Gegen einen Widerstand auszuatmen, erfordert mehr Kraft als die gewohnte Atmung. Um genug „Puste“ zu haben, holt der Patient vorher tief Luft. Beides zusammengenommen bewirkt eine intensivere Atmung.

Kinder kann man einen Luftballon aufblasen lassen. Ebenso eignet sich auch eine am Patientenaufrichter befestigte Kompresse, die der Patient wegpusten muß. Das Aufwirbeln von Flüssigkeit mit einem Strohhalm (Flüssigkeit täglich wechseln) erzielt den gleichen Effekt.

Diese Übungen können allerdings bei häufigem Wiederholen zu einer *Hyperventilation* (☞ 7.3.2.3, 20.3.6) führen. Folglich müssen Patienten bei diesem Atemtraining gut angeleitet und überwacht werden.

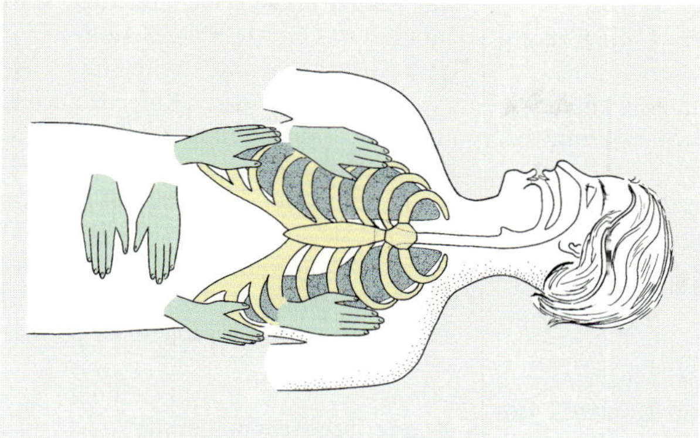

Abb. 7.14: Gezielte Bauch- und Flankenatmung: Der Patient versucht, die mit leichtem Druck aufliegenden Hände wegzuatmen. [L157]

Vorsicht!
Da das Atmen gegen Widerstand den Druck in den Atemwegen erhöht, sind diese Übungen bei Patienten mit Lungenemphysem kontraindiziert. Es besteht die Gefahr, daß Emphysemblasen platzen und ein Pneumothorax (☞ 20.9) entsteht.

Dosierte Lippenbremse

Für die **dosierte Lippenbremse** wird mit geschlossenem Mund durch die Nase eingeatmet. Bei der Ausatmung soll die Luft leicht und ohne Anstrengung zwischen den aufeinanderliegenden Lippen entweichen. Die locker aufeinandergelegten Lippen erzeugen einen Widerstand, der den Druck in den Luftwegen künstlich erhöht. Dies beugt einem Kollaps der Bronchiolen und Alveolen vor.

Der Patient soll dabei weder Druck anwenden noch Geräusche erzeugen. Statt dessen geht es darum, sich Zeit für den fließenden Atem zu nehmen. Der Kranke soll die Technik einüben und sie so sicher beherrschen, daß er sie auch zu Beginn einer Atemnot „abrufen" kann. Die dosierte Lippenbremse kann bei körperlicher Belastung einer Atemnot entgegenwirken.

Totraumvergrößerung durch das Giebelrohr

Beim Erwachsenen beträgt der physiologische Totraum (☞ 7.3.2.2) etwa 150 ml. Bei künstlicher Vergrößerung des Totraums atmet der Patient einen Teil der ausgeatmeten Luft wieder ein. Dadurch kommt es zum Anstieg des CO_2-Gehaltes im Blut und zu einer Anregung des Atemantriebs: der Patient atmet häufiger und tiefer, und die Atemmuskulatur wird trainiert.

Vergrößert wird der Totraum mit Hilfe des **Giebelrohres**, durch das der Patient ein- und ausatmet (☞ Abb.7.15).

Die Anwendung des Giebelrohres unterliegt der ärztlichen Anordnung.

Das Giebelrohr wird aus einzelnen Segmenten zusammengesetzt. Ein Segment ist 20 cm lang und faßt 100 ml Volumen, das Mundstück 50 ml. Erwachsene beginnen mit 250 ml (Mundstück und zwei Segmente) und steigern die Totraumvergrößerung bis auf 450 – 550 ml.

Bei der Atemübung sitzt der Patient oder sein Oberkörper ist hoch gelagert. Eine Nasenklemme gewährleistet, daß der Patient ausschließlich durch das Giebelrohr atmet. Der Patient umschließt das Mundstück fest mit den Lippen und atmet ruhig und langsam durch das Rohr. Die Anwendung erfolgt 8 – 10mal täglich jeweils 10 Minuten.

Vorsicht!
Kontraindikationen für das Atmen mit dem Giebelrohr sind:
- Schweres Asthma bronchiale
- Hochgradiges Emphysem
- Dyspnoe und Hypoxie (O_2-Mangel im Blut)
- Nicht kompensierte Herzinsuffizienz.

Bei Zyanose Atemübung sofort unterbrechen!

Das Giebelrohr wird zunehmend von den effektiveren und risikoloseren SMI- Trainern abgelöst.

SMI-Trainer

Für die Atemgymnastik nach dem Prinzip der *anhaltend maximalen Inspiration* (kurz **SMI** für englisch: **s**ustained **m**aximal **i**nspiration) stehen verschiedene Atemtrainer zur Verfügung. Sie beugen Komplikationen wie Atelektasen und Pneumonie vor. Es gibt:

- **Flow-orientierte Geräte**, bei denen die Einatemluft eine bestimmte Strömungsgeschwindigkeit erreichen muß, um im Gerät einen oder mehrere Bälle in der Schwebe zu halten (z.B. Mediflow®, ☞ Abb. 7.16)
- **Volumen-orientierte Geräte**, bei denen das zu erreichende Volumen z.B. über einen kleinen Kegel markiert ist.

Durch tiefes, ruhiges Einatmen (Atemfrequenz < 25/Min.) ausschließlich durch das Mundstück (Nasenklemme verwenden) gelangt die Atemluft gleichmäßig in alle Lungenabschnitte und verhindert so die Atelektasenbildung. Das Anhalten der Atemluft für

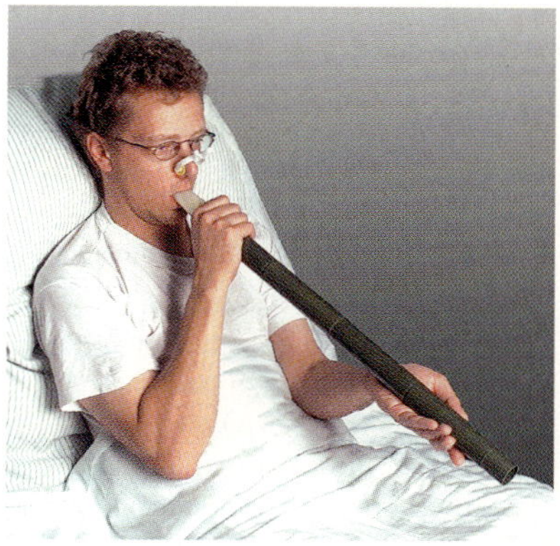

Abb. 7.15: Patient bei der Atemübung mit dem Giebelrohr. [K183]

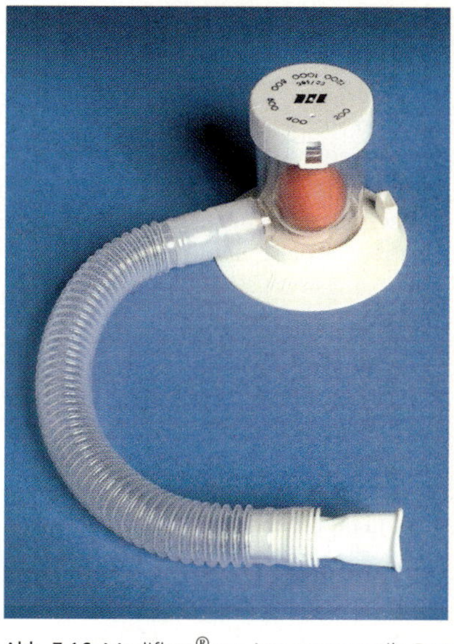

Abb. 7.16: Mediflow® zur Atemgymnastik. Der Patient wird angehalten, den roten Ball möglichst lange schweben zu lassen. [K183]

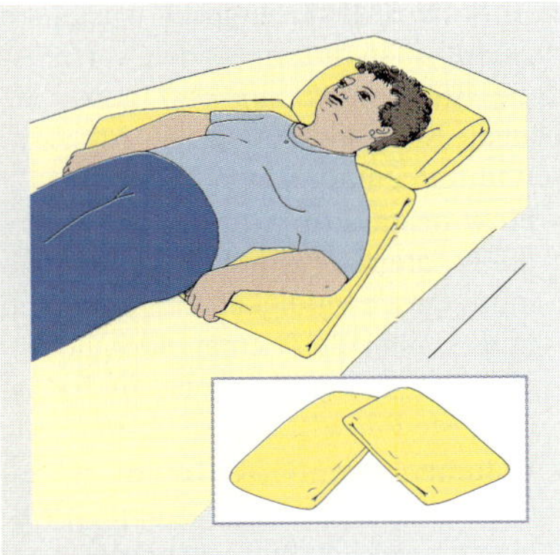

Abb. 7.17: Normale V-Lagerung. Zwei 80 cm mal 80 cm große, nicht zu prall gefüllte Kissen werden durch Ineinanderstülpen (Knöpfe liegen innen) zu „Schiffchen" geformt und so zusammengelegt, daß sich die Spitzen überlappen. Dann werden sie so ins Bett gelegt, daß die Wirbelsäule ab Höhe des 4. Halswirbelkörpers frei liegt. Der Kopf wird durch ein separates Kissen gestützt. Bei der umgekehrten V-Lagerung liegt die Spitze des V nicht im Nacken, sondern unter dem Gesäß. [L215]

ca. 2 – 3 Sek. (endinspiratorische Pause) verstärkt diesen Effekt. Die Vorgabe von Volumen und Flow ist individuell und wird zunehmend gesteigert.

Vor und nach dem Training muß zähes Sekret gelöst und abgehustet werden, damit der Patient frei atmen kann. Voraussetzung für die Anwendung ist ein motivierter, kooperativer Patient, der auch die nötige Kraft für das Training aufbringt. Bei geplanten Operationen beginnt das Atemtraining bereits präoperativ, da das Erlernen neuer Techniken dem erschöpften Patienten nach der OP erfahrungsgemäß schwerfällt.

Mit dem Training vor der Operation zu beginnen, hat noch einen weiteren Vorteil: Der Patient lernt seine Atemleistung kennen. Nach der Operation kann er motiviert werden, den präoperativen Ausgangswert wieder zu erreichen.

Pro Übungsintervall soll der Patient ca. 8 – 10mal hintereinander über das Gerät einatmen. Besteht keine andere Arztanordnung, wird die Übung etwa 5mal täglich wiederholt.

Durchführung am Beispiel eines floworientierten Gerätes mit *einem* Ball:

- Am besten im Sitzen (Oberkörperhochlagerung) üben
- Nasenklemme aufsetzen
- Ausatmen
- Mundstück mit den Lippen dicht umschließen
- Langsam und gleichmäßig einatmen, der Ball steigt auf (Markierung beachten)
- Den Ball mindestens 2 – 3 Sekunden in der Schwebe halten
- Luft kurz anhalten
- Gerät absetzen
- Langsam ausatmen.

Fehler ergeben sich meist aus unzureichender Anleitung und Kontrolle des Patienten. Häufig pustet der Patient in das Gerät hinein, oder er atmet zu schnell und ruckartig ein, so daß das gewünschte Volumen zwar leicht erreicht, aber kein Trainingseffekt erzielt wird.

Der SMI-Trainer ist ein Einmalartikel und steht dem Patienten während des gesamten Krankenhausaufenthaltes zur Verfügung. Nach der Anwendung wird das Mundstück bei Bedarf gesäubert. Bei der Entlassung wird der SMI-Trainer entweder zum weiteren Üben mit nach Hause gegeben oder in den Müll entsorgt.

7.3.6 Atemunterstützende Lagerung

Regelmäßige Umlagerung

Längeres Liegen ohne Lageveränderung führt in den jeweils unteren Lungenabschnitten zu einer verminderten Belüftung. Gleichzeitig sammelt sich dort Sekret an, das der Patient meist nur schwer abhusten kann. Patienten mit Bettruhe werden daher regelmäßig umgelagert, damit die jeweils freiliegenden Lungenpartien besser belüftet werden und das Sekret in Richtung Hauptbronchus abfließen kann. Mobile Patienten sollten so oft wie möglich aufstehen.

Oberkörperhochlagerung

Der Patient kann im Sitzen leichter und tiefer durchatmen und effektiver abhusten als im Liegen. Die **Oberkörperhochlagerung** sollte nur im Wechsel mit anderen Lagerungen erfolgen, da ansonsten *immer* die unteren Lungenabschnitte schlecht belüftet werden und die Gefahr eines Dekubitus im Gesäß-Steiß-Bereich sehr groß ist. Eine Ausnahme stellen Patienten mit starker Luftnot dar, die praktisch nur im Sitzen atmen können. Zur zusätzlichen Erleichterung können die Arme beidseits auf Kissen hochgelagert werden. Dies mindert das Gewicht der Schultern auf den Brustkorb und unterstützt die Atemhilfsmuskulatur. Eine Knierolle trägt zur Entspannung der Bauchdeckenmuskulatur bei und damit zur Erleichterung der Atmung. Allerdings verleitet sie den Patienten auch zur Immobilität und sollte daher im Sinne der Kontrakturenprophylaxe (☞ 7.6.5) nicht routinemäßig angewendet werden.

V- oder Schiffchenlagerung

Durch gezielte Hohllagerung des Brustkorbs werden entsprechende Lungenabschnitte gedehnt und dadurch besser belüftet. Unterschieden werden die **normale V-Lagerung** zur Belüftung der oberen Lungenabschnitte (Lungenspitzen, ☞ Abb. 7.17) und die **umgekehrte V-Lagerung** zur Förderung der Flankenatmung. Die *normale V-Lagerung* wird auch nach manchen Operationen am Thorax zur Entlastung der OP-Wunde angewendet.

Die Lagerungen können 2 – 3 mal täglich für ca. 30 Minuten im Liegen und Sitzen angewendet werden. Bei Dekubitusgefahr ist auf die umgekehrte V-Lagerung wegen des hohen Drucks auf das Steißbein zu verzichten.

Dehnlagerungen

Dehnlagerungen bewirken durch eine bessere Lungenentfaltung eine Vergrößerung der Atemfläche (☞ Abb. 7.18 – 7.19). Außerdem unterstützen sie die Beweglichkeit des Brustkorbs. Sie sind vor allem bei chronischen Lungenerkrankungen (chronisch-obstruktive Bronchitis, Lungenemphysem) empfehlenswert.

Günstig ist es, wenn der Patient diese Lagerung erlernt, um sie dann regelmäßig selbständig und eigenverantwortlich ausführen zu können. Bei beidseitigen Lungenerkrankungen werden die Lagerungen abwechselnd auf beiden Seiten durchgeführt, ansonsten nur auf der eingeschränkten Seite und nur soweit, wie der Patient sie noch als angenehm empfindet.

T-Lagerung

Die **T-Lagerung** (☞ Abb. 7.20) dient der Belüftung aller Lungenbezirke durch Dehnung des gesamten Brustkorbs. Sie ist sowohl im Sitzen als auch im Liegen möglich.

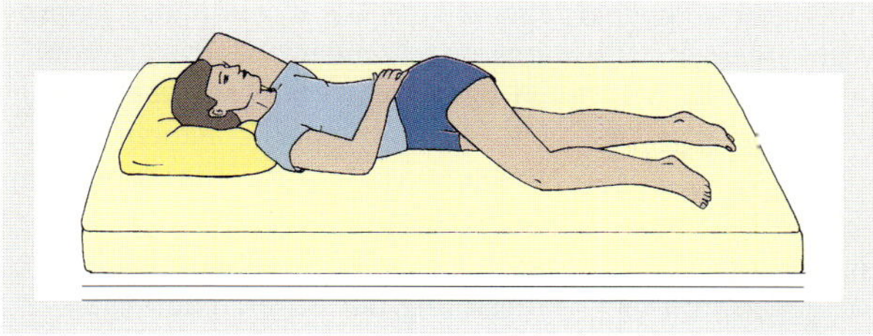

Abb. 7.18: Drehdehnlage: Der Patient liegt auf der Seite; der obere Arm befindet sich hinter dem Kopf, die Hand im Nacken. Ohne die Lage der Beine zu verändern, kippt er den Oberkörper vorsichtig so weit wie möglich nach hinten. [L215]

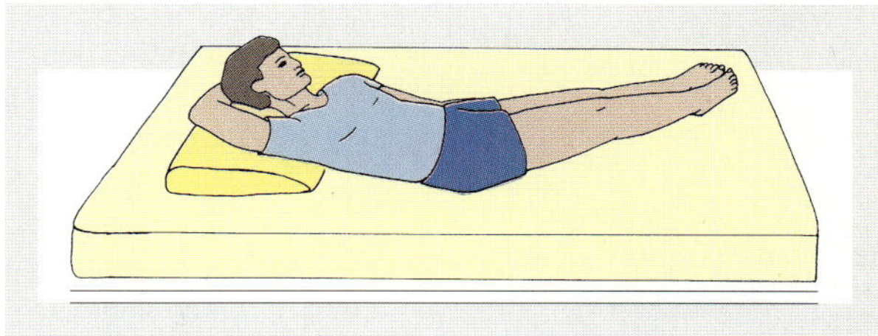

Abb. 7.19: Halbmondlage: Der Patient liegt mit gestreckten Beinen auf dem Rücken. Er hält einen Arm hinter den Kopf, die Hand im Nacken und legt den Ellbogen auf der Unterlage ab. Die gestreckten Beine und die andere Hand bewegen sich auf der Gegenseite aufeinander zu, bis eine halbmondähnliche Lage erreicht ist, die 5 – 10 Minuten beibehalten werden kann. [L215]

Kutschersitz

Beim **Kutschersitz** vergrößert sich die Atemfläche durch die Dehnung des Brustkorbes, er ermöglicht dadurch ein besonders tiefes Durchatmen; die aufgestützten Arme übernehmen das Gewicht des Schultergürtels (☞ Abb. 7.21). Diese Haltung bringt Erleichterung bei Atemnot und begünstigt das tiefe Atmen vor dem Abhusten. Damit der Patienten seine Atmung besser spürt, kann eine Pflegeperson ihre Hand auf seine Flanken legen.

7.3.7 Atemstimulierende Einreibung

Die **Atemstimulierende Einreibung** verhilft dem Patienten zu einer gleichmäßigen, tiefen und ruhigen Atmung. Sie fördert die Körperwahrnehmung und die Konzentration auf die Atmung. In kreisförmigen Bewegungen massiert die Pflegeperson den Rücken des Patienten (☞ Abb. 7.22). Um diese Pflegetechnik zu erlernen, werden spezielle Kurse angeboten.

Einfache Einreibung

Voraussetzungen sind die eigene Ruhe der Pflegekraft und eine ungestörte Umgebung. Die Pflegekraft trägt weder Handschuhe noch Schmuck (Ringe). Ihre Hände sind warm und sauber. Der Patient liegt bequem auf der Seite oder sitzt mit dem Rücken zur Pflegeperson. Es wird nur der Rücken freigemacht. Zur Einreibung eignen sich W/O-Lotionen oder Massageöle. Die Substanz wird gleichmäßig in den Handflächen verteilt und auf den Körper, immer vom Nacken aus zum Steiß hin, aufgetragen. Folgende Prinzipien sollten beachtet werden:

- Die Pflegeperson gibt mit ihrem eigenem Atem den Rhythmus vor: Sie atmet etwa 17 mal pro Minute und dabei doppelt so lange aus wie ein
- Sie verliert den Hautkontakt nicht: Die Hände werden nicht gleichzeitig vom Körper genommen, sondern nacheinander versetzt
- In großen Kreisen und unter leichtem Druck streichen die Hände der Pflegeperson über die Haut: Die Pflegeperson leitet die Ausatmung durch intensive Berührung direkt rechts oder links neben der Wirbelsäule ein, beim Schließen der Kreise wird eingeatmet
- Die kreisförmigen Bewegungen erfolgen 5 – 8 mal hintereinander. Abschließend erfolgt eine Streichung beider Hände von oben nach unten links und rechts der Wirbelsäule
- Nach dem Einreiben sollte der Patient etwas ausruhen.

7.3.8 Manuelle sekretlösende Maßnahmen

Um festsitzendes Sekret zu lösen, das der Patient nicht oder nur unter großer Anstrengung abhusten kann, gibt es folgende Möglichkeiten:

- Abklopfen des Thorax
- Vibrationsmassagen
- Einreibungen mit ätherischen Ölen
- Brustwickel
- Inhalation (☞ 7.3.9).

Wichtige Voraussetzung für ein leichteres Abhusten und die Wirksamkeit von Sekretolytika (schleimlösende Medikamente, ☞ Pharma-Info 20.43) ist eine ausreichende Flüssigkeitsversorgung des Körpers (mindestens 1500 ml/Tag). Dazu sind vor allem schleimlösende Heilkräutertees gut geeignet (☞ Tab. 10.109). Milchgetränke hingegen sind ungeeignet, da sie eine Verschleimung eher fördern.

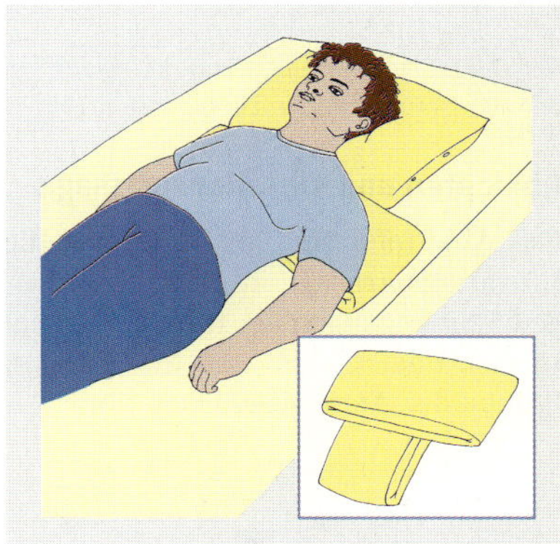

Abb. 7.20: T-Lagerung: Zwei Kissen werden durch Ineinanderstülpen (Knöpfe liegen innen) zu Schiffchen geformt und so ins Bett eingebracht, daß die Wirbelsäule und die Schultern unterstützt werden. Die Rippen links und rechts der Wirbelsäule liegen frei, wodurch eine bessere Lungenbelüftung erzielt wird. [L215]

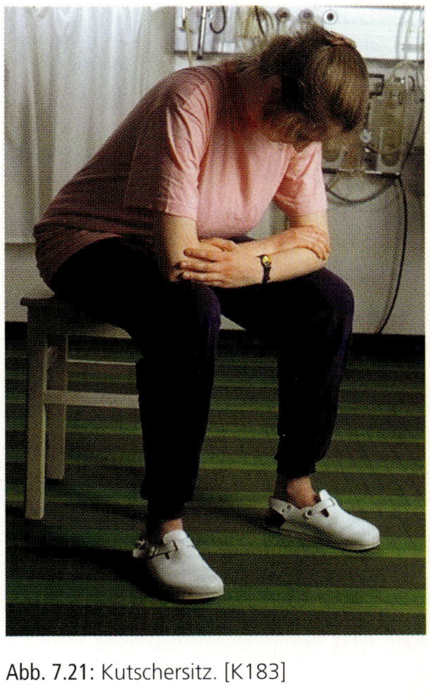

Abb. 7.21: Kutschersitz. [K183]

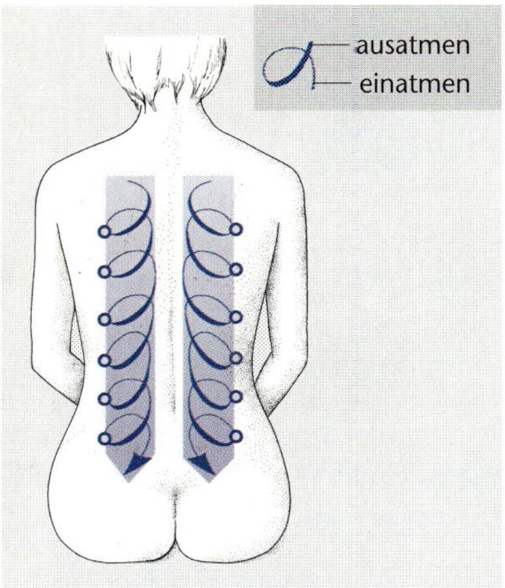

Abb. 7.22: Bewegungsrichtung der Hände bei der atemstimulierenden Einreibung. [L157]

Abklopfen und Vibrationsmassage

Das **Abklopfen** mit der Hand oder die **Vibrationsmassage** (☞ unten) erzeugen Schwingungen am Brustkorb. Diese übertragen sich auf die inneren Wände der Atemwege, lösen dort festsitzendes Sekret, stimulieren das Flimmerepithel der Atemwege und regen so den Selbstreinigungsmechanismus der Atemwege an.

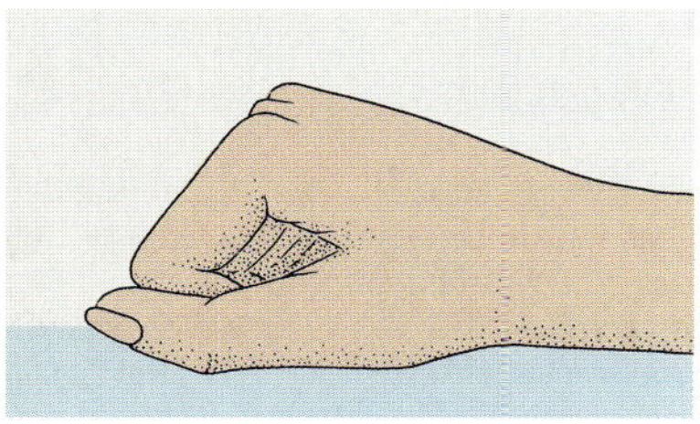

Abb. 7.23: Abklopfen mit der Faust. [L157]

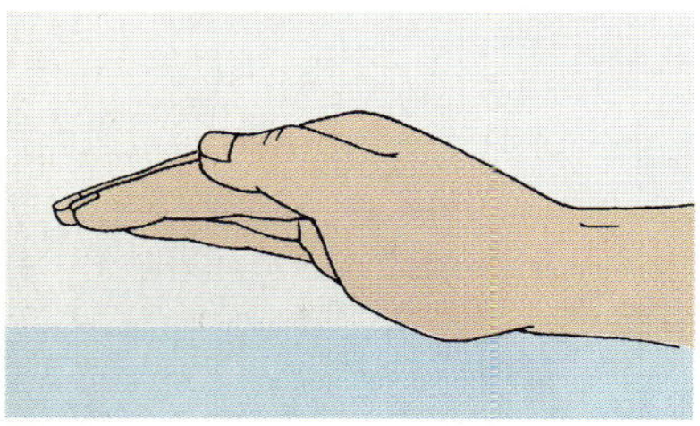

Abb. 7.24: Abklatschen mit der hohlen Hand. [L215]

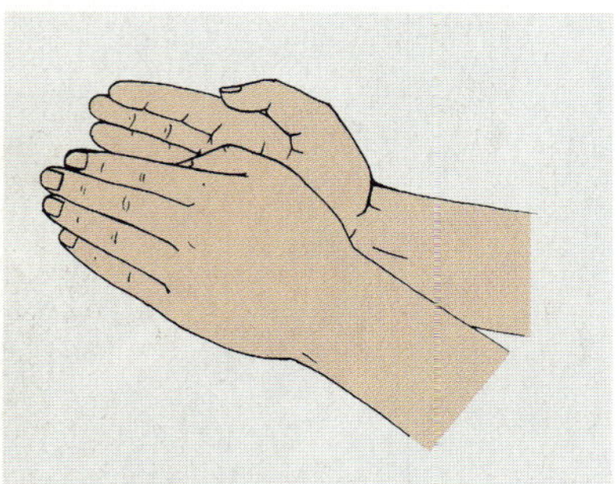

Abb. 7.25: Abklopfen mit der Kleinfingerkante. [L215]

Beim Abklopfen und bei der Vibrationsmassage ist wichtig:
- Rücken oder Brust nur von unten nach oben (vom Steiß Richtung Kopf) und von peripher nach zentral (zum Lungenhilus hin) abklopfen oder vibrieren
- Nur in der Ausatmungsphase vibrieren oder abklopfen, sonst gelangt der Schleim mit der eingeatmeten Luft in die tieferen Lungenabschnitte
- Nierengegend und Wirbelsäule aussparen, da diese Regionen schmerzempfindlich sind
- Papiertücher bereitlegen, in die das gelöste Sekret abgehustet werden kann.

Nicht abgeklopft und vibriert werden darf bei Patienten mit Herzinfarkt, Lungenembolie, Tumoren bzw. Metastasen im Bereich der Wirbelsäule, ausgeprägter Osteoporose, Rippenfrakturen und erhöhter Blutungsneigung.

Die Abbildungen 7.23 – 7.25 zeigen verschiedene Techniken, um mit der Hand Sekret zu lösen.

Vibrationsmassage mit der Hand

Der Patient liegt bequem auf der Seite, möglichst nah zur Pflegeperson, die oben liegende Thoraxseite wird behandelt. Die Pflegeperson bewegt die Hand zum Lungenhilus und übt mit dem Handballen leichten, vibrierenden Druck aus. Die Hand behält immer Hautkontakt. In jeder Atempause eine Hand auf das Sternum, die andere Hand an den Rücken legen, ohne den Hautkontakt zu unterbrechen. Anschließend einen Vibrationsdruck ausüben. So löst sich das Sekret, und der Luftstrom kann es weitertransportieren.

Vibrationsmassage mit dem Vibrationsgerät

Das Vibrationsgerät (z.B. Vibrax® oder Vibramat®) wird aus hygienischen Gründen mit einem dünnen Tuch (oder einem Einmalüberschuh) überzogen. Die Haut wird mit einem Massageöl eingerieben. Die Vibrationsrichtung ist wie oben beschrieben. Um eine entsprechende Tiefenwirkung zu erzielen, muß das Gerät (nur in der Exspirationsphase!) ausreichend stark aufliegen bzw. aufgedrückt werden. Im Sitzen kann der Patient sich zurücklehnen und die Vibrationsintensität verstärken.

Einreibung mit ätherischen Ölen

Ätherische Öle enthalten Wirkstoffe, die durch Einreibung auf die Haut gebracht und dann teils über die Haut resorbiert, teils über ihre Dämpfe inhaliert werden. Sie steigern den Schleimtransport in der Lunge und führen zu einer verstärkten Durchblutung der Haut. Für die Einreibung zur Schleimlösung eignen sich Eukalyptus-, Thymian-, Pfefferminz-, Fichtennadel-, Fenchel- oder Anisöl.

Ätherische Öle sparsam verwenden, da sie:
- Hautreizungen und allergische Reaktionen bis hin zur Atemnot auslösen können, besonders bei Säuglingen und Kleinkindern
- Sowohl atemwegserweiternd als auch atemwegsverengend wirken können und bei Patienten mit obstruktiven Lungenerkrankungen u.U. zur Verschlechterung der Symptomatik führen.

Im Zweifelsfall den Arzt fragen.

Brustwickel

Feuchtwarme Umschläge oder Wickel um den Thorax fördern die Durchblutung und wirken entspannend, beruhigend und sekretlösend.

Benötigt werden ein inneres, weiches Baumwolltuch (je nach Körpergröße 30 – 50 cm breit) sowie ein Außentuch aus Baumwolle (ca. 10 cm breiter als das Innentuch). Als Wickellösung verwendet man warmes Wasser (ca. 40 – 50 °C), evtl. mit Zusatz von Kräuterextrakten oder Zitronensaft.

Durchführung

- Baumwolltuch in die Wickellösung legen und auswringen. Den Patienten prüfen lassen, ob er die Temperatur verträgt (Verbrennungsgefahr!)
- Tuch faltenfrei um den Brustkorb legen
- Wickeltuch sofort mit dem trockenen Außentuch vollständig bedecken
- Dem Patienten eine Wolljacke anziehen oder ihn in ein Schaffell oder eine Decke einschlagen

- Wickel ca. 30 Minuten einwirken lassen
- Währenddessen den Patienten beobachten und nach seinem Befinden fragen
- Wickel abnehmen, Brustkorb abwaschen und trocknen
- Patienten ca. 30 Minuten ausruhen lassen.

7.3.9 Inhalative Maßnahmen

Inhalation: Einatmen von Flüssigkeiten oder Gasen zur Prophylaxe oder Therapie von Atemwegserkrankungen oder als spezielle Form der Medikamentengabe.

Zur Pneumonieprophylaxe oder Sekretlösung inhaliert der Patient meistens Wasser, dem Salze, ätherische Öle oder Medikamente zugesetzt werden können. Um Wasser „inhalierbar" zu machen, gibt es drei Möglichkeiten:

- *Dampf:* Der Patient inhaliert feinste kondensierte Wassertröpfchen
- *Aerosole:* Nach dem Zerstäuberprinzip wird Wasser mit Luft aufgewirbelt
- *Ultraschallvernebler:* Mit Hilfe von Ultraschall wird steriles Wasser derart in Schwingungen versetzt, daß sich feine Tröpfchen ablösen (☞ Abb. 7.25a).

Entscheidend für den Effekt der Inhalation ist die Größe der Tröpfchen: Sie bestimmen die Eindringtiefe und damit den Wirkungsort. Die Größe der Tröpfchen wird in Mikrometer (µm, 1 Tausendstel mm, *Mikron*) angegeben. Tab. 7.26 gibt eine Übersicht über den Zusammenhang zwischen Inhalat und Wirkungsort sowie wichtige Indikationen. Weitere Anwendungsmöglichkeiten sind bei der Pflege von Lungenerkrankungen beschrieben.

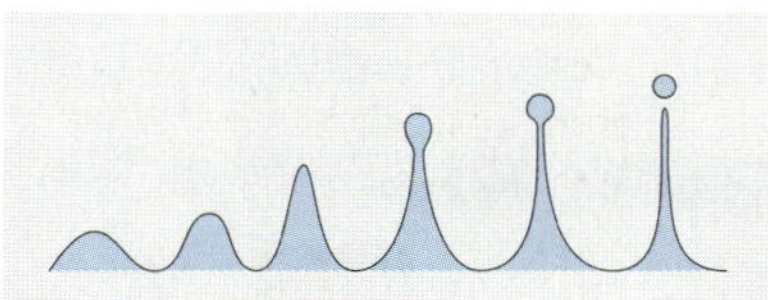

Abb. 7.25a: Funktionsprinzip der Ultraschallvernebler. Das Wasser wird in Schwingungen versetzt, so daß sich an der Oberfläche Tröpfchen abscheiden. [M100]

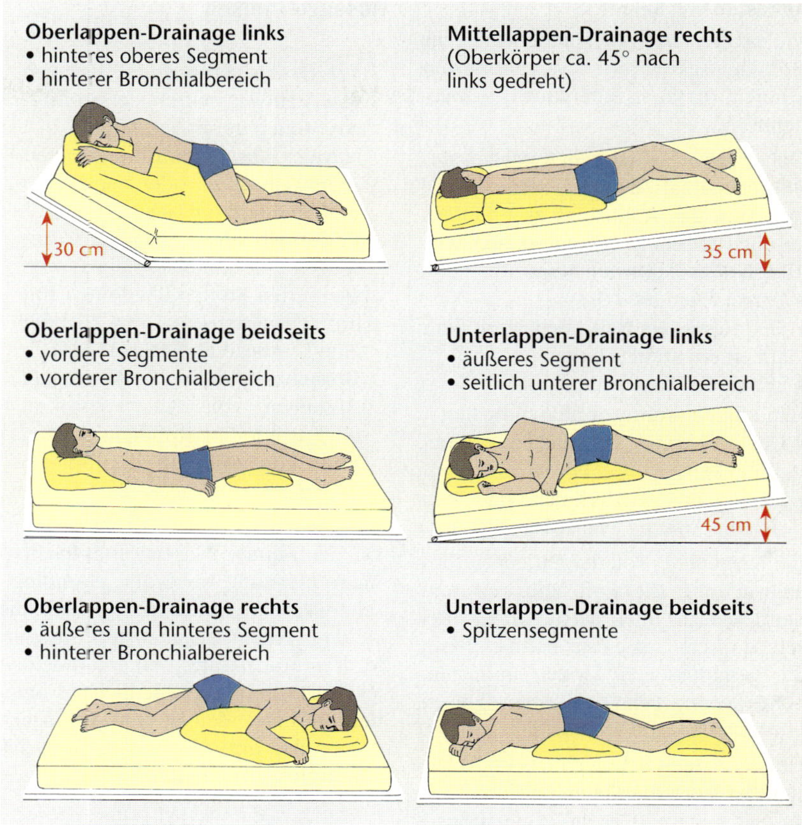

Abb. 7.27: Verschiedene Drainagelagerungen. [L215]

7.3.10 Unterstützung beim Abhusten von Sekret

Drainagelagerung

Neben den atemunterstützenden Lagerungen (☞ 7.3.6) können spezielle Lagerungen und häufiges Umlagern Atemwegssekret lösen und das Abhusten erleichtern. Voraussetzung ist, daß man weiß, in welchen Bereichen der Lunge sich das Sekret befindet. Dann kann der Patient so gelagert werden, daß das Sekret in Richtung Hauptbronchien abfließt.

Bei Patienten in gutem Allgemeinzustand, die an einer Lungenerkrankung mit starker Verschleimung leiden, kann die **Quincke-Hängelage** das Abhusten erleichtern. Sekretlösende Maßnahmen wie Abklopfen oder Abklatschen unterstützen die Wirkung. Der Patient wird für ca. 10 – 15 Minuten quer über das Bett in Bauchlage gelagert. Der Oberkörper hängt über das Bett hinaus. Zum Abstützen wird ein Hocker bereitgestellt (☞ Abb. 7.28).

Inhalat	Tröpfchengröße	Wirkungsort	Anwendung
Dampf	> 30 µm	Mund-Nasen-Rachenraum bis Kehlkopf	Erkältungen, Schnupfen
Aerosol	10–30 µm	Trachea, Bronchien	Bronchitis, Asthma bronchiale
Nebel	< 10 µm	Bis zu den Alveolen	Z.B. bei Patienten, die durch den offenen Mund atmen, zur Anfeuchtung der Atemluft

Tab. 7.26: Verschiedene Inhalate und ihre Anwendung.

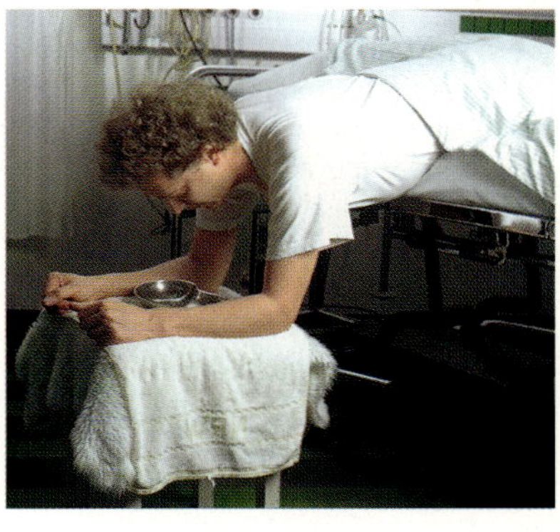

Abb.: 7.28: Quincke-Hängelage. [K183]

Abhusten von Sekret

Viele Patienten wissen nicht, wie sie ihr Bronchialsekret am besten abhusten können, oft ist es ihnen auch unangenehm.

Daher gehört es zu den Aufgaben des Pflegepersonals, dem Patienten sowohl den Sinn des Abhustens zu erläutern als auch zu schonendem und doch wirkungsvollen Abhusten anzuleiten:

- Sekret lösen (☞ 7.3.8)
- Oberkörper im Bett hochlagern oder auf einem Stuhl setzen
- Durch die Nase einatmen
- In kurzen, kräftigen Stößen husten
- Das Sekret ausspucken, nicht schlucken
- Husten erst wiederholen, nachdem sich die Atmung wieder beruhigt hat.

Bei *Reizhusten* soll der Patient in Einatemstellung die Luft anhalten und dann oberflächlich weiteratmen. Bei sehr starkem Hustenreiz kann er gegen die geschlossenen Lippen anhusten. Schnelle und sehr tiefe Atemzüge im Hustenanfall sind ungünstig.

Hat der Patient Schmerzen beim Abhusten, so steht die Schmerzbehandlung an erster Stelle. Um bei (Operations-) Wunden an Brustkorb oder Bauch den Schmerz zu mindern, legt der Patient die Hände auf die Wunde und erzeugt einen leichten Gegendruck.

In ihrem eigenen Interesse achtet die Pflegeperson darauf, daß sie vom Patienten nicht angehustet wird.

7.3.11 Absaugen von Atemwegssekret

Absaugen von Atemwegssekret: Entfernen von Atemwegssekret oder aspirierten Stoffen mit Absaugkathetern aus den Atemwegen.

Kann der Patient Atemwegssekret nicht oder nur unzureichend abhusten, muß es entfernt werden, um die Belüftung der Lunge zu gewährleisten und damit Atelektasen und Pneumonien vorzubeugen. Auch feste oder flüssige Substanzen, die in die Atemwege gelangt sind (*Aspiration*, ☞ 7.7.7), müssen abgesaugt werden.

Außerdem wird Bronchialsekret zur Untersuchung auf Bakterien oder Tumorzellen abgesaugt (☞ auch Bronchoskopie, 20.4.5).

Absaugtechniken

Orales Absaugen: Absaugen von Atemwegssekret oder aspirierten Stoffen durch den Mund.
Nasales Absaugen: Absaugen von Atemwegssekret oder aspirierten Stoffen durch die Nase.
Endotracheales Absaugen: Absaugen von Atemwegssekret oder aspirierten Stoffen über einen Endotrachealtubus (☞ 38.4.2) oder eine Trachealkanüle (☞ 34.9.4).
Bronchoskopisches Absaugen: Absaugen von Atemwegssekret oder aspirierten Stoffen mit einem Endoskop während der Spiegelung der Atemwege (☞ 20.4.5).

Da der Mund-, Nasen- und Rachenraum bis zum Kehlkopf physiologischerweise mit Bakterien besiedelt, die weiteren Atemwege aber steril sind, erfordern oral/nasales und endotracheales Absaugen unterschiedliches Vorgehen. Im Folgenden ist mit „Absaugen" immer das oral/nasale Absaugen bis zum Kehlkopf gemeint.

Endotracheales Absaugen, ☞ *38.4.2;*
Pflege eines Patienten mit Trachealkanüle, ☞ *34.9.4;*
Bronchoskopisches Absaugen, ☞ *20.4.5*

Prinzipien für alle Formen des Absaugens:

- Beim Absaugen sollte eine zweite Pflegekraft anwesend sein, um bei Problemen eingreifen zu können
- Streng aseptisches Vorgehen schützt Patienten und Pflegende vor Infektionen
- Der Absaugvorgang darf nicht länger als 5 – 10 Sekunden dauern, um einen Sauerstoffmangel des Patienten zu vermeiden. Dies erfordert zügiges und gleichzeitig einfühlsames Vorgehen. Für Ungeübte ist es zur Zeitschätzung hilfreich, vorher selbst den Atem für diese Zeit anzuhalten
- Die Häufigkeit des Absaugens hängt von der Menge und Beschaffenheit des Sekrets ab.

Wie oft und mit welchem Katheter abgesaugt werden soll, hängt davon ab, ob z.B. nach Eß- und Schluckversuchen etwa aspirierte Speisereste entfernt werden sollen, oder ob häufig Bronchialsekret aus der Trachea abgesaugt wird, welches der Patient nicht abhusten kann.

Materialien für das Absaugen

Das **Absauggerät** arbeitet entweder mit Sog vom zentralen Vakuumanschluß,

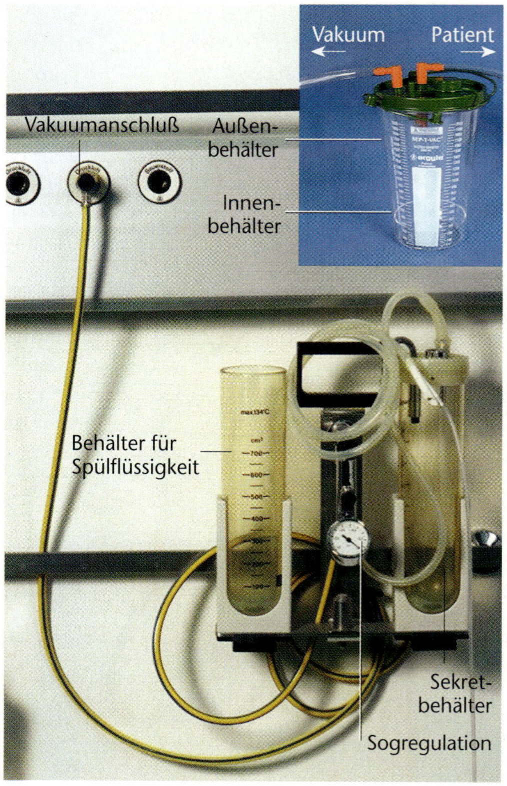

Abb. 7.29: Absauggeräte mit zentralem Vakuumanschluß. Im älteren Modell sammelt sich das Sekret in einem Kunststoffbehälter, der ausgeleert und gereinigt werden muß. Modernere Systeme (Bildausschnitt) bestehen aus einem Außen- und einem Innenbehälter, der zusammen mit dem Sekret in den Müll entsorgt wird. [K183]

dem Druck-Sogwandler einer Gasflasche oder einer Elektropumpe. Mindestens einmal täglich wird die Funktion geprüft, wobei das Gerät mindestens einen Sog von -0,6 bar aufbauen muß. In das Auffanggefäß aus Glas oder Kunststoff (Sekretflasche) wird Aqua dest. oder Desinfektionslösung gefüllt, um zu verhindern, daß das aufgefangene Sekret antrocknet und sich die darin enthaltenen Bakterien vermehren. So läßt sich das Auffanggefäß später leichter reinigen. Einmal-Sekretbehälter werden nicht befüllt. Auffanggefäß, **Absaugschlauch** und **Zwischenstück** werden täglich gewechselt, der Einmalbehälter, wenn er voll ist.

Spüllösung. Als Spüllösung für den Absaugschlauch nach jedem Absaugvorgang wird Aqua dest. oder Desinfektionslösung verwendet.

Absaugkatheter. Sie bestehen aus durchsichtigem und weichem, aber knickfestem Kunststoff und sind einzeln steril verpackt.

Atraumatische (nicht verletzende) Katheter haben zusätzlich seitliche Öffnungen und an der endständigen Öffnung einen wulstigen Ring, um ein Festsaugen an der Schleimhaut zu vermeiden (☞ Abb. 7.32). Sie werden bei häufigem oralen/nasalen Absaugen oder bei endotrachealem Absaugen bevorzugt, da weniger Schleimhautverletzungen entstehen. Sehr zähes Sekret läßt sich aber nur schwer absaugen.

Für orales Absaugen eignen sich Katheter von 14 – 20 Ch (*Charrière*) Durchmesser, für nasales Absaugen von 10 – 14 Ch.

Sterile und **unsterile Handschuhe.** Für jeden Absaugvorgang ist ein neuer steriler (einzeln verpackter) Handschuh für die Hand, die den Absaugkatheter hält, und ein unsteriler Handschuh für die andere Hand als Selbstschutz erforderlich.

Abwurf, der direkt neben den Bett stehen sollte.

Weitere Materialien sind **Utensilien für Mund- und Nasenpflege, Gleitmittel,** möglichst mit anästhesierender Wirkung wie z.B. Xylocain-Gel® oder **Aqua dest.** (täglich wechseln!) zum Anfeuchten des Katheters.

Vorbereitung des Patienten

Vor dem eigentlichen Absaugen:

- Patienten informieren (dies gilt auch für bewußtlose Patienten)
- Sekret lösen (☞ 7.3.8 und 7.3.9)
- Mund und Nase reinigen (Mundpflege, ☞ 7.5.5, Nasenpflege, ☞ 7.5.10), um eine Keimverschleppung zu vermeiden
- Patienten in Oberkörperhochlage oder Seitenlage lagern (Aspirationsprophylaxe), dabei auf bequeme Kopflagerung achten.

Orales und nasales Absaugen

> ☑ Absaugen reizt die Schleimhäute und regt die Schleimproduktion an, es muß häufiger abgesaugt werden, was die Schleimproduktion weiter steigert (Circulus vitiosus). Daher: so effektiv und schonend wie möglich absaugen.
>
> Bei liegender Magensonde sollte der Sekretbeutel unter Magenniveau hängen, damit der Mageninhalt bei evtl. Brechreiz ablaufen kann.

Durchführung

- Patienten beruhigen, z.B. hält assistierende Pflegekraft seine Hände. So können auch Abwehrbewegungen verhindert werden
- Bei geplantem nasalen Absaugen ggf. Gleitmittel ins Nasenloch einbringen
- Patienten anweisen, mehrmals tief einzuatmen oder Sauerstoff nach Anordnung geben, damit vor dem Absaugen eine optimale Sauerstoffversorgung gewährleistet ist
- Hände desinfizieren
- Katheter auf das Zwischenstück aufstecken, dabei Katheter in der Packung belassen
- Handschuhe anziehen
- Zwischenstück aufnehmen, Katheter aus der Hülle gleiten lassen und mit der sterilen Hand fassen
- Sterilen Katheter in Nase oder Mund ohne Sog einführen (bei starkem Sekretanfall und bei atraumatischen Kathetern mit Sog) und vorschieben bis in den unteren Rachen (= Hypopharynx), der vom Nasen-/Mundeingang ungefähr so weit entfernt ist wie die Nasenspitze vom Ohrläppchen (vorher ausmessen)
- Katheter unter Sog mit leicht drehenden Bewegungen zurückziehen. Der Vorgang darf nicht länger als 5 – 10 Sekunden dauern, da der Patient während dieser Zeit nicht atmen kann und zudem die vorhandene Luft aus der Lunge mit abgesaugt wird. Evtl. muß der Sog mit Hilfe des Fingertip intermittierend unterbrochen werden, damit sich der Katheter nicht an der Schleimhaut festsaugen kann
- Atmung des Patienten während des Absaugens kontrollieren, evtl. Puls messen durch assistierende Pflegekraft. Ist der Patient an einem EKG-Monitor angeschlossen, evtl. das akustische Pulssignal einschalten (zusätzliche Kontrolle der Herzfrequenz)
- Nach dem Absaugen Katheter um die steril behandschuhte Hand wickeln, Handschuh über den Katheter stülpen und entsorgen
- Absaugschlauch durchspülen
- Absaugevorgang evtl. nach einer angemessenen „Verschnaufpause“ für den Patienten mit einem neuen, sterilen Katheter und frischen Handschuhen wiederholen.

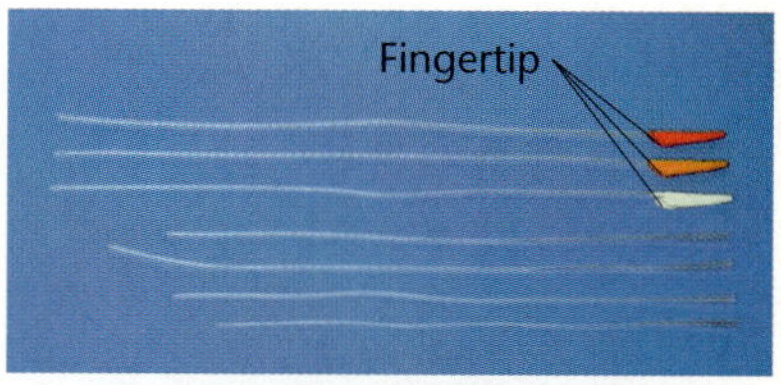

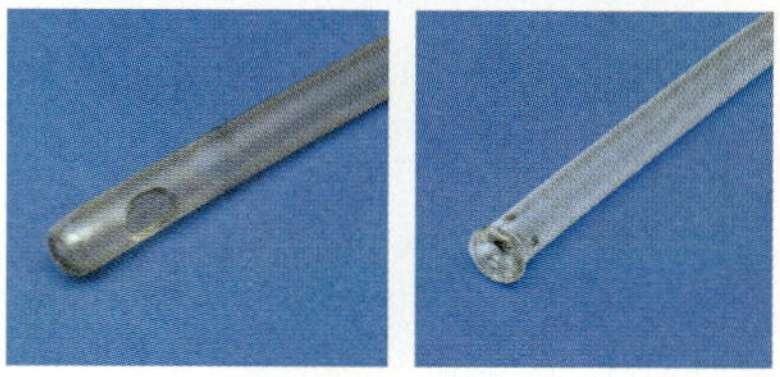

Abb. 7.30 – 7.32: Normale und atraumatische Absaugkatheter. Oben: Die oberen drei Katheter haben einen integrierten Fingertip, d.h. am Schlauch des Absauggerätes muß kein solcher vorhanden sein. Unten: Detail eines normalen (links) und eines atraumatischen (rechts) Katheters, der sich aufgrund seiner speziell angeordneten Öffnungen nicht an der Schleimhaut festsaugt. [K183]

> ☑ Vor einem erneuten Absaugen braucht der Patient eine „Verschnaufpause“. Bei Wiederholung müssen ein neuer Handschuh und ein neuer Absaugkatheter verwendet werden.

Dokumentation

Dokumentiert werden:

- Häufigkeit des Absaugens
- Reaktionen des Patienten auf das Absaugen (z.B. Abwehrbewegungen, Zyanose, Bradykardie, Erbrechen)

- Menge, Farbe, Konsistenz sowie evtl. Beimengungen des abgesaugten Sekrets.

Komplikationen des Absaugens

- Infektionen der Atemwege, begünstigt durch unsteriles Arbeiten, Verschleppung von Erregern aus den oberen in die unteren Atemwege sowie durch Verletzungen der Schleimhaut
- Verletzungen der Atemwege wie Schleimhautverletzungen durch den Katheter bis hin zu Perforationen (etwa der Nasennebenhöhlen)
- Vagusreizung mit Bradykardie, Rhythmusstörungen oder Erbrechen (Aspirationsgefahr!)
- Sauerstoffmangel. Ein Sauerstoffmangel mit Zyanose und Unruhe des Patienten entwickelt sich v.a. bei unsachgemäßem oder zu langsamem Absaugen oder bei besonders gefährdeten Patienten. Hierzu zählen beispielsweise Patienten mit erhöhter Krampfneigung.

7.3.12 Hilfe bei Dyspnoe

Dyspnoe *(Atemnot):* Erschwerte Atmung mit dem Gefühl, nicht genügend Luft zu bekommen.

Orthopnoe *(höchste Atemnot):* Schwerste Form der Dyspnoe. Der Patient sitzt aufrecht und setzt die Atemhilfsmuskulatur (☞ Abb. 20.38) voll ein. Er hat Angst, zu ersticken.

Dyspnoe hat vielfältige Ursachen (☞ auch Tab. 20.17): Sie reichen von Lungen- über Herzkrankheiten (z.B. Dyspnoe bei chronischer Herzinsuffizienz, ☞ 18.6.1), Stoffwechselstörungen (z.B. Azidose bei Diabetes mellitus, ☞ 23.6.3) und Lähmungen der Atemmuskulatur bis hin zu psychischen Ursachen. Daher ist es wichtig, auf die Umstände zu achten, unter denen die Dyspnoe auftritt, und auf Begleitsymptome, die auf die Grunderkrankung schließen lassen.

Vor allem bei Lungen- und Herzerkrankungen wird über vier Schweregrade der Atemnot (Tab. 20.16) beurteilt, welche körperlichen Anstrengungen zur Atemnot führen. Damit können der Krankheitsverlauf und die Effektivität der Therapie beurteilt werden.

Psychische Betreuung bei Dyspnoe

Notfall!

Erstmaßnahmen bei Atemnot:

- Hilfe holen (Rufanlage)
- Patient nicht alleine lassen
- Arzt unverzüglich unterrichten
- Oberkörper hochlagern, bei bekannter kardialer Ursache die Beine zusätzlich tief lagern
- Atemhilfsmuskulatur unterstützen, die Arme (leicht vom Brustkorb abgespreizt) auf ein Kissen oder die gepolsterte Nachttischplatte abstützen lassen, alternativ im Kutschersitz (☞ Abb. 7.21) sitzen lassen
- Beengende Kleidung entfernen
- Fenster öffnen (psychische Wirkung)
- O_2-Gabe auf ärztliche Anordnung geben, z.B. 2 l/Min. über Nasensonde, dabei den Patienten genau beobachten (☞ 20.2.1)
- Bewußtseinslage, Hautfarbe, Blutdruck und Puls engmaschig überwachen
- Materialien zum Absaugen (☞ 7.3.11) und zur Intubation (☞ 38.4) richten, falls sich der Zustand des Patienten verschlechtert, Zyanose oder Bewußtseinsstörungen auftreten.

Patienten mit schwerer Dyspnoe empfinden Todesangst. Hilflosigkeit und Erregung verstärken die Atemnot weiter; und so kann – auch bei nicht lebensbedrohlichen Erkrankungen – ein Teufelskreis entstehen.

Zentrales Pflegeziel ist daher, dem Patienten die Angst zu nehmen:

- Ruhe bewahren, auch in einer „brenzligen" Situation ohne Hektik arbeiten
- Aufgeregte Mitpatienten oder Besucher aus dem Zimmer bitten
- Gefühl „Sie sind nicht alleine" vermitteln. Eine aufdringliche, überbehütende Haltung ist jedoch zu vermeiden, da sie den Kranken nur zusätzlich verunsichert
- Atmung erleichtern, z.B. durch Verändern der Lage (Unterstützen der Oberkörperhochlagerung oder *Kutschersitz,* ☞ Abb. 7.21). Jede Verbesserung der Atmung wird die Angst des Patienten mindern und damit das Vertrauen in die Pflegenden steigern, was sich auch bei künftigen Notfällen positiv auswirken wird.

Die Atemnot betrifft alle Lebensbereiche des Betroffenen. So raubt sie ihm den Schlaf, wobei die zunehmende Erschöpfung wiederum seine Atemnot steigern wird. Die Atemnot kann Gespräche erschweren. Der Patient wird sich daher nonverbal mitteilen (☞ 7.10.2). Um darauf zu reagieren, nimmt die Pflegeperson Blickkontakt mit dem Patienten auf.

7.3.13 Beobachtung des Pulses

7.3.13.1 Definition

(Arterien-)Puls *(pulsus* = Stoß): Anstoßen der Blut- oder Druckwelle an die Arterienwand. Wichtiges Kriterium zur Beurteilung der Herz- und Kreislauffunktion *(Vitalzeichen).*

Pulsfrequenz: Anzahl der tastbaren Pulswellen pro Minute.

Die Pulswelle entsteht dadurch, daß bei jedem Herzschlag Blut in die Aorta ausgestoßen wird. Der Druckstoß breitet sich im arteriellen Gefäßsystem aus. Die daraus entstandene Druckwelle kann an allen Arterien getastet werden, die oberflächlich oder auf einer harten (knöchernen oder muskulären) Unterlage verlaufen oder dagegen gedrückt werden können (☞ Abb. 7.33).

Beim gesunden Erwachsenen schlägt das Herz ca. 70mal pro Minute (*Schlag-* oder **Herzfrequenz**). Im Normalfall stimmen Herzfrequenz (= Zahl der z.B. im EKG sichtbaren Herzaktionen) und Pulsfrequenz genau überein, andernfalls liegt ein *Pulsdefizit* (☞ unten) vor.

Mit jedem Herzschlag werden ca. 70 ml Blut ausgeworfen **(Schlagvolumen)**. Innerhalb einer Minute pumpt das Herz etwa 5 Liter Blut in den Körper und die Lungen. Diese Größe wird auch als **Herzminutenvolumen** oder allgemeiner als *Herzzeitvolumen* bezeichnet.

Herzfrequenz/Min.
× Schlagvolumen
= Herzminutenvolumen

Beispiel:
70 Schläge/Min. × 70 ml
= 4900 ml/Min.

Die Pumpleistung unseres Herzens paßt sich dem jeweiligen Sauerstoffbedarf an. Unter körperlicher Belastung wird die **Herzleistung** dadurch enorm gesteigert, daß die Herzfrequenz und das Schlagvolumen zunehmen. Im Extremfall wird eine Pumpmenge von 25 l in der Minute erreicht.

7.3.13.2 Technik des Pulstastens

Man unterscheidet den **zentralen** und den **peripheren Puls**. Der zentrale Puls kann an allen großen (herznahen) Arterien getastet werden und gibt relativ genau die Herzfrequenz wieder. Bei der peripheren Messung können schwache Pulswellen (bei Arrhythmien oder niedrigem Blutdruck) an den kleinen Arterien nicht immer getastet werden. Deshalb wird der Puls bei unregelmäßigem Puls oder im Schock immer an zentralen Gefäßen gemessen.

Abb. 7.33 zeigt die Taststellen für den **peripheren Puls**:

- *A. radialis* (Handgelenk unterhalb des Daumenballens)
- *A. temporalis* (Schläfe)
- *A. poplitea* (Kniekehle)
- *A. dorsalis pedis* (vorderer Fußrükken)
- *A. tibialis posterior* (dorsal des Innenknöchels).

Taststellen für den **zentralen Puls** sind:

- *A. carotis* (seitliches Halsdreieck)
- *A. subclavia* (Supraklavikulargrube)
- *A. femoralis* (Leiste).

Üblicherweise wird der Puls an der A. radialis getastet. Diese Arterie ist leicht aufzufinden, wenn man an der Innenseite des Handgelenkes zunächst die deutlich tastbare Muskelsehne (des M. carpi radialis) nahe der Mitte fühlt und sich dann nach außen, also zur Daumenseite des Handgelenkes vortastet.

Um den Puls sicher zu tasten, setzt man Zeige-, Mittel- und Ringfingerkuppe mit leichtem Druck auf.

Die Pulsschläge werden während 15 Sekunden gezählt, der erste Schlag gilt hierbei als „0". Die Anzahl der ermittelten Pulsschläge multipliziert man mit vier, um auf die Pulsschläge pro Minute hochzurechnen. Ein volle Minute wird gezählt bei allen Neuzugängen, bei Patienten mit sehr langsamem und mit unregelmäßigem Puls.

Die Ergebnisse des Pulsmessens werden dokumentiert (Pulsfrequenz erscheint rot bei graphischer Darstellung, schwarz bei Mikroverfilmung).

Beim Pulstasten werden Frequenz, Rhythmus und Qualität erfaßt. Meßfehler treten auf, wenn:

- Der eigene Daumen zum Messen benutzt wurde (Verwechslung der eigenen Pulswelle mit der des Patienten)
- Wegen zu leichten Druckes nicht alle Schläge gemessen werden
- Wegen zu starken Druckes die Pulswelle unterdrückt wird.

Notfall!

Fällt es schwer, den Puls zu ermitteln, ist unverzüglich eine erfahrene Pflegekraft hinzuzuziehen.
Alarmierende Abweichungen in der Pulsfrequenz sind:

- Langsamer Puls (*Bradykardie*, ☞ unten)
- Beschleunigter Puls (*Tachykardie*, ☞ unten)
- Neu aufgetretenes Herzstolpern (*Arrhythmien*, ☞ unten).

Sie sind sofort einem Arzt zu melden. Es ist sinnvoll, auch den Blutdruck zu messen, um weitere Informationen über den Kreislaufzustand des Patienten zu erhalten.

Besonders wichtig ist die Pulskontrolle bei Patienten mit Herz-Kreislauferkrankungen, nach Operationen (z.B. Nachblutung), nach schweren Verletzungen, bei Schädel-Hirn-Trauma (☞ 35.15.1), unter Therapie mit kreislaufwirksamen Medikamenten (*ß-Blockern*, ☞ Pharma-Info 19.33, *Katecholaminen*, ☞ 38.5.1, Pflege bei Schock, ☞ Pharma-Info 18.41) sowie bei Vergiftungen.

7.3.13.3 Meßwerte

Physiologische Pulsfrequenz

Die Normalwerte der Pulsfrequenz sind altersabhängig. Physiologisch sind:

- Beim Neugeborenen ca. 140 Schläge/Minute
- Beim Kindergartenkind ca. 100 Schläge/Minute
- Beim Jugendlichen ca. 85 Schläge/Minute
- Beim Erwachsenen ca. 60 – 80 Schläge/Minute.

Tachykardie

Tachykardie: Herzfrequenz > 100 Schläge/Min.

Physiologische Tachykardie: Beschleunigte Herzfrequenz mit physiologischen Ursachen wie z.B. Anstrengung oder Aufregung.

Pathologische Tachykardie: Beschleunigte Herzfrequenz mit krankhaften Ursachen wie z.B. Blutverlust oder Herzerkrankungen.

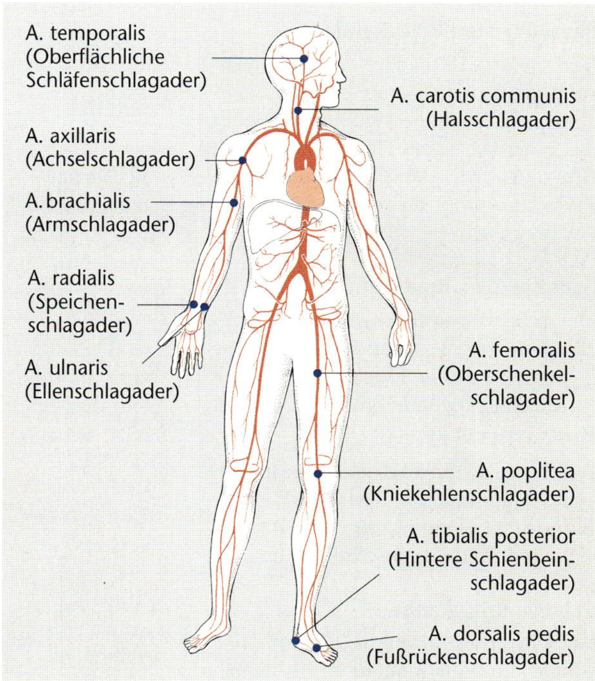

Abb. 7.33: Geeignete Taststellen zur Pulsmessung. [L190]

Physiologische Tachykardie

Physiologisch ist eine Pulsbeschleunigung bei Anstrengung, psychischer Belastung oder im Gebirge.

Pathologische Tachykardie

☑ **Tachykardie bei Fieber:** Pro °C Temperaturanstieg erhöht sich der Puls um 8 – 12 Schläge/Min.

Eine **pathologische Tachykardie** ist z.B. festzustellen bei Fieber und bei Flüssigkeitsverlusten durch größere Blutungen oder massive Durchfälle. Ebenso kann eine Tachykardie bei Stoffwechselstörungen (z.B. bei *Hyperthyreose*, ☞ 23.4.3) und Vergiftungen, als Medikamentennebenwirkung (z.B. nach Adrenalingabe) oder bei einer Herzrhythmusstörung auftreten.

Bradykardie

Bradykardie: Herzfrequenz < 60 Schläge/Min.

Physiologische Bradykardie: Verlangsamte Herzfrequenz mit physiologischen Ursachen wie Schlaf, Entspannung oder bei Sportlern.

Pathologische Bradykardie: Verlangsamte Herzfrequenz mit krankhaften Ursachen wie Reizleitungsstörungen (☞ 18.7.3) oder Erkrankungen des Gehirns.

Physiologische Bradykardie

Verlangsamt ist die Herzfrequenz während des Schlafes oder bei tiefer Entspannung. Bei Leistungssportlern stößt das Herz bei jedem Herzschlag so viel Blut aus, daß auch bei erniedrigtem Puls der Körper ausreichend mit Blut versorgt wird.

Pathologische Bradykardie

Herzreizleitungsstörungen (AV-Block, ☞ 18.7.3) oder Überdosierung insbesondere von Herzmedikamenten (β-Blocker, Digitalis) können zu einer Bradykardie führen.

Auch bei Stoffwechselerkrankungen (z.B. Hypothyreose, ☞ 23.4.4) oder Hirndrucksteigerung (☞ 35.13) läßt sich eine Bradykardie beobachten.

Relative Bradykardie

Bei Fieber ist der Puls beschleunigt. Bleibt die Pulsfrequenz trotz Fieber normal oder steigt weniger als 8 – 12 Schläge pro Grad Temperaturerhöhung, so spricht man von einer **relativen Bradykardie**. Die relative Bradykardie ist typisch für den Typhus abdominalis (☞ 28.5.7).

Beispiel: Bei 39 °C Körpertemperatur ist ein Puls von etwa 90/Min. zu erwarten. Ein Puls von 70/Min. wäre bei dieser Temperatur *relativ* zu langsam.

Physiologische Ursachen	Pathologische Ursachen
Hauptursachen der Tachykardie	
• Erhöhter Sauerstoffbedarf bei körperlicher Arbeit • Anpassungsreaktion des Körpers auf Aufregung, Freude, Trauer • Anpassung an O_2-ärmere Hochgebirgsluft	• Erhöhter Sauerstoffbedarf bei krankhaft gesteigertem Stoffwechsel (Fieber, Hyperthyreose, ☞ 23.4.3) • Ausgleich verminderter Transportmittel für Sauerstoff (Blutverlust) oder geringer Herzkraft (Herzinsuffizienz, ☞ 18.6) • Störungen des Herzreizleitungssystems (Rhythmusstörungen, ☞ 18.7.2)
Hauptursachen der Bradykardie	
• Entspannung, Schlaf • In Ruhe bei Sportlern	• Bewußtlosigkeit, Koma, • Schädigung des ZNS, z.B. Schädel-Hirn-Trauma (☞ 35.15.1) • Störungen des Herzreizleitungssystems (Rhythmusstörungen, ☞ 18.7.4)

Tab. 7.34: Hauptursachen der Tachy- und Bradykardie.

Asystolie

Asystolie: Fehlende Kontraktion des Herzens, erkennbar an der **Pulslosigkeit**, d.h. weder peripher noch zentral ist ein Puls zu tasten.

Pulsdefizit

Notfall!
Pulslosigkeit ist immer ein Notfall. Wurde nicht ausdrücklich vorher vereinbart und vom Arzt angeordnet, bei diesem bestimmten Patienten keine Reanimation (= Wiederbelebung) vorzunehmen, muß bei Pulslosigkeit sofort mit der Ersten Hilfe nach dem ABC-Schema (☞ 17.3) begonnen werden:
- **(A)**irway = Freimachen der Atemwege
- **(B)**reathing = Atemspende
- **(C)**irculation = Herzdruckmassage (☞ 17.3.3).

Sonst verstirbt der Patient innerhalb weniger Minuten.

Pulsdefizit: Differenz zwischen der durch Auskultation oder EKG ermittelten *Herzfrequenz* und der peripheren *Pulsfrequenz*, d.h. die getastete Pulsfrequenz entspricht nicht der tatsächlichen Zahl der Herzkontraktionen.

Der normale Kontraktionsablauf am Herzen und die Zeit zwischen zwei Herzschlägen gewährleisten, daß sich die Herzkammern erst ausreichend mit Blut füllen, bevor sie sich zusammenziehen. Bei Herzrhythmusstörungen ist dies nicht der Fall, wenn „Extraschläge" die Füllungszeit so sehr verkürzen (☞ 18.7.2), daß die bei einer (insuffizienten) Herzmuskelkontraktion ausgestoßene Blutmenge keine ausreichend starke, in der Peripherie zu tastende Pulswelle mehr auslöst.

Ermittelt wird ein Pulsdefizit zu zweit, indem eine Pflegeperson den Radialispuls zählt und die andere gleichzeitig die Herztöne mit dem Stethoskop auskultiert.

Abweichungen des Pulsrhythmus

Arrhythmie: Herzrhythmusstörung mit unregelmäßigen Zeitabständen zwischen den einzelnen Herzmuskelkontraktionen, auch in Verbindung mit zu schneller (Tachyarrhythmie) oder zu langsamer (Bradyarrhythmie) Herzfrequenz.

Extrasystole (kurz *ES*): Außerhalb des regulären Grundrhythmus auftretender Herzschlag.

Eine kaum merkliche Verkürzung der Zeitabstände zwischen zwei Pulsschlägen während der Einatmung ist physiologisch. Pathologische Arrhythmien treten auf bei:

- Herzerkrankungen (☞ Kap. 18)
- Elektrolytverschiebungen im Blut (☞ 31.13)
- Hormonstörungen, insbesondere bei gestörter Schilddrüsenfunktion (☞ 23.4).

Vereinzelte Extrasystolen haben in der Regel keinen Krankheitswert. Erst wenn sie gehäuft auftreten und den Erregungsablauf der Herzmuskulatur beeinflussen können, sind sie behandlungsbedürftig (☞ 18.7.1).

Eine Arrhythmie muß zusätzlich zur ertasteten Pulsfrequenz dokumentiert werden, z.B. indem man die Meßwerte durch eine Wellenlinie verbindet (hausinterne Richtlinien beachten).

Pulsqualität

Pulsqualität: Spannung und Füllung des Pulses, die beim Pulsmessen getastet werden können.

Beim Pulsmessen kann man nicht nur Pulsschläge zählen, sondern auch tasten, wie kräftig die Pulswelle ist oder ob sich das Gefäß zwischen zwei Pulsschlägen „prall gefüllt“ anfühlt. Mit Übung und Erfahrung kann die **Pulsqualität** beurteilt werden. Sie hängt ab:

- Von der Füllung der Blutgefäße
- Von der zirkulierenden Blutmenge
- Vom Schlagvolumen des Herzens
- Von der Elastizität der Arterien.

Im Alltag wird die Pulsqualität nur selten erfaßt, i.d.R. wird der Blutdruck gemessen. In Notfallsituationen kann die Pulsqualität jedoch wichtige Anhaltspunkte bieten.

Der Puls des Gesunden ist weich und gut gefüllt. Abweichungen von der normalen Pulsqualität sind:

- Harter Puls bei hohem Blutdruck *(Hypertonie)* oder bei arteriosklerotisch veränderten („verkalkten“) Gefäßen
- Sehr weicher und schlecht gefüllter Puls bei niedrigem Blutdruck *(Hypotonie)*, Herzinsuffizienz (☞ 18.6) oder Fieber
- Fadenförmiger, gleichzeitig schwach gefüllter und beschleunigter Puls bei Kollaps oder im Schock (☞ 38.5.1).

☑ Bei Abweichungen von der normalen Pulsqualität den Blutdruck kontrollieren!

7.3.14 Blutdruck

7.3.14.1 Definition

Blutdruck: Kraft, die das Blut auf die Gefäßwand der Arterien und Venen ausübt. Meist gemessen in der konventionellen Einheit Millimeter Quecksilbersäule (mmHg), v.a. bei maschineller Messung auch in der neueren Einheit Kilopascal (kPa); 7,5 mmHg = 1 kPa.

Systolischer Blutdruck: Maximaler Druck im Gefäß (Spitzendruck); entsteht während der Herzkammersystole.

Diastolischer Blutdruck: Minimaler Druck im Gefäß während der Herzkammerdiastole, wird also auch in der Zeit zwischen zwei Herzschlägen nicht unterschritten und ist Maß für die Dauerbelastung der Gefäßwände.

Mitteldruck: Mittlerer Druck zwischen systolischem und diastolischem Blutdruck, entspricht *nicht* exakt dem arithmetischen Mittel.

Blutdruckamplitude: Differenz zwischen systolischem und diastolischem Blutdruck (bei einem Blutdruck von 120/80 mmHg beträgt demnach die Amplitude 40 mmHg).

Der Blutdruck wirkt sowohl in Arterien als auch in den Venen. Im klinischen Sprachgebrauch ist jedoch mit dem Begriff „Blutdruck“ immer der Druck in den größeren *Arterien* gemeint.

Der arterielle Blutdruck hängt physikalisch gesehen von folgenden drei Faktoren ab:

- Gefäßwiderstand der Arterien
- Herzminutenvolumen (☞ 18.1)
- Blutvolumen im Gefäßsystem.

Zusammen mit dem Puls paßt sich der Blutdruck den Erfordernissen an: bei körperlicher Arbeit sind Puls und systolischer Blutdruck höher als in Ruhe. Der diastolische Blutdruck bleibt beim Gesunden in etwa konstant.

Um verschiedene Blutdruckwerte eines Patienten beurteilen zu können, müssen sie stets unter gleichen Bedingungen gemessen werden:

- In Ruhe
- Immer im Liegen *oder* im Sitzen *oder* im Stehen
- Immer am gleichen Arm.

Es gibt zwei Meßmethoden, um den Blutdruck zu bestimmen:

- Nach der Methode von *Riva-Rocci* über die Strömungsgeräusche in einer Arm-Arterie *(indirekte, unblutige Blutdruckmessung)*
- Über eine Drucksonde direkt im Blut *(direkte, blutige Blutdruckmessung,* ☞ 38.3.2).

7.3.14.2 Unblutige, indirekte Blutdruckmessung

Auskultatorische Methode

Diese Methode der **unblutigen, indirekten Blutdruckmessung** geht auf den italienischen Kinderarzt *Riva-Rocci* zurück (daher die Abkürzung **RR**):

- Mit einer Oberarm-Manschette, an die ein Manometer angeschlossen ist, wird der Blutstrom in der A. brachialis unterbrochen; dazu wird die Manschette aufgepumpt, bis der Manschettendruck größer als der systolische Blutdruck ist. Mit einem distal dieser Manschette in der Ellenbeuge über der A. brachialis aufgelegten Stethoskop sind jetzt keine Strömungsgeräusche mehr hörbar
- Ein Ventil an der Manschette wird jetzt vorsichtig geöffnet, damit die Luft langsam entweichen kann (nicht mehr als 3 mmHg/Sek.). In dem Moment, in dem Manschettendruck und systolischer Druck gleich groß sind, strömt zum ersten Mal wieder Blut durch die A. brachialis. Das Blut strömt jedoch nicht kontinuierlich, da der diastolische Druck noch geringer ist als der Manschettendruck. In der Diastole kollabiert die Arterie wieder
- Es kommt zu einem Wechsel „Blut strömt“ (Systole) – „Blut strömt nicht“ (Diastole). Dieser Wechsel verursacht die charakteristischen *Strömungsgeräusche* **(Korotkow-Töne)**, die mit dem Stethoskop hörbar sind

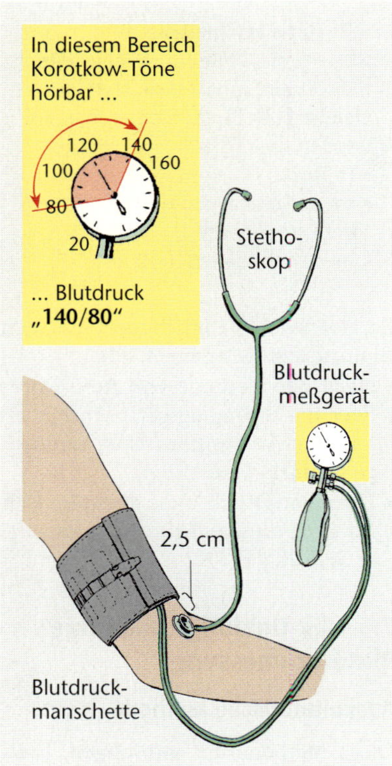

Abb. 7.35: Unblutige, indirekte Blutdruckmessung nach Riva-Rocci. [B200]

- Das Ventil bleibt geöffnet, der Druck in der Manschette fällt weiter. Sinkt er unter den diastolischen Blutdruck, bleibt die Arterie ständig offen. Die Strömungsgeräusche verschwinden oder werden zumindest deutlich leiser.

Fehlerquellen bei der Blutdruckmessung nach Riva-Rocci, ☞ Tab. 7.36.

Durchführung

Benötigt werden zur indirekten Blutdruckmessung (☞ Abb. 7.35):

- Geeichte Blutdruckmanschette passender Breite mit Haken- oder Klettverschluß (Rapidmanschette) und kleinem Ballon mit Ventil
- Meßeinheit mit Manometer zum Ablesen des Blutdruckes
- Stethoskop mit Flachmembran oder Trichter zum Abhören der Strömungsgeräusche.

Vorsicht!
Bei venösen oder arteriellen Gefäßzugängen, einem Lymphödem (☞ 24.10.2) oder einem Shunt (für die Dialyse, ☞ 31.2.6) darf an dem betreffenden Arm kein Blutdruck gemessen werden.

Handlungskette unblutige, indirekte Blutdruckmessung

- Eine Ruhephase von 15 Min. vor dem Messen einhalten, um keine falsch hohen Werte zu erhalten
- Beengende Kleidung vom Arm entfernen. Oberarm entspannt etwa in Herzhöhe plazieren
- Blutdruckmanschette luftleer und straff am Oberarm (ca. 2 – 3 cm oberhalb der Ellenbeuge) anlegen. Darauf achten, daß die ableitenden Schläuche nicht unmittelbar in der Ellenbeuge liegen (führt zu störenden Geräuschen während des Messens)
- Ventil des Blutdruckapparates schließen
- Ohr-Oliven des Stethoskops lokker „ins Ohr stecken" (nicht in den Gehörgang hineindrücken)
- Membran/Trichter des Stethoskopes in der Ellenbeuge (A. cubitalis) auflegen, evtl. Rand des Schallempfängers unter Manschette einklemmen. Dabei (Radialis-)Puls fühlen
- Manschette mit dem Aufblasballon füllen, bis Manschettendruck arteriellen Blutdruck erreicht (kein Puls mehr tastbar, keine Geräusche hörbar)
- Manschettendruck noch um ca. 30 mmHg erhöhen
- Durch sehr vorsichtiges Öffnen des Ventils Luft aus Manschette entweichen lassen (max. 3 – 5 mmHg in der Sekunde), um genaue Werte ablesen zu können
- Auf pulssynchrone Strömungsgeräusche (Korotkow-Töne) achten
- Druckwert am Manometer ablesen, sobald erster Ton hörbar wurde (systolischer Blutdruck)
- Manschette langsam weiter entleeren und beim letzen Korotkow-Ton den diastolischen Druck ablesen (oder wenn Geräusche deutlich leiser werden)
- Restluft aus Manschette ablassen und Manschette entfernen.

Palpatorische Methode

Wenn eine Pflegeperson beim Erlernen der Blutdruckmessung anfangs unsicher ist oder wenn die Strömungsgeräusche nur schlecht zu hören sind, kann alternativ zum Abhören mit dem Stethoskop der Puls getastet werden (der diastolische Blutdruck kann mit dieser Methode allerdings nicht bestimmt werden):

- Puls tasten
- Manschette aufpumpen, bis Puls „verschwindet"
- Langsam Manschettendruck ablassen, bis Puls wieder tastbar ist
- Der beim ersten tastbaren Puls angezeigte Druckwert entspricht dem systolischen Blutdruck.

Blutdruckmessung am Bein

Für besondere Fragestellungen kann der Blutdruck mit speziellen Manschetten auch am Bein gemessen werden. Dabei wird die Manschette am Oberschenkel angelegt und die A. poplitea in der Kniekehle abgehört.

Elektronische Blutdruckmeßgeräte

Neben dem „klassischen" Blutdruckmeßgerät (☞ Abb. 7.35) gibt es zahlreiche **elektronische Meßgeräte,** z.B. für die Selbstmessung und die kontinuierliche Blutdruckerfassung. Bei letzteren wird regelmäßig nach einem einstellbaren Intervall der Blutdruck automatisch gemessen (☞ 38.3.2).

Bei den Geräten für die Selbstkontrolle muß der Patient nur die Manschette anlegen und das Gerät einschalten. Der Meßvorgang wird vom Gerät übernommen, systolischer und diastolischer Blutdruck anschließend digital angezeigt. Heutige Geräte messen den Blutdruck sehr zuverlässig, die erhaltenen Werte sollten nicht ohne Grund angezweifelt werden. Bei nicht erklärbaren Differenzen sollte zuerst eine Blutdruckmessung durch den Patienten selbst und im Anschluß daran eine Kontrolle durch die Pflegekraft erfolgen.

Beobachtung und Dokumentation des Blutdrucks

Psychische Einflüsse können den systolischen Blutdruck bei der Untersuchung um bis zu 40 mmHg ansteigen lassen. Diese Druckerhöhung ist besonders häufig bei der Erstuntersuchung durch einen Arzt. Sie wird deshalb ironisch als „Weißkittel-Hochdruck" bezeichnet.

Blutdruckkontrollen werden i.d.R. ärztlich angeordnet. Eine erfahrene Pflegeperson wird von sich aus auch ohne ausdrückliche ärztliche Anordnung den Blutdruck messen bei:

- Neu aufgenommenen Patienten
- Patienten mit Herz- und Kreislauferkrankungen
- Nach Operationen (postoperative Überwachungsphase)
- Vor der Mobilisation
- Hypertonie und Hypotonie
- Gabe von Medikamenten, die (als Haupt- oder Nebenwirkung) den Blutdruck verändern
- Starken Blutdruckschwankungen
- Nach Unfällen, Blut- und Flüssigkeitsverlusten sowie im Schock.

Wird der Blutdruck zum erstenmal gemessen, so geschieht dies an beiden Armen. Beispielsweise ist bei Patienten mit einer Verengung der A. subclavia eine Druckdifferenz zwischen rechtem und linkem Arm möglich.

Weicht der Blutdruck vom Richtwert oder dem erwarteten Wert ab, wird nachgemessen. Bei wiederholt pathologischen Befunden informiert die Pflegeperson sofort den Arzt.

Direkt nach dem Messen trägt man den RR-Wert ins Dokumentationssystem (☞ 2.4) ein: Entweder als Zahl (120/75) oder graphische Darstellung (z.B. mit rotem Farbstift). Für Patienten, bei denen häufige Blutdruck-Messungen erforderlich sind, wird oft eine Überwachungskurve am Bett geführt.

Dokumentation, ☞ 2.4

Fehlerquelle	Folge
Luft zu rasch abgelassen	Falsch niedriger systolischer und falsch hoher diastolischer Blutdruckwert
Manschette nicht genug aufgepumpt	Falsch niedriger systolischer Wert
Beengende Kleidung am Oberarm nicht entfernt	Falsch niedrige Werte
Manschettenbreite nicht passend zum Armdurchmesser	Bei zu dicken Oberarmen falsch hohe, bei zu dünnen falsch niedrige Werte
Manschette zu locker angelegt	Falsch hohe Werte
Arm über Herzhöhe gelagert	Falsch niedrige Werte
Zu lange gestaut oder Druck zu langsam abgelassen	Falsch hohe Werte
Korotkow-Töne sind nicht genau zu hören wegen störender Geräusche im Zimmer (Gespräche, Fernseher)	Falsch niedrige oder hohe Werte

Tab. 7.36: Häufige Fehlerquellen bei der Blutdruckmessung und ihre Folgen.

7.3.15 Thromboseprophylaxe

Thrombose *(Blutpfropfbildung):* Lokale, intravitale (= während des Lebens auftretende) Gerinnung in einem Blutgefäß. Je nach Sitz des **Thrombus** *(Gerinnsel)* innerhalb der Blutstrombahn unterscheidet man zwischen *arterieller* und *venöser Thrombose.*

Am häufigsten sind Thrombosen im venösen Gefäßsystem, v.a. in den Beinen.

Von besonderer klinischer Bedeutung ist die **tiefe Beinvenenthrombose** (☞ 19.8.3): Löst sich ein Thrombus in den tiefergelegenen Venen von Knie, Oberschenkel oder Becken von der Venenwand ab, gelangt er mit dem Blutstrom in die Lunge und kann dort eine lebensbedrohliche Lungenembolie (☞ 20.10.1) verursachen.

Im Folgenden geht es bei dem Begriff Thrombose um die tiefe Beinvenenthrombose. Auch wenn es der Begriff „Thromboseprophylaxe" nur ungenau beschreibt, ist es ihr Ziel, eine *tiefe Beinvenenthrombose* zu verhindern.

Thrombosenentstehung

Verschiedene Risikofaktoren begünstigen das Enstehen einer Thrombose. Sie können drei Hauptursachen zugeordnet werden **(Virchow-Trias):**
- Verlangsamte Blutströmung
- Gefäßwandschaden
- Erhöhte Gerinnungsneigung.

Verlangsamte Blutströmung: Je langsamer das Blut fließt, desto besser können sich Thrombozyten an der Venenwand anlagern und die Thrombusbildung in Gang setzen.

Die Blutströmung ist verlangsamt bei:
- Bettruhe, Lähmung
- Gipsverband oder Schienenlagerung
- Schmerzbedingter Schonhaltung
- Hochgradigem Flüssigkeitsmangel oder Flüssigkeitsverlust, z.B. durch anhaltendes Erbrechen und Diarrhoe, großflächige Verbrennungen, Diuretika
- Pathologischer Zellvermehrung, z.B. Polyglobulie und Polyzythämie (☞ 24 6.5)
- Herzinsuffizienz (☞ 18.6.1), Schock
- Chronisch venöser Insuffizienz.

Von den genannten Ursachen zahlenmäßig am häufigsten sind Bewegungsmangel jeglicher Ursache und die venöse Insuffizienz. Beide führen zu einem Ausfall der Muskel-Venen-Pumpe (☞ Abb. 7.37) und damit zu einer verlangsamten Blutströmung.

Gefäßwandschaden: Die Schädigung der **Intima** *(Gefäßinnenwand)* löst eine Thrombozytenaggregation aus (Zusammenballen der Blutplättchen). Die Intimaschädigung kann verschiedene Ursachen haben:
- Traumatisch: Verletzung, Quetschung, Operation
- Degenerativ: Altersbedingte Veränderung der Beinvenen, Varikosis (☞ 19.8.1)
- Entzündlich: Durch Venenentzündung (Phlebitis).

Erhöhte Gerinnungsneigung: Im Blut besteht normalerweise ein Gleichgewicht zwischen Blutgerinnung und Gerinnselauflösung (☞ 24.1.4) Ein Überwiegen der Gerinnungsprozesse *(erhöhte Gerinnungsneigung)* kann auftreten bei:
- Vermehrung der Blutgerinnungsfaktoren, nach großen Operationen, Verletzungen mit großer Gewebszerstörung, Verbrennungen
- Einnahme bestimmter Medikamente, z.B. *Ovulationshemmer,* Kortison.

Weitere Risikofaktoren

Studien zufolge begünstigen folgende Faktoren die Thromboseentstehung:
- Höheres Lebensalter (biologisches Alter > 65 Jahre, ☞ 14.1.2)
- Hohes Körpergewicht (> 20 Prozent nach Broca-Index, ☞ 7.7.8)
- Einnahme von Ovulationshemmern, Schwangerschaft und Wochenbett
- Rauchen
- Frühere Thrombosen oder Embolien
- Sepsis (☞ 28.4) und/oder schwere Infektionskrankheiten.

Maßnahmen zur Thromboseprophylaxe

Ziel der Thromboseprophylaxe ist es, den drei Hauptursachen entgegenzuwirken, also:

- Den venösen Rückfluß zu steigern
- Venenwandschäden vorzubeugen
- Die Gerinnungsbereitschaft zu senken.

☑ Aus diesen Zielen ergeben sich die sechs Bausteine der Thromboseprophylaxe:

- (Früh-)Mobilisation
- Lagerung
- Ausstreichen der Venen
- Venenkompression durch Antithrombosestrümpfe und Kompressionsverbände
- Rückstromfördernde Gymnastik (Aktivierung der Muskel-Venen-Pumpe)
- Heparinisierung.

(Früh-)Mobilisation

Der Patient soll so früh und so oft wie möglich mit gewickelten Beinen oder Antithrombosestrümpfen aufstehen, vor dem Bett auf der Stelle treten und umhergehen. Durch das Gehen werden die Muskeln angespannt und die Venen durch den Kompressionsverband als Widerlager regelrecht ausgequetscht. Da Venenklappen den Blutstrom nur herzwärts zulassen, beschleunigt sich der venöse Rückfluß.

Lagerung

Allein das Hochlagern der Beine (Winkel von 20°) steigert den venösen Rückstrom um 20 – 30%. Dies ist die einfachste und vom Patienten am ehesten akzeptierte Thromboseprophylaxe. Bei Patienten mit arteriell bedingten Durchblutungsstörungen darf das Bein aber auf keinen Fall hochgelagert werden.

Ausstreichen der Venen

Bei der Körperpflege werden die Beine mit einer Hand angehoben, mit der anderen unter sanftem Druck und mit gleichmäßigem Tempo herzwärts ausgestreift.

Venenkompression

Bettruhe oder Venenstauung verlangsamen die Blutströmung und begünstigen eine Thrombose. Durch **Antithrombosestrümpfe** (kurz *AT-Strümpfe*) werden die oberflächlichen Venen komprimiert, so daß das Blut in den tieferen Venen schneller fließt. Außerdem dienen die Strümpfe als Widerlager und verstärken so den Effekt der Muskel-Venen-Pumpe.

Alternativ zum Anziehen von AT-Strümpfen kann die Kompression auch durch einen fachgerecht angelegten **Kompressionsverband** erreicht werden.

Antithrombosestrümpfe. Bei überwiegend Bettlägerigen reicht der Druck der AT-Strümpfe aus, um die oberflächlichen Venen zu komprimieren, im Stehen dagegen ist der Druck zu gering. Antithrombosestrümpfe werden in verschiedenen Größen angeboten. Zunächst ermittelt die Pflegeperson mittels spezieller Maßbänder die richtige Größe für den Patienten.

Gemessen werden in der Regel:

- Die Beinlänge
- Die dickste Stelle des Oberschenkels
- Die dickste Stelle der Wade
- Manchmal auch Fessel und Oberschenkel.

Die AT-Strümpfe werden bei entstauten Venen angezogen, d.h. der Patient sollte vorher längere Zeit gelegen haben. Günstig ist auch das Ausstreifen der Venen vor dem Anziehen.

Zum Anziehen:

- Den Strumpf bis zur Ferse auf „links" drehen (umstülpen)
- Den Fußteil des Strumpfe bis zur Ferse über den Fuß stülpen
- Den restlichen Teil des Strumpfes über die Ferse bis hin zur Leistenbeuge hochziehen und glattstreichen
- Nach dem Anziehen der AT-Strümpfe richtigen Sitz kontrollieren (richtige Länge, keine Falten, keine Einschnürungen, gute Durchblutung der Zehen?).

AT-Strümpfe bedürfen der ärztlichen Anordnung, sofern keine hausinternen Standards das Anziehen und Tragen von AT-Strümpfen regeln.

☑ **AT-Strümpfe: Praxistips**

- AT-Strümpfe sind unbequem. Ist der Patient informiert und motiviert, so wird er diese Maßnahme leichter akzeptieren.
- Infolge ihres Wirkprinzips müssen AT-Strümpfe konsequent – also 24 Std. täglich – getragen werden

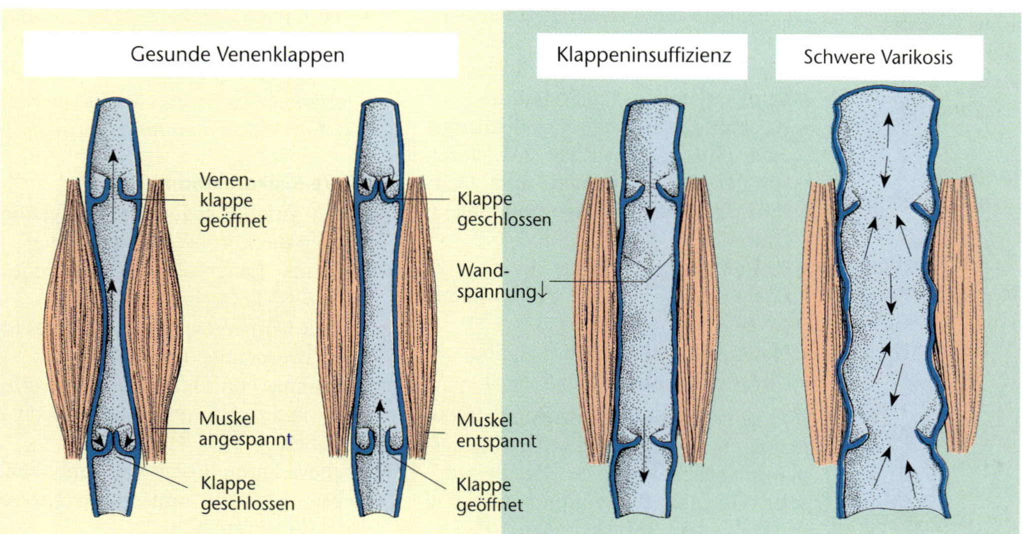

Abb. 7.37: Die Muskel-Venen-Pumpe funktioniert nur bei gesunden Venenklappen. Hingegen kommt es bei der Venenklappeninsuffizienz und der Varikosis zum Blutrückstau in die Körperperipherie. Durch die verlangsamte und unphysiologische Blutströmung wird die Entstehung von Thromben begünstigt. [L190]

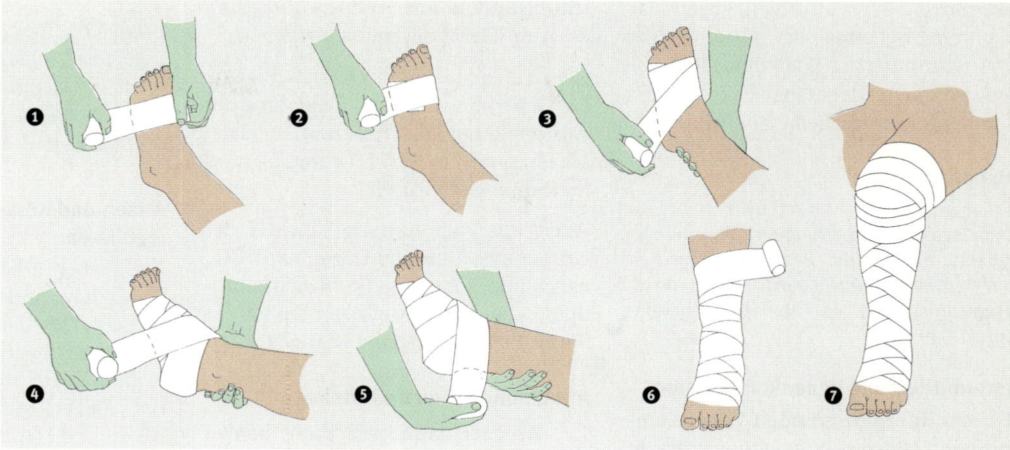

Abb. 7.38 (links): Kompressionsverband anlegen. [L215]

- AT-Strümpfe werden spätestens alle 2 – 3 Tage gewechselt, da die Patienten wegen der Kunstfasern stark schwitzen
- Da die Strümpfe ihren Zweck nur erfüllen, wenn sie gut sitzen, werden ausgeweitete Strümpfe rechtzeitig ausgemustert.

Ein **Kompressionsverband** wird so gewickelt, daß sein Druck die tiefen Venen und Lymphgefäße erreicht und die Venen in ganzer Länge komprimiert werden. Die Venenklappen schließen jetzt wieder besser, so daß der venöse Rückfluß zunimmt.

Meist werden zwei Bindenarten verwendet:

Kurzzugbinde *(= elastische Binde):* 8 – 10 cm breite Binde mit geringer Dehnbarkeit, bewirkt starke Kompression mit hohem Arbeitsdruck und niedrigem Ruhedruck, kann nachts belassen werden.

Langzugbinde *(= Gummifadendauerbinde):* > 10 cm breite, hochelastische Binde mit hoher Dehnbarkeit, bewirkt eher niedrigen Arbeitsdruck und eher hohen Ruhedruck. Muß nachts sowie bei mehr als 10-minütiger Bettruhe abgewickelt werden, da sie einschnürt. Verboten bei arteriellen Durchblutungsstörungen.

Alle Binden werden täglich erneuert. Wichtig beim Wickeln ist, daß der Druck vergleichbar mit dem Druckprofil der AT-Strümpfe vom Fuß zum Oberschenkel abnimmt, da sich sonst das Blut staut. Außerdem ist darauf zu achten, daß sich keine Falten oder Fenster bilden und der Verband nicht zu straff sitzt. Bläuliche, kalte Zehen sind ein Alarmsymptom

Anlegen eines Kompressionsverbands (☞ Abb. 7.38)

- Mit der ersten Bindentour an den Zehengrundgelenken beginnen, der Fuß steht im rechten Winkel (90°) zum Unterschenkel
- Nach 2 – 3 zirkulären oder Kornährentouren um den Mittelfuß mit der nächsten Bindentour die Ferse umschließen und Binde über den Innenknöchel zum Fußrücken zurückführen
- Mit zwei weiteren Achtertouren Ränder der ersten Fersentour zusätzlich fixieren
- Danach Binde spiralförmig bis zum Knie abrollen. Mit jeder neuen Bindentour die vorherige etwa zur Hälfte überlappen
- Ab dem Knie mit einer Langzugbinde (10 cm breit) wickeln
- Auf Kniescheibenhöhe von innen nach außen eine zirkuläre Fixationstour wickeln, anschließend etwa zwei bis drei Achtertouren um das Kniegelenk führen
- Am Oberschenkel mit einer 10 – 12 cm breiten Kurzzugbinde fortfahren; spiralförmig um den Oberschenkel wickeln, wobei sich die Touren etwa zur Hälfte überlappen
- Bis zur Leiste wickeln, von dort Rest der Binde wieder absteigend bis zum Knie
- Bindenende mit Pflasterstreifen oder „Schwiegermutter" fixieren.

Daneben ist der **Kreuzverband nach Pütter** möglich, bei dem über die erste eine zweite Binde in entgegengesetzter Ablaufrichtung („über Kreuz") angelegt wird. Während der eigentliche Pütter-Verband spiralig um das Bein gewickelt wird, läßt man beim *modifizierten Pütter-Verband* die Binde der Form des Beines folgen, so daß sich keine Falten bilden und ein gleichmäßiger Druck über die gesamte Bindebreite sichergestellt wird.

Rückstromfördernde Gymnastik

Neben den Übungen, die die Krankengymnastin mit dem Patienten durchführt, sollte ein bettlägeriger Patient mehrfach täglich selbst aktiv werden. Zahlreiche Übungen beschleunigen den venösen Rückfluß und sind auch im Bett durchführbar, z.B.:

- Bettradfahren
- Fußkreisen

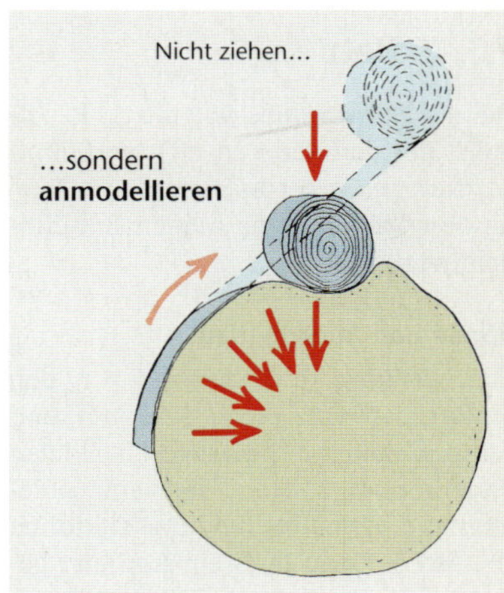

Abb. 7.39 (unten): Korrekte Technik beim Anlegen eines Kompressionsverbands. [L215]

- Drücken der Fußsohlen gegen das untere Bettende bei gleichzeitiger Anspannung der Wadenmuskeln
- Anspannen der Oberschenkelmuskulatur („Kniescheibe hochziehen").

Heparinisierung

Reichen die o.a. Maßnahmen nicht aus oder besteht eine erhebliche Thrombosegefahr, erhalten die Patienten zusätzlich auf Arztanordnung Heparin als **Low-dose-Heparinisierung** (☞ Heparin, Pharma-Info 19.49).

Intermittierende Venenkompression

Bei der **intermittierenden Venenkompression** *(Pneumomassage)* werden in Intervallen die Beine komprimiert. Dazu wird die Extremität in eine Manschette gesteckt, die, vergleichbar mit einem Blutdruckmeßgerät, aufgepumpt wird. Dadurch läßt sich die Blutströmungsgeschwindigkeit auf bis zu 240% steigern. Bislang hat sich dieses komprimierende Verfahren zur Thromboseprophylaxe in Deutschland noch nicht etablieren können.

Wirksamkeitskontrolle der Thromboseprophylaxe

Die Thromboseprophylaxe ist erfolgreich, wenn:
- Der venöse Rückfluß auch im Liegen gewährleistet ist
- Kompressionsverbände oder AT-Strümpfe toleriert werden
- Bindenverbände und AT-Strümpfe ohne Stau und Einschnürung angelegt sind
- Der Patient zur Mitwirkung motiviert ist.

7.3.16 Netz

Bei der Betrachtung, wie die ATL „Atmen" mit den anderen ATL verknüpft ist, bietet es sich zunächst an, die Verbindung mit anderen vitalen Funktionen herzustellen.

Atmen und Ausscheiden

Die Funktion der Niere ist von den Funktionen von Herz, Kreislauf und Lunge abhängig. Daher wird bei vielen Patienten mit Herz-Kreislaufproblemen die Urinausscheidung stündlich gemessen. Dazu muß ein Katheter gelegt (☞ 31.2) und der Urin über ein Ableitungssystem mit Stundenmeßsystem (☞ Abb. 31.15) abgeleitet werden.

Bei Patienten mit Herzinsuffizienz (☞ 18.6) wird über eine Steigerung der Ausscheidung der Kreislauf entlastet (☞ Pharma-Info 31.71 Diuretika) und die Atmung erleichtert.

Auch über die Atmung scheidet der Körper aus: Über die Lunge wird CO_2 abgeatmet, das als Stoffwechselprodukt entsteht und wichtiger Faktor des Säure-Basen-Haushalts ist (☞ 31.1.5).

Atmen und Essen und trinken

Ein Beispiel dafür, wie diese beiden ATL zusammenhängen, ist die **pulmonale Kachexie** (Kachexie, ☞ 7.7.8). Patienten mit Erkrankungen der Lunge, die zu Dyspnoe führen, verlieren an Gewicht, weil sie auf der einen Seite weniger Appetit haben und auf der anderen Seite der notwenige Sauerstoff für die Resorption und Weiterverarbeitung der Nährstoffe fehlt.

Es ist leicht nachzuvollziehen, wie sich Luftnot auf den Appetit auswirkt: niemand könnte unmittelbar nach einem 1000 m-Lauf keuchend mit Genuß essen.

Auch bei der Lungenentzündung *(Pneumonie)* ist die Appetitlosigkeit eines der ersten Zeichen, oft bevor sich Zyanose (Blaufärbung infolge Sauerstoffmangel) oder Fieber zeigen.

Atmen und Wach sein und schlafen

Bei der Beobachtung der Atmung (☞ 7.3.2) wurden psychische Faktoren als Ursache für die Veränderung der Atemfrequenz benannt, so daß eine Auswirkung der Psyche auf die Atmung nachvollziehbar ist. Aber auch umgekehrt wirkt sich die Atmung auf die Psyche aus: Viele Enspannungstechniken (Yoga, autogenes Training) nutzen die Möglichkeit, durch eine bewußt veränderte Atmung zur Ruhe zu kommen.

Bei Patienten mit (schwerer) Beeinträchtigung der Atmung ist praktisch immer der Schlaf gestört. Beispielsweise wachen Patienten mit Luftnot infolge einer Herzschwäche typischerweise mehrfach in der Nacht auf. Kranke mit einer Orthopnoe finden überhaupt keinen Schlaf mehr.

☑ Vor einer Prüfung helfen wenige tiefe Atemzüge in den Bauch, um die lästige Nervosität besser in den Griff zu bekommen (Bauchatmung, ☞ 7.3.5).

Atmen und Körpertemperatur regulieren

Bei Fieber erhöht der Körper seine Temperatur, indem er den Stoffwechsel steigert. Das hat zur Folge, daß mehr Sauerstoff benötigt wird und mehr Kohlendioxid abgeatmet werden muß. Bei Fieber steigen demzufolge die Atem- und Herzfrequenz an.

Atmen und Sich waschen und kleiden

In der Ersten Hilfe bei Atemnot gehört es zu den Sofortmaßnahmen, beengende Kleidung zu öffnen. Im Rahmen der Ganzwaschung oder durch spezielle Massage-Techniken kann die Atmung z.B. zur Pneumonieprophylaxe (☞ 7.3.4) stimuliert werden.

Atmen und Sich bewegen

Wie Atem- und Herzfrequenz unter körperlicher Belastung steigen, wurde bereits erwähnt (*Tachypnoe,* ☞ 7.3.2.1, *Tachykardie,* ☞ 7.3.13.3).

Bewegungsmangel wird in der ATL „Sich Bewegen" als eine der Hauptursachen für Folge-Erkrankungen und Komplikationen während der Krankenhausbehandlung identifiziert. Dies gilt insbesondere auch für die Bettpneumonie. Positiv ausgedrückt hilft regelmäßige Bewegung, die Atmung zu stimulieren und die Belüftung der Lungen zu verbessern, und ist damit ein wertvoller Beitrag zur Pneumonieprophylaxe (☞ 7.3.4).

Atmen und Kommunizieren

Unerläßlich für eine verständliche Sprache ist die Luft zum Sprechen. Beeinträchtigungen des Atemtraktes wie etwa Kehlkopfentzündung oder Luftnot behindern das Sprechen. Auf die Pflege von Patienten, die z.B. infolge von Kehlkopfkrebs ihre natürliche Sprache verloren haben, wird an andere Stelle eingegangen (☞ 34.9.4).

7.4 Wach sein und schlafen

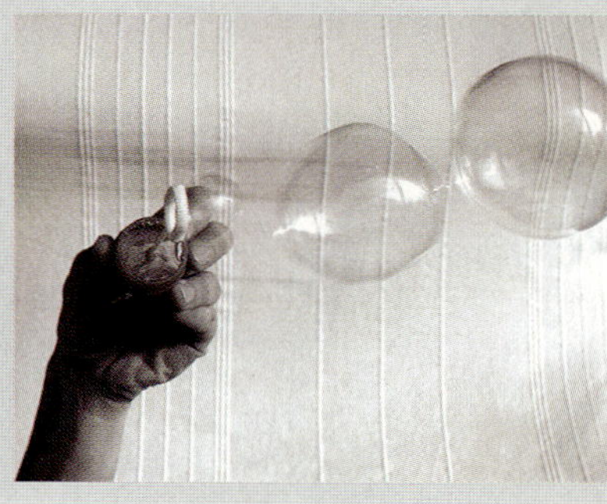

Bei der ATL „Wach sein und schlafen" denkt man zuerst an *Aktivität* und *Erholung*: auf der einen Seite wach und fit sein, etwas erleben; auf der anderen Seite entspannen, ausruhen und auftanken. In dieser ATL ist aber auch der Rhythmus des Lebens enthalten, der ständig wiederkehrende *Wechsel* zwischen den Phasen „wach sein" und „schlafen".

Viele Funktionen bei Menschen, Tieren und Pflanzen schwanken rhythmisch im Laufe eines Tages, eines Monats oder Jahres. Die **Chronobiologie** (chronos = Zeit) befaßt sich näher mit solchen Phänomenen.

Wissenschaftler der Max-Planck-Gesellschaft untersuchten von der Außenwelt völlig abgeschnittene Menschen: In einem unterirdischen Bunker wurden Versuchspersonen von jeglichen Umwelteinflüssen und Zeitinformationen abgeschirmt und nur ihrer eigenen „inneren Uhr" überlassen. Die Probanden hatten einen recht stabilen Schlaf-Wach-Rhythmus von etwa 25 Stunden.

Dieser biologische Rhythmus wird von der **Formatio reticularis** (Zellanhäufungen, die den Hirnstamm durchziehen) gesteuert. Sie reguliert Müdigkeit und Wachheit, aber auch die von der Tageszeit abhängige Ausschüttung bestimmter Hormone (z.B. Kortison, ☞ 23.1.4). Der Wach-Schlaf-Rhythmus eines Tages heißt **zirkadianer Rhythmus** (zirka = ringsherum, dies = Tag). Es gibt darüberhinaus noch rhythmische Schwankungen im Laufe des Monats und des Jahres.

Um die innere Uhr auf den 24-Stunden-Rhythmus einzustellen, paßt sich der Organismus an den periodischen Wechsel von Hell und Dunkel an, stellt also die innere Uhr immer wieder neu. Die Notwendigkeit solcher äußeren Taktgeber hat auch für die Pflege Bedeutung.

Bewußtlose oder verwirrte Patienten können aufgrund ihrer Erkrankung den Tag-Nacht-Rhythmus nicht mehr wahrnehmen. Andere Krankenhauspatienten werden durch den Krankenhausbetrieb daran gehindert, sich am Tageslicht zu orientieren. Beispielsweise sind viele Intensivstationen rund um die Uhr hell erleuchtet, die Patienten sind von der Außenwelt fast ebenso abgeschirmt wie die Versuchspersonen in dem o.g. Bunker. Da die innere Uhr um eine Stunde „nachgeht", hat der Patient bereits nach zwölf Tagen die Nacht zum Tag gemacht: er liegt nachts wach und schläft den ganzen Tag. Viele Patienten brauchen nach dem Erwachen aus der Bewußtlosigkeit oder nach der Verlegung von der Intensivstation mehrere Tage, um ihren Rhythmus wieder zu finden und einzustellen.

Damit die Grenze zwischen wach sein und schlafen nicht verwischt, der Mensch also ganz wach und fit ist und tief und erholsam schlafen kann, ist eine stetige Anpassung des Körpers an den Tag-Nacht-Rhythmus notwendig. Während sich die ATL Sich beschäftigen (☞ 7.12) näher mit den Aktivitäten des Tages befaßt, wird im folgenden auf die Bedeutung des Schlafes eingegangen.

7.4.1 Gesunder Schlaf

Schlaf ist ein regelmäßig wiederkehrender, physiologischer Erholungszustand mit zeitweiser „Bewußtlosigkeit". Er ist als Aufbau- und Erholungsphase lebensnotwendig.

Rund ein Drittel seines Lebens schläft der Mensch. Lange Zeit wurde die Wichtigkeit des Schlafes verkannt, er wurde als ein passiver Zustand angesehen und als „Gabe Gottes", als „köstliche Erfindung" (Heine) oder als „heilend" (Goethe) beschrieben. Dagegen betrachtete man zu Anfang des 20. Jahrhunderts den Schlaf als verlorene Zeit, als notwendiges Übel und als Zustand, in dem alle Körperfunktionen auf ein Minimum reduziert sind.

Heute ist unstrittig, daß ein ungestörter Wach-Schlaf-Rhythmus für die seelische und körperliche Gesundheit enorm wichtig ist. Wird der Schlaf häufig gestört, dann hat dies schon beim Gesunden zur Folge, daß er unkonzentriert arbeitet, gereizt reagiert und schlecht gelaunt ist. Untersuchungen beweisen, daß Schlafentzug zu Halluzinationen, Psychosen, sogar zu organischen Erkrankungen bis zum Tode führen kann.

Andererseits gibt es in vielen Völkern Menschen, die freiwillig jahrelang ohne Schlaf auskommen, ohne zu erkranken. Und in jedem Fall schwankt das Schlafbedürfnis zwischen Jung (eher 9 Stunden) und Alt (eher 6 Stunden) sowie zwischen gleichalten Erwachsenen ganz erheblich. Das kann z.B. im Mehrbettzimmer zu handfesten Streitigkeiten führen (weiteres ☞ unten).

Schlafuntersuchung im Schlaflabor

Mit der Erfindung des **Elektroenzephalogramms** *(EEG*, ☞ 35.5.8) begann die moderne **Schlafforschung**. Im **Schlaflabor** werden Veränderungen des schlafenden Organismus durch die Messung verschiedener Körperfunktionen aufgezeichnet:

- Das **Elektroenzephalogramm** mißt die elektrische Hirnaktivität
- Das **Elektrookulogramm** zeichnet die Augenbewegungen des Schlafenden auf
- Das **Elektromyogramm** registriert die Muskelaktivität.

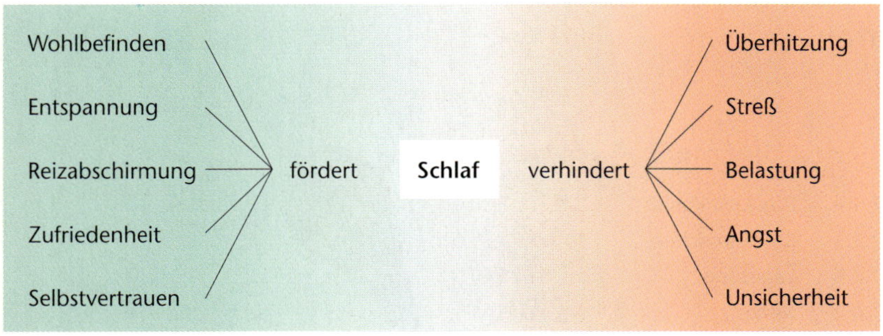

Abb. 7.40: Fördernde und hemmende Einflüsse auf den Schlaf. [M100]

Zusätzlich werden Atmung, Blutdruck, EKG, Temperatur und Körperbewegungen aufgezeichnet. Mit Hilfe dieser Messungen an schlafenden Menschen lassen sich international gültige Schlafphasen beschreiben.

Fünf Phasen des Schlafes

Phase 1 „Einschlafphase“: Dämmerzustand zwischen Wachsein und leichtem Schlaf. Kennzeichnend sind langsame, rollende Augenbewegungen. Im EEG beobachtet man eine gezackte Linie mit niedrigen Ausschlägen.

Phase 2 „Leichter Schlaf“: Das Bewußtsein ist nun „ausgeschaltet“, die Augen bewegen sich nicht mehr, und die Hirnströme zeigen für den Schlaf typische Veränderungen. Der Muskeltonus ist gegenüber der Phase 1 deutlich schwächer.

Phase 3 „Beginnender Tiefschlaf“: Etwa eine halbe Stunde nach dem Einschlafen wird der Schlaf tiefer. Diese Schlafphase wird auch *Delta-Schlaf* genannt, weil die Aufzeichnung der Hirnströme Delta-Wellen (☞ Abb. 35.44) zeigen. Die Augen stehen immer noch still.

Phase 4 „Tiefschlaf“: Der Schlaf hat seine tiefste Phase erreicht. Der Mensch schläft „wie ein Stein“. Die Hirnströme werden noch langsamer (langsame und hohe Delta-Wellen). Nach etwa 20 – 30 Minuten werden die Phasen 3 und 2 wieder rückwärts durchlaufen. Danach, etwa 70 – 90 Minuten nach dem Einschlafen, folgt die Phase 5. Die Phasen 1 – 4 werden auch als **Non-REM-Schlaf** oder *orthodoxer Schlaf* bezeichnet.

Phase 5 „REM-Schlaf“: Zwischen den Tiefschlafphasen liegen Perioden des **REM-Schlafes** *(paradoxer Schlaf)*. Dieser ähnelt dem Leichtschlaf, ist aber durch schnelle Augenbewegungen (englisch: **r**apid **e**ye **m**ovements) unter den geschlossenen Lidern gekennzeichnet. In dieser Phase träumt der Schläfer häufig und ist schwer erweckbar. Der Muskeltonus ist stark erniedrigt.

Schlafzyklus

Mit dem Ende der Phase 5 nach etwa 1,5 Stunden ist der erste **Schlafzyklus** einer Nacht abgeschlossen. Vier bis fünf solcher Schlafzyklen können in einer Nacht durchlaufen werden, wobei sich die Schlafphasen im Laufe der Nacht verändern: Die REM-Phasen werden allmählich länger (von 5 Min. bis zu 50 Min. Dauer), während die Non-REM-Phasen im Laufe der Nacht immer kürzer werden. Nach mehreren Schlafzyklen kommt es nach ca. 6 – 8 Stunden Schlaf zum Spontanerwachen. Entscheidend für den Erholungswert des Schlafs ist weniger die Dauer, sondern vielmehr der ungestörte Wechsel zwischen REM- und Non-REM Phasen.

Physiologische Veränderungen im Schlaf

Im Schlaf sind zahlreiche Körperfunktionen gegenüber dem Wachzustand verändert. Beispielsweise dominiert tagsüber der Sympathikus (vegetatives Nervensystem, ☞ 35.1.4). Im Schlaf dagegen überwiegt der Parasympathikus, der den Körper entspannt und ruhigstellt:

- Die Herzfrequenz verringert sich allmählich auf ca. 50 Schläge pro Minute
- Der Blutdruck sinkt
- Die Atmung wird flacher und regelmäßiger
- Die Körpertemperatur nimmt um ca. 0,4 °C ab. In den frühen Morgenstunden ist sie am niedrigsten, danach steigt sie wieder an
- Die Muskelspannung läßt deutlich nach (je tiefer der Mensch schläft, desto weniger bewegt er sich).

Das Bewußtsein ist je nach Schlaftiefe eingeschränkt bis ausgeschaltet. Die Augen sind geschlossen. Dagegen bleibt das Gehör funktionsfähig. Oft werden Geräusche in Träume eingebunden und so verarbeitet (Klingeln des Weckers). Bei ungewohnten Geräuschen erwacht der Schläfer meist.

In der REM-Phase steigt der Blutdruck, die Hirnrinde wird stärker durchblutet, Puls und Atmung werden schneller und unregelmäßig. Während die Körpermuskulatur maximal entspannt ist, werden die Geschlechtsorgane stärker durchblutet. Bei Männern kommt es zu Erektionen, bei Frauen steigen Körpertemperatur und Feuchtigkeit im Genitalbereich.

Individuelle Unterschiede im Schlaf

Die Forschungsergebnisse aus dem Schlaflabor können zwar messen, was während des Schlafens im Organismus vorgeht, nicht meßbar bleibt jedoch das individuelle Schlafbedürfnis und die Einstellung zum Schlaf.

Individuelle Unterschiede zeigen sich – bezogen auf das Schlafverhalten – vor allem durch:

- Unterschiedliches Schlafbedürfnis
- Altersabhängige Schlafstruktur
- Erholungsbedürfnis je nach körperlicher Anstrengung
- Persönliche Einstellung zum Schlaf
- Unterschiedliche Tagesrhythmen (Frühaufsteher und Langschläfer).

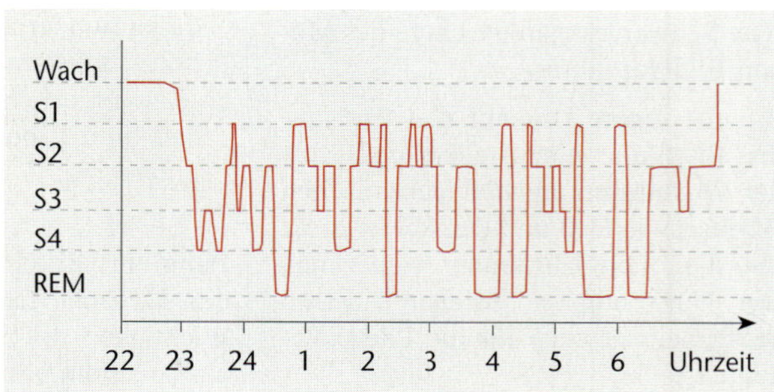

Abb. 7.41: Verlauf der verschiedenen Schlafphasen während einer Nacht (S1 – S4 = Phasen 1 – 4, REM = Phase 5, ☞ Text). [M100]

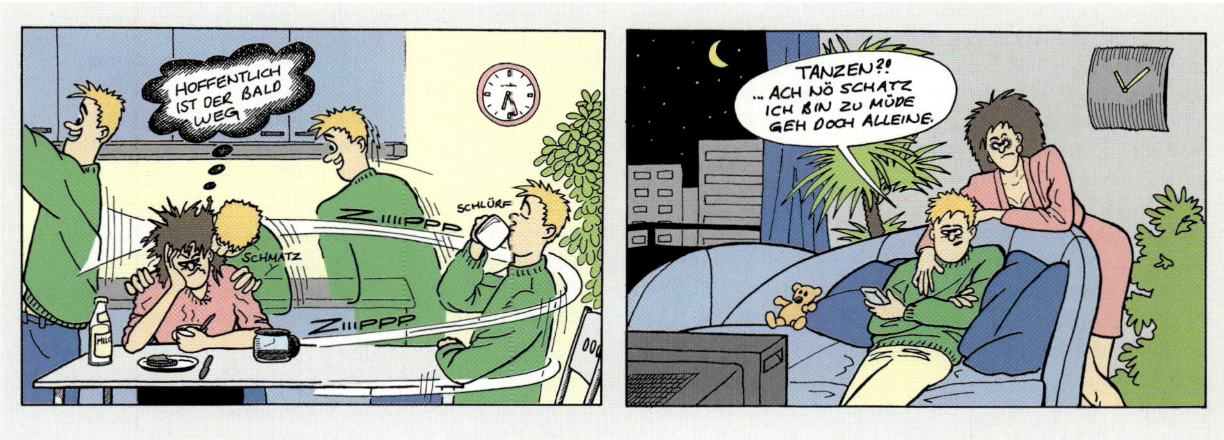
HOFFENTLICH IST DER BALD WEG
SCHMATZ
SCHLÜRF
TANZEN?!
.. ACH NÖ SCHATZ ICH BIN ZU MÜDE GEH DOCH ALLEINE.

Abb. 7.42: Sie ist Morgenmuffel, er ist abends k.o. [L116]

Schlafbedürfnis

Es gibt keine Faustregel dafür, wieviel Schlaf der Mensch braucht, um sich morgens erholt und leistungsfähig zu fühlen. Das **Schlafbedürfnis** ist individuell sehr verschieden und außerdem abhängig vom Lebensalter, der aktuellen Beanspruchung und der Einstellung zum Schlaf. Das Bedürfnis zu schlafen oder ruhen tritt nicht nur nachts auf, sondern auch tagsüber in kürzeren Abständen. Eine verstärkte Müdigkeit unter Tags findet sich oft gegen 9 – 10 Uhr früh, um die Mittagszeit gegen 13 – 15 Uhr („Mittagstief") und gegen 17 – 19 Uhr.

Altersabhängige Schlafstruktur

Die mittlere Schlafdauer von 7 – 9 Stunden bleibt bis zum 60. Lebensjahr nahezu konstant. Erst ab dem 60. – 70. Lebensjahr sinkt sie weiter ab. Der Anteil an Tiefschlafphasen (Non-REM-Schlaf) nimmt ab. Es kommt zu einem mehrfachen Wechsel von Schlaf und Wachsein in der Nacht, und die Betroffenen sind leichter weckbar.

Körperliche Aktivität, Anforderungen

Der Grad an körperlicher Tätigkeit und der geistigen Anforderung hat einen Einfluß auf die Schlafdauer. Menschen, die tagsüber körperlich schwer arbeiten oder körperliche Hochleistung vollbringen wie zum Beispiel eine Gebirgswanderung, fallen abends „todmüde" ins Bett und schlafen „wie ein Stein". Der Körper wurde tagsüber beansprucht und verlangt den Schlaf als Erholung. Hingegen treten bei Menschen, denen eine Aufgabe und Beschäftigung fehlen, häufiger Schlafstörungen auf.

Einstellung zum Schlaf

Persönlichkeiten wie Napoleon, Edison, Rockefeller und Ford hielten den Schlaf für überflüssig und schliefen nur sehr kurz. Der Schriftsteller und Arzt Carl Ludwig Schleich meinte dagegen: „Verschlafe, wenn Du das Talent dazu hast, die volle Hälfte Deines Lebens. Du wirst die andere Hälfte dann doppelt gelebt haben". Albert Einstein schlief bis zu zwölf Stunden, Goethe mindestens neun Stunden täglich.

Von Morgenmuffeln und Frühaufstehern

Veranlagungen und Gewohnheiten bestimmen den Schlaf- und Wachrhythmus eines Menschen. Trotz vergleichbarer Schlafdauer sind manche Menschen morgens putzmunter, andere dagegen kaum ansprechbar.

Einschlafrituale

Gezielte Hilfestellung bei Schlafproblemen setzt voraus, die individuellen Gegebenheiten zu (er)kennen. Dazu zählt die Beobachtung der Schlafgewohnheiten und des Schlafverhaltens.

Der Mensch kann nicht abrupt zwischen den Zuständen „Wach sein" und „Schlafen" wechseln. Zwischen Aktivität und Schlaf gibt es noch Phasen der Ruhe und Entspannung, während denen Streß, Hektik und Tagesereignisse langsam von einem abfallen. Dazu haben die meisten Menschen abendliche **Schlafrituale,** die eine Vorbereitung der Nacht und einen Abschied vom Tag darstellen. Bei Kindern sind diese besonders stark ausgeprägt: sie brauchen meist „ihre" Gute-Nacht-Geschichte oder „ihr" Schlaflied. Andere Einschlafgewohnheiten sind:

- Lesen im Bett
- Fernsehen
- Spazierengehen
- Ein Bier oder etwas Warmes trinken
- Duschen oder baden.

7.4.2 Beobachtung des Schlafes

Es geht hier nicht um ein Ausfragen des Patienten zu seinen Schlafgewohnheiten, oder darum, nachts zu überprüfen, ob der Patient tatsächlich so lange wie angegeben wach liegt. Entscheidend ist, ob sich der Patient am Morgen erholt fühlt, oder ob er „wie gerädert" aufwacht. Diese subjektiven Beschwerden können nicht dadurch gemindert werden, daß die Nachtschwester etwa feststellt: „Ich habe mehrmals nach Ihnen geschaut, und immer haben Sie geschlafen!".

Es geht vielmehr darum, daß sich oft schon nach kleinen, wenig zeitraubenden Maßnahmen der erholsame Schlaf einstellt, weil z.B.:

- Das Bett von der Tür zum Fenster verschoben
- Ein zusätzliches Kissen angeboten
- Das Zimmer mit einem anderen Patienten getauscht wurde.

Bereits beim Aufnahmegespräch kann der Patient zu seinen Schlafgewohnheiten befragt werden, um die Informationen bereits bei der Entscheidung zu berücksichtigen, zu welchen Mitpatienten der Neuaufgenomme am besten paßt.

Beobachtungen in der Nacht

Die normale Krankenstation ist kein Schlaflabor, eine Pflegeperson in der

Nachtwache kann nur vereinzelt nachschauen, ob die Patienten schlafen. Ansonsten ist sie auf die subjektiven Eindrücke des Patienten angewiesen; ganz abgesehen davon, daß es zu erheblichen Störungen führen würde, ständig nach allen Patienten zu schauen. Will die Pflegeperson den Schlaf beobachten, so achtet sie auf:

- **Wachphasen** während der Nacht
- **Zeitpunkt des Erwachens**
- **Gesamtschlafzeit,** die sich aus Nacht- und Tagesschlaf zusammensetzt
- **Befinden nach dem Aufwachen.** Fühlt sich der Patient erholt oder abgespannt?

Schlafprotokoll und Schlafprofil

Das Führen eines **Schlafprotokolls** kann dem Patienten wesentliche Hinweise über sein Schlafverhalten geben und ist eine Möglichkeit der Selbstkontrolle, inwiefern Maßnahmen zur Schlafförderungen greifen. Jeden Tag trägt der Patient ein, wann er zu Bett geht, wie häufig und wie lange er nachts wachliegt und wie lange er insgesamt schläft. Viele Menschen, die hin und wieder Schlafprobleme haben, neigen dazu, das Wachliegen in der Nacht zu überschätzen. Anhand der Eintragungen kann festgestellt werden, ob die geäußerten Beschwerden mit den schriftlichen Angaben übereinstimmen.

Das Schlafprotokoll kann auch herangezogen werden, um bei Schlafstörungen zu unterscheiden, ob es sich um ein Einschlaf- oder Durchschlafproblem handelt.

Beobachten von Schlafstörungen

Schlafstörungen *(Dyssomnien)* werden nach der Dauer, der Ursache und der Form unterschieden.

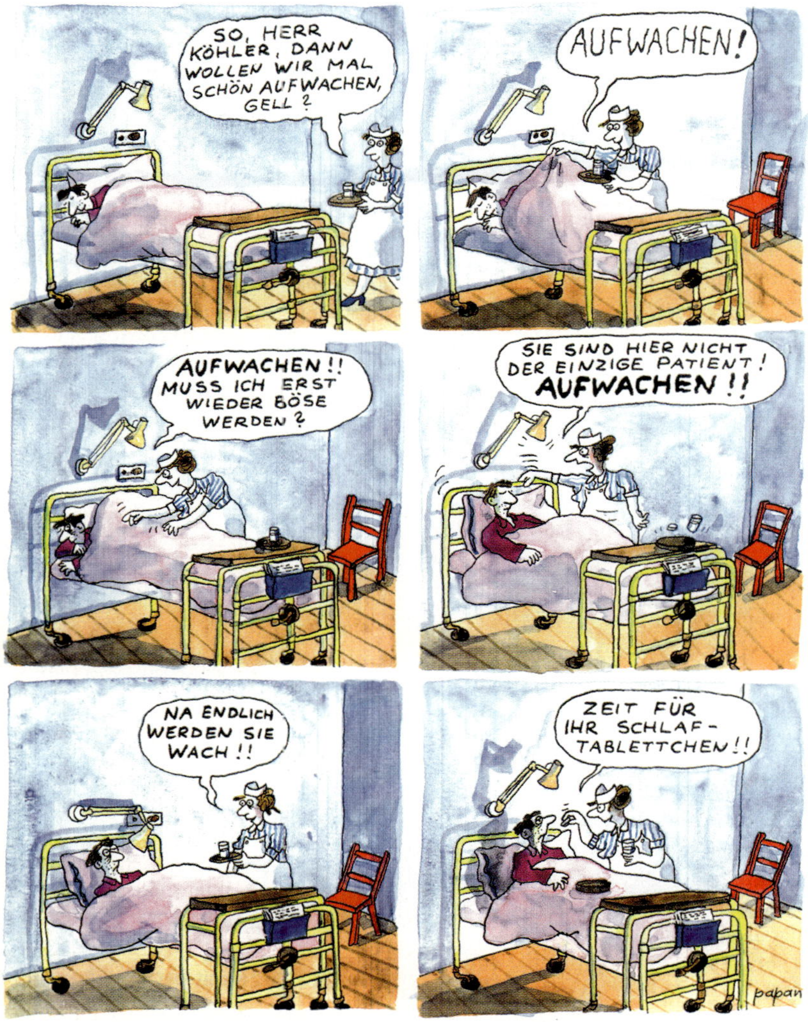

Abb. 7.43: Ohne Worte. [L100]

> **Akute Schlafstörungen:** Dauern bis zu 3 Wochen an und haben eine erkennbare Ursache (z.B. bevorstehende OP, Prüfungsstreß, Partnerkonflikt). Nach Beseitigung der Ursache stellt sich der normale Schlaf wieder ein.
>
> **Chronische Schlafstörungen:** Dauern länger als 3 Wochen, eine Ursache ist meist nicht erkennbar.

Akute Schlafstörungen treten z.B. nach Interkontinentalflügen (Jet lag) sowie vor „spannenden" Ereignissen wie Prüfungen oder Operationen auf. Sie können auch Folge z.B. von schmerzhaften Erkankungen und quälenden Sorgen sein.

In der Regel hören akute Schlafstörungen nach Beseitigung der Ursache von selbst wieder auf. Bleibt die Angst des Patienten, nicht einschlafen zu können, allerdings weiter bestehen, so kann sich eine **chronische Schlafstörung** entwickeln. Bei den meisten chronischen Schlafstörungen ist aber keine Ursache festzustellen.

Ursachen für Schlafstörungen

- *Umgebung* **(exogene Schlafstörungen),** z.B.
  - Störendes Licht oder Lärm
  - Zu warme oder zu kalte Raumtemperatur.
- *Körper* **(organische Schlafstörungen)**
  - Zu hoher oder zu niedriger Blutdruck (☞ 19.5)
  - Schmerzen, z.B. postoperativ, bei Arthrose oder Tumoren
  - *Schlafapnoe* (kurze Phasen ohne Atemtätigkeit
  - Schilddrüsenhormonstörung
  - Internistische und neurologische Erkrankungen: z.B. Demenz (☞ 14.5), Asthma (☞ 20.6.1), koronare Herzkrankheit (☞ 18.5.1), M. Parkinson (☞ 35.10.1)
  - Bewegungsmangel
- *Psyche* **(psychoreaktive Schlafstörungen)**
  - Durch Erlebnisse (auch freudige) des vergangenen Tages
  - Bevorstehende Ereignisse
  - Ängste, z.B. bei unklarer Diagnose oder vor OP
  - Psychiatrische Erkrankungen, z.B. Depression (☞ 36.5.1), Schizophrenie (☞ 36.4.1), Alkoholkrankheit (☞ 36.6.2)

Schlafprotokoll					Name:							
Bitte abends ausfüllen							Bitte morgens ausfüllen					
Datum	Genußmittel			Medikamente (Schlafmittel und andere)	Wann / Wie lange tagsüber gelegen?	Wann ins Bett gegangen?	Wann aufgestanden?	Wie oft aufgewacht?	Wie haben Sie geschlafen? Und wie lange?			Bemerkungen
	Alkohol	Nikotin	Kaffee, Cola, Tee						Gut	Mittel	Schlecht	
14.6.97	*1 Bier (12.00 h)*	*5 Zig.*	*3 Tassen Tee (16.00 h)*		*13.00 h 1 Stunde*	*22.30 h*	*6.00 h*	*3 x*			*4 Std.*	*Ärger mit dem Chef*

Abb. 7.44: Um einen Anhaltspunkt für die Ursache(n) seiner Schlafstörungen zu finden, wird der Patient gebeten, ein Schlafprotokoll zu führen. [M100]

- *Medikamente:* z.B. Digitalisglykoside (☞ Pharma-Info 18.41) und ungeeignete Schlafmittel
- *Genußmittel:* Kaffee, Tee und andere koffeinhaltige Getränke, Alkohol, üppige, schwer verdauliche abendliche Mahlzeiten.

Obwohl Alkohol müde macht, fördert er keineswegs den gesunden Schlaf. Die erholsamen Schlafphasen (☞ 7.4.1) sind unter Alkoholeinfluß wesentlich kürzer. Außerdem begünstigt Alkohol das Schnarchen und eine Schlafapnoe (☞ oben).

Formen von Schlafstörungen

Bei Schlafstörungen unterscheidet man die Formen:

- **Hyposomnien:** Einschlafstörungen, Durchschlafstörungen und frühes Erwachen
- **Hypersomnien:** Erhöhte Schlafneigung tagsüber
- **Chronobiologische Störungen:** Störungen des Wach-Schlaf-Rhythmus
- **Störende** oder **krankhafte Begleitsymptome:** z.B. Alpträume, Bettnässen und Schlafwandeln.

Einschlafstörungen führen zu einer Verkürzung der Gesamtschlafzeit, weil der Mensch lange wach liegt und nicht einschlafen kann. Oft sind es quälende Gedanken, die ihm durch den Kopf gehen und ihn nicht zur Ruhe kommen lassen. Morgens fühlen sich diese Menschen schlapp und müde.

Menschen mit **Durchschlafstörungen** können zwar einschlafen, wachen jedoch öfters in der Nacht auf und liegen wach, was dann ebenfalls zum Schlafdefizit führt.

Einschlafstörungen und Durchschlafstörungen sind die häufigsten Formen von Schlafstörungen. Die Extremform ist die *Insomnie* d.h. die völlige Schlaflosigkeit.

Frühes Erwachen kommt hauptsächlich bei älteren Menschen vor, weil ihr Schlafbedarf erniedrigt ist.

☑ Manche Menschen wundern sich, wenn sie um 21 Uhr schlafen gehen und um 4 Uhr wach sind und nicht mehr schlafen können. Anstatt später ins Bett zu gehen oder abends noch zu lesen, greifen sie dann fälschlicherweise zu Schlaftabletten.

Erhöhte Schlafneigung tagsüber zeichnet sich im wesentlichen durch eine gesteigerte Schläfrigkeit während des Tages aus. Sie kann trotz ausreichenden Nachtschlafs auftreten. Etwa 4% der Bevölkerung sind davon betroffen.

Chronobiologische Strörungen liegen vor, wenn der Bio-Rhythmus der Betroffenen nicht mehr von natürlichen Zeitgebern wie dem Wechsel von Hell und Dunkel oder dem Schlafverhalten der Umwelt bestimmt wird; z.B. bei Schichtarbeitern oder nach Interkontinentalflügen.

Störende oder **krankhafte Begleitsymptome** kommen nur selten vor. Hierunter versteht man anfallsartige, episodische Erscheinungen wie Schlafwandeln, nächtliches Einnässen und Alpträume. Die meisten dieser Symptome treten überwiegend im Kindes- und Jugendalter oder nach Belastungssituationen auf.

Schlafbetreuung und Schlafförderung

„Schlaf ist die beste Medizin", sagt eine Volksweisheit. Die Institution Krankenhaus nimmt darauf wenig Rücksicht. Der Wach-Schlaf-Rhythmus des Patienten im Krankenhaus wird durch viele Faktoren empfindlich gestört: Pflegerische Aktivitäten, Überwachungsmaßnahmen, schnarchende und unruhige Mitpatienten im Zimmer stören die Nachtruhe.

Um das Ein- oder Durchschlafen zu fördern, gibt es eine Vielzahl von Möglichkeiten, die nicht die Nachteile der Schlaftablette mit sich bringen (☞ unten). Es gilt, zunächst die Voraussetzung für einen gesunden und erholsamen Schlaf zu schaffen, also **Schlafhygiene** zu betreiben.

Physikalische Maßnahmen

Neben den allgemeinen Regeln für einen gesunden Schlaf (☞ Abb. 7.45) gibt es eine Reihe physikalischer Maßnahmen, die beruhigend und schlaffördernd wirken:

- **Warme Vollbäder:** Ein Wannenbad von ca. 37 bis 38 °C unmittelbar vor dem Schlafengehen entspannt. Unterstützend wirken Zusätze wie Kamille, Lavendel, Baldrian, Melisse oder Lindenblüten (☞ auch Tab. 7.70)
- **Kalte Armbäder** über 10 – 30 Sekunden beruhigen Herz und Kreislauf (☞ Tab. 7.69)
- **Kaltes Abwaschen der Beine:** Einen Waschlappen in kaltes Wasser tauchen und vom Außenknöchel des Fußes aufwärts bis zur Hüfte und an

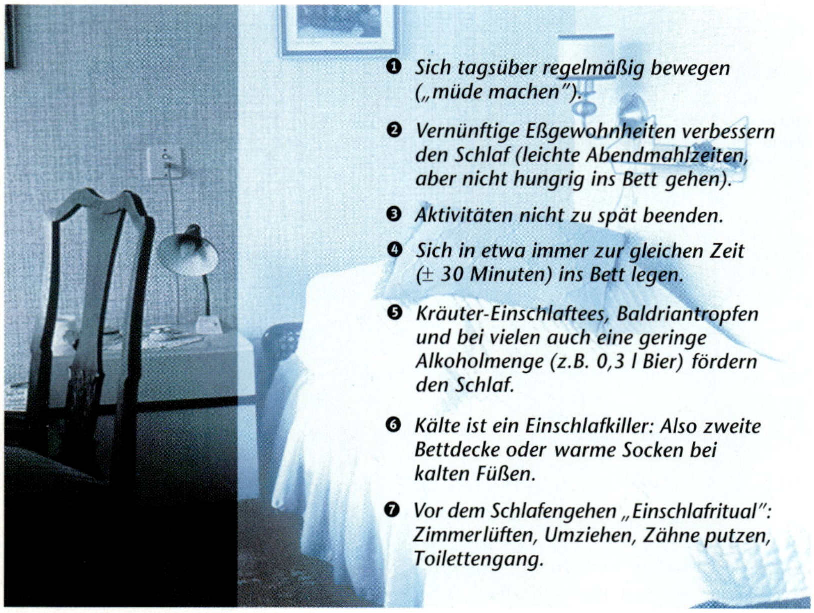
❶ Sich tagsüber regelmäßig bewegen („müde machen").
❷ Vernünftige Eßgewohnheiten verbessern den Schlaf (leichte Abendmahlzeiten, aber nicht hungrig ins Bett gehen).
❸ Aktivitäten nicht zu spät beenden.
❹ Sich in etwa immer zur gleichen Zeit (± 30 Minuten) ins Bett legen.
❺ Kräuter-Einschlaftees, Baldriantropfen und bei vielen auch eine geringe Alkoholmenge (z.B. 0,3 l Bier) fördern den Schlaf.
❻ Kälte ist ein Einschlafkiller: Also zweite Bettdecke oder warme Socken bei kalten Füßen.
❼ Vor dem Schlafengehen „Einschlafritual": Zimmerlüften, Umziehen, Zähne putzen, Toilettengang.

Abb. 7.45: Die Prinzipien gesunder Schlafhygiene lassen sich mit Einschränkungen auch auf die Alltag im Krankenhaus übertragen. [N326, B200]

der Beininnenseite zurück abwärts streichen. Dasselbe an der Beinrückseite: außen hoch, innen abwärts und abschließend die Fußsohle, am anderen Bein auf dieselbe Weise verfahren. Bei mobilen Patienten können die Beine auch abgeduscht werden. Bei Kältegefühl oder Frösteln sollten diese Verfahren nicht angewendet werden

- **Feucht-heiße Bauchkompresse** (☞ 10.9.5)
- **Wechselfußbad.**.

Durchführung von Teil- und Vollbädern, ☞ Tab.7.69

Warme Getränke

Auf die meisten Menschen wirkt es beruhigend, im Bett noch schluckweise ein warmes Getränk zu sich zu nehmen. Manche Patienten wenden das eine oder andere Hausmittel regelmäßig an. In der ungewohnten Umgebung des Krankenhauses werden sie entweder nicht danach gefragt oder trauen sich nicht, ihre Vorlieben zu äußern und nehmen lieber das ihnen angebotene Medikament.

Unter den **Teesorten** gibt es einige mit beruhigender und ausgleichender Wirkung, z.B. Baldrian, Hopfen, Johanniskraut, Lavendel, Melisse und Weißdorn. Diese Heilkräuter enthalten Wirkstoffe und sollten wie Medikamente kritisch angewendet und dosiert werden (☞ auch Tab. 10.109).

Schlafmittel

Ein Viertel der älteren Menschen, die sich noch selbst versorgen oder von ihren Angehörigen gepflegt werden, und 90% der Betagten, die stationär untergebracht sind, nehmen **Schlafmittel** *(Hypnotika)*. Die am häufigsten eingenommenen Schlafmittel gehören zur Stoffgruppe der *Benzodiazepine* (z.B. Diazepam, etwa in Valium®, oder Oxazepam, etwa in Adumbran®, ☞ auch Pharma-Info 36.43) oder der *Barbiturate* (Phenobarbital, etwa in Luminal®). Insgesamt sind Schlafmittel eher bei Einschlaf- als bei Durchschlafstörungen geeignet.

Schlafmittel erscheinen vielen Patienten als bequemer Weg aus der Schlaflosigkeit, sind aber alles andere als unproblematisch: Es besteht insbesondere die Gefahr der *(körperlichen) Gewöhnung*. Die Wirkung einer am Anfang wirkungsvollen Dosis läßt vielfach nach Tagen oder Wochen nach, auch eine höhere Dosis bringt oft nicht die anfängliche schlaffördernde Wirkung zurück. Zusätzlich kann die angstlösende Komponente dieser Stoffgruppe zu einer *psychischen Abhängigkeit* führen.

Darüber hinaus drohen wie bei praktische allen Medikamenten Nebenwirkungen im Bereich anderer Organsysteme. Und nicht zuletzt „hängen" viele Schlafmittel in den nächsten Tag nach: Der Patient fühlt sich matt und benommen, evtl. ist ihm schwindlig, oder er hat Kreislaufprobleme (Sturzgefahr!).

Bei gleichzeitiger Einnahme anderer Arzneimittel (z.B. Psychopharmaka, Schmerzmittel) und Alkohol können sich die Wirkungen auf das ZNS so verstärken, daß dem Patienten die Teilnahme am Straßenverkehr und das Bedienen von Maschinen nicht mehr sicher möglich sind.

Auch das Absetzen regelmäßig eingenommener Benzodiazepine bei Krankenhausaufenthalt ist nicht problemlos: Sehr oft treten 1 – 10 Tage nach dem Absetzen Entzugserscheinungen auf, u.a. erhebliche Schlafstörungen. Hierauf ist der Patient vorzubereiten, nach 1 – 3 „harten" Nächten normalisiert sich der Schlaf wieder. Aus diesen Gründen ist lediglich eine zeitlich eng begrenzte Gabe von Schlafmitteln vertretbar, z.B. vor einer Operation. Der Langzeiteinnahme von Schlafmitteln muß auf jeden Fall entgegengewirkt werden.

Tips zum Umgang mit Schlafmitteln:
- Immer nach der Ursache der Schlaflosigkeit suchen. Oft liegen ihr Probleme und Sorgen zugrunde. Diese werden aber nicht durch eine Schlaftablette sondern eher durch persönlichen Kontakt und Gespräch gelöst.
- Nicht routinemäßig fragen, ob der Patient ein Schlafmittel wünscht. Die Gabe eines Schlafmittels bedarf der ärztlichen Anordnung.

7.4.3 Beobachtung des Bewußtseins

Bewußtsein

Während der Schlaf als „natürlicher Bewußtseinsverlust" bezeichnet werden kann, gibt es eine Reihe von Erkrankungen, die mit Bewußtseinsstörungen oder Bewußtseinsverlust einhergehen. Aus didaktischen Überlegungen (um Schlaf und Bewußtlosigkeit unterscheiden zu können), wird die Beobachtung der Bewußtseinslage im Zusammenhang mit der ATL „Wach sein und schlafen" erläutert.

Erkennen von Bewußtseinsstörungen, ☞ 36.2.1 und 35.4.5

Mit dem Bewußtsein nehmen wir die Umwelt um uns wahr, verarbeiten die Eindrücke (bewußt oder unbewußt) und reagieren auf sie. Das Bewußtsein hilft uns, unserer selbst bewußt zu sein.

Bei manchen Patienten ist das Bewußtsein gestört, sie können nicht mehr adäquat auf die Umwelt reagieren und gefährden unter Umständen sich selbst oder andere. Es liegt im Aufgabenbereich der Pflegenden, das Ausmaß der Störung und der möglichen Gefährdung zu erkennen und entsprechend zu handeln.

Bewußtsein: Wissen um die eigenen Gedanken und Wahrnehmung der Umgebung. Funktionen des Bewußtseins sind:
- Merk- und Reaktionsfähigkeit
- Denkfähigkeit und Vorstellungskraft
- Reproduktions- und Handlungsfähigkeit
- Orientierungs- und Durchhaltevermögen.

Das Bewußtsein ist kein starrer Zustand, sondern bewegt sich im Rahmen zwischen höchster Wachsamkeit und tiefer Bewußtlosigkeit. Um optimal zu funktionieren, braucht das Bewußtsein einen sich ständig verändernden Reizfluß. Ist dieser Reizfluß zu intensiv oder zu gering, wird das Bewußtsein zumindest zeitweise gestört. Bei ungenügender Stimulation ist der Mensch gelangweilt und schläft möglicherweise ein oder gibt sich Phantasien, Halluzinationen und Tagträumen hin. Bei einer überwältigen Stimulation (z.B. Beteiligung an einem Autounfall) kann der Mensch sich sozusagen weigern, diese anzuerkennen und das Bewußtsein verlieren, um so die Stimulation zu bewältigen.
Der Bewußtseinszustand wird schließlich auch durch Alkohol, Drogen und Medikamente beeinflußt.

☑ Bei **klarem Bewußsein** ist der Mensch ansprechbar, zeitlich und räumlich sowie zur eigenen Person orientiert.

In folgenden Situationen ist es lebensnotwendig, das Bewußtsein des Patienten zu beobachten:
- Verletzungen oder Erkrankungen des Schädels und/oder Gehirns, z.B. Schädel-Hirn-Traumen (☞ 35.15.1), Hirntumoren (☞ 35.14), zerebrale Durchblutungsstörungen und Blutungen des ZNS (☞ 35.6 und 35.7)
- In der postoperativen Phase
- Nach schweren Verletzungen (Blutverlust, Schmerz, Schock, ☞ 38.5.1)
- Nach Gabe von beruhigenden Medikamenten (Tranquilizern, ☞ Pharma-Info 36.43).

Durch gezieltes Befragen läßt sich die Bewußtseinslage des Patienten erfassen und einordnen:
- Reagiert der Patient auf Ansprache spontan oder muß er geweckt werden?
- Antwortet er verständlich?
- Öffnet er die Augen und nimmt Blickkontakt auf?
- Weiß er seinen Namen, Geburtsdatum, Adresse?
- Weiß er den Wochentag, die Tages- oder Jahreszeit?
- Weiß er, wo er sich befindet?
- Führt er nach Aufforderung einfache Bewegungen aus?

Die Beobachtungen sind präzise zu dokumentieren. Bei Verdacht auf Bewußtseinsveränderungen muß unverzüglich der Arzt informiert werden.

Schlafbeeinflussende Faktoren	Lösungsmöglichkeiten
Umgebungsfaktoren	
Ungewohntes Bett	Persönliche Dinge, z.B. Kopfkissen, mitbringen lassen
Ungewohnte Lage	Für möglichst bequeme Schlaflage sorgen („wie man sich bettet, so liegt man“)
Mehrbettzimmer	Für ruhige Atmosphäre sorgen, Verhaltensregeln festlegen (z.B. Fernseh- und Besuchszeiten)
Nächtlicher Kontrollgang des Pflegepersonals	• Nachtruhe einhalten • Leise arbeiten • Auf leisen Sohlen gehen (keine Cloggs) • Kontrollgänge auf ein Minimum reduzieren
Licht	• Zimmer abdunkeln • Nachtbeleuchtung einschalten • Schlafbrille anbieten
Krankheitsbedingte Faktoren	
Schmerzen	• Nach Arztanordnung Schmerz- und Beruhigungsmittel kombinieren • Entsprechend lagern, z.B. bei Magen- und Darmbeschwerden Knierolle zur Entlastung der Bauchdecke
Nächtliches Wasserlassen	• Klingel/Rufanlage in Reichweite, Urinflasche oder Nachtstuhl bereitstellen • Vor der Nachtruhe zum Wasserlassen auffordern • Diuretika nach Möglichkeit nicht abends verabreichen
Bewegungseinschränkung durch Verbände, Infusionsleitungen, Sonden, Extensionen	• Bequeme Lagerung ermöglichen • Infusionsleitungen verlängern bzw. gut sichern
Physiologische Faktoren	
Mangel an körperlicher Bewegung	• Beschäftigungen am Tag anbieten, je nach Krankheitsbild körperliche Betätigung anbieten
Störungen des Schlaf-Wach-Rhythmus	• Schlafverhalten beobachten • Tagsüber Ruhezeiten vermeiden • Tagesablauf möglichst nahe am Gewohnten orientieren • Bei Patienten mit eingeschränkter Wahrnehmung bewußt auf Tageszeit hinweisen
Nächtliches Hungergefühl durch ungewohnt frühes Abendessen	• Spätmahlzeit anbieten • Joghurt, Zwieback oder Apfel auf den Nachttisch legen
Psychische Faktoren	
Angst vor Untersuchungen und Eingriffen, Zukunftsängste, Depression	• Gespräch anbieten • Entspannungstechniken anbieten

Tab. 7.46: Für viele Schlafprobleme lassen sich mit oft geringem Aufwand geeignete Lösungen finden.

Bewußseinsstörungen

Glasgow-Koma-Skala, ☞ *Tab. 35.31*

Bei Bewußtseinsstörungen sind Wahrnehmung und Reaktion auf Reize, Handeln und Denken, Schutzreflexe, Sensibiltät und Mobilität verändert, verlangsamt oder fehlen völlig.

Quantitative Bewußtseinsstörungen

Bei **quantitativen Bewußtseinsstörungen** (☞ 36.2.1) sind *alle* Bewußtseinsleistungen gleichzeitig betroffenen. Unterschiede bestehen in der Tiefe der Bewußtseinsstörung. Ursachen quantitativer Bewußtseinstörungen können hirnorganische Prozesse, Vergiftungen und Stoffwechselstörungen sein. Die vier Stufen sind:

- **Benommenheit** (*leichte Bewußtseinsstörung*): Verlangsamtes Denken und Handeln, beeinträchtigte Aufmerksamkeit, erschwerte Orientierung, ungenaue Reaktionen
- **Somnolenz** (*krankhafte Schläfrigkeit*): Schläfriger Zustand, der Patient ist nur durch äußere Reize (Kneifen) weckbar, kaum ansprechbar und kann dann nur einfache Fragen beantworten
- **Sopor** (*stärkere Bewußtseinsstörung*): Schlafähnlicher Zustand, der Patient ist nicht mehr ansprechbar und nur durch starke Reize erweckbar
- **Koma** (*tiefe Bewußtlosigkeit*): Länger andauernde Bewußtlosigkeit, der Patient ist nicht mehr ansprechbar und zeigt keine Reaktion auf Schmerzreize.

Patienten, die (scheinbar) bewußtlos sind, können ihre Umgebung trotzdem wahrnehmen. Daher sind sie wie wache Patienten über alle Pflegehandlungen zu informieren. Gespräche im Zimmer über die Erkrankung oder die Heilungsaussichten des Patienten sind zu unterlassen (☞ auch 7.10.3.6, Bewußtlose Patienten).

Qualitative Bewußtseinstörungen

Qualitative Bewußtseinsstörungen (☞ 36.2.1) betreffen jeweils *einzelne* Bewußtseinsfunktionen, andere können beim gleichen Patienten unauffällig sein. Qualitative Bewußtseinstörungen treten hauptsäch-lich im Zusammenhang mit psychiatrischen oder neurologischen Erkrankungen auf.

7.4.4 Das Krankenbett

Das Krankenbett ist für den Patienten Ruhe- und Schlafstätte, Eß- und Wohnzimmer und unter Umständen auch Badezimmer und Toilette. Von hier nimmt der Patient an der Welt teil und begegnet Angehörigen, Besuchern, Pflegepersonal und Ärzten.

Das Krankenbett muß sowohl den Bedürfnissen des Patienten als auch den Anforderungen des Pflegepersonals für gesundes Arbeiten gerecht werden (☞ Abb. 7.47).

Physiologischer Bettknick

Die herkömmlichen Krankenbetten haben eine Liegefläche, die sich *nicht* an den physiologischen Körpermaßen des Menschen orientiert: (☞ Abb. 7.48) Die Liegefläche ist im Verhältnis 1 : 2 in ein kurzes Kopfteil und ein langes Fußteil geteilt, das tatsächliche Verhältnis zwischen Oberkörper und Beinen beträgt aber 1 : 1.

Durch dieses unphysiologische Abknicken des Rumpfes im Bereich der Brustwirbelsäule statt in der Hüfte kommt es zur Stauchung des Oberkörpers mit:

- Erschwerter Nahrungsaufnahme mit Aspirationsgefahr
- Zunehmenden Rückenschmerzen
- Einschränkung der Atmung
- Ständigem Herunterrutschen zum Fußende
- Erhöhtem Muskeltonus
- Einschränkungen der Mobilität
- Erhöhung der Scherkräfte bei erhöhtem Oberkörper (☞ ATL Bewegen).

☑ Ein physiologisches Bett hat ein gleich großes Oberkörper- wie Unterkörperteil. So liegt der Knick in Höhe des Hüftgelenkes, und der gesamte Rücken wird gut unterstützt. Der Patient hat mehr Bewegungsfreiheit, atmet besser durch und rutscht nicht ständig nach unten.

Bei älteren Krankenhausbetten kann man zur Verlängerung des Oberkörperteils das Kopfbrett längs unter die Matratze schieben und mit Kissen ausfüllen (☞ Abb. 7.50 und 7.51).

Bettzubehör

Zur sachgerechten Ausstattung eines Patientenbettes gehören:

- Wasserdampfdurchlässiger, aber wasserabweisender Matratzenschoner
- Bettlaken, Querlaken *(Stecklaken)*, ein großes und ein kleines Kopfkissen, eine Bettdecke.

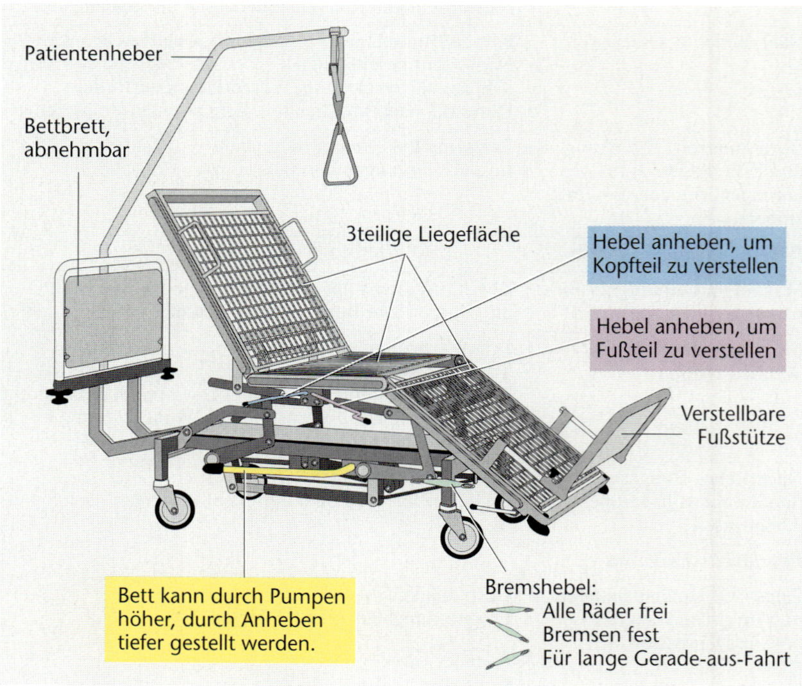

Abb. 7.47: Krankenbett mit physiologischem Bettknick. [L115]

Hilfsmittel, die bei Bedarf angebracht werden können sind:

- Verschiedene Halter, z.B. für Infusionen (am Bettbügel), für Urinflaschen, Handtücher und für Gehhilfen
- Bettgitter
- Trittstufe für kleine Patienten.

Spezialbetten

Spezialbetten werden zur **therapeutischen Lagerung** und **Dekubitusprophylaxe** eingesetzt. Sie unterscheiden sich erheblich in Wirkungsweise, Anwendung und Wartung. Meistens verfügen lediglich Intensivstationen oder Fachkliniken (z.B. Querschnittszentren) über diese Betten (☞ 38.2.2). In der Anschaffung sind die Spezialbetten sehr teuer, so daß sie bei Bedarf auch von Firmen gemietet werden können. Die Indikation ist wegen der hohen Kosten sorgfältig zu stellen.

7.4.5 Bettenmachen

☑ Das tägliche **Bettenmachen** *(Betten, Bettenrichten)* dient nicht allein dem körperlichen Wohlbefinden des Patienten und der Hygiene: Es ist auch eine Gelegenheit zur Kontaktaufnahme zwischen Pflegepersonal und Patient. Man kann die Zeit für Gespräche und Beobachtungen nutzen und andere Pflegemaßnahmen (Prophylaxen, Mobilisation, Vitalzeichenkontrollen) mit dem Bettenmachen verbinden.

Prinzipien

Organisation

- Günstigen Zeitpunkt zum Betten wählen, evtl. nach Absprache mit Physiotherapeuten
- Nach Möglichkeit zu zweit arbeiten und unnötige Gänge durch gute Koordination vermeiden.

Hygiene

- In einigen Kliniken ist es üblich, daß die Pflegepersonen zum Betten Schutzkittel tragen, in jedem Fall desinfizieren sie sich die Hände vorher
- Nach dem Abwerfen schmutziger Wäsche und vor der Entnahme frischer Wäsche Hände erneut desinfizieren
- Ablagefläche für Kissen und Decken vorbereiten (Stuhl vor dem Fußende des Bettes), manche Betten haben eine ausklappbare Ablagefläche für die Bettwäsche
- Die Bettdecke von oben nach unten ziehharmonikaartig falten und mit der Außenseite auf die Ablagefläche legen. Kissen auf die Bettdecke legen
- Starkes Aufschütteln von Decke und Kissen vermeiden
- Das Kopfkissen sollte nicht mit dem Stecklaken in Berührung kommen
- Verschmutzte Wäsche wechseln und sofort in den Wäscheabwurf entsorgen.

Durchführung

Ein Bett kann unterschiedlich gerichtet werden, jedoch erleichtert eine konstante Abfolge das Erlernen und beschleunigt die Ausführung.

Material richten

- Auf einem Mehrzweckwagen oder speziellen Bettenwagen frische Wäsche, Händedesinfektionsmittel und benötigte Pflegematerialien richten
- Für die Schmutzwäsche einen Wäscheabwurf (fahrbares Gestell mit Wäschesack) mitführen und vor der Zimmertür abstellen. Ist der Wäscheabwurf mit einem Deckel verschließbar, kann er mit ins Zimmer genommen werden.

Patienten und Zimmer vorbereiten

- Den Patienten über Ablauf, Handgriffe, Mithilfe und pflegerische Maßnahmen informieren
- Platz schaffen, Gegenstände, die im Weg stehen, zur Seite schieben, Bettbügel hochhängen und Lagerungshilfsmittel aus dem Bett entfernen
- Ressourcen des Patienten beachten, d.h. ihn zur Mithilfe ermuntern
- Intimsphäre durch Aufstellen eines Sichtschutzes wahren oder Patienten mit einem Leinentuch abdecken.
- Das Vorgehen dem Befinden des Patienten anpassen
- Bei Bedarf dem Patienten eine halbe Stunde vor dem Betten ein Schmerzmittel verabreichen
- Auf Wunden, Drainagen, Infusionen und Katheter achten.

Rückenschonende Arbeitsweise

- Matratze wenn möglich auf Beckenhöhe bringen.

Näheres zur rückenschonenden Arbeitsweise, ☞ 7.6.10

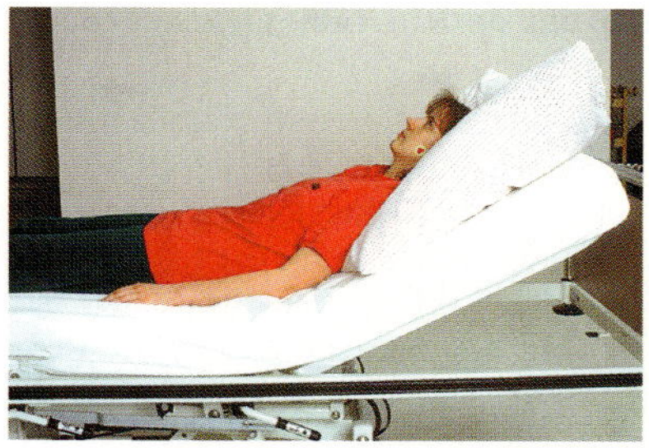

Abb. 7.48: Unphysiologische Liegefläche. Bei vielen Krankenhausbetten erlaubt deren Konstruktion den physiologischen Hüftknick nicht, weil sie in einen kleinen „Oberkörper-" und einen großen „Unterkörperteil" gegliedert sind. [K183]

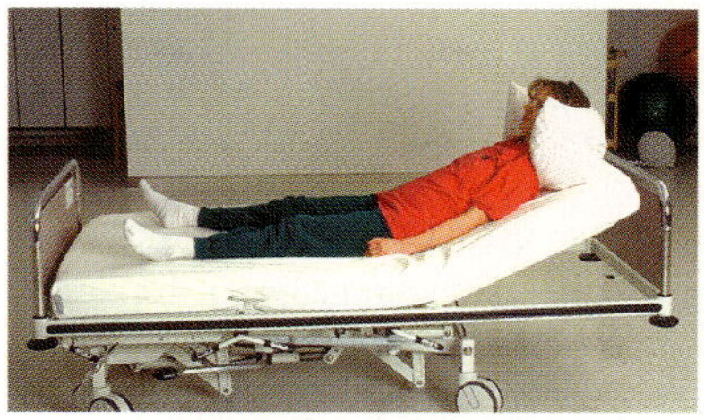

Abb. 7.49: Physiologische Liegefläche mit Bettknick auf der Höhe des Hüftgelenks. [K183]

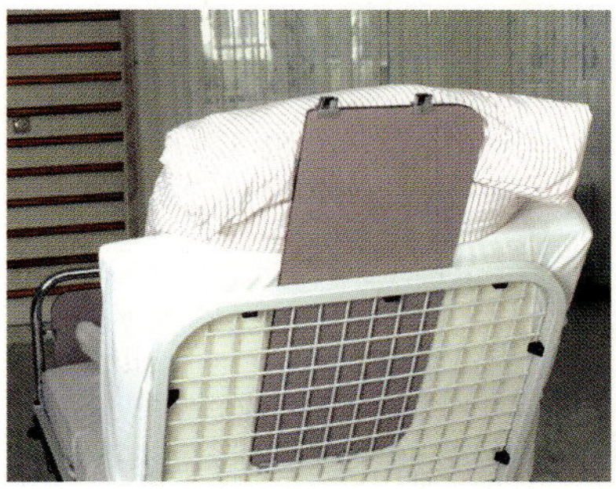

Abb. 7.50: Verlängerung des Bettes mit dem Kopfbrett, Ansicht von hinten. [K183]

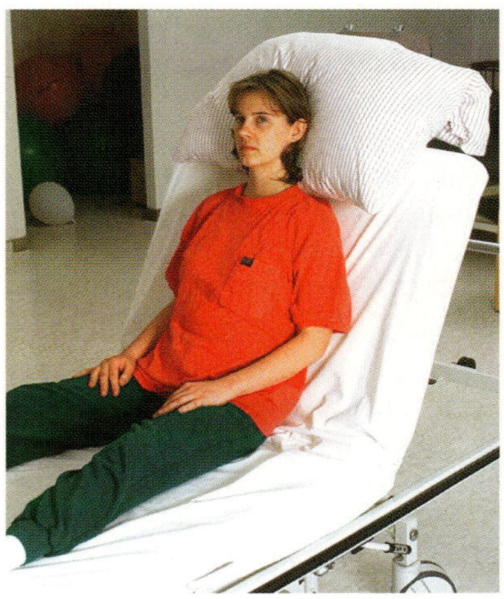

Abb. 7.51: Verlängerung des Bettes mit dem Kopfbrett, Ansicht von vorne. [K183]

Ab- und Beziehen eines leerstehenden Bettes

Bettdecke und Kissen abziehen und auf der Ablage plazieren. Jeweils Stecklaken und Bettlaken lösen, in der Mitte zusammenlegen und in den Wäschesack legen. Nach dem Entfernen der schmutzigen Wäsche das frische Bettlaken der Länge nach über die Matratze ausbreiten (darauf achten, daß die Mittellinie des Lakens auf der Bettmitte liegt) und am Kopfende einschlagen. Nun das Laken vom Fußende aus straffziehen und einschlagen. Die seitlich überhängenden Lakenteile unter die Matratze stecken. Evtl. in Gesäßhöhe eine Gummiunterlage auflegen, das Stecklaken ausbreiten, einschlagen, auf der gegenüberliegenden Seite straffziehen und auch dort einschlagen. Kopfkissen beziehen, darauf achten, daß die Kissenecken die Bezugecken ausfüllen. Deckenbezug auf links ziehen und mit den Ecken des Bezuges die oberen Deckenenden fassen. Die Dekke hochhalten und mit kleinen Bewegungen den Bezug über die Decke schütteln. Bettdecke der Länge nach auf das Bett legen.

Richten eines leerstehenden Bettes

Bettdecke und Kissen auf der Ablage plazieren. Stecklaken entfernen und in den Wäschesack legen. Bettlaken glätten und neu einschlagen. Neues Stecklaken an der einen Seite einstecken und auf der anderen Seite straffziehen und einschlagen. Kissen leicht aufschütteln und ans Kopfteil legen. Bettdecke am Kopfende fassen und vorsichtig schütteln, damit sie wieder richtig im Deckenbezug sitzt.

Betten eines bettlägerigen Patienten

Patient kann sich drehen oder gedreht werden

Patienten auf die Seite drehen und ggf. Kopf durch ein kleines Kissen unterstützen. Um zu vermeiden, daß der Patient aus dem Bett fällt, stellt sich eine Pflegekraft davor und hält ihn gut fest.

Bei noch sauberer Bettwäsche: Bett- und Stecklaken nachspannen. Den Patienten auf die andere Seite drehen und die Laken an der zweiten Seite spannen. Kopfkissen und Bettdecke aufschütteln und den Patienten lagern.

Beim Wechseln verschmutzter Wäsche: Patienten auf die Seite lagern. Steck- und Bettlaken lösen und zur Mitte hin aufrollen. Das frische Laken der Länge nach ausbreiten, bis zur Mitte aufrollen und auf die Matratze legen. Laken am Kopf- und Fußende, danach an der Seite feststecken. Frisches Stecklaken ausbreiten, bis zur Mitte aufrollen, in Gesäßhöhe legen und einschlagen. Patienten über den „Wäschehügel" auf die andere Seite drehen. Schmutzige Wäsche lösen und entfernen. Das frische Bett- und Stecklaken von der Bettmitte über das Matratzenende rollen, straffziehen und einspannen. Patienten auf den Rücken drehen, Kissen aufschütteln, unterlegen und Bettdecke überlegen.

Patient kann den Oberkörper aufrichten

Bei noch sauberer Bettwäsche: Sitzt der Patient im Bett, zunächst das Laken am Kopfende nachspannen. Patienten wieder hinlegen- und das Gesäß anheben lassen. Nun den mittleren Teil des Laken glattziehen. Den Patienten bitten, das Gesäß wieder auf die Matratze zu legen, danach die Füße anheben und den unteren Teil einspannen.

Beim Wechseln verschmutzter Wäsche: Beim sitzenden Patienten das schmutzige Laken vom Kopfende bis zur Mitte aufrollen. Das neue Laken bis zur Mitte aufrollen, auf die Matratze legen und einspannen. Den Patienten auf den Rücken legen und das Gesäß anheben lassen. Benutztes Bett- und Stecklaken entfernen. Frisches Bettlaken in Richtung Fußende ziehen und das Stecklagen von einer Seite aus unter den Patienten legen, straffziehen und feststecken. Gesäß wieder senken lassen und das Bettlaken straff in Richtung Fußende ziehen.

> ☑ Beschmutzte Wäsche sofort wechseln.

Nachbereitung

- Patienten wieder in gewünschte Lage bringen
- Klingel und Nachttisch in Reichweite stellen
- Schmutzige Wäsche entsorgen, evtl. den Bettenwagen desinfizieren und neu auffüllen.

7.4.6 Lagerung

Prinzipien

Auch im Schlaf ist der Mensch nicht völlig bewegungslos: Er dreht sich mehrmals während der Nacht. Durch geeignete Lagerung und regelmäßige Umlagerung immobiler Patienten wird versucht, diese unbewußte Körperfunktion nachzuahmen und eine annähernd physiologische Situation zu schaffen.

Weiter dient die fachgerechte Lagerung des Patienten der :

- **Prophylaxe von Erkrankungen,** z.B. der Dekubitusprophylaxe (☞ 7.6.4), Thromboseprophylaxe (☞ 7.3.15), Pneumonieprophylaxe (☞ 7.3.4)

> ☑ **Richtlinien für die gezielte Lagerung:**
> - Bewegungsfähigkeit fördern hat Vorrang vor Lagerung: Lagerungshilfsmittel schränken die Bewegungsfähigkeit einens Patienten u.U. so ein, daß ein regelmäßiges Umlagern geboten erscheint. Werden in diesem Sinne „unnötige" Lagerungshilfsmittel entfernt, erlangt der Patient seine Bewegungsfähigkeit wieder, ein Lagern durch Pflegepersonal kann dann unterbleiben
> - Lagerung und Lagewechsel dem Tagesablauf anpassen, z.B. Rükkenlage zu den Mahlzeiten oder Besuchszeiten, Seitenlage in der Zwischenzeit
> - Im Pflegeteam gemeinsam festlegen, wann, womit und wie gelagert wird
> - So viele Lagerungshilfsmittel wie nötig, so wenig wie möglich einsetzen; zu viele Kissen hemmen die Bewegung des Patienten
> - Patienten über Sinn und Zweck der Lagerung informieren
> - Regelmäßig lagern, Zeitplan einhalten
> - Sich an der physiologischen Haltung und Stellung der Gelenke orientieren
> - Auf bequeme Lagerung achten; manchmal ist der Kompromiß zwischen therapeutischer Notwendigkeit und Bequemlichkeit nur durch Ausprobieren zu finden
> - Lagewechsel mit anderen Handlungen kombinieren, z.B. ist eine rektale Temperaturkontrolle in Seitenlage leichter möglich.
>
> In der Praxis werden oft eigene Lagerungspläne zur Dokumentation der Lagewechsel benutzt.

oder Kontrakturenprophylaxe (☞ 7.6.5)
- **Therapie,** z.B. der Ruhigstellung bei Frakturen (Retention, ☞ 27.6.5), der Schmerzstillung und Entspannung (z.B. bei Bauchschmerzen, ☞ 21.1.1).

Lagerungshilfsmittel

Zur Lagerung werden zahlreiche Hilfsmittel angeboten. Die Entscheidung für ein bestimmtes Lagerungshilfsmittel hängt von verschiedenen Kriterien ab, etwa:
- *Zweck:* z.B. Weichlagerung, Hohllagerung, Ruhigstellung, aber auch Schonen der Matratze, Schutz anderer, teurer Lagerungshilfsmittel
- *Bequemlichkeit:* Manche Patienten wünschen sich ein zweites (kleineres) Kopfkissen oder eine Nackenrolle
- *Hygiene:* Strapazierfähigkeit des Materials (waschbar? desinfizierbar?)
- *Unerwünschte Nebenwirkungen,* z.B. Schwitzen bei Kunst- und Schaumstoffen sowie Gelkissen oder Bewegungseinschränkung und Verlust des Körperschemas bei Superweichlagerung (☞ Abb. 35.24).

Lagerung zur Dekubitus-prophylaxe, ☞ 7.6.4;
Lagerungsarten, ☞ Tab. 10.97

7.4.7 Netz

Bevor die ATL „Wach sein und schlafen“ zu anderen ATL in Beziehung gesetzt wird, sollen zwei Aspekte dieser ATL nochmals hervorgehoben werden:
- Wach sein und schlafen stehen stellvertretend für den Tagesrhythmus, der nicht nur durch den Wechsel zwischen Wachheit und Schlaf strukturiert wird, sondern auch z.B. durch die drei Hauptmahlzeiten, durch Arbeit und Freizeit. Dieser Aspekt liefert die Verbindung zu anderen **tagesstrukturierenden Aktivitäten**
- Der ATL „Wach sein und schlafen“ wurden alle Pflegehandlungen zugeordnet, die sich mit dem Krankenbett verbinden, etwa Betten und Lagern. Die Überlegung, daß sich z.B. bei strenger Bettruhe die ganze Wohnung eines Patienten mit Eß-, Wohn- und Schlafzimmer, Küche, Bad und WC auf die 2 x 1 Meter große Fläche des Krankenhausbettes reduziert, schafft eine zweite Verbindung zu allen anderen ATL.

Tagesstrukturierende Maßnahmen. Insbesondere in der Altenpflege sind tagesstrukturierende Maßnahmen fester Ausbildungsbestandteil. Der Tagesablauf und das Angebot an Beschäftigungen in Altenheimen soll sich so weit wie irgend möglich am gewohnten Tagesablauf orientieren. Es hat sich insbesondere im Umgang mit Verwirrten als vorteilhaft herausgestellt, die Essens- und Ruhezeiten genau einzuhalten und im Tagesablauf zwischen Arbeit/Beschäftigung und Entspannung abzuwechseln.

Krankenbett als Wohnung. Mit Hilfe der Sichtweise, das Bett des Patienten als seine Wohnung zu betrachten, lassen sich eine Reihe von „Anstands“regeln begründen und einsehen, ohne mit erhobenem Zeigefinger zu sprechen. Es ist selbstverständlich:
- Anzuklopfen, bevor ich eine fremde Wohnung betrete
- Nicht ohne ausdrückliche Erlaubnis in fremdem Eigentum zu wühlen
- Einen Bereich zu respektieren, in den sich der Patient zurückziehen kann.

Wach sein und schlafen und Atmen

Störungen der Atmung wie etwa Atemnot oder quälender Husten können zu Schlafstörungen führen.

Ein unphysiologischer Bettknick (☞ Abb. 7.48) führt zu Zwerchfellhochstand und Behinderung der Bauchatmung.

Wach sein und schlafen und Sinn finden

Nicht zufällig machen sich Sorgen um die Zukunft und um Heilungsaussichten besonders häufig vor dem Einschlafen bemerkbar. In der Geschäftigkeit des Tages fällt es leichter, sich von solchen Fragen abzulenken. Wenn Menschen vor dem Einschlafen zur Ruhe kommen wollen, tauchen diese Fragen wieder auf.

Wach sein und schlafen und Ausscheiden

Nächtliches Wasserlassen kann den erholsamen Schlaf empfindlich stören. Einige Patienten sind zwar tagsüber, aber nicht während der langen Nacht kontinent. Daher empfiehlt es sich:
- Abends nicht mehr viel zu trinken
- Diuretika nur morgens zu verabreichen
- Mit dem Patienten vor dem Einschlafen nochmals zur Toilette zu gehen.

Um die vorübergehend verlorene Kontinenz (z.B. nach längerem Tragen eines Dauerkatheters) wiederzuerlangen, kann es anfangs erforderlich sein, den Patienten nachts zu wecken und zum Wasserlassen aufzufordern.

Wach sein und schlafen und Essen und trinken

☑ „Nur wer sein Brot im Bette aß, der weiß wie Krümel pieken“.

7.5 Sich waschen und kleiden

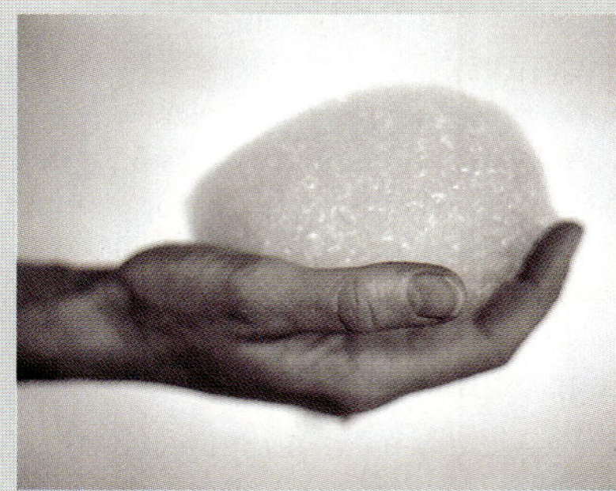

Frisch geduscht und gut gekleidet fühlt sich der Mensch wohl und gepflegt. „Sich waschen und kleiden“ gehört zu den alltäglichen Handlungen, die im Laufe des Lebens zu festen Gewohnheiten werden. Diese Gewohnheiten sind abhängig von Alter, Geschlecht, Kultur, Religion und Mode.

Ein gepflegter Mensch wirkt sympathisch. Es fällt leichter, mit ihm Kontakt aufzunehmen. Ein ungepflegter, verwahrloster Mensch wirkt abstoßend. Er weckt den Wunsch, sich von ihm abzuwenden.

Sinn und Zweck

Das Äußere eines Menschen und der erste Eindruch, den seine Mitmenschen von ihm gewinnen, hängen ganz entscheidend von seiner Körperpflege und Kleidung ab. Das *Erscheinungsbild* teilt etwas über den Menschen mit, ohne Worte zu benutzen (*nonverbale Kommunikation*, ☞ 7.10.2): Es macht Aussagen über den (gewünschten) Sozialstatus, aktuell ausgeführte Funktion (z.B. durch Berufskleidung) und Modebewußtsein. Außer für den zwischenmenschlichen, kommunikativen Bereich hat „Sich waschen und kleiden“ weitere Aufgaben:

- Waschen hält die Haut sauber, erhält ihre Funktion und beugt Erkrankungen vor. Nicht nur Hauterkrankungen können so vermieden werden. Das regelmäßige Waschen der Hände (mindestens vor dem Essen oder nach dem Gang zu Toilette) schützt auch vor vielen ansteckenden Infektionskrankheiten
- Kleidung isoliert, verhindert also große Wärmeverluste, schützt vor Nässe, Austrocknung der Haut, Sonneneinstrahlung und vor Blicken: sie bedeckt die Intimregionen.

Beides, Sich waschen und Sich kleiden, berührt die Haut. Um die Funktionen der Haut zu erhalten oder wiederherzustellen, muß man einiges über dieses „Organ“ wissen. Sonst besteht die Gefahr, daß ungeeignete Hautpflegemittel oder Kleider die Haut reizen und schädigen.

7.5.1 Beobachtung der Haut

Das Organ „Haut“

Mit einer Fläche von 1,5 – 2 m^2 und einem Gewicht von 3,5 – 10 kg ist die Haut das größte Organ des menschlichen Körpers.

Die Haut hat mehrere Funktionen:

- **Trennwand:** Sie trennt die „Innenwelt“ von der „Außenwelt“ und schützt den Körper so vor schädlichen Umwelteinflüssen wie Wärme, Kälte, Fremdstoffen und Krankheitserregern
- **Schutzschild:** Als „Knautschzone“ gleicht sie zusammen mit darunterliegenden Gewebeschichten Druck und Stoß aus
- **Sinnesorgan:** Die Haut ist mit ihren Sinneszellen für Tast-, Schmerz- und Temperatursinn ein wichtiges Sinnesorgan
- **Thermostat:** Sie hat eine wichtige Steuerfunktion, indem sie über die Abgabe von Schweiß und Talgdrüsen-Sekret sowie durch Verengung und Erweiterung der Hautgefäße hilft, die Körpertemperatur konstant zu halten. Darüber hinaus greift die Haut ausgleichend in den Wasserhaushalt ein, indem sie als natürliche Barriere einem Wasserverlust entgegenwirkt und andererseits über Drüsensekrete Wasser und Salz abgibt
- **Signal:** Die Haut ist ein „Spiegel der Seele“ und in diesem Sinn auch Kommunikationsorgan. Wir können „vor Neid erblassen“ oder „vor Scham erröten“.

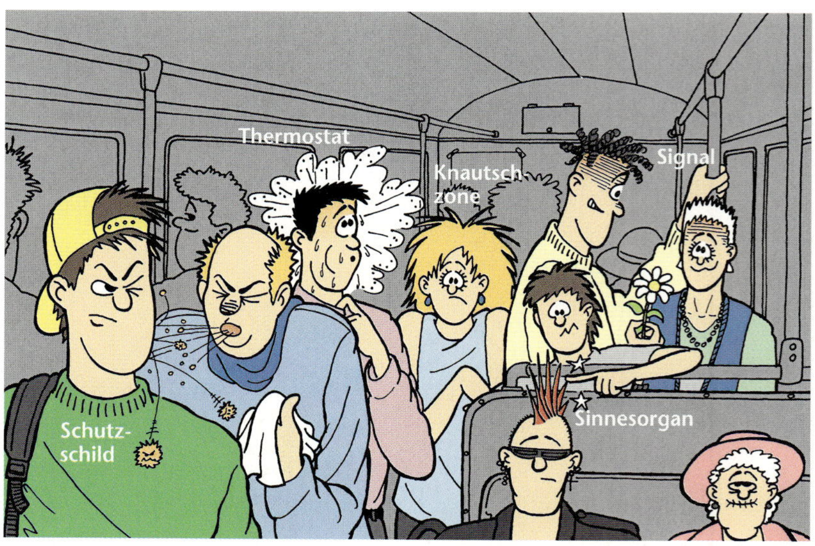

Abb. 7.52: Funktionen der Haut. [L116]

Unterschiedliche Hautstruktur bei Mann und Frau

Bei Männern ist die Lederhaut (☞ 30.1) dicker, die Haut besitzt mehr Talgdrüsen, und die Poren sind größer. Im Gegensatz dazu ist bei Frauen das Unterhautfettgewebe besser gepolstert. Auch beherbergt die Frauenhaut mehr feine Hautgefäße als die Männerhaut. Deshalb erröten Frauen leichter als Männer.

Aufbau der Haut und Hauterkrankungen, ☞ Kapitel 30.

Beobachtung der Haut

Aus der **Beobachtung der Haut** lassen sich gezielte Maßnahmen zur Erhaltung oder Wiederherstellung ihrer Funktion ableiten: So ist es für die Wahl geeigneter Reinigungs- und Pflegemittel unerläßlich, über den aktuellen Hautzustand informiert zu sein. In diesem Zusammenhang müssen auch andere Informationen ausgewertet werden, die auf eine Gefährdung der Haut deuten, z.B. Druckbelastung bei seltenem Lagewechsel oder Belastung mit Ausscheidungen durch Inkontinenz (☞ 7.9.4 und 31.7). Manche Hautveränderungen weisen auf Erkrankungen hin, die auch andere Organe betreffen.

> Die normale Haut ist elastisch, glatt, intakt, warm und trocken.
>
> Bei der Hautbeobachtung lassen sich unterscheiden:
> - Hautalter
> - Hauttyp
> - Hautfarbe
> - Hautspannung.

Hautalter und Hauttyp

Bis etwa zum achten Lebensjahr ist die **Kinderhaut** fettarm und wasserreich, da die Talgdrüsen noch nicht arbeiten. Sie ist empfindlich und reagiert stark auf äußere Reize wie Wind, Wetter, Sonne und Kälte.

Bei **Jugendlichen** (11.– 17. Lebensjahr) ist die Talgdrüsenproduktion unausgeglichen. An Stellen mit vielen und großen Talgdrüsen wie Gesichtsmitte, Brustrinne und Rückendreieck verursacht sie unreine und fettige Haut.

Bei der **Erwachsenenhaut** unterscheidet man drei verschiedene Hauttypen. Da sie hormonell gesteuert werden, prägen sie sich erst gegen Ende der Pubertät aus:

- **Fettige Haut** *(seborrhoische Haut).* Etwa bei 50% der Bevölkerung durch Überproduktion der Talgdrüsen. Häufig wird dieser Hauttyp von stärkerer Schweißproduktion und Hautunreinheiten (Pickel, Mitesser) begleitet. Die Haut ist feucht, dick grobporig und glänzt
- **Trockene Haut** *(sebostatische Haut).* Etwa bei 30% der Bevölkerung durch verminderte Talgproduktion. Die trockene Haut ist spröde, reißt leicht ein, ist manchmal schuppig und fühlt sich rauh an
- **Mischhaut.** Etwa bei 20% der Bevölkerung. Die Gesichtsmitte ist fettig, die Wangen trockener, und gelegentlich treten Pickel und Mitesser auf.

Um den Hauttyp zu bestimmen, drückt man zwei Stunden nach dem Waschen einen blank polierten Spiegel gegen Stirn oder Wange. Der Abdruck wird dann beurteilt:

Hauttyp	Spiegelabdruck
Fettig	Fettfleck
Trocken	Keine anhaltenden Fettspuren
Mischhaut	An der Stirn anhaltende Fettspuren

Tab. 7.53: Beurteilung des Hauttyps.

Ältere Menschen neigen zu trockener Haut. Oberhaut und Bindegewebe sind dünner geworden; die Haut wird fett- und wasserarm und sieht daher faltig aus.

> Der ermittelte Hauttyp entscheidet über die Hautpflege (☞ 7.5.2).

Hautfarbe

Die typische Hautfarbe des „weißen“ Menschen ist blaßrosa. Sie wird bestimmt durch die Pigmentierung, die Durchblutungsintensität und die Dicke der Epithelschicht. Abweichungen der Hautfarbe können sowohl physiologische als auch pathologische Ursachen haben (☞ Tab. 7.54).

Die Hautfärbung wird auch durch Pigmentveränderungen der Haut beeinflußt (☞ 30.1), deren häufigste die **Naevi** *(Pigmentflecken, Muttermale, ☞ 30.10.1)* sind.

Die wichtigsten Veränderungen der Haut *(Effloreszensen)* faßt die Tabelle im Kapitel 30 zusammen (☞ 30.3).

Hautspannung

Die **Hautspannung** *(Hautturgor)* ist abhängig vom Flüssigkeitsgehalt der Haut. Die Hautspannung vermindert sich bei Flüssigkeitsverlust und/oder mangelnder Flüssigkeitszufuhr, es kommt zur **Austrocknung** *(Exsikkose,* ☞ Tab. 31.98). Die Haut ist schlaff. Während sich bei einem normalen Hautturgor eine abgehobene Falte sofort wieder glättet, bleibt sie bei der Exsikkose einige Sekunden bestehen.

Farbveränderungen der Haut	Physiologische Ursachen	Pathologische Ursachen
Rötung durch Gefäßweitstellung	• Sport • Hitze • Anstrengung • Aufregung	• Fieber • Verbrennungen 1. Grades • Sonnenbrand • Entzündung • Hypertonie
Blässe durch Gefäßengstellung, Mangeldurchblutung	• Schreck • Angst • Veranlagung • Kälte	• Blutung • Hypotonie (☞ 19.5.3) • Arterielle Durchblutungsstörungen, z.B. pAVK (☞ 19.6.2) • Anämie (☞ 24.6.1)
Ikterus Gelbfärbung der Haut infolge Ablagerung des Gallenfarbstoffes Bilirubin, zuerst in den Skleren (Lederhaut der Augen), später am ganzen Körper sichtbar	• Bei Neugeborenen (☞ 13.7.5)	• Lebererkrankungen, z.B. Leberzirrhose (☞ 22.4.6), Hepatitis (☞ 22.4.2 und 22.4.3) • Hämolyse (Zerstörung der Erythrozyten)
Zyanose Bläuliche Verfärbung der Haut als Zeichen mangelnder Sauerstoffsättigung des Blutes, oft zuerst an Akren (Fingernägel und Nasenspitze, ☞ 18.3.4)	• Bei sehr kälteempfindlichen Menschen, z.B. nach längerem Baden in kaltem Wasser	• Herzinsuffizienz (☞ 18.6) • Angeborene Herzfehler (☞ 13.9) • Respiratorische Insuffizienz (☞ 20.12 und 38.4.1)

Tab. 7.54: Häufige Farbveränderungen der Haut und ihre Ursachen.

Eine vermehrte Spannung der Haut kann durch **Ödeme** (☞ 31.13.1) entstehen, bei denen sich Flüssigkeit im Gewebe ansammelt. Wird die Haut eingedrückt, bleibt oft eine Delle zurück, die sich nur langsam ausgleicht.

7.5.2 Hautpflege

Ziele der Hautpflege

Die Haut hält sich selbst gesund: Der natürliche Säuremantel schützt vor Infektionen, der Fettgehalt hält sie geschmeidig, „Nachwachsen“ der Haut läßt kleinere Verletzungen abheilen. **Hautpflege** unterstützt die Haut dabei und schützt sie zusätzlich. Die Hautpflege erfüllt folgende Funktionen:

- **Reinigung:** Die Haut wird von Schmutzpartikeln befreit und der Fett- und Säureschutzmantel erhalten
- **Wahrnehmung:** Der Patient spürt die Berührung, die Wärme und die Bewegungen, wenn er gewaschen wird. Er empfindet, ob die Pflegeperson zart, behutsam oder grob mit ihm umgeht. Ist die Pflegeperson ruhig und ausgeglichen, sind ihre Berührungen ruhig und gleichmäßig. Diese Ruhe kann sich auf den Patienten übertragen
- **Stimulation:** Bei einer Störung des Körperschemas (Körperwahrnehmung, ☞ Abb. 35.24) spürt der Patient seine Körpergrenze nicht genau. Die Pflegenden können bei der Körperpflege Reize setzen durch Druck, Reibung, Wärme oder Duftstoffe. Dadurch lernt der Patient wieder, seinen Körper wahrzunehmen
- **Wohlbefinden:** Verschwitzte, klebrige Haut ist unangenehm. Wasser kann je nach Temperatur – wohlig warm oder erfrischend kühl – das Wohlbefinden steigern.

Reinigungsmittel

Wasser ist das wichtigste Mittel zur Körperpflege. Welche Anwendung – Waschen, Baden oder Duschen – der Mensch normalerweise wählt, hängt von seinen Bedürfnissen und Vorlieben ab. Erkrankung und Verfassung des Patienten schränken jedoch die Auswahl ein.

Wasser greift den natürlichen Hautschutz an, und der natürliche Säureschutzmantel wird weggewaschen. Bei längerer Einwirkung (Bad) quillt und weicht die Haut zusätzlich auf. Gleichzeitig werden ihr wasserbindende Stoffe wie Eiweiße der Hornschicht entzogen. Die Haut wird trocken und muß nachgefettet werden. Deshalb ist eine Dusche oder eine Körperwäsche dem Bad vorzuziehen.

Zur Reinigung der Haut werden verschiedene **Seifen** eingesetzt, die aus Natrium- und Kaliumsalzen sowie organischen Fettsäuren bestehen. Seifen sind alkalisch und können einen pH-Wert bis zu 11 erreichen. Sie reduzieren die Oberflächenspannung des Wassers und erhöhen die Benetzbarkeit der Haut, so daß sich der Schmutz besser löst. Dieser Vorteil hat gleichzeitig den großen Nachteil, daß der Säureschutzmantel der Haut ebenfalls entfernt wird. Die Haut wird entfettet und trocknet aus. Deshalb sind in vielen Seifen sogenannte **Rückfetter** (z.B. Wollwachs oder Lanolin) enthalten, die allerdings nicht ausreichen, um die Fettverluste der Haut völlig auszugleichen.

Wenn die Haut mit einer herkömmlichen Seife gewaschen wird, braucht sie etwa zwei Stunden, um den natürlichen Säuregrad wiederherzustellen. Günstiger sind daher die **pH-neutralen Seifen**, in denen mehr Rückfetter als in normalen Seifen vorhanden sind.

Medizinische Seifen enthalten Zusätze wie Schwefel oder Teer und werden bei bestimmten Hauterkrankungen, z.B. der Psoriasis (☞ 30.7), eingesetzt. In **Deoseifen** ist noch ein geruchstilgendes (*desodorierendes*) Mittel hinzugefügt, das jedoch die Haut zusätzlich belastet.

Das Wort **Syndet** kommt von **syn**thetisch (künstlich hergestellt) und **Det**ergenz (Reinigungsmittel) und bezeichnet flüssige, waschaktive Lotionen. Syndets reinigen zwar ähnlich gut wie Seifen, haben aber den Vorteil, daß sie den Säureschutzmantel der Haut nicht so stark angreifen. Syndets haben einen sauren bis neutralen pH- Wert. Sie entfetten wie „normale“ Seifen die Haut, was aber nur zum Teil durch „Rückfetter“ ausgeglichen wird. Deshalb muß die Haut, speziell bei Patienten mit trockener Haut, nachgefettet werden.

Deodorants *(geruchstilgende Mittel)* und **Antitranspirantien** *(schweißhemmende Mittel)* werden nach den Wünschen des Patienten und Verträglichkeit eingesetzt.

Pflegemittel

Ölbäder

Ölbäder fetten die Haut. Teilweise enthalten sie zusätzlich natürliche Substanzen wie z.B. Melisse oder Rosmarin. Der Patient nimmt, wenn möglich und erwünscht, 1 –2mal die Woche ein Ölbad.

Cremes und Lotionen

Cremes und Lotionen werden unterteilt in *Öl-in-Wasser*-Emulsionen (O/W-Emulsionen) und *Wasser-in-Öl*-Emulsionen (W/O-Emulsionen).

Bei den **O/W-Emulsionen** schwimmen feinste Öltröpfchen in Wasser. Der hohe Wasseranteil (ca. 60%) läßt die obere Hornschicht aufquellen und vergrößert die Oberfläche, auf der die Feuchtigkeit der Haut verdampft. Da die Hautfeuchtigkeit rascher verdunstet als der Körper seinen Säureschutzmantel wiederaufbauen kann, trocknet die Haut aus.

Bei **W/O-Emulsionen** (z.B. Linola Fettsalbe®, Bepanthen® Salbe) wird 10 – 30% Wasser in Öl oder Fett eingebracht. Nach dem Auftragen entsteht ein Fettfilm auf der Haut. Dieser ist wegen der Wasseranteile luftdurchlässig und ermöglicht den Wärmeaustausch. Gleichzeitig kann die Hautfeuchtigkeit durch den hohen Anteil an Ölen nicht so schnell entweichen.

☑ Wasser-in-Öl-Präperate schützen die Haut besser als Öl-in-Wasser-Präparate.

Puder

Puder wird zur Hautpflege und zur Hautbehandlung (☞ 30.5.1) verwendet. Der aufgestreute Puder vergrößert die Verdunstungsoberfläche und wirkt dadurch kühlend. Außerdem bietet Puder einen gewissen Schutz vor äußeren Einflüssen.

Bei trockener Haut darf Puder nicht über längere Zeit angewendet werden, da der Hautoberfläche Wasser und Fette entzogen werden. Puder eignet sich auch nicht zur Behandlung nässender Hauterkrankungen, da sich in Verbindung mit dem Wundsekret krustige Auflagerungen bilden. Bei der Anwendung zur *Intertrigoprophylaxe* (☞ 7.8.5) muß Puder immer wieder sorgfältig entfernt werden, da sonst scheuernde „Krümel“ entstehen.

Alkoholische Mittel

Alkoholische Mittel, z.B. Franzbranntwein, trocknen die Haut aus und entfetten sie. Deswegen lehnen viele (Haut-)Ärzte alkoholische Präparate ab. Allerdings empfinden die meisten Patienten den erfrischenden Effekt als angenehm und lassen sich gerne den Rücken und die Beine mit Franzbranntwein einreiben. Nach der Anwendung von alkoholischen Mitteln ist eine Rückfettung der Haut dringend erforderlich (☞ unten).

Salben

Salben decken die Haut ab, sind wasserundurchlässig und verhindern so ein Verdunsten von Sekreten. Auch die Abgabe von Wärme ist behindert.

Salizylsalbe. Hornhaut an Zehen oder Fußsohle kann während eines Fußbades leicht mit einem Bimsstein abgeschmirgelt werden. Bei hartnäckiger Verhornung wird 1 – 3%ige Salizylsalbe (☞ Tab. 30.42) aufgetragen und mit einem Verband abgedeckt. Nach einer Einwirkzeit von ca. zwölf Stunden kann die Hornhaut leicht abgelöst werden.

Prinzipien der Hautpflege

Duschen ist besser als Baden. Zu langes und häufiges Baden trocknet die Haut aus und macht sie anfälliger für mechanische Schädigungen und Krankheitserreger.

Zu viel Seife schadet. Trockene oder nicht übermäßig fettige Haut wird mit einer milden Seife gewaschen. Bei empfindlicher Haut wird eine milde Kinder- oder Babyseife verwendet. Fettige Haut ist besser mit Syndets zu waschen, die die Talgdrüsen nicht zusätzlich reizen. Auf Deoseifen sollte verzichtet werden, auf Deodorantien ebenfalls. Wenn die Haut nach häufigem Waschen prickelt, sticht, brennt oder schuppig wird, kann dies an übermäßigem Seifenkonsum oder Seifenresten auf der Haut liegen. Seifen und sonstige Zusätze zum Waschwasser müssen immer gründlich abgespült werden! Gut abgetrocknet ist die Haut weniger anfällig für Infektionen mit Hautpilzen und neigt weniger zum Wundwerden. Das gilt bei bettlägerigen Patienten besonders für die Stellen, wo Haut auf Haut liegt. Zusätzlich kann man nach dem Abtrocknen Leinenläppchen oder Mullkompressen einlegen, die die Haut trocken halten.

Rückfetten. Das „Auslaugen" der Haut durch langen oder häufigen Kontakt mit Wasser wird durch Rückfetten ausgeglichen (☞ oben, Pflegemittel).

7.5.3 Körperpflege

Prinzipien

Benötigt ein Kranker oder Behinderter Hilfe bei der Körperpflege, so muß er sich dazu entkleiden und berühren lassen. Das ist oft peinlich für ihn. Die Pflegenden respektieren dies dadurch, daß sie behutsam und diskret vorgehen; wo immer möglich, sind die Wünsche des Patienten zu respektieren.

Wahrung der Intimsphäre. Es ist für den Patienten unangenehm, daß er auch im Intimbereich gewaschen werden muß. Der Patient fühlt sich deswegen u.U. hilflos oder ausgeliefert. Hier kann ein Sichtschutz (spanische Wand) oder ein nur teilweises Aufdecken einzelner Körperpartien abhelfen. Im Pflegeteam wird unter Einbeziehung von Alter und Geschlecht bewußt entschieden, wer welchen Patienten wäscht.

Langer, ungestörter Kontakt. Die Körperpflege ist für den Patienten eine Möglichkeit, ein längeres Gespräch mit dem Pflegepersonal zu führen. Die meisten anderen Pflegemaßnahmen dauern nicht so lange. Der Patient kann nächtliche Störungen, Ängste, Probleme und Beschwerden mitteilen.

Richtiger Zeitpunkt. Was wünscht der Patient? Will er morgens mit frischem, kühlen Wasser geweckt, vor der langen Nacht gewaschen und gebettet oder nach einem Schweißausbruch erfrischt werden? Der richtige Zeitpunkt für die Körperpflege muß sinnvoll im Tagesablauf integriert sein. Es müssen nicht alle Patienten bis zum Frühstück gewaschen werden. Zu Hause pflegt der Patient seinen Körper auch nach eigenen Vorlieben morgens und abends. Wird der Patient am Nachmittag oder am Abend gewaschen, ist morgens eine kleine Erfrischung (z.B. Gesicht und Hände waschen) notwendig. Ganz abzulehnen ist es, die Patienten (geplant) nachts zu waschen. Der Patient wird aus seinem Tiefschlaf und der für die Gesundheit wichtigen Traumphase gerissen und verliert seinen physiologischen Rhythmus.

Individuelle Körperpflege. Um auf die Bedürfnisse, Wünsche und Gewohnheiten des Patienten einzugehen, überlegt die Pflegeperson vor der Körperpflege:

- Was kann der Patient (Ressourcen)?
- Welche Ziele sind erreichbar?
- Wie kann der Patient zur selbständigen Körperpflege angeleitet werden?
- Mit welchen Maßnahmen sind die Ziele zu erreichen?
- Welche Gewohnheiten hat der Patient?

Aktivierung. Damit der Patient seine Körperpflege bald wieder selbst ausführen kann, wird er so früh wie möglich schrittweise aktiviert.

Arten der Körperpflege

Je nach Art und Umfang der Hilfestellung, die ein Patient bei der Körperpflege benötigt und den Grad seiner Immobilität, werden unterschieden:

- **Ganzwaschung im Bett** (☞ 7.5.3.1): Der Patient darf oder kann nicht aufstehen und ist weitgehend unselbständig
- **Hilfe bei der Körperpflege im Bett** („*Waschwasser stellen*", ☞ 7.5.3.2): Der Patient darf nicht aufstehen, kann sich aber weitgehend alleine versorgen
- **Hilfe bei der Körperpflege am Waschbecken** (Teilwäsche, ☞ 7.5.3.3): Der Patient kann das Bett verlassen und in den Rollstuhl mobilisiert werden.

Körperpflege planen

Zur Körperpflege gehören viele einzelne Handlungen. Zusätzlich kann sie mit anderen Pflegemaßnahmen kombiniert werden, etwa:

- Mobilisation und Körperpflege am Waschbecken
- Wechseln der Bettwäsche und Körperpflege im Bett
- Waschen der Beine und Anziehen von Antithrombosestrümpfen
- Körperpflege und Einreibungen.

Bei der Körperpflege und der Kombination mit anderen Pflegetätigkeiten darf der Patient weder über- noch unterfordert werden. Um die Körperpflege sinnvoll zu planen, werden zunächst Informationen gesammelt oder die bereits seit der Patientenaufnahme bekannten Gesichtspunkte aktualisiert.

Checklisten zu den verschiedenen Aspekten der Körperpflege stellen eine Gedankenstütze zur **Informationssammlung** dar, um die für einen bestimmten Patienten nötigen Gesichtspunkte herauszufiltern. Nicht alle Punkte sind für *alle* Patienten wichtig.

Gewohnheiten
• Tageszeit • Deo, Parfüm, eigene Seife, Rasierwasser, Gesichtscreme, Make up • Duschen oder Baden • Waschwasser-Temperatur
Kleidung
• Eigene Kleidung vorhanden • (Vorübergehend) keine eigene Kleidung verfügbar • Krankenhauswäsche (Flügelhemd) aus pflegerischen Gründen notwendig
Mobilisation, Lagerung
• Mobil • Im Zimmer mobil • Bettruhe ohne Lagerungseinschränkung • Strenge Bettruhe • Bestimmte Lagerung muß eingehalten werden, z.B. bei Wirbelsäulenverletzungen oder Patienten mit Extension (☞ 27.1.3)
Aktivität
• Aktiv, wach • Nach Aufforderung oder mit Anleitung aktivierbar • Verwirrt • Bewußtlos
Hautzustand
• Gesunde, intakte Haut • Lokale Hauterkrankung (Filzinfektion, Wunden, Dekubitus) • Generalisierte Hauterkrankung (☞ Abb. 30.7), z.B. Neurodermitis (☞ 30.6.1) • Belastete Haut bei Inkontinenz, Durchfall, Fieber (Schweiß) • Durchblutungsstörungen der Haut
Prothesen, Seh- und Hörhilfen
• Ober-, Unterkieferprothese, Gebißteilprothese • Hörgerät • Brille, Kontaktlinsen • Kunstauge • Arm-/Beinprothese
Inkontinenz
• Stuhl- und/oder Harninkontinenz • Verwendete Inkontinenzhilfe • Transurethraler oder suprapubischer Dauerkatheter
Übergeordnete Gesichtspunkte
• Gleichzeitig stimulieren oder beruhigen • Prophylaxen mit Körperpflege kombinieren

Tab. 7.55: Tips für die Informationssammlung zur Körperpflege. Sie sind Anhaltspunkte, um den Pflegebedarf und die Wünsche des Patienten bei der Körperpflege individuell zu ermitteln.

7.5.3.1 Ganzwaschung

Ganzwaschung: Übernahme der Körperpflege bei Patienten, die weitgehend unselbständig sind und das Bett nicht verlassen dürfen oder können.

Prinzipien und Vorbereitung

Information

- Zu Beginn informiert sich die Pflegeperson über den Patienten, seine Gewohnheiten und seine Möglichkeiten, bei der Körperpflege mitzuhelfen
- Auch während der Durchführung informiert sie den Patienten ständig über ihre Handlungen.

Lagerung

- Rückenlage mit erhöhtem Oberkörper ist günstig, damit der Patient sieht, was die Pflegeperson macht
- Ob Lagerungshilfsmittel zu entfernen sind, muß individuell entschieden werden. Sie sollten möglichst entfernt werden, um sie vor Nässe zu schützen, manchmal müssen sie jedoch belassen werden, wenn die Lage des Patienten nicht verändert werden darf (Arztanordnung, Schmerzen)
- Das Bett wird in Arbeitshöhe gebracht (☞ rückenschonende Arbeitsweise, 7.6.10).

Wohlbefinden des Patienten

- Sichtschutz (spanische Wand) aufstellen
- Nur jeweils die Körperregionen aufdecken, die gerade gewaschen werden, um den Patienten nicht unnötig zu entblößen. Das „sparsame" Aufdecken schützt den Patienten auch vor Auskühlung
- Die eigenen Utensilien des Patienten bevorzugen (Seife, Deo, Rasierwasser, Hautcremes)
- Blickkontakt ermöglichen, damit der Patient sieht, was mit ihm geschieht. Wenn das nicht möglich ist, soll der Patient spüren können, wo gerade gewaschen wird. Daher möglichst Hautkontakt halten, d.h. die Hand nicht unnötig oft wegnehmen und wieder aufsetzen
- Gewünschte Wassertemperatur berücksichtigen
- Hände anwärmen
- Mit der Mundpflege (☞ 7.5.5) beginnen
- Die Hände und die Füße möglichst ganz ins Wasser tauchen
- Nicht unbedingt mit dem Gesicht, der sensibelsten Zone, beginnen
- Patienten vorher fragen, ob er Darm oder Blase entleeren will.

Arbeitsplatz

- Nachttisch frei räumen, um Ablageflächen zu schaffen
- Alle Materialien patientennah anordnen
- Bettbügel hochhängen
- Für angenehme Zimmertemperatur sorgen
- Besucher nach draußen bitten. Nur in Absprache mit dem Patienten dürfen Angehörige im Zimmer bleiben.

Material

- 1 Waschschüssel
- 2 Handtücher
- 2 Waschlappen, einen davon für den Intimbereich kennzeichnen, um Verwechslungen vorzubeugen (auf links drehen bzw. andersfarbigen Waschlappen verwenden)
- Einmalhandschuhe und ggf. einen Waschlappen für die Intimtoilette
- Waschlotion bzw. Seife
- Pflegemittel für Haut und prophylaktische Maßnahmen (z.B. Dekubitus- und Pneumonieprophylaxe)
- Zahnputzutensilien oder Mundpflegeset
- Kosmetika nach den Wünschen des Patienten (kein Nagellack vor Operationen, um die Durchblutung der Haut kontrollieren zu können ☞ 11.1.2)
- Evtl. Rasierapparat
- Frische Bettwäsche und Kleidung
- Kamm, Bürste, Spiegel
- Händedesinfektionsmittel.

Hygiene

- Zu Beginn und zum Abschluß der Ganzwaschung die Hände desinfizieren; zusätzlich zwischendurch bei Kontakt mit Ausscheidungen, vor der Intimpflege, vor der Entnahme frischer Wäsche oder von Pflegeutensilien aus Vorratsschränken
- Waschwasser, Waschlappen und Handtuch vor der Intimpflege wechseln
- Vorschriften über das Tragen von Handschuhen (☞ 6.4.1) beachten. Falls keine zwingende hygienische Vorschrift besteht, hat der Wunsch des Patienten Vorrang. Dies gilt besonders für das Tragen von Einmal-

handschuhen während der Intimpflege
- Bei infektiösen Hauterkrankungen (z.B. Hautpilz) den betroffenen Körperteil zuletzt waschen und getrennte Utensilien verwenden.

Durchführung

- Hemd des Patienten ausziehen und über den Oberkörper legen
- Handtuch immer unter den zu waschenden Körperteil legen
- Augen vom äußeren zum inneren Augenwinkel ohne Seife waschen
- Gesicht von Stirn über Wangen zum Kinn rechts und links, Nase und Mundpartie waschen und abtrocknen
- Ohrmuscheln und hinter den Ohren waschen und abtrocknen
- Erst jetzt Seife verwenden oder ätherische Öle zusetzen
- Hals, Achselhöhlen, Arme und Hände waschen und trocknen
- Brustkorb und Bauch waschen und trocknen.

☑ Die vier wichtigsten Regeln bei der Ganzwaschung
- *Nicht zu zweit* waschen. Es verwirrt den Patienten, wenn zwei Pflegekräfte an verschiedenen Körperstellen arbeiten. Eine zweite Person (Helfer) nur bei adipösen oder schwerkranken Patienten hinzuziehen, die nicht alleine gelagert oder aufgesetzt werden können
- *In großen Zügen* waschen (☞ Abb. 7.56)
- Den *goldenen Mittelweg* finden zwischen feucht abreiben und überschwemmen
- *Seife entfernen.* Wenn Seife verwendet wird, nochmals abwaschen, um Juckreiz durch Seifenrückstände zu vermeiden.

Die Möglichkeit, den Patienten aufzusetzen oder ohne großen Aufwand zu drehen, entscheidet über das weitere Vorgehen. Es gibt Patienten, die nicht gedreht werden *dürfen* (z.B. bei Verletzungen der Wirbelsäule). Wenn der Patient beim Umlagern starke Schmerzen hat oder nur zu zweit gedreht werden kann, wird der Rücken erst später gewaschen.
- Frisches Nachthemd oder Schlafanzug-Oberteil anziehen (☞ Tab. 7.57)
- Beine und Füße jeweils von körperfern nach körpernah waschen und trocknen
- Zehenzwischenräume inspizieren und reinigen
- Füße gründlich trocknen.

Waschwasser, Waschlappen und Handtuch werden gewechselt:
- Vor dem Waschen des Genitalbereiches
- Nach dem Waschen des Genitalbereiches, wenn anschließend weitere Körperpartien (z.B. Rücken) gewaschen werden sollen.

Beim Waschen des Genitalbereichs werden nicht nur aus hygienischen Gründen Einmalhandschuhe getragen, meist entspricht es auch dem Wunsch des Patienten, in der Intimregion nicht mit bloßen Händen berührt zu werden.

Bei Mann und Frau werden zunächst der Bauch ab Nabel abwärts und die Leisten gewaschen und getrocknet. Intimpflege bei der Frau:

- Beine aufstellen und spreizen lassen
- Große Schamlippen spreizen, reinigen und abtupfen

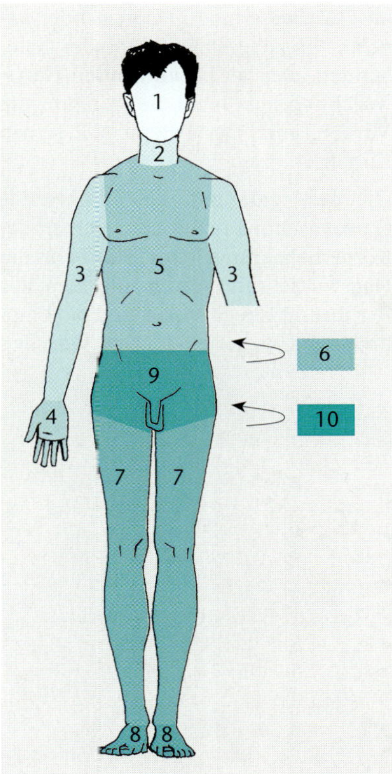

Abb. 7.56: Reihenfolge bei der Ganzwaschung. Von dieser „Standard"-Reihenfolge kann durchaus abgewichen werden. So empfinden es z.B. viele Patienten als angenehm, wenn sie zuerst ihre Hände waschen können, ehe sie mit dem Waschen des Gesichtes beginnen. [M100]

Darf der Patient aufgesetzt oder gedreht werden?	
Ja:	**Nein:**
• Patienten aufsetzen oder drehen (lassen) • Rücken waschen und trocknen.	• Dann als nächstes die Beine waschen • Den Patienten nur einmal drehen, um Rücken *und* Gesäß zu waschen.

Tab. 7.57: Weichenstellung im Ablauf der Ganzwaschung.

- Übriges äußeres Genitale reinigen und trocknen
- Wenn Intimpflege nicht möglich bzw. erlaubt ist, Genitalspülung durchführen (☞ 32.2.2)
- Den Intimbereich stets von der Symphyse zum Anus (von vorne nach hinten) reinigen, um eine Keimverschleppung zu verhindern.

Intimpflege beim Mann

- Penis waschen und trocknen; dabei Vorhaut ganz zurückziehen, Eichel säubern und Vorhaut wieder zurückschieben (nicht vergessen, sonst kann eine Paraphimose, ☞ 31.11.2, entstehen)
- Hodensack von vorne in Richtung Gesäß waschen und trocknen.

Waschen des Gesäßes

Zum Waschen des Gesäßes wird der Patient meistens auf eine Seite gedreht.

(!) Wird der Patient zur Seite gedreht, ist der Teil des Gesäßes unzugänglich, auf dem er liegt. Nicht vergessen, hier auch zu waschen und die Haut zu beobachten!

Gesichtspflege, Rasur und Bartpflege

Das Gesicht ist sehr empfindlich und erfordert daher behutsames Handeln:
- Seife nur auf Wunsch des Patienten verwenden
- Ätherische Öle erst zum Waschwasser zufügen, nachdem das Gesicht gewaschen wurde
- Nach der Reinigung das Gesicht eincremen, dabei die Pflegemittel des Patienten verwenden.

Rasur

Bei Männern gehört die tägliche **Rasur** zur Gesichtspflege.

Zur **Naßrasur** cremt die Pflegeperson die Barthaare des Patienten mit Rasierschaum ein. Danach spannt sie die

Haut mit einer Hand. Die andere Hand entfernt die Haare mit einem Rasiermesser oder Einmalrasierer, und zwar mit kurzen Bewegungen gegen die Haarwuchsrichtung. Nach der Rasur wird die Haut mit einem Waschlappen von Rasierschaumresten gesäubert und auf Wunsch des Patienten Rasierwasser aufgetragen. Der hohe Alkoholgehalt (70 – 80%) desinfiziert und beugt Entzündungen vor. Die Naßrasur erfordert Geschick und Übung, entfernt die Bartstoppeln aber gründlicher als die Trockenrasur.

Die **Trockenrasur** mit dem Elektrorasierer ist leichter und weniger aufwendig. Die Barthaare werden trocken rasiert, weil nasse Haare das Scherblatt verkleben würden. Nach Gebrauch des Rasierapparates wird der Rasierkopf geöffnet und mittels eines speziellen Pinsels von den Barthaaren gereinigt. Für Patienten, die keinen eigenen Rasierapparat besitzen, wird ein „Stationsrasierapparat“ benützt, der nach *jedem* Gebrauch zu desinfizieren ist.

Eine deutlich sichtbare Gesichtsbehaarung bei Frauen kann eine Normvariante, aber auch Hinweis auf eine Hormonstörung sein (Details ☞ 30.3.3). Frauen mit auffälliger Gesichtsbehaarung dürfen nicht ohne klärendes Gespräch rasiert werden, da die Haare dann dicker und ohne Spitze nachwachsen werden. Die Frau müßte sich dann immer rasieren. Alternativ zur Rasur kann sie sich zur Entfernung der Haare an eine Kosmetikerin wenden.

Bartpflege

Bei Bartträgern gehört das Bartkämmen zur täglichen Gesichtspflege .

Nachsorge

Zum Abschluß der Ganzwaschung wird der Patient vollständig angekleidet und frisiert (Haarpflege, ☞ 7.5.7). Danach werden die Materialien entsorgt, aufgeräumt, der Nachttisch mit Desinfektionslösung abgewischt und die persönlichen Dinge des Patienten wieder hingeräumt.

Blick zurück: Bevor sich die Pflegeperson dem nächsten Patienten zuwendet, muß sie sich vergewissern, daß der Patient „gut versorgt“ ist, also:
- Etwas zu trinken hat (sofern er nicht nüchtern bleiben muß)
- Klingeln kann
- Richtig und bequem liegt
- Eine Hilfe zum Aufrichten greifen kann
- Seine persönlichen Dinge auf dem Nachttisch erreichen kann.

Alternativen bei der Ganzwaschung

Über die bloße Reinigung und Körperpflege hinaus gibt es die Möglichkeit, die Ganzwaschung *belebend* oder *beruhigend* zu gestalten. Bei der **belebenden** oder der **beruhigenden Ganzwaschung** steht nicht die Reinigung im Vordergrund: Der Patient soll seinen Körper erfahren.

Die belebende und die beruhigende Ganzwaschung orientieren sich an der Körperbehaarung. Jedes Haar ist an der Haarwurzel mit Nerven umgeben, die Berührungen registrieren und die Empfindungen weiterleiten. Das Waschen *gegen* den Haarwuchs ist intensiver und wird als belebend und anregend empfunden.

Im Gegensatz dazu gibt das Waschen *mit* dem Haarstrich dem Patienten eine genaue Information über die Körperform und wirkt beruhigend. Bei beiden Möglichkeiten der Körperpflege wird der Intimbereich ausgespart.

☑ Die Grundprinzipien der belebenden und der beruhigenden Ganzwaschung sind nicht an die „nasse“ Ganzwaschung gebunden. Sie können auch mit der Hand oder einem trockenen Waschlappen zur Belebung bzw. Beruhigung angewendet werden.

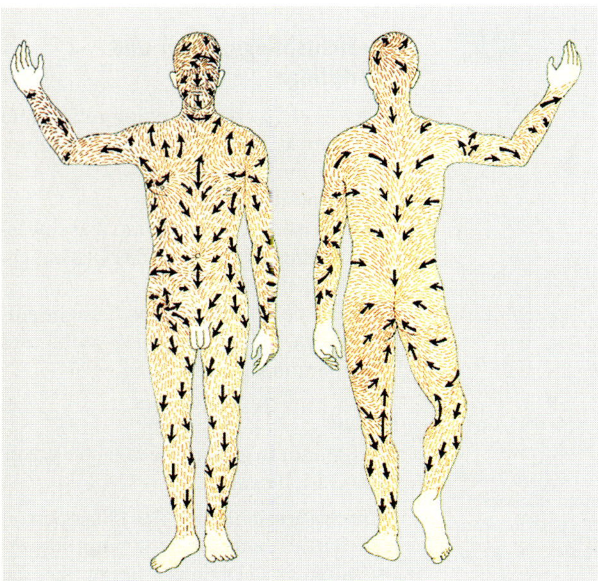

Abb. 7.58: Strichrichtung der Körperbehaarung. Waschen und Massieren in Haarwuchsrichtung wirkt beruhigend, entgegen der Haarwuchsrichtung belebend. [V155]

Belebende Ganzwaschung

Die **belebende Ganzwaschung** wird bei bewußtlosen, somnolenten und depressiven Patienten, Diabetikern und Patienten mit Gefäßleiden eingesetzt, um sie anzuregen und zu beleben. Nicht angebracht ist sie bei desorientierten und unruhigen Patienten.

Beim ersten Mal werden keine ätherischen Öle verwendet, da der Duft den Patienten von der Körperwahrnehmung ablenken würde (Reizüberflutung). Die *Wassertemperatur* liegt bis zu 10 °C unter der Körpertemperatur. Die kühlere Wassertemperatur weckt die Aufmerksamkeit des Patienten, und er kann zwischen Körper und Wasser unterscheiden. Die *Dauer* beträgt nicht mehr als 20 Minuten. Der *Waschlappen* ist sehr naß, er tropft noch und ist nicht zu weich.

Durchführung: Die Pflegeperson beginnt am Oberkörper und wäscht den Patienten *gegen den „Haarstrich“*. Erst nach dem Körperstamm geht sie zu den Händen, Armen, Füßen und Beinen über. Die Füße und Hände werden nach dem Waschen in die Waschschüssel getaucht.
Die Waschrichtung ist immer gleich. Die Hand der Pflegeperson paßt sich der Körperform des Patienten an und vermittelt so die verschiedenen Formen, z.B. die des Armes. Das Gesicht wird separat mit einem Waschlappen gewaschen. Abschließend wird der Patient mit einem rauhen Handtuch gegen die Haarwuchsrichtung abgetrocknet. Bei einer Wiederholung der Ganzwaschung kann dem Wasser Rosmarin-Bademilch beigefügt werden, um die anregende Wirkung zu unterstützen.

Ganzwaschung	Indikation	Waschwasser-temperatur	Zusätze	Durchführung
Hautstabilisierende Ganzwaschung	Patienten mit gestörter Hautflora, z.B. Diabetiker	Kühl	Saft einer halben Zitrone auf 5 l Wasser	• Belebende Waschung durchführen • Nur abtupfen, nicht abtrocknen und mit pH-5-Wasser-in-Öl-Emulsion eincremen • Intimbereich aussparen
Schweiß-reduzierende Ganzwaschung	Patienten mit starker Schweißsekretion	Unter Körpertemperatur	1 l Salbeitee auf 4 l Wasser	• Beruhigende Waschung durchführen • Nur abtupfen, nicht abtrocknen • Haut nicht einfetten • Intimbereich aussparen
Geruchs-reduzierende Ganzwaschung	Patienten mit starkem Körpergeruch	Entspricht Körpertemperatur	3 Eßl. Obstessig auf 5 l Wasser	• Beruhigende Waschung durchführen • Nur abtupfen, nicht abtrocknen • Haut einfetten
Fiebersenkende Ganzwaschung	Patienten mit Fieber	Max. 10 ° C unter Körpertemperatur	1 l Pfefferminztee auf 4 l Wasser	• Gegen Haarwuchsrichtung waschen • Nicht abtrocknen
Körperpflege nach dem Bobath-Konzept	Patienten nach Schlaganfall und mit neurologischen Ausfällen		Keine	• ☞ 35.6.6

Tab. 7.59: Spezielle Formen der Ganzwaschung bei bestimmten Indikationen. Durchführung der belebenden und beruhigenden Waschung ☞ Text.

Beruhigende Ganzwaschung

Günstig ist die **beruhigende Ganzwaschung** z.B. bei verwirrten Patienten, bei Hyperaktivität, Unruhe, Einschlafproblemen und bei Schmerzen.

Für die beruhigende Ganzwaschung darf es im Zimmer nicht zu kalt sein; Störungen sind zu vermeiden. Die Pflegeperson spricht während des Waschens möglichst wenig mit dem Patienten. Die Temperatur des Wassers beträgt zwischen 37 – 40 °C, und es wird kein Zusatz benötigt.

Durchführung: Den Waschlappen wringt man gut aus und wäscht dann in Haarwuchsrichtung, am Thorax beginnend. Dabei paßt sich die Hand der Pflegeperson dem Körper des Patienten an und wäscht nur in eine Richtung. Die Hand wird daher nicht am Körper zurückgeführt, sondern immer neu in Haarwuchsrichtung angesetzt. Ein warmes Fußbad zum Abschluß beruhigt zusätzlich. Bei einer Wiederholung der Ganzwaschung kann dem Wasser Lavendelmilch beigefügt werden, da Lavendel beruhigend wirkt.

Weitere Alternativen bei der Ganzwaschung, ☞ Tab. 7.59.

7.5.3.2 Hilfe bei der Körperpflege im Bett

Hilfe bei der Körperpflege im Bett *(„Waschwasser stellen“)*: Hilfe bei der Körperpflege für Patienten, die weitgehend selbständig sind, aber das Bett nicht verlassen dürfen.

Hilfe bei der Körperpflege im Bett benötigen Patienten, die das Bett noch nicht für längere Zeit verlassen können oder dürfen, aber vieles beim Waschen selbst machen können. Dies sind häufig Patienten auf chirurgischen Stationen, die nach einer Operation geschwächt sind. Es wird nicht nur das Waschwasser gestellt, sondern alle Utensilien zur Körperpflege werden gerichtet.

Sofern es die Erkrankung des Patienten erlaubt, wird das Kopfteil des Bettes hochgestellt. Die Pflegeperson stellt alle benötigten Utensilien in Reichweite des Patienten. Danach wäscht sich der Patient selbständig im Bett. Die Pflegeperson wäscht dem Patienten den Rücken und bietet ihre Hilfe bei solchen Verrichtungen an, die der Patient selbst nicht oder nur sehr schwer selbst erledigen kann (z.B. Waschen der Füße). Nach dem Waschen soll sich der Patient melden.

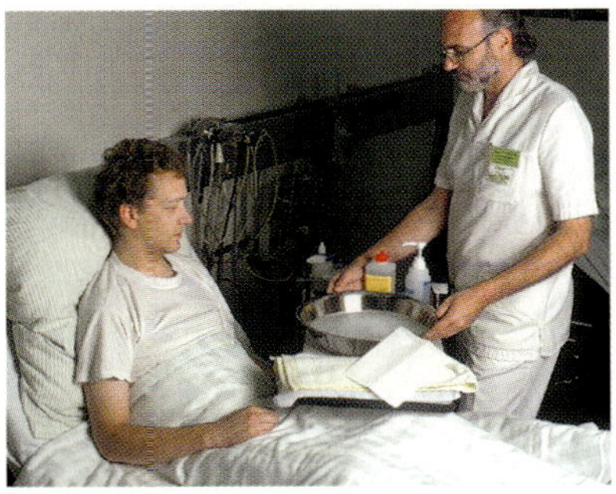

Abb. 7.60: Patienten, die zwar Bettruhe einhalten müssen, aber sich sonst gut bewegen können, waschen sich selbst, wenn sie alle Utensilien griffbereit haben. [K183]

Bei Patienten, die zwar nicht alleine, aber mit Hilfe kurz aufstehen können und dürfen, wäscht die Pflegeperson vor dem Aufstehen den Rücken, das Gesäß und die Beine im Bett. Dann hilft sie dem Patienten zum Waschbecken. Dort kann der Patient die restliche Körperpflege selbst übernehmen.

7.5.3.3 Hilfe bei der Körperpflege am Waschbecken

Hilfe bei der Körperpflege am Waschbecken *(Teilwäsche)*: Hilfe bei der Körperpflege für Patienten, die teilweise selbständig sind und das Bett verlassen können. Mobilisation und Körperpflege werden sinnvoll verknüpft.

Hilfe bei der Körperpflege am Waschbecken ist häufig bei älteren Patienten und in der postoperativen Phase notwendig. Diese Form der Körperpflege signalisiert den Patienten, die bisher im Bett gewaschen wurden, daß es wieder „bergauf“ geht. Das motiviert. Daher sollten die Patienten möglichst bald am Waschbecken gewaschen werden bzw. dort Hilfestellungen erhalten.

Viele Patienten benötigen beim Gang zum Waschbecken Hilfe oder werden mit dem Roll- oder Nachtstuhl zum Waschbecken gefahren. Die Sitzgelegenheit wird vorher mit einem Stecklaken abgedeckt. Danach zieht die Pflegeperson den Vorhang am Waschplatz zu oder stellt eine spanische Wand davor.

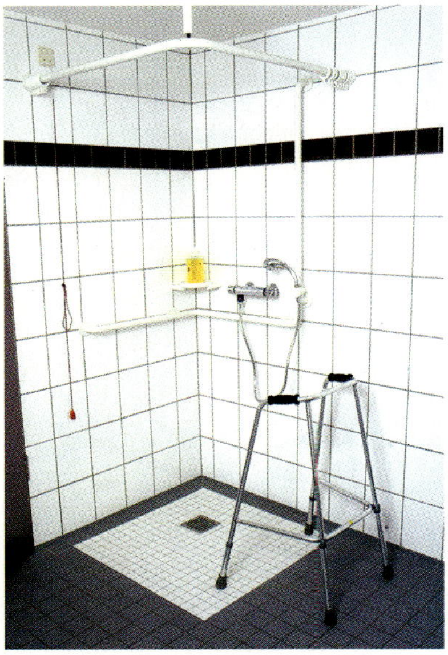

Abb. 7.61: Dusche im Stationsbad ohne Duschwanne. [K183]

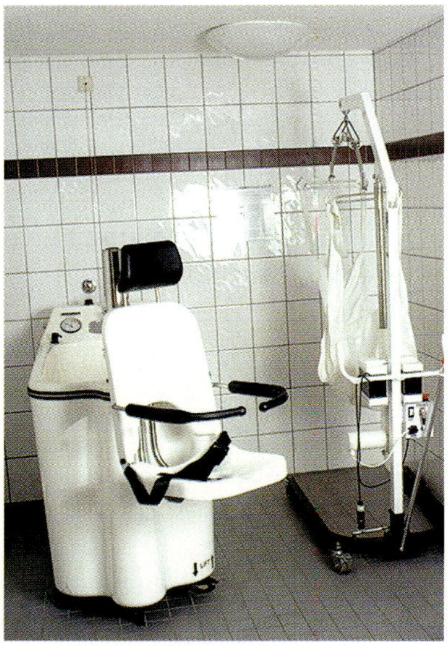

Abb. 7.62: Badewanne im Stationsbad mit integriertem Patientenlifter. Daneben fahrbarer Patientenlifter. [K183]

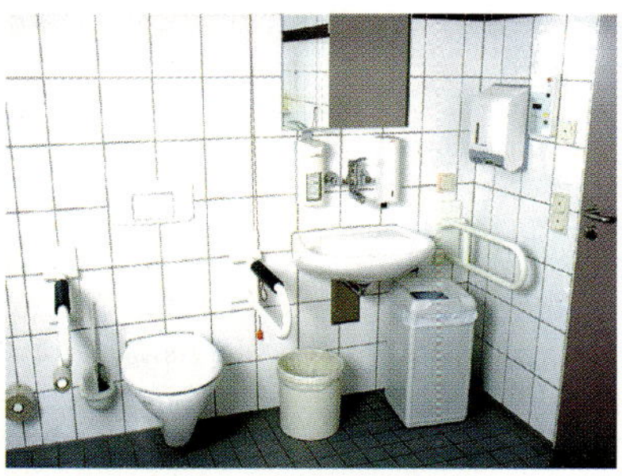

Abb. 7.63: Seitlich neben Toilette und Waschbecken sind stabile Haltegriffe angebracht, damit der Patient sich aufrichten und festhalten kann. [K183]

Damit auf der Haut keine Seifenrückstände verbleiben, wird der Patient mit *fließendem* Wasser gewaschen.

Bei einem *selbständigen* Patienten wäscht die Pflegeperson zu Beginn den Rücken und gibt weitere Hilfestellungen, wenn sie notwendig sind. Der Patient darf nicht alleine gelassen werden: in Rufkontakt bleiben bzw. die Klingel erreichbar plazieren.

7.5.3.4 Duschen

Die bisher vorgestellten Möglichkeiten der Körperpflege beruhen alle darauf, daß die Haut mehr oder weniger „befeuchtet" wird. Dagegen wird die Haut beim Duschen und Baden *richtig naß*. Das ist für den Patienten meistens angenehmer.

Duschen ist die ideale Form der Körperreinigung, da der „Schmutz" gleich weggespült wird und der Wasserverbrauch nur ein Drittel des beim Baden benötigten Wassers beträgt.

Beim Duschen beachten

- Rutschfeste Unterlage in die Dusche legen
- Für Patienten, die nicht sicher stehen können, rutschfesten Stuhl in die Duschwanne stellen
- Klingel erreichbar deponieren
- Selbständige Patienten alleine duschen lassen
- Auf Haltegriffe hinweisen.

7.5.3.5 Baden

Warum der Patient gebadet wird

Das Baden im Krankenhaus erfüllt verschiedene Aufgaben:

- Reinigung z.B. vor Operationen
- Therapie (medizinische Bäder in der physikalischen Therapie)
- Hautpflege (Öl- oder Kleiebäder)
- Entspannung und Förderung des Wohlbefindens.

Wann der Patient nicht baden darf

Bei folgenden Erkrankungen dürfen die Patienten nur nach Rücksprache mit dem Arzt baden:

- Offene Wunden
- Schädelhirnverletzungen
- Infektionen
- Nach Operationen
- Herz- und Kreislauferkrankungen (☞ unten).

Nicht zu weit hinausschwimmen

Baderegeln

- Besser das Schild „Besetzt" an die Badezimmertür hängen als die Tür abschließen, damit bei Zwischenfällen Hilfe hereinkommen kann, ohne daß die Tür aufgeschlossen werden muß
- Nicht gleich nach dem Essen baden, sondern zwei Stunden warten
- Atmung, Kreislauf und Hautfarbe des Patienten beobachten, um Zwischenfälle schnell erkennen zu können
- Falls der Patient alleine gelassen wird, Klingel in erreichbare Nähe hängen
- Vorsichtig mit elektrischen Geräten (z.B. Fön) im Badezimmer umgehen. Bei nassem Fußboden besteht die Gefahr eines Stromschlages.

Baden bei Herz- und Kreislauferkrankungen

Ein Vollbad löst physiologische Kreislaufreaktionen aus:

- Die Hautgefäße weiten sich bei höherer Wassertemperatur, Blut „versackt" in der Peripherie. Bei bekannter Kollapsneigung daher nur kurz bei niedriger Temperatur (35 °C) baden lassen
- Der Wasserdruck *(hydrostatischer Druck)* erhöht den Rückstrom des Blutes zum Herz (oberflächliche Beinvenen werden komprimiert), was vor allem für Patienten mit Herzinsuffizienz schädlich ist (☞ 18.6). Daher Wanne nur bis zur Nabelhöhe füllen **(Halbbad)**.
- Bei Herz- und Kreislaufkranken können diese Kreislaufreaktionen die vorgeschädigten Organe überfordern. Es drohen dann Beklemmung, Atemnot und Herzklopfen bis hin zum Kollaps.

Notfall!

Verhalten bei **Komplikationen** (z.B. Kollaps):

- Wasser ablaufen lassen und Kopf des Patienten über Wasser halten
- Alarm auslösen
- Bei Kollaps Beine hochhalten, wenn das Wasser abgelaufen ist
- Bei Kreislaufstillstand Reanimation einleiten (☞ 17.3).

Transfer in die Badewanne [K183]

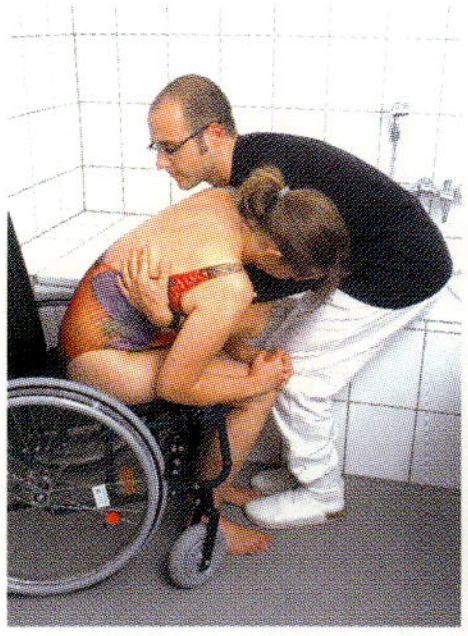

Abb. 7.64: Die Patientin beugt sich weit nach vorne, um das Becken leichter anheben zu können. Die Füße stehen versetzt an denen des Pflegers.

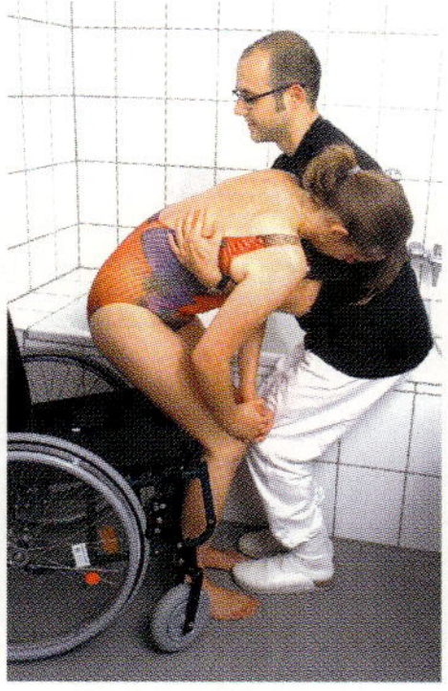

Abb. 7.65: Sie hebt nun das Becken etwas an, indem sie die Knie streckt, und dreht sich zur Wanne

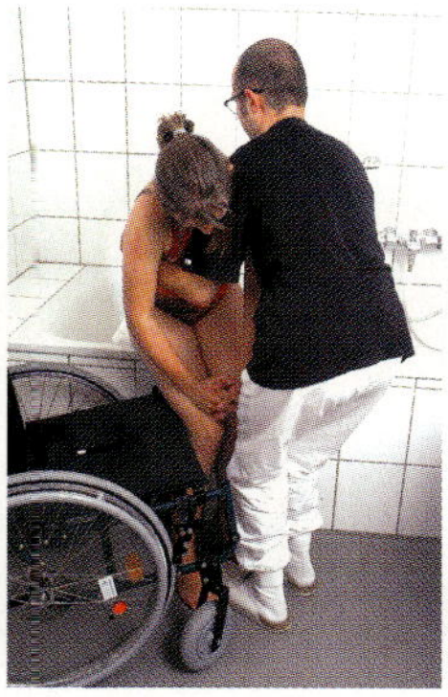

Abb. 7.66: Die Pflegeperson hilft bei der Drehung, so daß die Patientin zunächst am Wannenrand sitzt.

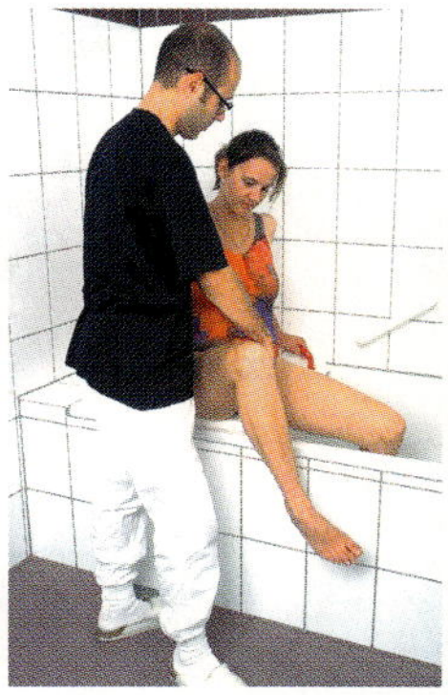

Abb. 7.67: Ein Bein nach dem anderen wird über den Wannenrand gehoben.

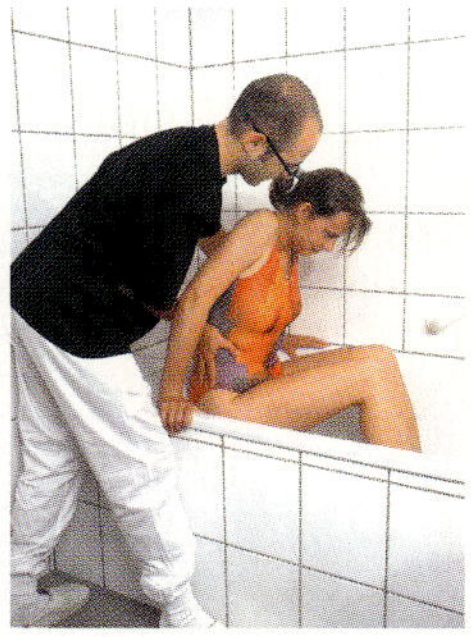

Abb. 7.68: Zuletzt gleitet die Patientin über die Schräge ins Wasser, wobei die Pflegeperson ein Abrutschen der Patientin verhindert.

Das Badezimmer

Ein zweckmäßig eingerichtetes Badezimmer enthält folgende Einrichtungsgegenstände:

- Eine von drei Seiten zugängliche Badewanne
- Verschiedene Halte- und Hebeeinrichtungen in/an der Badewanne
- Toilette
- Sitz- und evtl. Liegemöglichkeit
- Waschbecken mit kippbarem Spiegel (für Patienten, die nicht stehen können)
- Klingelanlage, die am besten mit einer Schnur über der Badewanne befestigt ist (häufig ist die Klingel an der Wand befestigt und somit im Notfall nicht für alle Patienten erreichbar)
- Schrank oder Regal für Badezusätze und Wäsche
- Dusche, Sitzbadewanne
- Patientenlifter (☞ Abb. 7.62).

Vor der Badewanne liegt eine dickere Vorlage, die bei jedem Patienten gewechselt wird.

In Badewanne und Dusche muß eine rutschfeste Badematte liegen.

Hilfestellung beim Baden

Eine mögliche Hilfestellung wird am Beispiel des Reinigungsbades gezeigt.

Weitere Anwendungsarten (Voll- und Teilbäder, ☞ Tab. 7.69) dienen therapeutischen Zwecken. Sie unterscheiden sich durch Temperatur, Dauer, Wassermenge und Badezusätze (☞ unten).

> **Reinigungsbad:** Bad zur Säuberung und Erfrischung des Patienten. Gleichzeitig kann ein beruhigender oder belebender Effekt angestrebt werden (☞ beruhigende und belebende Ganzwaschung, 7.5.3.1).

Benötigte Materialien richten

- Zwei Waschlappen
- Badetuch (Tip: vorwärmen!)
- Waschlotion bzw. Seife
- Schaumbad bzw. Badezusatz nach Anordnung
- Pflegemittel für Haut und Prophylaxen
- Nagelschere
- Shampoo, Fön, Kamm bzw. Bürste
- Frische Kleidung
- Eigene Pflegekosmetika.

Informieren. Die Pflegeperson informiert den Patienten über die Bademöglichkeit und kontrolliert seine Vitalzeichen. Meist freut sich der Patient auf ein Bad, da eine Reinigung in der Badewanne angenehmer und wohltuender ist als im Bett bzw. am Waschbecken. Nicht mobile Patienten bringt die Pflegeperson mit dem Rollstuhl oder Bett ins Badezimmer.

Temperatur prüfen. Die Temperatur im Badezimmer beträgt mindestens 20, besser 22 °C, so daß der Patient vor und nach dem Baden nicht friert. Die Pflegeperson erfragt die gewünschte Wassertemperatur, eine Temperatur von 35 – 38 °C ist vielen Menschen angenehm. Daraufhin läßt sie das Badewasser in die Wanne einlaufen. Möchte der Patient einen Badezusatz oder ist einer verordnet, wird er ins Wasser gegeben (☞ Tab. 7.70).

Blase und Darm entleeren lassen. Vor dem Baden gibt die Pflegeperson dem Patienten die Möglichkeit, Blase und Darm zu entleeren. Stuhlinkontinente Patienten reinigt sie vor dem Baden.

Schmuck ablegen. Bevor der Patient in die Wanne steigt, legt er Schmuck und Uhr ab. Dann läßt man ihn prüfen, ob er die Wassertemperatur wirklich mag.

Beim Einstieg in die Wanne helfen. Der Patient sitzt auf einem Stuhl hinter der Badewanne oder auf dem Badewannenrand. Dann werden seine Beine über den Rand der Badewanne gehoben, und anschließend gleitet der Patient mit Hilfe der Pflegeperson in die Badewanne. Auf vergleichbare Weise kann der Patient auch wieder aus der Badewanne gelangen (☞ Abb. 7.64 – Abb. 7.68).

Lifter einsetzen. Patienten, die nur wenig mithelfen können, hebt man am besten mit einem Patientenlifter in die Badewanne. Diese Methode ist sicher und rückenschonend zugleich (☞ Abb. 7.160).

Mit Teilbad beginnen. Das Wasser wird zunächst nur bis zur Nabelhöhe des Patienten eingelassen. Erst nachdem der Patient in der Wanne sitzt, läßt man mehr Wasser nachlaufen.

Körperpflege durchführen. Während der Patient badet, gibt man ihm Hilfestellungen bei der Körperpflege, sofern dies erforderlich ist. Die Badezeit beträgt in der Regel ca. 10 – 20 Minuten.

Voll- und Teilbäder

Badeart	Indikationen und Kontraindikationen (Bsp.)	Durchführung
Warmes Vollbad	• Unruhe • Muskelverspannungen • Spastische Lähmungen • Kontrakturen	• Wie Reinigungsbad (☞ 7.5.3.5)
Heißes Vollbad	• Erkältungskrankheiten • Muskelkater *Kontraindikationen:* • Herz- und Kreislauferkrankungen	• Nur auf ärztliche Anordnung • Vor dem (physiologischen) Schweißausbruch beenden, da es den Kreislauf des Patienten stark belastet • Nach dem Bad Kreislauf überwachen (Kollapsgefahr)
Ansteigendes Vollbad	• Erkältungskrankheiten • Vorbereitung für trockene Schwitzpackung *Kontraindikationen* • Herz-Kreislauferkrankungen	• Wasser innerhalb von 15 – 20 Minuten von 30 °C auf 38 – 40 °C erwärmen (heißes Wasser hinzufügen) • Kreislauf überwachen, da Kollapsgefahr besteht
Ansteigendes Halbbad	• Koliken • Krämpfe • Erkältungskrankheiten • Auch für wenig belastbare Patienten geeignet	• Wasser von ca. 36 °C einlaufen lassen • Auf ca. 43 °C erwärmen (heißes Wasser hinzufügen) • Bei Schweißausbruch oder wenn es dem Patienten unangenehm heiß ist, Bad abbrechen • Dauer von 20 – 30 Min. nicht überschreiten (nach Patientenempfinden oder nach ärztlicher Anordnung) • Zuletzt Wassertemperatur auf 37 °C absenken und den Patienten kalt abwaschen • Danach Patienten ruhen lassen
Absteigendes Vollbad	• Zur Fiebersenkung bei hohem Fieber, hauptsächlich bei Kindern	• Wasser 0,5 – 1 °C kälter einstellen als die rektal gemessene Temperatur • Innerhalb von 10 – 15 Minuten Wasser auf ca. 30 – 33 °C abkühlen (kaltes Wasser zufügen) • Dabei Vitalzeichen kontrollieren (Kollapsgefahr)
Absteigendes Halbbad	• Hypotonie (☞ 19.5.3) • Vegetativ bedingte Herzrhythmusstörungen	• 36 °C warmes Wasser bis Bauchnabelhöhe einfüllen • Wasser innerhalb von 5 Minuten auf 31 °C abkühlen (kaltes Wasser zufügen) • Rücken des Patienten mehrfach mit Wasser übergießen
Sitzbad	Förderung der Wundheilung bei • Hämorrhoidenoperationen (☞ 21.7.2) • Analfissuren (☞ 21.7.6) • Proktitis • Gynäkologischen Erkrankungen (☞ 32.2.3) • Episiotomie (☞ 12.10.4)	• Sitzbadewanne etwa zur Hälfte mit Wasser füllen (38 – 40 °C), Badedauer 10 – 20 Minuten (Arztanordnung bzw. Patientenempfinden) • Zur Wundheilung auf Arztanordnung desinfizierende Badezusätze zugeben
Handbad	• Finger- und Handversteifungen • Panaritium (eitrige Fingerentzündung) • Im Rahmen der Ganzwaschung • Vor dem Schneiden der Nägel	• Ganze Hand in warmes Wasser (Waschschüssel oder Waschbecken) tauchen und bewegen
Armbad	• Durchblutungsstörungen • Vorbereitung zur Venenpunktion (☞ 9.5.1)	• Arm in einer Waschschüssel oder im Waschbecken baden • Dauer beträgt als kaltes Bad 30 Sekunden (reaktive Hyperämie), als warmes Bad 10 – 15 Min. • Beim warmen Bad liegt die Anfangstemperatur bei ca. 36 °C • Temperatur auf ca. 42 °C steigern und möglichst konstant halten
Warmes Fußbad	• Durchblutungsstörungen • Distorsion (Zerrung der Gelenkbänder) • Während der Ganzwaschung • Wundreinigung, z.B. bei Ulcus cruris	• Wassertemperatur liegt zu Beginn bei ca. 36 °C • Auf ca. 42 °C steigern (warmes Wasser zufügen) • Bad nach ca. 15 – 20 Min. mit kalter Fußwaschung beenden
Wechselfußbad	• Gefäßtraining bei Durchblutungsstörungen *Kontraindikation:* • Arterielle Verschlußkrankheit	• Zwei Eimer richten, einen mit 40 °C heißem, einen mit 20 °C kaltem Wasser • Mit warmem Fußbad (etwa 2 Min.) beginnen • Dann Füße 10 – 20 Sek. ins kaltes Wasser tauchen • Vorgang dreimal wiederholen • Mit kaltem Wasser beenden

Tab. 7.69: Anwendungsmöglichkeiten für Teil- und Vollbäder.

Abschließend duschen. Den Patienten nach dem Bad kurz (evtl. kalt) abduschen, weil er während des Badens in seinem eigenen „Schmutz" gesessen hat. Falls der Patient einverstanden ist, ein warmes bzw. heißes Bad mit einer kalten bzw. kühleren Anwendung beenden, um den Kreislauf zu entlasten, die Gefäße zu trainieren und vor starker Auskühlung zu schützen.

Beim Ausstieg aus der Wanne helfen. Anschließend hilft die Pflegeperson dem Patienten, aus der Badewanne zu steigen. Im Prinzip wendet die Pflegeperson die gleichen Griffe wie beim Einstieg in die Wanne an.

Nachsorge. Da das Baden anstrengend ist, sollte der Patient danach Bettruhe einhalten. Die Pflegeperson räumt die Materialien auf, reinigt und desinfiziert die Badewanne und dokumentiert anschließend die Maßnahme.

Therapeutische Bäder

Die Bäderbehandlung erfüllt neben der Reinigung weitere Aufgaben und wird bei vielen Erkrankungen eingesetzt. Tab. 7.69 gibt einen Überblick über andere Möglichkeiten des Badens.

Badezusätze

Badezusätze kritisch einsetzen. Nicht alle Badezusätze gehören zu der Gruppe der harmlosen Duftstoffe, die nur das Wohlbefinden steigern. Bei bekannten Allergien muß entweder ganz auf Badezusätze verzichtet oder der Arzt befragt werden. Während des Badens ist in jedem Fall auf Allergiezeichen zu achten (☞ Tab. 7.70).

7.5.4 Beobachtung der Mundhöhle

Anatomie und Physiologie der Mundhöhle

Die **Mundhöhle** bildet den Anfang des Verdauungstraktes. Die aufgenommenen Nahrungsmittele werden dort zerkleinert und für die weitere Verdauung vorbereitet. Außerdem ist die Mundhöhle z.B. beim Schlucken und Sprechen mitbeteiligt. Sie besteht aus dem **Mundhöhlenvorhof** (Raum zwischen Wangen, Lippen und Zähnen) und der eigentlichen Mundhöhle (Raum, der von den Zähnen eingeschlossen wird). Begrenzt wird sie nach oben vom **harten** und **weichen Gaumen**, nach unten von der Unterseite der **Zunge** und der **Mundbodenmuskulatur**, seitlich von den **Zahnreihen** und nach hinten vom **Rachen** *(Pharynx)*.

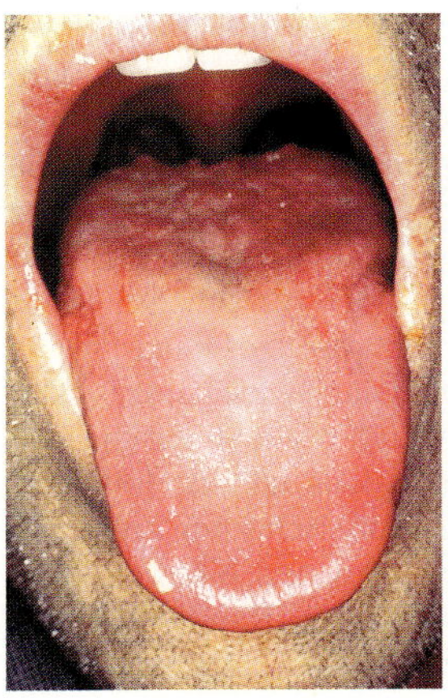

Abb. 7.71: Trockene, glatte, wie lackierte Oberfläche der Zunge bei Leberzirrhose *(Lackzunge)*. [F113]

Wirkung	Badezusätze
Schmerzstillend	Heublumen
Beruhigend	Arnika, Fichtennadel, Jasmin, Kleie, Lavendel, Orangenblüten
Entzündungshemmend	Arnika, Fichtennadel, Kamille, Thymian, Wachholder
Krampflösend	Heublumen,
Durchblutungsfördernd	Kleie, Kohlensäure
Desinfizierend	Kamille, Kaliumpermanganat, Rosmarin, Salbei, Schwefel
Belebend	Basilikum, Kohlensäure, Rosmarin, Schwefel
Fiebersenkend	Eukalyptus, Kampfer, Melisse

Tab. 7.70: Hauptwirkung bekannter pflanzlicher Badezusätze.

Die **Zunge** ist ein von Schleimhaut überzogener Muskelkörper, der die Mundhöhle bei geschlossenem Mund fast ausfüllt. Auf ihrer Oberseite trägt die Zunge die Geschmacksknospen zum Schmecken der Speisen. Die normale Farbe der Zunge ist mattrosa, sie ist feucht, leicht aufgerauht, gut durchblutet und hat keine Beläge. Die normale **Mundschleimhaut** ist rot und feucht glänzend. Es sind keine Beläge vorhanden.

Die **Zähne** zerkleinern die Nahrung mechanisch und bereiten sie somit für die chemische Verdauung vor. Die ersten Zähne *(Milchgebiß)* gelangen etwa zwischen dem 6. Lebensmonat und dem Ende des 2. Lebensjahres zum Durchbruch. Das Milchgebiß besteht aus 20 Zähnen. Etwa ab dem 6. Lebensjahr wird das Milchgebiß durch das aus 32 Zähnen bestehende *Erwachsenengebiß* ersetzt, wobei die letzten Mahlzähne, die *Weisheitszähne*, erst spät oder gar nicht durchbrechen.

Krankhafte Veränderungen der Zunge

Farbveränderungen der Zunge und Beläge können Hinweise auf Erkrankungen der inneren Organe geben:

- Eine **trockene Zunge** entsteht bei längerer Mundatmung, mangelnder Flüssigkeitszufuhr, als Medikamentennebenwirkung (z.B. durch Psychopharmaka) und bei akuten Bauch- und Speicheldrüsenerkrankungen
- Ein **grau-weißlicher Belag** des Zungenrückens entsteht bei ungenügender mechanischer Reinigung durch fehlendes Kauen oder bei Magen-, Leber- und Gallenkrankheiten
- Ein **fleckiger, weißlicher, schwer abwischbarer Belag** des Zungenrükkens und der Mundschleimhaut findet sich bei einer Pilzinfektion (☞ Candidose, 28.7.2)
- Eine kräftige **Rotfärbung** der Zunge tritt auf bei Leberzirrhose (*Lackzunge* durch Vitamin B-Mangel, ☞ Abb. 7.71) und bei Scharlach (*Himbeerzunge,* rote Zunge mit himbeerartigem Oberflächenrelief, ☞ 34.7.1).

Erkrankungen der Mundschleimhaut

Erkrankungen der Mundschleimhaut sind oft schmerzhaft und erschweren dem Patienten das Sprechen und Schlucken:

- Die **Stomatitis** ist eine Entzündung der Mundschleimhaut infolge von Infektionen oder mangelnder Mundhygiene. Die Schleimhaut ist gerötet und geschwollen. Die Patienten klagen über brennende Schmerzen, Schmerzen beim Kauen und Schlukken, Trockenheitsgefühl und Mundgeruch (☞ auch 34.7.1)
- **Aphten** sind rundliche, flache Erosionen an Zunge, Zahnfleisch, Gaumen- und Wangenschleimhaut. Sie können durch bestimmte Nahrungsmittel, Verletzungen (Zahnspange, Prothese) oder Infektionen (z.B. durch Herpes-Zoster-Viren, ☞ 28.6.3) entstehen und schmerzen ebenfalls stark
- **Rhagaden** sind schmerzhafte Einrisse an Mund- und Nasenwinkel durch Überdehnung der Haut bei herabgesetzter Elastizität sowie bei Eisenmangel (☞ 24.6.2)
- Bei der **Candidose** *(Mundsoor)* hat ein Hefepilz (meist Candida albicans) die Mundschleimhaut befallen. Typisch sind weißliche, stippchen- oder flächenförmige, schwer abwischbare Beläge. Die Gefahr einer Candidose ist besonders hoch bei Patienten mit Abwehrschwäche oder bei Antibiotikatherapie, bei Diabetikern sowie bei Nahrungskarenz.
- Der **Herpes labialis** *(Herpes simplex)* ist eine ansteckende Infektion durch Herpesviren. Es entstehen

kleine schmerzhafte Erhebungen, die später in Bläschen übergehen. Sie heilen oft ohne Narben ab, rezidivieren aber (☞ 28.6.2).

Erkrankungen der Zähne und des Zahnfleisches

Zur gesunden Mundhöhlenflora gehören verschiedene Bakterien und Pilze (☞ 28.1). Diese bilden in Verbindung mit Speiseresten, die nicht durch regelmäßiges Reinigen der Zähne und des Zahnfleisches entfernt wurden, die **Plaque** (*Zahnbelag*). Die Bakterien bewirken eine Vergärung der Speisereste, und es entsteht in der Plaque Säure, die den Zahnschmelz auflöst und zu **Karies** führt. Eine Verkalkung der Plaque verursacht **Zahnstein**.

Plaque an den Zahnhälsen führt zur **Zahnfleischentzündung** *(Gingivitis)* und bei weiterem Fortschreiten zu Erkrankungen des Zahnhalteapparates (oft als **Parodontose**, bei Entzündung als **Parodontitis** bezeichnet). Erste Symptome sind empfindliches Zahnfleisch und Zahnfleischbluten, das beim Zähneputzen oder beim Biß in einen Apfel deutlich sichtbar wird. Im Endstadium wackeln die Zähne und fallen aus.

Zusätzlich können Entzündungen im Bereich der Zahnwurzeln zu Folgeerkrankungen wie beispielsweise einer Endokarditis (☞ 18.8.1) führen. Bei Fehlstellungen einzelner Zähne oder bei Zahnlücken ist das Kauen und Sprechen beeinträchtigt.

☑ Regelmäßige, gründliche Zahn- und Mundpflege verhindert Plaquebildung und erhält gesunde Zähne und gesundes Zahnfleisch.

Beobachtung

Erkrankungen der Mundhöhle sind meistens unangenehm oder schmerzhaft. Bei Patienten mit Erkrankungen im Mundbereich, mit Nahrungs- und Flüssigkeitskarenz, mit Strahlentherapie im Mund-Hals-Bereich sowie bei schwerkranken und sterbenden Patienten inspizieren die Pflegenden den Mund-Rachenraum täglich mit einer Taschenlampe und einem Spatel. So können viele Erkrankungen im Frühstadium erfaßt und den Patienten Schmerzen erspart werden.

☑ Bei der Inspektion des Mundraumes kontrollieren:
- Beschaffenheit (trocken, feucht) und Veränderungen der Mundschleimhaut
- Beschaffenheit (trocken, feucht) und Veränderungen der Zunge
- Zustand des Gebisses bzw. der Zahnprothese und des Zahnfleisches
- Mundgeruch.

Mundgeruch ist u.a. abhängig von der Mundhygiene, dem Zustand der Zähne, der Ernährung und einer eventuellen bakteriellen Besiedelung des Magens (☞ 21.5.2). Weitere Ursachen werden in Kapitel 20.3.5 behandelt.

7.5.5 Mundpflege

7.5.5.1 Mundhygiene, Allgemeine Mundpflege

Mundhygiene: Alle Maßnahmen, die Zähne, Zahnfleisch, Zunge und Mundschleimhaut gesund erhalten.

Je nach Pflegebedarf werden unterschieden:
- **Allgemeine Mundpflege:** Unterstützung bei den täglichen Maßnahmen der Mundhygiene, die der Patient sonst selbst ausführen würde, z.B. Zähne putzen, Zahnprothese reinigen und Mund ausspülen (evtl. mit Munddusche)
- **Spezielle Mundpflege:** Aufwendigere Mundpflege für Patienten, bei denen die allgemeine Mundpflege nicht ausreicht, um Erkrankungen vorzubeugen oder zu behandeln. Dies umfaßt in der Regel die Soor- und Parotitisprophylaxe (☞ 7.5.5.3) – weshalb die Begriffe „Soor- und Parotitisprophylaxe“ und „spezielle Mundpflege“ oft synonym verwendet werden – sowie je nach vorliegenden Erkrankungen der Mundhöhle weitere Pflegemaßnahmen (☞ Tab. 7.76).

☑ Dreh- und Angelpunkt **richtiger Mundhygiene:** mindestens dreimal täglich – am besten nach den Mahlzeiten – drei Minuten lang Zähne putzen – auch im Krankenhaus.

Eine zusätzliche Zahn- und Mundpflege ist beispielsweise nach Erbrechen angezeigt, um den unangenehm sauren Geschmack aus dem Mund zu entfernen, so daß sich der Patient wieder wohler fühlt.

Pflegemittel zur allgemeinen Mundpflege

- *Zahnbürste* mit kurzem Bürstenkopf und abgerundeten Borsten (sonst drohen Verletzungen des Zahnfleisches). Naturborsten sind ein Bakterienreservoir und deshalb nicht empfehlenswert. Patienten mit hoher Blutungsgefahr (☞ 24.9.1) sollten eine weiche Zahnbürste benutzen oder den Mund nur ausspülen
- *Zahnpasta* zur mechanischen Reinigung der Zähne und als zusätzlicher Kariesschutz
- *Mundwasser.* Es unterstützt die Wirkung des Zähneputzens (ersetzt es aber nicht), verhindert Zahnbelag und erfrischt. Medizinische Mundwasser (☞ Tab. 7.77) werden nur auf Anordnung verwendet.
- *Zahnseide* zum Entfernen der Zahnbeläge zwischen den Zähnen. Alternativ kann eine spezielle Zahnbürste, die **Interdentalzahnbürste,** eingesetzt werden, die wesentlich schmaler als eine normale Zahnbürste ist.

Zähneputzen

Den Patienten informieren und oben genannte Pflegemittel sowie einen Becher Wasser und eine Nierenschale richten. Bei *selbständigen Patienten* das Material in Reichweite stellen, so daß der Patient die Zähne selbst putzen kann.

Bei *immobilen Patienten* den Oberkörper hoch lagern (falls keine Kontraindikationen bestehen) und ein Handtuch auf den Hals-Brustbereich legen. Die Mundhöhle inspizieren. Den Mund mit Wasser ausspülen lassen. Den Patienten auffordern, die Schneidezähne aufeinanderzusetzen und die Lippen zu spreizen. Die Bürste unter leichtem Druck mit kleinen kreisenden Bewegungen über Zahnfleisch und Zähne führen; von „rot nach weiß“ und von hinten nach vorne putzen. Danach den Mund wie ein „brüllender Löwe“ öffnen lassen und die Innenflächen vom Zahnfleisch zum Zahn hin putzen, wieder an den hinteren Zähnen beginnen. Die Kauflächen mit kräftigen Bewegungen bürsten. Richtiges Zähneputzen dauert drei Minuten. Zum Abschluß den Mund spülen lassen, dabei wird das Wasser durch die Zähne gepreßt.

Zahnprothesen reinigen

Für den Patienten mit *„dritten Zähnen"* ist eine konsequente Reinigung der **Zahnprothese** notwendig, um die Funktion und das Aussehen der Zahnprothese zu erhalten sowie Plaquebildung und bakterielle Besiedelung der Prothese zu verhindern.

Manchen Patienten ist es unangenehmen, eine Zahnprothese zu tragen. Sie schämen sich ohne Prothese, weil dies die Gesichtszüge stark verändert und sie älter aussehen läßt. Deshalb den Patienten möglichst die Zahnprothese selbst reinigen lassen und die Prothese erst kurz vor Operationen und Untersuchungen entfernen (lassen).

Beim Reinigen der Zahnprothese beachten:

- Prothese(n) zum Reinigen aus dem Mund nehmen (lassen) und in eine Prothesenschale legen. Die Prothesenschale verfügt über einen Einsatz, der beim Herausnehmen ein problemloses Abspülen der Prothese ermöglicht
- Vor dem Reinigen der Zahnprothese das Waschbecken mit Wasser füllen, damit die Prothese beim versehentlichen Fallenlassen „weich" fällt und nicht zerbricht
- Prothese unter fließendem Wasser mit Zahnpasta und Bürste reinigen, evtl. auf Wunsch des Patienten in Prothesenreinigungsmittel einlegen. Wurde ein zusätzliches Reinigungsmittel verwendet, muß die Prothese gründlich abgespült werden
- Patienten vor Einsetzen der Zahnprothese spült den Mund mit Wasser ausspülen lassen

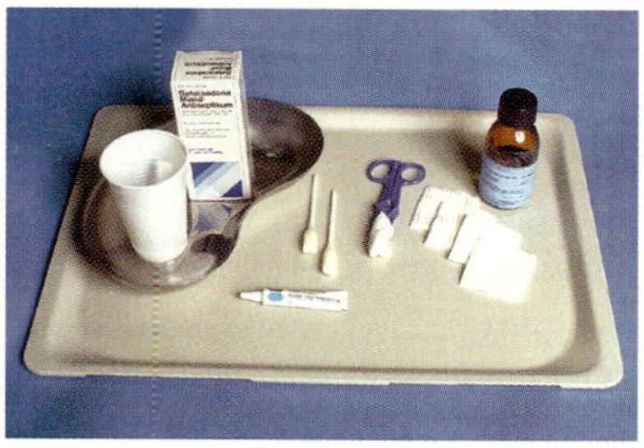

Abb. 7.73: Mundpflegetablett. [K183]

- Hat der Patient noch eigene Zähne, diese vor dem Einsetzen putzen.

Um Verformungen des Kiefers vorzubeugen, wird empfohlen, die Prothese auch nachts zu tragen. Manche Patienten sind es aber gewohnt, sie nachts zu entfernen.

☑ Prothesen nie in Zellstoff oder Papiertücher einwickeln, damit sie nicht versehentlich weggeworfen werden.

Bei verwirrten und immobilen Patienten die Prothesenschale beschriften, um Verwechslungen auszuschließen.

Mund ausspülen

Durch die **Mundspülung** mit Wasser oder Tee werden Speisereste aus der Mundhöhle entfernt und die Mundschleimhaut feucht gehalten (Lösungen zur Mundspülung, ☞ Tab. 7.77).

☑ Mundspülungen nur bei Patienten mit vollem Bewußtsein und erhaltenem Husten- und Schutzreflex vornehmen.

Effektiver ermöglicht die **Munddusche** durch einen feinen, kräftigen Wasserstrahl die Reinigung der Zähne und die Massage des Zahnfleisches. Mundduschen sind aber schwierig zu reinigen und zu desinfizieren und werden daher selten im Krankenhaus eingesetzt.

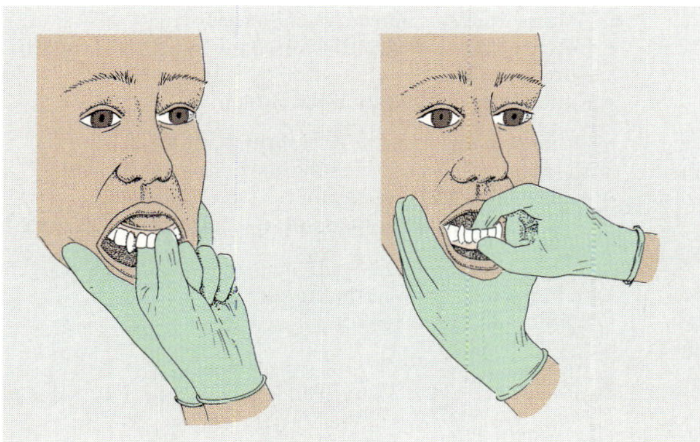

Abb. 7.72: Herausnehmen einer Zahnprothese: Zuerst die obere, dann die untere Prothese. Das Einsetzen erfolgt in umgekehrter Reihenfolge. [L190]

7.5.5.2 Spezielle Mundpflege

Spezielle Mundpflege: Maßnahmen der Mundhygiene bei Patienten, bei denen die allgemeine Mundpflege nicht ausreicht (☞ Indikation).

Indikation

Die Indikationen für die spezielle Mundpflege werden eng gestellt, da sie für den Patienten unangenehm ist. Eine spezielle Mundpflege ist z.B. notwendig bei:

- Unwirksamer Mundhygiene
- Verminderter oder fehlender Speichelproduktion durch reduzierte Kautätigkeit
- Trockener Mundschleimhaut bei Mundatmung, Sauerstoffverabreichung, ungenügende Flüssigkeitszufuhr oder Nahrungskarenz
- Zerstörung der physiologischen Mundflora durch Medikamente wie Antibiotika und Zytostatika
- Erkrankungen der Mundhöhle
- Schlechtem Allgemeinzustand.

Bei diesen Patienten wird die Mundhöhle mindestens einmal täglich auf wunde Stellen, Läsionen, Blutungen und Wirksamkeit der Pflegemaßnahmen inspiziert, die Ergebnisse werden dokumentiert.

Soor- und Parotitisprophylaxe, ☞ 7.5.5.3

Materialien

Ein Mundpflegeset besteht aus:

- *Péan-Klemme* oder Plastikklemme (☞ Abb. 7.73 – 7.75)
- Kleine Kompressen oder Kugeltupfer in einem abgedeckten Behälter
- Becher mit Mundpflegelösung (☞ Tab. 7.77)
- Nierenschale.

Zusätzlich evtl.:

- Zellstoff
- Holzspatel
- Taschenlampe
- Abwurfbeutel
- Salbe für die Lippen (z.B. Bepanthen® Salbe, Fettstift)
- Handschuhe
- Zahnbürste.

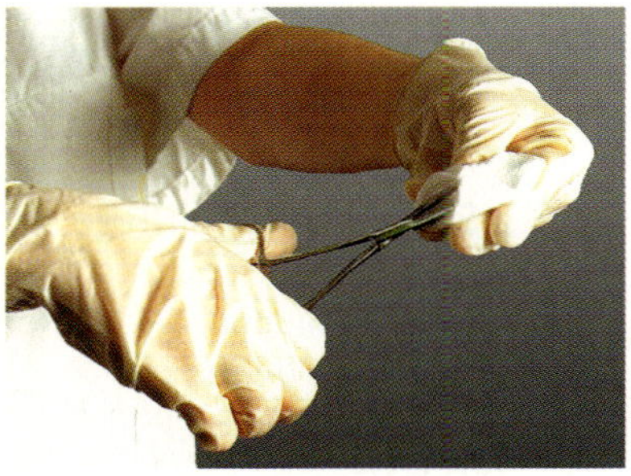

Abb. 7.74: Tupfer so auf Klemme stecken,... [K183]

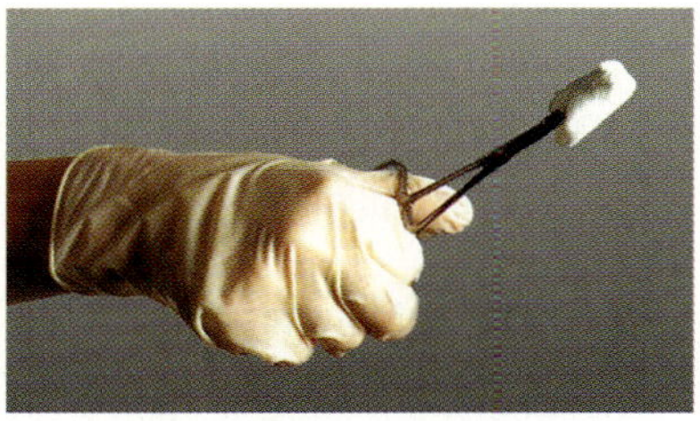

Abb. 7.75: ...daß die Klemmenspitze ganz bedeckt ist. So lassen sich z.B. die Backentaschen gefahrlos auswischen. [K183]

Durchführung

- Patienten über Vorgehensweise informieren und zur Mithilfe auffordern
- Kleidung durch ein Handtuch schützen
- Mundhöhle mit Taschenlampe und Spatel inspizieren
- Beim bewußtseinsklaren Patienten vor der Mundpflege Zähne putzen
- Um Verletzungen der Mundschleimhaut und Zähne zu vermeiden, den Tupfer so in die Péan-Klemme einspannen, daß er die Greifbacken und die Spitze der Klemme umfaßt (☞ Abb. 7.74 und 7.75)
- Tupfer in die Mundpflegelösung tauchen und am Becherrand ausdrükken
- Patienten auffordern, den Mund zu öffnen
- Mundhöhle sorgfältig auswischen (Zähne, Wangeninnenfläche, Wangentaschen, harter Gaumen und Zunge, auch unter der Zunge)
- Immer von hinten nach vorne wischen, um einer Keimverschleppung vorzubeugen
- Weichen Gaumen (wenn überhaupt) zuletzt auswischen, da Brechreizgefahr besteht
- Bei jedem Wischvorgang frischen Tupfer verwenden
- Falls keine Aspirationsgefahr besteht, Mund ausspülen (lassen)
- Lippen mit Salbe/Fettstift eincremen
- Maßnahme und Beobachtungen dokumentieren
- Mundpflegeset täglich erneuern.

Alternativ: Auswischen der Mundhöhle mit den Fingern

Der Finger paßt sich besser der Mundhöhle an als Klemme und Tupfer, so daß keine Verletzungsgefahr des Patienten besteht, falls er nicht kooperativ ist. Vorher ist der Patient nach seinem Einverständnis zu fragen. Allerdings kann es bei dieser Methode zu Bißverletzungen des Fingers kommen.

☑ Beim Auswischen der Mundhöhle beachten:
- Bei bewußtlosen Patienten besteht die Gefahr, daß Flüssigkeiten in die Luftröhre gelangen *(Aspiration)*. Deshalb Absauggerät bereithalten (☞ Abb. 7.29)
- Bei Patienten mit einer Lysetherapie (gerinnungsauflösende Therapie, ☞ 19.7) keine Klemmen benutzen, da Blutungsgefahr besteht
- Bei Alkoholkranken keine alkoholhaltigen Mundpflegelösungen wie Hexoral® oder Doreperol® benutzen.

7.5.5.3 Soor- und Parotitisprophylaxe

Soor- und **Parotitisprophylaxe** werden oft in einem Atemzug genannt, weil die Pflegemaßnahmen zur Vorbeugung beider Erkrankungen ähnlich sind. Dennoch handelt es sich um zwei verschiedene Erkrankungen mit unterschiedlichen Ursachen. Die Soorinfektion ist mit Abstand die häufigere der beiden.

Pflegeproblem	Pflegeziel	Pflegemaßnahmen
Trockener Mund	Feuchte Mundschleimhaut	• Ausreichende Flüssigkeitszufuhr • Mundspülung mit Wasser oder Tee nach Wunsch • Auswischen der Mundhöhle mit geeigneten Lösungen (z.B. Kamille- oder Salbeitee) oder Zitrone-Glycerin-Sticks • Einsatz von künstlichem Speichel (z.B. Glandosane®) • Stimulation der Speichelproduktion (☞ unten) • *Cave:* chemische Mittel beeinflussen die Mundflora • Erhöhung der Luftfeuchtigkeit mit Ultraschallvernebler
Trockene Lippen, Rhagaden	Geschmeidige Lippen	• Einfetten der Lippen mit Dexpanthenol-Salbe (z.B. Bepanthen®) oder Fettstift
Schleimhautbeläge	Belagfreier Mund	• Bei V.a. Soor Abstrich auf Pilze und ggf. lokale Antimykotika • Auswischen der Mundhöhle mit Kamille-Lsg., Salbeitee oder Wasserstoffsuperoxyd
Borkige Zungenbeläge	Borkenfreie Zunge	• Behandlung mit Fett, Dexpanthenol-Salbe oder Butter • Aufweichen von hartnäckigen Borken mit Glycerin
Zäher Speichel, Verminderte Speichelproduktion	Anregung der Speichelproduktion	• Ausreichende Flüssigkeitszufuhr • Salzhaltige Zahnpasta, z.B. Sole-Zahncreme® • Massage der Ohr- und Kieferspeicheldrüse • Mundspülung mit Zitronen- oder Traubensaft • Stimulation über den Geruchssinn mit ätherischen Ölen (Pampelmusen-, Zitronen-, Orangenöl) • Lutschen zerstoßener Eiswürfel mit wenigen Tropfen Zitrone • Kauen von Kaugummi oder Brotrinde
Schmerzen, Brennen im Mund	Beschwerdefreiheit, Linderung der Schmerzen	• Meiden scharf gewürzter Nahrungsmittel • Verabreichung von weicher oder pürierter Kost • Kein Alkohol und Rauchen • Gabe von anästhesierenden Lutschtabletten, z.B. Merfen®
Läsionen von Schleimhaut, Zahnfleisch und Zunge	Intakte Mundschleimhaut	• Bepinselung mit Myrrhetinktur • Spülungen mit Kamille

Tab. 7.76: Pflegeplan für die spezielle Mundpflege.

Pflegemittel	Wirkung	Anwendung	Bewertung
• **Verdünnter Zitronensaft** • **Zitronenscheiben** • **Pagavit® Lemon-sticks**	• Erfrischend • Stimulation der Speichelsekretion	• Zitronensaft: 1 Teel. auf ein Glas Wasser • Zitronen: Saft einträufeln oder Scheiben lutschen lassen • Stix: gebrauchsfertiges Päckchen mit drei getränkten Sticks	• Angenehmer Geschmack • Greift Zahnschmelz an (am besten mit Wasser nachspülen) • Stix: Abfallproblematik
Salbeilösung	• Desinfizierend • Schutz der Schleimhaut vor bakteriellen, chemischen und mechanischen Einflüssen durch Gerbstoffwirkung	• Zur Mundspülung: 2,5 g getrocknete Salbeiblätter auf eine Tasse Tee oder • Zur Pinselung: unverdünnte Tinktur	• Sehr gut zur speziellen Mundpflege bei Entzündungen im Mund-Rachenraum, Gingivitis und Stomatitis • Unangenehmer Geschmack
Kamille	• Entzündungshemmend • Wundheilungsfördernd	• Als Tee zum Mundspülen und Gurgeln • Als Tinktur zum Bepinseln	• Hervorragend zur speziellen Mundpflege • Angenehmer Geschmack
Wasserstoffsuperoxyd (H_2O_2)	• Desinfizierend • Löst Beläge und Verkrustungen	• 1%-ige Lösung • Nach der Anwendung mit klarem Wasser spülen	• Reizung von Zunge und Mundschleimhaut
Dexpanthenolsalbe (z.B. Bepanthen®)	• Aufweichen von Borken • Geschmeidighalten der Lippen	• Auftragen auf Borken o. Lippen	
Künstlicher Speichel (z.B. Glandosane®)	• Anfeuchtung der Mundhöhle	• Unverdünnt als Spray	• Geschmackssache
Desinfizierende Lösungen (z.B. Hexoral®)	• Desinfektion des Mund-Rachenraumes	• Unverdünnt zur Spülung • Enthält Alkohol, deshalb nicht bei alkoholkranken Menschen und Patienten im Delir anwenden	• *Nebenwirkungen:* Geschmacksirritationen, Übelkeit Erbrechen, Schleimhautverletzungen, Verfärbung von Zähnen und Zunge
Kaugummi	• Erhöhung der Speichelsekretion • Gleichzeitig ideale Zahnpflege (nicht bei zuckerhaltigen Kaugummis)	• Kauen	• Bei Mundtrockenheit • Bei kooperativen Patienten bestens geeignet
Myrrhe	• Desinfizierend • Granulationsfördernd	• Als Tee zur Mundspülung fünfzig- bis hundertfach verdünnt • Als Tinktur zur Pinselung unverdünnt	• Bei infektiösen Entzündungen im Mund bestens geeignet

Tab. 7.77: Verschiedene Mundpflegemittel, ihre Indikation, Wirkung und Besonderheiten.

Soorprophylaxe

Soorprophylaxe umfaßt:
- Die Gefahr einer Soorpilzinfektion der Mundhöhle einzuschätzen
- Geeignete vorbeugende Maßnahmen zu planen
- Entsprechend zu handeln und den Erfolg auszuwerten.

Normalerweise herrscht in der Mundhöhle ein Gleichgewicht verschiedenster Bakterien und Pilze *(Mundflora)*, die sich gegenseitig so in ihrem Wachstum hemmen, daß keines überhand nimmt und das Anwachsen anderer Keime verhindert wird. Zusätzlich reinigt der Mundspeichel die Mundhöhle. Wird dieses Gleichgewicht gestört, kommt es leicht zur *Candidiasis* (**Soorpilz-Infektion**, ☞ 28.7.2). Candida albicans ist ein sehr verbreiteter Keim, der sich häufig auf einer vorgeschädigten Mundschleimhaut ansiedelt. Eine Soorpilzinfektion der Mundschleimhaut ist an sich harmlos. Falls die Ursache nicht beseitigt wird, sind jedoch ein chronischer Verlauf oder eine *absteigende Soorinfektion* der Speise- oder Atemwege möglich.

Welche Patienten sind gefährdet?

Die Gefahr einer Soorpilzinfektion in der Mundhöhle besteht bei folgenden Risikofaktoren:
- **Mundtrockenheit:** Bei Nahrungskarenz (mangelnder Speichfluß) oder pathologischer Atmung durch den offenen Mund (nasal eingeführte Sonden, Atemnot, Sterbende)
- **Störung der Mundflora:** Bei Antibiotikatherapie (☞ Pharma-Info 28.24), Abwehrschwäche, Vorerkrankungen der Mundhöhle oder einseitiger Ernährung (Zucker erhöht das Pilzrisiko).

Maßnahmen der Soorprophylaxe

Pflegemaßnahmen, welche die normalen Abwehrfunktionen der Mundhöhle fördern und stärken, sind:
- Regelmäßige Mundhygiene, um Speisereste zu entfernen
- Mundschleimhaut feucht halten
- Speichelfluß anregen (☞ Tab. 7.77)
- (Auf Arztanordnung) prophylaktisch ein lokales Antimykotikum (z.B. Moronal®-Lösung) geben.

☑ Die Soorprophylaxe war erfolgreich, wenn:
- die Mundschleimhaut (wieder) feucht-rot
- die Mundhöhle (wieder) frei von Schleim oder Speiseresten und
- die Zunge (wieder) frei von Belägen ist.

Parotitisprophylaxe

Parotitisprophylaxe umfaßt:
- Die Gefahr einer Entzündung der Ohrspeicheldrüsen einzuschätzen
- Geeignete vorbeugende Maßnahmen zu planen
- Entsprechend zu handeln und den Erfolg auszuwerten.

Drei Speicheldrüsen(paare) bilden den Mundspeichel und geben ihn kontinuierlich an die Mundhöhle ab (☞ Abb. 34.66). Beim Essen wird der Speichelfluß deutlich gesteigert. Normalerweise können keine Bakterien in die Ausführungsgänge der Speicheldrüse eindringen und dort eine Entzündung verursachen, sie würden sofort herausgespült. Bei längerer Nahrungskarenz oder erheblichem Flüssigkeitsmangel können jedoch Bakterien in die Speicheldrüsen gelangen: Eine stark schmerzhafte Entzündung meistens der Ohrspeicheldrüse einer Seite **(Parotitis)** ist die Folge. Die Speicheldrüse schwillt dabei deutlich sichtbar an.

Maßnahmen der Parotitisprophylaxe

Um „das Übel an der Wurzel zu pakken", also den Grund für die Parotitisgefahr zu beseitigen, wird der Speichelfluß angeregt:

- Kaugummi oder Brotrinde kauen oder Zitronenscheiben lutschen lassen
- Bei Patienten mit Nahrungskarenz Mundhöhle mit Glycerin-Lösung auswischen (Glycerin-Lösung einige Tropfen Zitronensaft zusetzen).

☑ Die Parotitisprophylaxe war erfolgreich, wenn:
- Der Speichel ohne Stau kontinuierlich fließen kann
- Die Ohrspeicheldrüsen weder schmerzen noch geschwollen sind
- Der Patient schmerzfrei kaut.

7.5.6 Nagelpflege

Nägel sind von der Epidermis gebildete Hornplatten auf den Finger- und Fußkuppen. Sie verhindern Verletzungen an den Finger- und Zehenenden und erleichtern das Greifen.

Im **Normalfall** ist der Nagel elastisch, quergewölbt und rötlich gefärbt. **Veränderungen** können in Form, Farbe und Struktur auftreten (☞ auch 30.3.4).

Nägel schneiden und pflegen

Wenn die Nägel die Finger- oder Fußkuppen überragen, sollten sie geschnitten werden. Ein Hand- oder Fußbad (☞ Tab. 7.69) weicht die Nägel auf; sie lassen sich dann leichter schneiden. Die Nagelpflege erfordert das Einverständnis des Patienten.

Beobachtung der Nägel

Veränderungen	Mögliche Ursachen
Formveränderungen	
Löffelnägel: Nagel mit muldenförmiger Eindellung	• Eisenmangel
Uhrglasnägel: Nagel vergrößert und übermäßig nach außen gewölbt (☞ Abb. 30.34)	• Lungenfunktionsstörungen • In Kombination mit Trommelschlegelfingern bei Herzfehlern
Querrillen	• Infektionserkrankungen • Zytostatikatherapie, andere toxische Einwirkungen
Abgekaute Nägel	• Nervosität • Angst
Farbveränderungen	
Gelbgrau	• Pilzbefall des Nagels (☞ Abb. 30.31)
Gelblich	• Erkrankungen der Leber mit Ikterus (☞ 22.2.1)
Blauschwarze Flecken unter dem Nagel	• Hämatom (Stoßverletzung des Nagelbetts) • Melanom (☞ 30.10.2)
Bräunlich	• Rauchen
Strukturveränderungen	
Spröde und brüchig	• Eisenmangel • Kalziummangel • Störungen der Schilddrüsenfunktion
Eingewachsener Nagel: Seitlicher Nagelrand drückt auf den Nagelfalz	• Falsch geschnittene Nägel (☞ unten) • Belastung der Zehennägel durch die Schuhe
Panaritium *(Nagelbettentzündung)*: Eitrige Entzündung im Nagelfalz unter dem Nagel	• Verletzungen bei der Maniküre
Nagel ist zu dick, rauh	• Pilzbefall des Nagels (Nagelmykose, ☞ 30.8.2)

Tab. 7.78: Krankhafte Veränderungen der Nägel (☞ auch 30.3.4).

Benötigtes Material

- Handtuch
- Waschschüssel mit warmem Wasser
- Nagelbürste
- Abfallsack
- Nagelschere und -feile
- Pflegemittel nach Wunsch (z.B. Handcreme)
- Wegwerftücher.

Nagelpflege

- Hände bzw. Füße baden, dabei evtl. die Nägel bürsten, um sie zu säubern
- Gut abtrocknen
- Handtuch unterlegen
- Fingernägel bis zur Fingerkuppe rund zurückschneiden, um das Fingerspitzengefühl zu erhalten. Im Gegensatz dazu werden Fußnägel gerade geschnitten, damit die Kanten des Nagels nicht einwachsen können
- Rauhe Nägel feilen
- Nägel mit der Spitze der Nagelfeile reinigen
- Auf Wunsch des Patienten oder bei trockener Haut Füße bzw. Hände eincremen.

In manchen Krankenhäusern werden die Fußpflege und das Schneiden der Fußnägel an die medizinische Fußpflegerin übertragen.

ⓘ **Vorsicht** ist geboten bei Patienten mit Diabetes mellitus (☞ 23.6), Patienten mit Antikoagulantientherapie (☞ 19.7) oder schweren peripheren Durchblutunsstörungen (☞ 19.6.2). Bei mangelnder Fußpflege drohen schlecht heilende Wunden (☞ auch *diabetische Gangrän*, 23.6.5).

Weitere Hinweise, ☞ *30.3.4*

7.5.7 Haarpflege

Die Behaarung des Menschen hat bis auf das Kopfhaar ihre ursprüngliche Funktion verloren, vor Kälte und Wärmeverlust zu schützen. Die Haare des Kopfes sind dafür in unserer Kultur ein wesentliches Identifikationsmerkmal und Schönheitsattribut.

Der erwachsene Mensch hat zwei verschiedene Haartypen an seinem Körper:

- *Langhaar:* Kopf-, Achsel-, Schamhaare, zusätzlich beim Mann die Bart- und Brusthaare
- *Kurz-* bzw. *Borstenhaar:* Die übrige, fast überall feine Körperbehaarung, die bis auf Handflächen, Innenseiten der Schenkel, Fußsohlen und Streckseiten der Zehen- und Fingerendglieder den ganzen Körper bedeckt.

Das **Wollhaar** *(Lanugohaar)* ist ein Flaumhaar, das den Körper vom 4. *Fetal-* **(Schwangerschafts-)** bis etwa 6. Lebensmonat bedeckt.

Es werden drei verschiedene **Haartypen** unterschieden:

- *Normales Haar* ist weich fallend, voll und matt glänzend
- *Fettiges Haar* entsteht bei erhöhter Talgproduktion, die durch Veranlagung, Streß, Ernährungs- und Pflegefehler ausgelöst wird. Das Haar ist schon einige Stunden nach der Haarwäsche wieder fettig
- *Trockenes Haar* ist eine Folge verminderter Talgproduktion. Durch den fehlenden Fettfilm besitzt das Haar keinen Schutz gegenüber mechanischen und chemischen Einflüssen. Trockenes Haar entsteht durch Veranlagung, Hypothyreose (Schilddrüsenunterfunktion, ☞ 23.4.4) oder infolge schwerer Allgemeinerkrankungen.

Ernährung, Streß oder falsche Haarpflege verändert die **Haarbeschaffenheit**. Die Haare werden *spröde und brüchig*. Eine auf den Haartyp abgestimmte Pflege beseitigt dieses Problem häufig. Sprödes Haar tritt aber auch bei Eisenmangel und bei der Hypothyreose auf. Auch während Schwangerschaft und Stillzeit leiden manche Frauen unter Haarveränderungen.

Die **Haarfarbe** wird vom Melaningehalt in den verhornten Zellen bestimmt. Das *Ergrauen* der Haare ist Folge einer verminderten Melaninproduktion und gleichzeitiger Lufteinschlüsse im Haarschaft. Im Alter ist das Ergrauen der Haare ein physiologischer Vorgang. Frühzeitiges Ergrauen kann genetisch bedingt sein, eine psychische Reaktion sein oder als Begleiterscheinung bei endokrinen Erkrankungen auftreten.

Ein gesunder Erwachsener verliert täglich durchschnittlich 70 – 100 Haare. Der Ausfall wird durch das normale Wachstum und den Regenerationszyklus ausgeglichen. Chronische Erkrankungen, fieberhafte Infektionskrankheiten, Medikamente, Bestrahlungen, Zytostatika und psychischen Streß stören das normale Haarwachstum. Es kommt dann zum **Haarausfall** und im Extremfall zur **Glatzenbildung** *(Alopezie)*. Nicht mit diesem Haarausfall zu verwechseln ist die natürliche Glatzenbildung, die bei ca. 45% aller Männer mit entsprechender genetischer Vorbelastung auftritt. Die Glatzenbildung beginnt typischerweise im Schläfenbereich *(„Geheimratsecken")* und kann bis zum völligen Haarverlust fortschreiten (☞ Abb. 30.29). Diese Art des Haarausfalls wird durch das Sexualhormon *Testosteron* (☞ 31.1.3) beeinflußt.

Haarpflege bei Kranken

Die Wünsche und Vorlieben des Patienten sind bei der Haarpflege zu berücksichtigen, damit der Patient so frisiert wird, wie er es möchte.

Besonders einfühlsam ist auf den Patienten einzugehen, dem gerade viele Haare ausfallen (z.B. wegen einer Zytostatikatherapie, ☞ 24.5.1) oder der bereits eine Perücke oder eine Mütze tragen muß.

Langes Liegen und somit ständiger Druck belastet die Haare. Bei Patienten mit fettigem Haar führt dies zu einer Anregung der Talgdrüsen; das Haar fettet noch leichter. Zusätzlich tritt oft unangenehmer Juckreiz auf.

Wichtige Pflegemaßnahmen sind das tägliches Ausbürsten und Kämmen sowie eine Haarwäsche 1 – 2 x wöchentlich. Alle Patienten, die dies nicht selbständig ausführen können, werden dabei unterstützt. Die Pflegemittel dazu werden je nach Haartyp des Patienten ausgewählt.

Haare kämmen und bürsten

- Dem Patienten ein Handtuch unter den Kopf legen
- Bei langen Haaren den Kopf auf die Seite drehen und die Haare erst auf der einen, dann auf der anderen Seite kämmen
- Dabei jeweils mit den haarspitzennahen Abschnitten beginnend nur einige Zentimeter auskämmen und sich langsam zum Haarschaft vorarbeiten
- Den Patienten nach seinen Wünschen frisieren.

☑ **Tips zur Haarpflege:**
- Fettiges Haar nicht ausgiebig bürsten, da hierdurch die Talgproduktion angeregt wird
- Bei bettlägerigen Patienten keine Haarnadeln und Kämme für die Frisur verwenden, da sie zu Druckstellen führen oder verletzen können
- Alte Menschen nicht „der Einfachheit halber" wie Kinder frisieren
- Auf Wunsch des Patienten einen Friseur bestellen
- Haare nicht ohne Einverständnis des Patienten schneiden.

Haarwäsche beim immobilen Patienten

Bei **mobilen Patienten** ist es am einfachsten, die Haare unter der Dusche bzw. in der Badewanne zu waschen. Es gibt verschiedene Möglichkeiten der Haarwäsche bei **immobilen Patienten**:

- Bei dreiteiligen Matratzen oberes Matratzenteil herausnehmen, Patienten so lagern, daß die Schultern an der Oberkante der mittleren Matratze liegen, Waschschüssel/Haarwaschbecken aufstellen
- Patienten mit Patientenheber hochheben, Waschschüssel/Haarwaschbecken ins Bett stellen
- Patienten den Kopf beispielsweise seitlich aus dem Bett halten lassen
- Kopfbrett des Bettes entfernen, Patienten so lagern, daß seine Schultern mit der Oberkante der Matratze abschließen. Waschschüssel/ Haarwaschbecken außerhalb des Bettes auf Stuhl oder Tischchen geeigneter Höhe (☞ Abb. 7.79) stellen
- Bett flach stellen, Oberkörper des Patienten bis zu den Schultern auf Kissen hoch lagern, Waschschüssel/ Haarwaschbecken ins Bett stellen.

Welche dieser Lagerungen angewendet wird, hängt vom Zustand des Patienten und den vorhandenen Hilfsmitteln ab.

Die Haare des Patienten werden so oft wie möglich bzw. so häufig, wie er es gewohnt ist, gewaschen.

☑ **Ziele** der Haarwäsche sind:
- Beobachtung und Reinigung der Kopfhaut und der Haare
- Förderung des Wohlbefindens
- Entfernen von Parasiten mit Spezialshampoo und Nissenkamm.

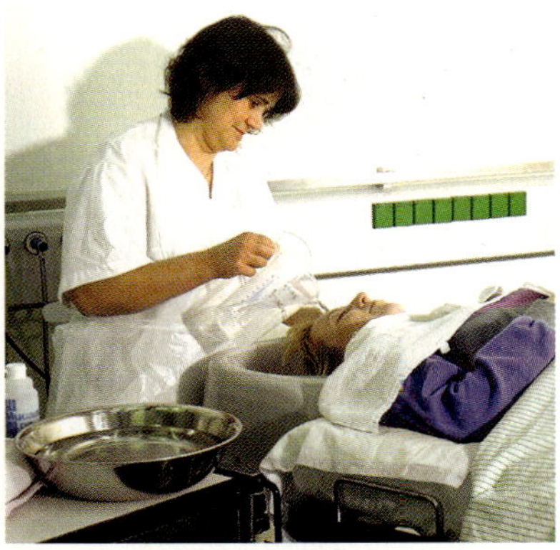

Abb. 7.79: Zur Haarwäsche im Bett stehen verschiedene Hilfsmittel zur Verfügung. Hier eine stabile Wanne mit Abflußschlauch. [K183]

Benötigtes Material

An Materialien sind zu richten:

- Eimer oder Schüssel mit angenehm temperiertem Wasser (Patientenwünsche berücksichtigen)
- Gefäß zum Schöpfen (Spülgefäß)
- Leerer Eimer
- Bettschutz
- Handtücher
- Augenschutz, z.B. Waschlappen
- Shampoo
- Kamm oder Bürste
- Fön
- Abhängig von der Vorgehensweise evtl. Waschschüssel, Haarwaschbekken, oder
- Plastiksack, Schere, Pflaster
- Patientenheber.

Durchführung der Haarwäsche

Vorbereitung:

- Maßnahme mit dem Patienten absprechen und die geeignete Methode auswählen. Persönliche Wünsche nach Shampoo und Tönung etc. erfragen
- Patienten in flacher Rückenlage lagern, Bett mit einem Gummilaken schützen, Handtuch in den Nacken legen
- Schmuck und Hörgerät entfernen
- Haare und Kopfhaut beobachten.

Die Haarwäsche folgt dem Prinzip:

- Haare naß machen
- Shampoo auftragen, einmassieren, ausspülen
- Bei stark fettenden oder verschmutzen Haaren wiederholt waschen
- Haare mit den Händen ausdrücken, mit Handtuch frottieren und fönen.

☑ Bei der Haarwäsche beachten:

- Keinen Seifenschaum in die Augen bringen
- Kein Wasser in die Ohren laufen lassen. Bei Patienten mit Erkrankungen der Ohren besonders vorsichtig sein (Haarwäsche nur nach Rücksprache mit Arzt)
- Heißes Fönen unterlassen, da es die Talgproduktion anregt und die Kopfhaut belastet
- Bettwäsche und Kleidung der Patienten auf Feuchtigkeit kontrollieren und bei Bedarf wechseln
- Haare bei Halswirbel- und Schädelverletzungen nur auf Anordnung des Arztes hin waschen.

7.5.8 Augenpflege

Beim gesunden Menschen schützen Augenlider und Tränenflüssigkeit das Auge, reinigen es kontinuierlich und halten es feucht (☞ 33.1.1). Deshalb ist hier keine spezielle Augenpflege notwendig. Es genügt, die Augen zu entspannen, z.B. durch Augenschließen oder kurzes Unterbrechen von Tätigkeiten, die das Auge übermäßig beanspruchen. Um die Linse zeitweise zu entspannen, ist es bei Arbeiten im Nahbereich (Bildschirmarbeit, Lesen) sinnvoll, alle 15 – 20 Minuten in die Ferne zu schauen.

Spezielle Augenpflege

☑ Zur **speziellen Augenpflege** gehören:

- Drohende Austrocknung der Hornhaut zu verhindern, wenn der Lidschlag fehlt, z.B. bei Bewußtlosigkeit, Apoplexie oder in Narkose
- Verklebungen und Verkrustungen an Lidern und Wimpern zu lösen, z.B. bei Entzündungen und vermehrter Sekretion
- Fremdkörper zu entfernen und das Auge zu reinigen
- Augenprothesen *(Kunstauge)* zu reinigen.

Benötigtes Material

- Weiche, sterile, nicht fasernde Tupfer
- Sterile Einmalhandschuhe
- Sterile Reinigungs- oder Spüllösung z.B. NaCl 0,9% in einer Spritze aufgezogen oder in einer steriler Nierenschale. Die Lösung sollte Raumtemperatur haben bzw. leicht angewärmt werden, da ansonsten die Reinigung der Augen für den Patienten unangenehm ist
- Nach Arztanordnung: Augentropfen oder -salbe (☞ 33.5)
- Abwurf.

Durchführung

- Patienten informieren und mit erhöhtem Oberkörper oder sitzend lagern, den Kopf nach hinten geneigt
- Nach hygienischer Händedesinfektion Einmalhandschuhe anziehen
- Augenlider, Lidspalt, Wimpern, Augeninnenwinkel und zuletzt die Umgebung mit einem feuchtem Tupfer vom äußeren zum inneren Augenwinkel auswischen, ohne zu reiben
- Jeden Tupfer nur einmal benutzen, um einer Infektion vorzubeugen
- Vorgang so lange wiederholen, bis das Auge sauber ist.
- Anschließend Auge trocken tupfen. Evtl. Auge spülen bzw. Tropfen oder Salben nach Arztanordnung applizieren (☞ 33.2.3).

Nachsorge

- Patienten wieder bequem lagern
- Material aufräumen und die Verbrauchsmaterialien (Tupfer, Spüllösung, Einmalhandschuhe) verwerfen
- Maßnahme dokumentieren
- Veränderungen am Auge dem Arzt mitteilen.

☑ Das Auge ist ein sehr empfindliches Organ, und es besteht Verletzungs- und Infektionsgefahr. Deshalb immer:

- Aseptisch und sanft arbeiten
- Bei der Augenpflege vom äußeren zum inneren Augenwinkel arbeiten, damit Sekrete ihren natürlichen Abflußweg finden.

7.5.9 Ohrenpflege

Die Ohrmuscheln werden bei der Körperpflege mitgewaschen. Dabei werden natürliche Ablagerungen an der Ohrmuschel und am Gehörausgang entfernt, die aus Hautzellen, *Ohrenschmalz* **(Cerumen)** und Staub bestehen. Wasser und Seife dürfen nicht ins Ohr dringen. Cerumen kann mit Wattestäbchen und Babyöl entfernt werden. Das Wattestäbchen nicht in den Gehörgang einführen, da Verletzungsgefahr besteht. Hartnäckige Ceruminalpfropfen werden nach Arztanordnung mit speziellen Medikamenten aufgelöst und ausgespült (☞ 34.2.4).

Der äußere Gehörgang reinigt sich normalerweise von selbst, „Nachhelfen" mit Wattestäbchen ist unnötig.

☑ Bei der Ohrenpflege beachten:
- Wenn Blut, Eiter oder eine klare Flüssigkeit (möglicherweise Liquor) aus dem Ohr fließen, das Ohr mit Kompressen steril abdecken und sofort den Arzt benachrichtigen
- Wattestäbchen nicht in den Gehörgang einführen, da Verletzungsgefahr besteht
- Für jede Ohrmuschel separates Wattestäbchen verwenden, um eine mögliche Infektionsübertragung zu vermeiden.

7.5.10 Nasenpflege

Der gesunde Mensch benötigt keine spezielle Pflege der Nase. Er reinigt seine Nase, indem er in ein Taschentuch schneuzt. Naseputzen vor dem Essen hilft, den Geschmack der Nahrung besser wahrzunehmen.

☑ Eine spezielle Nasenpflege ist angebracht z.B. bei:
- Bewußtlosen Patienten
- Verletzungen der Nase
- Patienten mit nasalen Sonden.

Benötigtes Material

- Watteträger oder Wattestäbchen
- Nasensalbe (z.B. panthenolhaltig), Olivenöl
- Handschuhe
- NaCl 0,9%
- Abfallsack oder Abwurfmöglichkeit.

Zusätzlich bei eingelegter nasaler Sonde:

- Wundbenzin, Tupfer
- Hautfreundliches Pflaster und Schere oder Fertigfixierung.

Durchführung

- Patienten informieren, wenn möglich, Oberkörper erhöht lagern
- Nase inspizieren
- Borken durch Einträufeln von NaCl 0,9% aufweichen und jedes Nasenloch mit NaCl 0,9% und einem Watteträger reinigen
- Dabei Watteträger leicht drehend nach hinten in die Nase einführen
- Anschließend Salbe nach Arztanordnung auf Wattestäbchen auftragen und in die Nasenlöcher geben.

Nasenpflege bei nasal eingeführten Sonden

Bei durch die Nase eingeführten Sonden, z.B. zur Sauerstoffverabreichung (☞ 20.2.1) oder zur Ernährung (☞ 10.3.2), sind zusätzliche Maßnahmen angebracht:

- Pflaster entfernen. Dabei darf die Sonde weder herausrutschen noch hineingeschoben werden
- Sonde gut festhalten
- Pflasterreste mit benzingetränkten Kompressen abwischen. Bei der Reinigung mit Benzin hält der Patient die Augen geschlossen und atmet möglichst durch den Mund, da die Gefahr einer Augenreizung besteht
- Nase und Sonde reinigen. Wenn der Patient eine Sauerstoffsonde hat, wird sie nach der Nasenpflege in das andere Nasenloch gelegt (☞ 20.2.1). Hat der Patient eine gastroduodenale Sonde, wird sie an einer anderen Stelle der Nase mit Pflaster oder Fertigfixierung fixiert, um Hautläsionen zu verhindern.

7.5.11 Kleidung

Kleidung hat die Aufgabe, den Körper vor Kälte und Wärme zu schützen. Gleichzeitig drückt jeder Mensch mit seiner Kleidung aus, was er ist oder sein *will.* „Kleider machen Leute". Kultur und Mode prägen die Kleidung ebenfalls. Kleidung entspricht auch dem Schamgefühl des Menschen. Erziehung, Umwelt, Alter und Tradition haben Einfluß auf das Scham-Empfinden und führen dazu, daß Kleidungsstücke von bestimmten Altersgruppen bevorzugt werden.

Kleidung informiert über:

- *Stimmungen.* „Ich trage keine bunte Bluse, wenn mir nicht danach ist", oder schwarze Kleidung bei Trauer
- *Beruf.* Berufstypische Kleidung, z.B. bei Schornsteinfeger, Bäcker, Personal im Krankenhaus
- *Status.* Wieviel Geld kann für Kleidung ausgegeben werden?
- *Religionszugehörigkeit.* Verschleiertes Gesicht muslimischer Frauen, Kopfbedeckung orthodoxer Juden.

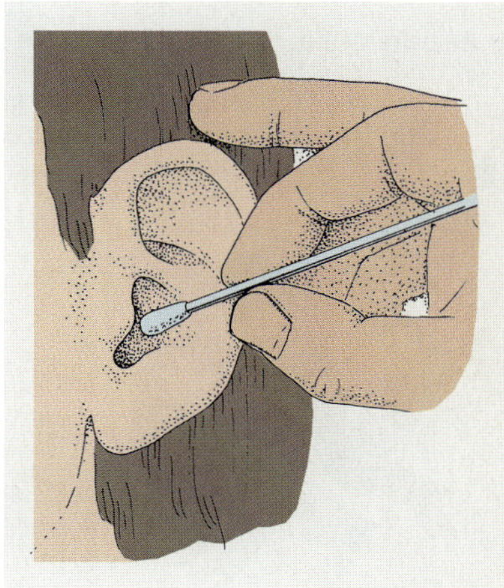

Abb. 7.80: Ohrenpflege. Falls sich der Patient bewegen sollte, könnte der Watteträger zu weit eindringen. Deshalb wird zur Sicherheit der Mittelfinger gestreckt am Kopf abgestützt. So kann der Watteträger höchstens so weit eingeführt werden, bis der Mittelfinger das Ohr berührt. [L190]

Kleidung im Krankenhaus

Im Krankenhaus darf der Patient seine Kleidung selbst wählen, sei dies Nachthemd, Schlafanzug, Unterwäsche, Jogginganzug oder seine persönliche Alltagskleidung. Nicht nur aus Kostengründen ist es wenig sinnvoll, bettlägerigen Patienten routinemäßig **Krankenhaushemden** („Flügelhemden") anzuziehen. Sie sind jedoch angebracht:

- Bei pflegeintensiven Patienten
- Präoperativ (unmittelbar vor der Operation)
- Vor Untersuchungen (z.B. Laparoskopie)
- Bei Patienten, die noch keine eigene Wäsche besitzen.

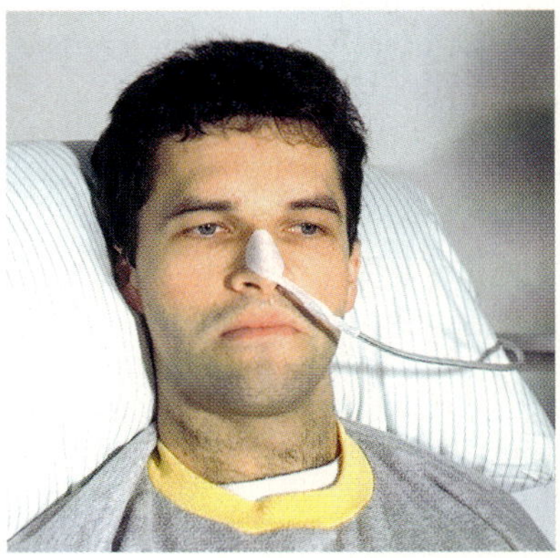

Abb. 7.81: Fixation einer nasalen Sonde. Das Pflaster darf nicht unter Zug geklebt werden, sonst drückt die Sonde gegen den Nasenflügel, und es besteht die Gefahr eines Nasenflügel-Dekubitus. [K183]

Anziehen eines Schlafanzugoberteils [K183]

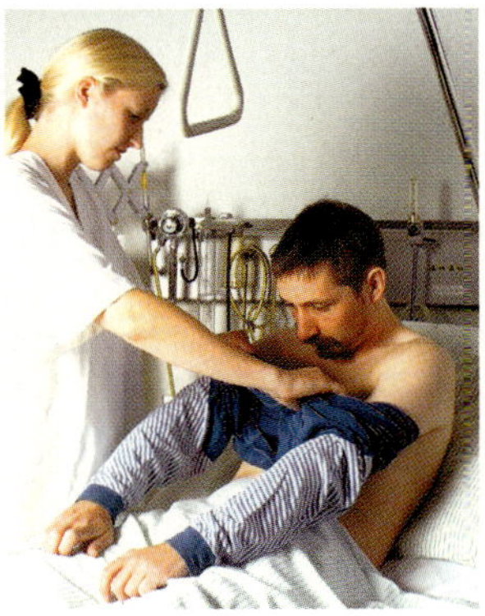

Abb. 7.82 (links): Patienten in aufrechte Position bringen, Ärmel bis zu den Oberarmen anziehen.

Abb. 7.83 (rechts): Schlafanzugoberteil über den Kopf ziehen.

Abb. 7.84 (rechts außen): Patienten aufsetzen und Oberteil ganz anziehen.

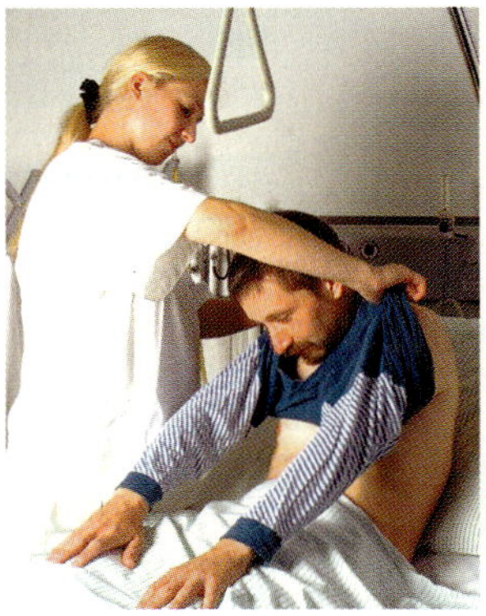

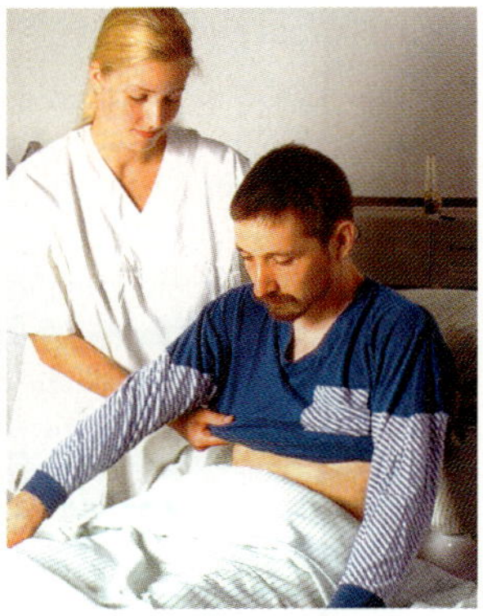

Der **Vorteil** von Flügelhemden besteht in ihrem problemlosen und raschen Wechsel. Außerdem liegen schwerkranke Patienten nicht auf den Falten ihres Nachthemdes. Ihr großer **Nachteil** besteht darin, nicht „vollständig" bekleidet zu sein. Viele Patienten fühlen sich im Flügelhemd erst so „richtig krank". Der Tausch des Flügelhemdes gegen die eigene Bekleidung – zum Beispiel postoperativ – wirkt sich häufig positiv aus. Der Patient fühlt sich gleich „gesünder".

☑ Die Kleidung dient auch der Gesundheitsvorsorge. Aufgabe der Pflegenden ist es daher, den Patienten zum regelmäßigen Wäschewechsel anzuhalten.

Besonderheiten der Kleidung im Krankenhaus

Krankheit und Behinderung führen dazu, daß der Patient nur bestimmte Kleidungsstücke tragen kann oder beim An- und Ausziehen Hilfe benötigt:

- Störungen der Feinmotorik hindern die Patienten daran, eine Schleife an Schuhen zu binden oder Knöpfe zu öffnen und zu schließen
- Lähmungen, starkes Zittern, geistige Störungen, Sehstörungen behindern oder verhindern das selbständige An- und Ausziehen
- Gipsbehandlung erschwert die Bekleidung einzelner Extremitäten.

Dann ist der Patient auf Unterstützung durch das Pflegepersonal angewiesen. Beim Be- und Entkleiden des Patienten berücksichtigt die Pflegeperson die Bewegungsfähigkeit und die Erkrankung des Patienten. Immer geht es darum, die Selbständigkeit des Patienten zu fördern. Das An- und Ausziehen wird erleichtert durch:

- Verwendung weiter Kleidung
- Einsatz von Klettverschlüssen statt Knöpfen
- Verwendung von Schuhwerk mit Reiß- bzw. Klettverschluß anstelle von Schnürsenkeln.

Für manche Patienten ist es hilfreich, wenn Angehörige Kleidungsstücke abändern. Beispielsweise können Patienten mit einem Unterschenkelgips ihre gewöhnliche Hose nicht tragen. Wenn man aber die seitlichen Hosennähte auftrennt, ist die Hose weit genug. Mit beidseitig angebrachten Bändern kann man die Hose schließen. Solche Bänder oder auch Druckknöpfe können ebenfalls an Unterwäsche und Nachthemden angebracht werden.

Hilfe beim Be- und Entkleiden

Braucht der Patient Hilfe, um sich an- oder auszuziehen, gilt meist:

- Zuerst alle vorhandenen Verschlüsse wie Reißverschlüsse, Knöpfe usw. öffnen, um möglichst schonend vorzugehen
- Bei Patienten mit Gipsverband und Infusionen an der erkrankten bzw. betroffenen Seite beginnen
- Laufende Infusionen kurz abstellen und als erste *vorsichtig* durch den Ärmel ziehen, erst danach den Ärmel über den Arm stülpen. Dazu schlüpft die Hand der Pflegeperson von der Ärmelöffnung aus in den Ärmel, um den betroffenen Arm besser durch den Ärmel führen zu können und die Infusionskanüle zu sichern.

Ausziehen der Oberbekleidung

Die gelockerte Oberbekleidung nach oben schieben und den Ärmel vom gesunden Arm ziehen. Danach die Kleidung vorsichtig unter dem Nacken durchschieben und von der Schulter her schiebend und vom Handgelenk ziehend über den kranken Arm abstreifen.

Eine andere Möglichkeit besteht darin, die Oberbekleidung soweit als möglich kopfwärts zu schieben und dann die Arme des Patienten vor der Brust zu kreuzen (kreuzen zu lassen). Die Pflegeperson hebt den Oberkörper des Patienten leicht an und beugt den Kopf brustwärts. Nun faßt die Pflegeperson mit einer Hand am Rücken von unten unter die Kleidung bis zum Halsausschnitt durch und zieht den Kleiderwulst über den Kopf. Anschließend die Kleidung von den Armen streifen.

Ausziehen einer Hose

Zuerst die Hose öffnen und bis unter das Gesäß ziehen. Die Hose zuerst vom gesunden Bein und anschließend vom kranken Bein immer vom Oberschenkel her schiebend und vom Fußgelenk ziehend, entfernen.

Das Anziehen von Oberkleidung und Hose erfolgt in umgekehrter Reihenfolge (☞ auch Abb. 7.82 – 7.84).

7.5.12 Netz

Gut gepflegt und frisch gewaschen zu sein, steigert nicht nur das körperliche Wohlbefinden; es verleiht auch ein gewisses Selbstbewußtsein. Auf das Äußere zu achten ist also gerade auch im Krankenhaus verständliche und legitime Beschäftigung.

Sich waschen und kleiden und Sich als Frau oder Mann fühlen und verhalten

Einfache Maßnahmen können hier schon wertvolle Dienste leisten, z.B. den Katheterbeutel unter der Kleidung oder in einem Kissenbezug zu verstekken. Auch der Einsatz der „Flügelhemden“ sollte kritisch hinterfragt werden: Auch der Schwerkranke und Schwerstpflegebedürftige hat einen Anspruch auf angemessene Kleidung, die seine Intimsphäre schützt.

Sich waschen und kleiden undWach sein und schlafen

Die Körperpflege gehört zu den tagesstrukturierenden Maßnahmen. So hilft kühles Wasser beim Aufwachen, ein warmes Bad entspannt und fördert den Schlaf.

Sich waschen und kleiden, Sich bewegen und Sich beschäftigen

Im Bemühen um die Aktivierung eines Patienten sind die täglich wiederkehrenden Handlungsabläufe bei der Körperpflege eine ideales Übungsfeld, um den Patienten schrittweise wieder an die Selbständigkeit heranzuführen. Wäscht er sich vielleicht heute nur das Gesicht selbst, so wird er sich morgen vielleicht Arme und Oberkörper waschen oder selbst die Zähne putzen. Hier sind schnell kleine Erfolge möglich, die den Patienten motivieren, mehr und mehr selbst zu übernehmen.

Auch bei der Rehabilitation z.B. Querschnittgelähmter werden zunächst die Alltagsfähigkeiten trainiert, etwa An- und Ausziehen, Waschen, Umsetzen vom Rollstuhl ins Bett und wieder zurück, bevor komplexere Handlungsketten eingeübt werden.

Selbständigkeit beim Sich waschen und kleiden trägt wesentlich dazu bei, daß Patienten sich nicht „wie ein Kind vorkommen“ und somit das Krankheitsgefühl gemindert wird.

7.6 Sich bewegen

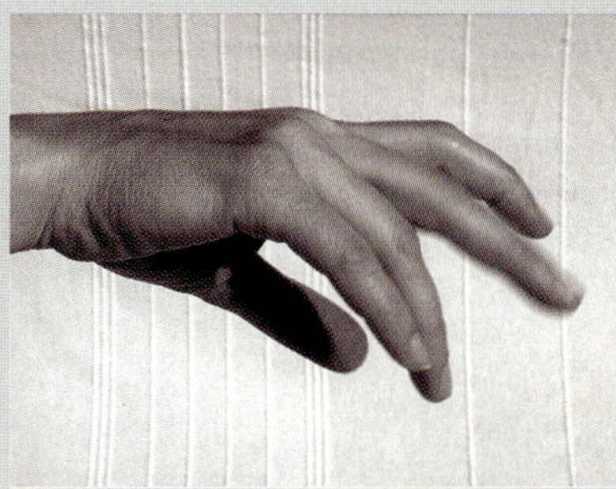

Leben ist Bewegung

Sich bewegen: Die Stellung oder Lage des Körpers ändern, sich in Bewegung setzen oder halten.

Aktivität und Bewegung gehören zu den Voraussetzungen menschlichen Lebens: Herzaktionen, Atmung oder die Darmperistaltik sind lebensnotwendige „Bewegungen“. Bewegung ist auch in anderen ATL enthalten: Essen und trinken, Sprechen und Schreiben (Kommunizieren), Körpertemperatur regulieren, Sich waschen und kleiden, Arbeiten und Spielen sowie Ausscheiden; alle diese Tätigkeiten erfordern Muskelarbeit und Bewegung.

Im übertragenen Sinne gehört zu dieser ATL auch die geistige Beweglichkeit, also auch:

- Die Fähigkeit, sich auf Neues einzustellen
- Die Aktivität, der Antrieb, die Lust auf Veränderung
- Die Freiheit, sich bewegen zu können.

„Sich bewegen“ ist ein lebensnotwendiges Grundbedürfnis des Menschen mit:
- Individueller Ausprägung
- Kommunikativen Anteilen (als Lebensäußerung drücken Bewegungen die körperliche und psychische Verfassung aus)
- Körperlicher und seelisch-geistiger Aktivität.

7.6.1 Physiologische Bewegungsabläufe

Der Mensch kann sich nur bewegen, wenn eine Reihe von Organen sozusagen „Hand in Hand“ zusammenarbeiten:

- Das *Gehirn* setzt die Bewegungsabsicht in Bewegungsmuster um und übernimmt die Koordination
- *Motorische Nerven* leiten Bewegungsimpulse zu den Muskeln, während gleichzeitig
- *Sinnesorgane* wie Auge und Gleichgewichtssinn sowie die Tiefensensibilität die aktuelle Körperhaltung über
- *Sensible Nerven* zurückmelden.

Flexion (Beugung)	Extension (Streckung)
Abduktion (Abspreizung)	Adduktion (Heranführung)
Außenrotation (Drehung nach außen)	Innenrotation (Drehung nach innen)
Anteversion (Wendung nach vorn)	Retroversion (Wendung nach hinten)

Tab. 7.85: Die gegensätzlichen Bewegungsrichtungen der Gelenke (☞ Abb. 7.89).

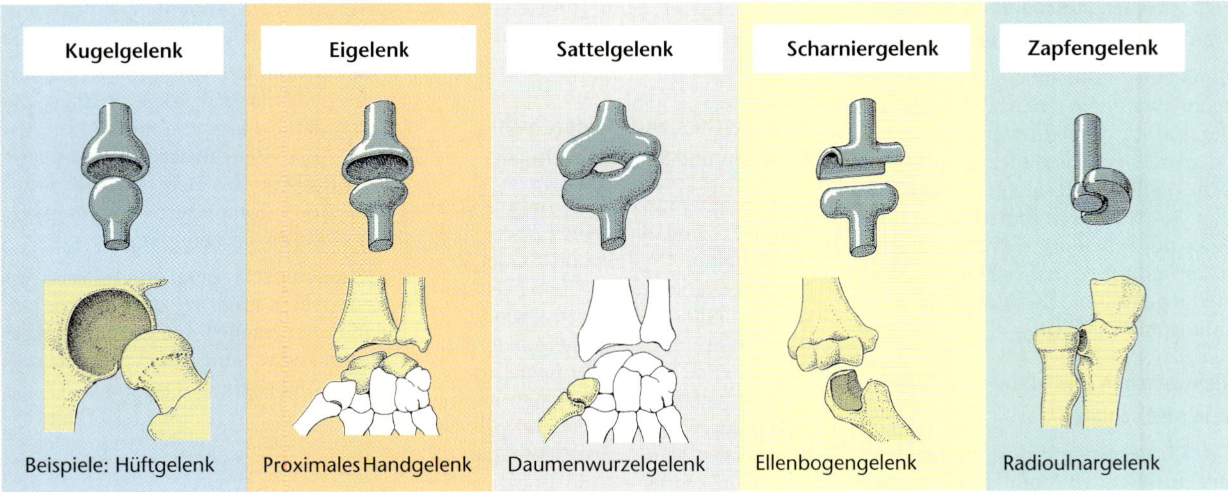

Abb. 7.86: Die Gelenkarten des menschlichen Körpers. [L190]

Ermöglicht werden Bewegungen durch Gelenke, Knochen, Knorpel, Muskeln, Sehnen und Bänder. Je nachdem, in welche Richtungen Gelenke bewegt werden können, werden verschiedene Gelenkarten unterschieden (☞ Abb. 7.86).

Bei Händen und Füßen werden die Rotationsbewegungen als **Supination** (Hand-/Fußfläche zum Körper hin) bzw. **Pronation** (Hand-/Fußfläche vom Körper weg) bezeichnet (☞ Abb. 7.86).

☑ Man greift zum *Brot* mit *pronierter* Hand und hält den *Suppenteller* mit *supinierter* Hand.

7.6.2 Bewegungsmangel

Aus Mangel an Bewegung und Aktivität können rasch Komplikationen entstehen. Oft sind gleichzeitig mehrere ATL betroffen (☞ 7.6.1), und dadurch vervielfachen sich die Probleme.

Bewegungsmangel alleine erhöht bereits das Risiko, daß sich in den Beinvenen kleine Gerinnsel bilden (☞ 19.8.3). Wenn der Patient zudem noch wenig trinkt, weil er nicht mehr alleine zur Toilette gehen kann und die Schwester nicht so oft bemühen will, kommt zum Bewegungs- noch der Flüssigkeitsmangel hinzu: Das Thromboserisiko steigt erheblich.

Besonders im Alter geht mit der Bewegungseinschränkung, verursacht durch eine an sich harmlose Erkrankung, oft ein allgemeiner Kräfteverfall einher, der – gefolgt von Appetitlosigkeit und depressiver Verstimmung – den „Anfang vom Ende“ darstellt.

Tab. 7.90 gibt einen Überblick, welche Erkrankungen infolge Bewegungsmangel drohen (wobei einige Erkrankungen erst nach längerer Immobilität auftreten).

Da Immobilität für den Patienten schwerwiegende Folgen haben kann, ist es wichtig, ihn auf mögliche Einschränkungen seiner Bewegungsfähigkeiten und seiner Aktivität hin zu beobachten.

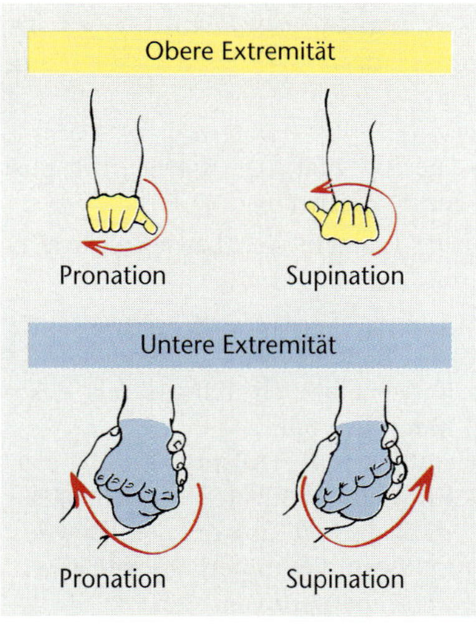

Abb. 7.87: Die Rotationsbewegungen an Hand und Fuß: Pronation und Supination. [L190]

7.6.3 Bewegung, Gang, Haltung, Lage

Bewegung beobachten und dokumentieren

Um die Bewegungen zu beobachten, widmet die Pflegeperson dem Patienten die volle Aufmerksamkeit (☞ Tab. 7.88).

Um Bewegungen eines Menschen exakt zu beschreiben, bedienen sich Medizin und Pflege einiger Fachausdrücke (☞ Tab. 7.91).

Gangbild beobachten und dokumentieren

Gehen ist ein komplexer Bewegungsablauf, bei dem nicht nur die Beine beteiligt sind, z.B. schwingen die Arme mit, das Gleichgewicht muß gehalten, Schrittweite und Kraft dem Gelände (Steigung, Bodenbelag) angepaßt werden.

Die **Gangart** eines Menschen kann:
Elastisch, sportlich, drahtig, leichtfüßig, federnd, schwingend, hüpfend, tänzelnd, beschwingt, langsam, kraftlos, müde, schwunglos, schwankend sein.

Sehen	Hören	Spüren
• Haltung • Gangbild • Individuelle Bewegungsmuster • Bewegungssteuerung • Stand- und Sitzstabilität • Lage im Bett	• Schmerzäußerungen des Patienten • Geräusche beim Gehen (Schlurfen, Stapfen) oder anderen Bewegungen (Gelenkknacken, Gelenkreiben)	• Blockaden • Verhärtungen • Reibung • Verspannungen • Weichheit

Tab. 7.88: Beobachtung von Bewegungen.

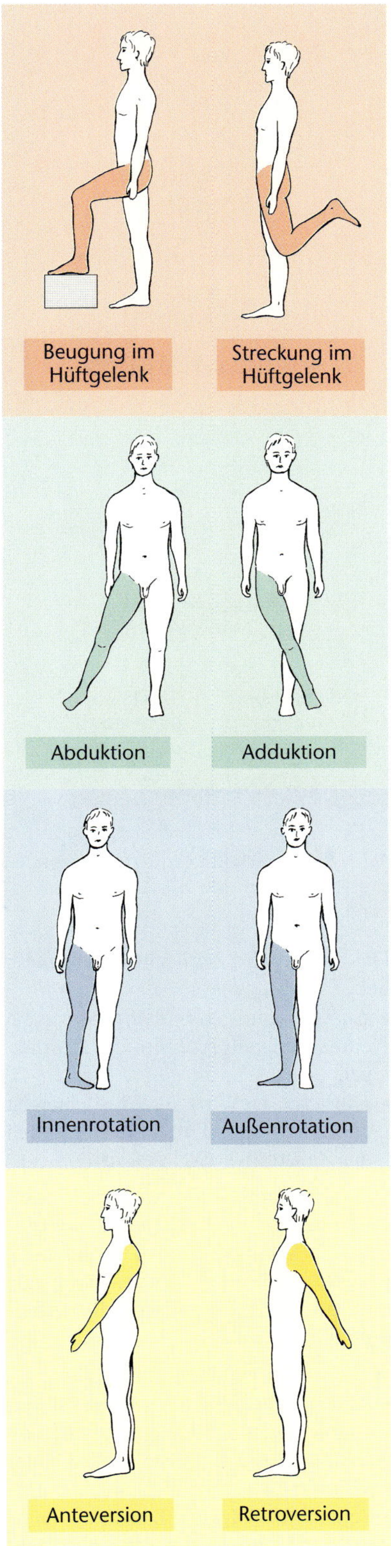

Abb. 7.89: Die acht Bewegungsrichtungen der menschlichen Gelenke (☞ auch Tab. 7.85): Flexion (Beugung), Extension (Streckung), Außenrotation, Abduktion, Innenrotation, Adduktion, Anteversion und Retroversion. [L190]

Organsystem/Funktion	Folge
Haut	Dekubitus *(Dekubitusprophylaxe,* ☞ 7.6.4), *Intertrigo* (Wundsein in Körperfalten)
Herz-Kreislauf	Thrombose *(Thromboseprophylaxe,* ☞ 7.3.15), Durchblutungsstörungen, Orthostase *(orthostatische Dysregulation,* ☞ 19.5.3)
Atmung	Sekretstau, herabgesetzte Belüftung und Durchblutung der Lunge, Pneumonie (*Pneumonieprophylaxe,* ☞ 7.3.4)
Verdauung	Obstipation, Meteorismus (*Obstipationsprophylaxe,* ☞ 7.9.2.2)
Muskeln, Sehnen, Gelenke	Muskelschwund, Kräfteverfall, reduzierte Gelenkbeweglichkeit, Gelenkfehlstellungen, Kontrakturen *(Kontrakturenprophylaxe,* ☞ 7.6.5)
Wahrnehmung	Desorientierung, reduzierte Aufnahmefähigkeit und Verarbeitung von Informationen, Störung des eigenen Körperbildes, der Körpererfahrung
Schlaf-, Wachrhythmus	Beeinträchtigung des Konzentrationsvermögens, Schlafstörungen

Tab. 7.90: Bei Bewegungsmangel drohen – vor allem im Alter – schwerwiegende Folgen.

Krankheitsbedingt können folgende Gangarten auftreten:

- Hinkend: Bei Hüft- oder Kniegelenkserkrankungen
- Schleppend: Bei Lähmungen
- Watschelnd: Bei Fußmißbildungen, Fehlstellungen oder Fehlbildungen der Wirbelsäule oder der Hüfte
- Ataktisch: Bei ZNS-Erkrankungen, Koordinationsstörungen
- Trippelnd: Bei vielen alten Menschen, bei M. Parkinson
- Schlurfend: Häufig nach Schlaganfall.

Haltung beobachten und dokumentieren

Die Haltung eines Menschen ist immer Ausdruck seines körperlichen *und* psychischen Zustandes:

- Schmerzen, Operationen, Verletzungen, Narben, Verbände, aber auch zu enge Kleidung zwingen Patienten dazu, eine **Schonhaltung** anzunehmen
- Trauer und Sorgen können einen Menschen „niederdrücken"
- Degenerative Haltungsveränderungen (z.B. Arthrose, Bandscheibendegeneration, Osteoporose), Veränderungen/Instabilität des Bandapparates oder Wirbelsäulenveränderungen (z.B. Skoliose, Kyphose, Hohlkreuz, M. Bechterew) können zu **Fehlhaltungen** führen.

Die **Haltung** eines Gesunden kann: Aufrecht, locker, entspannt, gerade, stolz, selbstsicher, steif, angespannt, verspannt, gezwungen, gebeugt, krumm, erschöpft, müde schlaff, lässig, unsicher sein.

Lage beobachten und dokumentieren

Im **Liegen** entspannen sich die Muskeln, und die Belastung der Bandscheiben reduziert sich. Der Mensch legt sich meist nur zum Schlafen hin. Liegen bedeutet hier nicht völlige Bewegungslosigkeit: Auch im Schlaf wechselt der Mensch seine Lage mehrmals (☞ 7.4.1).

Für gesundes Liegen ist entscheidend, daß der Gesunde sein Lage selbst bestimmen und ändern kann. Krankheitsbedingt nehmen manche Patienten eine Schon- bzw. Zwangslage ein, z.B. bei Schmerzen, Frakturen, Atemnot, Angst.

Gesunde, kraftvolle Bewegung ist charakterisiert durch
• Volle Beweglichkeit • Normalen Muskeltonus • Koordinierten, flüssigen Bewegungsablauf • Kontrolle der Körperstellung im Raum
Krankheitsbedingt können folgende Symptome auftreten
• Eingeschränkte Beweglichkeit in einem oder mehreren Gelenken • Unvollständige Lähmung *(Parese)* • Vollständige Lähmung *(Plegie, Paralyse)* • Erhöhter oder erniedrigter Muskeltonus • Muskelzittern *(Tremor)* • Bewegungslosigkeit *(Akinese)* • Stereotype Bewegungen (z.B. Schaukeln mit dem Oberkörper bei psychisch gestörten Kleinkindern) • Störung der Bewegungskoordination *(Gang- und Standataxie)*

Tab. 7.91: Bewegungen lassen sich exakt beschreiben.

7.6.4 Dekubitusprophylaxe

Dekubitus *(Druckgeschwür):* Schlecht und langsam heilende Wunde infolge Minderdurchblutung bei fehlender Druckentlastung *(kompressiv-ischämische Hautläsion).* Keine eigenständige Krankheit, sondern meist durch Immobilität verursacht.

Dekubitusprophylaxe:
- Gefährdungen erkennen
- Geeignete Maßnahmen festlegen
- Deren Wirksamkeit überprüfen.

Ein wichtiges Kriterium zur Einschätzung der Pflegequalität ist noch immer die Häufigkeit von Dekubiti auf einer Station. In der Vergangenheit wurde die Dekubitusprophylaxe mehr von der Angst vor diesem kardinalen Pflegefehler bestimmt als von wissenschaftlich fundierten Überlegungen, wie die Hauptursachen ausgeschaltet werden könnten.

Erst die Erkenntnis, daß jeder Dekubitus durch Druckbelastung über eine bestimmte Zeit hinweg entsteht, richtete das Augenmerk der Dekubitusprophylaxe weg von der Hautpflege hin zu einer gezielten Druckentlastung.

Dekubitusentstehung

Bei der **Dekubitusentstehung** spielen drei Faktoren eine entscheidende Rolle:
- Druck (Auflagedruck)
- Zeit (Druckverweildauer)
- Disposition (Risikofaktoren).

Erst wenn ein gewisser Druck über eine längere Zeit (zwei Stunden) bei einer bestehenden Disposition des Patienten besteht, kommt es zu einer Schädigung der Haut. Ein Faktor *alleine* führt nicht zum Dekubitus.

Druck

Die Durchblutung der Hautkapillaren wird behindert, sobald der Druck *auf* die Kapillaren größer ist als der mittlere Blutdruck *in* ihnen (etwa 25–35 mmHg). Der Druck auf die Haut kann von außen oder von innen ausgeübt werden:
- **Von außen:** Z.B. Falten im Bettlaken, ungepolsterte Lagerungsschienen, Krümel im Bett, aber auch Katheter und Sonden, wenn sie unter dem Patienten liegen
- **Von innen:** Durch Knochen, die ohne Muskel- und Fettpolster direkt unter der Haut liegen.

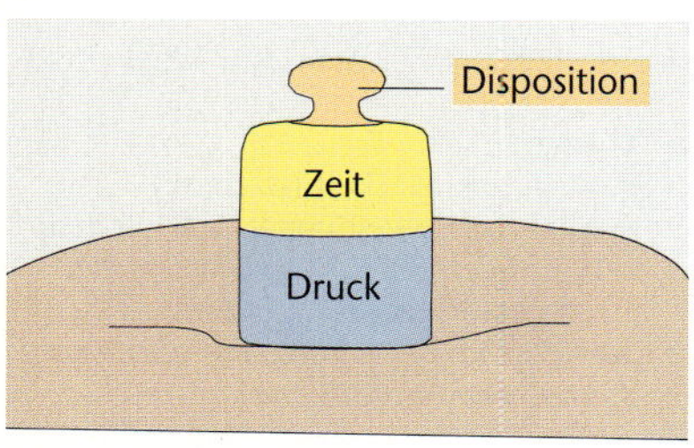

Abb. 7.92: Die drei Faktoren der Dekubitusentstehung: Druck, Zeit und Disposition. [M100]

Zeit

Entscheidend ist, *wie lange* der Druck auf bestimmten Hautbezirken lastet. Wenn die Ernährung der Hautzellen weniger als *zwei Stunden* unterbrochen wurde, können sie sich wieder erholen. Bei länger anhaltendem Sauerstoffmangel sterben einzelne Zellen ab, es bildet sich eine **Nekrose** *(Gewebstod).*

Disposition

Vorsicht! Die Zeit bis zum Eintreten irreversibler Schäden kann deutlich unter zwei Stunden liegen, wenn die Haut bereits vorgeschädigt ist, z.B. durch Krankheiten, die:
- Die Haut zusätzlich schädigen
- Die Durchblutung der Haut (auch ohne Druck) verschlechtern
- Die Druckentlastung behindern.

Die Haut wird z.B. geschädigt durch:
- *Fieber:* Durch Schwitzen kommt es zur Austrocknung des Körpers und zu einem erhöhten Sauerstoffverbrauch
- *Feuchtigkeit:* Feuchte Haut mazeriert (weicht auf) und ist dadurch anfälliger
- *Inkontinenz:* Bei inkontinenten Patienten wird die Haut nicht nur durch Feuchtigkeit, sondern zusätzlich durch den sauren pH–Wert des Urins und evtl. durch bakterielle Kontamination (Darmbakterien) belastet
- *Adipositas:* Adipöse Patienten schwitzen in der Regel stärker, gleichzeitig ist das auf der Haut lastende Gewicht größer
- *Scherkräfte:* Die „schiefe Ebene" bei falschem Sitzen zerrt an der Haut (☞ Abb. 7.93).

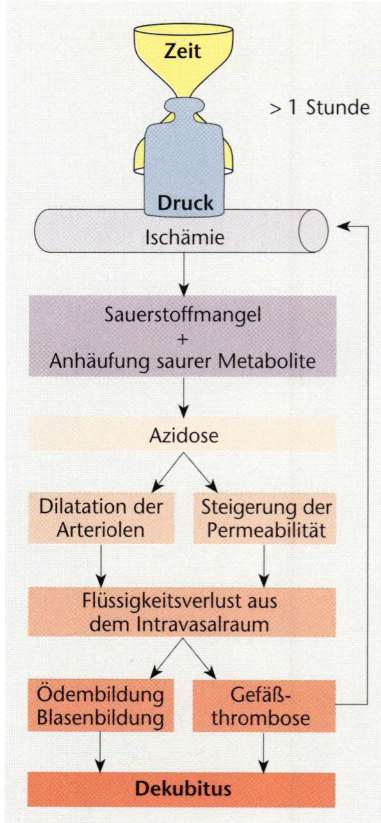

Abb. 7.94: Die Schritte von der andauernden Druckeinwirkung bis zur Dekubitusentstehung. [M100]

Die Haut wird schlecht durchblutet bei:
- *Anämie* und *Herzinsuffizienz*, die eine Mangeldurchblutung begünstigen
- *Diabetes mellitus* (☞ 23.6), hier ist zusätzlich zur Durchblutung auch der Zellstoffwechsel gestört.

Die Druckentlastung wird behindert durch mangelnde Bewegung *(Immobilität)*, Bettlägrigkeit (etwa bei Bewußtlosigkeit), Lähmungen wie Hemiplegie und durch therapeutische Ruhigstellung (Gips).

Weitere Risikofaktoren sind z.B.:
- Abwehrschwäche des Körpers durch eine unzureichende Ernährung (Mangel an z.B. Eiweiß, Zink oder Vitamin C)
- Schlechter Allgemeinzustand, Kachexie und chronische Erkrankungen, die zum Flüssigkeitsverlust und zu Atrophie der Haut führen.

Gefährdete Körperstellen

Dekubitusgefahr besteht vor allem an Körperstellen, an denen sich zwischen

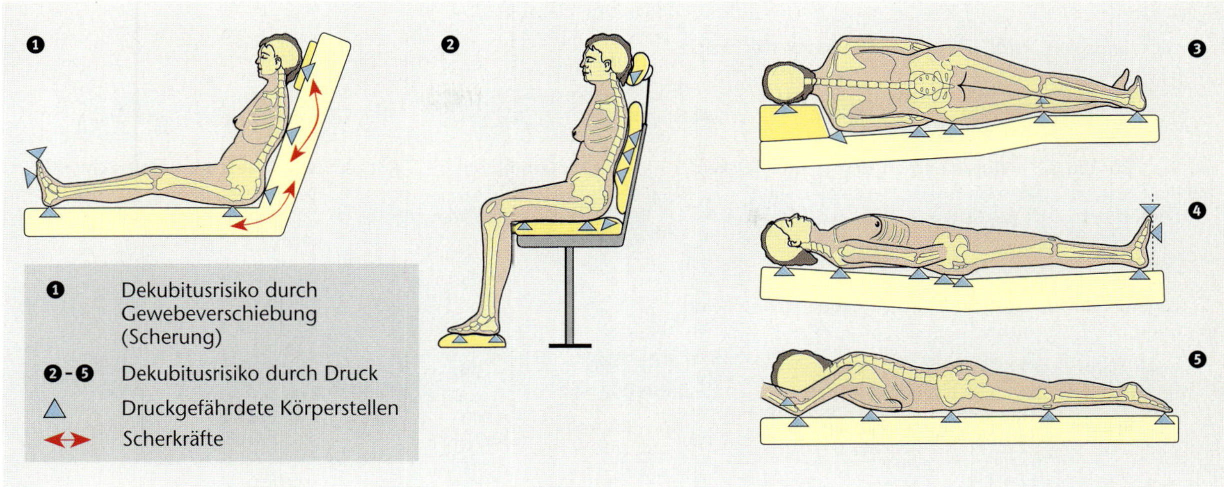

Abb. 7.93 und 7.95: Dekubitusrisiko durch Scherung und Druck. [L157]

Haut und darunterliegenden Knochen keine bzw. nur wenig Muskulatur befindet (☞ Abb. 7.95).

Norton-Skala

Um für einen bestimmten Patienten die konkrete Dekubitusgefährdung zu ermitteln, wird für die gefährdeten Stellen überprüft, welche Risikofaktoren zutreffen.
Dies geschieht zweckmäßigerweise durch die Anwendung der **Norton-Skala.** Die englische Krankenschwester *Doreen Norton* entwickelte in den fünfziger Jahren eine praktikable Methode, um anhand einfach zu überprüfender Kriterien eine verläßliche Einstufung des Dekubitusrisikos vornehmen zu können. Die inzwischen erweitere Fassung berücksichtigt folgende Kriterien:

- Körperlichen und geistigen Zustand
- Inkontinenz
- Aktivität
- Beweglichkeit
- Bewußtseinslage
- Kooperation, Motivation
- Alter
- Hautzustand
- Zusätzliche Erkrankungen.

Die Dekubitusgefahr kann durch den wiederholten Einsatz der Norton-Skala erkannt werden. Dazu ermitteln die Pflegenden *täglich* die individuelle Punktzahl des Patienten und leiten daraus die Dekubitusgefahr ab.

Norton-Skala sicher anwenden:
- Patientenbeschreibung in den verschiedenen Kategorien wählen
- Ergebnis addieren (eine Dekubitusgefahr besteht bei 25 Punkten und weniger)
- Punktzahl dokumentieren.

Tab. 7.97 (rechts): Je nach der mit der Norton-Skala ermittelten Gefährdung werden geeignete Maßnahmen geplant.

Punkte	Dekubitus-risiko	Material und Lagerung
> 25	Gering	Keine Dekubitusprophylaxe notwendig
20–25	Mittel	Weichlagerung, z.B. mit Schaumstoffwürfelmatratze
15–19	Mittel–hoch	Schaumstoffwürfelmatratze und zweistündliche, regelmäßige Umlagerung. 30°-Lagerung (☞ Tab. 10.97) verwenden
9–14	Hoch	z.B. Spezialbett verwenden, 30°-Lagerung (☞ Tab. 10.97) beachten

Tab. 7.96 (unten): Die Norton-Skala zur Einstufen der Dekubitusgefährdung. Für jede Kategorie wird eine Punktzahl zwischen 1 und 4 vergeben. Die Summe der Punktzahlen aus jeder Kategorie ermöglicht eine Aussage über das Dekubitusrisiko.

Punkte	Körperlicher Zustand	Inkontinenz	Aktivität	Beweglichkeit	Bewußtseinslage	Kooperation, Motivation	Alter [Jahre]	Hautzustand	Zusätzl. Erkrankungen
4	Gut	Keine	Geht ohne Hilfe	Voll	Klar	Voll	< 10	Normal	Keine
3	Leidlich	Manchmal	Geht mit Hilfe	Kaum eingeschränkt	Apathisch, teilnahmslos	Wenig	< 30	Schuppig-trocken	• Fieber • Diabetes • Anämie
2	Schlecht	Meistens Urin	Rollstuhlbedürftig	Sehr eingeschränkt	Verwirrt	Teilweise	< 60	Feucht	• Multiple Sklerose • Karzinom • Kachexie • Adipositas
1	Sehr schlecht	Urin und Stuhl	Bettlägerig	Voll eingeschränkt	Stuporös	Keine	> 60	Allergie, Risse	• Koma • Lähmung

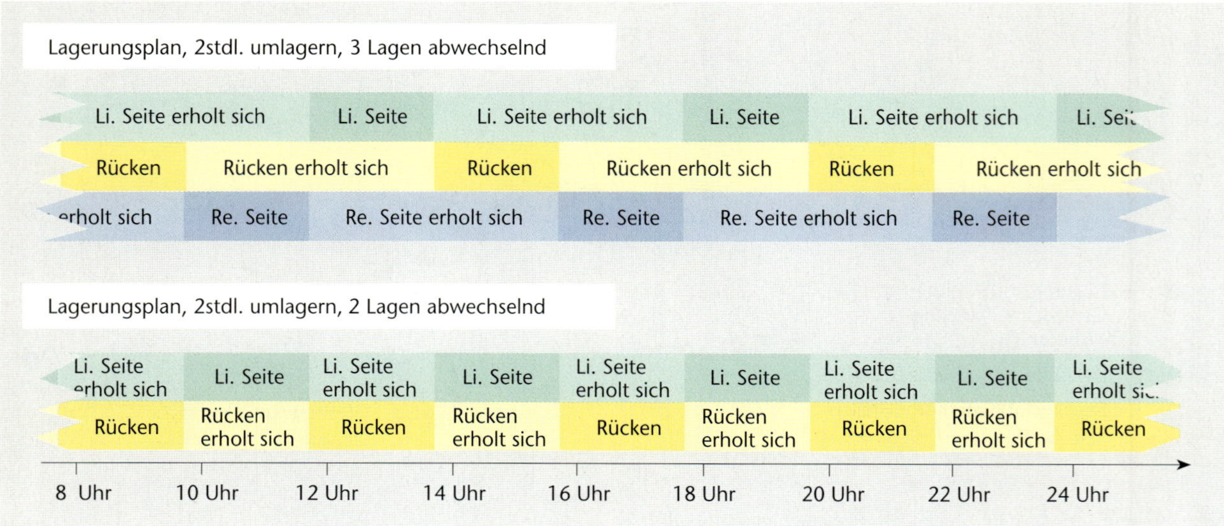

Abb. 7.98: Kann nur zwischen zwei statt drei Lagerungen abgewechselt werden, so halbiert sich die Erholungszeit für die jeweils betroffenen Hautregionen. [M100]

Maßnahmen zur Dekubitusprophylaxe

☑ Da *Druck* die Hauptursache für die Entstehung eines Dekubitus (Druckgeschwür) ist, hat die Entlastung gefährdeter Körperstellen oberste Priorität, z.B. durch:
- Mobilisation
- Lagerung
- Lagewechsel.

Andere Vorkehrungen wie **Hautpflege** oder **Durchblutungsförderung** können Maßnahmen zur Druckentlastung zwar ergänzen, jedoch nicht ersetzen. Parallel dazu werden weitere Risiken soweit möglich ausgeschaltet, z.B. Inkontinenz (☞ 7.9.4 und 31.7) oder Schwitzen (☞ 7.8.5).

Mobilisation

Der Patient sollte so bald als möglich mobilisiert werden. Zur Mobilisation eines Patienten gehört nicht nur das Aufstehen, sondern jegliche Bewegungsübungen (auch im Bett). Früh kann mit passiven Bewegungsübungen begonnen werden, die über *assistive Übungen* (die Pflegeperson führt und unterstützt) zu aktiven Übungen gesteigert werden. Werden diese Übungen in andere Pflegeabläufe (Ganzwaschung, Umlagerung) integriert, so erfordern sie einen – im Vergleich zum Nutzen – geringen Zeitaufwand. Der Bedeutung angemessen wird die Mobilisation ausführlich in den Abschnitten 7.6.7 – 7.6.9 beschrieben.

Lagerung

Ziel der Lagerungen zur Dekubitusprophylaxe ist die Vergrößerung der Auflagefläche. Dadurch wird das Gewicht des Patienten auf eine größere Fläche verteilt, der Auflagedruck auf einzelne Körperstellen wird somit geringer. Es wird zwischen der Weich- und der Superweichlagerung unterschieden:
- Bei der **Weichlagerung** (z.B. mit Antidekubitusmatratzen, Wasserbett, Gelkissen, Fell) soll der Auflagedruck den Druck der Kapillaren von 30 mmHg nicht überschreiten
- Mit Hilfe spezieller Matratzen kann der Patient **superweich** gelagert werden, wodurch eine uneingeschränkte Sauerstoffversorgung aller Hautbezirke gewährleistet werden soll (vgl. Air-Fluidised, 38.2.2 und Abb. 38.5).

Weich- und Superweichlagerung führen jedoch zur Mobilitätseinschränkung und hemmen Spontanbewegungen des Patienten. Aus diesem Grund werden Patienten, die sich noch minimal bewegen, nicht zu weich gelagert.

Lagerungsarten, ☞ Tab. 10.97; Spezialbetten, ☞ 38.2.2

Lagewechsel. Genügen die Weich- und die Superweichlagerung nicht zur Dekubitusprophylaxe, muß der Patient in festen Zeitabständen umgelagert werden. Regelmäßiges Umlagern sorgt für eine zwischenzeitliche *völlige* Druckentlastung gefährdeter Hautbezirke. Die Patienten sollten mindestens alle zwei Stunden umgelagert werden, bei Risikofaktoren entsprechend häufiger (☞ oben). In der Regel kann zwischen Links- und Rechtsseitenlage und Rückenlage abgewechselt werden, nur wenige Patienten akzeptieren die Bauchlage.

Kann ein Patient wegen seiner Erkrankung (z.B. Hüft-TEP rechts, ☞ 26.10.2 und Abb. 26.41) beispielsweise nicht auf die rechte Seite gedreht werden, wird alle zwei Stunden zwischen Linksseitenlage und Rückenlage gewechselt. Dadurch verkürzt sich allerdings die Erholungszeit der gefährdeten Hautbezirke auf die Hälfte (☞ Abb. 7.98).

Hautpflege

Hautpflege dient nur dem Schutz der Haut vor schädlichen Einflüssen, z.B. schützt die Hautpflege die Haut bei inkontinenten Patienten vor dem Stuhl oder Urin. Eine „Ernährung" der Haut von außen ist nicht möglich, so daß Cremes und Salben keine Handlungen ersetzen, die die Hautdurchblutung (also die Ernährung von innen) gewährleisten, z.B. Lagerung und Lagewechsel.

Da Intertrigo in einen Dekubitus übergehen kann, ist es wichtig, die Haut trocken zu halten.

Hautpflege, ☞ 7.5.2; Intertrigoprophylaxe, ☞ 7.8.5.

Durchblutungsförderung

Zur Durchblutungsförderung der Haut *können,* wenn es der Zustand des Patienten erlaubt, warme Vollbäder mit

Kohlensäurezusatz (☞ Tab. 7.70) durchgeführt oder die Haut während der Körperpflege leicht massiert und anschließend abfrottiert werden.

Kohlensäure-Bäder, ☞ 7.5.3.5, Massage der Haut, ☞ 10.9.3

Wirksamkeit überprüfen

Die Haut gefährdeter Patienten muß regelmäßig (mindestens ein- bis zweimal täglich) auf Rötungen kontrolliert werden. Gut dazu eignen sich die Körperpflege und das Betten. Eine Rötung der Haut, die bei Druckentlastung innerhalb etwa 20 Minuten nicht wieder verschwindet, ist erstes Zeichen eines beginnenden Dekubitus. Es ist wenig sinnvoll, auf etwaige Schmerzäußerungen des Patienten zu warten, weil vor allem diejenigen Patienten gefährdet sind, die aufgrund von Sensibilitätsstörungen nichts spüren und sich dann auch nicht selbst drehen (z.B. Diabetiker mit Polyneuropathie, ☞ 23.6.5).

Althergebrachtes: Nein, danke!

Leider sind mancherorts immer noch althergebrachte, aber nachweislich eher schädliche „Prophylaxen" üblich.

Salben helfen wenig. Zur Hautpflege keine Fettsalben, Melkfett etc. verwenden. Sie verstopfen die Hautporen und verhindern den Wärmeausgleich.

Eisen und Fönen ist megaout. Die Haut nicht eisen und fönen! Diese Maßnahme ist nicht nur wirkungslos, sie führt sogar zu Erhöhung der Keimbelastung, weil mit dem Fön Keime auf die Haut geblasen werden. Bei unsachgemäßer Anwendung drohen Kälteschäden und Verbrennungen.

Franzeln ist uncool. Die Haut nicht mit Franzbranntwein oder anderen Alkoholen einreiben, da Alkohol die Haut entfettet. Es kommt dadurch zu kleinen Rissen in der Haut, durch die Keime leicht eindringen können. Auch der Zusatz von ätherischen Ölen (Fichtennadelöl) kann die Durchblutung der Haut nicht nachhaltig steigern.

Mercurochrom® ist obsolet. Mercurochrom® wird fast nicht mehr verwendet, da es giftiges Quecksilber enthält, das über die Haut resorbiert wird und durch seine kräftige rote Farbe die Beobachtung der Hautfarbe erschwert.

Hautdesinfektionsmittel nicht prophylaktisch anwenden. Hautkeime sind physiologisch. Durch prophylaktische Anwendung von Hautdesinfektionsmitteln wird diese natürliche Hautflora zusammen mit den pathogenen Keimen zerstört.

Gummi und Plastik meiden. Sie hindern die Haut daran, den optimalen Feuchtigkeitsgehalt selbst zu bestimmen. Es kann nicht ausgeschlossen werden, daß manche Inkontinenzhilfen durch die eingearbeitete Plastikfolie die Dekubitusgefahr erhöhen.

> Ein Dekubitus ist eine gefürchtete Komplikation längerer Immobilität. Aus der Hauptursache „Druck" folgt: Oberstes Ziel ist die Druckentlastung gefährdeter Hautbezirke.
>
> Eine regelmäßige Überprüfung, ob die geplanten und durchgeführten Maßnahmen aus-reichen, sichert den Erfolg der Dekubitusprophylaxe.

7.6.5 Kontrakturenprophylaxe

Während ein Dekubitus schon nach wenigen Stunden fehlender Bewegung auftreten kann, kommt es nur bei tage- oder wochenlangem Bewegungsmangel zu Versteifungen von Gelenken, den **Kontrakturen**.

> **Kontraktur** (lat. *contrahere* = zusammenziehen): Dauerhafte Verkürzung von Muskeln, Sehnen und Bändern mit der Folge einer bleibenden Gelenkversteifung.
>
> **Kontrakturenprophylaxe:**
> - Gefährdung der Patienten einschätzen
> - Maßnahmen planen und anwenden
> - Wirksamkeit überprüfen.

Kann ein Patient z.B. nach einer längeren Gipsbehandlung die entsprechenden Gelenke nicht mehr voll bewegen, handelt es sich nicht um eine Kontraktur, sondern um eine *vorübergehende Funktionseinschränkung*. Die Beweglichkeit bessert sich durch konsequentes – wenn auch schmerzhaftes – Training. Dagegen bezeichnet **Kontraktur** den Zustand einer *bleibenden Bewegungseinschränkung* von Gelenken bis hin zur Gelenkversteifung. Beim Auftreten einer Kontraktur ist die Bewegung in dem betroffenen Gelenk charakteristisch verändert: Es besteht eine Zwangshaltung, die vom Patienten nicht aufgehoben werden kann, auch passiv kann das Gelenk nicht oder nur in sehr geringem Umfang bewegt werden, die Bewegung selbst ist schmerzhaft. Kontrakturen können die Lebensqualität eines Patienten erheblich reduzieren und im Extremfall dauerhafte Pflegebedürftigkeit nach sich ziehen.

Ursachen von Kontrakturen

Eine Kontraktur ist immer Folge mangelnder Bewegung des betroffenen Gelenkes. Eine Reihe von Erkrankungen kann dazu führen, daß der Patient Gelenke nicht mehr (ausreichend) bewegt, z.B.:
- Immobilität, Bettlägerigkeit
- Inaktivität (auch therapiebedingt durch Extension oder Gips)
- Lähmungen
- Schonhaltungen bei chronischen Schmerzen
- Großflächige Narben.

Bedauerlicherweise kommt es auch heute noch durch Pflege- oder Behandlungsfehler immer wieder zu Kontrakturen, wenn z.B. Patienten nicht sachgerecht gelagert oder zu selten durchbewegt werden.

Kontrakturen durch Immobilität und Inaktivität. Jede Muskelkontraktion führt automatisch zur Dehnung des Gegenspielers (☞ Abb. 26.5). Bei fehlender Bewegung werden Muskeln und Sehnen nicht mehr gedehnt und verkürzen sich.

Kontrakturen als Folge von Lähmungen *(neurogene Kontrakturen)*. Erkrankungen des Nervensystems führen häufig zu Kontrakturen, vor allem spastische Lähmungen (☞ 35.4.1), z.B. bei:
- Gehirn- oder Rückenmarksverletzungen, z.B. Querschnittslähmung
- Zerebralen Durchblutungsstörungen
- Multipler Sklerose.

Kontrakturen durch Schonhaltung. Bei chronischen Schmerzen nehmen Patienten häufig eine Schonhaltung ein, d.h. sie versuchen eine Position zu finden, in der sie am wenigsten Schmerzen verspüren und vermeiden jede Bewegung, die Schmerz auslöst.

Kontrakturen als Folge flächiger Narben *(dermatogene Kontrakturen)*. Bei großflächigen schweren Verbrennungen oder Verätzungen in Gelenknähe kommt es zu einer Defektheilung mit Narbenbildung (☞ 27.4.2, Sekundäre Wundheilung). Die Narben schrumpfen und es entsteht ein *Narbenzug*, der Bewegungen behindert.

Kontrakturen durch Pflege- und Behandlungsfehler. Werden z.B. bewußtlose, gelähmte oder immobile Patienten nicht regelmäßig durchbewegt, können sich Kontrakturen bilden, denn auch in der Entspannungslage *(physiologische Nullstellung)* können Gelenke versteifen.

Spitzfuß

Der **Spitzfuß** (Abb. 7.99) entsteht durch den Druck der Bettdecke, die den Fuß zusätzlich zum Eigengewicht in Streckstellung bringt, und ist die häufigste Kontraktur bei Bettlägerigkeit. Versteift das Gelenk in dieser Position, kann der Betroffene nur noch auf den Zehenspitzen gehen und den Fuß beim Gehen nicht mehr abrollen.

Maßnahmen der Kontrakturenprophylaxe

☑ **Ziel der Kontrakturenprophylaxe** ist es, die volle Gelenkbeweglichkeit zu erhalten durch:
- Bewegungsübungen und passives Durchbewegen
- Regelmäßiges Umlagern des Patienten.

Es ist vorteilhaft, Maßnahmen der Kontrakturenprophylaxe in andere Pflegehandlungen zu integrieren: Die *aktivierende Pflege* bietet zahlreiche Möglichkeiten, kontrakturenprophylaktisch tätig zu werden, z.B. im Rahmen der Körperpflege, beim Essen, in Verbindung mit Mobilisation, Thrombose- und Pneumonieprophylaxe.

Kontrakturenprophylaktische Maßnahmen müssen mehrmals täglich durchgeführt werden. Damit der Patient den Sinn der Maßnahme versteht und soweit wie möglich mithilft, informiert ihn die Pflegeperson über die Notwendigkeit des Übungsprogramms. Schmerzen sollten durch geeignete Maßnahmen (z.B. Kältepackungen) reduziert werden, um das „Bewegungstraining" zu erleichtern. Stark schmerzauslösende Übungen sind zu unterlassen.

Spezielle Maßnahmen zur Kontrakturenprophylaxe sind:
- Beobachten der Bewegung, um eine beginnende Bewegungseinschränkung rechtzeitig zu erkennen
- Mobilisieren, Bewegungsübungen
- Lagern in physiologischer Mittelstellung *und* Lagerung wechseln.

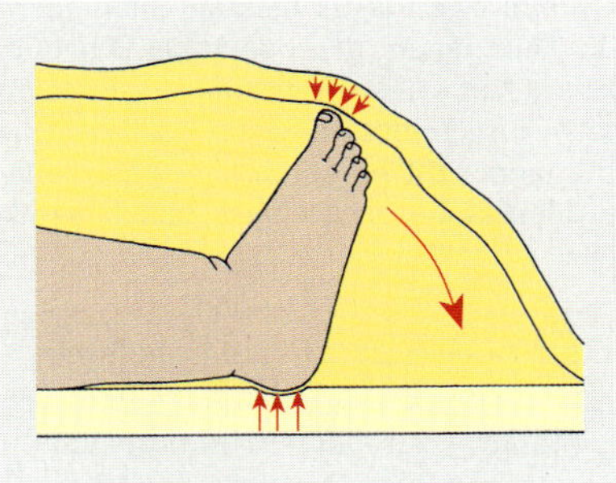

Abb. 7.99: Sowohl das Eigengewicht des Fußes als auch der Druck der Bettdecke fördern die Entstehung eines Spitzfußes. [L157]

Weiter tragen zur Kontrakturenprophylaxe bei:
- Zusammenarbeit mit der Physikalischen Abteilung (Krankengymnastik)
- Ausreichende Schmerzmedikation (Arztanordnung!)
- Verzicht auf (Super-)Weichlagerung (wenn von der Dekubitusgefahr her möglich)
- Motivation des Patienten zu Aktivität
- Alternative Maßnahmen, z.B. Streichungen der Muskel-Antagonisten zur Spastikminderung (beispielsweise bei Beugespastik die Strecker aktivieren)
- Wohlüberlegter, gezielter Einsatz von Hilfsmitteln (z.B. Fuß-Aktivstütze gegen Spitzfuß und Versteifung des Kniegelenkes, Handexpander, Gummi-Noppen-Bälle zum Grifftraining, Strickleiter gegen eine Versteifung von Schulter-, Ellbogen- und Handgelenk usw.).

Beim Einsatz von Hilfsmitteln ist eine einseitige und dauerhafte Lagerung oder Anwendung zu vermeiden. Beispielsweise kann eine Knierolle einer Streckkontraktur entgegenwirken, aber durch langdauernden Einsatz möglicherweise eine Beugekontraktur auslösen.

Bei Patienten mit Halbseitenlähmung sind besondere Pflegeschwerpunkte zu beachten. Das *Bobath-Konzept* verhindert das Auftreten von Muskelspasmen und beseitigt so eine Hauptursache späterer Kontrakturen (☞ 35.6.6).

Beobachten der Bewegung. Ein besonderes Augenmerk ist auf die *Gelenkstellung* und den *Funktions-/Bewegungsumfang* eines Gelenkes sowie auf *Schmerzäußerungen* des Patienten bei Bewegung zu richten.

Lagerung in Streck- und Beugestellung abwechseln. Lagerung in Streckstellung verhindert die Verkürzung der Beuger (= Flexoren), die Lagerung in Beugestellung umgekehrt die Verkürzung der Strecker (= Extensoren). Die Beugestellung ist kontraindiziert bei Verletzungen an der Beugeseite der Gelenke. Der Patient ist zu informieren und liegt entweder in flacher Rückenlage oder in der 30°-Lage. Bei Lagerung in Beugestellung ist auch eine leicht erhöhte Oberkörperlagerung möglich.

7.6.6 Kinästhetik

Kinästhetik (griech. *kinesis* = Bewegung, *aisthesis* = Empfindung): Bewegungskonzept, das die Handlungs- und Bewegungsfähigkeit der Pflegeperson entwickelt, damit sie den Patienten zur gezielten Bewegung und Organisation seines Körpers führen kann.

Kinästhetik ist ein Konzept, die **Interaktion** *(Wechselbeziehung)* zwischen Pflegeperson und Patient mit Bewegung und Berührung bewußt zu gestalten. Ziele dabei sind:
- Die Gesundheit des Patienten zu fördern
- Den Patienten zu aktivieren
- Bewegung gemeinsam mit dem Patienten zu gestalten
- Mit geringem Kraftaufwand und schonend zu arbeiten.

Grundlage für dieses Konzept bilden die *Verhaltenskybernetik* (Wissenschaft von der Steuerung und Regelung komplexer Systeme), die humanistische Psychologie und Elemente des modernen Tanzes.

Begründet und entwickelt wurde das Prinzip der Kinästhetik von *Frank Hatch* und *Lenny Maietta*. Frank Hatch ist Philosoph und Tänzer, Lenny Maietta Philosophin und Psychologin mit dem Schwerpunkt Körpertherapie. Sie haben zusammen mit *Suzanne Schmidt*, einer Krankenschwester aus der Schweiz, die Kinästhetik für den deutschsprachigen Raum zugänglich gemacht.

Hatch/Maietta/Schmidt: Kinästhetik, 4. Aufl. DBfK-Verlag, Eschborn 1996

Bei Kinästhetik handelt es sich nicht um Techniken, Tricks oder Kniffe. Vielmehr ist Kinästhetik ein Konzept, das jeweils neu auf eine Pflegeperson-

Patienten-Interaktion angepaßt werden muß. Dazu dienen Bewegung, Berührung, Bewegungsempfindung und eine „Sprache", in der der Patient angeleitet und motiviert wird.

Kinästhetisch korrekt sagt die Pflegeperson nicht zur Patientin „Ich werde Sie jetzt aufsetzen", sondern „Lassen Sie uns gemeinsam einen Weg finden, damit Sie ins Sitzen kommen".

Kinästhetik kann in entsprechenden Fortbildungskursen (mindestens 18-stündiger Grundkurs) erlernt werden. Die Intention solcher Kurse ist die persönliche Erfahrung von Bewegung und ihre Bewußtwerdung individuell und im Kontakt mit anderen (Informationen, ☞ unten).

Kinästhetik-Kurse

- Institut für Kinästhetik
  Rain 34
  CH-5000 Aarau
  Tel./Fax 062 823/ 11 12
- Institut für Kinästhetik
  Marktplatz 9
  D-79539 Lörrach
  Tel. 07621/23497 Fax 10194

Ein „Bewegungs- und *Berührungs*konzept" muß zwangsläufig dazu führen, daß sich Pflegeperson und Patient nahe kommen. Es ist im Einzelfall zu prüfen und ggf. zu respektieren, wenn diese Nähe nicht gewünscht wird. Dazu muß die Pflegeperson für sich selbst geklärt haben, wieviel Nähe sie geben und aushalten kann.

Bewegungselemente

Wodurch unterscheidet sich eine Bewegung, um z.B. ein rohes Ei zu tragen, von der Bewegung, die Axt beim Holzhacken zu schwingen? Um Unterschiede herauszuarbeiten und um Bewegungen besser erfahren und beschreiben zu können, unterscheidet die Kinästhetik die **Bewegungselemente** Zeit, Raum und Kraft:

- **Zeit:** Geschwindigkeit (schnell, langsam), Dauer, Folge (gleichzeitig, nacheinander) der Bewegung
- **Raum:** Richtung der Bewegung im Raum (vorwärts, rückwärts, rechts, links, aufwärts, abwärts, Drehrichtung wie einwärts – auswärts), Ausmaß der Bewegung im Raum (eng, weit, groß, klein, hoch, tief), die Stellung im Raum (sitzen, liegen, stehen); die Richtung des Austausches; die Entfernung der Bewegung; der Ort der Interaktion, d.h. die Eigenschafen der Umgebung
- **Kraft:** *Qualität* der Kraft: ziehen oder drücken; *Quantität* der Kraft: mehr oder weniger Kraft ausüben; *Kontakt*: Ort, auf den der Kraftaufwand sich richtet; *Richtung* (in der Umgebung).

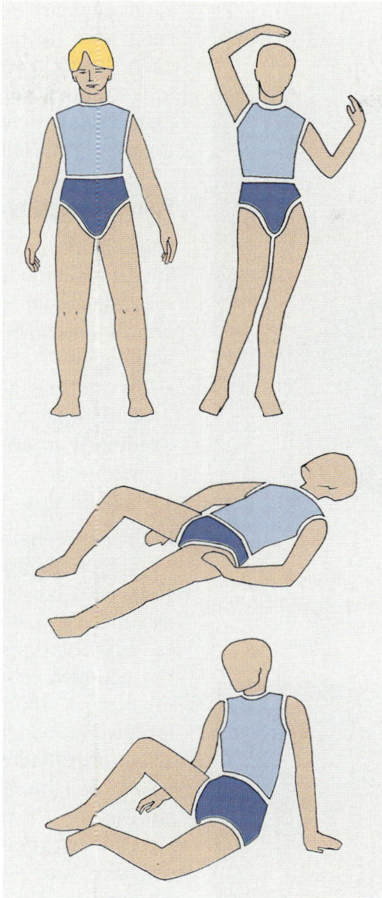

Abb. 7.100: Die Kinästhetik teilt den Körper in sieben Massen und sechs Zwischenräume ein. [L215]

Knochen und Muskeln

Die Sichtweise der Kinästhetik unterscheidet am menschlichen Bewegungsapparat Knochen und Muskeln:

- **Knochen** sind im menschlichen Körper die gewichttragenden, „harten" Teile. Sie können Gewicht an die Unterstützungsfläche abgeben. Knochen können ihre Funktion auch noch bei Lähmungen erfüllen
- **Muskeln** können nur wenig Gewicht tragen. Sie sind flexibel. Ihre Aufgabe ist es, die Knochen koordiniert zu bewegen oder in eine bestimmte Position zueinander zu bringen.

Ziel ist es, Muskeln und Knochen in der Bewegung nur ihren Eigenschaften entsprechend zu gebrauchen. Daraus resultiert das kinästhetische Prinzip: *„Gewicht (über knöcherne Strukturen) führen, nicht tragen!"*

Massen und Zwischenräume

Die Kinästhetik teilt den Körper in sieben stabile Massen und sechs instabile, bewegliche Zwischenräume ein. Als **Massen** gelten Kopf, Brustkorb, Becken, Arme und Beine. **Zwischenräume** verbinden die Massen untereinander und ermöglichen einerseits die Bewegung und andererseits die Verlagerung von Gewicht von einer Masse zur nächsten. Als Zwischenräume gelten Hals, Taille, Schultergelenke und Hüftgelenke (☞ Abb. 7.100).

Die Einteilung in Massen und Zwischenräume hilft die Bewegung zu fördern und eindeutige Signale zu setzen.

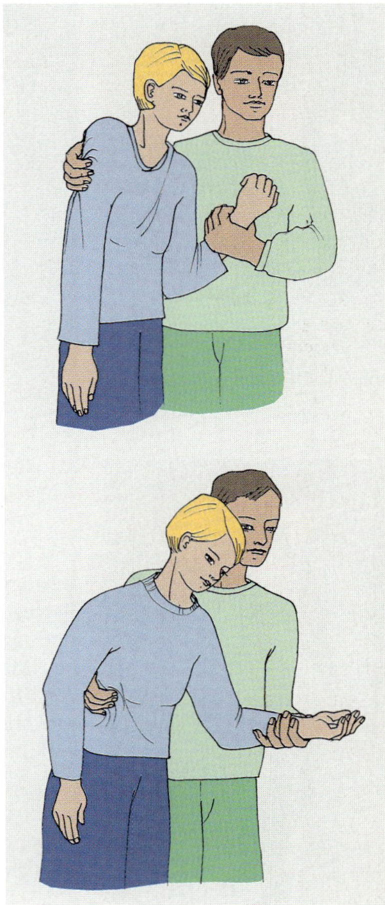

Abb. 7.101: Eine Patientin begleiten nach kinästhetischen Gesichtspunkten (unten) statt sie mit Kraftaufwand zu führen (oben). [L215]

Zwei-dimensionales Aufstehen [K183]

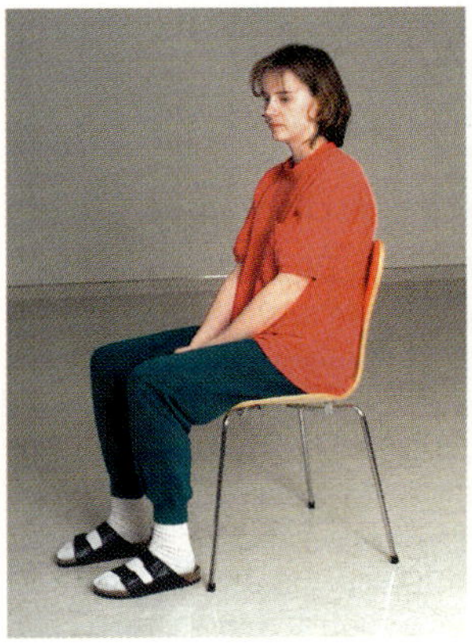

Abb. 7.102: Zweidimensional aufstehen: d.h. die Bewegungen verlaufen alle in einer Ebene, der Sagittalebene. Dreidimensional Aufstehen ☞ 7.107 – 7.109.

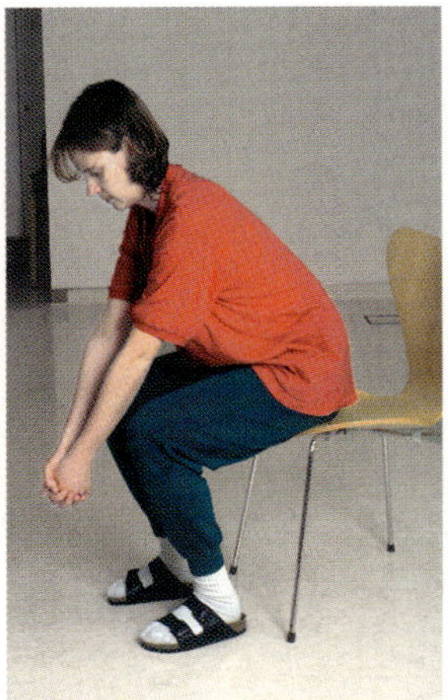

Abb. 7.103: Die Rumpfbeugung nach vorne entlastet das Becken.

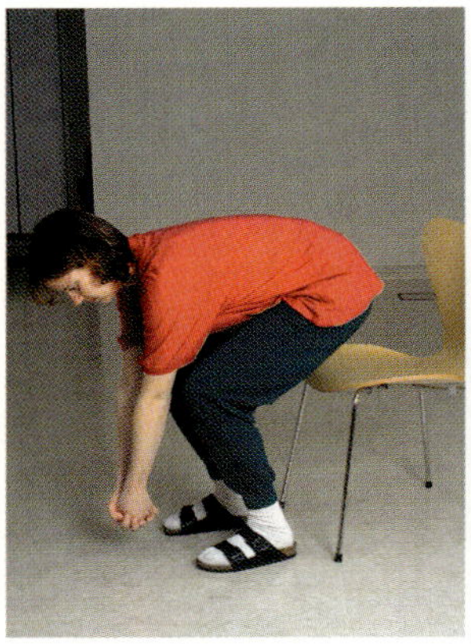

Abb. 7.104: Becken anheben...

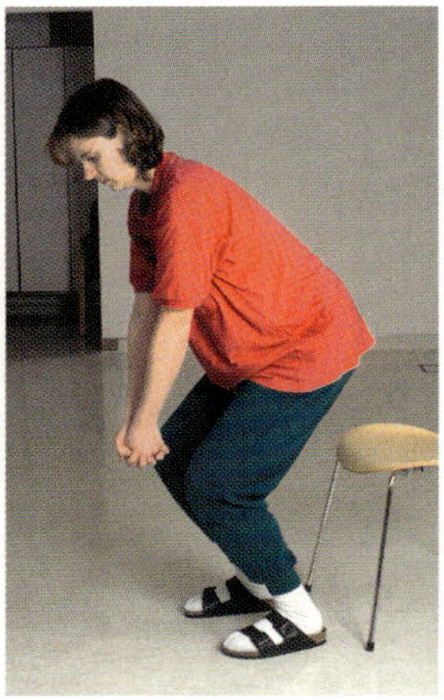

Abb. 7.105: ... Oberkörper aufrichten und Kniegelenke strecken ...

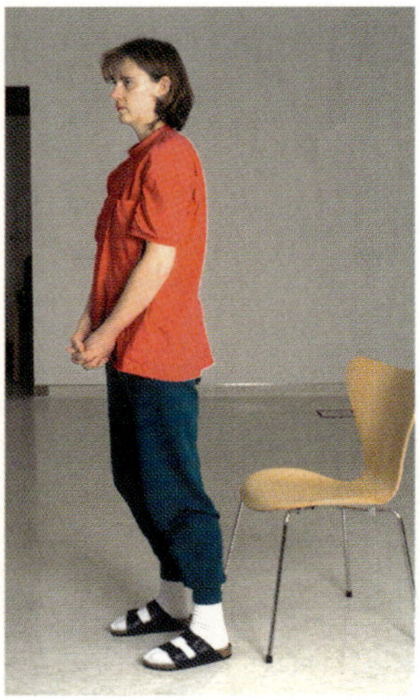

Abb. 7.106: ... zum Stand.

Bewegung fördern. Aus der Bewegungserfahrung leitet sich ab, daß Kontakt mit den Massen Bewegung fördert, Kontakt mit den Zwischenräumen Bewegung verhindert.

☑ Die Massen fassen, die Zwischenräume spielen lassen.

Eindeutige Signale setzen. Nur durch den Kontakt an den Massen läßt sich eine Eindeutigkeit von Berührung und Bewegung erreichen. Kontakt an den Zwischenräumen vermittelt diffuse Signale und blockiert die Beweglichkeit.

Spiralbewegungen

Kinästhetik nutzt die Bewegungsmöglichkeit der Zwischenräume in erster Linie *dreidimensional*, damit Bewegungen:

- Mit geringem Kraftaufwand möglich
- Jederzeit kontrolliert und umkehrbar
- Fließend sind.

Bei *dreidimensionalen Bewegungen* **(Spiralbewegungen)** handelt es sich um Bewegungen um zwei Achsen, es entstehen spiralförmige Bewegungen, die einen geringeren Kraftaufwand erfordern, jedoch mehr Platz als **Parallelbewegungen** *(zweidimensionale Bewegungen)* beanspruchen. Parallelbewegungen haben dagegen nur eine Bewegungsachse, d.h. es handelt sich um Bewegungen wie Vorwärtsbeugen oder Rückwärtsstrecken. Der Unterschied zwischen zwei- und dreidimensionaler Bewegung wird in den Abb. 7.102 – 7.109 deutlich.

Fließende Bewegungen. Die Kinästhetik vollzieht nach, was bei natürlichen, fließenden Bewegungen abläuft, und überträgt dies auf vom Patienten neu oder wieder zu erlernende Bewegungen. Was geschieht zum Beispiel beim Gehen? Oberflächlich betrachtet bewegt sich ein Mensch dabei vorwärts. Das wird aber nur dadurch ermöglicht, daß mehrere Bewegungen gleichzeitig ablaufen: Das Körpergewicht bewegt sich von einem Bein zum anderen und wieder zurück (rechts – links) während sich gleichzeitig das jeweils entlastete Bein nach vorn bewegt, d.h. der Fuß hebt ab, setzt auf, rollt ab und hebt wieder ab. Genau betrachtet geht der Mensch also nicht stur geradeaus, vielmehr überlagern sich zwei schwingende Bewegungen, die Gewichtsverlagerung und die Vorwärtsbewegung, die doch – zusammengenommen – eine fließende Bewegung darstellen.

Würde man versuchen, gängige Bewegungsmuster in der Pflege in dieses Bild zu übertragen, müßte der Mensch hüpfen. Die bisher geübte Pflegepraxis erinnert an Hau-Ruck-Methoden: plötzliche Gewichtsverlagerung und ruckartige Bewegung. Wie diese Überlegungen in Pflegehandlungen umgesetzt werden können, ist im Abschnitt 7.6.9 beschrieben.

Die Kinästhetik und das **Bobath-Konzept** (☞ 35.6.6) orientieren sich ganzheitlich am Menschen. Sie unterscheiden sich aber in der Betonung von Ressourcen und Defiziten:

- Das *Bobath-Konzept* orientiert sich primär am Defizit – der Lähmung – und hat zum Ziel, spastischen Mustern vorzubeugen und Bewegungen anzubahnen. Dazu werden die Ressourcen, also die nicht betroffene Seite, einbezogen
- Das *Kinästhetik-Konzept* orientiert sich primär an den Ressourcen, wobei die Pflegeperson selbst entscheiden muß, ob sich dieses Konzept bei der Erkrankung der Patienten überhaupt anwenden läßt.

Im Idealfall ist es Pflegepersonen möglich, je nach Pflegeschwerpunkt innerhalb beider Konzepte „zu springen" und sie zielgerichtet zu kombinieren.

Kinästhetik und Rückenschule

Kinästhetik ist ein kräfteschonendes und sehr physiologisches Konzept und daher „rückenfreundlich".

Die Pflegeperson beugt ihren Rücken zwar, was den „Regeln" rückenschonender Arbeitsweise widerspricht, aber hier wird Gewicht niemals getragen, sondern nur verschoben oder verlagert, immer langsam über knöcherne Strukturen geführt und an Unterstützungsflächen abgegeben. Somit steht Kinästhetik nicht im Widerspruch zur Rückenschule, im Gegenteil belastet Kinästhetik die Pflegeperson weit weniger als herkömmliche Pflegetechniken.

7.6.7 Mobilisation

Mobilisation (*mobilisare* = etwas in Bewegung bringen): Maßnahmen zur Aktivierung und Bewegungsförderung von Patienten.

Von der frühzeitigen Mobilisation hängt viel ab:

- Thrombose und Dekubitus wird vorgebeugt
- Der Appetit wird angeregt
- Gesunder Schlaf wird durch Bewegung tagsüber gefördert
- Das Krankheitsgefühl wird minimiert.

Auch unter Zeitdruck soll deswegen auf die Mobilisation des Patienten nicht verzichtet werden. Oft kann durch diese Aktivierung die Selbstpflegefähigkeit des Patienten so gestärkt werden, daß insgesamt sogar Zeit gespart wird.

Grundprinzipien der Mobilisation

Bewegungen planen. Die Pflegeperson klärt vor der Handlung zwei Fragen: einerseits wohin der Patient sich bewegen soll, andererseits welche Fähigkeiten der Patient hat, diese Bewegung selbst durchzuführen.

Dreidimensionales Aufstehen [K183]

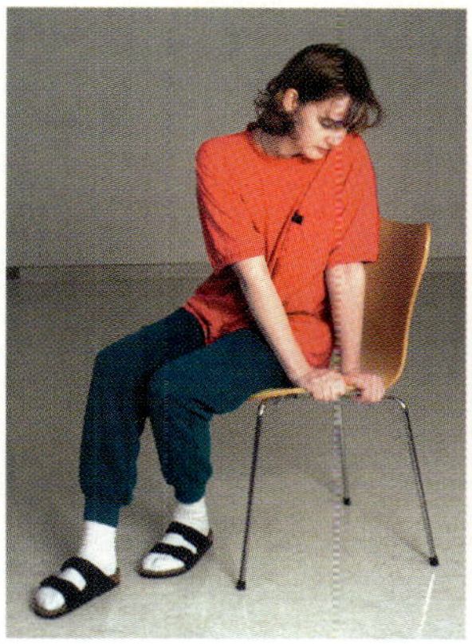

Abb. 7.107: Kinästhetisch Aufstehen als Beispiel einer dreidimensionalen Bewegung. Die Patientin bringt die Beine in Schrittstellung und greift die Stuhlkante neben sich.

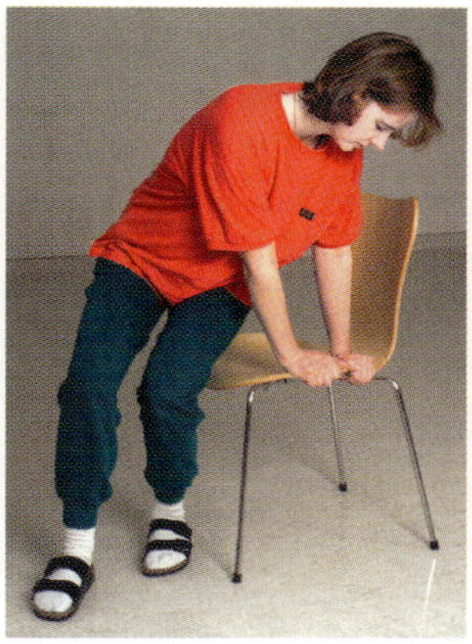

Abb. 7.108: Dann hebt sie das Becken von der Sitzfläche in einer Drehbewegung ab.

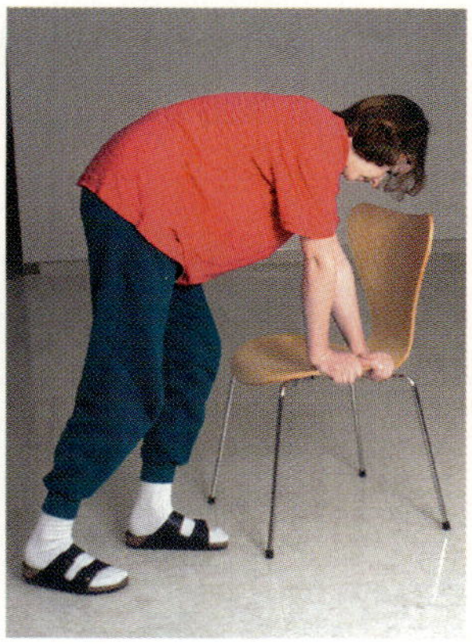

Abb. 7.109: Als letztes wird der Oberkörper aufgerichtet.

Information geben. Die Pflegeperson erklärt dem Patienten die Notwendigkeit der Pflegemaßnahme, beschreibt und demonstriert den Bewegungsablauf. Der Patient kann dadurch Anleitungen besser folgen, die Kooperation verbessert sich.

Eindeutige Bewegungsimpulse setzen. Um den Patienten in Bewegung zu bringen, kann ihn die Pflegeperson verbal auffordern, z.B.: „Bitte drehen Sie sich auf die rechte Seite!". Kann der Patient dieser Anweisung nicht folgen, ist es wenig hilfreich, wenn die Pflegepersonen ihn einfach dreht. Sie versucht vielmehr, eindeutige Bewegungsimpulse zu setzen, in dem sie ihn führt, sanft drückt oder zieht und unterstützt.

Bewegungsimpulse müssen eindeutig sein, d.h. es ist wichtig, den Patienten z.B. mit der ganzen Handfläche zu berühren, statt mit fünf Fingern, die einen diffusen Impuls setzen.

Patientenressourcen ausschöpfen. Bei jeder der unter Tab. 7.111 vorgestellten Handlungen gibt die Pflegeperson zunächst Anweisungen an den Patienten. Dies kann mit Worten und durch Bewegungsimpulse geschehen. Sie gibt nur soviel Hilfestellung, wie der Patient zur Ausführung der Bewegung braucht.

Zeit sparen. Auch wenn manche Handlungen zunächst zeitaufwendig sind, wird langfristig dennoch Zeit gespart, wenn Patienten dadurch schneller wieder selbständig werden.

Rückenschonend arbeiten, z.B. das Patientenbett auf auf eigene Beckenhöhe bringen.

Gezielt vorbereiten:

- Puls- und Blutdruck kontrollieren
- Möglichst alle Lagerungskissen entfernen
- Katheter, Infusionen, Sonden u.ä. so sichern, daß sie den geplanten Be-

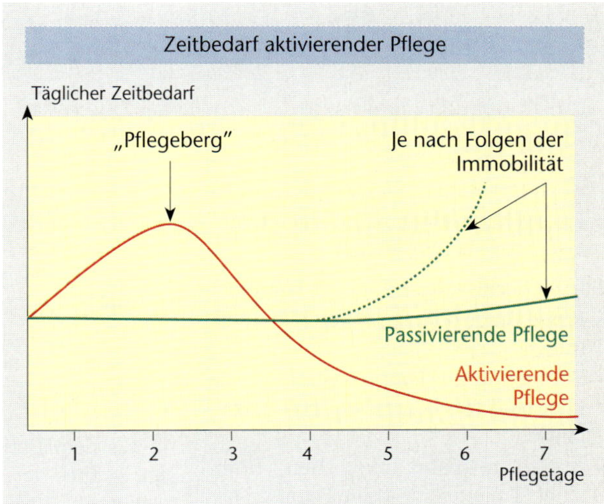

Abb. 7.110: Der Zeitbedarf aktivierender Pflege ist zunächst höher. Ist der Patient aber über dem „Pflegeberg", so wird langfristig mehr Zeit gespart als anfangs investiert wurde. Die einzige Alternative zu einer frühzeitigen Aktivierung und Mobilisation ist die zeitlebens anhaltende Pflegebedürftigkeit mit steigendem Pflegeaufwand, da die fehlende Bewegung zusätzliche Pflege erfordert, etwa Dekubitus-, Thrombose- und Pneumonieprophylaxe. Der Pflegebedarf kann sogar exponentiell anwachsen, wenn erst Folgen der Immobilität eingetreten sind. [M100]

Abbildungsnummer	Technik
7.112 – 7.113	Schinken-Schultergang
7.114	Schultergang
7.115 – 7.116	Schinken-Schultergang zu zweit
7.117 – 7.118	Höherrutschen im Bett, ruckweise
7.119	Höherrutschen im Bett mit Patientenaufrichter
7.120 – 7.122	Kinästhetisch mit Hilfstuch arbeiten
7.122	Mit Hilfstuch und Patientenaufrichter
7.123 –7.124	Roll-/Zugbrett
7.125	Hakengriff
7.126	Handgelenkgriff
7.127	Sich unter dem Patienten die Hand geben
7.128	Liegende Patienten tragen, Ausgangspos.
7.129	Liegende Patienten tragen, Standpunkt verdeutlicht
7.130	Liegende Patienten tragen, Handgelenkgriff demonstrieren
7.131	Liegende Patienten tragen, Patient schwebt
7.132 –7.133	Schinkengang im Sitzen, zu zweit
7.134	Australian Lift, Ausgangsposition
7.135	Australian Lift, die Patientin schwebt
7.136	Australian Lift, Demonstration Hakengriff
7.137 – 7.142	Patientin seitwärts bewegen
7.143	Patientin kinästhetisch aufsetzen, Ausgangspos.
7.144	Patientin kinästhetisch aufsetzen, drehen und beugen
7.145	Patientin kinästhetisch aufsetzen, Patientin sitzt
7.146 – 7.147	Pat. setzt sich auf mit Strickleiter
7.148 – 7.149	Aufsetzen „en bloc", Patientin in „Sitzhaltung"
7.150	Aufsetzen „en bloc", Patientin in Bewegung
7.151	Aufsetzen „en bloc", Patientin sitzt
7.152	Über Bauchlage aufstehen, Ausgangsposition
7.153	Über Bauchlage aufstehen, in Bewegung
7.154	Über Bauchlage aufstehen, Oberkörper aufrichten

Tab. 7.111: Übersicht über die verschiedenen Mobilisationstechniken.

wegungsablauf nicht behindern
- Hausschuhe, Bademantel etc. bereitlegen oder bereits anziehen.

Für Sicherheit des Patienten sorgen:
- Keine Ringe oder sonstigen Schmuck tragen
- So wichtig die Hautpflege sonst ist: Hier sind frisch gecremte Hände gefährlich
- An allem „Fahrbaren" (Bett, Rollstuhl, Toilettenstuhl) die Bremsen sichern.

Schwung holen. Das Gewicht des Patienten ist nicht nur hinderlich für seine Aktivierung. Sein Gewicht kann auch zumindest teilweise Bewegungen begünstigen. Stellt ein Patient, der von dem Rücken auf die Seite gelangen möchte, seine Beine vorher auf und läßt die Knie dann auf die gewünschte Seite kippen, setzt er die Beine mit ihrem Gewicht als Schwungrad ein. Bekken und Oberkörper folgen leicht der von dem „Kniegewicht" eingeleiteten Bewegung. Ein anderes Beispiel für ein „Schwungrad" findet sich beim Aufsetzen an der Bettkante: Während die Beine aus dem Bett nach unten schwingen, richtet der Patient seinen Oberkörper auf (En-bloc-Aufsetzen, ☞ Abb. 7.148 – 7.151).

7.6.7.1 Mobilisation im Bett

Im Folgenden werden verschiedene Möglichkeiten der Mobilisation eines Patienten vorgestellt, die je nach Erkrankung erweitert bzw. abgeändert werden müssen. Näheres zu speziellen Bewegungsübungen zur:
- Stimulation der Atmung, ☞ 7.3.5 – 7.3.7
- Aktivierung nach Schlaganfall, ☞ 35.6.6.

Die unter 7.6.7 genannten Regeln für die Mobilisation gelten bei allen im folgenden vorgestellten Möglichkeiten, auch wenn sie aus Gründen der Lesbarkeit nicht jeweils extra aufgeführt sind. Am Beispiel, einen Patienten in Rückenlage zum Kopfende zu bewegen, werden verschiedene Techniken vorgestellt. Genauso kann der Patient auch zur Seite oder zum Fußende bewegt werden.

Patienten im Bett zum Kopfende bewegen

Spezielle Vorbereitung. Kopfende so tief wie möglich stellen, am besten ganz flach, um das Höherrutschen des Patienten zu erleichtern.

Schinken-Schultergang

Der Name **Schinken-Schultergang** erinnert an die fließend-rhythmische Bewegung des Gehens: Beim Gehen wird das Gewicht ständig vom rechten auf das linke Bein verlagert, und gleichzeitig bewegt sich das jeweils entlastete Bein nach vorne. Hier „gehen" jetzt die Schultern und das Gesäß. Der Schinken-Schultergang kann vom Patienten völlig selbständig ausgeführt werden. Die Pflegeperson gibt nur in der „Lernphase" Bewegungsimpulse und achtet darauf, daß der Kopf leicht gebeugt bleibt.

Vorbereitung und Ausgangsposition. Der Patient kreuzt in Rückenlage beide Arme über der Brust und hat die Beine leicht angewinkelt. Die Pflegeperson steht etwas oberhalb der Beckenlinie des Patienten auf seiner rechten Seite neben dem Bett.

Durchführung. Die Pflegeperson fordert den Patienten auf, sich auf die rechte Seite zu drehen. Die Pflegeperson faßt nun unterhalb des linken Schulterblattes mit der vollen linken Handfläche an. Am beweglichen Schulter*gelenk* anzufassen, würde nur einen diffusen Bewegungsimpuls setzen. Sie drückt jetzt schräg in Richtung Kopfende und zu sich hin, als wolle sie die Schulter in Richtung auf das rechte Eck am Kopfende des Bettes drücken. Gleichzeitig drückt sie mit der rechten

Schinken-Schultergang [K183]

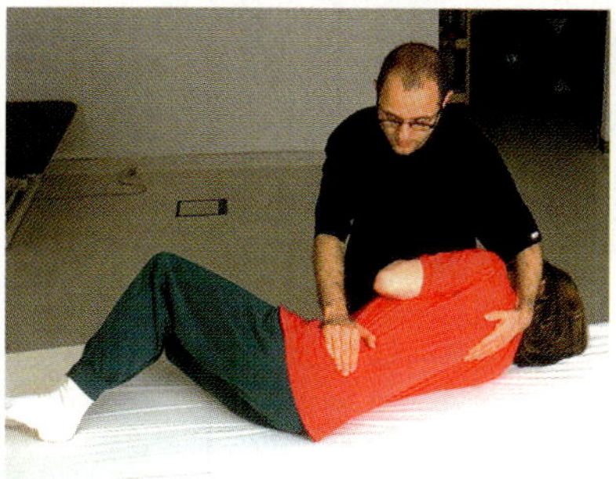

Abb. 7.112: Drehung zum Pflegenden hin.

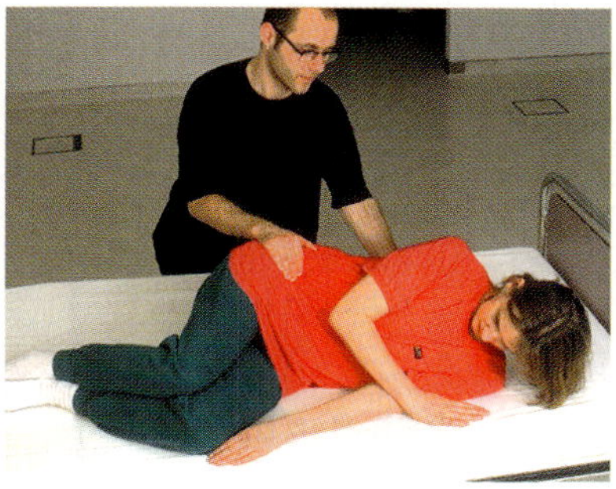

Abb. 7.113: Drehung vom Pflegenden weg.

Hand, die am Beckenkamm flächig aufliegt, das Becken in Richtung auf das linke Eck am Kopfende. Dabei ist der Druck gegen den Beckenkamm stärker als der Druck am Schulterblatt, so daß sich der Patient langsam von der Pflegeperson weg auf den Rücken dreht und dabei ein Stück nach oben rutscht. Die linke Hand der Pflegeperson gleitet dabei unter der Schulter des Patienten hervor. Nun dreht sich der Patient auf die linke Seite.

Liegt der Patient auf der linken Seite, schiebt die Schwester die rechte Schulter (wieder unterhalb der Schulterblattes anfassend) in Richtung auf das linke Eck am Kopfende und zieht das Bekken Richtung rechtes Eck am Kopfende. Der Zug am Beckenkamm ist stärker als der Schulterdruck, der Patient dreht sich wieder auf die Schwester zu bis zur Rückenlage und bewegt sich abermals ein Stück nach oben.

Liegt er wieder auf der rechten Seite, beginnt die Handlung nochmals von vorn, und der Patient wird so lange hin und her bewegt, bis er nah genug am Kopfende liegt.

Vorteil. Bei dieser Transfer-Art wird der Patient mit einer Masse nach der anderen, d.h. in einer wellenförmigen

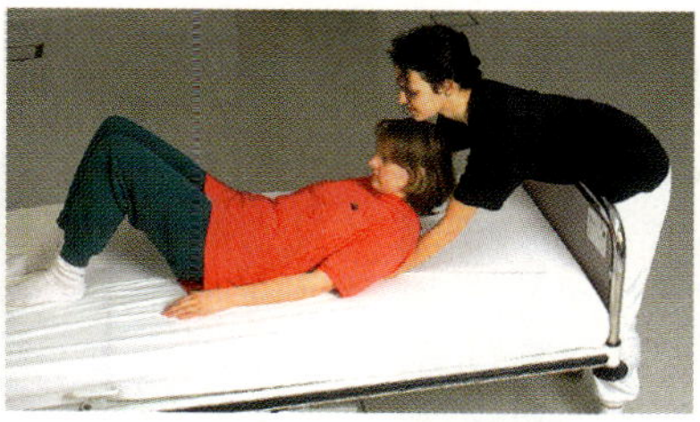

Abb. 7.114: Schultergang. Die Patientin bewegt ihre Beine selbst hin und her. Wenn sie die Füße nah am Gesäß aufsetzt und zur Seite „abkippen" läßt, braucht sie nur wenig Kraft dazu. [K183]

Bewegung zum Kopfende bewegt. Die Pflegeperson muß weniger Kraft aufwenden, und der Patient kann diesem Bewegungsablauf leicht folgen.

Schultergang

Eine Variante der „Fortbewegungsart" (☞ Einleitung Kinästhetik 7.66) Schinken-Schultergang ist der **Schultergang**, der sich vor allem auch bei Wirbelsäulenerkrankungen oder nach Operationen des Beckens oder der Hüftgelenke empfiehlt.

Vorbereitung und Ausgangsposition. Der Patient liegt in Rückenlage mit leicht angewinkelten Beinen. Die Pflegeperson steht am Kopfende des Bettes. Die Pflegeperson greift, ähnlich einem Gabelstapler, vom Kopfende her unter den Rücken des Patienten, so daß das Gewicht des Patienten auf ihren Unterarmen ruht (☞ Abb. 7.114).

Durchführung. Der Patient dreht sich abwechselnd nach rechts und links, indem er die Beine zur entsprechenden Seite abkippen läßt. Dabei zieht die Pflegeperson die jeweils entlastete Seite kopfwärts. Die Beine rücken nach.

Schinken-Schultergang zu zweit

Wenn sich der Patient nicht selbst drehen kann, werden zwei Pflegepersonen benötigt, um den Patienten zum Kopfende des Bettes zu bewegen.

Vorbereitung und Ausgangsposition. Der Patient liegt flach auf dem Rücken. Die Pflegepersonen stehen sich versetzt gegenüber, eine greift unter Schulter und Steiß, die andere unter Becken und Oberschenkel. Die Unterarme der Pflegepersonen liegen vollständig unter dem Patienten.

Durchführung. Im Prinzip werden die gleichen Bewegungen ausgeführt wie beim Schinken-Schultergang mit einer Pflegeperson. Die Pflegepersonen be-

Schinken-Schultergang zu zweit [K183]

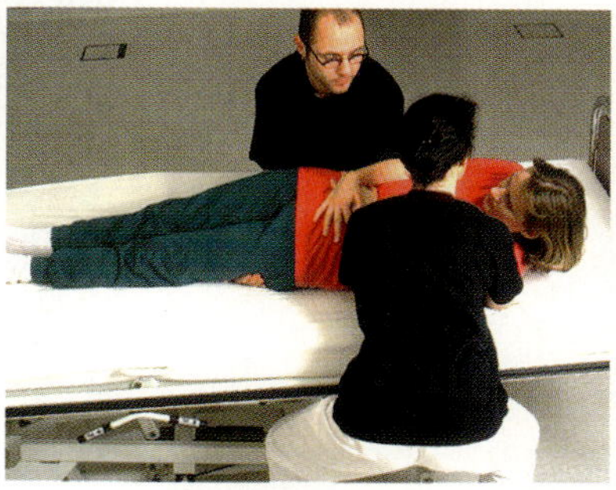

Abb. 7.115: Da sich die Patientin nicht selbst drehen kann, bewegen sie zwei Pflegepersonen nach kinästhetischen Gesichtspunkten.

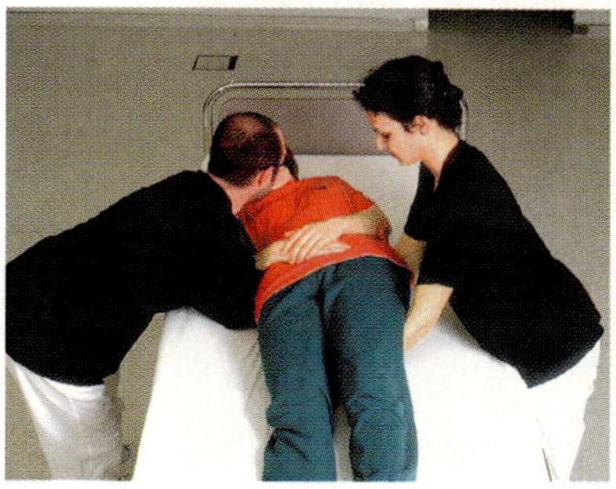

Abb. 7.116: Es bedarf schon einiger Routine, damit beide Pflegepersonen rhythmisch zusammenwirken.

wegen den Patienten auf ihren Unterarmen hin und her. Sind ihre jeweiligen Handgelenke entlastet, „gehen" sie mit diesen nach oben, d.h. zum Kopfende, sind die Ellenbogen entlastet, „gehen" sie mit diesen nach oben, d.h. zum Kopfende (ihre Unterarme würden ein Zick-Zack-Muster auf der Matratze hinterlassen).

Patienten in Etappen liegend zum Kopfende bewegen

Vorbereitung und Ausgangsposition. Der Patient liegt auf dem Rücken, die Beine angewinkelt und leicht gegrätscht aufgestellt. Sein Kopf ist zum Brustbein gebeugt und wird nicht zur Fortbewegung mitbenutzt. Die Pflegeperson steht am Fußende des Bettes.

Durchführung. Der Patient wird aufgefordert, beide Füße und seine neben dem Körper aufliegenden Unterarme fest in die Matratze zu drücken, das Gesäß leicht anzuheben und sich kräftig mit den Beinen abzustoßen. Um ein Wegrutschen der Füße zu verhindern, drückt die Pflegeperson von oben leicht auf die Fußrücken (☞ Abb.

Höherrutschen im Bett [K183]

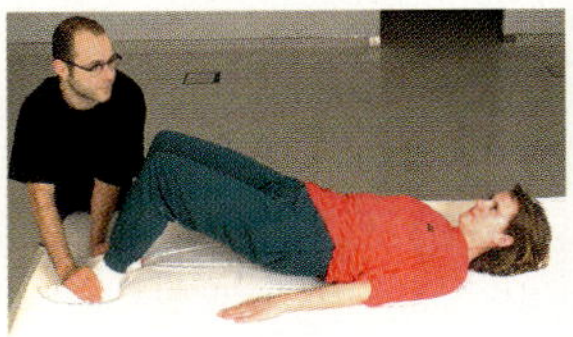

Abb. 7.117: Die Patientin kann ruckweise mithelfen.

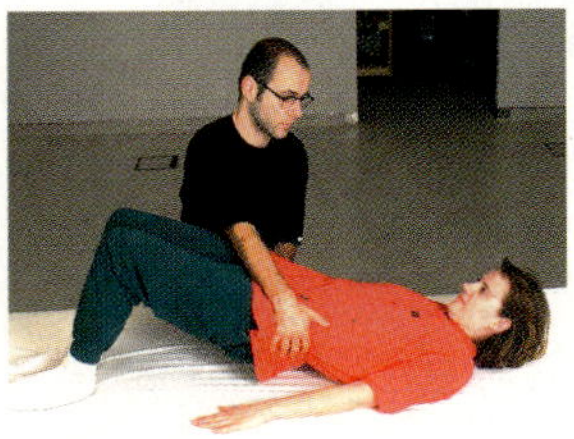

Abb. 7.118: Die Pflegeperson unterstützt das Becken.

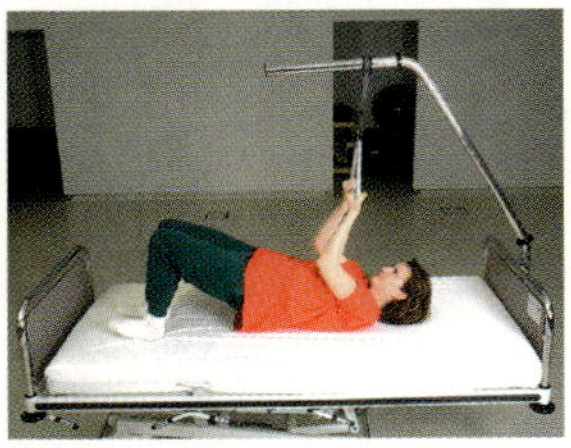

Abb. 7.119: Die Patientin kann durch Benutzen des Patientenaufrichters mithelfen.

7.117). Die Pflegeperson achtet darauf, daß sich der Patient den Kopf nicht anstößt. Sollte der Patient zu schwach sein, sein Becken alleine hochzuben, kann die Pflegeperson, evtl. mit einer weiteren Helferin, den Patienten unterstützen (☞ Abb. 7.118).

Bei dieser Fortbewegungsart bewegt sich der Patient eher ruckweise und benötigt mehr Kraftaufwand. Außerdem wird die Haut im Steißbereich mehr belastet (Scherkräfte, Reibung).

Patienten mit Patientenaufrichter bewegen

Im Bewegungsablauf entspricht dies der Bewegung in Etappen. Der Patient nimmt jedoch, statt die Unterarme auf die Matratze zu stützen, den Patientenaufrichter zu Hilfe, was die Bewegung zwar erleichtert, aber mehr Kraft erfordert und die Schultern belastet.

Mit Hilfstuch arbeiten [K183]

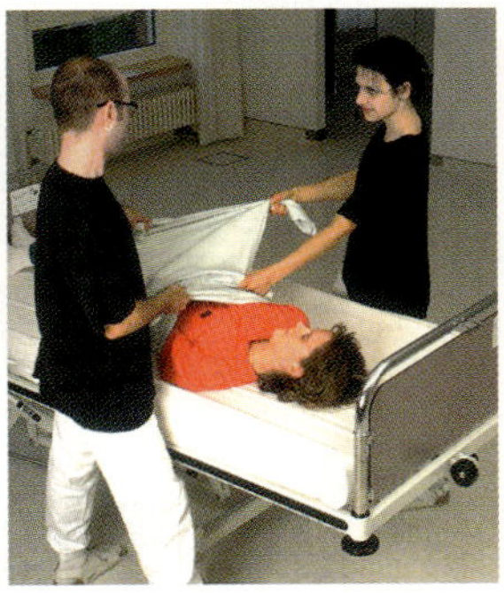

Abb. 7.120: Blick von der Seite.

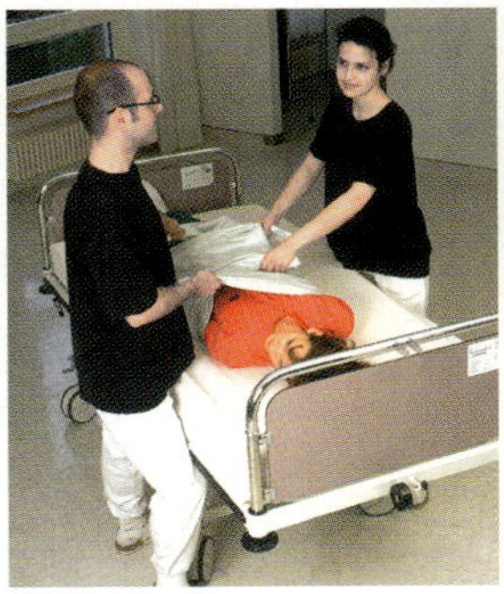

Abb. 7.121: Blick vom Kopfende.

> **Vorsicht!**
> Die Verwendung eines Patientenaufrichters ist bei Patienten mit einem Schlaganfall kontraindiziert, weil dadurch die Spastik begünstigt wird (☞ 35.6.6).

Kinästhetisch mit einem Hilfstuch arbeiten

Vorbereitung und Ausgangsposition. Das Tuch (etwa ein Laken) kann vorher schon eingebettet werden, z.B. während der Patient im OP ist. Behelfsweise kann auch das Bettlaken verwendet werden. Der Patient liegt flach auf dem Rücken. Beide Pflegepersonen stehen sich etwas oberhalb der Bettmitte gegenüber.

Durchführung. Der Bewegungsablauf ähnelt dem des Schinken-Schulerganges zu zweit. Nur nehmen die Pflegepersonen hier ein Tuch, um den Patienten zu bewegen, anstatt unter ihn zu greifen und ihn auf den Unterarmen kopfwärts „gehen" zu lassen, ☞ Abb. 7.120 und 7.122.

Alternative. Beide Pflegepersonen fassen das Hilfstuch nah am Körper des Patienten. Sofern der Patient hierzu in der Lage ist, soll er seinen Kopf nach vorne beugen.

Beide Pflegepersonen heben auf Kommando das straff gespannte Tuch mit dem Patienten an und bewegen sich (und den Patienten) rasch zum Kopfende. Dabei fassen die Pflegepersonen jeweils am Kopf- oder Fußende an, wenn der Patient nicht mithelfen kann. Wenn der Patient seinen Kopf selbst halten kann, können die Pflegepersonen auch seitlich neben dem Betten stehen und das Stecklaken verwenden.

Mit Roll-/Zugbrett arbeiten

Beide Pflegepersonen stehen sich seitlich etwas oberhalb der Bettmitte gegenüber. Der Patient befindet sich in Rückenlage, unter die *Massen* Thorax und Becken wird ein Roll-/Zugbrett gelegt (☞ Abb. 7.123 – 7.124).

An den Griffen kann nun der Patient auf „Kommando" durch Zug nach oben in Richtung Kopfende bewegt werden. Auch hier ist der Patient aufgefordert, seinen Kopf leicht nach vorne zu beugen und ihn *nicht* zur Fortbewegung zu benutzen.

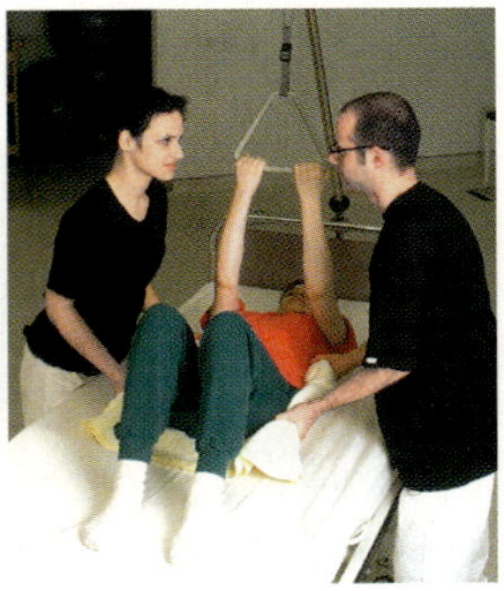

Abb. 7.122: Bewegen einer Patientin mit Hilfstuch zum Kopfende, wenn sie ihren Kopf zur Brust beugen und halten kann. [K183]

> **Vorsicht!**
> Empfindliche Haut kann beim Rutschen durch Scherkräfte geschädigt werden.

Patienten tragen

Einen Patienten zu tragen belastet ihn und die Pflegepersonen und ist – bei unsachgemäßem Vorgehen –

Mit Roll-/Zugbrett arbeiten [K183]

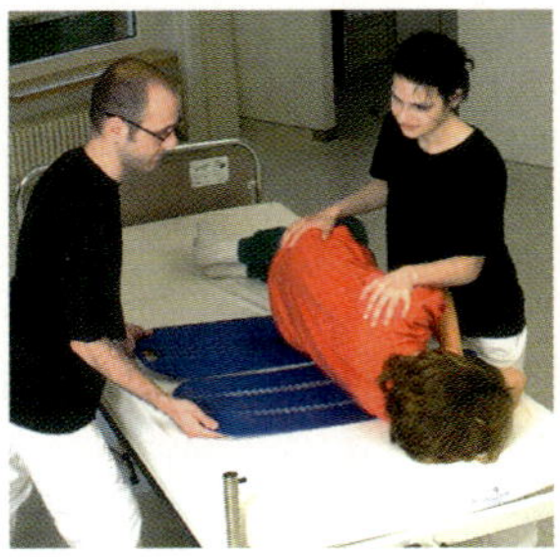

Abb. 7.123: Patientin in Seitenlage bringen und das Brett unterschieben.

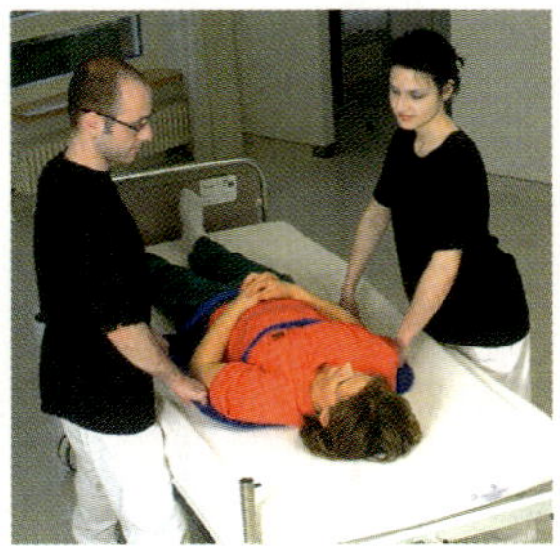

Abb. 7.124: Patientin auf den Rücken drehen und mit Hilfe des Bretts bewegen.

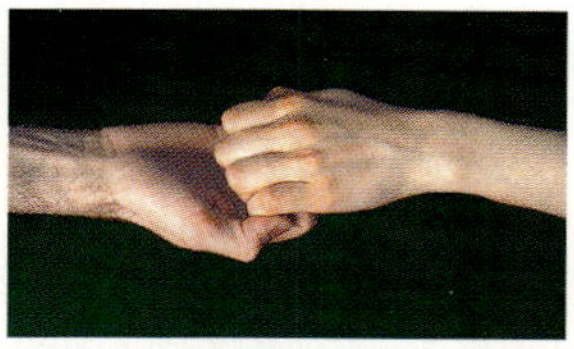

Abb. 7.125: Beim Hakengriff verhaken die Finger beider Pflegepersonen miteinander, der Handrücken bleibt dabei flach. [K183]

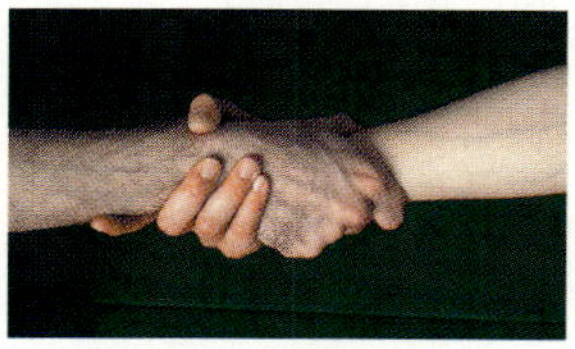

Abb. 7.126: Beim Handgelenkgriff verstreben sich die Hände der Pflegepersonen. [K183]

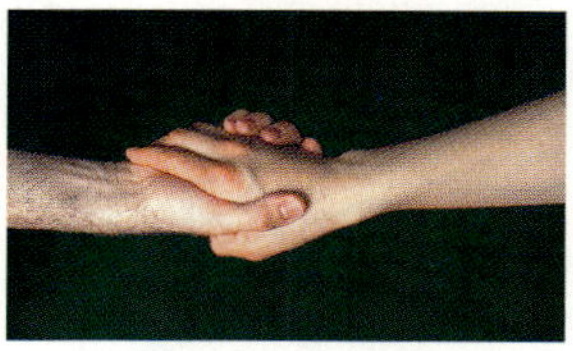

Abb. 7.127: Die Pflegepersonen können sich auch unter dem Patienten die Hand geben, dazu verständigen sie sich vorher, wer mit der Handfläche nach oben bzw. nach unten unter den Patienten faßt. [K183]

nicht ungefährlich. Im Sinne des Gesundheitsschutzes sind Hilfsmittel, z.B. Patientenlifter, vorzuziehen. Läßt es sich aber wegen der räumlichen Enge oder wegen des Zustandes des Patienten nicht vermeiden, den Patienten zu tragen, achten die Pflegepersonen außer auf rückenschonende Arbeitsweise (☞ 7.6.10) auf die korrekten Griffe.

Grifftechniken

Beim **Hakengriff** und beim **Handgelenkgriff** handelt es sich um stabile Griffe, die den Pflegepersonen Kraft in Hand und Fingern abverlangen. Wenn die Pflegepersonen richtig zugreifen, können sie das Gewicht des Patienten viel leichter tragen. Bei schlechter Grifftechnik müssen sie, zusätzlich zur Kraft, um den Patienten zu tragen, alleine dafür viel Kraft aufwenden, um den Griff zu halten.

> **Vorsicht!**
> Eingecremte Hände sind hier gefährlich. Lange Fingernägel verletzen!

Beim *Hakengriff* formen alle Finger der Pflegeperson einen Haken (☞ Abb. 7.125), mit dem sie sich bei ihrer Kollegin einhakt.

Der *Handgelenkgriff* ist eine stabile, starre Verbindung, da die Hände der Pflegepersonen den jeweils anderen Unterarm fassen (☞ Abb. 7.126). Dadurch wird das an sich sehr bewegliche Handgelenk „blokkiert“.

Diese Griffe werden angewendet, um den Patienten zu tragen, wobei die hier vorgestellten Möglichkeiten den Patienten zum Kopfende bewegen sollen.

Patienten zum Kopfende tragen

Der Patient liegt auf dem Rücken und kreuzt die Arme über der Brust. Die Pflegepersonen stehen sich leicht versetzt am Bett gegenüber: Eine Pflegeperson steht etwas näher am Kopfende, die andere näher am Fußende (Ausgangsposition, ☞ Abb. 7.128). Die dem Kopfende näher stehende Pflegeperson stützt mit ihrem dem Kopfteil näheren Unterarm den Kopf des Patienten und „verhakt“ (☞ Abb. 7.125) ihre andere Hand mit der Hand der zweiten Pflegeperson in Höhe des Beckens des Patienten. Die andere Pflegeperson stützt mit dem noch freien Unterarm die Oberschenkel des Patienten. Auf ein gemeinsames „Kommando“ („1, 2, 3“) hin wird der Patient in Richtung Kopfende gehoben, wobei sich auch die Pflegepersonen mit nach oben bewegen.

Alternative. Kann der Patient den Kopf selbst halten, können sich die Pflegepersonen auch direkt gegenüber stehen. Sie bilden dann mit beiden Händen jeweils einen Griff (☞ Abb. 7.125 – 7.127). Wichtig ist in jedem Fall, den Patienten nach oben zu *heben* und nicht zu *ziehen*. Beim Ziehen wirken Scherkräfte auf die Haut mit der Gefahr einer Läsion bzw. eines Dekubitus.

Patienten sitzend im Bett bewegen

Schinkengang im Sitzen

Vorbereitung und Ausgangsposition. Die Pflegeperson steht seitlich hinter dem Patienten und schiebt ihre Handflächen von hinten her unter die Sitzbeinhöcker des Patienten.

Durchführung. Während der Patient sich nach links und rechts neigt, zieht die Pflegeperson den gewichtsentlasteten Sitzbeinhöcker Richtung Kopfende. Die Bewegungen fallen um so leichter, je mehr der Patient den Oberkörper nach vorne neigt. Diese Vorgehensweise eignet sich gut für die „dosierte“ Hilfestellung: Braucht der Patient nur wenig Hilfe, gibt die Pflegeperson lediglich Bewegungsimpuls über die Handflächen an die Sitzbeinhöcker. Zusätzlich achtet sie darauf, daß der Patient nicht zur Seite kippt.

Reichen diese Impulse nicht aus, wird die Pflegeperson mehr Druck ausüben, um die Bewegungen zur Seite zu fördern und den jeweils entlasteten Sitzbeinhöcker zum Kopfende ziehen.

Bei unsicheren Patienten, die zur Seite zu kippen drohen, sind zwei Pflegepersonen erforderlich, die sich hinter dem sitzenden Patienten gegenüberstehen.

Liegende Patientin tragen [K183]

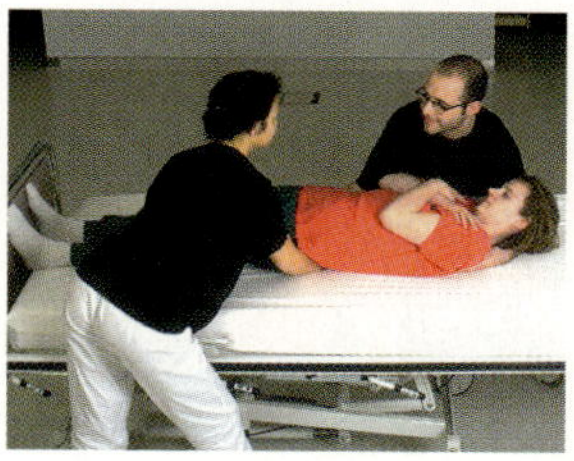

Abb. 7.128: Ausgangsposition.

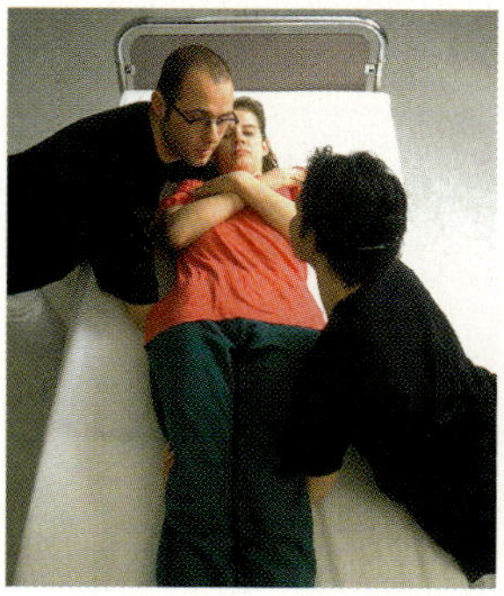

Abb. 7.129: Die Hände der Pflegenden treffen sich unter dem Becken. Die Aufnahme verdeutlicht Standpunkt und Haltung der Pflegepersonen.

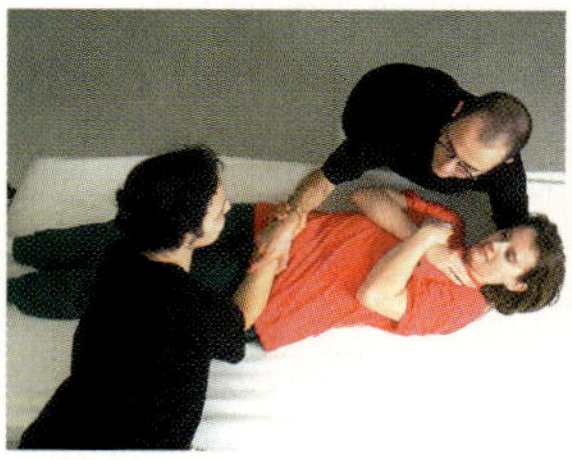

Abb. 7.130: Die Pflegepersonen demonstrieren den Handgelenkgriff, wie sie ihn vor dem Anheben der Patientin unter ihrem Becken bilden.

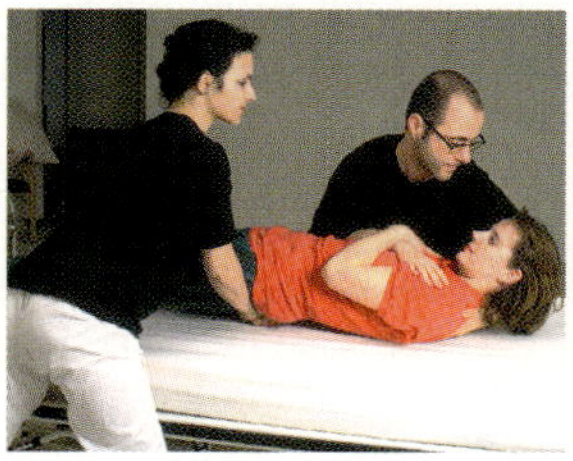

Abb. 7.131: Die Patientin schwebt, sie wird also deutlich von der Unterlage abgehoben, um Hautläsionen zu vermeiden.

Jede der Pflegepersonen schiebt eine Hand von hinten her unter den ihr nahen

Schinkengang im Sitzen [K183]

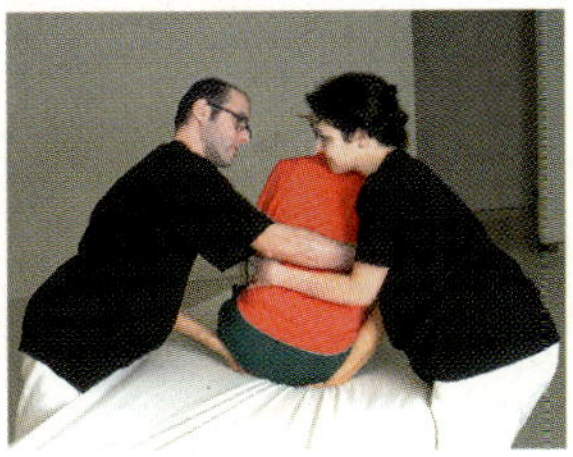

Abb. 7.132: Verlagerung des Gewichts abwechselnd auf die rechte...

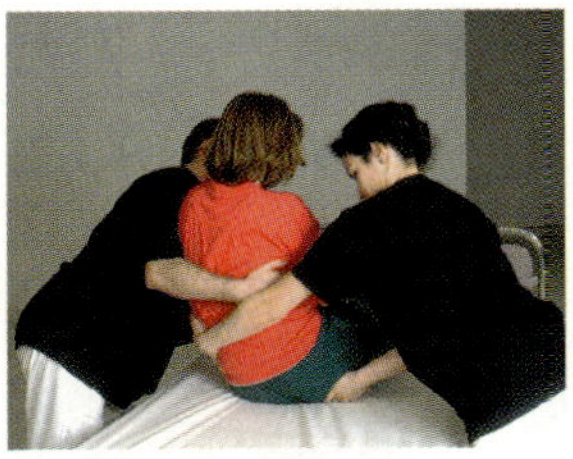

Abb. 7.133: ...und auf die linke Gesäßhälfte.

Sitzbeinhöcker. Mit der anderen Hand fördern sie das Hin- und Herbewegen.

Australian Lift

Der **Australian Lift** ist eine Technik, bei der der Patient in sitzender Stellung von zwei Pflegekräften getragen wird.

Der Patient sitzt im Bett mit leicht angestellten Beinen und etwas nach vorne geneigtem Oberkörper. Rechts und links vom Bett steht jeweils eine Pflegeperson mit dem Gesicht zum Kopfteil. Mit der zum Patienten weisenden Schulter lehnen sich die Pflegepersonen fest an den Rücken des Patienten an, greifen mit dem jeweils dem Patienten zugewandten Arm unter die Oberschenkel des Patienten und verhaken ihre Hände dort miteinander (☞ Abb. 7.134)

Gleichzeitig machen beide Pflegepersonen einen Schritt nach vorne, wobei sie den Patienten anheben. Es kommt darauf an, im Schulterdruck nicht nachzulassen. Die Pflegepersonen können mit der jeweils freien Hand am Kopfende des Bettes anfassen oder sich von der Matratze abstützen.

☑ Viele der beschriebenen Transfermöglichkeiten zum Kopfende hin eignen sich in umgekehrter Bewegungsrichtung zum Transfer im Bett nach unten, wenn die Ausgangsposition der Pflegeperson zum Fußende hin versetzt ist.

Patienten im Bett an die Seite bewegen

Viele der bereits beschriebenen Möglichkeiten, einen Patienten zum Fuß- oder Kopfende zu bewegen, eignen sich auch für die Bewegung zu einer Seite.

Nach kinästhetischen Gesichtspunkten bewegt sich der Patient in Etappen (Masse für Masse) zur Seite. Er liegt auf dem Rücken, die Arme über dem Thorax gekreuzt. Die Pflegeperson steht auf der Seite des Bettes, zu der der Patient bewegt werden soll. Die Abb. 7.137 – 7.142 zeigen den Ablauf. Dabei ist nicht stur nach diesem Schema vorzugehen, vielmehr wird jeweils die Masse bewegt, die gerade das geringste Gewicht aufweist.

7.6.7.2 Aufsetzen

Für eine korrekte Sitzposition ist es wichtig, daß sich Bettknick und Hüftgelenk an derselben Stelle befinden (☞ Abb. 7.48 und 7.49). Sitzt der Patient nicht korrekt, drohen Komplikationen wie:

- Unzureichende Belüftung der Lunge und dadurch erhöhtes Pneumonierisiko
- Eingeschränkte Bewegungsfähigkeit; der Patient „hängt“ mehr als er sitzt und kann ein Wegrutschen zur Seite nur schwer verhindern
- Erschwertes Essen und Trinken; die Gefahr einer Aspiration ist bei korrekter Sitzhaltung deutlich geringer (☞ 7.7.7)
- Ungünstige Druckkräfte mit vor allem im Steißbereich erhöhter Dekubitusgefahr, zusätzlich belasten Scherkräfte die Haut.

Beim Aufsetzen beachten. Es ist zweckmäßig, den Patienten zunächst über eine der nachfolgend beschriebenen Möglichkeiten aufzusetzen und dann erst die Kopfteil-Liegefläche hochzustellen. Auf diese Art und

Australian Lift [K183]

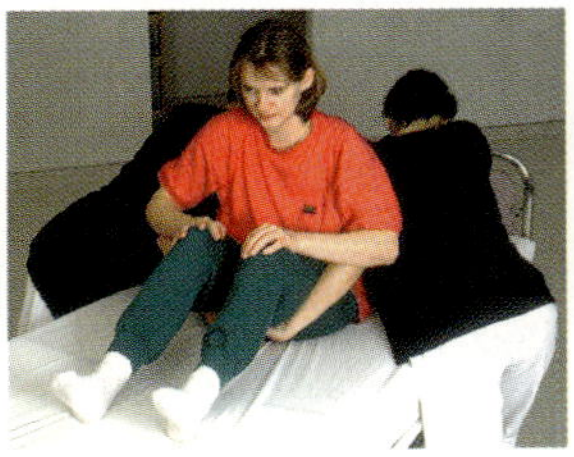

Abb. 7.134: Ausgangsposition vom Fußende des Bettes aus gesehen.

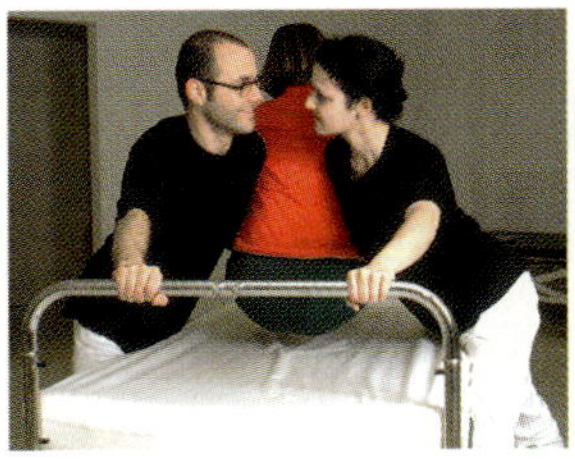

Abb. 7.135: Die Patientin „schwebt“.

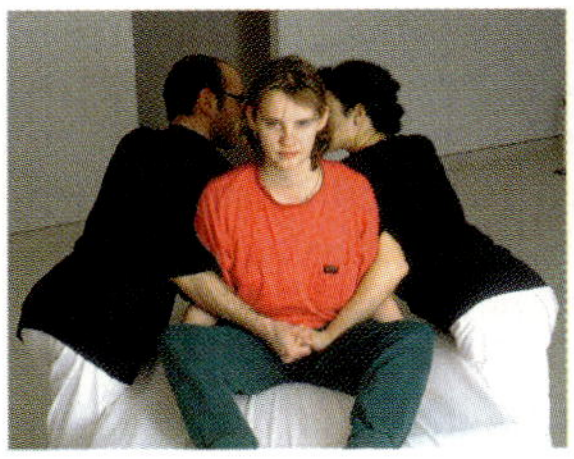

Abb. 7.136: Die Pflegepersonen demonstrieren den Hakengriff, den sie vor dem Anheben der Patientin unter ihren Oberschenkeln gebildet haben.

Zur Seite bewegen [K183]

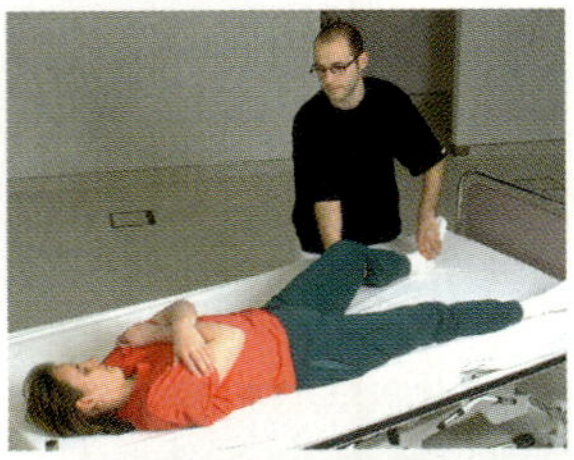

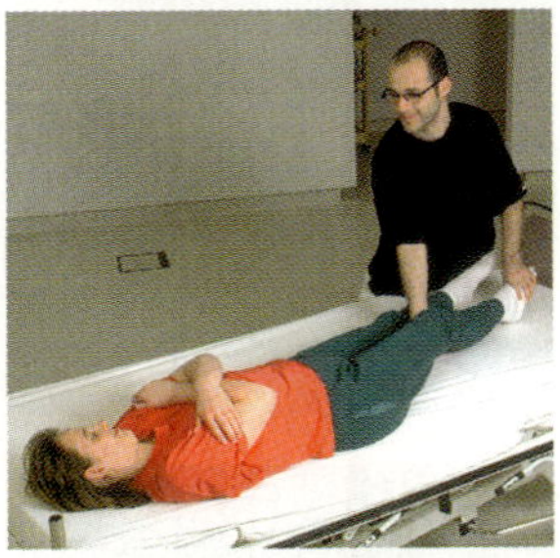

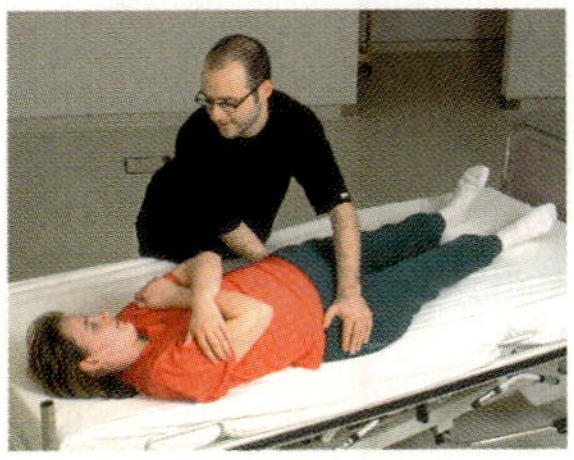

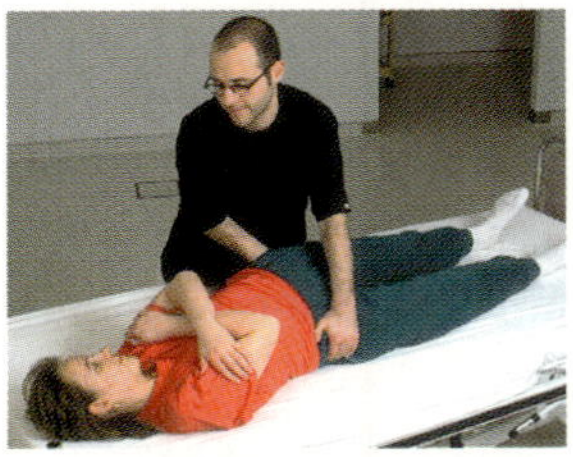

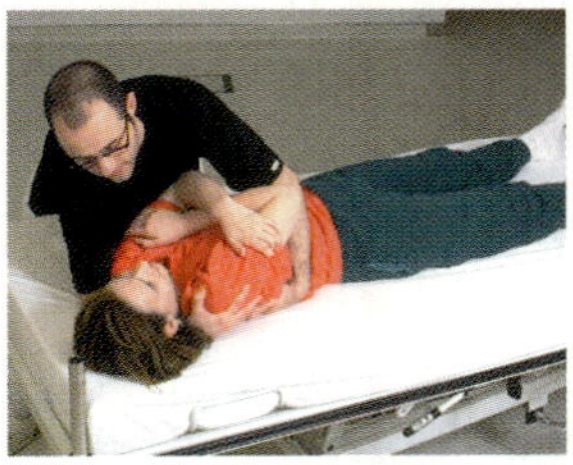

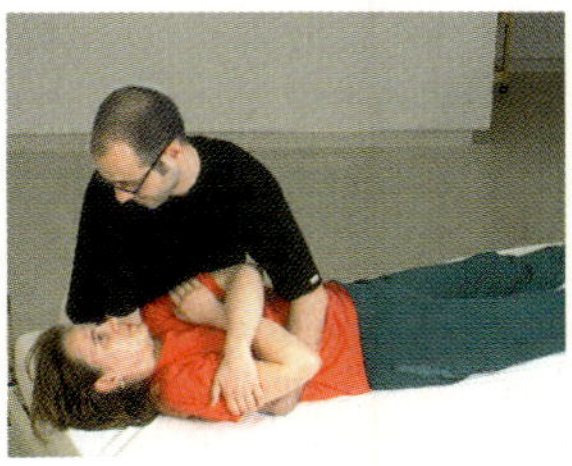

Abb. 7.137 – 7.142: Beim Bewegen einer liegenden Patientin zur Seite nach kinästhetischen Gesichtspunkten wird die Masse bewegt, die gerade das geringste Gewicht aufweist.

Weise werden Scherkräfte minimiert, da der Patient nicht zum Fußende wegrutscht und der Hüftknick bewahrt bleibt.

☑ Um während des Sitzens ein Wegrutschen zum Fußende zu verhindern und damit den Sitzkomfort zu steigern, kann ein flach zusammengerolltes Handtuch als „Rutschbremse" unter die Bekken-Oberschenkel-Grenze gelegt werden (☞ auch Abb. 7.163).

Patientin aufsetzen [K183]

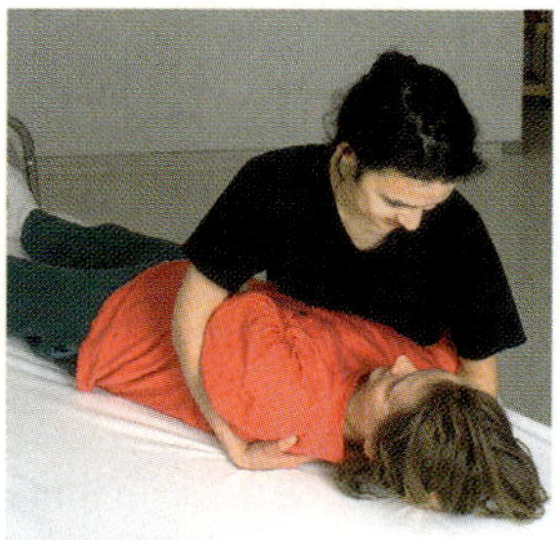

Abb. 7.143: Ausgangsposition. Die Patientin kann die Hände z.B. auf die OP-Wunde am Bauch legen.

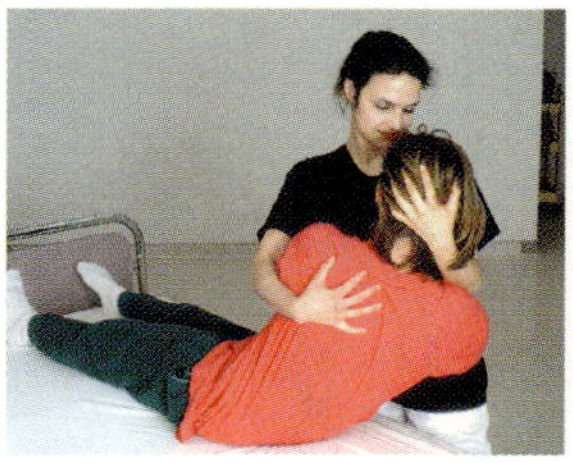

Abb. 7.144: Den Oberkörper gleichzeitig drehen und beugen.

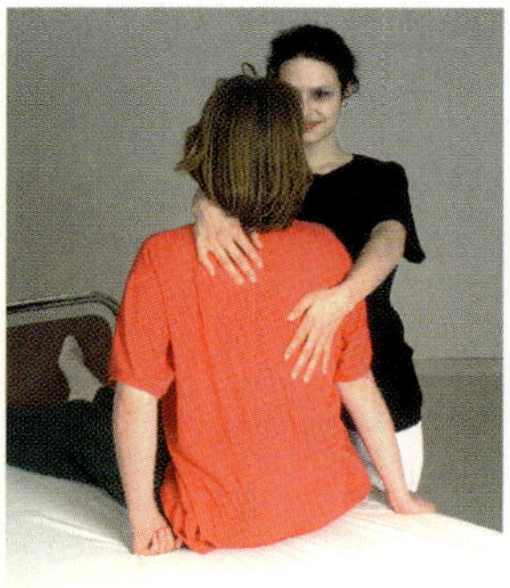

Abb. 7.145: Ein Schritt zum Fußende, und die Patientin sitzt.

Patienten kinästhetisch an die Bettkante setzten

Vorbereitung und Ausgangsposition. Die Pflegeperson steht in Schrittstellung auf Höhe des Thorax des liegenden Patienten seitlich neben dem Bett (hier rechts) und läßt den Patienten, der ihr zugewandt ist, mit beiden Armen um ihren Rücken greifen.

Durchführung. Die Pflegeperson unterstützt mit der dem Kopfende näheren Hand den leicht nach vorne gebeugten Kopf des Patienten. Mit der anderen Hand faßt die Pflegeperson Schulter und Thorax des Patienten. Dieser Griff vermittelt während des folgenden Bewegungsablaufes Sicherheit und ermöglicht eine gute Führung. Jetzt beugt sie den Oberkörper des Patienten und dreht ihn gleichzeitig (nach rechts). Um den Patienten vollends zum Sitzen zu bringen, macht die Pflegeperson einen Schritt Richtung Fußende.

Patientin aufsetzen [K183]

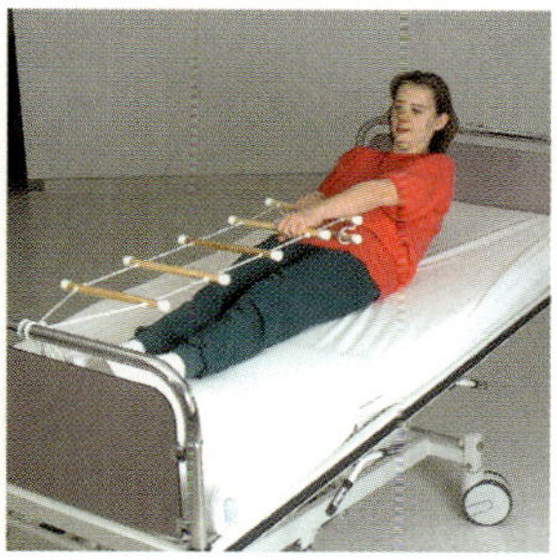

Abb. 7.146: Die Patientin zieht sich durch Nacheinandergreifen der Strickleitersprossen…

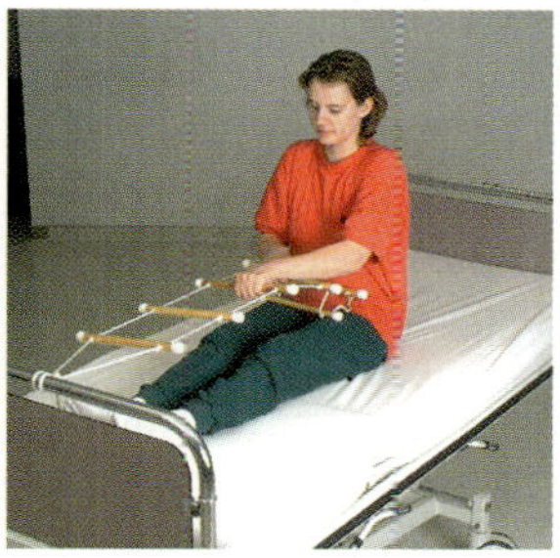

Abb. 7.147: …bis zum Sitzen auf.

Patientin en bloc aufsetzen [K183]

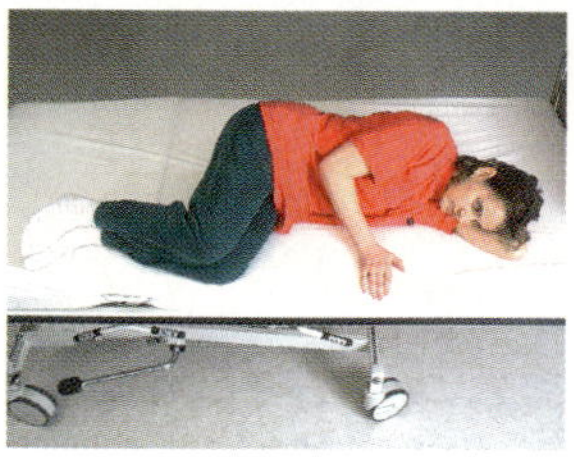

Abb. 7.148: Die Patientin liegt in „Sitzhaltung" im Bett.

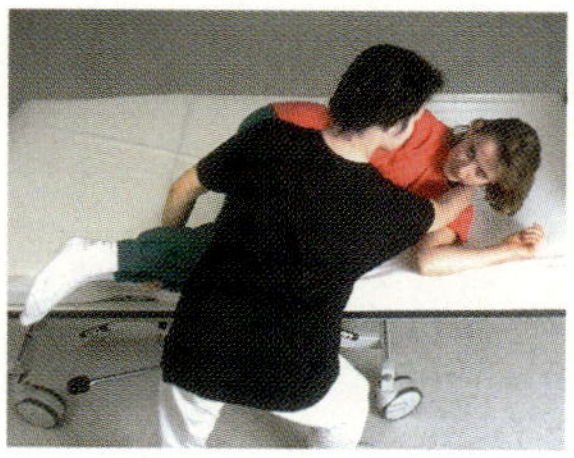

Abb. 7.149: Die Pflegeperson greift an Schulter und Unterschenkeln an.

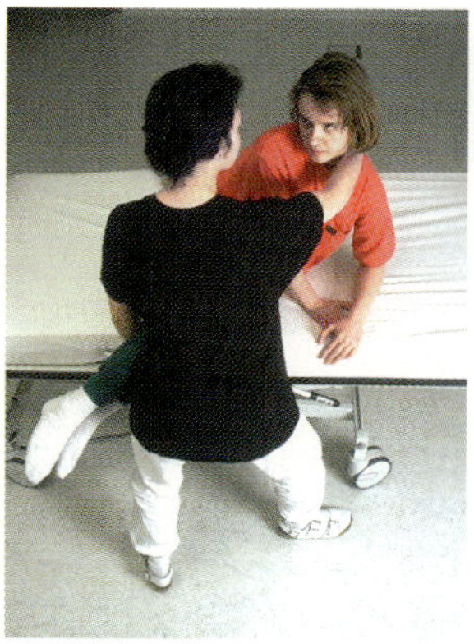

Abb. 7.150: Das Gewicht der Beine und ein Abdrücken vom Kopfteil leiten die Bewegung zum Aufsetzen über die Seite ein.

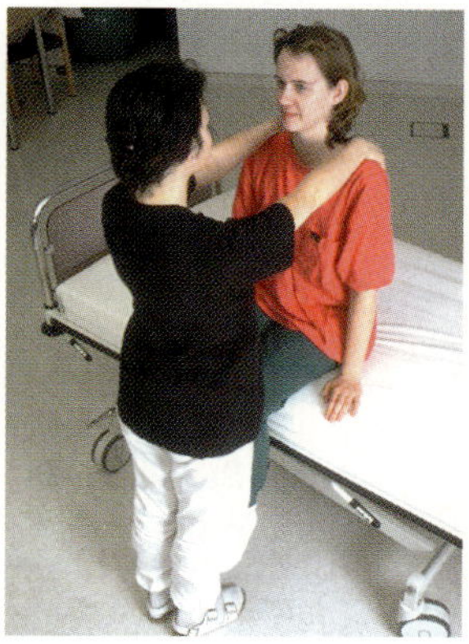

Abb. 7.151: Die Patientin sitzt jetzt an der Bettkante und kann aufstehen, falls das Bett so tief ist, daß sie mit den Fußsohlen festen Bodenkontakt hat.

☑ Patienten diese Technik zum Aufsetzen schon vor der Operation erlernen lassen.

Patienten mit der Strickleiter aufsetzen

Vorbereitung und Ausgangsposition. Die Pflegeperson erklärt dem Patienten die Vorgehensweise und gibt im die Strickleiter in die Hand (ausrangierte elastische Binden o.ä., die etagenweise verknotet sind, können auch genommen werden).

Durchführung. Der Patient greift Sprosse für Sprosse und zieht sich hoch. Sollte er nicht kräftig genug sein, kann ihn die Pflegeperson durch „Schieben" unterhalb der Schulterblätter unterstützen.

Patienten en bloc aufsetzen

Prinzip. Der Patient liegt im Bett schon so auf der Seite, als ob er sitzen würde: Oberkörper gerade, Oberschenkel und Becken sowie Ober- und Unterschenkel bilden einen rechten Winkel. Der Patient wird als Ganzes (franz.: **en bloc**) über die Seite zum Sitzen aufgerichtet.

Vorbereitung. Patienten in Ausgangsposition bringen (☞ Abb. 7.148).

Durchführung. Der Patient liegt auf der Seite, zur der hin er aufstehen will und schiebt nacheinander beide Unterschenkel, bei weiterhin leicht gebeugten Knien, aus dem Bett. Dadurch leitet er die Aufrichtung seines Oberkörpers ein. Hängen die Beine aus dem Bett, drückt sich der Patient mit seinem oberen Unterarm ab und stemmt sich vollends mit der an der Bettkante aufgestützten hinteren Hand in die sitzende Position.

☑ Diese Form des Aufsetzens an die Bettkante ist sowohl für Wirbelsäulen-Patienten als auch nach (Bauch-)Operationen ideal, da sie ein Aufsetzen ohne Anspannung der Bauchdecke und mit geringem Kraftaufwand ermöglicht.

7.6.7.3 Aufstehen

Über die Bauchlage zum Stand

Ebenfalls für Patienten mit Wirbelsäulenproblemen, z.B. nach Bandscheiben-OP, eignet sich eine Aufsteh-Technik, bei der der Patient über die Bauchlage zum Stehen kommt. In umgekehrter Reihenfolge gelangt der Patient dann wieder ins Bett. Diese Technik ist Kindern abgeschaut, die so ins Bett und wieder heraus „krabbeln".

7.6.7.4 Gehen

Beim Führen eines Patienten sollten dessen Bewegungsspielraum und Bewegungsfreiheit nicht eingeschränkt werden (☞ Abb. 7.101). Deshalb sollte das Einhaken unter den Achselhöhlen sowie das Umfassen an den Schultern vermieden werden, da dann die beim Gehen physiologische Armschwingung und die Gleichgewichtsstabilisation durch Armbewegungen erschwert oder unmöglich sind. Beim Fassen an Thorax, Becken oder Arm kann der Patient sicher geführt und im Bewegungsablauf des Gehens unterstützt werden werden.

Die Pflegeperson sollte mit ihrem Becken und mit ihrer Schulter seitlich hinter Becken und Schulter des Patienten gehen. Die Pflegeperson faßt nun mit der dem Patienten näheren Hand entweder in der Höhe des Rippenbogens des Patienten an dessen rückwärtigen Thorax oder an dessen Becken. Mit der anderen Hand greift die Pflegeperson an das Handgelenk des Patienten. Mit der Patientenhand in der Hand der Pflegeperson wird der Patient „geführt". Die Laufrichtung kann so signalisiert (d.h. die Bewegungsrichtung wird angegeben) und gelenkt werden. Wichtig ist, das Handgelenk des Patienten bei der Bewegung nicht zu blockieren.

Über die Bauchlage aufstehen [K183]

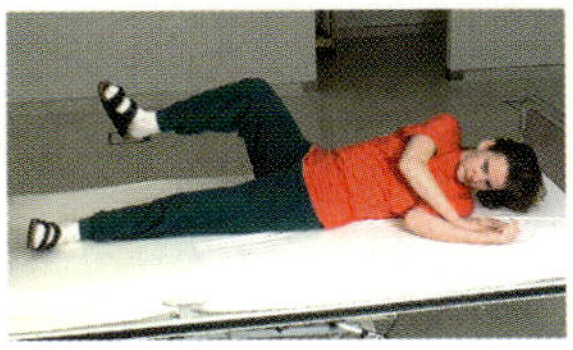

Abb. 7.152: Zunächst liegt die Patientin leicht seitlich flach im Bett und hebt das hintere Bein in Hüfte und Knie gebeugt an.

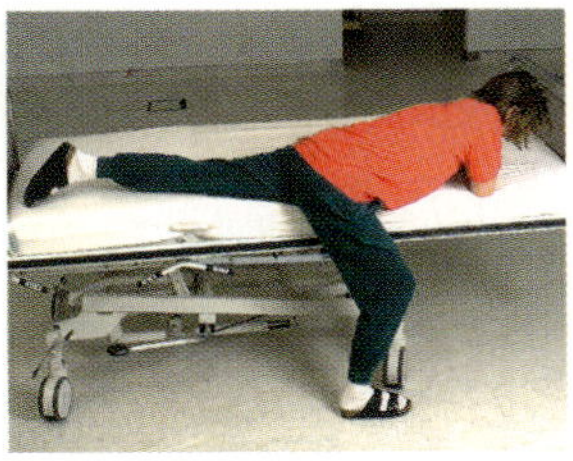

Abb. 7.153: Sobald sie das Bein über die Bettkante hinaus dreht, verstärkt sich die Drehbewegung durch das Gewicht des Beines.

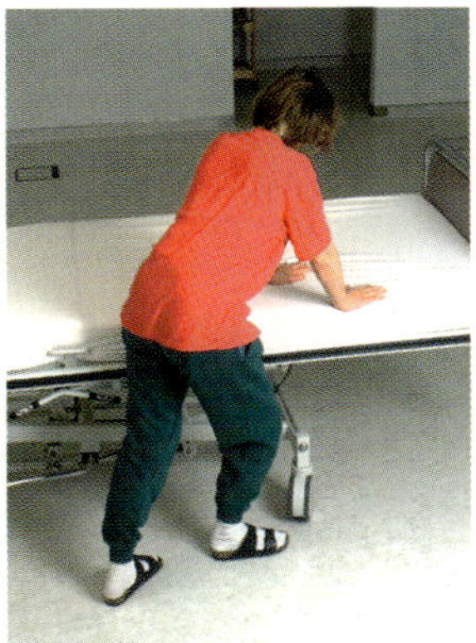

Abb. 7.154: Steht das eine Bein sicher (Schuh bereitstellen!), läßt die Patientin das andere Bein aus dem Bett abwärts schwingen, während sie gleichzeitig den Oberkörper aufrichtet.

Was tun, wenn der Patient zu stürzen droht?

Es ist meist wenig sinnvoll zu versuchen, einen stürzenden Patienten „oben" zu halten. Besser ist es, den Patienten *kontrolliert* fallen zu lassen, d.h. ihn vorsichtig zum Boden sinken zu lassen.

Die Pflegeperson geht hierzu hinter dem Patienten in die Hocke, umfaßt mit einem Arm den Thorax des Patienten und versucht, den Patienten über ihren Oberschenkel relativ gefahrlos zum Boden gleiten zu lassen. Der Kopf des Patienten kommt dabei auf dem Oberschenkel der Pflegeperson zum Liegen und ist somit aus der „Gefahrenzone".

7.6.7.5 Hilfsmittel zur Mobilisation

Es gibt eine Fülle von Hilfsmitteln, um die Mobilisation sowohl für den Patienten als auch für die Pflegeperson zu erleichtern – und manchmal überhaupt erst zu ermöglichen. Die Pflegeperson trifft die Entscheidung für ein bestimmtes Hilfsmittel nach verschiedenen Kriterien. Es soll:

- Sicherheit bieten
- Selbständigkeit fördern
- Einfach zu bedienen sein
- Dem Zustand des Patienten angepaßt sein.

Ein Gehwagen z.B. sollte leicht rollen und über eine sichere Bremse verfügen. Um eine Gewöhnung an das Hilfmittel zu vermeiden, was letztlich weitere Fortschritte des Patienten blokkiert, ist der Einsatz von Hilfsmitteln von Zeit zu Zeit zu überprüfen. Oft hilft dem Patienten schon eine Ermutigung, z.B. auch ohne die gewohnte Gehstütze zu gehen, wenn es der Heilungsfortschritt erlaubt.

Für die Mobilisationshilfen gilt – wie für alle medizinisch-technischen Geräte – die *Medizingeräteverordnung* (MedGV, ☞ 1.8.3).

Gehhilfen

Gehhilfen werden bei Patienten eingesetzt, die die Beine z.B. nach einer Fraktur nicht belasten dürfen oder unsicher gehen, etwa im Alter oder nach Lähmung. Es existiert eine Vielzahl unterschiedlicher Gehhilfen, von starren Gehgestellen über fahrbare oder bewegliche Gehgestelle bis hin zu Vierfuß-, Unterarm- und einfachen Gehstöcken.

Sämtliche Gehhilfen sind der jeweiligen Körpergröße des Patienten entsprechend anzupassen, das Becken des

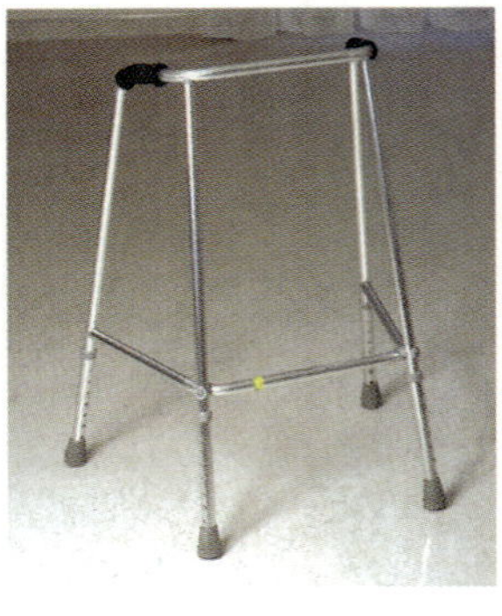

Abb. 7.155: Gehbock. [K183]

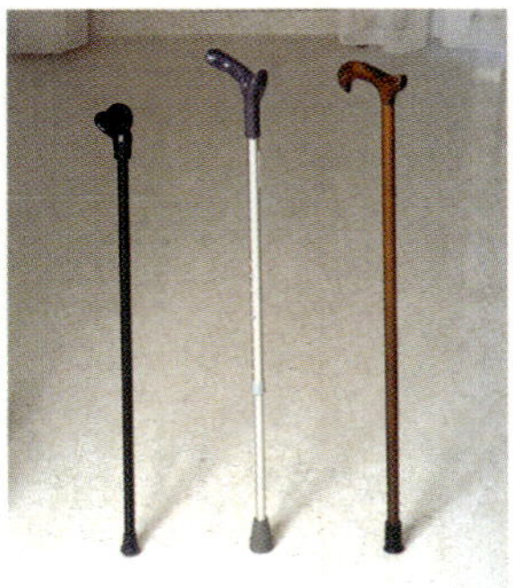

Abb. 7.156: Verschiedene Gestökke. [K183]

Patienten sollte gerade gehalten werden können, der Gang sollte aufrecht und entspannt möglich sein. Im Folgenden werden häufig eingesetzte Gehhilfen näher beschrieben.

Gehbock

Den **Gehbock** *(Gehgestell)* gibt es als starre oder bewegliche Ausführung. Er erfordert ausreichend Kraft in den Armen, um die Gehhilfe voranzustellen und sich zu stützen. Außerdem muß der Patient den Bewegungsablauf koordinieren können. Die *starre Ausführung* eignet sich für unsichere Patienten. Der Patient stellt den Gehbock ein Stück voran und geht dann, gestützt auf den Gehbock, die entsprechende Strecke nach vorn. Die *bewegliche (Reziprokal-)Gehhilfe*, bei der abwechselnd die eine oder andere Seite vorgeschoben wird, ermöglicht einen versetzten, wechselseitigen (reziproken) Gang. Der Bewegungsablauf ist physiologischer als beim starren Gehbock.

Gehstützen, Gehstöcke

Es gibt zahlreiche **Gehstützen** und **Gehstöcke**, für deren Einsatz allgemein gilt, daß das Gehen damit erst gelernt und eingeübt werden muß. Sowohl an Gehstützen als auch am Gehstock muß die Qualität der rutschhemmenden Gummikappe am unteren Ende in Intervallen überprüft werden. Relativ sicher ist der Einsatz eines *Vier-Punkt-Gehstocks*, da aufgrund der vier Aufstützpunkte eine gute Standsicherheit gewährleistet ist. Ein seitliches Wegkippen des Stockes ist nicht möglich. Nachteilig ist, daß solche Stöcke schwerer und im Handling umständlicher sind als ein einfacher Gehstock (z.B. *Fritzstock*).

Unterarmgestützen finden vor allem in der Orthopädie und Chirurgie Anwendung. Vorteil ist die flexible Nutzbarkeit für alle Formen der Belastung (Entlastung, Teil- oder Vollbelastung, ☞ 26.6.5), je nach therapeutischer Zielsetzung und Belastungsfähigkeit oder Belastungsmöglichkeit für den Zwei-, Drei- oder Vierpunktgang. Voraussetzung ist jedoch das Vorhandensein der Gleichgewichts- und Koordinations-fähigkeit sowie ausreichend Kraft in den Armen und ausreichende Rumpfstabilität. Die entsprechende Gangschulung mit Unterarmgehstützen sowie die exakte Einstellung dieser Gehhilfe fällt in den Kompetenzbereich der Krankengymnastik. Als Richtlinie kann gelten: Der Patient steht in Schrittstellung, in entspannter aufrechter Position, die Gehstütze wird neben den vorderen entlasteten Vorfuß des Patienten gestellt. Der verstellbare Handgriff wird auf die Höhe des Handgelenkes (Handknöchel) des Patienten eingestellt. Die Unterarmstütze wird, falls möglich, ca. 3 – 4 Fingerbreit unter dem Ellbogen eingestellt. Häufig ist jedoch nur der Handgriff separat verstellbar.

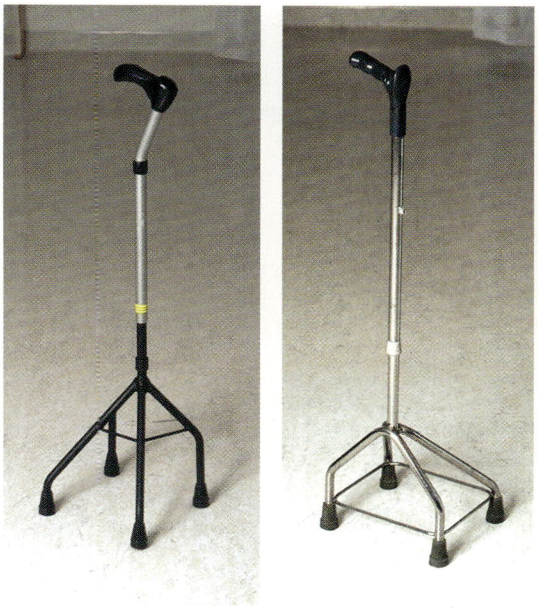

Abb. 7.157 – 7.158: Vier-Punkt-Gehstützen mit unterschiedlichem Schwerpunkt. [K183]

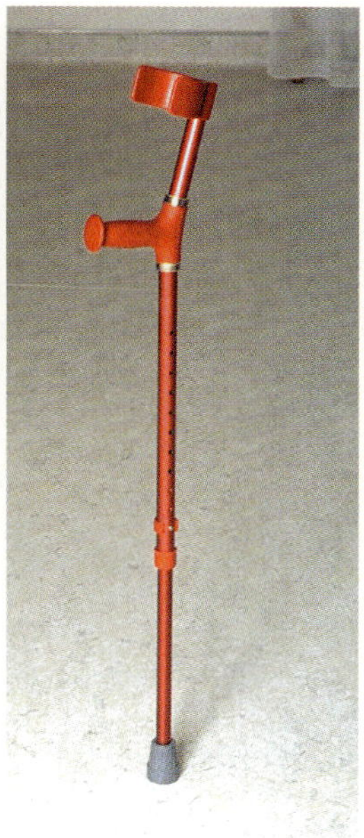

Abb. 7.159: Unterarmgehstütze. [K183]

Eulenburg-Gehwagen

Der **Eulenburg-Gehwagen** dient der Unterstützung des Gehens für alle Belastungsstufen (z.B. Totalentlastung, Voll-/Teilbelastung, unbelasteter Fußsohlendruck) und wird häufig auch bei älteren, gangunsicheren Patienten eingesetzt. Dieses Gehgestell vermittelt dem Patienten ein relativ hohes Sicherheitsgefühl, schränkt aber andererseits seine Selbständigkeit deutlich ein. Der Patient hält sich mit beiden Händen am Gestell fest und schiebt es mit jedem Schritt vor sich her. Vorteil dieses Gehwagens ist, daß der Patient zusätzlich unter den Armen durch ein Achselpolster gehalten wird. Der Patient benötigt jedoch ausreichend Kraft in Armen und Schultergürtel, um sich darin zu halten und die Beine vorwärtszubewegen. Es besteht die Gefahr, den Schultergürtel zu überlasten.

Rollator

Der **Rollator** ist ein *Gehwagen* und setzt Kraft zum Stützen, Stehen und Gehen voraus. Die Fähigkeit, die Arme koordiniert zu bewegen sowie das Körpergleichgewicht zu halten, muß nicht unbedingt voll ausgeprägt sein. Diese Möglichkeit der Gehhilfe findet häufig Anwendung bei Patienten, denen das Gehen mit Unterarmstützen nicht möglich ist. Der Gehwagen ist einfach zu schieben und ermöglicht aufgrund der Gummikappen am fixen Teil ein sicheres Abstützen.

Deltarad

Das **Deltarad** ist ein Gehwagen mit drei oder vier Rädern. Es stellt Anforderungen an den Patienten: Er sollte fähig sein, selbständig zu stehen, seine Gangunsicherheit darf nicht zu sehr ausgeprägt sein. Das Deltarad wird häufig bei älteren Patienten eingesetzt. Wichtig ist die sichere Handhabung, es sollte leicht zu schieben und die Bremsen leicht zu bedienen sein.

Rollstuhl

Ein **Rollstuhl** stellt mehr als eine nur körperliche Mobilisationshilfe dar, er eröffnet dem gehbehinderten Patienten ein Höchstmaß an Fortbewegungsmöglichkeit und stellt dadurch die Teilnahme des Patienten am gesellschaftlichen Leben sicher. Die Benutzung eines Rollstuhls bedeutet für Patienten jedoch primär immer auch einen Einschnitt in das bisherige Leben. Je nach dem persönlichen Bedarf, dem Verwendungseinsatz, der Art der Körperbehinderung oder Einschränkung, dem Körpergewicht und dem Alter des Patienten stehen die unterschiedlichsten Ausführungen zur Verfügung, z.B. Aktiv-/Sportrollstühle, Standardrollstühle (= Faltrollstuhl), Elektrorollstühle, Handbetriebsrollstühle (mechanischer Handantrieb), Kinderrollstühle, Rollstühle mit Sondersteuerungsantrieb (z.B. Kinn- oder Fußsteuerung). Spezielle Sonderformen sind z.B. der Schiebewagen (häufig für den Patiententransport in Kliniken genutzt), der Dusch- oder Toilettenstuhl. Im Umgang mit Rollstuhlpatienten sind einige Punkte zu beachten:

- Der Rollstuhlpatient verfügt über einen anderen Blickwinkel als ein stehender Patient
- Die Fußstützen müssen sich in einigen Zentimeter Entfernung vom Fußboden befinden und – v.a. an Toilettenstühlen – vor dem Aufstehen des Patienten unbedingt hochgeklappt werden. Bei vielen Modellen kommt es sonst aufgrund der Schwerpunktverlagerung zum Vornüberkippen des Stuhles und somit zum Sturz des Patienten.

Patientenlifter

Ein **Patientenlifter** *(Patientenheber)* kann den Kräfteaufwand beim Umsetzen und Umlagern von immobilen oder bewegungsreduzierten Patienten erleichtern. Um dieses Hilfsmittel fachgerecht anwenden zu können, ist es wichtig, sich als Pflegeperson mit den verschiedenen Einsatzmöglichkeiten und der technischen Funktion vertraut zu machen.

Die einzelnen Modelle funktionieren alle nach dem gleichen Grundprinzip, lassen aber in ihrerer praktischen Anwendbarkeit große Unterschiede erkennen. Umfragen zufolge werden Patientenlifter häufig aufgrund praktischer Anwendungsprobleme wenig genutzt. Am häufigsten wird bei verschiedenen Hebersystemen kritisiert, daß ihre Anwendung vielfach zu kompliziert ist, der Wendekreis zu groß, die Feststellbremse in der Arretierung mangelhaft und der Heber mit schweren Patienten schlecht fahrbar ist. Sitzflächen sind nicht ausreichend groß bemessen, Tragegurte schnüren zu sehr ein, die Hubhöhe läßt sich nicht an Spezialbetten anpassen, der Heber läßt sich nicht vom elektronischen Betrieb auf Handbetrieb umstellen, Bedienungsanleitungen sind zu komplex und schwer verständlich, und Patienten können mit einem Lifter nicht vom Boden aufgehoben werden.

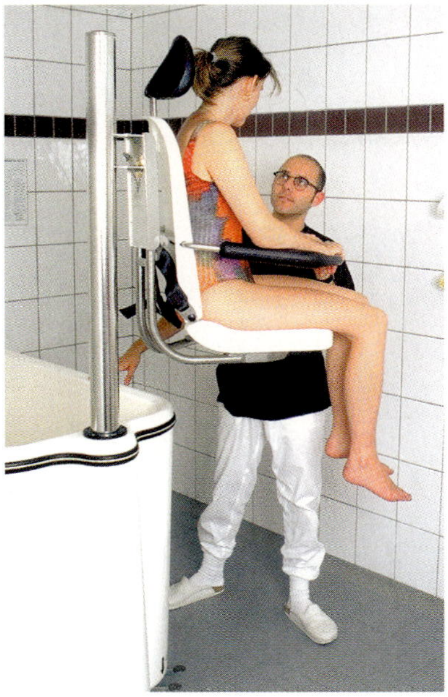

Abb. 7.160: Patientenlifter, hier fest in die Badewanne integriert. [K183]

Bei der Vielfalt der Modelle ist deshalb eine genaue Information und fachgerechte Gebrauchsprüfung für den Alltag erforderlich. Wichtig sind in jedem Fall die Information des Patienten und das Vermitteln von Vertrauen bzw. den Abbau von Ängsten seitens des Patienten dem Lifter gegenüber. Der Lifter sollte immer so gefahren werden, daß der Patient in Fahrtrichtung blickt. Wird ein Patient nur kurzfristig umgelagert, können während des kurzen Aufenthaltes auf der anderen Liegefläche die Gurte unter dem Patienten belassen werden. Sämtliche Gurt- oder Tragesysteme sind sicher und sanft anzulegen. Bei den meisten Gurtsystemem muß der Patient die Arme innerhalb der Gurtsysteme halten. Gefahrenquellen beim Fahrtransport sind zu eliminieren (z.B. Hängenbleiben der Pflegeperson mit den Füßen im Fahrrahmen, Schaukeln des Patienten).

Da jeder Lifter entsprechend den Herstellerangaben zu bedienen ist, wird hier auf eine detaillierte Gebrauchsanweisung verzichtet. Wichtig ist auf jeden Fall, die vom Hersteller vorgeschriebenen technischen Wartungsintervalle sowie die hygienischen Wartungsanweisungen einzuhalten.

Vom Konstruktionsaufbau verfügt jeder Patientenheber über folgende Bestandteile:

- Hebearm
- Drehbügel oder Triangel
- Gurtsysteme (zweiteilig als Rücken- und Sitzgurt, oder mehrteilig mit Kopf- und Beingurt)
- Zusätzlich Tragetücher oder Spezialgurte (z.B. Toilettengurt), sowie Fahrrahmen (verstellbar, arretierbar).

Einsatzmöglichkeiten eines Patientenlifters sind Anheben, Umlagern, Betten machen und Wäschewechsel, Umsetzen auf Stuhl, Sessel oder Toilette, Wiegen oder der Transfer z.B. in die Badewanne.

7.6.8 Transfer

Transfer in die Badewanne, ☞ *Abb. 7.64 – 7.68*

Transfer von Bett zu Bett

Um einen Patienten von einem Bett in ein anderes (oder auf eine andere Liegefläche) umzulagern, gibt es mehrere Möglichkeiten:

- Den Patienten zu dritt (notfalls zu zweit) tragen (☞ unten)
- Nach kinästhetischen Prinzipien umlagern
- Mit einem Hilfstuch (etwa dem Laken des „alten" Bettes) arbeiten
- Patientenlifter einsetzen (rückenschonende Arbeitsweise, ☞ 7.6.10).

Patienten tragen

Das Bett, in dem der Patient noch liegt, wird so hoch wie möglich gestellt. Drei Pflegepersonen greifen unter den auf der Seite liegenden Patienten (☞ Abb. 7.161). Üblicherweise gibt die Pflegeperson am Kopfende das Kommando. Die Pflegepersonen heben den Patienten dann aus der Hocke heraus hoch (durch Strecken der Beine – niemals durch Strecken der Wirbelsäule). Das Gewicht des Patienten ist am leichtesten zu tragen, wenn man ihn möglichst nahe zu sich dreht (☞ 7.162). Alle drei Pflegepersonen gehen seitwärts zum neuen Bett. Dort gehen alle in die Hocke und legen den Patienten vorsichtig ab.

Kinästhetisch umlagern

Zwei Betten werden Seite an Seite nebeneinander gestellt. Genau wie unter

„Patienten im Bett an die Seite bewegen" (☞ Abb. 7.137 – 7.142) beschrieben wird der Patient Masse für Masse seitwärts auf die neue Liegefläche bewegt. Wichtig ist dabei, daß beide Liegeflächen exakt gleich hoch sind. Benötigt der Patient Hilfe, stehen die Helfer zunächst an der Seite des alten Bettes und bewegen sich mit dem Patienten, einer um das Kopfende, der andere um das Fußende herum, zum neuen Bett.

Mit Hilfstuch arbeiten

Vorbereitung und Ausgangsposition. Beide Betten stehen nebeneinander auf gleichem Niveau (Arbeitshöhe). Unter den Körper des Patienten ist ein Hilfstuch eingelegt (bzw. es wird das Bettlaken des „alten" Bettes genutzt). Je eine Pflegekraft steht am Fuß- und Kopfende der Betten. Wenn möglich steht noch eine dritte Pflegeperson an der Bettkante des freien Bettes auf Höhe der Beckenlinie des Patienten. Der Patient befindet sich in flacher Rückenlage. Die Bettdecke ist entfernt.

Durchführung. Die an Kopf- und Fußende stehenden Pflegepersonen halten das Hilfstuch möglichst nah am Patienten. Der Patient kann nun durch Ziehen am Hilfstuch seitwärts bewegt und in das frische Bett umgelagert werden. Alternativ wird der Patient auf ein gemeinsames Kommando hin mit Hilfe des gespannten Hilfstuchs – ähnlicher einer Hängematte – in das frische Bett gezogen bzw. umgelagert.

Transfer von Bett zu Stuhl

Die hier beschriebenen Möglichkeiten des Transfers vom Bett zum Stuhl können leicht auf ähnliche Situationen übertragen werden, etwa den Transfer:

- Vom Stuhl in den Roll- oder Toilettenstuhl
- Vom Stuhl zurück ins Bett.

Nicht immer ist es nötig, den Patienten erst in den Stand zu bringen, was sowohl für die Pflegeperson als auch für den Patienten anstrengend ist. Nur wenn Stuhl und Bett unterschiedlich hoch sind, kann ein Aufstehen nötig sein.

Transfer mit einem Stuhl

Vorbereitung und Ausgangsposition. Den Stuhl oder Rollstuhl, auf dem der Patient nachher sitzen soll, parallel neben das Bett stellen (kann sowohl am Kopf- als auch am Fußende des Bettes sein) und gegen Wegrutschen oder Wegrollen sichern. Er soll möglichst nah, d.h. etwa einen kleinen Schritt entfernt oberhalb oder unterhalb des an der Bettkante sitzenden Patienten stehen. Arm- und Fußstützen werden entfernt, soweit sie beim Transfer stören können.

Durchführung. Der Patient sitzt am Bettrand, seine Füße stehen mit der ganzen Fußsohle in angedeuteter Schrittstellung auf dem Boden, das dem Stuhl nähere Bein steht etwas weiter vorn. Die Pflegeperson steht frontal und ebenfalls in leichter Schritstellung vor dem Patienten. Sie stellt dabei das dem Stuhl entferntere Bein zwischen die Knie des Patienten und das stuhlnähere Bein (auf der Seite, auf die der Patient gedreht werden) in offener Schrittstellung rückwärts. An der stuhlnäheren Seite greift die Pflegeperson mit ihrem Arm unter der Achsel des Patienten hindurch und umfaßt unterhalb des Schulterblattes den Thorax des Patienten. Die andere Hand greift auf der anderen Körperseite des Patienten tiefer, etwa auf Höhe der Beckenlinie/Gesäßhälfte. Über deutlichen Körperkontakt folgt anschließend der Impuls zur Transfer-Bewegung. Die Pflegeperson beugt dazu ihren Körper, um zu erreichen, daß Beckenlinie von Patient und Pflegeperson auf einer Ebene liegen und dadurch der Oberkörper des Patienten nach vorne kommt.

Die Pflegeperson bewegt sich nun (durch Verstreben, ☞ 7.6.6 Kinästhetik) mit dem Patienten rückwärts, wobei der Oberkörper des Patienten in leicht gebeugter Stellung weiter nach vorne gelangt (Körperschwerpunktverlagerung) und der Patient schließlich von der Sitzfläche abhebt. Sobald sich die Schultern des Patienten senkrecht über den Knien befinden, leitet die Pflegeperson die gemeinsame Drehbewegung in Richtung des Stuhles oder Rollstuhles ein. Sie dreht dazu ihre Körpervorderseite unter Aufrechterhaltung der existierenden Körperspannung zwischen sich und Patient in Richtung Stuhl. Diese Drehbewegung wird solange weitergeführt, bis sich der Patient mit seinem Gesäß über der Sitzfläche des Stuhles befindet. Dann wird der Patient sanft abgesetzt.

Alternativ geht dazu die Pflegeperson gemeinsam mit dem Patienten weiter in die Knie und bringt den Patienten auf diese Art und Weise zum Sitzen, oder aber sie richtet ihren Körper langsam wieder auf. Auch dadurch gelangt der Patient zum Sitzen.

Transfer von Bett zu Bett [K183]

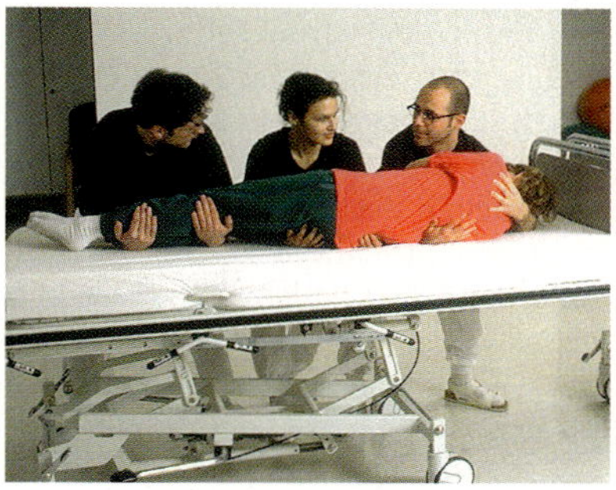

Abb. 7.161: Drei Pflegepersonen greifen mit ihren Armen unter die auf der Seite liegenden Patientin.

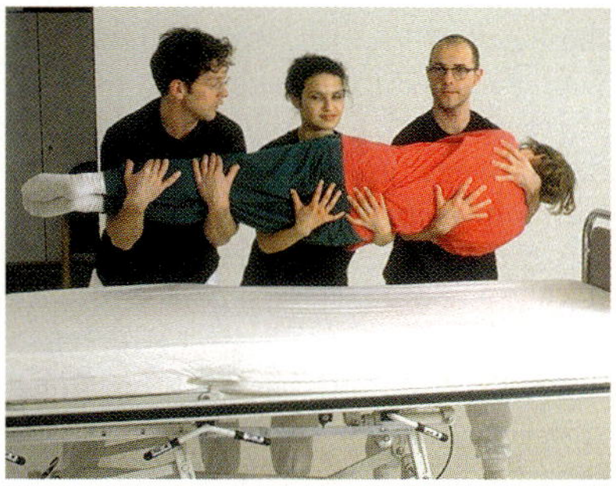

Abb. 7.162: Das Gewicht der Patientin ist leichter zu tragen, wenn man sie möglichst körpernah trägt.

Transfer mit zwei Stühlen

Diese Form des Transfers vom Bett zum Stuhl ist v.a. geeignet für gleichgewichtsgestörte oder geschwächte Patienten, für Patienten, die Angst vor der nötigen Oberkörpervorlage haben sowie für Patienten mit kurzem Oberkörper und langen Beinen, die die größte Oberkörpervorlage benötigen, um mit dem Gesäß vom Bett oder Stuhl hochzukommen.

Der Patient sitzt am Bettrand und setzt seine Füßen fest und sicher in Schrittstellung auf. Ein Stuhl steht wie beim Transfer mit einem Stuhl am Bett. Zusätzlich wird ein zweiter Stuhl auf der anderen Seite des Patienten in erreichbarer Entfernung (Abstand entspricht etwa der Sitztiefe des Stuhles, Sitzfläche dem Patienten zugewandt) leicht schräg neben das Bett gestellt. Die Pflegeperson steht auf der Seite, zu der der Patient umgesetzt werden soll, mit deutlichem Körperkontakt seitlich neben dem Patienten mit Blick zum Bett. Die eine Hand der Pflegeperson liegt mit deutlichem Druck von vorne auf dem von ihr entfernten Knie des Patienten, um ausreichen Stabilität/Halt zu geben. Die andere Hand greift über den Rücken des Patienten von hinten an dessen, ihr nähere, Becken-/Gesäßaußenseite. Der Patient stützt sich entweder von Beginn an an der Außenkante der Sitzfläche des „Hilfsstuhles" mit den Händen ab, oder er hält seine Arme zunächst weit nach vorne gestreckt, um sich dann sofort nach Erreichen der nötigen Oberkörpervorlage zur Sicherheit auf dem vor ihm stehenden Stuhl abstützen zu können. Durch die eigene (= selbstdurchgeführte) Gewichtsverlagerung nach vorne ist sichergestellt, daß der Patient während des Bewegungsablaufes die nötige Information über seinen Körper erhält, um dann gemeinsam mit der Pflegekraft die Drehbewegung zum Stuhl einzuleiten. Sobald der Patient in Oberkörpervorlage auf dem Stuhl aufgestützt ist, erfolgt aus dieser Position heraus die Gewichtsverlagerung und Drehbewegung nach hinten zum Sitzen auf dem bereitgestellten Stuhl. Die Pflegeperson modifiziert hierzu ihre Griffposition der Hände: Mit der Hand, die zuvor am Beckenkamm lag, zieht sie nun den anderen Beckenkamm des Patienten diagonal von vorne nach hinten unten, mit der anderen Hand drückt sie auf der anderen Körperseite des Patienten von vorne auf den Beckenkamm diagonal nach hinten unten um den Bewegungsablauf zum Sitzen zu unterstützen.

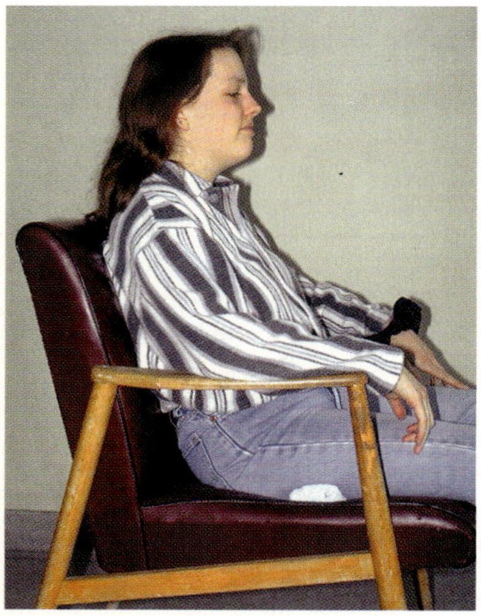

Abb. 7.163: Rutschbremse im Sitzen. [M141]

Herunterrutschen vermeiden

Im Idealfall sitzt ein Patient so auf dem Stuhl, daß sein Körpergewicht auf den Sitzbeinhöckern ruht. Doch in den meisten Fällen liegen die Patienten eher in den Stühlen, als daß sie aufrecht sitzen, oder sie strecken die Füße weit von sich und rutschen immer weiter nach vorne ab. Um das Vorrutschen des Patienten zu vermeiden, kann ein zusammengerolltes Handtuch auf Höhe der Hüftgelenke (Grenze Oberschenkellinie/Gesäß) untergelegt werden.

☑ Zum korrekten Sitz eines Patienten auf dem Stuhl keine weichen Kissen o.ä. verwenden. Der Patient kann Druck nicht spüren, und der Reiz fehlt, seine Position auf dem Stuhl zu verändern. Ferner besteht die Gefahr, daß ein Patient auf dem Kissen wie auf einer Art schiefen Ebene nach vorne oder auch vom Stuhl abrutscht.

7.6.9 Bewegungsübungen

Voraussetzungen für ein optimales Zusammenspiel des Bewegungs- und Stützapparates sind ein ausreichendes Reizangebot und Bewegungstraining. Insbesondere Gelenke und Knochen bedürfen einer guten Band- und Muskelführung, um effektiv zu funktionieren. Längere Bettlägerigkeit oder eine Verletzung gepaart mit Inaktivität und Immobilität stört dieses ausbalancierte Zusammenspiel. Sinn und Zweck von Bewegungsübungen im Bett ist es, diesen zwangsläufig bei reduzierter Bewegungsfähigkeit einsetzenden Prozeß zu minimieren und Sekundärproblemen (z.B. Kontrakturen, Thrombosen, geistigem Abbau) vorzubeugen.

Die Bewegungstherapie fällt in den Kompetenzbereich der Physiotherapie. Aufgabe der Pflege ist jedoch, die krankengymnastischen Bemühungen im Sinne eines therapeutischen Teams pflegerisch aufzugreifen sowie dem Patienten innerhalb der pflegerischen Kompetenzen anleitend und unterstützend zur Verfügung zu stehen. Bei vielen pflegerischen Interaktionen entstehen Möglichkeiten für sinnvolle Bewegungsübungen; z.B. können Bewegungsübungen in die Körperpflege und Mobilisation des Patienten integriert werden.

Bei Bewegungsübungen sind eine sorgfältige Instruktion sowie die realistische Einschätzung der aktuellen Belastbarkeit des Patienten Grundvoraussetzungen. Auch bei passiven Bewegungsübungen informiert die Pflegeperson den Patienten über alles, was sie an oder mit ihm macht.

Man unterscheidet vier verschiedene Formen von Bewegungsübungen, abhängig vom Grad der Selbständigkeit und der Aktivität des Patienten: *passive, assistive, aktive* und *resistive* Bewegungsübungen.

7.6.9.1 Passive Bewegungsübungen

Passive Bewegungsübungen werden am Patienten ohne dessen aktive Mithilfe oder Mitarbeit ausgeführt. Sie entsprechen in Umfang und Bewegungsradius den Bewegungsmöglichkeiten des dreidimensionalen Raumes und stellen primär Bewegungsformen ohne Auslösung einer Muskelaktivität dar.

Einsatzgebiete finden sich bei bewußtlosen, komatösen, gelähmten oder im Allgemeinzustand sehr stark reduzierten Patienten. Eine weitere Indikation ist die Anbahnung aktiver Bewegungsmuster nach längerer Ruhigstellung oder Verletzung.

Passive Bewegungsübungen dienen der Erhaltung eines funktions- und bewegungsfähigen Bewegungsapparats sowie der Anregung und Stabilisierung von Kreislauf-, Atem- und Gehirnfunktion. Über passive Schüttelbewegungen oder Streichungen kann auch eine Lockerung sowie Entspannung des Gewebes und der Muskulatur erreicht werden. Wichtig ist bei der Durchführung passiver Bewegungen bei der Bewegung eines Gelenkes die Grifftechnik. Grundsätzlich sollte immer das nächstliegende Gelenk fixiert werden.

7.6.9.2 Assistive Bewegungsübungen

Bei **assistiven Bewegungsübungen** hilft der Patient aktiv bei der Durchführung mit. Diese Form der Bewegungsübung geht meist fließend in die aktive Form über.

7.6.9.3 Aktive Bewegungsübungen

Aktive Bewegungsübungen kann der Patient selbständig ohne fremdes Zutun ausführen. Sie dienen neben dem Erhalt eines intakten und funktionstüchtigen Bewegungsapparates vor allem der Steigerung der Muskelkraft, der Anregung und Stabilisierung der Herz- und Kreislauftätigkeit, der Verbesserung der Atemfunktion, der Verbesserung des venösen Rückstromes (Gefäßtraining) und einer intensiveren Durchblutung von Haut und Gewebe. Unterschieden werden:

- **Isotone Übungen.** Die Spannung des Muskels bleibt gleich, er ändert aber seine Länge.
- **Isometrische Übungen.** Die Länge des Muskels bleibt gleich, es ändert sich aber seine Spannung.

Möglichkeiten aktiver Bewegungsübungen im Rahmen pflegerischer Tätigkeiten sind z.B. selbständige Lageveränderungen im Bett, Aufrichten des Oberkörpers, Hochhalten, Strecken, Beugen, Kreisen, Pendeln von Gliedmaßen, Spreizen, Strecken oder Einkrallen von Fingern und Zehen, Betätigen des Bettfahrrades, Betätigen der Bewegungsschiene und Atemübungen.

7.6.9.4 Resistive Bewegungsübungen

Bei **resistiven Bewegungsübungen** wird die Bewegung gegen einen tatsächlichen oder gedachten Widerstand ausgeführt. Diese Form dient in erster Linie der Normalisierung des Muskeltonus und der Muskelkräftigung. Isometrische Spannungsübungen haben z.B. den Vorteil, daß sie ohne allzu große Herz- und Kreislaufbelastung anwendbar sind. Resistive Übungen sind jedoch bei Patienten mit erhöhter Spastizitätsneigung kontraindiziert (z.B. bei Schlaganfall, Multipler Sklerose).

7.6.10 Rückenschonende Arbeitsweise

Das Kreuz mit dem Kreuz in der Pflege

In der Pflege bedeutet „Sich bewegen" nicht nur, Patienten in ihrer Bewegung zu fördern und zu unterstützen, sondern auch, sich als Pflegeperson ergonomisch, also physiologisch, zu bewegen.

☑ Die eigene Gesundheit zu erhalten und Kräfte zu schonen ist genauso wichtig, wie den Patienten zu aktivieren.

Zahlreiche Belastungen stehen gesunden Bewegungen der Pflegepersonen im Wege, etwa:

- Umgang mit bettlägerigen, immobilen, desorientierten und adipösen Patienten
- Räumliche Enge in den Krankenzimmern
- Fehlen geeigneter Materialien und Hilfsmittel, die das Heben und Tragen von Patienten erleichtern, oder eine – teilweise unverständliche – Abneigung, vorhandene Hilfsmittel einzusetzen
- Zeitdruck und „Arbeitsspitzen", die Pflegepersonen davon abhalten, einen Helfer hinzuzuziehen
- Mangelnde Entspannungsmöglichkeit und Entspannungsfähigkeit.

Hauptursache: Dysbalance

Vielfach schleichen sich falsche Bewegungsmuster im Berufsalltag ein: Es kommt einerseits zur Über- und Fehlbeanspruchung bestimmter Muskel- und Skelettbereiche und andererseits zum Verkümmern anderer, wichtiger Muskelpartien *(Dysbalance)*. Das Resultat sind erworbene Rückenschäden oder Störungen des komplexen Systems Wirbelsäule.

Zur beruflich bedingten Belastung kommt oft der zunehmende Mangel an Bewegung oder die Einseitigkeit von Bewegungsabläufen in der Freizeit hinzu: Pflegepersonen stehen dann also untrainiert großen Belastungen gegenüber.

Neben der Fehlbelastung spielen eine genetische Disposition sowie angeborene oder erworbene Fehlstellungen von Wirbelsäule und Gelenken eine Rolle. Manchmal äußern sich auch psychische Störungen in einer Verspannung der Wirbelsäule, die ebenfalls zu Rückenschmerzen führen können und die von belastungsbedingten Schmerzen nicht zu unterscheiden sind.

Entscheidend: Frühzeitig vorbeugen

Die hohe Zahl von Pflegekräften mit Rücken-, Wirbelsäulen-, oder Gelenkschmerzen macht deutlich, wie wichtig die Prophylaxe möglicher Schäden ist. Auch hier gilt: Vorbeugen ist besser als Heilen, Umschulen oder Berufsunfähig-Sein.

Vorbeugend wirken:

- Die Wirbelsäule physiologisch (axial) belasten

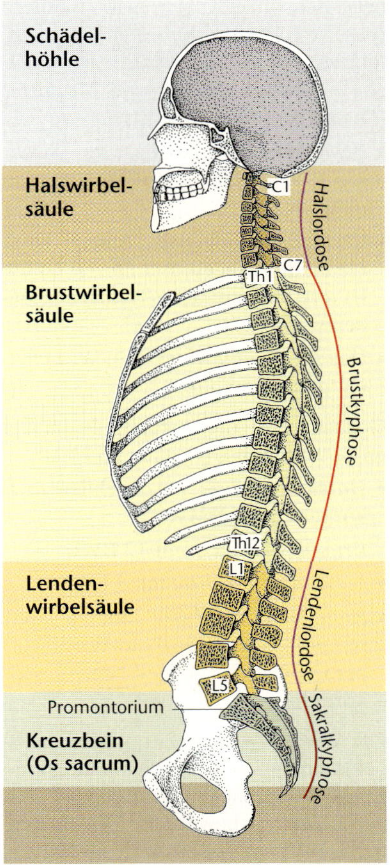

Abb. 7.164: Die Abschnitte der Wirbelsäule. [L190]

- Hilfsmittel wie Patientenlifter (☞ Abb. 7.160), Roll-/Zugbrett (☞ Abb. 7.123 – 7.124) einsetzen
- Patientenressourcen ausschöpfen
- Eindeutige Bewegungsimpulse setzen (☞ 7.6.7)
- Entspannungstechniken einüben
- Ausgleichssport betreiben
- *Rückenschule* besuchen.

Das komplexe System „Rücken"

Um besser verstehen zu können, welche Bewegungen dem Rücken besonders schaden, muß man wissen, wie das System aus knöcherner Wirbelsäule und stabilisierender Muskulatur funktioniert. Kenntnisse über das komplexe System Rücken helfen, unumgängliche Belastungen so physiologisch wie möglich zu gestalten.

Die Wirbelsäule als das *zentrale Achsenorgan* des menschlichen Körpers ermöglicht aufgrund des Zusammenspiels von Knochen (Wirbelkörper und Wirbelbogen), Gelenken (Wirbelbogengelenke), Bandscheiben und Wirbelsäulenstützgeweben wie Bändern (passive Haltestrukturen) und Muskeln (aktive Haltestrukturen) größtmögliche *Stabilität* (Statik) und *Mobilität* (Dynamik) sowie passiven *Schutz*:

- Bewegungen wie *Beugung, Streckung, Seitneigung, Rotation* werden möglich
- Über die knöchernen Anteile kann *Gewicht* getragen und *Druck* an die Unterstützungsfläche/Boden abgegeben werden
- Das *Rückenmark* wird im Wirbelkanal passiv geschützt.

Gegliedert ist die Wirbelsäule in vier große Abschnitte (☞ auch 26.11.1):

- *Halswirbelsäule* mit 7 Halswirbelkörpern, kurz HWK
- *Brustwirbelsäule* mit 12 BWK
- *Lendenwirbelsäule* mit 5 LWK
- *Kreuzbein/Steißbein* mit 5 verschmolzenen Kreuzbein-Wirbelkörpern sowie den 4 Steißbein-Wirbelkörpern.

Die Wirbel des Kreuz- und des Steißbeins sind jeweils zu einem kompakten Knochen verbacken und gegeneinander *nicht* frei beweglich. Die *Beweglichkeit der Wirbelsäule* resultiert aus der kettenförmigen Aneinanderreihung der übrigen 24 gegeneinander *frei beweglichen* Wirbel. Diese bilden untereinander echte Gelenke mit 23 Zwischenwirbelscheiben *(Bandscheiben)*. Sie stellen eine knorpelhafte, elastische Verbindung zwischen den einzelnen Wirbelkörpern her. Ihre Höhe nimmt vom Kopf bis zum Steiß zu: von etwa 3 mm in der Halswirbelsäule bis zu 9 mm in der Lendenwirbelsäule. Die Bandscheiben sind entsprechend der Wirbelsäulenkrümmung keilförmig ausgebildet, besitzen eine Faserring und einen Gallertkern im Innern. Ihre Aufgabe ist es, Belastungen abzufedern und Druck auszugleichen.

Der Druck, dem die Bandscheibe standhalten muß, ist abhängig von Haltung (Sitzen, Stehen, Liegen, Bücken) und Bewegung (Anheben, Tragen, Ziehen, Drücken).

Nicht nur die Bandscheiben, die als Polster dienen, federn Belastungen ab: Die Wirbelsäule ist von der Seite betrachtet mehrfach gekrümmt. Die *Doppel-S-Form* der Wirbelsäule ermöglicht eine gleichmäßige, axiale Belastung in allen Wirbelsäulenabschnitten und eine hohe Stabilität.

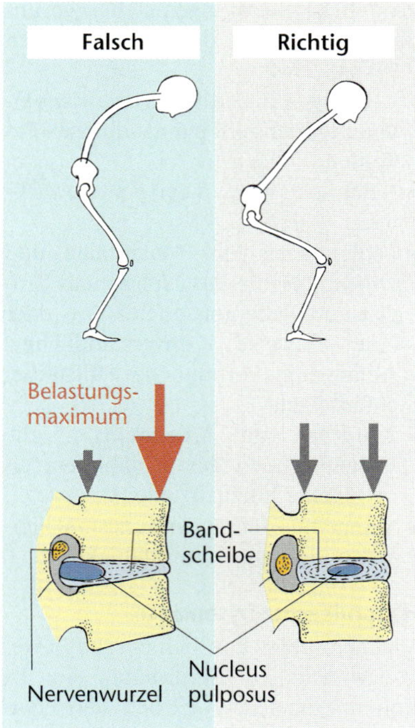

Abb. 7.165: Die Bandscheiben der Wirbelsäule sind nur bei gerader Rückenhaltung richtig belastet. [L190]

Da das Gewicht über das Becken an die Beine weitergegeben wird, verdient die *Beckenstellung* (Beckenaufrichtung und Beckenkippung nach vorne) besondere Beachtung: Das Becken hat durch seine Stellung maßgeblichen Einfluß auf die Wirbelsäulenstatik.

Die Stabilität der Wirbelsäule wird letztlich aber durch ein kräftiges *Muskelkorsett* erreicht, denn ohne Muskulatur ist weder *aktive Bewegung* noch *Stabilisation* möglich.

Eine gut trainierte Muskelatur *reduziert die Haltearbeit der Bänder* und bietet insofern *Schutz vor einer Überlastung* der Bandscheiben, Bandstrukturen und der kleinen Wirbelbogengelenke.

Das Zusammenwirken von axialer, gleichmäßiger Belastung der Wirbelsäule und einer gut trainierten Muskulatur dient zur Schonung von Knochen, Bandscheiben, Bänder und Gelenken und beugt Schäden vor.

Prinzipien rückenschonender Arbeitsweise

> Damit Pflegepersonen nicht zu Pflegefällen werden: **Rückenschonend arbeiten.**

Folgende Prinzipien zu beachten heißt, sie an die jeweilige Situation anzupassen:

- Standfläche und Standstabilität vergrößern
- Günstige Sitzhaltung einnehmen
- Umfeld organisieren
- Patientenressourcen nutzen
- Korrekt heben, tragen, bücken
- Entlastung und Entspannung suchen.

Standfläche und Standstabilität vergrößern

- Günstig ist eine leichte *Grätschstellung* (breitbeinig) mit leicht gebeugten Knien oder leichte *Schritt-Grätschstellung*. Aus diesen Positionen heraus sind tiefe *Körperschwerpunktverlagerung, Haltungsausgleich* und *Haltungskorrektur* leicht möglich; die *Eigenbeweglichkeit* bleibt – bei guter *Standqualität* – gewährleistet
- Die leicht gebeugten Knie sollen nach Möglichkeit in einer Linie mit den Füßen stehen (Fuß- und Kniegelenke stehen übereinander, sog. *Beinachse*)
- Der maximale Kniewinkel bei Belastung (z.B. Anheben von Lasten) sollte nicht kleiner sein als 90° (sonst extreme Gelenkbelastung).

Günstige Sitzhaltung einnehmen

Eine *günstige Sitzposition* ist erreicht wenn:

- Die Oberschenkel auf der gesamten Sitzfläche aufliegen, leicht nach vorne (kniewärts) abfallen (Bürostuhl entsprechend einstellen) und hüftbreit gespreizt sind
- Der Kniewinkel ca. 100° beträgt
- Die Füße in hüftbreitem Abstand (40 – 50 cm) mit ganzer Fußsohle am Boden stehen (Zehen und Knie stehen „übereinander", die Unterschenkel stehen senkrecht)
- Das Becken bei aufrechter Wirbelsäule leicht nach vorne gekippt ist
- Das Sternum nach vorne angehoben ist
- Das Gewicht auf den *Sitzbeinhökkern* liegt
- Bei *nicht* höhenverstellbarem Schreibtisch die Sitzhöhe so gewählt wurde, daß die Unterarme (Ellbogenwinkel 90 °) eine waagrechte Linie zur Schreibfläche bilden.

Ungünstig sind:

- Zu gerade Rückenlehne (LWS-Lordose soll unterstützt werden)

- Beckenkippung nach hinten
- Übereinandergeschlagene Beine
- Kombinierte „Bück-Drehbewegungen“, um z.B. Formulare aus tieferliegenden Schubkästen zu holen.

☑ Beim Sitzen und Stehen an die Schwerpunktverlagerung im Körper denken:
- Beim Aufstehen muß das Körpergewicht über die Oberschenkel kommen (auch wichtig bei Patientenmobilisation aus dem Stuhl oder Sessel, ☞ Transfer 7.6.8)
- Beim Vorbeugen (Rücken bleibt gerade!) oder Vorstrecken des Oberkörpers – z.B. beim Aufstehen – Kopf entspannt vorsinken lassen statt HWS zu überstrekken
- Nicht statisch sondern dynamisch sitzen
- Sich zur Haltungskorrektur das Bild einer Marionette vorstellen, die mit je einer Schnur an Scheitel und Sternum senkrecht nach oben gezogen wird
- Spiegelflächen zur Kontrolle der eigenen Körperhaltung nutzen.

Umfeld organisieren

- Sich genügend Raum zur Bewegung schaffen (Platz schaffen!)
- Geeignetes, bequemes Schuhwerk tragen: keine schmalen Schuhe, keine hohen Absätze; auf Rutschfestigkeit, Fersenriemen und guten Halt achten.

Arbeitshöhe anpassen

- Hydraulisch verstellbare Bett- und Liegeflächen bis auf Hüfthöhe hochpumpen, bei unterschiedlichen Pflegepersonen ist die Körpergröße der „kleineren“ Pflegekraft maßgebend
- Läßt sich die Arbeitshöhe nicht beeinflussen: nicht mit Rundrücken arbeiten! Der Rücken bleibt gerade, statt dessen im Knie-, Hüft- und Fußgelenk beugen. Bei Arbeiten in *niedriger Höhe* empfiehlt sich der *Ein-Bein-Kniestand:* Die Pflegeperson kniet mit einem Bein, das andere Bein ist aufgestellt.

Patientenressourcen nutzen

Pflegeprozeß, ☞ 2.2

Damit der Patient soviel wie möglich mithelfen kann, erklärt die Pflegeperson zunächst den Ablauf geplanter Bewegungen und motiviert zur Mithilfe. Während der Handlungsabläufe, z.B. Mobilisation, sollte die Pflegende den Patienten eher gezielt führen als heben oder tragen (☞ 7.6.6) und dabei mit der Bewegung des Patienten mitgehen.

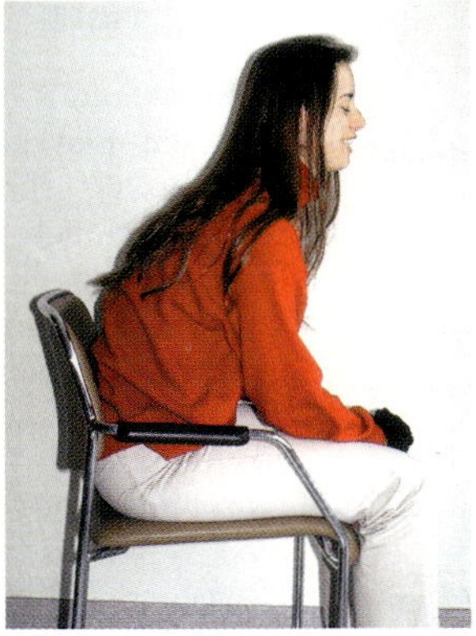

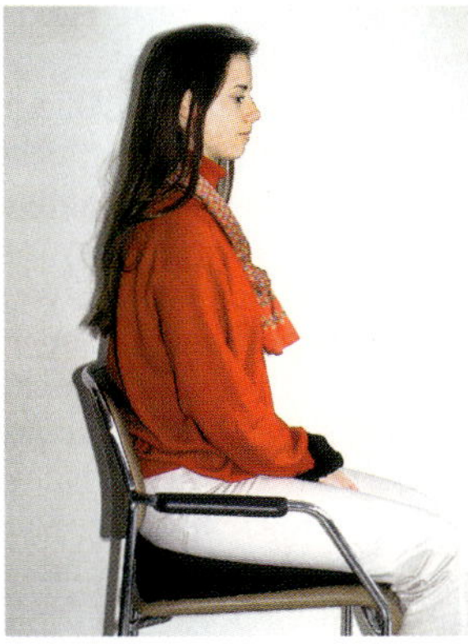

Abb. 7.166 – 7.167: Die Stellung des Beckens ist entscheidend für die Statik der Wirbelsäule. [M141]

Heben, Tragen und Bücken

Wenn Patienten nicht mithelfen können, tragen Pflegepersonen das Gewicht so nah wie möglich am Körper.

Kraft x Kraftarm = Last x Lastarm
Das bedeutet: Je größer der Abstand der Last vom Körper, desto größer wird der Hebelarm und damit die auf den Körper bzw. Rükken einwirkende Kraft.

Wichtig ist, die achsengerechte Stellung der Wirbelsäule auch bei Anstrengung beizubehalten, also Rotation (Drehbewegung) unter Belastung vermeiden.

Heben, Tragen, Bücken in Kombination mit Rotationsbewegung schaffen enormen Belastungsdruck auf die Bandscheiben, ein Prolaps wird begünstigt!

Auch ruckartige Bewegungen vergrößern die Belastung der Wirbelsäule unnötig: Daher Lasten nicht ruckartig oder mit Schwung aufheben oder absetzen (z.B. Infusionskarton, Patientenkoffer, Getränkekasten), statt dessen in die Knie oder Ein-Bein-Kniestand gehen und Gegenstand ohne Rundrückenhaltung aufheben bzw. absetzen. Bei schweren Lasten (Männer: maximal 50 kg Lastgewicht; Frauen maximal 20 kg) Helfer holen oder Hilfsmittel (Sackkarre) einsetzen.

☑ Bei großer Anstrengung bewußt weiteratmen, um Preßatmung zu vermeiden und Kraft zu sparen.

Entlastungshaltungen im Berufsalltag

Minipausen ermöglichen Wirbelsäule und Muskulatur eine Entspannung.

Möglichkeiten zur Entlastung im Stehen:
- Rücken zur Wand, Arme auf LWS-Höhe im Rücken kreuzen, mit leicht gebeugten Beinen hüftbreit gerade an die Wand angelehnt stehen
- Mit Gesicht zur Wand stellen und mit über dem Kopf gekreuzten Armen kurzzeitig anlehnen
- Mit ganzem Rücken an die Wand lehnen, Beine in leichter Grätschstellung, Knie leicht gebeugt
- Zwischen Stand- und Spielbein wechseln (mehrmals hintereinander Gewichtsverlagerung von einem Bein auf das andere)
- Möglichkeit nutzen, sich mit Knien an Schrank oder Bett abzustützen (z.B. beim Medikamentenrichten), wenn *keine* Belastung wie etwa Heben oder Transfer erfolgt.

Möglichkeiten zur Entlastung im Sitzen:
- Öfter aufstehen oder Sitzposition verändern
- Kutschersitz-Haltung einnehmen (Oberkörper mit „geradem Kopf“ leicht nach vorne geneigt, Unterarme auf Oberschenkel ablegen, ☞ auch Abb. 7.21)
- Verkehrt herum auf den Stuhl setzen (Stuhllehne kann dabei als ideale Armstütze oder Abstützfläche zum Kopf auflegen fungieren)
- Mit Ellbogen am Tisch aufstützen, Kopf in die Handflächen legen und Rücken strecken („lang machen“).

Weitere Ausgleichs- und Enspannungsmöglichkeitenmöglichkeiten (speziell auch für den Alltag):

- Nutzen klinikinterner Möglichkeiten von Supervisions-/Balintgruppen
- Sport und Ausgleichsgymnastik
- Erlernen und Einüben von Entspannungstechniken und/oder „Körpertherapien“: z.B. Autogenes Training, Progressive Muskelrelaxation, Feldenkrais („Bewußtheit durch Bewegung“), Rückenschule, Tai-chi.

☑ Diese Ausgleichs- und Entspannungskurse werden von vielen Volkshochschulen und Sportvereinen angeboten.

Ein wichtiger Inhalt rückenschonender Arbeitsweise – speziell im Tätigkeitsfeld „Pflege“ – ist der Aspekt, sich als Pflegekraft selbst ernst zu nehmen, das heißt die Eigenverantwortung für sich selbst, seine Gesundheit und Leistungsfähigkeit zu übernehmen, sowie sich seiner Person und seiner Beweglichkeit und Wahrnehmungsfähigkeit bewußt zu werden.

7.6.11 Netz

Im Abschnitt 7.6.2 wurde bereits gezeigt, daß Bewegungsmangel Hauptursache vieler Erkrankungen ist, die als Komplikationen während einer Krankenhausbehandlung auftreten können. Die Konsequenz daraus ist: Wenn Pflegepersonen unter Zeitdruck arbeiten müssen, erhält die Mobilisation des Patienten oberste Priorität, eher muß (vorübergehend) auf andere Maßnahmen verzichtet werden. Regelmäßige Bewegung fördert den Appetit (ATL Essen und trinken), das Einschlafen (ATL Wach sein und schlafen) und die Darmtätigkeit (ATL Ausscheiden).

Insbesondere bei den ATL Essen und trinken, Sich beschäftigen, Sich waschen und kleiden sind Bewegungen notwendig. Frühzeitiges Bewegungstraining fördert die Selbständigkeit des Patienten bei diesen ATL.

Sich bewegen und Kommunizieren

Während bei den oben genannten Beispielen die Vernetzung zwischen der ATL „Sich bewegen“ und den anderen ATL offensichtlich ist, stört im Krankenhaus Bewegungsmangel auch die ungestörte Kommunikation. Kann der Patient sein Bett oder sein Zimmer nicht verlassen, ist ihm damit oft auch die Möglichkeit genommen, ohne Zuhörer mit seinen Angehörigen zu reden.

Sich bewegen und Sinn finden

Im Behindertensport dient Bewegung auch dazu, Handicaps zu überwinden und neue Ziele zu setzen. Wenn sich z.B. Rollstuhlfahrer zum gemeinsamen Training treffen, kann körperliche Anstrengung bei der Bewältigung von Sinnkrisen helfen, indem sich Behinderte darauf konzentrieren, *innerhalb* ihrer Grenzen das Beste zu geben und damit die Behinderung zu akzeptieren, statt darüber zu klagen, was sie im Vergleich zu Nicht-Behinderten vermissen.

Bewegungstherapie wird auch zur Behandlung psychischer Erkrankungen eingesetzt, z.B. um Aggressionen abzubauen (☞ 10.13.5).

7.7 Essen und trinken

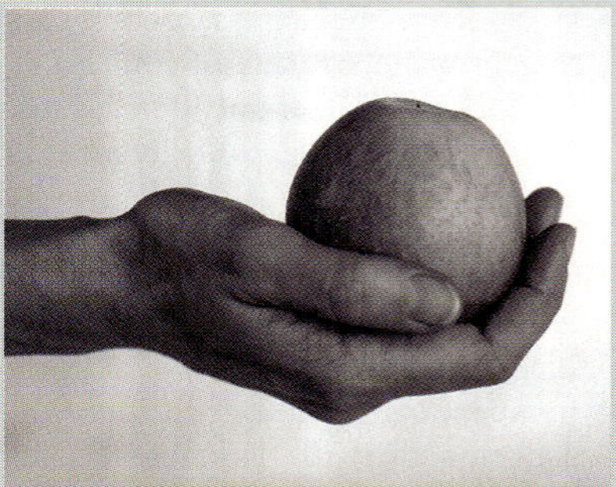

7.7.1 „Essen und trinken“ ist mehr als „Nahrung aufnehmen“

Das Sprichwort „Essen und Trinken hält Leib und Seele zusammen“, veranschaulicht, daß es hier nicht nur darum geht, den Körper mit Energie und Baustoffen zu versorgen. Essen ist mit *Genuß* verbunden – wer freut sich nicht auf einen geschmackvoll gedeckten Tisch? Zusätzlich hat Essen eine *soziale Komponente:* Mahlzeiten bieten die Möglichkeit des geselligen Zusammenseins.

Wie, wann und was gegessen wird, ist auch von gesellschaftlichen und religiösen Bräuchen abhängig. Muslime und Juden dürfen zum Beispiel kein Schweinefleisch essen, weil das Schwein als unreines Tier gilt. Manche Religionen haben festgelegte Fastenzeiten wie zum Beispiel den Fastenmonat

Ramadan im Islam oder die Fastenzeit im Christentum von Aschermittwoch bis Ostersamstag.

Ferner ist die Nahrungsaufnahme vom Angebot der Nahrungsmittel abhängig. Im Gegensatz zu den Ländern der sog. Dritten Welt besteht in den Industrienationen ein Überangebot an Nahrungsmitteln, die meist auch ganzjährig verfügbar sind. Trotz dieses Überangebotes, das eine abwechslungsreiche und bedarfsgerechte Ernährung ermöglichen würde, machen der typische Speiseplan und die Umstände, unter denen gegessen wird, nicht selten krank:

- Streß, unregelmäßige Arbeitszeit und fehlendes Wissen um die Bedeutung gesunder Ernährung begünstigen besonders bei jungen Menschen oder Singles eine Ernährung von *Fastfood* und Konserven mit zu viel Salz, zu viel Fett, zu vielen Kalorien und einem Mangel an Ballaststoffen
- Immer mehr ältere Menschen ernähren sich einseitig (Dosensuppe und Fertigpüree als Dauergast auf dem Speisezettel – Vitaminmangelzustände sind die Folge)
- Schwere psychosomatische Eßstörungen wie Bulimie und Anorexia nervosa (☞ 23.8.2, 23.8.3) nehmen stark an Häufigkeit zu.

Gesunde, bewußte Ernährung in unserer Gesellschaft setzt Kenntnisse über Stoffwechsel und physiologische Abläufe der Verdauung voraus, um aus dem reichhaltigen Angebot richtig, das heißt dem Bedarf entsprechend, auswählen zu können, ohne der Werbung der Nahrungsmittelindustrie zu erliegen. Dabei darf sich der Mensch nicht nur auf seinen Hunger, Durst oder Appetit verlassen.

Hunger, Appetit und Durst

Hunger ist das *physiologische* Verlangen des Menschen nach Nahrung, um den Energiebedarf des Körpers zu sichern. Hunger entsteht u.a. durch das Absinken des Blutzuckerspiegels. Das Gefühl „Ich bin satt" wird v.a. über das Ansteigen der Glukosekonzentration und über die Dehnung der Magenwand vermittelt.

Heißhunger tritt nach längerdauender Nahrungskarenz auf, in der Schwangerschaft und der Stillzeit sowie bei bestimmten Stoffwechselerkrankungen wie z.B. Diabetes mellitus. *Unstillbarer* Hunger vor allem nach „Süßem" wird von Psychologen als Ersatzbefriedigung für mangelnde Zuwendung und Anerkennung betrachtet. Die Folge davon ist der sog. „Kummerspeck".

Appetit hingegen ist eher die *Lust* zu essen. Er wird durch optische Sinnesreize („das Auge ißt mit"), Gerüche, die Umgebung, persönliche Abneigungen und Vorlieben sowie die Stimmungslage („mir ist der Appetit vergangen") bestimmt. Appetit kann unabhängig vom Hunger auftreten und Hunger unabhängig vom Appetit.

Physiologisch *gesteigert* ist der Appetit in der Rekonvaleszenz (Genesung), in Wachstumsphasen und in der Schwangerschaft.

Durst signalisiert das Bedürfnis des Menschen nach Flüssigkeit und reguliert somit den Wasserhaushalt des Organismus. Er ist abhängig von der körperlichen Tätigkeit, der Ernährung (z.B. Gewürze und Salze), der Luftfeuchtigkeit und der Außentemperatur. Durst wird durch Reizung bestimmter Rezeptoren im Zwischenhirn ausgelöst.

Ein *erhöhter Bedarf* an Wasser besteht bei Krankheiten mit größerem Flüssigkeitsverlust, etwa Durchfall, Erbrechen oder Fieber. Über mehrere Tage andauernder, *vermehrter Durst* weist auf eine Erkrankung mit erhöhtem *renalen* (durch die Niere erfolgenden) Wasserverlust hin (z.B. *Diabetes mellitus, Diabetes insipidus,* ☞ 23.6, 23.10).

Ein *vermindertes Durstgefühl* tritt bei Bewußseinsstörungen und oft im Alter auf.

7.7.2 Ernährung und Stoffwechsel

Energieliefernde Stoffwechselprozesse (**Abbaustoffwechsel,** *Katabolismus*) sind für den Organismus lebenswichtig. Nur mit ihrer Hilfe kann er in ausreichendem Umfang die Struktur seiner Zellen aufbauen (**Aufbaustoffwechsel** oder *Anabolismus*) und aufrechterhalten.

Die dafür benötigten Substanzen führt sich der Mensch in Form der **Nahrungsmittel** zu, deren Energiegehalt in den chemischen Bindungen der **Nährstoffe Fett, Eiweiß** und **Kohlenhydrate** gespeichert ist.

> Der Energiegehalt von Nahrungsmitteln wird in der Einheit (Kilo-)Kalorie ausgedrückt. **1 Kilokalorie** *(kcal)* entspricht der Energie, die man braucht, um 1 l Wasser von 14 auf 15 °C zu erwärmen.
> Als neuere, internationale Einheit ist das **(Kilo-)Joule** *(kJ)* eingeführt worden, wobei 1 kcal 4,185 kJ entspricht.

Neben ausreichenden Nährstoffen und einem genügenden Wasserangebot sind **Vitamine, Mineralstoffe** *(Mengen- und Spurenelemente)* und **Ballaststoffe** für die Gesundheit unerläßlich:

- **Vitamine:** Komplexe, lebensnotwendige organische Verbindungen, die der Körper nicht oder nur unzureichend selbst herstellen kann und die deshalb mit der Nahrung zugeführt werden müssen (Details, ☞ 7.7.2.6)
- **Mengenelemente** (Mineralstoffe im engeren Sinn): Salze von chemischen Elementen, die der Körper in vergleichsweise großen Mengen enthält (Details, ☞ 7.7.2.6)
- **Spurenelemente:** Ebenfalls Salze von chemischen Elementen, die aber nur in sehr geringen Mengen („Spuren") im Körper und Nahrung vorkommen
- **Ballaststoffe** *(Schlacken):* Unverdauliche, meist aus Pflanzen stammende Verbindungen, die für die normale Verdauung unerläßlich sind (☞ 7.7.2.3).

Komplexe Stoffwechselvorgänge ermöglichen es dem Körper, Bestandteile der Nahrung umzubauen *(zu metabolisieren)*. So speichert er z.B. ein Überangebot an Kohlenhydraten als Fett und kann aus dieser Reserve wieder Glukose gewinnen.

Einige Nahrungsbestandteile kann der Organismus jedoch nicht selbst herstellen, obwohl er sie dringend benötigt, sie heißen dann **essentiell**.

> **Essentielle Nahrungsbestandteile:** Lebensnotwendige Nahrungsbestandteile, die dem Körper zugeführt werden müssen, da er sie nicht selbst herstellen kann.
> Am bedeutendsten sind *essentielle Aminosäuren, essentielle Fettsäuren* oder die *Vitamine.*

Tätigkeit (Bsp.)	Mann (70 kg) kcal/Tag [kJ/Tag]	Frau (60 kg) kcal/Tag [kJ/Tag]
Leichte Tätigkeit (Büro)	2500 [10400]	2100 [8800]
Mittelschwere Tätigkeit (Krankenschwester)	3000 [12500]	2600 [10800]
Schwerarbeit (Bauarbeiter)	3600 [1500]	3500 [15000]
Schwerstarbeit (Ausdauer-Leistungssport)	Bis weit über 4000 [17000]	Bis weit über 4000 [17000]
Letztes Drittel der Schwangerschaft (bei leichter Tätigkeit)	–	2500 [10400]
Stillen (bei leichter Tätigkeit)	–	2800 [11700]

Tab. 7.168: Energiebedarf von Mann und Frau unter verschiedenen Bedingungen. [B101]

7.7.2.1 Energiebedarf

Als allgemeine Faustregel gilt, daß für den nicht schwer körperlich arbeitenden Menschen eine Zufuhr von **2500 kcal pro Tag** ausreicht, um das Energiegleichgewicht zu halten. Bei ganztägiger Schwerstarbeit oder Sportarten mit sehr hohem Kraftaufwand werden jedoch über 4000 kcal pro Tag benötigt.

Richtwerte für den Energiebedarf werden in *Kalorientabellen* angegeben. Diese sollten neben dem Körpergewicht das Lebensalter, Geschlecht und besondere Lebensumstände wie Schwangerschaft, Stillperiode und den Grad der körperlichen Arbeit berücksichtigen. Ein einfaches Beispiel gibt Tab. 7.168. Viele Menschen essen (wesentlich) mehr, als in solchen Tabellen angegeben ist. Trotzdem werden manche dieser Personen nicht dick, ihr Körper ist offenbar ein schlechter „Futterverwerter": Er kann die Extra-Kalorien nur schlecht in Fettpölsterchen umwandeln und produziert statt dessen mehr Abwärme. Auch im Erhaltungsbedarf unterscheiden sich Menschen viel mehr als es solche Tabellen vermuten lassen: Manche sitzen täglich acht Stunden ruhig und konzentriert im Büro, andere dagegen haben zwar auch einen Arbeitsplatz im Büro, sind aber motorisch viel unruhiger, laufen häufig herum und sind auch in ihrer Freizeit agiler – dies alles zieht einen höheren Energiebedarf nach sich. Für den älteren Menschen ist ein geringerer Energiebedarf zu berücksichtigen, wobei allerdings der Bedarf an Eiweiß nicht zurückgeht, wohl aber weniger Fett und Kohlenhydrate aufgenommen werden sollten.

Energiegehalt der Nährstoffe

Aus Fett, Eiweiß und Kohlenhydraten werden unterschiedliche Mengen an Energie gewonnen: Pro aufgenommenes Gramm Kohlenhydrate und Eiweiß sind dies 4,1 kcal (17,2 kJ), pro Gramm Fett 9,3 kcal (38,9 kJ).

Diese Zahlen bezeichnen den vom Menschen verwertbaren Energiegehalt; der tatsächliche Energiegehalt ist höher, weil wir vor allem Eiweiße nur unvollständig verwerten können (☞ 7.7.2.4).

Bei einer kalorisch ausreichenden Ernährung sollte ein Gleichgewicht zwischen Kalorienzufuhr und -verbrauch bestehen. Aber auch das **Verhältnis der Nährstoffe** zueinander ist von Bedeutung. Als besonders günstig hat sich folgende Ernährungszusammensetzung in Gewichtsanteilen erwiesen: 55 – 60% der Kalorien in Form von Kohlenhydraten, 30% als Fette und 10 – 15% als Eiweiße. Umgerechnet auf absolute Zahlen in Gramm ergibt sich damit für den „Durchschnittsmann" mit 70 kg Körpergewicht ein täglicher Bedarf an Kohlenhydraten von ca. 350 g, an Eiweiß und Fett von jeweils etwa 80 g. *Tatsächlich* aber nimmt der Durchschnittsmann vor allem zu viel Fett auf, 130 g statt 80 g täglich.

Nun ißt der Mensch die Nährstoffe ja nicht in Form von reinen Fetten, Eiweißen oder Kohlenhydraten, sondern er nimmt sie in den verschiedenen Nahrungsmitteln, also Milch, Eiern, Kartoffeln, Obst oder Gemüse *gemischt* zu sich. Die Anteile der drei Grundnährstoffe in den einzelnen Nahrungsmitteln können bei Bedarf speziellen Tabellen entnommen werden.

Dies ist bei strenger *Reduktionsdiät* und auch für Diabetiker von Bedeutung, nicht aber für den Gesunden, solange die Nahrung abwechslungsreich und ernährungsphysiologisch sinnvoll zusammengestellt ist. Hierbei ist auch auf eine ausreichende Versorgung mit Vitaminen, Spurenelementen und Ballaststoffen zu achten.

Energetische Bedeutung des Alkohols

Viele Diätanläufe scheitern, weil alkoholische Getränke in den aufgestellten Kostplänen nicht berücksichtigt werden.

> 1 Gramm Alkohol (= 1,27 ml) liefert 7,1 kcal Energie. Diese Menge wird meist unterschätzt: Trinkt man beispielsweise zu einer ansonsten ausgewogenen Ernährung jeden Abend zusätzlich eine Flasche Bier (0,5 l, Alkoholgehalt 5%), so ergibt sich am Jahresende eine Erhöhung des Körpergewichts um rund *9 kg*.

7.7.2.2 Kohlenhydrate

Kohlenhydrate spielen für das Leben auf diesem Planeten eine zentrale Rolle. Sie werden von den grünen Pflanzen im Rahmen der **Photosynthese** aus Kohlendioxid und Wasser mit Hilfe von Sonnenlicht in gigantischen Mengen gebildet. Die *Sonnenenergie* wird hierbei als *chemische Energie* in den Kohlenhydraten gespeichert und ist in

100 g enthalten	Eiweiß [g]	Fett [g]	Kohlenhydrate [g]	Wasser [%]	Energiegehalt [kcal/100 g]
Hühnerfleisch	20	12	Spuren	68	200
Milch	3,4	3,4	4,7	88	65
Vollkornbrot	7,8	1,1	46	42	231
Nudeln	14	2,4	69	13	362
Äpfel	0,4	–	14	84	59
Blumenkohl	2,5	–	4	91	27
Sojabohnen	37	24	32	7	435
Schokolade	7	22	65	2	500
Bier	0,5	–	4,8	90	45

Tab. 7.169: Nährstoff-, Wasser- und Energiegehalt typischer Nahrungsmittel. [B200]

dieser Form für jedes Lebewesen nutzbar.

Kohlenhydrate kommen vorwiegend in pflanzlicher Nahrung vor, etwa in Getreideprodukten, Kartoffeln oder Hülsenfrüchten, sind aber auch in tierischen Produkten wie z.B. Milcherzeugnissen enthalten.

Kohlenhydrate sind aus Kohlenstoff, Wasserstoff und Sauerstoff zusammengesetzt. Im menschlichen Organismus spielen sie als schnell verfügbare Energiequelle die größte Rolle. Alle Kohlenhydrate bestehen aus einer variablen Anzahl von **Zuckermolekülen.** Entsprechend der Anzahl der Zuckermoleküle unterscheidet man:

- Monosaccaride
- Disaccharide
- Polysaccharide.

Monosaccharide sind einfache Zuckermoleküle. Der wichtigste *Einfachzucker* ist die **Glukose** (*Traubenzucker, Dextrose).* Glukose kann von den meisten Zellen zur Energiegewinnung herangezogen werden. Andere sehr häufig vorkommende Monosaccharide sind die **Fruktose** *(Fruchtzucker)* und die **Galaktose**.

Verbinden sich zwei Einfachzucker miteinander, so entsteht ein *Zweifachzucker* **(Disaccharid). Saccharose** *(Rohr-* oder *Rübenzucker)* wird dabei aus Glukose und Fruktose gebildet, **Laktose** *(Milchzucker)* aus Glukose und Galaktose.

Manche Disaccharide können durch Verknüpfung mit weiteren Einfachzukkern zu **Polysacchariden** *(Vielfachzucker)* weiterreagieren, wobei riesige Moleküle entstehen.

Ein Beispiel dafür ist die **Stärke** *(Amylose):* Sie ist die pflanzliche Speicherform der durch Photosynthese aufgebauten Glukose. Kartoffeln, Mais und Weizen enthalten sehr viel Stärke.

Der menschliche Körper spaltet fast jedes Di- oder Polysaccharid wieder zu Glukose, dem Hauptenergielieferanten der Zelle. Dies geschieht im Darm und in der Leber. Die Glukosemoleküle (wie auch andere Monosaccharide) werden ans Blut abgegeben und gelangen über den kapillären Flüssigkeitsstrom in das Gewebe. Die Zelle nimmt die Glukosemoleküle mit Hilfe des Hormons **Insulin** (☞ 23.1.5) auf. Im Zellinneren wird die Glukose unter Sauerstoffverbrauch „verbrannt" (der Chemiker sagt **oxidiert**).

Kleinere Mengen von Glukose werden auch zum Baustoffwechsel z.B. von Bestandteilen des Bindegewebes und verschiedenen Sekreten weiterverarbeitet.

Bedeutung der unterschiedlichen Kohlenhydrate für die Ernährung

Die Natur stellt Kohlenhydrate überwiegend in Form von Polysacchariden vor allem in Getreide und Kartoffeln bereit. Auf dieses seit Hunderttausenden von Jahren bestehende Nahrungsangebot ist der Körper am besten eingestellt: Die langkettigen Kohlenhydrate werden im Körper relativ langsam bis zur Glukose abgebaut. Dadurch werden nur schrittweise Glukosemoleküle ins Blut abgegeben, und der Körper muß nicht – wie bei einem plötzlichen Glukoseüberangebot durch zuckerhaltige Nahrungsmittel – mit einem Insulinstoß reagieren. Dadurch steigt der Blutzuckerspiegel weder zu schnell an, noch sinkt er in der Folge zu schnell. Dies ist gut für den Betreffenden: Das Sättigungsgefühl hält länger an, und auch die Konzentrationsfähigkeit bleibt lange erhalten.

Viel ungünstiger sind die Mono- und Disaccharide, die nicht nur bei Kindern in Form von Zuckern und Süßspeisen sowie gesüßten Getränken einen immer größeren Teil der Nahrungsenergieträger ausmachen: Rasch gespalten und resorbiert führen sie zu einem Überangebot an Glukose im Blut. Der Blutzuckerspiegel übersteigt seinen oberen Normalwert, so daß der Körper verstärkt Insulin ausschüttet. In der Folge – etwa 30 – 60 Minuten nach der (Zwischen-)Mahlzeit – sinkt der Blutzuckerspiegel wieder stark ab. Ein erneutes Hungergefühl sowie nachlassende Konzentration sind die Folge.

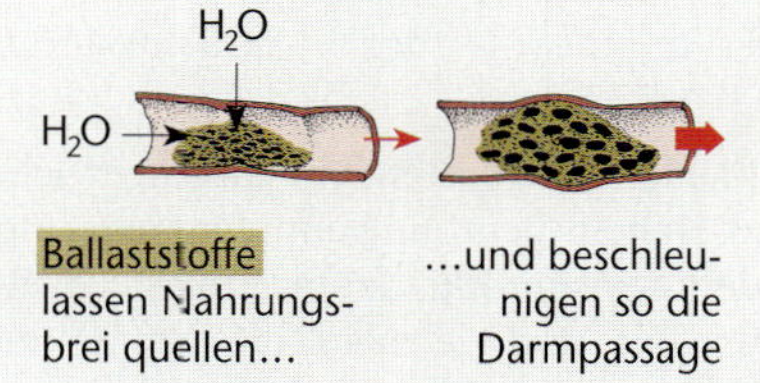

Abb. 7.170: Ballaststoffe. Unverdauliche pflanzliche Fasern enthalten Kohlenhydrate, die vom menschlichen Körper nicht gespalten werden können. Sie binden Wasser, lassen den Nahrungsbrei aufquellen und regen dadurch die Darmperistaltik an. [L190]

> Obwohl der Kaloriengehalt von kurzkettigen Kohlenhydraten, also Mono- und Disacchariden, derselbe ist wie von Polysaccariden, verleiten die kurzkettigen Kohlenhydrate zu übermäßigem Verzehr, weil sich Hunger nach kurzer Zeit wieder bemerkbar macht. Bei bestehendem Übergewicht ist es möglich, daß ohne Diät im engeren Sinne eine gewissen Gewichtsreduktion bereits dadurch erzielt wird, daß konsequent auf Zucker in Lebensmitteln verzichtet wird.

7.7.2.3 Ballaststoffe

Unter **Ballaststoffen** (z.B. *Zellulose, Pektin* und *Lignin*) versteht man unverdauliche Nahrungsbestandteile. Chemisch gehöhren Ballaststoffe zu den Kohlenhydraten, sie können aber im Darm nur in geringen Mengen aufgespalten und resorbiert werden. Daher tragen sie zwar nicht zur Energieversorgung bei, binden aber Wasser und führen dadurch zu einer besseren Darmfüllung sowie einer Anregung von Darmbewegung und -entleerung *(Obstipationsprophylaxe, ☞ 7.9.2.2).* Außerdem verringert eine ausreichende Ballaststoffzufuhr wahrscheinlich auch das Risiko, an Dickdarmdivertikulose (☞ 21.6.7), Dickdarmkrebs (☞ 21.6.10) oder Fettstoffwechselstörungen (☞ 23.8.4) zu erkranken.

Als Mindestmenge an Ballaststoffen werden 30 g täglich in Form von Vollkornprodukten, Kartoffeln, Gemüse oder Obst empfohlen. Wegen ihres Quellvermögens benötigen sie eine ausreichende Zufuhr an Flüssigkeit, sonst wirken auch sie eher stopfend.

> Kohlenhydrate in Form von Vollkorn- und Getreideprodukten, Hülsenfrüchten und Gemüse bevorzugen. Sie enthalten Ballaststoffe sowie Vitamine und Mineralstoffe.

7.7.2.4 Eiweiße

Eiweiße (*Proteine*) sind große Moleküle, die aus einzelnen **Aminosäuren** aufgebaut sind. Der Körper benötigt Aminosäuren vorwiegend als Bausteine für Enzyme, Hormone, Antikörper, Bindegewebe und Muskelfasern. Es gibt 20 verschiedene Aminosäuren, von denen 8 für den Körper *essentiell* sind, d.h. er kann sie nicht selber synthetisieren, sondern muß sie mit der Nahrung zu sich nehmen.

Tierisches und pflanzliches Eiweiß enthält unterschiedliche Anteile der einzelnen Aminoäuren. Stimmen die Aminosäuren im Nahrungseiweiß genau mit denen des Körpereiweißes überein, so kann das Nahrungseiweiß sehr gut vom Menschen verwertet werden (hohe **biologische Wertigkeit**).

Tierisches Eiweiß hat eine höhere biologische Wertigkeit als pflanzliches. Nimmt der Mensch tierisches und pflanzliches Eiweiß im Verhältnis 30 : 70% auf, ist der Körper gut mit allen *essentiellen* Aminosäuren versorgt. Dabei deckt nicht nur Fleisch den Bedarf an tierischem Eiweiß, sondern auch Milchprodukte und Eier.

Die Zufuhr von Eiweiß muß kontrolliert werden bei schweren Nieren- und Lebererkrankungen (etwa chronischer Niereninsuffizienz, ☞ 31.8.9, oder Enzephalopathie bei Leberzirrhose, ☞ 22.4.6) und bei Gicht (☞ 23.9).

Eiweiße
- Pflanzliche Eiweißquellen: Hülsenfrüchte wie Bohnen oder Erbsen, Kartoffeln
- Tierische Eiweißquellen: Fleisch, Fisch, Milch, Quark, Eier
- Erhöhter Bedarf: Wachstumsphase, Schwangerschaft, Stillzeit, Alter.

7.7.2.5 Fette

Fette *(Lipide)* enthalten Energie in konzentrierter Form: Ihr Energiegehalt ist mit 9,3 kcal/g doppelt so hoch wie der der Kohlenhydrate und Eiweiße. Die größte Gruppe der Fette sind **Triglyzeride** *(Neutralfette)*. Sie sind aus **Fettsäuren** und **Glycerin** aufgebaut, die der Körper zu körpereigenen Lipiden umbaut.

Im Fettgewebe gespeichert dienen Fette als:
- Organschutz (z.B. die Nieren umgebendes Polster)
- Energiereserve
- Wärme-Isolation.

Für die Körperzellen haben Triglyzeride eine wichtige Funktion beim Aufbau von *Zellmembranen*.

Unerläßlich sind Fette für die Zufuhr und Resorption einiger **fettlöslicher Vitamine.** Als Träger von Aroma- und Geschmackstoffen kommt ihnen eine weitere Bedeutung zu.

Auch das Sättigungsgefühl hängt mit dem Fettgehalt der Nahrung zusammen. Ein völliger Verzicht auf Fett führt also u.U. nicht zur erwünschten Gewichtsreduktion, wenn der Betroffene – weil nicht richtig satt – ständig kleine Zwischenmahlzeiten einschiebt.

Nach ihrem natürlichen Vorkommen unterscheidet man *tierische* und *pflanzliche Fette*. Tierische Fette sind beispielsweise in Sahne, Butter und Schweineschmalz enthalten, pflanzliche Fette sind z.B. Oliven-, Sonnenblumenöl, Kokosfett und Weizenkeimöl.

Zu beachten ist der Anteil an sogenannten **versteckten Fetten**. Dies ist der *nicht sichtbare* Fettgehalt verschiedener Nahrungsmittel. Fleisch- und Wurstwaren enthalten 5 – 45%, Nüsse 10 – 60% und Käse ebenfalls bis zu 60% verstecktes Fett.

Zu den Lipiden gehören neben den Glyzeriden weitere hoch energiereiche Stoffe. Die wichtigsten davon sind das Cholesterin und die sogenannten Phospholipide.

Cholesterin

Cholesterin ist eine für den Organismus unerläßliche Substanz, die einerseits vom Körper selbst hergestellt werden kann und andererseits über tierische Nahrungsmittel aufgenommen wird. In Pflanzen kommt Cholesterin nicht vor.

Cholesterin ist:
- Wichtiger Bestandteil der Zellmembranen
- Grundstoff, aus dem viele Hormone hergestellt werden (sog. Steroidhormone, zu denen alle Geschlechtshormone wie Testosteron und Östrogen zählen, ☞ 31.1.3, 32.1.2)
- Vorläufer der Gallensäuren (☞ 22.5.1).

Idealerweise besteht ein Gleichgewicht zwischen dem aufgenommenen und dem selbst produzierten Cholesterin einerseits und dem für die genannten Aufbauvorgänge benötigten Cholesterin andererseits. Funktioniert diese Regulation jedoch nicht, steigen die Cholesterinwerte im Blut. Dies ist mit einem hohen Risiko für die vorzeitige Entstehung arteriosklerotischer Gefäßveränderungen („Gefäßverkalkung", ☞ 19.6.1) verbunden. Diese erhöht das Risiko an einem Herzinfarkt oder Schlaganfall zu erkranken.

Phospholipide

Phospholipide besitzen große Bedeutung beim Aufbau der Zellmembran. Der bekannteste Vertreter der Lipide ist das *Lecitin.*

Ein Überangebot von Fett in der Nahrung speichert der Körper in Form von Fettpolstern. Die Folge ist wiederum Übergewicht.

Fette
- Energiegehalt: 1 g Fett liefert 9,3 kcal (38,9 kJ)
- Täglicher Bedarf: 25 – 30% der Gesamtkalorien
- Wichtig, um Bedarf an essentiellen Fettsäuren und fettlöslichen Vitaminen zu decken, deshalb auch bei Diäten auf eine geringe tägliche Fettzufuhr achten.

7.7.2.6 Vitamine und Mineralstoffe

Vitamine

Vitamine sind lebensnotwendige organische Verbindungen, die der Körper nicht oder nur in unzureichender Menge selbst herstellen kann. Deshalb ist eine regelmäßige Zufuhr notwendig. Vitamine dienen dem Körper nicht als Energieträger oder Baustoff, sondern sind *Wirkstoffe* in vielen Stoffwechselvorgängen, wobei sie biochemische Reaktionen unterstützen. Vitamine kommen hauptsächlich in Getreideprodukten, in Fleisch und Fisch sowie in Gemüse vor. Der Vitamingehalt der Lebensmittel wird von der Bearbeitung beeinflußt: Viele Vitamine sind hitzeempfindlich.

Aufgrund ihrer Löslichkeit unterscheidet man *wasserlösliche* und *fettlösliche* Vitamine (☞ unten).

Tab. 7.171 gibt eine kurze Übersicht über die Vitamine und ihr Vorkommen in Nahrungsmitteln.

Wasserlösliche Vitamine scheidet der Körper über den Urin aus. Da er sie nicht speichern kann, treten bei fehlender Zufuhr relativ rasch Mangelerscheinungen auf, zum Beispiel bei Vitamin C und der Vitamin-B-Gruppe.

Dagegen werden die **fettlöslichen Vitamine** gespeichert, wodurch extrem hohe Gaben *Hypervitaminosen* verursachen können (☞ 23.8.5). Dies ist vor allem bei den Vitaminen A und D von Bedeutung. Auch werden fettlösliche Vitamine nur dann resorbiert, wenn genügend Galle zur Verfügung steht und die Fettresorption funktioniert (Störungen z.B. bei Malassimilation, ☞ 21.6.3).

Die durchschnittlich zusammengesetzte Nahrung, wie sie in den Industriestaaten normalerweise gegessen wird, enthält von allen Vitaminen ausreichende Mengen. Zusätzliche Vitamingaben sind nur erforderlich, wenn:

- Die Vitaminzufuhr ungenügend ist, z.B. bei einseitiger oder nicht ausreichender Ernährung (häufig bei nicht ausreichend versorgten alleinstehenden Patienten)
- Der Vitaminbedarf erhöht ist, z.B. während der Schwangerschaft und Stillzeit, bei Erkrankungen
- Die Vitaminresorption vermindert ist (z.B. bei fehlendem *Intrinsic factor* ☞ 21.5.1).

Vitamin	Funktion	Vorkommen	Tagesbedarf
Vitamin A (Retinol)	Einfluß auf den Sehvorgang, Eiweißstoffwechsel	Gemüse, Innereien, Fischöl, Milch	1,0 – 1,5 mg
Vitamin D (Calciferol)	Knochenbildung, Aufnahme von Kalzium und Phosphaten	Fisch, Eier *	0,05 mg
Vitamin E (Tokopherol)	Schutz der Nahrungs- und Körperfette	Fette, Öle	15 mg (geschätzt)
Vitamin K	Förderung der Blutgerinnung	Gemüse *	1 mg
Vitamin B_1 (Thiamin)	Einfluß auf Abbau der Kohlenhydrate, Herzfunktion und Nerventätigkeit	Getreide, Fleisch	1 – 2 mg
Vitamin B_2 (Riboflavin)	Einfluß auf den gesamten Stoffwechsel und die Hormonproduktion	Milchprodukte	1,5 – 2 mg
Niazin	Zentrale Stellung im Stoffwechsel, Leberfunktion	Nüsse, Innereien, Milchprodukte *	15 – 20 mg
Vitamin B_6 (Pyridoxin)	Einfluß auf den Stoffwechsel	Getreide, Gemüse, Innereien	2 mg
Vitamin B_{12} (Cobalamin)	Bildung der roten Blutkörperchen, Einfluß auf den Eiweißstoffwechsel	Fleisch, Innereien	5 – 10 µg
Folsäure	Aufbau von Nukleinsäuren und roten Blutkörperchen	Gemüse, Obst *	0,1 mg (geschätzt)
Pantothensäure	Zentrale Stellung im Stoffwechsel	Milch, Fleisch, Fisch, Eier	10 mg
Biotin (Vit. H)	Beteiligung am Stoffwechsel	Getreide, Gemüse, Fisch	2 mg
Vitamin C (Ascorbinsäure)	Beteiligung am Aufbau von Bindegewebe, Hormonen und Wundheilung	Kartoffeln, Gemüse, Obst	75 mg
* Erhebliche Anteile werden auch im Körper selbst gebildet			

Tab. 7.171: Kleine Vitamin-Kunde. Gelb unterlegt = fettlösliche Vitamine; rosa unterlegt = wasserlösliche Vitamine. Vitamin-Mangel-Erkrankungen *(Hypovitaminosen)*, ☞ Tab. 23.55.

Mineralstoffe

Mineralstoffe sind keine Kalorienträger, werden aber zusammen mit diesen über die Nahrung aufgenommen. Mineralstoffe sind für die Aufrechterhaltung des Inneren Milieus und die regelrechte Zusammensetzung des Bluts wichtig, werden aber auch für den Aufbau von Enzymen, Geweben (etwa der Knochen) und alle Stoffwechselvorgänge benötigt. Man unterscheidet nach ihrem Gehalt im Körper zwei Gruppen:

- Mengenelemente
- Spurenelemente.

Mengenelemente (*Mineralstoffe im engeren Sinne)* werden in vergleichsweise großen Mengen im Bereich von Milligramm bis Gramm in der täglichen Nahrung in Form von Salzen aufgenommen und entsprechend auch in größeren Mengen (bis über 1 kg beim Kalzium) im Körper gespeichert. Hierzu zählen folgende sieben Elemente: **Natrium, Kalium, Kalzium, Chlor, Phosphor, Schwefel** und **Magnesium.**

Für die Ernährung des Menschen sind zwei Mengenelemente von besonderer Bedeutung:

- Bei **Kalzium** entsteht eine Unterversorgung, wenn entweder der Bedarf erhöht ist (z.B. Schwangerschaft, Säuglingsalter) oder zu wenig kalziumreiche Lebensmittel gegessen werden (z.B. Milch und Milchprodukte, Fisch, Blatt- und Wurzelgemüse, ☞ 31.13.4)
- **Natrium-Chlorid** (kurz **NaCl**, *Kochsalz*) hingegen wird in den Industriestaaten zu viel aufgenommen; durch salzhaltige Speisen und „Nachsalzen“ beim Kochen oder bei Tisch nimmt der Bürger im Durchschnitt das 3 – 5fache der erforderlichen Menge von 3 g auf. Bei genetisch entsprechend vorbelasteten Menschen kann dies die Ausbildung eines erhöhten Blutdrucks begünstigen.

Spurenelemente werden nur in Kleinstmengen von wenigen Millionstel bis Tausendstel Gramm (1 µg – 5 mg) in der täglichen Nahrung benötigt. Zu den *essentiellen* Spurenelementen gehören:

- *Eisen* als Bestandteil des Blutfarbstoffs Hämoglobin
- *Kobalt* als Bestandteil von Vitamin B_{12}
- *Chrom, Kupfer, Mangan, Molybdän, Selen und Zink,* die in Zell-Enzymen enthalten sind
- *Jod* für den Aufbau der Schilddrüsenhormone
- *Fluor* für einen harten, widerstandsfähigen Zahnschmelz.

Ein Mangel dieser essentiellen Spurenelemente kann zu Schäden führen (☞ 23.8.6).

Andere in der Natur vorkommende Spurenelemente, *Antimon, Arsen, Blei, Cadmium, Quecksilber* und *Thallium,* sind für den Menschen toxisch.

7.7.2.7 Wasser

Die Zellen unseres Körpers bestehen zu rund 60% aus Wasser **(intrazelluläres Wasser).** Die Flüssigkeit, welche die Zellen umgibt **(extrazelluläres Wasser)**, enthält sogar zu über 90% Wasser.

Folglich spielen sich im Organismus alle chemischen Reaktionen und damit alle Lebensvorgänge in einem **wäßrigen Milieu** ab.

Wasser ist dabei ein ausgezeichnetes **Lösungsmittel.** Lebenswichtige Substanzen wie Sauerstoff- oder Wasserstoffmoleküle erreichen über das extrazelluläre Wasser alle Zellen des Körpers. Bei allen chemischen Reaktionen im menschlichen Körper ermöglicht das Wasser den beteiligten Molekülen überhaupt erst die Annäherung aneinander. Daneben hat das Wasser noch weitere Funktionen im Organismus:

- Wasser *isoliert* – es nimmt Wärme nur relativ langsam auf und gibt sie nur langsam wieder ab
- Wasser ist ein Hauptbestandteil von Schleimstoffen und dient dadurch als *Schmiermittel.*

Wasserein- und ausfuhr

Wasser wird dem Körper direkt über Getränke, im Krankenhaus auch über Infusionen, und indirekt über wasserhaltige feste Nahrungsmittel zugeführt. Im Schnitt nimmt ein nicht körperlich arbeitender Gesunder 1,5 Liter täglich durch Getränke und 600 ml durch feste Nahrung zu sich. Zu diesen 2,1 Liter kommen noch 400 ml *Oxidationswasser,* die bei der „Verbrennung" von Kohlenhydraten frei werden ($C_6H_{12}O_6 + 6O_2 = 6CO_2 + 6\ H_2O$).

Über den Urin scheidet der Gesunde täglich etwa 1,5 l, über den Stuhl 200 ml, über die Haut (Schwitzen) 300 ml und über die befeuchtete Ausatemluft 500 ml Wasser (= **Perspiratio insensibilis)** aus.

Mangelhafte Wasserzufuhr schädigt den Organismus auf vielfache Weise, z.B.:

- Das Blut dickt ein und neigt zur Gerinnung
- Die Urinproduktion nimmt ab, das Auftreten von Harnwegsinfekten sowie Steinen in den ableitenden Harnwegen wird begünstigt.

Größerer Wasserentzug stört die Stoffwechselbedingungen in allen Zellen, Leistungsabfall, Konzentrationsschwierigkeiten bis hin zu Koma und Tod durch Verdursten sind die Folge.

Wann immer Patienten nicht selbst in der Lage sind, ihr Gleichgewicht zwischen Wasserein- und ausfuhr zu gewährleisten, muß deshalb die Flüssigkeitsein- und ausfuhr von der Pflege von Tag zu Tag protokolliert und bilanziert werden (Näheres, ☞ 7.9.1.2).

Getränke

Praktisch ohne Einschränkungen können Mineralwasser (möglichst mit niedrigem Natriumgehalt, ☞ 7.7.2.6), verdünnte Obstsäfte (außer bei Diabetikern) und Tee (außer schwarzer Tee, der bei vielen Menschen Schlafprobleme begünstigt) empfohlen werden.

Milch ist eher ein Nahrungsmittel als ein Getränk: 0,5 l Milch decken bereits über 1/6 des Kalorienbedarfes einer nicht körperlich arbeitenden Frau. Positiv dagegen, insbesondere für ältere Menschen, ist der hohe Kalziumgehalt der Milch, weshalb insbesondere ältere, nicht übergewichtige Menschen durchaus zum Milchtrinken motiviert werden sollten.

Kaffee in größeren Mengen erhöht Puls- und Blutdruck und übt eine harntreibende Wirkung aus (welche aber außer bei Herz- und Nierenerkrankungen medizinisch eher gewünscht ist). Auch gibt es keine Hinweise darauf, daß der Verzicht auf Kaffee bei Hochdruckkranken einen krankhaft erhöhten Blutdruck wieder normalisieren hilft, so daß auch bei kardiologischen Risikopatienten – außer auf Anordnung – Kaffee nicht untersagt wird.

Für mehr als 50% der Erwachsenen sind schließlich alkoholhaltige Getränke, insbesondere Bier, ein erheblicher Wasserträger (jährlicher Durchschnittsverbrauch in Deutschland 143 l Bier pro Kopf). Viele Patienten im Krankenhaus sind „Gewohnheitstrinker" (Details zur Alkoholkrankheit ☞ 36.6.2) und entwickeln erhebliche Energien zur Beschaffung von Bier und Wein. Ob dies toleriert werden darf, ist im Einzelfall mit dem Arzt zu besprechen.

7.7.3 Gesunde Ernährung, Ernährungsberatung

Jeder ins Krankenhaus aufgenommene Patient bringt seine über Jahrzehnte gewachsenen **Ernährungsgewohnheiten** mit.

Er erwartet kaum, längere Vorträge über eine optimale „vollwertige", auf Dauer kalorienreduzierte oder altersoptimierte Ernährung zu hören. Auch daß er auf Sahnetorte, Pommes frites, Bier und Pralinen verzichten soll, wird ihm nur allzu bekannt vorkommen.

Scheitern hergebrachter Ernährungsvorschriften

Dies ist das Dilemma der traditionellen Ernährungsberatung: Mit mehr oder (meistens) weniger Erfolg wurde versucht, alle Menschen auf ein wissenschaftliches Ideal hin zu erziehen. Diese Ideale lauteten etwa:

- Nur 30% der Kalorien sollten aus Fett stammen
- Lebensmittel sollten möglichst naturbelassen gegessen werden
- Heißgerichte sollten fettlos in beschichteten Pfannen gebraten werden
- Vollkornbrot oder -reis waren erlaubt, Weißbrot oder geschälter Reis dagegen „verboten"
- Statt mit Salz sollte mit Kräutern gewürzt werden
- Zucker war möglichst ganz zu vermeiden
- Fertiggerichte sollten, da meist übermäßig gesalzt und gesüßt, ganz gemieden werden
- Der Alkoholkonsum sollte auf ein Minimum (z.B. 0,25 l Bier bzw. 0,1 l Wein täglich) reduziert werden.

Hinzu kamen dann noch spezielle Diätvorschriften für viele hunderttausend Menschen mit Vorerkrankungen, von Diabetes mellitus über Lebererkrankungen bis hin zu Neurodermitis (☞ 30.6.1).

Die weit überwiegende Mehrzahl der Menschen ernährt sich jedoch **nicht** nach diesen Grundsätzen. Selbst beim Krankenhauspersonal dürfte weniger als 10% auch nur die wichtigeren der oben genannten Regeln einhalten. Die Gründe sind:

- Die meisten Betroffenen empfinden eine so weitreichende Reglementierung ihrer Ernährungsgewohnheiten als Bevormundung und als empfindliche Einbuße an Lebensqualität und -freude
- Viele der oben genannten Regeln scheinen nur für eine Minderheit der Betroffenen Gültigkeit zu haben. Höchstens 25% der Menschen reagiert bei erhöhtem Kochsalzkonsum mit einer Steigerung des Blutdruckes, für die große Mehrheit ist der Natrium-Chlorid-Verbrauch dagegen gesundheitlich bedeutungslos
- Zahlreiche der genannten Regeln sind kaum einzuhalten. Prüfungen haben etwa ergeben, daß der Fettgehalt von Lebensmitteln in Wirklichkeit um bis zu 50% von dem in Standardnährwerttabellen angegebenen Durchschnittswerten abweicht – einmal davon abgesehen, daß kaum jemand bereit ist, eine Kohlrabiportion oder Cordon bleu-Einlage auf die Apothekenwaage zu legen

- Der heutige Lebensstil mit langen Abwesenheiten von Zuhause und häufiger Fremdverpflegung erschwert die Einhaltung von Ernährungsregeln außerordentlich.

Prinzipien moderner Ernährungsberatung

☑ Entscheidend ist, welche der existierenden Ernährungsregeln für den individuellen Patienten, für seine Krankheit, für seine Risikofaktoren und für seine persönliche Lebensqualität zu beachten sind.

An einigen Beispielen sei dies erläutert:

- Der Fettverzicht ist bei wesentlichem Übergewicht unerläßlich
- Bei langfristiger Gewichtsreduktion muß auf einen hohen Vitamingehalt der (verbleibenden) Nahrungsmittel geachtet werden, was insbesondere durch naturbelassenen Verzehr ermöglicht wird
- Hypertoniker müssen Maß halten mit Kochsalz
- Der Allergiker muß diejenigen Nahrungsmittel meiden, welche seine Beschwerden verschlimmern (z.B. Nüsse, Schokolade, Rotwein)
- Stillende Mütter müssen fast immer Nahrungsmittel meiden, welche bei beim gestillten Säugling zu Hautproblemen oder Blähungen führen (z.B. scharfe Gewürze, Kohl).

Übergewicht

Bei einem Übergewicht von mindestens 20% über dem Normalgewicht nach Broca (☞ 7.7.8) nimmt die Gefahr von Herz-Kreislauf-Erkrankungen wie Schlaganfall und Herzinfarkt stark zu. Aber Schäden betreffen nicht nur die Gefäße, sondern auch den chronisch überbeanspruchten Bewegungsapparat (z.B. erhöhtes Arthroserisiko, ☞ 26.10), so daß die Lebenserwartung und die Lebensqualität der Betroffenen deutlich abnehmen. Der Normalisierung des Gewichtes und eines pathologisch veränderten Fettstoffwechsels kommt deshalb größte Bedeutung zu.

Abspecken allein reicht nicht

Übergewicht soll langfristig und langsam reduziert werden. Viele Ärzte empfehlen eine mehrmonatige *„Abspeckphase"*, in der z.B. mit einer Diät von 1000 kcal täglich das Körpergewicht um ca. 1 kg pro Woche absinkt. Anschließend muß durch inzwischen eingeübte bessere *Ernährungsgewohnheiten* dieses Gewicht beibehalten werden.

Kurzfristige „Gewalttouren" schaden dagegen mehr als sie nutzen. Wie die Praxis zeigt, muß der „innere Schweinehund" täglich neu besiegt werden: Wer zum Übergewicht neigt, wird diese Veranlagung sein ganzes Leben lang beibehalten – er muß also jeden Tag beim Essen aufpassen, egal auf welchem Gewichtsniveau er sich befindet. Die Erfolge rascher Gewichtsabnahme während einer Extrem-Diät („Gewaltkur") werden meist durch eine ebenso rasche Gewichtszunahme nach der Diät zunichte gemacht (Ping-Pong-Effekt), da die alten Ernährungsgewohnheiten nicht abgelegt wurden.

Sonderdiäten

Nach derzeitigem Wissensstand sind Sonderdiäten zur Normalisierung des Körpergewichtes nicht erforderlich und nicht sinnvoll. Dies gilt etwa für die *Trennkost nach Hayer, Milch-Semmel-Diät nach Mayr,* „Managerdiät" (fleisch- und salatreich) und viele andere Methoden.

Auch von periodischen Fastentouren *(Heilfasten)* über Perioden von 5 bis 30 Tagen wird nach neuen Studien zumindest aus ernährungswissenschaftlicher Sicht abgeraten: Es ist im Hinblick auf Lebenserwartung und Krankheitsrisiko sogar besser, konstant übergewichtig zu sein, als nur wenige Monate das Normalgewicht zu halten und dann wieder „anzusetzen".

☑ **Tips zur Gewichtsreduzierung**

Statt durch rabiates Fasten sollte durch langfristige Lebensumstellung das Gewicht normalisiert werden. Die wichtigsten Bausteine hierfür sind:

- Regelmäßiger Ausdauersport und vielseitige Lebensweise
- Bewußtes Essen und Kauen (wer schlingt, ißt mehr und bleibt unbefriedigt)
- Deutlich weniger Fett und ebenfalls weniger Eiweiß als die traditionelle deutsche Küche vorsieht (Völker mit fettarmer Küche wie die Japaner haben die höchste Lebenserwartung)
- Weniger hochverfeinerte Nahrungsmittel, die oft stark salz- oder zuckerhaltig sowie „konzentriert" (hoher Kaloriengehalt pro Gewichtseinheit) sind
- Mehr naturbelassene Nahrungsmittel mit ausreichendem Vitamin- und Ballaststoffanteilen.

Fasten

Auch wenn Wissenschaftler (inzwischen) dem Fasten eher skeptisch gegenüber stehen, können Fastenperioden heilende Wirkungen ausüben: Schließlich sind *Essen* und *Nicht-essen* genauso wie Wachen und Schlafen zwei Pole, die zum Rhythmus des Lebens gehören.

So halten wir (außer bei Nachtarbeit) gewohnheitsmäßig eine nächtliche Fastenzeit von 10 – 12 Stunden ein. Unser Lebensgefühl sagt dabei, daß diese nächtliche Fastenzeit gesund und wichtig ist: In der englischen Bezeichnung für Frühstück ist solche Ernährungsweisheit versteckt: „breakfast", heißt übersetzt „Fasten (unter)brechen".

Fasten und Krankheit

Eine physiologische Fastenperiode stellt sich auch bei den meisten akuten Krankheiten ein: Das fiebernde Kind lehnt die Nahrung ab, bei der Wintergrippe und erst recht bei Durchfallerkrankungen möchten wir am liebsten tagelang nichts essen. Kranke tun also instinktiv das (kurzfristig) Richtige: Sie fasten.

Durch den Verzicht auf Nahrungszufuhr von außen kann der Organismus seine ganze Energie für die Wiederherstellung der gestörten Organfunktionen heranziehen. Indem er fastet, spart der Organismus rund 30% des gesamten Energieaufwandes – er verzichtet sozusagen auf „Verdauungsarbeiten" und nutzt die freiwerdende Energie für die „Heilarbeit".

Der Mensch ist aber (im Gegensatz zu vielen Tieren, auch Haustieren) nicht in der Lage, über längere Zeit auf Essen und Trinken zu verzichten. Auch kann schon die bloße Umstellung auf den **Hungerstoffwechsel** bei Risikopatienten zu Kreislaufkomplikationen führen. **Heilfastenkuren** sehen deshalb auch in aller Regel keinen totalen Kalorienverzicht, sondern eine bewußte und zeitlich begrenzte Einschränkung der Lebensmittel auf wenige ernährungsphysiologische Energie- und Flüssigkeitsträger (wie z.B. Obstsäfte) vor. Viele Menschen, nicht nur chronisch Kranke, fühlen sich dabei erleichtert, frischer und sogar leistungsfähiger („Entschlackungseffekt").

Medizinisch gesehen kommt es bei vielen chronischen Erkrankungen zu einer Besserung des Befundes. Dies gilt insbesondere für rheumatologische (☞ Kapitel 25)und autoimmunogene (☞ 29.5) Erkrankungen.

Fastenkuren können auch „lokale" Probleme im Magen-Darm-Trakt sanieren helfen: Bakterielle Fehlbesiedlungen des Darmes werden beispielsweise immer häufiger (zu häufig?) als Auslöser von Ermüdung, Erschöpfung und unspezifischen Magen-Darm-Beschwerden genannt.

Allergiker wie auch Neurodermitiker profitieren meist deutlich von der „Allergenpause" durch das reduzierte Spektrum an Fremdeiweißen, welches dem Körperinneren dargeboten wird.

☑ Fasten bedeutet einen therapeutischen Eingriff wie Medikamentengabe oder Physikalische Therapie. Sie bedarf im Krankenhaus immer der ärztlichen Anordnung und der ärztlichen Kontrolle. Generell gilt: Wer nicht fasten *will*, wird entsprechende Verordnungen auch zu umgehen wissen. Hier kann die Pflege bei notwendigen Diäten entscheidende Überzeugungsarbeit leisten.

Kost- und Diätform	Merkmal	Indikationen
Vollkost	• Normale Kost mit normalem Kaloriengehalt	• Patient, der alles essen darf (z.B. Patient nach Operationen außerhalb des Magen-Darmbereich)
Pürierte Kost	• Alle festen Speisen sind püriert; abends wird Brei angeboten	• Patienten mit eingeschränktem Kau- und Schluckvermögen z.B. nach Hals- Nasen-, Zahn-, Mund- und Kieferoperationen (☞ 34.2.5)
Schonkost	• Leicht verdaulich • Nicht blähend • Zubereitung ohne Backen, Braten und scharfes Würzen • Fettarm • Evtl. ballaststoffarm	• Verdauungsstörungen • Schwache Patienten • Nach bestimmten Operationen • Erkrankungen im Magen-Darm-Bereich
Wunschkost	• Kost nach den Wünschen des Patienten	• Schwerkranke, z.B. tumorkranke Patienten
Energiedefinierte Kost (Reduktionskost)	• Reduzierter Kaloriengehalt • Individuelle Festlegung des Kaloriengehaltes	• Adipositas • Gewichtsreduktion auf Wunsch des Patienten bzw. ärztlich verordnet
Kalorienreiche Kost	• Kalorienreich und hochwertig	• Patienten mit Untergewicht • Kachektische Patienten • Tumorkranke
Aufbaukost	Kost wird nach festem Schema aufgebaut: 1. Schluckweise Tee 2. Tee und Zwieback 3. Schleimsuppe 4. Passierte Kost 5. Schonkost	• Operationen im Magen-Darmbereich • Nach sehr langer Nahrungskarenz • Steigerung je nach Verträglichkeit
Eiweiß- und elektrolytdefinierte Diäten (z.B. natriumarme Kost)	• Kochsalz ist z.B. reduziert bis aufgehoben • Eiweißgehalt ist z.B. reduziert	• Hypertonie • Ödeme • Einige Nierenerkrankungen, z.B. chronische Niereninsuffizienz (☞ 31.8.9) • Einige Lebererkrankungen z.B. Enzephalopathie bei Leberzirrhose (☞ 22.4.6)
Diabetesdiät	• Individuelle Anpassung der Kohlenhydratzufuhr (☞ 23.6.9)	• Diabetes mellitus (☞ 23.6)
Fettarme Diät	• Fettarm	• Fettstoffwechselstörungen, z.B. erhöhter Cholesterinspiegel im Blut (☞ 23.8.4)
Purinarme Kost	• Wenig Fleisch und Fisch • Keine Hülsenfrüchte, Spinat und Pilze • Wenig Kaffee	• Hyperurikämie (☞ 23.9)
Sterile, keimarme Kost	• Kein frisches Obst, Gemüse (wegen der Keimbesiedelung) • Nur Gekochtes	• Schwer abwehrgeschwächte Patienten, z.B. nach Transplantationen • HIV-Infizierte

Tab. 7.172: Im Krankenhaus angebotene Diäten und Kostformen.

7.7.4 Kostformen und Diäten

Während die Prinzipien moderner Ernährungsberatung (☞ oben) Krankheiten vorbeugen, können bei bereits vorhandenen Erkrankungen Diäten angezeigt sein, um eine Heilung zu beschleunigen oder überhaupt herbeizuführen. Neben diesen Diät*vorschriften* gibt es *Kostformen*, welche Ernährungsregeln sind, die Menschen freiwillig einhalten (z.B. aus religiösen Motiven).

Kost: Die von einem Gesunden bewußt und auf Dauer gewählte Form der Ernährung. Sie wird aus gesundheitlichen, weltanschaulichen oder aus religiösen Motiven gewählt (z.B. vegetarische oder Kost ohne Schweinefleisch). Im klinischen Alltag werden die Begriffe Kost und Ernährung oft gleichbedeutend verwendet.

Diät: Krankenkost, Ernährung:
- Die an eine bestimmte Erkrankung angepaßt ist
- Bei der bestimmte Nahrungsanteile vermindert oder weggelassen werden (z.B. Salz, Eiweiß)
- Bei der bestimmte Nährstoffe vermehrt verzehrt werden (z.B. Eiweiß bei Kachexie).

Bei **Kost-** und **Diätformen** unterscheidet man nach der Dauer:
- *Kurzfristige* über wenige Tage, z.B. postoperativer Nahrungsaufbau
- *Längerfristige* über mehrere Wochen oder Monate, z.B. Reduktionskost bei Übergewicht
- *Lebenslange* Diät, z.B. Diabetesdiät (☞ 23.6.9).

Kurzfristige Diäten bereiten dem Patienten normalerweise keine Probleme, da der Zeitraum überschaubar ist. Bei längerfristigen oder lebenslangen Diäten sind die Motivation und das Verständnis des Patienten zwingend erforderlich. Die **Ernährungsberatung** durch eine Diätassistentin ist hier von großer Bedeutung. Sie informiert Patienten und Angehörige über die Diät und deren Richtlinien, stellt Informationsmaterial zur Verfügung und berät, wie sich der Patient zu Hause verhalten soll. Das Pflegepersonal fungiert hier als Vermittler und unterstützt den Patienten in der Lernphase.

Kostformen wie die vegetarische Ernährung oder Kost ohne Schweinefleisch sind nicht zwingend vorgeschrieben, sondern werden aus gesundheitlichen oder aus religiösen Motiven gewählt (☞ auch 7.7.1).

Bei **vegetarischer Kost** unterscheidet man:

- *Ovo-lakto-vegetabile Kost.* Enthält tierische Produkte wie Milch, Milchprodukte und Eier, jedoch kein Fleisch und keinen Fisch
- *Lakto-vegetabile Kost.* Verzicht auf Eier, Fisch und Fleisch
- *Streng vegetabile Kost (vegane Kost).* Keinerlei Tierprodukte wie Milch, Honig, Eier, Fleisch.

Kostformen und Diäten im Krankenhaus

Im Krankenhaus stehen verschiedene Kost- und Diätformen zur Verfügung (☞ Tab. 7.172). Innerhalb der Pflegeanamnese bei Aufnahme weist man den Patienten auf die angebotenen Kost- und Diätformen des Krankenhauses hin und fragt, welche davon er möchte (falls keine anderslautende Arztanordnung vorliegt).

Bei vielen Erkrankungen im Magen-Darmbereich (z.B. der Ulkuskrankheit, ☞ 21.5.3) wird heute keine standardisierte Diät mehr verabreicht, sondern der Patient probiert selbst aus, welche Nahrungsmittel er verträgt und welche nicht. Um die eigenen Erfahrungen zu sammeln, kann der Patient ein *Ernährungstagebuch* führen und darin notieren, welches Essen er verträgt und welches nicht.

Für Patienten mit Fieber gibt es bestimmte Empfehlungen der Ernährung (☞ 7.8.4).

Erhält ein Patient eine bestimmte Diät beziehungsweise Kostform, muß dies nicht zwangsläufig für den ganzen Krankenhausaufenthalt gelten. Die Kostform sollte dem Zustand und den Wünschen des Patienten angepaßt sein und nicht dem Appetit oder dem Zustand am Aufnahmetag.

Alten und kranken Menschen ist die angebotene Vollkost im Krankenhaus oft zu salzig oder scharf, und sie bevorzugen deshalb Schonkost. Dies darf aber keine Grundregel für alle alten Patienten an jedem Tag sein. Möglicherweise möchten diese Patienten am Sonntag lieber den „Gänsebraten" als Vollkostgericht essen als das Schonkostgericht. Deshalb gilt:

> ☑ Immer mit dem Patienten reden, um seine Bedürfnisse zu erfahren.

Getränke im Krankenhaus

Als Getränke stehen verschiedene Tees, Mineralwasser und Kaffee zur Auswahl. Manche Krankenhäuser bieten kostenlos Mineralwasser an, weitere Getränke (z.B. Obst- und Gemüsesäfte) müssen von den Angehörigen mitgebracht oder an Getränkeautomaten geholt werden.

Das gängige Getränk im Krankenhaus ist Tee, da es billig und einfach zuzubereiten ist. Manche Menschen mögen keinen Tee, weil sie das Getränk mit Krankheit verbinden („Möchtest Du einen Tee?" – „Nein danke, ich bin doch nicht krank!").

Neben den bekannten Teesorten, die jeder zu Hause hat (etwa Pfefferminze, Kamille, Hagebutte und Schwarztee), gibt es noch ein Reihe weniger bekannter Sorten mit heilenden und durstlöschenden Eigenschaften, die dazu noch gut schmecken können.

Bei der **Teezubereitung** ist darauf zu achten, daß das Wasser für den Aufguß sprudelnd kochen muß, da sonst die Wirk- und Aromastoffe nicht gelöst werden. Tees zählen zu Arzneimitteln *(Drogen, pflanzliche Arzneimittel)*, weshalb man sie kritisch und nicht unkontrolliert anwenden sollte (☞ Tab. 10.109).

7.7.5 Beobachtungen zu Essen und trinken

Ernährungsverhalten des Patienten

Die Pflegeperson erfährt im Aufnahmegespräch die Gewohnheiten des Patienten bezüglich seines **Ernährungsverhaltens**:

- Auswahl und Zubereitung der Nahrungsmittel (Fastfood oder Vollwertkost)
- Verteilung der Mahlzeiten über den Tag
- Umstände der Nahrungsaufnahme (z.B. 15-Minuten-Kantine).

Während des Krankenhausaufenthaltes ändern sich meistens Hunger, Durst und Appetit, wohingegen bestimmte Vorlieben und Abneigungen konstant bleiben.

Die Beobachtung des Ernährungsverhalten des Patienten ist deshalb ein kontinuierlicher Prozeß während des gesamten Krankenhausaufenthaltes. **Hunger**, **Appetit** und **Durst** werden regelmäßig erfragt.

Die Beobachtung des Eßverhaltens gibt häufig Hinweise auf die aktuelle physische und psychische Situation des Menschen.

> **Beobachtung des Ernährungsverhaltens**
> - Wie ißt/trinkt der Patient? Mit Widerwillen oder Appetit?
> - Was ißt/trinkt er? Welche Lieblingsspeisen, Abneigungen hat er?
> - Wann ißt/trinkt er? Regelmäßigkeit, Häufigkeit?
> - Wieviel ißt/trinkt er? Kleine, große Portionen, viel, wenig?

Menschen mit **Appetitlosigkeit** (*Inappetenz*) sitzen vor ihrem Teller, stochern darin herum und essen fast nichts; selbst die Lieblingsspeisen bleiben liegen. Appetitlosigkeit begleitet die meisten Krankheiten sowie Bestrahlungs- und Chemotherapien und tritt auch nach größeren Operationen auf. Weitere Ursachen können Streß, eine fremde Umgebung und ungewohnte Kostformen sein. Gerade im Krankenhaus summieren sich die genannten Faktoren.

> ☑ Bei Appetitlosigkeit die Wünsche des Patienten berücksichtigen. Den Patienten nicht zum Essen zwingen.

Ein neu aufgetretener *Widerwille* gegen bestimmte Nahrungsmittel kann Hinweis auf eine organische Ursache sein. Beispielsweise deutet eine Abneigung gegen Fleisch womöglich auf eine bösartige Tumorerkrankung hin.

Beim Einsammeln der Essenstabletts sieht man, was und wieviel der Patient gegessen hat. Die Frage „Hat es Ihnen geschmeckt?" ist hier keine Floskel, sondern die Antwort kann wertvolle Hinweise auf Krankheit und Krankheitsverlauf geben. Wenn Stationshilfen die eigentlich pflegerische Tätigkeit des „Abräumens" übernehmen, besteht die Gefahr, daß Informationen nicht erkannt werden oder verloren gehen.

Ernährungszustand des Patienten

Ernährungszustand *(EZ):* Verhältnis von Körpergewicht zur Körpergröße.

Die Pflegeperson achtet nicht nur darauf, **was** der Patient täglich ißt und trinkt (Momentaufnahme), sondern beachtet auch, wie sein **Ernährungszustand** ist (also das Ergebnis eher längerfristigen Ernährungsverhaltens).

Ein *guter Ernährungszustand* ist (fast) gleichbedeutend mit einem normalen Körpergewicht. Der Begriff schlechter *Ernährungszustand* wird im klinischen Sprachgebrauch nur bei untergewichtigen Patienten verwendet.

Neben dem Ernährungszustand wird (meist in Arztbriefen oder Anamnesebögen) der **Allgemeinzustand** des Patienten beurteilt. Der Allgemeinzustand entspricht dem aktuellen Gesundheitszustand. Demnach kann ein Patient in *gutem Ernährungszustand,* aber in *schlechtem Allgemeinzustand* sein, wenn er zum Beispiel akute Luftnot oder hohes Fieber hat.

7.7.6 Essen und trinken im Krankenhaus

Die Nahrungsaufnahme des Patienten im Krankenhaus unterscheidet sich erheblich von seinen Gewohnheiten zu Hause:

- Die Essenszeiten sind festgelegt, die Zeitspannen dazwischen mitunter lang: Zwischen Abendessen und Frühstück liegen manchmal mehr als zwölf Stunden
- Zubereitung und Zusammenstellung der Nahrung sind ungewohnt, und der Patient muß meist essen, was ihm vorgesetzt wird
- Tischnachbarn, Umgebung und gegebenenfalls Eßhaltung (im Bett) sind fremd.

Für den Patienten bedeuten diese Änderungen der üblichen Eßgewohnheiten die Änderung seines Lebensrhythmus und die Einschränkung seiner Selbstbestimmung.

Die Pflegenden können einiges tun, damit es dem Patienten im Krankenhaus besser schmeckt:
- Zimmer vor dem Essen lüften
- Patienten bequem hinsetzen
- Appetitlosen Patienten eher kleine als große Portionen bestellen
- Auf warmes Essen achten (ggf. in Mikrowellengerät aufwärmen)
- *Ruhige* Atmosphäre schaffen und Störungen durch Diagnostik, Verbandswechsel, Visiten, Kurzbesuche vermeiden
- Geburtstage und Feiertage durch besondere Gestaltung des Tabletts hervorheben.

Die Pflegeperson hat außerdem die Aufgabe, den Patienten und ggf. die Angehörigen zur Ernährung zu beraten, z.B. bei Obstipation (☞ 7.9.2.2), Übergewicht (☞ 23.8.1) und in der Schwangerschaft (☞ 12.2.2).

Neben der pflegerischen Unterstützung für die Patienten, die essen und trinken dürfen (sollen), gehört es zu den Aufgaben der Pflege, sich um die Patienten zu kümmern, die nicht essen:
- *Dürfen,* weil sie z.B. vor einer Operation oder Untersuchung nüchtern bleiben müssen (☞ 7.7.6.1)
- *Wollen,* weil sie z.B. keinen Appetit haben (☞ 7.7.6.2)
- *Können,* weil sie z.B. die Bewegungen beim Essen (schneiden, Hand zum Mund führen) nicht ausführen oder nicht schlucken können (☞ 7.7.6.3).

7.7.6.1 Der Patient darf nicht essen und trinken

Es gibt viele Gründe, weshalb Patienten nicht essen und trinken dürfen, am häufigsten, weil eine Operation oder Untersuchung ansteht (☞ auch Tab. 7.173).

Nüchterne Patienten *leiden* oft unter starkem Durst (Lippen, Zunge, Mund sind trocken) und Hunger. Sie sind deswegen unleidlich und ungeduldig: „Wenn der Magen knurrt, knurrt der ganze Mensch". Weiß der Patient, warum er nüchtern bleiben muß, fällt es ihm leichter durchzuhalten.

7.7.6.2 Der Patient will nicht essen und trinken

Der Patient hat immer einen Grund, warum er **Nahrung verweigert**. Es ist Aufgabe der Pflegeperson, diesen herauszufinden und entsprechend zu handeln. Gerade bei dem Problem des Nicht-essen-wollens sollte man die Angehörigen mit einbeziehen. Sie können wertvolle Hinweise auf Gewohnheiten und Lieblingsspeisen des Patienten geben. Manchmal ißt der Patient auch eher in Anwesenheit seiner Angehörigen. Im Folgenden werden einige besonders häufige Ursachen und geeignete pflegerische Maßnahmen aufgeführt:

Der Patient hat generell keinen Appetit:
- Kleine Portionen richten; große Portionen wirken nicht bezwingbar
- Auf appetitliche Zubereitung achten
- Lieblingsspeisen herausfinden und anbieten; sich darüber bei Angehörigen informieren
- Wunschkost bestellen
- Mehr „einfache" Speisen wie Grießbrei, Joghurt, Brühe anbieten
- Appetitanregung durch saure Speisen (Äpfel, Zitrusfrüchte, Sauermilch), Suppen auf Boullionbasis und Salate ausnutzen
- Nach ärztlicher Absprache z.B. Pepsinwein (wirkt appetitanregend, enthält aber Alkohol!) verabreichen
- Angehörige bitten, beim Essen dabei zu sein.

Das Krankenhaus-Essen schmeckt dem Patienten nicht:
- Angehörige bitten, gewohntes Essen von zu Hause mitzubringen
- Wunschkost bestellen.

Der Patient klagt über Sodbrennen:
- Keine säurehaltigen und -lockenden Nahrungsmittel wie Zitrusfrüchte, Kaffee und Süßspeisen reichen
- Nach ärztlicher Absprache Antazida (☞ 21.5.3) zwischen den Mahlzeiten geben
- Joghurt anbieten (puffert die Säure aufgrund seines Eiweißgehaltes)

Dem Patienten stößt Luft auf, er ist gebläht oder klagt über Völlegefühl:
- Auf blähende Nahrungsmittel (z.B. Zwiebeln, Kohl) und kohlensäurehaltige Getränke verzichten

- Langsam essen und gut kauen
- Wärmflasche oder feuchte Wärme anwenden
- Einreibung mit Kümmel-Anis-Salbe durchführen
- Entblähende Tees trinken, etwa Fenchel-Kümmel-Anis-Tee
- Anstatt drei große mehrere kleine Mahlzeiten anbieten
- Zu den Mahlzeiten wenig trinken
- Patient zum Bewegen auffordern
- Evtl. nach Arztanordnung ein Darmrohr legen oder einen Einlauf verabreichen
- Bei bestehender Obstipation evtl. nach Arztanordnung Laxantien (☞ Pharma-Info 21.55) verabreichen.

Dem Patienten ist übel:

- Ursache klären
- Ruhig und tief durchatmen lassen
- Evtl. Nahrungskarenz einhalten lassen oder nur Tee und Zwieback geben
- Unbekömmliche Nahrungsmittel weglassen.

7.7.6.3 Der Patient kann nicht essen und trinken

Ursache dafür, daß der Patient nicht essen oder trinken kann, sind entweder Störungen der zum Essen und Trinken notwendigen Bewegungsabläufe, der Schutzreflexe (Schlucken, Husten) oder des Bewußtseins. Im Umgang mit dem Patienten ist Geduld und Einfühlungsvermögen gefordert. Oft kann er seine Einschränkungen und damit eine Abhängigkeit von anderen Menschen nicht akzeptieren. Im Vordergrund steht, die vorhandenen Möglichkeiten (Ressourcen) des Patienten zu fördern und aufrechtzuerhalten.

Bewegungen sind ungerichtet oder unsicher, z.B. bei M. Parkinson (☞ 35.10.1) **oder nach einem Schlaganfall** (☞ 35.6):

- Patienten Zeit lassen, nie drängen
- Essen übersichtlich richten; Brotscheiben lassen sich besser greifen als kleine Stückchen
- Der Patient macht soviel wie möglich allein, z.B. greifen, Arm heben
- Hilfsmittel individuell einsetzen (☞ unten)
- Angehörige anleiten und mit einbeziehen.

Der Patient hat Schluckstörungen, z.B. nach einem Schlaganfall (☞ 35.6) **oder nach längerer Beatmung** (☞ 38.4.2):

Der Patient darf nicht essen und trinken	Hinweise/ Pflegetips
Vor oder nach einer Untersuchung	• Nüchterne Pat. zuerst zur Untersuchung schicken • Frühstück/Mittagessen aufheben • Mundpflege (☞ 7.5.5) meist erlaubt
Am OP-Tag	• Nur Mundspülen mit klarem Wasser • Keine Zahnpasta verwenden • Keine Zitronenstäbchen oder Kaugummi (☞ 11.1.2)
Nach abdominellen Operationen oder bei Magen-Darmerkrankungen z.B. M. Crohn und Pankreatitis (☞ 21.6.5 und 22.6.2), um den Darm oder ggf. die Nähte zu entlasten	• Dem Patienten häufig Mundpflege anbieten (mit Tee, verdünntem Zitronensaft) • Soor- und Parotitisprophylaxe (☞ 7.5.5.3) • Parenterale Ernährung (☞ 10.3.3)

Tab. 7.173: Pflegende können einem Patienten, der nicht essen und trinken darf, die Situation erleichtern.

- Zuerst Schluckversuch
- Beobachtung von Speichelfluß aus dem Mund bzw. Schlucken von Speichel
- Evtl. Schluck-Training (☞ 7.7.7)
- Aspirationsprophylaxe (☞ 7.7.7)
- Eß- und Trinktraining
- Anleitung von Angehörigen diesbezüglich.

Die Lagerung schränkt den Patienten ein, z.B. flache Lagerung bei Wirbelsäulenverletzungen:

- Wenn möglich, wenigstens Kopf erhöht lagern
- Teller in Reichweite auf Brustkorb oder Ausziehtisch stellen
- Spiegel am Patientenaufrichter als Hilfsmittel einsetzen, damit der Patient sieht, was er ißt
- Hilfsmittel individuell einsetzen, beispielsweise gebogene Strohhalme (☞ unten).

Der Patient ist blind oder sieht schlecht:

- Exakte Information über die Anordnung des Tellers, Bestecks und der Trinkgefäße geben
- Gewohnheiten berücksichtigen.

Die Zahnprothese sitzt schlecht, schmerzt oder fehlt:

- Mund sorgfältige inspizieren (☞ 7.5.4)
- Bei schlechtem Sitz evtl. Haftcreme oder -pulver anwenden (benutzt der Patient ein solches Präparat auch zu Hause, Angehörige bitten, es mitzubringen)
- Evtl. Zahnarzttermin organisieren
- Prothese immer tragen lassen, damit sich der Kiefer nicht verformt
- Klären, wo die Prothese überhaupt ist: noch daheim? Auf einer anderen Station? Oder im Nachtkästchen?
- Nach dem Essen Mund ausspülen bzw. Prothese reinigen (☞ 7.5.5.1).

Hilfestellung beim Essen und Trinken

Jeder gesunde Mensch setzt sich zum Essen und Trinken hin, da so die Ösophaguspassage gefördert und ein Verschlucken verhindert wird. Diese Eßposition sollte man wenn immer möglich auch dem Patienten ermöglichen. Die weiche Matratze verhindert eher ein aufrechtes Sitzen, im Gegensatz zu Stuhl und Sessel. Schon aus diesem Grund sollten alle Patienten zum Essen aufstehen, wenn keine Bettruhe angeordnet wurde, ganz abgesehen von Krümeln und Essensresten, die sich vielleicht sonst im Bett finden.

Wenn der Patient nicht mobil ist, sollte er so aufrecht wie möglich sitzen:

- Den Patienten zuerst in flacher Lagerung helfen, kopfwärts zu rutschen
- Dann das Kopfteil so hochstellen, daß der Patient aufrecht sitzt (Knick muß im Hüftbereich sein, nicht im Brustbereich, ☞ Abb. 7.174)
- Evtl. an die Füße ein Kissen zum Abstützen legen, damit der Patient sicher sitzt und nicht herunterrutscht
- Den Kopf so unterstützen, daß er leicht nach vorne geneigt ist.

Den Ausziehtisch des Nachtkästchens stellt man auf auf eine solche Höhe ein, daß der Patient seine Arme aufstützen kann und einen guten Überblick hat. Rechtshändern stellt man Glas und Messer auf die rechte Seite, Linkshändern umgekehrt. Niedriges Geschirr steht vorne und hohes Geschirr hinten, damit die Gegenstände nicht umgeworfen werden. Gegebenenfalls hilft man dem Patienten beim Öffnen von Marmeladendöschen, beim Brotrichten oder Fleischschneiden und bietet ihm dazu Eß- und Trinkhilfen (☞ unten) an.

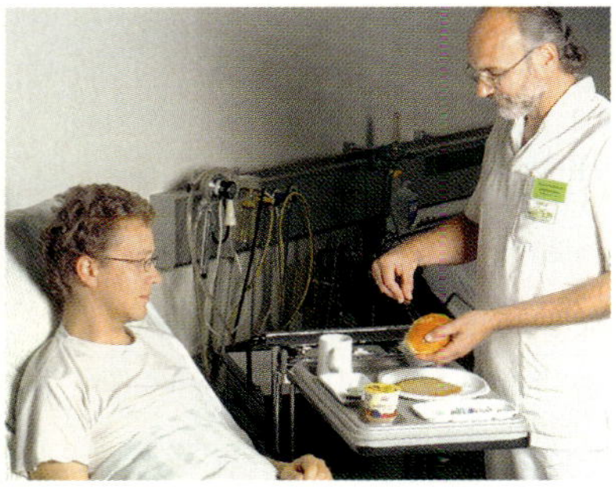
Abb. 7.174: Der Pfleger gibt nur soviel Hilfestellung wie nötig. [K183]

Hilfe zur Selbsthilfe, auch beim Essen und Trinken

Viele Patienten können nicht selbständig essen. Für das Pflegepersonal ist es oft leichter und schneller, ihnen das Essen einzugeben, anstatt sie beim Anrichten der Speisen und beim Essen zu unterstützen. Dies fördert jedoch weder die Selbständigkeit und Fähigkeiten des Patienten, noch gibt es ihm das Gefühl, mit seiner Erkrankung angenommen zu sein. **Eß- und Trinkhilfen** (☞ unten) fördern gesunde Anteile des Patienten und erhält teilweise seine Selbständigkeit. Für „das Essen-Geben" sollte sich die Pflegekraft Zeit nehmen und Geduld haben. Bett und Bekleidung des Patienten werden mit einer *Serviette* geschützt.

☑ **Beim Essen eingeben das Schamgefühl des Patienten respektieren:**
- Patienten sind erwachsene Menschen, denen man keinen „Eßlatz" oder das „Lätzchen" umbindet, sondern eine Serviette
- Der Ausdruck „Füttern" ist respektlos. Er wird nur im Zusammenhang mit Säuglingen und Tieren verwendet.

Die Pflegeperson sitzt zum Essen-Geben auf einem Stuhl neben dem Patientenbett bzw. neben dem Patienten auf gleicher Höhe, so daß sie nicht auf den Hilfebedürftigen herabschaut. Der Teller steht in Sichtweite des Patienten, und die Portionen werden nach Wunsch und Zustand des Patienten gerichtet. Der Patient bestimmt Geschwindigkeit und Reihenfolge, wie er essen will. Die Pflegeperson hält nicht schon den nächsten Bissen vor den Lippen des Patienten bereit, sondern wartet, bis der Patient fertig gekaut und heruntergeschluckt hat.

Der Patient gibt selbst an, wie schnell er ißt: Die Hand des Patienten liegt auf der Hand der Pflegeperson und bestimmt durch ein vorher vereinbartes Zeichen (z.B. durch Druck) das Tempo.

Unterstützung beim Trinken

Zum Trinken bieten sich Schnabelbecher bzw. -tassen an. Bei heißen Getränken kontrolliert die Pflegeperson zuerst die Temperatur an der Innenseite ihres Armes. Die Pflegeperson unterstützt mit einer Hand von hinten den Kopf des Patienten, gibt ihm schluckweise Flüssigkeit und wartet, bis er den Schluck getrunken hat. Für manche Patienten ist es leichter, mit einem Trinkröhrchen umzugehen als mit einem Schnabelbecher, da sie damit den Trinkrhythmus selbst bestimmen können.

☑ Nach dem Essen dem Patienten ein paar Minuten Ruhe gönnen, da Essen kranke Menschen oft anstrengt. Ihm erst dann anbieten, die Hände zu waschen, die Zahnprothese bzw. die Zähne zu reinigen oder den Mund auszuspülen.

Eß- und Trinkhilfen

Eß- und Trinkhilfen sollen dem Patienten eine möglichst selbständige Nahrungsaufnahme ermöglichen. Bei der Auswahl des Hilfsmittels ist entscheidend, was der Patient noch selbständig kann und mit welcher Hilfe er trinken bzw. essen möchte oder kann. Vorwiegend kommen Eß- und Trinkhilfen auf rheumatologischen und neurologischen Stationen zum Einsatz, z.B. bei Patienten mit Amputationen, Lähmungen und Verletzungen.

Hilfsmittel	Funktion
Teller mit erhöhtem Rand bzw. Telleraufsatz	Verhindert, daß Speisen über den Tellerrand geschoben werden
Einhandbesteck bzw. Besteckhalter	Ermöglicht Essen mit nur einer Hand (vgl. Abb. 25.6 und 25.7)
Klammergabel	Die Gabel wird mit Hilfe einer Klammer am Tellerrand befestigt und fixiert somit das Schneidegut (z.B. die Wurst)
Eierbecher mit Saugfuß	Verhindert das Wegrutschen des Bechers
Matte	Verhindern das Verrutschen des Tellers
Schneidehilfen	Ermöglichen das Schneiden von beispielsweise Brot mit einer Hand

Tab. 7.175: Eßhilfen erleichtern dem Patienten das selbständige Essen.

In Tab. 7.175 sind verschiedene Eßhilfen aufgeführt, die dem Patienten Essen erleichtern.

Mit folgenden Hilfen kann der Patient alleine trinken:
- Aufsteckbare Griffvorrichtungen für Becher und Gläser
- Trinkröhrchen
- Schnabelbecher oder -tasse.

7.7.7 Aspiration und Aspirationsprophylaxe

Aspiration

Aspiration (lat. *aspirare* = anhauchen): Ansaugen von Gasen oder Flüssigkeit (z.B. Blut in eine Spritze aspirieren). Hier im Sinne des Eindringens von Fremdkörpern oder Flüssigkeiten in die Atemwege während der Inspiration.

Patienten, die Hilfestellung beim Essen oder Trinken brauchen, sind meistens verwirrt, sehr schwach oder haben eine Schluckstörung. Bei all diesen Patienten besteht **Aspirationsgefahr.**

Bei *reduzierter Zungenbeweglichkeit*, bei *verzögertem* oder *fehlendem Schluckvorgang* beim Kauen oder *Sprechen beim Essen* kann Nahrung in die Atemwege gelangen. Dies löst meist den **Hustenreflex** aus. Dadurch werden Fremdkörper, die in die Luftröhre gelangt sind, oft sofort wieder ausgehustet. Gelingt das Aushusten nicht, so können größere Brocken die Luftröhre verlegen, der Patient bekommt keine Luft und droht zu ersticken.

Kleinere Teile, die bis in die Lunge gelangen, schädigen das Gewebe, welches mit einer Entzündung reagiert. Die Folge ist eine **Pneumonie** *(Lungenentzündung)*. In diesem speziellem Fall spricht man von **Aspirationspneumonie** (☞ 20.13). Gerade bei alten und kranken Menschen kann eine Pneumonie einen schweren Verlauf nehmen, oft mit tödlichem Ausgang.

Besonders gefährlich ist es, wenn *Erbrochenes* aspiriert wird, da die Nahrung dann schon mit den Verdauungsenzymen und der Salzsäure des Magens durchsetzt ist, was die Bronchialschleimhaut sehr stark angreift, sie wird regelrecht angedaut.

Vorsicht!
Die Aspirationsgefahr wird oft unterschätzt. Aspirationspneumonie und Ersticken können lebensbedrohliche Folgen verfrühter „Fütterungsversuche" sein! Gefährdet sind insbesondere:
- Patienten, die länger nichts gegessen haben oder intubiert waren
- Patienten mit neurologischen Erkrankungen, z.B. Schlaganfall (☞ 35.6), Myastenia gravis (☞ 35.16.1)
- Verwirrte, alte Patienten
- Patienten, die oft erbrechen.

Sie benötigen Unterstützung bei der Vermeidung einer Aspiration **(Aspirationsprophylaxe)**

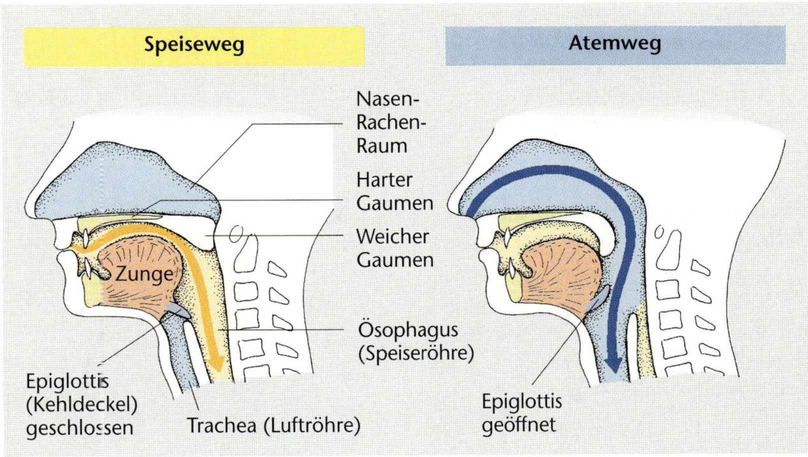

Abb. 7.176: Kreuzung von Speise und Atemwegen im Rachen. [L190]

Aspirationsprophylaxe

Die Aspirationsprophylaxe besteht aus:
- *Oberkörperhochlagerung* zum Essen und bei jedem Schluck, den der Patient trinkt
- *Anwesenheit beim Patienten* beim Essen und Trinken
- *Zeit geben* zum Essen und Trinken
- *Bereitstellung eines Absauggeräts.* Ein Absauggerät muß immer im Zimmer bereitstehen, um **vor** dem Essen Sekret aus dem Mund des Patienten entfernen zu können und **nach** dem Essen evtl. Speisereste abzusaugen, was ein nachträgliches Aspirieren verhindert
- *Oberkörperhochlagerung* nach dem Essen für mindestens 20 – 30 Minuten (gleichzeitige Refluxprophylaxe, ☞ 21.4.2)
- *Mundhygiene nach dem Essen,* um Essensreste zu entfernen.

Maßnahmen nach einer Aspiration

Kräftiges Klopfen auf den Rücken zwischen die Schulterblätter unterstützt den Patienten beim Aushusten. Ist dies nicht erfolgreich, soll er mit vorgebeugten Oberkörper nochmals kräftig aushusten, und so versuchen, den „verschluckten" Bissen herauszuwürgen.

Als *letzte* Möglichkeit, die aber für den Patienten erhebliche Schäden nach sich ziehen kann (Zwerchfellruptur, Magenwandverletzungen), wird der **Heimlich-Handgriff** angewendet (☞ Abb. 17.19). Es wird versucht, über eine Druckerhöhung im Bronchialsystem und der Luftröhre, ausgelöst durch ein Hochdrücken des Zwerchfells, den Bissen aus der Luftröhre zu entfernen. Die Pflegeperson umfaßt den Patienten von hinten, eine Hand liegt im Epigastrium (Magengrube) und führt mehrere kräftige Druckstöße in Richtung Zwerchfell aus.

Falls es möglich ist, wird das Aspirierte abgesaugt. **In jedem Fall** ist der Arzt über die Aspiration zu informieren.

Physiologie des Schluckvorgangs

Die Behandlung von Schluckstörungen fällt in den Aufgabenbereich der *Logopädie* (Sprach- und Stimmtherapie, ☞ 35.3.4). Die Pflege unterstützt jedoch diese Therapie und soll deshalb Grundlagen und Behandlungsmöglichkeiten kennen.

Der gesunde Mensch kaut und schluckt, ohne den komplexen Schluckvorgang wahrzunehmen, der *willentlich* und *reflektorisch* abläuft.

Willentlich wird der Bissen gekaut, dabei mit Speichel vermischt und aufgeweicht, wodurch er schluckfähig wird. Die Zunge formt den Bissen und schiebt ihn nach hinten in den Rachen. Der *reflektorische* Vorgang, der Schluckreflex, wird ausgelöst, wenn der Nahrungsbrei die Gaumenbögen berührt: Das Gaumensegel hebt sich, die obere Rachenmuskulatur zieht sich zusammen und dichtet den Nasen-Rachenraum ab. Jetzt kontrahiert sich die Mundbodenmuskulatur, dadurch schiebt sich der Kehlkopf-Eingang nach oben und verschließt sich, so daß keine Nahrung in die Luftröhre gelangt. Gleichzeitig zieht sich die untere Rachenmuskulatur wellenförmig zusammen, und die Nahrung gelangt in die Speiseröhre, durch die sie weiter zum Magen transportiert wird.

Schluckstörungen

Vorsicht!
Anzeichen für eine Schluckstörung sind:
- Das Fließen von Speichel oder Essensresten aus dem Mund
- Ansammlung von Speiseresten in Mund oder Backentaschen
- Primitive Saug-, Schluck- und Beißreflexe
- Häufiges Verschlucken, Husten und Würgen
- Ausbleiben von Husten und Würgen.

Gurgelnde Laute beim Schlucken, Schwierigkeiten beim Atmen und eine heisere oder rauhe Stimme können eine Schluckstörung begleiten.

Schluckstörungen oder ein Ausfall des Schluckvorgangs treten insbesondere bei folgenden Krankheitsbildern auf:
- Schlaganfall (☞ 35.6)
- Neurologische Krankheiten wie Multiple Sklerose (☞ 35.9.8), M. Parkinson (☞ 35.10.1)
- Entzündungen wie Mundbodenabszesse, Angina tollaris (☞ 34.7.1)
- Verletzungen, z.B. Frakturen oder Operationen im Mund-, Kiefer-, Zahn- und HNO-Bereich

- Tumoren und Schwellungen, verschluckte, festsitzende Fremdkörper
- Schädigung der Mund- und Ösophagusschleimhaut durch Verätzungen, Verbrühungen oder Strahlentherapie.

Überprüfung und Stimulation der Reflexe

Vermutet die Logopädin oder Pflegeperson eine Schluckstörung bei einem Patienten, überprüft sie *vor* der Nahrungsaufnahme, ob Husten- und Schluckreflex intakt sind.

☑ Ein Patient darf nur bei intakten Schutzreflexen essen oder trinken, da eine Aspiration unabsehbare Schäden bis hin zu Erstikkungstod nach sich ziehen kann.

Der **Schluckreflex** wird geprüft, indem man Zeige- und Ringfinger leicht auf den Kehlkopf legt, den Patienten zum Schlucken auffordert und dabei fühlt, wie sich der Kehlkopf bewegt. Der Hustenreflex kann und soll nicht ausgelöst werden, hier ist die Pflege auf Beobachtungen angewiesen, ob der Patienten spontan oder z.B. bei der Mundpflege hustet.

Stimulation des Schluckens

Der Schluckreflex wird über eine mechanische und thermische Reizung des vorderen Gaumens stimuliert und trainiert:

- Zahnspiegel oder Löffelstiel für etwa 10 Sekunden in Eiswasser tauchen
- Die Rückseite des Spiegels/Löffelstiels 5 – 10mal leicht an den unteren Teil des vorderen Gaumenbogens tippen (☞ Abb. 7.177)
- Erneut in Eiswasser tauchen und wiederholen
- Den Vorgang 5mal täglich etwa 5 Minuten abwechselnd an jeder Gaumenseite durchführen.

Es kann einige Tage, aber auch Wochen dauern, bis der Schluckreflex wieder intakt ist.

Stimulation des Hustenreflexes

Ist er vermindert, so kann der **Hustenreflex** trainiert werden. Hierzu stellt sich die Pflegeperson hinter den sitzenden Patienten und legt ihm beide Hände auf die Schultern. Der Patient atmet auf „Hhhh" aus. Währenddessen übt die Pflegeperson einen kurzen leichten Druck auf die Schultern aus, wodurch

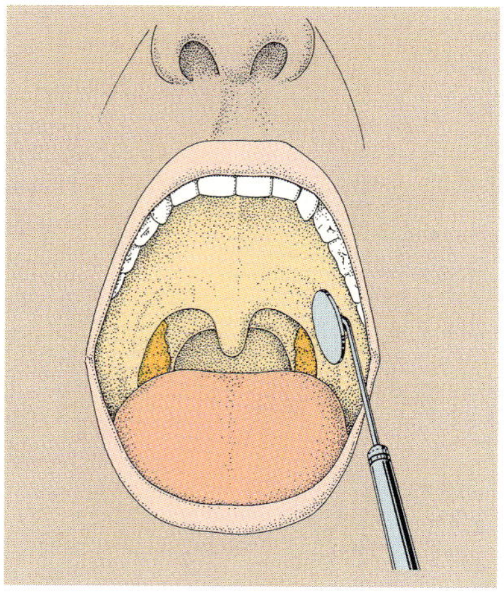

Abb. 7.177: Stimulation des Schluckreflexes. [L190]

das „H" unterbrochen wird. Nun soll der Patient im gleichen Moment, indem er den Druck auf seinen Schultern spürt, ein „K" sprechen. Das „K" soll er immer weiter hinten im Hals sprechen, bis er hustet. Jeder einzelne Schritt wird mehrere Male wiederholt, bis der Patient ihn beherrscht.

Schlucktraining

Sind Husten- und Schluckreflex intakt, beginnt das eigentliche **Schlucktraining**. Es ist z.B. nach einem Schlaganfall ein wichtiger Baustein, dem Patienten die Selbständigkeit wiederzugeben und eine normale Nahrungsaufnahme zu ermöglichen. Der Patient muß dabei wach und kooperativ sein.

Hat der Patient eine Zahnprothese, soll er sie vorher einsetzen. Die Körperhaltung beim Schlucktraining entspricht der Eßhaltung im Sitzen. Der Patient neigt den Kopf leicht nach vorne, damit die Zunge leicht nach vorne fällt. So bleibt der Nahrungsbissen in der Mitte des vorderen Teils der Zunge liegen und gleitet nicht zu schnell ungekaut den Rachen hinunter.

Die Konsistenz dickflüssiger Speisen übt einen Druck auf die Gaumenbögen aus, wodurch der Schluckreflex ausgelöst wird. Flüssigkeiten hingegen sind eher ungeeignet, da sie ohne Reizwirkung auf die Gaumenbögen in den Rachen hinwegfließen.

☑ Schluckversuch mit *dickflüssiger* Kost beginnen. Je nach Geschmack des Patienten eignen sich z.B. püriertes Gemüse, Kartoffelbrei, Quark oder Pudding.

Bei der Auswahl der Speisen ist zu beachten:

- Säurehaltige Speisen regen die Speichelproduktion stark an
- Milchig-breiige Speisen führen zur Verschleimung, was das Schlucken erschwert
- Eine Mischung aus flüssigen und halbfesten Speisen erhöht die Gefahr des Verschluckens wegen der verschiedenen Schluckeigenschaften.

Für das Schlucktraining ist ein Löffel mittlerer Größe geeignet:

- Einen halbvollen Löffel waagrecht in den geöffneten Mund schieben, und dabei das vordere Zungendrittel herunterdrücken, damit die Zunge den Löffel nicht wegstößt
- Der Patient muß den Bissen hinuntergeschluckt haben, bevor erneut ein Löffel mit Speise in den Mund geschoben wird.

Um dem Patienten die Umstellung zu erleichtern, stellt man die Kost langsam von breiig auf fest um.

Vorsicht!
Wenn der Patient zu husten und würgen beginnt, das Schlucktraining sofort unterbrechen.

Trinktraining

Erst wenn der Patient dickflüssige Nahrung komplikationslos schluckt, wird mit **Trinkversuchen** begonnen. Das Trinken ist schwerer zu erlernen als das Essen, weil Flüssigkeiten leichter aus dem Mund herauslaufen und leichter in die Luftröhre gelangen.

☑ **Trinkversuche** mit *dickflüssigen* Getränken (z.B. Säfte, Buttermilch, Cremesuppen) beginnen, weil sie einen stärkeren Reiz auf die Gaumenbögen ausüben.

Bei ängstlichen Patienten oder bei Patienten mit noch bestehender erheblicher Aspirationsgefahr kann man die Flüssigkeit mit einer Pipette oder einem getränkten Wattestäbchen verabreichen. Schluckt der Patient ohne Schwierigkeit, kann er einen Strohhalm als Hilfsmittel benutzen. Viele Patienten trinken damit leichter als aus den üblichen Schnabelbechern. Bei Trinkübungen mit dem Becher diesen nur bis zur Hälfte füllen und auf der Unterlippe ansetzen. Der Becherrand darf nicht an die Zähne stoßen, da sonst der Beißreflex ausgelöst wird. Dem Patienten immer nur einen kleinen Schluck zu trinken anbieten und nach jedem Schluck eine kleine Pause einlegen.

☑ Beim Schluck- und Trinktraining:
- Dem Patienten Zeit lassen und nie drängen
- Den Patienten nach dem Essen noch etwa eine halbe Stunde aufrecht sitzen lassen, um eine Aspiration zu vermeiden.

7.7.8 **Beobachtung von Größe und Gewicht**

Wieviel soll der Mensch wiegen?

In den sechziger Jahren postulierten Medien und Mediziner ein **Normal-** und **Idealgewicht**, die nach der Broca-Formel berechnet wurden:

Broca-Formel:
Normalgewicht [kg]
= Körpergröße [cm] – 100

Das Idealgewicht wird errechnet, indem vom Normalgewicht bei Männern 10 % und bei Frauen 15 % abgezogen werden.

Eine weitere Möglichkeit, ein normales, gesundes Gewicht zu definieren, stellt der **Body-Mass-Index** *(BMI, Körpermassen-Index, Quetelet-Index)* dar.

Body-Mass-Index
BMI [kg/m²]
= Gewicht [kg] /
(Größe [m] x Größe [m])

Beispiel: Bei einer Körpergröße von 165 cm und einem Gewicht von 60 kg lautet die Formel: 60:(1,65 x 1,65) = 22,05. Der betreffende Mensch ist normalgewichtig (☞ Abb. 7.179).

Wenn sich der Mensch sklavisch an diese Vorgaben hält und sich über jedes „Gramm zuviel" ärgert, ist das genauso ungesund wie ein bißchen zuviel oder zuwenig. Auch um weitere Einflußfaktoren zu berücksichtigen, wie etwa Alter und Körperbau, und um „Gewichtsstreß" zu vermeiden, wird dem Betroffenen ein Rahmen **(Wohlfühlgewicht)** vorgegeben, innerhalb dessen sich sein Gewicht bewegen darf.

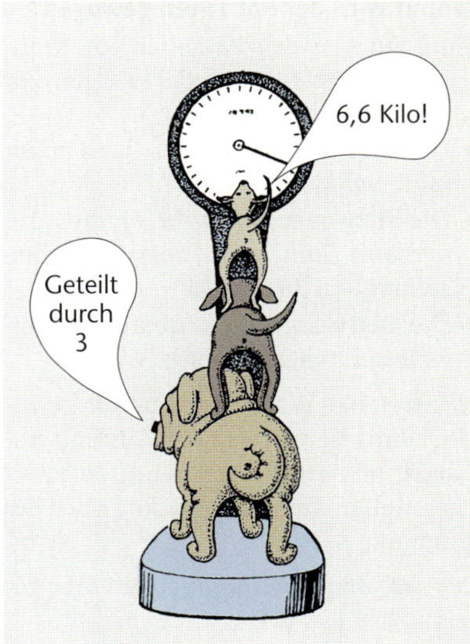

Abb. 7.178: Das ideale Körpergewicht nach Broca. [L190]

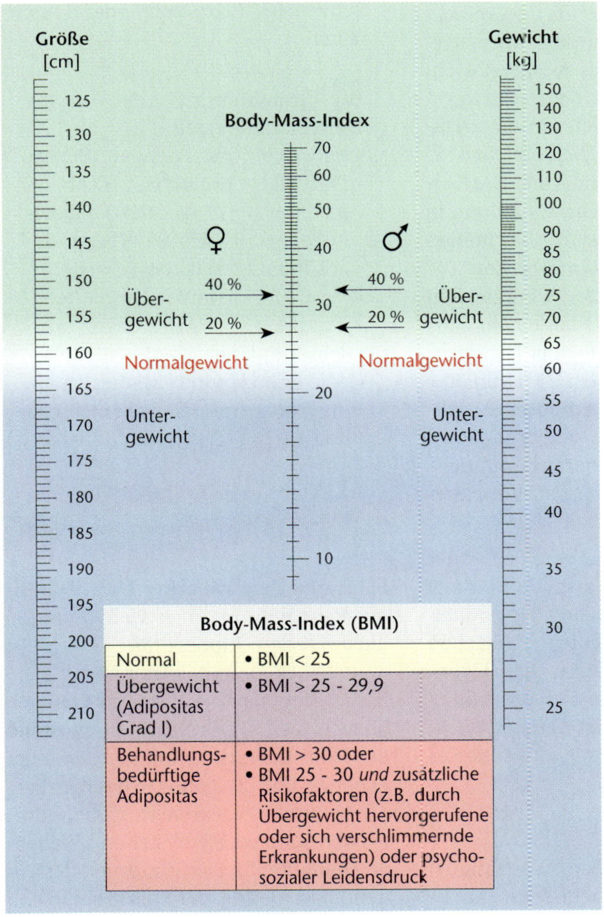

Body-Mass-Index (BMI)	
Normal	• BMI < 25
Übergewicht (Adipositas Grad I)	• BMI > 25 - 29,9
Behandlungs-bedürftige Adipositas	• BMI > 30 oder • BMI 25 - 30 *und* zusätzliche Risikofaktoren (z.B. durch Übergewicht hervorgerufene oder sich verschlimmernde Erkrankungen) oder psychosozialer Leidensdruck

Abb. 7.179: Nomogramm zum Body-Mass-Index. Zieht man eine Linie zwischen Körpergröße und Gewicht, so ergibt der Schnittpunkt dieser Linie mit der Skala in der Mitte den Body-Mass-Index. [B200]

Warum wird der Patient gewogen?

Das **Körpergewicht** (kurz *KG*) benötigt man für die genaue *Dosierung* vieler Medikamente wie zum Beispiel Narkotika, Antibiotika oder Schmerzmittel. Bei Tumorkranken, Diabetikern, Patienten mit Reduktionskost, Eßstörungen und Frischoperierten kontrolliert man regelmäßig (je nach Indikation täglich bis wöchentlich) den Ernährungszustand über das Körpergewicht. Bei Patienten mit Ödemen wird der Erfolg einer antiödematösen Therapie anhand des Körpergewichts festgestellt.

Wie wird der Patienten gewogen?

Fast jeder Patient wird bei Krankenhausaufnahme gewogen, um einen Ausgangswert zu haben. Bei Verlaufskontrollen ist es wichtig, daß die Werte vergleichbar sind.

☑ Für eine exakte Beurteilung des Körpergewichtes müssen die Meßbedingungen immer gleich sein:
- Immer die gleiche Waage
- Immer zur gleichen Tageszeit, z.B. morgens nüchtern
- Immer die gleiche (möglichst wenig) Kleidung
- Immer vorher die Harnblase entleeren lassen.

Womit wird der Patienten gewogen?

Zum Wiegen des Patienten im Krankenhaus stehen folgende Waagen zur Verfügung:

- Die **Stehwaage**, auf der der Patient ohne Schuhe frei steht
- Die **Sitzwaage** als fahrbarer und arretierbarer Stuhl mit einem Gewichtsbalken (☞ Abb. 7.180)
- Die **Bettwaage** als fahrbares Bettuntergestell mit integrierter Waage.

Mit welcher Waage der Patient gewogen wird, ist von seinem Zustand abhängig. Kriterien dabei sind, ob er sicher stehen kann, sitzen darf oder liegen muß.

Die *Sitzwaage* wird wie folgt vorbereitet:

- Funktion der Waage prüfen
- Letzte Eichung beachten
- Rollen arretieren, damit die Waage nicht wegrutscht
- Waage justieren
- Sitzfläche und -lehne mit einem Tuch abdecken.

Der Patient sitzt mit dem Gesäß möglichst weit hinten; die Füße stehen ohne Schuhe auf dem Trittbrett.

Unter- und Übergewicht

Untergewicht

Von **Untergewicht** spricht man, wenn das Körpergewicht das Idealgewicht nach Broca um 10 – 25 % unterschreitet oder der Body-Mass-Index bei 15 – 19 liegt. Dieser reduzierte Ernährungszustand ist gekennzeichnet durch:

- Fehlende Fettpolster
- Tiefliegende Augen (fehlendes Fettpolster hinter dem Augapfel)
- Dünne Extremitäten, feingliedrige Finger
- Stärker hervortretende Knochen im Gesicht, am Becken, an der Wirbelsäule und an den Rippen.

Die Haut wirkt schlaff. Der Patient klagt über Leistungsminderung, Müdig- und Mattigkeit. Ursachen sind beispielsweise akute oder chronische Erkrankungen, Hyperthyreose, falsche Eßgewohnheiten, Anorexie (☞ 23.8.2) oder Desorientiertheit.

Kachexie

Zeichen der **Kachexie** *(Auszehrung, hochgradige Abmagerung, „Kräfteverfall")* sind die eingefallene Wangenhaut, die reduzierte Hautspannung und in der Regel starker Kräfteverfall. Diese Erscheinung ist bei Magersüchtigen,

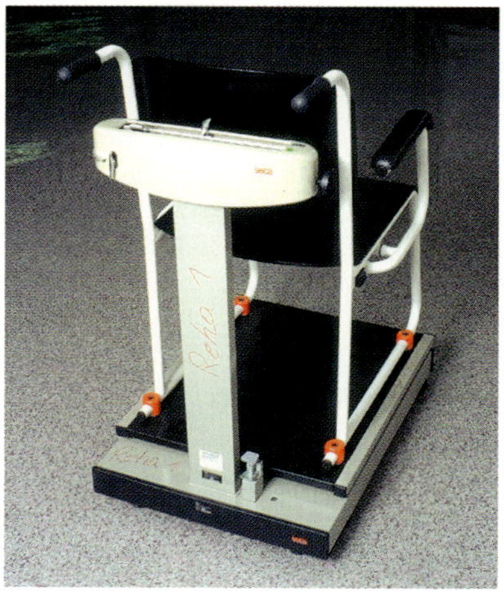

Abb. 7.180: Mechanische Sitzwaage. [K183]

Tumorkranken, Alkoholkranken oder sehr betagten Menschen zu beobachten. Das Körpergewicht liegt unter 75% des Idealgewichts bzw. der BMI ist kleiner als 15.

Übergewicht und Adipositas

Die Einteilung von Übergewicht und Adipositas ist nicht einheitlich:

- Bei einer Orientierung am Normalgewicht nach Broca spricht man von **Übergewicht**, wenn das Körpergewicht 10 – 20% über dem Normalgewicht liegt. Liegt das Körpergewicht mehr als 20% über dem Normalgewicht, handelt es sich um eine **Adipositas** (*Fettsucht*, „Fettleibigkeit").
- Bei einer Orientierung am *BMI* erfolgt in der Regel eine Einteilung in vier „Gewichtsklassen". **Normalgewicht** *(Adipositas Grad 0)* liegt vor bei einem BMI bis 24,9, **Übergewicht** *(Adipositas Grad I)* bei einem BMI von 25 – 29,9, **Adipositas** *(Adipositas Grad II)* bei einem BMI von 30 – 39,9 und **extreme Adipositas** *(Adipositas Grad III)* bei einem BMI von 40 und darüber. Sicher behandlungsbedürftig sind Adipositas und extreme Adipositas (☞ auch Abb. 7.179).

Ursache ist in der Regel eine Fehl- oder Überernährung, häufig in Verbindung mit mangelnder Bewegung. Hormonelle oder stoffwechselbedingte Ursachen (z.B. Funktionsstörungen der Hypophyse) sind selten (< 5% der Fälle). Übergewicht begünstigt Fettstoffwechselstörungen, Hypertonie und Diabetes mellitus (☞ Kap. 23)

Dehydratation

Auch Veränderungen des Wasserhaushalts können zu Gewichtsschwankungen führen. Eine Mehreinlagerung von Flüssigkeit führt zu Ödemen (☞ 8.2.4, 31.13.1), ein Mangel an Flüssigkeit zur **Dehydratation** (*Exsikkose, Wasserentzug, Austrocknung,* ☞ auch 31.13.2)

☑ Rasche Gewichtsschwankungen von mehreren Kilogramm innerhalb weniger Tage sind in der Regel durch Störungen des Wasserhaushaltes und nicht durch Veränderungen des Körperfetts bedingt.

Ursachen einer Dehydratation. Zwei Hauptursachenkomplexe werden unterschieden:

- Ungenügende Flüssigkeitszufuhr, etwa bewußt (wenn sich der Patient z.B. scheut, die Hilfe einer Pflegeperson beim Toilettengang in Anspruch zu nehmen und wenig trinkt, um nur selten auf die Toilette gehen zu müssen), aber auch unbewußt bei mangelndem Durstempfinden, außerdem bei Unfähigkeit des Patienten zu selbständigem Trinken
- Hohe Flüssigkeitsverluste, z.B. bei Schwitzen, Erbrechen oder Durchfällen.

☑ Besonders gefährdet für eine Dehydratation sind:

- Patienten mit hohem Fieber, Durchfall, Erbrechen, Diabetes mellitus (☞ 23.6) oder Diabetes insipidus (☞ 23.10) wegen der erhöhten Flüssigkeitsverluste
- Patienten unter Diuretikabehandlung (Diuretika = ausschwemmende Medikamente)
- Alte und verwirrte Menschen, da ihr Durstempfinden verringert ist und sie oft „vergessen" zu trinken
- Kinder wegen ihres labileren Flüssigkeitshaushalts (☞ 13.4.2).

Klinische Zeichen einer Dehydratation. Patienten mit einer Dehydratation haben rissige Lippen, ihre Zunge ist rauh, trocken und borkig, und beim Reden hört man, wie sie am Gaumen hängen bleibt. Der Spannungszustand der Haut ist stark vermindert, eine mit Daumen und Zeigefinger hochgezogene Hautfalte verstreicht nicht sofort wieder, sondern bleibt stehen („stehende Hautfalten"). Der Blutdruck des Patienten ist niedrig, der Puls schnell, und es werden nur geringe Mengen konzentrierten (dunklen) Urins ausgeschieden. Durch den Wassermangel wird auch das Blut „dicker", wodurch die Thrombosegefahr steigt.

Insbesondere bei gleichzeitigen Elektrolytstörungen kann der Patient verlangsamt und verwirrt sein.

Pflegerische Maßnahmen bei Dehydratation. Patienten mit erhöhtem Risiko für eine Dehydratation werden sorgfältig auf Trinkverhalten und Ausscheidung beobachtet (evtl. Flüssigkeitsbilanzierung, ☞ 7.9.1.2) und ggf. immer wieder zum Trinken animiert. Sie sollten stets ein Getränk in Reichweite haben (z.B. Thermoskanne Tee auf dem Nachttisch, Glas Wasser am Tisch).

> ☑ Das **Durstempfinden** sinkt im Alter, deshalb alten Menschen oft etwas zu trinken anbieten.

Bei bestehender Dehydratation (etwa bei neuaufgenommenen Patienten) reichen die Pflegenden ansprechbaren Patienten unverzüglich etwas zu trinken.

Ist der Patient kaum oder gar nicht ansprechbar, messen sie Puls und Blutdruck und verständigen sofort den Arzt, der eine intravenöse Flüssigkeits- und ggf. Elektrolytsubstitution einleitet.

Körpergröße und Körperoberfläche

Körpergröße

Die **Körpergröße** gibt bei *Kindern* Auskunft über den Stand ihrer körperlichen Entwicklung. *Somatogramme* (nach Alter und Geschlecht differenzierte Tabellen) geben einen Anhalt dafür (☞ Abb. 13.34).

Ermittlung der Körpergröße

Die **Ermittlung der Körpergröße** erfolgt meist nur einmal bei der Aufnahme des Patienten (sofern er sie nicht weiß), wenn man den Patienten wiegt.

Meistens ist die hierzu notwendige Meßlatte an der Wand oder an einer Waage befestigt. Der Patient stellt sich barfuß in gerader Haltung mit dem Rücken zu der Latte. Man legt den Maßstabschenkel leicht auf den Kopf des Patienten und fixiert ihn. Der Patient tritt nun weg, man liest die Körpergröße ab und dokumentiert sie.

Abweichungen von der normalen Körpergröße

Die Körpergröße eines Menschen hängt physiologischerweise von zahlreichen Faktoren ab, z.B. von genetischen Einflüssen oder der Ernährung während des Wachstums. Demzufolge schwankt die „normale" Körpergröße innerhalb der Bevölkerung erheblich.

Als *krankhaft* wird eine Körpergröße unterhalb der 3. Perzentile (3. Perzentile bedeutet, daß 3% der Bevölkerung gleich groß oder kleiner sind) oder oberhalb der 97. Perzentile angesehen. Ursachen sind oft hormonelle Störungen oder angeborene Anomalien des Skeletts oder des Stoffwechsels.

Vielfach werden auch die Begriffe **Minderwuchs, Zwergwuchs, Hochwuchs** und **Riesenwuchs** benutzt. Sie werden aber nicht einheitlich gebraucht und sind daher nicht verläßlich.

Die Betroffenen werden von anderen oftmals nicht akzeptiert und sind in ihrem Alltag benachteiligt (z.B. durch zu niedrige Türdurchgänge oder zu hohe Regale). Große Menschen haben oft Beschwerden im Wirbelsäulenbereich.

> Ist das Krankenhaus-Bett **zu kurz**, nimmt man das Fußbrett heraus und schiebt es als Verlängerung unter die Matratze des Fußendes.
>
> Ist der **Patient sehr klein**, wird ein Bettkasten ans Fußende gelegt, damit der Patient bei hochgestelltem Oberteil nicht ständig herunterrutscht.

Körperoberfläche

Aus Körpergröße und Gewicht läßt sich die **Körperoberfläche** (kurz *KOF* oder *KO*) berechnen. Diese liefert ein genaueres Maß für die Dosierung bestimmter Medikamente (z.B. Zytostatika) als das Körpergewicht oder die Körpergröße alleine. Die KOF des „Durchschnittsmannes" beträgt ca. 1,73 m^2.

7.7.9 Netz

Die drei „Stoffwechsel-ATL"

Besonders eng hängen die drei ATL „Essen und trinken", „Körpertemperatur regulieren" und „Ausscheiden" zusammen, die in physiologischer Sichtweise für die Stoffwechselfunktionen Aufnahme, Verwertung und Ausscheiden von Stoffen stehen:

- Ballaststoffreiche Kost sorgt für regelmäßigen Stuhlgang (ATL Ausscheiden)
- Reichlich zu trinken beugt einer Infektion der Harnwege vor oder erleichtert deren Behandlung
- Ausreichende Zufuhr aller wichtiger Nährstoffe garantiert die Aufrechterhaltung lebenswichtiger Funktionen (☞ ATL Atmen)
- Genügend Flüssigkeit zuzuführen beugt einer Thrombose vor, da die Strömungseigenschaften des Blutes günstig beeinflußt werden (☞ 7.3.15).

Essen und trinken und Sich bewegen

Schon allein einen immobilen Patienten an den gemeinsamen Tisch zu setzen, an dem Mitpatienten auch essen, nimmt ihm das Gefühl, ausgeschlossen zu sein. Deswegen sollten nach Möglichkeit alle Patienten *außerhalb* des Bettes essen.

> ☑ Das Essen ist eine zusätzliche Gelegenheit, vorwiegend bettlägerige Patienten zu mobilisieren. Hierzu den Patienten *vor* dem Essenausteilen helfen sich an den Tisch zu setzen.

Essen und trinken und Körpertemperatur regulieren

Bei erhöhter Temperatur steigt der Flüssigkeitsbedarf stark an, denn auch wenn der Patient nicht schwitzt, verliert er bei erhöhter Temperatur über Haut und Atmung mehr Flüssigkeit. Bei Patienten mit Fieber achtet die Pflegeperson daher auf ausreichende Flüssigkeitszufuhr, wobei Tees und Mineralwasser konzentrierten Fruchsäften oder Milch vorzuziehen sind.

Essen und trinken und Kommunizieren

In Gemeinschaft schmeckt es einfach besser, man kann sich nebenher unterhalten und sich näherkommen. In manchen Einrichtungen (z.B. in der Behindertenbetreuung oder der Psychiatrie) essen Pflegepersonen und Patienten gemeinsam.

Essen und trinken und Wach sein und schlafen

Die Hauptmahlzeiten teilen den Tag ein und sind eine willkommene Abwechslung im Tagesablauf.

7.8 Körpertemperatur regulieren

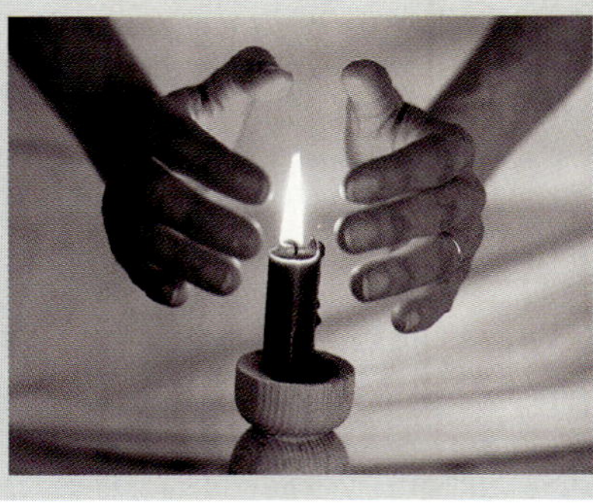

Die Formulierung **„Körpertemperatur regulieren"** provoziert die Assoziation mit der Steuerung einer Heizung, also einem eher technischen Vorgang. Oft wird die Physiologie von Wärmehaushalt und Temperaturregulation mit einem Regelkreis verglichen. Temperatur und Wärme haben aber nicht nur die technische Qualität einer meßbaren Größe: Das Wortpaar „Wärme und Geborgenheit" erinnert daran, daß hier auch Gefühle eine Rolle spielen.

Die kalten Füße, die beim Einschlafen stören, ein ungemütlich kalter Raum, eine kühle, abweisende Geste, allen gemeinsam ist eines: Es fehlt Wärme. Einmal hilft eine Wärmflasche, ein andermal *menschliche Wärme,* also Zuwendung.

Mit der Betonung auf „regulieren", lassen sich weitere Bedeutungen dieser ATL erkennen. Letztlich werden der ganze Stoffwechsel und seine Steuerung zu dieser ATL gezählt; die ATL „Atmen", „Essen und trinken" und „Ausscheiden" stehen somit in engem Zusammenhang mit der ATL „Körpertemperatur regulieren". Diese Aktivitäten garantieren zusammen die Konstanz des Inneren Milieus.

Stoffwechselvorgänge und Körpertemperatur sind insofern voneinander abhängig, als die wichtigste Wärmequellen des Menschen die Muskelkontraktionen und der Leber-Stoffwechsel sind. Gleichzeitig können aber Stoffwechselvorgänge nur bei einer Körpertemperatur von über 36 °C regelrecht ablaufen. Ein Absinken der Körpertemperatur führt zum Nachlassen der Stoffwechselaktivität, bis – bei der Erfrierung – der Stoffwechsel völlig zusammenbricht.

Somit gehört es zu den lebenserhaltenden Leistungen und Aktivitäten des Menschen, seinen Stoffwechsel zu steuern und seine Temperatur in engen Grenzen zu regulieren.

7.8.1 Physiologie des Wärmehaushalts und der Temperaturregulation

Der menschliche Organismus hält die Körpertemperatur konstant, indem er Wärmebildung und Wärmeabgabe im Gleichgewicht hält. Der Sollwert der Körpertemperatur wird vom **Wärmeregulationszentrum** des *Hypothalamus,* einem Teil des Zwischenhirns, (☞ Abb. 7.182) festgelegt. **Thermorezeptoren** messen die Temperatur im Körperinneren, der Haut und im Rückenmark. Diese Informationen werden über Nervenfasern zum Hypothalamus weitergeleitet. Dort wird der Ist-Wert mit dem Soll-Wert der Körpertemperatur verglichen. Bei Abweichungen ändert das Wärmeregulationszentrum die Wärmebildung oder Wärmeabgabe, um die Körpertemperatur im Normbereich zu halten.

Wärmebildung

Körperwärme entsteht durch Stoffwechselvorgänge, vor allem in der Leber, und durch Muskelkontraktionen (Muskelarbeit). In Ruhe wird etwas mehr als die Hälfte der Wärme in der Leber gebildet. Bei erhöhtem Wärmebedarf wird der *Muskeltonus* (Spannungszustand der Muskeln) erhöht. Reicht dies nicht aus, versucht der Körper, durch unwillkürliche Muskelkontraktionen (Kältezittern oder Zähneklappern) Wärme zu erzeugen.

> Die Möglichkeiten der Wärmeproduktion für den erwachsenen menschlichen Körper sind also:
> - Stoffwechsel
> - Muskelarbeit.

Gänsehaut

Bei Tieren mit einem dichten Fell erfüllt die **Gänsehaut** die Funktion, Wärmeverluste durch isolierende Luftpolster zu minimieren. Beim Menschen hat sich die Behaarung schneller zurückgebildet als dieser Reflex: Die kleinen Muskeln, die bei Pelztieren die Haare aufrichten, sind von dieser Schutzfunktion übrig geblieben und haben beim Menschen nur noch die Funktion einer gewissen Wärmeproduktion.

Wärmeabgabe

Die Wärmeabgabe erfolgt zu etwa 90% über die Haut. Dabei ist das Verhältnis zwischen Körperoberfläche und Körpermasse entscheidend. Bei einer im Vergleich zur Körpermasse großen Körperoberfläche (z.B. beim Säugling) geht Wärme schnell verloren. Auch über die Atmung und durch die Ausscheidung von Stuhl und Urin verliert der Körper Wärme.

> Auf drei verschiedene Arten kann die Haut an die Umgebungsluft Wärme abgeben (verlieren):
> - Durch **Verdunsten** von Hautfeuchtigkeit (Schwitzen, erzeugt *Verdunstungskälte)*
> - Durch **Wärmeabstrahlung**
> - Durch **Konvektion** (*convehire* = mitfahren). Die Luftschicht, die unmittelbar mit der Haut Kontakt hat, wird von der Haut erwärmt. Wird sie weggeblasen (z.B. bei Bewegung, Zugluft), geht die Wärme verloren.

Diese drei Mechanismen können zur Wärmeabgabe eingesetzt werden, wenn z.B. durch körperliche Arbeit mehr Wärme entsteht als gebraucht wird. Um mehr Wärme abgeben zu können, werden die Hautgefäße weitgestellt *(Vasodilatation);* um Wärmeverluste zu minimieren, werden die Hautgefäße verengt *(Vasokonstriktion).* Die Haut mit Kleidungsstücken zu bedecken oder sie abzulegen unterstützt die Regulationsmechanismen zum Erhalt der Körpertemperatur.

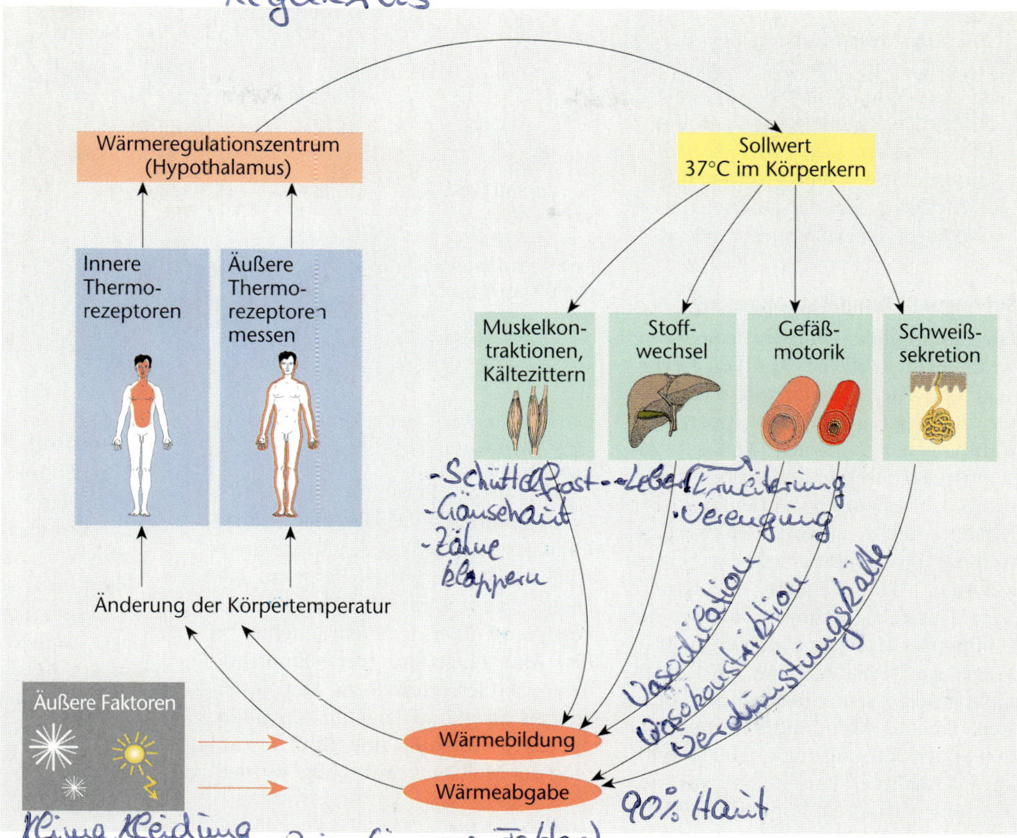

Abb. 7.182: Regelkreis der Körpertemperatur. Rezeptoren in der Haut und im Körperkern messen die Körpertemperatur und übermitteln sie an das Gehirn, wo der Ist-Wert mit dem Soll-Wert verglichen wird. Von dort wird über Wärmebildung, Veränderung der Durchblutung, Schweißsekretion und sinnvolles Verhalten (z.B. Jacke anziehen) die notwendige Temperaturanpassung eingeleitet. [M100]

Körperkern- und Körperschalentemperatur

Die Temperatur ist nicht in allen Körperbereichen gleich: Als **Kerntemperatur** wird die Temperatur im Körperinnern (z.B. Herz, Nieren, ZNS) bezeichnet. Sie schwankt physiologisch in engen Grenzen und beträgt etwa 37 °C (36,5 – 37,4 °C), der individuelle Normwert kann aber gering davon abweichen. Die **Schalentemperatur** an Haut und Gliedmaßen ist in der Regel niedriger und liegt je nach Region zwischen 28 °C und 33 °C. Sie wird von der Durchblutung und der Außentemperatur beeinflußt und schwankt auch aus diesem Grund stärker als die Kerntemperatur. An sehr heißen Tagen oder beim Schwitzen kann die Schalentemperatur aber höher sein als die Kerntemperatur.

Temperaturschwankungen

Die Körpertemperatur schwankt im Laufe des Tages durch unterschiedliche Stoffwechselaktivitäten um wenige Zehntel Grad. Sie ist morgens zwischen 5 und 6 Uhr am niedrigsten (Zeit der niedrigsten Stoffwechselaktivität) und zwischen 17 und 18 Uhr am höchsten. Zusätzlich schwankt die Körpertemperatur bei Frauen während des Menstruationszyklus aufgrund der hormonellen Veränderungen. Sie steigt 1 – 2 Tage nach dem Eisprung um etwa 0,5 °C an (☞ Abb. 32.105).

7.8.2 Messung der Körpertemperatur

Die Körpertemperatur wird durch *Messen* bestimmt und damit objektiviert. Angaben des Patienten, er fühle sich fiebrig, oder Beobachtungen der Pflegenden (warme Haut, Hautrötung) sind kein Ersatz für exaktes Messen. Manche Erkrankungen können nur erkannt werden, wenn verläßliche Temperaturwerte vorliegen. Beispielsweise führen beginnende Infektionen nicht selten zu einer (zunächst geringen) Temperaturerhöhung, bevor der Patient Symptome verspürt.

Die Ausdrücke „Fieber messen" und „Fieberkurve" für das Dokumentationssystem sind insofern ungenau, als nicht jeder Patient Fieber hat, dessen Temperatur überwacht wird. Exakte Temperaturwerte sind wichtig:

- Zur Beurteilung eines Krankheitsverlaufes
- Zur Wirksamkeitskontrollle von Medikamenten, z.B. Antibiotika (☞ Pharma-Info 28.24, fällt das Fieber, so kann angenommen werden, daß das gewählte Antibiotikum das richtige ist)
- Zur Überwachung der Wundheilung (☞ 11.4.2).

Die Beobachtung der Körpertemperatur ist folglich keine Routinetätigkeit, sie liefert wichtige Informationen, von denen rechtzeitiges Erkennen und Behandeln abhängt.

Zur Temperaturmessung geeignete Körperstellen

Die Körpertemperatur kann an folgenden *Körperstellen (-höhlen)* gemessen werden:

- **Sublingual** (unter der Zunge), **oral** (im Mund)
- **Axillar** in der Achselhöhle
- **Rektal** (im Mastdarm)
- Am äußeren **Gehörgang** (☞ Infrarot-Thermometer)
- **Inguinal** (in der Leistenbeuge)
- **Vaginal** (in der Scheide).

Am gebräuchlichsten in der Klinik sind die sublinguale, die axillare und die rektale Messung.

☑ Nur Messungen an der gleichen Körperstelle sind vergleichbar. Es sollte für jede Station eine eindeutige Regelung geben, wann wie gemessen wird. Bei Abweichungen im Einzelfall werden diese Meßwerte bei der Dokumentation besonders gekennzeichnet.

Sublinguale Temperaturmessung

Die **sublinguale Temperaturmessung** wird heute in vielen Kliniken bevorzugt. Das Thermometer wird dabei unter die Zunge gelegt, die Lippen sind während der gesamten Meßzeit geschlossen. Diese Methode kann bei unruhigen, verwirrten Patienten oder Kindern nicht angewendet werden, weil sie das Thermometer zerbeißen könnten. Bei Atemnot, Hustenreiz oder Gesichtslähmungen kommt die sublinguale Messung ebenfalls nicht in Frage, da der Patient hier die Lippen nicht geschlossen halten kann und der stets feuchte Mundraum durch Verdunstungskälte auskühlt. Heiße oder kalte Getränke, unmittelbar vor der Messung getrunken, können das Meßergebnis verfälschen.

Der Wert der sublingualen Temperatur liegt 0,3 – 0,5 °C unter der rektal gemessenen Temperatur (☞ unten).

Axillare Temperaturmessung

Die **axillare Temperaturmessung** ist problemlos und für den Patienten angenehm. Er sollte allerdings kooperativ sein und die lange Meßdauer einhalten. Bei zu kurzer Messung und starkem Achselschweiß (Verdunstungskälte) können Meßfehler entstehen. Das Thermometer wird in die trockene Achselhöhle gelegt (es muß ganz von Haut umschlossen sein). Der Oberarm des Patienten liegt seitlich am Oberkörper an, der Unterarm ruht auf dem Brustkorb. Die Normalwerte liegen 0,5 °C unterhalb der rektal gemessenen Temperatur (☞ unten).

Rektale Temperaturmessung

Die **rektale Temperaturmessung** ist bei entleertem Darm genau und ist auch bei Kindern oder unruhigen Patienten anwendbar, falls diese während der Messung nicht alleine gelassen werden. Diese Methode stellt aber einen Eingriff in die Intimsphäre des Patienten dar und ist hygienisch bedenklich (Gefahr der Verschleppung von Darmbakterien). Bei rektaler Messung sind Werte zwischen 36,5 und 37,4 °C normal.

Das Thermometer wird in eine Schutzhülle gesteckt, die an der Spitze angefeuchtet ist, um sie gleitfähig zu machen. Dann wird das Thermometer vorsichtig unter leichtem Drehen in den After eingeführt (bei Hämorrhoiden besonders aufpassen). Um Verletzungen zu vermeiden, müssen unkooperative Patienten und Kinder während der Meßzeit beaufsichtigt werden.

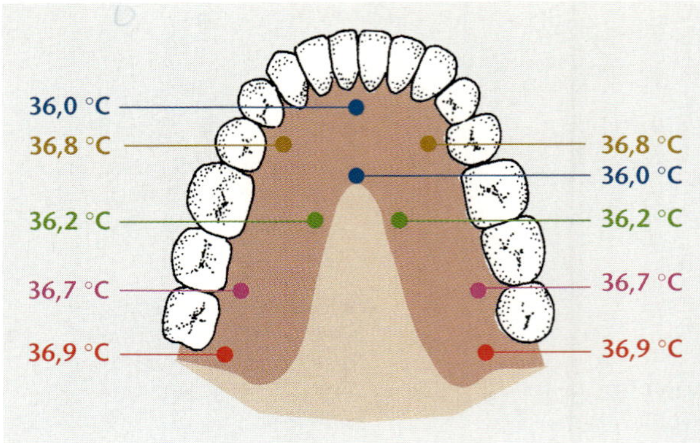

Abb. 7.183: Wärmepunkte im Mund. Die Abbildung verdeutlicht, daß exaktes Einlegen des Thermometers bei der sublingualen Messung für verläßliche Werte unabdingbar ist. [B200]

⚠ Vorsicht!
Es gibt Patienten, bei denen **keine rektalen Maßnahmen** durchgeführt werden dürfen, z.B. nach Operationen der Hämorrhoiden und des Enddarmes oder bei hoher Blutungsneigung. In diesem Fall andere Meßmethode wählen.

Weitere Meßmethoden

Inguinale Temperaturmessung. Hier wird das Thermometer in die trockene Leistenbeuge eingelegt. Die Genauigkeit entspricht etwa der der axillaren Messung.

Vaginale Temperaturmessung. Extrem selten wird die Körpertemperatur vaginal gemessen: hierzu muß das Thermometer in die Vagina eingeführt werden.

Fieberthermometer

Auf den meisten Stationen wird die Temperatur mit elektronischen Thermometern (z.B. der Firma IVAC) oder mit Digitalthermometern gemessen. Quecksilberthermometer werden nicht mehr oft eingesetzt, da sie leicht zerbrechen und dann giftige Quecksilberdämpfe freisetzen.

⚠ Vorsicht!
Ist ein Quecksilberthermometer zerbrochen:
- Die Quecksilberkügelchen sorgfältig einsammeln (nicht mit der Hand anfassen, sondern mit einem Blatt Papier oder mit Handbesen und Schaufel aufnehmen)
- In ein luftdicht verschließbares Gefäß geben und
- In die Apotheke bringen.

In manchen Krankenhäusern stehen spezielle Entsorgungssets zur Verfügung. Diese schützen vor giftigen Quecksilberdämpfen.

Quecksilberthermometer

Das **Quecksilberthermometer** besteht aus einer Glashülle, einer Skala, die in Zehntelgrade von 35 – 42 °C eingeteilt ist, und einer luftleeren Kapillarröhre mit einem Quecksilberdepot. Bei Erwärmung dehnt sich das Quecksilber aus und steigt aus dem Depot in der Kapillarröhre nach oben. Beim Abkühlen reißt der Quecksilberfaden an der Engstelle der Kapillare ab und bleibt auf der maximalen Temperatur stehen (es ist also ein *Maximalthermometer*). Vor einer erneuten Messung wird das Quecksilber durch „Herunterschlagen" ins Depot zurückgebracht.

Während die elektronischen und digitalen Thermometer das Ende der Messung optisch und akustisch anzeigen, muß bei den Quecksilberthermometern abhängig vom Meßort unterschiedlich lange gemessen werden:

☑ Meßzeiten bei der Anwendung von Quecksilberthermometern:

Sublingual	5 Min.
Axillar; inguinal	8 – 10 Min.
Rektal	2 – 4 Min.
Vaginal	2 – 3 Min.

Digitale Thermometer

Das (batteriebetriebene) **Digitalthermometer** (☞ Abb. 7.184 rechts) besitzt einen Ein-Ausschalter und eine digitale Temperaturanzeige. Der Temperatursensor befindet sich an der Thermometerspitze. Vor der Messung wird zunächst der Einschalter gedrückt. Ein kurzer Signalton zeigt die Betriebsbereitschaft an. Zur optischen Kontrolle erscheinen für etwa 3 Sekunden alle Digitalsegmente im Sichtfeld gleichzeitig. Wird diese Taste weiterhin gedrückt, wird der letzte gemessene Wert angezeigt. Nach dem Loslassen der Taste blinkt die Maßeinheit „°C" auf, und für etwa 2 Sekunden wird ein Testwert von 42 °C angezeigt (erscheint dieser Wert nicht, ist das Gerät defekt). Jetzt ist das Thermometer meßbereit und kann eingeführt werden.

Nach 60 – 90 Sekunden zeigt das Gerät optisch und akustisch, daß die Messung beendet ist. Der Wert kann sofort abgelesen werden.

Elektronische Thermometer

Schnell und unkompliziert kann die Körpertemperatur mit **elektronischen Thermometern** ermittelt werden; sie zeigen bereits nach wenigen Sekunden den Meßwert an.

Handlungskette am Beispiel des IVAC®-Thermometers (☞ Abb. 7.185):

- Funktion des Gerätes prüfen (Sollwert 37 °C ± 0,1 °C)
- Meßfühler entsprechend Meßort auswählen (roter Meßfühler rektale, blauer Meßfühler sublinguale Messung)
- Thermometer vom Ladegerät abnehmen und um den Hals hängen
- Beim Patienten Meßfühler aus dem Gerät nehmen (Anzeige im Sichtfeld: 34 °C) und in die Schutzhülle hineindrücken
- Meßfühler einführen lassen oder am Meßort plazieren
- Während der Meßzeit z.B. Puls fühlen.

Nach Erreichen der Endtemperatur ertönt ein akustisches Signal, und ein rotes Lämpchen leuchtet neben der Temperaturanzeige auf. Dann:

- Meßfühler entfernen und Schutzhülle abwerfen (z.B. Nierenschale mitführen)
- Meßfühler in die vorgesehene Öffnung am Gerät schieben
- Wert dokumentieren

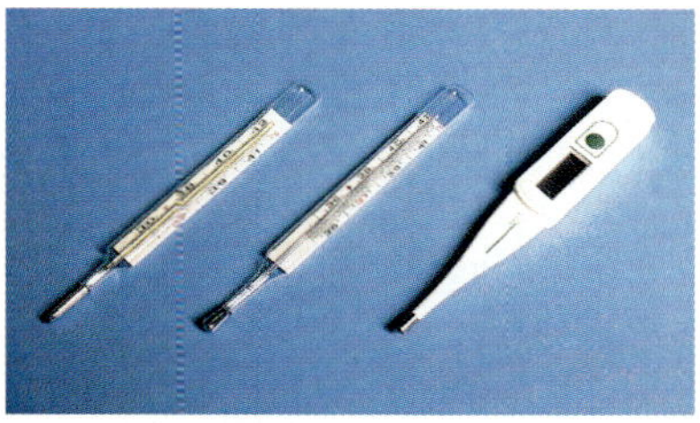

Abb. 7.184: Quecksilberthermometer (links mit stabförmiger Spitze für die axillare und in der Mitte mit dickerer Spitze für die sublinguale Messung) und Digitalthermometer (rechts). [K183]

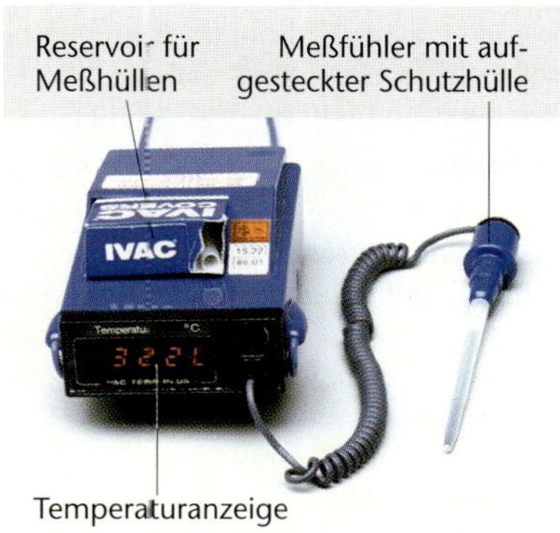

Abb. 7.185: Elektronisches Fieberthemometer von IVAC. [K183]

- Bei weiteren Patienten Temperatur messen oder das Gerät auf das Ladegerät setzen, so daß die rote Kontrolllampe leuchtet.

Infrarot-Ohrthermometer

Infrarot-Strahlen sind Wärmestrahlen, die jeder Körper aussendet. Das gut durchblutete Trommelfell hat dieselbe Temperatur wie der Körperkern. Meßgeräte wie zum Beispiel Core-Check® (☞ Abb. 7.186) ermöglichen schnelle und relativ genaue Messungen: 1 – 3 Sekunden nachdem das Meßgerät an den äußeren Gehörgang gehalten wurde, wird die Temperatur angezeigt.

Messen mit dem Infrarot-Ohrthermometer:

- Thermometer an der Basis (Ladegerät) entnehmen
- Ohrmessung einstellen („Mode"-Knopf drücken)
- Einmal-Meßhülle auf den Meßkonus setzen
- Meßfühler an den Gehörgang ansetzen, so daß der Ohrkanal abgedichtet wird
- Messung starten durch Drücken des „Scan"-Knopfes
- Meßwert ablesen, wenn ein dreifacher Piepston das Ende des Meßvorgangs anzeigt
- Meßhülle abwerfen (Ejekt-Taste drücken)
- Gerät zurück an die Basis bringen.

Nach jeweils 40 Messungen muß das Gerät wieder in der Wandhalterung „aktiviert" werden (Diebstahlsicherung); alle 8000 Messungen wird das akkubetriebene Gerät aufgeladen.

Thermometer wiederaufbereiten

Nach Gebrauch von Quecksilber- und Digitalthermometern:

- Schutzhüllen entsorgen
- Schmutz abwischen
- Thermometer in Desinfektionslösung einlegen (nach Desinfektionsplan).

Digitalthermometer müssen nur alle drei Tage desinfiziert werden, wenn sie beim Patienten verbleiben und trocken gelagert sind.

Häufigkeit der Temperaturkontrollen

Die Temperatur wird meistens nach der Aufnahme des Patienten in die Klinik bestimmt. Oft wünscht der behandelnde Arzt, daß mindestens einmal täglich nachgemessen wird. Häufigere Temperaturmessungen sind angebracht:

- Bei einer rektalen Temperatur > 37,5 °C
- Vor und nach Operationen
- Bei Infektionskrankheiten/während einer Antibiotikatherapie.

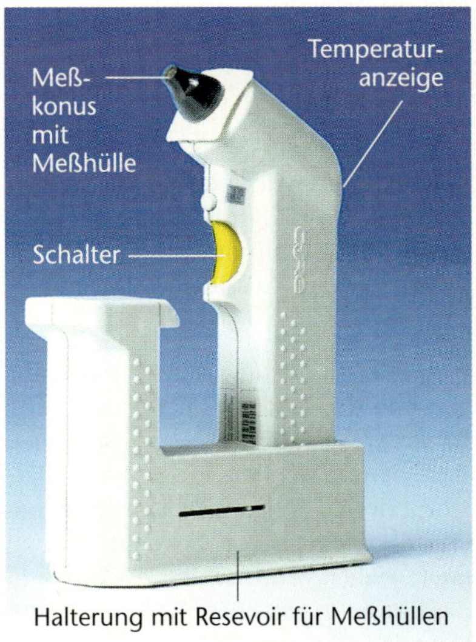

Abb. 7.186: Infrarot-Ohrthermometer ermöglichen schnelle Messungen. [V179]

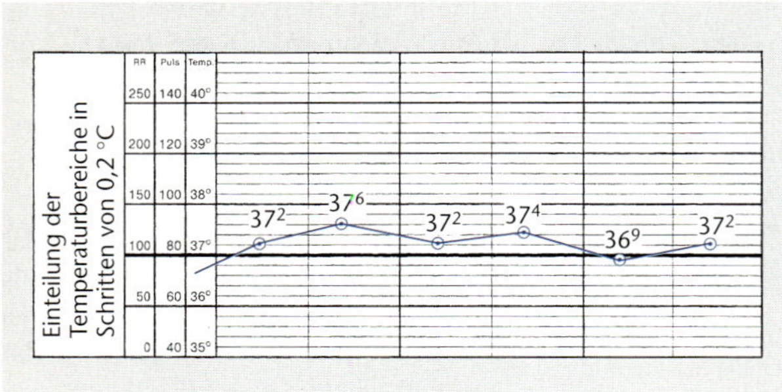

Abb. 7.187: „Fieberkurve". Hier ein Beispiel mit der Möglichkeit, den mit der Temperatur korrelierenden Puls und den Blutdruck einzutragen. [M100]

In der Intensivmedizin kann sogar eine kontinuierliche Temperaturkontrolle erforderlich werden. Dann wird z.B. eine rektal eingeführte Temperatursonde mit einem Monitor verbunden, der die aktuelle Temperatur anzeigt (☞ Abb. 38.11).

Routine-Kontrollen kosten sehr viel Zeit. Es macht keinen Sinn, bei allen Patienten mehrmals täglich die Temperatur zu kontrollieren, nur weil einige wenige Fieber haben könnten. Die erfahrene Pflegeperson weiß, bei welchen Erkrankungen Temperaturkontrollen nötig sind und achtet auf Anzeichen einer erhöhten Temperatur (☞ unten).

Dokumentation in der „Fieberkurve"

Die Temperatur wird sofort nach dem Messen mit einem blauen Stift in das Dokumentationssystem eingetragen (☞ 2.4). Die Werte werden nur dann untereinander verbunden, wenn sie mit derselben Methode ermittelt wurden. Abweichungen von der auf Station üblichen Meßmethode werden deutlich gekennzeichnet.

7.8.3 Fieber

Fieber: Körperkerntemperatur > 38,0 °C aufgrund krankhafter Sollwertverstellung im Temperaturzentrum (Zwischenhirn).

Fieber entsteht meist durch **Pyrogene** (griechisch „Feuermacher"), das sind fiebererzeugende Stoffe wie Bakterien und deren Toxine, Viren und Pilze. Körperfremdes Eiweiß und Abbauprodukte körpereigener Eiweiße können auch Fieber verursachen, wenn sie in die Blutbahn gelangen. Ebenfalls pyrogen wirken die bei Entzündungen vom Körper freigesetzten Prostaglandine (☞ 8.3.2).

Fieber ist Teil der Abwehrreaktion des Organismus und bei Entzündungen durchaus sinnvoll: Abwehrvorgänge kommen bei erhöhter Temperatur schneller in Gang, und manche Erreger können sich nicht mehr so schnell vermehren.

Fieber muß von der **Hyperthermie** unterschieden werden. Bei der Hyperthermie ist der Sollwert im Temperaturzentrum normal, der Körper hat nur keine (ausreichende) Möglichkeit, die überschüssige Wärme abzugeben. Folge ist die Überwärmung des Körpers durch Hitzestau.

Beurteilung der Fieberhöhe

☑ Je nach Temperatur werden verschiedene **Fieberhöhen** unterschieden:
- 36,3 °C – 37,4 °C: Normaltemperatur
- 37,5 °C – 38,0 °C: Subfebrile Temperatur
- 38,1 °C – 38,5 °C: Leichtes Fieber
- 38,6 °C – 39,0 °C: Mäßiges Fieber
- 39,1 °C – 39,9 °C: Hohes Fieber
- 40,0 °C – 42,0 °C: Sehr hohes Fieber.

Ab einer Temperatur von ca. 42 °C beginnt die Eiweißgerinnung im menschlichen Körper, sie ist mit dem Leben unvereinbar.

Temperaturen unter 36,3 °C werden als Untertemperaturen bezeichnet, Temperaturen unter 29,0 °C sind kritisch, und bei Temperaturen unter ca. 25,0 °C tritt der Tod ein.

Nach der Ursache des Fiebers werden unterschieden:
- Fieber bei Infektionserkrankungen
- Resorptionsfieber
- Zentrales Fieber
- Durstfieber.

Fieber bei Infektionserkrankungen. Für die Temperaturerhöhung sind hier die Toxine verantwortlich, die durch den Stoffwechsel der Krankheitserreger oder deren Abbau entstehen. Ein typisches Beispiel ist das *septische Fieber:* Wenn die Toxine in die Blutbahn gelangen, reagiert der Körper mit Schüttelfrost und septischen Temperaturen bis 40 °C (☞ auch 28.4).

Resorptionsfieber *(aseptisches Fieber).* Nach größeren Verletzungen oder Verbrennungen, bei Blutergüssen oder nach größeren Operationen werden die Gewebetrümmer vom Organismus abgebaut. Wenige Tage später gelangen pyrogene Abbauprodukte der abgestorbenen Zellen in die Blutbahn. Typisch für das Resorptionsfieber sind der Zeitpunkt (2 – 3 Tage nach Trauma oder OP) und die Fieberhöhe, die selten über 38,5 °C liegt.

Zentrales Fieber. Infolge von Schädel-Hirn-Verletzungen (☞ 31.15.1) kann das Temperaturzentrum selbst gestört sein. Zentrales Fieber steigt meist über 40 °C, und fiebersenkende Medikamente greifen oft nicht.

Durstfieber. Vor allem bei Säuglingen kommt es infolge von Flüssigkeitsmangel zum Ansteigen der Körpertemperatur.

Zahlreiche weitere Erkrankungen gehen mit Temperaturerhöhungen/Fieber einher, etwa Tumoren (z.B. maligne Lymphome, ☞ 24.8), Bindegewebserkrankungen (beispielsweise im akuten Schub einer rheumatoiden Arthritis, ☞ 25.5.1) oder Arzneimittelunverträglichkeit.

Die Fieberhöhe korreliert nicht immer mit der Schwere der Erkrankung. Dies gilt besonders für Säuglinge und alte Menschen.

Fieberzeichen

Fieberhafte Erkrankungen sind meist von Symptomen begleitet, z.B.:
- Mattigkeit, Abgeschlagenheit
- Ausgeprägtes Krankheitsgefühl
- Kopf- und Gliederschmerzen (v.a. bei Virusinfektionen)
- Wahrnehmungsstörungen, Überempfindlichkeit gegenüber Licht und Geräuschen
- Heiße, stark gerötete Haut, glasige Augen bei hohem Fieber
- Bei sehr hohem Fieber psychische Störungen wie Fieberträume oder sogar *Fieberdelir.*

Als physiologische Folgen der Temperaturerhöhung und der allgemein gesteigerten Stoffwechselaktivität sind Puls und Atmung beschleunigt.

Diese Begleiterscheinungen zu beobachten, kann ein exaktes Messen der Temperatur nicht ersetzen. Bei weiter steigendem Fieber oder großem Flüssigkeitsverlust (z.B. bei fieberhaftem Durchfall) kann es vor allem bei Kindern dazu kommen, daß die Durchblutung der Gliedmaßen abnimmt: Arme und Beine sind blaß und kalt, obwohl die Körpertemperatur über 40 °C liegt (Zentralisation).

Fiebertypen

Die Körpertemperatur schwankt im Tagesverlauf etwa um 0,5 °C um den Normalwert. Auch das Fieber kann im Tagesverlauf unterschiedlich steigen und fallen. Es werden verschiedene Fiebertypen unterschieden, je nachdem, wie stark und in welchem Zeitraum das Fieber schwankt:

- **Kontinuierliches** (gleichbleibendes) **Fieber:** Die Tagesschwankungen sind gering (< 1 °C). Die Temperatur ist gleichbleibend hoch (38 – 39 °C), z.B. bei Pneumonie (☞ 20.5.3) und Scharlach (☞ 34.7.1)
- **Remittierendes Fieber:** Das Fieber schwankt um maximal 1,5 °C, wobei die normale Temperatur nicht wieder erreicht wird, z.B. bei Pyelonephritis (☞ 31.8.3) und Tuberkulose (☞ 20.5.4)
- **Intermittierendes Fieber** (lat. inter = dazwischen): Zwischendurch (im Tagesverlauf) hat der Patient immer wieder normale Temperaturwerte, typisch für eine Sepsis. Der Fieberanstieg ist häufig von einem Schüttelfrost begleitet.
- **Rekurrierendes Fieber** (*Rückfallfieber, Wechselfieber, periodisches Fieber*): Es besteht ein Wechsel zwischen Fieberanfällen und fieberfreien Tagen. Dieses Fieber ist charakteristisch für Malaria (☞ 28.8.1)
- **Undulierendes** (*wellenförmiges*) **Fieber:** Die Temperaturkurve mehrerer Tage entspricht einer Welle. Der Temperaturanstieg erfolgt langsam. Danach besteht für einige Tage hohes Fieber. Es erfolgt ein langsamer Fieberabfall mit einigen fieberfreien Tagen und wiederum langsamer Fieberanstieg usw. Dieser Fiebertyp tritt beispielsweise bei Morbus Hodgkin (☞ 24.8.1) auf
- **Biphasisches Fieber** („Dromedartyp"): Die Fieberkurve ist zweizipfelig, typisch bei Virusinfektionen, z.B. bei Masern (☞ 13.14.2) und Hepatitis (☞ 22.4.2).

7.8.4 Phasen des Fiebers und Pflege bei Fieber

7.8.4.1 Pflege im Fieberanstieg

Kennzeichen des Fieberanstiegs

In der **Phase des Fieberanstiegs** ist der Sollwert im Temperaturzentrum erhöht. *Verstärkte Muskelarbeit* und *Stoffwechselaktivität* steigern die Wärmeproduktion. Je tiefer die aktuelle Temperatur unter dem nach oben verstellten Sollwert liegt, desto intensiver ist die Muskelarbeit: sie reicht vom *Kältezittern* bis hin zum *Schüttelfrost*.

Probleme des Patienten

Der Körper leistet bei Schüttelfrost Schwerstarbeit: Kreislauf und Atmung sind beschleunigt, um den erhöhten Bedarf an Energie und Sauerstoff zu decken.

Pflegemaßnahmen

Um den Körper zu entlasten, führen die Pflegenden von außen Wärme zu oder verhindern zumindest unnötige Wärmeverluste:

- Patienten zudecken
- Heizdecke oder Wärmflaschen einsetzen
- Heiße Getränke einflößen, wenn der Patient nicht zu sehr zittert.

Pflegemaßnahmen bei Schüttelfrost

- Wärme zuführen
- Patienten vor Verletzungen schützen
- Beim Patienten bleiben
- Blutdruck- oder Temperaturkontrollen unterlassen, solange der Patient stark zittert
- Den Arzt informieren (es werden evtl. Blutkulturen abgenommen, ☞ 28.3.5).

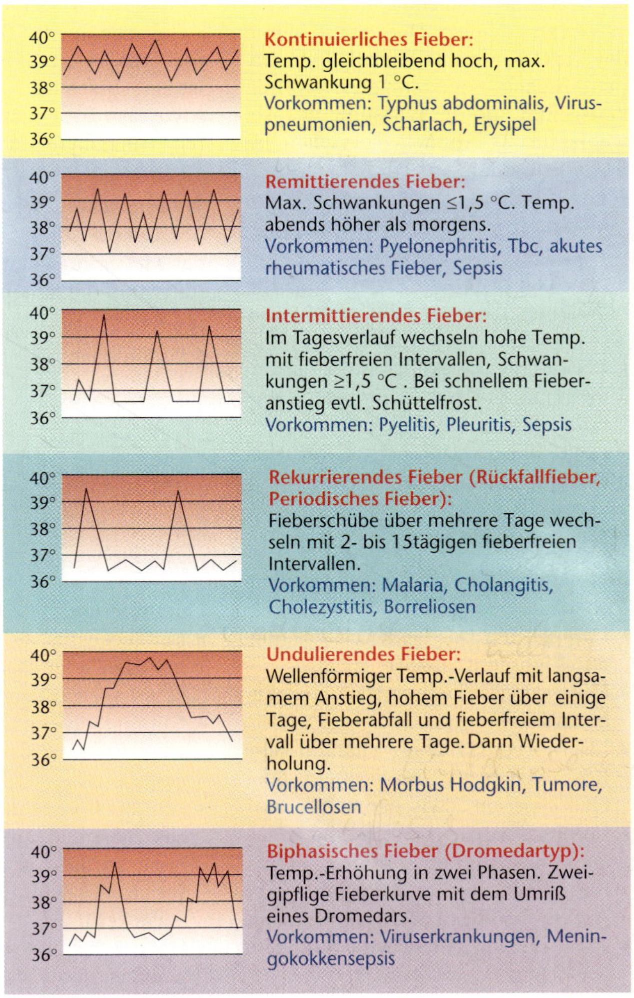

Abb. 7.188: Häufige Fiebertypen Diese typischen Fieberverläufe werden durch die frühzeitige Gabe von Antibiotika (☞ Pharma-Info 28.24) oder fiebersenkenden Medikamenten (*Antipyretika*) verändert. Vereinzelt tauchen sie noch in Prüfungsfragen auf. Die historische Bedeutung, anhand der Fieberkurve die Diagnose zu stellen, haben sie längst verloren. [B200]

Ende des Fieberanstiegs

Kennzeichen dafür, daß der Körper die neue Solltemperatur erreicht hat, sind:
- Der Patienten friert nicht mehr
- Er hört auf zu zittern
- Die Haut fühlt sich warm an.

Jetzt werden die Wärmequellen entfernt, der Patient wird nur noch leicht zugedeckt.

7.8.4.2 Pflege in der Fieberhöhe

Kennzeichen der Fieberhöhe

In der **Phase der Fieberhöhe** bleibt die Wärmeproduktion und damit die Stoffwechselaktivität auf dem erhöhten Niveau: Puls und Atmung sind beschleunigt, der Kalorienbedarf bleibt erhöht.

Probleme des Patienten

Je wärmer der Körper ist, desto mehr Flüssigkeit verliert der Patient über die Haut und die Atmung. Bei fieberhaften Infekten, die mit Durchfall oder Erbrechen einhergehen, kann es sehr schnell zu lebensbedrohlichen *Flüssigkeitsverlusten* kommen. Der Patient hält in der Regel von selbst Bettruhe ein. Appetitlosigkeit, ausgeprägtes Krankheitsgefühl und die Belastung des Abwehrsystemes erhöhen die Gefahr für Folge-Erkrankungen, z.B.:
- Thrombose (Flüssigkeitsverlust, Immobilität, Thromboseprohylaxe, ☞ 7.3.15)
- Obstipation (Flüssigkeitsverlust, Immobilität, Obstipationsprophylaxe, ☞ 7.9.2.2)
- Pneumonie (Abwehrschwäche, Immobilität, Flüssigkeitsverluste, Pneumonieprophylaxe, ☞ 7.3.4)
- Dekubitus (Immobilität, Schwitzen, Dekubitusprophylaxe, ☞ 7.6.4).

Pflegemaßnahmen

Maßnahmen bei länger anhaltendem Fieber:
- Prophylaxen je nach Gefährdung durchführen (☞ oben)
- Flüssigkeitsverluste ersetzen, Getränke anbieten
- Leicht verdauliche, vitaminreiche Kost reichen, z.B. Obst, Joghurt oder Quarkspeisen, Zwischenmahlzeiten
- Regelmäßige Temperatur- und Kreislaufkontrollen durchführen
- Flüssigkeitshaushalt bilanzieren
- Auf regelmäßigen Stuhlgang achten
- Zimmer ruhig halten, evtl. abdunkeln (☞ Fieberzeichen oben).

Fiebersenkende Maßnahmen

Fieber ist ein Symptom, nicht eigenständige Erkrankung. Fieber ist für den Kranken zwar unangenehm, dennoch schadet es dem Patienten eher, mäßiges Fieber zu senken, weil die körpereigenen Abwehrmechanismen bei erhöhter Körpertemperatur besser funktionieren. Mit erfolgreicher Behandlung der Grunderkrankung geht das Fieber von selbst zurück.

Nur hohes Fieber sowie mäßiges Fieber bei Risikopatienten muß gesenkt werden, um Kreislaufkomplikationen oder Fieberkrämpfe zu verhüten. Risikopatienten sind:
- Patienten mit hochgradiger Herzinsuffizienz
- Kleinkinder mit bekannten Fieberkrämpfen.

Medikamentöse Fiebersenkung. Die wichtigsten Medikamente zur Fiebersenkung sind Paracetamol (z.B. ben-u-ron®, ☞ Pharma-Info 16.5) und Azetylsalizylsäure (z.B. Aspirin®, ☞ Pharma-Info 16.5). Beide Medikamente werden meist gut vertragen und lindern gleichzeitig eventuelle Schmerzen (Kopf- und Gliederschmerzen), die oft bei Infekten auftreten. Azetylsalizylsäure sollte aber Patienten mit Magenschwüren, Allergikern oder Kindern untern 10 Jahren nicht gegeben werden.

Wadenwickel. Wadenwickel werden bei Temperaturen > 39 °C anlegt, um das Fieber zu senken (außer mit Zentralisation mit kalten Füßen).

Benötigtes Material:
- Gummituch oder andere wasserfeste Unterlage
- 1 Stecklaken
- 2 Handtücher.

☑ Für Wadenwickel kühles Wasser (ca. 25 °C, kein Eiswasser oder Alkoholwasser) verwenden!

Durchführung:
- Bettdecke bis zu den Knien hochschlagen oder Patienten nur mit einem Laken zudecken
- Gummituch und Stecklaken als Nässeschutz unter den Beinen einspannen
- Handtuchbreite den Unterschenkeln des Patienten anpassen (ca. 30 cm breit, so daß sie die Unterschenkel vom Knöchel bis unterhalb des Knies bedecken)
- Handtücher mit kühlem Wasser anfeuchten und auswringen
- Wickel faltenfrei und locker, jedoch nicht zu locker anlegen, damit eine gute Wärmeleitung möglich ist
- Patienten nur mit einem Laken abdecken, um Verdunstung zu ermöglichen
- Wadenwickel nach 10 – 15 Minuten wechseln, damit keine Wärmepakkung entsteht
- Wickel nicht mehr als 3 – 4mal wechseln, da es sonst zum zu starken Wärmeentzug kommt und der Kreislauf belastet wird (maximale Temperatursenkung 1 – 1,5 °C).

Weitere physikalische Maßnahmen

- Kühle (nicht eiskalte) Getränke anbieten (Mineralwasser), evtl. auch fiebersenkende Tees geben (Lindenblütentee)
- Leichte Decke und Bekleidung, Raumtemperatur auf 17 – 19 °C absenken, lüften, aber Zugluft vermeiden
- Kühle Abwaschungen durchführen
- Dem Waschwasser Pfefferminztee zufügen
- Absteigendes Bad durchführen (☞ Tab. 7.69, sehr kreislaufbelastend!)

> **(!) Vorsicht bei Wärmeentzug!**
> Wärme-Entzug belastet den Kreislauf: Folglich sind Blutdruck, Puls, Temperatur und Hautfarbe zu überwachen.
> Alle physikalischen Maßnahmen zur Fiebersenkung sind zu unterbrechen, sobald der Patient zu frieren beginnt, erneut schüttelt, sich unwohl fühlt oder Kreislaufstörungen hat.

7.8.4.3 Pflege im Fieberabfall

Kennzeichen des Fieberabfalls

Beim **Fieberabfall** sinkt der Sollwert (wieder) ab. Dem gesunkenen Sollwert steht nun der hohe Istwert gegenüber, und der Organismus gibt verstärkt Wärme ab. Es gibt zwei verschiedene Wege, auf denen der Patient eine normale Temperatur erreicht:
- Ein langsamer Fieberabfall innerhalb mehrerer Tage **(Lysis)**, der in der Regel gut vertragen wird
- Ein rascher Temperaturabfall innerhalb weniger Stunden **(Krisis)**, der mit Schweißausbrüchen und hoher Kreislaufbelastung (Kollapsgefahr) einhergeht.

Probleme des Patienten

Notfall!
Krisis (kritisches Entfiebern) ist ein Notfall! Es kann zu allgemeinem Kreislaufversagen (Schock, ☞ 38.5.1) kommen.

Pflegemaßnahmen

Starkes Schwitzen fördert die Entstehung von Dekubitus und Intertrigo. Daher werden Dekubitusprophylaxe (☞ 7.6.4) und Intertrigoprophylaxe (☞ 7.8.5) sorgfältig durchgeführt.

Kleidung und Bettwäsche des Patienten werden gewechselt, sobald sie feucht sind (evtl. auch mehrfach täglich).

Um ein langsames Entfiebern von einer Krisis unterscheiden zu können, werden regelmäßig Puls, Blutdruck und Temperatur gemessen. Normalerweise schenkt die Pflege Patienten eher weniger Aufmerksamkeit, wenn sie auf dem Wege der Besserung sind. In der Phase des Temperaturrückgangs ist aber eine anhaltende Überwachung erforderlich.

Nach dem Fieberabfall ist der Patient meist erschöpft und möchte schlafen. Pflegetätigkeiten, aber auch Besuche werden möglichst verschoben, damit der Kranke die nötige Ruhe findet.

Mit zunehmender Besserung können dem Patienten wieder mehr Aktivitäten zugemutet werden, die Hilfestellung bei den ATL kann langsam reduziert werden. Besondere Vorsicht ist jedoch bei der Mobilisation geboten: Die Patienten haben infolge der Anstrengung und des Flüssigkeitsverlustes eine Neigung zu kollabieren.

7.8.5 Beobachtung des Schweißes

Zusammensetzung des Schweißes

Schweiß: Sekret der Schweißdrüsen in der Haut, besteht aus Wasser (99%), Kochsalz, Harnstoff, Immunglobulinen, flüchtigen Fettsäuren und Cholesterin.

Schweiß ist die flüssige Absonderung der ekkrinen Schweißdrüsen der Haut. Lediglich der Lippenrand, das Nagelbett, Eichel, Klitoris, kleine Schamlippen und das Trommelfell haben keine Schweißdrüsen. Besonders dicht nebeneinander liegen Schweißdrüsen in der Handfläche und den Fußsohlen. Die Absonderung von Schweiß wird durch das vegetative Nervensystem gesteuert. Schweiß ist eine dünnflüssige, klare, farblose, sauer reagierende Flüssigkeit mit salzigem Geschmack. Frischer Schweiß ist geruchsneutral.

Funktionen des Schweißes

Aufgaben der Schweißsekretion sind:

- Die Körpertemperatur über die Verdunstungskälte zu regulieren (☞ 7.8.1)
- Den Säureschutzmantel der Haut zu erhalten
- Stoffwechselendprodukte auszuscheiden.

Veränderungen der Schweißsekretion

Bei körperlicher Anstrengung oder erhöhten Außentemperaturen steigert sich die Schweißproduktion erheblich, um mehr Wärme abgeben zu können. Daneben gibt es pathologische Veränderungen der Schweißsekretion (☞ Tab. 7.189).

Dokumentation. Da die Schweißmenge nicht in Millilitern angegeben werden kann, beschreibt man am besten, wie stark Kleidung und Bettwäsche durchnäßt sind. Ausgeprägtes Schwitzen muß in der Flüssigkeitsbilanz berücksichtigt werden.

Notfall!
Kalter, klebriger Schweiß ist immer ein Zeichen für eine akute, bedrohliche Erkrankung. Deswegen sofort den Kreislaufzustand kontrollieren und den Arzt informieren.

Name	Definition	Beispiele für physiologische Ursachen	Beispiele für pathologische Ursachen
Hyperhidrosis	• Vermehrte Schweißsekretion • Allgemeines Schwitzen • Lokal begrenztes Schwitzen (z.B. Handinnenflächen)	• Hitze • Angst • Adipositas • Anlagebedingt • Hohe Außentemperaturen	• Fieberabfall (warm und grobperlig) • Ohnmacht, Schock (kalt, klebrig, kleinperlig) • Endokrinologische Erkrankungen (z.B. Schilddrüsenüberfunktion) • Neurologische Erkrankungen (z.B. Schlaganfall)
Hemihyperhidrosis	• Vermehrte Schweißproduktion einer Körperseite	–	• Gelähmte Seite bei Hemiplegie • Enzephalitis
Hypohidrosis	• Verminderte Schweißproduktion	–	• Hochgradiger Flüssigkeitsverlust • Hauterkrankungen mit Schädigung der Schweißdrüsenausführungsgänge • Medikamente (z.B. Atropin, Zytostatika) • Endokrinologische Erkrankungen (z.B. Nebennierenrindenunterfunktion, ☞ 23.7.2) • Neurologische Erkrankungen (z.B. Polyneuropathie, ☞ 35.11.1)
Anhidrosis	• Fehlende Schweißproduktion	–	• Erbkrankheit • Verbrennungen
Bromhidrose	• Übelriechender Schweiß (Bakterien zersetzen Schweißbestandteile)	• Schlecht belüftete Körperstellen • Nahrungsmittel (z.B. Knoblauch)	• Urinös: Nierenerkrankungen • Fruchtähnlich: Stoffwechselerkrankungen • Säuerlich: Lungenerkrankungen
Nachtschweiß	• Besonders nachts auftretender Schweiß	–	• Störungen im Hormonhaushalt • Tuberkulose

Tab. 7.189: Pathologische Veränderungen der Schweißsekretion.

Pflegemaßnahmen bei stark schwitzenden Patienten

Nachdem der Wasseranteil des Schweißes verdunstet ist, bleiben die darin gelösten Bestandteile auf der Haut zurück: die Haut fühlt sich klebrig an. Stark schwitzende Patienten empfinden daher kühle Abwaschungen als angenehm (☞ 7.8.4.2).

Wo Haut auf Haut liegt, besteht die Gefahr des *Wundwerdens* (**Intertrigo**): Die betroffenen Stellen werden gut getrocknet und evtl. ein Leinenläppchen eingelegt *(Intertrigoprophylaxe)*. Die Dekubitusgefahr ist an den gefährdeten Stellen zusätzlich erhöht (Dekubitusprophylaxe, ☞ 7.6.4).

Das Verdunsten des Schweißes verursacht Verdunstungskälte, die für den Patienten unangenehm sein kann. Deswegen wird der Schweiß immer wieder abgewischt, bzw. feuchte Waschlappen bereitgelegt und regelmäßig ausgewaschen (wenn der Patient sich selbst abwischen kann). Bei stark schwitzenden Patienten besteht eine erhöhte Erkältungsgefahr. Aus diesem Grund wird der Patient vor Zugluft geschützt.

Beim Schwitzen verliert der Körper Flüssigkeit und Elektrolyte. Daher bieten die Pflegenden dem Patienten reichlich Flüssigkeit an und reichen evtl. kochsalzreiche Kost.

Körpergeruch entsteht, wenn die physiologischerweise auf der Haut vorhandenen Bakterien (Hautflora) die Bestandteile des Schweißes zersetzen. Dem kann schon durch regelmäßiges Duschen (Abspülen der Haut) vorgebeugt werden. Desodorierende Seifen oder Deoroller können dies unterstützen.

7.8.6 Netz

Da die ATL „Körpertemperatur regulieren" stellvertretend für alle Stoffwechselfunktionen steht, ist der enge Bezug zu den ATL „Essen und trinken" und „Ausscheiden" leicht erkennbar. Die Pflege von Patienten mit Fieber, die unter dieser ATL besprochen wurde, stellt den Zusammenhang zu der ATL „Sich waschen und kleiden" her:

- Kühle Waschungen wirken fiebersenkend
- Schwitzende Patienten brauchen öfters frische Wäsche.

Körpertemperatur regulieren und Sich bewegen

Bewegung erzeugt Wärme, die z.B. über gesteigerte Hautdurchblutung und Schweißsekretion abgegeben wird.

7.9 Ausscheiden

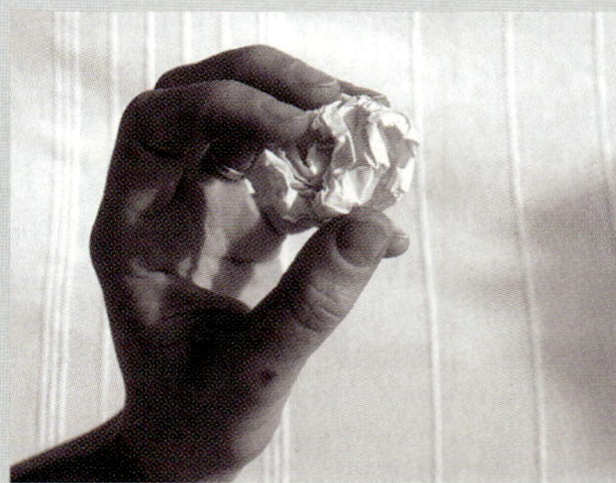

Es besteht ein Zusammenhang zwischen den drei ATL „Essen und trinken", „Körpertemperatur regulieren" und „Ausscheiden". „Essen und trinken" steht für die Aufnahme von Nahrung und Energie, „Körpertemperatur regulieren" für Stoffwechsel und Energieumsatz und „Ausscheiden" für die Beseitigung unverwertbarer oder schädlicher Stoffe. Ausgeschieden werden:

- Mit der Nahrung aufgenommene Stoffe wie Wasser und Balaststoffe
- Beim Stoffwechsel entstandene Substanzen, z.B. Harnstoff, Kreatinin.

Folglich ist die Ausscheidung von Ernährung und Stoffwechsel abhängig. Als Sonderform gehört das Erbrechen zu den Ausscheidungen. Es handelt sich dabei um einen Schutzreflex, mit dem z.B. Unverdauliches wieder „ausgeschieden" wird.

Das Absondern von Schweiß dient nicht primär der Ausscheidung: Wasser und Salz werden über die Niere ausgeschieden. Anlaß zu schwitzen ist ein Anstieg der Wärmeproduktion z.B. durch Muskelarbeit, aber niemals eine gesteigerte Zufuhr von Wasser oder Salz (☞ 7.8.5).

Ausscheiden und Schamgefühl

Jeder Mensch lernt im Laufe der ersten Lebensjahre:

- Seine Ausscheidungen zu kontrollieren
- Hygienisch damit umzugehen
- Wohlerzogen darüber zu schweigen.

Dieses Schweigen hält auch dann noch an, wenn Menschen durch Krankheit oder Behinderung auf Hilfe bei den Ausscheidungen angewiesen sind. Bereits dadurch, daß im Krankenzimmer Mitpatienten oder Pflegekräfte anwesend sind, kann es zu Störungen kommen: Trotz normaler Funktion der Blase können manche Kranke einfach kein Wasser lassen.

Zur gesunden Ausscheidung gehören:

- Ausscheidung ausreichender Mengen von Stuhl und Urin durch **Defäkation** bzw. **Miktion**
- Normale Eigenschaften der Ausscheidung wie Menge, Farbe, Geruch, Beimengungen, pH-Wert
- Kontrolle über die Ausscheidung **(Kontinenz).**

Zur Krankenbeoachtung gehört folglich nicht nur die Beobachtung der Ausscheidungen an sich, sondern z.B. auch ob:

- Die Blase vollständig entleert wird
- Urin und Stuhlgang eingehalten werden können
- Schmerzen bei Miktion oder Defäkation auftreten

- Die Beschaffenheit von Urin und Stuhl auf Krankheiten hinweisen.

7.9.1 Beobachtung des Urins

Physiologie

Der normale Urin besteht zu 95% aus Wasser. Weitere Bestandteile sind Harnstoff, Harnsäure, Kreatinin, organische und anorganische Salze (z.B. Kalksalze, Kochsalz, Phosphate), organische Säuren (z.B. Zitronen-, Oxalsäure), Farbstoffe (Urobilinogen, *Urochrome* = natürliche gelbe Harnfarbstoffe), Hormone und wasserlösliche Vitamine.

Normalwerte des Urins:

- Menge pro Tag 1,5 – 2 Liter
- Menge pro Miktion 200 – 400 ml
- pH-Wert ca. 5,4
- Farbe hell- bis dunkelgelb
- Geruch unauffällig
- Keine Beimengungen.

Steuerung der Blasenentleerung

Miktion: *(Blasenentleerung, Wasser lassen)*: Willkürliche, schmerzlose Entleerung von ca. 250 – 350 ml Urin im Strahl.

Urin-Kontinenz: Fähigkeit, die Blase willkürlich zu entleeren und den Urin bis zu diesem Zeitpunkt einhalten zu können.

Voraussetzungen für normale Kontinenz und Miktion sind:

- Intakter Blasenschließmuskel (☞ 31.1.2)
- Funktionsfähiger Harnblasenmuskel
- Durchgängige Harnröhre
- Weiterleitung der Nervenimpulse von Blase zu Gehirn und zurück.

Wenn sich in der Harnblase etwa 200 – 250 ml Urin angesammelt haben, öffnet sich der Blasenhals, und der Mensch verspürt ein – noch leicht zu unterdrückendes – Bedürfnis, Wasser zu lassen. Dieses Gefühl kommt von einer „Meldung", die die Dehnungsrezeptoren in der Blase an das Gehirn senden. Darauf reagiert der Gesunde mit einer automatischen Hemmung: Der quergestreifte Blasenschließmuskel verhindert eine vorzeitige Entleerung. Erst wenn sich dieser öffnet, kann sich die Blase entleeren. Zur vollständigen Entleerung zieht sich der Blasenmuskel zusammen. Die Bauchpresse verstärkt den Druck, und der Urin fließt „im Strahl".

Die Miktion kann nicht getrennt von der dabei entleerten Urinmenge betrachtet werden Es gehört zur normalen Miktion beim Erwachsenen, daß etwa 200 – 400 ml Urin ausgeschieden werden. Wie sich Menge und Häufigkeit mit zunehmenden Alter entwikkeln, zeigt Tab. 7.190.

Tab. 7.190: Miktionshäufigkeit und -menge in unterschiedlichen Lebensaltern.

Lebensalter	Menge pro Entleerung	Häufigkeit
Neugeborenes	5 – 10 ml	8 – 10mal pro Tag
Säugling	15 – 30 ml	15 – 20mal pro Tag
Kind	150 ml	6mal pro Tag
Erwachsener	200 – 400 ml	4 – 6mal pro Tag

7.9.1.1 Beobachtung der Urinqualität

Methoden der Uringewinnung

Urin wird zur Untersuchung in saubere, für bakteriologische Untersuchungen in sterile Behälter aufgefangen und ins Labor weitergeleitet. Um Urin zu gewinnen, stehen folgende Möglichkeiten zur Verfügung:

- Spontanurin
  - Mittelstrahlurin
  - Morgenurin/konzentrierter Morgenurin
- Sammelurin
- Katheterurin.

Spontanurin

Spontanurin ist der nach sorgfältiger Reinigung des äußeren Genitale – bei Männern mit zurückgestreifter Vorhaut – spontan gelassene Urin. Für die meisten Untersuchungen genügt Spontanurin.

Vorher Intimpflege (☞ 7.5.3.1) durchführen (lassen) und nur bei geplanter bakteriologischer Untersuchung das äußere Genitale desinfizieren.

Mittelstrahlurin

Bei der Untersuchung des **Mittelstrahlurins** wird nur die mittlere Harnportion aufgefangen: Der Patient läßt ein wenig Urin in die Toilette und unterbricht dann den Harnstrahl. Die folgenden 20 – 40 ml Urin werden in einem Gefäß aufgefangen. Danach entleert der Patient den restlichen Urin in die Toilette.

Standards können in einzelnen Kliniken von der üblichen Durchführung abweichen.

Morgenurin, konzentrierter Morgenurin

Für bestimmte Untersuchungen, z.B. Schwangerschaftstests, wird Morgenurin oder konzentrierter Morgenurin verwendet. Als **Morgenurin** wird der Urin der ersten morgendlichen Blasenentleerung bezeichnet. Bei einem **konzentrierten Morgenurin** hat der Patient vor dem morgendlichen Wasserlassen 12 Stunden nichts getrunken.

Sammelurin

Um festzustellen, ob ein bestimmter Stoff überhaupt im Urin enthalten ist, genügt eine einfache Urinprobe (qualitative Bestimmung). Soll aber die genaue Menge eines Stoffes ermittelt werden (quantitative Bestimmung), wird der Urin 24 Stunden lang gesammelt.

Sammelurin

- Den Patienten informieren (Zweck und Dauer)
- Ausreichend großes Sammelgefäß (etwa 2 Liter) richten und beschriften
- Möglichst morgens beginnen, damit am folgenden Tag die Urinprobe in der morgendlichen Laborroutine bearbeitet werden kann
- Zu Beginn den Patienten die Blase entleeren lassen, Urin verwerfen, Uhrzeit notieren
- Alle folgenden Urinportionen in das Sammelgefäß entleeren
- Nach 24 Std. nochmals den Patienten die Blase entleeren lassen, diesen Urin in das Sammelgefäß geben
- Bei mobilen Patienten Sammelgefäß in die Patiententoilette stellen
- Bei bettlägerigen Patienten Sammelgefäß im Pflegearbeitsraum aufbewahren und die Urinflasche oder das Steckbecken dort hineinleeren

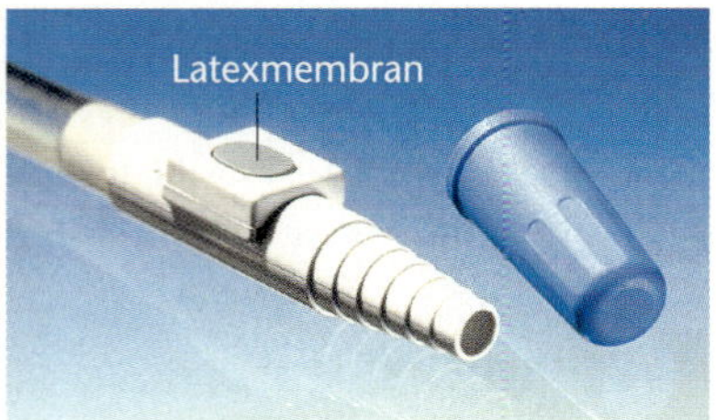

Abb. 7.191: Die Entnahme von Urin ist aus der Latexmembran der Urinableitung möglich ohne den Katheter von der Ableitung zu trennen. [U140]

- Bei Patienten mit Blasendauerkatheter Urinbeutel direkt in das Sammelgefäß entleeren
- Je nach Untersuchung ein Konservierungsmittel zusetzen
- Vor der Entnahme einer Laborprobe Sammelurin umrühren, um eine gleichmäßige Verteilung der Bestandteile zu erreichen.

Katheterurin

Bei liegendem Dauerkatheter wird Urin mit einer Spritze und einer Kanüle entnommen (Abb. 7.191). Evtl. wird der Katheter vorher für höchstens 10 Minuten abgeklemmt.

Urinfarbe

Normalerweise ist der Urin **hell- bis dunkelgelb**; mit zunehmender Trinkmenge wird die Urinfarbe heller.

Physiologische Abweichungen. Durch farbstoffhaltige Nahrungsmittel oder Medikamente kann sich die Urinfarbe ändern(☞ Tab. 7.192). Bei längerem Stehenlassen wird der Urin trübe.

Pathologische Abweichungen. Die häufigsten Farbveränderungen, die als Folge von Krankheiten auftreten, werden verursacht durch:

- Blutungen der Niere oder der ableitenden Harnwege (☞ 31.4.1)
- Ausscheidung von Hämoglobin oder Bilirubin infolge Erkrankungen der Leber oder Hämolyse (☞ 22.4.6, 24.5.6)
- Infektionen im Bereich des Urogenitaltraktes.

Uringeruch

Urin riecht normalerweise nicht streng. Der typische Uringeruch kommt von der gelösten Harnsäure und Spuren von Ammoniak. Bei längerem Stehenlassen bildet sich mehr Ammoniak, der Urin riecht schärfer. Übelriechender Urin weist meist auf eine bakterielle Infektion der Harnwege hin. Die Bakterien zersetzen die im Urin enthaltenen Stoffe, und der Geruch verändert sich. Wenn sich Ketonkörper darin befinden, riecht der Urin säuerlich (etwa wie Äpfel). Ketonkörper entstehen bei Stoffwechselstörungen, z.B. beim Diabetes mellitus (☞ 23.6). Bei zerfallenden Tumoren der Blase riecht der Urin übel und faulig.

Wichtige Untersuchungen

Streifen-Schnelltests

Streifen-Schnelltests für Urin sind wegen ihrer einfachen Handhabung und schnellen Ergebnisse im stationären und ambulanten Bereich zur orientierenden Untersuchung des Urins weit verbreitet.

Details und Durchführung, ☞ 31.5.3

Urin-pH-Wert

Der **pH-Wert des Urins** gibt den Gehalt an gelösten Säuren an. Er hängt von der Ernährung ab:

- Kohlenhydratreiche Kost erhöht den pH-Wert, der Urin wird alkalisch
- Eiweißreiche Kost senkt den pH-Wert, der Urin wird sauer.

Der normale pH-Wert des Urins liegt bei 5 – 6. Während sich bei alkalischem Urin seltener Harnsäure-Steine bilden, ist bei saurem Urin die Gefahr eines Harnwegsinfektes geringer.

Spezifisches Gewicht

Das **spezifische Gewicht** des Urins gibt an, wieviel Gramm gelöste Stoffe in einem Liter Urin enthalten sind. Beim Gesunden schwankt das spezifische Gewicht des Urins mit der Trinkmenge.

Messung des spezifischen Gewichtes, ☞ 31.5.3

Urinkultur

Bei Verdacht auf eine Harnwegsinfektion wird aus steril aufgefangenem Mittelstrahlurin oder Katheterurin eine Urinkultur zur Keimzahlbestimmung, Keimdifferenzierung und Resistenztestung auf Antibiotika angelegt (☞ 31.5.3). Heute werden hierzu nur noch fertig vorbereitete Eintauchnährböden (z.B. Uricult®) benutzt.

7.9.1.2 Beobachtung der Urinausscheidung

Die Beobachtung des Urins liefert wichtige Informationen über verschiedene Funktionen des Körpers, nicht nur die der Niere und Harnwege. Beispielsweise kann die Harnmenge Hinweise auf bestimmte Krankheiten (z.B. Schock) geben. Um die stündlich produzierte Harnmenge beobachten zu können, wird bei manchen Patienten ein transurethraler Blasendauerkatheter gelegt (☞ 31.2.2). Dann gehört die Beobachtung der Urinausscheidung neben Puls, Blutdruck und Atmung zur Überwachung der Vitalfunktionen.

Abweichungen der Urinfarbe ohne Krankheitswert	
Rotbraun, braungrün bis schwarz	Rote Bete, Bärentraubenblättertee, Sulfonamide
Zitronengelb	Senna, Rhabarber
Orangengelb	Vitamintabletten
Pathologische Abweichungen der Urinfarbe	
Rötlich bis fleischfarben, trüb	**Makrohämaturie** *(Blut im Urin)* z.B. durch Nierensteine (☞ 31.8.12), Tumoren im Urogenitalsystem wie Harnblasenkarzinom (☞ 31.6.3) oder Nierentumor (☞ 31.8.10) **Mikrohämaturie:** Blutbeimengung kann nur im Labor ermittelt werden
Rötlich bis schwärzlich, ohne Trübung	**Hämoglobinurie:** Roter Blutfarbstoff wird bei Transfusionszwischenfällen (☞ 24.5.6) oder Hämolyse (☞ 24.5.6) über den Urin ausgeschieden
Bierbraun bis grünlich schwarz mit gelbem Schüttelschaum	**Bilirubinurie:** Durch Beimengung von Bilirubin, z.B. bei Hepatitis (☞ 22.4.2) und Leberzirrhose (☞ 22.4.6)
Schlierig, flockige Trübung	**Pyurie** *(Eiterharn)*: Beimengung von Granulozyten bei eitrig-entzündliche Erkrankungen des Urogenitalsystems, z.B. Pyelonephritis (☞ 31.8.3)

Tab. 7.192: Physiologische und pathologische Veränderungen der Urinfarbe.

Die normale Urinmenge beträgt 1,5 – 2 Liter pro Tag und ist abhängig von:
- Flüssigkeitszufuhr durch Trinken, Infusionen und den Wassergehalt fester Nahrungsmittel
- Unmerklichen Flüssigkeitsverlusten *(Perspiratio insensibilis)* über Haut und Atmung und spürbare Flüssigkeitsverluste (*Perspiratio sensibilis)* durch Schwitzen
- Funktionsfähigkeit der Niere, die wiederum abhängt z.B. vom Blutdruck und von Hormonen (z.B. Adiuretin, Aldosteron).

Es ist ein Unterschied, ob die Niere mehr oder weniger Urin produziert, oder ob bei normaler Harnproduktion die Blasenentleerung gestört ist. Beides – produzierte Urinmenge und Miktion – muß im Zusammenhang gesehen werden. Störungen der Urinproduktion und der Miktion, die sich beide als Abweichung der jeweils ausgeschiedenen Urinmenge von der Norm äußern, zeigt Tab. 7.195.

Um die einzelnen Störungen der Urinmenge und der Miktion differenzieren zu können, werden jeweils Zeitpunkt und Menge jeder einzelnen Miktion notiert.

Flüssigkeitsbilanz

Flüssigkeitsbilanz: Erfassen aller Flüssigkeiten, die in einem festgesetzten Zeitraum (meist 24 Stunden.):
- Dem Körper zugeführt werden **(Einfuhr),** z.B. Getränke, Infusionen
- Vom Körper ausgeschieden werden **(Ausfuhr)**, z.B. Urin, Stuhl, Wundsekret, Erbrochenes, Schweiß.

Die Differenz von Ein- und Ausfuhr läßt sich einteilen in:
- **Positive Bilanz.** Einfuhr übersteigt Ausfuhr
- **Ausgeglichene Bilanz.** Einfuhr entspricht Ausfuhr
- **Negative Bilanz.** Ausfuhr übersteigt Einfuhr.

Eine Flüssigkeitsbilanz ist z.B. bei folgenden Patienten sinnvoll:
- Bei parenteraler Ernährung
- Bei Ernährung mit Ernährungssonde
- Bei Herz- und Nierenerkrankungen
- Nach (größeren) Operationen.

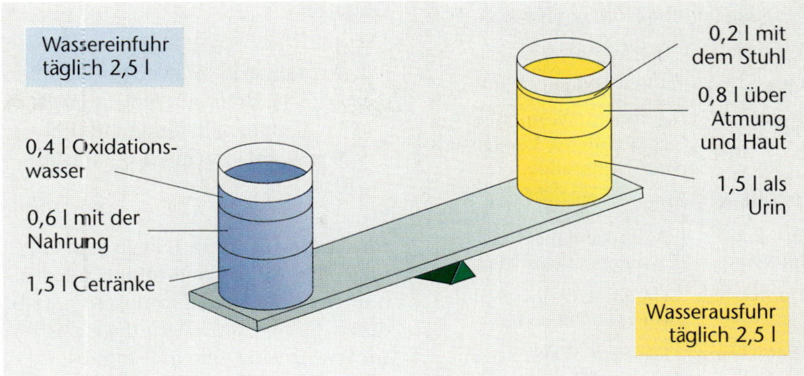

Abb. 7.193: Tägliche Wasserein- und -ausfuhr. Beide betragen jeweils ca. 2500 ml und müssen im Gleichgewicht zueinander stehen. [B101]

Durchführung der Flüssigkeitsbilanz
- Bilanzblatt (mit Namen und Datum) vorbereiten
- Patienten, Mitarbeiter und Angehörige informieren, z.B. das Steckbecken, die Urinflasche und den Nachtstuhl mit Namen und „Sammelurin" beschriften
- Zu Beginn Patienten die Blase entleeren lassen, Urin verwerfen oder zum Vortag mitrechnen, ebenso andere Sekrete aus Drainagen o.ä.
- Ab jetzt Ein- und Ausfuhr aufschreiben (☞ Tab. 7.194)
- Tassen und Gläser immer ganz füllen bzw. immer die auf dem Nachttisch stehende volle Teekanne oder Mineralwasserflasche berechnen und aufschreiben
- Flüssigkeiten in ml aufschreiben
- Am Ende des Bilanzzeitraumes Patienten Blase entleeren lassen, Urin mitberechnen
- Bilanz in das Dokumentationssystem übertragen.

Meist werden bei der Bilanzierung die nicht meßbaren Größen geschätzt, das sind:
- Flüssigkeitsverluste durch Schwitzen, über die Atemluft und die Haut
- Zusätzliche Verluste bei Fieber (Faustregel: 500 ml pro 1 °C Temperaturerhöhung)
- Versteckte Zufuhr aus Oxidationswasser, das bei der „Verbrennung" von Kohlenhydraten entsteht (☞ 7.7.2.7).

Werden nur die meßbaren Größen berücksichtigt, so entspricht eine gering positive Bilanz einem ausgewogenen Flüssigkeitshaushalt bei vollständiger Bilanzierung, da die nicht meßbaren Verluste größer sind als die Zufuhr durch das Oxidationswasser, das bei der Verbrennung von Kohlenhydraten entsteht (☞ Tab. 7.194).

Die Bilanzierung hat nur Aussagekraft, wenn sie gewissenhaft geführt wird. Fehlerquellen sind beispielsweise:
- Schlechte Mitarbeit des Patienten oder der Angehörigen, z.B. Getränke werden nicht angegeben oder notiert
- Inkontinente Patienten
- Stark schwitzende Patienten, deren Flüssigkeitsverlust nur schwer geschätzt werden kann

	Bilanz meßbarer Größen		Tatsächliche Bilanz	
	Zufuhr	Verlust	Zufuhr	Verlust
Flüssigkeitszufuhr	+ 1900 ml		+ 1900 ml	
Oxidationswasser			+ 400 ml	
Urin, Drainagen, Stuhl		- 1400 ml		- 1400 ml
Verluste über Haut und Atmung				- 900 ml
Bilanz	+ 500 ml		Ausgeglichen	

Tab. 7.194: Bilanz meßbarer Größen im Vergleich zur tatsächlichen Bilanz anhand eines Beispiels.

Störungen der Urinproduktion	
Polyurie	> 3000 ml/24 Std.
Oligurie	100 – 500 ml/24 Std.
Anurie	< 100 ml/ 24 Std. bis zum völligen Versiegen der Urinproduktion
Miktionsstörungen	
Restharnbildung	Blase kann nicht *vollständig* entleert werden
Harnverhalt	Unfähigkeit, die gefüllte Blase zu entleeren
Pollakisurie	Häufiges Wasserlassen kleiner Mengen
Enuresis (nocturna)	Einnässen (in der Nacht)
Dysurie	Schmerzhaftes und/oder erschwertes Wasserlassen
Störungen des Miktionszeitpunkts	
Nykturie	Vermehrtes nächtliches Wasserlassen

Tab. 7.195: Veränderungen der Urinmenge und der Miktion.

- Fehlende Berücksichtigung von Flüssigkeitsverlusten durch Fieber bzw. Verlusten über Sonden und Drainagen.

Folgende Informationen ergänzen die Bilanz:

- Tägliche Gewichtsbestimmung
- ZVD (☞ 18.2.2)
- Spannungszustand der Haut.

Polyurie

Polyurie („viel Urin“, ☞ 31.3.2): Erhöhung der Urinmenge auf mehr als 3 Liter, in Extremfällen bis auf 10 – 20 Liter täglich.

Die Polyurie tritt *physiologisch* auf bei erhöhter Flüssigkeitszufuhr. *Pathologische Ursachen* für eine krankhafte Steigerung der Urinproduktion sind:

- Erhöhter Blutzuckerspiegel *(Hyperglykämie)* beim Diabetes mellitus (☞ 23.6)
- Behandlung mit ausschwemmenden Medikamenten (Diuretika, ☞ Pharma-Info 31.71)
- Hormonstörungen wie Diabetes insipidus (☞ 23.10)
- Erkrankungen der Niere, die zum Versagen der Wasserrückresorption führen, z.B. Nephrotisches Syndrom (☞ 31.8.7).

Oligurie

Oligurie („wenig Urin“, ☞ 31.3.1): Verminderung der täglichen Urinausscheidung auf 100 – 500 ml, entsprechend 5 – 20 ml/ Std.

Physiologisch ist die Oligurie bei ungenügender Flüssigkeitszufuhr oder erhöhten Flüssigkeitsverlusten (z.B. durch Schwitzen). *Pathologische Ursachen* für eine Oligurie sind:

- Herz-Kreislauf-Erkrankungen, die zu ungenügender Durchblutung der Niere führen. Es wird zuwenig Wasser ausgeschieden, Ödeme (Wassereinlagerungen im Gewebe) sind die Folge
- Erkrankungen der Niere (z.B. Glomerulonephritis, ☞ 31.8.6), die zur Funktionsstörung der Nieren führen
- Krankheiten, die zu erheblichen Flüssigkeitsverlusten führen, z.B. Erbrechen, Durchfälle, aber auch Blutverluste bei Operationen oder Verletzungen und Verbrennungswunden.

☑ Wird bei älteren Menschen eine Oligurie beobachtet, reicht es nicht aus, ihnen mehr Getränke hinzustellen. Im Alter ist häufig das Durstgefühl vermindert, so daß die Betroffenen von sich aus nicht genügend trinken.

Bei einer Einfuhrkontrolle (besser Trinkprogramm) soll darauf geachtet werden, daß möglichst 2/3 der Flüssigkeitsmenge bis nachmittags getrunken wurde. Wird erst beim abendlichen Durchgang festgestellt, daß ein Patient zu wenig getrunken hat, ist es zu spät. Jetzt noch viel zu trinken zu geben, würde u.U. zur nächtlichen Inkontinenz führen, zumindest aber zur Störung der Nachtruhe, wenn das Getrunkene wieder ausgeschieden wird.

Anurie

Anurie (☞ auch 31.3.1): Verringerung der Harn*produktion* auf weniger als 100 ml/24 Std. entsprechend 5 ml/Std. Eine Anurie ist ein Notfall, der sofort behandelt werden muß, da es ansonsten zur *Urämie* (Harnvergiftung, ☞ 31.8.9) kommt.

Bereits beim Verdacht auf eine Anurie wird nach Rücksprache mit dem Arzt ein Blasenkatheter gelegt und ein Urinsystem mit Stundenurinmeßkammer angeschlossen. Die Urinmenge wird stündlich kontrolliert und auf ein Überwachungsprotokoll eingetragen. Einer Anurie geht häufig eine Oligurie voraus. Ursachen sind beispielsweise:

- Akutes Nierenversagen (☞ 31.8.8)
- Schock (☞ 38.5.1).

Harnverhalt

Harnverhalt *(Harnretention,* ☞ auch 31.3.5*)*: Störung des Harn*abflusses* z.B. durch Steine oder Harnröhrenverengungen (mechanischer Harnverhalt) oder aus psychischen Gründen.

Während bei der Anurie die Harn*produktion* zum Erliegen kommt, wird beim Harnverhalt weiter Urin produziert, dieser kann nur nicht ausgeschieden werden *(Miktionsstörung)*. Ein Harnverhalt ist für den Patienten oft sehr schmerzhaft. Dazu besteht die Gefahr, daß Urin aus der Blase in die Nieren zurückgedrückt wird (Reflux) und dadurch die Nieren geschädigt werden (☞ 31.1.2).

Ursachen für einen Harnverhalt sind:

- Prostatavergrößerung (☞ 31.9.2)
- Tumoren der Blase (☞ 31.6.3)
- Verengung *(Striktur)* der Harnröhre
- Neurologische Ursachen wie z.B. Bandscheibenvorfall (☞ 35.11.2)
- Medikamente (z.B. Anästhetika, ☞ 37.3.1)
- Scham oder Angst.

Therapie bei Harnverhalt, ☞ *31.3.5*

Eine Sonderform des Harnverhaltes stellt die **Überlaufblase** dar: Kleine Mengen Urin können entleert werden oder gehen unwillkürlich ab, die Blase bleibt aber schmerzhaft gefüllt. Durch diese Schmerzen verkrampft sich der Patient derart, daß eine vollständige Entleerung der Blase nicht möglich ist. In diesem Fall muß der Patient katheterisiert werden (☞ 31.2.2).

Dysurie

Dysurie (☞ auch 31.3.4): Erschwertes Wasserlassen, meist verbunden mit Schmerzen oder Brennen. Leitsymptom des Harnwegsinfektes (☞ 31.6.2).

Unter Dysurie werden alle Begleitsymptome einer gestörten und/oder schmerzhaften Miktion zusammengefaßt. Ursachen können neben der Harnwegsinfektion auch z.B. Tumoren in Blase oder Harnröhre sein. Für „Schmerzen beim Wasserlassen" ist auch die Bezeichnung **Algurie** gebräuchlich.

Restharn

Restharn (☞ auch 31.5.5): Nach der Miktion in der Blase verbleibender Urin.

Restharn in der Blase erhöht das Risiko für Harnwegsinfekte stark. Als Ursachen für die Bildung von Restharn kommen in Frage:

- Vergrößerung der Prostata
- Blasentumoren
- Operationen an den Harnwegen.

Therapie und Pflege bei Restharn, ☞ 31.9.2

Pollakisurie

Pollakisurie (☞ auch 31.3.3): Häufiger Harndrang mit jeweils nur geringer Urinmenge.

Der Patient muß ständig auf die Toilette, kann aber immer nur ein paar Tropfen Urin lassen. Die Urinmenge über 24 Stunden kann normal sein.

Häufige Ursachen sind bei Frauen Harnwegsinfekte oder eine Reizblase und bei älteren Männern eine Prostatavergrößerung. Weitere Ursachen sind Blasentumoren, Aufregung (z.B. vor Prüfungen) und Schwangerschaft.

Enuresis

Enuresis (*Einnässen, Bettnässen,* ☞ auch 13.16.1)*:* Urinentleerung infolge einer unwillkürlichen Blasenentleerung bei Kindern über 5 Jahren.

Wenn Kinder im Alter von 5 Jahren immer noch nicht „trocken" sind (primäre Enuresis), können organische Ursachen vorliegen.

Nässen Kinder nachts ein, nachdem sie bereits eine Zeitlang „trocken" waren (sekundäre Enuresis), kommen v.a. psychische Ursachen in Frage.

Nykturie

Nykturie: Vermehrtes nächliches Wasserlassen.

Nykturie ist ein Leitsymptom der *Herzinsuffizienz* (☞ 18.6.2). Die Herzleistung reicht während der Tagesaktivitäten nicht aus, um das Blutvolumen optimal im Körper zu verteilen. Während der Nachtruhe werden die Nieren wieder besser durchblutet, und durch das längere Liegen strömt in Ödemen gespeicherte Flüssigkeit wieder in die Blutgefäße. Dadurch steigt die nächtliche Urinproduktion, und die betroffenen Patienten müssen nachts mehr als zweimal zum Wasserlassen aufstehen.

7.9.2 Stuhlgang

Stuhlgang *(Stuhl, Kot, Faeces, Fäzes)* ist das Endprodukt der Verdauung: Der eingedickte und durch Bakterien zersetzte, unverdauliche Rest des Nahrungsbreis. Stuhl besteht zu etwa 75% aus Wasser. Weitere Bestandteile sind:

- Unverdaute, teilweise zersetzte Nahrungsmittelbestandteile (hauptsächlich Zellulose)
- Abgestoßene Epithelien der Darmschleimhaut
- Schleim
- Bakterien
- Gallenfarbstoffe, z.B. Sterkobilin.

Die normale, braune Farbe des Stuhlgangs kommt vom darin enthaltenen **Sterkobilin**, einem Abbauprodukt des Gallenfarbstoffes Bilirubin. Die physiologisch im Darm vorhandenen **Bakterien** stellen ein großes hygienisches Problem dar: Gelangen sie in andere Körperregionen oder Organe, können sie dort Entzündungen hervorrufen.

Mit dem Stuhlgang geht dem Körper relativ viel **Wasser** verloren. Bei zu geringer Flüssigkeitszufuhr oder großen Verlusten (z.B. durch Schwitzen) wird dem Stuhl noch mehr Wasser entzogen, er dickt ein, und es kommt leicht zur **Obstipation** *(Verstopfung,* ☞ 21.2.7).

7.9.2.1 Beobachtung des Stuhlgangs

Normalwerte für den Stuhlgang vorzugeben ist insofern schwierig, als die Stuhleigenschaften stark von der Ernährung abhängen. Die Ernährung kann (im Gegensatz zu Trinkmenge und Urin) nicht exakt quantifiziert werden. Daher gelten folgende *Anhaltspunkte:*

- **Menge:** 100 – 500 g täglich
- **Häufigkeit:** 3 – 4mal wöchentlich bis 1 – 2mal täglich
- **Konsistenz:** Weiche bis feste, homogene Masse
- **Farbe:** Hell- bis dunkelbraun
- **Geruch:** Nicht besonders übelriechend.

☑ Die Stuhlgewohnheiten sind von Mensch zu Mensch sehr unterschiedlich. Eine Veränderung der Stuhlgewohnheiten unter sonst gleichen Lebensbedingungen kann Zeichen einer Erkrankung sein.

Stuhlmenge

Die normale Stuhlmenge schwankt zwischen 100 und 500 g täglich. Sie ist u.a. von den aufgenommenen Ballaststoffen (☞ 7.7.2.3) abhängig und kann bei Ernährung mit Vollkornprodukten bis zu 1000 g betragen.

Geringe Stuhlmengen (< 100 g/Tag) sind beim Fasten oder bei ballaststoffarmer Ernährung physiologisch. Bei normaler Ernährung weisen sie auf eine Obstipation hin.

Große Stuhlmengen, die nicht auf die Ernährung zurückgeführt werden können, sprechen für eine ungenügende Aufnahme der Nahrungsbestandteile aus dem Darm. In Frage kommen:

- *Maldigestion* (☞ 21.6.3), z.B. bei chronischer Pankreatitis (☞ 22.6.3)
- *Malabsorption* (☞ 21.6.3), z.B. als Folge von Darmresektionen (☞ Abb. 21.100) oder chronischen Entzündungen des Darmes (☞ 21.6.5).

Stuhlgangsfrequenz

Viele Menschen gehen immer zur gleichen Tageszeit auf die Toilette. Im Durchschnitt kann abhängig von der Ernährung ein Rhythmus von zweimal täglich bis alle zwei Tage als normal gelten.

Diarrhoe *(Durchfall):* Häufige Darmentleerungen, meistens von flüssigschleimigem Stuhlgang (☞ 21.2.6).

Obstipation *(Verstopfung):* Seltene Darmentleerungen in der Regel von festem Stuhlgang (☞ 21.2.7).

Stuhlkonsistenz

Der Stuhlgang ist normalerweise eine homogene, breiig-feste Masse. Bei eiweißreicher Ernährung ist er fester, bei kohlenhydratreicher Ernährung weicher.

Spezielle, krankheitstypische Veränderungen der Konsistenz sind:

- **Dünnflüssig-schleimig:** Durchfall
- **Dünnflüssig-schaumig:** *Gärungsdyspepsie* (Verdauungsstörung, bei der unverdaute Kohlenhydrate durch Darmbakterien vergoren werden)
- **Fest, hart:** Obstipation
- **Extrem eingedickt, hart:** Kotstein
- **Erbsenbreiähnlich:** Typhus abdominalis (☞ 28.5.7)
- **Reiswasserähnlich:** Cholera (☞ 28.5.11)
- **Himbeergeleeartig:** z.B. Amöbenruhr (☞ 28.5.6)
- **Blutig-schleimig, eitrig:** Colitis ulcerosa (☞ 21.6.5), Morbus Crohn (☞ 21.6.5)
- **Voluminös, salbenartig-glänzend:** Fettstuhl *(Steatorrhoe)*, Störung der Fettverdauung als Folge einer chronischen Pankreatitis (☞ 22.6.3)
- **Bleistiftförmig:** Verengungen *(Stenosen)* im Bereich des Enddarmes
- **Schafkotähnlich** (sehr feste, bis ca. 3 cm große Stuhlbrocken): Verengungen in den oberen Darmabschnitten.

Stuhlfarbe

Die normale Stuhlfarbe (hell- bis dunkelbraun) wird durch Sterkobilin verursacht, das aus dem Gallenfarbstoff (Bilirubin) gebildet wird.

> ☑ Um Farbveränderungen beurteilen zu können, erfragt die Pflegekraft zunächst die Ernährung der letzten Tage. Farbveränderungen sind nur dann besorgniserregend, wenn Ernährung oder Medikamente als Ursache ausgeschlossen werden.

Farbveränderungen durch Nahrungsmittel

Ernährungsbedingt können folgende Farbveränderungen auftreten:

- **Braunschwarz:** Viel Fleisch, Blaubeeren, Rotwein
- **Grünbraun:** Chlorophyllhaltige Kost (grünes Gemüse, Salat, Spinat)
- **Rotbraun:** Rote Bete
- **Gelbbraun:** Viel Milchprodukte, Eier, stärkehaltige Kost.

Farbveränderungen durch Medikamente

Einige Medikamente verändern die Stuhlfarbe, z.B.:

- **Schwarz:** Kohle, Eisenpräparate
- **Weiß:** Röntgenkontrastmittel.

Krankheitstypische Farbveränderungen

Erkrankungen der Verdauungsorgane gehen manchmal mit typischen Veränderungen der Stuhlfarbe einher:

- **Grau-lehmfarben** *(acholischer Stuhl)*: fehlendes Sterkobilin bei Gallensteinen (☞ 22.5.2), Pankreastumoren (☞ 22.6.4), Hepatitis (☞ 22.4.2)
- **Hellbraun, gelb:** Durchfall
- **Rotbraun marmoriert:** Blutungen im unteren Dickdarm
- **Rotbraun bis dunkelrot:** Blutungen im oberen Dickdarm
- **Hellrote Blutauflagerung:** Blutung aus Hämorrhoiden (☞ 21.7.2), Fissuren (☞ 21.7.6), Dickdarmpolypen (☞ 21.6.9)
- **Schwarz** *(Melaena, Teerstuhl)*: Blutungen im oberen Verdauungstrakt, z.B. Ösophagusvarizenblutung (☞ 22.4.6)
- **Grünlich, flüssig:** Salmonellose (Durchfallerkrankung durch Salmonellen, ☞ 28.5.6).

Farbveränderungen bei Säuglingen

- **Grün-schwarz:** Mekonium (erster Stuhlgang eines Neugeborenen)
- **Goldgelb:** Muttermilchstuhl bei Säuglingen.

Stuhlgeruch

Normalerweise riecht der Stuhl nicht besonders unangenehm. Der normale Stuhlgeruch ist bedingt durch *Skatol*, einem Abbauprodukt unverdaulicher Eiweiße und Aminosäuren. Blähende Speisen und eiweißreiche Kost (viel Fleisch) können den Stuhlgeruch verschlimmern. Weitere, typische Veränderungen:

- **Jauchig, faulig:** *Fäulnisdyspepsie* (Verdauungsstörung, bei der Eiweiße unverdaut in den Dickdarm gelangen und dort durch die Darmbakterien zersetzt werden)
- **Faulig stinkend:** z.B. Rektumkarzinom (☞ 21.6.10)
- **Säuerlich stechend:** Gärungsdyspepsie (Verdauungsstörung, bei der Kohlenhydrate unverdaut in den Dickdarm gelangen und dort durch die Darmbakterien vergoren werden).

Beimengungen

Neben seinen physiologischen Bestandteilen kann Stuhl krankheitsbedingt folgende Beimengungen enthalten:

- **Schleim:** Bei Reizkolon (☞ 21.6.8) oder Tumoren
- **Blut-, Schleim-, Eiterauflagerungen:** Bei Colitis ulcerosa, Morbus Crohn (☞ 21.6.5)
- **Blutauflagerungen:** Bei Tumoren, Entzündungen, Hämorrhoiden
- **Unverdaute Nahrung:** Bei Verdauungsstörungen, ungenügendem Kauen.

Parasiten

Parasiten *(Schmarotzer)* leben auf Kosten anderer Lebewesen. Parasiten des Magen-Darm-Traktes sind z.B.:

- **Madenwürmer** *(Oxyuren), ☞ 28.9.3*
- **Spulwürmer** *(Askariden), ☞ 28.9.3*
- **Rinder-** oder **Schweinebandwürmer,** *☞ 28.9.1.*

Stuhluntersuchungen, ☞ 21.3.2

7.9.2.2 Obstipationsprophylaxe

> **Obstipation** *(Verstopfung)*: Erschwerte, verzögerte Darmentleerung. Oft verbunden mit hartem Stuhl und schmerzhafter Stuhlentleerung.

Obstipation ist keine Krankheit, sondern ein Symptom: Tritt eine Obstipation bei gleichbleibenden Lebensgewohnheiten auf, kann dies auf eine Darmerkrankung hinweisen. Obstipation kann auch als Begleitsymptom psychischer Erkrankungen auftreten, z.B. bei Depression (☞ 36.5.1).

Bei manchen Menschen reagiert die Verdauung empfindlich: Veränderungen im Tagesablauf und der Ernährung (z.B. im Urlaub) können bereits zur Obstipation führen.

Faktoren, die im Krankenhaus am häufigsten zu einer Obstipation führen, sind:

- Kostumstellung
- Ungewohnte Essenszeiten
- Mangel an Bewegung
- Ekel oder Scham, auf Hilfe bei der Ausscheidung angewiesen zu sein.

Regelmäßig Stuhlgang zu haben ist nicht nur für das Wohlbefinden wichtig. Aus einer unbehandelten Obstipation kann u.U. ein **Ileus** (*Darmverschluß*, ☞ 21.6.2) entstehen.

Obstipationsprophylaxe umfaßt:
- Die Gefahr einer Obstipation einzuschätzen
- Geeignete vorbeugende Maßnahmen zu planen
- Entsprechend zu handeln und den Erfolg auszuwerten.

Indikation

Eine Reihe von Faktoren verursachen Obstipation:
- **Bewegungsmangel.** Bewegung regt die Darmperistaltik an, immobile Patienten sind daher obstipationsgefährdet
- **Falsche Ernährung.** Manche Patienten freuen sich auf frische Brötchen, vergessen aber, daß diese stopfend wirken, wie z.B. auch viele typischen Krankenhausmitbringsel wie Schokolade oder Pralinen sowie Bananen
- **Psychische Ursachen.** Scham, seine „Geschäfte" in einem Mehrbettzimmer in Anwesenheit der Mitpatienten verrichten zu müssen, führt bei manchem Patienten dazu, den Stuhldrang zu unterdrücken. Der Stuhl bleibt länger im Darm, er wird mehr und mehr eingedickt: Obstipation ist die Folge
- **Nebenwirkung von Medikamenten.** Manche Medikamente, z.B. Opiate, wirken hemmend auf die Darmtätigkeit
- **Operationen an den Bauchorganen.** Generell ist das Obstipationsrisiko nach allen Operationen erhöht, bei denen die Bauchdecke eröffnet wurde. Bei endoskopischer Operationstechnik (☞ 10.7.3) ist das Risiko eher gering
- **Störungen im Flüssigkeitshaushalt.** Bei Flüssigkeitsmangel entzieht der Körper dem Nahrungsbrei im Dickdarm mehr Wasser als sonst: der Stuhl dickt ein. Eine ungenügende Trinkmenge oder hohe Flüssigkeitsverluste bei Fieber, durch Wundsekrete oder Erbrechen können somit zur Obstipation führen
- **Störungen im Elektrolythaushalt.** Jede Nerven- und Muskelarbeit, so auch die Peristaltik, setzt ein bestimmtes Natrium-Kalium-Verhältnis zwischen Zelle und Interstitium (und damit einen intakten Elektrolythaushalt) voraus. Bei Störungen in diesem Bereich wird der Transport des Stuhls im Darm verzögert. Störungen im Elektrolythaushalt treten auf bei Behandlung mit Diuretika (☞ Pharma-Info 31.71), bei Dialysepatienten (☞ 31.2.6) und anderen Patienten mit Nierenfunktionsstörungen

Maßnahmen der Obstipationsprophylaxe

Methoden der Wahl, die Verdauungstätigkeit zu fördern, sind:
- Ausreichend trinken, mindestens 2 l pro Tag
- Frühzeitig bewegen (Mobilisation ☞ 7.6.7)
- Ballaststoffreich essen (☞ 7.7.2.3)
- Stopfende Nahrungsmittel meiden, etwa Schokolade, Bananen, Weißbrot oder Kuchen
- Verdauungsfördernde Nahrungsmittel bevorzugen, z.B. Joghurt, Vollkornprodukte, Salate, Gemüse, Sauerkraut oder Dörrobst
- Tagesrhythmus beibehalten, dadurch stellt sich auch der Stuhldrang zur gewohnten Zeit ein (Darmtraining)
- Darm massieren, um die Peristaltik anzuregen. Bei der Körperpflege oder bei Einreibungen kann die Bauchdecke in Richtung des Kolon-Verlaufes massiert werden.

Die prophylaktische Gabe von Abführmitteln ist wenig sinnvoll, wenn die Ursache der Obstipation beseitigt werden kann (☞ Pharma-Info 21.55).

Bei bestehender Obstipation kann mit den aufgelisteten Maßnahmen oft nichts mehr erreicht werden. Hier muß der Darm mit einem Klysma oder Einlauf entleert werden (☞ 21.1.6).

Die Obstipationsprophylaxe war erfolgreich, wenn der Patient mindestens jeden 2. Tag weichen Stuhlgang hat.

7.9.3 Gefäße zur Ausscheidung

Urinflasche

Meistens werden **Urinflaschen** nur bei Männern eingesetzt (☞ Abb. 7.196). Es gibt aber auch Urinflaschen für Frauen.

Urinflasche
- Für die Urinflasche eine Halterung mit Deckel am Bett befestigen
- Urinflaschen nicht dauernd angelegt lassen, weil dies einerseits durch die feuchte Wärme Infektionen begünstigt, andererseits eine Inkontinenz anbahnen kann: Das Gefühl, jederzeit Urin lassen zu können, stärkt nicht gerade die Motivation, die Kontinenz zu trainieren
- Urinflaschen mindestens vor dem Essen oder abends leeren.

Steckbecken

Ein **Steckbecken** *(Bettpfanne, Bettschüssel, Schieber, „Topf")* wird bei der Stuhl- und Urinausscheidung bettlägeriger Patienten eingesetzt.

Steckbecken
- Um das unangenehm kalte Steckbecken anzuwärmen, vorher mit warmem Wasser ausspülen
- Den Patienten nur soweit wie nötig aufdecken
- Die Aufforderungen über zweckmäßige Bewegungen des Patienten müssen schrittweise und gezielt erfolgen
- Der Patient stellt die Beine an und hebt das Gesäß hoch
- Das Steckbecken wird von der gesunden Seite untergeschoben. Dies ist besonders wichtig bei Patienten mit Oberschenkelhalsfrakturen und künstlichen Hüftgelenken (☞ Abb. 26.41). Die einzige Ausnahme ist der Schlaganfallpatient. Bei ihm wird das Steckbecken von der kranken Seite eingeschoben, um ihm diese wieder bewußt zu machen. Wenn die Patienten das Becken nicht alleine anheben können, kann die Pflegeperson sie im Lendenwirbel-Bereich stützen
- Richtige Plazierung kontrollieren, damit kein Urin ins Bett fließt.

Alternative für Patienten, die das Bekken nicht anheben können (☞ Abb. 7.201 – 7.202):
- Patienten zur Seite drehen
- Steckbecken mit einer Hand halten
- Patienten mit der anderen Hand auf Steckbecken zurückdrehen.

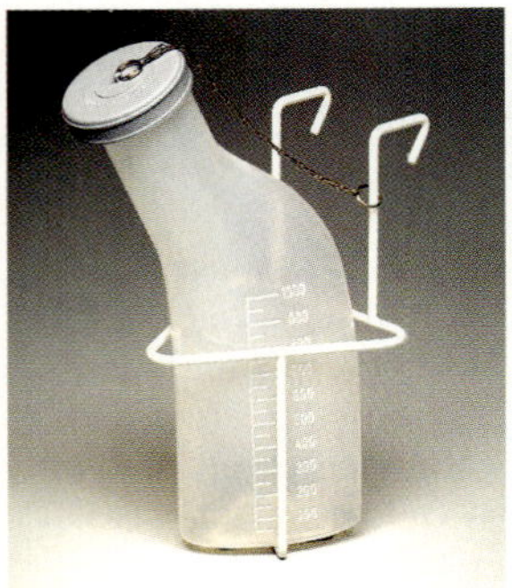

Abb. 7.196: Urinflasche für den Mann mit Skala, Deckel und Halterung. [K183]

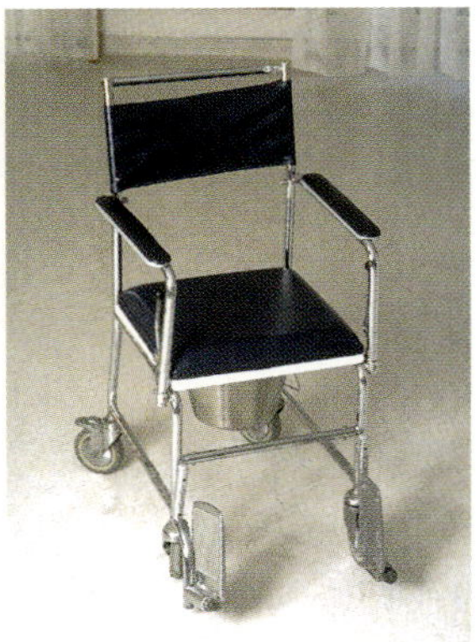

Abb. 7.197: Toilettenstuhl. [K183]

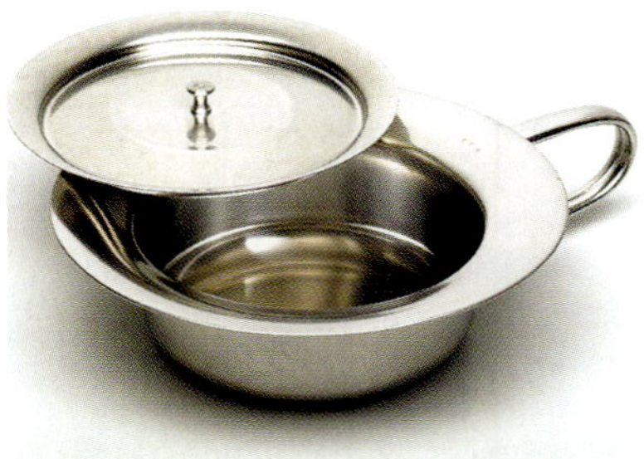

Abb. 7.198 (rechts): Steckbecken aus Metall. [K183]

In jedem Fall soll das Kreuzbein auf dem breiten Rand des Steckbeckens zu liegen kommen. Wenn die Erkrankung es erlaubt, soll sich der Patient aufsetzen, da die Ausscheidung im Sitzen leichter möglich ist. Bei Männern wird gleichzeitig die Urinflasche angelegt, Frauen sollen die Beine strecken, da sonst Urin ins Bett läuft.

Entfernen des Steckbeckens

- Handschuhe zum Selbstschutz anziehen
- Patienten auf die Seite drehen (lassen) und dabei Steckbecken am Griff waagrecht halten, um zu verhindern, daß Urin oder Stuhl ins Bett läuft
- Steckbecken entfernen
- Bei Frauen das äußere Genitale, bei Männern die Harnröhrenöffnung mit Zellstoff oder Toilettenpapier säubern (lassen)
- Dazu evtl. Waschlappen, Wasser und Seife benutzen
- Zellstoff nach Gebrauch auf den Steckbeckenrand legen
- Zellstoff in den Müll werfen
- Steckbecken in der Spüle entleeren und desinfizieren.

Das Steckbecken aus hygienischen Gründen nicht auf Boden oder Nachttisch stellen.

Toilettenstuhl

Ein **Toilettenstuhl** ist sinnvoll bei Patienten, die zwar aufstehen, aber nicht gehen können. Vor allem ältere Patienten können vom Toilettenstuhl leichter aufstehen als vom niedrigeren WC (☞ Transfer, 7.6.8)

Toilettenstuhl

- Vor dem Transfer Bremsen feststellen
- Sitzplatte entfernen und Steckbecken oder Toiletteneimer einschieben
- Patienten auf Toillettenstuhl helfen
- Toilettenstuhl ins WC fahren: Dies hat den Vorteil, daß dem Schamgefühl des Patienten Rechnung getragen wird und daß die Mitpatienten nicht durch Gerüche belästigt werden.

7.9.4 Inkontinenz

7.9.4.1 Harninkontinenz

Harninkontinenz (☞ 31.3.6, 31.7): Unwillkürlicher Urinabgang. Insbesondere bei älteren Patienten häufige Erkrankung.

Harninkontinenz kommt bei alten Menschen sehr häufig vor und belastet sie oft so stark, daß sie sich kaum noch in Gesellschaft wagen. Eine sorgfältige Anamnese kann bereits Hinweise auf die genaue Form und die Ursache der Harninkontinenz geben.

Hauptformen der Inkontinenz

Je nach Ursache der Störung werden unterschieden:

- **Streßinkontinenz** *(Belastungsinkontinenz)*: Bei Druckerhöhung im Bauchraum, z.B. körperlicher Anstrengung, Husten, Niesen oder Pressen, verlieren die Betroffenen Urin, ohne Harndrang zu verspüren
- **Urge-Inkontinenz** *(Dranginkontinenz, ungehemmte Blase)*: Der Patient verspürt plötzlich einen so starken, zwanghaften Harndrang *(imperativer Harndrang)*, daß er die

Unterschieben des Steckbeckens von unten [K183]

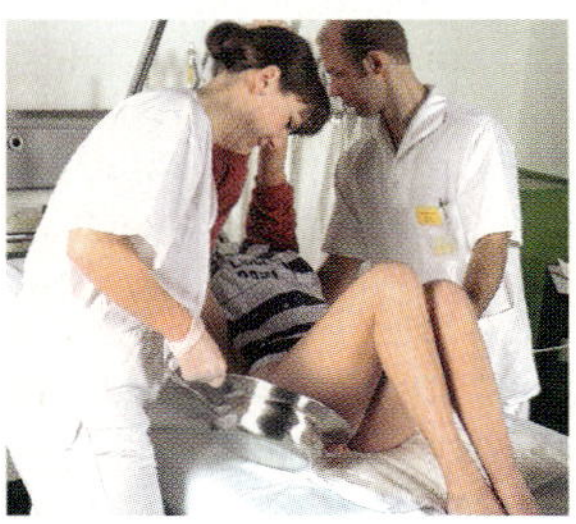

Abb. 7.199: Patientin greift am Patientenheber an, die Pflegenden unterstützen am Kreuzbein das Anheben des Beckens.

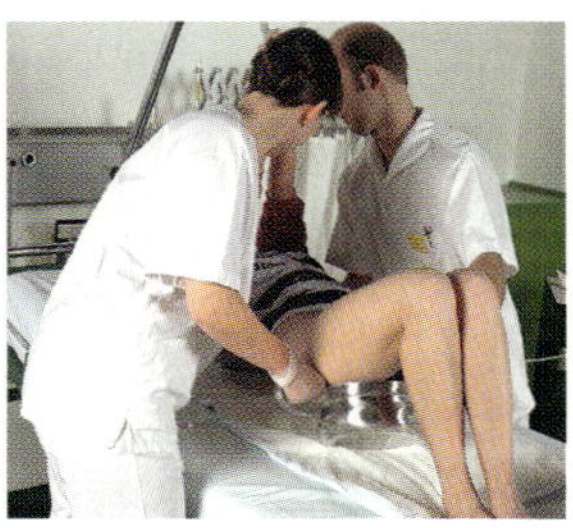

Abb. 7.200: Wenn das Becken der Patientin angehoben ist, Steckbecken flach unterschieben.

Unterschieben des Steckbeckens von der Seite [K183]

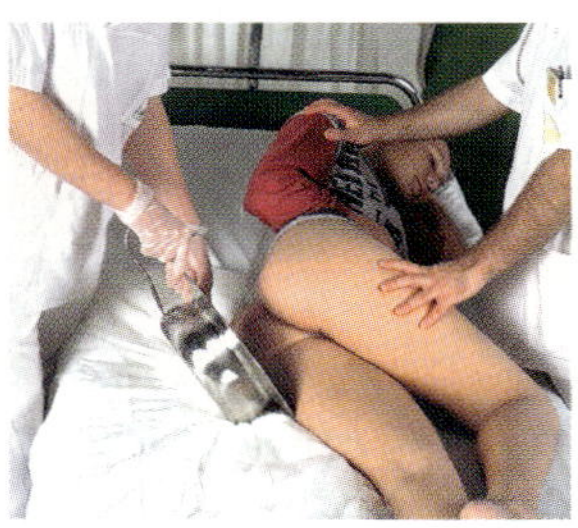

Abb. 7.201: Patientin zu zweit auf die Seite drehen, Steckbecken in Position halten.

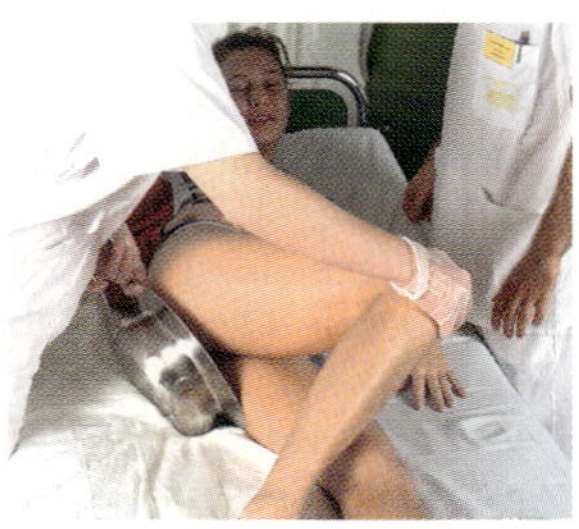

Abb. 7.202: Steckbecken an das Gesäß halten und Patientin zurückdrehen.

Toilette nicht mehr rechtzeitig aufsuchen und ein Einnässen nicht verhindern kann

- **Reflexinkontinenz** *(neurogene Inkontinenz, neurogene Blase)*: Bei der Reflexinkontinenz ist die Verbindung zwischen dem Gehirn und den für die Blasenfunktion verantwortlichen Rückenmarkszentren gestört, z.B. bei einer Querschnittslähmung
- **Überlaufinkontinenz:** Bei Verengung des Blasenausgangs, etwa bei Prostatavergrößerung (☞ 31.9.2), oder bei bestimmten Schädigungen des Rückenmarks weitet sich die Blase aus und kann sich nicht mehr zusammenziehen. Bei maximaler Füllung „läuft die Blase über".

Diagnostik und Behandlung, ☞ *31.7*

Pflege bei Harninkontinenz

☑ Ältere Menschen sollten die Toilette schnell erreichen können. Manche „Inkontinenz" ist nämlich dadurch bedingt, daß der Betroffene zwar den Harndrang verspürt, die Toilette aber nicht schnell genug erreichen kann.

Sorgfältige physikalische und krankengymnastische Maßnahmen vermögen eine Harninkontinenz oft so weit zu bessern, daß eine medikamentöse oder gar operative Behandlung unnötig wird. Besondere Maßnahmen bei den verschiedenen Inkontinenzformen sind:

- *Streßinkontinenz:* Insbesondere bei leichten Formen älterer Frauen führt konsequente *Beckenbodengymnastik* (Schulung durch Krankengymnastin) zur Besserung
- *Dranginkontinenz:* In leichten Fällen kann eine Änderung der Trink- und Miktionsgewohnheiten helfen. So sollte der Betroffene alle 2–3 Stunden trinken und 30 Minuten später auf die Toilette gehen, auch wenn er keinen Harndrang verspürt. Alternativ kann er zweistündlich am Tag und zweimal in der Nacht die Toilette aufsuchen. Bei anhaltendem Erfolg über 10 Tage können die Intervalle langsam um jeweils 15 Minuten gesteigert werden
- *Reflexinkontinenz:* Meist ist eine intermittierende Einmalkatheterisierung erforderlich
- *Überlaufinkontinenz:* Oft ist eine intermittierende Einmalkatheterisierung nötig. Dauerkatheter sind zu vermeiden, da sie zwar das Personal entlasten, aber die Gefahr chronischer Harnwegsinfekte mit sich bringen. Stellt sich heraus, daß die Überlaufinkontinenz nicht beseitigt werden kann, sollte der Patient die Einmalkatheterisierung selbst erlernen.

Vorsicht! Inkontinenzkranke trinken (zu) wenig!
Viele Inkontinente reduzieren mehr oder minder bewußt ihre Trinkmenge, um so den psychisch belastenden Harnabgang zu „reduzieren". Auch Diuretika werden aus dem gleichen Grund nicht eingenommen.

Als Konsequenz droht nicht nur eine Dehydratation (☞ 31.13.2), sondern der Urin wird auch stärker konzentriert. Dadurch häufen sich Hautprobleme im Genitalbereich, und die Neigung zu Harnwegsinfekten nimmt zu.

Harninkontinenzversorgung

Läßt sich die Harninkontinenz durch alle genannten Maßnahmen nicht beheben, ist eine der Inkontinenz und Bewegungsfähigkeit angepaßte, individuell zugeschnittene **Inkontinenzversorgung** wichtig:

- Bei leichter Harninkontinenz und vorhandener Bewegungsfähigkeit reichen in der Regel *kleine Einlagen* aus
- Für eine ausgeprägte Harninkontinenz stehen hochsaugfähige *große Einlagen* zur Verfügung, die zusammen mit einer *Netzhose* dem Inkontinenten Sicherheit geben. Viele Betroffene können die Einlage auch selbständig wechseln
- *Inkontinenzhosen* sollten mit Bedacht gewählt werden, da sie die Selbstpflegefähigkeiten des Patienten meist verkümmern lassen. Der Kranke kann weder selbständig die Toilette bzw. den Toilettenstuhl benutzen noch alleine die Inkontinenzhose wechseln. Gegebenenfalls ist eine kombinierte Lösung (tagsüber Einlage/nachts Inkontinenzhose) anzustreben
- Die Harninkontinenzversorgung älterer Männer kann in vielen Fällen durch das Tragen von *Urinalen* und *Beinbeuteln* verbessert werden
- Manchmal ist eine externe Urinableitung durch einen transurethralen (☞ 31.2.2) oder suprapubischen *Blasenverweilkatheter* (☞ 31.2.3) unvermeidbar. Vor allem der transurethrale Katheter kann allerdings keine Dauerlösung darstellen.

Katheterpflege, ☞ *31.2.2 – 31.2.5*

Hautpflege

Allgemeine Hautpflege, ☞ *7.5.3*

Entscheidend für die Hautpflege sind die regelmäßige, d.h. *rechtzeitige*, *Kontrolle* der Inkontinenzhilfen und deren *Wechsel*, wenn sie naß sind. Auch wenn die Werbung vielleicht anderes suggerieren möchte („Auch wenn sie naß sind, sind sie schön trokken!"): Eine nasse Inkontinenzhilfe ist für den Patienten unangenehm und begünstigt Hautschäden.

Fettcremes eignen sich besonders zur Hautpflege Inkontinenzkranker: Sie schützen die Haut vor Stuhl und Urin, die einen anderen pH-Wert als die Haut haben, und gefettete Haut läßt sich leichter reinigen.

☑ Die **Harninkontinenz** ist ein häufiges Problem älterer Menschen mit vielfältigen Ursachen (☞ 14.3.5). Folge sind nicht nur drohende (Selbst-)Isolation, sondern auch medizinische Probleme wie gehäufte Harnwegsinfekte (☞ 31.6.2).

Soziale Folgen der Inkontinenz

Inkontinenz kann zur Selbstisolation führen. Andere Menschen werden aus Angst vor peinlichen Situationen gemieden (z.B. Uringeruch, durchnäßte Kleidung), Partnerschaften werden aus Scham nicht mehr eingegangen, weil in der Regel auch eine sexuelle Beziehung erwartet wird.

Die Sexualität Inkontinenter setzt eine hohe Vertrauensbasis zwischen den Partnern voraus, damit die mit der Inkontinenz verbundenen Probleme besprochen werden können. Pflegekräfte können helfen, in dem sie aufmerksam zuhören, Probleme bei Bedarf ansprechen und Lösungsmöglichkeiten aufzeigen (z.B. Optimieren der Inkontinenzversorgung; Training, um inkontinenzfreie Zeiten zu schaffen).

7.9.4.2 Stuhlinkontinenz

Stuhlinkontinenz *(Darminkontinenz, anorektale Inkontinenz, Incontinentia alvi):* Unfähigkeit, den Stuhl willkürlich zurückzuhalten.

Obstipation, ☞ *21.2.7*

Normalerweise wird der After außerhalb der *Defäkation* durch einen komplizierten Schließmuskelapparat, das sog. *Kontinenzorgan,* verschlossen. Zahlreiche Faktoren (☞ Abb. 7.203) können aber das komplexe Zusammenspiel der verschiedenen Muskeln stören und damit zur Stuhlinkontinenz führen, die für den Betroffenen noch ungleich belastender ist als die Harninkontinenz. Es werden drei Schweregrade unterschieden:

- **Grad 1:** *Gelegentlich* geringe Verschmutzung der Unterwäsche oder unkontrollierter Gasabgang
- **Grad 2:** *Häufige* Wäscheverschmutzung oder unkontrollierter Abgang von Darmgasen, gelegentlich Abgang von flüssigem Stuhl
- **Grad 3:** Vollständig unkontrollierter Abgang von Stuhl und Gasen.

Die **Stuhlinkontinenz** tritt häufig im fortgeschrittenen Stadium von Demenzkranken auf, ist sonst jedoch eher selten.

Behandlungsstrategie

Die Therapie der Stuhlinkontinenz ist ursachenabhängig. Dabei gelangen sowohl konservative (z.B. medikamentöse Therapie einer chronischen Darmentzündung) als auch operative Verfahren (z.B. Tumorabtragung) zur Anwendung.

Pflege bei Stuhlinkontinenz

- Darmtraining durchführen
- Analregion nach jedem Stuhlgang gründlich reinigen und gut trocknen. Haut z.B. durch Multilind® Heilpaste schützen
- Hilfsmittel verwenden, z.B. Inkontinenzvorlagen oder -slips, Einmalunterlagen im Bett, Steckbecken, Halterungen und Aufstehhilfen an den Toiletten, Gehhilfen für den Patienten
- Optimale Rahmenbedingungen schaffen, z.B. für saubere Toiletten sorgen, Schamgefühl des Patienten berücksichtigen (Sichtschutz anbringen), ggf. Angst vor Betreuungspersonal abbauen, Betroffene positiv motivieren
- Krankengymnastik zur Kräftigung des Schließmuskels und Beckenbodengymnastik durchführen lassen, z.B. durch mehrmals tägliches willkürliches Zusammenkneifen der Schließmuskulatur, evtl. Reizstromtherapie oder Einsatz von Analtampons.

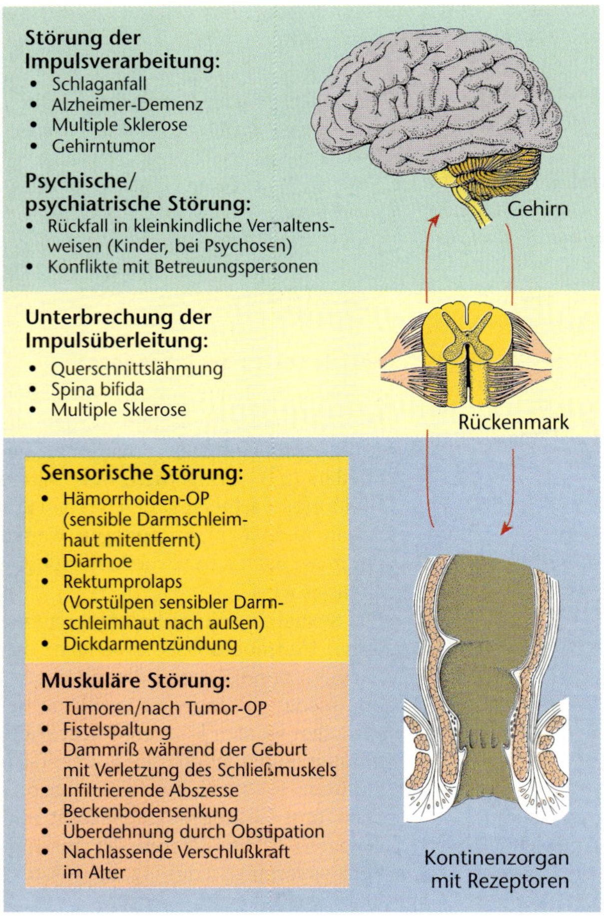

Abb. 7.203: Ursachen der Stuhlinkontinenz. [L190]

7.9.5 Erbrechen

Erbrechen *(Emesis, Vomitus):* Schutzreflex, der Mageninhalt entgegen der normalen Peristaltik entleert.

Erbrechen ist keine Krankheit, sondern ein Symptom und zählt zu den *Hauptbeschwerden* bei Magen-Darm-Erkrankungen. Ausgelöst wird der Brechvorgang (☞ auch Abb. 7.204) vom *Brechzentrum* des Gehirns in der *Medulla oblongata* (verlängertes Rückenmark).

- **Zerebrales Erbrechen** durch direkte Reizung des Brechzentrums bei:
  - Erkrankungen des Gehirns, z.B. Hirntumoren, Hirnhautentzündung *(Meningitis),* Migräne, Gehirnerschütterung
  - Zentral toxisch wirkenden Substanzen, z.B. Medikamente (Digitalis, Narkotika, Zytostatika) oder Alkohol
- **Reflektorisches Erbrechen** durch indirekte Reizung des Brechzentrums über das vegetative Nervensystem bei:
  - Erkrankungen des Magen-Darm-Traktes, z.B. Magenschleimhautentzündung *(Gastritis),* Verengung des Magenausgangs *(Pylorusstenose),* Gallensteinleiden
  - Überdehnung des Magens (zuviel gegessen)
  - Reizung der Rachenschleimhaut, z.B. beim Einführen einer Sonde oder willkürlich, mit dem Finger ausgelöst
  - Drehschwindel oder Reizung des Gleichgewichtsorganes (Reisekrankheit)

– Starken psychischen Eindrücken, z.B. ekelhaften Gerüchen, Schreck, Schock, großer Angst.

Vorgang des Erbrechens

Die Reizung des Brechzentrums zeigt sich zunächst durch Ekel, Übelkeit, Blässe, Schweißausbruch, vermehrten Speichelfluß und Bradykardie. Dann ziehen sich Bauchmuskulatur und Zwerchfell unwillkürlich zusammen. Die oberen Magenanteile und der Ösophagussphinkter erschlaffen, so daß der Mageninhalt durch den Mund entleert wird.

> **Vorsicht!**
> Anhaltendes Erbrechen führt zu Flüssigkeits- und Elektrolytverlusten. Während bei Kindern Dehydratation (☞ 31.13.2) die Hauptgefahr darstellt, drohen bei älteren Menschen vor allem Herzrhythmusstörungen (☞ 18.7).

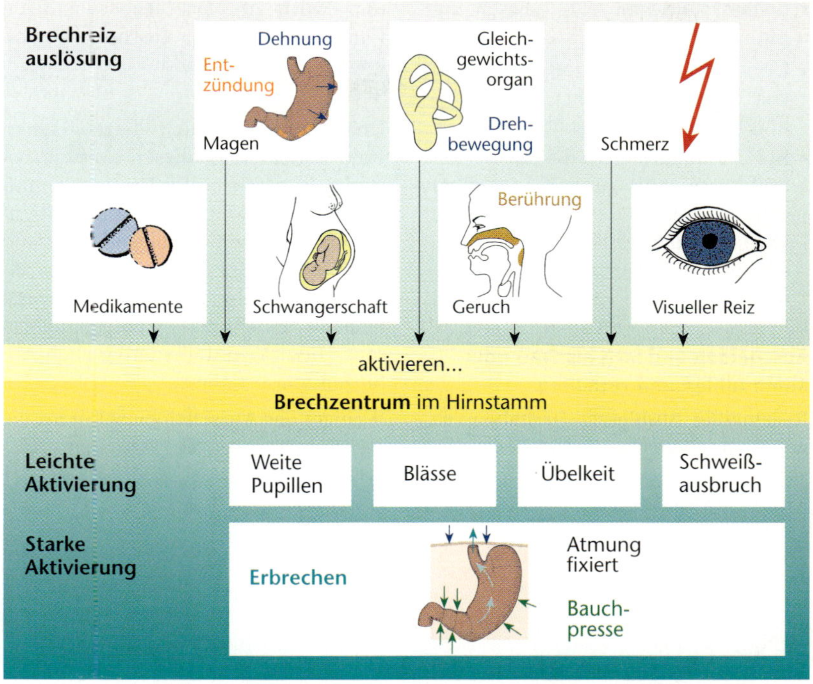

Abb. 7.204: Pathophysiologische Steuerung des Erbrechens. [B200]

Beobachtung des Erbrechens

Um einen Hinweis auf die Ursache des Erbrechen zu erhalten, werden *Zeitpunkt, Häufigkeit* und *Begleitsymptome* beobachtet:

- *Nüchternerbrechen* tritt vor allem in der Schwangerschaft (☞ 12.1.3) oder bei chronischem Alkoholabusus auf
- Erbrechen *nach jeder Nahrungsaufnahme* ist bei einer akuten Gastritis zu beobachten
- Erbrechen nach Einnahme von *Medikamenten* oder bestimmten *Nahrungsmitteln* spricht eher für eine Unverträglichkeit
- Erbrechen nach *Zytostatikatherapie* oder *Strahlentherapie* ist unabhängig von der Nahrungsaufnahme und therapeutisch schwer zu beeinflussen
- Erbrechen kann auch bei starken, krampfartigen *Schmerzen (Koliken)* auftreten
- Reflektorischem Erbrechen geht in der Regel eine Übelkeit vorausgeht. Zentrales Erbrechen hingegen kommt plötzlich, „im Schwall“.

Beobachtung des Erbrochenen

Farbe, Geruch und Beschaffenheit des Erbrochenen sowie evtl. Beimengungen können auf das zugrundeliegende Krankheitsbild hinweisen:

- Unverdaute Nahrungsreste bei Aussackungen der Speiseröhre (Divertikel, ☞ 21.4.5), Verengung des Mageneingangs, nach Verzehr verdorbener Nahrungsmittel oder zu hastigem Essen
- Angedaute, säuerlich riechende Nahrungsmittel bei Störungen der Magenentleerung (etwa bei Tumoren oder Pylorusstenose, ☞ 13.11.2, 21.5.4)
- Schleimbeimengungen bei Gastritis
- Grünlich, gallig bei Abflußhindernissen unterhalb der Mündung des Gallenganges in den Zwölffingerdarm, bei nüchternem Magen oder lang anhaltendem Erbrechen mit leerem Magen
- Frisches, hellrotes Blut bei einer Blutung aus den oberen Abschnitten des Magen-Darm-Traktes *(obere Gastrointestinalblutung)* z.B. bei Ösophagusvarizenblutung
- Braun-schwarze Färbung *(Kaffeesatzerbrechen)* oder Beimengung von geronnenem Blut bei Ulkus-Blutung oder Magenkarzinom *(Hämatemesis, ☞ 21.2.5)*
- Koterbrechen *(Miserere)* bei Ileus (☞ 21.6.2).

Pflege bei Erbrechen

- Um die gefährliche Aspiration (☞ 7.7.7) zu vermeiden, den Patienten aufrecht sitzen lassen, oder – falls das nicht möglich oder der Patient bewußtlos ist – in Seitenlage bringen
- Ggf. beengende Kleidung und Zahnprothese entfernen
- Nierenschale und Zellstoff reichen, Bett und Kleidung abdecken
- Ruhig durchatmen lassen, evtl. Fenster öffnen
- Kopf des Patienten halten, mit der flachen Hand leicht auf evtl. vorhandene Operationswunden drücken, um die Schmerzen zu lindern
- Erbrochenes nach Möglichkeit in einer Nierenschale auffangen, bei Auffälligkeiten aufheben und dem Arzt zeigen
- Nach dem Erbrechen Mundpflege (☞ 7.5.5) anbieten, um den unangenehmen Geschmack zu beseitigen und Zähne putzen (lassen)
- Gesicht (kalt) abwaschen
- Beschmutze Kleidung und Bettwäsche wechseln
- Patienten bis zur Rücksprache mit dem Arzt nüchtern lassen, jedoch Vorsicht bei Diabetikern (Gefahr der Unterzuckerung)
- Erbrechen dokumentieren (Uhrzeit, Menge, Art, Aussehen, Geruch, Häufigkeit).

7.9.6 Netz

Zahlreiche Beispiele belegen den engen, physiologisch begründeten Zusammenhang zwischen der ATL „Ausscheiden" und der ATL „Essen und trinken":

- Urin- und Stuhlmenge sind direkt von der zugeführten Flüssigkeits- und Ballaststoffmenge abhängig
- Bei Veränderungen der Urin- und Stuhlfarbe muß zunächst überprüft werden, ob diese Veränderungen etwa auf die Ernährung oder bestimmte Medikamente zurückzuführen sind (☞ auch Tab. 7.192, 7.9.2.1).

Ausscheiden und Sich als Frau oder Mann fühlen und verhalten

Regelmäßig Stuhlgang zu haben, gewinnt vor allem im Alter an Bedeutung und wird zur fast lebenswichtigen Funktion: „Solange das noch klappt, kann's mir nicht wirklich schlecht gehen".

Unbewußt haben auch Pflegepersonen viele Patienten in dieser Haltung bestärkt, in dem sie drei Parameter mindestens einmal täglich bei allen Patienten erfragt haben: Stuhlgang, Puls und Temperatur. So gesehen kann es eigentlich wenig verwundern, wenn manche Patienten „Stuhlgangneurosen" entwickeln und ständig nach Abführmitteln verlangen.

Weniger das Ausscheiden selbst als die *Kontinenz,* also die Fähigkeit, Ausscheidungen zurückzuhalten, wirkt sich entscheidend auf das Selbstwertgefühl aus.

Betroffene fühlen sich in ihrem Lebensgefühl beeinträchtigt, wenn sie die Kontrolle über Stuhl- oder Urinausscheidung verloren haben. Allerdings:

> ☑ Inkontinent zu sein ist keine Katastrophe, und außer Blasenkatheter und „Windel" gibt es vielfältige Hilfsmittel, um Inkontinenz und ihre Folgen wirksam zu bekämpfen, so daß die Betroffenen nicht zwangsläufig sozial isoliert sind.

7.10 Kommunizieren

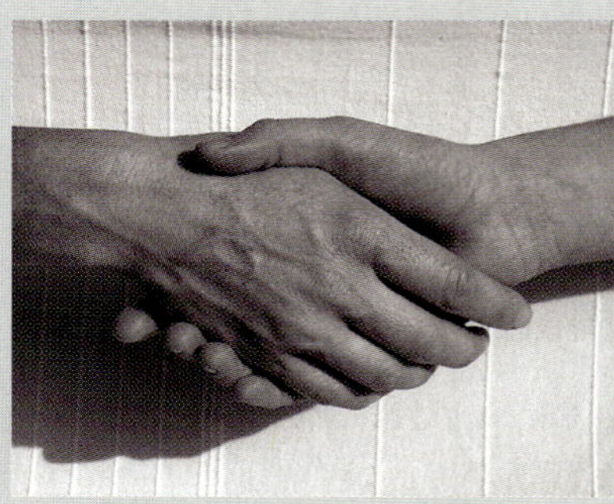

7.10.1 Was ist Kommunikation?

Kommunikation leitet sich vom lateinischen Wort *communicare* ab, das „verbinden" bedeutet. Menschen stehen in Verbindung, wenn sie kommunizieren. Diese Verbindungen zwischen Menschen sind die Basis jeder Gemeinschaft. Ohne Gemeinschaft und die verschiedenen Verbindungen in ihr kann der Mensch nicht überleben. Somit ist Kommunikation für den Menschen lebensnotwendig.

Den dramatischen Beweis dafür liefert ein Versuch, den Friedrich II. von Hohenstaufen veranlaßte: Er ließ Säuglinge aus dem Waisenhaus von Ammen betreuen, die die Kinder ernährten und sauberhielten. Sie durften aber weder mit ihnen sprechen, noch ihnen menschliche Zuwendung geben. Friedrich hoffte, daß die Säuglinge dann in der „Ursprache" zu sprechen beginnen würden. Innerhalb eines Jahres starben alle Kinder obwohl sie körperlich gesund waren. Ohne Zuwendung konnten sie nicht überleben.

> Ohne Kommunikation kann die menschliche Gemeinschaft nicht funktionieren. Kommunikation ist für den Menschen lebenswichtig.

Was aber ist Kommunikation in unserer heutigen Gesellschaft? Kann man schon von Kommunikation sprechen, wenn zwischen zwei Menschen eine Telefonleitung besteht, oder kommunizieren die beiden erst, wenn sie sich anrufen?

Natürlich beginnt die Kommunikation schon, bevor einer der beiden zum Hörer greift. Schon die Überlegung: „Rufe ich an, oder nicht?" ist ein Teil davon. Auch der (vielleicht) Angerufene empfängt auf jeden Fall ein Signal vom anderen. Ruft dieser nicht an, ist das ein Signal: „Er hat mich vergessen". Hört der Angerufene das Telefon klingeln, steht er vor der Entscheidung, abzuheben oder nicht. In beiden Fällen sendet er dadurch wieder ein Signal an den anderen (☞ 3.3.1).

Schon wenn wir einem Menschen gegenübertreten, beginnen wir zu kommunizieren, sei es durch einen kurzer Blickkontakt, ein freundliches Lächeln oder die Wahrnehmung eines angenehmen Parfüms. Auch das (scheinbare) Nicht-Reagieren in dieser Situation ist Kommunikation: Es drückt z.B. den Wunsch nach Distanz aus.

Im Krankenhaus ist Kommunikation besonders wichtig, zum einen die Verbindung des Personals untereinander, zum anderen die Kommunikation zwischen Personal und Patienten.

Wenn das Personal „einen guten Draht" zueinander hat, ist der Umgang miteinander leichter. Die Atmosphäre ist gelöster, wovon nicht nur die Teammitglieder, sondern auch die Patienten profitieren.

Haben die Patienten das Gefühl, daß das Pflegepersonal sie versteht, sprechen sie auch eher über ihre Probleme und Wünsche. Das Pflegepersonal kann besser darauf eingehen, Frustration und Mißverständnisse werden geringer.

7.10.2 **Kommunikationsarten**

Menschen nehmen auf verschiedene Arten Kontakt miteinander auf. Die wichtigsten Arten der Kommunikation sind:

- **Verbale Kommunikation:** Sprache
- **Nonverbale Kommunikation:** Körpersprache.

Andere nonverbale Kommunikationsarten, z.B. mit Hilfe des Tast-, Geruchs- und Geschmacksinnes sind normalerweise nicht so wichtig. Sie gewinnen erst dann an Bedeutung, wenn einer der übrigen Sinne beeinträchtigt ist (z.B. für Blinde und Gehörlose).

Verbale Kommunikation

Verbale Kommunikation: Sprachgebundene Kommunikation, wobei diese Sprache aus Worten, Zeichen oder sonstigen Informationsträgern bestehen kann.

Für eine Verständigung ist entscheidend, daß sich alle Beteiligten an einen übereinstimmenden *Code* halten, also zum „Tisch" nicht plötzlich „Stuhl" sagen.

Gesprochene und geschriebene verbale Kommunikation

Gleichgültig ob ein Mensch schreibt oder spricht, jede Äußerung in Worten oder Zeichen ist ein komplexer Vorgang, der sich auf drei Ebenen vollzieht (☞ Abb. 7.205).

Zunächst faßt man einen Gedanken, überlegt also, was man sagen möchte. Als nächster Schritt wird der Gedanke in Worten ausformuliert, dazu wird auf den **Wortschatz** *(Lexikon)* und den **Satzbau** zurückgegriffen (Gedächtnisleistung). Erst danach werden Atmung, Kehlkopf, Stimmbänder, Lippen und Zunge durch Nervenimpulse zum eigentlichen Sprechen aktiviert, also die „Sprechbewegungen" innerviert.

Gleichzeitig findet während der Äußerung eine Kontrolle statt: Der Sprecher hört sich zu, der Schreiber liest zur Kontrolle mit. Dadurch kann man z.B. einen „Versprecher" erkennen und korrigieren.

Bei jeder Äußerung laufen also motorische (sprechen, schreiben) und sensorische (realisieren, verstehen) Vorgänge gleichzeitig ab.

Dieses funktionelle Bild des Sprechvorganges ermöglicht das Verständnis unterschiedlicher Störungen (☞ Abb. 7.205):

- Psychische Störungen behindern den Betroffenen, klare Gedanken zu fassen und Ideen zu entwickeln und „stören" beim Interpretieren und Erinnern von Informationen
- Störungen der Sprache (**Aphasie**, ☞ 7.10.3.1, 35.3.4) betreffen das Verstehen und Formulieren von Informationen. Die Betroffenen können meist weder sprechen noch schreiben
- Störungen des Sprechens (**Dysarthrie**, ☞ 7.10.3.2) liegen vor, wenn die Umsetzung in hörbare Sprache scheitert (z.B. Stottern, nach Kehlkopfoperation). Die Betroffenen können aber schreiben und lesen.

Erweiterter Sprachbegriff

In der Kommunikationslehre ist Sprache nicht gleichbedeutend mit (Fremd-)Sprache wie z.B. Englisch, Deutsch oder Latein, also einem Set aus Wortschatz und Grammatik. Auch andere Symbole wie Morsezeichen, Verkehrsschilder oder **Piktogramme** *(Bildsymbole)* stellen Sprache dar.

Nonverbale Kommunikation

Nonverbale Kommunikation: Kommunikation ohne Worte, nicht an Sprache gebundene Kommunikation.

Wichtigster Teil der nonverbalen Kommunikation ist die **Körpersprache,** die durch Körperhaltung, Mimik und Gestik ausgedrückt und visuell wahrgenommen wird.

Daneben empfängt der Mensch über die anderen Sinnesorgane (Tasten, Schmecken, Riechen) Informationen und steht so mit der Umwelt und den Mitmenschen in kommunikativer Verbindung. Da die nicht-visuellen Wahrnehmungen bei der nonverbalen Kommunikation eine relativ geringe Rolle spielen, wird im Folgenden nur auf die Körpersprache näher eingegangen.

Im Gegensatz zur Sprache wird die Körpersprache nicht *nur* erlernt, sondern ist zum Teil angeboren und zum anderen Teil durch Nachahmung erlernt.

Normalerweise erläutert oder verstärkt Körpersprache das Gesprochene. Die Übereinstimmung zwischen verbaler und nonverbaler Information wird als **Kongruenz** *(Übereinstimmung)* bezeichnet. Wenn z.B. jemand betont

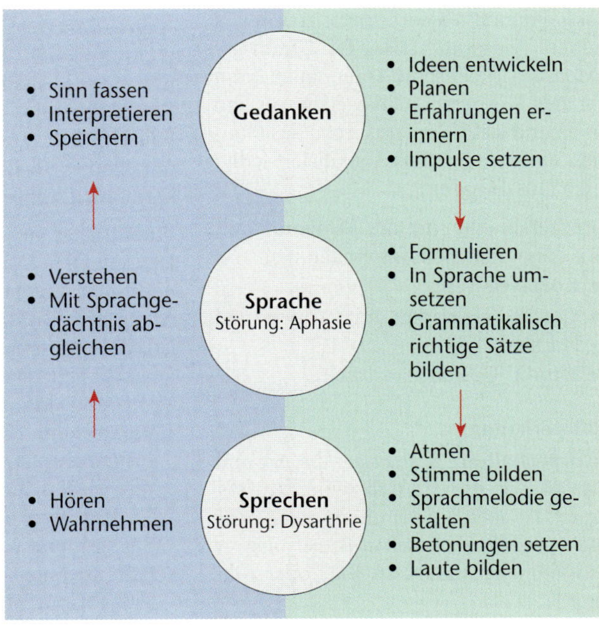

Abb. 7.205: Eine sprachliche Äußerung ist ein komplexer Vorgang: Während motorisch von der Idee bis zu ihrer Realisierung mit Lauten oder geschriebener Buchstaben die drei Ebenen von oben nach unten durchschritten werden, findet gleichzeitig sensorisch eine Kontrolle statt. Zuhören ist dagegen einfacher, hier wird „nur" der sensorische Anteil benötigt. [M100]

„Ja" sagt, nickt er gleichzeitig mit dem Kopf.

Eine Störung in der Kommunikation liegt vor, wenn diese Kongruenz nicht besteht; also jemand „Ja" sagt und dabei mit dem Kopf schüttelt. Dadurch verwirrt er den Gesprächspartner.

Ein wichtiger Unterschied zwischen verbaler und nonverbaler Kommunikation besteht darin, daß der Mensch seine Sprache besser kontrollieren kann als seine Mimik oder Gestik. Daher ist es im Pflegealltag vorteilhaft, die Körpersprache des Patienten bewußt zu beachten. Er drückt mit seinem Körper oft unwillkürlich sein wahres Befinden aus, während er gleichzeitig mit Worten seine Situation (z.B. aus Rücksicht, oder Tapferkeit) überspielt.

Bemüht sich ein Patient beispielsweise, mit Späßen seine Angst vor der Operation zu überspielen, kann man seine Nervosität sehr wohl an seiner Körpersprache erkennen; z.B. ein leichtes Zittern der Hände, ungeschickte, fahrige Bewegungen oder ein unruhig wirkender Blick.

> Weil nonverbale Signale meistens unbewußt „gesendet" werden, wird mit ihnen kaum „gelogen". Bei fehlender Kongruenz zwischen Worten und Gesten ist es daher sinnvoll, eher auf die Körpersprache zu achten.

Körpersprache dient nicht allein der Kommunikation. Viele Bewegungen werden nicht ausgesendet, damit jemand darauf reagiert, sondern drücken einen Zustand aus. Ein trauriger Mensch drückt seine Trauer auch dann in der Körpersprache aus, wenn ihn niemand sieht. Anderes, etwa das Greifen nach einem Glas, signalisiert lediglich eine Handlung.

Körpersprache, die der Kommunikation dient, läßt sich unterteilen in:

- **Körperhaltung**
- **Gestik** (Gebärden mit Armen und Händen)
- **Mimik** (Gesichtsausdruck).

Körperhaltung

Körperhaltung bezeichnet die Art und Weise, wie der Mensch seinen Körper zeigt. Hängen die Schultern herab oder geht er „mit geschwellter Brust", liegt er zusammengekauert im Bett oder locker?

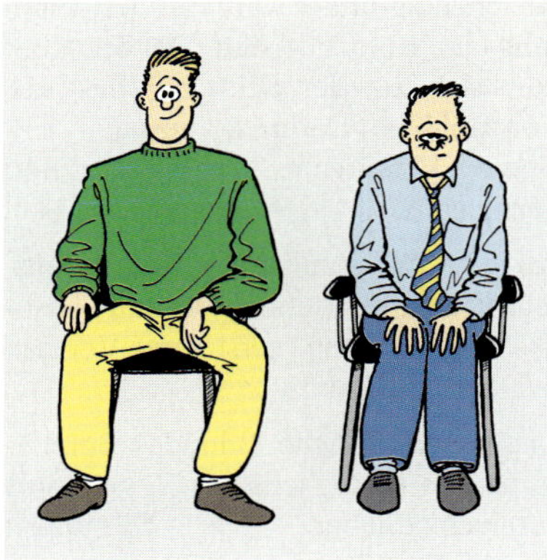

Abb. 7.206: Links: Offene Körperhaltung [L116]
Rechts: Geschlossene Körperhaltung. [L116]

Bei den verschiedenen Haltungen des Körpers, die das Befinden des Menschen ausdrücken können, lassen sich im wesentlichen unterscheiden:

- Offene Körperhaltungen
- Geschlossene Körperhaltungen.

Im Folgenden einige typische Beispiele:

Offene Körperhaltungen signalisieren: „Mir geht's gut, ich bin zufrieden". Der Körper entspannt sich, die Arme werden geöffnet. Die Beine stehen locker und breit am Boden. Es gibt keinen Anlaß, sich schützen zu müssen.

Geschlossene Körperhaltungen signalisieren: „Das paßt mir nicht, das will ich nicht." Der Körper wird gespannt, die Arme bewegen sich zum Körper. Die geschlossene Körperhaltung drückt prinzipiell Aggression oder Flucht aus.

Aggression zeigt sich im breiten, aber nicht lockeren Aufstellen der Beine und einer Anspannung des Körpers. Im Extremfall wird auch die Hand zur Faust geballt. Das Signal lautet: „Mit mir kannst du das nicht machen, ich kann mich wehren."

Flucht zeigt sich in Anspannung und Davonlaufen. Da dem Menschen seine natürliche Fluchtreaktion im heutigen Alltag nichts nützt oder nicht möglich ist (viele Patienten würden gerne vor Operationen davonlaufen), kommt es zu Ersatzreaktionen wie:

- **Verstecken:** Der Körper zieht sich zusammen, der Patient „verkriecht sich in den hintersten Winkel", außerdem irren die Augen umher, der Blickkontakt wird vermieden
- **Hilfe suchen:** Wenn der Patient nicht direkt (sprachlich) um Hilfe bitten kann, bleibt der Körper zusammengezogen, der Blick wandert seitlich, um den Retter zu suchen
- **Unterwerfung:** In Situationen, die Patienten aussichtslos empfinden, „beugen sie sich dem Schicksal". Sie erwarten und erhoffen keine Hilfe mehr. Der Körper fällt in sich zusammen, die Arme hängen am Körper herab.

Gestik

Unter Gestik versteht man die Gesamtheit aller Gesten, d.h. aller Ausdrucksbewegungen des Körpers, vor allem die der Arme und Hände. Bei der Kommunikation mit Menschen, die die Landessprache nicht beherrschen, muß man oft „mit Händen und Füßen sprechen". Aber auch in der normalen Kommunikation ist Gestik ein wichtiger Bestandteil, um die verbale Aussage zu untermauern und hängt dann eng mit der Körperhaltung zusammen.

Der Gebrauch von Gesten ist stark von Persönlichkeit, Temperament und Selbstbewußtsein sowie vom Kulturkreis abhängig. Extrovertierte, offene Menschen verwenden häufiger ausdrucksstarke Gesten als introvertierte, in sich gekehrte Menschen; Italiener gestikulieren im Gespräch häufiger als ihre nördlichen Nachbarn.

Auch die soziale Stellung spielt eine Rolle beim Gebrauch von Gesten. Mitarbeiter gebrauchen Gesten im Gespräch mit dem Vorgesetzten seltener als im Gespräch mit gleichberechtigten oder untergebenen Kollegen.

Im Krankenhaus sehen die Patienten das Personal meistens als „höher gestellt" an. Patienten verwenden daher Gesten sparsamer als z.B. Pflegepersonen oder Ärzte. Dadurch verstärkt sich aber beim Patienten das Gefühl, unterlegen zu sein. Deshalb ist es nicht nur wichtig, auf die Gesten des Patienten, sondern auch auf die *eigene* Gestik zu achten und diese ggf. einzuschränken.

Mimik

Neben der Körperhaltung und der Gestik ist für die nonverbale Kommunikation der Gesichtsausdruck, das Gebärden- und Mienenspiel des Gesichts **(Mimik)** wichtig. Mit den ca. 20 Gesichtsmuskeln können Menschen viele verschiedene Gefühle ausdrücken.

Am auffälligsten bei der Mimik sind die Augen. Sie können nicht nur weit aufgerissen oder zusammengezogen werden, sie können sich auch bewegen. So signalisiert ein umherwandernder Blick innere Unruhe, kann aber auch Ausdruck von Desinteresse und Langeweile sein. Der Blick muß also im Zusammenhang mit der Situation und anderen nonverbalen Signalen gedeutet werden.

Wandert der Blick einer Kollegin während der Dienstübergabe durch das Zimmer, läßt dies auf Desinteresse und Langeweile schließen. Bei einem Patienten, der zusammengekauert auf einem Stuhl sitzt und der den Blick durch das Zimmer schweifen läßt, ist hingegen innere Unruhe als Ursache wahrscheinlicher.

7.10.3 Störungen der Kommunikation

Kommunikationsmodell nach Watzlawick, ☞ 3.3.1

Kommunikation ist unmöglich oder gestört, wenn:
- Der „Sender" nicht senden kann, z.B. durch Sprach- und Sprechstörungen oder Lähmungen
- Der Empfänger nicht empfangen kann, z.B. bei Schwerhörigkeit, Taubheit oder Blindheit
- Der Empfänger etwas anders versteht als der Sender aussagen wollte, z.B. ein Mißverständnis bei unverstandener Ironie.

Häufiges Problem im Pflegealltag sind Störungen der *verbalen* Kommunikation. Störungen können hier auf allen drei Ebenen (☞ Abb. 7.205) auftreten. Die wichtigsten verbalen Kommunikationsstörungen sind die *Aphasie* (☞ 7.10.3.1 und 35.3.4) und die *Dysarthrie* (☞ 7.10.3.2)

7.10.3.1 Patienten mit einer Sprachstörung (Aphasie)

Aphasie: Sprachstörung nach abgeschlossener Sprachentwicklung bei intakten Sprechwerkzeugen, d.h. ungestörter Motorik. Ursächlich bedingt durch eine Schädigung des Gehirns, z.B. durch einen Schlaganfall (Apoplex, ☞ 35.6), einen Tumor der linken Gehirnhälfte oder ein Schädel-Hirn-Trauma (☞ 35.15.1).

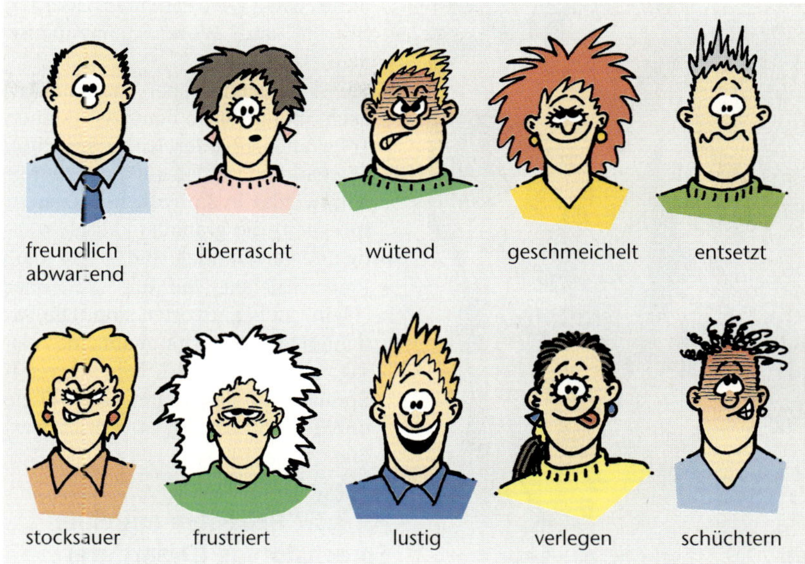

Abb. 7.208: Obwohl hier Augen, Nase und Mund teils nur angedeutet sind, ist bei diesen Comicfiguren klar zu erkennen, welche Stimmungen sie ausdrücken. [L116]

Einteilung der Aphasien, ☞ 35.3.4

Die Produktion von Sprache ist beim Betroffenen oft erheblich eingeschränkt, auch das Sprachverständnis und die Fähigkeit zu schreiben können gestört sein. Der Patient „fabuliert" evtl., er verwendet falsche Worte (z.B. Schuh statt Stock), stellt Laute und Silben um oder spricht im „Telegrammstil".

Der Betroffene ist also (fast) aller verbalen Ausdrucksmöglichkeiten beraubt, seine Nachrichten werden nicht verstanden. Einige Patienten werden zornig, andere schweigen lieber, als daß sie sich bei ihren Mitmenschen „lächerlich" machen.

Der Umgang mit diesen Patienten ist schwierig. Zum einen versteht man seine Nachrichten nicht oder nicht richtig, zum anderen verstehen auch die Patienten die an sie gehenden Signale nicht oder falsch. Da oft auch die Schreibfähigkeit der Betroffenen beeinträchtigt ist, kann mit ihnen kaum verbal kommuniziert werden.

Die Kongruenz zwischen verbaler und nonverbaler Kommunikation ist stark gestört. Der Patient greift beispielsweise zum Glas und sagt „Gurke".

Eine intensive logopädische Therapie kann bei diesen Patienten gute Erfolge erzielen. Bis dahin müssen die Pflegepersonen bei diesen Patienten auf nonverbale Kommunikation zurückgreifen. Hierfür stehen verschiedene Hilfsmittel zur Verfügung:

Hilfsmittel für Patienten mit Sprachstörungen

Die **Sprechtafel** ist ein Karton, auf dem Zahlen, Wörter und Symbole abgebildet sind. Daneben befinden sich leere Felder, die mit selbstklebenden Zeichen nach den individuellen Bedürfnissen gestaltet werden können. Sie ist für die Aphasie gut geeignet. Der Patient kann auf die entsprechenden Felder zeigen und damit seinen Wunsch oder seine Frage verdeutlichen. Außerdem kann die Pflegeperson zur Verdeutlichung ihrer gesprochenen Frage die Tafel benutzen.

Das **Kommunikationsbuch** enthält auf der linken Seite Begriffe als Zeichnungen und auf der rechten das dazugehörige Wort, ähnlich den Bilderbüchern für Kleinkinder oder zum Erlernen erster Begriffe einer Fremdsprache. Dadurch fördert es neben der situationsbedingten Kommunikation auch das erneute Einüben des Lesens. Bild und Begriff werden wieder im richtigen Zusammenhang gesehen.

Umgang mit sprachgestörten Patienten

Die Patienten müssen vorrangig das Gefühl zurückgewinnen, ernst genommen zu werden. Geduldiges Zuhören und die Ermunterung zum Sprechen sind wichtig für eine erfolgreiche Kommunikation.

Unabdingbare Voraussetzung ist weiter eine genaue Diagnostik der Sprachstö-

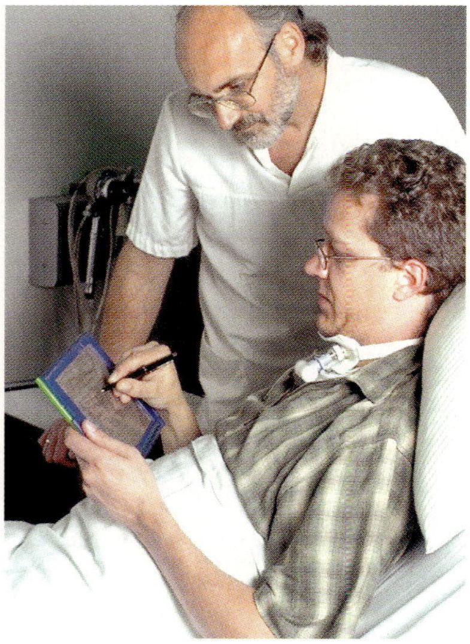

Abb. 7.209: Mit einer stets greifbaren Schreibtafel kann der Patient sich verständlich machen, wo die Zeichensprache nicht ausreicht. [K183]

rung, damit die Pflegepersonen wissen, auf welche Fähigkeiten sie aufbauen können und wo die Schwächen des Patienten liegen. Im einzelnen sind wichtig:

- Die Patienten nicht in ein Einzelzimmer legen. Wenn niemand mit ihnen spricht, können sie das Sprechen auch nicht neu erlernen. Mitpatienten sind auf die Sprachstörung aufmerksam zu machen, damit sie das nötige Verständnis aufbringen können
- Den Patienten Zeit lassen zum Verstehen, Worte suchen und Aussprechen. Die Patienten verlieren die Lust am spontanen Sprechen, wenn ihnen immer ins Wort gefallen wird und ihre Sätze ergänzt werden. Patienten mit Wortfindungsstörungen brauchen Zeit, um den Begriff in ihrem Gedächtnis abzurufen
- Die Patienten immer wieder zum Sprechen ermuntern. Sie können z.B. Wochentage aufzählen oder kleine Begebenheiten aus ihrem Leben erzählen. Dadurch wird das spontane, flüssige und sinnvolle Reden gefördert
- Bilder aus dem Alltagsleben zeigen und benennen. Damit werden Wortneuschöpfungen abgebaut und vergessene Begriffe wieder in Erinnerung gerufen
- Wortreihen im Wechsel Patient – Pflegekraft bilden, z.B. Auto – Autotür – Türschloß – Schloßhof – Hofhund usw. Die Patienten erlernen Begriffe und Wortzusammenhänge neu
- Selbst einfache, aber grammatikalisch richtige Sätze benutzen (keinen Telegrammstil oder Kindersprache). Die Patienten sollen auf diese Art lernen, wieder in sinnvollen Sätzen zu sprechen, die grammatikalisch richtig und verständlich sind
- Fragen stellen, die mit „Ja" oder „Nein" zu beantworten sind. Die Patienten müssen sich nur auf eine Aussage konzentrieren, bei schweren Sprachstörungen kann die Frage durch eine Geste beantwortet werden.

7.10.3.2 Patienten mit einer Sprechstörung (Dysarthrie)

Dysarthrie: Zentralnervös bedingte Sprechstörung mit Schädigung der zum Sprechen notwendigen nervalen Strukturen.

Sie kann z.B. als Folge einer Multiplen Sklerose (☞ 35.9.8) entstehen. Für das Stottern, einer besonderen Form der Dysarthrie, können auch psychische Faktoren die Ursache sein.

Anders als bei den Aphasien (☞ 7.10.3.1) ist das Sprachverständnis dieser Menschen intakt, das heißt, der Betroffene versteht, was der andere sagt. Er kann aber seine „gedachten" Worte nicht oder zumindest nicht verständlich aussprechen. Auch bei diesen Menschen ist oft zu beobachten, daß sie lieber nicht sprechen, als sich durch ihre mangelhafte Artikulation bloßzustellen.

Die Kommunikation der Pflegepersonen mit diesen Patienten erfordert viel Geduld. Da die Patienten aber zumindest das von anderen Gesagte verstehen, kommt es weniger häufig zu Mißverständnissen als bei Patienten mit Aphasien. Außerdem ist die Schreibfähigkeit des Betroffenen weitgehend erhalten, was wiederum die Möglichkeit verbessert, sich zu äußern.

Da die Betroffenen bei Artikulationsversuchen oft „um Worte ringen", macht sich dies manchmal in einer verstärkten Gestik bemerkbar. Sonst ist die Konvergenz zwischen nonverbalen und verbalen Signalen weitgehend vorhanden. Auch bei diesen Patienten kann eine logopädische Behandlung hilfreich sein. Beim Stottern steht die Psychotherapie im Vordergrund.

Patienten nach Operationen am Kehlkopf können ebenfalls als sprechgestört gelten. Eine normale Tonbildung ist ihnen nicht möglich. Sie können jedoch mit Stimmprothesen oder einer Ersatzsprache (Speiseröhrensprache) sprechen. Wenn dies nicht möglich ist, helfen Sprechapparate.

Hilfsmittel für Patienten mit Sprechstörungen

Alltalk ist ein Gerät, das mit einer künstlichen Stimme sprechen und mit den verschiedensten Programmen geladen werden kann. Zum Einsatz kommt Alltalk bei Dysarthrien oder Operationen am Kehlkopf.

Unter **Communicator** versteht man eine Schreibmaschine in Kleinstformat, die am Unterarm oder um den Hals getragen wird. Der Sprechbehinderte tippt seine Botschaften auf einen Papierstreifen, den er seinem Gegenüber geben kann. Auch Spastiker können dieses Gerät benützen, da die Tasten weit auseinander angeordnet sind. Eine neuere Version arbeitet nicht mehr mit Papierband, sondern mit einem Display.

Auch die Sprechtafel kann, besonders bei Kehlkopfoperierten, als Übergangslösung herangezogen werden.

Umgang mit sprechgestörten Patienten

Bei den Patienten mit Sprechstörungen sind Geduld und genaues Zuhören wichtig. Wenn man ein Gespräch beginnt, muß man sich darüber klar sein, daß es viel Zeit erfordert.

Im einzelnen sollte beachtet werden:

- *Eine gut sitzende Zahnprothese* unterstützt das Sprechen und damit die Verständlichkeit des Patienten. Die Prothese sollte daher tagsüber immer getragen werden
- Die Patienten *schreiben und lesen lassen*
- Den Patienten *Zeit lassen*, ihre Worte auszusprechen.

7.10.3.3 Patienten mit Hörstörungen

Patienten mit Taubblindheit, ☞ 7.10.3.5

Umgang mit Schwerhörigen

Der Umgang mit Schwerhörigen und Gehörlosen ist oft nicht leicht. Häufig bringen sie ihren Mitmenschen Mißtrauen entgegen, weil sie fürchten, daß ihnen Informationen entgehen, und sie die Erfahrung gemacht haben, daß Mitmenschen keine Rücksicht auf ihre Behinderung genommen haben. Hinzu kommt, daß sich viele Schwerhörige in der fremden Krankenhausumgebung und unter fremden Menschen unsicher fühlen und Angst haben, nicht alles richtig mitzubekommen und daher Fehler zu begehen.

Folgende Grundregeln erleichtern das Leben und Arbeiten mit schwerhörigen Patienten:

- Alle Teammitglieder werden über die Schwerhörigkeit des Patienten informiert, damit sie ihm richtig begegnen können. Hilfreich ist etwa ein entsprechender Eintrag in der Patientenakte oder auf Untersuchungsanforderungen
- In jedem Gespräch mit dem Schwerhörigen wird darauf geachtet, daß das Gesicht des Gesprächspartners für den Schwerhörigen gut sichtbar ist (auch nachts; ggf. Licht anmachen) und daß die Mundbewegungen des Sprechenden nicht durch Kaugummi-Kauen „verfälscht" oder durch eine vor den Mund gehaltene Hand unsichtbar gemacht werden. Sind weitere Personen anwesend, darf dem Schwerhörigen nicht das Gefühl vermittelt werden, daß über ihn geredet wird oder daß er „etwas verpaßt"
- In jedem Gespräch werden zu schnell gesprochene und verschachtelte Sätze vermieden, da diese – ebenso wie Fremdwörter – erfahrungsgemäß schlecht zu verstehen sind. Außerdem wird auf eine deutliche Aussprache und auf eine angemessene Lautstärke geachtet: Ein in normaler Lautstärke geführtes Gespräch kann nicht nur zu leise sein, sondern je nach Art der Behinderung auch verzerrt gehört werden. Da diese Verzerrungen durch Schreien eher noch verstärkt werden, schadet Schreien meist mehr als daß es nützt
- Zu Beginn des Gespräches wird dem Schwerhörigen signalisiert, daß man sich mit ihm unterhalten möchte und ihm das Thema der Unterhaltung mitgeteilt. Außerdem bittet man ihn, das Gespräch ohne Scheu sofort zu unterbrechen, wenn etwas nicht zu verstehen war
- Vor Aufenthalten in dunklen Räumen (z.B. bei einer Ultraschalluntersuchung) können mit dem Patienten bestimmte Zeichen zur Kommunikation ausgemacht werden. Sind die Patienten sehr mißtrauisch oder ängstlich, kann eine genaue Erklärung zum Vorgehen während der Untersuchung und zu den technischen Geräten Abhilfe schaffen
- Je nach Behinderung des Patienten werden zusätzlich zu seinem Hörgerät andere Kommunikationsmittel bereitgehalten, z.B. Papier und Schreibzeug
- Wichtig ist auch ein enger Kontakt zu den Angehörigen des Patienten, um über diese trotz aller Bemühungen bestehende Informationsdefizite des Patienten auszugleichen.

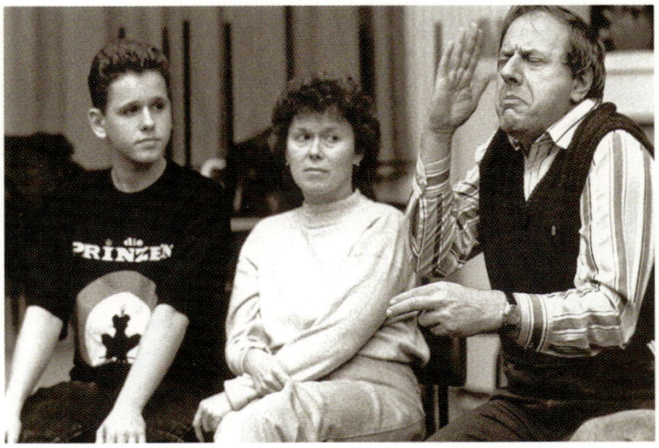

Abb. 7.210: Eine Gruppe von Gehörlosen bei einer engagierten Unterhaltung in der Gebärdensprache. [K303]

Umgang mit Gehörlosen

Höchstgradig Schwerhörige können auch mit Hörgeräten allenfalls begrenzt Umweltgeräusche wahrnehmen, ein Sprachverständnis ist wie auch bei Gehörlosen nicht zu erreichen. Viele Gehörlose können aber vom Mund des Sprechenden ablesen, wenn dieser langsam, deutlich und möglichst hochdeutsch spricht.

Im Gegensatz zur landläufigen Meinung können Gehörlose prinzipiell sprechen. Taubheit bedeutet also – ensprechende Schulung vorausgesetzt – nicht zwangsläufig Taubstummheit. Der Gehörlose hört aber seine eigene Sprache nicht und kann sie daher nicht kontrollieren und korrigieren. Deshalb ist die Sprache eines Gehörlosen oft schwer verständlich.

Gehörlose verständigen sich untereinander meist mit der Gebärdensprache. Da die Krankenhausmitarbeiter die Gebärdensprache in der Regel nicht beherrschen, schreiben sie alles Nötige auf.

7.10.3.4 Hörgeräte

Hörgeräte sollen die Schallwellen so verstärken, daß der Schwerhörige Sprache wieder versteht.

Grundsätzlich besteht jedes Hörgerät aus *Mikrophon, Verstärker* und *Hörer*. Der Hörer ist in der Regel über einen Verbindungsschlauch mit einem Ohrpaßstück verbunden, das den Gehörgang nach außen dicht abschließt und daher individuell angefertigt werden muß.

☑ Obwohl das Hörgerät ein Hilfsmittel vergleichbar einer Brille ist, schämen sich viele Schwerhörige ihrer Behinderung und ihres Hörgerätes und benutzen es möglichst selten (oder nie). Ältere Patienten fürchten zudem, mit dem Hörgerät und seiner Technik nicht zurechtzukommen. Wichtig ist, dem Patienten seine Scheu zu nehmen und ihm klar zu machen, daß er durch das Hörgerät eine höhere Lebensqualität und mehr Sicherheit im Alltag gewinnen kann. Hörgeräte können auch in Brillenbügeln hinter dem Ohr oder in der Ohrmuschel „versteckt" oder als großer Ohrschmuck „getarnt" werden. Auch knallig-bunte, bewußt auffällige Hörgeräte sind im Handel.

Häufige Bauformen von Hörgeräten

Am gebräuchlichsten sind **Hinter-dem-Ohr-Geräte** *(HdO-Geräte)*. Dabei sitzt das Hörgerät halbmondförmig hinter der Ohrmuschel und ist durch einen Verbindungsschlauch mit dem *Ohrpaßstück* im äußeren Gehörgang verbunden. Dieses schließt den Gehörgang nach außen dicht ab und muß daher individuell angefertigt werden.

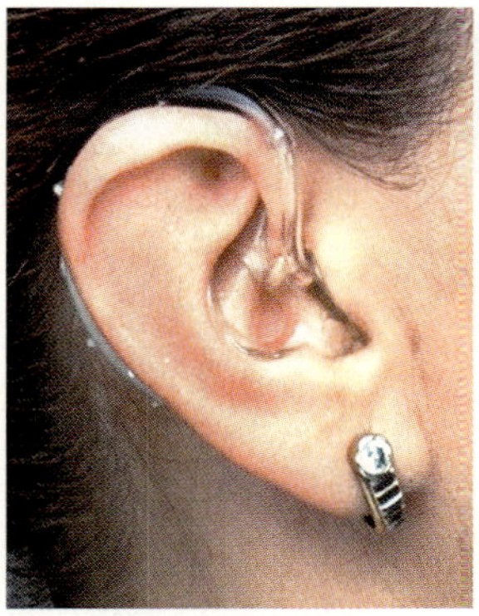

Abb. 7.211: HdO-Gerät mit plaziertem Ohrpaßstück. [V137]

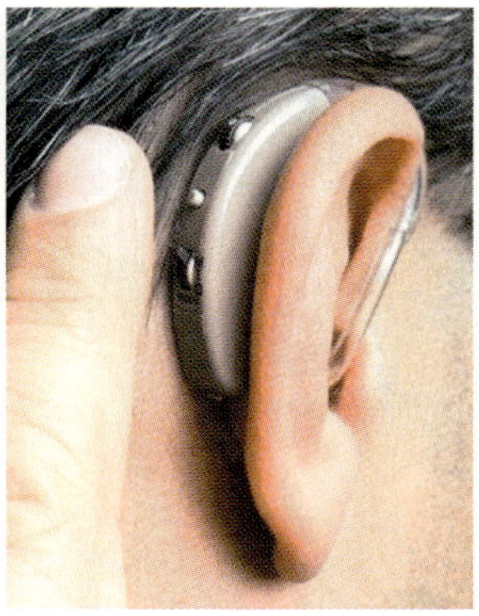

Abb. 7.212: Position des HdO-Gerätes hinter dem Ohr. [V137]

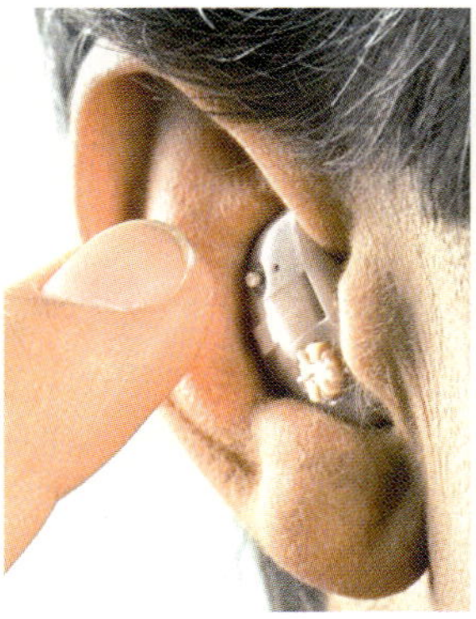

Abb. 7.213: IO-Gerät mit Bedienelementen am Gerät. [V137]

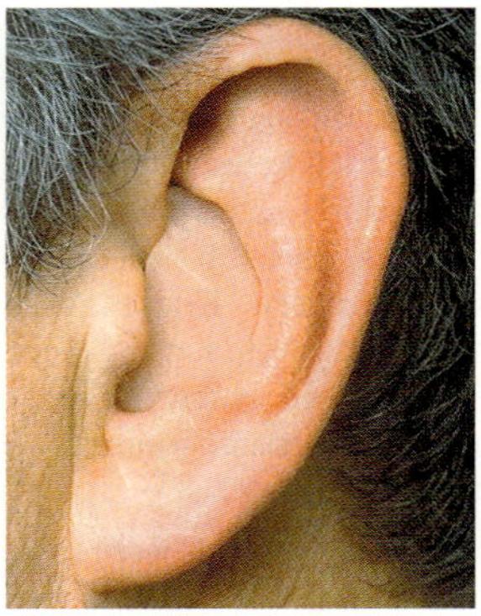

Abb. 7.214: Vollautomatisches IO-Gerät. Durch Farbanpassung an die Haut mit ihren speziellen Strukturen ist das Gerät völlig unauffällig. [V216]

Hörbrillen entsprechen HdO-Geräten, wobei das Hörgerät in den Brillenbügel integriert ist.

Im-Ohr-Geräte *(IO-Geräte)* sind so klein, daß sie in die Concha oder in den knorpeligen Anteil des äußeren Gehörganges passen. **Taschengeräte** sind heute nur noch selten angebracht, etwa bei Schwerbehinderten, die mit den kleineren Geräten nicht zurechtkommen. Da jede Bauform typische Vor- und Nachteile hat, müssen HNO-Arzt, Hörgeräteakustiker und Patient gemeinsam überlegen, was überhaupt möglich und was für den einzelnen Patienten am sinnvollsten ist.

Bedienung eines Hörgerätes

Die richtige Bedienung eines Hörgerätes beginnt mit dem korrekten Einsetzen des Ohrpaßstückes, denn wenn das Paßstück nicht dicht abschließt, kann auch das bestangepaßte Hörgerät nicht richtig funktionieren.

Am günstigsten sitzt der Patient zum Üben an einem Tisch, auf den er einen Spiegel stellt. Aufstützen der Ellbogen erleichtert das ruhige und sichere Führen der Hände. Das Hörgerät sollte ausgeschaltet oder zumindest auf minimale Lautstärke gestellt sein, damit es nicht pfeift. Wichtig ist, daß der Patient beim Üben Geduld mit sich hat und sich durch anfängliche Fehlversuche nicht unter Druck gesetzt fühlt.

Wenn das Ohrpaßstück richtig sitzt, wird das Hinter-dem-Ohr-Gerät am unteren Ende angefaßt und von oben hinter das Ohr gelegt. Dabei ist zu beachten, daß der Schallschlauch bei einer Drehung nicht geknickt wird (sonst hört der Patient nichts). Danach wird das Hörgerät eingeschaltet, indem man den Betriebsschalter ertastet und von Position „0“ oder „-“ auf „M“ oder „+“ stellt (je nach Gerätetyp). Dann wird durch Drehen am Lautstärkeregler die richtige Lautstärke eingestellt. Am besten wird der Lautstärkeregler so eingestellt, daß dem Patienten die eigene Stimme angenehm erscheint (ohne Hall).

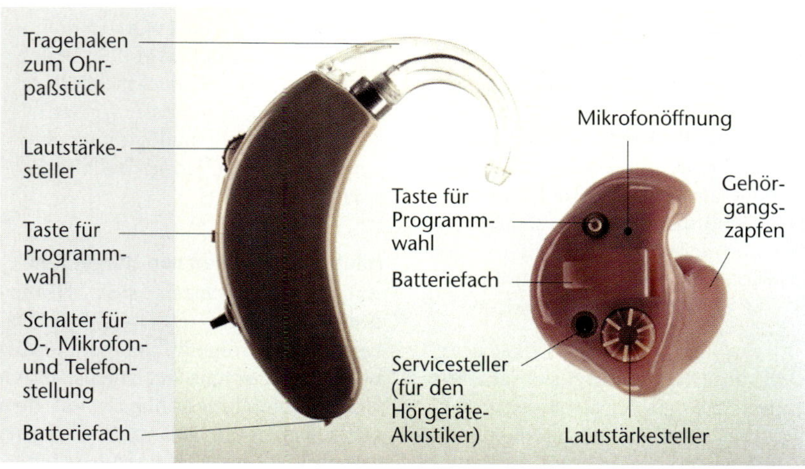

Abb. 7.2151: HdO-Gerät (links) ohne das zugehörige Ohrpaßstück und individuell angefertigtes IO-Gerät (rechts). [V137]

Wird das Hörgerät herausgenommen, sollte zuerst die Lautstärke reduziert werden, damit es nicht pfeift. Dann wird das Gerät ausgeschaltet und das Ohrpaßstück vorsichtig aus dem Ohr gezogen.

Bei längerer Nichtbenutzung des Hörgerätes sollten die Batterien herausgenommen werden (bei Einsetzen der Batterien immer auf die Polung achten). Es ist sinnvoll, immer eine Ersatzbatterie oder ein Ladegerät zur Hand zu haben. Das Ohrpaßstück wird gelegentlich mit speziellen Reinigungsmitteln (z.B. O-Purgat® Reinigungstabletten) gereinigt. Das Gerät sollte auch regelmäßig in einem eigens dafür vorgesehenen „Trockenbeutel“ entfeuchtet werden. In Naßräumen, bei Röntgen- oder Strahlenbehandlungen darf das Hörgerät nicht getragen werden.

Insbesondere bei älteren Menschen kann es Monate dauern, bis sich der Patient an das Hörgerät gewöhnt hat und mit ihm zurechtkommt. Auch aus diesem Grunde ist es sinnvoll, frühzeitig mit dem Hörgerätetraining zu beginnen und nicht erst dann, wenn die Kommunikationsfähigkeit des Patienten schon hochgradig eingeschränkt ist.

7.10.3.5 Patienten mit Sehbehinderungen

Unter Sehbehinderung versteht man sämtliche Störungen des Sehvermögens, meist hervorgerufen durch eine Schädigung des optischen Systemes: den Augen. Wesentlich seltener sind Störungen im zentralen Nervensystem, wo die Sinneseindrücke ausgewertet und bewußt werden.

Bei der sogenannten **Seelenblindheit** sind die Augen und Sehnerven völlig intakt; dennoch sind die Betroffenen blind, da optische Sinneseindrücke aufgrund einer Schädigung des zentralen Nervensystems (Sehzentrum) nicht richtig ausgewertet werden.

Leichte Sehbehinderungen, etwa die Kurz- oder Weitsichtigkeit, werden in unserer Gesellschaft eher akzeptiert als Hörbehinderungen. Sie sind mit Brillen oder Kontaktlinsen relativ leicht zu beheben, und die Betroffenen führen ein normales Leben.

Bei schweren Sehbehinderungen und Blindheit verlieren die Betroffenen jedoch den wichtigsten ihrer Sinne (fast) völlig. Jung erblindete Menschen finden sich in ihrer *gewohnten* Umgebung zurecht (bei älteren ist dies schwieriger). In ihrer Wohnung, wo alles seinen festen Platz hat, sind sie meist völlig selbständig. Wenn sie diese verlassen müssen, helfen Blindenstock oder Blindenhund.

Ein Krankenhausaufenthalt führt zwangsläufig dazu, daß sich Blinde in einer *neuen* Umgebung zurechtfinden müssen. Plötzlich sind sie von Fremden abhängig, sie wissen nicht über die Räumlichkeiten Bescheid, sie kennen die Menschen nicht, die sie betreuen.

Die Pflegepersonen sind daher gefordert, stark Sehbehinderten zu einer möglichst großen Selbständigkeit und damit Lebensqualität im Krankenhaus zu verhelfen. Vielleicht kostet es sie etwas Überwindung, es ist aber eine freundliche Geste, sich von einem blinden Patienten das Gesicht abtasten zu lassen, damit er sich eine Vorstellung davon machen kann, wer ihn pflegt.

Für die Kommunikation mit schwer Sehbehinderten ist es wichtig, sich bewußt zu machen, daß bei diesen die nonverbalen Teile eines Gespräches nicht ankommen. Außerdem klingt der alltägliche Gruß „auf Wiedersehen“, wenn man ihn Blinden gegenüber ausspricht, nicht besonders aufmerksam.

Hilfsmittel für Sehbehinderte

Einige Sehbehinderungen sind mit Operationstechniken wie „Laserung“ und Hornhautverpflanzung heilbar (☞ Kapitel 33). Meist aber müssen Hilfsmittel verwendet werden.

Das wichtigste Hilfsmittel für einen Menschen mit Seheinschränkungen ist die **Brille.** Sie sollte immer sauber geputzt sein und griffbereit liegen. Im Krankenhaus ist sie mit dem Namen des Besitzers zu kennzeichnen. Auch bei schweren Sehstörungen kann eine Brille noch hilfreich sein.

Kontaktlinsen liegen unmittelbar auf der Hornhaut auf, sie sind unauffällig und oft weniger hinderlich als eine Brille, verlangen aber sorgfältige und regelmäßige Pflege (☞ 33.2.4). Ältere Menschen können damit meistens nicht mehr gut umgehen.

Die **Braille-** oder *Punkte-Schrift* ermöglicht Blinden das Lesen. Sie wurde von *Louis Braille* Mitte des vorigen Jahrhunderts erfunden. Innerhalb eines Grundsystems von sechs Punkten sind die erhabenen Punkte bei verschiedenen Buchstaben unterschiedlich angeordnet (☞ Abb. 7.217). Es gibt Bücher und Zeitungen in dieser Schrift, sie ist auch auf Geldscheinen und Medikamentenverpackungen zu finden.

Zusatzgeräte für die Schreibmaschine oder den Computer wandeln das Getippte in die Brailleschrift um oder machen es hörbar, so daß der Blinde seinen Text korrigieren kann. **Hörbibliotheken** verfügen über Bücher und Zeitschriften auf Band. Mit speziellen **Vorlesegeräten** lassen sich schriftliche Texte akustisch umwandeln. **Elektronische Orientierungshilfen** („elektronischer Blindenstock“) können ebenfalls zur Erhöhung der Lebensqualität beitragen.

Umgang mit stark Sehbehinderten

Pflege bei Augenerkrankungen, ☞ *33.2*

Folgende wesentliche Punkte sind beim Umgang und der Kommunikation mit stark Sehbehinderten und Blinden hilfreich:

- Die Patienten werden stets mit ihrem Namen angeredet, damit sie sich angesprochen fühlen
- Auch der Gesprächspartner soll jedesmal seinen Namen nennen
- Die Patienten dürfen nie ohne vorherige Ansprache angefaßt werden
- Das Betreten und Verlassen eines Zimmers soll immer angekündigt werden, ebenso jede Tätigkeit darin

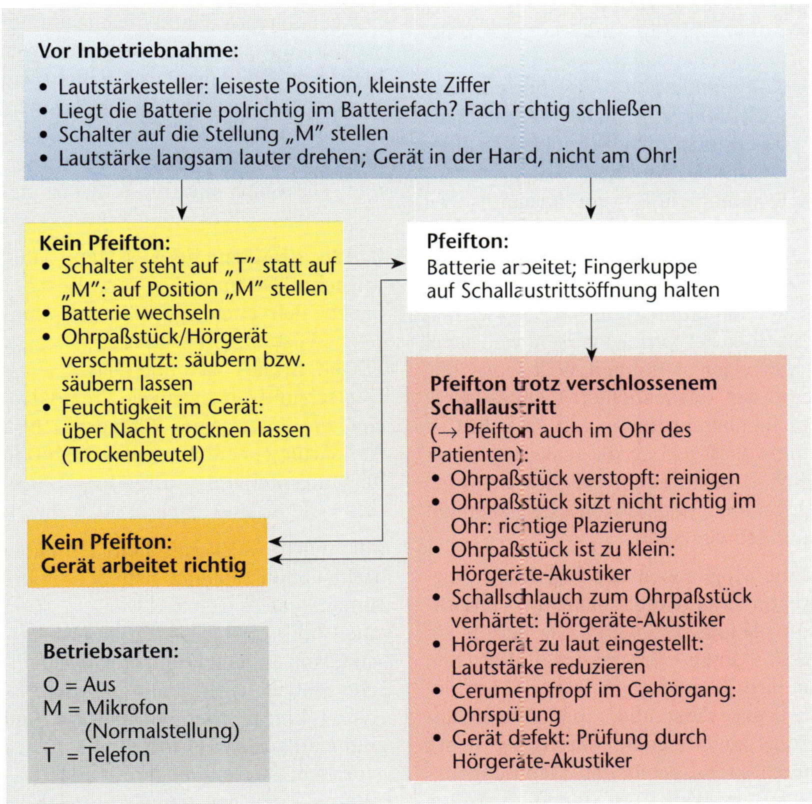

Abb. 7.216: Schema zur Funktionsprüfung eines Hörgerätes. [B200]

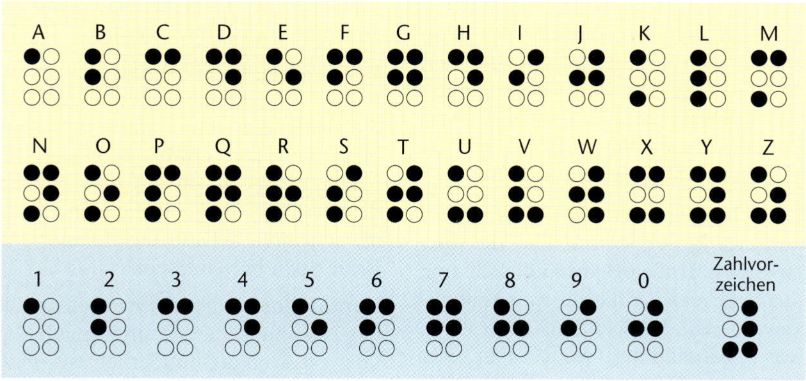

Abb. 7.217: Die internationale Blindenschrift (Brailleschrift) kann durch Abtasten der erhabenen, hier schwarz dargestellten Punkte gelesen werden. Um Ziffern von Buchstaben zu unterscheiden, wird vor einer Zahl ein Zahlenvorzeichen gesetzt. [M100]

- Das Nachtkästchen darf nicht umgeräumt werden, damit alles an seinem festen Platz bleibt
- Eine genaue Beschreibung der Station und des Zimmers hilft dem Patienten, sich zurechtzufinden
- Wenn der Patient (zu einer Untersuchung) geführt werden muß, den Arm anbieten, nicht an der Hand oder am Arm nehmen
- Beim Treppensteigen ist ihm die erste und die letzte Stufe anzukündigen und – wenn nötig – seine Hand ans Geländer zu führen
- Beim Anbieten eines Sitzplatzes wird die Hand des Sehbehinderten auf die Arm-/Rückenlehne gelegt, so daß er sich alleine orientieren kann
- Beim Essen ist es sinnvoll, die Anordnung der Speisen zu beschreiben und dem Patienten zu „zeigen", wo Besteck und Trinkglas sind (seine Hand hinführen)
- Gläser und Tassen werden nicht ganz gefüllt (evtl. kann der Patient dies selbst übernehmen)
- Private Post oder amtliche Schreiben dürfen selbstverständlich nur auf Wunsch des Patienten geöffnet werden. Zuerst ist der Absender zu nennen, damit der Patient entscheiden kann, wer den Inhalt vorlesen soll. Über den Inhalt unterliegt der Vorlesende der Schweigepflicht.

Patienten mit Taubblindheit

Außerordentlich schwierig ist die Kommunikation mit taubblinden Patienten, da die meisten dieser Patienten auch nicht sprechen können.

Bei entsprechender Schulung können diese Menschen jedoch ein Tastalphabet erlernen, bei dem die einzelnen Buchstaben durch Drücken, Streichen und Betupfen von Handinnenfläche und Finger des Betroffenen geschrieben werden. Diesen Vorgang nennt man **Lormen**, nach dem Erfinder des Tastalphabets *Hironymus Lorm*.

7.10.3.6 Andere Störungen der Kommunikation

An dieser Stelle sollen weitere Kommunikationsstörungen besprochen werden, die nicht auf Erkrankungen der „Sprechwerkzeuge" oder Sinnesorgane zurückzuführen sind:

- Kommunikation mit verwirrten, dementen Patienten (☞ 14.5)
- Kommunikation mit bewußtlosen Patienten, z.B. nach Verletzungen des knöchernen Schädels oder des Gehirns (☞ 35.15.1)
- Kommunikation mit ausländischen Patienten und deren Angehörigen.

Verwirrte Patienten

Die Kommunikation mit Verwirrten gestaltet sich problematisch, weil sie in ihrer eigenen inneren Welt leben, die mit der tatsächlichen Realität nicht mehr übereinstimmt. Für sie selbst ist diese Welt jedoch die reale, in der *sie* sich zurechtfinden, lediglich das Pflegepersonal oder Angehörige haben damit Schwierigkeiten.

Eine Möglichkeit des Zugangs zu dieser anderen Realität bietet die **Validation** (Details, ☞ 14.2.2). Sie beruht auf dem Prinzip, die verwirrten Menschen in ihrer Welt leben zu lassen, ihnen dabei mit Verständnis und Wertschätzung zu begegnen, anstatt sie – mit noch so gut gemeinten Handlungen – aus ihrer Welt herausholen zu wollen und damit erst recht zu verwirren.

Bewußtlose Patienten

Pflege des beatmeten Patienten, ☞ *38.4.2*

Kommunikation mit Bewußtlosen ist besonders schwierig, da Pflegepersonen kaum eine Rückmeldung bekommen, was der Patient hört oder fühlt.

Wichtig ist, daß auch mit Bewußtlosen normal gesprochen wird, daß man sie über jede bevorstehende Pflegehandlung informiert. Versuche, bewußtlose Patienten durch Schmerzreize zu wekken, z.B. zu kneifen, sollten unterbleiben.

Zur Kommunikation mit Bewußtlosen im weitesten Sinne zählt auch das Konzept der *basalen Stimulation:* Es wird zwar nicht im herkömmlichen Sinne mit dem Menschen kommuniziert, da der Bewußtlose kaum Signale nach außen sendet. Man versucht jedoch, ihn sanft wieder aus seiner Bewußtlosigkeit herauszuführen, indem er mit verschiedenen Reizen stimuliert wird.

Ausländische Patienten

Patienten, die kaum oder gar kein Deutsch verstehen, stellen eine besonders hohe Anforderung an das Pflegepersonal dar. Es muß oft „mit Händen und Füßen geredet" werden.

Selbst einfachste Handlungen sind nur schwer durchführbar und erzeugen beim Kranken Angst, da sie ihm nicht ausreichend erklärt werden können. Auch der Patient selbst kann kaum detaillierte Körperinformationen vermitteln. Die Folge sind oft Mißverständnisse.

Große Krankenhäuser setzen daher vermehrt *Dolmetscher* ein. Bewährt haben sich auch spezielle *medizinische Wörterbücher,* in denen ganze Fragen, Erklärungen und Diagnosen in Deutsch und der jeweiligen Fremdsprache zu finden sind. Fremdsprachige Aufklärungs- und Einwilligungsbögen für Untersuchungen und Operationen sind vielerorts verfügbar.

Mit einem ausländischen Patienten darf nicht im Telegrammstil oder in der Kindersprache geredet werden. Zum einen fühlt er sich dadurch zurückgesetzt, zum anderen kann er so die deutsche Sprache wohl kaum erlernen. Es sollten kurze, aber vollständige und grammatikalisch einwandfreie Sätze gebraucht werden, möglichst auch dialektfrei. Auch bei diesen Patienten ist das „Duzen" unbedingt zu unterlassen.

7.10.4 Kommunikation im Pflegealltag

Im Pflegealltag findet ständig Kommunikation statt. Informationen werden im Pflegeteam und mit anderen Mitgliedern des therapeutischen Teams ausgetauscht. Die Arbeit am und mit dem Patienten ist voll kommunikativer Elemente: Informationen über die Pflegehandlungen, das Wahrnehmen von Reaktionen darauf oder etwa das Gespräch mit den Angehörigen. Nicht zuletzt ist jedes Formular (z.B. ein „Röntgenschein") und jedes Blatt im Dokumentationssystem Zeichen betriebsinterner Kommunikation.

Meistens geht es hier um Sachfragen, um Kommunikation auf der Sachebene. Gefühle scheinen fehl am Platze. Dies mag bei der Übergabe oder Visite angebracht sein, wenn es um Weitergabe von Fakten geht. Dennoch sollte der Humor im Krankenhaus nicht zu kurz kommen. Denn „Lachen ist gesund" gilt auch und besonders im Krankenhaus.

Humor in der Pflege

Krankheit ist eine sehr ernste Angelegenheit. Aber eine entspannte Atmosphäre, in der auch gelacht werden darf, kann wesentlich zum Gesundungsprozeß beitragen.

Auch für das Pflegepersonal ist Lachen ein „Ventil" für aufgestaute Frustrationen oder Arbeitsüberlastung. Wichtig dabei ist aber, daß *mit* den Patienten und nicht *über* sie gelacht wird. Und wie bei Medikamenten gilt auch beim Lachen: „Die Dosis macht das Gift."

Nicht jeder Patient findet Späße witzig, nicht in jeder Situation sind sie angebracht. Im richtigen Moment wirkt Humor jedoch Wunder.

Aktives Zuhören

Ein lebendiges Gespräch zu führen, heißt nicht nur Worte mit Bedacht zu wählen und zu sprechen, sondern offen zu sein für die Mitteilungen des Gesprächspartners, also zuzuhören. Pflegepersonen laufen gerade in Routine-Situationen Gefahr, die Aussagen des Patienten zu überhören, weil sie zu wissen glauben, was dieser in der entsprechenden Situation sagen wird.

Dem kann durch **aktives Zuhören** vorgebeugt werden: Die Pflegeperson signalisiert dem Patienten während des Gespräches „Ich höre zu", indem sie z.B. Blickkontakt hält, keine anderen Tätigkeiten nebenher ausführt, dem Patienten eine Rückmeldung gibt und ggf. nachfragt.

Das Gespräch mit dem Patienten

Pflegepersonen sprechen mit den Patienten häufig nur „zwischen Tür und Angel". Tatsächlicher, manchmal aber auch nur vorgetäuschter Zeitmangel verleitet die Pflegepersonen, Gespräche mit Patienten zu führen, während sie andere Tätigkeiten verrichten (z.B. Betten machen).

Zu einem sinnvollen Gespräch kann es dabei kaum kommen, da man sich dabei nicht auf sämtliche Signale konzentrieren kann.

Um ein Gespräch gelingen zu lassen, muß man sich dem Patienten widmen können, auf ihn als ganze Person eingehen. Das benötigt vor allem Zeit. Einige zentrale Gesprächssituationen werden im folgenden kurz beschrieben.

Das Aufnahmegespräch

Wann? Anlaß für das Aufnahmegespräch ist die Aufnahme eines Menschen ins Krankenhaus, auf die Station. Das Gespräch sollte möglichst bald nach der Aufnahme erfolgen, auf jeden Fall aber zeitlich so gelegt werden, daß man sich genügend Zeit dafür nehmen kann.

Wozu? Das Erstgespräch dient der Kontaktaufnahme zwischen Pflegeperson und Patient. Ziel des Aufnahmegespräches ist, für die Pflege des Patienten Informationen zu gewinnen.

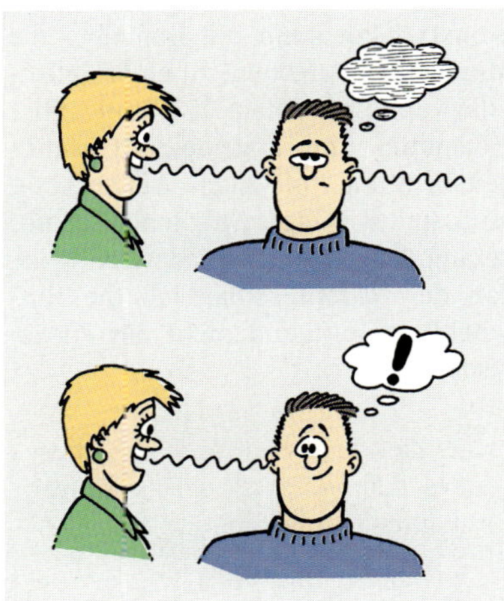

Abb. 7.218: Aktives Zuhören [L116]

Die neue Umgebung und die fremden Menschen im Krankenhaus stellen für die meisten Patienten ein Problem dar. Die Pflegeperson, die das Aufnahmegespräch führt, ist die erste, die ihm diese Umgebung vertrauter machen kann. Sie wird zur ersten Vertrauensperson des Patienten.

Der Patient soll auch über den Tagesablauf auf der Station und über die Räumlichkeiten informiert werden. Patienten, die mit ihm das Zimmer teilen, werden vorgestellt, eventuell die Namen von Stationsschwester und Stationsarzt genannt.

Ziele des Aufnahmegesprächs
- Information gewinnen über:
  - Pflegebedürftigkeit des Patienten
  - Gewohnheiten und Wünsche des Patienten
  - Benötigte Hilfsmittel
- Information geben über:
  - Räumlichkeiten der Station
  - Tagesablauf (z.B. Essenszeiten).

Wer? Im Idealfall führt die Pflegeperson das Aufnahmegespräch, die für die Pflege des Patienten während seines Aufenthaltes hauptverantwortlich ist.

Vielfach wird die Führung des Gesprächs jedoch an andere Pflegepersonen weitergegeben, es sollten aber immer solche sein, die später an der Pflege zumindest beteiligt sind.

Wo? Das Gespräch sollte mit dem Patienten alleine abgehalten werden und nicht in einem vollen Patientenzimmer. Es ist empfehlenswert, einen ruhigen Raum zu wählen, damit die Intimsphäre des Patienten gewahrt bleibt.

Wie?
- Vorstellung der Pflegeperson mit Namen und Funktion auf der Station
- Kurze Gesprächseinleitung, Gespräch über „neutrale" Dinge (z.B. über das Wetter)
- Eingehen auf die Wünsche des Patienten
- Führen des eigentlichen Aufnahmegesprächs nach standardisierter Vorlage (sog. Stammblatt)
- Information des Patienten über Räumlichkeiten und Tagesablauf auf der Station.

Die erste Phase des Gesprächs dient dazu, die Pflegeperson dem Patienten näherzubringen, die Distanz zu überwinden. Die Gesprächsatmosphäre kann dadurch aufgelockert werden, das „Menschliche" wird in den Vordergrund gerückt. Aber dieser Gesprächsteil kann nicht beliebig ausgedehnt werden, nach kurzer Zeit sollte man „zur Sache" kommen. Natürlich kann es auch sein, daß der Patient sofort seine Wünsche oder Probleme loswerden will. Dann wird der erste Gesprächsteil übersprungen.

Damit sich der Patient nicht ausgefragt vorkommt, kurze, motivierende Zwischenbemerkungen einfügen, etwa: „Um auf Ihre Gewohnheiten und Wünsche eingehen zu können, bräuchten wir bitte ein paar Angaben".

Anschließend erklärt die Pflegeperson die Räumlichkeiten und den Tagesablauf der Station (z.B. Essenszeiten). Das Anamnesegespräch mit dem Arzt wird angekündigt, dabei wird dem Patienten auch der Name des Arztes mitgeteilt. Bei medizinischen Fragen des Patienten kann die Pflegeperson auf das nachfolgende Gespräch mit dem Arzt verweisen.

Blutdruckmessen und Pulszählen sind meist ebenfalls „Bestandteil" des Erstgesprächs, sollten aber erst am Ende durchgeführt werden.

Der Name der Stationsschwester und der verantwortlichen Schwester (z.B. bei Gruppenpflege) werden ebenfalls genannt.

Vorgehen beim Aufnahmegespräch:
- Sich Zeit nehmen
- Ruhige, lockere Gesprächsatmosphäre schaffen
- Fragen – Zuhören – Dokumentieren.

Das Informationsgespräch

Wann? Die Pflegeperson muß dem Patienten eine spezielle Information geben („Morgen müssen sie nüchtern bleiben, weil sie operiert werden").

Wozu? Informationsmangel verunsichert den Patienten. Zu spüren, daß er gut informiert wird, steigert sein Sicherheitsgefühl. Bei guter Information willigt der Patient leichter in schmerzhafte Untersuchungen oder Operationen ein, und durch sein positives Gefühl wird auch der Heilungsverlauf beschleunigt.

Ziele des Informationsgesprächs:
- Informationsdefizite abbauen
- Steigerung des Sicherheitsgefühls des Patienten.

Wer? Medizinische Informationen werden meist vom Arzt gegeben. Fragen über das Verhalten vor Operationen oder Untersuchungen („Warum muß ich nüchtern bleiben?") können auch von der Pflegeperson beantwortet werden.

Voraussetzung für eine Information, die man dem Patienten gibt, ist natürlich, daß man selbst gut informiert ist.

Wo? Bei einem Informationsgespräch ist der Gesprächsort nicht von entscheidender Bedeutung, meistens führt man es im Patientenzimmer.

Wie?
- Informationen der Situation des Patienten anpassen
- Keine Fremdwörter und Fachausdrücke verwenden
- Nachfragen, ob der Patient die Information verstanden hat
- Fachlich und sachlich korrekt informieren.

Das Beratungsgespräch

Wann? Bedarf nach einem Beratungsgespräch hat der Patient, wenn er vor einer Entscheidung steht, mit der er sich alleine überfordert fühlt (z.B. neue Hilfsmittel wie Beinprothesen, Hörgeräte).

Wozu? Das beratende Gespräch dient dazu, dem Patienten bei einer Entscheidung zu helfen. Beispielsweise kann der Patient über seine zukünftige Selbstpflege beraten werden (z.B. bei Stoma). Man kann mit ihm über die Möglichkeit sprechen, zu einer Selbsthilfegruppe zu gehen. Beratung über Hilfsmittel und allgemeine Gesundheitsberatung, oft auch Lebensberatung, stellen weitere Möglichkeiten des beratenden Gesprächs dar. Wichtig ist, daß der Patient schließlich die Entscheidung trifft und nicht die Pflegeperson.

Ziel des Beratungsgespräches ist es, dem Patienten bei einer Entscheidung zu helfen.

Wer? Jede Pflegeperson kann grundsätzlich ein beratendes Gespräch, außer über medizinische Fragen, führen. Für manche Gespräche benötigt man aber Experten (z.B. Stoma- und Diabetesberatung).

Wo? Für ein Beratungsgespräch empfiehlt es sich, einen ruhigen Raum aufzusuchen, da die besprochenen Themen meist sehr persönlich sind.

Wie? Auch ein Beratungsgespräch nimmt Zeit in Anspruch. Bei hohem Arbeitsanfall können Fragen des Patienten nicht ausführlich beantwortet werden. Dann ist es in aller Regel besser, dem Patienten einen Zeitpunkt zu nennen, an dem man sich für ihn Zeit nehmen wird, als ein unvollständiges Gespräch zu führen.

Auch bei einer Beratung muß man sich der Situation des Patienten anpassen, das heißt, ihn nicht „überberaten". Der Patient sollte angeregt werden, selbst über Lösungsmöglichkeiten nachzudenken, zum Beispiel bei der Wahl von Hilfsmitteln. „Patentlösungen" anzubieten ist wenig sinnvoll, da es solche praktisch nicht gibt.

Zuzugeben, wenn man etwas nicht weiß, ist besser, als falsche Informationen zu geben. Entweder kann man zusagen, daß man die Information später geben wird, oder man verweist den Patienten an eine andere Person (z.B. Fachkraft). Die Beratung soll sachlich verlaufen, der Patient muß jedoch vermittelt bekommen, daß man an der Beantwortung seiner Frage interessiert ist.

Wenn der Patient den Eindruck hat, daß man ihm nicht positiv gegenübersteht, werden auch die vermittelten Sachinhalte abgewertet (☞ 3.3.2).

Bei älteren, vergeßlichen Menschen kann es hilfreich sein, die Angehörigen hinzuzuziehen.

Vorgehen beim beratenden Gespräch:
- Einen Zeitpunkt wählen, zu dem man auch Zeit hat
- Die Beratung dem Patienten anpassen
- Keine fertigen Lösungen präsentieren
- Dem Patienten beim Suchen nach Lösungen helfen.

Das helfende Gespräch

Wann? Der Patient tritt an die Pflegeperson heran und will sich von seinen Problemen entlasten, sucht ihre Hilfe und Nähe. Selten äußert der Patient sein Hilfebedürfnis direkt, daher ist es wichtig, auf seine nonverbalen Signale (☞ 7.10.2) zu achten.

Wozu? Der Patient will sich entweder entlasten oder sucht konkrete Hilfestellung für ein Problem.

Wer? Auch hier gilt, daß jede Pflegeperson zum Ansprechpartner werden kann.

Wo? Die Gesprächsatmosphäre soll entspannt sein, ein ruhiger Raum ist für ein helfendes Gespräch unbedingt notwendig.

Wie? Die Pflegeperson muß dem Patienten und seinen Problemen Interesse entgegenbringen. Sie muß sich in den Patienten „hineindenken" können, der Patient muß das Gefühl haben, vorbehaltlos angenommen zu werden.

Bei einem helfenden Gespräch steht nicht fachliches Wissen im Vordergrund, sondern der Pflegende als Person, an deren Schulter sich der Patient lehnen kann:

- **Zuhören:** Die Pflegeperson signalisiert dem Patienten nonverbal, daß sie zuhört, daß sie sich ganz auf das Gesprächsthema und den Gesprächspartner konzentriert. Eventuell können die nonverbalen Signale auch bekräftigt werden: „Ja, ich verstehe.", „Sprechen sie weiter." Pausen, die der Patient macht, dürfen nicht unterbrochen werden. So kann der Patient überlegen, was er noch sagen will, hat vielleicht sogar Ideen für eine Lösung. Diese Ideen können dann vorsichtig verstärkt werden, wenn sie das Problem wirklich lösen könnten
- **Nachsprechen:** Wenn die Pflegeperson Gesprächsinhalte des Patienten wiederholt, hört er seine eigene Aussage noch einmal. Dadurch kann er sich besser auf das konzentrieren, was er sagen will, kann daran anknüpfen und behält „den roten Faden", das Thema des Gesprächs bei. Er versteht dadurch sich selbst und seine Gedankengänge besser
- **Verbalisieren von Gefühlen:** Wenn Patienten dazu neigen, rasch wieder auf die Sachebene auszuweichen, ist es hilfreich, Gefühle anzusprechen, die man beim Patienten erkennt. Beklagt sich ein Patient beispielsweise, daß er zu jeder Mahlzeit vier Tabletten erhält (Sachebene), könnte die Pflegeperson antworten: „Sie können gerne bei der Visite mit dem Arzt sprechen, wofür sie diese Medikamente nehmen, aber ich kann verstehen, daß sie sich wegen der möglichen Nebenwirkungen Sorgen machen."
- **Ich-Botschaften senden:** Wichtig für den Patienten ist es zu wissen, was sein Gesprächspartner denkt. Auch im obigen Beispiel finden wir eine *Ich-Botschaft.* Ein Beispiel für eine – wenig hilfreiche – *Du-Botschaft* wäre bei gleicher Situation die Aussage der Pflegeperson: „Sie machen sich zu viele Sorgen und regen sich nur unnötig auf, das ist schlecht für ihren Blutdruck."

> **Vorgehen bei einem helfenden Gespräch:**
> - Dem Patienten Interesse entgegenbringen
> - Zuhören
> - Nachsprechen
> - Gefühle ansprechen
> - Ich-Botschaften senden.

Das Krisengespräch

Wann? Zu einem Krisengespräch kann es kommen, wenn der Patient existenzbedrohende Nachrichten (z.B. die Diagnose Krebs) erhält. Auch wenn der Arzt mit diesen Patienten meistens ausführliche Gespräche führt, können Probleme niemals ganz ausgeräumt werden. Bei diesen Patienten besteht dauernder Gesprächsbedarf, der zu manchen Zeitpunkten aus ihnen „herausbricht".

Wozu? In diesen Fällen kann das Problem mit *einem* Gespräch nicht gelöst werden. Dem Patienten hilft es jedoch, sich auszusprechen, seine Probleme in Worte zu fassen. Im Idealfall führen *mehrere* Krisengespräche schließlich dazu, daß der Patient seine Krankheit annehmen kann, er wieder besser schlafen kann und sich aktiv auf eine neue Therapie vorbereitet.

Wer? Jede Pflegeperson kann den Patienten in Krisengesprächen begleiten.

Wo? Für ein Krisengespräch ist ebenfalls eine gute Gesprächsatmosphäre in einem ruhigen Raum anzustreben.

Wie? Bei einem Krisengespräch ist ebenso vorzugehen wie bei einem helfenden Gespräch, wobei der Schwerpunkt noch mehr auf dem Zuhören liegt.

Gefühle müssen zugelassen werden. Wenn der Patient zu weinen beginnt, soll man ihn auch weinen lassen. Es ist auch kein Fehler, selbst mitzuweinen.

Die eigene Hilflosigkeit führt oft zur Frustration der Pflegeperson. Wichtig ist, daß man dem Patienten immer wieder versichert, daß man bei ihm ist. Begleitung und zuhören ist wichtig für ihn.

> **Vorgehen bei einem Krisengespräch:**
> - Zuhören, zuhören, zuhören
> - Gefühle zulassen und annehmen.

Gespräche mit Angehörigen

Das beratende Gespräch

Wann? Zu Gesprächen mit Angehörigen kann es zu verschiedenen Zeitpunkten kommen. Bei manchen Patienten muß schon das Aufnahmegespräch mit Hilfe der Angehörigen geführt werden, um eine zufriedenstellende Pflegeanamnese zu erhalten. Auch für beratende Gespräche müssen manchmal die Angehörigen beigezogen werden, zum Beispiel wenn sich die Frage stellt, ob ein Patient nach der Entlassung aus dem Krankenhaus ins Altenheim oder zurück nach Hause soll.

Wozu? Die Pflegeperson kann Hilfestellung leisten, da sie über den tatsächlichen Pflegebedarf des Patienten Bescheid weiß.

Wer? Im Idealfall führt das Gespräch mit den Angehörigen die für die Pflege hauptverantwortliche Pflegeperson. Beim beratenden Gespräch soll natürlich der Patient ebenfalls dabei sein.

Wo? Für das beratende Gespräch empfiehlt sich ein ruhiger Raum, manchmal muß es jedoch am Patientenbett stattfinden.

Wie? Es gelten dieselben Richtlinien wie beim beratenden Gespräch mit dem Patienten. Da mehrere Personen anwesend sind, werden oft mehrere Ideen für Lösungen vorgebracht. Die Pflegeperson soll positve Vorschläge verstärken, Ideen einbringen, an die keiner der Angehörigen denkt, die aber problemlösend sein können. Bei der Frage etwa, ob der Patient nach seiner Entlassung ins Altenheim oder nach Hause kommen soll, könnte die Pflegeperson auf ambulante Pflegedienste hinweisen. Aber auch hier gilt: Entscheiden *lassen*, nicht selbst entscheiden oder die Angehörigen in eine bestimmte Richtung drängen.

Das begleitende Gespräch

Wann? In Krisensituationen muß oft mit Angehörigen gesprochen werden, zum Beispiel in der Sterbebegleitung.

Wozu? Hier gilt wie beim Krisengespräch mit dem Patienten, daß das Problem im Moment nicht lösbar ist. Die Angehörigen müssen in ihrem Schmerz begleitet werden, dann können sie die Krise leichter annehmen und den Verlust eines geliebten Menschen schließlich verkraften.

Wer? Die für den Patienten hauptverantwortliche Pflegekraft soll dieses Gespräch führen.

Wo? Begleitende Gespräche sollen keinesfalls am Patientenbett stattfinden, hierfür muß unbedingt ein ruhiger Raum gewählt werden.

Wie? Wie auch beim Krisengespräch mit dem Patienten ist Zuhören und Zulassen von Gefühlen wichtig. Man soll den Angehörigen auch zeigen, daß man an ihrem Schmerz teilnimmt und sie versteht.

7.10.5 Netz

Die ATL „Kommunizieren" ist sozusagen die „soziale" ATL und untermauert, daß der Mensch auf das Leben in Gemeinschaft angelegt ist. Es gibt kaum einen Bereich des täglichen Lebens, außer vielleicht das „Ausscheiden", das jeder am liebsten für sich alleine macht und in dem Beziehungen und Verbindungen der Menschen untereinander keine Rolle spielen.

„Gemeinsam geht vieles leichter." Nach diesem Motto lassen sich leicht Verknüpfungen mit anderen ATL herstellen:

- ATL „Essen und trinken": In Gemeinschaft schmeckt es besser
- ATL „Sich bewegen": Die Bereitschaft, gymnastische Übungen zu machen, ist in Gemeinschaft größer, und es macht mit anderen zusammen auch mehr Spaß.

Kommunizieren und Sinn finden

Auch beim „Sinn finden" kann Gemeinschaft hilfreich sein: In einem (leider seltenen) Glücksfall bekam eine schwerkranke Patientin mit Leukämie Besuch von einer Patientin, die Jahre nach erfolgreicher Therapie ein gesundes Kind zur Welt brachte.

In einem Querschnittszentrum ist es üblich, neu aufgenommene Patienten zu anderen aufs Zimmer zu legen, die schon länger behandelt wurden und mobiler sind. So finden die Fortgeschrittenen Sinn in der Aufgabe, für ihre Zimmerkollegen Kleinigkeiten zu erledigen und dienen gleichzeitig als Vorbild und Ansporn für den „Anfänger".

Kommunizieren und Wach sein und schlafen

In der Kommunikation mit Bewußtlosen (☞ 7.10.3.6) muß sich die Pflegerperson darauf konzentrieren, den Patienten trotzdem anzusprechen und über alle Maßnahmen zu informieren, obwohl er scheinbar nichts versteht.

Zahlreiche Berichte von Patienten, die nach längerer, tiefer Bewußtlosigkeit wieder erwacht sind, belegen, daß auch Bewußtlose durchaus Geräusche und Gespräche wahrnehmen können.

Auf dieser Chance, Patienten trotz Bewußtlosigkeit „zu erreichen", beruht das Konzept der „Basalen Stimulation".

7.11 Sich als Frau oder Mann fühlen und verhalten

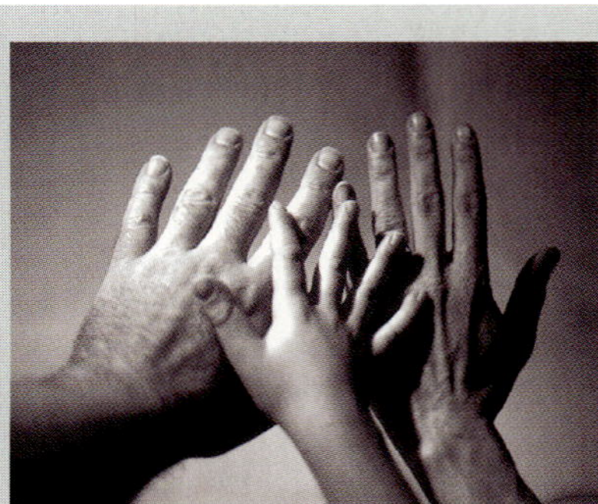

7.11.1 Zunächst einmal: Sich als Mensch fühlen

Die Bezeichnung „Sich als Frau oder Mann fühlen" für diese ATL ist mißverständlich, denn hierbei geht es nicht nur um das Geschlecht oder etwa die Sexualität. *Liliane Juchli* (☞ 1.6.3) hat die ATL auch deshalb auf „Kind, Frau, Mann sein" erweitert. Noch besser müßte die ATL heißen: „Sich als Mensch fühlen".

> ☑ **„Sich als Mensch fühlen"** umschließt **Selbstbewußtsein** (sich seiner selbst bewußt sein) und **Selbstwahrnehmung** (sich selbst fühlen, wahrnehmen).

Sich als *Frau* oder *Mann* zu fühlen, ist nur *ein* Aspekt des Selbstbewußtseins und der Selbstwahrnehmung. Wie aber nimmt sich ein Mensch selbst wahr? Soll er dazu in den Spiegel schauen?

Eine Möglichkeit, etwas über sich selbst zu erfahren, besteht darin, auf die Reaktionen anderer Menschen zu achten.

> Der Mensch erlebt sich selbst im Spiegel der Reaktionen anderer Menschen.

Ergänzend zum Spiegel der Reaktionen anderer nimmt sich jeder Mensch selbst so wahr, wie er auch andere

Menschen wahrnimmt: Er kennt sich, weiß um seine Stärken, Schwächen, Vorlieben und Abneigungen. Er hat Erfahrungen mit sich selbst gemacht, an die er sich erinnert. Er weiß, wie er in bestimmten Situationen reagiert (hat), kennt seine Leistungsfähigkeit und seine Grenzen. Meistens jedoch ist die Fähigkeit zur selbstkritischen Betrachtung geringer ausgeprägt als das Bedürfnis, von den Mitmenschen anerkannt zu werden, also freundliche Reaktionen zu provozieren.

Die Reaktionen der Mitmenschen wiederum sind abhängig von den Erwartungen an die betreffende Person. Je nachdem, ob sie in ihr *die Frau, den Mann* oder *das Kind* sehen, werden sie unterschiedlich reagieren.

7.11.2 Biologisches und soziologisches Geschlecht

Auf der einen Seite gibt es Unterschiede zwischen Mann und Frau – rein biologisch betrachtet – in den Erbanlagen und den Geschlechtsmerkmalen. Auf der anderen Seite unterscheiden sich Mann und Frau in Gesellschaft, Familie und Beruf durch unterschiedliche Rollen, die sie dort spielen (müssen).

Die biologische Differenz: „Der kleine Unterschied"

Männer und Frauen sind vom Moment der Zeugung an ungleich. Alle Zellen des männlichen Körpers enthalten ein X- und ein Y-Chromosom, während die Zellen des weiblichen Körpers zwei X-Chromosomen enthalten. Da auf beiden Chromosomen eine Vielzahl von Genen liegen, gibt es im biologischen Sinn zwei verschiedene Erscheinungsformen (biologisch: *Phänotypus*) von menschlichen Organismen: die Geschlechter. Unterschiede zwischen Mann und Frau können also nicht allein auf die unterschiedliche Erziehung oder gesellschaftliche Zwänge zurückgeführt werden.

Die soziologische Differenz: Unterschiedliche Erwartungen der Gesellschaft an Mann und Frau

Soziale Rolle: Summe der Erwartungen der Gesellschaft an einen Menschen (z.B.an sein Verhalten), der in dieser Gesellschaft eine bestimmte Position einnimmt.

So gibt es z.B. die **Rollen in der Familie**: die der Mutter, des Vaters, die Rolle der Tochter oder des Sohnes. Aber auch im Berufsleben gibt es Rollen, etwa die des Vorgesetzen, des Angestellten. In Schulklassen gibt es ebenfalls verschiedene Rollen: die des Organisators, des Klassensprechers, manchmal auch die des Klassenclowns. Eine Person kann mehrere Rollen spielen: im Beruf Abteilungsleiter, in der Familie Vater und im Kegelklub Vorstandsmitglied.

Eine Rolle hat jeder Mensch: **die Rolle der Frau** oder **die Rolle des Mannes**, soziologisch ausgedrückt: die **Geschlechterrolle.** Eine eigene Ich-Identität zu finden heißt, zwischen dem Annehmen und Erfüllen der Erwartungen und der Auseinandersetzung mit ihnen eine eigene Position zu beziehen. Wie immer sich Mann und Frau entscheiden, sie leben in einer Kultur, die ihr eigenes, historisch gewachsenes und durch viele Traditionen und Ansichten gefestigtes Bild von Mann und Frau hat, das sie nur schwer ablegen können.

Gesundes „Sich als Mensch fühlen" in körperlicher, psychischer und sozialer Hinsicht bedeutet:
- Um die eigene, unverwechselbare Identität zu wissen
- Im Einklang (Harmonie) mit sich selbst zu stehen, sich zu akzeptieren, wie man ist
- Die Rolle in der Gesellschaft anzunehmen oder die Konflikte auszuhalten, die aus der Ablehnung dieser Rolle entstehen.

Gleichberechtigung und Emanzipation

Zumindest vor dem Gesetz sind Mann und Frau gleich: Nach Artikel 3 (3) des Grundgesetzes darf niemand „wegen seines Geschlechts" benachteiligt oder bevorzugt werden. Frauen und Männer sind formal gleichbe*rechtigt*, haben also die gleichen Rechte, wobei das Grundgesetz nur festlegt, wie der *Staat* die Mitbürgerinnen und Mitbürger behandeln soll. Wie die Menschen miteinander umgehen, kann nicht ausschließlich durch Gesetze geregelt werden.

Nach wie vor werden Frauen in unserer Gesellschaft benachteiligt. Immer noch erhalten sie bei gleicher Arbeit weniger Lohn als ihre männlichen Kollegen. Hier würde eine **Gleichbehandlung** mehr Gerechtigkeit bringen. Die Gleichbehandlung von Frau und Mann kann jedoch nicht alle Probleme lösen, manchmal ist es „gerechter", Frauen zu bevorzugen:

Bei vielen Stellenausschreibungen wird ein abgeschlossenes Studium und mehrjährige Berufserfahrung gefordert, zusätzlich sollte die Bewerberin/der Bewerber nicht älter als 30 Jahre sein. Solche – zwar formal für Mann und Frau gleiche – Voraussetzungen benachteiligen Frauen , weil sie bei Erfüllung ihres Kinderwunsches (durch die sog. Familienphase) Studienabschluß *und* Berufserfahrung erst später erreichen, oder sie – falls der Wunsch nach dieser Stelle überwiegt – gleichsam gezwungen wären, auf Kinder zu verzichten.

Auch die sog. Quotenregelung zeigt, wie schwer es ist, beide Geschlechter richtig (gerecht) zu behandeln. Werden z.B. in Parteien eine bestimmte Anzahl von Vorstandsposten für Frauen reserviert, ist darin eine Diskriminierung versteckt, denn – überspitzt ausgedrückt – eine solche Regelung traut den Frauen nicht zu, in diese Ämter wegen ihrer sozialen und fachlichen Kompetenz gewählt zu werden.

Der Anteil der Krankenpfleger ist gegenüber den Krankenschwestern relativ gering, doch sind die männlichen Berufskollegen in den Führungspositionen überproportional vertreten: In einem kleineren Krankenhaus mit etwa 140 Stellen arbeiten z.B. 15 Krankenpfleger und 125 Krankenschwestern. Ca. 50% der Krankenpfleger, aber nur 15% der Krankenschwestern sind in einer Leitungsfunktion (einschl. Stellvertretung) tätig.

Bei der Emanzipation geht es also nicht um Gleichmacherei, sondern darum, daß Frauen ein größtmögliches **Selbstbestimmungsrecht** erhalten, etwa durch die Unterstützung der Berufstätigkeit von Müttern durch:
- Vergrößertes Angebot an Teilzeitarbeitsplätzen für Frauen *und* Männer
- Flexible Arbeitszeiten
- Flächen- und bedarfsdeckendes Angebot an Kindergärten und Kindertagesstätten
- Anrechnung der „Familienphase" auf Renten und Aufstiegsmöglichkeiten.

Das Ziel der Emanzipation kann nur erreicht werden, wenn sich die Gesellschaft von einer frauenfeindlichen, männerdominierten Gesellschaft weiterentwickelt, bis beide Geschlechter ein Höchstmaß an **Selbstbestimmung** erreicht haben.

7.11.3 Durch Krankheit verändertes Selbstbild

Krisensituationen, z.B. infolge Krankheit, bringen neue Erfahrungen mit sich. Der Mensch erlebt, wie er auf Schmerzen, Fieber oder andere Krankheitszeichen reagiert. Er erfährt über sich selbst, wie er mit schlechten Nachrichten, z.B. notwendigen Operationen oder fraglichen Heilungsaussichten, fertig wird.

Im Zuge der Veränderung des gewohnten **Selbstbildes** können Patienten unsicher oder aggressiv reagieren. Mit dem Hintergrund, daß es sich dabei um ganz normale „Krisensymptome" handelt, wird die Pflegeperson auf diese Aggressionen angemessen reagieren und sie nicht persönlich nehmen (☞ 7.13.6).

In besonderem Maß gilt dies für Erkrankungen oder Behinderungen, die das *„Frau- oder Manngefühl"* direkt betreffen. Beispiele für solche Erkrankungen sind nicht nur entstellende Operationen an den Geschlechtsorganen oder Behandlungsmethoden, die zum Verlust der Zeugungsfähigkeit führen. Auch bei einer schmerzhaften Arthose des Hüftgelenks oder nach einem Herzinfarkt haben die Betroffenen Angst, die Erwartungen als (Sexual-) Partner nicht mehr erfüllen zu können. In diesem Fall sind die Pflegenden besonders gefordert, den Patienten auf dem Weg zur Akzeptanz zu begleiten (☞ Helfendes Gespräch, 7.10.4).

Kranker Mann und kranke Frau. In einigen Krankenhäusern sind die Stationen noch nach Männern und Frauen getrennt. Pflegende, die auf solchen, nach Geschlechtern getrennten Stationen arbeiten, begegnen häufig Vorurteilen und Klischees, wie der „typische Mann" oder die „typische Frau" auf Krankheit reagiert:

- „Frauen leiden bei einem Krankenhausaufenthalt zusätzlich unter der Angst, die Kinder, der Mann und der Haushalt seien nicht versorgt. Sie sehen sich mit den Erwartungen der Familie und auch mit dem eigenen Anspruch konfrontiert, unmittelbar nach der Entlassung aus dem Krankenhaus, obwohl noch nicht gesund, wieder alle Aufgaben im Haushalt übernehmen zu müssen. Sie lassen sich nicht „arbeitsunfähig schreiben" wie die Männer. Hier macht sich das weit verbreitete Vorurteil bemerkbar, daß Hausarbeit eigentlich ja doch keine richtige Arbeit sei"
- „Ältere Männer sind pflegeleichte Patienten, weil sie es ja gewohnt sind, sich von Frauen bedienen (verwöhnen) zu lassen"
- „Für Männer mittleren Alters spielt es eine wichtige Rolle, ob sie durch die Erkrankung in ihren Männlichkeitsattributen (stark, leistungsfähig, attraktiv) eingeschränkt sind; ist dies der Fall, reagieren sie besonders wehleidig, aber auch auffallend aggressiv."

☑ „Sich als Mensch fühlen" ist – auch bei Krankheit – keine *Aktivität* des täglichen Lebens im wörtlichen Sinne. Pflegepersonen können Hinweise für den Umgang mit Patienten ableiten, wenn sie nachvollziehen, wie sich das Selbstbewußtsein durch Krankheit verändert.

Krankheit betrifft den ganzen Menschen in allen Lebensbezügen, nicht nur – aber eben auch – die Geschlechterrolle und die Sexualität.

7.11.4 Sexualität

7.11.4.1 Sexualität, was ist das?

Der Begriff **Sexualität** hat recht unterschiedliche Bedeutungen, je nachdem ob er von Biologen, Medizinern und Psychologen oder umgangssprachlich gebraucht wird. Das Spektrum reicht von sexuellen Handlungen und erotischen Gefühlen über Fortpflanzung und Sexualtrieb bis hin zum Bedürfnis nach Liebe, Geborgenheit und persönlicher Erfüllung.

Sexualität ist nicht nur das Erleben und Ausleben sexueller Wünsche, sondern wirkt vor allem als Motor, der Menschen aufeinander zugehen und einen Partner, also Nähe, Geborgenheit und Bindung suchen läßt. In diesem umfassenden Sinne ist Sexualität nicht auf bestimmte Lebensphasen beschränkt, sondern beeinflußt menschliches Verhalten von der Geburt bis zum Tod.

Entwicklung der Sexualität

Beim **Säugling** in den ersten Lebens*monaten* haben die Bedürfnisse nach Geborgenheit, Wärme und Nahrung absoluten Vorrang. In den ersten Lebens*jahren* entdeckt das **Kind** nach und nach seinen Körper, lernt seine Geschlechtsteile und die Empfindungen bei deren Berührung kennen. In die gleiche Lebensphase fällt auch die Abgrenzung vom anderen Geschlecht und eine erste Auseinandersetzung mit gesellschaftlichen Tabus, die von Kindern erlernt werden, z.B. nicht nackt herumzulaufen oder nach Geschlechtern getrennte Toiletten zu benutzen. Eltern haben eine nicht zu unterschätzende Vorbildfunktion. Für die heranwachsenden Kinder stellen sie gleichsam die Prototypen des Mannes und der Frau dar. Kinder lernen an ihren Eltern, ob es überhaupt erstrebenswert ist, eine Frau oder ein Mann zu werden, d.h. die typischen Erwartungen der Gesellschaft an diese Rollen zu erfüllen.

Die **Pubertät** beginnt mit körperlichen Veränderungen, einem letzten körperlichen Wachstumsschub, der Körper wird schlacksig, bevor sich mit dem Stimmbruch bzw. der Brustentwicklung die sekundären Geschlechtsmerkmale (☞ 31.1.3, 32.1.1) entwickeln.

Hormonell bedingt verändert sich jetzt auch die „Interessenlage": aus gleichgeschlechtlichen Gruppen heraus wendet sich die Aufmerksamkeit gegengeschlechtlichen Partnern zu, wobei in der Regel zwischen dem 15. und 17. Lebensjahr die ersten länger dauernden Beziehungen entstehen.
Im Mittel mit dem 19. (Frauen) bzw. 23. (Männer) Lebensjahr sind die körperlichen Wachstumsvorgänge vollständig abgeschlossen. Die Fähigkeit, Kinder zu zeugen bzw. bekommen zu können, wird aber viel früher, etwa mit 14 bzw. 16 Jahren (Frauen bzw. Männer) erreicht, wobei sich dieser Zeitpunkt in den letzten 100 Jahren etwa drei Jahre nach vorne verschoben hat.

Demgegenüber wird das soziale Erwachsensein, also die finanzielle und berufliche Selbständigkeit, in den Industrienationen immer später erreicht.

In der Pubertät verändert sich aber nicht nur der Körper. Die Jugendlichen entwickeln sich in dieser Zeit in psychischer und sozialer Hinsicht, lernen, einen eigenen Lebensstil zu finden und sich von der jetzt als einengend empfundenen Geborgenheit des Elternhauses abzulösen.

Die Entwicklung vom Säugling bis zum Erwachsenen ist also nicht nur eine körperliche Entwicklung primärer und sekundärer Geschlechtsmerkmale bis zur Fortpflanzungsreife, sondern auch eine Persönlichkeitsentwicklung, ein Hineinwachsen in die Rolle des Mannes und der Frau.

Das **Erwachsenenalter** kennzeichnet der Aufbau und Erhalt partnerschaftlicher Beziehungen oder die Gründung einer Familie. Sexualität kann hier als ein die Partnerschaft stabilisierendes Element wirken, auf der anderen Seite ist mißglückte Sexualität auch *Symptom* von Spannungen in der Partnerschaft und – nicht zuletzt – eine häufige *Ursache* für Partnerschaftskonflikte.

In der Zeit des **Klimakteriums** der Frau (etwa ab dem 40. – 44. Lebensjahr) nimmt zwar die Fähigkeit zur Fortpflanzung ab, körperliche und seelische Aspekte der Sexualität bleiben aber bis ins hohe Alter erhalten (☞ 32.15).

Sexualität im Alter

„Ältere Menschen wurden noch nie über ihre sexuellen Aktivitäten befragt, weil jeder annahm, sie hätten keine; und jeder nahm an, daß sie keine hätten, weil man sie nie danach gefragt hat" (Max Comfort, amerikanischer Sexualforscher).

Sexualität ist auch noch im Alter wichtig: Bindung, Geborgenheit und Zärtlichkeit stimulieren Lebensaktivität und Lebenswillen und dürfen älteren Menschen nicht vorenthalten werden. Allmählich setzt hier ein Umdenken ein: Z.B. wird die strikte Geschlechtertrennung in Altenheimen nach und nach aufgehoben.

Ältere Menschen sind keine asexuellen Wesen, sie verdienen den gleichen Respekt vor ihrer Sexualität und ihrer Intimsphäre wie jüngere. In der Praxis wird beispielsweise bei der Entscheidung, ob Patienten von gleichgeschlechtlichen Pflegepersonen gewaschen werden, je nach Alter des Patienten vorgegangen. Jüngere Patienten werden öfter von gleichgeschlechtlichen Pflegepersonen gewaschen als ältere. Warum eigentlich? Unterstellen die Pflegepersonen den älteren Patienten einfach, es mache ihnen nichts (mehr) aus?

☑ Eine ältere Dame wird von der Schwester aus dem Zimmer eines älteren Herrn „hinauskomplimentiert", und dies nicht etwa, weil anstehende Pflegehandlungen es erfordern. Sie reagiert: „Ich glaube, ich bin alt genug!"

Sexualität in der Gesellschaft

Das Sexualverhalten ist kein durch Hormone geregelter, schematisch ablaufender Vorgang, vielmehr spielen die eigene sexuelle Entwicklung (☞ oben), sexuelle Erfahrungen und gesellschaftliche Normen eine wesentliche Rolle. Kultur, Moral und Religion sowie gesetzliche Regelungen haben Einfluß auf das sexuelle Verhalten des Menschen.

Beispiele für solche *Gesetze* sind (Strafgesetzbuch, Straftaten gegen die sexuelle Selbstbestimmung):

- Verbot sexueller Beziehungen mit Minderjährigen
- Verbot der sexuellen Nötigung und Vergewaltigung
- Verbot der Zuhälterei
- Verbot des Exhibitionismus.

Die *Gesellschaft* (die Menschen um uns) stellt bestimmte Erwartungen an die Frau und den Mann *(Geschlechterrolle,* ☞ 7.11.2). Ein Verhalten, das nicht diesen Erwartungen entspricht, löst entsprechende Reaktionen aus, die von bemitleidendem „Verständnis" bis zum offenen Anfeinden reichen (☞ Gleichberechtigung, Emanzipation 7.11.2).

Auch die in einer Gesellschaft vorherrschenden Religionen üben einen Einfluß auf das Sexualverhalten aus, z.B. Verbot (bestimmter) Verhütungsmittel durch die katholische Kirche oder Kleidungsvorschriften des Islam (z.B. der *Tschador* der Schleier islamischer Frauen).

Nicht zuletzt hat die eigene Persönlichkeit entscheidenden Einfluß auf das Sexualverhalten. Die Fähigkeit, offen auf andere zuzugehen, sowie die Bejahung der eigenen Geschlechtlichkeit sind Voraussetzungen dafür, ob ein Mensch zur Partnerschaft und Sexualität fähig ist.

7.11.4.2 Partnerwünsche

Die meisten Menschen in den Industriestaaten bevorzugen als Lebenspartner einen in etwa gleichaltrigen Menschen des anderen Geschlechts. Sie streben also eine **heterosexuelle Beziehung** an (hetero = entgegengesetzt).

Homosexualität und Bisexualität

Ein kleiner Teil der Menschen bevorzugt *gleichgeschlechtliche* Lebenspartner, man spricht von **Homosexualität** (homos = gleich), oder es besteht eine Neigung zu Partnern beiderlei Geschlechts, **Bisexualität.** *Lesbisch* bezeichnet eine Beziehung zwischen Frauen, *schwul* eine Beziehung zwischen Männern.

Nur in wenigen Staaten können Homosexuelle eine offizielle, der Ehe ähnliche Beziehung eingehen, die Ausdruck der Liebe zweier Menschen ist und auch eine rechtliche Absicherung der Partner darstellt. Homosexualität widerspricht den gängigen Konventionen; gleichgeschlechtliche Beziehungen stoßen daher oft auf Unverständnis und Befremden.

Manche Sexualforscher gehen davon aus, daß der Mensch von vornherein bisexuell angelegt ist. Nur die Einschränkung von Sexualität auf die Fortpflanzung würde ein „Verdammen" gleichgeschlechtlicher Beziehungen rechtfertigen.

☑ Wer Sexualität als Lebensäußerung, als Bedürfnis nach Geborgenheit und Zuwendung begreift, kann nicht bestimmen wollen, wer mit wem Geborgenheit erlebt oder Zärtlichkeit austauscht.

7.11.4.3 „Geglückte" Sexualität und Sexualhygiene

Erste Erfahrungen prägen

Im Laufe der Pubertät freuen sich die Jugendlichen über die Erfahrungen, begehrenswert zu sein. Dabei steht insbesondere bei Mädchen nicht der Wunsch nach genitaler Sexualität im Vordergrund, sondern vielmehr der Erhalt einer Beziehung. In einer Untersuchung von *Hiersche* (1994) gaben 70% der befragten Mädchen als Motivation für den ersten Geschlechtsverkehr an, daß sie ihren Freund nicht verlieren wollten. Sie fühlen sich dabei unsicher, „noch nicht reif", manchmal begleiten Ängste „das erste Mal", so daß von Glück und Geborgenheit keine Rede sein kann.

Pseudowissenschaftliche Rubriken der Jugendzeitschriften suggerieren durch erfundene Zuschriften, daß es bereits für 12- bis 14jährige Jugendliche normal und beglückend sei, erste Erfahrungen im Geschlechtsverkehr zu haben. Nicht alle Jugendliche können sich dieser „Indoktrination" entziehen

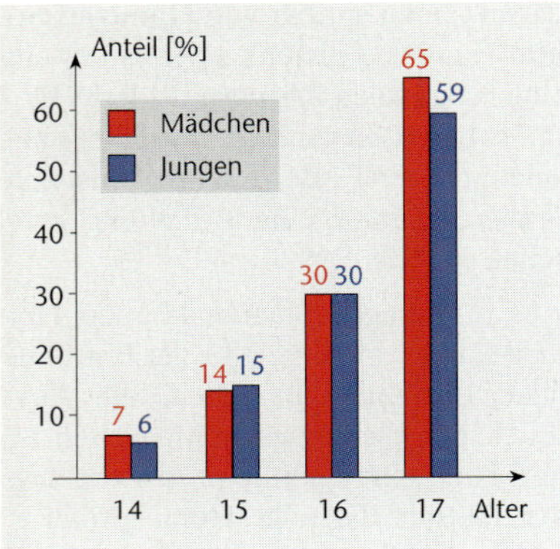

Abb. 7.219: Ergebnisse einer Emnid-Umfrage zum Sexualverhalten bei Jugendlichen in Deutschland: Mit 17 haben die meisten schon Geschlechtsverkehr erlebt. [M100]

und lassen sich zu eigentlich ungewollten Sexualkontakten verleiten.

Somit ist es kein Wunder, wenn bei (wissenschaftlichen!) Umfragen die Mehrzahl der Jugendlichen ihre sexuellen Erfahrungen als wenig aufregend und unbefriedigend angeben.

Auf der Suche nach dem Glück

Viele Untersuchungen über das Sexualverhalten haben ergeben, daß zwar die **Monogamie** *(Einehe)* bei uns gesellschaftskonform ist, aber keineswegs von allen Mitgliedern dieser Gesellschaft praktiziert wird. Etwa 40% der verheirateten Männer und 25% der verheirateten Frauen haben Erfahrungen mit außerehelichem Geschlechtsverkehr. Rechnet man dazu, daß 35% der Ehen geschieden werden und 20% der Menschen erst gar nicht heiraten, entpuppt sich die (lebenslange) Monogamie als gesellschaftliche Idealvorstellung, die bei weitem nicht von allen gelebt wird.

Geglückte Sexualität

Geglückte Sexualität im Sinne der obigen Beschreibung (☞ 7.11.4.1) setzt voraus:

- Die eigene Identität und die Identität des Partners akzeptieren
- Nähe und Gemeinsamkeit schenken und annehmen
- Lust erleben und Lust auf Leben spüren
- Sich fortzupflanzen oder Fortpflanzung zu verhüten.

Insofern ist geglückte Sexualität mehr als Spaß am Sex, wenn auch manche Menschen dies verwechseln: Sie suchen in immer neuen Liebesspielen letztlich doch nur Zärtlichkeit, Geborgenheit und Glück.

7.11.4.4 Sexualität und Pflege

Nähe und Berührung

Pflegen heißt berühren und sich berühren lassen, bedeutet nah, aber nicht distanzlos zu sein. Eine Berührung, etwa bei der Körperpflege, oder die tröstende Geste können manchmal mißverstanden werden. Es verlangt viel Fingerspitzengefühl, die feinen Nuancen verschiedener „Berührungen" zu beachten und die fast unmerklichen Unterschiede zwischen Zärtlichkeit und Hilfestellung zu erkennen.

Menschen, die sich frei bewegen können, halten Abstand. Wie nah Menschen z.B. einen Partner an sich heranlassen, hängt auch von der Beziehung zwischen beiden ab:

Die vier Stufen zwischenmenschlichen Abstands

- *Intim:* Direkter Kontakt bis etwa 15 –50 cm — bedeutet die engste Stufe zwischenmenschlichen Abstands (z.B. Kind, Ehepartner)
- *Persönlich:* 50 – 75 cm — so nahe läßt man einen guten Freund an sich herankommen
- *Gesellschaftlich:* 1 – 3,5 m — der „übliche Abstand" auf Parties, in Büros oder Sitzungen, im Schwimmbad (Liegewiese)
- *Öffentlich:* Mindestens 3,5 m — diesen Abstand versucht man in der Regel in Straßen, öffentlichen Verkehrsmitteln, Kaufhäusern einzuhalten (zu viele Menschen werden als bedrückend empfunden).

Nun kann man die Pflegepersonen nicht unbedingt als die engsten Freunde des Patienten bezeichnen, und doch überschreiten sie tagtäglich sogar die Stufe zum intimen Abstand. Außerhalb des Krankenhauses würde sich jeder Mensch dieser Zudringlichkeit erwehren.

Wenn sich Pflegeperson und Patient aufgrund von Pflegebedürftigkeit näher kommen, als dies ihrer Beziehung entspricht, stellen sich unangenehme Gefühle ein, die teils auf die Erziehung oder gesellschaftliche Normen zurückzuführen sind: Manche Patienten schämen sich, wenn sie nackt sind, fühlen sich ausgeliefert und bloßgestellt; einige Pflegepersonen empfinden Ekel vor dem entblößten Körper oder schämen sich, wenn sie bei der Körperpflege Patienten im Intimbereich berühren müssen.

Auch wenn viele Patienten situationsbezogen bereit sind, sich etwa für eine Untersuchung zu entkleiden, sich zur Körperpflege auch im Intimbereich berühren zu lassen und dabei das Gefühl der Nacktheit zu erdulden, so erfordert es doch psychische Kraft von ihnen, dies auszuhalten. Vor diesem Hintergrund wird eine Pflegeperson auf die eine oder andere Bemerkung des Patienten gelassener reagieren, wenn sie weiß, daß er damit nur seine eigene Unsicherheit überspielt.

Aus ganz natürlichen Gründen kann es bei der praktischen Pflege zu problematischen Situationen kommen, die eine diskrete Reaktion der Pflegeperson erfordern.

Erektionen: Berührungen im Intimbereich setzen ein hohes Maß an Feingefühl voraus. Für die Patienten, aber auch für das Personal, ist es hilfreich, wenn dies durch Personen des eigenen Geschlechts geschieht. Da auf den Stationen in der Regel mehr Krankenschwestern als Pfleger arbeiten, wird es aber nicht ausbleiben, daß männliche Patienten von Frauen versorgt werden. In jedem Fall sollte die Tätigkeit angekündigt und dann genau und sicher durchgeführt werden (z.B. die Vorhaut beim Waschen zurückschieben). Solche Pflegehandlungen können bei männlichen Patienten Erektionen auslösen. Am besten ist es, hier sicher und ruhig zu reagieren, die Pflegehandlung zu unterbrechen und zu einem späteren Zeitpunkt fortzusetzen.

Manche Patienten zeigen aber auch offensichtlich ihre Erregung und lassen sich bewußt von der Krankenschwester bei der Intimpflege stimulieren, bis hin zur Erektion. Hier stößt das „Berücksichtigen der Bedürfnisse des Patienten" an seine Grenzen. Die Krankenschwester sollte den Patienten mit Bestimmtheit in seine Schranken verweisen. Hat sie keinen Erfolg und wiederholt sich die Situation auch bei Kolleginnen, sind der Arzt und die Verwaltung zu verständigen: der Patient kann dann zwangsweise entlassen werden.

Angehörige auf Station: Gerade in einer Ausnahmesituation wie eine Krankheit sie darstellt, ist der Mensch auf Zuwendung, auch körperlicher Art, angewiesen. Aber die Besucher, Ehe- oder Lebenspartner eingeschlossen, werden angehalten, sich auf Stühle zu setzen, die meterweit vom Bett entfernt sind; allenfalls ist ihnen noch „Händchen-Halten" gestattet (bereits das Wort wirkt lächerlich).

Masturbation: Die sexuelle Lust schweigt auch im Krankenhaus nicht. So kann es vorkommen und ist es durchaus ein natürlicher Vorgang, daß Patienten onanieren. Besonders Pflegepersonen im Nachtdienst werden damit konfrontiert. Wenn keine Mitpatienten dadurch gestört sind, spricht nichts dagegen, Masturbation zu tolerieren, d.h. das entsprechende Zimmer eine Zeitlang nicht zu betreten. Geschieht die Selbstbefriedigung jedoch in einer sicht- und hörbaren Weise, muß der/die Kranke nachdrücklich darauf hingewiesen werden, daß dies aus Taktgefühl den Mitpatienten gegenüber nicht zulässig ist.

Anzügliche Bemerkungen und obszöne Witze stellen einen Mißbrauch der Persönlichkeit dar. Sie können sowohl vom Patienten wie vom Personal ausgehen und verletzen den Gegenüber schwer. Sie zu bagatellisieren oder darüber hinwegzuhören, ermuntert den anderen nur zum Weitermachen. Die Pflegeperson sollte den Patienten ausdrücklich zurechtweisen und sich auch selbst streng davor hüten, in solch eine Tonart zu verfallen.

Intimsphäre wahren

Die Wohnung, ja die ganze Umgebung, in der der Patient vorher gelebt hat, reduziert sich im Krankenhaus (besonders bei Immobilität) auf die zwei Quadratmeter Bettfläche und den Nachttisch: Sie sind Eß-, Wohn- und Schlafzimmer, Bad und Toilette. Und nicht einmal da ist der Patient vor ungebetenen „Gästen" sicher (☞ 7.4.5).

Einige Verhaltensweisen sollen das Schlagwort „Intimsphäre wahren" näher präzisieren:

- Deutlich anklopfen, bevor das Patientenzimmer betreten wird
- Überlegen, ob nicht mehrere Tätigkeiten auf einmal im Zimmer verrichtet werden können, um allzu häufige Störungen zu vermeiden
- Die Bettdecke nie ohne Vorankündigung wegreißen
- Bei der Körperpflege im Zimmer für Sichtschutz sorgen (Paravent) oder sich als Pflegekraft so zum Kranken stellen, daß der eigene Körper als Blickschutz dient
- Bei der Ganzkörperwäsche nur kleine Körperbereiche aufdecken bzw. Kleidung ausziehen und aufgedeckte Körperteile so schnell wie möglich wieder bedecken
- Vor jedem nötigen Griff in Nachtkästchen oder Schrank des Patienten diesen vorher um Erlaubnis fragen
- Auf dem Nachtkästchen nichts umräumen oder wegwerfen, ohne vorher zu fragen
- Bei sehr persönlichen Gesprächen den Kranken in einen gesonderten Raum führen oder Mitpatienten aus dem Zimmer bitten
- Verläßt der Kranke sein Zimmer, ihm Morgenmantel und Hausschuhe bereitlegen, besonders wenn er ein Flügelnachthemd trägt
- Bei den Geschlechtsteilen von Penis oder Scheide sprechen, keine Ausdrücke aus der Umgangssprache benützen
- Auch der Mund ist ein intimer Bereich, daran beim Essen eingeben und bei der Mundpflege denken.

Alle Verhaltensweisen haben gemeinsam, daß sie geprägt sind vom Respekt vor der Persönlichkeit des Patienten.

Übertriebene Distanz ist jedoch ebenso schädlich: Trägt eine Pflegeperson z.B. ständig Handschuhe, ohne daß dies aus hygienischen Gründen erforderlich ist, drückt sie dadurch u.U. dem Patienten gegenüber deutlich aus, daß sie sich vor ihm ekelt und am liebsten nichts mit ihm zu tun haben will. Hier ist nicht nur aus Umwelt-Gründen der Einsatz von Einmalhandschuhen kritisch zu hinterfragen.

Sexualität unterstützen?

In Pflegekreisen wird derzeit darüber diskutiert, ob die respektvolle Zurückhaltung bei der Wahrung der Intimsphäre nicht absichtlich aufgegeben werden sollte, um Patienten oder Behinderte bei ihrer Sexualität zu unterstützen.

Wenn jemand nicht selbst essen kann, sich nicht selbst waschen kann, sich nicht selbst an- und ausziehen kann, erhält er die entsprechende Hilfestellung von den Pflegepersonen. Ist es nicht auch Aufgabe der Pflegepersonen, etwa Körperbehinderten beim Geschlechtsverkehr zu helfen?

Daß diese Frage so nicht öffentlich gestellt, geschweige denn beantwortet werden kann, zeigt die Tabuisierung dieses Themas. Noch immer sind viele Altenwohnheime und Behinderteneinrichtungen streng nach Geschlechtern getrennt. Erst langsam setzt ein Umdenken ein (☞ auch 7.11.4.1).

7.11.5 Netz

Die Formulierung „Sich als Mensch fühlen" (☞ 7.11.1) unterscheidet mehr als von *Roper* oder *Juchli* gewählten Formulierung „Sich als Mann, Frau oder Kind fühlen und verhalten", daß auch Behinderte und Kranke ein natürliches Bedürfnis haben, sich als vollwertiges Mitglied der Gesellschaft zu fühlen. Daher ist dieses „Sich als vollwertiger Mensch fühlen" untrennbar mit allem verknüpft, was Menschen so tun, also mit allen ATL.

Die Betonung auf „Sich als Frau oder Mann fühlen" verleitet viele Pflegepersonen dazu, zunächst nur an die Sexualität zu denken und daran, welche Krankheiten oder Behinderungen die Sexualität stören könnten.

Sich als Mann oder Frau fühlen und Sich bewegen

Schmerzhafte Erkrankungen des Bewegungsapparates (z.B. *Coxarthrose,* ☞ 26.10.2) sind viel häufiger Ursache gestörter Sexualität als Pflegepersonen vermuten, die zunächst an die Folgen entstellender Operationen (z.B. Entfernung der Brust, ☞ 32.6.2) denken.

Sich als Mann oder Frau fühlen und Sinn finden

Ein Aspekt (von vielen) menschlicher Existenz ist es, in der Gesellschaft einen unverwechselbaren Platz einzunehmen, was sich etwa in dem Gefühl äußert: „Es ist gut, daß es mich gibt!" Diesen Platz zu finden bedeutet, sich mit den Erwartungen anderer und den eigenen Vorstellungen auseinanderzusetzen. Die Verknüpfung dieser ATL bedeutet, im Frau- oder Mann-Sein Sinn zu finden, etwa:

- Mit einem Partner eine Lebensgemeinschaft zu gründen
- Kinder großzuziehen
- Sich gegenseitig zu helfen und zu unterstützen, z.B. bei Krankheit.

7.12 Sich beschäftigen

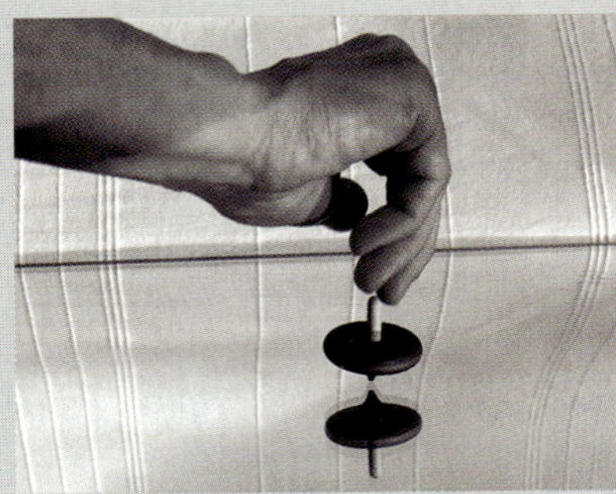

Die ATL „Sich beschäftigen" findet sich in den neueren Werken von *Schwester Liliane Juchli* unter der ATL „Raum und Zeit gestalten". *Nancy Roper*, die die Grundbedürfnisse des Menschen in *Lebensaktivitäten* (LA) unterteilt hat, nennt die gleiche ATL „Arbeiten und Spielen". Mit „Spielen" ist hier das Gegenteil von „Arbeiten" gemeint. Arbeit wird eher mit „Pflicht" assoziiert, Spielen mit „Spannung" und „Spaß".

Die ATL „Sich beschäftigen" beinhaltet die Aufrechterhaltung des Gleichgewichts zwischen Aktivität und Passivität, Arbeit und Muße, Anspannung und Entspannung sowie die Beziehung des Menschen zur Umwelt. Es stehen sich zwei antagonistische Kräfte gegenüber: Der Trieb zur Tätigkeit und der Trieb zum Müßiggang. Für das Wohlergehen des Menschen ist das harmonische Wechselspiel dieser Gegensätze unumgänglich. Ist der Rhythmus zwischen Aktivität und Erholung gestört, können Krankheiten die Folge sein. Somit muß jeder Mensch zur Erhaltung seiner Gesundheit einen eigenen Lebensrhythmus bzw. Lebensstil finden (☞ auch 7.4).

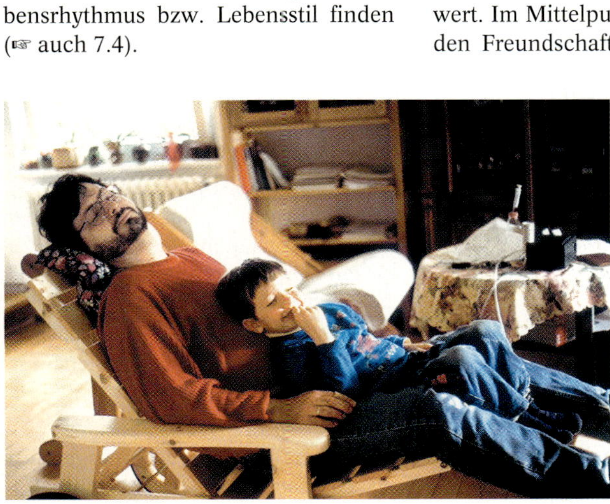

Abb. 7.220: Die ATL „Sich beschäftigen" beinhaltet die Aufrechterhaltung des Gleichgewichts zwischen Muße und Arbeit. [M141]

7.12.1 Arbeit und Freizeit im Wandel der Zeit

Die beruflichen und privaten Beschäftigungen haben sich in den letzten 40 Jahren in drei Schritten verändert:

Leben, um zu arbeiten

Während der ersten Phase nach dem 2. Weltkrieg waren die Menschen pessimistisch, ob sich der neugewonnene Wohlstand halten würde. Ihre Werteordnung blieb konservativ und traditionell. Sie war geprägt von Opferbereitschaft, Fleiß, harter Arbeit und Sparen. Freizeit diente ausschließlich der Erholung von der Arbeit.

Arbeiten, um zu leben

Die zweite Phase setzte in Deutschland Anfang der achtziger Jahre ein. Die Skepsis der Menschen wich dem Optimismus, und sie genossen die Freiheit, ihr Leben individuell gestalten zu können. Die neue Werteordnung war vom Streben nach Selbstverwirklichung (v.a. in der Freizeit) geprägt, und die Freizeit bekam einen eigenen Stellenwert. Im Mittelpunkt der Freizeit standen Freundschaften, der Kontakt zur Natur und künstlerische Kreativität. Arbeit galt als Feind der Selbstverwirklichung.

Selbstverwirklichung durch Arbeit

In der dritten, heute aktuellen Phase soll die Arbeit Quelle der persönlichen Befriedigung sein. Sie stellt oft keinen *eigenen* Wert mehr dar, sondern dient Zwecken wie Status (Prestige, Image) und Geld und ist zum Symbol einer gelungenen Selbstverwirklichung geworden. Der Wunsch nach sozialer Anerkennung im Beruf, nach sozialen Kontakten und einer Gruppenzugehörigkeit, nach Kommunikation und Verantwortung erfüllt sich nicht immer, so daß sich die Beschäftigten in ihrer Freizeit Glück und Zufriedenheit erhoffen. Die Folge ist eine oftmals leistungs- und arbeitsorientiert gestaltete Freizeit-Beschäftigung, die zwar keine Erholung vom beruflichen Alltag zuläßt, dafür aber ein positives Selbstwertgefühl vermittelt. Gut beobachten läßt sich das z.B. an Tennisspielern, die anfangs nur aus Freude Tennis spielen, dann jedoch vom Ehrgeiz gepackt werden und immer häufiger auf den Tennisplatz gehen, um beispielsweise „an ihrem Aufschlag zu arbeiten" und „Matches zu gewinnen". Irgendwann steht dann nicht mehr die Spielfreude, sondern die Leistung (und über die Leistung die soziale Anerkennung) im Mittelpunkt; der Freizeitspaß artet in Arbeit aus.

Freizeitverhalten

Freizeit: Nach *G.K. Chesterton* zwei Phänomene: Die Fähigkeit, etwas zu tun, und die Freiheit, nichts zu tun.

Zur Fähigkeit, etwas zu tun, gehören:

- Leistungs- und arbeitsbezogene Tätigkeiten
- Entspannende Vergnügungen.

Zur Freiheit, nichts zu tun, gehört der Müßiggang.

Fast 95% der Menschen gehen in ihrer Freizeit leistungs- und arbeitsbezogenen Tätigkeiten nach, z.B. Sport, Gartenarbeit oder „Herumwerkeln" im Haus. Fast ebensoviele genießen in ihrer freien Zeit Konzerte, besuchen Theateraufführungen oder gehen Einkaufen. Alle diese Tätigkeiten tun zwar der Psyche gut, sind aber ebenso wie die berufliche Tätigkeit ziel- und zweckorientiert und befriedigen letztendlich nicht das elementare Bedürfnis nach Erholung. Wirklich erholen können sich die meisten Menschen nur, wenn sie faulenzen und „relaxen" können, dazu evtl. noch gute Musik hören, ein entspannendes Buch lesen (keine Fach- oder Sachbücher), sich Tagträumen hingeben oder wenn sie sich in der freien Natur aufhalten.

Für die heutige Freizeitgesellschaft scheint es keinen größeren Streß zu geben als den, nichts zu tun. Unterschwellig wird gefordert, ständig aktiv zu sein und seine Zeit „sinnvoll" zu verbringen. Dabei geht es weniger um Entspannung oder Muße als vielmehr darum, das Maximum an Leistungsfähigkeit aus den täglichen 24 Stunden herauszuholen.

Wird die freie Zeit genauso gemanagt wie Arbeitszeit, droht als Folge *Freizeitstreß*. Auf Dauer geht das nicht gut

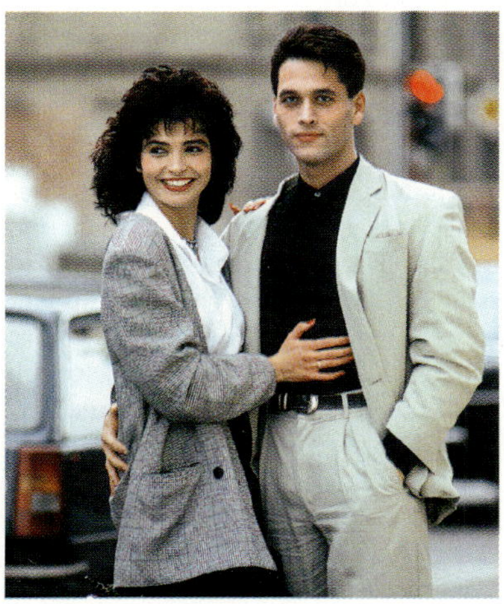

Abb. 7.222: Arbeit als Mittel zum Zweck: Sie stellt oft nicht mehr den Wert an sich dar, sondern dient Zwecken wie Prestige und einer bestimmten Gruppenzugehörigkeit. [J660]

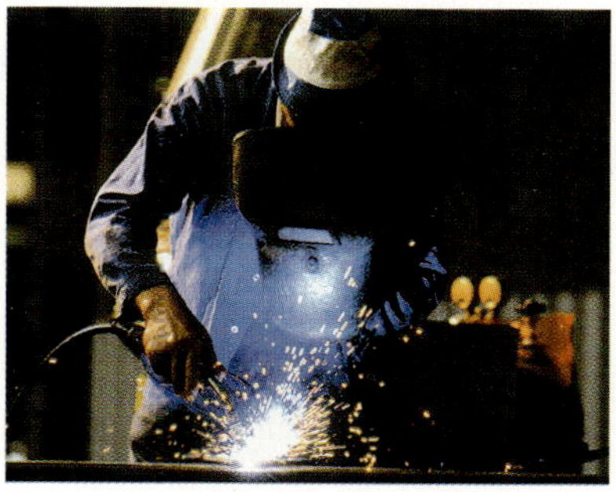

Abb. 7.221: Arbeit unter manchmal harten körperlichen Bedingungen. [J660]

(☞ 7.12.3). Deswegen sollte man sich rechtzeitig aus diesem Teufelskreis lösen und „die Seele mal wieder baumeln lassen".

7.12.2 Der durch seine Beschäftigung krank gewordene Mensch

Am Anfang des Kapitels „Sich beschäftigen" wurde bereits erwähnt, daß für das gesundheitliche Wohlergehen des Menschen das harmonische Wechselspiel zwischen Tätigkeit und Müßiggang unumgänglich ist. Während früher die berufliche Arbeit gleichgesetzt werden konnte mit Tätigkeit im Sinne von Aktivität und die außerberufliche Tätigkeit mit Freizeit im Sinne von Ruhe, Muße haben, ist diese Zuordnung heutzutage nicht mehr ohne weiteres möglich. Muße/Müßiggang (= schöpferische Untätigkeit, die der eigenen Regeneration dient) wird allzuoft mit Faulheit gleichgesetzt. Wer in der heutigen Zeit „in" sein möchte, wird zumindest offensichtliche Muße vermeiden und stattdessen andauernde Aktivitäten vorweisen: Überaktivität prägt den heutigen Lebensstil. So wandelt sich das „tagaktive" Wesen Mensch zum „rund-um-die-Uhr-tätigen" Wesen. Auf Kosten der Gesundheit werden gegen den natürlichen Körperrhythmus immer mehr Dinge in den Abend- und Nachtstunden erledigt. Die sozialen Bedürfnisse werden in die Zeit zwischen Arbeit und Schlafen verlagert und mit der Bezeichnung „Freizeit" versehen, obwohl es sich dabei keineswegs um freie Zeit handelt, die der Entspannung und Erholung dient (☞ 7.12.3). Eine Folge davon ist Streß (☞ unten), der neben den „Managerkrankheiten" wie dem Herzinfarkt und der Erschöpfungsdepression zum allgemeinen Adaptationssyndrom (☞ unten), zum Burnout-Syndrom (☞ 3.2.3) und zum chronischen Müdigkeitssyndrom (☞ unten) beiträgt. Diese Syndrome nehmen auch unter dem Krankenpflegepersonal immer mehr zu.

Streß

Der Begriff **Streß** wurde 1950 vom Mediziner *Hans Selye* aus dem Gebiet der Materialprüfung, z.B. von Metallen und Glas, in die Biologie eingeführt und bedeutet soviel wie Anspannung, Verzerrung, Verbiegung. In der Biologie wird als Streß bezeichnet, was den Organismus psychisch und physisch unter Druck setzt: Krankheit, Schmerzen, Belastungen, Ärger, Anstrengungen, Anspannungen, Angst, Lärm, Hetze, zu hohe Erwartungshaltungen.
Wird Streß als schädlich und unangenehm empfunden, spricht man von **Disstreß**, wird er als positiv erlebt, von **Eustreß**. Mit Eustreß wird die Anspannung und Erregung aufgebaut, die für die Bewältigung schwieriger Arbeiten notwendig ist. Disstreß hingegen führt je nach Dauer und Intensität zu körperlichen und psychischen Krankheitssymptomen.

Was passiert bei Streß im Organismus?

Über den Streßreiz werden das vegetative Nervensystem, insbesondere der Sympathikus, und die Hypophyse gereizt. Die Sympathikuserregung führt zu einer Ausschüttung der Hormone Adrenalin und Noradrenalin aus dem Nebennierenmark ins Blut (☞ 23.1.4). Die Hypophyse produziert ACTH (☞ 23.1.1), das insbesondere zu einer vermehrten Glukokortikoidausschüttung der Nebennierenrinde führt.

Die Hormone gelangen über das Blut in den Körper und führen zu:

- Erhöhung von Blutdruck, Puls und Herzminutenvolumen

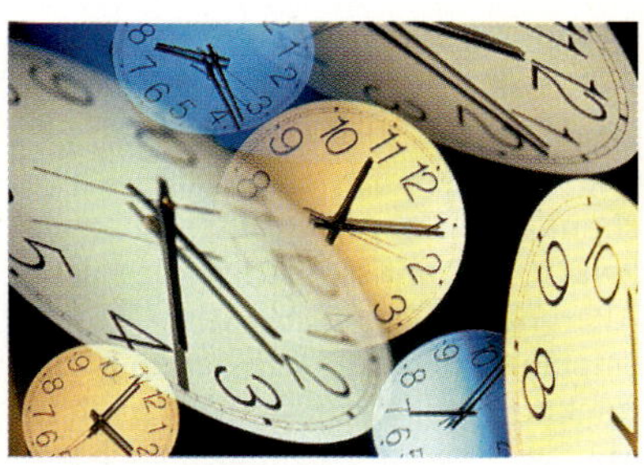

Abb. 7.223: Freie Zeit wird genauso gemanagt wie Arbeitszeit, die Folge ist Freizeitstreß [J520-244].

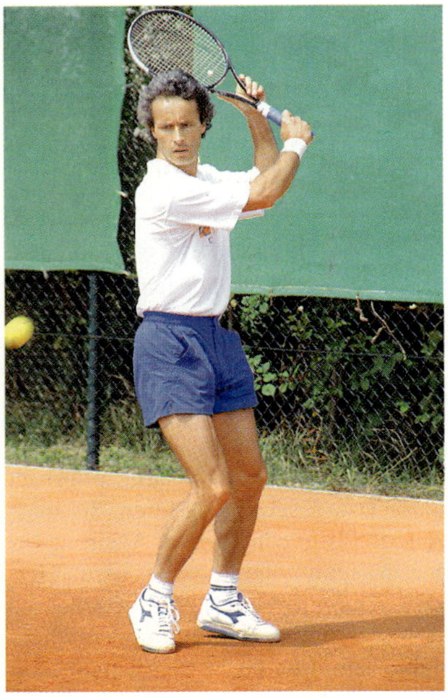

Abb. 7.224: Wer in der heutigen Zeit „in" sein möchte, wird darum bemüht sein, zumindest „offensichtliche" Muße zu vermeiden und stattdessen andauernde Aktivitäten vorzuweisen. [J660]

- Stärkerer Muskeldurchblutung
- Schnelleren Muskelreaktionen
- Mobilisierung von Fettreserven und Zucker
- Gesteigerter Blutgerinnung. Gleichzeitig werden Eingeweide und Haut schlechter durchblutet, die Sexualfunktionen gehemmt und die Synapsen im Gehirn blockiert (Denkblokkade).

Streß ist keine Modeerscheinung, es gibt ihn schon seit Jahrtausenden. Während es sich ursprünglich jedoch um einen kurzen Alarmzustand handelte (kurze Anspannungsphase, lange Erholungsphase), dem man durch den Einsatz von Energie, also Flucht oder Kampf, begegnen konnte, handelt es sich heutzutage eher um einen Daueralarm. Da unsere Zivilisation körperliche Reaktionen untersagt, müssen sie unterdrückt werden. Dies führt zur biologischen Frustration mit Schädigung des Kreislaufs, des Verdauungstraktes und des Immunsystems, mit Schwächung von Lunge, Muskeln oder Gelenken und mit einem beschleunigten Alterungsprozeß. Der Mensch wird empfänglicher für Herzkreislauf- und Infektionserkrankungen, aber auch für Migräne und wahrscheinlich auch bösartige Tumorleiden. Außerdem führt die Bewegungslosigkeit zu einer Umwandlung der freigesetzten Fettsäuren in Cholesterin, das sich in den Gefäßwänden ablagert und später eine Arteriosklerose (☞ 19.6.1) begünstigt.

☑ Streßreize haben einen akkumulierenden Effekt: Geringe Reize können bei fortgesetzter Einwirkung zur gleichen Endreaktion führen wie eine große Belastung bei kurzer Einwirkung.

Was hilft bei Streß?

Die Vermeidung und der Abbau von Streß sind wichtige Maßnahmen, um gesund zu bleiben. Durch Entspannung und Meditation wird der „Daueralarm" unterbrochen, und Streßsituationen sowie Frustrationserlebnisse werden durch Kreativität (z.B. gestaltende Kunst, Schreiben, gedankliches Umdeuten), Aussprache, Vertrautheit und Zärtlichkeit oder körperliche Bewegung sowie Betätigung neutralisiert.

Mit dem Begriff „Streß" wird in der heutigen Zeit meist etwas Negatives verbunden. Dabei wird übersehen, daß Streß einem Warnsignal gleichkommt, das den Menschen auf seinen Zustand aufmerksam machen soll, bevor größere (körperliche) Schäden einsetzen. Fühlt sich der Mensch gestreßt, sollte er die Chance ergreifen und notwendige Korrekturen seines Lebensstils zum Erhalt seiner Gesundheit vornehmen.

Allgemeines Adaptationssyndrom

Allgemeines Adaptationssyndrom (*allgemeines Anpassungssyndrom,* kurz *AAS*): Krankheitsbild, das auf einer Anpassung (Adaptation) des Organismus an langandauernde Einwirkung schädlicher *Stressoren* (streßauslösende Faktoren) beruht.

Das **allgemeine Anpassungssyndrom** verläuft nach Hans Selye in drei Phasen (☞ auch Abb. 7.225):

- **Alarmphase:** Anfänglich wird eine *Schockreaktion* ausgelöst, die durch Hypothermie, Blutdruckabfall und Abnahme des Muskeltonus gekennzeichnet ist. Dann setzt die *Gegenschockphase* mit erhöhter Adrenalinausschüttung ein, welche die in der Schockphase aufgetretenen Symptome ins Gegenteil verkehrt. Der Widerstand des Körpers sinkt. Ein äußerst starker Streßreiz kann im Ausnahmefall sogar innerhalb der ersten Stunde zum Tod führen
- **Widerstandsphase:** Der Organismus hat sich den auslösenden Stressoren angepaßt, und die Veränderungen der Alarmphase bilden sich zurück. Die Widerstandskraft des Körpers gegen den fortgesetzt einwirkenden Stressor ist nun erhöht
- **Erschöpfungsphase:** Sie folgt, wenn der Streßreiz nicht aufhört. Anpassung und Widerstand sind endgültig erschöpft. Die in der Alarmreaktion aufgetretenen Symptome stellen sich wieder ein und sind nicht rückgängig zu machen. Der Betroffene stirbt.

Chronisches Müdigkeitssyndrom

Chronisches Müdigkeitssyndrom (kurz *CMS,* oder *Chronic Fatigue Syndrome,* kurz *CFS,* oder *Chronisches Müdigkeits-Immundysfunktionssyndrom,* kurz *CMIDS,* oder *Myalgische Enzephalomyelitis,* kurz *ME*): Über mindestens sechs Monaten bestehende geistige und körperliche Erschöpfung ohne Besserungstendenz. Dabei tritt eine Leistungsminderung von mindestens 50% auf. Bevor die Diagnose CMS gestellt wird, müssen Krankheitsbilder mit ähnlicher Symptomatik ausgeschlossen sein.

Im Rhythmus von Aktivität und Erholung kann Müdigkeit als ein angenehmer Zustand empfunden werden, nicht jedoch beim Chronischen Müdigkeitssyndrom. Hier handelt es sich um eine quälende, leidvolle Müdigkeit, die sich zu einem Problem unserer Zeit entwikkelt.

Viele Betriebs- und Autounfälle gehen vermutlich ebenso auf das Konto des CMS wie schwere Schlafstörungen und Erschöpfungszustände. Das CMS wird zwar vermutlich durch das Human-Herpes-Virus 6 ausgelöst, könnte bei einem gesunden Lebensstil jedoch nicht das Ausmaß von Symptomen erreichen, wie es tatsächlich der Fall ist. Die Erkrankung ist Folge eines Lebensstils, der den Menschen überfordert. Das Arbeitsleben vieler ist von Leistungsdruck, Terminhetze und Konkurrenz geprägt. Arbeitszeitverkürzung und längerer Urlaub mindern zwar diesen Disstreß, doch wird die gewonnene Zeit nicht für die Erholung verwendet, sondern für die „Verberuflichung der gesamten Lebensführung" (K.H. Bolte). Da die Zeit förmlich davonläuft, hat der Mensch gelernt, die biologischen Signale des Körpers zu ignorieren oder sie zu überspielen: Kaffee und Tee werden als Wachmacher, Medikamente und Alkohol als „Entspanner" eingesetzt. Ein natürlicher Schlaf-Wach-Rhythmus mit gesundem, erholsamem Schlaf ist nicht mehr möglich, der fatale Kreislauf endet in chronischer Müdigkeit.

Unsere moderne Zeit mit einem Leistungs- und Erwartungsdruck in fast allen Lebensbereichen ist schon für einen „ausgeschlafenen" Menschen schwer genug zu bewältigen, wieviel schwerer ist es dann erst für einen chronisch müden Menschen. Irgendwann reagiert die Psyche unbewußt auf diese Überforderungen, indem sie in lähmende Müdigkeit, im Extremfall sogar in Melancholie und Depression verfällt. Es handelt sich bei dieser Erkrankung also um eine zeittypische psychosomatische Reaktion des Menschen auf die heutige Zivilisation.

Betroffen sind alle Alters- und Bevölkerungsgruppen, Frauen allerdings weit häufiger als Männer.

Als weitere Ursachen für das CMS gelten erbliche Immunstörungen und immunschwächende Substanzen (Umweltgifte, Medikamente, z.B. Antibiotika). Typische Begleiterkrankungen sind Mykosen (☞ 28.7), Dermatosen (☞ Kapitel 30), multiple Allergien (☞ 29.4) sowie Vitamin- und Mineralmangelzustände (☞ 23.8.5). Eine allgemein anerkannte Behandlung gibt es bisher nicht. Die Therapie beruht zum einen auf einer symptomatischen Behandlung, zum anderen auf der Unterstützung des Immunsystems. Das Vermeiden von Streß wäre wünschenswert, ist jedoch nur selten realisierbar.

7.12.3 **Arbeits- und Freizeithygiene**

Jeder Mensch findet mit zunehmendem Alter seinen eigenen Lebensstil sowie seinen persönlichen, individuell auf ihn zugeschnittenen Arbeits- und Freizeitrhythmus.

Während seiner beruflichen Arbeitszeit kann er oftmals nicht selbst über seine Arbeitseinteilung bestimmen, doch sollten trotzdem einige Dinge berücksichtigt werden:

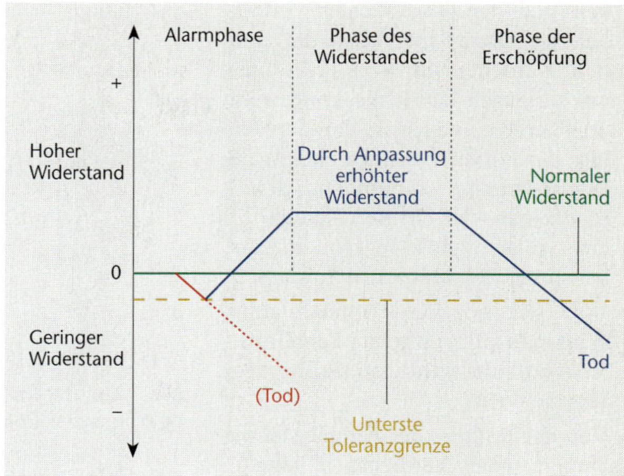

Abb. 7.225: Die Phasen des Allgemeinen Adaptationssyndroms. [E149]

- Langzeitunterbrechungen der beruflichen Arbeit sollten mindestens einmal im Jahr für eine Dauer von 3 – 4 Wochen erfolgen. In diesen Wochen sollte sich der Mensch schwerpunktmäßig nur mit den Dingen beschäftigen, die seiner Erholung dienen (☞ 7.12.1). Diese Zeit benötigt der Körper zur länger andauernden Regeneration
- Kurzzeitunterbrechungen dienen der laufenden Regeneration. Hierunter fallen die arbeitsfreie Zeit zwischen Arbeitsende und nächstem Arbeitsbeginn (laut gesetzlicher Arbeitszeitverordnung mindestens 11 Stunden), der „Feierabend" oder das freie Wochenende. Das Ausmaß der Erholung ist abhängig von der Freizeitgestaltung. Natürlich muß in der außerberuflichen Zeit vielen notwendigen Tätigkeiten wie Körperpflege, Hausarbeit, Einkaufen und Schlafen nachgegangen werden, doch sollte daneben nicht vergessen werden, sich einen Ausgleich zur beruflichen Tätigkeit zu schaffen. Wer also während seiner Arbeitszeit viel sitzt, dem wäre anzuraten, sich außerberuflich Bewegung zu verschaffen; wer beruflich ständig mit Krankheit und Tod konfrontiert wird, sollte nach Möglichkeit in seiner freien Zeit Abstand davon gewinnen
- Während der Arbeitszeit (bis zu 60 Stunden in der Woche für Krankenpflegepersonal) sollten die in der Arbeitszeitverordnung festgelegten Arbeits- und Pausenzeiten eingehalten werden. So darf die Dauer von 8 Stunden Arbeit am Tag nicht überschritten werden; eine Verlängerung bis zu 10 Stunden ist durch Tarifvertrag allerdings möglich. Männlichen Arbeitnehmern ist bei einer Arbeitszeit von mehr als 6 Stunden mindestens eine halbe Stunde Ruhezeit zu gewähren, Frauen steht die erste Pause schon nach 4,5 Stunden zu. Besondere Regelungen gelten u.a. für werdende und stillende Mütter sowie für Jugendliche.

> An dieser Stelle soll darauf hingewiesen werden, daß Krankenhausärzte in ihrem „Bereitschaftsdienst" oftmals fast ununterbrochen 24 – 32 Stunden arbeiten müssen. Das Krankenpflegepersonal sollte den Ärzten deshalb Verständnis entgegenbringen, wenn diese nach einem solchen Dienst vielleicht einmal nicht ganz so freundlich und hilfsbereit sind wie sonst eigentlich üblich.

Gegenstand der Arbeitshygiene ist neben der Arbeitszeitregelung auch noch das Erkennen gesundheitsschädlicher Arbeitsstoffe und Arbeitsverfahren sowie deren Vermeidung. Es gehören also die Unfallverhütungsvorschriften genauso dazu wie das Erforschen der Zusammenhänge zwischen Arbeitsbedingungen und Gesundheit/Krankheit am Arbeitsplatz.

Arbeitslosigkeit

Einer beruflichen Tätigkeit nachgehen zu können ist heutzutage keine Selbstverständlichkeit mehr. Viele Menschen sind von Arbeitslosigkeit bedroht bzw. bereits betroffen. Wie der Einzelne die Arbeitslosigkeit bewältigt, hängt von folgenden Faktoren ab:

- Von der Einstellung zur Arbeit, der Bewertung der eigenen Arbeitslosigkeit und der persönlichen Verletzlichkeit: Diente die Arbeit der eigenen Zufriedenheit (☞ 7.12.2) oder war sie wegen *Mobbings*, Langeweile oder Streß eine Last, so daß der Verlust der Arbeit (vorübergehend) als Erleichterung empfunden wird? Meint man, nur ein Berufstätiger sei ein „vollwertiger" Mensch, und Arbeitslose seien Menschen 2. Klasse?

- Von der sozialen Unterstützung: Wird man z.B. von seiner Familie unterstützt, oder wird man als Versager abgestempelt?
- Von der Rolle in der Familie: Ist die Familie vom Verdienst abhängig? Bedeutet die Arbeitslosigkeit einen Statusverlust?
- Vom Alter und der Berufserfahrung: Z.B. als Berufsanfänger, der seinen Platz in der Gesellschaft vielleicht noch nicht endgültig gefunden hat und dessen Sozialisation daher gefährdet ist?

Viele Arbeitslose durchlaufen während der Arbeitslosigkeit die vier klassischen Phasen *Schock, Optimismus, Pessimismus* und *Anpassung*. Es können psychische Störungen auftreten, z.B. Angst, Unzufriedenheit, Hoffnungslosigkeit, Resignation, Antriebsschwäche und Hilflosigkeit. Der Betroffene kann unter Schlaflosigkeit leiden und besonders nervös oder aggressiv reagieren, organische Störungen wie Herz-Kreislauf-Probleme oder Erkrankungen des Magen-Darm-Traktes können hinzukommen.

Folgende psychosozialen Bedürfnisse können nicht mehr befriedigt werden:

- **Berufliche Kompetenz**: Wer zur beruflichen Passivität verurteilt ist, kann keine neuen Berufserfahrungen sammeln und sich folglich nicht weiterqualifizieren
- **Zeitstrukturierung:** Die berufliche Tätigkeit gibt einen bestimmten Tagesablauf vor. Arbeitslose müssen ihren Tag selbst strukturieren und sich Gedanken über einen sinnvollen Zeitvertreib machen. Das ist häufig sehr schwer, da wegen der finanziellen Unsicherheit auch auf manche (kostspielige) Hobbies verzichtet werden muß
- **Soziale Kontakte:** Durch die Berufstätigkeit ergeben sich soziale Kontakte, die bei Arbeitslosigkeit meist nicht weiter aufrecht erhalten werden. Es droht die soziale Isolation

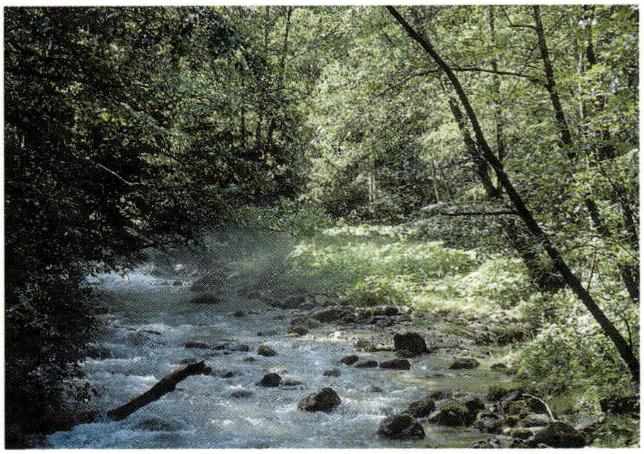

Abb. 7.226: Mal richtig ausspannen. [J660]

- **Soziale Anerkennung:** Zum einen wird ein Berufstätiger von der Allgemeinheit anerkannt, weil er etwas sinnvolles für die Gesellschaft tut. Zum anderen ist Arbeit ein Symbol der gelungenen Selbstverwirklichung, die oft als umso „gelungener" empfunden wird, je höher die soziale Anerkennung ausfällt. „Gelungen" ist aber nicht immer mit „erfolgreich" gleichzusetzen, sondern kann auch heißen, seine Kreativität ausleben zu dürfen
- **Persönliche Identität:** Einen Beruf ausüben zu können, fördert das Selbstwertgefühl („Ich *bin* jemand"). Außerdem verleiht in unserer Gesellschaft oft mehr der Beruf und weniger der Name einem Menschen eine Identität. Nicht umsonst werden sich fremde Menschen meist mit Namen und Beruf vorgestellt.

7.12.4 „Sich beschäftigen" im Krankenhaus

Kranksein und Sinnverlust

Die Hirnforschung hat festgestellt, daß Arbeit und konzentrierte Anstrengung für ein Glücksgefühl, eine „Leistungseuphorie" sorgen können, bei der chemische Botenstoffe *(Endorphine, körpereigene Opioide)* im Gehirn freigesetzt werden. Ebbt dieser Leistungsrausch ab, z.B. durch das Unvermögen zur Konzentration, oder ist er aufgrund einer krankheitsbedingten Untätigkeit nicht mehr herbeiführbar, kann eine innere Leere entstehen.

Krankheit bedeutet sehr häufig, sich in seinen Aktivitäten einschränken bzw. sich neue Beschäftigungsfelder suchen zu müssen, weil die Krankheit bisherige Beschäftigungen für einige Zeit oder auch auf Dauer unmöglich macht. Bis der kranke Mensch aber so weit ist, daß er seine früheren Aktivitäten wieder aufnehmen oder sich nach neuen Beschäftigungsmöglichkeiten umsehen kann, weil er sich mit seiner neuen Situation abgefunden hat, muß er erst einmal verschiedene Phasen wie Nichtwahrhaben-Wollen, Auflehnung und Aggression sowie Depression durchlaufen.

Nicht arbeiten zu können, kann eine Sinn- und Lebenskrise auslösen. Schließlich ist die Arbeit ein wichtiger Teil der Identität des Menschen, die seinen Lebensrhythmus geprägt und ihm Befriedigung gegeben, ihn evtl. sogar berauscht hat, und die Quelle für soziale Beziehungen gewesen ist. Der beruflich Selbständige macht sich Sorgen um sein Geschäft, dem Arbeitssüchtigen fehlt das Glücksgefühl, das ihn bei seiner Arbeit überkommt, der kranke Arbeitnehmer lebt in der Angst, seinen Arbeitsplatz u.U. für immer zu verlieren und dann als Schwerbehinderter, als Arbeitsloser oder als (Früh-) Rentner dazustehen. Der kranke Mensch steht womöglich vor dem Zusammenbruch seiner bisherigen Welt. Dasselbe gilt zum größten Teil auch für seine Freizeitaktivitäten. Für Frauen, deren Lebenssinn darin bestand, sich für die Familie aufzuopfern, ist das Akzeptieren von Krankheit ebenso schwierig wie für einen Berufstätigen. Eine Hausfrau, die krank im Bett liegt, plagt vielleicht ungerechtfertigt das schlechte Gewissen, und sie macht sich Sorgen, was denn nun die anderen von ihr denken. Auch die Familienangehörigen haben oftmals wenig Verständnis für eine kranke Hausfrau. Solange sie nicht ins Krankenhaus muß, kann sie doch wenigstens noch das eine oder andere für ihre Familie tun.

Informationssammlung

Die Aktivitäten des Menschen verändern sich in den verschiedenen Lebensabschnitten. Um der Individualität des Patienten in der ATL „Sich beschäftigen" gerecht werden zu können, benötigt das Krankenpflegepersonal möglichst viele Informationen über die individuellen Arbeits- und Freizeitgewohnheiten des Patienten. Diese sollten im Aufnahmegespräch (☞ 7.10.4) erfragt werden. In der Praxis sieht es allerdings eher so aus, daß diese anfängliche Informationssammlung ziemlich inkomplett ist und während des stationären Aufenthalts mit zunehmender Vertrautheit zwischen dem Patienten und der/dem Pflegenden immer wieder aktualisiert werden muß.

Folgende Informationen sollten vorliegen:

- Wie sehen die beruflichen/außerberuflichen Gewohnheiten des Patienten aus (Lieblingsbeschäftigung, Abneigungen gegen bestimmte Tätigkeiten)?
- Wie sieht sein bisheriger Arbeits- und Freizeitrhythmus aus?
- Wo geht der Patient seinen Freizeit- und Arbeitsgewohnheiten nach?
- Mit wem arbeitet der Patient zusammen bzw. mit wem verbringt er seine freie Zeit?
- Gibt es Faktoren, die den Patienten in seinen beruflichen/außerberuflichen Tätigkeiten beeinträchtigen, z.B. Einschränkungen in seiner Beweglichkeit, Verlust eines Sinnesorganes
- Welche Einstellung hat er seiner Arbeit, seiner freien Zeit gegenüber?
- Hat der Patient z.Zt. Probleme in seinem beruflichen Umfeld oder könnten sich aus seiner momentanen Situation Probleme für seine Arbeit oder Freizeit ergeben?

Die wichtigsten Informationen, z.B. was der Patient selbständig tun kann und was nicht, werden im Dokumentationssystem schriftlich festgehalten.

Nach der Bestimmung von Zielen werden die Pflegemaßnahmen entsprechend den Umständen und verfügbaren Mitteln unter Berücksichtigung der Ressourcen des Patienten ausgewählt (☞ 2.2). Wichtig ist jedoch, die Maßnahmen nicht nur festzulegen und durchzuführen, sondern sie auch auf ihre Wirksamkeit hin zu überprüfen, auf Rückmeldungen des Patienten sowie anderer Berufsgruppen zu reagieren und die Maßnahmen entsprechend zu revidieren bzw. zu beenden, wenn sie nicht mehr erforderlich sind (keine Routinepflege!).

In den meisten Krankenhäusern wird der ATL „Sich beschäftigen" nur eine geringe Bedeutung beigemessen; in der Regel setzt das Krankenpflegepersonal sein Wissen um die beruflichen und außerberuflichen Aktivitäten nur dann ein, wenn es um die Aufnahme sozialer Kommunikation geht. Das sollte sich ändern.

Veränderung der Umgebung

Die wenigsten Menschen halten sich über Tage in einem Raum auf, in dem sie nicht nur wohnen, sondern auch schlafen. Die Monotonie der Umgebung zu durchbrechen, kann für Langzeitlieger sehr hilfreich sein. Möglich ist das durch mitgebrachte Dinge von Angehörigen, z.B. selbstgemalte Bilder von (Enkel-)Kindern, die an der dem Bett gegenüberliegenden Wand angebracht werden können, bei Kindern durch Stofftiere oder durch Mobile, die am Bett befestigt werden, oder auch durch Blumenschmuck. Der Kreativität sind kaum Grenzen gesetzt. Für Patienten, die aufstehen und das Zimmer verlassen dürfen, bieten sich gemütlich gestaltete Aufenthaltsräume, ein gepflegter Garten, evtl. im Eingangsbereich liegende kleine Läden und Restaurant-Cafes sowie u.U. sogar wechselnde Kunstausstellungen in den vielen Fluren und Gängen an.

Veränderung der Gewohnheiten

Der Arbeits- und Freizeitrhythmus prägt unsere Alltagsstruktur. Der Zeitpunkt des Aufstehens wird in der Regel von unserer beruflichen Tätigkeit bestimmt, der Zeitpunkt des Schlafengehens von beruflichen und/oder außerberuflichen Tätigkeiten. Aus praktischen Gründen kann auf diese Gewohnheiten in den Krankenhäusern kaum Rücksicht genommen werden. Die Patienten haben meist auch Verständnis dafür, wenn sie über die Gepflogenheiten auf der Station und ihre Zusammenhänge informiert sind. Haben Patienten Gewohnheiten entwickelt, auf die im Krankenhaus eingegangen werden kann, sollte das auch getan werden, denn je kürzer die Unterbrechung dieser Gewohnheiten, desto leichter die Rehabilitation.

☑ Auf die Gewohnheiten des Patienten einzugehen, erleichtert die Rehabilitation.

Diese Gewohnheiten können sich auf bestimmte „Rituale" in der Körperpflege oder der Nahrungsaufnahme beziehen, aber auch auf bestimmte Tätigkeiten in der Freizeit (im Krankenhaus in der „freien" Zeit zwischen Pflege- und Behandlungsabläufen). Dazu können das Lesen der Tageszeitung, das Telefonieren oder das Anschauen bestimmter Fernsehsendungen bzw. das Hören von Radiosendungen gehören. Letztere sollten im Mehrbettzimmer immer nur mit Kopfhörer erfolgen, es sei denn, daß alle Patienten im Zimmer die Sendungen sehen/hören wollen.

Schön ist es, wenn der Patient auch im Krankenhaus Glücksmomente erleben

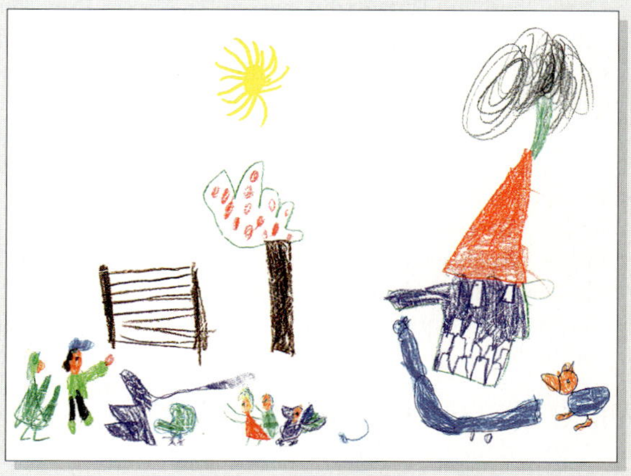

Abb. 7.227 Patienten freuen sich oft über Bilder ihrer (Enkel-Kinder, die an die Wand gehängt werden können und dem Krankenhauszimmer eine „persönliche Note" verleihen. [O351]

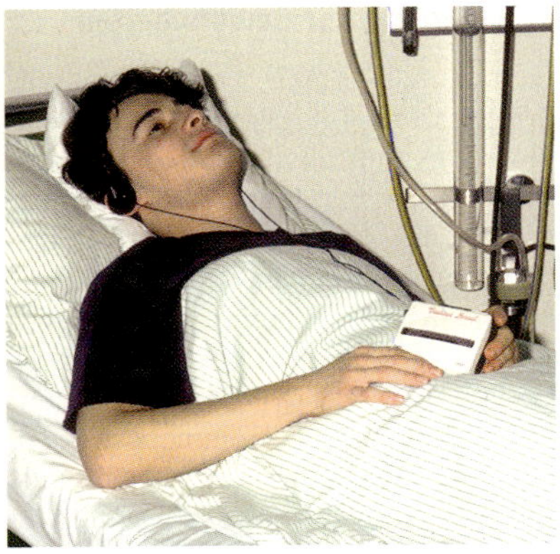

Abb. 7228: Hat der Patient Gewohnheiten entwickelt, auf die im Krankenhaus eingegangen werden kann, sollte ihm das ermöglicht werden. Zu den liebgewordenen Gewohnheiten des Patienten kann auch das Hören von Cassetten gehören. [K183]

kann (☞ obiger Kasten). So gibt es unter der Voraussetzung, daß es weder der Gesundheit schadet noch die Behandlung stört, keinen Grund, der gegen das Arbeiten im Krankenhaus spricht: Lehrer können Schulaufgaben korrigieren, Schüler und Studenten lernen, Mütter ihren Kindern bei den Schulaufgaben helfen. Aufgabe des Pflegepersonals kann sein, Patienten zu diesen Arbeiten zu ermutigen oder aber auch, diese in ihrer Arbeit zu bremsen; für einige Patienten kann es durchaus richtig sein, einmal „nichts" zu tun und sich Zeit zum Nachdenken zu nehmen. Hier ist das fachliche Urteil der Krankenschwester oder des Arztes gefragt.

Es ist allgemein bekannt, daß eine erfüllte, sinnvoll ausgenutzte Zeit wesentlich schneller vergeht als eine Zeit voller Leere und Langeweile. Neben den allgemeinen Aktivitäten wie Lesen, Handarbeiten, Basteln, Spielen, Gespräche führen, zu denen die Patienten gelegentlich erst aufgefordert werden müssen, gibt es noch andere Beschäftigungsmöglichkeiten im Krankenhaus, die gleichzeitig auch therapeutische Ziele verfolgen (☞ 10.10, 10.11 und 10.12: Ergotherapie, Kunst- und Gestaltungstherapie, Musiktherapie, Tanztherapie, Biblio- und Poesietherapie, Gelotherapie, Rehabilitation). Viele Patienten freuen sich zudem über musikalische Darbietungen oder Theateraufführungen im Haus. Dafür können zwar oft „Profis" gewonnen werden, doch ist die Freude bei den Patienten häufig noch größer, wenn sie „ihre" Schwester, „ihren" Pfleger oder „ihren" Stationsarzt auf der Bühne entdecken. Auch wenn das Einstudieren etwas Arbeit macht und freie Zeit „geopfert" werden muß, können die Beteiligten davon profitieren: Nicht nur, daß sie selbst Glücksgefühle mit Ausschüttung körpereigener Opioide erleben, auch die Kommunikation zwischen den Berufsgruppen und Kollegen wird verbessert.

7.13 Sinn finden

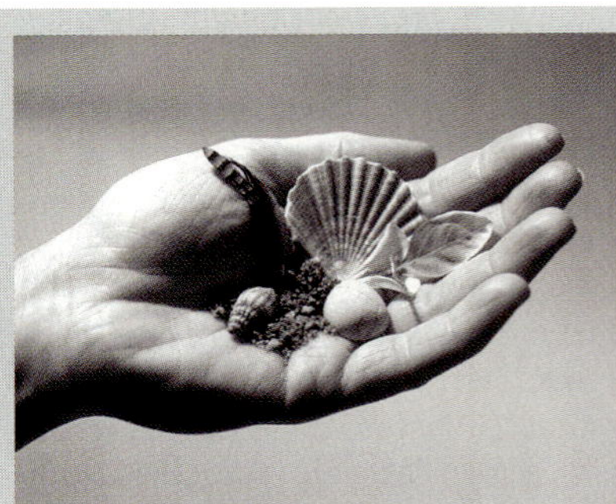

Jeder Mensch fragt sich wohl mindestens einmal in seinem Leben: „Warum lebe ich eigentlich? Wozu arbeite, esse, lerne oder leide ich?" Diese **Sinnfrage** als Suche nach dem Selbstverständnis und nach dem Zweck und Ziel des eigenen Seins taucht vor allem in *Grenzsituationen* des Lebens auf. Dies sind Lebensphasen des Leidens, des herannahenden Sterbens oder schwerer Krankheit. Auch existentielle Verlusterlebnisse wie der Tod naher Angehöriger rücken die Frage nach dem Sinn in den Mittelpunkt.

So heißt diese ATL bei Liliane Juchli auch „Sinn finden im Werden – Sein – Vergehen". Sie bezieht also das Sinn finden ganz eng auf die Krisen des werdenden und vergehenden Lebens. Und Nancy Roper verdichtet diese Lebensaktivität noch weiter und spricht einfach von „Sterben".

Auch wenn die Sterbebegleitung die bedeutendste Berührungsfläche dieser ATL mit dem Pflegeberuf ist (ihr ist an anderer Stelle dieses Lehrbuches ein eigenes Kapitel gewidmet, ☞ Kapitel 15), prägt die Frage nach dem Sinn an vielen Stellen die pflegerische Tätigkeit. Es erscheint deshalb sinnvoll, in diesem Abschnitt das Sinn-Finden im Leben in einem umfassenderen Sinn als nur in der Ausrichtung auf das Vergehen und Sterben zu diskutieren.

7.13.1 Zunächst: Was ist Sinn?

Sinn: Durch zahlreiche Bedeutungen gekennzeichneter Begriff. Abgesehen von der physiologischen Bedeutung als Fähigkeit zur Wahrnehmung (z.B. Tastsinn) lassen sich die Sinnbegriffe auf zwei Grunddimensionen beziehen:

- Sinn als **Sinnhaftigkeit** („Sinn haben"): Etwas – ein Lebewesen, eine Operation, eine Insulininjektion (☞ 23.6.6), eine Unterrichtseinheit ist sinnvoll, wenn sie einem Ziel dient oder einen Zweck erfüllt

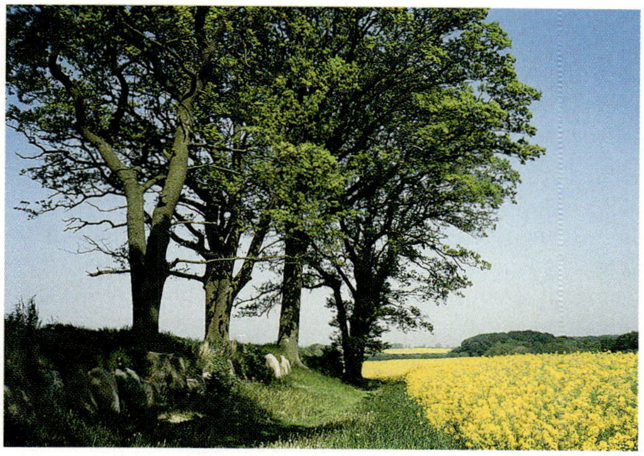

Abb. 7.229: Jeder Mensch fragt sich einmal oder öfter in seinem Leben, wohin ihn sein Lebensweg wohl führen wird. Gilt es, ein vorbestimmtes Ziel zu erreichen, oder kann man sich seine Ziele selbst stecken? [J660]

- Sinn als **Selbstverständnis** („Sinn finden"): Das Leben, die Existenz eines Menschen ist sinnvoll, wenn sie für sich selbst in einem grundlegenden Sinn verstanden werden kann.

Während die erste Sinndimension von außen zugewiesen werden kann, erfordert die zweitgenannte Sinndimension intensives Nachdenken über sich selbst *(Selbstreflexion).*

Sinn *finden* erfordert also Selbstreflexion. Daraus darf aber nicht gefolgert werden, daß nur das Leben solcher Menschen sinnvoll sei, die zu dieser Art von Selbstreflexion fähig sind – nach dem Verständnis unserer Kultur etwa hat jeder Mensch allein durch seine Existenz eine (Menschen-)Würde, und sein Leben ist deshalb sinnvoll. Aus dieser *naturgemäß* (naturgemäß bedeutet = nicht menschlicher Entscheidung und damit möglicher Willkür unterworfen) vorhandenen Sinnhaftigkeit folgt auch, daß ein Mensch nicht gequält, etwa zu Forschungszwecken, und sein Leben nicht beendet werden darf, und zwar unabhängig davon, ob ein Mensch die Fähigkeit des Nachdenkens über sich besitzt oder nicht.

Aber auch im (pflegerischen) Alltag gibt es immer wieder Situationen, in denen die Sinnfrage unvermittelt im Raum steht: Etwa, wenn der 68jährige Diabetiker den Sinn seiner intensiven Diabetestherapie anzweifelt und fragt: „Was hat dieses Leben mit der ganzen Spritzerei für mich für einen Sinn – sterbe ich doch lieber fünf Jahre früher und habe bis dahin erheblich mehr davon?". Dem medizinischen Masochismus wird der höhere Lebensgenuß gegenübergestellt.

Fragen, in denen bisher etablierte Lebenskonzepte in ihrer Sinnhaftigkeit hinterfragt werden, strahlen häufig in die tägliche Arbeit im Krankenhaus hinein. Meist werden unbequeme und lästige Fragen gestellt („Warum laßt ihr mich nicht in Ruhe meine Zigaretten rauchen?"), die aber meist den Sinn haben, daß der Patient sich selbst autonom für eine Therapie oder für eine Einschränkung im Lebensstil entscheiden soll und diese Entscheidung nach seinen Überlegungen treffen soll. Hier gilt es, nicht vorschnell das offensichtlich Richtige aufzunötigen (beispielsweise mit der Rückfrage: „Was stellen Sie da für unsinnige Fragen?').

Sinnfrage als Frage von Religion, Philosophie und Ethik

Im Grenzbereich zwischen Leben und Tod, aber auch zwischen menschenwürdigem und möglicherweise nicht mehr menschenwürdigen Leben ist die Sinnfrage nicht nur ein Grundproblem des Individuums, sondern zugleich – und dies seit vielen tausend Jahren – eine der Grundfragen von Religion, Philosophie und Ethik:

- Die **Religion** sucht Antworten auf die Fragen: Warum hat mich ein Gott geschaffen, welchen Sinn sollen Krankheit und Leid, Altwerden und Sterbenmüssen haben?
- Die **Philosophie** sucht Antworten auf die Fragen: Warum suchen Menschen überhaupt so etwas wie Sinn und welche Kriterien („Grundmechanismen") ziehen sie dabei bewußt oder unbewußt heran, um ihr eigenes Tun als sinnvoll zu erleben?
- Die **Ethik** (zum Begriff Ethik, ☞ 4.1) sucht Antworten auf die Frage: Welche Sinnkriterien sind für das menschliche Zusammenleben wichtig und welche sind eher problematisch (☞ z.B. Kosten-Nutzen-Betrachtung, 4.7)

Auch in der Ökologie gibt es so etwas wie eine Sinnfrage: In Analogie zur menschlichen Existenz wird hier der Sinn der Natur und die Notwendigkeit, ihre Vielfalt zu erhalten oder das einzelne Tier artgerecht zu halten und nicht zu quälen, hinterfragt. Diese Frage hat auch in der Medizin ganz wesentliche praktische Bedeutung, wenn z.B. argumentiert werden soll, warum eine bestimmte Säugetierart vor möglicherweise schmerzerzeugenden Experimenten bewahrt werden soll.

7.13.2 Die ergebnislose Sinnfrage

Es sind viele Situationen vorstellbar, in denen ein Mensch evtl. das eigene Leben als sinnlos empfindet und in seinem Selbstverständnis die Sinnfrage für sich verneint, z.B.:

- Ein unheilbar Tumorkranker mit starken Schmerzen
- Ein Kriegs- oder politischer Gefangener in auswegloser Situation.

Hat dieser Mensch dann das Recht, sein als sinnlos empfundenes Leben zu beenden? Nicht wenige Menschen in unserer Kultur bejahen diese Frage inzwischen; vor hundert Jahren war dies noch anders – die Selbsttötung galt als „unmoralische" Art zu sterben.

Wenn das Leben sinnlos ist, darf es dann „beendt werden?"

Schwierig ist auch in der heutigen Zeit die Frage zu beantworten, ob Angehörige medizinischer Berufe nicht sogar die Pflicht zu helfen haben, wenn ein Mensch in auswegloser Situation danach verlangt, sein „sinnloses" Leben zu beenden und sein Leiden nicht zu verlängern. Die meisten lassen solche **Sterbehilfe** nur dann zu, wenn sie das Weglassen von bisher verabreichten oder an sich notwendigen medizinischen Hilfen darstellt *(passive Sterbehilfe). Aktive Sterbehilfe* hingegen (also die aktive Gabe von das Leben verkürzenden Medikamenten etwa) wird von vielen abgelehnt und nicht selten in die Nähe der Euthanasie im Nationalsozialismus (bewußtes Töten von „minderwertigem" Leben, z.B. von Behinderten) gerückt.

Diese strikte Trennung zwischen passiver und aktiver Sterbehilfe (das eine prinzipiell erlaubt, das andere prinzipiell untersagt) wird aber angesichts der Problematik in der modernen Medizin angezweifelt.

Die Bitte um einen erleichterten Tod: Sterbehilfe, ☞ 15.3.2 und 4.4

7.13.3 **Woher kommt der Sinn?**

☑ In unserer heutigen „westlichen" Kultur ist ein Verständnis für den Einzelnen, was den Sinn „seines" Lebens ausmacht, nicht mehr vorgegeben, sondern muß reflektiert, überdacht, überprüft und in der Auseinandersetzung mit den Mitmenschen und der Umwelt angepaßt, verändert und erweitert werden.

Auch wenn das „Sinn finden müssen" als Grundeigenschaft des Menschen gelten darf, war der Prozeß dieser „Sinnsuche" in früheren Kulturen bis hinein in die Neuzeit insofern viel stärker vorstrukturiert, als daß praktisch alle Menschen den ihren Kulturkreis bestimmenden Grundsätzen religiöser Offenbarung folgten.

Dies sei am Beispiel des Christentums erläutert: Die jüdisch-christliche Tradition definierte den Menschen als *Ebenbild Gottes*. Hieraus ergaben sich gesellschaftliche und moralische Autoritäten und Traditionen, die auch für Leid, Tod, Sterben, Armut und Elend plausible Erklärungen lieferten. Diese Erklärungsmuster wurden in Einzelpunkten zwar als „Sinn-los" kritisiert, waren aber doch in ihrer Ganzheit nicht so leicht zu erschüttern und wurden nicht ernsthaft in Frage gestellt.

Dies änderte sich in der Zeit der Aufklärung, als der Glaube an kirchengeschichtlich hergebrachte Erklärungsmuster zumindest von einer Meinungselite als „selbstverschuldete Unmündigkeit" kritisiert wurde. Überlieferte Autoritäten wurden zwar noch akzeptiert, aber es begann sich schon vor 200 Jahren ein Nebeneinander verschiedener „Sinnlieferanten" (Religionen, Philosophien) zu bilden.

Heutzutage haben religiöse, philosophische und gesellschaftliche Grundanschauungen stark an Autorität und Verbindlichkeit verloren. Sie erscheinen nur noch als beliebige Stimme in einem Orchester von „Sinnstiftern". Entsprechend wird von einer „Sinnindustrie" gesprochen, welche etwa in Gestalt von modernen Sekten oder (Psycho-)Therapieschulen die Sinnsuche und Orientierungslosigkeit vieler Menschen kommerziell ausbeutet.

Kennzeichnend und nicht nur negativ ist in jedem Fall die Vielfalt von Sinnkonzepten, welche heute aus aller Welt – für viele in Mitteleuropa bedeutend etwa auch die asiatischen Traditionen – wahrgenommen werden können. Innerhalb dieser Vielfalt der „Sinnkonzepte" kann der Einzelne leicht orientierungslos werden – obwohl die meisten der Sinnkonzepte im Kern gemeinsame Prinzipien widerspiegeln (☞ 7.13.4).

Viele Forscher beobachten jedoch nicht nur Orientierungslosigkeit, sondern ein „fundamentales Sinnlosigkeitsgefühl", welches aus einem Verlust von zentralen Wertvorstellungen folgt („Erosion der Werte") und welches sich sogar in körperlichen Symptomen wie Depression, Aggression und Sucht manifestieren kann (V. Frankl 1994).

Als Pflegender (wie als Arzt oder Psychotherapeut) ist es wichtig anzuerkennen, daß sich erst recht ein Kranker heute viel schwerer tut, sein Leben als sinnvoll zu bejahen. Wenn schon im gesunden Zustand die Antwort auf die Sinnfrage in unserer heutigen unübersichtlichen Welt nicht leicht fällt, wie schwer werden Lösungen dann erst, wenn z.B. Nachdenken durch Schmerzen gestört wird?

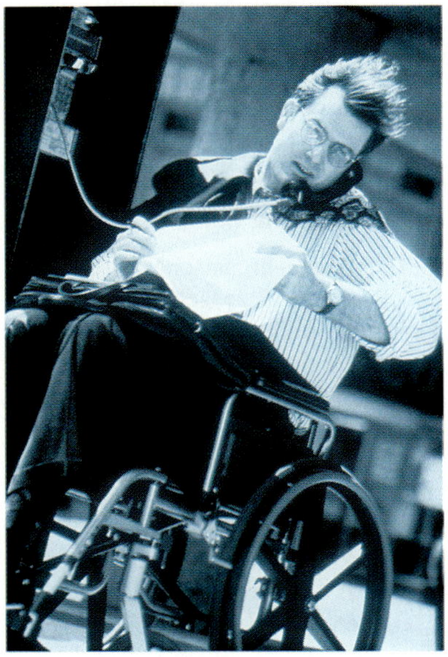

Abb. 7.230: Das Suchen nach Sinn ist immer abhängig von den eigenen individuellen Möglichkeiten innerhalb der Lebensentwicklung. Und auch eine Behinderung muß kein Hinderungsgrund sein, seinem Leben einen Sinn zu geben, besonders wenn man die vielen Hilfen, personelle wie technische, die in unserer Zeit zur Verfügung stehen, anzunehmen und zu nützen weiß. [J520 – 207]

Es gilt trotzdem, auch den Kranken dabei zu unterstützen, sein Wesen zu erfahren, seine Bestimmung festzulegen und seinen Sinn zu suchen. Dieses Suchen ist immer abhängig von seinen individuellen Möglichkeiten innerhalb seiner Lebensentwicklung.

Chronische Krankheiten oder nahendes Sterben haben diese „Palette" an Lebensmöglichkeiten bereits reduziert, schränken die mögliche Lebensentwicklung ein und entziehen so den bis dahin bewußt oder unbewußt vorhandenen Sinnkonzepten oft die Grundlage.

Dieser Prozeß wird in aller Regel *krisenhaft* durchlaufen, das heißt in mehreren Phasen, die sich verschieden äußern. Möglich sind z.B.:

- Aggressives Verhalten gegen die Pflegeperson („Ihr macht mich hier kaputt") oder gegen sich selbst
- Verleugnende Äußerungen („Mir fehlt doch gar nichts, eigentlich kann ich doch wieder nach Hause")
- Verzweifelte Momente („Wenn ich wirklich diese Krankheit habe, will ich nicht mehr leben").

Aufgabe der Pflege ist es deshalb, diese Symptome einer Sinnfindung und Neuorientierung als solche zu erkennen und Aggressionen nicht auf sich zu beziehen, sondern solche Äußerungen des Patienten zu verstärken, in denen er seine „Lebensvisionen" mit seiner vorhandenen Lebensentwicklungsmöglichkeit wieder in Einklang zu bringen versucht.

7.13.4 **Sinnkonzepte**

Pflegepersonen sind also häufig gefragt, Menschen in ihrer Sinndiskussion zur Seite zu stehen. Es liegt nahe und ist dennoch nicht unproblematisch, das eigene **Sinnkonzept** zur Nachahmung zu empfehlen: Der Lebenslustige wird betonen, wie schön doch jeder Tag mit Sonnenschein sei, der Lebenskluge meinen, daß jede Situation im Leben eines Menschen sinnträchtig sei, die Christin die Suche nach Gott als Schlüssel zum Lebenssinn betonen.

Diese Ratschläge können den Kranken ein Stück weiterbringen – sie können aber auch fruchtlos bleiben, und niemals können sie die eigene, schmerzhafte Neuorientierung ersetzen. Im schlimmsten Fall werden sie den Ratsuchenden in einem Gefühl der Bevormundung zurücklassen.

Professionelle Hilfe bedeutet in jedem Fall zunächst aber, sich der *eigenen* Position bewußt zu werden: Wo stehe ich eigentlich? Welche Sinnkonzepte lebe ich (unbewußt oder bewußt)? Was möchte ich weitergeben?

Dieses Nachdenken wird erleichtert durch die Diskussion der drei Gruppen von Sinnkonzepten:

Bedeutungskonzept

Das **Bedeutungskonzept** (*Bedeutungskriterium*) sagt: Sinnvoll ist, was für die Entwicklung des Einzelnen bedeutend, also wichtig ist. Sinnhaft ist entsprechend all das, was die **individuelle Entfaltung** ermöglicht oder erweitert.

Emotionskonzept

Das **Emotionskonzept** sagt: Sinn ergibt sich aus dem von einer Aktivität ausgehenden Spaß oder Glücksgefühl. Beide erzeugen **positive Lebensgefühle**, wodurch das eigene Leben in einem positiven, sinnhaften Licht erscheint. So bedeutend Spaß und Glück als Sinnstifter im Alltag sind, so problemhaft ist der oft indirekt formulierte Anspruch, das ganze Leben, der ganze Körper, die ganze Familiengeschichte müsse Spaß bringen – wird der Glücksanspruch zum alleinigen Lebensziel, spricht man von **Hedonismus**.

Inhaltskonzept

Das **Inhaltskonzept** sagt: Der Sinn bezieht sich aus den vom Einzelnen verinnerlichten Werten („Inhalte"). Diese Inhalte können sein:

- Materiell, z.B. Besitz
- Politisch, z.B. Kommunismus
- Sozial, z.B. große „gesunde" Familie
- Ethisch, z.B. Stärkung der eigenen Volksgruppe
- Religiös, z.B. Missionsauftrag.

Alles Handeln, was die verinnerlichten Werte zu verwirklichen hilft, wird als sinnvoll erlebt.

Das Inhaltskonzept übersteigt insofern das Bedeutungs- und das Emotionskonzept, als daß es das einzige Sinnkonzept darstellt, das das eigene Selbst und die eigenen Bedürfnisse überschreitet (*transzendiert*).

Vor- und Nachteile der drei Sinnkonzepte

Es wurde schon deutlich, daß keines der drei Konzepte allein die menschliche Sehnsucht nach Sinn und dessen Erfüllung, auch nach Glück (hierzu ☞ auch oben, Emotionskonzept), vollständig ermöglichen kann. Zudem weist jedes der drei Konzepte unterschiedliche Grenzen auf, wenn chronische Krankheiten oder andere Schicksalsschläge eine Neudefinierung des Sinnkonzeptes erfordern:

Das Bedeutungskonzept macht es notwendig, jeder Krankheit eine sinnvolle „Funktion", eine im umfassenden Sinn der Existenz mitzubringende Eigenschaft zuzuweisen. Manchen Menschen fällt dies leicht, sie sagen etwa:

- „Endlich habe ich Zeit für meine Bücher" oder
- „Durch meinen Infarkt habe ich endlich realisiert, daß Beruf und Karriere nicht alles ist", oder
- „Seitdem ich so oft Migräneattacken habe, lebe und ernähre ich mich viel gesünder und fühle mich insgesamt fast wohler als vorher".

Allerdings gelingt dies nicht allen Menschen, und bei *progredienten* (also immer weiter bis zum Tod voranschreitenden) Erkrankungen fällt es besonders schwer.

Das Emotionskonzept droht in Zeiten von Krankheit, Existenzkrisen und nahendem Tod zu versagen: Dem Prozeß des Älterwerdens können an Spaß und Glück orientierte Menschen kaum etwas abgewinnen, das Leben erscheint nur in einer Umgebung von Wohlstand und Gesundheit attraktiv. Gelingt es vielleicht in jungen Jahren noch, die dunklen Seiten des eigenen Körpers, der eigenen Gesundheit oder sozialen Umgebung zu verdrängen, wird dies spätestens nach dem Eintritt ins Rentenalter immer schwerer.

Das Inhaltskonzept hilft dem Einzelnen, auch die größten Krisen durchzustehen, weil sein eigenes Ich ja gar nicht im Zentrum des Bemühens um den Lebenssinn steht. Beispielhaft seien die vielen (christlichen) Märtyrer genannt, welche noch aus dem Gefängnis oder sogar der Todeszelle heraus durch ihre Schriften der Verbreitung ihres Glaubens dienten. Auch viele Kranke greifen gerne zurück auf frühere (religiöse) Inhalte, wenn ihr Leben keine Freude und ihre Krankheit keine Bedeutung mehr für sie hat. Dies *kann* in einer Zeit scheinbar beliebiger Werte auch heute gut funktionieren, allerdings nur dann, wenn sich der Betroffene schon in früheren Jahren und Jahrzehnten mit diesen Werten intensiv auseinander gesetzt hat und in der Folge eine starke Identifikation entstanden ist. Oft werden die Inhalte in unserer pluralistischen (aus vielen verschiedenen Interessengruppen bestehenden) Kultur nur von einigen wenigen anderen Menschen geteilt, viele Werte und politische Inhalte erscheinen anderen gleichgültig (z.B. der Bezug zu einem Gott) oder werden offen angegriffen (z.B. politische Werte). Der Einzelne steht also – insbesondere natürlich im Krankenhaus – leicht allein da mit seinen Inhalten.

Stärken der drei Sinnkonzepte

☑ **Stärken der Sinnkonzepte**

- Das **Bedeutungskonzept** ermöglicht es im Idealfall, (fast) alle Erlebnisse, auch die krisenhaften, als Chance zur eigenen Weiterentwicklung und Reifung anzusehen und zu nutzen: Jede Situation im Leben ist sinnträchtig
- Das **Emotionskonzept** läßt den „Gefühlshaushalt" und die jedem Menschen innewohnende Sehnsucht nach Glück nie außer Sicht
- Das **Inhaltskonzept** ermöglicht Sinn über die eigene Existenz hinaus, indem es das „Kreisen um das goldene Kalb des eigenen Ichs" transzendiert.

7.13.5 Wann und wie wird Sinn erfahren?

Aus diesen drei Grundpfeilern, welche die vorgestellten Sinnkonzepte darstellen, lassen sich weitere Folgerungen ableiten, wann ein Leben als sinnvoll erlebt wird.

Ein Leben ist sinnvoll, wenn es darin Ziele gibt

Alle drei Sinnkonzepte erfordern, daß sich der einzelne Ziele setzt, die es zu erreichen gilt, wobei man unterscheidet:

- Von außen vorgegebene *(extrinsische) Ziele* wie die Weiterverbreitung einer Idee (z.B. sich für die Hospitzbewegung einzusetzen)
- Selbst definierte *(intrinsische) Ziele*, die das Individuum nicht frei von seiner Umgebung, aber doch weitgehend selbständig für sich vorgibt, z.B. die Familie des früh verstorbenen Vaters wieder zur alten Blüte zu führen oder das kranke behinderte Kind optimal zu versorgen.

(Chronische) Krankheiten erzeugen oft Sinnkrisen, weil sie bisher verfolgte Ziele unerreichbar machen: der Hausarzt aus Leidenschaft muß nach seinem Herzinfarkt seinen Beruf aufgeben, der pensionierte Hobbygärtner kann nach dem Schlaganfall nicht mehr in den Garten und hat Angst davor, die einzige gemeinsame Ebene mit seiner Frau, den gemeinsamen Garten, verloren zu haben.

Ein Leben ist sinnvoll, wenn es von Werten geprägt ist

Ziele zu finden ist am leichtesten auf dem Fundament fester Wertvorstellungen, mit denen man sich meist schon jahrzehntelang auseinandersetzt. Wer schon als Kind davon geträumt hat, bedrohte Tiere zu schützen und dies bei den eigenen Eltern bereits mitverfolgt hat, wird sein Berufsziel, für den Naturschutz zu arbeiten, mit völlig anderem Engagement verfolgen als jemand, dem dies vom Arbeitsamt empfohlen wurde.

☑ Lebenskrisen (*Live events*, ☞ 7.13.6) ziehen oft Sinnkrisen nach sich, wenn es nicht mehr möglich ist, den bisher gültigen Wertvorstellungen entsprechend zu leben, z.B. wenn im Fall des Partnerverlustes der Glaube an die zentrale Funktion der eigenen Familie als Lebenssinn zerstört wurde.

Ein Leben ist sinnvoll, wenn es selbst bestimmt werden kann

Einer Person, die das Gefühl hat, ihre Lebenszusammenhänge nicht nur zu verstehen, sondern das eigene Geschick auch in wesentlichen Teilen selbst lenken zu können, fällt es leichter, einen Sinn auch in denjenigen Ereignissen zu sehen, die zunächst einmal unerwünscht sind und von der äußeren Welt oder dem Voranschreiten des eigenen Alterungsprozesses vorgegeben werden.

Fehlt dieses Gefühl der **Selbstbestimmung** (= *Autonomie*), werden krisenhafte Ereignisse stark als Bedrohung empfunden („Das Schicksal will mir nichts Gutes").

Übertragen auf die Situation im Krankenhaus kann das so aussehen, daß einem Patienten im letzteren Fall vor dem Frühstück nur gesagt wird, daß er noch nicht essen darf, ihm aber nicht erklärt wird, warum dies so ist, daß nämlich in Kürze eine Nüchtern-Blutzuckerkontrolle ansteht. In dieser Situation erscheint dem Patienten die Anordnung „nicht essen" als wenig sinnvoll, und er fühlt sich vom Krankenpflegepersonal bevormundet. Kommt nun noch ein unerfahrener Arzt an das Bett des Kranken und muß zwei oder gar dreimal stechen, um die gewünschte Blutmenge zu erhalten, wird der Krankenhausaufenthalt schnell in Frage gestellt, und Aggressionen gegen das Pflegepersonal, die Ärzte oder die eigene Person des Kranken können die Folge sein.

Viel einfacher wäre es gewesen, dem Patient das Gefühl der Selbstbestimmung zu lassen. Im Extremfall sähe dies wie folgt aus: Dem Patient wird morgens berichtet, daß wenn der anstehende Diagnoseprozeß zum frühestmöglichen Zeitpunkt abgeschlossen werden soll, er heute nüchtern bleiben muß, damit ein Diabetes mellitus durch eine Nüchtern-Blutuntersuchung ausgeschlossen werden kann. Da der Patient ja das Beste für sich möchte und außerdem schnell aus dem Krankenhaus wieder heraus will, entscheidet er von sich aus dafür, die „Regeln" für eine Nüchtern-BZ-Kontrolle einzuhalten, und ißt nichts. Der Patient bejaht die eigene aktive Nahrungskarenz.

Natürlich kann das Krankenhaus mit seinen vielen eng ineinandergreifenden Arbeitsabläufen keine volle Autonomie des Patienten zulassen, dennoch wäre viel gewonnen und könnte ein erhebliches Maß an Aggressionen vermieden und Sinnkrisen gemildert werden, wenn dem Patienten das maximale Maß an Selbstbestimmung zuerkannt wird. Hierzu ist das aktive Engagement aller Berufsgruppen erforderlich.

Unveränderlich ist jedoch, daß chronische Krankheiten fast immer Sinnkrisen auch deshalb nach sich ziehen, weil sie mit einem Verlust an Autonomie einhergehen und der Betroffene mehr oder minder von der Hilfe und damit der Fremdbestimmung Dritter abhängig wird.

Ein Leben ist sinnvoll, wenn der Mensch das Gefühl hat, wertvoll und wichtig zu sein

Aus Leistungen, aus der Zugehörigkeit zu einer gesellschaftlich anerkannten Gruppe, aus dem Gefühl der Überlegenheit heraus entwickelt sich das *positive Selbstwertgefühl* (☞ 7.12.1). Dabei geht es nicht unbedingt darum, einen möglichst hohen Status zu erreichen, so daß man möglichst besser dasteht als andere Personen(-gruppen). Ein Kranker kann im Vierbettzimmer ein positives Selbstwertgefühl empfinden, wenn er z.B. einen Notfall durch beherztes Eingreifen verhindert hat oder einen Streit zwischen zwei anderen Patienten geschlichtet hat. Das Selbstwertgefühl kann auf gesunde Art und Weise dadurch gesteigert werden, daß (Dienst-)Leistungen erbracht und Erfolge erzielt werden oder anderen ermöglicht werden. Das Gefühl, wertvoll und wichtig zu sein, ist aber keine statische Größe, sondern es muß immer wieder neu daran „gearbeitet" werden.

Hauptwege zum Sinn

Wie erörtert, steht der chronisch kranke oder leidende Mensch vor der Aufgabe, sich in bezug auf den Sinn seines Lebens wieder neu zu orientieren. Entsprechend den drei vorgestellten Sinnkonzepten gibt es nach Viktor Frankl, dem Begründer der **Logotherapie** *(Sinnlehre)*, drei „Hauptwege" zum Sinn:

- Innerhalb des *Bedeutungskonzepts:* Hinnehmen, was nicht zu ändern ist, oder positiv ausgedrückt: **Annehmen, was ist.** Ereignisse im Leben können erst dann eine positive Bedeutung in der eigenen Existenz bekommen, wenn sie akzeptiert werden. Viele Ereignisse sind nicht zu ändern, etwa eine eigene unheilbare Krankheit oder der Tod eines geliebten Menschen. Was aber geändert werden kann, ist die *persönliche Einstellung* des Betroffenen zu diesen Ereignissen: Akzeptiert er zum Beispiel seinen Verkehrsunfall mit bleibender Einschränkung in seiner Mobilität, fällt ihm nicht nur der Umgang damit leichter, sondern er kann ungeahnte Kräfte mobilisieren und damit seine Einschränkungen so gering wie möglich halten. Als weiteres Beispiel können die HIV-positiven Menschen oder deren Angehörige genannt werden, die den Sinn der Er-

krankung in einer Sensibilisierung für das Leid anderer sehen, denen sie (noch) helfen können
- Innerhalb des Emotionskonzepts: **Erleben statt Konsumieren.** Vielleicht der leichteste Weg zum Sinn ist *bewußt* zu erleben und wahrzunehmen, was die Umwelt und das tägliche Leben an Schönem und Spannendem bietet. Sicherlich kann man sich Spaß oder Glücksgefühle nicht selbst per Rezeptblock verordnen: Wer sich selbst, seine Mitmenschen und seine Umgebung, etwa den eigenen Garten oder auch die eigenen Enkel, bewußt erlebt, kann aber lernen, jeden Tag als Geschenk zu begreifen und so zu einer positiven Lebenseinstellung kommen
- Innerhalb des Inhaltskonzepts: **Ein Werk schaffen**. Ein weiterer Weg zum Sinn ist, sich einer Aufgabe *ganz* hinzugeben. Dieses Werk ist idealerweise Ausdruck der Werte und Inhalte, von denen der Betroffene persönlich überzeugt ist (entsprechend dem „Inhaltskonzept"). Aber auch wenn ein solches Inhaltskonzept nicht zur Verfügung steht, kann ein Einzelner etwa ein großes Mosaik bauen oder ein altes Auto restaurieren und dies mit Freude, völliger Hingabe und Kreativität fertigbringen.

7.13.6 Krankheit als (Sinn-) Krise

Bereits an vielen Stellen dieses Kapitels wurde deutlich, daß Lebenskrisen das *Sinnkonzept des Einzelnen* gefährden können. Krise ist dabei nicht gleich Krise:

Krise: Schwierige Situation als Folge einer von innen (z.B. Pubertät oder Krankheit) oder außen (z.B. Unfall oder materieller Verlust) eintretenden Veränderung, die eine Anpassung an die neue Situation erfordert. Man unterscheidet entwicklungsbedingte (sozusagen normale) Krisen und akzidentielle (unvorhersehbare) Krisen.

Entwicklungsbedingte Krisen

Entwicklungsbedingte Krisen gehören zum normalen Entwicklungsprozeß des Menschen. Die Pubertät ist die erste bewußt erlebte entwicklungsbedingte Krise (obwohl medizinisch-physiologisch gesprochen die Geburt

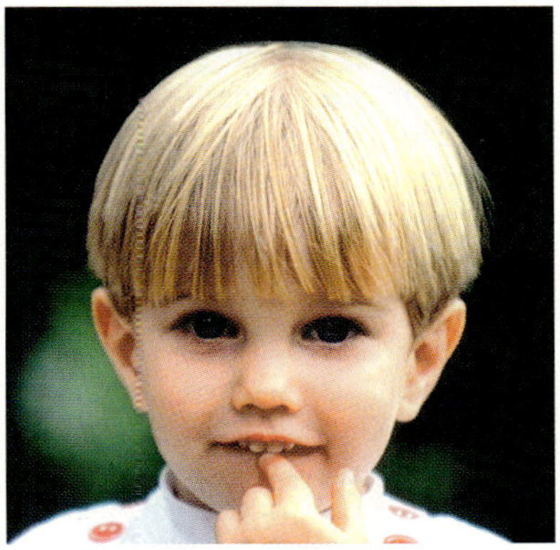

Abb. 7.231: Kinder wirken auf Erwachsene u.a. deshalb so fröhlich und unbeschwert, weil sie sich keine Sorgen um ihre Zukunft oder ihren sozialen Status machen und – zumindest in geordneten Familienverhältnissen – das Gefühl haben, für ihre Eltern das Wertvollste und Wichtigste zu sein. [J640–004]

ebenfalls eine solche darstellt). Die Berufswahl, die Loslösung vom Elternhaus, die Partnerwahl und Ehe und das Erlernen der Vater- oder Mutterrolle sind weitere entwicklungsbedingte Krisen im jüngeren Lebensalter. Der Verlust der Eltern, der Tod des Lebensgefährten und schließlich das eigene Sterben stehen dem als entwicklungsbedingte Krisen des höheren Lebensalters gegenüber.

Akzidentielle Krisen

Akzidentielle Krisen (Akzidenz = das Geschehene, das Zufällige) treffen den Menschen unerwartet. Hierzu gehören Arbeitslosigkeit, Krankheit, Verlassenwerden durch den Partner, Unfall und kriminelle Handlungen vom Diebstahl bis hin zu Vergewaltigung. Welche Bedeutung die verschiedenen Lebensereignisse auf den Einzelnen haben, hat die sogenannte **Life-Event-Forschung** (Lebensereignisforschung) untersucht. Es ist dabei gelungen, die Belastung, die von einzelnen Lebenskrisen **(Life Events)** ausgeht, in einem Belastungspunktwert festzuhalten (☞ Tab. 7.232). Ist dieser Punktwert hoch, bedeutet das, daß der Mensch das Ereignis im allgemeinen schlecht bewältigen kann und daß mit wesentlichen gesundheitlichen und seelischen Störungen zu rechnen ist. Dies gilt insbesondere dann, wenn noch weitere belastende Ereignisse dazukommen. Ein Beispiel: Nach dem Tod des Ehemannes erleidet die zurückgebliebene Witwe kurze Zeit später einen Schlaganfall, den sie als Witwe – also in einer Lebenskrise – wesentlich schlechter bewältigt als in einer stabilen Lebenssituation.

Dieser Zusammenhang ist in vielen Studien belegt worden: So ist die Anzahl von Sterbefällen bei frisch Verwitweten in den ersten beiden Jahren nach dem Tod des Partners doppelt so hoch wie in einer vergleichbaren Altersgruppe mit noch vorhandenem Lebenspartner.

Aber auch Krankheit an sich bedeutet ein wesentliches „Life Event": Wie die Tab. 7.232 zeigt ist der Durchschnittswert von 53 Punkten bei Krankheiten relativ hoch. Dies ist nicht erstaunlich, wenn man bedenkt, daß ernstere Erkrankungen die meisten Aktivitäten des täglichen Lebens behindern und eine (zumindest vorübergehende) vollständige Neuorientierung erzwingen.

Pflegende als Krisenhelfer

Wenn sich ein Mensch in einer Lebenskrise befindet, ist es ihm die größte Hilfe, als Person angenommen zu werden. Pflegende können hierbei ganz entscheidend als „Krisenmanager" weiterhelfen. Dies erfordert ein intensives Eingehen auf die individuellen Bedürfnisse des Patienten.

Obwohl dies in jedem Einzelfall andere Verhaltensweisen erforderlich macht, hat die Psychologie dennoch einige Regeln erarbeiten können, bei deren Beachtung das genannte Hauptziel, daß sich der Patient in der Krise als Person angenommen fühlt und weiterentwickeln kann, erreicht wird.

Authentizität

Helfer müssen *glaubwürdig* (**authentisch**) sein. Eine völlige Authentizität ist nicht immer möglich; trotzdem sollten Helfer hinter all dem stehen, was sie sagen und tun. Es ist durchaus sinnvoll, auch eigene Verzweiflung zu äußern: „Es ist eine sehr komplizierte Lage,... ich bin jetzt auch etwas verwirrt und weiß nicht genau, was ich tun soll...". Oder: „Ich bin mir nicht sicher, wie ich in Ihrer Lage reagieren würde..., aber so wie es jetzt ist, darf es nicht bleiben."

Mit katastrophalen Gedanken („Mensch, das wird ja fürchterlich ausgehen..." oder: „Dem ist nicht mehr zu helfen...") muß man hingegen sehr vorsichtig sein, – ebenso mit übertriebenen Formulierungen, die eine unglaubwürdige Hoffnung verbreiten („Das wird bestimmt wieder...").

Und auch ein völlig beherrschtes Verhalten des Helfers kann als gefühllos, unecht und kalt empfunden werden, wie auch ein impulsiv-spontanes Verhalten als unglaubwürdig und zusätzlich verunsichernd erlebt werden kann.

Abstand und Aktivierung

Ein gewisser emotionaler Abstand zum krisenhaften Menschen ist wünschenswert und sinnvoll; man sollte überlegen, in welcher Phase er sich jetzt wohl befindet, ob er nur völlig durcheinander und hilflos ist, weil das Ereignis noch nicht so lange zurückliegt, oder ob er handlungsunfähig ist, weil er tatsächlich am Ende ist und an Suizid (Selbsttötung) denkt.

Es ist wichtig, sich Zeit zu nehmen, einerseits die Lage zu analysieren, und anderseits die persönlichen Fähigkeiten und Fertigkeiten des ‚Krisenopfers" zu entdecken. Hilfreich ist es meistens, wenn es gelingt, dem Hilflosen **Wege** zu **zeigen**, wenigstens etwas zu tun, was beiträgt, ihn aus der Krise herauszuführen. Der Helfer soll Ruhe ausstrahlen, eine gewisse innere Festigkeit vermitteln, die dem Gesprächspartner Orientierung und Halt bieten kann.

	Lebensereignis	Durchschnitts wert
1	Tod des Ehepartners	100
2	Scheidung	73
3	Trennung vom Ehepartner	65
4	Zwangsaufenthalt im Gefängnis oder in anderen Institutionen	63
5	Tod eines nahen Verwandten	63
6	Schwere körperliche Verletzung oder Krankheit	53
7	Heirat	50
8	Kündigung durch den Arbeitgeber	47
10	Pensionierung	45
18	Wechsel zu anderer Arbeit	36
25	Herausragende persönliche Leistung	28
30	Schwierigkeiten mit dem Vorgesetzten	23
31	Größere Veränderungen in Arbeitsbedingungen	20
32	Wohnortwechsel	20
42	Weihnachten	12

Tab. 7.232: Durchschnittsbelastungs-Punktwerte einiger Lebenskrisen. (Aus: Holmes, Th., Rahe, R.: Holmes-Rahe Social Readjustment Rating Scale. Journal of Psychosomatic Research, 1967, 2. In Cooper, 1981, S. 113–114).

Der Helfer darf den Patienten nicht von sich abhängig machen und ihn wie ein kleines Kind bevormunden, an die Hand nehmen und alles für ihn erledigen. Es sollte Helfern gelingen, den Betroffenen mitdenken zu lassen, ihm kleine Aufgaben zuzumuten und ihn zu kleinen Aktivitäten zu ermutigen. Es geht auch darum, ihn innerlich mit der Problemsituation und deren Beseitigung zu beschäftigen und zu verhindern, daß er entweder über die scheinbare Ausweglosigkeit seines zukünftigen Lebens zu sehr grübelt oder alle Verantwortung an professionelle Helfer oder Familienangehörige abgibt.

Zuversicht und Ermutigung

Selbst kleinste Schritte geben Ermutigung und Zuversicht. Wenn der Helfer selber von dem besseren oder positiven Ausgang der Situation überzeugt ist, kann diese Zuversicht auch auf den Hilfesuchenden übergehen. Manchmal ist es in dieser Phase hilfreich und wichtig, ihn daran zu erinnern, daß auch andere Menschen solche oder ähnliche Krisen schon bewältigt haben. Der Glaube an die Kräfte des Patienten, ohne seine Stärken ungebührlich zu übertreiben, das Zutrauen in seine eigenen Fähigkeiten, aber auch die Hilfe anderer Menschen, die dem Patienten zur Seite stehen wollen, ist hier oft krisenlindernd.

Eher ungünstig ist es dagegen, von eigenen Krisen zu berichten und davon, wie toll man sie bewältigt hat.

☑ **Glaubwürdigkeit** ist in dieser sensiblen Phase besonders wichtig.

Vermeidbare Fehler beim Krisenmanagement

Es ist sinnvoll, auch zu überlegen, was man als Helfer alles falsch machen kann:

- Sich durch Gefühle und Verhalten des Partners völlig anstecken und überschwemmen lassen

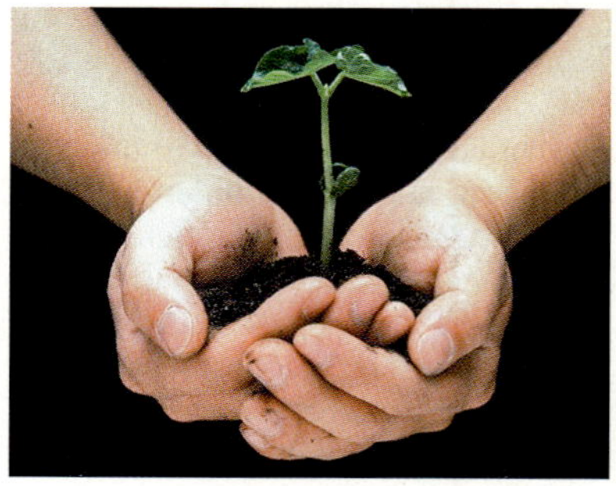

Abb. 7.233: Selbst kleinste Fortschritte lassen das kleine Pflänzchen „Zuversicht" weiter wachsen und ermutigen den Patienten auf seinem oftmals schweren Weg. [J640 – 004]

- Sich unüberlegt oder reflexartig verhalten
- Überstarkes Mitleid ausdrücken, was oft den anderen erdrückt und ihn abhängig macht
- Sich anfangs sehr stark bis übermäßig engagieren, was dann zur Erschöpfung führen kann, wenn die Dankbarkeit ausbleibt (das ist meistens der Fall) und man keinen Erfolg erlebt hat
- Mit konfliktbesessenen Menschen über längere Strecken rein argumentativ diskutieren und ihn überzeugen wollen. Dies führt im allgemeinen nicht weiter
- Über für den Patienten subjektiv schwierige (aber objektiv möglicherweise relativ belanglose) Belastungsfaktoren hinweggehen, sie sogar zu bagatellisieren
- Ungefragt Ratschläge erteilen.

„Auch Ratschläge sind Schläge!"

Die Kompetenz, Patienten in Lebens- und Sinnkrisen angemessen – im Idealfall sogar spürbar erfolgreich – zu begleiten, ist ein lebenslanger Lernprozeß. Kurse oder auch dieser Lehrbuchabschnitt können diesen Lernprozeß nicht ersetzen, sondern nur unterstützen. Entscheidend ist das „learning by doing", das allerdings von selbstkritischen Rückfragen und offenen Teambesprechungen ergänzt werden sollte. Einen wesentlichen Beitrag, hier Kompetenz zu gewinnen, können auch Balint- und andere Selbsterfahrungsgruppen von Pflegenden leisten.

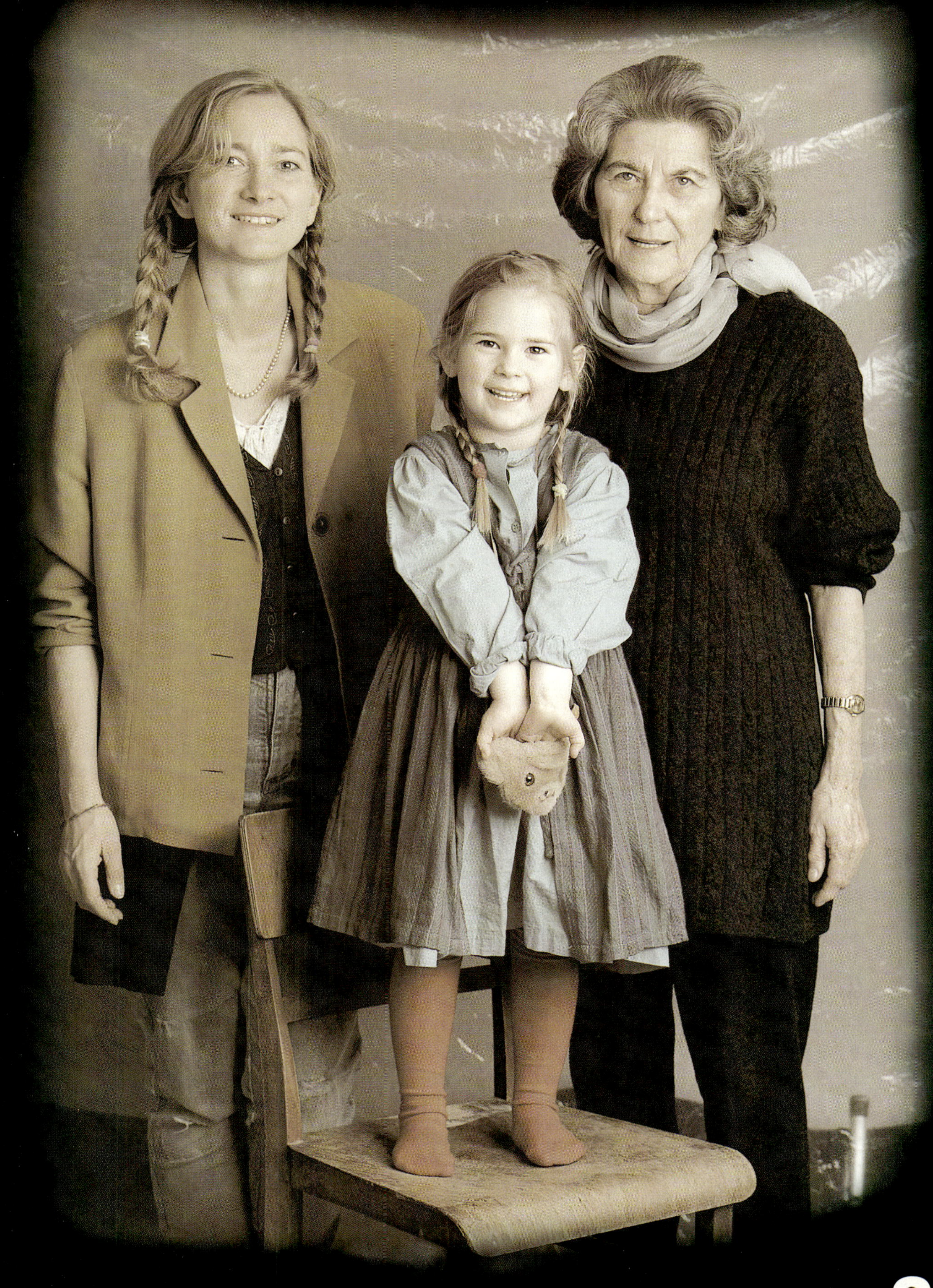

8

Allgemeine Krankheitslehre

Übersicht

8.1 Äußere und innere Krankheitsursachen

8.1.1 Einführung

Die Gesundheit ist immer von zwei Seiten bedroht: **Von außen** durch physikalische (Hitze, Kälte), chemische (akute oder schleichende Vergiftung), mikrobiologische (Bakterien, Pilze, Viren) und soziale (Hungersnot, Kriege) Einwirkungen; **von innen** sowohl durch die erbliche Disposition zu Krankheiten bzw. durch Erbkrankheiten im engeren Sinne als auch durch das natürliche Altern mit Schwinden der körperlichen und psychischen Leistungskraft.

Bei der Entstehung vieler Krankheiten sind beide Faktoren miteinander verknüpft: Trifft beispielsweise eine erbliche Bereitschaft zur „Gefäßverkalkung" (*Arteriosklerose,* ☞ 19.6.1) und damit zur Herzkranzgefäßverengung zusammen mit falscher Lebensweise, Rauchen und Übergewicht, ist das Ergebnis oft ein früh eintretender Herzinfarkt.

8.1.2 Äußere Krankheitsursachen

Die **äußeren** Bedrohungen für die Gesundheit sind von den Lebensbedingungen, der „Umwelt", abhängig. Deshalb lassen sie sich zumindest prinzipiell verringern, sie sind **beeinflußbar**.

Im folgenden werden vier Schlüsselprobleme behandelt:
- Psychische Krankheitsursachen
- Soziale Krankheitsursachen
- Die Umwelt als Belastung der Gesundheit
- Mikroorganismen als Bedrohungen der Gesundheit.

Psychische Gesundheit und psychische Krankheitsursachen

Psychische Gesundheit kann am ehesten beschrieben werden als *Anpassungsfähigkeit* gegenüber psychischen „Verletzungen", z.B. der Trennung vom Partner oder dem Tod eines Angehörigen, und als *Konfliktfähigkeit* bei einander widersprechenden Anforderungen, z.B. von seiten der Familie und des Arbeitgebers. Dabei gehört zur psychischen Gesundheit auch die Bereitschaft, unveränderbare Rahmenbedingungen sowie Vorerkrankungen zu akzeptieren. Gelingt dies nicht und bleiben psychische Konflikte auf Dauer ungelöst, erkrankt das Individuum über kurz oder lang.

Der wichtigste Faktor, um solche Erkrankungen zu verhindern, scheint nach heutigem Wissen eine „glückliche" (nicht aber problemfreie) Kindheit zu sein – was die Bedeutung der *Erziehung* unterstreicht. Scheitert die *Eltern-Kind-Beziehung* als Folge vieler ungelöster Erziehungskonflikte oder muß das Kind einen Mangel an Geborgenheit oder gar Gewalt und Mißbrauch erleiden, so sind seelische oder körperliche Erkrankungen im Erwachsenenleben fast zwangsläufig die Folge. Forschungsergebnisse zeigen aber, daß auch für viele psychische Erkrankungen eine innere Disposition besteht (☞ 36.3.1).

Psychosomatische Medizin

Der Staat und die Institutionen des Gesundheitswesens können vorbeugend nur wenig positiven Einfluß auf die psychische Gesundheit des Einzelnen nehmen. Um so mehr wird heute die Notwendigkeit gesehen, psychisch Erkrankten individuell zu helfen. Die **psychosomatische Medizin** beschäftigt sich mit solchen Krankheiten, die sich zwar eindeutig organisch manifestieren (z.B. Magersucht, ☞ 23.8.2), ihre Ursachen jedoch zu einem wesentlichen Teil in psychischen und/oder psychosozialen Konflikten haben (☞ Kapitel 36).

Soziale Krankheitsursachen

Das Problem **sozialer Krankheitsursachen** ist wahrscheinlich so alt wie die Menschheit selbst: Praktisch alle menschlichen Kulturen haben einen Zusammenhang hergestellt zwischen Armut, Hunger und Krankheit, und bereits mit der Entwicklung der ersten Stadtkulturen traten soziale Krankheitsursachen wie Kriege und hygienische Mißstände auf, die zur Ausbreitung von Seuchen (z.B. seit dem Mittelalter Pest und Syphilis) führten. Dem Pathologen Virchow gebührt das Verdienst, vor ca. 100 Jahren eindringlich auf die häufigen sozialen Krankheitsursachen aufmerksam gemacht zu haben.

Auch heute noch ist das Problem weit von einer Lösung entfernt: In den Slums der Entwicklungsländer verelenden (und erkranken) Millionen von Menschen unter dem Druck rasch wachsender städtischer Ballungsräume.

Nach modernem Verständnis sind für die **soziale Gesundheit** die Einbindung des Individuums in ein Geflecht nachbarschaftlicher Beziehungen, die Verfügbarkeit von Wohnung und Arbeitsplatz sowie die Einbettung in eine feste, kleine Bezugsgruppe (etwa die Familie) erforderlich. Fehlen eine oder mehrere dieser Voraussetzungen, so sind Krankheiten zwar nicht notwendige, aber häufige Folge. Beispielsweise werden Menschen, die arbeitslos wurden, nachweislich häufiger krank.

Krank durch die moderne Zivilisation

Durch die moderne Zivilisation sind einerseits viele äußere Bedrohungen der Gesundheit weitgehend beseitigt worden. So gelang es:
- Sich durch Kleidung und Heizung vor Kälte zu schützen
- Durch Hochertragslandwirtschaft und aufwendige Vorratshaltung Nahrungsmittel in früher undenkbarer Vielfalt ganzjährig verfügbar zu machen, so daß Vitamin- und Eiweißmangelzustände in den Industrieländern zur Seltenheit geworden sind
- Durch ein aufwendiges System sozialer Sicherung diejenigen, die von Krankheiten oder anderen Schicksalsschlägen getroffen werden, vor dem Verhungern oder vor der Ausgrenzung aus der Gesellschaft zu bewahren.

Andererseits jedoch sind durch den modernen Lebensstil neue Bedrohungen aufgetreten: Der Straßenverkehr fordert in Deutschland über 11 000 Tote und weit über 200 000 Verletzte jährlich. Viele Menschen werden durch Lärm am Arbeitsplatz krank oder schwerhörig. Strahlenbelastungen, z.B. durch Unfälle in Kernkraftwerken, gehören zu den ständigen Gefahren.

Umweltmedizin

In der **Umweltmedizin** *(Umwelthygiene)* werden die Auswirkungen der *Umweltbedingungen* auf die Gesundheit untersucht. Sie hat derzeit folgende Schwerpunkte:

- **Nahrungsmittel.** Viele Nahrungsmittel sind mit *Fremdstoffen* belastet, die der Gesundheit schaden können. Zu diesen Fremdstoffen zählen beispielsweise *Schadstoffe,* die aus Ackerböden oder Gewässern in unsere Nahrung gelangen, z.B. Pflanzenschutzmittel und Schwermetalle, und *Lebensmittelzusatzstoffe,* die in Form von Farbstoffen und Konservierungsmitteln unserer Nahrung zugesetzt werden
- **Außenluft.** Die Schadstoffbelastung der Luft hat v.a. während der 50er und 60er Jahre in den Innenstädten gesundheitsgefährdende Ausmaße erreicht. Durch Umstellung auf umweltfreundlichere Heizungen und Abgaskatalysatoren hat sich der Schadstoffausstoß mittlerweile verringert
- **Innenraumluft.** In geschlossenen Räumen hat die Belastung des Menschen durch Schadstoffe in der Atemluft dagegen zugenommen. Die größte einzelne Innenraum-Schadstoffquelle ist dabei in Deutschland Zigarettenrauch
- **Lärm.** Umfragen in der Bevölkerung zufolge ist der Lärm das Umweltproblem Nr. 1: Die Zahl von Lärmarbeitsplätzen ist trotz vieler Schutzvorkehrungen weiterhin sehr hoch. Noch schwerer wiegen jedoch die Lärmbelästigungen auf der Straße durch die enorme Ausweitung des motorisierten Verkehrs.

Mikroorganismen als Krankheitsursache

Die *Angst vor Infektionen* (☞ Kapitel 28) hat die Menschheit seit Jahrtausenden geprägt. Nur für eine kurze Zeit nach Einführung des Penicillins glaubte man, mit Hilfe von Antibiotika die Geißeln der Menschheit wie Tuberkulose, Cholera und Malaria endgültig besiegen zu können.

Dieses Ziel ist jedoch wieder in weite Ferne gerückt:

- Viele Erreger sind gegen herkömmliche Antibiotika *resistent* (widerstandsfähig, „*immun*") geworden
- In vielen Regionen der Erde sind wirksame Antibiotika nicht finanzierbar, so daß Menschen z.B. an einfach zu behandelnden Wurmkrankheiten sterben müssen
- Das Beispiel der HIV-Infektionen (AIDS, ☞ 29.3) zeigt, wie rasch und weltweit bedrohend sich auch am Ende des 20. Jahrhunderts neue Krankheitserreger verbreiten können.

Krank durch Medikamente

Die moderne Medizin kann unter Umständen selbst zur Krankheitsursache werden: So erregten in den 60er Jahren Fehlentwicklungen der Arme und Beine bei ca. 2000 Neugeborenen großes Aufsehen. Ursache für diese Mißbildungen war die Einnahme des *teratogenen* (fruchtschädigenden) Schlafmittels Thalidomid (*Contergan®*) während der Schwangerschaft. Aber auch viele andere Medikamente können schwerwiegende Nebenwirkungen haben. So können etwa Magengeschwüre durch die Einnahme von Schmerzmitteln auftreten.

8.1.3 Beispiele für innere Krankheitsursachen

Innere Krankheitsursachen sind **unbeeinflußbar.** Sie äußern sich oft in Fehlentwicklungen des ungeborenen Kindes (☞ 13.7.1).

Agenesie: Völliges Fehlen einer Organanlage infolge einer Störung der Embryonalentwicklung, z.B. Nierenagenesie (☞ 31.8.1).

Aplasie: Das Organ ist zwar angelegt, jedoch nicht ausgebildet – es finden sich lediglich Fett- oder Bindegewebsreste. Bei paarig angelegten Organen (z.B. den Nieren) ist die Aplasie eines der beiden Organe relativ häufig.

Dysplasie: Fehlentwicklung von Organen oder Geweben mit unzureichender Differenzierung und daher nicht ordnungsgemäßer Funktion.

Manche Dysplasien, z.B. des zentralen Nervensystems, sind mit dem Leben nicht vereinbar oder gehen mit schweren Behinderungen wie etwa angeborener Querschnittslähmung einher. Andere Dysplasien sind weniger schwerwiegend, etwa die *angeborene Hüftgelenksdysplasie* (☞ 26.13.2), die bei korrekter orthopädischer Behandlung nur selten zur bleibenden Behinderung führt.

Durch innere Krankheitsursachen bedingte Erkrankungen machen sich aber

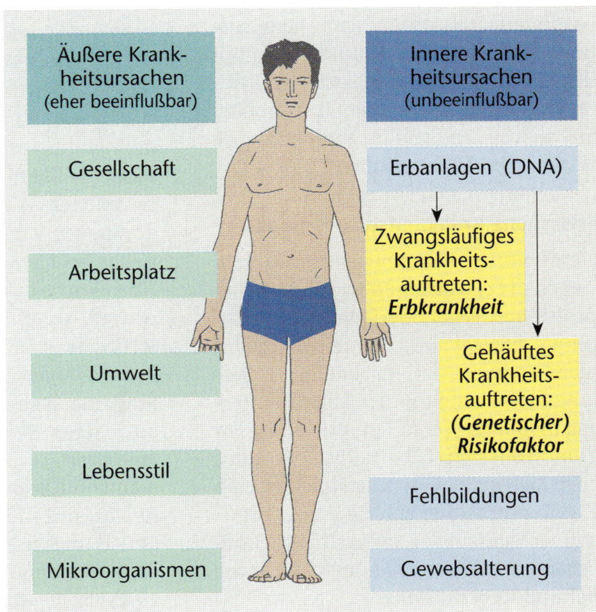

Abb. 8.1: Innere und äußere Krankheitsursachen. [B101]

nicht immer schon im Säuglingsalter bemerkbar. Beispielsweise zeigt sich die Chorea Huntington, eine erbliche Erkrankung des Zentralnervensystems (☞ 35.10.2), erst im mittleren Erwachsenenalter.

Krankheitsdisposition

Krankheitsdisposition (Disposition = Veranlagung, Vorherbestimmung; *Krankheitsbereitschaft*): Anfälligkeit für bestimmte Erkrankungen bei nicht nur vorübergehender Einschränkung oder Überforderung der Anpassungsfähigkeit des Körpers.

Manche Menschen oder Gruppen von Menschen sind besonders anfällig für bestimmte Erkrankungen – man spricht von **Krankheitsdisposition.** Beispiele sind:

- **Geschlechtsdisposition.** Männer erkranken z.B. neunmal häufiger an Gicht (☞ 23.9) als Frauen
- **Altersdisposition.** Z.B. erkranken Kinder zehnmal häufiger an Erkältungskrankheiten als Erwachsene
- **Rassendisposition.** Manche Krankheiten kommen fast nur bei Schwarzen vor (z.B. die Sichelzellanämie, ☞ 24.6.4), andere Krankheiten (z.B. bestimmte Hauterkrankungen) fast nur bei Weißen.

Angeborene Krankheitsdispositionen

Ebenso wie die Haarfarbe eines Menschen wird auch seine Disposition zu bestimmten Erkrankungen genetisch (mit-)bestimmt („die Krankheit liegt in der Familie"). Die genetische Disposition bildet gewissermaßen den Boden, auf dem schädigende Einflüsse ihre Wirkung entfalten können.

Erworbene Krankheitsdispositionen

Den *ererbten* Krankheitsdispositionen stehen die **erworbenen Krankheitsdispositionen** gegenüber: Wer sich nicht genug bewegt und seinen Kreislauf nicht trainiert, ist für häufige Erkältungskrankheiten in der kalten Jahreszeit *disponiert* (anfällig). Wer an einem Tumor oder an Tuberkulose erkrankt, zieht sich auch wesentlich leichter eine Zweiterkrankung zu, z.B. eine Bronchitis. Medizinisch ausgedrückt: Eine Primärerkrankung disponiert zu einer **Sekundärerkrankung.**

Steht die Sekundärerkrankung in einem engen zeitlichen oder ursächlichen Zusammenhang mit der Primärerkrankung, nennt man sie **Komplikation** der Primärerkrankung. Gefürchtete Komplikation der tiefen Beinvenenthrombose beispielsweise ist die Ablösung eines Thrombusanteils mit Entstehung einer Lungenembolie.

Vererbbare Erkrankungen

Erbkrankheit: Erkrankung, bei der die ererbte Krankheitsdisposition so stark ist, daß die Erkrankung zwangsläufig daraus folgt. Kann an spätere Generationen weitervererbt werden, weshalb die Kenntnis des *Vererbungsmechanismus* außerordentlich wichtig ist.

Erbkrankheiten liegen entweder **Chromosomenaberrationen** (d.h. ein „Zuviel" oder „Zuwenig" von Chromosomen oder Chromosomenteilen) oder **Genmutationen** zugrunde. Diese Erbänderungen betreffen nur ein Gen innerhalb eines Chromosoms und führen häufig zur Synthese funktionsgeschädigter Proteine, oft mit der Folge einer Stoffwechselerkrankung. Die häufigste auf einer Genmutation beruhende Erbkrankheit in Deutschland ist die *Mukoviszidose* mit Produktion eines abnorm zähen Sekrets v.a. in Lunge und Bauchspeicheldrüse (☞ 13.10.4).

Bei durch Genmutationen bedingten Erbkrankheiten ist die „Stärke" der verschiedenen **Allele** *(einander entsprechende Gene von Mutter bzw. Vater)* von großer Bedeutung:

- Ist die Genwirkung des einen Allels stärker als die des anderen, bezeichnet man das stärkere Allel als **dominant.** Es überdeckt die Wirkung des schwächeren, **rezessiven** Allels. Bei dominant vererbten Erkrankungen reicht bereits *ein* „falsches" Gen zur Ausbildung der Erkrankung aus, bei rezessiv vererbten Krankheiten müssen *beide* Allele die fehlerhafte Information tragen
- Sind die beiden Allele gleichwertig und treten beide Merkmale *nebeneinander* in Erscheinung, spricht man von **Kodominanz.** Beispielsweise sind die Blutgruppenmerkmale A und B kodominant, sie gelangen bei der Blutgruppe AB beide zur Ausprägung. Beim **intermediären Erbgang**

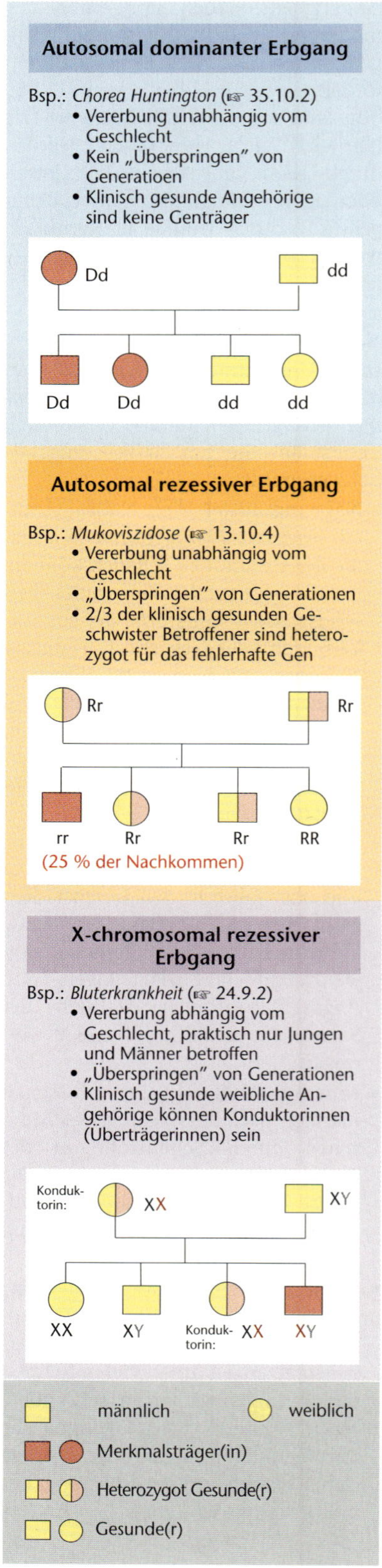

Abb. 8.2: Wichtige Erbgänge bei Erbkrankheiten. Andere Erbgänge, z.B. der x-chromosomal dominante, sind demgegenüber sehr selten. [B101]

zeigen sich zwei gleichwertige Merkmale durch Ausbildung einer Mischform. Gleichwertigkeit verschiedener Allele ist bei Erbkrankheiten selten

- Ein besonderes Bild ergibt sich bei Merkmalen, die nicht von Genen der Autosomen („normale", bei Männern und Frauen doppelt vorhandene Chromosomen), sondern von Genen des X-Chromosoms kodiert werden. Dominanz und Rezessivität spielen hier nur bei Frauen eine Rolle. Bei Männern (die ja nur ein X-Chromosom haben) kommen solche Gene auf jeden Fall zur Ausprägung. Eine **x-chromosomal vererbte Krankheit** ist beispielsweise die Bluterkrankheit (☞ 24.9.2).

Die Kenntnis dieser verschiedenen Erbgänge ist für die Diagnose und Beratung bei Erbkrankheiten von enormer Bedeutung.

Allerdings sind die Verhältnisse nicht immer so einfach wie oben und in Abb. 8.2 dargestellt: Beispielsweise brechen manche dominant vererbten Krankheiten trotz Vorhandensein eines fehlerhaften Gens nicht immer oder nicht immer in gleicher Stärke aus – man spricht hier von unvollständiger **Penetranz** bzw. schwankender **Expressivität.** Bei einer **multifaktoriellen Vererbung** sind Fehlbildungen oder Erkrankungen durch das Zusammenwirken mehrerer Gene und äußerer Einwirkungen bedingt. Sie ist in der Krankheitslehre sehr häufig und z.B. zu beobachten bei der angeborenen Hüftdysplasie (☞ 26.13.2), bei Klumpfüßen (☞ 26.13.14) und bei Lippen-Kiefer-Gaumenspalten (☞ 13.7.1).

8.2 Zell- und Gewebsschäden

Ein Großteil aller Erkrankungen ist durch charakteristische **Zell-** und **Gewebsschädigungsmuster** der betroffenen Organe bzw. Gewebe gekennzeichnet. Diese typischen Schädigungsmuster treten unter Einwirkung der unterschiedlichsten **Noxen** (lat. *Noxe* = schädlicher Einfluß, krankheitserregende Ursache) prinzipiell immer wieder gleichartig auf und bestimmen den Ablauf zahlloser Krankheiten. Einige zentrale Begriffe der *morphologischen* (d.h. der mit dem bloßen Auge oder mikroskopisch sichtbare Strukturen betreffenden) Krankheitslehre, die die Grundlage zum Verständnis vieler Befunde in der Klinik bilden, sollen deshalb hier in Bezug auf die jeweils gestörten Funktionen dargestellt werden.

8.2.1 Verfettung

Verfettung: Im Lichtmikroskop sichtbare Ablagerung von Fettsubstanzen in Zellen, die normalerweise kein oder nur wenig Fett enthalten.

Abnorme Ansammlungen von Substanzen kommen in verschiedenen Zellstrukturen vor, z.B. im Zytoplasma, den Lysosomen oder dem Zellkern. Es können vielerlei Substanzen abgelagert werden, vor allem Fette, Eiweiße, *Glykogen* (= Speicherform der Glukose), Schwermetalle (Eisen, Kupfer u.a.) und der Gallenfarbstoff *Bilirubin* (*Ikterus*, ☞ 22.2.1).

Von den inneren Organen zeigt die **Leber** am häufigsten Verfettungen. Sie können ganz verschiedene Ursachen haben

- *Sauerstoffmangel* mit gestörter „Fettverbrennung" in den Mitochondrien *(hypoxische Verfettung)*
- *Toxische Wirkungen* des Äthylalkohols und seiner Abbauprodukte, durch die einerseits der Fettabbau beeinträchtigt wird, andererseits die Bildung von Lipoproteinen gestört wird, an welche die Fette zum Abtransport aus der Leber ins Blut gekoppelt werden müssen
- *Vermehrtes Fettangebot* an die Leber
  - Durch gesteigerte Auflösung der Fettgewebsdepots (Lipolyse) beim *Diabetes mellitus* (☞ 23.6)
  - Mit der *Nahrung:* In diesem Fall stellt die Leberzellverfettung nicht den Ausdruck einer Zellschädigung dar, sondern vielmehr eine Anpassungsreaktion.

Intrazelluläre Ablagerungen sind grundsätzlich rückbildungsfähig. Sie können in gewissem Ausmaß von den Zellen toleriert werden. Bei massiver Zellüberladung mit angesammeltem Material werden jedoch oftmals auch bisher ungestörte Funktionen in Mitleidenschaft gezogen, was zum Zelltod führen kann.

8.2.2 Nekrose

Nekrose: Absterben von Zellen oder Zellverbänden im lebenden Organismus *(intravital).*

Zur Bildung von **Nekrosen** als gemeinsamem Endstadium aller Zellschäden kommt es immer dann, wenn ein schädigender Einfluß die Anpassungsfähigkeit der Zellen übersteigt. Die wichtigsten Ursachen solcher Zelluntergänge sind:

- Sauerstoffmangel, meist infolge von Durchblutungsstörungen (Beispiel: Herzinfarkt)
- Physikalische Schädigungen wie Strahleneinwirkung, Verbrennungen oder Erfrierungen
- Giftstoffe (Beispiel: Lebernekrosen durch Knollenblätterpilzvergiftung)
- Infektionen und Infektabwehr (Beispiel: Abszeß, ☞ 8.3.5)
- Mechanische Verletzungen (☞ 27.4.1).

Im weiteren Verlauf kommt es zu Reaktionen des umgebenden vitalen Gewebes, die sich bei größeren Nekrosen in die Phasen der *Abgrenzung* (durch entzündlichen Randsaum mit zahlreichen Granulozyten), *Abräumung* (durch Phagozyten = Freßzellen, ☞ 29.1.3) und *Reparatur* (durch Regeneration des betroffenen Gewebes oder Narbenbildung) gliedern.

Es gibt verschiedene Nekroseformen:

- **Koagulationsnekrosen** sind gekennzeichnet durch *Koagulation* (= Gerinnung, Ausflockung) der Zellproteine. Sie finden sich daher in eiweißreichen Geweben, z.B. Herz, Niere und Milz, insbesondere nach Unterbrechung der Blutzufuhr, d.h. nach *ischämischen Infarkten.* Mit bloßem Auge sieht man sie als feste, meist gelblich gefärbte Herde. Später kommt es zur Schrumpfung der Infarktbezirke und Umwandlung in *feste bindegewebige Narben*
- **Kolliquationsnekrosen** hingegen sind geprägt durch die Verflüssigung *(Kolliquation)* des abgestorbenen Gewebes. Sie entstehen beispielsweise in eiweißarmem, fettreichen Gewebe wie dem Gehirn; als Endzustand bleiben hier flüssigkeitsgefüllte Hohlräume ohne Epithelauskleidung *(Pseudozysten)* zurück
- Als **Gangrän** *(Brand,* ☞ auch 19.3.5) bezeichnet man Nekrosen, die sich durch Einflüsse der Umwelt schwärzlich verfärben und dann „wie verbrannt" aussehen. Unter **feuchter Gangrän** *(Gangrän im engeren Sinne)* versteht

man Nekrosen, die durch Fäulniserreger besiedelt und teilweise verflüssigt werden; sie kommen an durchblutungsgestörten Extremitäten (☞ Abb. 19.25), aber auch an inneren Organen mit Kontakt zur Außenwelt vor (Lungen-, Darmgangrän). Von **trockener Gangrän** *(Mumifizierung)* hingegen wird gesprochen, wenn Nekrosen mangeldurchbluteter Extremitäten durch Lufteinwirkung eintrocknen und schrumpfen; dies kommt am häufigsten an den Füßen vor

- Von den eigentlichen Nekrosen zu unterscheiden ist der **programmierte Zelltod**, d.h. der normale Untergang gealterter Zellen (☞ 15.1.1 und 15.1.2).

8.2.3 Atrophie und Hypertrophie

Atrophie: Rückbildung von Organen, Funktionsgeweben oder Zellen mit Verkleinerung der Zellen und/oder Verminderung der Zellzahl.

Hypertrophie *(einfache Hypertrophie):* Vergrößerung von Geweben oder Organen durch Zunahme des Zellvolumens bei gleichbleibender Zellzahl.

Hyperplasie *(numerische Hypertrophie):* Vergrößerung von Geweben oder Organen durch Zunahme der Zellzahl bei gleichbleibender Zellgröße.

Eine **Atrophie** ist sehr häufig durch langanhaltende *Inaktivität* bedingt, z.B. wird durch längerdauernde Bettruhe das primär gesunde Herz kleiner und weniger leistungsfähig.

Eine **Hypertrophie** hingegen ist auf *vermehrte Leistungsanforderung* zurückzuführen. Beispielsweise vergrößert sich das Herz unter vermehrter Belastung.

Atrophie und Hypertrophie können sowohl physiologisch als auch pathologisch sein: Die mäßige Herzhypertrophie eines Leistungssportlers ist als normal anzusehen. Die teils extreme Herzhypertrophie aufgrund eines langanhaltenden Bluthochdrucks oder eines Herzklappenfehlers ist hingegen ein krankhafter Vorgang, der das Herz langfristig überfordert.

8.2.4 Ödem

Ödem *(Wassersucht, Hydrops,* ☞ 31.13.1): Flüssigkeitsvermehrung im interstitiellen (d.h. zwischen den Zellen gelegenen) Raum. Von außen oft als nicht gerötete, schmerzlose Schwellung sichtbar.

Alle Ödeme kommen durch gesteigerten Austritt von Blutflüssigkeit aus den Blutgefäßen bzw. verminderten Rückfluß in die Gefäße zustande (☞ Abb. 8.3). Nach ihrer *Pathogenese* (= Krankheitsentstehung) unterscheidet man verschiedene Ödemformen

- Generalisierte Ödeme durch
  - Eiweißmangel im Blut (z.B. durch Eiweißverlust durch die Niere)
  - Erhöhten hydrostatischen Druck (z.B. bei Herzinsuffizienz, ☞ 18.6.1 und 18.6.2)
- Lokalisierte Ödeme durch
  - Erhöhten hydrostatischen Druck (z.B. venöse Abflußstörungen, ☞ 19.8.1 und 19.8.5)
  - Lymphstau
  - Erhöhte Kapillardurchlässigkeit (z.B. bei Entzündungen).

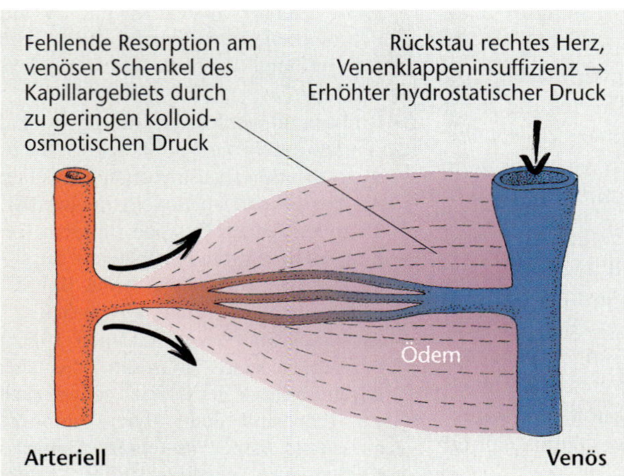

Abb. 8.3: Vereinfachte Darstellung des gestörten Flüssigkeitaustausches an der Kapillare bei Ödembildung. [B200]

8.2.5 Erguß

Erguß: Flüssigkeitsvermehrung in einem vorgebildeten Hohlraum, z.B. im Pleuraspalt *(Pleuraerguß,* ☞ 20.11.2) oder in einem Gelenkspalt *(Gelenkerguß,* ☞ 27.3.3).

Ergüsse in vorgebildeten Körperhöhlen entwickeln sich am häufigsten bei folgenden Vorgängen:

- *Blutstauungen;* so kommt es bei Herzinsuffizienz nicht selten zu Pleuraergüssen, bei Pfortaderhochdruck zur Bildung von Aszites (☞ 22.2.2). Die Ergußflüssigkeit ist in diesen Fällen klar und eiweißarm; man nennt sie **Transsudat**
- *Entzündungen;* die Erhöhung der Gefäßdurchlässigkeit läßt dabei mit der Blutflüssigkeit auch Serumproteine austreten, und es wandern Entzündungszellen in die Ergußflüssigkeit, die man als **Exsudat** (☞ 8.3.5) bezeichnet
- *Tumorwachstum* in der Wandung der Höhle; man findet dann im Erguß mikroskopisch meist Tumorzellen, oft auch Erythrozyten *(hämorrhagischer Erguß)*.

8.2.6 Fibrose

Fibrose: Erhöhung des Anteils an kollagenen Bindegewebe in einem Gewebe. Beruht meist auf einer Mehrproduktion von Kollagenfasern (und auch Grundsubstanz) durch aktivierte Bindegewebszellen *(Fibroblasten)* und bewirkt eine Verhärtung *(Sklerose)* und Elastizitätsabnahme des betroffenen Gewebes.

Die wichtigsten Ursachen einer **Fibrose** bestehen in:

- *(Chronischen) Entzündungen.* Dabei können sowohl Infektionen wie z.B. chronische Tuberkulosen (☞ 20.5.4) als auch immunologische Erkrankungen wie die (primäre) rheumatoide Arthritis (☞ 25.5.1) zu ausgedehnten Fibrosen der befallenen Organe führen
- *Nekrosen* von Funktionsgeweben *(Parenchym)*, bei denen eine komplette Regeneration nicht möglich ist. Kleine verstreute Nekrosen werden meist durch **gitterartige Faserver-**

mehrung ersetzt, z.B. am Herzmuskel und an der Leber.
Eine solche Leberfibrose kann zur Zerstörung der Läppchenarchitektur der Leber und zur Entwicklung einer *Leberzirrhose* (☞ 22.4.6) führen. Größere zusammenhängende Nekrosen, z.B. ein Herzinfarkt oder eine Quetschwunde der Haut, hinterlassen kompakte bindegewebige Narben
- Auch *nichtentzündliche Ödeme*, z.B. durch Blutstauung, können zur Faservermehrung führen. So zeigen beispielsweise lange bestehende, stauungsbedingte Unterschenkelödeme eine deutliche Tendenz zur Verhärtung. Die im Rahmen einer Arteriosklerose entstehende Intimafibrose (☞ 19.6.1) ist Folge von Intimaödemen und kleinen Gefäßwandnekrosen.

Fibrosen bleiben auch nach Beseitigung ihrer Ursachen meist bestehen. Im Vergleich zum intakten Gewebe sind sie immer funktionell minderwertig.
Während allerdings die Narbenbildung zum Ersatz von Gewebsdefekten oft befriedigende Ergebnisse mit Wiedergewinnung der Stabilität liefert (Defektheilung, ☞ 27.4.2), können insbesondere entzündliche und stauungsbedingte Fibrosen ihrerseits zu schweren Funktionsstörungen führen, indem sie beispielsweise die Beweglichkeit eines Gelenks, die Dehnungsfähigkeit der Lungen oder die Durchgängigkeit eines Gefäßes beeinträchtigen.

8.2.7 Kalkablagerungen

Manche Substanzen, die normalerweise chemisch gelöst im Organismus vorkommen, fallen unter bestimmten Bedingungen als Salze im Gewebe aus. Sie werden intrazellulär und/oder extrazellulär abgelagert und können u.U. ihrerseits zu Funktionsstörungen führen.

Harnsäureablagerungen, ☞ 23.9

Sehr häufig sind **Kalkablagerungen:**
- Normal ist die Einlagerung von Kalksalzen in die Knochen insbesondere während des Wachstums oder der Heilung von Knochenbrüchen
- Außerhalb der Knochen fallen Kalziumkarbonat oder Kalziumphosphat vornehmlich in nekrotischen oder vermindert vitalen Bezirken aus, z.B. in tuberkulösen Nekrosen oder ernährungsgestörten Tumoranteilen. Hierher gehört auch die klassische Arterienverkalkung im Rahmen der Arteriosklerose (☞ 19.6.1). Auch in abgelagerten Zell- und Gewebsprodukten sammelt sich nicht selten Kalk an, etwa in eingedickten Drüsensekreten (Steinbildung)
- Eine Erhöhung des Blutkalziumspiegels (*Hyperkalzämie*, ☞ 31.13.4) z.B. infolge von Stoffwechselstörungen, führt in verschiedenen, sonst unveränderten Geweben zu Kalkniederschlägen.

Alle Kalkablagerungen, die eine bestimmte Größe überschreiten, sind auf Röntgenaufnahmen erkennbar und können in der Krankheitsdiagnostik hilfreich sein: So deuten beispielsweise gruppierte kleine Kalkeinlagerungen (*Mikroverkalkungen*) des Brustdrüsengewebes auf das Vorliegen eines Mammakarzinoms (☞ 32.6.2) hin. Kalkeinlagerungen der Lungen sind oft Zeichen einer abgelaufenen Tuberkulose (☞ 20.5.4).

8.3 Entzündung

8.3.1 Einführung

Entzündung (*Entzündungsreaktion*): Universale Reaktion des Organismus auf Zell- und Gewebsschäden. Dient der *Eingrenzung* einer Gefahr, also dem Schutz des übrigen Körpers vor einer Ausbreitung der Noxe, und der *Entfernung* des schädigenden Stoffes aus dem Körper, d.h. dem Abbau der Schadstoffe, der Vernichtung von infektiösen Erregern oder der Abräumung von Nekrosen.

Auslöser der Entzündungsreaktion

Auslöser einer Entzündung können sein:
- Gewebszerstörung mit Entstehung von *Gewebstrümmern*
- Infektiöse Erreger (Bakterien, Viren, Pilze) und ihre *Toxine* (Giftstoffe), ☞ 28.5, 28.6, 28.7
- Fremdkörper (z.B. ein Dorn), Chemikalien
- In Ausnahmefällen auch körpereigenes Gewebe, das als „Autoaggressor" wirkt (☞ 29.5).

Kardinalsymptome

Die entzündliche Reaktion geht mit *körperlichen Beschwerden* **(Symptomen)** einher. Man beobachtet fast immer – wenn auch unterschiedlich ausgeprägt – folgende fünf **Kardinalsymptome** der Entzündung (Abb. 8.4):
- Schmerz *(Dolor)*
- Rötung *(Rubor)*
- Schwellung (*Tumor* im lat. Wortsinn)
- Überwärmung *(Calor)*
- Funktionsstörung *(Functio laesa)*.

Lokale und generalisierte Entzündungen

Sepsis, ☞ 38.5.1 und 28.4

Manche Entzündungsformen sind **lokal** auf einen Körperteil begrenzt (z.B. eine leichte Entzündung nach Schnittverletzung am Finger), andere greifen auf mehrere Gewebe über oder **generalisieren** sogar, das heißt sie beziehen den gesamten Körper mit ein. Dabei können sich die Entzündungserreger auf verschiedenen Wegen ausbreiten:
- **Kontinuierlich** im Gewebe
- **Kanalikulär,** d.h. über ein Hohlraumsystem wie z.B. den Bronchialbaum oder die Harnwege
- **Lymphogen** durch die Lymphgefäße
- **Hämatogen** durch die Blutgefäße.

Das Ausmaß der Entzündung ist abhängig von der Aggressivität der schädigenden Noxe einerseits und der Wirksamkeit der Abwehrreaktion andererseits (☞ 8.3.2 und 29.1.3).

8.3.2 Reaktionen im Entzündungsgebiet

In geschädigten Körperteilen werden **Mediatoren** *(Vermittler, Botenstoffe)* freigesetzt bzw. aktiviert, die die einzelnen Abläufe der Entzündungsreaktion steuern. Zu diesen Mediatoren gehören das Histamin, die Prostaglandine, verschiedene Zytokine, aber auch vorwiegend im Blutplasma wirksame Substanzen wie Komplementfaktoren (☞ 29.1.3) und C-reaktives Protein (CRP, ☞ 28.3.7 und 39.17).
- **Histamin** spielt insbesondere bei allergischen Entzündungsreaktionen (☞ 29.4.1) eine wesentliche Rolle. Zu seinen wichtigsten Wirkungen gehören:

- Bronchokonstriktion
- Erweiterung der kleinen Blutgefäße mit Hautrötung
- Steigerung der Gefäßdurchlässigkeit *(Gefäßpermeabilität)*
- Juckreiz (Histamin ist der wichtigste juckreizerzeugende Stoff)

• **Prostaglandine** führen während der akuten Entzündungsreaktion zur Gefäßerweiterung mit lokaler Überwärmung, steigern die Gefäßdurchlässigkeit und sind an der Schmerzentstehung beteiligt.

✎ Verschiedene Schmerzmittel wie die Salizylate (z.B. Aspirin®) entfalten ihre Wirkung hauptsächlich durch eine Hemmung der körpereigenen Prostaglandinproduktion (☞ 16.4.4).

• **Zytokine** sind chemische Botenstoffe, die die Zusammenarbeit der verschiedenen Abwehrzellen untereinander vermitteln (☞ 29.1.3). Wichtig sind beispielsweise die *Interleukine,* die Lymphozyten aktivieren und zur Vermehrung anregen. Relativ gut bekannt ist auch das *Gamma-Interferon:* Es aktiviert Makrophagen und natürliche Killerzellen (☞ 29.1.3); virusinfizierte Zellen können durch Ausschüttung dieses Botenstoffs gesunde Nachbarzellen warnen und deren Abwehrmechanismen anregen.

Am Ort der Entzündung treten aus den durch Mediatorstoffe geweiteten Poren der Kapillaren und Venolen Blutplasma und Leukozyten aus. Diese **Exsudation** *(Ausschwitzung)* führt zur entzündlichen Gewebsschwellung (*Ödem,* ☞ 8.2.4 und Abb. 8.6). *Leukozyten* (weiße Blutkörperchen, ☞ 24.1.2) und ortsständige *Phagozyten* (Freßzellen, ☞ 29.1.3) versuchen nun, die schädliche Noxe (z.B. Bakterien) zu vernichten. Sie bilden einen begrenzenden Saum um die Gefahrenquelle und zerstören infizierte oder geschädigte Gewebsanteile. Aus den Trümmern abgestorbenen Gewebes entsteht oftmals durch Enzyme der Leukozyten flüssiger **Eiter** (Erweichungsnekrose, ☞ 8.2.2).

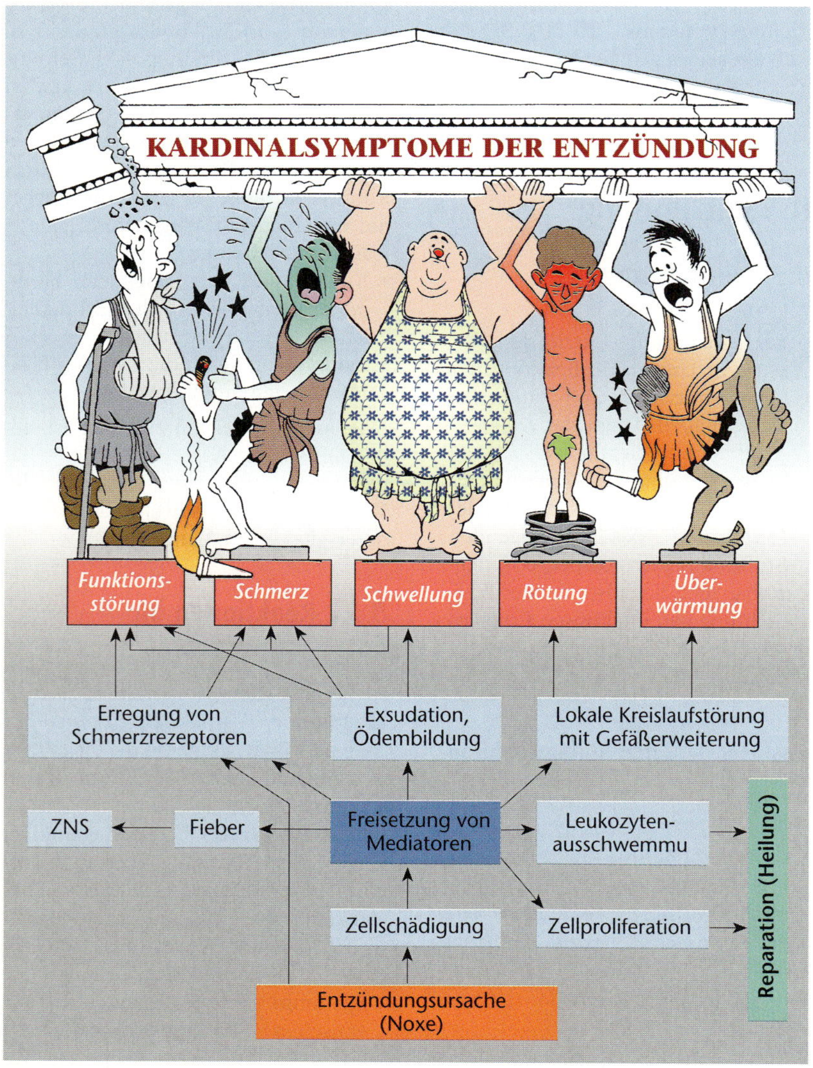

Abb. 8.4: Die Kardinalsymptome der Entzündung und der Ablauf der Entzündungsreaktion bis zur Entstehung der Kardinalsymptome. [B101]

8.3.3 Mitreaktionen des Gesamtorganismus

Auch bei einer primär lokalen Entzündung reagiert häufig der gesamte Organismus:

- Durch Mediatoren kommt es nicht nur zur Ansammlung von weißen Blutkörperchen *(Leukozyten)* im Entzündungsgebiet, sondern auch zu ihrer Zunahme im zirkulierenden Blut **(Leukozytose)**
- Noch bevor *Gammaglobuline* als spezifische Antikörper zur Verfügung stehen (☞ 29.1.1), wird die Synthese der **Akute-Phase-Proteine** wie z.B. des **C-reaktiven-Proteins** *(CRP,* ☞ 39.17) angekurbelt. Das CRP verbindet sich mit Schadstoffen zu Komplexen und aktiviert das Komplementsystem, Leukozyten und Thrombozyten
- Leukozyten und Prostaglandine rufen eine **Fieberreaktion** des Gesamtorganismus hervor (☞ 7.8.3) und beeinflussen die *Schmerzempfindung* (☞ 16.2)
- *Fiebererzeugende Substanzen* **(Pyrogene)** führen zur Fieberbildung, indem sie das thermoregulatorische Zentrum im ZNS aktivieren und zur Sollwerterhöhung der Körperkerntemperatur (☞ 7.8.1) veranlassen
- Beispielsweise Interleukine lösen im ZNS die *Verminderugn des Appetits* und die *Erhöhung des Schlafbedürfnisses* aus
- Gefäßerweiterung und Plasmaaustritt werden durch zahlreiche Entzündungsmediatoren verursacht und können zum allgemeinen **Blutdruckabfall** führen, im Extremfall bis hin zum Kreislaufschock (☞ 38.5.1).

8.3.4 Heilungsprozeß

Der **Heilungsprozeß** setzt bereits früh ein: Durch die Gewebsverletzung wird das Gerinnungssystem aktiviert, so daß sich kleine Blutgefäße in der Nachbarschaft des Defekts verschließen (☞ 24.1.4). Dadurch stirbt zwar weiteres umliegendes Gewebe ab, gleichzeitig wird aber Platz für die „großflächige" Reparatur geschaffen. Dieser Untergang vieler Zellen im Entzündungsgebiet ist das notwendige Übel, damit die Reparations- und Heilungsprozesse in Gang kommen. Bereits nach 12 – 36 Stunden kommt es zu einer gesteigerten Vermehrung von **Fibroblasten** *(Bindegewebsgrundzellen).* Sie bilden Kollagenfasern und Bindegewebsgrundsubstanz, in die neue Blutgefäße einsprossen.

Nach 3 – 4 Tagen bildet sich ein vorläufiges, gefäßreiches, „schwammiges" Bindegewebe, das **Granulationsgewebe,** das später von Zellen des üblicherweise an dieser Stelle lokalisierten Gewebes wieder durchbaut wird. Sind durch die Entzündung jedoch größere Gewebsareale zerstört worden, entsteht eine funktionell minderwertige **Narbe** (☞ 27.4.2).

8.3.5 Entzündungsformen

Obwohl bei den meisten Entzündungen tatsächlich alle oben genannten Reaktionen auftreten, überwiegt meist eine der genannten Erscheinungen (z.B. Plasmaaustritt oder Eiterbildung). Es ist deshalb sinnvoll, verschiedene Entzündungstypen zu unterscheiden:

Seröse Entzündung

Seröse Entzündungen zeichnen sich durch die Ansammlung einer großen Menge eiweißreicher Flüssigkeit aus. Die im Entzündungsbereich austretende Flüssigkeit **(Exsudat)** entspricht ungefähr der Zusammensetzung des Blutplasmas. Zu den *serösen Entzündungen* gehört z.B. die Quaddelbildung der Haut (umschriebene Gewebsschwellung) nach Brennesselkontakt oder Insektenstich. An den Schleimhäuten gibt es die *serös-schleimige Entzündung,* wie sie jeder z.B. von der Anfangsphase des Schnupfens kennt. Seröse Entzündungen heilen in der Regel folgenlos ab.

Eitrige Entzündung

Wie erwähnt, gehen Entzündungen oft mit einer ausgedehnten Einwanderung von Leukozyten ins Entzündungsge-

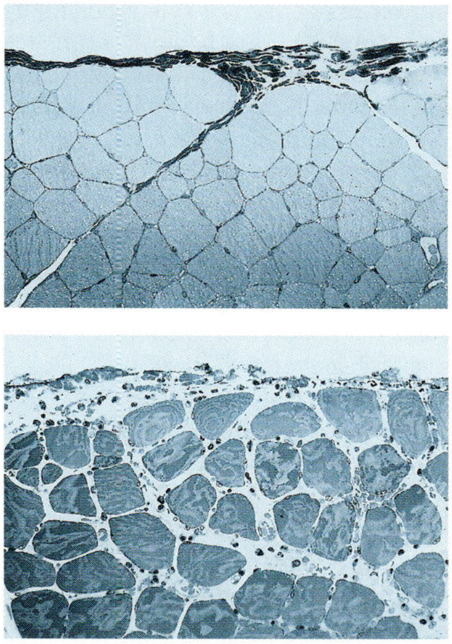

Abb. 8.5 – 8 6: Bei jeder lokalen Entzündung kommt es zur Gewebeschwellung durch den Austritt von Blutplasma ins Gewebe (Ödem). Die histologischen Bilder zeigen den Schnitt durch einen Skelettmuskel. Oben: Normalbefund. Unten: Nach Reizung der Muskeloberfläche hat sich ein entzündliches Ödem gebildet, das die quer angeschnittenen Muskelfasern auseinanderspreizt. Im geweiteten interstitiellen Raum sammelt sich ein entzündliches Exsudat. [M136]

biet einher, die „nach getaner Arbeit" zusammen mit Trümmern anderer Zellen und Gewebsresten häufig als Eiter aus dem Körper ausgestoßen werden (**eitrige Entzündung,** *pyogene Entzündung*). Solche Entzündungen werden vor allem durch eitererregende *(pyogene)* Bakterien wie z.B. Streptokokken oder Staphylokokken (☞ 28.5.3 und 28.5.4) hervorgerufen.

Sonderformen der eitrigen Entzündung

Abszeß *(Eiterbeule):* Eiteransammlung in einem durch Einschmelzung abgestorbenen Gewebes entstandenen Hohlraum. Am häufigsten durch Staphylokokken bedingt.

Phlegmone: Flächenhafte, eitrige Entzündung *ohne* Abkapselung des Entzündungsherdes und deshalb meist bedrohlicher als ein Abszeß. Ausgelöst in der Regel durch Streptokokken.

Empyem: Eiteransammlung in einem *vorgebildeten* Hohlraum, etwa im Pleuraspalt oder in der Kieferhöhle.

Ulzerative Entzündung

Bei **ulzerativen** *(geschwürigen)* **Entzündungen** entsteht ein tieferreichender Haut-, Schleimhaut- oder Gefäßinnenwanddefekt, das **Ulkus** *(Geschwür).* Beispielsweise führen entzündliche Dickdarmerkrankungen, etwa die Colitis ulcerosa (☞ 21.6.5), zu ausgedehnten Gewebsdefekten der Dickdarmwand.

Proliferative und granulomatöse Entzündung

Bei **proliferativen** *(produktiven)* **Entzündungen** steht die Neubildung **(Proliferation)** von Fibroblastenzellen, die Bindegewebe produzieren, im Vordergrund. Es bildet sich faserreiches Bindegewebe, das zu Funktionseinschränkungen führt (Fibrose, ☞ 8.2.6).

Bei der **granulomatösen Entzündung** kommt es zur knötchenförmigen Ansammlung von Entzündungszellen und Bindegewebe in Form von **Granulomen.** Beispiele sind die Granulome bei der Tuberkulose (☞ 20.5.4) und beim Morbus Crohn (☞ 21.6.5).

Chronische Entzündung

Neben den Entzündungen, die plötzlich eintreten und rasch wieder heilen **(akute Entzündung),** gibt es auch Entzündungen mit langanhaltendem Verlauf. Solche **chronischen Entzündungen** können:

- Sich aus einer akuten Entzündung entwickeln. Eine Chronifizierung tritt meist dann ein, wenn der Organismus zwar nicht an der Entzündungsursache zugrunde geht, sie jedoch auch nicht beseitigen kann – dies ist z.B. häufig bei der Tuberkulose der Fall (☞ 20.5.4)
- Primär chronisch sein, wie z.B. die *rheumatoide Arthritis* (☞ 25.5.1), die typischerweise schleichend beginnt, sich langsam verschlimmert und oft lebenslang andauert.

8.4 Tumoren

Tumor (lat. *Schwellung*): Im engeren Sinne *Geschwulst* **(Neoplasie),** d.h. pathologische Zellansammlung, die durch überschießendes, ungehemmtes Wachstum körpereigener Zellen entsteht, wobei die Zellen unterschiedlich stark verändert *(atypisch)* sind.

Im weiteren Sinne *jede lokalisierte Schwellung,* z.B. im Rahmen einer Entzündung.

Tumoren werden nach ihrem biologischen Verhalten eingeteilt in:

- **Benigne** *(gutartige)* **Tumoren**, die verdrängend wachsen und das Leben des Erkrankten nur bei ungünstiger Lokalisation bedrohen
- **Maligne** *(bösartige)* **Tumoren** *(„Krebs“)*, die invasiv und destruierend wachsen und unbehandelt in der Regel zum Tod des Erkrankten führen
- **Semimaligne** *(„halb bösartige“)* **Tumoren**, die eine Zwischenstellung einnehmen, da sie am Entstehungsort invasiv und destruierend wachsen, aber in der Regel nicht metastasieren.

Carcinoma in situ (kurz *Cis, präinvasives Karzinom, Oberflächenkarzinom):* Karzinom, das aber noch nicht die Basalmembran durchbrochen hat (☞ Abb. 9.33) also ein maligner Tumor im Frühstadium.

Präkanzerose („Vorkrebs“): Vorstadium eines Karzinoms. *Fakultative Präkanzerosen* entarten nur gelegentlich und meist nach langer Krankheitsdauer, *obligate Präkanzerosen* sehr häufig und oft innerhalb weniger Jahre.

Außerdem werden sowohl gut- als auch bösartige Tumoren nach ihrem *Ursprungsgewebe* eingeteilt und benannt. Beispielsweise wird ein aus Drüsenepithel hervorgegangener gutartiger Tumor als Adenom, ein bösartiger gleicher Herkunft als Adenokarzinom bezeichnet.

Ca. 45 % der Deutschen bekommen im Laufe ihres Lebens einen bösartigen Tumor, ca. 25 % versterben daran. Gutartige Tumoren führen dagegen nur selten zum Tode.

Schlüsselfrage: Gutartig oder bösartig?

Benigne Tumoren wachsen langsam und verdrängen dabei das umliegende Gewebe. Die Zellteilungsrate ist eher niedrig, das Tumorgewebe unterscheidet sich vom Ursprungsgewebe oft nur wenig. Die Geschwulst schiebt zwar das umgebende Gewebe zur Seite, wächst aber nicht in dieses hinein – das Wachstum ist also **expansiv,** *verdrängend* (☞ Abb. 8.8).

Im Gegensatz dazu zeichnen sich **maligne Tumoren** durch meist schnelles Wachstum mit hoher Zellteilungsrate aus. Sie wachsen **invasiv** und **destruierend**, das heißt sie halten sich nicht an Gewebsgrenzen, sondern brechen in Organe und Gefäße ein und zerstören dabei das ortsständige Gewebe. Außerdem bilden maligne Tumoren früher oder später Tochtergeschwülste **(Metastasen)** an entfernten Stellen des Organismus, sie *metastasieren.*

Maligne Tumoren sind im Regelfall lebensbedrohlich, gutartige Tumoren nur dann, wenn sie aufgrund ihrer Lokalisation benachbarte lebenswichtige Strukturen durch Druck (zer-)stören (z.B. im Gehirn).

Die Entscheidung, ob ein Tumor gut- oder bösartig ist, kann oft nur der Pathologe nach der *histologischen* (feingeweblichen) Untersuchung einer Gewebsprobe **(Biopsie)** oder des entfernten Tumors treffen. Diese Beurteilung entscheidet meist zwischen einer radikal-verstümmelnden chirurgischen Therapie bei malignen Tumoren und einer eher schonend-organerhaltenden Behandlung bei benignen Tumoren.

Schnellschnittuntersuchung, ☞ *9.5.7.*

Tumorentstehung

Man geht davon aus, daß die Tumorentstehung in zwei Stufen abläuft:

- In der **Initiierungsphase** erfolgt die eigentliche Geschwulstanlage, das heißt die unumkehrbare Umwandlung einer Körperzelle in eine Krebszelle durch Änderung der genetischen Information im Zellkern
- Die **Promotionsphase** beginnt erst nach längerer Zeit: Die Krebszelle teilt sich und wächst zu einem Tumor aus. Man weiß heute, daß viele sogenannte **Karzinogene** *(Krebsgifte)* als **Promotoren** wirken, das heißt sie beschleunigen wesentlich die Promotionsphase von Tumoren. Zu den Promotoren zählen auch starke und langanhaltende Entzündungsreize (z.B. die chronische Bronchitis des Rauchers).

Ursachen der Tumorbildung

Die Ursachen, warum der eine Mensch einen Tumor bekommt und der andere nicht – obwohl er z.B. ebenfalls ein starker Raucher ist – sind vielfältig und im einzelnen noch nicht geklärt. Nach heutigem Verständnis gibt es viele Gründe der Tumorentstehung:

- Einige wenige Tumorerkrankungen werden **vererbt**, so z.B. verschiedene Formen der *Polyposis intestinalis*, bei denen sich zahlreiche (oft über hundert) Darmpolypen entwickeln, die dann sehr häufig maligne entarten (☞ 21.6.9)
- Bei vielenTumoren gibt es eine erbliche **Krankheitsdisposition** (☞ 8.1). So erkranken z.B. die Töchter von Frauen mit Brustkrebs (*Mammakar-*

Eigenschaft	Benigne Tumoren	Maligne Tumoren
Größenzunahme	Meist langsam	Meist rasch
Abgrenzung zum Nachbargewebe	Meist scharf abgrenzbar („abgekapselt“)	Unscharf oder nicht abgrenzbar, keine „Rücksicht“ auf Organgrenzen
Verschieblichkeit zur Umgebung	Gut verschieblich	Oft unverschieblich, mit Nachbargeweben verbacken
Funktionelle Leistungen (z.B. Sekretion)	Oft erhalten	Meist ausgefallen
Histologie	• Gewebe und einzelne Zellen reif und differenziert • Wenige und typische Mitosen (Zellteilungen) • Expansives Wachstum	• Gewebe und einzelne Zellen unreif und undifferenziert, Anaplasie („Entartung“) • Zahlreiche und pathologische Mitosen • Infiltrierendes und invasives Wachstum mit Zerstörung der Nachbargewebe
Metastasierung	Keine	Lymphogen, hämatogen und kanalikulär
Auswirkungen auf den Gesamtorganismus	Außer lokalen Wirkungen nur gering	Stark: Tumorkachexie (Auszehrung), Anämie, evtl. *paraneoplastische Syndrome* (☞ 20.8.2)
Prognose	Nur selten bedrohlich	Ohne Behandlung fast immer tödlich

Tab. 8.7: Unterscheidungsmerkmale gutartiger und bösartiger Tumoren.

zinom) doppelt so häufig an Brustkrebs wie Töchter gesunder Müttern

- Auch **Hormone** könne die Entstehung bzw. das Wachstum von Tumoren in hormonabhängigen Geweben beeinflussen. Man nimmt an, daß bestimmte *gutartige Tumoren* durch Hormonwirkungen entstehen und daß *bösartige Tumoren* zwar nicht durch Hormone verursacht, wohl aber in ihrem Wachstum gefördert bzw. gehemmt werden. Die größte Bedeutung kommt dabei den *Geschlechtshormonen* zu: So können Östrogene in den Brustdrüsen die Entstehung gutartiger Fibroadenome auslösen (☞ 32.6.1) und das Wachstum bestimmter Mammakarzinome (☞ 32.6.2) beschleunigen
- **Röntgenstrahlung** und **radioaktive Strahlung,** wie sie z.B. durch Atombombenexplosionen und industrielle nukleartechnische Anlagen (insbesondere bei Unfällen) entstehen, erzeugen in der Zelle hochreaktive Moleküle *(Radikale),* die die DNA in den Chromosomen krebserzeugend verändern. Als Folge des Reaktorunglücks in Tschernobyl 1986 hat beispielsweise die Häufigkeit von Schilddrüsenkrebs bei Kindern in Weißrußland um etwa das 20fache zugenommen
- **Chemische Karzinogene** sind Chemikalien, aber auch Naturstoffe, die ebenfalls die zelluläre DNA verändern. Beispiele für chemische Karzinogene sind die *polyzyklischen aromatischen Kohlenwasserstoffe,* z.B. das beim Grillen freiwerdende *Benzpyren,* toxische Eiweiß-Stickstoffverbindungen (*Nitrosamine,* entstehen durch Bindung von Nahrungsproteinen an das Stickstoffsalz Nitrit), verschiedene Metalle wie Kadmium oder Asbestfasern. Auch einige Pharmaka wirken karzinogen, das heißt führen gehäuft zu Tumoren (insbesondere Zytostatika, ☞ 24.5.1)
- Einige **Viren** können gutartige (z.B. Warzen) und wahrscheinlich auch bösartige Tumoren (diskutiert wird unter anderem das Zervix-Karzinom, ☞ 32.9.1) verursachen.

Risikofaktoren

Tumor-Risikofaktoren: Diejenigen ungünstigen Einflußgrößen, die die Auftretenswahrscheinlichkeit einer bestimmten Geschwulst deutlich erhöhen.

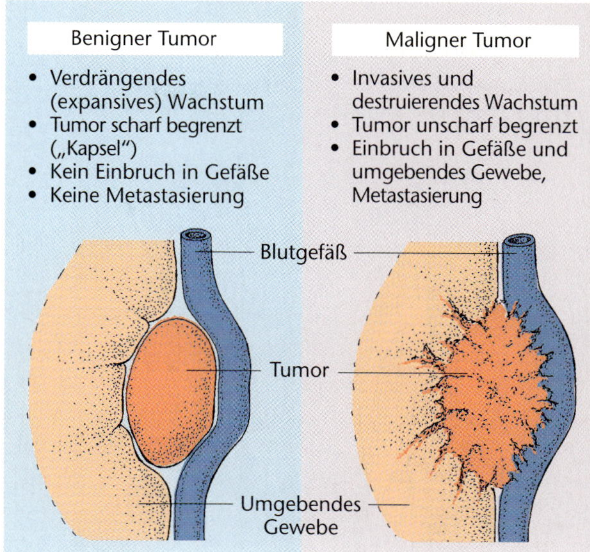

Abb. 8.8: Expansives und invasives Wachstum im Vergleich. Gutartige Tumoren verdrängen durch ihr Wachstum meist das umliegende Gewebe (expansives Wachstum). Bösartige Tumoren brechen in das Nachbargewebe ein und durchsetzen es (invasives Wachstum); sie können zusätzlich verdrängend wachsen. [L190]

Um Risikofaktoren definieren zu können, werden meist verschiedene Bevölkerungsgruppen miteinander verglichen, die sich in einem wichtigen Merkmal (etwa Raucher und Nichtraucher oder Tankwart und Nicht-Tankwart) unterscheiden. Über mehrere solcher über viele Jahre durchgeführten Untersuchungen fand man z.B. heraus, daß das Zigarettenrauchen nicht nur ein Risikofaktor für das Bronchialkarzinom, sondern auch für viele weitere Tumoren darstellt, wie z.B. das Kehlkopfkarzinom, und daß selbst das Passivrauchen (Mitrauchen) das Tumorrisiko erhöht.

Metastasierung maligner Tumoren

Die meisten bösartigen Tumoren bilden *Tochtergeschwülste* **(Metastasen)** durch Verschleppung von Tumorzellen.

Lymphogene Metastasierung

Bei der **lymphogenen Metastasierung** gelangen Tumorzellen mit der Lymphe in größere Lymphbahnen (☞ Abb. 24.6) und schließlich über die obere Hohlvene in das Blutsystem. Verstopfen Karzinomzellen die Lichtung der Lymphgefäße und breiten sie sich dann innerhalb der erweiterten Lymphgefäße kontinuierlich weiter aus, spricht man von einer **Lymphangiosis carcinomatosa.**

Hämatogene Metastasierung

Bei der **hämatogenen Metastasierung** (☞ Abb. 8.9) dringen Tumorzellen mit der Zerstörung der Gefäßwand in Blutgefäße ein, werden mit dem Blut weitertransportiert und bleiben meist im nächsten anschließenden Kapillargebiet hängen. Dort heften sie sich an die Endothelzellen der Kapillarwand. Tumorzellen aus Leber, Niere oder Schilddrüse beispielsweise werden über die untere oder obere Hohlvene ins Herz gespült (deshalb der Name *Hohlvenen-Metastasierungstyp*) und gelangen nach der Passage durch das Herz in kleine Lungengefäße. Gelingt den Tumorzellen an dieser Stelle ein Einwachsen in die Gefäßwand und die nähere Umgebung, bildet sich eine Lungenmetastase. Tumorzellen aus Karzinomen des Gastrointestinaltraktes metastasieren über die Pfortader hämatogen vor allem in die Leber, und von dort (seltener) auch in die Lunge *(Pfortader-Metastasierungstyp).* Bei einem Bronchial- oder Lungentumor gelangen Tumorzellen über das linke Herz in den großen Kreislauf und siedeln sich am häufigsten in Leber oder Knochen an *(arterieller Metastasierungstyp).*

8.5 Krankheitsverläufe

Unabhängig von einer bestimmten Krankheitsursache und der speziellen Erkrankungsart reagiert der Körper auf lange Sicht recht gleichförmig – entweder er überwindet die Erkrankung *(Heilung),* er geht an ihr zugrunde *(Tod),* oder die Krankheit besteht in begrenztem Umfang fort *(Chronifizierung).*

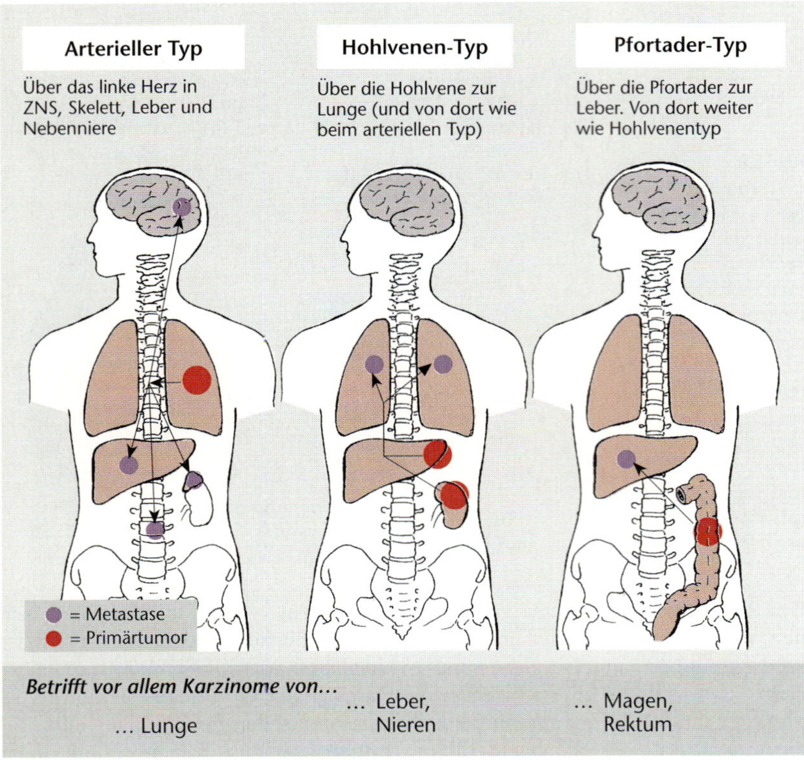

Abb. 8.9: Die häufigsten hämatogenen Metastasierungswege von malignen Tumoren. [B101]

8.5.1 Heilung

Heilung *(Restitutio ad integrum):* Wiederherstellung des unversehrten Zustandes, d.h. der vollen Anpassungsfähigkeit des Organismus nach dem Ablauf einer Krankheit.

- Die krankmachende Störungsursache (z.B. das Bakterium oder ein eingedrungener Fremdkörper) wurde vollständig entfernt
- Das geschädigte Gewebe, z.B. die verletzten Hautabschnitte bei einer Schnittwunde, wurde vollständig durch gleichwertiges Gewebe ersetzt, das aus dem Wundgebiet nachgewachsen ist.

8.5.2 Defektheilung

Defektheilung: Zurückbleiben eines Defekts nach größeren Verletzungen oder schweren Infektionen, z.B. Ausbildung einer Narbe.

Muß nach einem Unfall beispielsweise ein Bein amputiert werden, so ist ein Nachwachsen nicht mehr möglich. Die Haut um die Amputationslinie heilt zwar wieder, die Leistungsfähigkeit der Extremität ist aber dauerhaft gemindert. Auch bei einer Herzschwäche nach einem ausgedehnten Herzinfarkt handelt es sich um eine Defektheilung.

8.5.3 Rezidiv

Rezidiv *(Rückfall):* Wiederaufflackern einer Erkrankung nach einem beschwerdefreien Intervall. Dabei kann die Krankheit vor dem zweiten Auftreten völlig ausgeheilt gewesen sein, oder die eigentlichen Krankheitsursachen wurden nicht beseitigt, sondern nur maskiert (z.B. „kuriertes" allergisches Kontaktekzem nach Kortison-Salbenbehandlung, ☞ 30.9.1).

Beispiel: Tumorrezidive

Beispielsweise sind *Tumorrezidive* nach scheinbar vollkommener Beseitigung eines Primärtumors zu beobachten. Sie treten meist 1 – 10 Jahre nach der Erstbehandlung auf und sind durch nach der Therapie verbliebene Tumorzellen bedingt.

8.5.4 Chronifizierung

Heilt eine Krankheit nicht aus oder kann die Krankheitsursache nicht beseitigt werden, kommt es zur **Chronifizierung** (wörtlich: „schleichender Verlauf von langer Dauer").

Chronisch-kontinuierliche Erkrankungen sind solche, die auf einem bestimmten Krankheitsniveau verharren. Beispiel hierfür ist die Nagelmykose (Pilzbefall des Nagels, ☞ 30.8.2), die zwar nicht weiter stört, aber auch kaum jemals ausheilt.

Beim chronischen Asthma bronchiale (☞ 20.6.1) hingegen kommt es nicht ständig, sondern *immer wieder* – **chronisch-rezidivierend** – zu extrem angsteinflößenden Atemnotanfällen.

Dekompensation und Progredienz

Chronische Defekte können funktionell ausgeglichen (**kompensiert**, z.B. *kompensierte Herzinsuffizienz* mit noch erhaltener Leistungsfähigkeit im alltäglichen Leben) oder **dekompensiert** sein (also bei der Herzinsuffizienz z.B. zur Bettlägerigkeit zwingen).

Viele chronische Erkrankungen entwickeln durch sich selbstverstärkende Mechanismen eine Eigendynamik und werden zunehmend schlimmer, man spricht dann von **chronischer Progredienz**. Die rheumatoide Arthritis und die meisten übrigen rheumatischen Systemerkrankungen (☞ 25.5.1) z.B. sind chronisch progrediente Erkrankungen.

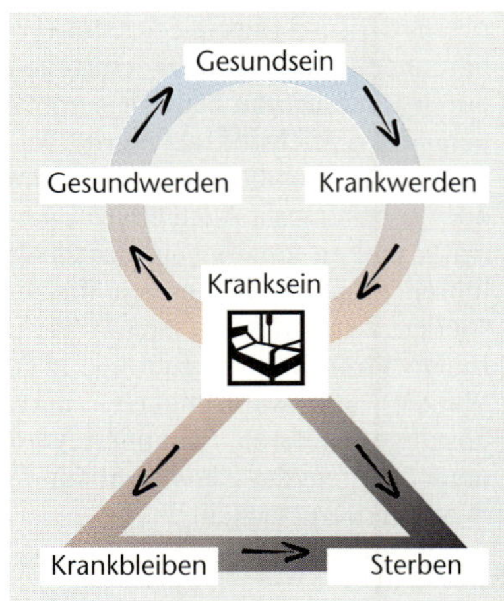

Abb. 8.10: Wechselbeziehung zwischen Gesundheit und Krankheit: Die Pfeile illustrieren, daß Gesundsein und Kranksein keine statischen Zustände, sondern Wendepunkte im Prozeß des Krankwerdens oder Gesundwerdens darstellen. [B101]

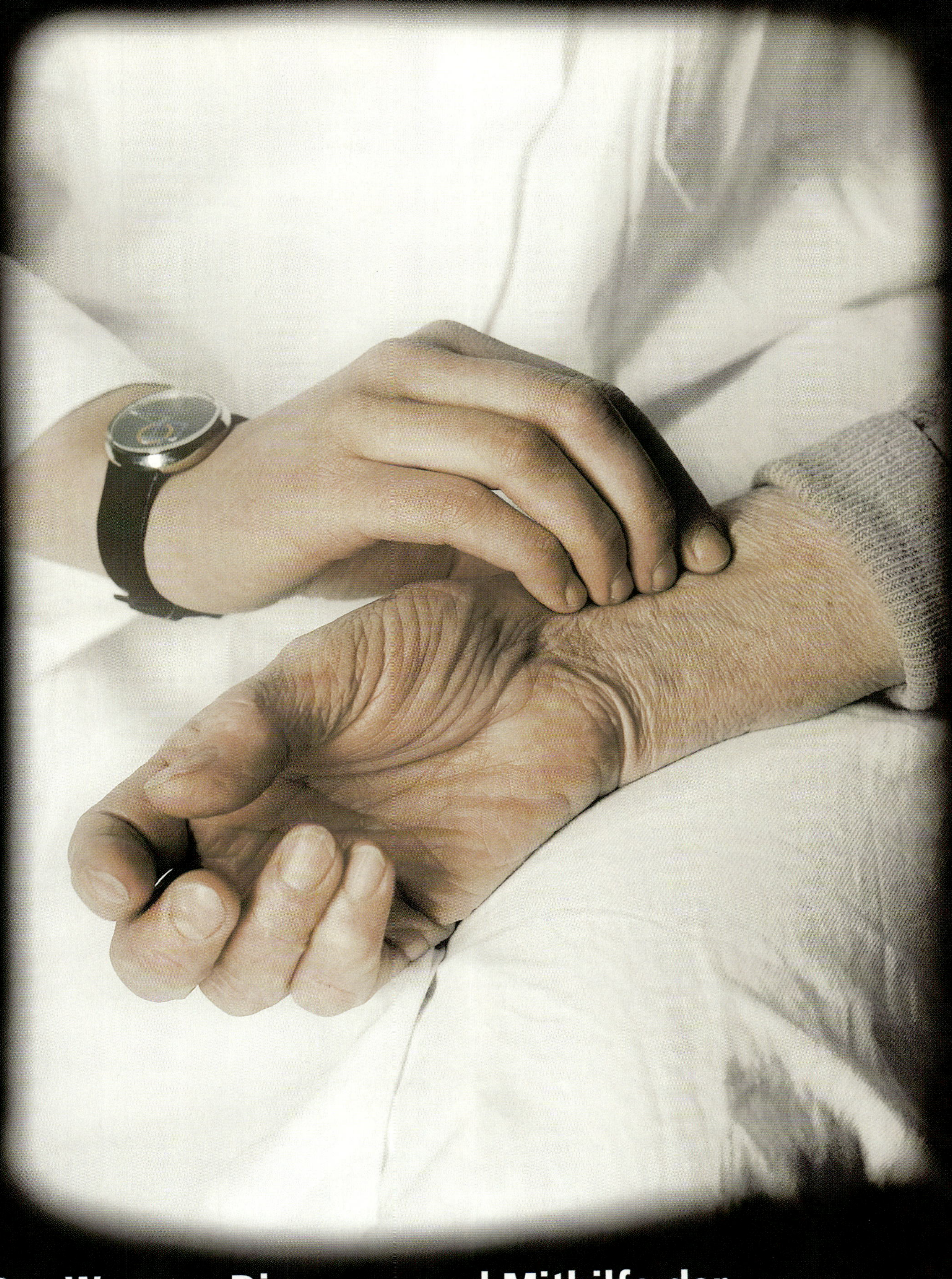

9 Der Weg zur Diagnose und Mithilfe der Pflegenden bei diagnostischen Maßnahmen

Übersicht

9.1 Diagnoseprozeß und Diagnosestrategien

Diagnose („unterscheidende Beurteilung“, „Erkenntnis“):
- Das *Erkennen* einer Krankheit (dies setzt das Sammeln, Vergleichen und Bewerten von diagnostischen Informationen voraus) sowie
- Das *Benennen* der Erkrankung innerhalb eines Systems von Krankheitsnamen **(Nosologie).**

Die ärztliche Diagnose ist Grundlage der Therapieplanung und auch vieler Pflegetätigkeiten.

Für erste, dringend erforderliche Behandlungs- und Pflegemaßnahmen wird eine **Verdachtsdiagnose** *(Arbeitsdiagnose)* gestellt, die dann im Rahmen des weiteren Diagnoseprozesses bestätigt **(endgültige Diagnose)** oder verworfen wird.

Pflegediagnose, ☞ *2.3.2*

Diagnoseprozeß und Diagnosestrategien

Die Diagnose ist also entscheidende Voraussetzung, um dem Patienten helfen zu können. Die Diagnosefindung im **Diagnoseprozeß** kann auch als **Informationsprozeß** gesehen werden: Der Patient schildert dem Arzt seine *Beschwerden* in der *Anamnese.* Diese Informationen zusammen mit denen aus der *körperlichen Untersuchung*

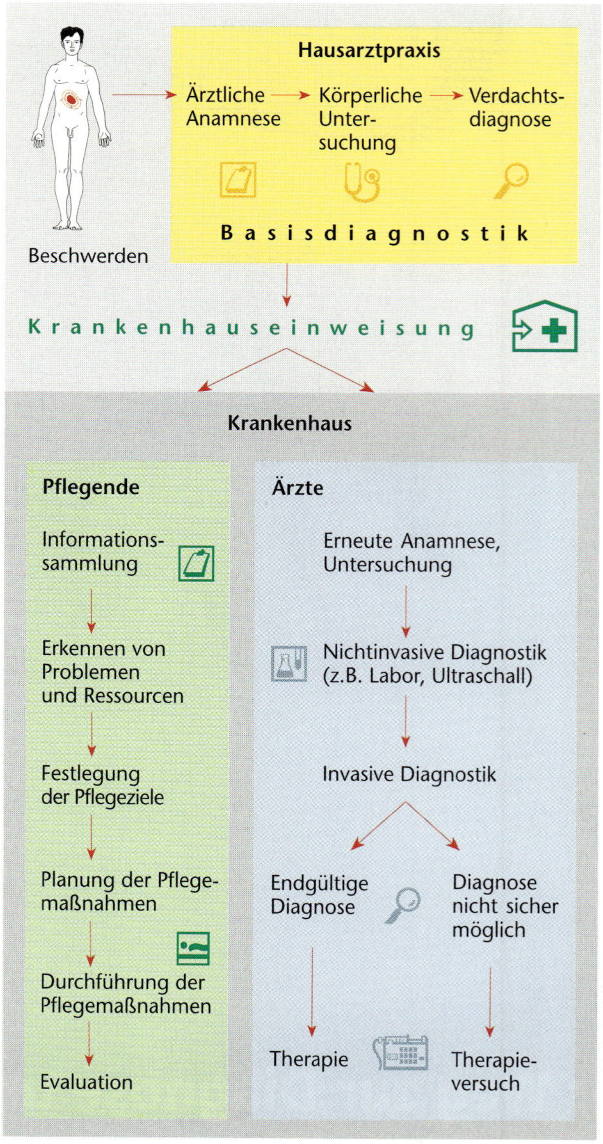

Abb. 9.1: Der Informationsprozeß bis zur endgültigen Diagnose beginnt mit der Basisdiagnostik.
Bei bedrohlichen Gesundheitsstörungen führt er zur Krankenhauseinweisung. Dort wird die aus der Basisdiagnostik resultierende Einweisungsdiagnose durch weitere, auch invasive Diagnoseschritte bestätigt oder korrigiert.
Der Pflegeprozeß wird in 7.1 beschrieben. [B200]

des Patienten führen zu einer *Verdachtsdiagnose.* Weitere Informationen aus *nichtinvasiver* und (falls dies nicht ausreicht) *invasiver Diagnostik* sollen dann zur *endgültigen Diagnose* führen.

Die Bedeutung der Pflegenden im Diagnoseprozeß liegt v.a. darin, den „Informationsfluß" zu gewährleisten. Hierzu gehören z.B. das Organisieren technischer Untersuchungen oder die korrekte Beschriftung von Proben, aber auch das Weiterleiten von Äußerungen des Patienten, von Ergebnissen gezielter Beobachtung oder das Mitteilen persönlicher Eindrücke. Hier kommt zum Tragen, daß das Pflegepersonal mehr Zeit mit dem Patienten verbringt als der Arzt. Vergleichen und Bewerten der diagnostisch relevanten Informationen, also gewissermaßen die „Weiterverarbeitung", liegen dagegen eher in der Hand des Arztes.

Dabei sind Diagnoseprozeß und **Diagnosestrategie,** d.h. der Weg, der zur Diagnose führen soll (einschließlich der technischen Untersuchungen), nicht immer gleich. Manchmal sind die Beschwerden des Patienten und die Befunde der körperlichen Untersuchung so typisch, daß sofort eine Diagnose gestellt werden kann. Dies ist z.B. bei einigen „klassischen" Infektionskrankheiten der Fall. Manchmal befindet sich die Erkrankung aber noch in einem uncharakteristischen Frühstadium, oder es sind zur Diagnosefindung sehr aufwendige und für den Patienten unangenehme, schmerzhafte oder komplikationsreiche Untersuchungen erforderlich. Dann stellt sich die Frage, ob und wann eine sichere Diagnose mit allen zur Verfügung stehenden Mitteln erzwungen werden muß oder ob dem Patienten nicht zunächst mit einer Verdachtsdiagnose als Arbeitshypothese geholfen werden kann.

Dies muß bei jedem Patienten neu entschieden werden:

- Besteht bei einem Patienten in gutem Allgemeinzustand der Verdacht auf einen bösartigen Tumor und ist der Patient zu einschneidenden Therapiemaßnahmen bereit, sind belastende Untersuchungen, im Extremfall z.B. eine Bauchoperation (☞ 9.8.2), angezeigt, um die Diagnose zu sichern und eine Behandlung exakt planen zu können
- Zudem wäre es fatal, in der irrtümlichen Annahme eines bösartigen Tumors Körperteile unnötig zu amputieren oder den Patienten einer nebenwirkungsreichen Chemotherapie mit evtl. Spätschäden auszusetzen – hier gebietet die ärztliche Sorgfaltspflicht eine definitive diagnostische Klärung
- Besteht aber ein Tumorverdacht bei einem alten Patienten mit einer schweren Herz- und Lungenerkrankung und damit einer sehr kurzen Lebenserwartung, wird man nach Rücksprache mit dem Patienten und/oder den Angehörigen in aller Regel von invasiven diagnostischen Maßnahmen absehen
- Bei Bagatellinfektionen eines ansonsten Gesunden, die erfahrungsgemäß nicht mit Komplikationen behaftet sind (z.B. Schnupfen oder akute Bronchitis), ist eine Erregeridentifizierung nicht nötig. Dagegen muß bei einer schweren Infektion oder einer Infektion abwehrgeschwächter Patienten unbedingt eine Erregeridentifizierung versucht werden
- In Notfallsituationen ist eine genaue Diagnostik häufig nicht möglich und oft auch nicht nötig. Vordringlich ist, das Leben des Patienten durch Stabilisierung der Vitalfunktionen zu retten (☞ 17.3.1, 17.3.2, 17.3.3)
- Bei *psychosomatischen,* d.h. psychisch (mit-)bedingten Erkrankungen, können neben der eigentlich „psychischen" Diagnostik (z.B. eine psychiatrische Konsiliaruntersuchung) zum Ausschluß organischer Erkrankungen belastende oder aufwendige „somatische" (körperliche) Untersuchungen erforderlich sein. Es besteht dabei immer die Gefahr, daß sich der Patient durch die zahlreichen technischen Untersuchungen, z.B. wiederholte EKGs bei psychisch bedingten „Herzanfällen", auf eine organische Ursache seiner Beschwerden fixiert.

☑ Die Fünf Gebote der Angemessenheit

Diagnostische Maßnahmen müssen den fünf Geboten der Angemessenheit genügen:

- **Aufklärung**: Der Patient muß angemessen über den zu erwartenden Erkenntnisgewinn durch die Untersuchung *informiert* und *aufgeklärt* worden sein (☞ unten). Dies kann bei Maßnahmen der Basisdiagnostik entfallen
- **Zustimmung**: Der Patient muß im Interesse seiner Gesundung der Diagnostik *zustimmen.* Bei (wenig belastenden) Maßnahmen der Basisdiagnostik wird dies durch die Tatsache des Arztbesuches als gegeben vorausgesetzt
- **Nutzen**: Der *Informationsgewinn* muß in angemessenem Verhältnis zu den Risiken und möglichen Komplikationen der Untersuchung stehen. Dies ist z.B. problematisch, wenn einem Allergiker für die Untersuchung ein Kontrastmittel intravenös gespritzt werden muß
- **Preis**: Die Kosten müssen in angemessenem Rahmen zum Nutzen für den Kranken stehen. Dies ist beispielsweise für die Knochendichtemessung bei Verdacht auf Osteoporose umstritten. Kosten-Nutzen-Erwägungen bewegen sich immer auch im Spannungsfeld zwischen Individual- und Allgemeininteressen und sind deshalb zunehmend Gegenstand gesundheitspolitischer Diskussionen und Entscheidungen
- **Therapeutische Konsequenz**: Der Informationsgewinn muß angemessen zu einer korrekten Therapie beitragen bzw. eine unnötige Therapie verhindern.

Würden diese fünf Kriterien immer beachtet, verstummten viele kritische Stimmen um „übertechnisierte" und unnötige Diagnostik. Dies kann in der Hektik des Klinikalltags jedoch sehr schwierig sein. Zudem verlangt angemessene Diagnostik auch ein gehöriges Maß an Berufserfahrung. Ärztliche Berufsanfänger benötigen zur Diagnosefindung weit mehr diagnostische Maßnahmen als erfahrene Ärzte.

Problem der diagnostischen Aufklärung

Aufklärung vor therapeutischen Maßnahmen, ☞ *10.7.1*

Der Arzt ist verpflichtet, den Patienten über seine Erkrankung und ihre Behandlung aufzuklären. Diese ärztliche Aufgabe ist *nicht* an das Pflegepersonal delegierbar. Bei Kindern, die noch nicht über das nötige Verständnis verfügen, müssen die Sorgeberechtigten, also im Regelfall die Eltern, aufgeklärt werden (☞ auch Kapitel 13).

Bei Patienten mit Bagatellerkrankungen oder ernsten, aber heilbaren Leiden bereitet die Aufklärung meist keine oder wenig Probleme. Dagegen gibt es Stimmen, die die Aufklärungspflicht bei Patienten mit möglicherweise oder sicher unheilbaren Erkrankungen einschränken möchten. Dies widerspricht aber dem grundsätzlichen Recht des Patienten auf Mitteilung der Diagnose. Der Arzt darf allerdings wesentliche Informationen verschweigen, wenn er gesundheitliche Verschlechterungen aufgrund der Aufklärung erwartet, z.B. durch Eröffnung einer Krebsdiagnose bei suizidgefährdeten Patienten. Manchmal bedrängen die Angehörigen den Arzt, dem Patienten nicht oder „nicht die ganze" Wahrheit zu sagen. Dies geschieht oft aus Angst vor der Auseinandersetzung mit dem Patienten und der eigenen Vergänglichkeit.

Untersuchungen haben gezeigt, daß Schwerkranke oder Sterbende zunächst mit einem Schock und starken Gefühlen der Angst, Depression oder Aggression auf die Diagnose reagieren (Sterbephasen, ☞ 15.2). Den meisten gelingt aber mit Hilfe von Angehörigen, Pflegepersonal, Ärzten und Seelsorgern die Verarbeitung der Diagnose.

☑ Längerfristig sind aufgeklärte Patienten ausgeglichener als nicht aufgeklärte, da letztere dennoch die Wahrheit ahnen und sich betrogen fühlen.

Aufklärung des Patienten heißt aber nicht, „mit der Tür ins Haus zu fallen" und den Patienten innerhalb von Minuten mit der ganzen Tragweite seiner Erkrankung zu konfrontieren. Eine gute Aufklärung orientiert sich an Persönlichkeit, Belastbarkeit und Bedürfnissen des Patienten.

Grenzgebiete der Diagnostik

Obduktion

Nicht immer ist eine eindeutige Diagnose zu Lebzeiten des Patienten möglich. Manchmal wird die richtige Diagnose erst nach dem Tod des Patienten in einer **klinischen Obduktion** (Leichenöffnung zur Festellung der Todesursache, auch *Autopsie* oder *Sektion* genannt) durch den Pathologen gestellt. Diese Obduktion erfordert die Zustimmung der Angehörigen des Verstorbenen. Bei Verdacht auf eine unnatürliche Todesursache oder aus seuchenhygienischen Gründen ist eine Obduktion gesetzlich vorgeschrieben und auch ohne Zustimmung der Angehörigen möglich. Diese **gerichtliche Obduktion** wird vom Amtsarzt oder Staatsanwalt angeordnet.

☑ Die **Würde** des Patienten muß auch nach seinem Tode gewahrt bleiben. Hierzu gehört ein behutsamer Umgang mit dem Toten.

Gutachten

Häufig werden Ärzte von Versicherungsträgern oder Gerichten zur Anfertigung eines **Gutachtens** aufgefordert, etwa bei Rentenanträgen oder Schmerzensgeldprozessen. Voraussetzung ist die Entbindung des Arztes von seiner ärztlichen Schweigepflicht. Bei gesetzlichen Sozialversicherungen ist diese gesetzlich geregelt, bei Privatversicherungen enthalten die Versicherungsbedingungen meist eine entsprechende Klausel. Ansonsten ist eine schriftliche Erklärung des Patienten erforderlich. Das Gutachten beruht in der Regel auf Akteneinsicht und einer gründlichen körperlichen Untersuchung, evtl. ergänzt durch technische Untersuchungen. Je nach Form des Gutachtens werden *Formulargutachten* und *frei formulierte Gutachten* unterschieden. Unabhängig von der Form sollte das Gutachten allgemeinverständlich sein. Der Arzt muß das Gutachten nach bestem „Wissen und Gewissen" erstellen. Wichtig ist dabei die sorgfältige Trennung von Patientenaussagen, sicheren Befunden, Verdachtsdiagnosen und Vermutungen. Der Arzt ist lediglich als Sachverständiger hinzugezogen, die Entscheidung trifft der Versicherungsträger oder das Gericht.

9.2 Ärztliche Anamnese

Anamnese („Erinnerung"): Vorgeschichte des Patienten.

Wenn möglich, sollte die Anamnese als **Eigenanamnese** erhoben werden. Dabei schildert der Patient selbst seine Beschwerden und antwortet auf die Fragen des Untersuchers aus seiner Erinnerung heraus. Bei der **Fremdanamnese** werden die Auskünfte über den Patienten und den Krankheitsverlauf von Dritten (z.B. Eltern, Arbeitskollegen, Augenzeugen) gegeben. Eigen- und Fremdanamnese schließen einander nicht aus. Während bei Säuglingen oder Bewußtlosen nur eine Fremdanamnese möglich ist, ergänzen sich z.B. bei Patienten mit psychischen Störungen Eigen- und Fremdanamnese.

Eine Anamnese kann entweder im direkten Gespräch zwischen Arzt und Patient oder über *Fragebögen* erhoben werden. Die Fragebögen werden dem Patienten in der Regel vom Pflegepersonal vorgelegt und nach dem Ausfüllen mit dem Arzt besprochen. Ein Beispiel hierfür ist der Anästhesiefragebogen vor dem anästhesiologischen Aufklärungsgespräch. Der Vorteil dieser Form der Anamneseerhebung besteht neben der Zeitersparnis in der Verminderung des Risikos, Fragen zu vergessen. Der Nachteil ist, daß bei Fragebögen, die der Patient selbst ausfüllt, Informationen durch Verhalten und körperlichen Ausdruck, etwa kurzes Zögern oder Erröten vor Beantworten einer Frage, verlorengehen.

Die *Aufnahmeanamnese* im Krankenhaus wird meist im persönlichen Gespräch zwischen Patient und Untersucher erhoben. Zu Beginn des Gesprächs sollte sich der Untersucher dem Patienten namentlich vorstellen und kurz das weitere Vorgehen erläutern. Im Idealfall sind Untersucher und Patient während der Anamneseerhebung ungestört. Zuhörer sind nur mit Einverständnis des Patienten erlaubt.

Aktuelle Beschwerden

Die Anamnese beginnt nach der Erhebung **identifizierender Daten** (z.B. Name, Vorname, Geburtsdatum) in der Regel mit den **aktuellen Beschwerden,** die zur Krankenhausaufnahme geführt haben. Dabei erfragt der Untersucher gezielt:

- *Lokalisation, Art und Stärke der Beschwerden*: Bauchschmerzen etwa können scharf begrenzt oder im ganzen Bauch auftreten, dumpfen oder reißenden Charakter haben, gerade eben spürbar oder vernichtend und alles beherrschend sein
- *Zeitliche Entwicklung der Beschwerden*: Sind die Beschwerden plötzlich oder langsam entstanden, ständig da oder zwischendurch immer mal wieder weg? Bei Unfällen wird der genaue Unfallhergang erfragt, da Lokalisation und Art der Gewalteinwirkung erste Rückschlüsse auf die Verletzung des Patienten erlauben
- *Auslösende, verstärkende oder lindernde Faktoren der Beschwerden*: Werden Rückenschmerzen durch bestimmte Bewegungen ausgelöst oder verstärken sie sich bei Husten oder Niesen?

- *Begleiterscheinungen der Beschwerden*: Ein Patient mit „Schwindelanfällen" wird z.B. gefragt, ob er gleichzeitig unter Übelkeit und Erbrechen leidet oder ob ihm während der Attacken schwarz vor Augen wird
- *Bisherige Behandlungsmaßnahmen*: Das Wissen um Erfolg oder Mißerfolg einzelner Maßnahmen erleichtert die Diagnosestellung. Verschwinden z.B. Schmerzen im Brustkorb prompt auf Gabe von Nitro-Spray (☞ Pharma-Info 18.30), besteht der dringende Verdacht auf eine koronare Herzkrankheit (**Diagnose ex iuvantibus** = Diagnose aufgrund der heilenden Mittel).

Als nächstes wird nach den wichtigsten **Körperfunktionen** des Patienten gefragt (z.B. Appetit, Durst, Stuhlgang, Wasserlassen, Schwitzen). Bösartige Erkrankungen führen z.B. oft zu einer Gewichtsabnahme. Patienten mit chronischen Entzündungen klagen häufig über hartnäckigen Nachtschweiß. Viele Veränderungen der Körperfunktionen werden vom Patienten nicht bemerkt. Daher müssen sie explizit erfragt werden.

Unbedingt ist die aktuelle Medikation des Patienten zu notieren und nach früheren Allergien zu fragen.

Vorerkrankungen

Es folgt die Erfragung der **Vorerkrankungen** (*frühere Anamnese*) des Patienten. Sinnvoller als nach früheren ernsthaften Erkrankungen zu fragen, ist meist die Frage nach Operationen und Krankenhausaufenthalten, da sich der Patient an diese in der Regel erinnert.

Sozial- und Familienanamnese

Die **soziale Anamnese** ist z.B. bei Pflegebedürftigen zur Abschätzung der Versorgungslage wichtig. Gefragt wird nach den nächsten Angehörigen oder anderen Bezugspersonen, nach den Wohnverhältnissen und dem erlernten und ausgeübten Beruf des Patienten.

Da viele Erkrankungen zumindest erblich mitbedingt sind, ist meist auch eine **Familienanamnese** erforderlich. Der Untersucher fragt insbesondere nach Herz-Kreislauf-Erkrankungen, bösartigen Erkrankungen, Diabetes mellitus und psychischen Erkrankungen in der Verwandtschaft des Patienten.

Notfallanamnese

Im Notfall beschränkt sich der Untersucher auf die aktuelle Anamnese und evtl. noch frühere Erkrankungen des Patienten.

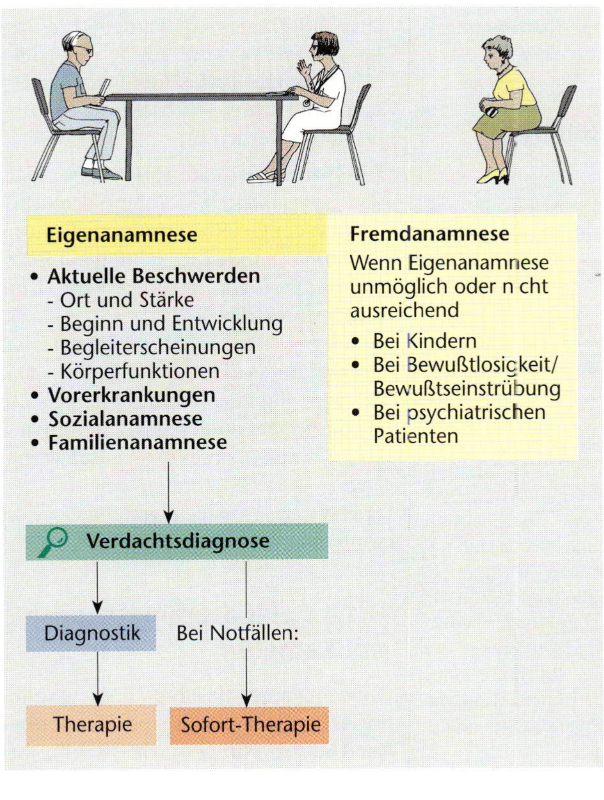

Abb. 9.2: Die Elemente der Patienten- (= Eigenanamnese) und der Angehörigen-Anamnese (= Fremdanamnese). [B200]

9.3 Körperliche Untersuchung

An die Anamnese schließt sich die ärztliche Erstuntersuchung an. Diese umfaßt:

- Eine **Allgemeinuntersuchung** des Patienten, die insbesondere die Vitalfunktionen und den allgemeinen Gesundheitszustand des Patienten erfaßt (☞ folgende Abschnitte)
- Evtl. fachärztliche (Konsiliar-)Untersuchungen z.B. der Augen, der Haut oder des Nervensystems.

Die erhobenen Befunde werden während oder nach der Untersuchung schriftlich dokumentiert, meist auf vorgedruckten Untersuchungsbögen.

Für eine gründliche Allgemeinuntersuchung sollten Arzt, eine evtl. assistierende Pflegekraft und Patient ungestört sein. Der Raum muß so warm sein, daß der (teil-)entkleidete Patient nicht friert. Das Schamgefühl des Patienten ist zu respektieren, z.B. durch Anbringen eines Sichtschutzes, Abdecken nicht untersuchter Körperregionen oder direktes Ansprechen der Ängste des Patienten.

Jede Untersuchung beinhaltet folgende Grundelemente:

- **Inspektion:** Bereits das *Betrachten* des Patienten kann wertvolle Hinweise auf die Erkrankung geben. So ist die Haut bei Patienten mit Lebererkrankungen oft gelblich verfärbt, und bei rheumatischen Erkrankungen oder Knochenbrüchen fallen typische Fehlstellungen auf (☞ 25.2.2, 27.6.2)
- **Palpation:** Beispiele für die *Tastuntersuchung* sind das Prüfen der Hauttemperatur bei Verdacht auf eine Entzündung, das Fühlen des Pulses sowie das Abtasten innerer Organe (z.B. der Leber) von außen
- **Perkussion** *(Klopfuntersuchung):* Bei der Perkussion wird die Körperoberfläche des Patienten *beklopft,* um aus den Verschiedenheiten des Schalls Rückschlüsse auf die darunterliegenden Organe zu ziehen. Die Perkussion wird v.a. im Bereich von Brust und Bauch eingesetzt, z.B. um die Herz- oder Lebergrenzen festzustellen oder eine Lungenerkrankung zu erkennen. Der Perkussionsschall reicht jedoch nur ca. 5 cm in die Tiefe. Daher können tiefliegende Prozesse nicht erfaßt werden. Bei adipö-

sen (fettleibigen) Patienten ist die Beurteilbarkeit stark eingeschränkt

- **Auskultation:** Bei der Auskultation werden die z.B. in Herz, Lunge und Darm entstehenden Schallphänomene *abgehorcht.* Zur Schallverstärkung wird ein Stethoskop benutzt. Über Verengungen in großen Gefäßen können oft typische *Stenosegeräusche* gehört werden, die durch die veränderte Strömung des Blutes entstehen.

Routineuntersuchungen

Bei allen, z.B. auch bei jungen, scheinbar gesunden Patienten mit einem kleineren Unfall, werden stets folgende Organe orientierend untersucht:

- Mundhöhle und Rachen des Patienten werden betrachtet. Die Schilddrüse wird abgetastet
- Herz und Lungen werden abgehorcht
- Der Blutdruck wird an beiden Armen gemessen
- Alle Pulse werden beidseits getastet
- Das Abdomen wird auf Druckschmerz oder Resistenzen abgetastet. Bei Patienten über 40 Jahren erfolgt stets eine rektale Untersuchung (☞ 21.3.1)
- Bei den Bewegungen des Patienten achtet der Untersucher auf Form und Beweglichkeit von Wirbelsäule und Extremitäten
- Die Prüfung des Nervensystems erfolgt während der ganzen Untersuchung durch Beobachtung der Sprache, der Bewegungen sowie der Koordination des Patienten

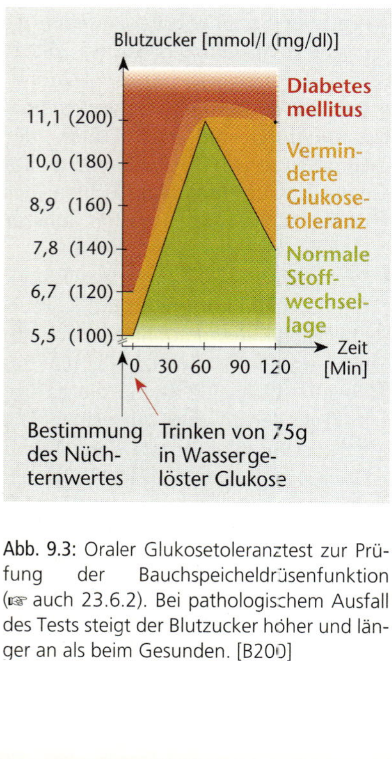

Abb. 9.3: Oraler Glukosetoleranztest zur Prüfung der Bauchspeicheldrüsenfunktion (☞ auch 23.6.2). Bei pathologischem Ausfall des Tests steigt der Blutzucker höher und länger an als beim Gesunden. [B200]

- Die Prüfung der wichtigsten Reflexe und der Pupillen schließt die Untersuchung des Nervensystems ab.

9.4 Funktionsdiagnostik

Funktionsdiagnostik: Prüfung der spezifischen Leistungen eines Organs oder Organsystems unter möglichst standardisierten Bedingungen, meist mit technischen Hilfsmitteln.

Aus den Beschwerden des Patienten und der allgemeinen körperlichen Untersuchung kann oft nicht ausreichend auf die Funktion eines Organs oder Organsystems geschlossen werden. So fördert evtl. auch ein normal großes Herz, dessen Herztöne im Stethoskop unauffällig klingen, nur ungenügend Blut. Außerdem sind die Angaben des Patienten immer subjektiv.

Daher sind oft **Funktionsprüfungen** *(Funktionsuntersuchungen)* zur Objektivierung und Differenzierung einer Störung angezeigt. Bei vielen funktionsdiagnostischen Tests ist die Kooperation des Patienten erforderlich, was die Bedeutung angemessener Aufklärung und Motivation unterstreicht. Besonders bei Kindern und nicht deutsch-sprechenden Patienten sind diesbezüglich erhöhte Anstrengungen notwendig.

9.4.1 Klinische Funktionsprüfungen

Manchmal sind die Grenzen zwischen einer gründlichen Allgemeinuntersuchung und einfacher Funktionsdiagnostik fließend. Beispielsweise achtet der Arzt bei jeder Allgemeinuntersuchung auf Bewegungseinschränkungen des Patienten. Im klinischen Sprachgebrauch wird dies häufig als „orientierende Prüfung/Beurteilung" bezeichnet. Von einer Funktionsprüfung im engeren Sinne spricht man aber erst, wenn die spezifischen Leistungen eines Organs oder Organsystems *systematisch* untersucht und dokumentiert werden. Beispielsweise handelt es sich um eine funktionsdiagnostische Maßnahme, wenn die Gelenkbeweglichkeit genau ermittelt wird (☞ 26.4.1). Zur Funktionsprüfung in der Inneren Medizin gehört der *Schellong-Test,* bei dem mit Hilfe eines Blutdruck-Meßgeräts die Blutdruckregulation des Patienten bei längerem Stehen geprüft wird (☞ 19.5.3).

9.4.2 Laboruntersuchungen zur Funktionsdiagnostik

Oft sind Funktionsuntersuchungen mit Laboruntersuchungen verknüpft, etwa wenn Hormonausschüttungen oder Hormonwirkungen nach entsprechender *Stimulation* (Anregung) oder *Suppression* (Unterdrückung) erfaßt werden (z.B. beim OGT, ☞ Abb. 9.3). Diese **Laboruntersuchungen zur Funktionsdiagnostik** erfordern häufig die Gewinnung mehrerer Proben in definierter zeitlicher Abfolge. Weitere Beispiele für Laboruntersuchungen zur Funktionsdiagnostik sind hormonelle Stimulationstests für die Schilddrüse, bei denen die Regelkreise im Schilddrüsenhormonhaushalt geprüft werden (☞ 23.4.1), oder der Dexamethason-Test bei einer Nebennierenrindenüberfunktion (☞ 23.7.1).

9.4.3 Messung elektrischer Phänomene

EKG. Viele Vorgänge im menschlichen Körper gehen mit *elektrischen Phänomenen* einher. Beispielsweise zieht bei jedem Herzschlag eine Erregungswelle mit elektrischen Ladungsverschiebungen über das Herz. Diese Spannungen bzw. die dadurch ausgelösten winzigen elektrischen Ströme können über die Körperoberfläche des Patienten abgeleitet und registriert werden *(Elektrokardiogramm,* kurz **EKG**, ☞ 18.4.4). Mit Hilfe des EKGs kann oft der Ursprungsort einer Herzrhythmusstörung bestimmt werden.

EEG und evozierte Potentiale. Werden die elektrischen Potentialschwankungen der Großhirnrinde des Gehirns registriert, handelt es sich um ein *Elektroenzephalogramm,* kurz **EEG**. Eine Sonderform des EEGs stellt z.B. die Ableitung der *akustisch* **evozierten Potentiale (AEP)** dar (☞ 35.5.9). Dabei wird die Antwort des Gehirns auf wiederholte Laute registriert und mit Hilfe eines Computers ausgewertet. Durch diese Methoden können beispielsweise Hörstörungen objektiviert werden.

9.4.4 Gefäßdruckmessungen mit Kathetern

Unersetzlicher Bestandteil der kardiologischen Diagnostik sind **Herzkatheter-Untersuchungen** (☞ 18.4.7), bei denen ein dünner Katheter über die Blutbahn bis ins Herz vorgeschoben wird, um die Druckverhältnisse im Herzen, Kammer-, Schlag- oder Herzminutenvolumen zu messen. Dadurch wird z.B. bei Herzfehlern eine gezielte Behandlung möglich.

Weitere Katheteruntersuchungen ermöglichen Druckmessungen in der Speiseröhre (☞ 21.3.5), in den Harnwegen (☞ 31.5.8) und in der Schädelhöhle (☞ 35.5.11).

9.4.5 Funktionsdiagnostik mit bildgebenden Verfahren

Funktionsuntersuchungen können auch mit Hilfe bildgebender Verfahren durchgeführt werden:

- Mit Sonographiegeräten kann z.B. die Funktionsfähigkeit der Herzklappen (☞ 18.4.8) beurteilt werden
- Die Funktion der Muskulatur beider Herzkammern kann nach Gabe eines Röntgenkontrastmittels (☞ 9.6.3) wie ein Kinofilm aufgenommen und dann in Zeitlupe wiedergegeben und analysiert werden
- Die Nierenausscheidungsleistung *(Clearance)* von zuvor injizierten isotopenhaltigen („radioaktiven") Testsubstanzen läßt sich seitengetrennt mit Hilfe einer sog. *γ-Kamera* dokumentieren (☞ 9.6.6). Dies ist in vergleichbarer Weise auch für die Jodaufnahme radioaktiv markierter Jodmoleküle der Schilddrüse möglich (☞ 9.6.6 und 23.4.1).

Lungenfunktionsdiagnostik, ☞ 20.4.3

9.5 Labordiagnostik

Labordiagnostik: Untersuchungen von Körperflüssigkeiten oder selten auch Körpergeweben des Patienten im Labor auf ihre Zusammensetzung hin.

Die Grenzen zu anderen diagnostischen Methoden sind fließend. So ist beispielsweise die Überprüfung des Hormonhaushalts durch wiederholte Blutuntersuchungen sowohl der Funktions- als auch der Labordiagnostik zuzuordnen.

Wie alle anderen technischen Untersuchungen sollte die Labordiagnostik nur gezielt eingesetzt werden, zumal die Laboruntersuchungen z.T. auch teuer sind. Beispielsweise kosten Antikörpertests bis über DM 100, Virusnachweise bis über DM 1000, und selbst die routinemäßige CRP-Bestimmung (☞ 28.3.7) noch über DM 10.

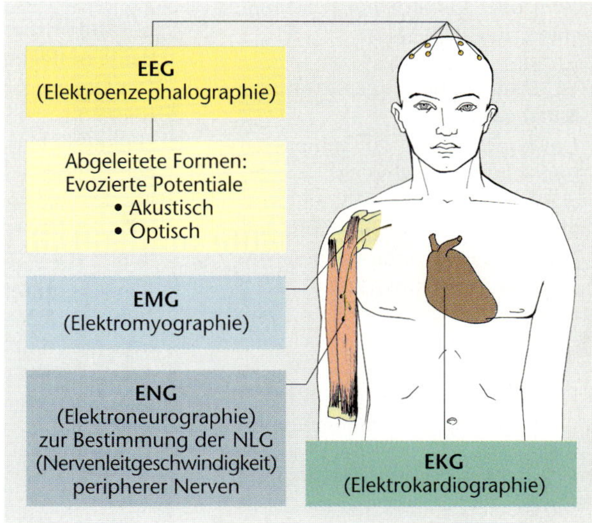

Abb. 9.4: Elektrische Ströme lassen sich an vielen Stellen des Körpers messen. Klinisch bedeutsam sind das EKG und in der Neurologie das EEG, das EMG und die Messung der NLG. [B200]

Drei Regeln, um aussagekräftige Labordaten zu erhalten

- **Vorbereitung**: Die Zuverlässigkeit der Labordiagnostik hängt in hohem Maße von der sorgfältigen Vorbereitung des Patienten (z.B. Nüchternlassen des Patienten) und der Probengewinnung (z.B. korrekte Hautdesinfektion) ab
- **Transport**: V.a. bei Spezialuntersuchungen sind häufig besondere Transportbedingungen erforderlich, z.B. ein Versand in speziellen Nährmedien, lichtgeschützten Behältern, kalt auf Eis oder warm mit Brutschrankzwischenlagerung. Nichtbeachtung dieser Vorschriften führt zu falschen Ergebnissen und falschen therapeutischen Konsequenzen
- **Identifikation**: Nicht unterschätzt werden darf die Verwechslungsgefahr von Probenmaterial. Deshalb sind Probengefäße frühzeitig (*vor* Probenentnahme) vollständig zu beschriften, am besten mit gedruckten Etiketten.

Jede Laboruntersuchung kann einem bestimmten *Untersuchungsmedium* (Blut, Urin, Eiter) und einer bestimmten *Untersuchungsmethode* (z.B. klinisch-chemisch, bakteriologisch) zugeordnet werden.

Prinzipiell können alle physiologischen und pathologischen Körperflüssigkeiten des Patienten auf ihre Bestandteile hin untersucht werden.

9.5.1 Untersuchungsmedium Blut

Am häufigsten wird das Blut des Patienten untersucht, da zahlreiche Erkrankungen die Zusammensetzung des Blutes verändern. Zudem ist sowohl die *venöse* als auch die *kapillare* Blutentnahme für die Mehrzahl der Patienten schmerzarm. Einzig die *arterielle* Blutentnahme (☞ 20.4.4), die insbesondere bei der Überprüfung des Säure-Basen-Haushalts (☞ 31.1.5) Bedeutung hat, ist für den Patienten unangenehm und v.a. bei nicht fachgerechter Durchführung mit Risiken behaftet.

Einflußgrößen bei Blutuntersuchungen

Zahlreiche Blutwerte sind von verschiedenen Einflußgrößen abhängig. Einige davon, z.B. Alter, Geschlecht, Rasse, bestehende Erkrankungen und evtl. auch Medikamente können nicht ausgeschlossen werden. Sie müssen auf der Laboranforderung dokumentiert werden, damit die Untersuchungsresultate richtig bewertet werden können.

Andere Einflußgrößen jedoch sind *veränderlich* und können ausgeschlossen werden. Hier sind besonders eine vorherige Nahrungsaufnahme, längeres

Stehen oder körperliche Belastung zu nennen (☞ Tab. 9.5).

☑ Standard für die geplante Blutabnahme

Um Störfaktoren zu minimieren und eine möglichst große Vergleichbarkeit von Blutuntersuchungen zu erreichen, wurde folgender Standard für die planbare Blutentnahme entwickelt:

- Morgens zwischen 7:00 und 9:00 Uhr
- Aus der Vene
- Am nüchternen Patienten (auch vor der Medikamenteneinnahme)
- Ohne körperliche Anstrengung in den letzten drei Stunden
- Nach vorherigem Liegen über 15 – 30 Minuten.

Unerläßlich bei jeder Blutentnahme ist die korrekte Hautdesinfektion (☞ Kästen dieser Seite).

Hygienische Händedesinfektion, ☞ 6.4.2

Einflußfaktor	... kann Meßwerte verfälschen von
Nahrungsaufnahme	Blutzucker, Bluteiweiße, Blutfette (v.a. Triglyzeride), Harnsäure, Phosphor, Kalium, Kalzium, einige Leberwerte
Stehbelastung (→ Hämokonzentration)	Blutzellen, Bluteiweiße, Blutfette, Kalzium, Noradrenalin, Aldosteron, Renin
Körperliche Anstrengung	☞ Stehbelastung, zusätzlich nach mehreren Stunden Muskelenzyme (CK, LDH, GOT)
Tageszeit	Maximum morgens: Kortisol, Adrenalin, Noradrenalin
	Maximum nachmittags: Eisen
	Maximum nachts: Aldosteron, Parathormon, Renin, Wachstumshormon
Langes Stauen (→ Hämolyse)	☞ Stehbelastung, zusätzlich Kalium, GOT, GPT, LDH, saure Phosphatase

Tab. 9.5: Die wichtigsten veränderlichen Einflußgrößen bei der Blutuntersuchung. Als Hämolyse wird die Zerstörung der roten Blutkörperchen mit Austritt des Hämoglobins (☞ 24.6.4) bezeichnet. [B200]

☑ Stufenschema zur Hautdesinfektion

Der Gesetzgeber schreibt vor allen Injektionen und Punktionen eine Hautdesinfektion durch Abreiben der Haut mit Desinfektionsmittel vor. Die genaue Durchführung der Hautdesinfektion wird dem Infektionsrisiko des Eingriffs angepaßt:

Geringes Infektionsrisiko:

Intra-, subkutane und intravenöse Injektionen und Blutentnahmen

- *Gebräuchliche Methode:* Hautdesinfektionsmittel (z.B. Dibromol® farblos) auftragen (Spray oder getränkte Tupfer). Die Einwirkzeit von ca. 30 Sek. einhalten (Herstellerangaben beachten)
- *Optimale Methode:* Punktionsstelle mit desinfektionsmittelgetränkten, sterilisierten Tupfern mehrfach abreiben. Alternativ Hautdesinfektionsmittel aufsprühen und mit desinfektionsmittelgetränkten, sterilisierten Tupfern abwischen *oder* Hautdesinfektionsmittel aufsprühen, mit trockenen Tupfern abwischen und ein zweites Mal sprühen. In allen Fällen unbedingt die Einwirkzeit von ca. 30 Sek. einhalten.

Mittleres Infektionsrisiko:

Venenverweilkanülen/-katheter, intramuskuläre Injektionen, Blutkulturen

- Punktionsstelle mit sterilen, desinfektionsmittelgetränkten Tupfern mehrfach abreiben. Desinfektionsmittel 30 Sek. einwirken lassen, dann erneut auftragen und wieder Einwirkzeit abwarten.

Hohes Infektionsrisiko:

Ärztliche Tätigkeiten wie Punktionen von Körperhöhlen

- Haut reinigen, ggf. enthaaren und entfetten. Desinfektionsmittel zweimal auftragen und jeweils 2,5 Min. einwirken lassen. Nur sterile Tupfer verwenden. Für den Arzt sterile Handschuhe und evtl. Mundschutz richten.

Kapillare Blutentnahme

Im Gegensatz zur venösen Blutentnahme wird die kapillare Blutentnahme meist von Pflegenden oder medizinisch-technischen Assistentinnen

☑ Tips zur Hautdesinfektion

- *Sterilisierte (einfache) Tupfer* werden nach der Herstellung sterilisiert und auf Rollen zum Einsetzen in die entsprechenden Spender geliefert. Sie sind nach Anbruch nicht mehr steril, jedoch nach Ansicht des Gesetzgebers für Eingriffe mit geringerem Infektionsrisiko ausreichend. *Sterile Tupfer* werden einzeln oder zu 2 – 6 Stück steril verpackt oder in Steriltrommeln bis kurz vor Gebrauch steril gelagert
- Die erforderliche Einwirkzeit von 30 Sek. entspricht ungefähr der Zeit, die die vom Desinfektionsmittel feuchte Haut zum Trocknen braucht
- Für die Hautdesinfektion sollten nur Hautdesinfektionsmittel, keine Händedesinfektionsmittel (z.B. Sterilium®) benutzt werden. Letztere enthalten rückfettende Substanzen, die z.B. das Haften von Pflastern verhindern
- In den meisten Krankenhäusern werden Hautdesinfektionsmittel auf alkoholischer Basis verwendet. Bei Blutentnahmen zu Alkoholbestimmung dürfen diese aber auf keinen Fall verwendet werden, da sie das Ergebnis verfälschen. In der Regel erfolgen diese Blutentnahmen mit speziellen Sets, die auch ein geeignetes Desinfektionsmittel enthalten.

durchgeführt. Indikationen sind die schnelle Blutzuckerbestimmung (*BZ-Stix,* ☞ 23.6.3) und die Blutgasanalyse (☞ 20.4.4). Im ambulanten Bereich sind auch die Hb-Bestimmung und die Leukozytenzählung aus dem Kapillarblut weit verbreitet. Als Abnahmeorte empfehlen sich beim Erwachsenen die *seitlichen* Fingerkuppen (dort beeinträchtigt der Stich das Tasten nicht) oder die Ohrläppchen. Die kapillare Blutentnahme ist ein Eingriff in die körperliche Unversehrtheit des Patienten und bedarf seiner Erlaubnis.

Vorbereitung

- Patienten informieren
- Vorgesehene Entnahmestelle vor einer Blutgasanalyse mit durchblutungsfördernder Salbe (z.B. Finalgon®) einreiben. Dadurch wird die Durchblutung der Kapillaren so stark

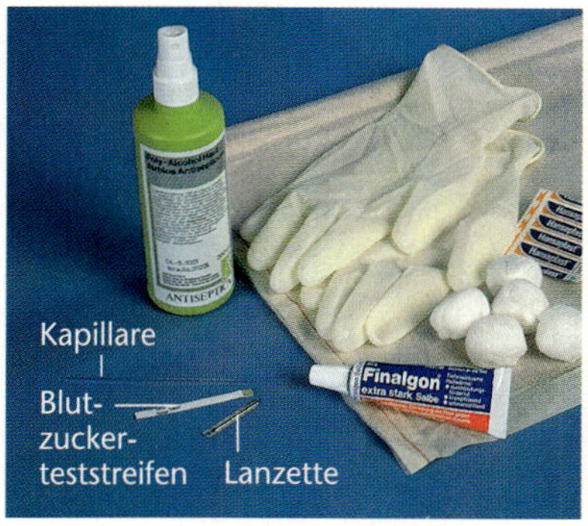

Abb. 9.6: Benötigte Materialien zur kapillaren Blutentnahme (hier Blutzuckerbestimmung mit Teststreifen). [D200]

gesteigert, daß Sauerstoff- und Kohlendioxidgehalt fast dem des arteriellen Blutes entsprechen *(arterialisiertes Kapillarblut)*. Vor einer Blutzucker- oder Hb-Bestimmung ist dies meist nicht erforderlich (Patienten evtl. kurz vorher die Finger in warmes Wasser tauchen lassen)

- Materialien bereitlegen: Hände- und Hautdesinfektionsmittel, Tupfer, (Einweg-)Lanzetten, je nach Untersuchung Teststreifen (z.B. für Blutzuckerbestimmung), Kapillare (z.B. für die BGA oder Hb-Bestimmung) oder Objektträger (für eine Leukozytenzählung), evtl. unsterile Handschuhe zum Eigenschutz (☞ Abb. 9.6).

Kapillare Blutentnahme am Ohrläppchen [D200]

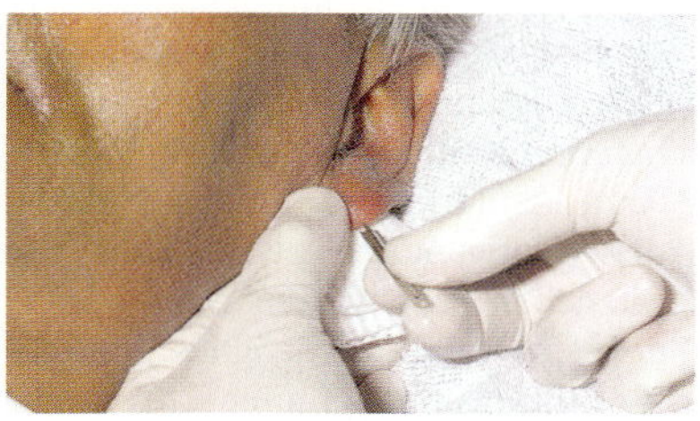

Abb. 9.7: Die Lanzette wird zügig eingestochen.

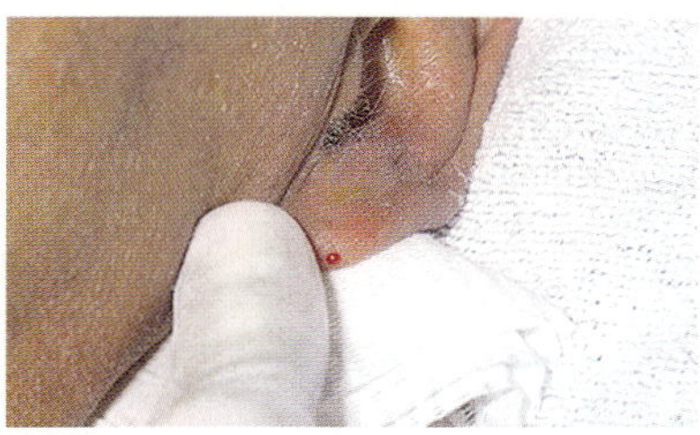

Abb. 9.8: Der erste Bluttropfen wird abgewischt.

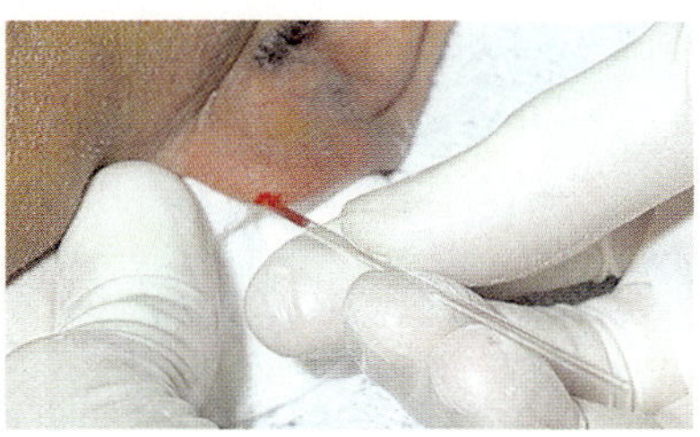

Abb. 9.9: Der nächste Tropfen saugt sich durch Adhäsionskräfte in die Glaskapillare und kann zur Diagnostik ins Labor gegeben werden.

Durchführung und Nachsorge

- Patienten hinlegen oder -setzen
- Ggf. aufgetragene Salbe gründlich abwischen
- Vorgesehene Einstichstelle desinfizieren; Einwirkzeit abwarten
- Hände desinfizieren
- Durch Druck auf Ohrläppchen oder Finger Haut spannen. Nicht kneten, da dies die Erythrozyten schädigen und das Ergebnis verfälschen kann
- Lanzette mit der ganzen Spitze zügig einstechen (☞ Abb. 9.7) und gleich wieder zurückziehen. Das bei Anfängern oft zu beobachtende zögernde und vorsichtige Einstechen ist schmerzhafter und oft nicht erfolgreich
- Ersten Bluttropfen mit einem Tupfer abwischen (☞ Abb. 9.8)
- Kapillare an den möglichst großen Bluttropfen halten (☞ Abb. 9.9, Blut wird automatisch hineingezogen, wichtig ist *luftfreies* Ansaugen) bzw. Bluttropfen auf Objektträger oder Teststreifen tropfen lassen. Bei der Entnahme nicht durch Quetschen „nachhelfen“, da dies zu falschen Ergebnissen führt
- Vor einer evtl. zweiten Abnahme erneut Einstichstelle abwischen
- Nach der Blutentnahme Punktionsstelle komprimieren (lassen) und Blutprobe nach Vorschrift weiterverarbeiten
- Materialien entsorgen (Vorsicht bei der kontaminierten, spitzen Lanzette).

Venöse Blutentnahme

Die **venöse Blutentnahme** ist die technisch einfachste und häufigste Punktion.

Vorbereitung der Materialien

- Laboranmeldeformulare rechtzeitig ausfüllen, vom anordnenden Arzt unterschreiben lassen (wenn im Hause üblich) und zum Labor schicken. Neben der gewünschten Untersuchung müssen auf dem Laboranforderungsschein oft auch die Diagnose bzw. Verdachtsdiagnose und die Medikamenteneinnahme vermerkt werden
- Spezielle Blutprobenröhrchen für die verschiedenen Untersuchungen zurechtlegen (☞ unten)

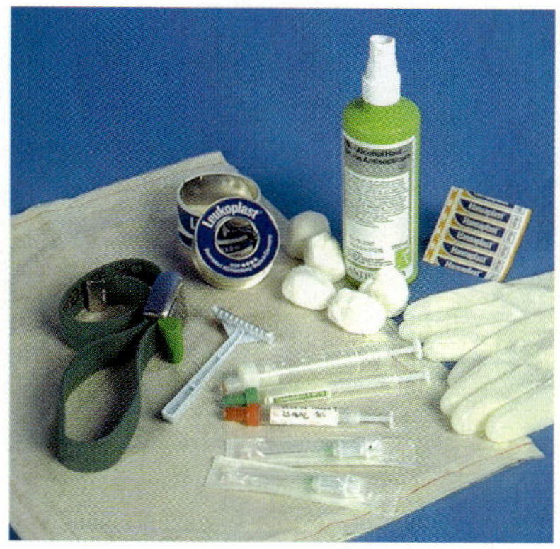

Abb. 9.10: Korrekt gerichtete Materialien für die venöse Blutentnahme. [D200]

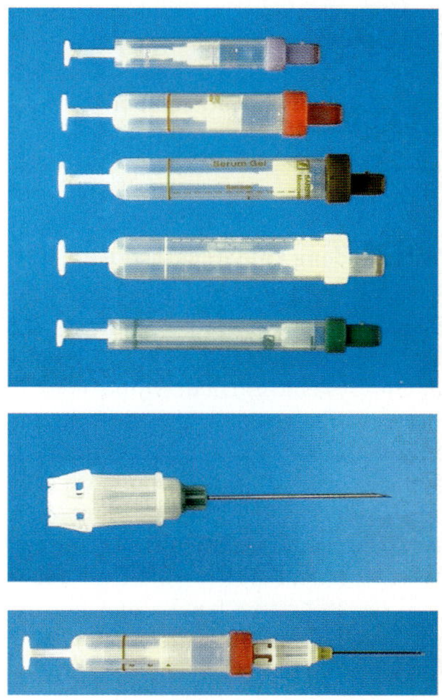

Abb. 9.11 – 9.13: Sarstedt-Monovetten®-System: Der Blutstopmechanismus zur Verhinderung eines Blutrückflusses beim Röhrchenwechsel ist in Kanülenkopf und Spritzenkonus integriert. Durch Zurückziehen des Kolbens wird dosiert Blut angesaugt. Alternativ wird vor Aufstecken des Röhrchens der Kolben bis zum Einrasten zurückgezogen, und das Röhrchen füllt sich dann von selbst. Nach der Blutentnahme wird die Kolbenstange komplett zurückgezogen und an der Sollbruchstelle abgebrochen oder abgedreht. [D200]

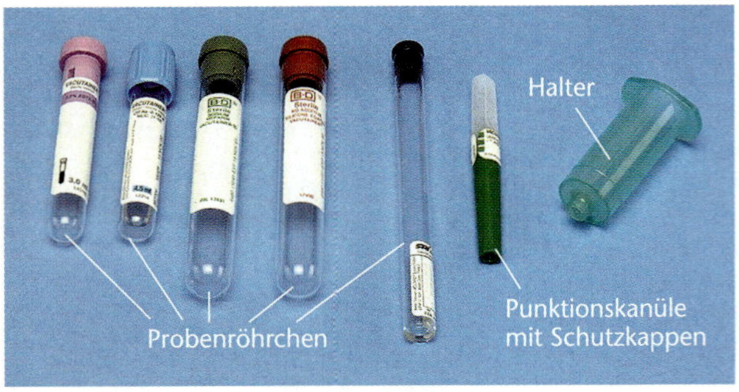

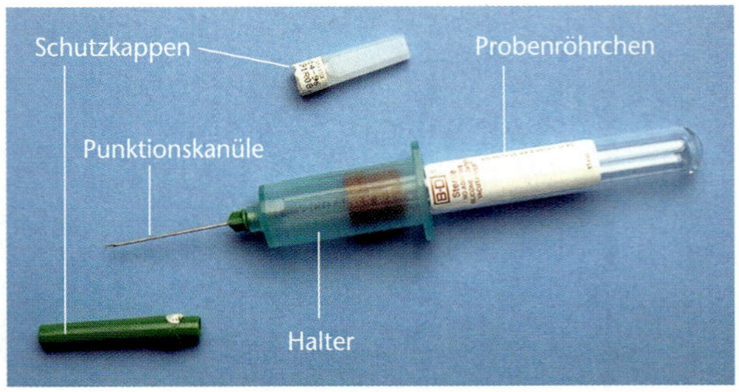

Abb. 9.14 – 9.15: Das Vacutainer®-System besteht aus der Punktionseinheit mit Halter und aufschraubbarer Kanüle sowie Vakuum-Blutprobenröhrchen.
Erst nach der Venenpunktion wird der Stopfen des Röhrchens durch Druck durchstoßen und das Blut in das Röhrchen gesaugt.
Wird das Probenröhrchen abgezogen, stoppt der Blutfluß, und ein zweites Röhrchen kann ohne Kontaminationsgefahr aufgesteckt werden. [D200]

- Röhrchen mit Spezialstift (wasserfest) oder Klebeetikett beschriften: Name, Vorname, Geburtsdatum des Patienten, Station, Zimmer, ggf. Infektionsverdacht. Die Angabe, ob es sich um eine infizierte Probe handelt oder der Verdacht auf eine Infektion besteht (z.B. Hepatitis B, HIV), ist in den meisten Häusern zum Schutz des Laborpersonals üblich. Die Krankheitsbezeichnung sollte jedoch nicht offen und für jedermann lesbar vermerkt werden, um Mißbrauch und Diskriminierung zu vermeiden
- Alle Materialien zur Venenpunktion (☞ 9.10) auf Spritzentablett oder Nierenschale bereitlegen
- Ggf. Transportbehälter für den Transport zum Labor besorgen.

Verschiedene Entnahmesysteme

Günstig sind Entnahmesysteme, die gleichzeitig aus Punktionseinheit und Probenröhrchen bestehen (z.B. Vacutainer®-System, Sarstedt-Monovetten®-System). Sie ermöglichen die Entnahme mehrerer Blutproben bei einmaliger Venenpunktion und vermindern das Risiko für Arzt und Pflegende, mit (evtl. infektiösem) Patientenblut in Berührung zu kommen. Vorteilhaft ist auch, daß die Röhrchen bereits mit den für die jeweiligen Untersuchungen notwendigen Trennmitteln oder Gerinnungshemmern bestückt sind. Die früher üblichen (Einmal-)Spritzen mit separaten Kanülen werden nur noch selten verwandt. Bei schwierigen Venenverhältnissen bevorzugen viele einen *Butterfly* (☞ Abb. 9.16), der über einen Adapter an die Probenröhrchen angeschlossen werden kann. Die Verschlußkappen der Probenröhrchen sind für die jeweiligen Untersuchungen farblich unterschiedlich gekennzeichnet (☞ Tab.9.17).

Durchführung und Nachsorge

- Vene punktieren (☞ unten und Abb. 9.19 – 9.20) und Blut abnehmen. Röhrchen, die Gerinnungshemmer enthalten, genau bis zur Markierung füllen und durch mehrfaches, vorsichtiges Kippen gründlich vermischen
- Stauschlauch öffnen, Nadel entfernen und Punktionsstelle noch mehrere Minuten komprimieren (lassen). Dabei im Gegensatz zur früher geübten Praxis nach Punktion in der Ellenbeuge Arm *gestreckt* lassen und möglichst hochlagern. Dies vermindert die Hämatombildung, da beim Ausstrecken des Armes nach vorherigem Anbeugen (aber auch bei intensiven Bewegungen) die durch die Punktion verletzten Gewebe erneut voneinander gelöst und so Blutungen hervorgerufen werden
- Punktionsstelle versorgen (in der Regel reicht ein Pflaster) und ggf. weiter beobachten. Bildet sich ein Hämatom, dieses später z.B. mit heparinhaltiger Salbe behandeln
- Nach der Blutentnahme Angaben auf dem Laborformular mit denen auf den Blutproben vergleichen, um Verwechslungen zu vermeiden
- Mit Blut verschmierte Röhrchen reinigen (Handschuhe anziehen), mit geeignetem Desinfektionsmittel desinfizieren und neu beschriften
- Alle benutzten Materialien entsorgen, Nierenschale bzw. Spritzentablett desinfizieren
- Blutproben nicht unnötig lange auf der Station stehenlassen, sondern für einen baldigen Transport ins Labor sorgen.

Befundauswertung

- Vom Labor eingehende Befunde werden dem Arzt zur Begutachtung vorgelegt und dann im Dokumentationssystem abgeheftet (Befundetiketten in „Kurve" kleben, Computerausdruck einheften). Übertragung durch Abschreiben sollte wegen der Gefahr von Übertragungsfehlern vermieden werden
- Der Patient hat ein Recht darauf, vom Arzt über die Ergebnisse der Blutuntersuchung informiert zu werden. Ggf. erinnert ihn das Pflegepersonal daran (z.B. bei der Visite)
- Das Wissen um pathologische Blutbefunde ist nicht nur wichtig für den Arzt, sondern auch für die Pflegenden (Notwendigkeit einer Diät, zusätzlicher Prophylaxen oder besonderer Beobachtung?). Dies gilt z.B. für Störungen des Kalium- oder Kalziumstoffwechsels (☞ 31.13.3 bzw. 31.13.4) oder bei einer hochgradigen Anämie (☞ 24.6.1).

Venenpunktion

Indikationen für eine **Venenpunktion** sind Blutentnahmen zur Diagnostik, zur Blutspende oder zum Aderlaß, die Injektion von Medikamenten

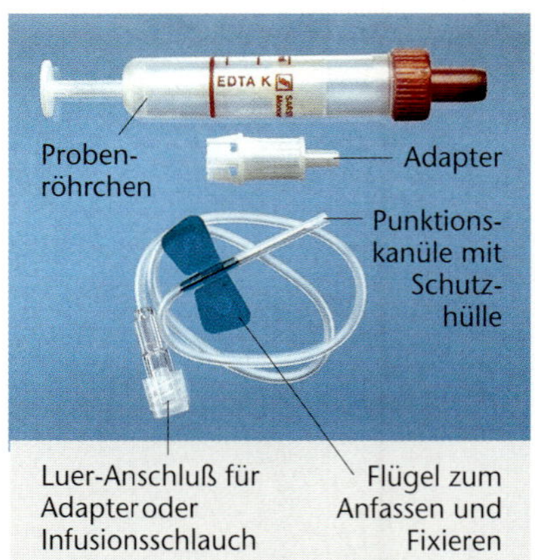

Abb. 9.16: Butterfly-Besteck mit Adapter und Monovette®. [D200]

Untersuchung	Sarstedt-Monovetten®	Vacutainer®	Zusätze
Blutbild	Rot	Violett	K^+-EDTA
Serum			
Klinische Chemie	Braun	Pink, rot, gelb. beige	Ohne oder mit Trenngel
Klinische Chemie, Serologie, Blutgruppe	Farblos	–	Kunststoffkügelchen
Blutgruppe	–	Blaßgrün	ACD-Lösung
Plasma			
Klinische Chemie	Orange	Grün	Li^+-Heparin auf Kunststoffkügelchen
	Blau	–	NH_4^+-Heparin auf Kunststoffkügelchen
Gerinnung	Hellgrün	Blau	Na^+-Zitrat 1:10
BSG	Lila	Schwarz	Na^+-Zitrat 1:5
Glukose	Gelb	Grau	Na^+-Fluorid
Blutgase	Orange	Farblos	Li^+-Heparin

Tab. 9.17: Farbkodierung und Zusätze der gängigen Blutentnahmesysteme (Herstellerangaben). Abkürzungen: K^+-EDTA = Kalium-Ethylendiamintetraacetat, ACD = spezieller Zusatz, Li^+ = Lithium, Na^+ = Natrium, NH_4^+ = Ammonium. [B200]

(☞ 10.4.5) oder das Legen einer Venenverweilkanüle (☞ 10.5.3).

In der Regel wird eine Ellenbeugen-, Unterarminnenseiten- oder Handrückenvene punktiert (☞ Abb. 9.23 – 30). Dabei hängt die Wahl der Vene auch von der Erkrankung des Patienten ab. Bei leichten Erkrankungen kann die „beste" Vene, also meist eine der Ellenbeugenvenen, punktiert werden. Da über die (mediale) Ellenbeugenvene jedoch auch ein ZVK (☞ 10.5.4) vorgeschoben werden kann, sollte sie bei Schwerkranken für evtl. Notfälle geschont werden. Beim Patienten mit Nierenfunktionsstörungen sind die Unterarmvenen tabu, da sie für eine spätere Shuntanlage gebraucht werden könnten (☞ 31.2.6). In diesem Falle wird auf die Handrückenvenen ausgewichen.

Materialien zur Venenpunktion

- Spritzentablett oder Nierenschale
- Staubinde, flüssigkeitsdichte Unterlage, ggf. Unterarmpolster oder – bei desorientierten Patienten – Unterarmschiene
- Alles zur Hände- und Hautdesinfektion
- Ggf. alles zur Lokalanästhesie (nur bei großlumigen Kanülen): 1 ml-Spritze, dünne Kanüle (Nr. 16, 18), Lokalanästhetikum (z.B. Scandicain®, Novocain®)
- Unsterile Einmalhandschuhe (Eigenschutz)
- Punktionskanülen und Spritzen. Um die Blutkörperchen nicht zu schädigen, großlumige Kanülen bevorzugen (Nummer 2 oder 1). Günstig sind geschlossene Systeme, die ein Nachfließen des Blutes auch beim Wechseln der Blutröhrchen verhindern (☞ Abb. 9.11 – 9.16). Bei Entnahme großer Blutmengen (z.B. Aderlaß oder Blutspende) großlumigere Kanülen verwenden (☞ Abb. 9.21). Blutspendeeinheiten sind meist schon mit einer geeigneten Punktionskanüle bestückt (☞ Abb. 9.22)
- Je ein Abwurfgefäß für Abfall und Kanülen
- Wundschnellverband

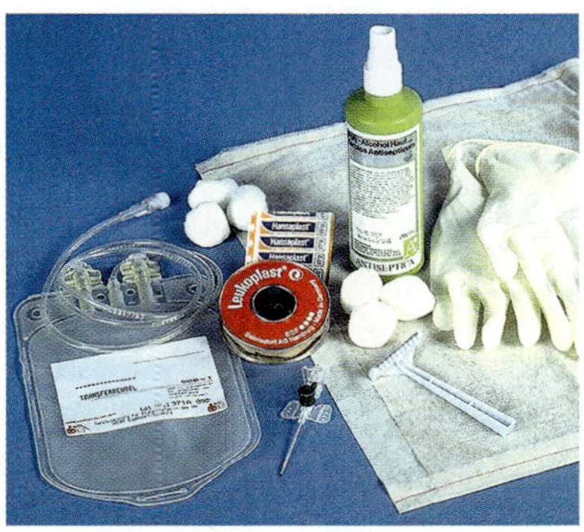

Abb. 9.18: Set für einen Aderlaß. Der hier verwendete Beutel hat einen Schlauch mit Luer-Lock-Anschluß zum Aufschrauben auf eine Venenverweilkanüle. [D200]

- Zur *Blutspende* (auch Eigenblutspende) werden Blutkonservenflaschen oder, heute bevorzugt, Plastikbeutel (☞ Abb. 9.22) verwendet. Sie enthalten einen Stabilisator zur Haltbarkeitssteigerung des Blutes (☞ 24.5.6). Für *Aderlässe* können auch Vakuumflaschen eingesetzt werden, wenn das Blut schnell entnommen werden soll. Das Blut kann dann aber nicht weiterverwendet werden.

☑ Tips zur Venenpunktion

- Sich nicht unter Zeitdruck setzen (lassen). In Ruhe geeignete Vene suchen (*abtasten*, nicht nur schauen!), auch mehrfach und an beiden Armen. Stauung zwischendurch lösen
- Statt Stauschlauch Blutdruckmanschette benutzen. Blutdruck messen, dann zwischen diastolischen und systolischen Blutdruckwert aufpumpen (nicht höher, da ansonsten auch der arterielle Blutzufluß unterbrochen wird)
- Bei schlechten Venenverhältnissen vor der Punktion feucht-warme Wickel oder Heizkissen auflegen, Punktionsstelle beklopfen oder Alkohol- oder Nitro-Spray auf die Haut sprühen (erweitert die Venen)
- Bei „Rollvenen" Y-förmigen Zusammenfluß wählen
- Nach Abnahme einer größeren Menge Blut (z.B. bei Blutspende oder Aderlaß) für Bettruhe (ca. 30 Min.) sorgen und den Kreislauf überwachen (Puls, RR).

Vorbereitung des Patienten und Durchführung der Venenpunktion

Die Durchführung der Venenpunktion ist Aufgabe des Arztes. Er kann sie aber an speziell weitergebildetes Pflegepersonal (z.B. auf Intensivstationen) delegieren:

- Patienten informieren (ggf. durch den Arzt)
- Patienten hinlegen oder hinsetzen (lassen) und störende Kleidung entfernen (Ärmel hochkrempeln reicht oft nicht aus)
- Punktionsort mit Unterarmpolster unterstützen. Bei desorientierten Patienten ggf. den Arm auf einer Schiene fixieren
- Wasserdichte Unterlage unterlegen

Direkte und indirekte Venenpunktion [K183]

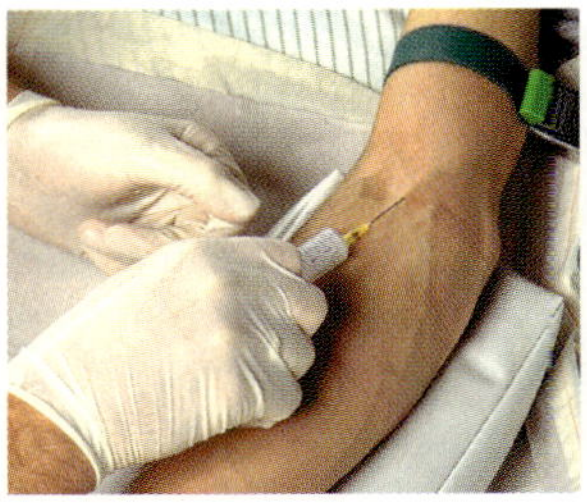

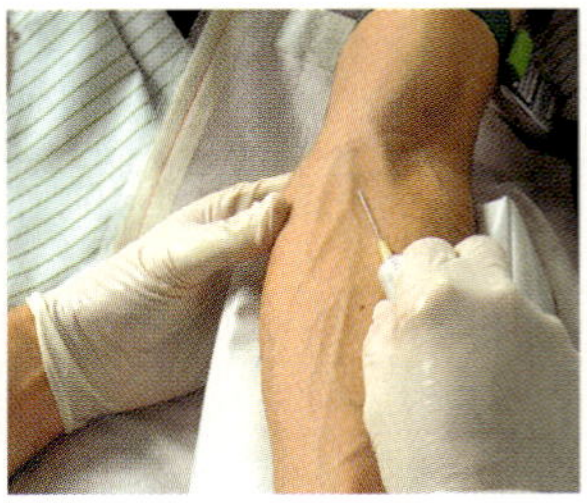

Abb. 9.19 – 9.20: Bei der direkten Venenpunktion (links) droht die Vene wegzugleiten oder sie wird versehentlich durchstochen. Daher bevorzugen viele die indirekte Venenpunktion (rechts): Es wird neben der Vene in die Haut eingestochen und erst dann die Vene punktiert.

- Für ausreichend Licht sorgen. Ruhige Atmosphäre schaffen (ggf. Besucher hinausbitten)
- Hände desinfizieren
- Vene punktieren (☞ Abb. 9.23 – 9.30): Haut desinfizieren, Staubinde proximal der Punktionsstelle anlegen (arterieller Puls muß noch tastbar sein), Vene palpieren, Haut erneut desinfizieren, Vene im flachen Winkel punktieren (☞ Abb. 9.19 – 9.20) und erforderliche Probenröhrchen nacheinander aufstecken.

Nachsorge, ☞ oben bei venöser Blutentnahme

9.5.2 Untersuchungsmedium Urin

Fast ebenso häufig wie das Blut wird der Urin des Patienten untersucht. Die Urinuntersuchung erlaubt v.a. bei Erkrankungen der Harn- und Geschlechtsorgane sowie des Hormonhaushaltes Rückschlüsse auf die Krankheitsursache. Die Pflegekräfte sind entscheidend an der Probengewinnung beteiligt.

- Meist ist **Spontanurin** (☞ 7.9.1) für die Untersuchung ausreichend. Am häufigsten wird dabei der **Mittelstrahlurin** (☞ 7.9.1) untersucht
- Manchmal muß zur Uringewinnung die Harnblase *katheterisiert* oder *punktiert* werden. Dann ist die Uringewinnung für den Patienten belastend und auch nicht risikofrei (Infektion, Schleimhautverletzungen). Während die **Blasenkatheterisierung** (transurethrale Harnableitung, ☞ 31.2.2) meist von den Pflegekräften durchgeführt wird , ist die **suprapubische Blasenpunktion** (☞ 31.2.3) eine ärztliche Aufgabe
- Für bestimmte Untersuchungen ist es erforderlich, den Urin über einen bestimmten Zeitraum zu sammeln (**Sammelurin**, ☞ 7.9.1).

In einigen Häusern, insbesondere im Ambulanzbereich sowie nachts und am Wochenende, führt das Pflegepersonal einige Urinuntersuchungen selbständig durch, z.B. *Streifenschnelltests, Urinkulturen* und *Messung des spezifischen Gewichts* des Urins (☞ 7.9.1.1).

9.5.3 Andere Untersuchungsmedien

Stuhl wird insgesamt seltener untersucht als Blut oder Urin. Die *Untersuchung auf Blut im Stuhl* ist mit einem einfachen Schnelltest (z.B. Hämoccult®, ☞ 21.3.2) möglich. Die mikrobiologische Stuhldiagnostik (v.a. bei Verdacht auf Wurmerkrankungen und bei salmonellenverdächtigen Durchfällen) sowie die *klinisch-chemische Stuhldiagnostik* (bei Magen-Darm-Erkrankungen mit Malabsorption) erfordern den Versand von 2 – 5 ml Stuhl in einem Plastikröhrchen. Auch hier können viele Patienten den Probenbehälter selbst füllen.

Der **Liquor cerebrospinalis** *(Nervenwasser)* wird in erster Linie bei Erkrankungen des Zentralnervensystems untersucht (☞ 35.5.2), z.B. bei V.a. Meningitis (☞ 35.9.1).

Krankhafte Körperflüssigkeiten sind z.B. Wundsekrete, Eiteransammlungen, Gelenk- oder Pleuraergüsse und Aszites (☞ 22.2.2). Die Untersuchung dieser Flüssigkeiten erlaubt in aller Regel Rückschlüsse auf die Ursache der Erkrankung und kann diagnostisch entscheidend sein, z.B. wenn im Sekret Tumorzellen oder andere normalerweise nicht vorkommende Substanzen gefunden werden. Die Punktion eines eitrigen Gelenkergusses ermöglicht bei bakteriellen Infektionen meist einen präzisen Erregernachweis.

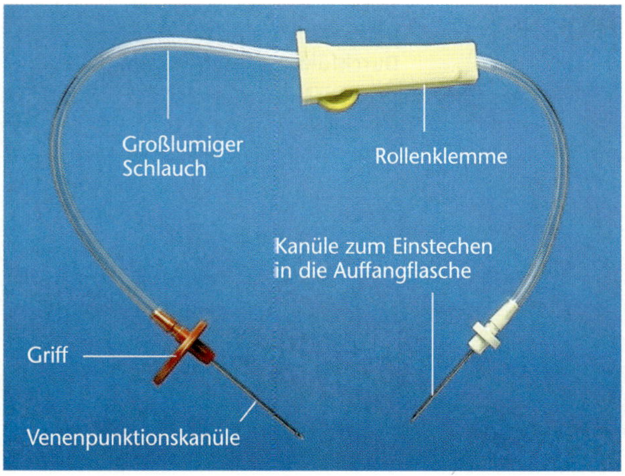

Abb. 9.21: Spezielles System zum Aderlaß mit je einer großlumigen Kanüle zur Venenpunktion und zur Überleitung in die Auffangflasche. [D200]

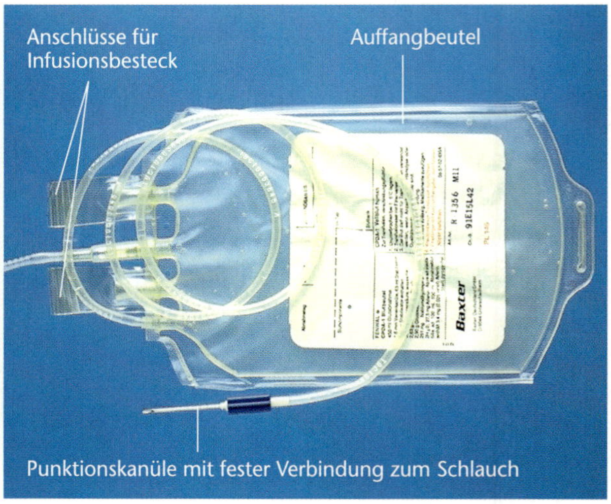

Abb. 9.22: Blutspendeeinheit mit integrierter Punktionskanüle. [D200]

Durchführung der venösen Blutentnahme [K183]

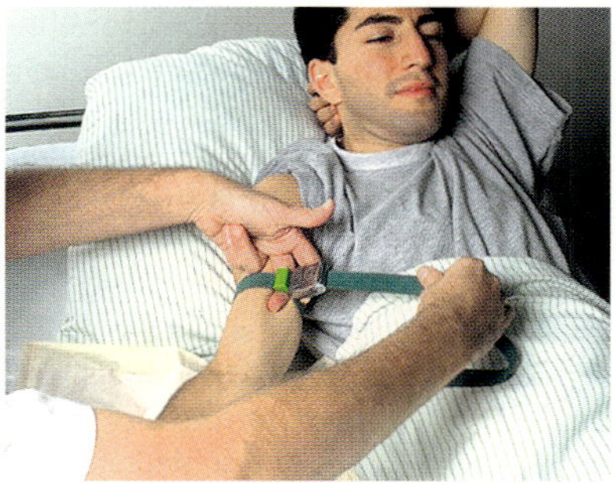

Abb. 9.23: Möglichen Punktionsort desinfizieren, Staubinde anlegen und durch Einlegen eines Fingers das Einklemmen von Haut vermeiden.

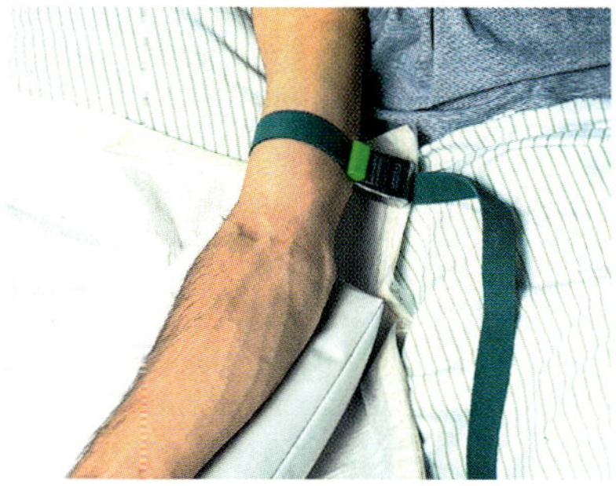

Abb. 9.24: Arm auf Polster lagern und Vene auswählen. Hier stehen mehrere gut sichtbare Venen zur Verfügung.

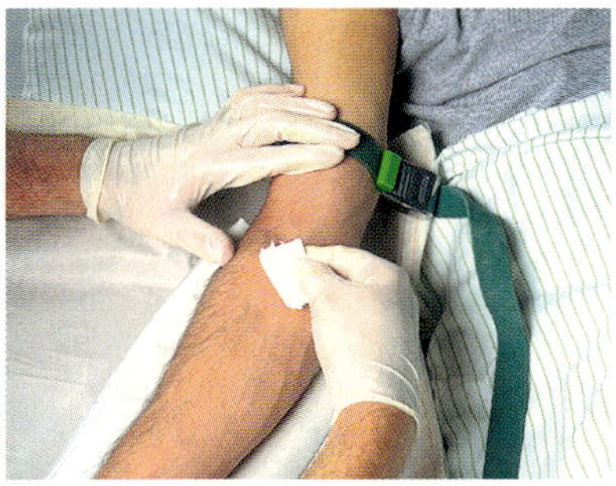

Abb. 9.25: Erneut Punktionsstelle desinfizieren.

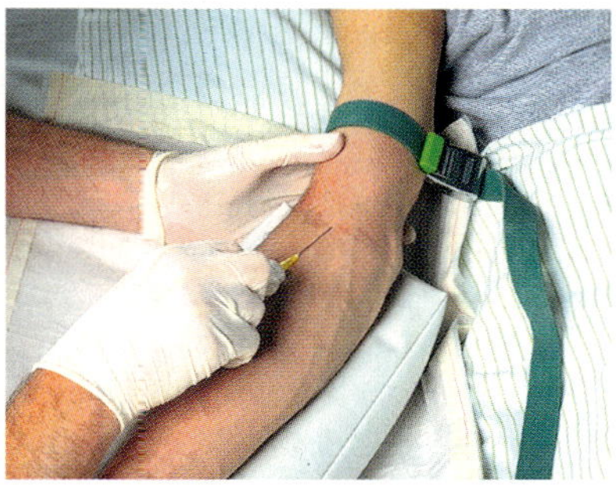

Abb. 9.26: Vene punktieren. (Punktionstechnik, ☞ 9.19 – 9.20).

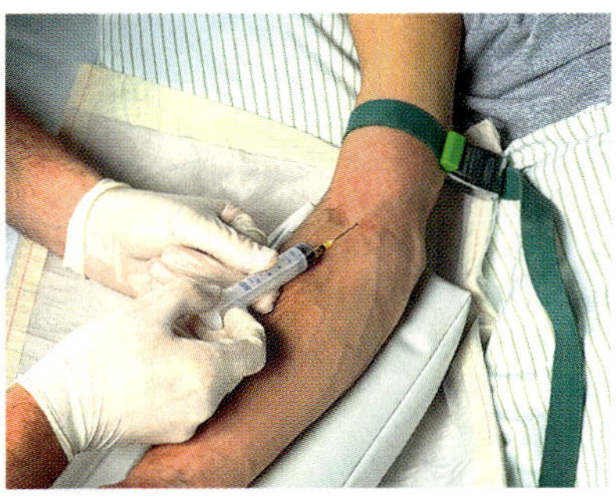

Abb. 9.27: Nach Umgreifen (dabei Nadel nicht bewegen!) Blut entnehmen.

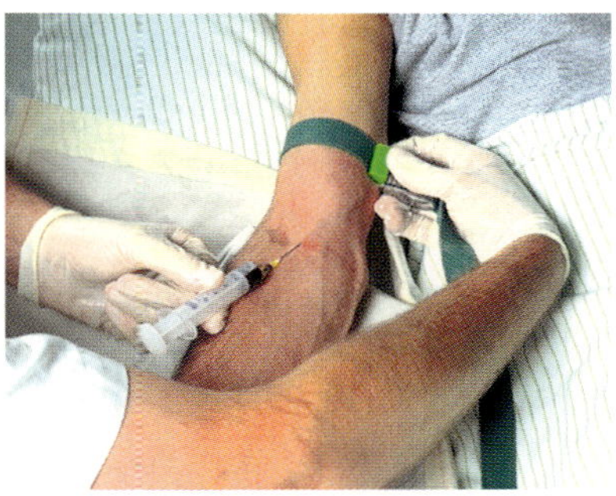

Abb. 9.28: Staubinde lösen, dann erst Nadel herausziehen.

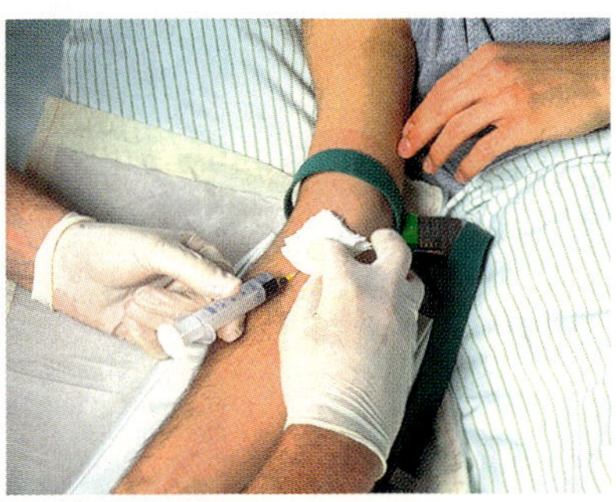

Abb. 9.29: Tupfer auf die Punktionsstelle legen, jedoch erst aufdrücken, wenn die Nadel entfernt ist.

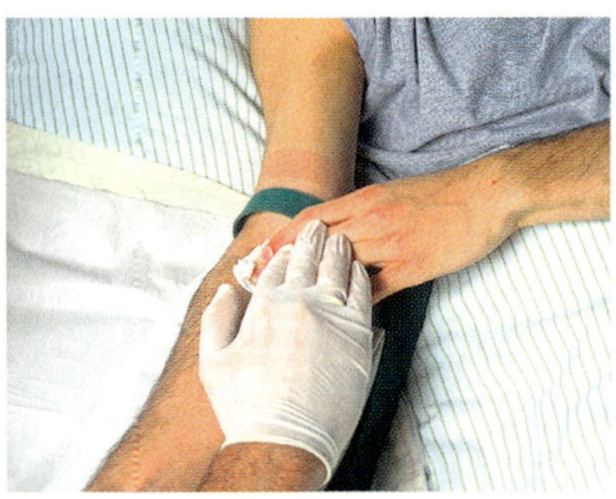

Abb. 9.30: Patienten noch 2 – 3 Minuten Tupfer auf die Punktionsstelle pressen lassen.

9.5.4 Klinisch-chemische Untersuchungen

☑ Klinisch-chemische Untersuchungen sind die häufigsten „Routineblutuntersuchungen" im Krankenhaus.

Elektrolyte

Die Untersuchung der **Elektrolyte** (*Mineralstoffe*, ☞ 31.13.2 – 31.13.5) Natrium, Kalium, Kalzium, Chlorid, Magnesium und Phosphat deckt in erster Linie Störungen des Wasser- und Elektrolythaushaltes sowie Nierenerkrankungen auf.

Aber auch bei hormonellen Erkrankungen werden die Serumelektrolyte oft in typischer Weise verändert. Bei Patienten, deren *Homöostase* (Aufrechterhaltung des „inneren Milieus" durch Selbstregulation) schwer gestört ist, also v.a. bei Intensivpatienten, werden die Elektrolyte alle 2 – 4 Stunden kontrolliert.

Enzyme

In der **Enzymdiagnostik** wird die Aktivität der Enzyme im Blut bestimmt. **Enzyme** sind Körpereiweiße, die bestimmte chemische Reaktionen beschleunigen und so den geordneten Zellstoffwechsel gewährleisten. Gehen bei einer Organschädigung Zellen zugrunde, treten die Enzyme dieser Zellen vermehrt in den Blutkreislauf über und können im Blut nachgewiesen werden. Oft reichen auch schon Schädigungen der Zell*membran* zum vermehrten Enzymübertritt aus.

Die genaue *Enzymverteilung* (das **Enzymmuster**) ist von Organ zu Organ sehr unterschiedlich **(Organspezifität).** Insbesondere existieren oft verschiedene **Isoenzyme,** die zwar die gleiche chemische Reaktion fördern, sich aber in ihrer physikalischen Struktur unterscheiden. Deshalb führt die Schädigung eines bestimmten Organs zu einer typischen Veränderung des Blutenzymmusters, die der Laborarzt oft mit hoher Wahrscheinlichkeit einem bestimmten Organ, z.B. dem Herzen, zuordnen kann:

- *Lebererkrankungen* (☞ 22.4) führen v.a. zu einer Erhöhung der Enzyme *Alaninaminotransferase* (kurz *ALT*, auch *Glutamat-Pyruvat-Transaminase* = *GPT*) und der *Asparta-*

taminotransferase (kurz *AST*, auch *Glutamat-Oxalazetat-Transaminase = GOT*)
- *Herzerkrankungen*, allen voran der Herzinfarkt (☞ 18.5.2), ziehen eine Erhöhung des Muskelenzyms *Kreatin(phospho)kinase* (**CK,** *CPK*) nach sich.

Bluteiweiße

Der flüssige Anteil des Blutes, das **Blutplasma** (☞ Abb. 24.1), besteht zu ca. 8% aus Eiweißen *(Proteinen)*. Diese **Plasmaproteine** sind ein Gemisch aus ungefähr 100 verschiedenen Proteinen und können mit Hilfe der **Serum-Eiweißelektrophorese** in fünf Gruppen aufgeschlüsselt werden. Dabei werden die unterschiedlichen Wanderungsgeschwindigkeiten der Eiweiße in einem elektrischen Feld zu ihrer Auftrennung ausgenützt.

Folgende *Eiweißfraktionen* lassen sich unterscheiden:
- *Albumine,* sie sind mengenmäßig mit ca. 40 g/l am bedeutsamsten
- α_1-*Globulin*
- α_2-*Globulin*
- β-*Globulin*
- γ-*Globulin*.

Bei zahlreichen Erkrankungen sind die Bluteiweiße *quantitativ* und/oder *qualitativ* verändert. So führen beispielsweise akute Entzündungen oder Operationen zu einer Erhöhung der α_1- und α_2-Globuline, chronische Entzündungen zu einer Erhöhung der γ-Globulinfraktion. Beim *Plasmozytom,* einer bösartigen Erkrankung (☞ 24.8.3), wird dagegen ein abnormes Protein gebildet, das sich als spitze Zacke in der Serum-Eiweißelektrophorese zeigt (☞ Abb. 24.51). Ein vermindertes Gesamteiweiß ist meist durch einen Albuminmangel, z.B. bei Mangelernährung oder hohen Eiweißverlusten über die Niere (*Proteinurie,* ☞ 31.4.3), bedingt. In schweren Fällen haben die Patienten ausgeprägte Ödeme.

Blutfette

Die Hauptfette im Blut **(Serumlipide)** sind das **Cholesterin** und die **Triglyzeride** *(Neutralfette)*. Da diese als Fette im wäßrigen Medium Blut nicht löslich sind, werden sie an **Apolipoproteine** (bestimmte Eiweiße) gebunden und als **Lipoproteine** transportiert.

Eine krankhafte *Verminderung* einzelner oder mehrerer Apolipoproteine (und in der Folge auch Lipoproteine) ist selten. Dagegen sind **Hyperlipoproteinämien,** d.h. *Erhöhungen* der *Blutfette* (☞ 23.8.4), sehr häufig. Sie sind an der Entstehung von Arteriosklerose (☞ 19.6.1) und Herzinfarkt (☞ 18.5.2) beteiligt.

Neben der quantitativen Bestimmung der Triglyzeride und des Gesamtcholesterins ist in der **Lipoprotein-Elektrophorese** auch eine qualitative Bestimmung möglich, d.h. eine Aufgliederung der Lipoproteine, die der Eiweißelektrophorese vergleichbar ist. Dadurch können u.a. HDL-Cholesterin („gutes Cholesterin") und LDL-Cholesterin („schlechtes", die Arteriosklerose förderndes Cholesterin) unterschieden werden.

Hormone

Das Blut transportiert die in den verschiedenen Hormondrüsen (☞ Abb. 23.2) gebildeten **Hormone** zu ihren Zielorganen. Aus dem Hormonspiegel im Blut sind daher Rückschlüsse auf den Hormonhaushalt möglich.

Aufgrund der sehr niedrigen Hormonkonzentrationen von oft nur wenigen Nanomol pro Liter Blut (nmol/l = 10^{-9} mol/l) erfordert die genaue Spiegelermittlung aufwendige **Immun(o)assays.** Dabei wird der Blutprobe des Patienten ein Testreagenz zugesetzt, das Antikörper (☞ Kapitel 29) gegen das zu bestimmende Hormon enhält. Die entstehenden *Antigen-Antikörper-Komplexe* werden durch verschiedene Methoden nachgewiesen:
- Manchmal können die Komplexe direkt *photometrisch* bestimmt werden. Bei der *Photometrie* wird die Probe mit einem Lichtstrahl „durchleuchtet". Je höher die Hormonkonzentration der Probe ist, desto stärker ändert sich die Intensität des ausfallenenden Lichtes im Vergleich zu einer Probe, die lediglich das Lösungsmittel enthält
- Oft ist es aber nötig, die Komplexe vor der Photometrie an Farbstoffe zu koppeln, die bei Bestrahlung mit Licht einer bestimmten Wellenlänge *fluoreszieren* (aufleuchten). Je stärker die Fluoreszenz, desto höher die Hormonkonzentration. Alternativ können auch Enzyme eingesetzt werden, die Farbstoffreaktionen in Gang setzen
- Beim *Radio-Immunassay* (kurz **RIA**) oder *Radio-Immuno-Sorbent-Test* (kurz **RIST**) werden die Antikörper gegen das Hormon radioaktiv markiert und die Hormonkonzentrationen durch Bestimmung der Strahlungsintensität gemessen.

Blut		
Klinisch-chemische Diagnostik	**Hämatologische Diagnostik**	**Serologisch-immunolog. Diagnostik**
• Elektrolyte • Enzyme • Bluteiweiße • Blutfette • Blutgerinnung • Hormone	• Blutbild (rotes, weißes) • Blutsenkung (BSG, BKS)	• Blutgruppenbestimmung • CRP • Infektionsnachweis • Allergiediagnostik

Tab. 9.31 (oben): Die gebräuchlichen Blutuntersuchungen lassen sich in drei Gruppen einteilen. [B200]

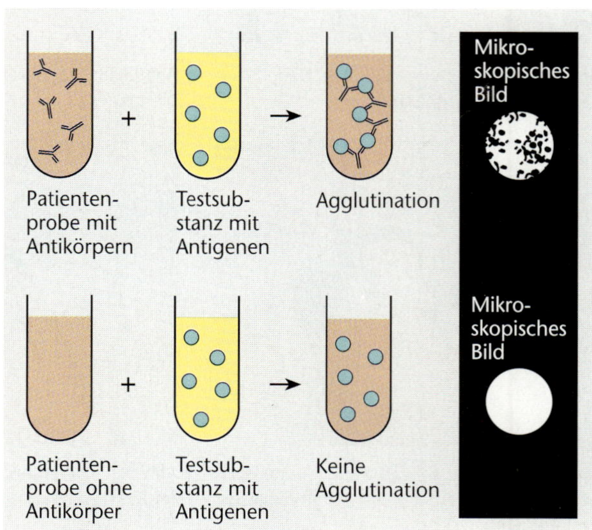

Abb. 9.32 (rechts): Schematische Darstellung eines Antikörpernachweises durch Agglutination (Verklumpungsreaktion). [B200]

Einen Überblick über heute bestimmbare Hormone gibt Tabelle 23.12.

9.5.5 Hämatologische Untersuchungen

Die wichtigsten **hämatologischen Untersuchungen** sind die *Blutkörperchensenkungsgeschwindigkeit* (kurz **BSG** oder *BKS*, ☞ 24.4.2) sowie das **Blutbild** (kurz *BB*), d.h. die Auszählung und Differenzierung der zellulären Blutbestandteile (☞ 24.4.3).

Die meisten *systemischen,* d.h. den gesamten Organismus betreffenden, Erkrankungen verändern die Zusammensetzung des Blutbildes.

9.5.6 Serologisch-immunologische Untersuchungen

Serologisch-immunologische Untersuchungen nutzen Antigen-Antikörper-Reaktionen (☞ Abb. 9.32 und 29.3) zum Nachweis von Infektionskrankheiten, Allergien, Autoimmunerkrankungen und zur Blutgruppenbestimmung (☞ 24.4.4).

Der Versuchsansatz wird in der Regel so gewählt, daß es zu einer sichtbaren Reaktion wie z.B. einer Verklumpung des Blutes kommt, falls das Blut des Patienten die nachzuweisenden Antigene oder Antikörper enthält.

Bei einer *quantitativen* Antikörperbestimmung gibt der **Titer** die höchste Verdünnung einer Verdünnungsreihe an, bei der das Patientenblut noch positiv reagiert, d.h. beispielsweise sichtbar verklumpt. Bei einem Antikörper-Titer von 1:8 ist der Antikörpergehalt der Probe also höher als bei einem Antikörper-Titer von 1:2.

9.5.7 Untersuchungsmethoden in der Pathologie

Makroskopische und mikroskopische Pathologie

Die **pathologischen Untersuchungsverfahren** gliedern sich in **makroskopische** und **mikroskopische Verfahren.** Große Tradition haben die makroskopischen Verfahren, und hier insbesondere die Obduktion Verstorbener (☞ 9.1). Für die Diagnostik zu Lebzeiten haben jedoch die mikroskopischen Verfahren eine weit größere Bedeutung, vor allem bei der *Tumordiagnostik*. So untersucht der Pathologe bei bestimmten Tumoren wie z.B. bei Verdacht auf Brustkrebs den Tumor noch während der Operation. Nach makroskopischer Betrachtung des Tumors fertigt er einen **Schnellschnitt** an und beurteilt den Tumor unter dem Mikroskop auf die Kriterien der Gut- oder Bösartigkeit. Der weitere Operationsverlauf, besonders die Größe des Eingriffs, hängt vom Urteil des Pathologen ab. Nach der Operation wird das Tumorgewebe nochmals sorgfältig aufgearbeitet und abermals unter dem Mikroskop begutachtet.

Histochemie

Bei vielen Fragestellungen reicht die mikroskopische Untersuchung eines mit konventionellen („normalen") Farbstoffen angefärbten Präparates nicht aus. In der **Histochemie** werden bestimmte, chemisch definierte Zellbestandteile (z.B. Kohlenhydrate) durch enzymatische oder chemische Reaktionen identifiziert und verändert und durch eine anschließende Farbstoffreaktion dargestellt. Beispiele hierfür sind:

- Die **PAS-Reaktion** mit *Perjodsäure-Schiff-Reagenz* zur Anfärbung glykogenhaltiger Zellbestandteile (Rotfärbung)
- Die **Berliner-Blau-Reaktion** zum Eisen-Nachweis (Blaufärbung).

Zytodiagnostik

Nicht nur Gewebe (also Zellverbände), sondern auch aus dem Zellverband herausgelöste Zellen können pathologisch untersucht werden. Diese Zellen können z.B. gewonnen werden durch:

- *Punktion* (☞ 9.8.1), z.B. Feinnadelbiopsie der Schilddrüse bei unklaren „Knoten" (☞ 23.4.1)
- *Abstrichentnahme* von Schleimhautoberflächen, z.B. bei der gynäkologischen Früherkennungsuntersuchung
- Gewinnung von *Körpersekreten* (etwa Urin, Sputum) oder Körperhöhlenflüssigkeiten (etwa Liquor), die abgeschilferte Zellen von angrenzenden Oberflächen enthalten, z.B. Urinzytologie bei Blasentumoren
- „Abbürsten" oberflächlicher Zellen *(Abrasionszytologie)*, z.B. bei V.a. Lungenkrebs (☞ 20.8.2).

Wie Gewebe, so können auch einzelne Zellen sowohl konventionell als auch mit histochemischen Reaktionen angefärbt werden.

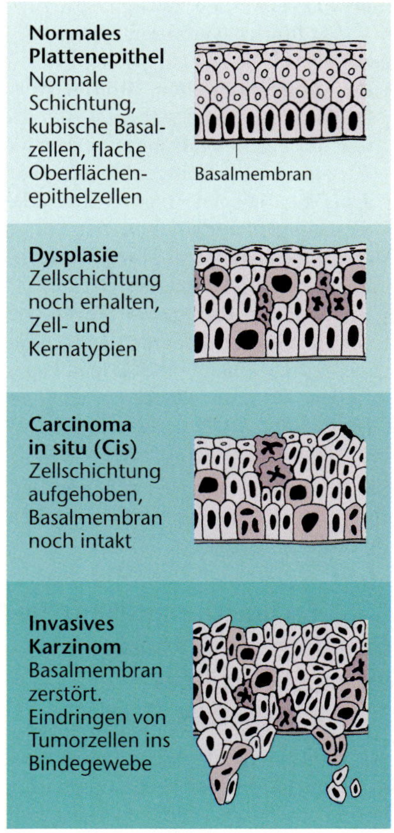

Abb. 9.33: Zwischen gutartigen (oben) und bösartigen (unten) Tumoren zu unterscheiden ist oft nicht leicht. [L215]

Mikrobiologische Diagnostik, ☞ *28.3.3 – 28.3.6*

9.6 Bildgebende Diagnoseverfahren

Bildgebende Diagnoseverfahren, allen voran Röntgen- und Ultraschalldiagnostik, sind heute aus der Medizin nicht mehr wegzudenken.

Die **Röntgenstrahlung,** eine hochenergetische elektromagnetische Strahlung, wurde 1895 von Wilhelm Conrad Röntgen entdeckt. Die Eigenschaft der Röntgenstrahlung, verschiedene Körpergewebe in unterschiedlichem Maß zu durchdringen, wurde bereits bald diagnostisch ausgenutzt.

Heute ist die **Radiologie** *(Strahlenkunde, Strahlenheilkunde)* ein eigenständiges medizinisches Fachgebiet. Radiologische Methoden sind z.B. in der Traumatologie (☞ 27.3.2) oder in der Diagnostik von Lungenerkrankungen (☞ 20.4) von überragender Bedeutung. Dabei werden zwei große Gruppen der Röntgenverfahren unterschieden:

- Bei **konventionellen Röntgenverfahren** wird das entstehende Bild direkt auf einem Bildschirm betrachtet oder auf einem Röntgenfilm sichtbar gemacht. Beispiele hierfür sind z.B. die Röntgenleeraufnahme der Lunge oder eines Knochens sowie die Kontrastmitteldarstellung des Darmes
- Bei **digitalen Röntgenverfahren** wie der Computertomographie werden die Absorptionsunterschiede mit speziellen Geräten gemessen und in Computern weiterverarbeitet, bevor sie auf dem Bildschirm erscheinen.

Röntgenstrahlen werden außer zu diagnostischen auch zu therapeutischen Zwecken eingesetzt (☞ 10.6).

9.6.1 Technisch-physikalische Grundlagen der Röntgendiagnostik und des Strahlenschutzes

Als Strahlenquelle dient eine sog. **Röntgenröhre.** Dabei bestimmt die Röhrenspannung den Energiegehalt der Strahlung. Energiereiche, „harte" Strahlung (physikalisch gesprochen solche mit kurzer Wellenlänge) dringt tiefer in das Gewebe ein als relativ energiearme, „weiche" Strahlung (mit längeren Wellenlängen). Ausgehend von einem möglichst kleinen Brennfleck verlassen die Röntgenstrahlen den **Röntgenapparat.** Zwischen Röntgenröhre und Röntgenfilm oder Röntgenschirm steht der Patient, dessen Gewebe die Röntgenstrahlen in unterschiedlichen Ausmaß abschwächen *(absorbieren).* Der Strahlenanteil, der den Körper durchdrungen hat (also nicht absorbiert worden ist), wird auf einem **Röntgenfilm** sichtbar gemacht (☞ Abb. 9.34). Röntgendichte Gewebe, z.B. Knochen, haben einen hohen Absorptionsanteil, d.h. sie lassen nur wenig Strahlung durch. Der Röntgenfilm wird also nur gering geschwärzt und erscheint im Negativ hell.

Die Röntgendiagnostik wurde anfangs geradezu euphorisch begrüßt. Die Euphorie ging so weit, daß in manchen Schuhgeschäften die Kinderfüße geröngt wurden, um die passende Schuhgröße zu bestimmen. Die Apparate standen ohne jegliche Abschirmung in den Läden. Mit der Zeit erkannte man jedoch, daß die im Körper absorbierte Strahlung auch biologische Wirkungen auf die Körperzellen hat und die Gewebe schädigt (☞ 24.5.2). Daher wurde dem **Strahlenschutz** von Patient und Personal immer größere Aufmerksamkeit geschenkt.

> ☑ Die moderne Röntgendiagnostik bewegt sich immer im Spannungsfeld zwischen:
> - Möglichst hoher diagnostischer Aussagekraft und
> - Strahlenschutzanforderungen zum Schutze des Patienten und des medizinisch-technischen Personals.

Zwei Hauptprinzipien des praktischen Strahlenschutzes sind *Abschirmung* der Strahlung und *Abstandhalten:*

- Strahlenschutzkleidung aus Blei sowie dicke Betonschichten in Gebäuden absorbieren einen großen Teil der Strahlung. Muß während Operationen geröntgt werden, sollte das Personal stets Bleischürzen tragen, falls ein Verlassen des Raumes für die Zeitdauer der Röntgenaufnahmen nicht möglich ist. Zum Strahlenschutz des Patienten stehen Bleiabdeckungen für die Keimdrüsenregion zur Verfügung. Ein vollständiger Schutz der Keimdrüsen vor der Strahlung ist jedoch wegen der **Streustrahlung** nicht zu erreichen (☞ Abb. 9.35 und 9.36)
- Die Strahlungsintensität nimmt mit zunehmendem Abstand von der Strahlenquelle ab. Als Faustregel gilt, daß bei doppeltem Abstand die Strahlung nur noch ein Viertel so stark ist.

Die **Röntgenverordnung** von 1987 dient dem Strahlenschutz von Personen, die im Beruf radioaktiver Strahlung ausgesetzt sind:

Die Bereiche, in denen es zu einer Gefährdung des Personals durch radioaktive Stoffe (*Nuklearmedizin,* ☞ 9.6.6) oder Röntgenstrahlen kommen kann, müssen gekennzeichnet werden. In der Reihenfolge abnehmender Gefährdung werden **Sperrbereich, Kontrollbereich** und **Überwachungsbereich** unterschieden:

- Im Kontrollbereich dürfen Mitarbeiter erst nach gründlicher ärztlicher Untersuchung und nach Belehrung über Gefährdung und Strahlenschutz arbeiten. Die Untersuchung muß jährlich, die Belehrung halbjährlich wiederholt werden
- Bestimmte Personengruppen, darunter auch Jugendliche unter 18 Jahren und Schwangere, dürfen überhaupt nicht im Kontrollbereich arbeiten
- Alle beruflich strahlenexponierten Mitarbeiter müssen eine Plakette tragen, die durch zunehmende Schwärzung eines photographischen Films die aufsummierte **Personendosis** der Strahlung mißt. Ein Überschreiten der zulässigen Höchstdosis ist meldepflichtig.

> ☑ Bei Beachtung der Röntgenverordnung ist heutzutage kein meßbares (zusätzliches) Tumorrisiko gegeben.

9.6.2 Konventionelle Röntgenleeraufnahmen

Bei den konventionellen **Röntgenleeraufnahmen** resultieren die Helligkeitsunterschiede im Röntgenbild allein aus der unterschiedlichen Abschwächung der Röntgenstrahlen durch die Gewebe. Ein typisches Anwendungsgebiet der Röntgenleeraufnahmen in der Inneren Medizin ist beispielsweise die Röntgenleeraufnahme des Thorax (☞ 20.4.2), in der Traumatologie die Röntgenleeraufnahme eines möglicherweise gebrochenen Knochens (☞ 27.6.2).

Die **Tomographie** *(Schichtaufnahme)* bildet einzelne Schichten des Gewebes scharf ab, während die darüber- und darunterliegenden Schichten durch eine spezielle Aufnahmetechnik verwaschen dargestellt werden. Liegen im Untersuchungsgebiet mehrere Strukturen dicht zusammen, kann so die Detailerkennbarkeit deutlich verbessert werden.

Durchleuchtungen (kurz *DL*) erlauben durch „kontinuierliches Röntgen" die Beobachtung funktioneller Abläufe, beispielsweise die Bewegungen von Magen und Darm nach einem Bariumbreischluck (☞ 21.3.3) oder Gefäßdarstellungen mit Kontrastmittel (Angiographie, ☞ 19.4.5). Trotz moderner Bildverstärkungstechniken ist die Strahlenbelastung durch die lange Expositionszeit relativ hoch. Daher ist die Indikation zur Durchleuchtung eng zu stellen. Bei manchen Fragestellungen, z.B. bei Herzkatheter-Untersuchungen oder Schrittmacherimplantationen, ist die Durchleuchtung allerdings unbe-

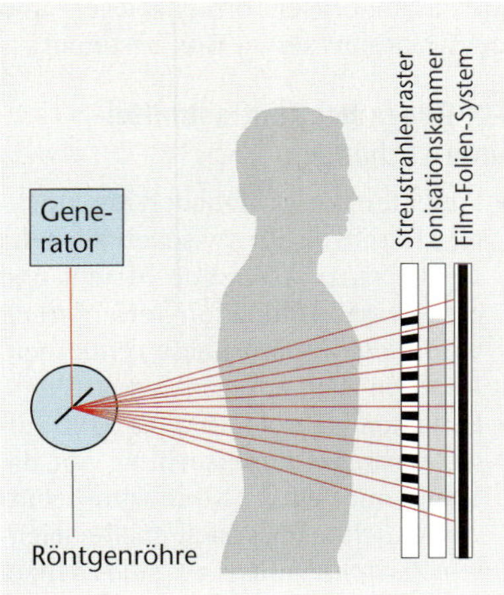

Abb. 9.34: Schematische Darstellung der Bildentstehung bei konventionellen Röntgenverfahren. [L215]

dingt erforderlich. Da Durchleuchtungen nie so ein scharfes Bild ergeben wie konventionelle Röntgenfilmaufnahmen, sind sie z.B. zur Diagnose von Knochenbrüchen ungeeignet.

Bei mobilen Patienten sind vor und nach einer Röntgenleeraufnahme in der Regel keine besonderen **pflegerischen Maßnahmen** erforderlich. Müssen *Diabetiker* wegen einer Röntgenaufnahme nüchtern bleiben, sollten sie Nicht-Diabetikern vorgezogen werden (Absprache mit der Röntgenabteilung). Das Insulin darf erst nach der Röntgenuntersuchung gespritzt werden, um Unterzuckerungen bei unvorhersehbaren Verzögerungen zu vermeiden.
Bei einer Abdomenleeraufnahme kann zur Verminderung von Darmgasüberlagerungen die Gabe entblähender Substanzen (z.B. Sab simplex®) angezeigt sein.

Pflegerische Maßnahmen

Zu den Aufgaben des Pflegepersonals gehören:
- Den Transport des Patienten organisieren und alle notwendigen Unterlagen mitgeben (z.B. Patientenkurve, Etiketten)
- Röntgendichte Gegenstände (Uhren, Schmuck) und ggf. störende Verbände, Pflaster und Schienen entfernen
- Infusions- und Schlauchsysteme sichern
- Schwerkranke beim Transport und während der Untersuchung begleiten (ggf. in Reanimationsbereitschaft).

9.6.3 Röntgenverfahren mit Kontrastmittel

Oft reichen bei Röntgenleeraufnahmen die natürlichen Dichteunterschiede der Gewebe nicht zur zuverlässigen Differenzierung der verschiedenen Organe und Strukturen aus. Dann können **Röntgenkontrastmittel** durch Kontrastverstärkung eine bessere Darstellung ermöglichen:
- **Positive Röntgenkontrastmittel** wie z.B. Jod oder Barium absorbieren die Röntgenstrahlen besonders stark und erscheinen daher im Röntgenbild hell. Sie werden v.a. im Bereich des Magen-Darm- und Urogenitaltrakts (*Magen-Darm-Passage, Kolonkontrasteinlauf,* ☞ 21.3.3, *Urographie,* ☞ 31.5.6) sowie zur Darstellung der Gefäße (*Angiographien,* ☞ 19.4.5) verwendet
- **Negative Röntgenkontrastmittel,** z.B. Luft oder CO_2, haben eine sehr niedrige Dichte und erscheinen im Röntgenbild dunkel. Sie verbessern die Darstellung z.B. des Peritonealraumes und bei Doppelkontrastmethoden (☞ Abb. 9.39).

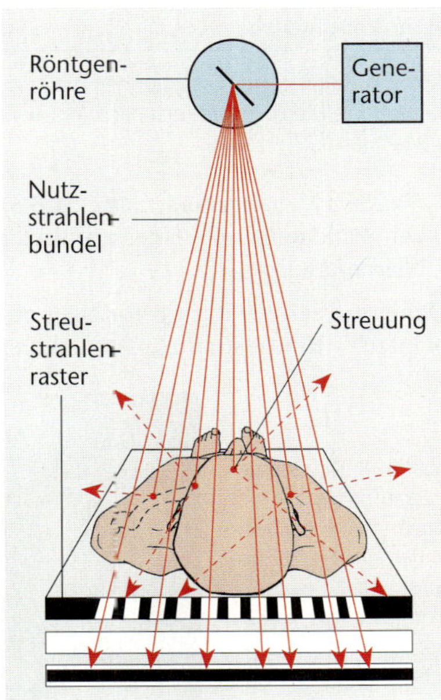

Abb. 9.35: Streustrahlung.
Die Streustrahlung entsteht im Körper des Patienten. Durch Wechselwirkung mit den Geweben ändert die Primärstrahlung ihre Richtung und wird oft energieärmer. So werden auch Körperregionen, die außerhalb des Nutzstrahlenbündels liegen, strahlenbelastet. Ein Streustrahlenraster verhindert, daß die Qualität der Röntgenaufnahme durch die Streustrahlung zu stark beeinträchtigt wird. [L215]

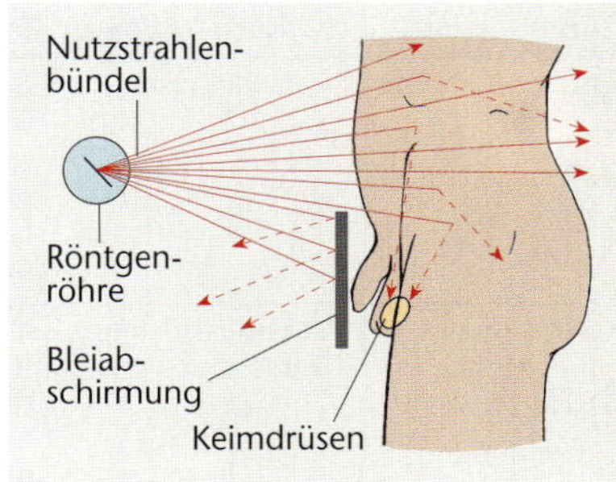

Abb. 9.36: Keimdrüsenschutz durch Bleiabschirmung. Die Strahlen des Nutzstrahlenbündels, die direkt auf die Keimdrüsen treffen würden, werden durch die Abschirmung abgefangen. Einige Strahlen werden jedoch innerhalb des Körpers abgelenkt und können die Keimdrüsen erreichen. [L215]

Je nach Art der Zubereitung und der Fragestellung werden die Röntgenkontrastmittel geschluckt, durch Sonden oder mittels eines Einlaufs in den Magen-Darm-Trakt eingebracht oder in Hohlräume oder Gefäße injiziert. Dabei besteht immer die Gefahr einer **Kontrastmittelallergie** (☞ unten). Weitere Komplikationen sind durch die Art der Untersuchung bedingt. So kann sich nach einer arteriellen Gefäßpunktion ein Thrombus in der Arterie bilden und zu Durchblutungsstörungen führen, im schlimmsten Fall zum Gefäßverschluß. Über diese Komplikationsmöglichkeiten muß der Patient deshalb vor der Untersuchung vom Arzt aufgeklärt werden und schriftlich sein Einverständnis zur Untersuchung geben.

Kontrastmittelallergie und andere Risiken

Vorsicht!

Bei jeder (v.a. intravenösen oder intraarteriellen) Gabe von Kontrastmitteln droht eine möglicherweise lebensbedrohliche **Kontrastmittelallergie.**

Eine **Kontrastmittelallergie** zeigt sich meist als *Sofortreaktion* (☞ 29.4.1) bis hin zum *anaphylaktischen Schock* (☞ 38.5.1). Insgesamt liegt die Häufigkeit allergischer Reaktionen unter 0,01%. Höher ist das Risiko bei Personen mit vorangegangenen Kontrastmittelzwischenfällen, Allergikern und Patienten mit Asthma bronchiale (☞ 20.6.1) oder chronisch obstruktiver Lungenerkrankung (☞ 20.6). Bei diesen Patienten ist die Indikation für eine

Untersuchung	Indikation (Bsp.)	Besonderheiten in der Pflege
Bronchographie	Bronchiektasen	Nach der Untersuchung Nahrungs- und Nikotinkarenz für ca. 6 Std. einhalten lassen. Expektorantien (☞ Pharma-Info 20.57) nach Anordnung geben, reichlich Flüssigkeit zur Sekretolyse trinken lassen. Patienten beim Abhusten unterstützen.
Ösophagographie, Magen-Darm-Passage (☞ 21.3.3)	Funktionsstörung, Tumoren	Vor der Untersuchung evtl. Spasmolytika (z.B. Buscopan® i.m.) verabreichen. Danach bei Patienten mit Obstipationsneigung abführende Maßnahmen durchführen, da der Bariumbrei obstipierend wirkt
Kolonkontrastaufnahme (☞ 21.3.3)	Tumoren, Divertikel, Polypen	Patienten vor der Untersuchung oral abführen und Reinigungseinlauf durchführen, evtl. Atropin oder Spasmolytika i.m. injizieren. Danach Patienten auf Veränderungen des Abdomens und Blut im Stuhl beobachten
Cholegraphie incl. PTC (☞ 22.3.2)	Steine in Gallenblase und -wegen	Vor der Untersuchung Gerinnungsstatus und Bilirubin im Blut bestimmen. Danach 24 Std. Bettruhe einhalten lassen, Vitalzeichen kontrollieren
Urographie (☞ 31.5.6)	Nierensteine, Harnleiterstenosen, Tumoren	Vor der Untersuchung Kreatininwert im Blut bestimmen (☞ 31.5.4), abführende Maßnahmen durchführen. Danach Patienten zum Trinken und zu häufigem Toilettengang anhalten
Arteriographie (☞ 19.4.5), Koronarangiographie (☞ 18.4.7)	Arterielle Durchblutungsstörungen	Vor der Untersuchung Gerinnungsstatus und Kreatininwert im Blut bestimmen, Punktionsstelle rasieren. Nach der Untersuchung 24 Std. Bettruhe mit Druckverband für wenige Std. einhalten lassen, periphere Pulse und Haut der punktierten Extremität kontrollieren, Vitalzeichen überprüfen. Auf Nachblutungen und Infektionszeichen achten. Ausreichende Flüssigkeitszufuhr sicherstellen
Phlebographie (☞ 19.4.7)	Thrombose	
Lymphographie	Lymphödem	

Tab. 9.37: Besondere Pflegemaßnahmen bei den wichtigsten Röntgenuntersuchungen mit Kontrastmitteln. Grundregeln: Patienten nüchtern lassen, normale Medikamente erst nach Arztrücksprache geben. Besondere Vorschriften des Hauses beachten. [B200]

Kontrastmitteluntersuchung besonders eng zu stellen. Ist eine Kontrastmittelgabe unbedingt erforderlich, kann das Risiko durch die Verwendung sog. *nichtionischer Kontrastmittel* und eine medikamentöse Vorbehandlung mit H$_1$- und H$_2$-Rezeptoren-Blockern (z.B. Fenistil® und Tagamet®, ☞ Pharma-Infos 29.24 und 21.82) sowie Glukokortikoiden (☞ Pharma-Info 23.47) verringert werden.

Alle Kontrastmitteluntersuchungen setzen eine sorgfältige Anamneseerhebung (Risikofaktoren?) und eine angemessene Aufklärung durch den Arzt sowie eine schriftliche Einverständniserklärung des Patienten voraus.

Weitere Kontrastmittelrisiken

Weitere Risiken einer Kontrastmitteluntersuchung sind:

- Die Auslösung einer *thyreotoxischen Krise* (☞ 23.4.3) bei vorbestehender (nicht bekannter) Schilddrüsenüberfunktion
- *Akutes Nierenversagen* (☞ 31.8.8) bei Patienten mit eingeschränkter Nierenfunktion.

Daher werden rechtzeitig vor einer geplanten Kontrastmitteluntersuchung die Schilddrüsenhormonspiegel und der Kreatininwert im Blut bestimmt.

Pflege bei Kontrastmitteluntersuchungen

- Patienten zur Untersuchung nüchtern lassen, da bei Zwischenfällen die Gefahr einer Aspiration besteht und evtl. eine Intubation erforderlich wird. Lose Zahnprothesen entfernen. Venösen Zugang legen (lassen)
- Patienten während und bis 15 Minuten nach der Untersuchung auf die Symptome einer Kontrastmittelunverträglichkeit beobachten. Bei leichten Zwischenfällen sind dies Hitzegefühl, Juckreiz, Niesen, Hautausschlag (v.a. Urtikaria, ☞ 30.9.2), Übelkeit und Brechreiz. In ausgeprägteren Fällen treten Unruhe des Patienten, Schwindel, Fieber und spastischer Husten hinzu. In schweren Fällen hat der Patient Luftnot durch Verengung der Atemwege und Kehlkopfschwellung. Nach Blutdruckabfall und Bewußtseinsverlust kann der Patient im Kreislaufversagen sterben. Daher Äußerungen des Patienten wie z.B. „mir wird so komisch" unbedingt ernst nehmen. Kontrastmittelzufuhr stoppen und sofort den in der Röntgenabteilung anwesenden Arzt herbeirufen
- Bei jeder Kontrastmitteluntersuchung müssen Sauerstoffgerät sowie Notfallkoffer bzw. -wagen mit Reanimationsbesteck und Notfallmedikamenten (Glukokortikoide, Theophylline, Antihistaminika) bereitstehen, damit bei Zwischenfällen eine sofortige Behandlung möglich ist

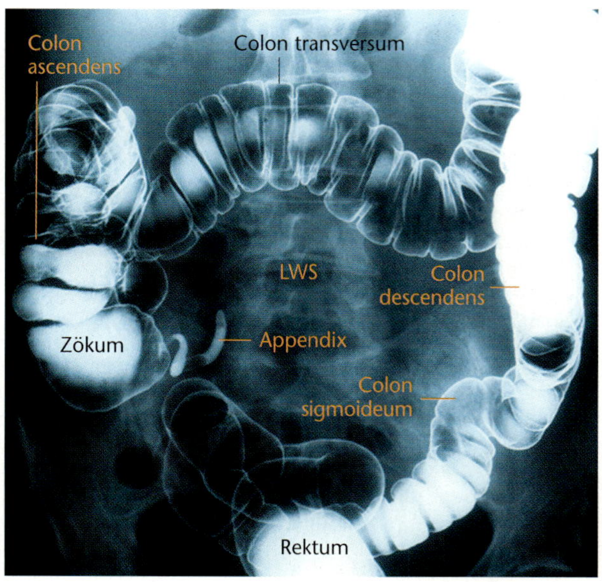

Abb. 9.38: Doppelkontrastaufnahme des Kolon. Durch nacheinander eingesetzte positive und negative Kontrastmittel resultiert ein dünner Beschlag der Schleimhaut mit dem positiven Kontrastmittel. So stellen sich auch kleine pathologische Veränderungen gut dar, die bei einer Prallfüllung mit positivem Kontrastmittel oft übersehen werden. Diese Aufnahme zeigt einen Normalbefund. [B117]

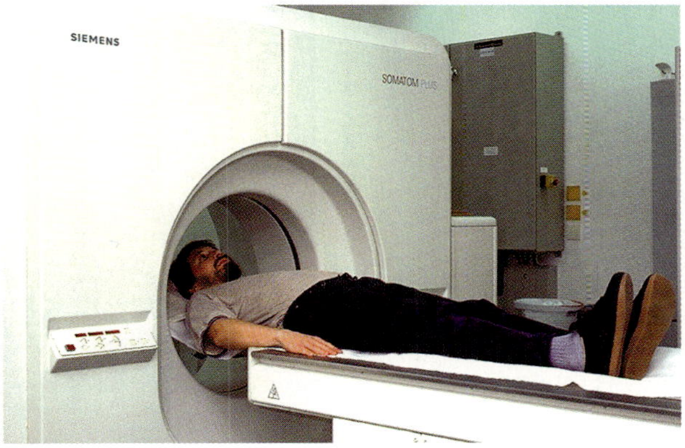

Abb. 9.40 (oben): Anfertigung eines CT. Der Patient liegt auf einem Tisch, der schrittweise vorgeschoben wird. So können nacheinander viele CT-Bilder der gewünschten Körperregion angefertigt werden. Hier entsteht gerade ein CT von Kopf und Hals des Patienten. [K183]

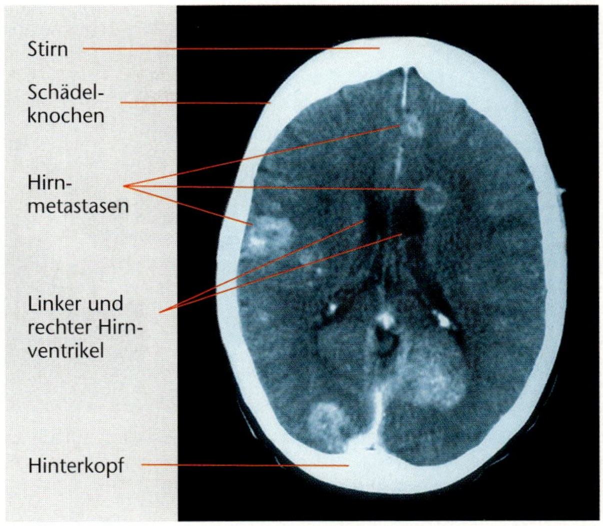

Abb. 9.41 (oben): Kraniale Computertomographie (CCT) mit Kontrastmittel. Mehrere Metastasen eines malignen Tumors sind über das gesamte Hirngewebe verteilt. [T170]

- Nach der Untersuchung achten die Pflegenden auf ausreichendes Trinken des Patienten (Arztrücksprache bei Herzinsuffizienz), da dies die Gefahr einer Nierenschädigung verringert.

Interventionelle Radiologie, ☞ 10.7.4

Röntgen auf der Station

Wird eine Röntgenuntersuchung auf der Station durchgeführt, müssen zusätzliche Vorbereitungen getroffen werden:

- Das Untersuchungszimmer wird für das Röntgen hergerichtet. Im Notfall kann auch im Patientenzimmer geröntgt werden. Mitpatienten müssen für die Dauer der Röntgenaufnahme das Zimmer verlassen bzw. verlegt werden
- Die Untersuchungsliege (das Bett) muß von allen Seiten gut zugängig sein
- Es muß Platz für die fahrbare Röntgenapparatur geschaffen werden
- Bei Immobilität des Patienten hilft ihm eine Pflegeperson z.B. beim Drehen oder Aufrichten.

Röntgenpaß

Jeder Patient sollte von der Röntgenabteilung einen Röntgenpaß erhalten (bzw. ein bereits vorhandener ergänzt werden). Dieser ermöglicht nicht nur eine Kontrolle über die Strahlenbelastung, sondern erleichtert nachbehandelnden Ärzten auch das Auffinden von Kontrollaufnahmen und erspart dem Patienten oft „Doppelaufnahmen" mit unnötiger Strahlenbelastung.

9.6.4 Computertomographie

Computertomographie (kurz *CT*): Röntgenverfahren, das ermöglicht, den Körper schichtweise zu röntgen. Ein Computer erstellt dann Querschnittsbilder des Körpers (☞ Abb. 9.39). Auch das CT wird durch die Gabe von Kontrastmittel oft aussagekräftiger („CT mit KM").

Die **kraniale Computertomographie** (kurz *CCT*) des Gehirns ist aus der neurologischen Diagnostik nicht mehr wegzudenken. Bei Tumorverdacht, Schädel-Hirn-Verletzungen und Schlaganfällen ist die kraniale Computertomographie von unschätzbarer Hilfe, da sie die überlagerungsfreie Darstellung von entarteten Geweben und Blutungen ermöglicht.

Das **Thorax-, Abdomen-** oder **Becken-CT** wird v.a. zur diagnostischen Abklärung unklarer Raumforderungen (d.h. bei Tumorverdacht) und zur Metastasensuche bei bekanntem Tumorleiden eingesetzt.

Die Computertomographie ist für den Patienten wenig belastend. Ängste des

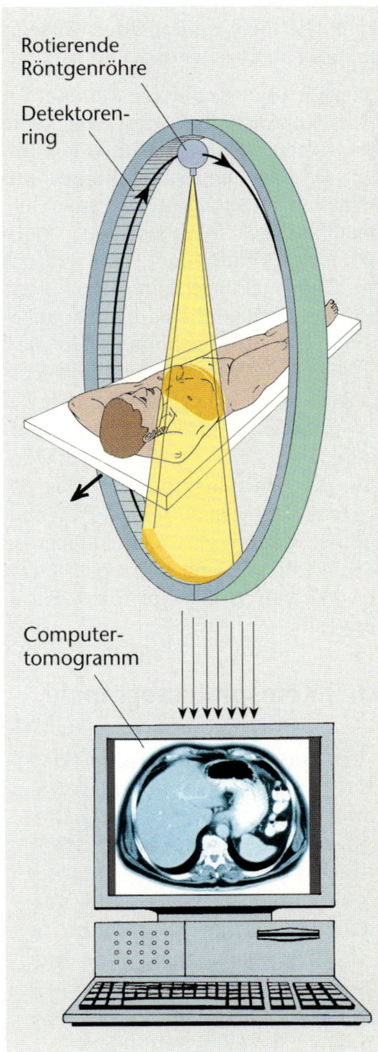

Abb. 9.39 (rechts): Schematische Darstellung der Arbeitsweise eines Computertomographen. Bei jeder Rotation der Röntgenröhre entsteht ein Schnittbild des Körpers. Nach Vorschieben des Tisches wird die jeweils nächste Körperschicht geröntgt. Die entsprechenden Bilder erscheinen auf einem Computermonitor und können dann auf Röntgenfilme übertragen und am Leuchtkasten betrachtet werden. [L215]

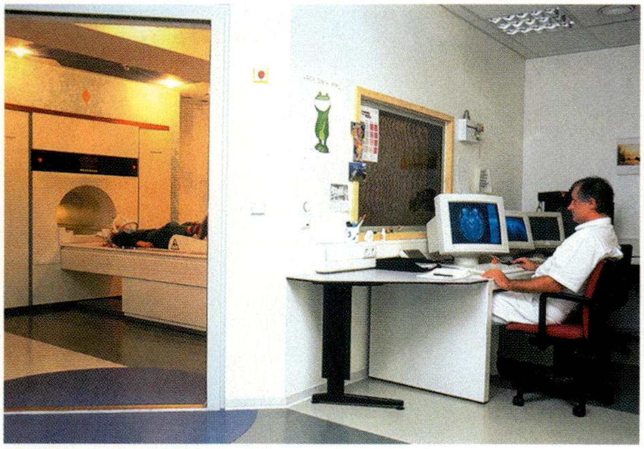

Abb. 9.42: Anfertigung eines Kernspintomogramms. Auf dem Monitor kann der Arzt die Bilder während der Untersuchung ansehen und bei Bedarf detailliertere Aufnahmen veranlassen. [K183]

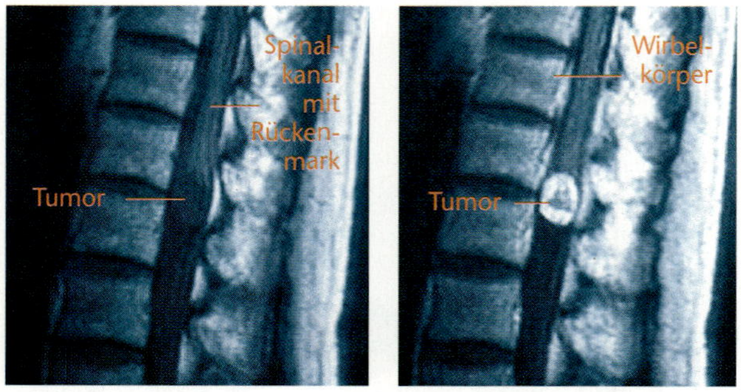

Abb. 9.43 – Abb. 9.44: Seitliche Kernspintomographie-Bilder der unteren Brust- und oberen Lendenwirbelsäule.
Links ohne, rechts mit Kontrastmittel. Im Spinalkanal erkennt man auf beiden Bildern einen rundlichen Tumor, der so groß ist, daß er das Rükkenmark abdrückt und Querschnittsymptome verursacht. In seinen Konturen wird er rechts durch das Kontrastmittel nochmals viel deutlicher sichtbar. [T170]

Patienten vor „der Technik" können in der Regel durch ausführliche Erklärungen oder ein Gespräch mit einem Mitpatienten, der die Untersuchung bereits hinter sich hat, abgebaut werden. Manche Patienten empfinden auch die räumliche Enge während der Untersuchung als unangenehm.

Computertomographische Aufnahmen ohne Kontrastmittel erfordern keine besonderen pflegerischen Maßnahmen. Wie bei „normalen" Röntgenuntersuchungen auch legt der Patient alle metallhaltigen Gegenstände (z.B. Schmuck, Prothesen, Haarspangen) vor Untersuchungsbeginn ab. Unterwäsche und Nachthemd kann er anbehalten. Bei Kontrastmittelgaben sind die gleichen Vorbereitungs- und Vorsichtsmaßnahmen erforderlich wie bei konventionellen Kontrastmittelaufnahmen (☞ 9.6.3). Da der Patient während der Untersuchungszeit ruhig liegen muß, kann bei unruhigen Patienten und bei Kindern eine medi-kamentöse Beruhigung, z.B. mit Oxazepam (etwa in Adumbran®), oder eine Kurznarkose notwendig sein.

9.6.5 Kernspintomographie

Kernspintomographie (kurz *KST,* auch *Kernspinresonanztomographie, Kernspin, Magnetresonanztomographie,* kurz *MRT,* sowie *NMR* von *nuclear magnetic resonance*): Bildgebendes Verfahren, das im Gegensatz zur Computertomographie ohne ionisierende Strahlung auskommt und ebenfalls eine schichtweise Darstellung des Körpers ermöglicht.

In einem starken Magnetfeld werden die Wasserstoffkerne (*Protonen*) in den Geweben des Patienten ausgerichtet. Durch kurze Hochfrequenzimpulse wird die Ausrichtung der Wasserstoffkerne im Magnetfeld gestört. Bei der Rückkehr in ihren ursprünglichen Zustand senden die Wasserstoffkerne ihrerseits elektromagnetische Wellen aus, die durch spezielle Sensoren registriert werden. Ähnlich wie beim CT erstellt ein Computer dann das eigentliche, auswertbare Bild in Scheibenform („Schichten").

Gesunde und kranke Gewebe unterscheiden sich in ihrer Protonendichte und deren chemischen Bindungen. Die Kernspintomographie wird insbesondere im ZNS-Bereich als Ergänzung zur Computertomographie eingesetzt und eignet sich z.B. sehr gut zur Darstellung kleiner Multiple-Sklerose-Herde (☞ 35.9.8).

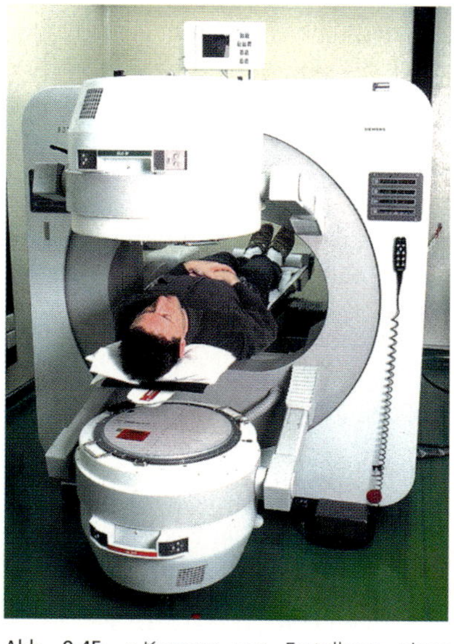

Abb. 9.45: γ-Kamera zur Erstellung eines Schilddrüsenszintigramms. Nach der Injektion von ^{131}J-Natriumjodid hat sich die Strahlung in der Schilddrüse angereichert und wird von der γ-Kamera registriert. [K183]

Eine besondere Vorbereitung oder Nachsorge des Patienten (z.B. Nahrungskarenz) ist nicht erforderlich. Die Kernspintomographie darf aber nicht bei Patienten mit Metall im Körper (z.B. Hüftprothesen) und Herzschrittmachern eingesetzt werden, da es sonst zu Verbrennungen durch Metall-Erhitzung und Funktionsstörungen des Herzschrittmachers kommt.

9.6.6 Nuklearmedizinische Untersuchungsverfahren

Nuklearmedizin: Medizinisches Fachgebiet, das sich mit dem Einsatz von Radionukliden im Rahmen diagnostischer und therapeutischer Maßnahmen (☞ 10.6) befaßt.

Radionuklide *(Radioisotope)* sind radioaktive Isotope eines chemischen Elements, die instabil sind und sich nach statistischen Gesetzmäßigkeiten wieder in stabile (nicht radioaktive) Isotope umwandeln. Bei dieser Umwandlung senden sie Strahlen aus, die mit entsprechenden Geräten registriert werden können **(Szintigraphie).** Die gesamte Nuklearmedizin beruht darauf, daß der Körper des Menschen die radioaktiven Isotope eines Elements genauso aufnimmt und verarbeitet wie die nicht radioaktiven. Dies erlaubt einen Einblick in Stoffwechselvorgänge, ohne daß die untersuchten Organe in ihrer Funktion beeinträchtigt werden. Welches **Radiopharmakon,** d.h. welche radioaktiv markierte Substanz, gewählt und wie sie dem Patienten gegeben wird, hängt vom zu untersuchenden Organ ab:

- Für den Patienten ist es in aller Regel am angenehmsten, wenn das Radiopharmakon geschluckt werden kann, z.B. das ^{123}J-Natriumjodid in der Schilddrüsendiagnostik (☞ 23.4.1)
- Meist müssen die Substanzen aber intravenös gespritzt werden, z.B. bei der Skelettszintigraphie (26.4.2), der Nierendiagnostik (☞ 31.5.7) oder bei der Lungenperfusionszintigraphie (☞ 20.4.2). Bei der *Leukozytenszintigraphie* zur Lokalisation unklarer Entzündungen werden dem Patienten weiße Blutkörperchen mit einer Blutprobe entnommen, radioaktiv markiert und dann intravenös zurückgespritzt. Die Leukozyten wandern dann entsprechend ihrer physiologischen Funktion zum Entzündungsherd
- Bei manchen Lungenfunktionsuntersuchungen atmet der Patient ein radioaktives Edelgas ein
- Seltener sind die intraarterielle, intramuskuläre oder subkutane Injektion sowie das Einbringen in den Liquorraum oder in Körperhöhlen.

Das Radiopharmakon verteilt sich nach der Aufnahme im Körper des Patienten. Die von den Radionukliden ausgehende Strahlung wird mit speziellen Meßgeräten (γ-Kamera, ☞ Abb. 9.45) registriert. Die Strahlung kann sowohl in Abhängigkeit von der Lokalisation als auch von der Zeit (☞ 9.47) oder beidem (☞ Abb. 9.46) gemessen werden.

Auch in der Nuklearmedizin besteht eine Strahlenbelastung für Patient und Personal.

- Die Strahlenbelastung für den Patienten wird durch die Auswahl kurzlebiger Radionuklide, deren Träger zudem rasch ausgeschieden wird, verringert. Bei Substanzen, die über die Niere ausgeschieden werden, vermindern reichliches Trinken und häufiges Wasserlassen die Strahlenbelastung. Kinder sollten oft gewikkelt werden, damit der „strahlende" Harn nicht zu lange in der Windel und damit in der Nähe der Keimdrüsen bleibt
- Bei Schwangeren sind nuklearmedizinische Untersuchungen nur bei vitaler Indikation zulässig

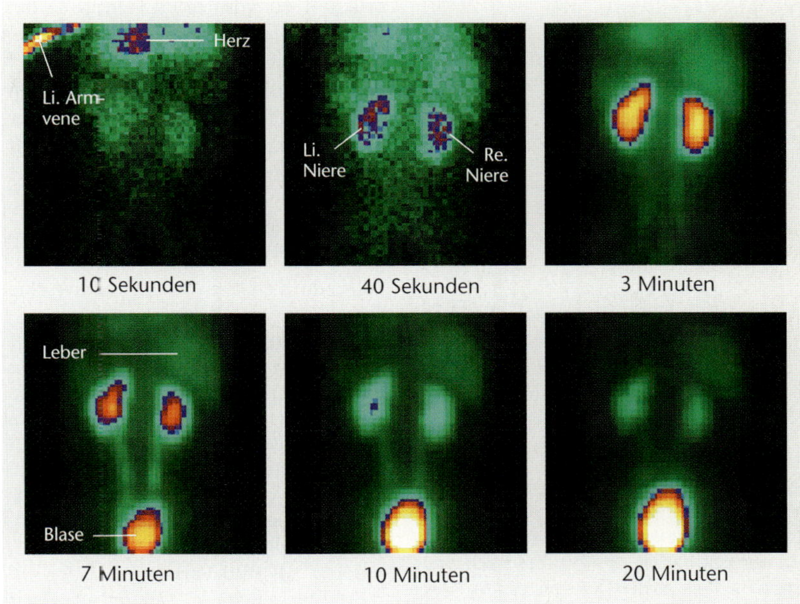

Abb. 9.46: Nierensequenzszintigraphie bei normaler Nierenfunktion. Die Sequenzszintigraphie mit der γ-Kamera stellt durch eine Bildfolge die Radioaktivität in Abhängigkeit von Ort und Zeit dar. Die Angaben entsprechen der nach der Injektion des Isotops vergangenen Zeitdauer. Nach 40 Sek. kann die Nierendurchblutung beurteilt werden **(Perfusionsphase)**, nach 3 Min. die Verteilung im Nierengewebe **(Parenchymphase)** und danach die Ausscheidungsfunktion der Nieren **(Ausscheidungsphase)**. [T165]

- Wichtig ist extrem sorgfältiges Arbeiten beim Umgang mit Radionukliden. Das Essen, Trinken, Rauchen und Schminken ist bei der Arbeit verboten, um eine Aufnahme radioaktiver Stoffe über Magen-Darm-Trakt oder Haut zu vermeiden
- Für Pflegepersonal, Mitpatienten und Besucher (auch Schwangere) auf der *Pflegestation* besteht keine Gefahr, da die vom Patienten abgegebene Strahlendosis bei *diagnostischen* Verfahren sehr gering ist.

Vorsicht! Vor Szintigramm beachten:

- Eine laufende Behandlung mit Schilddrüsenhormonen, Jodid oder Thyreostatika wird beibehalten, da das Ziel der Untersuchung darin besteht, eine Aussage über die Schilddrüsenfunktion unter der Therapie zu erhalten. Zudem liefert die quantitative Messung der Nuklidanreicherung in der Schilddrüse unter Therapie mit Schilddrüsenhormonen wichtige Informationen über den aktuellen Zustand des Schilddrüsenregelkreises
- Jodhaltige Kontrastmittel sollten vor der Schilddrüsenszintigraphie nicht gegeben werden, da sie extrem hohe Jodmengen enthalten, die die Anreicherung des Radionuklids in der Schilddrüse verhindern. Das Szintigramm wäre dann nicht beurteilbar
- Daher erfolgen Untersuchungen mit jodhaltigen Kontrastmitteln (z.B. Urographie, Angiographie, CT) *nach* einer Schilddrüsenszintigraphie
- *Vor* der Nierenszintigraphie sollten mindestens drei Tage keine Kontrastmitteluntersuchungen durchgeführt worden sein, da Kontrastmittel meist über die Nieren ausgeschieden werden und zu Überlagerungen führen würden.

Pflege und Patienteninformation

- Metallhaltige Gegenständ>müssen abgelegt werden, da Metalle die Strahlung absorbieren
- Kurz vor der Untersuchung entleert der Patient die Blase
- Zur Beschleunigung der Ausscheidung der Radiopharmaka über die

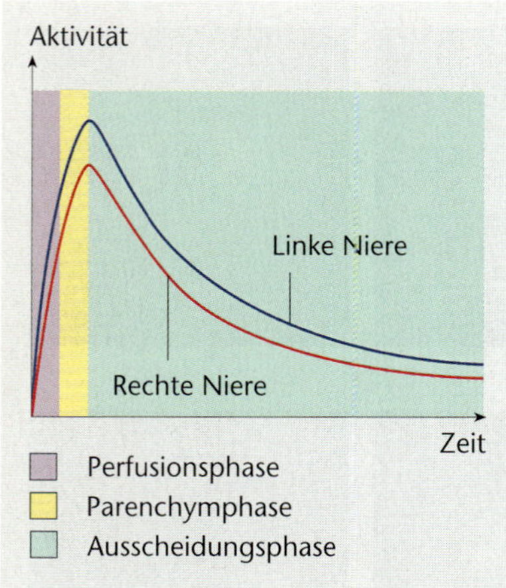

Abb. 9.47: Normalbefund eines Radioisotopennephrogramms. Nach Injektion von ^{131}J stellt sich die Nierenfunktion in Abhängigkeit von der Zeit dar. Auch hier lassen sich drei Phasen unterscheiden (☞ Abb. 9.46). Der Kurvenverlauf ist in allen Phasen regelrecht und für beide Nieren gleich. [T165]

- Zur Beschleunigung der Ausscheidung der Radiopharmaka über die Nieren soll der Patient bereits vor der Untersuchung ca. 1 l Flüssigkeit trinken und auch danach noch für mindestens einen Tag vermehrt trinken sowie die Blase oft entleeren.

Lungenszintigraphie, ☞ 20.4.2; Schilddrüsenszintigraphie, ☞ 23.4.1

9.6.7 Ultraschall und Doppler-Ultraschall

Ultraschall: Mechanische Schwingungen mit einer Frequenz oberhalb der menschlichen Hörgrenze von ca. 20 kHz (1 kHz = 1 Kilohertz = 1000 Schwingungen pro Sekunde).

Die *Ultraschalldiagnostik* **(Sonographie)** beruht darauf, daß Ultraschall durch menschliche Gewebe teils reflektiert, teils absorbiert und teils gestreut wird und dann mit Hilfe spezieller Sensoren und Geräte als Bild darstellbar ist.

Die Ultraschallwellen werden von einem speziellen Schallgeber **(Schallkopf)** produziert und *impulsförmig* oder als *Dauerschall* ausgesendet. Ein abwaschbares Gel dient als Kontaktmedium zwischen Schallkopf und Körperoberfläche des Patienten, um Luftbrücken zu vermeiden. Die von den Geweben reflektierten Schwingungen („Echos") werden dann durch den gleichen Schallkopf wieder aufgefangen. Eine aufwendige elektronische Weiterverarbeitung im Gerät liefert schließlich das Ultraschallbild.

A-, B- und M-Scan und Doppler-Verfahren

Folgende Verfahren werden unterschieden:

- Die **A-Bild-Methode** *(A-Scan, Amplituden-Scan)* ermöglicht eine *eindimensionale* Darstellung verschieden tiefer Gewebeschichten. Eine Darstellung von Bewegungen ist nicht möglich. Die A-Bild-Methode wird heute nur noch selten angewendet, z.B. manchmal zur vorgeburtlichen Bestimmung der kindlichen Kopfmaße
- Beim **B-Bild-Verfahren** *(B-Scan, Brightness-Scan, Helligkeits-Scan)* entsteht das typische *zweidimensionale* Schnittbild, das jeder Laie mit der Ultraschalldiagnostik gleichsetzt. Bei sehr kurzen Bildaufbauzeiten (*schneller B-Scan,* **Realtime-Scan**) können Bewegungsabläufe direkt beobachtet werden. Anwendungsbereiche des B-Bild-Verfahrens sind die Suche nach Erkrankungen und Tumoren im gesamten Abdominalbereich sowie die Kontrolluntersuchungen des Feten in der Schwangerschaft
- Das **Time-Motion-Verfahren** *(M-Scan)* ist die eindimensionale Form des B-Bild-Verfahrens und wird insbesondere in der *Echokardiographie* (Ultraschalluntersuchung des Herzens, ☞ 18.4.7) zur Darstellung von Bewegungen, z.B. der Herzklappen, eingesetzt
- Beim **Doppler-Verfahren** (im Gegensatz zu den vorgenannten Methoden ein *Dauerschallverfahren*) sendet der Schallkopf *kontinuierlich* Ultraschallwellen aus. Treffen diese auf eine sich bewegende Grenzfläche, z.B. die Membran eines Blutkörperchens, kommt es zur Reflexion von Wellen. Durch *Interferenz* (gegenseitige Beeinflussung, hier: Überlagerung) der ein- und ausfallenden Wellen entsteht ein Ton, der durch Verstärkung hörbar wird. In der **Angiologie** (Lehre von den Gefäßkrankheiten, ☞ Kapitel 19) dient der Doppler-Ultraschall der Beurteilung der Strömungsverhältnisse in Arterien oder Venen. Bei Schwangeren können die Herztöne des Kindes mit dem Doppler-Ultraschall überwacht werden.

Bei einer Ultraschalluntersuchung entsteht keine Strahlenbelastung. Daher können auch Schwangere nach heutigen Erkenntnissen ohne Bedenken und beliebig oft untersucht werden. Die Ultraschalluntersuchung ist schmerzlos. Werden Spezialschallköpfe zum Einführen in Vagina oder Rektum verwandt, empfinden viele Patienten die Untersuchung natürlich dennoch als unangenehm.

Pflege bei Ultraschalluntersuchungen

Ob besondere Pflegevorschriften zu beachten sind, hängt von dem zu untersuchenden Organ ab:

- Darmgasüberlagerungen erschweren die Beurteilbarkeit der Bauchorgane und machen sie in Extremfällen unmöglich. Daher dürfen am Vortag einer geplanten Ultraschalluntersuchung des Abdomens keine blähenden Speisen wie z.B. Kohl oder Hülsenfrüchte gegeben werden. Je nach Untersuchungszeitpunkt werden am Vortag oder am Untersuchungstag entblähende Medikamente (z.B. Sab simplex®) verabreicht. Zur Untersuchung bleibt der Patient nüchtern (Zeitdauer der Nahrungskarenz nach Anordnung)
- Ultraschalluntersuchungen werden *vor* Röntgenkontrastdarstellungen eingeplant, da auch das Kontrastmittel Barium, das insbesondere zur Darstellung des Magen-Darm-Trakts verwendet wird, die Darstellung behindert
- Manche Organe können besser durch Flüssigkeit als „Schallfenster" betrachtet werden. Daher sollten Patienten vor einer Ultraschalluntersuchung der Bauchorgane nüchtern bleiben, damit die Gallenblase gefüllt ist. Patienten vor Untersuchungen der Beckenregion (insbesondere der Harnblase und der weiblichen Geschlechtsorgane) sollten reichlich trinken und den Toilettengang aufschieben, damit die Harnblase gefüllt ist.
- Bei einer vaginalen Ultraschalluntersuchung der Unterbauchorgane muß die Harnblase jedoch leer sein
- Eine besondere Nachsorge ist nicht erforderlich. Viele Patienten empfinden es als angenehm, wenn ihnen nach der Untersuchung beim Abwischen des Gels geholfen wird und sie sich waschen können, um das (meist reichlich aufgetragene) Kontaktgel vollständig zu entfernen.

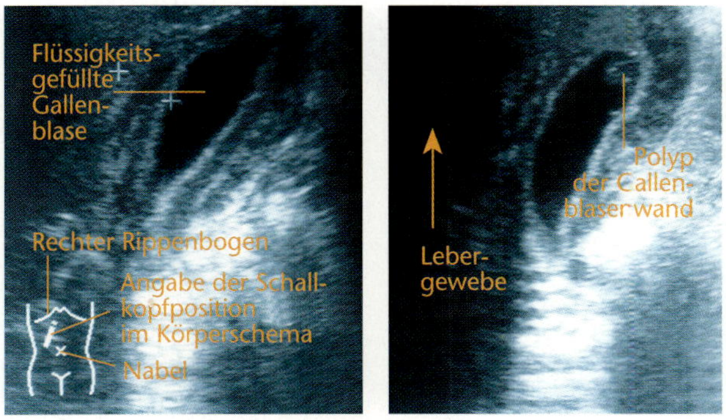

Abb. 9.48 (oben): Ultraschallbilder eines Gallenblasenpolypen (gutartiger Tumor der Gallenblasenwand). Im linken Schnittbild ist der Polyp nicht zu erkennen. Er stellt sich jedoch nach leichter Veränderung der Schallkopfposition dar. [T170]

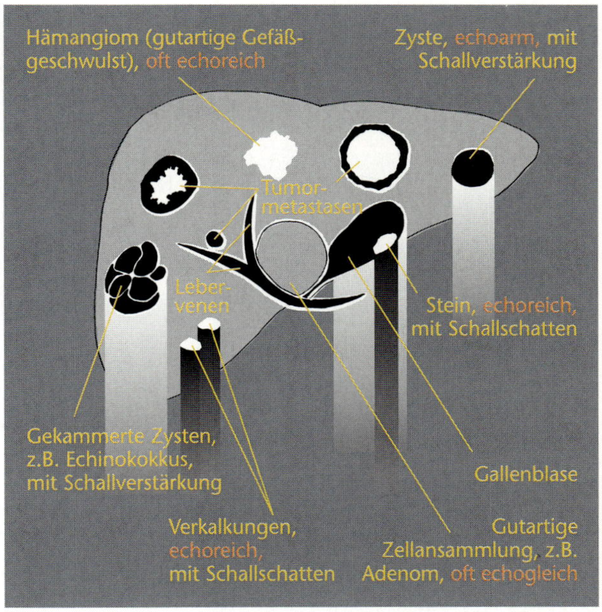

Abb. 9.49 (rechts): Schematische Darstellung typischer Ultraschallbefunde, hier in der Leber (echoarm = schwarz, echogleich = wie Lebergewebe, echoreich = hell). [L215]

9.7 Endoskopische Untersuchungen

Endoskopische Untersuchung: Direkte Betrachtung von Körperhöhlen oder -hohlräumen mittels spezieller, röhrenförmiger Instrumente **(Endoskope)**, die über optische Systeme mit Beleuchtung verfügen.

Diagnostische Endoskopien werden heutzutage in nahezu allen Fachdisziplinen durchgeführt (☞ Tab. 9.57). Bei entsprechenden Befunden können sich therapeutische Eingriffe anschließen, z.B. die Entfernung kleinerer Dickdarmpolypen (☞ 21.6.9) oder die Eröffnung der Papilla Vateri im Duodenum (☞ 22.3.2). Eine Kombination aus Endoskopie und Ultraschall stellt die *transösophageale Echokardiographie* (kurz **TEE,** ☞ 18.4.8) dar, bei der der Sonographie-Schallkopf in der Speiseröhre liegt. Blutgerinnsel der Vorhöfe oder Gefäßaussackungen in den oberen Aortenabschnitten können mit dieser Methode leichter erfaßt werden. Manche Endoskopien werden im OP durchgeführt, z.B. die diagnostische Laparoskopie, andere in speziell dafür eingerichteten Funktionsabteilungen, z.B. die Gastro- oder Rektoskopie. Dort wird der Patient während der Untersuchung von speziell dafür ausgebildetem Pflegepersonal betreut. Die Vorbereitung und Nachsorge des Patienten übernimmt das Stationspflegepersonal.

Minimal-invasive Chirurgie, ☞ 10.7.3

Vorbereitungen auf Station

- Die Endoskopie ist keine risikofreie Untersuchung. Insbesondere drohen Blutungen (v.a. nach Entnahme von Gewebeproben), Infektionen oder Perforationen. Grundsätzlich ist die Gefahr von Komplikationen bei diagnostischen Endoskopien geringer als bei therapeutischen Eingriffen. Der Patient muß vor der Untersuchung vom Arzt aufgeklärt werden. Daher Aufklärungsmaterial und Formulare zur Einverständniserklärung bereithalten
- Praktisch bei jeder Endoskopie wird eine Gewebeprobe (Biopsie) entnommen. Deshalb vorher Gerinnungsstatus überprüfen (Quick, PTZ, PTT, Thrombozytenzahl), evtl. Blutgruppe bestimmen und Erythrozytenkonzentrate kreuzen lassen (Arztanordnung)
- Vor einer Laparoskopie und allen therapeutischen Eingriffen venösen Zugang legen (lassen)
- Prämedikation je nach Anordnung verabreichen (v.a. bei Endoskopien in Allgemeinnarkose)
- Patienten zur Untersuchung nüchtern lassen (Mahlzeit für nach der Untersuchung aufheben). Kurz vor der Untersuchung Patienten bitten, die Toilette aufzusuchen und herausnehmbare Zahnprothesen zu entfernen
- Weitere Vorbereitungen je nach Art der Untersuchung und Arztanord-

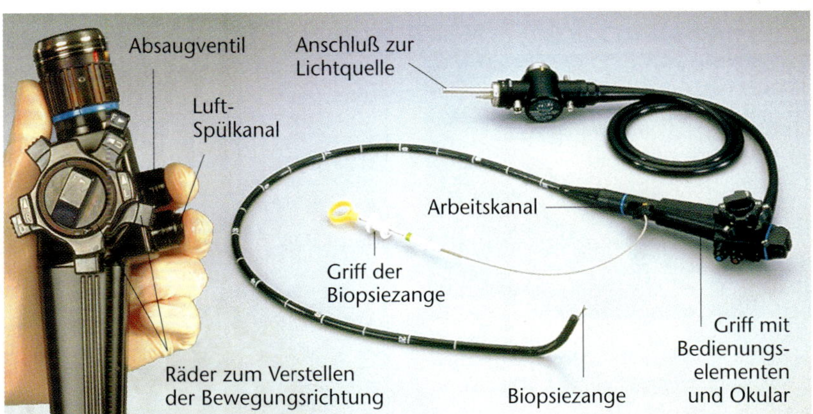

Abb. 9.50 – 9.51: Endoskop mit in den Arbeitskanal eingeschobener Biopsiezange. [V218]

Vergrößerung im linken Bildteil: Bedienungsteil eines Endoskops. [183]

Endoskopiewerkzeuge

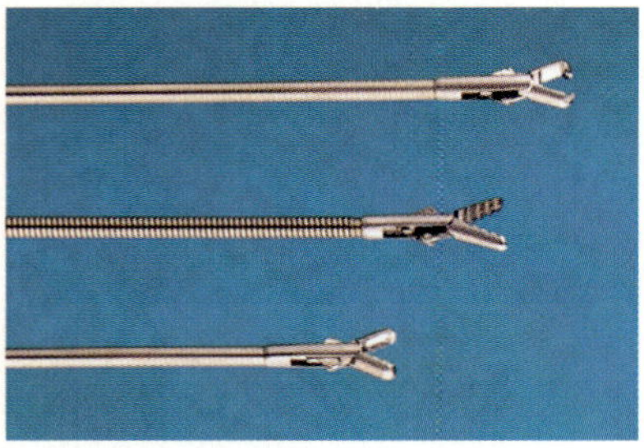

Abb. 9.52: Biopsiezangen mit verschieden geformten Branchen zur Entnahme von Gewebeproben. [V221]

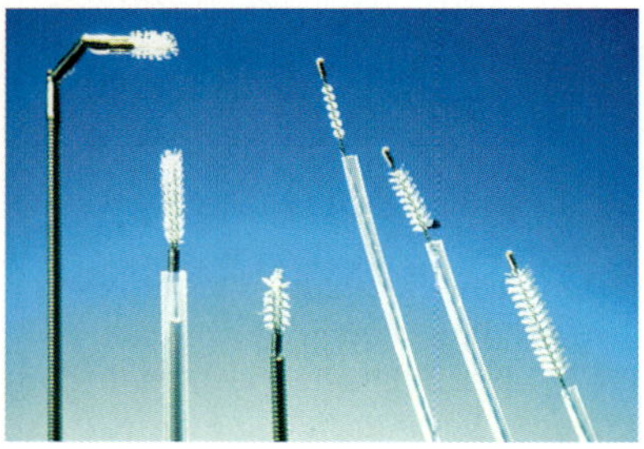

Abb. 9.53: Zytologiebürsten zur Entnahme von Zellmaterial von Schleimhautoberflächen (Abrasionszytologie), z.B. Bronchialepithel. [V218]

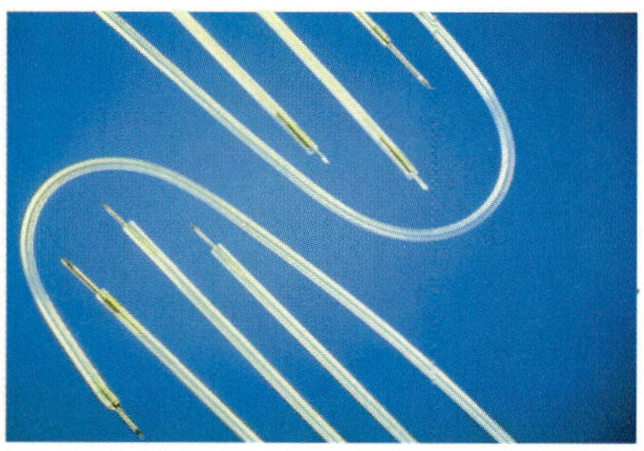

Abb. 9.54: Injektionsnadeln zur Injektion von blutstillender Flüssigkeit, z.B. bei blutendem Magengeschwür. [V214]

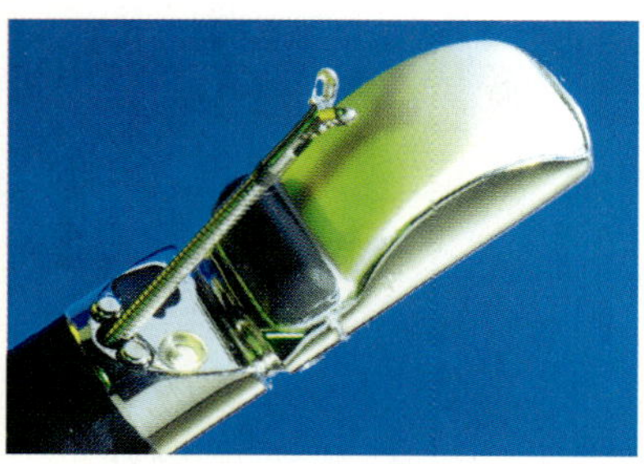

Abb. 9.55: Schallkopf für endoskopische Ultraschalluntersuchungen. Unter Ultraschallkontrolle kann z.B. die Tiefenausdehnung eines verdächtigen Gewebebezirks bestimmt und eine entsprechende Gewebeprobe mit der Biopsiezange entnommen werden. [V175]

nung durchführen, z.B. Abführen vor endoskopischen Darmuntersuchungen und Hautrasur vor perkutanen Endoskopien (Laparoskopie, Mediastinoskopie, Arthroskopie).

Nachsorge auf Station

- Patienten in Empfang nehmen, sich dabei beim Pflegepersonal der Endoskopieabteilung nach dem Untersuchungsverlauf bzw. den therapeutischen Maßnahmen, nach evtl. verabreichten Beruhigungsmitteln und beim Patienten nach seinem Befinden erkundigen
- Bettruhe nach Arztanordnung einhalten lassen
- Vitalzeichen und Allgemeinbefinden (Schmerzen, Übelkeit) überwachen. Nach Endoskopien des Magen-Darm-Traktes besonders auf Veränderungen des Abdomens wie z.B. zunehmende Spannung der Bauchdecke oder anale Blutungen achten (☞ auch Tab. 9.57)

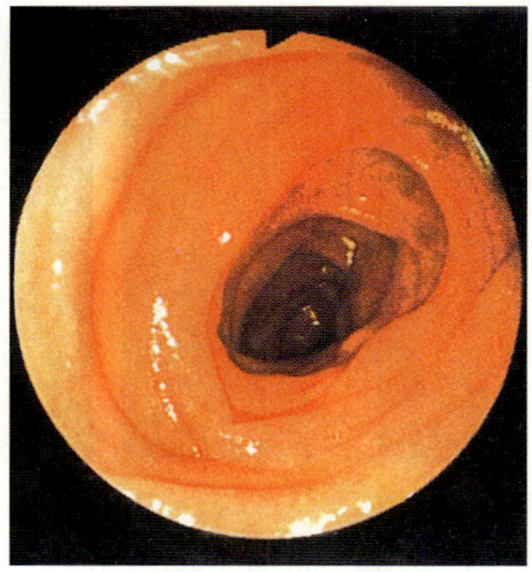

Abb. 9.56: Endoskopisches Bild eines normalen Jejunumabschnittes (Jejunum = oberer Dünndarm) mit den typischen ringförmigen Falten. [E119]

Untersuchung	Indikation (Bsp.)	Besonderheiten in der Pflege
Bronchoskopie (☞ 20.4.5)	Bronchialkarzinom	Patienten nach der Untersuchung auf Atembeschwerden und Blutungen aus den Atemwegen beobachten
Mediastinoskopie (☞ 20.4.5)	Mediastinaltumoren, Hiluslymphknotenveränderungen	Vor der Untersuchung Patienten wie zu einer kleinen Operation vorbereiten. Nach der Untersuchung Patienten mit leicht erhöhtem Oberkörper lagern. Nahrungskarenz über ca. 6 Std. einhalten lassen. Patienten besonders auf Atemnot, Heiserkeit, Nachblutungen und Infektionszeichen beobachten
Gastroskopie/ ERCP (☞ 21.3.4 bzw. 22.3.2)	Cholestase, Magengeschwür, -karzinom	Vor der Untersuchung evtl. Entschäumer geben (z.B. Endo-Paractol®). Nach der Untersuchung besonders auf Veränderungen des Abdomens achten (z.B. Spannung)
Rektoskopie (☞ 21.3.4)	Rektumtumoren	Vor der Untersuchung Abführmaßnahmen nach Vorschriften des Hauses durchführen. Nach der Untersuchung auf Blut im Stuhl achten
Koloskopie (☞ 21.3.4)	Kolontumoren	☞ Rektoskopie. Zusätzlich nach der Untersuchung auf Zeichen einer Darmperforation (☞ 21.3.4) achten
Laparoskopie (☞ 10.7.3)	Leberprozesse, gynäkologische Erkrankungen	Vorbereitungen wie bei kleinem operativen Eingriff. Nach der Untersuchung 4 – 6 Std. flach auf dem Rücken lagern, nach Biopsien Punktionsstelle durch Sandsack komprimieren. Für 6 Std. Nahrungskarenz einhalten lassen. Vitalzeichen (auch Temperatur) kontrollieren, auf Nachblutungen achten. Bei Bedarf Analgetika nach Arztanordnung verabreichen
Zystoskopie (☞ 31.5.9)	Blasentumoren	Vor der Untersuchung Dauerkatheter entfernen. Nach der Untersuchung darauf achten, ob der Patient spontan Wasser lassen kann und Urin auf Blut beobachten
Arthroskopie (☞ 27.3.4)	Unklare Gelenkbeschwerden	Vor der Untersuchung Patienten wie zu einer kleinen Operation vorbereiten. Nach der Untersuchung Gelenk kühlen und hochlagern (bzw. nach Arztanordnung lagern). Patienten auf Nachblutung und Infektionszeichen beobachten

Tab. 9.57: Übersicht über besondere Pflegemaßnahmen bei den wichtigsten endoskopischen Untersuchungen. [B200]

- Ggf. Punktionsstelle (Verband) auf Nachblutungen oder Entzündungszeichen kontrollieren
- Nach Narkose (z.B. bei Laparoskopie) und/oder Anästhesie des Rachenraumes darauf achten, daß der Patient für mehrere Stunden nichts ißt und trinkt (Dauer nach Arztanordnung).

9.8 Weitere invasive Diagnoseverfahren

9.8.1 Punktionen und Biopsien

Punktion: Einstechen mit spezieller Nadel in Gefäße, Körperhohlräume oder Organe, um normale oder krankhafte Körperflüssigkeiten oder Gewebe zu entnehmen (z.B. Schilddrüsenpunktion oder venöse Blutentnahme).

Viele Punktionen dienen (gleichzeitig) auch therapeutischen Zwecken, z.B. der Entlastung von einem Pleuraerguß (☞ 20.11.2) oder Aszites (☞ 22.2.2), der Spülung von Körperhöhlen oder dem Einbringen von Medikamenten.

Biopsie: Entnahme einer Gewebeprobe am lebenden Patienten. Dabei können aus dem Gewebeverband herausgelöste *Zellen* (z.B. *Aspirationsbiopsie*) oder *Gewebestücke* entnommen werden (z.B. Magen- oder Darmbiopsien bei Endoskopien).

Komplikationen

Bei jeder Punktion und Biopsie sind Komplikationen möglich.

Grundsätzlich sind oberflächliche Eingriffe mit weniger Gefahren behaftet als tiefer reichende Punktionen und Biopsien wie die Nieren- oder Leberbiopsie. Solche Eingriffe sollten möglichst unter endoskopischer, röntgenologischer oder sonographischer Kontrolle erfolgen, um Organverletzungen zu vermeiden.

Die pflegerischen Anforderungen sind sehr verschieden und werden in den entsprechenden Kapiteln abgehandelt.

9.8.2 Laparotomie und andere offene Operationen

Manchmal kann die Erkrankung des Patienten trotz aller nichtinvasiven

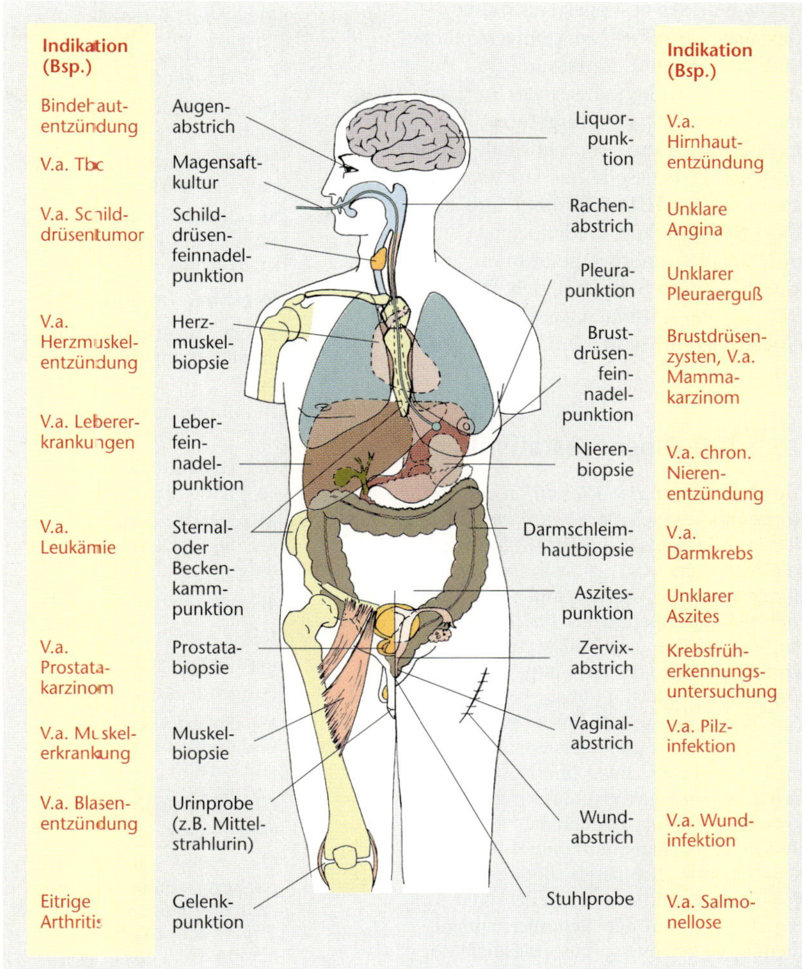

Abb. 9.58: Die häufigsten Punktionen, Biopsien und Abstriche. Weitere Punktionen und Biopsien sind im Rahmen endoskopischer Untersuchungen (☞ 9.7) möglich. [L215]

oder wenig belastenden invasiven Diagnoseverfahren nicht zweifelsfrei aufgeklärt werden. Häufig kann beispielsweise nicht festgestellt werden, ob ein Tumor gut- oder bösartig ist. Dann ist eine **Laparotomie,** d.h. eine Eröffnung des Bauchraums, oder eine andere offene Operation erforderlich. Meist erfolgt in der gleichen Sitzung auch die Therapie, z.B. die Entfernung des Tumors. Die Vorbereitung des Patienten hängt von der Verdachtsdiagnose ab und entspricht denjenigen für die größere Operation. Auch die Aufklärung durch den Arzt berücksichtigt die Komplikationsmöglichkeiten bei der größtmöglichen Operation. Manchmal ist eine Operation rein diagnostisch, etwa zur Bestimmung der Ausdehnung eines bösartigen Tumors (*Staging*) oder zur Beurteilung des Therapieerfolgs, z.B. *Second-look-Operation* nach Behandlung eines Eierstocktumors.

9.9 Diagnoseklassifikationen und Diagnoseschlüssel

Diagnoseschlüssel: Klassifikations- (= Einordnungs-) System für Krankheiten.

In den letzten Jahrzehnten wurden die Diagnosemethoden und Therapieverfahren immer mehr verfeinert. Durch die zunehmende Mobilität der Menschen müssen immer öfter Krankenakten aus weit entfernten Orten angefordert werden. Ärzte möchten auf internationalen Kongressen die verschiedenen Therapiemethoden miteinander vergleichen. Auch die Risikoabschätzung bestimmter Technologien für die Bevölkerung erfordert zuverlässige und einheitliche Diagnosestatistiken. Um diesen gesteigerten Kommunikationsbedürfnissen zu genügen, aber auch zur Leistungserfassung im Bereich der Krankenhäuser im Rahmen der Gesundheitsstrukturgesetze, wurden nationale und internationale Diagnoseschlüssel geschaffen. Die wichtigsten sind der **ICD-Schlüssel** und das **TNM-System.** Für medizinische Eingriffe, insbesondere Operationen, existieren weitere Schlüssel, z.B. **ICPM-GE** (= International Classification of Procedures in Medicine, Genon Edition).

9.9.1 ICD-Diagnosestatistik

Die *Internationale Klassifikation der Krankheiten* (engl. *International Classification of Diseases, Injuries and Causes of Death,* kurz **ICD**) ist seit 1968 für die Bundesrepublik Deutschland verbindliches Schlüsselverzeichnis der Krankheiten, Verletzungen und Todesursachen. Sie wird regelmäßig von der Weltgesundheitsorganisation (WHO) überarbeitet. Zur Zeit ist die zehnte Version in Erprobung (ICD 10). Die Diagnoseschlüssel bestehen aus bis zu sechs Zahlen und Buchstaben. In den Krankenhäusern müssen die Ärzte sowohl die Haupt- als auch die Nebendiagnosen eines Patienten mit Hilfe eines ICD-basierten Schlüssels kodieren (zur Zeit überwiegend auf Basis des ICD 9). Hierzu liegen auf den Stationen entsprechende Verzeichnisse aus. Beispiele für die Kodierung sind:

- Akuter Herzinfarkt: 410
- Harnwegsinfekt: 599.0
- Diabetes mell., Typ I, insulinpflichtig: 250.1.1.

Problematisch am ICD sind die fehlende Eindeutigkeit (bestimmte Diagnosen, z.B. Herzrhythmusstörungen, lassen sich unterschiedlich kodieren) sowie die fehlende Präzision (z.B. bei Tumoren). Für die Mund-, Zahn- und Kieferheilkunde sowie die Onkologie wurde der ICD den Erfordernissen des Fachgebiets angepaßt.

9.9.2 TNM-System

Das **TNM-System** ist eine von der *Union internationale contre le Cancer* (kurz **UICC**) erarbeitete Stadieneinteilung bösartiger Tumoren nach einheitlichen, nachvollziehbaren Zuordnungskriterien. Da Stadium und Verlauf von Tumoren genau beschrieben werden können, erleichtert es die ärztliche Kommunikation. Allerdings können vor allem hämatologische Erkrankungen, z.B. die *Non Hodgkin-* und *Hodgkin-Tumoren,* nicht befriedigend erfaßt werden, so daß für diese bösartigen Erkrankungen andere Stadieneinteilungen bestehen (z.B. „Kieler Klassifikation“, ☞ 24.8.2).

T	*Primärtumor*
Tis	Nichtinvasives Karzinom *(Carcinoma in situ)*
T0	Keine Anhaltspunkte für Primärtumor
T1, T2, T3, T4	Zunehmende Größe und Ausdehnung des Primärtumors
TX	Mindesterfordernisse zur Erfassung des Primärtumors nicht erfüllt
N	***Regionale Lymphknoten***
N0	Keine Anhaltspunkte für regionale Lymphknotenbeteiligung
N1, N2, N3	Befall regionaler Lymphknoten
N4	Befall nichtregionaler Lymphknoten
NX	Mindesterfordernisse zur Erfassung von Lymphknotenbeteiligung nicht erfüllt
M	***Metastasen***
M0	Keine Anhaltspunkte für Fernmetastasen
M1	Fernmetastasen vorhanden
MX	Mindesterfordernisse zur Erfassung von Fernmetastasen nicht erfüllt
G	***Histopathologisches Grading***
G1, G2, G3	Gut, mäßig, schlecht differenziert (je höher die Gradzahl, desto unähnlicher ist der Tumor dem Ursprungsgewebe und desto bösartiger ist er)
G4	Undifferenziert
GX	Differenzierungsgrad kann nicht bestimmt werden

Tab. 9.59: Das TNM-System (☞ oben) zur Stadieneinteilung von Tumoren nach der UICC (Internationale Union gegen Krebs). [B200]

Die Kernpunkte des TNM-Systems sind:

- **T** für Tumor: Ausdehnung des Primärtumors
- **N** für Nodulus: Fehlen oder Vorhandensein regionärer Lymphknotenmetastasen
- **M** für Metastasen: Fehlen oder Vorhandensein von Fernmetastasen.

Das Wissen über die Tumorausdehnung hängt immer auch von der Wahl der diagnostischen Methode ab. Bei unauffälligem klinischen Untersuchungsbefund können spezielle technische Untersuchungen wie beispielsweise Ultraschall oder Endoskopie krankhafte Befunde ergeben, und die histologische Aufarbeitung eines Lymphknotens kann winzige Tumormetastasen nachweisen, wenn der entnommene Lymphknoten mit bloßem Auge betrachtet unauffällig war. Daher wurden zusätzliche Kürzel in das TNM-System mit aufgenommen, deren Benutzung aber nicht zwingend vorgeschrieben ist:

- **TNM/pTNM:** Klinische/postoperative (= p) histopathologische Klassifikation
- **Präfix y:** Mit anderer Therapieform vorbehandelt
- **Präfix r:** Rezidive (z.B. rTNM/rpTNM)
- **C-Faktor** (C = certainty): Zuverlässigkeit des verwendeten diagnostischen Verfahrens; von C1 (klinische Untersuchung) bis C5 (Autopsie). Beispielsweise T3C2, N2C1, pM0C2.

9.10 Alternative diagnostische Verfahren

☑ Die angewandten Diagnoseverfahren sind immer abhängig von der Krankheitsauffassung und den Heilmethoden, die der Untersucher (und der Patient) einzusetzen gedenkt.

Die bisher aufgeführten Diagnoseprinzipien beruhen auf den Grundlagen der sog. **Schulmedizin.** Ein Geisterheiler, der alle körperlichen oder seelischen Erkrankungen auf Besessenheit durch Dämonen zurückführt, muß diese in unserer Gesellschaft weitgehend akzeptierten Methoden zwangsläufig für völlig untauglich halten.

In der **naturheilkundlichen Diagnostik** stehen oft diagnostische Methoden im Vordergrund, die eine Störung des Gleichgewichts verschiedener Kräfte im Patienten selbst oder zwischen Patient und Umwelt nachweisen sollen.

Häufig wird dieses Ungleichgewicht durch sehr sorgfältige Anamneseerhebungen diagnostiziert, so etwa in der Homöopathie und der traditionellen chinesischen Medizin. Hinzu treten Diagnoseverfahren, bei der der Untersucher die Störungen durch direkte körperliche Wahrnehmung feststellt (z.B. „Irisdiagnostik“). Es werden aber auch technische Untersuchungen zu Hilfe genommen. So werden bei der Elektroakupunktur ebenso elektrische Phänomene gemessen wie bei EKG und EEG, die Deutung ist jedoch eine ganz andere.

Naturheilkundliche Therapien, ☞ *10.14*

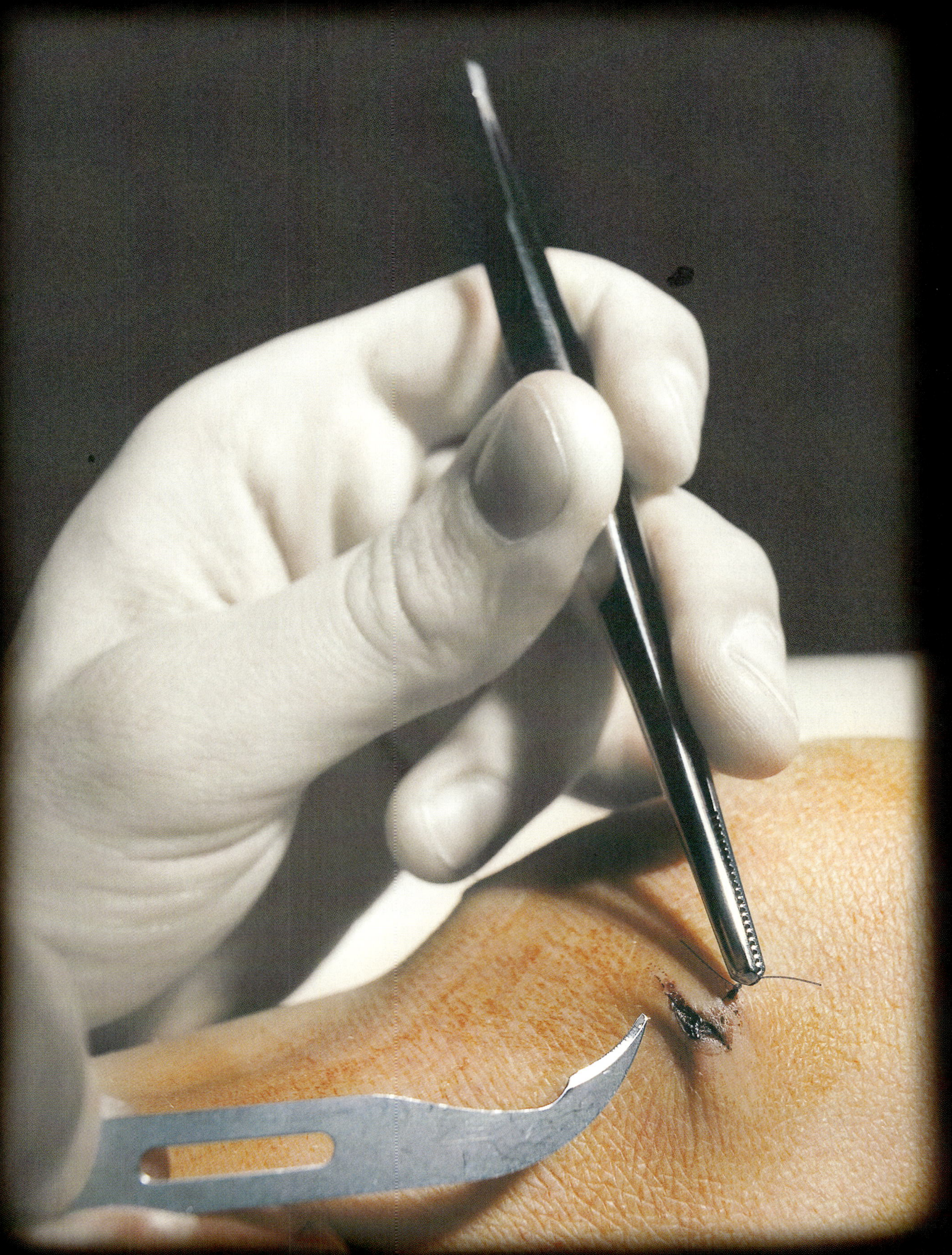

Heilmethoden und Aufgaben der Pflegenden bei der Therapie

10

Übersicht

10.1 Therapeutische Strategien

Therapie (griech. *therapeia* = Dienst, Pflege, Heilung): Krankenbehandlung und -heilung.

Ziel einer jeden Therapie ist es, die Krankheit des Patienten zu heilen **(kurative Therapie)** oder wenigstens zu bessern. Viele Krankheiten sind jedoch auch heute nicht befriedigend in ihrem Verlauf zu beeinflussen. Dann soll eine **palliative Therapie** die Beschwerden des Patienten lindern, seine *Lebensqualität* verbessern und die ihm verbleibende *Lebenszeit* verlängern. Voraussetzung jeder sinnvollen Therapie ist das Vorliegen einer Diagnose oder zumindest einer Verdachtsdiagnose (☞ 9.1).

An einer erfolgreichen Therapie wirken – von Bagatellfällen abgesehen – immer mehrere medizinische Berufe mit. Die ärztliche Behandlung ist also nur ein Teilaspekt der Therapie. Massagen, bewegungstherapeutische Übungen und umfassende Pflege des Kranken, die sowohl die körperlichen Belange des Patienten als auch seine psychischen Bedürfnisse nach menschlicher Wärme und Sicherheit erfüllt, sind für eine erfolgreiche Behandlung unabdingbar.

Rehabilitation, ☞ 10.11

Die **Behandlungsnotwendigkeit** ergibt sich aus der Art, der Schwere und dem Erfahrungswissen über den Verlauf und die drohenden Komplikationen der vorliegenden Erkrankung.

Indikationsstellung

Bevor eine Therapieform festgelegt wird, muß der Therapeut entscheiden, ob eine Behandlung überhaupt notwendig ist.

Diese Überlegungen führen zur **Indikationsstellung. Eine Indikation** *(Heilanzeige)* ist dann gegeben, wenn eine bestimmte diagnostische oder therapeutische Maßnahme notwendig ist.

Eine **absolute Indikation** liegt vor, wenn die Behandlung zwingend erforderlich ist (z.B. die Operation bei akuter Appendizitis,☞ 21.6.6). Ein Sonderfall der absoluten Indikation ist die **vitale Indikation,** bei der das Leben des Patienten gefährdet ist. Hier *muß* auch gegen den Willen des Patienten (etwa bei Selbstmordgefahr) bzw. ohne dessen Einwilligung (etwa bei Bewußtlosigkeit infolge eines schweren Unfalls) therapiert werden (☞ unten).

Eine **relative Behandlungsindikation** ist gegeben, wenn nur eine bedingte Gefährdung des Patienten besteht oder ein Heilverfahren nur bedingt (etwa nur in der Hälfte der Fälle) Erfolg verspricht. Dann müssen die Nebenwirkungen der jeweiligen Therapie und evtl. weitere Therapieformen sorgfältig abgewogen werden.

Wahl der geeigneten Therapieform

Oft stehen für eine Erkrankung mehrere Behandlungsmöglichkeiten zur Verfügung. So können manche Knochenbrüche *(Frakturen)* sowohl durch eine Operation als auch durch eine konservative Therapie behandelt werden, z.B. Schienung der Fraktur und Ruhigstellen der Gelenke durch einen Gips.

Maßgeblich für die Wahl der Therapieform sind die möglichen Nebenwirkungen, die Behandlungsdauer und die Einschränkungen, die die Therapie vom Patienten erfordert. Liegen **Kontraindikationen** *(Gegenanzeigen)* vor, darf die jeweilige Behandlung nur mit besonderer Vorsicht **(relative Kontraindikation)** oder gar nicht **(absolute Kontraindikation)** angewandt werden.

Die verschiedenen Therapieformen können nach zahlreichen Kriterien unterschieden werden:

- Je nachdem, wie weit die körperliche Unversehrtheit des Patienten erhalten bleibt, spricht man von einer **nichtinvasiven** *(konservativen)* oder **invasiven** *(operativen)* **Therapie** (☞ 10.7)
- **Spezifische Maßnahmen** sind speziell auf die vorliegende Erkrankung zugeschnitten (z.B. Operationen oder die Gabe eines Antibiotikums, das gezielt gegen einen bestimmten Erreger wirkt)
- **Allgemeinmaßnahmen** schaffen günstige Bedingungen für die Heilung und stärken den Organismus und seine Abwehrkräfte. Wichtige Allgemeinmaßnahmen in der Pflege sind beispielsweise das Überwachen der verordneten Bettruhe, Vermeiden von Lärm, psychische Begleitung des Patienten und Schaffen einer freundlichen Atmosphäre
- Die **kausale** Behandlung richtet sich gegen die Krankheitsursache (z.B. eine Zahnsanierung oder -entfernung). **Symptomatische** Behandlungsformen bekämpfen dagegen lediglich die Krankheitszeichen *(Symptome)*. So wirken beispielsweise Schmerztabletten symptomatisch gegen Zahnschmerzen.

Der **Therapiefortschritt** wird in Abhängigkeit von Erkrankung und Patient in regelmäßigen Abständen kontrolliert. Führt die Behandlung nicht zum gewünschten Erfolg, müssen sowohl Therapie als auch Diagnose neu überdacht werden. **Therapieversagen** kann viele Gründe haben, von denen die oft angeschuldigte *mangelnde Mitarbeit* des Patienten bei Therapiemaßnahmen **(Non-Compliance)** nur einer ist.

Rechtliche Grundlagen einer Behandlung

Einwilligung zur OP, ☞ 10.7.1

Die Entscheidungsbefugnis über die Behandlung liegt *immer* beim Patienten selbst und nicht beim Arzt. Aufgabe des Arztes ist es, den Patienten zu beraten und ihm eine Entscheidung zu ermöglichen, indem er ihm alle notwendigen Informationen zur Verfügung stellt. Nur in folgenden Ausnahmefällen darf ohne Einwilligung des Patienten behandelt werden:

- Bei *Selbst-* oder *Fremdgefährdung*, etwa wenn ein psychisch Kranker droht, sich und/oder andere umzubringen
- Bei *Bewußtlosigkeit* in Akutsituationen (*Geschäftsführung ohne Auftrag*, § 680 Bürgerliches Gesetzbuch), etwa wenn ein bewußtloses Unfallopfer dringend operiert werden muß. Dann wird dem Bewußtlosen als „mutmaßlicher Wille“ der Wunsch zu überleben unterstellt. Dies gilt auch für Patienten nach Suizidversuchen (Suizid = Selbsttötung, ☞ 36.12)
- Bei *Kindern* (älteren Kindern ist jedoch ein angemessenes Mitspracherecht einzuräumen). Generell muß bei Kindern die Einwilligung der Sorgeberechtigten, also in der Regel der Eltern, eingeholt werden (☞ Kapitel 13). Verweigern diese die Zustimmung zur Behandlung und kann eine Entscheidung des Vormundschaftsgerichts aufgrund der Dringlichkeit der Situation nicht abgewartet werden, darf der Arzt die Behandlung vornehmen
- Bei älteren oder psychisch kranken Menschen in *Pflegschaft*, also bei Personen, die als unfähig gelten, wohlüberlegte Entscheidungen zu treffen. Vergleichbar der Situation bei Kindern ist dann der Vormund des Kranken zustimmungspflichtig.

Sonderfall: Therapiestudien

Sonderfall einer Therapie ist die Behandlung im Rahmen von **Therapiestudien** zur Arzneimittelzulassung (jedes Arzneimittel muß, bevor es in den Handel kommt, verschiedene Testphasen durchlaufen) oder wissenschaftlichen Kontrollstudien zur kritischen Überprüfung von Therapieverfahren. Dabei soll festgestellt werden, ob ein neues Behandlungsverfahren wirksam bzw. wirksamer als die bisher etablierten Therapieverfahren ist. Das zu erprobende Medikament wird meist mit einem *Scheinmedikament* (**Placebo,** ☞ 10.2.1) oder einer Standardtherapie verglichen. Der Patient muß zuvor nach umfassender Aufklärung seine schriftliche Zustimmung zu der Behandlung gegeben haben.

10.2 Arzneimitteltherapie

Bereits in grauer Vorzeit war den Menschen die lindernde Wirkung bestimmter Kräuter bekannt. Pflanzenkundige sammelten diese Heilpflanzen, um daraus Tinkturen, Arzneitees, Heilpulver oder Umschläge zu bereiten. Heute hat die **Arzneimitteltherapie** *(Pharmakotherapie)* die Grenzen des Pflanzenreichs längst überschritten und verwendet tierische, menschliche, halbsynthetische und synthetische Substanzen, um daraus über 100 000 (in Deutschland zugelassene) Wirkstoffzubereitungen zu produzieren.

10.2.1 Definition eines Arzneimittels

> **Arzneimittel** (engl. *drug*): Jeder Stoff und jedes Stoffgemisch zu diagnostischen Zwecken oder zur Verhütung oder Behandlung von Erkrankungen.

Ein Arzneimittel besteht in der Regel aus einem oder mehreren **Wirkstoffen** sowie **Hilfsstoffen.** Wirkstoffe können nicht nur chemische Elemente oder Verbindungen sein, sondern auch Pflanzen oder Pflanzenteile sowie Bestandteile oder Stoffwechselprodukte von Tieren, Bakterien oder Viren. Die Hilfsstoffe dienen beispielsweise der Konservierung des Arzneimittels oder verändern die Resorption der Wirksubstanz.

Ausnahme ist das **Placebo** *(Plazebo, Scheinmedikament)*, das keine Wirkstoffe enthält. Es besteht meist aus Milchzucker und sieht „echten“ Tabletten täuschend ähnlich. Eine Placebo-Injektion ist z.B. durch Einspritzen von Kochsalzlösung (NaCl 0,9%) möglich. Placebos werden bei kontrollierten klinischen Studien im Rahmen der Arzneimittelprüfung gegeben oder bei psychischer Fixierung eines Patienten auf eine „Tablette”, wenn diese medizinisch nicht notwendig ist. Ob das Placebo „wirkt”, hängt u.a. von der Art der Grunderkrankung und der Persönlichkeit des Patienten – und des Verabreichers – ab. Die Gabe von Placebos im klinischen Alltag ist umstritten. Auf jeden Fall bedarf ein Placebo wie ein „richtiges“ Medikament der ärztlichen Verordnung.

Während **Arzneirezepturen** individuell in der Apotheke hergestellt werden, handelt es sich bei **Fertigarzneimitteln** *(Arzneimittelspezialitäten, Arzneimittelpräparaten)* um industriell hergestellte Fertigmedikamente. Diese machen heute den größten Teil der verordneten Arzneimittel aus.

Als **Drogen** wurden ursprünglich heilmittelhaltige, getrocknete Pflanzen oder Pflanzenteile bezeichnet. Heute umfaßt der Begriff in der Regel Arzneimittel, die zu *Abhängigkeit* (Sucht, ☞ 36.6) führen können, die sog. *Rauschdrogen* und Alkohol.

10.2.2 Arzneimittelgesetz

Den Umgang mit Arzneimitteln regelt das **Arzneimittelgesetz** (kurz *AMG*). Es enthält Vorschriften über die Herstellung, Zulassung, Kontrolle, Verschreibung und Abgabe von Arzneimitteln sowie die Produkthaftung des Herstellers. Im Alltag sind vor allem die Vorschriften über die Verschreibung und Abgabe der Arzneimittel von Bedeutung:

- **Freiverkäufliche Arzneimittel** (z.B. Mund- und Rachendesinfektionsmittel, bestimmte pflanzliche Tees und Tabletten oder Mineralstoffpräparate) sind nicht nur in Apotheken, sondern auch in Drogerien und (zum Teil) Supermärkten erhältlich. Sie können von jedermann ohne Kontrollen gekauft werden
- **Apothekenpflichtige Arzneimittel** dürfen nur in Apotheken verkauft werden, unterliegen aber ansonsten keinen Abgabekontrollen. Sie sind die typischen Medikamente zur Selbstmedikation (scheinbar) leichter Erkrankungen. Charakteristische Beispiele sind Schmerzmittel wie Azetylsalizylsäure und Paracetamol (☞ Pharma-Info 16.5 und 25.16), Abführmittel (☞ Pharma-Info 21.58) oder Baldrianpräparate zur Beruhigung. Dieser freie Zugang bedeutet aber nicht, daß die Mittel „harmlos" sind. Insbesondere bei längerer Anwendung können ernste Schäden auftreten (z.B. Nierenfunktionsstörungen bei langjähriger Schmerzmitteleinnahme, ☞ 31.8.9)
- **Verschreibungspflichtige** *(rezeptpflichtige)* **Arzneimittel**, z.B. Antibiotika, werden vom Apotheker nur auf Vorlage einer schriftlichen ärztlichen Verordnung (eines *Rezepts*) abgegeben, da diese Medikamente bei unkontrollierter Einnahme erfahrungsgemäß relativ häufig zu Schäden führen
- **Verschreibungsfähige Betäubungsmittel** wie beispielsweise Morphium oder Pentazocin (etwa Fortral®, ☞ Tab. 10.9) werden nur auf eine besondere **Betäubungsmittelverordnung** (☞ 10.2.12) und nur bis zu einer bestimmten Maximalmenge abgegeben.

10.2.3 Arzneimittelnamen

Drei Namen für ein Medikament

Jedes Medikament hat in der Regel drei Namen:

- Den **chemischen Namen:** Die genaue chemische Bezeichnung der Substanz, z.B. 2-Acetoxybenzoesäure, ist in erster Linie für den Apotheker und den Chemiker interessant
- Den **Freinamen** *(generic name):* Der Freiname, im oben genannten Beispiel Azetylsalizylsäure, geht dem Geübten bereits leicht von der Zunge und entspricht meist der chemischen Kurzbezeichnung der Substanz
- Den **Handelsnamen** *(Präparatenamen):* Unter dieser Bezeichnung wird das Medikament vom jeweiligen Hersteller vertrieben. Der Handelsname ist auf Dauer, die Zusammensetzung des Medikaments patentrechtlich für 20 Jahre ab Anmeldung geschützt. Danach kann jede andere Firma das Medikament „kopieren" und unter eigenem Handelsnamen in den Handel bringen. Der Handelsname ist durch ein ® (**R**egistered trade mark = eingetragenes Warenzeichen) gekennzeichnet. Beispiele für Handelsnamen sind Aspirin® oder ASS ratiopharm®.

Namenszusätze

Viele Präparate tragen **Namenszusätze,** die auf besondere Eigenschaften des Medikaments hinweisen:

- *Zahlen* geben häufig den Wirkstoffgehalt pro Tablette oder Ampulle an. So enthält etwa eine Tablette Aspirin® 100 100 mg Azetylsalizylsäure, eine Tablette Aspirin® 300 dagegen 300 mg
- Die Zusätze *mite* (z.B. Lanitop® mite) oder *minor* (z.B. Digimerck® minor) weisen auf eine geringere Dosis, der Zusatz *forte* (z.B. Eusaprim® forte) auf eine höhere Dosis verglichen mit dem zuerst auf dem Markt erschienenen Präparat hin
- *Depot* (z.B. Fluanxol® Depot) oder *retard* (z.B. Isoket® retard) bedeuten meist eine verzögerte und/oder verlängerte Wirkung der Präparate, z.B. durch einen magensaftresistenten Überzug bei Tabletten
- Präparate mit dem Zusatz *Mono* enthalten in der Regel nur einen Wirkstoff (z.B. Codicaps® Mono). Dagegen stellen Präparate mit den Zusätzen *compositum* (kurz *comp.*, z.B. Paracetamol comp.® Stada) oder *plus* (z.B. Buscopan® plus) meist eine Kombination mehrerer Wirksubstanzen dar.

> **Vorsicht!**
> Viele Arzneimittel sind entsprechend ihrer Zusammensetzung mit *und* ohne Namenszusätze(n) erhältlich. Um Verwechslungen zu vermeiden, bemühen sich die Hersteller um ein anderes Aussehen der Verpackung und der Tabletten. Dies gelingt aber nicht immer. Beim Richten der Medikamente ist also die schriftliche Anordnung des Medikamentes sorgfältig zu lesen und die Verpackung – und ggf. auch die Tablette – auf die Anordnung hin zu prüfen.
> Um sich jederzeit über mögliche Nebenwirkungen des Medikamentes informieren zu können, wird der Beipackzettel in der Arzneimittelpackung belassen, bis die letzte Tablette aufgebraucht ist.

Verlaß ist auf die Namenszusätze nicht! *Long* und *Spezial* können z.B. sowohl eine erhöhte Dosis (etwa bei ACC® long, Hydergin® spezial) als auch eine Kombination aus erhöhter Dosis und retardierter Zubereitung (etwa bei Bufedil® long) als auch eine Kombination aus erhöhter Dosis und zusätzlichem Wirkstoff (etwa bei ergo sanol® spezial) bedeuten.

10.2.4 Pharmakokinetik und Pharmakodynamik

Die Lehre von den Wechselwirkungen zwischen Arzneistoffen und Organismus wird als **Pharmakologie** *(Arzneimittelkunde)* bezeichnet. Die Pharmakologie wird unterteilt in:

- **Pharmakokinetik,** das heißt die Lehre von der *Resorption* (Aufnahme), Verteilung, Verstoffwechselung und *Elimination* (Ausscheidung) des Arzneistoffes im Körper („was macht der Körper mit der Substanz?", ☞ auch Abb. 10.1)
- **Pharmakodynamik,** die sich mit den (erwünschten und unerwünschten) Wirkungen eines Arzneistoffes auf den Organismus befaßt („was macht die Substanz mit dem Körper?".

Diese Vorgänge laufen nicht bei jedem Patienten gleich ab und werden z.B. durch Alter, Erkrankungen oder andere Medikamente beeinflußt. Insbesondere bei alten Menschen, Leber- und

Nierenkranken kann die Ausscheidung des Medikaments so beeinträchtigt sein, daß sich die Substanz im Körper anreichert **(kumuliert).** Bei einem Medikament mit geringer therapeutischer Breite (☞ unten) entwickeln diese Patienten bei „Normaldosierung" innerhalb kurzer Zeit Vergiftungserscheinungen (☞ 14.4.2 und Abb. 14.14).

Therapeutische Breite: Dosisunterschied zwischen der zur Erzielung der therapeutischen Wirkung erforderlichen Dosis und derjenigen, die gefährliche Überdosierungserscheinungen nach sich zieht. Es bedeuten:

- *Große therapeutische Breite* = „sicheres" Medikament
- *Geringe therapeutische Breite* = relativ risikoreiches Medikament mit ggf. erhöhtem Überwachungsbedarf des Patienten bezüglich möglicher Nebenwirkungen.

10.2.5 Arzneimittelnebenwirkungen

Bei jeder Arzneimitteltherapie können **Nebenwirkungen** auftreten. Diese sind oft subjektiv störend, aber harmlos. Gelegentlich führen sie aber zu ernsten Organschäden, z.B. zum Gehörverlust oder zur Einschränkung der Blutzellbildung, oder zu einer Wirkungsverminderung des Medikaments, etwa, wenn das Medikament Erbrechen auslöst und dann nicht mehr aus dem Magen-Darm-Trakt resorbiert wird.

Inwieweit Nebenwirkungen toleriert werden (müssen), hängt auch von der Grunderkrankung des Patienten ab. Während man ein Präparat gegen leichte Befindlichkeitsstörungen beim Auftreten von Nebenwirkungen in der Regel absetzt, müssen bei lebensbedrohlichen Erkrankungen, etwa schweren Infektionen oder Tumorleiden, auch ernste Nebenwirkungen in Kauf genommen werden.

Die Nebenwirkungen eines Medikaments sind aus dem *Beipackzettel* ersichtlich. Aus juristischen Gründen sind hier aber auch sehr seltene und wenig praxisrelevante Nebenwirkungen vermerkt, so daß es sich empfiehlt, zusammen mit dienstälteren Pflegekräften und Ärzten für die am meisten verordneten Medikamente auf Station einen eigenen „Nebenwirkungszettel" mit den häufigsten Nebenwirkungen zu erstellen.

Unabhängig von diesen *substanzspezifischen* Nebenwirkungen kann der Patient auf jedes Medikament mit einer *Allergie* (☞ 29.4) reagieren, und zwar nicht nur gegen den Wirkstoff selbst, sondern auch gegen die in der jeweiligen Zubereitung enthaltenen Hilfsstoffe. Glücklicherweise zeigen sich die meisten Allergien durch relativ harmlose Erscheinungen wie z.B. Hautausschläge. Es kann aber auch zu einer allergischen Sofortreaktion bis hin zum anaphylaktischen Schock kommen (☞ 38.5.1, 29.4.1), insbesondere bei parenteraler Gabe eines Medikaments.

Für die Pflegenden bedeutet dies, daß sie jeden Patienten mit einer Arzneimitteltherapie sorgfältig auf das Auftreten von Nebenwirkungen beobachten. Treten „neue" Befindlichkeitsstörungen auf, werden diese nicht kritiklos auf die Grunderkrankung zurückgeführt, sondern stets auf einen Zusammenhang mit der Arzneitherapie überprüft, d.h. der Arzt wird über die beobachteten neuen Symptome informiert und ordnet ggf. ein anderes Medikament an.

10.2.6 Arzneimittelformen

Viele Arzneimittel sind in verschiedenen **Arzneimittelformen** *(Zubereitungen)* erhältlich, z.B. als Tablette zum Schlucken, als Granulat zum Auflösen oder als Injektionslösung zur parenteralen Gabe (☞ Tab. 10.3 und 10.4). Verträgt ein Patient eine bestimmte Arzneimittelform nicht, wird überlegt, ob dies auf die Wirksubstanz oder die Zusatz- oder Hilfsstoffe zurückzuführen ist. Beim Anordnen des Medikaments gibt der Arzt die Arzneimittelform stets mit an.

10.2.7 Lokale und systemische Arzneitherapie

Prinzipiell werden zwei **Therapieformen** unterschieden:

- Bei der **lokalen** *(örtlichen)* **Arzneitherapie** ist das Ziel eine *örtlich begrenzte* Wirkung (*ohne* Wirkung auf

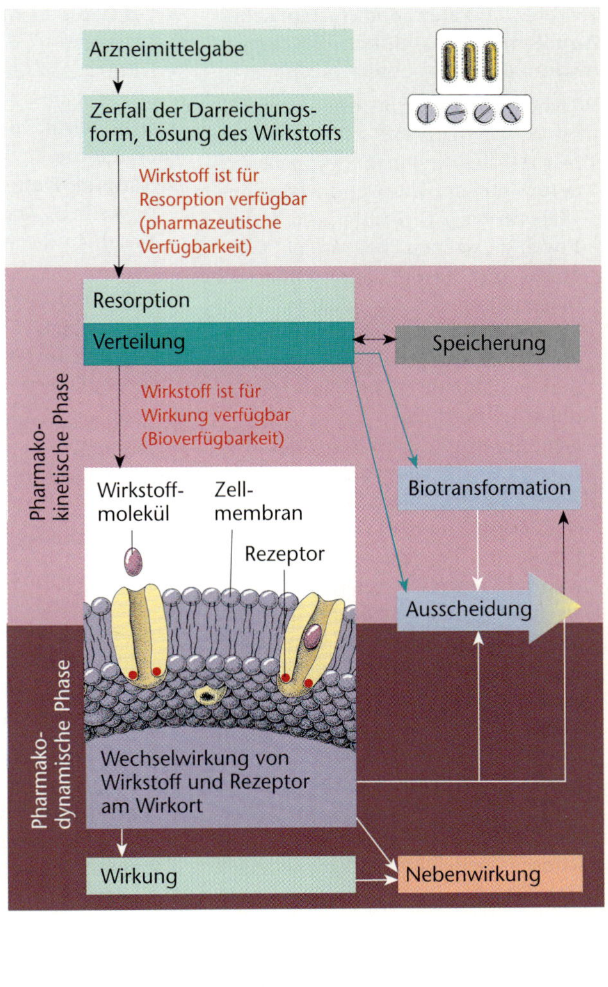

Abb. 10.1: Arzneimittelgabe, Pharmakokinetik und Pharmakodynamik eines Medikaments. [B200]

den Gesamtorganismus). Typisches Beispiel ist das Auftragen einer Creme auf die Haut bei einer Pilzinfektion
- Bei der **systemischen Arzneitherapie** gelangt das Medikament in die Blutbahn und damit in den gesamten Organismus. Typisches Beispiel ist das Schlucken eines Antibiotikumpräparates bei einer Harnwegsinfektion.

Diese strenge Trennung ist jedoch eine Idealvorstellung, die nicht immer zutrifft. So werden bei vielen Medikamenten zur Lokaltherapie geringe Mengen des Wirkstoffs z.B. über die Haut resorbiert und gelangen dann in die Blut- und Lymphbahnen. Meist sind diese Mengen aber vernachlässigbar gering, so daß dennoch von einer Lokaltherapie gesprochen werden kann. In einigen Fällen ist die Resorption aber so groß, daß systemische (Neben-)Wirkungen auftreten, z.B. bei der Injektion von Glukokortikoiden in mehrere große Gelenke gleichzeitig.

10.2.8 Applikationsformen

Wie bei den Therapieformen wird auch zwischen **lokalen** und **systemischen Applikationen** *(Applikations-, Verabreichungsformen)* unterschieden.

Welche Applikationsform gewählt wird, ist abhängig von:
- Der *Art* des Arzneistoffes, insbesondere seiner Resorptionsfähigkeit. Viele Stoffe, z.B. Insulin und andere Eiweiße, werden bei oraler Gabe durch die Verdauungsenzyme des Magen-Darm-Trakts zerstört. Wird bei diesen Substanzen eine systemische Wirkung gewünscht, kommen nur parenterale Applikationen (☞ unten) in Betracht
- Dem gewünschten *Wirkort* des Arzneimittels (lokal oder systemisch), *Wirkungseintritt* und *Wirkdauer*. So sind beispielsweise viele Antirheumatika (☞ Pharma-Info 25.16) sowohl als Salbe zur lokalen als auch als Tablette zur systemischen Therapie erhältlich. Parenteral verabreichte Medikamente wirken in der Regel schneller als oral eingenommene Präparate
- *Zustand* und *Wunsch* des Patienten. Die meisten Patienten bevorzugen Tabletten, Dragees oder Kapseln. Ein Patient mit starker Übelkeit aber wünscht vielleicht ein Zäpfchen oder eine Spritze.

> Im klinischen Sprachgebrauch werden „Lokaltherapie" und „lokale Applikation" bzw. „systemische Therapie" und „systemische Applikation" oft gleichbedeutend verwendet. Diese Zuordnung trifft zwar meistens, aber nicht immer zu. Beispielsweise kann eine auf die Haut aufgetragene, d.h. lokal applizierte Salbe, sowohl lokal (etwa gegen eine Pilzinfektion) als auch systemisch (Nitratsalbe gegen Angina pectoris) wirken. Umgekehrt haben die meisten oral eingenommenen Medikamente zwar Auswirkungen auf den Gesamtorganismus, doch gibt es auch einige, die nicht aus dem Darm aufgenommen werden und daher eine Lokaltherapie der Darmschleimhaut und/oder der Darmlichtung darstellen (z.B. Nystatin gegen Pilzinfektionen).

Lokale Applikationsformen

Bei den meisten lokalen Applikationsformen wird das Medikament auf die Haut oder Schleimhaut gebracht:
- **Oral:** Auf die Mundschleimhaut, z.B. Tinkturen
- **Kutan:** Auf die Haut, z.B. Salben oder Cremes
- **Otal, aural:** In den Gehörgang, z.B. Ohrentropfen
- **Konjunktival:** Auf die Bindehaut des Auges, z.B. Augentropfen
- **Nasal:** In die Nase, z.B. Nasentropfen
- **Pulmonal:** In die tieferen Atemwege, z.B. Inhalate
- **Vaginal:** In die Scheide, z.B. Scheidenzäpfchen.

Je nach Medikament wird – v.a. bei Inhalationen – ein erheblicher Anteil des Wirkstoffes resorbiert.

Systemische Applikationsformen

Bei den systemischen Applikationsformen wird zwischen **enteralen** (enteral = über den Darm) und **parenteralen Applikationsformen** (parenteral = am Darm vorbei, unter Umgehung des Darms) unterschieden.

Enterale Applikationsformen sind:
- Die **(per)orale Medikamentengabe** „über den Mund" (lat. *per os*), bei der das Medikament vom Patienten geschluckt und über die Schleimhäute des Darmes resorbiert wird
- Die **bukkale** oder **sublinguale Medikamentengabe,** bei der das Medikament in die Wangentasche des Mundhöhlenvorhofs oder unter die Zunge gegeben und von der Mundschleimhaut resorbiert wird
- Die **rektale Medikamentengabe**, z.B durch Einführen eines Zäpfchens in den Mastdarm *(Rektum)* mit nachfolgender Aufnahme der Substanz über die Darmschleimhaut.

Parenterale Applikationsformen sind die verschiedenen Injektionen und Infusionen (☞ 10.4, 10.5).

10.2.9 Bestellung, Lagerung und Entsorgung von Arzneimitteln

> **Vorsicht!** Arzneimittel sind potentiell gefährlich. Nur durch sorgfältigen Umgang mit Arzneimitteln kann sichergestellt werden, daß sie nicht in unbefugte Hände geraten oder ein Patient z.B. durch falsche Dosierung Schaden nimmt.

Bestellung von Arzneimitteln

Der Bestellmodus ist von Klinik zu Klinik unterschiedlich, jedoch werden alle Arzneimittel *schriftlich* in der Krankenhaus-Apotheke bestellt. Die benötigten Medikamente werden vom Pflegepersonal aufgelistet und die fertige Bestellung vom (Stations-)Arzt unmittelbar hinter der letzten von ihm geprüften Bestellung unterzeichnet. Sollen Medikamente bestellt werden, die die Krankenhaus-Apotheke nicht führt, bedarf es einer Begründung durch den verordnenden Arzt. Ob ein Medikament in der Krankenhaus-Apotheke geführt wird, entscheidet eine *Arzneimittelkommission*, die sich in der Regel aus Apothekern und Ärzten des betreffenden Krankenhauses zusammensetzt.

Die Bestellmenge wird dem jeweiligen Bedarf angepaßt. Der Vorrat auf Station sollte nicht länger als 3 – 14 Tage reichen, damit der Medikamentenschrank nicht unübersichtlich wird und Medikamente nicht verfallen. Zytostatika (spezielle Medikamente zur Krebsbehandlung, ☞ 24.5.1) werden nicht auf Vorrat, sondern nur im Bedarfsfall bestellt. Die Lieferung der Arzneimittel erfolgt meist am Folgetag der

Bestellung in einem verschlossenen Container. Beim Auspacken ist der beiliegende Lieferschein mit der Anforderung und dem Inhalt des Containers zu vergleichen.

Lagerung von Arzneimitteln

> **Vorsicht!** Medikamentendiebstähle sind leider häufig. Wichtigste Vorsichtsmaßnahme: Arzneimittelschrank immer abschließen.

Arzneimittel werden in einem *abschließbaren* Schrank gelagert, der immer abgeschlossen sein muß, damit Unbefugte nicht an die Medikamente gelangen können. Wird eine Pflegekraft beim Richten der Medikamente weggerufen, darf sie den Schrank nicht unbeaufsichtigt offen stehen lassen, sondern muß eine andere Pflegekraft oder einen anwesenden Arzt mit der Überwachung beauftragen oder den Schrank einschließlich der gerichteten Medikamente verschließen.

Meist werden Medikamente zur oralen Applikation, Ampullen für die parenterale Anwendung und Zäpfchen im Schrank getrennt gelagert, wobei innerhalb dieser Gruppen alphabetisch sortiert wird. Medikamente mit längerem Verfallsdatum werden *hinter* die mit baldigem Verfallsdatum einsortiert. Angebrochene Packungen werden gekennzeichnet und zuerst verbraucht.

Der Medikamentenschrank wird einmal monatlich gereinigt und dabei auf verfallene Medikamente kontrolliert. Mindestens zweimal im Jahr kommt ein Krankenhausapotheker auf die Stationen, um die adäquate Lagerung der Arzneimittel zu kontrollieren und diesbezüglich Hinweise zu geben. Medikamente, die nicht mehr benötigt werden oder kurz vor dem Verfallsdatum stehen, werden an die Apotheke zurückgegeben.

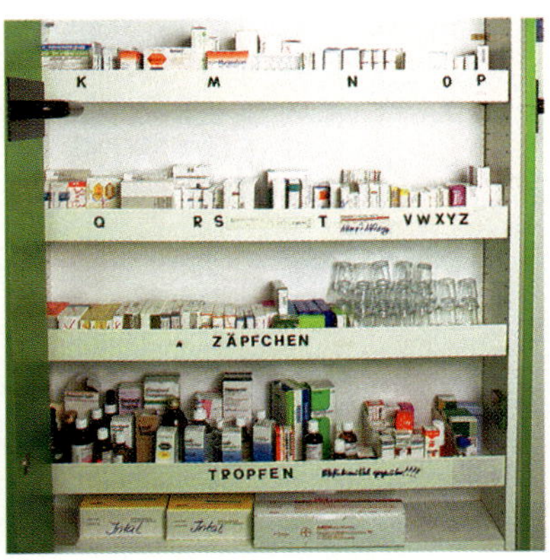

Abb. 10.2: Korrekt geordneter Arzneimittelschrank. [K183]

Die Lagerungstemperatur für ein Medikament ist aus dem Beipackzettel und/oder der Medikamentenverpackung ersichtlich:

- Die meisten Medikamente (auch Suppositorien) können bei Zimmertemperatur, d.h. bei 15 – 25 °C, aufbewahrt werden
- Einige Medikamente, z.B. viele Impfstoffe, müssen im Kühlschrank bei 2 – 8 °C lagern. In diesem Kühlschrank dürfen nur Medikamente und keine Nahrungsmittel aufgehoben werden. Notwendig sind engmaschige Temperaturkontrollen und regelmäßiges Abtauen
- Wenige Medikamente (z.B. Fresh Frozen Plasma, ☞ 24.5.6) bedürfen der Tiefkühlung. Diese Medikamente werden aber nicht auf der Station, sondern zentral in der Krankenhausapotheke verwahrt und bei Bedarf abgegeben
- Feuergefährliche Stoffe wie Alkohol oder Äther dürfen nicht in der Nähe von Heizungen gelagert werden und müssen vor Sonne geschützt werden (Explosionsgefahr). Sie werden in verschließbaren, bruchsicheren Behältern mit besonderer Kennzeichnung (Flammensymbol) aufgehoben.

Einige Medikamente müssen vor Licht geschützt werden. Deshalb wird z.B. Wasserstoffsuperoxid in dunklen Glasflaschen gelagert und werden lichtempfindliche Infusionslösungen, z.B. Aminosäurelösungen, nicht aus dem Karton enfernt.

> **Vorsicht!** Um Verwechslungen zu vermeiden, dürfen Arzneimittel nie in andere Gefäße umgefüllt werden. Beipackzettel und Lasche der Verpackung (mit Verfallsdatum und Chargennummer) bleiben stets mit dem Medikament in der Originalverpackung.

Haltbarkeit von Medikamenten

Die meisten Medikamente sind zwar lange, aber nicht unbegrenzt haltbar. Deshalb ist heute auf allen Packungen das Verfallsdatum aufgedruckt, das aber nur für originalverschlossene Medikamente gilt. Medikamente aus geöffneten Originalpackungen, die aus ihrer Folie herausgeholt oder sogar schon weiterverarbeitet worden sind (z.B. Antibiotikalösungen aus Pulver und Lösungsmittel), halten sich nicht so lange. Die Haltbarkeit bereits zubereiteter Antibiotikalösungen ist dem Beipackzettel zu entnehmen.

Verfallene Medikamente kann man häufig an folgenden Veränderungen feststellen:

- Verfärbungen des gesamten Medikaments und/oder lokale Farbveränderungen, etwa Flecken auf Tabletten
- Konsistenzveränderungen, etwa nicht aufschüttelbare Suspensionen (fester Bodensatz mit flüssigem Überstand), aufgeplatzte Oberflächen bei Dragees oder verklebte Kapseln
- Ungewöhnliche Beimengungen in sonst klaren Flüssigkeiten, etwa Trübungen oder Flocken in Infusionslösungen
- Geruchsveränderungen, etwa bei ranzigen Salben.

Hat die Pflegekraft Zweifel, ob das Medikament noch in Ordnung ist, fragt sie den zuständigen Apotheker oder gibt das Medikament zur Kontrolle in die Apotheke.

Entsorgung von Arzneimitteln

Nicht benötigte Medikamente sollten in die Apotheke zurückgeschickt werden, damit sie – beispielsweise auf anderen Stationen – vor Ablauf des Verfallsdatums weiterverwendet werden können. Medikamente, die trotzdem verfallen oder etwa beim Richten auf den Boden gefallen sind, werden in speziellen Behältnissen aufbewahrt und an die Krankenhausapotheke zurückgegeben. Wegen der Mißbrauchs und Intoxikationsgefahr gehören sie auf keinen Fall in die „normale" Mülltonne oder in den Ausguß. Sonderregelungen gelten für Zytostatika (☞ 24.5.1) und radioaktive Stoffe.

10.2.10 Zubereiten und Richten von Medikamenten

Der Arzt verordnet Medikamente schriftlich mit folgenden Angaben:

- Personalien des Patienten, falls nicht in ein Dokumentationssystem, sondern in ein Verordnungsbuch geschrieben wird
- Medikament mit Arzneiform und Konzentration
- Dosierung
- Zeitpunkt der Verabreichung
- Evtl. eine Befristung der Gabe.

Gerichtet werden die Medikamente im Krankenhaus in aller Regel von den Pflegekräften. Nur in wenigen Häusern werden die Medikamente für jeden einzelnen Patienten bereits in der Krankenhausapotheke dosiert.

Wann und wie genau die Medikamente gerichtet werden, ist von Station zu Station unterschiedlich. Häufig werden die Medikamente am Nachmittag oder während der Nachtwache für den nächsten Tag gestellt. Entweder erhält der Patient seinen gesamten Tagesbedarf in einem *Dispenser* (☞ Abb. 10.5), oder die Tabletten werden für alle Patienten in Medikamentenbecher gerichtet und auf ein Tablett gestellt (je ein Tablett für morgens, mittags, abends und spätabends oder verschiedenfarbige Medikamentenbecher, z.B. rot für morgens, gelb für mittags, blau für abends auf einem Tablett) und kurz vor oder zu den Mahlzeiten ausgeteilt *(Einzeldosissystem)*. Tropfen werden nicht vorgerichtet, sondern zunächst ein leerer Medikamentenbecher auf den Platz gestellt, der erst unmittelbar vor Verabreichung mit den Tropfen und etwas Wasser gefüllt wird.

Auch Medikamente zur parenteralen Verabreichung, z.B. Antibiotikainfusionen, werden unmittelbar vor der Verabreichung zubereitet.

Medikamente sollten zu einer möglichst ruhigen Zeit an einem möglichst ruhigen Ort gerichet werden, da sich die Pflegekraft konzentrieren muß, um folgenschwere „Flüchtigkeitsfehler“ zu vermeiden. Wünschenswert ist deshalb die Anwesenheit einer weiteren Pflegekraft zur Entgegennahme von Telefonaten und zur Betreuung von Patienten.

Grundregeln für das Richten von Medikamenten sind:

- Vor jedem Umgang mit Arzneimitteln Hände waschen
- Die Medikamente stets aus der bereits angebrochenen Packung oder aus der Packung mit dem kürzesten Verfallsdatum nehmen, so daß die ältesten Medikamente zuerst verbraucht werden
- Das Medikament dreimal auf seine Richtigkeit überprüfen: beim Herausholen aus dem Schrank, bei der Entnahme der Tablette und beim Wegstellen
- Die Medikamente auf Aussehen, z.B. Ausflockungen in sonst klaren Lösungen oder Farbveränderungen,

	Arzneimittelform, Applikationsform	**Besonderes**
Gasförmige Arzneimittelformen		
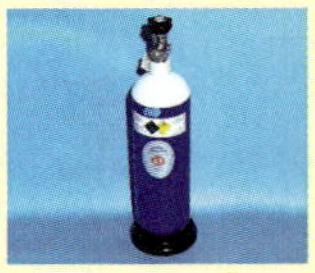	**Gase:** „Reine“ Gase Verabreichung: Pulmonal	Bsp.: • Narkosegase • Sauerstoffgabe bei Atemstörungen • Lachgas zur Schmerzbekämpfung Verwendet werden dürfen nur sog. **medizinische Gase** höchster Reinheit
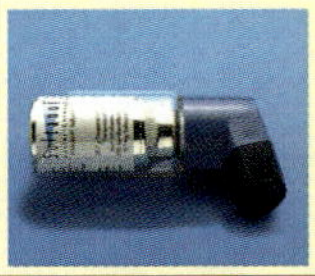	**Aerosole:** „Schweben“ fester oder flüssiger (Wirkstoff-)Teilchen (Durchmesser 0,5 – 5 µm) in einem Gas, meist Luft Verabreichung: Pulmonal	Z.B. Dosieraerosole oder Pulverinhalate zur Asthmatherapie
Flüssige Arzneimittelformen		
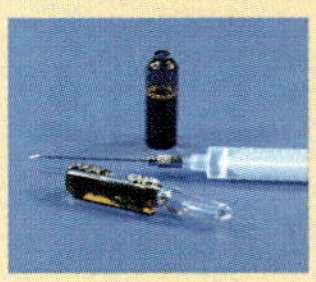	**Lösung:** Fester Wirkstoff, vollständig gelöst in einem geeigneten Lösungsmittel (z.B. Wasser, Alkohol) Verabreichung: Kutan, oral, parenteral	Lateinisch: Solutio, Abk. Sol.; auch Ausgangsmaterial zur Herstellung von Inhalaten
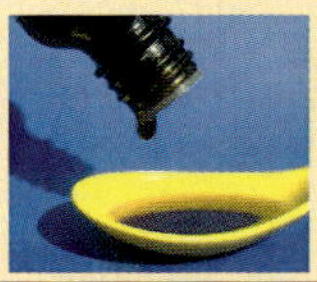	**Tinktur:** Alkoholischer Auszug aus pflanzlichen oder tierischen Stoffen Verabreichung: Kutan, oral	
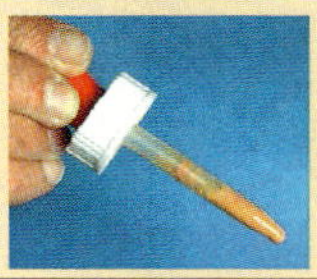	**Suspension:** Aufschwemmung eines festen Wirkstoffes in einer Flüssigkeit Verabreichung: Kutan	Teilchen „schweben“ in der Flüssigkeit. Vor Gebrauch schütteln! Auch Ausgangsmaterial zur Herstellung von Inhalaten
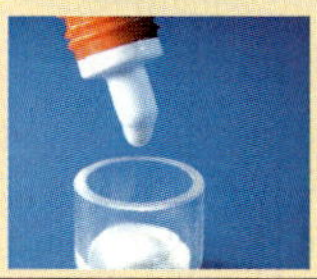	**Emulsion:** Mischung (feinste Verteilung) zweier nicht ineinander löslicher Flüssigkeiten Verabreichung: Kutan	Z.B. Öl-in-Wasser und Wasser-in-Öl-Emulsion
Halbfeste Arzneimittelformen		
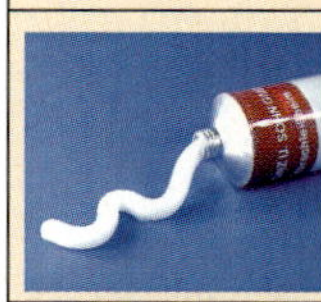	**Salbe:** Wirkstoff eingebettet in streichfähige Grundmasse, meist auf Fettbasis Verabreichung: Kutan	Lat.: Unguentum, Abk. Ungt.
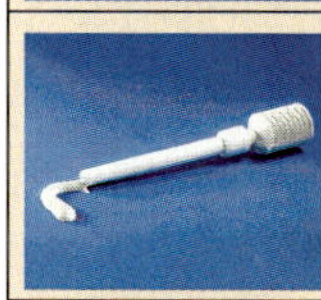	**Creme:** Weiche „Salbe“ mit hohem Wassergehalt Verabreichung: Kutan, vaginal	
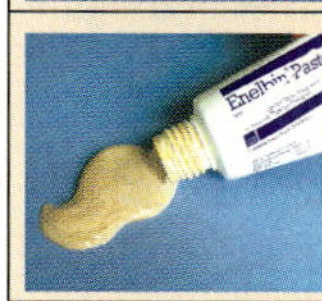	**Paste:** Relativ feste „Salbe“ mit hohem Pulveranteil Verabreichung: Kutan	
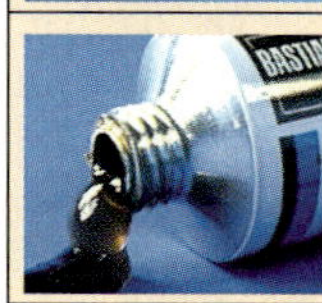	**Gel:** Wirkstoff eingebettet in wasserlösliche Grundmasse mit Quellstoffen und Geliermitteln Verabreichung: Kutan	Trocknet auf der Haut, wirkt kühlend

Tab. 10.3: Überblick über gasförmige, flüssige und halbfeste Arzneimittel [Quelle ☞ Tab. 10.4]

	Arzneimittelform, Applikationsform	Besonderes
Feste Arzneimittelformen		
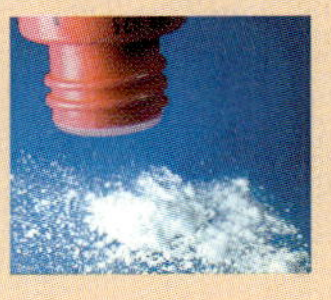	**Pulver:** Sehr fein zerkleinerte, feste Substanzen Verabreichung: Meist lokal zum Auftragen auf die Haut (Puder). Seltener oral, dann in der Regel in Flüssigkeit gelöst	Eingeschränkte Haltbarkeit, da Pulver durch die Luftfeuchtigkeit verklumpt (zieht Wasser an). Dosierung ungenau, falls nicht in Beutelchen verpackt Ausgangsmaterial z.B. für Lösungen zur oralen Gabe
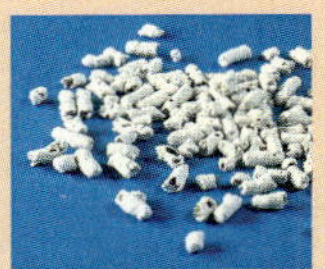	**Granulat:** Grobkörnig zerkleinerte, feste Substanzen Verabreichung: Meist oral mit Flüssigkeit	Dosierung ungenau, falls nicht in Beutelchen verpackt
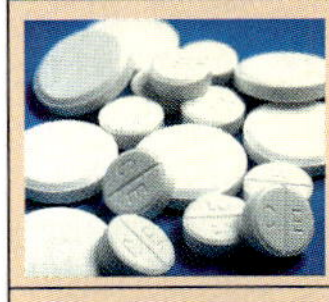	**Tablette:** Festgepreßtes Pulver in meist runder Form Verabreichung: Oral	Genaue Dosierung, vielfach Teilen an Kerbung möglich. Oft schlecht zu schlucken
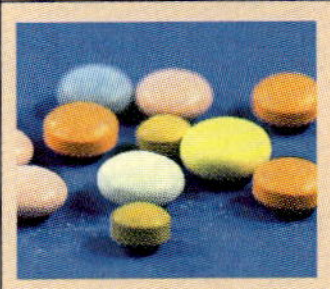	**Dragee** *(Lacktablette)*: Tablette mit zusätzlichem Überzug (meist Zuckerguß), ggf. mit säurefestem Überzug, damit sie sich erst im Dünndarm auflöst Verabreichung: Oral	Genaue Dosierung, gut zu schlucken, geschmacksneutral. Umhüllung ist auch ein Schutz, z.B. vor Luftfeuchtigkeit. Nicht teilbar
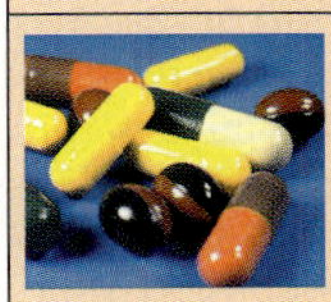	**Kapsel:** Feste oder flüssige Arzneisubstanz in einer im Magen-Darm-Kanal löslichen Hülle auf Stärke- oder Gelatinebasis Verabreichung: Meist oral. Zerbeißkapseln nicht schlucken, sondern zerbeißen	Umhüllung verändert sich mit der Zeit (wird je nach Material klebrig oder spröde). Pulverhaltige Kapseln können auch Ausgangsmaterial zur Herstellung von Inhalaten sein. Nicht teilbar, Öffnen oft möglich
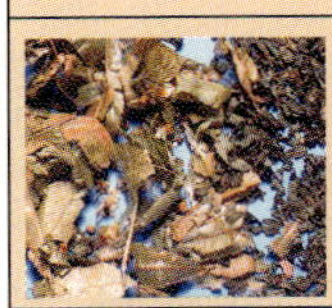	**Tee:** Getrocknete (zerkleinerte) Pflanzenteile Verabreichung: V.a. oral nach Zubereitung eines Aufgusses mit kochend heißem Wasser	Ausführliche Darstellung, ☞ 10.14.6
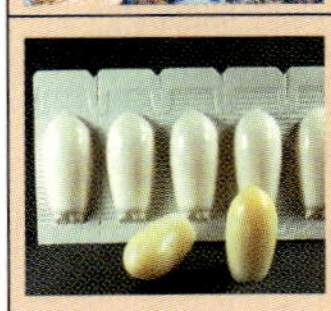	**Zäpfchen** (Suppositorium): Einbettung des Wirkstoffs in eine Fett-Grundlage, die bei Körpertemperatur schmilzt Verabreichung: Meist rektal. Bei Vaginalzäpfchen vaginal	Effektiv verfügbare Wirkstoffmenge variiert aufgrund stark schwankender Resorption erheblich
Sonderformen (Bsp.)		
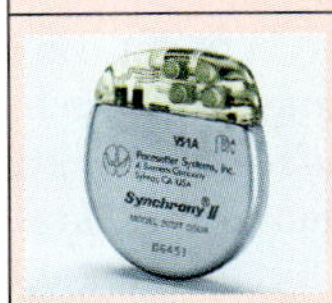	**Implantate:** Dauerhaft in Körperhöhlen oder Organe eingebrachte (implantierte) Fremdmaterialien Verabreichung: Operative Einbringung	Bsp.: • Herzschrittmacher (☞ 18.7.5) • Plastikkügelchen, aus denen Antibiotika diffundieren (z.B. PMMA-Ketten, ☞ 26.6.1), eingesetzt bei Knocheninfektionen • Osteosynthesematerial bei Knochenbrüchen (☞ 27.6.6)
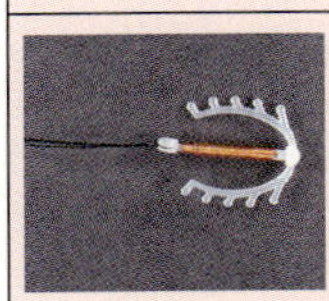	**Intrauterinpessare** *(IUP, Spirale)*: In den Uterus eingelegte Gebilde aus Kunststoff und Kupfer; z.T. mit kontinuierlicher Hormonfreigabe aus einem Reservoir Verabreichung: Intrauterin (in der Gebärmutterhöhle)	

Tab. 10.4: Überblick über feste Arzneimittel und Sonderformen. [B200, Fotos: E134, K183, V137]

und einen ungewohnten Geruch kontrollieren

- Eingeschweißte Medikamente möglichst in ihrer Folie lassen, damit eine nochmalige Kontrolle vor dem Verabreichen möglich ist
- Die Medikamente nicht mit der Hand berühren
- Verschmutzte oder verklebte Medikamentenbehältnisse vor dem Zurückstellen in den Schrank reinigen oder verwerfen, um ein Keimwachstum zu verhindern
- Die Medikamente mit dem Beipackzettel und der Lasche, auf der Chargennummer und Verfallsdatum angegeben sind, an ihren ursprünglichen Platz zurückstellen und fehlende oder in Kürze ausgehende Medikamente neu bestellen
- Nach dem Richten der Medikamente das Tablett bis zum Austeilen in den Medikamentenschrank stellen und abschließen, damit Unbefugte keinen Zugriff haben.

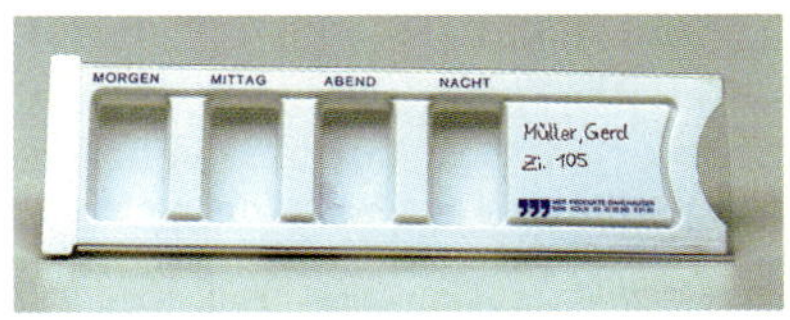

Abb. 10.5: Dispenser zur Verteilung von Medikamenten. Die Schale enthält den gesamten Tagesbedarf an Tabletten für jeweils einen Patienten. [K183]

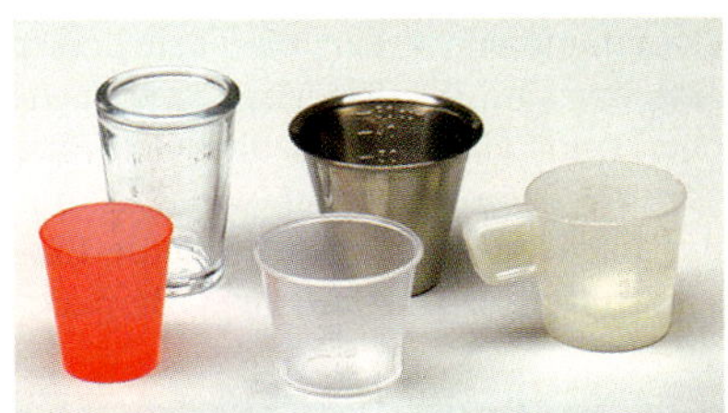

Abb. 10.6: Verschiedene Medikamentenbecher aus Kunststoff, Metall oder Glas für Tropfen, Saft oder Tabletten. [K183]

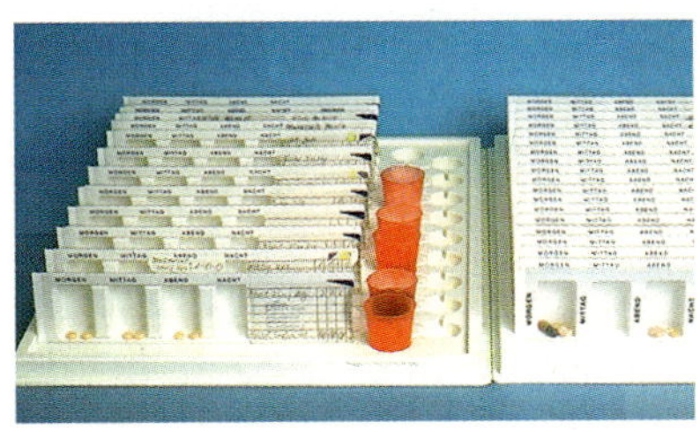

Abb. 10.7: Stationstablett mit den Dispensern für die Patienten. Jeweils zwei Mulden pro Patient können Medikamentenbecher für Tropfen oder Saft aufnehmen. [K183]

☑ Beim Medikamentenrichten „5-R-Regel" beachten:
- Richtiger Patient
- Richtiges Medikament
- Richtige Dosierung oder Konzentration
- Richtige Applikationsart
- Richtiger Zeitpunkt.

10.2.11 Verabreichung von Arzneimitteln

Verabreichung von Arzneimitteln bei Kindern, ☞ *13.3.5*

Verabreichung von Arzneimitteln bei psychiatrischen Patienten, ☞ *36.1.12*

Auf dem Medikamententablett oder den Dispensern muß der vollständige Name des Patienten mit der Zimmernummer stehen, da einige Namen sehr häufig und somit Verwechslungen möglich sind.

Beim Austeilen der Medikamente wird der Patient nochmals auf Umstellungen seiner Medikation hingewiesen. Ist eine zuverlässige Medikamenteneinnahme durch den Patienten nicht gewährleistet (Kinder, verwirrte und suizidale Patienten, Patienten mit psychiatrischen Erkrankungen), bleibt die Pflegekraft während der Tabletteneinnahme beim Patienten. Ist keine Flüssigkeitseinschränkung angeordnet, sollten Tabletten mit viel Flüssigkeit eingenommen werden, damit sie besser rutschen und für den Magen verträglicher sind. Hierzu sind alle Getränke außer Alkohol geeignet. Weitere, nur das spezielle Präparat betreffende Einschränkungen sind auf dem Beipackzettel vermerkt, z.B. dürfen Tetrazykline nicht mit Milch eingenommen werden, da das Kalzium der Milch die Resorption behindert.

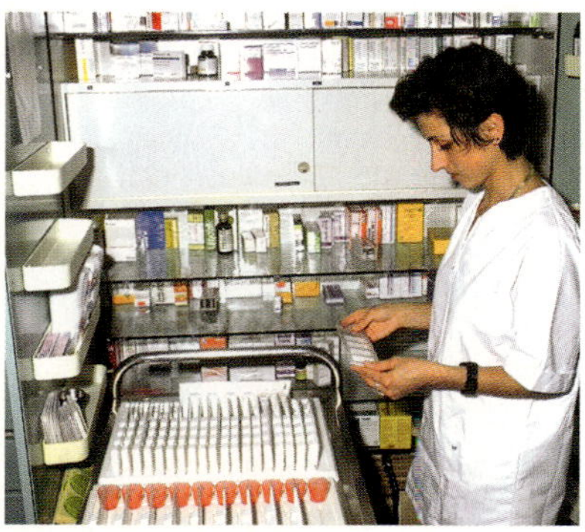

Abb. 10.8: Das Richten der Medikamente auf Station erfordert Konzentration und geduldiges Kontrollieren. Die Pflegende sollte nicht z.B. durch Telefonklingeln gestört werden, da Tablettenverwechslungen die Patienten gefährden. [K183]

Beim Abräumen des Essenstabletts achtet die Pflegekraft darauf, ob der Patient die Tabletten genommen hat. Möchte ein Patient seine Medikamente nicht nehmen, so wird der Arzt verständigt, der Patient aber auf keinen Fall gewaltsam zum Einnehmen der Medikamente gezwungen.

Bei Patienten, die schlecht schlucken können oder eine Ernährungssonde haben, wird vor der Medikamentenverabreichung geklärt, ob Kapseln geöffnet und Tabletten zermörsert werden dürfen. Das Öffnen einer Kapsel mit magensaftresistenter Umhüllung kann z.B. zu erheblichen Resorptions- und Wirkungsveränderungen führen.

(!) **Vorsicht!** Bei Fehlern in der Medikamentengabe muß *sofort* der Arzt verständigt werden, damit der Schaden für den Patienten möglichst gering bleibt. Aus Angst und Scham zu schweigen, in der Hoffnung, „daß nichts passiert", ist unverantwortlich.

10.2.12 Besonderheiten im Umgang mit Betäubungsmitteln

Betäubungsmittel *(BtM):* Bewußtseins- und stimmungsverändernde Substanzen, die zu Abhängigkeit (Sucht, ☞ 36.6) führen können. In der Medizin v.a. zur Bekämpfung schwerer Schmerzzustände eingesetzt.

Betäubungsmittel dürfen nur verabreicht werden, wenn andere Substanzen, die nicht zu den Betäubungsmitteln gerechnet werden, keine ausreichende Wirkung erzielen. Betäubungsmittel werden vor allem bei sehr starken Schmerzen, insbesondere tumorbedingten Schmerzen, eingesetzt (☞ Tab. 10.9, 16.4.5, 24.5.5).

Um zu verhindern, daß Unbefugte Zugang zu Betäubungsmitteln erlangen, wurden in der Betäubungsmittel-Verschreibungsverordnung *(BtMVV)* und im Betäubungsmittelgesetz *(BtMG)* strenge Vorschriften im Umgang mit Betäubungsmitteln festgelegt:

Substanz	Handelsname (Bsp.)
Morphium und Morphinderivate	Dilaudid®, Morphin Merck 10/-20®, MSI 10/-20 Mundipharma®, MSR 10/-20/-30 Mundipharma®, MST 10/-30/-60/-100 Mundipharma®, MST Continus® long 60
Buprenorphin	Temgesic®
Pentazocin	Fortral®
Pethidin	Dolantin®
Piritramid	Dipidolor®

Tab. 10.9: Überblick über wichtige Betäubungsmittel (weitere Infos, ☞ auch 16.4.5).

- Die Verordnung von Betäubungsmitteln ist nur auf dreiteiligen amtlichen Formularen möglich, dem **Betäubungsmittelrezept** *(BtM-Rezept)*. Teil I und II wird der Apotheke vorgelegt, Teil III bleibt beim verordnenden Arzt. Für die BtM-Anforderung im Krankenhaus gibt es spezielle *Betäubungsmittel-Anforderungsscheine* (☞ Abb. 10.11). Die verordnenden Ärzte und ihre Rezepte bzw. unterschriebenen Anforderungsscheine werden vom Bundesinstitut für Arzneimittel und Medizinprodukte genau registriert
- Alle Medikamente, die unter das BtMG fallen, müssen getrennt von den übrigen Arzneimitteln unter *ständigem* Verschluß aufbewahrt werden. In der Praxis sieht das so aus, daß die stationsüblichen Arzneimittelschränke ein separates, zusätzlich abschließbares Fach für Betäubungsmittel haben. Die Schichtleitung trägt den Schlüssel für dieses Fach stets bei sich und ist für seine sichere Aufbewahrung verantwortlich
- In diesem Extrafach befindet sich auch das **Betäubungsmittelbuch,** dessen Seiten fortlaufend numeriert sind, bzw. die **Betäubungsmittelkarten** (☞ Abb. 10.10). Dort sind alle auf der Station vorrätigen Betäubungsmittel verzeichnet (Bezeichnung, Darreichungsform, Menge). Ändert sich der Bestand durch Lieferung aus der Apotheke oder Abgabe von Betäubungsmitteln an Patienten, wird das BtM-Buch bzw. die BtM-Karte aktualisiert. Alle entnommenen BtMs werden mit Art und Menge, Datum, Uhrzeit, vollständigem Patientennamen, verordnendem Arzt sowie oft auch entnehmender und ver-

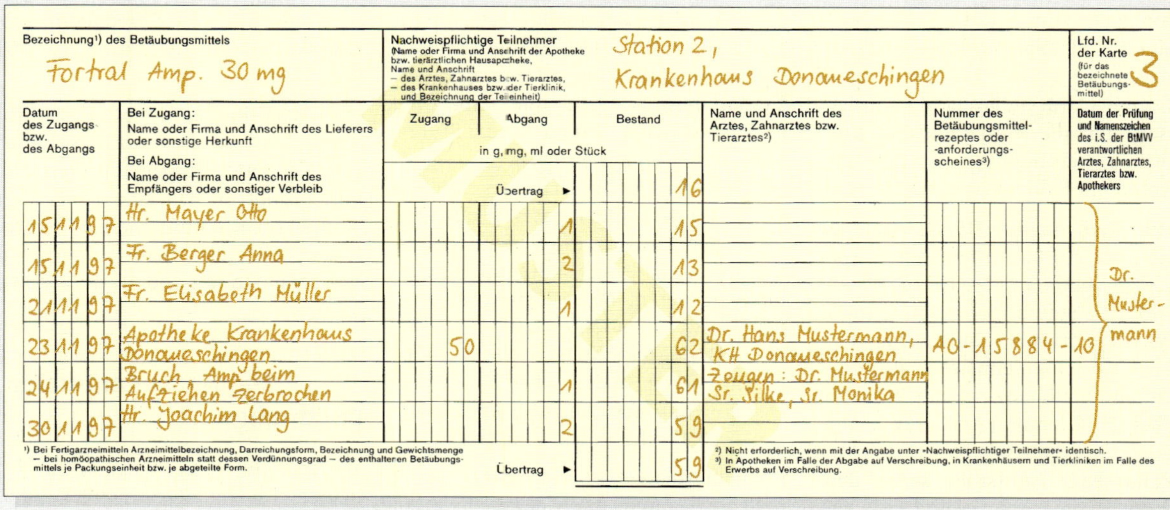

Bezeichnung[1]) des Betäubungsmittels: Fortral Amp. 30 mg

Nachweispflichtige Teilnehmer (Name oder Firma und Anschrift der Apotheke bzw. tierärztlichen Hausapotheke, Name und Anschrift – des Arztes, Zahnarztes bzw. Tierarztes, – des Krankenhauses bzw. der Tierklinik, und Bezeichnung der Teileinheit): Station 2, Krankenhaus Donaueschingen

Lfd. Nr. der Karte (für das bezeichnete Betäubungsmittel): 3

Datum des Zugangs bzw. des Abgangs	Bei Zugang: Name oder Firma und Anschrift des Lieferers oder sonstige Herkunft. Bei Abgang: Name oder Firma und Anschrift des Empfängers oder sonstiger Verbleib	Zugang (in g, mg, ml oder Stück)	Abgang (in g, mg, ml oder Stück)	Bestand (in g, mg, ml oder Stück)	Name und Anschrift des Arztes, Zahnarztes bzw. Tierarztes[2])	Nummer des Betäubungsmittelrezeptes oder -anforderungsscheines[3])	Datum der Prüfung und Namenszeichen des i.S. der BtMVV verantwortlichen Arztes, Zahnarztes, Tierarztes bzw. Apothekers
	Übertrag ►			16			
15 11 97	Hr. Mayer Otto		1	15			Dr. Mustermann
15 11 97	Fr. Berger Anna		2	13			
21 11 97	Fr. Elisabeth Müller		1	12			
23 11 97	Apotheke Krankenhaus Donaueschingen	50		62	Dr. Hans Mustermann, KH Donaueschingen	A0-15884-10	
24 11 97	Bruch, Amp. beim Aufziehen zerbrochen		1	61	Zeugen: Dr. Mustermann Sr. Silke, Sr. Monika		
30 11 97	Hr. Joachim Lang		2	59			
	Übertrag ►			59			

[1]) Bei Fertigarzneimitteln Arzneimittelbezeichnung, Darreichungsform, Bezeichnung und Gewichtsmenge – bei homöopathischen Arzneimitteln statt dessen Verdünnungsgrad – des enthaltenen Betäubungsmittels je Packungseinheit bzw. je abgeteilte Form.

[2]) Nicht erforderlich, wenn mit der Angabe unter »Nachweispflichtiger Teilnehmer« identisch.

[3]) In Apotheken im Falle der Abgabe auf Verschreibung, in Krankenhäusern und Tierkliniken im Falle des Erwerbs auf Verschreibung.

Abb. 10.10: BtM-Karte, in die alle aus der Apotheke gelieferten und auf der Station verabreichten oder verworfenen BtMs eingetragen werden. Die Betäubungsmittel-Verschreibungsordnung sieht vor, daß der Name des verschreibenden Arztes und nicht der verabreichenden Pflegekraft dokumentiert wird, und daß BtM-Zugänge mit der Nummer des Betäubungsmittelanforderungsscheines zu versehen sind. [W188]

abreichender Pflegeperson dokumentiert. Zu Bruch gegangene Ampullen werden protokolliert (mit Zeugen, um falschen Verdächtigungen vorzubeugen). Bei Schreibfehlern wird das falsche Wort *einmal* durchgestrichen. Auf keinen Fall dürfen Seiten herausgerissen oder darf Geschriebenes unkenntlich gemacht werden
- Der BtM-Bestand und das BtM-Buch bzw. die BtM-Karten werden regelmäßig vom Stationsarzt kontrolliert. Die Kontrolle wird durch seine Unterschrift (oder die Unterschrift des leitenden Arztes) am Monatsende, wenn sich der Bestand geändert hat, dokumentiert.

10.3 **Künstliche Ernährung**

Bei vielen Patienten reicht die normale orale Ernährung zur Deckung des Nährstoffbedarfs nicht aus, weil sie nicht essen:
- *Können,* z.B. bei Schlucklähmungen oder Bewußtlosigkeit
- *Dürfen,* z.B. prä- und postoperativ
- *Wollen,* z.B. bei Magersucht.

Dann muß der Patient künstlich ernährt werden. Hierbei gibt es prinzipiell zwei Möglichkeiten: die *künstliche enterale Ernährung* über eine im oberen Magen-Darm-Trakt gelegene Sonde (☞ 10.3.2) und die *parenterale Ernährung* über venöse Zugänge.

10.3.1 **Künstliche enterale Ernährung**

Bei der **künstlichen enteralen Ernährung** erhält der Patient über eine Sonde spezielle Nährstoffzubereitungen **(Sondenkost)** in den Magen oder den Dünndarm. Die künstliche enterale Ernährung ist im Vergleich zur parenteralen Ernährung mit deutlich weniger Komplikationen behaftet: Zum Beispiel ist kein venöser Zugang als möglicher Ausgangspunkt einer Infektion nötig, es entwickelt sich – je nach Kost – keine Darmatrophie, und die physiologische Darmflora bleibt weitgehend erhalten.

Die Art der Sondenkost hängt von der Lage der Sonde und der Grunderkrankung des Patienten ab. **Selbstgefertigte Sondenkost,** d.h. pürierte und mit Flüssigkeit verdünnte Vollkost, ist wegen der Gefahr bakterieller Verunreinigungen heute in der Regel nicht mehr zu empfehlen.

Nährstoffdefinierte Formeldiäten

Industriell hergestellte **nährstoffdefinierte Formeldiäten** (kurz *NDD,* von lat. *formula* = Regel) enthalten die ver-

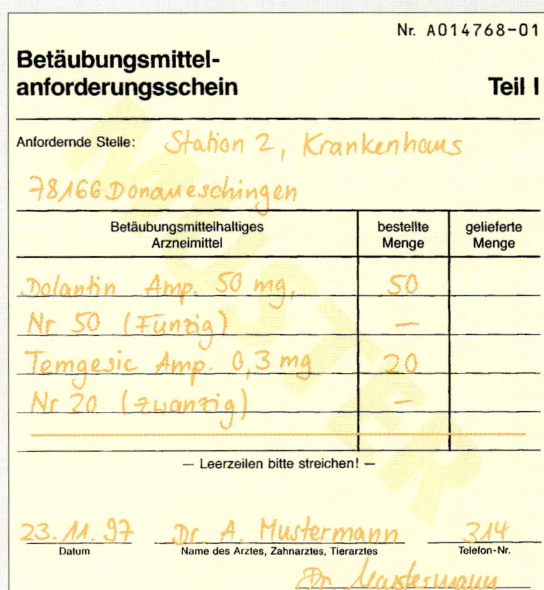

Nr. A014768-01

Betäubungsmittel-anforderungsschein — **Teil I**

Anfordernde Stelle: Station 2, Krankenhaus 78166 Donaueschingen

Betäubungsmittelhaltiges Arzneimittel	bestellte Menge	gelieferte Menge
Dolantin Amp. 50 mg,	50	
Nr 50 (Fünfzig)	–	
Temgesic Amp. 0,3 mg	20	
Nr 20 (zwanzig)	–	

– Leerzeilen bitte streichen! –

23.11.97 (Datum) — Dr. A. Mustermann (Name des Arztes, Zahnarztes, Tierarztes) — 314 (Telefon-Nr.)

Abb. 10.11: Betäubungsmittelanforderungsschein. Er ist nur für die Verwendung im Krankenhaus gedacht und nicht für die BtM-Verordnung in Arztpraxen.
Die Spalte „gelieferte Menge" wird von der Apotheke ausgefüllt. [W188]

schiedenen Nährstoffe in *definierter* Zusammensetzung (z.B. Fresubin® flüssig). Da die Nährstoffe in hochmolekularer Form vorliegen und damit noch vom Darm aufgespalten werden müssen, darf die Verdauungsfunktion nur wenig beeinträchtigt sein (z.B. bei Patienten mit Schluckstörungen).

Formeldiäten werden flüssig oder als Pulver zum Anrühren angeboten und über eine Sonde verabreicht. Sie können vom Patienten aber auch getrunken werden (etwa bei Kaustörungen). Meist sind hochmolekulare Diäten glutenfrei und vollbilanziert, d.h. sie dekken bei der Einnahme der durch den Hersteller angegebenen Menge den Tagesbedarf aller Nährstoffe sowie den Energiebedarf. Hochmolekulare Diäten sind auch für die besonderen Bedürfnisse von Diabetes-, Leber- oder Nierenkranken erhältlich.

Niedermolekulare chemisch definierte Elementardiäten

Als *Astronautenkost* werden **niedermolekulare chemisch definierte Elementardiäten** (kurz *CDD*) bezeichnet (z.B. Survimed® instant, Precitene® MCT 50). Die Nährstoffe sind bereits in (nahezu) resorptionsfähige Bestandteile (Aminosäuren, Mono-, Di- und Oligosaccharide, essentielle Fettsäuren, Elektrolyte, Vitamine, Spurenelemente) aufgespalten und erfordern kaum Verdauungsleistungen vom Darm. Unter einer solchen Diät nimmt die Stuhlmenge des Patienten stark ab, nicht aber der Bakteriengehalt des Stuhls. Der Stuhl besteht bei dieser Ernährung vorwiegend aus abgestoßenem Darmepithel und kann selbst Stenosen meist noch passieren. Diese Diäten werden beispielsweise Patienten mit entzündlichen Darmerkrankungen (☞ 21.6.5), Darmtumoren oder -fisteln, nach Darmoperationen, bei Mukoviszidose (☞ 13.10.4) oder Polytrauma gegeben.

Elementardiäten haben wegen der enthaltenen Aminosäuren einen unangenehmen Geschmack, der auch durch Zugabe von Aromastoffen nicht verdeckt werden kann. Aus diesem Grund lehnen viele Patienten diese Diät über einen längeren Zeitraum hinweg ab. Als Alternative bietet sich die **Oligopeptiddiät** an, die der chemisch definierten Elementardiät sehr nahesteht, jedoch statt freier Aminosäuren Oligopeptide (Kettenlänge von drei Aminosäuren) enthält. Diese werden zudem vom Darm oft besser aufgenommen als Aminosäuren.

	Nährstoffdefinierte Formeldiät (NDD)	Chemisch definierte Elementardiät (CDD)	Oligopeptiddiät
Kurzcharakterisierung	• Hochmolekulare Nährstoffe • (Fast) plasma-isoton	• Niedermolekulare Nährstoffe, die nicht mehr aufgespalten, sondern nur noch resorbiert werden müssen • Plasmahyperton	• Wie CDD, jedoch Oligopeptide (= kurze Aminosäureketten) statt einzelner Aminosäuren • Nur gering plasmahyperton
Vorteile	• Trinkbar • Mikroflora und Darmfunktionen kaum verändert • Seltener (osmotische) Durchfälle als unter CDD • Preiswert	• Erfordern kaum Verdauungsleistung vom Darm, daher auch bei Darmerkrankungen einsetzbar • Minimale Stuhlmenge	• Besserer Geschmack als CDD • Seltener (osmotische) Durchfälle und Darmatrophie als unter CDD
Nachteile	• Erfordert (fast) volle Verdauungsleistung vom Darm	• Schlechter Gechmack • Unphysiologisch, rasche Umstellung auf Normalkost nicht möglich • Bei Langzeitanwendung evtl. Dünndarmatrophie, Übelkeit, Erbrechen und Durchfälle • Teuer	• Teuer

Tab. 10.12: Vergleich der drei Standardformen künstlicher enteraler Ernährung (Sondenkost). [B200]

Notwendig: Flüssigkeitsergänzung

In allen Fällen ist **Flüssigkeitsergänzung** durch ungezuckerten Tee oder Wasser erforderlich.

Die Auswahl der Sondenkost erfolgt durch den Arzt. Er legt die Nährstoff-, Energie- und Flüssigkeitsmenge fest und ordnet an, ob eine Ernährungspumpe zur kontinuierlichen Verabreichung verwendet werden oder ob der Patient mehrere Sondenmahlzeiten erhalten soll.

10.3.2 Sonden zur enteralen Ernährung

Welche Sonde am besten geeignet ist, hängt vor allem von Grunderkrankung und Zustand des Patienten ab. Alle Formen der Sondenernährung setzen eine gewisse Funktionsfähigkeit des Magen-Darm-Traktes voraus. Einen Überblick gibt Tab. 10.13.

Nasogastrale Sonden

Legen einer nasogastralen Sonde, ☞ 21.1.2, Abb. 21.8 – 21.15;
Pflege bei liegender Sonde, ☞ 21.1.2;
Wechseln der Sonde, ☞ 21.1.2

Am bekanntesten sind **nasogastrale Sonden,** oft einfach *Magensonden* genannt. Zur künstlichen enteralen Ernährung werden ca. 75 cm lange Sonden aus Polyurethan oder Silikonkautschuk mit einem Durchmesser von 8 bis 16 Ch verwendet.

Die Sonde wird in Absprache mit dem Arzt etwa wöchentlich gewechselt und idealerweise über das andere Nasenloch vorgeschoben.

Grundprinzipien

Die enterale Ernährung über eine nasogastrale Sonde wird langsam aufgebaut. Begonnen wird in der Regel mit 6 x 50 ml täglich. Dann kann auf bis zu 12 x 250 ml täglich gesteigert werden. Optimal sind 6 – 8 Sondenmahlzeiten täglich zu je maximal 300 ml. Menge, Häufigkeit und Zusammensetzung der Sondenkost werden ärztlich angeordnet.

Die Mahlzeitenhäufigkeit bzw. Nahrungsmenge darf immer erst gesteigert werden, wenn die vorangegangene Menge über mindestens 24 Stunden gut vertragen wurde. Bei Unverträglichkeitsreaktionen (z.B. Erbrechen, Durchfall) wird die Nahrungsmenge wieder auf die zuletzt vertragene Menge reduziert. Unter Umständen muß das Produkt gewechselt werden.

Bei einer nasogastralen Sonde kann die Sondennahrung portionsweise als *Bolus* mit der Spritze oder mit einem speziellen Sondenbesteck (maximal 100 ml in 5 – 10 Minuten), *halbkontinuierlich* unter Ausnutzung der Schwerkraft (100 ml in ca. 10 – 15 Minuten) oder *kontinuierlich* mit Hilfe einer Pumpe (ca. 100 ml pro Stunde) gegeben werden. Eine langsame Zufuhr wird prinzipiell besser vertragen, auf der anderen Seite ist aber eine kontinuierliche Zufuhr unphysiologisch, da der Magen nie leer, aber auch nie gefüllt ist. Pumpen der neueren Generation (z.B. Frentamat®) ermöglichen die Sondenernährung wahlweise als Dauertropf oder als Bolus.

Verabreichung der Sondenkost

- Material bereitstellen: Zellstoff, alles für die Mundpflege (☞ 7.5.5), Sondenkost, 50- bzw. 100 ml-Spritze oder eine Flasche bzw. ein Beutel mit Überleitungsgerät, Materialien zur Lagekontrolle der Sonde (☞ 21.1.2), Tee oder Wasser zum Nachspülen, eine Verschlußkappe zum Abstöpseln, evtl. fein zermörserte Medikamente, evtl. Ernährungspumpe
- Sondenkost nach Herstellerangaben richten, z.B. Pulver anrühren oder im Wasserbad auf ca. 30 °C erwärmen (bei Erwärmung über 46 °C werden die Eiweiße zerstört)
- Patienten informieren und ihn eine zur Nahrungsaufnahme bequeme Lage einnehmen lassen, möglichst eine sitzende Position (bewußtlose Patienten möglichst halbsitzend)

Sondentyp	Indikation	Indikationsbeispiel
Nasogastrale Sonde	Voraussichtlich kurze Dauer der künstlichen enteralen Ernährung, wenn keine erhöhte Aspirationsgefahr besteht	Bei entzündlichen Darmerkrankungen, appetitlosen und kachektischen Patienten, z.B. nach Chemo- oder Strahlentherapie
Nasoduodenale und nasojejunale Sonde	Voraussichtlich kurze Dauer der künstlichen enteralen Ernährung bei erhöhter Aspirationsgefahr, z.B. durch Reflux von Mageninhalt oder bei Magenentleerungsstörungen	Patienten mit eingeschränktem Bewußtsein, z.B. nach Schlaganfall (Anfangsphase)
Perkutan-endoskopische Gastrostomie (PEG)	Längerdauernde künstliche enterale Ernährung, wenn keine erhöhte Aspirationsgefahr besteht und keine offene Bauchoperation geplant ist	Patienten mit Ösophagustumoren oder längerdauernden Schluckstörungen, z.B. bei neurologischen Erkrankungen
Perkutan-endoskopische Jejunostomie (PEJ)	Längerdauernde künstliche enterale Ernährung, bei erhöhter Aspirationsgefahr, wenn keine offene Bauchoperation geplant ist. Implantation nicht überall möglich	Patienten mit längerdauernder Schluckunfähigkeit bei gleichzeitiger Bewußtseinstrübung oder verminderten Schutzreflexen
Feinnadel-katheter-jejunostomie (FNKJ)	Längerdauernde künstliche enterale Ernährung. Katheter wird während einer ohnehin geplanten Operation gelegt	Tumorpatienten mit großen Resektionen (z.B. Ösophagusentfernung)

Tab. 10.13: Die gebräuchlichen Sondentypen zur künstlichen enteralen Ernährung. [B200]

- Mundpflege durchführen (mindestens dreimal täglich)
- Sondenverschlußkappe entfernen
- Lage der Sonde überprüfen (☞ 21.1.2)
- Nahrungstransport der letzten Mahlzeit durch Aspiration aus dem Magen kontrollieren. Lassen sich mehr als 100 ml ansaugen, weist dies auf eine Magenentleerungsstörung hin (Arzt informieren)
- Wachem Patienten eine Serviette umhängen (lassen)
- Sondenkost unmittelbar vor der Gabe nochmals auf Temperatur und Aussehen überprüfen
- Nahrung mit Spritze oder speziellem Sondenbesteck geben, dabei Luftzutritt vermeiden (da der Patient sonst Blähungen bekommt) und den Patienten ständig beobachten (Nachteil dieser Methode: hoher Zeitaufwand, Gefahr bakterieller Verunreinigungen)
- Bei halbkontinuierlicher Zufuhr Fließgeschwindigkeit mehrfach kontrollieren
- Mit Wasser bzw. Tee (10 – 50 ml) nachspülen, um Verstopfen der Sonde zu verhindern und Fäulnis- und Gärungsprozessen vorzubeugen
- Sonde mit Verschlußkappe schließen

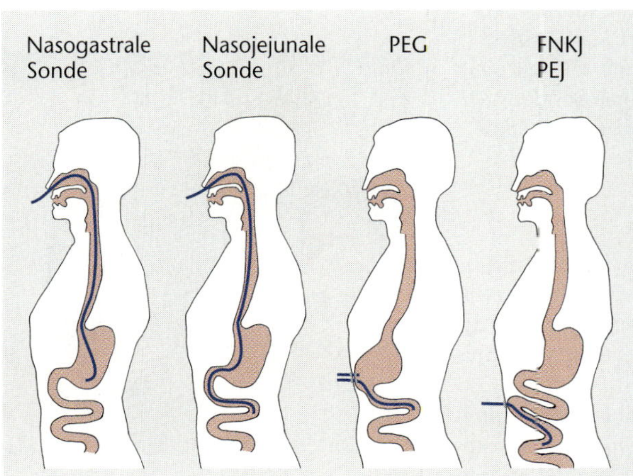

Abb. 10.14: Die verschiedenen Sondenlagen bei den unterschiedlichen Verfahren der künstlichen enteralen Ernährung (☞ unten). [L215]

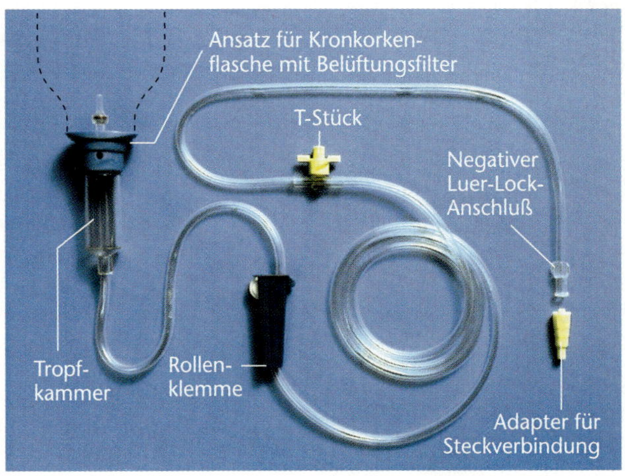

Abb. 10.15: System zur Sondenernährung per Schwerkraft aus einer Kronkorkenflasche. [U222]

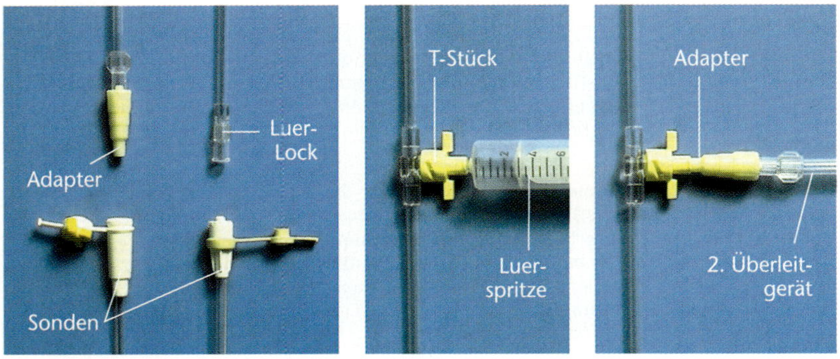

Abb. 10.16 – 10.18: Verbindungen von Überleitgeräten zur Sonde und am T-Stück. V.l.n.r: Steckverbindung vom Überleitgerät zur Sonde, Luer-Lock-Anschluß vom Überleitgerät zur Sonde, T-Stück für Anschluß einer Luer-Spritze und für Überleitgeräte mit Steckverbindungen. [U222]

- Zur Aspirationsprophylaxe Patienten für mindestens 30 Minuten in Oberkörperhochlagerung belassen
- Fixation der Sonde überprüfen
- Material aufräumen und Maßnahme dokumentieren
- Patienten auf Unverträglichkeitsreaktionen beobachten.

Je nach Grunderkrankung darf der Patient auch bei liegender nasogastraler Sonde Flüssigkeit trinken. Vielen Patienten fällt das aber sehr schwer, da die Sonde stört.

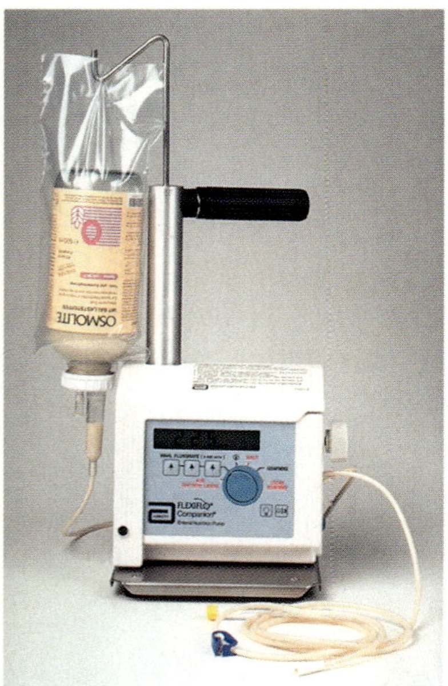

Abb. 10.19: Ernährungspumpe mit angeschlossenem Spezialüberleitungsgerät für Flaschen-Sondenkost. Die Flußrate wird in ml pro Stunde eingestellt. Nach Verabreichung der eingegebenen Gesamtmenge schaltet sich die Pumpe ab und gibt ein akustisches Signal. [U142]

☑ Bei Sondenkostverabreichung beachten:

- Medikamente zum richtigen Zeitpunkt geben (vor, mit oder nach der Sondenkost). Wegen der Verstopfungsgefahr gut mit Tee nachspülen.
- Zum Spülen nicht geeignet sind gesüßte Tees (Verklebungsgefahr), Obstsäfte und Früchtetees (Gefahr des Ausflockens von Nahrungsbestandteilen wegen der darin enthaltenen Säuren)
- Das Überleitungsgerät wird wegen der Infektionsgefahr alle 24 Stunden ausgewechselt
- Angebrochene Sondenkost sollte möglichst schnell verbraucht werden und darf nicht über längere Zeit offen stehen (Gefahr der bakteriellen Kontamination mit anschließender Vermehrung der Keime und infektiöser Diarrhoe des zumeist geschwächten und anfälligen Patienten)
- Jeder Hersteller hat sein eigenes Sondensystem, das mit denen anderer Hersteller evtl. nicht kompatibel ist. Beim Öffnen einer Flasche und eines Sondensystems ist darauf zu achten, daß diese auch zusammenpassen.

Komplikationen

Die künstliche enterale Ernährung über eine nasogastrale Sonde ist zwar deutlich komplikationsärmer als die parenterale Ernährung, aber nicht problemfrei:

- Bei zu schneller Gabe der Sondenkost können Magen-Darm-Störungen mit Erbrechen, Durchfällen und abdominellen Schmerzen auftreten. Dann wird zunächst überlegt, ob die Sondenkost vielleicht zu kalt war, die Einzelportionen zu groß waren oder die Menge zu schnell gesteigert wurde. Die Rücksprache mit dem Arzt klärt, ob eine *osmotische Diarrhoe* vorliegen könnte, bei der die Sondenkost im Darm osmotisch Wasser anzieht. Auch an die Möglichkeit einer *infektiösen Diarrhoe* sollte man immer denken
- Insbesondere bei Sondenkost mit niedermolekularen Kohlenhydraten sind Hyperglykämien möglich, wenn Mono-, Di- und Oligosaccharide zu rasch verstoffwechselt werden
- Vor allem bei Patienten mit Bewußtseinsstörungen besteht Aspirationsgefahr, weshalb diese Patienten nach Möglichkeit keine Magen-, sondern Dünndarmsonden erhalten sollten

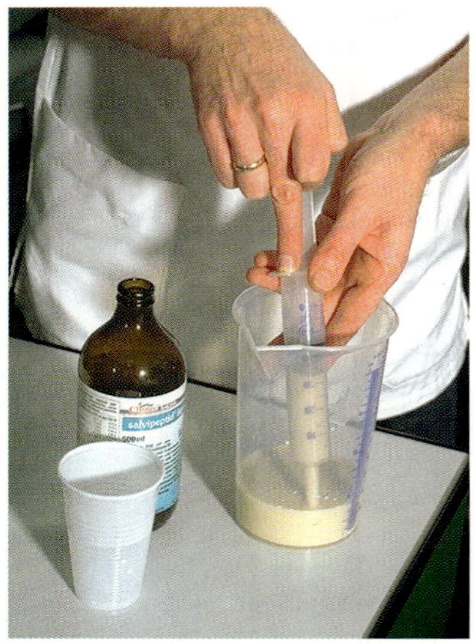

Abb. 10.20: Die vorgesehene Menge an Sondennahrung wird aus einem Meßbecher aufgezogen. Zum Nachspülen steht Wasser oder Tee bereit. [K183]

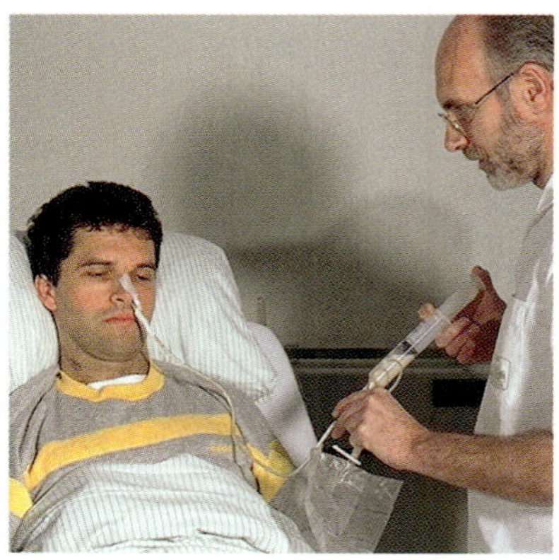

Abb. 10.21: Verabreichung von Sondenkost mit einer Spritze. Während des Spritzens den Patienten beobachten. [K183]

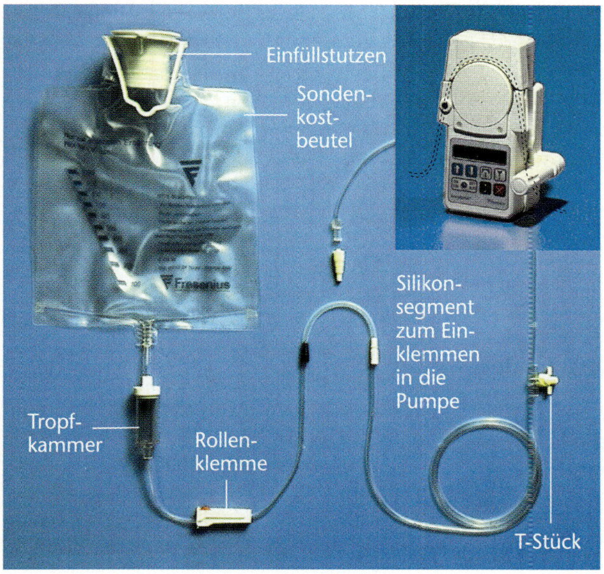

Abb. 10.22: Beutelsystem für die Sondomat®-Ernährungspumpe (☞ Ausschnittsfoto). In den Beutel können fertige Sondennahrungen und Flüssigkeiten wie z.B. Tee eingefüllt werden. [U222, K183]

- Die Sonde kann zu Reizungen der Nase und des Rachens, zu einer Refluxösophagitis (☞ 21.4.2) oder zu Druckgeschwüren führen.

Zur Vermeidung von Komplikationen sind eine sorgfältige Krankenbeobachtung (Zeichen einer Dehydratation, Ödeme), Flüssigkeitsbilanzierung, Gewichtskontrollen, BZ-Tagesprofile, Blutkontrollen (Kreatinin, Elektrolyte, Leberwerte etc.) sowie die richtige Auswahl der Sondennahrung und des Sondentyps (Arztanordnung) notwendig.

Nasoduodenale und nasojejunale Sonden

Nasoduodenale oder **nasojejunale Sonden** sind z.B. bei Bewußtlosigkeit angezeigt, da dann bei einer Magensonde die Gefahr des Reflux und der Aspiration von Magensaft besteht. Diese Sonden werden vom Arzt endoskopisch oder unter Bildwandlerkontrolle gelegt. Die Sondenkost muß kontinuierlich über eine Ernährungspumpe (☞ Abb. 10.19 und 10.22) gegeben werden, da die Speicherfunktion des Magens fehlt. Ansonsten entspricht die Versorgung der einer nasogastralen Sonde.

Perkutan-endoskopische Gastrostomie

Für die Langzeitbehandlung setzt sich immer mehr die *perkutan-endoskopische Gastrostomie* (kurz **PEG**) durch, bei der eine äußere Magenfistel geschaffen wird (*äußere Fistel* = Verbindung zwischen Körperhöhle und Körperoberfläche). Durch ein Verlängerungsstück kann die Sonde bis ins Duodenum verlängert werden, etwa bei Bewußtseinsstörungen mit erhöhter Aspirationsgefahr. Alternativ wird in einigen Kliniken das Jejunum direkt punktiert und eine *perkutan-endoskopische Jejunostomie* (kurz **PEJ**) durchgeführt. Beide Eingriffe bedürfen der Aufklärung und schriftlichen Einverständniserklärung des Patienten.

Während einer Gastroskopie (☞ 9.7, 21.3.4) wird der Magen in Lokalanästhesie *perkutan,* d.h. von außen durch die Bauchdecke hindurch, punktiert. Meist wird dann über die Punktionskanüle ein Faden eingeführt, mit dem Endoskop durch den Ösophagus zurückgezogen und zum Mund des Patienten hinausgeführt. Vor dem Mund wird die Ernährungssonde an diesen Faden geknüpft und dann in den Magen und durch Magenwand und Bauchdecke durchgezogen. Eine Platte innen an der Magenwand und entsprechende Haltevorrichtungen außen an der Bauchdecke gewährleisten einen sicheren Sitz der Sonde (☞ Abb. 10.24). Der Patient muß vor und nach dem Eingriff Nahrungskarenz einhalten (Dauer nach ärztlicher Anordnung).

Die Hauptkomplikationen sind lokale Wundinfektionen, Eindringen von Luft in den Peritonealraum und *Peritonitis* (☞ 21.8.2). Bei Fehlpunktionen kann eine offene Operation erforderlich werden. Kontraindikationen für die Anlage einer PEG sind z.B. Peritonitis, M. Crohn (Gefahr der Fistelbildung, ☞ 21.6.5) oder Blutgerinnungsstörungen.

Der Verband wird in regelmäßigen Abständen (anfangs mindestens jeden zweiten Tag, später ein- bis zweimal wöchentlich) *aseptisch* gewechselt. Hierzu eignen sich z.B. Schlitzkompressen und Pflaster, Sondenverbandsets oder die Materialien der Stomapflege (☞ 21.1.7). Nach Abschluß der Wundheilung darf der Patient duschen und baden. Der feuchte Verband muß danach aber gewechselt werden.

Die Verabreichung der Sondenkost entspricht im wesentlichen den oben dargestellten Grundsätzen. Meist kann die PEG ab dem Folgetag der Implantation benutzt werden. Die Sonde wird vor und nach Nahrungszufuhr oder Medikamentengabe mit ca. 50 ml Wasser oder geeigneten Tees gespült, damit sie nicht verstopft.

Zur Aspirationsprophylaxe empfiehlt sich nach der Mahlzeit eine Oberkörperhochlagerung (☞ oben). Von Vor-

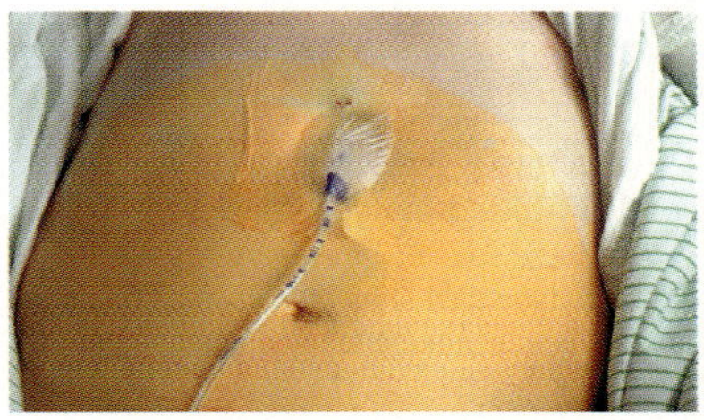

Abb. 10.23: Perkutan-endoskopische Gastrostomie (PEG) bei einem Patienten mit Schluckstörungen. Die Sonde kann nach der Sondenernährung abgestöpselt werden und läßt sich unsichtbar unter der Kleidung verbergen. [K183]

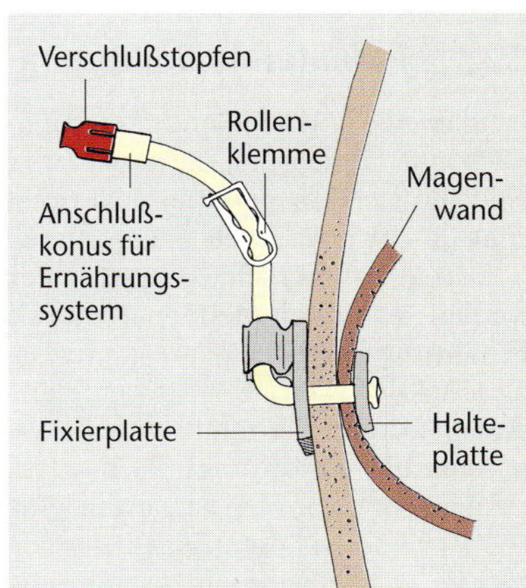

Abb. 10.24: Fixierung der PEG an Magenwand und Bauchdecke (die Rollenklemme ist nicht zwingend notwendig). [L215]

teil ist die Möglichkeit der oralen Nahrungsaufnahme und des Schlucktrainings trotz liegender Sonde. Viele Patienten bevorzugen die kontinuierliche Nahrungsapplikation z.B. während der Nachtstunden, da sie die Sonde dann tagsüber von der Pumpe abstöpseln können und mobiler sind. Da die Sonde unter der Kleidung verborgen ist, fühlen sich die Patienten im Alltag wohler als mit einer nasalen Sonde.

Feinnadelkatheter-Jejunostomie und andere operative Verfahren

Bis vor kurzem haben die Chirurgen im Rahmen einer ohnehin notwendigen **Laparotomie** *(Eröffnung der Bauchhöhle)* als Palliativmaßnahme z.B. beim inoperablen Ösophaguskarzinom (☞ 21.4.7) meist eine äußere Magenfistel **(Gastrostomie)** angelegt, z.B. die *Witzel-* oder *Kader-Fistel,* und die Ernährungssonde dort eingenäht. Heute bevorzugen sie eine Darmfistel **(Jejunostomie),** und hier vor allem die komplikationsärmere *Feinnadelkatheter-Jejunostomie,* kurz *FNKJ,* die sich aber noch nicht in allen Häusern durchgesetzt hat.

Die operative Anlage einer Ernährungssonde erfordert eine postoperative Wundversorgung wie andere Bauchoperationen auch. Ansonsten sind die Sonden und ihre Pflege mit einer PEG-Sonde zu vergleichen.

Heute gibt es moderne Kathetersysteme, die zu dem übrigen Sondenzubehör kompatibel sind und sich einfach wieder entfernen lassen. In der Regel bleibt die Sonde als Palliativmaßnahme aber lebenslang liegen.

10.3.3 Parenterale Ernährung

Ist über eine enterale Sonde keine ausreichende Ernährung möglich, wird eine intravenöse, **parenterale Ernährung** (*griech.* para = neben und enteron = Darm) erforderlich. Unterschieden werden die **inkomplette parenterale Ernährung,** bei der der Patient noch einen Teil der Nahrung über den Darm aufnimmt, und die **totale** *(komplette)* **parenterale Ernährung** (kurz *TPE*), bei der der Darm völlig umgangen wird. Die Wahl des venösen Zugangs ist abhängig von Ernährungszustand und Stoffwechsellage des Patienten sowie der voraussichtichen Dauer der parenteralen Ernährung:

- Kann der Patient voraussichtlich nach 2 – 3 Tagen wieder essen, werden Flüssigkeit, Elektrolyte und Kohlenhydrate über einen *peripherenvenösen Zugang* ersetzt (☞ 10.5.3). Die Gabe von Aminosäuren und Fetten ist bei kurzer Dauer und bei gutem Ernährungszustand nicht erforderlich
- Bei (längerdauernder) totaler parenteraler Ernährung ist eine Bedarfsdeckung nur mit höherosmolaren Infusionslösungen möglich, die über einen *zentralvenösen Katheter* gegeben werden müssen (☞ 10.5.4).

Stufenschema der parenteralen Ernährung

Stufe 1: Flüssigkeitszufuhr mit geringer Kaloriengabe

Nach kleinen Operationen oder bei leichten Vergiftungen mit einer voraussichtlichen Nahrungskarenz von weniger als 48 Stunden reicht es aus, Flüssigkeit und Kohlenhydrate (vorzugsweise Glukose) über einen peripher-venösen Zugang zu ersetzen.

Meist werden fertige Vollelektrolytlösungen, z.T. mit 5% Glukosezusatz (z.B. Ringer-Lösung, Sterofundin G 5) gewählt. Für einen 70 kg schweren Patienten ohne vorbestehenden Flüssigkeitsmangel oder -überschuß können 2000 ml – gleichmäßig verteilt über 24 Stunden – als Anhaltspunkt dienen. Die Kalorienzufuhr ist dabei gering (hypokalorische Ernährung). Selbst bei 5% Glukosezusatz in allen Infusionsflaschen bekommt der Patient nur 400 kcal täglich.

Stufe 2: Periphervenöse Basisernährung

Bereits bei einer Nahrungskarenz von 2 – 3 Tagen oder leicht kataboler (= abbauender) Stoffwechsellage braucht der Patient mehr Kalorien und zusätzlich Aminosäuren. Eine Fettzufuhr ist nur bei Patienten in schlechtem Ernährungszustand erforderlich.

Vielfach können fertige Kombinationslösungen, z.B. AKE® 1100 mit Glucose, gegeben werden. 3000 ml, d ˇ dem Bedarf eines 70 kg schweren Patienten entsprechen, enthalten knapp 1100 kcal (= 4500 kJ). Auch diese Lösungen können über einen periphervenösen Zugang einlaufen und werden gleichmäßig über den Tag verteilt. Bei zu schneller Infusion besteht die Gefahr, daß die Nährstoffe nicht rasch genug verwertet werden können und ungenutzt ausgeschieden werden.

Stufe 3: Bilanzierte vollständige parenterale Ernährung

Bei einer Nahrungskarenz von mehr als einer halben Woche und/oder bei sehr schlechtem Ernährungszustand muß der Patient über einen ZVK (☞ 10.5.4) vollständig parenteral ernährt werden. Auch hierfür sind Komplettlösungen (z.B. Aminomix®, AKE® 3000) im Handel. Häufig, z.B. bei Leber- oder Nierenfunktionsstörungen sowie Intoleranz gegenüber Zuckeraustauschstoffen (☞ 10.5.1), ist aber eine *individuelle* Zusammensetzung erforderlich. Dann werden Aminosäurelösungen (7,5 – 15%ig), Kohlenhydratlösungen (20 – 50%ig), Fettemulsionen (10 – 20%ig) sowie Elektrolytlösungen abhängig von Bilanz und Elektrolytkontrollen nach dem Baukastenprinzip kombiniert. Bei einer längerdauernden parenteralen Ernährung müssen auch Vitamine (z.B. 1 Amp. Multibionta® täglich als Infusionszugabe unter Lichtschutz oder täglich Vitamin B-Komplex und Vitamin C und zusätzlich 1 Amp. ADEK® i.m. pro Woche), Folsäure, Eisen und andere Spurenelemente ersetzt werden. Während der gesamten Zeitdauer der parenteralen Ernährung sind engmaschige Blutkontrollen (BZ, Elektrolyte, Laktat, Nierenwerte, Blutfette) erforderlich.

Täglicher Wasserbedarf:

Basaler Bedarf	30ml/kg KG
Mittlerer Bedarf	50ml/kg KG
Hoher Bedarf	100 – 150ml/kg KG

Faustregel bei normaler Nierenfunktion:

Perspiration (500 – 800ml)
\+ Diurese des Vortages
\+ Verluste über Sonden und Drainagen
\+ 500ml je Grad Körpertemperatur über 37 °C.

Genaue Flüssigkeitsbilanzierung ggf. durch ZVD (normal 2 – 12 cm H_2O).

Pflege bei parenteraler Ernährung

Bei allen Formen der parenteralen Ernährung besteht die Aufgabe der Pflege in:

- Fachgerechter Zubereitung der Infusionen und ihrer Überwachung (☞ 10.5.2)
- Pflege des venösen Zugangs und der Infusionsleitungen (☞ 10.5.5)

- Krankenbeobachtung (z.B. Beschaffenheit von Haut und Schleimhäuten, ☞ 10.5.5)
- Soor- und Parotitisprophylaxe (☞ 7.5.5)
- Flüssigkeitsbilanzierung (☞ 7.9.1).

Bei Beendigung der parenteralen Ernährung erfolgt der orale Kostaufbau langsam über 2 – 8 Tage (bei Magen-Darm-Erkrankungen wesentlich langsamer): Beispielsweise wird mit Tee begonnen und das Nahrungsangebot über flüssige Kost, Milchsuppe, Brei und leichte Kost bis hin zur Vollkost gesteigert.

10.4 Injektionen

10.4.1 Überblick

Injektion: *Einspritzen* von sterilen Arzneimitteln in den Körper mit einer Spritze und einer Hohlnadel. Das Volumen einer Injektion beträgt 0,1 – 20 ml. Im Gegensatz zur *Infusion* (☞ 10.5) wird das Medikament innerhalb von Sekunden bis zu wenigen Minuten verabreicht.

Da Injektionen einen Eingriff in die körperliche Unversehrtheit darstellen, ist der Patient über die Maßnahmen aufzuklären. Ordnet der Arzt eine Injektion an, kann das Pflegepersonal grundsätzlich davon ausgehen, daß er den Patienten in ausreichender Weise aufgeklärt hat. Verweigert der Patient eine Injektion, darf trotz vorhergehenden Einverständnisses nicht gegen seinen Willen gehandelt werden.

Alle Injektionen müssen vom Arzt *verordnet* werden. Die *Durchführung* kann jedoch bei einem Teil der Injektionen an das Pflegepersonal *delegiert* werden (delegieren = abordnen, Amt einem anderen übertragen), das dann auch für Durchführungsfehler haftbar ist. Der Arzt hat dabei die Pflicht, sich zuvor von der Eignung der Pflegekraft zu überzeugen.

Für die subkutane (s.c.) und intramuskuläre (i.m.) Injektion erwerben Pflegekräfte durch ihre dreijährige Ausbildung Handlungskompetenz (Durchführungskompetenz). Auf ärztliche Anordnung übernehmen sie die Durchführung dieser Injektionen eigenverantwortlich.

Kennt die Pflegeperson das zu injizierende Medikament, dessen Wirkungen oder Nebenwirkungen nicht, so muß sie sich zunächst darüber informieren. Kann sie die fehlende Information nicht einholen, muß sie die Injektion ablehnen. Die Pflegekraft kann die Durchführung der Injektion auch ablehnen, wenn ihr die Durchführung im Einzelfall zu gefährlich erscheint, z.B. eine i.m.-Injektion bei einem kachektischen Patienten. Andere Injektionen, insbesondere intravenöse Injektionen, dürfen vom Arzt nur an Pflegende mit spezieller Weiterbildung (z.B. Anästhesie-, Intensivpflege) delegiert werden. Intraarterielle Injektionen werden ohne Ausnahme nur vom Arzt durchgeführt.

Arten von Injektionen

Die verschiedenen Injektionsarten werden durch das Gewebe bezeichnet, in das injiziert wird (☞ Tab. 10.25 und Abb. 10.26).

Vorteile von Injektionen

Vorteile von Injektionen sind:

- *Schneller Wirkungseintritt.* Innerhalb von Sekunden bei der i.v.- und i.a.- Injektion, innerhalb von 10 – 15 Minuten bei der i.m.-Injektion (bei öligen Injektionslösungen allerdings verzögert) und innerhalb von 20 – 30 Minuten bei der s.c.-Injektion
- *Kein Wirkstoffverlust.* Durch die parenterale Verabreichung können die unkalkulierbaren Wirkstoffverluste vermieden werden, die bei der oralen Gabe infolge Resorptionsstörungen oder Inaktivierung durch Verdauungsenzyme auftreten
- *Lokale Wirkung.* Beispielsweise können mit der intraartikulären Injektion Medikamente direkt an den Ort des Geschehens gebracht werden
- *Exakte Dosierbarkeit.* Während z.B. bei Tabletten oder Dragees ein Zerteilen schwer oder gar nicht möglich ist, kann von einer Injektionslösung jede beliebige Menge entnommen werden
- *Steuerung des Wirkungseintritts und der Wirkungsdauer.* Durch die Auswahl von Injektionsart und Injektionslösung (z.B. Depotpräparate) können Wirkungsbeginn und Wirkdauer beeinflußt werden
- *Vermeiden von Magen-Darm-Beschwerden.* Durch die Umgehung des Magen-Darm-Traktes wird die bei oraler Applikation häufig beobachtete Schleimhautschädigung vermieden. Sind die Beschwerden (z.B. Übelkeit) allerdings Folge der *systemischen* Wirkung des Medikaments, können sie auch durch eine parenterale Gabe nicht verhindert werden
- *Unabhängigkeit von den Ressourcen des Patienten.* Eine parenterale

Injektionsart	Gewebe/Struktur
Intrakutan (kurz **i.c.**)	Oberhaut = Epidermis (äußerste Hautschicht)
Subkutan (kurz **s.c.**)	Unterhaut = Subkutis (Schicht unterhalb der Epidermis und der Lederhaut = Korium)
Intramuskulär (**i.m.**)	Muskel
Intravenös (kurz **i.v.**)	Vene
Intraarteriell (kurz **i.a.**)	Arterie
Intrakardial	Herzmuskel
Intraartikulär	Gelenk
Intrathekal	Liquorraum

Tab. 10.25 (oben): Verschiedene Injektionsarten. [B200]

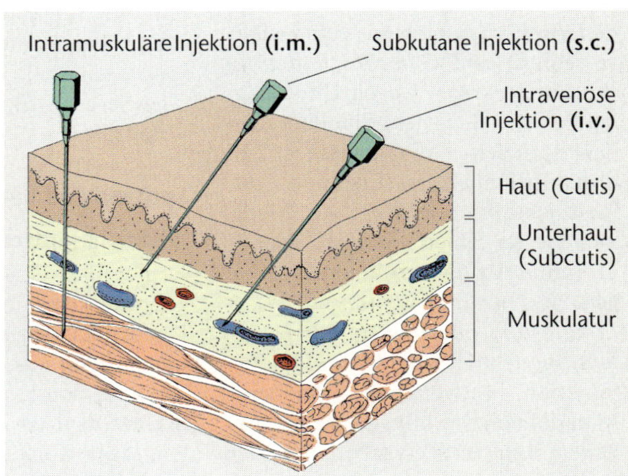

Abb. 10.26 (rechts): Die häufigsten Injektionen sind die subkutane, die intramuskuläre und die intravenöse Injektion. [L190]

Medikamentengabe ist möglich bei bewußtlosen Patienten. Patienten mit Schluckstörungen oder desorientierten, verwirrten Patienten.

Komplikationen von Injektionen

Komplikationen von Injektionen ergeben sich aus (meist systemischen) Unverträglichkeitsreaktionen und/oder einer falschen Injektionstechnik.

Unverträglichkeitsreaktionen (z.B. allergische Reaktionen) zeigen sich vor allem durch Hautrötung, Juckreiz oder Hautausschlag, Kopf-, Gelenk- und Gliederschmerzen, Unruhe, Angst, Übelkeit, Erbrechen, Temperaturanstieg, Hitzewallungen, Atemnot sowie Kreislaufstörungen bis hin zum Schock. Diese Reaktionen können prinzipiell nach *jeder* Medikamentengabe auftreten, sind aber nach parenteraler Gabe ausgeprägter und setzen schneller, oft ohne jegliche Vorboten, ein.

Folgen einer falschen Injektionstechnik sind v.a.:

- *Schmerzen* durch Applikationsfehler, z.B. bei adipösen Patienten und zu kurzer Kanüle (s.c. statt i.m.) bzw. bei kachektischen Patienten und zu langer Kanüle (i.m. statt s.c.) und *gleichzeitig* für die Injektionsart ungeeigneter Injektionslösung, oder durch paravenöse statt venöse Injektion, wenn die Vene beim Punktieren nicht getroffen wird und die Injektionslösung so in das umliegende Gewebe gelangt. Schmerzen aber auch durch zögerliches Einstechen der Kanüle oder zu schnelles Injizieren
- *Blutungen ins Gewebe* (Hämatome), z.B. verursacht durch das Durchstechen der Gefäßwände
- *Nervenverletzungen,* besonders bei der Verabreichung einer i.m.-Injektion am falschen Injektionsort
- *Gefäßschädigungen* (bis zum Gefäßverschluß) und *Gewebeschädigung* (bis zur Nekrose) wegen Unverträglichkeit des Gewebes gegenüber dem eingespritzten Medikament, z.B. durch irrtümliche i.a.-Injektion (statt i.v.-Injektion), oder wenn das Medikament bei fehlerhafter i.m.-Injektion (ohne Aspiration) in eine Arterie gelangt *(Nicolau-Syndrom)*
- *Lokale und/oder generalisierte Infektionen* durch fehlerhafte Hautdesinfektion, Verwendung unsauberer Materialien oder unhygienisches Arbeiten, z.B. bei der Vorbereitung der Injektion.

10.4.2 Vorbereitung einer Injektion

Führt eine examinierte Pflegekraft eine Injektion auf Anordnung des Arztes durch oder beauftragt sie einen Schüler damit, ist sie für die ordnungsgemäße Durchführung verantwortlich und deshalb auch haftbar. Folgende Anforderungen werden an sie gestellt:

- Die Pflegekraft muß vom Arzt mit der Durchführung beauftragt und die (möglichst schriftliche) Verordnung eindeutig sein
- Die Pflegekraft muß Indikationen und Kontraindikationen, Wirkungen und mögliche Nebenwirkungen des Medikaments kennen
- Die Pflegekraft muß die geforderte Injektionstechnik beherrschen
- Sie muß sich vergewissern, daß keine anderen Gründe vorliegen, die eine Durchführung der Verordnung verbieten oder in Frage stellen. Hier sind insbesondere eine zwischenzeitliche Verschlechterung des Allgemeinzustandes des Patienten, die Verweigerung der Injektion durch den Patienten oder Unverträglichkeitsreaktionen nach einer früheren Injektion dieses Medikamentes zu nennen.

Vorbereitung des Patienten

- Der Patient ist vom Arzt angemessen über die geplante Injektion zu informieren, vor allem über den Sinn der Injektion, über Injektionsart, Nebenwirkungen, Komplikationen sowie mögliche „normale" Empfindungsstörungen während der Injektion (z.B. Schmerzen, Herzklopfen, Hitzegefühl, Übelkeit, ungewöhnlicher Geschmack). Vor jeder Injektion sollte sich die Pflegekraft vergewissern, daß der Patient aufgeklärt und mit der Injektion einverstanden ist
- Der Patient wird auf notwendige oder sinnvolle Verhaltensregeln hingewiesen, z.B. das Einhalten von Bettruhe.

Spritzen und Kanülen zur Injektion

Injektionsspritzen

Es gibt Injektionsspritzen zum einmaligen und zum mehrmaligen Gebrauch. Heute überwiegen steril verpackte **Einmalspritzen** aus Kunststoff mit einem Volumen von 1, 2, 5, 10 und 20 ml. Die **Standardspritze** besteht aus zwei Teilen, dem Kolben und dem Zylinder (☞ Abb. 10.27).

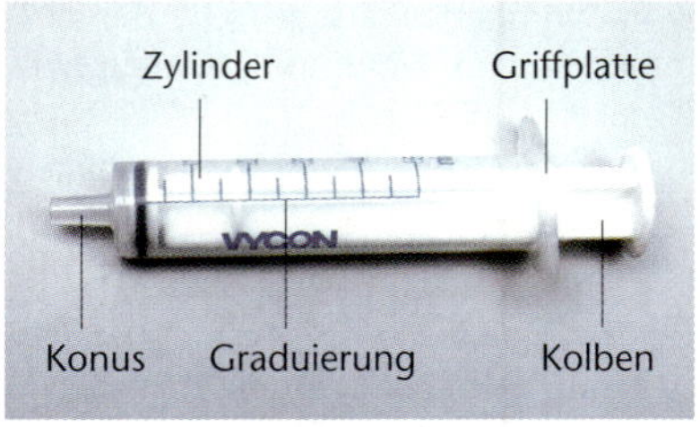

Abb. 10.27: Kunststoff-Einwegspritze nach Luer mit Beschriftung der Einzelteile. [K183]

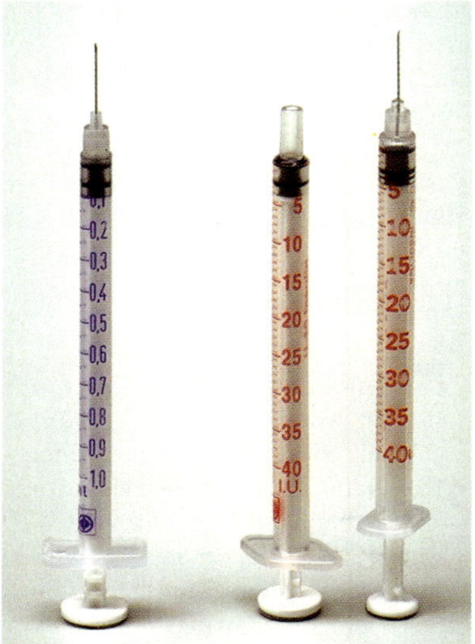

Abb. 10.28: Tuberkulinspritze (links) und Insulinspritzen (Mitte und rechts) fassen 1 ml. Die Skala der Tuberkulinspritze ist in 1/100 ml aufgeteilt (1 Teilstrich entspricht 0,01 ml). Insulinspritzen haben ein Volumen von 1 ml oder 2 ml. Ihre Skala ist in Internationale Einheiten (kurz IE) eingeteilt, wobei 1 ml 40 IE entspricht. Sie werden auch mit fest integrierter Kanüle geliefert (rechts). [K183]

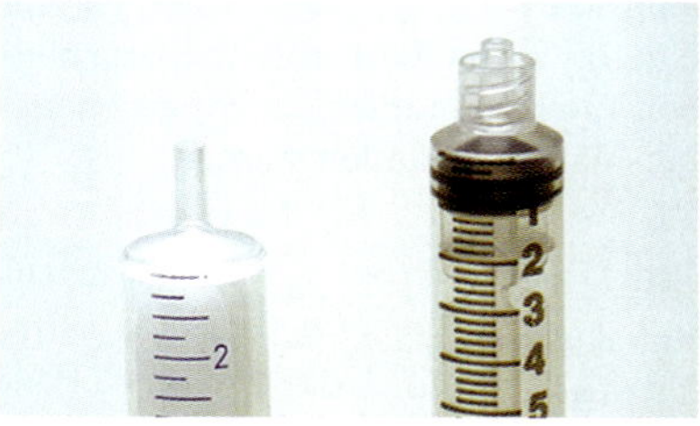

Abb. 10.29: Links 10 ml-Spritze mit exzentrischem Konus und Luer-Steckansatz, rechts 10 ml-Spritze mit zentralem Konus und Luer-Lock-Ansatz. [K183]

Die **Insulinspritze** ist als 1 ml-Spritze für 40 IE mit und ohne integrierte Kanüle und als 2 ml-Spritze für 80 IE erhältlich. Die **Tuberkulinspritze** zu 1 ml weist einen Skalenwert von 0,01 ml auf. Durch die Spezialgraduierung kann die Injektionslösung exakt dosiert werden (☞ Abb. 10.28).

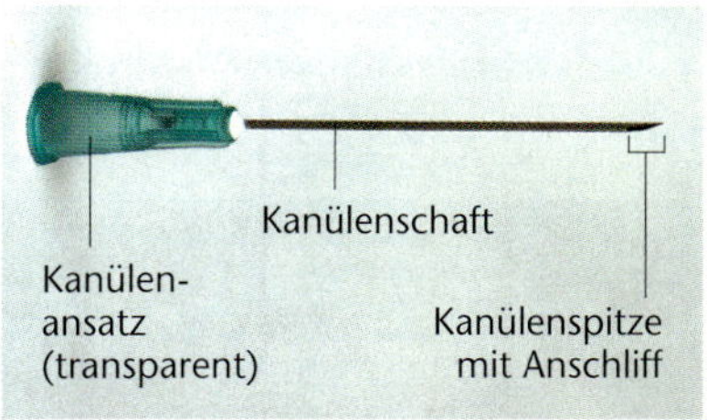

Abb. 10.30: Einmal-Injektionskanüle. Der Kanülenansatz ist transparent, damit ein etwaiger Bluteintritt bei Aspiration rasch sichtbar wird. [K183]

Spritzen zum mehrmaligen Gebrauch bestehen aus einem Glaszylinder mit einem Konus und einem Kolben aus Metall oder Glas.

Beim **Konus** gibt es unterschiedliche Ausführungen (☞ Abb. 10.29). Am gebräuchlichsten sind der *Luer-Steckansatz*, der eine große Auflagefläche hat, so daß die Kanüle nach dem Aufstekken gut sitzt, und der *Luer-Lock-Ansatz*, der aufgeschraubt wird. Bei Spritzen ab 5 ml kann der Steckansatz auch exzentrisch sitzen.

Injektionskanülen

Zur Injektion werden im Stationsalltag ausschließlich Einwegkanülen in genormten Größen verwendet (☞ Abb. 10.30). Sterile, einzeln verpackte Einmalkanülen sind mit unterschiedlichem Außendurchmesser und verschiedener Länge erhältlich und können aufgrund ihrer Farbmarkierung leicht voneinander differenziert werden (☞ Tab. 10.31).

Vorbereitung der Materialien und Aufziehen des Medikaments

Zuerst sorgt die Pflegeperson für hygienische Arbeitsbedingungen, indem sie Arbeitsfläche, Spritzentablett und ihre Hände desinfiziert.

Anschließend bereitet sie alle Materialien vor, damit sie das Medikament ohne Unterbrechung aufziehen und so die Kontaminationsgefahr verringern kann:

- Medikament(e)
- Sterilisierte Tupfer (☞ 9.5.1, Tips zur Hautdesinfektion)
- Ggf. Ampullensäge
- Ggf. Hautdesinfektionsmittel
- Aufziehkanülen
- Injektionskanülen
- Spritzen
- Ggf. Belüftungskanülen mit Bakterienfilter für Stechampullen (statt Aufziehkanüle)
- Spritzentablett
- Abwurfgefäß für Glas und Kanülen
- Abwurfgefäß für sonstigen Abfall (Papier, Tupfer, Spritzen).

Erforderlich sind folgende Kontrollen (☞ 10.2.10):

- Stimmen die Angaben auf dem Etikett des Medikamentes mit den Anordnungen des Arztes überein?
- Wurde das Medikament korrekt gelagert (z.B. im Kühlschrank)?
- Ist das Verfallsdatum noch nicht überschritten?
- Ist die Ampulle unbeschädigt und ungeöffnet, und liegt das erste Anstechen einer Stechampulle weniger als 24 Stunden zurück?

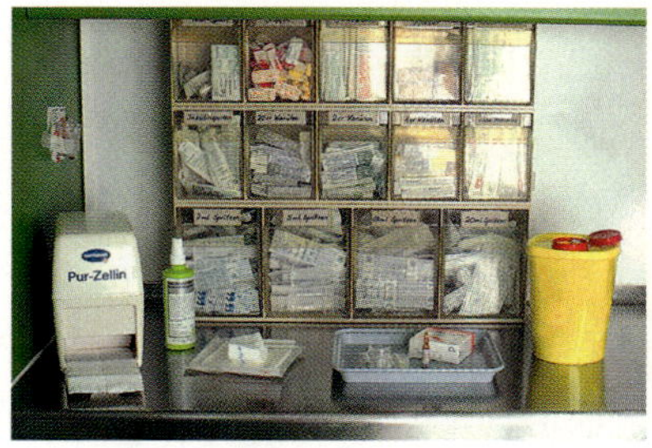

Abb. 10.32: Arbeitsfläche mit griffbereiten Materialien für die Vorbereitung einer Injektion. In den durchsichtigen Schütten befinden sich Kanülen und Spritzen verschiedener Größen sowie zusätzliche Utensilien wie Stopfen und Mandrins für Venenverweilkanülen. [K183]

- Ist das Medikament in Farbe und Konsistenz unverändert?

Injektionslösungen werden in unterschiedliche Ampullen abgefüllt (☞ Abb. 10.33). Das **Aufziehen** hängt von der Art der Ampulle ab.

Aufziehen aus der Glasampulle

Für das Aufziehen aus der *Glasampulle* gilt:

- Ggf. die Injektionslösung aus dem Ampullenkopf in die Ampulle zurückbefördern (z.B. durch Beklopfen des Ampullenkopfes oder eine Bewegung ähnlich der beim Herunterschlagen eines Quecksilberthermometers aus dem Handgelenk heraus)
- Den Ampullenhals mit 2 – 3 Sägebewegungen der Ampullensäge ansägen (dieser Arbeitsschritt entfällt bei den sog. *Brechampullen*, deren „Sollbruchstelle" entweder am Ampullenhals durch einen weißen Ring oder

Farbkodierung von Einmalkanülen

Größe (nach Pravaz)	20	–	18	–	17	16	14	12	2	–	1	–	–
Gauge	27		26		24	23	23	22	21		20		19
Farbe	grau		braun		lila	blau	violett	schwarz	grün		gelb		weiß
Außendurchmesser [mm]	0,40	0,40-0,42	0,45		0,55	0,66	0,60-0,65	0,70	0,80		0,90		1,10
Länge [mm]	20	12-16	25	12	25	25	30-32	30-32	40	50-60	40	70	30
Verwendung	Insulin, s.c.		Insulin, s.c.		s.c.	s.c.	s.c., i.m.1)	s.c., i.m.1)	i.v., i.m.2)	i.m.3)	i.v., i.m.4)	tief i.m.	Aufziehkanüle, Blutentn.

1) Oberschenkel 2) Oberschenkel; Gesäß bei Untergewichtigen und großen Kindern
3) Gesäß bei Normal- bis Übergewichtigen 4) Für dickflüssige Lösungen

Tab. 10.31: Die verschiedenen Einmalkanülen und ihre Verwendungszwecke. (Gauge [G] = spezielles Eichmaß). [B200]

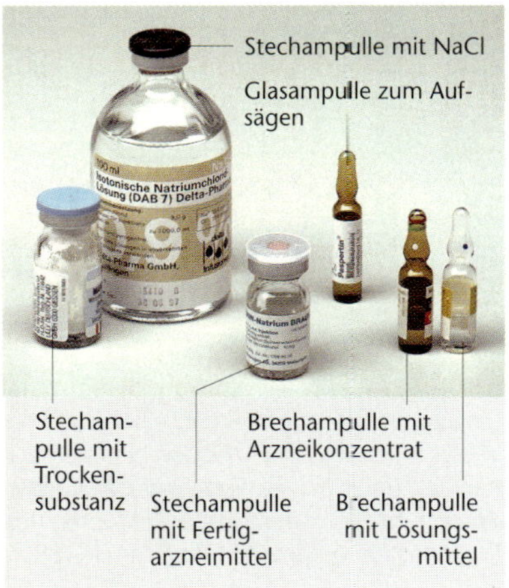

Abb. 10.33: Verschiedene Ampullen. [K183]

am Ampullenkopf durch einen Punkt gekennzeichnet ist)

- Die Ampulle in die Hand nehmen und einen unsterilen Tupfer mit dem Zeigefinger hinter den Ampullenhals klemmen (zur Vermeidung von Schnittverletzungen, ☞ Abb. 10.34)
- Den Ampullenhals mit einer ruckartigen Bewegung abbrechen
- Die Injektionslösung mit einer Spritze und der Aufziehkanüle *restlos* aufziehen (dabei die Ampulle schräg halten und die Kanüle mit dem Schliff so drehen, daß auch der letzte Tropfen aufgezogen werden kann, ☞ Abb. 10.36)
- Die Aufziehkanüle abziehen und sofort in den dafür vorgesehenen Abwurfbehälter entsorgen, ohne den Kanülenschutz nochmal aufzustekken (d.h. ohne sog. *recapping*)
- Die Luft aus der Spritze entfernen. Dazu den Konus nach oben halten. Durch leichtes Beklopfen des Spritzenzylinders sammeln sich die Luftblasen am Konus und können ohne gleichzeitiges Austreten von Injektionslösung herausgespritzt werden
- Injektionskanüle aufsetzen (Kanülenschutz nicht abziehen)
- Die Spritze, die leere Ampulle und ein Kärtchen mit dem Namen des Patienten auf das Spritzentablett legen
- Das Spritzentablett mit unsterilen Tupfern, Haut- und Händedesinfektionsmittel, Abwurfgefäß für Kanülen und ggf. Wundschnellverband ausstatten. Alternativ zu einem Spritzentablett kann auch eine Nierenschale pro Patient benutzt werden.

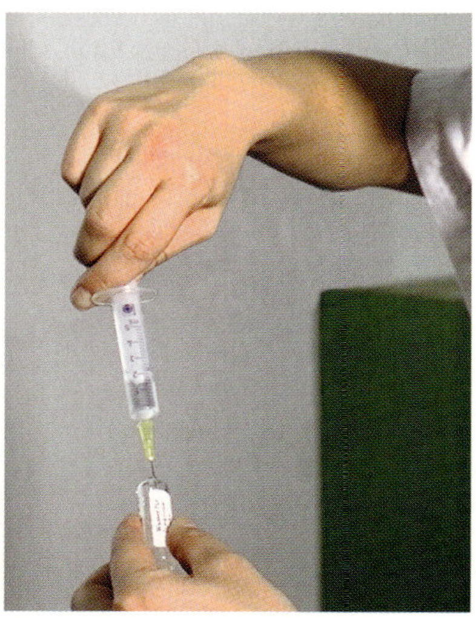

Abb. 10.36: Aufziehen aus der Glasampulle. Die Kanülenspitze sitzt dem Boden der Ampulle auf. Der Zeigefinger bietet ein Widerlager an der Spritzengriffplatte; Daumen und Mittelfinger ziehen den Spritzenkolben zurück. [K183]

Aufziehen aus Stechampullen

Aus *Stechampullen* (Inhalt 1 – 200 ml) werden Medikamente wie folgt entnommen:

- Den Metall- bzw. Plastikverschluß entfernen
- Die Gummikappe desinfizieren (Einwirkzeit beachten)
- Vor dem Einstechen der Aufziehkanüle die Menge Luft aufziehen, die der Stechampulle an Injektionslösung entnommen werden soll, und diese anschließend zur Vermeidung eines Unterdrucks in die Ampulle einbringen. In der Regel kann die Luft nur unvollständig eingespritzt werden, da sie zunächst zu einem Überdruck führt. Zum Abbau des Überdrucks dann so viel Injektionslösung aus der mit dem Gummistopfen schräg nach unten gehaltenen Ampulle entnehmen, bis wieder ein Unterdruck in der Ampulle erreicht ist. Dann restliche Luft einspritzen und Restmenge an Injektionslösung aufziehen
- Bei der Entnahme von Teilmengen eine Belüftungskanüle verwenden, die eine hygienische Entnahme von Injektionslösung ermöglicht und durch die das Einspritzen von Luft in die Ampulle überflüssig wird. Ist keine Belüftungskanüle verfügbar, 1 – 2 Teilstriche mehr als verordnet aufziehen, um ein Hin- und Herspritzen des Medikaments zwischen Stechampulle und Spritze mit zusätzlicher Kontaminationsgefahr zu vermeiden. Das zuviel aufgezogene Medikament später beim Entlüften der Spritze verwerfen. Aufziehkanüle in der Stechampulle belassen und mit einem sterilen Stöpsel verschließen, da durch mehrfaches Durchstechen der Gummikappe kleinste Gummipartikel in das Medikament gelangen können. Alternativ zu jeder Medikamentenentnahme erneut eine *dünne* Kanüle einstechen
- Bei Entnahme des kompletten Ampulleninhaltes und Verwendung einer Aufziehkanüle diese entfernen und adäquat entsorgen (☞ oben)
- Die Spritze entlüften (☞ oben) und ggf. zuviel aufgezogenes Medikament vorsichtig herausspritzen
- Die Injektionskanüle aufsetzen (Kanülenschutz belassen) und, wenn überhaupt nötig, erst unmittelbar vor der Injektion im Patientenzimmer luftleer machen
- Die Spritze, die leere Stechampulle und ein Kärtchen mit dem Namen des Patienten auf ein Spritzentablett legen.

Abbrechen des Ampullenhalses einer Brechampulle [K183]

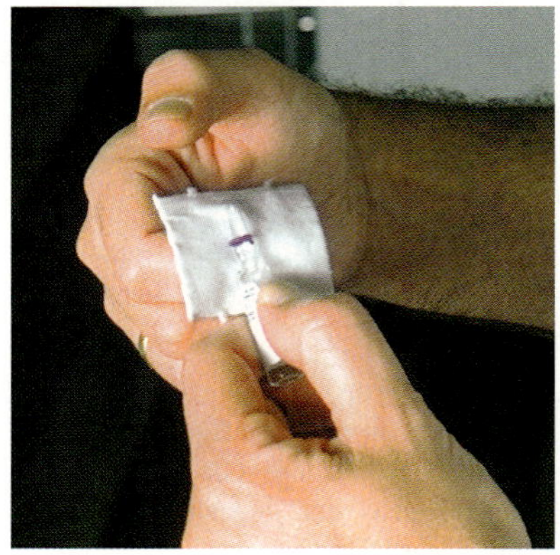

Abb. 10.34: Mit dem Zeigefinger unsterilen Tupfer hinter den Ampullenhals klemmen.

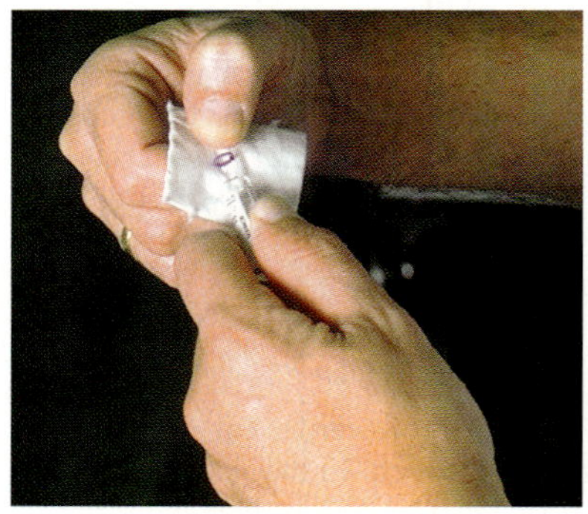

Abb. 10.35: Ampullenkopf mit dem Zeigefinger als Hebel abbrechen.

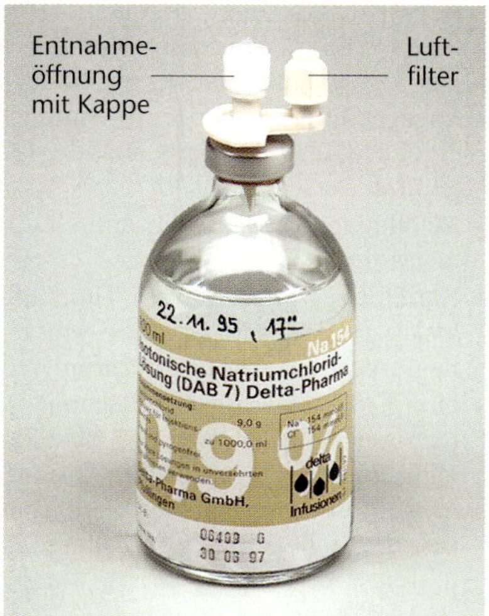

Abb. 10.37: Stechampulle mit Belüftungskanüle (Minispike®). [K183]

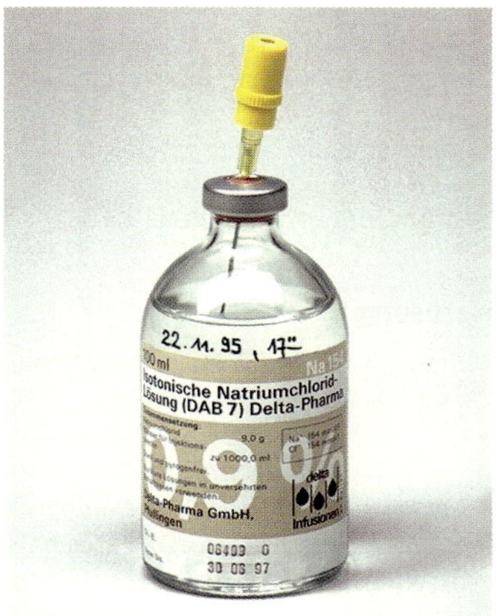

Abb. 10.38: Stechampulle mit Aufziehkanüle, durch Stopfen verschlossen. [K183]

☑ Eine nur teilweise entleerte Stechampulle gehört nicht ins Patientenzimmer, sondern wird mit Datum und Uhrzeit der ersten Entnahme beschriftet und zum baldigen Verbrauch in den Medikamentenschrank oder ggf. in den Kühlschrank (+4 bis +7 °C) gestellt.

Für die *i.v.-Injektion* werden zusätzlich bereitgelegt:

- Unsterile Einmalhandschuhe (Eigenschutz)
- Staubinde
- Flüssigkeitsdichte Unterlage
- Ggf. Unterarmpolster
- Ggf. Unterarmschiene bei desorientierten Patienten.

Für die *i.a.-Injektion* zusätzlich:

- 2 – 4 sterile Mullkompressen
- Pflasterstreifen, Druckverband
- Evtl. Sandsack, Einmalrasierer.

Auflösen von Trockensubstanzen

Trockensubstanzen müssen vor der Injektion vollständig aufgelöst werden. Dabei dürfen zum Auflösen nur die mitgelieferten oder die auf der Ampulle bzw. dem Beipackzettel angegebenen Lösungsmittel verwendet werden.

Befinden sich Lösungsmittel und Trockensubstanz in Glasampullen:

- Glasampullen öffnen (☞ oben)
- Lösungsmittel aus der Glasampulle aufziehen (☞ oben)
- Lösungsmittel mit nur geringem Druck auf die Trockensubstanz spritzen (Schaumbildung vermeiden)
- Abwarten, bis sich die Trockensubstanz restlos aufgelöst hat (nicht mit der Kanüle rühren oder die Ampulle schütteln).

Bei Stechampullen:

- Den Metall- bzw. Plastikverschluß entfernen
- Die Gummikappe desinfizieren (Einwirkzeit beachten)
- Eine Überleitungskanüle in die Stechampulle mit dem Lösungsmittel einstechen (☞ Abb. 10.39)
- Die Stechampulle mit der Trockensubstanz auf das zweite Ende der Überleitungskanüle aufstecken
- Das gesamte Lösungsmittel überleiten (☞ Abb. 10.40)
- Die vollständige Auflösung der Trockensubstanz abwarten (das Auflösen der Trockensubstanz kann durch vorsichtiges Rollen der Stechampulle zwischen den Handflächen beschleunigt werden).

Einige Medikamente werden in sog. *Zweikammerspritzen* angeboten, in die Trockensubstanz und Lösungsmittel getrennt eingebracht wurden. Durch Betätigung eines speziellen Mechanismus, der aus dem Beipackzettel ersichtlich ist, werden Trockensubstanz und Lösungsmittel gemischt. Auch hier wird vor der Injektion das vollständige Auflösen der Trockensubstanz abgewartet.

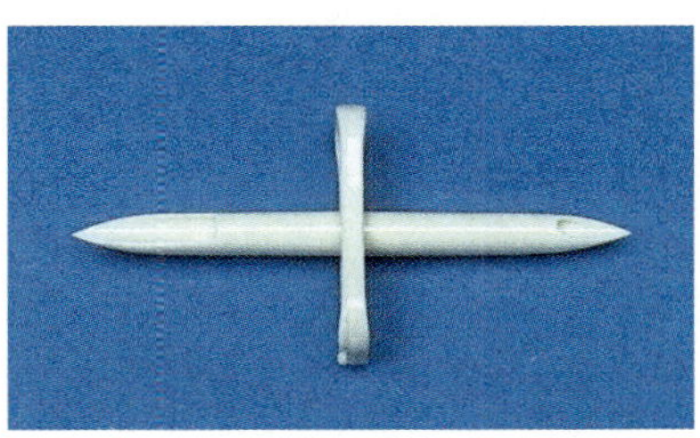

Abb. 10.39: Überleitungskanüle mit abgezogenen Schutzkappen. [K183]

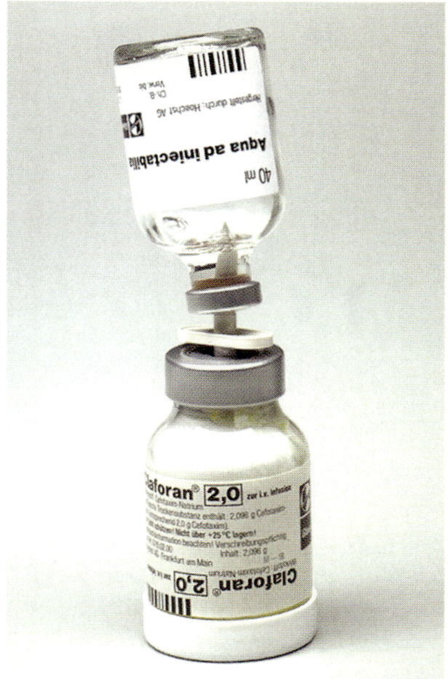

Abb. 10.40: Überleitungskanüle mit aufgesteckten Stechampullen während des Überleitungsvorganges. [K183]

Vorsicht!

- Eine unbeschriftete Spritze oder eine Spritze, neben der keine leere Ampulle steht und über deren Inhalt keine Gewißheit herrscht, muß verworfen werden
- Die Aufziehkanüle wird nach Gebrauch wegen der Verletzungs- und Infektionsgefahr nicht in ihre Schutzhülle zurückgesteckt, sondern in den Kanülenabwurfbehälter entsorgt.

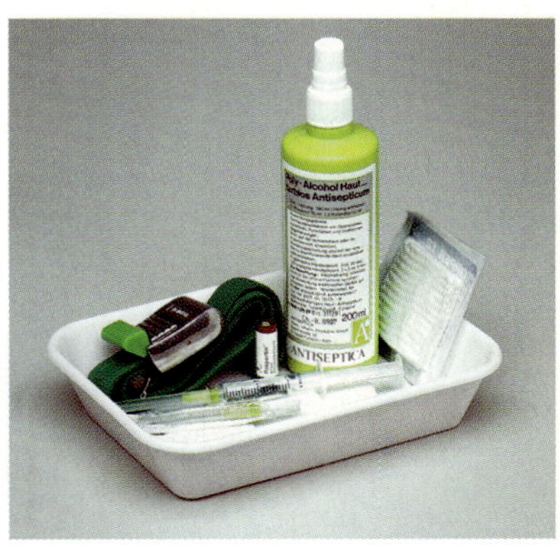

Abb. 10.41: Gerichtetes Spritzentablett mit aufgezogener Spritze, leerer Ampulle des aufgezogenen Medikaments, Hautdesinfektionsmittel, Ersatz-Injektions-Kanüle, sterilisierten Tupfern und Kanülenabwurfgefäß. [K183]

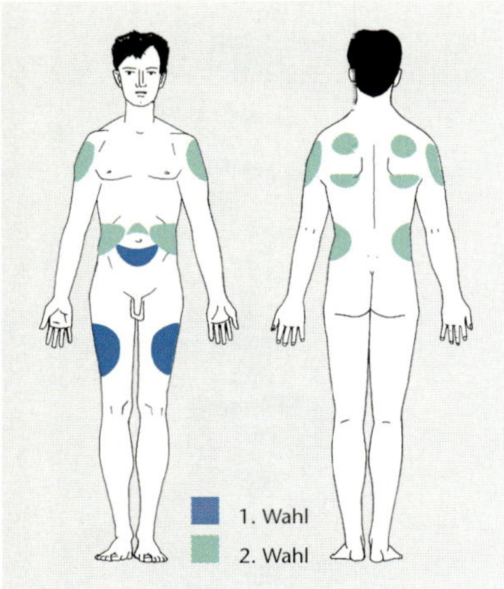

Abb. 10.42: Injektionsorte der ersten und zweiten Wahl für subkutane Injektionen. [L215]

10.4.3 Durchführung der subkutanen Injektion

Subkutane Injektion (kurz *s.c.-Injektion*): Einspritzen der Injektionslösung in die Unterhaut (*Subkutis*, ☞ Abb. 10.26).

Durchführung der subkutanen Injektion [K183]

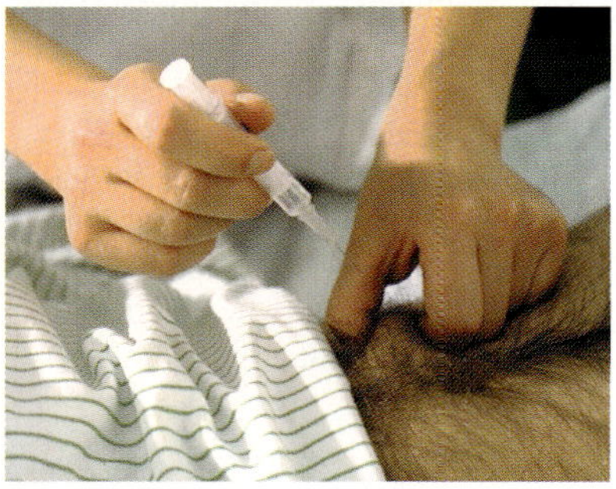

Abb. 10.43: Mit Daumen und Zeigefinger eine Hautfalte abheben.

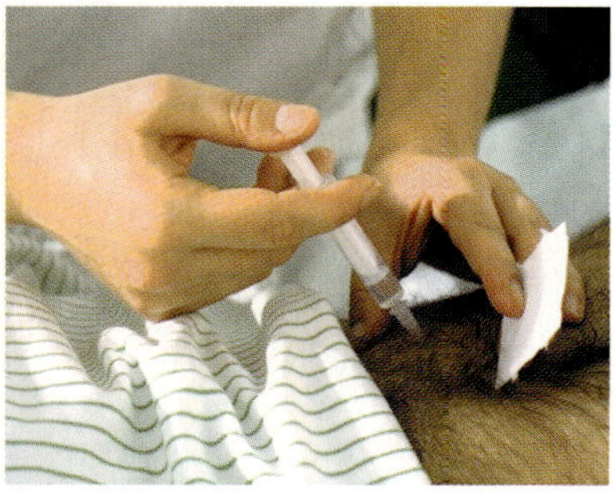

Abb. 10.44: Im schrägen Winkel einstechen (nicht aspirieren), umgreifen und dann injizieren.

Geeignet für eine subkutane Injektion sind alle isotonischen, wässrigen Lösungen wie z.B. Insulin (☞ 23.6.6) und Heparin. Kontraindikationen für subkutane Injektionen sind Störungen der Hautdurchblutung, Entzündungen, Ödeme oder Hauterkrankungen im Injektionsgebiet sowie Schockzustände, da Haut und Muskulatur dann nur unzureichend durchblutet werden, so daß injizierte Medikamente nicht (vollständig) resorbiert werden und das Gewebe schädigen können.

Injektionsorte

Alle Körperregionen mit ausgeprägtem Unterhaut(fett)gewebe sind zur subkutanen Injektion geeignet (☞ Abb. 10.42). Bevorzugt werden:

- Die Bauchdecke links und rechts sowie unterhalb und oberhalb des Bauchnabels
- Die seitlichen und vorderen Flächen beider Oberschenkel
- Die seitlichen Flächen beider Oberarme.

Material und Vorbereitung

Als Injektionskanüle eignen sich Kanülen mit einem geringen Außendurchmesser (☞ Tab. 10.31). Die Länge der Kanüle hängt vom Körperbau des Patienten ab. Beispielsweise ist die braune Kanüle mit einer Länge von 25 mm bei einem adipösen Patienten der mit 12 mm-Länge vorzuziehen.

Durchführung

- Hände desinfizieren
- Hautdesinfektion durchführen, Einwirkzeit abwarten (in der Klinik wegen Problemkeimen üblich, zuhause oder in der ambulanten Pflege nicht nötig)
- Mit Daumen und Zeigefinger eine Hautfalte abheben
- Zügig in die Hautfalte einstechen, wobei der Einstichwinkel abhängig ist von der Länge der benutzten Kanüle. 12 mm Kanülen werden senkrecht, längere Kanülen schräg im Winkel von ca. 45° eingestochen. Bei kachektischen Patienten ist ein spitzer Einstichwinkel zu wählen
- Nicht aspirieren: Bei Benutzung kurzer Kanülen und Injektion in die Injektionsorte erster und zweiter Wahl (☞ Abb. 10.42) ist eine i.v.-Injektion nicht zu befürchten, da in diesen Regionen keine größeren Venen in der Subkutis verlaufen (☞ auch 19.7, 23.6.6). Eine Aspiration führt dagegen zu Gewebeschäden, eventueller Lageveränderung der Kanüle und zu einer zeitlichen Verlängerung der Injektion
- Medikament langsam injizieren (ca. 2 ml/Min.)
- Kanüle zügig entfernen, Hautfalte loslassen und Einstichstelle mit einem trockenen Tupfer komprimieren
- Durch kreisende Bewegungen mit einem trockenen Tupfer das Medikament im Gewebe verteilen. Ausnahme sind Antikoagulanzien wie Heparin, die dabei zu einem Hämatom führen.

☑ Subkutane Injektionen müssen häufig mehrmals täglich und über längere Zeiträume verabreicht werden. Um Schäden der Haut und des subkutanen Gewebes zu vermeiden, wird die Einstichstelle bei jeder Injektion systematisch gewechselt (sog. Spritzenkalender, ☞ z.B. Abb. 23.36).

Nachsorge

- Einstichstelle auf Infektionszeichen und Hämatome kontrollieren
- Ggf. auf Injektionsregion heparinhaltige Salbe auftragen, um Hämatomen und oberflächlichen Thrombosen vorzubeugen bzw. diese zu behandeln (Arztanordnung, da die Resorption des Medikamentes beschleunigt wird).

10.4.4 Durchführung der intramuskulären Injektion

Intramuskuläre Injektion (kurz *i.m.-Injektion*): Medikamentengabe in einen Skelettmuskel. Arzneimittelaufnahme ist schneller als bei subkutaner, aber langsamer als bei intravenöser Medikamentengabe.

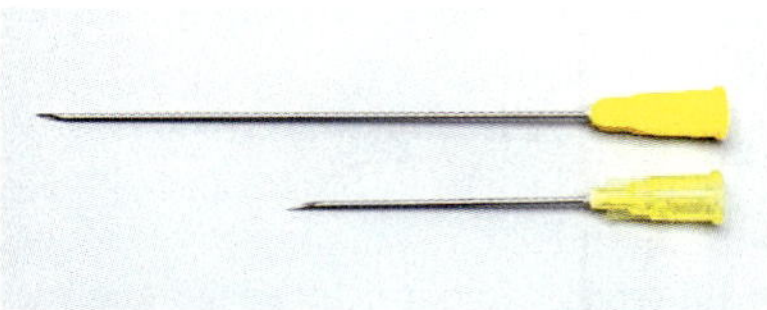

Abb. 10.45: Lange und normale Kanüle der Größe 1 zur i.m.-Injektion bei adipösen und normalgewichtigen Patienten. [K183]

Für bestimmte Medikamente (z.B. Imap® Injektionssuspension), vor allem Depotpräparate, ist die intramuskuläre Injektion ausdrücklich vorgeschrieben. Auch einige Impfungen werden i.m. verabreicht (z.B. gegen Tetanus, ☞ 28.5.15, FSME, ☞ 35.9.4, Hepatitis B, ☞ 22.4.2 oder Haemophilus influenzae Typ B, ☞ 28.5.12).

Die Kontraindikationen entsprechen denen der Subkutaninjektion. Zusätzliche Kontraindikationen sind erhöhte Blutungsneigung (auch künstlich durch Antikoagulanzientherapie, ☞ 19.7) und der Verdacht auf Herzinfarkt, da eine i.m.-Injektion die Enzymdiagnostik verfälscht und eine Lysetherapie unmöglich macht (☞ 18.5.2).

Injektionsorte

Von Pflegekräften bevorzugte Injektionsorte für die i.m.-Injektion sind:

- Der M. gluteus medius und M. gluteus minimus zwischen Spina iliaca anterior superior (vorderer oberer Darmbeinstachel), Crista iliaca (Darmbeinkamm) und Trochanter maior (großer Rollhügel, Knochenvorsprung am Oberschenkelknochen)
- Der M. vastus lateralis zwischen Trochanter maior und Patella, also die laterale, äußere Fläche am Oberschenkel.

Ärzte bevorzugen für Impfzwecke wegen der leichteren Zugänglichkeit oft den M. deltoideus am Oberarm (ca. 5 cm unterhalb des Akromions/der Schulterhöhe). Wegen der geringen Muskelmasse dürfen hier jedoch keine öligen Injektionslösungen oder Mengen über 2 ml injiziert werden.

Bestimmung der Injektionsorte, ☞ unten

Materialien und Vorbereitung

Die Länge der Injektionskanüle hängt von Alter und Körpergewicht des Patienten ab weswegen empfohlen wird, vor einer i.m.-Injektion das Körpergewicht zu ermitteln. Häufig werden zu kurze Kanülen benutzt.

☑ Für die i.m.-Injektion (☞ unten) sollte der Patient möglichst liegen. Plötzliche Bewegungen im Stehen bewirken unter Umständen Scherkräfte im Muskel, so daß die Injektionskanüle am Übergang zwischen Kanülenschaft und -konus abbrechen kann.

Wird die Injektion ausnahmsweise im Stehen durchgeführt, so verlagert der Patient das Gewicht auf die Gegenseite und entspannt das Bein auf der Injektionsseite so gut wie möglich.

Durchführung

- Patienten informieren
- Patienten vor Blicken schützen
- Injektionsort sorgfältig lokalisieren (☞ unten)
- Haut desinfizieren (☞ Kasten in 9.5.1). Die i.m.-Injektion ist die Injektion mit der höchsten Infektionsgefahr (Spritzenabszeß)
- Injektionskanüle zügig und *senkrecht* bis in die gewünschte Tiefe einstechen. Ein zaghaftes, stückweises Einstechen der Injektionskanüle löst eine Abwehrspannung im Muskel aus, der Patient hat Schmerzen, und das Muskelgewebe wird übermäßig geschädigt. Zwischen Haut und Kanülenkonus einen ca. 10 mm großen Sicherheitsabstand lassen, da Injektionskanülen zwischen Kanülenschaft und -konus abbrechen können und der Schaft bei ausreichendem Sicherheitsabstand noch von Hand herausgezogen werden kann
- Nach dem Einstich *aspirieren,* d.h. die Spritze in der Position halten und den Spritzenstempel leicht zurückziehen
- Wird Blut aspiriert, Injektion mit neuer Kanüle an einer anderen Stelle durchführen, da ansonsten die Gefahr besteht, daß das Medikament in die Blutbahn gelangt (irrtümliche i.v.- oder i.a.-Injektion). Ist das Medikament stark mit Blut vermischt, muß es verworfen und neu aufgezogen werden
- Wurde bei der Injektion der Knochen getroffen, Kanüle 1 – 2 cm zurückziehen, so daß die Kanülenspitze sicher im Muskel liegt
- Das Medikament *langsam* injizieren (ca. 2 ml/Min.), damit sich die Lösung schmerzlos im Muskelgewebe verteilen kann
- Nach beendeter Injektion die Kanüle rasch zurückziehen
- Injektionsort mit einem Tupfer komprimieren und kreisend massieren, um die Verteilung des Medikamentes im Muskel zu unterstützen.

Lokalisation des Injektionsortes

Der häufigste Injektionsort für die i.m.-Injektion war bis vor kurzem die Gesäßregion in den M. gluteus maximus. Dort sollte aber nicht injiziert werden, da bei nicht fachgerechter Injektion große Gefäße oder der N. ischiadicus verletzt werden können. Statt dessen sollte eine der folgenden Methoden zur Lokalisation des Injektionsortes gewählt werden:

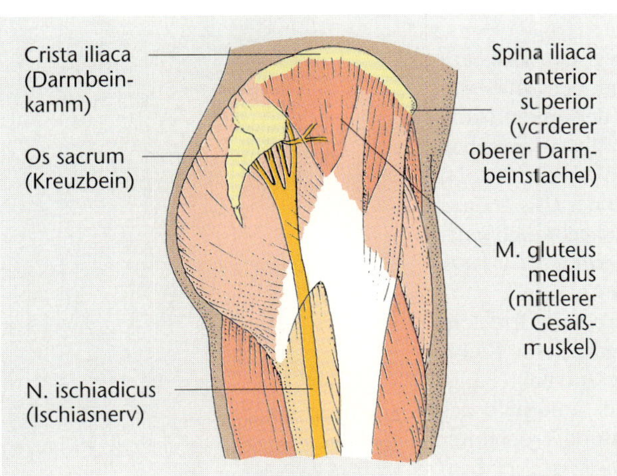

Abb. 10.46: Die großen Nerven und Gefäße in der Gesäßregion und Orientierungshilfen zum Auffinden der Injektionspunkte. Die Abbildung zeigt die hohe Verletzungsgefahr des N. ischiadicus bei nicht fachgerechter i.m.-Injektion in die Gesäßmuskulatur. [L190]

Injektion nach von Hochstetter

Mit der **ventroglutealen Methode nach von Hochstetter** kann der Injektionspunkt am M. gluteus medius zuverlässig bestimmt werden. Sie ist für die i.m.-Injektion beim Erwachsenen die sicherste Methode.

Der sichere Injektionspunkt nach von Hochstetter liegt in einem gedachten Dreieck zwischen Spina iliaca anterior superior (vorderer oberer Darmbeinstachel), Crista iliaca (Darmbeinkamm) und Trochanter maior (großer Rollhügel). Tab. 10.49 zeigt das Vorgehen Schritt für Schritt.

Durchführung der ventroglutealen Injektion nach von Hochstetter	
Patient liegt auf der linken Seite	Patient liegt auf der rechten Seite
Der Patient liegt entspannt auf der Seite und zieht die Knie leicht an (bei Verbrennungen, Wirbelsäulenerkrankungen oder -verletzungen sowie anderen Erkrankungen, bei denen sich der Patient nicht drehen kann oder darf, ist die ventrogluteale Injektion auch in Rückenlage möglich) Die Pflegekraft steht hinter dem Patienten	
Beim Rechtshänder ertastet der Zeigefinger der linken Hand, beim Linkshänder der Mittelfinger der rechten Hand die Spina iliaca anterior superior und bleibt dort liegen	Beim Rechtshänder ertastet der Mittelfinger der linken Hand, beim Linkshänder der Zeigefinger der rechten Hand die Spina iliaca anterior superior und bleibt dort liegen
Beim Rechtshänder gleitet der Mittelfinger der linken Hand, beim Linkshänder der Zeigefinger der rechten Hand etwa 7 cm entlang der Crista iliaca	Beim Rechtshänder gleitet der Zeigefinger der linken Hand, beim Linkshänder der Mittelfinger der rechten Hand etwa 7 cm entlang der Crista iliaca
Die Hand wird so gedreht, daß der eine Finger auf der Spina iliaca anterior superior liegen bleibt und der andere Finger vom höchsten Punkt der Crista iliaca um ca. 2 cm nach unten rutscht, so daß der Handteller auf dem Trochanter maior liegt	
Die Spitze des Dreiecks zwischen Zeige- und Mittelfinger ist der Injektionsort. Die Pflegekraft desinfiziert die Haut in diesem Dreieck und führt dann die Injektion durch. Nimmt sie die Hand vor der Injektion weg, kann sie den Injektionsort mit Daumennagel oder Tupferreibungen (Haut rötet sich) markieren	

Tab. 10.49: Schritt-für-Schritt-Vorgehen bei der ventroglutealen Injektion nach von Hochstetter.

Ventrogluteale Injektion nach von Hochstetter [M141]

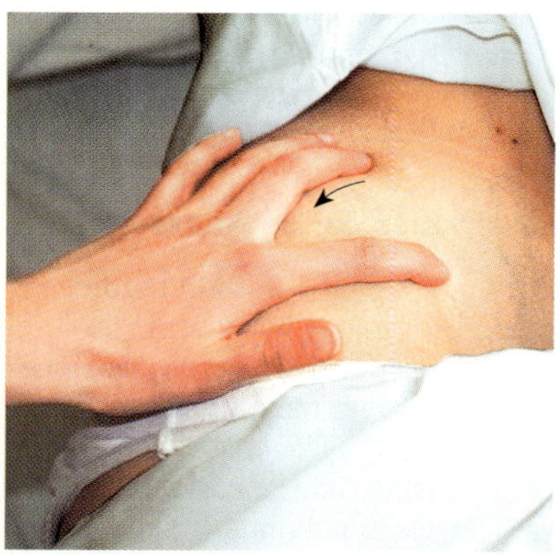

Abb. 10.47: Ertasten der knöchernen Anhaltspunkte und Drehung der Hand um ca. 2 cm. (☞ Text)

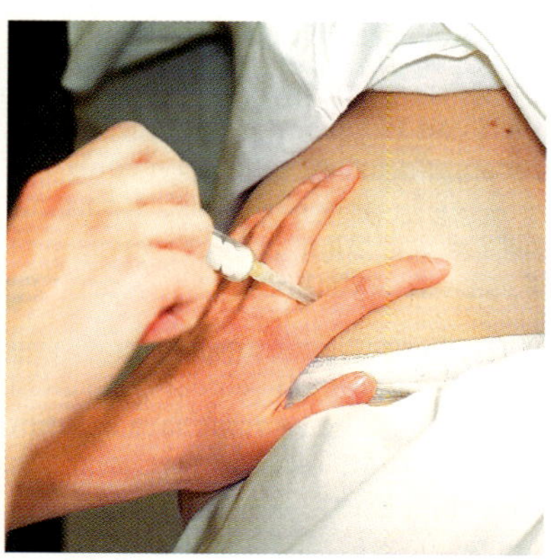

Abb. 10.48: Markierung der Injektionsstelle (hier mit der Schutzkappe der Kanüle).

Injektion nach der Crista-Methode

Sachtleben entwickelte eine zweite Methode, den sicheren Injektionspunkt am M. gluteus medius zu bestimmen, die **Crista-Methode** *(ventrogluteale Injektion nach Sachtleben)*. Sie wird bevorzugt bei Säuglingen und Kindern angewandt, bei denen der Muskel nach von Hofstetter nicht identifizierbar sind.

Der sichere Injektionspunkt liegt auf einer gedachten Linie zwischen Crista iliaca und Trochanter maior (Details, ☞ unten):

- Der Patient liegt entspannt auf der Seite und hat die Knie leicht angewinkelt
- Beim Rechtshänder liegt der Kopf des Patienten rechts, beim Linkshänder links
- Der Rechtshänder legt den Zeigefinger der rechten Hand, der Linkshänder den Zeigefinger der linken Hand parallel der Crista iliaca zwischen Spina iliaca anterior superior und dem höchsten Punkt der Crista iliaca (im klinischen Sprachgebrauch gelegentlich auch als *Eminentia cristae iliacae* bezeichnet) an
- Der Injektionsort liegt beim Erwachsenen drei Querfinger, beim Kleinkind zwei Querfinger und beim Säugling einen Querfinger unterhalb des Zeigefingers in Richtung Trochanter maior: Steht die Pflegekraft vor dem Patienten, liegt der Injektionsort eher unterhalb des *proximalen* Drittels des Zeigefingers, steht sie hinter dem Patienten, eher unterhalb des *distalen* Drittels des Zeigefingers (allerdings abhängig von der Länge des Zeigefingers und dem Körperbau des Patienten, ☞ Abb. 10.50 und 10.51)
- Die Pflegekraft desinfiziert die Injektionsstelle unterhalb der Querfinger und führt die Injektion durch. Wird die abmessende Hand vor dem Einstich entfernt, wird der Injektionsort mit dem Daumennagel oder Tupferreibungen (Haut rötet sich) markiert
- Der Einstich erfolgt in Richtung Bauchnabel und soll tief hineingehen.

Intramuskuläre Injektion in den Oberschenkel

Als Alternative zur ventroglutealen Injektion (z.B. bei Verletzungen oder Verbrennungen im Bereich des M. glu-

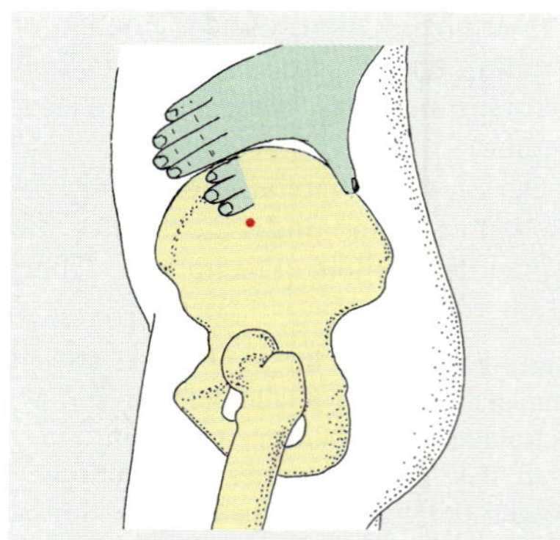

Abb. 10.50: Auffinden der Injektionsstelle nach der Crista-Methode. Hier steht die Pflegekraft hinter dem Patienten. [L190]

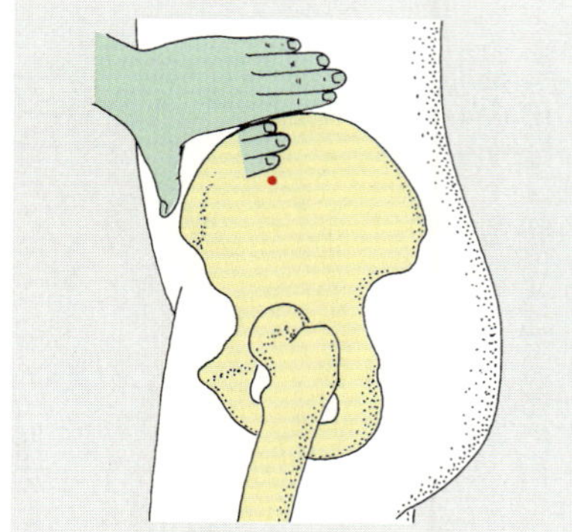

Abb. 10.51: Auffinden der Injektionsstelle nach der Crista-Methode. Hier steht die Pflegekraft vor dem Patienten. [L190]

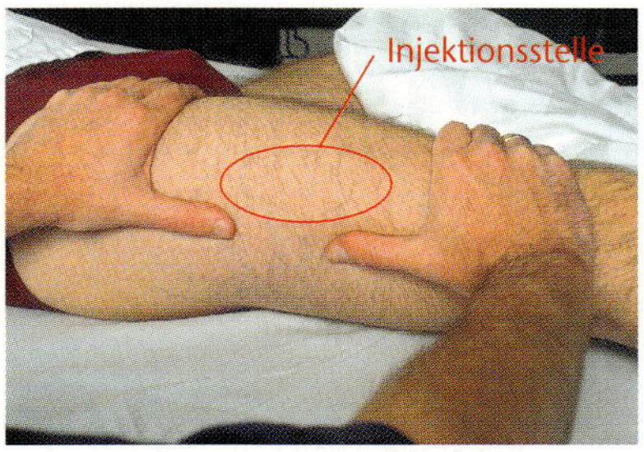

Abb. 10.52: Injektionsstelle bei der intramuskulären Injektion in den Oberschenkel nach von Hochstetter. [K183]

teus medius) kann – ebenfalls nach der Beschreibung von v. Hochstetter – in den Oberschenkelmuskel (M. vastus lateralis des M. quadriceps femoris) injiziert werden (☞ Abb. 10.52).

Der Injektionsort liegt im mittleren Drittel einer gedachten Linie zwischen Trochanter maior und Patella (Kniescheibe):

- Patienten in eine entspannte Rückenlage bringen
- Das zur Injektion vorgesehene Bein leicht innenrotieren
- Trochanter maior ertasten und eine gedachte Linie zwischen Trochanter maior und Patella ziehen
- Im mittleren Drittel dieser Linie liegt der Injektionspunkt. Die Hautdesinfektion mit gefärbtem Desinfektionsmittel kann zur Markierung dienen. Eine Handbreit unterhalb des Trochanters und eine Handbreit oberhalb des Knies darf nicht injiziert werden.

10.4.5 Durchführung der intravenösen Injektion

Intravenöse Injektion (kurz *i.v.-Injektion*): Arzneimittelgabe direkt in eine Vene. Wird gewählt, wenn eine schnelle Wirkung des Medikamentes erforderlich ist, Kontraindikationen für andere Injektionsarten bestehen oder keine andere Verabreichungsform für das Medikament erlaubt ist.

Die Injektionsorte entsprechen den Venenpunktionsstellen der Blutentnahme. Im Gegensatz zur Blutentnahme werden aber zuerst distale Injektionsorte gewählt, um z.B. bei Durchstechen des Gefäßes nach proximal ausweichen zu können.

Venenpunktion und i.v.-Injektion sind Aufgabe des Arztes oder weitergebildeten Pflegepersonals, insbesondere Fachpflegekräften in der Intensivpflege, Anästhesie und Dialyse.

Material und Vorbereitung

Länge und Dicke der Injektionskanüle hängen von den individuellen Vorlieben des injizierenden Arztes ab. Meist werden gelbe oder grüne Kanülen (Nr. 1 bzw. 2) bevorzugt (☞ 10.4.2). Sind mehrere i.v.-Injektionen nacheinander erforderlich, wird häufig ein **Butterfly** (*Flügelkanüle,* ☞ Abb. 9.16) oder eine Venenverweilkanüle gelegt (☞ 10.5.3).

Wie für die Blutentnahme, sollte man sich auch für eine i.v.-Injektion Zeit lassen (ruhige, entspannte Atmosphäre im Krankenzimmer, sich hinsetzen, ggf. Besucher hinausbitten). Bei schlechten Venenverhältnissen kann die Venenfüllung durch feuchtwarme Wickel (☞ 10.9.4), ein warmes Armbad, ein Heizkissen oder einfaches Herabhängenlassen des Armes für ein paar Minuten verbessert werden. Weitere Möglichkeiten sind, nach dem Anlegen der Staubinde oder unmittelbar vor der Injektion die ausgewählte Vene zu beklopfen, die Venen von distal zur Punktionsstelle hin auszustreichen oder den Patienten „pumpen" (d.h. mehrmals die Hand zur Faust ballen) zu lassen. Diese Maßnahmen, die den Druck in den Venen erhöhen, dürfen vor Blutabnahmen nicht durchgeführt werden (Hämolysegefahr).

Durchführung

- Staubinde proximal der vorgesehenen Injektionsstelle anlegen (arterielle Pulse müssen noch tastbar sein)
- Vene ertasten und Haut desinfizieren (☞ 9.5.1)
- Vene punktieren und Lage durch Blutaspiration kontrollieren
- Staubinde lösen und Medikament langsam injizieren (ca. 1 – 3 ml/ Min.), falls keine andere Anordnung besteht. Zwischendurch immer wieder aspirieren, um Dislokation der Nadel auszuschließen
- Trockenen Tupfer auflegen, Nadel herausziehen und Punktionsstelle für mehrere Minuten komprimieren (lassen). Arm dabei möglichst heben und *nicht* beugen.

10.4.6 Pflegerische Maßnahmen nach einer Injektion

Die Entsorgung der gebrauchten Materialien ist Aufgabe des Injizierenden. Dies gilt besonders für die gebrauchten Kanülen, um Verletzungen anderer Mitarbeiter zu vermeiden. Injektionsstelle bzw. Verband werden auf Nachblutungen und Infektionszeichen beobachtet.

Komplikationen und Nebenwirkungen rechtzeitig erkennen

Die engmaschige Krankenbeobachtung dient der Erfassung von Nebenwirkungen oder Komplikationen aufgrund der Medikamentengabe:

- Hämatome und *Paravasate* (para = neben, vas = Gefäß) werden gekühlt (Kühlelemente, Alkoholumschläge) und später mit Heparinsalbe behandelt. Außerdem wird der Arzt informiert
- Sind gefäßschädigende Medikamente (z.B. Zytostatika, ☞ 24.5.1) nicht in die Vene, sondern in das umliegende Gewebe gelaufen, oder klagt der Patient über Schmerzen bzw. besteht ein Verdacht auf Nervenschädigungen (z.B. Lähmungen, Empfindungsstörungen) oder eine irrtümliche i.a.-Injektion (Durchblutungs-störungen *distal* der Injektionsstelle), wird der Arzt sofort benachrichtigt. Weitere Maßnahmen erfolgen auf Anordnung
- Auch bei allergischen Reaktionen ist der Arzt sofort zu benachrichtigen, da sich zunächst harmlos erscheinende Beschwerden rasch verstärken können (Medikamente, ☞ 29.4.3 und 38.5.1).

10.5 Infusionen

Infusion: Langsames, meist tropfenweises Einfließen größerer (arzneimittelhaltiger) Flüssigkeitsmengen in den Körper.

Unter einer Infusion versteht man im klinischen Sprachgebrauch die **intravenöse Infusion** *(in eine Vene hinein).* **Intraarterielle Infusionen** werden nur selten, z.B. in der Angiologie bei arteriellen Durchblutungsstörungen, eingesetzt (☞ 19.6.2). Die früher durchaus verbreitete **subkutane Infusion,** z.B. in das Unterhautgewebe des Bauches oder der Oberschenkel, ist heute kaum noch üblich (selten einmal im ambulanten Bereich). **Intraossäre Infusionen** *(in einen Röhrenknochen hinein,* z.B. in die Tibia) werden v.a. im Notfall und hier vorwiegend bei Kindern durchgeführt (☞ 13.11.5, Abb. 13.88).

Das Ziel jeder Infusionstherapie ist die Erhaltung oder Wiederherstellung der **Homöostase,** d.h. des Gleichgewichts des Inneren Milieus:

- Normale intra- und extrazelluläre Flüssigkeitsvolumina mit normaler Osmolarität (☞ 31.13.2)
- Physiologische Elektrolytkonzentrationen (☞ 31.13.2 – 13.13.5)
- Intakter Säure-Basen-Haushalt (☞ 31.1.5)
- Ausreichende Nährstoffzufuhr (☞ auch 10.3.3).

Weitere Ziele sind:

- Medikamentenverabreichung
- *Osmotherapie* (Ausschwemmen von Ödemen)
- Das Offenhalten von Gefäßen.

Die Infusionstherapie ist Aufgabe des Arztes. Er kann die Vorbereitung, praktische Durchführung und Überwachung aber an Pflegepersonen mit entsprechender Handlungskompetenz delegieren. Von Krankenpflegekräften kann *Durchführungsverantwortung* übernommen werden für:

- Vorbereitung von Infusionslösungen
- Zumischung von Medikamenten zur Infusionslösung
- Auswechseln von Infusionslösungen bei bestehendem venösen Zugang
- Auswechseln der Zu- und Überleitungssysteme
- Überwachung und Steuerung des Infusionsablaufs.

Durch Weiterbildung können Krankenpflegepersonen Durchführungskompetenz erwerben für:

- Das Anlegen von Infusionen
- Die Injektion von Medikamenten in die Zuspritzvorrichtung der Infusionszuleitung oder der Venenverweilkanüle.

Arten von Infusionen

Unterschieden werden:

- Je nach Art der punktierten Vene *periphervenöse Infusionen* (☞ 10.5.3) und *zentralvenöse Infusionen* (☞ 10.5.4)
- Je nach Zeitdauer der Infusion *Dauer-* und *Kurzinfusionen.*

Dauerinfusionen laufen meist über mehrere Stunden, oft auch ununterbrochen 24 Stunden am Tag (etwa zur parenteralen Ernährung). Von einer **Kurz(zeit)infusion** spricht man, wenn die Infusionslösung in höchstens drei Stunden (oft in 15 – 30 Minuten) gegeben wird. Ihr Gesamtvolumen beträgt meist 50 – 100 ml. Insbesondere Antibiotika, Zytostatika, Kontrastmittel und Schmerzmittel werden häufig als Kurzinfusion verabreicht. Die Vorbereitung entspricht der anderer Infusionen. Kurzinfusionen werden erst unmittelbar vor Gebrauch gerichtet.

10.5.1 Infusionslösungen

Osmose: Übergang des Lösungsmittels (z.B. Wasser) einer Lösung in eine stärker konzentrierte Lösung durch eine semipermeable (halbdurchlässige) Membran, die für das Lösungsmittel (Wasser), nicht jedoch für den gelösten Stoff (z.B. Bluteiweiße) durchlässig ist. Sonderfall der *Diffusion.*

Osmolarität: Maß für die Stärke (griech. osmo = Schub, Stoß) des Lösungsmittelübergangs bei der Osmose. Definiert als Menge der gelösten Teilchen pro *Liter* Wasser (osmol/l).

Osmolalität: Ebenfalls Maß für die Stärke des Lösungsmittelübergangs bei der Osmose, jedoch definiert als Menge der gelösten Teilchen pro *Kilogramm* Wasser (osmol/kg).

Die Osmolarität ist wichtig für die praktische Arbeit mit Infusionslösungen:

- **Isotone Infusionslösungen** entsprechen in ihrer Osmolarität (nicht in ihrer Zusammensetzung) dem Blutplasma, d.h. die Osmolarität liegt um 300 mosmol/l
- **Hypotone Infusionslösungen** haben eine Osmolarität unter 270 mosmol/l, **hypertone Infusionslösungen** eine von über 310 mosmol/l. Diese Lösungen können die Venenwände und Erythrozyten schädigen (Erythrozyten „saugen" in hypotoner Lösung Wasser auf, bis sie platzen, in hypertoner Lösung geben sie Wasser ab und schrumpfen). Infusionslösungen mit einer Osmolarität > 800 mosmol/l müssen über einen zentralvenösen Katheter gegeben werden (☞ Angaben auf der Infusionsflasche). Beim Austritt aus dem Katheter werden sie durch die im Vergleich zur peripheren Vene große Blutmenge rasch verdünnt und schädigen Venenwände und Erythrozyten deshalb nicht.

Alle Infusionslösungen müssen ebenso wie die Injektionslösungen *steril* (keimfrei) und *pyrogenfrei,* d.h. frei von fiebererzeugenden Substanzen, sein.

Infusionslösungen zur Elektrolytzufuhr

Hauptindikationen der **Lösungen zur Elektrolytzufuhr** sind notwendige Korrekturen im Wasser- und Elektrolythaushalt.

Vollelektrolytlösungen haben einen Natriumgehalt von über 120 mmol/l und werden mit oder ohne Kohlenhydratzusatz angeboten (z.B. elomel® salvia, Jonosteril®, Sterofundin®, Ringerlösung). Mit abnehmender Natriumkonzentration werden **Zweidrittel-, Halb-** und **Eindrittelelektrolytlösungen** unterschieden. Für Patienten mit einer Hyperkaliämie (☞ 31.13.3), etwa im Rahmen von Nierenfunktionsstörungen, stehen auch **kaliumfreie Elektrolytlösungen,** z.T. mit geringem Kohlenhydratzusatz, zur Verfügung. Außerdem gibt es spezielle **Elektrolytlösungen zur Korrektur von Störungen des Säure-Basen-Haushalts** (z.B. Natriumhydrogencarbonat 4,2%/8,4% Braun® oder Trometamol comp. Berlin-Chemie® bei Azidose, ☞ 31.14.1), **Lösungen zum Ersatz von bestimmten Elektrolyten** (z.B. Kalium, etwa Inzolen® HK, Sterofundin® K) und **Elektrolytkonzentrate** zum Zumischen zu anderen Infusionslösungen.

Auch wenn Elektrolytlösungen eine gewisse Menge an Kohlenhydraten enthalten, ist diese für eine ausreichende Energie- und Nährstoffzufuhr zu gering.

Infusionslösungen zur Energiezufuhr

Den zahlenmäßig größten Anteil an den Infusionslösungen zur Energiezufuhr nehmen die **Kohlenhydratlösungen** in unterschiedlicher Konzentration ein, für die bei hochprozentigen, hypertonen Lösungen ein ZVK erforderlich ist. Sie werden in Form von Zucker (Glukose = Dextrose, Fruktose) und Polyalkoholen (Xylit, Sorbit) zugeführt und evtl. mit einem Elektrolytzusatz versehen. Am häufigsten wird *Glukose* eingesetzt. Niedrig konzentrierte Kohlenhydratlösungen (z.B. Glukose 5%) eignen sich neben der Nährstoffzufuhr auch zum Ausgleich eines Wasserdefizits, da der Körper den Zucker rasch verstoffwechselt und somit das „reine" Wasser übrigbleibt. 5%ige Glukoselösungen werden oft auch als Träger für andere Infusionskonzentrate oder Medikamente gewählt.

Der Körper kann Glukose aber nicht unbegrenzt verarbeiten. Dann kann in gewissem Maße auf die Zuckeraustauschstoffe *Fruktose* (= Lävulose), *Sorbit* und *Xylit*

Handelsnamen (Bsp.)	Kurzcharakterisierung, Besonderheiten
Kohlenhydratlösungen	
Glukoselösungen 5%, 10%, 20%, 40%, 50%, 70% Fruktoselösungen 5%, 10%, 20%, 40% Xylit-Lösungen 5%, 10%	• Auch als KH-Kombination sowie mit Elektrolyten erhältlich • Je nach Konzentration ZVK erforderlich • Maximale Tagesdosis und Infusionsgeschwindigkeit beachten (☞ Infusionsflasche und Beipackzettel) • Fruktoseintoleranz, ☞ Text
Fettlösungen	
Intralipid® 10 Novum, Intralipid 20®, Lipofundin® 10%, 20%	• Kontinuierlich peripher venös oder im Seitschluß eines ZVK (Fette können über periphere Venen zugeführt werden, da sie wasserunlöslich und damit osmotisch unwirksam sind und nicht zu Venenreizung führen) • Gleichzeitig zu KH- und/oder AS-Lösung geben, nicht mit anderen Substanzen wie Elektrolytlösungen mischen • Zu Beginn langsam infundieren, dann steigern • Unverträglichkeitsreaktionen möglich, z.B. Fieber, Schüttelfrost

Tab. 10.53: Infusionslösungen zur Energiezufuhr (Auszug). KH = Kohlenhydrate, AS = Aminosäuren. 1g KH enthält 4,1 kcal (17 kJ), 1 g Eiweiß 4,1 kcal (17 kJ), 1 g Fett 9,3 kcal (40kJ). [B200]

ausgewichen werden, da diese insulinunabhängig verwertet werden.

Ebenfalls zu den energiezuführenden Lösungen zählen die **Fettlösungen,** die zur parenteralen Ernährung eingesetzt werden. Meist handelt es sich um 10 – 20%ige Fettemulsionen auf Sojaölbasis.

Aminosäurelösungen

Aminosäurelösungen sollen dem Organismus nach Operationen oder Verletzungen sowie bei mehrtägiger Nahrungskarenz Eiweißbausteine liefern, um den Abbau von körpereigenem Eiweiß zu verlangsamen und die (anabolen) Heilungsprozesse zu unterstützen. Sie sind mit und ohne Kohlenhydrate bzw. Elektrolyte erhältlich.

Für Leber- und Nierenkranke gibt es speziell angepaßte Aminosäurelösungen (z.B. Aminofusin® Hepar sine, Nephrosteril®). Wichtig ist eine *gleichzeitige* Kohlenhydratzufuhr, da der Körper die Aminosäuren sonst sofort zur Energiegewinnung abbaut. Hierzu kann entweder eine Kombinationslösung mit Kohlenhydraten gewählt werden (z.B. Aminofusin® forte N, aminomel® 6 G – E salvia, Aminomix®) oder eine kohlenhydratfreie und evtl. auch elektrolytfreie Aminosäurelösung (z.B. Aminosteril® KE 10% kohlenhydratfrei, Intrafusin® 10%), die durch parallel laufende Infusionen ergänzt wird.

Kombinationslösungen zur parenteralen Ernährung

Kombinationslösungen zur parenteralen Ernährung (z.B. AKE® 1100 mit Glucose, Aminomix® 1, 2, 5) enthalten Aminosäuren, Kohlenhydrate und Elektrolyte und sollen die Infusionsplanung bei parenteral ernährten Patienten erleichtern.

> **Vorsicht!**
> Doppelkammerbeutel mit Aminosäuren und Glukose (z.B. Aminomix®) werden erst unmittelbar vor Gebrauch durch Öffnen eines Ventilmechanismus gemischt. Nicht vergessen, da der Patient sonst nur einen Teil der Lösung bekommt!

Lösungen zur Osmotherapie

Lösungen zur Osmotherapie, meist Mannitol-Lösung 10 – 20% (z.B. Osmofundin® 10%, Osmosteril® 20%), sind stark hyperton und „binden" daher Wasser. Zu Beginn der Behandlung sorgen sie durch ihre osmotische Wirkung dafür, daß Flüssigkeit aus dem Interstitium (wieder) in den Blutkreislauf gelangt. Später wirken sie direkt im Glomerulumfiltrat der Niere, vermindern dort die Wasserrückresorption und steigern so die Urinausscheidung. Lösungen zur Osmotherapie werden zur Ausschwemmung von Ödemen, zur Prophylaxe und Behandlung eines Hirnödems, zur forcierten Diurese bei Vergiftungen mit nierengängigen Stoffen und im (beginnenden) akuten Nierenversagen (☞ 31.8.8) eingesetzt.

Lösungen zum Volumenersatz und bei Mikrozirkulationsstörungen

Zu den Lösungen zum Volumenersatz und/oder zur Therapie von Mikrozirkulationsstörungen zählen die künstlichen **Volumenersatzmittel** *(Plasmaexpander)* Dextran, Gelatine, Hydroxyaethylstärke, Albumin und Ringer-Laktat. Sie werden insbesondere im hypovolämischen Schock, etwa bei akuten Blutverlusten, eingesetzt. Manche dieser Plasmaersatzstoffe verbessern auch die Mikrozirkulation und sind daher z.B. bei der Hirn-Ischämie (☞ 35.6.1) zur Durchblutungsverbesserung indiziert. Bei allen Plasmaersatzmitteln ist mit anaphylaktischen und anaphylaktoiden Nebenwirkungen zu rechnen.

Dextrane sind verzweigte Ketten aus Glukosemolekülen, also Polysaccharide. *Niedermolekulare Dextranlösungen* mit einem Molekulargewicht um 40 000 (z.B. Rheofusin®, Longasteril® 40 kochsalzhaltig, Rheomacrodex 10%) werden häufig zur Verbesserung der Mikrozirkulation eingesetzt. Höhermolekulare Dextranlösungen (Molekulargewicht ca. 60 000 – 75 000, z.B. Dextran-Lösung 60®, Longasteril® 70 mit Elektrolyten, Macrodex 6%) dienen dagegen dem primären Volumenersatz. Bei beiden Dextranen besteht eine relativ hohe Allergiegefahr. Einem anaphylaktischen Schock kann – sofern genügend Zeit ist – durch intravenöse Gabe von Promit®, das die Antikörper abfängt, vorgebeugt werden. Dextrane werden hauptsächlich über die Nieren ausgeschieden. Pflegerisch wichtig ist die sorgfältige Patientenbeobachtung wegen der erwähnten Allergiegefahr und des Risikos einer akuten Volumenüberlastung.

Hydroxyaethylstärke besteht aus hochverzweigten Stärkemolekülen. Die Fertigpräparate (z.B. **HAES**-steril® 3%, 6%, 10%, Plasmasteril®, Haemofusin®) sind mit einem mittleren Molekulargewicht von ca. 40 000, 200 000 und 450 000 erhältlich. Je höher das Molekulargewicht ist, desto länger bleiben die Moleküle volumenwirksam im Gefäßsystem. Zusammen mit einem Aderlaß dienen Hydroxyaethylstärken der *Hämodilution* (Blutverdünnung) und damit der Durchblutungsverbesserung bei Hirn-Ischämien.

Weitere Infusionslösungen

Weitere Infusionslösungen enthalten z.B. Serumabkömmlinge (etwa Albumin). Auch im Rahmen *diagnostischer Maßnahmen* werden Infusionslösungen eingesetzt (z.B. Kontrastmittelinfusionen).

10.5.2 Vorbereitung einer Infusion

Die Überlegungen vor der Vorbereitung einer Infusion durch eine Pflegekraft und die Aufklärung des Patienten vor Beginn einer Infusionstherapie entsprechen denen vor einer Injektion (☞ 10.4.2). Zusätzlich ist auf korrekte Angaben bezüglich der Dosierung, der

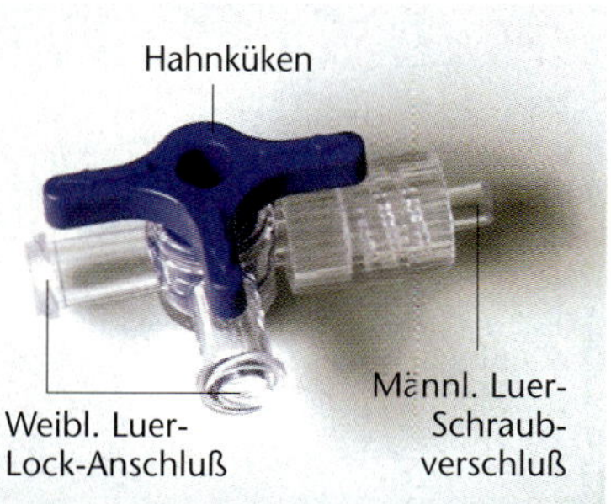

Abb. 10.54: Dreiwegehahn. [K183]

Infusionsabfolge, der Einlaufgeschwindigkeit (Tropfen/Min. oder ml/Std.), der Applikationsart (über peripheren Zugang, zentralen Venenkatheter oder Infusionspumpe) und eventueller Zusatzmedikamente (☞ unten) zu achten.

☑ Infusionen dürfen erst kurz vor dem Anhängen gerichtet werden, damit evtl. eingebrachte Erreger keine Zeit zur Vermehrung haben.

Infusionsbehälter

Von der Industrie werden drei Behältertypen angeboten:

- Glasflaschen
- Kunststoffflaschen
- Kunststoffbeutel.

Die Behältergrößen reichen von 50 ml über 100 ml, 250 ml und 500 ml bis zu 1000 ml. Für die Mischung von Infusionslösungen auf Station stehen *Mixbeutel* (z.B. Freka® Mix) in verschiedenen Größen von 150 ml – 3000 ml zur Verfügung.

Infusionszubehör

Infusionssysteme *(-geräte, -bestecke)* stellen die Verbindung zwischen Infusionsflasche und Kanüle her (☞ Abb. 10.55).

An weiterem Zubehör sind erhältlich:

- 3-Wege-Hahn und Hahnbank (☞ Abb. 10.54 und Abb. 10.56)
- Bakterienfilter (☞ Abb. 10.59 und 10.60) für ZVK
- Mehrfachverbindungsstücke für Simultaninfusionen (☞ Abb. 10.57 und 10.58)
- Verschlußkappen mit und ohne Mandrin z.B. zum Offenhalten von Kanülen bei nichtlaufender Infusion (☞ Abb. 10.61) oder zum Verschluß eines Dreiwegehahns
- Infusionspumpen und Infusionsspritzenpumpen (☞ Abb. 10.82 – 10.85) zur Sicherstellung einer konstanten Einlaufgeschwindigkeit.
- Spezielle Infusionsgeräte für Infusionspumpen oder -spritzenpumpen.

Venenkanülen

- **Venenverweilkanüle** *(Braunüle®, Venüle®, Viggo®):* Kanüle aus Kunststoff von ca. 19 – 50 mm Länge mit eingelegtem Stahl-Mandrin. Der Mandrin dient als Führungsschiene und wird nach dem Legen der Braunüle entfernt, so daß nur noch die Kunststoffhülle in der Vene liegenbleibt (☞ Abb. 10.63 und 10.64)
- **Butterfly-Kanüle:** Silikonbeschichtete Dünnwandnadel, die vor allem bei der Punktion dünner, feiner Venen angewendet wird. Sie ist nicht als Venenverweilkanüle geeignet, sondern muß nach beendeter Infusion entfernt werden (☞ Abb 9.16)
- **Zentraler Venenkatheter** *(Venenverweilkatheter):* Periphervenös oder zentralvenös gelegter Katheter, der direkt vor dem rechten Herzvorhof mündet. Geeignet zur Langzeitinfusionstherapie (> 3 Tage) und zur Verabreichung hochmolekularer Lösungen (☞ Abb. 10.76 – 10.80).

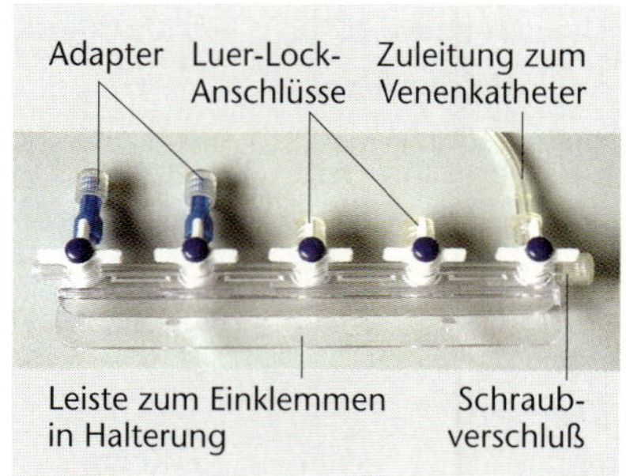

Abb. 10.56: Hahnbank. Mehrere 3-Wege-Hähne sind fest miteinander verbunden und ermöglichen die gleichzeitige Verabreichung verschiedener Infusionen und/oder Medikamente. [K183]

Patientennahe Mehrfachverbindungen [K183]

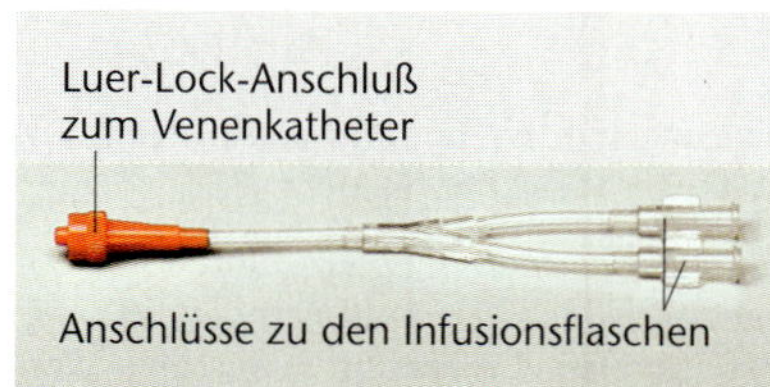

Abb. 10.57: Das Y-Stück wird patientennah zwischen Infusionsbesteck und Venenkatheter angebracht.

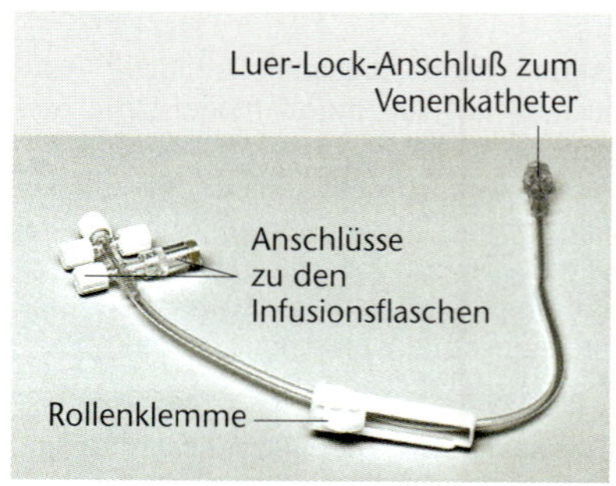

Abb. 10.58: „Tannenbaum", an den bis zu fünf Infusionsbestecke angeschlossen werden können.

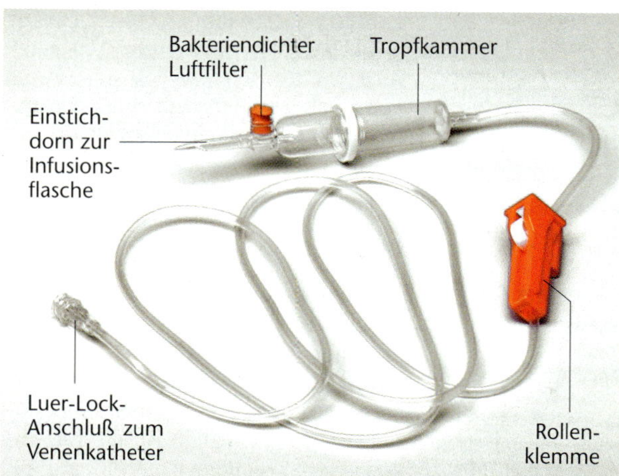

Abb. 10.55: Infusionsbesteck. [K183]

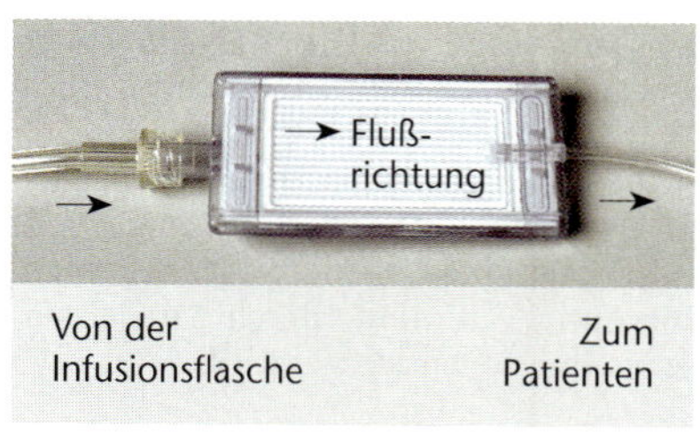

Abb. 10.59: Der Bakterienfilter ermöglicht die Verwendung eines Infusionssystems über 2 – 4 Tage ohne erhöhtes Risiko einer bakteriellen Infektion. Sollte Blut aus dem Venenkatheter in den Filter geflossen sein, ist dieser sofort mit NaCl 0,9% durchzuspülen und kann dann weiterverwendet werden. [K183]

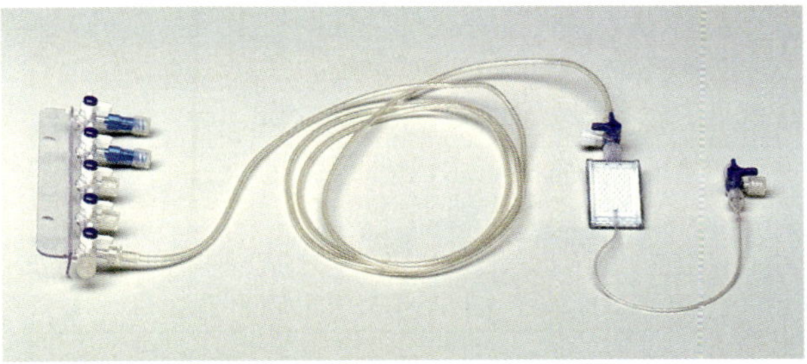

Abb. 10.60: Infusionssystem mit Hahnbank, Zuleitung, Dreiwegehahn (z.B. zum Zuspritzen von Medikamenten), Bakterienfilter und patientennahem Dreiwegehahn. [K183]

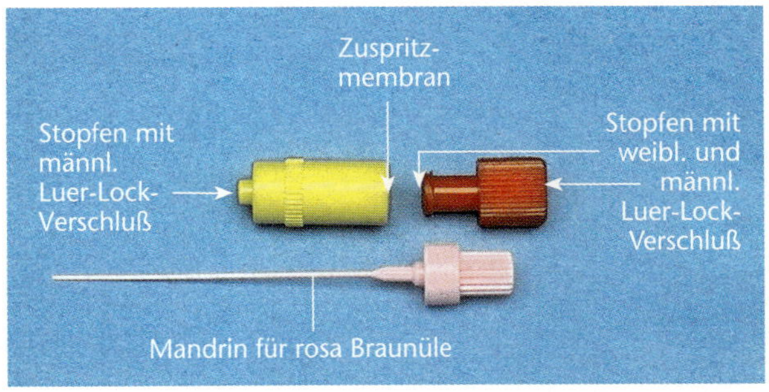

Abb. 10.61: IN-Stopfen, Kombiverschlußstopfen und Braunülen®-Mandrin. [K183]

Venenzugänge zur Infusionstherapie

- Periphervenöse Kanülen werden in die Venen der Ellenbeuge, des Unterarms, des Hand- und (selten) Fußrückens sowie bei Säuglingen des Kopfes eingebracht (☞ unten)
- Zentralvenöse Katheter werden von der V. subclavia oder der V. jugularis bzw. den Venen der Ellenbeuge (V. basilica oder V. cephalica) vorgeschoben (☞ unten).

Vorbereitung der Infusionslösungen und Systeme

Als erstes werden alle benötigten Materialien bereitgelegt:

- Verordnete Infusionsflasche mit Aufhängevorrichtung (falls nicht bereits an der Infusionsflasche vorhanden)
- Steriles Infusionsbesteck (☞ Abb. 10.55)
- Desinfektionsmittel
- Infusionsständer, sofern am Bett keine Infusionshalterung existiert
- Ggf. einen Bakterienfilter
- Ggf. Mehrfachverbindungen und Dreiwegehähne
- Ggf. verordnete Medikamente zum Zumischen.

Das Richten der Infusion umfaßt folgende Arbeitsschritte:

- Infusionsflasche/-beutel auf Unversehrtheit, Verfallsdatum, Trübung, Kristallisierung oder Ausflockung kontrollieren
- Ggf. Aufhängevorrichtung an der Infusionsflasche anbringen
- Arbeitsfläche desinfizieren und eine hygienische Händedesinfektion durchführen
- Verschlußabdeckung der Infusionsflasche entfernen und Einstichstelle desinfizieren (Einwirkzeit beachten)
- Infusionsleitung auspacken, Durchflußregler und Belüftungsventil/Bakterienfilter schließen. Bei nicht geschlossenem Ventil kann dieses feucht und damit unbrauchbar werden
- Dorn der Infusionsleitung in die *stehende* Flasche bzw. den schräg gehaltenen Beutel stechen
- Infusionsflasche/-beutel aufhängen
- Tropfkammer durch Komprimieren und Loslassen zu 2/3 füllen
- Belüftungsventil öffnen
- Durchflußregler langsam öffnen, Infusionsleitung blasenfrei füllen und Durchflußregler wieder schließen. Bei Plastikbeuteln bleibt der Belüftungsfilter geschlossen.

> **Vorsicht!**
> Wegen der Gefahr einer Kontamination dürfen zur Belüftung keine Kanülen in Infusionsbeutel gestochen werden. Der Druckausgleich stellt sich durch das Zusammenziehen der Plastikbeutel her.

Zumischen von Medikamenten

Häufig müssen Medikamente zur Infusion zugemischt werden. Nicht jede Infusionslösung ist aber als **Trägerlösung** geeignet.

Gut geeignet sind z.B.:

- Physiologische Kochsalzlösung (NaCl 0,9%)
- Glukose 5 – 10%
- Standardlösungen (Glukose und NaCl gemischt)
- Elektrolytlösungen mit niedriger Konzentration.

Nicht geeignete Trägerlösungen sind z.B.:

- Hochkonzentrierte Lösungen
- Aminosäuren- und Fettlösungen (außer für fettlösliche Vitamine)
- Blut- und Blutbestandteile.

Wegen eventueller Unverträglichkeit von Trägerlösung und Medikament ist beispielsweise bei Furosemid (z.B. Lasix®), Metamizol (z.B. Novalgin®), Diazepam (z.B. Valium®), Antibiotika und Zytostatika besondere Vorsicht geboten. Verschiedene Hersteller von Infusionslösungen geben sog. *Kompatibilitätlisten* heraus, wo nachgeschlagen werden kann, welche Medikamente und Trägerlösungen gefahrlos mischbar sind. Da Inkompatibiliten auch zwischen mehreren Medikamenten möglich sind, sollte nur *ein* Präparat zugemischt werden:

- Hände desinfizieren
- Den Verschlußstopfen des Infusionsbehältnisses desinfizieren (Einwirkzeit beachten)
- Das verordnete Medikament unmittelbar vor dem Richten und Anlegen der Infusion aufziehen (☞ 10.4.2)
- Die Injektionskanüle an der markierten Stelle des Verschlußstopfens bei stehender Flasche bzw. schräg gehaltenem Beutel einstechen und das Medikament vorsichtig einspritzen (Schaumbildung vermeiden)
- Um beim Einspritzen größerer Medikamentenvolumina (> 5 ml) einen Überdruck in der Glasinfusionsflasche zu vermeiden: Einspritzen unterbrechen, Luft aus der Infusionsflasche in die Injektionsspritze aspirieren, dann eine weitere Teilmenge einspritzen und diesen Vorgang ggf. wiederholen, bis das gesamte Medikament eingespritzt ist (☞ Stechampulle)
- Die Infusionslösung zur gleichmäßigem Durchmischung mehrmals vorsichtig kippen (nicht schütteln) und auf Ausflockung, Kristallisierung und Trübung hin kontrollieren. Tritt nach der Medikamentenzugabe eine ungewöhnliche Veränderung der Infusionslösung auf, darf sie nicht infundiert werden
- Zugemischte Medikamente mit vollständigem Namen (keine Abkürzung), Menge und Konzentration auf der Infusionsflasche vermerken (evtl. Aufklebeetikett verwenden).

> **Vorsicht!**
> - Die Medikamente zumischen, solange der Dorn der Infusionsleitung noch nicht in die Infusionsflasche eingestochen ist
> - Lichtempfindliche Medikamente (z.B. manche Zytostatika, Vitamine) unbedingt durch einen lichtundurchlässigen Überzug über der Infusionsflasche und durch Benutzung einer lichtdichten Infusionsleitung schützen.

Farbkodierung von Verweilkanülen							
Größenangabe [Gauge]	24 G	22 G	20 G	18 G	17 G	16 G	14 G
Farbe	Gelb	Blau	Rosa	Grün	Weiß	Grau	Orange-braun
Außendurchmesser [mm]	0,7	0,9	1,1	1,3	1,5	1,7	2,1
Innendurchmesser [mm]	0,4	0,6	0,8	1,0	1,1	1,3	1,7
Durchfluß [ml/min]	22	35	60	95	125	195	330
Strichlänge [mm]	19	25	33	33/45	45	50	50
Verwendung	Kinder						
		Erwachsene					
		Dünne Venen		Infusionen, Transfusion		Notfälle, Schnellinfusionen	

Tab. 10.65: Größe und Durchflußrate verschiedener Venenverweilkanülen (die Durchflußrate gilt für NaCl 0,9%). Bei der Transfusion von Blut ist die Durchflußrate etwa 1/3 niedriger. Bei Notfällen mit hohem Infusions-/Transfusionsbedarf wird die größtmögliche Kanüle gewählt. Größenbezeichnung und Farbkodierung gemäß ISO-Standard (**I**nternational **O**rganisation for **S**tandardization). [B200]

10.5.3 Periphervenöser Zugang und periphervenöse Infusion

Periphervenöse Infusionen werden über kleinere, oberflächliche Venen appliziert. Hauptindikationen sind Kurzinfusionen (☞ unten) und die (meist kurzzeitige) Infusionstherapie mit *isotonen* Lösungen.

Voraussetzung für eine periphervenöse Infusion ist ein **periphervenöser Zugang.** Heute werden in der Regel einzeln steril verpackte Venenverweilkanülen (z.B. Braunüle®, ☞ Abb. 10.63 – 10.64) verwendet. Da die Stahlinnennadel nach der Venenpunktion entfernt wird und nur die Kunststoffkanüle in der Vene bleibt, ist die Gefahr gering, daß die Kanüle während der (mehrtägigen) Liegezeit das Gefäß perforiert. Nur bei Kurzinfusionen oder Einzelinfusionen, die lediglich kurze Zeit laufen, ist eine Butterfly-Kanüle sinnvoll, da die scharf geschliffene Hohlnadel aus Stahl das Gefäß bereits bei geringfügigen Bewegungen des Patienten perforieren kann.

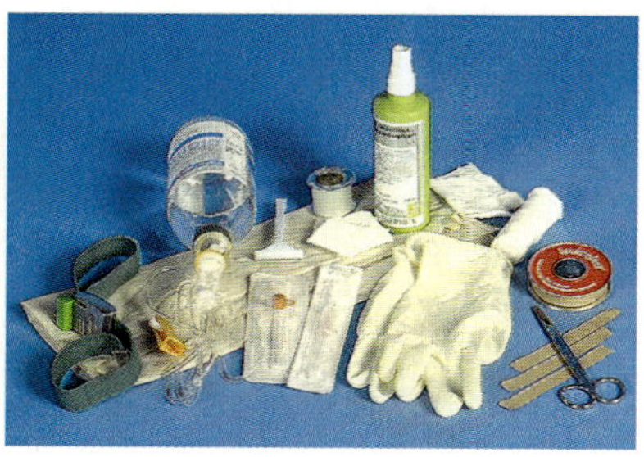

Abb. 10.62: Set für das Legen eines peripheren venösen Zugangs, hier mit bereits gerichteter Infusion. [D200]

Materialien für das Legen eines peripheren Zugangs

- Flüssigkeitsdichte Unterlage als Bettschutz
- Unsterile Handschuhe für den Eigenschutz
- Ggf. Materialien für die Hautrasur (Einmalrasierer)
- Händedesinfektionsmittel
- Hautdesinfektionsmittel
- Stauschlauch
- Sterilisierte Tupfer (☞ 9.5.1 Tips zur Hautdesinfektion)
- Venenverweilkanülen verschiedener Größe oder alternativ eine Butterfly-Kanüle mit kurzer Anschlußleitung
- Bei Verweilkanülen mit großem Lumen je nach Gepflogenheiten des Hauses alles zur Lokalanästhesie
- Materialien für die Fixierung und den Schutz des Venenzugangs (hautfreundliches Heftpflaster, Folienverband, sterile Kompressen, + Abb. 10.66 – 10.73)
- Abwurfgefäß
- Sterile Verschlußkappe mit oder ohne Mandrin

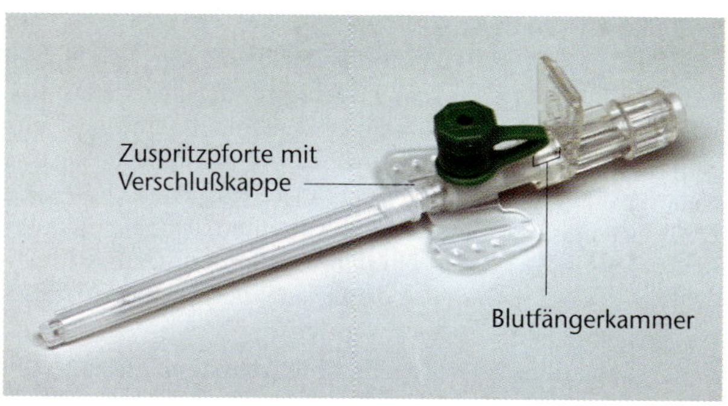

Abb. 10.63: Venenveweilkanüle, hier Braunüle® in zusammengesetztem Zustand. [K183]

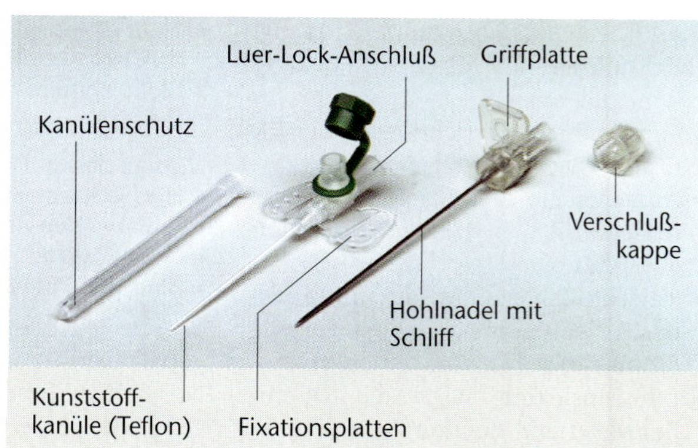

Abb. 10.64: Braunüle®, zerlegt in ihre Einzelteile. [K183]

- 5 ml NaCl 0,9% zum „Durchspülen“ oder Infusion zum sofortigen Anschließen
- Evtl. Lagerungskissen.

Durchführung

Ein peripherer venöser Zugang wird in der Regel vom Arzt gelegt. Die Aufgabe des Pflegepersonals besteht im Richten der benötigten Materialien sowie – selten – in der Betreuung des Patienten oder der Assistenz des Arztes:

- Patienten informieren und ihm vorher noch einen Toilettengang ermöglichen
- Patienten in eine entspannte, für die Venenpunktion geeignete Lage bringen (meist Rückenlage)
- Störende Bekleidung ausziehen (meistens reicht es nicht, nur den Ärmel des Nachthemdes hochzuschieben)
- Bei Bedarf Haut im Bereich der vorgesehenen Punktionsstelle rasieren
- Ggf. Lokalanästhesie setzen
- Ggf. die Venenfüllung verbessern (☞ Venenpunktion, 9.5.1)
- Ängstliche Patienten z.B. durch ein Gespräch ablenken
- Hände desinfizieren
- Eigentliche Venenpunktion durchführen: Vene stauen (distaler Puls bleibt tastbar). Punktionsstelle wählen und desinfizieren. Haut mit der passiven Hand spannen und fixieren. Mit der Verweilkanüle Haut rasch im Winkel von 45° durchstechen, dann Vene flach punktieren (*indirekte Venenpunktion*, ☞ Abb. 9.20).
- Wenn Blut am transparenten Kanülenansatz erscheint, Venenverweilkanüle ein kurzes Stück ins Venenlumen vorschieben, Punktionsnadel zurückziehen (aber nicht ganz herausziehen) und *gleichzeitig* Plastikkanüle vorschieben. Stauschlauch lösen. Nadel entfernen, dabei die Vene auf der Höhe der Kanülenspitze abdrücken
- Venenverweilkanüle mit NaCl durchspülen und mit Mandrin verschließen oder – evtl. nach Zwischenschalten eines Dreiwegehahns – Infusion anschließen und korrekte Tropfgeschwindigkeit einstellen. Kanüle fixieren (☞ Abb. 10.66 – 10.73)
- Auf Veränderungen im Bereich der Punktionsstelle achten (Hämatom? Paravasat?) und Patienten erst verlassen, wenn sicher ist, daß die Lösung korrekt einfließt
- Gebrauchte Materialien entsorgen.

Fixieren einer Venenverweilkanüle mit speziellem Pflaster [K183]

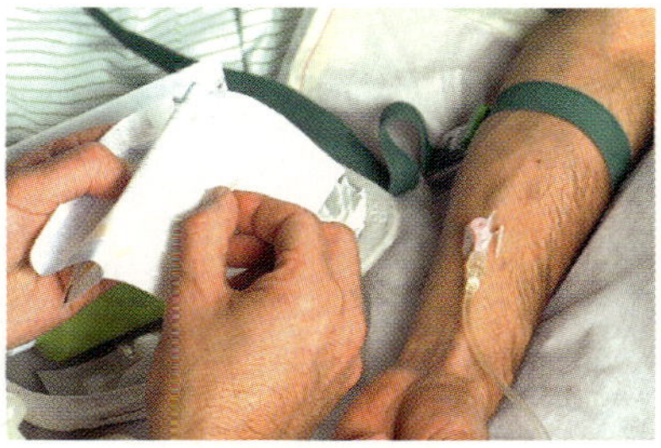

Abb. 10.66: Pflaster der Verpackung entnehmen und Vliesrechteck am Rand fassen.

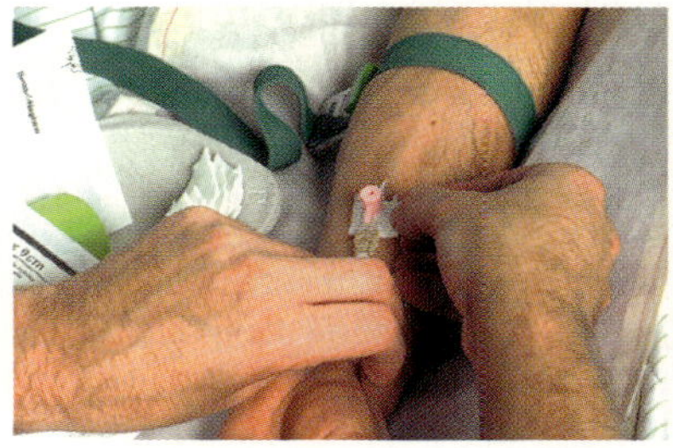

Abb. 10.67: Vliesrechteck unter die Kanülenflügel legen.

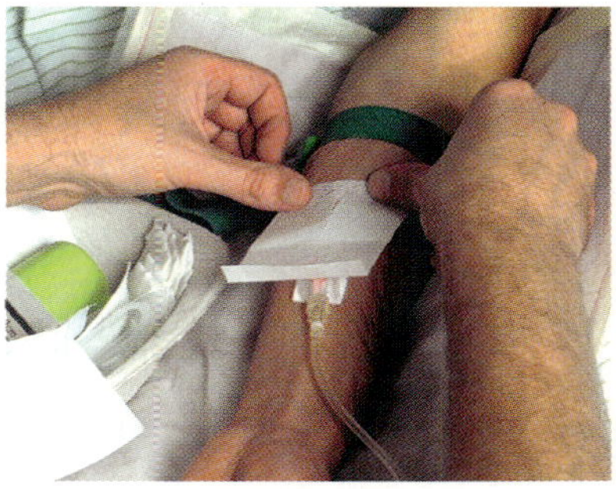

Abb. 10.68: Papier vom ungeschlitzten Rand des Pflasters ca. 1,5 cm abziehen und Pflaster so aufkleben, daß der Beginn des Schlitzes an der Zuspritzpforte der Kanüle liegt.

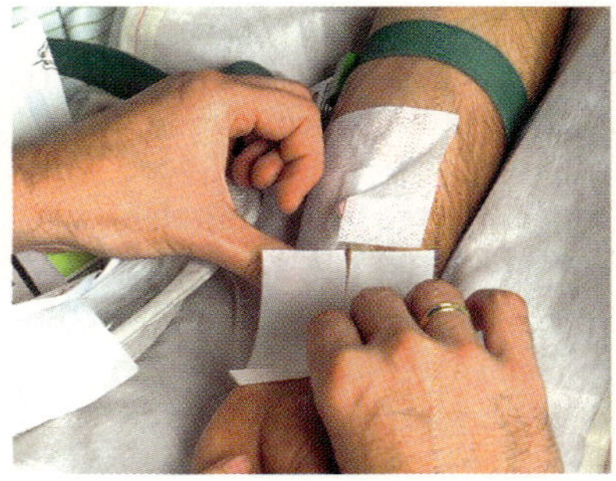

Abb. 10.69: Papier weiter abziehen, Pflaster dabei weiter aufkleben, zunächst einen Flügel...

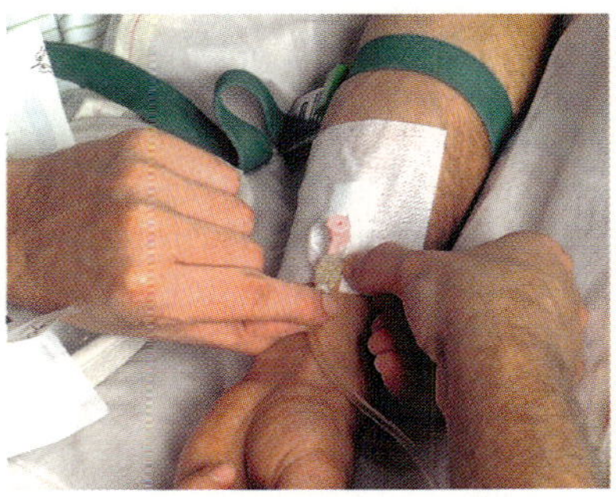

Abb. 10.70: ... dann zweiten Pflasterflügel ebenfalls völlig auf der Haut festkleben. Kanülenende und Infusionsschlauch werden nicht vom Pflaster erfaßt.

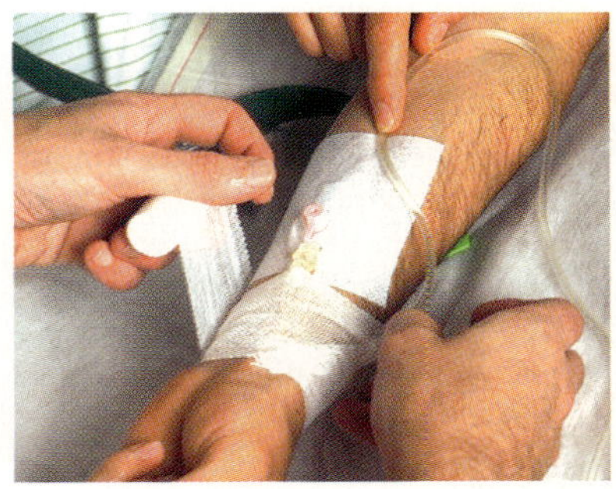

Abb. 10.71: Infusionsschlauch in Schlaufe legen (evtl. auch zwischen Daumen und Zeigefinger des Patienten) und mit einer Mullbinde umwickeln.

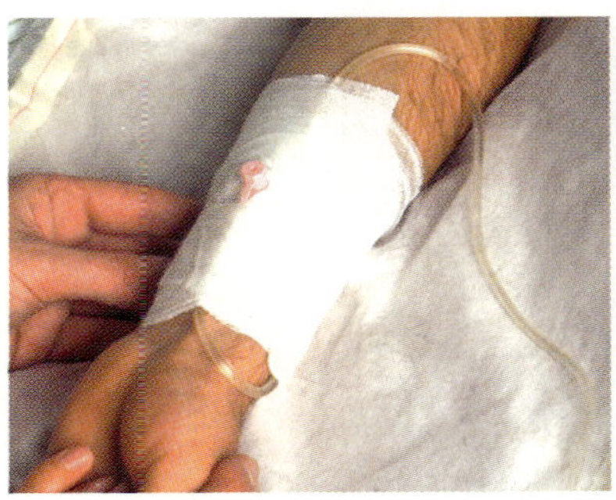

Abb. 10.72: Der Mullverband fixiert Kanüle und Infusionsschlauch bei Bewegungen. Die Zuspritzpforte frei lassen, damit der Arzt bei einer Medikamenteninjektion nicht danach suchen muß.

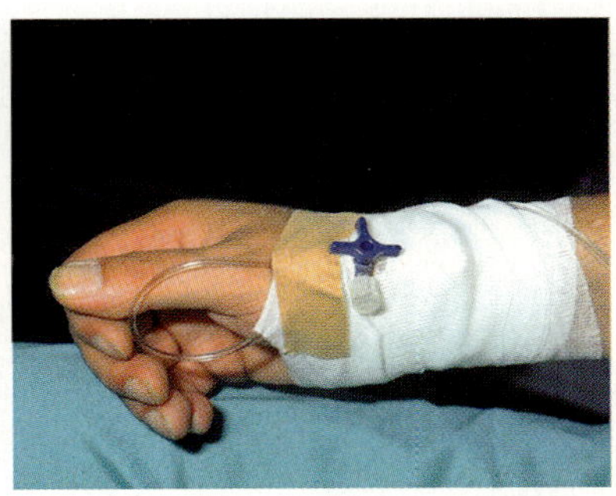

Abb. 10.73: Wurde ein Dreiwegehahn angeschlossen, so sollte dieser als Zuspritz- und Anschlußmöglichkeit freibleiben. Die Schlaufe der Infusionsleitung kann auch um den Daumen herumgeführt werden.

10.5.4 Zentraler Venenkatheter und zentralvenöse Infusion

Zentralvenöse Infusionen werden mit Hilfe eines *zentralen Venenkatheters* (kurz **ZVK**, auch *Kavakatheter*) direkt in die großen, klappenlosen Venen unmittelbar vor dem rechten Herzen geleitet. Ein ZVK ist für Langzeitinfusionen, Massen- und Druckinfusionen, hypertone Infusionslösungen (☞ 10.5.1), Infusionen mit gefäßwandreizenden Medikamenten (z.B. Zytostatika), eine längerdauernde parenterale Ernährung und zur Messung des zentralvenösen Druckes (kurz **ZVD**, ☞ 18.2.2) erforderlich.

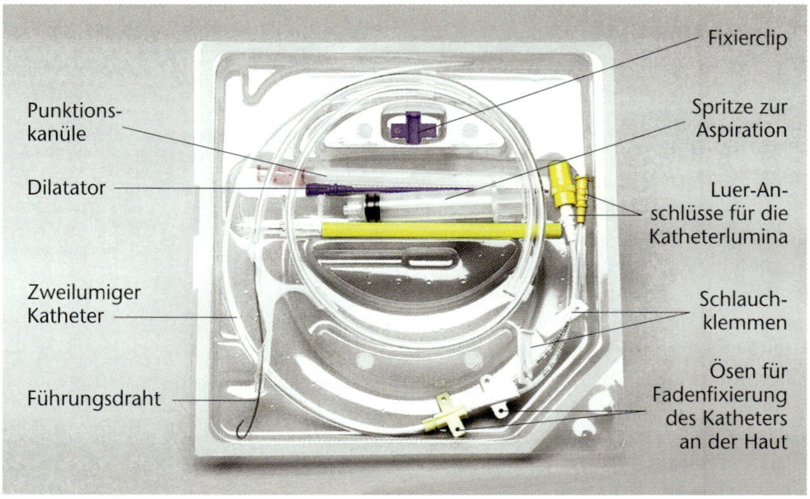

Abb. 10.75: Fertigset mit zweilumigem Venenkatheter. [K183]

Venenzugänge beim zentralen Venenkatheter

Ein zentraler Venenkatheter kann vorgeschoben werden:

- Auf kurzem Weg („von zentral") über die V. subclavia, die V. jugularis externa oder – heute bevorzugt – über die V. jugularis interna (Länge des Katheters: 30 cm)
- Mit einem langen Venenkatheter über eine periphere Vene, vorzugsweise der V. basilica oder V. cephalica (Länge des Katheters: 70 cm).

Auch wenn ein Venenkatheter von peripher gelegt wird, handelt es sich um einen zentralen Venenkatheter, da seine Spitze unmittelbar vor dem rechten Herzen mündet (im Gegensatz zur peripheren Verweilkanüle = peripherer Zugang).

Materialien für das Legen eines ZVK

- Händedesinfektionsmittel
- Hautdesinfektionsmittel
- Lokalanästhetikum (z.B. 1%iges Lidocain®), 10 ml-Spritze und dünne Kanüle (z.B. Nr. 18)
- 10 ml-Spritze mit NaCl 0,9% zum Durchspülen des Katheters
- Sterile Tupfer
- Sterile Lanzette oder ein spitzes Skalpell
- Zwei Abwurfgefäße (eins für scharfe und spitze Gegenstände und eins für sonstigen Abfall)
- Flüssigkeitsdichte Unterlage
- Sterile Handschuhe, evtl. Mundschutz
- Sterile Abdecktücher (Lochtuch)
- Dreiwegehähne/Mehrfachverbidungen, Bakterienfilter
- Mehrere Venenkatheter (☞ Abb. 10.75). Heute werden Katheter aus Polyurethan bevorzugt, da sie besonders flexibel (dadurch gut venengängig) sind und eine geringe Thrombogenität haben. Für besondere Indikationen werden spezielle Venenkatheter benutzt (z.B. *Multilumenkatheter* bei inkompatiblen Infusionslösungen)
- Verschiedene Kathetereinführsysteme (je nach Art des Hauses und vom Arzt bevorzugter Technik), z.B. Stahlaußenkanüle (Bard-I-Cath.®, Stericath Vygon®, Splitcat®), Kunststoffaußenkanüle (Cavafix®, Vygon flex®, Frekatheter-Puran®) oder Seldinger-Technik mittels Führungsdraht/Mandrin (Certofix®, Leader Cathpur®, Secalon Seldy®, Alpha pur®, Cava fix Certo SD®). In den meisten Häusern werden steril verpackte Einmalpunktionssets verwendet, die alles Notwendige für die jeweilige Punktionstechnik enthalten
- Ggf. Nahtmaterial und Nadelhalter zur Fixierung des Venenkatheters, außerdem sterile Kompressen und Heftplaster oder Folienverband.

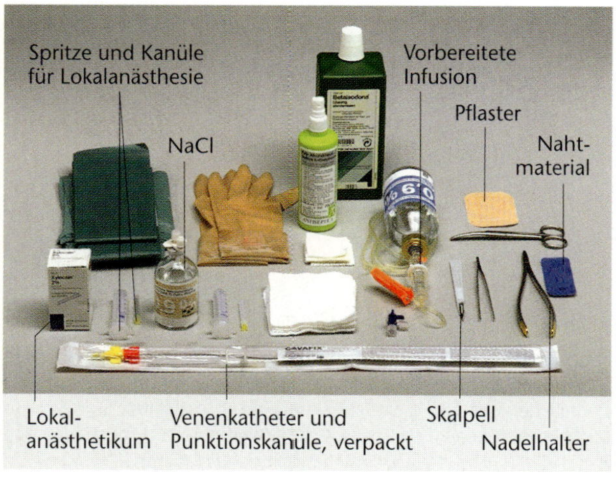

Abb. 10.74: Set zum Legen eines zentralen Venenkatheters. [K183]

Durchführung

Zentrale Venenkatheter werden immer vom Arzt gelegt. Aufgabe der Pflegekraft sind die Betreuung des Patienten und die Assistenz des Arztes:

- Patienten informieren und ihm vorher noch die Möglichkeit zum Toilettengang geben
- Störende Bekleidung des Patienten entfernen und ihm ggf. ein OP-Hemd anziehen
- Ängstliche Patienten z.B. durch ein Gespräch ablenken. Im Extremfall verordnet der Arzt eine Prämedikation mit Schmerz- und/oder Beruhigungsmitteln
- Patienten lagern: das Bett bzw. die Untersuchungsliege in Arbeitshöhe hochfahren, eine Kopftieflage

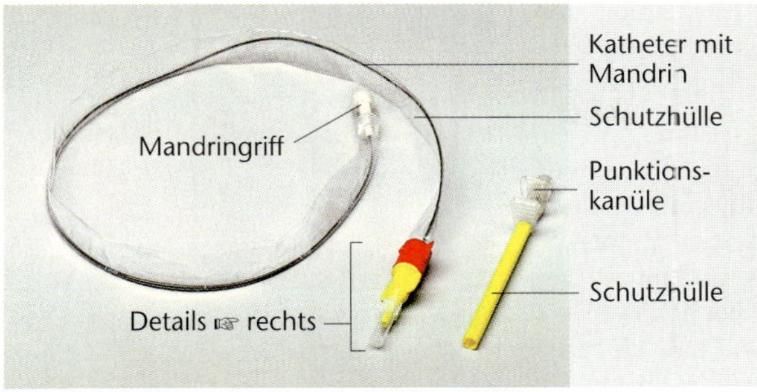

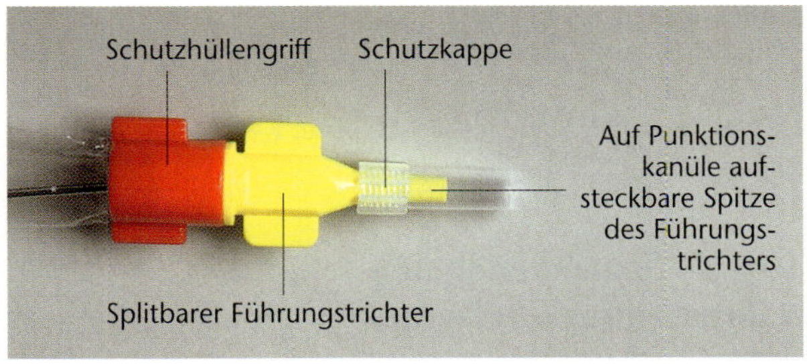

Abb. 10.76 – 10.77: Jugulariskatheter (Fa. Braun) mit Punktionskanüle. Nach Entfernen der Schutzkappe wird der gelbe Führungstrichter auf die Punktionskanüle aufgesteckt und der Katheter durch Anfassen an der Schutzhülle vorgeschoben, wobei Zurückziehen und erneutes Vorschieben möglich ist. Nach Abziehen der Schutzhülle mit dem roten Anfasser kann der gelbe Trichter gesplittet und entfernt werden. Der röntgendichte Mandrin verbleibt bis zur röntgenologischen Lagekontrolle des ZVK im Katheter. [K183]

(Trendelenburg-Lage) von ca. 15° zur besseren Venenfüllung und Vermeidung von Luftembolien einstellen, das Kopfkissen entfernen und eine flüssigkeitsdichte Unterlage unter Kopf und Schulter legen. Den Kopf des Patienten zur Gegenseite drehen (lassen)

- Steriles Arbeitsfeld schaffen: chirurgische Händedesinfektion durchführen, sterile Handschuhe sowie Mundschutz anziehen, sterile Abdecktücher auslegen (Arzt). Die assistierende Pflegekraft legt ebenfalls einen Mundschutz an und führt eine hygienische Händedesinfektion durch

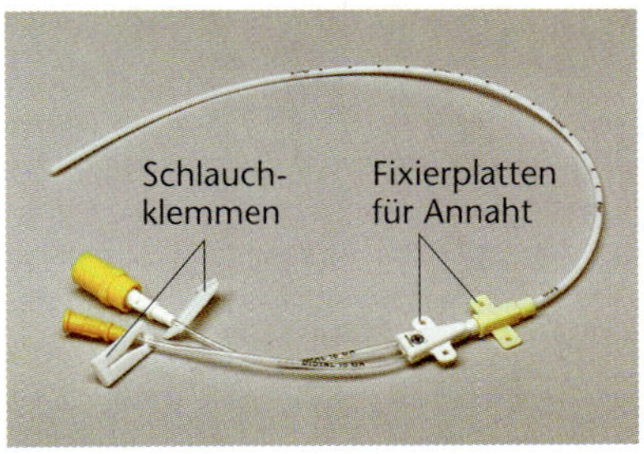

Abb. 10.78: Zweilumiger Subklavia-Katheter. [K183]

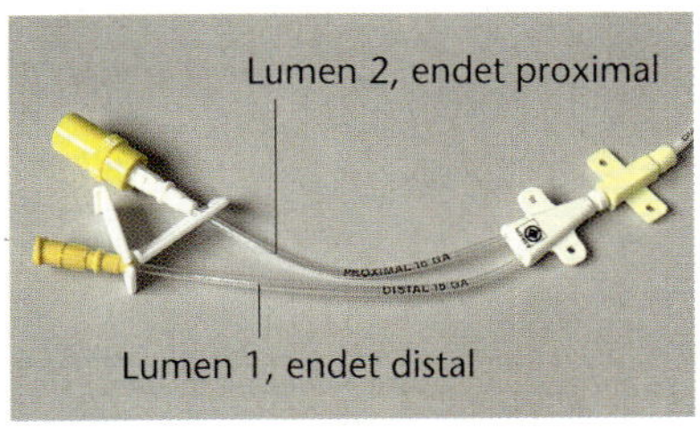

Abb. 10.79: Zweilumiger Subklaviakatheter, Detail des extrakorporalen Endes. [K183]

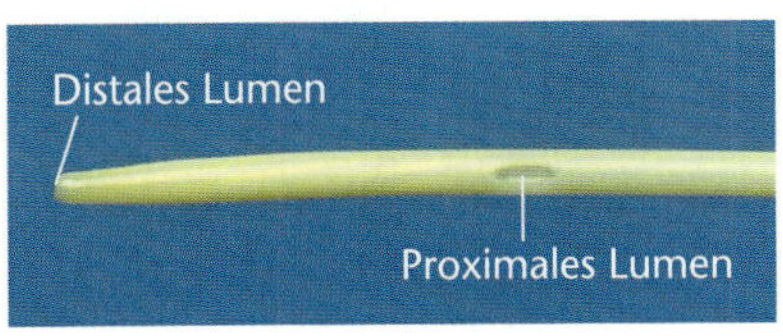

Abb. 10.80: Detail des intrakorporalen Endes des zweilumigen Subklaviakatheters aus Abb. 10.78. [K183]

- Venenkatheter legen (Arzt): Haut großzügig desinfizieren, Lokalanästhetikum spritzen, Punktionsort nochmal desinfizieren. Evtl. kleinen Hautschnitt setzen, Vene punktieren und gewählten Katheter über die Punktionskanüle in die Vene vorschieben. Punktionskanüle entfernen. Bei der **Seldinger-Technik** wird zuerst ein Führungsdraht durch die Vene vorgeschoben, über den dann der Venenkatheter eingebracht wird. Der Führungsdraht wird anschließend wieder entfernt (☞ Abb. 10.81). Katheter auf Durchgängigkeit überprüfen und fixieren (evtl. mit einer Hautnaht). Bei Kathetern mit inliegendem Mandrin (☞ Abb. 10.77) wird der Mandrin erst nach der Röntgenkontrolle entfernt, eine Durchgängigkeitskontrolle ist hier also nicht möglich
- Punktionsstelle reinigen, desinfizieren und verbinden.

Nachsorge

Nach dem Legen des ZVK wird eine Röntgenaufnahme zur Lagekontrolle und zum Ausschluß eines Pneumothorax angefertigt. Erst danach darf der ZVK benutzt und die Infusion angehängt werden.

Anschließend wird der Patient von Desinfektionsmittel und Blut gesäubert, angezogen und bequem gelagert.

Komplikationen

Das Legen eines ZVK ist heute eine Routinemaßnahme und in der Hand des Geübten komplikationsarm, aber nicht komplikationsfrei. Häufigste Komplikationen aller Zugangswege sind:

- Pneumothorax (☞ 20.9)
- Irrtümliche *arterielle* Punktion mit Gefahr des *Hämatothorax* (Ansammlung von Blut im Pleuraraum, ☞ 20.11.2). Die Erstmaßnahmen bestehen in der sofortigen Entfernung der Kanüle, einem Druckverband für mindestens fünf Minuten und evtl. dem Auflegen eines Eisbeutels
- Hämatome
- Bei linksseitiger Punktion Verletzung des Ductus thoracicus mit *Chylothorax* (Ansammlung der fetthaltigen Lymphe des Ductus thoracicus im Pleuraraum, ☞ 20.11.2)
- Luftembolie
- Verletzungen des *Plexus brachialis* (den Arm versorgendes Nervengeflecht in der Halsregion)
- Katheterfehllage mit Herzrhythmusstörungen bei Armbewegungen, durch die sich ein von peripher gelegter ZVK bis zu 7 cm, ein von zentral gelegter ZVK um 1 – 5 cm nach zentral bewegen kann

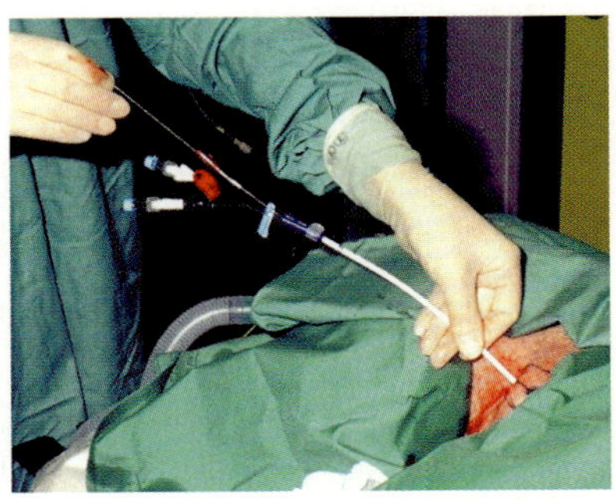

Abb. 10.81: Vorschieben eines mehrlumigen Katheters in die rechte V. jugularis interna über eine Seldinger-Drahtspirale. Das Gesicht des Patienten ist mit einem sterilen Tuch abgedeckt. [K183]

- Infektionen, vor allem mit Staphylokokken (ca. 7 – 16% der Patienten, ☞ 28.5.3)
- Thrombose der Vene (ca. 4 – 10% der Patienten).

10.5.5 Pflegemaßnahmen während Infusionstherapie

Gewährleistung der verordneten Infusionsabläufe

Während der Infusionstherapie ist es Aufgabe der Pflegenden, die verordneten Infusionsabläufe sicherzustellen und zu überwachen:

- Die auf dem Infusionsplan vorgegebene Reihenfolge der Infusionen darf nicht ohne vorherige Absprache mit dem Arzt geändert werden
- Durch die richtige Einstellung der Tropfgeschwindigkeit wird die verordnete Einflußdauer gewährleistet (☞ Kasten).

Häufig reicht es aus, die errechnete Tropfenzahl in etwa über die Rollenklemme am Infusionssystem einzustellen. Ist aber eine exakte Einhaltung der Einflußrate nötig, z.B. bei hochwirksamen Medikamenten wie z.B. Heparin oder Dopamin, werden elektronisch gesteuerte Infusions(spritzen)pumpen eingesetzt (☞ Abb. 10.82 – 10.85). Diese dürfen nur von solchen Pflegekräften benutzt oder überwacht werden, die eine Einweisung gemäß der Medizingeräteverordnung erhalten haben und als benutzungsberechtigte Personen in das Gerätebegleitbuch eingetragen wurden. Liegt die Einweisung und/

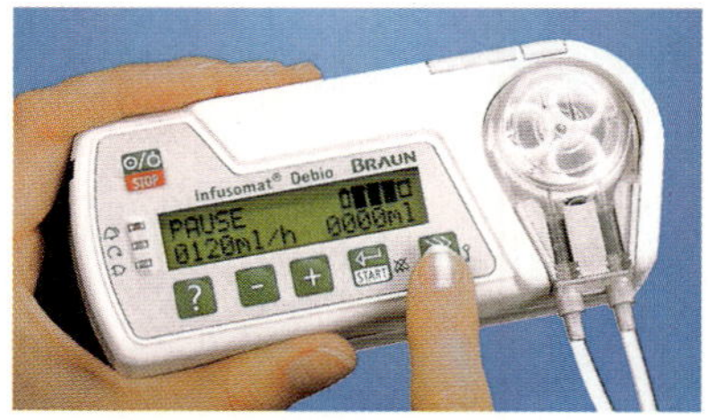

Abb. 10.82: Infusomat® Debio. Digitale Infusionspumpe im Taschenformat, vor allem geeignet für mobile Patienten. [U223]

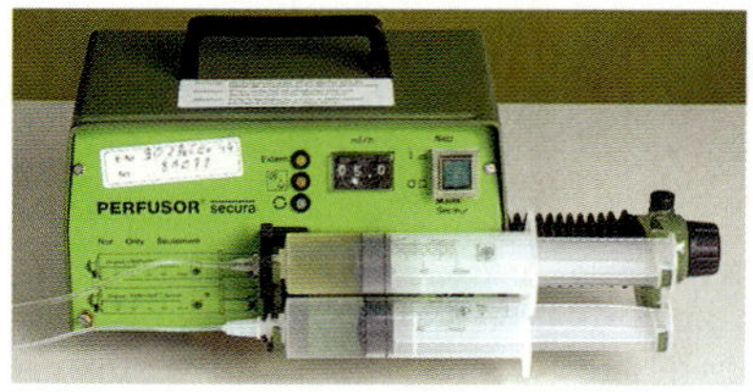

Abb. 10.83: Infusionsspritzenpumpe zur parallelen Verabreichung zweier Medikamente. Die Einstellung der Perfusionsgeschwindigkeit (ml/h) erfolgt mechanisch. [K183]

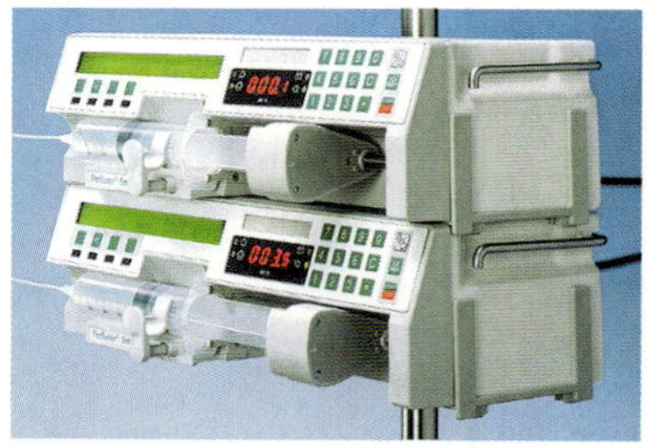

Abb. 10.84: Perfusor® fm. Stapelbare Infusionsspritzenpumpen mit digitaler Einstellung der Perfusionsgeschwindigkeit, des Sollvolumens und des Perfusionsdruckes. [U223]

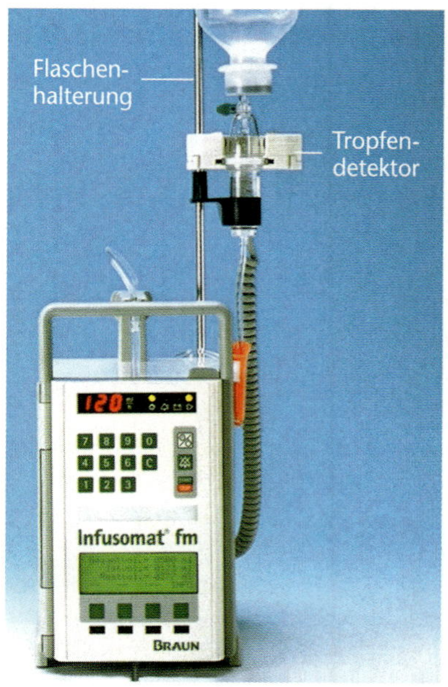

Abb 10.85: Infusomat® fm. Digitale Infusionspumpe mit Tropfendetektor und Sollwerteinstellung des Gesamtvolumens. [U223]

☑ **Berechnung der Infusionsgeschwindigkeit**

Grundlage aller Berechnungen: **1 ml entspricht 20 Tropfen**
1 Tropfen/Min. = 3 ml/Std.

Häufig werden die Gesamtmenge der Infusionen und die Infusionsdauer angeordnet. Dann läßt sich die notwendige Tropfenzahl pro Minute bzw. die Infusionsmenge in ml/Std. folgendermaßen errechnen:

$$\frac{\text{Infusionsmenge in ml x 20 Tropfen/ml}}{\text{Infusionsdauer in Std. x 60 Min./Std.}} = \frac{\text{Gesamttropfenzahl}}{\text{Infusionsdauer in Min.}} = \frac{\text{Tropfen}}{\text{Min.}}$$

Beispiel: 500 ml Infusionslösung sollen in 12 Stunden durchlaufen.

$$\frac{\text{500 x 20 Tropfen/ml}}{\text{12 x 60 Min./Std.}} = \frac{\text{10 000 Tropfen}}{\text{720 Min.}} = \frac{\text{13,88 Tropfen}}{\text{Min.}}$$

$$\frac{\text{60 Sek./Min.}}{\text{13,88 Tropfen/Min.}} = \text{4,32 Sek./Tropfen}$$

→ Ungefähr alle 4 Sek. muß 1 Tropfen fallen

Manchmal werden aber auch die Tropfenzahl pro Minute und die Gesamtinfusionsmenge verordnet, und die Pflegekraft möchte zur Zeitabschätzung und Infusionsplanung wissen, wann die Infusion beendet sein wird:

$$\frac{\text{Infusionsmenge in ml x 20 Tropfen/ml}}{\text{Tropfenzahl/Min. x 60 Min./Std.}} = \text{Einlaufzeit in Std.}$$

$$\frac{\text{Infusionsmenge in ml x 20 Tropfen/ml}}{\text{Tropfenzahl/Min.}} = \text{Einlaufzeit in Min.}$$

Beispiel: Eine Kurzinfusion mit einem Gesamtvolumen von 100 ml soll mit einer Tropfenzahl von 30 Tropfen pro Minute einlaufen.

$$\frac{\text{100 ml x 20 Tropfen/ml}}{\text{30 Tropfen/Min. x 60 Min./Std.}} = \frac{2000}{1800} = \text{1,1 Std.}$$

$$\frac{\text{100 ml x 20 Tropfen/ml}}{\text{30 Tropfen/Min.}} = \frac{2000}{30} = \text{66,6 Min.}$$

→ Die Infusion läuft etwas länger als eine Stunde.

Einstellungs-Beispiele			
Menge	Infusionszeit	ml/Stunde	Tropfen/Min.
50 ml	1/2 Std.	100 ml/Std.	33 Tr./Min.
100 ml	1/2 Std.	200 ml/Std.	66 Tr./Min.
250 ml	1/2 Std.	500 ml/Std.	166 Tr./Min.
250 ml	1 Std.	250 ml/Std.	83 Tr./Min
500 ml	1 Std.	500 ml/Std.	166 Tr./Min.
500 ml	2 Std.	250 ml/Std.	83 Tr./Min.
500 ml	3 Std.	166 ml/Std.	55 Tr./Min.
500 ml	6 Std.	84 ml/Std.	28 Tr./Min.
500 ml	9 Std.	55 ml/Std.	18 Tr./Min.
500 ml	12 Std.	42 ml/Std.	14 Tr./Min.
500 ml	18 Std.	28 ml/Std.	9 Tr./Min.
500 ml	24 Std.	21 ml/Std.	7 Tr./Min.
1000 ml	3 Std.	333 ml/Std.	111 Tr./Min.
1000 ml	6 Std.	166 ml/Std.	55 Tr./Min.
1000 ml	12 Std.	84 ml/Std.	28 Tr./Min.
1000 ml	18 Std.	55 ml/Std.	18 Tr./Min.
1000 ml	24 Std.	42 ml/Std.	14 Tr./Min.
1500 ml	12 Std.	126 ml/Std.	42 Tr./Min.
1500 ml	24 Std.	64 ml/Std.	18 Tr./Min.
2000 ml	12 Std.	166 ml/Std.	55 Tr./Min.
2000 ml	24 Std.	84 ml/Std.	28 Tr./Min.

Tab. 10.86: Vergleichstabelle von zu verabreichender Infusionsmenge, vorgesehener Infusionsdauer und entsprechender Einstellung am Durchflußregler oder der Infusions(spritzen)pumpe in ml/Std. bzw. Tropfen/Min. [B200]

oder letzte Handhabung längere Zeit zurück, müssen die Kenntnisse durch eine erneute Einweisung oder Lesen der Geräteanleitung aufgefrischt werden. Die Bedienung der Infusionspumpen unterscheidet sich von Fabrikat zu Fabrikat.

Pflege bei peripherer Verweilkanüle und liegendem ZVK

Dem Pflegepersonal obliegt die Pflege des Venenkatheters und der Infusionszuleitungen. Grundregeln zur Vermeidung von Komplikationen, insbesondere lokaler oder systemischer Infektionen, sind:

- Vor jeder Manipulation an einer Verweilkanüle oder am Venenkatheter sowie an den Verbindungsstellen eine hygienische Händedesinfektion durchführen
- *Zentrale Venenkatheter* nicht abstöpseln, da dann die Gefahr der Thrombenbildung im Katheterlumen und ihrer Einschwemmung in die Blutbahn bei erneuter Infusion besteht. Das Infusionsprogramm muß so berechnet sein, daß es über 24 Stunden läuft
- Um eine Thrombosierung des Kanülenlumens zu vermeiden, *periphere Venenverweilkanülen* nach Einlaufen der Infusion mit NaCl 0,9% oder 0,1 – 0,2 ml Heparin (je nach Arztanordnung) durchspülen und mit einem sterilen Verschluß *(Luer-Lock)* ohne Mandrin abstöpseln. Alternativ eine Verschlußkappe mit Mandrin verwenden. Dabei darauf achten, daß die Verschlußkappe mit der gleichen Größenbezeichnung und Farbmarkierung versehen ist wie die Verweilkanüle, da bei Verwendung zu langer Mandrins die Vene geschädigt wird und zu kurze Mandrins das Verstopfen der Kanüle nicht verhindern
- Verstopfte Venenzugänge nicht freispritzen, da hierdurch im Kanülenlumen haftende Blutgerinnsel in die Blutbahn gespritzt werden können. Statt dessen den Arzt informieren und seine Anordnung abwarten
- Bakterienfilter patientennah zwischen Dreiwegehahn unmittelbar im Anschluß an den Venenkatheter und einen weiteren Dreiwegehahn oder eine Mehrfachverbindung mit anschließender Infusionszuleitung anbringen (☞ Abb. 10.60). Die zwei Dreiwegehähne ermöglichen das Zuspritzen von Medikamenten zum einen über den Bakterienfilter, zum anderen ohne ihn (manche Medikamente, z.B. Claforan®, oder einige Vitamine dürfen nicht über einen Bakterienfilter gegeben werden). Den Filter entsprechend der Herstellerangabe alle 24 – 72 Stunden wechseln
- Die Infusionszuleitungen mit allen Verbindungsstücken, Dreiwegehähnen usw. alle 24 Stunden erneuern (bei der Verwendung eines Bakterienfilters alle 24 – 72 Stunden)
- Infusionen wechseln, wenn die Infusionsflasche leer ist, der Spiegel in der Tropfkammer aber noch besteht. Ist dieser Zeitpunkt verpaßt worden, muß eine neue Infusionsleitung entlüftet und angeschlossen werden
- Zum Wechsel des Infusionssystems eines zentralen Venenkatheters Patienten in Kopftieflage bringen, um einer Luftembolie vorzubeugen
- Mobile Patienten zum richtigen Umgang mit Infusionen und Infusionsständer anleiten. Die Patienten sollten sich frühzeitig melden, wenn die Infusionsflasche leer wird, bei ihren Bewegungen Zug auf den Venenkatheter vermeiden, die Infusionsflasche nie unter Kopfniveau absenken und bei der Verwendung mobiler Infusionspumpen mit Batteriebetrieb die wichtigsten Regeln zur Handhabung des Geräts kennen und wissen, wann sie sich beim Pflegepersonal melden müssen.

Pflege der Punktionsstelle und Verbandswechsel

Die Pflege der Punktionsstelle und der fachgerechte Verbandswechsel beugen Infektionen vor:

- Der erste Verband kann bei reizloser Einstichstelle drei Tage belassen werden
- Ist der Verband durchfeuchtet, klagt der Patient über Schmerzen im Bereich der Einstichstelle oder hat er unklare Temperaturerhöhungen oder andere Entzündungszeichen, wird der Verband entfernt und die Einstichstelle inspiziert. Nach Arztan-

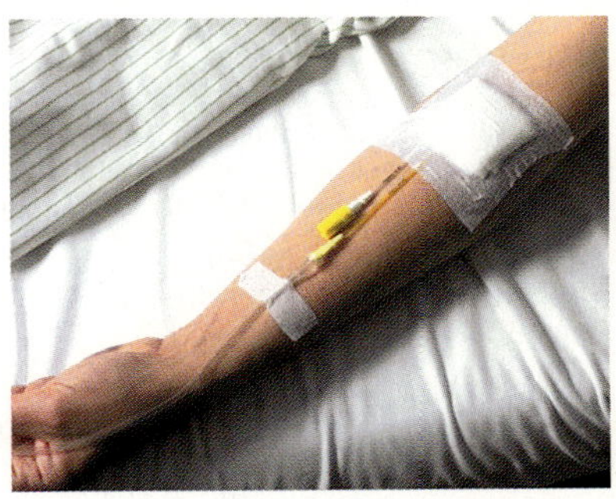

Abb. 10.87: Verband und Fixierung eines peripheren Venenkatheters mit Klebeverband und Pflasterstreifen. [K183]

ordnung wird z.B. bei Infektionsverdacht der venöse Zugang gezogen, die Katheterspitze zur Keim- und Resistenzbestimmung ins Labor geschickt und die Einstichstelle mit desinfizierenden und antibakteriellen Medikamenten versorgt. Bei Paravasaten und/oder Venenentzündungen kann der geschwollene Bezirk zusätzlich mit heparinhaltigen Salben behandelt werden
- Nach dem ersten Verbandswechsel wird der Verband bei Bedarf, mindestens aber alle zwei Tage, gewechselt. Bei transparenten Folienverbänden, z.B. Comfeel®, können die Verbandintervalle größer sein, da die Einstichstelle permanent beobachtet werden kann.

Richtlinien für den Verbandswechsel bei komplikationslosem Venenzugang sind:
- Den Patienten informieren
- Platz im Krankenzimmer schaffen oder das Untersuchungszimmer bzw. das Verbandszimmer der Station nutzen
- Den Patienten in eine entspannte und gleichzeitig geeignete Lage bringen
- Die Arbeitsfläche desinfizieren
- Alle Materialien zurechtlegen
- Eine hygienische Händedesinfektion durchführen
- Unsterile Handschuhe anziehen, den alten Verband abnehmen und zusammen mit den Handschuhen in einen Abwurfbehälter oder eine Abwurftüte, z.B. Steripak®, entsorgen
- Die Einstichstelle und die Umgebung inspizieren (Entzündungszeichen, z.B. druckschmerzhafte Schwellung an der Einstichstelle oder im Venenverlauf? Paravasat? Hautmazerationen durch Auslaufen von Infusionslösung an der Einstichstelle? Allergische Hautreaktionen auf Heftpflaster oder Folienverband?)
- Die Einstichstelle und das umgebende Hautgebiet desinfizieren (von der Einstichstelle nach außen) und bestehende Verkrustungen mit sterilem Watteträger entfernen, dabei die Lage des Venenzugangs nicht verändern
- Frische sterile Verbandmaterialien auflegen und mit Heftpflaster fixieren bzw. Folienverband aufkleben
- Nach dem Verbandswechsel ungehindertes Einfließen der Infusionslösung überprüfen.

Krankenbeobachtung und Dokumentation

- Allgemeinzustand des Patienten: Körpergewicht, Durst- und Hungergefühl, Hautturgor, Ödeme, Schleimhautbeschaffenheit, Unverträglichkeitsreaktionen
- Zustand der Einstichstelle (☞ oben)
- Vitalzeichen, insbesondere RR, Puls, Temperatur (Temperaturerhöhung als Frühzeichen einer Infektion), Atmung (Pneumo-, Hämatothorax, Pleuraerguß durch Infektion?)
- Bei ZVK: ZVD (☞ 18.2.2)
- Bei größeren Infusionsprogrammen tägliche Flüssigkeitsbilanzierung und Blutuntersuchungen nach ärztlicher Anordnung.

Zusätzliche Dokumentation:
- Alle Infusionen mit genauer Bezeichnung, Menge, ggf. Zumischungen, eingestellter Tropfenzahl, Einlaufbeginn und Einlaufende
- Alle Abweichungen und Unterbrechungen im Infusionsprogramm

Komplikation	Beobachtungskriterien	(Sofort-)Maßnahmen
Allergische Reaktionen (☞ 29.4.1)	• Hautrötung, Juckreiz, Hautausschlag • Kopf-, Gelenk- und Gliederschmerzen • Unruhe, Angst • Übelkeit, Erbrechen • Temperaturanstieg, Hitzewallungen • Atemnot • Schockzeichen (☞ 38.5.1)	• Infusion sofort abstellen, Venenzugang belassen • Unverzüglich Arzt rufen (lassen) • Beim Patienten bleiben, ihn beobachten und beruhigen • Kreislaufsituation einschätzen (Beobachtung von RR, Puls, Gesichtsfarbe, Schweiß, Äußerungen des Patienten), Patienten evtl. in Schocklage bringen • Atemsituation einschätzen (Atemgeräusche, Zyanose, Einsatz der Atemhilfsmuskulatur, Äußerungen des Patienten), ggf. Oberkörper erhöht lagern, Sauerstoff auf Arztanordnung verabreichen (☞ 20.2.1)
Luftembolie	• Plötzlicher, stechender Schmerz im Brustkorb • Atemnot, Zyanose • Tachykardie, Hypotonie, Schock	• Verbindung zwischen Infusionssystem und Venenkatheter/Venenverweilkanüle unterbrechen („dekonnektieren"), den venösen Zugang verschließen → auseinander nehmen ab-/ausstecken • Arzt rufen (lassen) • Patienten in Kopftieflage bringen • Beim Patienten bleiben, ihn beobachten und beruhigen • Kreislauf und Atmung beurteilen, ☞ Allergie
Blutverlust	• Austritt größerer Blutmengen aus dem venösen Zugang (z.B. bei Ablösen im Schlaf) • Umfangreiche Hämatome im Hals- und Thoraxbereich (bei ZVK)	• Dekonnektierten Zugang verschließen oder Infusion mit neuem Infusionssystem wieder anhängen • Kreislauf kontrollieren • Arzt sofort informieren und Anordnungen abwarten
Thrombophlebitis (☞ 19.8.2)	• Entzündungszeichen im Venenverlauf • Schmerzäußerungen des Patienten	• Beim ZVK Arzt informieren und Anordnungen abwarten • Periphere Verweilkanüle entfernen, evtl. Alkoholumschläge machen oder heparinhaltige Salben auftragen, Arzt informieren, wenn nötig, neuen peripheren Zugang legen lassen
Sepsis (☞ 28.4)	• Plötzlich auftretendes, hohes Fieber, oft mit Schüttelfrost • „Verfall" des Patienten	• Arzt sofort informieren • Blutkultur vorbereiten (☞ 28.3.5) • Weitere Anordnungen abwarten, z.B. ZVK entfernen und Katheterspitze zur mikrobiologischen Untersuchung einschicken

Tab. 10.88: Die Hauptrisiken von Infusionen. [B200]

- Alle Komplikationen (Art der Komplikation, Erstmaßnahmen, durchgeführte Arztanordnungen)
- Alle durchgeführten Pflegemaßnahmen, z.B. Wechsel der Infusionssysteme, Verbandswechsel am Venenzugang oder Korrekturen der Tropfgeschwindigkeit
- Alle von der Norm abweichenden Beobachtungen.

Gefahren und Komplikationen

Eine Infusionstherapie ist immer mit Risiken für den Patienten verbunden. Hinzu kommt, daß viele Patienten infolge ihrer Grunderkrankung anfälliger gegenüber Infektionen sind. Die wichtigsten Risiken zeigt Tab. 10.88.

10.6 Strahlentherapie

Pflege bei Strahlentherapie, ☞ *24.5.2*

Strahlentherapie (*Bestrahlungstherapie,* im klinisch-medizinischen Sprachgebrauch): Nutzung *ionisierender Strahlung* zu therapeutischen Zwecken.

Strahlentherapie (im weiteren Sinne): Nutzung elektromagnetischer Wellen zu Behandlungszwecken. Hierzu gehören neben der radiologischen Strahlentherapie auch die Mikrowellen- und Infrarotbestrahlungen oder die Lichttherapie (☞ 10.9.7).

Ionisierende Strahlung ist so energiereich, daß sie andere Moleküle *ionisieren* kann, d.h. die Elektronenzahl eines neutralen Moleküls wird durch Abspalten oder Hinzufügen eines oder mehrerer Elektronen verändert. Bei diesen Ionisierungsvorgängen wird Energie frei und von der durchstrahlten Materie zu einem Teil aufgenommen *(absorbiert).* Im menschlichen Körper kommt es dadurch zu einer Reihe **biologischer Strahlenwirkungen,** insbesondere DNA-Schäden und Störungen aller anderen Zellfunktionen bis hin zum Zelltod. Am Arbeitsplatz oder bei diagnostischen Röntgenaufnahmen sind diese Auswirkungen der Strahlung unerwünscht, bei der Strahlentherapie dagegen wird diese Wirkung zu Behandlungszwecken ausgenutzt, vor allem um Tumorzellen abzutöten. Grundsätzlich reagieren schnell wachsende, stoffwechselaktive Gewebe mit guter Durchblutung besonders sensibel auf die Bestrahlung.

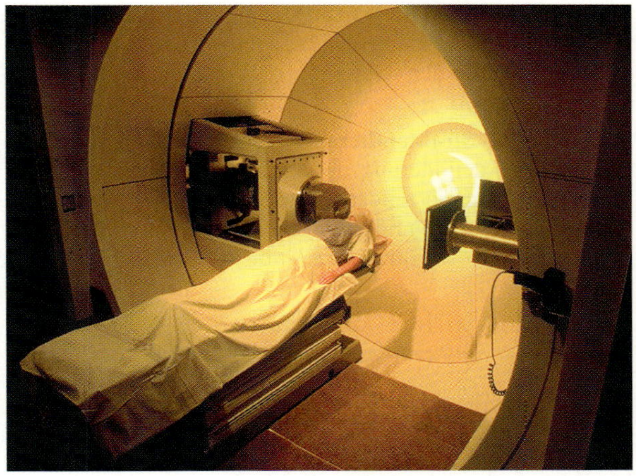

Abb. 10.89: Bestrahlung eines Patienten mit einem Gehirntumor in einem Protonenbeschleuniger („Zyklotron"). Durch ein Magnetfeld werden die Ionen bei jedem Umlauf auf spiralförmigen Bahnen beschleunigt. Die dabei entstehende hohe Energie wird zur Strahlentherapie genutzt. [J510-214]

Bestrahlungstechniken

Mehrere Bestrahlungstechniken stehen zur Verfügung:

- Bei der **perkutanen Strahlentherapie** wird der krankhafte Prozeß von außen durch die intakte Haut hindurch bestrahlt. Eingesetzt wird vor allem hochenergetische Photonen- (= ultraharte Röntgenstrahlung oder Cobalt-60-Gammastrahlung) oder Elektronenstrahlung
- Als **Kontaktbestrahlung** werden solche Methoden bezeichnet, bei denen Strahlenquelle und Tumor direkten Kontakt zueinander haben. Bei der *intrakavitären Bestrahlung* werden radioaktive Substanzen in Körperhöhlen (z.B. Caesiumkügelchen in in die Gebärmutter eingelegten Kunststoffschläuchen) oder erkrankungsbedingte Hohlräume eingebracht. Bei der *interstitiellen Strahlentherapie* wird der Tumor, z.B. ein Mundbodenkarzinom, mit dem radioaktiven Material förmlich gespickt. Bei beiden Methoden werden Stoffe verwendet, die Strahlung von nur geringer Reichweite abgeben, um die umliegenden gesunden Gewebe zu schonen.

In der Nuklearmedizin wird durch die Gabe *offener* Radionuklide (☞ 9.6.6) bestrahlt. Bekanntestes Beispiel ist hier die Radiojodtherapie (☞ 23.4.6).

Indikationen der Strahlentherapie

Aufgrund vieler *Langzeitwirkungen,* u.a. Häufung von Organtumoren und Leukämien, wird die Indikation zur Strahlenbehandlung gutartiger Erkrankungen heute sehr eng gestellt. Beispiel ist die „Schmerzbestrahlung" bei schweren Arthrosen älterer Patienten (☞ 26.10.1).

Überwiegend werden bösartige Tumoren strahlentherapeutisch behandelt, oft vor oder nach einer operativen Maßnahme oder einer Chemotherapie.

Ziel der **kurativen Strahlentherapie** ist die Vernichtung der Tumorzellen bei möglichst geringer Schädigung des (umliegenden) gesunden Gewebes. Zwar sind insbesondere schnellwachsende Tumoren wegen ihrer guten Durchblutung und ihres damit verbundenen erhöhten Stoffwechsels erheblich strahlensensibler als gesundes Gewebe, doch schließt dies Nebenwirkungen auf das gesunde Gewebe nicht aus. Zudem kann eine schlechte Gefäßversorgung im Tumor zu Sauerstoffmangel und damit zu verminderter Strahlenempfindlichkeit führen. Daher wurden mehrere Techniken entwickelt, die eine größtmögliche Schonung des gesunden Gewebes bewirken sollen:

- Die zur Tumorvernichtung erforderliche Strahlendosis (ca. 40 – 50 Gray = 4000 – 5000 rad) wird in vielen kleinen Dosen und zeitlich verzögert appliziert, d.h. **fraktioniert** und **protrahiert.** Das gesunde Gewebe erholt sich besser als das Tumorgewebe und wird daher nicht so stark geschädigt
- Es wird nicht eine Strahlenquelle in starrer Position eingesetzt, die immer das *gleiche* gesunde Gewebe bestrahlt, sondern die Strahlenquelle bestrahlt den Tumor in einer Sitzung nacheinander aus verschiedenen Richtungen **(Mehrfeld-Bestrahlung),** oder die Strahlenquelle bewegt sich während der Bestrahlung um

den Tumor herum (z.B. sog. **Pendelbestrahlung**). So kann die Bestrahlung des gesunden Gewebes reduziert werden.

Die **palliative Strahlentherapie** dient der Beschwerdelinderung des Patienten, z.B. bei schmerzenden Knochenmetastasen oder Atemnot infolge eines inoperablen Bronchialkarzinoms (☞ 20.8.2).

Nebenwirkungen und Komplikationen der Strahlentherapie, ☞ 24.5.2

10.7 Invasive Heilverfahren

Stellt sich während der Diagnostik oder im weiteren Krankheitsverlauf heraus, daß eine *konservative Behandlung* (konservativ = bewahrend, hier: wenig eingreifend, z.B. medikamentöse Therapie) allein nicht ausreicht, gelangen oft invasive Heilverfahren zur Anwendung.

Invasive Heilverfahren: Heilverfahren, die die körperliche Integrität des Patienten verletzen. Meist: **Operation:** Chirurgischer Eingriff zu diagnostischen (☞ 9.8.2) oder therapeutischen Zwecken.

Je nach Dringlichkeit einer Operation kann man zwischen **Notfalloperation**, **dringlicher Operation** und planbarem **Wahleingriff** *(Elektiveingriff)* unterscheiden. Von der Dringlichkeit einer Operation hängt ab, wieviel Zeit für OP-Planung und Vorbereitung des Patienten bleibt (z.B. Ausgleich eines Volumendefizits, Korrektur einer Störung des Elektrolythaushalts).

10.7.1 Einwilligung zur OP

☑ Eine Operation (kurz OP) stellt vom rechtlichen Standpunkt aus betrachtet eine *Körperverletzung* dar. Sie ist nur dann rechtmäßig, wenn eine *Indikation* vorliegt *und* der Patient seine *Einwilligung* gegeben hat.

Indikation

Der Eingriff muß medizinisch angezeigt *(indiziert)* sein. Dies ist etwa bei einer akuten Appendizitis der Fall (☞ 21.6.6). Dagegen darf der Arzt einem Patienten z.B. nicht einen Zeh amputieren, wenn es medizinisch nicht notwendig ist, auch wenn der Patient dies z.B. bei einer seit 5 Jahren schmerzenden Hammerzehe von ihm verlangt.

Einwilligung

Vor einer Operation müssen sowohl der Operateur als auch der Anästhesist eine schriftliche Einverständniserklärung des Patienten einholen. Voraussetzung für die (rechtsgültige) **Einwilligung** des Patienten in eine Operation ist ein vorausgegangenes **Beratungsgespräch,** in dem bestimmte Punkte angesprochen werden müssen (**Aufklärungspflicht**, ☞ auch Tab. 10.91). Die Aufklärung muß dem Bildungsstand, dem Informationsbedürfnis und dem Beruf des Patienten Rechnung tragen und schriftlich festgehalten werden.

Bei größeren Eingriffen dürfen Aufklärungsgespräch und OP-Einverständniserklärung nicht erst am OP-Tag erfolgen. Ebenso kann eine Einverständniserklärung nach Einnahme der Medikamente zur Prämedikation oder bei einem sedierten Patienten rechtlich angefochten werden. Gerade bei Wahleingriffen kann das Aufklärungsgespräch bereits bei der ambulanten Vorstellung geführt werden. Der Patient hat dann genügend Zeit, evtl. noch offene Fragen zu klären und seine Entscheidung zu überdenken. Ansonsten findet das Aufklärungsgespräch spätestens am Vortag der Operation statt.

Eine Ausnahme von dieser Regelung sind Notfalloperationen. Bei einer lebensbedrohlichen Situation darf auf eine Aufklärung und Einwilligung des – evtl. bewußtlosen – Patienten verzichtet werden (☞ auch 10.1). Hier wird davon ausgegangen, daß der Patient dem Eingriff zustimmen würde, falls er dazu in der Lage wäre (**mutmaßliche Einwilligung,** *übergesetzlicher rechtfertigender Notstand*).

Bei Kindern unter 14 Jahren oder unmündigen Patienten bedarf es der Einwilligung der Eltern bzw. des gesetzlichen Vertreters. Bei größeren Eingriffen im Kindesalter empfiehlt es sich, *beide* Elternteile zu einem Aufklärungsgespräch zu bitten. Jugendliche zwischen 14 (– 16) und 18 Jahren können selbst einwilligen, wenn sie fähig sind, die Bedeutung und die Folgen des Eingriffs und der Narkose abzuwägen. Im Zweifelsfall läßt man Eltern und Patient unterschreiben. Verweigern die Eltern eine lebensnotwendige Maßnahme bei ihrem Kind, so kann beim Vormundschaftsgericht ein sog. Betreuer bestellt werden, der stellvertretend die Einwilligung erteilt. Bleibt hierfür nicht mehr genügend Zeit, darf der Arzt den Eingriff vornehmen.

Kann der Patient kein Deutsch, wird mit Einverständnis des Patienten ein Dolmetscher zur Aufklärung herangezogen. Hier kann beispielsweise ein Kollege aushelfen, der die fremde Sprache beherrscht.

Eine weitere Besonderheit stellen mündige Patienten dar, die jedoch körperlich nicht in der Lage sind zu unterschreiben. Typische Beispiele sind alte Patienten mit einem starken Tremor oder Patienten mit einer Verletzung im Bereich der oberen Extremität oder der

Art der Operation	Definition	Beispiele
Notfalloperation	Operation als einzige Möglichkeit, das Leben des Patienten oder einen rasch auftretenden Dauerschaden zu verhindern. Raschestmögliche Durchführung der Operation nach minimaler Vorbereitungszeit	Milzruptur, eingeklemmter Leistenbruch, rasch zunehmende Querschnittlähmung, eitrige Gelenkinfektion
Dringliche Operation	Operation als wichtigste Therapie, um Folgeschäden zu verhindern. OP-Zeitpunkt innerhalb weniger Tage	Gewebeprobeentnahme bei hochgradigem Verdacht auf einen bösartigen Tumor, Entlastung eines langsam entstandenen subduralen Hämatoms
Wahleingriff	Häufigster Fall: Operation als prophylaktische Maßnahme, um Folgeschäden zu verhindern oder kosmetische Operation. Operationsdurchführung erst nach optimaler Vorbereitung	Implantation einer Hüftgelenk-Totalendoprothese bei Arthrose, Korrektur einer Gelenkfehlstellung

Tab. 10.90: Beispiele für Operationsindikationen (Einteilung nach Dringlichkeit).

Aufklärungspflicht des Operateurs	Aufklärungspflicht des Anästhesisten (☞ 37.7.1)
• Art und Umfang des Eingriffs • Allgemeine OP-Risiken (z.B. Wundinfektion, Läsion eines Hautnerven, Nachblutungen) • Spezifische OP-Risiken (z.B. Anastomoseninsuffizienz bei Darmnähten, Verletzungen des Samenstranges bei Leistenbruchoperationen, Pseudarthrosenbildung bei der Behandlung von Knochenbrüchen) • Evtl. Zusatzeingriffe, z.B. bei unvorhergesehener Ausweitung der Operation (etwa Bruch des Oberschenkelknochens bei Implantation einer Hüft-Totalendoprothese) • Evtl. notwendige Implantation von Fremdgewebe, z.B. Fremdknochen aus der Knochenbank bei Versteifungsoperationen der Wirbelsäule • Evtl. Risikoerhöhung durch vorhandene individuelle Risken, z.B. erhöhte Thrombosegefahr bei Einnahme der „Pille" oder bei vorausgegangener Beinvenenthrombose • Nachbehandlung (z.B. Nahrungskarenz, längere Zeit der Entlastung, weitere OP zur Metallentfernung)	• Darstellung möglicher Anästhesiearten unter Betonung der für den Patienten am geeignetsten erscheinenden (☞ 37.8, 37.9) • Typische Risiken dieser Verfahren • Präoperative Flüssigkeits-, Nahrungs- und Nikotinkarenz • Prämedikation • Postoperative Betreuung in Aufwachraum oder Intensivstation • Evtl. Nachbeatmung • Evtl. Möglichkeiten der Schmerztherapie • Evtl. Gabe von „Fremdblut", besonders die damit verbundenen Infektionsrisiken (Hepatitis, HIV). Probleme sind hier zu erwarten bei Patienten, die der Glaubensgemeinschaft der „Zeugen Jehovas" angehören, da diese eine Bluttransfusion strikt ablehnen • Beantwortung von Fragen des Patienten

Tab. 10.91: Inhalte des Aufklärungsgespräches von Operateur und Anästhesist.

Schreibhand. Hier erfolgt die Aufklärung und Einwilligung unter Zeugen, deren Namen und Adressen anschließend im Dokumentationssystem festgehalten werden.

Jeder invasive Eingriff stellt eine Ausnahmesituation für den Patienten und seine Angehörigen dar. Das Krankenhauspersonal, das täglich mit Operationen in Berührung kommt, mag vor allem kleinere Eingriffe als „Routine" ansehen, beim Patienten ist das nie der Fall. Der Patient braucht vor dem Eingriff Unterstützung und Ermunterung, um dieser für ihn bedrohlichen Situation begegnen zu können.

10.7.2 Offene Operationen

Bei **offenen Operationen,** für viele die „Operation" schlechthin, wird der Körper des Patienten eröffnet, um an das erkrankte Organ zu gelangen. Heute sind die meisten Operationen (noch?) offene Operationen. Vorteile einer offenen Operation sind der meist gute Überblick über die erkrankten Organe und die Möglichkeit, den Eingriff bei Komplikationen, unerwartet großer Ausdehnung der Erkrankung oder bei neuen, überraschenden Befunden, die in keinem Zusammenhang mit der Operationsindikation stehen, zu erweitern. Nachteilig ist unter anderem die höhere Belastung für den Patienten (Schmerzen, ggf. längere Bettlägerigkeit durch meist größere Wundflächen, Narben).

10.7.3 Minimal-invasive Chirurgie

Bei der **minimal-invasiven Chirurgie** (kurz *MIC,* auch *endoskopische Operationen* genannt) kann auf eine breite Eröffnung der erkrankten Körperregion oder der Körperhöhle – zumindest zunächst – verzichtet werden. Stattdessen führt der Arzt ein Endoskop ein, durch das er das zu operierende Organ ansehen und in einigen Fällen auch operieren kann, z.B. bei einer laparoskopischen Tubensterilisation. Meist reicht dem Arzt ein einziger Zugang aber nicht aus. Dann legt er für die Instrumente gesonderte Zugänge (beispielsweise legt der Chirurg bei der laparoskopischen Cholezystektomie vier Zugänge, ☞ auch Abb. 10.92, 22.5.2).

Vorteil der minimal-invasiven Chirurgie ist, daß sie für den Patienten schonender ist, daß er oft schneller aus dem Krankenhaus entlassen werden kann (schnellere Rekonvaleszenz) und daß die sichtbaren Narben nur klein sind. Ein großer Nachteil sind die eingeschränkten Operationsmöglichkeiten. Treten z.B. überraschend Komplikationen auf, muß der endoskopische Eingriff abgebrochen und zu einer offenen Operation übergegangen werden. Ob eine endoskopische Operation kürzer oder länger dauert als ein konventioneller Eingriff, hängt von der Art des Eingriffs ab.

10.7.4 Interventionelle radiologische Therapie

Interventionelle radiologische Therapie: Behandlung einer Erkrankung von außen mit Punktionsnadeln oder mit Instrumenten, die über einen Katheter vorgeschoben werden, unter Zuhilfenahme radiologischer Methoden (z.B. der Kontrastmittelgabe) und/oder unter röntgenologischer Kontrolle. Eine Operation im engeren Sinne findet nicht statt.

Hauptanwendungsgebiete interventioneller radiologischer Therapien sind z.B. die Wiedereröffnung bzw. Erweiterung von Gefäßen (z.B. Ballondilatation von Herzkranzgefäßen, ☞ 18.5.1, Einlage von Gefäßprothesen, ☞ 19.6.2), Punktionen unter radiologischer Kontrolle (z.B. bei Tumoren) oder eine intraarterielle Chemotherapie z.B. bei bösartigen Lebertumoren.

Interventionelle radiologische Therapien sind nicht risikolos. Sie erfordern eine sorgfältige Vorbereitung des Patienten, die auch mögliche Komplikationen mit der Notwendigkeit einer Operation in Narkose berücksichtigt, sowie eine gewissenhafte Nachsorge. Beide Aufgaben werden zu großen Teilen durch das Pflegepersonal geleistet.

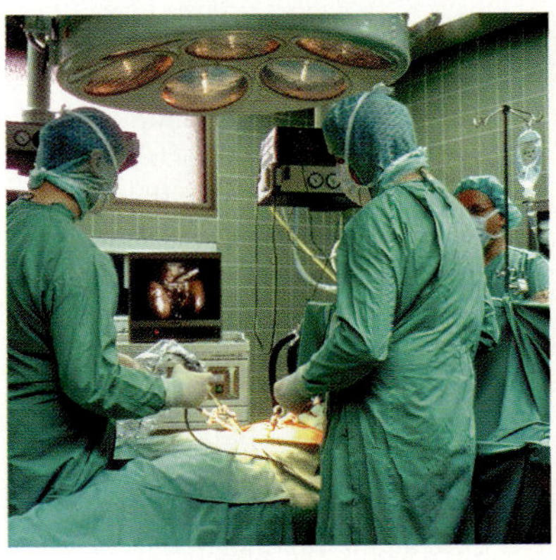

Abb. 10.92: Setting einer laparoskopischen Cholezystektomie. Die Instrumente werden durch Stichkanäle in der Bauchdecke in den Bauchraum eingebracht und unter Sichtkontrolle auf dem Videoschirm bedient. [K150]

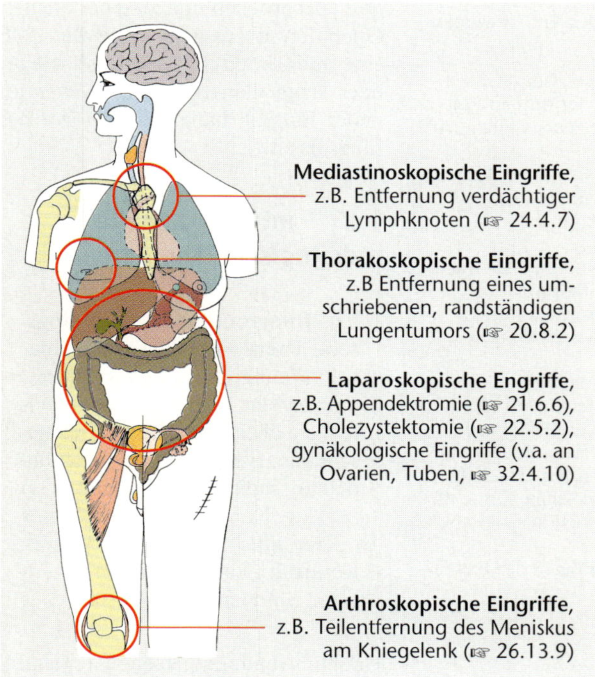

Abb. 10.93: Die wichtigsten endoskopischen Operationen. Noch nicht zu den Routineverfahren gehören beispielsweise endoskopische Herz- und Gehirnoperationen. Nicht aufgeführt sind die endoskopischen Therapien, bei denen das Endoskop über natürliche Körperöffnungen eingeführt wird (hierzu ☞ 9.7 und Organkapitel). [L215]

Vorbereitung und Nachsorge

- Patienten zum Eingriff nüchtern lassen, da bei Komplikationen evtl. eine (Intubations-)Narkose notwendig wird
- Die Hautregion, in der punktiert werden wird, vorher rasieren
- Gerinnungs- und Kreatininwerte vorher bestimmen lassen. Bei (versehentlicher) Arterienpunktion ist die Gefahr von Blutungskomplikationen hoch, wenn Gerinnungsstörungen vorliegen. Der Kreatininwert wird v.a. bei Kontrastmittelgaben benötigt
- Nach dem Eingriff Patienten mindestens einen Tag Bettruhe einhalten lassen
- Vitalzeichen des Patienten und die punktierte Extremität oder Körperregion engmaschig kontrollieren, um Komplikationen wie beispielsweise verzögerte allergische Reaktionen, Nachblutungen oder Durchblutungsstörungen möglichst früh zu erkennen. Die Punktionsstelle wird meist mit einem Sandsack komprimiert, um das Risiko einer Nachblutung zu vermindern
- Nach Gabe nierengängiger Kontrastmittel Patienten zu reichlichem Trinken anhalten, um die Kontrastmittelausscheidung zu beschleunigen.

10.8 Transplantationen

Transplantation: Übertragung von Organen, Geweben oder Zellen entweder auf ein anderes Individuum oder eine andere Körperstelle des gleichen Individuums.

In der Regel ist eine Transplantation mit einer Operation verbunden. Ausnahmen stellen Transfusionen dar, z.B. von Blut oder Knochenmarkzellen. Häufig liegen die Indikationsstellung zur Transplantation und die Nachsorge nach dem Eingriff (z.B. Steuerung der immunsuppressiven Therapie) in der Hand des Internisten, während die Transplantation selbst von entsprechend spezialisierten Chirurgen vorgenommen wird. Manche Transplantationen sind seit langem fester Bestandteil der therapeutischen Möglichkeiten (Bluttransfusion, Hornhauttransplantation, Nierentransplantation), andere dagegen befinden sich noch im experimentellen Stadium (z.B. Pankreastransplantation, Transplantation von isolierten Zellen oder Zellverbänden).

Bei einem Teil der transplantierten Gewebe reicht es, wenn sie für kurze Zeit die Aufgaben des zerstörten Empfängergewebes übernehmen, bis dieses sich regeneriert hat. Dies ist z.B. bei Knochentransplantaten als vorübergehende Stütze nach einer Fraktur oder bei Fremdhauttransplantaten nach Verbrennungen der Fall. Andere Transplantate sollen das funktionsunfähige Empfängerorgan dauerhaft ersetzen, so z.B. die Hornhaut, die Nieren oder das Herz.

Einteilung der Transplantationen

Die Transplantationen werden im Hinblick auf immunologische Konsequenzen wie folgt eingeteilt:

- Bei der **autogenen Transplantation** *(autologen Transplantation)* wird das Gewebe von einer Körperstelle auf eine andere Körperstelle des gleichen Individuums übertragen. Bekanntestes Beispiel sind Hauttransplationen nach Verbrennungen (☞ 38.5.2). Bei diesen Transplantationen gibt es keine Abstoßungsreaktion, da nur körpereigenes Gewebe übertragen wird
- Von einer **syngenen Transplantation** (*isogene* oder *isologe Transplantation*) spricht man bei einer Transplantation zwischen eineiigen Zwillingen, also genetisch identischen Individuen. Auch hier findet keine Abstoßungsreaktion statt
- Die **allogene Transplantation** ist die häufigste Transplantation (*homogene* oder *homologe Transplantation*). Spender und Empfänger sind zwei genetisch verschiedene Personen, gehören aber der gleichen Art an. Sie sind meist nicht miteinander verwandt. In der Regel werden Organe Verstorbener übertragen, nur selten sind Lebendspenden möglich bzw. ethisch zu verantworten (☞ unten). Fast immer ist zur Verhinde-

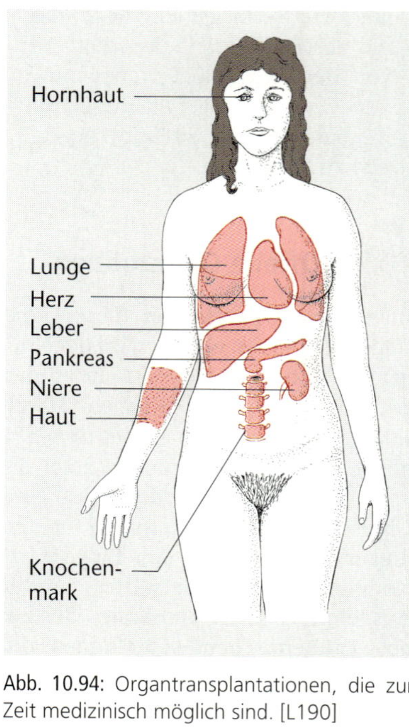

Abb. 10.94: Organtransplantationen, die zur Zeit medizinisch möglich sind. [L190]

rung von Abstoßungsreaktionen die dauerhafte Einnahme von Medikamenten mit ausgeprägten Nebenwirkungen notwendig

- Selten ist die **xenogene Transplantation** (*heterogene* oder *heterologe Transplantation*), bei der Tierorgane übertragen werden. Da neben ethischen Problemen enorme Abstoßungsprobleme bestehen, werden Tierorgane vor allem mit dem Ziel übertragen, die Zeit bis zur Transplantation eines menschlichen Organs zu überbrücken, wenn die Organfunktion nicht mit technischen Mitteln aufrechterhalten werden kann.

Immunologische Komplikationen

Grundlagen, ☞ 29.1

Die Prognose einer Transplantation wird entscheidend von den **Immunreaktionen** bestimmt. In der Regel bekämpft der Organismus des Empfängers das Spendergewebe. Dieser Typ der Abstoßung heißt **Host versus graft-Reaktion** (kurz *HVGR*, engl. host = Wirt, versus = gegen, graft = Pfropf, hier Transplantat). Eine Ausnahme ist die Knochenmarktransplantation (☞ 24.5.7), bei der sich immunkompetente Zellen des Spenders gegen den Empfänger richten (**Graft versus host-Reaktion,** kurz *GVHR*). Die Transplantation von Geweben mit wenig Blut- und Lymphgefäßen wie etwa der Hornhaut bietet die wenigsten Probleme.

Histokompatibilitätsantigene

Ursache für die Immunreaktionen sind Unterschiede in den **Histokompatibilitätsantigenen** zwischen Spender- und Empfängergeweben. Dies sind Gewebsantigene, die in oder auf fast allen Zellen vorkommen, genetisch bestimmt sind und während des ganzen Lebens konstant bleiben. Am bedeutsamsten sind die **AB0-Blutgruppen** (☞ 24.4.4) sowie das **HLA-System** *(**h**uman **l**eucocyte **a**ntigen-**system**)*, ein kompliziertes System von Gewebsantigenen, das sich besonders gut auf Leukozyten nachweisen läßt (☞ 25.3.2). Vor jeder Transplantation erfolgt daher eine **Gewebetypisierung,** d.h. eine Bestimmung der Histokompatibilitätsantigene, von Spender und Empfänger. Außerdem kann eine **Lymphozytenmischkultur** angelegt werden. Dabei werden Lymphozyten von Spender und Empfänger gemeinsam bebrütet und ihre Verträglichkeit wird beobachtet.

Zwar verbessern sich die Chancen einer erfolgreichen Transplantation erheblich durch eine weitgehende Übereinstimmung der Histokompatibilitätsantigene von Spender und Empfänger, doch kann das Ausmaß drohender Abstoßungsreaktionen mit heutigen Methoden noch nicht zuverlässig vorhergesagt werden. Abstoßungsprobleme sind immer noch die Regel.

Immunsuppression

Die Abwehr des Patienten wird vor und nach der Transplantation durch eine medikamentöse **Immunsuppression** unterdrückt. Eingesetzt werden insbesondere Glukokortikoide (z.B. Decortin, ☞ Pharma-Info 23.47), Azathioprin (z.B. Imurek®) und Ciclosporin (Sandimmun, ☞ Pharma-Info 29.26). **Akute Abstoßungsreaktionen** können oft durch eine (zeitweilige) Dosiserhöhung der Immunsuppressiva beherrscht werden. Dagegen schreiten **chronische Abstoßungsreaktionen** meist immer weiter fort und führen – wenn auch oft erst nach Jahren – zu einem Funktionsverlust des transplantierten Organs.

> Jeder transplantierte Patient muß immer wieder darauf hingewiesen werden, daß das Weglassen seiner nach einiger Zeit oft verhaßten „Tabletten" sein Fremdorgan – und damit (meist) sein Leben – akut gefährdet!

Weitere Risiken von Transplantationen

Der Empfänger ist aber nicht nur durch Abstoßungsreaktionen gefährdet. Bei jeder Transplantation können auch Krankheitserreger (Zytomegalie-Viren, ☞ 28.6.4; HI-Viren, ☞ 29.3.1; Hepatitis-Viren, ☞ 22.4.2) und Tumorzellen übertragen werden. Durch die Immunsuppression nach der Transplantation steigt außerdem die Infektgefährdung des Patienten. Langfristig ist das Malignomrisiko erhöht, da die Abwehr körpereigener Tumorzellen beeinträchtigt wird. Hinzu kommen die spezifischen Neben-wirkungen der jeweiligen Medikamente wie z.B. Nierenschäden unter Ciclosporinbehandlung.

Ethische Probleme

> Die Transplantationsmedizin gehört seit ihrer Existenz zu den meistdiskutierten ethischen Problemen innerhalb der Medizin, wohl auch deshalb, weil in vielen Fällen der *Spender* selbst gefährdet wird (☞ 4.5). Während eine Blutspende kaum mit Komplikationen verbunden ist, erfordert die Knochenmarkspende schon eine Vollnarkose mit all ihren Risiken.

Problematisch ist besonders die **Lebendspende**, bei der einem lebenden Menschen ein Organ entnommen wird. Wird beispielsweise dem Spender eine Niere entnommen *(explantiert),* setzt das voraus, daß die andere funktionstüchtig ist und bleibt. Daher werden in den deutschsprachigen Ländern Spenden Lebender nur bei leiblichen Verwandten und unentgeltlich akzeptiert (z.B. Nierenspende einer Mutter für ihr Kind).

Weniger kontrovers erscheint in unserem Kulturkreis die Transplantation von Organen Verstorbener. Viele Menschen haben jedoch Angst davor, daß für sie nicht alles Menschenmögliche zur Erhaltung ihres Lebens getan wird, wenn sie als „potentielle Organspender" zwischen Leben und Tod stehen. Diese Angst ist aber in Mitteleuropa ebenso unbegründet wie die Angst, daß vor dem tatsächlichen Eintritt des (Hirn-)Todes ein Organ entnommen wird.

Feststellung des Hirntodes

Nach heutigem Kenntnisstand ist ein Mensch tot, wenn die zentralnervösen Funktionen *unwiderruflich* ausgefallen sind (**dissoziierter Hirntod,** ☞ 15.6.3). Eine Wiederbelebung ist dann nicht mehr möglich. Zur Feststellung des Hirntodes sind genaue Kriterien festgelegt. So müssen zwei untersuchende Ärzte, die nichts mit der Transplantation zu tun haben und von denen wenigstens einer über langjährige Erfahrung in der Intensivmedizin verfügt, unabhängig voneinander den Hirntod feststellen und dokumentieren. Darüber hinaus sind Wartezeiten und/oder technische Untersuchungen erforderlich.

Das Konzept des Hirntodes ist nicht unumstritten. Kritiker sehen im hirntoten Patienten zwar einen (unwiderbringlich) *Sterbenden*, aber nicht einen *Toten*.

Für eine Organentnahme muß neben der Feststellung des Hirntodes die schriftliche Einwilligung des Verstorbenen (am einfachsten in Form eines Organspenderausweises) oder eines nahen Angehörigen vorliegen. Diese bisher bereits übliche *Einwilligungsregelung* (☞ Tab. 4.5) soll in Deutschland durch ein **Organspendegesetz** bundesweit festgeschrieben werden. Alternativ wird insbesondere von medizinischen Verbänden eine sog. *Widerspruchsregelung* favorisiert, bei der ein Organ nur dann nicht entnommen werden darf, wenn der Verstorbene oder ein naher Angehöriger dem ausdrücklich widersprochen hat. Man erhofft sich so höhere Transplantationszahlen. Diese Regelung wird aber derzeit nur von einer Minderheit befürwortet.

Aus ethischer Sicht vollkommen abwegig und sogar verbrecherisch sind der Organhandel und die Beschaffung von Organen z.B. aus der „Dritten Welt" oder von entführten Kindern.

Aber auch für die Empfänger ist eine Transplantation nicht unproblematisch. Viele potentielle Empfänger haben psychische Probleme. Manche fragen sich, ob das fremde Organ sie verändern wird, andere haben ein schlechtes Gewissen und schämen sich, daß sie geradezu auf den Tod eines anderen Menschens hoffen, da nur dann für sie eine Überlebenschance besteht. Fast alle ertragen das lange Hoffen und Bangen nur schwer, vor allem wenn kein technischer Organersatz möglich ist und die Kräfte immer mehr schwinden.

Leben vor und nach der Transplantation

Auch nach der Transplantation bestehen oft körperliche Probleme, und der Patient muß ausgeklügelte Medikamentenschemata und ärztliche Kontrollen genau einhalten.

Die Frage, „wie lange das Organ wohl halten wird", bestimmt das Denken des Patienten. In diesen Krisen hilft nur eine einfühlsame psychische Betreuung von Patient und Angehörigen durch Pflegepersonal, Ärzte, Seelsorger und psychologische Dienste.

Leider stehen heute immer noch zu wenig Spenderorgane zur Verfügung. In der letzten Zeit hat die Bereitschaft der Bevölkerung zur Organspende sogar deutlich abgenommen. Um sicherzustellen, daß Spender bzw. Empfänger *überregional* gesucht und zusammengebracht werden, sowie eine gerechte Zuteilung zu ermöglichen, wurden internationale Koordinationszentren errichtet (z.B. *Eurotransplant* in den Niederlanden).

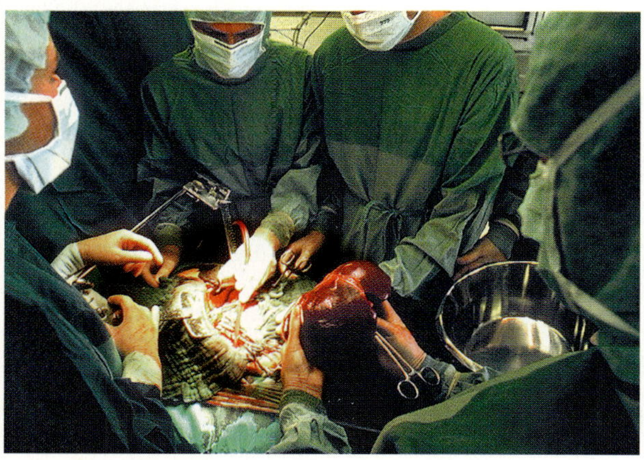

Abb. 10.95: Lebertransplantation. Hier wurde die kranke Leber des Patienten schon entfernt. „Seine" neue, gesunde Leber wird nun eingesetzt und soll ihm, abgesehen von den Wirkungen der Immunsuppression, ein weitgehend normales Leben ermöglichen. [J500-201]

10.9 Physikalische Therapie

10.9.1 Begriffsbestimmung und Berufsbilder

Physikalische Therapie: Aktivierung der Heilkräfte des Körpers durch physikalische Faktoren wie Wärme und Kälte, Licht, Wasser, mechanische Energie, dynamische Kräfte und Elektrizität. Dabei sollen sowohl kurzfristige Reaktionen auf die Reize provoziert als auch langfristige Regulationsvorgänge (z.B. Normalisierung einer gestörten Durchblutung, Steigerung der Abwehr) in Gang gesetzt werden.

Berufsbilder in der physikalischen Therapie

Die physikalische Therapie wird heute von Physiotherapeuten und Masseuren/medizinischen Bademeistern ausgeübt:

- Nur von Physiotherapeuten ausgeübt werden die Bewegungs- und Atemtherapie, spezielle Techniken der „klassischen Krankengymnastik" (z.B. die Bobath-Methode, die Manuelle Therapie oder die Propriozeptive Neuromuskuläre Faszilitation), die Traktion der Wirbelsäule, die Gangschulung und die Hilfsmittelanpassung (letztere erfolgt aber zum Teil auch durch Ergotherapeuten, ☞ 10.10)
- Dagegen werden die klassische Massage, die manuelle Lymphdrainage, die Reflexzonentherapie, die Gruppengymnastik (auch im Wasser) oder die Unterwasserdruckstrahlmassage meist von Masseuren/medizinischen Bademeistern durchgeführt
- Elektro- und Hydrotherapie werden sowohl von Physiotherapeuten als auch von Masseuren/medizinischen Bademeistern angewendet.

10.9.2 Physiotherapeutische Methoden

Hauptziel der **Physiotherapie** (*Bewegungstherapie,* früher auch als *Krankengymnastik* bezeichnet) ist es, Patienten mit einer Bewegungsstörung durch den gezielten Einsatz aktiver und passiver Techniken bei der (Wieder-)Erlangung physiologischer Bewegungsmuster zu heilen. Außerdem spielt die Physiotherapie eine große Rolle bei der Vermeidung von Komplikationen (z.B. Pneumonie- oder Kontrakturprophylaxe bei Bettlägerigkeit) und in der Präventivmedizin (z.B. Kreislauftraining oder Gymnastik zur Geburtsvorbereitung).

Passive Techniken erfordern keine aktive Muskelarbeit des Patienten. Zu ihnen zählen:

- Die verschiedenen Lagerungsarten
- Das „Durchbewegen", bei dem die Gelenke vom Therapeuten ohne eigene Aktivität des Patienten bewegt werden
- Die *Traktion,* bei der der Therapeut die Gelenke und Gelenkflächen des Patienten durch manuellen Zug an den Gelenken entlastet.

Dagegen leistet der Patient bei den **aktiven Bewegungsübungen** selbst Muskelarbeit:

- Beim *unterstützten Bewegen* übernimmt der Therapeut den größten Teil des Gewichts des Rumpfes oder der entsprechenden Extremität
- Beim *freien Bewegen* bewegt der Patient die Gliedmaße gegen die Schwerkraft
- Bei der *Bewegung gegen Widerstand* setzt der Therapeut der Bewegung des Patienten Widerstand entgegen, z.B. seine eigene Muskelkraft, entsprechende Geräte oder andere physikalische Widerstände, etwa den Strömungswiderstand bei einer Behandlung im Wasser

- Beim *Halten* soll der Patient die nach der Bewegung erreichte Stellung gegen die Schwerkraft oder gegen einen Widerstand halten.

Rolle der Pflegenden in der Physiotherapie

Bei zahlreichen physiotherapeutischen Konzepten reichen die Übungszeiten mit den Physiotherapeuten nicht aus, um eine optimale Wirkung zu erzielen. Das Therapiekonzept muß z.B. durch geeignete Lagerung des Patienten in Ruhezeiten oder durch individuell abgestimmte Hilfestellungen, etwa beim Gang zum Tisch, in den pflegerischen Alltag integriert werden (☞ auch Bobath-Konzept in 35.6.6). Dadurch wird der Patient gewissermaßen 24 Stunden am Tag behandelt.

Lagerung

Für die **Lagerung** des Patienten sind überwiegend die Pflegenden verantwortlich. Die korrekte Lagerung des Patienten dient nicht nur dem unmittelbaren Wohlbefinden des Patienten („bequem liegen"), sondern ist häufig Bestandteil der Behandlung (z.B. Hochlagerung einer Extremität zur Förderung des venösen Abflusses) und hilft, Komplikationen zu vermeiden (z.B. Lagerung im Rahmen der Dekubitusprophylaxe). In der täglichen Arbeit sind insbesondere die in Tab. 10.97 aufgeführten Lagerungstechniken von Bedeutung.

Atemtherapie

Die **Atemtherapie** in der Pflege beugt insbesondere durch Anhalten zur bewußten Atmung und/oder Erhöhung des Atemwiderstandes Pneumonien und Atelektasen (☞ 7.3.4) vor. Atemtherapie kann aber auch zur (bewußten) Entspannung eingesetzt werden (☞ 10.13.1).

Neben der „apparativen" Atemtherapie mit Hilfe von Atemtrainern oder Totraumvergrößerern (☞ 7.3.5) gibt es verschiedene manuelle Techniken, die der Patient teils alleine, teils mit einem Therapeuten durchführt. Hierzu gehören:

- Variationen der Einatmung (z.B. schnüffelnd, gähnend, besonders tief)
- Verschiedene Arten der Ausatmung auf Buchstaben oder Silben oder mit der sog. „Lippenbremse" (☞ 7.3.5)
- Atemerleichternde Ausgangsstellungen und Lagerungen (☞ 7.3.6)
- Manuelle Kontakte und Griffe, die die Atembewegung lenken.

Handling

Unter **Handling** versteht man den Umgang mit dem Patienten nach einem speziellen Therapiekonzept beispielsweise beim Essen, Waschen oder Betten. Hier sind besonders folgende Konzepte zu nennen:

- Die **Kinästhetik** *(Lehre von den Bewegungsempfindungen)*, aus der das *systematische* Einsetzen der Bewegungswahrnehmung in die Arbeit mit dem Patienten resultiert (☞ 7.6.6)
- Die **Basale Stimulation** zur gezielten Wahrnehmungsförderung *aller* Sinne (also nicht nur bezogen auf die Wahrnehmung von Bewegung oder Lage, sondern auch Förderung des Hörens, Sehens, Riechens, Fühlens und Schmeckens, ☞ 7.10.3)
- Das **Bobath-Konzept,** das in der Inneren Medizin vor allem bei der Pflege halbseitengelähmter Patienten von Bedeutung ist (☞ 35.6.6).

Stärkung der Motivation des Patienten

Viele Patienten sollen nach entsprechender Anleitung durch die Physiotherapeuten mehrfach am Tag selbständig üben, was oft anstrengend und unbequem ist. Dann motivieren die Pflegenden den Patienten z.B. durch Loben der bereits erreichten Fortschritte, die Übungen trotzdem fortzuführen.

Außerdem soll ein ständiger Dialog zwischen Pflegenden, Ärzten und Physiotherapeuten sicherstellen, daß die Belastung des Patienten während der Physiotherapie stets seiner individuellen Belastbarkeit entspricht.

Spezielle Techniken der „klassischen Physiotherapie"

Von den „klassischen Techniken" der Physiotherapie, die in speziellen Ausbildungskursen erlernt werden, sind folgende von besonderer Bedeutung:

Bobath-Konzept, ☞ 35.6.6

Atemtherapie nach Schaarschuch-Haase

Die **Atemtherapie nach Schaarschuch-Haase** kann als Entspannungstherapie unter besonderer Berücksichtigung der Atmung beschrieben werden. Der Patient lernt, seine Atmung bewußt zu spüren, und zwar nicht nur in Ruhe, sondern auch in Dehnlagen (☞ 7.3.6) oder mit Verstärkung der Körperempfindung durch *Packegriffe,* bei denen der Therapeut großflächig Hautfalten vom Thorax abhebt.

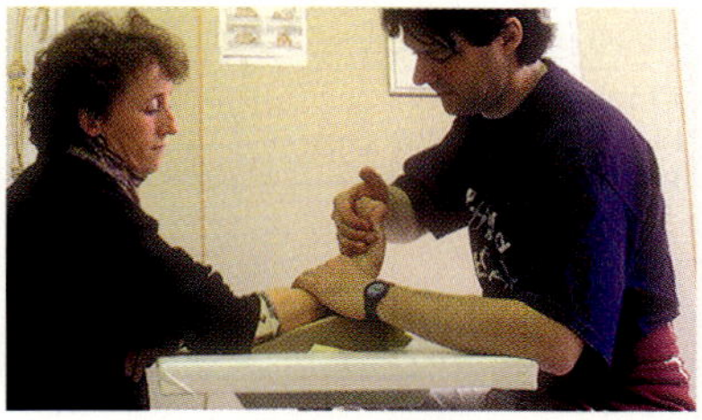

Abb. 10.96: Die passive und aktive Physiotherapie ist unerläßlich, um nach Verletzungen und Operationen die Gelenkbeweglichkeit und die volle Muskelkraft wiederherzustellen. [K199]

Die Entspannung kann besonders durch *Anhebeproben,* bei denen der Therapeut einen Arm oder ein Bein des Übenden anhebt, geschult werden. Nach der jeweiligen Übung vergleicht der Patient die unterschiedlichen Empfindungen für die beübte und die nicht beübte Seite.

Manuelle Therapie

In der **Manuellen Therapie** werden Störungen der Gelenkbeweglichkeit an den Extremitäten oder der Wirbelsäule erkannt und behandelt. Nach einer gründlichen Beweglichkeitsprüfung werden die Gelenkflächen des gestörten Gelenks mit Hilfe spezieller Techniken voneinander entfernt und gegeneinander bewegt.
Die Manuelle Therapie wird beispielsweise bei Patienten mit einer chronischen Polyarthritis (☞ 25.5.1) zur Schmerzlinderung und Mobilisierung angewandt.

PNF

Bei der *Propriozeptiven Neuromuskulären Faszilitation* (kurz **PNF**) sollen physiologische Bewegungsabläufe gebahnt und abnorme Bewegungsmuster gehemmt werden. Die Übungen können sowohl im Liegen zum „Durchbewegen" als auch in verschiedenen Ausgangsstellungen zur Muskelkräftigung erfolgen. Die Bewegungen werden in ganz bestimmten, komplexen Bewegungsmustern (sog. *pattern*) durchgeführt, die oft an Spiralen erinnern. Dabei wird die Bewegung vom Therapeuten geführt oder Widerstand dagegen ausgeübt.

Lagerungsart		Durchführung	Wann anwenden
Flachlagerung/ Rückenlage	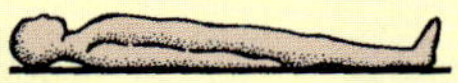	• Bett flach stellen • Nur kleines Nackenkissen benutzen • Fußstütze verwenden • Evtl. kleine Knierolle unterlegen	• Schädelverletzungen • Rückenoperationen • Wirbelsäulen- oder Beckenfrakturen
Rückenlage mit Knierolle	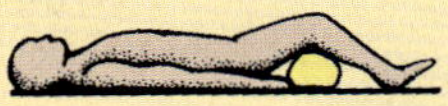	• ☞ Flachlagerung • Knierolle nur kurzzeitig anwenden (Kontrakturgefahr)	• Zur Entspannung der Bauchmuskeln bei Bauchschmerzen • Bauchverletzungen
Oberkörperhochlagerung	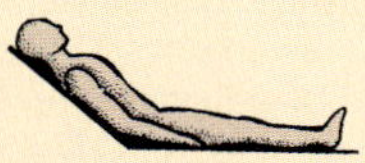	• Kopfteil des Bettes erhöhen (Gesäß sollte an der Abknickstelle des Bettes sein) • Knierolle oder „Knieknick" benutzen	• Zur Atemerleichterung • Zum Essen und Trinken • Herz- und Lungenerkrankungen
Trendelenburg-Lage/ Schocklage	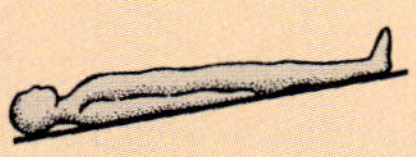	• Ganzes Bett schräg stellen (Kopf tief)	• Schock • Akute Blutungen • Kreislaufversagen
Beintieflagerung/ schiefe Ebene	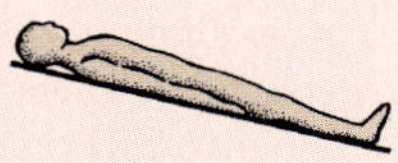	• Ganzes Bett schräg stellen • Fußstütze verwenden • Evtl. Knierolle oder „Knieknick" benutzen	• Arterielle Durchblutungsstörungen • Nach Gefäßoperationen im arteriellen System
Beinhochlagerung	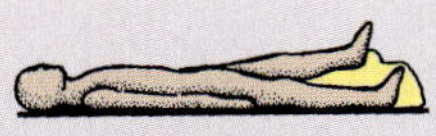	• Ganzes Bett schräg stellen • Alternativ erkrankte Extremität auf einer Schiene lagern • Weiche Fußstütze benutzen	• Zur Förderung des venösen Rückflusses • Nach Venenoperationen • Venenentzündungen
Bauchlagerung	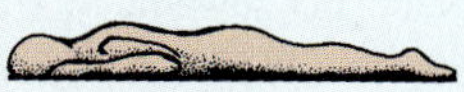	• Bett flach stelllen • Kleines Kopfkissen unterlegen • Fußkissen benutzen (zur Entlastung der Zehen)	• Entlastungslage (z.B. bei Dekubitus) • Korrekturlage, z.B. bei Kontraktur
Stabile Seitenlage	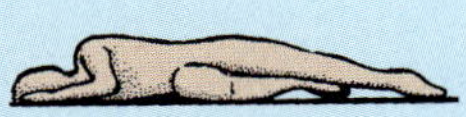	• Bett flach stellen • Patienten auf dem Rücken lagern, Arm des Patienten unter Hüfte legen, Knie der gleichen Seite beugen, an Schulter und Hüfte fassen und zu sich ziehen. Den unten liegenden Patientenarm nach hinten ziehen. Kopf überstrecken, Gesicht in Richtung Boden wenden und Finger unter Wange schieben	• Bewußtlosigkeit (zum Freihalten der Atemwege) • Erbrechen (zur Verhinderung von Aspiration)
90°-Seitenlage	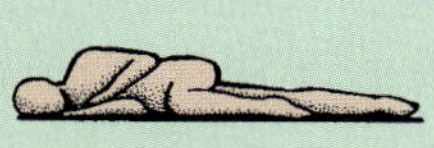	• Bett flach oder leicht erhöht stellen • Evtl. Stützkissen unterlegen (Nacken, Rücken, Extremitäten, Füße)	• Hemiplegie (☞ 35.4.1) • Nach Lungenoperationen • Ungeeignet zur Dekubitusprophylaxe, da die Trochantergegend hohem Druck ausgesetzt wird
30°-Seitenlage	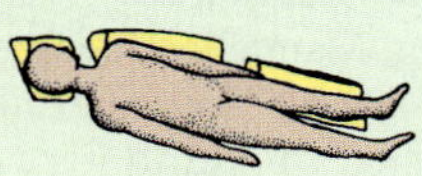	• ☞ 90°-Seitenlage, jedoch flaches Kissen unter Rumpf und ein Bein legen • Alternativ Matratze auf einer Seite in ganzer Länge mit Kissen unterlegen	• Dekubitusprophylaxe und -therapie • Zum Essen und Trinken bei Dekubiti im Sakralbereich
		• Wichtig: Unten gelegene Schulter nach vorne ziehen. Kissen zwischen die Knie legen!	
135°–Seitenlage	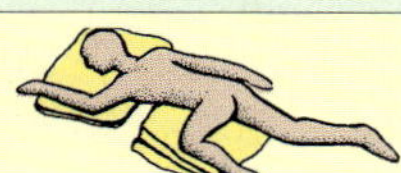	• Zweites Kissen neben Rumpf des Pat. legen und ihn „daraufrollen"	• Zum Verbandswechsel im Rücken- und Sakralbereich, wenn keine zweite Pflegekraft vorhanden ist

Tab. 10.97: Übersicht über die verschiedenen Lagerungsarten. [B169]

Gangschulung

Durch die **Gangschulung** soll der Patient ein möglichst physiologisches Gangbild (wieder-)erlangen. Es werden nicht nur bestehende Erkrankungen gebessert, sondern auch Folgen abnormer Bewegungsabläufe verhindert (z.B. schmerzhafte Muskelverspannungen). Der Patient lernt den richtigen Gebrauch von Hilfsmitteln wie Gehwagen, Unterarmstützen oder Prothesen. Angezeigt ist eine Gangschulung nicht nur bei bleibenden Bewegungsbehinderungen, z.B. zum Einüben der richtigen Bewegung des Körpers und Belastung der Beine bei Hemiparese, sondern auch bei kurzzeitigen Einschränkungen, z.B. zum Erlernen der Teilbelastung eines Beines nach einer Hüft-OP.

10.9.3 Massagetherapie

Bei **Massagen** werden Druck- und Zugreize gesetzt, um Spannungszustand und Durchblutung von Haut und Muskulatur, aber auch die inneren Organe zu beeinflussen. Es gibt verschiedene Massagetechniken mit unterschiedlicher Wirkungsweise:

- Bei der **klassischen Massage** wird mit Hilfe spezieller Massagegriffe ein direkter manueller Druck auf die Muskulatur ausgeübt
- Bei der **Lymphdrainage (nach Vodder)** sollen oberflächliche Griffe entlang der Lymphbahnen den Abtrans-

port der Lymphe verbessern (☞ auch 24.1.5)
- Bei der **Bindegewebsmassage** werden durch Reizgriffe im subkutanen Bindegewebe über Reflexbögen die inneren Organe beeinflußt
- Bei der **Kolonbehandlung** sollen kreisende Bewegungen an bestimmten Punkten des Dickdarmes Einfluß auf die Bauchorgane ausüben
- Bei der **Unterwassermassage** wird der Patient während eines Wannenbades mit Hilfe eines Wasserdruckstrahles massiert (☞ Abb. 10.98)
- In ihrer (Langzeit-)Wirkung umstritten ist die **Fußreflexzonenmassage,** die in erster Linie von naturheilkundlich orientierten Therapeuten praktiziert wird. Alle Organe des Körpers sollen auf der Fußsohle in gesetzmäßiger Anordnung repräsentiert sein, so daß eine gezielte Beeinflussung bestimmter Organe über eine Massage der entsprechenden Fußreflexzone möglich ist.

10.9.4 Hydrotherapie

> **Hydrotherapie:** Systematische Anwendung von Wasser zu Behandlungszwecken.

Anwendungsformen der Hydrotherapie sind:
- **Waschungen** mit kaltem oder warmem Wasser
- **Güsse,** bei denen ein Wasserstrahl die Haut weich umspült
- **Wickel** (☞ unten)
- **Packungen** (Wickel, die mehr als die Hälfte des Körpers einhüllen)
- **Teil-** oder **Ganzkörperbäder,** evtl. mit Zusatz von Pflanzenauszügen, Kohlensäure oder Luftsprudel oder in Kombination mit elektrischen oder mechanischen Reizen.

Wickel

Für die Pflegenden bedeutsam sind v.a. **Wickel,** da diese auch auf Station durchgeführt werden, insbesondere als unterstützende Therapie bei Fieber und lokalen Entzündungen. Am bekanntesten sind Wadenwickel zur Fiebersenkung (☞ 7.8.4). Wickel werden meist kalt appliziert.

Grundregeln beim Anlegen eines Wickels

- *Benötigte Materialien:* Ein Leinentuch, ein weiteres Leinen- oder

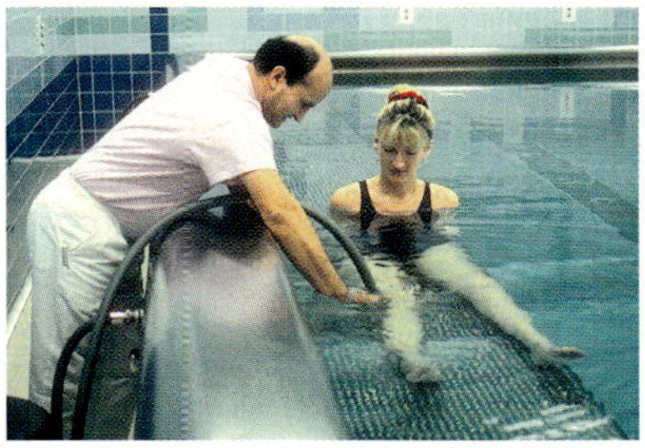

Abb. 10.98: Unterwassermassage im Schwimmbecken einer Klinik. [K199]

Baumwolltuch, ein Flanell- oder Wolltuch (nicht bei kalten Wickeln), eine Gummiunterlage, Wasser, Alkohol, Quark oder Kräuter je nach Anordnung Eiswürfel zur Kühlung, Sicherheitsnadeln, Decke
- *Vorbereitung:* Patienten informieren, Materialien bereitlegen, Eiswasser herstellen, ggf. Wasser erhitzen
- *Durchführung:* Patienten entspannt lagern. Wickel in zwei oder drei Lagen applizieren. Für die innere Lage ein Leinentuch mit kaltem Wasser gut anfeuchten und fest, aber nicht einschnürend um die indizierte Stelle wickeln. Dann ein weiteres Leinen- oder Baumwolltuch darumwickeln und mit einem Flanell- oder Wolltuch abdecken. Patienten in eine Decke eingehüllt ruhen lassen. Die Wickeldauer beträgt meist 45 – 60 Minuten
- *Nachsorge:* Patienten gut abfrottieren und ankleiden. Für Bettruhe sorgen und regelmäßig den Kreislauf kontrollieren.

10.9.5 Thermotherapie

> **Thermotherapie:** Therapeutische Anwendung von Wärmeenergie. Man unterscheidet **Kältetherapie** *(Kryotherapie, Wärmeentzug)* und **Wärmetherapie** *(Thermotherapie im engeren Sinne, Wärmezufuhr).*

Kältetherapie

Die **Kältetherapie** wird meist *lokal* angewendet. Sie wirkt antiödematös, entzündungs- und schmerzhemmend, temperatursenkend und über eine Gefäßerweiterung (nach anfänglicher Vasokonstriktion) auch durchblutungsfördernd.

Applikationsformen der Kältetherapie sind:
- Der **Kryopack,** eine vorgefertigte, plastikummantelte Silikatkompresse, die auch kalt gut verformbar ist und mehrfach verwendet werden kann
- Der **Eisbeutel,** eine mit Eiswürfeln und etwas Wasser gefüllte Plastiktüte oder Gummiflasche
- Die **Frottierhandtuchtechnik** mit einem eiskalten Frottierhandtuch, das in Salzwasser getaucht und bei -15 °C eingefroren wurde
- Die **Eismassage** oder **Eisabreibung** mit Eiswürfeln
- Das **Eistauchbad,** bei dem die zu behandelnde Extremität in Eiswasser (zwei Teile Wasser und ein Teil Eis) eingetaucht wird.

Wärmetherapie

Durch eine **Wärmetherapie** können die oberen Gewebeschichten (bis etwa 3 cm ab Hautoberfläche) erwärmt werden (tiefere Strukturen erreicht die Elektrotherapie, ☞ 10.9.6). Die Wärme ruft eine verbesserte Durchblutung, Stoffwechselsteigerung, Entspannung der Muskulatur und Hemmung der Schmerzempfindung hervor.

Hauptanwendungsformen der Wärmetherapie sind:
- Die **heiße Rolle** aus fest zusammengerollten, mit (fast) kochendem Wasser durchtränkten Frotteetüchern
- Feucht-heiße Kompressen und Kataplasmen (☞ unten)
- **Peloide** (☞ unten)
- Warme Bäder
- Die Infrarotbestrahlung und der Lichtbogen.

Feucht-heiße Kompressen und Kataplasmen

Feucht-heiße Kompressen *(nasse Umschläge)* bzw. **Kataplasmen** *(feucht-heiße Breiumschläge)* haben eine bessere Tiefenwirkung als trocke-

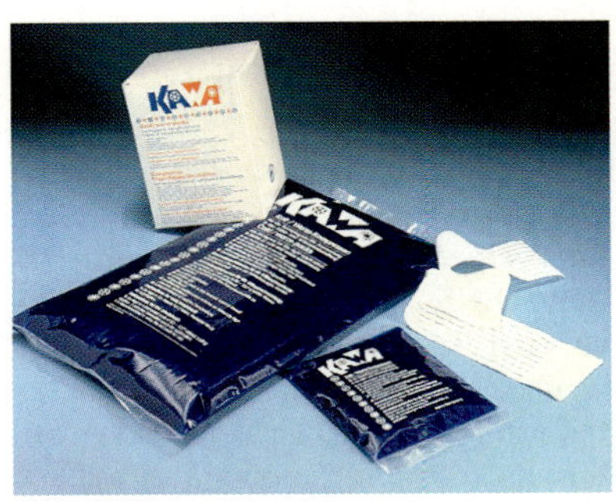

Abb. 10.99: Kryopack-Silikatkompressen sind für verschiedene Körperregionen in unterschiedlichen Größen erhältlich. [V212]

ne Wärme. Kataplasmen werden wie folgt verabreicht:

- *Material:* Kataplasma (gebrauchsfertige Paste), Leinentuch, Mullauflage, Spatel, Wasserbad, ggf. elastische Binde
- *Vorbereitung:* Patienten informieren, Kataplasma-Paste im Wasserbad auf 45 °C erhitzen
- *Durchführung:* Erhitztes Kataplasma fingerdick auf das Leinentuch auftragen, mit Mullauflage abdecken, auf die entsprechende Körperregion auflegen und ggf. mit elastischer Binde fixieren. Haut kontrollieren (Verbrennungszeichen?). Behandlungsdauer bis zu 24 Stunden
- *Nachsorge:* Kataplasma entsorgen, Haut reinigen, ggf. pudern oder einfetten.

Peloide

Als **Peloide** werden *Moor* (Torf), *Schlamm* (z.B. *Fango*) oder *Heilerden* bezeichnet. Sie werden zu Packungen und Bädern verwendet. Insbesondere industriell vorgefertigte Peloid-Kompressen, die vor dem Auftragen nur noch im Wasserbad oder in einem Spezialofen erhitzt werden, werden oft auch auf Station verabreicht.

10.9.6 Elektrotherapie

Elektrotherapie: Einsatz von Strom zu therapeutischen Zwekken. Ziel ist meist eine Durchblutungsförderung und Schmerzlinderung.

Die Elektrotherapie wird in der Regel in den Funktionsabteilungen der Krankenhäuser durchgeführt. **Kurz-** und **Mikrowellenbestrahlungen** fallen aber oft in den Aufgabenbereich des Pflegepersonals. Dabei ist vor allem zu beachten, daß Metallgegenstände (Uhr, Schmuck, Haarnadeln) aus dem bestrahlten Bereich entfernt werden müssen.

Eine spezielle Methode der Schmerzbehandlung (☞ 16.4.9) ist die *transkutane elektrische Nervenstimulation,* kurz **TENS.** Sie wird z.B. bei Neuralgien oder Tumorschmerzen angewandt, wenn die Schmerzursache nicht beseitigt werden kann. Der Patient reguliert Stromstärke und Frequenz selbst und kann die Behandlung mit Hilfe eines batteriegetriebenen Taschengeräts zu Hause weiterführen.

10.9.7 Lichttherapie

Lichttherapie (*Phototherapie*): Nutzung des Sonnenlichtes im infraroten (IR), im sichtbaren und im ultravioletten (UV) Bereich zu therapeutischen Zwekken.

Licht steigert das allgemeine Wohlbefinden steigert und reguliert zahlreiche Stoffwechselvorgänge. Allerdings sind die nachteiligen Wirkungen des UV-Anteils des (Sonnen-)Lichts zu berücksichtigen. Daher ist bei einer Lichttherapie immer der Hauttyp des Patienten zu beachten.

Die **Infrarot-Therapie** mit *Infrarotstrahlern (Solluxlampen)* kann auch der Thermotherapie zugeordnet werden (☞ oben), da es sich bei der IR-Strahlung um eine Wärmestrahlung handelt. Wichtig bei der Durchführung ist, daß Metallgegenstände aus dem Bestrahlungsgebiet entfernt werden und der Patient während der Bestrahlung eine Schutzbrille trägt.

Aufgrund der Nebenwirkungen der UV-Strahlung ist heute praktisch nur noch die **UV-A-Bestrahlung** (UV-A ist der langwelligste Anteil des UV-Lichts) zur Behandlung der **Psoriasis** *(Schuppenflechte,* (☞ 30.7) von Bedeutung. Wird eine UV-Therapie auf Station durchgeführt, so ist auf einen korrekten Abstand zwischen Patient und Höhensonne, auf das Tragen einer Schutzbrille und auf eine sorgfältige Hautpflege nach der Bestrahlung zu achten.

Literaturtip

B. Kolster, G. Ebelt-Paprotny: Leitfaden Physiotherapie. Gustav Fischer Verlag, Lübeck Stuttgart, Jena, Ulm, 2. Auflage 1996.

10.10 Ergotherapie

Ergotherapie: *Beschäftigungs-* und *Arbeitstherapie* (von griech. ergon = Tätigkeit, Aufgabe, Werk).

Beschäftigungs- und Arbeitstherapie lassen sich nur schlecht voneinander trennen, da sie ineinander übergehen und sich ergänzen. Ziel der Ergotherapie ist die Förderung der Selbständigkeit des Patienten in allen Aspekten menschlichen Daseins. Der Patient soll lernen, die aus seiner Krankheit oder Behinderung resultierenden Einschränkungen zu akzeptieren, zu kompensieren und mit ihnen zu leben.

Durchgeführt wird die Ergotherapie von speziell dafür ausgebildeten *Ergotherapeuten,* die vorwiegend in psychiatrischen und Rehabilitationskliniken und weniger in Akutkrankenhäusern beschäftigt werden. Die Ergotherapie bedarf wie andere Therapiemethoden der ärztlichen Verordnung. Behandelt werden sowohl Erwachsene als auch Kinder und körperlich Kranke ebenso wie psychisch beeinträchtigte Patienten. Je nach Fähigkeiten und Bedürfnissen des Patienten sind sowohl Einzel- als auch Gruppentherapien möglich.

In der Ergotherapie unterscheidet man das funktionelle, das Selbsthilfe- und das berufsorientierte Training.

Funktionelles Training und Selbsthilfetraining

Das **funktionelle Training** dient der funktionsorientierten Gelenkmobilisation, dem Gelenkschutz, der Steigerung von Muskelkraft, Beweglichkeit, Koordinationsfähigkeit und Sensibilität sowie einem evtl. notwendigen Wechsel der Handdominanz (Links-/Rechtshändigkeit).

Das **Selbsthilfetraining** soll dem Patienten ermöglichen, seinen alltäglichen Bedürfnissen wieder selbständig nachkommen zu können. Hierbei wird in erster Linie das funktionelle Training um Übungen zur Durchführung alltäglicher Verrichtungen (z.B. Waschen, Anziehen, Essen) erweitert. Evtl. werden auch Hilfsmittel eingesetzt, z.B. bei den Übungen zum selbständigen Essen und Trinken Trinkbecher mit extra breitem Fuß und großem Griff bzw. Henkel, Teller mit erhöhtem Rand oder spezielles Eßbesteck. Für die Küchenarbeit sind spezielle Schälmesser, Fixierbretter, auf denen z.B. Brot geschnitten werden kann, Küchenreiben und andere Hilfen im Handel erhältlich. Beim Waschen und Kleiden helfen beispielsweise Bürsten mit verstellbaren Griffen, die gut in deformierten Händen liegen. Das Anziehen von Strümpfen oder Schuhen wird durch spezielle An- und Auszieher, das Zuknöpfen von Kleidungsstücken durch Knopfverschluß-Schließer erleichtert (☞ Abb. 25.2 – 25.7).

Berufsorientiertes Training

Beim **berufsorientierten Training** werden gezielt Fähigkeiten trainiert, die am Arbeitsplatz des Patienten von Bedeutung sind, beispielsweise Konzentrationsfähigkeit, Pünktlichkeit und richtiges Verhalten in Konfliktsituationen und bei Mißerfolgen. Fähigkeiten wie angemessenes Arbeitstempo oder Erbringen einer guten Arbeitsqualität lassen sich durch handwerkliche und kreative Tätigkeiten wie Töpfern, Basteln, Seidenmalerei und Handarbeiten erproben. Die bei dieser Arbeit erfahrenen Erfolgserlebnisse steigern das Selbstwertgefühl des Patienten und erhöhen so seine Motivation. Berufsorientiertes Training kann auch eine psychologische Betreuung umfassen.

Bei Patienten, die vorher berufstätig waren, muß der Arbeitsplatz evtl. der Krankheit bzw. Behinderung angepaßt werden. Sollte das nicht möglich sein, oder stellt sich bei einer Belastungserprobung heraus, daß der Patient den Anforderungen nicht (mehr) gewachsen ist, ist eine Umschulung zu erwägen. Auf jeden Fall sollten die sozialen und beruflichen Perspektiven des Patienten geklärt werden, um ihm eine Neuorientierung zu ermöglichen.

Aufgabe der Pflegenden in der Ergotherapie

Dem Pflegepersonal kommt bei der Ergotherapie die Aufgabe zu:

- Den Patienten auf seine Belastbarkeit, seine Fähigkeiten und Stärken, sein Verhalten und seine Beziehung zu anderen Menschen zu beobachten
- Falschen Ehrgeiz zu bremsen bzw. in die richtigen Bahnen zu lenken
- Dem Patienten Mut zu machen, ihn zu trösten, ihn aber auch einmal „wach zu rütteln"
- Mühsam Erlerntes, wie z.B. das Essen mit Hilfsmitteln, in den Stationsalltag zu integrieren
- Jede vorgesehene Maßnahme *mit* dem Patienten abzusprechen.

Darüber hinaus versuchen die Pflegenden in (kleineren) Häusern ohne ergotherapeutische Abteilungen, Ideen der Ergotherapie im Stationsalltag zu verwirklichen, z.B. indem sie dem Patienten sinnvolle Beschäftigungen ermöglichen.

10.11 Rehabilitation

Rehabilitation (lat. *rehabilitare* = wieder tauglich machen): Medizinische, berufliche und soziale Maßnahmen, die den Menschen mit einer angeborenen oder erworbenen Behinderung fördern oder seine Fähigkeiten wiederherstellen bzw. bei drohendem Verlust erhalten sollen.

Die **medizinische Rehabilitation** umfaßt alle ärztlichen bzw. ärztlich verordneten Maßnahmen zur Rehabilitation wie z.B. Operationen, orthopädische Hilfsmittel, Arznei- und Verbandmittel, Physiotherapie, Kunst- und Kreativtherapie, Ergotherapie, Belastungserprobung oder Anschlußheilbehandlungen.

Die **berufliche Rehabilitation** soll die Eingliederung des Behinderten in das Berufsleben ermöglichen. Hier sind etwa Berufsfindungsmaßnahmen, Ausbildungs- oder Umschulungsmaßnahmen, Hilfen zur Erlangung oder Erhaltung des Arbeitsplatzes oder Arbeitserprobung zu nennen.

In der **sozialen Rehabilitation** steht die psychische, familiäre, gesellschaftliche und wirtschaftliche Eingliederung des Patienten im Vordergrund. Hierzu gehören z.B. die Förderungsmaßnahmen geistig und/oder körperlich kranker Kinder in speziell dafür eingerichteten Kindergärten und Schulen, Hilfen zur Ausübung einer angemessenen Tätigkeit, wenn die berufliche Rehabilitation nicht möglich ist, Hilfen zur Verbesserung der Wohnungssituation (z.B. bauliche Veränderungen) oder Maßnahmen zur Ermöglichung und Erleichterung der Verständigung mit der Umwelt.

Aus den genannten Beispielen wird deutlich, daß medizinische, berufliche und soziale Rehabilitation kaum voneinander zu trennen sind. Beispielsweise ist die berufliche Rehabilitation eng mit der sozialen Wiedereingliederung verbunden, da der Patient an seinem Arbeitsplatz auch private Kontakte knüpft und Anerkennung erfährt, die sein Selbstvertrauen steigert und zu privaten Unternehmungen (Theater-, Kinobesuch) ermutigt.

Träger der Rehabilitationsmaßnahmen sind:

- Die gesetzlichen Kranken-, Unfall- und Rentenversicherungen
- Die Bundesanstalt für Arbeit
- Die Sozialhilfeträger
- Die Kriegsopferversorgung und -fürsorge.

Beitrag der Pflegenden zur Rehabilitation

Die Rehabilitationsmaßnahmen beginnen schon im Krankenhaus, damit der Betroffene zum Zeitpunkt der Entlassung bereits über ein gewisses Maß an Selbständigkeit verfügt (*aktivierende Pflege*). Bei vielen Patienten stehen zunächst die selbständige Körperpflege und die Fähigkeit, alleine zu essen und sich ohne Hilfe fortbewegen zu können, im Vordergrund. Eine ansprechende Umgebung und das Eingehen auf Gewohnheiten des Patienten vor dem Krankenhausaufenthalt fördern die Mitarbeit des Patienten.

Meist ist es am besten für den Patienten, wenn er sofort im Anschluß an den Krankenhausaufenthalt in eine Rehabilitationsklinik aufgenommen werden kann. In den Rehabilitationskliniken bildet die Wiedereingliederung des Kranken in das Alltagsleben den Schwerpunkt. Die Förderung der Selbständigkeit und anderer Fähigkeiten kann hier sehr intensiv erfolgen.

Kann der Patient nach seiner Krankenhausentlassung wegen der oft langen Wartezeiten nicht direkt in eine Rehabilitationsklinik oder lehnt er dies ab, müssen schon im Krankenhaus Maßnahmen getroffen werden, die dem Patienten die Reintegration in sein häusliches Umfeld erleichtern (z.B. frühzeitige Kontaktaufnahme und Absprache mit der zuständigen Sozialstation).

Ist nach der Krankenhausentlassung eine Heimunterbringung erforderlich, sollte der soziale Dienst nach Absprache mit dem betreuenden Arzt und den Angehörigen frühzeitig hinzugezogen werden, damit er sich um einen Heimplatz bemühen kann, was oft sehr schwierig ist.

Selbsthilfegruppen

In **Selbsthilfegruppen** finden sich Menschen zusammen, die unter bestimmten chronischen Krankheiten bzw. Behinderungen leiden und die Gesprächsmöglichkeit mit anderen Betroffenen suchen. Selbsthilfegruppen erleichtern insbesondere die soziale

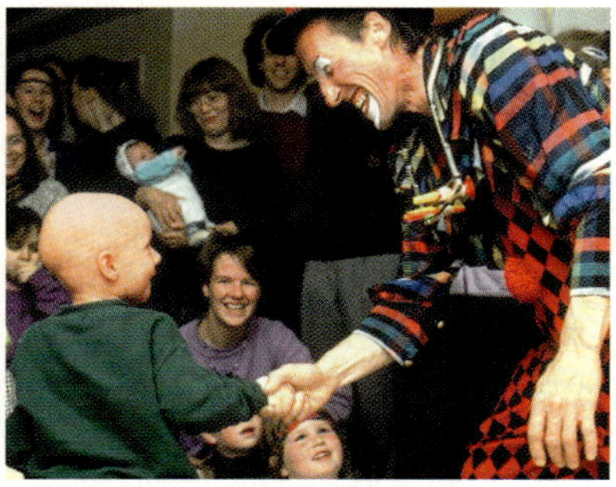

Abb. 10.100: Bei einem Flurfest der Kinderstation in der anthroposophischen Klinik Witten/Herdecke bringt ein als Clown verkleideter Vater die kleinen Patienten und ihre Besucher zum Lachen und läßt die Krankheiten vergessen. Eine besondere Form der Psychotherapie. [J510-160]

Rehabilitation. Neben dem Erfahrungsaustausch werden in der Regel auch Betreuung und Beratung angeboten.

Inzwischen haben sich auch schon die ersten Selbsthilfegruppen für Angehörige kranker Menschen gebildet, so z.B. die Selbsthilfegruppen der *Co-Alkoholiker* oder die Selbsthilfegruppen für *Angehörige von Demenzkranken.*

Die einzelnen Selbsthilfegruppen können sich auf Landes- und Bundesebene zu Selbsthilfeverbänden zusammenschließen. Ihr Ziel ist es, durch die Interessenvertretung auch auf politischer Ebene Verbesserungen für die Kranken und Behinderten zu erwirken und Öffentlichkeitsarbeit zu leisten.

10.12 Psychotherapie

10.12.1 Begriffsbestimmung und Überblick

Psychotherapie: Systematische Behandlung von Patienten mit aus der Psychologie entwickelten Verfahren, also mit Therapiemethoden, die sich vor allem der Gespräche, der Rollenspiele, verschiedener Entspannungs- und suggestiver Techniken sowie der Einübung neuer Verhaltensweisen als therapeutischer Mittel bedienen.

Psychologie: Wissenschaft von den „seelischen" Vorgängen im Menschen, d.h. seinem Empfinden, Denken und Verhalten.

Die Psychotherapie gelangt in erster Linie bei psychischen oder psychosomatischen Störungen zur Anwendung (näheres ☞ Kapitel 36). Es können aber auch primär körperlich bedingte Erkrankungen positiv beeinflußt werden, indem die Psychotherapie beispielsweise dem Patienten bei der Verarbeitung seiner chronischen Erkrankung hilft.

Ursprünglich war die Psychotherapie als Einzeltherapie angelegt. Heute gibt es zusätzlich viele Verfahren der Gruppen-, Familien- und Paartherapie.

☑ Psychotherapie bedeutet nicht, daß ein Therapeut die Probleme des Patienten löst. Die Rolle des Psychotherapeuten kann eher mit der eines Spiegels verglichen werden, in dem der Patient sich selbst neu findet und so sein gestörtes Gleichgewicht (wieder-)erlangt. Die meisten Psychotherapieformen sehen den Patienten nicht als *Behandelten,* sondern als *Handelnden.*

Die psychotherapeutischen Methoden sind zahlreich und vielfältig. Unterteilt werden können sie beispielsweise:

- Nach dem *Therapieansatz,* also je nachdem, ob der zugrundeliegende Konflikt aufgedeckt werden soll *(aufdeckende Verfahren)* oder die Verhaltensänderung im Vordergrund steht (*übende Verfahren,* ☞ 10.13)
- Nach den *eingesetzten Mitteln* wie beispielsweise dem Gespräch (☞ 10.12.3) oder der Musik (☞ 10.12.5)
- Nach den *beteiligten Personen* (z.B. Familientherapie, Paartherapie).

Die konkrete Indikationsstellung, d.h. die Beurteilung, welches der verschiedenen Verfahren am ehesten Erfolg verspricht, kann nur ein erfahrener Therapeut leisten. Es müssen dabei auch das örtliche Therapieangebot und die z.T. erheblichen Wartezeiten bei vielen Therapeuten berücksichtigt werden. Immer ist für den Erfolg einer Psychotherapie die Mitarbeit des Patienten, das *Arbeitsbündnis* zwischen Patient und therapeutischem Team, maßgeblich.

Verbreitete Psychotherapieformen sind:

- Psychoanalyse (☞ 10.12.2)
- Gesprächs(psycho)therapie (☞ 10.12.3)
- Verhaltenstherapie (☞ 10.12.4)
- Kunst- und Kreativtherapie (☞ 10.12.5)
- Familien- und Paartherapie
- Atemtherapie (☞ 10.13.1).

Tab. 10.101 versucht eine zusammenfassende Beurteilung der häufigsten Psychotherapiemethoden.

10.12.2 Psychoanalyse

Begründer der **Psychoanalyse** ist *Sigmund Freud* (1856 – 1940). Nach seiner Auffassung entstehen psychische Störungen durch unverarbeitete Konflikte zwischen Bewußtem und Unbewußtem bzw. den Instanzen **Es** (Triebe), **Über-Ich** (Gewissen) und **Ich.** Das Ich ist die Instanz, die den Kontakt zur Realität herstellt und zwischen den Ansprüchen des Es, des Über-Ichs und der Realität vermittelt (☞ auch Abb. 36.24):

- Bei der **klassischen,** *großen* **Psychoanalyse** über zwei und mehr Jahre liegt der Patient auf einer Couch, an deren Kopfende der Therapeut sitzt. Der Patient teilt dem Therapeuten in freien Gedankensprüngen alle seine Gedanken und Empfindungen mit, egal ob sie ihm wichtig oder unwichtig erscheinen. Die Rolle des Therapeuten ist eher passiv. Ziel ist, daß frühere Konflikte des Patienten auf den Therapeuten übertragen *(Übertragung)* und im weiteren Verlauf der Behandlung gelöst werden
- Die **psychoanalytisch orientierte Psychotherapie** und die **psychoanalytische Kurzzeittherapie** stellen mehr die aktuellen Probleme des Patienten in den Mittelpunkt und dauern ca. 6 – 12 Monate
- Eine weitere Modifikation sind **analytisch orientierte Gruppenpsychotherapien.**

10.12.3 Klientenzentrierte Gesprächspsychotherapie

Bei der **klientenzentrierten Gesprächspsychotherapie,** die 1942 von *Carl Rogers* begründet wurde, soll der Therapeut die Gefühle und Widersprüche bezüglich der unmittelbaren Erfassungswelt und der Wahrnehmungen des Patienten (hier als Klienten bezeichnet) in Worte fassen, indem er das vom Klienten Gesagte, einem Spiegel gleich, wiederholt und *verdeutlicht,* ohne aber zu *deuten.* Dadurch lernt der Klient, seine Gefühle wahrzunehmen und zu erkennen und kann sie anschließend näher beleuchten.

Heute existieren gerade im deutschsprachigen Raum zahlreiche Modifikationen, die z.T. erheblich von der klien-

Bezeichnung	Kurzcharakterisierung (Details, ☞)	Indikationen	Aufwand/Dauer	Note*
Klassische (Langzeit-) Psychoanalyse	Aufdeckendes Verfahren, bei dem der Patient entspannt auf einer Couch liegt und dem Therapeuten erzählt, was ihn bewegt (☞ 10.12.2)	Geeignet für intelligente, sprachgewandte, eher stabile Patienten, z.B. mit Neurosen. Nicht geeignet für akut und/oder schwer Erkrankte oder zur raschen Problemlösung	Sehr hoch (ca. 300 – 400 Std. in 2 Jahren)	3 – 4
Psychoanalytische Kurzzeittherapie	Aufdeckendes Verfahren, bei dem Patient und Therapeut (übereck) sitzen. Konzentration auf die Bearbeitung aktueller Probleme (☞ 10.12.2)	Geeignet für intelligente, sprachgewandte Patienten, z.B. zur Problembearbeitung oder bei Neurosen. Nicht geeignet für schwer Erkrankte	Mäßig (ca. 20 – 100 Std. in bis zu 1 Jahr)	2 – 3
Analytisch orientierte Gruppenpsychotherapie (6 – 8 Patienten)	Aufdeckendes Verfahren, das im wesentlichen der Einzel-Psychoanalyse entspricht. Bezieht jedoch mehr als diese die zwischenmenschlichen Beziehungen mit ein (☞ 10.12.2)	Geeignet für intelligente, sprachgewandte Patienten, z.B. zur Problembearbeitung oder bei Neurosen. Nicht geeignet für schwer Erkrankte	Mäßig (ca. 20 – 100 Std. in bis zu 1 Jahr)	2 – 3
Klientenzentrierte Gesprächspsychotherapie	Einsichtsorientiertes Verfahren, bei dem der Patient über sein Erleben und Verhalten spricht und der Therapeut das Gesagte wiederholt und präzisiert, um die Selbsterfahrung des Patienten anzuregen (☞ 10.12.3)	Geeignet für Beratung und Krisenintervention bei sprachgewandten Patienten. Weniger geeignet bei „psychiatrischen" Krankheiten (☞ Kapitel 36)	Mäßig (ca. 5 – 50 Std.)	2
Verhaltenstherapie	Zahlreiche verhaltensorientierte Verfahren, bei denen der Patient sein (Verhaltens-)Problem verlernen und ein günstigeres Alternativverhalten erlernen soll (☞ 10.12.4)	Geeignet für zahlreiche akute Probleme, z.B. Eßstörungen, Angsterkrankungen. Auch bei schwer Erkrankten möglich	Mäßig (10 – 40 Std.)	1
Kunst- und Gestaltungstherapie, Musiktherapie	Verschiedene Verfahren, bei denen der Patient seine Probleme künstlerisch zum Ausdruck bringen und so Zugang zu ihnen erlangen soll. Zum Teil gekoppelt mit sprachorientierten Verfahren (☞ 10.12.5)	Geeignet für Patienten, die sich schlecht verbal ausdrücken können und nur schwer Zugang zu ihrem Innern finden. Auch geeignet bei schweren Störungen	Mäßig	3 – 4
Autogenes Training	Übendes Verfahren zur Selbstentspannung (☞ 10.13.2)	Z.B. Schlafstörungen, Migräne, Spannungskopfschmerz, Verspannungen, Schmerzerkrankungen.	Mäßig. Tägliches Üben erforderlich	3
Progressive Muskelrelaxation nach Jacobsen	Übendes Verfahren zur Entspannung mit Wechsel von Muskelanspannung und -entspannung (☞ 10.13.3)	Im wesentlichen wie autogenes Training, jedoch leichter und schneller zu erlernen	Mäßig. Tägliches Üben erforderlich	2
Meditation	In-sich-selbst-Versinken, das in enger Beziehung zu Religion und Weltanschauung steht und als dessen Begleiteffekt eine körperliche Entspannung auftritt (☞ 10.13.4)	Nicht geeignet für sehr körperbetonte oder motorisch unruhige Patienten	Hoch	3 – 4
Paartherapie Familientherapie	Verschiedene Verfahren, die alle darauf basieren, daß zwar nur ein Familienmitglied sichtbar erkrankt, jedoch das Beziehungsgefüge insgesamt gestört ist	Partnerprobleme V.a. Eltern-Kind-Probleme	Mäßig	2

Tab. 10.101: Die wichtigsten geeigneten Psychotherapie-Verfahren. Die Beurteilung gemäß dem Schulnotensystem von 1 (sehr gut) bis 4 (ausreichend) nach einer Studie. Zu beachten ist, daß nicht nur die Erfolgsquote, sondern z.B. auch der Aufwand oder die Indikationsbreite in die Beurteilung mit einfließt.

tenzentrierten Gesprächspsychotherapie und auch voneinander abweichen. Insbesondere bezeichnet **Gesprächs(psycho)therapie** oft auch beratende psychotherapeutische Gespräche, die den Patienten *stützen* sollen. Diese kann – soweit es die äußeren Umstände zulassen – auch der Stationsarzt auf Station durchführen, um so z.B. in Lebenskrisen Beistand zu leisten.

10.12.4 Verhaltenstherapie

Die **Verhaltenstherapie** (kurz *VT*) wendet die Lerntheorien zur Behandlung psychischer Störungen an. Der Patient soll nicht in langer, aufwühlender Behandlung den Konflikt für seine Störung erkennen und bearbeiten, sondern seine Störung gewissermaßen „verlernen" (ebenso wie er zuvor sein Fehlverhalten gelernt hat) und statt dessen bestimmte Bewältigungsstrategien erlernen, um sein Leben zu meistern. Bei der Verhaltenstherapie sollen also störende Verhaltensweisen abgebaut und *gleichzeitig* alternative Verhaltensweisen erlernt werden.

Am bekanntesten ist die **systematische Desensibilisierung** (kurz *SD*), die bevorzugt bei **Phobien,** d.h. unangemessenen Ängsten angesichts bestimmter Situationen, angewandt wird (☞ 36.8.1). Der Patient soll sich zunächst entspannen und wird dann im Entspannungszustand mit dem angstauslösenden Objekt konfrontiert. Der Patient mit einer Spinnenphobie soll sich z.B. eine Spinne vorstellen. Die Angstreize werden immer mehr gesteigert, bis der Patient auch angesichts einer lebenden Spinne noch entspannt ist und keine Angst mehr zeigt.

Bei der **operanten Konditionierung** werden erwünschte Verhaltensweisen systematisch belohnt. So kann etwa die selbständige Durchführung der Körperpflege mit etwas größeren Freiheiten im Stationsalltag belohnt werden. Vorteilhaft ist, daß diese Methode auch noch bei psychisch Schwerkranken angewendet werden kann, z.B. bei Kranken mit *Schizophrenie* (sog. Spaltungsirresein, ☞ 36.4.1).

Verhaltenstherapien – obwohl von vielen im Therapieansatz als unzureichend kritisiert (weil sie nach Ansicht der Psychoanalytiker keine Konflikte aufdecken) – haben sich in vielen Nachuntersuchungen als wirksamste psychotherapeutische Verfahren herausgestellt.

10.12.5 Kunst- und Gestaltungstherapie

Kunst- und Gestaltungstherapie

Die **Kunst- und Gestaltungstherapie** *(Kunst- und Kreativtherapie)* umfaßt im weiteren Sinne alle Therapieformen, die künstlerische Medien (Tanz, Musik, Kunst, Poesie) als zentrales Mittel einsetzen. Im engeren Sinne werden darunter die Therapieformen verstanden, die mit *bildnerischen* Medien (Farbe, Ton, Stein etc.) arbeiten.

Als Wiege der Kunst- und Gestaltungstherapie gilt die USA. Es hat sich aber auch in Deutschland eine Tradition entwickelt, die das bildnerische Gestalten in ihre Therapie einbezieht, ohne daß es allerdings eine einheitliche Theorie oder Schule gäbe. Als Konzeption liegt „die heilende Wirkung der Kunst" als solche zugrunde. Zunehmend gelangt man auch zu der Annahme, daß krank macht, was nicht ausgedrückt werden kann. In diesem Fall hat der künstlerische *Ausdruck* an sich heilende Wirkung. Mittels Symbolbildung kann sich Unbewußtes verständlich machen. Die Fähigkeit, sich in einem künstlerischen Medium auszudrücken, kann sich positiv auf die Lebensqualität und die Entwicklungsmöglichkeiten des Patienten auswirken. So können durch künstlerische Tätigkeiten das Ich gestärkt, Angst reduziert, die Entwicklung des Selbstgefühls gefördert und Selbstheilungskräfte entwickelt werden.

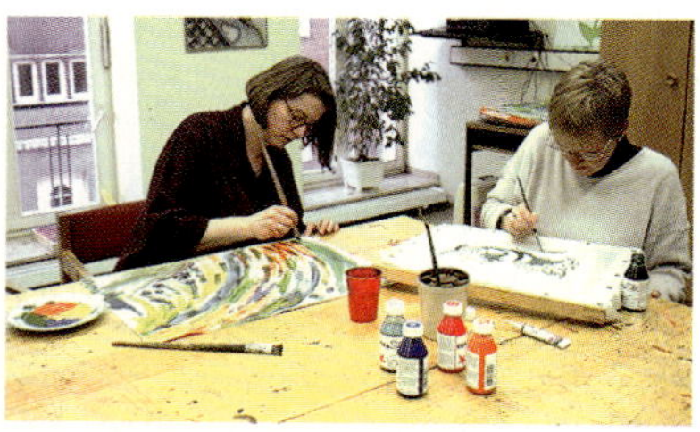

Abb. 10.102: Die Maltherapie kann helfen, verborgene Empfindungen zu entdecken, auszudrücken und zu verarbeiten. [K183]

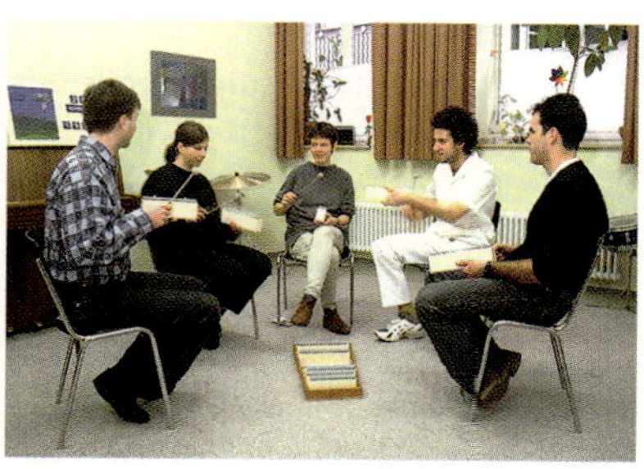

Abb. 10.103: Musiktherapie als spezielle Psychotherapie. [K183]

Musiktherapie

Die **Musiktherapie** ist in diesem Zusammenhang als *Musikpsychotherapie* zu verstehen und nicht als heil- oder sonderpädagogische Methode. Der Musiktherapie liegt das Menschenbild zugrunde, daß es sich beim Menschen nicht um ein isoliertes Individuum handelt, sondern um ein Individuum, das aufs Engste mit seiner Umwelt verbunden ist und daraus seine Identität und Persönlichkeit entwickelt. Die Musiktherapie verfügt über eine Vielzahl von Behandlungsmethoden und -techniken. So gehört das Musikhören ebenso zur Musiktherapie wie das Spielen von Musikinstrumenten. Die Musiktherapie wird stets in Verbindung mit Bewegung, Malen, Poesie oder Rollenspiel angewandt. Sie kann dazu dienen, Unbewußtes durch spielerisches Tun bewußt zu machen, Erleben zu aktivieren, Gefühle auszudrükken und zu benennen sowie Verhaltensweisen zu verdeutlichen. Ebenso kann sie in einer Gruppe Entfremdungsprozessen entgegenwirken und bei der Entwicklung der Begegnungs- und Beziehungsfähigkeit helfen.

Tanztherapie

Die **Tanztherapie** beruht auf der Annahme, daß Körper, Seele und Geist eine Einheit bilden, der Mensch also von der körperlichen, der gefühlsmäßigen und der geistigen Ebene her beeinflußt werden kann. Die Therapieform geht davon aus, daß es in jedem Menschen gesunde und kranke Anteile gibt. Bei der Tanztherapie soll nun nicht der kranke Anteil betont, sondern die gesunde Seite gefördert und gestärkt werden, so daß das Selbstvertrauen des Patienten gekräftigt und die Basis für eine Konfliktbearbeitung geschaffen wird. Der Patient kann sich über das Medium Tanz erfahren und ausdrücken. Tanz wird als elementare Körper- und Symbolsprache und als Kommunikations- und Interaktionsmöglichkeit verstanden. Sie kann als Einzel- oder Gruppentherapie durchgeführt werden, wobei es auch hier die unterschiedlichsten Methoden gibt.

10.13 Übende Verfahren

Der Mensch und seine Verhaltensweisen haben sich in Jahrtausenden an die Bedingungen des Lebens auf der Erde angepaßt. Diese Lebensbedingungen haben sich in den letzten 100 Jahren, d.h. innerhalb eines entwicklungsgeschichtlich äußerst kurzen Zeitraums, radikal geändert. Reizüberflutung und Entscheidungskonflikte stellen an die menschliche Anpassungsfähigkeit manchmal unüberschaubare Anforderungen. Die Beanspruchung im Arbeitsprozeß hat sich stark von der körperlichen zur geistigen Tätigkeit verschoben. Vor allem aber ist der natürliche Wechsel von Spannung und Entspannung bei vielen Menschen einer *Daueranspannung*, einer chronischen Streßbelastung, gewichen. Diese wirkt sich langfristig negativ auf das körperliche und seelische Befinden des Betroffenen aus.

Übende Verfahren *(Entspannungstechniken)* versuchen, durch bewußtes Erleben sowie übendes, aktives „Entlasten" des Nervensystems, z.T. auch durch Aktivieren des Bewegungsapparates, Körper und Psyche zu einem neuen Gleichgewicht zu verhelfen.

Indikationen für übende Verfahren

Spannungskopfschmerzen, Magen- und Darmkrämpfe, Herzdruck, funktionelle Durchfälle, Rückenverspannungen, Konzentrations- und Schlafstörungen sind oft Folge einer chronischen Streßbelastung des Organismus.

☑ Ob das Erlernen einer Entspannungstechnik empfehlenswert ist und welche Methode am besten geeignet ist, hängt nicht nur von der Erkrankung, sondern auch von der (Primär-)Persönlichkeit des Patienten ab. So können sich viele Patienten nur sehr schwer in meditative Techniken einfinden. Diesen Patienten ist mit körperbetonten Verfahren oft besser gedient.

Bei *chronisch Kranken* wirkt auch die (primär körperliche) Krankheit selbst als Streßfaktor. Der Aufenthalt im Krankenhaus oder die Situation als ambulanter Dialysepatient kann *zusätzlich* zu oben genannten *psychovegetativen Spannungszuständen* führen. Diese Patienten profitieren von übenden Verfahren, weil sie ihnen helfen, über den Weg der Entspannung besser mit ihrer Erkrankung umzugehen.

10.13.1 Atemtherapie

Als **Atemtherapie** bezeichnet man zum einen bestimmte krankengymnastische Übungen und apparative Hilfen, um bei Lungenerkrankungen die Atmung zu optimieren (☞ 7.3.5). Atemtherapie bezeichnet aber auch eine Form der Psychotherapie, bei der durch bewußtes Atmen harmonische und disharmonische Spannungszustände wahrgenommen, Störungen ausgeglichen und gesunde Kräfte des Atmenden gestützt werden sollen. Atemtherapie in diesem Sinne ist ein Weg zur Selbsterfahrung und Persönlichkeitsbildung und kann sowohl in Einzel- als auch in Gruppenarbeit durchgeführt werden (eine ausgefeilte Methode ist z.B. die *Psychophysische Atemtherapie nach Middendorf)*. Sie hat sich besonders bei psychosomatischen Störungen, psychovegetativen Spannungs- und Erschöpfungszuständen sowie Migräne als erfolgreich erwiesen.

10.13.2 Autogenes Training

Das **autogene Training** ist ein übendes Verfahren zur *konzentrativen Selbstentspannung*. Seine Ursprünge gehen auf die Erforschung der *Hypnose* zurück, ein Sonderzustand zwischen Wachsein und Schlafen, der vor allem durch Bewußtseinsveränderung, muskuläre Entspannung, Wahrnehmungseinengung, Ruhetonus der vegetativen Funktionen (Atem- und Herzfrequenz, Blutdruck, Verdauungsorgane) und hohe (Fremd-)Suggestibilität gekennzeichnet ist.

Therapeutische Ziele des autogenen Trainings

Das autogene Training hat folgende therapeutische Ziele:

- Erholung und Entspannung
- Selbstruhigstellung durch „Resonanzdämpfung" der Effekte (z.B. „Loslassen" von angstauslösenden Erinnerungen, Stressoren belasten nicht mehr so)
- Bessere Funktion der unwillkürlichen Körperfunktionen (Atmung, Herz- und Kreislauffunktionen)
- Körperliche und geistige Leistungssteigerung
- Positive Schmerzbeeinflussung.

Durchführung des autogenen Trainings

Das autogene Training erfordert wie alle übenden Verfahren die innere Bereitschaft des Patienten und regelmäßiges Üben. Der Patient soll lernen, sich mit Hilfe der Konzentration auf kurze, prägnante Übungsformeln zu entspannen. Der Übungsaufbau in der Grundstufe verläuft dabei über sechs Stufen:

- Schwereübung: „Der rechte Arm ist schwer"
- Wärmeübung: „Der rechte Arm strömt warm"
- Herzübung: „Das Herz schlägt ganz ruhig"
- Atemübung: „Die Atmung ist ganz ruhig"
- Sonnengeflechtsübung: „Der Bauch strömt ganz warm"
- Stirnkühleübung: „Die Stirn ist angenehm kühl".

☑ „Konzentration" bedeutet hier nicht die gespannte Konzentration des Alltags, sondern mehr ein Versenken in sich selbst.

Die Rücknahme der Entspannung erfolgt über Anspannen der Arme, tiefes Atmen und Öffnen der Augen.

Der Patient wiederholt diese Übungen 2 – 3 mal täglich über 3 – 20 Min. zu einer von ihm selbst festgelegten Zeit. Zumindest für den Anfang sind ein ruhiger, angenehm temperierter Raum, bequeme Kleidung und geschlossene Augen günstig.

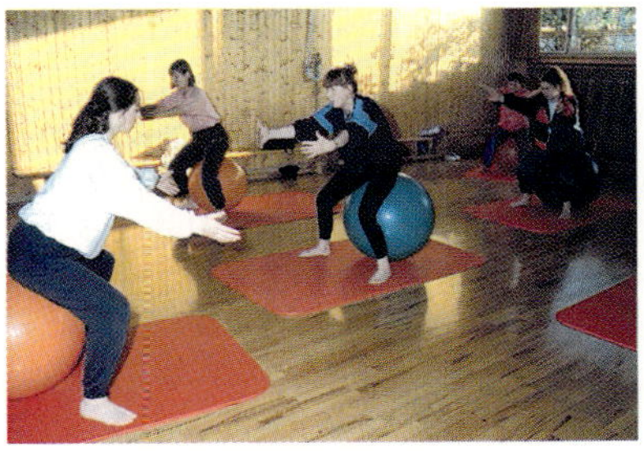

Abb. 10.104: Sporttherapie als körperliches Training hat stets auch positive Wirkung auf die Seele und kann zur Entspannung beitragen. [K183]

10.13.3 Progressive Muskelrelaxation nach Jacobsen

Das **progressive Muskelrelaxationstraining** (auch *Tiefenmuskelentspannung* = *TME* genannt) versucht, dem Patienten den Gegensatz zwischen den beiden Polen muskulärer Spannung und muskulärer Entspannung bewußt zu machen, damit sich anschließend das Gefühl einer tiefen muskulären Entspannung auf den ganzen Körper ausbreitet.

Der Patient lernt, jeweils verschiedene Muskelgruppen im Wechsel maximal zu kontrahieren und möglichst vollständig zu entspannen. Der Therapeut unterstützt und führt den Patienten, indem er in wiederkehrenden, gleichbleibenden Formeln Anweisungen gibt. Das progressive Muskelrelaxationtraining kann wesentlich schneller erlernt werden als das autogene Training.

10.13.4 Entspannung durch meditative Techniken

Besonders im asiatischen Kulturkreis ist die **Meditation** seit Jahrtausenden bekannt. Unterstützt durch bestimmte, häufig wiederholte Übungen soll sich der Mensch selbst erfahren. Einige dieser Meditationstechniken fanden in den letzten Jahrzehnten auch in unserem Kulturkreis Verbreitung:

- **Qi Gong,** eine heilgymnastisch-meditative Technik der traditionellen chinesischen Medizin (☞ 10.14.2)
- **Yoga,** ein in der indischen Kultur seit Jahrtausenden verwurzeltes Selbsterfahrungssystem mit ebenfalls starken gymnastischen Elementen.

Bei der Übertragung auf den westlichen Kulturkreis ging allerdings das dahinterstehende Gedankengebäude zu großen Teilen verloren, so daß im wesentlichen körper- und atembetonte Entspannungsübungen übrig blieben.

10.13.5 Entspannung durch Sport und bewegungsorientierte Therapieformen

Jeder kennt das Gefühl: Nach gut dosiertem Lauftraining, nach einem Saunabesuch oder auch nach einer längeren Wanderung sind Arme und Beine schwer und warm, der ganze Körper angenehm durchblutet, und man fühlt sich so richtig wohl, freudig gestimmt und entspannt.

☑ Physiotherapeutische Übungen und bewegungsorientierte Therapieformen eignen sich ebenfalls als Entspannungstherapie, v.a für motorisch unruhige Patienten.

Bewegungstherapie

Die **Bewegungstherapie** kann auch den physikalischen Therapiemethoden zugerechnet werden und umfaßt die *Krankengymnastik* (☞ 10.9.2) sowie Ausdauer- und Krafttraining oder qualifiziert betreutes Training für Patienten mit koronarer Herzkrankheit, arterieller Verschlußkrankheit oder Diabetes mellitus. Auch in der Psychotherapie gibt es eine Bewegungstherapie, bei der die Selbstwahrnehmung verbessert werden soll (z.B. *Feldenkrais-Methode*).

10.14 Naturheilverfahren und Homöopathie

Fußreflexzonenmassage, ☞ 10.9.3

10.14.1 Einführung

Naturheilkunde: Behandlung von Krankheiten durch Anregung der *selbstregulativen Kräfte* im Patienten.

Oft gelangen in der Naturheilkunde Mittel aus der Natur wie etwa Luft, Licht, Pflanzenextrakte oder Wasser zur Anwendung. Die meisten Vertreter der Naturheilkunde bezeichnen sich selbst auch als *Ganzheitsmediziner,* da sie für sich in Anspruch nehmen, nicht nur ein Organ zu betrachten, sondern den ganzen Patienten in den Mittelpunkt zu stellen und die Erkrankung auch im sozialen Umfeld zu sehen.

Manche Methoden der Naturheilkunde werden auch von der Schulmedizin angewendet oder zumindest akzeptiert, z.B. die *Akupunktur* oder Teilbereiche der *Neuraltherapie.* Andere dagegen stehen im Widerspruch zu schulmedizinischen Ansätzen (z.B. *Homöopathie*) und/oder sind selbst unter Naturheilkundlern umstritten (z.B. *Edelsteintherapie*). Hieraus erklärt sich auch die Bezeichnung *alternative Medizin,* die oft gleichbedeutend mit dem Begriff „Naturheilkunde" gebraucht wird. Die Wirksamkeit der Mehrzahl der naturheilkundlichen Verfahren konnte bis heute nicht mit wissenschaftlichen Methoden bewiesen werden. Andererseits gibt es auch in die Schulmedizin integrierte Bereiche wie z.B. bäderheilkundliche (balneologische) Verfahren, für die ein solcher Wirksamkeitsnachweis bisher aussteht.

Naturheilkunde – die Alternative zur Schulmedizin?

Viele Patienten setzen „Naturheilkunde" mit „natürlich, sanft und ohne Nebenwirkungen" gleich. Dies ist so pauschal nicht zutreffend. Auch in der Naturheilkunde wird z.B. mit Giftpflanzen oder mit giftigem Ozongas behandelt, und es werden Nebenwirkungen in Kauf genommen.

Irrig ist auch die Vorstellung, die Naturheilkunde sei technikfrei. Es gibt sogar Verfahren der Naturheilkunde wie etwa die *Elektroneuralpunktur* oder die *Bioresonanztherapie,* in denen die Apparatediagnostik und -therapie im Vordergrund stehen.

Weit auseinander gehen die Urteile über die (Langzeit-)Wirksamkeit naturheilkundlicher Methoden. Auch wenn eines Tages größere Therapiestudien präzise Aussagen diesbezüglich erlauben mögen, besteht doch bei vielen Beteiligten insofern Einigkeit, daß naturheilkundliche Verfahren:

- Besser geeignet für chronische, mäßig schwere Erkrankungen (z.B. Rückenschmerzen) als für akute Erkrankungen sind (z.B. Knochenbrüche oder akuter Herzinfarkt, ☞ 18.5.2)
- Besser geeignet für beginnende als für weit fortgeschrittene Erkrankungen sind, was sich dadurch erklären läßt, daß die selbstregulierenden Kräfte in Anfangsstadien noch eher stimuliert werden können als z.B. bei einem durch die Krankheit bereits zermürbten und geschwächten Patienten.

Schulmedizin und Naturheilkunde sollten zum Wohl des Patienten miteinander verbunden werden. Die Grenzen zwischen ihnen sind fließend, z.B. bei physikalischen Therapiemethoden und bei Entspannungstechniken.

Unverzichtbar: Mitarbeit

Viele Naturheilverfahren verlangen vom Patienten aktive Mitarbeit und Umstellung bisheriger Lebensgewohnheiten, zu der nicht jeder bereit ist. Hierin ähneln sie vielen neuen schulmedizinischen Empfehlungen etwa im Bereich der Präventivmedizin, die genau in dieselbe Richtung zielen, nämlich unbequeme Änderungen des Lebensstiles, z.B. der Ernährung.

Literaturtip

- M. Augustin, V. Schmiedel: Praxisleitfaden Naturheilverfahren. Jungjohann, Neckarsulm 1994.
- Bittere Naturmedizin – Wirkung und Bewertung alternativer Behandlungsmethoden, Diagnoseverfahren und Arzneimittel. Kiepenheuer, Köln 1995.

10.14.2 Akupunktur und TCM

Die **Akupunktur** (lat. pungere = stechen) hat ihren Ursprung in der *traditionellen chinesischen Medizin* (kurz **TCM**), einem der ältesten und anspruchvollsten Heilsysteme menschlicher Kulturen. Die TCM umfaßt neben der Akupunktur noch viele andere Methoden wie etwa heilgymnastisch-meditative Verfahren (z.B. *Qi Gong*).

Die Akupunktur ist eine *Reflextherapie.* Nadeln unterschiedlicher Länge und unterschiedlichen Durchmessers werden in genau festgelegte Hautpunkte gestochen, die spontan oder auf Druck schmerzhaft sind. Heute werden wegen der Infektionsgefahr zumeist sterile Einmal-Stahlnadeln eingesetzt. Die durch die Nadeln gesetzten Reize beeinflussen auf Nervenleitungswegen die inneren Organe.

Da sich die wenigsten europäischen Ärzte mit dem komplizierten Gedankengebäude vertraut machen wollen, das der chinesischen Medizin zugrunde liegt, wurden Modifikationen entwickelt, die den westlichen Diagnosebegriffen angepaßt und in der Anwendung einfacher sind (z.B. die *Wiener Schule nach Bischko*).

Am bekanntesten ist die **Körperakupunktur,** bei der über 300 Akupunkturpunkte auf insgesamt 22 **Meridianen** über den ganzen Körper verteilt liegen. Meridiane sind gedachte Längslinien auf dem menschlichen Körper und entsprechen nach den Vorstellungen der TCM Kanälen, durch die die Lebensenergie fließt. Bei der **Ohrakupunktur** (*Auriculo-Therapie,* ☞ Abb. 16.11) liegen alle Akupunkturpunkte auf der Ohrmuschel, auf der sämtliche Organe des menschlichen Körpers repräsentiert sein sollen. Bei der **Laser-Akupunktur** wird die Nadel durch einen Laserstrahl ersetzt. Bei der **Akupressur** werden die gleichen Punkte verwendet wie in der Akupunktur, die Reizung aber erfolgt durch Druck oder Massage.

Angewendet wird die Akupunktur insbesondere bei funktionellen Störungen und chronischen Schmerzen. Voraussetzung für die Wirkung ist das Vorhandensein ausreichender Selbstheilungskräfte. Daher ist eine Akupunktur z.B. bei Auszehrung des Patienten und bei Tumorerkrankungen verboten.

10.14.3 Ernährungstherapie

☑ Die Ernährungstherapie an sich ist keine alternativmedizinische Schule, da viele ihrer Prinzipien von der modernen Präventivmedizin und der Inneren Medizin voll akzeptiert werden. Es ist aber das Verdienst vieler aus damaliger Sicht „alternativer" Ärzte wie Bircher und Bruker, bereits in den 40er Jahren auf die Bedeutung gesunder Ernährung hingewiesen zu haben.
Etliche der aktuellen Ernährungs- und Diättheorien wie etwa die *Hay'sche Trennkost,* die *Milch-Semmel-Diät nach Mayr* oder ordnungstherapeutische Aspekte der Ernährung (☞ unten) sind aber mit der schulmedizinischen Ernährungsmedizin unvereinbar. Auch einige Hypothesen der Gründer der Ernährungstherapien, etwa die totale Ablehnung von Zucker und H-Milch durch Bruker, sind inzwischen als unwissenschaftlich widerlegt.

Vielen Erkrankungen in unserer Gesellschaft wird durch den *Risikofaktor* „falsche Ernährung" der Weg bereitet. Diesen Erkrankungen kann durch eine ausgewogene Ernährung vorgebeugt werden, die zudem Voraussetzung für die Wirksamkeit anderer naturheilkundlicher Methoden ist. Viele Krankheiten können sogar allein durch Umstellung der Ernährung behandelt werden. Allerdings erfordert die Umstellung langjährig falscher Eßgewohnheiten ein hohes Maß an Disziplin vom Patienten.

Vollwertkost

„Gesunde Ernährung", „Vollwertkost" und „Bionahrung" sind Begriffe, die jeder kennt, unter denen aber auch (fast) jeder etwas anderes versteht. **Vollwertkost** als *Ernährungstherapie* beinhaltet nicht nur, daß der Nährstoffbedarf des Menschen gedeckt wird (☞ 7.7.2). Vielmehr besitzen die verschiedenen Lebensmittel – im Gegensatz zu *verarbeiteten* Nahrungsmitteln – auch eine „Ordnungskraft", die in der bloßen Angabe von Kalorien oder prozentualen Nährstoffanteilen nicht zum Ausdruck kommt. Vollwertkost, so verstanden, umfaßt auch den weitestmöglichen Verzicht auf Zusatzstoffe sowie ökologische Aspekte.

Praktisches Vorgehen bei der Ernährungsumstellung

- Die erfolgreiche Umstellung von der üblichen Zivilisationskost auf eine gesunde Ernährung mit hohem Rohkostanteil sollte *langsam* und *schrittweise* erfolgen
- Erfahrungsgemäß ist die Ernährungsumstellung nur von Dauer, wenn der Patient diese wirklich möchte und die Kost *individuell* angepaßt ist
- Häufiges Problem bei der Umstellung sind Blähungen. Gründliches Kauen und der Verzicht auf Zucker helfen oft.

10.14.4 Homöopathie

Die **Homöopathie** wurde von *Samuel Hahnemann* (1755 – 1843) begründet. Homöopathie bedeutet wörtlich übersetzt „ähnliche Krankheit". Damit weist der Name bereits auf die *Ähnlichkeitsregel* als einen Hauptlehrsatz der Homöopathie hin: „Wähle, um sanft, schnell, gewiß und dauerhaft zu heilen, in jedem Krankheitsfall eine Arznei, welche ein ähnliches Leiden auslösen kann als sie heilen soll." Für die Wahl eines geeigneten Mittels ist jedoch in der **klassischen Homöopathie** nicht allein das Krankheitssymptom maßgeblich, sondern vor allem die *Konstitution* des Patienten, also der Mensch in seiner Gesamtheit. Dies bedeutet auf der einen Seite, daß zwei Kopfschmerzpatienten aufgrund ihrer verschiedenen Konstitution völlig unterschiedliche Mittel erhalten können, auf der anderen Seite aber auch, daß ein Patient mit Gallenkoliken das gleiche Medikament bekommen kann wie einer mit chronischen Rückenschmerzen, wenn sie zum Zeitpunkt der Diagnose die gleiche Konstitution besitzen.

Die Homöopathie wird von der Schulmedizin nicht anerkannt.

Die Homöopathie findet insbesondere Anwendung bei allen Krankheiten, die der Selbstregulation des Organismus zugänglich sind, vor allem aber funktionellen Erkrankungen (z.B. Colon irritabile), psychosomatischen Erkrankungen (z.B. Migräne) und psychischen Erkrankungen (z.B. Neurosen). Bei organisch manifesten Erkrankungen (z.B. Arthrose) kann zwar nicht der Organschaden behoben, die Symptomatik aber gelindert werden.

10.14.5 Neuraltherapie

In der **Neuraltherapie** werden Lokalanästhetika, selten auch pflanzliche oder bakterielle Reizstoffe, meist in oberflächliche Gewebeschichten injiziert. Neuraltherapie nur mit Lokalanästhesie gleichzusetzen wäre allerdings falsch, denn primär soll sie krankheitsverursachende Störfelder im Körper

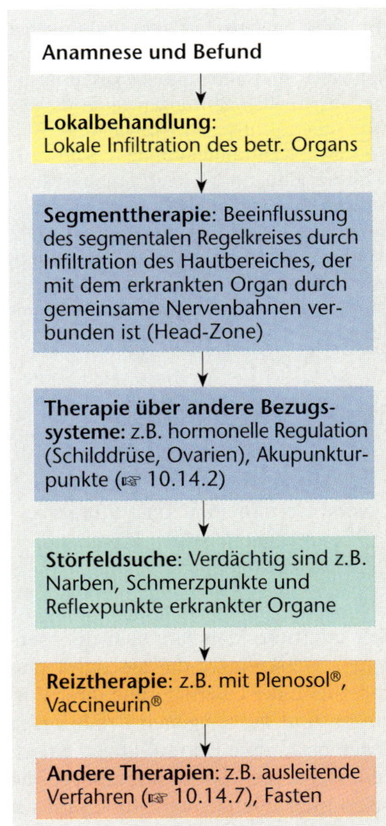
Anamnese und Befund
Lokalbehandlung: Lokale Infiltration des betr. Organs
Segmenttherapie: Beeinflussung des segmentalen Regelkreises durch Infiltration des Hautbereiches, der mit dem erkrankten Organ durch gemeinsame Nervenbahnen verbunden ist (Head-Zone)
Therapie über andere Bezugssysteme: z.B. hormonelle Regulation (Schilddrüse, Ovarien), Akupunkturpunkte (☞ 10.14.2)
Störfeldsuche: Verdächtig sind z.B. Narben, Schmerzpunkte und Reflexpunkte erkrankter Organe
Reiztherapie: z.B. mit Plenosol®, Vaccineurin®
Andere Therapien: z.B. ausleitende Verfahren (☞ 10.14.7), Fasten

Abb. 10.105: Ablauf des diagnostisch-therapeutischen Vorgehens bei der Neuraltherapie. [B200]

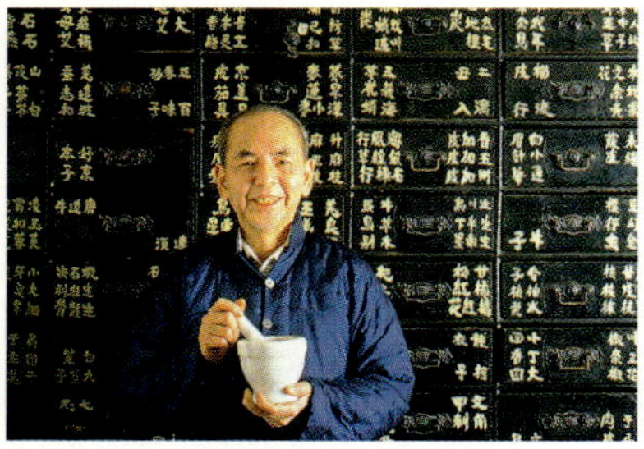

Abb. 10.106: Chinesische Ärzte und Apotheker besitzen schon seit Jahrtausenden ein großes Wissen in der Phytotherapie. [J520 – 204]

des Patienten ausschalten. So behandelte der Entdecker der Neuraltherapie, *Ferdinand Huneke*, die Schulterschmerzen einer Patientin erfolglos mit der konventionellen Injektion von Lokalanästhetika. Im Laufe der Behandlung trat eine Reizung einer alten Narbe am Unterschenkel auf. Als Huneke diese infiltrierte, verschwanden schlagartig die Schulterbeschwerden **(Sekundenphänomen).** Jede chronische Erkrankung kann nach Huneke störfeldbedingt sein, und jede Stelle des Körpers kann zum Störfeld werden.

Die Indikationen für die Neuraltherapie sind breit und reichen von funktionellen Erkrankungen über zahlreiche akute Schmerz- und Entzündungszustände bis zu hormonellen Störungen (zum diagnostisch-therapeutischen Vorgehen ☞ Abb. 10.105). Kontraindikationen sind z.B. schwere Infektions- oder Immunerkrankungen. Bei Tumorleiden kann die Neuraltherapie als Palliativtherapie eingesetzt werden. Bei unsachgemäßer Anwendung oder Injektionen in Unkenntnis tiefer liegender anatomischer Strukturen sind schwere Schädigungen möglich.

10.14.6 Phytotherapie

Phytotherapie: Behandlung von Krankheiten mit Pflanzen, Pflanzenteilen oder Pflanzeninhaltsstoffen.

Seit Jahrtausenden sammeln die Menschen Heilkräuter, die sie dann entsprechend der Überlieferung ihrer Vorfahren und ihrer eigenen Erfahrungen gegen bestimmte Erkrankungen einsetzen. Bis heute konnte nur ein Teil der bekannten Pflanzenwirkstoffe und deren Wirkung analysiert werden. Weltweit angewandt werden z.B. die Abkömmlinge des Fingerhutes (lat. *Digitalis*) als herzstärkendes Medikament (☞ Pharma-Info 18.41). Es ist aber immer wieder zu beobachten, daß die ganze Pflanze anders wirkt als ihre isolierten Inhaltsstoffe.

Meist ist das Verhältnis zwischen erwünschten und unerwünschten Wirkungen in der Phytotherapie gut, d.h. die therapeutische Breite ist groß. Allerdings sind bei Anwendung durch Unkundige, vor allem über einen längeren Zeitraum hinweg, Vergiftungserscheinungen und andere schwere Nebenwirkungen möglich.

„Rein pflanzlich" bedeutet nicht „harmlos": Beispielsweise werden manche pflanzlichen Abführmittel mit der Entstehung von Darmkrebs in Verbindung gebracht (☞ auch 21.6.10). Auch sind Allergien gegen Pflanzenpräparate genauso häufig wie gegen andere Medikamente.

Viele Arzneipflanzen werden nur einmal jährlich, zur Zeit ihres höchsten Wirkstoffgehaltes, geerntet. Ein geringer Teil der Arzneipflanzen wird frisch verarbeitet, in Flaschen gefüllt und haltbar gemacht. Der größere Teil aber wird zerkleinert, getrocknet und zu einem späteren Zeitpunkt zubereitet. An Zubereitungsformen unterscheidet man:

- **Dekokt:** Abkochung mit Wasser, meist bei harten Pflanzenteilen (z.B. Wurzeln, Rinden)
- **Destillat** („Geist"): Konzentrierter Extrakt aus Drogen mit flüchtigen Wirkstoffen, durch Wasserdampfdestillation gewonnen
- **Elixier:** Tinktur mit Weingeist, evtl. mit Zusätzen (z.B. Extrakten, ätherischen Ölen)
- **Extrakt:** Konzentrierter Pflanzenauszug mit wäßrigen, alkoholischen oder ätherischen Lösungsmitteln. Je nach Einengungsgrad unterscheidet man **Fluidextrakt, Spissumextrakt** (konzentriert) und **Trockenextrakt** (stark konzentriert)
- **Infus:** Aufguß mit kochendem Wasser, meist bei zarten Pflanzenteilen (z.B. Blüten, Blätter, Samen)
- **Mazeration:** Kaltwasserauszug, meist bei schleimhaltigen Drogen sowie Baldrian
- **Spezies (Teegemisch):** Mischung zerkleinerter oder ganzer Pflanzenteile. Zubereitung meist als Infus, je nach verwendeter Droge, aber auch aus Dekokt oder Mazeration. Ein Teerezept sollte genaue Angaben über Bestandteile, Zubereitungsform, Dosierung und Dauer der Anwendung enthalten
- **Tinktur:** Dünnflüssiger Drogenauszug, entspricht einer länger dauernden Mazeration mit Ethanol, Extraktionsverhältnis 1:5 – 1:10.

Misteltherapie

Bekanntheit hat die Misteltherapie erlangt (z.B. mit Iscador®), wobei ihr Wirksamkeitsnachweis aus schulmedizinischer Sicht noch aussteht. Tatsache jedoch ist, daß viele Patienten unter der Misteltherapie eine Verbesserung der Lebensqualität angeben. Daher sollte eine *begleitende* Misteltherapie auf Wunsch einem Tumorkranken nicht vorenthalten werden.

10.14.7 Ausleitende Verfahren

Ausleitende Verfahren haben ihren Ursprung in der **Humoralpathologie** *(Säftelehre)* der Antike, die Krankheiten als Ausdruck einer falschen Zusammensetzung des Blutes und der übrigen Körpersäfte ansah. Eiter oder Auswurf seien Mittel des Körpers zur gesteigerten Ausscheidung bestimmter Säfte und damit zur Wiederherstellung des gestörten Gleichgewichts *(Homoiostase)*. Wenn der Körper dies nicht aus ei-

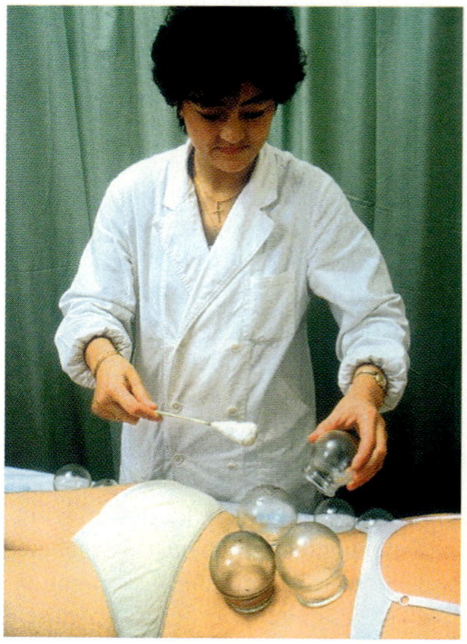

Abb. 10.107: Durch Erhitzen der Luft in den Schröpfgläsern dehnt diese sich aus. Werden die Gläser auf die Haut aufgesetzt, kühlt sich die Luft wieder ab und zieht sich zusammen. Das so entstehende Vakuum bewirkt ein Ansaugen der Haut, hier im Lendenbereich. [J520]

genem Antrieb schaffe, müsse man ihm durch Herstellung einer künstlichen Ableitmöglichkeit helfen. Den ausleitenden Verfahren zuzurechnen sind:

- Die verschiedenen Aderlaßtherapien
- Die Blutegelbehandlung
- Das blutige und unblutige Schröpfen (☞ Abb. 10.107).

Bei diesen Verfahren wird dem Körper Blut entzogen. Obwohl die Humoralpathologie als Wissenschaft heute überholt ist, kann z.B. Schröpfen durchaus wirksam sein, da es als unspezifischer Reiz auf das Immunsystem wirkt. Über Haut-Eingeweide-Reflexe werden innere Organe beeinflußt.

Pflanze	Indikation	Wirkungsweise	Fertigpräparat (Bsp.)/Anwendung/Besonderes
Anis	• Infektionen der oberen Atemwege • Blähungen • Krampfartige Beschwerden des Magen-Darm-Traktes	• Fördert das Abhusten von Sekret/Schleim • Schwach krampflösend • Antibakteriell	Bronchoforton® Kps. Tee: zur Förderung der Schleimlösung morgens und/oder abends vor dem Schlafengehen 1 Tasse Tee aus 1–2 TL voll gequetschtem Anis. Bei Magen-Darm-Beschwerden mehrmals 1 EL Tee
Baldrianwurzel	• Nervöse Erregungszustände • Einschlafstörungen • Krampfartige Magen-Darm-Schmerzen	• Beruhigend • Die Schlafbereitschaft fördernd	Valdispert® Tee: 2–3x täglich und vor dem Schlafengehen 1 Tasse Tee aus 1 TL (3–5 g) Baldrianwurzel
Bärentraubenblätter	• Harnwegsinfekte	• Antibakteriell	Cephanephrin® N Tee: 3–4x täglich 1 Tasse Tee aus 1 knappem TL (ca. 2 g) Bärentraubenblätterpulver Cave: bei längerer Anwendung evtl. Leberschäden
Brennesselkraut	• Dysurie	• Leicht harntreibend	Bazoton® Tee: 3–4x tägl. 1 Tasse Tee aus 3–4 TL (ca. 4g) Brennesselkraut
Efeublätter	• Infektionen der oberen Atemwege	• Fördert das Abhusten von Sekret/Schleim • Krampflösend • (Schleim-)Hautreizend	Bronchoforton® Saft Nicht zur Teezubereitung geeignet!
Eibisch	• Schleimhautentzündungen im Mund-Rachenraum, im Bereich der oberen Luftwege und des Magen-Darm-Traktes	• Reizlindernd • Steigert die Phagozytose (☞ 29.1.3) • Hemmt die Aktivität der Schleimhaut beim Schleimtransport	Bronchitussin® N Tee aus Eibischblättern: mehrmals täglich 1 Tasse aus 1 TL Blättern Tee aus Eibischwurzeln (Kaltauszug): 1 EL (15 g) mit 150 ml kaltem Wasser ansetzen, unter häufigem Umrühren 1 1/2 Std. ziehen lassen und durch ein Teesieb geben. Mehrmals täglich 1 Tasse davon trinken (bei Bedarf vor dem Trinken erwärmen)
Eukalyptusblätter	• Bronchitis	• Fördert den Sekrettransport und das Abhusten von Schleim • Schwach krampflösend	Bronchoforton® Kps. Tee: 3x täglich 1 Tasse Tee aus 1/2 TL (ca. 2–3 g) Eukalyptusblättern
Fenchel	• Blähungen • Krampfartige Magen-Darm-Schmerzen • Verschleimte Atemwege	• Fördert den Sekrettransport • Antiseptisch • Entblähend (karminativ)	Hustentee Stada® N, Carminativum Babynos® Blähungstropfen Tee: 2–4x täglich 1 Tasse Tee aus 1–3 TL Fenchel zwischen den Mahlzeiten trinken
Holunder blüten	• Fieberhafte Erkältungskrankheiten	• Schweißtreibend • Vermehrt die Bronchialsekretion	Fugacid Grippetee® Tee: mehrmals täglich (v.a. in d. 2. Tageshälfte) 1–2 Tassen Tee aus 2 TL (3–4g) Holunderblüten so heiß wie möglich trinken
Hopfen	• Schlafstörungen • Unruhe, Angstzustände	• Beruhigend • Schlaffördernd	Euvegal® Drg. N Tee: 2–3x täglich und vor dem Schlafengehen 1 Tasse Tee aus 2 TL Hopfen trinken
Isländisch Moos	• Atemwegsinfekte • Appetitlosigkeit	• Reizlindernd • Schwach antiseptisch	Isla-Moos®-Pastillen Tee: mehrmals täglich 1 Tasse Tee aus 1–2 TL (2–4 g) Isländisch Moos trinken Bei Appetitlosigkeit zum Erhalt der wirksamen Bitterstoffe Kaltauszug: 1–2 TL mit 150 ml kaltem Wasser ansetzen, 30 min unter häufigem Umrühren ziehen lassen und durch ein Teesieb geben. 1 Tasse davon vor dem Essen trinken
Johanniskraut	• Psychovegetative • Störungen • Depressive Verstimmung • Angst • Nervosität und Unruhe	• Mild antidepressiv	Esbericum® Kps. Tee: regelmäßig morgens und abends 1–2 Tassen Tee aus 1–2 TL Johanniskraut. Für nachhaltige Wirkung über mehrere Wochen oder Monate anwenden

Pflanze	Indikation	Wirkungsweise	Fertigpräparat (Bsp.)/Anwendung/Besonderes
Kamillenblüten	• Entzündungen und Krämpfe im Magen-Darm-Bereich • Zahnfleisch- und Schleimhautentzündungen in der Mundhöhle (z.B. Aphthen)	• Entzündungshemmend • Krampflösend • Wundheilungsfördernd • Antibakteriell	Magen-Tee Stada®, Kamillosan® Tee: bei Erkrankungen im Magen-Darm-Bereich 3–4x täglich 1 Tasse Tee aus 1 EL Kamillenblüten warm zwischen den Mahlzeiten trinken. Bei Entzündungen im Mund- und Rachenraum mit dem Tee mehrmals täglich spülen oder gurgeln
Koriander	• Völlegefühl • Blähungen • Leichte krampfartige Magen-Darm-Störungen	• Krampflösend • Entblähend • Antibakteriell • Fungizid	Carminat® Tee: mehrmals täglich 1 Tasse Tee aus 2 TL Koriander warm zwischen den Mahlzeiten trinken
Kümmel	• Völlegefühl, Blähungen • Leichte, krampfartige Magen-Darm-Störung • Verdauungsbeschwerden bei Säuglingen	• Krampflösend • Antiseptisch	Carminativum Hetterich® N Tee: 2–4x täglich 1 Tasse Tee aus 1–2 TL Kümmel warm zwischen den Mahlzeiten trinken
Kürbissamen	• Dysurie • Prostatahyperplasie (Anwendung erfolgt über Monate)	• Verbessert die Miktion trotz vergrößerter Prostata (genaue Wirkungsweise bisher ungeklärt)	Granufink® Granulat Teezubereitung nicht möglich, es können aber 1–2 EL (15–30 g) gemahlene oder zerhackte Kürbissamen mit Flüssigkeit eingenommen werden (harte Schale vorher entfernen)
Lindenblüten	• Hustenreiz bei Infekten der Atemwege • Erkältungen	• Lindert Hustenreiz • Schweißtreibend	Grippe-Tee Stada® N Tee: mehrmals täglich (vor allem in der 2. Tageshälfte) 1–2 Tassen Tee aus 1–2 TL (2–4 g) Lindenblüten pro Tasse so heiß wie möglich trinken
Maiglöckchenkraut	• Leichte Herzinsuffizienz • Chron. Cor pulmonale	• Verbessert Leistung des Herzmuskels • Stärkt die Venenwände • Harntreibend • Fördert Natrium- und Kalium-Ausscheidung	Cor-Vel® N Nicht zur Teezubereitung geeignet!
Mariendistelfrüchte	• Leichte Verdauungsbeschwerden bei Leberschädigung • Chron.-entzündliche Lebererkrankungen • Leberzirrhose	• Regt die Regeneration der Leber an • Stimuliert die Neubildung von Leberzellen	Hepa-Merz® Sil, Legalon® Tee: 3–4x täglich 1 Tasse Tee aus 1 TL (3–5 g) zerstoßenen Mariendistelfrüchten 1/2 Stunde vor den Mahlzeiten trinken (so lange, bis die Beschwerden abgeklungen sind)
Pfefferminzblätter	• Krampfartige Beschwerden im Magen-Darm-Bereich und im Bereich von Gallenblase und -wegen	• Krampflösend • Regt die Sekretion von Gallensäuren an (choleretisch) • Entblähend	Gastricard® N, Japanisches Heilpflanzenöl Tee: 3–4x täglich 1 Tasse Tee aus 1 EL Pfefferminzblättern warm zwischen den Mahlzeiten trinken
Roßkastaniensamen	• Chronisch-venöse Insuffizienz (☞ 19.8.5) • Varikosis (☞ 19.8.1) • Weichteilschwellungen nach OP/Trauma	• Stärkt die Venen und Venenwände • Hemmt den Austritt von Flüssigkeit und Zellen aus den Blut- und Lymphgefäßen	Venostasin® Nicht zur Teezubereitung geeignet!
Sägepalmenfrüchte	• Miktionsbeschwerden bei benigner Prostatahyperplasie	• Hemmt die Wirkung der Androgene an der Prostata	Prostagutt® mono Tee: 1 Tasse Tee mit 1 TL Sägepalmenfrüchten zubereiten
Sennesblätter/-früchte	• Obstipation • Zur leichten Darmentleerung z.B. bei Analfissuren, Hämorrhoiden, nach OP • Zur Darmreinigung, z.B. vor OP	• Abführend (Wirkung tritt erst nach 6 – 10 Stunden ein, da der „abführende" Bestandteil erst im Dickdarm wirksam wird)	X-Prep®, Agioloax® Tee: morgens und/oder abends vor dem Schlafengehen 1 Tasse Tee aus 1/2–1 TL einnehmen. Früchte wirken milder als Blätter. Tee nur einige Tage einnehmen
Spitzwegerichkraut	• Infekte der oberen Atemwege • Entzündungen der Mund- und Rachenschleimhaut	• Reizlindernd • Antibakteriell • Wundheilend und schmerzlindernd	Spitzwegerich-Hustensaft®, Broncholind® Hustensaft Tee: mehrmals täglich 1 Tasse Tee aus 2 TL (ca. 3 g) Spitzwegerichkraut langsam trinken
Weißdornblätter mit Blüten	• Leichte Herzinsuffizienz • Druck- und Beklemmungsgefühl in der Herzgegend	• Stärkt Leistung des Herzmuskels • Bewirkt eine Zunahme der Koronar- und Myokarddurchblutung	Crataegutt® Tbl. Tee: 2–3x täglich 1 Tasse Tee aus 2 TL Weißdornblättern trinken

Tab. 10.108: Übersicht über einige Heilpflanzen zur inneren Anwendung. In den genannten Fertigarzneien ist die betreffende Pflanze als wesentlicher Wirkstoff enthalten. [B200]

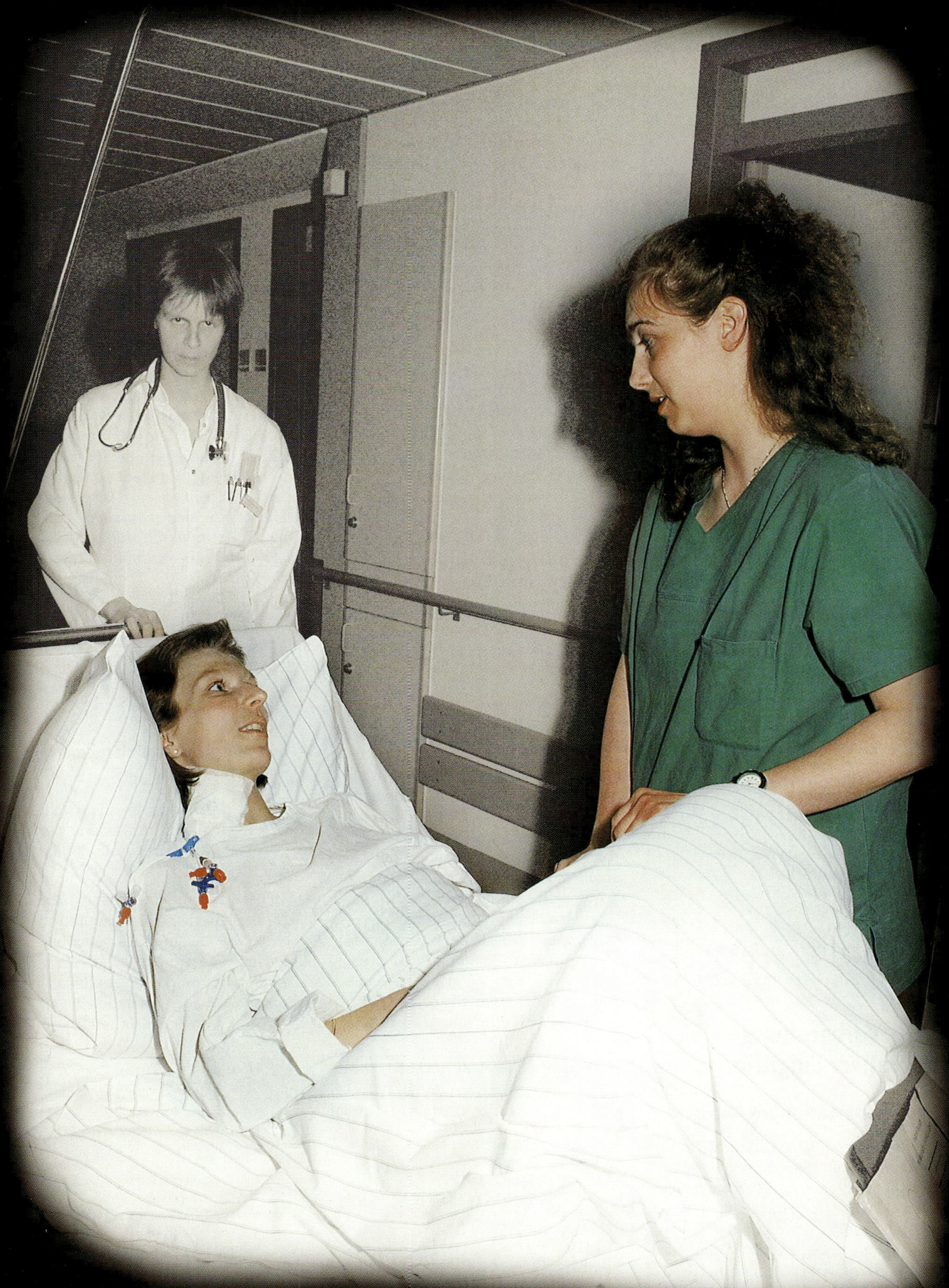

Allgemeine Pflege vor, während und nach Operationen

11

Übersicht

11.1 Vorbereitung operativer Eingriffe

11.1.1 Prästationäre Phase

Bei einem *geplanten Eingriff* wird die **Indikation** zur Operation (☞ 10.7.1) meist im Rahmen einer ambulanten Vorstellung des Patienten gestellt. Wieviel Tage *vor* der Operation der Patient aufgenommen werden muß, hängt von den notwendigen Vorbereitungen ab. Bei kleineren Operationen reicht es in der Regel aus, wenn der Patient am Vortag der Operation ins Krankenhaus kommt, bei größeren Eingriffen oder herabgesetzter Operationsfähigkeit (☞ unten) wird der Patient wegen erweiterter diagnostischer Maßnahmen meist einige Tage vorher aufgenommen.

> ☑ Ziel der prästationären Phase ist die optimale Vorbereitung des Patienten auf seine Operation, um das Operationsrisiko so gering wie möglich zu halten.

Im Idealfall beginnt die präoperative Vorbereitung des Patienten bereits mit der Indikationsstellung. Folgende Maßnahmen werden eingeleitet:

- Beurteilung der OP- und Narkosefähigkeit des Patienten
- OP- und Narkose-Aufklärung
- Ggf. Ausräumung organisatorischer Schwierigkeiten
- Ggf. optimale Einstellung internistischer Begleiterkrankungen
- Ggf. Gewichtsreduktion
- Ggf. Sanierung der Hautverhältnisse im Operationsgebiet
- Ggf. Einleitung fremdblutvermeidender Maßnahmen, z.B. Eigenblutspende.

OP- und Anästhesiefähigkeit eines Patienten

Wenn bei einer ambulanten Vorstellung des Patienten die OP-Indikation gestellt worden ist, sollte möglichst schnell die Frage der OP-Fähigkeit geklärt werden. Dies ist vor allem bei Patienten mit bekannten Risikofaktoren wichtig (z.B. chronischer Bronchitis, Niereninsuffizienz), da Zusatzuntersuchungen und Konsile dann bereits vor der stationären Aufnahme durchgeführt werden können. Dies bedeutet nicht nur eine unmittelbare Zeit- und Kostenersparnis durch die kürzere präoperative Liegezeit, sondern auch eine Verminderung des Infektionsrisikos für den Patienten. Denn das Risiko einer Krankenhausinfektion steigt mit zunehmender Dauer des präoperativen Aufenthaltes durch die Besiedelung von Haut und Schleimhäuten mit pathogenen Krankenhauskeimen.

Das Vorgehen ist von Haus zu Haus unterschiedlich. Oft führt der Hausarzt des Patienten die körperliche Untersuchung sowie labordiagnostische Maßnahmen und technische Untersuchungen durch, und der Patient bringt die Befunde dann zur Aufnahme mit. Da jedoch der Anästhesist letztlich verantwortlich ist für die Durchführung der Anästhesie und die perioperative Aufrechterhaltung der Vitalfunktionen des Patienten, führt in vielen Häusern der Anästhesist vor der stationären Aufnahme ein *ambulantes anästhesiologisches Aufklärungsgespräch* (*Prämedikationsvisite*, ☞ 37.7.1) mit dem Patienten.

In den meisten Häusern gibt es Standards bezüglich der präoperativen Routine- und Zusatzdiagnostik. Diese sind aber nicht einheitlich. Ein Beispiel zeigt Tab. 11.1.

OP- und Anästhesie-Aufklärung

Einwilligung zur OP, ☞ *10.7.1*

Gerade bei geplanten Eingriffen stellt der Gesetzgeber hohe Anforderungen an die Operationsaufklärung (☞ 10.7.1).

Manchmal werden dem Patienten die Aufklärungsbögen für Anästhesie und Operation bei der Indikationsstellung mitgegeben, und es wird ein weiterer ambulanter Termin zur Kontrolluntersuchung und zu den Gesprächen mit dem Chirurgen und mit dem Anästhesi-

Präoperative Routinediagnostik	Häufige präoperative Zusatzuntersuchungen
• Blutbild, ab mittelgroßen Eingriffen Blutgruppe • Gesamteiweiß • Elektrolyte: mindestens Na^+, K^+, Ca^{2+} • Kreatinin, Harnstoff • Leberwerte: GOT, GPT, γ-GT • Gerinnungsparameter: Quick, PTT, Thrombozytenzahl • Glukose im Serum • EKG • Röntgen-Thorax bei Patienten ab 40 Jahren	• Schilddrüsenwerte • Weitere Gerinnungsparameter, z.B. Fibrinogen, TZ, AT III • Medikamentenspiegel (z.B. Antiepileptika) • Hepatitis-Serologie, HIV-Test • Blutgasanalyse • Lungenfunktionsprüfung

Tab. 11.1: Untersuchungen der präoperativen Routinediagnostik und häufige präoperative Zusatzuntersuchungen. Da sich die präoperativ geforderten Untersuchungen von Krankenhaus zu Krankenhaus und je nach Operation unterscheiden, sind immer die haus- und stationsinternen Richtlinien sowie gesonderte Arztanordnungen zu beachten.

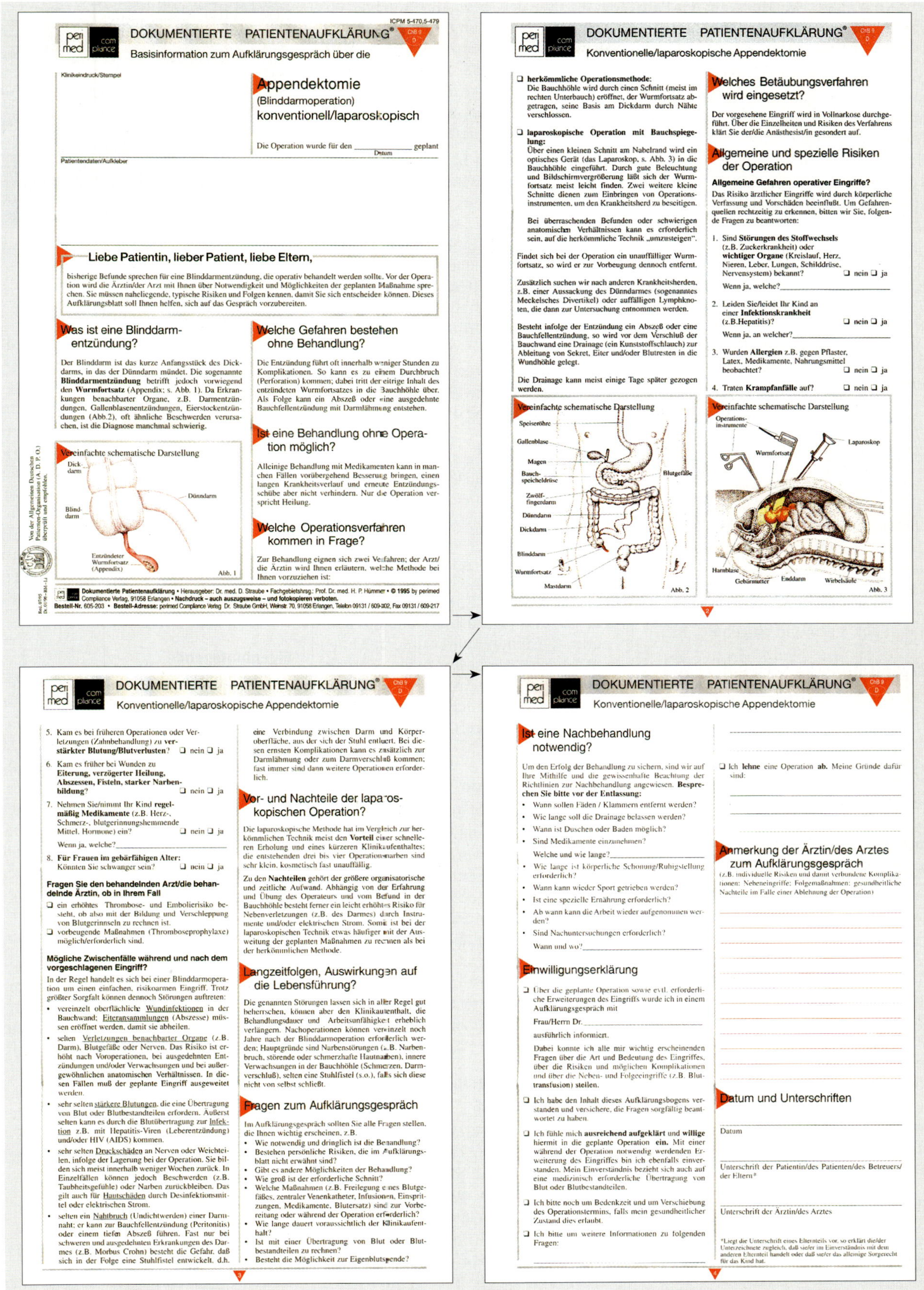

ICPM 5-470,5-479

DOKUMENTIERTE PATIENTENAUFKLÄRUNG® ChB 9 D

Basisinformation zum Aufklärungsgespräch über die

Klinikeindruck/Stempel

Appendektomie
(Blinddarmoperation)
konventionell/laparoskopisch

Die Operation wurde für den ____________ geplant
Datum

Patientendaten/Aufkleber

Liebe Patientin, lieber Patient, liebe Eltern,

bisherige Befunde sprechen für eine Blinddarmentzündung, die operativ behandelt werden sollte. Vor der Operation wird die Ärztin/der Arzt mit Ihnen über Notwendigkeit und Möglichkeiten der geplanten Maßnahme sprechen. Sie müssen naheliegende, typische Risiken und Folgen kennen, damit Sie sich entscheiden können. Dieses Aufklärungsblatt soll Ihnen helfen, sich auf das Gespräch vorzubereiten.

Was ist eine Blinddarmentzündung?

Der Blinddarm ist das kurze Anfangsstück des Dickdarms, in das der Dünndarm mündet. Die sogenannte **Blinddarmentzündung** betrifft jedoch vorwiegend den **Wurmfortsatz** (Appendix; s. Abb. 1). Da Erkrankungen benachbarter Organe, z.B. Darmentzündungen, Gallenblasenentzündungen, Eierstockentzündungen (Abb.2), oft ähnliche Beschwerden verursachen, ist die Diagnose manchmal schwierig.

Vereinfachte schematische Darstellung

Dickdarm – Dünndarm – Blinddarm – Entzündeter Wurmfortsatz (Appendix)

Abb. 1

Welche Gefahren bestehen ohne Behandlung?

Die Entzündung führt oft innerhalb weniger Stunden zu Komplikationen. So kann es zu einem Durchbruch (Perforation) kommen; dabei tritt der eitrige Inhalt des entzündeten Wurmfortsatzes in die Bauchhöhle über. Als Folge kann ein Abszeß oder eine ausgedehnte Bauchfellentzündung mit Darmlähmung entstehen.

Ist eine Behandlung ohne Operation möglich?

Alleinige Behandlung mit Medikamenten kann in manchen Fällen vorübergehend Besserung bringen, einen langen Krankheitsverlauf und erneute Entzündungsschübe aber nicht verhindern. Nur die Operation verspricht Heilung.

Welche Operationsverfahren kommen in Frage?

Zur Behandlung eignen sich zwei Verfahren; der Arzt/die Ärztin wird Ihnen erläutern, welche Methode bei Ihnen vorzuziehen ist:

Von der Allgemeinen Deutschen Patienten-Organisation (A. D. P. O.) überprüft und empfohlen.

Dokumentierte Patientenaufklärung • Herausgeber: Dr. med. D. Straube • Fachgebietshrsg.: Prof. Dr. med. H. P. Hümmer • © 1995 by perimed Compliance Verlag, 91058 Erlangen • Nachdruck – auch auszugsweise – und fotokopieren verboten.
Bestell-Nr. 605-203 • Bestell-Adresse: perimed Compliance Verlag Dr. Straube GmbH, Weinstr. 70, 91058 Erlangen, Telefon 09131 / 609-302, Fax 09131 / 609-217

DOKUMENTIERTE PATIENTENAUFKLÄRUNG® ChB 9 D
Konventionelle/laparoskopische Appendektomie

❑ **herkömmliche Operationsmethode:**
Die Bauchhöhle wird durch einen Schnitt (meist im rechten Unterbauch) eröffnet, der Wurmfortsatz abgetragen, seine Basis am Dickdarm durch Nähte verschlossen.

❑ **laparoskopische Operation mit Bauchspiegelung:**
Über einen kleinen Schnitt am Nabelrand wird ein optisches Gerät (das Laparoskop, s. Abb. 3) in die Bauchhöhle eingeführt. Durch gute Beleuchtung und Bildschirmvergrößerung läßt sich der Wurmfortsatz meist leicht finden. Zwei weitere kleine Schnitte dienen zum Einbringen von Operationsinstrumenten, um den Krankheitsherd zu beseitigen.

Bei überraschenden Befunden oder schwierigen anatomischen Verhältnissen kann es erforderlich sein, auf die herkömmliche Technik „umzusteigen".

Findet sich bei der Operation ein unauffälliger Wurmfortsatz, so wird er zur Vorbeugung dennoch entfernt.

Zusätzlich suchen wir nach anderen Krankheitsherden, z.B. einer Aussackung des Dünndarmes (sogenanntes Meckelsches Divertikel) oder auffälligen Lymphknoten, die dann zur Untersuchung entnommen werden.

Besteht infolge der Entzündung ein Abszeß oder eine Bauchfellentzündung, so wird vor dem Verschluß der Bauchwand eine Drainage (ein Kunststoffschlauch) zur Ableitung von Sekret, Eiter und/oder Blutresten in die Wundhöhle gelegt.

Die Drainage kann meist einige Tage später gezogen werden.

Vereinfachte schematische Darstellung

Speiseröhre – Gallenblase – Magen – Bauchspeicheldrüse – Zwölffingerdarm – Dünndarm – Dickdarm – Blinddarm – Wurmfortsatz – Mastdarm – Blutgefäße

Abb. 2

Welches Betäubungsverfahren wird eingesetzt?

Der vorgesehene Eingriff wird in Vollnarkose durchgeführt. Über die Einzelheiten und Risiken des Verfahrens klärt Sie der/die Anästhesist/in gesondert auf.

Allgemeine und spezielle Risiken der Operation

Allgemeine Gefahren operativer Eingriffe?

Das Risiko ärztlicher Eingriffe wird durch körperliche Verfassung und Vorschäden beeinflußt. Um Gefahrenquellen rechtzeitig zu erkennen, bitten wir Sie, folgende Fragen zu beantworten:

1. Sind **Störungen des Stoffwechsels** (z.B. Zuckerkrankheit) oder **wichtiger Organe** (Kreislauf, Herz, Nieren, Leber, Lungen, Schilddrüse, Nervensystem) bekannt? ❑ nein ❑ ja
   Wenn ja, welche?____________
2. Leiden Sie/leidet Ihr Kind an einer **Infektionskrankheit** (z.B.Hepatitis)? ❑ nein ❑ ja
   Wenn ja, an welcher?____________
3. Wurden **Allergien** z.B. gegen Pflaster, Latex, Medikamente, Nahrungsmittel beobachtet? ❑ nein ❑ ja
4. Traten **Krampfanfälle** auf? ❑ nein ❑ ja

Vereinfachte schematische Darstellung

Operationsinstrumente – Wurmfortsatz – Laparoskop – Harnblase – Gebärmutter – Enddarm – Wirbelsäule

Abb. 3

2

DOKUMENTIERTE PATIENTENAUFKLÄRUNG® ChB 9 D
Konventionelle/laparoskopische Appendektomie

5. Kam es bei früheren Operationen oder Verletzungen (Zahnbehandlung) zu **verstärkter Blutung/Blutverlusten**? ❑ nein ❑ ja
6. Kam es früher bei Wunden zu **Eiterung, verzögerter Heilung, Abszessen, Fisteln, starker Narbenbildung**? ❑ nein ❑ ja
7. Nehmen Sie/nimmt Ihr Kind **regelmäßig Medikamente** (z.B. Herz-, Schmerz-, blutgerinnungshemmende Mittel, Hormone) ein? ❑ nein ❑ ja
   Wenn ja, welche?____________
8. **Für Frauen im gebärfähigen Alter:**
   Könnten Sie schwanger sein? ❑ nein ❑ ja

Fragen Sie den behandelnden Arzt/die behandelnde Ärztin, ob in Ihrem Fall

❑ ein erhöhtes Thrombose- und Embolierisiko besteht, ob also mit der Bildung und Verschleppung von Blutgerinnseln zu rechnen ist.
❑ vorbeugende Maßnahmen (Thromboseprophylaxe) möglich/erforderlich sind.

Mögliche Zwischenfälle während und nach dem vorgeschlagenen Eingriff?

In der Regel handelt es sich bei einer Blinddarmoperation um einen einfachen, risikoarmen Eingriff. Trotz größter Sorgfalt können dennoch Störungen auftreten:

- vereinzelt oberflächliche Wundinfektionen in der Bauchwand; Eiteransammlungen (Abszesse) müssen eröffnet werden, damit sie abheilen.
- selten Verletzungen benachbarter Organe (z.B. Darm), Blutgefäße oder Nerven. Das Risiko ist erhöht nach Voroperationen, bei ausgedehnten Entzündungen und/oder Verwachsungen und bei außergewöhnlichen anatomischen Verhältnissen. In diesen Fällen muß der geplante Eingriff ausgeweitet werden.
- sehr selten stärkere Blutungen, die eine Übertragung von Blut oder Blutbestandteilen erfordern. Äußerst selten kann es durch die Blutübertragung zur Infektion z.B. mit Hepatitis-Viren (Leberentzündung) und/oder HIV (AIDS) kommen.
- sehr selten Druckschäden an Nerven oder Weichteilen, infolge der Lagerung bei der Operation. Sie bilden sich meist innerhalb weniger Wochen zurück. In Einzelfällen können jedoch Beschwerden (z.B. Taubheitsgefühle) oder Narben zurückbleiben. Das gilt auch für Hautschäden durch Desinfektionsmittel oder elektrischen Strom.
- selten ein Nahtbruch (Undichtwerden) einer Darmnaht; er kann zur Bauchfellentzündung (Peritonitis) oder einem tiefen Abszeß führen. Fast nur bei schweren und ausgedehnten Erkrankungen des Darmes (z.B. Morbus Crohn) besteht die Gefahr, daß sich in der Folge eine Stuhlfistel entwickelt, d.h. eine Verbindung zwischen Darm und Körperoberfläche, aus der sich der Stuhl entleert. Bei diesen ernsten Komplikationen kann es zusätzlich zur Darmlähmung oder zum Darmverschluß kommen; fast immer sind dann weitere Operationen erforderlich.

Vor- und Nachteile der laparoskopischen Operation?

Die laparoskopische Methode hat im Vergleich zur herkömmlichen Technik meist den **Vorteil** einer schnelleren Erholung und eines kürzeren Klinikaufenthaltes; die entstehenden drei bis vier Operationsnarben sind sehr klein, kosmetisch fast unauffällig.

Zu den **Nachteilen** gehört der größere organisatorische und zeitliche Aufwand. Abhängig von der Erfahrung und Übung des Operateurs und vom Befund in der Bauchhöhle besteht ferner ein leicht erhöhtes Risiko für Nebenverletzungen (z.B. des Darmes) durch Instrumente und/oder elektrischen Strom. Somit ist bei der laparoskopischen Technik etwas häufiger mit der Ausweitung der geplanten Maßnahmen zu rechnen als bei der herkömmlichen Methode.

Langzeitfolgen, Auswirkungen auf die Lebensführung?

Die genannten Störungen lassen sich in aller Regel gut beherrschen, können aber den Klinikaufenthalt, die Behandlungsdauer und Arbeitsunfähigkeit erheblich verlängern. Nachoperationen können vereinzelt noch Jahre nach der Blinddarmoperation erforderlich werden; Hauptgründe sind Narbenstörungen (z.B. Narbenbruch, störende oder schmerzhafte Hautnarben), innere Verwachsungen in der Bauchhöhle (Schmerzen, Darmverschluß), selten eine Stuhlfistel (s.o.), falls sich diese nicht von selbst schließt.

Fragen zum Aufklärungsgespräch

Im Aufklärungsgespräch sollten Sie alle Fragen stellen, die Ihnen wichtig erscheinen, z.B.

- Wie notwendig und dringlich ist die Behandlung?
- Bestehen persönliche Risiken, die im Aufklärungsblatt nicht erwähnt sind?
- Gibt es andere Möglichkeiten der Behandlung?
- Wie groß ist der erforderliche Schnitt?
- Welche Maßnahmen (z.B. Freilegung eines Blutgefäßes, zentraler Venenkatheter, Infusionen, Einspritzungen, Medikamente, Blutersatz) sind zur Vorbereitung oder während der Operation erforderlich?
- Wie lange dauert voraussichtlich der Klinikaufenthalt?
- Ist mit einer Übertragung von Blut oder Blutbestandteilen zu rechnen?
- Besteht die Möglichkeit zur Eigenblutspende?

3

DOKUMENTIERTE PATIENTENAUFKLÄRUNG® ChB 9 D
Konventionelle/laparoskopische Appendektomie

Ist eine Nachbehandlung notwendig?

Um den Erfolg der Behandlung zu sichern, sind wir auf Ihre Mithilfe und die gewissenhafte Beachtung der Richtlinien zur Nachbehandlung angewiesen. **Besprechen Sie bitte vor der Entlassung:**

- Wann sollen Fäden / Klammern entfernt werden?
- Wie lange soll die Drainage belassen werden?
- Wann ist Duschen oder Baden möglich?
- Sind Medikamente einzunehmen?
  Welche und wie lange?____________
- Wie lange ist körperliche Schonung/Ruhigstellung erforderlich?
- Wann kann wieder Sport getrieben werden?
- Ist eine spezielle Ernährung erforderlich?
- Ab wann kann die Arbeit wieder aufgenommen werden?
- Sind Nachuntersuchungen erforderlich?
  Wann und wo?____________

Einwilligungserklärung

❑ Über die geplante Operation sowie evtl. erforderliche Erweiterungen des Eingriffs wurde ich in einem Aufklärungsgespräch mit
Frau/Herrn Dr.____________
ausführlich informiert.
Dabei konnte ich alle mir wichtig erscheinenden Fragen über die Art und Bedeutung des Eingriffes, über die Risiken und möglichen Komplikationen und über die Neben- und Folgeeingriffe (z.B. Bluttransfusion) stellen.

❑ Ich habe den Inhalt dieses Aufklärungsbogens verstanden und versichere, die Fragen sorgfältig beantwortet zu haben.

❑ Ich fühle mich **ausreichend aufgeklärt** und **willige** hiermit in die geplante Operation **ein.** Mit einer während der Operation notwendig werdenden Erweiterung des Eingriffes bin ich ebenfalls einverstanden. Mein Einverständnis bezieht sich auch auf eine medizinisch erforderliche Übertragung von Blut oder Blutbestandteilen.

❑ Ich bitte noch um Bedenkzeit und um Verschiebung des Operationstermins, falls mein gesundheitlicher Zustand dies erlaubt.

❑ Ich bitte um weitere Informationen zu folgenden Fragen:

❑ Ich **lehne** eine Operation **ab.** Meine Gründe dafür sind:

Anmerkung der Ärztin/des Arztes zum Aufklärungsgespräch
(z.B. individuelle Risiken und damit verbundene Komplikationen: Neheneingriffe: Folgemaßnahmen: gesundheitliche Nachteile im Falle einer Ablehnung der Operation)

Datum und Unterschriften

Datum

Unterschrift der Patientin/des Patienten/des Betreuers/der Eltern*

Unterschrift der Ärztin/des Arztes

*Liegt die Unterschrift eines Elternteils vor, so erklärt die/der Unterzeichnete zugleich, daß sie/er im Einverständnis mit dem anderen Elternteil handelt oder daß sie/er das allemige Sorgerecht für das Kind hat.

4

Abb. 11.2: Aufklärungsbogen nach Weissauer für eine Operation, in diesem Fall eine Appendektomie. [E114] sten vereinbart. Die Mehrzahl der Patienten unterzeichnet danach die Einverständniserklärungen.

Meist finden die Aufklärungsgespräche aber erst nach der stationären Aufnahme statt. Dann erhält der Patient die Aufklärungsbögen kurz nach der stationären Aufnahme von den Pflegekräften, und sowohl der Chirurg als auch der Anästhesist suchen ihn später zum Gespräch auf.

In Belegabteilungen wird häufig eine „Mischform" der oben aufgeführten Verfahren praktiziert: Kontrolluntersuchung und Operationsaufklärung erfolgen wenige Tage vor der stationären Aufnahme ambulant in der Praxis des Operateurs, das Gespräch mit dem Anästhesisten hingegen zu Beginn des stationären Aufenthaltes.

☑ In jedem Fall müssen die Termine so gewählt werden, daß der Patient seine Entscheidung noch einmal überdenken kann (☞ 10.7.1).

Bei unmündigen Patienten werden in der Zeit zwischen Indikationsstellung für Wahleingriffe und stationärer Aufnahme die Einverständniserklärungen durch den Vormund eingeholt.

Organisatorische Schwierigkeiten

Die Zeit bis zur stationären Aufnahme kann auch zur Ausräumung organisatorischer Schwierigkeiten genutzt werden, z.B. zur Anforderung einer Kostenträgerzusage bei unklaren Versicherungsverhältnissen.

Internistische Begleiterkrankungen

Zahlreiche internistische (Begleit-)Erkrankungen vergrößern das Risiko perioperativer Komplikationen (perioperativ = den Zeitraum kurz vor, während und nach der Operation betreffend). Zahlenmäßig spielen in unserer Gesellschaft die Hypertonie (☞ 19.5.1), der Diabetes mellitus (☞ 23.6) und chronische Atemwegsentzündungen (chronische Bronchitis, ☞ 20.6.2) die Hauptrolle. Eine optimale „Einstellung" dieser Erkrankungen ist meist auch ambulant möglich, verkürzt den Krankenhausaufenthalt erheblich und senkt das Operationsrisiko.

Medikamente

Ein besonderes Problem stellt das **Absetzen von Medikamenten** dar. Bestimmte Medikamente müssen vor einer geplanten Operation ab- oder umgesetzt werden, etwa Medikamente aus der Gruppe der Cumarine (z.B. Marcumar®) und Thrombozytenaggregationshemmer (z.B. ASS®). Beim *anästhesiologischen Gespräch* (☞ 37.7.1), das meist erst am Vortag der Operation stattfindet, ist es hierfür zu spät.

Ob es notwendig ist, daß Frauen die „Pille" absetzen, wird zur Zeit kontrovers diskutiert. Bekannt ist, daß bei Einnahme oraler Kontrazeptiva das Thrombose- und Embolierisiko erhöht ist. Bei länger dauernden Eingriffen (über 30 Min.), Beeinträchtigung der Extremitätendurchblutung durch eine Blutsperre oder Blutleere (☞ 11.3.2) oder Bettruhe über den Operationstag hinaus stellt das rechtzeitige Absetzen oraler Kontrazeptiva einen Beitrag zur Risikominimierung dar.

Schwangerschaft

Vor der geplanten stationären Aufnahme sollte bei Frauen eine Schwangerschaft sicher ausgeschlossen sein, um eine Fruchtschädigung durch Medikamente oder Röntgenstrahlen zu vermeiden. In der Regel wird in den Aufklärungs- und Einverständnisbögen zur OP und Narkose, welche die Patientin ausfüllen und unterzeichnen muß, nach einer bestehenden Schwangerschaft gefragt. Ansonsten muß sich der Arzt ausdrücklich danach erkundigen und die Antwort der Patientin dokumentieren.

Gewichtsreduktion

Insbesondere vor Gelenkoperationen sollten übergewichtige Patienten ihr Gewicht reduzieren, da das Übergewicht die ohnehin schon beeinträchtigten Gelenke weiter belastet. Die letzten zwei Wochen vor der Operation sollte sich aber auch der übergewichtige Patient normal ernähren (d.h. eine ausgewogene Mischkost zu sich nehmen), damit der Organismus zur Operation in einem ausgeglichenen Stoffwechselzustand ist.

Hautverhältnisse im Operationsgebiet

Infektiöse Hauterkrankungen im Operationsgebiet, z.B. eitrige Infektionen (etwa Furunkel, ☞ 30.8.1) oder Hautpilzerkrankungen, erhöhen das Risiko von Wundinfektionen erheblich (bei geplanten Eingriffen in unvertretbarem Maße). Sie müssen daher rechtzeitig vor geplanten Eingriffen behandelt werden.

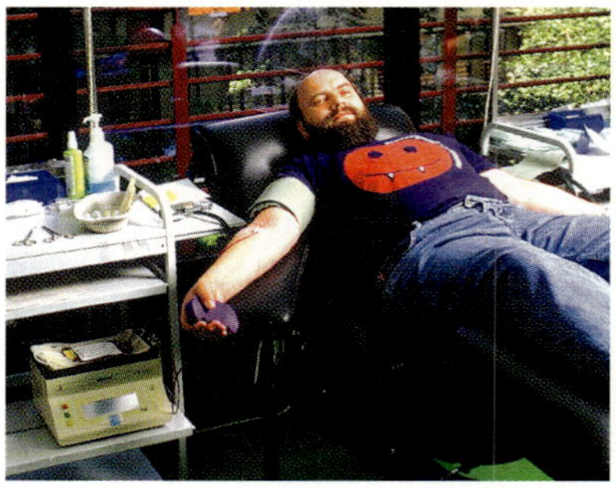

Abb. 11.3: Patient bei der Eigenblutspende. [K183]

Vermeidung von Fremdblutgaben

Viele Patienten stehen einer Fremdblutgabe äußerst skeptisch gegenüber, da wiederholt Blutkonserven mit Hepatitis- oder HI-Viren verseucht waren (☞ 24.5.6). Ca. 25.000 Hepatitisneuerkrankungen jährlich sind durch Transfusionen bedingt, und das Risiko einer HIV-Infektion beträgt ca. 1 : 500.000. Deshalb *muß* vor geplanten Operationen mit zu erwartendem Blutbedarf (d.h. einem Blutverlust über 1000 ml) über die Möglichkeiten zur Vermeidung von Fremdbluttransfusionen aufgeklärt werden.

Eigenblutspende

Bei der **Eigenblutspende** wird dem Patienten, beginnend 4 – 5 Wochen vor der Operation, wöchentlich bis zehntägig Blut entnommen, das ihm während oder nach der Operation bei Bedarf retransfundiert wird. Pro Entnahmetermin werden ca. 450 – 500 ml Blut abgezogen, was einem Verlust von ca. 210 – 250 mg Eisen entspricht. Daher erhält der Patient zwischen den Entnahmeterminen zur Unterstützung der Blutregeneration Eisenpräparate, z.B. Eryfer® 100 mg täglich.

Das abgenommene Vollblut wird getrennt in **Eigenerythrozytenkonzentrate** *(autologes Erythrozytenkonzentrat, AEK)* und **Eigenplasmapräparate** *(EPL)*, die sofort tiefgefroren werden, um die Blutgerinnungsaktivität zu erhalten. Fehlt die dafür notwendige technische Ausstattung, kann das abgenommene Vollblut bei + 4 °C (Blutkühlschrank) für maximal 35 Tage gelagert werden.

Kontraindikationen für die Eigenblutspende sind:

- Schwere Erkrankungen des Herz-Kreislauf-Systems oder der Atemwege
- Anämie mit einem Hämatokrit unter 34% (☞ 24.6.1)

- Gerinnungsstörungen
- Akute Infektionskrankheiten
- Bösartige Tumorerkrankungen.

Bei einer koronaren Herzerkrankung (☞ 18.5.1), einer kompensierten (☞ 18.6.1) Herzinsuffizienz, leichteren Einschränkungen der Atmung, Schwangerschaft und höherem Lebensalter muß im Einzelfall entschieden werden, ob die Eigenblutspende oder die Fremdblutgabe ein höheres Risiko für den Patienten darstellt.

Da die Eigenblutentnahme einen Eingriff in die Integrität des Körpers bedeutet, muß der Patient über Vor- und Nachteile des Verfahrens, insbesondere Verunreinigung, Verwechslungsgefahr und mögliche Transport- und Lagerungsmängel aufgeklärt und die Aufklärung wie bei anderen Eingriffen dokumentiert werden.

Die Durchführung des Eigenblutprogrammes erfordert einen hohen Koordinationsaufwand von seiten aller Beteiligten (Patient, Operateur, Anästhesist, ggf. Transfusionsmediziner). Mit Abnahme des ersten Eigenbluts „läuft die Uhr", da die Verfallszeiten der Konzentrate unbedingt eingehalten werden müssen (Verfallszeit von Vollblut fünf Wochen, von Eigenerythrozytenkonzentraten sieben Wochen).

Cellsaver

Eine weitere Möglichkeit, Fremdbluttransfusionen zu vermeiden, besteht in der Verwendung eines **Cellsavers** *(maschinelle Autotransfusion)*. Hierbei wird das während der Operation abgesaugte Blut aufgefangen, aufbereitet und innerhalb von 6 – 8 Stunden retransfundiert. Typische Einsatzgebiete sind Operationen bei Patienten, bei denen eine Eigenblutspende nicht möglich ist, Eingriffe mit erhöhtem Blutverlust, z.B. Wirbelsäulenoperationen, Implantation einer Hüft- oder Knieendoprothese, Leberoperationen, oder Notfalleingriffe mit starker Blutung (z.B. nach Stichverletzung großer Gefäße).

Bei Tumoreingriffen, akuten Entzündungen im Wundgebiet oder einer Sepsis darf der Cellsaver wegen einer möglichen Streuung von Tumorzellen bzw. Keimen nicht eingesetzt werden.

Akute präoperative Hämodilution

Bei der **akuten präoperativen Hämodilution** werden dem Patienten unmittelbar vor der Operation 1 – 2 Konservenbeutel Blut entnommen. Der Volumenverlust wird durch *Plasmaexpander* (☞ 10.5.1) ausgeglichen. Der Patient verliert während der Operation also verdünntes, erythrozytenarmes Blut. Eine Verschlechterung der Sauerstoffversorgung durch die geringfügige Verdünnung des Blutes ist nicht zu befürchten. Vielmehr verringert die Blutverdünnung die Thrombosegefahr und verbessert die Organdurchblutung .

Noch während oder unmittelbar nach der Operation erhält der Patient sein Eigenblut retransfundiert. Die Indikationen und Kontraindikationen entsprechen denen der Eigenblutspende.

Retransfusion von Drainageblut

Verschiedene Hersteller bieten Systeme an, die bis zu 6 Std. postoperativ das Blut aus den Drainagen sammeln. Über einen speziellen Blutfilter kann dann das verlorene Blut retransfundiert werden.

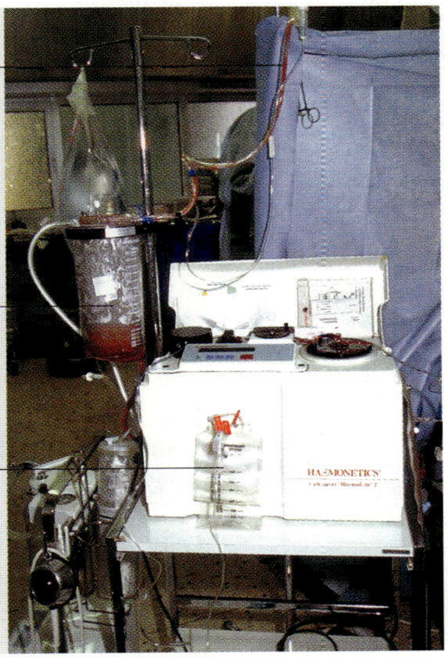

Abb. 11.4: Cellsaver zur Vermeidung von Fremdblutkonserven. [M120]

Somit können Blutverluste während einer Operation durch den gezielten Einsatz von Maßnahmen zur Vermeidung von Fremdblut kompensiert werden. Dies ist gerade für Patienten wichtig, die eine Fremdblutgabe ablehnen (z.B. Zeugen Jehovas).

Leider sind die angebotenen Möglichkeiten häufig teurer als der Einsatz von Fremdblut.

11.1.2 Stationäre Phase

☑ Alle Maßnahmen der präoperativen Pflege dienen der optimalen Vorbereitung des Patienten auf die bevorstehende Operation. Einige, beispielsweise das präoperative Einüben von Atem-, Abhust- oder Aufstehtechniken, sollen dem Patienten die unmittelbar *postoperative* Phase erleichtern und Komplikationen verhüten helfen. Immer aber bieten sie den Pflegenden die Möglichkeit, Kontakt zum Patienten aufzunehmen und eine vertrauensvolle Atmosphäre zu schaffen, die für den anschließenden Heilungs- und Genesungsprozeß von großer Bedeutung ist.

Erstgespräch

So früh wie möglich erfolgt zwischen dem Patienten und der ihn betreuenden Pflegeperson das **Erstgespräch** (☞ 2.2.1), das Ausgangspunkt einer vertrauensvollen Zusammenarbeit sein kann, wenn die Pflegekraft alle Äußerungen des Patienten ernst nimmt und sensibel auf seine Signale reagiert. Möchte der Patient über seine Ängste sprechen, geht sie darauf ein (psychische Betreuung, ☞ unten), möchte der Patient nicht so viel reden, respektiert sie diesen Wunsch. Wird in dem Gespräch deutlich, daß der Patient über den bevorstehenden Eingriff nicht ausreichend informiert ist, obwohl er vom Arzt bereits aufgeklärt worden ist, weist sie den Stationsarzt darauf hin.

Ein weiterer Bestandteil des Erstgespräches sind Fragen nach Allergien wie z.B. Pflasterunverträglichkeit und dem aktuellen Befinden des Patienten. Zwar fragt auch der Arzt in der ärztlichen Anamnese danach, doch findet das Erstgespräch zwischen Patient und Pflegekraft meist *vor* der ärztlichen Anamnese statt, so daß Befindlichkeitsstörungen oder Erkrankungen, welche den geplanten Eingriff gefährden (z.B. Infekte der Atemwege), eher erkannt und dem Arzt mitgeteilt werden können. Dieser entscheidet dann, ob der Eingriff wie geplant stattfindet oder ob er verschoben wird. So können dem Patienten unangenehme Operationsvorbereitungen erspart werden.

Nach dem Erstgespräch erfassen die Pflegenden die Körpermaße und Vitalzeichen des Patienten und dokumentieren sie. Die Krankenunterlagen werden auf ihre Vollständigkeit hin überprüft und noch erforderliche präoperative Untersuchungen vorbereitet (☞ Tab. 11.1). Müssen Blutkonserven bereitgestellt werden, organisieren das in der Regel ebenfalls die Pflegenden (auf Arztanordnung).

Bei Operationen an den unteren Extremitäten, bei denen eine postoperative Mobilisation lediglich mit Unterarmgehstützen erlaubt ist (z.B. zementfreie Hüft-Totalendoprothese, ☞ 26.10.2), wird meist bereits präoperativ eine Gehschulung durch Physiotherapeuten veranlaßt. Die Zeit zwischen stationärer Aufnahme und Operation kann außerdem zum Training für postoperativ benötigte Fähigkeiten genutzt werden, z.B. für Atemübungen oder das Erlernen von Muskelanspannungsübungen zur Thromboseprophylaxe.

Bei der Zimmerbelegung berücksichtigen die Pflegenden die Kontamination der Wunden. Beispielsweise dürfen Patienten mit aseptischen Wunden, z.B. Patienten *vor* oder *nach* Knochenoperationen, nicht zu Patienten mit infizierten Wunden oder nach Bauchoperationen mit Eröffnung von Hohlorganen (z.B. Magen, Gallenblase, Darm) gelegt werden.

Psychische Betreuung

☑ Keine Operation ist ein Routinefall, weder für den Patienten noch für die Pflegenden (auch wenn gerade kleine Operationen oft als „banale Routine" abgetan werden).
Gute perioperative Pflege bedeutet nicht nur die Sorge um die körperlichen Belange des Patienten, sondern immer auch die Begleitung des Patienten in seiner individuellen Situation über den gesamten stationären Aufenthalt.

Eine bevorstehende Operation ist für die meisten Patienten und deren Angehörigen eine große psychische Belastung. Auch wenn der Patient die Notwendigkeit der Operation einsieht und sich von ihr eine Besserung seiner Beschwerden erhofft, empfindet er die Operation oder die Narkose als konkrete Bedrohung (im Gegensatz zu dem schlecht faßbaren Risiko, einen Verkehrsunfall zu erleiden). Die innere Auseinandersetzung mit seinen Gefühlen und das Aussprechen seiner Ängste können dem Patienten oft schon helfen, mit der Situation fertig zu werden. Beim Konkretisieren der Ängste wird dem Patienten bewußt, wovor er wirklich Angst hat, und die Pflegenden können adäquat darauf eingehen. Im Vordergrund steht dabei oft die Angst vor postoperativen Schmerzen. Hier kann der Patient durch die Erklärung beruhigt werden, daß diese Schmerzen sich durch Schmerzmittel gut beherrschen lassen und er sich bei Schmerzen frühzeitig melden kann.

Besonders unangenehm ist es für den Patienten, wenn seine Operation verschoben werden muß, z.B. wegen einer zusätzlichen Notfalloperation. Überreaktionen des Patienten in dieser Situation sind nicht persönlich gemeint, sondern Ausdruck seiner psychischen Belastung. Entsprechend sensibel sollten die Pflegenden auf Unmut oder gar Aggressionen reagieren.

Körperreinigung

Falls organisatorisch möglich, sollte der Patient am Morgen des Operationstages duschen (sonst am Vorabend). Auch der Nabel muß gründlich gereinigt werden. Vor Eingriffen an den Extremitäten ist auf eine sorgfältige Nagelpflege und Reinigung insbesondere der Zwischenfinger- bzw. -zehenräume zu achten. Weniger mobile Patienten brauchen hierbei die Unterstützung der Pflegenden. Nach der Körperreinigung zieht der Patient frische Wäsche an.

Make-up oder Nagellack werden entfernt, da sie eine zuverlässige Beurteilung von Hautfarbe und Durchblutung der Fingernägel unmöglich machen.

ATL Kleiden und Waschen, ☞ 7.5

Vorbereitung des Operationsfeldes

Haare im Bereich des Operationsfeldes werden in der Regel entfernt, da sie als Keimträger Wundinfektionen begünstigen. Dabei wird wegen einer eventuell notwendigen Erweiterung des Hautschnitts ein ausreichender „Sicherheitsabstand" eingehalten. Bei der Rasur ist darauf zu achten, daß die Haut des Patienten nicht verletzt wird. Kleine Hautläsionen (*Mikroläsionen*) stellen nämlich durch die austretende Körperflüssigkeit einen guten Nährboden für Bakterien dar. Außerdem entfällt an diesen Stellen die Schutzfunktion der Haut (☞ 30.1). Mikroläsionen können jedoch bei jeder Rasur auftreten (das ist auch der Grund, warum manche Ärzte eine Rasur ablehnen und die Haare im Operationsgebiet nur mit einer Schere kürzen lassen). Die Rasur sollte möglichst kurz vor der Operation erfolgen, um die Keimbesiedelung so gering wie möglich zu halten. In vielen Häusern erfolgt sie deshalb nicht auf der Station, sondern unmittelbar bei der OP-Vorbereitung im OP-Trakt.

Die Haare können durch Naß- oder Trockenrasur oder – bei geringer Behaarung – mit einer Enthaarungscreme entfernt werden. Der Vorteil der Creme besteht darin, daß keine Mikroläsionen entstehen. Nachteile sind, daß sie nicht an Schleimhäuten angewendet werden darf und daß sie allergische Reaktionen auslösen kann. Aus diesem Grund sollte etwas Creme am Vortag der Operation auf eine Hautstelle außerhalb des OP-Bezirks aufgetragen werden, um zu testen, ob der Patient auf die Creme allergisch reagiert.

Während der Rasur besteht nochmals die Möglichkeit, die Haut im Operationsgebiet zu inspizieren. Bei Besonderheiten, z.B. einer nicht durch die Rasur verursachten Rötung, einem „Eiterpickel" oder einem Insektenstich, wird sofort der Arzt informiert, weil die Operation ggf. abgesetzt werden muß – auch wenn dies für alle Beteiligten belastend ist. Bei Wahleingriffen stellen Infektionsherde im OP-Gebiet ein nicht zu vertretendes Risiko dar.

ⓘ Bei Operationen im Gesicht werden die Augenbrauen nicht rasiert!

Nahrungskarenz

Ist ein Patient bei der Narkoseeinleitung nicht nüchtern und erbricht, können Magensaft und Speisereste in die Luftwege gelangen (**Aspiration**, ☞ 7.7.7 und 20.13). Eine Beatmung ist dann erschwert oder gar unmöglich, und nicht wenige Patienten bekommen eine schwere Lungenentzündung (**Aspirationspneumonie**, ☞ 20.13).

Daher darf der Patient 6 (– 8) Stunden vor Einleitung der Anästhesie (außer bei Infiltrationsanästhesie kleiner Areale, ☞ 37.9.5) nicht essen, nicht trinken, nicht rauchen und auch kein Kaugummi kauen (regt die Magensaftproduktion an). Im Stationsalltag gilt, daß der Patient am Vorabend der Operation leichte Kost erhält, nach der Abendmahlzeit nicht mehr essen und ab ca. 22.00 Uhr bis zur Operation auch nicht mehr trinken soll. Bei Patienten in schlechtem Allgemeinzustand ordnet der Arzt häufig eine intravenöse Flüssigkeitszufuhr mit hochkalorischer Ernährung an (☞ 10.3.3). Vor Eingriffen am Magen-Darm-Trakt dauert die präoperative Nahrungskarenz aufgrund der notwendigen Darmvorbereitung länger (☞ unten).

☑ Eine orale Prämedikation (☞ 37.7.2) widerspricht dem Nüchternheitsgebot nicht!

In *Notfällen* (☞ 11.1.4) kann die Nahrungskarenz nicht eingehalten werden. Hier muß trotz der Aspirationsgefahr eine Narkose eingeleitet werden *(Nicht-Nüchtern-Einleitung)*. Eine während der Anästhesieeinleitung zügig durchgeführte Intubation verhindert dann über die Abdichtung der Luftröhre durch den Tubus ein Eindringen von Magensaft in die Lunge. Meist wird zusätzlich der Mageninhalt abgesaugt (*Crush-Einleitung*, ☞ 37.11.1).

Darmvorbereitung

Orthograde Darmspülung, ☞ 21.1.5; Reinigungseinlauf und Klysma, ☞ 21.1.6

Bei Eingriffen außerhalb des Magen-Darm-Traktes genügt in der Regel die Entleerung des Rektums, z.B. mittels eines Klysmas oder Suppositoriums am Vorabend der Operation, um eine intraoperative Darmentleerung zu verhindern. Liegen die Organe jedoch in der Nähe des Darmes, ist ein hoher Reinigungseinlauf erforderlich (ggf. in Kombination mit oralen Abführmitteln), um die Operationsbedingungen zu verbessern (ein voller Darm verdrängt die benachbarten Organe). Vor Darmoperationen ordnet der Arzt meist eine orthograde Darmspülung an, da das Risiko einer Infektion nach Eröffnung eines stuhlgefüllten Darmes sehr hoch ist.

Prämedikation

Ziel der **Prämedikation** ist die *Anxiolyse,* also das Dämpfen von Angst- und Spannungszuständen. Hierzu erhält der Patient die vom Anästhesisten während des anästhesiologischen Aufklärungsgesprächs festgelegten Medikamente (☞ 37.7.2).

Damit der Patient bei Ankunft im OP auch wirklich angstfrei ist, müssen die Medikamente am OP-Tag pünktlich zum angeordneten Zeitpunkt gegeben werden. Vor der Gabe der Prämedikation wird der Patient gebeten, noch einmal auf die Toilette zu gehen, da eine Beeinträchtigung der Kreislaufregulation häufige Nebenwirkung der Medikamente ist und der Patient deshalb nach Einnahme der Medikamente wegen der erhöhten Kollapsneigung nicht mehr alleine aufstehen darf.

Beim anästhesiologischen Aufklärungsgespräch legt der Anästhesist auch fest, wie bei Patienten mit Dauermedikation zu verfahren ist, z.B. bei Einnahme von blutzuckersenkenden Medikamenten oder Schilddrüsenhormonen.

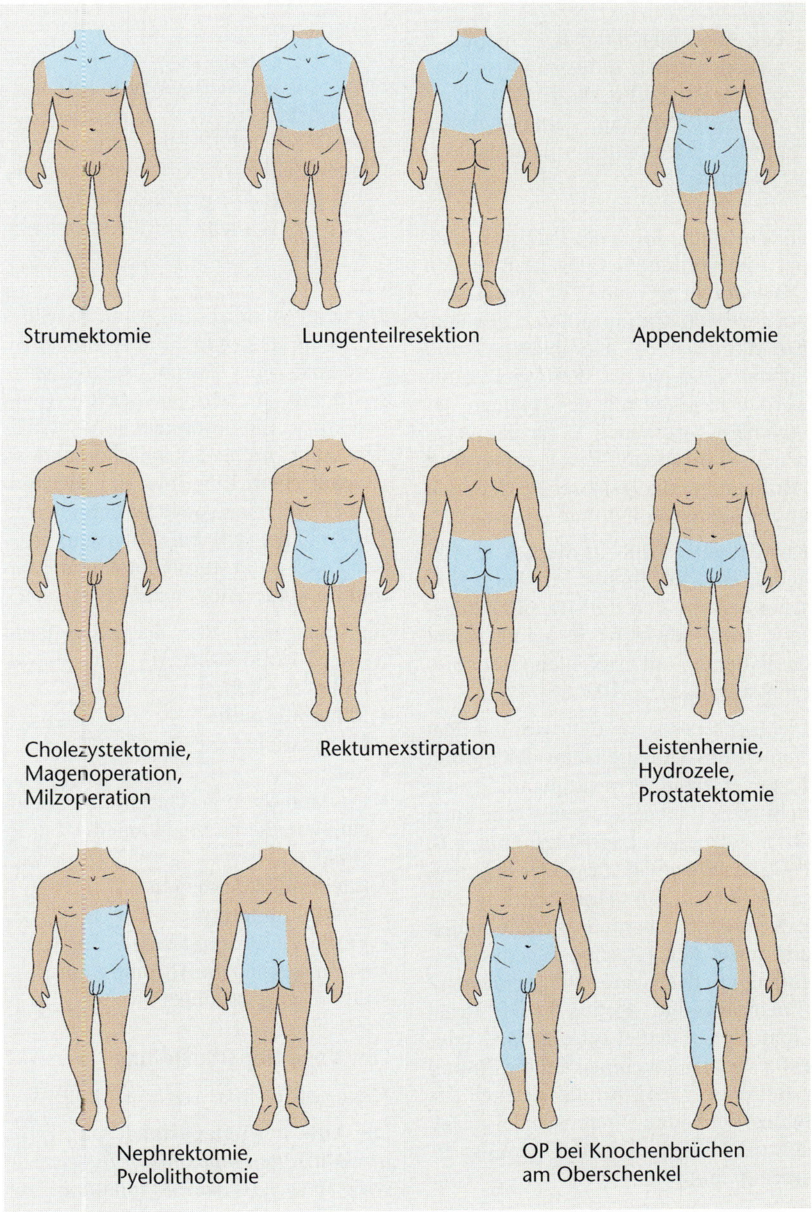

Abb. 11.5: Rasurpläne bei verschiedenen Operationen. [L157]

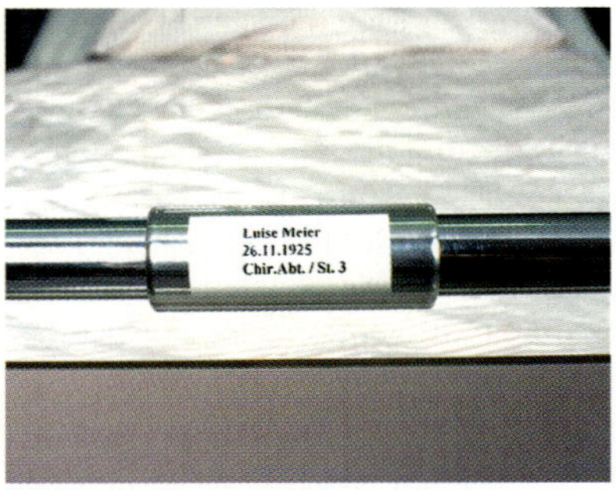

Abb. 11.6: Das Bett des Patienten wird mit Namen, Geburtsdatum und Station des Patienten versehen, damit er postoperativ in das richtige Bett umgelagert wird. [K183]

Transport in den OP

☑ Alle Tätigkeiten am Operationstag werden ruhig und ohne Hektik ausgeführt, da sich Unruhe und Fahrigkeit auf den ohnehin schon angespannten Patienten übertragen.

Falls möglich, sollte der Patient von einer ihm vertrauten Pflegekraft in den OP gebracht werden. Vor dem Transport werden Zahnprothesen, Brillen, Kontaktlinsen, Hörgeräte und Schmuck abgelegt. Wertgegenstände werden in einen mit dem Namen des Patienten versehenen Umschlag gegeben und in einem Tresor aufbewahrt (Maßnahme aus juristischen Gründen im Pflegeprotokoll dokumentieren).

Der Patient erhält ein frisches Klinikhemd, eine Kopfhaube, die beim Einschleusen in den OP-Bereich aufgesetzt wird, sowie AT-Strümpfe (nicht bei Patienten mit arteriellen Durchblutungsstörungen, ☞ 19.6.2).

Das frisch bezogene Bett wird mit dem Namen des Patienten und der Station versehen, damit er postoperativ in das richtige Bett umgelagert wird. Die nach OP notwendigen Lagerungsmittel, z.B. Felle zur Weichlagerung oder Schaumstoffschienen zur Hochlagerung der Extremitäten, werden mitgenommen und nach dem Einschleusen des Patienten in das leere Bett eingebaut (Lochstabgeräte werden in der Regel nicht im OP eingebaut, das Bett muß dafür meist noch einmal auf die Station gefahren werden). An das Kopfteil des Bettes wird eine Nierenschale gelegt, falls der Patient nach der Operation erbrechen muß.

Folgende Unterlagen werden mit in den OP gegeben:

- Aktuelle Krankenakte mit Patientenkurve, Laborwerten und Untersuchungsbefunden
- Ggf. Krankenunterlagen früherer Klinikaufenthalte
- Einverständniserklärungen für Operation und Narkose
- Narkoseprotokoll
- Röntgenaufnahmen
- Patientenetiketten.

11.1.3 Perioperative Thrombose- und Embolieprophylaxe

Thrombose, ☞ 19.8.3; Thromboseprophylaxe, ☞ 7.3.15; Lungenembolie, ☞ 20.10.1

☑ Ohne ausreichende Prophylaxe erleiden ca. 50 % aller operierten Erwachsenen eine tiefe Bein- oder Beckenvenenthrombose, die bei einem Ablösen des Thrombus zu einer (tödlichen) Lungenembolie führen kann.

Da Beinvenenthrombosen zu 80 – 90% *während* der Operation entstehen, wird mit der Thromboseprophylaxe spätestens am Morgen des OP-Tages begonnen. Ein besonders hohes Risiko besteht bei unfallchirurgischen und orthopädischen Eingriffen im Becken- und Hüftbereich sowie an den unteren Extremitäten (z.B. bei Osteosynthesen, ☞ 27.6.6, Prothesenimplantationen und Bandoperationen am Kniegelenk).

Risikofaktoren des Patienten sind (☞ auch 7.3.15, 19.6.1):

- Höheres Alter
- Immobilisierung
- Übergewicht
- Rauchen
- Einnahme von ins Gerinnungssystem eingreifenden Medikamente (z.B. „Pille“)
- Infektionskrankheiten
- Herzerkrankungen
- Varikosis (Krampfadern, ☞ 19.8.1)
- Vorausgegangene Thrombosen
- Gerinnungsstörungen.

Low dose-Heparinisierung

Heparine, ☞ Pharma-Info 19.49

Die **Low dose-Heparinisierung** *(prophylaktische Heparinisierung)* ist die wirksamste (Einzel-)Maßnahme zur Thromboseprophylaxe. Mit ihr wird bei nahezu allen Patienten spätestens am Morgen des Operationstages begonnen und erst bei voller Mobilisierung des Patienten aufgehört. Von der Low dose-Heparinisierung wird abgesehen, wenn:

- Kontraindikationen vorliegen oder
- Die Operation nicht länger als 30 Minuten dauert und die Patienten nicht älter als 40 Jahre alt sind, keine zusätzlichen Risikofaktoren aufweisen und nach der Operation schnell mobilisiert werden können.

Der Patient erhält je nach Medikament ein- bis dreimal täglich eine subkutane Heparininjektion *außerhalb* des Lymphabflußgebiets des Operationsbereichs. Beispielsweise erfolgen die Injektionen nach einer *linksseitigen* Leistenbruchoperation in den *rechten* Unterbauch oder *rechten* Oberschenkel (☞ 10.4.3). Dadurch soll eine Blutungsgefahr durch eine höhere lokale Konzentration des gerinnungshemmenden Medikaments vermieden werden. Laborkontrollen sind bis auf eine wöchentliche Bestimmung der Thrombozytenzahl nicht erforderlich.

Viele Patienten sehen die (sehr häufigen) blauen Flecke der Haut um den Injektionsort herum als Folge einer falschen Injektionstechnik an. Hier hilft der Hinweis, daß die Flecken durch die stärkere Gerinnungshemmung (und dadurch erhöhte Blutungsneigung) am Injektionsort bedingt sind und von alleine wieder weggehen werden.

Physikalische Maßnahmen

Die physikalischen Maßnahmen zur Thromboseprophylaxe (☞ 7.3.15) sind nur in Verbindung mit einer adäquaten medikamentösen Prophylaxe zu sehen und können diese nicht ersetzen.

Wichtigster Bestandteil der physikalischen Thromboseprophylaxe ist die **Frühmobilisation** des Patienten. Möglichst noch am Operationstag sollte der Patient erstmalig aufstehen.

Patienten mit Cumarintherapie

Cumarine, ☞ Pharma-Info 19.50

Patienten nach durchgemachter tiefer Bein- oder Beckenvenenthrombose und Patienten mit einer künstlichen

Herzklappe oder einem Vorhofflimmern des Herzens erhalten in der Regel ein gerinnungshemmendes Medikament aus der Substanzgruppe der Cumarine (z.B. Marcumar®, ☞ Pharma-Info 19.50), das die Blutgerinnung deutlich herabgesetzt. Würde man solche Patienten ohne vorherige Umstellung der Therapie operieren, wären teils lebensbedrohliche Blutungen die Folge (die Gabe von Vitamin K kann die Blutungen erst nach mehreren Stunden stoppen, ☞ unten). Aus diesem Grund müssen Patienten mit Cumarintherapie vor einer geplanten Operation auf eine Thromboseprophylaxe mit Heparin umgestellt werden (Heparin läßt sich sehr schnell durch das Antihämorrhagikum Protamin inaktivieren). Die Gerinnungsparameter werden anfangs mindestens einmal täglich kontrolliert (z.B. Quick, PTT und bei ausgedehnten Eingriffen ggf. auch AT III, ☞ 39.8, 39.58, 39.62).

Bei dringlichen Operationen von Marcumar-Patienten kann versucht werden, die Blutgerinnungsbereitschaft mit Vitamin K-Präparaten, z.B. Konakion®, anzuheben. Da es jedoch bis zum Einsetzen der Wirkung mindestens 6 – 12 Stunden und bis zur Normalisierung der Gerinnung 2 – 3 Tage dauert, müssen in Notfällen Gerinnungspräparate (z.B. PPSB, ☞ 24.5.6) gegeben werden.

11.1.4 Vorgehen bei Notfällen und Mehrfachverletzten

Häufigste Ursache von *Mehrfachverletzungen* **(Polytraumen)** sind Verkehrsunfälle, durch die mehrere Körperregionen oder Organsysteme gleichzeitig verletzt werden. Meist handelt es sich dabei um lebensbedrohliche Verletzungen, die sofort operiert werden müssen (☞ unten, Operative Phase), jedoch gibt es auch Polytraumen, bei denen keine Operation unmittelbar angezeigt ist, z.B. eine Rippenserienfraktur mit gleichzeitigen schweren Verbrennungen.

Muß so schnell wie möglich operiert werden, damit der Patient eine Überlebenschance hat, gelten die genannten Regeln der OP-Vorbereitung nur sehr eingeschränkt. So werden vor der OP nur die unbedingt notwendigen diagnostischen Maßnahmen ergriffen (Notfalldiagnostik). Auf eine längerdauernde OP-Vorbereitung (z.B. abwarten, bis der Patient sechs Stunden nüchtern ist) wird ebenso verzichtet wie auf die Aufklärung und (schriftliche) Einwilligung des Patienten (☞ 10.7.1). Meist ist der Patient hierzu auch gar nicht in der Lage, da er oft schon vom Notarzt intubiert und beatmet wurde.

Die Versorgung eines Mehrfachverletzten läuft nach einem Stufenplan mit genauer Aufgabenteilung ab. Innerhalb der ersten Stunde müssen die richtigen diagnostischen und therapeutischen Maßnahmen einsetzen, z.B. Reanimation (☞ 17.3), Schockbehandlung (☞ 38.5.1) und der Ausschluß einer intrakraniellen oder -abdominellen Blutung (☞ 35.15.1). Unterlassungen können zu irreversiblen Schäden führen. In dieser Situation ist ein gut eingearbeitetes Team, bestehend aus Pflegepersonal, MTA und Ärzten, von unschätzbarem Wert. Durch die Orts- und Organisationskenntnis sowie aktive Mithilfe (z.B. Entkleiden des Patienten, Legen von Blasenkathetern, Vorbereiten von Punktionen) vermeiden Pflegende unnötigen Zeitverlust.

Reanimationsphase

☑ **Zeit:** Erste Stunde („Goldene Stunde")

Ziel: Stabilisierung der Vitalfunktionen

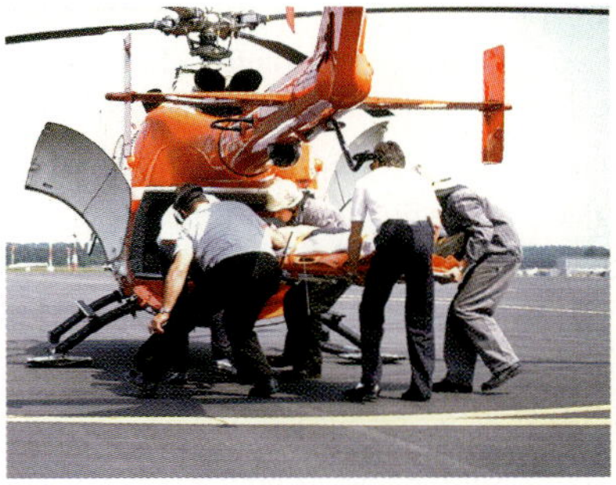

Abb. 11.7: Bei Polytraumen sind die Maßnahmen der ersten Stunde entscheidend für das Überleben und den weiteren Krankheitsverlauf. Vorteile des Rettungshubschraubers sind die hohe Einsatzschnelligkeit bei größerem Einsatzradius und der schnelle, schonende Transport auch in entfernt gelegene Spezialkliniken, z.B. bei Verbrennungen, Schädel-Hirn-Trauma und Polytrauma. [O133]

Die Maßnahmen der ersten Stunde sind entscheidend für das Überleben und den weiteren Krankheitsverlauf. Der Verletzte wird am Unfallort fachgerecht versorgt, z.B. erhält er Infusionen und wird ggf. intubiert, gebrochene Extremitäten werden ruhiggestellt und offene Wunden steril abgedeckt.

Im Krankenhaus legt der verantwortliche Chirurg nach der Erstuntersuchung die diagnostische Reihenfolge fest und entscheidet, ob Ärzte anderer Fachrichtungen hinzugezogen werden müssen. Möglichst zeitgleich überprüft ein weiterer Chirurg durch eine Ultra-

Phase	Dauer	Ort	Maßnahmen
Re-animations-phase	Minuten bis Stunden	Unfallstelle, Notarztwagen, Rettungshubschrauber, Notfallaufnahme, Röntgenabteilung	Intensive Diagnostik und Therapie sowie Schaffung der Voraussetzungen zur OP
Erste operative Phase	Stunden	Operationsabteilung	Versorgung akut lebensbedrohlicher Verletzungen und/oder Verletzungen, die mit irreversiblen Schäden einhergehen (☞ Text)
Erste Post-aggressions-phase	Stunden bis Tage	Intensivstation	Schaffung der Voraussetzungen zu weiteren optimierenden OPs sowie (intensiv-)pflegerische Maßnahmen.
Zweite operative Phase	Stunden	Operationsabteilung	Versorgung von nicht akut lebensbedrohlichen Verletzungen, deren Komplikationen aber lebensbedrohlich werden können, und/oder Versorgung von Verletzungen mit aufgeschobener Dringlichkeit (☞ Text)
Zweite Post-aggressions-phase	Stunden bis Tage	Intensivstation	Endgültige Stabilisierung aller Funktionen, (intensiv-)pflegerische Maßnahmen
Heilungs-phase	Wochen	Intensivstation, Allgemeinstation	(Intensive) pflegerische Einleitung der Rehabilitationsmaßnahmen

Tab. 11.8: Versorgung eines Polytraumatisierten. [A150]

schalluntersuchung des Abdomens und ggf. des Thorax, ob freie Flüssigkeit als Hinweis auf eine Blutung vorliegt.

Der Anästhesist sorgt mit seinem Team gleichzeitig für das Fortführen der bereits eingeleiteten Allgemeinanästhesie (☞ 37.8) und der Beatmung und veranlaßt u.a. Blutabnahmen zur Bestimmung der Blutgruppe und weiterer wichtiger Laborparameter. Reicht die Gabe von Plasmaexpandern (☞ 10.5.1) nicht aus, wird bei sehr starker Blutung evtl. *Universalspenderblut* der Blutgruppe 0 oder ungekreuztes Blut der Blutgruppe des Patienten gegeben (☞ 24.4.4).

Dieser Teil der klinischen Maßnahmen darf höchstens 15 – 20 Minuten dauern.

Befindet sich der Verletzte in einem stabilen Zustand, schließt sich die Röntgendiagnostik an, die beim Bewußtlosen mehrere definierte Standardaufnahmen umfaßt und entsprechend der Extremitätenverletzungen ergänzt wird.

Bei mutmaßlichem oder gesichertem Schädelhirntrauma wird je nach Schwere der übrigen Verletzungen und je nach neurologischem Zustand entweder direkt nach Erstdiagnostik und -therapie oder nach Durchführung der Röntgendiagnostik oder den Maßnahmen der Akutchirurgie (☞ unten) eine Computertomographie angeschlossen.

Operative Phase

Erste operative Phase

☑ **Ziel:** Versorgung der lebensbedrohlichen Verletzungen, um den Zustand des Patienten zu stabilisieren und möglichst günstige Voraussetzungen für eine spätere Versorgung, z.B. von geschlossenen Frakturen, zu schaffen.

In kritischen Situationen muß der Patient ohne weitere Diagnostik notfallmäßig in der **ersten operativen Phase** operiert werden *(Akutchirurgie)*.

Folgende Verletzungen werden typischerweise in dieser Phase operiert:

- *Hirntraumen*, die zu einem Kreislaufversagen und einem Atemstillstand aufgrund eines erhöhten Hirndrucks führen, z.B. das epidurale Hämatom (☞ 35.7.2)
- *Verletzungen, die mit starkem Blutverlust einhergehen*, z.B. Organverletzungen (Leber, Milz, Niere), Gefäßverletzungen, Beckenfrakturen
- *Verletzungen, bei denen irreversible neurologische Schäden auftreten können*, z.B. Wirbelsäulenverletzungen mit neurologischen Ausfällen, Gehirnblutungen
- *Verletzungen, bei denen irreversible Schäden durch die erhöhte Infektionsgefahr auftreten können*, z.B. offene Gelenkverletzungen und Frakturen (Gefahr einer Osteomyelitis, ☞ 26.6.1). Zur vorübergehenden Stabilisierung der Fraktur wird häufig ein *Fixateur externe* (☞ Abb. 27.6.8) verwendet, der später durch eine Osteosynthese (☞ 27.6.6) ersetzt werden kann. Bei sehr schweren Extremitätenverletzungen mit ausgedehnten Weichteilzerstörungen ist wegen der akuten Lebensgefahr gelegentlich eine Amputation einer zeitaufwendigen und wenig aussichtsreichen Rekonstruktion vorzuziehen
- *Verletzungen im Gesicht, die mit starker Schwellung einhergehen*, z.B. Kiefer- und Gesichtsschädelverletzungen sowie Augenverletzungen. Diese werden aber nur dann sofort operiert, wenn keine dringlicheren Operationen anstehen oder wenn sich der Patient nach den lebensrettenden Operationen noch in einem operationsfähigen Zustand befindet.

Zweite operative Phase

Hat sich der Zustand des Patienten stabilisiert, folgt die **zweite operative Phase,** in der weitere Operationen vorgenommen werden, z.B.:

- Versorgung geschlossener Frakturen
- Ersatz des Fixateur externe durch eine Osteosynthese (☞ 27.6.6)
- Gelenkrekonstruktionen
- Weichteilplastiken
- Abtragen von Nekrosen
- Ausräumen von Infektionsherden oder Hämatomen.

Postaggressionsphase

☑ **Zeit:** Stunden bis 10 Tage nach dem Unfall oder der Operation

Ziel: Stabilisierung insbesondere von Kreislauf und Atmung des Verletzten bzw. Operierten, aber auch von allen unten genannten Veränderungen.

Als **Postaggressionssyndrom** werden Allgemeinveränderungen des Organismus bezeichnet, die Folge einer Schädigung von Körpergeweben („Aggression") durch Verletzungen oder Operation sind. Das Ausmaß der Veränderungen hängt vom Ausmaß der Schädigung ab. Im Vordergrund stehen:

- Katabole („abbauende") Stoffwechsellage mit Fett-, Eiweiß- und Glykogenabbau
- Veränderungen des Säure-Basen- und Elektrolythaushalts (Azidose, Störungen des Na^+-K^+-Stoffwechsels), Wasserretention
- Glukoseverwertungsstörung mit Blutzuckeranstieg
- Fieber (bis 38,5 °C ohne Schüttelfrost über 2 – 5 Tage)
- Blutgerinnungsstörungen
- Organfunktionsstörungen infolge Minderdurchblutung des betreffenden Organs (v.a. akutes Nierenversagen, ☞ 31.8.8, ARDS, ☞ 20.12).

Heilungsphase

☑ **Ziel:** Weitere Stabilisierung und Erholung des Patienten, insbesondere Entwöhnung vom Beatmungsgerät, oraler Kostaufbau und Sicherstellung der intakten Magen-Darm-Passage.

In dieser Phase wird der Patient auf der Intensiv- und/oder Allgemeinstation gepflegt, und die notwendigen Rehabilitationsmaßnahmen werden eingeleitet.

11.2 Aufbau einer Operationsabteilung

11.2.1 Bauliche Anforderungen

Um Operationen optimal durchführen zu können, müssen eine Reihe von baulichen Voraussetzungen erfüllt sein. Ziele der Bauplanung sind:

- Hohe Sicherheit für den Patienten (z.B. größtmögliche Keimarmut durch abwaschbare Flächen und geeignete Belüftungsanlagen)
- Geringe Gefährdung des Personals (Arbeitsplatzsicherheit)
- Optimaler Arbeitsablauf (z.B. kurze Material- und Personalwegefüh-

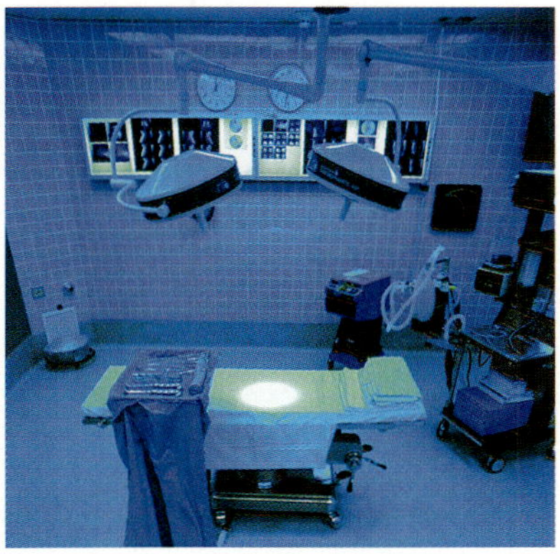

Abb. 11.9: Die Räume im sterilen OP-Bereich sind nach strengen Vorschriften gebaut, z.B. mit abwaschbaren Wänden, speziellen Klimaanlagen, OP-Lampen und nicht zu öffnenden Fenstern. [J520-207]

rung). Eine wichtige Rolle spielt hierbei nicht nur die Gestaltung des OP-Traktes, sondern auch dessen Anbindung an die externen „Zulieferer" und „Abnehmer", z.B. Labor, Aufwachraum, Aufzüge zu den Bettenstationen (*Schnittstellenproblematik*).

Nichtsteriler und steriler Bereich

Grundsätzlich unterscheidet man beim Aufbau eines Operationstraktes einen **nichtsterilen** und einen **sterilen Bereich** (*unreine – reine Seite*). Der Begriff „steril" ist dabei insofern irreführend, als daß die „sterilen" Räume im Gegensatz z.B. zu sterilen Instrumenten nicht *keimfrei*, sondern nur *keimarm* sind.

Nichtsteriler Bereich

Der nichtsterile Bereich umfaßt die Umkleidekabinen für weibliches und männliches OP-Personal **(Sterilschleuse)** sowie die **Patientenschleuse,** in welcher der Patient vom Bett auf einen OP-Tisch gelagert wird (bzw. umgekehrt). Auf diese Weise wird eine Kontamination des sterilen Bereichs mit Keimen, die z.B. an den Rädern des Bettes haften, minimiert.

Steriler Bereich

Im sterilen Bereich liegen die eigentlichen **OP-Säle**, die dazugehörigen **Räume zur Anästhesieeinleitung**, die **Waschräume** zur Händedesinfektion sowie verschiedene **Nebenräume** zur Lagerung von Instrumentensets und weiteren Geräten (z.B. Operationsmikroskop, Extensionstisch, Kameratürme für endoskopische Operationen). Ebenfalls im sterilen Bereich liegt der **Aufenthaltsraum** für das OP-Personal. Dieser Raum ist der einzige Ort im sterilen Bereich, in dem der Mundschutz abgenommen werden darf.

Zentralsterilisationseinheit

In den meisten Krankenhäusern gibt es eine **Zentralsterilisationseinheit**, die alle Operationssäle, Ambulanzen und Bettenstationen mit Sterilgut versorgt. Ihr „unreiner" Bereich ist in der Regel über eine Verbindungstür oder ein Verbindungsfenster mit der unsterilen, ihr „reiner" Bereich mit der sterilen Seite der Operationsabteilung verbunden. Ein weiterer Zugang zum „unreinen" Bereich ermöglicht das Anliefern von Sterilgut aus den Bettenstationen oder den Ambulanzen, ohne den eigentlichen OP-Trakt betreten zu müssen. Auf der „unreinen" Seite wird das gebrauchte Sterilgut gereinigt und dann in die Sterilisationsanlage eingebracht, auf der „reinen" Seite kann es nach Ende des jeweiligen Sterilisationsvorganges entnommen werden.

11.2.2 An einer Operation beteiligte Personen

Ein reibungsloser Operationsablauf und ein gutes Arbeitsklima sind nur gewährleistet, wenn sich jeder Mitarbeiter (Pflegende, Ärzte, Hilfspersonal) als Teil eines Teams fühlt und seine Aufgaben, aber auch seine Grenzen kennt. Das Miteinander-Arbeiten geschulter und erfahrener Mitarbeiter senkt das Operationsrisiko für den Patienten und ermöglicht die Bewältigung unvorhersehbarer Zwischenfälle (z.B. Notoperationen).

Die OP-Teammitglieder müssen stets hochkonzentriert bei der Sache sein, da schon die kleinste Unachtsamkeit zu einem erhöhten Operationsrisiko, einer Verzögerung im Zeitplan oder zum Absetzen einer OP führen kann

Instrumentensterilisation [K199]

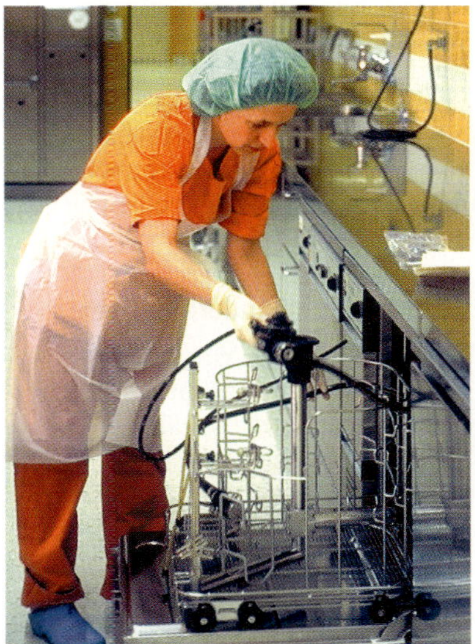

Abb. 11.10: Die gebrauchten Instrumente (in diesem Fall ein Endoskop) werden zunächst in einer Spülmaschine gereinigt, …

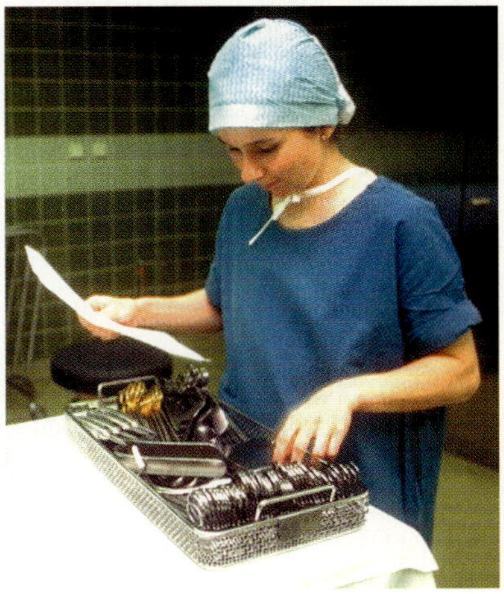

Abb. 11.12: … oder in das Instrumentensieb gelegt …

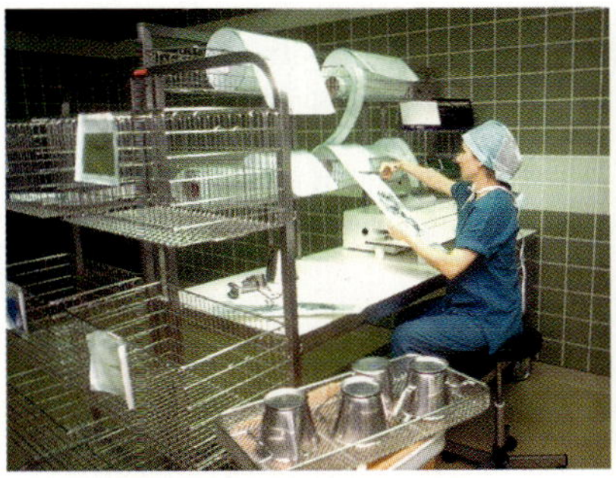

Abb. 11.11: … dann in Folien verpackt …

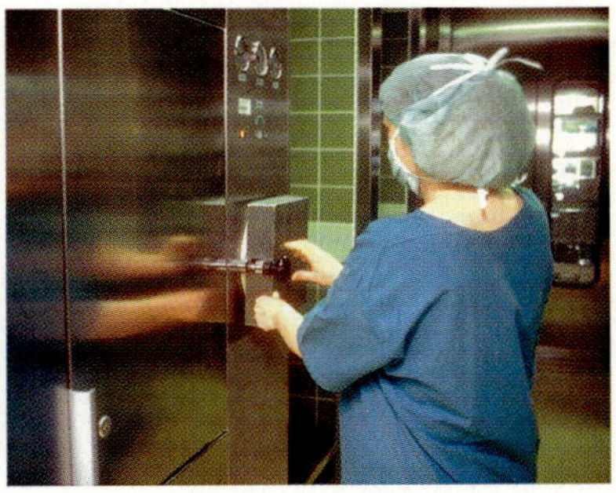

Abb. 11.13: … und in den Sterilisator gegeben.

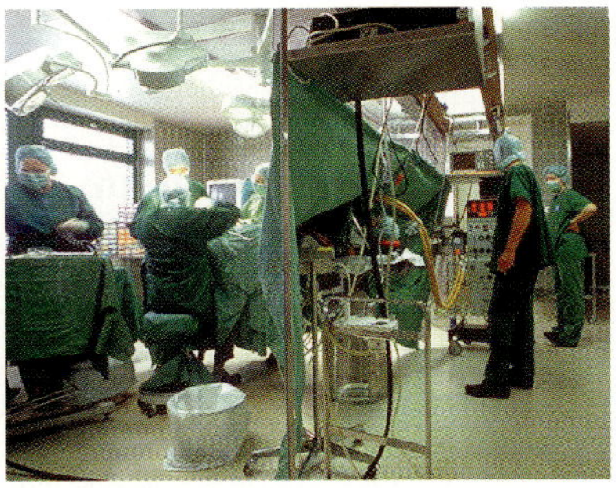

Abb. 11.14: Operationsteam bei einer Unterschenkel-OP. Bereits bei kleinen operativen Eingriffen arbeiten mehrere Mitarbeiter auf engem Raum zusammen. Ein hohes Maß an Fachkompetenz und Disziplin ist erforderlich, damit die Operation reibungslos und risikoarm abläuft. [K150]

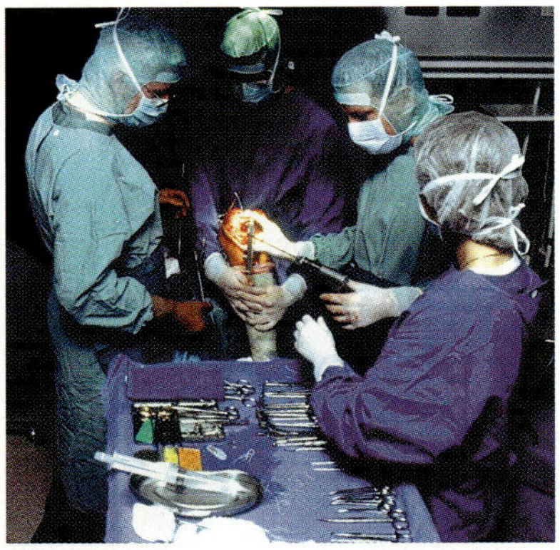

Abb. 11.16: Eine Instrumentierschwester bei der Arbeit. [K150]

(entsprechend hoch ist auch die psychische Belastung des OP-Personals).

OP-Plan

Vom OP-Planungsteam werden im **OP-Plan** zunächst einmal die geplanten Operationen für den nächsten Tag festgehalten und ihre Reihenfolge bestimmt. Dann teilt jeder Verantwortliche aus den Bereichen Chirurgie, Anästhesie und Pflege seine Mitarbeiter den jeweiligen Operationen („OP-Tischen") zu, wobei der jeweilige Kenntnisstand und die momentane Personalsituation berücksichtigt werden. Bei der Erstellung des OP-Planes sollten alle leitenden Mitarbeiter anwesend sein, da durch eine exakte und realistische Planung absehbare Engpässe vermieden werden können. So sollte für Operationen mit umfangreichen Lagerungsmaßnahmen, zeitintensiver präoperativer Vorbereitung des Patienten im OP oder Bereitstellung zusätzlicher Geräte von vornherein mehr Zeit in der Planung veranschlagt werden.

Am häufigsten ist im OP-Saal folgende Aufgabenverteilung:

Instrumentierschwester

Die **Instrumentierschwester** (*Instrumentenschwester, OP-Schwester*) trifft alle Vorbereitungen für die Operation und richtet die dafür benötigten Instrumente und Geräte. Sie ist außerdem verantwortlich für das Einhalten der Sterilität und der Antisepsis (☞ 6.3.1). Während der Operation reicht sie dem Operateur die gewünschten Instrumente und nimmt sie auch wieder entgegen. Dadurch behält sie den Überblick über die Anordnung der Instrumente auf ihrem Instrumentiertisch und kann im Bedarfsfall rasch und zielgerichtet darauf zugreifen.

Durch ihr vorausschauendes Handeln bei guter Kenntnis des Operationsablaufes (und des Operateurs) trägt sie wesentlich zur reibungslosen Durchführung einer Operation bei. Außerdem zählt sie die Tupfer, Bauchtücher, Kompressen und Klemmchen, die während einer Operation verwendet werden, und kontrolliert deren Vollständigkeit am Ende der Operation. Nach der Operation leitet sie die Reinigung der gebrauchten Instrumente und Resterilisierung der Instrumentensiebe in die Wege.

„Springer" und andere Helfer

Der OP-Schwester zur Seite steht der sog. *Beidienst* oder „**Springer**". Er erfüllt Aufgaben, welche die steril eingekleidete Intrumentierschwester nicht wahrnehmen kann, z.B. Anreichen des Sterilguts zur Vorbereitung des Instrumentiertisches, Herbeiholen zusätzlich benötigter Instrumente, Bedienung des Röntgen-Bildverstärkers oder Abrufen des nächsten Patienten von der Station.

OP-Personal hilft auch mit beim Ein- und Ausschleusen, bei der Lagerung oder dem Transport des Patienten innerhalb des OPs. In orthopädischen oder unfallchirugischen Abteilungen fällt meist auch das Anlegen postoperativer Liegeschalen oder Gipsverbände in den Aufgabenbereich des OP-Personals.

Operateur und Assistenten

Der **hauptverantwortliche Operateur** bestimmt die OP-Strategie und den Ablauf der Operation. Ein **erster Assistent** unterstützt ihn durch konstruktive Mitarbeit, z.B. durch Blutstillung, Knüpfen der Fäden, Gewebeschutz oder Mithilfe bei der Frakturreposition. Bei vielen Operationen wird noch ein **zweiter** oder **dritter Assistent** benötigt, der mit Hilfe von Wundhaken das OP-Feld übersichtlich darstellt und/oder im OP ausgebildet wird (z.B. PJ-Student oder AiP = Arzt im Praktikum).

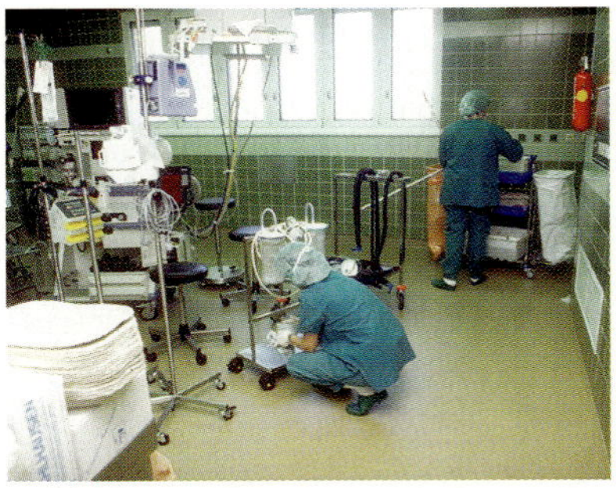

Abb. 11.17: Zur Reinigung des Operationssaales sind bestimmte Verfahren vorgeschrieben (Wischdesinfektion, ☞ 6.5.2), und die Reinigungskräfte müssen OP-Kleidung anlegen. [K199]

Anästhesist und Anästhesie-Schwester

Am Kopfende des Patienten hinter der sterilen Abdeckung sorgt der **Anästhesist**, unterstützt von der ihm zugeordneten **Anästhesie-Schwester**, für die Aufrechterhaltung der Anästhesie und die Überwachung der Vitalzeichen (☞ Kapitel 37).

Reinigungspersonal

Ist die Operation beendet und der Patient ausgeschleust, werden alle verwendeten OP-Tücher und Instrumente sowie die Einmalgegenstände entsorgt. Danach wird der Boden des OP-Saals gründlich gereinigt. Für den OP-Bereich gelten dabei spezielle Hygienevorschriften, die von der Hygienefachkraft und dem für die Hygiene im OP verantwortlichen Arzt gemäß den gesetzlichen Bestimmungen überwacht werden (z.B. regelmäßige Abstrichentnahme).

11.2.3 Verhalten im Operationssaal

Einschleusen

Der sterile OP-Bereich darf nicht in Straßenkleidung oder „normaler" Berufskleidung betreten werden. Beim

Einschleusen in den OP entkleidet sich das OP-Personal bis auf die Unterwäsche, führt eine hygienische Händedesinfektion durch und zieht im sterilen Bereich der Personalschleuse spezielle OP-Wäsche und OP-Schuhe an. Die Haare werden unter einer Kopfhaube verborgen, Nase und Mund zusätzlich durch einen Mundschutz bedeckt. Nach ca. zwei Stunden wird der Mundschutz gewechselt, da er durch die Atemluft feucht und damit für die Keime passierbar geworden ist. Die OP-Kleidung wird gewechselt, sobald sie durchgeschwitzt ist.

☑ Die Umkleide stellt eine *Einbahnstraße* vom nichtsterilen in den sterilen Bereich dar. Nur so kann die Keimeinschleppung in den OP minimiert werden. Hat man den sterilen OP-Bereich verlassen, z.B. um ein Gespräch mit einem Patientenangehörigen zu führen, *muß* man sich neu einkleiden.

Chirurgische Händedesinfektion

Nach der *hygienischen Händedesinfektion* beim Einschleusen sind zwar die sog. *Anflugkeime* auf den Händen (d.h. die Keime, die sich z.B. nach einem Patientenkontakt vorübergehend dort befinden) weitgehend vernichtet, doch reicht dies für die hygienischen Belange einer Operation nicht aus. Hände und Unterarme müssen vor einer Operation nochmals gesondert gewaschen und desinfiziert werden **(chirurgische Händedesinfektion)**, um die Keime der hauteigenen physiologischen Keimflora (*residente Keimflora*) abzutöten. Damit soll das Risiko einer Übertragung von pathogenen Keimen reduziert werden.

☑ Auch die chirurgische Händedesinfektion tötet nicht alle Keime auf der Haut ab. Die Hände und Unterarme sind danach nur *keimarm*, aber nicht *keimfrei* (steril). Aus diesem Grund werden nach der chirurgischen Händedesinfektion sterile OP-Handschuhe angezogen.

Vorbereitung

Um ein Durchnässen der OP-Kleidung zu vermeiden, wird in manchen Krankenhäusern eine wasserdichte Schürze angezogen, die nach dem Waschen von einem Helfer abgenommen wird. Vor dem eigentlichen Waschvorgang sollten sich Ärzte und Instrumentierschwestern vergewissern, daß ihre Fingernägel sauber und kurz sind (für den Bedarfsfall befinden sich in jedem Waschraum Nagelsets).

Teil 1: Waschen

Hände und Unterarme werden mit Seifenlösung ca. zwei Minuten gewaschen, die Fingernägel und evtl. die Handinnenflächen mit sterilen Bürsten gereinigt Wasserhähne, Seifen- und Desinfektionsmittelspender sind mit speziellen Griffen versehen, die mit dem Ellenbogen bedient werden, damit die gereinigten Hände und Unterarme sauber bleiben. Das früher geübte „Schrubben" der Haut im Bereich des Handrückens und des Unterarms mit Bürsten ist heute obsolet. Die Haut wird dadurch gereizt, und es entstehen kleinste Hautverletzungen, die das Wachstum von (pathogenen) Bakterien begünstigen.

Teil 2: Hautdesinfektion

Nach Abtrocknen der Hände und Unterarme (in vielen Häusern gibt es hierzu sterile Stoff-Handtücher) werden diese über einen Zeitraum von fünf Minuten mit einer Hautdesinfektionslösung eingerieben. Es sollten mindestens zwei Einreibevorgänge mit jeweils ca. 5 ml Desinfektionslösung durchgeführt werden. Dabei empfiehlt es sich, beide Male an den Händen zu beginnen und mit der zweiten Desinfektion etwas unterhalb (distal) der ersten aufzuhören, um nicht versehentlich in den „unsterilen Bereich" zu gelangen.

Bei der Hautdesinfektion ist darauf zu achten, daß sich Hände und Unterarme über dem Ellenbogengelenk befinden (☞ Abb. 11.18). So wird verhindert, daß Desinfektionslösung aus dem unsterilen Ellenbogen-Oberarm-Bereich zur Hand läuft und diese Region erneut kontaminiert. Nach der chirurgischen Händedesinfektion darf nichts mehr mit den Händen berührt werden.

Einkleiden in sterile OP-Kleidung

Nach der chirurgischen Händedesinfektion betreten die Operateure den OP-Saal und werden dort von der OP-Schwester eingekleidet (☞ Abb. 11.19–11.23).

Anziehen der Handschuhe

Nur die Instrumentierschwester muß die sterilen Handschuhe nach dem Schema der Abb. 11.25 – 11.30 anziehen, dem Operateur werden sie angezogen.

Allgemeine Verhaltensregeln

Richtiges Verhalten im OP bewahrt die Keimarmut und schützt den Patienten so vor Infektionen.

„Unnötiges Umhergehen"

Um eine Kontamination des OP-Feldes oder der Instrumente zu vermeiden, sollte im Operationssaal auf einen ökonomischen Bewegungsablauf geachtet und unnötiges Umhergehen bzw. Türöffnen vermieden werden.

„Kaffeeklatsch"

Es gibt Untersuchungen, wonach die Zahl der Wundinfektionen durch häufige Gespräche im OP ansteigt. Außerdem werden die beteiligten Personen von ihrer Hauptaufgabe, dem Operieren oder Instrumentieren, abgelenkt.

Unerwartet septischer Patient

Operationen an keimfreien Organen werden als **aseptische Operationen** bezeichnet (z.B. operative Stabilisierung geschlossener Frakturen). Dagegen werden bei **septischen Operationen**, z.B. bei Abszeßeröffnungen, (Eiter-)Bakterien freigesetzt. Um die Infektionsgefahr für die Patienten möglichst gering zu halten, gibt es getrennte OP-Bereiche für aseptische und septische Operationen. Sollte bei einer aseptischen Operation einmal uner-

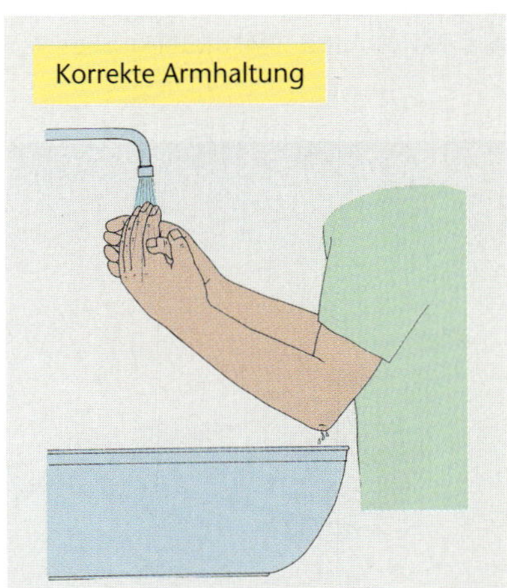

Abb. 11.18: Korrekte Armhaltung beim präoperativen Waschen und Desinfizieren von Händen und Unterarmen. [L215]

OP-Kittel anziehen [D200]

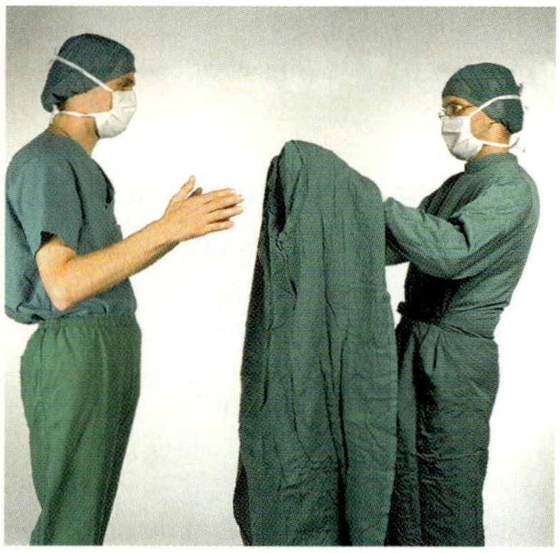

Abb. 11.19: Der Operateur schlüpft mit den Armen in den vom OP-Pfleger aufgefalteten, sterilen Kittel.

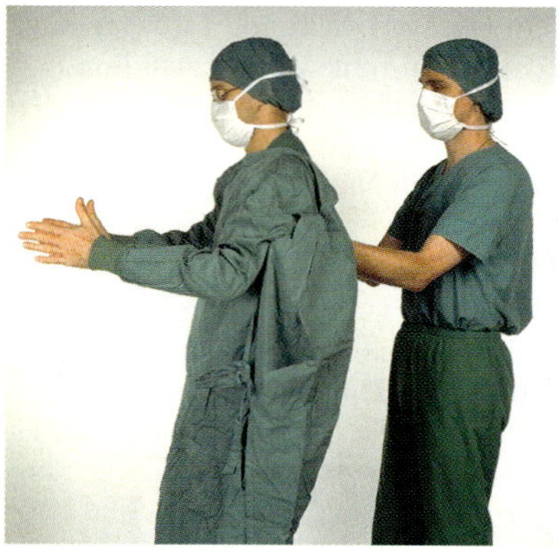

Abb. 11.20: Nach Schließen der Schlaufen am Rücken durch den „Springer" …

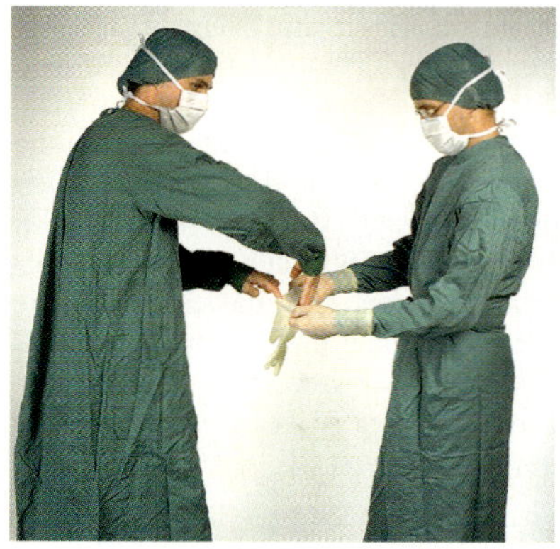

Abb. 11.21: … zieht der Operateur mit Assistenz die sterilen Handschuhe an.

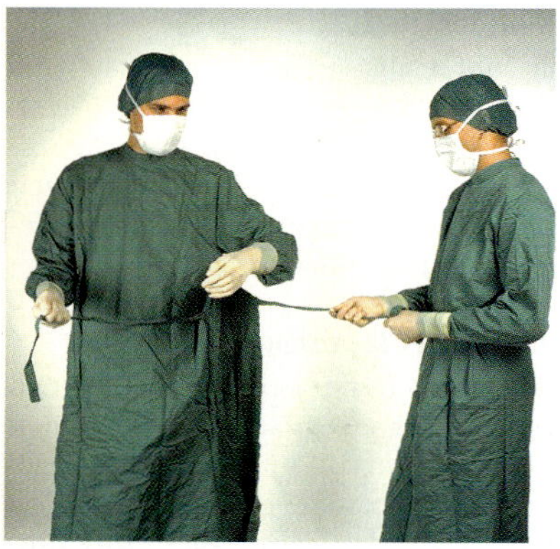

Abb. 11.22 (links): Anschließend wird der Rückenteil des Kittels vollständig geschlossen: Der Operateur hält ein Band des Gürtels fest, reicht das andere einer bereits steril eingekleideten Person und dreht sich dann einmal um die eigene Körperachse, so daß das Rückenteil des Kittels um ihn herumgewickelt wird. Anschließend verknotet er die Bänder.

Abb.11.23 (rechts): Die Operateure sind nach Anziehen des OP-Kittels und der OP-Handschuhe (fast) „rundherum steril".

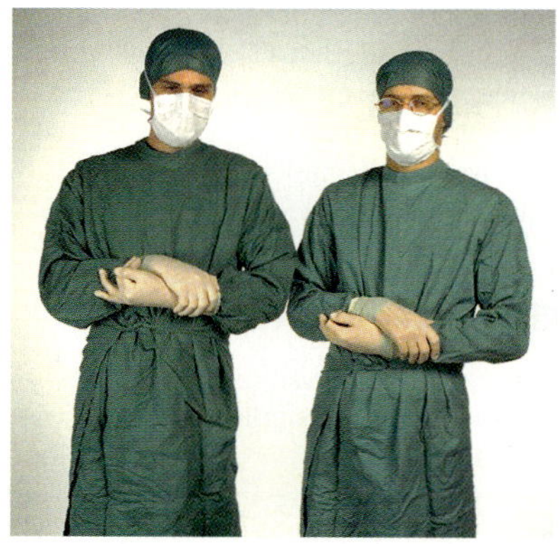

wartet ein Eiterherd eröffnet werden, muß eine Keimübertragung auf nachfolgend operierte Patienten vermieden werden. In diesem Fall müssen spezielle Regelungen am Ende der Operation befolgt werden, um eine Keimausbreitung zu vermeiden, z.B. Überziehen eines Kittels und Plastiküberzieher für die OP-Schuhe noch im OP-Saal, um eine Kontamination des Wegs zur Umkleideschleuse zu verhindern. Der OP-Saal kann erst nach entsprechenden Desinfektionsmaßmahmen für weitere aseptische OPs genutzt werden.

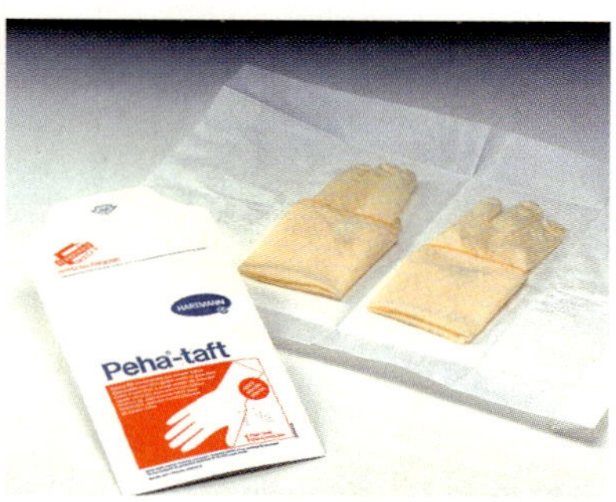

Abb. 11.24: Die sterilen OP-Handschuhe (auf die passende Größe achten) befinden sich in einer sterilen Verpackung und sind im handgelenknahen Bereich einige Zentimeter nach außen gestülpt. [V220]

Gipsen im OP

Gipse sollten wegen der damit verbundenen Staubbelästigung möglichst in einem speziellen „Gipsraum" angelegt werden. Zum Schutz der OP-Kleidung werden abwaschbare Schürzen getragen. Während der Anlage eines Gipses kann die Narkose weitergeführt werden.

Personen, die sich „unsteril" machen

Sollte eine der im OP-Saal befindlichen Personen bemerken, daß ein am OP-Tisch Stehender sich selbst oder einen sterilen Gegenstand unsteril macht, muß er dies sofort mitteilen. Typisches Beispiel ist das Berühren der sterilen Lampengriffe mit dem Kopfschutz.

„Nicht benötigte Hände"

Haben Operateur oder Assistenten während einer Operationsphase eine oder beide Hände „frei", legen sie diese an den Oberkörper oder auf die Abdekkung. Dadurch bleiben OP-Übersicht und Sterilität gewahrt. Es ist eine Unsitte, sich am Körper des Patienten abzustützen, da hierdurch vermeidbare Druckschäden wie z.B. Hämatome oder Nervenläsionen entstehen können.

„Neulinge" im OP

Wenn einem „Gast" oder neuen Mitarbeiter die Abläufe in einem OP-Bereich nicht bekannt sind, sollte ein erfahrener Mitarbeiter den „Gast" oder neuen Mitarbeiter vorstellen und ihm behilflich sein. So fällt dem Unerfahrenen die Orientierung leichter, und es besteht nicht die Gefahr, daß er aus Unkenntnis z.B. einen Instrumentiertisch oder den bereits steril abgedeckten Röntgen-Bildverstärker unsteril macht.

OP-Handschuhe anziehen [K183]

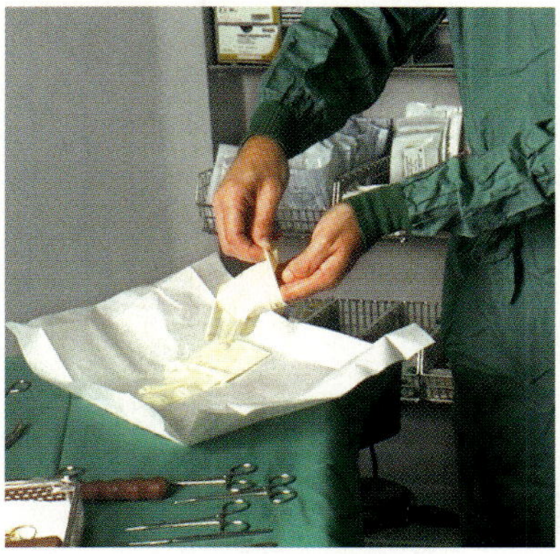

Abb. 11.25: Der Instrumentierpfleger faßt mit der einen Hand den ersten Handschuh am umgestülpten Bereich (der später am Handgelenk anliegen, also unsteril sein wird) …

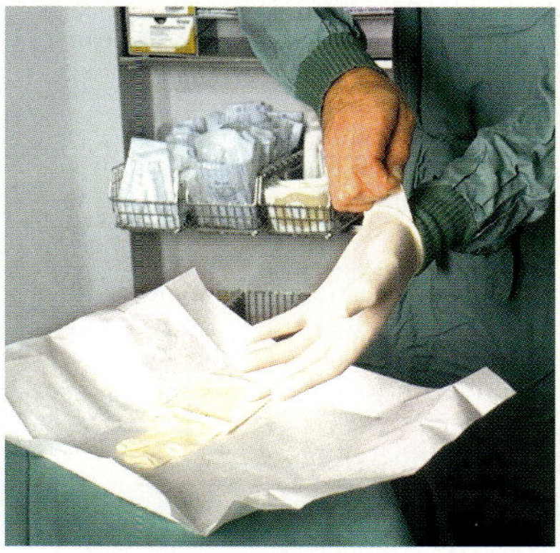

Abb. 11.26: … und schlüpft mit der anderen Hand in den Handschuh.

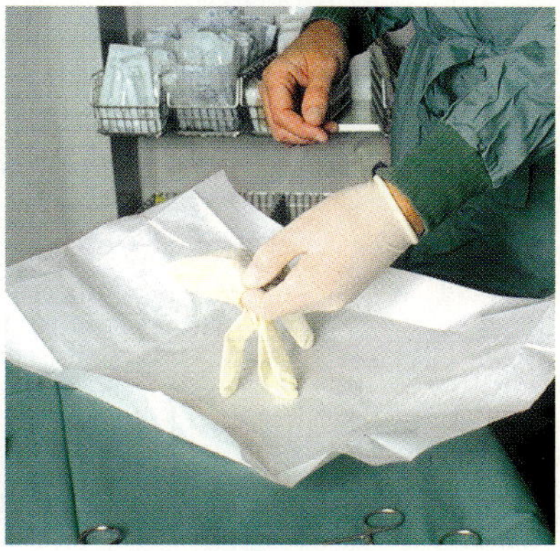

Abb. 11.27: Dann faßt er mit der behandschuhten, sterilen Hand unter die Umstülpung des anderen Handschuhs (berührt also nur den später sterilen Teil), …

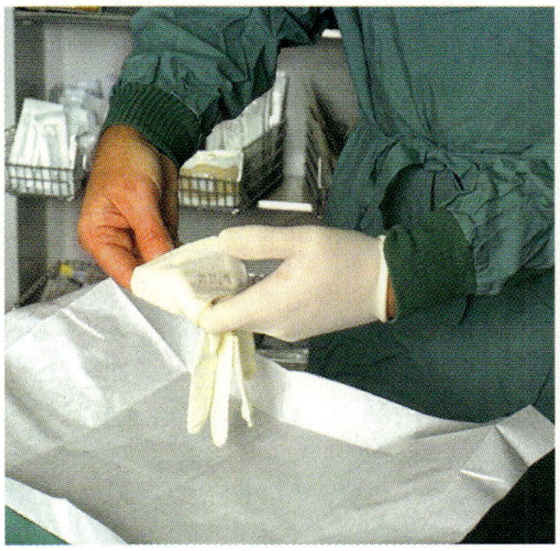

Abb. 11.28: … fährt mit der zweiten Hand hinein …

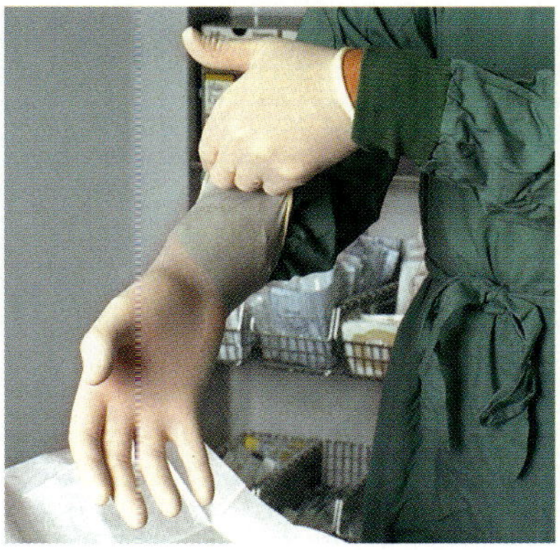

Abb. 11.29: … und zieht den Rand des Handschuhs mit der behandschuhten Hand über den Kittelbund am Arm.

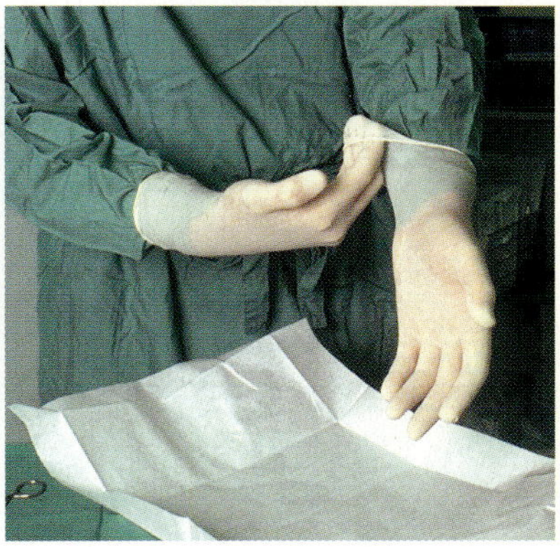

Abb. 11.30: Nun zieht die zweite behandschuhte Hand den Rand des ersten Handschuhs über den Kittelbund.

11.3 Ablauf einer größeren Operation

11.3.1 Vorbereitungen im Operationstrakt

Anästhesie-Team

Nach dem Einschleusen wird der Patient auf einen fahrbaren OP-Tisch gelagert und in den Anästhesieeinleitungsraum (☞ 37.8.3) gebracht. Dort leitet das Anästhesie-Team die *Allgemeinanästhesie* (☞ 37.8) ein oder wendet ein geeignetes Verfahren zur *Regionalanästhesie* an (☞ 37.9). Außerdem trifft es ggf. weitere Vorbereitungen am Patienten, z.B. Legen einer zusätzlichen großlumigen Venenverweilkanüle, eines zentralen Venenkatheters (☞ 10.5.4), eines arteriellen Katheters zur kontinuierlichen Blutdruckmessung oder einer Rektalsonde zur kontinuierlichen Temperaturmessung.

Instrumentierschwester, Operateur

Im OP-Saal richtet die Instrumentierschwester Instrumentensiebe, Instrumentiertische, OP-Kittel und -handschuhe und Abdeckmaterial. Springer besorgen zusätzliche Geräte, z.B. einen Röntgenbildverstärker. Der Operateur kümmert sich um das Aufhängen der relevanten Röntgen-, CT- oder Kernspintomographiebilder sowie evtl. seiner OP-Planungsskizze.

11.3.2 Lagerung und Vorbereitung des Patienten

Lagerung

Nachdem der Patient narkotisiert ist bzw. das Regionalanästhesieverfahren durchgeführt wurde, wird der Patient auf dem OP-Tisch gelagert.

Ziele der Lagerung

Die korrekte Lagerung des Patienten schafft optimale Bedingungen für:

- Den Zugang des Operateurs zum Operationsgebiet
- Die Überwachung der Anästhesie durch Anästhesisten und Anästhesieschwester
- Die Vermeidung lagerungsbedingter Folgeschäden (z.B. Druckstellen, Nervenläsionen).

Verantwortlich für die korrekte Lagerung ist der Operateur, der v.a. bei komplizierten Eingriffen während der Lagerung des Patienten zugegen sein sollte. Für die Lagerung des Kopfes und des Infusionsarmes ist dagegen der Anästhesist zuständig. Die präoperative Lagerung sollte mit großer Sorgfalt

Lagerung		Indikation
Rücken-lage	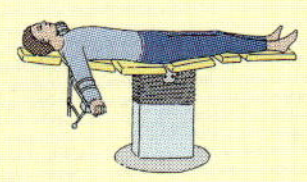	Abdominelle Eingriffe (z.B. Darmresektionen, Gallenblasenoperationen, Appendektomie), Versorgung von Frakturen des Oberschenkelknochens, Implantation einer Hüft-TEP, Handoperationen
Bauch-lage	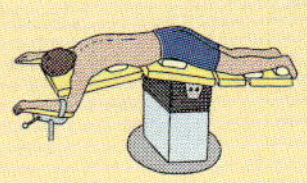	Skoliose-Operationen, Bandscheibenoperationen, Schwenklappen-Operation zur Deckung von Hautdefekten bei einem Dekubitus
Seitlage	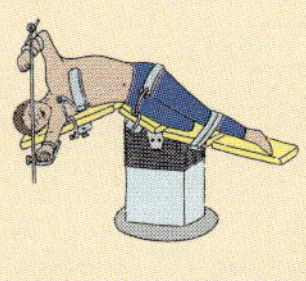	Chirurgische Eröffnung des Thorax zu diagnostischen oder therapeutischen Zwecken (Thorakotomie), Implantation einer Hüft-TEP (wird in Deutschland aber meist in Rückenlage vorgenommen), Ausräumung von Metastasen im Bereich der unteren Wirbelsäule und Versteifungsoperationen der Wirbelsäule
Stein-schnitt-lage	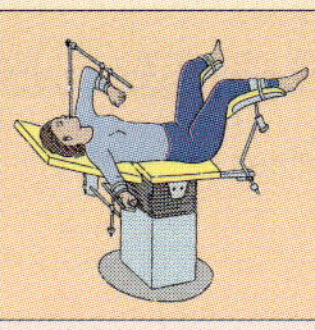	Chirurgische Behandlung von Perianalabszessen, Hämorrhoiden-Operationen, transanale Entfernung von Rektumtumoren, vaginale Entfernung der Gebärmutter, Abrasio
Ober-körper-hochlage	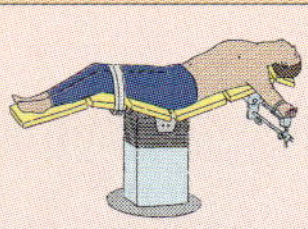	Versorgung einer Humeruskopffraktur (Oberarmkopffraktur), Schilddrüsenoperation
Lagerung auf dem Exten-sionstisch	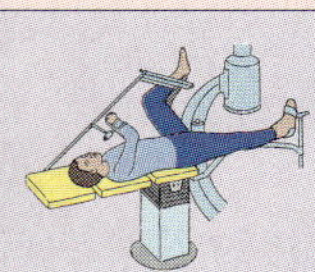	Versorgung von Frakturen (leichtere Reposition der Fraktur und Halten des Repositionsergebnisses möglich)
Sitzende Position	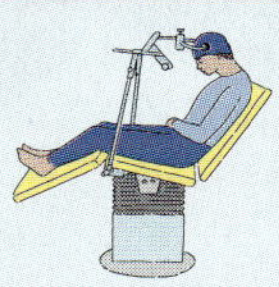	Neurochirurgische Eingriffe

Tab. 11.31: Verschiedene intraoperative Lagerungsarten und typische in dieser Lagerung durchgeführte Operationen. [L157]

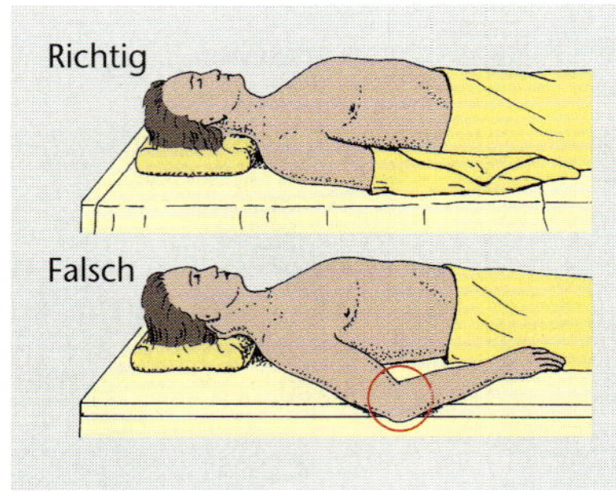

Abb. 11.32: Prophylaxe von Kompressionsschäden des N. ulnaris bei angelegtem Arm durch korrekte Lagerung. [L190]

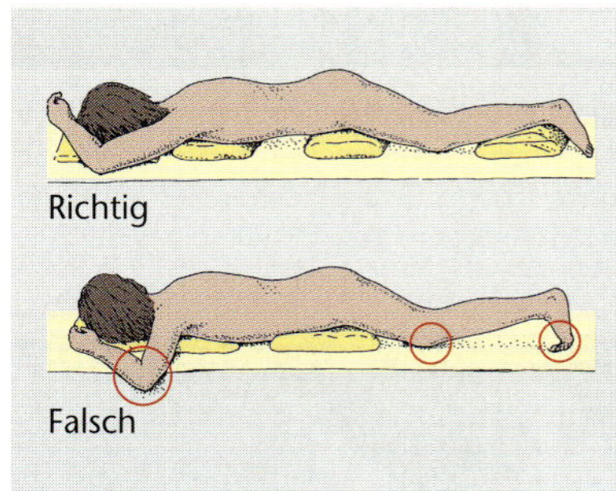

Abb. 11.33: In der Bauchlage dürfen Bauch (schränkt Atmung ein) und Füße nicht aufliegen. Der N. ulnaris wird durch korrekte Armlagerung geschont. [L190]

durchgeführt werden, da eine intraoperative Umlagerung oft schwierig ist und das Risiko in sich birgt, daß der sterile Bereich kontaminiert wird.

Wichtigste Lagerungen

Die wichtigsten Lagerungen und ihre typischen Indikationen faßt Tab. 11.31 zusammen. Je nach den Erfordernissen der Operation werden die genannten Lagerungen modifiziert, z.B. eine normale Rückenlage durch leichte Überstreckung des Abdomens für eine Gallenblasenoperation. Gelegentlich ist eine intraoperative Umlagerung des Patienten nötig.

Prophylaxe von Lagerungsschäden

Eine unsachgemäße Lagerung kann nicht nur den Zugang zum Operationsfeld erschweren, sondern durch zu starken Druck und/oder Zug auch irreversible Folgeschäden an Haut und Nerven verursachen. Daher gelten für die Lagerung prinzipiell folgende Grundsätze:

- Druckempfindliche Körperregionen, z.B. Schienbeinkanten, Wadenbeinköpfchen (Nähe zum N. peroneus) und Ellenbogen (Nähe zum N. ulnaris) gesondert polstern
- Extremitäten gegen Herabfallen sichern, z.B. ausgelagerten Arm durch am OP-Tisch angebrachtes Armbänkchen oder gepolsterte Schiene
- Überstreckung der Gelenke vermeiden
- Darauf achten, daß die Beine nicht über den OP-Tisch hinausreichen und nicht überkreuzt sind (Gefahr von Druckstellen im Bereich der Achillessehnen oder des Kniegelenks)
- Arme nicht über 90° abspreizen (Gefahr der Plexus brachialis-Zerrung). Dies gilt besonders bei der *Überkopf-Lagerung* mit hochgebundenem Arm
- Bei Patienten in schlechtem Allgemeinzustand und bei längeren Operationen Kreuzbein gesondert unterpolstern (Dekubitusgefahr durch die lagebedingte Ischämie). In Seitenlage immer ein ausreichendes Polster zwischen die Knie legen.

In Bauchlage des Patienten ist zusätzlich darauf zu achten, daß die Augäpfel frei liegen, da sonst Sehstörungen bis hin zur Erblindung drohen. Während der OP wird die Hornhaut der nur zum Teil geschützten Augen z.B. mit einem Salbenstreifen gegen Austrocknung geschützt.

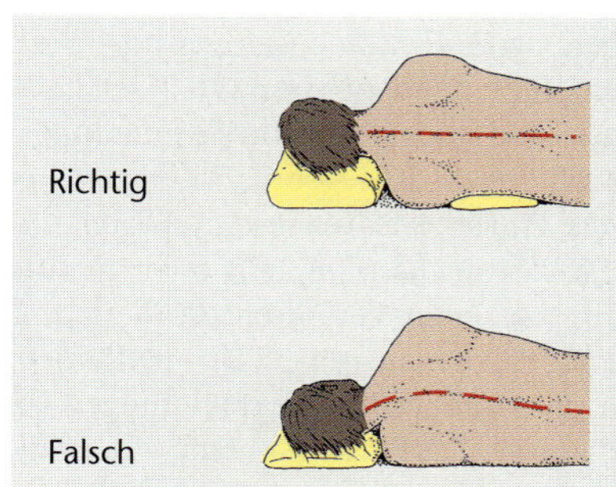

Abb. 11.34: Bei Seitlage muß der Kopf ausreichend gestützt werden. [L190]

Hochfrequenzgeräte

Hochfrequenzgeräte *(HF-Geräte, Diathermiegeräte, Elektrokauter)* dienen der Blutstillung *(Elektrokoagulation)* oder dem elektrischen Schneiden. Entsprechend ihrer Einstellung arbeiten sie bipolar oder monopolar. Bei der **bipolaren Anwendung** bildet die eine der beiden Branchenspitzen des ansonsten isolierten bipolaren Instrumentes die aktive Elektrode, die andere Branchenspitze die neutrale Elektrode. Üblicherweise handelt es sich bei dem bipolaren Instrument um eine bipolare Pinzette, zwischen deren Branchenspitzen der Strom fließt, wenn der mit dem HF-Gerät verbundene Fußschalter betätigt wird. Bei der häufigeren **monopolaren Anwendung** muß eine **Neutralelektrode** als zweiter Pol angelegt werden. Anders als bei bipolarer Anwendung fließt der Strom nicht bei Betätigung eines Fußschalters, sondern auf Knopfdruck (ein Knopf zum Koagulieren, ein Knopf zum Schneiden).

Anlegen der Neutralelektrode

Die Hauptgefahr der HF-Geräte besteht in Verbrennungen bei unsachgemäßem Anlegen der Elektrode. Um Verbrennungen zu vermeiden, wird die Neutralelektrode so angebracht, daß:

- Sie sich so nah wie möglich am Operationsfeld befindet, damit der Strom möglichst schnell wieder abfließen kann und keine Kriechströme entstehen (Gefahr einer großflächigen Verbrennung)
- Sie mit ihrer ganzen Fläche aufliegt, damit es zu einem großflächigen Stromfluß kommt (Gefahr von Verbrennungen durch zu kleine Auflagefläche der Elektrode). Deswegen wird die Haut bei sehr starker Behaarung rasiert, und es wird darauf geachtet, daß keine Flüssigkeit zwischen Haut und Elektrode gelangen kann
- Zwischen aktiver und neutraler Elektrode keine weitere Stromableitung möglich ist, z.B. über Metallteile des OP-Tisches (Gefahr von Verbrennungen an der Stromaustrittsstelle)
- Das Kabel der Neutralelektrode den Körper des Patienten nicht berührt (Gefahr von Verbrennungen bei kleinen Defekten der Kabelisolierung).

Neutralelektroden sind in zwei Ausführungen erhältlich:

- Als **Einmalelektrode.** Hierbei handelt es sich um eine 0,2 mm dicke Schaumgummiplatte mit Kontaktkleber. Von Vorteil ist die gute, großflächige Haftung auch bei unebenen Körperregionen. Nachteilig sind die hohen Kosten, da jede Elektrode nur einmal verwendet werden kann
- Als **Mehrwegelektrode.** Dies ist eine 0,6 mm starke, stromleitende, flexible Platte, die mit einem Gummiband fixiert wird. Dem Vorteil nur einmaliger Anschaffungskosten stehen als Nachteile gegenüber, daß ein guter Kontakt zur Körperoberfläche schwerer herzustellen ist und Flüssigkeit leichter zwischen Haut und Elektrode eindringen kann.

Blutsperre und Blutleere

Zur Verbesserung der Übersicht im OP-Gebiet und zur Minimierung von Blutverlusten wird bei Operationen im Bereich der Extremitäten häufig eine *Blutsperre* oder eine *Blutleere nach Esmarch* verwendet. Zunächst wird eine aufblasbare Druckmanschette am Oberarm bzw. Oberschenkel ohne Hautfaltenbildung angelegt (Gefahr von Hautnekrosen durch den Manschettendruck) – sie wird aber noch nicht aufgepumpt. Für die **Blutsperre**, die v.a. bei Operationen am Bein oder am Fuß Anwendung findet, wird die Extremität anschließend für 1 – 3 Min. hochgehalten, ehe die Manschette aufgeblasen wird (venöses Blut fließt aufgrund der Schwerkraftverhältnisse besser ab, arterielles Blut schlechter zu). Für die **Blutleere nach Esmarch** wird stattdessen die Extremität mit einer breiten elastischen Gummibinde von distal nach proximal ausgewickelt, bevor die Druckmanschette mit Hilfe eines Gerätes beim Erwachsenen am Oberschenkel auf ca. 400 mmHg und am Oberarm auf ca. 300 mmHg aufgepumpt wird. Danach wird die Gummibinde wieder abgewickelt (☞ Abb. 11.37 – 11.39).

Blutsperre und Blutleere sollten nicht länger als zwei Stunden aufrechterhalten werden, da es sonst zu Nervenläsionen oder anderen Gewebeschäden kommen kann. Die Patienten klagen

Abb. 11.36 (rechts): Stromfluß bei HF-Geräten. [L157]

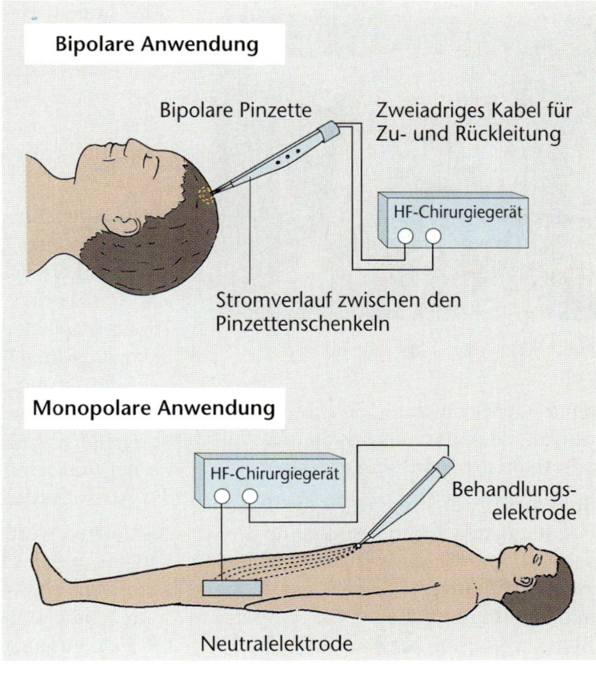

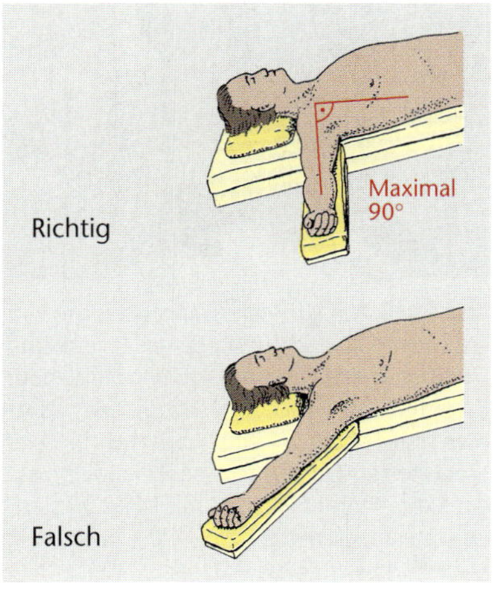

Abb. 11.35 (links): Bei Auslagerung des Armes darf der Arm nicht über 90° abduziert werden, um eine Zerrung des Plexus brachialis zu vermeiden. [L190]

Anlegen einer Oberschenkelblutleere nach Esmarch [M120]

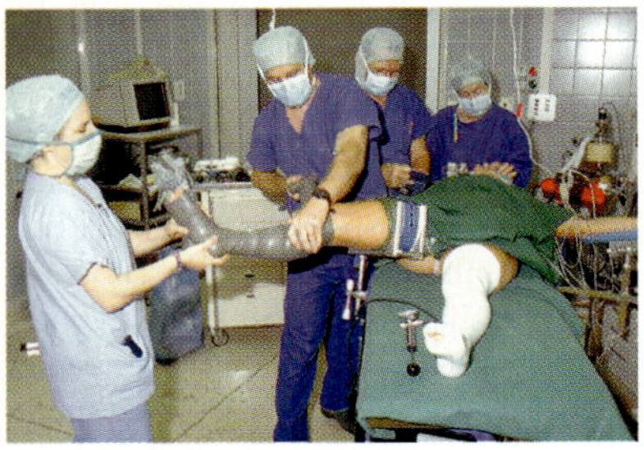

Abb. 11.37: Auswickeln des Beines mit einer breiten elastischen Gummibinde von distal…

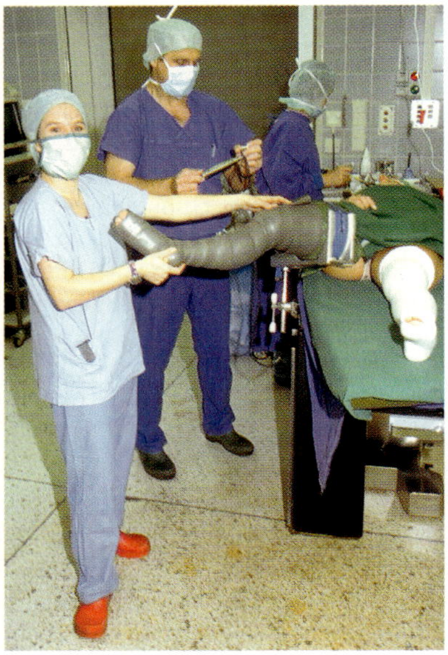

Abb. 11.38 : … nach proximal.

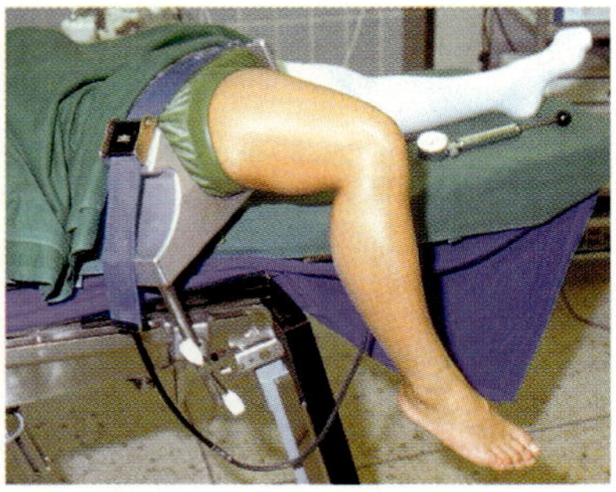

Abb. 11.39 : Fertig angelegte Blutleere.

dann über Schmerzen, Sensibilitätsstörungen oder gar motorische Ausfälle unterhalb der Manschettenregion.

Sind diese zwei Stunden für die Operation nicht ausreichend, muß ohne Blutsperre/-leere weiteroperiert oder nach zwanzigminütiger Freigabe der Extremitätendurchblutung eine erneute Blutsperre/-leere hergestellt werden.

Da Blutsperre und Blutleere nach Esmarch das Thromboserisiko erhöhen (die meisten tiefen Beinvenenthrombosen entstehen bereits intraoperativ), sollte bei Patienten mit vorangegangenen Beinvenenthrombosen oder bei Patienten mit entsprechenden Risikofaktoren, z.B. starken Varizen, möglichst darauf verzichtet werden.

Intravenöse Regionalanästhesie in Blutleere, ☞ *37.9.5*

11.3.3 Hautdesinfektion und steriles Abdecken

Nach der Lagerung wird die Haut im Operationsgebiet großflächig desinfiziert. In der Regel wird dies vom Operateur und einem Assistenten vorgenommen. Zunächst wird die Haut mit farblosem Alkohol entfettet und anschließend ein- bis zweimal mit einer gefärbten Desinfektionslösung bepinselt. Durch die Farbe kann genau beurteilt werden, ob die Haut von der Desinfektionslösung vollständig bedeckt wird.

> **Vorsicht!** Bei Verwendung einer Blutsperre oder einer Blutleere muß die Manschette sorgfältig gegenüber dem OP-Feld abgedichtet werden (Manschette mit einem Gummivliestuch unterlegen und nach distal mit OP-Klebestreifen abkleben). Ansonsten würde Desinfektionslösung zwischen Haut und Druckmanschette rinnen, was bei hohem Manschettendruck und monopolarem HF-Geräteeinsatz zu Kriechströmen und dadurch zu ausgedehnter Blasenbildung der Haut mit schlecht heilenden Wunden und Narben führen kann.

Nach Abwarten der Einwirkzeit wird der Patient mit Ausnahme des OP-Feldes und des Kopfbereiches nach einem standardisierten Schema mit sterilen Tüchern abgedeckt. Dies trägt wesentlich zur aseptischen Operationstechnik bei. Die Extremitäten werden je nach den Erfordernissen der Operation frei beweglich abgedeckt, z.B. zur Reposition bei Frakturen oder zur Beurteilung der Achsenverhältnisse.

Als letztes werden der Schlauch des Saugers und das Diathermiegerät angeschlossen, die sterilen OP-Lampengriffe angebracht und das Licht auf das OP-Feld ausgerichtet.

11.3.4 Hautschnitt und Präparation des Operationsgebietes

Entsprechend der geplanten Operation setzt der Operateur zunächst den **Hautschnitt**. Anschließend präpariert er das Unterhautfettgewebe bis auf die Muskelfaszie und durchtrennt diese. Danach wird die Muskulatur je nach Lokalisation durchtrennt oder zur Seite gehalten. Manchmal müssen zur Präparation des OP-Feldes auch Muskelansätze oder Knochenvorsprünge durchtrennt werden. Der ganze Präparationsvorgang erfordert genaue Kenntnis der topographischen Anatomie, um eine versehentliche Gefäß- oder Nervenläsion zu vermeiden. Zur Präparation gibt es zahlreiche chirurgische Instrumente, viele sind nach ihrem Erfinder benannt (z.B. *Langenbeck-*, *Hohmann-* oder *Roux-*Haken).

11.3.5 Durchführung der speziellen Operationstechnik

Nachdem das OP-Feld präpariert und die zur Durchführung nötigen Organe, Knochen oder Gelenke dargestellt wurden, erfolgt die eigentliche **spezielle Operationstechnik**, z.B. die Entfernung der Gallenblase, eine Leberteilresektion oder die Entfernung eines arthrotischen Gelenkes und Implantation eines Gelenkersatzes (Endoprothese). Hinweise hierzu finden sich in den einzelnen Organkapiteln.

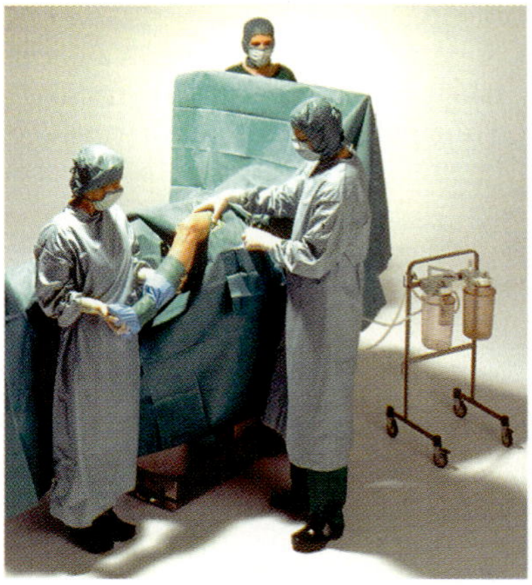

Abb. 11.40: Zur Arthroskopie vorbereitete Patientin. Zum Abdecken wurde das Foliodrape® Extremitäten-Set III von Hartmann verwendet. Es enthält die Tischabdeckung, den Instrumententischbezug, ein Abdecktuch, eine *Stockinette* (Fuß-/Unterschenkelabdeckung), ein Extremitätentuch, das mit Latex verstärkt ist (Latexmanschette), zwei OP-Klebestreifen *(Tape)* und vier Zellstofftücher. [V200]

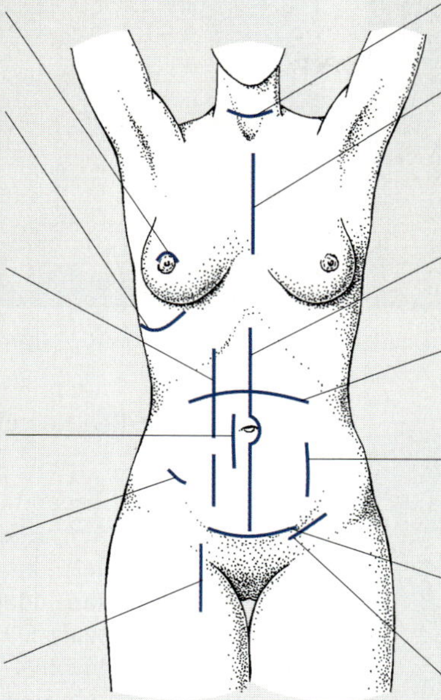

Abb. 11.41: Häufige OP-Schnittführungen und Beispiele typischer OPs. [L190]

Zusatzeingriffe

Bestimmte Operationen erfordern **Zusatzeingriffe,** z.B. die Entnahme von körpereigenem *(autologem)* Knochenmaterial über einen zweiten Hautschnitt am Beckenkamm oder einen Hautschnitt im Bereich der Wade zur Durchtrennung des Wadenbeins bei Umstellungsoperationen am Kniegelenk. Diese Zusatzoperationen sind meist schon vor Beginn der Operation absehbar und mit dem Patienten besprochen.

Erweiterung des Eingriffs

Manchmal wird der Operateur aber auch intraoperativ von neuen oder unerwartet schweren Befunden überrascht (z.B. von einem ausgedehnteren Tumorbefall als zunächst angenommen), oder es treten Komplikationen ein (z.B. eine starke Blutung). Dann muß der Eingriff ausgeweitet werden, z.B. werden größere Darmabschnitte als geplant entfernt oder der Hautschnitt wird zur besseren Darstellung der blutenden Arterie erweitert.

11.3.6 Wunddrainagen

T-Drainage, ☞ *22.5.2*

Vor dem Verschluß einer OP-Wunde werden in der Regel ein oder mehrere **Drainagen** (engl.: to drain = ableiten, trockenlegen) zur Ableitung von Wundsekret in die Wundhöhle oder andere eröffnete Hohlräume eingebracht. Dies beugt Infektionen vor, da Wundsekret einen optimalen Nährboden für Bakterien darstellt. Die Drainagen werden in der Reihenfolge ihres Einbringens beschriftet, damit bei Auffälligkeiten auf die Lokalisation geschlossen werden kann.

Gummilasche, Silikon-Kurzdrain, Penrose-Drainage, Easy-Flow-Drain

Bei kleinen, oberflächlichen Wundhöhlen legt der Arzt entweder eine **Gummilasche**, einen **Silikon-Kurzdrain**, eine **Penrose-Drainage** (Drainage mit eingezogenem Gazestreifen) oder einen **Easy-Flow-Drain** (außen geriffeltes Kunststoffrohr mit geringem Innendurchmesser) ein. Diese verhindern einen vorzeitigen Wundverschluß und damit einen Sekretstau. Das Wundsekret wird ohne Sog infolge des Kapillareffekts (Dochtwirkung) in die Wundauflage oder beim Easy-Flow-Drain auch in einen Adhäsivbeutel (ähnlich dem Beutel beim Anus praeter, ☞ 21.1.7) abgeleitet.
Damit die Drainagen nicht verrutschen, werden sie entweder mit der letzten Hautnaht oder mit einer sterilen Sicherheitsnadel fixiert. Wegen ihres erhöhten Infektionsrisikos werden sie in der Regel nach 24 – 48 Stunden, spätestens jedoch nach 4 – 6 Tagen entfernt.

Robinson-Drainage

Bei der **Robinson-Drainage** handelt es sich um ein geschlossenes Wunddrainagesystem, bei dem der Beutel nicht gewechselt wird, sondern das Sekret aber über einen Ablaufstutzen entleert werden kann (☞ Abb. 11.44). Die Robinson-Drainage wird intraabdominal eingelegt und arbeitet ohne Sog. Der Operateur legt das Drainagerohr am tiefsten Punkt der Wundhöhle bzw. des Operationsgebietes ein (hier sammelt sich das Wundsekret) und leitet es nach Möglichkeit unterhalb davon aus.

Redon-Saugdrainagen

Eine **Redon-Saugdrainage** (benannt nach dem französischen Chirurgen *Redon*) besteht aus zwei Teilen:

- Einem *Schlauch,* dessen eines Ende Löcher zur Aufnahme des Sekretes aufweist und in der Wunde bleibt, und dessen anderes Ende intraoperativ mit einem Spieß durch die Haut geleitet und mit dem Sekretauffangbehältnis verbunden wird. Damit der Schlauch nicht versehentlich herausgerissen werden kann, wird er mit Pflaster oder einer Annaht fixiert
- Einer *Vakuum-Saugflasche.* Diese ist mit einer Klemme versehen, die erst nach Wundverschluß geöffnet werden darf, damit sich das Vakuum nicht ausgleicht. Wird sehr viel Wundsekret angesaugt, muß die Fla-

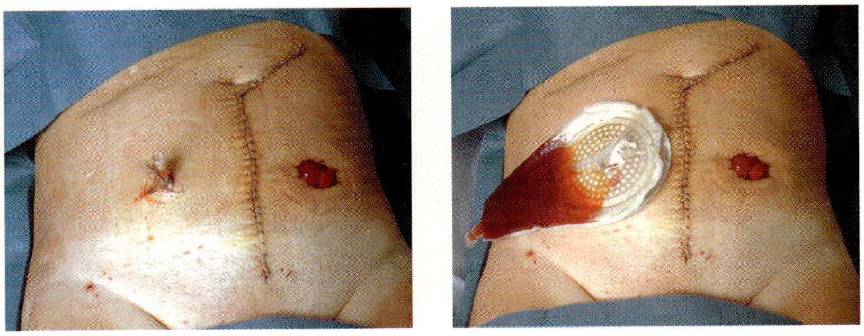

Abb. 11.42 – 11.43: Wundversorgung mit Easy-Flow-Drain. Das Sekret wird in einen Adhäsivbeutel abgeleitet. [K183]

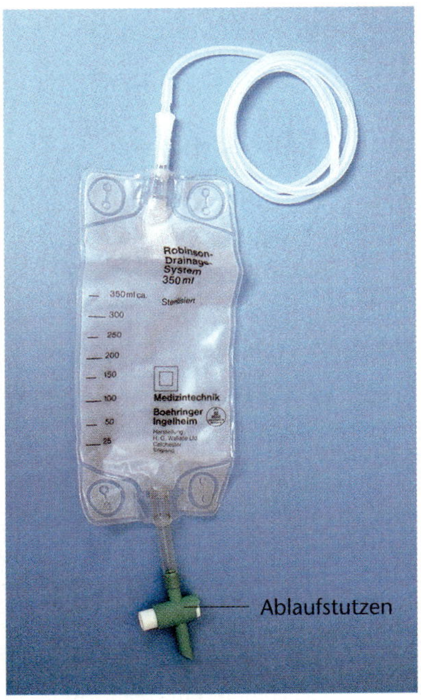

Abb. 11.44: Robinson-Drainage. [K183]

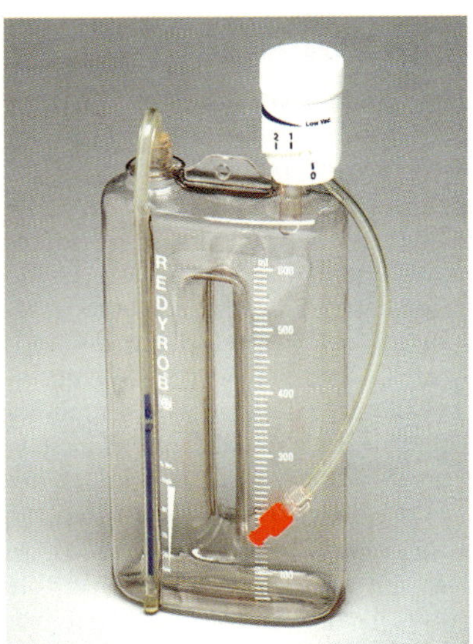

Abb. 11.46: Redon-Drainage groß (600 ml) mit regulierbarem Sog. [K183]

sche unter sterilen Kautelen gewechselt werden.

Redon-Drainagen liegen meist im Gelenk **(intraartikulär)**, unter der Muskelfaszie **(subfaszial)**, im Unterhautfettgewebe **(subkutan)** oder im Bauchraum **(intraperitoneal)**. Durch den Sog werden die Wundflächen zusammengezogen, wodurch ein schnelleres Verkleben und Zusammenwachsen möglich ist. In Abhängigkeit von der Wundsekretion werden sie nach 48 – 72 Stunden entfernt.

Saug-Spüldrainage

Eine **Saug-Spüldrainage** (Details, ☞ Abb. 26.37) dient der *kontinuierlichen* Spülung von infizierten Wundhöhlen, z.B. eines infizierten Gelenkes. Über ein bis zwei zuführende Drainageschläuche wird die Wundhöhle mit Ringer®-Lösung (ggf. mit Antibiotikazusatz) gespült, über zwei weitere Drainagen mit größerem Lumen fließen Spülflüssigkeit samt Wundsekret wieder ab. Dadurch wird die Wundhöhle mechanisch gereinigt und die Keimkonzentration gesenkt. Wie lange gespült wird, ist von Haus zu Haus unterschiedlich; häufig wird die Drainage für 5 – 8 Tage belassen. Dann werden zunächst die zuführenden, nach vollständiger Sekretentleerung 1 – 2 Tage später die abführenden Drainageschläuche gezogen.

Umgang mit Drainagen, ☞ 11.4.7

11.3.7 Wundverschluß und Verband

Nach der Operation wird die Wunde schichtweise verschlossen (z.B. Muskel → Faszie → Subkutis → Haut). Hierbei werden die durchtrennten Strukturen möglichst genau wieder adaptiert. Dies soll zum einen die physiologische Funktion der Gewebe (weitgehend) wiederherstellen, zum anderen Wundhöhlen vermeiden, die mit Blut und Gewebeflüssigkeit vollaufen und einen

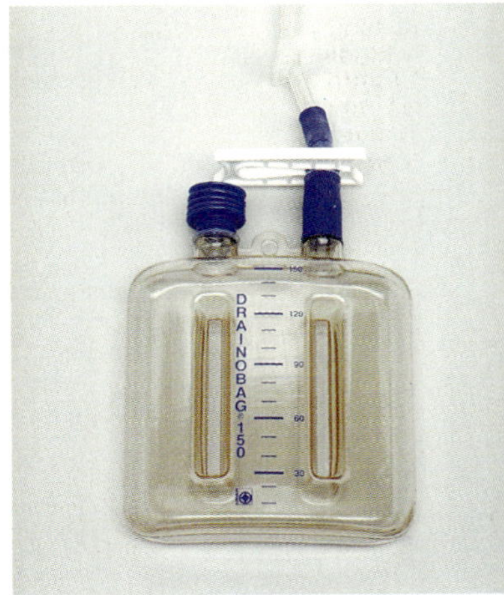

Abb. 11.45: Einmal-Redon-Drainage klein (150 ml). [K183]

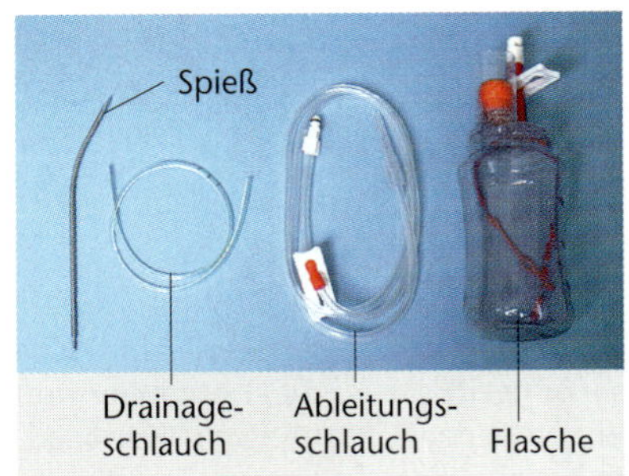

Abb. 11.47: Bestandteile einer Redon-Drainage. [K183]

Infektionsherd darstellen würden. Nach Abschluß der Hautnaht werden eingelegte Redondrainagen durch Lösen der Klemmen unter Sog gesetzt.

Chirurgische Nadeln

Chirurgische Nadeln sind in der Regel kreisförmig gebogen. Sie sind in verschiedenen Größen und Krümmungsradien erhältlich, um den unterschied-

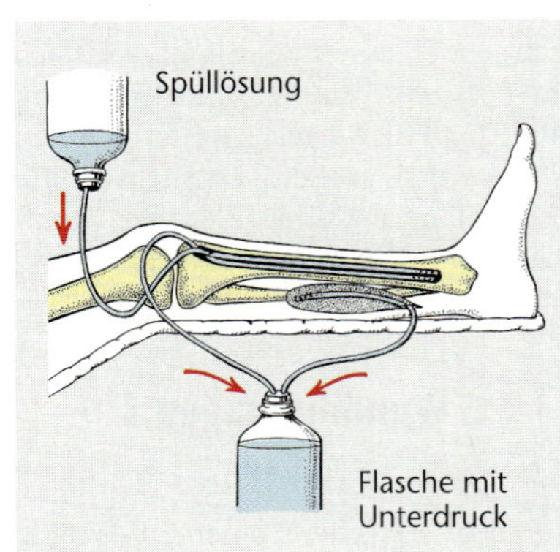

Abb. 11.48: Technik der Saug-Spül-Drainage (☞ auch Abb. 26.37). [L190]

lichen Geweben und ihren Erfordernissen gerecht zu werden (☞ Abb. 11.49). Gerade Nadeln sind Spezialindikationen vorbehalten.

Abhängig von Profil und Schliff der Nadelspitze unterscheidet man:

- **Scharfe Nadeln** mit dreieckigem Schliff, die das Gewebe durchschneiden und sich dadurch leichter durchdrehen lassen. Sie werden zur Naht derber Gewebe benutzt, z.B. von Narben, Periost oder Faszien
- **Runde Nadeln** mit konisch verlaufenen Nadelspitzen zur Naht von empfindlichen Geweben, z.B. Darm, Peritoneum, Muskulatur, Nerven oder Haut. Bei diesen wird das Gewebe nicht zerschnitten, sondern verdrängt und dadurch weniger traumatisiert.

Ein zweites Unterscheidungskriterium besteht darin, ob die Nadel ein Nadelöhr hat oder nicht:

- Bei den in der Anschaffung kostengünstigen **Nadeln mit Nadelöhr** muß Instrumentierschwester oder Operateur den Faden vor dem Nähen einfädeln, was Zeit kostet und den Faden beschädigen kann. Außerdem kann das Gewebe durch den gedoppelten Faden am Nadelöhr traumatisiert werden
- Bei **atraumatischen Nadeln** ist der Faden mit der Nadel verschweißt. Dadurch trägt der Faden im Übergangsbereich zwischen Nadel und Faden nicht auf, der Stichkanal ist kleiner, und das Gewebe wird weniger traumatisiert. Nachteilig ist der höhere Preis. Haupteinsatzgebiet sind Hautnähte.

Nahtmaterial

Nahtmaterial dient nicht nur dem Wundverschluß, sondern z.B. auch der Unterbindung *(Ligatur)* blutender Gefäße oder der Annaht von Drainageschläuchen. Als Nahtmaterial werden neben Fäden auch Implantate verwendet, z.B. **Clips** aus Edelstahl, Titan oder PDS® (Polydioyxanon), *Stifte* **(Pins)** aus PDS® für kleinere Osteosynthesen (☞ 27.6.6), **Netze/Kissen** aus Polypropylen zur Deckung von Fasziendefekten oder **Bänder/Kordeln** aus PDS® als Bandersatz.

Am gebräuchlichsten sind jedoch **Fäden**. Sie werden nach Fadenstärke, Fadenmaterial und Fadenaufbau/Verarbeitung unterschieden.

Fadenstärke

Im klinischen Alltag konkurrieren derzeit zwei Maßeinheiten:

- **USP-Einteilung** *(United States Pharmacopeia)*. Diese Einteilung ist willkürlich gewählt worden. Es besteht kein Zusammenhang zwischen dem Fadendurchmesser in mm und der Numerierung. Für jedes Material (☞ Tab. 11.54) wurde ein Standardfaden festgelegt. Sein Durchmesser variiert von Material zu Material: Der Vicryl-Standardfaden hat z.B. einen anderen Fadendurchmesser als der Prolene-Standardfaden. Bei der USP-Einteilung hat der festgelegte „Standardfaden" die Stärke 1. Dickere Fäden werden mit einem Vielfachen davon bezeichnet. Beispielsweise bedeutet Vicryl 2, daß dieser Faden doppelt so stark ist wie der Vicryl-Standardfaden. Bei dünneren Fäden erhält der Teilungsfaktor eine zusätzliche 0 Ein Prolene 4-0-Faden ist also nur ein Viertel so dick wie der Prolene-Standardfaden
- **EP-Einteilung** *(Europäische Pharmakopoe)*. Bei dieser Einteilung werden die Fadenstärken in 0,1 mm-Schritten (engl. *metric = metrisch*) angegeben. „Standardfaden" mit der Nummer 1 ist ein Faden mit der Fadenstärke 0,1 mm. In der metrischen Klassifikation hat ein Faden der Stärke 8 also einen Fadendurchmesser von 0,8 mm.

Fadenmaterial

Resorbierbares Nahtmaterial wird vom Körper nach einiger Zeit emzymatisch abgebaut. Früher stellte man diese Fäden aus Därmen von Säugetieren her. Heutzutage bestehen resorbierbare Fäden fast ausschließlich aus synthetischen Materialien (☞ Tab. 11.54). Da sich die Fäden auflösen, verbleiben keine Fremdkörper im Gewebe. Resorbierbares Nahtmaterial wird v.a. bei schnell heilenden Geweben verwendet, bei denen eine langdauernde Adaptation nicht nötig ist. Haupteinsatzgebiet sind Nähte von Schleimhäuten, Organen, Muskelgewebe und Muskelfaszien.

Nicht resorbierbares Nahtmaterial kann nicht enzymatisch abgebaut werden: Es verbleibt im Körper oder muß entfernt werden. Die synthetisch hergestellten Fäden haben eine hervorragende Reißfestigkeit bei minimaler Fremdkörperreaktion des Gewebes. Nicht re-

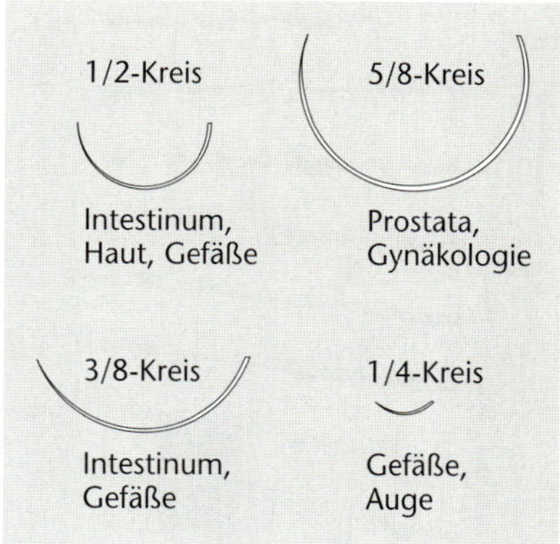

Abb. 11.49: Verschiedene chirurgische Nadeln und typische Einsatzgebiete. [L190]

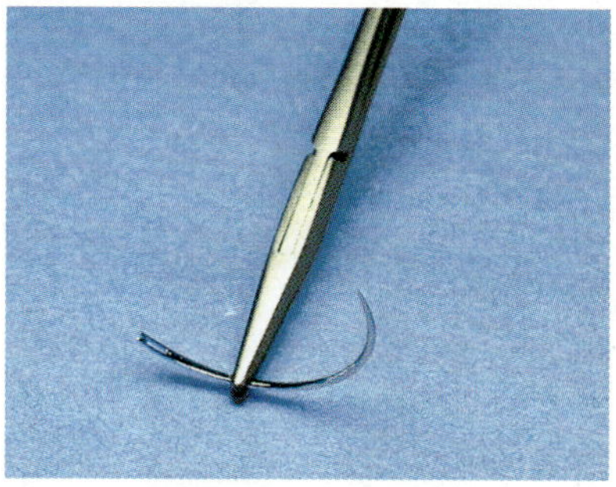

Abb. 11.50: Nadelhalter und Nadel mit Nadelöhr. [K183]

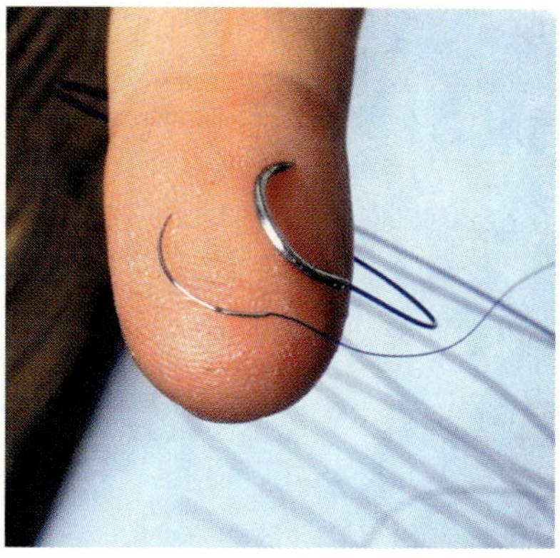

Abb. 11.51: Atraumatisches Nahtmaterial verschiedener Größen. [K183]

sorbierbares Nahtmaterial kommt überall da zum Einsatz, wo es auf eine sichere und dauerhafte Verbindung ankommt (Sehnen- und Gefäßnähte, Gefäßligaturen). Es wird auch für Hautnähte verwendet.

Fadenaufbau, Verarbeitung

Monofile Fäden (z.B. Prolene®) sind „aus einem Stück" hergestellt. Sie haben eine glatte Oberfläche und gleiten gut im Gewebe.

Geflochtene Fäden (z.B. Dexon®, Vicryl®, Mersilene® und Seide) beste-

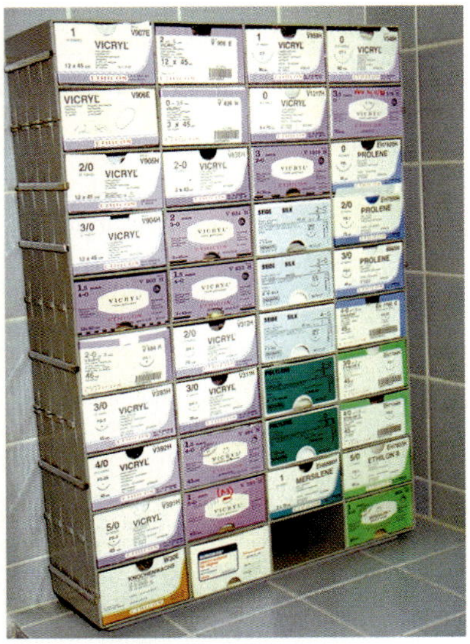

Abb. 11.52: Übersichtliches Aufbewahren von atraumatischem Nahtmaterial. [M120]

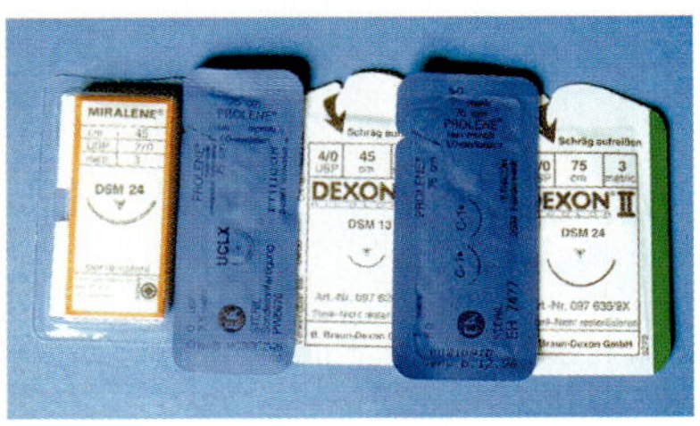

Abb. 11.53: Im Klinikalltag wird zur Angabe der Fadenstärke meist noch die klassische USP-Einteilung benutzt. Auf den Verpackungen sind aber beide Einteilungen vermerkt. [K183]

Resorbierbar	
Handelsname	**Material**
Catgut® PDS® Vicryl® Dexon®	Kollagen Polydioyxanon Glycolid/Lactid Glycolid/Lactid
Nicht resorbierbar	
Handelsname	**Material**
Ethilon® Prolene® Supramid® Ethibond® Mersilene®	Polyamid Polypropylen Polyamid Polyester Polyester

Tab. 11.54: Beispiele für Nahtmaterialien.

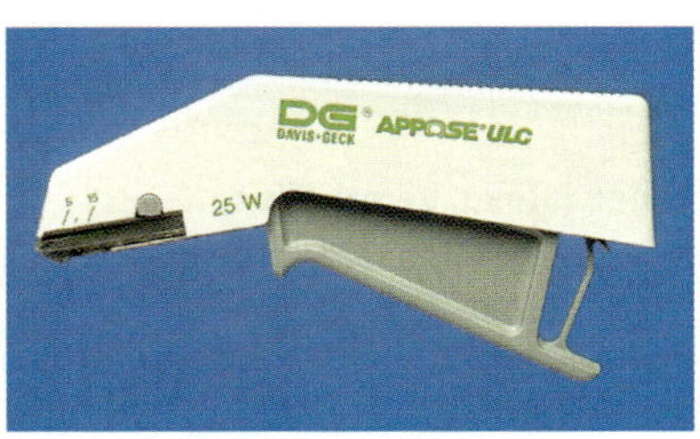

Abb. 11.55: Klammerapparat zum Verschluß einer Wunde. [K183]

hen aus mehreren Einzelfädchen. Sie sind geschmeidiger als monofile Fäden, und ihre Knoten sitzen besser. Ihre Oberfläche ist rauh („Sägewirkung" im Gewebe). Ihr großer Nachteil ist ihre Dochtwirkung (Kapillareffekt), wodurch Infektionsausbreitung und Fistelbildung gefördert werden.

Pseudomonofile Fäden (z.B. Supramid®) bestehen ebenfalls aus mehreren Einzelfasern, die jedoch mit einem Überzug versehen sind, der den Fäden einen monofilen Charakter verleiht. Auf diese Weise werden die Vorteile monofiler und geflochtener Fäden bei Minimierung der Nachteile verbunden.

Hautnähte

Für Hautnähte werden am häufigsten nichtresorbierbare Fäden verwendet. Müssen lange OP-Wunden unter Zeitdruck verschlossen werden, werden auch sog. *Klammerapparate* eingesetzt.

Bei **Einzelknopfnähten** wird der Faden nach jedem Stich aus der Haut ausgeleitet und geknüpft.

Bei einer **Intrakutannaht** wird die Haut so adaptiert, daß der Faden nicht bei jedem Stich aus der Haut ausgestochen werden muß. Lediglich die beiden Fadenenden werden aus der Haut ausgeleitet und links und rechts von der Wunde verknotet oder anderweitig fixiert, um die Naht zu sichern. Die Intrakutannaht sollte immer dann angewandt werden, wenn ein spannungsfreier Wundverschluß erzielt werden kann, da das kosmetische Ergebnis im Vergleich zu Einzelknopfnähten deutlich besser ist (kein „Reißverschluß").

Nach der Hautnaht wird die OP-Region von Blut- und Sekretresten gesäubert, und die Wundränder werden nochmals desinfiziert. Anschließend wird die Wunde einschließlich der mit Schlitzkompressen umgebenen Austrittstellen der Wunddrainagen mit sterilen Kompressen oder anderem sterilem Verbandmaterial abgedeckt. Manche Operateure legen zusätzlich eine salbenhaltige Gaze auf die Wunde, um ein Ankleben des Verbandes zu verhindern. Das Verbandmaterial wird dann meist mit elastischem Klebeverband fixiert. Dabei darf das Vlies nicht gespannt werden, da dies zu schlecht heilenden, infektionsgefährdeten **Spannungsblasen** führen kann.

Anschließend wird das Abdeckmaterial entfernt und der Patient wegen der Auskühlungsgefahr sofort zugedeckt. Bei Operationen im Bereich der Extremitäten kann jetzt entweder ein Kompressionsverband oder z.B. ein Gipsverband angelegt werden.

11.3.8 Überwachung der Anästhesie

Während der gesamten Operation überwachen und dokumentieren der Anästhesist und die Anästhesie-Schwester die Unterhaltung der Anästhesie und die Vitalfunktionen des Patienten (☞ 37.8.3). Je nach Blutverlust müssen Erythrozytenkonzentrate und Gerinnungspräparate (☞ 24.5.6) gegeben werden. Besondere Aufmerksamkeit ist z.B. in Situationen wie dem Einbringen von Knochenzement (Palacos®) oder dem Öffnen der Blutleere erforderlich, da es hierbei zu Kreislaufreaktionen kommen kann.

Gegen Ende der Operation beginnt die Anästhesieausleitung (☞ 37.8.3). Bei

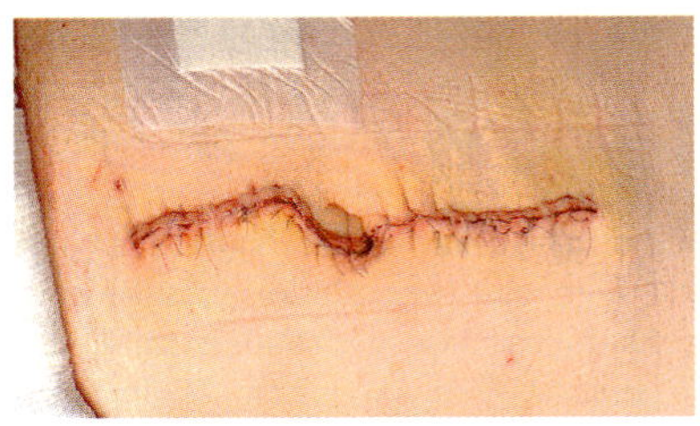

Abb. 11.55: Mit Einzelknopfnähten verschlossene Laparatomie. [K183]

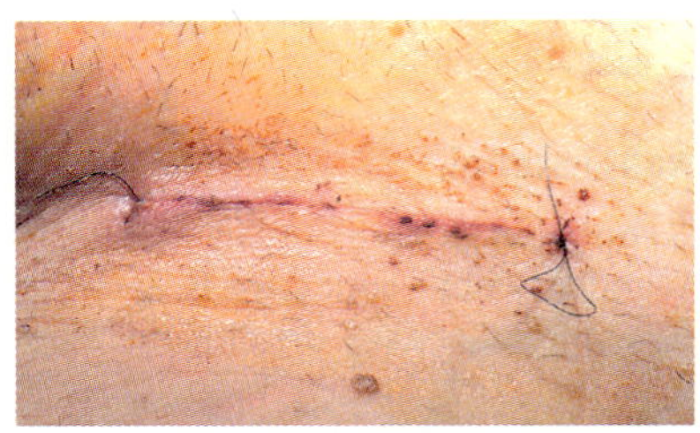

Abb. 11.56: Intrakutannaht. [T128]

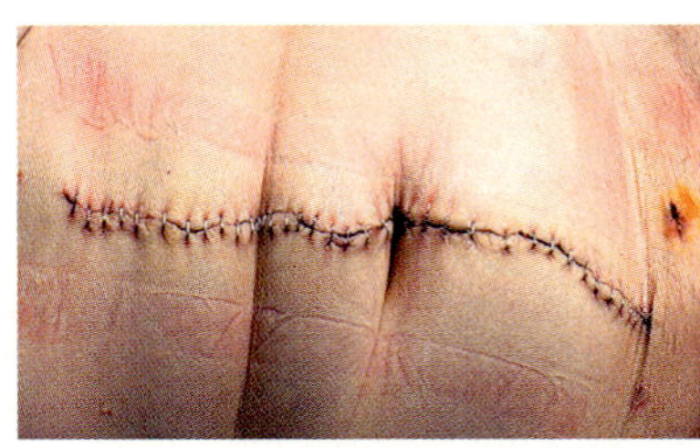

Abb. 11.57: Geklammerte Naht einer Laparotomie. [K183]

stabilen Herz-Kreislaufverhältnissen und guter Spontanatmung wird der Patient noch im OP extubiert und in den Aufwachraum (☞ 37.12) gefahren.

Nach längeren Operationen oder bei kritischem Allgemeinzustand wird der Patient nicht sofort extubiert, sondern erst noch für eine gewisse Zeit auf der Intensivstation oder im Aufwachraum nachbeatmet.

11.3.9 Aufwachraum

Intensivpflege, ☞ 38.5.4

Nach Narkoseausleitung und ggf. Extubation wird der Patient in sein – möglichst vorgewärmtes – Bett gelegt und unter Obhut des Anästhesisten in den Aufwachraum (☞ 37.12) gebracht. Dort wird er unter kontinuierlichem Monitoring weiter überwacht, bis alle Narkosewirkungen abgeklungen sind. Treten *operationsbedingte* Komplikationen auf, wird der Operateur gerufen.

11.4 Postoperative Pflege

11.4.1 Übernahme des Patienten aus dem Aufwachraum

Nach kleinen oder mittelgroßen Operationen können die meisten Patienten nach 1 – 2 Stunden vom Aufwachraum auf die Bettenstation verlegt werden.

Voraussetzungen für die Verlegung

Voraussetzungen für die Verlegung sind (☞ 37.12):

- Volles Bewußtsein
- Ausreichende Schutzreflexe
- Ausreichende Spontanatmung
- Stabile Herz-Kreislauf-Funktionen
- Keine wesentlichen Nachblutungen
- Bei postoperativ unterkühlten Patienten Wiedererreichen der normalen Körpertemperatur.

Sind diese Voraussetzungen erfüllt, werden die Pflegenden der Bettenstation telefonisch gebeten, den Patienten abzuholen.

Vorbereitungen auf Station

Bevor der Patient abgeholt wird, sollte sein Zimmer vorbereitet werden, damit er ohne Verzögerung in einer ruhigen und entspannten Atmosphäre versorgt werden kann. Dies gibt dem Patienten das Gefühl, gut betreut zu sein, während Hektik durch Herbeiholen verschiedener Utensilien eher ein Gefühl der Unsicherheit auslöst. Zu diesen Vorbereitungen gehören:

- Ggf. Patientenzimmer vorwärmen
- Bettenplatz richten (z.B. Platz für neues Bett schaffen, bei Platzmangel ggf. Nacht- oder Rollstühle aus dem Zimmer fahren, Besucher aus dem Zimmer bitten, überprüfen, ob Patientenklingel vorhanden ist und ob sie funktioniert)
- Lagerungshilfsmittel bereitlegen (falls nicht schon in den OP bzw. in den Aufwachraum mitgegeben)
- Blutdruckapparat und Überwachungsblatt bereitlegen
- Voraussichtlich benötigte Pflegeutensilien vorbereiten (Nierenschalen, Zellstoff, Urinflasche, Steckbekken, Zubehör für Mund-, Nasen- und Augenpflege)
- Sauerstoffgerät, Beatmungsbeutel, Absauggerät und anderes Notfallzubehör bereithalten
- Ggf. ZVD-Set, Infusionspumpen, Perfusoren oder Materialien für Blutabnahme vorbereiten.

Abholen vom Aufwachraum

Der Patient darf nur von einer examinierten Pflegekraft abgeholt werden, da sich der Zustand des Patienten während des Transports akut verschlechtern kann. Um in dieser Situation jemanden bei sich zu haben, der ärztliche Hilfe herbeiholen kann, sollte sich die examinierte Pflegekraft nach Möglichkeit von einer zweiten Pflegekraft begleiten lassen. Außerdem schiebt sich das Krankenbett zu zweit einfacher, und die Fahrt verläuft für den Patienten somit ungestörter.

Folgende Kriterien werden während der Übergabe angesprochen (☞ 37.12):

- Name und Alter des Patienten zur Identitätsüberprüfung
- Hauptdiagnose und Nebenerkrankungen des Patienten
- Art und Verlauf der durchgeführten OP
- Art und Verlauf der Anästhesie
- Infusionen, Drainagen und Katheter des Patienten
- Befindlichkeitsverlauf des Patienten von der Narkoseausleitung bis zum aktuellen Zeitpunkt (z.B. Vitalparameter, bei Diabetikern Blutzuckerwerte, subjektive Beschwerden wie Übelkeit)
- Durchgeführte Therapie- und Pflegemaßnahmen (z.B. Druckverbände, Schmerztherapie, Transfusionen, Einmalkatheterisierung oder Sauerstoffgabe)
- Verordnete Nachbehandlung und Kontrollen (z.B. Lagerung, Schmerzmedikation, Antibiotikagabe, Röntgenkontrollen).

Die Pflegekräfte überprüfen die in den OP mitgegebenen Patientenunterlagen auf ihre Vollständigkeit und achten auf das Vorhandensein des Anästhesieprotokolls sowie auf die schriftlich angeordneten postoperativen Maßnahmen.

Danach wird der Patient begrüßt und (nochmals) über die Rückverlegung informiert (ist der Patient nicht ansprechbar, darf er nicht auf die Allgemeinstation verlegt werden). Dann decken die Pflegenden den Patienten gut zu, damit er während des Transports nicht auskühlt und seine Intimsphäre gewahrt bleibt, und sichern Infusionsflaschen, Drainagen und Urinableitung gegen Herunterfallen und versehentliches Herausziehen. Während des Transports sprechen sie mit dem Patienten und beobachten ihn ununterbrochen. Für den Notfall halten sie einen Beatmungsbeutel bereit. Ist der Patient wohlbehalten in seinem Zimmer angekommen, bringen die Pflegenden die Patientenklingel so am Bett an, daß der Patient sie sehen und gut erreichen kann.

11.4.2 Postoperative Überwachung auf der Station

In den ersten Stunden auf der Station wird der Zustand des Patienten halbstündlich, später (bei stabilem Kreislauf) ein- bis zweistündlich kontrolliert. Alle ermittelten Befunde werden mit der genauen Angabe der Uhrzeit auf einem Überwachungsblatt protokolliert (☞ Abb. 11.59).

Postoperative Verordnungen (z.B. spezielle Lagerungen, Antibiotikagabe, Röntgenkontrollaufnahmen) müssen schriftlich vom Arzt angeordnet werden. Die Pflegenden übernehmen deren Durchführung und dokumentieren eventuelle Patientenreaktionen.

Folgende Parameter werden postoperativ überwacht:

- **Bewußtsein:** Ansprechbarkeit, Orientiertheit und ggf. Pupillenreaktionen beurteilen (☞ 7.4.3)

- **Schmerzen:** Lokalisation, Art und Intensität der Schmerzen erfragen. Bedarfsmedikation anordnen lassen (☞ 11.4.6)
- **Atmung:** Auf Atemrhythmus, -tiefe und -frequenz, Zyanose und Blässe achten (☞ 7.3.2)
- **Herz- und Kreislaufparameter:** Puls, Blutdruck, ggf. ZVD (Häufigkeit der Messung nach Arztanordnung) überprüfen
- **Körpertemperatur:** Temperatur je nach Arztanordnung, Zustand des Patienten und letztem gemessenen Wert kontrollieren. Anfangs besteht die Gefahr der Auskühlung, später ist Resorptionsfieber bis 38,5 °C normal (☞ 7.8.3)
- **Urinausscheidung:** Bei liegendem Dauerkatheter je nach Operation, Zustand des Patienten und bestehender Vorerkrankung Ausscheidungsmenge ablesen, auf ungehinderten Abfluß achten (☞ 7.9.1). Ein Patient ohne Dauerkatheter sollte spätestens acht Stunden postoperativ Spontanurin gelassen haben
- **Lagerung:** Patienten in der Regel auf dem Rücken mit leicht erhöhtem Kopf lagern. Bei Eingriffen an den Extremitäten Bein oder Arm gemäß den Anweisungen des Operateurs lagern, dabei auf Nervenkompressionen, z.B. des N. peroneus im Bereich des Fibulaköpfchens (Wadenbeinköpfchens), auf Druckulzera, etwa an den Fersen oder am Steiß, und auf die korrekte Stellung der operierten Extremität achten
- **Venöse Zugänge** ☞ 10.5.3, 10.5.4, **Infusionsprogramm** ☞ 10.5.1, **Bluttransfusionen** ☞ 24.5.6
- **Wundverband, postoperativer Gipsverband:** Bei leicht durchgeblutetem Verband mit einem Stift Umriß des durchgebluteten Bereiches markieren und Uhrzeit dokumentieren. Bei stark durchgeblutetem Verband Arzt informieren und ggf. Druckverband anlegen. Auf Einschnüren des Verbands, Blässe oder zyanotische Verfärbung der Finger oder Zehen achten. Durchblutung, Sensibilität und aktive Beweglichkeit der Extremität überprüfen
- **Drainagen:** Höhe des Blutverlustes, Art, Lage, Funktion und Fixation der Drainage (☞ 11.4.7) beobachten und bei raschem Vollaufen der Drainagen frühzeitig den Operateur informieren
- **Laborkontrollen:** z.B. BB, BZ, Elektrolyte, Gerinnungsstatus, Blutgasanalyse (☞ 20.4.4) nach Arztanordnung organisieren.

Bei (neu aufgetretenen) Unregelmäßigkeiten wird unverzüglich der diensthabende Arzt oder der Operateur benachrichtigt und diese Maßnahme auch dokumentiert.

☑ Immer wieder fragen Patienten oder Angehörige die Pflegenden nach dem Verlauf der Operation. Die Beantwortung dieser Frage ist – wie andere Aufklärungsgespräche – Aufgabe des Arztes. Deswegen verweisen die Pflegenden in dieser Situation auf den Arzt (Arzt ggf. benachrichtigen).

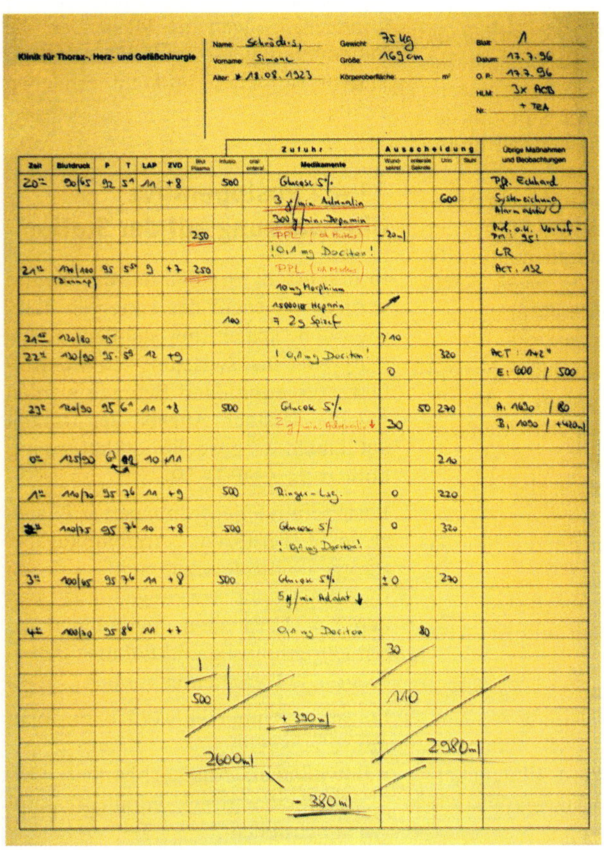

Abb. 11.58: Postoperatives Überwachungsprotokoll. [K183]

11.4.3 Postoperative Beschwerden und Komplikationen

Bei fast allen Patienten treten postoperativ mehr oder minder starke Beschwerden auf, z.B. Schmerzen oder Übelkeit. Da die Patienten aber nicht immer zwischen „normalen" Beschwerden und ernsthaften Komplikationen unterscheiden können, werden sie von den Pflegenden nicht nur nach ihrem Befinden gefragt, sondern auch sorgfältig auf pathologische Veränderungen beobachtet. Bei allen Störungen wird der Arzt benachrichtigt.

11.4.4 Postoperative (Früh-)Mobilisation

Allgemeines zur Mobilisation, ☞ 7.6.7

Die **postoperative (Früh-)Mobilisation** ist eine wesentliche Maßnahme zur Vermeidung postoperativer Komplikationen (z.B. Pneumonie, Dekubitus, Thrombose, Kontraktur, Obstipation). Je nach ärztlich genehmigter Belastung und Größe des Eingriffs wird der Patient am OP-Tag oder am ersten postoperativen Tag mobilisiert. Dabei darf er aber nicht überfordert werden.

Bei der Mobilisation ist auf folgendes zu achten:

- Vor der Mobilisation Katheter, Drainagen und Sonden gegen Herabfallen und versehentliches Herausziehen sichern
- Sind bei der Mobilisation aufgrund der Operation starke Schmerzen zu erwarten und/oder hat der Patient bei vorangegangenen Mobilisations-

Komplikation und Definition	Symptome	Ursachen	Erstmaßnahmen
Aspiration, ☞ 7.7.7, 20.13			
Fieber, ☞ 7.8.3			
Harnverhalt (☞ 31.3.5). Richtlinie: Erster Spontanurin postoperativ nach spätestens acht Stunden	• Unruhe, Tachykardie, Hypertonie • Unterbauchschmerz, evtl. Harndrang, Verhärtung im Unterbauch, tastbare Blase	• Meist Restwirkung rückenmarksnaher Regionalanästhesien (☞ 37.9.3), aber auch nach Allgemeinanästhesie • Reflektorische Miktionshemmung (Hemmungen, wenn jemand „daneben steht")	• Oberkörper des Patienten zum Wasserlassen im Bett aufrichten (Kopfteil hochstellen), bei guten Kreislaufverhältnissen Nachtstuhl oder Toilette benutzen lassen. Patienten beim ersten Aufstehen nicht alleine lassen. • Wasser am Waschbecken laufen oder Patienten Hände in warmes Wasser halten lassen (wirkt oft „bahnend") • Ggf. auf Arztanordnung Parasympatholytikum (z.B. Doryl®) verabreichen, bei Erfolglosigkeit (einmal-)katheterisieren
Herzinsuffizienz durch Volumenüberlastung (☞ 18.6.2). Erhöhtes Risiko bei alten Patienten	• Dyspnoe, Rasselgeräusche • Tachykardie, Blutdruckabfall bei *erhöhtem* ZVD • Graue Haut	• Meist Kombination verschiedener Faktoren wie lange Narkose, Volumenverschiebung und Minderperfusion bei bis dahin kompensierter Herzschwäche	• Oberkörper hochlagern, evtl. Sauerstoff geben (Arztanordnung) • Flüssigkeitsbilanz erstellen, Flüssigkeitszufuhr einschränken • Medikamente (z.B. Diuretika) nach Arztanordnung verabreichen
Hypertonie (☞ 19.5.1)	• Meist symptomlos. Nur bei extremen Blutdruckwerten (> 200/120 mm Hg) Kopfschmerzen, Schwindel, Übelkeit oder verschwommenes Sehen	• Schmerzen, Angst, Atemstörungen • Volle Harnblase, zu große Infusionsmenge • Vorbestehender Hypertonus (wird in der Regel bereits präoperativ erfaßt)	• Auslösende Ursache suchen und beseitigen (z.B. Harnblase entleeren, Schmerzen lindern) • Blutdrucksenkende Medikamente nach Arztanordnung geben (RR nicht zu schnell senken, da Gefahr einer Durchblutungsstörung im Gehirn) • Flüssigkeitsbilanz erstellen. Blutdruck weiter engmaschig kontrollieren
Laryngospasmus (☞ 34.3.6)	• Inspiratorischer Stridor (☞ 20.3.4), Dyspnoe, Zyanose, Angst, Tachykardie • Im Extremfall Herz-Kreislauf-Stillstand	• Reizung der Schleimhaut, z.B. durch den Tubus oder die Extubation, aber auch durch Sekret, Blut oder Erbrochenes im Rachen • Evtl. durch die Art der OP (z.B. Eingriffe im Rachen oder am Kehlkopf)	• Ruhe vermitteln, Schmerzreize vermeiden (z.B. keine schmerzhafte Umlagerung) • Atemwege freihalten (Esmarch-Handgriff, ☞ 17.3.1). Ist der Laryngospasmus sekretbedingt, evtl. vorsichtig absaugen (Arztanordnung) • Sauerstoff geben (Arztanordnung) • Notfalls reanimieren (☞ 17.3)
Lungenembolie, ☞ 20.10.1			
Magen-Darm-Atonie (☞ 21.6.2)	• Völlegefühl, häufiges Aufstoßen, evtl. Reflux von Mageninhalt, Erbrechen • Gespanntes, schmerzhaftes, aufgeblähtes Abdomen • Fehlende oder spärliche Darmgeräusche	• Reflektorisch durch mechanische Manipulation am Darm während der Operation • Intraabdominelle Infektionen (z.B. Bauchfellentzündung) • Eiweißmangel, Mikrozirkulationsstörungen	• Magensonde (auf Arztanordnung) und Darmrohr legen • Abführmittel, Klysmen oder Einläufe verabreichen • Sympatholytika oder Parasympathomimetika zur Anregung der Darmtätigkeit geben (Arztanordnung)
Respiratorische Insuffizienz (☞ 20.1)	• Dyspnoe (ohne Dyspnoe z.B. bei Hypoventilation durch Überhang atemdepressiver Narkotika) und Tachypnoe (☞ 7.3.2) • Zyanose, Unruhe, Schwitzen, evtl. Schnarchen • Zunächst Tachykardie, später Bradykardie • Bewußtseinsstörungen (Verwirrtheit, später Eintrübung bis zum Koma)	• Verlegung der Atemwege (Zunge, Schleim, Sekret, Fremdkörper) • Überhang von Medikamenten (Opiate, Relaxantien) • Vorbestehende Lungenerkrankungen • Schmerzen, zu straffe Verbände	• Atemwege durch Absaugen, Guedel- oder Wendeltubus (☞ 7.3.11) freimachen und freihalten • Sekret mobilisieren, z.B. durch Abhusten (dabei Wunde ggf. mit Händen komprimieren, um Schmerzen zu vermeiden) • Patienten zum tiefen Durchatmen anhalten • Sauerstoff auf Arztanordnung geben (☞ 20.2.1) • Bedarfsmedikation gegen Schmerzen verabreichen, zu straffe Verbände lockern (Arztrücksprache) • Beatmungsbeutel bereithalten, bei zunehmender Ateminsuffizienz Verlegung auf Intensivstation vorbereiten
Schluckauf *(Singultus)*: Gefahr der Nahtinsuffizienz bei Darmanastomosen und OP-Nähten	• Langandauernder Schluckauf	• Reizung des Zwerchfells (häufig nach Bauchoperationen) oder des Nervus phrenicus • Sehr selten Erkrankung des Gehirns	• Patienten Luft anhalten und – falls erlaubt – ewas trinken lassen • Medikamente nach ärztlicher Anordnung verabreichen

Komplikation und Definition	Symptome	Ursachen	Erstmaßnahmen
Schmerzen, ☞ 16.4.7			
Übelkeit und Erbrechen, ☞ 21.2.1			
Verwirrtheit (Durchgangssyndrom, ☞ 14.3.4)	• Verwirrtheit, Desorientiertheit (☞ 36.2.2), Unruhe. Sinnlose, teils aggressive Handlungen. Meist bei älteren Patienten auftretend	• Oft vorbestehende Zerebralsklerose (☞ 19.6.1), die durch die OP (vorübergehend) verstärkt wird, z.B. durch intraoperativen Blutdruckabfall, Flüssigkeitsmangel oder E'lytstörungen. Wichtige Differentialdiagnose: Entzug bei Medikamenten- oder Alkoholabhängigkeit	• Kontakt zu nahestehenden Personen herstellen, vertraute Gegenstände (z.B. persönliche Kleidung, Bilder) in die nähere Umgebung stellen • Blutdruck kontrollieren (normalhoch halten) • Sauerstoffmangel vermeiden • Auf ärztliche Anordnung Patienten fixieren oder Medikamente verabreichen
Volumenmangel (☞ 31.13.2)	• Tachykardie, Blutdruckabfall, erniedrigter ZVD • Rückgang der Urinausscheidung	• Blut- und Flüssigkeitsverluste (z.B. bei Erbrechen) • Ungenügende Flüssigkeitszufuhr (z.B. zu geringe Infusionsmenge während der OP)	• Nach der auslösenden Ursache suchen (z.B. OP-Verband auf Nachblutung kontrollieren) • Patienten nicht alleine aufstehen lassen • Infusionen nach Arztanordnung geben

Tab. 11.60: Häufige postoperative Beschwerden und Komplikationen und pflegerische Erstmaßnahmen.

versuchen über starke Schmerzen geklagt, Arzt um die Anordnung geeigneter Schmerzmittel bitten, die rechtzeitig vor der Mobilisation verabreicht werden. Nach der Schmerzmittelgabe vermehrt auf den Kreislauf achten, da viele Schmerzmittel kreislaufbelastend sind

- Den Patienten schrittweise mobilisieren: Zuerst Kreislauftrainig im Bett, ihn dann an der Bettkante sitzen lassen. Geht das ohne (Kreislauf-)Probleme, ihn aufstehen und zuletzt gehen lassen
- Blutdruck vor und nach, Puls und Atmung auch während der Mobilisation kontrollieren, um Kreislaufregulationsstörungen rechtzeitig zu erkennen
- Eine Dehnung der Wunden vermeiden.

Bei Patienten, die nicht sofort mobilisiert werden dürfen, z.B. nach Wirbelsäulen- oder Beckenoperationen, ordnet der Arzt ab dem ersten postoperativen Tag Krankengymnastik zum Durchbewegen der nicht operierten Extremitäten und zum Erlernen isometrischer Anspannungsübungen an. Diese Übungen führen die Patienten nach vorheriger Anleitung mehrmals am Tag selbständig durch. Da die Übungen jedoch häufig vergessen oder wegen mancher Unannehmlichkeit unterlassen werden, erinnern die Pflegenden die Patienten immer wieder daran oder helfen ihnen bei der Durchführung. Weitere Maßnahmen der Dekubitus-, Pneumonie-, Thrombose- und Kontrakturenprophylaxe werden in Kapitel 7 dargestellt.

11.4.5 Postoperativer Kostaufbau

Kostaufbau, ☞ *7.7.4*

Der **postoperative Kostaufbau** wird von Krankenhaus zu Krankenhaus unterschiedlich gehandhabt. Meist gibt es hausinterne Standards, die je nach Allgemeinzustand und Darmfunktion des Patienten modifiziert werden. Während der Nahrungs- und Flüssigkeitskarenz geben die Pflegenden dem Patienten die Möglichkeit, die Mundschleimhaut feucht zu halten („Zitronenstäbchen", Mund ausspülen, Lippen eincremen).

Wann der operierte Patient essen und trinken darf, entscheidet der Anästhesist. In der Regel ist dies bei *Operationen außerhalb des Abdomens in Allgemeinnarkose* nach (4 –)6 Stunden der Fall. Würde der Patient vorher essen oder trinken, wäre die Gefahr des Erbrechens mit Aspiration groß. Ist dem Patienten übel oder mußte er bereits erbrechen, sollte man noch länger warten. Nach sechs Stunden darf der Patient in manchen Häusern bereits leichte Kost oder auch Vollkost zu sich nehmen. In anderen Häusern erhält er lediglich Tee oder Wasser (ohne Kohlensäure) und nur bei sehr gutem Zustand zusätzlich Zwieback oder Haferbrei. Ab dem ersten postoperativen Tag bekommt der Patient in nahezu allen Häusern Vollkost.

Nach Regionalanästhesien, z.B. Spinal- oder Periduralanästhesien, darf der Frischoperierte bereits nach zwei Stunden trinken und leicht verdauliche Nahrung zu sich nehmen, sofern sein Allgemeinzustand stabil ist.

Bei *großen Operationen ohne Eröffnung des Magen-Darm-Traktes* (z.B. abdominelle Eingriffe, Wirbelsäulenoperationen) bleibt der Patient am Abend des Operationstages nüchtern oder darf lediglich etwas Tee trinken. Liegt eine Magensonde, wird diese erst entfernt, wenn der Patient Flüssigkeit gut verträgt. Am ersten postoperativen Tag erhält der Patient nur Tee, Wasser, andere klare Flüssigkeiten oder gelegentlich auch etwas Haferbrei. Nach dem Abführen am zweiten oder dritten postoperativen Tag wird die Nahrung weiter aufgebaut (Bouillon, Suppe, Weißbrot/Zwieback, Kartoffelbrei mit heller Soße), bis der Patient wieder seine gewohnte Nahrung zu sich nehmen kann (leichte Kost, Vollkost).

Nach *Operationen mit Eröffnung des Magen-Darm-Traktes* dauert die postoperative Nahrungs- und Flüssigkeitskarenz länger (z.B. 5 – 7 Tage bei einer Rektumresektion, neun Tage bei einer Ösophagusresektion), um die Nähte zu entlasten. Daher werden diese Patienten zunächst meist parenteral ernährt. Im Anschluß daran wird mit dem Kostaufbau ähnlich dem oben genannten Schema begonnen.

11.4.6 Postoperative Schmerzbehandlung

Pflege von Schmerzpatienten, ☞ *16.1*

Ursachen postoperativer Schmerzen

Treten die Schmerzen unmittelbar postoperativ auf, handelt es sich am häufigsten um **Wundschmerzen,** die durch die intraoperative Gewebeverletzung bedingt sind. Sie klingen in der Regel nach drei Tagen deutlich ab und werden durch geeignete Schmerzmittel und unterstützende pflegerische Maßnahmen behandelt (☞ unten).

Vom Wundschmerz differenziert werden müssen Schmerzen durch:

- Zu straffe Verbände oder enge Gipse
- Falsche oder einseitige Lagerung
- Blähungen
- Harnverhalt.

In diesen Fällen besteht die Behandlung in der Beseitigung der Ursache. Ein Schmerzmittel würde das klinische Bild nur verschleiern und den Patienten evtl. sogar gefährden (Schmerz als Alarmsignal, z.B. bei Minderdurchblutung oder Nervenschädigung durch zu eng sitzenden Gips).

Schmerzen, die erst Tage nach der Operation beginnen, weisen oft auf Komplikationen hin, z.B. Schmerzen im Wundgebiet auf eine Wundinfektion oder Rückenschmerzen auf eine Nierenbeckenentzündung.

Nicht alle Patienten wenden sich an die Pflegenden oder Ärzte, wenn sie Schmerzen haben. Viele halten postoperative Schmerzen für „normal" und unabwendbar, andere möchten nicht zugeben, daß sie Schmerzen haben („ein Indianer kennt keinen Schmerz"), wollen nicht als überempfindlich gelten oder haben Angst vor einer Schmerzmittelabhängigkeit. Daher sollten Pflegende Patienten, die nicht klagen und sich nicht „melden", in regelmäßigen Abständen nach Schmerzen fragen. Meist wissen die Pflegenden auch aufgrund ihrer Erfahrung, welche Operationen postoperativ besonders schmerzhaft sind, und bieten den Patienten von sich aus Schmerzmittel aus der Bedarfsmedikation an.

Kinder klagen häufig über Bauchschmerzen – auch bei OPs an den Extremitäten! Nicht selten gehen Schmerzen auch mit Symptomen wie Tachykardie, Blutdruckerhöhung, Unruhe oder Schwitzen einher. Daran sollte die Pflegekraft immer denken, wenn sie bei einem Patienten beispielsweise einen stark erhöhten Blutdruck mißt. Aber Vorsicht – alle genannten Symptome können auch andere Ursachen haben.

Postoperative Schmerztherapie

Allgemeine Grundsätze der Schmerztherapie, ☞ 16.1

Kein Patient sollte nach einer Operation mehr leiden als nötig. Das von Patient zu Patient unterschiedliche Schmerzempfinden darf nicht dazu führen, daß dem „empfindlicheren" Patienten Schmerzmittel vorenthalten werden, weil andere Patienten die gleichen Schmerzen aushalten können.

Eine ausreichende Schmerztherapie ist aber nicht nur aus ethischen Gründen geboten, sondern hilft auch, Komplikationen zu verhüten:

- Mit Abnahme der Schmerzen sinkt der Sympathikotonus, und Tachykardie und Hypertonus bessern sich
- Patienten mit Schmerzen atmen oft flach (Schonatmung). Eine Schmerzlinderung ermöglicht tiefes Durchatmen und beugt so einer Pneumonie vor
- Schmerzen vermindern die Kooperationsfähigkeit des Patienten bei anderen aktiven Maßnahmen, z.B. bei der Mobilisation. Ohne Schmerzen kann der Patient viel besser an seiner Genesung mitarbeiten.

Systemische medikamentöse Schmerztherapie

Prinzipiell gelten in der medikamentösen Schmerztherapie nach Operationen die in Kapitel 16 dargestellten Grundsätze. Im praktischen Alltag hat sich perioperativ folgendes Vorgehen bewährt:

Gegen Ende der Operation verhindert der Anästhesist z.B. durch Nachspritzen eines Lokalanästhetikums in einen liegenden PDA-Katheter (☞ 37.9.3) oder rektale Gabe eines Schmerzzäpfchens, daß der Patient beim Abklingen der Narkose mit starken Schmerzen aufwacht. Hat der Patient dennoch im Aufwachraum starke Schmerzen, werden dort meist Opioid-Analgetika i.v. gespritzt. Sie wirken sowohl analgetisch als auch sedierend (☞ 16.4.5). Nach einem Initialbolus empfiehlt sich die weitere Verabreichung der Analgetika nach Bedarf (Arzt informieren, sobald die Schmerzen wieder einsetzen, dieser spritzt dann Analgetika nach).

Opioid-Analgetika können insbesondere bei zu rascher intravenöser Gabe oder Überdosierung zu einer Atemdepression führen. Zudem fällt nach Linderung der Schmerzen die atemstimulierende Wirkung des Schmerzes weg. Da eine intensive und kontinuierliche Überwachung des Patienten auf der Allgemeinstation nicht möglich ist, erfolgt die Schmerztherapie hier oral, rektal, i.m. oder in einigen Häusern auch als langsam laufende (Kurz-)Infusion. Folgendes Stufenschema ist üblich:

- Bei mäßigen Schmerzen werden Nicht-Opioid-Analgetika (☞ 16.4.4) eingesetzt, die nicht nur analgetisch, sondern auch antiphlogistisch (abschwellend) und antipyretisch (fiebersenkend) wirken.
  Dabei wird von vielen Chirurgen Paracetamol (z.B. ben-u-ron®) bevorzugt. Auch nichtsteroidale Antirheumatika (z.B. Voltaren®, ☞ Pharma-Info 25.16) sowie Metamizol (z.B. Novalgin® als Tablette oder in langsam laufender Infusion) sind geeignet. Nichtsteroidale Antirheumatika führen aber insbesondere bei entsprechend disponierten Patienten zu Magennebenwirkungen, und Metamizol kann eine toxische Knochenmarkschädigung verursachen. Vorteil dieser Substanzen ist, daß es zu keiner Atemdepression kommt
- Gerade in den ersten drei postoperativen Tagen reichen die oben genannten Medikamente häufig nicht aus. Dann wird ein schwächeres Opioid-Analgetikum (☞ 16.4.5) zusätzlich oder als Monotherapie gegeben. Gebräuchlichste Substanzen sind hier Tilidin (in Kombination mit Naloxon in Valoron® N) und Tramadol (z.B. 20 – 40 Tropfen Tramal® alle 4 – 6 Std. oder 1 Amp. Tramal® à 1ml in 100 ml NaCl als Kurzinfusion, deren Tropfenzahl je nach Schmerzintensität eingestellt werden kann)
- Sind die Schmerzen auch mit dieser Medikation nicht zu beherrschen, werden stärkere Opioid-Analgetika gegeben, die der Betäubungsmittelverschreibungsverordnung unterliegen (☞ 10.2.2 und 16.4.5), z.B. Dipidolor®, Dolantin®, Temgesic® oder MST®.

Nicht-Opioid-Analgetika, ☞ 16.4.4;
Opioid-Analgetika, ☞ 16.4.5;
Patient controlled analgesia (PCA), ☞ 16.4.7

Lokale medikamentöse Schmerztherapie

Neben der systemischen Schmerztherapie stehen eine Reihe von Regionalanästhesieverfahren zur postoperativen Schmerztherapie zur Verfügung, z.B. PDA-Katheter (☞ 16.4.8, 37.9.3), periphere Nervenblockaden (☞ 37.9.4) oder intrapleurale Medikamentenapplikation (nach Thorakotomie).

Ergänzende Maßnahmen

Neben der Gabe von Schmerzmitteln sind manchmal *Co-Analgetika* (☞ 16.4.6), z.B. Sedativa, zur Schmerzlinderung erforderlich. Nach vielen Operationen können auch physikalische Maßnahmen die Schmerzen entscheidend verbessern, z.B. die Hochlagerung und Ruhigstellung operierter Extremitäten oder die Auflage von Eisbeuteln zur Abschwellung.

11.4.7 Umgang mit Drainagen

Funktionsweise von Drainagen, ☞ *11.3.6*

Umgang mit Redon-Drainagen

Nach der Übernahme des Patienten aus dem OP und nach jedem Betten und Lagern überprüfen die Pflegenden:

- Die Festigkeit der Steckverbindungen zwischen Ableitungsschlauch und Redonflasche
- Die Klemmen (sie müssen offen sein)
- Die Sogstärke
- Die Lage und Durchgängigkeit des Ableitungsschlauches (ist er abgeknickt oder verdreht?, liegt er unter dem Rumpf oder einer Extremität und kann daher zu Druckstellen führen?)
- Das Sekret (Menge, Farbe, Konsistenz, Beimengungen)
- Die sichere Befestigung der Flasche am Bett
- Die Beschriftung (z.B. I, II, III) bei mehreren Drainagen.

Einmal täglich (immer zur gleichen Zeit) wird die Sekretmenge abgelesen und auf der Redonflasche (Aufkleber) und/oder im Dokumentationssystem protokolliert.

Verbandswechsel

Die Drainageaustrittsstellen werden nach dem Entfernen des alten Verbandes unter sterilen Bedingungen mit NaCl oder Ringer®-Lösung gereinigt (z.B. um Blutkrusten zu entfernen) und auf Infektionszeichen kontrolliert. Anschließend werden sie desinfiziert und mit einer Schlitzkompresse umlegt (das Unterlegen des Drainageschlauches beugt Druckstellen vor). Bei der Verwendung von Klebeverbänden, z.B. Fixomull®, wird der Drainageschlauch nicht mit festgeklebt, damit er beim Verbandswechsel nicht versehentlich herausgerissen wird oder dem Patienten durch Zug an der Annaht Schmerzen bereitet. Durch die Fixation des Verbandes darf der Ableitungsschlauch nicht abgeknickt werden.

Wechsel der Redonflasche

Die Flasche wird ausgewechselt, wenn sie voll oder das Vakuum erschöpft ist (☞ Abb. 11.61). Während des Flaschenwechsels werden die Regeln der Asepsis (☞ 6.3.1) eingehalten:

- Hygienische Händedesinfektion
- Neue Redonflasche auf Beschädigungen und Intaktheit des Vakuums prüfen, dabei auf Einhaltung der Sterilität des Ableitungsschlauchansatzes achten. Vakuumflasche nicht auf dem Boden abstellen. Ggf. Einmalunterlage unterlegen
- Ableitungsschlauch flaschennah abklemmen
- Handschuhe zum Eigenschutz anziehen
- Schlauchende sprühdesinfizieren (z.B. mit Dibromol®), ohne daß Desinfektionsmittel in das Lumen gelangt, dabei die Schlauchenden nicht berühren
- Alte Redonflasche abnehmen
- Sofort neue Redonflasche aufstecken
- Klemme an neuer Redonflasche öffnen
- Langsam Klemme am Ableitungsschlauch öffnen („frischer" Sog kann schmerzen)
- Sekretabfluß beobachten
- Aufkleber zur Bilanzierung des Drainagesekrets von der alten auf die neue Redonflasche kleben
- Alte Redonflasche ungeöffnet *mit* Inhalt entsorgen
- Wechsel der Redonflasche dokumentieren.

Da es sich um ein geschlossenes System handelt, gilt das Sekret als nicht kontaminiert und ist geeignet für mikrobiologische Untersuchungen.

Entfernen der Redon-Drainage

Bis auf wenige Ausnahmen bleiben Drainagen 48 – 72 Stunden liegen, da sie dann in der Regel nur noch minimal Sekret fördern und durch längeres Belassen die Gefahr einer aufsteigenden Infektion wächst. Eine Ausnahme stellen z.B. die im Gelenk liegenden Redon-Drainagen dar, die in vielen Krankenhäusern wegen des Risikos einer Gelenkinfektion bereits am ersten postoperativen Tag gezogen werden, sofern die Fördermenge gering ist.

Das Entfernen der Drainagen ist häufig schmerzhaft, und viele Patienten haben große Angst davor. Der Patient sollte darüber informiert werden, daß dieser Schmerz nur kurz anhält. Bemerkungen wie „es tut schon nicht weh" sind unangebracht. Ggf. kann man rechtzeitig vorher ein Schmerzmittel geben.

Vor dem Ziehen der Drainage wird der Wundverband entfernt und die Wundregion desinfiziert. Nach Lösen der Fixation faßt der Arzt mit der einen Hand den Ableitungsschlauch einige Zentimeter oberhalb der Austrittsstelle, mit der anderen Hand hält er eine sterile Kompresse zum Abdecken und Auffangen von Wundsekret. Dann fordert er den Patienten auf, tief ein- und auszuatmen. Während des Ausatmens wird der Ableitungsschlauch zügig, aber nicht ruckartig, gezogen. Schmerzhaft ist meist nur der Moment, in dem sich die verklebte Drainage löst. Restflüssigkeit wird beim Ziehen mobilisiert und durch den noch bestehenden Sog mit entfernt. Nach dem Entfernen der Drainage werden die Drainageaustrittsstellen mit einem sterilen selbstklebenden Wundverband, z.B.

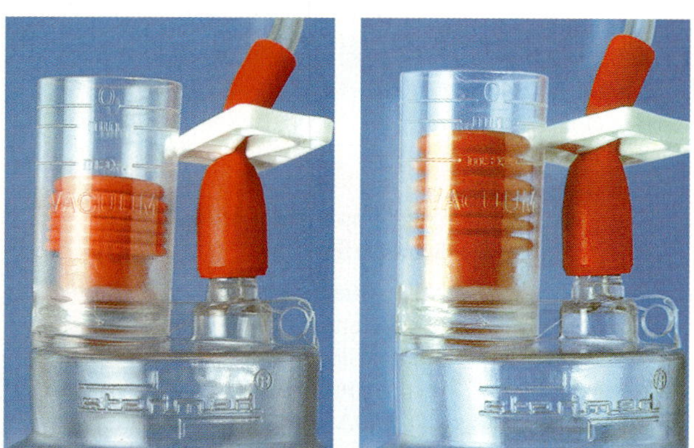

Abb. 11.61 – 11.62: An der zusammengepreßten „Gummi-Ziehharmonika" ist erkennbar, daß in der Redonflasche ausreichend Vakuum enthalten ist (links). Ist die „Gummi-Ziehharmonika" entfaltet (rechts), muß die Redonflasche gewechselt werden. Bei Gebrauch müssen die Klemmen stets geöffnet sein. [D200]

Cosmopor®, abgedeckt sowie Datum, Zeitpunkt der Drainageentfernung und Sekretmenge dokumentiert.

Bei Verdacht auf eine Wundinfektion (z.B trübes Sekret, Eiterentleerung aus der Drainageaustrittstelle, übler Geruch) wird das Schlauchende mit einer sterilen Pinzette gefaßt, in ein Gefäß zur bakteriologischen Untersuchung eingetaucht und anschließend mit einer sterilen Schere abgeschnitten. Dabei wird darauf geachtet, daß das Schlauchende oder der Gefäßrand nicht kontaminiert werden, da dies zu der Fehldiagnose *Wundinfektion* führen könnte.

Häufige Probleme und „Zwischenfälle"

Sollte eine Drainage bereits am ersten postoperativen Tag keine Flüssigkeit mehr fördern, sind oft die Löcher des Redonschlauches durch Wundsekret verklebt. Dann hilft es, den Ableitungsschlauch etwas zu drehen oder ihn ein wenig herauszuziehen (Arzt). Auf keinen Fall darf er in den Körper zurückgeschoben werden: Die Drainageaustrittsstelle gilt als potentiell infiziert, und durch das Zurückschieben würde man Keime ins Körperinnere verschleppen, was zu einer Wundinfektion führen kann. Aus dem gleichen Grund sollten Drainagen auch nicht angespült werden. Geschieht dies ausnahmsweise auf ärztliche Anordnung, ist streng auf aseptisches Vorgehen zu achten.

Sollte eine Drainage aus Versehen entfernt werden, z.B. durch einen verwirrten Patienten oder Hängenbleiben beim Transport des Patienten, muß der Verband sofort auf Durchbluten untersucht und ggf. ein Druckverband angelegt werden.

Umgang mit Robinson-Drainagen

Auch bei der Robinson-Drainage darf der Ableitungsschlauch nicht abgeknickt sein. Das Wundsekret wird täglich auf Farbe, Geruch, Konsistenz und Beimengungen kontrolliert und die aus dem Beutel abgelassene Menge dokumentiert. Da dieses Drainagesystem im Gegensatz zur Redondrainage jedoch ohne Sog arbeitet, ist darauf zu achten, daß der Ableitungsschlauch nicht durchhängt („Affenschaukel") und der Sekretauffangbeutel unterhalb des Wundniveaus hängt (ansonsten unerwünschter Sekretreflux). Der Verbandswechsel entspricht dem bei der Redon-Drainage. Fließt nur noch wenig Sekret ab, wird die Robinson-Drainage gezogen (☞ Entfernen der Redon-Drainage) und in den Müll entsorgt (vorher Beutel leeren).

Umgang mit Gummilaschen, Silikon-Kurzdrains, Penrose-Drainagen und Easy-Flow-Drains

Diese Drainagen werden in der Regel zur Ableitung von Sekreten aus infizierten Wunden sowie Weichteilinfekten (Abszeß, Phlegmone) nach operativer Spaltung eingelegt. Das Kürzen und Entfernen der Drainagen ist ebenso Aufgabe des Arztes wie das Einlegen.

Kürzen der Drainage

Bei fortschreitender Wundheilung (wenig Sekret, Wachsen von Granulationsgewebe) kürzt der Arzt die Drainagen unter aseptischen Bedingungen. Um sie aus dem Wundgrund zu lösen, dreht er sie zunächst vorsichtig, zieht sie dann 1 – 2 cm heraus, kürzt sie mit einer sterilen Schere und fixiert sie wieder mit einer sterilen Sicherheitsnadel. Anschließend legt er einen neuen Verband an.

Verbandswechsel

Der Verband, in den das Wundsekret abfließt, wird je nach Bedarf, oft mehrmals am Tag, von den Pflegenden unter aseptischen Bedingungen gewechselt:

- Zum Entfernen des Verbandes Handschuhe anziehen, da er potentiell infektiös ist. Verband zusammen mit den Handschuhen in den mitgeführten Abwurfbeutel, z.B. Steripak®, entsorgen
- Beim Verbandswechsel Sekretmenge abschätzen und Geruch, Farbe und Konsistenz des Sekrets beobachten sowie die Drainageaustrittsstellen auf Entzündungszeichen hin kontrollieren
- Die Lage von Drains oder Laschen kontrollieren und ggf. vom Arzt korrigieren lassen: Sie sollen das Hautniveau etwa 2 – 3 cm überragen und sind knapp über der Haut mit einer Sicherheitsnadel fixiert, damit sie nicht in die Wunde hineinrutschen
- Handschuhe anziehen
- Die Wundumgebung von außen nach innen desinfizieren
- Die Haut ggf. durch Zinksalbe oder Anlegen einer Hautschutzplatte vor dem Sekret schützen. Hat sich die Austrittsstelle entzündet, sie nach Absprache mit dem Arzt mit einer Polyvidon-Salbe, z.B. Betaisodona®-Salbe, behandeln (Salbenreste bei nächstem Verbandswechsel vollständig entfernen, da Salbenreste optimalen Nährboden für Erreger darstellen)
- Beim Anlegen des neuen Verbandes zunächst eine Schlitzkompresse um Drain bzw. Lasche legen (unterhalb der Sicherheitsnadel, um Druckstellen vorzubeugen). Dann das Drain- bzw. Laschenende mit Saugkompressen abdecken, ohne dabei Druck auszuüben. Bei sehr starker Sekretion die Kleidung des Patienten mit einer Einmalunterlage schützen.

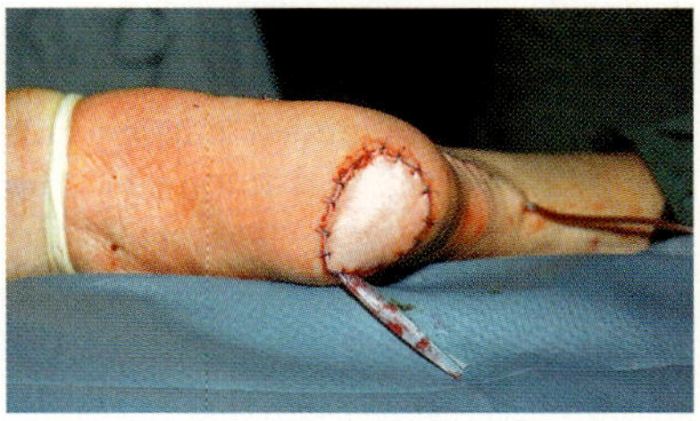

Abb. 11.63: Hauttransplantationswunde mit eingelegtem Easy-Flow-Drain. Im Hintergrund der Schlauch einer Redon-Drainage. [T129]

11.4.8 Verbandswechsel bei operativen Wunden

Primäre und sekundäre Wundheilung, ☞ 27.4.2 und 27.4.3

☑ Ziel der Wundbehandlung ist die *primäre Wundheilung*. Verbände werden postoperativ deshalb standardisiert unter strenger Einhaltung aseptischer Grundsätze gewechselt, damit es nicht zu einer nosokomialen Wundinfektion (☞ 6.2.2) mit nachfolgender *sekundärer Wundheilung* kommt.

Meist ist aufgrund der Aufgabenverteilung auf Station eine tägliche Verbandvisite zusammen mit dem Arzt nicht möglich, jedoch sollte zumindest der erste Verbandswechsel zusammen mit dem Stationsarzt erfolgen.

Vorbereitende Maßnahmen

Bei jedem Verbandswechsel kann die Wunde mit Keimen in Berührung kommen und sekundär infiziert werden. Eine gute Organisation des Verbandswechsels und sorgfältige Vorbereitungen vermindern die Infektionsgefahr.

Verbandwagen

Für das Verbinden von aseptischen und septischen Wunden müssen entweder getrennte Verbandwagen verwendet werden oder – was sich in der Praxis sehr bewährt hat – die benötigten Verbandmaterialien werden vor jedem Verbandswechsel aus dem Verbandwagen entnommen und auf einem Tablett gerichtet (so braucht der Verbandwagen nur in Ausnahmefällen, z.B. bei sehr materialträchtigen Verbandswechseln, ins Patientenzimmer gefahren werden, und er kann von mehreren gleichzeitig benutzt werden). Auf keinen Fall darf der Verbandwagen für aseptische Verbände in ein Patientenzimmer mit septischen Wunden gefahren werden.

Nach jeder Benutzung werden die Flächen des Verbandwagens gereinigt und desinfiziert, alle Materialien aufgefüllt und die gebrauchten Instrumente zur Sterilisation gegeben.

Reihenfolge der Verbände

Bei der Organisation der Verbandvisite sollte folgende Reihenfolge eingehalten werden, um die Gefahr der Keimverschleppung zu minimieren:

- **Aseptische Wunden** (z.B. nach Osteosynthesen) sind durch einen aseptischen Eingriff entstanden und weisen keine Entzündungszeichen auf
- Als **bedingt aseptische Wunden** (z.B. nach Magenresektion) werden solche Wunden bezeichnet, die aufgrund des OP-Gebietes mit Eröffnung keimhaltiger Höhlen infektionsgefährdet sind
- **Kontaminierte Wunden** (z.B. unfallbedingte Weichteilverletzung) sind alle offen behandelten Wunden, Verbrennungswunden und Drainageaustrittsstellen
- Unter **septischen Wunden** versteht man beispielsweise eröffnete Eiterherde (Abszeßinzision) oder wiedereröffnete OP-Wunden bei einer Wundinfektion. Sie werden als letzte versorgt.

Sterile Verbandmaterialien
• Einmalhandschuhe • Einzeln verpackte Kompressen unterschiedlicher Größen • Schlitzkompressen, Kugeltupfer („Pflaumen") • Salbenhaltige Wundgaze • Pflaster, z.B. Fixomull® oder Cutiplast® • Watteträger • Einmalabdecktücher • Pinzette, Schere • Klemme, Verbandschere • Fadenmesser, Skalpell, Klammerentferner • Knopfkanüle
Unsterile Verbandmaterialien
• Pflaster, Verbandschere • Schutzkleidung • Einmalhandschuhe • Kochsalzlösung • Wasserstoffperoxidlösung • Desinfektionsspray, Händedesinfektionsmittel • Äther oder Benzin • Häufig verwendete Salben oder Lösungen • Nierenschalen • Abwurf für Einmalmaterial, z.B. Steripak® • Abwurf für gebrauchte resterilisierbare Instrumente • Evtl. Gesichts-, Kopfschutz

Tab. 11.64: Auswahl häufig benötigter steriler und unsteriler Verbandmaterialien.

Vorbereitungen im Patientenzimmer

Vor dem Verbandswechsel werden Fenster und Türen geschlossen und Besucher aus dem Zimmer gebeten. Während des Verbandswechsels dürfen keine Reinigungsarbeiten im Zimmer durchgeführt oder Nachbarpatienten gebettet werden. Zur Wahrung der Intimsphäre und aus hygienischen Gründen sind „Zuschauer" unerwünscht.

Die Wunde sollte erst unmittelbar vor dem Verbandswechsel geöffnet werden und nicht, wie oft bei einer Chefvisite üblich, lange vorher den Keimen in der Luft ausgesetzt werden.

> ☑ Eine Wunde darf nie mit bloßen Händen berührt werden (häufigste Form der Keimübertragung im Krankenhaus).

Aseptischer Verbandswechsel

Der erste Verbandswechsel findet bei aseptischen Wunden nicht vor dem dritten postoperativen Tag statt. Er besteht aus folgenden Arbeitsschritten, die allerdings je nach individueller Situation des Patienten und Lokalisation der OP-Wunde modifiziert werden:

- Patienten über Zweck und Notwendigkeit der Maßnahmen sowie – vor allem beim Erstverband – über die Vorgehensweise informieren
- Haben die Patienten Angst oder handelt es sich um einen bekanntermaßen schmerzhaften Verbandswechsel, Patienten ca. 30 Min. vorher ein Schmerzmittel anbieten. Wenn noch nicht geschehen, Patienten vor dem Verbandswechsel nach Allergien fragen (z.B. Pflasterallergie) und Antwort in der Patientenkurve dokumentieren
- Materialien auf einem Tablett richten oder Verbandwagen ins Patientenzimmer fahren
- Patienten so lagern, daß das Wundgebiet zugänglich ist und er schmerzfrei liegt
- Arbeitsfläche gut erreichbar positionieren (ausgezogener Nachttisch des Patienten bei Verwendung eines Tabletts oder Auszug/freie Fläche des Verbandwagens)
- Materialien auf der Arbeitsfläche übersichtlich und handlich anordnen. Abfallbeutel so hinstellen oder -hängen, daß gebrauchte Materialien abgeworfen werden können, ohne den Abfallbeutel festhalten zu müssen. Prinzipiell Material, das Kontakt mit dem Patienten oder seinem Bett hatte, niemals wieder zurück auf den Verbandwagen legen, sondern es in den Abwurfbeutel oder die Instrumentenschale entsorgen. Müll nicht im Bett oder auf dem Verbandwagen „zwischenlagern", sondern sofort entsorgen
- Hygienische Händedesinfektion durchführen
- Unsterile Einmalhandschuhe anziehen, bei großflächigen Wunden zusätzlich Mundschutz anlegen und Haarabdeckung aufsetzen
- Verpackungen der Materialien zur Entfernung des Verbandes und zur Reinigung der Wunde öffnen (z.B. sterile Pinzette, Kugeltupfer, Watteträger)
- Verbandfixierung und Verband bis auf wundabdeckende Kompresse abnehmen und sofort in den Abwurf entsorgen
- Wundabdeckende Kompresse vorsichtig mit einer Pinzette entfernen. Ist das nicht möglich, angeklebte Wundauflage mit NaCl 0,9% lösen und dann entfernen. Kompresse zusammen mit den Einmalhandschuhen in den Müll entsorgen

> ⓘ Aufgerissene Wundränder stellen Infektionspforten dar.

- Wunde auf Rötung, Schwellung, Adaptation der Wundränder, Sekretion, *Serom* (Ansammlung von Wundsekret), Hämatom, Fisteln und Geruch inspizieren. Bei Infektionsverdacht Arzt informieren und ggf. Wundabstrich entnehmen
- Wunde **von innen nach außen** mit Ringer®-Lösung unter Verwendung von Watteträgern oder Kugeltupfern reinigen und desinfizieren oder Wunde mit Sprühdesinfektionsmittel, z.B. Dibromol®, sprühdesinfizieren. Dazu sterile Handschuhe anziehen, wenn ein direkter Wundkontakt nicht auszuschließen ist (☞ Abb. 11.64)
- Ggf. Redondrainagen oder Fäden entfernen (☞ 11.4.9)
- Wundabdeckende Auflage mit sterilen Handschuhen oder steriler Pinzette auflegen
- Sterile Kompressen und Fixierung oder steriles Pflaster aufbringen, evtl. Datum und Uhrzeit auf Verband notieren
- Patienten bequem lagern
- Patientenzimmer aufräumen (ggf. auch lüften) und alle Materialien entsprechend entsorgen
- Hygienische Händedesinfektion durchführen und Maßnahmen dokumentieren.

Septischer Verbandswechsel

Die Durchführung des septischen Verbandswechsels entspricht in vielen Punkten dem aseptischen Verbandswechsel. Abweichend gilt aber:

- Vor dem Betreten des Patientenzimmers Schutzkittel anziehen
- Wunde *von außen nach innen* reinigen und desinfizieren, um eine Keimverschleppung zu vermeiden
- Ärztlich angeordnete Medikamente einbringen, z.B. Salben oder Leukase®-N Kegel, oder Spülungen vornehmen, z.B mit Lavasept®-Lösung
- Kontaminierte Flächen im Patientenzimmer desinfizieren.

Wundauflagen

Die Wahl der Wundauflage hängt vom Stadium der Wundheilung ab.

- *Geschlossene, trockene Wunden* bleiben offen. Nur mechanisch stark beanspruchte Stellen werden noch mit einer Kompresse oder einem sterilen Pflaster abgedeckt
- Offene Wunden, die mit Granulationsgewebe bedeckt sind und epithelisieren, werden mit einer nicht verklebenden Wundauflage, z.B. Primamed®- oder Mepithel®-Folien, bedeckt. Trockene Kompressen würden mit dem Granulationsgewebe verkleben und es beim nächsten Verbandswechsel zum Teil wieder abreißen *(Zellstripping, Epithelial-stripping)*
- *Infizierte und sezernierende Wunden* in der exsudativen Heilungsphase werden mit saugfähigen Wundauflagen bedeckt und gegen Austrocknen und Auskühlen geschützt. Dies garantiert das bestmögliche Milieu für die körpereigenen Zellen der Wundsäuberung und -heilung. Solche Verbandstoffe sind beispielsweise die **gaspermeablen Verbände** (☞ Abb. 11.67 und 11.68), die semipermeablen **hydrokolloidalen Verbände** (z.B. Varihesive®, Hydrocoll® oder Comfeel®, ☞ auch 19.3.4 und Abb. 19.21) sowie die semipermeablen **Hydrogel-Verbände** (☞ Abb. 11.71 und 11.71).

11.4.9 Entfernung von Nahtmaterial

Zeitpunkt

Die Liegedauer der Nahtmaterialien hängt im wesentlichen von der Lokalisation der Hautnaht ab. Nahtmaterialien in gut durchbluteten Hautpartien können beispielsweise früher als durchschnittlich entfernt werden, Intrakutannähte sollten länger belassen werden. Steht die Naht unter Spannung, werden die Fäden ebenfalls länger als normal belassen. Abhängig vom Lokalbefund kann ein Teil der Fäden auch früher oder später entfernt werden:

- An Rumpf und Extremitäten werden die Hautnähte meist am 12. – 14. Tag entfernt
- Im Gesicht und bei Kindern kann dies bereits nach 4 – 7 Tagen erfolgen
- Am Hals kann ein Teil der Fäden ab dem 4. postoperativen Tag entfernt werden.

Durchführung

Grundsätzlich wird Nahtmaterial erst nach sorgfältiger Hautdesinfektion und nur mit sterilen Instrumenten entfernt.

Entfernen von Einzelknopfnähten

Mit einer anatomischen Pinzette wird der Knoten angehoben und der Faden

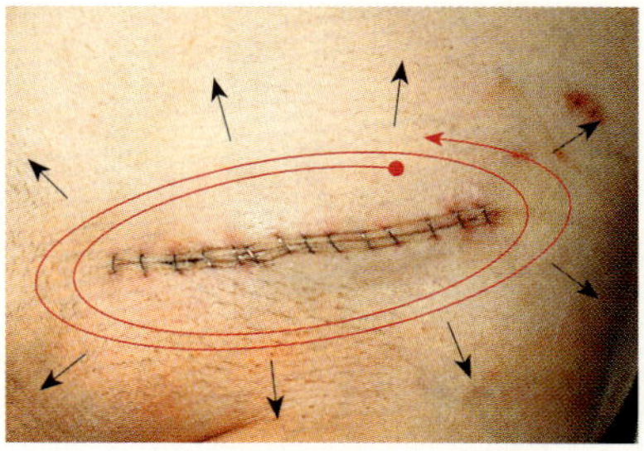

Abb. 11.64: Aseptische Wunden benötigen normalerweise keine Desinfektion. Es besteht eher die Gefahr, durch die Manipulation die frische Wunde wieder aufzureißen und so eine Eintrittspforte für Erreger zu schaffen. Wo aber die Desinfektion noch üblich ist, muß auf jeden Fall die Richtung **von innen nach außen** beachtet werden. [X211]

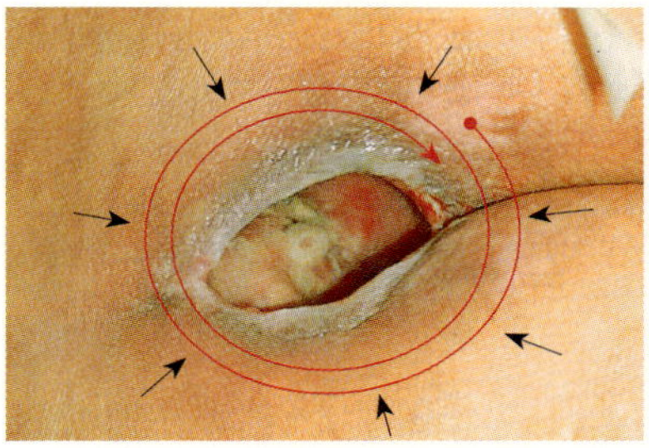

Abb. 11.65: Septische Wunden werden **von außen nach innen** gereinigt und desinfiziert. [V220]

mit einem Fadenziehmesser, einer Schere oder einem spitzen Skalpell *dicht über der Haut* abgeschnitten (☞ Abb. 11.72). Auf diese Weise wird verhindert, daß das kontaminierte, über der Haut gelegene Fadenende durch den Stichkanal gezogen wird und eine Entzündung verursachen kann.

Problematisch ist das Entfernen der Nähte, falls die Ein- und Ausstiche vom Chirurgen zu dicht gesetzt wurden, da die Knoten durch das postoperative Wundödem oft tief in die Haut gezogen werden. Hier empfiehlt es sich, mit einigen leicht entfernbaren Knoten zu beginnen. Bei sehr problematischer Entfernung sollte man keine Hemmungen haben, den Operateur zur Entfernung der Fäden zu rufen. In seltenen Fällen muß vor einer solchen Fadenentfernung ein Schmerzmittel gegeben werden. Bei kleinen Kindern kann es sinnvoll sein, die Fäden in einer Kurznarkose zu entfernen.

Entfernen von Intrakutannähten

Nach der Hautdesinfektion wird *einer* der beiden Knoten dicht über der Haut abgeschnitten (auf keinen Fall dürfen bei der Entfernung der Intrakutannaht

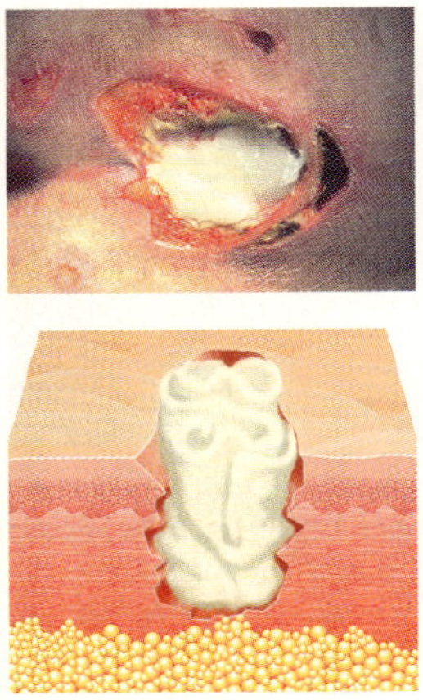

Abb. 11.66 – 11.67: Tiefe, zerklüftete Wunden können mit einem gaspermeablen (luftdurchlässigen) Verband versorgt werden, z.B. Sorbalgon®, mit dem die Wunde austamponiert wird. Im Kontakt mit dem Wundsekret quellen die Fasern, füllen die Wunde aus und halten sie feucht. [V220]

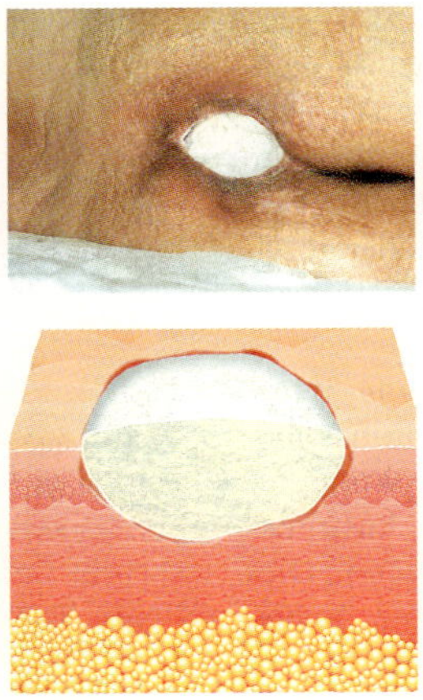

Abb. 11.68 – 11.69: Für die Austamponierung weniger stark zerklüfteter Wunden kann z.B. die mehrschichtige, kissenförmige Wundauflage TenderWet® verwendet werden, die superabsorbierendes Polyacrylat enthält. Die Saugkissen werden vor der Anwendung mit Ringer®-Lösung aktiviert, die im Austausch mit keimbelastetem Wundsekret an die Wunde abgegeben wird und sie feucht hält. [V220]

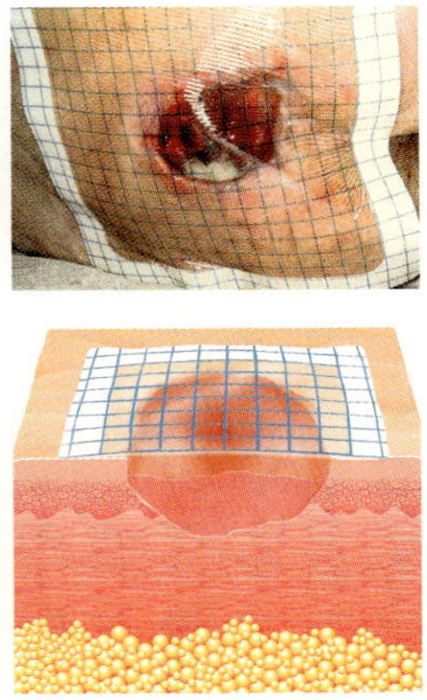

Abb. 11.70 – 11.71: Während Hydrokolloide erst wirken, nachdem sie sich durch Aufnahme von Wundsekret in ein Gel umgewandelt haben, sind Hydrogel-Verbände sofort wirksam, z.B. Hydrosorb® . Hierbei quillt ein bereits fertiges Gel durch die Saugvorgänge, ohne seinen Zustand zu verändern. Hydrogel-Verbände führen der Wunde durch ihren hohen Wassergehalt in der Molekularstruktur bereits beim Auflegen Feuchtigkeit zu und bewahren sie lange vor dem Austrocknen. [V220]

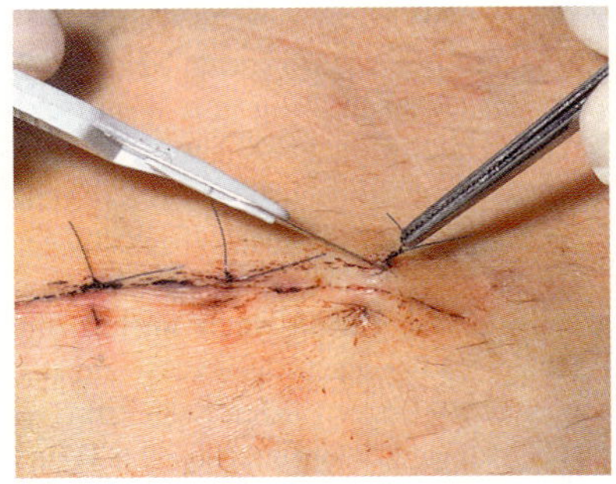

Abb. 11.72: Entfernen von Einzelknopfnähten mit Pinzette und Skalpell. [K183]

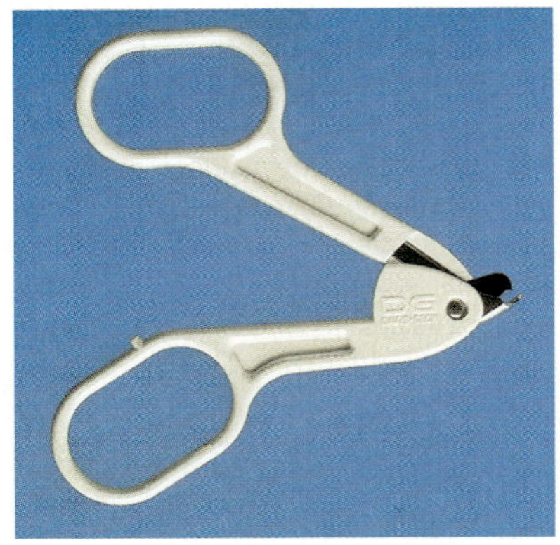

Abb. 11.73: Klammerentfernungsgerät. [K183]

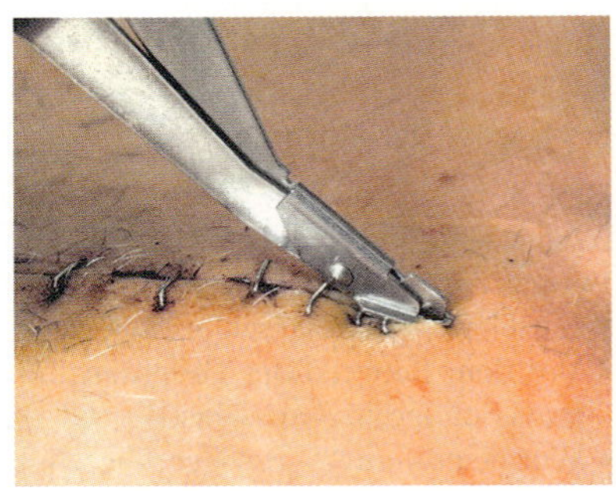

Abb. 11.74: Entfernung von Hautklammern mit Klammerentfernungsgerät. [K183]

beide Knoten abgeschnitten werden). Dann wird der Faden am anderen Ende vorsichtig und mit zunehmender Spannung herausgezogen (nicht ruckartig!). Hilfreich ist es dabei, wenn man das gezogene Fadenende um eine Pinzette wickelt, damit das Fadenende nicht zu lang wird. Dieses kann sonst überdehnt werden und abreißen.

Entfernen von Hautklammern

Zum Entfernen von Hautklammern werden **Klammerentfernungsgeräte** verwendet (☞ Abb. 11.73). Durch Zusammendrücken der Zangen dieses Geräts werden die Hautklammern aufgebogen und lassen sich ohne Hautschädigung schmerzfrei entfernen.

Nachsorge

Nach Entfernung der Fäden sollte die Wundregion nochmals abgesprüht und nach dem Abtrocken mit einem Pflaster bedeckt werden. Am nächsten Tag darf der Patient das Pflaster entfernen und duschen. Dann sind die Stichkanäle durch kleine Fibrinpfröpfe verschlossen, und es besteht keine Infektionsgefahr mehr.

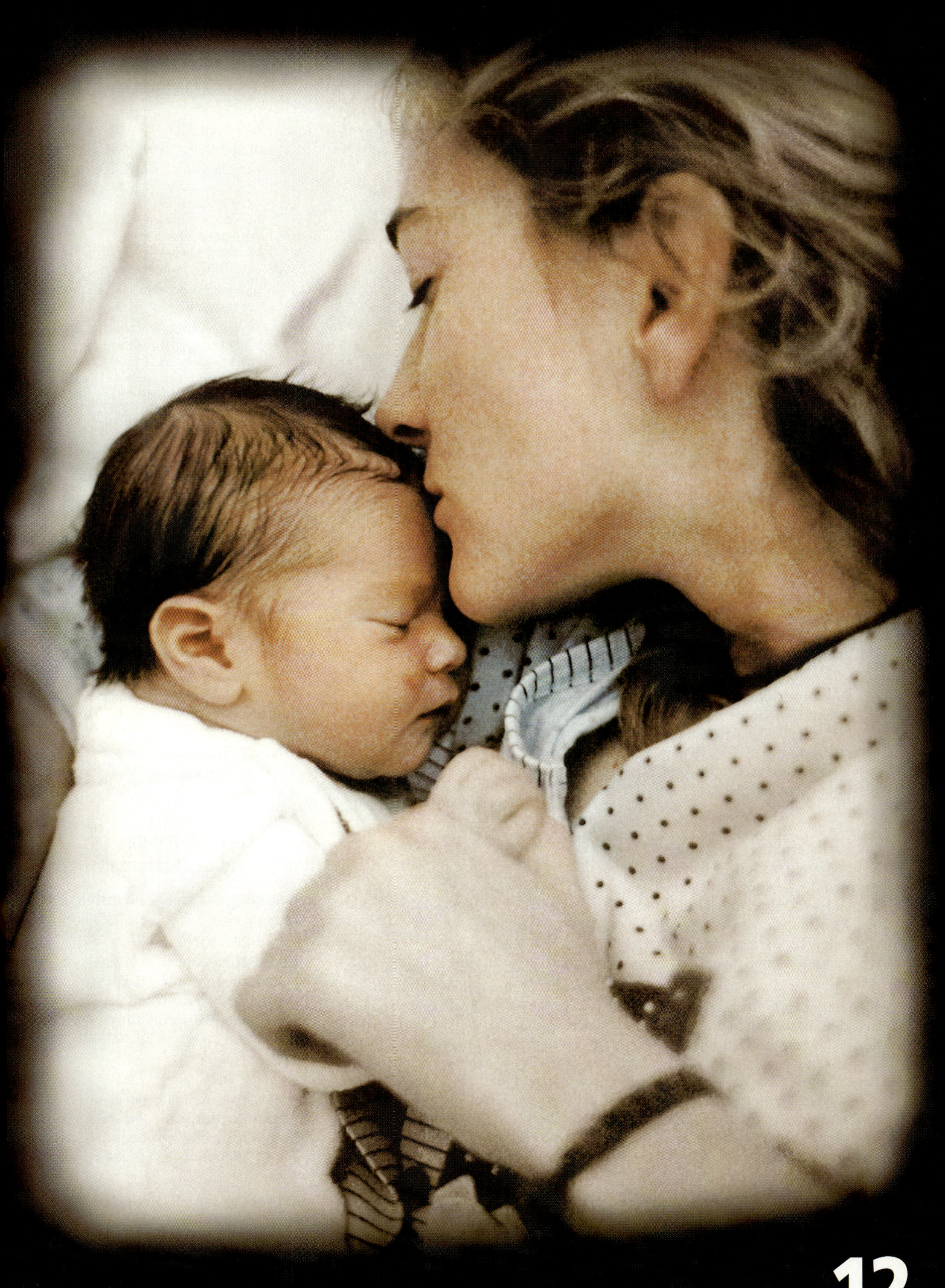

12 Schwangerschaft, Geburt und Wochenbett

Übersicht

Das medizinische Fachgebiet

Geburtshilfe: Teilgebiet der Frauenheilkunde (☞ auch Kapitel 32), das sich mit der Betreuung der schwangeren und gebärenden Frau sowie der Wöchnerin befaßt und notwendige operative Eingriffe einschließt.

In der Geburtshilfe arbeiten die Gynäkologen eng mit den **Hebammen** zusammen. Diese dürfen in Deutschland auch alleine Geburten leiten sowie die Wöchnerinnen und ihre Neugeborenen betreuen, doch müssen sie bei allen Komplikationen einen Arzt hinzuziehen.

Eine optimale Versorgung von Mutter und Kind ist nur durch die Zusammenarbeit mit Angehörigen anderer Fachdisziplinen möglich.
Beispielsweise wird oft für die optimale Schmerzbekämpfung unter der Geburt ein *Anästhesist* (☞ 37.9.3, 37.11.2) hinzugezogen, und während einer Problemgeburt ist ein *Kinderarzt* (☞ 13.7) anwesend, um das gefährdete Neugeborene sofort versorgen zu können.

Während des Klinikaufenthaltes kümmern sich neben der Mutter vorwiegend *Kinderkrankenschwestern* um die Versorgung des Neugeborenen.

12.1 Physiologische Schwangerschaft

12.1.1 Schwangerschaftsdauer

Die durchschnittliche Dauer einer physiologischen **Schwangerschaft** *(Gravidität)* beträgt:

- 266 Tage (= 38 Wochen = 9 1/2 Mondmonate) ab dem Zeitpunkt der Befruchtung
- 280 Tage (= 40 Wochen = 10 Mondmonate) ab dem ersten Tag der letzten Menstruation.

Die zweite Zählweise ist die in Kliniken und Arztpraxen gebräuchliche, da der Zeitpunkt der letzten Menstruation meist erfragt werden kann, der Zeitpunkt der Befruchtung jedoch oft unbekannt ist. Je nach der verwendeten Zählweise wird die Angabe der Schwangerschaftsdauer in Wochen mit dem Zusatz **p.c.** (*post conceptionem* = nach der Befruchtung) oder **p.m.** (*post menstruationem* = nach der Menstruation) versehen. Die Berechnung des voraussichtlichen Geburtstermins ist anhand der **Naegele-Regel** möglich (☞ Kasten nächste Seite).

Die Schwangerschaft wird in drei Abschnitte aufgeteilt:

- **Erstes Trimenon** *(Frühschwangerschaft):* 1. – 3. Monat bzw. 1. – 13. Schwangerschaftwoche (kurz *SSW*)
- **Zweites Trimenon:** 4. – 6. Monat oder 14. – 26. SSW
- **Drittes Trimenon** *(Spätschwangerschaft):* 7. Monat bzw. 28. SSW bis zur Geburt.

12.1.2 Entwicklung des Kindes und der Plazenta

Entwicklung des Kindes im ersten Trimenon

Zygote: Befruchtete Eizelle.
Embryo: Frucht vom Stadium der Zygote bis zum Abschluß der **Organogenese** (*Organbildung*) am Ende der 8. SSW p.c. (= 10. SSW p.m.).

Bereits wenige Stunden, nachdem sich die Kerne von Ei- und Samenzelle zur Zygote vereinigt haben, beginnen die ersten Zellteilungen, die *Furchungsteilungen.*

Am 5. – 6. Tag nach der Befruchtung ist ein hohler Zellball entstanden, die **Blastozyste,** der sich an das *Endometrium* (Gebärmutterschleimhaut, ☞ 32.1.1) anlagert. In der Blastozyste ist eine

Naegele-Regel

Entbindungstermin = Datum des 1. Tages der letzten Regelblutung + 7 Tage – 3 Monate + 1 Jahr +/– x

x = Abweichung vom 28-tägigen Zyklus in Tagen

Beispiel: War der 1. November 1996 der 1. Tag der letzten Regelblutung und hatte die Frau eine durchschnittliche Zyklusdauer von 30 Tagen, so ist der voraussichtliche Entbindungstermin:

1. November 1996 + 7 Tage	=	8. November 1996
8. November 1996 – 3 Monate	=	8. August 1996
8. August 1996 + 1 Jahr	=	8. August 1997
8. August 1997 + 2 Tage	=	**10. August 1997**

Die meisten Kinder werden aber nicht genau am errechneten Tag, sondern zehn Tage vor oder nach dem errechneten Termin geboren.

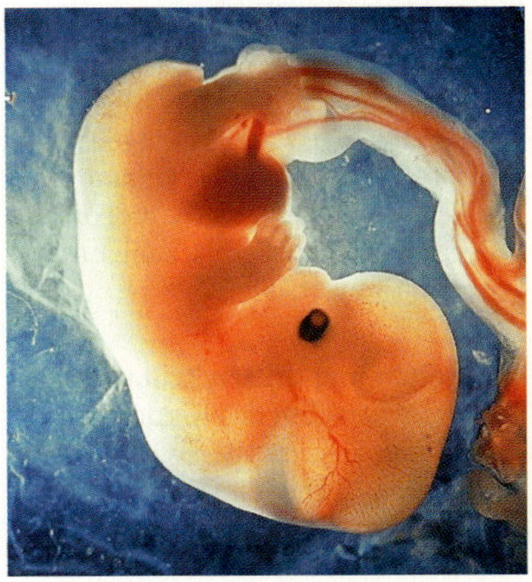

Abb. 12.2: Embryo in der 9. SSW. Bereits zu einem Zeitpunkt, zu dem manche werdende Mutter noch nicht einmal bemerkt hat, daß sie schwanger ist, sind viele Organsysteme des Embryos schon angelegt. Auf der Abbildung sind Arme, Beine und Augen deutlich sichtbar. Das Herz schlägt bereits und scheint als dunkelroter Fleck (als Vorwölbung am „Bauch") durch die durchsichtige Haut des Embryos. Auch Hirnströme sind bereits registrierbar. [E107]

Verdickung erkennbar, welche die eigentliche Embryonalanlage enthält und **Embryoblast** genannt wird. Die Zellwand der umgebenden Blase, der **Trophoblast,** dient nach der Einnistung **(Nidation)** der Ernährung des Embryos. Das im Trophoblasten gebildete Schwangerschaftshormon *Choriongonadotropin* **(HCG)** verhindert die Abstoßung der oberen Endometriumschicht, es kommt also während der Schwangerschaft nicht zur Menstruationsblutung.

In den Folgetagen und -wochen differenzieren sich die Gewebe außerordentlich rasch. In den ersten acht Wochen werden alle lebenswichtigen Organe angelegt. Während dieser **Organogenese** rufen z.B. (virale) Infektionen, viele Medikamente oder Röntgenstrahlen schwere Fehlbildungen hervor, etwa das (fast) völlige Fehlen von Armen, Beinen oder auch des Gehirns (☞ Tab. 12.11, Tab. 13.49 und Tab. 13.52).

Da sich die einzelnen Organe während bestimmter Zeiten besonders schnell entwickeln, ist für die Fehlbildung insbesondere der *Zeitpunkt* und weniger die *Art* der Schädigung entscheidend (☞ auch 12.5.1).

Zwillinge

Zu einem sehr frühen Zeitpunkt in der Schwangerschaft können sich die Tochterzellen der Zygote völlig trennen und unabhängig voneinander zu zwei genetisch identischen Einzelpersonen entwickeln – zu **eineiigen Zwillingen.** Etwa doppelt so häufig sind jedoch **zweieiige Zwillinge.** Sie entstehen, wenn in den Ovarien der Frau zur gleichen Zeit zwei Eizellen springen und von zwei verschiedenen Samenzellen befruchtet werden. Zweieiige Zwillinge sind sich daher nicht ähnlicher als Geschwister unterschiedlichen Alters. Etwa jede 80. Geburt ist eine Zwillingsgeburt. Drillinge sind mit einer Häufigkeit von 1 : 5000 Geburten sehr selten, Mehrlingsgeburten mit noch mehr Kindern entsprechend seltener.

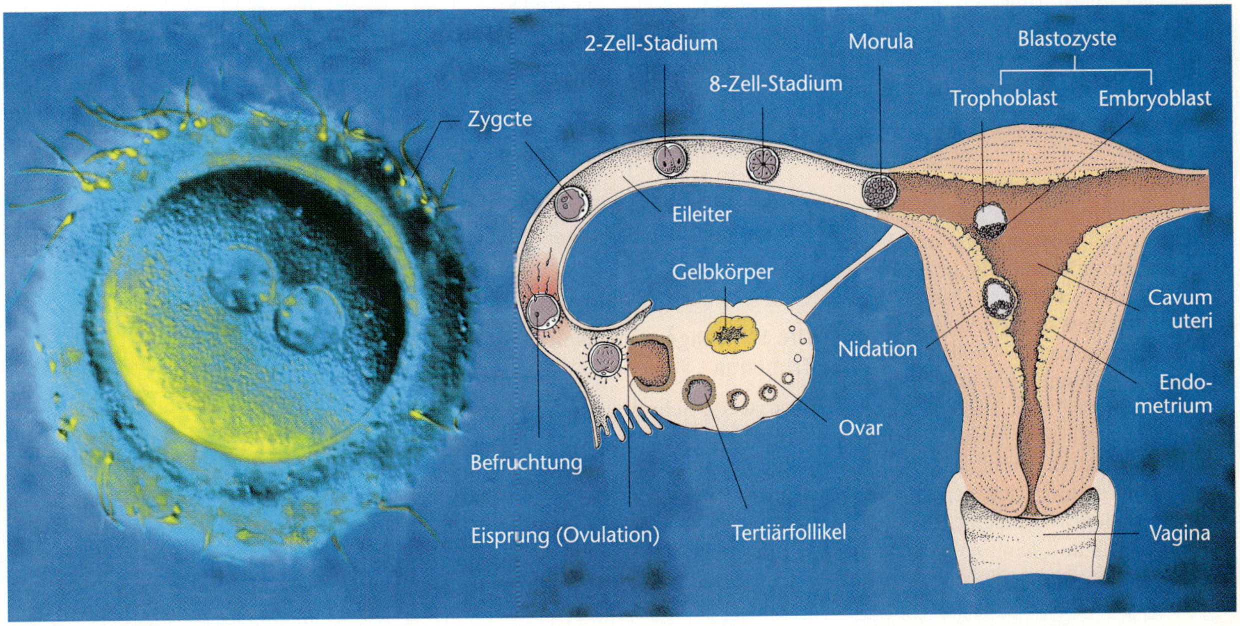

Abb. 12.1: Entwicklung des Keimes von der Zygote über das Zweizellenstadium und die Morula (maulbeerähnliche Zellkugel) bis zur Blastozyste, die sich in das Endometrium (Gebärmutterschleimhaut) einnistet. [J520-233, L190]

Entwicklung des Kindes im zweiten und dritten Trimenon

Fetus *(Fet, Foetus):* Ungeborenes nach Abschluß der Organogenese, d.h. ab der 9. SSW p.c. bzw. der 11. SSW p.m. bis zum Ende der Schwangerschaft.

Im **zweiten und dritten Trimenon** stehen das Wachstum des Kindes und die Feindifferenzierung der Gewebe im Vordergrund. Die Organe reifen aus und nehmen ihre Funktion auf. Das Ungeborene „übt" immer mehr für das Leben in der Außenwelt: Es bewegt sich, trinkt Fruchtwasser, läßt Urin, schläft und hat manchmal Schluckauf.

Entwicklung der Plazenta

Durch Differenzierungsvorgänge entsteht aus dem Trophoblasten die **Plazenta** *(Mutterkuchen),* die aus kindlichen und mütterlichen Anteilen besteht und durch die **Nabelschnur** mit dem Kind verbunden ist. Sie ermöglicht einen Stoffaustausch zwischen Mutter und Kind und gewährleistet die Ernährung und Atmung des Ungeborenen.

Außerdem werden in der Plazenta schwangerschaftserhaltende Hormone produziert. Mit zunehmender Funktion der Plazenta bildet sich der Gelbkörper (☞ 32.1.2) zurück, der bis dahin durch seine Progesteronproduktion die Schwangerschaft (mit-)aufrechterhalten hat. Zum Zeitpunkt der Geburt ist die Plazenta ein scheibenförmiges Organ von etwa 18 cm Durchmesser, 2 cm Dicke und 500 g Gewicht.

Mütterliches und kindliches Blut werden während der gesamten Schwangerschaft durch eine dünne Gewebeschicht in den Zotten getrennt. Diese **Plazentaschranke** stellt die immunologische Barriere zwischen kindlichem („fremdem") und mütterlichem („eigenem") Organismus dar. Während z.B. Sauerstoff, Kohlendioxid und Elektrolyte ungehindert zum Kind gelangen können, werden viele große Moleküle und auch Blutkörperchen zurückgehalten. Nur dadurch können die beiden immunologisch verschiedene Individuen Mutter und Kind (z.B. mit unterschiedlichen Blutgruppen, ☞ 12.5.1 und 24.4.4) ohne Abstoßungsreaktionen in engstem Kontakt miteinander leben.

☑ Medikamente und manche Erreger durchdringen Plazentaschranke
Zahlreiche Medikamente und manche Mikroorganismen (insbesondere Viren) können die Plazentaschranke überwinden und zu kindlichen Schäden führen (☞ 13.7.1).

12.1.3 Veränderungen des mütterlichen Organismus in der Schwangerschaft

Die Schwangere im ersten Trimenon

Im **ersten Trimenon** ist den meisten Frauen äußerlich noch nichts von der Schwangerschaft anzumerken. Manche Frauen bekommen jedoch durch die hormonelle Umstellung ein volleres Gesicht. Gleichzeitig setzen oft die typischen Beschwerden einer Frühschwangerschaft ein: Müdigkeit, Spannen der Brüste, Geruchsempfindlichkeit, Übelkeit und Erbrechen. Viele Frauen müssen sich auch erst an den Gedanken gewöhnen, (wieder) Mutter zu werden. Sie fragen sich, ob sie den Anforderungen der Mutterschaft gewachsen sein werden und wie sie die völlige Umstellung ihres täglichen Lebens verkraften werden. Soziale Probleme, etwa Partnerschaftskonflikte oder absehbare finanzielle Schwierigkeiten durch Wegfall eines Verdienstes, können die Gefühle der Frau völlig bestimmen.

☑ Hauptprobleme im ersten Trimenon sind:
- Schwangerschaftserbrechen (☞ 12.5.4)
- Extrauteringravidität (☞ 12.5.2)
- Frühe Fehlgeburten (Abort, ☞ 12.5.5).

Die Schwangere im zweiten Trimenon

Das zweite Schwangerschaftsdrittel ist insgesamt weniger mit Komplikationen behaftet, und die werdende Mutter fühlt sich meist recht wohl. Folgende Veränderungen sind am mütterlichen Organismus zu beobachten:

- Um ausreichend Sauerstoff zum Kind transportieren zu können, nimmt das Blutvolumen um 1 – 1,5 l zu. Da die Hämoglobinbildung nicht im gleichen Maße steigt, wird das Blut verdünnt, und es kommt zur sogenannten „physiologischen Schwangerschaftsanämie" mit einer Abnahme des Hb auf ca. 12g/dl. Gleichzeitig steigt das Herzminutenvolumen (☞ 18.1) bei unverändertem Blutdruck an
- Der Tonus der gesamten glatten Muskulatur nimmt ab. Hierdurch werden Obstipation (verminderte Kolonperistaltik), Harnwegsinfekte (Ureter-Atonie und Neigung zur Restharnbildung), Varizen (☞ 19.8.1) und Hämorrhoiden (☞ 21.7.2) begünstigt. Dabei spielen aber auch mechanische Faktoren (z.B. Erschwerung des venösen Rückflusses durch den größer werdenden Uterus) eine Rolle.

Die körperlichen Veränderungen werden nun auch äußerlich erkennbar. Die Brüste werden voller, der Bauch wächst. Hautpigmentierungen treten insbesondere an den Brustwarzen und in der Mittellinie des Bauches auf. Dunkle Flecken im Gesicht werden **Chloasma gravidarum** genannt und bleiben manchmal auch nach der Geburt bestehen. Infolge der hormonellen Veränderungen und der starken Hautdehnung durch die Zunahme des Leibesumfanges entstehen bei einem Teil der Frauen *Schwangerschaftsstreifen* (**Striae**, ☞ auch 30.12.14).

Eine Gewichtszunahme von 1,5 kg pro Monat ist jetzt normal. Die Gesamtzunahme von ca. 11 kg bis zum Ende der Schwangerschaft verteilt sich im Durchschnitt wie folgt:

- Kind: 3,5 kg
- Fruchtwasser: 0,8 kg
- Plazenta: 0,5 kg
- Uterus: 1,2 kg
- Wasseranreicherung: 2,5 kg
- Fettanreicherung: 2,5 kg.

☑ Hauptprobleme im zweiten Trimenon sind:
- Späte Fehlgeburten (Abort, ☞ 12.5.5)
- Frühgeburten (☞ 12.5.6).

Die Schwangere im dritten Trimenon

Das dritte Schwangerschaftsdrittel ist für die werdende Mutter oft beschwerlich. Viele Frauen haben Sodbrennen, und der dicke Bauch stört nicht nur beim Arbeiten, sondern häufig auch beim Schlafen, Sitzen und Laufen. Die Leistungsfähigkeit der Frau ist vermindert, ihre Unfallgefährdung erhöht. Sehr viele Hochschwangere leiden an einem **Vena-cava-Kompressionssyndrom** *(Vena-cava-Syndrom, Rückenlage-Schock-Syndrom):* Der Uterus drückt besonders in Rückenlage auf die untere Hohlvene (V. cava inferior), und das Herzminutenvolumen nimmt infolge des verminderten venösen Rückstroms zum Herzen ab. Der Frau ist schwindelig (bis zur Ohnmacht), und sie wird blaß und schwitzt. Legt sich die Mutter direkt bei Symptombeginn auf die linke Seite, bilden sich die Erscheinungen praktisch sofort zurück, und das Kind wird nicht geschädigt.

Um der Frau die in den letzten Schwangerschaftswochen notwendige Schonung zu ermöglichen, hat der Gesetzgeber ihr die Möglichkeit gegeben, sechs Wochen vor dem errechneten Geburtstermin in den **Mutterschutz** zu gehen. Während dieser Zeit ist die Schwangere von der Erwerbstätigkeit völlig befreit.

Die meisten Frauen empfinden die Spätschwangerschaft trotz mancher Beschwerlichkeiten als schön, da sie die Kindsbewegungen spüren und sich immer mehr eine Beziehung zu dem Ungeborenen aufbaut.

☑ Hauptprobleme im dritten Trimenon sind:
- Spätgestose (schwangerschaftsinduzierter Hochdruck, ☞ 12.5.4)
- Frühgeburt (☞ 12.5.6)
- Plazenta-Komplikationen (☞ 12.5.3).

12.1.4 Schwangerschaftszeichen

Sichere Schwangerschaftszeichen gehen vom Kind aus. Dazu zählen:
- Sonographischer Nachweis von Fruchtblase und Dottersackstrukturen (ab 5. SSW)
- Sonographischer Nachweis der Herzaktionen (ab 7. SSW).
- Tasten von Kindsteilen (ab etwa 18. SSW)
- Fühlen von Kindsbewegungen durch Hebamme oder Arzt (ab 20. SSW)
- Hören von fetalen Herztönen (Zeitraum sehr variabel je nach Untersuchungsmethode).

Zu den wichtigsten frühen **wahrscheinlichen Schwangerschaftszeichen** zählt neben dem *Ausbleiben der Menstruation* der *HCG-Nachweis*, der durch freiverkäufliche Schwangerschaftstests meist ab dem ersten Tag nach Ausbleiben der Menstruation gelingt. Da es jedoch – wenn auch selten – HCG-produzierende Tumoren gibt (☞ 12.5.3), ist der HCG-Nachweis kein sicheres Schwangerschaftszeichen.

☑ Viele Gynäkologen sind dazu übergegangen, eine Frau, die eine Schwangerschaft vermutet, bei der Erstvorstellung routinemäßig (vaginal-)sonographisch zu untersuchen. Hierdurch kann nicht nur die Schwangerschaft bestätigt oder ausgeschlossen, sondern auch eine eventuelle Extrauteringravidität (☞ 12.5.2) frühestmöglich diagnostiziert werden.

12.2 Betreuung der Schwangeren

Im Rahmen der **Schwangerschaftsvorsorge** werden Frauen mit unkompliziertem Schwangerschaftsverlauf in den ersten vier Monaten alle vier Wochen, in den folgenden drei Monaten alle drei Wochen, in den nächsten zwei Monaten alle zwei Wochen und im letzten, zehnten Monat, jede Woche untersucht. Die Befunde werden in den **Mutterpaß** eingetragen, den die Frau nach Feststellung der ersten Schwangerschaft vom Arzt erhält. Bei einer **Risikoschwangerschaft** mit erhöhter Gefährdung für Mutter und/oder Kind werden zusätzliche Untersuchungen durchgeführt.

12.2.1 Ärztliche Untersuchungen

Die ärztliche Untersuchung umfaßt:
- *Anamnese* sowie Errechnen des voraussichtlichen Geburtstermins nach der **Naegele-Regel** (☞ 12.1.1)
- *Feststellung des Körpergewichts*
- *Blutdruckmessung,* da ein erhöhter oder zu niedriger Blutdruck Mutter und Kind gefährdet (☞ 12.5.4)
- *Urinuntersuchung* mit Teststreifen zur Erfassung eines Harnwegsinfektes (Gefahr einer Pyelonephritis, ☞ 31.8.3, und einer Frühgeburt), einer Proteinurie (Spätgestose?, ☞ 12.5.4) und einer erhöhten Glukose-Ausscheidung (Schwangerschaftsdiabetes, ☞ 23.6.8)
- In regelmäßigen Abständen *Hb-Bestimmung* im mütterlichen Blut, da eine Anämie bei Schwangeren sehr häufig ist (☞ 12.1.3) und eine hochgradige Anämie das Kind gefährdet. Dann ist die Gabe von Eisenpräparaten angezeigt
- *Serologische Untersuchungen* (☞ 28.3.7). Insbesondere in der Frühschwangerschaft auf Lues, Röteln, Toxoplasmose sowie ggf. AIDS und in der Spätschwangerschaft auf Hepatitis B
- *Körperliche Untersuchung* mit Inspektion (Varizen? Ödeme?), Kontrolle des Fundusstandes der Gebärmutter und vaginaler Untersuchung (☞ 32.4.3) zur frühzeitigen Erkennung von Infektionen des weiblichen Genitales (☞ 32.7.1 und 32.12.1) und zur Kontrolle von Portio und Muttermund (vorzeitige Öffnung des Muttermundes als Zeichen einer drohenden Frühgeburt?).

Sonographie

Zusätzlich sind mindestens drei **Sonographien** vorgesehen:
- In der 9. – 12. SSW zur Feststellung der Schwangerschaft und Abschätzung des Entbindungstermins. Dabei können auch Mehrlingsschwangerschaften diagnostiziert werden
- In der 19. – 22. SSW zum Nachweis des kindlichen Wachstums, zum Screening auf kindliche Fehlbildungen und um Veränderungen der Plazenta zu erkennen
- In der 30. – 32. SSW zur Beurteilung der Plazenta, des kindlichen Wachstums und der Fruchtwassermenge. Beispielsweise können Fehlbildungen der kindlichen Nieren mit verringerter Urinproduktion zu einem **Oligohydramnion** (zu wenig Fruchtwasser) führen, Schluckstörungen und Speiseröhrenverschluß dagegen zu einem **Polyhydramnion** (zu viel Fruchtwasser).

Außerdem erlaubt die Sonographie auch, die Lebenszeichen des Kindes (Herztöne, Bewegungen) in wenigen Sekunden zu überprüfen.

Eine besondere **Vorbereitung** ist nur vor der transabdominalen Sonographie in der Frühschwangerschaft erforderlich. Die Frau soll in diesen Fällen ca.

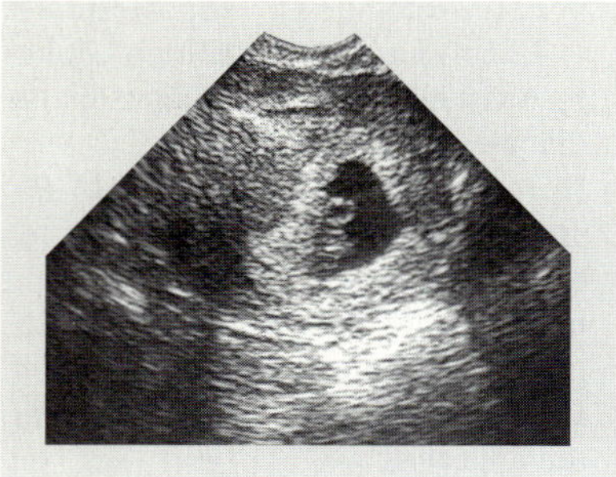

Abb. 12.3: Sonographiebild des Embryos im Uterus in der achten Schwangerschaftswoche. [O144]

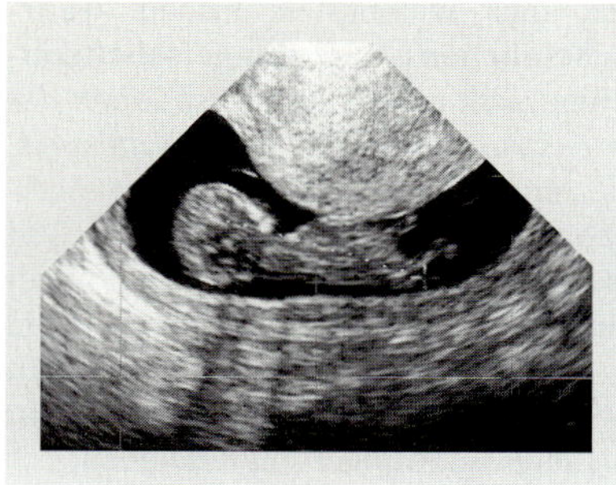

Abb. 12.4: Sonographiebild des Feten im Uterus in der elften Schwangerschaftswoche [O177].

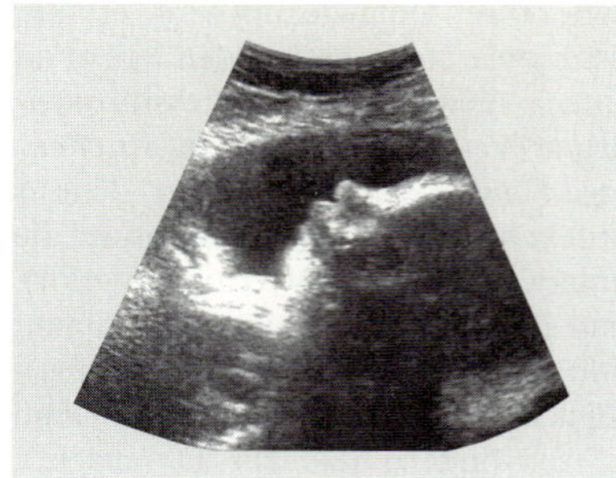

Abb. 12.5: Sonographiebild des Feten (Kopf und Oberkörper) in der 34. Schwangerschaftswoche. [O145]

eine Stunde vor der Untersuchung reichlich trinken und nicht zur Toilette gehen, damit die Harnblase gefüllt ist.

12.2.2 Beratung der Schwangeren

Schwangerschaft, Geburt und Mutterschaft sind einschneidende Ereignisse im Leben einer Frau. Nicht wenige Frauen fühlen sich mit der damit verbundenen psychischen Umstellung und Verantwortung überfordert oder sehen sich großen sozialen Problemen (z.B. finanziellen Schwierigkeiten) gegenüber. Daher steht bei der Betreuung von Schwangeren immer auch die psychische Begleitung der Frau im Vordergrund.

Insbesondere Frauen, die ihr erstes Kind erwarten, sind oft unsicher, was sie sich und dem Ungeborenen während der Schwangerschaft zumuten dürfen. Als Faustregel kann gelten, daß eine „gesunde und maßhaltende" Lebensweise mit ausgewogener Ernährung und regelmäßigem Lebensrhythmus das beste für Mutter und Kind ist. Die Schwangere sollte sich nicht bis an die Grenzen ihrer Leistungsfähigkeit belasten, es gibt aber auf der anderen Seite nur wenige Sachen, die verboten sind.

Ernährung

Die **Ernährung** sollte den erhöhten Vitamin- und Mineralstoffbedarf einer Schwangeren berücksichtigen. Zur Deckung des Jodbedarfs sind zwei Fischmahlzeiten pro Woche und die Verwendung von jodiertem Salz empfehlenswert. Täglich Milch und Käse sorgen für ausreichend Kalzium. Ballaststoffreiche Kost mit viel frischem Obst und Gemüse sowie Vollkornprodukten kann der in der Schwangerschaft häufigen Obstipation vorbeugen. Die Flüssigkeitszufuhr soll täglich mindestens 1,5 – 2 l betragen, da dies auch die Gefahr von Harnwegsinfekten vermindert. Geeignet sind v.a. Mineralwässer und ungesüßte Kräuter- und Früchtetees. Vitaminpräparate, v.a. Vitamin-A-Präparate, sollten nur nach Rücksprache mit dem Arzt genommen werden, da zuviel Vitamin A fruchtschädigend wirken kann. Das in der Spätschwangerschaft häufige Sodbrennen bessert sich oft, wenn die Schwangere von drei großen auf 5 – 6 kleine Mahlzeiten umsteigt. Eine vegetarische Ernährung mit Milch, Milchprodukten und Eiern ist bei sorgfältiger Auswahl der übrigen Lebensmittel möglich. Die Gefahr einer Eisenmangelanämie ist aber erhöht.

☑ Wegen der Gefahr einer Toxoplasmoseinfektion (☞ 28.8.2) sollten Schwangere auf den Verzehr von rohem Hackfleisch verzichten und bei der Zubereitung von Hackfleischgerichten die allgemeinen Hygieneregeln streng beachten.

Dagegen ist der Kalorienbedarf in der Schwangerschaft nur gering erhöht. Das notwendige „Mehr" von ca. 300 kcal täglich wird schon durch eine Scheibe Vollkornbrot mit Belag oder eine Portion Müsli mit Obst erreicht. Andererseits sind Abmagerungskuren in Schwangerschaft und Stillzeit zu vermeiden, da die Gefahr einer kindlichen Unterversorgung besteht und die Schadstoffbelastung des Kindes durch die Mobilisierung von im Fett gespeicherten Schadstoffen steigen kann

☑ Der Ratschlag, eine Schwangere müsse für zwei, also doppelt, essen, ist Unsinn. Sinnvoll ist dagegen eine Umstellung der Ernährung auf eine ausgewogene Mischkost mit reichlich Früchten und Vollkornprodukten, um den Bedarf des Kindes zu decken. Trotzdem muß sich die gesunde Schwangere nicht kasteien, wenn sie den in der Frühschwangerschaft sprichwörtlichen Heißhunger etwa auf eine saure Gurke mit Honig verspürt. Solchem Heißhunger kann sie – in Maßen – durchaus nachgeben.

Genußmittel

Kaffee, schwarzer Tee und Colagetränke enthalten **Koffein** und sollten nur in geringen Mengen getrunken werden. Mehr als 3 (– 5) Tassen täglich sollten es nicht sein. Bei Colagetränken ist zusätzlich der Kaloriengehalt zu berücksichtigen.

In Deutschland werden jährlich 2500 Kinder mit alkoholbedingten Schäden geboren. **Alkohol** führt ab ca. 60 g Alkohol/Woche (entspricht ca. 100 ml Wein/Tag oder 200 ml Bier/Tag) zu einer typischen Alkoholembryo- und -fetopathie (☞ 13.7.1 und Tab. 13.49) und steigert die Fehl- und Frühgeburtsrate. Die Befürchtung vieler Frauen, daß die Drinks der letzten Party (als die Frau bereits schwanger war, dies aber noch nicht wußte) dem Kind geschadet haben könnten, ist unbegründet. In diesem frühen Schwangerschaftsstadium gilt noch das „Alles oder nichts"-Prinzip: Entweder entwickelt sich das Kind normal, oder gar nicht.

Im Interesse ihres Kindes sollte die Frau unbedingt mit dem **Rauchen** aufhören und den Aufenthalt in rauchgeschwängerten Räumen meiden. Der Zusammenhang zwischen Tabakkonsum und einer erhöhten Fehlgeburtenrate ist deutlich. Durch jeden Zigarettenzug verengen sich die Gefäße, die zur Plazenta ziehen und das Kind mit Sauerstoff versorgen. Raucherinnen gebären deshalb häufig untergewichtige Kinder, die zudem besonders anfällig für Atemwegserkrankungen sind.

Ein besonderes Problem sind Schwangerschaften bei **Drogenabhängigkeit** der Mutter. Da ein Entzug während der Schwangerschaft ein sehr hohes Risiko darstellt, wird bei Abhängigkeit von Opiat-Drogen (z.B. Heroin) in der Regel zur Methadonsubstitution geraten.

Hautpflege

In der Schwangerschaft wird die Haut der Frau oft schöner. Kleine Fältchen oder Unregelmäßigkeiten verschwinden durch die Wassereinlagerung, und eine Akne kann sich bessern. Durch die Veränderungen des Hormonhaushaltes und die starke Hautdehnung im Bauchbereich wird die Haut aber auch belastet. Bürstenmassagen, kalte Güsse und leichte Knet- und Zupfmassagen der Bauchhaut mit einem geeigneten Körperöl können den gefürchteten **Schwangerschaftsstreifen** (*Striae*, ☞ 30.12.14) vorbeugen oder sie zumindest mildern. Um die Mamillen auf die Beanspruchung beim Stillen vorzubereiten, sollten sie nach dem Waschen kräftig nachfrottiert werden.

Medikamente

> Viele Medikamente gehen mit dem Blut auf das Ungeborene über und können es schädigen, nur wenige Medikamente sind nach heutigem Kenntnisstand für das Kind unbedenklich.

Daher sollte eine Schwangere keine Medikamete eigenmächtig einnehmen und bei Arztbesuchen stets auf ihre Schwangerschaft hinweisen. Ebenso gefährlich kann aber auch das Unterlassen einer notwendigen Behandlung sein. So sind unbehandelte Infektionen häufig Ursache von Fehl- und Frühgeburten oder kindlichen Schädigungen.

Impfungen

Während *passive* Impfungen (☞ 28.2.1) in der Schwangerschaft erlaubt sind, ist bei *aktiven* Impfungen, v.a. Lebendimpfungen (☞ 28.2.2), Vorsicht geboten. Die Polio- und Tetanus-Impfung sind auch in der Schwangerschaft möglich, bevorzugt nach dem ersten Trimenon.

Beruf

Das **Mutterschutzgesetz** schränkt die Berufstätigkeit Schwangerer dort ein, wo Mutter und/oder Kind durch die Berufstätigkeit gefährdet würden. So dürfen Schwangere z.B. nicht mit gesundheitsgefährdenden Stoffen (z.B. Zytostatika) oder in der Nähe ionisierender Strahlung (etwa zur Strahlendiagnostik und -therapie) arbeiten. Sie dürfen keine schweren Lasten heben und müssen Gelegenheit zu regelmäßigen Ruhepausen haben. Nacht- und Feiertagsarbeit sowie Überstunden sind nicht zulässig (mit Ausnahmen). In den letzten sechs Wochen vor und den ersten acht Wochen nach der Entbindung (bei Frühgeburten und Mehrlingen zwölf Wochen) ist die Frau völlig von der Erwerbstätigkeit befreit.

Sexualität

Bei einer normal verlaufenden Schwangerschaft bestehen keine Bedenken gegen Geschlechtsverkehr. Treten jedoch Komplikationen wie vaginale Blutungen, eine tiefsitzende Plazenta (☞ 12.5.3) oder eine vorzeitige Öffnung des Muttermundes (☞ 12.5.6) auf oder hatte die Frau bereits mehrere Fehlgeburten, wird der Arzt davon abraten. In der Spätschwangerschaft sollte der Bauch der Schwangeren auch bei der körperlichen Liebe keinem allzu großen Druck ausgesetzt werden.

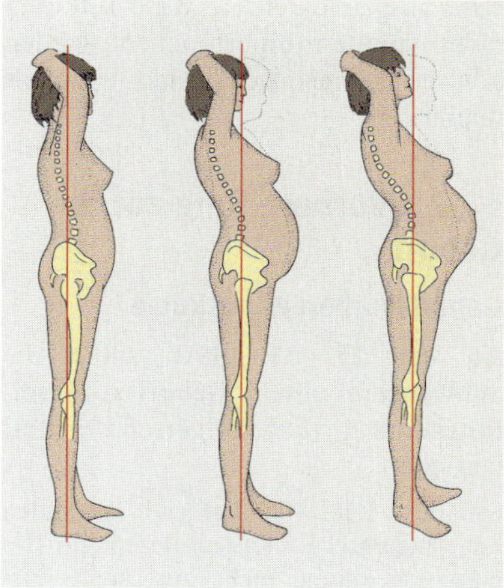

Abb. 12.6: Der Schwerpunkt des Körpers einer Schwangeren verlagert sich mit zunehmendem Leibesumfang nach vorn. Diese Veränderungen führen zu erhöhter Beanspruchung der Wirbelsäule, der Muskeln und Bänder. [L157]

Sport

Mindestens 20 Minuten Bewegung am Tag tun der Schwangeren gut. Am besten sind Schwimmen, Fahrradfahren und Wandern. Nicht geeignet sind Leistungssport, Kraftsportarten und Sportarten, bei denen die Frau starken Erschütterungen ausgesetzt ist (z.B. Reiten, Squash, Tennis). Sportarten, die ohne Begleitung in einsamer Umge-

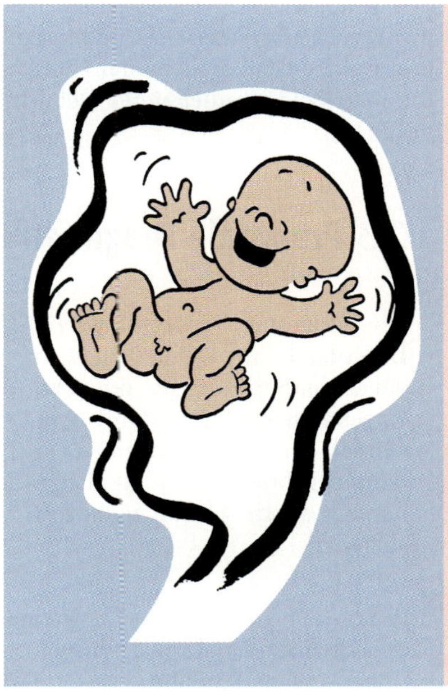

Mami ist die allerbeste!

Natürlich ist die Mami die allerbeste, schon weil sie meine Mami ist, aber alles was recht ist, einfach ist es nicht mit ihr. Neuerdings hat sie sich in den Kopf gesetzt, mich auf die sonderbarste Weise herumzuschwenken. Ich muß mich an sie anklammern und weiß oft nicht mehr, wo oben und wo unten ist. Gymnastik für werdende Mütter nennt sie das. Hockt sich plötzlich auf alle viere und macht ein Hohlkreuz, rollt sich auf den Rücken und läßt die Beine kreisen und solches Zeug. Manchmal wird mir ganz schwindlig. Manchmal macht es aber auch einen Riesenspaß. Zum Beispiel, wenn sie auf allen vieren rumkriecht und ihr Hinterteil von rechts nach links schwenkt, dann muß ich einfach lachen; das ist nämlich wie auf einer Schaukel und kitzelt mich am Bauch. Da, jetzt macht sie es schon wieder! Hihi! Hihi!

Abb. 12.7: Schwangerschaftsgymnastik hat nicht nur Auswirkungen auf die werdende Mutter ... [E108] bung ausgeübt werden (Waldlauf) oder nicht spontan unterbrochen werden können (Bergsteigen), sind ebenfalls ungünstig.

12.2.3 Vorbereitung auf die Geburt

Geburtsvorbereitungskurse

Ab der 25.–31. SSW sollte die Schwangere einen **Geburtsvorbereitungskurs** *(Schwangerschaftskurs)* besuchen.

Seit dem 1.10.1993 darf einer gesunden Schwangeren kein Kassen-Rezept zur Geburtsvorbereitung mehr ausgestellt werden. Die Rezeptierung erfolgt nur noch auf Privatrezept. Eine Kostenübernahme oder zumindest Teilerstattung durch die Krankenkasse ist jedoch in der Regel nachträglich möglich.

Die Gestaltung der Kurse (eher konventionell oder mit Musik aufgelokkert, mit Yoga, mit oder ohne Partner) ist unterschiedlich. Die Kurse sollten jedoch immer folgende Komponenten enthalten:

- **Stärkung des Selbstvertrauens der Schwangeren.** Der Abbau bestehender Informationsdefizite und die Vermittlung von Verhaltensweisen, wie sich die werdende Mutter während der Geburt selbst helfen kann, tragen entscheidend zum Angstabbau vor der Geburt bei
- **Schwangerschaftsgymnastik** mit
  - **Atemübungen.** V.a. das Wahrnehmen und Erlernen einer vertieften Bauchatmung ist wichtig. Daneben werden Übungen zur richtigen Technik der Brustatmung und v.a. auch der Schlüsselbeinatmung, dem *Hecheln,* durchgeführt (☞ 12.8.2)
  - **Entspannungsübungen.** Hier werden wehenerleichternde und geburtsfördernde Körperhaltungen ausprobiert. Außerdem wird versucht, die Entspannungsfähigkeit zu steigern.

Wahl der Geburtsklinik oder der Hebamme

Immer mehr Paare gehen zur Geburt nicht einfach in das nächstgelegene Krankenhaus, sondern beschäftigen sich vor der Geburt mit der Frage, wo ihr Kind zur Welt kommen soll.

Die werdende Mutter sollte sich rechtzeitig überlegen, wo sie entbinden möchte. Manche Frauen müssen aus

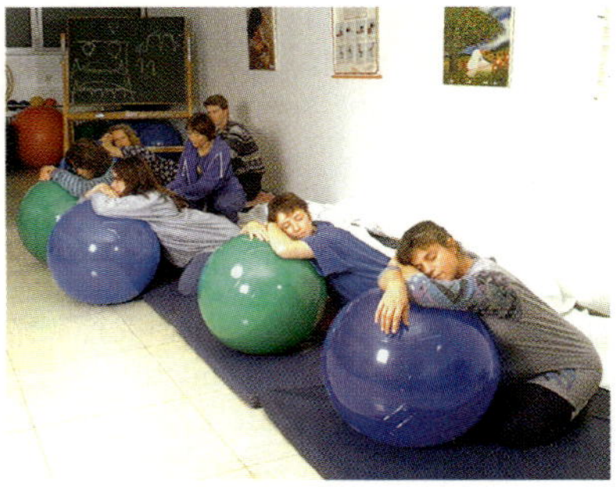

Abb. 12.8: Schwangerschaftsgymnastik, hier Entspannungsübungen mit dem Pezzi-Ball. [K183]

medizinischen Gründen auf jeden Fall in einem Krankenhaus entbinden. Bei zu erwartenden schweren Störungen des Kindes (etwa bei sehr frühen Frühgeburten oder schwerer Blutgruppenunverträglichkeit) wird die Schwangere in ein **Perinatalzentrum** eingewiesen (als *Perinatalperiode* wird die Zeit vom Ende der 29. SSW bis zum 7. Lebenstag des Kindes bezeichnet), in dem Mutter und Kind maximal betreut werden können.

Vorbereitungen der Schwangeren auf den Klinikaufenthalt

Im 8. Monat sollte die Schwangere ihren Klinikkoffer packen. Er enthält neben den Waschutensilien und der allgemein üblichen Patientenkleidung (Nachthemd, Bademantel) Stillbüstenhalter (zwei Nummern größer als bisher), Babywäsche und -bekleidung für den Entlassungstag und wichtige Papiere wie Personalausweis, Mutterpaß und Familienstammbuch oder Heiratsurkunde (bei Unverheirateten Geburtsurkunde).

12.3 Pränatale Diagnostik

Pränatale *(vorgeburtliche)* **Diagnostik:** Alle Untersuchungen, die an der Schwangeren oder dem Ungeborenen durchgeführt werden mit dem Ziel, (schwere) angeborene Erkrankungen des Ungeborenen *vor* der Geburt zu diagnostizieren.

Pränatale Diagnostik wird meist aus folgenden Gründen durchgeführt:

- Höheres Alter der Schwangeren. Die Wahrscheinlichkeit, daß das Ungeborene ein Down-Syndrom (☞ 13.7.1) hat, wächst mit steigendem Alter der Mutter, z.B. von 0,15% bei einer 31jährigen Frau über 1% mit 38 Jahren auf 9% bei einer Schwangeren von 46 Jahren
- Vorherige Geburt eines (erb-)kranken Kindes
- Vorkommen einer erblichen Erkrankung in der Familie eines Elternteils. Zur Zeit sind etwa 4000 vererbbare Erkrankungen bekannt, von denen höchstens 5 – 10% während der Schwangerschaft erkannt werden können
- (Eventuelles) Einwirken einer schädigenden Substanz, insbesondere während der Frühschwangerschaft
- Allgemeine Angst der werdenden Eltern vor einem behinderten Kind.

☑ Eine Garantie für ein gesundes Kind kann auch die pränatale Diagnostik nicht geben. Alle Methoden erfassen immer nur einen kleinen Bereich aller möglichen Schädigungen und sind zudem mit einem gewissen Risiko falsch-negativer Ergebnisse behaftet.

Hinzu kommt, daß bei *invasiven* Vefahren der pränatalen Diagnostik wie der Amniozentese das Ungeborene durch die Untersuchung selbst gefährdet wird. Es besteht also für die Eltern stets das Risiko, durch die Diagnostik ein gesundes Kind zu verlieren.

☑ Pränatale Diagnostik sollte nur dann durchgeführt werden, wenn das Risiko einer Fehlgeburt durch die pränatale Diagnostik geringer ist als das Risiko, ein behindertes Kind zu bekommen.

Ethische Aspekte

Während sich die einen über jeden Erfolg der Humangenetiker freuen, z.B. wenn ein vererbbarer Schaden erstmalig vor der Geburt diagnostiziert werden kann, haben die anderen ethische Bedenken (☞ auch 4.3.4): Da die genetischen Störungen zwar festgestellt, aber nur selten therapiert werden können, ist in der Regel der Schwangerschaftsabbruch Folge eines diagnostizierten Schadens.

Wann ist die pränatale Diagnostik sinnvoll?

Da eine vorgeburtliche *Therapie* heute nur selten möglich ist, ist die pränatale

Diagnostik nur sinnvoll, wenn die Frau im Fall einer schweren Schädigung des Kindes zu einem *Schwangerschaftsabbruch* bereit ist.

Wann ist ein Leben lebenswert?

Darf ein Kind z.B. abgetrieben werden, weil es „mongoloid" sein oder nach einigen Lebens*jahrzehnten* eine Chorea Huntington (eine neurologische Erkrankung mit geistigem und körperlichem Zerfall, ☞ 35.10.2 und 4.6.2) entwickeln wird? Und wer hat das Recht, über Leben und Tod zu entscheiden – die Eltern, der Arzt, die Krankenkasse, der Staat?

Bis heute sind die Meinungen, ab welchem statistischen Risiko oder ab welcher Schwere der zu erwartenden Behinderung eine Abtreibung zu rechtfertigen oder gar zu empfehlen ist, sowohl unter dem medizinischen Personal als unter betroffenen Paaren oder Eltern geteilt.

Psychologische Betreuung der werdenden Eltern

Manchen Paaren fällt die Entscheidung für die pränatale Diagnostik relativ leicht. Sie verdrängen die ganze Problematik oft und hoffen, daß schon „nichts sein wird". Ergibt die Untersuchung dann eine schwere Schädigung des Kindes, kann das Paar mit der Entscheidung für oder gegen eine Abtreibung völlig überfordert sein und ohne angemessene Betreuung in eine schwere Krise geraten.

Wegen der Tragweite der zu treffenden Entscheidung (pränatale Diagnostik: ja oder nein, Abtreibung: ja oder nein, Leben mit einem behinderten Kind: ja oder nein) gehört zur pränatalen Diagnostik immer mindestens ein Beratungsgespräch mit dem Arzt.

12.3.1 AFP-Bestimmung und Tripeldiagnostik

Für Mutter und Kind am wenigsten belastend sind Untersuchungen des Bluts der Schwangeren. Hier sind v.a. die Bestimmung des AFP und die Tripeldiagnostik zu nennen.

AFP

AFP (*α-Fetoprotein*) ist ein Eiweiß, das fast nur in der fetalen Leber produziert wird. Es gelangt mit dem Urin des Ungeborenen ins Fruchtwasser und über die Plazenta ins Blut der Mutter.

Bei **Neuralrohrdefekten** (☞ 13.17.1), **Anenzephalus** (☞ Tab. 13.52) oder Verschlußstörungen der kindlichen Bauchdecke ist der AFP-Spiegel in Fruchtwasser und mütterlichem Blut erhöht, bei einem Down-Syndrom (☞ 13.7.1) dagegen erniedrigt.

Der günstigste Zeitpunkt zur Blutabnahme hierfür ist die 16. – 18. SSW.

Tripeldiagnostik

Als **Tripeldiagnostik** bezeichnet man die Bestimmung von AFP, HCG und E_3 (*Östriol*, wird u.a. in der fetalen Nebennierenrinde und in der Plazenta produziert) im Blut der Mutter. Ein Computer berechnet aus den Untersuchungsergebnissen bei Angabe von Alter und Gewicht der Schwangeren sowie der genauen Schwangerschaftsdauer das *statistische* Risiko, daß das Kind unter einem Down-Syndrom leidet. Die Untersuchung ist wegen hoher Kosten und falsch positiver Ergebnisse umstritten

☑ Auffällige Untersuchungsergebnisse bei den Untersuchungen im Blut der Schwangeren sind immer nur Hinweis, nicht aber Beweis für eine kindliche Schädigung. Daher erfordern sie eine weitergehende Abklärung, z.B. durch eine Amniozentese (☞ 12.3.3).

12.3.2 Sonographie

Moderne Sonographiegeräte vermögen in der Hand eines geübten Untersuchers nicht nur grobe Fehlbildungen wie etwa das Fehlen von Armen oder Beinen, sondern auch kleinere, aber trotzdem bedeutsame Auffälligkeiten, z.B. Herzfehler oder abnorm verdicktes Nackengewebe (häufig bei Kindern mit einem Down-Syndrom), nachzuweisen. Daher ist bei allen Schwangeren eine Sonographieuntersuchung zur Erkennung kindlicher Fehlgeburten um die 19 SSW vorgesehen.

Die weitere Diagnostik richtet sich nach der Art des Befundes (z.B. Amniozentese mit Chromosomen-Analyse kindlicher Zellen bei Verdacht auf Down-Syndrom). Auch bei Verdacht auf erbliche oder vorgeburtlich erworbene Erkrankungen mit schweren Skelettanomalien ist die Sonographie Mittel der Wahl.

12.3.3 Amniozentese und Chorionzottenbiopsie

Mit Hilfe der *Amniozentese* und *Chorionzottenbiopsie* (☞ unten) können kindliche Zellen zur **Erbgutanalyse** gewonnen werden. Durch diese kann festgestellt werden:

- Ob beim Kind Chromosomen überzählig sind oder fehlen
- Ob Chromosomenstücke fehlen oder auf andere Chromosomen verlagert sind, was durch Verlust von Erbsubstanz ebenfalls zu Fehlbildungen und geistiger Retardierung führen kann
- Welches Geschlecht das Kind hat. Dies spielt insbesondere bei Verdacht auf geschlechtsgebundene Krankheiten eine Rolle, für die es noch keine Möglichkeit der pränatalen Diagnostik gibt.

Außerdem können heute ca. 50 Stoffwechselkrankheiten vor der Geburt diagnostiziert werden, darunter auch die *Mukoviszidose*, die bei uns häufigste angeborene Stoffwechselerkrankung (☞ 13.10.4).

Die Auswertung der Erbgutanalyse in einem genetischen Labor dauert etwa drei Wochen. Während dieser Zeit ist die psychische Belastung für die Eltern sehr groß. Die Wartezeit wird sich in den nächsten Jahren jedoch voraussichtlich verkürzen. Beispielsweise wird die zeitaufwendige Vermehrung kindlicher Zellen auf Kulturen bei vielen Fragestellungen von der Polymerasekettenreaktion verdrängt, die es ermöglicht, DNA-Bruchstücke innerhalb weniger Stunden in sehr großen Mengen zu vervielfältigen.

Amniozentese

Amniozentese *(Amnionpunktion, Fruchtwasserpunktion):* Meist transabdominale Punktion der Amnionhöhle zur klinisch-chemischen Fruchtwasserdiagnostik oder Gewinnung kindlicher Zellen für die Erbgutanalyse.

Je nach Zeitpunkt der Durchführung werden unterschieden:

- **Frühamniozentese** im ersten Trimenon zur Gewinnung kindlicher Zellen, die sich aber bisher nicht bewährt hat

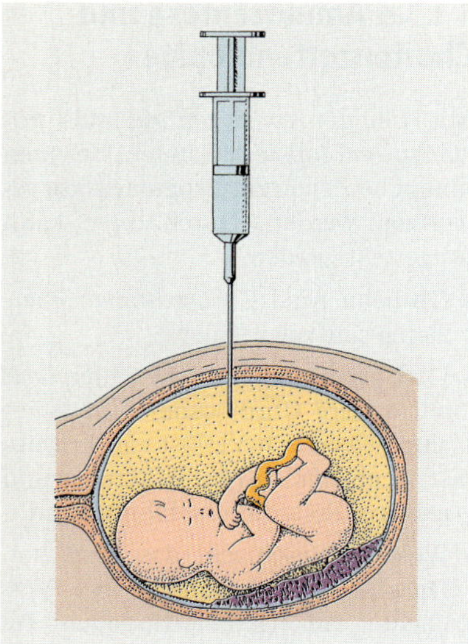

Abb. 12.9: Lage der Punktionsnadel bei der Amniozentese. Viele Frauen fürchten, daß sich das Kind während der Punktion an der Nadel verletzen könnte, jedoch zieht sich das Kind in der Regel in eine „Ecke" des Uterus zurück, wo es sich ganz still verhält. [L190]

- **Amniozentese im zweiten Trimenon** zur Gewinnung von kindlichen Zellen aus dem Fruchtwasser
- **Spätamniozentese** in der zweiten Schwangerschaftshälfte zur Bestimmung von Bilirubin im Fruchtwasser bei Unverträglichkeit im Rhesus-Blutgruppensystem und zur Beurteilung der Lungenreife bei drohender Frühgeburt (☞ 12.5.6), v.a über den Lecithinspiegel im Fruchtwasser.

Die **Amniozentese** zur Gewinnung kindlicher Zellen wird am besten in der 15. – 17. SSW durchgeführt, weil zu diesem Zeitpunkt mit 200 ml genügend Fruchtwasser zur Verfügung steht, die Zelldichte im Fruchtwasser ausreichend hoch ist und die Untersuchungsergebnisse vor der 22. SSW p.c. vorliegen, also vor der bis vor kurzem letzten Möglichkeit zum Schwangerschaftsabbruch aus kindlicher Indikation (☞ 12.4).

Unter Sonographiekontrolle wird eine Nadel durch die mütterliche Bauchdecke in die Fruchtwasserhöhle geführt, aus der 10 – 20 ml Fruchtwasser entnommen werden (☞ Abb. 12.9 und Abb. 4.3). Gelingt der erste Versuch zur Fruchtwasserpunktion nicht, kann der Arzt es ein zweites Mal probieren. Ein dritter Versuch sollte wegen der erhöhten Abortgefahr nicht mehr erfolgen. Nach der Punktion wird das versandfertige Fruchtwasser zusammen mit den Begleitpapieren in ein genetisches Labor geschickt.

Eine Garantie, daß die Amniozentese komplikationsfrei verläuft, kann kein Arzt geben. Die Komplikationen reichen von (Schmier-)Blutungen über leichten Fruchtwasserabgang bis hin zum Abort. Studien belegen, daß die Abortrate nach Amniozentesen um 1,0 – 1,3% höher ist als in Kontrollgruppen ohne Eingriff. Ein weiterer Nachteil ist der relativ späte Zeitpunkt des u.U. folgenden Schwangerschaftsabbruchs.

Pflege bei Amniozentese

- Meist vereinbaren die Pflegenden den Untersuchungstermin mit der Schwangeren
- Sie informieren die Frau über den Ablauf der Untersuchung und schikken sie nach dem Gespräch mit dem Arzt, der die Amniozentese durchführt, zur Toilette
- Während der Untersuchung assistieren sie dem Arzt und beruhigen die Patientin ggf.
- Nach der Untersuchung sind sie der Frau beim Wegwischen des Sonographie-Gels und des Hautdesinfektionsmittels behilflich und machen das gewonnene Material versandfertig
- Bei Rh-negativen Schwangeren verabreichen sie vor oder nach der Amniozentese Rhesogam® i.m. auf Arztanordnung (Rh-Prophylaxe, ☞ 12.5.1), da durch die Amniozentese kindliche Zellen in den Blutkreislauf der Mutter gelangen und eine Immunisierung herbeiführen können
- Nach der Amniozentese sollte die Frau für zwei Stunden ruhen
- Am Folgetag wird das kindliche Befinden sonographisch kontrolliert.

Chorionzottenbiopsie

Chorionzottenbiopsie (kurz *CVS* von *Chorion Villus Sampling*): Gewinnung von Chorionzotten (d.h. von kindlichem Gewebe aus der Plazenta) in der Frühschwangerschaft zur pränatalen Diagnostik.

Die **transzervikale Chorionzottenbiopsie** wird zwischen der 8. und 12. SSW p.m. durchgeführt. Ein vaginaler Abstrich eine Woche vor dem Eingriff weist evtl. vorhandene Bakterien nach, die zu einer aufsteigenden Infektion führen könnten. Dann muß vor dem Eingriff die antibiotische Behandlung stehen. Unmittelbar vor dem Eingriff sollte die Frau viel trinken, damit die Harnblase gefüllt und sonographisch gut lokalisierbar ist. Nach der Desinfektion der Vagina führt der Arzt unter sonographischer Sicht einen Katheter mit aufgesetzter Spritze in den Zervikalkanal ein und punktiert die Plazenta. Dann saugt er Gewebe aus dem *Chorion* (kindlicher Anteil der Plazenta), die *Chorionzotten*, ab (☞ Abb. 12.10). Die Zellen werden in einem genetischen Labor untersucht.

Es besteht auch die Möglichkeit der **transabdominalen Chorionzottenbiopsie,** die vergleichbar einer Amniozentese durchgeführt wird. In der Regel entscheidet der Arzt anhand der individuellen Uterus- und Plazentagegebenheiten, ob die Chorionzottenbiopsie transzervikal oder transabdominal durchgeführt wird.

Der Vorteil der Chorionzottenbiopsie liegt darin, daß sie sehr früh in der Schwangerschaft durchgeführt werden kann, so daß im Fall einer Erkrankung des Kindes ein früherer und damit für die Frau komplikationsärmerer und weniger belastender Schwangerschaftsabbruch möglich ist. Nachteilig sind die im Vergleich zur Amniozentese höhere Komplikationsgefahr (die Fehlgeburtsrate ist gegenüber der Amniozentese nochmals um ca. 1% erhöht), die größeren Schmerzen während des Eingriffs und die möglichen Fehlerquellen, z.B. daß mütterliches statt fetales Gewebe gewonnen wurde und deshalb Interpretationsschwierigkeiten auftreten. In Ausnahmefällen muß daher zusätzlich später eine Amniozentese durchgeführt werden.

Pflege

☞ *Pflege bei Amniozentese*

- Die Harnblase der Patientin muß gefüllt sein. Ist sie noch nicht voll

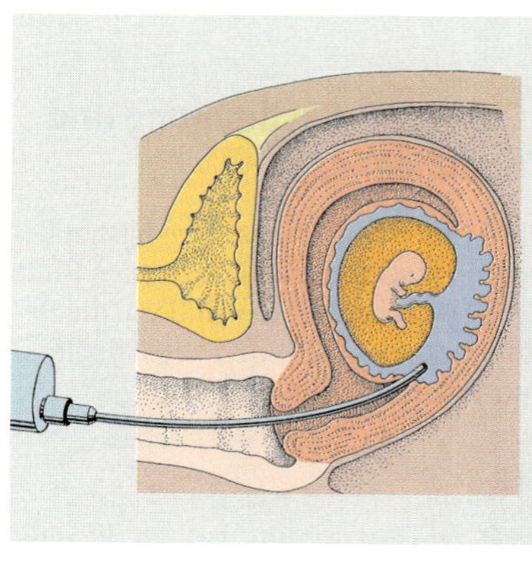

Abb. 12.10: Transzervikale Chorionzottenbiopsie. [L190]

genug, bieten die Pflegenden der Frau etwas zu trinken an

- Nach dem Eingriff sollte die Schwangere ca. 2 Std. Bettruhe einhalten
- Die Schwangere sollte sich über mehrere Tage schonen und nach einer Woche eine Kontroll-Sonographie machen lassen.

12.3.4 Fetoskopie

Bei der **Fetoskopie** wird das Kind mit Hilfe eines Endoskops direkt betrachtet. Am besten geeignet ist der Zeitraum der 17. – 20. SSW, da es dann genügend Fruchtwasser gibt und das Kind noch nicht zu groß ist, um es durch das Endoskop ansehen zu können. Nach Sonographie und Injektion eines Lokalanästhetikums wird ein Hautschnitt angelegt, durch den das 2 – 3 mm dicke Endoskop mit Hilfe eines Trokars eingeführt wird.

Fetoskopien zur reinen Betrachtung des Kindes sind im Zeitalter von Sonographiegeräten mit ausgezeichneter Bildqualität kaum noch indiziert. Hauptindikationen der Fetoskopie sind daher die Entnahme von fetalen Leber- und Hautproben unter Sicht.

Außerdem werden Fetoskopien zur fetalen Therapie, etwa zur pränatalen Bluttransfusion bei schwerer Blutgruppenunverträglichkeit (☞ 12.5.1), durchgeführt.

Komplikationen der Fetoskopie sind Verletzungen der Plazenta und der Amnionhöhle, Verletzung des Uterus mit Blutung in die Amnionhöhle, Spontanaborte und Frühgeburten.

12.3.5 Nabelschnurpunktion

Bei der **Nabelschnurpunktion** wird mit einer dünnen Nadel unter sonographischer Sicht durch die mütterliche Bauchwand hindurch kindliches Blut aus der Nabelvene entnommen. Die Nabelschnurpunktion wird vorwiegend bei V.a. Blutgruppenunverträglichkeit (Bestimmung der Blutgruppe, des Hb und des Bilirubinspiegels des Feten) sowie bei V.a. Infektionskrankheiten des Fetus, z.B. Röteln oder Toxoplasmose (☞ 28.8.2), angewendet. Jedoch darf nicht die geringste Kontamination mit mütterlichem Blut vorliegen, da sonst die Antikörper der Mutter, z.B. gegen Röteln, als Ausdruck einer kindlichen Infektion fehlinterpretiert werden können.

Die Nabelschnurpunktion kann ambulant durchgeführt und während der Schwangerschaft mehrmals wiederholt werden. Die Komplikationsrate ist nicht so hoch wie bei der Fetoskopie, jedoch ist die Abortrate insgesamt deutlich erhöht.

12.4 Schwangerschaftsabbruch

Ethik, ☞ *4.3.3*

Indikation

Eine Elternschaft verändert das Leben von Mutter und Vater einschneidend. Daher erwägen nicht wenige Paare bei einer ungewollten Schwangerschaft einen **Schwangerschaftsabbruch** (*Abtreibung, Abruptio,* fälschlich auch *Interruptio = Schwangerschaftsunterbrechung* genannt). Aber auch bei einer gewollten Schwangerschaft kann es Situationen geben, die ein Fortsetzen der Schwangerschaft als nicht ratsam erscheinen lassen, z.B. eine Röteln-Infektion der Mutter in den ersten 17 SSW (Rötelnembryopathie, ☞ 13.14.5).

Rechtlicher Rahmen

In Deutschland gilt seit Ende 1995 eine sog. **eingeschränkte Fristenregelung**. Nach StGB § 218f ist der „mit Einwilligung der Schwangeren von einem Arzt vorgenommene Schwangerschaftsabbruch nicht rechtswidrig, wenn der Abbruch der Schwangerschaft [...] angezeigt ist, um eine Gefahr für das Leben oder die Gefahr einer schwerwiegenden Beeinträchtigung des körperlichen oder seelischen Gesundheitszustandes der Schwangeren abzuwenden, und die Gefahr nicht auf eine andere für sie zumutbare Weise abgewendet werden kann." Diese Voraussetzung gilt auch als erfüllt, wenn die Schwangerschaft Folge eines Notzuchtdeliktes ist. Weitere Voraussetzungen sind, daß die Schwangere sich mindestens drei Tage vor dem Eingriff durch eine anerkannte Beratungsstelle hat beraten lassen und daß seit der Empfängnis nicht mehr als 12 Wochen vergangen sind.

Für die Praxis bedeutet dies:

- Ein Abbruch aus **medizinischer Indikation** ist jederzeit während der Schwangerschaft möglich, wenn das Leben der Schwangeren gefährdet ist, etwa bei einer (neu diagnostizierten) bösartigen Erkrankung
- Die frühere *embryopathische (kindliche) Indikation* bei schweren Fehlbildungen des Ungeborenen (z.B. einem Down-Syndrom, ☞ 13.7.1) entfällt: Es wird dann von einer so erheblichen psychischen Beeinträchtigung der Schwangeren ausgegangen, daß eine medizinische Indikation gestellt werden kann
- Ein Abbruch aus **kriminologischer Indikation** (d.h. die Schwangerschaft ist Folge eines Notzuchtdelikts) ist bis zur 12. Schwangerschaftswoche p.c. möglich. Die kriminologische Indikation kann nur von einem Amtsarzt festgestellt werden
- Die frühere *psycho-soziale Indikation* (Unvereinbarkeit der Mutterschaft mit der sozialen Situation der Frau), die ca. 80 – 90% aller Schwangerschaftsabbrüchen zugrundelag, entfällt ebenfalls. Sie ist von der oben dargestellten Fristenregelung mit Beratungspflicht abgelöst worden. Diese Schwangerschaftsabbrüche bedürfen also nicht mehr der Indikationsstellung durch eine dritte Person.

Die Kosten für einen Schwangerschaftsabbruch aus medizinischer oder kriminologischer Indikation werden von den Krankenkassen getragen, die Kosten für einen Schwangerschaftsabbruch aus anderen Gründen muß die Schwangere selbst tragen. Sie können aber bei niedrigen Einkommen teilweise oder ganz vom Sozialamt übernommen werden.

Durchführung

Die Methode des Schwangerschaftsabbruches ist abhängig vom Alter der Schwangerschaft, wobei die Gefahr von Komplikationen um so größer ist, je weiter die Schwangerschaft fortgeschritten ist.

Bei einem Schwangerschaftsabbruch vor der 12. SSW wird der Gebärmutterhals mit Metallstiften (**Hegar-Stiften,** ☞ Abrasio, 32.4.11) so weit aufgedehnt, daß eine stumpfe Kürette oder eine Saugkürette **(Absaug-Methode)** eingeführt werden kann. Der Eingriff wird normalerweise in Vollnarkose durchgeführt. Bei einem Schwangerschaftsabbruch nach der 12. SSW muß z.B. mit Prostaglandinen eine geburtsähnliche Fruchtausstoßung eingeleitet werden. Auf jeden Fall ist dann wie nach einer spontanen Fehlgeburt eine (Nach-)Abrasio erforderlich, um sicherzustellen, daß keine Gewebereste in der Gebärmutter zurückgeblieben sind (☞ 12.5.5). Bei einem Schwangerschaftsabbruch nach der 16. SSW muß zusätzlich der Milcheinschuß medikamentös mit Bromocriptin (z.B. in Pravidel®) unterdrückt werden.

Alle Frauen erhalten postoperativ zur Förderung der Uteruskontraktion Oxytocin (z.B. in Orasthin®) i.v.

Pflege nach Schwangerschaftsabbruch

Pflege bei gynäkologischen Operationen, ☞ 32.2.5;
Pflege bei Abrasio, ☞ 32.4.11

Frauen, die sich aus psychischen oder sozialen Gründen gegen das Austragen des Kindes entschieden haben, konfrontieren die Pflegenden unter Umständen stark mit eigenen moralischen oder religiösen Einstellungen. Hinzu tritt die psychische Verfassung der Frau, die beeinflußt wird von Schuldgefühlen, der Situation der Verheimlichung, Partnerschaftskonflikten und/oder Angst vor Verurteilung durch die Pflegenden. Für die Pflege gilt daher:

- Die persönliche Einstellung der Frau akzeptieren, ihr Verhalten auf keinen Fall verurteilen. Ist dies einer Pflegenden nicht möglich, sollte sie andere Patientinnen auf der Station betreuen oder um ihre Versetzung bitten, da die Frau ihre Einstellung auch dann spürt, wenn sie diese zu verheimlichen sucht. Außerdem würde es die Pflegende selbst zu sehr belasten
- Bei Erhebung der Pflegeanamnese unbedingt den Eindruck eines Verhörs vermeiden
- Bei rh-negativen Frauen Rhesus-Prophylaxe durchführen (auf Arztanordnung, ☞ 12.5.1)
- Falls gewünscht, Patientin über Methoden der Empfängnisverhütung beraten bzw. eine Beratung organisieren. Bei Abbruch wegen schwerer Fehlbildung des Ungeborenen evtl. genetische Beratung anmelden. Gynäkologische Nachuntersuchung für vier Wochen später einplanen
- Patientin erklären, daß Vollbäder und Geschlechtsverkehr erst wieder erlaubt sind, wenn die vaginale Blutung vollständig aufgehört hat (nach ca. 10 – 12 Tagen)
- In allen Phasen der Betreuung gesprächsbereit sein (auf Wunsch der Frau auch unter Einbeziehung des Partners), jedoch auch das Nicht-Reden-Wollen akzeptieren
- Unabhängig von der Ursache des Schwangerschaftsabbruchs stets mit einer Trauerreaktion der Frau rechnen. Diese setzt oft bereits im Krankenhaus ein, kann aber auch noch Wochen später auftreten.

12.5 Pathologische Schwangerschaft

12.5.1 Pränatale Schädigung des Kindes

Zahlreiche Faktoren können das Ungeborene schädigen. Welche Folgen schädigende Einflüsse für das Ungeborene haben, ist dabei v.a. vom Zeitpunkt der Einwirkung abhängig. Einen Überblick über die verschiedenen Störungstypen gibt Tab. 12.11.

Manche Schäden sind so schwerwiegend oder auffällig, daß sie sofort nach der Geburt erkannt werden. Diese Schäden werden in Kap. 13.7.1 behandelt. Andere dagegen machen – wenn überhaupt – erst im späteren Leben Beschwerden. Sie werden in den jeweiligen Organkapiteln (kurz) erläutert.

Blutgruppenunverträglichkeit

Bei **Blutgruppenunverträglichkeiten** (☞ 24.4.4) zwischen Mutter und Kind kann das Ungeborene durch die Antikörper der Mutter geschädigt werden. Daher wird in der Frühschwangerschaft ein *Antikörpersuchtest* gegen die häufigsten Blutgruppenantigene im mütterlichen Blut durchgeführt. Bei negativem Testergebnis wird der Test in der 25. – 33. SSW wiederholt.

Rhesus-Antikörper

Am häufigsten sind **Rh-Antikörper,** die gebildet werden, wenn z.B. durch Transfusion, Fehlgeburt oder Geburt Rh-positives Blut in den Kreislauf einer rh-negativen Frau gelangt. In nachfolgenden Schwangerschaften mit einem Rh-positiven Kind führen die Antikörper bereits intrauterin zum Abbau der kindlichen Blutkörperchen. Anämie, Gelbsucht und Ödeme des Ungeborenen können in schweren Fällen zum

Störungstyp (Zeitpunkt der Störung)	Biologische Vorgänge zum Zeitpunkt der Störung	Resultierende Entwicklungsstörungen
Gametopathie (Vor der Befruchtung)	Bildung der männlichen und weiblichen Geschlechtszellen (Samen- bzw. Eizellen)	Strukturelle oder numerische (= zahlenmäßige) **Chromosomenaberrationen**, z.B. Down-Syndrom (☞ 13.7.1). Meist Keimtod (unbemerkt oder Frühabort), bei Überleben in der Regel mit komplexen und typischen Fehlbildungsmustern einhergehend (☞ auch Tab. 13.49)
Blastopathie (0. – 18. Tag nach der Befruchtung)	Erste Teilungen der Zygote, Entwicklung der Blastozyste, Differenzierung in Embryo- und Trophoblast	Meist **Keimtod** mit Frühabort (☞ 12.5.5), selten Doppelmißbildungen (z.B. doppelter Steiß), sehr selten siamesische Zwillinge (= unvollständig getrennte Zwillinge)
Embryopathie (18. Tag bis 8. SSW p.c. = 10. SSW p.m.)	Bildung der Organe und Organsysteme, Organdifferenzierung. Anschluß an den mütterlichen Kreislauf, Ausdifferenzierung der Plazenta	**Einzelmißbildungen**, z.B. Fehlbildungen des ZNS, Spina bifida (☞ 13.17.1), Herz- und Gefäßanomalien (☞ 13.9), Lippen-Kiefer-Gaumenspalte (☞ Tab. 13.52). Hohes Risiko kindlicher Schäden bei mütterlichen Virusinfektionen (z.B. Röteln-Embryopathie, ☞ 13.14.5), durch Arznei- oder Genußmittel (z.B. Alkoholembryopathie, ☞ 13.7.1). Art der Fehlbildung abhängig vom Zeitpunkt der Schädigung
Fetopathie (ab 9. SSW p.c. = 11. SSW p.m.)	Abschluß der Organdifferenzierung, Wachstum und Ausreifung	Vor allem **Ausreifungsstörungen** mit funktionellen Defekten. Zahlenmäßig am bedeutsamsten: Infektionen, z.B. Zytomegalie (☞ 28.8.4), Toxoplasmose (☞ 28.8.2)

Tab. 12.11: Pränatale Entwicklungsstörungen in verschiedenen Entwicklungsstadien des Kindes. In Anlehnung an die verschiedenen vorgeburtlichen Entwicklungsstadien unterscheidet man vier Störungstypen, die mit jeweils „typischen" Fehlbildungen einhergehen. Die Nennung einer Substanz in nur einer Phase bedeutet nicht, daß sie während der übrigen Phasen ungefährlich ist. Beispielsweise sind bei dem in der Regel länger andauernden Alkoholabusus embryo- und fetopathische Schäden kaum voneinander zu trennen. [B101]

Tod des Kindes führen (**Morbus haemolyticus fetalis et neonatorum**) und machen deshalb eine intensive Überwachung des Kindes durch Sonographie und Bilirubinbestimmung im Fruchtwasser notwendig.

Durch i.m.-Injektion von Antikörpern gegen den Rhesusfaktor D (*Anti-D-Immunglobulin*, z.B. Partobulin® oder Rhesogam®) in den ersten 72 Stunden nach dem Kontakt mit dem Rh-positiven Blut wird die Antikörperbildung bei der Mutter und damit die Erkrankung der Kinder späterer Schwangerschaften verhindert (**Rhesusprophylaxe**, *Anti-D-Prophylaxe*). Rh-negative Schwangere erhalten zwischen der 29. und 31. SSW routinemäßig eine Rhesusprophylaxe.

Weitere Blutgruppenunverträglichkeiten

Auch die übrigen Blutgruppenmerkmale können Ursache einer Antikörperbildung in der Schwangerschaft sein, so z.B. das **ABO-System** (☞ 24.4.4). Hierbei sind *vorgeburtliche* Schädigungen des Kindes aber sehr selten, da sich die Merkmale des ABO-Systems erst nach der Geburt voll ausbilden. *Nach* der Geburt ist das Kind durch Hämolyse mit nachfolgendem Anstieg des Bilirubinspiegels im Blut gefährdet. Im Unterschied zu einer Rhesus-Unverträglichkeit kann eine **ABO-Unverträglichkeit** bereits während der ersten Schwangerschaft entstehen.

12.5.2 Extrauteringravidität

Extrauteringravidität *(EU, EUG, ektope Gravidität)*: Einnisten des befruchteten Eies außerhalb des Uterus. In über 95% der Fälle als **Tubargravidität** *(Eileiterschwangerschaft)*, selten als **Ovarialgravidität** *(Eierstockschwangerschaft)* oder **Abdominalgravidität** *(Bauchhöhlenschwangerschaft)* mit Einnistung des Eis in das Peritoneum. Häufigkeit ca. 1 – 2% aller Schwangerschaften.

Krankheitsentstehung

Die genaue Ursache für die Fehleinnistung des befruchteten Eies bleibt in der Regel unklar. Oft bestehen begünstigende Faktoren, z.B. vorangegangene Adnexitiden (☞ 32.7.1), die zu Verklebungen und gestörter Beweglichkeit der Tube führen, eine Sterilitätsbehandlung, frühere Extrauteringraviditäten, eine Endometriose (☞ 32.11) oder das Tragen eines Intrauterinpessars (☞ 32.14.2).

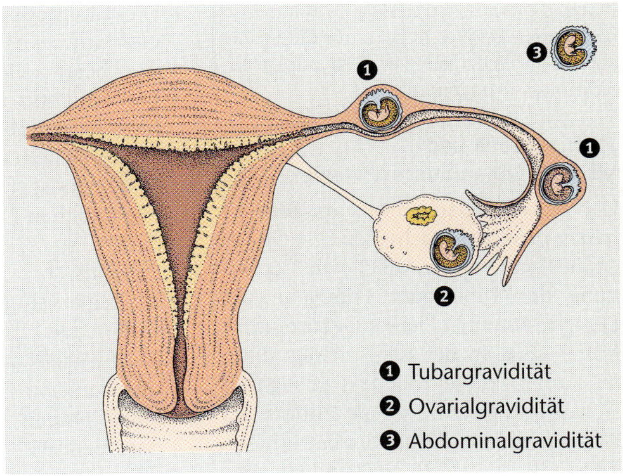

Abb. 12.12: Mögliche Lokalisationen einer Extrauteringravidität. Am häufigsten sind Tubargraviditäten (Eileiterschwangerschaften). [L190]

Symptome und Untersuchungsbefund

Die Symptome einer Tubargravidität sind davon abhängig, ob sich die Eizelle im relativ weiten, ovarnahen oder im engen, uterusnahen Eileiterabschnitt eingenistet hat.

Bei Einnistung im weiten Abschnitt der Tube hat die Frucht zunächst Platz zum Wachsen. Die Periode bleibt aus, der Schwangerschaftstest wird positiv, die Frau verspürt Brustspannen und Übelkeit. Ungefähr zwei Wochen nach Ausbleiben der Menstruation (ca. 6. – 7. SSW) stirbt der Keim durch Mangelernährung ab, der Hormonspiegel sinkt, es kommt zu einer vaginalen Blutung und meist zu einem **Tubarabort** (Ausstoßung der Frucht in die Bauchhöhle). Eine **Tubarruptur** (Platzen der Tube) ist selten. Gleichzeitig treten einseitig betonte Unterbauchschmerzen auf. Durch die Blutung in die Bauchhöhle kann es zum Schock kommen.

Bei Einnistung des Keimes im engen Abschnitt der Tube sind die Beschwerden ungleich heftiger. Da nur wenig Platz ist, kann die Tube bereits ab der 5. SSW platzen. Die Frau weiß oft noch nichts von der Schwangerschaft. Sie hat plötzlich heftigste Schmerzen im Unterbauch und gerät schnell in einen Blutungsschock.

Die Patientinnen kommen häufig mit dem Bild eines Akuten Abdomens (☞ 21.2.4) ins Krankenhaus, wo sie in der Regel zunächst von den Chirurgen untersucht werden, die dann ein gynäkologisches Konsil in die Wege leiten. Bei der gynäkologischen Untersuchung ist die verdickte Tube tastbar. Der Uterus ist weich und aufgelockert, aber meist nicht so groß, wie es der Schwangerschaftsdauer entspräche. Manchmal besteht eine Blutung aus der Zervix. Der Unterbauch der Patientin ist stark druckschmerzhaft.

Nistet sich die befruchtete Eizelle im Eierstock an, kommt es meist ebenfalls zum Bild eines Akuten Abdomens in der 6 – 7. SSW. Bei einer Bauchhöhlenschwangerschaft sind die Symptome uncharakteri-

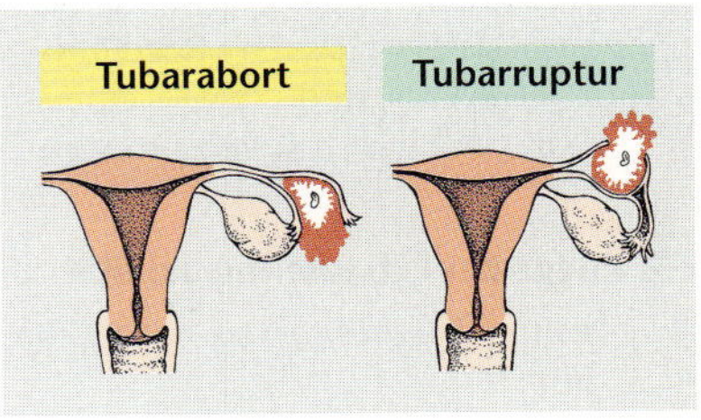

Abb. 12.13: Tubarabort bei Extrauteringravidität im weiten, ovarnahen Abschnitt der Tube und Tubarruptur bei Extrauteringravidität im engen, uterusnahen Abschnitt der Tube. [L190]

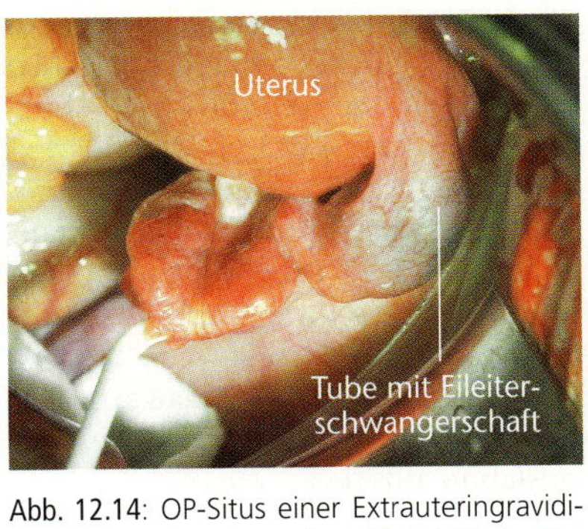

Abb. 12.14: OP-Situs einer Extrauteringravidität im engen, uterusnahen Abschnitt der Tube. Erkennbar sind der vergrößerte, gut durchblutete Uterus und das linke hyperämisierte Tubenende. Der uterusnahe Tubenabschnitt ist verdickt und schimmert weißlichlivide. [T194]

stisch, da (zunächst) genügend Raum vorhanden ist. In aller Regel stirbt die Frucht aber nach einer gewissen Zeit infolge Ernährungsstörungen ab.

Diagnostik und HCG-Behandlungsstrategie

Der Schwangerschaftstest im Blut ist häufig positiv. Entscheidend ist die vaginale Sonographie, welche die Verdikkung der Tube oder Flüssigkeit im Douglas-Raum bei leerer Gebärmutterhöhle zeigt. In der Regel erfolgt dann die Laparoskopie, welche die Diagnose sichert und gleichzeitig die Entfernung der Frucht unter Erhalt der betroffenen Tube ermöglicht. In Spätstadien oder im Schock erfolgt eine Laparatomie, häufig mit Entfernung der gesamten Tube.

> ☑ Da die Symptome einer Extrauteringravidität vor allem denen einer Appendizitis (☞ 21.6.6), einer Nierenbeckenentzündung (☞ 31.8.3) oder einer Adnexitis (☞ 32.7.1) täuschend ähneln können, muß man bei Bauchschmerzen einer Frau im gebärfähigen Alter zum Ausschluß einer Extrauteringravidität stets nach dem Zeitpunkt der letzten Regelblutung fragen und ggf. einen Schwangerschaftstest veranlassen.

Pflege bei Extrauteringravidität

Allgemeine perioperative Pflege, ☞ Kapitel 11;
Pflege bei gynäkologischen Operationen, ☞ 32.2.5;
Pflege bei Laparoskopie, ☞ Tab. 9.60, 22.3.5 und 32.4.10

Um die psychische Belastung der Frau durch den Anblick gesunder Neugeborener und glücklicher Wöchnerinnen nicht noch zu vergrößern, werden Frauen mit dem Verdacht auf eine Extrauteringravidität auf einer gynäkologischen (nicht geburtshilflichen) Station betreut. Die Patientinnen können bei Aufnahme schwer krank, aber auch nur leicht beeinträchtigt sein. Stets ist jedoch damit zu rechnen, daß sich sehr schnell ein akut lebensbedrohlicher Zustand entwickelt:

- Bis zur Operation regelmäßig die Vitalzeichen kontrollieren und auf Zeichen eines Akuten Abdomens (☞ 21.2.4) achten (der Arzt nimmt zusätzlich bis zu zweimal täglich Blut zur Hb-Kontrolle ab)
- Die Blutgruppe der Mutter bestimmen und zwei Erythrozytenkonzentrate bereitstellen lassen
- Die Patientin nüchtern lassen. Die Flüssigkeitszufuhr wird vom Arzt über Infusionen sichergestellt, wenn die Diagnose unklar ist und es bis zur vermutlichen Operation noch länger dauert
- Patientin bei gesicherter Diagnose zur Laparoskopie oder Laparotomie vorbereiten (ärztliche Anordnung)
- Psychische Lage der Patientin berücksichtigen. Da es sich meist um junge Frauen handelt, verläuft die postoperative Phase in der Regel komplikationslos. Nicht unterschätzt werden darf aber die psychische Belastung der Frau, v.a. wenn es sich bei der Extrauteringravidität um die erste Schwangerschaft oder um eine Schwangerschaft mit Hilfe der *Reproduktionsmedizin* („Fortpflanzungsmedizin", ☞ auch 32.13) handelte oder wenn bereits die zweite Tube entfernt werden mußte. Fragen bezüglich der Chance auf weitere Schwangerschaften sollten realistisch beantwortet werden, von Pflegenden allerdings erst nach Aufklärung der Patientin durch den Arzt. Ist die Patientin noch nicht aufgeklärt, zur Beantwortung der Fragen Arzt hinzuziehen. Geht es der Frau psychisch schlecht,. ist es manchmal sinnvoll, soziale Dienste oder den Krankenhausseelsorger einzuschalten.

Prognose

Die Prognose ist bei rechtzeitiger Diagnosestellung gut. Allerdings ist das Risiko einer Extrauteringravidität nach einer eileitererhaltenden Operation bei einer erneuten Schwangerschaft auf ca. 30% erhöht. Die meisten Patientinnen nehmen dies jedoch im Vergleich zum Verlust der Tube in Kauf.

12.5.3 Veränderungen des Trophoblasten und der Plazenta

Blasenmole und Chorionkarzinom

> **Blasenmole:** Blasenartige Degeneration der Plazentazotten im ersten Schwangerschaftsdrittel. Die Embryonalanlage geht entweder sekundär zugrunde oder war nie entwicklungsfähig.

Bei der gynäkologischen Untersuchung ist der Uterus für die Schwangerschaftsdauer zu groß, und es sind keine kindlichen Herztöne nachweisbar. Die Diagnose wird durch Sonographie (typisches **Schneegestöberbild**) und HCG-Bestimmung im mütterlichen Blut (erhöhte Werte) gestellt. Die Therapie besteht in der medikamentösen Austreibung (☞ 12.4) mit nachfolgender vorsichtiger Abrasio (☞ 32.4.11). In Extremfällen ist wegen starker Blutungen eine Hysterektomie (Gebärmutterentfernung) notwendig. Aus der Blasenmole (auch aus Resten, die im Uterus verblieben sind) kann sich das sehr bösartige **Chorionkarzinom** *(Chorionepitheliom)* entwickeln, das frühzeitig auf dem Blutweg metastasiert (besonders in Lunge, Leber, Knochen, ZNS). Mit einer Chemotherapie (☞ 24.5.1) können dennoch fast alle Frauen geheilt werden.

Plazentainsuffizienz

> **Plazentainsuffizienz:** Unfähigkeit der Plazenta, einen ausreichenden Stoffaustausch zwischen Mutter und Kind zu gewährleisten.

Krankheitsentstehung

Die Ursachen für die Plazentainsuffizienz sind vielfältig. Besonders häufig betroffen sind Frauen mit Diabetes mellitus, Nierenerkrankungen, Spätgestosen (☞ 12.5.4) oder Mehrlingsschwangerschaften sowie Raucherinnen.

Symptome und Befund

Bei einer *chronischen* Plazentainsuffizienz bleibt das Ungeborene im Wachstum zurück, manchmal ist auch die Fruchtwassermenge vermindert. Unter zusätzlichen Belastungen, z.B. der Geburt, ist die Gefahr einer *akuten* (Sauerstoff-)Mangelsituation bis hin zum Kindstod erhöht. Eine Plazentainsuffizienz kann auch bei Überschreitung des Geburtstermins auftreten, da die Plazentafunktion mit zunehmender Schwangerschaftsdauer abnimmt.

Diagnostik

Ein wichtiger Funktionstest bei Verdacht auf eine Plazentainsuffizienz ist der **Oxytocin-Belastungstest** (kurz *OBT*, auch *Streßtest*), bei dem der Schwangeren über eine langsam laufende Infusionspumpe niedrig dosiert Oxytocin (☞ Pharma-Info 12.19) verabreicht wird. Bei einer Plazentainsuffizienz kommt es unter den durch das

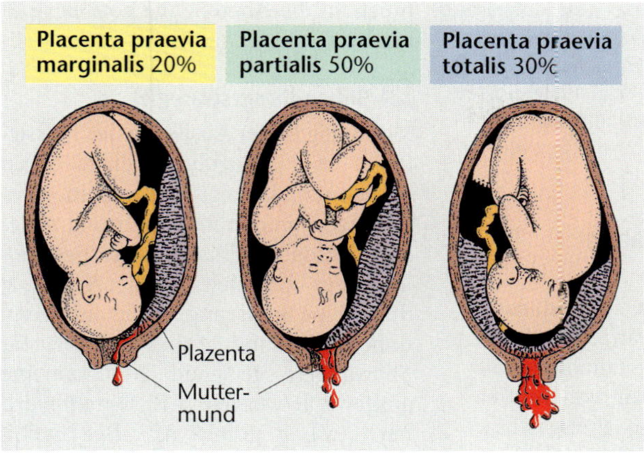

Abb. 12.15: Die drei Formen der Placenta praevia. Die Gefahr einer lebensbedrohlichen Blutung besteht bei allen drei Formen. [L190]

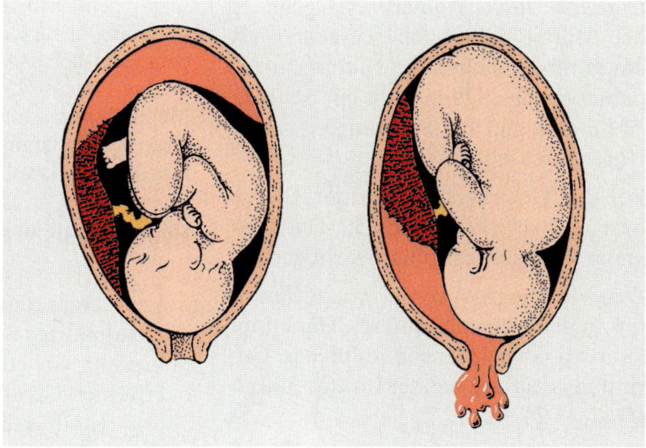

Abb. 12.16: Vorzeitige partielle Plazentalösung ohne und mit Blutung aus dem Muttermund. [L190]

Oxytocin hervorgerufenen Wehen zu einer Herztonverlangsamung im CTG (späte Dezeleration, ☞ 12.6.2). Bei CTG-Veränderungen bereits in Ruhe darf der Test nicht durchgeführt werden.

Behandlungsstrategie

Die Therapie ist abhängig von der Ursache der Plazentainsuffizienz. Wichtig sind das Einhalten von Bettruhe, die Behandlung von mütterlichen Grunderkrankungen sowie die engmaschige Überwachung des Kindes durch CTG, Dopplersonographie und abdominale Sonographie. Ob das Kind stärker durch die anhaltende Plazentainsuffizienz oder durch eine Frühgeburt gefährdet ist, muß im Einzelfall entschieden werden.

Placenta praevia

> **Placenta praevia:** Atypische Plazentalokalisation im unteren Anteil des Uterus (Formen, ☞ 12.15).

Eine zu tiefe Plazentalokalisation tritt gehäuft nach früherer Schädigung der Gebärmutterschleimhaut (z.B. durch Entzündungen oder Abrasio, ☞ 32.4.11), bei Mehr- oder Vielgebärenden und bei schnell aufeinanderfolgenden Schwangerschaften auf.

Symptome und Untersuchungsbefund

Leitsymptom der Placenta praevia ist eine *schmerzlose* Blutung ohne Blasensprung (☞ 12.8.1) im letzten Schwangerschaftsdrittel oder während der Geburt. Das Blut ist zumeist mütterlichen Ursprungs. Nur bei den seltenen Zottenabrissen verliert auch das Ungeborene Blut. Bei einer starken Blutung verschlechtert sich das Allgemeinbefinden der Schwangeren entsprechend der äußerlich sichtbaren Blutung (Vorsicht! Gefahr des hämorrhagischen Schocks, ☞ 38.5.1). Durch Zunahme der sonographischen Untersuchungen in den letzten Jahren wird die Placenta praevia immer häufiger bei Routineuntersuchungen diagnostiziert, bevor die Schwangere Beschwerden hat.

Diagnostik

Die Diagnosesicherung erfolgt durch Sonographie und vorsichtige Spekulumuntersuchung. Keine vaginalen Tastuntersuchungen!

Behandlungsstrategie

Bei noch unreifem Kind und leichter Blutung kann unter engmaschiger Kontrolle von Vitalzeichen, Blutbild, CTG, Sonographie und Dopplersonopgraphie eine Wehenhemmung (Tokolyse, ☞ 12.5.6) versucht werden. Gleichzeitig werden Glukokortikoide zur Lungenschnellreifung (☞ 12.5.6) gegeben. Bei reifem Kind und/oder starker Blutung wird eine zügige Entbindung angestrebt. Bei einer **Placenta praevia totalis** (☞ Abb. 12.15) muß immer ein Kaiserschnitt (☞ 12.10.4) durchgeführt werden, bei einer **Placenta praevia marginalis** oder nur geringer **Placenta praevia partialis** ist ein vaginaler Entbindungsversuch möglich.

Pflege bei Placenta praevia

Pflege bei Tokolyse, ☞ 12.5.6; Maßnahmen bei Schock, ☞ 38.5

- Engmaschige Kontrollen von Mutter (RR, Puls Temperatur) und Kind (CTG), Blutuntersuchungen nach Arztanordnung
- Absolute Bettruhe, bevorzugt (Links-)Seitenlage zur besseren Versorgung des Kindes
- Hilfestellung bei der Körperpflege
- Notwendige Prophylaxen, ☞ 7.2.5.

Prognose

Das Kind ist nicht nur durch eigene Blutverluste, sondern auch durch eine Plazentainsuffizienz infolge einer verminderten Austauschfläche durch die Ablösung gefährdet. Die kindliche Mortalität liegt um 10%, die mütterliche unter 1%.

Vorzeitige Plazentalösung

> **Vorzeitige Plazentalösung** *(Ablatio placentae, Abruptio placentae):* Teilweise oder vollständige Ablösung der normalsitzenden Plazenta, meist nach der 29. SSW. Dadurch Blutung aus mütterlichen und teilweise auch aus kindlichen Gefäßen im Bereich der Haftfläche.

Krankheitsentstehung

Als Ursachen der vorzeitigen Plazentalösung werden Traumen (Sturz, Unfall), Spätgestosen (☞ 12.5.4) oder plötzliche intrauterine Druckentlastungen (z.B. nach der Geburt des ersten Zwillings) angenommen. Häufig bleibt die Ursache unklar.

Symptome, Befund
Diagnosik

Da es bei einer vorzeitigen Plazentalösung zunächst zwischen Uterus und Plazenta blutet (Ausbildung eines *re-*

troplazentaren Hämatoms), geht es der Mutter wesentlich schlechter als aufgrund der sichtbaren Blutung anzunehmen wäre. Oft besteht ein Schock. Außerdem gibt die Schwangere starke Unterbauchschmerzen an.

Bei der Untersuchung ist der Uterus hart und druckempfindlich. Die Diagnose wird sonographisch gesichert.

Der Verbrauch von Gerinnungsfaktoren in dem retroplazentaren Hämatom kann zu einer lebensbedrohlichen Gerinnungsstörung bei der Mutter führen (*DIC*, ☞ 24.9.3).

Behandlungsstrategie

Lebt das Kind noch, ist ein sofortiger Kaiserschnitt erforderlich. Bei bereits abgestorbenem Feten sollte eine vaginale Entbindung angestrebt werden, um die Mutter nicht noch zusätzlich durch eine Operation zu belasten. Bei unreifem Kind und nur kleiner partieller Lösung (Sonographiebefund) ist bei Wohlbefinden von Mutter und Kind ein Abwarten vertretbar. Die Behandlung entspricht dann derjenigen bei einer Placenta praevia (☞ oben).

Pflege bei vorzeitiger Plazentalösung

- Intensivüberwachung mit Kontrolle der Vitalzeichen von Mutter und Kind, Kontrolle der Nierenfunktion, der Gerinnung und des Säure-Basen-Haushalts bei der Mutter
- Legen eines venösen Zugang für eine evtl. Volumensubstitution. Evtl. Blutgruppenbestimmung bei der Mutter
- Bei Gabe von Erythrozytenkonzentraten und/oder Gerinnungsfaktoren sorgfältige Beobachtung der Patientin auf Unverträglichkeitsreaktionen.

Prognose

Die kindliche Mortalität ist bei einer vollständigen vorzeitigen Plazentalösung mit 80% sehr hoch. Die mütterliche Sterblichkeit liegt bei ca. 0,5%.

12.5.4 Gestosen

Gestose: Erkrankung der Schwangeren, die *ursächlich* durch die Schwangerschaft bedingt ist. Nach dem Zeitpunkt ihres Auftretens unterteilt in **Früh- und Spätgestosen.** Hauptvertreter *Hyperemesis gravidarum* und *schwangerschaftsinduzierte Hypertonie.*

Von den schwangerschaftsinduzierten Gestosen abzugrenzen sind die Dekompensation bereits vorgeschädigter Organe infolge der schwangerschaftsbedingten Mehrbelastung und das zufällige (zeitliche) Zusammentreffen von Schwangerschaft und Erkrankung.

Hyperemesis gravidarum

Hyperemesis gravidarum: Übermäßiges Schwangerschaftserbrechen im ersten Trimenon mit erhöhter Gefährdung von Mutter und Kind. Häufige Frühgestose. Abzugrenzen von der (leichten) morgendlichen Übelkeit mit Erbrechen *(Emesis gravidarum)*, die geradezu typisch für die Frühschwangerschaft ist (ca. 30% aller Schwangeren) und spätestens in der 16. SSW von selbst aufhört.

Krankheitsentstehung

Die genaue Entstehung des Schwangerschaftserbrechens ist noch unklar. Sicher spielen hormonelle Faktoren eine Rolle, da es z.B. bei Mehrlingsschwangerschaften oder einer Blasenmole (☞ 12.5.3) mit ihrem erhöhten HCG-Spiegel häufiger zu einer Hyperemesis kommt. Auf der anderen Seite wird das Erbrechen durch psychische Belastungen verstärkt (ungeplantes Kind, ungeeigneter Partner, erwartete Probleme mit dem Beruf durch das Kind, finanzielle Sorgen).

Symptome, Untersuchungsbefund Diagnostik

Bei der Hyperemesis kann es ab der 6. SSW zu unstillbarem Erbrechen unabhängig von der Nahrungsaufnahme kommen. Die Frau nimmt an Gewicht ab. Der Flüssigkeitsmangel führt zu deutlichen Kreislaufsymptomen (Tachykardie, Hypotonie) und evtl. auch zu Fieber („Durstfieber"). In Extremfällen treten Leberschäden mit Ikterus auf (☞ 22.2.1), oder die Schwangere wird als Zeichen einer ZNS-Beteiligung benommen und verwirrt.

Die Diagnose ergibt sich aus der Anamnese. Blutuntersuchungen (Kalium, Ketonkörper, Nieren- und Leberwerte, ☞ 39.31, 39.33, 39.41, 39.44) können erforderlich sein, um das Ausmaß der Gefährdung für Mutter und Kind abzuschätzen und z.B. eine Hepatitis (☞ 22.4.2) als Ursache auszuschließen. Eine sonographische Untersuchung ermöglicht die Abgrenzung von der Blasenmole.

Behandlungsstrategie

Vorrangig ist der Ausgleich des Flüssigkeits- und Elektrolythaushalts durch Infusionen. Anfangs ist meist eine vollständige parenterale Ernährung angezeigt. Eine medikamentöse Behandlung der Übelkeit, evtl. unterstützt durch eine Sedierung, erfolgt nur wenn unbedingt nötig. Dann müssen für Schwangere geeignete Medikamente ausgewählt werden, z.B. Dimenhydrinat (etwa in Vomex A®). Bei psychischen Störungen kann eine Psychotherapie angezeigt sein.

Pflege bei Hyperemesis gravidarum

Die Pflege einer Schwangeren mit Hyperemesis gravidarum ist nicht immer leicht und erfordert viel Geduld. Im Vordergrund der Pflege steht die Sorge um das psychische Wohlbefinden der Frau. Dabei ist es wichtig herauszufinden, welches die auslösenden Momente für das Erbrechen sind. Verstärkt sich das Erbrechen z.B. nach dem Besuch eines Verwandten oder Bekannten, sollte ein Besuchsverbot ausgesprochen werden. Regt sich die Patientin (mehrfach) über Telefonate und Radio- oder Fernsehsendungen auf, werden diese Geräte bis auf weiteres entfernt. Macht sich die Frau wegen der Beschwerden Sorgen um das Kind, kann diese Angst durch den Hinweis gemindert werden, daß sie sich ja nun in ärztlicher Behandlung befinde und auf das Wohlergehen des Ungeborenen geachtet werde. Manche Frauen können sich nicht damit abfinden, im Krankenhaus liegen zu müssen. Dann kann eine Beurlaubung oder eine ambulante Versorgung die bessere Lösung sein. Ist die Frau in sozialen oder finanziellen Nöten, sollte der Sozialarbeiter des Hauses hinzugezogen werden, der z.B. den Kontakt zu Frauenhäusern oder den Schuldenberatungsstellen herstellen kann.

Da die Schwangere häufig schon erbricht, wenn sie nur eine Nierenschale oder Zellstoff sieht, sollten diese Utensilien nicht in Sichtweite (aber in Reichweite) der Frau aufbewahrt werden. Das Erbrechen kann so häufig sein, daß die Frau schon wieder spukken muß und klingelt, bevor die Krankenschwester die mit Erbrochenem gefüllte Nierenschale entsorgt hat.

Ernährung: Am Anfang erhält die Patientin nur Tee, Milch, Zwieback und trockenes Gebäck, alles in kleinen Portionen. Verträgt sie diese Anfangsdiät gut, wird die weitere Kost nach Arztanordnung langsam aufgebaut, z.B. mit Obst, Säften, Quark und Fleisch in der nächsten Stufe. Fette und stark gewürzte Speisen werden meist schlecht vertragen. Sinnvoll ist es, die Frau z.B. am Vormittag (und nicht am Vortag) zu fragen, was sie mittags essen möchte, und es dann in der Küche zu bestellen oder es vom Partner mitbringen zu lassen.

Körperpflege: Bei Schwäche und Benommenheit ist die Patientin auf Hilfe angewiesen. Wegen der Mundtrockenheit durch die Exsikkose ist v.a. auch auf die Mundpflege zu achten.

Krankenbeobachtung: Blutdruck und Puls werden mehrfach, die Körpertemperatur einmal täglich kontrolliert. Zweimal wöchentlich wird die Patientin gewogen. Die Flüssigkeitsbilanzierung (☞ 7.9.1) erfolgt täglich.

Pflege bei ZVK, ☞ 10.5.5

Schwangerschaftsinduzierte Hypertonie

Schwangerschaftsinduzierte Hypertonie (kurz *SIH*, auch *schwangerschaftsinduzierter Bluthochdruck, EPH-Gestose, Schwangerschaftsnephropathie, Schwangerschaftstoxikose*): Spätgestose mit den Hauptsymptomen Hypertonie, Ödemen und Proteinurie. Erhöhte Gefährdung für Mutter und Kind. Mit einer Häufigkeit von 4 – 5% aller Schwangeren eine der häufigsten Schwangerschaftskomplikationen überhaupt. Risikogruppen sind Erstgebärende und Frauen mit Mehrlingsschwangerschaften, Diabetes mellitus oder Nierenerkrankungen.

Krankheitsentstehung

Als Ursache werden v.a. Störungen im Renin-Angiotensin-Aldosteron-System (☞ Abb. 19.7) und im Prostaglandinstoffwechsel (☞ 16.4.4) diskutiert. Beide führen bei der Schwangeren zu einer Arterienverengung in vielen Organen. Auch die Plazenta wird durch die Gefäßengstellung mangeldurchblutet, wodurch das Kind im Extremfall absterben kann.

Symptome und Untersuchungsbefund

Die Hauptsymptome der Erkrankung sind entsprechend der früheren Bezeichnung *EPH-Gestose* (**E**dema, dt. Ödem, **P**roteinurie, **H**ypertonie):

- Hypertonie: Blutdruck über 135/85 mmHg (bedrohlich ist ein Blutdruck von über 160/100 mmHg)
- Proteinurie: Eiweißausscheidung im 24 Std.-Sammelurin > 0,5 g/l
- *Generalisierte* Ödeme und eine abnorme Gewichtszunahme von über 500 g/Woche durch die Wassereinlagerung (nicht zu verwechseln mit *peripheren* Ödemen in den Beinen, die auch bei gesunden Schwangeren auftreten).

Im Frühstadium der Erkrankung ist lediglich der Blutdruck erhöht, was von der Schwangeren selbst ebenso wie die Eiweißausscheidung selten bemerkt wird. Daher sind regelmäßige Blutdruckkontrollen und Urinuntersuchungen im Rahmen der Schwangerenbetreuung besonders wichtig. Deutliche Beschwerden hat die Schwangere erst im Stadium der **Präeklampsie,** wenn durch Beeinträchtigung der Gefäßregulation im ZNS Schwindel, Ohrensausen, Kopfschmerzen, Augenflimmern, Sehstörungen (z.B. Doppelsehen), Übelkeit, Erbrechen oder eine Reflexsteigerung (☞ 35.5.1) auftreten. Ein Notfall und für Mutter und Kind lebensgefährlich ist die schwerste Verlaufsform, die **Eklampsie,** bei der es zu tonisch-klonischen Krämpfen (☞ 35.8.1) und Bewußtlosigkeit kommt.

Eine Sonderform der SIH ist das **HELLP-Syndrom,** das mit **H**ämolyse, **e**rhöhten **L**eberwerten und Thrombozytopenie (engl. **l**ow **p**latelets) einhergeht und auf eine durch Gefäßspasmen bedingte Leberschädigung zurückzuführen ist. Komplikationen sind vorzeitige Plazentalösung (☞ 12.5.3), Nierenversagen, neurologische Spätschäden nach einem *Status eclampticus* (= längere Zeit andauernder, nicht zu unterbrechender eklamptischer Anfall) sowie teils massive postoperative Blutungen nach einer Kaiserschnittentbindung.

Diagnostik und Differentialdiagnose

Die Diagnose ergibt sich aus dem *erstmaligen* Auftreten von Hypertonie und Proteinurie im letzten Trimenon. Die technischen Untersuchungen dienen insbesondere der Verlaufskontrolle und der Risikoabschätzung für Mutter und Kind:

- Blutuntersuchung: Routinelabor einschließlich Blutbild (wegen möglicher Anämie und Thrombozytopenie), Nierenwerten (als Komplikation Nierenversagen möglich), Leberwerten und Gerinnungsstatus (HELPP-Syndrom). Evtl. Östriolbestimmung als Maß für die Plazentafunktion und damit als Maß für das kindliche Wohlergehen
- Dreimal täglich CTG (☞ 12.6.2), um eine kindliche Gefährdung zu erfassen
- Doppler-Sonographie zur Beurteilung der Plazentadurchblutung und damit der Versorgung des Kindes
- Transabdominale Sonographie mit Wachstumsbeurteilung des Kindes, da zurückbleibendes Wachstum ein Warnzeichen ist.

Bei der **Pfropfgestose** lagert sich die Eklampsiesymptomatik auf eine bereits bestehende Hypertonie, einen Diabetes mellitus oder eine chronische Nierenschädigung auf. Die Symptome setzen in der Regel *vor* der 20. SSW ein. Auch eine Erstmanifestation der *genuinen Epilepsie* (☞ 35.8.2) ist in der Schwangerschaft möglich.

Behandlungsstrategie

Die Behandlung umfaßt:

- Blutdrucksenkende Medikamente, v.a. α-Methyl-Dopa, etwa in Presinol®, oder Dihydralazin, etwa in Nepresol®. In leichteren Fällen auch β-Blocker, z.B. Beloc®
- Magnesium (meist intravenös) zur Minderung der Krampfbereitschaft
- Ggf. Sedierung, z.B. mit Diazepam (in Valium®).

Die ursächliche Behandlung bestünde in der Beendigung der Schwangerschaft. Dies ist jedoch wegen der in der Regel noch bestehenden Unreife des Kindes nicht immer sofort möglich. Es muß abgewogen werden, ob das Kind stärker durch die Minderdurchblutung oder durch eine Frühgeburt gefährdet ist, und wie hoch das Risiko für die Mutter ist. Die Art der Entbindung (vaginal oder Kaiserschnitt) hängt von der Schwangerschaftsdauer und der Zahl der vorangegangenen Geburten ab. Bei Erstgebärenden oder sehr unreifen Kindern ist das Risiko für das Kind in der Regel bei einem Kaiserschnitt geringer, während bei Mehrgebärenden oft eine vaginale Geburt weniger belastend ist. Bei einer Eklampsie muß die Entbindung aber sofort erfolgen, meist durch Kaiserschnitt.

Allgemeine Pflege bei SIH

Bei der Pflege von Patientinnen mit einer schwangerschaftsinduzierten Hypertonie ist neben einer sorgfältigen Krankenbeobachtung auch ein möglichst günstiges Umfeld wichtig. Ruhige Atmosphäre, vertrauensvoller Kontakt zu den Pflegenden und, auf Wunsch der Frau, Miteinbeziehen des Partners in die Pflege tragen wesentlich zur Stabilisierung des Zustandes von Mutter und Kind bei. Die Patientin ist in einer psychischen Ausnahmesituation. Sie weiß, daß Ruhe für sie und das Kind am besten ist, kann jedoch nicht verhindern, daß ihre Gedanken immer wieder um das (gefährdete) Kind kreisen. Sie muß über ihre Ängste sprechen können und braucht die Zuwendung und den Kontakt zu ihr wichtigen Personen.

> ☑ Die Patientin sollte vom Arzt über die Warnsymptome aufgeklärt werden, bei denen sie sich sofort melden soll: Kopf- und Oberbauchschmerzen, Ohrensausen, Schwindel, Erbrechen, Sehstörungen und Abnahme der Urinmenge.

Stets sollte ein gerichtetes Notfalltablett mit Medikamenten nach ärztlicher Anordnung und Intubationsbesteck bereitgehalten werden.

Pflege bei leichter SIH

- Relative Bettruhe und körperliche Schonung, um den Blutdruck zu senken und die Plazentadurchblutung zu verbessern
- Salzarme Kost
- Ruhe (ggf. Einzelzimmer, Besuchereinschränkung)
- Regelmäßige Vitalzeichen- und Körpergewichtkontrollen.

Pflege bei Präeklampsie

- Absolute Bettruhe
- Bevorzugt Linksseitenlagerung zur Verbesserung der Plazentadurchblutung
- Reizabschirmung (Lärm und grelles Licht vermeiden, Einzelzimmer). Das Patientenzimmer leise betreten, jedoch aufpassen, daß sich die Frau beim Ansprechen nicht erschrickt (jeder Reiz kann eine Eklampsie auslösen)
- Engmaschige Vitalzeichenkontrolle
- Kontrolle des Augenhintergrundes (Hypertoniebedingte Veränderungen?, ☞ 19.5.1)
- Tägliche Gewichts- und Ödemkontrolle
- Flüssigkeitsbilanzierung, ggf. mit Blasenkatheter und ZVK. Die Ausscheidung sollte 30 ml/Std. nicht unter-, der ZVD 6 – 8 cm H_2O nicht überschreiten
- Bestimmung von Blut und Eiweiß im Urin
- Alle Prophylaxen (☞ 7.2.5)
- Übernahme der Körperpflege
- Vitamin- und eiweißreiche Diät
- Ausreichend Flüssigkeit, um die Ausscheidung harnpflichtiger Substanzen wie Kreatinin oder Harnsäure zu ermöglichen.

Pflege bei Eklampsie

Pflege bei Bewußtlosigkeit, ☞ 38.3.1; Pflege bei Krampfanfällen, ☞ 35.8.1 und 35.8.2

Prognose

In leichten Fällen ist die Prognose gut. In schweren Fällen oder bei Eklampsie verschlechtert sie sich erheblich. Die Müttersterblichkeit liegt bereits bei nur einem eklamptischen Anfall bei 5%. Die perinatale Sterblichkeit beträgt je nach Schwere der Gestose bis zu 30%.

6 – 12 Wochen nach der Entbindung wird die Patientin vom Arzt noch einmal einbestellt, um sie auf weiter bestehende Schädigungen zu untersuchen.

12.5.5 Abort

> **Abort** *(Fehlgeburt)*: Vorzeitige Ausstoßung des Embryos oder Fetus bei einem Gewicht von unter 500 g *und* Fehlen aller Lebenszeichen. Nach dem Zeitpunkt unterteilt in **Frühaborte** bis zur 16. SSW und **Spätaborte** (☞ unten) nach der 16. SSW. Auf 100 ausgetragene Schwangerschaften kommen ca. 10 – 15 Fehlgeburten.

Krankheitsentstehung

Bei Frühaborten ist häufig der Embryo z.B. infolge von Chromosomenstörungen nicht entwicklungsfähig (☞ Tab. 12.11). Bei Spätaborten treten mütterliche Ursachen wie etwa Uterusmyome oder eine vorzeitige Öffnung des Muttermundes (**Zervixinsuffizienz,** häufig nach Abrasio) in den Vordergrund. Mütterliche Infektionen (insbesondere auch der Harnwege) können zu jedem Zeitpunkt der Schwangerschaft zu einer Fehl- oder Frühgeburt (☞ 12.5.6) führen. Oft bleibt die Ursache des Aborts aber unklar.

Symptome und Untersuchungsbefund

Die Frau bemerkt die drohende oder beginnende Fehlgeburt meist durch eine *schmerzlose* vaginale Blutung. Im weiteren Verlauf wird die Blutung stärker, und es treten wehenartige, ziehende Unterbauchschmerzen hinzu. Spätaborte bei Zervixinsuffizienz beginnen meist mit dem Sprung der Fruchtblase ohne Wehen oder Blutungen. Fieber und eitriger Fluor weisen auf einen **febrilen Abort** mit Gebärmutterinfektion hin. Gelangt infektiöses Material in die mütterliche Blutbahn, entwickelt sich der infektiöse, febrile Abort zum **septischen Abort**, bei dem zusätzlich Kreislaufsymptome, ggf. mit ZNS-Beteiligung (Bewußtseinstrübung, Unruhe), bestehen.

Bei der körperlichen Untersuchung ist der Uterus gemäß der Schwangerschaftsdauer vergrößert. Ausnahme ist die *verhaltene Fehlgeburt* **(Missed abortion),** bei der die abgestorbene Frucht nicht ausgestoßen wird, sondern unter Umständen über Wochen in der Gebärmutter verbleibt. Die Gebärmutter ist hier kleiner als erwartet.

Diagnostik und Differentialdiagnose

Hauptziel der Diagnostik ist es, bei zweifelhaftem Untersuchungsbefund festzustellen, ob der Embryo noch lebt und daher ein Versuch gerechtfertigt ist, die Schwangerschaft zu erhalten. Heute geschieht dies mit Hilfe der Sonographie, welche die Herzaktionen und Bewegungen des Embryos darstellt. Außerdem kann eine Verlaufskontrolle des HCG-Spiegels im Blut angezeigt sein, da dieser nach Absterben der Frucht sinkt.

Behandlungsstrategie

Bei einem Abortus imminens, d.h. einer drohenden Fehlgeburt mit (noch) lebendem Embryo, ist die Behandlung

Abortus imminens *(drohende Fehlgeburt)*	Abortus incipiens *(beginnende, unabwendbare Fehlgeburt)*	Abortus incompletus *(unvollständige Fehlgeburt)*	Abortus completus *(vollständige Fehlgeburt)*	Missed abortion *(verhaltene Fehlgeburt, nicht ausgestoßene Fehlgeburt)*
Symptome: • Leichte Blutung oder Wehen • Muttermund ist geschlossen • Embryo lebt	**Symptome** • Stärkere Blutungen und Wehen • Muttermund öffnet sich • Schwangerschaft irreversibel gestört	**Symptome** • (Starke) Blutung und/ oder Wehen • Muttermund ist offen oder wieder geschlossen • Uterus ist nicht völlig entleert	**Symptome:** • Keine Blutung, evtl. etwas blutiger Fluor • Keine Wehen • Muttermund ist meist wieder geschlossen	**Symptome:** • Keine Blutung, keine Wehen • Muttermund ist geschlossen • Kein Wachstum des Uterus • Embryo abgestorben
Befund 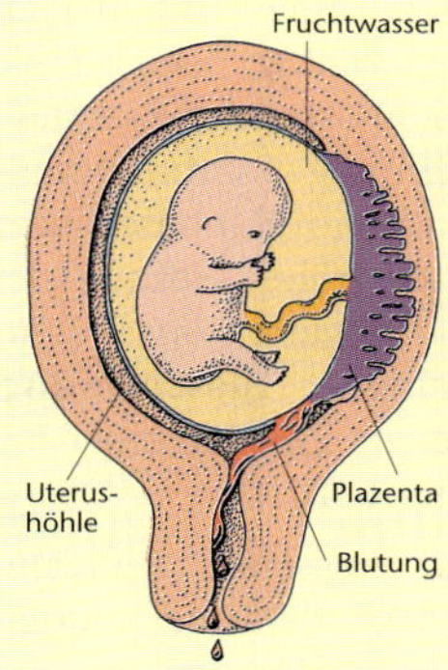	**Befund** 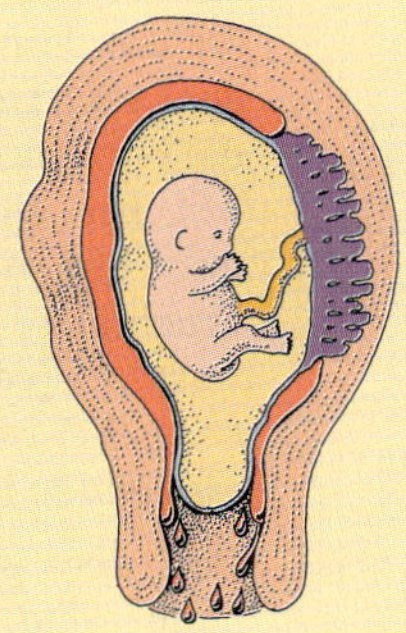	**Befund** 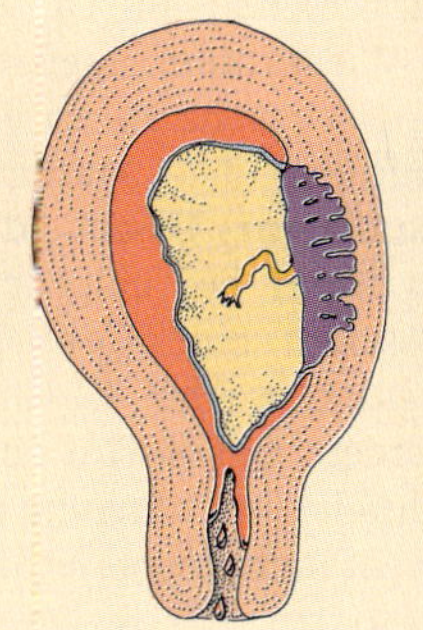	**Befund** 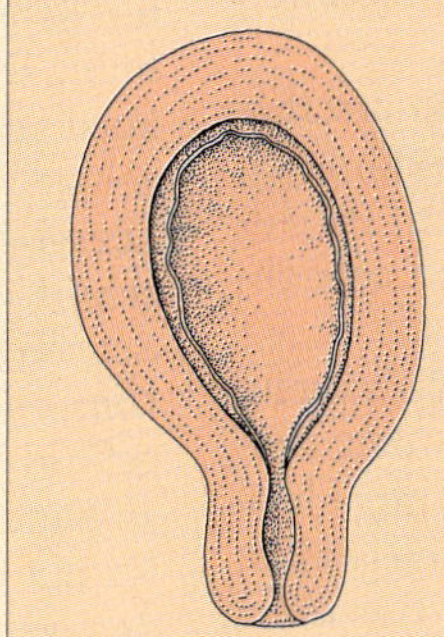	**Befund** 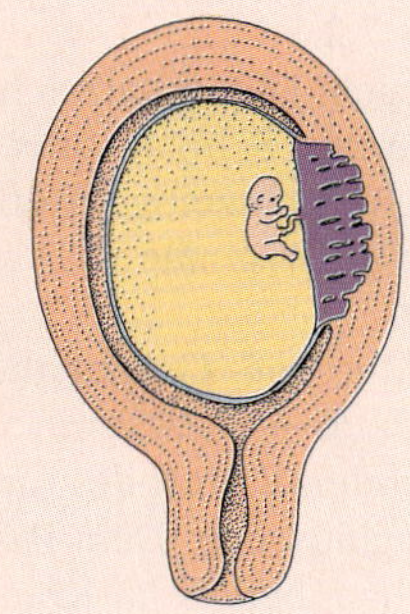

Abb. 12.17: Frühabortstadien und evtl. vorhandene Symptome. [L190]

konservativ mit dem Ziel, die Schwangerschaft aufrechtzuerhalten:

- Absolute Bettruhe, erst nach Aufhören der Blutung langsame Mobilisation
- Bei gesichertem Hormonmangel in der Frühschwangerschaft evtl. Unterstützung der Gelbkörperfunktion durch Gestagene, z.B. Gravibion® i.m.
- Wehenhemmung durch Magnesium, z.B. Magnesium Verla®, oder nach der 16. SSW durch Tokolytika (☞ Pharma-Info 12.19)
- Regelmäßige Sonographiekontrollen.

Steht fest, daß der Embryo/Fetus abgestorben ist, muß sichergestellt werden, daß der Uterus völlig entleert wird, da Gewebereste u.a. zu Infektionen, Blutungen und Polypen führen können. Ob die Gebärmutterentleerung nach einer spontanen Fehlgeburt vollständig ist **(Abortus completus)** oder ob Reste zurückgeblieben sind **(Abortus incompletus),** kann klinisch nicht festgestellt werden.

Bei **Frühabort** daher stets:

- Abrasio (☞ 32.4.11). Bei nicht ausreichend geöffnetem Muttermund können 4 – 6 Stunden vor dem Eingriff Prostaglandine zur *Zervixreifung* verabreicht werden. Hierdurch wird die Zervix weicher, und der Muttermund öffnet sich
- Während oder nach der Abrasio Gabe von Oxytocin oder Methylergometrin (etwa Syntocinon® bzw. Methergin®, ☞ Pharma-Info 12.19) zur Unterstützung der Uterusrückbildung
- Bei rh-negativen Frauen Anti-D-Prophylaxe (☞ 12.5.1), da auch bei einer Fehlgeburt kindliches Blut in den Blutkreislauf der Mutter gelangen kann.

Bei einem **febrilen** oder **septischen Abort** sind zusätzlich die intravenöse Antibiotikagabe sowie die Verhütung bzw. Behandlung des drohenden Schocks und der Gerinnungsstörungen erforderlich.

Eine Besonderheit stellt der **Spätabort** dar, bei dem der Fetus schon zu groß ist, um ausgeschabt zu werden. Er muß, wie auch eine Totgeburt bei intrauterinem Fruchttod, geboren werden. Zur Geburtseinleitung des nicht wehenbereiten Uterus werden Prostaglandine, z.B. Nalador®, i.v. und/oder lokal am Gebärmuttermund verabreicht. Wegen der vielen Nebenwirkungen muß die Gebärende dabei engmaschig überwacht werden (Vitalzeichen, Flüssigkeitsbilanzierung, Infusionstherapie). Auf Wunsch erhält die Patientin vom Arzt Analgetika und/oder Sedativa.

Extremsituation: Gebären des toten Kindes

Für die Mutter stellt das Gebären ihres toten Kindes einen nahezu übermenschlichen Akt dar. Entsprechend dürfen Tränen und Gefühlsausbrüche nicht unterbunden werden. Nach heutigem Kenntnisstand gelingt die Trauerarbeit am besten, wenn die Mutter ihr Kind nach der Geburt anschauen und berühren darf. Möchte die Mutter das Kind erst später sehen, sollte auch dies ermöglicht werden. Will eine Mutter das Kind jedoch überhaupt nicht sehen, muß dies ebenfalls akzeptiert werden. Auf keinen Fall darf die Mutter unter der Begründung, dies sei für sie das Beste, gezwungen werden.

Pflege

Pflege bei gynäkologischen Operationen, ☞ *32.2.5;*
Pflege nach Abrasio, ☞ *32.4.11*

Sowohl bei einer drohenden als auch bei einer unabwendbaren Fehlgeburt befindet sich die Frau in einer Krisensituation, die von der Sorge um das Ungeborene bzw. von der Trauer um das verlorene Kind bestimmt ist. Daher ist die psychische Begleitung wesentlicher

Bestandteil der Pflege. Um eine Konfrontation der „trauernden Frau" mit den meist glücklichen Wöchnerinnen zu vermeiden, wird die Patientin auf einer gynäkologischen Station betreut (es sei denn, sie möchte auf der Entbindungsstation liegen).

Pflege bei Abortus imminens

- Patientin absolute Bettruhe einhalten lassen. Sie entsprechend bei der Körperpflege unterstützen und alle notwendigen Prophylaxen durchführen (☞ 7.2.5)
- Regelmäßig Vitalzeichen kontrollieren, um Schock- oder Infektionszeichen rechtzeitig zu erfassen. Patientin auf vaginale Blutungen beobachten
- Ruhe und Gelassenheit vermitteln, jedoch die Patientin über den drohenden Verlust des Kindes nicht hinwegtäuschen. Dem Paar Gelegenheit geben, bereits im Krankenhaus ohne Zuhörer über das Geschehene zu sprechen.

Pflege bei Abortus incipiens

Patientin wie beim Abortus imminens pflegen bis feststeht, daß das Kind wirklich abgestorben ist. Dann Patientin wie bei Abortus completus, incompletus und Missed abortion betreuen.

Pflege bei Abortus completus, incompletus und Missed abortion

- Regelmäßig Vitalzeichen und Blutung kontrollieren, Patientin zur Abrasio vorbereiten (☞ 32.4.11)
- Gesprächsbereit sein. Die Trauerarbeit um ein verlorenes Kind braucht Zeit. Manchmal kann es sinnvoll sein, einen Geistlichen hinzuzuziehen
- Kontakte vermitteln. In einigen Städten gibt es auch Selbsthilfegruppen, an die sich die Betroffenen wenden können. Bei der Entlassung ist die Frau häufig noch nicht in der Lage, Interesse an Elterninitiativen und Selbsthilfegruppen zu entwickeln. Man sollte ihr aber entsprechende Adressen mitgeben, damit sie zu einem späteren Zeitpunkt Kontakt mit diesen aufnehmen kann.

Pflege bei Spätabort

- Engmaschig Vitalzeichen kontrollieren, Flüssigkeitsbilanz erstellen
- Bezüglich des Entlassungstermins Wünsche der Frau berücksichtigen. Häufig möchten die Frauen schon kurz nach der Entbindung aus dem Krankenhaus entlassen werden, um das ganze Geschehen in Ruhe verarbeiten zu können. Dem Wunsch sollte entsprochen und eine ambulante Nachsorge durch eine Hebamme organisiert werden.

Prognose
Rezidivprophylaxe

Nach einer Fehlgeburt ist das Risiko einer wiederholten Fehlgeburt bei erneuter Schwangerschaft auf ca. 25% erhöht. Die Wiederholungsgefahr hängt auch von der Ursache ab. Ist eine vorzeitige Öffnung des Muttermundes **(Zervixinsuffizienz)** Ursache der Fehlgeburt, so kann bei einer erneuten Schwangerschaft eine **Cerclage** (frz. *Umschlingung,* ☞ Abb. 12.18) durchgeführt werden. Dabei wird der Zervikalkanal durch Umschlingung der Zervix mit einem nicht resorbierbaren Faden verschlossen, der rechtzeitig vor der Geburt wieder entfernt wird. Bei drei oder mehr Fehlgeburten **(habitueller Abort)** ist eine gründliche Ursachensuche empfehlenswert, da dann organische Ursachen wie Gebärmuttererkrankungen oder genetische Schädigungen der Eltern vorliegen können.

12.5.6 Frühgeburt

Frühgeburt: Geburt vor Vollendung der 38. SSW. In Deutschland ca. 7% aller Geburten. Im Vergleich zu früher wesentlich verbesserte Prognose für das Kind, für sehr kleine Neugeborene unter 750 – 1000 g Geburtsgewicht jedoch nach wie vor zweifelhaft (☞ 13.7.8).

Früher wurde eine Frühgeburt als eine Geburt nach der 29., aber vor Vollendung der 38. SSW definiert. Durch moderne intensivmedizinische Möglichkeiten liegt die Grenze der Lebensfähigkeit heute schon bei einer Schwangerschaftsdauer von ca. 25 SSW, so daß diese Definition überholt ist.

Small for date-Neugeborenes, ☞ *13.6.2*

Krankheitsentstehung

Die Ursachen für eine Frühgeburt sind zahlreich: Vorzeitige Öffnung des Muttermundes (*Zervixinsuffizienz*), Uterusfehlbildungen oder -myome, schwangerschaftsinduzierte Hypertonie (☞ 12.5.4), vorangegangene Fehl- oder Frühgeburten, lokale oder allgemeine Infektionen oder Überforderung der Mutter. Auch Mehrlinge werden meist zu früh geboren, sind aber im Vergleich zu Einlingen reifer.

Symptome und Untersuchungsbefund

Die Schwangere erkennt eine *drohende* Frühgeburt am vorzeitigen Einsetzen von Wehen, die sich auch als uncharakteristische Rückenschmerzen äußern können. Häufig bemerkt sie aber auch gar nichts, und der Arzt stellt die vorzeitige Öffnung des Muttermundes bei einer Kontrolluntersuchung fest. Ein viel zu früher Sprung der Fruchtblase mit Abgang von Fruchtwasser (**vorzeitiger Blasensprung,** ☞ 12.8.1) ist bereits Zeichen einer *beginnenden* Frühgeburt.

Bei der gynäkologischen Untersuchung sind insbesondere die Beurteilung des Muttermundes (geöffnet oder geschlossen?), der Zervixlänge (lang oder bereits verkürzt?) und der Zervixkonsistenz (weich oder noch hart?) wichtig.

Diagnostik und Differentialdiagnose

Ziel der technischen Untersuchungen ist es, die Ursache der drohenden Frühgeburt herauszufinden und die Gefährdung des Kindes einzuschätzen:

- CTG (☞ 12.6.2), um Häufigkeit, Stärke und Dauer der Wehen sowie Reaktion des Kindes auf die Wehen (abnormes Absinken der Herzfrequenz?) aufzuzeigen

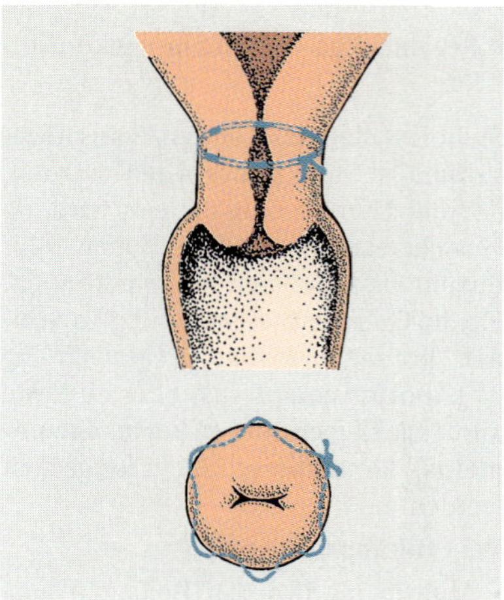

Abb. 12.18: Prinzip der Cerclage nach McDonald. Der nicht resorbierbare Faden wird im Zickzack durch die Zervixmuskulatur geführt und verknotet (Tabaksbeutelnaht). [L190]

Pharma-Info 12.19 Uterusmittel

Dosierung von Tokolytika bei intravenöser Zufuhr mit Infusionspumpe					
Fenoterol (Partusisten®): 460 ml Trägerlsg. (Ringerlsg.) + 4 Amp. à 10 ml mit je 0,5 mg Partusisten® = 2 mg in 500 ml Lsg. = 4 µg/ml			Ritodrin (Pre-par®): 480 ml Trägerlsg. (Ringerlsg.) + 4 Amp. à 5 ml mit je 50 mg Pre-par® = 200 mg in 500 ml Lsg. = 400 µg/ml		
µg/Min.	Trpf./Min.	ml/Std.	µg/Min.	Trpf./Min.	ml/Std.
1	5	15	60	3	9
2	10	30	100	5	15
3	15	45	200	10	30
4	20	60	300	15	45
–	–	–	400	20	60

Medikamente, bei denen die Wirkung auf die Uterusmuskulatur *im Vordergrund* ihres therapeutischen Einsatzes steht, heißen **Uterusmittel.**

Tokolytika

Bei vorzeitiger Wehentätigkeit, Operationen am schwangeren Uterus sowie mütterlicher und/oder kindlicher Gefährdung durch die Wehen können **Tokolytika** *(Wehenhemmer)* gegeben werden. Diese führen über Angriff an den β_2-Rezeptoren des Uterus zur Erschlaffung der glatten Uterusmuskulatur und damit zur Wehenhemmung. Ihre Nebenwirkungen, insbesondere Tachykardien, ergeben sich v.a. aus der Wirkung von β-Sympathomimetika an anderen Organen (☞ Pharma-Info 20.49). Zur Anwendung gelangen:

- Fenoterol (z.B. Partusisten®)
- Ritodrin (Pre-par®).

Beide sind für orale und intravenöse Anwendung erhältlich. Beim Umsetzen von intravenöser auf orale Gabe wird die erste Tablette 8 Std. vor Beendigung der i.v.-Gabe gegeben, da sonst eine Wirklücke entsteht.

Pflege

- Während der i.v.-Tokolyse Patientin engmaschig überwachen, da Wehenhemmer zum Anstieg der Herzfrequenz führen. Weitere Nebenwirkungen sind Herzrhythmusstörungen, Blutdruckabfall, Wassereinlagerung, Unruhe und (Hand-) Tremor
- Besonders bei gleichzeitiger Glukokortikoidgabe Atmung beobachten und Pneumonieprophylaxe durchführen (erhöhte Gefahr eines Lungenödems). Bei Atemstörungen Arzt benachrichtigen.

Wehenfördernde Substanzen

Wehenfördernde Substanzen steigern die Kontraktionsbereitschaft des schwangeren Uterus. Je nach Anwendung werden sie unterteilt in:

- **Wehenmittel** zur Geburtseinleitung oder bei Wehenschwäche unter der Geburt
- **Kontraktionsmittel** zur Einleitung eines Schwangerschaftsabbruchs, zur Förderung der Plazentaablösung nach der Geburt, zur Blutungsstillung nach Plazentaausstoßung, zur Förderung der Uterusrückbildung im Wochenbett, beim Kaiserschnitt nach Herausholen des Kindes oder nach einer Abrasio.

Überwachungsmaßnahmen während i.v.-Tokolyse mit b-Sympathomimetika*									
Vor der Therapie	Während der Therapie								
	1Std.	2Std.	4Std.	6Std.	12Std.	24Std.	2.Tag	3.Tag	>3Tage
Klinische Untersuch.	Täglich bzw. in Abhängigkeit von der klinischen Situation								Bei Beschwerden
CTG	2 x täglich über 30 Min.								Auf Anordnung
Puls/RR	+	+	+	+	+	+	2 x täglich		
EKG	Innerhalb des 1. – 3. Tages, vor Beginn der Therapie und bei Auftreten kardialer Symptome								Wöchentl.
Temp.	2 x täglich								
Gewicht	Empfehlenswert (Wasserretention?)								
Fl.bilanz	+	+	+	+	+	+	+	Auf Anordnung	
Elektrolyte				+					

* Nach den Empfehlungen der Deutschen Gesellschaft für perinatale Medizin 1989

Oxytocin

Oxytocin-Belastungstest, ☞ *12.5.3*

Das Hypophysenhinterlappenhormon **Oxytocin** löst physiologischerweise die Geburtswehen aus und vermittelt die Milchentleerung beim Stillen.

Therapeutisch wird Oxytocin (z.B. Orasthin®, Syntocinon®) i.v. zur Geburtseinleitung oder bei Wehenschwäche sowie i.v. oder i.m. zur Förderung der Plazentaentwicklung oder bei Uterusatonie nach der Geburt (☞ 12.10.3) eingesetzt. Sprüht man 2 – 3 Minuten vor dem Stillen eine Spray-Dosis in die Nasenhöhle, fördert es den Milchfluß und dient damit der Mastitisprophylaxe (☞ 12.13.1).

Während der Oxytoxingabe werden die Vitalzeichen der Frau engmaschig überwacht. CTG-Kontrollen zeigen die Reaktion des Ungeborenen auf die Wehen. Bei pathologischem CTG darf Oxytocin nicht gegeben werden.

Prostaglandine

Prostaglandine wirken direkt auf die glatte Uterusmuskulatur. Während Dinoproston (z.B. Cerviprost®, Minprostin® E_2) unter intensiver Überwachung von Mutter und Kind auch lokal an der Zervix oder (selten) i.v. zur Zervixerweichung und Geburtseinleitung eingesetzt wird, dürfen andere Prostaglandine (z.B. Cergem®, Nalador®) nur zur Einleitung eines Schwangerschaftsabbruchs im zweiten Trimenon (☞ 12.4), zur Geburtseinleitung bei intrauterinem Fruchttod oder bei atonischen Blutungen in der Nachgeburtsphase eingesetzt werden.

Secal-Alkaloide

Secal-Alkaloide (*Mutterkorn-Alkaloide,* z.B. Methylergometrin, etwa in Methergin®) wirken ebenfalls direkt auf die glatte Uterusmuskulatur. In der Gynäkologie werden sie zur Förderung der Plazentalösung nach der Geburt des Kindes, bei Uterusatonie, bei einer verzögerten Uterusrückbildung im Wochenbett oder nach einem Kaiserschnitt oder einer Abrasio gegeben. Häufigste Nebenwirkungen sind Übelkeit bei i.v. Gabe, Unterleibsschmerzen, Schweißausbrüche, Schwindel oder Kopfschmerzen.

- Sonographie zur Ursachensuche (Myom?, Blasensprung?) und zur Abschätzung des kindlichen Gewichts
- Bestimmung der Entzündungsparameter im Blut zur Erfassung einer mütterlichen Infektion
- Urinstatus und Vaginalabstrich, da auch Harnwegsinfekte und vaginale Infektionen Ursache einer drohenden Frühgeburt sein können
- Messung des vaginalen pH-Wertes mit Teststäbchen als einfache und schnelle Methode zur Infektionsdiagnostik, da der pH-Wert der Vagina bei Infektionen oder einem Blasensprung in den alkalischen Bereich ansteigt.

Behandlungsstrategie

Bei einem geschätzten **Gewicht des Kindes unter 2500 g** ist das Risiko durch die Unreife meist größer als das durch die mütterliche Grunderkrankung. Daher sind auch invasive Maßnahmen zur Verlängerung der Schwangerschaft gerechtfertigt:

- Bei *Zervixinsuffizienz* ist bis zur 29. SSW eine *Cerclage* (☞ Abb. 12.18) möglich
- Bei *anhaltender Wehentätigkeit* ist die **Tokolyse** (medikamentöse Wehenhemmung, ☞ Pharma-Info 12.19) durch Magnesium und/oder intravenöse Gabe von β-Sympathikomimetika, z.B. Partusisten®, erforderlich. Oft werden zusätzlich Sedativa gegeben, z.B. Diazepam (etwa Valium® oder Diazepam-ratiopharm®)
- Bei einem *vorzeitigen Blasensprung* ist das Risiko einer aufsteigenden Infektion sehr groß. Die so entstandene Infektion von Eihäuten, Eihöhle, Plazenta und evtl. auch Fetus wird als **Amnioninfektionssyndrom** (kurz *AIS*) bezeichnet. Die Entzündungsparameter der Mutter (Temperatur, Leukos, CRP, Blutbild) werden engmaschig kontrolliert. Die kindliche Lungenreifung kann insbesondere durch Gabe von Glukokortikoiden unter Intensivüberwachung von Mutter und Kind beschleunigt werden. Am schnellsten, d.h. nach frühestens 24 Stunden, wirkt dabei Betamethason (Celestan®) i.m. Wesentlich langsamer wirkt Ambroxol (z.B. Mucolsolvan® über fünf Tage als Infusion). Meist läßt sich die Geburt nur für wenige Tage aufschieben. Bei Infektionszeichen (z.B. Temperaturanstieg der Mutter, Anstieg der fetalen Herzfrequenz) muß die Geburt trotz der Unreife des Kindes eingeleitet werden.

Bei einem geschätzten **Gewicht des Kindes über 2500 g** ist in der Regel keine eingreifende Behandlung mehr erforderlich. Wichtig ist eine Kontrolle des kindlichen Befindens durch CTG, Sonographie und Dopplersonographie (☞ 9.6.7) der Nabelschnurgefäße. Bei kindlicher Gefährdung wird die Geburt eingeleitet.

Pflege bei Frühgeburt

CTG, ☞ 12..6.2;
Pflege bei Tokolyse, ☞ Pharma-Info 12.19

- Schwangere strenge Bettruhe einhalten lassen und sie je nach Arztanordnung in leichter Kopftieflage oder mit erhöhtem Oberkörper lagern. Patientin bei der Körperpflege und ggf. der Nahrungsaufnahme unterstützen und alle notwendigen Prophylaxen, z.B. Thromboseprophylaxe, durchführen
- Für weichen Stuhlgang sorgen, um Pressen beim Stuhlgang zu vermeiden. Erlaubt sind beispielsweise Quellmittel oder Lactulose (☞ 7.9.2)
- Schwangere vor unnötigen Reizen, z.B. vor Lärm oder grellem Licht, abschirmen. Insgesamt eine ruhige Atmoshäre schaffen und keine Hektik aufkommen lassen. Freundlich und gesprächsbereit sein, um Spannungen und Ängste der Schwangeren zu mindern. Konfliktthemen wie etwa Rollen- oder Zukunftsängste dabei nicht meiden, falls der Gesprächswunsch von der Patientin ausgeht. Offene Gespräche wirken oft entlastend.

Bei vorzeitigem Blasensprung:

- Regelmäßige Temperaturkontrollen, um eine Infektion möglichst frühzeitig zu erfassen
- Nach jeder Ausscheidung Genitalspülung (☞ 32.2.2) wegen des erhöhten Infektionsrisikos.

12.6 Untersuchungen vor oder während der Geburt

Mit fortschreitender Schwangerschaft rückt das Kind immer mehr in den Mittelpunkt der gynäkologischen Untersuchung.

12.6.1 Fundusstand des Uterus und Lage des Kindes

Um den Verlauf der Schwangerschaft zu kontrollieren und um den Geburtsverlauf abschätzen zu können, bestimmt der Arzt:

- Den **Fundusstand** des Uterus
- In der Spätschwangerschaft die **Lage** und die **Einstellung** des Kindes, die **Stellung** des kindlichen Rückens und die **Haltung** des Kopfes.

Fundusstand

Fundusstand des Uterus: Höhe der Gebärmutteroberkante (☞ Abb. 12.20).

Die Bestimmung des Fundusstandes dient der Größenbestimmung des Uterus. Der Fundusstand steht bei einer physiologischen Schwangerschaft zwar in enger Beziehung zur Kindsgröße

Typische Fundusstände:		Symphysen-Fundus-Abstand [cm]
40. SW:	2 QF unterhalb des Rippenbogens	36
36. SSW:	Am Rippenbogen (höchster Stand)	34
32. SSW:	Mitte zwischen Nabel und Xiphoid	29
28. SSW:	3 QF oberhalb des Nabels	26
24. SSW:	Am Nabel	22
20. SSW:	3 QF unterhalb des Nabels	17
16. SSW:	2 QF über der Symphyse	6
12. SSW:	Obere Symphysenkante	0

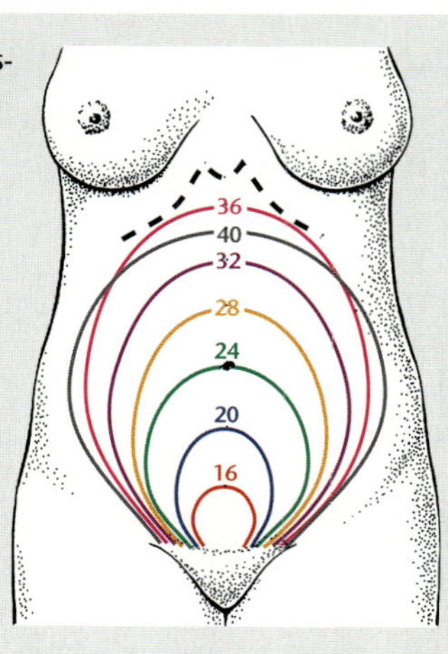

Abb. 12.20: Fundusstände des Uterus im Verlauf der Schwangerschaft (QF = Querfinger). Nach der 37. SSW senkt sich der Uterus wieder etwas ab. [L190]

(und diente daher früher zur Abschätzung des kindlichen Wachstums). Da jedoch auch andere Faktoren, z.B. Fruchtwassermenge und Lage des Kindes, die Höhe des Fundusstandes beeinflussen, wird die Größe des Kindes heute durch die Sonographie bestimmt.

Lage

Lage: Verhältnis der Längsachse des Kindes zur Längsachse des Uterus.

Unterschieden werden (☞ Abb. 12.21):

- **Längslage** (ca. 99% aller Geburten), wobei hier noch einmal zwischen der normalen **Schädellage** (*Kopflage*, ca. 96% aller Geburten) und der pathologischen **Beckenendlage** (*Steißlage*, ca. 3% aller Geburten) differenziert wird
- **Querlage**
- **Schräglage** (oft auch als Sonderform der Querlage klassifiziert).

Einstellung

Einstellung: Bezeichnung des vorangehenden Kindsteils.

Normalerweise ist das Hinterhaupt bei der Geburt des Kindes der führende Teil (zusammenfassend mit der Lage auch als **Hinterhauptslage,** kurz *HHL*, bezeichnet). **Vorderhaupts-, Stirn-** oder **Gesichtslage** unter der Geburt sind pathologisch.

Stellung

Stellung: Stellung des kindlichen Rückens innerhalb des Uterus.

Bei der **I. Stellung** zeigt der Rücken nach links, bei der **II. Stellung** nach rechts (Merkspruch: **R**ücken **r**echts = **z**weimal „R" = **Z**weite Lage).

Liest die Frau also in ihrem Mutterpaß den Eintrag „I. HHL", bedeutet das „I." die Stellung des kindlichen Rückens, das „HHL" den vorangehenden Teil des Kindes. In diesem Fall liegt also eine Hinterhauptslage vor, wobei der Rücken des Kindes nach links zeigt.

Haltung

Haltung: Beziehung zwischen Kopf und Rumpf

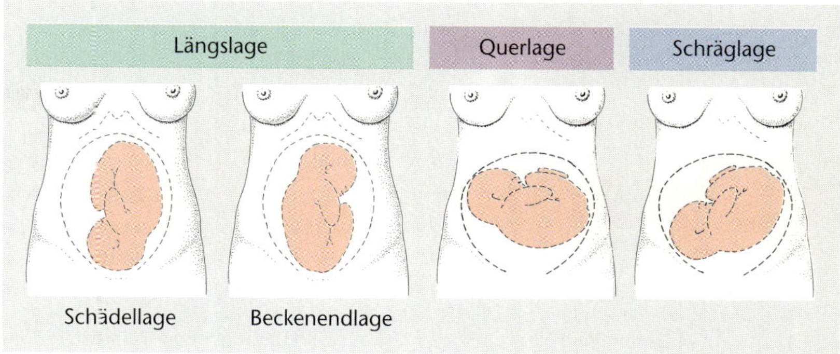

Abb. 12.21: Lageangaben des Kindes im Uterus. Längs-, Quer- und Schräglage beziehen sich nur auf die Längsachse des Kindes, unabhängig davon, in welche Richtung der Kopf zeigt; Schädel- und Beckenendlage beziehen sich auf den Körperteil des Kindes, der dem Geburtskanal am nächsten ist. [L190]

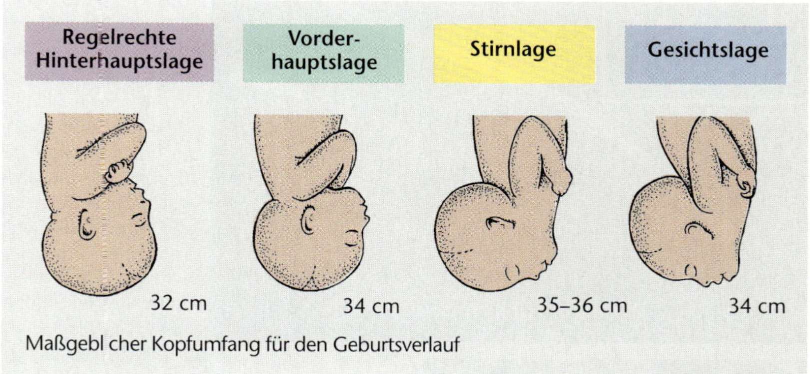

Abb. 12.22: Regelrechte Hinterhauptslage und die verschiedenen Haltungsanomalien des kindlichen Kopfes bei Eintritt in den Geburtskanal. Bei den Haltungsanomalien bleibt die Beugung des Kopfes beim Eintritt in das kleine Becken aus, so daß Scheitel, Stirn oder Gesicht vorangehen. Infolge des größeren Kopfumfanges ist der Geburtsverlauf verzögert und das Risiko für das Kind erhöht. Bei Stirn- und Gesichtslage ist in der Regel ein Kaiserschnitt notwendig. [L190]

Normal ist eine **indifferente Haltung** (Kopf „gerade") als Ausgangspunkt der Geburt mit nachfolgender **Flexionshaltung** (Kopf gebeugt). Jede **Deflexionshaltung** (Kopf gestreckt) ist pathologisch, da sie den für den Geburtsverlauf maßgeblichen Kopfumfang vergrößert.

12.6.2 Kardiotokographie

Kardiotokographie (*Cardiotokographie*, kurz **CTG**): Kontinuierliche Aufzeichnung von kindlichen Herztönen und Wehentätigkeit. Wird zur Überwachung des kindlichen Befindens in der Spätschwangerschaft und unter der Geburt sowie zur Objektivierung der Wehentätigkeit eingesetzt.

Die **Wehentätigkeit** wird über einen mechanischen Druckabnehmer *(Tokographie-Aufnehmer, Wehen-Transducer)* auf der Bauchdecke der Mutter registriert. Um die **Signale des Kindes** zu gewinnen, gibt es folgende Möglichkeiten:

- **Ultraschallkardiographie:** Vom Gerät werden Ultraschallwellen ausgesandt, welche von Herz, Aorta oder Nabelschnur reflektiert werden (☞ 9.6.7, Doppler-Sonographie). Der Schallkopf enthält in der Regel aber auch Mikrophone, um die Geräusche des Kindes (z.B. Herztöne) hörbar machen zu können, so daß die früher weitverbreitete **Phonokardiographie** heute nur noch eine untergeordnete Rolle spielt. Die *Herzton-Transducer* werden wie die Wehen-Transducer auf die Bauchdecke der Mutter aufgesetzt
- **Direktes fetales EKG** *(interne Kardiographie):* Nach dem Blasensprung wird eine **Kopfschwartenelektrode** (kurz *KSE*) zur Potentialableitung am Kopf des Kindes befestigt (☞ Abb. 12.23 – 12.24).

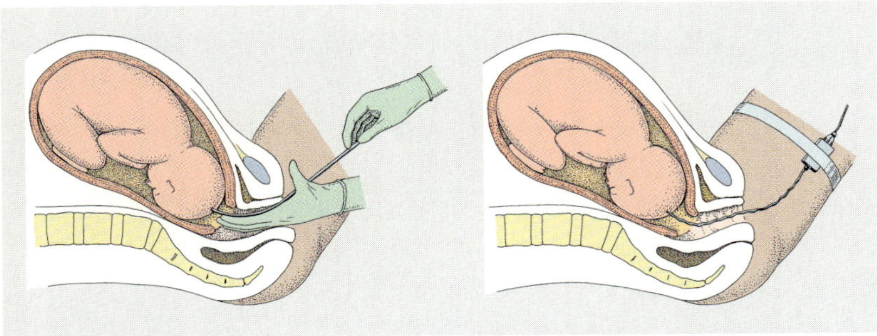

Abb. 12.23 – 12.24: Befestigung einer CTG-Kopfschwarten-Schraubelektrode: Während der vaginalen Untersuchung wird die Schraubelektrode über eine Einführhülse 2 mm in die kindliche Kopfhaut eingedreht (nicht im Fontanellenbereich). Anschließend wird das Elektrodenende an der Beinplatte und Erdungselektrode befestigt (☞ 18.4.4). [L190]

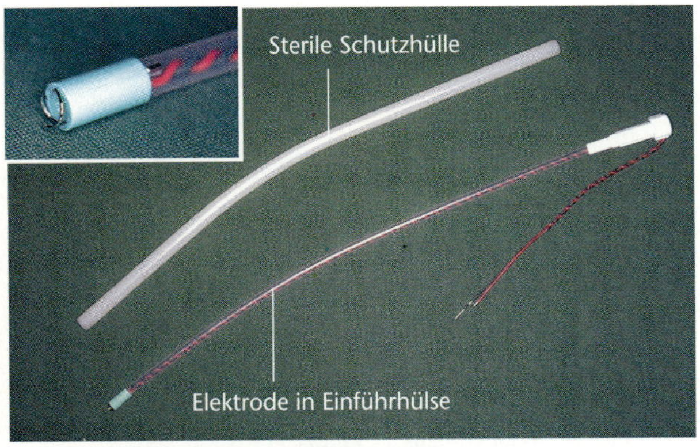

Abb. 12.25: CTG-Kopfschwarten-Schraubelektrode in der Einführhülse und mit steriler Schutzhülle. Wenn die Elektrode in der Kopfschwarte fixiert ist, wird die Einführhülse abgezogen und die Elektrode mit dem CTG-Gerät verbunden. Bildausschnitt: Elektrodenspitze in der Einführhülse. [T192]

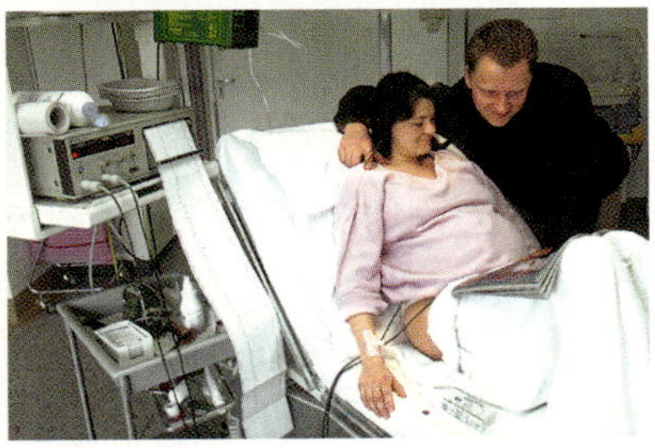

Abb. 12.26: CTG-Gerät mit Ausdruck der Kardiotokographiekurve auf Papier. Während die werdenden Eltern auf den Fortgang der Geburt warten, können die gewonnenen Daten auch auf Fernmonitore übertragen werden. Dies ermöglicht z.B. eine zentrale Überwachung mehrerer Schwangerer gleichzeitig vom Hebammenstützpunkt aus. [K206]

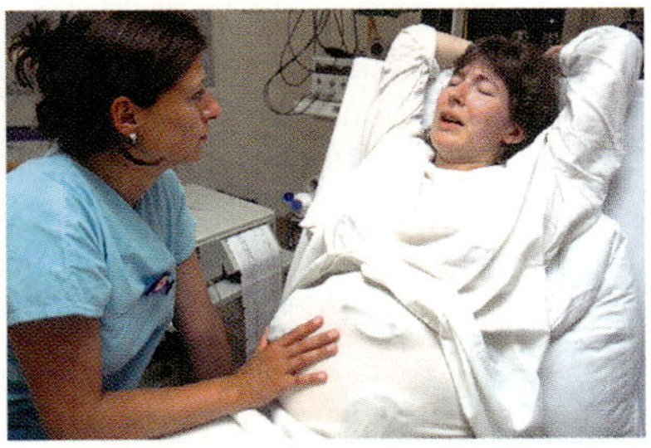

Abb. 12.27: Hochschwangere Frau in einer Wehenpause. Die CTG-Transducer sind mit Hilfe eines weichen Mullschlauchs am Bauch befestigt. Die Hebamme beruhigt die werdende Mutter und hilft ihr, in der Wehenpause zu entspannen. [K206]

Anlegen eines CTG

- Papiervorrat des Geräts überprüfen. CTG-Streifen mit Namen, Vornamen und Geburtsdatum der Schwangeren, errechnetem Geburtstermin, derzeitiger Medikation sowie aktuellem Datum und Uhrzeit beschriften
- Patientin evtl. zur Vermeidung einer V. cava-Kompression (☞ 12.1.3) auf die (linke) Seite legen lassen
- Kindslage und -stellung bestimmen, da die kindliche Herzhinterwand für die Erfassung der Herztöne am günstigsten ist und von daher festgestellt werden muß, wo sich der Rücken des Kindes befindet. Den Schallkopf dort anbringen, wo die Herztöne mit einem Holzstethoskop am besten zu hören sind
- Tokographie-Aufnehmer mit einem elastischen Gurt (Gummi- oder Textilgurt) über dem Gebärmutterfundus befestigen
- Herzton-Transducer (Schallkopf) mit Sonographiegel vorbereiten und mit Gurt fixieren
- Aufzeichnung kontrollieren, bei guter Aufzeichnung Papiervorschub einstellen (1 cm/Min.) und CTG über mindestens 30 Min. registrieren lassen, falls keine anderslautende Anordnung besteht
- Jede Lageveränderung und jede an der Frau durchgeführte Maßnahme (z.B. gynäkologische Untersuchungen oder die Einnahme von Medikamenten) auf dem CTG dokumentieren.

Auswertung eines CTG

Ein CTG wird nach folgendem Grundmuster ausgewertet:

Baseline

Baseline *(Niveau, Basalfrequenz):* Mittelwert der fetalen Herzfrequenz über 5 – 10 Minuten Normal 120 – 160 Schläge/Minute (☞ Abb. 12.28).

Ursachen einer kindlichen Tachykardie sind insbesondere Streß, Infektionen oder Medikamente (z.B. β-Sympathomimetika). Physiologisch ist eine Tachykardie bei Bewegungen des Kindes. Eine Bradykardie tritt etwa beim V. cava-Kompressionssyndrom auf.

Eine Hypoxie des Kindes kann sich sowohl in einer Tachykardie als auch in einer Bradykardie äußern.

Oszillationsfrequenz

Oszillation: Wehenunabhängige, kurzfristige Schwankungen der kindlichen Herzschlagfrequenz.

Floating-line: (Gedachte) Oszillationsmittellinie. Im Gegensatz zur Baseline *geschwungene* Linie (☞ Abb. 12.28).

Nulldurchgang: Kreuzungspunkt von kindlicher Herzfrequenzkurve und Floating-line.

Die **Oszillationsfrequenz** gibt an, wie häufig sich die Herzfrequenz des Kindes in einer Minute verändert. Sie wird über die Anzahl der Nulldurchgänge oder der Gipfelpunkte pro Minute berechnet (☞ Abb. 12.28). Normal sind mehr als sechs Nulldurchgänge (oder halb so viele Gipfelpunkte) pro Minute.

Bei Sauerstoffmangel kann das Herz des Kindes ganz gleichförmig schlagen, d.h. die Zahl der Nulldurchgänge sinkt im Extremfall bis auf Null ab.

Oszillationsamplitude

Oszillationsamplitude *(Oszillationstyp, Bandbreite, Amplitude):* Differenz zwischen höchster und niedrigster Herzfrequenz des Kindes (also zwischen höchstem und niedrigstem Oszillationsumkehrpunkt). Normal 10 – 25 Schläge pro Minute.

Eine zu geringe *(eingeengte)* Oszillationsamplitude kann Zeichen eines Sauerstoffmangels sein. Oft schläft das Ungeborene aber auch nur. Dann kann man versuchen, es durch Klopfen auf den Bauch der Schwangeren oder durch Lärmreize zu wecken.

Als Ursache einer zu großen Amplitude kommen Nabelschnurkomplikationen in Frage.

Akzelerationen und Dezelerationen

Akzeleration: Beschleunigung der kindlichen Herzfrequenz, die bis zu 10 Minuten andauern kann.

Sporadische Akzelerationen sind z.B. bei kindlichen Bewegungen zu beobachten. *Periodische* Akzelerationen treten mit jeder Wehe auf (☞ Abb. 12.29). *Fehlende Akzelerationen* können sowohl ein Warnzeichen als auch Ausdruck eines schlafenden Kindes sein.

Dezeleration: Verlangsamung der kindlichen Herzfrequenz.

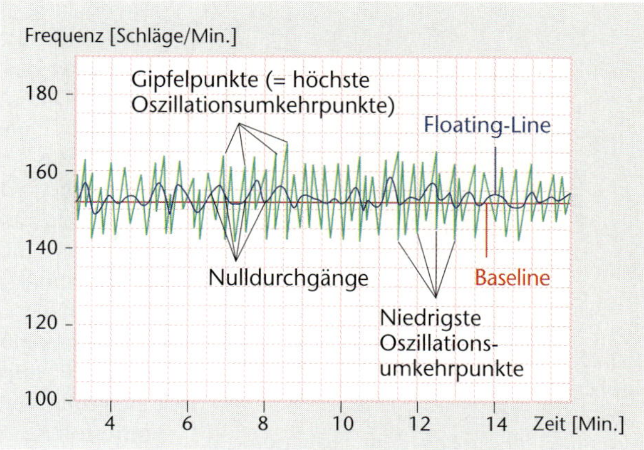

Abb. 12.23: CTG mit Bezeichnung von Baseline, Floating-line, Nulldurchgängen und Gipfelpunkten. [M100]

Für die Prognose entscheidend ist dabei der Typ des Frequenzabfalls:

- Als **Dip I** *(Frühdezeleration, „Einer Dip")* wird ein Abfall der kindlichen Herzfrequenz *zeitgleich* zur Wehe bezeichnet, der Ausdruck einer Vagusreizung durch Druck auf den kindlichen Kopf ist, etwa während einer Wehe oder beim Eintritt des Kopfes in das mütterliche Becken. Frühdezelerationen sind in der Regel harmlos
- **Dip II** *(Spätdezeleration, „Zweier Dip")* sind längeranhaltende Fre-

Punkte	0	1	2
Baseline [Schläge/Min.]	< 100, > 180	100 – 120, 160 – 180	120 – 160
Oszillationsamplitude [Schläge/Min.]	< 5	5 – 10, > 25	10 – 25
Nulldurchgänge [Anzahl/Min.]	< 2	2 – 6	> 6
Akzelerationen	Keine	Periodisch	Sporadisch
Dezelerationen	Späte, variable mit *ungünstigen Zusatzkriterien**	Variable	Keine, sporadische DIP 0
Beurteilung: • 8 – 10 Punkte: Kein Anhalt für fetale Gefährdung • 5 – 7 Punkte: Warnsignal • ≤ 4 Punkte: Bedrohliche fetale Gefährdung * Ungünstige CTG-Zusatzkriterien: Z.B. flacher Wiederanstieg der Herzfrequenz, Nicht-Erreichen der ursprünglichen Basalfrequenz			

Tab. 12.30: Fischer-Score zur Beurteilung des CTG. [A122]

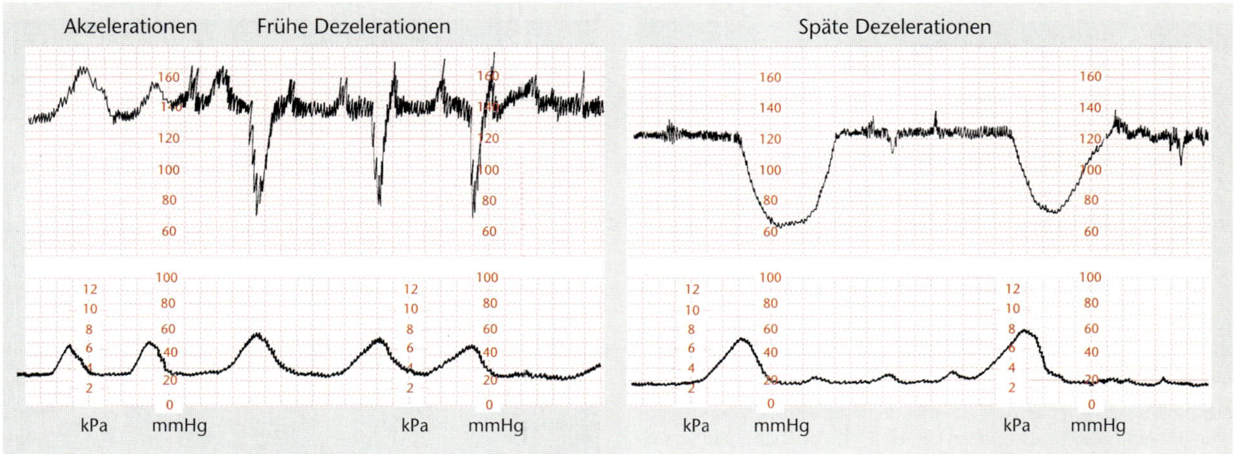

Abb. 12.29: Akzelerationen und Dezelerationen im CTG. Die obere Kurve stellt die kindliche Herzfrequenz dar, die untere Kurve parallel dazu den Verlauf und die Stärke der Wehen. Die kindliche Herzfrequenz liegt etwa bei 140 (links) bzw. 120 Schlägen/Min. (rechts) und schwankt physiologisch um ungefähr 10 Schläge/Min. [B101]

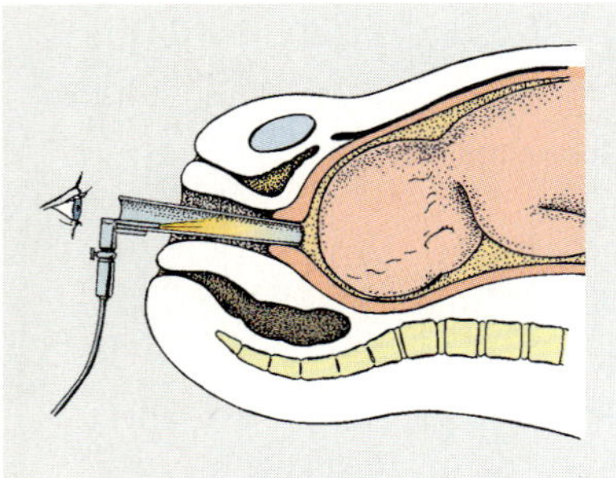

Abb. 12.31 oben: Amnioskopie zur Fruchtwasserbeurteilung. [L190]

quenzabfälle *nach* dem Höhepunkt der Wehe und in der Regel Zeichen eines kindlichen Sauerstoffmangels
- **Variable Dezelerationen** (Dip I und II gemischt) ebenso wie gehäufte **Dip 0** (*Spike*, Frequenzabfall von weniger als 30 Sekunden Dauer unabhängig von den Wehen) sind häufig bei Nabelschnurkomplikationen zu beobachten.

Mit Hilfe des **Fischer-Scores** (☞ Tab. 12.30) wird das CTG-Ergebnis objektiviert. Für die genau definierten Kriterien werden, ähnlich dem Apgar-Schema (☞ 12.9), jeweils 0 – 2 Punkte vergeben.

12.6.3 Amnioskopie

Amnioskopie *(Fruchtwasserspiegelung)*: Betrachtung des Fruchtwassers durch die intakten Eihäute hindurch. Durchführung in der Spätschwangerschaft oder unter der Geburt, insbesondere bei Verdacht auf Sauerstoffmangel des Ungeborenen.

Voraussetzung für die Untersuchung ist, daß der Muttermund zumindest für einen Finger des Untersuchers durchgängig ist. Das sterilisierte *Amnioskop* wird durch Vagina und Zervix eingeführt und das Fruchtwasser unter Beleuchtung betrachtet:
- Das Fruchtwasser ist normalerweise klar oder milchig. **Vernixflocken** *(Käseschmiereflocken)* sind Zeichen eines reifen Kindes. Bei fehlenden Vernixflocken besteht der Verdacht auf eine Übertragung
- Eine grüne Verfärbung ist durch **Mekonium** *(Kindspech)* bedingt und gibt damit einen Hinweis auf einen Sauerstoffmangel des Ungeborenen, da es bei intrauterinem Sauerstoffmangel häufig seinen ersten Stuhl absetzt
- Eine gelbliche Verfärbung tritt bei erhöhtem Bilirubinspiegel auf, z.B. bei Rhesusunverträglichkeit
- Rotbraunes oder fleischfarbenes Fruchtwasser ist nach intrauterinem Kindstod zu beobachten.

Das Risiko der Untersuchung besteht in der Auslösung vorzeitiger Wehen oder eines Blasensprungs.

12.6.4 Mikroblutuntersuchung

Mikroblutuntersuchung (kurz *MBU*, auch *Fetalblutuntersuchung*, kurz *FBU*): Blutentnahme unter der Geburt aus der Kopfhaut des Kindes zur Blutgasanalyse und pH-Wert-Bestimmung. Indiziert zur Abschätzung der Gefährdung des Kindes bei zweifelhaftem CTG.

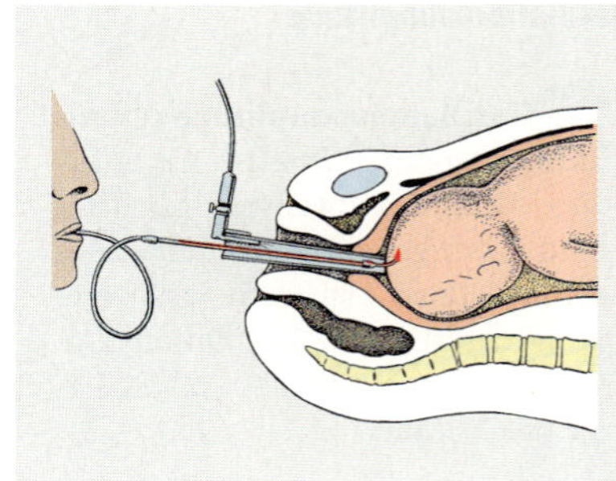

Abb. 12.36: Technik der Mikroblutuntersuchung. Durch ein Amnioskop hindurch wird mit einer kleinen Klinge die Kopfhaut des Kindes angeritzt und dannn durch eine Kapillare Blut aspiriert. [L190]

Voraussetzungen für die Mikroblutuntersuchung sind, daß der Blasensprung stattgefunden hat und der Muttermund ausreichend eröffnet ist. Normal ist ein pH > 7,3. Als kritische Grenze gilt ein pH von 7,25 in der Eröffnungsphase und ein pH von 7,2 in der Austreibungsperiode. Bei weiterem pH-Abfall ist eine operative Geburtsbeendigung erforderlich.

12.7 Geburtsmechanismen

12.7.1 Wehen

Treibende Geburtskraft sind v.a. die **Wehen.** Dieses sind (schmerzhafte) Kontraktionen der Gebärmuttermuskulatur insbesondere während der letzten Wochen der Schwangerschaft und während der Geburt, die das Kind nach unten drücken.

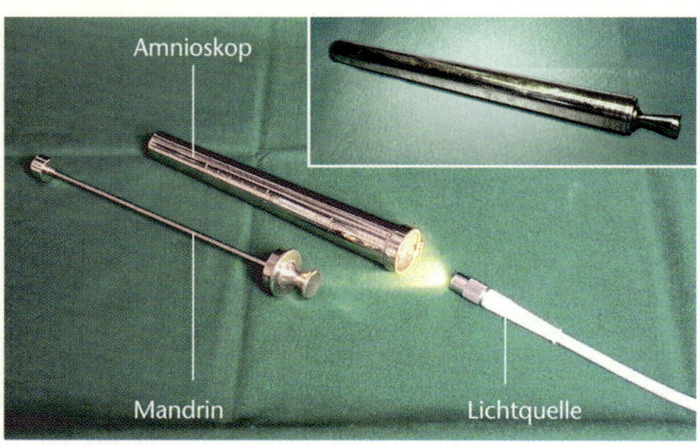

Abb. 12.32 – 12.33: rechts: Das Amnioskop besteht ählich einem Rektoskop (☞ Abb. 21.63) aus einer an beiden Enden offenen Hülse und einem am distalen Ende abgerundeten Mandrin, der nach dem Einführen in den Zervikalkanal entfernt wird. Wird die Lichtquelle angeschlossen, so kann der Untersucher nun das Fruchtwasser beurteilen. [T193, K183]

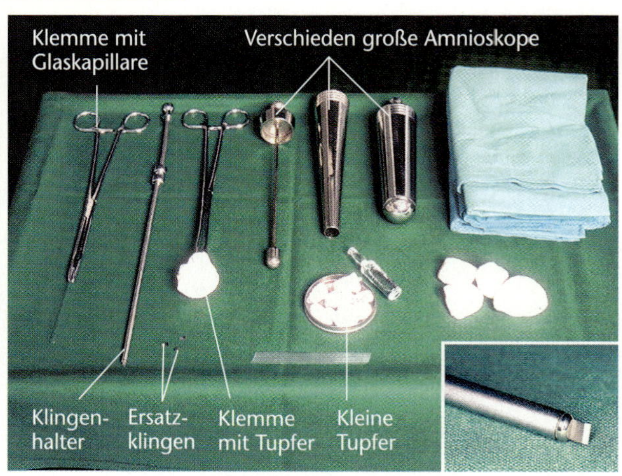

Abb. 12.34 – 12.35: Materialset zur Mikroblutuntersuchung, Bildausschnitt: Spitze des Klingenhalters mit eingespannter Klinge. [K183/T192]

Schwangerschaftswehen

Schwangerschaftswehen sind unregelmäßige, schmerzlose Uteruskontraktionen, die von der Schwangeren als Verhärtung empfunden werden und gegen Ende der Schwangerschaft an Häufigkeit zunehmen.

Senkwehen

Senkwehen sind unregelmäßige Wehen während der letzten vier Schwangerschaftswochen, die das Kind tiefertreten lassen und seinen Kopf fest in den mütterlichen Beckeneingang drükken. Sie können leicht schmerzhaft und krampfartig sein und sind manchmal nur schwer von beginnenden Geburtswehen zu unterscheiden.

Vorwehen

Viele Schwangere bemerken die nahende Geburt an immer noch unregelmäßigen, aber in ihrer Intensität zunehmenden **Vorwehen** in den letzten Tagen vor der Geburt.

Eröffnungs-, Austreibungs- und Preßwehen

Die eigentliche Geburt beginnt mit den **Eröffnungswehen**, regelmäßigen, stärker und schmerzhafter werdenden Wehen, die der Eröffnung des Muttermundes dienen (☞ unten). Eine Wehe dauert ca. 20 – 60 Sek. Die **Wehenpause** zwischen zwei Wehen beträgt zu Beginn der Geburt ungefähr 5 – 10 Min. und nimmt im Laufe der Geburt stetig ab. Nach vollständiger Muttermunderöffnung wird das Kind durch **Austreibungs-** und **Preßwehen** geboren (Preßwehen = Geburtskraft unterstützte Austreibungswehen.

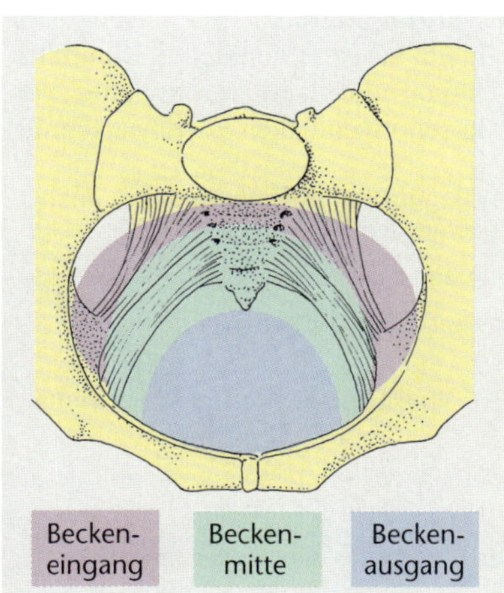

Abb. 12.37: Querschnittsform der drei Durchmesser des Geburtskanals: Beckeneingang (queroval), Beckenmitte (kreisförmig) und Beckenausgang (längsoval). [L190]

Nachgeburts-, Nachwehen

Nachgeburtswehen führen zur Lösung und Abstoßung der Plazenta nach der Geburt des Kindes. **Nachwehen** im Wochenbett dienen der Rückbildung des Uterus.

12.7.2 Geburtskanal

Um das Licht der Welt zu erblicken, muß das Kind das *knöcherne Becken* der Mutter und einen *Weichteilkanal* aus unteren Anteilen des Uterus, der Vagina, der Vulva und der Beckenbodenmuskulatur passieren. Diese Strukturen werden zusammenfassend als **Geburtskanal** bezeichnet. Folgende Besonderheiten zeichnen den Geburtskanal aus (☞ Abb. 12.37):

- Der **Beckeneingang** ist *queroval*
- Die **Beckenmitte** ist nahezu *kreisförmig*
- Der **Beckenausgang** ist *längsoval.*

Die engste Stelle ist dabei mit ca. 11 cm die **Conjugata vera obstetrica** zwischen dem am weitesten ins kleine Becken vorspringenden Punkt der Symphyse und dem *Promontorium* (nach vorne in das Becken ragender Knochenvorsprung am Übergang zwischen Lendenwirbelsäule und Kreuzbein).

Den **Durchtritt des Kindes durch den Geburtskanal** bei vorderer Hinterhauptslage (ca. 92% aller Geburten) zeigen die Abb. 12.39 – 12.44.

12.8 Physiologische Geburt

> **Physiologische Geburt** *(normale Geburt, regelhafte Geburt):* Spontane Entbindung der Schwangeren von einem reifen, normalgewichtigen Kind aus vorderer Hinterhauptslage (☞ Abb. 12.22) nach einer Schwangerschaftsdauer von 38 – 42 Wochen, trifft für ca. 80% aller Geburten zu.

Der Geburtsverlauf wird unterteilt in:

- Eröffnungperiode (☞ 12.8.1)
- Austreibungsperiode (☞ 12.8.2)
- Nachgeburtsperiode (☞ 12.8.3).

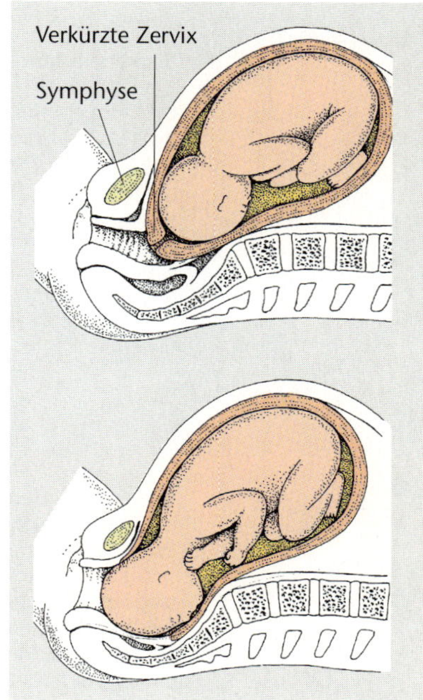

Abb. 12.38: Aufdehnung des Gebärmutterhalses während der Eröffnungsperiode. Das Fortschreiten der Geburt erkennt man am „Verstreichen" (d.h. Kürzerwerden) der Zervix und am Weiterwerden des Muttermundes. Das Kind tritt mit dem Kopf in den Geburtskanal ein. Das untere Bild zeigt den Beginn der Austreibungsperiode (☞ 12.8.2). [L190]

12.8.1 Eröffnungsperiode

> **Eröffnungsperiode:** Phase ab dem Einsetzen regelmäßiger Wehen *oder* dem Blasensprung bis zur vollständigen Eröffnung des Muttermundes. Dauer bei Erstgebärenden ca. 7 – 10 Std., bei Mehrgebärenden ca. 4 Std.

Während der Eröffnungsperiode wird der kindliche Kopf tiefer in das Becken gedrängt und paßt sich durch Drehen und Beugen der Beckenhöhle an (☞ 12.7.2). Unterer Uterusabschnitt, Zervix und Muttermund werden bis zur Kopfdurchlässigkeit (d.h. auf ca. 10 – 12 cm Durchmesser) gedehnt.

Blasensprung

Am Ende der Eröffnungsperiode wölbt sich die Fruchtblase in den erweiterten Zervikalkanal vor **(Vorblase)** und platzt bei ca. zwei Drittel aller Geburten. Man spricht von einem **rechtzeitigen Blasensprung**.

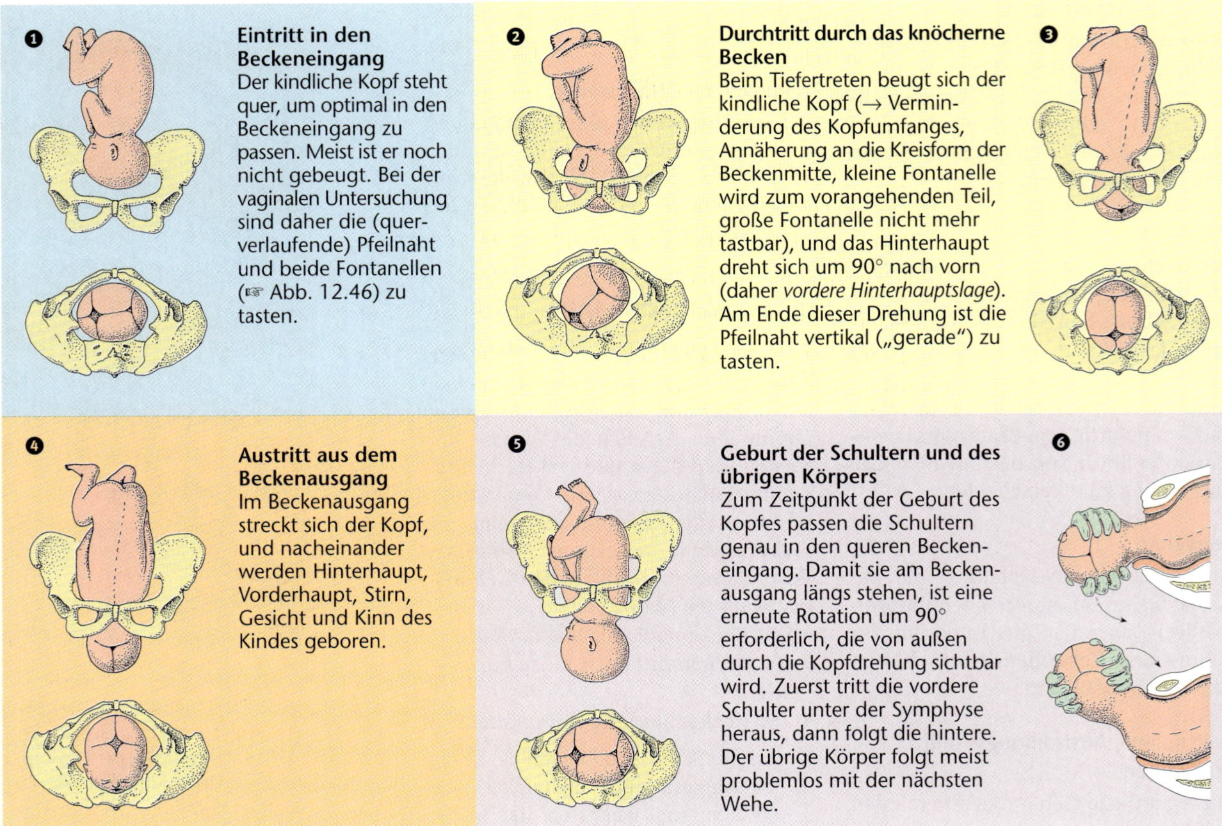

Abb. 12.39 – 12.44: Durchtritt des Kindes durch den Geburtskanal bei der vorderen Hinterhauptslage. [L190]

☑ Ab dem Zeitpunkt des Blasensprungs befindet sich die Schwangere *unter der Geburt,* auch wenn noch keine Wehen eingesetzt haben. Bei noch hochstehendem kindlichen Kopf besteht die Gefahr eines Nabelschnurvorfalls. Ist unklar, ob bereits ein Blasensprung stattgefunden hat, kann neben der Sonographie (nur noch wenig oder kein Fruchtwasser mehr in der Fruchthöhle) auch ein Streifen Lackmuspapier Aufschluß geben: Dieser wird auf einer Vorlage vor die Vulva gelegt und nach 30 Min. wieder entfernt. Blaufärbung (durch das neutrale bis alkalische Fruchtwasser) weist auf einen Blasensprung hin.

Geburtsvorbereitung durch die Hebamme

Üblicherweise sucht die Gebärende in der Eröffnungsperiode, wenn die Wehen regelmäßig alle 5 – 10 Min. kommen, das Krankenhaus auf. Hat die Aufnahmeuntersuchung durch Hebamme und Arzt einen Normalbefund ergeben, folgen weitere Maßnahmen zur Geburtsvorbereitung:

- Unterstützung der **Darmentleerung** mit einem Einlauf, da ein voller Darm den Eintritt des Kopfes in das Becken erschwert
- **Vollbad/Dusche.** Bei noch intakter Fruchtblase nimmt die Schwangere ein wehenanregendes und entspannendes Vollbad. Bei gesprungener Fruchtblase besteht bei einem Vollbad die Gefahr einer aufsteigenden Infektion durch das keimhaltige Badewasser (sitzt der kindliche Kopf fest im Becken, darf die Frau aber duschen)
- **Rasur** der Schambehaarung. Bei vaginaler Entbindung genügt die Rasur im dammnahen Vulvabereich (hausinterne Richtlinien beachten). Bei einem Kaiserschnitt (☞ 12.10.4) müssen alle Schamhaare entfernt werden
- **Nahrungskarenz.** Die Gebärende bleibt wegen eventueller Komplikationen und damit verbundener Narkosenotwendigkeit (Kaiserschnitt)

Vorzeitiger Blasensprung	Blasensprung vor Beginn der Eröffnungsperiode mit der Gefahr einer aufsteigenden Infektion (☞ 12.5.5)
Frühzeitiger Blasensprung	Blasensprung während der Eröffnungsperiode
Rechtzeitiger Blasensprung	Blasensprung am Ende der Eröffnungsperiode
Verspäteter Blasensprung	Blasensprung nach vollständiger Eröffnung des Muttermundes
Hoher Blasensprung	Blasensprung oberhalb des Muttermundes unter Erhalt der Vorblase
Zweizeitiger Blasensprung (*doppelter Blasensprung*)	Springen der Vorblase nach vorangegangenem hohen Blasensprung
Falscher Blasensprung	Kein Blasensprung, sondern Ruptur des *Chorion* (*Zottenhaut*, mittlere Eihaut) bei Erhalt des *Amnion* (innerste Eihaut). Flüssigkeitsmenge maximal 30 ml

Tab. 12.45: Rechtzeitiger Blasensprung und Abweichungen vom rechtzeitigen Blasensprung.

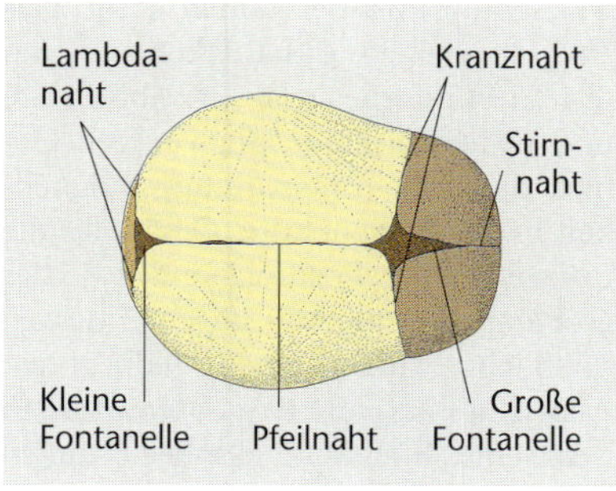

Abb 12.46: Kleine und große Fontanelle des kindlichen Kopfes unterscheiden sich in Größe und Form. Die sie verbindende Knochennaht heißt Pfeilnaht. Arzt und Hebamme ertasten während der Geburt die Lage der Fontanelle(n) und können daraus schließen, wie der kindliche Kopf im Geburtskanal liegt. [L190]

nüchtern. Um den Durst zu löschen, sind geringe Mengen Wasser erlaubt. Bei voraussichtlich längerer Geburtsdauer wird Flüssigkeit intravenös ersetzt

- Im weiteren Verlauf der Eröffnungsperiode Kontrolle von Puls stündlich, Blutdruck zweistündlich und Temperatur vierstündlich (nach Blasensprung stündlich). Beurteilung des Geburtsfortschritts (Muttermundweite, Position des Kindes) zunächst alle 30 – 60 Min. durch vaginale Untersuchungen.

Schmerzlinderung und psychische Begleitung

Insbesondere Erstgebärende empfinden die Eröffnungsperiode als qualvoll lang. Im Vergleich zu Mehrgebärenden sind bei ihnen sowohl die (geburtsfördernden) Wehen stärker als auch die (geburtshemmenden) Gewebewiderstände höher, und der Muttermund öffnet sich trotz kräftiger Wehen nur langsam. Viele Frauen haben Angst vor den Schmerzen während der Geburt und davor, „zu versagen" oder „es nicht zu schaffen".

Möglichst früh sollte man mit der Gebärenden besprechen, welche Möglichkeiten der Schmerzlinderung in Betracht kommen. In der Eröffnungsphase werden häufig **Spasmolytika**, z.B. Buscopan®, gegeben, die den Teufelskreis „Spasmen – Angst – Schmerz" durchbrechen helfen. Auch **Opioide** sind möglich (am gebräuchlichsten ist hier Pethidin, z.B. Dolantin®). Sie führen aber u.U. zu einer Atemdepression und zu einer Sedierung von Mutter *und* Kind.

Die **Periduralanästhesie** (*PDA*, ☞ 37.9.3) bietet die Möglichkeit einer effektiven Analgesie ohne Sedierung. Sie ist z.B. angezeigt bei einem verzögerten Geburtsverlauf, bei der vaginalen Geburt aus Beckenendlage bei einer Erstgebärenden oder auf Wunsch der Patientin bei starkem Geburtsschmerz. Wirkt die PDA noch während der Austreibungsphase, verspürt die Schwangere den Preßdrang manchmal nicht richtig, so daß sich die Geburt verzögert. Weitere unerwünschte Wirkungen der PDA können Kreislauf- und Atemstörungen, Kopfschmerzen und Rückenschmerzen im Punktionsbereich sein.

Beherrscht die Hebamme oder der ärztliche Geburtshelfer die **Akupunktur,** so kann diese ebenfalls zur Schmerzlinderung eingesetzt werden (☞ Abb.12.47).

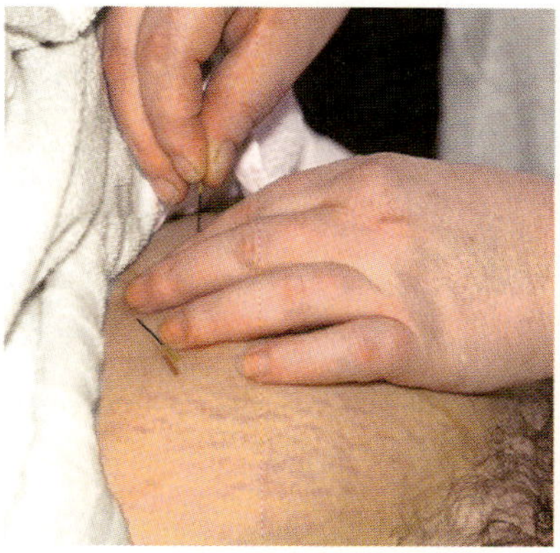

Abb. 12.47: Die Akupunktur als Alternative oder zur Ergänzung der medikamentösen Schmerztherapie unter der Geburt. [K206]

Der Gebärenden gegenüber muß betont werden, daß ihre Wahl der Schmerztherapie der jeweiligen Situation angepaßt werden kann. Denn der Wunsch nach einer „natürlichen" Geburt führt bei vielen (Erst-)Gebärenden zunächst zur Ablehnung schmerzlindernder Maßnahmen. Während der Geburt bereut ein Teil der Frauen diese Entscheidung, sie trauen sich dann aber oft nicht, ihre Haltung zu korrigieren.

Schmerzlindernd wirken nicht nur Medikamente, sondern auch **entspannungsfördernde Atemtechniken.** Viele Gebärende haben während der Schwangerschaft einen Geburtsvorbereitungskurs (☞ 12.2.3) besucht, der durch den Abbau von Informationsdefiziten, durch gymnastische Übungen und die Vermittlung schmerzlindernder Atemtechniken verhindern soll, daß die Gebärenden in einen Teufelskreis aus Angst, Verspannung und Schmerzen geraten, der im Extremfall zu einem Geburtsstillstand ohne ana-

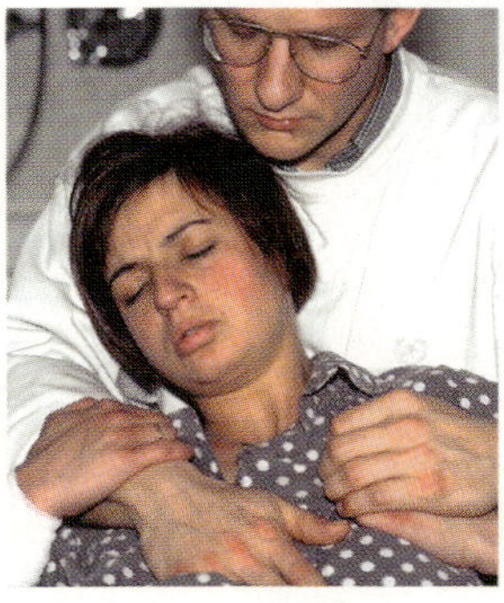

Abb. 12.48: Die Gebärende entspannt sich in der Wehenpause in den Armen ihres Partners. [K206]

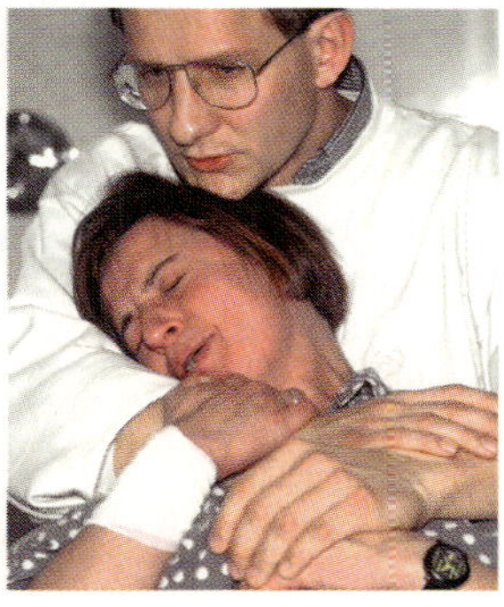

Abb. 12.49: In der Wehe kann sie sich an ihm festklammern und den Schmerz mit ihm teilen. [K206]

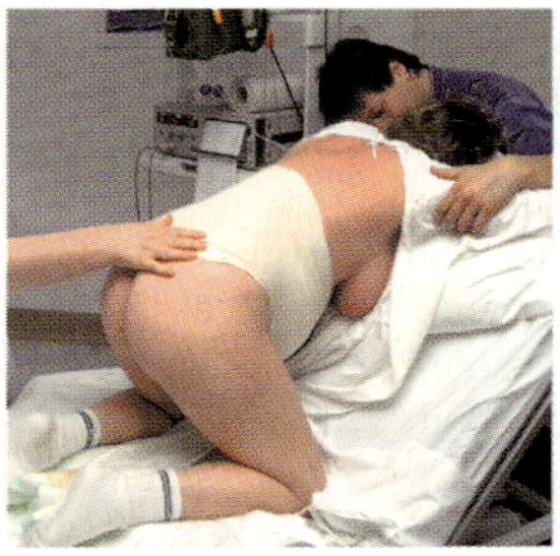

Abb. 12.50: Die Schwangere hat auf dem Kreißbett die Vierfüßlerposition eingenommen, damit sie bei der nächsten Wehe besser „nach unten" pressen kann. Das CTG registriert fortlaufend die Wehen und die kindlichen Herztöne. [K206]

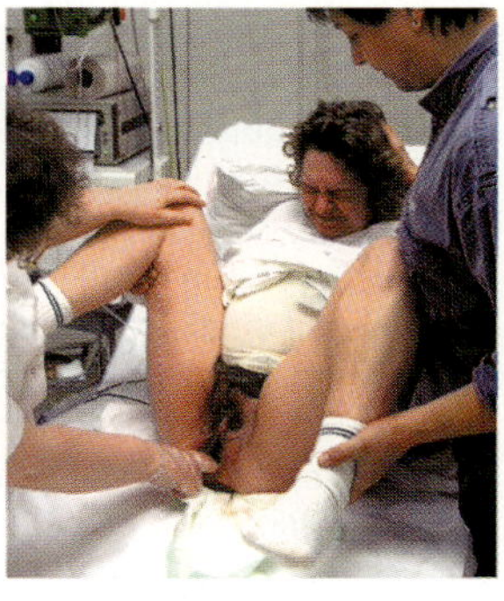

Abb. 12.51: Zu Beginn der Austreibungsperiode preßt die Gebärende in Rückenlage bei der Wehe mit. Die Hebamme ertastet den Kopf des Kindes im Geburtskanal. [K206]

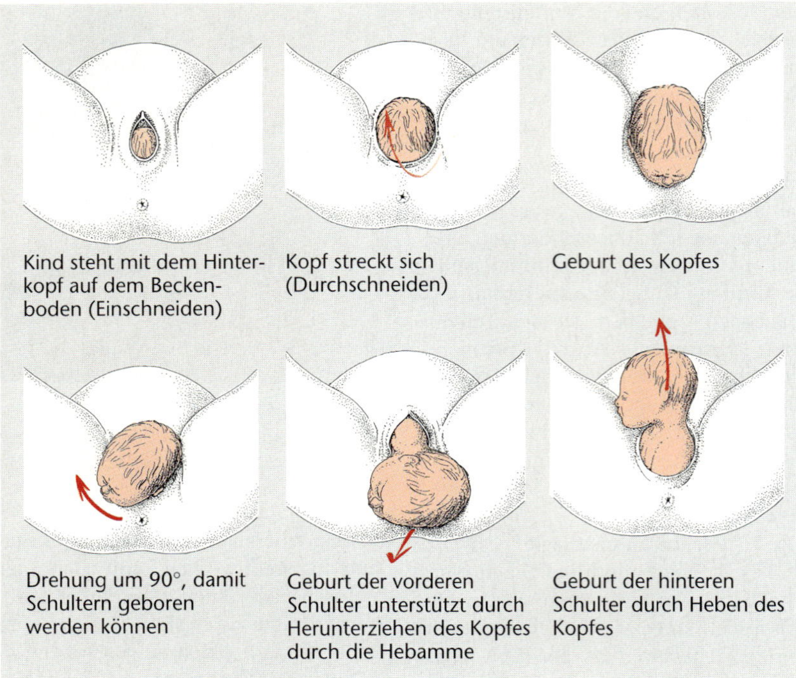

Abb. 12.52: Die letzten Stadien der normal verlaufenden Austreibungsphase. Die Unterstützung des letzten Stadiums, das Heben des Kopfes, gab dem Beruf der Hebamme seinen Namen. [L190]

tomische Ursache führen kann. In der Eröffnungsphase soll die Gebärende zu Beginn einer Wehe langsam durch die Nase in den Bauch hinein ein- und durch den Mund wieder ausatmen. Dieses Atmen wird wiederholt, bis die Wehe vorüber ist.

Die Anwesenheit vertrauter Personen, meist des (Ehe-)Partners empfinden die meisten Gebärenden als sehr hilfreich. Voraussetzung ist, daß die Gebärende die Anwesenheit wirklich wünscht und nicht „mitmacht, weil es halt heute üblich ist, daß der Mann mitkommt". Hat auf der anderen Seite der (Ehe-)Partner Bedenken, so sollte man auch ihn nicht drängen, oder man sollte ihm anbieten, jederzeit gehen zu können. Ist keine vertraute Person dabei – etwa, weil der Vater auf ältere Kinder aufpassen muß – sollte nach Möglichkeit eine zweite Hebamme diese Rolle übernehmen so gut es geht und der Frau z.B. die Hände streicheln und ihr während einer Wehe beim Aufrichten des Oberkörpers behilflich sein.

Geht es Mutter und Kind gut und hat die Schwangere (noch) keine Schmerzmittel erhalten, kann und soll sie sich während der Eröffnungsphase entsprechend ihren Wünsche bewegen. Den meisten Frauen hilft es, umherzulaufen und „auf den Beinen" zu sein. Außerdem beschleunigt die aufrechte Haltung die Eröffnung des Muttermundes, weil das Kind darauf drückt.

Viele Gebärende (v.a. Erstgebärende) sind nicht nur durch die Schmerzen, sondern auch durch den fehlenden Geburtsfortschritt zermürbt. Daher sollten Fortschritte wie z.B. die weitgehende Muttermunderöffnung oder das Sichtbarwerden des kindlichen Kopfes der Gebärenden mitgeteilt und evtl. mit Hilfe eines Spiegels vor der Vulva demonstriert werden.

Gebärpositionen

Die Schwangere sollte selbst entscheiden dürfen, welche Position(en) sie während der Geburt einnehmen möchte. Die „klassische" Rückenlage im Kreißbett ist ergonomisch ungünstig, da z.B. die Schwerkraft nicht genutzt wird, um das Kind durch den Geburtskanal zu bringen; die Schwangere muß dies alleine durch ihre Muskelarbeit leisten.

In zunehmend mehr Kliniken und in von Hebammen geleiteten Geburtshäusern stehen der Schwangeren mehrere Hilfsmittel zur Verfügung, aus denen sie zur Einnahme der von ihr gewünschten Postion wählen kann: Das *Bett* ermöglicht die Rückenlage und die Vierfüßlerposition (☞ Abb.12.50) und bietet bei einer langwierigen Geburt die beste Entspannungsmöglichkeit in der Wehenpause. Geräte für die mehr sitzende Position sind z.B. der *Gebärstuhl* (☞ Abb.12.60), dessen Sitzfläche vorne einen halbrunden Ausschnitt hat, und das *Geburtsrad*, in dem eine Sitzfläche elastisch aufgehängt ist und das durch Gewichtsverlagerung Positionsänderungen ermöglicht. An der Decke aufgehängte *Haltebänder* dienen zum Festhalten in einer stehenden oder hockenden Position, bei der die Schwerkraft die größte Wirkung entfalten kann.

12.8.2 Austreibungsperiode

Erstversorgung des Neugeborenen, ☞ 12.9

> **Austreibungsperiode:** Phase von der vollständigen Muttermunderöffnung bis zur Geburt des Kindes. Dauer bei Erstgebärenden bis zu 2 Std., bei Mehrgebärenden 30 – 60 Min.
>
> **Preßperiode:** Letzte Phase der Austreibungsperiode. Dauer bei Erstgebärenden ca. 30 Min., bei Mehrgebärenden meist wesentlich weniger.

Mit der vollständigen Muttermunderöffnung beginnt der Durchtritt des kindlichen Kopfes durch das Becken (☞ Abb.12.52), und sowohl Wehenintensität als auch -häufigkeit nehmen stark zu (bis zu fünf Wehen innerhalb

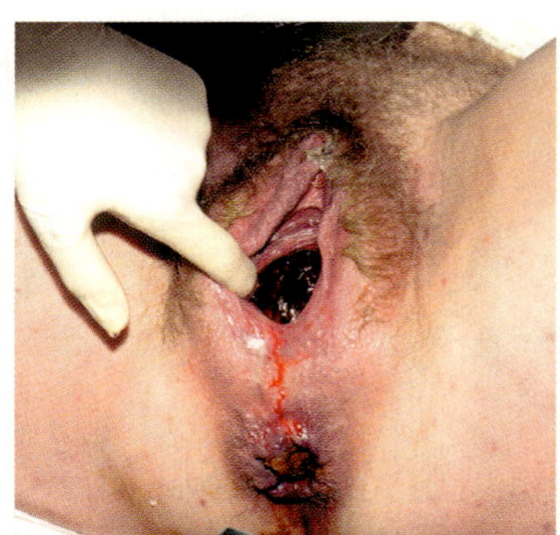

Abb. 12.53: Einschneiden des kindlichen Kopfes. Die Hebamme unterstützt vorsichtig das Zurückgleiten der Zervix am Kopf des Kindes vorbei. [K206]

von 10 Min.). Mit dem Tiefertreten des kindlichen Kopfes verspürt die Gebärende einen starken Preßdrang. Sie darf jedoch erst mitpressen, wenn der Muttermund vollständig eröffnet, die Fruchtblase gesprungen und der Kopf des Kindes mit vertikaler Pfeilnaht auf Höhe des Beckenbodens zu tasten ist.

Unter Anleitung der Hebamme beugt und spreizt die Gebärende (in Rückenlage) die Beine, faßt mit den Händen in die Kniekehlen, nimmt den Kopf auf die Brust, atmet ein, hält die Luft an und „drückt dann nach unten“, ohne sich jedoch im Beckenbodenbereich zu verkrampfen.

Die Möglichkeit, aktiv mitzuhelfen, bedeutet für die Frau meist eine große Erleichterung. Sie spürt, daß die Geburt bald vorüber sein wird und ist mit ihren Gedanken schon ganz beim Kind. Umgekehrt empfinden es viele Gebärende als sehr unangenehm, wenn sie einem bestehenden Preßdrang nicht nachgeben dürfen, weil noch nicht alle Voraussetzungen erfüllt sind.

Als **Einschneiden** des Kopfes bezeichnet man das Sichtbarwerden des kindlichen Kopfes in der Vulva (☞ Abb. 12.53). Während des **Durchschneidens** streckt sich der kindliche Kopf, Stirn und Gesicht erscheinen in der Vulva.

Schmerzlinderung

Zur Ausschaltung des Dehnungsschmerzes und zur Relaxation der Beckenbodenmuskulatur kann in der Austreibungsphase ein **Pudendusblock** *(Pudendusanästhesie)*, d.h. eine Leitungsanästhesie (☞ 37.9.4) des N. pudendus, gesetzt werden. Dadurch werden das untere Vaginaldrittel, die Vulva und der Damm analgesiert. Von Vorteil ist, daß die Gebärende weiter den Preßdrang verspürt.

Dammschutz und Episiotomie

Um ein schonendes und langsames Herausgleiten des kindlichen Kopfes zu ermöglichen und um zu verhindern, daß mütterliches Gewebe zwischen Vagina und Anus **(Damm)** reißt, schützt die Hebamme den Damm (**Dammschutz,** ☞ Abb. 12.54). Sobald der kindliche Kopf durchschneidet, soll die Gebärende nicht mehr pressen, sondern „hecheln“, d.h. schnell und flach durch den Mund atmen, Kopf dabei zurücklegen.

Bei absehbarem Einreißen des Dammes (Blaßwerden der Dammhaut), zur Verkürzung der Preßperiode bei bedenklichem CTG und zum Raumgewinn bei vaginal-operativen Entbindungen wird eine **Episiotomie** (*Dammschnitt*, im Umgangston auch kurz *Epi,* ☞ 12.10.4) durchgeführt. Dabei wird der Damm mit einer speziellen Episiotomieschere gespalten. Die drei möglichen Schnittführungen der Episiotomie zeigt Abb. 12.55. Welche Technik angewandt wird, entscheidet der Arzt in Abhängigkeit von der Indikation der Episiotomie. Die **Dammnaht** erfolgt nach Geburt der Plazenta.

Das Vorgehen bei Episiotomie ohne PDA oder Pudendusblock ist von Haus zu Haus unterschiedlich. In vielen Häusern wird sie ohne Lokalanästhesie vorgenommen, wenn der Schnitt beim Durchschneiden des Kopfes auf dem Höhepunkt einer Wehe erfolgt. Dann ist die Schmerzleitung auf natürliche Weise vermindert, da der kindliche Kopf auf die Nerven drückt. Zu je-

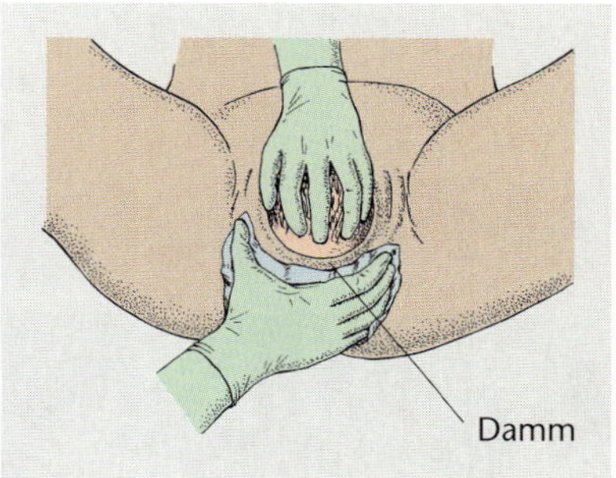

Abb. 12.54: Dammschutz. Die linke Hand der Hebamme führt den Kopf mit leichtem Gegendruck, die rechte Hand schützt ab dem Durchschneiden des kindlichen Kopfes den Damm. [L190]

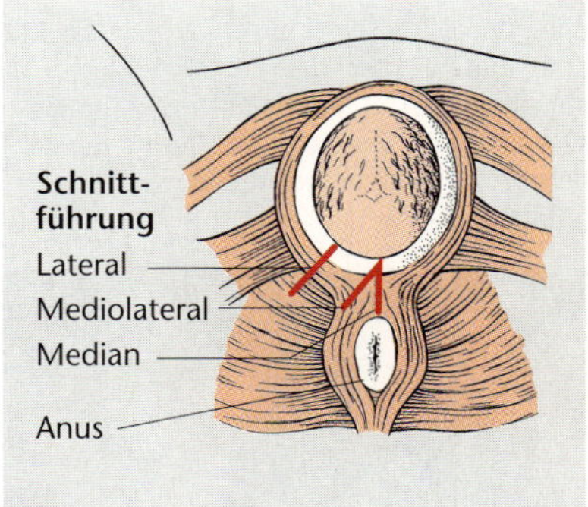

Abb. 12.55: Schnittführungen der Episiotomie (Dammschnitt), um einen Dammriß während der Austreibungsphase zu verhindern. Am häufigsten wird die mediolaterale Schnittführung durchgeführt; bei der medianen ist die Gefahr des Einrisses des analen Sphinkters am größten (☞ 12.10.2). [L190]

Episiotomie [K206]

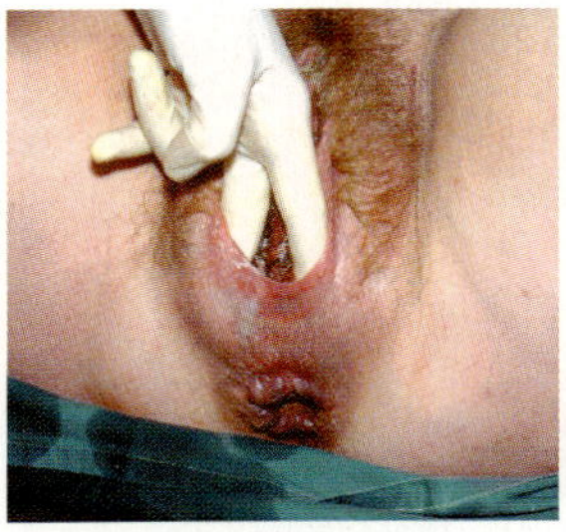

Abb. 12.56: Nach der Indikationsstellung zur Episiotomie schiebt die Hebamme oder der ärztliche Geburtshelfer in der Wehenpause zwei Finger zwischen kindlichen Kopf und Dammhaut.

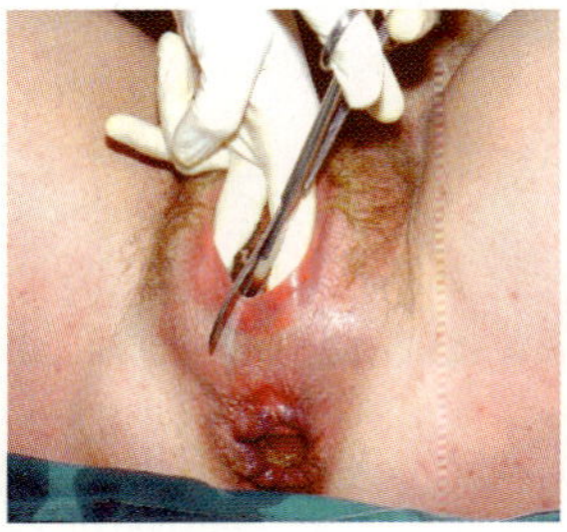

Abb. 12.57: Die Schere wird zur mediolateralen Episiotomie angesetzt, hier im Bereich der Episiotomienarbe einer vorangegangenen Geburt.

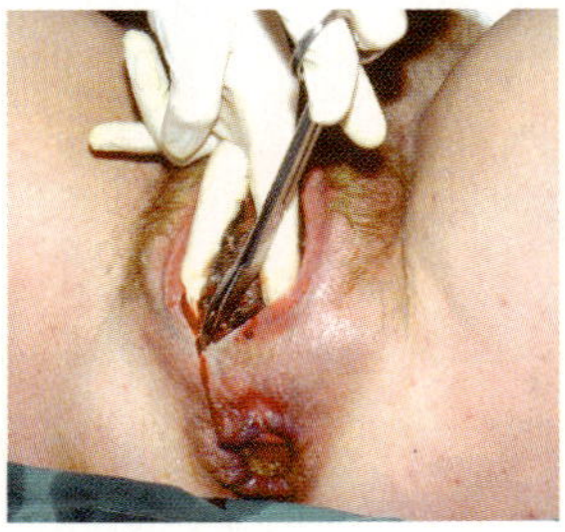

Abb. 12.58: Durch den Schnitt hat der kindliche Kopf mehr Platz auf seinem Weg nach draußen, und einem Dammriß (☞ 12.10.2) ist vorgebeugt.

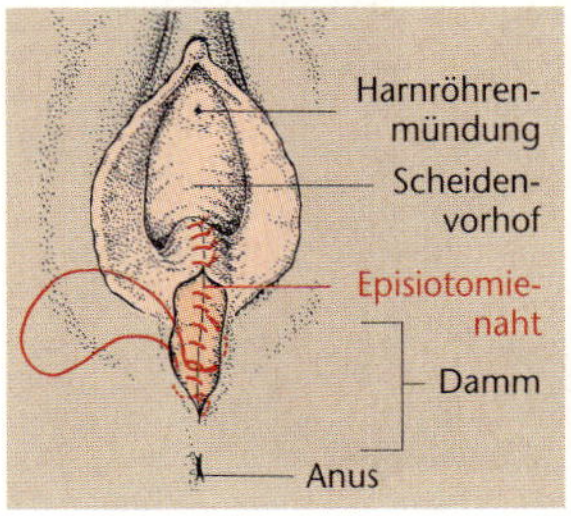

Abb. 12.59: Bei der Dammnaht werden zunächst die Ränder der Scheidenwunde genäht, dann folgen tiefe Nähte im subkutanen und Muskel-Gewebe, anschließend die Naht der Haut. [L190]

dem anderen Zeitpunkt der Episiotomie wird der Damm durch Infiltration eines Lokalanästhetikums betäubt. An anderen Häusern wird stets eine Lokalanästhesie gesetzt, die meist auch noch für die Dammnaht ausreicht.

Pflege bei Episiotomie, ☞ *12.10.4*

12.8.3 Nachgeburtsperiode und Postplazentarperiode

Nachgeburtsperiode: Phase vom Abnabeln des Kindes bis zur Ausstoßung der Plazenta. Dauer bis zu 1 Std.

Postplazentarperiode: Umfaßt die ersten zwei Stunden nach Ausstoßung der Plazenta und ist Beginn des *Wochenbetts*. Wegen der relativ hohen Komplikationsgefahr, werden die Wöchnerinnen in dieser Zeit engmaschig von den Hebammen im Kreißsaal überwacht.

Normaler Geburtsablauf [K206]

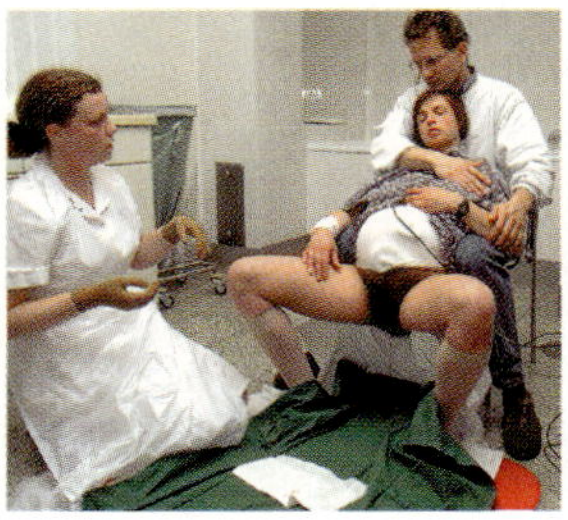

Abb 12.60: Diese Schwangere entbindet in sitzender Position auf einem Gebärstuhl. Ihr Partner sitzt hinter ihr und kann sie bei den Wehen und in den Wehenpausen gut unterstützen.

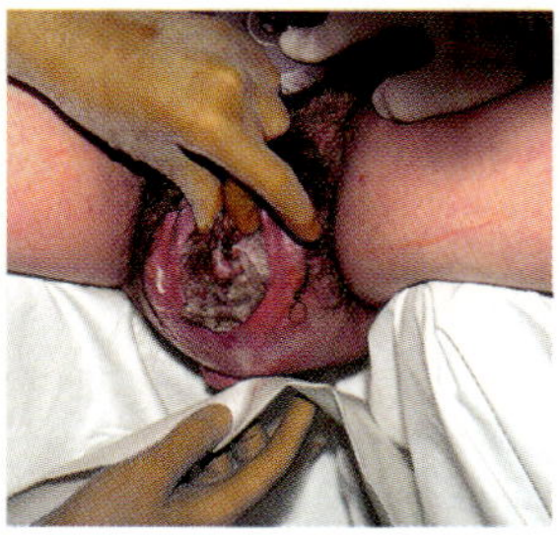

Abb 12.61: Der Kopf des Kindes beim Durchschneiden. Die Hebamme ertastet die gerade stehende Pfeilnaht (☞ 12.7.4).

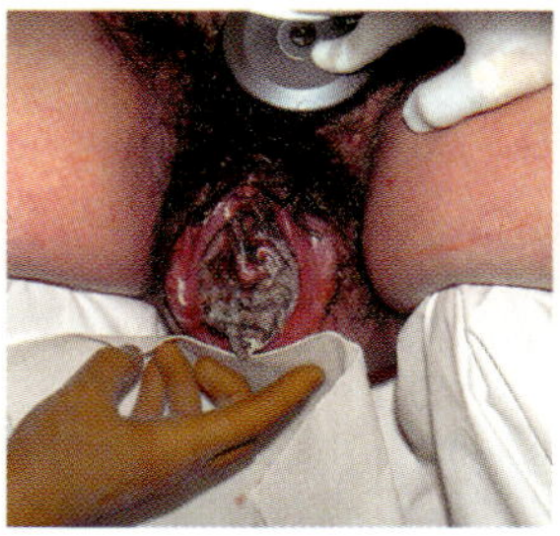

Abb 12.62: Zur Überwachung der kindlichen Herztöne hält der zweite Geburtshelfer den Herztontransducer in die Nähe des kindlichen Thorax. Die Hebamme hält sich bereit zum Dammschutz

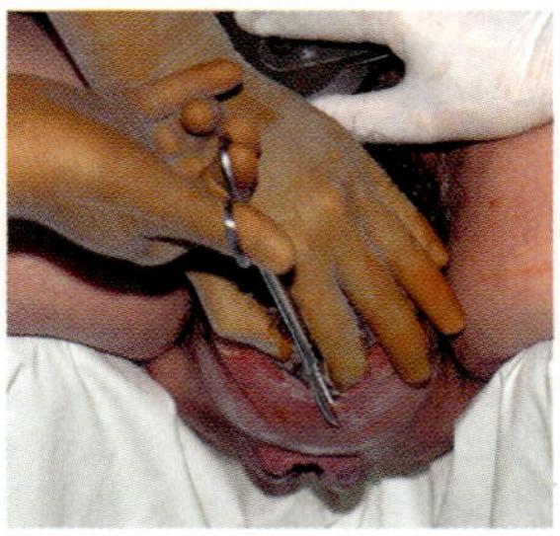

Abb 12.63: Nach der nächsten Wehe ist die Entscheidung zur mediolateralen Episiotomie gefallen.

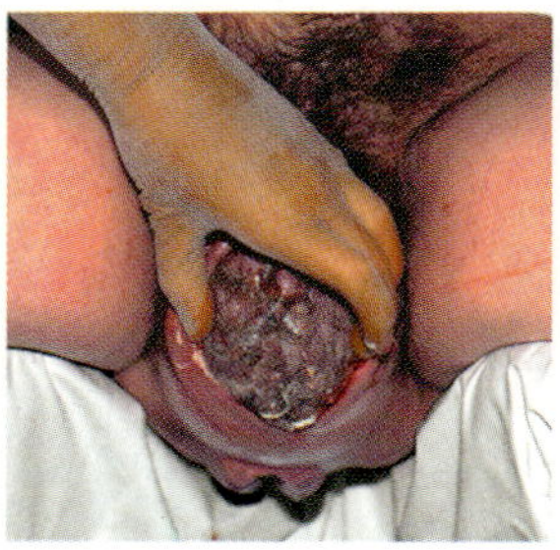

Abb 12.64: Bei der nächsten Wehe tritt der Kopf weiter hervor. Der Anus der Gebärenden klafft weit, da die Weichteile im Beckenboden dem kindlichen Kopf weichen müssen.

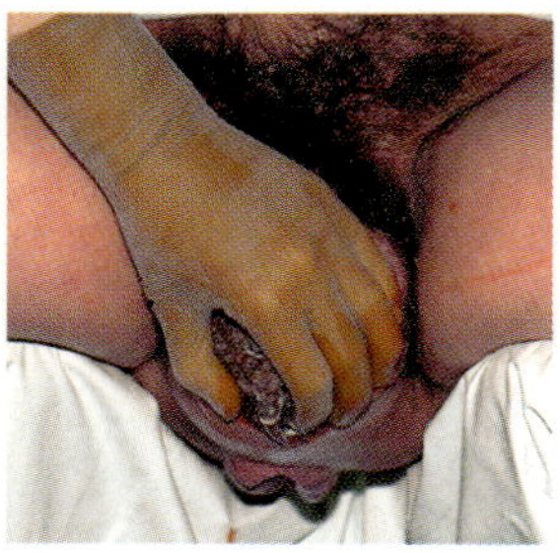

Abb 12.65: Die Hebamme reguliert durch leichten Gegendruck das Hervorgleiten des Kopfes.

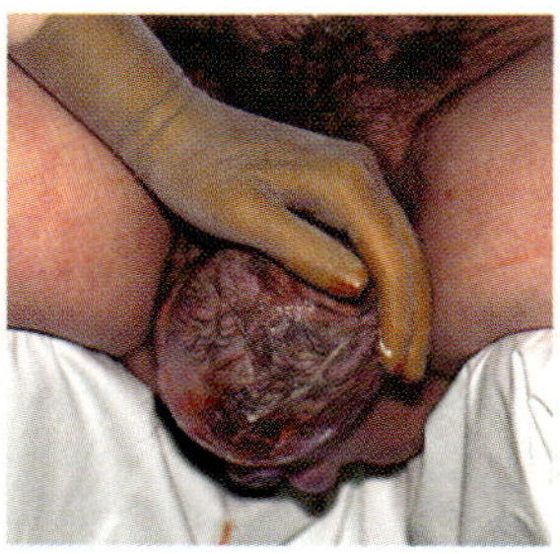

Abb 12.66: Das Gesicht ist geboren, Kopf und Schultern drehen sich um 90°, damit die Schultern geboren werden können.

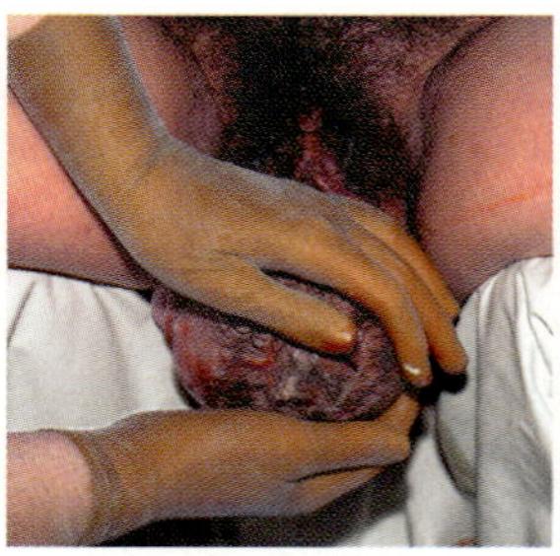

Abb 12.67: Die Hebamme faßt den Kopf, der zur Seite blickt, und führt ihn nach unten, damit die vordere Schulter unter der Symphyse hervorgleiten kann.

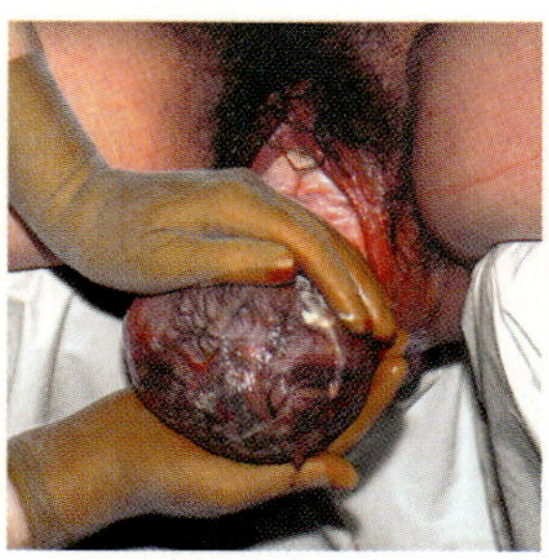

Abb 12.68: Die vordere Schulter ist an der Symphyse vorbeigeglitten und steckt nur noch in der Vulva. Die Hebamme führt in der nächsten Wehe zur Geburt der hinteren Schulter den Kopf nach oben.

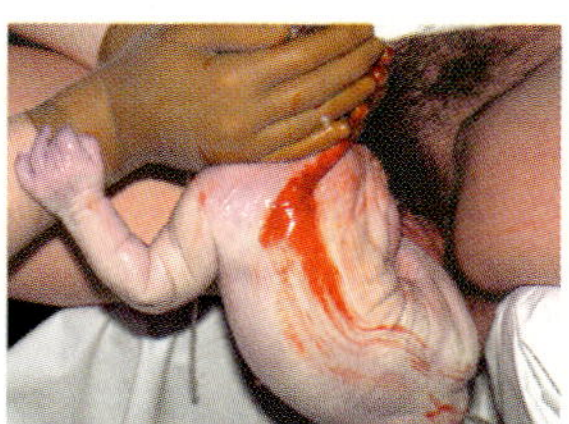

Abb 12.69: Ist die zweite Schulter geboren, folgt oft der restliche Körper in einer Wehe nach.

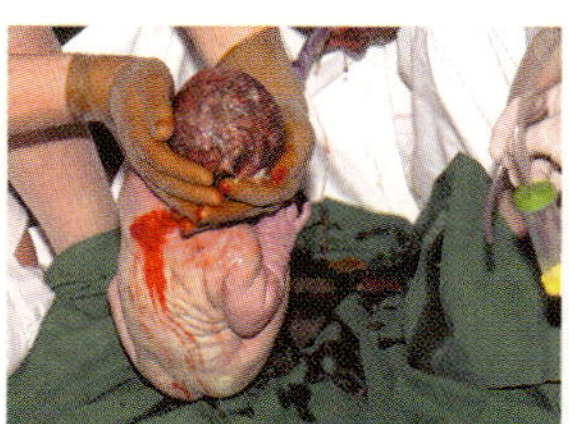

Abb 12.70: Dem Neugeborenen werden zunächst Mund und Nase abgesaugt (☞ 12.9).

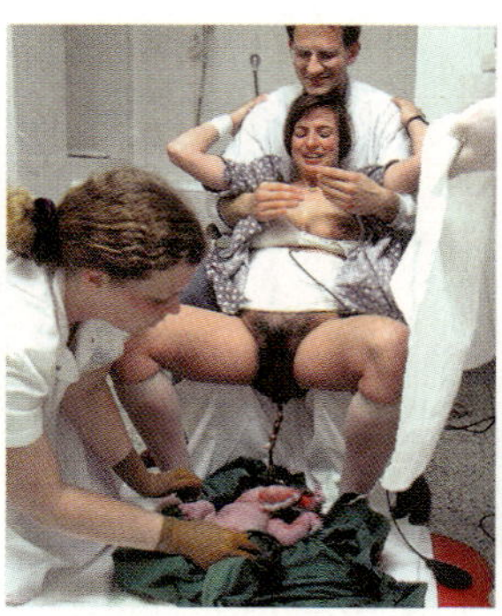

Abb 12.71: Das Neugeborene wird zu Füßen der Mutter abgenabelt (☞ 12.9) und ihr dann zur ersten Kontaktaufnahme außerhalb des Uterus gegeben.

Wenige Minuten nach der Geburt des Kindes setzen die Nachgeburtswehen ein. Sie verkleinern den Uterus und damit die Plazentahaftfläche. Dadurch bildet sich ein *retroplazentares Hämatom*, und die Plazenta wird ausgestoßen.

Zur Beschleunigung der Plazentalösung und zur Verringerung des Blutverlustes wird in vielen Kliniken kurz nach der Geburt des Kindes Oxytocin (z.B. Orasthin®, ☞ Pharma-Info 12.19) i.v. gespritzt.

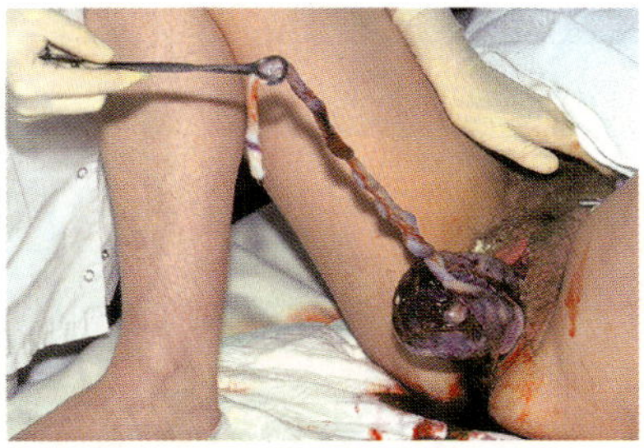

Abb. 12.72: Die Geburt der Plazenta wird von der Hebamme unterstützt durch leichten Zug an der Nabelschnur und gleichzeitigen Druck von außen auf den Uterus in Richtung Vulva. [K206]

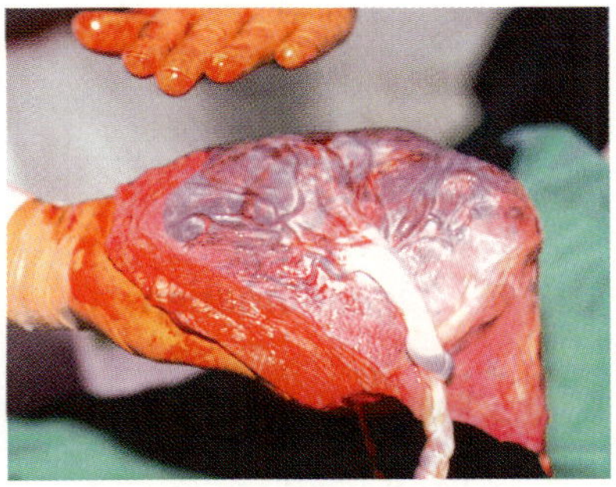

Abb. 12.73: Die Plazenta wird sowohl von der kindlichen Seite (hier im Bild) als auch von der mütterlichen Seite genau auf Vollständigkeit geprüft. [K206]

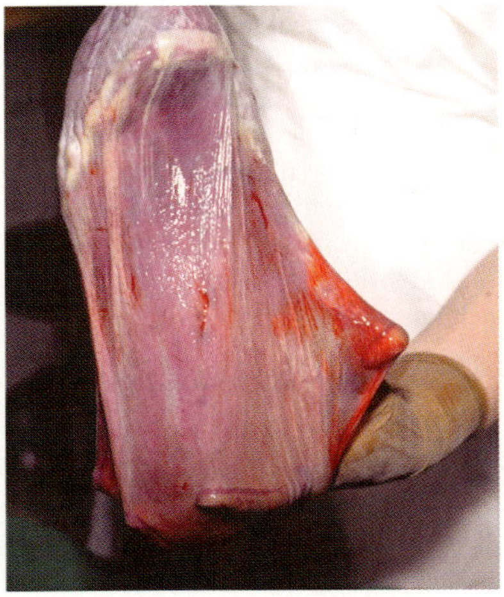

Abb. 12.74: Ebenso werden die Eihäute, für 10 Monate Umhüllung des jetzt Geborenen, untersucht. [K206]

Hebamme und/oder Arzt kontrollieren die ausgestoßene Plazenta und die Eihäute auf Vollständigkeit (☞ Abb. 12.73 und 12.74). Plazentareste im Uterus können zu Infektionen und Blutungen im Wochenbett führen, selten zu polypartigen Wucherungen oder – sehr selten – zum *Chorionkarzinom* (☞ 12.5.3). Nach Ausstoßung der Plazenta wird oft Methylergometrin (z.B. Methergin®) zur Unterstützung der Uteruskontraktion und zur Verhütung von Nachblutungen verabreicht.

Nach Geburt der Plazenta werden eventuelle Geburtsverletzungen und/oder der Dammschnitt versorgt. Der Mutter wird beim Säubern und Umziehen geholfen, und sie wird je nach Wunsch in flacher Rückenlage oder halbsitzend nach Fritsch (☞ Abb. 12.76) gelagert. Nach 15 – 30 Minuten wird sie aufgefordert, sich im Bett zu bewegen. Ist die Frau thrombosegefährdet, stehen die Hebammen mit ihr bereits im Kreißsaal kurz auf.

Optimal ist es, wenn sich Mutter und Kind in einem separaten Zimmer erholen und näher kennenlernen können und auch der Vater dabei sein kann. Treten während dieser Zeit keine Komplikationen wie z.B. Nachblutungen auf, werden Mutter und Kind nach ca. zwei Stunden auf die Wöchnerinnenstation verlegt.

12.9 **Erstversorgung des Neugeborenen**

Das gesunde Neugeborene beginnt direkt nach der Geburt zu atmen und meist auch zu schreien. Es wird dann wie folgt versorgt:

- Die Hebamme oder der Arzt saugt Mund, Nase und Rachenraum des Kindes mit einem sterilen Absaugkatheter ab, um eine Aspiration von Schleim und Fruchtwasser zu verhindern. Dies kann auf dem Bauch der Mutter geschehen (☞ Abb. 12.78)
- In der Regel wird das Neugeborene 1 – 2 Minuten nach der Geburt abgenabelt. Dabei wird die erste Nabelklemme ca. 10 cm, die zweite Klemme ca. 13 cm vom Nabel des Kindes entfernt gesetzt und die Nabelschnur zwischen beiden Klemmen mit der Nabelschere durchtrennt. In vielen Häusern darf dies der Vater tun. Das endgültige Abnabeln erfolgt bei der späteren Nabelversorgung
- Der Arzt entnimmt zur pH-Bestimmung Blut aus der Nabelschnurarterie. Außerdem bestimmt er eine, fünf und zehn Minuten nach der Geburt den **Apgar-Wert** (☞ Tab. 12.75). Alle Werte dienen der Beurteilung des kindlichen Zustandes unmittelbar nach der Geburt
- Der ärztliche Geburtshelfer horcht Herz und Lungen ab (☞ Abb. 13.57)
- Danach wird das Kind provisorisch in warme Tücher gehüllt und der

Beurteilungs-kriterium	**Bewertung**		
	0 Punkte	**1 Punkt**	**2 Punkte**
Atembewegungen	Keine (Apnoe)	Flach, unregelmäßig, Schnappatmung	Regelmäßige Atmung, kräftiges Schreien
Puls	Nicht wahrnehmbar	< 100/Min.	> 100/Min.
Grundtonus (Muskeltonus, Aktivität)	Schlaffer Tonus, keine Bewegungen	Geringer Tonus, wenig Bewegungen	Guter Tonus, aktive Bewegungen
Aussehen (Hautfarbe)	Blau (zyanotisch), weiß/blaß	Stamm rosa, Extremitäten blau	Vollständig rosa
Reflexerregbarkeit (Reaktion auf Hautreiz oder Absaugen)	Keine Reaktion	Grimassieren, geringe Reaktion	Schreien, Husten, Niesen, abwehrende Reaktion
Beurteilung anhand der Gesamtpunktzahl: 7 – 10: unauffällig; 4 – 6 mäßige Depression; < 4: schwere Depression, akute Gefährdung			

Tab. 12.75: Apgar-Schema. Das von der Anästhesistin Virginia Apgar entwickelte Punkte-Schema dient der Zustandsbeurteilung von Neugeborenen unmittelbar nach der Geburt. Zur Gedächtnisstütze werden die Beurteilungskriterien so formuliert, daß ihre Anfangsbuchstaben ebenfalls das Wort „Apgar" ergeben (hier die meistgebräuchlichsten Bezeichnungen).

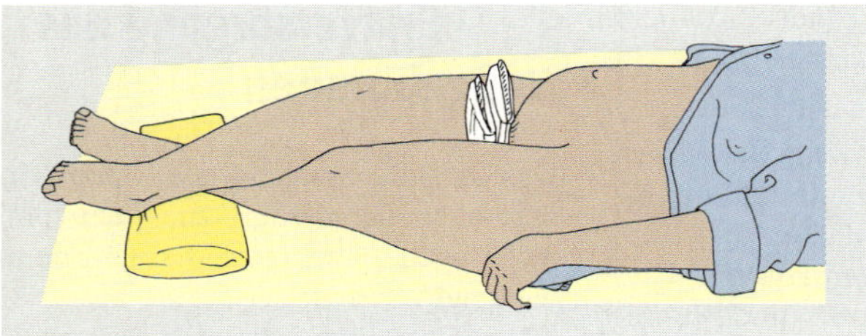

Abb. 12.76: Lagerung nach Fritsch. Die Beine sind gestreckt, die Unterschenkel übereinandergeschlagen. Eine saugstarke Vorlage liegt vor der Vulva, ihr hinterer Teil wird unter das Gesäß geschoben. Auf diese Weise sammelt sich das Blut in dem Dreieck zwischen Vulva und Oberschenkel, und eine abnorm starke Blutung kann sofort erkannt werden. [L215]

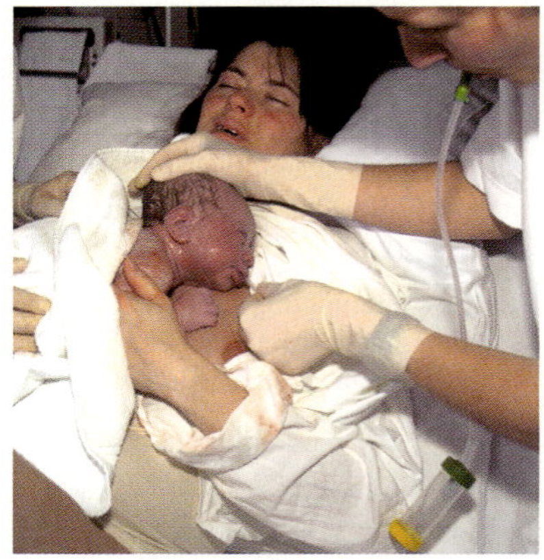

Abb. 12.78 (rechts): Dieses Neugeborene wurde unmittelbar nach der Geburt in ein Tuch gepackt und der Mutter auf den Bauch gelegt. Die Hebamme saugt mit einem speziellen Absaugset Schleim und Fruchtwasserreste aus Mund, Rachen und Nase. Anschließend erfolgt die Abnabelung. [K206]

Mutter auf den Bauch gelegt. Dort hört es die vertrauten Herztöne der Mutter und beruhigt sich meist bald. Während dieser Kennenlern- und Erholungsphase sollte es auch erstmalig an die Brust angelegt werden

- Nach einer angemessenen Zeitspanne wird das Kind von der Hebamme übernommen, gemessen (Körperlänge und Kopfumfang), gewogen (☞ Abb. 12.78) und gebadet. Der Nabel wird endgültig versorgt (☞ 13.2.1, hausinterne Richtlinien beachten) und das Baby mit einem Armband gekennzeichnet und angezogen. Zur Prophylaxe einer Vitamin-K Mangelblutung erhält es Vitamin-K-Tropfen. Besteht bei der Mutter (der Verdacht auf) eine Gonokokkeninfektion, wird zur Prophylaxe einer eitrigen Bindehautentündung *(Gonoblennorrhö,* ☞ 30.11.1) in jedes Auge ein Tropfen 1%ige Silbernitrat-Lösung geträufelt **(Credé-Prophylaxe).** Die Durchführung dieser Prophylaxe ist nicht mehr gesetzlich vorgeschrieben
- Entweder wird das Kind dann ein zweites Mal der Mutter gegeben oder in Nähe der Mutter oder auch im Neugeborenenzimmer in sein Bettchen gelegt

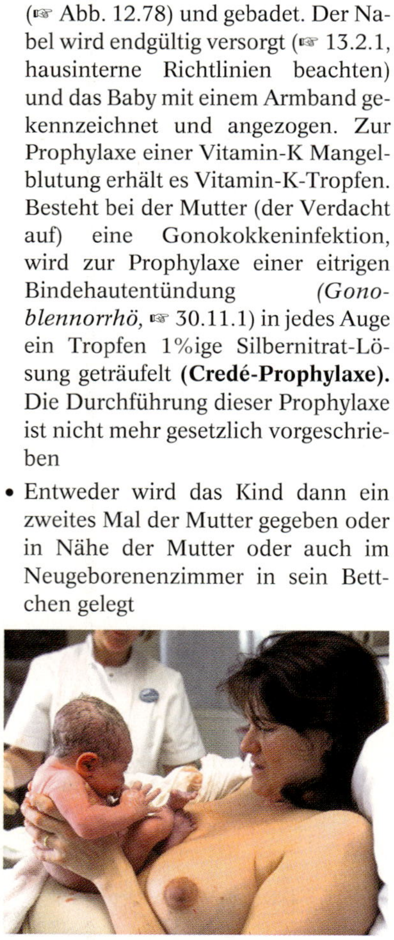

Abb. 12.77: Die erste intensive Kontaktaufnahme zwischen Mutter und Kind Haut an Haut. [K206]

- Im Laufe der ersten 24 Lebensstunden nimmt ein Kinderarzt die Neugeborenen-Erstuntersuchung (U1, ☞ 13.4.4) vor.

Bei nicht wenigen Kindern besteht eine Diskrepanz zwischen dem errechneten und dem tatsächlichen Geburtstermin. Andere werden zwar am errechneten Termin geboren, scheinen aber noch nicht oder schon zu reif. Bei diesen Kindern sowie allen Neugeborenen mit einem Geburtsgewicht unter 2500 g wird das **Gestationsalter** *(Tragzeit)* des Neugeborenen geschätzt, das der Schwangerschaftsdauer in Wochen p.m. entspricht. Für definierte Kriterien (z.B. Hautbeschaffenheit, Ohrform, Lanugobehaarung, Fußsohlenfurchung) werden Punkte vergeben. Die Gesamtpunktzahl steht in direkter Beziehung zum geschätzten Gestationsalter.

Weitere Pflege des Neugeborenen, ☞ *12.12.4, 13.6.2*

12.10 Pathologische Geburt

Dystokie: Gestörter Geburtsverlauf. Bedingt durch *mechanische Ursachen* (z.B. Beckenverformungen der Mutter, Lageanomalien) oder *funktionelle Störungen* (z.B. **Wehendystokie** bei Wehenschwäche oder zu hoher Grundspannung der Gebärmutter, **Zervixdystokie** bei unzureichender Eröffnung des Muttermundes).

Je nach Ursache des gestörten Geburtsverlaufes und Ausmaß der Gefährdung für Mutter und Kind kann (zunächst) abgewartet werden, reichen konservative Maßnahmen aus oder muß die Geburt innerhalb weniger Minuten operativ beendet werden.

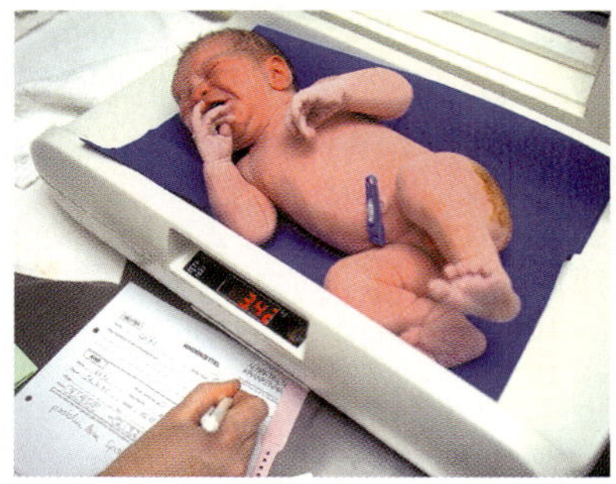

Abb. 12.79: Das frisch gebadete Neugeborene wird nun gemessen und gewogen. Die braunen Flecken an der linken Pobacke sind Mekoniumreste, die sehr klebrig sind und erst mit dem nächsten Bad abgehen werden. [K206]

12.10.1 Lageanomalien

Lageanomalie *(kindliche Fehllage):* Abweichung von der normalen Schädellage des Feten. Häufigkeit von **Beckenendlagen** ca. 3 – 5%, von **Querlagen** ca. 0,7% aller Geburten.

Krankheitsentstehung

Meist bleibt die Ursache der Lageanomalie unklar. Risikofaktoren sind Beckenanomalien der Mutter oder Fehlbildungen des Kindes, die beide eine zeitgerechte Drehung des Kindes erschweren. Auch bei Frühgeburten und Mehrlingen treten Lageanomalien gehäuft auf.

Symptome, Untersuchungsbefund

Diagnostik

Der Mutter fällt evtl. auf, daß „das Kind so weit unten strampelt". Bei der gynäkologischen Untersuchung ist der Kopf unter dem Rippenbogen oder seitlich tastbar. Heute ist eine sichere Diagnosestellung durch die Sonographie problemlos möglich.

Risiken der Lageanomalien

Das Risiko der *Beckenendlagen* besteht darin, daß Füße und Steiß den Geburtskanal nicht so weit dehnen, daß der (größere) Kopf schnell nachfolgen kann. Ab einem bestimmten Zeitpunkt drückt der Kopf die Nabelschnur zusammen, die ja mit dem Nabel des Kindes vorangeht, aber noch nach oben Verbindung zur Plazenta hat, so daß die Sauerstoffversorgung des Kindes beeinträchtigt ist und die Geburt auf jeden Fall innerhalb der nächsten Minuten beendet werden muß. Wegen der unzureichenden Vordehnung der Geburtswege sind dabei v.a. Kopf, Wirbelsäule und Hals des Kindes erhöhten mechanischen Belastungen ausgesetzt. Bei der *Querlage* ist eine vaginale Geburt überhaupt nicht möglich. In beiden Fällen ist das Risiko eines **Nabelschnurvorfalls** beim Blasensprung erhöht, da der Kopf die Muttermundöffnung nicht abdichtet. Der Kopf oder andere Körperteile des Kindes klemmen dann die Nabelschnur mit den lebenswichtigen Blutgefäßen ab, und es kommt zu einem lebensbedrohlichen Sauerstoffmangel des Kindes.

Behandlungsstrategie

Liegt das Kind einer Erstgebärenden in Beckenendlage, wird meistens ein Kaiserschnitt (*Sectio caesarea,* ☞ 12.10.4) durchgeführt, da das Risiko für das Kind hierbei geringer ist als bei einer vaginalen Geburt. Unter bestimmten Voraussetzungen (geschätztes Gewicht des Kindes 2500 – 3500 g, keine reine Fußlage, kein vorzeitiger Blasensprung, unauffällige Beckenaustastung, evtl. PDA) kann bei Einverständnis der Schwangeren eine vaginale Entbindung versucht werden. Bei einer Frau,

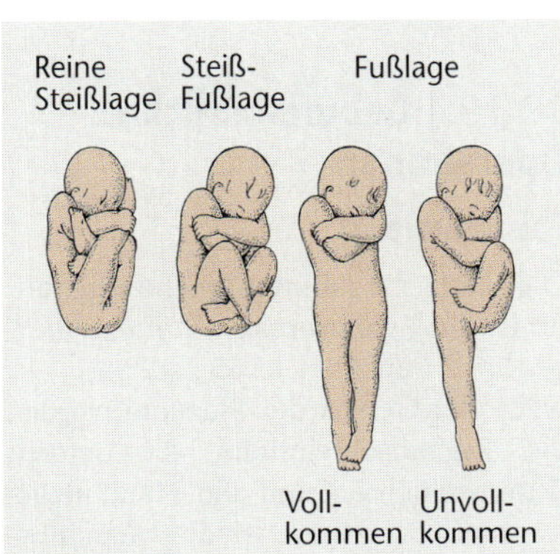

Abb. 12.80: Beckenendlagen. Am häufigsten ist die reine Steißlage. [L190]

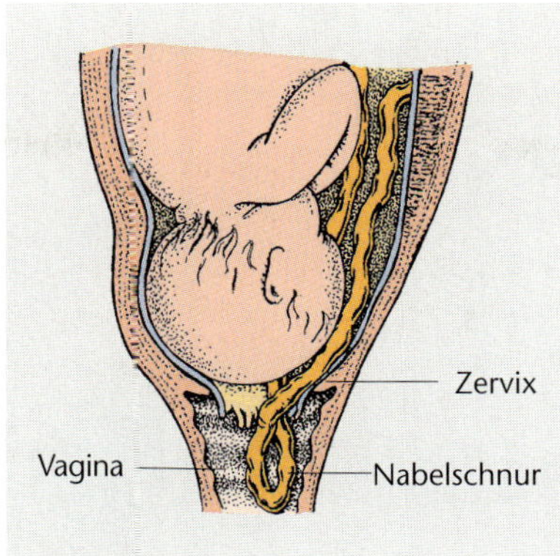

Abb. 12.81: Bei jeder 200. Geburt kommt es zu einem Nabelschnurfall. Die Gefahr ist besonders groß, wenn die Fruchtblase platzt, bevor der Kopf in das kleine Becken eingetreten ist. [L190]

die bereits Kinder geboren hat, sind die Geburtswege weicher, so daß (häufig) eine vaginale Geburt möglich ist. Durch spezielle Handgriffe unterstützt der Arzt die Geburt des Kindes. Sobald Komplikationen auftreten, wird ein Kaiserschnitt durchgeführt. Bei einer Querlage ist stets ein Kaiserschnitt erforderlich. Bis dahin sind eine medikamentöse Wehenhemmung und Beckenhochlagerung der Gebärenden erforderlich. Bei einem Nabelschnurvorfall muß sofort ein Kaiserschnitt durchgeführt werden, um das Leben des Kindes zu retten.

Pflege bei Sectio caesarea, ☞ *12.10.4*

> ⓘ Wegen des erhöhten Risikos für das Kind muß bei jeder Beckenendlage der Baby-Notfallkoffer bereitstehen!

Nach der Geburt müssen sowohl die Mutter auch als das Kind auf Geburtsverletzungen untersucht und sorgfältig beobachtet werden.

12.10.2 Mütterliche Geburtsverletzungen

Dammriß

Die häufigsten mütterlichen Geburtsverletzungen sind **Dammrisse,** genauer *Scheidendammrisse,* die durch Überdehnung des Dammes entstehen. Je nach Schwere der Verletzung werden drei Grade unterschieden:

- **Grad I:** Hauteinriß des Introitus, der Vagina und des Dammes ohne Verletzung der Dammuskulatur
- **Grad II:** Riß der Dammuskulatur bis zum äußeren Schließmuskel des Darmes heran, der Schließmuskel selbst bleibt aber intakt
- **Grad III:** Dammriß mit Verletzung des Schließmuskels und manchmal auch der Rektumvorderwand. Das Einreißen der Rektumvorderwand wird gelegentlich auch als Dammriß *Grad IV* bezeichnet.

Die medizinische Versorgung bei Dammrissen Grad I und II besteht in einer Dammnaht (☞ 12.8.2). Bei einem Dammriß Grad III muß der äußere Schließmuskel sorgfältig rekonstruiert werden, um eine spätere Stuhlinkontinenz zu vermeiden.

Pflege bei Dammriß

Die Pflege bei Dammrissen I. und II. Grades entspricht der Pflege bei Episiotomie (☞ 12.10.4).

Bei einem Dammriß III. Grades muß für weichen Stuhlgang gesorgt werden (☞ 7.9.2). Dabei dürfen keine Einläufe oder Suppositorien gegeben werden. Rektale Untersuchungen sind ebenfalls nicht erlaubt. Ist die Rektalschleimhaut eingerissen, wird in der Regel Astronautenkost gegeben, die bereits im Dünndarm resorbiert wird, so daß die Stuhlmenge äußerst gering ist.

Zervixriß

Gelegentlich können stark blutende **Zervixrisse** auftreten, die sorgfältig genäht werden müssen. Sie entstehen z.B. bei Zangenentbindungen (☞ 12.10.4) oder wenn sich der Muttermund noch nicht ganz geöffnet hat, die Gebärende aber schon preßt.

Uterusruptur

Für Mutter und Kind sehr gefährlich ist die **Uterusruptur,** d.h. das Zerreißen der Gebärmutter. Häufig handelt es sich um ein schmerzloses Aufplatzen der Narbe nach vorangegangenen Uterusoperationen. Jedoch kann auch ein intakter Uterus rupturieren, z.B. bei Querlage des Kindes. Aufgrund der besseren medizinischen Möglichkeiten ist eine Uterusruptur in Deutschland sehr selten geworden. Die Uterusruptur erfordert eine sofortige Operation. In günstigen Fällen ist eine Uterusübernähung möglich, ansonsten muß der Uterus entfernt werden.

12.10.3 Plazentalösungsstörung und Uterusatonie

Plazentalösungsstörung

Plazentalösungsstörung: Gestörte Ablösung der Plazenta von der Uteruswand nach der Geburt des Kindes. Kann mit und ohne stärkere Blutung einhergehen. Entweder funktionell (bei Wehenschwäche nach der Geburt, bei überfüllter Harnblase) oder durch zu tiefes Einwachsen der Plazentazotten in die Uteruswand.

Zunächst wird versucht, nichtinvasiv eine Plazentalösung herbeizuführen:

- Harnblase entleeren, Uterus leicht massieren, um eine Wehe „anzureiben", Eisblase auflegen
- Kontraktionsmittel injizieren (z.B. Methergin® oder Syntocinon® i.m. oder i.v.)
- Credé-Handgriff durchführen (☞ Abb. 12.83.

Bleiben diese Maßnahmen erfolglos, muß die Plazenta – in der Regel unter Kurznarkose – manuell gelöst und vorsichtig eine Abrasio (☞ 32.4.11) vorgenommen werden. Ist die Plazenta in das Myometrium hineingewachsen (sehr selten), muß meist der Uterus entfernt werden.

Uterusatonie

Uterusatonie: Unzureichende Kontraktion der Gebärmutter nach Ausstoßung der Plazenta. Zeigt sich meist durch massive vaginale Blutungen (> 500 ml), manchmal auch durch den kontinuierlichen Abgang kleinerer Blutmengen bei Einblutung in die Gebärmutterhöhle (hoher Fundusstand).

Atonische Nachblutungen können nicht nur in der Nachgeburtsperiode auftreten, sondern auch noch zu Beginn des Wochenbetts.

Ursachen einer Uterusatonie sind Kontraktionsschwäche und/oder Überdehnung des Myometriums z.B. nach einer Zwillingsschwangerschaft, operative Geburtsbeendigung oder Uterus myomatosus (☞ 32.8.2).

Bei massiven Blutungen wird zunächst versucht, den Uterus während einer Nachwehe „auszudrücken" und mit der flachen Hand vom Fundus her komprimiert zu halten, damit die Gebärmutterhöhle nicht wieder vollblutet (☞ Abb. 12.83). Gleichzeitig wird manuell oder medikamentös versucht, neue Kontraktionen anzuregen.

Blutet die Frau weiterhin stark, werden Infusionen mit Oxytocin (z.B. Orasthin®), Methergin-Oxytocin (z.B. Syntometrin®) oder Prostaglandinen (z.B. Minprostin® E_2) angehängt. Helfen auch diese nicht, muß die Gebärmutterhöhle tamponiert werden. In seltenen Fällen bleibt als letzte Möglichkeit nur die Entfernung des Uterus. Gleichzeitig müssen eine Schocktherapie durchgeführt und andere Ursachen einer Nachblutung ausgeschlossen werden (☞ Kasten).

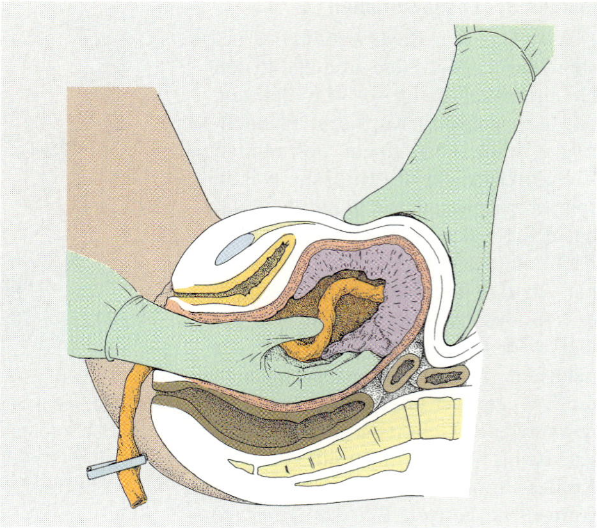

Abb. 12.82: Manuelle Lösung der Plazenta. Anschließend wird vorsichtig eine Abrasio vorgenommen. [L190]

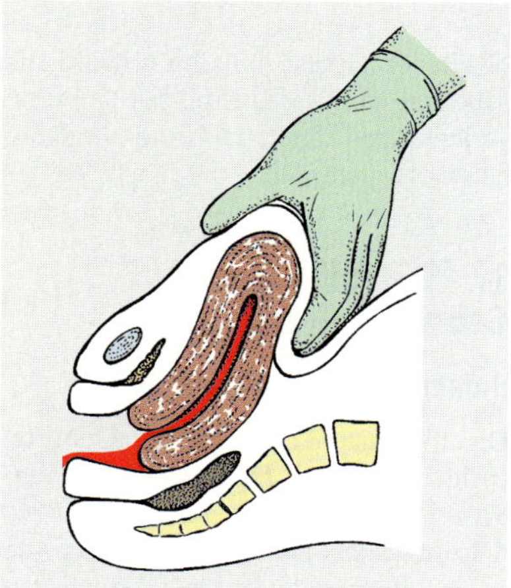

Abb. 12.83: Credé-Handgriff. Der Uterus wird mit einer Hand umfaßt (Daumen auf der Vorderseite, die übrigen Finger auf der Hinterseite) und komprimiert. [L190]

☑ Nachblutungen in der Nachgeburtsperiode

In der Nachgeburtsperiode ist die häufigste Komplikation überhaupt eine zu starke Nachblutung. Folgende Ursachen kommen in Betracht:

- *Plazentalösungsstörung* oder *unvollständige Plazentaausstoßung*. Daher ausgestoßene Plazenta stets auf Vollständigkeit überprüfen
- *Uterusatonie*. Daher durch Tasten von außen prüfen, ob der Uterus abnorm groß oder schlaff ist
- *Mütterliche Geburtsverletzungen*. Daher Patientin auf einen Scheiden- oder Zervixriß untersuchen
- *Gerinnungsstörungen*. Daher Gerinnungsdiagnostik (Thrombos, Quick, PTT, Fibrinogen, Fibrinogenspaltprodukte) einleiten.

12.10.4 Geburtshilfliche Operationen

Episiotomie

Die häufigste geburtshilfliche Operation ist die **Episiotomie** (*Dammschnitt*, ☞ 12.8.2 und Abb. 12.55 – 12.59).

Nach der Geburt der Plazenta werden die Vaginalschleimhaut, die tieferen Dammschichten und die Haut in getrennten Schichten wieder verschlossen. Vorher muß die Frau rektal untersucht werden, um Darmverletzungen auszuschließen.

Pflege nach Episiotomie

- In den ersten zwei Tagen nach der Geburt Genitalspülungen (☞ 32.2.2) vornehmen, ab dem dritten Tag Sitzbäder (☞ 32.2.3). Bei den Sitzbädern darauf achten, daß die Brust nicht mit dem Badewasser in Berührung kommt
- Die Dammnaht täglich auf Zeichen einer Infektion, eines Hämatoms oder einer verzögerten Wundheilung inspizieren. Bei Dehiszenzen (Auseinanderweichen der Wundränder) Arzt informieren und Patientin nüchtern lassen, da evtl. eine Sekundärnaht (☞ 27.4.3) erforderlich ist
- Auf die Naht evtl. mehrmals am Tag Salbentupfer auflegen, z.B. mit einer Wund-Heilsalbe wie Bepanthen® oder einer anästhesierenden Salbe wie Actovegin® oder Xylocaingel®
- In Absprache mit dem Arzt trockene Wärme anwenden (z.B. Sollux-Lampe, ☞ 10.9.7). Während der Behandlung eine Einmalunterlage zum Auffangen der Lochien (Wochenfluß, ☞ 12.12.1) unterlegen
- Beim Sitzen Sitzring oder weiches Kissen verwenden, da es für die Wöchnerin in der ersten Woche nach der Geburt sehr unangenehm ist, auf der Naht zu sitzen
- Bei stärkeren Schmerzen Analgetika nach Arztanordnung geben, z.B. Diclofenac, etwa in Voltaren® Supp.

Ob eine Fadenentfernung notwendig ist, hängt vom verwendeten Fadenmaterial ab. Heute werden meist resorbierbare Fäden (☞ 11.3.7) benutzt, so daß die Fäden nicht gezogen werden müssen.

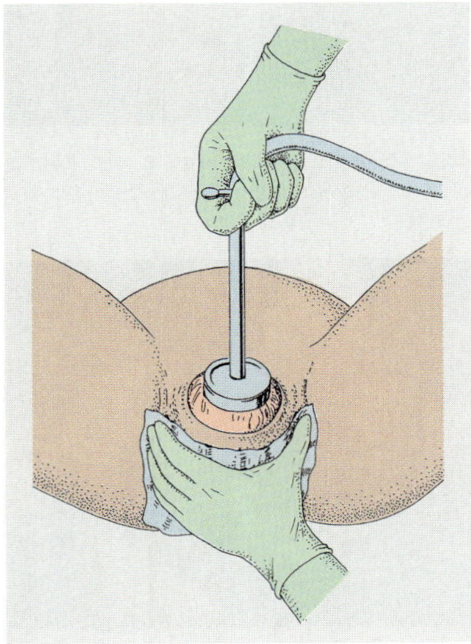

Abb. 12.84: Vakuumextraktion bei Schädellage. Die rechte Hand zieht wehensynchron am Extraktor, während die linke den Damm schützt. [L190]

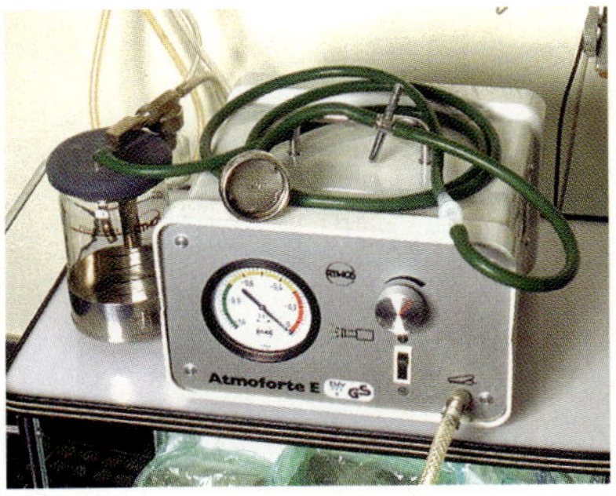

Abb. 12.85: Zum Vakuumextraktor gehören eine Saugglocke, ein Schlauchsystem mit integriertem Handgrifff und eine Vakuumpumpe. [K183]

Vaginal-operative Entbindungen

Als **vaginal-operative Entbindungen** werden **Vakuum-Extraktion** *(Saugglocken-Entbindung)* und **Forzeps-Entbindung** (*Zangenentbindung*, von lat. forceps = Zange) bezeichnet. Sie sind notwendig, wenn es während der Austreibungsperiode zu einem Geburtsstillstand kommt. Bei der Vakuum-Extraktion wird eine Saugglocke auf den kindlichen Kopf aufgesetzt und nach Erzeugung eines Unterdrucks das Kind mit der Wehe vorsichtig herausgezogen. Bei der Forzeps-Entbindung wird eine spezielle Zange um den Kopf des Kindes gelegt und ohne Kraftanwendung geschlossen. Die Entwicklung des Kindes erfolgt ebenfalls mit der Wehe. In beiden Fällen muß eine Episiotomie gemacht und die Mutter anschließend sorgfältig auf Verletzungen (☞ 12.10.2) untersucht werden.

Nach der Geburt besteht ein erhöhtes Risiko der **Uterusatonie** (☞ 12.10.3). Prophylaktisch können Medikamente gegeben werden, welche die Uteruskontraktionen unterstützen (z.B. Syntocinon® oder Syntometrin®).

Pflege nach vaginal-operativer Entbindung

- Die Patientin wird auf Blutungen oder eine verzögerte Rückbildung des Uterus kontrolliert (☞ 12.12.1, Abb. 12.97, Kontrolle des Fundusstandes im Wochenbett)
- Das Kind wird sowohl nach einer Vakuum-Extraktion als auch nach einer Zangenentbindung sorgfältig beobachtet. Nach einer Vakuumextraktion hat das Kind dort, wo die Saugglocke ansetzte, eine entsprechend geformte **Kopfgeschwulst** (☞ 13.7.4), die nach der Geburt rasch verschwindet.

Sectio caesarea

Eine **Sectio caesarea** (kurz *Sectio, Kaiserschnitt, Schnittentbindung*) ist indiziert, wenn die Geburt aufgrund mütterlicher oder kindlicher Gefährdung schnell beendet werden muß, eine vaginal-operative Geburt aber noch nicht möglich ist, weil das Kind noch nicht tief genug in den Geburtskanal eingetreten ist. Außerdem wird eine **elektive** (*geplante*) **Sectio** vorgenommen, wenn eine vaginale Geburt für Mutter oder Kind ein unverantwortlich hohes Risiko bedeuten würde.

Je nach Wunsch der Schwangeren und Dringlichkeit des Eingriffs ist die Sectio caesarea unter Vollnarkose oder mit Periduralanästhesie möglich (bei Notfall immer Vollnarkose). Nach Eröffnung der Bauchdecken durch einen

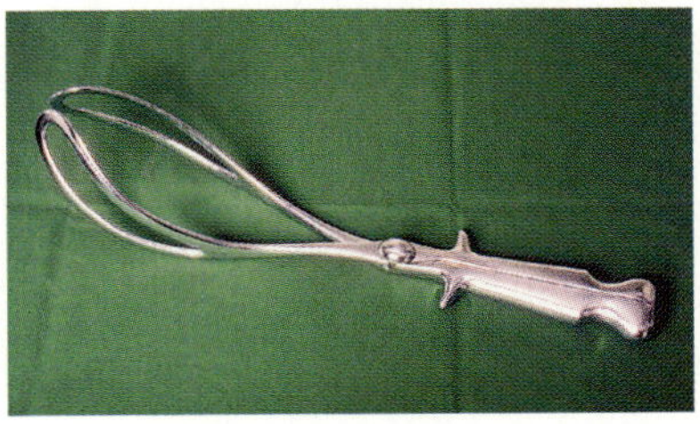

Abb. 12.86: Geburtszange. [K183]

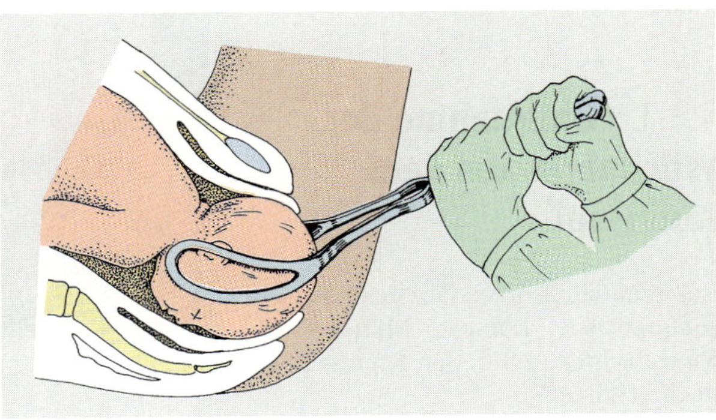

Abb. 12.87 (rechts): Während der folgenden Wehe wird das Kind mit der ohne Kraftanwendung geschlossenen Zange aus dem Geburtskanal gezogen. [L190]

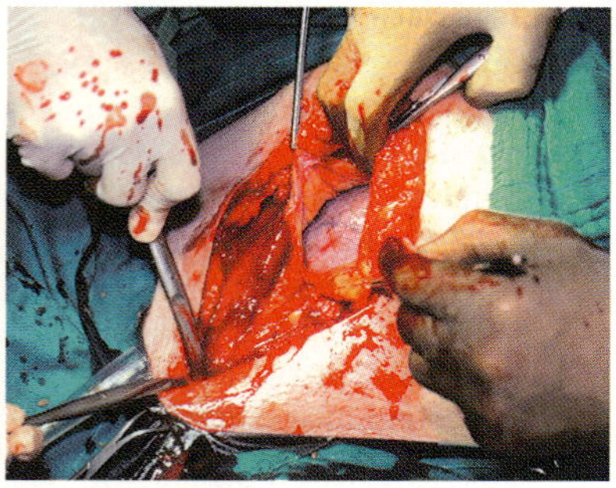

Abb. 12.88: Sectio caesarea. Eröffnung der verschiedenen Schichten bis zum Uterus. Der Hautschnitt erfolgte quer oberhalb der Schamhaargrenze (Pfannenstielschnitt, ☞ Abb. 11.42). Durch die Spreizung wurde er zu einer Raute erweitert, und nach Durchtrennung der Faszie zwischen beiden Mm. recti abdominis wurde das Peritoneum eröffnet. Darunter glänzt bläulich der Uterus. [K206]

Schnitt unmittelbar oberhalb der Schamhaargrenze und Eröffnung der Gebärmutter wird das Kind entwickelt, abgenabelt, abgesaugt und an die Hebamme weitergegeben. Anschließend werden alle durchtrennten Schichten der mütterlichen Bauchwunde sorgfältig wieder verschlossen.

Pflege bei Sectio caesarea

Allgemeine perioperative Pflege, ☞ 11.4;
Pflege bei gynäkologischen Operationen, ☞ 32.2.5

- Vor der Sectio Blasendauerkatheter legen
- Nach der Sectio Patientin wie bei abdominaler Hysterektomie pflegen (☞ 32.8.2). Zusätzlich Lochien kontrollieren (☞ 12.12.1)
- Kind möglichst bald an die Brust anlegen
- Bei rh-negativer Mutter und Rh-positivem Kind notwendige Rhesus-Prophylaxe durchführen (Arztanordnung)
- Blasenkatheter am ersten, Drainagen am zweiten postoperativen Tag ziehen.

12.11 Übernahme der Wöchnerin aus dem Kreißsaal

Bei unauffälligem Verlauf der Postplazentarperiode können Mutter und Kind nach ca. 2 Std. den Kreißsaalbereich verlassen.

Übergabegespräch

Im Übergabegespräch informieren sich die Pflegenden der Entbindungsstation über:

- Verlauf der Geburt und der Postplazentarperiode
- Höhe des Blutverlustes
- Art der Schmerzausschaltung (PDA?, Pudendusblock?)
- Verabreichung von Medikamenten (ja/nein?, welche?)
- Durchführung einer Episiotomie (ja/nein?)
- Ermittelte Werte bei Vitalzeichenkontrolle
- Psychischen Zustand der Wöchnerin
- Erstes Aufstehen (ja/nein, wann?, Komplikationen?)

Sectio caesarea (Kaiserschnitt) [K206]

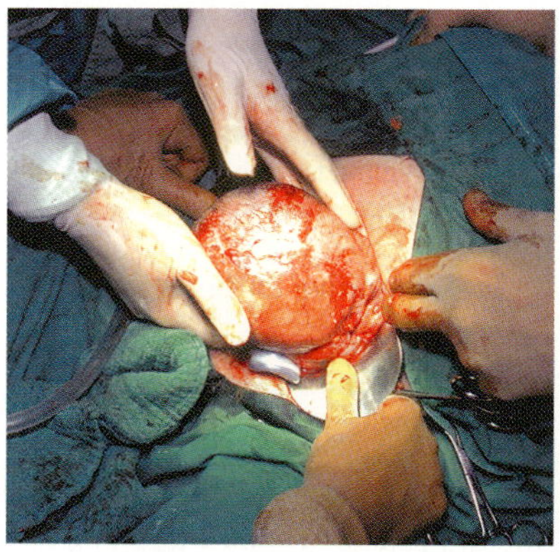

Abb. 12.89: Nach Eröffnung des Uterus faßt der Geburtshelfer den Kopf und zieht ihn aus der Uterushöhle heraus.

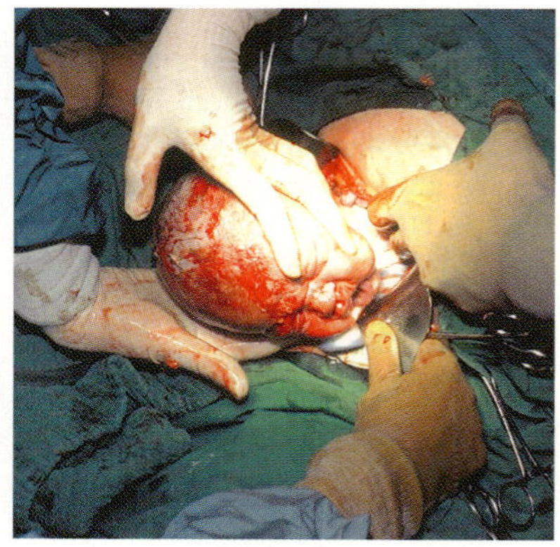

Abb. 12.90: Durch Seitneigung des Kopfes wird die Entwicklung der ersten Schulter eingeleitet, ...

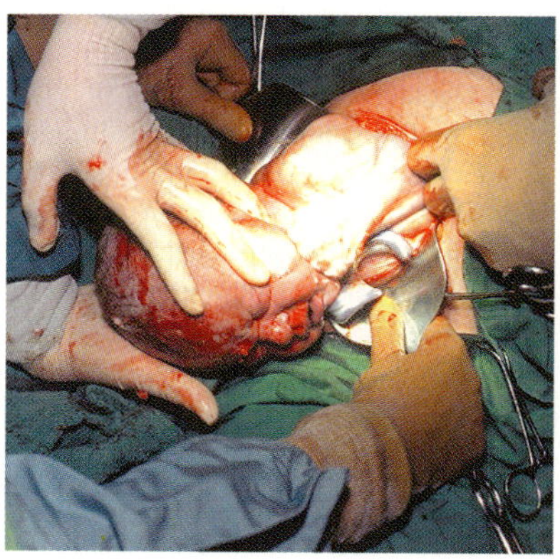

Abb. 12.91: ..., die jetzt geboren ist.

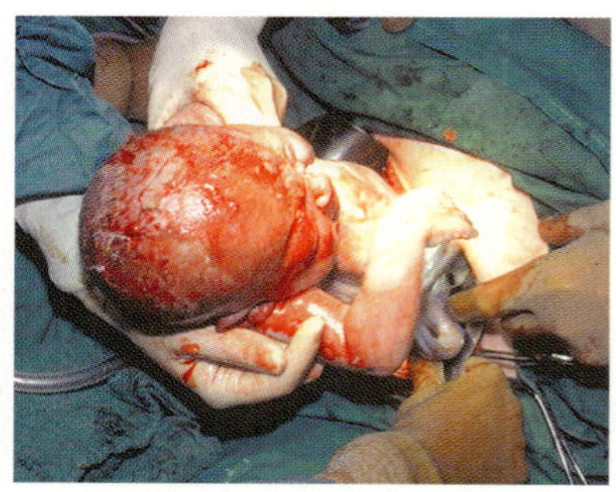

Abb. 12.92: Kopf, Arme und Oberkörper sind schon geboren.

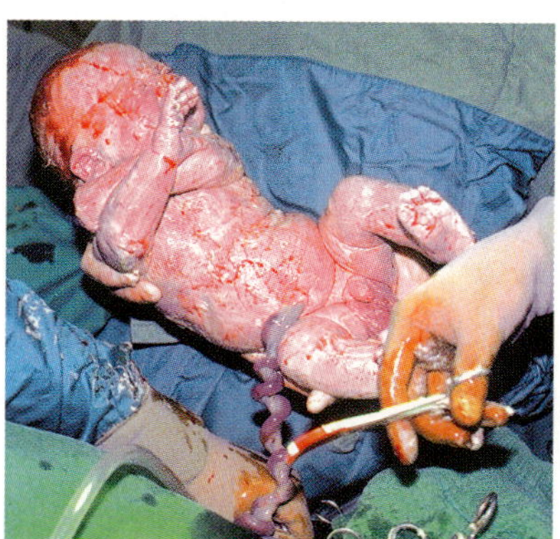

Abb. 12.93: Der Neugeborene wird sogleich abgenabelt.

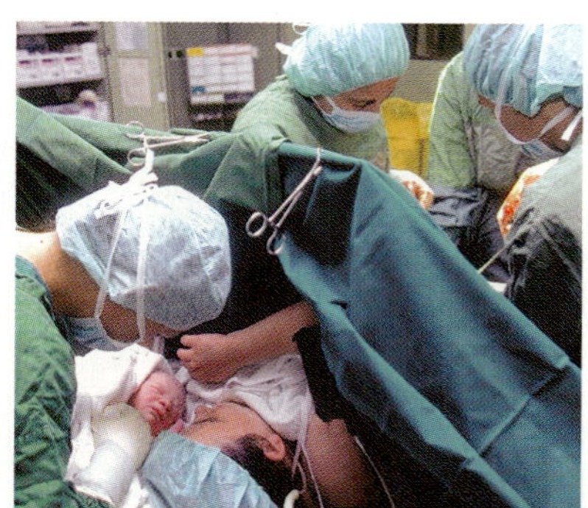

Abb. 12.94: Dann werden Uterus und Bauchdecken der Mutter schichtweise verschlossen. Bei Durchführung der Sectio unter PDA (☞ 37.9.3) können Mutter und Kind bereits jetzt erstmalig Kontakt aufnehmen.

- Erste Mahlzeit (ab wann darf die Frau essen?)
- Blasenentleerung (ja/nein?, spontan oder nach Katheterisierung?, wann?, wieviel?)
- Gesundheitszustand des Kindes (mußte es in eine externe Kinderklinik oder auf die Intensivstation verlegt werden?)
- Geschlecht des Kindes
- Beziehung zwischen Mutter und Kind (Wunschkind?, Freigabe zur Adoption?)
- Geplante Maßnahmen für Mutter oder Kind (z.B. Sterilisation der Mutter, orthopädisches Konsil beim Kind?)
- Bezugsperson (Partner? Freund? Eltern?)

Ankunft der Wöchnerin auf der Station

Patientenaufnahme, ☞ *3.1.1*

Zuerst gratulieren die Pflegenden der Mutter zur Geburt ihres Kindes. Dies wird bei aller Staionsroutine häufig vergessen. Dann wird die Frau in ihr Zimmer gefahren und den Mitpatientinnen vorgestellt. Nun sollte sie sich von den Geburtsanstrengungen erholen können.

Geht es der Wöchnerin so gut, daß sie ihr Kind versorgen kann, fragt man sie nach ihren Wünschen bezüglich der Unterbringung des Kindes (☞ unten).

Unterbringung von Mutter und Kind

Beim **Rooming-in** ist das Neugeborene weite Teile des Tages (und in manchen Kliniken auch in der Nacht) bei der Mutter. Durch den engen Kontakt lernen sich Mutter und Kind besser kennen, und v.a. Erstgebärende gewinnen durch den Umgang mit dem Baby Sicherheit für zu Hause. Auf der anderen Seite kann das Rooming-in für die Wöchnerin auch sehr anstrengend sein. Sind beispielsweise drei oder mehr Mütter und Kinder in einem Zimmer untergebracht, kann der Geräuschpegel durch Besucher und das unvermeidliche Babygeschrei so ansteigen, daß die für Mutter und Kind notwendige Ruhe nicht mehr gewährleistet ist. Ein Schild an der Tür „Bitte nicht stören – Mutter und Kind schlafen" kann zumindest etwas Abhilfe schaffen. Oft ist es auch sinnvoll, daß die Mutter das Kind einige Stunden am Tag auf der Säuglingsstation betreuen lassen kann, um Schlaf nachzuholen

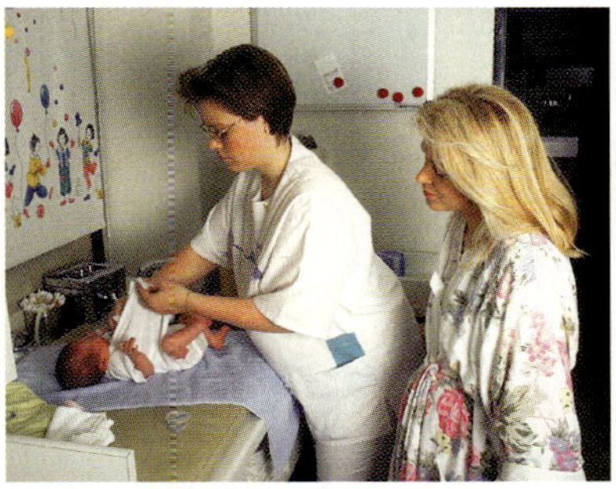

Abb. 12.95: Während des Krankenhausaufenthaltes wird die junge Mutter auch in der Säuglingspflege angeleitet. Hier zeigt eine Kinderkrankenschwester des Säuglingszimmers, wie ein Neugeborenes richtig gewickelt und angezogen wird. [K183]

(„Teilzeit-Rooming-in"). Am besten ist es, wenn die räumlichen Gegebenheiten sowohl ein Rooming-in als auch eine getrennte Unterbringung von Mutter und Kind („Rooming-out") erlauben, so daß sich jede Frau frei entscheiden kann.

Die **Versorgung des Kindes** wird in der Regel von den *Kinderkrankenschwestern* der Säuglingsstation übernommen. Dennoch muß auch das Pflegepersonal der Entbindungsstation mit Neugeborenen umgehen können (☞ 13.6.2), da sich die Neugeborenen oft im Zimmer der Mutter aufhalten und sich die Mutter mit Fragen an die ihr vertrauten Pflegepersonen der Entbindungsstation wendet.

Hygienemaßnahmen auf der Entbindungsstation

- Ganze Station peinlich sauber halten
- Keine Infektionskranken auf der Station pflegen. Patientinnen mit entsprechenden Erkrankungen verlegen
- Wegen der in Erde allgegenwärtigen Tetanuserreger keine Topfpflanzen auf der Station erlauben
- Abfalleimer mehrmals täglich leeren
- Besucher nicht auf den Betten sitzen lassen (Mütter legen ihre Kinder oft dort ab)
- Kinder nicht an solche Stellen im Bett legen, wo sie mit Lochien in Kontakt kommen können, also z.B. nicht auf die Innenseite der Bettdekke oder den sog. Durchzieher
- Für saubere Bettwäsche sorgen. Die Betten aber nicht während der Still- und Abpumpzeiten richten
- Vor jedem Kontakt mit dem Kind oder vor jeder Berührung der Brust Hände desinfizieren.

12.12 Physiologisches Wochenbett

Wochenbett *(Puerperium, Kindbett):* Zeit unmittelbar nach Ausstoßung der Plazenta bis zur Involution (Rückbildung) aller Schwangerschaftsveränderungen. Dauer etwa 6 – 8 Wochen.

12.12.1 Veränderungen des mütterlichen Organismus

Lochien

Nach Ablösung der Plazenta besteht im cavum uteri eine große Wunde, die unter Einwanderung von Leukozyten abheilt. Zellreste, Wundsekret, Leukozyten und Blutgerinnsel werden mit Hilfe der **Lochien** *(Wochenfluß)* nach außen abtransportiert.

Die Farbe der Lochien verändert sich in den ersten drei Wochen (☞ Abb. 12.96), und die Lochienmenge (insgesamt 400 – 1200 ml) nimmt ständig ab. Nach 4 – 6 Wochen versiegen sie. Gleichzeitig fangen die Ovarien langsam mit der Östrogenproduktion an, so daß sich das Endometrium wieder aufbaut und die Wunde nach 6 – 8 Wochen verschlossen ist.

☑ Lochien dürfen nicht mit Blutungen verwechselt werden. Lochien sind physiologisch, Blutungen pathologisch (Komplikation!).

Bei Vaginal- und Dammwunden ist die Heilungstendenz trotz der Lochien gut. Selbst ausgedehnte Schnitte heilen meist ohne entzündliche Erscheinungen ab.

Pflege

Lochien sind primär nicht infektiös. Bereits nach 24 – 36 Stunden haben jedoch aus der Vulvaregion aufsteigende Keime die Gebärmutterhöhle besiedelt. Aufgrund des guten Abwehrsystems des Endometriums kommt es aber in der Regel nicht zu einer Entzündung des Uterus (☞ 12.13.4).

Wochen nach Entbindung	Lochien	Uterusgröße
1. Woche	Blutig (Lochia rubra/cruenta)	
Ende der 1. Woche	Braun-rötlich (Lochia fusca)	
Ende der 2. Woche	Dunkel-gelb (Lochia flava)	
Ende der 3. Woche	Grau-weiß (Lochia alba)	
Ca. 4 – 6 Wochen	Versiegen der Lochien	

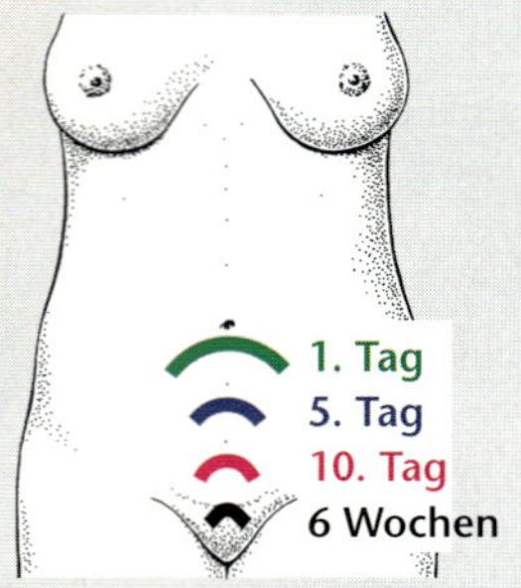

Abb. 12.96: Uterusrückbildung und Veränderung der Lochien. Die Uterusrückbildung wird täglich durch Tasten des Fundusstandes durch Schwester oder Arzt kontrolliert. [B101]

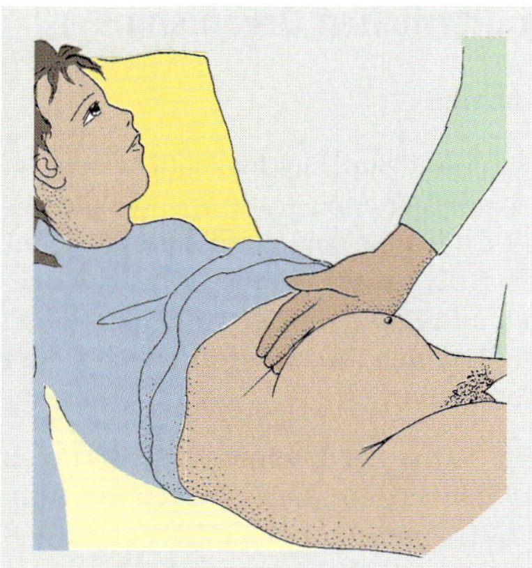

Abb. 12.97: Überprüfung des Fundusstandes. [L157]

☑ Vorlagen häufig wechseln, da diese einen optimalen Nährboden für Keime darstellen und das Aufsteigen von Keimen begünstigen können.

Im Umgang mit Lochien ist zu beachten:

- Genitalbereich der Frau nur mit Handschuhen säubern
- Zum Entfernen der Vorlagen Handschuhe tragen
- Lochien auf Menge (Anzahl der Vorlagen), Farbe, Geruch und Beimengungen kontrollieren
- Gebrauchte Vorlagen und Handschuhe sofort in einen Hygienebeutel geben und diesen in den Hygieneeimer entsorgen (nicht „zwischenlagern“)
- Nach dem Umgang mit Lochien erst Hände desinfizieren und dann waschen.

Uterusinvolution

In den Tagen und Wochen nach der Geburt bildet sich der Uterus rasch zurück **(Uterusinvolution).** Dies beruht auf dem verminderten Zellstoffwechsel nach Wegfall der hormonellen Stimulation durch die Plazentahormone und auf der verringerten Uterusdurchblutung durch die Nachwehen.

Pflege

Die Rückbildungsvorgänge werden von Arzt und Pflegepersonal regelmäßig überprüft. Da der Fundusstand (Veränderungen während der Schwangerschaft, ☞ 12.6.1) auch abhängig ist von der Blasenfüllung, sollte die Frau vor der Funduskontrolle die Toilette aufsuchen. Um den Fundusstand zu kontrollieren, legt man die Handkante in Bauchnabelhöhe senkrecht auf den Bauch der Wöchnerin und drückt die Hand leicht fußwärts. Der Uterus ist als deutlicher Widerstand tastbar (☞ Abb. 12.97). Wird die Hand dann so gekippt, daß die Handfläche dem Bauch aufliegt, kann der Abstand zwischen Uterusfundus und Nabel oder Uterusfundus und Symphyse direkt in Querfingern abgelesen werden.

Am 1. Tag nach der Entbindung (lat. *post partum,* kurz **p.p.**) ist der Fundus des Uterus einen Querfinger unterhalb des Nabels zu tasten, am 2. Tag zwei Querfinger und am 3. Tag drei Querfinger. Nach einer Woche kann der Fundus zwei Querfinger über der Symphyse ertastet werden, 10 Tage nach der Entbindung in Symphysenhöhe (☞ Abb. 12.96). Nach zwei Wochen kann der Fundus von abdominal nicht mehr getastet werden.

Rückbildung sonstiger Schwangerschaftsveränderungen

Auch die übrigen Schwangerschaftsveränderungen bilden sich in den Tagen bis Monaten nach der Geburt in unterschiedlichem Tempo zurück.

Nach der Geburt kommt es über 48 – 72 Stunden zur sog. *Harnflut.* Die Wöchnerin scheidet bis zu 300 ml pro Stunde bzw. bis zu 4 l am Tag aus. Außerdem schwitzt sie sehr stark. Durch die Wasserausscheidung nimmt die Frau an Gewicht ab (zusammen mit der Uterusinvolution bis zu 5 kg innerhalb der ersten Woche zusätzlich zu den ca. 5 kg durch die Geburt selbst).

Der Tonus der glatten Muskulatur nimmt wieder zu. Bemerkbar macht sich das v.a. bei Blase und Darm. Der Darm hat nun wieder mehr Platz, und es bilden sich unter Umständen vermehrt Darmgase.

Die Durchblutung des Herzens nimmt ab, das Herzminutenvolumen (☞ 18.1) sinkt. Bei Vorschäden am Herzen kann es im äußersten Fall zum Herzversagen kommen. Die Gefäßlumina werden enger, der Widerstand in den Gefäßen größer. Das Blutvolumen nimmt ab, und die Schwangerschaftsanämie schwindet.

Die Bauch- und Beckenbodenmuskulatur gewinnt ihren Tonus zurück und wird straffer. Gerade bei Frauen, die schon mehrere Kinder geboren haben, kann dies einige Zeit in Anspruch nehmen.

Der alte Spannungszustand der Haut kehrt langsam zurück, die Striae vernarben und sehen dann weiß-glänzend aus. Pigmentveränderungen blassen langsam ab, können aber auch über Jahre bestehen bleiben.

12.12.2 Wochenbettpflege

Die gesunde Wöchnerin ist zwar nicht krank, aber oft erschöpft und bedarf der Unterstützung, da sie völlig neue Veränderungen ihres Körpers an sich erfährt und sich auf eine neue Rolle einstellen muß.

Überwachung

Insbesondere in den ersten drei Tagen nach der Entbindung wird der Zustand der Wöchnerin engmaschig kontrolliert. In dieser Zeit sind Beschwerden durch den Blutverlust unter der Geburt und die hormonelle Umstellung nicht selten. In der zweiten Hälfte des Krankenhausaufenthalts steht bei den Überwachungsmaßnahmen das rechtzeitige Erkennen von Brustkomplikationen (☞ 12.13.1) im Vordergrund. Hier überschneiden sich die Tätigkeitsbereiche der Pflegenden auf der Entbindungsstation und im Säuglingszimmer.

Blasenentleerung

Störungen der Blasenentleerung (☞ 31.3.5) insbesondere in den ersten Tagen nach der Geburt sind recht häufig, da sich durch die Geburt ein Blasenhals- oder Harnröhrenödem entwickelt oder die versorgenden Nerven *reversivel* (vorübergehend) geschädigt sein können. Kann die Frau auch nach Einnahme von Spasmolytika oder tonussteigernden Medikamenten kein Wasser lassen, muß einmalkatheterisiert werden, da es sonst zur Blasenüberdehnung mit Refluxgefahr und aufsteigender Infektion von Harnleiter und Niere kommt. Die Wöchnerin sollte den Unterleib warm halten und auch ohne starken Harndrang regelmäßig die Toilette aufsuchen. Beim Wasserlassen darf die Patientin nicht unter Zeitdruck gesetzt werden. Manchmal verordnet der Arzt einen handelsüblichen Nierentee.

Stuhlausscheidung

Im Vordergrund steht hier das Achten auf regelmäßigen Stuhlgang (über die gesamte Dauer des stationären Aufenthaltes). Ggf. wird eine Kolonmassage durchgeführt (☞ 7.6.1) oder ein leichtes Abführmittel gegeben (Arztanordnung oder Bedarfsmedikation). Geeignet sind z.B. Quellmittel (Leinsamen und Weizenkleie), Laktulose, Glycerinzäpfchen oder Mikroklysmen. Leidet die Wöchnerin unter starken Blähungen, schafft das Legen eines Darmrohres (☞ 21.2.3) Erleichterung.

Allgemeinbefinden

Da die Frau relativ viel Blut verliert, kontrolliert der Arzt am zweiten oder dritten Tag nach der Geburt das Blutbild. Je nach Ergebnis wird er dann ein Eisenpräparat verschreiben. Da die meisten Eisenpräparate eine obstipierende Wirkung haben, kann man auch die Angehörigen bitten, Eisenpräparate aus dem Reformhaus mitzubringen. Bewährt hat sich z.B. Floradix Kräuterblut®-S-Saft.

Körperpflege

- Am ersten Tag p.p. Ganzkörperwäsche am Waschbecken durchführen (lassen). Ab dem 2. Tag p.p. kann die Frau bei guten Kreislaufverhältnissen duschen. Vollbäder sind aber nicht erlaubt, da eine Verunreinigung der Brust mit dem Lochialsekret wegen der Gefahr einer Brustinfektion oder Infektionen des Neugeborenen unbedingt zu vermeiden ist
- Getrennte Waschlappen und Handtücher für Brust und Genitalregion verwenden, Genitalregion zuletzt reinigen
- Genitalspülung (☞ 32.2.2) mehrfach täglich und nach jedem Toilettengang durchführen. Anfangs im Bett spülen, nach vollständiger Mobilisation über dem Bidet
- Patientin zu sorgfältigem Händewaschen und zur Händedesinfektion nach jedem Toilettengang sowie vor dem Stillen und jedem Kontakt mit ihrem Baby anhalten
- Brust einmal täglich mit Wasser ohne Seife waschen. Die Mutter soll einen gutsitzenden Still-BH tragen und die Stilleinlagen regelmäßig wechseln, um die Brüste trocken zu halten
- Wöchnerin darauf vorbereiten, daß es wahrscheinlich einige Wochen nach der Geburt zu vermehrtem Haarausfall kommen wird. Dieser ist durch die hormonelle Umstellung bedingt und bildet sich in der Folgezeit fast immer wieder zurück.
  Die Frau sollte während dieser Zeit mit der Haarpflege vorsichtig sein.

Frühmobilisation

Wegen der erhöhten Thrombosegefahr im Wochenbett sollte die Wöchnerin bereits 4 – 8 Stunden nach einer physiologischen Geburt aufstehen, nach Sectio, Mehrlings- oder Zangengeburten später. Manche Frauen haben anfangs wegen des Blutverlustes unter der Geburt und des starken Wasserverlustes durch die Harnflut teils erhebliche Kreislaufprobleme. Daher begleiten die Pflegenden die Wöchnerin so lange zur Toilette und helfen ihr bei der Körperpflege, bis sie kreislaufstabil ist.

Bei Eklampsie (☞ 12.5.4), Beckenringlockerung, tiefer Phlebitis oder Thrombose sowie nach PDA muß mit der Mobilisation länger gewartet werden (Arztanordnung beachten).

Wochenbettgymnastik

Die **Wochenbettgymnastik** *(Rückbildungsgymnastik)* beginnt am zweiten Tag nach der Geburt und sollte über sechs Monate konsequent fortgeführt werden. Sie wird vom Arzt angeordnet und anfangs unter Anleitung von Heb-

	1. Tag p.p.	2. Tag p.p.	3. Tag p.p.	4 – 8. Tag p.p.
Temperatur, Puls, RR	6stdl.	2 x tägl.		1 x tägl.
Fundusstand (☞ 12.12.1)	3–6stdl. kontrollieren	1 x tägl. kontrollieren		
Lochien (☞ 12.12.1)	3–6stdl. beobachten	1 x tägl. beobachten		
Brust/ Laktation	Vor, während und nach jedem Stillen Brust inspizieren und evtl. palpieren (fällt oft in den Aufgabenbereich der Kinderkrankenschwestern im Säuglingszimmer)			
Miktion (☞ Text)	Auf ersten Spontanharn spätestens 6 Std. p.p. achten	1 mal tägl. nachfragen (bei Problemen entsprechend häufiger)		
Defäkation	Auf erste Defäkation spätestens 24 Std. p.p. achten	Ggf. abführende Maßnahmen durchführen (Arztanordnung und stationsinterne Richtlinien beachten)	1 x tägl. nachfragen (bei abführenden Maßnahmen ggf. öfter)	
Psychischer Zustand	Bei jeder Begegnung auf depressive Verstimmung oder Wochenbettpsychose achten			
Blutgruppe der Mutter	Blutgruppe der Mutter im Mutterpaß überprüfen. Bei rh-negativer Frau und Rh-positivem Kind innerhalb 24 Stunden p.p. Rh-Prophylaxe durchführen (☞ 12.5.1).			

Tab. 12.98: Maßnahmen zur Überwachung der Wöchnerin in der ersten Woche p.p. (kurz für post partum = nach der Entbindung).

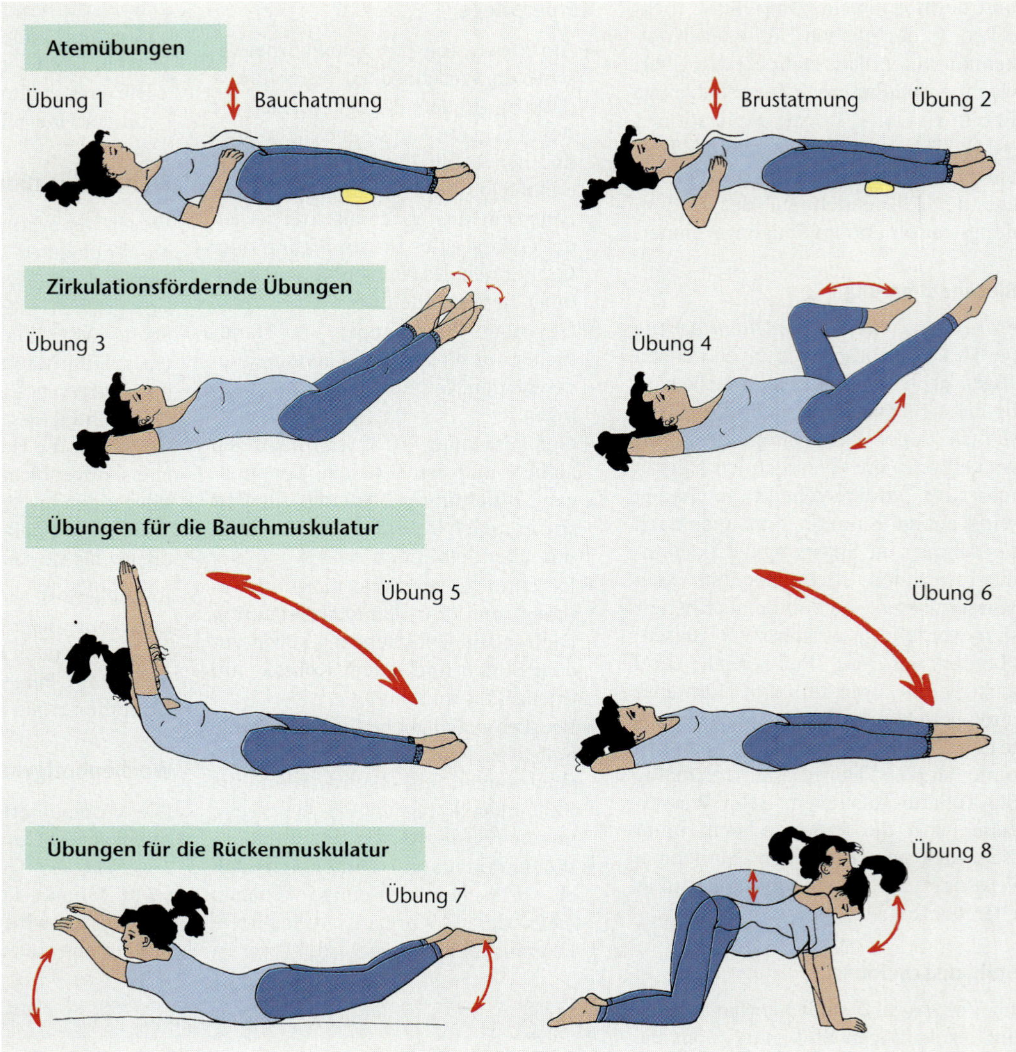

Abb. 12.99: Acht häufig empfohlene Übungen für die Wochenbettgymnastik. Sie fördern die bewußte Wahrnehmung der Atmung und einen guten Kreislauf, kräftigen die stark gedehnten Bauchmuskeln und lockern die Rükkenmuskulatur. Zu vermeiden sind Hüpf- und Springübungen. [L215]

ammen oder Krankengymnasten durchgeführt.

Sie dient zur:

- Anregung von Kreislauf, Atmung und Stoffwechsel
- Unterstützung der Blasen- und Darmentleerung
- Thromboseprophylaxe
- Förderung des physischen und psychischen Wohlergehens
- Beschleunigung der Involutionsvorgänge
- Festigung der Bauch- und Beckenbodenmuskulatur (Descensusprophylaxe, ☞ 32.10)
- Wiedererlangung der Figur.

Einige gute Übungen für verschiedene Körperregionen sind in Abb. 12.99 dargestellt.

Übungen für die Beckenbodenmuskulatur, ☞ 32.2.4

Ernährung

- Bis zum ersten Abführen leichte Kost, dann Wunschkost.
  Stillende Frauen müssen selbst ausprobieren, was ihnen (und ihrem Baby) gut tut: Blähende Speisen (z.B. Rettich, Kraut, Hülsenfrüchte) und stopfende Speisen (z.B. Schokolade, Kakao) sind oft ungünstig, da diese beim Kind Blähungen und Obstipation hervorrufen können. Von Obst und Obstsäften, v.a., wenn sie viel Säure enthalten (z.B. Zitrusfrüchte), bekommen viele Kinder Durchfall und werden wund.
  Am günstigsten ist normale Mischkost (eiweiß-, ballaststoff-, vitamin- und mineralstoffreich).
  Stillende Frauen sollten nach Empfehlung der Deutschen Gesellschaft für Ernährung pro 100 ml gebildeter Milch zusätzlich zum normalen Bedarf 120 kcal und 5 g Eiweiß zu sich nehmen
- Keine Schlankheitskuren (erst nach der Stillperiode erlaubt, ☞ 12.12.4).

Wichtig: Trinkmenge beeinflußt Milchmenge. Die Mutter soll genügend (2,5 – 3 l) trinken, um ausreichend Milch zu bilden. Hat sie jedoch zuviel Milch, was häufiger in den ersten 2 – 6 Wochen der Fall ist, ist eine Einschränkung der Trinkmenge der einfachste Weg, die Milchmenge zu reduzieren. Manche Gynäkologen sind auch der Ansicht, daß Bier und Sekt die Milchproduktion günstig beeinflussen (andere raten von Alkohol generell ab). Ideal sind in jedem Fall ungesüßte Tees, Mineralwasser ohne Kohlensäure, Milch, Malzkaffee oder -bier.

Psychische Begleitung

- Viele Wöchnerinnen haben am 2. – 4. Tag nach der Geburt einen „Heultag" (**Wochenbettdepression,** *maternity blues*). Der Frau und ihrem Partner erklären, daß dies völlig normal und kein Anlaß zur Besorgnis ist
- Viele Frauen sind in ihrer neuen Rolle als Mutter unsicher, fragen sich, ob sie den Anforderungen gewachsen sein werden. Wöchnerin bestärken; bei anfänglichen Problemen mit dem Kind erklären, daß auch das Kind Anpassungsschwierigkeiten hat und die Probleme nicht ein Zeichen dafür sind, daß sie alles falsch macht.
- Viele Wöchnerinnen sind ruhebedürftig. Besuch in Grenzen halten, vor allem bei mehreren Patientinnen in einem Zimmer.

12.12.3 Beratung vor der Entlassung

Treten keine Komplikationen auf, werden Mutter und Kind nach einer vaginalen Entbindung am 2. – 6. Tag p.p., nach einer Sectio caesarea am 7. – 10. Tag p.p. entlassen. In einem abschließenden Beratungsgespräch (meist vor oder nach der gynäkologischen Abschlußuntersuchung) werden folgende Punkte angeschnitten:

- *Nachsorge von Mutter und Kind.* Die Mutter sollte wissen, daß die Hebamme sie auf Wunsch auch daheim besucht. Manchmal ist es sinnvoll, daß die Pflegenden einen ersten Termin mit der Hebamme vereinbaren
- *Hygiene.* Ein Kontakt des Neugeborenen mit Lochien muß weiterhin vermieden werden. Bis zum vollständigen Versiegen der Lochien darf die Frau nur duschen und nicht baden
- *Menstruation.* Die erste Menstruation ist bei nicht stillenden Wöchnerinnen nach 5 – 10 Wochen zu erwarten. Bei Stillenden ist eine Vorhersage nicht möglich
- *Geschlechtsverkehr.* Geschlechtsverkehr ist nach Versiegen der Lochien wieder erlaubt. Vorher besteht die Gefahr von Infektionen und Wundheilungsstörungen nach Episiotomie oder Dammriß. Die Wöchnerin muß aber unbedingt empfängnisverhütende Maßnahmen anwenden, da auch volles Stillen keinen sicheren Schutz vor einer Schwangerschaft bietet
- *Nächste gynäkologische Untersuchung.* Hat die Mutter keine besonderen Beschwerden, sollte sie sich nach 4 – 6 Wochen wieder beim niedergelassenen Gynäkologen vorstellen, bei Beschwerden (v.a. Fieber, Unterbauchschmerzen, erneut blutige Lochien, Brustschmerzen oder -rötung) sofort
- *Weitere Schwangerschaften.* Nach einer normalen vaginalen Entbindung wird der Frau empfohlen, mit einer weiteren Schwangerschaft ein halbes Jahr zu warten, nach einer Sectio caesarea ein Jahr
- *Früherkennungsuntersuchungen des Kindes* (☞ 13.4.4). Die Mutter wird auf die U3 in der 4. – 6. Lebenswoche aufmerksam gemacht, für die sie einen Termin beim Kinderarzt braucht. Die U2 am 3. – 10. Lebenstag sowie die Screening-Untersuchungen im Blut des Neugeborenen werden im Krankenhaus durchgeführt.

12.12.4 Stillen

Physiologie des Stillens

Muttermilch *(Frauenmilch)* ist sowohl von der Nährstoffzusammensetzung als auch durch den Immunitätsschutz die beste Nahrung für das Neugeborene (☞ 13.1.1).

In der Schwangerschaft nimmt das Brustdrüsengewebe (und damit die Brust) an Größe zu. Es findet jedoch noch keine nennenswerte Milchabsonderung statt.

Postpartal fallen nach der Ausstoßung der hormonproduzierenden Plazenta die Hormonspiegel im mütterlichen Blut stark ab, so daß zwei für das Stillen wesentliche Hormone ihre Wirkung entfalten können:

- **Prolaktin**, das die Milchbildung *(Laktogenese)* fördert
- **Oxytocin**, das die Milchentleerung *(Galaktokinese)* vermittelt.

Der **Milcheinschuß** erfolgt in der Regel am 2. – 4. Tag nach der Geburt. Die Brüste sind prall, spannen und schmerzen. Temperaturerhöhungen bis zu 38,0 °C für maximal zwei Tage sind als normal anzusehen. Gegen die Beschwerden helfen Kühlen der Brust, häufiges Anlegen des Kindes und evtl. das Abpumpen der überschüssigen Milch.

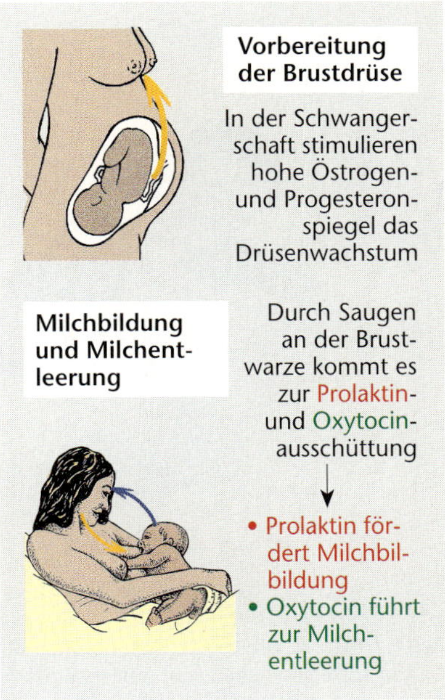

Abb. 12.100: Hormonelle Regulation von Brustdrüsenentwicklung, Milchbildung und Milchentleerung im Überblick. [L190].

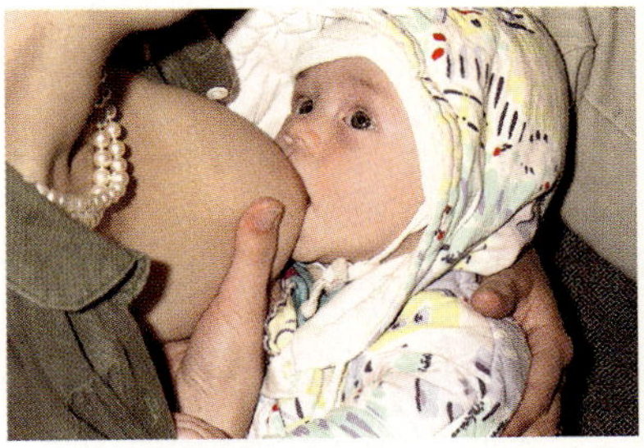

Abb. 12.101: Stillen ermöglicht nicht nur den intensivsten und zugleich natürlichsten Kontakt zwischen Mutter und Kind. Es ist auch die praktischste Art der Ernährung, z.B. auf Reisen. Zudem gibt es auch handfeste medizinische Vorteile. So enthält Muttermilch beispielsweise Abwehrstoffe, die den Säugling weniger anfällig für Infektionen machen. [O177]

Technik des Stillens

- Möchte die Mutter stillen, sollte das Kind bereits in der ersten Stunde nach der Geburt angelegt werden. Dies ist meist auch nach einer Sectio caesarea möglich
- Das Stillen gelingt in der Regel am besten, wenn das Kind regelmäßig dann angelegt wird, wenn es „sich meldet" *(feeding on demand)*. Im Interesse der mütterlichen Nachtruhe sollte aber auf eine Spätmahlzeit gegen 22 Uhr geachtet werden
- Vor dem Stillen desinfiziert sich die Mutter die Hände (zuhause reicht

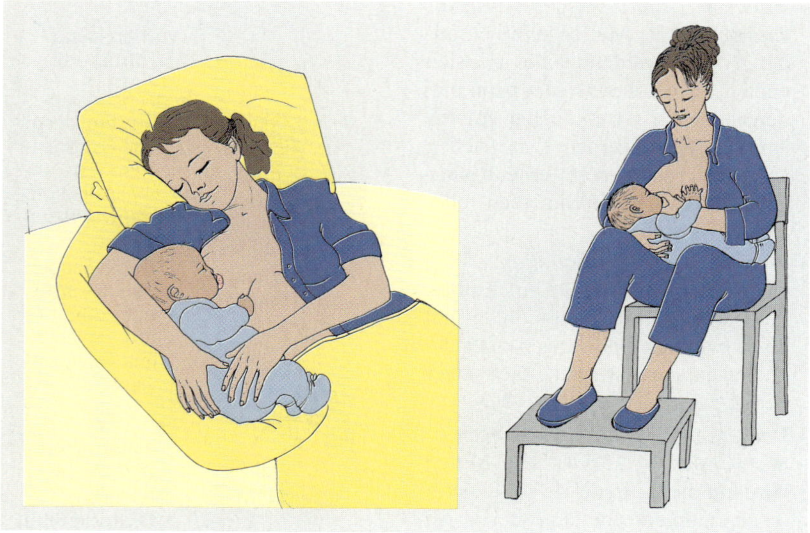

Abb. 12.102: Die günstigste Haltung beim Stillen im Liegen und im Sitzen. Der Ellenbogen der Mutter sollte stets entspannt aufliegen, damit es nicht zu Verspannungen im Nacken-Schulterbereich kommt. [L215]

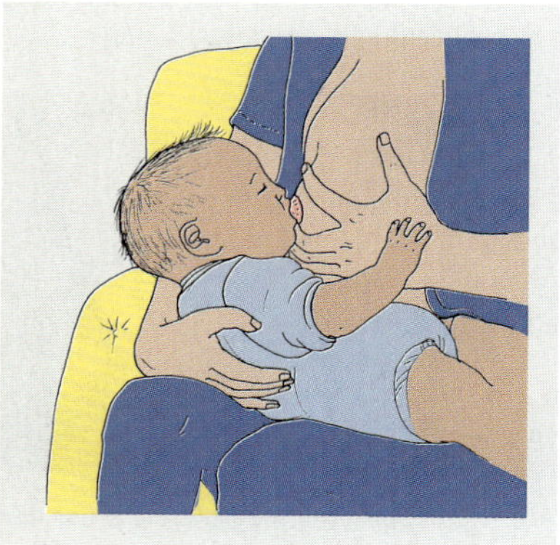

Abb. 12.103: Richtiges Anlegen des Kindes. Mit Zeige- und Mittelfinger der freien Hand die Brust vom Gesicht des Kindes zurückhalten, damit das Kind leichter einatmen und die Mamille besser fassen kann (darauf achten, daß das Kind Warze *und* Warzenvorhof mit dem Mund umfaßt). [L215]

das Waschen der Hände) und nimmt eine bequeme Haltung ein, in der sie es über die halbe Stunde des Stillens ohne Verspannungen und Rückenschmerzen aushält (☞ Abb. 12.102)

- Dann entfernt sie Stillvorlage und Tupfer von der Brust und wischt die Brustwarze noch einmal mit einem Tupfer ab
- Jetzt kann das Kind angelegt werden (☞ 12.103).
- Anfangs das Kind nur 5 Min. auf jeder Seite anlegen, dann langsam auf 15 – 20 Min. pro Seite steigern. Niemals länger als 20 Minuten/Seite trinken lassen, da sich sonst *Brustwarzen-Rhagaden* (Einrisse) bilden, die eine Mastitis (☞ 12.13.1) begünstigen. Immer abwechselnd zuerst die eine und dann die andere Brust anbieten (das Kind trinkt an der zweiten Brust meist nicht mehr so viel). Also beispielsweise beim ersten Anlegen mit der rechten Brust beginnen, beim nächsten Anlegen mit der linken
- Kommt der Milchfluß nur schwer in Gang, steht Oxytocin als Nasenspray zur Verfügung (z.B. 1 Hub Syntocinon® Nasenspray 2 – 3 Min. vor dem Anlegen)
- Nach dem Stillen Brustwarze nicht aus dem Mund des Kindes herausziehen (begünstigt Rhagadenbildung), sondern zuerst Finger in den Mundwinkel schieben und vorsichtig lösen, wenn das Kind am Finger saugt
- Milchreste an der Brust trocknen lassen, erst dann wieder Still-BH anziehen. Bilden sich Rhagaden, Bepanthen®-Salbentupfer auflegen.

Das früher übliche Wiegen des Kindes vor und nach jeder Mahlzeit (☞ 13.1.1) ist bei gesunden Säuglingen allenfalls in den ersten Lebenstagen erforderlich und verunsichert ansonsten nur die Mutter, da Schwankungen in der Trinkmenge physiologisch sind.

V.a. Erstgebärende haben anfangs Probleme beim Stillen und bedürfen der psychischen Unterstützung. Hierzu gehört auch Ruhe während der Stillzeiten.

☑ Während der Stillzeit sollte die Mutter keine Medikamente eigenmächtig einnehmen, da sie nicht weiß, wieviel von dem Medikament in die Muttermilch übergeht und welche Auswirkungen dies auf das Kind hat.

Stillhindernisse

Absolute mütterliche Stillhindernisse

- Schwere Allgemeinerkrankungen, z.B. schlecht eingestellter Diabetes mellitus (☞ 23.6) oder Eklampsie. In diesem Fall würde das Stillen die Mutter zusätzlich gefährden
- Infektionskrankheiten, z.B. infektiöse Hepatitis, Tuberkulose, HIV-Infektion, Mastitis (☞ 12.13.1) oder Puerperalsepsis (☞ 12.13.4)
- Medikamentöse Behandlung der Mutter, z.B. mit Zytostatika, Tuberkulostatika oder Antikoagulantien.

Atemwegsinfekte, bei denen die Mutter einen Atemschutz tragen kann, stellen ebensowenig ein Stillhindernis dar wie chronische Erkrankungen ohne Beeinträchtigung des Allgemeinzustandes der Mutter.

Absolute kindliche Stillhindernisse

- Erkrankungen des Galaktosestoffwechsels *(Galaktosämie)* und einige andere Stoffwechselerkrankungen

Relative kindliche Stillhindernisse

- Trinkschwäche bei unreifen Kindern oder Säuglingen mit Herzfehlern, Pneumonie, Neuropathien
- Fehlbildungen, z.B. eine schwere Lippen-Kiefer-Gaumenspalte oder ein abnorm kleiner Unterkiefer
- Mundkrankheiten, z.B. Mundsoor oder Aphten.

Bei relativen Stillhindernissen sollte die Mutter die Milch abpumpen. Sie kann dem Baby dann z.B. über eine Sonde gefüttert werden. So bleiben dem Kind wenigstens einige Vorteile der Muttermilchernährung erhalten.

Abstillen

Möchte oder darf die Frau nicht stillen oder wurde das Kind tot geboren, wird in der Regel nach der Geburt Bromocriptin (z.B. Pravidel®) oral über zwei Wochen gegeben. Zusätzlich wird die Brust gekühlt und ein stramm sitzender Still-BH getragen, der die Brust hebt (mindert die Durchblutung).

12.13 Erkrankungen im Wochenbett

12.13.1 Mastitis puerperalis

Mastitis puerperalis (kurz *Mastitis*): Brustdrüsenentzündung im Wochenbett. Eine der häufigsten Wochenbettkomplikationen überhaupt. Vor allem bei Erstgebärenden auftretend. Beginn typischerweise gut eine Woche nach der Geburt, in 75% einseitig.

In 30% der Fälle tritt eine Mastitis außerhalb des Wochenbettes auf **(Mastitis nonpuerperalis)**.

Krankheitsentstehung

Erreger der Mastitis sind Bakterien, meist *Staphylokokken.* Die Keime gelangen über kleine Einrisse *(Rhagaden)* in Brustwarze und Warzenvorhof in die Brust. Ursache ist entweder eine direkte Kontamination durch mangelnde Hygiene, z.B. die Berührung der Brust nach dem Umgang mit Lochien, oder eine Übertragung der Bakterien aus dem keimbesiedelten Nasenrachenraum von Mutter, Kind und/oder Krankenhauspersonal (z.B. Stillen, auf die Brust husten oder niesen).

Im lockeren Bindegewebe führen die Erreger rasch zu einer Entzündung. Begünstigend wirkt sich ein **Milchstau** aus, der bei sehr vielen (Erst-)Gebärenden in den ersten Tagen bis Wochen des Stillens auftritt. Dabei ist die Entleerung der Brust unzureichend und der Übergang zur Mastitis oft fließend.

Symptome und Untersuchungsbefund

Die Symptome und der Untersuchungsbefund der Brustdrüsenentzündung sind eindrücklich:

- Schmerzhafte Schwellung der betroffenen Brustpartie mit Rötung und Überwärmung der Haut
- Häufig (hohes) Fieber
- Nach ein bis drei Tagen Abszeßbildung
- Begleitend Schwellung der Achsellymphknoten.

Diagnostik und Differentialdiagnose

Die Diagnose erfolgt anhand des klinischen Bildes. Zusätzlich sind die Bestimmung der Entzündungszeichen im Blut und bei Verdacht auf Abszeßbildung eine Sonographie notwendig.

Behandlungsstrategie

In der Frühphase wird versucht, die Erkrankung durch Brustentleerung (☞ Pflege), Ruhigstellung der Brust (fester BH), Kühlung zur Entzündungshemmung und körperliche Schonung aufzuhalten. Bei fortgeschrittener Mastitis werden Prolaktinhemmer in niedriger Dosierung gegeben (z.B. Bromocriptin, etwa in Pravidel®). Schreitet die Mastitis fort, beginnt der Arzt nach 12 Stunden mit einer intravenösen Antibiotikatherapie (z.B. Flucloxacillin, etwa in Staphylex®), die später oral weitergeführt wird. Bei beginnender Einschmelzung eines Abszesses werden zur Förderung der Abkapselung statt kühlender Maßnahmen Wärmeanwendungen eingesetzt. Nach Einschmelzung des Abszesses sind eine meist radiäre Inzision, eine Gegeninzision am tiefsten Punkt des Abszesses und das Einlegen einer Lasche zur Sekretableitung erforderlich. Zusätzlich werden entzündungshemmende Medikamente verabreicht, z.B. Diclofenac, etwa in Voltaren®, oder Bromelaine, etwa in Traumanase®.

Pflege bei Mastitis puerperalis

- In frühen Stadien der Erkrankung gute Brustentleerung durch häufiges Anlegen des Kindes oder Abpumpen der Milch. Dies ist für die Wöchnerin meist sehr schmerzhaft, aber trotzdem die wirksamste Therapie. Bei fortgeschrittener Mastitis Stillverbot (Staphylokokken in der Milch führen zu gastrointestinalen Symptomen beim Kind). Trinkmenge der Mutter reduzieren
- Ruhigstellen der Brust (Hochbinden, fester BH über 24 Stunden täglich) und Kühlung durch Quark- oder Alkoholumschläge und Eisbeutel
- Bei beginnender Einschmelzung Wärme (Rotlicht) zur Abszeßreifung.

Zu einer Mastitis sollte es aber gar nicht erst kommen.

Mastitisprophylaxe

- Jeglichen Kontakt zwischen Brust und Lochien vermeiden
- Kind richtig anlegen und Brust sorgfältig pflegen (☞ Pflege bei physiologische Wochenbettverlauf)
- Rhagaden der Brustwarzen sofort behandeln, z.B. mit Bepanthen®-Salbe. Evtl. Stillhütchen benutzen lassen
- Regelmäßige Rachenabstriche beim Personal durchführen.

Prognose

Die Prognose einer Mastitis ist bei entsprechender Antibiotikagabe gut. Bei schlechter Abwehrlage der Mutter kann es allerdings zur Sepsis kommen. Nach Abszeßbildung und -drainage kann eine kosmetisch störende Narbe zurückbleiben. Chronische Entzündungen (meist ohne Fieber) und Fistelungen sind möglich.

Bei der Mastitis nonpuerperalis muß ein Mammakarzinom (☞ 32.6.2) ausgeschlossen werden.

12.13.2 Subinvolutio uteri

Subinvolutio uteri: Verzögerte Uterusrückbildung im Wochenbett, d.h. der Uterusfundus steht höher als es dem Wochenbettag entspricht.

Eine *asymptomatische Verzögerung* der Uterusrückbildung tritt insbesondere nach Mehrlingsschwangerschaften, nach einer Sectio caesarea oder bei Frauen auf, die schon mehrere Kinder geboren haben. Die Wöchnerin hat keinerlei Beschwerden. Bei der routinemäßigen Funduskontrolle stellt der Untersucher fest, daß der Uterus höher steht als erwartet. Er ist aber weich und nicht druckschmerzhaft.

Therapeutisch werden Kontraktionsmittel (z.B. Methergin®) gegeben. Eine regelmäßige Blasen- und Darmentleerung und ausreichend Bewegung fördern die Uterusrückbildung.

Hat die Patientin zusätzlich zur Rückbildungsverzögerung Fieber, kommen ursächlich v.a. ein Lochialstau (☞ 12.13.3) und eine Gebärmutterentzündung (☞ 12.13.4) in Betracht. Tab. 12.104 gibt einen Überblick der Differentialdiagnosen.

12.13.3 Lochialstau

Lochialstau *(Lochiometra):* Stauung der Lochien in der Uterushöhle.

Ist der Muttermund im Wochenbett verschlossen (etwa infolge unzureichender Aufdehnung nach einer Sectio caesarea) oder durch Blutkoagel verlegt, können die Lochien nicht abfließen und sammeln sich in der Uterushöhle an.

Typischerweise bekommt die Patientin 1/2 – 1 Woche nach der Entbindung hohes Fieber. Der Uterus ist für den Wochenbettag zu groß und stark druckschmerzhaft. Die Lochien sind (fast) versiegt. Bei der Spekulumuntersuchung zeigt sich ein (fast) geschlossener Muttermund. Sonographisch kann das gestaute Lochialsekret in der Uterushöhle dargestellt werden.

Die Behandlung besteht in der Gabe von Kontraktionsmitteln. Manchmal ist eine instrumentelle Erweiterung des Muttermundes erforderlich, damit die Lochien abfließen können.

Die Pflegenden achten auf eine regelmäßige Blasen- und Darmentleerung der Wöchnerin und ausreichend Bewegung durch Aufstehen und Rückbildungsgymnastik. Oft können durch Massage am Uterusfundus Wehen „angerieben" werden. Evtl. kann auch das Auflegen einer Eisblase helfen.

12.13.4 Endometritis und Myometritis

Endometritis: Entzündung der Uterusschleimhaut.

Myometritis: Entzündung der Uterusmuskulatur, fast immer mit gleichzeitiger Endometritis *(Endo-Myometritis)*. Außerhalb des Wochenbettes sehr seltene Erkrankungen. Meist auf Manipulationen am Uterus (z.B. Einlage eines Intrauterinpessars, ☞ 32.14.2, oder krimineller Schwangerschaftsabbruch) mit aufsteigender bakterieller Infektion zurückzuführen.

Puerperalfieber *(Kindbettfieber, Wochenbettfieber)*: Sammelbezeichnung für alle fieberhaften Erkrankungen im Wochenbett, die durch bakterielle Infektion der Geburtswunde bedingt sind.

Symptome und Untersuchungsbefund

Endometritis und Myometritis im Wochenbett zeigen sich durch:

- Verzögerte Rückbildung des Uterus mit Druckschmerz (*Funduskantenschmerz*, ☞ Abb. 12.98)
- Übelriechende Lochien

	Asymptomatische Verzögerung der Uterusrückbildung	Lochialstau	Endometritis	Endo-Myometritis
Uterus	Groß, weich, nicht druckschmerzhaft	Groß, weich, druckschmerzhaft	Groß, weich, druckschmerzhaft	Groß, weich, spontan und auf Druck schmerzhaft
Lochien	Normal	Reduziert oder fehlend	Vermehrt, übelriechend	Vermehrt, übelriechend
Vaginale Blutung	Keine	Keine	Gering	Stark
Fieber	Nein	38 – 40 °C	Ca. 38 °C	38 – 40 °C

Tab. 12.104: Klinische Differenzierung zwischen asymptomatischer Verzögerung der Uterusrückbildung, Lochialstau, Endometritis und Endo-Myometritis.

- Allgemeinerscheinungen wie Fieber und Kopfschmerzen.

Die Gebärmutterentzündungen außerhalb des Wochenbettes führen die Patientin wegen Blutungsstörungen und Unterbauchschmerzen zum Arzt. Ist der Gebärmutterhals verklebt, können sich Eiter oder Blut in der Uterushöhle ansammeln (**Pyometra** bzw. **Hämatometra**)

Diagnostik und Differentialdiagnose

Bei der Blutuntersuchung sind die Entzündungsparameter (BSG, BB) auffällig. Ein mikrobiologischer Abstrich zur Erregeridentifizierung sollte versucht werden.

Da bei einer Pyometra außerhalb des Wochenbettes auch ein Karzinom die Ursache sein kann, ist zur Abklärung eine diagnostische Abrasio (☞ 32.4.11) nach Abklingen der akuten Entzündung angezeigt.

Behandlungsstrategie

Zunächst werden symptomatisch krampflösende Medikamente (z.B. Butylscopolamin, etwa in Buscopan®) gegeben. Bei fortschreitender Erkrankung und v.a. bei Auftreten von hohem Fieber sind Antibiotika, möglichst nach Antibiogramm, indiziert. Im Wochenbett sollten zusätzlich Medikamente gegeben werden, die den Uterus zur Kontraktion anregen (z.B. Oxytocin und Methylergometrin, etwa das Kombinationspräparat Syntometrin® oder das Einzelpräparat Methergin®). Zum Schleimhautaufbau empfiehlt sich eine Östrogensubstitution, z.B. durch Gabe einer Ampulle Progynon Depot® i.m.

Pflege bei Endometritis und Myometritis, ☞ Pflege bei Adnexitis, 32.7.1

Prognose

Die Prognose ist insgesamt gut, doch besteht stets die Gefahr eines Aufsteigens der Entzündung in die Tuben (☞ 32.7.1). Lebensgefährliche Komplikation einer Gebärmutterentzündung im Wochenbett ist die **Puerperalsepsis**, bei der die Erreger von der Gebärmutter aus in die Blutbahn gelangt sind. Dieses schwere, mit allen Zeichen der Sepsis (☞ 28.4) einhergehende Krankheitsbild erfordert auch heute, trotz Antibiotika und Gerinnungspräparaten, oft noch eine Entfernung des Uterus, um das Leben der Mutter zu retten.

12.13.5 Psychiatrische Erkrankungen nach der Entbindung

Im Gegensatz zur Wochenbettdepression handelt es sich bei der postpartalen Psychose und der postpartalen Neurose um „echte" psychiatrische Erkrankungen, die fachärztlicher Behandlung bedürfen. Beide können sich schon im Krankenhaus zeigen. Oft machen sie sich aber erst nach der Entlassung bemerkbar.

- Bei einer **postpartalen** *(puerperalen)* **Psychose** ist die Patientin unruhig und verwirrt. Weitere Leitsymptome sind starke Stimmungsschwankungen, Depressionen, Halluzinationen und evtl. Wahn (☞ 36.4.1). Die Suizidgefahr ist groß und das Kindstötungsrisiko erhöht
- Frauen mit einer **postpartalen Neurose** (☞ 36.7) sind weinerlich, außergewöhnlich müde und haben Angst, bei der Betreuung des Kindes zu versagen. Betroffen sind v.a. Erstgebärende. Suizidgefahr und Kindstötungsrisiko sind gering.

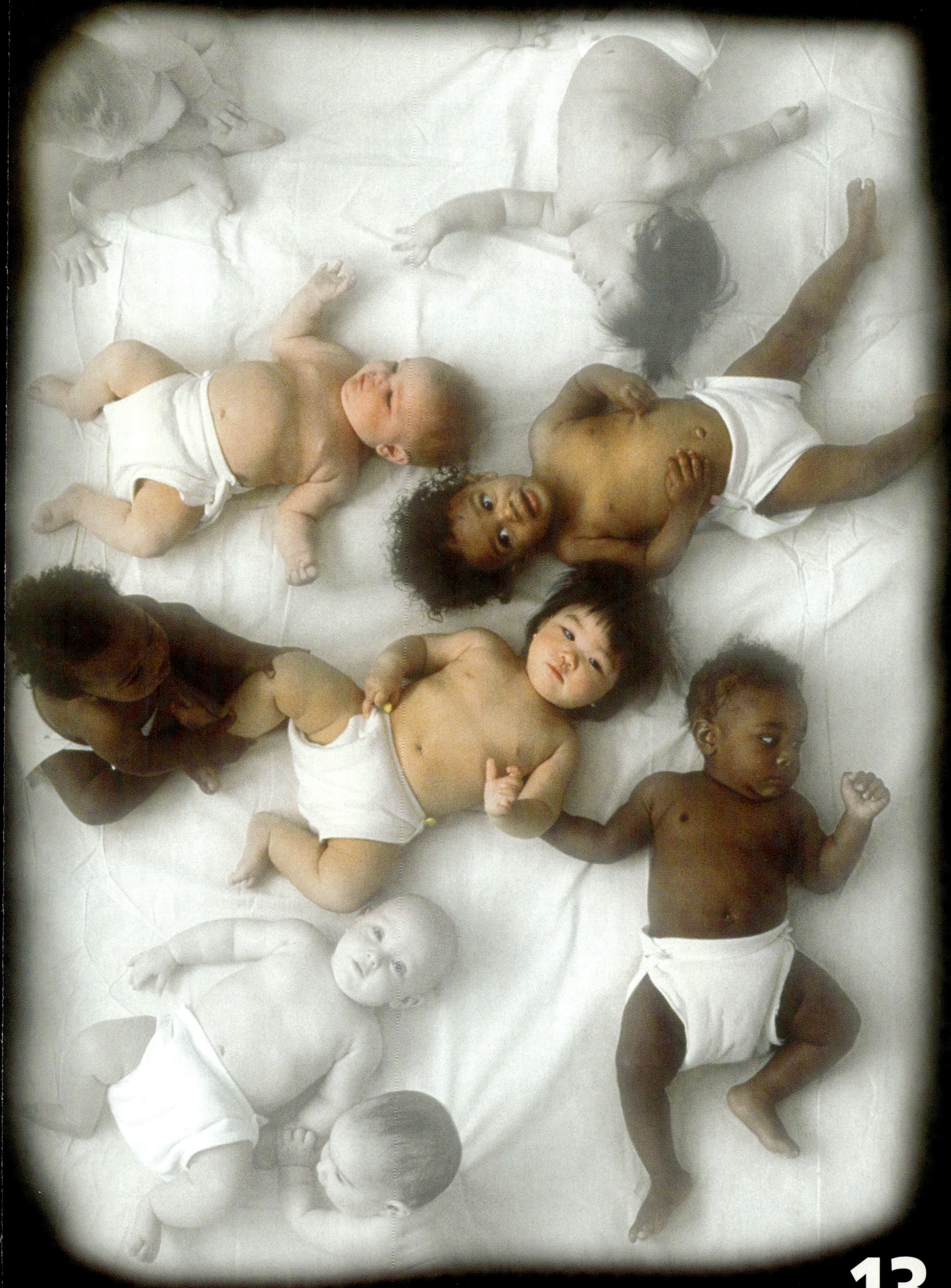

Pflege von Kindern

13

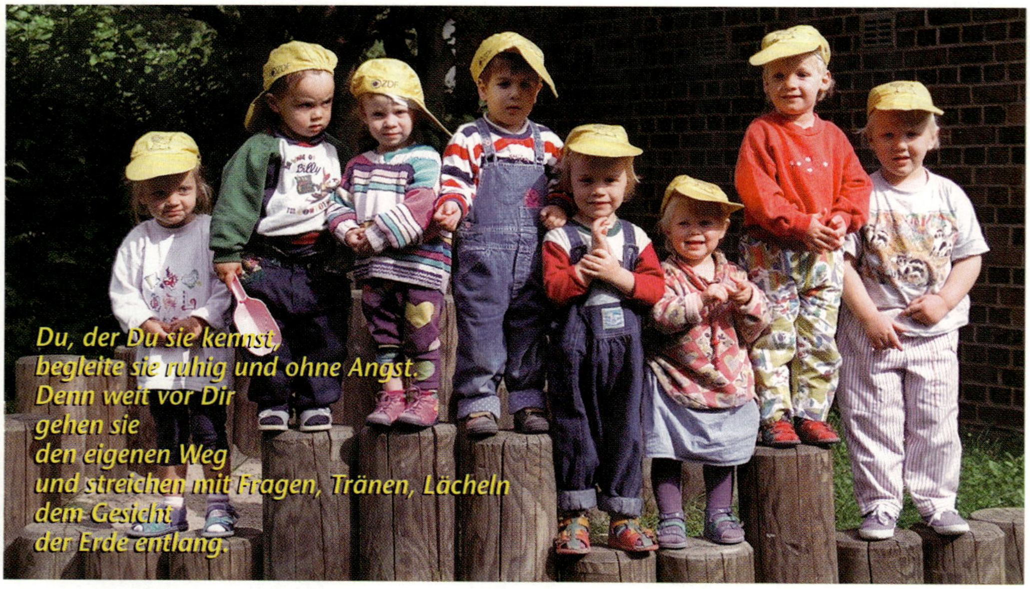

Abb. 13.1: Kinder sind Persönlichkeiten. [O140]

Übersicht

Querverweise

Notfälle im Kindesalter, ☞ Kapitel 17

Das medizinische Fachgebiet

Pädiatrie: Kinderheilkunde. Befaßt sich mit Prophylaxe, Diagnose und Therapie von Erkrankungen des Kindes und des Jugendlichen. Im Rahmen ihres *präventiven Auftrags* beschäftigt sie sich aber nicht nur mit kranken und behinderten Kindern, sondern auch mit der Förderung des Kindes und seiner Entwicklungsinteressen in Gesellschaft, Schule, Familie und Sozialpolitik *(Sozialpädiatrie)*.

Heute umfaßt das Fachgebiet der Pädiatrie zwei Schwerpunkte mit zusätzlicher ärztlicher Weiterbildung: die **Neonatologie** (*Neugeborenenmedizin*) und die **Kinderkardiologie** (☞ 18.10).

Rechtliche Besonderheiten

Kinder können (noch) nicht für sich selbst sorgen, und es fällt ihnen noch schwerer als Erwachsenen zu entscheiden, was für sie gut oder schlecht ist. Sie brauchen jemanden, der solche Entscheidungen für sie trifft. Dieses **Sorgerecht** liegt bei den unmittelbar für das Kind Verantwortlichen, den **Sorgeberechtigten** (in der Regel also den Eltern). Die Sorgeberechtigten nehmen alle Rechte des unmündigen Kindes wahr. Das Sorgerecht beinhaltet aber nicht nur Rechte, sondern auch die Verpflichtung, Schaden von dem Kind abzuhalten. Kommen Eltern dieser Pflicht nicht nach (z.B. bei Mißhandlung, Vernachlässigung oder Verweigerung einer akut lebensrettenden Behandlung), kann ihnen das Sorgerecht auf entsprechenden Antrag von einem Richter kurzzeitig oder auf Dauer entzogen werden. In diesem Falle muß ein **Vormund** eingesetzt werden (☞ auch 10.1).

Jugendliche ab ca. 16 Jahre können in der Regel die Tragweite von Entscheidungen überblicken, sind also *einsichts-* und damit *einwilligungsfähig*. Dann ist *ihr* Wille und nicht mehr der ihrer Eltern maßgeblich.

13.1 Ernährung des gesunden Kindes

13.1.1 Ernährung des Säuglings

Richtlinien für die Säuglingsernährung

Heute empfehlen die Mediziner, den Säugling in den ersten 4 – 8 Lebensmonaten ausschließlich („voll") zu stillen *(natürliche Ernährung)*. Für diese erste Lebensphase ist **Muttermilch** *(Frauenmilch)* die optimale Nahrung. Als Ersatz, z.B. bei Stillhindernissen, und als Anschlußnahrung nach dem Stillen stehen industriell auf Kuhmilch- oder Sojaproteinbasis hergestellte Säuglingsmilchen zur Verfügung *(künstliche Ernährung)*. Nach dem 4. – 8. Lebensmonat wird allmählich Milchmahlzeit für Milchmahlzeit durch halbfeste oder feste Kost ersetzt.

Stillen

Stillen bietet zahlreiche Vorteile für Mutter und Kind:

- Muttermilch ist den Organleistungen des Säuglings angepaßt
- Muttermilch deckt den hohen Wasserbedarf des Säuglings
- Muttermilch bietet einen natürlichen Infektionsschutz. Beispielsweise enthält Muttermilch, besonders die *Vormilch* der ersten Tage **(Kolostrum),** reichlich Immunglobuline der Klasse IgA, die die Darmschleimhaut auskleiden und Erreger abwehren
- Muttermilch verzögert oder verhindert Allergien. Bei der ausschließlichen Muttermilchernährung in den ersten Lebensmonaten kommt es seltener zu *Sensibilisierungen* (☞ 29.4) gegen Kuhmilcheiweiß, denn in den ersten Lebensmonaten können kleinste Eiweißmengen auch ungespalten die Darmwand durchdringen und bei entsprechend veranlagten Kindern durch eine Überstimulation des Immunsystems Allergien auslösen
- Muttermilch ist jederzeit in ausreichender Menge verfügbar und preiswert. Sie ist optimal vorgewärmt und von guter hygienischer Qualität
- Stillen und die dadurch ausgelösten hormonellen Veränderungen (☞ 12.12.4) fördern bei der Mutter die Rückbildung des Uterus
- Der mit dem Stillen verbundene Körperkontakt vertieft die Mutter-Kind-Beziehung.

Gehalt in 100 ml	*Muttermilch*	*Kuh-Vollmilch*	*Industrielle Fertignahrung*	
			„Pre"-Milchen	Andere Milchen
Energie [kcal (kJ)]	69 (288)	66 (276)	67–75 (286–314)	68–78 (284–326)
Protein [g]	0,9	3,3	1,4–1,8	Bis 2,7
Fett [g]	3,8	3,7	3,5–3,7	3,0–3,7
Kohlenhydrate [g]	7,0*	4,8*	7,2–8,3*	Bis 50 % d. Gesamtkalorien**
Mineralstoffe [g]	0,2	0,7	Bis 0,39	Bis 0,45
* Enthält nur Laktose; ** Enthält verschiedene Kohlenhydrate				

Tab. 13.2: Im Vergleich zu Muttermilch ist Kuhmilch eiweiß- und mineralstoffreicher, aber milchzuckerärmer. Energie- und Fettgehalt sind etwa gleich. Die industriellen Fertignahrungen versuchen die Unterschiede mehr oder weniger auszugleichen. [B101]

Künstliche Säuglingsnahrung

Säuglingsanfangsnahrungen sind für das gesamte 1. Lebensjahr geeignet. Enthalten die Milchen Laktose (Milchzucker) als einziges Kohlenhydrat, so sind sie mit der Vorsilbe „Pre" versehen (z.B. Pre-Aptamil®, Pre Beba®). Dieser Nahrungstyp eignet sich vor allem für die Ernährung „nach Bedarf" (☞ unten), da kaum Gefahr der Überfütterung besteht. Der andere Typ der Anfangsmilch enthält zusätzlich weitere Kohlenhydrate, z.B. Rohrzucker, und erhält zur Kennzeichnung eine „1" (z.B. Aponti 1®, Hipp 1®). Für diese Milcharten hat der Säugling möglicherweise keine Appetitkontrolle, sie eignen sich deshalb nicht zur Fütterung nach Bedarf.

Folgenahrungen sind für die Zeit ab dem 4. – 8. Monat bis ins Kleinkindesalter vorgesehen. Zur Kennzeichnung sind diese Milcharten meist mit einer „2" versehen (z.B. Milumil 2®, Aponti 2®). Folgenahrungen zeichnen sich durch ihren höheren (damit kuhmilchähnlicheren) Proteingehalt aus; auch die Kohlenhydratkonzentration ist gegenüber den Säuglingsanfangsnahrungen erhöht.

Hypoallergene Säuglingsflaschennahrung *(HA-Nahrungen)*. Durch Zerkleinerung bzw. Aufschlüsselung der Eiweiße sollen diese Milcharten vermindert antigen wirksam, d.h. weniger allergieauslösend, sein. Sie eignen sich zur Vorbeugung gegen Nahrungsmittelallergien bei Neugeborenen mit familiärem Risiko zur Atopie (z.B. wenn einer oder beide Elternteile an Heuschnupfen, Asthma oder Neurodermitis erkrankt sind, ☞ 29.4.1). Die Wirksamkeit ist aber umstritten. Bei bereits eingetretenen Kuhmilchprotein-Allergien haben die HA-Nahrungen keinen Vorteil, da die enthaltenen Eiweißstoffe noch immer den Kuhmilcheiweißen ähneln und deshalb antigen wirksam sind. In diesem Falle muß auf höhergradig aufgeschlüsselte und deshalb bitter schmeckende Hydrolysat-Nahrung ausgewichen werden (z.B. Alfare® oder Pregomin®).

Säuglingsflaschennahrung auf Soja-Basis. Diese Milchen enthalten Soja- anstelle von Kuhmilchproteinen; zudem enthalten sie anstelle des Milchzuckers andere Zuckerarten (z.B. Dextrinmaltose). Sie werden v.a. zur Behandlung von Laktose-Unverträglichkeiten eingesetzt.

Zusätzlich gibt es **Sondernahrungen**, z.B. Frühgeborenennahrungen oder Spezialnahrungen für Kinder mit Stoffwechselerkrankungen.

Milch und Beikost

Nach dem 4. – 8. Lebensmonat reicht Muttermilch alleine nicht mehr aus. Der steigende Bedarf des Kindes an Energie, Kalzium, Spurenelementen und Vitaminen erfordert die zusätzliche Gabe von **Beikost**. Allmählich wird Milchmahlzeit für Milchmahlzeit durch Beikost ersetzt (☞ Abb. 13.3):

- Ab dem 5. Monat Einführung von Kartoffel-Gemüse-Fleisch-Brei als Mittagsmahlzeit zur Deckung des Eisenbedarfs
- Ab 6. Monat abendliche Gabe von Vollmilch-Obst-Getreide-Brei zur Deckung des Kalziumbedarfs und Steigerung des Ballaststoffanteils
- Ab 7. – 8. Monat Ersatz der Nachmittagsmahlzeit durch einen milchfreien Getreide-Obst-Brei zur Ergänzung der Vitamine und Ballaststoffe
- Ab 10. Monat zunehmende Einbeziehung von Tischkost und allmähliche Umstellung auf drei Haupt- und zwei Zwischenmahlzeiten
- Beibehaltung einer Milchmenge von 400 ml pro Tag zur Deckung des Kalziumbedarfs, wobei gegen Ende des ersten Lebensjahres auf Vollmilch übergegangen werden kann.

Wie viel füttern?

Säuglinge werden heute zunehmend nach dem Prinzip der **Fütterung nach Bedarf** *(Ad libitum-Fütterung, Self-demand-feeding)* gefüttert, d.h. das Kind bestimmt Zeitpunkt und Nahrungsmenge selbst. Dennoch müssen Pflegende und Ärzte die Milchmenge pro 24 Stunden kennen, die ein gesunder Säugling zum Gedeihen braucht. Nicht zuletzt wird aus organisatorischen Gründen in den meisten Geburts- und Kinderkliniken nach starrem Schema gefüttert, und hier ist ein nach dem Alter des Kindes berechnetes Angebot unerläßlich.

Der Tagesbedarf des Kindes beträgt:

- Am ersten Lebenstag 50 ml pro Kilogramm Körpergewicht und steigert sich jeden Tag um 20 ml pro Kilogramm: am 2. Lebenstag also 70 ml/kg, am 3. Tag 90 ml/kg, am 4. Tag 110 ml/kg, am 5. Tag 130 ml/kg, und am 6. Tag 150 ml/kg
- Danach bis zur Einführung der Beikost (etwa im 4. Monat) etwa 150 ml/kg (ausschließlich Mutter- oder Säuglingsmilch)
- Vom 4. – 12. Monat etwa 100 – 150 ml Flüssigkeit (dann allerdings auch zunehmend ungesüßten Tee und verdünnte Obstsäfte zusätzlich zur Milch)

Trinkt ein gestilltes Neugeborenes spontan mehr, so ist zu keiner Zeit eine Einschränkung notwendig. Bei großer Hitze oder Fieber wird zusätzlich abgekochtes Wasser oder ungezuckerter Tee angeboten.

Das Kind soll im ersten Vierteljahr täglich 25 – 30 g, im zweiten Vierteljahr täglich 20 – 25 g zunehmen.

Das früher häufig geübte Wiegen nach jeder Mahlzeit auch bei gesunden Säuglingen terrorisiert Kind und Mutter. Ein Wiegen des Kindes bei den Vorsorgeuntersuchungen und sonstigen Arztterminen reicht in der Regel aus. Wenn ein gestillter Säugling allerdings ungenügend zunimmt, sollte die Trinkmenge durch eine *Stillprobe* überprüft werden. Dabei wird das Kind mit gleicher Kleidung vor und nach jeder Mahlzeit gewogen, die Differenz ist die getrunkene Milchmenge.

Wie oft füttern?

Bei der Fütterung nach Bedarf stellt sich meist bereits ab der 3. Lebenswoche ein relativ fester Rhythmus mit 5 – 8, manchmal bis zu 12 Mahlzeiten am Tag ein (gestillte Kinder melden sich in der Regel häufiger zu Mahlzeiten als „Flaschenkinder"). Nach ca. drei Monaten „verschlafen" viele Kinder ihre Nachtmahlzeit.

Wird, wie in den meisten Krankenhäusern, nach einem starren Schema gefüttert, wird die Nahrung bis zur Einführung der Beikost auf 5 – 8 Mahlzeiten verteilt. Im späteren Säuglingsalter reduziert sich die tägliche Zahl der Mahlzeiten auf 5 – 6.

Häufigere kleine Mahlzeiten sind angezeigt bei ungenügender Milchproduktion und bei untergewichtigen Säuglingen.

Zusätze zur Ernährung

Sowohl bei Muttermilchernährung als auch bei Ernährung mit künstlichen Fertigmilchen erhält der Säugling während des gesamten ersten Lebensjahres täglich eine *Vitamin D-Fluorid-Tablette* zur Rachitis- und Kariesprophylaxe (☞ 23.8.5). Außerdem gibt der Kinderarzt im Rahmen der Vorsorgeuntersuchung mit 4 – 6 Wochen zur Blutungsprophylaxe *Vitamin K* (☞ 23.8.5) oral.

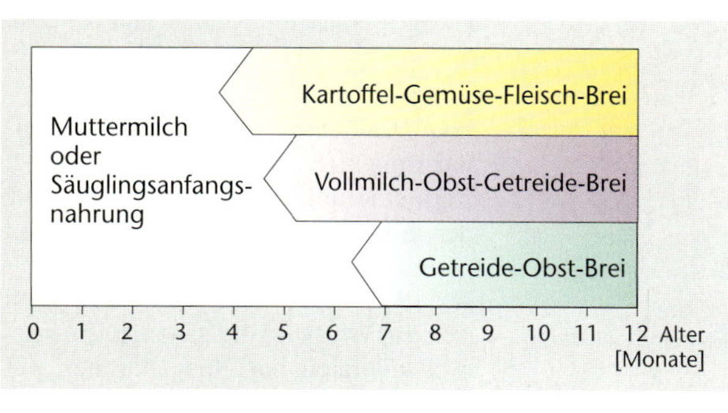

Abb. 13.3: Beikostschema zur allmählichen Ergänzung der Muttermilch oder Säuglingsanfangsnahrung. Geeignete Milchen, ☞ Text. [M100]

Füttern des Säuglings mit der Flasche

Stilltechnik, ☞ 12.12.4

- Flaschen und Sauger müssen sauber sein und mindestens bis zum 4. Lebensmonat vor Gebrauch sterilisiert werden. Flaschen, Sauger und benötigtes Zubehör (z.B. Meßbecher) werden mindestens einmal täglich fünf Minuten lang ausgekocht oder in einem Vaporisator (Dampfsterilisiergerät) behandelt

- Der Säugling sollte spontan erwacht sein (geweckte Babys sind oft noch schläfrig und trinken schlecht)
- Das Wasser zum Auflösen der Fertignahrung wird vor Gebrauch mindestens fünf Minuten lang abgekocht und dann auf 50 – 60 °C abgekühlt, damit im Milchpulver vorhandene hitzeempfindliche Vitamine nicht zerstört werden
- Die Fertignahrung wird genau nach den Anweisungen auf der Packung vor jeder Mahlzeit frisch zubereitet

☑ Wegen der raschen Keimvermehrung (Milch ist ein idealer Nährboden) darf Milch nie in einer Thermosflasche warmgehalten werden

- Zum Füttern sollte der Säugling in halbsitzender Position so im Arm gehalten werden, daß Blickkontakt zur fütternden Person möglich ist (☞ Abb. 13.4). Alternativ kann das Baby gegen die Oberschenkel der Fütternden gelehnt werden, die beide Füße auf einem Hocker abstützt. Das Hinlegen des Säuglings auf eine Unterlage mit abgestützter Flasche wird den emotionalen Bedürfnissen des Kindes nicht gerecht. Der Säugling muß die Flasche nicht leertrinken. Reste werden immer weggeworfen
- Wenn der Säugling eine Trinkpause einlegt, kann die fütternde Person ihn hochnehmen, so daß der Kopf des Kindes auf ihrer Schulter liegt. Durch leichtes Auf- und Abbewegen oder vorsichtiges Klopfen oder Reiben des Rückens wird das *Aufstoßen* erleichtert. Ein aktives Unterbrechen der Mahlzeit ist nur bei Kindern mit *Blähungsproblemen* erforderlich. Am Ende der Mahlzeit sollte der Säugling aber stets sein „Bäuerchen" machen
- Dann wird das Baby gewickelt und, falls möglich, im Bett zunächst auf die rechte Seite gelegt, um die Magenentleerung zu erleichtern. Zum Schlafen wird es umgelagert (☞ unten).

Fütterungsprobleme

Nahrungsverweigerung

Gesunde Säuglinge sind zu den Mahlzeiten in aller Regel hungrig. Verweigert ein Säugling mehr als eine Mahlzeit hintereinander oder trinkt er über mehrere Mahlzeiten schlecht, spricht man von **Nahrungsverweigerung**. Dies kann auf die unterschiedlichsten Erkrankungen (z.B. Infektionen) hinweisen und ist stets ernst zu nehmen.

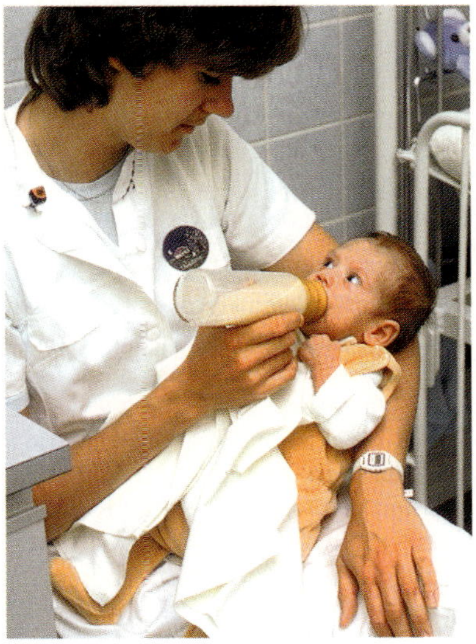

Abb. 13.4: Halbsitzende Fütterungsposition, die einen guten Blickkontakt zwischen fütternder Person und Säugling erlaubt. [J500-202]

„Spucken" und Erbrechen

„Speikinder sind Gedeihkinder" sagt der Volksmund und meint mit „Speien" das Herauslaufen kleiner Nahrungsmengen nach der Fütterung (oft beim Aufstoßen). Tatsächlich ist dieses Phänomen häufig und – solange die Kinder gedeihen – nicht beunruhigend. Echtes Erbrechen jedoch (größere Nahrungsmengen, oft im Schwall oder „Strahl") ist meist ein Krankheitszeichen und sollte bei wiederholtem Auftreten Anlaß zur Untersuchung des Kindes geben.

13.1.2 Ernährung des älteren Kindes

Gegen Ende des ersten Lebensjahres kann das Baby langsam an die normale Familienkost und Mahlzeitenfolge gewöhnt werden. Den meisten Kleinkindern macht es Spaß, mit Eltern und evtl. Geschwistern am Tisch zu sitzen, Brothäppchen zu essen und Milch aus der Tasse zu trinken. Die Kost für das Kind sollte aber (fast) kein Salz enthalten und nur schwach gewürzt sein. Wird Salz verwendet, so sollte es jodiertes Haushaltssalz sein, da viele Regionen im deutschsprachigen Raum Jodmangelgebiete sind. Der Nährstoffbedarf wird durch die übliche mitteleuropäische Mischkost in aller Regel gedeckt.

Wichtige Ernährungsziele in dieser Phase sind die Verhinderung von Ernährungsschäden, insbesondere von Karies und Übergewicht (☞ 23.8.1).

Vegetarische Ernährung

Nicht wenige Eltern möchten ihr Kind „alternativ" ernähren. Hiervon ist beim Säugling abzuraten. Eine fleischlose Ernährung bei Kleinkindern ist möglich, sofern sie Milch und Eier (**Lakto-Ovo-Vegetarier**) oder zumindest Milch (**Lakto-Vegetarier**) enthält. Das Risiko eines Eisenmangels ist aber erhöht. Eine **vegane Ernährung** unter Verzicht auf alle tierische Produkte ist abzulehnen, da die Gefahr vielfältiger Mangelerscheinungen groß ist (gestillte Kinder von Veganern leiden z.B. nicht selten unter Vitamin B_{12}-Mangel und haben daher ein erhöhtes Risiko für eine gestörte Gehirnentwicklung). Als Faustregel gilt: Je mehr Nahrungsmitttel verboten sind, desto größer ist das Risiko einer Mangelernährung und desto sorgfältiger müssen die erlaubten Nahrungsmittel zusammengestellt werden.

„Appetitmangel" beim älteren Kind

Appetitmangel beim älteren Kind kann ein Zeichen für eine akute oder chronische Erkrankung sein. Sind Länge und Gewicht des Kindes normal, können die Eltern aber zumindest bezüglich einer *Gedeihstörung* (☞ 13.5.1) beruhigt werden. Häufig haben auch die Eltern übertriebene Vorstellungen von dem, was ihr Kind jenseits des Säuglingsalters „braucht".

13.2 Pflege gesunder Kinder

13.2.1 Pflege des Neugeborenen

Die Pflege des Neugeborenen entspricht im wesentlichen der des älteren Säuglings mit „verschärften" Regeln zur Hygiene und zum Schutz vor Abkühlung und Austrocknung. Außerdem muß das Köpfchen des Kindes stets gestützt werden, da das Neugeborene noch keine Kopfkontrolle hat.

Nabelpflege

Eine Besonderheit der Neugeborenenpflege ist die **Nabelpflege**, die dem In-

Hochheben aus der Rückenlage
[K303]

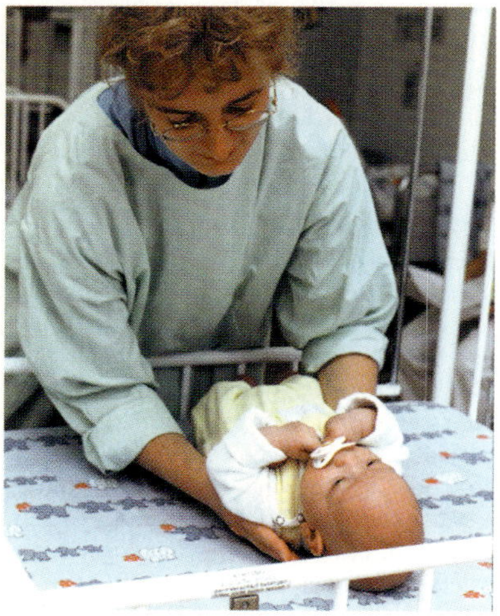

Abb. 13.5: Beide Schultergelenke des Kindes umgreifen (die abgespreizten Daumen liegen in der Achselhöhle des Kindes.)

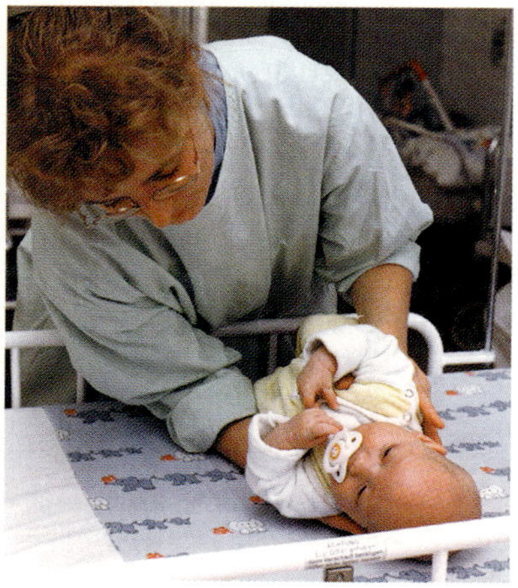

Abb. 13.6: Kind zur Seite drehen, dabei Kopf mit den ausgestreckten Fingern stützen.

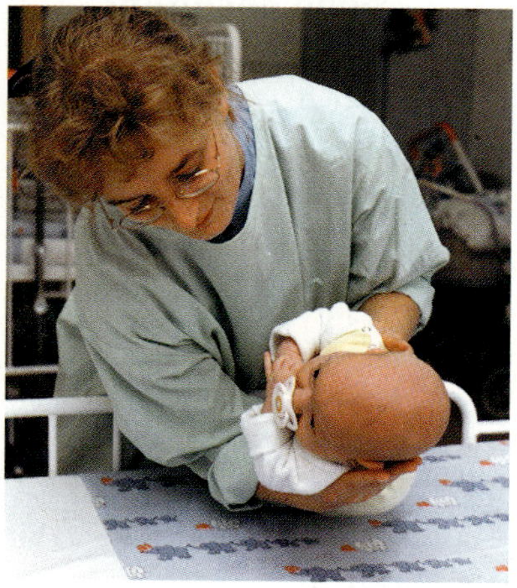

Abb. 13.7: Das mit dem Oberkörper auf dem Unterarm der Pflegeperson liegende Kind hochheben.

fektionsschutz dient. Nach dem endgültigen *Abnabeln* (Abtrennen der Nabelschnur, ☞ 12.9) steht noch ein 1 –2 cm langer Nabelstumpf, der in den Folgetagen eintrocknet und nach 7 –10 Tagen abfällt. Die dadurch entstehende kleine Wunde heilt rasch ab.

Bezüglich der korrekten Nabelpflege gibt es verschiedene Ansichten (hausinterne Richtlinien beachten). Heute wird in den meisten Häusern der *offenen Nabelpflege* der Vorzug gegeben. Nach vorheriger Händedesinfektion wird der Nabelstumpf bei jedem Wickeln mit einer sterilen Kompresse und einem geeigneten Desinfektionsmittel gereinigt. Nach dem Trocknen werden Nabelstumpfansatz und Nabelgrund von allen Seiten eingepudert, z.B. mit Fissan®-Silberpuder. Dabei ist darauf zu achten, daß möglichst wenig Puder auf die umliegende Haut gerät, da der Puder stark austrocknet; auch darf der Puder keinesfalls in die Atemwege des Säuglings gelangen. Zum Schluß wird der Nabelstumpf mit einer weiteren Kompresse abgedeckt.

Die Neugeborenen werden heute in vielen Häusern auch gebadet, *bevor* der Stumpf abgefallen ist. Ansonsten werden sie einmal täglich gewaschen.

13.2.2 Pflege des Säuglings: Handling

Handling

Handling in der Säuglingspflege: Alle Pflegetätigkeiten so ausführen, daß die Bewegungsentwicklung des gesunden Säuglings gefördert wird.

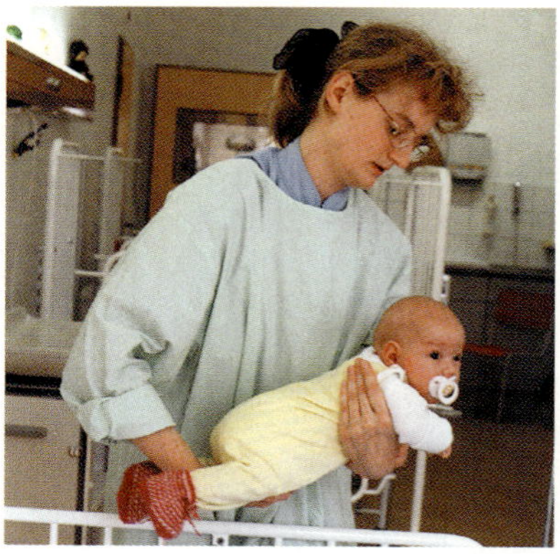

Abb. 13.9: Tragen in Bauchlage. Eine Hand stützt den Oberkörper, die zweite greift von hinten zum Unterbauch. [K303]

Es gibt unterschiedliche Varianten, wie ein Säugling getragen, gedreht oder hochgenommen werden kann. Die Abb. 13.5 – 13.20 zeigen einige empfehlenswerte Beispiele.

13.2.3 Pflege des Säuglings: Lagern und Betten

Lagern

Die Ansichten darüber, wie ein Baby richtig gelagert wird, haben sich in den letzten Jahren und Jahrzehnten immer wieder gewandelt. Bis vor kurzem war beispielsweise die Rückenlage wegen der dabei angeblich erhöhten Aspirationsgefahr als Schlafposition tabu; die Kinder sollten zum Aspirationsschutz und zur Förderung der motorischen Entwicklung vorzugsweise auf dem Bauch gelagert werden. Seitdem sich herausgestellt hat, daß die Bauchlage einen Risikofaktor für den Plötzlichen Kindstod darstellt (☞ 13.8), wird heute die Rücken- oder Seitenlage empfohlen. Folgende Richtlinien scheinen ein

Lagerung	Vorteile	Nachteile	Durchführung	Indikation
Seitenlage	Aspirationsschutz. Rechtsseitenlage: Erleichterung der Magenentleerung	Rutschen oder Rollen des Säuglings in die Bauch- oder Rückenlage	Kind auf die Seite legen, untenliegenden Arm hervorholen. Handtuchrolle in den Rücken legen, um Rollen in die Rückenlage zu verhindern	Schlafposition, Rechtsseitenlage nach den Mahlzeiten
Rückenlage	Gute Blickmöglichkeiten für wache Kinder	Aspirationsgefahr	Kind flach (ohne Kissen) auf dem Rücken lagern	Wachzeiten
Bauchlage	Aspirationsschutz	Wahrscheinlich Risikofaktor für den Plötzlichen Kindstod	Kind flach (ohne Kissen) auf den Bauch legen, Arme unter dem Rumpf vorholen	Wachzeiten, z. Z. nicht als allgemeine Schlafposition empfohlen

Tab. 13.8: Vergleich verschiedener Lagerungsmöglichkeiten für Säuglinge.

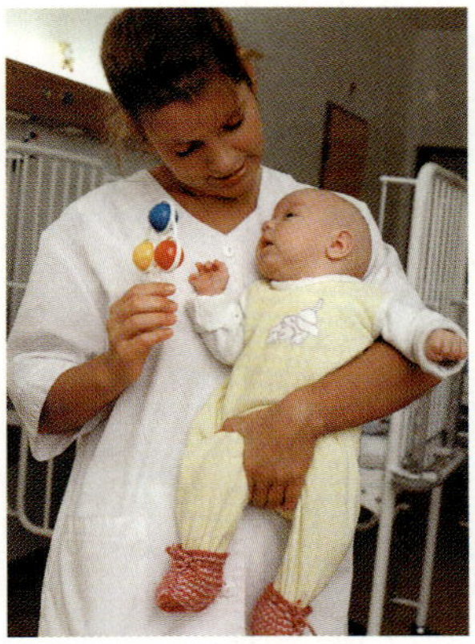
Abb. 13.10: Tragen in aufrechter „Rückenlage" mit einer Hand. Ein Arm greift von außen den gegenüberliegenden Oberschenkel oder den Schritt des Kindes. [K303]

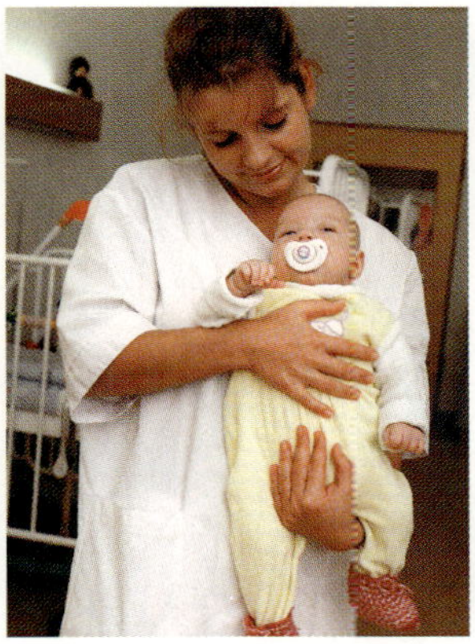
Abb. 13.11: Tragen in aufrechter „Rückenlage" mit zwei Händen. Eine Hand greift zwischen den Beinen hindurch zum Unterbauch, die zweite Hand hält die Brust des Kindes. [K303]

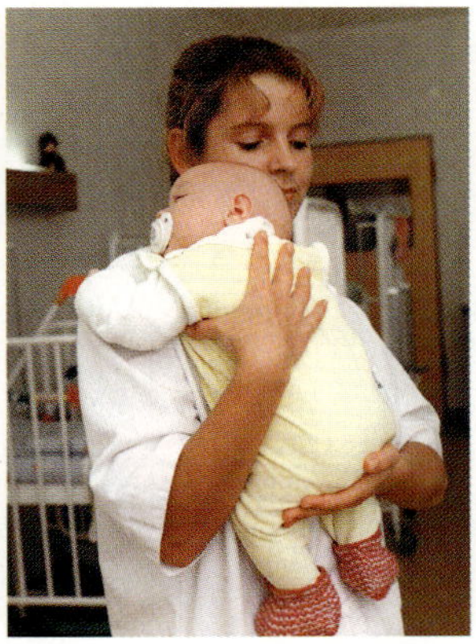
Abb. 13.12: Tragen an der Schulter in „Bauchlage".
Eine Hand unterstützt den Po, die zweite hält den Rücken und ggf. den Kopf. [K303]

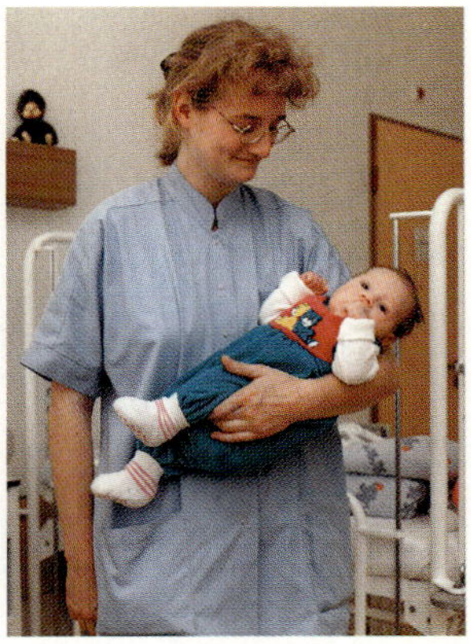
Abb. 13.13: Tragen in Rückenlage: Kind aus der Rückenlage hochheben (☞ oben), umgreifen und gegenüberliegenden Oberschenkel des Säuglings in lockerer Beugehaltung fixieren. [K303]

praktikabler Kompromiß zu sein (☞ auch Tab. 13.8):
- Extreme sind ungesund. Deshalb zum Schlafen Rücken- und Seitenlagerung im Wechsel einsetzen, um Verformungen des noch weichen Schädels und Druckstellen zu vermeiden
- In Wachzeiten Rücken- und Bauchlage miteinander abwechseln. Die Rückenlage ermöglicht Blickkontakt und das Spiel mit den Händen, die Bauchlage fördert andere Komponenten der motorischen Entwicklung, z.B. die Kopfhebung
- Ältere Säuglinge bestimmen ihre Schlafposition selbst und drehen sich auch während des Schlafs.

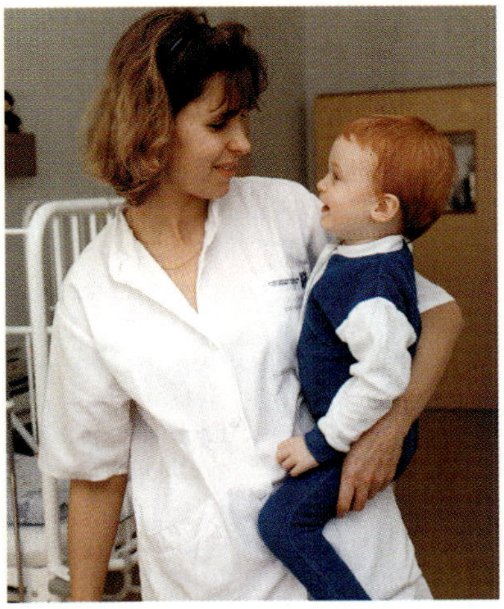
Abb. 13.14: Tragen auf der Hüfte. Das Kind sitzt auf der Hüfte der Trägerin ihr zugewandt, sie stützt mit dem Unterarm die Rükkenpartie und hält es am Oberschenkel fest. [K303]

Betten

Die Auswahl der jeweiligen Bettart richtet sich nach der Größe bzw. dem Entwicklungszustand und der Erkrankung des Kindes. Die wichtigsten Bettarten sind:
- **Inkubator** (*Brutkasten*) zur Unterbringung von Früh- und Risikogeborenen (☞ 13.7.8)
- **Wärmebett** zur Unterbringung von Säuglingen mit noch schwankender Körpertemperatur, z.B. Frühgeborene, die aus dem Inkubator ausgeschleust werden. Unter der eigentlichen Matratze befindet sich eine beheizbare Metallplatte, deren Temperatur reguliert werden kann
- „Normales" Säuglingsbett unterschiedlicher Größe (für Neugeborene, für Säuglinge bis zu ca. sechs Monaten sowie für Säuglinge bis ca. einem Jahr)
- Gitterbetten für Kleinkinder, die bis zu ca. sechs Jahren verwendet werden können
- Jugend- und Erwachsenenbett
- Spezialbett, z.B. Herzbett mit absenkbarem Fußteil.

13.2.4 Pflege des Säuglings: Waschen und Baden

Ganzkörperwaschung

Können Säuglinge z.B. wegen einer Infusion am Arm nicht gebadet werden, werden sie im Bett oder auf der Wickelfläche gewaschen. Die Pflegeziele entsprechen denen beim Erwachsenen (☞ 7.5.3).

Vorbereitung

- Raum vorbereiten: Fenster schließen, für eine angemessene Zimmertemperatur sorgen (evtl. Wärmelampe benutzen), Wickelfläche und evtl. Waschbecken desinfizieren
- Materialien bereitlegen: Waschschüssel bzw. Waschbecken, Waschlappen, Badetuch bzw. zwei Handtücher (je nach Größe des Kindes), Windeln, frische Kleidung, Pflegeartikel wie Öl, Bade-/Waschzusatz, Gesichts- und Wundschutzcreme, evtl. Babyshampoo, Tupfer, Wattestäbchen, Haarbürste
- Hygienemaßnahmen durchführen: Hände gründlich waschen und desinfizieren, je nach Gepflogenheiten des Hauses evtl. Pflegekittel tragen
- Wasser vorbereiten: Waschwasser einlassen und Wassertemperatur überprüfen (37 °C).

Durchführung

- Säugling auf das zusammengefaltete Badetuch legen, Beine und Gesäß entkleiden
- Gesäß z.B. mit Öl vorreinigen
- Ggf. Körpertemperatur kontrollieren (rektale Messung)
- Hände waschen und desinfizieren
- Oberkörper des Kindes entkleiden
- Körpergewicht bestimmen (im Krankenhaus sind tägliche Kontrollen üblich)
- Säugling wieder auf das gefaltete Badetuch legen
- Gesicht ohne Badezusatz waschen, dabei die Augen von außen nach innen reinigen. Dem Waschwasser ggf.

Drehen von der Rücken- in die Bauchlage [K303]

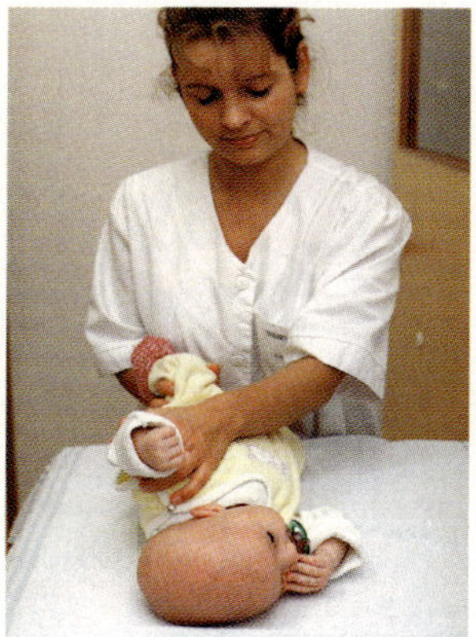

Abb. 13.15: Ein Bein strecken, Kind am gegenüberliegenden Oberschenkel und Schultergelenk festhalten.

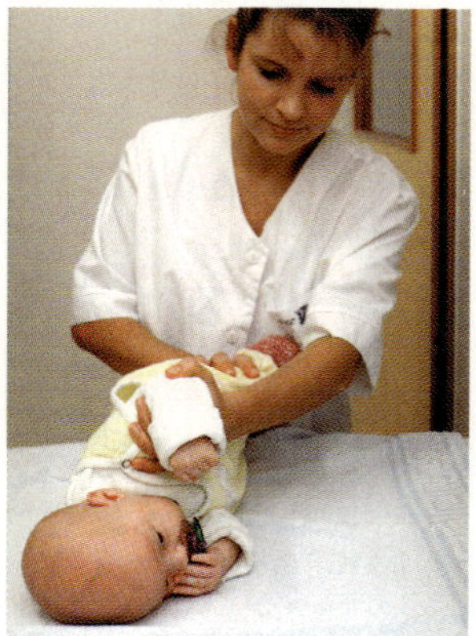

Abb. 13.16: In die Seitlage bringen.

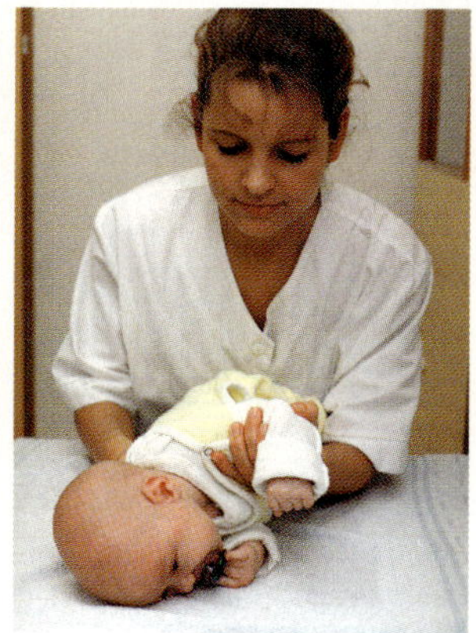

Abb. 13.17: Bein loslassen und die untenliegende Schulter greifen…

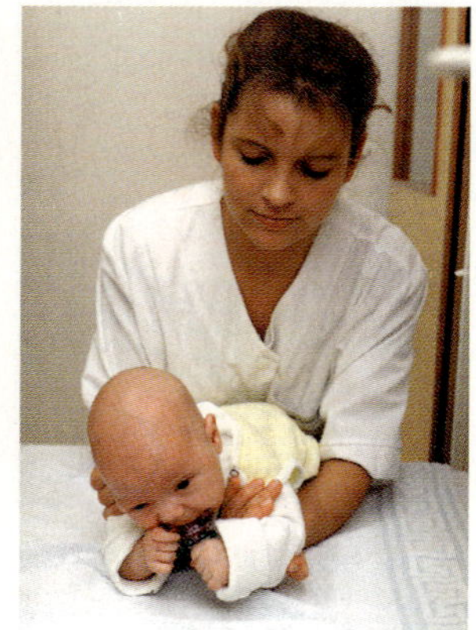

Abb. 13.18: …und hervorholen bis Bauchlage erreicht ist.

danach sparsam Badezusatz hinzufügen
- Haare bei Bedarf mit einem Waschlappen reinigen
- Nacheinander Hals, Ohren, Hände, Arme, Achseln, Brust, Bauch, Rükken, Beine, Genitalbereich und Gesäß (von vorne nach hinten) waschen. Zwischendurch bereits gereinigte Körperteile trocknen
- Gesicht pflegen: Nase und Ohren kontrollieren und ggf. mit Tupfer bzw. Wattestäbchen reinigen (nur die Ohrmuschel, nicht in den Gehörgang eingehen). Gesicht sparsam eincremen, Haare kämmen
- Evtl. Genitalbereich mit Öl nachreinigen (Cremereste)
- Oberkörper des Säuglings bekleiden, Badetuch nach unten schieben, Windel unter das Gesäß legen und Badetuch entfernen
- Falls notwendig, nach entsprechender Händehygiene Nabelpflege (☞ 13.2.1) durchführen
- Gesäß sparsam eincremen, Windel verschließen und Kind anziehen (☞ 13.2.6)
- Während der ganzen Zeit Kind auf Zustand und Auffälligkeiten beobachten (z.B. Hautbeschaffenheit, Allgemeinbefinden).

Im Rahmen der täglichen Körperpflege sollten beim älteren Säugling regelmäßig auch die Finger- und Zehennägel kontrolliert und bei Bedarf gekürzt werden. Beim Neugeborenen schilfern die sehr feinen Nägel in der Regel von selbst ab.

Säuglingsbad

Die Pflegeziele beim Baden entsprechen denen der Ganzwaschung. Außerdem wird der Kreislauf durch ein Vollbad angeregt. Da das Bad die Haut austrocknet, sollte ein Baby nicht zu häufig gebadet werden. 1 – 2 Vollbäder pro Woche reichen völlig aus. Kinder mit Neurodermitis (☞ 30.6.1) sollten so wenig wie möglich gebadet werden.

Durchführung

Vorbereitungen, ☞ Ganzwaschung

- Bis einschließlich Waschen des Gesichtes wie bei der Ganzwaschung vorgehen
- Kind dann in die Badewanne einbringen. Als Rechtshänder hierbei mit der linken Hand das Schultergelenk umfassen, wobei der Kopf des Babys auf dem Unterarm der Pflegeperson liegt
- Bei Bedarf Haarpflege wie oben beschrieben durchführen
- Nacheinander mit der rechten, freien Hand Hals, Ohren, Hände, Arme, Achseln, Brust und Bauch waschen
- Kind zum Waschen des Rückens auf den Bauch drehen. Dabei den Säugling immer zu sich hin drehen, niemals umgekehrt (Gefahr, daß das Kind ins Wasser rutscht). Das Kind liegt danach mit dem Oberkörper auf dem linken Unterarm der Pflegenden, der linke Arm des Säuglings zeigt über den Arm der Pflegenden. Darauf achten, daß das Gesicht des Kindes nicht in das Wasser eintaucht
- Säugling wieder zurückdrehen, dabei immer durch korrekten Griff in der Achselhöhle sichern

Drehen von der Bauch- in die Rückenlage [K303]

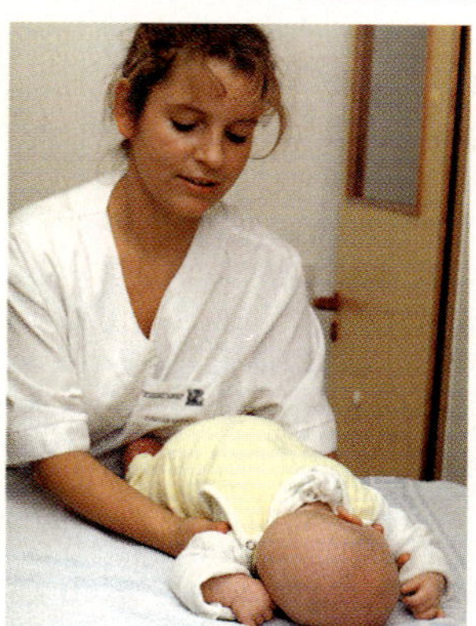

Abb. 13.19 (links): Arme nach vorne ausstrecken und Schultergelenke fassen.

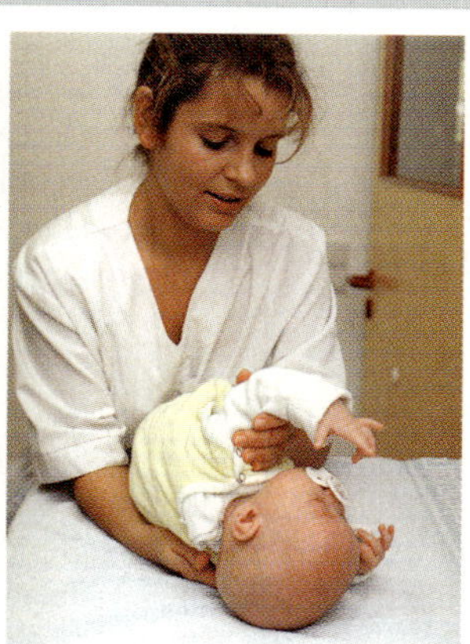

Abb. 13.20 (rechts): Über die Seitlage in die Rückenlage drehen.

- Beine, Genitalbereich (von vorne nach hinten) und Gesäß waschen
- Kind aus der Wanne herausnehmen, auf das Badetuch legen, einwickeln und gründlich abtrocknen (auf die Hautfalten achten)
- Weiter wie bei der Ganzkörperwaschung vorgehen.

☑ Falls therapeutische Bäder (Kamillen-, Kaliumpermanganatbad) angeordnet sind, ersetzen diese nicht das Reinigungsbad.

13.2.5 Pflege des Säuglings: Wickeln und Gesäßpflege

Es gibt keine feste Regel, wie häufig Säuglinge gewickelt werden sollten. Als Anhaltspunkt gilt, daß bei jeder Mahlzeit gewickelt wird, im Schnitt also 5 – 8 mal täglich.

Ob ein Kind vor oder nach der Mahlzeit gewickelt wird, richtet sich z.B. danach, ob der Säugling sehr hungrig ist. Hungrige Kinder wird man erst füttern, es sei denn, ein Windelwechsel ist dringenst erforderlich („positiver Riechtest", „Auslaufen"). Kinder, die zum Spucken neigen, sollten vor dem Füttern gewickelt werden, da die Bewegungen beim Wickeln das Spucken begünstigen. Das Wickeln vor der Mahlzeit hat den Nachteil, daß häufig ein zweites Mal nach der Mahlzeit gewickelt werden muß, da die Nahrungsaufnahme die Darmperistaltik anregt und oft zu einer Stuhlentleerung unmittelbar nach dem Füttern führt.

Ein Kind mit Durchfall oder Hautproblemen im Windelbereich muß häufiger gewickelt werden.

☑ In der Regel ist es nicht sinnvoll, ein schlafendes Kind allein zum Wickeln zu wecken.

Windelarten

Unterschieden werden:

- Handelsübliche **Einmalwindeln**, die in den verschiedensten Größen erhältlich sind
- **Stoffwindeln**, die aus unterschiedlichen Materialien hergestellt werden. *Baumwolle* ist sehr strapazierfähig und unempfindlich gegen Schweiß. Sie ist sehr fein und weich und eignet sich gut für allergische Kinder. Baumwolle muß bei hohen Temperaturen gewaschen werden. *Schafwolle* ist in ihren Eigenschaften der menschlichen Haut ähnlich; sie hält die Wärme gut, da Luft in ihren Kräuselungen eingeschlossen ist, und kann bis zu 40 % ihres Eigengewichts an Feuchtigkeit aufnehmen, ohne sich von außen naß anzufühlen oder zu kühlen. Auf Schafwolle siedeln sich nur wenige Keime an.

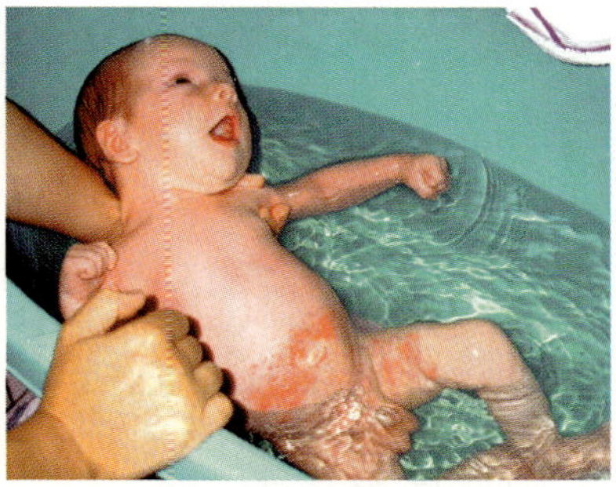

Abb. 13.21: Säuglingsbad. Der Kopf des Säuglings ruht auf dem Unterarm der Pflegeperson, ihre linke Hand greift in die Achselhöhle und hält das Kind sicher, wenn es sich bewegt. [X114]

Wickeln

- Für eine angemessene Raumtemperatur sorgen, evtl. Wärmelampe einschalten
- Materialien zurechtlegen: Reinigungs- und Pflegematerialien, frische Windel und – sicherheitshalber – Ersatzkleidung
- Untere Körperpartie entkleiden
- Genitalbereich mit „sauberen" Teilen der alten Windel grob vorreinigen
- Schmutzwindel so zusammenlegen, daß das Kind auf sauberen Anteilen liegt. Ist das nicht möglich, Schmutzwindel entsorgen und saubere Unterlage unterlegen
- Windelregion und v.a. Hautfalten gründlich reinigen, z.B. mit einem feuchten Waschlappen, mit Tüchern und Öl oder fertigen Öl- oder Reinigungstüchern. Möglichst sparsam mit Öl oder getränkten Tüchern umgehen, um die Haut nicht unnötig zu belasten. Auf keinen Fall zu stark „rubbeln", da dies zu Hautreizungen führen kann. Bei Mädchen von der Scheide zum Anus hin reinigen, um einer Keimverschleppung vorzubeugen. Haut beobachten (Rötung?)
- Frische Windel unterlegen, Schmutzwindel entfernen, evtl. sparsam das Gesäß und die Hautfalten eincremen, Windel verschließen und Kind anziehen.

☑ **Tips zum Wickeln**

- Das Kind darf durch die Windelpackung nicht in seiner Bewegungsfreiheit eingeschränkt sein, d.h. die Kniekehlen bleiben auf jeden Fall frei
- Eine zu enge Windelpackung kann auch die Atmung beeinträchtigen
- Die Beinchen des Säuglings sollten leicht gespreizt sein, da dies die natürliche Entwicklung der Hüftgelenke fördert
- Das Kind darf nie unbeaufsichtigt auf dem Wickeltisch liegen (Gefahr des Hinunterfallens). Eine Hand der Pflegeperson ist immer am Kind
- Das Wickeln ist gut geeignet, um mit dem Säugling Kontakt aufzunehmen und ihm Zuwendung zu schenken.

Häufiges Problem: Wundsein

Fast alle Kinder im Windelalter werden ein oder mehrere Male „wund" (**Windeldermatitis**). In leichten Fällen ist die Haut nur gerötet, in schweren Fällen bestehen erosive und *ekzematöse* (☞ 30.6) Hautveränderungen.

Zur Entstehung tragen die Hautreizung durch Urin und Stuhl sowie Wärmestau und Luftabschluß („feuchte Kammer") durch die Windel bei. Manchmal besteht auch eine Besiedelung der Haut mit Candida albicans (**Windelsoor**, ☞ 28.7.2) oder Bakterien.

Meist reicht es aus, das Kind häufiger zu wickeln. Dabei wird der Windelbereich vorsichtig saubergetupft (nicht reiben) und die Haut danach mit einer zinkhaltigen Creme nach Arztanordnung abgedeckt. Evtl. empfiehlt sich vorübergehend die Benutzung von Stoff- statt „Plastik"-windeln. Außerdem sollte man das Kind öfter nackt liegen lassen. Ist dies nicht möglich, kann „offen" gewickelt werden, d.h. die Windel wird nur umgeschlagen. Zusätzliche Maßnahmen, etwa der Einsatz von Farbstofflösungen wie Pyoktanin oder antimykotischer Cremes, werden vom Arzt angeordnet.

13.2.6 Pflege des Säuglings: Anziehen

Säuglinge werden mehrfach am Tag an- und ausgezogen. Dabei gelten folgende Regeln:

- Vorher Raumtemperatur überprüfen, evtl. Wärmelampe anschalten und alle benötigten Kleidungsstücke bereitlegen
- Baby auf dem Wickeltisch oder einer anderen ebenen Fläche umziehen (dann muß man das Kind nicht ständig festhalten und hat beide Hände frei)
- Hals- und Ärmelöffnung immer vorher mit der eigenen Hand weiten und aufrollen. Nie an den zarten Fingern oder Zehen ziehen, sondern am distalen Unterarm oder Unterschenkel anfassen
- Beim Übereinanderschlagen z.B. von Erstlingshemden darauf achten, daß sich keine Falten bilden. Diese schädigen die empfindliche Neugeborenenhaut und können dem Kind Unbehagen bereiten.

13.2.7 Pflege des Klein- und Schulkindes

Bei der Pflege älterer Kinder sollte in der Pflege immer der Entwicklungsstand des Kindes berücksichtigt und der größeren Selbständigkeit der Kinder Rechnung getragen werden. Prinzipiell sollten die Pflegenden keine Tätigkeiten übernehmen, die das Kind schon selbst ausführen kann und zu denen es trotz der Erkrankung weiter in der Lage ist.

13.3 Pflege des kranken Kindes

13.3.1 Krankheit und Krankenhaus aus Sicht des Kindes

Reaktionen auf das Krank-Sein

Krankheit verunsichert sowohl Kinder als auch Erwachsene. Erwachsene leiden v.a. unter dem Gefühl, aus der Bahn des Alltags geworfen zu sein, ein kranker und damit eingeschränkter Mensch zu sein.

Kinder erleben Krankheit anders. Im Gegensatz zu Erwachsenen können sie kein *Wissen* gegen die Verunsicherung einsetzen. Auch die *Hoffnung* hilft den ganz Kleinen kaum weiter, da sie ein Verständnis für zeitliche Abläufe voraussetzt, das sie noch nicht haben. Dies gilt auch für das Schmerzerleben. Ein

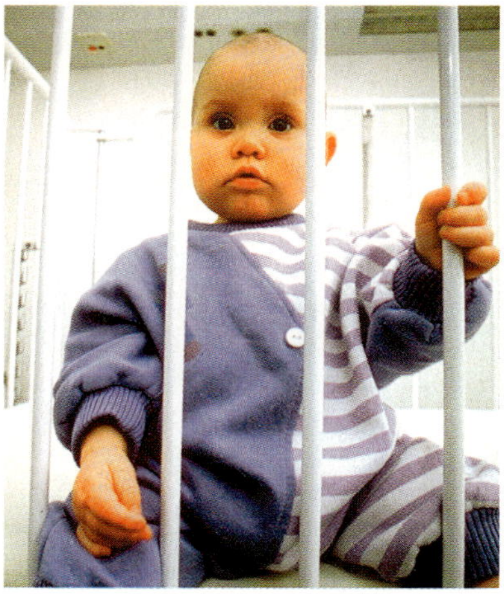

Abb. 13.22: Das kranke Kind im Krankenhaus muß sich mit seiner Krankheit auseinandersetzen und gleichzeitig auf viele der von zu Hause gewohnten Rituale verzichten. [K303]

Erwachsener weiß beispielsweise, daß eine Blutentnahme „nun mal eben sein muß". Für ein Kind ist sie eine undefinierbare Bedrohung. Kranke Kinder ziehen sich – noch stärker als Erwachsene – auf ihre Grundbedürfnisse zurück. Dieser Rückzug bedeutet oft einen „Rückschritt" zu früheren Entwicklungsstufen und wird deshalb auch als **Regression** (lat. „zurückschreiten") bezeichnet. Kranke Kinder erwarten Sicherheit primär von den Eltern und anderen nahen Bezugspersonen: Das kranke Kind braucht deshalb Vertrautheit und verläßliche Beziehungen.

Reaktionen auf das Krankenhaus

Muß ein Kind stationär behandelt werden, treten zur Reaktion auf das Kranksein weitere Probleme hinzu:

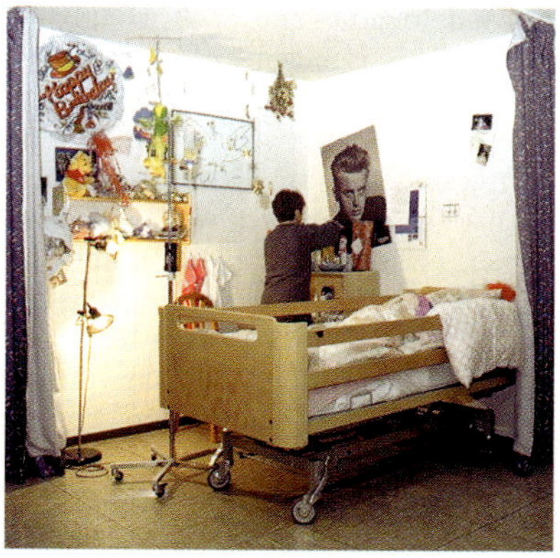

Abb. 13.23: Durch kinderfreundliche Gestaltung des Patientenzimmers mit Kuscheltieren und Bildern von zu Hause läßt sich eine dem Kind vertraute Umgebung schaffen. [K183]

- Die Trennung von zuhause bringt evtl. den Verlust der wichtigsten Bezugsperson (meist der Mutter) mit sich
- Der Verlust der gewohnten häuslichen Umgebung und damit täglicher Aktivitäten und Routinen trägt zur Verunsicherung bei
- Bei älteren Kindern kann der Verlust von Bindungen zu Altersgenossen schmerzlich sein
- Der Krankenhausaufenthalt bedeutet – besonders für Jugendliche – einen Verlust von gerade erworbener Unabhängigkeit
- Zusätzlich wird das Kind mit schmerzhaften Eingriffen, evtl. mit dem Tod, konfrontiert.

Umgang mit kranken Kindern

Kinder sehen sich in medizinischen Einrichtungen fremden Menschen und seltsamen Instrumenten gegenüber. Folgende Regeln (sie gelten auch für gesunde Kinder!) sollen eine tragfähige Kommunikation für die „Krisensituation Krankheit" schaffen:

Ruhige, freundliche Atmosphäre

Kinder reagieren sehr sensibel auf Hektik (z.B. trinken Säuglinge in hektischer Umgebung schlecht oder schreien mehr als sonst). Daher Hektik vermeiden, sich dem Kind langsam nähern und mit ruhiger Stimme sprechen. Kleine Kinder mit Schnullern, Spielzeug und ähnlichen Tricks spielerisch einbeziehen oder ablenken.

Konstante Bezugspersonen

Kinder werden durch zahlreiche verschiedene „Bezugspersonen" in raschem Wechsel irritiert. Daher gilt:

> ☑ **Kranke** Kinder stets im Bezugspflege-Modell (☞ 36.1.3, 2.5.2) betreuen.

Freundlicher Umgang mit den anwesenden Eltern

Kinder registrieren Differenzen und Streitigkeiten in ihrer Umgebung sehr genau. Unstimmigkeiten zwischen Pflegenden bzw. Ärzten und Eltern lassen das Kind zwischen zwei Fronten geraten und schüren Mißtrauen. Wer sich dagegen mit Mama gut versteht, kann nicht der Schlimmste sein. Daher stets freundlich mit den Eltern umgehen und Diskussionen ohne das Kind z.B. im Stationszimmer führen.

Leider ist immer wieder zu beobachten, daß es zwischen Pflegenden (und Ärzten) einerseits und Eltern andererseits zu Kompetenzgerangel kommt. Beide sind ja für das Kind „zuständig". Oft können solche Probleme bereits im Anfangsstadium durch gute Kommunikation behoben werden. Also z.B. bei der Blutabnahme „mitleidende" Eltern durch das Verteilen kleiner Aufgaben ablenken und ihnen durch Thematisierung des Problems („auch wenn's wehtut, ist diese Untersuchung wichtig, weil...") zeigen, daß man ihre Lage sehr wohl versteht.

Ehrliche Kommunikation

Kinder brauchen verläßliche **Partner**. Nur wer die Wahrheit sagt, kann langfristig das Vertrauen des Kindes gewinnen und es wirklich begleiten. Es ist für ein Kind schon schwer genug zu verstehen, daß die Person, die gerade vertraulich mit ihm gespielt hat, im nächsten Moment mit einem beängstigendem Blutdruckmeßgerät daherkommt oder einen bei der Blutabnahme gegen seinen Willen festhält. Kinder verzeihen keine Lügen. Daher niemals Dinge versprechen, die nicht zu halten sind („Das tut gar nicht weh"). Auch wenn es zunächst schwerer erscheint: Vor schmerzhaften oder unangenehmen Untersuchungen stets erklären, was passieren wird und wie das Kind evtl. dabei helfen kann.

Feste Regeln im Team

Kinder werden oft im „therapeutischen Team" aus Eltern, Pflegekräften, Physiotherapeuten, Psychologen, Erziehern, Lehrern etc. versorgt. Unbedingt **klare Absprachen** mit allen Beteiligten treffen, Aufgabenverteilung klären und ständige Kommunikation mit den Eltern pflegen, um das Kind nicht zu verwirren, andererseits aber auch ein Unterlaufen bestehender Regeln zu verhindern.

Klare Grenzen und Schutzbereiche

Kranke Kinder brauchen klar abgesteckte **Ruhephasen.** Dies erfordert eine zeitliche Abstimmung der Therapeuten untereinander und evtl. den Verzicht auf die eine oder andere Maßnahme. Sichere „Schutzräume" ermöglichen dem Kind die für die Genesung notwendigen Phasen der Entspannung und des Spiels. Unangenehme Maßnahmen auf keinen Fall im Spielzimmer durchführen.

Für Wärme sorgen

V.a. bei Säuglingen sind warme Instrumente (Stethoskop möglichst mit Gummiring, in den Handflächen vorwärmen) und warme Hände wichtig. Beim Ausziehen möglichst nicht alle Kleidungsstücke auf einmal entfernen. Dies verhindert Auskühlung und Widerspruch des Kindes. Bei allen Pflegemaßnahmen am (halb-)nackten Säugling auf eine angemessene Raumtemperatur achten (Heizung aufdrehen, evtl. Wärmelampe anschalten). Verdunstung verhindern (z.B. Urin oder Desinfektionsmittel abtrocknen).

Möglichst kurzer Krankenhausaufenthalt

Kinder sollten möglichst zuhause gepflegt und behandelt werden. Daher immer wieder nach Möglichkeiten suchen, wie der Krankenhausaufenthalt des Kindes verkürzt werden kann.

> ☑ **Kinder auf Erwachsenen-Stationen**
>
> Nicht in jedem Krankenhaus finden sich speziell für die Pflege kranker Kinder eingerichtete Zimmer; z.B. liegen auf Belegstationen häufig Kinder „mitten" unter Erwachsenen. Mit Phantasie und Liebe lassen sich meist auch hier kindgerechte Lösungen finden.

Spielen und sinnvolle Beschäftigung im Krankenhaus

Bei der Betreuung von Kindern im Krankenhaus gehört es auch zu den Aufgaben der Pflegeperson, mit dem Kind zu spielen, um es zu beschäftigen oder z.B. von leichteren Schmerzen oder Juckreiz abzulenken. Auch die Eltern sind oft für Tips und Hinweise dankbar, welches Spielzeug im Krankenhaus erlaubt und sinnvoll ist.

Bei der Auswahl geeigneter Spiele sind folgende Kriterien wichtig:

- Alter bzw. Entwicklungsstufe des Kindes (☞ 13.4): Ein gutes Spiel über- oder unterfordert das Kind nicht (beides wäre langweilig)
- Sicherheit: Kinder unter 3 Jahren können kleine Teile (Würfel, Spielfiguren, Puzzle) verschlucken oder sich mit der Bastelschere verletzen
- Hygiene: Ansteckende Krankheiten werden z.T. auch über Spielsachen übertragen
- Sinn: Mit Handpuppen oder Legosteinen zu spielen ist sinnvoller, als den ganzen Tag mit dem Game-Boy feindliche Monster abzuballern. Spiele, die eine Interaktion zwischen krankem Kind und Eltern fördern, bestärken das Kind in dem Gefühl, nicht alleine gelassen zu sein und ermöglichen ihm die *spielerische* Möglichkeit, sich mitzuteilen.

Es gibt auch Spiele, die ein Kind auf Abläufe im Krankenhaus und schmerzhafte Untersuchungen oder eine Operation spielerisch vorbereiten.

Gutes Spielen erfordert oft kein Spiel*zeug:* Ein Ratespiel, z.B. „Ich seh' etwas, was Du nicht siehst" erfordert nichts außer Phantasie; gleiches gilt für die „Märchenstunde".

Spiel	Erläuterung	Material
Fadenspiele	Verwandlungsspiel mit Fadenschlinge. Die mit Händen gebildeten Figuren werden durch Übernahme vom Mitspieler verändert	Bindfaden, etwa so lang wie der Spieler groß ist, Fadenschlinge knüpfen
Schattenspiele	Tiere oder andere Figuren mit Händen bilden	Lampe
Papierflieger	Aus Papier Flieger oder andere Figuren (Origami) falten	(Farbige) Papierbögen
Gedicht-/ Liederspiele	Passende Bewegungen zum gesprochenen Gedicht/gesungenen Lied	Evtl. Liederbuch, besser auswendiggelernte Texte
Figurenzeichnen	Oben auf einen Papierstreifen einen Kopf zeichnen, so umknicken, daß nächster Spieler nur Halsansatz sehen kann. Er zeichnet Oberkörper und knickt Papier um, der nächste zeichnet die Beine, usw.	Papier, Stift
Hand- und Fingerpuppen	Basteln und anschließend Theaterspielen	Papier, Stoffreste, Filz, alter Handschuh oder Socken, Knöpfe, Klebstoff, Nadel, Faden

Tab 13.24: Sinnvolle Spiele im Krankenhaus. Der Verein „Kind im Krankenhaus e.V." schlägt verschiedene Spiele und Beschäftigungsmöglichkeiten mit Kindern vor.

📖 Informationen zu geeignetem Spielzeug, nicht nur im Krankenhaus:
„spiel gut" Arbeitsausschuß Kinderspiel ☞ Spielzeug e.V., Heimstraße 13, 89073 Ulm, Tel. (0731) 65653

Reaktionen der Abwehr

Die meisten Kinder zeigen nach frustrierenden, unangenehmen Ereignissen, sei es ein Krankenhausaufenthalt oder „nur" eine Blutentnahme, eine typische Abfolge psychischer Reaktionen. In diese emotionalen Reaktionen bezieht das Kind stets seine wichtigsten Bezugspersonen mit ein:

- **Protest.** Das Kind zeigt Angst und Aggression, z.B. durch Schreien, Weinen, Trotzreaktionen, Zornausbrüche (häufig auch gegen die Eltern, die ja in den Augen des Kindes in ihrer Schutzfunktion versagt haben)
- **Apathie.** Das Kind wendet sich ab, wird still
- **Depression und Resignation.** Das Kind zieht sich ganz in sich zurück, wehrt Gefühlsbeziehungen ab (verweigert sich z.B. tröstendem Zuspruch), weint nicht mehr, spielt nicht mehr. Die Extremform dieses Zustandes des äußersten Rückzugs wird als **Hospitalismus** bezeichnet und wird bei langem Krankenhausaufenthalt unter ungünstigen Bedingungen, aber auch in Heimen beobachtet
- **Regression.** Erworbene Fähigkeiten gehen wieder verloren. Ein Kind, das bereits die Kontrolle über die Ausscheidungen hatte, näßt oder kotet z.B. ein. Ein anderes Kind fällt wieder in die Baby-Sprache zurück („Hamm, hamm" statt: „Ich habe Hunger").

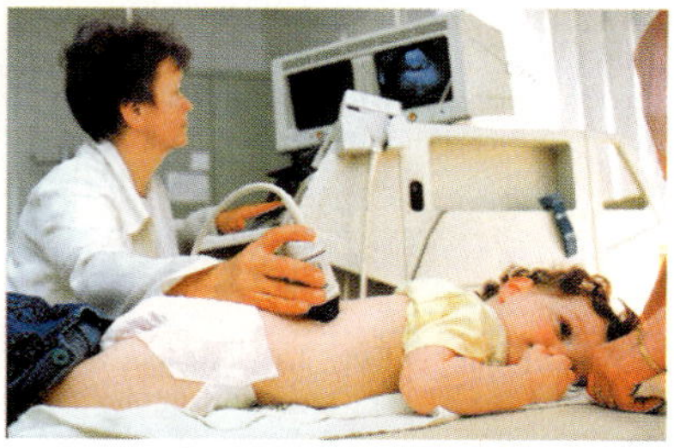

Abb. 13.25: Durch Abstimmen der Untersuchungsbedingungen auf die kindlichen Bedürfnisse läßt sich oft erreichen, daß das Kind mitmacht bzw. die Untersuchung geduldig aushält. Hier wurden bei der Sonographie durch die Verwendung eines hochauflösenden Ultraschallgerätes für die Untersucherin optimale Voraussetzungen geschaffen, ohne daß das Zimmer völlig abgedunkelt werden muß. Das Kind kann seine Begleitperson sehen, sich ihrer Anwesenheit gewiß sein. [K303]

☑ Jeder in der Pflege kranker Kinder Tätige bewegt sich zwischen zwei Polen:

- Auf der einen Seite steht das Bedürfnis des Kindes, wieder rasch und vollständig gesund zu werden. Hierzu sind oft unangenehme und verunsichernde – aber notwendige – medizinische Maßnahmen erforderlich
- Auf der anderen Seite steht das unmittelbare Verlangen des Kindes nach emotionaler Sicherheit und körperlicher Unversehrtheit (z.B. Schutz vor Schmerzen).

Diese beiden Bedürfnisse laufen einander im Krankenhausalltag ständig zuwider. Es ist eine der wichtigsten Aufgaben der Pflegenden, hier zu vermitteln und die verschiedenen Bedürfnisse des kranken Kindes sowie die medizinischen Abläufe im Krankenhaus soweit wie möglich in Einklang zu bringen.

13.3.2 Eltern kranker Kinder

☑ Jeder Krankenhausaufenthalt eines Kindes ist auch eine emotionale Belastung für die Eltern bzw. ein Notfall für die Familie. Eltern brauchen professionelle Hilfe, um mit ihren Ängsten fertigzuwerden.

Noch vor ca. 20 Jahren wurden die Kinder bei einem notwendigen Krankenhausaufenthalt von den Eltern auf der Station „abgegeben". Die Eltern durften das Kind ein- bis zweimal wöchentlich besuchen und wurden ansonsten als Störfaktor angesehen. Sie traten erst wieder in Erscheinung, wenn das Kind entlassen wurde. Nach dem Empfinden und Erleben des Kindes wurde wenig gefragt.

Heute ist es anders. In dem Bestreben, die psychische Belastung für das Kind möglichst gering zu halten, wird der Kontakt zu den Eltern und anderen engen Bezugspersonen so weit wie möglich aufrechterhalten. Hierzu gehören nicht nur tägliche Besuchszeiten (oft rund um die Uhr), sondern häufig auch die Mitaufnahme eines Elternteils. Damit stehen die Pflegenden in einem zusätzlichen Spannungsfeld. Denn die Situation mitaufgenommener Eltern im Krankenhaus ist komplex und kompliziert; sie stehen oft vor einem „zerstörten Traum" (hatten sie sich nicht ein gesundes Baby gewünscht?); anstelle der vertrauten Umgebung leben sie nun ohne die schützende Hülle des Privatlebens („Gefühl wie eine geschälte Kartoffel"); anstatt ihr Kind schützen und behüten zu können, müssen sie hilflos zuschauen, wie ihr Kind Schmerzen erleidet; wo sie vorher die Experten im Leben ihres Kindes waren, sind es jetzt (fremde) Schwestern und Ärzte. Oft leiden Eltern an Schuldgefühlen (hätte ich ihm nur verboten, am swimming pool zu spielen) und sind zwischen den auseinandergerissenen Teilen der Familie (Partner, andere Kinder) hin- und hergerissen. Damit das Miteinander möglichst reibungsarm klappt, sollten sich alle Beteiligten an einige Regeln halten:

Vertrauen und gegenseitige Achtung

Bereits bei der Aufnahme des Kindes wird die Grundlage für eine vertrauensvolle Zusammenarbeit geschaffen. Die Eltern sind oft ängstlich bezüglich dessen, was ihr Kind erwartet. Die (vermuteten) Fragen und Sorgen der Eltern müssen ernst genommen werden, auch wenn die Eltern nicht alles in Worte fassen können. Eine ausführliche Erhebung der Pflegeanamnese mit Eingehen auf die individuellen Eigenschaften des Kindes (z.B. Ernährungsgewohnheiten, Einschlafrituale) verhindert nicht nur spätere Pflegeprobleme, sondern gibt den Eltern auch das Gefühl, daß ihr Kind als Einzelpersönlichkeit angesehen wird und es in den Händen der Pflegenden gut aufgehoben ist (unabhängig von der Reaktion der Eltern sollte den Pflegenden kranker – und nicht immer kooperierender und „pflegeleichter" – Kinder stets bewußt sein: Dies ist das Kind von Menschen, die es leidenschaftlich lieben!). Wo immer möglich sollte den Eltern Entscheidungsspielraum gelassen weden.

Ungewöhnliche Verhaltensweisen der Eltern sollten nicht gleich verurteilt werden (etwa Einschlafrituale wie Sich-zum-Kind-ins-Bett-Legen). Eltern haben ihr eigenes Verhalten und ihren eigenen Stil im Umgang mit ihren Kindern. Auch wenn man einige Ansichten nicht teilt, sollte man sie respektieren, solange sie den Pflegeablauf nicht massiv stören und die Gesundheit des Kindes nicht gefährden.

Miteinbeziehung der Eltern in die Pflege

Am günstigsten ist es, die Eltern in die Pflege des Kindes miteinzubeziehen. Möglichst sollte ein Elternteil, meist die Mutter, mit aufgenommen werden. Die Familie kann so der Belastung dieser Zeit gemeinsam entgegentreten. Primäre Aufgabe der Eltern ist nicht die Entlastung der Pflegenden, sondern die Begleitung des Kindes.

Andererseits ist es den Eltern manchmal nicht möglich, das Kind während des gesamten Krankenhausaufenthaltes zu betreuen, z.B. wenn sie mehrere Kinder haben. Dann muß nach praktikablen Lösungen gesucht werden. Beispielsweise kann man einem Vierjährigen erklären, daß die Mama zwar jetzt gehen muß, aber ganz bestimmt wiederkommen wird und das Kind durch kürzere Abwesenheitsphasen auf längeres Weggehen vorbereiten. Auch übermüdete Eltern sind keine Hilfe für das Kind. Nach mehreren schlafarmen Nächten auf einer improvisierten Liege kann es durchaus sinnvoll sein, wenn die Eltern eine Nacht zu Hause schlafen. Evtl. kann abgesprochen werden, sie anzurufen, falls größere Probleme auftreten.

Eine wichtige Aufgabe der Familie besteht – sofern möglich – in der Vorbereitung des Kindes auf den Krankenhausaufenthalt: Altersgemäße Information des Kindes (Handlungsabläufe, die bekannt sind, machen weniger Angst), vorbereitende Spiele (z.B. mit dem Arztkoffer), Erzählungen, Bücher, Malen. Empfehlenswert ist oft auch ein Vorab-Besuch im Krankenhaus zum Kennenlernen des Hauses und der Pflegenden.

> 🕮 Janosch: Ich mach dich gesund, sagte der Bär. Diogenes, Zürich, 1995.

Anforderungen an die Eltern

Auch die Eltern müssen sich an bestimmte Regeln halten, wenn das Zusammenleben klappen soll. Sie müssen die Kompetenz der Pflegenden und Ärzte in medizinischer Hinsicht respektieren, sich im Interesse der Gesundung des Kindes an bestehende Verbote und Anordnungen halten und sich auch darüber klar sein, daß die Pflegenden mehr als ein Kind zu betreuen haben und daher nicht immer sofort für sie da sein können. Und nicht zuletzt sollte auch deutlich werden, daß Aufgabe der Pflegenden die Pflege des Kindes, nicht der Eltern ist.

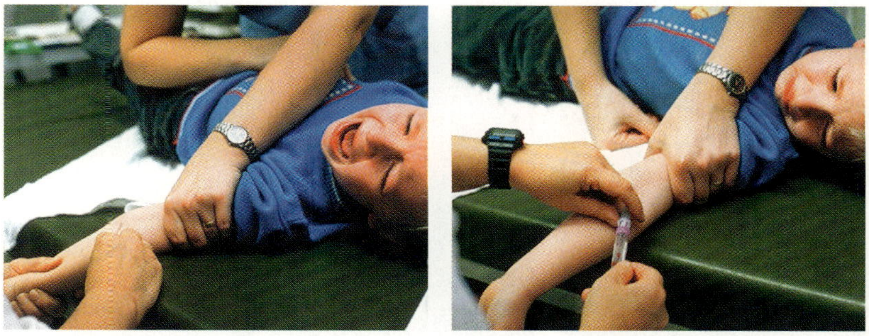

Abb. 13.26 – 13.27: Die Punktion der Armvene gelingt nur, indem das Kind an Armen und Beinen sicher fixiert (links). Sobald das Kind merkt, daß der Schmerz nachläßt, kann die Fixierung gelokkert werden (rechts), die Hand der Pflegenden dient nur noch der Venenstauung. [K303]

> ☑ Erfahrungsgemäß haben alle Eltern bei der ersten Krankenhausaufnahme die gleichen Probleme und Fragen. Diese sind z.T. ganz praktischer Art (wo kann ich mich waschen/ wo etwas zu Essen besorgen?). Hier ist ein Elternmerkblatt hilfreich, in dem wichtige Anlaufstellen und praktische Regeln für den Alltag formuliert sind, aber auch die Ängste der Eltern um ihr Kind angesprochen werden.

13.3.3 Krankenbeobachtung und Monitoring

Krankenbeobachtung

Da Kleinkinder und Säuglinge kaum in der Lage sind, Beschwerden zu äußern, hat die Krankenbeobachtung in der Pflege kranker Kinder einen besonderen Stellenwert. Die Pflegenden achten bei allen Pflegetätigkeiten insbesondere auf Aktivität, Bewußtsein, Puls und Atmung des Kindes. Dabei ist es am günstigsten, wenn immer die gleiche Pflegeperson das Kind betreut, da sie am besten kleine Eigenheiten des Kindes von neu aufgetretenen Veränderungen unterscheiden kann. Beispielsweise reiben viele ältere Babys, wenn sie müde sind, nicht nur die Augen, sondern auch von hinten nach vorne über die Ohren. Tritt dies aber neu und nur einseitig auf, kann es ein Hinweis auf Ohrenschmerzen sein, z.B. durch eine Mittelohrentzündung.

Monitoring

Am häufigsten werden EKG-, Respirations/Apnoe- und Sauerstoffsättigungs-Monitore in der Kinderklinik eingesetzt. Mit ihrer Hilfe werden Herzaktion, Puls- und Atemfrequenz überwacht. Kleinere Geräte, die nur Herz- und Atemfrequenz oder nur die Atemfrequenz registrieren, werden auch in der häuslichen Überwachung verwendet.

Bei den meisten Monitoren genügen drei Elektroden, um Atmung und Herztätigkeit zu überwachen.

Ankleben der Elektroden und Monitoranschluß

- Gerät auf Funktionsfähigkeit überprüfen
- Ggf. Elektroden mit Elektroden-Gel versehen. Für Frühgeborene werden sehr weiche, hautfreundliche Klebeelektroden verwendet
- Schutzfolie von den Elektroden abziehen und an fettfreien, trockenen Hautstellen ankleben. Beispielsweise eine Elektrode im oberen Brustbeinbereich und zwei Elektroden rechts und links am unteren Rippenbogen in der mittleren Axilliarlinie (Säuglinge haben einen abdominellen Atemtyp, daher sind die Atembewegungen im unteren Thoraxbereich am kräftigsten und am besten registrierbar). Diese Lokalisationen werden je nach Grunderkrankung und zu erwartenden Komplikationen etwas modifiziert. Ist z.B. eine Defibrillation zu erwarten, werden die unteren Elektroden etwas weiter seitlich angebracht

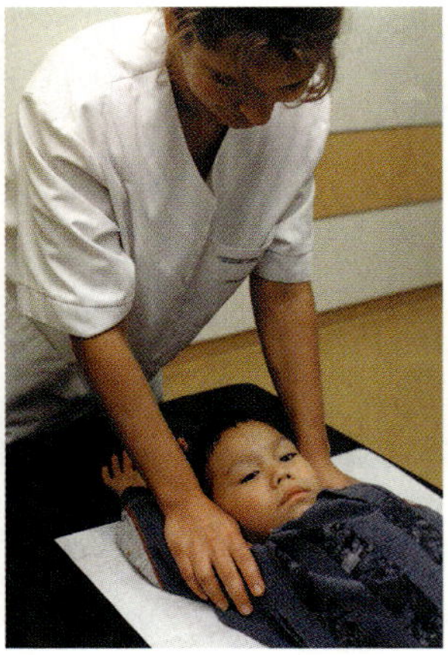

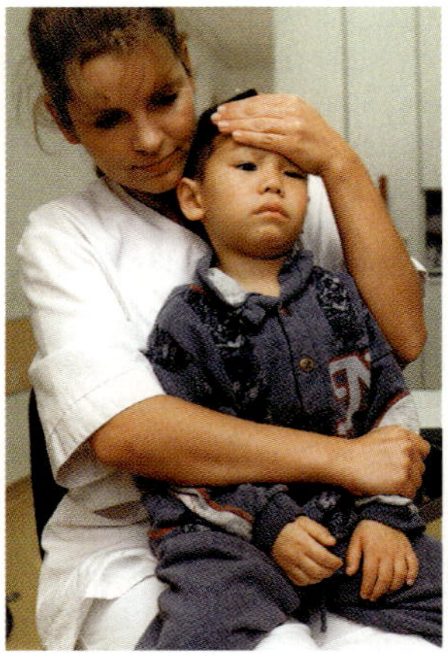

Abb. 13.29 (links): Halten eines liegenden Kindes bei der Racheninspektion. Durch Festhalten der dicht neben dem Kopf liegenden Arme wird gleichzeitig der Kopf fixiert. [K303]

Abb. 13.30 (rechts): Halten eines sitzenden Kindes bei der Racheninspektion. Durch Fixieren der Stirn kann das Kind den Kopf weder nach vorne oder hinten noch zur Seite drehen. Gleichzeitig werden die Arme sicher fixiert. [K303]

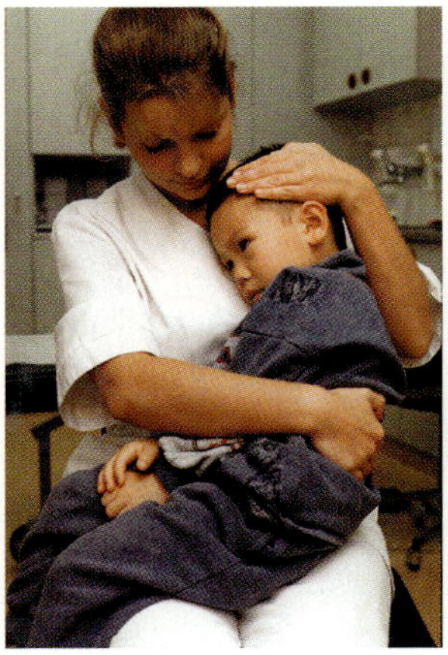

Abb. 13.28 (oben): Halten eines Kindes bei der Ohrspiegelung. Arme und Kopf werden sicher fixiert, damit sich das Kind nicht durch Abwehrbewegungen verletzen kann. [K303]

- Patientenkabel an die Elektroden anschließen
- Monitor anschalten
- Alarmgrenzen individuell einstellen (Alter und Zustand des Kindes, Arztanordnung)
- Ableitung anwählen, Amplitudengrößen und Zeitableitgeschwindigkeit (in der Regel 50 mm/Sek.) regulieren
- Kontrollieren, ob Alarmsystem funktionstüchtig ist.

> - Elektroden und Klebestellen werden regelmäßig gewechselt, (z.B. einmal täglich im Rahmen der Körperpflege), um Hautschädigungen vorzubeugen
> - Trotz des Monitorings wird das Kind sorgfältig beobachtet. Man darf sich keinesfalls nur auf die Monitoranzeige verlassen.

13.3.4 Mithilfe bei diagnostischen und therapeutischen Maßnahmen

Kinder sind in ihren Reaktionen auf Schmerzen oder unangenehme Empfindungen unberechenbar. Deshalb müssen sie zum **Schutz vor Verletzungen** bei allen diagnostischen und therapeutischen Maßnahmen gut festgehalten werden. Eltern sind für diese Aufgabe selten geeignet, da sie das Leiden ihrer Kinder nur schwer ertragen und zudem nicht wissen, wie man ein Kind richtig fixiert. Außerdem entsteht ein Rollenkonflikt: Für das Kind hat die Mutter/der Vater die Rolle des Beschützers!

Grundregeln bei allen diagnostischen und therapeutischen Maßnahmen

- Jede anstehende Maßnahme wird dem Kind altersentsprechend erklärt
- Falls Eltern anwesend sind, werden diese ausdrücklich zu Zuspruch und Trost ermutigt
- Nach jedem Eingriff wird das Kind getröstet und möglichst auf den Arm genommen. Evtl. hilft auch eine kleine Belohnung (z.B. nach Blutabnahme Anstecker).

> ☑ Ein Kind, das geschickt abgelenkt und gut gehalten wird, verspürt häufig nur den halben Schmerz.

13.3.5 Medikamentengabe

Die Medikamentenverabreichung erfordert in der Kinderkrankenpflege häufig Geduld. Ehrlichkeit ist auch hier unabdingbar. Beispielsweise sollte man den Kindern auf keinen Fall vormachen, daß das Medikament gut schmeckt, wenn es in Wahrheit einen bitteren Beigeschmack hat. Bereits kleinen Kindern kann man außerdem Sinn und Zweck des Medikaments altersgerecht erklären. Ältere Kinder nehmen ihre Medizin selbständig unter Aufsicht ein. Verweigert das Kind die Medikamentengabe, wird der Arzt informiert.

In der Regel wird versucht, „kinderfreundliche" Formen eines Medikaments anzubieten. Ein Saft ist leicht zu schlucken und sieht meist hübsch aus (z.B. knallrosa). Auch Zäpfchen sind in der Regel gut geeignet.

Verabreichung von Säften und Tropfen

- Das Medikament niemals direkt in die Trink-Flasche geben. Zum einen könnte es durch die Nahrung verändert werden, zum anderen weiß man nicht, wieviel das Kind von dem Medikament tatsächlich bekommen hat, wenn es einen Rest in der Flasche läßt
- Vielmehr das Medikament immer mit einem Löffel, einem Medikamentenbecher oder einer Spritze eingeben
- Bittere Tropfen evtl. auf einem Stück Würfelzucker verabreichen oder mit einem Löffel Fruchtsaft mischen. Hierfür werden möglichst wohl-

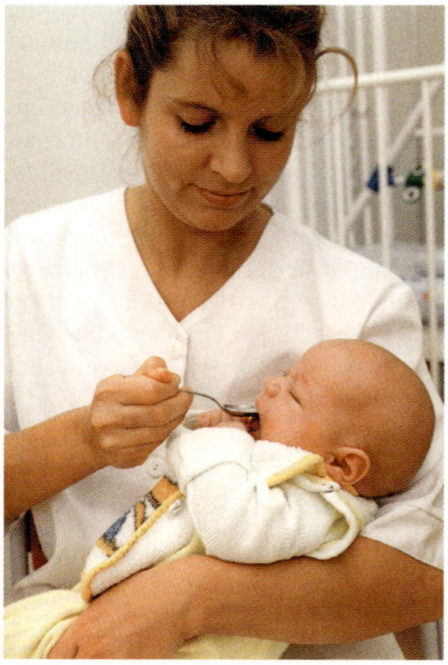

Abb. 13.31: Zur Medikamentengabe führt man den Löffel an die Lippen des Säuglings und läßt in dem Augenblick, wenn er zu saugen beginnt, die Flüssigkeit in den Mund hineinlaufen. [K303]

schmeckende, nicht unbedingt notwendige Flüssigkeiten gewählt. Manche Kinder lehnen z.B. ihre Milch längere Zeit ab, wenn sie einmal (unangenehm) anders geschmeckt hat.

Verabreichung von Tabletten

- Tablette auf einen Löffel geben und mit etwas Flüssigkeit auflösen
- Evtl. Tee oder Saft nachtrinken lassen.

Verabreichung von Zäpfchen

- Kind wie zum Fiebermessen lagern (auf den Rücken legen, Beinchen festhalten)
- Zäpfchen evtl. mit etwas Wasser gleitfähig machen
- Zäpfchen vorsichtig in den After einführen, bei Säuglingen und Kleinkindern Pobacken noch 1 – 2 Minuten zusammenhalten
- Bei älteren Kindern Schamgefühl berücksichtigen, evtl. das Zäpfchen selbst einführen lassen.

13.3.6 Pflege bei Fieber

Fieber (☞ 7.8.3) gehört zu den häufigsten Symptomen in der Pädiatrie. Meist ist es durch Infektionen bedingt.

> Fieber kann Ausdruck sowohl einer leichten als auch einer schweren Erkrankung sein. Umgekehrt können schwere Erkrankungen bis hin zur Sepsis (☞ 28.4) gerade beim Säugling mit nur geringer Temperaturerhöhung einhergehen.

Die **Symptome** des Fiebers und die Fieberstadien entsprechen denen beim Erwachsenen. Allerdings sind viele fiebernde Kinder trotz des Fiebers in einem erstaunlich guten Allgemeinzustand. Bei hohem Fieber sind die meisten Kinder aber schläfrig, wollen nicht essen oder trinken oder erbrechen sogar.

Komplikationen bei Fieber

Fieber wird Kindern v.a. aus zwei Gründen gefährlich:

- Je jünger ein Kind ist, desto labiler ist sein Flüssigkeitshaushalt (☞ 13.4.2). Bei Fieber besteht infolge der häufigen Trinkunlust und des erhöhten Wasserverlusts durch Schwitzen die Gefahr einer Exsikkose

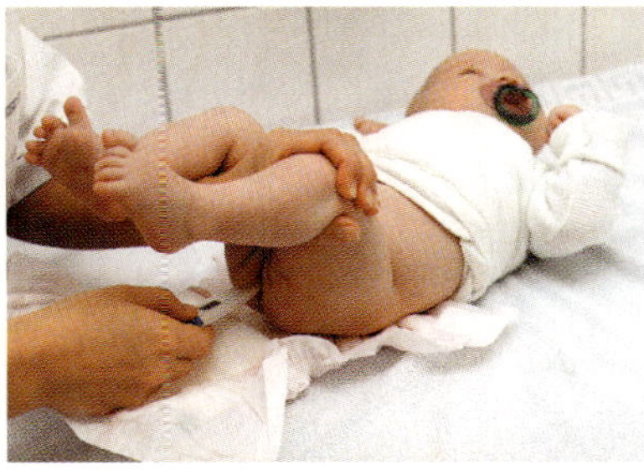

Abb.13.32: Rektales Fiebermessen bei Säuglingen und Kleinkindern. Mit der einen Hand werden die Beine fixiert, mit der anderen wird das rektal eingeführte Thermometer festgehalten. [K303]

- Entsprechend disponierte Kinder neigen im Fieberanstieg zu Fieberkrämpfen (☞ 13.17.2).

Fiebermessen bei Kindern

- Vor der Temperaturmessung sollte das Kind möglichst 30 (– 60) Minuten geruht haben, da körperliche Aktivität die Körpertemperatur stärker als bei Erwachsenen ansteigen läßt
- Bei Kindern unter ca. sieben Jahren wird in Deutschland die rektale Temperaturmessung bevorzugt (☞ 7.8.2). Ein Säugling oder Kleinkind wird hierzu mit gebeugten Beinchen auf den Rücken gelegt. Eine Hand der Pflegenden hält die Beinchen fest, die andere führt das Thermometer ein. Bei sehr unruhigen Kindern mißt man zu zweit Fieber. Bei etwas älteren Kindern kann die rektale Messung wie bei Erwachsenen in Seitenlage erfolgen. Prinzipiell gilt, daß während der gesamten Meßzeit eine Hand am Kind und die zweite am Thermometer bleibt. Auch Ohrthermometer (☞ 7.186) sind ausreichend zuverlässig. Beim Neugeborenen können sie allerdings aufgrund des oft noch im Ohrkanal vorhandenen Fruchtwassers falsche Ergebnisse liefern
- Bei älteren Schulkindern kann die Temperatur je nach Kooperationsfähigkeit auch axillar oder sublingual gemessen werden (☞ 7.8.2).

> Bei Kindern mit erhöhter Blutungsneigung darf die Temperatur nicht rektal gemessen werden!

Maßnahmen bei Kindern mit Fieber

Da Fieber wahrscheinlich die Krankheitsabwehr unterstützt, sollte nicht jedes banale Fieber unterdrückt werden. Außerdem wird durch die Fiebersenkung nicht die Krankheit selbst, sondern nur eines ihrer Symptome bekämpft. Ist das Kind jedoch in seinem Allgemeinbefinden stark beeinträchtigt oder sind Fieberkrämpfe zu befürchten, ist eine Fiebersenkung angezeigt. Hier gelangen sowohl physikalische Maßnahmen (☞ 7.8.4) als auch Medikamente zur Anwendung.

> Medikament der ersten Wahl zur Fiebersenkung bei Kindern ist **Paracetamol**, z.B. in ben-u-ron®. Azetylsalizylsäure, z.B. in Aspirin®, sollte wegen der Gefahr eines *Reye-Syndroms* (akute, teils lebensbedrohliche Funktionsstörung von Leber und ZNS, ☞ Pharma-Info 16.5) bei Kindern nicht gegeben werden.

Pflege fiebernder Kinder

Krankenbeobachtung

> Obwohl dem Fieber meist harmlose Infekte zugrunde liegen, muß stets auf Anzeichen bedrohlicher Erkrankungen (z.B. Sepsis, Meningitis) geachtet werden. Die Krankenbeobachtung umfaßt:
> - Engmaschige Temperaturkontrollen
> - Beachten des Allgemeinbefindens (Schmerzen, Haltung, Aktiviät, Aussehen)
> - Überprüfen der Vitalzeichen (Bewußtsein, Atmung, Puls, RR), evtl. O_2-Sättigung
> - Beobachten von Durst, Appetit, Übelkeit, Erbrechen
> - Kontrolle der Ausscheidungen (ausreichende Urinausscheidung?). Evtl. Flüssigkeitsbilanzierung
> - Achten auf Zeichen der Exsikkose (trockene Mundschleimhaut, keine Tränen beim Weinen, sinkende Urinproduktion, d.h. weniger als 4 – 6 nasse Windeln am Tag, kalte Extremitäten bei hoher Körperkerntemperatur)
> - Betrachten der Haut (Ausschläge? Hautblutungen als Zeichen einer Sepsis?).

Prinzipien

- Kind in möglichst ruhigem, abdunkelbarem Zimmer unterbringen. Den Raum gut lüften, aber Zugluft vermeiden

- Bettruhe einhalten lassen
- Leichte Kleidung anziehen und nur leicht zudecken
- Durchgeschwitzte Kleidung und Bettwäsche sofort wechseln
- Ausreichende Flüssigkeitszufuhr gewährleisten, da der Flüssigkeitsverlust hoch ist (pro °C Fieber und m^2 Körperoberfläche werden 0,5 l mehr täglich gebraucht). Je jünger das Kind ist, desto labiler ist der Flüssigkeitshaushalt. Zwischendurch z.B. Tee oder Saft anbieten. Älteren Kindern verdeutlichen, daß viel Trinken wichtig ist
- (Leichte) Wunschkost geben, es sei denn, die Grunderkrankung erfordert eine Diät
- Evtl. fiebersenkende physikalische Maßnahmen durchführen, z.B. Wadenwickel (☞ 7.8.4) oder kühle Abwaschungen (bei älteren Kindern). Fiebersenkende Medikamente auf Arztanordnung verabreichen.

13.3.7 Pflege bei Erbrechen

Spucken und Erbrechen treten bei Kindern relativ häufig auf (☞ 13.1.1). „Echtes" Erbrechen weist oft auf eine Krankheit hin, z.B. Magen-Darm-Infektionen, Nahrungsmittelunverträglichkeiten, Mittelohrentzündungen, Meningitis (Hirnhautentzündung) oder Stoffwechselerkrankungen.

Säuglinge werden durch Aufrichten, Hochnehmen oder Lagerung auf die Seite bzw. Drehen des Kopfes auf die Seite vor Aspiration geschützt.
Für manche (größeren) Kinder ist es eine Hilfe, wenn ihr Kopf beim Erbrechen gestützt wird. Das Kopfende des Bettes sollte hochgestellt werden, damit das Kind eine halbsitzende oder sitzende Position einnimmt. Zudem werden Nierenschale(n) und Zellstofftücher angereicht.

Nach dem Erbrechen wird das Kind – gleich welchen Alters – frisch gemacht (Gesicht feucht abwischen) und evtl. Kleidung und Bettwäsche gewechselt. Bei größeren Kindern wird Erbrochenes möglichst schnell aus dem Zimmer entfernt, eine frische Nierenschale und Zellstoff bereitgestellt und das Zimmer gelüftet. Das Kind darf den Mund spülen und wird evtl. getröstet.

Auch nach dem Erbrechen muß das Kind gut beobachtet werden (Blässe, Schweißausbruch, Schwindel, Bauchschmerzen, Temperaturerhöhung, Durchfall).

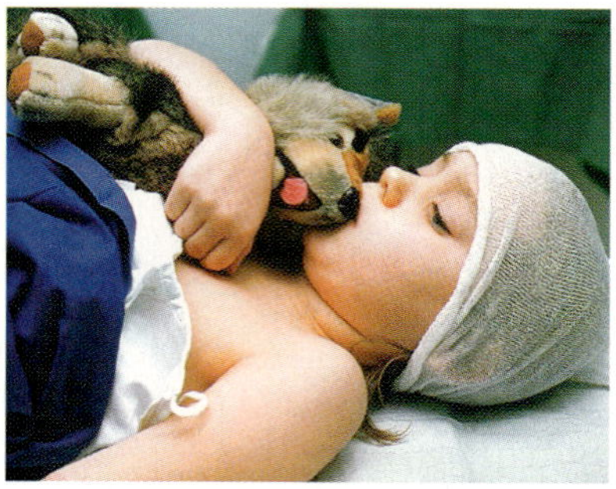

Abb. 13.33: Wenn das geliebte Kuscheltier mit in den Anästhesievorbereitungsraum darf, sind die vielen Geräte und die verkleideten Menschen nicht mehr so bedrohlich. [K303]

13.3.8 Perioperative Pflege

Eine bevorstehende Operation bedeutet für Kind und Eltern eine große Belastung. Die Eltern haben Angst um ihr Kind, viele fühlen sich hilflos, weil sie ihrem Kind nicht helfen oder seine Situation nicht verändern können.

Säuglinge und Kleinkinder sollten, wenn irgend möglich, von einer engen Bezugsperson ins Krankenhaus begleitet werden. Nicht unbedingt erforderliche Eingriffe (z.B. die Entfernung eines großen Muttermals am Rumpf) werden möglichst bis ins späte Kindergarten- oder frühe Schulalter verschoben.

Wichtigstes Prinzip im Umgang mit dem Kind ist wiederum Ehrlichkeit. Dies trägt erheblich dazu bei, daß die kleinen Patienten die oft schmerzhaften Eingriffe besser überstehen.

Körperliche Operationsvorbereitung

Die **körperliche Operationsvorbereitung** ist ähnlich der bei Erwachsenen (☞ 11.1.2):

- Routinemäßig werden Körpermaße des Kindes, Körpertemperatur, Kreislauf- und Atemverhältnisse, Blutbild, Elektrolyte, Nierenwerte, Gerinnungsfaktoren sowie evtl. Urinstatus, Blutgruppe und Kreuzprobe bestimmt. Bei Neugeborenen sind der Flüssigkeits-, Elektrolyt- und Säure-Basen-Haushalt besonders wichtig
- Die üblichen Vorbereitungen am Vortag der Operation umfassen ein Bad oder eine Ganzwaschung, ggf. eine Darmentleerung und bei größeren Kindern evtl. die Rasur des Operationsgebietes
- Das Kind muß Nahrungskarenz nach Anordnung einhalten (sie wird bei Kindern möglichst kurz gehalten)
- Auch Kinder erhalten in der Regel eine Prämedikation. Häufig werden Sedativa eingesetzt, um die Kinder zu beruhigen, den Schlaf zu fördern, die Angst zu vermindern und die Anästhesieeinleitung zu erleichtern
- Um ein schmerzfreies Legen einer Venenverweilkanüle zu ermöglichen, kann die voraussichtlich punktierte Hautregion präoperativ mit einer anästhesierenden Salbe eingerieben werden (Hautregion, Präparat und Zeitpunkt nach Arztanordnung).

Es sollte heute üblich sein, die Mutter oder eine andere Bezugsperson möglichst lange mit einzubeziehen. Gerade bei der Anästhesievorbereitung kann die Anwesenheit eines Elternteils für den Anästhesisten hilfreich sein.

Postoperative Betreuung

Falls möglich, sollte das Kind bereits unmittelbar postoperativ im Aufwachraum von einem Elternteil mitbetreut werden. Die **postoperative Betreuung** (☞ auch 11.4) von Kindern umfaßt:

- Kontinuierliche oder engmaschige Kontrolle der Vitalzeichen (Puls, RR, Atmung)
- Überwachung der Flüssigkeitszufuhr/Infusionstherapie und der Ausscheidung (v.a. des Urins)
- Beobachtung auf Erbrechen (zur Aspirationsprophylaxe Kind u.U. in Seitenlage bringen, Nierenschale, Tücher, Absauggerät bereitstellen)
- Schutz vor Wärmeverlust. Neugeborene und Säuglinge kühlen rasch aus und werden deshalb im Inkubator (☞ 13.7.8) oder im Wärmebettchen untergebracht
- Kontrolle des Bewußtseins. Manche Kinder, v.a. Kleinkinder, sind in der Aufwachphase nicht orientiert. Sie sollten dann möglichst in Ruhe (aber nicht alleine!) gelassen werden. Am besten ist es, wenn eine enge Bezugsperson am Bett sitzen kann.

13.4 Wachstum und Entwicklung des gesunden Kindes

13.4.1 Entwicklung von Länge, Gewicht und Körperproportionen

Länge und Gewicht

Die meisten Kinder sind bei der Geburt zwischen 46 und 54 cm lang (im

Durchschnitt 50 cm) und wiegen zwischen 2,5 und 4,2 kg (Durchschnittsgewicht 3,4 kg). In den ersten vier Lebenstagen nimmt das Neugeborene bis zu 10% des Geburtsgewichts ab. Nach 8 – 14 Tagen haben gesunde Kinder ihr Geburtsgewicht wieder erreicht.

Faustregel für die Gewichtsentwicklung

Im Alter von fünf Monaten hat sich das Geburtsgewicht verdoppelt, mit einem Jahr verdreifacht, mit zweieinhalb Jahren vervierfacht, mit sechs Jahren versechsfacht und mit zehn Jahren verzehnfacht.

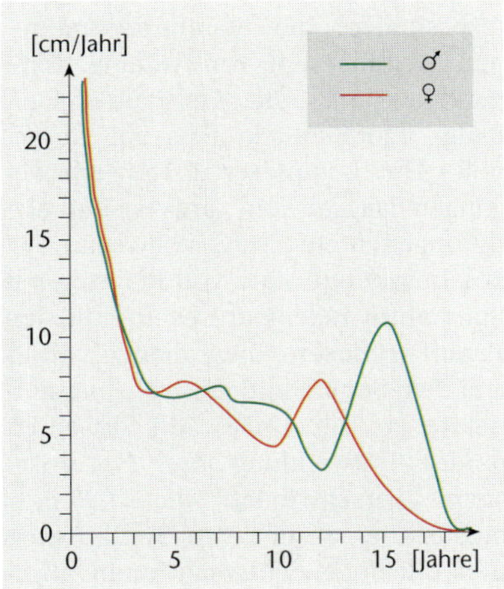

Abb. 13.34: Durchschnittliche Wachstumsgeschwindigkeit (Größenzunahme in cm/Jahr) bei Mädchen und Jungen. Mädchen haben ihren größten Wachstumsschub bereits im Alter von etwa 12 Jahren, Jungen dagegen etwa mit 14 Jahren. [M100]

Nicht minder rasant verläuft die Längenzunahme. In keinem Lebensalter wächst das Kind schneller als in den ersten Lebensmonaten. Mit vier Jahren haben die meisten Kinder die Körperlänge verdoppelt, also die 100 cm meist überschritten. Danach verlangsamt sich das Körperwachstum, um sich erst wieder mit der Pubertät in einem zweiten Wachstumsschub zu beschleunigen.

Messung der Körperlänge

Die Körperlänge eines Säuglings wird mit Hilfe einer sog. **Meßmulde** bestimmt. Die Meßmulde wird vor der Messung mit einem Stofftuch ausgekleidet und das Kind so hineingelegt, daß sein Scheitel mit dem feststehenden Ende der Meßmulde abschließt. Hierzu muß der Kopf des Kindes oft von der Pflegekraft an der Seite festgehalten werden. Da der Säugling von sich aus eine Beugehaltung einnimmt, werden die Knie des Säugling durchgedrückt und mit der anderen Hand das quere, verschiebbare Fußbrettchen an die Fußsohle geschoben. Die Körperlänge kann dann an der seitlichen Graduierung abgelesen werden.

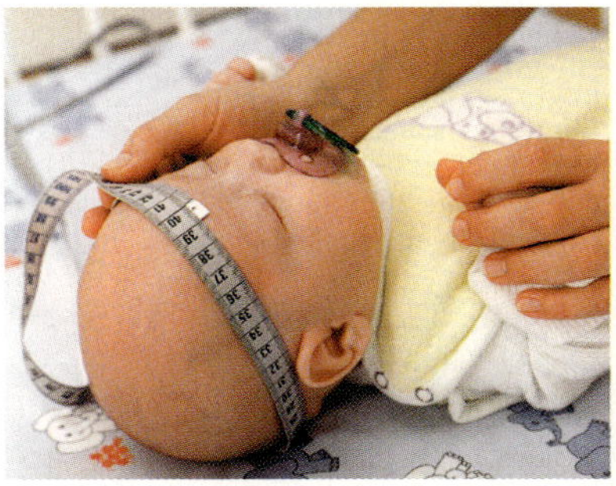

Abb. 13.35: Die Messung des Kopfumfangs erfolgt beim Säugling an der Stelle mit dem größten zu messenden Umfang um Stirn und Hinterhauptbein. [K303]

Beim älteren Kind, das schon ruhig auf der Stelle stehen kann, wird wie beim Erwachsenen eine an der Wand angebrachte Meßleiste verwendet, die von oben auf sen Kopf abgesenkt wird. Wichtig ist, daß das Kind durchgestreckt, aber nicht auf Zehenspitzen steht.

Messung des Körpergewichts

Besteht keine anderslautende Arztanordnung, wird das Körpergewicht in den meisten Kliniken bei Säuglingen einmal täglich (morgens vor der Körperpflege) und bei Klein- und Schul-

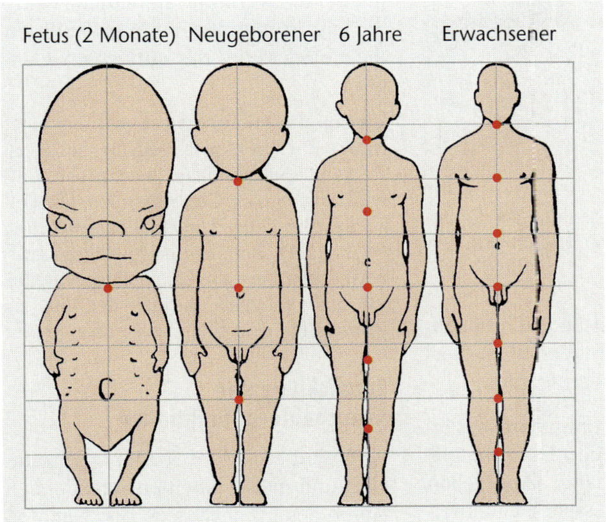

Abb. 13.36: Veränderung der Körperproportionen vom Fetus zum Erwachsenen nach Stratz.
Das Verhältnis vom Kopf zum Körper beträgt beim zwei Monate alten Fetus 1:2 (d.h. der Körper ist doppelt so lang wie der Kopf), beim Neugeborenen 1:4, beim Sechsjährigen 1:6 und beim Erwachsenen 1:8. [M100]

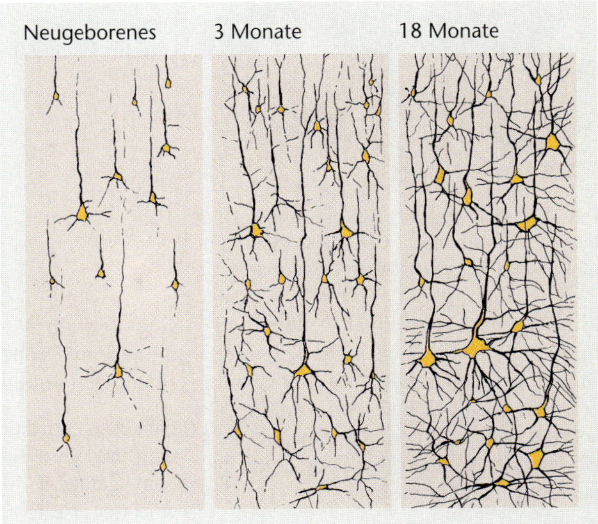

Abb. 13.37: Hirnreifung. Die Abbildung zeigt das gleiche Gebiet der menschlichen Hirnrinde in drei Entwicklungsstadien. Während beim Neugeborenen (links) die Neurone weitgehend unverknüpft nebeneinander liegen, bilden sich mit zunehmendem Alter des Kindes (Mitte und rechts) unzählige Verbindungen zwischen den Nervenzellen aus. [B101]

Saugreflex (3. Monat)	
Legt man einen Finger zwischen die Lippen des Kindes, fängt es an, rhythmisch zu saugen	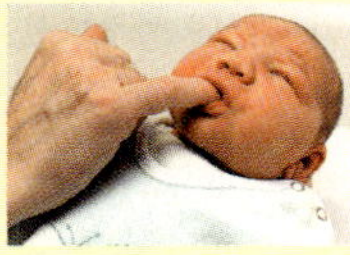
Oraler Suchreflex (*Rooting*, 4. – 6. Monat)	
Streichelt man den Mundwinkelbereich des Säuglings, verzieht er den Mund und dreht den Kopf zur gestreichelten Seite	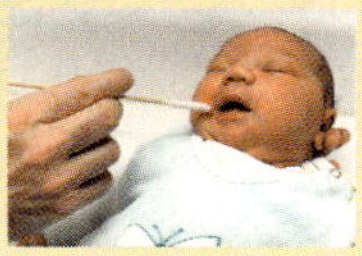
Umklammerungsreflex (*Moro-Reaktion*, 5. Monat)	
Hält man das Kind in Rückenlage und läßt seinen Kopf plötzlich ein Stück nach unten fallen,...	... abduziert und streckt es die Arme (Hände sind geöffnet) ...
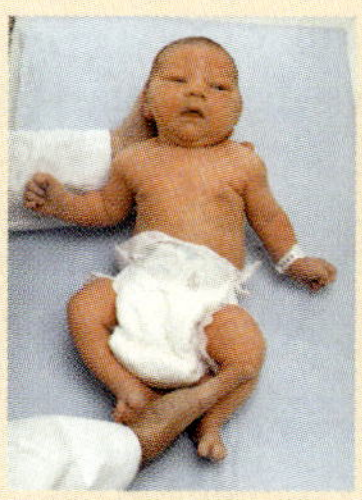	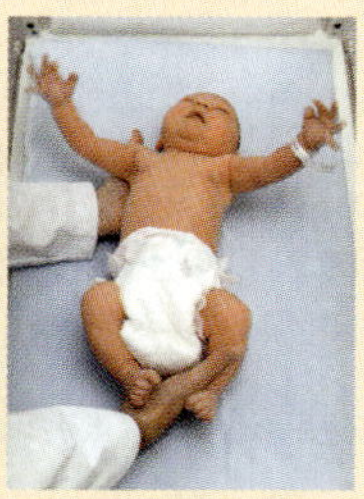
...und führt sie dann über der Brust zusammen. Schreckreaktion, auch z.B. bei lauten Geräuschen.	
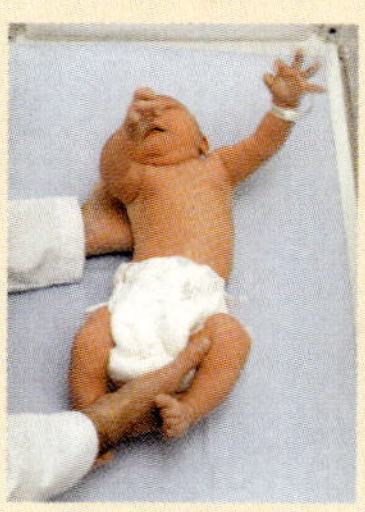	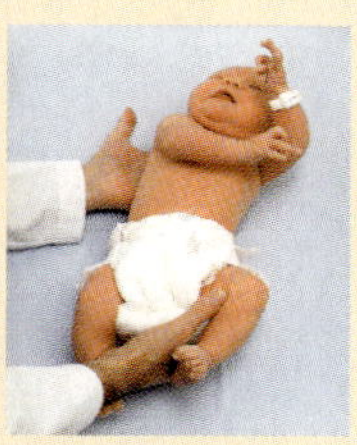

Handgreifreflex (*Tonischer Handreflex*, 5. Monat)	
Legt man einen Finger quer in die Handinnenfläche des Kindes,...	... greift es kräftig zu
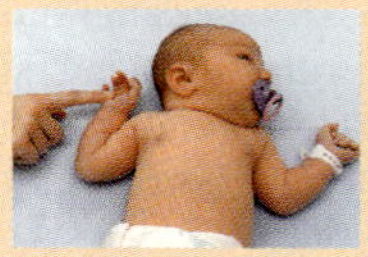	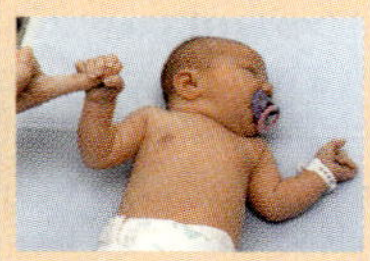
Fußgreifreflex (12. Monat)	
Drückt man mit dem Daumen gegen die Fußballen, beugt das Kind alle Zehen	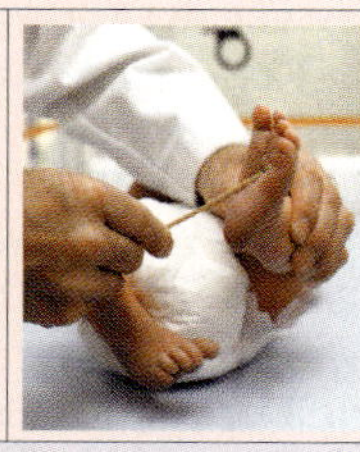
Asymmetrisch-tonischer Nackenreflex (5. Monat)	
Dreht man den Kopf des auf dem Rücken liegenden Kindes aus der Mittelstellung zur Seite, streckt es Arm und Bein auf der Gesichtsseite und beugt die Extremitäten der Gegenseite („Fechterstellung")	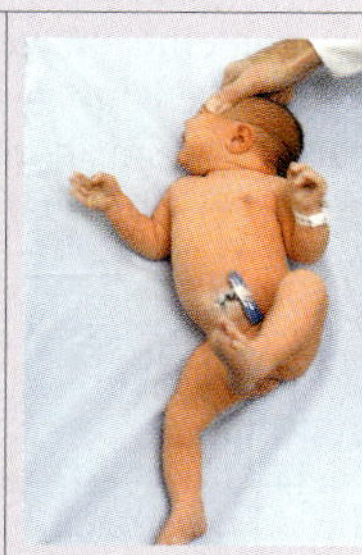
Schreitphänomen, (4. Woche)	
Hält man das Kind aufrecht am Rumpf, so daß seine Füße die Unterlage berühren, macht es Schreitbewegungen	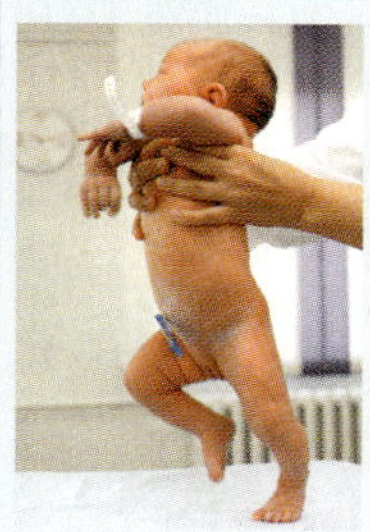

Tab. 13.38: Primitivreflexe des Neugeborenen (Auswahl). Alle „Primitivreflexe" sind bei der Geburt bereits vorhanden. Die Altersangaben entsprechen den ungefähren **Zeitpunkt des Verschwindens** des jeweiligen Reflexes. [Fotos: K303]

kindern ein- bis zweimal wöchentlich bestimmt. Zur Vergleichbarkeit der Messungen sollte das Kind immer zur gleichen Tageszeit gewogen werden, es sollte möglichst nüchtern sein und die Blase entleert haben (bei Säuglingen in der Regel nicht erreichbar).

Körperproportionen und Kopfumfang

Der Kopfumfang weist bei gesunden Kindern eine erhebliche Streuung auf. Aufschlußreicher als Einzelmessungen sind deshalb Verlaufsbeobachtungen, die regelmäßig bei den Vorsorgeuntersuchungen dokumentiert werden.

Gemessen wird der Kopfumfang mit einem um obere Stirn und Hinterhauptbein gelegten Maßband. Angegeben wird der größte zu messende Umfang.

Körperoberfläche

Bezogen auf ihr Gewicht besitzen Säuglinge und Kleinkinder eine ca. 2 – 3 mal größere **Körperoberfläche** *(KOF)* als Erwachsene. Durch die große Körperoberfläche sind Kinder zum einen besonders rasch durch Auskühlung und Flüssigkeitsverluste, z.B. bei der Phototherapie (☞ 13.7.5), bedroht. Zum anderen können auch kleinere Verbrennungen bei Säuglingen rasch bedrohlich werden, da es über die große Körperoberfläche schnell zu hohen Flüssigkeits- und Eiweißverlusten kommt (Gefahr des Volumenmangelschocks).

13.4.2 Entwicklung der Organsysteme

Nervensystem

Bei der Geburt sind zunächst nur die „lebensregulierenden" Hirnstrukturen, insbesondere die Stammhirnfunktionen zur Steuerung von Atmung, Temperatur, Herz- und Kreislauftätigkeit, Saug- und Schluckreflex, voll ausgereift. Die komplexeren Körperbewegungen dagegen sind zunächst auf relativ ungerichtete „Massenbewegungen" beschränkt und stark von Reflexen mit Stammhirn-Beteiligung beeinflußt, den **Primitivreflexen**. Diese dienen vor allem dem Schutz und der Nahrungsaufnahme (☞ Tab. 13.38). Mit fortschreitender Entwicklung des Nervensystems verschwinden diese Reflexmuster und werden von **Stellreflexen** und **Gleichgewichtsreaktionen** abgelöst, mit denen der Körper den „Kampf mit der Schwerkraft" aufnehmen kann. Sie sind somit eine Voraussetzung für die Entwicklung des aufrechten Ganges.

Bleiben die Primitivreflexe, z.B. bei einer frühkindlichen Hirnschädigung, bestehen, so kann eine normale motorische Entwicklung nicht in Gang kommen. Die Folge ist eine *zerebrale Bewegungsstörung* (☞ 13.17.3). Zum Beispiel wäre ein Laufen-Lernen bei erhaltenem Fußgreifreflex gar nicht möglich, da sich der Fuß bei Kontakt mit dem Boden zusammenkrallt

Entwicklung der Ausscheidungsfunktionen

Urin wird bereits im Mutterleib produziert und macht einen entscheidenden Anteil des Fruchtwasser aus. Nach einer bis zu 48 Stunden anhaltenden „Pinkelpause" unmittelbar nach der Geburt wird Urin zunächst 10 – 20 mal pro Tag ausgeschieden. Erst mit 2,5 – 3 Jahren kann das Kind den Urin mehrere Stunden lang zurückhalten.

Der erste Stuhlgang (**Mekonium**) wird im Rahmen der postpartalen Anpassungsvorgänge abgegeben (☞ 13.6.1 und Abb. 12.78), spätestens nach 48 Stunden. Die danach bis zum 4. – 5. Lebenstag abgesetzten helleren Stühle werden als **Übergangsstühle** bezeichnet. Sie werden bei gestillten Kindern von goldgelben, leicht säuerlich riechenden **Muttermilchstühlen** abgelöst. Die Stuhlhäufigkeit schwankt insbesondere bei gestillten Kindern erheblich (von 10mal täglich bis einmal alle 10 Tage).

Die „reife", d.h. vom Willen kontrollierte Ausscheidung von Stuhl und Urin beruht auf einem komplexen Zusammenspiel von Willkürmotorik und Reflexen. Als Regel beginnt die Sauberkeitserziehung mit 2 Jahren und führt meist in 6 Monaten – 2 Jahren zum Erfolg. Zuletzt verliert sich das nächtliche Einnässen.

Urinbeobachtung und Uringewinnung

Naturgemäß sind **Urinbeobachtung** und **Uringewinnung** v.a. beim Säugling erheblich schwieriger als beim älteren Kind oder Erwachsenen. Prinzipiell kann man von einer ausreichenden Urinproduktion ausgehen, wenn die Windel des Babys bei jedem Wickeln naß ist. Bei Durchfall kann es allerdings schwierig sein, zwischen Flüssigkeit aus Urin und Stuhl zu differenzieren. Ist eine Urinuntersuchung nötig, wird die Urinprobe mit Hilfe eines Klebebeutels gewonnen:

- Dem Kind ca. 30 Minuten vor Aufkleben des Beutel z.B. Tee anbieten
- Das Baby mit gespreizten Beinchen auf den Rücken legen, so daß die Genitalregion gut zugänglich ist
- (Unsterile) Handschuhe anziehen. Äußere Genitalregion mit Wasser reinigen und abtrocknen
- Urinbeutel aufkleben. Dabei beim Mädchen zuerst im Dammbereich aufkleben und dann nach weiter vorne anlegen. Beim Jungen Penis in den Beutel plazieren
- Baby wickeln und anziehen. Reichlich Flüssigkeit anbieten, falls keine Kontraindikationen bestehen
- Alle 30 Minuten nachsehen, ob sich Urin im Beutel befindet. Dann Kind ausziehen und Beutel entfernen. Um Verunreinigungen zu vermeiden, der Klebefläche abgewandte Beutelspitze mit einer (sterilen) Schere aufschneiden und Urin in einen Probenbehälter ablaufen lassen.

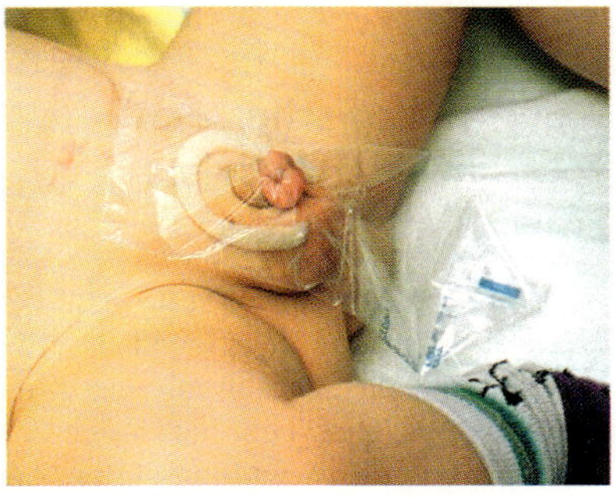

Abb. 13.39: Junge mit aufgeklebtem Beutel zur Uringewinnung. [K303]

Stuhlgewinnung

- Bei geformten Stühlen kann eine (möglichst frische) Stuhlprobe ohne weitere Vorbereitungen aus der Windel entnommen werden
- Bei wäßrigen Stühlen, die zu großen Teilen von der Windel aufgesaugt werden, wird die Innenseite der Windel mit einem Stück Plastikfolie ausgelegt und das Kind dann gewickelt (Vorsicht – erhöhte „Auslaufgefahr"!)
- Nach dem Wickeln ist häufiges Kontrollieren notwendig, um die Kontamination des Stuhls mit Urin und die Verfälschung des Ergebnisses durch zu langen Zeitabstand bis zur Untersuchung zu vermeiden.

Flüssigkeitshaushalt

Bezogen auf das Körpergewicht haben Säuglinge einen viel höheren Flüssigkeitsbedarf als ältere Kinder und Erwachsene. Insbesondere Neugeborene sind auf eine gleichmäßige Flüssigkeitszufuhr angewiesen.

Entwicklung des Immunsystems

Gesunde Neugeborene haben reichlich Antikörper der Klasse IgG, die größtenteils noch von der Mutter stammen (**Leih-Immunität**, *Nestschutz*), d.h. sie verfügen über eine *passive Immunität* (☞ 29.2.1) gegenüber verschiedenen Erregern (z.B. Masern, Röteln, Mumps). Nach deren Abbau kommt es im Alter von 3 – 12 Monaten zu niedrigen Antikörperspiegeln im kindlichen Blut. Die Säuglinge sind ab diesem Alter anfälliger für Infektionen. Sie bilden nun durch Auseinandersetzung mit verschiedenen Erregern und Impfstoffen ihre eigene Immunität mit verstärkter körpereigener Produktion von Antikörpern aus.

Wegen der angeborenen Leih-Immunität sind aktive Schutzimpfungen, deren Wirkung auf einer Antikörperbildung im kindlichen Organismus beruht, erst ab dem 3. Lebensmonat sinnvoll (z.B. Diphtherie, Tetanus, Polio, ☞ 29.*.*). Die im Blut des Kindes enthaltenen mütterlichen Antikörper könnten sonst evtl. den Impfstoff inaktivieren.

Wegen der noch nicht voll entwickelten Abwehr reagieren Neugeborene und junge Säuglinge auf Infektionen oft mit (scheinbar) leichten und oft unspezifischen Krankheitszeichen (oft kaum Fieber, lediglich „schlechtes Trinken" oder „komische" Hautfarbe). Der peinlich genauen Krankenbeobachtung und dem hygienegerechten Verhalten der Pflegenden kommt deshalb eine entscheidende Bedeutung zu.

Entwicklung einzelner Organsysteme

Herz-Kreislauf-System

Die Herzfrequenz geht nach der Geburt im Laufe des ersten Lebensjahres kontinuierlich auf ca. 100/Min. zurück und nähert sich erst mit der Adoleszenz Erwachsenenwerten. Der Blutdruck nimmt dagegen kontinuierlich mit der Körpergröße zu (☞ Abb. 13.40).

Atmungssystem

Die Atemfrequenz ist im Kindesalter mit ca. 40 Atemzügen/Min. beim Neugeborenen und immer noch ca. 20/Min. beim Schulanfänger deutlich höher als beim Erwachsenen und erreicht ebenfalls erst mit der Adoleszenz Erwachsenenwerte. In den ersten Lebensjahren trägt vor allem das Zwerchfell zur Atembewegung bei (*Zwerchfellatmung*), bei jedem Atemzug wölbt

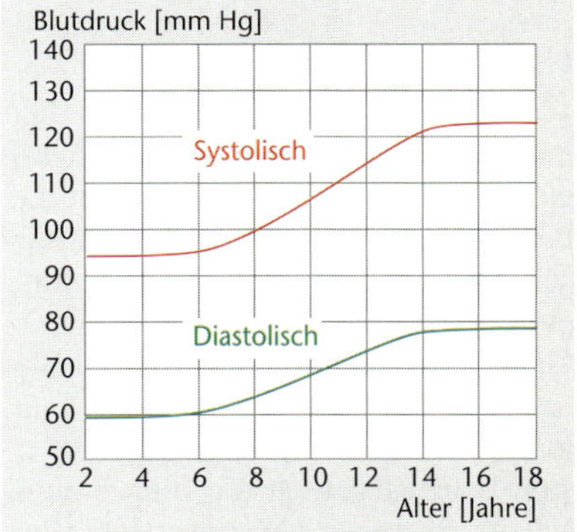

Abb. 13.40: Die durchschnittlichen systolischen und diastolischen Blutdruckwerte im Kindesalter. [M100]

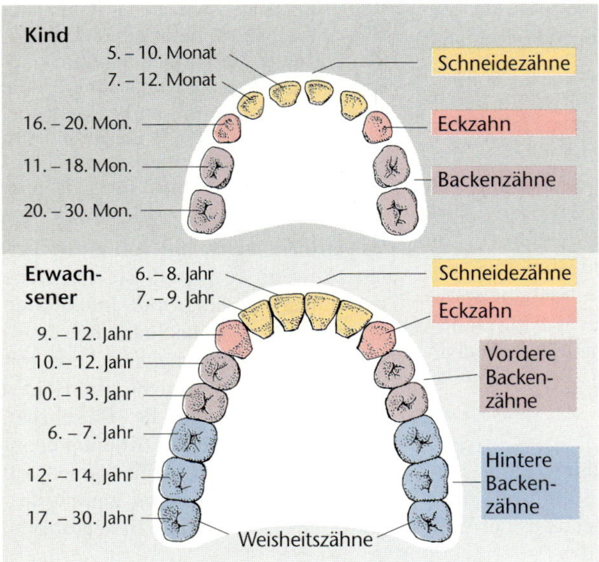

Abb. 13.41: Die Durchbruchszeiten der Zähne im Milch- und im Erwachsenengebiß. [B101]

sich der Bauch durch das herabsinkende Zwerchfell vor (deshalb auch „Bauchatmung" genannt).

Die Atmung kann entweder an der Hebung des Brustkorbs – oder, da bei jungen Kindern die Bauchatmung vorherrscht – der des Bauches beobachtet werden (evtl. Hand auflegen). Sie kann aber auch mit dem über die Lungen aufgesetzten Stethoskop (auskultatorisch) gemessen werden.

Überwachung bei Atemstörungen, ☞ *13.7.2*

Nieren

Die Nieren sind erst im Alter von 1 – 2 Jahren voll ausgereift. Besonders im ersten Lebensmonat ist sowohl die Konzentrations- als auch die Verdünnungsfähigkeit eingeschränkt.

Schwankungen im Flüssigkeits- und Elektrolythaushalt führen deshalb leicht zur Überwässerung mit Neigung zu Ödemen, andererseits trocknet ein Säugling leicht aus (Exsikkose).

Leber

Während des gesamten Lebens fällt durch den ständigen Abbau des Hämoglobins *Bilirubin* an, das über die Leber mit der Gallenflüssigkeit ausgeschieden wird (☞ 22.2.1). Diese „Entgiftung" kommt erst nach der Geburt in Gang – im Mutterleib wird das Blut über die Plazenta und damit die mütterlichen Organe entgiftet. In den ersten Lebenstagen ist die Bilirubinausscheidung wegen eines relativen Mangels eines an der Ausscheidung beteiligten Enzyms nur sehr eingeschränkt möglich. Das Bilirubin lagert sich in die Gewebe ein und führt zur physiologischen Gelbsucht (*physiologischer Ikterus*) des Neugeborenen (☞ 13.7.5).

Gebiß

Der erste Zahn erscheint durchschnittlich im 6. Lebensmonat. Mit 2,5 Jahren sind in der Regel alle 20 Milchzähne vorhanden. Für einen Teil der Kinder ist der Zahndurchbruch eine Leidenszeit: Das Zahnfleisch ist gerötet und geschwollen, und oft ist der Po wund. Die Kinder haben Schmerzen, sie sind unruhig, fiebern eventuell und schlafen schlecht.

Der Aufbau des bleibenden Gebisses mit seinen 32 Zähnen beginnt ab dem 6. Lebensjahr (☞ Abb.13.41).

Karies

Zur Entwicklung von **Karies** *(Zahnfäule)* kommt es, wenn zwei Faktoren zusammenspielen:

- Besiedelung der Zähne mit besonderen Bakterienarten (v.a. *Streptococcus mutans*). Die schädigenden Bakterien nisten sich in sog. **Plaques** (= bakterielle Zahnbeläge) ein
- Einwirkung niedermolekularer Kohlenhydrate (z.B. Saccharose = Industriezucker, aber auch Glukose, Laktose und Fruktose) über einen längeren Zeitraum. Durch den bakteriellen Abbau des Zuckers entsteht *Milchsäure*, die den schützenden und extrem harten Überzug des Zahnes, den Zahnschmelz, auflöst.

Vorbeugend gegen Karies wirken:

- Regelmäßige Entfernung der Plaques durch korrektes Zähneputzen (☞ unten)
- Reduzierung des Zuckergehalts in der Nahrung (Süßigkeiten). Bereits Zuckermengen von 150 – 500 mg (!) üben den vollen Säurestreß auf die Zähne aus. Insbesondere muß die *dauernde* Einwirkung von zuckerhaltigen Nahrungsmitteln unbedingt vermieden werden. Das beständige Nuckeln von gezuckerten Tees, Säften, aber auch Milch hat bei vielen Kindern zu schweren kariösen Milchzahnzerstörungen geführt *(Nursing-bottle-syndrom)*
- Unterstützung der Zahnhärtung und damit der Abwehrkraft des Zahnes durch Zufuhr von Fluoriden.

Zahnpflege

- Die Zahnpflege muß bereits mit dem Durchbruch der ersten Milchzähne beginnen (empfohlen werden im ersten Lebensjahr Wattestäbchen). Wird Zahnpasta verwendet, muß eine spezielle Kinderzahnpasta benutzt und darauf geachtet werden, daß die Kinder möglichst wenig davon verschlucken
- Ein effektives eigenes Putzen ist frühestens ab dem 4. Lebensjahr möglich (meist aber noch später). Vorher sollen die Kinder zwar möglichst selbst putzen (dies stärkt das Verantwortungsgefühl), die Zähne müssen jedoch anschließend von Erwachsenen nachgeputzt werden
- Geputzt werden sollte nach den Hauptmahlzeiten, mindestens jedoch zweimal täglich über mindestens drei Minuten (Sanduhr im Bad).

☑ Entscheidend bei der Zahnpflege von Kindern ist das Vorbild von Eltern, Geschwistern und Erzieherinnen, aber auch des Pflegepersonals.

13.4.3 Motorische, sprachliche und soziale Entwicklung

Sowohl für Eltern als auch für Kinderärzte ist es nicht immer leicht zu entscheiden, ob das Verhalten eines Kindes altersgemäß ist. Hier hat es sich bewährt, den Entwicklungsstand in klaren Kategorien „einzufangen", den *Meilensteinen der Entwicklung.*

Die wichtigsten Entwicklungsabschnitte

Neugeborenenperiode: 1. – 28. Lebenstag
Säuglingsalter: 29. Lebenstag –12. Lebensmonat
Kleinkind-/Vorschulalter: 2. – 6. Lebensjahr
Schulkindalter: 7. Lebensjahr – Pubertätsbeginn
Pubertät und Adoleszenz (*Reifungs-* und *Jugendlichenalter*): Entwicklungsperiode von der Entwicklung der sekundären Geschlechtsmerkmale bis zum Abschluß des Körperwachstums.

Neugeborenes (Saug-Kind)

Das Verhalten des Neugeborenen wird stark durch reflektorische Abläufe bestimmt. Ganz im Vordergrund der Wach-Aktivität steht das Saugen. Ansonsten schläft das Neugeborene bis zu 20 Stunden am Tag. Die Körperhaltung entspricht noch der räumlichen Enge im Mutterleib: Arme und Beine sind sowohl in Bauch- als auch in Rückenlage gebeugt, die Hände gefaustet. Das Neugeborene kann den Körperstamm nur wenig bewegen – wohl aber Arme und Beine. Es kann den Kopf zwar von der einen Seite zur anderen drehen, jedoch nicht länger „halten" (fehlende *Kopfkontrolle*). Sehen und Hören sind bereits weit entwickelt. Schon in der ersten Woche erkennt das Baby die einfachsten Gesichtszüge (horizontale Augen, senkrechte Nase, punktförmige Augen) und reagiert auf Glockenläuten oder ähnliche Geräusche.

Neugeborene zeigen früh Interesse am menschlichen Gesicht und beruhigen sich durch An-den-Körper-Nehmen. Das erste Lächeln tritt oft im Schlaf auf („Engelslächeln"). Etwa ab der 7. Woche entwickelt sich das *soziale Lächeln* als Antwort auf Zuwendung, das die Eltern-Kind-Beziehung vertieft.

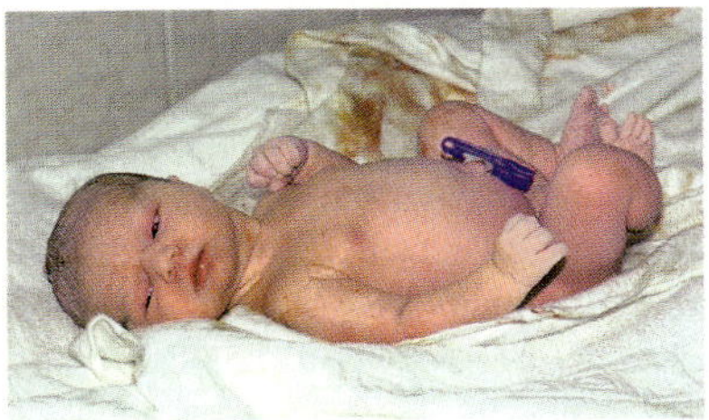

Abb. 13.42: Dieses wenige Minuten alte Neugeborene zeigt die typische Beugehaltung der Extremitäten, die Fäuste sind geballt. [K206]

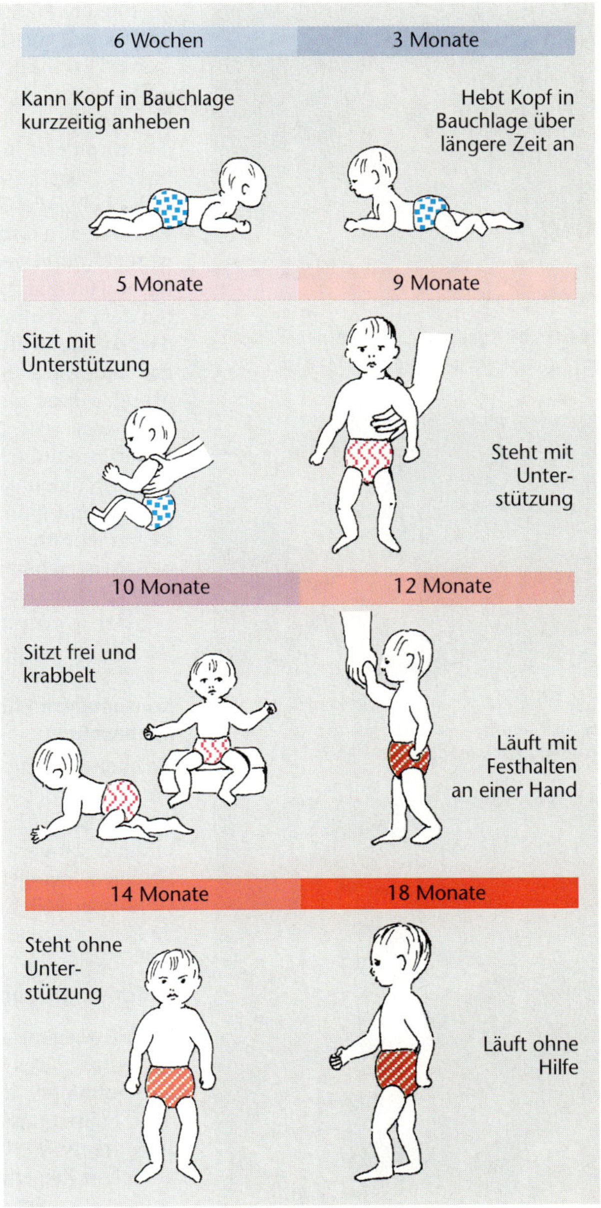

Abb. 13.43: Die Entwicklung der kindlichen Motorik bis zum 18. Lebensmonat. [B101]

3 Monate (Schau-Kind)

Das Baby von drei Monaten kann Kopf und Schultern 45 – 90° von der Unterlage heben und für längere Zeit halten *(Kopfkontrolle)*. Dabei stützt es sich typischerweise auf die Unterarme *(Unterarmstütz)*. Beim Hochziehen aus der Rückenlage hängt der Kopf nur noch geringfügig nach hinten.

Das Kind betrachtet zunehmend seine Umwelt. Es beobachtet die eigenen Hände, folgt bewegten Objekten von einer Seite zur anderen und reagiert sichtbar mit Begeisterungsstürmen („Freudenzappeln"), wenn etwas Angenehmes in Aussicht ist (z.B. die Flasche).

Konsequenzen für die Krankenbeobachtung

Zeichen für eine gestörte Entwicklung sind gestreckte Gliedmaßen, ausgeprägte Schlaffheit, beständige Asymmetrie der Muskelgrundspannung oder der Bewegungen, fehlendes Fixieren/Folgen von Objekten mit den Augen, Augenzittern (Nystagmus), schwaches Saugen oder fehlendes Lächeln.

6 Monate (Greif-Kind)

Arme und Beine sind nun bereits seit längerem gestreckt. Dies zeigt die allmähliche motorische Vorbereitung auf den aufrechten Gang an. Das Baby stützt sich gerne in Bauchlage auf die

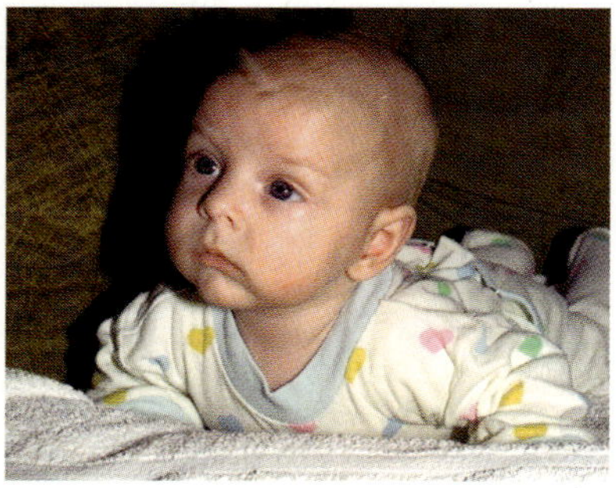

Abb. 13.44: Knapp zwei Monate alter Säugling im typischen Unterarmstütz. [M121]

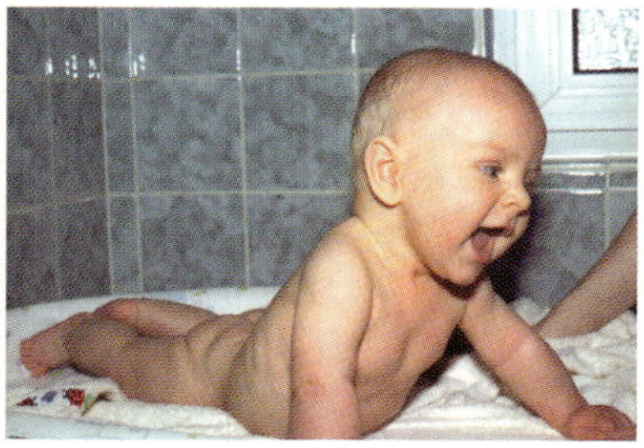

Abb. 13.45: Das gleiche Kind im Alter von sechs Monaten: Es stützt sich mit gestreckten Armen auf die geöffneten Hände. [M121]

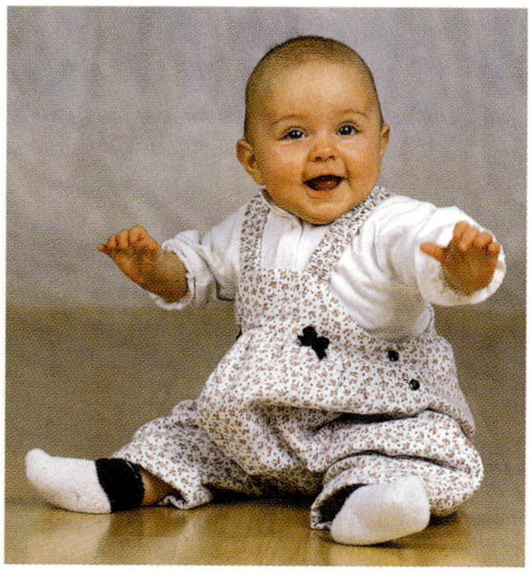

Abb. 13.46: Frei sitzendes Kind von etwa sieben Monaten. Es ist sichtlich stolz auf seine Fähigkeit, ein weiterer Schritt auf dem Weg zur Unabhängigkeit. [J660]

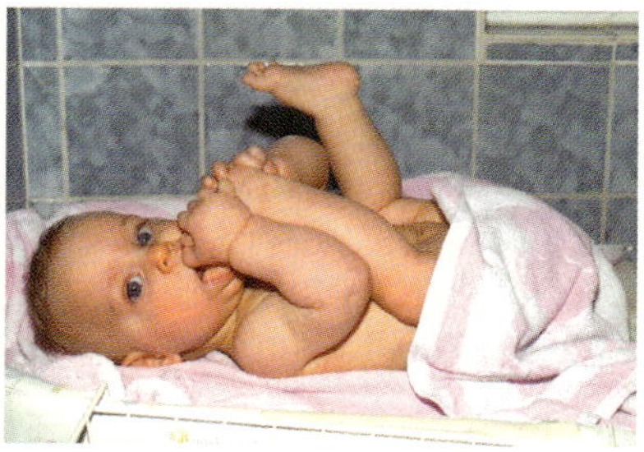

Abb. 13.47: Auch das Spiel mit den eigenen Füßen ist ein Meilenstein der motorischen Entwicklung. Dieser Junge ist etwa sieben Monate alt. [M121]

geöffneten Hände, wobei Brust und Oberbauch von der Unterlage gehoben werden (☞ Abb. 13.45). Der Säugling dreht sich ohne Hilfe vom Bauch auf den Rücken und umgekehrt. Er kann den Kopf jetzt in allen Positionen voll halten *(Kopfkontrolle)*. Er greift gezielt, wobei die Gegenstände zwischen allen Fingern und Handfläche gehalten werden (*palmares Greifen*, von palma, lat. = Handfläche). Die Umwelt wird mit dem Tastsinn erforscht und auf Eßbarkeit überprüft; alles (einschließlich der eigenen Zehen) verschwindet im Mund. Hören und Sehen sind weitgehend ausgereift. Nach einer Phase des äußerst freundlichen Verhaltens gegenüber Fremden kann nun bereits das *Fremdeln* beginnen, das Baby läßt sich nicht mehr ohne Protest von jedem auf den Arm nehmen oder streicheln. Es langweilt sich schnell, wenn es alleine gelassen wird (und fordert dann lautstark Beachtung).

Konsequenzen für die Krankenbeobachtung

Zeichen für eine gestörte Entwicklung im 3. – 6. Lebensmonat sind ausgeprägte Schlaffheit, mangelnder Gebrauch beider Hände, konstantes Schielen, mangelnde Hinwendung zu Geräuschquellen, geringe oder fehlende Reaktion auf Personen.

9 Monate (Krabbel-Kind)

Der Bewegungsraum erweitert sich schlagartig: Das Baby sitzt frei, steht mit Festhalten und beginnt zu krabbeln. Feinmotorisch erlernt es nun den *Pinzettengriff* (Gegenstände werden zwischen Zeigefinger und Daumen gehalten). Es wirft Spielzeug absichtlich auf den Boden und kann sich zunehmend selbst beschäftigen.

> **(!) Unerläßlich: Sicherheitsmaßnahmen**
>
> Insbesondere bei 6 – 12 Monate alten Säuglingen darauf achten, daß keine verschluckbaren oder spitzen, scharfkantigen Gegenstände in der Nähe des Kindes sind, Kind im Kindersitz stets gut anschnallen. Kind auf dem Wickeltisch nie aus den Augen/Händen lassen!

12 Monate (Geh-Kind)

Weitere Schranken fallen: Das Kind krabbelt viel (teils mit gestreckten Knien), läuft mit Festhalten an einer Erwachsenenhand und macht erste freie Gehversuche. Es ahmt gerne nach (winkt z.B.), versteht seinen Namen und einige einfache Begriffe und beginnt zu sprechen („Mama", „Papa"). Es ißt Fingermahlzeiten selbständig und beginnt, mit dem Löffel zu essen, es liebt Gib-und-Nimm-Spiele und genießt es, im Mittelpunkt zu stehen.

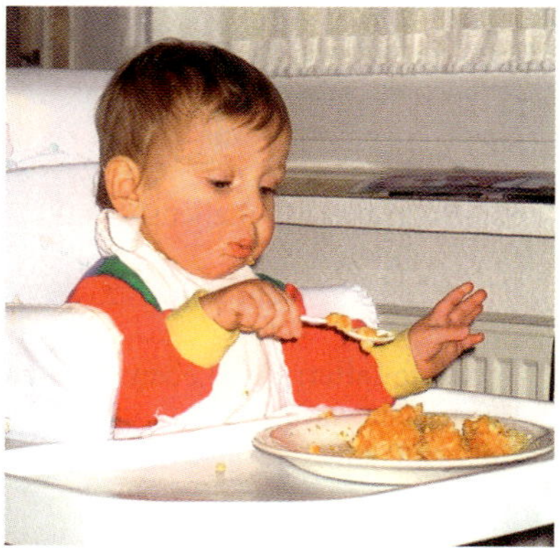

Abb. 13.48: Etwa mit einem Jahr beginnt das Kind, den Löffel erfolgreich als Eßwerkzeug zu benutzen. [M121]

2 Jahre (Trotz-Kind)

Die „lebenspraktischen" Fähigkeiten nehmen rasant zu. Das Kind steigt Treppen (zwei Füße pro Stufe) und kann rennen. Es ißt „gut" mit dem Löffel und trinkt aus dem Becher. Das Kind befolgt einfache Anweisungen. Manche Kinder sind tagsüber sauber und trocken. Zweijährige brauchen Routinen und feste Rituale (z.B. beim Zu-Bett-Gehen). Ab dem 2. Lebensjahr konzentriert sich das Schlafbedürfnis auf die Nacht. Meist reicht ab dem 1. Geburtstag tagsüber der einmalige „Mittagschlaf".

Typisch für die Altersgruppe sind außerdem ausgeprägtes „Besitzdenken" (Kind teilt ungern) und die Erprobung des eigenen Willen mit voller Energie und großen Emotionen *(Trotzphase)*.

Konsequenzen für die Krankenbeobachtung

Zeichen für eine gestörte Entwicklung vom 6. Monat – 2. Lebensjahr sind Unfähigkeit zu sitzen (auffällig ab neun Monaten), Unfähigkeit zu Stehen (auffällig ab 12 Monaten), fehlender Pinzettengriff (auffällig ab 12 Monaten), Asymmetrie der Bewegungen, fehlende Reaktion auf Geräusche; zitternde Bewegungen (Tremor), mangelnde Koordination und die Unfähigkeit, einfache Aufforderungen oder Verbote zu verstehen (auffällig ab spätestens 18. Monat).

3 Jahre (Ich-Kind)

Das Kind kann sekundenlang auf einem Fuß stehen und Dreirad fahren. Rechts- bzw. Links-Händigkeit sind nun ausgebildet. Das Kind kennt einige Kinderlieder, zählt evtl. bis zehn und kann unter Aufsicht seine Hände waschen und abtrocknen. Es ist bei Tag sauber und trocken, gelegentlich auch während der Nacht. Es beginnt mit anderen Kindern zu spielen und fragt ständig „warum". In Denken und Verhalten ist das Kind stark auf sich selbst bezogen *(egozentrisch)* und strebt – teils recht aggressiv – nach Unabhängigkeit.

13.4.4 Vorsorgeprogramm bei gesunden Kindern

Große Bedeutung in der Pädiatrie hat die **Vorsorge** *(Prävention)*. Sie fußt derzeit v.a. auf zwei Säulen:

- Im Bereich der **prä- und perinatalen Vorsorge** auf den *Schwangerenuntersuchungen* (in deren Rahmen Risiken für das Kind diagnostiziert und behandelt werden, z.B. eine Streptokokkenbesiedlung des Geburtskanals) und der Betreuung aller Risikogeburten in speziellen *Perinatalzentren* mit enger Zusammenarbeit von Geburtshelfern und Pädiatern (☞ 12.5.6 und 12.10.4). Zur perinatalen Vorsorge gehört auch die Gabe von Vitamin K an alle Neugeborenen zur Prophylaxe von Hirnblutungen sowie die Gabe von antibiotischen Augentropfen zur Verhinderung einer eitrigen Bindehautentzündung z.B. durch Gonokokken (früher mit Silbernitrat-Tropfen durchgeführt und als *Crédé-Prophylaxe* bezeichnet, ☞ 12.9)
- Im Bereich der **postnatalen Vorsorge** auf den neun *Kinder-Früherkennungsuntersuchungen*, die in der Regel mit einer Beratung der Eltern über allgemeine Aspekte der Säuglings- und Kinderpflege und einer Impfberatung verbunden werden. Die U1 wird vom Geburtshelfer unmittelbar nach der Geburt, die U2 vom (Krankenhaus-) Pädiater am 3. – 10. Lebenstag und alle weiteren vom niedergelassenen Kinderarzt durchgeführt. Zu den im Rahmen der Früherkennung durchgeführten Vorsorgemaßnahmen gehört auch das Screening für Stoffwechseldefekte, der sog. Guthrie-Test (☞ 13.12.2).

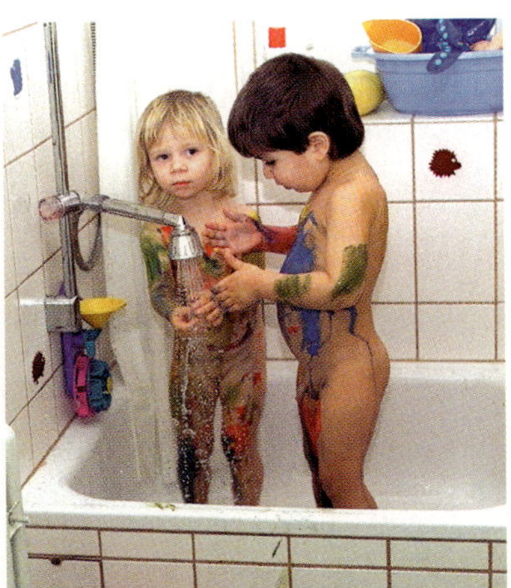

Abb. 13.49: Im zweiten Lebensjahr wird der eigene Körper ins Spielen einbezogen, hier als „Leinwand" für Fingerfarben. [O140]

13.5 Häufige Wachstums- und Entwicklungsstörungen

Die unterschiedlichsten Faktoren können Wachstum und Entwicklung eines Kindes stören. Insbesondere langanhaltende schädigende Einflüsse, wie sie z.B. bei allen chronischen Erkrankungen gegeben sind, wirken sich negativ aus. Zu diesen Faktoren gehören auch angeborene Schädigungen, seien sie erblich oder vor der Geburt im Uterus erworben.

13.5.1 Gedeihstörungen

Wachstumsstörung: Abweichung von der normalen Größenentwicklung. Unterteilt in **Kleinwuchs** (Wachstumsstörung im engeren Sinne) und **Hochwuchs**.

Gedeihstörung: Mangelhafte gesamt-körperliche Entwicklung, d.h. Beeinträchtigung des Gewichts- *und* des Längenwachstums. Typischerweise ist bei den Gedeihstörungen zunächst die Gewichtszunahme und erst später das Längenwachstum betroffen.

Ursachen von Gedeihstörungen sind:

- **Ungenügendes Nahrungsangebot** durch Armut oder elterliche Vernachlässigung. Neben unzureichendem *quantitativen* Nahrungsangebot kann auch die *qualitative* Fehlernährung für Gedeihstörungen verantwortlich sein, z.B. Vitaminmangel
- **Ungenügende Nahrungsaufnahme,** z.B. durch Nahrungsverweigerung, aber auch durch Passagehindernisse (z.B. bei *Pylorusstenose*, ☞ 13.11.2)
- **Ungenügende Nahrungsverwertung,** z.B. durch Veränderungen der Dünndarmschleimhaut mit nachfolgender Malabsorption (☞ 21.6.3, z.B. bei Zöliakie) oder durch Mangel an Verdauungsenzymen mit verringerter Nahrungsaufschlüsselung (= Maldigestion, ☞ 21.6.3, z.B. bei Mukoviszidose).
- **Schwere chronische Erkrankungen,** z.B. chronisch entzündliche Erkrankungen (etwa rheumatische Erkrankungen), schwere Herzfehler oder Niereninsuffizienz
- **Stoffwechselstörungen** mit Fehlverwertung von Nahrungsbausteinen und **endokrinologische Störungen** (z.B. Diabetes mellitus).

Nach ihrem Schweregrad werden die Gedeihstörungen oft in **Dystrophie** (leichte bis mittelschwere Unterernährung) und **Atrophie** (*Marasmus*, schwere Form der Unterernährung) unterteilt. Beiden liegen die gleichen klinischen Zeichen in unterschiedlicher Ausprägung zugrunde, nämlich:

- Untergewicht mit reduziertem subkutanem Fettpolster
- Trockene, faltige Haut (dies führt selbst bei Säuglingen zu einem greisenhaften Gesicht und zu hängenden Hautfalten v.a. im Bereich des Gesäßes = *Tabaksbeutelgesäß*)
- Mangelhaft entwickelte Muskulatur
- Wachstumsverzögerung
- Evtl. Ödeme durch Proteinmangel, Blässe durch die oft begleitende Eisenmangelanämie.

Therapie und Prognose hängen von der Ursache der Gedeihstörung ab.

13.5.2 Störungen der psychischen Entwicklung und des Verhaltens

Während die körperlichen Reifungsschritte zu einem Großteil genetisch festgelegt sind (fast alle Kinder wachsen in ungefähr dem gleichen Tempo), sind die seelischen und sozialen Entwicklungsschritte viel stärker von individuellen Erfahrungen und Auseinandersetzungen mit der Umwelt geprägt. Entsprechend vielfältig sind die Störungen, die auf dem seelisch-geistigen Weg zum „Mensch-Sein" auftreten können.

Diese Störungen liegen oft im Schnittbereich zwischen körperlichen, seelischen und sozialen Lebensfunktionen: Oft zeigen sich seelische Fehlentwicklungen in körperlichen Problemen oder in einem auffälligen Verhalten in Familie, Kindergarten oder Schule. Man spricht entsprechend von **psychosomatischen Störungen** bzw. von **Verhaltensstörungen** (z.B. Störungen des Sozialverhaltens).

Umgekehrt münden auch viele körperliche Erkrankungen (z.B. hirnorganische Erkrankungen) in seelische Entwicklungsstörungen oder in Störungen des Verhaltens.

Psychosomatische Störungen

Psychosomatische Störungen können sich äußern in:

- Eßstörungen, z.B. Adipositas, Eßverweigerung, Anorexia nervosa/Bulimie (☞ 23.8.2)
- Schlafstörungen, z.B. von Dunkel- und Trennungsängsten geprägte Einschlafstörungen
- Ausscheidungsstörungen, z.B. Einnässen oder Einkoten (☞ 13.16.1), die oft familiäre Konflikte andeuten und in einer Art Teufelskreis die Konfliktsituation weiter verstärken (insbesondere beim Einkoten wird das Kind oft in eine Sündenbockrolle gedrängt)
- Motorischen Störungen, z.B. **Tics**, d.h. unwillkürliche, „sinnlose" Muskelzuckungen wie etwa plötzliches Grimassieren, Redeflußstörungen (Stottern oder Poltern, ☞ unten), *respiratorische Affektkrämpfe* („Wegbleiben", durch Frustration oder Zorn ausgelöster Erregungszustand mit Atemstillstand und dadurch ausgelöstem Krampfanfall mit kurzfristiger Bewußtlosigkeit).

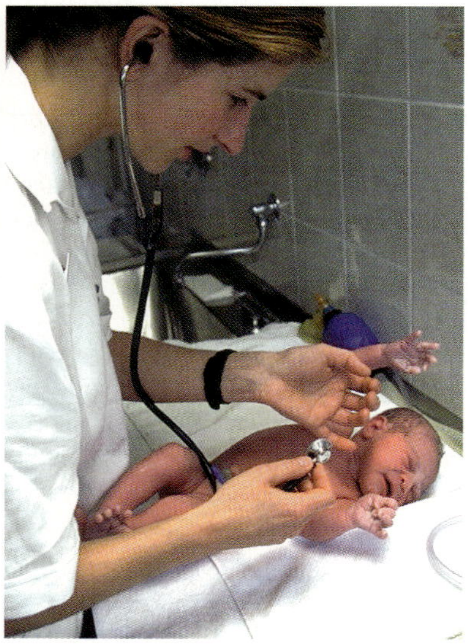

Abb. 13.50: Nachdem nach der Geburt Mutter und Kind den ersten Kontakt aufnehmen konnten und das Kind abgenabelt und gesäubert wurde, erfolgt die erste Vorsorgeuntersuchung, die U1(☞ 13.4.4). [J680–001]

Hyperkinetisches Syndrom

Hyperkinetisches Syndrom (*Überaktivität mit Aufmerksamkeitsstörung*, engl. ***a****ttention* ***d****eficit with* ***h****yperactivity* ***d****isorder*, kurz *ADHD*): Ätiologisch unklare Aufmerksamkeitsstörung, die mit (zielloser) Überaktivität und ständiger motorischer Unruhe des betroffenen Kindes einhergeht. Betrifft vor allem Jungen ab dem 4. Lebensjahr und stellt für Kind und Umwelt eine große Belastung dar.

Das **Hyperkinetische Syndrom** gehört zu den Verhaltensstörungen; inwieweit es organisch mitbedingt ist, ist umstritten. Die Kinder sind leicht ablenkbar, so daß sie wegen geringer Ausdauer und Konzentration oft Schwierigkeiten in Kindergarten und Schule haben. Oft besteht gleichzeitig eine verminderte Gefühlskontrolle, so daß die Umwelt unter Zornausbrüchen, Stimmungsschwankungen und impulsivem Verhalten zu leiden hat. Dagegen wird die häufige Aggressivität der Kinder heute als *Folge* der Leitsymptome (und der Reaktionen der Umwelt darauf) angesehen.

Eine kausale Therapie ist nicht möglich. Zunächst ist die Information von Eltern, Schule oder Kindergarten über die Schwierigkeiten des Kindes wichtig, damit die erzieherischen Erwartungen zur Entlastung des Kindes verändert werden. Gleichzeitig wird ein heilpädagogisches und verhaltenstherapeutisches Training eingeleitet und das Kind bei Teilleistungsschwächen gezielt gefördert. In schweren Fällen kann die psychomotorische Kontrolle möglicherweise durch Medikamente (z.B. Methylphenidat, etwa Ritalin®) verbessert werden. In den USA werden derzeit etwa zwei Millionen Kinder mit Ritalin® behandelt.

13.6 Gesunde Neugeborene

13.6.1 Postpartale Adaptation

Postpartale Adaptation *(postnatale Adaptation, postnatale Anpassung):* Gesamtheit der körperlichen Veränderungen beim Übergang von der Fremdversorgung durch die Plazenta auf die Eigenversorgung mit allen lebensnotwendigen Stoffen.

Atmung

Schon beim Durchtritt des Kindes durch das kleine Becken wird ein Teil des in der Lunge angesammelten Fruchtwassers aus der Lunge gepreßt. Der erste Atemzug wird durch Kälte, Berühren des Kindes, den Anstieg der Kohlendioxidkonzentration und das Absinken der Sauerstoffkonzentration im Blut ausgelöst. Ein Kollabieren der frisch entfalteten Lungenbläschen (Alveolen) wird u.a. durch **Surfactant** verhindert, einem dünnen Lipoproteinfilm, der die Alveolen auskleidet und die Oberflächenspannung reduziert. Da dieser Film erst in den letzten Schwangerschaftswochen gebildet wird, sind unreife Frühgeborene durch Atemprobleme bedroht (☞ 13.7.8).

In den ersten Lebensstunden atmen viele Neugeborene noch unregelmäßig; in der ersten halben Lebensstunde können auch bei gesunden Neugeborenen Zeichen der Atemnot (**Dyspnoe**, ☞ 13.7.2) beobachtet werden.

Regelung der Körpertemperatur

Das Neugeborene ist an die Temperaturverhältnisse im Mutterleib angepaßt und kann der kalten Welt zunächst wenig entgegensetzen. Es ist von Untertemperatur (Hypothermie) bedroht.

- Aufgrund der großen Körperoberfläche (☞ 13.4.2) sind die Wärmeverluste sehr hoch. Ein Neugeborenes, das bei 23 °C Raumtemperatur ausgezogen wird, ist zu vergleichen mit einem

nackten Erwachsenen bei 1 °C Außentemperatur
- Neugeborene können Wärme nicht durch Muskelzittern („Zähneklappern" des Erwachsenen), sondern nur durch die Verstoffwechslung besonderer Fettdepots *(braunes Fett)* erzeugen.

Für alle Pflegemaßnahmen an Neugeborenen und Säuglingen gilt daher:
- „Kältestreß" unbedingt vermeiden, d.h. Neugeborene und Säuglinge nicht unnötig ausziehen, Bildung von Verdunstungskälte durch Abwischen von Urin oder Desinfektionsmittel verhindern, Räume aufheizen, Wärmelampe am Wickel-/Untersuchungsplatz anschalten
- Körpertemperatur bei Neugeborenen engmaschig überwachen. Körpertemperaturen unter 36,0 °C sind ein Alarmzeichen. Der obere Grenzwert der Normaltemperatur liegt bei 37,5°C.

Energiestoffwechsel

Mit der Durchtrennung der Nabelschnur wird die Energiezufuhr von der Mutter unterbrochen. Der hohe Glukoseverbrauch der ersten Lebensstunden kann durch die „Reserven" des Neugeborenen (Glykogen und braunes Fett) nicht ausgeglichen werden, so daß der Blutzuckerspiegel des Neugeborenen rasch auf 40 – 60 mg/dl (= 2,22 – 3,33 mmol/l) absinkt. Schon geringe Störungen wie z.B. ein später Fütterungsbeginn, aber auch eine Asphyxie (☞ 13.7.3) oder Infektionen können zu bedrohlich niedrigen Blutzuckerwerten unter 40 mg/dl (= 2,22 mmol/l) führen (**Neugeborenen-Hypoglykämie**, ☞ 13.7.7).

Verdauungsapparat

Der erste Stuhlgang geht bei den meisten Neugeborenen innerhalb der ersten zwölf Stunden ab. Dieses **Mekonium** (*Kindspech*, ☞ Abb. 12.78) ist eine zähe grünschwarze Masse, die u.a. aus abgeschilferten Epithelzellen des Darms, Körperhärchen und eingedickter Galle besteht. Ist nach 48 Stunden noch kein Mekonium abgegangen, kann dies auf eine schwerwiegende Erkrankung hinweisen:
- Engstelle oder Verschluß im Darm- oder Anal-Bereich (☞ 13.11.3)
- Mangelnde Transportfähigkeit des Darms (z.B. bei Morbus Hirschsprung, ☞ 13.11.1)
- Darmverschluß durch zu zähes Mekonium (Mekonium-Ileus bei Mukoviszidose, ☞ 13.10.4).

Wird das Mekonium bereits intrauterin abgegeben (das Fruchtwasser ist dann grün), kann dies auf einen Sauerstoffmangel des Feten hinweisen (*intrauterine Asphyxie*, ☞ 12.6.3).

Leber

Die entgiftenden Enzyme in der Leber sind zunächst noch nicht voll ausgebildet. Auch beim gesunden Neugeborenen kann es deshalb in den ersten Lebenstagen zu einer Gelbsucht, dem **physiologischen Ikterus**, kommen (*Neugeborenen-Gelbsucht*, ☞ 13.7.5).

13.6.2 Beobachtung und Untersuchung des Neugeborenen

Einteilung der Neugeborenen

Nach dem Gestationsalter
- *Termingeboren:* Geburt zwischen 38. und vollendeter 42. Woche
- *Frühgeboren:* Geburt vor Ende der 37. Woche
- *Übertragen:* Geburt nach vollendeter 41. Woche

Nach dem Geburtsgewicht
- *Normalgewichtig:* 2500 – 4200 g
- *Untergewichtig:* < 2500 g
- *Übergewichtig:* > 4200 g

Nach dem auf das Gestationsalter bezogene Geburtsgewicht
- *Eutroph:* Geburtsgewicht innerhalb des nach dem Gestationsalter zu erwartenden „Zielkorridors"
- *Hypotroph:* Geburtsgewicht für Gestationsalter zu niedrig
- *Hypertroph:* Geburtsgewicht für Gestationsalter zu hoch

Gestationsalter

Die fein abgestimmten Prozesse der Reifung im Mutterleib laufen in einem genetisch programmierten, zeitlich genau festgelegten Rahmen ab. Daher hängt die Erkrankungshäufigkeit im Neugeborenenalter stark von der *intrauterinen Entwicklungszeit* (**Gestationsalter**, *Tragezeit*) des Kindes ab:
- Als *reif* oder **termingerecht** wird ein Kind mit einem Gestationsalter von 260 bis 293 Tagen (vollendete 37. bis vollendete 41. SSW) bezeichnet. Diese Kinder haben den risikoärmsten Start ins Leben
- Dagegen sind **frühgeborene** (Gestationsalter < 37 Wochen, ☞ 13.7.8) oder **übertragene** Neugeborene (Geburt in der 42. Schwangerschaftswoche oder noch später) komplikationsgefährdet.

Geburtsgewicht

Neben der Tragezeit ist das **Geburtsgewicht** ein wichtiges Maß für die Reife eines Neugeborenen. Das Normalgewicht beträgt 2500 – 4200 g.

Dabei ist zum einen der reine Gewichtswert von Interesse. Hier werden unterschieden:
- **Untergewichtige Säuglinge** (< 2500 g, engl. *infants of low birth weight*, kurz *LBW*), wobei Frühgeborene noch in weitere „Untergewichts-Klassen" eingeteilt werden
- **Übergewichtige Säuglinge** (> 4200 g).

Noch aussagekräftiger ist jedoch das *auf die Tragezeit bezogene Geburtsgewicht*: Entspricht das Geburtsgewicht nicht dem nach der Tragezeit zu erwartenden Wert, muß von einem intrauterinen Mangelzustand oder einer kindlichen Erkrankung ausgegangen werden. Um **Mangelgeborene** erkennen zu können, vergleicht der Neonatologe anhand von tragzeitbezogenen Standardkurven, um wieviel Prozent ein Früh- oder Neugeborenes von seinem altersentsprechenden „Zielkorridor" abweicht. Liegt das Gewicht z.B. unterhalb des altersbezogenen Zielkorridors, spricht er von einem *hypotrophen* (mangelentwickelten) Kind. Es werden also unterschieden:
- **Eutrophe Neugeborene** (engl. *appropriate for gestational age*, kurz *AGA*): Das Geburtsgewicht liegt im Zielkorridor, d.h. innerhalb der 10. – 90. Perzentile
- **Hypotrophe Neugeborene** (engl. *small for gestational age*, kurz *SGA*): Diese Kinder sind für ihr Gestationsalter zu leicht (Geburtsgewicht < 10. Perzentile). Ursachen der Hypotrophie sind z.B. intrauterine Infektionen und Fehlbildungen. Trotz des oft „normalen" Geburtstermins werden hypotrophe Neugeborene wie Frühgeborene gepflegt
- **Hypertrophe Neugeborene** (engl. *large for gestational age*, kurz *LGA*):

Die Kinder sind im Vergleich zum Gestationsalter zu schwer (Geburtsgewicht > 90. Perzentile). Hypertrophe Neugeborene werden z.B. von Müttern mit schlecht eingestelltem Diabetes geboren und sind trotz ihrer Übergröße unreif. Sie neigen zu Stoffwechselentgleisungen wie Hypoglykämie (☞ 13.7.7) und Tetanie.

Reife

Folgende Merkmale zeichnen das reife Neugeborene aus:

- Es hat eine rosige bis krebsrote Haut
- Ohr- und Nasenknorpel sind tastbar
- Bei Jungen sind die Hoden im Hodensack, bei Mädchen bedecken die großen Schamlippen die kleinen
- Die Fingernägel überragen die Fingerkuppe
- **Lanugobehaarung** (*Flaumhaar* des Feten) findet sich nur noch an Schultergürtel und Oberarmen
- Die Fußsohlenfalten verlaufen über die ganze Sohle
- Das Baby hat eine fette, grauweiße Schmiere auf der Haut (**Käseschmiere**, *Vernix caseosa*, ☞ Abb. 12.51).

Allgemeinzustand

Gerade die Beurteilung des Allgemeinzustandes ist bei Säuglingen nicht einfach (ist dieses kleine Bündel gesund oder krank?). Die Krankenbeobachtung stützt sich hier auf 2 Säulen:

- Vitalzeichenkontrolle: Kenntnis der altersentsprechenden Normwerte für Atem- und Herzfrequenz sowie Blutdruck und Sauerstoffsättigung sind unerläßlich
- „Präsentation" des Neugeborenen. *Wie sieht das Menschlein aus?* Gute Zeichen sind: rosig, anstrengungslos, keine Einziehungen; schlechte Zeichen sind: blaß, grau, schlaff, angestrengt. *Was macht das Menschlein?* Gute Zeichen sind: bewegt alle Glieder, sucht Nahrung (Rooting), saugt; schlechte Zeichen sind: stöhnt, bewegt sich nicht beim Umlagern; kein Saugen.

Harmlose Auffälligkeiten des Neugeborenen

Viele Neugeborenen zeigen harmlose Auffälligkeiten ohne Krankheitswert:

- **Hautschuppung.** In den ersten Tagen beginnt die Haut am ganzen Körper zu schuppen (meist feinschuppig, bisweilen auch in zentimetergroßen Fetzen)

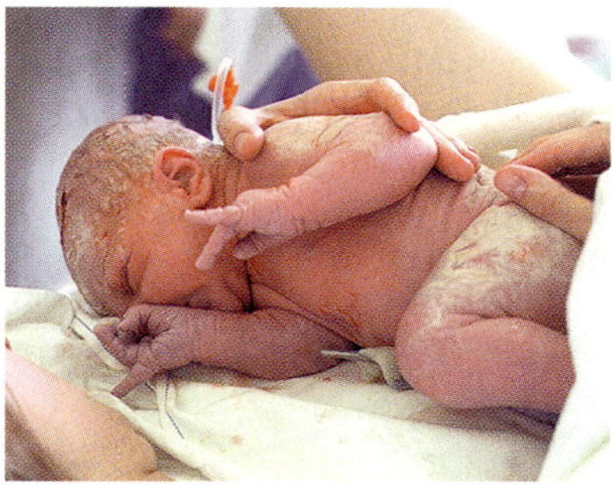

Abb. 13.51: Gerade geborenes Kind mit Käseschmiere am ganzen Körper. [M121]

- **Erythema toxicum.** Dies sind kleine, rasch aufschießende und wieder verschwindende gelblich-weiße Papeln mit rotem Hof vor allem am oberen Körperstamm
- **Milien.** Infolge einer Zystenbildung in Talg- und Schweißdrüsen bilden sich bei ca. 50% der Neugeborenen kleine, weiße, talggefüllte Pünktchen vor allem im Bereich der Nase. Sie entwickeln sich in den ersten Lebenswochen von selbst zurück
- **Storchenbiß.** Als Storchenbiß bezeichnet der Volksmund hellrote Flecken im Nackenbereich. Sie sind auf die Erweiterung oberflächlicher Hautgefäße zurückzuführen und bilden sich bis zum Ende des ersten Lebensjahres zurück
- **Mongolenfleck.** Hierunter versteht man eine blaugraue Pigmentierung über dem Kreuzbein. Bei asiatischen Kindern ist sie fast regelmäßig vorhanden, bei mitteleuropäischen Kindern mit ca. 1% selten
- **Leichte Zyanose.** Hände und Füße können auch beim gesunden Neugeborenen in den ersten Tagen noch leicht bläulich sein.

Schwangerschaftsreaktionen des Neugeborenen

Nach der Geburt sind im Körper des Neugeborenen noch mütterliche Geschlechtshormone vorhanden, die erst allmählich abgebaut werden. Diese Hormone führen typischerweise zu:

- **Neugeborenenakne**, d.h. feinen Pusteln, die sich entzünden können
- Schwellung der Brustdrüsen, evtl. mit Absonderung einer milchartigen Flüssigkeit (*Hexenmilch*)
- Vaginalen Schleimabsonderungen oder Blutungen bei Mädchen.

Diese Phänomene beunruhigen zwar die Eltern, sind aber alle harmlos und gehen innerhalb von wenigen Wochen von selbst zurück.

Beurteilung der Vitalität (APGAR-Schema), ☞ *12.9.*

Risikokinder

Neben den vom normalen Termin (Frühgeborene und übertragene Neugeborene) und vom normalen Gewicht (hypotrophe und hypertrophe Neugeborene) abweichenden Säuglingen, weisen auch andere Kinder ein erhöhtes Risiko für eine gestörte Entwicklung auf. Sie werden deshalb als **Risikokinder** bezeichnet und entsprechend sorgfältig überwacht bzw. behandelt:

- Mehrlinge
- Neugeborene nach Kaiserschnitt (☞ 12.10.4)
- Neugeborene nach vaginaler Entbindung aus Beckenendlage (☞ 12.10.1)
- Neugeborene von Müttern mit *Gestosen* (☞ 12.5.4)
- Neugeborene mit Geburtskomplikationen (z.B. Asphyxie).

13.7 Kranke und besonders gefährdete Neugeborene

Seit ca. 50 Jahren haben sich die Behandlungsergebnisse bei kranken Neugeborenen bedeutend verbessert: Während 1938 noch über 50% der Neugeborenen mit einem Geburtsgewicht von 1800 g verstarben, überlebten 1977 immerhin 50% der Kinder mit einem Geburtsgewicht von 900 g und heute etwa 50% der Kinder mit einem Geburtsgewicht von nur 600 g.

Neugeborene in der Kinderklinik

Muß ein Neugeborenes wegen Krankheit in eine Kinderabteilung verlegt oder als Frühgeborenes z.B. in einem Inkubator gepflegt werden, treten Gefühle der Verlassenheit, der Sorge und der Angst an die Stelle eines vertraulichen Kennenlernens.

Um die psychische Belastung für Mutter und Baby zu vermindern, gilt:

- Auch wenn die Mutter nur „Gast" auf der Neugeborenenabteilung ist (sie ist meist auf einer geburtshilflichen Station untergebracht), sollte sie weitgehend in den Pflegeprozeß einbezogen werden
- Die versorgenden Ärzte sollten die Eltern kranker Kinder intensiv beraten und betreuen. Häufig beschränken sich leider gerade Visiten bei Eltern von „Problemkindern" auf das Nötigste, um unangenehmen Gesprächen und dem Gefühl, als profes-

sioneller Helfer versagt zu haben, auszuweichen

- Auch nach der Entlassung nach Hause besteht oft (gerade bei Frühgeborenen) ein im Vergleich zum gesunden Neugeborenen erhöhter Pflegebedarf. Alle entsprechenden Fähigkeiten müssen mit den Eltern auf Station eingeübt werden.

13.7.1 Fehlbildungen des Neugeborenen

Fehlbildung: Angeborene Anomalie mit funktioneller oder sozialer Bedeutung, die durch eine Störung in der pränatalen Entwicklung bedingt ist.

Fehlbildungssyndrom *(Dysmorphiesyndrom):* Typische Kombination mehrerer Fehlbildungen z.B. Down-Syndrom (☞ unten).

Rund 5 % aller Neugeborenen kommen mit einer **angeborenen** *(kongenitalen)* **Fehlbildung** zur Welt. Fehlbildungen können einzeln oder in Kombination auftreten und jedes Organ oder Organsystem betreffen.

Endogen („von innen") verursachte Fehlbildungen sind genetisch bedingt (z.B. die Fehlbildungen im Rahmen des *Down-Syndroms*, ☞ unten). Bei den *exogenen* („von außen") Schädigungsfakoren sind v.a. mütterliche Infektionen während der Schwangerschaft, Medikamente, Chemikalien, Genußmittel (Alkohol!) und ionisierende Strahlung (☞ 10.6) zu nennen. Endogen und exogen bedingte Fehlbildungen sind äußerlich oft nicht voneinander zu unterscheiden. In der Mehrzahl der Fälle bleibt die genaue Ursache der Fehlbildung unklar, und es ist von einem Zusammenspiel (größtenteils noch unbekannter) endogener und exogener Faktoren auszugehen.

Viele Fehlbildungen sind schon bei Neugeborenen äußerlich erkennbar (z.B. Lippen-Kiefer-Gaumenspalten) oder manifestieren sich kurz nach der Geburt (z.B. Speiseröhrenverschluß). Andere machen erst im Jugend- oder Erwachsenenalter Beschwerden.

Syndrom	Klinische Kurzcharakterisierung
Genetisch bedingte Syndrome	
Down-Syndrom (*Trisomie 21*, ☞ Text)	Typische Gesichts- und Extremitätendysmorphie, gehäuft Fehlbildungen innerer Organe, geistige Retardierung
Klinefelter-Syndrom (*Trisomie 47, XXY*)	Nur bei Knaben. Symptome gering und teils erst im Erwachsenenalter auftretend, daher oft späte Diagnose. Gesicht unauffällig, Hochwuchs, Hypogonadismus, Gynäkomastie, unterentwickelte Schambehaarung, Unfruchtbarkeit. IQ (niedrig-)normal, evtl. verspätete Entwicklung. Verhaltensauffälligkeiten
Turner-Syndrom (*Monosomie, XO*)	Nur bei Mädchen. Hand- und Fußrückenödeme beim Neugeborenen. Minderwuchs. Kurzer Hals mit *Pterygium colli* (Flügelfell), breiter Brustwarzenabstand, Abwinkelung der gestreckten Unterarme nach außen (*Cubita valga*). Evtl. Fehlbildungen innerer Organe. Amenorrhoe, Infertilität. IQ meist normal
Exogen bedingte Syndrome	
Alkoholembryofetopathie (☞ Text)	Typische Auffälligkeiten v.a. des Gesichts. Gehäuft Fehlbildungen innerer Organe. Psychomotorische Entwicklungsverzögerung, Verhaltensauffälligkeiten
Diabetische Embryofetopathie	Gehäuft Fehlbildungen, v.a. des Herzens, des Lumbosakralbereiches und des Kolons. Neugeborene groß, aber unreif
Zytomegalie-embryo/-fetopathie (☞ 28.6.4)	Bei leichten Formen psychomotorische Retardierung im Kleinkindalter, bei schweren Formen erhebliche ZNS-Schäden, intrazerebrale Verkalkungen, evtl. zerebrales Krampfleiden, Hörschäden
Rötelnembryopathie (☞ 13.14.5)	*Gregg-Syndrom:* Katarakt, Innenohrschwerhörigkeit od. -taubheit, Herzfehler. Oft Mikrozephalie und geistige Retardierung
Toxoplasmosefetopathie (☞ 28.8.2)	Oft Früh- und/oder Mangelgeburt. Hydrozephalus, intrazerebrale Verkalkungen, *Chorioretinitis* (Ader-Netzhaut-Entzündung), Leber- und Milzvergrößerung, Ikterus, Entwicklungsstörungen
Varizellenembryopathie (☞ 13.14.6)	ZNS-Schäden mit psychomotorischer Retardierung, Augendefekte, Unterentwicklung von Skelett u. Muskeln, Hautschäden

Tab. 13.52: Die wichtigsten Fehlbildungssyndrome.

Therapie und Prognose sind von Art und Schwere der Fehlbildung abhängig.

☑ Eltern haben nicht selten Schwierigkeiten, ihr behindertes Kind anzunehmen. In dieser Situation bedarf es großen Einfühlungsvermögens, um Eltern und Kind zu helfen. Verharmlosen der Fehlbildung, um die Eltern „zu schonen", ist falsch.

Die Tabellen 13.52 und 13.53 fassen die wichtigsten Fehlbildungen bzw. Fehlbildungssyndrome zusammen, die sich bereits in der Neugeborenenperiode zeigen.

Down-Syndrom

Down-Syndrom *(Trisomie 21, Morbus Langdon-Down,* früher *Mongolismus):* Numerische Chromosomenanomalie mit dreifachem Chromosom 21, einhergehend mit typischen Fehlbildungen und erheblicher geistiger Retardierung. Häufigkeit 1 : 650 Lebendgeborene, damit häufigste Chromosomenanomalie.

Das dreifache Vorhandensein eines Autosoms oder das Fehlen eines Autosoms ist in der Regel nicht mit dem Leben vereinbar. Meist sterben die Embryonen schon in frühen Entwicklungsstadien ab. Lebensfähige Ausnahmen sind neben dem Down-Syndrom die wesentlich selteneren *Trisomie 13* **(Pätau-Syndrom)** und *Trisomie 18* **(Edwards-Syndrom)**. Diese Kinder haben allerdings stets zahlreiche Fehlbildungen und sind psychomotorisch extrem retardiert. Sie sterben meist innerhalb der ersten Lebensmonate.

Krankheitsentstehung

Bei der überwiegenden Mehrzahl der Kinder ist das Chromosom 21 in *allen* Körperzellen dreimal vorhanden. Ursache ist eine fehlende Trennung der beiden Chromosomen 21 in der *Meiose* (Reduktionsteilung) meist bei der Mutter, so daß eine Keimzelle mit zwei Chromosomen 21 statt nur einem gebildet wird. Die Erkrankungshäufigkeit nimmt mit zunehmendem Alter der Mutter deutlich zu.

	Definition und klinisches Bild	Behandlung	Prognose
Anenzephalie	Schwerste Hirnfehlbildung mit Fehlen des Schädeldaches und wesentlicher Gehirnteile	Nicht möglich	Tod spätestens nach Tagen bis Wochen
Mikrozephalie	Zu kleiner Kopf, meist als Folge eines zu kleinen Gehirns	Symptomatisch	Ursachenabhängig, bezüglich der geistigen Entwicklung i.d.R. schlecht
Makrozephalie	Zu großer Kopf, teils familiär, teils Anzeichen einer Stoffwechsel-, Gehirn- oder Knochenerkrankung	Symptomatisch	Ursachenabhängig
Hydrozephalus (*Wasserkopf*, ☞ 35.13.2)	Erweiterung der Liquorräume im Gehirn bei Ungleichgewicht zwischen Liquorproduktion und -abfluß, bei Babys mit einer Vergrößerung des Kopfes einhergehend	Meist Shuntimplantation und Ableitung des Liquors z.B. in den rechten Vorhof. Möglichst Beseitigung der Ursache	Ursachenabhängig, bei ausgeprägten Formen schlecht
Meningo- und Myelomeningozele	Spaltbildung der Wirbelsäule mit Vorwölbung der Hirnhäute bzw. Austreten von Hirnhäuten und Rückenmark	☞ 13.17.1	
Lippen-Kiefer-Gaumenspalte	Ein- oder beidseitige Spaltbildung im Bereich von Lippen, Kiefer, hartem oder weichem Gaumen. Von Lippenkerbe bis zum entstellenden „Wolfsrachen" reichend (☞ Abb. 13.54)	In 1. Lebenswoche Einlegen einer Gaumenplatte, operative Maßnahmen ab 3. – 6. Monat, später logopädische Therapie	Meist gut, jedoch oft mit geringen funktionellen Defekten (Sprache) einhergehend
Ösophagusatresie oder -fistel	Verschluß der Speiseröhre, meist mit Fistel zur Trachea. Klinisch Speichelfluß, Erbrechen, Husten und Zyanose beim Trinken	Sofortoperation	In der Regel gut
Dünndarmatresie	Verschluß des Dünndarms. Klinisch Ileus (je höher der Verschluß, desto früher)	Sofortoperation	In der Regel gut
Anal- oder Rektumatresie	Fehlen der Analöffnung oder des Rektums, oft mit Fistelbildung. Klinisch kein Mekoniumabgang	Sofortoperation	Bei hochgelegenen Atresien später oft Kontinenzprobleme
Gallenwegsatresie	Verschluß der intra- oder extrahepatischen Gallenwege. Klinisch längerdauernder Ikterus ab der 1. – 5. Lebenswoche, Stuhlentfärbung, dunkler Urin	Operation im 2. Lebensmonat, später evtl. Lebertransplantation	Trotz Therapie oft ungünstig
Herzfehler	Angeborene Fehlbildung des Herzens, der Herzklapen oder der herznahen Gefäße	☞ 13.9	
Zwerchfellhernie	Zwerchfelloch bis hin zum praktisch völligen Fehlen des Zwerchfells mit Verlagerung von Bauchorganen in den Thorax (**Enterothorax**) und mangelhafter Lungenentwicklung mit schwerer Atemstörung (☞ Abb. 13.55)	Reanimation, Zustandsstabilisierung, dann Operation	Bei schweren Defekten Letalität um 40 %
Nabelschnurbruch (*Omphalozele*)	Verlagerung von Bauchorganen in die Nabelschnur (☞ Abb. 13.56)	Baldmöglichst Operation	Meist gut
Gastroschisis	Herausquellen des Abdominalinhalts durch einen Bauchwanddefekt (☞ Abb. 13.57)	Baldmöglichst Operation	Meist gut
Nierenagenesie	Angeborenes Fehlen einer oder beider Nieren (☞ Abb. 31.75)	Nicht möglich	Bei einseitigem Fehlen gut, bei beidseitigem letal
Hypospadie (☞ 31.6.1)	Mündung der Harnröhre nicht an der Spitze der Eichel, sondem an Sulcus, Penisschaft, Hodensack oder Damm	Operative Korrektur im 1. Lebensjahr	Meist gut
Blasenekstrophie (*Spaltblase*, ☞ 31.6.1)	Defekt der vorderen Blasenwand und der Bauchwand; die Blasenschleimhaut liegt plattenartig frei	Mehrere Operationen, beginnend im Neugeborenenalter	Trotz Therapie in der Regel bleibende Defekte
Steißteratom	Teils sehr große, embryoanle Mischgeschwulst im Steißbereich	Baldmöglichst Operation	Abhängig von Tumorhistologie, meist gut
Syndaktylie	Verwachsung von Zehen- oder Fingeranteilen	Evtl. Operation	Gut
Polydaktylie	Überzählige Finger oder Zehen	Operation im 2. Lebenshalbjahr	Gut
Hüftdysplasie/-luxation (☞ 26.13.2)	Verknöcherungsstörung und Deformierung der Hüftpfanne, evtl. mit (Teil-)Verrenkung des Hüftkopfes (☞ Abb. 26.70)	☞ 26.13.2	
Klumpfuß (☞ 26.13.14)	Komplexe Fußfehlbildung, u.a. mit Einwärtskehrung der Fußsohle (☞ Abb. 26.82)	☞ 26.13.14	

Tab. 13.53: Häufige Fehlbildungen mit Manifestation im Neugeborenenalter.

Symptome und Untersuchungsbefund

Die Kinder sind schon als Neugeborene an ihrem typischen Aussehen zu erkennen. Der Schädel ist kurz mit abgeflachtem Hinterkopf, das Gesicht flach. Die Augen stehen weit auseinander *(Hypertelorismus)*, die Lidachsen verlaufen schräg nach seitlich oben *(mongoloide Lidachsenstellung)*. Die Ohren sind klein. Die Zunge ist groß, der Mund steht oft offen. Die Hände der Kinder sind kurz und plump, und im Bereich der Zehen fällt ein großer Abstand zwischen der ersten und zweiten Zehe auf. Die Muskelspannung (Muskeltonus) ist erniedrigt.

Begleitend bestehen bei ca. 50 % der Kinder Fehlbildungen der inneren Organe, v.a. Herzfehler und Stenosen oder Verschlüsse im Bereich des Darms. Das Immunsystem ist gestört, was sich durch die erhöhte Infektanfälligkeit und Leukämierate zeigt.

Die geistige Entwicklung der Kinder ist erheblich gestört (IQ meist < 50) und das abstrakte Denken ist wenig entwickelt. Dabei sind die Betroffenen in der Regel freundlich und anschmiegsam.

Diagnose

Besteht aufgrund des äußeren Erscheinungsbildes der Verdacht auf ein Down-Syndrom (oder eine andere Chromosomenanomalie), wird eine Chromosomenanalyse durch ein *humangenetisches Institut* eingeleitet.

Pränatale Diagnostik, ☞ 12.3.3

Behandlungsstrategie
Pflege
Patienteninformation

Eine kausale Behandlung der Erkrankung ist nicht möglich. Wesentlicher Bestandteil der symptomatischen Therapie ist die individuell angepaßte Frühförderung des Kindes, z.B. in speziellen Tageskindergärten und Schulen. Den Eltern sollten unbedingt Adressen von Selbsthilfegruppen oder Elterninitiativen vermittelt werden.

Für die meisten Eltern sinnvoll ist eine genetische Beratung.

Prognose

Die Prognose ist abhängig von der Schwere der inneren Fehlbildungen und der Immunschwäche. Schätzungsweise 40% der Erkrankten erreichen das 40. Lebensjahr.

Alkoholembryofetopathie

Alkoholembryofetopathie: Schädigung des Ungeborenen durch Alkoholkonsum der Mutter. Eine der häufigsten Ursachen angeborener geistiger Retardierung (ca. 2500 Kinder/Jahr in Deutschland)!

Signifikanter Alkoholkonsum der Mutter während der Schwangerschaft führt nicht nur zu einer gesteigerten Fehlgeburtsrate, sondern auch zu teils erheblichen Schädigungen des Kindes.

Schwer betroffene Kinder sind bei der Geburt zu klein und zu leicht. Die Neugeborenen sind hypoton, und es bestehen in ca. 1/3 der Fälle Eß- und/oder Schluckstörungen. Äußerlich fallen die Kinder durch Mikrozephalie, kurze Lidspalten, schmales Lippenrot, verstrichenes *Philtrum* (Einbuchtung zwischen Nase und Oberlippe), kurzen Nasenrücken und ein fliehendes Kinn auf. Fehlbildungen innerer Organe, v.a. des Herzens, der Niere und der Genitalien, sind häufig. Die geistige Entwicklung der Kinder ist verzögert. An Verhaltensauffälligkeiten sind insbesondere Hyperaktivität, Aufmerksamkeits- und Konzentrationsstörungen zu nennen.

Keines der genannten Einzelsymptome ist für die Alkoholembryofetopathie spezifisch, sondern kann auch bei zahlreichen anderen Störungen und als Normvariante beobachtet werden.

13.7.2 Atemstörungen des Neugeborenen

Atemstörungen bei Neugeborenen können vielfältige Ursachen haben, am häufigsten treten sie bei Unreife, Surfactantmangel, Pneumonie und bei „nasser Lunge“ (vorübergehende, gutartige Störung) auf. Atemstörungen beim Neugeborenen zeigen sich durch folgende Leitsymptome:

- **Apnoe** *(Atempausen von über 15 Sekunden Dauer)*. Sie weist in der Regel auf eine *zentrale Atemstörung* durch eine beeinträchtigte Atemsteuerung im ZNS hin
- **Dyspnoe** *(Atemnot)*: Eine Dyspnoe tritt bei allen die Lunge selbst betreffenden Störungen auf. Sie geht meist einher mit einer *Tachypnoe* (zu schnelle Atmung, d.h. Atemfrequenz

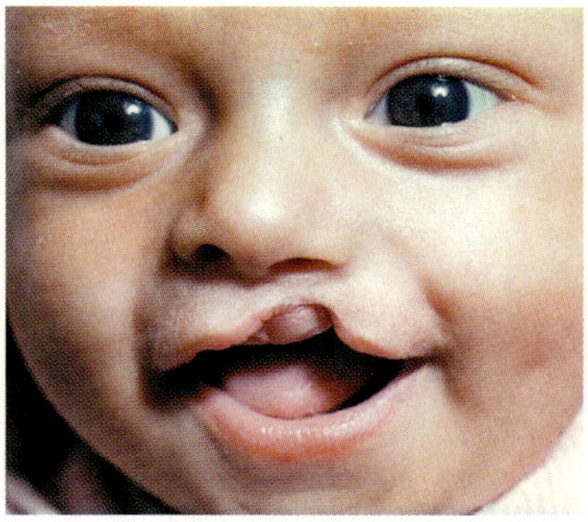

Abb. 13.54: Baby mit Lippen-Kiefer-Gaumenspalte. [T112]

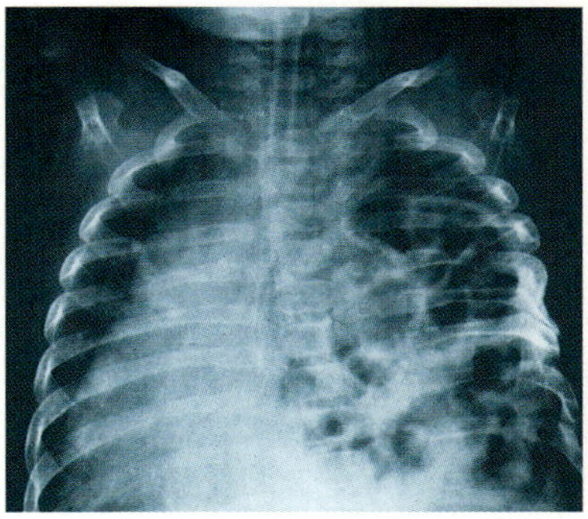

Abb. 13.55: Röntgenaufnahme des Thorax bei angeborener Zwerchfellhernie. Darmschlingen sind in den Thorax verlagert, das Herz ist erheblich nach rechts verdrängt. [T112]

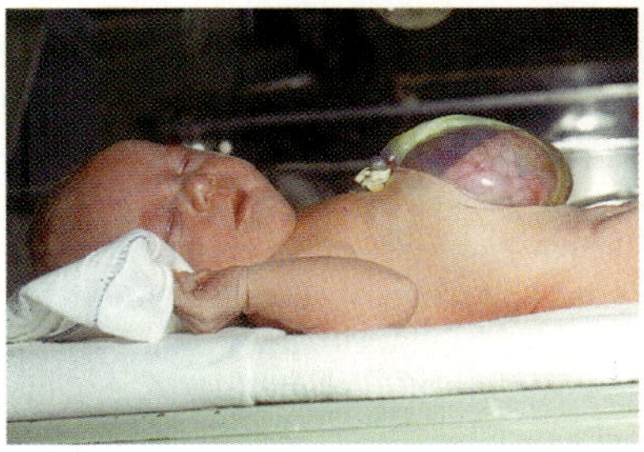

Abb. 13.56: Säugling mit großer Omphalozele (Nabelschnurbruch). [T112]

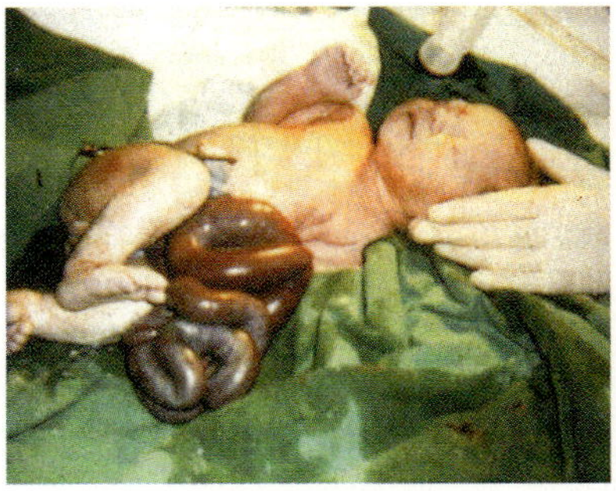

Abb. 13.57: Gastroschisis (griech. „Bauchspaltung“). Die Bauchwand hat sich nicht ganz verschlossen, und ein Teil des Darmes befindet sich außerhalb der Bauchhöhle. [T194]

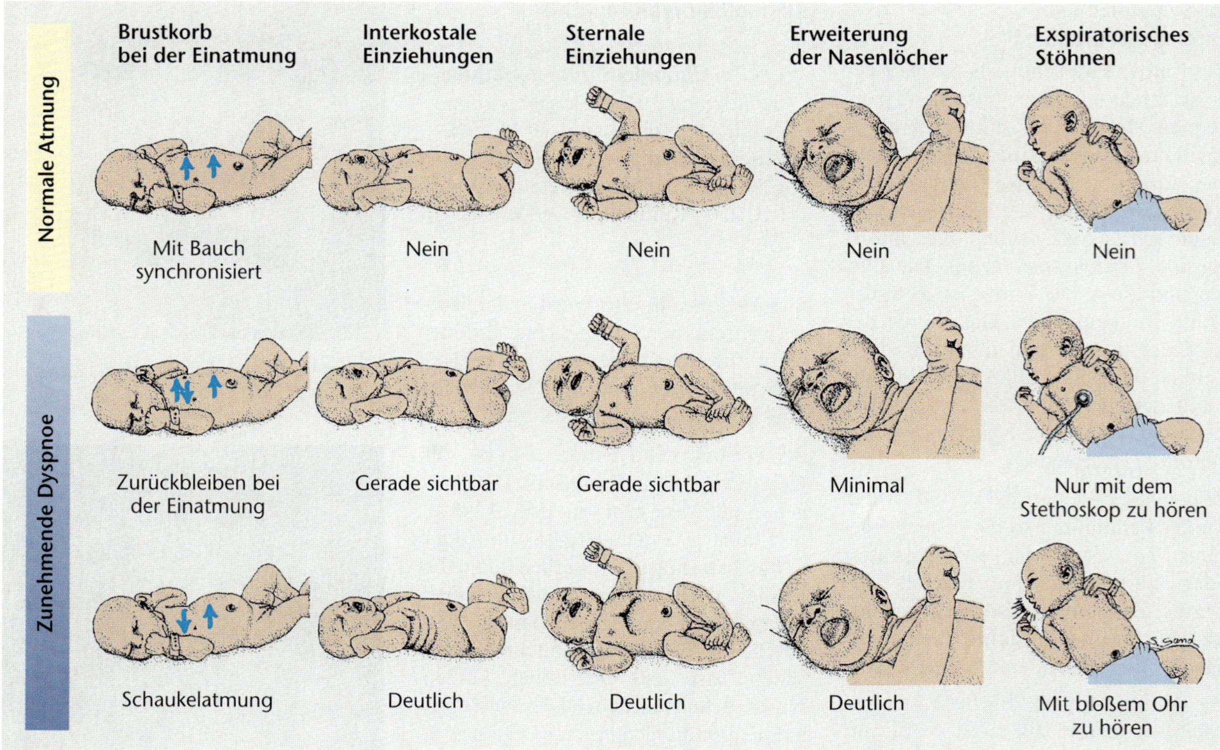

Abb. 13.58: Sichtbare und hörbare Dyspnoe-Zeichen beim Neugeborenen. Aus: The Lippincott Manual of Nursing Practise, 5th. Ed., 1991

> 60/Min.), „Nasenflügeln" und Einziehungen während der Einatmung (z.B. zwischen den Rippen, unter dem Brustbein und über den Schlüsselbeinen). Am auffälligsten ist oft ein Stöhnen während der Ausatmung.

Überwachung bei Atemstörungen

Bei allen gefährdeten Kindern und bei Frühgeborenen unter einer Tragezeit von 34 Wochen werden Atemfrequenz, EKG und Pulsfrequenz kontinuierlich überwacht und der Blutdruck engmaschig gemessen.
Die Sauerstoffsättigung des Hämoglobins (S_aO_2) wird durch eine auf die Haut aufgebrachte Sonde gemessen *(Pulsoxymetrie)*. Zudem werden regelmäßig arterielle Blutproben auf pH-Wert und Partialdrücke (pO_2 und pCO_2, ☞ 20.4.4) untersucht.

Apnoen

Ursache von **Apnoen** sind Störungen der zentralen, im Stammhirn lokalisierten Atemsteuerung durch Unreife, Sauerstoffmangel, Azidose oder Erkrankungen des Gehirns (z.B. Hirnblutung). Auch während der Geburt an die Mutter verabreichte Medikamente können beim Neugeborenen den Atemantrieb dämpfen. Bei termingeborenen Kindern sind Apnoen extrem selten.

Eine spezifische Therapie ist meist nicht erforderlich. Die Atmung kommt in der Regel von selbst wieder in Gang. Bei einem Abfall der Herzfrequenz muß die Atmung aber durch Wecken, Reiben der Fußsohlen und evtl. Absaugen des Mundes stimuliert werden. Bestimmte Medikamente (Theophyllin, Koffein) unterstützen den Atemantrieb und werden bei Frühgeborenen eingesetzt.

Surfactantmangel-Syndrom

Surfactantmangel-Syndrom *(Atemnotsyndrom, idiopathisches Atemnotsyndrom, Syndrom der hyalinen Membranen, Membrankrankheit, Respiratory Distress Syndrome, kurz RDS)*: Schwere Atemstörung des unreifen Neugeborenen, die durch einen Mangel an Surfactant bedingt ist. Früher häufige Todesursache bei Frühgeborenen.

Krankheitsentstehung

Am Anfang der Schädigungskette steht der für unreife Kinder typische Mangel an Surfactant in den Alveolen (☞ 13.6.1). Dadurch können sich die Alveolen nicht entfalten, oder gerade entfaltete Bläschen sinken wieder in sich zusammen.
Folgen sind unzureichende Sauerstoffaufnahme, die Störung der Lungendurchblutung durch die Verdichtung des Lungengewebes und die Bildung membranartiger Auskleidungen *(hyaline Membranen)* in den kleinsten Atemwegen, die die Sauerstoffaufnahme weiter behindern.

Gefährdet sind insbesondere Frühgeborene unter einer Tragezeit von 32 Wochen und Kinder diabetischer Mütter.

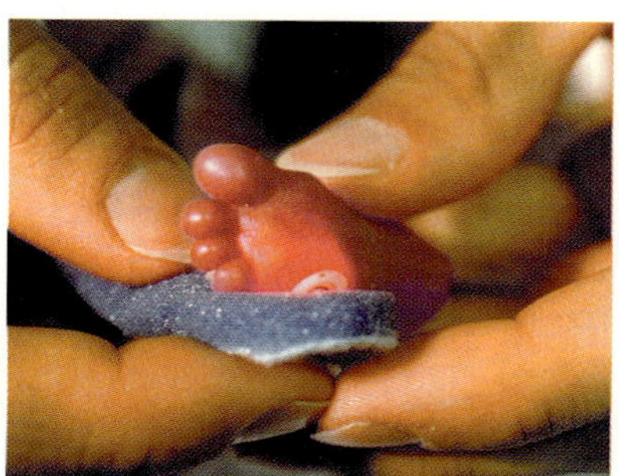

Abb. 13.59: Auf die Fußsohle geklebter Pulsoxymeter zur Messung der Sauerstoffsättigung bei einem Frühgeborenen. [J680-001]

Symptome, Befund
Diagnostik

Die Symptome sind zunächst unspezifisch und nicht von anderen Formen von Atemstörungen zu unterscheiden. Kurz nach der Geburt oder im Verlauf der ersten Lebensstunden treten Zeichen der Atemnot auf. Die Atemnot nimmt ohne Atemhilfen in den folgenden 24 Stunden zu, und früher starben viele Kinder dann im Sauerstoffmangel – bzw. Kreislaufschock (heute sehr selten). Die Diagnose wird durch eine Röntgenaufnahme des Thorax gesichert.

Behandlungsstrategie

Die Kinder müssen evtl. endotracheal intubiert (☞ 37.8.7) und künstlich beatmet werden. Eine Besserung bringt die Substitutionsbehandlung mit natürlichem Surfactant, der durch den Tubus *intratracheal* instilliert wird.

Muß dennoch über längere Zeit beatmet werden, kann sich durch die zusätzliche Schädigung der Lunge durch die zur Beatmung notwendigen Drücke und die oft nötigen hohen Sauerstoffkonzentrationen eine monatelang bestehende, chronische Lungenkrankheit entwickeln, die **bronchopulmonale Dysplasie** (kurz *BPD*). Diese Kinder kommen zum Teil erst nach Monaten von der Beatmungsmaschine los und benötigen vielfach Glukokortikoide, um die zunehmende Lungenzerstörung aufzuhalten.

13.7.3 Asphyxie

Asphyxie (griech. *Pulslosigkeit*): Umfassender Begriff für einen *Sauerstoffmangel mit all seinen Folgen.* In der Neonatologie Bezeichnung für einen *Depressionsszustand des Neugeborenen* mit Atemstörung, Azidose, Kreislaufbeeinträchtigung und evtl. dadurch ausgelöster ZNS-Schädigung. Nach zeitlichem Verlauf unterscheidet man **intrauterine** (bereits im Mutterleib beginnende) und **postnatale Asphyxie**, zusammenfassend auch als **perinatale Asphyxie** bezeichnet. Häufigkeit ca. 0,5% aller Neugeborenen und bis zu 10% der Frühgeborenen. Ursache von 20% aller Todesfällen bei Neugeborenen.

Postnatale Asphyxie

Krankheitsentstehung

Sauerstoffmangel nach der Geburt ist oft durch kindliche Erkrankungen bedingt, am häufigsten:
- Unreife, insbesondere der Lunge (v.a. bei Frühgeborenen)
- Atemstörungen anderer Ursache (z.B. Pneumonie)
- Infektion (Sepsis)
- Angeborene Herzfehler
- Hirnblutungen.

Symptome, Befund
Diagnostik

Beim Sauerstoffmangel des Neugeborenen fallen die fünf Kriterien des **Apgar-Indexes** (☞ 12.9) pathologisch aus:
- Atembewegungen: Aufhören der Spontanatmung (Apnoe)
- Puls: Abfall der Herzfrequenz (Bradykardie bis hin zur Pulslosigkeit, die der Asphyxie ursprünglich ihren Namen gab)
- Muskeltonus: Im Akutstadium muskuläre Hypotonie („schlaffes Kind")
- Aussehen (Hautfarbe): Zyanose als Zeichen der Hypoxie (früher auch als *blaue Asphyxie* bezeichnet) oder Blässe als Zeichen eines zusätzlichen Kreislaufschocks *(weiße Asphyxie)*
- Stimulierbarkeit (Reaktion auf Hautreize oder Absaugen): Keine Reaktionen auf äußere Reize.

Der Apgar-Index wird deshalb oft auch als *Asphyxie-Index* bezeichnet: ein Wert unter 7 zeigt eine drohende, ein Wert unter 4 eine erhebliche Asphyxie an.

Behandlungsstrategie

Die Therapie richtet sich nach dem Ausmaß des Sauerstoffmangels:
- Warmhalten, da Kälte den Sauerstoffverbrauch steigert
- Kurzes Absaugen von Mund und Nase
- Bei geringgradiger Asphyxie Stimulierung der Atmung durch Reiben oder Beklopfen der Fußsohlen und Reiben des Rückens. Sauerstoffgabe über Schlauch oder Maske
- Bei höhergradiger Asphyxie (in der Regel mit Apnoe und Bradykardie verbunden) Beutel-Beatmung mit Sauerstoff
- Bei schwerster Asphyxie (neben Apnoe meist schon Asystolie) Reanimation durch Intubation und Beatmung, Herzmassage und Kreislaufstimulation durch Adrenalin (Gabe über den Tubus oder durch die Nabelvene).

13.7.4 Geburtsverletzungen

Geburtsverletzungen: Durch die Geburt bedingte Verletzungen des Neugeborenen. Meist harmlos, bisweilen jedoch bedrohlich.

Verletzungen am Schädel

Geburtsgeschwulst

Als **Geburtsgeschwulst** *(Caput succedaneum)* wird eine teigige, ödemartige und meist runde Schwellung am bei der Geburt vorangehenden Kopfteil bezeichnet. Sie ist durch eine Blut- und Lymphstauung der Kopfhaut bedingt und hält sich in ihrer Ausdehnung im Gegensatz zum unten beschriebenen Kephalhämatom deshalb *nicht* an die Grenzen der Schädelknochen (☞ Abb. 13.60). Die Geburtsgeschwulst verschwindet spontan innerhalb von 1 – 2 Tagen und bedarf keiner Behandlung.

Seltener wird eine Geburtsgeschwulst auch durch eine Blutung unter die Kopfhautschwarte (Galea) ausgelöst. Man spricht dann von *subgaleatischer Blutung.* Hier kann es zu teils erheblichen Blutverlusten mit Absinken des Blut-Hämatokrits kommen.

Kephalhämatom

Beim Durchtritt durch das knöcherne Becken kann es am kindlichen Schädel (häufig über den Scheitelbeinen) zu einer Abscherung der äußeren Knochenhaut *(Periost)* mit Zerreißung von Blutgefäßen und Blutung *unter* das Periost kommen. Da sich die Blutung von selbst tamponiert, sind große Blutverluste selten. Aus anatomischen Gründen kann sich dieses **Kephalhämatom** *(Kopfblutgeschwulst)* nur bis an die Grenze eines Schädelknochens ausdehnen, die resultierende Kopfschwellung ist also typischerweise durch die Schädelnähte begrenzt. Auch Kephalhämatome bedürfen keiner Behandlung.

Nervenschädigungen

Nervenschädigungen bis hin zum Nervenabriß entstehen durch Zerrung oder Quetschung, v.a. bei Zangengeburten, manchmal auch bei schwierigen Spontangeburten.

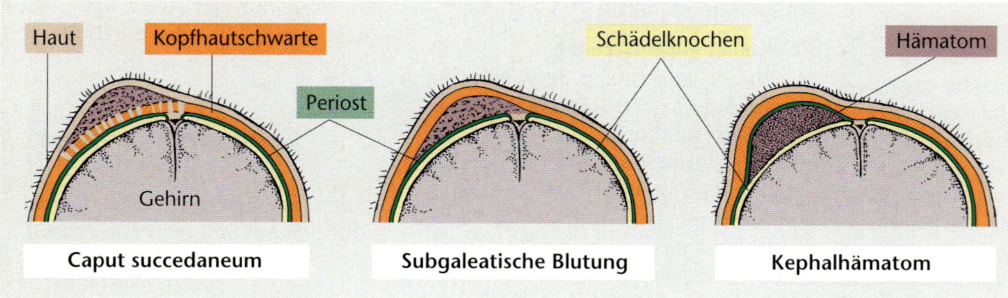

Abb. 13.60: Schematische Darstellung von Geburtsgeschwulst, subgaleatischer Blutung und Kephalhämatom im Vergleich. [L190]

In der Regel bleibt der Nerv mit seinen bindegewebigen Hüllen intakt, und lediglich die darin verlaufenden Nervenausläufer werden durch Zug geschädigt. Leichte Schädigungen zeigen sich durch eine vorübergehende Funktionsstörung, die innerhalb weniger Tage verschwindet. Bei stärkeren Schädigungen gehen die Nervenausläufer jenseits der Verletzungstelle zugrunde, können sich aber bei intakten Nervenhüllen durch Aussprossung langsam regenerieren.

Plexusparesen

Die den Arm versorgenden Nervenfasern treten aus verschiedenen Segmenten der Halswirbelsäule aus und vereinigen sich neben der Wirbelsäule im *Armgeflecht* (**Plexus brachialis**, ☞ Abb. 37.48), um sich dort neu zu ordnen und als einzelne Nerven weiter zum Arm zu ziehen.

Bei starkem Zug oder Quetschung am Hals während der Geburt kann der Plexus brachialis geschädigt werden **(Plexusparese)**:

- **Obere Plexuslähmung** *(Erb-Lähmung).* Bei dieser häufigeren Lähmung werden vor allem die oberen Plexus-Anteile, die Schulterbereich und Oberarm versorgen, geschädigt. Der Arm des Kindes hängt schlaff herab, der Oberarm ist nach innen gedreht („Kellnerarm"). Die Hand kann teilweise bewegt werden, und der Handgreifreflex ist erhalten. Schmerzen scheinen die Kinder nicht zu haben. Bei der Pflege muß darauf geachtet werden, daß das Kind nicht auf dem geschädigten Arm liegt. Dieser wird deshalb am besten mit dem Hemd an den Körper gebunden
- **Untere Plexuslähmung** *(Klumpke-Lähmung):* Hier sind die unteren Plexusanteile betroffen, die vor allem die Muskeln des Unterarmes und der Hand versorgen. Die Hand- und Fingermuskeln sind gelähmt, der Handgreifreflex fällt aus. Charakteristisch ist eine „Pfötchenstellung" der Hand. Die untere Plexuslähmung tritt entweder isoliert oder in Kombination mit der oberen Plexuslähmung auf.

Bessert sich die Lähmung nicht rasch, wird vom 7. Lebenstag an mit Krankengymnastik begonnen. Die gelähmten Muskeln werden passiv bewegt, damit keine Kontrakturen entstehen und aktiv (elektrisch) stimuliert, damit sie nicht atrophisch werden.

Die Prognose ist gut. Im Alter von vier Monaten sind 90 % der Paresen überwunden.

Fazialisparese

Bei ungefähr jedem 100. Neugeborenen wird der N. facialis geschädigt (**Fazialisparese,** ☞ 35.11.3). Betroffen sind vor allem die motorischen Anteile und damit die Muskeln von Mund, Auge und Mittelgesicht. Die Lähmung äußert sich durch Gesichtsasymmetrie beim Schreien (verzerrter Mund) und Herausfließen der Nahrung aus dem Mund, vor allem auf der kranken Seite. Die teilweise Lähmung der Lidmuskulatur führt zum unvollständigen Augenschluß. Durch Salbenbehandlung muß deshalb die Austrocknung der Hornhaut vermieden werden.

Meist kommt es zur Spontanheilung innerhalb weniger Tage.

Klavikula-Fraktur

Mit einer Häufigkeit von ca. 1% ebenfalls recht häufig ist die **Klavikula-Fraktur** *(Schlüsselbein-Fraktur,* ☞ 27.8.3).

Die Fraktur wird häufig gar nicht direkt nach der Geburt bemerkt. Oft weisen erst die Entwicklung eines Blutergusses oder noch später die Kallusbildung (☞ 26.6.3) mit dem dabei entstehenden Höcker über dem Schlüsselbein auf die Fraktur hin. Evtl. schonen die betroffenen Kinder den Arm und schreien bei der Umlagerung.

Eine spezielle Therapie ist in der Regel nicht erforderlich, die Fraktur heilt rasch und ohne Fehlstellungen aus.

Da die Kinder bei Berührung des Thorax auf der betroffenen Seite Schmerzen empfinden, werden sie vorsichtig und nicht auf die kranke Seite gelagert. Beim Anziehen und allen anderen Pflegemaßnahmen ist ebenfalls Vorsicht geboten. Beim Anziehen z.B. des Hemdes wird der Ärmel der kranken Seite zuerst angezogen (und beim Ausziehen zuletzt ausgezogen), um „Verdrehungen" des Brustkorbes zu vermeiden.

13.7.5 Neugeborenen-Ikterus

Neugeborenen-Ikterus *(Icterus neonatorum, Hyperbilirubinämie des Neugeborenen):* Gelbe Verfärbung von Haut, Schleimhäuten und Skleren durch Einlagerung von Bilirubin (Abbauprodukt des im roten Blutfarbstoff enthaltenen Hämoglobins). Bei sehr hohen Bilirubinkonzentrationen gefährlich durch Einlagerung von Bilirubin in die sich entwikkelnden Kerngebiete des Gehirns **(Kernikterus)** mit daraus resultierenden irreversiblen Schädigungen.

Krankheitsentstehung und Einteilung

Ein gewisses Maß an Gelbfärbung tritt bei fast allen Neugeborenen auf und ist auf die Unreife der Leberfunktion zurückzuführen: Die für die Bilirubinausscheidung zuständigen Enzyme sind noch nicht voll funktionsfähig und können das natürlich anfallende Bilirubin deshalb nicht in die gallengängige, direkte Bilirubinform überführen. Diese „normale" Gelbsucht tritt in der

Regel am 3. – 10. Lebenstag auf und ist milde. Sie wird als **physiologischer Ikterus** bezeichnet. Gestillte Kinder haben in der Regel höhere Bilirubinwerte. Dies ist darauf zurückzuführen, daß die Darmtätigkeit gestillter Kinder anfänglich infolge des geringen Muttermilchvolumens in den ersten Tagen noch träge ist und das über die Galle ausgeschiedene Bilirubin deshalb in tieferen Darmabschnitten wieder in den Körper aufgenommen wird (*Still-Ikterus*, nicht zu verwechseln mit dem unten beschriebenen Muttermilch-Ikterus).

Ein Ikterus kann jedoch auch ein ernstzunehmendes Krankheitszeichen sein. Unterschieden werden:

- **Icterus gravis**: Stark ausgeprägter Ikterus, der in der Regel behandelt werden muß; z.B. bei schweren Erkrankungen des Neugeborenen wie Sepsis, aber auch bei vermehrtem Abbau von Hämoglobin bei Kindern mit Kephalhämatomen oder extrem hoher Hämoglobinkonzentration (Polyzythämie). Nicht allzu selten ist auch der Still-Ikterus so ausgeprägt, daß er eine Therapie erfordert
- **Icterus praecox**: Verfrüht auftretender Ikterus, in der Regel durch vermehrten Anfall von Bilirubin bei Hämolyse (etwa bei Blutgruppenunverträglichkeit, ☞ 12.5.1)
- **Icterus prolongatus**: Länger als normal anhaltender Ikterus, z.B. bei einer Abflußstörung der Gallenflüssigkeit (etwa bei Gallengangsatresie). Eine andere typische, jedoch seltene Form des lange anhaltenden Ikterus ist der *Muttermilch-Ikterus* (nicht zu verwechseln mit dem oben beschriebenen Still-Ikterus); hier beeinträchtigt eine in der Muttermilch enthaltene Eiweißsubstanz die enzymatische Ausscheidung des Bilirubins in der Leber.

Symptome, Befund
Diagnostik

Das Kind erscheint „gelber als normal", und die „Gelbsucht" tritt nicht nur im Gesicht und oberen Körperstamm (wie beim physiologischen Ikterus), sondern auch über dem Bauch und der unteren Extremität auf. Mit ansteigendem Bilirubinspiegel werden viele Kinder auch apathisch und trinken schlecht. Die Diagnose wird durch eine Blutuntersuchung gestellt. Diese wird in Deutschland bei allen im Krankenhaus

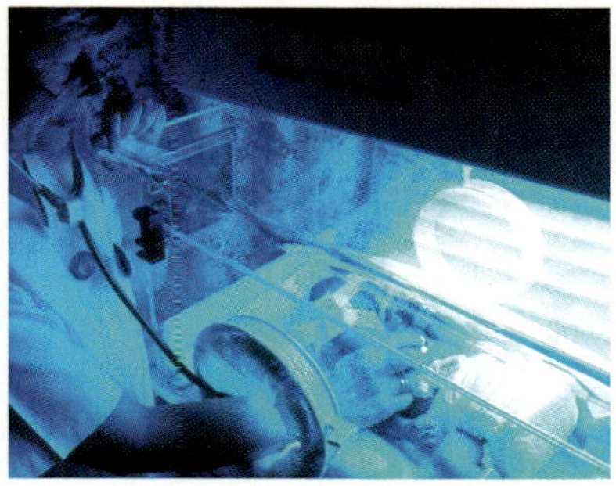

Abb. 13.61: Kind mit Neugeborenen-Ikterus im Brutkasten unter Phototherapie. [N312]

geborenen Kinder routinemäßig ein- oder mehrfach während der ersten Lebenstage durchgeführt.

Aufgrund dieses Screenings und der dadurch frühzeitig einsetzenden Therapie kommt es heute praktisch nicht mehr zu ikterusbedingten ZNS-Schädigungen *(Kernikterus)*.

Behandlungsstrategie
Pflege

Ob eine und welche Therapie erforderlich ist, hängt vom Bilirubinwert sowie von Alter, Gewicht und Gesamtzustand des Kindes ab und kann anhand von Grenzwertkurven einfach abgelesen werden. Es gilt folgendes Stufenschema:

- **1. Stufe: Häufiges Füttern.** Ausreichende Milchzufuhr (z.B. durch häufigeres Stillen) führt zur Anregung der Darmperistaltik und damit zu einer besseren Ausscheidung des bereits in der Leber veränderten Bilirubins. Häufig bedarf es hierzu einiger Geduld, da die betroffenen Kinder eher schlecht trinken. In diesem Falle ist die Fütterung über eine Magensonde angezeigt (z.B. mit abgepumpter Muttermilch). Intravenöse Flüssigkeitszufuhr ist in der Regel nicht angezeigt.
- **2. Stufe: Phototherapie** (Pflege, ☞ unten). Bestimmte Wellenlängen im blauen Bereich des Lichtes wandeln das in der Haut vorhandene indirekte (also noch nicht von der Leber veränderte) Bilirubin in wasserlösliche Formen um, die dann mit dem Urin ausgeschieden werden können. Ein – wenn auch geringer – phototherapeutischer Effekt ist schon durch das durch das Fenster scheinende Sonnenlicht gegeben. In der Klinik werden zur Phototherapie Leuchtröhren mit einem besonderen Lichtspektrum verwendet. Die Phototherapie bei ansonsten gesunden Neugeborenen kann auf der normalen Säuglingsstation durchgeführt werden. Durch bestimmte Lichtfilterdecken ist heute auch die Heimtherapie bei Neugeborenen-Ikterus möglich
- **3. Stufe: Austauschtransfusion.** Bei schweren Formen des Ikterus oder bei sehr schnellem Bilirubinanstieg (etwa bei Blutgruppenunverträglichkeiten) muß das Bilirubin schnell entfernt werden, um einen Kernikterus zu verhindern. Hierzu wird mehrfach Blut aus der Blutbahn abgezogen und durch blutgruppenverträgliches Fremdblut ersetzt.

Pflege bei Phototherapie

- Vor Beginn der Phototherapie für angemessene Raumtemperatur sorgen und Funktionsfähigkeit der Lampe überprüfen
- Kind bis auf die Windel entkleiden. Augen zum Schutz vor Netzhautschäden mit spezieller Schutzbrille abdecken. Die Schutzbrille darf die Nasenlöcher nicht zusammendrükken, da sonst Atemstörungen möglich sind
- Kind während der Bestrahlung regelmäßig umlagern (ca. alle zwei Stunden). Oft wird zunächst *kontinuierlich* bestrahlt, dann evtl. *intermittierend*
- Bestrahlung zur Nahrungsaufnahme und bei Besuch der Eltern unterbrechen
- Bilirubinkontrollen wie angeordnet durchführen, da es unter Phototherapie schwierig ist, einen Ikterus einzuschätzen (die Kinder sehen unter dem Licht „röter" aus)
- Engmaschig Körpertemperatur kontrollieren (Gefahr der Hyperthermie)
- Ausreichende Flüssigkeitszufuhr durch häufiges Anlegen oder Füttern sicherstellen (zusätzliche Wasserverluste durch Verdunstung).

Krankenbeobachtung und Dokumentation bei Phototherapie

- Aktivität und Allgemeinzustand des Kindes (Apathie? Trinkschwäche?)
- Hautfarbe
- Urinproduktion
- Stuhlproduktion.

13.7.6 Krampfanfälle des Neugeborenen

Krampfanfälle des Neugeborenen *(Neugeborenenkrämpfe)*: Zusammenfassende Bezeichnung für zerebrale Krampfanfälle (☞ 13.17.2, 35.8) beim Neugeborenen. Häufigkeit ca. 1% aller Neugeborenen.

Krankheitsentstehung

Obwohl die Krampfanfälle des Neugeborenen im Gehirn entstehen, sind sie oft durch Krankheiten anderer Organsysteme bedingt, die z.B. durch Sauerstoff- oder Glukosemangel zur Einschränkung der Gehirnfunktion und damit zum Krampfanfall führen. Erkrankungen des Gehirns selbst oder genetisch bedingte Anfallserkrankungen sind beim Neugeborenen seltenere Ursachen.

Wichtige mit Krampfanfällen einhergehende Erkrankungen beim Neugeborenen sind:
- Unterzuckerung (*Neugeborenen-Hypoglykämie*, ☞ 13.7.7)
- Kalziummangel im Blut (*Hypokalzämie*, ☞ 31.13.3)
- ZNS-Infektionen (☞ 35.9.1 und 35.9.2)
- Hirnblutungen.

Symptome und Befund

Aufgrund der Unreife des Gehirns können Krampfanfälle bei Neugeborenen zahlreiche Erscheinungsformen annehmen. Die wenigsten Formen erinnern an die in dem Begriff enthaltenen „Krämpfe" – ganz im Gegenteil: viele zerebrale Anfälle des Neugeborenen verlaufen als Atempausen (Apnoen) oder plötzliche Muskelschlaffheit, und sogar hinter normalen Alltagsphänomenen wie Saugen und Schmatzen können sich Krampfanfälle verbergen. Andere Formen verlaufen mit feinen Zuckungen der Augen, Hände oder Zehen oder auch mit konstanten Blickwendungen zu einer bestimmten Seite. Größere Zuckungen oder gar generalisierte tonisch-klonische Krämpfe (☞ 35.8.2) sind seltener.

Diagnostik und Therapie

Wegen der Uneinheitlichkeit der Symptome ist es nicht ganz einfach, Krampfanfälle bei Neugeborenen klinisch überhaupt zu erkennen. Auch das EEG ist oft nicht typisch verändert und kann den Verdacht nicht verläßlich bestätigen. Wichtig bei Verdachtsfällen ist deshalb der rasche Ausschluß von behandelbaren Ursachen, z.B. durch Bestimmung der Blutglukose und -elektrolyte, aber auch durch Lumbalpunktion (Ausschluß einer Meningitis oder Enzephalitis) und Schädelsonographie (Ausschluß einer Hirnblutung).

Bei unklarer Ursache wird blind Glukose gegeben, bei weiterbestehenden Krämpfen Kalzium intravenös. Ist auch dies erfolglos, wird mit antiepileptischen (krampfunterdrückenden) Medikamenten behandelt. Bei therapieresistenten Krämpfen wird Vitamin B_6 versucht, da dies bei einem Teil der Kinder aus noch nicht geklärten Gründen hilft (es liegt kein eigentlicher Vitaminmangel vor).

Prognose

Prognoseentscheidend ist die Grunderkrankung, nicht die Krämpfe. Ca. 50% der Neugeborenen mit Krampfanfällen entwickeln sich normal. Ist das Krampfgeschehen Ausdruck einer zerebralen Schädigung (z.B. Hirnblutung, Meningitis, schwerer Sauerstoffmangel), ist die Prognose schlecht.

13.7.7 Neugeborenen-Hypoglykämie

Neugeborenen-Hypoglykämie: Mit klinischen Symptomen einhergehender Abfall des Blutzuckerspiegels eines Neugeborenen unter 25 – 45 mg/dl (je nach Gewicht und Lebenstag). Ein Blutzuckerspiegel unter 30 mg/dl tritt bei 5% der Neugeborenen auf.

Die Neugeborenen fallen durch Lethargie, Muskelschlaffheit, Apnoen, aber auch durch Übererregbarkeit, Zittern und Krampfanfälle auf. Die Diagnose wird durch eine Blutzuckerbestimmung gestellt. Die Behandlung besteht in der Gabe von Glukose-Infusionen.

Da bei ausgeprägter Hypoglykämie (Krampfanfälle, Koma) die Gefahr bleibender Hirnschädigungen besteht, wird insbesondere bei Risikokindern (z.B. Früh- und Mangelgeborenen) regelmäßig der Blutzuckerspiegel kontrolliert und möglichst frühzeitig mit der Ernährung (ggf. auch intravenös) begonnen.

13.7.8 Frühgeborene

Frühgeborenes *(„Frühchen")*: Neugeborenes, das vor Vollendung der 37. Schwangerschaftswoche geboren wurde. Häufigkeit ca. 6% aller Neugeborenen. Die Grenze der Überlebensfähigkeit von Frühgeborenen liegt derzeit bei etwa 500 g, entsprechend einem Gestationsalter von ca. 24 Schwangerschaftswochen.

Ursachen der Frühgeburtlichkeit, ☞ 12.5.6;
Prophylaktische Maßnahmen vor der Geburt, ☞ 12.6.

Äußere Zeichen des Frühgeborenen

Die äußeren Merkmale eines Frühgeborenen ergeben sich aus dem Fehlen der Reifezeichen (☞ 13.6.2). Insbesondere bei unklarer Schwangerschaftsdauer muß das Gestationsalter des Neugeboreren direkt nach der Geburt durch die klinische Reifebestimmung abgeschätzt werden. Hierzu stehen dem Arzt verschiedene Bewertungssysteme zur Verfügung (z.B. der *Ballard-Score*).

Geburtsgewicht von Frühgeborenen

Je kürzer die Schwangerschaftsdauer, desto leichter sind die Kinder. Etwa ein Sechstel der Frühgeborenen gehören zur Gruppe der stark untergewichtigen Säuglinge (Geburtsgewicht < 1500 g, ☞ 13.6.2).

Neben dem absoluten Geburtsgewicht ist vor allem die *relative Reife* des Frühgeborenen für die Prognose entscheidend. Der Neonatologe legt deshalb gleich nach der Geburt anhand von tragzeitbezogenen Gewichtskurven fest, ob das Frühgeborene für seine Tragezeit normalgewichtig (eutroph, ☞ 13.6.2) oder untergewichtig (hypotroph, ☞ 13.6.2) ist.

Unreife der Organe

Je früher das Kind geboren ist, desto unreifer sind seine Organe. Ab der 35. Schwangerschaftswoche kommen die meisten Organfunktionen in der Regel

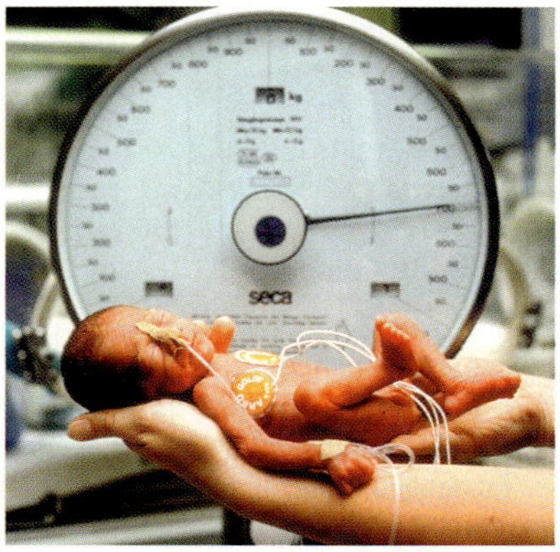

Abb. 13.62: Eine „Handvoll Mensch". Dieses Frühgeborene wiegt 10 Tage nach seiner Geburt 690 g. Es erhält Nahrung über eine Gastroduodenalsonde und Infusionen, Herzaktion und Atmung werden mit Elektroden überwacht, und es „wohnt" im wärmenden Inkubator. [J680-001]

ohne größere Probleme und auf normale Weise in Gang. Extrem unreife Kinder vor der 32. Schwangerschaftswoche dagegen haben ein erhebliches Risiko für Komplikationen.

☑ Durch Unreife der Organe bedingte Hauptprobleme des Frühgeborenen:

- Atempausen (Apnoen), Surfactantmangelsyndrom (☞ unten und 13.7.2)
- Persistierende fetale Kreislaufverhältnisse, persistierender Ductus arteriosus Botalli (☞ unten)
- Gehirnschädigung im Rahmen der hypoxisch-ischämischen Enzephalopathie oder bei Hirnblutung (☞ unten)
- Frühgeborenenretinopathie (☞ unten)
- Elektrolytstörungen und Ödemneigung
- Hypoglykämie (☞ 13.7.7)
- Hyperbilirubinämie (Neugeborenen-Ikterus, ☞ 13.7.5)
- Infektneigung mit hoher Sepsisgefahr
- Nekrotisierende Enterokolitis (☞ unten)
- Auskühlung.

Atemstörungen

Durch die Unreife des Atemzentrums kann es zu einer unzulänglichen Atemsteuerung mit *Atempausen* (Apnoen, ☞ 13.7.2) kommen. Diese gehen meist mit einer Bradykardie einher.

Durch die noch mangelhafte Auskleidung der Alveolen mit *Surfactant* (☞ 13.6.2) kollabieren die Alveolen leicht. Ca. 90% der vor der 30. Schwangerschaftswoche Geborenen leiden an einem durch Surfactantmangel bedingtem Atemnotsyndrom (☞ 13.7.2).

Persistierender Ductus arteriosus Botalli

Der **Ductus arteriosus Botalli** ist eine der beiden physiologischen Kurzschlüsse zwischen Körper- und Lungenkreislauf des Fetus. Bei Frühgeborenen vor der 34. Schwangerschaftswoche verschließt sich der Ductus arteriosus Botalli nach der Geburt oft nicht oder nicht vollständig **(persistierender Ductus arteriosus,** kurz *PDA, offener Ductus Botalli*). Das Blut in dem dadurch nur unzureichend umgestellten Kreislauf fließt nun teilweise aus der Aorta, also dem Körperkreislauf, wieder zurück in den Lungenkreislauf *(Links-Rechts-Shunt,* ☞ 13.9). Die vermehrte Blutfülle in den Lungen **(Lungenstauung)** erschwert die Sauerstoffaufnahme und verschlechtert die ohnehin schon kritische Sauerstoffversorgung. Außerdem muß das Herz wegen der Kurzschlußverbindung erhöhte Pumparbeit leisten, so daß bisweilen eine **Herzinsuffizienz** resultiert. Klinische Zeichen sind zunächst „springende" Pulse und deutlich auf der Brustwand sichtbare Pulsationen des Herzens sowie ein systolisches Herzgeräusch. Auch zeigt sich die schlechte Sauerstoffversorgung durch Apnoen oder schnelle und erschwerte Atmung. Bei einer Herzinsuffizienz treten eine Leberstauung, Ödeme und Schweißneigung hinzu. Verschließt sich ein höhergradig offener Ductus arteriosus nicht in wenigen Tagen spontan, so muß er medikamentös (mit Indometacin) oder chirurgisch verschlossen werden.

Eine weitere Form der Kreislaufstörung beim Frügeborenen ist die *persistierende fetale Zirkulation.* Hier fällt der Blutdruck in den Lungengefäßen nach der Geburt nicht wie beim normalen Neugeborenen ab. Dies kann z.B. durch Asphyxie, Sepsis oder Lungenunterentwicklung bedingt sein. Auch hier bleibt der Ductus Botalli offen, allerdings fließt das Blut aufgrund des hohen Blutdrucks in der Lungenstrombahn größtenteils vom Lungenkreislauf in den Körperkreislauf (Rechts-Links-Shunt); es kommt dadurch zur Sauerstoffuntersättigung mit Zyanose.

Gehirnschädigung

Die meisten bedrohlichen Krankheiten des Frühgeborenen (z.B. Atemstörungen, Sepsis, Schock, Hirnblutung) führen letztendlich zum Sauerstoffmangel *(Hypoxie)* und zur Minderdurchblutung bestimmter Gewebe *(Ischämie).* Beide Faktoren können das diesbezüglich besonders empfindliche Gehirn nachhaltig schädigen. Der resultierende Schaden wird als **hypoxisch-ischämische Enzephalopathie** *(durch Sauerstoffmangel und Minderdurchblutung bedingter Gehirnschaden)* bezeichnet.

Einen Sonderfall der hypoxisch-ischämischen Enzephalopathie stellen **Hirnblutungen** dar. Die Blutgefäße des Frühgeborenen zerreißen leichter als die des reifen Neugeborenen, was durch einen Sauerstoffmangel noch verstärkt wird.

Der bei größeren Schädigungen resultierende Zelluntergang äußert sich zunächst in einer sog. **Leukomalazie** („Erweichung" der weißen Substanz), insbesondere in der Umgebung der Seitenventrikel. Nach Resorption dieser Nekrosen verbleiben ent-

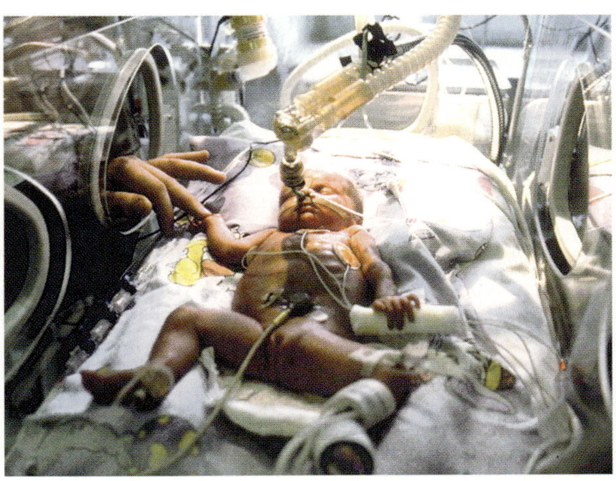

Abb. 13.63: Einen Tag nach der Entbindung durch Kaiserschnitt nehmen Mutter und Tochter zum ersten Mal Kontakt auf. Das frühgeborene Mädchen wird beatmet. Ein Meßfühler auf dem Bauch registriert die Atemexkursionen. Gut sichtbar: Der typische, erniedrigte Muskeltonus: Arme und Beine liegen schlaff zur Seite gestreckt statt in Beugehaltung. [J680-001]

weder bindegewebige Narben oder einzelne Zysten, bei großer Ausdehnung auch ein regelrecht durchlöchertes Hirngewebe **(Porenzephalie).**

Klinisch macht sich eine Hirnschädigung nicht immer sofort bemerkbar. Insbesondere die **ersten Symptome** sind oft unspezifisch:

- Muskelhypotonie, Schläfrigkeit, Trinkschwäche
- Bei ausgeprägten Schäden (insbesondere nach Blutungen) Krampfanfälle, Apnoen, Temperaturschwankungen und Vorwölbung der vorderen Fontanelle
- Blutdruckabfall und plötzlicher Atemstillstand als Alarmzeichen.

Hirnblutungen können durch Sonographie früh erfaßt werden, so daß Risikokinder routinemäßig und in regelmäßigen Abständen „geschallt" werden (da die Schädelnähte noch nicht verschlossen sind, stellen die Fontanellen „Fenster" für die Sonographie dar). Dagegen lassen sich die durch Sauerstoffmangel bedingten Nekrosen erst später nachweisen.

Bei schwerem Sauerstoffmangel, insbesondere jedoch bei ausgedehnten Blutungen, ist die Sterblichkeit trotz intensivmedizinischer Maßnahmen mit über 30% hoch.

Die **Dauerfolgen** hängen sehr stark vom Ausmaß der ursächlichen Schädigung ab und sind in ihrer Ausprägung äußerst variabel. Da in den vorzugsweise geschädigten Gebieten in Nähe der Seitenventrikel vor allem motorische Bahnen verlaufen, treten typischerweise motorische Entwicklungsprobleme auf *(infantile Zerebralparese,* ☞ 13.17.3). Nur bei schwersten Schädigungen resultieren eine psychomotorische Retardierung (☞ 13.17.4), Hydrozephalus (☞ 13.7), Krampfanfälle und eine Mikrozephalie (die geschädigten Hirnanteile nehmen nicht an der weiteren Entwicklung teil), so daß das Gehirn klein bleibt. Inwieweit Teilleistungsschwächen und Lernbehinderungen (z.B. Legasthenie) auf perinatale Hirnschädigungen zurückzuführen sind, ist umstritten, da diese auch bei in der Neugeborenenperiode unauffälligen Kindern beobachtet werden.

Frühgeborenenretinopathie

Im Gegensatz zur durch Sauerstoff*mangel* bedingten Gehirnschädigung liegt der **Frühgeborenenretinopathie** (Schädigung der Netzhaut des Frühgeborenen) ein Sauerstoff*überschuß* zugrunde, der durch die häufig notwendige längerfristige Beatmung bedingt ist. Betroffen sind 15% der Frühgeborenen < 1500 g, von denen wiederum10% bleibende Sehstörungen bis hin zur Erblindung behalten.

Der erhöhte Sauerstoffpartialdruck im arteriellen Blut (> 100 mmHg) blockiert die Bildung neuer Blutgefäße in den beim Frühgeborenen noch nicht vollständig mit Blutgefäßen versorgten äußeren Anteilen der Netzhaut und führt zur Verengung der bereits vorhandenen Netzhautgefäße. Es kommt zum Sauerstoffmangel und reaktiv, beginnend in der Netzhautperipherie, einer überschießenden Bildung von kleinen Arterien, die auch in den Glaskörper einsprossen. Es bilden sich bindegewebige, für das Licht undurchdringbare Schwarten **(retrolentale Fibroplasie).** Die neu gebildeten Gefäße neigen außerdem zu Blutungen und das neu gebildete Gewebe zur Netzhautablösung mit Gefahr der Erblindung.

Zur Prävention werden beim Frühgeborenen die O_2-Werte im Blut kontinuierlich über auf die Haut aufgebrachte Sonden (transkutane Messung) überwacht. Häufige Augenuntersuchungen durch geschulte Augenärzte werden bei allen extrem unreifen Frühgeborenen durchgeführt. Deutet sich bei diesen Untersuchungen eine Netzhautablösung an, wird frühzeitig mit einer Lasertherapie begonnen (d.h. die Netzhaut wird durch punktuelle Laserapplikation wieder „angeheftet", ☞ 35.11).

Nekrotisierende Enterokolitis

Bei der **nekrotisierenden Enterokolitis** *(NEC)* kommt es durch Minderdurchblutung und Infektion des Darmes bei gleichzeitiger oraler Ernährung zu einer Darmentzündung. Die Kinder vertragen keine Nahrung mehr, bekommen ein geblähtes, druckschmerzhaftes Abdomen und (blutige) Durchfälle. Die Darmgeräusche sind vermindert. In fortgeschrittenen Stadien treten Atmungs- und Kreislaufbeeinträchtigung, Schocksymptome, Azidose, Gerinnungsstörungen, Peritonitis (☞ 21.8.2) und evtl. Darmperforation hinzu.

Die Behandlung besteht in intravenöser Ernährung bei gleichzeitigem Stop der oralen Nahrungszufuhr, Legen einer Magenablaufsonde, Antibiotikagabe und in schweren Fällen einer Operation mit Entfernung irreversibel geschädigter Darmabschnitte.

Behandlungsstrategie

Pflege

Frühgeborene < 2000 g Geburtsgewicht werden in Deutschland raschestmöglich auf eine spezielle Frühgeborenenintensivstation verlegt.

Dort werden sie nicht in einem normalen Säuglingsbettchen, sondern in einem **Inkubator** *(Brutkasten)* gepflegt. Durch die durchsichtige Plexiglashaube können die Kinder gut beobachtet werden. Wärme- und Sauerstoffzufuhr werden an die Bedürfnisse des Frühgeborenen angepaßt. Eine hohe Luftfeuchtigkeit verhindert das Austrocknen der Atemwege, und seitliche Durchgriffsöffnungen ermöglichen Pflegemaßnahmen, ohne das Kind aus dem Inkubator herauszunehmen. Die Vitalzeichen des Kindes werden ständig mit Hilfe eines Monitors überwacht.

Ernährung

Die **Ernährung des Frühgeborenen** ist eine Gratwanderung zwischen erhöhtem Nährstoffbedarf auf der einen Seite und der oft begrenzten Aufnahmefähigkeit auf der anderen Seite (geringes Magenvolumen, unzureichende Verdauungsfunktion).

- Frühgeborene unter 30 – 32 Wochen Tragzeit werden zunächst ganz oder teilweise *parenteral* ernährt
- Die *enterale Ernährung* wird langsam und vorsichtig aufgebaut. Zunächst ist oft eine Magensonde erforderlich, da die kleinen Frühgeborenen nicht koordiniert schlucken können (Aspirationsgefahr). Erst ab der 32. – 34. Gestationswoche sind Saug- und Schluckreflexe so weit

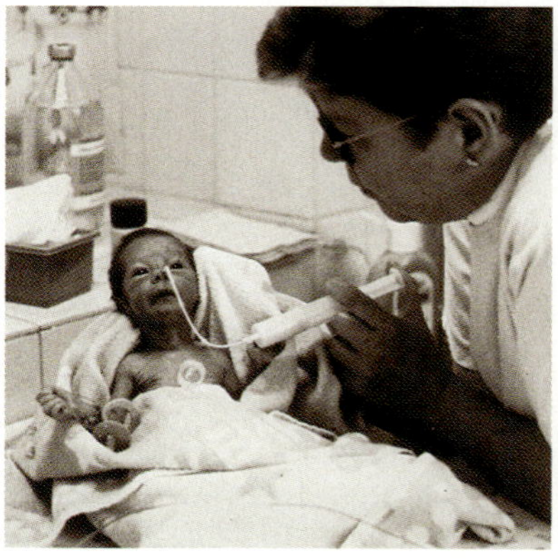

Abb. 13.64: Bis sich die Schluckfähigkeit ausgebildet hat, erhalten Frühgeborene ihre Nahrung über eine Ernährungssonde. [N328]

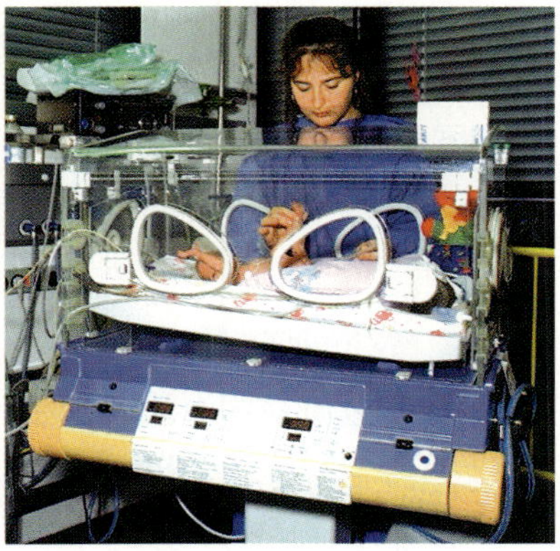

Abb. 13.65: Im Inkubator hat das Früh- oder Risikogeborene einen besonderen Schutzraum, da dort ein konstantes Milieu (z.B. Temperatur, Sauerstoffkonzentration) aufrechterhalten werden kann. [D200]

entwickelt, daß mit der *oralen* Ernährung angefangen werden kann. Ab diesem Stadium kann auch das Trinken an der Mutterbrust versucht und gefördert werden.
Bei der enteralen Ernährung, ob über Sonde oder oral, muß stets die geringe Magenkapazität berücksichtigt werden, die je nach Gestationsalter unter 10 ml betragen kann! Bei sehr kleinen Frühgeborenen wird die Sondennahrung deshalb kontinuierlich über 24 Stunden „eingeträufelt".

Die beste Nahrung ist auch für Frühgeborene die Muttermilch der eigenen Mutter. Sie wird besonders gut vertragen, muß allerdings bei Frühgeborenen unter 1500 g mit Eiweiß, Kalorien, Kalzium und Phosphat angereichert werden – die bei reiner Muttermilchernährung zur Deckung des extrem hohen Nährstoffbedarfs erforderliche Milchmenge würde das Frühgeborene überfordern. Bei unzureichender Milchbildung der Mutter kann entweder auf gespendete Frauenmilch oder auf spezielle Frühgeborenen-Milchen ausgewichen werden.

Frühgeborene mit ihrem labilen Flüssigkeitshaushalt werden peinlich genau bilanziert (☞ 7.9.1). Hierzu gehört auch die Dokumentation von Blutverlusten – ein 750g-Baby hat ein Blutvolumen von lediglich 50 – 60 ml, so daß sich z.B. Blutabnahmen schnell zu gefährlichen Verlusten addieren. Die Vitalzeichen (Puls, Atemfrequenz, Blutdruck) werden bis zu viertelstündlich kontrolliert. Die Umgebungstemperatur im Inkubator wird beständig an die Körpertemperatur des Frühgeborenen angepaßt.

Beatmung

Extrem kleine Frühgeborene müssen nicht selten in den ersten Lebenstagen **künstlich beatmet** werden. Danach wird die Atemluft vielfach noch für eine gewisse Zeit über kleine Nasensonden mit Sauerstoff angereichert, um die oft noch unreife Lungenfunktion zu unterstützen.

Die Seele der „Frühchen"

Angesichts der Vielzahl körperlicher Komplikationen wurden lange Zeit die seelischen Probleme der Frühgeborenen und ihrer Eltern vernachlässigt. Erst die Beobachtung eines kolumbianischen Neonatologen Ende der siebziger Jahre brachte Bewegung in die technisierten Abläufe der Frühgeborenen„aufzucht". Der Kinderarzt hatte nämlich mangels Inkubatoren die frühgeborenen Kinder einfach ihren Müttern an den nackten Körper gebunden – die **„Känguruh-Methode"** war erfunden. Und wider Erwarten stabilisierten sich viele Frühgeborene auch ohne Unterstützung durch Beatmungsmaschinen, Monitore und Medikamente. Entsprechend werden frühgeborene Kinder nun auch bei uns häufiger auf der Brust oder dem Bauch der Eltern „gekänguruht", und die Eltern werden als Teil des *Fürsorge-Teams* an der Versorgung ihrer Kinder beteiligt und nicht mehr als störende Gäste angesehen. Auch sehr kleine und noch maschinell beatmete Frühgeborene können aus dem Inkubator herausgenommen werden, wenn sie stabil sind und gut überwacht werden. Die Frühchen müssen allerdings gut in Felle eingehüllt sein, um nicht auszukühlen. Studien haben gezeigt, daß auf den Mutterleib gelegte Frühgeborene weniger der gefürchteten Atempausen haben und insgesamt stabiler sind. Auch erwies sich die Angst vieler Ärzte als unberechtigt, daß die Mütter Infektionen auf ihre Kinder übertragen würden.

Auch den Eltern hilft die Nähe zu ihrem Baby, sich in der neuen Situation zurechtzufinden und eine Beziehung zu dem Winzling zu finden. Denn häufig leiden sie unter Schuld- und Versagensgefühlen, Enttäuschung und Trauer, die nur durch den praktischen Umgang mit dem neuen Lebewesen überwunden und in eine realistische, fördernde Beziehung gelenkt werden können.

Prognose Frühgeborener

Obwohl nur ca. 6 % der Neugeborenen zu früh geboren werden, machen sie den Hauptanteil der *Neugeborenensterblichkeit* aus. Hierfür sind nicht nur die durch die Unreife bedingten Anpassungsprobleme verantwortlich. Viele Frühgeborene sind zusätzlich durch eine vorbestehende Erkrankung (eigene Erkrankungen oder Erkrankungen der Mutter) geschädigt. Frühgeborene werden also bisweilen krank, weil sie zu früh und damit unreif geboren sind, sie sind aber manchmal auch zu früh geboren, eben weil sie (oder ihre Mutter) bereits vor der Geburt krank waren.

Ein schwieriges Thema stellt die **Langzeitprognose** Frühgeborener dar. Obwohl sich die meisten Frühgeborenen später praktisch normal entwickeln,

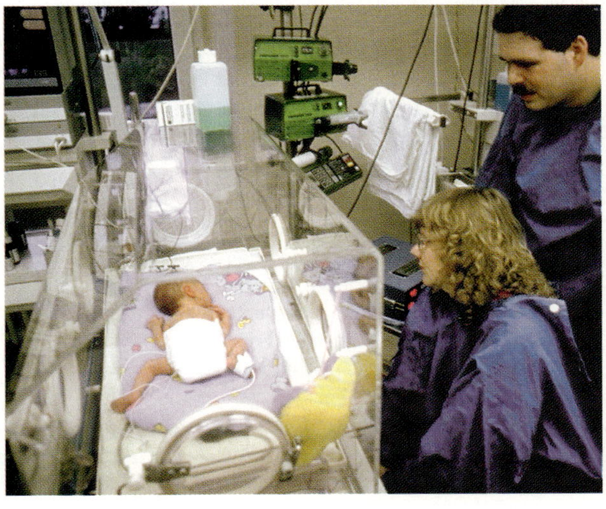

Abb. 13.66: Das Bild der Eltern, die ihr Kind nur durch die Inkubatorscheiben betrachten und die im Stationsbetrieb als Störfaktoren gesehen werden, ist auf Frühgeborenen-Intensivstationen seltener geworden. Sie werden wo möglich in die Pflege ihres Kindes einbezogen, und der Hautkontakt wird gezielt gefördert. [J680-001]

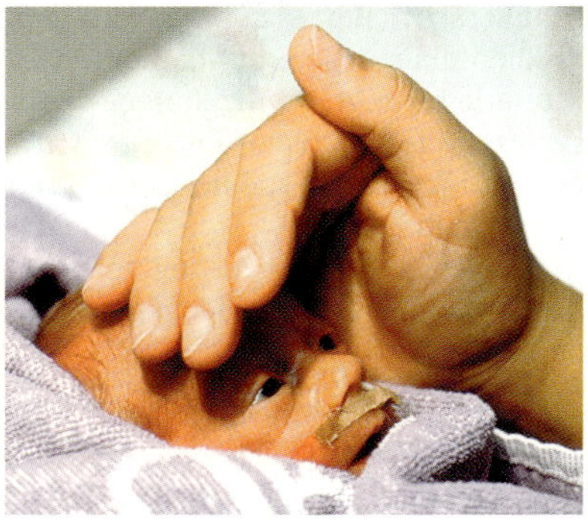

Abb. 13.67: Wird dieses Frühgeborene mit Spätschäden zu leben haben, oder hat die neonatologische Intensivmedizin ihm nur ihre guten Auswirkungen mit ins Leben gegeben? [J680-001]

haben gerade die extrem kleinen Frühgeborenen erhebliche Risiken für Spätschäden:

- Störungen der motorischen und geistigen Entwicklung
- Zerebrale Krampfanfälle, Seh- und Hörstörungen
- Ernährungsschwierigkeiten, Wachstumsverzögerungen
- chronische Lungenerkrankungen.

Überleben – auf Kosten eines gesunden Lebens?

Der Neugeborenen- und insbesondere der Frühgeborenenmedizin wird immer wieder vorgeworfen, sie könne zwar ein Überleben extrem unreifer Kinder erreichen, bewerkstellige dies aber zum Preis schwerer Behinderungen und langfristiger Krankheiten der „geretteten" Kinder. Tatsächlich überleben heute zwar immerhin 50% der Frühgeborenen von 600 – 750 g Geburtsgewicht, ein Drittel der Überlebenden hat jedoch mit bleibenden Behinderungen, v.a. im neurologischen Bereich, zu rechnen. Es gibt deshalb viele Perinatalmediziner, die fordern, nunmehr das Hauptaugenmerk auf die *Qualität* des Überlebens zu richten:

„Der wissenschaftlich Tätige macht sich Fragen seiner Patienten zu eigen und versucht diese zu beantworten. Was ist aber die derzeit entscheidende Frage unserer Neugeborenen? Ich meine, sie fordern von uns nicht nur das Überleben, sondern ein Überleben ohne Komplikationen, d.h. bei voller Gesundheit. Da aber die Krankheitshäufigkeit, insbesondere bei den sehr kleinen Frühgeborenen, weiterhin relativ hoch ist, halte ich derzeit und in Zukunft Bemühungen um eine Reduktion dieser Krankheitshäufigkeit für das vordringliche Ziel der Neonatologie." (Prof. Stopfkuchen, Universitäts-Kinderklinik Mainz).

13.8 Plötzlicher Kindstod

Plötzlicher Kindstod (engl. *sudden infant death syndrome*, kurz **SIDS**, *Krippentod*): Plötzlicher, unerwarteter Tod eines Säuglings, ohne daß eine Todesursache feststellbar ist. Häufigkeit ca. 2/1000 Lebendgeborene, damit bedeutendste Ursache der Säuglingssterblichkeit nach der Neugeborenenphase. Altersgipfel 2. – 6. Lebensmonat.

Typischerweise finden die entsetzten Eltern beim **plötzlichen Kindstod** ihr Kind tot im Bett vor, nachdem es wenige Stunden zuvor noch völlig gesund erschien. Reanimationsmaßnahmen kommen fast immer zu spät. Auch die weitere postmortale Diagnostik einschließlich der unbedingt erforderlichen Obduktion enthüllt keine Grunderkrankung, die den Tod erklären würde (z.B. Sepsis, Meningitis oder Verlegung der Atemwege).

Die Ursache des plötzlichen Kindstodes ist nach wie vor ungeklärt. Es konnten folgende Risikofaktoren herausgefunden werden:

- Frühgeborene und untergewichtige Neugeborene
- Mehrlinge
- SIDS bei Geschwistern
- Niedriger sozioökonomischer Status
- Drogenabhängigkeit und Zigarettenrauchen der Mutter
- Bauchlage.

Als **Near-SIDS** *(Beinahe-SIDS)* wird ein akut lebensbedrohlicher Zustand mit Atemstillstand, Zyanose und Bradykardie bezeichnet. Das Kind kann aber durch Reanimationsmaßnahmen noch gerettet werden (☞ 17.9) oder erholt sich von selber. Nach einem solchen Ereignis ist das Risiko für einen plötzlichen Kindstod erhöht.

Im Gegensatz zum SIDS kann beim Near-SIDS oft ein auslösender Faktor nachgewiesen (und behandelt) werden, z.B. ein gastro-ösophagealer Reflux (☞ 13.11.3), die Aspiration von Mageninhalt, eine schwere Infektion (Pneumonie, Meningitis), ein Krampfanfall oder ein Herzfehler bzw. eine Herzrhythmusstörung.

Eine typische Reaktion der Eltern nach dem SIDS eines Kindes sind Selbstvorwürfe („Hätte ich doch öfter nach ihm geguckt!") und Schuldgefühle. Aufklärende Gespräche und die Vermittlung von Kontakten zu Selbsthilfegruppen können hier helfen. Bei nachfolgenden Geschwistern sollte eine Monitorüberwachung des Schlafes während des gesamten ersten Lebensjahres überlegt werden. Dies setzt aber voraus, daß die Eltern des Kindes die lebensrettenden Sofortmaßnahmen beherrschen und auch der psychischen Belastung gewachsen sind (die Monitorüberwachung entlastet nicht nur, sondern belastet auch, z.B. durch häufige Fehlalarme).

13.9 Kindliche Herzerkrankungen

Herzkranke Kinder können durch Zyanose (☞ 18.3.4), abnorme Herzgeräusche oder durch Herzinsuffizienz (☞ 18.6) auffallen.

Abweichend von der Herzinsuffizienz des Erwachsenen äußert sich die Herzinsuffizienz des Säuglings oft nur durch schnellen Herzschlag und beschleunigte Atmung sowie durch Gedeihstörung oder Belastungsunverträglichkeit: Die Säuglinge schwitzen schon bei geringer Belastung, also typischerweise bei ihrer wichtigsten Tätigkeit, dem Trinken. Typisch ist außerdem eine Lebervergrößerung (Hepatomegalie), Ödeme sind seltener. Häufigste Ursache einer kindlichen Herzinsuffizienz sind angeborene Herzfehler.

Angeborene Herzfehler

Angeborene Herzfehler *(kongenitale Herzfehler, kongenitale Herzvitien):* Angeborene Fehlbildungen des Herzens, der Herzklappen und/oder der herznahen großen Gefäße.

Ungefähr 1 % aller Lebendgeborenen haben **angeborene Herzfehler**, die durch Störungen während der komplexen embryonalen Entwicklung hervorgerufen werden. Ursächlich spielen sowohl genetische als auch exogene Faktoren (z.B. Infektionen der Mutter während der Schwangerschaft) eine Rolle.

Bei einem Teil der angeborenen Herzfehler fließt das Blut durch Kurzschlußverbindungen (engl. *shunts*) über normalerweise nicht angelegte oder bei gesunden Kindern bereits kurz nach der Geburt verschlossene „Abkürzungen" (z.B. Ductus arteriosus Botalli, ☞ 13.7.8). Dabei durchmischen sich sauerstoffgesättigtes und sauerstoffarmes Blut in unterschiedlichem Ausmaß. Die Flußrichtung wird durch das Druckgefälle bestimmt, d.h. das Blut fließt von Kreislaufabschniten mit höheren Drücken zu Abschnitten mit niedrigen Drücken („Blut fließt bergab"). Andere Herzfehler schränken lediglich den ansonsten normal angelegten Blutfluß ein, z.B. durch Verengungen der Hauptschlagader oder durch Klappenfehler. Bei wieder anderen Herzfehlern ist die Herzanatomie völlig „falsch" angelegt (so daß etwa eine Lungenarterie aus der linken Herzkammer entspringt und die Aorta aus der rechten Herzkammer, wie etwa bei der *Transposition der großen Arterien*).

Je nach ihrer Auswirkung auf die Sauerstoffkonzentration des Körperkreislaufs unterscheidet man:

- **Zyanotische Herzfehler.** Führt der Herzfehler zum Zufluß von sauerstoffarmem Blut in das arterielle, sauerstoffreiche Blut des Körperkreislaufs, so vermindert sich dort die Sauerstoffsättigung – es kommt zur Zyanose. Da das sauerstoffarme („verbrauchte") Blut normalerweise ausschließlich von der rechten Herzkammer über die Pulmonalarterien ausgeworfen wird, spricht man bei solchen Herzfehlern auch von „Rechts-Links-Shunts". Die Zumischung von verbrauchtem Blut in den Körperkreislauf kann dabei sowohl im Bereich des Herzens als auch im Bereich der Pulmonalarterien stattfinden.
- **Azyanotische** *(nicht-zyanotische)* **Herzfehler.** Hier kommt es entweder nicht zur Durchmischung von sauerstoffarmem und sauerstoffgesättigtem Blut (wie etwa bei „bloßen" Klappenfehlern), oder aber die Durchmischung verläuft so, daß sauerstoffgesättigtes Blut (also Blut aus der linken Herzhälfte oder der Aorta) in den Lungenkreislauf eingeschleust wird **(Links-Rechts-Shunt).** Es kommt dabei nicht zu einem Sauerstoffabfall im Körperkreislauf und deshalb nicht zur Zyanose.

Der größte Teil der angeborenen Herzfehler ist heutzutage operabel, so daß die rechtzeitige Diagnosestellung lebensrettend sein kann.

Vorhofseptumdefekt

Beim **Vorhofseptumdefekt** (*Atriumseptumdefekt,* kurz *ASD*) hat sich die Scheidewand im Bereich der Vorhöfe nicht völlig verschlossen. Durch das Loch in der Vorhofwand strömt Blut vom kräftigeren linken Vorhof in den schwächeren und dehnbareren rechten Vorhof. Durch diesen *Links-Rechts-Shunt* wird langfristig der Lungenkreislauf überlastet. Es entsteht ein zunächst reversibler und später unumkehrbarer Hochdruck im Lungenkreislauf (**pulmonale Hypertonie,** ☞ 20.10.2). Das rechte Herz muß nun gegen einen erhöhten Widerstand anpumpen. Folge ist eine Rechtsherzhypertrophie. Der Druck im rechten Herzen kann so stark ansteigen, daß sich die Shuntfließrichtung umkehrt: Das Blut fließt nun vom rechten in den linken Vorhof (**Shuntumkehr** zum Rechts-Links-Shunt, sog. *Eisenmenger-Reaktion*), und die linke Herzseite wird zunehmend belastet.

Der Krankheitsverlauf hängt von Größe und Lage des Defektes ab. Häufig treten erst im 2. und 3. Lebensjahrzehnt vermehrt bronchitische Infekte oder Pneumonien, Atemnot unter Belastung und allgemeine Leistungsminderung auf. Eine Zyanose kommt erst in Spätstadien der Erkrankung hinzu.

Die Diagnose wird durch Auskultation (Herzgeräusch), EKG, Röntgenaufnahme des Thorax, Echokardiographie und Herzkatheteruntersuchung gestellt.

Defekt	Anatomie und Physiologie des Defekts	Klinik
Angeborene Herzfehler ohne Zyanose		
Vorhofseptumdefekt *(ASD)*	☞ Text	
Ventrikelseptumdefekt *(VSD)*	☞ Text	
Persistierender Ductus arteriosus (*PDA*, ☞ 13.7.8)	Ausbleibender Verschluß des Ductus arteriosus Botalli → Blutfluß aus der Aorta zurück in die Lungenarterie (Regelfall)	Je nach Shuntgröße Entwicklungsverzögerung, Infekte. Später Shuntumkehr (Ausnahme)
Pulmonalstenose (*PS*, ☞ auch 18.10)	Druckbelastung des rechten Herzens durch Verengung der Pulmonalklappe	Atemnot, Rechtsherzinsuffizienz
Aortenisthmusstenose *(ISTA)*	Einengung der Aorta vor oder nach dem Abgang des Ductus arteriosus Botalli	Je nach Typ sehr unterschiedlich, v.a. Hypertonie im Kopf-Arm-Bereich bei gleichzeitiger Abschwächung der Fußpulse, Zyanose der unteren Körperhälfte, Herzinsuffizienz
Aortenstenose (*AS*, ☞ auch 18.10)	Druckbelastung des linken Herzens durch Einengung der Aortenklappe	Im Säuglingsalter Herzinsuffizienz, später Atemnot bei Belastung, Herzrhythmusstörungen, Synkopen (☞ 18.3.3), Angina pectoris-Anfälle
Angeborene Herzfehler mit Zyanose		
Fallot -Tetralogie *(TOF)*	Pulmonalstenose + Ventrikelseptumdefekt + Nach rechts verlagerte und damit über dem Septumdefekt „reitende" Aorta + Hypertrophie der rechten Kammer	Zyanose, Gedeihstörung, Atemnot, hypoxämische Anfälle, evtl. mit Bewußtlosigkeit. Typische Hockstellung der Kinder zur Verbesserung der Sauerstoffversorgung
Transposition der großen Gefäße *(TGA)*	Ursprung der Aorta aus dem rechten, der Pulmonalarterie aus dem linken Ventrikel (nur lebensfähig bei gleichzeitigem Shunt, z.B. durch persistierenden Ductus)	Zyanose, Atemnot, Herzinsuffizienz

Tab. 13.68: Die häufigsten angeborenen Herzfehler. Die Therapie besteht i.d.R. in der Endokarditisprophylaxe, ein oder mehreren Operationen sowie einer Behandlung der Herzinsuffizienz.

Kleine Vorhofseptumdefekte verschließen sich in den ersten Lebensjahren oft von selbst. Bei einem großen Shuntvolumen muß der Defekt möglichst frühzeitig operativ verschlossen werden. Nach einer Shuntumkehr ist eine Operation nicht mehr möglich.

Ventrikelseptumdefekt

Bei einem **Ventrikelseptumdefekt** (kurz *VSD*) besteht ein Loch sehr unterschiedlicher Größe in der Scheidewand zwischen linkem und rechtem Ventrikel. Über 80% der Ventrikelseptumdefekte liegen direkt unterhalb des Aortenabgangs. Oft bestehen weitere Fehlbildungen am Herzen (z.B. Vorhofdefekte, angeborene Herzklappenfehler).

Durch das Loch in der Kammerwand strömt Blut von der kräftigeren linken Kammer in die schwächere rechte Kammer. Wie beim Vorhofseptumdefekt entsteht durch die zusätzliche Druck- und Volumenbelastung eine Rechtsherzhypertrophie sowie eine Hypertonie der Pulmonalarterien.

Je nach Größe und Lage des Herzfehlers gedeihen die Kinder schlecht, haben wiederholt bronchitische Infekte und zeigen die Symptome einer Herzinsuffizienz. Die technischen Untersuchungen entsprechen denen bei einem Vorhofseptumdefekt. Die meisten Kinder werden wegen eines typischen Herzgeräusches diagnostiziert.

Größere Ventrikelseptumdefekte werden möglichst früh operativ verschlossen, bei kleineren kann zunächst abgewartet werden. Wie bei anderen anatomischen Defekten des Herzens kann es allerdings bei Einschwemmung von Bakterien in die Blutbahn (z.B. bei Operationen) zu einer Besiedelung der Herzinnenwand mit Bakterien kommen (*Endokarditis,* ☞ 18.8.1). Deshalb werden bei allen operativen Eingriffen prophylaktisch Antibiotika verordnet *(Endokarditis-Prophylaxe).*

13.10 Kindliche Atemwegserkrankungen

Leitsymptome kindlicher Atemwegserkrankungen sind wie beim Erwachsenen Atemnot (Dyspnoe, ☞ 20.3.1), Husten (☞ 7.3.3) und pathologische Atemgeräusche (☞ 20.3.4). Allerdings gibt es einige Besonderheiten:

- Gerade beim Säugling sind die Zeichen einer Atemnot oft diskret und nicht mit denen beim Erwachsenen zu vergleichen. Ein Stöhnen bei der Atmung, Bewegungen der Nasenflügel mit der Ein- und Ausatmung („Nasenflügeln") oder Einziehungen am unteren Thoraxrand, an den Schlüsselbeingruben oder zwischen den Rippen können einzige sichtbare Zeichen einer Atemnot sein (☞ Abb. 13.58)
- Typische Hustenformen des Kindesalters sind der anfallsartige „Keuch"-husten (☞ 13.10.1) sowie der bellende „Krupp"husten bei Entzündung des Kehlkopfes (☞ 13.10.3)
- Da die oberen Luftwege des Kindes sehr eng sind, führen bereits geringe zusätzliche Verengungen z.B. durch Schwellungen oder Sekretansammlung zu pathologischen Atemgeräuschen. Insbesondere das „Brodeln" bei (harmlosen) Infekten der oberen Luftwege beunruhigt die Eltern des Kindes oft sehr. Medizinisch bedeutsamer ist dagegen der *Stridor,* ein bei Verengungen der oberen Luftwege entstehendes, pfeifendes Geräusch bei der Einatmung.

13.10.1 Keuchhusten

> **Keuchhusten** *(Pertussis, Stickhusten):* Bakteriell bedingte, insbesondere für Säuglinge lebensbedrohliche Allgemeinerkrankung, die mit typischen Hustenanfällen einhergeht. Auch heute noch relativ häufige Erkrankung, da die aktive Impfung bis 1994 wegen fraglicher Unverträglichkeiten des damals gebräuchlichen Impfstoffs umstritten war und nicht allgemein durchgeführt wurde.

Der Erreger des **Keuchhustens,** das Bakterium *Bordetella pertussis,* wird durch Tröpfcheninfektion übertragen. Nach einer *Inkubationszeit* (☞ 28.1.3) von meist 1 – 2 Wochen beginnt die Erkrankung mit einem uncharakteristischen Vorstadium *(katarrhalisches Stadium),* das mit Schnupfen und Husten wie ein banaler Infekt aussieht und ca. 1 – 2 Wochen dauert. In dieser Zeit ist die Erkrankung aber am ansteckendsten. Erst dann folgt das charakteristische *konvulsive Stadium,* das bis zu zehn Wochen dauern kann. Die Hustenanfälle werden häufiger und schwerer. Kennzeichnend ist der stakkatoartige Husten mit 10 – 20 Hustenstößen rasch hintereinander, wobei die Kinder zyanotisch werden können. Am Ende würgen die Kinder oft glasigen Schleim aus oder erbrechen. Täglich können bis zu 50 Anfälle das Kind quälen, nachts häufiger als tags. Die Anfälle werden oft durch Essen, Trinken oder auch eine Racheninspektion ausgelöst.

> Lebensbedrohlich ist der Keuchhusten für Säuglinge: Er äußert sich bei ihnen oft nicht in Husten, sondern in Atempausen, die bis zum Tode führen können. Jüngere Säuglinge mit Keuchhusten müssen daher stationär aufgenommen und mit einem Monitor überwacht werden (Herzfrequenz, Atmung).

Die **Diagnose** wird klinisch und evtl. durch einen Abstrich aus dem Nasenrachenraum gestellt.

Da die Hustenanfälle durch von den Bakterien produzierte Toxine ausgelöst werden, bringt eine Antibiotika-**Therapie** zu diesem Zeitpunkt keine Besserung mehr. Die Erreger werden zwar abgetötet, die Toxine wirken jedoch noch mindestens 2 – 3 Wochen weiter. Trotzdem wird möglichst frühzeitig antibiotisch behandelt (Erythromycin, Ampicillin), um eine Verbreitung der Erreger zu verhindern und so insbesondere andere, hochgefährdete Säuglinge zu schützen. Bei Säuglingen, die Kontakt zu einem Keuchhusten-Kind hatten, ist eine prophylaktische Antibiotika-Gabe angezeigt.

Pflege bei Keuchhusten

Eine Keuchhustenerkrankung ist für Kind und Eltern beängstigend und erschöpfend, und beide bedürfen des Zuspruchs.

Probleme bereitet oft die Ernährung des Kindes, weil Essen einen Hustenanfall auslösen kann. Da nach einem Hustenanfall die „Hustenschwelle" für einige Zeit erhöht ist, sollte man dem Kind in dieser Phase etwas zu essen anbieten. Häufige kleine Mahlzeiten werden besser vertragen als wenige große. Die Speisen sollten gut zu schlucken sein. Ungeeignet ist „rauhe", krümelige Kost (z.B. Zwieback). Erbrechen Säuglinge ihre Mahlzeit, sollte nach 15 – 20 Minuten ein Nachfüttern versucht werden. Gerade wenn das Kind nicht viel essen kann, ist eine sorgfältige Mundpflege (☞ 7.5.5) wichtig.

Frischluftzufuhr wirkt sich in der Regel günstig aus.

Krankenbeobachtung und Dokumentation

- „Hustenprotokoll" (Uhrzeit)
- Zyanose, Apnoe
- Spucken zähen Schleims, Erbrechen.

13.10.2 Pseudokrupp

Pseudokrupp (*Laryngotracheobronchititis,* kurz *LTB, subglottische Laryngitis*): Meist viral bedingte Atemwegsentzündung mit Heiserkeit und typischem, „bellendem" Husten durch Schwellung der Kehlkopf-, Luftröhren- und Bronchialschleimhaut.

Als **(echter) Krupp** wird die heute seltene Kehlkopfentzündung im Rahmen einer Diphtherie (☞ 28.5.14) bezeichnet – alle übrigen Krankheitsbilder mit einer entzündlichen Schwellung von Kehlkopf und Luftröhre heißen zur Abgrenzung **Pseudokrupp** (*„scheinbarer Krupp"*).

Typischerweise bekommt das Kind im Rahmen eines Infektes bellenden Husten und wird heiser. In schweren Fällen ist bei der Einatmung ein pfeifendes Geräusch zu hören *(inspiratorischer Stridor)*. Die komplette Verlegung der Atemwege ist selten.

Oft reichen einfache physikalische Maßnahmen (☞ Pflege) zur Behandlung aus. In schweren Fällen sind Inhalationen mit Adrenalin zur Erweiterung der Atemwege erforderlich. Auch die Gabe von Glukokortikoiden führt zur Abschwellung der entzündeten Schleimhaut (Wirkungseintritt nach 4 – 8 Stunden). Selten ist eine Intubation mit Beatmung nötig.

Pflege bei Pseudokrupp

Da sich der Pseudokrupp durch Aufregung verschlechtert, ist bei allen Tätigkeiten Hektik zu vermeiden (Eltern beruhigen!). Unangenehme Maßnahmen werden aufs Nötigste beschränkt und ggf. verschoben. Kalte, feuchte Luft reduziert die Schwellung. Entsprechend werden die Fenster geöffnet und die Badewanne gefüllt oder nasse Tücher ins Zimmer gehängt. Über diese Maßnahmen müssen auch die Eltern Bescheid wissen, da die meisten Eltern bei Atemwegsinfekten die Fenster geschlossen halten und die Heizung aufdrehen. Die Eltern sollten auf die hohe Rezidivgefahr hingewiesen werden (Pseudokrupp-Anfälle kehren häufig in der folgenden Nacht wieder).

	Pseudokrupp	Epiglottitis
Allgemeinzustand	Befriedigend	Stark reduziert
Fieber	Nur leicht	Ca. 39 – 40 °C
Schluckstörung	Nein	Leitsymptom
Halsschwellung	Nein	Meist stark
Speichelfluß	Nein	Leitsymptom
Kloßige Stimme	Nein	Leitsymptom
Heiserkeit	Leitsymptom	Nein
Bellender Husten	Leitsymptom	Nein
Inspiratorischer Stridor	Bei schwereren Formen	Unterschiedlich
Position des Kindes	Unterschiedlich	Sitzend
Bevorzugtes Lebensalter	6 Mon. – 3 Jahre	2 – 6 Jahre
Jahreszeit	Gehäuft im Herbst	Ganzjährig
Rezidive	Häufig	Sehr selten

Tab. 13.69: Die wichtigsten Kriterien zur Differenzierung zwischen Pseudokrupp und Epiglottitis.

13.10.3 Epiglottitis

Epiglottitis: Akute, lebensbedrohliche Entzündung des Kehldeckels (*Epiglottis,* ☞ 34.1.2) und eines der gefürchtetsten Krankheitsbilder in der Pädiatrie überhaupt. Leitsymptome sind Schluckstörung und kloßige Sprache. In der Regel durch das Bakterium *Haemophilus influenzae Typ B* verursacht.

Durch Einführung der aktiven Impfung (HiB-Impfung) 1990 ist die Epiglottitis in Deutschland heute selten.

Symptome, Befund
Diagnostik

Typischerweise beginnt die **Epiglottitis** mit beeinträchtigtem Allgemeinbefinden, Fieber und Halsschmerzen. Innerhalb kurzer Zeit schwillt dann die Epiglottis ballonartig an, und das Kind bekommt eine „karchelnde" Atmung, häufig mit Stridor, eine kloßige Stimme („heiße Kartoffel-Stimme"), erhebliche Schluckbeschwerden und starken Speichelfluß. In späteren Krankheitsstadien haben die Kinder stärkste Atemnot.

Gerade bei (Klein-)Kindern ist eine Epiglottitis wegen der engen anatomischen Verhältnisse im Kehlkopfbereich sehr gefährlich und oft lebensbedrohlich. Bereits „harmlose" Maßnahmen wie eine Racheninspektion können eine komplette Verlegung der Atemwege provozieren.

Die rechtzeitige Unterscheidung von (harmloserem) Pseudokrupp und Epiglottitis ist von vitaler Bedeutung (☞ Tab. 13.69).

Behandlungsstrategie
Prophylaxe

Das Kind wird auf die Intensivstation gebracht und möglichst in Gegenwart eines Anästhesisten der Rachen inspiziert. In der Regel ist eine Intubation oder Tracheotomie (☞ 38.4) erforderlich, um die Durchgängigkeit der Atemwege zu sichern und das Leben des Kindes zu retten. Zusätzlich werden Antibiotika gegeben.

Wegen der Gefährlichkeit der Erkrankung wird heute die Hib-Impfung ab dem 3. Lebensmonat empfohlen (☞ 29.4).

Pflege bei Epiglottitis

Kommt ein Kind mit Epiglottitis-Verdacht in die Klinik, muß sofort der diensthabende Arzt gerufen und das Kind rasch, aber ohne Hektik, auf die

Intensivstation (Pflege ☞ 38.4.2) verlegt werden. Das Kind soll dabei die Position seiner Wahl einnehmen.

13.10.4 Mukoviszidose

Mukoviszidose (*zystische Fibrose, cystische Fibrose,* kurz *CF*): Mit einem Vorkommen von ca. 1 : 2000 häufigste angeborene Stoffwechselerkrankung in Deutschland. Betrifft den gesamten Organismus, v.a. aber Lunge und Bauchspeicheldrüse.

Ursache der **Mukoviszidose** ist ein autosomal-rezessiv verebter Gendefekt, der zur Fehlfunktion der Zellmembran verschiedener Oberflächen- und Drüsenzellen führt und als Folge zu einem gestörten Salzaustausch dieser Zellen. Die gebildeten Sekrete sind abnorm zähflüssig.

Symptome, Befund

Diagnostik

Meist zeigt sich die Mukoviszidose zuerst durch **Lungensymptome**. Der zähe Bronchialschleim erschwert die (Selbst-)Reinigung der Atemwege und ist ein guter Nährboden für Bakterien. Die betroffenen Kinder haben immer wieder schwere Atemwegsinfekte und Lungenentzündungen. Sie husten typischerweise reichlich zähes, bei Infektionen gelb-grünes Sekret aus. Nach Infekten brauchen sie lange Zeit, bis sie sich wieder einigermaßen erholt haben. Viele Kinder entwickeln im Laufe der Zeit eine chronisch obstruktive Bronchitis oder ein Asthma bronchiale (☞ 20.6.1).

Die *Bauchspeicheldrüsenbeteiligung* äußert sich durch Verlegung der kleinen Pankreasgänge mit Einschränkung der Verdauungsleistung (**Pankreasinsuffizienz** mit massigen Fettstühlen). Bei ca. 10% aller Erkrankten wird die Erkrankung schon im Neugeborenenalter durch einen **Mekoniumileus** manifest: Das abnorm zähe Mekonium verlegt die Darmlichtung und führt kurz nach der Geburt zum Ileus.

Sowohl die Lungenprobleme als auch die Verdauungsstörungen münden oft schon frühzeitig in eine **Gedeihstörung**, die Kinder sind klein und mager.

Die Diagnose wird durch den Nachweis eines erhöhten Chloridgehalts des Schweißes gesichert **(Schweißtest).** Der Test ist schmerzlos und ungefährlich. Um Verfälschungen zu vermeiden, sollte das Kind vorher nicht geduscht und keinen schweißtreibenden Sport ausgeübt haben. Bei positivem Schweißtest wird der genaue Gendefekt mittels gentechnischer Untersuchung des Blutes oder von Mundschleimhautzellen bestimmt.

Behandlungsstrategie

Pflege

Patienteninformation

Eine ursächliche Behandlung der Erkrankung ist bis heute nicht möglich. Die Therapie muß sich also auf symptomatische Maßnahmen beschränken.

Die Lungensymptome werden durch Inhalationen, schleimlösende Medikamente (*Mukolytika,* ☞ Pharma-Info 20.57), bronchienerweiternde Medikamente (inhalative *Sympathomimetika,* ☞ Pharma-Info 20.49), frühzeitige antibiotische Behandlung bei Infekten und evtl. (inhalative) Glukokortikoidtherapie gebessert. Ganz wesentlich für die Prognose ist eine konsequente Physiotherapie zur Sekretlösung. Im Säuglingsalter stehen Lagerungsdrainagen und Klopfmassagen, später die Sekretmobilisation durch gezielte Atemtechniken *(autogene Drainage)* und Vibrationsgeräte im Vordergrund. Letzter Ausweg ist in ausgewählten Fällen die Lungentransplantation.

Die Funktionsstörung des Pankreas und die Resorptionsstörung erfordern eine ausreichende Enzymsubstitution mit fett-, eiweiß- und kohlenhydratabbauenden Enzymen (z.B. mit Kreon®, ☞ 22.6.1) und die zusätzliche Zufuhr fettlöslicher Vitamine. Die Kost sollte kalorienreich und ausgewogen sein.

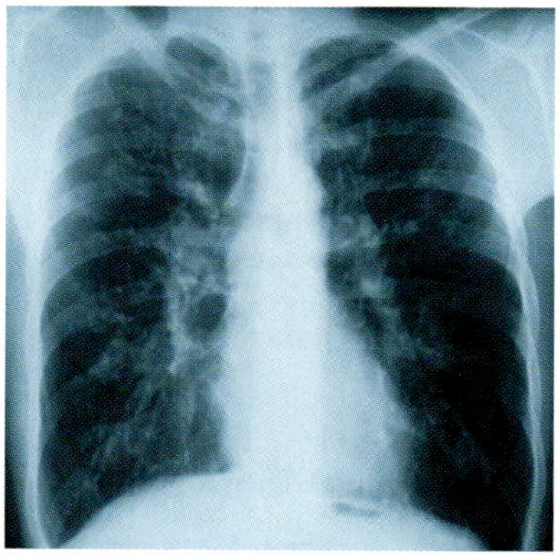

Abb. 13.70: Röntgenbild eines 22jährigen Patienten mit Mukoviszidose. Die typischen Veränderungen nach seiner langjährigen Erkrankung sind die faßartige Thoraxform als Zeichen eines Lungenemphysems, Fleckschatten aufgrund chronischer Entzündungen und Bronchiektasen (☞ 20.14). [T197]

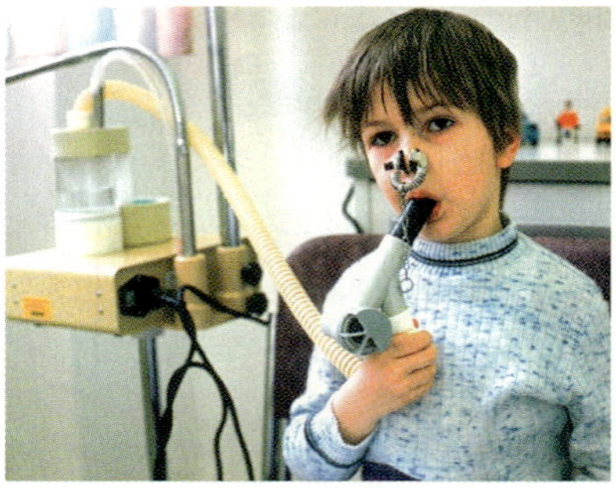

Abb. 13.71: Inhalationen mit schleimlösenden und/oder bronchienerweiternden Medikamenten gehören für Kinder mit Mukoviszidose oder anderen chronischen Atemwegserkrankungen wie z.B. Asthma bronchiale zum Alltag wie die Mahlzeiten. [K303]

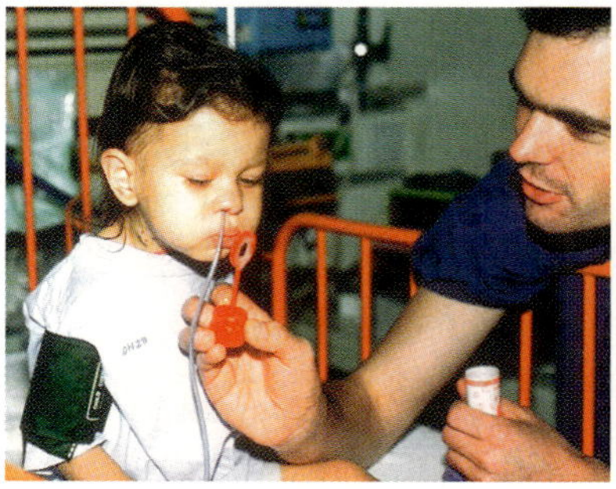

Abb. 13.72: Seifenblasen-Pusten als spielerische Form der Atemgymnastik. [N321]

Im Gegensatz zu früher erreichen heute viele Patienten das Erwachsenenalter.

Wie bei allen genetischen Erkrankungen sollten die Eltern über die Möglichkeiten der humangenetischen Beratung informiert werden.

13.11 Kindliche Erkrankungen des Magen-Darm-Traktes

Leitsymptome

Leitsymptome bei Erkrankungen des Magen-Darm-Traktes im Kindesalter sind Spucken und Erbrechen (☞ 13.1.1), Diarrhoe und Obstipation.

Zu beachten ist, daß die normale *Stuhlfrequenz* nicht nur von Kind zu Kind verschieden, sondern auch altersabhängig ist. Bei gestillten Säuglingen sind zehn Stühle pro Tag, aber auch ein Stuhl alle zehn Tage normal, sofern sich das Kind ansonsten wohlfühlt. Bei künstlich ernährten Kindern schwankt die Stuhlfrequenz zwischen ein- und sechsmal täglich. Ältere Kinder haben dreimal pro Tag bis einmal jeden zweiten Tag Stuhlgang.

Diarrhoe

Kindliche **Diarrhoen** sind verhältnismäßig häufig und meist infektiös bedingt (☞ 13.11.5). Seltener sind Nahrungsmittelunverträglichkeit oder Malarbsorption (☞ 21.6.3) der Grund für durchfallartige Stühle.

Obstipation

Im Vergleich zur Diarrhoe ist eine echte **Obstipation** beim Säugling selten. Ein fehlender oder verzögerter Abgang des Mekoniums beim Neugeborenen kann auf Mukoviszidose, eine Fehlbildung des Magen-Darm-Traktes oder eine Störung der Nervenversorgung des Darmes (M. Hirschsprung, ☞ 13.11.1) hinweisen. Im Kleinkind- und Schulalter geht die Obstipation oft mit regelmäßigem Einkoten *(Enkopresis)* einher, da sich die aufgestauten Kotmassen bakteriell zersetzen und verflüssigen und dann um den harten Stuhl herum „auslaufen". Ursachen der *chronisch-habituellen* (nicht organisch bedingten) *Obstipation* des Klein- und Schulkindes sind eine zu geringe Flüssigkeitszufuhr, Bewegungsmangel oder psychische Störungen. Eine *organisch bedingte Obstipation* entsteht bei Analfissuren (☞ 21.7.6), Fehlbildungen des Rückenmarks (☞ 13.17.1) oder dem M. Hirschsprung. Auch Allgemeinerkrankungen (z.B. Hypothyreose, Elektrolytstörungen) oder Medikamente können zu einer Obstipation führen.

13.11.1 Morbus Hirschsprung

M. Hirschsprung (*Megakolon congenitum,* Megakolon = Riesendarm): Angeborene Enge im Bereich des Dickdarms mit Erweiterung des proximal der Engstelle gelegenen Darmabschnitts.

Beim M. Hirschsprung sind bestimmte Nervenzellen innerhalb der Darmwand der betroffenen Kinder (meist im Enddarm) nicht angelegt. Dadurch kann der entsprechende Darmabschnitt nicht erschlaffen, ist also ständig enggestellt. Der Kot staut sich vor der Engstelle auf, so daß sich die Darmabschnitte proximal des *aganglionären Segments* (aganglionär = ohne Nervenzellen) enorm erweitern.

Die erkrankten Kinder fallen durch fehlenden Mekoniumabgang in den ersten 48 Lebensstunden und hartnäckige, bereits im Säuglingsalter beginnende Obstipation auf. Das Abdomen ist oft aufgetrieben. Evtl. treten Erbrechen und eine Gedeihstörung hinzu.

Gesichert wird die Diagnose durch histologische Untersuchung einer Darmschleimhautbiopsie, die das Fehlen der Nervenzellen zeigt. Die Behandlung besteht in der operativen Entfernung des verengten Darmabschnittes.

13.11.2 Pylorusstenose

Pylorusstenose *(Pylorushypertrophie, Magenpförtnerverengung):* Angeborene Verengung des Magenausgangs. Betrifft zu 80 % Jungen, Manifestation im Neugeborenenalter typischerweise zwischen der 2. und 4. Lebenswoche.

Die Ursache der **Pylorusstenose** ist unklar. Die Muskulatur des Magenausgangs verdickt und verkrampft sich zunehmend, so daß selbst die flüssige Nahrung des Säuglings den Magenausgang kaum passieren kann.

Die Symptome setzen etwa in der dritten Lebenswoche ein. Nach den Mahlzeiten erbricht das Baby *im Strahl* oder *Bogen (spastisches Erbrechen).* Typischerweise ist das Kind nach dem Erbrechen gleich wieder hungrig, trinkt eine angebotene zweite Portion gierig und erbricht wieder. Durch die fehlende Nahrungs- und Flüssigkeitszufuhr verfallen die Kinder körperlich rasch (Exsikkose).

Heute läßt sich die Verdickung durch Ultraschalluntersuchungen frühzeitig nachweisen. Eine konservative Behandlung mit kleinen, häufigen Mahlzeiten (12 – 24 Mahlzeiten täglich) ist langwierig und kommt nur in ganz leichten Fällen in Frage. In der Regel müssen das Flüssigkeitsdefizit und die Elektrolytstörungen zunächst durch Infusionen ausgeglichen werden. Dann wird die Enge durch operative (zunehmend laparoskopisch durchgeführte) Spaltung der verdickten Pförtnermuskulatur dauerhaft beseitigt.

13.11.3 Gastroösophageale Refluxkrankheit

Gastroösophageale Refluxkrankheit (☞ 21.4.2): Rückfluß von (saurem) Mageninhalt in die Speiseröhre über das bei Säuglingen normale Maß hinaus, häufiges Spucken nach den Mahlzeiten als Leitsymptom.

Ein gewisses Maß an Zurücklaufen von Speisebrei aus dem Magen in die Speiseröhre ist bei Säuglingen normal. Ist jedoch der Verschlußmechanismus zwischen Magen und Ösophagus so schlecht entwickelt, daß das Baby stärkere Beschwerden bekommt oder nicht gedeiht, spricht man von der **gastroösophagealen Refluxkrankheit**.

Leitsymptom ist das ständige Spucken nach den Mahlzeiten, das bei schwerer Ausprägung zu einer Ösophagusentzündung sowie Gedeihstörungen führt. Durch Aspiration kann Mageninhalt in die Trachea gelangen und scheinbar unerklärlichen, chronischen Husten sowie Lungenentzündungen oder „Asthma" hervorrufen.

Die Diagnose wird durch die *Ösophagus-pH-Metrie* gesichert. Im Vergleich zu gesunden Babys fällt der pH der Speiseröhre durch das Zurückfließen von Mageninhalt zu häufig und zu lange ab. Ebenso kann der Reflux durch die Gabe einer radioaktiv markierten Milchmahlzeit mit nachfolgender Messung der Strahlungsverteilung nachgewiesen werden (**Reflux-Szintigraphie,** *„Milch-Scan"*).

Die **Therapie** besteht in der häufigen Gabe kleiner Mahlzeiten, Oberkörperhochlagerung beim Schlafen und evtl. Eindickung der Säuglingsmilch. Medikamentös kann die Funktion des unteren Ösophagussphinkters und die Magenentleerung durch Cisaprid (z.B. Propulsin®) oder Metoclopramid (z.B. Paspertin®) unterstützt werden. Säureunterdrückende Medikamente wie Cimetidin (z.B. Tagamet®) tragen zur Abheilung magensäurebedingter Schleimhautschädigungen der Speiseröhre bei. Meist verbessert sich die Schließfunktion des unteren Ösophagus von selbst, eine OP ist nur selten erforderlich.

13.11.4 Zöliakie

Zöliakie: Kindliche Manifestationsform der Gluten-Unverträglichkeit (☞ 21.6.4).

Die Zufuhr des in vielen Getreidearten enthaltenen Glutens führt bei den betroffenen Kindern aus noch ungeklärter Ursache zu einer *Atrophie der Dünndarmzotten* und damit zu einer Einschränkung der Verdauungs- und Resorptionsfunktion des Dünndarms.

Die Nahrung junger Säuglinge ist in der Regel glutenfrei. Typischerweise setzen die Symptome deshalb erst mit Beginn der Zufütterung um den 6. Lebensmonat ein. Die Kinder gedeihen nicht mehr richtig, haben keinen Appetit und evtl. Durchfall oder Erbrechen. Ihr Bauch ist auffällig vorgewölbt. Häufig sind die Kinder auch übel gelaunt.

Diagnostisch kann eine Bestimmung der Antikörper gegen *Gliadin* (in Weizen und Roggen enthaltenes Getreideprotein, Bestandteil des Glutens) und *Endomysium* (Bindegewebe um jede einzelne Muskelfaser) entscheidende Hinweise bringen. Immer erforderlich ist jedoch die histologische Untersuchung einer Dünndarmbiopsie, die eine „flache", zottenlose Schleimhaut zeigt.

Die Betroffenen müssen meist lebenslang eine glutenfreie Diät einhalten (☞ 21.6.4).

13.11.5 Infektiöse Diarrhoe

Infektiöse Diarrhoe (☞ 28.5.6): Ansteckende Durchfallerkrankung. Häufigste Ursache in Deutschland bei Kindern sind Viren (z.B. Rota-Viren).

Leitsymptome der **infektiösen Diarrhoe** sind wie beim Erwachsenen Durchfälle, Übelkeit, Erbrechen, Bauchschmerzen und Fieber. Insbesondere bei Säuglingen und Kleinkindern entwickelt sich rasch eine Exsikkose durch die mit den Durchfällen verbundenen Wasserverluste – eine Gefahr, die von den Eltern vielfach unterschätzt wird. Die Schleimhäute des Kindes sind trocken, die Fontanelle eingesunken, die Urinausscheidung sinkt und die Kinder weinen „ohne Tränen". Im Spätstadium verstreichen die beim Zwicken der Haut entstehenden Hautfalten nicht mehr sofort, sondern bleiben stehen; es kommt dann auch rasch zu Kreislaufproblemen bis hin zum Schock.

In der Behandlung vordringlich ist die **Rehydrierung**, d.h. Ausgleich der verlorenen Flüssigkeit und Wiederherstellung eines normalen Flüssigkeitshaushaltes.

Die Flüssigkeit wird insbesondere bei Erbrechen möglichst oft und in kleinen Mengen gegeben, z.B. alle fünf Minuten 1 – 2 Teelöffel. Von der früher üblichen längeren Nahrungskarenz, „Stillpausen" oder der Gabe sog. *Heilnahrungen* im Anschluß an die Durchfallerkrankung ist man heute weitgehend abgekommen.

Wird die orale Rehydrierung richtig (und mit der nötigen Geduld!) durchgeführt, ist ein intravenöser Flüssigkeitsersatz nur selten nötig. Ist jedoch der Flüssigkeitsverlust schon so weit fortgeschritten, daß ein Volumenmangelschock vorliegt und keine Vene mehr punktiert werden kann, kann die Flüssigkeit auch über eine Hohlnadel in das Knochenmark der *Tibia* (Schienbein) infundiert werden. Dieser *intraossäre* Zugangsweg ist bisweilen lebensrettend (☞ Abb. 13.73).

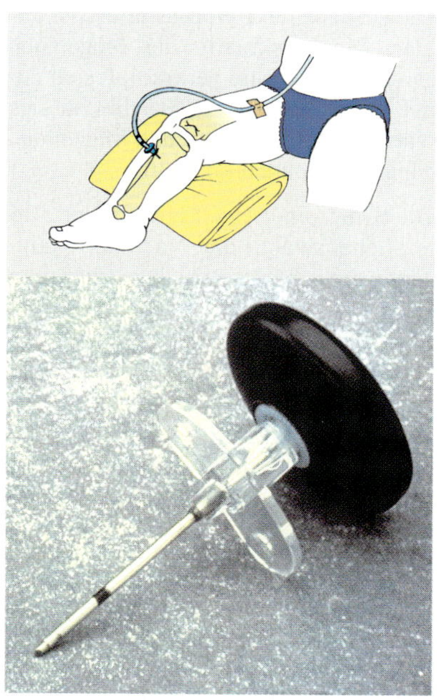

Abb. 13.73: Intraossäre Punktion der Tibia beim Säugling und Kleinkind mit einer Spezialnadel, die in das Knochenmark eingedreht wird. Sie kommt bei Notfallsituationen zum Einsatz, und es können alle Notfallmedikamente und Infusionen darüber verabreicht werden. [L215, V217]

In der Regel hört die Erkrankung von selbst wieder auf. Antibiotika sind nur ganz selten indiziert. Medikamente zur Hemmung der Darmmotorik sollten bei Kindern nicht gegeben werden, da die Ausscheidung des infizierten Darminhalts den Heilungsverlauf beschleunigt.

Pflege bei Gastroenteritis, ☞ *28.5.6*

Säuglinge müssen besonders häufig gewickelt werden, um Hautreizungen im Windelbereich vorzubeugen.

13.12 Kindliche Erkrankungen des Stoffwechsels

13.12.1 Diabetes mellitus

Diabetes mellitus (☞ 23.6): Mit einem Vorkommen von 1 : 1000 häufigste Stoffwechselerkrankung im Kindesalter. Bei Kindern praktisch nur als Typ I-Diabetes auftretend.

Der **Typ I-Diabetes** wird auf eine abnorme Immunreaktion zurückgeführt, die die insulinproduzierenden B-Zellen der Bauchspeicheldrüse zerstört. Wahrscheinlich wird die Entgleisung des Immunsystems bei vorhandener genetischer Veranlagung durch bestimmte Virusinfektionen ausgelöst.

Für Kinder typisch ist die rasche Entwicklung des Krankheitsbildes mit einer Anamnese von unter vier Wochen. Im Vordergrund stehen eine gesteigerte Urinausscheidung (Einnässen bei vorher trockenen Kindern), starker Durst sowie Gewichtsverlust trotz häufig vermehrten Essens. Nicht selten entwickelt das Kind auch ein ketoazidotisches Koma (☞ 23.6.3), das zur Diagnosestellung führt.

Diagnostiziert wird die Erkrankung durch Messung des Blut- und Urinzuckers. Die Messung der Ketone im Urin gibt einen Hinweis darauf, wie stark der Stoffwechsel bereits entgleist ist.

Die Therapie besteht in der lebenslangen Zufuhr von Insulin sowie einer an die Krankheit angepaßten Diät und Lebensführung.

Die Prognose wird, wie bei vielen anderen chronischen Krankheiten, maßgeblich durch den psychosozialen Hinter-

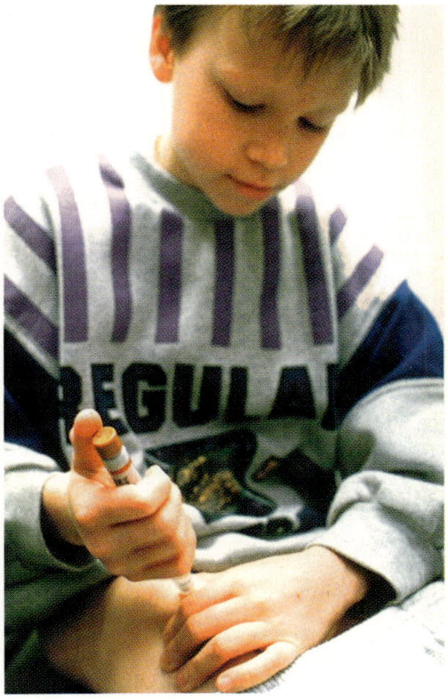

Abb. 13.74: Wenn der kindliche Diabetiker akzeptiert hat, daß einige Bereiche seines Lebens reglementierter sein müssen als bei anderen Kindern, kann er eigenverantwortlich mit seiner Krankheit umgehen. Dieser Junge injiziert „sein" Insulin selbständig. [K303]

grund des Kindes bestimmt. Eltern mit Einsichtsvermögen, Zeit und Verständnis für ihr Kind können diesem zu einer positiven Motivation und ausreichender Krankheitseinsicht verhelfen, die Grundvoraussetzungen für das Leben eines Diabetikers bzw. chronisch kranken Kindes sind.

13.12.2 Phenylketonurie

Phenylketonurie *(PKU):* Autosomal rezessiv vererbte Störung des Aminosäurenstoffwechsels, die unbehandelt zu schwerer geistiger Behinderung führt. Häufigkeit ca. 1 : 8000.

Infolge eines autosomal rezessiv vererbten Enzymdefekts (☞ 8.1.3) kann die Aminosäure Phenylalanin nicht zu Tyrosin umgewandelt werden, so daß sich Phenylalanin und seine Abbauprodukte im Blut anreichern und das Nervensystem schädigen.

Hauptsymptom der Erkrankung ist eine schwere geistige Behinderung (bei unbehandelten Kinder IQ < 30), oft verbunden mit zerebralen Krampfanfällen. Äußerlich fallen die Kinder durch eine verminderte Pigmentierung auf (blaue Augen, hellblondes Haar).

Heute wird der Verdacht auf eine Phenylketonurie meist aufgrund eines pathologischen **Guthrie-Tests** geäußert. Bei diesem Test wird im Rahmen der U2 am 4. – 7. Lebenstag entnommenes Blut auf ein Filterpapierblatt getropft und dieses Blatt auf einen mit speziellen Bakterien beimpften Nährboden gelegt. Ist der Phenylalaningehalt im Blut hoch, so wird das Wachstum dieser Bakterien sichtbar gehemmt (☞ 28.3.5). Die Diagnose wird dann durch verschiedene Blutuntersuchungen gesichert. Das Neugeborene ist zu diesem Zeitpunkt noch unauffällig.

Die Behandlung besteht in einer zunächst phenylalaninfreien und später phenylalaninarmen Diät, die zur Deckung des Eiweißbedarfes durch spezielle bilanzierte Diäten angereichert werden muß (z.B. Milupa® PKU 1-Mix und PKU 1 – 3). Da auch ein „Zuwenig" schädlich ist (Phenylalanin ist eine essentielle, d.h. lebensnotwendige, Aminosäure), sind engmaschige Kontrollen des Phenylalaninspiegels im Blut notwendig. Die Diät kann in der Regel nach Abschluß der Entwicklung gelockert werden.

13.13 Kindliche onkologische Erkrankungen

Krebserkrankungen bei Kindern sind zwar insgesamt selten (Neuerkrankungsrate ca. 2000 Kinder pro Jahr in Deutschland), nehmen aber einen relativ hohen Anteil an den Todesursachen bei Kindern ein.

13.13.1 Leukämien

Akute Leukämien (Details ☞ 24.7.2), und zwar vorwiegend die akute lymphatische Leukämie (ALL), machen gut ein Drittel aller kindlichen Krebserkrankungen aus. Meist erkranken Kinder von 1 – 5 Jahren.

Die Symptome kindlicher Leukämien entsprechen denen beim Erwachsenen. Häufig werden die Kinder von ihren Eltern zum Arzt gebracht, weil sie seit einigen Wochen ständig müde und blaß sind oder viele blaue Flecken haben, ohne hingefallen zu sein. Auch unerklärliche Fieberschübe und Knochenschmerzen können auf eine Leukämie hinweisen.

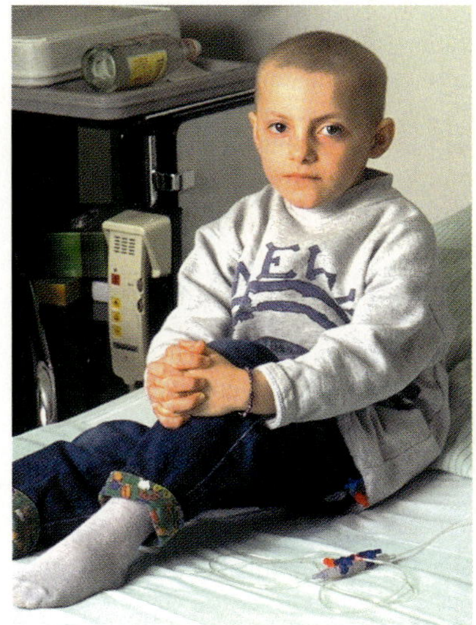

Abb. 13.75: Auch diese kleine Patientin hat nach der Chemotherapie ihre Haare verloren. Sie braucht die Unterstützung ihrer Familie und des betreuenden Krankenhauspersonals, um mit der Bedrohung ihres Lebens und der Einschränkung ihrer Lebensqualität fertig zu werden. Aber Kinder entwickeln auch oft eine erstaunliche Stärke, ihre Krankheit und den vielleicht nahenden Tod zu verarbeiten und anzunehmen. Viele Eltern berichten, ihr krankes Kind habe *sie* getröstet und nicht umgekehrt. [K183]

Die Diagnose wird durch Knochenmarkpunktion gesichert. Hauptpfeiler der Behandlung ist wie beim Erwachsenen die Chemotherapie (Grundsätze ☞ 24.5.1). Dabei wird bei Kindern noch mehr als bei Erwachsenen versucht, die Dauer der stationären Aufenthalte zugunsten ambulanter Behandlungstermine zu verkürzen.

Die Prognose kindlicher Leukämien hat sich seit Einführung der Chemotherapie wesentlich verbessert. Heute überleben schätzungsweise 70 % der Kinder mit einer akuten lymphatischen Leukämie und ca. 50 % derjenigen mit einer akuten myeloischen Leukämie.

13.13.2 Wilms-Tumor

Wilms-Tumor *(Nephroblastom):* Häufigster bösartiger Nierentumor bei Kindern, Erkrankungsalter meist 1 – 5 Jahre. Histologisch embryonale Mischgeschwulst aus unreifen Geweben verschiedener Keimblätter. Trotz hoher Malignität verhältnismäßig gute Prognose.

Häufig verursacht der **Wilms-Tumor** keine Beschwerden, und der Kinderarzt tastet bei einer Routineuntersuchung eine (schmerzlose) Schwellung im Bauch. Ansonsten sind die Erstsymptome eher unspezifisch (z.B. Abgeschlagenheit, Bauchschmerzen). Auch eine isolierte *Mikrohämaturie* (☞ 31.4.1) kann erstes Zeichen der Erkrankung sein.

Die Diagnostik umfaßt Urin- und Blutuntersuchungen sowie verschiedene bildgebende Verfahren (meist Röntgenaufnahme des Thorax, Ultraschall und CT des Abdomens).

Erster Schritt der Behandlung ist meist eine Chemotherapie zur Verkleinerung der Tumormasse. Es folgen die operative Entfernung der erkrankten Niere und eine postoperative Chemotherapie, evtl. auch eine Strahlentherapie. Hierunter ist die Prognose mit einer 5 Jahres-Überlebensrate von ca. 80 % relativ gut.

13.13.3 Neuroblastom

Neuroblastom: Bösartiger Tumor des sympathischen Nervensystems, oft von der Nebenniere ausgehend. Altersgipfel im Säuglings- und Kleinkindalter.

Meist fallen den Eltern der betroffenen Kinder zunächst unspezifische Allgemeinsymptome wie Müdigkeit, Schwäche oder Gewichtsverlust auf. Spezifische Symptome hängen von der Lokalisation des Tumors und bereits vorhandener Metastasen ab (z.B. Augensymptome bei Befall des Gehirns).

Da der vom Nervensystem ausgehende Tumor bestimmte Hormone (Katecholamine) bildet, sind die Katecholaminabbauprodukte in Serum und Sammelurin erhöht. Durch verschiedene bildgebende Verfahren werden der Tumor und eventuelle Metastasen lokalisiert.

Die Behandlung umfaßt die operative Tumorentfernung, Chemotherapie und evtl. Strahlentherapie.

Da die Prognose im Anfangsstadium der Erkrankung gut ist und mit zunehmender Ausbreitung des Tumors rasch abfällt, wird zur Zeit in Studien geprüft, ob Screening-Untersuchungen aus dem Urin von Säuglingen (Eindrücken eines Teststreifens in die nasse Windel) die Früherkennung entscheidend verbessern können.

13.13.4 Retinoblastom

Retinoblastom: Bösartiger Tumor der Netzhaut, zum Teil beidseits auftretend. Manifestation in den ersten drei Lebensjahren.

Manche **Retinoblastome** werden durch die Abklärung eines neu entstandenen Schielens bemerkt. Die meisten Tumoren werden aber erst diagnostiziert, wenn die Tumormasse hell in der Pupille schimmert und das Kind auf dem betroffenen Auge praktisch blind ist („blindes Katzenauge"). Therapeutisch ist dann nur noch eine Entfernung des Augapfels (Enukleation, ☞ 35.2.5) möglich. Bei kleineren Tumoren kann oft das Auge und damit ein Sehrest erhalten werden.

Ein Teil der Retinoblastome, z.B. alle beidseitig auftretenden, ist erblich bedingt. Dann sind oft Untersuchungen weiterer Familienmitglieder (Geschwister!) und eine genetische Beratung erforderlich.

13.14 Kindliche Infektionserkrankungen

Isolation bei Infektionen, ☞ 28.2.2;
Meldepflicht bei Infektionen, ☞ 28.10;
Pflege bei Fieber, ☞ 13.3.6 und 7.8.4;
Poliomyelitis (Kinderlähmung), ☞ 35.9.5

Infektionserkrankungen zählen zu den häufigsten kindlichen Erkrankungen überhaupt. Dies hängt auch damit zusammen, daß sich das Immunsystem des Kindes mit zahlreichen „neuen" Krankheitserregern seiner Umwelt auseinandersetzen muß, für die der Erwachsene aufgrund früherer Kontakte eine Immunität besitzt.

Viele Infektionen, darunter die sehr häufigen Atemwegsinfekte (☞ 20.5.1, 20.5.2), Hals- und Mittelohrentzündungen (☞ 34.5.2), verlaufen beim Kind ähnlich wie beim Erwachsenen. Andere, teils lebensbedrohliche Infektionen (z.B. Meningitis) zeigen sich v.a. beim jüngeren Kind nur durch uncharakteristische Symptome wie beispielsweise Fieber, Erbrechen und Apathie.

Erkrankung	Details ☞
Angina tonsillaris	34.7.1
Atemwegsinfekte	20.5.1, 20.5.2
Keuchhusten	13.10.1
Masern	13.14.2
Meningitis (Hirnhautentzündung)	35.9.1
Mittelohrentzündung	34.5.2
Mumps	13.14.3
Pneumonie (Lungenentzündung)	20.5.3
Pseudokrupp	13.10.2
Ringelröteln	13.14.4
Röteln	13.14.5
Scharlach	34.7.1
Windpocken (Varizellen)	13.14.6

Tab. 13.76: Die häufigsten Infektionskrankheiten bei Kindern.

Eine Sonderstellung nehmen die sog. **Kinderkrankheiten** ein. Die Erreger waren früher weit verbreitet (endemisch) und hinterließen nach durchgemachter Erkrankung eine bleibende Immunität (☞ 29.1.4). Infolgedessen erkrankten praktisch nur (und praktisch alle) Kinder, während fast alle Erwachsenen nach einem früheren Kontakt immun waren (daher der Name „Kinderkrankheiten"). Heute sind viele Kinderkrankheiten durch Impfungen weitgehend zurückgedrängt. Zu den klassischen Kinderkrankheiten zählen Masern, Mumps, Röteln, Ringelröteln, Windpocken, Scharlach und Keuchhusten.

13.14.1 Dreitagefieber

Dreitagefieber *(Exanthema subitum):* Akute, harmlose Viruserkrankung des Kleinkindalters.

Die Kinder – meist handelt es sich um Säuglinge oder Kleinkinder zwischen sechs Monaten und zwei Jahren – bekommen unvermittelt hohes Fieber. Ihr Allgemeinzustand ist dabei recht gut. Die Eltern sind oft ratlos, da das Kind keinerlei Organsymptome als Hinweis auf die zugrundeliegende Erkrankung zeigt. Nach drei Tagen fällt das Fieber ebenso schnell wieder ab, wie es gekommen ist. Gleichzeitig erscheint ein feinfleckiger Ausschlag v.a. am Körperstamm, der von unerfahrenen Eltern manchmal übersehen wird, da er sehr diskret sein kann und oft nur wenige Stunden anhält.

Einzige Komplikation des Dreitagefiebers sind wegen des raschen Fieberanstiegs Fieberkrämpfe (☞ 13.17.2, 35.8.1).

13.14.2 Masern

Masern *(Morbilli):* Akute Virusinfektion mit typischen Vorläufersymptomen und charakteristischem Hautausschlag. In Deutschland durch Impfung im Kleinkindalter heute seltener und oft leichter verlaufend.

Das **Masern-Virus** wird durch Tröpfcheninfektion übertragen. Nach einer Inkubationszeit von 10 – 12 Tagen treten typische Vorläufersymptome auf (*Prodromalstadium*): Das Kind bekommt mäßiges Fieber, Husten, Schnupfen und eine Bindehautentzündung mit Lichtscheu. Diagnostisch wegweisend sind zu diesem Zeitpunkt die sog. **Koplik-Flecken**, kalkspritzerartige, weiße Flecken der Wangenschleimhaut gegenüber den Backenzähnen. Nach 3 – 5 Tagen fällt das Fieber für 1 – 2 Tage ab, bevor es erneut auf ca. 40 °C ansteigt und das typische Masernexanthem auftritt. Meist beginnt der Ausschlag hinter den Ohren und breitet sich nach unten aus. Zunächst bilden sich kleine, rote Papeln, die zu unregelmäßig geformten, größeren Flecken oder flächigen Rötungen zusammenfließen (konfluieren). Nach ungefähr 3 – 4 Tagen klingen Fieber und Ausschlag wieder ab.

Gefährlichste Akutkomplikation ist die **Masernenzephalitis** (Häufigkeit ca. 1 : 1000), die sich durch zerebrale Krampfanfälle, Bewußtseinsstörungen und neurologische Ausfälle zeigt und häufig Dauerfolgen hinterläßt.

Eine sehr seltene, aber wegen ihres stets tödlichen Ausgangs bedeutsame Komplikation ist die **subakute sklerosierende Panenzephalitis** *(SSPE)*, eine allmählich das Gehirn zerstörende Entzündung, die durchschnittlich 5 – 7 Jahre nach der Masernerkrankung auftritt.

Die Diagnose wird in der Regel klinisch gestellt. Masern und Masernenzephalitits können nur symptomatisch behandelt werden. Zur Vermeidung

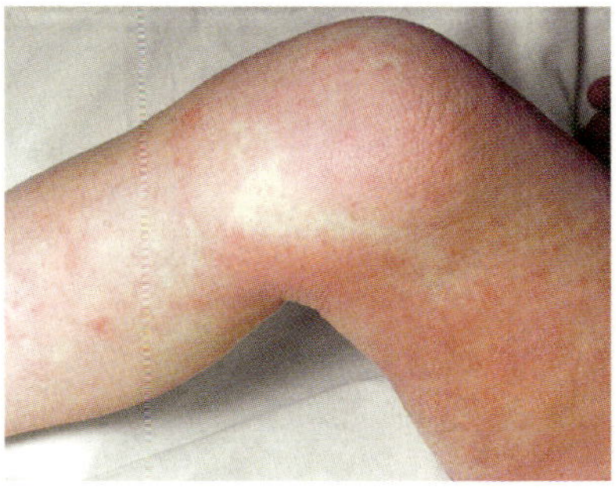

Abb. 13.77: Typisches Masernexanthem mit blaßroten, konfluierenden Flecken. [M123]

bleibender Behinderung nach Masernenzephalitits sollten alle Kleinkinder aktiv gegen Masern geimpft werden (☞ 29.2.2). Eine Passivimpfung gegen Masern ist z.B. bei Immundefekten angezeigt.

Pflege bei Masern

Die betroffenen Kinder sind in ihrem Allgemeinbefinden stark beeinträchtigt, so daß sie von selbst Bettruhe einhalten. Die meisten bevorzugen aufgrund der Bindehautentzündung ein abgedunkeltes Zimmer. Die Krankenbeobachtung dient der rechtzeitigen Erkennung von Komplikationen (Atemstörungen als Hinweis auf eine Pneumonie, Bewußtseinsstörungen als Zeichen einer Enzephalitis).

13.14.3 Mumps

Mumps *(Parotitis epidemica, Ziegenpeter, Wochentölpel, Bauernwetzel):* Akute, viral bedingte Allgemeinerkrankung mit kennzeichnender Schwellung der Ohrspeicheldrüse (in 75% beidseits).

Nach einer Inkubationszeit von 2 – 3 Wochen fühlt sich das Kind müde und krank und bekommt Fieber. Dann schwellen die Ohrspeicheldrüsen schmerzhaft an („Hamsterbacken“, ☞ Abb. 34.67). Nach ca. einer Woche gehen die Symptome von selbst wieder zurück.

Die Diagnose wird aufgrund der klinischen Untersuchung gestellt. Die Therapie ist symptomatisch.

Als Komplikationen sind vor allem zu nennen:

- **ZNS-Beteiligung** mit *Meningitis* oder teils irreversiblen *Hörschädigungen* (häufigste Ursache der frühkindlichen Ertaubung)
- **Hodenentzündung** mit der Gefahr bleibender Sterilität (☞ 31.10.2) bei Jungen nach der Pubertät
- **Begleitpankreatitis,** meist gutartig verlaufend.

Wegen dieser möglichen Komplikationen wird empfohlen, alle Kinder aktiv gegen Mumps zu impfen (☞ 29.2.2).

Pflege bei Mumps

Den erkrankten Kindern sollte Breikost angeboten werden, da das Essen schmerzhaft ist. Feuchte Umschlägen (z.B. mit Enelbinpaste) werden oft als lindernd empfunden.

13.14.4 Ringelröteln

Ringelröteln *(Erythema infectiosum acutum):* Harmlose Virusinfektion mit nur geringen Allgemeinerscheinungen und typischem Hautausschlag.

Die betroffenen Kinder haben evtl. leichtes Fieber. Vielfach beginnt die Erkrankung aber direkt mit dem typischen Exanthem: Als erstes zeigt sich eine Rötung der Wangen, dann ein girlandenförmiger Hautausschlag an den Streckseiten der Extremitäten und am Rumpf, der ungefähr 10 – 14 Tage bestehen bleibt. In diesem Stadium kann auch eine Gelenkbeteiligung auftreten.

Die Erkrankung heilt spontan aus und ist in der Regel harmlos. Selten entwickelt sich eine Knochenmarkshemmung mit aplastischer Anämie. Auch kann eine Infektion von Schwangeren zum Abort führen. Eine Impfung ist nicht möglich.

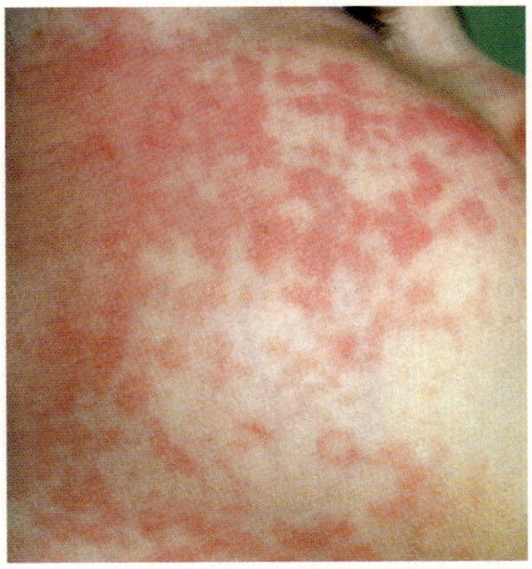

Abb. 13.78: Wange eines Jungen mit Ringelröteln. Das Exanthem ist blaßrot und girlandenartig, am Hals auch in Ringelform. Typischerweise sind die Mund- und Kinnpartie ausgespart. [M123]

13.14.5 Röteln

Röteln *(Rubeola):* Für den Erkrankten in der Regel harmlose Virusinfektion. Jedoch große soziale Bedeutung durch schwere Schädigung des Ungeborenen bei einer Erkrankung der Schwangeren.

Etwa 14 – 16 Tage nach Ansteckung durch Tröpfcheninfektion kommt es zu einer leichten Erkrankung mit Schnupfen, etwas Fieber und einer typischen Schwellung der Hals- und Nackenlymphknoten. Gleichzeitig oder kurz danach breitet sich ein kleinfleckiger Hautausschlag vom Gesicht ausgehend über den ganzen Körper aus. Die etwa linsengroßen Fleckchen fließen im Gegensatz zu denen bei Masern nicht zusammen.

Eine kausale Therapie ist nicht möglich, in der Regel aber auch nicht nötig, da die Erkrankung gerade bei Kindern kaum Komplikationen verursacht.

Rötelnembryopathie

Gefährlich ist das Rötelnvirus für das Ungeborene im Mutterleib: Eine frische Rötelninfektion der Schwangeren kann den Feten insbesondere in der Frühschwangerschaft (Risiko > 50 %!) schwer schädigen.

Typisch für diese **Rötelnembryopathie** *(Gregg-Syndrom)* sind Herzfehler, Augen- und Ohrenschäden, eine erhebliche geistige und motorische Entwicklungsstörung und Minderwuchs. Die Kinder sind nach der Geburt längere

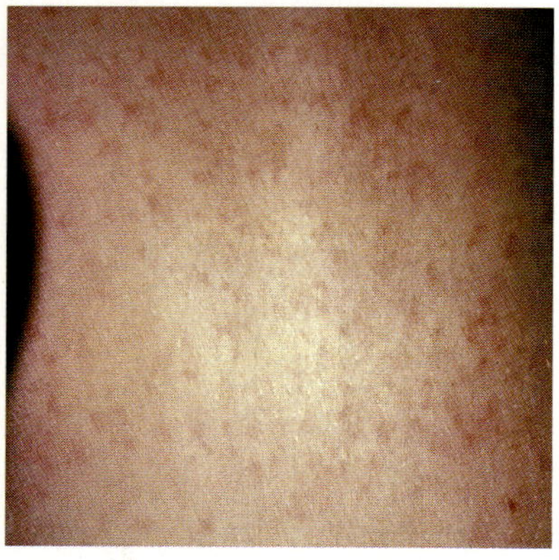

Abb. 13.79: Rötelnexanthem am Rücken mit kleinen, nicht konfluierenden Flecken. [F113]

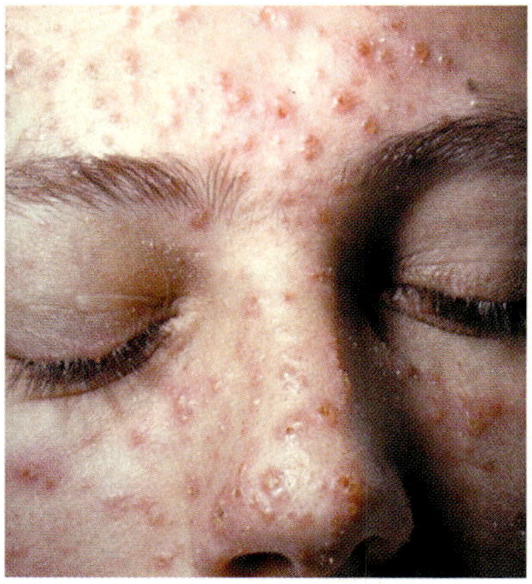

Abb. 13.80: Hautbefund eines Mädchens mit Windpocken. Typisch ist das Nebeneinander von Bläschen und Krusten. [F113]

Zeit infektiös. Eine kausale Behandlung ist nicht möglich.

Aus diesem Grunde wird die Röteln-Impfung heute für alle Kleinkinder empfohlen. Bei Mädchen ist eine zweite Impfung vor der Pubertät anzuraten, um eine sichere Immunität zu erzielen. Zusätzlich wird das Blut aller Schwangeren auf Röteln-Antikörpern untersucht, um gefährdete Frauen herauszufinden, bei denen eine Passivimpfung erforderlich werden kann.

13.14.6 Windpocken

Windpocken *(Varizellen, Wasserpocken):* Hochansteckende, virusbedingte Allgemeinerkrankung mit typischem Bläschenausschlag.

Die Windpocken werden durch das *Varizella-Zoster-Virus* der Herpesgruppe (☞ 28.6.3) hervorgerufen. Es wird durch Tröpfcheninfektion übertragen, und die Viren können auf feinsten Tröpfchen oder Staubpartikeln weit fliegen (die Erkrankung wird praktisch mit dem Wind übertragen – daher der Name).

Nach einer Inkubationszeit von 2 – 3 Wochen bekommen die Kinder Fieber. Gleichzeitig treten kleine rötliche Papeln auf, die sich innerhalb eines Tages in juckende Bläschen mit erst klarem und später trübem Inhalt weiterentwickeln und von einem roten Hof umgeben sind. Die Bläschen trocknen unter Borkenbildung ein und heilen ohne Narbenbildung ab. Betroffen ist die gesamte Haut (d.h. auch im Bereich der Haare) und auch die Schleimhaut. In den ersten Erkrankungstagen schießen immer neue Bläschen auf, so daß ältere und frische Effloreszenzen nebeneinander zu beobachten sind („*Sternenhimmel*").

Die Diagnose wird klinisch gestellt. Die symptomatische Behandlung soll in erster Linie den Juckreiz lindern (☞ Pflege). Nur bei immungeschwächten Kindern sind Immunglobuline und Virustatika (☞ 29.2.1) erforderlich.

Eine Impfung gegen Windpocken ist seit 1995 verfügbar.

Die Krankheit heilt in der Regel komplikationslos aus. Der Erreger kann aber im Körper verbleiben und im späteren Leben reaktiviert werden, was zum klinischen Bild der *Gürtelrose* (**Herpes zoster,** ☞ 28.6.3) führt.

Kommen nicht immune Kinder mit an Gürtelrose Erkrankten in Kontakt, so können sie Windpocken entwickeln.

Auch die Windpockenerkrankung einer Schwangeren (nicht aber die Gürtelrose) kann zu einer Schädigung des Ungeborenen führen (☞ Tab. 13.52). Das Risiko ist aber sehr viel geringer als bei Röteln.

Pflege bei Windpocken

Die meisten Kinder sind in ihrem Allgemeinbefinden nur wenig beeinträchtigt. Hauptpflegeproblem ist der Juckreiz, der die Kinder bisweilen sehr quält und zum Aufkratzen der Bläschen (mit nachfolgender Narbenbildung) führt. Hier hilft das regelmäßige Auftragen von Zinkschüttelmixturen (z.B. Tannosynth® Lotio). Besonders bei kleinen Kindern sollten die Fingernägel kurz geschnitten und nachts Handschuhe angezogen werden. Bei starkem Juckreiz werden auf Arztanordnung *Antihistaminika* (☞ Pharma-Info 29.24) verabreicht. Die Haare werden sehr vorsichtig gekämmt, um ein Aufkratzen der Bläschen auf der Kopfhaut zu vermeiden.

13.15 Kindliche Erkrankungen des Immunsystems

HIV-Infektion und AIDS, ☞ *29.3*

Nahrungsmittelallergie

Nahrungsmittelallergie: Allergische Reaktion vom Sofort- oder verzögerten Typ (☞ 29.4.1) auf Nahrungsmittel. Häufige Allergie im Kindesalter (bei Erwachsenen selten). Oft Mehrfach-Sensibilisierung, d.h. Allergie gegen mehrere Nahrungsmittel.

Symptome und Untersuchungsbefund

In der Regel wird die pathologische Immunreaktion durch Verzehr der betreffenden Nahrungsmittel ausgelöst. Bisweilen reichen aber Hautkontakt oder die Inhalation von Dünsten aus.

Akute Verläufe mit Quaddelbildung an der Haut (Urtikaria), Erbrechen, Bauchkrämpfen und Durchfällen sind eher selten. Meist kommt es zu chronischen Erscheinungen:

- Verdauungsstörung mit z.T. blutigen Durchfällen und Gedeihstörung
- *Neurodermitis* (☞ 30.6.1). Diese tritt gerade bei atopisch veranlagten Säuglingen sehr häufig auf, allerdings sind längst nicht alle Formen der Neurodermitis auf eine Nahrungsmittelallergie zurückzuführen

Wichtigste Allergie im Kindesalter: Milcheiweißallergie

Mit einer Häufigkeit von 1 – 2 % die bedeutsamste Nahrungsmittelallergie ist die **Milcheiweißallergie** – vielfach nicht ganz korrekt auch als *Kuhmilchproteinintoleranz* bezeichnet (einer Intoleranz liegt definitionsgemäß keine Immunreaktion zugrunde). Häufig ist sie mit einer Allergie gegen Sojaeiweiß vergesellschaftet. Die akute Verlaufsform geht bei Säuglingen mit Erbrechen und schweren, teils blutigen Durchfällen einher, die häufigere chronische Form zeigt sich als Verdauungsstörung (Malabsorption, ☞ 21.6.3) mit Gedeihstörung und chronischen Durchfällen. Die Milcheiweißallergie wird durch Nahrungen mit hochaufgeschlüsseltem Eiweißanteil wie Alfare® und Pregomin® behandelt.

Daneben werden häufig Allergien gegen Hühnerei, Fisch, Nüsse, Soja, Getreideprodukte und Hülsenfrüchte beobachtet.

Diagnostik

Bei entsprechenden Symptomen wird zunächst versucht, das auslösende Nahrungsmittel durch Befragen der Eltern zu identifizieren. Dies ist bei Säuglingen mit ihrem begrenzten Speiseplan meist einfach, kann bei älteren Kindern jedoch Schwierigkeiten bereiten, da viele industrielle Nahrungsmittel aus unübersehbaren Gemischen bestehen.

Als zweiter Schritt schließt sich deshalb oft ein *Pricktest* an (☞ 29.4.2). Danach kann versucht werden, den oder die vermuteten Auslöser im täglichen Speiseplan für einen Test-Zeitraum von z.B. vier Wochen strikt zu vermeiden *(Eliminationsdiät)*. Bessern sich die Beschwerden, so sollte das Nahrungsmittel auch längerfristig weggelassen werden. Häufig müssen sich die Eltern in langwierigen Versuch-und-Irrtum-Schritten an die auslösenden Nahrungsmittel herantasten.

Prognose

Eine in den ersten Lebensjahren auftretende Überempfindlichkeit gegen Milch- und Hühnereiweiß verliert sich in aller Regel, eine Allergie gegen Nüsse und Fisch dagegen bleibt meist lebenslang erhalten.

Vorbeugung durch Ernährung?

Ausschließlich gestillte Säuglinge leiden seltener unter Neurodermitis als Säuglinge, die mit Flaschennahrung gefüttert werden. Risiko-Kinder (Kinder, bei denen ein Verwandter ersten Grades unter einer *Atopie* leidet) sollten daher 4 – 8 Monate lang *ausschließlich* gestillt werden. Schon eine einzige Flasche kuhmilchhaltiger Ersatznahrung, kann bei entsprechend veranlagten Säuglingen eine Allergie auslösen. Kuhmilch, aber auch andere allergene Nahrungsmittel wie Eier, sollten zumindest im ersten Lebensjahr, möglichst auch noch im 2. Lebensjahr vermieden werden.

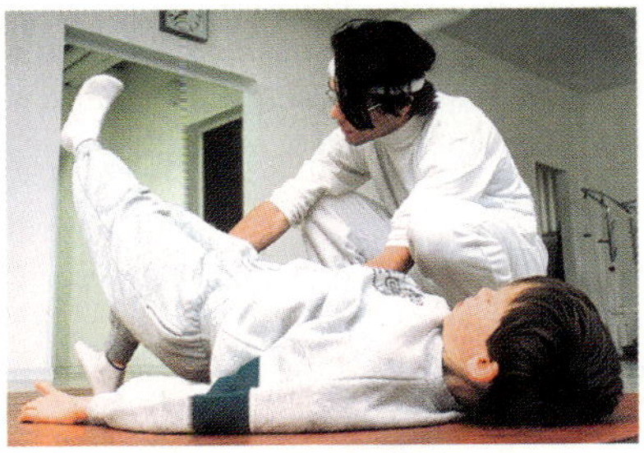

Abb. 13.81: Liegt dem Einnässen eine funktionelle Störung zugrunde, so kann z.B. das Training der Beckenbodenmuskulatur zur besseren Blasenkontrolle verhelfen. [K303]

13.16 Kindliche Erkrankungen der Nieren und der Harnwege

13.16.1 Einnässen

Einnässen *(Enuresis):* Einnässen häufiger als einmal wöchentlich nach Vollendung des 4. Lebensjahres. Mit einem Vorkommen von ca. 20% aller Fünfjährigen häufiges Problem. Keine eigenständige Erkrankung, sondern Symptom. Meist durch Reifungsverzögerung oder eine funktionelle Blasenkontrollstörung bedingt.
Enuresis nocturna: Einnässen nur nachts, ca. 70 % der Fälle.
Enuresis diurna: Einnässen nur tags, ca. 5 %.
Enuresis diurna et nocturna: Einnässen sowohl tags als auch nachts, ca. 25 %.
Primäre Enuresis: Das Kind war noch nie längere Zeit trocken.
Sekundäre Enuresis: Das Kind beginnt wieder einzunässen, nachdem es mindestens ein halbes Jahr trocken gewesen war.

Eine sorgfältige Anamneseerhebung und das Achten auf Begleitsymptome geben wichtige Hinweise auf die Ursache des Einnässens:

- Die weitaus häufigste Ursache des primären nächtlichen Einnässens ist eine *Reifungsverzögerung* der Blasenfunktion. Jungen sind häufiger betroffen als Mädchen, und oft ergibt die Anamnese, daß es in der Familie schon häufiger Probleme mit dem (nächtlichen) Trockenwerden gab. Typischerweise sind die betroffenen Kinder nachts nur schwer weckbar. Auch ist bei diesen Kindern häufig die Sekretion des antidiuretischen Hormons (☞ 31.1.4) verändert.
- Andere Ursachen sind selten. Pigmentstörungen oder eine atypische Behaarung im unteren Lendenwirbelsäulenbereich sowie Fußdeformitäten weisen auf einen bis dahin nicht diagnostizierten *Neuralrohrdefekt* (☞ 13.17.1) als Ursache des Einnässens hin. Eine gesteigerte

Urinproduktion und nächtliches Trinken sind Hinweise auf einen *Diabetes mellitus* (☞ 13.12.1, 23.6) oder *Diabetes insipidus* (☞ 23.10). Bei *Harnwegsinfektionen* haben die Kinder zusätzlich oft Beschwerden beim Wasserlassen und gehen häufig (für kleine Portionen) zur Toilette. Andere Ursachen sind funktionelle Blasenentleerungsstörungen und Harnleiter- oder Harnröhrenfehlbildungen.

Psychische Komponenten wie z.B. falsches (in der Regel zu frühes und zu strenges) Sauberkeitstraining, Familienkonflikte, Überforderung oder „Regressionssituationen" (etwa die Geburt eines Geschwisterchens), können zum Einnässen beitragen.

Wegen der Vielzahl der in Frage kommenden Ursachen ist eine urologische Abklärung (Urinuntersuchung, Ultraschalluntersuchung, Blasenfunktionsdiagnostik) angezeigt. Die Therapie richtet sich nach der zugrundeliegenden Ursache.

13.16.2 Harnwegsinfekte

Ungefähr 5 % aller Mädchen und 1 % aller Jungen haben als Kind mindestens einen Harnwegsinfekt (☞ 31.6.2).

Nur beim Neugeborenen kommt eine Keimbesiedelung über den Blutweg *(hämatogene Infektion)* vor. Ansonsten werden die Keime wie beim Erwachsenen über die Harnwege eingeschleppt *(aszendierende Infektion).* Kinder mit vorgeschädigtem Harntrakt, etwa einem Rückfluß des Blasenurins in die Harnleiter (*vesikoureteraler Reflux*, ☞ auch 31.8.1) oder Einengungen der Harnwege (z.B. bei Vorhautverengung oder Klappen in der Harnröhre) sind besonders gefährdet.

Die Symptome kindlicher Harnwegsinfektionen entsprechen im wesentlichen denen beim Erwachsenen. Allerdings kann das Krankheitsbild gerade bei kleinen Kindern ganz unspezifisch sein: Hohes, scheinbar „grundloses" Fieber (oft mit Erbrechen) ist gelegentlich einziges Zeichen einer Nierenbeckenentzündung.

Die Diagnose erfolgt durch Urinuntersuchung mit -kultur. Bereits beim ersten Harnwegsinfekt ist eine urologische Abklärung (z.B. mit Ultraschall, Miktionszysturethrogramm, ☞ 31.5.6) erforderlich, um Fehlbildungen der Harnwege zu diagnostizieren, bevor sie zu irreversiblen Schäden führen (Tritt der Harnwegsinfekt bei Mädchen > 10 Jahren auf, wird häufig mit der Abklärung bis zum 2. Infekt gewartet).

Harnwegsinfekte müssen auch bei Kindern antibiotisch behandelt werden. Manchmal (z.B. bei gleichzeitig bestehendem vesikoureteralem Reflux, ☞ 31.*.*) ist eine längerdauernde Reinfektionsprophylaxe mit (niedrigdosierten) Antibiotika nötig. Begünstigende Grundleiden (z.B. Fehlbildungen der Harnwege) müssen beseitigt werden.

Pflege bei Harnwegsinfekten, ☞ *31.6.2*

13.17 Kindliche Erkrankungen des Nervensystems

13.17.1 Meningo- und Myelomeningozele

Meningo- und Myelomeningozele *(Spina bifida aperta, „offener Rücken"):* Angeborene Fehlbildung der Wirbelsäule und des Rückenmarks, meist im Lendenwirbelsäulen- oder Sakralbereich.

Der Fehlbildung liegt ein unvollständiger Verschluß der Wirbelsäule und des Neuralrohrs zugrunde. Bei der **Meningozele** wölben sich die Hirnhäute durch den Wirbelspalt vor, bei der **Myelomeningozele** neben Hirnhäuten auch das Rückenmark, welches an dieser Stelle geschädigt ist. In Extremfällen liegt das fehlgebildete Rückenmark völlig frei **(Rhachischisis).** Eine Minimalform ist die **Spina bifida occulta**, bei der lediglich ein Wirbelspalt vorhanden ist, das Rückenmark und seine Hüllen jedoch meist intakt sind.

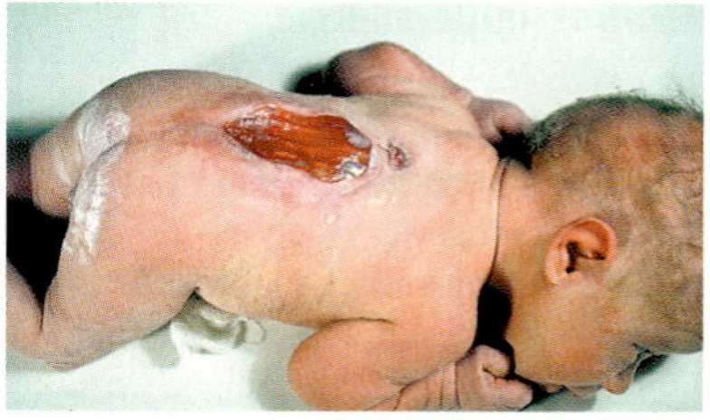

Abb. 13.83: Säugling mit thorakolumbaler Meningomyelozele. [T112]

Bei der *Spina bifida occulta* bestehen oft keine neurologischen Ausfälle. Häufig fällt die Hautpartie über dem Defekt durch Behaarung, einen Blutschwamm, eine Fettgeschwulst (Lipom) oder eine abnorme Einziehung auf. Beim Vorliegen dieser Zeichen veranlaßt der Arzt eine Kernspinuntersuchung des Rückenmarkkanals, um ein „Festhängen" (engl.: *tethering*) des Rückenmarks an Umgebungsstrukturen auszuschließen, was mit zunehmendem Längenwachstum zu neurologischen Problemen führen kann.

Bei den *Myelomeningozelen* bestehen unterschiedlich schwere neurologische Ausfälle wie z.B. Lähmungen der unteren Extremität, Fußdeformitäten, Sensibilitätsstörungen sowie Blasen- und Darmentleerungsstörungen.

Die *Behandlung* besteht in der neurochirurgischen Operation (bei Hautdefekten wegen der Infektionsgefahr bereits am ersten Lebenstag), Krankengymnastik sowie orthopädischer und urologischer Behandlung.

Die *Prognose* ist abhängig von der Höhe des Defekts (je höher, desto schlechter für den Funktionserhalt).

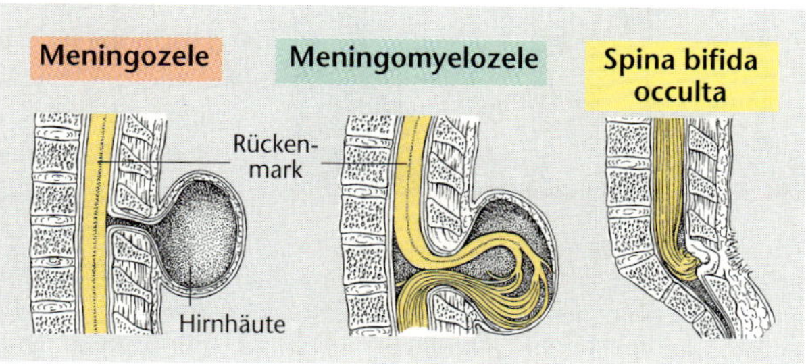

Abb. 13.82: Schematische Darstellung von Meningozele, Meningomyelozele und Spina bifida occulta. [L190]

13.17.2 Zerebrale Krampfanfälle

Anfallsformen, ☞ *35.8.2;*
Pflegerische Erstmaßnahmen bei Krampfanfällen, ☞ *35.8.2*

Zerebrale Krampfanfälle (☞ 35.8) sind ein relativ häufiges Ereignis bei Kindern. Beispielsweise erleiden schätzungsweise 5 % aller Kinder einen oder mehrere Fieberkrämpfe. Nicht jeder von den Eltern berichtete „Anfall" ist aber ein zerebraler Krampfanfall. So sind z.B. die zorn- oder frustationsbedingten **Affektkrämpfe** auf die mit dem „Emotionsausbruch" verbundene Atemstörung zurückzuführen (erst sekundär kommt es durch den Sauerstoffmangel des Gehirns zu krampfartigen Störungen).

Manche zerebralen Krampfanfälle sind Reaktionen auf eine Schädigung des Gehirns, z.B. durch Entzündungen des ZNS, Hirnblutungen, Narben infolge einer frühkindlichen Hirnschädigung oder Tumoren. Meist aber – z.B. bei den meisten Fieberkrämpfen und vielen Epilepsieformen – kann keine Veränderung des Gehirns festgestellt werden.

Die zerebralen Krampfanfälle werden in zwei Gruppen eingeteilt: Epilepsien und Gelegenheitskrämpfe (☞ 35.8).

- **Epilepsien** *(Anfallsleiden):* Chronisch-rezidivierende, nicht fieberbedingte Krampfanfälle. Sie treten häufig als typische, altersgebundene Anfallsformen auf. Hier sind z.B. die **BNS-Krämpfe** des 1. – 2. Lebensjahres zu nennen. Das Kind zuckt plötzlich mit dem ganzen Körper zusammen *(**Blitz**)*, dann folgen eine Beugung des Kopfes *(**Nick**)* und eine langsame Beugung von Rumpf und Extremitäten, die an die indische Begrüßungsverbeugung erinnert *(Salaam)*. Weitere spezifisch pädiatrische Anfallssyndrome sind die **myoklonisch-astatischen Anfälle** (1. – 5. Lebensjahr, kurzes „Zusammensacken" des ganzen Körpers) und die **Pyknolepsie** (*Absencen*, 5. – 8. Lebensjahr, kurze Bewußtseinspausen)
- **Gelegenheitskrämpfe:** Im Rahmen akuter Erkrankungen auftretende Krampfanfälle. Zahlenmäßig am bedeutsamsten sind hier die *Fieberkrämpfe* (☞ unten). Seltenere Ursachen für Gelegenheitskrämpfe sind Blutungen oder Entzündungen des ZNS, Vergiftungen sowie Stoffwechselentgleisungen (z.B. Hypoglykämie).

Fieberkrämpfe

Fieberkrämpfe: Ursächlich ungeklärte Krampfanfälle bei Säuglingen oder Kleinkindern, die nur bei Fieber auftreten. Häufigkeit ca. 5 % aller Kinder, Altersgipfel 1 – 4 Jahre.

Typischerweise bekommen die Kinder im Rahmen einer fieberhaften Infektion während des Fieberanstiegs einen tonisch-klonischen, generalisierten Krampfanfall (☞ 35.8.2).

Da auch eine Meningitis oder Enzephalitis mit Fieber und Krampfanfällen einhergehen kann, wird oft insbesondere beim ersten Krampfanfall eines Kindes eine Lumbalpunktion durchgeführt (☞ 35.5.2)

Oft ist der Fieberkrampf schon vorbei, wenn das Kind dem Arzt vorgestellt wird. Ansonsten wird therapeutisch ein krampfunterdrückendes Medikament gegeben. Die rektale Gabe (z.B. als Diazepam®-Rektiole) ist einfach und ausreichend schnell wirksam. Zusätzlich sind fiebersenkende Maßnahmen erforderlich..

Jedes Kind mit einem zerebralen Krampfanfall – auch einem scheinbar „unkomplizierten" Fieberkrampf – wird einem Neurologen vorgestellt, der anhand von Anamnese, Untersuchungsbefund und EEG entscheidet, ob eine weitergehende Diagnostik erforderlich ist.

Ungefähr ein Drittel der Kinder mit einem ersten Fieberkrampf bekommt bei späterem Fieber erneut einen Krampfanfall. Etwa 2% der Kinder mit einem ersten Fieberkrampf leiden später an einer Epilepsie.

Elterninformation

Die Eltern müssen wissen, daß bei erneutem Fieber wieder ein Fieberkrampf auftreten kann und daher bei ihrem Kind auch mäßiges Fieber gesenkt werden sollte (☞ 13.3.6).

13.17.3 Infantile Zerebralparese

Infantile Zerebralparese (kurz *CP, zerebrale Kinderlähmung)*. Durch eine vor, während oder kurz nach der Geburt erlittene *(frühkindliche)* Hirnschädigung augelöstes Krankheitsbild mit spastischen Lähmungen und Koordinationsstörungen. Manchmal mit Intelligenzminderung und Epilepsie einhergehend.

Krankheitsentstehung

Die wichtigsten Ursachen einer **infantilen Zerebralparese** sind:

- *Während der Schwangerschaft:* intrauterine Infektionen (z.B. Röteln) und Plazentainsuffizienz
- *Während der Geburt:* Asphyxie (☞ 13.7.3) und Hirnblutung (☞ 13.7.8)
- *In der Neugeborenenzeit:* ZNS-Infektionen (Meningitis, Enzephalitis, ☞ 35.9.1, 35.9.2), Hirnblutung oder Kernikterus (☞ 13.7.5, heute selten).

Symptome, Befund

Diagnostik

Die betroffenen Säuglinge fallen zunächst durch Veränderungen des Muskeltonus und abnorme Reflexe (☞ 13.4.2) auf. Später (6. – 18. Lebensmonat) treten die typischen Lähmungen mit spastischer Muskeltonuserhöhung (*Spastik*, ☞ 35.4.2) und gesteigerten Muskeleigenreflexen auf. Häufig bestehen zusätzlich sog. extrapyramidale Bewegungsstörungen (v.a. ausfahrende, unkoordinierte, z.T. schraubenartige Bewegungen) und eine Beeinträchtigung der Körperhaltungs- und Bewegungskontrolle. In schweren Fällen zeigt das Kind auch eine geistige Entwicklungsstörung, Krampfanfällen, Sehstörungen und Sprachentwicklungsstörungen.

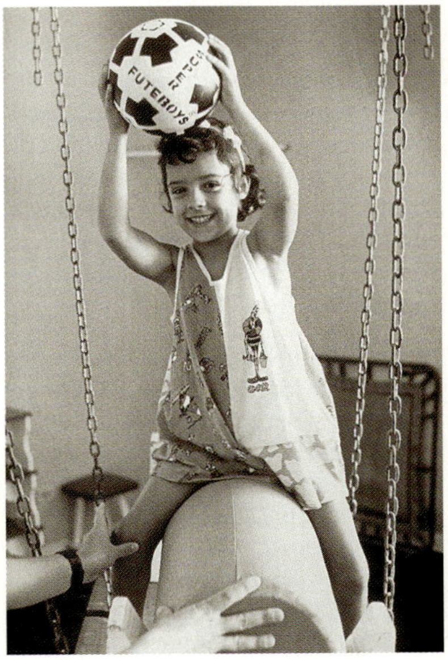

Abb. 13.84: Auch bei weniger ausgeprägten Störungen des Nervensystems verbessert konsequente Physiotherapie die Koordinationsfähigkeit. [N314]

Behandlungsstrategie
Pflege
Prognose

Eine Heilung der Zerebralparese ist nicht möglich. Wohl aber sind bei vielen Kindern langsame Entwicklungsfortschritte zu erzielen.

Die Behandlung erfolgt vorrangig durch regelmäßige Krankengymnastik, im deutschen Sprachraum vor allem mit den Behandlungsmethoden nach *Bobath* (☞ 35.6.6) und *Vojta*. Bisweilen kann der erhöhte Muskeltonus medikamentös gesenkt werden (z.B. durch Baclofen).

Häufig werden stabilisierende und korrigierende orthopädische Maßnahmen erforderlich (Innenschuhe, Schienen, aber auch operative Eingriffe).

13.17.4 Geistige Retardierung

Geistige Retardierung: Verzögerung bzw. Minderung der geistigen Fähigkeiten.

Meist durch umfassende Schädigung oder mangelhafte Entwicklung des Gehirns bedingt und deshalb oft zusammen mit einer motorischen Retardierung und einer Sprachentwicklungsverzögerung auftretend (*psychomotorische* bzw. *globale Retardierung*).

Die *Entwicklungsverzögerung* (= **Retardierung**) mit zwar nicht altersentsprechenden, aber doch kontinuierlichen Entwicklungsfortschritten muß abgegrenzt werden von der **Demenz**, bei der das Kind (bzw. der erwachsene Patient, ☞ 14.5) bereits erworbene geistige Fähigkeiten wieder verliert.

Die intellektuellen Fähigkeiten werden durch den **Intelligenzquotienten** beschrieben, der durch verschiedene Testverfahren (z.B. *Hamburg-Wechsler-Intelligenztest für Kinder*) ermittelt werden kann. Dabei ist allerdings zu berücksichtigen, daß abstrakte Teste wenig über die Fähigkeiten eines Einzelnen aussagen, sich in seiner Umwelt zurechtzufinden. Dennoch ist eine grobe Einteilung der geistigen Behinderung z.B. zur Festlegung erreichbarer Förderungsziele sinnvoll (☞ Tab. 13.8.2)

Die **Ursachen** für eine gestörte Intelligenzentwicklung sind zahlreich. Leichte intellektuelle Behinderungen sind häufig auf in der Familie verankerte Faktoren zurückzuführen. Meist wirken dabei sowohl genetische Faktoren (niedrige Intelligenz der Eltern) als auch Umwelteinflüsse (geringeres Maß an Förderung) zusammen.

Schwerere Formen der geistigen Retardierung sind zurückzuführen auf folgende Ursachen:
- Chromosomenstörungen, z.B. Down-Syndrom (☞ 13.7.1) oder fragiles X-Syndrom
- Stoffwechselstörungen, z.B. unbehandelte Schilddrüsenunterfunktion (☞ 23.4.4) oder Phenylketonurie (☞ 13.12.2)
- Prä- und perinatale Schädigungen des ZNS, z.B. Alkoholkonsum der Mutter während der Schwangerschaft (☞ 13.7.1), Infektionen, Asphyxie oder Hirnblutung
- Postnatale Faktoren wie ZNS-Infektionen oder Schädel-Hirn-Trauma.

Zur *Ursachenklärung* und *Differentialdiagnose* sind oft technische Untersuchungen erforderlich (z.B. Blutuntersuchung, EEG, Chromosomenanalyse).

Eine ursächliche **Therapie** ist meist nicht möglich. Um eine höchstmögliche Selbständigkeit der Kinder zu erreichen, sollten diese in Familie und sonderpädagogischen Einrichtungen ihren Fähigkeiten gemäß gefördert werden. Ziel ist immer eine möglichst weitgehende Integration des behinderten Kindes in die „normale" (und häufig in anderer Hinsicht behinderte Gesellschaft.

Teilleistungsschwäche

Teilleistungsschwäche *(Teilleistungsstörung, spezifische Lernstörung, „Lernbehinderung"):* Spezifische Leistungsschwäche in Teilbereichen intellektueller Fähigkeiten bei insgesamt im Normbereich liegenden Intelligenz. Fällt oft erst im Grundschulalter durch schlechte Schulleistungen auf.

Die wichtigsten Teilleistungsschwächen sind:
- Lese- und Rechtschreibeschwäche **(Legasthenie).** In einem Drittel der Fälle liegt gleichzeitig eine Verzögerung der Sprachentwicklung vor. Jungen sind dreimal häufiger als Mädchen betroffen
- Rechenschwäche (**Dyskalkulie**, sehr viel seltener).

Gelegentlich finden sich bei Kindern mit Teilleistungsschwächen auch neurologische Auffälligkeiten wie z.B. Überaktivität oder eine nicht voll entwickelte Körperhaltungs- und Bewegungskontrolle, die der Umwelt zum Teil als Ungeschicklichkeit auffällt.

Kinder mit einer Teilleistungsschwäche bedürfen zum einen einer gezielten Föderungs- und Übungsbehandlung zur weitestmöglichen Kompensation der Schwäche. Zum anderen müssen durch Beratung Fehlreaktionen der Umwelt und sekundäre Verhaltensstörungen des Kindes verhindert werden. Da Anerkennung in einer einseitig auf intellektuelle Leistungen ausgerichteten Umwelt für diese Kinder schwerer zu erlangen ist als für andere Kinder,

Klassifikation	IQ	Erreichbares Entwicklungsalter	Förderungsmöglichkeiten
Leichte intellektuelle Behinderung	69 – 50	15 Jahre	Sonderschule für Lernbehinderte, Erwerb von Kulturtechniken (z.B. Lesen)
Mäßige intellektuelle Behinderung	49 – 35	6 Jahre	Sonderschule für praktisch Bildbare; kein bzw. nur begrenzter Erwerb von Kulturtechniken, aber praktisch bildbar; z.T. in Beschützender Werkstatt eingliederungsfähig
Schwere intellektuelle Behinderung	34 –20		
Schwerste intellektuelle Behinderung	< 20	18 Monate	Lernen durch Versuch und Irrtum bzw. Imitation

Tab. 13.85: Klassifikation der geistigen Behinderung nach Remschmidt und Schmidt.

sind sekundäre Störungen (mangelndes Selbstbewußtsein, Verhaltensstörungen) nicht selten.

13.18 Kindesmißhandlung

Kindesmißhandlung: *Aktive* körperliche oder sexuelle Mißhandlung eines Kindes oder *passive* Schädigung eines Kindes durch Vernachlässigung, meist durch die Erziehungsberechtigten oder nahe Verwandte. In der Regel mit bleibenden psychischen Schäden des Kindes einhergehend. Opfer von Mißhandlung und Vernachlässigung sind besonders Säuglinge und Kleinkinder.

Eine scharfe Definition der **Kindesmißhandlung** ist nicht einfach. Noch vor wenigen Jahrzehnten war beispielsweise die „körperliche Züchtigung" auch in Deutschland ein allgemein akzeptiertes Mittel der Erziehung. Die Definition der Kindesmißhandlung ist also immer auch abhängig vom sozialen Umfeld.

In der Praxis hat sich folgende Definition bewährt: „Kindesmißhandlung und -vernachlässigung ist die körperliche oder seelische Verletzung oder Ausbeutung, die Gesundheit und Wohlergehen des Kindes einschränken oder gefährden". Diese Definition umfaßt auch die Vernachlässigung oder Nicht-Durchführung einer medizinisch notwendigen Behandlung.

Die Häufigkeit von Kindesmißhandlungen ist nur schwer abschätzbar. Die meisten Mißhandlungen spielen sich im häuslichen Umfeld des Kindes ab, und die Dunkelziffer ist hoch. In den USA werden pro Jahr etwa 2500 Todesfälle durch Kindesmißhandlung berichtet; eine im Vergleich zu anderen „zivilisierten" Ländern exorbitant hohe Zahl, die die Bedeutung sozialer Faktoren beim Phänomen Kindesmißhandlung unterstreicht (s.u.).

Ursachen und Auslöser

Für Außenstehende ist es schwer nachvollziehbar, daß hilflose und schutzbedürftige Kinder von ihren nächsten Bezugspersonen mißhandelt werden. Die Erfahrung vieler „ganz normaler" Eltern zeigt allerdings, daß die Beziehungen zwischen Erwachsenen und Kindern nicht immer so stabil sind, wie wir es uns wünschen. Selbst Liebe kann „umkippen". Viele Eltern berichten z.B., daß sie „unter Streß" (Schlaflosigkeit, familiäre Sorgen, „angeknackstes" Selbstwertgefühl) schlechtere Eltern sind als sonst. Auch hat praktisch jedes Elternteil Erfahrungen mit affektbedingten Entgleisungen gegenüber Kindern, die in ruhigen Momenten bereut werden. Um daraus allerdings das „Verhaltensmuster Kindesmißhandlung" entstehen zu lassen, müssen einige Faktoren zusammenkommen:

- In den meisten Fällen von Kindesmißhandlung sind soziales und familiäres Umfeld nicht intakt. Armut, Arbeitslosigkeit, schlechte Wohnbedingungen, Beziehungsprobleme der Eltern und Beziehungsprobleme zum Kind („entfernte", reglementierende Beziehung) sind die häufigsten Probleme. Die Eltern fühlen sich überfordert, und das schwächste Glied der Kette, das Kind, wird zum „Ventil" für Ärger und Frustration
- Charakteristische Probleme von Mißhandlern sind weiter ein niedriges Selbstwertgefühl, Depression, Alkohol- und Drogenmißbrauch. Viele Mißhandler sind in früheren Zeiten selbst Opfer von Mißhandlungen gewesen – sie haben nicht gelernt, Konflikte anders als durch Gewalt zu lösen
- Kindesmißhandlung hat auch einen kulturellen Hintergrund. Nicht nur im Fernsehen, sondern auch im täglichen Leben wird oft genug Gewalt verherrlicht und über Unrecht hinweggesehen.

Symptome

Vielfach werden die Kinder mit einer mißhandlungsbedingten, schwereren Verletzung von den Eltern selbst in die Klinik gebracht. Der geschilderte Unfallhergang erklärt die Verletzungen aber nur unzureichend.

Folgende körperlichen Symptome sind dann Hinweise auf eine Kindesmißhandlung:

- Blutergüsse unterschiedlichen Alters (☞ Tab. 27.70) an verschiedenen, für Kinder „untypischen" Körperstellen, z.B. Gesicht oder oberem Rücken. Dagegen sind Hämatome am Schienbein meist normal
- Striemenförmige Hämatome oder solche, auf die genau eine Erwachsenenhand paßt

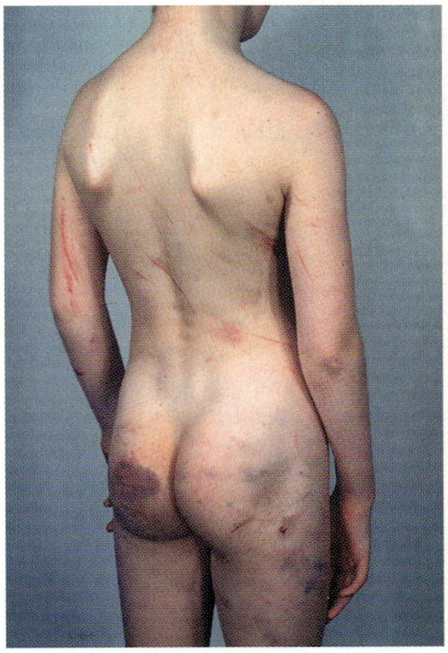

Abb. 13.86: Mißhandeltes Kind. [T112]

- Bißspuren, Haarausrisse
- Abdrücke brennender Zigaretten
- Verbrühungen und Verbrennungen, insbesondere solche mit symmetrischer Verteilung (durch Eintauchen in heißes Wasser)
- Radiologischer Nachweis von (älteren) unbehandelten Frakturen
- Subdurale Blutungen (häufig durch „Schütteln" eines Säuglings)
- Gedeih- und Wachstumsstörungen.

Oft zeigen die Kinder Verhaltensstörungen. Am häufigsten sind verängstigtes oder überangepaßtes Verhalten. Es gelingt Pflegenden und Ärzten nicht, „Kontakt" zu dem Kind herzustellen.

Vorgehen bei Kindesmißhandlung

Bei jedem Verdacht auf Mißhandlung wird das Kind genauestens körperlich untersucht. Die Verletzungen werden fotografisch dokumentiert und die Erklärung der Eltern für den jeweiligen Befund schriftlich fixiert. Um Gefahr für das Kind abzuwenden, wird es zunächst stationär aufgenommen (evtl. unter einem anderen Vorwand). Die stationäre Aufnahme ermöglicht auch die erforderliche soziale und psychologische Begutachtung des Kindes. Oft schweigen die Kinder aus Angst vor Strafe (Geheimnisbruch).

Erst wenn sich der Verdacht der Kindesmißhandlung bestätigt hat, spricht ein erfahrener Arzt die Eltern hierauf an. Das weitere Vorgehen muß individuell entschieden werden.

Trotz der ärztlichen Schweigepflicht müssen Maßnahmen zum Schutz des Kindes eingeleitet werden.

Vorrangig ist stets das Wohl des Kindes. Scheint die Wiederholungsgefahr bei entsprechenden Hilfen (z.B. Familientherapie, Maßnahmen der Sozialarbeiterin, regelmäßige ärztliche Untersuchungen des Kindes) eher gering und sind die Eltern/Mißhandler zu einer konsequenten Mitarbeit bereit, kann nach dem Grundsatz „Hilfe vor Strafe“ von einer polizeilichen Anzeige abgesehen werden. Ist das Kind aber unkalkulierbaren Gefahren ausgesetzt, z.B. bei schweren und/oder chronischen Mißhandlungen, müssen Jugendamt und Polizei bzw. Staatsanwaltschaft eingeschaltet werden.

Sexueller Mißbrauch

Eine Sonderform der Kindesmißhandlung ist der **sexuelle Mißbrauch**. Seine Häufigkeit ist noch schwerer einzuschätzen als die der Kindesmißhandlung.

Betroffen sind in 75 % der Fälle Mädchen. Meist gehört der Täter dem engeren Familienkreis an (Vater, Stiefvater, Onkel). Nicht selten weiß die Mutter des Mädchens von dem Mißbrauch (oder ahnt ihn zumindest), schweigt aber aus Angst oder Abhängigkeit. Die familiären Verhältnisse sind häufig scheinbar intakt.

Sexueller Mißbrauch hat viele Gesichter, vom erzwungenen Geschlechtsverkehr bis zum Betrachten von pornographischen Fotos oder Filmen oder Manipulationen am Genitale. Entsprechend reichen die körperlichen Befunde von völliger Unauffälligkeit über Scheidenentzündungen kleiner Mädchen bis hin zu schwersten Verletzungen im Genital- und Analbereich. Dominierend sind oft Verhaltensauffälligkeiten, z.B. Kontaktstörungen, Depressionen oder Nachlassen der Schulleistungen.

Auch beim Verdacht auf sexuellen Mißbrauch empfiehlt sich die stationäre Aufnahme des Kinders mit nachfolgender (kinder-)gynäkologischer Untersuchung einschließlich Dokumentation der Befunde und Begutachtung durch Psychologin und/oder Sozialarbeiterin.

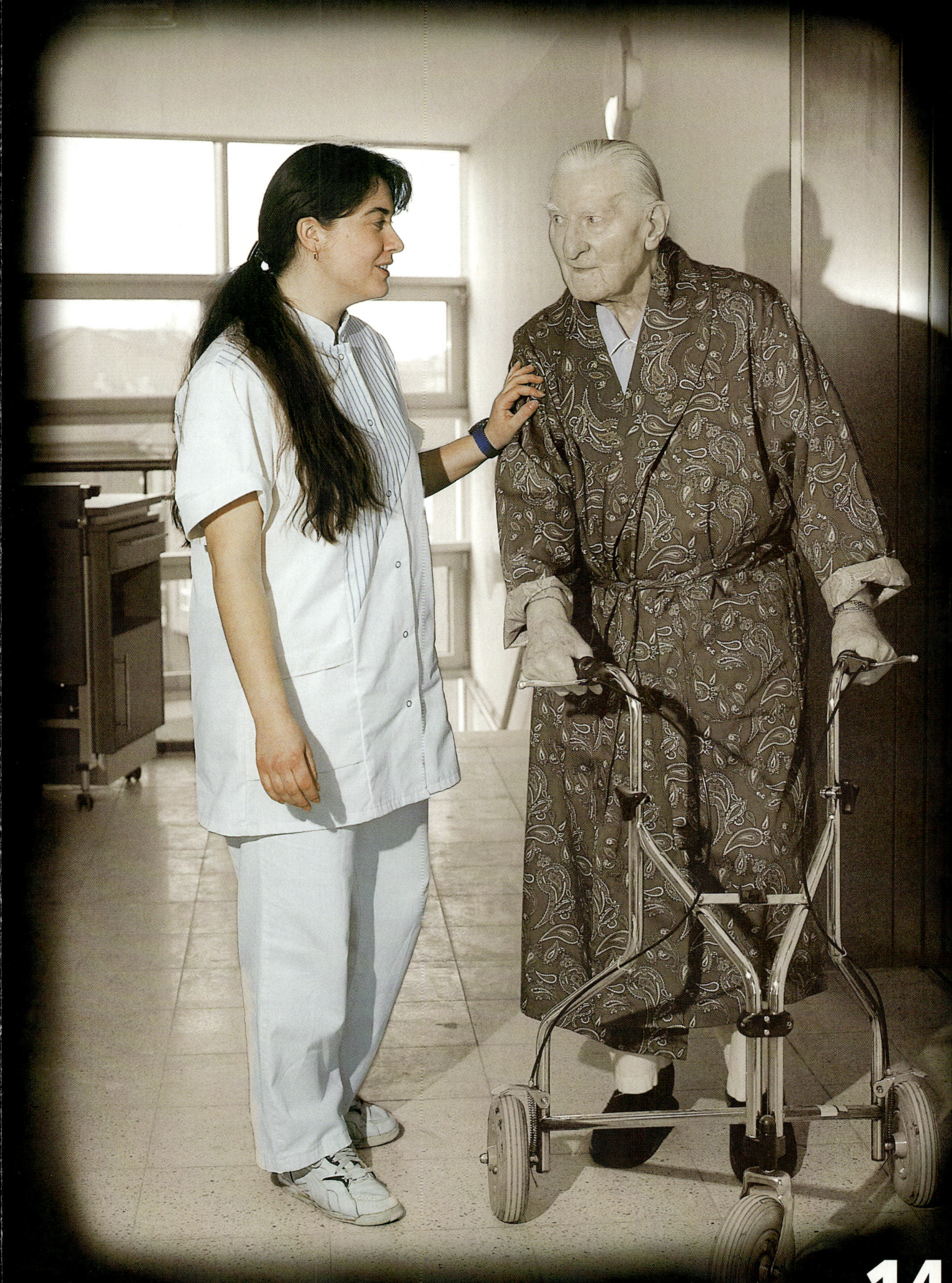

14 Pflege alter Menschen

Übersicht

Querverweise

Parkinson-Syndrom, ☞ 35.10.1;
Prostatahyperplasie, ☞ 31.9.1;
Arthrose, ☞ 26.10;
Osteoporose, ☞ 26.8.1;
Pflege in der Endphase des Lebens, ☞ Kapitel 15

Die medizinischen Fachgebiete

Gerontologie (*Alternsforschung*): Wissenschaft von den körperlichen, psychischen und sozialen Vorgängen des Alterns.

Geriatrie (*Altersheilkunde*): Lehre von den Krankheiten des alternden und des alten Menschen und ihrer Behandlung, gewissermaßen der medizinische Zweig der Gerontologie. Im deutschen Sprachraum Grenzziehung zum geriatrischen Patienten relativ willkürlich ungefähr beim 70. Lebensjahr. Die Geriatrie berührt *alle* medizinischen Fachgebiete.

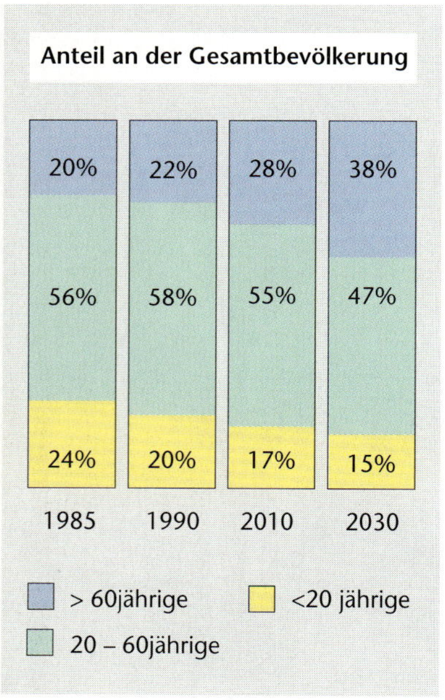

Abb. 14.1: Es wird geschätzt, daß der Anteil der Kinder und Jugendlichen bis zum Jahr 2030 stetig zurückgehen und sich der Anteil der über 60jährigen im Vergleich zu 1985 verdoppeln wird. [B200]

Gerontologie und **Geriatrie** nehmen an Bedeutung zu: Zu Beginn dieses Jahrhunderts waren nur 5% der Bevölkerung über 65 Jahre alt. Heute sind jedoch mehr als 15% der Deutschen über 65 Jahre alt, und ihr Anteil wird bis zum Jahre 2030 auf über 30% ansteigen.

Gleichwohl die Zahl pflegebedürftiger alter Menschen stark zunimmt, sind über 80% der alten Menschen weder pflege- noch sonst hilfebedürftig. Innerhalb der Altenpopulation benötigen vor allem die über 80jährigen Pflege.

14.1 Veränderungen im Alter

Altern: Biologischer, psychischer und sozialer Prozeß, der nicht erst in höherem Lebensalter beginnt, sondern *von der Geburt* an unumkehrbar fortschreitet.

14.1.1 Theorien des Alterns

Früher dachte man, der gesunde Körper werde in zunehmendem Maße durch neu eintretende Erkrankungen Stück für Stück zerstört. Verschleißerscheinungen (z.B. Gelenkabnutzung, ☞ 26.10.1) oder Vergiftungserscheinungen (z.B. durch Umweltgifte) spielten demnach die Hauptrolle im Alterungsprozeß.

Durch die moderne Alternsforschung ist jedoch deutlich geworden, daß es sich beim Altern um ein vielfältiges, *genetisch* festgelegtes Geschehen handelt (☞ 15.1.2), welches durch äußere Faktoren lediglich frühzeitig in Gang gesetzt und beschleunigt wird:

- Bei einigen Tierarten ist es gelungen, durch Eingriffe in die DNA, d.h. die Erbsubstanz , die sonst recht konstante Lebenszeit von Versuchstieren deutlich zu verlängern. Beim Menschen liegt die genetisch festgelegte, maximale Lebenszeit nach heutigen Erkenntnissen bei ca. 120 Jahren (☞ 15.3)
- Es gibt eine seltene, rezessive Erbkrankheit, die **Progeria adultorum** (*Werner-Syndrom, Erwachsenenform der vorzeitigen Vergreisung*), bei der die Patienten bereits ab dem 20. Lebensjahr beschleunigt altern und in der Regel vor dem 50. Lebensjahr an typischen „Alterskrankheiten" (z.B. Arteriosklerose, ☞ 19.6.1) versterben.
  Dagegen ist die Ursache der sehr seltenen **Progeria infantilis** (*Hutchinson-Gilford-Syndrom, greisenhafter Zwergwuchs*), bei der die Kinder schon ab ungefähr dem zweiten Lebensjahr altern und meist vor dem 20. Lebensjahr sterben, weiter unklar.

Auch wenn das Altern genetisch verankert ist, wird der Zeitpunkt des (spürbaren) Altwerdens von der Lebensgeschichte und dem Lebensstil des Einzelnen entscheidend beeinflußt.

Viele Alterungsvorgänge, etwa der Haut oder der Lunge, werden durch zusätzliche Schädigungen, z.B. zu intensives Sonnenbaden oder Rauchen, beschleunigt, verstärkt und dadurch überhaupt *klinisch* manifest. Auf der anderen Seite lassen sich viele Funktionen (darunter die Gehirnleistung) bis ins hohe Alter trainieren und teilweise sogar steigern. Außerdem bedeutet Alter nicht nur einen Abbau, sondern in Teilbereichen auch einen Gewinn (z.B. an Erfahrung, an Verantwortungsgefühl), der Verluste durchaus kompensieren kann.

Trotz der Einzigartigkeit, wie jeder den Alterungsprozeß durchlebt, gibt es bestimmte typische Alterungsverläufe. Diese sind in Abb. 14.2 dargestellt.

14.1.2 Biographisches, biologisches und soziales Altern

Der Alterungsprozeß und die Entwicklung chronischer Krankheiten unterliegen großen individuellen Schwankungen. Daher stellt man dem **biographischen** *(chronologischen)* **Altern,** also der am Kalender ablesbaren Alterung, das **biologische Altern** gegenüber.

☑ Das **biologische Alter** ist ein (Schätz-)Maß für die gegenwärtige gesundheitliche Situation und Belastbarkeit eines Menschen:
- Ein biographisch 85jähriger, aber biologisch 75jähriger ist überdurchschnittlich rüstig und wird eine große Operation mit höherer Wahrscheinlichkeit ohne gravierende Komplikationen überstehen als biographisch Altersgleiche
- Ein biographisch 71jähriger, aber biologisch 80jähriger ist vorgealtert und sein Organismus wenig anpassungsfähig.

Das Altern wird aber auch von der Gesellschaft, vom sozialen Umfeld und von der Familie geprägt. Diese Faktoren entscheiden ganz wesentlich, wie der Mensch sein Älterwerden erlebt und mitgestaltet.

Traditionelle Rollenerwartungen betonen die *Defizite* des alternden Menschen. Sie unterstützen ihn zwar, engen aber seinen Verhaltensradius immer weiter ein, so daß Fähigkeiten verlorengehen. Die viele Senioren belastende Vereinsamung hat den gleichen Effekt. Besonders kommunikative und soziale Fähigkeiten werden nicht mehr in Anspruch genommen, verkümmern und gehen schließlich verloren. Die vor allem bei Witwen vorhandene materielle Armut verstärkt den Teufelskreis von Einengung, Isolation und sozialem Kompetenzverlust, da viele verbleibende soziale Kontaktmöglichkeiten (Einkaufen, Cafébesuche, Busreisen, Konzerte) Geld kosten. In diesem Sinn kann in Analogie zum biologischen Altern vom **sozialen Altern** gesprochen

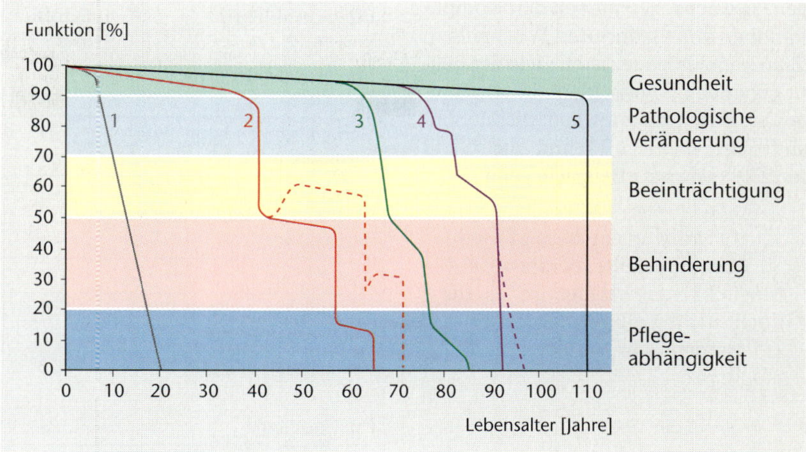

Abb. 14.2: Verschiedenartige Alterungsverläufe im Vergleich.
Linie 1: Stark beschleunigter Alterungsprozeß ab dem 6. Lebensjahr bei Progeria infantilis.
Linie 2: Risikofaktoren (Hypertonie, erhöhte Blutfette, Rauchen) führen ebenfalls zu einer schnelleren Alterung. Nach einem Akutereignis (z.B. Apoplexie, ☞ 35.6) können durch entsprechende Therapie Lebenserwartung und Lebensqualität verbessert werden (gestrichelte Linie).
Linie 3: Rasche Funktionsbeeinträchtigung, wie sie für Demenzkranke (☞ 14.5) typisch ist. Auffallend ist die lange Phase der Behinderung und Pflegebedürftigkeit.
Linie 4: „Normales" Altern. Bis ins hohe Alter bestehen nur leichte Beeinträchtigungen. Die Phase von Behinderung und Pflegebedürftigkeit ist auf wenige Monate beschränkt (durch medizinische Therapien oft aber erheblich verlängert).
Linie 5: Idealtypischer Verlauf des Alterns („in hohem Alter auf der Parkbank friedlich entschlafen"). [B200]

werden, womit insbesondere der Verlust sozialer Kompetenzen und Aktionsmöglichkeiten gemeint ist.

Pflege kann soziales Altern verzögern

Eine ungünstige soziale Umgebung führt zum vorzeitigen Abbau von Lebenskräften, beschleunigt also das Altern. Pflegende können dem entgegenwirken, indem sie helfen, auch die sozialen Fähigkeiten des älteren Menschen nach Möglichkeit wiederherzustellen.

14.1.3 Alterungsprozeß und moderne Medizin

Der Alterungsprozeß bedroht zunächst die Unabhängigkeit und die Lebensqualität des Menschen, im Laufe seines Fortschreitens aber auch die Lebensfähigkeit des Gesamtorganismus. Die moderne Medizin und die heutige Pflege können die Lebensfähigkeit oft noch um Jahre erhalten, häufig allerdings um den Preis einer deutlichen Minderung der Lebensqualität – man denke etwa an den chronisch gelähmten Patienten nach einem Schlaganfall (☞ 35.6) oder den dementen Patienten (☞ 14.5).

Im Gegensatz dazu ergibt sich aus vielen Geschichten und Legenden der Eindruck, daß die Menschen früher meist „in Frieden" sterben durften, sozusagen beim Mittagsschlaf auf der Gartenbank vom Herzschlag getroffen wurden. Dieses Bild entspricht dem idealtypischen Alterungsverlauf (☞ Abb. 14.2) und traf nur auf ganz wenige Menschen zu: Zum einen starb die Mehrzahl der Menschen früh, z.B. im Säuglings- oder Kindesalter an Infektionen oder Millionen Frauen im (jun-

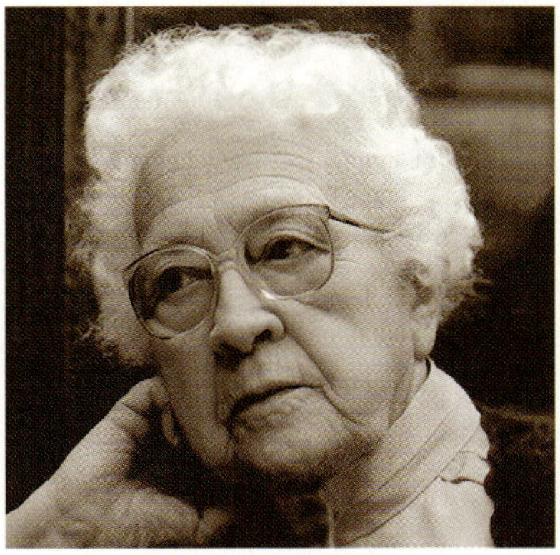

Abb. 14.3: Frau mit typischen Alterungszeichen: Hautfalten durch den Elastizitätsverlust und die Abnahme des Wassergehaltes der Haut, Brille wegen der Altersweitsichtigkeit und schneeweißes, dünnes Haar. [O161]

gen) Erwachsenenalter an den Komplikationen von Geburt und Wochenbett. Zum anderen bedeuteten viele der heute behandelbaren Leiden ein jahrelanges Siechtum bis zum Tod: die Herzinsuffizienz (☞ 18.6.1) und die Gicht (☞ 23.9) seien als Beispiele genannt.

Obwohl unsere heutige Medizin über ausgefeilte therapeutische Möglichkeiten verfügt, ist es ihr noch nicht gelungen, Menschen ein Sterben ohne Leiden zu ermöglichen.

14.2 Einführung in die Pflege alter Menschen

Problem Multimorbidität

Multimorbidität *(Polymorbidität):* Gleichzeitiges Vorhandensein von mehreren Krankheiten. Besonders häufig bei älteren Patienten.

Charakteristisch für den älteren Menschen ist, daß infolge natürlicher oder krankhaft beschleunigter Alterungsvorgänge nicht nur *ein,* sondern *viele* Organe in ihrer Leistung oder Leistungsreserve eingeschränkt sind. So leidet ein typischer multimorbider Patient einer internistischen Krankenhausstation gleichzeitig an Herzinsuffizienz (☞ 18.6.1), Hypertonie (☞ 19.5.1), Niereninsuffizienz (☞ 31.8.9), Diabetes mellitus (☞ 23.6) und Arthrose (☞ 26.10).

Pflegeproblem	Häufigkeit [%]
Eingeschränkte körperliche Mobilität	80
Veränderungen beim Wohlbefinden: Schmerz	41
Veränderungen bei der Ernährung: unzureichende Nahrungszufuhr	41
Angst	30
Veränderungen beim Stuhlgang: Verstopfung	26
Veränderungen beim Urinieren	26
Hautprobleme	24
Negative Veränderungen beim Selbstbild	23
Schlafstörungen	22
Defizite bei der Selbstversorgung	22

Tab. 14.5: Oft treten bei älteren Patienten mehrere Pflegeprobleme gleichzeitig auf. Hallal (1985) ermittelte in einer Untersuchung durchschnittlich 5,06 Pflegeprobleme – hier die häufigsten. (Nach Corr u. Corr, 1992)

Die Multimorbidität kann die Behandlung des Patienten erheblich erschweren. Beispielsweise können einige Medikamente nur in niedriger Dosierung oder überhaupt nicht gegeben werden, wenn die Nieren des Patienten nicht mehr ausreichend arbeiten, oder ein Medikament bessert zwar die eine Erkrankung (z.B. die Hypertonie), verschlechtert aber eine andere (z.B. eine gleichzeitige arterielle Durchblutungsstörung). Eine eingeschränkte Lungenfunktion (☞ 20.4.3) kann eine wichtige Operation unmöglich machen. Wird ein multimorbider Patient operiert, so ist das Risiko intra- und postoperativer Komplikationen (☞ 11.4.3) stark erhöht.

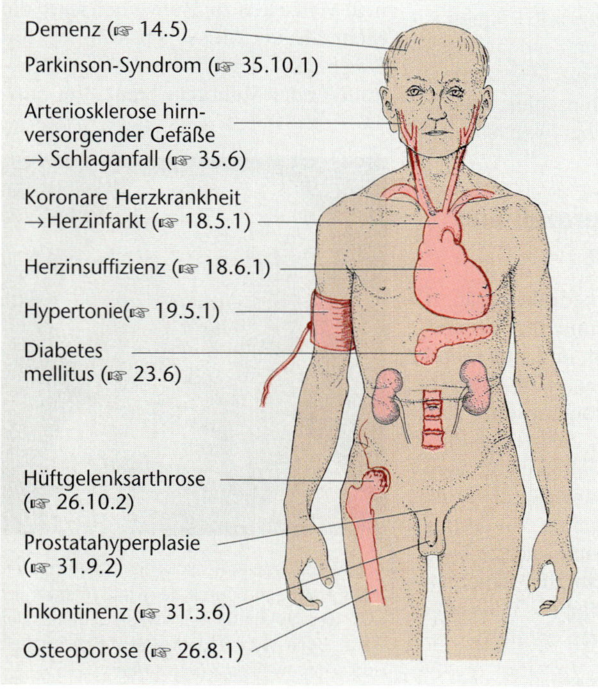

Abb. 14.4: Häufige medizinische Probleme des älteren Menschen, von denen oft mehrere gleichzeitig vorliegen (Multimorbidität). [L190]

Die Multimorbidität führt dazu, daß ältere Menschen die medizinischen Versorgungssysteme wesentlich stärker in Anspruch nehmen (müssen) als junge Erwachsene: Viele ältere Menschen nehmen täglich mehr als ein Dutzend Tabletten ein, und ein operativer Eingriff erfordert einen viel längeren Krankenhausaufenthalt als eine vergleichbare Operation bei jüngeren Patienten.

14.2.1 Besonderheiten in der geriatrischen Pflege

Ebensowenig wie die Pflegestandards aus der „Erwachsenenkrankenpflege" ungeprüft auf die Kinderkrankenpflege übertragen werden können, können sie auf die Pflege älterer Menschen übertragen werden, denn:

- Durch den zunehmenden Verlust körperlicher Reserven ist der alternde Mensch anfälliger für neue Krisen, und das Risiko für (Folge-)Erkrankungen steigt. Deshalb sind alle prophylaktischen Maßnahmen von großer Bedeutung
- Einschneidende Lebensereignisse *(life events,* ☞ 7.13.7), z.B. Pensionierung, akute Erkrankungen, Verlust von nahen Angehörigen oder Immobilität häufen sich und führen wie die Auseinandersetzung mit dem nahenden Tod dazu, daß auch im psychischen Bereich die Belastbarkeit älterer Menschen sinkt
- Aufgrund verminderter Anpassungs- und Leistungsfähigkeit des älteren Organismus ist das Komplikationsrisiko bei vielen diagnostischen und therapeutischen Maßnahmen erhöht. Daher werden ältere Patienten besonders intensiv auf mögliche Komplikationen beobachtet
- Viele ältere Patienten leiden unter mehreren Krankheiten *gleichzeitig (Multimorbidität).* Daher ist es

wichtig zu wissen, welche Wechselwirkungen zwischen den verschiedenen Erkrankungen und/oder Medikamenten bestehen

- Häufiges Problem sind Verwirrtheitszustände (☞ 14.3.4). Sie können sowohl Ursache körperlich-medizinischer Probleme (z.B. Stürze) als auch deren Folge (z.B. akute Verwirrtheit als Nebenwirkung der Krankenhauseinweisung) sein.

Geriatrische Pflegefachkräfte brauchen besondere Kompetenz. Sie umfaßt das Wissen um:

- Den physiologischen Alterungsprozeß (☞ 14.1)
- Die vielschichtigen Probleme bei Erkrankungen im Alter (Problem der Multimorbidität)
- Psychische und soziale Einflüsse bei der Entstehung und Bewältigung von Krankheit und Behinderung im Alter
- Spezielle geriatrische Probleme (z.B. Immobilität, Stürze, Verwirrtheit, ☞ 14.3)
- Besonderheiten diagnostischer und therapeutischer Maßnahmen bei älteren Menschen (☞ 14.4)
- Soziale und rechtliche Aspekte im Alter.

14.2.2 Unterstützung bei den ATL

Kommunizieren

Seh- und Hörstörungen

Umgang mit Schwerhörigen/Gehörlosen, ☞ 7.10.3;
Umgang mit Sehbehinderten/Blinden, ☞ 7.10.3

Während Beeinträchtigungen des Sprechvermögens offensichtlich sind, werden Störungen der Sinnesorgane vom Patienten selbst oftmals nicht erkannt oder aber kaschiert.

Bei vielen alten Patienten sind besonders die Seh- und Hörfähigkeit vermindert. Erreichen die Informationen aus der Umwelt den Patienten nur lückenhaft, können unangemessenes Verhalten und Mißverständnisse die Folge sein und die Pflege erschweren. Zudem sind insbesondere Schwerhörige ihren Mitmenschen gegenüber oft mißtrauisch. Dieses Mißtrauen darf nicht persönlich genommen werden, sondern ist durch den Teilverlust der *Warn*-Sinnesfunktion Hören (mit-)bedingt. Im therapeutischen Team müssen alle über die Störung Bescheid wissen (Vermerk in den Patientenunterlagen und auf Konsilscheinen), damit sie dem Patienten richtig begegnen können.

Bei Patienten mit Seh- und Hörstörungen ist die Gefahr der sozialen Isolation erhöht. Daher wird bereits beim geringsten Verdacht eine diagnostische Abklärung durch den Augen- oder HNO-Arzt eingeleitet. Therapieziel ist die ursächliche Beseitigung der Störung oder – wenn dies nicht möglich ist – die Anpassung geeigneter Hilfen (z.B. Brille, Hörgerät), um dem Patienten die Teilnahme am gesellschaftlichen Leben (wieder) zu ermöglichen.

Gedächtnis- und Konzentrationsstörungen

Informationsdefizite des Patienten können auch Folge von Störungen des Kurzzeitgedächtnisses, der Konzentration und der Auffassungsgabe sein. Hilfreich ist dann ein Merkblatt, auf dem der Patient alle nötigen Informationen nachlesen kann.

Kommunikation mit chronisch verwirrten Menschen

Der Umgang mit chronisch verwirrten Patienten ist schwierig und erfordert viel Geduld und Einfühlungsvermögen (☞ 14.5).

Chronisch verwirrte Menschen suchen anfangs meist noch nach realitätsorientierenden Hilfen (Uhr, Wegweiser, Tür- und Namensschilder). Diesem Bedürfnis sollte entsprochen werden. Können Orientierungshilfen nicht mehr verstanden werden, so erkennt man das oft an verzweifeltem, abweisendem, aggressivem Verhalten und/oder einem zunehmenden Rückzug des verwirrten Patienten in seine eigene Erlebniswelt. Dann kann versucht werden, die Kommunikation durch **validierendes Arbeiten** (nach Naomi Feil) zu verbessern. Validieren bedeutet hier „annehmen" und „wertschätzen" (value = Wert). Die Pflegenden bemühen sich, die Gefühle und Motive des Patienten zu erspüren und zu akzeptieren, um eine Vertrauensbasis herzustellen, die den Zugang zum chronisch verwirrten Menschen erleichtert und zu seinem Wohlbefinden beiträgt.

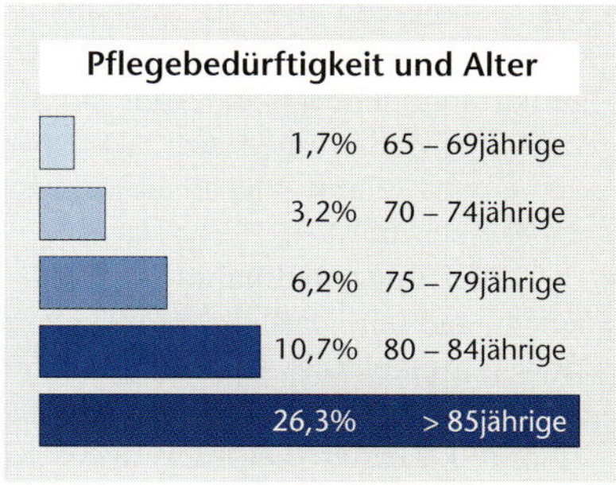

Abb. 14.6: Die Pflegebedürftigkeit im Alter ist stark altersabhängig. V.a. die über 80jährigen sind pflegebedürftig, daher sind Heimbewohner bei Aufnahme in Altenpflegeeinrichtungen typischerweise über 80 Jahre alt. [B200]

Bei der Validation vermeiden:

- Den Verwirrten in die Realität zurückzuführen
- Den Verwirrten zu korrigieren
- Fragen auf der Inhaltsebene zu stellen
- Äußerungen des Verwirrten zu interpretieren
- Die Gefühle des Verwirrten abzuschwächen
- Den Verwirrten von seinen Wünschen abzulenken.

Literaturtip:
Feil, Naomi: Validation. Verlag: Altern und Kultur. Erhältlich über Waschzettel Buchversand Alexander Möckl, Argonstraße 21/2, 86153 Augsburg.

Sich bewegen

Durch körperliche Bewegungseinschränkung und Immobilität entstehen Probleme, z.B. ist die Pneumonie-, Thrombose-, Dekubitus-, Kontrakturen- und Obstipationsgefahr erhöht. Deshalb wird frühzeitig mit entsprechenden prophylaktischen Maßnahmen begonnen (☞ 7.2.5).

Kreislaufüberlastung bei Bewegungsübungen
Der Kreislauf älterer und immobiler Patienten ist oft labil. Daher werden vor Beginn körperlicher Bewegungsübungen Puls, Blutdruck und Atmung gemessen. Ein Pulsanstieg auf > 125/Min. oder eine Pulsbeschleunigung länger als fünf Minuten nach Belastungsende sind bei älteren Patienten unerwünscht.

- Da Schmerzen die Beweglichkeit stark beeinträchtigen, können Analgetika oder schmerzlindernde physikalische Maßnahmen (☞ 10.9) vor den Übungen und Pflegemaßnahmen angezeigt sein
- Bei allen Pflegemaßnahmen ist darauf zu achten, daß die natürlichen Bewegungsabläufe ebenso wie die Fähigkeiten und Eigenaktivitäten des älteren Patienten gefördert werden. Dem Patienten dürfen nicht alle Tätigkeiten abgenommen werden, auch wenn es schneller geht. Um die Interaktion zwischen Pflegeperson und Patient mit Bewegung und Berührung zu gestalten, setzen immer mehr Pflegende kinästhetische Prinzipien ein (☞ 7.6.6)
- Viele ältere Menschen haben Angst zu stürzen, *fühlen* sich unsicher und vermeiden deshalb aktive Bewegung. Hier hilft es, die Bewegungsabläufe gemeinsam so lange zu üben, bis der Patient seine Unsicherheit verliert (z.B. das Aufstehen aus dem Bett)
- Auch krankengymnastische (☞ 10.9.2) und ergotherapeutische (☞ 10.10) Maßnahmen bessern die Beweglichkeit und Aktivität
- Spaziergänge, Seniorengymnastik, Schwimmen und Bewegungsübungen im Wasser sind besonders geeignet, die Beweglichkeit älterer Menschen zu erhalten und zu fördern. Ungünstig sind alle Sportarten mit hohem Verletzungsrisiko (z.B. Fußball, Reiten) oder solche, die schnelle Reaktionen erfordern
- Oft ermöglichen Hilfsmittel (z.B. Gehstock, Gehwagen, Rollstuhl) zumindest eine eingeschränkte Wiederherstellung der Beweglichkeit und Unabhängigkeit. Häufig schämen sich die Betroffenen anfangs, auf diese Hilfsmittel angewiesen zu sein. Wichtig ist in dieser Phase die Stärkung des Selbstbewußtseins. Den Betroffenen ist zu vergegenwärtigen, daß auch ein Mensch, der auf Hilfsmittel angewiesen ist, ein vollwertiges Mitglied der Gesellschaft ist
- Die Umgebung des Patienten sollte so „bewegungsfreundlich" und sicher wie möglich sein, z.B. mit Haltemöglichkeiten an den Wänden und breiten Gängen (☞ 7.2.6).

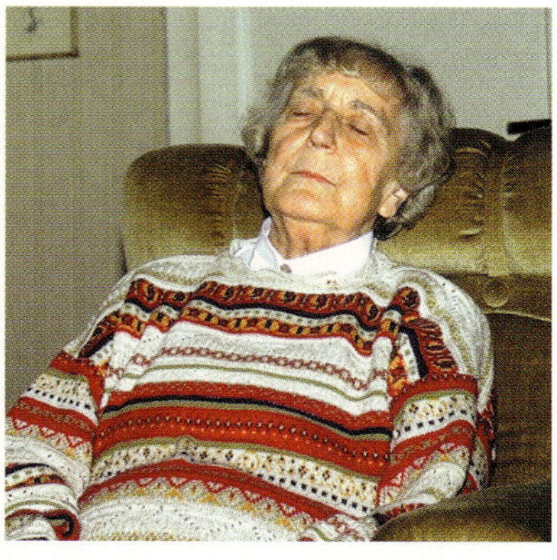

Abb. 14.7: Viele alte Menschen machen tagsüber mehrere kurze „Nickerchen". [K183]

Ruhen und schlafen

Ältere Menschen haben ein anderes Schlafverhalten als jüngere, viele leiden unter Schlafstörungen (☞ 7.4.2).

Unabhängig davon läßt das Leistungsvermögen älterer Menschen nach, so daß sie hin und wieder eine Ruhepause (aber nicht unbedingt im Bett) benötigen. Wird die Organisation diagnostischer, therapeutischer und pflegerischer Maßnahmen darauf abgestimmt (also z.B. nicht vier Untersuchungen an einem Tag), wirkt sich das positiv auf den Heilungsprozeß aus.

Sich waschen und kleiden

Viele ältere Menschen haben bei der Körperpflege und beim Anziehen Schwierigkeiten und sind hierbei auf die Hilfe anderer angewiesen. Für die Schwierigkeiten können folgende Ursachen verantwortlich sein:

- *Körperliche* Ursachen wie Schmerzen, Übergewicht, Bewegungseinschränkung und Tremor
- *Geistige* Ursachen wie akute oder chronische Verwirrtheit
- *Psychische* Ursachen wie Lebenskrisen oder Depressionen
- Eine ungünstig gestaltete *Umgebung*, etwa ein enges, nicht behindertengerechtes Badezimmer
- Ärztlich verordnete Bettruhe, z.B. nach einem diagnostischen Eingriff.

Mit der Körperpflege werden verschiedene Ziele verfolgt, z.B. körperliches Wohlbefinden, Aktivierung und Mobilisation, Verbesserung der Wahrnehmung und Orientierung, Entspannung und Schmerzlinderung.

Körperliches Wohlbefinden

Die meisten Menschen fühlen sich körperlich erst dann richtig wohl, wenn sie rundum sauber und gepflegt sind.

Hautpflege: Die Haut älterer Menschen verändert sich. Sie wird dünner, rauh und schuppig, trocknet leichter aus und juckt oftmals. Elastizität und

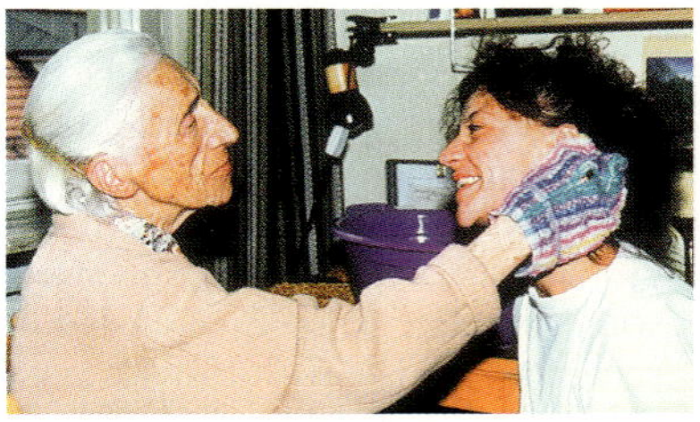

Abb. 14.8: Warum nicht einmal im Rollentausch herausfinden, wie es sich anfühlt, gewaschen zu werden? [N323]

Belastbarkeit der Haut sind vermindert. Insgesamt ist die Haut empfindlicher, das Risiko einer Hautirritation erhöht und die Wundheilung verlangsamt. Begleiterkrankungen wie Diabetes mellitus oder Durchblutungsstörungen verschlechtern den Hautzustand zusätzlich. Bei Inkontinenz (☞ 7.9.4, 14.3.5, 31.7) greifen Urin und Stuhl die Haut ebenso an wie die dadurch häufig notwendigen Waschungen.

Die Pflege richtet sich nach der Beschaffenheit der jeweiligen Hautpartie. So ist die Haut an den Extremitäten meist trockener als an anderen Körperstellen. Die Pflege trockener Haut wird ausführlich im Kapitel 7 beschrieben (☞ 7.5.2).

Pflege technischer Hilfsmittel: Zahnprothesen, Brillen und Hörgeräte gleichen fehlende Körperfunktionen aus. Die Pflege dieser „Ersatzstücke", d.h. ihre Reinigung und Überprüfung der Funktionsfähigkeit, ist Teil der täglichen Körperpflege.

Reinigung und Pflege von Zahnprothesen, ☞ 7.5.5;
Reinigung und Pflege von Hörgeräten, ☞ 7.10.3

> ☑ Zahnprothesen nie für längere Zeit herausnehmen, da sich der Kiefer bei Entfernung von Zahnprothesen sehr schnell verformt.

Ein Mensch kann nur für ein gepflegtes Erscheinungsbild sorgen, wenn er ausreichend sieht. Deswegen sollen mitgebrachte Brillen nicht nur auf dem Nachtschrank liegen, sondern auch getragen werden. Die Gläser der Brille werden je nach Verschmutzung, ggf. mehrmals am Tag, gereinigt.

> ☑ Können Sehbehinderte trotz Brille nicht mehr ausreichend sehen, sorgen die Pflegenden für ihr gepflegtes Aussehen.

Fußpflege: Die Fußpflege (☞ 7.5.6) wird beim alten Menschen besonders sorgfältig durchgeführt, da bei einigen Erkrankungen (z.B. Diabetes mellitus, Durchblutungsstörungen) nicht nur die Verletzungsgefahr erhöht ist, sondern selbst kleine Verletzungen schnell Komplikationen wie beispielsweise Infektionen nach sich ziehen.

Kleidung: Die gewohnte Alltagskleidung fördert nicht nur das körperliche Wohlbefinden des Patienten, sondern auch sein Gesundheits- und Selbstwertgefühl. Deshalb wird das Tragen von Nachtkleidung, insbesondere des „Flügelhemds", auf ein minimales Maß reduziert und geschieht nur mit Einverständnis des alten Menschen. Hilfreich ist die behindertengerechte Umgestaltung gewohnter Kleidungsstücke (☞ z.B. 7.5.11, Abb. 25.4). Bewegungseinschränkende Kleidungsstücke werden im Einvernehmen mit dem alten Menschen gemieden, weil sie die Immobilität fördern und die Sturzgefahr erhöhen. Da ältere Menschen aus den verschiedensten Gründen sturzgefährdeter sind als jüngere (☞ 14.3.3), sind v.a. beim Aufstehen festsitzende Schuhe wichtig.

Mobilisation und Rehabilitation

☑ Vorhandene Ressourcen (z.B. selbständiges Waschen und Ankleiden des Oberkörpers) erfassen und berücksichtigen.

- In die tägliche Körperpflege werden gezielte Bewegungsübungen integriert. Nach und nach können so verlorengegangene Fähigkeiten eingeübt werden, bis der ältere Mensch die mit ihm festgelegten Pflegeziele erreicht hat
- Zum Waschen oder Baden werden dem Hauttyp entsprechende *aktivierende* Wasch- und Badezusätze verwendet, z.B. ätherische Öle und Kräuterextrakte aus Pfefferminze, Eukalyptus oder Rosmarin
- Die Waschbewegungen erfolgen zur Aktivierung gegen den Haarwuchs
- Ggf. wird der Kreislauf über Temperaturreize (kalt/warm) angeregt und damit aktiviert. Allerdings kann im Alter auch eine *paradoxe Wirkung* beobachtet werden: Die Haut erwärmt sich nach einem Kältereiz nicht, weil ein Gefäßspasmus ausgelöst wurde. Daher ist es wichtig, die Reaktionen älterer Menschen im Anschluß an den Kältereiz zu beobachten und ggf. auf diese Maßnahme zu verzichten.

Verbesserte Wahrnehmung und Orientierung

☑ Über die Haut, dem größten Sinnesorgan, werden von außen kommende Reize (Berührungen, Druck, Temperatur) wahrgenommen. Hat ein Patient verlernt, seine Haut als äußere Grenze des Körpers wahrzunehmen, z.B. weil er schon seit längerer Zeit bewegungslos im Bett liegt, können ihm die Berührungen während des Waschens zu einer neuen Körperwahrnehmung und zu einem neuen Körperbewußtsein verhelfen.

Zur Förderung der Sinneswahrnehmungen während der Körperpflege bietet das Konzept der Basalen Stimulation nach A. Fröhlich und C. Bienstein (1991, 1992) mehrere Möglichkeiten an, z.B. die Ganzkörperwäsche, bei der nicht die Reinigung, sondern die Berührung des Patienten im Mittelpunkt steht.

Konzept der Basalen Stimulation, ☞ 7.10.3

Literaturtip:
Bienstein, C. et al.: Basale Stimulation in der Pflege: Verlag selbstbestimmtes Leben, Düsseldorf, 1992

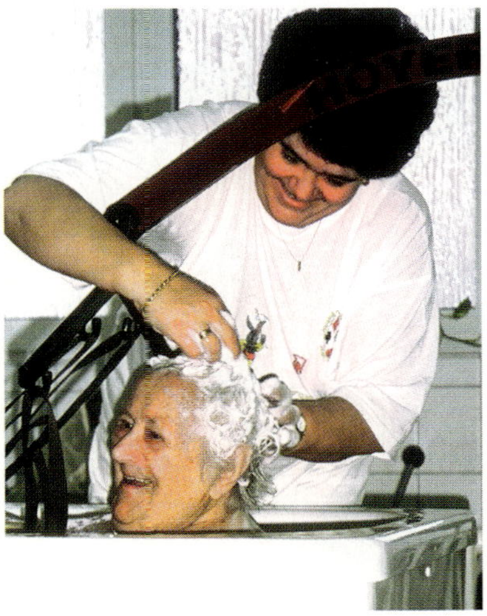

Abb. 14.9: Ein Wannenbad mit Kopfwäsche gemischt mit humorvoller Unterhaltung kann sich sehr entspannend auswirken und Schmerzen vergessen lassen. [N320]

Entspannung und Schmerzlinderung

Während der Körperpflege werden die Bedürfnisse und Gewohnheiten des Patienten miteinbezogen, da sich der Patient sonst vielleicht über das ungewohnte „Waschritual" ärgert, sich daher nicht entspannen kann und auch nicht wohlfühlt.

- In der Regel wünschen sich ältere Patienten eine warme Umgebung und bevorzugen warmes Waschwasser. Wärme trägt zur Entspannung bei und kann Schmerzen lindern
- Beruhigende ätherische Öle (z.B. Lavendel, Sandelholz) im Wasch- oder Badewasser oder für die anschließende Hautpflege fördern die Entspannung. Sandelholz und Lavendel eignen sich gleichzeitig auch zur Behandlung trockener Haut
- Die Waschbewegungen erfolgen zur Entspannung und Schmerzlinderung in Richtung des Haarwuchses (☞ 7.5.3.1).

Atmen

Ältere Menschen sind anfälliger für Erkrankungen der Atemwege als jüngere. Daher ist die Pneumonieprophylaxe (☞ 7.4.3) von besonderer Bedeutung. Aufkeimende Infekte bedürfen einer raschen Behandlung durch Inhalationen, sekretlösende Medikamente und evtl. Antibiotika, da die Häufigkeit schwerer Komplikationen im Alter stark zunimmt.

Körpertemperatur regulieren

Die Fähigkeit zur Regulation der Körpertemperatur läßt bei älteren Menschen nach. Häufiges Frieren kommt ebenso vor wie ein eingeschränktes Kälteempfinden. Daher ist darauf zu achten, daß der Patient z.B. bei Spaziergängen angemessen bekleidet ist. Die Angehörigen sollten nach der Entlassung häufiger die Wohnungstemperatur kontrollieren, da Studien ergeben haben, daß eine latente Unterkühlung bei alleinlebenden älteren Menschen häufig ist.

Vorsicht im Umgang mit künstlichen Wärmequellen (z.B. Heizkissen), da das Temperaturempfinden älterer Menschen herabgesetzt ist und es deshalb leicht zu Verbrennungen kommt.

Durch die Funktionsabnahme des Immunsystems reagieren ältere Menschen bei Infektionen seltener mit Fieber. So

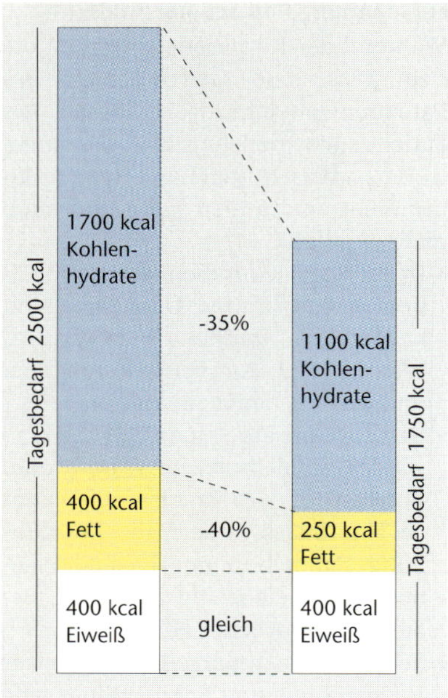

Abb. 14.10: Verschiebung des Nährstoff-, Mineralstoff- und Vitaminbedarfs des älteren Menschen (rechts) gegenüber dem jüngeren Erwachsenen (links). [B200]

können akute Infekte, z.B. der Atemwege oder der Harnwege, lange Zeit unbemerkt bleiben. Daher wird der ältere Patienten aufmerksam auf andere Infektionszeichen hin beobachtet, z.B. auf Atemgeräusche, Husten, Auswurf, Urinveränderungen oder Schmerzen.

Essen und trinken

Nährstoffbedarf

Ältere Menschen benötigen rund 30% weniger Kalorien als jüngere (☞ Abb. 14.10). Gleichzeitig bleibt der Bedarf z.B. an Eiweiß, Kalzium und anderen Mineralstoffen und Vitaminen unverändert. Dies bedeutet, daß der Bedarf an Kohlenhydraten und Fetten im Alter um 35 – 40% sinkt. Viele ältere Menschen berücksichtigen dies intuitiv. Einige, und hier insbesondere alleinstehende ältere Männer, ernähren sich aber einseitig, so daß der Bedarf an Nährstoffen nicht gedeckt und gleichzeitig Übergewicht gefördert wird.

Für ältere Menschen ist eine eiweißreiche, fettarme Mischkost am günstigsten. Ballaststoffe beugen einer Obstipation vor, Milch und Milchprodukte sorgen für ausreichend Kalzium. Bei Neigung zu einem erhöhten Blutdruck (Hypertonie, ☞ 19.5.1) und zu Ödemen sollte mit Salz sparsam umgegangen werden.

Wasserbedarf

Der ältere Mensch empfindet Durst meist nicht mehr so stark wie der jüngere. Er selbst bzw. seine Betreuer achten daher auf eine tägliche Trinkmenge von 1,5 – 2 l. Ausnahmen sind eine Herz- oder Niereninsuffizienz, wenn der Arzt eine Flüssigkeitsbeschränkung angeordnet hat. Ein Zuwenig an Flüssigkeit kann nicht nur eine Obstipation, sondern durch eine Dehydratation mit *Hyponatriämie* (Natriummangel, ☞ 31.13.2) auch einen akuten Verwirrtheitszustand hervorrufen.

Praktische Probleme bei der Ernährung

Trotz allen Bemühens um eine gesunde Ernährung darf nicht vergessen werden, daß jeder Mensch anders ist und ißt und ein alter Mensch über Jahrzehnte entstandene Eßgewohnheiten (auch wenn sie falsch sind) kaum von heute auf morgen zu ändern bereit ist. Daher sind immer Kompromisse nötig, denn eine starre Haltung würde nur zu offener Ablehnung und Eßverweigerung führen.

Der nachlassende Geruchs- und Geschmackssinn führt bei vielen älteren Menschen zu Appetitlosigkeit. Dieser kann mit gut gewürzten und appetitlich angerichteten Speisen entgegengewirkt werden.

Das selbständige und unabhängige Essen und Trinken älterer Menschen mit funktionellen Einschränkungen kann durch zahlreiche Eß- und Trinkhilfen erhalten werden (☞ 25.1.3, 7.7.6).

Viele ältere Menschen haben Gebißprobleme. Sind die Probleme durch zahnärztliche Behandlung nicht zu bessern, wird ihnen passierte Kost angeboten.

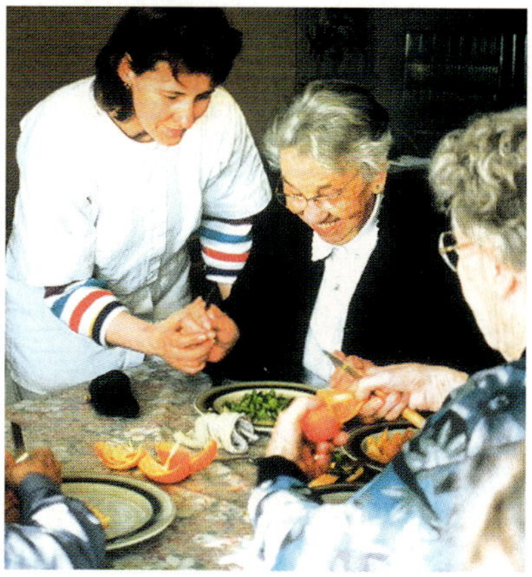

Abb. 14.11: In der Ernährung des älteren Menschen sind ausreichend frisches Obst und Gemüse von großer Bedeutung. Besonders sinnvoll ist es, wenn die Betroffenen selbst bei der Zubereitung helfen. [N340]

Ausscheiden

Bei der ATL Ausscheiden stehen zwei Probleme im Vordergrund:

- Obstipation (☞ 21.2.7): Aufgrund zahlreicher Faktoren, z.B. der Aufnahme eher ballaststoffarmer Kost infolge von Kauproblemen oder des Bewegungsmangels, neigen viele ältere Menschen zur Obstipation, so daß eine fortwährende Obstipationsprophylaxe erforderlich ist (☞ 7.9.2)
- Inkontinenz, ☞ 7.9.4, 14.3.5, 31.3.6 und 31.7.

Für Sicherheit sorgen

Sichere Umgebung, sachgerechte Hilfsmittel

Die Sicherheit älterer Menschen wird vielfach durch Mobilitätsprobleme beeinträchtigt. Die Angst vor Stürzen (☞ 14.3.3) verstärkt die Immobilität. Neben regelmäßigem Bewegungstraining können v.a. eine sichere Umgebung und die Versorgung mit sachgerechten Hilfsmitteln die Angst mildern und dadurch die Mobilität fördern:

- Haltemöglichkeiten an den Wänden
- Rutschfeste Bodenbeläge, vor allem auf Treppen
- Beseitigung von „Stolperfallen" wie z.B. Teppichkanten oder Türschwellen
- Rutschfeste Matten im Badezimmer oder in der Küche vor der Spüle
- Gut angepaßte Gehhilfen
- Eine der Bewegungseinschränkung und Körpergröße angepaßte Betthöhe, ggf. Toilettenerhöhung
- Ausreichende Beleuchtung, leicht erreichbare Lichtschalter
- Stabile Möbel zum Festhalten in der Wohnung
- Ausreichend Sitzgelegenheiten, z.B. auf dem Weg zur Toilette
- Geeignete Kleidung (z.B. nicht zu lange Nachthemden oder Bademäntel), feste Schuhe
- Korrekt angepaßte Brille
- Leichte Erreichbarkeit häufig benutzter Gegenstände und des Telefons
- Das Hinterlegen eines Wohnungsschlüssels bei Angehörigen oder Nachbarn
- Spezielles Notrufsystem, mit dem über ein am Körper getragenes Gerät ein Notruf ausgelöst werden kann.

Dadurch wird verhindert, daß beispielsweise ein gestürzter älterer Mensch längere Zeit ohne Hilfe in der Wohnung liegt.

Sicherheitsförderndes Verhalten der Pflegenden

Durch verlangsamte Reflexe, vermindertes Seh- und Hörvermögen sind ältere Patienten erhöht sturzgefährdet. Die Pflegenden können durch folgendes Verhalten das Unfallrisiko des alten Menschen vermindern:

- Das Umfeld des Patienten nur behutsam verändern. Damit sich der Patient nach der Krankenhausaufnahme leichter im Krankenhaus zurechtfindet, sollte ihn nach Möglichkeit anfangs eine vertraute Person, z.B. ein Angehöriger, begleiten
- Eine ruhige und freundliche Umgebung schaffen. Mit medizinischer Diagnostik möglichst erst nach der Eingewöhnung beginnen
- In den für den Patienten ungewohnten Räumlichkeiten Hinweistafeln und Schilder anbringen (lassen), die dem alten Menschen die Orientierung auf der Station und im Krankenhaus erleichtern
- Die Entlassung des Patienten gründlich vorbereiten. Zum Beispiel die Sozialarbeiterin des Hauses über die bevorstehende Entlassung informieren, falls der Patient in eine Rehabilitationseinrichtung oder in ein Seniorenheim entlassen oder falls eine Sozialstation in die ambulante Pflege eingebunden werden soll. Für die nachfolgenden Betreuer einen Pflegebericht erstellen (☞ 5.5.1, 5.5.2).

Pflegeüberleitung und ambulante Pflege, ☞ Kapitel 5

Sind aus Sicherheitsgründen Maßnahmen erforderlich, die die Autonomie und Unabhängigkeit des Patienten einschränken, sind zunächst die am geringsten einschränkenden Maßnahmen zu ergreifen (z.B. Schienung des Armes bei unruhigen Patienten während einer laufenden Infusion *vor* der Fixierung des Armes am Bett, oder Bettgitter *vor* der körperlichen Fixierung mit Bauchgurten sowie Hand- und Fußmanschetten im Bett).

Sich als Frau oder Mann fühlen und verhalten

Etablierte Rollenmuster können sich im Alter zum einen durch die Berentung, zum anderen durch Pflegebedürftigkeit oder auch den Tod des Ehepartners auflösen, wandeln oder verstärken.

Ältere Menschen wünschen sich ebenso Zärtlichkeit, Geborgenheit und Nähe zu einem Partner wie jüngere. Daher wird älteren Menschen in stationären Einrichtungen die gleiche Privatsphäre und die gleiche Rückzugsmöglichkeit zugestanden wie jüngeren.

Pflegende können älteren Menschen bereits durch kleine Gesten zeigen, daß sie ihre Privatsphäre achten; z.B. können sie körperlich immobilen Patienten helfen, für ein vertrautes Gespräch einen unbeobachtbaren Raum aufzusuchen, oder sie ermöglichen ihnen einen Besuch in der Cafeteria oder in den Außenanlagen des Krankenhauses.

Das Bedürfnis nach Zuwendung, Nähe und Geborgenheit kann auch in den täglichen Pflegeverrichtungen berücksichtigt werden, z.B. durch Gespräche oder durch einfühlsame Körperkontakte (z.B. tröstendes Berühren am Arm).

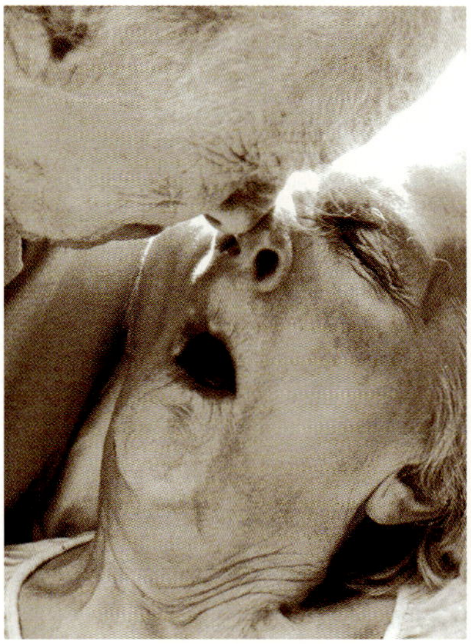

Abb. 14.12: Nach dem Abschiednehmen vom Partner, an dessen Seite man vielleicht 50 Jahre seines Lebens verbracht hat, bleibt oft eine Leere, die ein alter Mensch kaum wieder füllen kann. [N313]

Sich beschäftigen und Sinn finden

Mit zunehmendem Alter leiden immer mehr Menschen an chronischen Erkrankungen. Auch wenn diese nicht oder nicht unmittelbar lebensbedrohlich sind (z.B. eine Arthrose, ☞ 26.10), erinnern sie den Betroffenen durch immer wiederkehrende Beschwerden oder durch die Notwendigkeit einer regelmäßigen Tabletteneinnahme an seine Krankheit und damit an die eigene Vergänglichkeit. Nicht wenige Patienten geraten dadurch in eine fundamentale Krise (☞ auch Kapitel 15). Dabei konzentrieren sie sich dann unter Umständen so sehr auf ihre Befindlichkeit, daß sich subjektiv wahrgenommene Beschwerdebilder und tatsächlich vorhandene Krankheiten zu einem kaum entwirrbaren Knäuel zusammenballen. Aufgabe des therapeutischen Teams ist es dann, dem Patienten andere Lebensinhalte nahezubringen, z.B. raten sie zu maßvollem Sport und zum Knüpfen neuer Kontakte.

Prinzip Hoffnung

Ein entscheidender Faktor der Lebensaktivität „Sinn finden" ist die **Hoffnung.** Ohne Hoffnung wird das Leben als sinnlos und leer empfunden. Hoffnung richtet sich an die Zukunft und wirkt bei Bewältigungsprozessen entlastend. Vor allem jüngere Menschen glauben, daß ältere Menschen nicht mehr hoffen könnten. Sie können sich nicht vorstellen, daß Hoffnung bei unheilbaren Krankheiten oder angesichts einer nur noch kurzen Lebenserwartung noch möglich ist. Hoffnung ist aber nicht gleichbedeutend mit „Hoffnung auf Heilung", sondern sie umfaßt auch die Hoffnung, z.B. den Geburtsort noch einmal zu besuchen oder die Geburt des nächsten Enkels zu erleben.

Die Fähigkeit zu hoffen, wird durch verschiedene Faktoren beeinflußt, z.B. individuelle Erfahrungen oder religiöse, kulturelle und gesellschaftliche Einflüsse. Insbesondere Vorurteile wie das, daß alte Menschen zwangsläufig keine Hoffnung mehr haben, wirken sich negativ auf die Hoffnungsfähigkeit des älteren Menschen aus. Es ist daher wichtig, die individuellen Einstellungen aller Teammitglieder, der Angehörigen und der alten Menschen selbst zu überprüfen und gegebenenfalls zu korrigieren. Positive Erfahrungen älterer Menschen bei der Bewältigung kritischer Lebensereignisse werden erfragt und in der Pflege berücksichtigt.

Umgang mit den Bedürfnissen und Gefühlen des Sterbenden, ☞ 15.4.3

Keine unberechtigten Hoffnungen wecken!
Hoffnungen zu wecken, die unerfüllbar sind (z.B. auf Heilung bei weit fortgeschrittenem Tumorleiden), ist falsch, denn die zwangsläufig folgende Enttäuschung untergräbt das Vertrauen zwischen dem Patienten und seinen Betreuern und kann den körperlichen und psychischen Verfall beschleunigen.

14.3 Medizinisch-pflegerische Hauptprobleme des alten Patienten

Schlafstörungen, ☞ 7.4.2; Schwindel, ☞ 35.3.1; Tremor, ☞ 35.3.3

14.3.1 Schwäche

(Plötzlich auftretende) **Schwächezustände** sind unabhängig vom Alter des Patienten als Hinweis auf körperliche oder psychische Erkrankungen zu werten. Schwäche ist nie belanglos!

Eine neu auftretende oder sich verstärkende Schwäche ist im Alter oft erstes Symptom einer organischen Krankheit oder weist auf eine Verschlimmerung einer bereits bekannten (chronischen) Erkrankung hin. Folgende Erkrankungen sind bei Älteren am häufigsten:

- Herzinsuffizienz (☞ 18.6.1)
- Pneumonie (☞ 20.5.3)
- Chronische Bronchitis (☞ 20.6.2)
- Diabetes mellitus (☞ 23.6)
- Dehydratation (☞ 31.13.2)
- Schilddrüsenfunktionsstörungen (☞ 23.4.2 – 23.4.4)
- Demenz (☞ 14.5)
- Depression (☞ 36.5.1)
- Anämie (☞ 24.6.1).

Das diagnostische und therapeutische Vorgehen richtet sich nach der zugrundeliegenden Ursache.

Schwäche bei Sterbenden, ☞ 15.4.2

14.3.2 Immobilität

Mobilität: Fähigkeit, sich in seiner Umgebung frei zu bewegen und die Aktivitäten des täglichen Lebens (nahezu) unabhängig auszuführen.

Immobilität: Unfähigkeit, sich frei zu bewegen.
Zwischen beiden Polen existieren viele Stufen von **Bewegungseinschränkungen.**

Es ist falsch, Immobilität mit der Unfähigkeit zu *gehen* gleichzusetzen. So kann z.B. ein Rollstuhlfahrer wesentlich mobiler sein als ein Fußgänger mit Gehhilfen, hingegen sich ein Mensch, der plötzlich nicht mehr Auto fahren darf, trotz vorhandener Gehfähigkeit (zunächst) völlig immobil fühlen.

Zum anderen können Bewegungseinschränkungen auch infolge psychischer Probleme (☞ unten) oder einer „behindernden" Umgebung auftreten. Alle Formen der Immobilität bedrohen die Unabhängigkeit und damit die *Autonomie* (Selbstbestimmung) älterer Menschen.

Körperliche Ursachen für Immobilität

Die *körperlichen Ursachen* für Immobilität sind zahlreich:

- Zu den häufigsten Ursachen bei älteren Menschen gehören Veränderungen des Bewegungsapparates wie *Arthrose* (☞ 26.10), *Osteoporose* (☞ 26.8.1) oder Frakturen im Hüftbereich (☞ 27.8.8). Diese Erkrankungen beeinträchtigen die Beweglichkeit direkt (z.B. durch Versteifungen) oder indirekt (z.B. durch schmerzbedingte Schonung). Vielfach bestehendes Übergewicht wirkt sich zusätzlich ungünstig aus
- Durch die vornübergeneigte Körperhaltung vieler alter Menschen wird der Körperschwerpunkt nach vorne verlagert, was eine latente Gangunsicherheit verstärkt
- Im neurologischen Bereich sind v.a. Störungen der Gehirndurchblutung (☞ 35.6), das *Parkinsonsyndrom* (☞ 35.10.1) sowie Gangunsicherheiten bei *Polyneuropathie* (☞ 35.11.1) zu nennen
- Auch eine Minderdurchblutung der Beine (*pAVK*, ☞ 19.6.2) sowie ausgeprägte Beinödeme bei *Herzinsuffizienz* schränken die Beweglichkeit ein
- Schwere Herz- und Lungenerkrankungen (☞ Kapitel 18 und 20) vermindern die allgemeine Belastbarkeit des Patienten so sehr, daß er sich kaum noch bewegen kann
- Sehbehinderungen, z.B. durch ungeeignete Brillen, Linsentrübung (☞ 33.8) oder als Folge eines Diabetes mellitus, erschweren die Orientierung im Raum und führen zu einer erhöhten Gefährdung
- Immobilität kann auch *iatrogen*, d.h. durch ärztliche Maßnahmen, bedingt sein. An erster Stelle steht hier die Einnahme von Beruhigungsmitteln. Die von den Patienten zum abendlichen Einschlafen gewünschte Schlaftablette kann noch am Folgetag „nachhängen". Auch Antihypertonika (☞ Pharma-Info 19.36) können über zu niedrigen Bludruck und Blutdruck-Regulationsstörungen zu Schwindel und Problemen beim Stehen und Gehen führen.

Psychische Ursachen für Immobilität

Psychische Veränderungen, die eine Immobilität nach sich ziehen können, sind allgemeine Unsicherheit, mangelndes Selbstvertrauen und Depressionen, bei denen der Patient das Interesse gegenüber der Umgebung verliert und sich selbst vernachlässigt. Auch die psychische Grundhaltung des Patienten („Ich war schon immer bequem") und ein übertrieben besorgtes Verhalten von Familienangehörigen sind maßgebend dafür, wie schnell ein Kranker immobil wird.

Einfluß der Umgebung auf die Mobilität

Eine ungünstige Umgebung fördert die Immobilität ganz entscheidend, zum Beispiel:

- Wenn der Patient das Zimmer nicht verlassen kann, weil er den Gehwagen nicht über die hohe Türschwelle heben kann
- Wenn eine zu tiefe Badewanne oder die zu hohe Stufe des Duscheinstiegs die selbständige Körperpflege des Patienten behindern
- Wenn Kleider mit Reißverschluß am Rücken das selbständige An- und Ausziehen unmöglich machen, weil der Patient diese nicht mehr alleine öffnen und schließen kann
- Wenn der Patient kaum oder gar nicht mehr an geselligen Veranstaltungen oder Theaterbesuchen teilnehmen kann, weil die Treppenstufen ein unüberwindbares Hindernis darstellen oder öffentliche Verkehrsmittel nicht benutzt werden können und Taxifahrten zu teuer sind.

Folgen der Immobilität

Folgen der Immobilität sind:

- Abhängigkeit und fehlende Autonomie
- Erhöhte Dekubitus-, Kontrakturen-, Thrombose-, Pneumonie-, Obstipations- und Sturzgefahr
- Der (zwangsweise) Verzicht auf viele freudebringende Beschäftigungen (z.B. Spazierengehen) und damit unter Umständen eine Sinnfindungskrise. Die psychischen Reaktionen des Betroffenen reichen von aggressivem Verhalten gegenüber sich selbst oder anderen bis zu Passivität und einem Rückzug in kindliche Verhaltensmuster. Sehr häufig sind depressive Verstimmungen, die ihrerseits wieder die Immobilität fördern und das Entstehen eines Teufelskreises begünstigen.

Aus diesen Gründen wird unabhängig vom Alter des Patienten stets die Ursache der Immobilität gesucht und nach Möglichkeit auch behandelt. Ganz wichtig sind krankengymnastische Übungsprogramme und die aktivierende und rehabilitierende Pflege.

14.3.3 Stürze

Mit eingeschränkter Mobilität sind oft **Stürze** verbunden, die – abgesehen von den Verletzungsfolgen – die Unsicherheit und Immobilität des Patienten weiter verstärken und häufig die Einweisung in ein Krankenhaus oder den Umzug in ein Altenheim begründen.

> **Die ersten Tage sind die riskantesten!**
> Im Krankenhaus ereignen sich die meisten Stürze in der ersten Woche nach der Aufnahme. Zu hohe oder zu niedrige Betten sowie übersteigbare Bettgitter erhöhen das Risiko.

Die Ursachen häufiger Stürze entsprechen im wesentlichen denen der Immobilität. Darüber hinaus sind Schwindel (☞ 35.3.1), Synkopen (☞ 18.3.3), Blutdruckregulationsstörungen (☞ 19.5) und der Wechsel in eine ungewohnte Umgebung hervorzuheben. Entscheidende Hinweise auf die Ursache des Stürzens gibt die Anamnese (Stolpern? Schwarzwerden vor den Augen?).

> Stürze sind oft folgenschwer oder repräsentieren häufig einen schlechten Allgemeinzustand des Patienten: Von jenen älteren Menschen, die zu Hause stürzen und stationär aufgenommen werden, verstirbt die Hälfte innerhalb von 12 Monaten. Von jenen, die vom Heim aus ins Krankenhaus verlegt werden, ist die Hälfte bereits nach sechs Monaten verstorben.

14.3.4 Verwirrtheit

> **Verwirrtheit:** Bewußtseinsstörung mit komplexem Symptombild aus **Desorientiertheit** (Störung des normalen Selbst-, Raum- und Zeitempfindens, ☞ 36.2.2), **Denkstörungen** (z.B. verlangsamtes Denken, Wahnvorstellungen, ☞ 36.2.5) und **Gedächtnisstörungen** (☞ 36.2.4).

Klinisch werden die *akute* Verwirrtheit (plötzlicher Beginn, oft reversibel) und die *chronische Verwirrtheit* (schleichende Verwirrtheit, kaum reversibel) unterschieden.

Leicht verwirrte Personen sind auf den ersten Blick unauffällig, können aber auf Nachfrage z.B. nicht das aktuelle Datum nennen. Schwer Erkrankte erkennen nicht einmal mehr die nächsten Angehörigen, laufen rast- und ziellos durch den Raum und zeigen ernste Störungen des Schlaf-Wach-Rhythmus mit nächtlicher Wachheit und langen Schlafperioden am Tag.

> ☑ Mit der Diagnose „Verwirrtheit" vorsichtig umgehen, denn nicht alle Patienten, die sich nicht in den Krankenhausalltag einfügen oder die in irgendeiner Form unangemessen reagieren, sind auch verwirrt. Z.B. kann die Ursache für unangemessene Verhaltensweisen auch in einer Hörbehinderung liegen.

Für viele ältere Patienten, aber auch für ihre Angehörigen und die Pflegenden, ist Verwirrtheit ein zentrales Problem. Besonders belastend ist es, wenn die verwirrten Patienten beispielsweise aus Angst oder Wahnvorstellungen heraus aggressiv werden und ihre Mitmenschen mit Gegenständen bedrohen oder wiederholt beleidigen.

Akute Verwirrtheit

Setzt eine Verwirrtheit *plötzlich* ein, so spricht man von **akuter Verwirrtheit** *(akuter Verwirrtheitszustand, Delirium, Durchgangssyndrom).* Sie dauert oft nur Stunden oder Tage und wird meist durch ein Zusammenspiel *mehrerer* Faktoren hervorgerufen. Hier sind an erster Stelle zu nennen:

- *Medizinische Ursachen* wie Hormonstörungen oder Dehydratation, Störungen des Elektrolythaushaltes (☞ 31.13.2), Sauerstoffmangel des Gehirns (☞ 35.6), Hypotonie, Herzschwäche oder Ateminsuffizienz, akute Infekte wie z.B. Atemwegs- oder Harnwegsinfekte oder Stoffwechselentgleisungen (z.B. bei Diabetes mellitus)
- *Iatrogene* (= durch den Arzt bedingte) *Ursachen* wie z.B. Medikamentennebenwirkungen oder längere Narkosen
- *Vergiftungen,* insbesondere durch Alkohol oder Medikamente (☞ 17.5.1)
- *Soziale Ursachen* wie z.B. ein Ortswechsel (Umzug in ein Altersheim oder Einweisung in ein Krankenhaus) oder der Verlust enger Bezugspersonen (z.B. Tod des Ehepartners).

Diese Faktoren gilt es durch eine sorgfältige Anamnese (meist Fremdanamnese, ☞ 9.2) sowie körperliche und technische Untersuchungen herauszufinden. Können die Ursachen beseitigt werden, verschwindet die akute Störung oft. Allerdings beruht ein großer Teil der akuten Verwirrtheitszustände auf einer bis dahin maskierten (unheilbaren) Demenz (☞ 14.5).

> **Akut verwirrte Menschen sind Notfallpatienten!**
> Akute Verwirrtheitszustände sind medizinische Notfälle, die sorgfältiger Klärung, Überwachung und Betreuung bedürfen. Nahrungsverweigerung, Unfähigkeit zur Kooperation, Weglauftendenzen und aggressive Handlungen sind häufig und gefährden den Patienten. Sie begründen ggf. eine Zwangseinweisung und -behandlung.

Akute Verwirrtheit infolge Krankenhauseinweisung

Vielen älteren Menschen bereitet die Einweisung in ein Krankenhaus große Probleme. Als Reaktion auf die zur Einweisung führende Grundkrankheit *und* den Umgebungswechsel kommt es zu einer Phase akuter Verwirrtheit. Folgende Pflegemaßnahmen dienen der Prophylaxe:

- Patientenorientierte statt Funktionspflege (☞ 2.5.2), denn wenige, konstante Bezugspersonen wirken sich günstig aus. Die Pflegenden stellen sich dem Patienten nicht nur namentlich vor, sondern schreiben ihren Namen auch gut lesbar auf einen Zettel
- Die Pflegemaßnahmen werden so geplant, daß die Ruhephasen des Patienten nicht durch ständige, kurzandauernde Pflegetätigkeiten unterbrochen werden, denn je unruhiger die Umgebung ist, desto mehr „Streß" hat der Patient und desto höher ist das Risiko, daß eine gerade noch kompensierte Verwirrung manifest wird
- Die Pflegenden achten darauf, daß der Patient immer seine Brille oder sein Hörgerät bei sich hat und auch benutzt, da der Umgebungswechsel bei unzureichendem Seh- oder Hörvermögen noch schwerer zu verkraften ist.

Chronische Verwirrtheit

Entsteht eine Verwirrtheit langsam und nimmt über Monate oder Jahre zu, spricht man von **chronischer Verwirrtheit.**

Ursache ist fast immer eine Demenz (☞ 14.5), weshalb viele Autoren den chronisch verwirrten Patienten mit dem dementen Patienten gleichsetzen.

☑ **Orientierungshilfen** für den verwirrten Patienten, die auch prophylaktisch angewandt werden können:

- Fest strukturierter Tagesablauf mit ausreichend aktivierenden Tätigkeiten
- Kalender mit Datum des Tages und Uhr in sichtbarer Nähe
- Namensschilder an der Kleidung aller Mitarbeiter
- Hinweisschilder auf dem Weg zur Toilette
- Gut sichtbare Symbole (Klebepunkte mit „seiner" Farbe o.ä.) an der Zimmertür des Patienten sowie an seinem Bett, seinem Schrank und seinen Waschutensilien
- Persönliche Gegenstände in der Umgebung, so daß der Patient diese wiedererkennen kann (z.B. Familienbilder)
- Ausziehen und Ablegen der Kleidung in fester Reihenfolge zur Erleichterung des Anziehens am nächsten Morgen
- Stets greifbare Merkzettel und Stift für Notizen.

Pflege bei Demenz, ☞ 14.5; Validation, ☞ 14.2.2

14.3.5 (Harn-)Inkontinenz

Harninkontinenz: *Unwillkürlicher Urinabgang* (☞ 7.9.4.1). Insbesondere bei älteren Patienten häufige Erkrankung mit vielfältigen Ursachen (☞ 31.7), jedoch oft aus Scham verschwiegen. Folgen der Inkontinenz sind nicht nur soziale Probleme, insbesondere eine (Selbst-)Isolation, sondern auch medizinische Störungen, z.B. gehäufte Harnwegsinfekte.

Eine **Stuhlinkontinenz** (☞ 7.9.4.2) tritt häufig im fortgeschrittenen Stadium von Demenzkranken auf, ist sonst jedoch eher selten.

Dem Pflegeproblem Inkontinenz können zahlreiche, teils gut behandelbare Erkrankungen zugrundeliegen. Eine eingehende Diagnostik ermöglicht oft eine kausale Therapie (☞ 31.7).

Inkontinenz gehört nicht zu den normalen Alterungsvorgängen und darf daher nie als „altersbedingt" hingenommen werden.

Soziale Folgen der Inkontinenz

Inkontinenz führt oft zur Selbstisolation des Betroffenen. Andere Menschen werden aus Angst vor peinlichen Situationen gemieden (z.B. Uringeruch, durchnäßte Kleidung), und Partnerschaften werden aus Scham nicht mehr eingegangen, weil in der Regel auch eine sexuelle Beziehung erwartet wird.

Pflege bei Harninkontinenz

Plege bei Inkontinenz, ☞ auch 7.9.4, 31.3.6, 31.7

Sorgfältige physikalische und krankengymnastische Maßnahmen vermögen eine Harninkontinenz oft so weit zu bessern, daß eine medikamentöse oder operative Behandlung unnötig wird. Am leichtesten läßt sich im Krankenhaus die „Inkontinenz" behandeln, die dadurch bedingt ist, daß der Betroffene die Toilette nicht schnell genug erreichen kann, weil sein Bett am weitesten von der Toilette entfernt ist. In diesem Fall schiebt man das Bett des Patienten innerhalb des Zimmers näher zur Patiententoilette bzw. verlegt den Patienten in das Zimmer, das der Stationstoilette am nächsten ist.

Inkontinenzkranke trinken (zu) wenig!
Viele Inkontinente trinken zu wenig, um so den psychisch belastenden Harnabgang zu „reduzieren". Auch Diuretika werden aus dem gleichen Grund weggelassen.
Als Konsequenz droht nicht nur eine Dehydratation (☞ 31.13.2), sondern es wird auch der Urin stärker konzentriert. Dadurch häufen sich Hautprobleme im Genitalbereich, und die Neigung zu Harnwegsinfekten nimmt zu.

14.4 Diagnostik und Therapie bei alten Menschen

14.4.1 Diagnostik bei alten Menschen

Prinzipiell ist der Weg zur Diagnosefindung bei älteren Menschen der gleiche wie bei jüngeren. Allerdings wird bei stark eingeschränkter Lebenserwartung und/oder entsprechendem Willen des Patienten auf manche invasive Untersuchung verzichtet.

Die **Anamneseerhebung** erfordert bei älteren Patienten viel Zeit. Schwerhörige Patienten sollten ihr Hörgerät tragen. Wichtig ist, sich dem Patienten namentlich vorzustellen (Namen evtl. aufschreiben) und ihm zu erklären, was man vorhat und warum so viele Fragen nötig sind. Mangelnde Konzentrationsfähigkeit des Kranken darf nicht zu Ungeduld verleiten. Es ist dann besser, sich zunächst auf die aktuelle Anamnese (☞ 9.2) zu beschränken und die frühere Anamnese später zu erheben oder einer alten Krankenakte zu entnehmen. Ausschweifende Erzählungen können taktvoll durch weitere Fragen beendet werden. Häufig muß die

Eigenanamnese durch eine *Fremdanamnese* ergänzt werden.

Wichtige Inhalte der Anamnese sind der körperliche Zustand des Patienten *vor* der aktuellen Erkrankung (hat er sich noch selbst versorgt), die soziale Situation (wohnt er alleine oder bei Angehörigen) und die bisher eingenommenen Medikamente (am besten mitbringen lassen).

Technische Untersuchungen sollten bei einem älteren Patienten nur angeordnet werden, wenn sie für ihn zumutbar sind und angesichts der Gesamtsituation des Kranken Konsequenzen haben.

> ☑ **Angehörige bei der Aufklärung einbeziehen**
>
> Auch wenn insbesondere verwirrte ältere Patienten ärztlichen und pflegerischen Informationen und Aufklärungsgesprächen kaum zu folgen scheinen, ist bei ihnen genauso die Einwilligung zu invasiven Maßnahmen einzuholen wie bei anderen Patienten. Sind die Patienten einverstanden, werden ihre Angehörigen zum Aufklärungsgespräch hinzugezogen, damit sie dem Patienten ggf. später alles noch einmal erklären können. Bestehen Zweifel an der Geschäftsfähigkeit des Patienten, muß der behandelnde Arzt ggf. einen Antrag beim Vormundschaftsgericht auf Genehmigung der Maßnahme stellen *(Betreuungsgesetz)*.

14.4.2 Pharmakologische Therapie bei alten Menschen

Aufgrund ihrer höheren Erkrankungshäufigkeit und *Multimorbidität* nehmen alte Menschen durchschnittlich mehr Medikamente ein als jüngere, und zwar meist mehrere Präparate nebeneinander. Gleichzeitig reagieren Ältere nicht nur *quantitativ,* sondern auch *qualitativ* anders auf zahlreiche Medikamente, so daß sich die Probleme mit *Medikamentennebenwirkungen* und *Medikamenteninteraktionen* (-wechselwirkungen) häufen.

> Gemäß einer Studie verbraucht ein Mensch 50% seiner Lebensmedikamentenmenge in den letzten sechs Monaten seines Lebens.

Physiologische Einflüsse auf die Pharmakotherapie im Alter

Während beim gesunden Betagten die Resorption von Medikamenten aus dem Magen-Darm-Trakt nur bei wenigen Substanzen (z.B. Kalzium) beeinträchtigt ist, kann sie z.B. bei einer Rechtsherzinsuffizienz (☞ 18.6.1) durch den Blutrückstau in den Körperkreislauf vermindert sein.

Viele Medikamente werden im Blut an Eiweiße gebunden. Bei alten Menschen sind weniger Eiweiße vorhanden als bei jüngeren. Deswegen kann es bei gleichzeitiger Gabe von mehreren Medikamenten durch die „verschärfte" Konkurrenz um diese Eiweiße zu Wirkungserhöhungen kommen. Besonders typisch ist die Wirkungsverstärkung von „Blutzuckertabletten" wie Euglucon® mit nachfolgender Hypoglykämiegefahr (☞ 23.6.7).

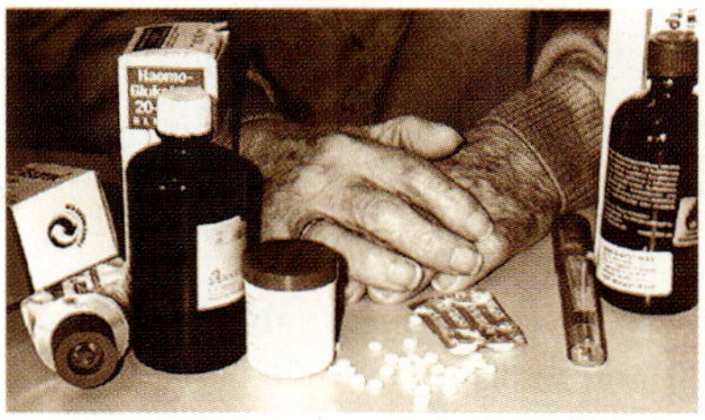

Abb. 14.13: Zum „Normalprogramm" vieler alter Menschen gehört die tägliche Einnahme verschiedener Medikamente. [N313]

Durch die Alterungsvorgänge der Nieren werden nierengängige Medikamente verzögert ausgeschieden. Bei diesen Medikamenten ist die Gefahr einer Anreicherung *(Akkumulation)* mit entsprechenden Nebenwirkungen bis hin zur Medikamentenvergiftung erhöht. Auch die Stoffwechseltätigkeit der Leber läßt nach. Dies ist jedoch insgesamt von geringerer Bedeutung.

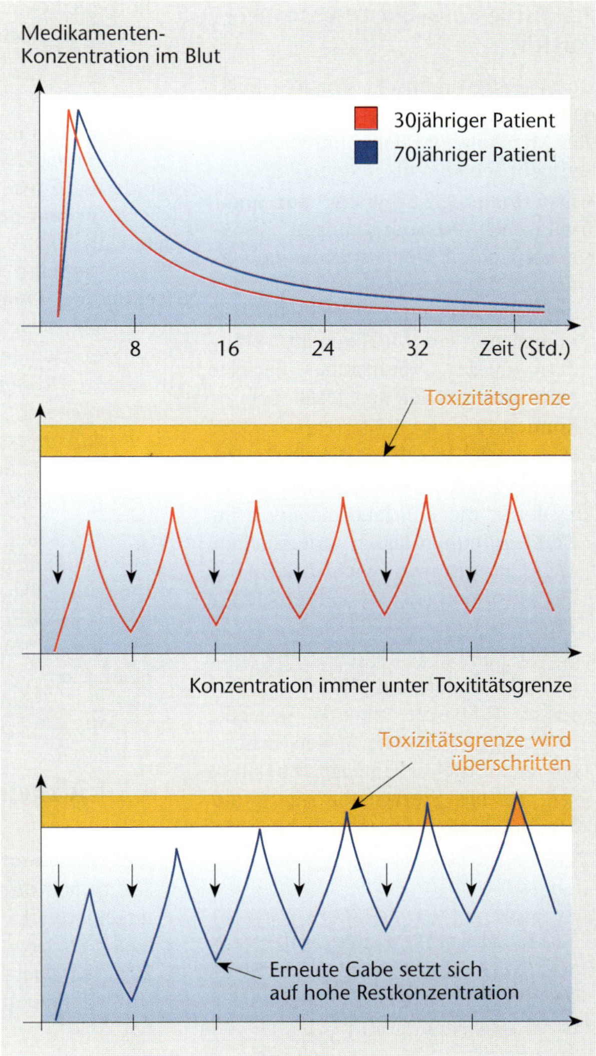

Abb. 14.14: Die verlängerte Ausscheidungszeit von Medikamenten bei älteren Menschen ist bei der einmaligen Gabe eines Medikaments unwichtig (oben). Gefährlich ist jedoch die Anreicherung des Medikaments, wenn regelmäßig Einzeldosen gegeben werden (senkrechte Pfeile) – beim jüngeren Menschen reicht das z.B. achtstündige Intervall, um die Substanz weitgehend abzubauen (Mitte), beim älteren jedoch nicht (unten). [B200]

Vor allem Arzneimittelausscheidung verzögert
Die *Pharmakokinetik* (☞ 10.2.4) ist beim älteren Menschen sowohl in Bezug auf die *Medikamentenausscheidung* **(Elimination)** als auch in Bezug auf die erzielte klinische Wirkung (abgeschwächt oder – häufiger – verstärkt) verändert.

Manche Medikamente, z.B. Beruhigungsmittel, wirken nicht nur *stärker*, sondern bei einigen alten Menschen auch *qualitativ* anders. Es kann durchaus sein, daß die Gabe eines Schlafmittels (z.B. einer Valium®-Tablette) nicht zum Einschlafen, sondern zu Erregungszuständen führt. Als Ursache dieser **paradoxen Wirkungen** werden vor allem Veränderungen des Rezeptorengefüges im Gehirn vermutet.

Praktische Konsequenz: Besondere Vorsicht

Durch einige praktische Vorsichtsmaßnahmen kann meist verhindert werden, daß Medikamente dem älteren Patienten mehr schaden als nützen:

- Den Patienten sorgfältig auf unerwünschte Nebenwirkungen beobachten, wenn Medikamente neu verordnet oder wenn Dosierungen erhöht worden sind. Nach Möglichkeit immer nur ein Medikament verändern, um den „Verursacher" der Nebenwirkungen leichter feststellen zu können
- Regelmäßig das Blut des Patienten auf die Blutkonzentration der Medikamente, die sich laborchemisch im Blut bestimmen lassen, untersuchen (*drug monitoring*, wichtig z.B. bei Digitalistherapie, ☞ Pharma-Info 18.41)
- Werden einem Patienten „Schlafmittel" oder andere das ZNS beeinflussende Präparate abends gegeben (z.B. gegen Erbrechen), den Patienten nachts nicht alleine aufstehen lassen, da die Sturzgefahr durch die Medikamentenwirkung erheblich erhöht ist.

Faustregel für den Tagesplan
Am besten sind möglichst wenige Medikamente zu möglichst wenigen Tageszeiten.

14.5 Demenz

Es gibt keine „Alterserkrankung" per se: Alle scheinbar „typischen" geriatrischen Erkrankungen können auch schon in früheren Jahren auftreten. Trotzdem kommen einige Erkrankungen im Alter so häufig vor, daß jeder Pflegende, der mit älteren Menschen zu tun hat, darüber Bescheid wissen sollte. Eine der wichtigsten dieser Erkrankungen ist die Demenz.

Überblick über die anderen wichtigen Erkrankungen im Alter, ☞ Abb. 14.4

Demenz: Organisch bedingter, fortschreitender Verlust geistiger Fähigkeiten. Komplexes Symptombild eines *chronischen Verwirrtheitszustandes* (☞ 14.3.4) mit Gedächtnis-, Wahrnehmungs- und Denkstörungen (☞ 36.2.4, 36.2.5, 36.2.7), Desorientiertheit, Persönlichkeitsveränderungen (☞ 36.10) und in der Folge auch körperlichem Abbau. Betrifft v.a. Patienten nach dem 50. Lebensjahr.

Ca. 70% der Betroffenen leiden an einer *Alzheimer-Demenz* (☞ 14.5.1), der häufigsten Form der ursächlich ungeklärten **primär degenerativen Demenzen.** Ungefähr 20% der Demenzen sind Folge anderer Grunderkrankungen **(sekundäre Demenzen),** schätzungsweise 10% Mischformen. Von den sekundären Demenzen sind in der geriatrischen Altersgruppe die *Multiinfarktdemenz* (☞ 14.5.2) mit 8% und die *Parkinsonassoziierte Demenz* mit 4% (☞ 35.10.1) am häufigsten (Häufigkeitsangaben nach Paulus, 1995).

Die Demenz ist die häufigste Einzelursache von Pflegebedürftigkeit im Alter. Ca. 7% der über 65jährigen und 30% der über 80jährigen leiden an einer Demenz.

14.5.1 Alzheimer-Demenz

Alzheimer-Demenz: Häufigste „primär degenerative" Demenz ungeklärter Ursache. Schätzungsweise 5% der über 60jährigen und 20% der über 80jährigen sind betroffen, Frauen häufiger als Männer.

Krankheitsentstehung

Die Krankheitsentstehung ist bis heute ungeklärt. Diskutiert werden vor allem genetische und metabolische Faktoren. Typisch ist, daß das Gehirn der Patienten im Laufe der Erkrankung immer mehr schrumpft *(Hirnatrophie)* und große, liquorgefüllte Hohlräume entstehen.

Symptome und Befund

Typische Symptome einer Demenz

Intellektueller und kognitiver Bereich:
- Zerstreutheit, Konzentrationsstörung
- Massive Störungen der Merkfähigkeit
- Räumliche und zeitliche Orientierungsstörungen mit Verlust des Tag-Nacht-Rhythmus
- Probleme im sprachlichen Ausdruck

Stimmung und Befindlichkeit:
- Interesselosigkeit
- Affektiver Rückzug (keine Gefühlsregungen mehr erkennbar)
- Ängstlichkeit
- Stimmungslabilität
- Neigung zu diffuser Verstimmtheit

Verhalten:
- Apathie
- Reizbarkeit und Aggressivität

Körperliche Funktionen:
- Gangstörungen (kleinschrittiges Trippeln)
- Stuhl- und Harninkontinenz.

Die Krankheit beginnt – zunächst kaum merklich – mit leichten Gedächtnisstörungen (Vergessen von Erledigungen oder Verabredungen), die der Kranke z.B. durch das Schreiben von „Merkzettelchen" auszugleichen versucht. Es folgen Orientierungsstörungen und recht früh auch Persönlichkeitsveränderungen mit Wutausbrüchen, Feindseligkeit gegenüber den Mitmenschen, Erregungs- und Unruhezuständen. Im Endstadium ist der Patient völlig verwirrt. Er hört zwar, wenn man zu ihm spricht, versteht das Gesagte aber nicht. Seine nächsten Angehörigen erkennt er nicht mehr und ist sowohl harn- als auch stuhlinkontinent.

Einteilung der Demenz

Leichte Demenz: Obwohl Arbeit und soziale Aktivitäten deutlich beeinträchtigt sind, bleibt die Fähigkeit erhalten, unabhängig zu leben (mit entsprechender persönlicher Hygiene und intaktem Urteilsvermögen)

Mittlere Demenz: Eine selbständige Lebensführung ist nur mit Schwierigkeiten möglich und ein gewisses Ausmaß an Aufsicht erforderlich

Schwere Demenz: Der Betroffene ist desorientiert und muß kontinuierlich beaufsichtigt werden. Er ist in allem auf Hilfe angewiesen.

Diagnostik und Differentialdiagnose

Die Diagnose einer Alzheimer-Demenz ist eine Ausschlußdiagnose.

Die körperliche Untersuchung ist in den Anfangsstadien der Erkrankung nur wenig ergiebig. Erst in fortgeschrittenen Krankheitsstadien sind diskrete neurologische Auffälligkeiten feststellbar.

Durch Blutuntersuchungen und bildgebende Verfahren (z.B. CCT, ☞ 9.6.4) werden eine Multiinfarkt-Demenz (☞ 14.5.2), Hirntumoren, chronische Hirnblutungen als Folge kleinerer Traumen, Medikamentennebenwirkungen oder ein früherer Alkoholismus als Ursache der Hirnleistungsschwäche ausgeschlossen. Eine psychiatrische Untersuchung dient dem Ausschluß von *Depressionen*, die eine Demenz vortäuschen können **(Pseudodemenz**, ☞ 36.5.1), aber anders behandelt werden.

Behandlungsstrategie

Eine kausale Therapie ist nicht möglich. Die symptomatische Behandlung stützt sich auf vier Säulen:

- **Internistische Basistherapie** (☞ 14.5.2)
- **Nootropika** *(Neurotropika)*, d.h. Medikamente zur Verbesserung der Hirnleistung. Sie sind wegen ihrer fraglichen Wirksamkeit umstritten, aber zumindest bei einem Teil der Patienten hilfreich. Daher ist ein Therapieversuch durchaus gerechtfertigt. Relativ gut untersucht ist Piracetam (etwa in Nootroop® oder Normabrain®). Auch der Einsatz von Kalziumantagonisten (Nimodipin, z.B. Nimotop®, ☞ Pharma-Info 19.36) hat in Studien positive Effekte gezeigt. Weitere Substanzen (z.B. Tacrin) sind in der Erprobung
- **Aktivierende Pflege** zur Minderung von Verhaltensauffälligkeiten. Sinnvoll sind ergotherapeutisches und körperliches Training, Selbsthilfetraining und angepaßte Ernährung sowie evtl. der gezielte Einsatz von Psychopharmaka etwa zur Behandlung von Schlaf-Wach-Rhythmusstörungen oder Erregungszuständen
- **Angehörigenberatung** und **Angehörigenbetreuung.** Meist ruht die Hauptlast der Betreuung in der Familie auf den Schultern *einer* Person (meist des Ehepartners, der Tochter oder Schwiegertochter), die oft selbst schon älter und auf Dauer der enormen Belastung nicht gewachsen ist. Daher werden frühzeitig Hilfen für die Angehörigen organisiert (z.B. ambulante Dienste), denn ständige Überforderung führt zu Unzufriedenheit, Hektik und Aggressionen und schadet dadurch auch dem Kranken. Helfen kann auch der Gedankenaustausch mit den Angehörigen anderer Betroffener *(Alzheimer-Gesellschaft)*.

Pflege von Demenzkranken

Die Pflege von Patienten mit einer primären Demenz ist vor allem *psychisch* belastend. Dies gilt insbesondere für Angehörige, die den Kranken aus guten Tagen kennen und nun den allmählichen Verfall der Persönlichkeit miterleben müssen, ohne den Prozeß aufhalten zu können.

„Rezepte" für den Umgang mit dementen Patienten gibt es nicht. Beispielhaft seien die Prinzipien des Geriaters *Füsgen* aufgeführt:

Kommunikation und Umgang mit dem Patienten

- Klare Anweisungen in einfachen, kurzen Sätzen geben
- Deutlich und bestimmt sprechen
- Sich um einen fürsorglichen, aber bestimmten Umgang bemühen
- Wichtige Informationen bei Bedarf wiederholen. Geduldig sein, dem Patienten Zeit geben für seine Reaktion
- Bei richtigem Reagieren Patienten durch Worte, Berührung oder einem Lächeln loben, anstatt unerwünschte Reaktionen zu kritisieren
- Anschuldigungen überhören und sinnlose Diskussionen vermeiden. Ablenken und Einlenken führen schneller zum Erfolg
- Nicht den Leistungsmaßstab Gesunder anwenden. Patienten nicht überfordern, sondern sanft aktivieren (auf Überschreiten einer immer niedriger werdenden „Streßschwelle" reagiert der Kranke oft mit Zorn und Aggressivität)
- Einfache Regeln und feste Gewohnheiten etablieren
- Konkrete Angaben wie Zeit, Datum, Ort und Namen als Erinnerungshilfen einsetzen
- Uhr, Kalender und Orientierungstafel z.B. für Geburtstage oder Gedenktage zum Erhalt der Orientierung nutzen
- Das Denken in der Vergangenheit akzeptieren und versuchen, davon ausgehend zur Gegenwart überzuleiten
- Jede sinnvolle selbständige Aktivität des Kranken fördern
- Bei nachlassendem Sprachverständnis des Kranken versuchen, ihn durch nonverbale Zuwendung, z.B. Gesten, Blicke oder Berührungen, zu erreichen und zu beruhigen
- Reagiert der Demente abweisend auf Orientierungshilfen, Zugang durch Validation (☞ 14.2.2 und 7.10.3) verbessern.

Ernährung und Ausscheidung

- Verwirrte vergessen oft zu trinken und zu essen, oder aber sie essen übermäßig viel. Deswegen wird auf

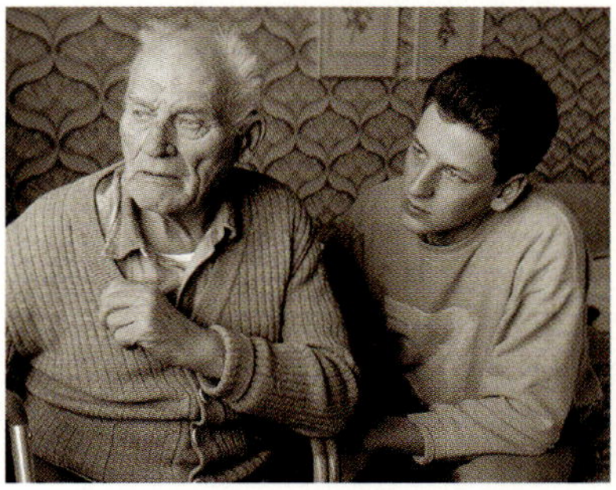

Abb. 14.15: Demente Patienten brauchen noch mehr als psychisch gesunde Menschen kontinuierliche Zuwendung von Pflegenden und Angehörigen, damit Lebensfreude und -orientierung wenigstens ein Stück weit erhalten bleiben. [K151]

eine vernünftige und ausgewogene Ernährung geachtet

- Im fortgeschrittenen Krankheitsstadium ist auf Einhaltung der Hygieneregeln zu achten, zu denen nicht nur die Zahn- und Mundpflege sowie das Einhalten der Hygieneregeln nach dem Toilettenbesuch gehören, sondern im weiteren Sinne auch die regelmäßige Nahrungsaufnahme und der Schlaf
- Häufiges und sehr belastendes Problem ist die *Stuhlinkontinenz*. So setzt der Kranke ein- bis zweimal täglich Stuhl in Bett oder Kleidung ab, meist unmittelbar nach den Mahlzeiten. Zu diesem Zeitpunkt sorgen starke Kolonbewegungen für eine Füllung des Mastdarms, und der Patient kann den Stuhldrang nicht bremsen. Bei vielen Kranken kann der Stuhlgang dadurch „abgefangen" werden, daß man dem Betroffenen zu bestimmten Tageszeiten (z.B. morgens) ein heißes Getränk reicht, danach bequem auf einen Toilettenstuhl setzt und den Stuhlgang abwartet.

Tagesgestaltung und Tag-Nacht-Rhythmus

- Günstig sind Beständigkeit und Routine im Tagesablauf des Patienten sowie eine strukturierte und verläßliche Umgebung. Sinnesüberforderungen (z.B. durch Gedränge mit Lärm oder große, weite Räume) wirken sich ungünstig aus
- Der Kranke sollte täglich leichte Gymnastik betreiben, z.B. Gehen (wenn möglich ein Spaziergang in der bekannten Umgebung)
- Bei Störungen des Schlaf-Wach-Rhythmus ist eine mäßige Stimulierung tagsüber zu empfehlen. Evtl. kann auch mit einer Tasse Kaffee oder medikamentös geholfen werden. Nachts kann es helfen, das Krankenzimmer richtig abzudunkeln (verhindert oft nächtliches Umherwandern). Ist dies aus Sicherheitsgründen nicht vertretbar, ist „volles Licht" besser als „Schummerlicht", da letzteres Halluzinationen und Nachtaktivitäten erfahrungsgemäß fördert
- Am ehesten kann der Kranke durch solche Betätigungen, die er früher gern ausübte, aktiviert werden (etwa Hausarbeit, Handarbeiten). Dabei wird allerdings jede Überforderung des Patienten vermieden
- Beruhigungsmittel werden nicht „routinemäßig" gegeben. Es kann aber angezeigt sein, bei Angstzuständen Neuroleptika (wenig sedierende Substanzen wie z.B. Haldol® oder Neurocil®) zu geben oder das abendliche Einschlafen z.B. mit einem vorwiegend sedierenden Neuroleptikum wie Atosil® zu fördern.

Prognose

Die Prognose der Erkrankung ist schlecht. Meist wird der Patient innerhalb weniger Jahre (bei jüngeren Patienten gelegentlich nach maximal 20 Jahren) von der Fürsorge anderer abhängig und verstirbt dann nach weiteren 1 – 3 Jahren.

14.5.2 Multiinfarkt-Demenz

Multiinfarkt-Demenz: *Vaskuläre Demenz,* also auf Gefäßerkrankungen zurückzuführen. Sie ist durch viele kleine Schlaganfälle (☞ 35.6) bedingt und Spätfolge einer ausgeprägten *Arteriosklerose* der Hirngefäße (☞ 19.6.1).

Symptome und Untersuchungsbefund

Typisch für die Multiinfarkt-Demenz ist ein wechselhafter, oft auch schubweiser Verlauf (plötzliche Verschlechterung durch erneute Phasen der Mangeldurchblutung), wobei die Persönlichkeit des Patienten verhältnismäßig lange erhalten bleibt. Bei etwa jedem sechsten Betroffenen treten epileptische Anfälle auf.

Diagnostik und Differentialdiagnose, ☞ *14.5.1*

Behandlungsstrategie

Die Behandlung der Multiinfarkt-Demenz entspricht im wesentlichen derjenigen der Alzheimer-Demenz.

Allerdings hat die **internistische Basistherapie** größere Bedeutung. Die Therapie der zugrundeliegenden Gefäßerkrankung soll erneute Mangeldurchblutungen des Gehirns mit Verschlechterung der Hirnleistung vermeiden. Hierzu gehört die Behandlung einer Herzrhythmusstörung (☞ 18.7) und eines Hypertonus (☞ 19.5.1). Dabei darf der Blutdruck nur langsam und mäßig gesenkt werden, um Hypotonien (vor allem *nächtliche* Blutdruckabfälle) und eine dadurch bedingte Minderdurchblutung des Gehirns zu vermeiden. Außerdem werden Medikamente zur Hemmung der Blutplättchenaggregation gegeben (z.B. niedrigdosiert Azetylsalizylsäure, etwa in Aspirin 100®). Marcumar® wird nur bei hoher Emboliegefahr und zuverlässiger Medikamenteneinnahme mit regelmäßiger Gerinnungskontrolle gegeben, da die Patienten sonst zu sehr durch Blutungen gefährdet werden. Zur internistischen Basistherapie zählen ferner:

- Die kritische Überprüfung der Medikamente, die das Demenzbild negativ beeinflussen können
- Die Gabe von Antiepileptika bei entsprechenden Anfällen
- Die medikamentöse Therapie der Harninkontinenz (welche jedoch in erster Linie durch Kontinenztraining zu behandeln ist).

Pflege von Demenzkranken, ☞ *14.5.1*

Prognose

Die Multiinfarkt-Demenz schreitet im Gegensatz zur Alzheimer-Demenz nicht zwangsläufig immer weiter fort. Bei einer erfolgreichen Therapie der Risikofaktoren versterben viele Betroffene an anderen Erkrankungen und nicht an ihrer Multiinfarkt-Demenz.

	Alzheimer-Demenz	Multiinfarkt-Demenz
Beginn	Unmerklich	Meist plötzlich
Verlauf	Sich langsam verschlechternd	Sich schubweise verschlechternd
Schlaganfälle	Meist keine	Häufig in der Vorgeschichte
Lähmungen/ Taubheitsgefühle	Fehlen normalerweise	Häufig vorhanden
EEG	Nur Allgemeinveränderungen	Umschriebene Veränderungen
CCT	Globale Hirnschrumpfung	Umschriebene Defekte

Tab. 14.16: Unterschiede zwischen Alzheimer- und Multiinfarkt-Demenz. [B200]

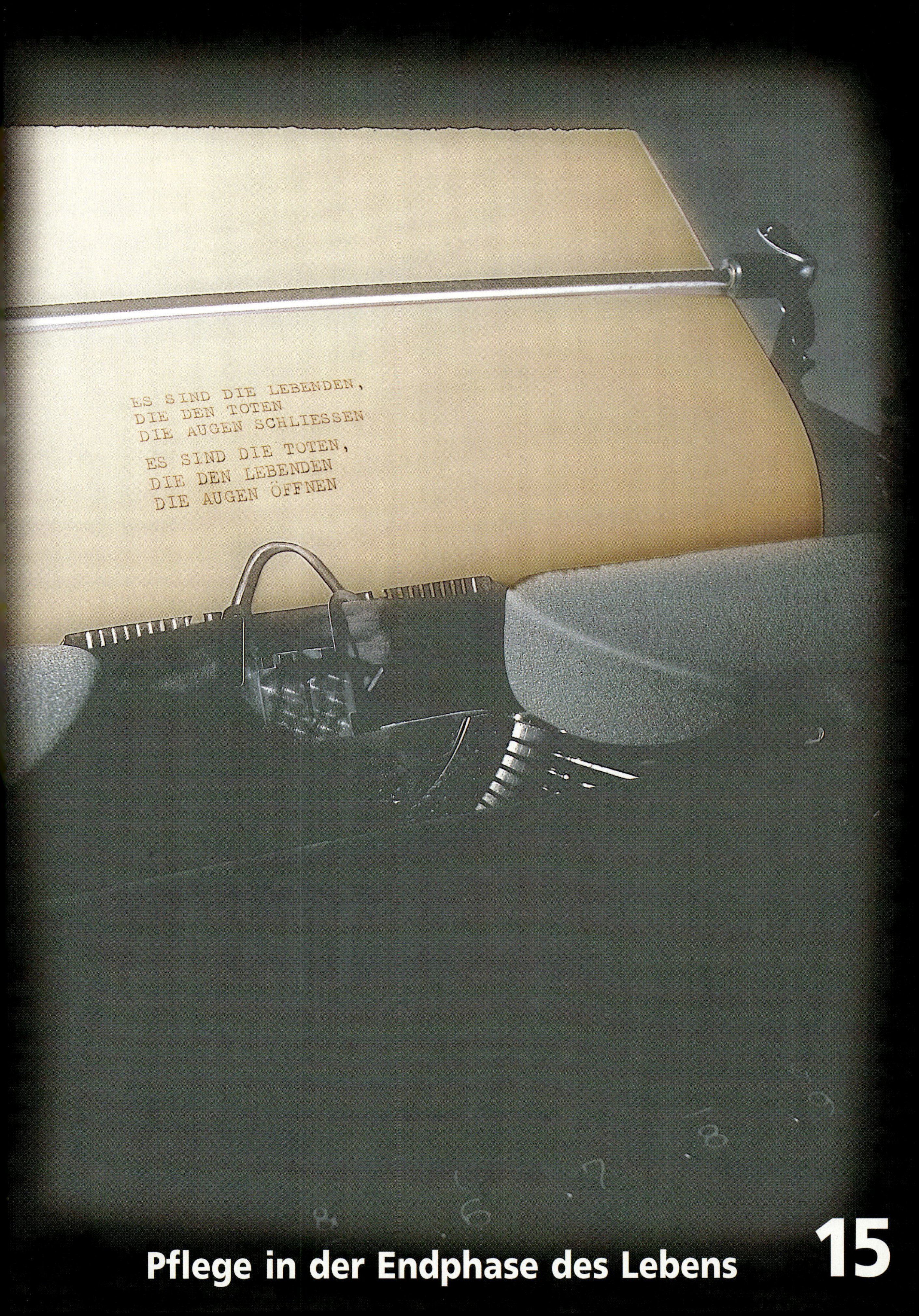
ES SIND DIE LEBENDEN,
DIE DEN TOTEN
DIE AUGEN SCHLIESSEN
ES SIND DIE TOTEN,
DIE DEN LEBENDEN
DIE AUGEN ÖFFNEN

15 Pflege in der Endphase des Lebens

Übersicht

Spezielle Fachgebiete

Zwei Fachgebiete beschäftigen sich speziell mit der Situation Sterbender:

Palliativmedizin: Medizinisches Fachgebiet, das sich im Gegensatz zur kurativen Medizin nicht mit der Beseitigung einer Krankheit, sondern mit der Linderung der Beschwerden befaßt.

Thanatologie: Wissenschaft, die sich mit den Problemen des Sterbens und des Todes befaßt. Sie liefert eher Gedanken, Ideen und Theorien als gesicherte Ergebnisse. Interdisziplinäres Forschungsgebiet, auf dem Philosophen, Theologen, Psychologen, Ethnologen, Soziologen, Mediziner und Pflegewissenschaftler tätig sind.

Der Umgang mit Sterben und Tod ist in unserer Gesellschaft für viele Menschen schwierig geworden. Beides wird meist verdrängt und tabuisiert: Kranke und Sterbende werden häufig in Institutionen unter Ausschluß der Öffentlichkeit betreut. Nur eine kleine gesellschaftliche Gruppe, die der medizinischen Helfer, übernimmt dann die Verantwortung für ein humanes Sterben, an dem Familie, Seelsorger, Freunde und Nachbarn oft keinen Anteil mehr haben. Manche Historiker behaupten, daß der Tod zu keiner Zeit so vereinsamend, vernichtend und radikal erlebt werde wie heute. Tatsächlich sind Krankenhäuser und Altenheime in unserer Gesellschaft die Orte, an denen die meisten Menschen (etwa 80%) sterben.

Das Nahen des Todes ist die letzte Krise, die ein Mensch bewältigen muß. Den Betroffenen dabei zu helfen, stellt eine große Herausforderung an die Sterbebegleiter (☞ 15.9) dar, die sich auch immer wieder die Frage stellen müssen, welche Behandlung bei Menschen, angebracht und angemessen ist, die in absehbarer Zeit sterben müssen.

15.1 Warum muß der Mensch sterben?

15.1.1 Biologische Grundlagen von Sterben und Tod

Zellen sterben, sobald ihre Fähigkeit, sich an Umwelteinflüsse und Schädigungen anzupassen, erlischt. Der **Zelltod** ist gekennzeichnet durch den irreversiblen Funktionsverlust der Zelle. Die Zellstrukturen lösen sich auf.

Der Übergang von lebender zu toter Zelle ist allerdings unscharf, der genaue Zeitpunkt kann nicht bestimmt werden. In vielzelligen Organismen kommt es laufend zum Untergang von Zellen. Diese werden aber durch Wachstumsvorgänge erneuert. Zelltod und Zellerneuerung befinden sich in einem *dynamischen Gleichgewicht*. Erst Störungen dieses Gleichgewichtes führen zu Alterung und Tod. Ein vielzelliger Organismus stirbt, wenn es als Folge des Absterbens einzelner Zellen zum Untergang und Funktionsausfall ganzer Organe kommt und wenn dieser Funktionsausfall nicht durch andere Organe kompensiert werden kann.

Störungen im Wechselspiel von Zelltod und Zellerneuerung werden beispielsweise bewirkt durch:

- Infektionen
- Toxine (Gifte)
- Unausgewogene Ernährung und Mangelerscheinungen
- Mechanische Überlastungen, z.B. durch Hitze, Kälte, Druck
- Änderungen im Zusammenspiel der Organe (z.B. durch hormonelle Fehlsteuerungen).

Auch ohne Krankheitsprozesse kommt es zur **Seneszenz** *(Vergreisung, Alterung)* von Zellen und Organismen und schließlich zum Tod.

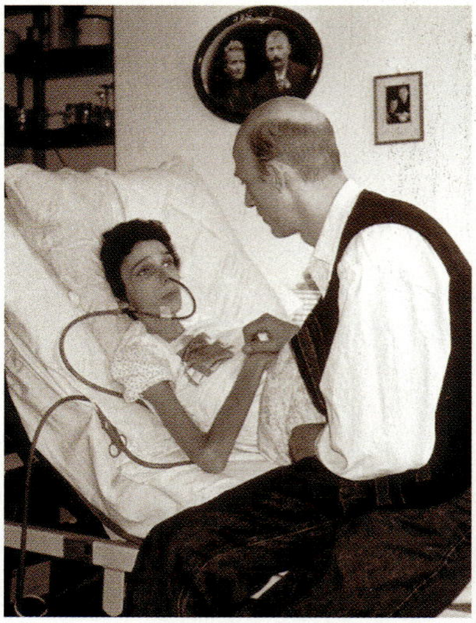

Abb. 15.1: Irgendwann kommt der Zeitpunkt, an dem jeder Abschied nehmen muß. Wem dann geliebte Menschen zur Seite stehen, der kann sich glücklich schätzen. [E111]

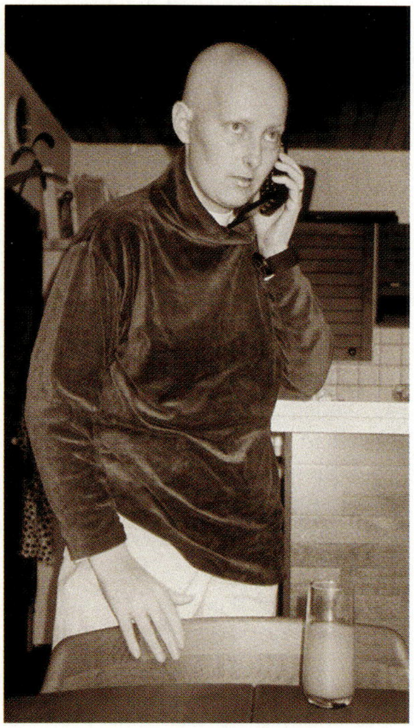

Abb. 15.2: Diese junge krebskranke Frau ist zwischen zwei Krankenhausaufenthalten nach Hause zurückgekehrt, auch um letzte Dinge zu ordnen und Abschied zu nehmen.

Darüber hinaus sind für den Eintritt des Todes aber auch seelische und soziale Einflüsse von Bedeutung. Manche Völker beschreiben das Phänomen eines *psychogenen Todes*. Dabei sterben die Betroffenen nicht aufgrund einer medizinisch erfaßbaren Krankheit, sondern z.B. als Folge eines Fluches.

In unserer Gesellschaft sterben Menschen oft unerwartet schnell nach dem Verlust ihres Lebenspartners. Trauer, Ängste und Niedergeschlagenheit können also das Leben verkürzen, während Hoffnung und Zuversicht das Leben auch von Schwerkranken verlängern oder erhalten können.

Wie alt kann der Mensch werden?

Der biologische Vorgang des Alterns begrenzt die Lebensspanne: Vermutlich kann der Mensch nicht älter als 120, vielleicht auch 130 Jahre werden – und auch das nur, wenn weder Krankheiten noch Unfälle es verkürzen.

☑ Die Hoffnung, daß die moderne Medizin das Altern und damit den Tod immer weiter hinausschieben könnte, ist wissenschaftlich nicht begründet.

Wann ist der Mensch tot?, ☞ 15.6

15.1.2 Theorien des Alterns

Es gibt unterschiedliche Auffassungen, die die Alterung biologisch erklären.

Alterung und Tod werden beispielsweise als unvermeidliche Folge des **Verschleißes** von Zellen und Organen durch die Anforderungen des Lebens gesehen.

Eine andere Theorie besagt, daß es biologische Mechanismen gibt, die gezielt zum Untergang des Lebens führen – genauso, wie es biologische Mechanismen zur Entstehung von Leben gibt. Alterung und Tod wären nach dieser Ansicht in Zellen und Organismen fest **programmiert**: Diese tragen einen Mechanismus in sich, der ihnen eines Tages die eigene Auflösung „befiehlt".

Es gilt als wahrscheinlich, daß die Zellalterung Folge vieler Vorgänge ist, die im wesentlichen genetisch festgelegt (☞ 14.1.1) und damit nicht veränderbar sind und auf verschiedene Weise ineinandergreifen. Diskutiert werden:

- Ein Nachlassen der Reparaturfähigkeit durch Störungen der genetischen Programme. Beschädigte Zellen werden nicht mehr zuverlässig repariert, und bei Zellteilungen entstehen fehlerhafte Tochterzellen. Dadurch steigt im Organismus langsam die Anzahl von Zellen, die ihre Funktion nicht mehr „perfekt" erfüllen können
- Eine genetisch begrenzte Anzahl der Verdoppelungsvorgänge von Zellen, d.h. eine unendliche Zellerneuerung ist nicht möglich. Dafür sprechen Beobachtungen von Zellkulturen, bei denen Zellen aus gesunden Organen nach einer bestimmten Anzahl von Vermehrungszyklen ihr Wachstum einstellen. Nur maligne entartete Zellen können sich grenzenlos vermehren
- Eine Begrenzung der Anzahl möglicher Stoffwechselvorgänge mit der Folge, daß Lebewesen mit hohem Grundumsatz eine kürzere Lebensspanne haben
- Die Wirkung **freier Radikale** *(aggressive Sauerstoffverbindungen)*: Sie entstehen beim Stoffwechsel oder durch Strahleneinwirkung und schädigen – auf der Suche nach einem chemischen Reaktionspartner – Zellmembranen, Enzyme und Erbsubstanz. Die Schäden addieren sich im Lauf der Zeit und führen so zur Alterung von Zellen und zum Zelltod.

Manche Ärzte versuchen, die menschlichen Zellen vor Schäden durch freie Radikale zu schützen, indem sie ihren Patienten *antioxidative Substanzen* geben, z.B. die Vitamine E und C sowie das Provitamin A (β-Karotin). Diese Vitamine sind jedoch natürlicherweise v.a. auch in Gemüse und Pflanzenölen enthalten (☞ 7.7.2).

15.2 Der Weg zum Tod: Sterben

Sterbender (im medizinischen Sinn): Mensch, dessen Tod als Folge eines Unfalls, einer nicht behandelbaren Krankheit oder infolge hohen Alters in absehbare Nähe gerückt ist. Die unmittelbare Todesursache ist schon abzusehen, und der Tod wird nach ärztlicher Einschätzung innerhalb von Tagen bis Monaten eintreten.
Oder: Mensch, bei dem als Folge der Destruktion von Organen lebenswichtige Funktionen des Organismus so beeinträchtigt werden, daß sie mit dem Leben nicht mehr vereinbar sind.

Sterbender (aus psychologischer Sicht): „Mensch, der objektiv vom Tode bedroht ist *und* sich dieser Todesbedrohung so weit bewußt ist, daß sie sein Erleben und Verhalten bestimmt." (Joachim Wittkowski).

Die klassische *medizinische* Definition trifft nicht auf alle Patienten zu, bei deren Betreuung Sterbebegleitung notwendig wird.

Durch die moderne Medizin wächst die Gruppe der Patienten, die längere Zeit zwischen Leben und Tod schwebt, z.B. während der Behandlung auf einer Intensivstation oder während einer Chemotherapie. Daneben gibt es viele Menschen, die noch lange Zeit mit der Diagnose einer – zumindest zum jetzigen Zeitpunkt – unheilbaren Erkrankung leben, die vermutlich irgendwann einmal zum Tode führt, beispielsweise Patienten mit chronischen Leukämien oder HIV-Infizierte. Diese Patienten befinden sich noch im Vorfeld des eigentlichen Sterbeprozesses. Je nach Persönlichkeit beginnt aber schon jetzt die intensive psychische Auseinandersetzung mit dem drohenden Tod und damit auch das Bedürfnis nach angemessener Unterstützung.

Bedeutung des Todes für den einzelnen Menschen

Bedeutung des Todes in unterschiedlichen Glaubensrichtungen, ☞ 15.4.4

Es gibt keine religiösen oder mythischen Lehren, die für *alle* Menschen verbindlich sind. Jeder muß aus einer

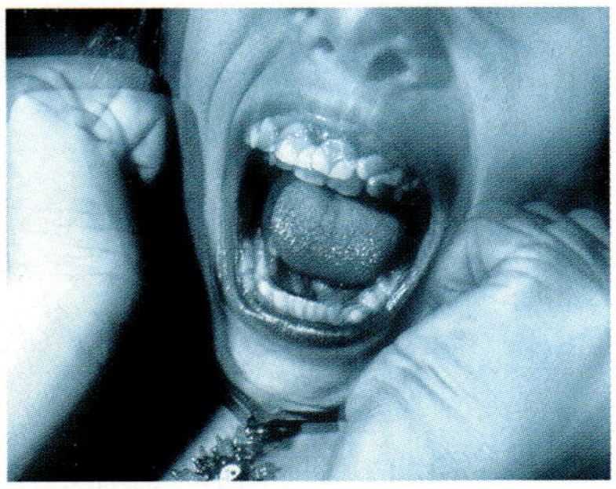

Abb. 15.3: In der Phase des Zorns kann der Sterbende von seinen Emotionen fortgerissen werden. Voller Verzweiflung schreit es aus ihm heraus „Warum ich?". [J640–002]

Vielzahl von **Möglichkeiten der Sinnfindung** das für ihn Richtige herausfinden (☞ 7.13.5). Auch der Tod ist immer stärker zum Problem des Einzelnen geworden: Jeder muß sich seine ganz persönliche Antwort auf das Sterben zurechtlegen und greift dabei sowohl auf sinnstiftende Angebote der jeweiligen Tradition zurück als auch auf persönliche Strategien.

Für Sterbende ist der **Tod als Lebensereignis** nahegerückt. Sie müssen sich nicht nur mit dem unaufhaltsamen Verlauf ihrer Erkrankung und dem drohenden Verfall ihres Körpers einschließlich der entsprechenden Beeinträchtigungen auseinandersetzen, sondern auch mit der Gewißheit, daß ihre Lebensspanne kurz und die verbleibende Zeit kostbar ist.

Nach psychoanalytischer Lehre (☞ 10.12.2) hängt die psychische Fähigkeit, den nahenden Tod möglichst angstfrei zu bewältigen, vom **Urvertrauen** ab. Urvertrauen entsteht durch liebende, zuverlässige und angstfreie Beziehungen zu anderen Menschen. Menschen, die solche Erfahrungen im Laufe ihres Lebens nicht gemacht haben, erfahren den Tod als drohende totale Vernichtung.

15.2.1 **Sterbephasen nach Kübler-Ross**

Sterbeforscher **(Thanatologen)** untersuchen, ob und wie sich sterbende Menschen mit dem Tod auseinandersetzen. Oft wird dabei der Sterbeprozeß als Entwicklung beschrieben, die bei verschiedenen Menschen ähnlich verläuft. Die so erkannten Muster führen zur Beschreibung von *Sterbestadien* oder **Sterbephasen**. Das bekannteste, aber auch umstrittene Konzept ist das Phasenmodell der Ärztin und Sterbeforscherin *Elisabeth Kübler-Ross*. In diesem sind die Erfahrungen von über 200 sterbenden Patienten aus den USA verarbeitet, mit denen sie gesprochen hat. Danach verläuft die psychische Verarbeitung des Sterbens bei allen Menschen, die ausreichend unterstützt werden, in fünf Phasen.

Phase 1: Nicht-Wahrhabenwollen und Isolierung

Der Betroffene kann seine schwere, unheilbare Erkrankung innerlich noch nicht anerkennen. Er fordert neue Untersuchungen, glaubt an Verwechslungen oder beschuldigt die behandelnden Ärzte der Unfähigkeit. Oft werden Verordnungen nicht eingehalten, da sie nach Einschätzung des Patienten auf einer „falschen" Grundlage erstellt sind.

Die Verleugnung mildert den Schock. So gewinnt der Kranke Zeit, Kraft zu sammeln, um mit der Wahrheit fertig zu werden.

Phase 2: Zorn

Hat der Betroffene die tödliche Krankheit als solche anerkannt, wird er zornig und eifersüchtig auf die anderen, die leben dürfen („Warum muß es mich treffen?"). Es kommt zu einer Flut negativ getönter Emotionen, die den Sterbenden mit sich fortreißen können. Dies äußert sich dann oft in „Kleinigkeiten" wie Unzufriedenheit mit dem Essen, dem Zimmer, den Mitpatienten, dem Pflegeteam und den Ärzten, in Sonderwünschen, aber auch in heftigen Streitigkeiten mit der Familie und aggressiven Beschuldigungen.

Phase 3: Verhandeln

In dieser – meist kurzen – Phase wird der bevorstehende Tod als unvermeidbar anerkannt. Weiteres Verdrängen oder Ausweichen ist nicht mehr möglich, „der Körper sagt die Wahrheit". Die Sterbenden versuchen durch „Verhandeln" einen Aufschub, also mehr Lebenszeit, zu erreichen. Sie feilschen mit den Ärzten (z.B. um andere Therapien) und mit dem Team (Versprechen, sich anzupassen, an Therapien teilzunehmen). Durch ihre Bereitwilligkeit, einen Einsatz zu bringen, werden sie manchmal zu „zahmen", pflegeleichten Patienten.

Aber auch das Schicksal oder Gott werden zu (Handels-)Partnern im Kampf des Sterbenden um ein „Stückchen mehr Leben". Gelübde werden geleistet, Verpflichtungen abgelegt. Dem Inhalt solcher Versprechungen liegen oft Schuldgefühle zugrunde: Der Sterbende gelobt, etwas zu tun, was er als wichtig erkannt, aber noch nicht geleistet hat. Die Patienten sind in dieser Phase sehr verletzlich.

Phase 4: Depression

Ein neues Stadium wird erreicht, wenn der Patient jede Hoffnung aufgibt und in ein Meer von Traurigkeit versinkt. Es handelt sich bei dieser Reaktion aber *nicht* um eine Depression im engeren Sinn, die medikamentös angegangen werden muß. Daher ist der Ausdruck *Phase der Traurigkeit* zutreffender.

Den Sterbenden überwältigt das Gefühl eines entsetzlichen Verlustes. Er bereut zurückliegende Versäumnisse und trauert um all das, was er verlieren wird: Partner, Kinder und Freunde. Probleme, die er nicht mehr lösen kann (z.B. finanzielle Sorgen der Familie), erwecken Kummer, und begangene Fehler rufen Schuldgefühle hervor.

In dieser Zeit ist es dem Sterbenden möglich, sich umfassend mit der Realität seines Todes auseinanderzusetzen. Er verfaßt z.B. ein Testament oder bringt Geschäfte zum Abschluß. Möglicherweise ändert sich seine persönliche Lebensphilosophie. Manchmal können jahrelang verhärtete Positionen noch verlassen werden: Z.B. ist die Aussöhnung mit einem verfeindeten Bruder eine Erfahrung, die auch den Angehörigen den Abschied erleichtert.

Die Depression kann in eine Phase vorbereitender Trauer münden, mit der sich der Sterbende auf den nahen Tod vorbereitet. Er wird stiller und zieht sich zurück. Dieser Rückzug kann für die Angehörigen schmerzlich sein, ist aber ein Zeichen dafür, daß es dem Patienten gelingt, sich von seinen Bindungen zu lösen und die Dinge der Welt hinter sich zu lassen.

Phase 5: Zustimmung

Die letzte Phase ist gekennzeichnet von Zustimmung und ruhiger Erwartung des Endes. Der Sterbende hat seinen Frieden mit der Welt gefunden und akzeptiert den nahenden Tod, auch wenn oft noch eine schwache Hoffnung aufrechterhalten wird, doch nicht sterben zu müssen. Dieses Stadium ist fast frei von Gefühlen. Der Patient ist müde und schwach, schläft viel und möchte meist nicht gestört werden. Er verständigt sich oft nur noch mit Gesten oder wenigen Worten.

15.2.2 Weitere Phasenmodelle

Phasenmodell nach Zielinski

Der Krankenhausseelsorger *Helmut Reinhold Zielinski* bestätigt die Phasen, die Kübler-Ross beschrieben hat, kritisiert aber, daß die religiöse Entwicklung Sterbender nicht ausreichend berücksichtigt werde. Nach seiner Darstellung ist die letzte Phase nicht durch Rückzug und ruhige Erwartung, sondern durch den Wunsch der Sterbenden nach Gesprächen über den Sinn des Lebens und über das Leben nach dem Tod gekennzeichnet. Darum bezeichnet er sie als *religiöse* oder *metaphysische* (übersinnliche) *Phase*.

Phasenlehre nach Weisman

Der Psychiater *A. Weisman* beschreibt drei Phasen, die ein unheilbar Kranker in der Auseinandersetzung mit seinem nahenden Ende durchschreitet. In allen Stadien wird der baldige Tod

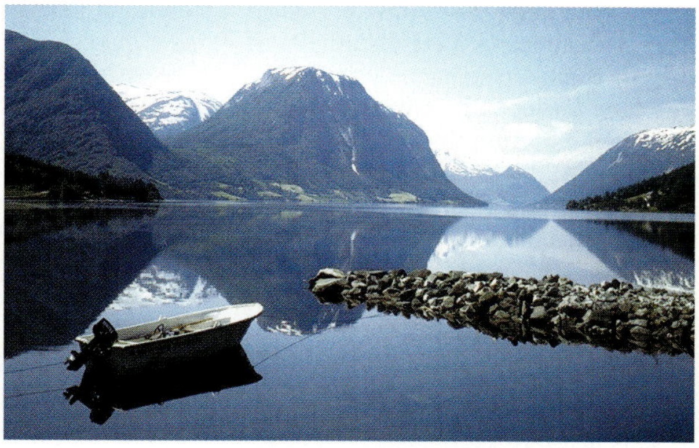

Abb. 15.4: In der Phase der Zustimmung wird der Sterbende innerlich ganz ruhig. Er hat seinen Frieden mit dieser Welt gefunden. [O131]

gleichzeitig negiert (verleugnet) *und* akzeptiert (angenommen); je nach Phase überwiegt aber das eine oder das andere.

In der **ersten Phase** werden die ersten beunruhigenden Symptome wahrgenommen. Die Diagnose ist noch unbekannt, und der Betroffene neigt zur Selbsttäuschung. Oft verzögert er den notwendigen Arztbesuch.

Die **zweite Phase** beginnt mit der Diagnosemitteilung. Kennzeichnend für sie ist die meist stattfindende intensive medizinische Behandlung. Der Sterbende schwankt zwischen Negation und Akzeptanz. Dieses gleichzeitige Wissen und Nichtwissen bezeichnet Weisman als „middle knowledge".

Die **dritte Phase** beginnt, wenn ärztlicherseits die Versuche zur Heilung aufgegeben werden. Sie ist geprägt vom körperlichen Verfall und der stärker werdenden Erschöpfung des Sterbenden. Der Sterbende kann das eigene Sterben-müssen akzeptieren.

Phasenlehre nach Pattison

Auch *E. Mansell Pattison*, Psychiater sowie Verhaltens- und Sozialwissenschaftler, beschreibt im Sterbeprozeß („living-dying interval") drei große Abschnitte:

- Erfährt der Betroffene die Diagnose einer lebensbedrohlichen Erkrankung, so kommt es zunächst zur *akuten Krise* mit panischer Angst und Verzweiflung
- Im zweiten Abschnitt („chronic living-dying phase") herrschen konkrete Ängste und Sorgen wie Angst vor Schmerzen, vor dem Unbekannten, vor Einsamkeit, vor dem Verlust der Familie und deren ungewisser Zukunft vor
- Der dritte Abschnitt ist gekennzeichnet durch psychische und physische Erschöpfung, zunehmendes Desinteresse an der Außenwelt und Rückzug auf sich selbst.

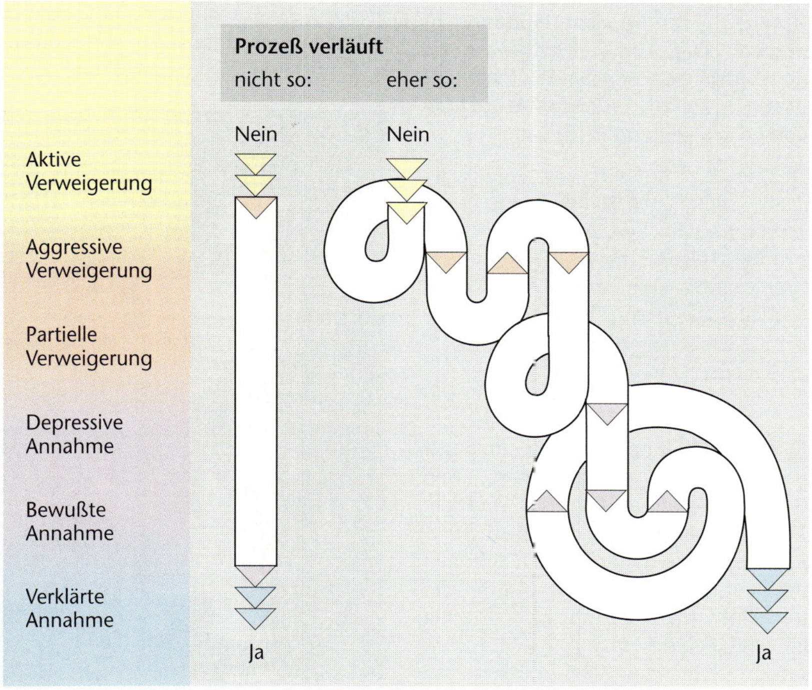

Abb. 15.5: Bei der inneren Verarbeitung gelangt der Sterbende nicht automatisch vom „Nein" zum „Ja". Der Weg des Sterbenden ähnelt eher einem kurvenreichen Pfad im Gebirge: Es geht mal aufwärts, dann wieder abwärts, und manchmal scheint sich der Wanderer im Kreis zu drehen. [E115]

15.2.3 Kritik an den Phasenmodellen

Phasenmodelle sind anschaulich und plausibel. Sie sind wissenschaftlich aber nicht gesichert und liefern keine immergültigen Regeln. Eigenarten des Sterbenden, seine persönliche Geschichte, seine Religiosität und ähnliches werden darin nicht berücksichtigt. Nach ihnen durchlaufen alle Menschen einen ähnlichen, gleichartigen Sterbeprozeß. Daneben gibt es auch anderslautende Theorien. Beispielsweise beschreibt der Arzt *A. Kruse* ganz verschiedene Verlaufsformen in der Auseinandersetzung mit dem Sterben, die von der Biographie des Sterbenden mit beeinflußt werden:

- Akzeptanz des Todes und gleichzeitige Suche nach den Möglichkeiten, die das Leben noch bietet
- Resignation und Verbitterung – das Leben wird nur noch als Last empfunden, der nahende Tod steht im Zentrum der Gedanken
- Linderung der Todesängste durch Erfahrung neuen Lebenssinns und durch die Überzeugung, noch wichtige Aufgaben im Leben zu haben
- Bemühung, den nahenden Tod nicht in das Zentrum des Erlebens treten zu lassen
- Durchschreiten von Phasen tiefer Depression zu einer Hinnahme des Todes.

Fazit

Das Sterben eines Menschen muß also individuell betrachtet werden. Modelle dienen nur dem grundlegenden Verständnis von Abläufen.

> Der Sterbeprozeß verläuft nicht starr in der angegebenen Reihenfolge von „Phasen" oder „Stadien"; Sprünge, Schwankungen oder andere seelische Entwicklungen sind möglich. Die Annahme des nahenden Todes kann nicht als Norm für alle gesehen werden.

Sterbebegleiter dürfen keine „Soll-Entwicklung" erwarten, damit sie nicht mit Enttäuschung oder Ablehnung reagieren, falls diese sich nicht einstellt. Umgekehrt können sie jedoch Elemente aus der Phasenlehre nutzen, um die Sterbenden besser zu verstehen. Beispielsweise ist die Verleugnung der Diagnose oft ein Zeichen dafür, daß der Patient noch Zeit braucht, um der Wahrheit ins Gesicht zu sehen.

15.3 Die Rechte des Sterbenden

Der Umgang mit Sterbenden und die Rechte, die ihm eingeräumt werden, sind stark von der jeweiligen Zeit und Gesellschaft geprägt. Während es beispielsweise den Ärzten der Schule des Hippokrates nicht gestattet war, Sterbende zu behandeln, gehört die optimale medizinische Betreuung heutzutage zu den Rechten der Sterbenden. Weiterhin gehören dazu:

- Die **Aufklärung** über die Erkrankung (☞ 15.3.1)
- Nicht nur die umfassende medizinische, sondern auch die pflegerische, psychologische und seelsorgerische **Betreuung**
- Die **Mitbestimmung** bei medizinischen Maßnahmen, beispielsweise Behandlungsabbruch (☞ 15.3.2) oder Fortsetzung der Behandlung
- **Bestimmung** über den eigenen Körper auch nach dem Tod (z.B. Transplantationsmedizin, Obduktion, Beerdigungsmodalitäten).

15.3.1 Die Frage nach der Wahrheit: Aufklärung

Aufklärung des Patienten

Die Frage, ob und wie Menschen über tödliche Erkrankungen aufgeklärt werden sollen, wurde und wird noch heiß diskutiert.

In früheren Jahren verfolgten viele Ärzte, Angehörige und Pflegende eher eine Strategie des Schweigens, um dem Kranken nicht die letzte Hoffnung zu rauben („Den Tod verkündigen heißt den Tod geben", Hufeland). Heute tendieren Ärzte zur offeneren Mitteilung von Diagnosen und Prognosen.

> Aufklärung ist prinzipiell immer Aufgabe des Arztes. Er darf diese Aufgabe nicht an Pflegende delegieren, kann aber andere Mitglieder des Teams zum Gespräch hinzuziehen, falls ihm dies sinnvoll erscheint.

Die Entscheidung, was dem einzelnen Kranken wann mitgeteilt wird, kann nicht schematisch getroffen werden: Viele Patienten wollen die Wahrheit erfahren, andere nicht. Beide Positionen muß der Arzt respektieren. Ein Bild für die erforderliche einfühlsame Haltung gibt der Schweizer Schriftsteller *Max Frisch:* „Man soll dem anderen die Wahrheit wie einen Mantel hinhalten, in den er hineinschlüpfen kann, und sie ihm nicht wie einen nassen Lappen um die Ohren schlagen."

> ☑ Um nicht versehentlich Informationen an den Patienten weiterzugeben, die der Arzt bewußt noch nicht mitgeteilt hat, müssen die Pflegenden immer darüber Bescheid wissen, welche Informationen ein Patient vom Arzt erhalten hat und welche (noch) nicht.

Entschließt sich der Arzt dazu, dem Patienten nicht die volle Wahrheit mitzuteilen, kann das für Pflegende zum Problem werden. Der Patient fragt sie, aber eine ehrliche Antwort ist nicht „erlaubt". In diesem Fall bleibt ihnen nichts anderes übrig, als die Fragen und den „Druck" des Patienten an den Arzt weiterzugeben, um so im Einzelfall eine neue Entscheidung zu erreichen.

> ☑ Viele Sterbenden wissen unabhängig von jeder Aufklärung, daß sie todkrank sind. Wurde der Patient einmal vom Arzt aufgeklärt, ist ein ehrlicherer und offenerer Umgang miteinander möglich.

Aufklärung der Angehörigen

Die Familie wird in die Aufklärung einbezogen, falls der Patient dies wünscht. Es ist für alle Beteiligten sehr belastend, wenn Angehörige und Patient in dieser Lebensphase versuchen, sich gegenseitig etwas vorzumachen. Auch

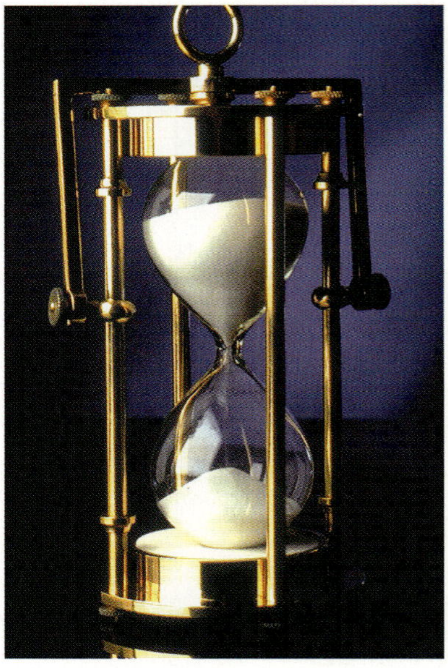

Abb. 15.6: Manche Patienten möchten sterben, wenn ihre natürliche Lebensspanne zu Ende geht und lehnen jeglichen Eingriff ab, der ihr Leben verlängert. [J550]

Kinder und Jugendliche werden in diese Gespräche integriert. Sie spüren meist genau, was um sie herum vorgeht und werden daher durch Schweigen nicht geschont. Oft haben sie spezielle Fragen („Ist Krebs ansteckend?", „Habe ich Schuld an dieser Krankheit?"), die der Arzt beantworten muß.

Wiederholungsgespräche

Die Erfahrung zeigt, daß die vom Arzt erhaltenen Informationen oft vergessen oder verdrängt werden. Daher müssen sich die Kontaktpersonen auf Veränderungen oder Lücken im Wissen der Patienten einstellen: Viele „aufgeklärte" Patienten kennen ihre Diagnose nicht (mehr). Hat ein Patient die ärztliche Aufklärung nicht verstanden oder komplett verdrängt, muß der Arzt ein weiteres Aufklärungsgespräch führen. Hat er allerdings das Wesentliche verstanden, können auch Pflegende einzelne Informationen weitergeben.

Da Pflegende zu den Kranken meist ein intensiveres Verhältnis haben als Ärzte, werden sie eher zu Partnern in der Auseinandersetzung mit der Wahrheit. Damit der Kranke nicht durch widersprüchliche Informationen verwirrt und belastet wird („Man kann diese Krankheit nicht heilen" – „Oh, es wird schon wieder werden! Geben Sie die Hoffnung nicht auf"), sollten sich die Aussagen des Arztes und des Pflegeteams ausnahmslos decken. Hierfür ist eine gute Kommunikation innerhalb des therapeutischen Teams wichtig.

15.3.2 Die Bitte um einen erleichterten Tod: Sterbehilfe

Fallbeispiel und juristischer Hintergrund, ☞ *4.4*

Passive Sterbehilfe

Passive Sterbehilfe: Verzicht auf lebensverlängernde Maßnahmen und/oder Einsatz von leidensmindernden Maßnahmen, selbst wenn diese das Leben verkürzen. Ihr Ziel ist es, Leiden zu mindern, wobei die Möglichkeit des vorzeitigen Todes in Kauf genommen wird.

Zu den **lebensverlängernden Maßnahmen** gehören z.B. die Beatmung, die Zufuhr von Sauerstoff und die künstliche Ernährung.

Zu den **leidensmindernden Maßnahmen** zählt z.B. die ausreichende medikamentöse Schmerzbekämpfung, selbst wenn dafür lebensgefährlich hohe Dosierungen notwendig sind.

Passive Sterbehilfe gilt als vertretbar, wenn das Hinausschieben des nicht mehr vermeidbaren Todes für den Patienten mit unzumutbarem Leiden verbunden ist. Allerdings ist dabei der erklärte Wille des Patienten bindend, mündlich oder in Form einer *Patientenverfügung* (☞ 3.1.3), in der der Patient beispielsweise festlegt, welche medizinischen Maßnahmen er sich noch wünscht, welche er ablehnt, oder ob er in ein Hospiz aufgenommen werden möchte.

☑ Keine passive Sterbehilfe ohne Einwilligung des Patienten. Sein Wille ist bindend.

Ist ein Patient nicht mehr urteilsfähig, versucht das Team nach seinem „mutmaßlichen" Willen zu handeln. Dabei bezieht es auch frühere schriftliche Erklärungen des Sterbenden und Aussagen ihm nahestehender Menschen mit ein.

Aktive Sterbehilfe

Aktive Sterbehilfe *(Euthanasie,* griech. „guter Tod"): Gezielte Maßnahmen, die den Tod direkt herbeiführen. In Deutschland, Österreich und der Schweiz gesetzlich verboten (☞ 4.4).

Ein möglicher Ansprechpartner in Konfliktsituationen ist die *Deutsche Gesellschaft für humanes Sterben* (DGHS), deren rechtliche Akzeptanz aber sehr umstritten ist, da sie den Tod durch Suizid nicht nur befürwortet, sondern auch unterstützt.

Pro- und Contra-Argumente

Maßnahmen der passiven Sterbehilfe werden gesellschaftlich weitgehend toleriert, aktive Sterbehilfe dagegen ist weiterhin heftig umstritten (☞ 4.1, 4.4).

Argumente pro

Die meisten Befürworter aktiver Sterbehilfe sind der Meinung, daß der Mensch das Recht haben sollte, über das Ende seines Lebens selbst zu bestimmen. Oft bringe nur der Tod das Ende von unerträglichem körperlichen und seelischen Leid. Sie verweisen auf die Grenzen der medizinischen Symptomlinderung und werfen ihren Gegnern vor, daß diese den Prozeß des Sterbens durch eine rosa Brille betrachten und den Sterbenden in unerträglicher Weise bevormunden. Voraussetzung für aktive Sterbehilfe sei der Wunsch oder die Einwilligung des Sterbenden.

Argumente contra

Viele Gegner der aktiven Sterbehilfe betonen die Möglichkeit einer letzten menschlichen Entwicklung angesichts des Todes. Diese dürfe nicht durch gewaltsame Maßnahmen verhindert werden: Depression, Angst, Schmerz und Verzweiflung könnten überwunden werden.

Religiöse Menschen verweisen auch auf das göttliche Gebot „Du sollst nicht töten" und vertreten die Meinung, daß der Mensch die von Gott gesetzte Spanne des Lebens nicht abkürzen darf.

Ebenso wird auf die Verbrechen des Nationalsozialismus verwiesen: Im Dritten Reich wurden ungefähr 100.000 geistig behinderte Erwachsene und einige tausend Kinder mit Mißbildungen umgebracht, da ihr Leben als „lebensunwert" eingestuft wurde. Würden es die heutigen Befürworter der aktiven Sterbehilfe schaffen, diese zu legalisieren, bestünde auch heutzutage die Gefahr, daß die Indikation auf behinderte und alte Menschen ausgeweitet würde: Ihr Leben könnte dann von anderen als nicht mehr lebenswert klassifiziert werden. Schwerkranke könnten sich unter Druck gesetzt fühlen, ihr Leben frühzeitig zu beenden, um „der Gesellschaft" die Kosten für Pflege und medizinische Versorgung zu ersparen (50% der Kosten durch medizinische Betreuung entstehen im letzten Lebensjahr), um ihre Angehörigen zu entlasten, um den potentiellen Erben nicht im Wege zu stehen oder um ihre Organe für Organtransplantationen zur Verfügung zu stellen. Dann könnte das Recht zur „Tötung auf Verlangen" in eine moralisch gebotene Pflicht umschlagen.

15.3.3 Der letzte Wille: Das Testament

Patientenverfügung, ☞ *3.1.3*

Manchmal möchte der Sterbende noch kurz vor seinem Tod ein Testament machen, in dem er z.B. festlegt, wie sein Vermögen unter seinen Verwandten und Bekannten verteilt werden soll.

Testamentformen

Ist noch genügend Zeit, rät man ihm zu einem **öffentlichen Testament**, das in Anwesenheit eines Notars errichtet wird (§ 2232 Bürgerliches Gesetzbuch, kurz BGB). Möchte der Patient dies nicht, besteht die Möglichkeit eines **eigenhändigen Testaments**, das vom Sterbenden handschriftlich geschrieben und unterschrieben sein muß (§ 2247 BGB). Dieses Testament kann von den Erben allerdings relativ erfolgreich angefochten werden.

Das **Nottestament** *(Dreizeugentestament)* ist zulässig, wenn sich die Person, die ein Testament machen möchte, an einem Ort befindet, der von einem Notar nicht aufgesucht werden kann (z.B. einer Isolierstation), und wenn sich diese Person in Todesgefahr befindet (§ 2250 BGB). Während der Testamenterrichtung müssen drei Zeugen anwesend sein, von denen einer den letzten Wunsch des Sterbenden schriftlich festhalten muß. Als Zeugen nicht anerkannt sind Ehepartner, Verwandte und Personen, die im Testament bedacht oder als Testamentsvollstrecker benannt werden. Das Nottestament wird ungültig, wenn der Sterbende nach drei Monaten noch lebt.

Testierfähigkeit

Mit Ausnahme von Personen mit krankhafter Störung der Geistestätigkeit (z.B. endogener Psychose, ☞ 36.3.1) oder mit Bewußtseinsstörung (z.B. unter Alkoholeinfluß) sind alle Menschen mit Vollendung des 16. Lebensjahres testierfähig (§ 2229 BGB).

15.4 Sterbebegleitung

Etwa 3% der ins Krankenhaus aufgenommenen Patienten sterben dort. Pflegende werden also häufig mit Kranken konfrontiert, deren Prognose ungewiß oder infaust (lat: ungünstig, d.h. hier: zum Tode führend) ist. Sterbende wecken bei Ärzten und Pflegepersonal oft eigene tief verwurzelte Ängste, die einer angemessenen Versorgung im Weg stehen. Solchen Ängsten können sie begegnen, indem sie sich weder falschen Hoffnungen für den Patienten hingeben noch der Begegnung mit dem Patienten ausweichen, sondern statt dessen eine möglichst engagierte Sterbebegleitung ermöglichen.

☑ Im Vordergrund der pflegerischen und medizinischen Betreuung Sterbender steht das Recht auf einen friedvollen, schmerzfreien und würdevollen Tod.

Die Lebensumstände des Sterbenden werden so gestaltet, daß sie möglichst angenehm sind. Dabei bestimmt der Sterbende, was „Annehmlichkeit“ für ihn bedeutet.

Lebensverlängerung

Lebensverlängerung kann ein Ziel bei der Betreuung Sterbender sein, ist aber nicht Ziel um jeden Preis. Gewonnene Zeit ist dann sinnvoll, wenn der Patient sie selber planen und entsprechend nutzen kann, z.B. um noch schöne Tage und Wochen zu verbringen und anstehende Probleme zu bewältigen. Gerade weil seine Zukunft kurz und überschaubar geworden ist, sollte seine Zeit nicht von anderen verplant werden.

☑ Therapeutische und pflegerische Maßnahmen werden nicht daran gemessen, ob sie den Zeitpunkt des Todes hinausschieben, sondern welche Lebensqualität sie dem Sterbenden noch ermöglichen. Jede Maßnahme wird auf ihre Notwendigkeit geprüft, um den Sterbenden nicht unnötig zu stören.

15.4.1 Rahmenbedingungen

Die Situation Sterbender ist sehr unterschiedlich. Der eine Patient befindet sich beispielsweise im Frühstadium einer unheilbaren Krankheit, von der er noch fast nichts bemerkt, der andere dagegen ist in jeder Beziehung auf die Hilfe der Pflegenden angewiesen. Daher ist Sterbebegleitung für jeden Patienten individuell zu gestalten.

Sterben als letzte Krise

Sterben ist wie die Geburt Teil des Lebens und als letzte Krise im menschlichen Leben anzusehen. Wie jede menschliche Krise kann die Auseinandersetzung mit dem nahenden Tod Anlaß für eine (erneute) Sinnsuche und für eine innere Weiterentwicklung (Reifung) des Betroffenen sein.

☑ In der Betreuung Sterbender darf das Bewußtsein des Todes nicht verdrängt werden. Es darf allerdings auch nicht zu hektischer Aktivität führen, denn es gibt kein „Programm“ psychischer Entwicklung, das bis zum Eintritt des Todes „abgespult“ werden müßte.

Pflegende als „Krisenmanager“, ☞ 7.13.7

Kontinuität zwischen Sterbendem und Helfer

Bezugspflege, ☞ 36.1.3

Sterbende sind oft von ihrer Umgebung abhängig. Damit zwischen Pflegenden und Sterbendem eine Vertrauensbasis entstehen kann, wird der Patient nach Möglichkeit immer von denselben Personen gepflegt, denn nur konstante Bezugspersonen haben die Chance, etwas von der Weltanschauung, von der Art, wie der Sterbende mit Problemen umgeht, von seinen Ängsten und Hoffnungen zu erfahren. Das ist aber die Voraussetzung dafür, den Sterbenden *wirklich* zu verstehen und entsprechend seinen Bedürfnissen zu pflegen.

Einbeziehung der Angehörigen

Zu den Aufgaben des Sterbebegleiters gehört auch das Verhindern des „sozialen Todes“, bei dem der Kontakt zwischen dem Sterbenden und seinen Freunden und Verwandten abbricht. Die Pflegenden unterstützen daher jede Begegnung zwischen dem Sterbenden und seinen Angehörigen, z.B. durch den Abbau restriktiver Besuchsregelungen, und haben auch für die Sorgen der Angehörigen ein offenes Ohr. Diese haben z.B. oft ein schlechtes Gewissen, daß sie ihren sterbenden Angehörigen nicht daheim versorgen, obwohl das aus räumlichen, menschlichen oder medizinischen Gründen gar nicht möglich wäre. Ihnen dieses schlechte Gewissen durch die Versicherung zu nehmen, daß der Sterbende professionelle Pflege braucht, kann den Angehörigen oft weiterhelfen. Gleichzeitig sollte aber auch betont werden, daß der Sterbende trotz der professionellen Pflege weiterhin auf die Unterstützung der Angehörigen angewiesen ist. Umgekehrt können Pflegende auch Unterstützung durch die Angehörigen erfahren, indem diese ihnen etwa beim Beziehungsaufbau zum Patienten helfen.

Bewältigung von Alltagsproblemen, die dem Sterbenden Sorgen bereiten

Häufig sorgt sich der Sterbende um die Zukunft seiner Familie, besonders um die finanzielle Absicherung. Gelegentlich möchte er noch seine Wohnung oder sein Auto verkaufen oder ein Testament machen (☞ 15.3.3). Je nachdem, welche Hilfe der Patient braucht, wird der Kontakt zum *Sozialdienst* hergestellt. Einige Patienten beruhigt es zum Beispiel, noch einmal alle ihre Dokumente zu sichten.

15.4.2 Maßnahmen bei körperlichen Beschwerden

Bei sterbenden Patienten treten häufig komplexe Probleme auf: Zum Fortschreiten der Grunderkrankung treten oft Infektionen und Beeinträchtigungen verschiedenster Organfunktionen. Die häufigsten Beschwerden sind:

- Schmerz (☞ unten, 16.2.4, 16.2.5, 24.5.5)
- Schwäche (☞ unten und 14.3.1)
- Appetitlosigkeit und Anorexie (☞ unten und 7.7.6)
- Obstipation (☞ 7.9.2 und 21.2.7)
- Übelkeit und Erbrechen (☞ unten und 7.7.6, 21.2.1)
- Schmerzender Mund und Schluckbeschwerden (☞ 7.7.6, 7.7.7, 21.2.2)
- Atemnot (☞ 7.3.12, 20.3.1)
- Husten (☞ 7.3.3)
- Schlafstörungen (☞ unten und 7.4.2)
- Verwirrtheit (☞ 14.3.4).

Der Arzt bemüht sich auch beim Sterbenden, die Ursache der Beschwerden aufzuklären. Dabei belastet er den Patienten aber nicht durch aufwendige technische Maßnahmen, sondern stützt sich schwerpunktmäßig auf die körperliche Untersuchung und die Krankengeschichte. Manchmal gibt auch der Erfolg einer Maßnahme einen Hinweis auf die Ursache.

☑ Die körperlichen Beschwerden zu lindern ist ein wesentlicher Bestandteil der Betreuung Sterbender. Jedoch dürfen die Behandlungsmaßnahmen den Sterbenden nicht stärker belasten als die Beschwerden selbst.

Schmerz

Fortgeschrittene Erkrankungen gehen oft mit starken **Schmerzen** einher, und viele Sterbende haben Angst vor einem schmerzhaften und qualvollen Tod. Schmerzen können in der Regel jedoch durch eine konsequente Schmerztherapie (☞ 16.4.1 und 16.4.2) ausgeschaltet oder zumindest auf ein erträgliches Maß reduziert werden.

Da tödliche Erkrankungen ihrem Wesen nach progredient sind, wird die Effektivität der Maßnahmen regelmäßig überprüft und z.B. die Dosis der Schmerzmittel entsprechend gesteigert.

Schwäche

Körperliche **Schwäche** bei Sterbenden hat meist viele verschiedene Ursachen, etwa eine Anämie plus Elekrolytstörungen plus beginnende Pneumonie. Entsprechend reicht die Bekämpfung einer (Teil-)Ursache nicht aus, und die Therapie muß an mehreren Punkten gleichzeitig ansetzen.

Ist die Ursache für die Schwäche nicht bekannt oder eine kausale Therapie dem Patienten nicht mehr zuzumuten, verspricht die Gabe eines *Glukokortikoids* (z.B. Prednisolon) als unspezifisches Behandlungsmittel Erfolg. Dieses steigert nicht nur das allgemeine Wohlbefinden, sondern meist auch den Appetit des Sterbenden.

Daneben stellen *Physiotherapie* und *aktivierende Pflege* die natürlichsten Behandlungsmöglichkeiten von Schwäche dar. Zusätzlich signalisiert ihre Anwendung dem Patienten, daß man ihm zutraut, aktiv zu bleiben, und daß man ihn nicht „aufgegeben" hat.

Letztlich ist ein Kräfteverlust bei Sterbenden aber auch durch beste Behandlung und Pflege nicht zu vermeiden. Diese Tatsache muß akzeptiert und der Tagesablauf des Patienten immer wieder den neuen Bedingungen angepaßt werden: Es erfordert viel Kreativität, neue Beschäftigungen zu entdecken, die auch in diesem Stadium des Lebens noch Freude bereiten.

Appetitlosigkeit und Anorexie

Appetitlosigkeit und **Anorexie** werden manchmal durch Faktoren verursacht, die kausal oder symptomatisch behandelt werden können, z.B. Übelkeit und Obstipation. Ansonsten stellen *Glukokortikoide* wie Prednisolon (z.B. Decortin H®) oder Dexamethason (z.B. Fortecortin®) die einzige wirksame medikamentöse Behandlungsmöglichkeit dar.

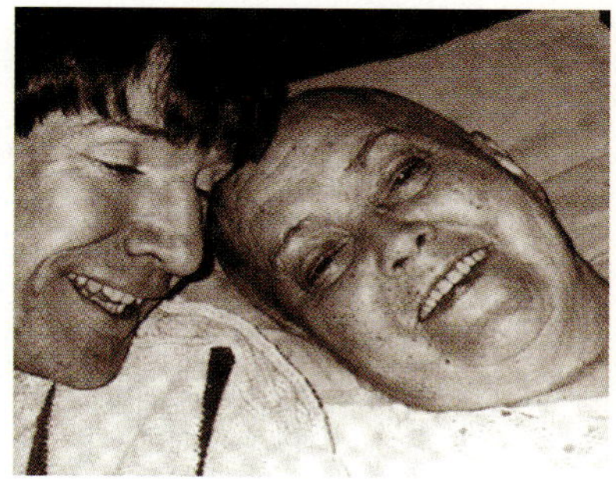

Abb. 15.7: Dieser Patient kann wegen seiner Tumorerkrankung nicht mehr aufstehen. Hier ist er zusammen mit seinem Sohn zu sehen. Zwischen ihm und seinem kranken Vater ist in den letzten Monaten eine große (innere) Nähe entstanden. [E111]

Übelkeit und Erbrechen

Übelkeit und **Erbrechen** können durch viele Ursachen bedingt sein, unter anderem durch die Einnahme von Opioiden (☞ 16.4.5). Zwar sollte man nach Möglichkeit immer die auslösenden Medikamente absetzen, jedoch ist dies bei Opioiden selten möglich und in der Regel auch nicht notwendig, da die opioidinduzierte Übelkeit durch zusätzliche Gabe von *Antiemetika* (den Brechreiz unterdrückende Mittel) aus der Gruppe der Neuroleptika (z.B. Haloperidol®) behoben werden kann. Erhält der Patient Prostaglandinsynthesehemmer gegen Schmerzen (z.B. Azetylsalizylsäure), sollte er sie zusammen mit den Mahlzeiten einnehmen.

Bei *psychogenem Erbrechen* bemüht man sich in erster Linie um Angstabbau durch Gespräche und Informationen. In schweren Fällen sind angstlösende Medikamente notwendig.

Schlafstörungen

Die körperlichen und seelischen Ursachen der Schlaflosigkeit bei Sterbenden sind vielfältig. Alle körperlichen Symptome können Schlafstörungen zur Folge haben, so daß ihre Behandlung auch den Schlaf verbessern kann.

Viele Kranken können auch nicht schlafen, da sie befürchten, im Schlaf zu sterben. Vorsichtiges Nachfragen („Haben Sie vor irgendetwas Angst?" „Was beunruhigt Sie beim Einschlafen?") kann solche Ängste aufdecken, die durch Gespräche und evtl. durch Psychopharmaka verringert werden.

Die Patienten nehmen natürlich auch die noch nicht geklärten Fragen und Probleme, die sich aus ihrer Erkrankung und aus dem Nahen des Todes ergeben, mit in die Nacht. Schlafstörungen sind daher verständlich und zu erwarten.

Können die Schlafstörungen auch durch die in 7.4.2 dargestellten Maßnahmen nicht ausreichend gebessert werden, eignen sich als medikamentöse Hilfe:

- Eine Verdoppelung der Opioiddosis bei opioidbehandelten Patienten zur Einschlafzeit
- Ein Beruhigungsmittel wie Diazepam (Valium®), Triazolam (Halcion®) oder Oxazepam (Adumbran®) oder bei älteren Patienten Chloralhydrat (Chloraldurat®) zur Nacht
- Ein dämpfendes Antidepressivum.

Pflege

☑ Jede pflegerische Handlung wird durch liebevolle Einfühlung bedeutungsvoll und hilft dem Pflegenden, dem Sterbenden nahezukommen.

Zusammen mit den Ärzten sorgen Pflegende für das größtmögliche **körperliche Wohlbefinden** des Sterbenden.

Sterbende leiden neben den oben genannten Symptomen oft auch unter Müdigkeit, die als Ausdruck schwindender Lebenskraft verstanden werden kann. Daher werden ausreichende **Schlaf- und Ruhezeiten** geplant und Störungen vermieden.

Weiterhin ist wegen der Austrocknung der Schleimhäute die **Mundpflege** besonders wichtig. Sie nimmt auch das Durstgefühl, falls ein Sterbender nicht mehr trinken kann. Eventuell muß die Zahnprothese entfernt werden, um Druckstellen zu vermeiden.

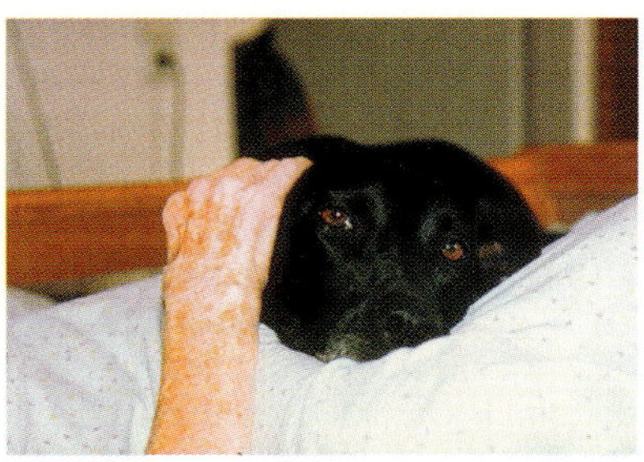

Abb. 15.8: Nach Möglichkeit gehen die Pflegenden auf Sonderwünsche der Sterbenden ein, z.B. wird eine Begegnung mit dem geliebten Haustier auf dem Klinikgelände arrangiert. [N308]

Bewegt ein Sterbender seine Lider nicht mehr, werden regelmäßig Augentropfen gegeben. Sterbende schwitzen häufig. Hier helfen Waschungen und Einreibungen mit erfrischenden Duftstoffen, die der Sterbende mag, z.B. mit Orangen- oder Lavendelextrakten. Dabei kann die Waschung auch symbolisch erlebt werden: Wasser ist Zeichen für körperliche und geistige Reinheit und für Neuanfang (Taufe).

Die Beschwerden Sterbender zu lindern, fordert Kreativität und Engagement des gesamten therapeutischen Teams, denn die medikamentöse Therapie allein reicht für eine umfassende Sterbebegleitung nicht aus. Vielmehr müssen hier Medikation, psychosoziale Betreuung und die Suche nach alternativen Maßnahmen zusammenspielen.

15.4.3 Umgang mit den Bedürfnissen und Gefühlen des Sterbenden

Selbstbestimmung und Hilflosigkeit

Die Selbstbestimmung des Sterbenden ist so lange wie möglich aufrechtzuerhalten. Niemals darf der Sterbende entmündigt oder als „so gut wie tot" angesehen werden. Diese Gefahr besteht vor allem bei Sterbenden, die sich nicht mehr äußern können. Stets suchen die Pflegenden auch nach nonverbalen Mitteilungen, z.B. einem Herabziehen der Mundwinkel als Zeichen des Mißfallens, „glänzenden Augen" als Zeichen der Freude oder einer Verkrampfung des ganzen Körpers als Zeichen von Schmerz, um adäquat darauf eingehen zu können.

Selbstbestimmung bedeutet auch, daß der Sterbende seine Eigenarten bewahren darf und Sonderwünsche akzeptiert werden. Hat sich der Sterbende Gedanken über die Gestaltung seiner letzten Stunden gemacht, sollte es eine Selbstverständlichkeit sein, auf diese Wünsche einzugehen, wenn die Zeit gekommen ist.

Sterbende haben ebenso wie andere Menschen das Bedürfnis, gepflegt zu erscheinen und werden daher auf Wunsch beim Frisieren oder Schminken unterstützt. Nach Möglichkeit tragen sie ihre eigene Bekleidung.

Wenn der Patient sich nicht als hilflos und seiner Umgebung ausgeliefert erlebt, bleibt sein Selbstwertgefühl erhalten. Dadurch wird er vor unkontrollierbarer Angst und Ohnmachtsgefühlen bewahrt, die zu Handlungsunfähigkeit und noch stärkerer Hilflosigkeit führen würden.

Was tun, wenn der Sterbende „nein" sagt?

Ein großes Problem entsteht, wenn sich die Maßnahmen zum Erreichen eines Pflegezieles (z.B. „Herr X. bekommt keinen Dekubitus") nicht mit den Wünschen des Patienten decken, der zum Beispiel nicht auf der Seite gelagert werden möchte. Diese „Weglaßwünsche" betreffen häufig die Nahrungs- oder Flüssigkeitzufuhr, die Körperpflege oder eben die Lagerung zur Dekubitusprophylaxe. Hier müssen die Pflegenden besonders sensibel sein und nach den Hintergründen für diese „Verweigerung" suchen: Möchte der Patient bald sterben und hat den Eindruck, daß die Maßnahmen sein Leben nur (unnötig) verlängern und lehnt sie deshalb ab? Hat er starke Schmerzen dabei und traut sich nicht, dies zu äußern? Versteht er nicht, welchem Zweck die Maßnahme dient? Möchte er, daß seine Angehörigen in die Pflege miteinbezogen werden, wenn dies noch nicht der Fall sein sollte?
Haben die Pflegenden den Hintergrund für die Verweigerung aufgespürt, werden sie entsprechend handeln: Den Patienten über den Sinn der Maßnahmen informieren (die nicht unbedingt der Lebensverlängerung, sondern auch/eher der Erhöhung der Lebensqualität dienen), ihn ggf. vorsichtiger umlagern und/oder ihm vorher ein Schmerzmittel verabreichen und seine Angehörigen ggf. in die Pflege miteinbeziehen. Verweigert der Patient die Maßnahmen trotzdem, schätzen die Pflegenden – je nach verweigerter Maßnahme in Zusammenarbeit mit den Ärzten – die Risiken des „Weglassens" ab. Nur wenn sicher ist, daß die Risiken sehr bedeutend sind, bemüht sich das Team, den Patienten doch noch von der Notwendigkeit der Maßnahme zu überzeugen.

Um auf die Hintergründe einer Verweigerung zu stoßen, ist neben dem Gespräch mit dem Patienten das Teamgespräch von besonderer Bedeutung, in dem jedes Teammitglied ein Teil des Mosaiks beitragen kann, das dann zu einem Ganzen zusammengefügt wird. Falsch wäre es, alle Patientenwünsche blind zu akzeptieren oder überhaupt nicht darauf einzugehen.

Angst

Sterbende leiden unter vielerlei Ängsten. Diese betreffen nicht nur die Ungewißheit einer zukünftigen Existenz oder Nicht-Existenz, sondern auch die konkreten Umstände des Sterbens. Viele haben insbesondere Angst vor Schmerzen oder vor dem Alleinsein.

Um die Ängste zu minimieren, sichert das Team dem Patienten zu, einerseits nichts zu tun, was der Patient nicht möchte, andererseits alle seine realisierbaren Wünsche zu erfüllen. Die Angst vor dem Alleinsein wird durchbrochen, wenn das Team versprechen kann, daß einer der Sterbebegleiter mit Sicherheit in der Sterbestunde beim Patienten sein wird.

Unglaube und Leugnen

Oft benötigen Patienten Tage oder Wochen, bis sie die Diagnose einer unheilbaren Erkrankung annehmen können (☞ 15.2.1). Dieser Prozeß kann von außen nicht beschleunigt werden. Um dem Patienten zu helfen, bleibt das Team konstant in seinen Mitteilungen („...wie Ihnen der Arzt mitgeteilt hat.“) und widersteht dem Druck des Patienten, ihm unbegründete Hoffnungen zu machen. Fragt ein Sterbender beispielsweise: „Denken Sie, daß ich bald wieder gesund werde?“, so würde der Sterbebegleiter durch Antworten wie „Natürlich werden Sie wieder gesund“ seine Glaubwürdigkeit in Frage stellen und den Patienten in seinem wachsenden Realitätsbewußtsein blockieren. Die direkte und wahre Antwort: „Nein, damit ist nicht zu rechnen“ kann grausam wirken. Möchte man dies umgehen, sind verschlüsselte Antworten möglich, z.B. „Wir hoffen es sehr, aber wir machen uns Sorgen“.

Wut und Aggression

Sind Sterbende wütend oder aggressiv, ist die Versuchung groß, diese Aggression mit Aggression zu beantworten: Zum einen, weil „es meist so aus dem Wald schallt, wie man hineinruft“, zum anderen, weil es manchmal leichter ist, auf einen Patienten wütend zu sein, als seine Verzweiflung und die eigene Machtlosigkeit zu spüren. Ebenfalls mit Aggressionen zu reagieren, verschlechtert die Situation allerdings eher.

Wütende Patienten brauchen vorwurfsfreie Zuwendung und Aufmerksamkeit, damit sie wieder „leiser“ werden und Zorn bewältigen können.

Die Gefühlsausbrüche des Patienten sollten nach Möglichkeit nicht persönlich genommen werden, da sie Ausdruck der Auseinandersetzung des Sterbenden mit dem nahenden Tod sind. Allerdings sind Pflegende auch nur Menschen und von daher verletzbar. Fühlen sie sich durch einen Patienten verletzt, kann ein klärendes Gespräch durchaus angezeigt sein.

> 🕮 E. Schuchard (1984): Jede Krise ist ein neuer Anfang. Aus Lebensgeschichten lernen. Patmos-Verlag, Düsseldorf.

Verzweiflung

Die Verzweiflung Sterbender ruft vielfach auch im Sterbebegleiter Verzweiflung hervor: Was kann er einem Menschen, der sterben muß, noch an Trost geben? Ist Verzweiflung angesichts des Lebensendes nicht angemessen? Daher ist es wichtig, daß der Helfer die Gefühle des Patienten aushält und zuhört, wenn dieser sagt, wie schlecht es ihm geht.

Verzweiflung ist die Abwesenheit von Hoffnung. Die Leere, die durch den Verlust der Hoffnung entsteht, darf nicht mit falschen Versprechungen gefüllt werden. Deshalb muß der Sterbebegleiter nach Hoffnungen suchen, die für den Sterbenden realistisch sind. Dabei kann es sich z.B. um religiöse Erwartungen handeln, um die Hoffnung, daß der Sterbende nicht vergessen werden wird oder um die Hoffnung, im Sterben seine Würde nicht zu verlieren.

Raum- und Zeitgestaltung

Menschen rechnen mit der Zukunft. Das kommt beispielsweise in den Abschiedsformeln „Bis morgen“ oder „Bis nächste Woche“ zum Ausdruck. Für Sterbende ist die Zeit verändert: Sie sind sich ihrer Zukunft nicht mehr sicher. Umso wertvoller – weil plötzlich begrenzt und knapp – wird die gegenwärtige Zeit. Sterbende erfahren, daß Leben sich nicht in die Zukunft verschieben läßt.

Pflegende achten daher auf Wünsche, die der Patient an die Gestaltung seiner verbleibenden Zeit hat. Das bedeutet beispielsweise Rücksichtnahme auf den Körperrhythmus (Schlafgewohnheiten, Essenszeiten), Zulassen von freier, nicht verplanter Zeit oder vielleicht Schutz vor „Zeittötern“ wie Fernseher oder Radio des Zimmernachbarn.

Uhren können für Sterbende zum wichtigen Symbol werden: Sie erleben, daß sie noch „in der Zeit“ sind. Uhren sollten stets aufgezogen sein, denn eine stehengebliebene Uhr kann den Sterbenden zutiefst erschrecken. Ständiges Ticken einer Uhr kann den Sterbenden aber auch belasten, weil es ihn an das unaufhaltsame Vergehen seiner Lebenszeit erinnert. Dann wird die Uhr entfernt oder durch eine leisere ersetzt.

Das Krankenzimmer ist für den Sterbenden kein funktionaler Raum: Für ihn wird es das letzte Zuhause. Nach Möglichkeit sollte es durch persönliche Gegenstände, Bilder, Fotos, Krankenhausmobiliar oder eigene Möbelstükke, Bücher, Blumen oder Kerzen (dann jedoch Feuerschutzordnung beachten) zu einem vertrauten Ort werden. Die Atmosphäre sollte angenehm und auf keinen Fall museumsartig sein.

Verlegungen in ein anderes Zimmer oder auf eine andere Station werden vermieden oder sorgfältig vorbereitet. Da viele Menschen Angst haben, zum Sterben abgeschoben zu werden (beispielsweise ins Badezimmer), werden nach Möglichkeit die Mitpatienten aus dem Zimmer des Sterbenden verlegt und nicht umgekehrt.

Kommunikation

Zuhören

Auf viele Fragen haben auch die Sterbehelfer keine Antwort, doch können sie dem Sterbenden oft schon durch ihr Zuhören helfen: So kann der Sterbende beim Erzählen seiner Lebensgeschichte dieses Leben vielleicht besser annehmen, seine wertvollen Erfahrungen weitergeben und ein Bild von sich schaffen, das ihn einige Zeit überdauern wird. Auch Gefühle werden besser bewältigt, wenn sie ausgedrückt werden konnten.

Stiller Beistand

Sterbende ziehen sich oft in den letzten Lebenstagen von Gesprächen zurück. Manchmal sind sie auch zu kraftlos zum Reden. Deshalb muß die Kommunikation aber nicht abbrechen. Neben dem Gespräch gibt es andere Wege, sich miteinander zu verständigen und nahezukommen. Möglichkeiten in der täglichen Pflege sind Blickkontakte, Lächeln, Zeichensprache oder Körperkontakte.

Gerade Berührungen, beispielsweise zartes Halten oder Streicheln der Hand, können Sterbende noch sehr lange wahrnehmen.

15.4.4 **Umgang mit den religiösen Bedürfnissen des Sterbenden**

Zugehörigkeit zu einer Religionsgemeinschaft, ☞ 3.1.4;
Religiöse Gebräuche bei der Versorgung von Toten, ☞ 15.7.4

Für den sterbenden Patienten kann es eine große Hilfe sein, wenn jemand seine religiösen Bedürfnisse erkennt und darauf eingeht. Das ist heute jedoch schwierig, da in unserer Gesellschaft Menschen verschiedenster Glaubensrichtungen leben. Die gleiche Religion kann für verschiedene Menschen sogar Unterschiedliches bedeuten: Der eine ist strenggläubig, der nächste liberal, der dritte hat sich seine persönlichen Schwerpunkte ausgewählt.

In der Praxis heißt das: Der Blick auf das Verwaltungsformular, in dem die Religionszugehörigkeit vermerkt ist, reicht nicht aus, um eine Vorstellung von den religiösen Bedürfnissen des Sterbenden zu erhalten. Die Pflegenden müssen ihn behutsam ansprechen (z.B. „Sie haben angegeben, daß Sie evangelisch sind. Können wir Sie in Ihrer Religionsausübung irgendwie unterstützen?"), um seine persönlichen Einstellungen herauszufinden. (z.B. „Eigentlich bedeutet mir die Kirche nichts mehr" oder „Ja, ich brauche eine Gespräch mit dem Pfarrer" oder „Mein Glaube ist meine Privatsache, in die sich niemand einmischen soll").

Die Religiosität des Patienten und seiner Familie ist wichtig für die angemessene spirituelle Sterbebegleitung. Daneben gibt es praktische Details, die Pflegende bei der Betreuung religiöser Patienten beachten sollten (☞ unten).

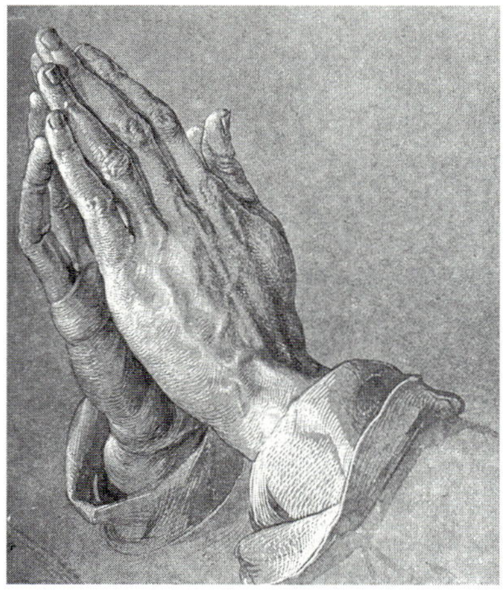

Abb. 15.9: Ist der Pflegende gläubig, kann er dem Sterbenden auch im stillen oder laut gesprochenen Gebet beistehen. Auf diesem Bild sind die „Betenden Hände" von Albrecht Dürer zu sehen. [J640]

Welche religiöse Bedeutung hat der Tod für den Sterbenden?

Bedeutung des Todes für Juden

Das Judentum ist eine Religion, die das Leben hier auf dieser Erde sehr stark betont. Obwohl die Seele göttlich und damit unsterblich ist, sind die Annahmen über das, was nach dem Tod kommt, eher verschwommen. Viele Juden glauben aber an eine Auferstehung und ein Leben nach dem Tode.

Während im Christentum die *Liebe* Gottes zu den Menschen betont wird, betonen die Juden die *Gerechtigkeit* Gottes. Sie glauben nicht an den liebenden Gott, der ihnen ihre Fehler vergibt, wenn sie ihn nur darum bitten, sondern an den richtenden Gott, der die Fehler des Menschen (Sünden) mit seinen „guten Taten" verrechnet. Deshalb erinnern sich sterbende Juden besonders gern an die von ihnen eingehaltenen Glaubensvorschriften (☞ 3.1.4).

Bedeutung des Todes für Christen

Nach christlichem Glauben hat der Mensch durch sein Fehlverhalten den Tod in die Welt gebracht und damit die Verbindung zu Gott gestört. Um die unterbrochene Verbindung wieder herzustellen, hat Gott, der die Menschen liebt, seinen Sohn Jesus Christus in die Welt geschickt, der durch seinen Opfertod das Böse der Menschheit auf sich nahm. Er besiegte den Tod und ist von den Toten auferstanden. Heute haben die Menschen die Möglichkeit, sich im Gebet an ihn zu wenden, sich von ihm ihre Schuld vergeben zu lassen und somit wieder mit Gott verbunden zu sein.

Das Sterben ist für den Christen die letzte Chance, sich auf das Leben nach dem Tod vorzubereiten. Es gibt aber auch Christen, die Krankheit und Sterbenmüssen – zumindest vorübergehend – als Strafe Gottes erleben und mit Wut oder Angst reagieren.

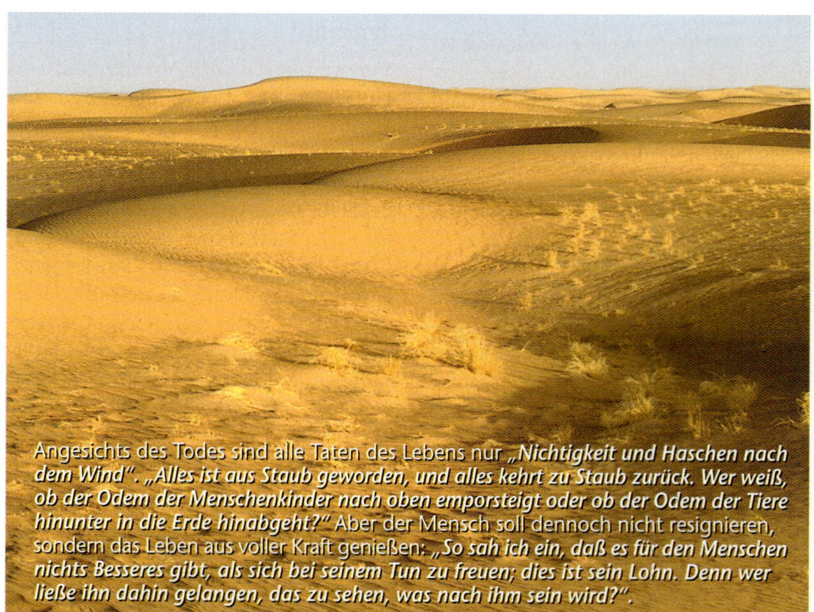

Abb. 15.10: Die eher skeptische Lebens- und Todesauffassung einiger Juden findet im Buch Prediger ihren Ausdruck. [Foto: J660]

Nach christlichem Glauben werden alle Menschen nach ihrem Tod von Gott gerichtet, jedoch brauchen die Menschen, die sich an Gott gewandt haben, um sich ihre Schuld vergeben zu lassen, keine Angst davor zu haben.

Alle christlichen Religionen lehren ein Leben nach dem Tod. Die Vorstellung darüber sind allerdings unterschiedlich: Sie reichen von der Ansicht, daß die Seele in anderer Form in dieser Welt weiter existiert, bis zu konkreten, bildhaften Vorstellungen eines Himmels und einer Hölle. In der katholischen, protestantischen und orthodoxen Theologie wird der Begriff *Hölle* nicht im Sinn einer kochenden Feuerstätte verstanden, sondern als der Ort, an den man gelangt, wenn man sich in letzter Endgültigkeit von Gott abwendet. Der *Himmel* hingegen ist der Ort, an dem man für immer in der Nähe Gottes ist.

Bedeutung des Todes für Muslime

Die muslimische Vorstellung vom Tod und vom Leben nach dem Tod unterscheidet sich im Prinzip kaum von der christlichen. Sterben zu müssen ist das Schicksal („Kismet") jedes Menschen. Im Tod kehrt der Mensch zu Gott zurück. Der Glaube an ein Leben nach dem Tod gehört zu den sechs Glaubensartikeln. Jeder Mensch muß in seinem Leben versuchen, das Gute zu tun, darf aber trotz seiner Verfehlungen im Weltgericht auf die Barmherzigkeit und Fürsorge Gottes hoffen.

Bedeutung des Todes für Hindus

Nach hinduistischer Weltanschauung soll das Leben in vier Abschnitte gegliedert werden: In die Zeit der Erziehung, die Zeit der Tätigkeit in dieser Welt, die Zeit der Ablösung von dieser Welt und das Warten auf die Befreiung durch den Tod.

Hindus glauben an eine Wiedergeburt und daran, daß ihr Handeln in dieser Welt auf ihr Schicksal im nächsten Leben Einfluß hat. Die *Lehre von der Wiedergeburt* **(Reinkarnation)** oder Seelenwanderung ist ein sehr alter Todesmythos, nach dem die Seele beim Tod des Körpers in ein anderes Wesen (Tier, Mensch oder Pflanze) übergeht. Sie findet sich als grundlegender Gedanke nicht nur im Hinduismus, sondern auch im Buddhismus und bei den Anthroposophen.

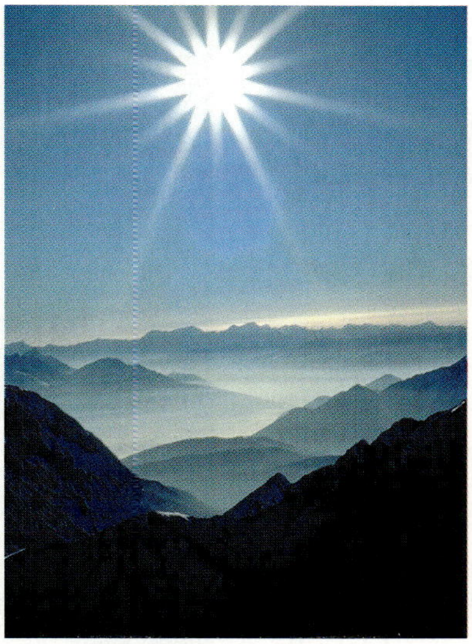

Abb. 15.11: Die christlichen Religionen betonen heute die Zuversicht und Hoffnung. Die Pflegenden können diese Elemente in Gesprächen mit sterbenden Christen betonen. („Sie dürfen auf Gott vertrauen. Er ist bei Ihnen"). [J640–003]

Bedeutung des Todes für Buddhisten

Auch Buddhisten glauben an einen Zyklus von Wiedergeburten. Alles, was sie in diesem Leben tun, wirkt sich im nächsten Leben aus. Glauben und leben sie nach den buddhistischen Lehren, so lernen sie in jedem Leben aus der Vergangenheit und nähern sich stufenweise dem Nirwana, einem Bewußtseinszustand völliger Freiheit und Friedens. Viele Buddhisten können den bevorstehenden Tod als Teil des menschlichen Lebenszyklus mit großer Gelassenheit akzeptieren.

Religiöse Rituale angesichts des nahenden Todes

Rituale im Judentum

Im Judentum gibt es keine Sterberiten. Der sterbende Jude legt vor seinem Tod eine stille Beichte ab und segnet seine Kinder.

Rituale im Christentum

Die meisten christlichen Kirchen kennen die Praxis des *Abendmahls* (in der kath. Kirche „Kommunion" genannt), der *Krankensalbung* (früher in der katholischen Kirche „letzte Ölung" genannt) und des *Schuldbekenntnisses* (Beichte). Die Bedeutung dieser Elemente ist in den einzelnen Kirchen allerdings recht unterschiedlich. Oft möchten Sterbende diese noch einmal als Zeichen ihrer vergebenen Schuld (und damit der intakten Verbindung zu Gott) und als Zeichen ihrer Hoffnung auf die Auferstehung erleben.

Nottaufe

Ist ein ungetauftes Kind in Lebensgefahr, wird sofort ein Pfarrer gerufen, um es taufen zu lassen. Kann auf den Pfarrer nicht mehr gewartet werden, erfolgt durch einen anderen Gläubigen die **Nottaufe**. Katholiken taufen das Kind möglichst mit Weihwasser, das in Kreuzform über den Kopf des Kindes gegossen wird. Evangelikale segnen das Kind erst einmal mit dem Zeichen des Kreuzes über Stirn und Brust und begießen seinen Kopf dann dreimal hintereinander mit dem Taufwasser. Der Taufende spricht dazu folgende Worte: „Ich taufe dich im Namen des Vaters, des Sohnes und des Heiligen Geistes, ... (Name des Kindes), Amen." Anschließend wird dem Pfarrer die Nottaufe gemeldet, der sie dann ins Taufregister einträgt.

Für Christen ist das Kreuz – für Katholiken auch ein Kruzifix mit Darstellung des Körpers Jesu Christi – ein wichtiges Symbol, das sie eventuell in den Händen halten möchten. Katholiken wünschen vielleicht auch einen Rosenkranz, ein Marien- oder Heiligenbild. Für orthodoxe Christen ist eventuell eine Ikone (ein geweihtes Tafelbild) von besonderer Bedeutung.

Rituale im Islam

Der Sterbende möchte in Richtung Mekka, also nach Osten, blicken. Die Angehörigen übernehmen die religiöse Begleitung. Sie beten und lesen aus dem *Koran* vor, dabei wird auch immer wieder das Glaubensbekenntnis „Es gibt keinen Gott außer Allah, und Mohammed ist sein Prophet" gesprochen. Das sind auch die letzten Worte, die ein sterbender Muslim sprechen sollte.

Gibt es keine Angehörigen, die den Sterbenden begleiten, so dürfen auch andere gläubige Muslime diese Aufgaben übernehmen.

Rituale im Hinduismus

Hinduistische Praktiken variieren stark, daher suchen Pflegende immer das Gespräch mit der Familie und fragen sie nach den jeweiligen religiösen

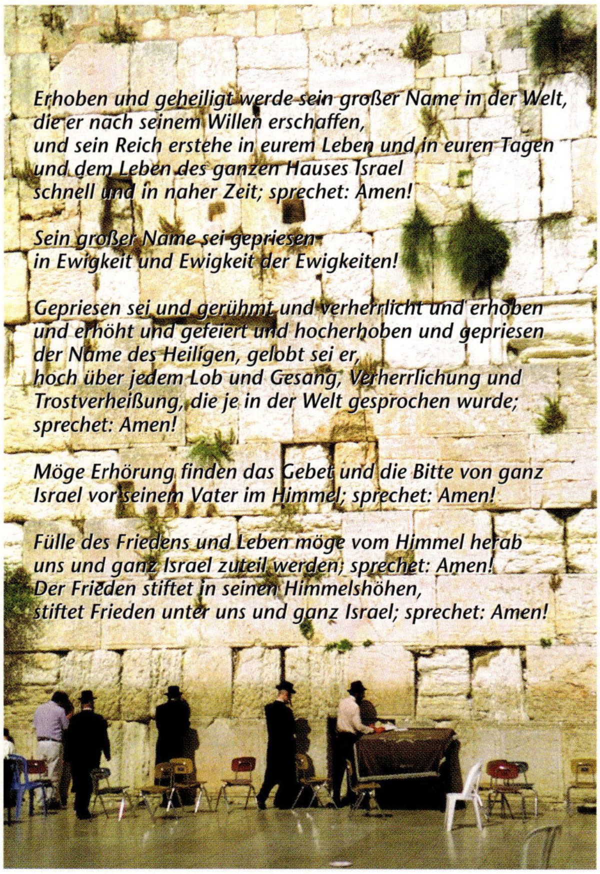
Erhoben und geheiligt werde sein großer Name in der Welt,
die er nach seinem Willen erschaffen,
und sein Reich erstehe in eurem Leben und in euren Tagen
und dem Leben des ganzen Hauses Israel
schnell und in naher Zeit; sprechet: Amen!
Sein großer Name sei gepriesen
in Ewigkeit und Ewigkeit der Ewigkeiten!
Gepriesen sei und gerühmt und verherrlicht und erhoben
und erhöht und gefeiert und hocherhoben und gepriesen
der Name des Heiligen, gelobt sei er,
hoch über jedem Lob und Gesang, Verherrlichung und
Trostverheißung, die je in der Welt gesprochen wurde;
sprechet: Amen!
Möge Erhörung finden das Gebet und die Bitte von ganz
Israel vor seinem Vater im Himmel; sprechet: Amen!
Fülle des Friedens und Leben möge vom Himmel herab
uns und ganz Israel zuteil werden; sprechet: Amen!
Der Frieden stiftet in seinen Himmelshöhen,
stiftet Frieden unter uns und ganz Israel; sprechet: Amen!

Abb. 15.12 : Gebete für Sterbende im Judentum: Das Kaddisch, das sowohl vom Sterbenden als auch nach seinem Tod von den Hinterbliebenen gebetet wird. Auf dem Foto sind betende Juden vor der *Klagemauer* in Jerusalem zu sehen, einem Teil des alten jüdischen Tempels. [O137]

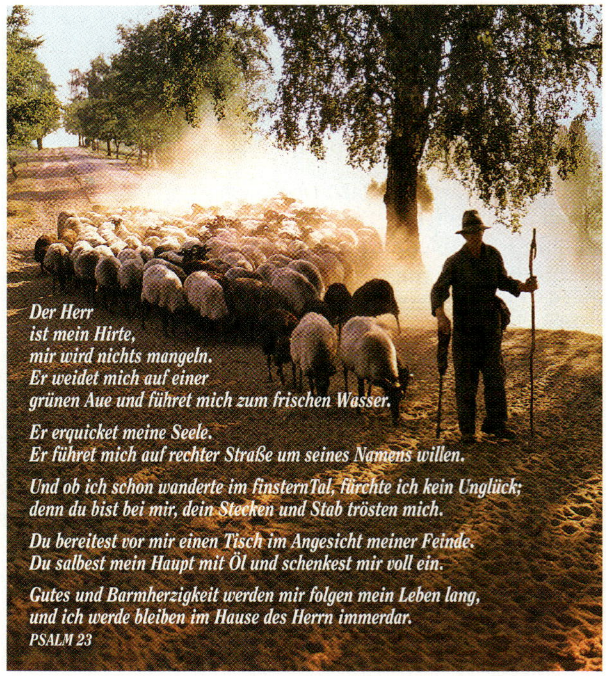
Der Herr
ist mein Hirte,
mir wird nichts mangeln.
Er weidet mich auf einer
grünen Aue und führet mich zum frischen Wasser.
Er erquicket meine Seele.
Er führet mich auf rechter Straße um seines Namens willen.
Und ob ich schon wanderte im finstern Tal, fürchte ich kein Unglück;
denn du bist bei mir, dein Stecken und Stab trösten mich.
Du bereitest vor mir einen Tisch im Angesicht meiner Feinde.
Du salbest mein Haupt mit Öl und schenkest mir voll ein.
Gutes und Barmherzigkeit werden mir folgen mein Leben lang,
und ich werde bleiben im Hause des Herrn immerdar.
PSALM 23

Abb. 15.13: Gebete für Sterbende im Christentum – der Psalm 23. [E177]

Bräuchen. Für Hindus ist die körperliche Reinigung sehr wichtig, weil dadurch nicht nur der Körper, sondern auch die Seele gereinigt wird. Jedoch muß die Waschung unter fließendem Wasser erfolgen (kein Bad). Dem Sterbenden spricht man Worte aus den *Weden* („Heiliges Wissen“, Aufzeichnung von Offenbarungen aus den Jahren 1300 – 500 v. Chr.) vor, um ihnen dadurch die Gewißheit einer angenehmen Wiedergeburt zu geben.

Rituale im Buddhismus

Der Sterbende soll einen möglichst gelassenen Bewußtseinszustand erreichen, da dies die Wiedergeburt positiv beeinflußt. Zu diesem Zweck werden ihm *Sutren* (buddhistische Lehren) vorgesungen, die den Geist beruhigen. Außerdem meditiert der sterbende Patient so viel wie möglich. Das tibetanische Totenbuch bereitet sterbende tibetanische Buddhisten auf den Übergang vom Tod zum neuen Leben vor.

Besuch eines Seelsorgers: Ja oder Nein

Sterbende Juden wünschen sich oft den Besuch eines – je nach Glaubensrichtung – orthodoxen, reformistischen oder liberalen Rabbis, Christen einen Geistlichen. Meist werden die Mitglieder einer christlichen Gemeinschaft (egal, ob kath. oder ev. Kirche, freikirchliche Gemeinde oder beispielsweise Neuapostolen) ohnehin regelmäßig von einem ihrer Seelsorger besucht. Wenn nicht, benachrichtigt das Pflegepersonal auf Wunsch des Patienten die entsprechende Gemeinschaft oder einen bestimmten Geistlichen. In manchen Krankenhäusern gibt es auch eigene Krankenhausseelsorger.

Im Islam und im Buddhismus ist der Besuch eines Seelsorgers nicht unbedingt notwendig. Trotzdem wünschen sich manche Muslime den Besuch eines *Imans* oder manche Buddhisten den Besuch einer buddhistischen Nonne oder eines buddhistischen Mönches. Zu Hindus kommt der *Pandit* (Hindu-Priester), um den Sterbenden beim Beten zu unterstützen und ihm zu helfen, seinen Tod in Gelassenheit hinzunehmen.

Gebete für Sterbende

Die Juden sprechen angesichts des nahenden Todes die erste Zeile eines Gebetes namens *Schema*: „Höre, Israel, der Herr, unser Gott, ist der einzige Gott“ (manche Juden lassen es auch durch den Rabbi sprechen). Ein Trost für viele Sterbende ist auch das Wissen, daß nach ihrem Tod jemand das *Kaddisch*, ein spezielles Trauergebet (☞ Abb. 15.12), für sie sprechen wird.

Gebete und Gedanken für sterbende Christen finden sich in den jeweiligen Gesangbüchern und der Bibel, besonders in den Psalmen (☞ Abb 15.18). Als Gebet in jeder Lebenssituation kann das „Vater unser“ gesprochen werden.

Um Gott noch einmal ihre Ehrerbietung zu erweisen, beten Muslime die fünf vorgeschriebenen täglichen Gebete, das oben erwähnte Glaubensbekenntnis und manchmal auch ein persönliches, freies Gebet. Für Strenggläubige sind Übersetzungen des Korans (☞ Abb. 15.14) aus dem Arabischen in

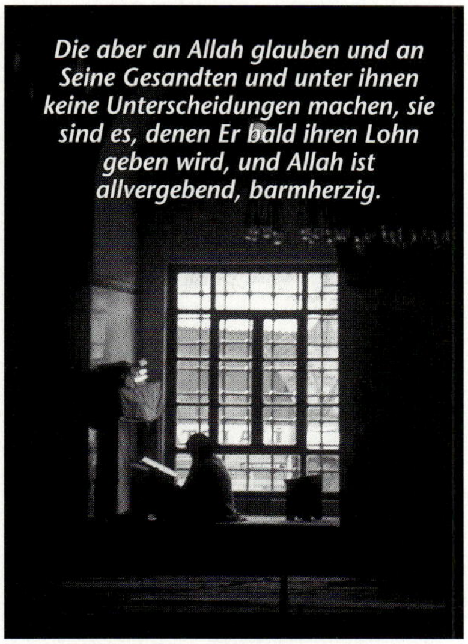
Die aber an Allah glauben und an Seine Gesandten und unter ihnen keine Unterscheidungen machen, sie sind es, denen Er bald ihren Lohn geben wird, und Allah ist allvergebend, barmherzig.

Abb. 15.14: Ein Gebet für Sterbende im Islam: der 153. Vers aus der 4. Sure des Korans. [O131]

andere Sprachen nicht erlaubt, daher sollten Pflegende keine Texte aus Koranübersetzungen vorlesen, falls dies der Patient nicht ausdrücklich wünscht.

☑ Auch Patienten, die keiner religiösen Gemeinschaft angehören oder die sich von ihrem Glauben distanziert haben, haben religiöse oder spirituelle Bedürfnisse: Beispielsweise glauben viele Menschen in unserer Gesellschaft unter dem Einfluß esoterischer Lehren an die Reinkarnation. Deshalb sollten auch ihre Einstellungen und Wünsche im Gespräch erfragt werden.

15.4.5 Fürsorge in den letzten Stunden

Rückt die Stunde des Abschiednehmens näher und sollte der Sterbende bisher in einem Mehrbettzimmer gelegen haben, wird er spätestens jetzt in ein Einzelzimmer verlegt. Bei der Gestaltung der letzten Stunden berücksichtigen die Pflegenden die Wünsche des Sterbenden, z.B. die Einhaltung religiöser Bräuche oder die Benachrichtigung der Angehörigen. Kommen diese, machen es die Pflegenden ihnen so angenehm wie möglich: Sitzmöglichkeiten werden bereitgestellt (nachts ggf. auch Liegestühle), Getränke gebracht und Gespräche angeboten. Außerdem wird den Angehörigen versichert, daß sie sich jederzeit an die Pflegenden wenden dürfen, wenn sie sich mit der Versorgung ihres Angehörigen überfordert fühlen oder ihnen bestimmte Tätigkeiten unangenehm sind.

Naht der Tod, werden die meisten Patienten schläfrig und sinken ins Koma. Da sie in dieser Phase nicht mehr husten können, kommt es zur Ansammlung von Bronchialsekret und dadurch zu lauten Rasselgeräuschen. Dieses sogenannte „Todesrasseln" kann medikamentös unterdrückt werden. Es ist nach heutigem Kenntnisstand zwar keine Belastung für den Sterbenden, quält aber die Angehörigen, die Angst haben, der Kranke müsse langsam ersticken.

Unruhige Patienten leiden oft an Schmerzen, überfüllter Blase oder vollem Rektum. Zur medikamentösen Behandlung der Schmerzen eignen sich Morphin (Linderung der Schmerzen und Sedation), Diazepam (Sedation, Kontrolle von Muskelzuckungen) oder ein anderes Beruhigungsmittel. Oft gelingt es auch, den Sterbenden zu beruhigen, indem man ihm die Hand hält und ihm leise, mit ruhiger Stimme zuspricht.

15.5 Die Hospizbewegung

Geschichte

Hospiz – ursprünglich Herberge für Reisende in der Frühzeit des Christentums und im Mittelalter – ist heute ein Symbol für die umfassende und ganzheitliche Begleitung eines unheilbar Kranken in der Endphase seines Lebens. Die moderne Hospizbewegung wurde von *Cicely Saunders* begonnen, die 1967 das St. Christopher's Hospice in London gründete, in welchem auch Forschungs- und Lehrtätigkeit stattfindet.

Die Hospizbewegung in Deutschland ist noch vergleichsweise jung. Das erste deutsche Hospiz wurde 1986 in Aachen gegründet; 1994 gab es bereits 11 Hospize, 23 Palliativstationen und einige hundert Hospizvereine und -initiativen, die vorwiegend von ehrenamtlichen Helfern getragen werden.

Zahlreiche der in diesem Kapitel dargestellten Erkenntnisse wurden durch die Hospizbewegung erarbeitet.

Ziele der Hospizbewegung

Hospiz steht in diesem Zusammenhang nicht zwingend für ein Gebäude, sondern gemeint ist, Sterbenden beizustehen; bevorzugt zuhause in ihrer gewohnten Umgebung. Zum Hospizkonzept gehören:

- Die optimale medizinische Linderung körperlicher Symptome, insbesondere die Schmerzbekämpfung
- Die ganzheitliche und liebevolle mitmenschliche Betreuung des Sterbenden *und* seiner Angehörigen; der Mensch und seine Lebensqualität stehen im Mittelpunkt
- Die Fürsorge durch ein interdisziplinäres Team aus Professionellen (Pflegende, Ärzte, Diätassistenten, Psychotherapeuten, Physio- und Ergotherapeuten, Seelsorger und Sozialarbeiter) und freiwilligen Helfern
- Die Begleitung der Trauernden
- Die Aufnahme von Sterbenden ins Hospiz unabhängig von der Regelung der Kostenfrage
- Die Kooperation mit bestehenden Institutionen und Diensten – statt Konkurrenzkampf.

Ziel der Hospizbewegung ist, den Sterbenden ein menschenwürdiges Leben in der Gemeinschaft bis zuletzt zu ermöglichen. Besondere Bedeutung haben dabei die freiwilligen Helfer, die nicht als untergeordnete Hilfskräfte betrachtet, sondern als echte Partner geachtet werden.

Die *Sterbebegleitung* der Hospizbewegung distanziert sich von der *Sterbehilfe:* Wenn es gelingt, die quälenden Symptome der Krankheit zu lindern, ist die Frage nach Sterbehilfe nicht erforderlich.

Einrichtungen, Organisationen und Fortbildung

Ambulante Hospizdienste betreuen Sterbende in ihrer häuslichen Umgebung. **Stationäre Hospize,** bei denen auch eine *teilstationäre Pflege* möglich ist, stehen in der Regel nicht unter ärztlicher Leitung, sondern werden von niedergelassenen Ärzten mitversorgt. Der Schwerpunkt liegt auf symptomorientierter Pflege. **Palliativstationen** sind dagegen immer an eine Klinik angeschlossen und verfügen auch über alle medizinischen Ressourcen dieser Klinik.

Allen Einrichtungen gemeinsam ist das Ziel, Kranken in einem weit fortgeschrittenen Stadium unheilbarer

Krankheit größtmögliche Lebensqualität zu bieten.

Im Sinne der Hospizbewegung sind in Deutschland die Organisationen „Mit dem Sterben leben e.V." (OMEGA), „Internationale Gesellschaft für Sterbebegleitung und Lebensbeistand" (IGSL), „Bundesarbeitsgemeinschaft Hospiz zur Förderung von stationären Hospizen, ambulanten Hospizen und Palliativmedizin e.V." sowie die „Deutsche Gesellschaft für Palliativmedizin e.V." tätig, die u.a. Fortbildungen für Sterbebegleiter anbieten. Spezielle Kurse über Palliativ- und Hospizpflege bietet z.B. die Dr. Mildred Scheel-Akademie der Universität Köln an.

> 🕮 E. Albrecht, H. Schmidt, C. Orth: Hospizpraxis. Ein Leitfaden für Menschen, die Sterbenden helfen wollen. Herder Verlag, Freiburg 1995
>
> D. Doyle: Hauspflege bei unheilbar Kranken. Ein Leitfaden für Ärzte und Pflegepersonal. Thieme Verlag, Stuttgart 1990

15.6 Wann ist der Mensch tot?

Den nahenden Tod erkennt man an der Veränderung der Vitalzeichen:

- Die Atmung wird unregelmäßig, schnappend und rasselnd
- Der Pulsschlag wird unregelmäßig und setzt gelegentlich aus
- Der Blutdruck fällt ab
- Die Temperatur fällt ab (Ausnahme sind v.a. infektiöse Erkrankungen)
- Die Haut ist kalt, blaß und bläulich
- Das Bewußtsein schwindet.

Zum Schluß fallen die Grundfunktionen von Herz, Lunge und ZNS vollständig aus, der Mensch stirbt.

Während des Sterbevorgangs ist es oft schwierig, den genauen **Zeitpunkt des Todes** anzugeben, da einzelne Organfunktionen eine Zeit lang unabhängig voneinander weiterbestehen können (z.B. kann das Herz noch schlagen, obwohl die Atemtätigkeit schon erloschen ist). Die Bestimmung des Todeseintritts ist aber gleichzeitig sehr wichtig, denn im Zeitalter der modernen Medizin können sich praktische Konsequenzen daraus ergeben: Beim *Toten* darf der Arzt die Therapie abbrechen und evt. Organe entnehmen (Organtransplantation, ☞ 4.5). Umgekehrt kann bei einem *Sterbenden* bis zu einem gewissen Zeitpunkt eine Reanimation sinnvoll sein.

> Der Zeitpunkt des Todes wird heute mit dem definitiven Ausfall aller zerebralen Funktionen gleichgesetzt. Dieser *irreversible Funktionsausfall* des Gehirns, der **Hirntod**, ist auch das wissenschaftlich anerkannte Kriterium für den Tod des Menschen.

Es gibt verschiedene Zustände, bei denen im klinischen Alltag von „Tod" gesprochen wird:

- Scheintod
- Klinischer Tod
- Dissoziierter Hirntod
- Biologischer Tod.

Scheintod

> **Scheintod** *(Vita minima, Vita reducta):* Zustand, in dem Atmung und Herzschlag durch die klinische Untersuchung nicht mehr wahrnehmbar, aber im Gegensatz zum klinischen Tod (☞ unten) nicht erloschen sind. Eine spontane Erholung des Scheintoten ist noch möglich.

Der Scheintod, bei dem sich der Totgeglaubte während der Totenwache oder vor dem Begräbnis von der Totenbahre erhebt, spielt in Literatur und Phantasie eine viel bedeutendere Rolle als im medizinischen Alltag. Die zahlreichen Berichte über Scheintote weisen aber auf die Schwierigkeit einer zuverlässigen Todesdiagnostik hin. Irrtümer drohen besonders in Krisenzeiten, früher bei Seuchen oder heute bei Massenunfällen. Probleme bietet die sichere Todesfeststellung bei unterkühlten Patienten, bei Beinah-Ertrunkenen oder bei Patienten mit Vergiftungen.

Klinischer Tod

> **Klinischer Tod:** Tritt bei Stillstand von Atmung und Kreislauf ein und ist durch die **unsicheren Todeszeichen** gekennzeichnet (☞ unten).

Unsichere Todeszeichen sind:

- Bewußtlosigkeit (Beobachten der Bewußtseinslage, ☞ 7.4.3)
- Ausfall der Spontanatmung (Beobachtung der Atmung, ☞ 7.3.2)
- Herz- und Kreislaufstillstand (Beobachtung von Puls und RR, ☞ 7.3.13 und 7.3.14)
- Ausfall der Hirnstammreflexe wie *Kornealreflex* (beim Berühren der Cornea, z.B. mit einem Wattebausch, kommt es nicht mehr zum Lidschluß), der Reaktion auf Schmerzreize im Trigeminusbereich (☞ 35.12.3) und der Reaktionen auf visuelle und akustische Reize. Lichtstarre, meist maximalweite Pupillen (☞ 35.5.1, Pupillenreflex)
- Muskelatonie und reflexlose Extremitäten (Prüfung der Reflexe, ☞ 35.5.1).

Nur wenn *alle* unsicheren Todeszeichen vorliegen, darf der Arzt die Diagnose „klinischer Tod" stellen.

Warum werden die unsichere Todeszeichen als „unsicher" bezeichnet?

Durch intensive medizinische Maßnahmen können klinisch tote Menschen manchmal ins Leben zurückgeholt werden. Das Vorliegen aller unsicheren Todeszeichen beweist also nicht, daß der Mensch wirklich tot ist.

Da eine fehlende Sauerstoffversorgung des Gehirns nach wenigen Minuten zum irreversiblen Funktionsausfall führt, ist die Möglichkeit der Reanimation zeitlich begrenzt (☞ 17.3).

Reanimation

Durchführung, ☞ 17.3

Eine erfolgreiche Reanimation ermöglicht vielen Menschen das Weiterleben, ohne daß dabei unbedingt etwas von der bisherigen Lebensqualität eingebüßt werden muß: Ein 75-jähriger Patient erleidet zuhause einen Herzinfarkt, es kommt zum Herzstillstand. Beim Eintreffen des Notarztes liegen alle unsicheren Todeszeichen vor. Die direkt einsetzende Reanimation gelingt, während der anschließenden Behandlung erholt sich der Patient vollständig.

Ein reanimierter Patient kann aber auch Gehirnschädigungen erlitten haben, die zu einer dauerhaften Behinderung führen, z.B. zum *apallischen Syndrom* (☞ 35.13.3). Wieder andere Patienten „überleben" eine Reanimation und sterben später an einer unweigerlich zum Tode führenden Krankheit.

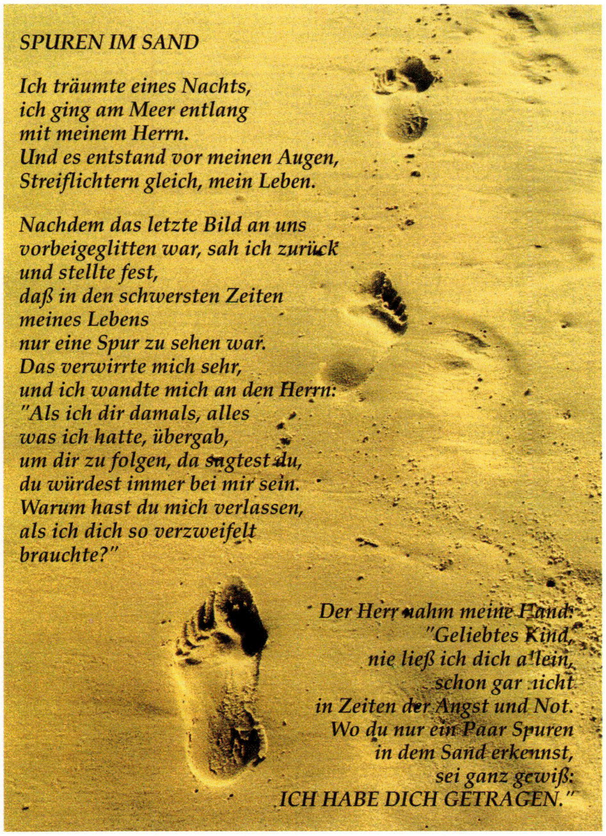
SPUREN IM SAND
Ich träumte eines Nachts,
ich ging am Meer entlang
mit meinem Herrn.
Und es entstand vor meinen Augen,
Streiflichtern gleich, mein Leben.
Nachdem das letzte Bild an uns
vorbeigeglitten war, sah ich zurück
und stellte fest,
daß in den schwersten Zeiten
meines Lebens
nur eine Spur zu sehen war.
Das verwirrte mich sehr,
und ich wandte mich an den Herrn:
"Als ich dir damals, alles
was ich hatte, übergab,
um dir zu folgen, da sagtest du,
du würdest immer bei mir sein.
Warum hast du mich verlassen,
als ich dich so verzweifelt
brauchte?"
Der Herr nahm meine Hand:
"Geliebtes Kind,
nie ließ ich dich allein,
schon gar nicht
in Zeiten der Angst und Not.
Wo du nur ein Paar Spuren
in dem Sand erkennst,
sei ganz gewiß:
ICH HABE DICH GETRAGEN."

Abb. 15.15: Ein Traum zu Spuren im Sand. [E177]

Im Grenzbereich zwischen Leben und Tod ist nicht jede *technisch mögliche* Reanimation *sinnvoll*. Das wird schon daran deutlich, daß rein theoretisch bei jedem sterbenden Patienten im Krankenhaus eine Reanimation durchgeführt werden könnte.

Eine Reanimation ist nicht sinnvoll, wenn absehbar ist, daß der reanimierte Mensch trotz Reanimation bald stirbt oder daß seine Lebensqualität – wie z.B. bei Apallikern – in außerordentlich hohem Maße darunter leidet.

Wer aber kann über den Sinn einer Reanimation entscheiden? Formal ist der Arzt verantwortlich, jedoch trifft er eine so schwerwiegende Entscheidung meist nicht gerne allein, denn woher soll er wissen, um welche Zeitspanne die Reanimation das Leben wirklich verlängert, und ob diese Zeit vom Patienten als sinnvoll erlebt werden kann? Bei Patienten mit lebensbedrohlichen Krankheiten bindet er deshalb die Angehörigen, die Pflegenden und ggf. auch die Seelsorger in den Entscheidungsprozeß ein, ob ggf. reanimiert werden soll oder nicht.

☑ Soll ein Patient im Krankenhaus nicht reanimiert werden, muß der Arzt das mit Handzeichen ins Dokumentationssystem eintragen. Anderenfalls sind die Pflegekräfte zur Reanimation verpflichtet.

In Notfallsituationen bleibt kaum Zeit für einen reflektierten Entscheidungsprozeß. Außerdem stehen notwendige Informationen meist nicht zur Verfügung (Leidet der Patient unter lebensbedrohlichen Krankheiten? Wie steht er prinzipiell zur Reanimation?). Der Arzt muß daher davon ausgehen, daß ein Lebenswille besteht und mit Reanimationsmaßnahmen beginnen, es sei denn, es liegen sichere Todeszeichen (☞ unten) vor.

Dissoziierter Hirntod

Dissoziierter Hirntod: Definitiver Ausfall aller Gehirnfunktionen. Herzkreislauf- und Lungenfunktion sind dagegen durch intensivmedizinische Unterstützung noch erhalten.

Der Patient mit dissoziierten Hirntod ist bewußtlos und kann nicht spontan atmen. Es fehlen:

- Die Hirnstammreflexe (☞ auch unsichere Todeszeichen)
- Spontane motorische Aktionen.

Kreislaufreaktionen, Temperaturregulation und Rückenmarksreflexe können im Gegensatz zum klinisch Toten erhalten sein.
Der dissoziierte Hirntod muß von zwei Ärzten diagnostiziert werden. Die Diagnose stützt sich auf das klinische Bild und auf die Ableitung eines sogenannten **Nullinien-EEG** über dreißig Minuten. Ein Nullinien-EEG zeigt die völlige hirnelektrische Stille an und beweist so den Funktionsverlust des Gehirnes. Außerdem müssen Vergiftungen und Unterkühlungen ausgeschlossen werden, da es dabei zu einem *reversiblen* zerebralen Funktionsverlust kommen kann.

Die häufigsten Ursachen für den dissoziierten Hirntod sind

- Schädel-Hirn-Traumen (☞ 35.15.1)
- Intrazerebrale Blutungen (☞ 35.6.1, 35.7.1, 35.7.2)
- Herz-Kreislauf-Stillstand (☞ 17.2.3).

Der Nachweis eines dissoziierten Hirntodes erlaubt den Therapieabbruch. Er ist Voraussetzung für die Entnahme von Organen zur Transplantation (☞ 4.5).

Biologischer Tod

Biologischer Tod: Das Erlöschen *sämtlicher* Organfunktionen.

Der tote Organismus unterliegt zwangsläufig einer Reihe von Veränderungen, die als Kriterium für den *sicheren Eintritt* des Todes herangezogen werden können. Diese Veränderungen bezeichnet man als **sichere Todeszeichen** (der Tote kann mit Sicherheit nicht mehr wiederbelebt werden). Sichere Todeszeichen sind:

- Totenflecke,
- Totenstarre und
- Fäulnis- und Auflösungsprozesse.

Totenflecke

Rotviolette **Totenflecke** *(Leichenflekke, Livores)* treten einige Stunden nach dem Tod auf. Sie entstehen durch Blut, das in die tiefer gelegenen Körper-

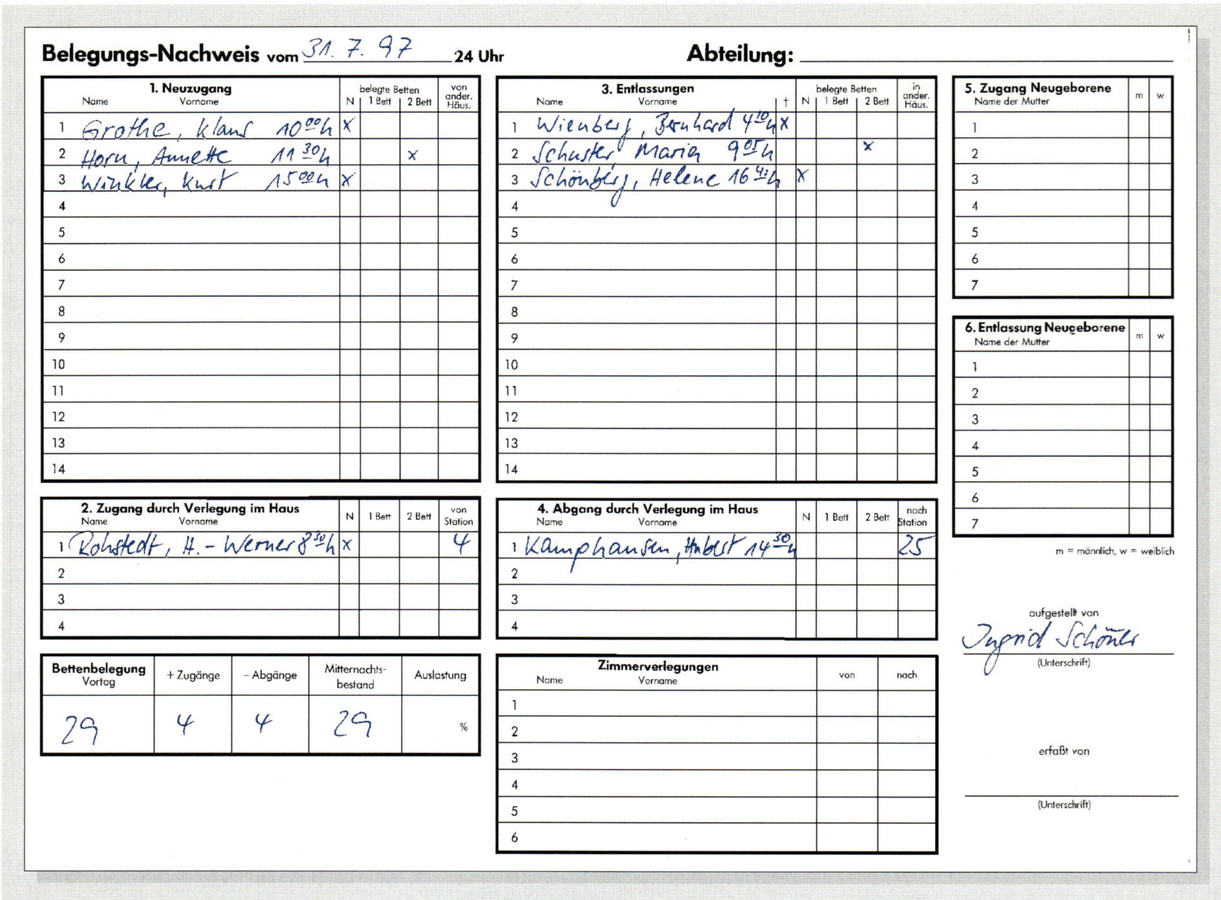

Belegungs-Nachweis vom 31. 7. 97 24 Uhr Abteilung:

1. Neuzugang Name Vorname	N	belegte Betten 1 Bett	2 Bett	von ander. Häus.
1 Grothe, Klaus 10⁰⁰h	x			
2 Horn, Annette 11³⁰h			x	
3 Winkler, Kurt 15⁰⁰h	x			
4				
5				
6				
7				
8				
9				
10				
11				
12				
13				
14				

3. Entlassungen Name Vorname	†	N	belegte Betten 1 Bett	2 Bett	in ander. Häus.
1 Wienberg, Bernhard 4¹⁰h	x				
2 Schuster, Maria 9⁰⁵h				x	
3 Schönberg, Helene 16⁴⁵h		x			
4					
5					
6					
7					
8					
9					
10					
11					
12					
13					
14					

5. Zugang Neugeborene Name der Mutter	m	w
1		
2		
3		
4		
5		
6		
7		

6. Entlassung Neugeborene Name der Mutter	m	w
1		
2		
3		
4		
5		
6		
7		

m = männlich, w = weiblich

2. Zugang durch Verlegung im Haus Name Vorname	N	1 Bett	2 Bett	von Station
1 Rohstedt, H.-Werner 8¹⁰h	x			4
2				
3				
4				

4. Abgang durch Verlegung im Haus Name Vorname	N	1 Bett	2 Bett	nach Station
1 Kamphausen, Herbert 14³⁰h				25
2				
3				
4				

aufgestellt von Ingrid Schöner (Unterschrift)

Bettenbelegung Vortag	+ Zugänge	- Abgänge	Mitternachtsbestand	Auslastung
29	4	4	29	%

Zimmerverlegungen Name Vorname	von	nach
1		
2		
3		
4		
5		
6		

erfaßt von (Unterschrift)

Abb. 15.16: Mitternachtsstatistik-Formular. Da es von Haus zu Haus Unterschiede bezüglich der Formalien gibt, sind immer auch die hausinternen Regelungen zu beachten.

teile sickert *(Hypostase)* und zu Hautflecken führt. Zunächst blassen die Totenflecke noch durch Druck ab. Nach etwa 12 – 24 Stunden ist der rote Blutfarbstoff aus den zerfallenden Erythrozyten frei geworden und ins Gewebe gewandert, so daß die Totenflecke zusammenfließen (konfluieren) und nicht mehr wegdrückbar sind.

Totenstarre

Die **Totenstarre** *(Leichenstarre, Rigor mortis)* ist die Folge einer Kontraktion der Muskulatur, die so ihre Energievorräte aufbraucht. Die muskuläre Erstarrung beginnt 4 – 12 Stunden nach dem Tod an den Unterkiefer-, Hals- und Nackenmuskeln und breitet sich von hier in die Peripherie aus. Sie löst sich je nach und anderen Außenbedingungen nach 1 – 6 Tagen.

Weitere Todeszeichen

Weitere Todeszeichen sind der allmähliche *Abfall der Körpertemperatur*, die *Trübung der Hornhaut* und schließlich das Einsetzen von Fäulnis- und Auflösungsprozessen.

15.7 Maßnahmen nach Eintritt des Todes

Den Zeitpunkt des Todes erkennen die Pflegenden am Eintritt von Bewußtlosigkeit, Atemstillstand, Pulslosigkeit, fehlendem Blutdruck, an der schlaffen Muskulatur und dem Fehlen von Reflexantworten. Sie rufen dann sofort den Arzt, der den Tod feststellt und möglichst auch die Angehörigen benachrichtigt, falls sie nicht bei dem Sterbenden waren.

15.7.1 Formalien

Arzt

Der Arzt ist verpflichtet, den Toten zu untersuchen und einen **Totenschein** *(Leichenschauschein)* auszufüllen. Dieses Dokument enthält:

- Personalien des Toten (ggf. Patientenetikette), Todeszeitpunkt, Todesart
- Ist der feststellende Arzt auch der ehemals behandelnde Arzt?
- Angaben über übertragbare Erkrankungen
- Angaben zur Todesursache. Weiß der Arzt nicht, woran der Mensch gestorben ist, handelt es sich um eine *unklare Todesursache*, starb der Patient an Altersschwäche oder an einer schweren Krankheit, um eine *natürliche*. *Unnatürlich* ist die Todesursache infolge von Gewalteinwirkung, Unfällen, Verletzung, Suizid oder Vergiftung.

Zusätzlich muß der Arzt im Krankenhaus die Todesmeldung für die Verwaltung und gegebenenfalls einen Schauschein für den Pathologen ausfüllen.

Pflegepersonal

Die Pflegenden informieren ihre Abteilungsleitung über den Tod des Patienten. Dies kann mündlich, aber auch schriftlich z.B. in Form des Nachtwachenberichtes geschehen. Muß das Pflegepersonal für die Verwaltung eine *Mitternachtsstatistik* führen (wieviel Patienten sind bis Mitternacht an diesem Tag aufgenommen oder entlassen worden bzw. gestorben), wird der Patient dort eingetragen. Ist die Verwaltung nicht besetzt, z.B. am Wochenende, benachrichtigen sie (oder der Arzt) das Beerdigungsinstitut, das den Verstorbenen abholt, sofern er nicht pathologisch untersucht werden soll.

15.7.2 Versorgung des Toten

Die Versorgung des Leichnams findet in Stille statt und bewahrt die Würde des Verstorbenen. Die Pflegenden richten ihn so, daß er einem friedlich Schlafenden ähnelt.

Zunächst schließen die Pflegenden die Augen des Patienten und entfernen dann alle Geräte und Therapiematerialien wie Absaugvorrichtungen, Katheter und Drainagen. Handelt es sich dabei jedoch um Materialien, die nur schwer zu entfernen sind oder bei deren Entfernung der Verstorbene entstellt bzw. der Gesamteindruck eines friedlich Entschlafenen gestört werden würde (z.B. Drainagen, aus deren Austrittsstelle massiv Sekret entweichen würde), werden sie liegengelassen und im pathologischen Institut oder vom Beerdigungsunternehmen entfernt.

Da sich unmittelbar nach dem Tod Blase und Darm entleeren können, säubern die Pflegenden den Leichnam und wechseln das Bettlaken (eine Ganzkörperwäsche ist nur in Ausnahmefällen nötig).

☑ Beim Umlagern des Verstorbenen kann Luft mit einem seufzerähnlichen Laut aus den Lungen entweichen, worüber die Pflegenden nicht selten erschrecken.

Dann ziehen sie dem Verstorbenen ein frisches Hemd an (je nach hausinterner Regelung patienteneigene Kleidung oder Einmalartikel) und frisieren seine Haare. Haben der Verstorbene oder die Angehörigen den Wunsch geäußert, daß der Verstorbene seinen Schmuck (meist Ehering) tragen soll, legen sie ihn an, ansonsten nehmen sie ihn ab, inventarisieren und verwahren ihn. Das gleiche gilt für die Zahnprothese:

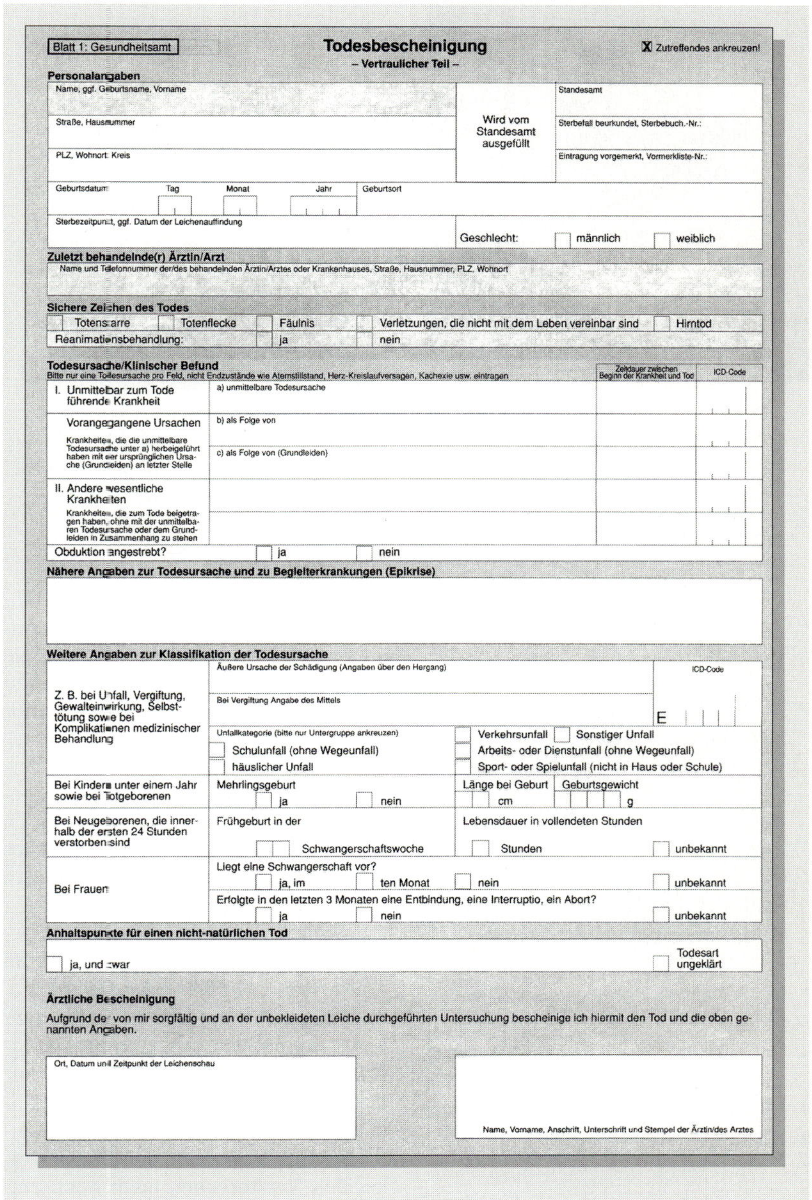
Blatt 1: Gesundheitsamt

Todesbescheinigung
– Vertraulicher Teil –
☒ Zutreffendes ankreuzen!

Personalangaben
Name, ggf. Geburtsname, Vorname
Straße, Hausnummer
PLZ, Wohnort, Kreis
Wird vom Standesamt ausgefüllt
Standesamt
Sterbefall beurkundet, Sterbebuch.-Nr.:
Eintragung vorgemerkt, Vormerkliste-Nr.:
Geburtsdatum Tag Monat Jahr
Geburtsort
Sterbezeitpunkt, ggf. Datum der Leichenauffindung
Geschlecht: ☐ männlich ☐ weiblich

Zuletzt behandelnde(r) Ärztin/Arzt
Name und Telefonnummer der/des behandelnden Ärztin/Arztes oder Krankenhauses, Straße, Hausnummer, PLZ, Wohnort

Sichere Zeichen des Todes
☐ Totenstarre ☐ Totenflecke ☐ Fäulnis ☐ Verletzungen, die nicht mit dem Leben vereinbar sind ☐ Hirntod
Reanimationsbehandlung: ☐ ja ☐ nein

Todesursache/Klinischer Befund
Bitte nur eine Todesursache pro Feld, nicht Endzustände wie Atemstillstand, Herz-Kreislaufversagen, Kachexie usw. eintragen
Zeitdauer zwischen Beginn der Krankheit und Tod
ICD-Code
I. Unmittelbar zum Tode führende Krankheit
a) unmittelbare Todesursache
Vorangegangene Ursachen
Krankheiten, die die unmittelbare Todesursache unter a) herbeigeführt haben mit der ursprünglichen Ursache (Grundleiden) an letzter Stelle
b) als Folge von
c) als Folge von (Grundleiden)
II. Andere wesentliche Krankheiten
Krankheiten, die zum Tode beigetragen haben, ohne mit der unmittelbaren Todesursache oder dem Grundleiden in Zusammenhang zu stehen
Obduktion angestrebt? ☐ ja ☐ nein

Nähere Angaben zur Todesursache und zu Begleiterkrankungen (Epikrise)

Weitere Angaben zur Klassifikation der Todesursache
Z. B. bei Unfall, Vergiftung, Gewalteinwirkung, Selbsttötung sowie bei Komplikationen medizinischer Behandlung
Äußere Ursache der Schädigung (Angaben über den Hergang)
ICD-Code
Bei Vergiftung Angabe des Mittels
E
Unfallkategorie (bitte nur Untergruppe ankreuzen)
☐ Verkehrsunfall ☐ Sonstiger Unfall
☐ Schulunfall (ohne Wegeunfall)
☐ Arbeits- oder Dienstunfall (ohne Wegeunfall)
☐ häuslicher Unfall
☐ Sport- oder Spielunfall (nicht in Haus oder Schule)
Bei Kindern unter einem Jahr sowie bei Totgeborenen
Mehrlingsgeburt ☐ ja ☐ nein
Länge bei Geburt cm
Geburtsgewicht g
Bei Neugeborenen, die innerhalb der ersten 24 Stunden verstorben sind
Frühgeburt in der Schwangerschaftswoche
Lebensdauer in vollendeten Stunden
Stunden ☐ unbekannt
Bei Frauen
Liegt eine Schwangerschaft vor?
☐ ja, im ten Monat ☐ nein ☐ unbekannt
Erfolgte in den letzten 3 Monaten eine Entbindung, eine Interruptio, ein Abort?
☐ ja ☐ nein ☐ unbekannt

Anhaltspunkte für einen nicht-natürlichen Tod
☐ ja, und zwar
☐ Todesart ungeklärt

Ärztliche Bescheinigung
Aufgrund der von mir sorgfältig und an der unbekleideten Leiche durchgeführten Untersuchung bescheinige ich hiermit den Tod und die oben genannten Angaben.
Ort, Datum und Zeitpunkt der Leichenschau
Name, Vorname, Anschrift, Unterschrift und Stempel der Ärztin/des Arztes

Abb. 15.17: Totenschein. Das Formular variiert von Bundesland zu Bundesland etwas. [E122]

Sie wird auf Wunsch eingesetzt oder entfernt. Um den Mund geschlossen zu halten, binden die Pflegenden das Kinn des Verstorbenen hoch. Dies geschieht z.B. mit einem Handtuch und einer Mullbinde oder mit einem Bettlaken, das – von der Längsseite aufgerollt – entweder um den Kopf des Toten gebunden wird und dessen Enden hinter dem Kopf als „Kopfstütze" auslaufen oder das so unter das Kinn gelegt wird, daß der Unterkiefer nicht herunterfällt. Da die Totenstarre im Bereich der Unterkiefermuskulatur beginnt, muß diese Maßnahme in den ersten Stunden nach Eintritt des Todes erfolgen.

Zum Schluß befestigen sie an einer der Großzehen des Toten die *Identifikationskarte* (z.B. Patientenetikette auf einer Plastikschlaufe), decken den Verstorbenen mit seiner Bettdecke zu, lagern den Oberkörper des Toten etwas hoch, um eine Blaufärbung des Gesichtes zu verhindern, und legen seine Hände auf der Bettdecke zusammen.

Die Angehörigen bekommen den Verstorbenen dann meist so zu sehen (es sei denn, sie wollten bei der Versorgung des Toten mithelfen). Haben sie ihn schon gesehen oder möchten sie ihn nicht (mehr) sehen, bedecken die Pflegenden nicht nur den Leichnam,

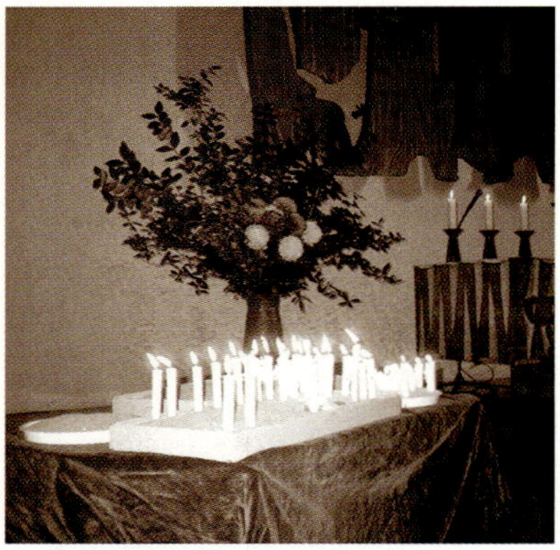

Abb. 15.18: Die Hinterbliebenen brauchen Zeit und Ruhe, um sich von dem Verstorbenen verabschieden zu können. Möchten sie Kerzen anzünden, sollte das unter Beachtung der Brandschutzvorschriften (keine Pflanzen oder Brennbares im Abrauch der Kerzen) ermöglicht werden. [E111]

sondern das ganze Bett mit einem frischen Leintuch.

☑ Ehe die Angehörigen das Zimmer des Toten betreten, wird dieses so aufgeräumt, daß nichts mehr auf einen „Todeskampf" hinweist: Im Zimmer steht nur das Bett mit dem Toten und das sonst übliche Inventar. Wenn möglich, wird der Raum mit Blumen geschmückt.

Nach der Abschiednahme der Angehörigen wird der Leichnam ins pathologische Institut der Klinik gebracht (Schauschein mitgeben, infektiöse Tote kennzeichnen) oder vom Beerdigungsinstitut abgeholt.

Die Wertsachen des Toten dürfen nur dem Ehepartner oder der Krankenhausverwaltung ausgehändigt werden (gegen Unterschrift!). Andere Angehörige müssen einen Erbschein vorweisen, der ihr Erbrecht amtlich beglaubigt.

15.7.3 Umgang mit den Angehörigen

Gefühle tolerieren

Die erste Reaktion der Hinterbliebenen schwankt zwischen ungläubiger Abwehr („Sagen Sie, daß es nicht wahr ist!"), tiefem Schmerz und gefaßter Annahme („Es ist gut so"). Selbst ein lang erwarteter Todesfall kann die Angehörigen wie ein Schlag treffen. Der Schock kann zum Ausbruch heftigster Gefühle, aber auch zu eisiger Unnahbarkeit führen. Er leitet den *Trauerprozeß* (☞ 15.8) ein.

☑ **Schuldzuweisung relativieren**
Angehörige können im Zustand des Schocks unfair gegenüber den Pflegenden werden und ihnen in diesem Augenblick die Schuld für den Tod des geliebten Menschen geben, z.B. weil die Pflegekraft nicht ununterbrochen am Bett des Sterbenden gesessen und nicht bei jeder Äußerung des Kranken den Arzt gerufen hat. Diese Anschuldigungen dürfen nicht persönlich genommen werden; sie sind Folge des Schocks.

Zeit lassen

Während des Abschiednehmens benötigen die Hinterbliebenen Zeit und Stille. Zwar gibt es viele Angehörige, die ihren Verstorbenen nur kurz ansehen möchten, ehe sie sich den administrativen Aufgaben zuwenden, andere brauchen jedoch viel Zeit, um sich zu verabschieden. Sie sprechen mit dem geliebten Menschen, als ob er sie noch hören könnte. Inhalt des Gespräches können liebgewordene Erinnerungen sein („Weißt Du noch damals, als wir uns kennengelernt haben…"), ungeklärte Dinge, die noch zwischen dem Toten und dem Hinterbliebenen stehen, z.B. ein Streit, der noch nicht zu Ende ausgetragen war, Entschuldigungen, Anklagen („Wie kannst Du mir das antun, wo ich doch nun niemanden mehr habe, der sich um mich kümmert") oder Versprechen. Manche wollen den Verstorbenen auch noch einmal berühren: Sie streicheln sein Gesicht oder seine Hände. Dabei ist es völlig normal, daß Tränen fließen: Die Angehörigen brauchen sich deswegen keinesfalls zu schämen.

In einigen (v.a. anthroposophischen) Häusern ist es üblich, nach dem Tod eine Abschiedsfeier *im* Krankenhaus zu organisieren, an dem die Angehörigen und das ganze therapeutische Team vom Chefarzt bis zur Physiotherapeutin, dem sozialen Dienst und den Pflegenden teilnehmen. Während dieser Feier wird musiziert und in liebevoller Weise an den Verstorbenen gedacht. Das bringt die oft innerlich aufgewühlten Angehörigen zur Ruhe, und von vielen wird der anschließende Abtransport der Leiche in das pathologische Institut oder das Beerdigungsinstitut als nicht mehr so schlimm empfunden.

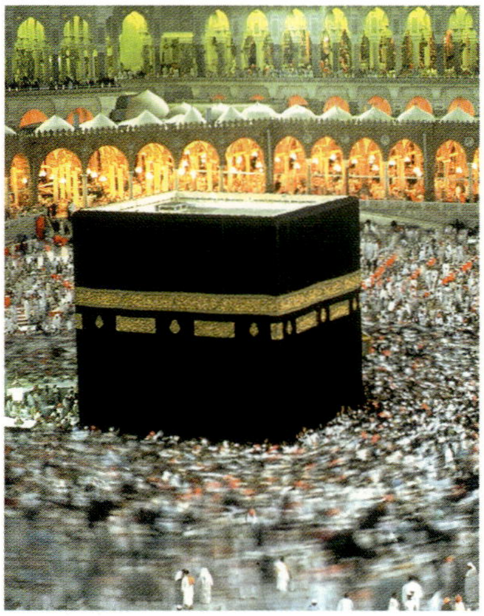

Abb. 15.19: Mekka, die heiligste Stätte des Islam. [J520–242]

15.7.4 Religiöse Gebräuche bei der Versorgung von Toten

Judentum

Traditionellerweise legen die Juden ihren Verstorbenen eine Feder über den Mund und beobachten acht Minuten lang, ob die Atemtätigkeit endgültig ausgesetzt hat. Dann schließt der Sohn oder der nächste Verwandte die Augen des Toten. Seine Arme werden seitlich am Körper ausgestreckt und der Unterkiefer hochgebunden. Hat die Totenstarre eingesetzt, wird der Leichnam mit den Füßen zur Tür auf den Boden gelegt und mit einem Laken bedeckt, neben seinem Kopf brennt eine Kerze. Der Tote darf nicht alleine gelassen werden.

Der Leichnam orthodoxer Juden wird von der „Chevra kadisha" (Heilige Gesellschaft) abgeholt, die ihn durch eine rituelle Reinigung für die Erdbestattung vorbereitet. Die meisten nichtorthodoxen Juden werden ohne diese Tradition bestattet. Die Beerdigung findet möglichst rasch innerhalb eines Tages statt.

Christentum

Christliche Angehörige wünschen oft, daß die Hände des Toten wie zum Gebet über der Brust gefaltet werden. Eventuell wird ihm ein Kreuz oder ein Rosenkranz in die Hand gegeben. Bei unerwarteten Todesfällen informieren manche Christen den Seelsorger, damit er beim Toten ein Gebet sprechen kann.

Islam

Im Idealfall wird der Tote nur von Muslimen berührt. Andersgläubige sollten Handschuhe tragen, um eine „tatsächliche" Berührung zu vermeiden. Die Angehörigen schließen dem Toten Mund und Augen, strecken Arme und Beine seitlich am Körper aus, binden die Füße mit einem Faden an den Großzehen zusammen, drehen den Kopf in Richtung Mekka (muß er auf dem Rücken liegen, liegen die Füße in Richtung Mekka), binden das Kinn hoch und hüllen ihn ungewaschen in ein Leintuch. Anschließend nehmen ihn die Angehörigen, wenn es möglich ist, nach Hause oder bringen ihn in die nächste Moschee, wo er gewaschen und in Baumwollkleider gehüllt wird. Die Arme des Toten werden über die Brust gelegt, ehe der Leichnam mit einem Leintuch bedeckt wird.

Nach diesen Handlungen liest die Familie Texte aus dem Koran vor und betet.

Muslime werden innerhalb von 24 Stunden erdbestattet. Geht es nach dem Willen der Muslime, verzichten sie auf einen Sarg und auf die Markierung des Grabes (Grabstein).

Hinduismus und Buddhismus

Die Rituale für Tod und Begräbnis variieren bei beiden Religionsgruppen stark. In der Regel darf der Tote auch von Anhängern anderer Religionen berührt werden. Buddhisten hüllen den Leichnam in ein Laken ein, das kein Emblem tragen darf, weil die Seele des Verstorbenen sonst am Verlassen des Körpers gehindert wird. Hindus legen ihre Toten auf den Boden, verbrennen Weihrauch, zünden Kerzen an oder verzichten auf all das (es gibt nichts, was für alle Hindus verpflichtend wäre).

Buddhisten und Hindus werden feuerbestattet.

15.8 **Trauer: Abschied und Anfang**

Trauer, Trauerprozeß, Trauerarbeit

Trauer bezeichnet die Gefühle von heftigem Schmerz, von Verlassenheit, Zorn, Ungläubigkeit und Einsamkeit, die Hinterbliebene nach dem Verlust eines geliebten Menschen überfallen. Außerdem bezeichnet Trauer den **Prozeß**, der dem Trauernden ermöglicht, sich in einer Welt neu zu orientieren, die nie mehr so sein wird, wie sie einmal war (☞ 15.8.1). Die dafür notwendige psychische Leistung wird nach Sigmund Freud als **Trauerarbeit** bezeichnet (☞ 15.8.2). Meist dauert der Trauerprozeß 1 – 2 Jahre.

Trauer ist normal und gesund. Wenn ein Mensch stirbt, „dürfen" die Weiterlebenden traurig sein. Selbst wenn der Tote nach dem Glauben der Angehörigen in ein besseres „Jenseits" eingegangen ist, wird sein Tod als schmerzlich erlebt.

> Trauer gilt weniger dem Schicksal des Toten als der verlorengegangenen Beziehung.

Trauerreaktionen

Bestimmte **Trauerreaktionen** finden sich in mehr oder weniger ausgeprägter Form bei den verschiedenen Völkern:
- Die Totenklagen aller Völker sind melodisch ähnlich (in unserer Kultur finden sich diese melodischen Elemente z.B. in Kirchenliedern)
- Die Körpersprache der Trauer (Weinen, Schluchzen, Umarmen und langsames Wiegen des Oberkörpers) wird überall verstanden
- Trauergemeinschaften beklagen in ritualisierter Form den Tod (in Deutschland z.B. in Form der Trauer- und Abschiedsgottesdienste oder der Totenmessen)
- Trauer wird durch bestimmte Kleidung zum Ausdruck gebracht (in unserer Gesellschaft schwarz)
- Trauernde schließen sich während der Trauerzeit (häufig ein Jahr) von bestimmten Ereignissen aus (z.B. Tanzvergnügen).

Solche Rituale erleichtern die Bewältigung der Trauerarbeit. Wie Trauer im Einzelfall ausgedrückt wird, hängt allerdings stark von der umgebenden Kultur ab. Muslime beispielsweise sind der Ansicht, daß Trauernde laut weinen und klagen sollten, da dies den Schmerz lindert. Bei Beerdigungen stehen Getränke bereit, falls die Trauernden in Ohnmacht fallen, und danach werden die Angehörigen eine Woche lang besucht, um gemeinsam den Toten zu beklagen.

Trauer in unserer Gesellschaft

Unsere Gesellschaft verlangt von dem Trauernden, schnell wieder gefaßt zu wirken und „Haltung" zu bewahren. Lauter und anhaltender Ausdruck von Schmerz wird als unpassend oder sogar peinlich erlebt. Das kommt auch in der Formulierung „in stiller Trauer" zum Ausdruck, die sich häufig in Todesanzeigen findet. Von Hinterbliebenen wird angenommen, daß sie sich zurückziehen wollen, um ungestört zu trauern, und ihrer Privatsphäre wird große Bedeutung zugemessen. Das kann dazu führen, daß Trauernde gesellschaftlich isoliert und einsam werden oder daß es ihnen unmöglich wird, ihrem Schmerz Ausdruck zu verleihen.

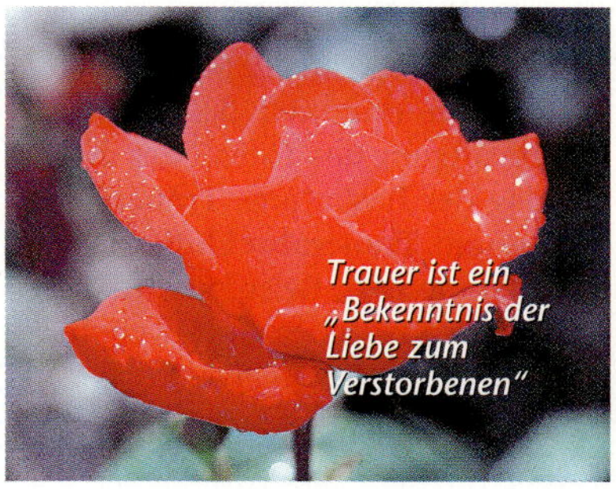

Abb. 15.20: Trauer als Bekenntnis der Liebe zum Verstorbenen, so der Psychologe J.H. Smith. [J660]

15.8.1 **Phasen der Trauer**

Wissenschaftler haben versucht, den Verlauf der Trauer in Modellen zu be-

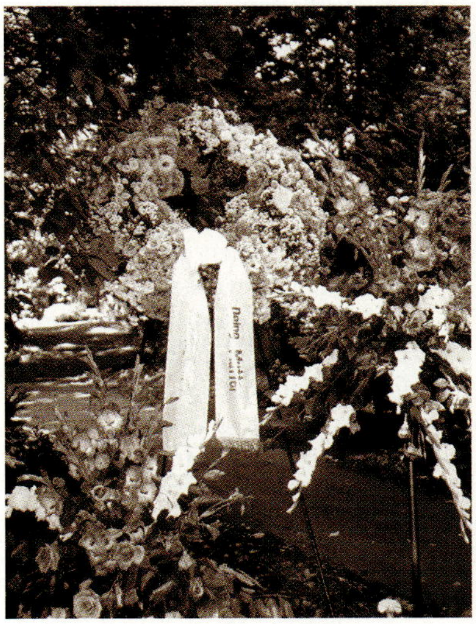

Abb. 15.21: Durch die vielen Sachprobleme unmittelbar nach dem Tod des geliebten Menschen finden viele Hinterbliebene zunächst einmal Beschäftigung und Halt. Kommen sie anschließend zur Ruhe, überfällt sie die Sehnsucht nach dem Verstorbenen. [E111]

schreiben. Die meisten dieser Modelle enthalten die Elemente **Schock, Trauerverhalten** (kulturell definiert), z.B. die Versorgung des Toten oder die Gestaltung der Bestattung, **Trauerbewältigung** und **Trauerabschluß** mit Neuorientierung. Als Beispiel wird unten das Phasenmodell des Psychologen *John Bowlby* vorgestellt.

Ebenso wie in den „Sterbemodellen" werden in den „Trauermodellen" die *Gemeinsamkeiten* der Trauernden betont. Vernachlässigt wird hingegen das Individuelle und Einzigartige jedes Menschen.

Selbst wenn die Trauer eines Einzelnen einem Phasenmodell ähnelt, hat sie ihren persönlichen Charakter und verläuft nicht linear.

Phasen der Trauer nach Bowlby

Betäubung

In den ersten Minuten nach Empfang der Todesnachricht ist alles möglich: Schreien, Wutausbrüche, Weinen, körperliche Symptome wie Übelkeit oder Ohnmacht, Ungläubigkeit oder reglose „Versteinerung". Oft werden heftige Reaktionen schnell unter „Kontrolle" gebracht. Der Trauernde wendet sich den zahlreichen Sachproblemen zu, beispielsweise dem Arrangement der Beerdigung mit Wahl von Sarg, Grabstelle und Blumenschmuck, der Benachrichtigung der Bekannten, Behörden- und Versicherungsmeldungen, und findet dabei einen ersten Halt.

Sehnsucht

In dieser Phase begibt sich der Trauernde auf die Suche nach dem verlorenen Toten: Er sucht Plätze auf, die mit Erinnerungen an den Toten verknüpft sind, liest dessen Lieblingsbücher oder betrachtet stundenlang Erinnerungsstükke und Fotos. Die Unwiderruflichkeit des Todes dringt langsam ins Bewußtsein.

Linderung durch Vermeidung

Dem Schmerz dieser Erkenntnis versucht der Trauernde eine Zeit auszuweichen. Er leugnet den Tod, indem er beispielsweise gewohnte Gespräche mit dem Toten weiterführt, ihm den Tisch deckt oder sich weiterhin nach dessen Wünschen richtet. Schließlich bricht diese Abwehr zusammen, und der Trauernde ist seinem Elend ausgeliefert.

Desorganisation und Verzweiflung

Die oft lang anhaltende Zeit der Verzweiflung ist durch innere Kämpfe und große Niedergeschlagenheit gekennzeichnet. Das Weiterleben ohne den Toten scheint sinnlos, manchmal wird der eigene Tod herbeigesehnt. Vielleicht gelingt die Bewältigung des Alltags nicht mehr: Rechnungen bleiben unbezahlt, die Post wird nicht mehr geöffnet, der Trauernde kocht nicht und ißt zu wenig.

☑ Die starke seelische Belastung dieser Phase schwächt bei vielen die Widerstandskraft. Trauer wird so zu einem wichtigen gesundheitlichen Risikofaktor – so ist die Sterblichkeit von Witwen und Witwern 6 – 24 Monate nach dem Tod ihres Partners etwa doppelt so hoch wie bei nichttrauernden Gleichaltrigen.

Meist läßt der Schmerz langsam nach. Es wird dem Trauernden möglich, sich neuen Zielen zuzuwenden.

Reorganisation und Bewältigung

Die Bereitschaft, ein neues Leben zu beginnen, äußert sich bespielsweise in einem Wohnungswechsel, in der Aufnahme einer Arbeit oder im Aufbau neuer Beziehungen. Die Erinnerungen an den Verstorbenen schmerzen nicht mehr so, und die mit ihm erlebte Zeit wird als Teil der eigenen Vergangenheit angenommen.

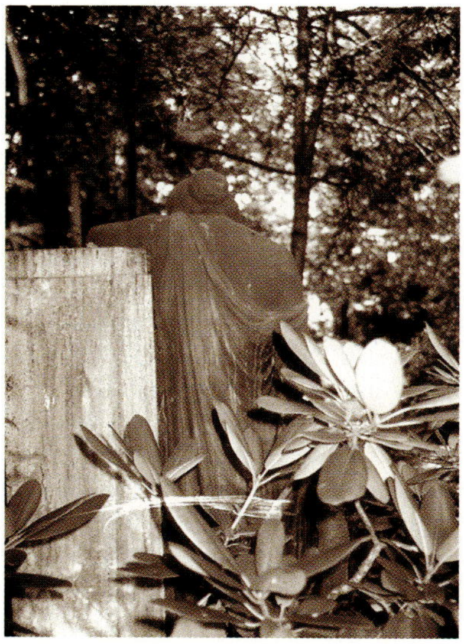

Abb. 15.22: In der Phase der Reorganisation und Bewältigung lernt der Hinterbliebene, mit dem Geschehenen zu leben und kommt innerlich zur Ruhe. [E111]

15.8.2 Traueraufgaben

Traueraufgaben nach Worden

Wie kann es dem Trauernden gelingen, sich durch Verzweiflung, Einsamkeit und Schmerz zu arbeiten und wieder froh zu werden? Der amerikanische Trauerbegleiter *J. William Worden* beschreibt vier Aufgaben, die der Trauernde bewältigen muß, damit er sich nach Ablauf einer gewissen Zeit ohne körperliche oder psychische Beschwerden der Zukunft zuwenden kann:

- **Den Verlust als Realität akzeptieren.** Der Trauernde sollte beispielsweise aufhören, den Tisch für den Verstorbenen mitzudecken
- **Den Trauerschmerz erleben.** Der Trauernde sollte z.B. den Gedanken an den Verstorbenen nicht verdrängen, sondern ihn zulassen und ggf. auch aussprechen. Auf keinen Fall sollte er seinen Schmerz in Alkohol ertränken
- **Sich in eine veränderte Umwelt einfügen.** Vielleicht muß der Hinterbliebene Aufgaben des Verstorbenen übernehmen, etwa das Kochen, die Versorgung der Kinder oder den Schriftverkehr
- Einen Teil der emotionalen **Energien**, die in die Beziehung zum Toten fließen, **anderweitig nutzen**, z.B. neue Beziehungen aufbauen oder Hobbies pflegen, die nichts mit dem Verstorbenen zu tun haben.

Bewältigung der Traueraufgaben

Trauer ist also schmerzlich und erschütternd, aber in der Regel keine Krankheit, die durch Psychopharmaka oder Psychotherapie behandelt werden müßte. Medikamente wirken sogar kontraproduktiv, indem sie Gefühle verschleiern, durch die sich der Trauernde hindurcharbeiten muß. Typische Symptome, die sich bei vielen Trauernden finden, sind Kraft-, Appetit- und Schlaflosigkeit, Atemprobleme, intensive Beschäftigung mit dem Bild des Verstorbenen, Schuldgefühle, Selbstbeschuldigungen, aggressive Reaktionen, Gefühle der Sinnlosigkeit und der Leere.

Nicht-Bewältigung der Traueraufgaben

Der Trauerprozeß kann allerdings auch mißlingen und der Trauernde in eine Dauerkrise geraten **(pathologische Trauer)**. Hinweis dafür ist beispielsweise das völlige Ausbleiben von Trauer (**Trauervermeidung**): Der Hinterbliebene wirkt gefaßt, spricht gefühllos vom Verstorbenen und vermittelt den Eindruck, seine Trauer „bestens im Griff" zu haben. Bei anderen Trauernden sind die oben beschriebenen Trauersymptome sehr intensiv und von langer Dauer oder sie werden von heftigen Schuldgefühlen begleitet. Dann ist fachliche, meist psychotherapeutische Hilfe notwendig.

Pathologische Trauer kann zu zahlreichen psychischen Störungen führen, z.B. zu reaktiven Depressionen (☞ Tab. 15.24), für die insbesondere das Gefühl typisch ist, nicht mehr traurig sein zu können (Gefühl der Gefühllosigkeit), zu Anpassungsstörungen (☞ 36.7), Suizidalität (☞ 36.12), Angstneurosen (☞ 36.8.1) oder Sucht (☞ 36.6). Oft treten auch psychosomatische Krankheitsbilder auf oder chronifizierte körperliche Beschwerden.

15.8.3 Hilfe für Trauernde

Die Gefühle des Trauernden werden stark von den letzten Ereignissen *vor* dem Tod beeinflußt. Als besonders belastend werden starke Schmerzen und auffallende körperliche Veränderungen des Sterbenden, Streit und das Gefühl des Überfordert- oder Alleingelassenseins empfunden. Darum ist eine gute Sterbebegleitung auch der erste Schritt zur Hilfe für Trauernde.

Hilfreich ist auch die *vorweggenommene* **(antizipatorische) Trauer**, die schon zu Lebzeiten des geliebten Menschen beginnt und die langsame Lösung der Bindung zwischen Sterbenden und Zurückbleibendem einleitet. Sie zeigt sich beispielsweise, wenn die Angehörigen über ihr Leben nach dem Tod des Sterbenden nachdenken.

Pflege

Folgende Möglichkeiten haben Pflegende, um Trauernde bei der Bewältigung der Traueraufgaben zu helfen:

- Sie ermutigen die Angehörigen, den Verstorbenen anzusehen und zu berühren, selbst wenn dieser nach einem Unfall stark entstellt ist. So wird die Realität des Todes deutlich erfahrbar („das Unbegreifliche begreifen")
- Sie lassen die Trauernden spüren (oder teilen ihm mit), daß sie ihre Gefühle ausdrücken dürfen, sei es nun durch Weinen, Wutausbrüche oder „jammerndes Klagen", und daß sie dafür Zeit haben. So wird der Schmerz der Trauer erfahrbar. Die Pflegenden achten darauf, daß sie auf den Trauernden nicht bestürzt, irritiert oder beunruhigt wirken und vermeiden Aufforderungen wie: „Versuchen Sie, sich zu fassen"
- Sie hören den Trauernden zu. Dabei verzichten sie auf Aufmunterungsversuche wie: „In einigen Tagen werden sie sich schon etwas besser fühlen" und Alltagstrost wie „Die Zeit heilt alle Wunden". Der Aufbruch zu „neuen Ufern" (z.B. der Aufbau neuer Beziehungen) ist manchmal durch Schuldgefühle behindert. Eine Aussprache darüber erleichtert es dem Trauernden, sich und seine Bedürfnisse ernst zu nehmen und nicht als Beleidigung des Toten zu erleben
- Pflegende wissen um den Trauerprozeß und lassen negative Gefühle nicht nur in den ersten Tagen, sondern auch noch Monate und Jahre nach dem Trauerfall zu. Haben sie den Eindruck, daß es sich um eine pathologische Trauer handelt, schalten sie den Arzt ein
- Pflegende sind sich der Tatsache bewußt, daßs sie den zentralen Wunsch der Trauernden nach dem „Ungeschehen-machen-können" enttäuschen müssen. Sie halten diese Spannung aus und verzichten auf Ablenkung.

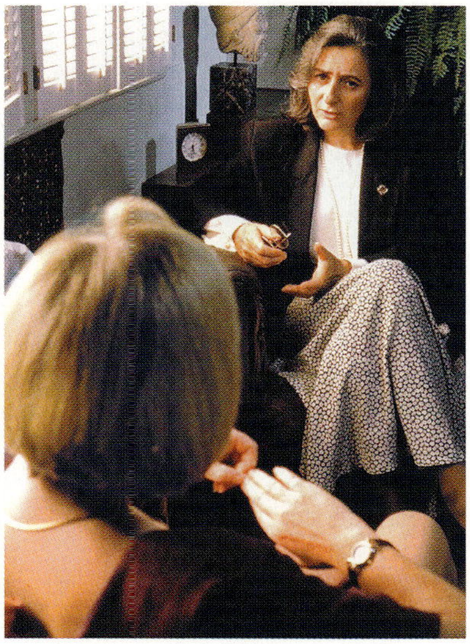

Abb. 15.23: Gerät der Trauernde in eine Dauerkrise, so ist psychotherapeutische Hilfe notwendig. [J520–224]

Hilfe für trauernde Kinder

Verwandte, Freunde, aber auch Ärzte und Pflegende versuchen oft, Kinder vor Schmerz und Trauer zu schützen. Sie werden von Kranken und Sterbenden ferngehalten, und der Kontakt mit dem Toten wird ihnen verwehrt. In ihrer Anwesenheit werden Gespräche über den Verstorbenen unterlassen.

Trauer	Depressive Reaktion
Universelle und spezifische mimische Ausdrucksmuster	Komplexe Mischung aus Angst, Bitterkeit, Ärger und Ekel
Patient weckt Mitgefühl und Traurigkeit	Patient weckt Distanziertheit, Ungeduld, Gereiztheit
Gute, kostbare Erinnerungen an Verstorbenen	Enttäuschende Erinnerungen oder Überschätzung des Verstorbenen
Intensive Beschäftigung mit Verstorbenem	Selbstbezogen, Beschäftigung mit eigenem Leiden oder Selbstmitleid
Welt erscheint leer	Selbst wertlos, leer erlebt
Selbstvorwürfe (oft Scham) bezogen auf spezifische Versäumnisse	Selbstanklagen (Schuldgefühle) bzgl. Verfehlungen gegenüber Verstorbenem
Vorübergehend verminderte Befriedigung	Vermindertes Interesse an geschätzen Aktivitäten und Freunden, Hemmung (Antrieb, Konzentration, Entscheidung)
Zuversichtliche Zukunftsperspektive, Fähigkeit, Trost zu suchen	Hilflosigkeit, Hoffnungslosigkeit, Patient ist untröstlich
Trauer subjektiv als „normaler" Zustand erlebt	Betroffener fühlt sich „anders als sonst", „krank"

Tab. 15.24: Reaktionen nach dem Verlust eines geliebten Menschen. [E112]

Die Trauer der Kinder kann dadurch aber nicht vermieden werden, denn der Todesfall verändert ihr Leben und bedeutet einen unwiederbringlichen Verlust.

Oft verlieren Kinder neben dem Toten auch ihr gewohntes Lebensumfeld: „Meine Eltern sind jetzt ganz anders. Seit mein Bruder weg ist, hab ich keinen mehr zum Spielen." „Wir müssen jetzt ohne den Papa bei der Oma wohnen." Kinder verleihen ihrem Schmerz oft nicht verbal, sondern in Zeichnungen oder Rollenspielen Ausdruck, beispielsweise durch Beerdigung von Puppen. Manchmal sind sie auch wütend auf den Verstorbenen, weil er sie verlassen hat.

Für die Unterstützung trauernder Kinder ist wichtig, daß ihrer Trauer aufmerksam zugehört und auf Ablenkungsmanöver und einfache Trostversuche verzichtet wird. Sie benötigen intensive Zuwendung der überlebenden Angehörigen.

15.8.4 Trauer nach frühem Verlust eines Kindes

Im Menschen ist das Gefühl tief verankert, daß Kinder ihre Eltern überleben sollten, daß ihnen die Zukunft gehört. Dieses Weltbild ist sehr mächtig.

Der **Tod eines Neugeborenen,** eine **Tot-** oder **Fehlgeburt** (☞ 12.5.5) ist ein einschneidendes Erlebnis, das betrauert werden muß. Je länger die Schwangerschaft gedauert hat, desto intensiver trauert die Frau um ihr Kind, denn mit fortschreitender Schwangerschaft hat sie eine immer engere Bindung zum Kind entwickelt. Durchschnittlich klingt die Trauerreaktion nach 1 – 2 Jahren ab. Oft wird vergessen, daß auch der Vater trauert. Nicht selten muß dieser schon wenige Tage nach dem Verlust wieder an seinem Arbeitsplatz sein und dort „reibungslos funktionieren".

Nach einem **Schwangerschaftsabbruch wegen Fehlbildung des Kindes** wird die Trauerarbeit erschwert, da zusätzlich zum Verlust noch Verständigungsprobleme, Tabus und andere Hemmnisse erschwerend hinzutreten. Die Betroffenen leiden unter Scham, Schuldgefühlen und Selbstwerteinbußen. Die Schuldgefühle „verbieten" Angehörigen das Trauern, wodurch eine Loslösung von dem verlorenen

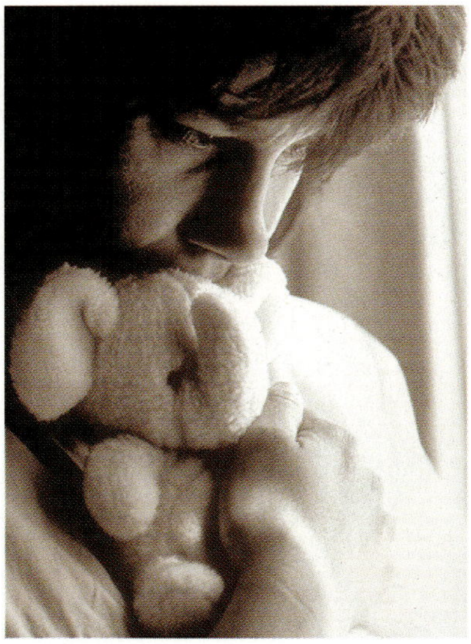

Abb. 15.25: Unabhängig davon, ob die Frau ihr Kind durch eine Fehl- oder Totgeburt verloren hat oder ob sie eine Schwangerschaftsunterbrechung aus medizinischer Indikation hat vornehmen lassen, immer ist die Trauer um das verlorene Kind sehr groß. [J520–243]

Kind fast nicht möglich ist. Viele Frauen sprechen noch nach mehreren Jahren vom „Töten" oder von „Mord" und werfen sich Egoismus und Bequemlichkeit vor. Viele der Betroffenen sprechen noch nicht einmal mit dem Partner über ihre Gefühle. Nicht selten kommt es dann zu einer Verschlechterung der Beziehung und zur sozialen Isolation.

Pflege

Früher war es üblich, das verstorbene Neugeborene unmittelbar nach der Geburt wegzubringen, um die Eltern zu schonen. Aus Gesprächen mit Eltern und durch Untersuchungen wurde aber bekannt, daß für die Bewältigung des Schmerzes der Abschied vom Kind von großer Bedeutung ist.

☑ Die Eltern sollten das Kind nach Möglichkeit sehen, berühren, in den Arm nehmen, verabschieden und beerdigen dürfen.

Schwere Mißbildungen können die Pflegenden ggf. mit einem Tuch verhüllen. Meist ist das aber gar nicht notwendig. Das Kind wird angenommen, wie es ist und von den Eltern als schön und liebenswert erlebt.

Den Eltern ist zu raten, ihr Kind in der Trauerzeit nicht zu idealisieren, um den Geschwistern nicht das Gefühl zu geben, minderwertiger zu sein als das tote Geschwisterchen. Außerdem würden sich die Eltern das Leben dadurch noch schwerer machen als es schon ist: Ehen sind nach dem Tod eines Kindes wegen der vielen Selbstvorwürfe und Schuldzuweisungen ohnehin in besonderem Maß gefährdet. Für viele Eltern ist der Kontakt zu einer Selbsthilfegruppe eine wichtige Unterstützung. Da sie aber unmittelbar nach dem Ereignis meist keine Kraft haben, um den Kontakt herzustellen, übernimmt das nach Möglichkeit die Sozialarbeiterin des Krankenhauses für sie. Möchten die Eltern dies nicht, gibt man ihnen die Adresse der nächsten Selbsthilfegruppe mit, damit sie sich bei Bedarf an diese wenden können.

15.8.5 Trauer nach Tod durch Suizid

Suizid (Selbsttötung), ☞ *36.12*

Trauer nach dem Verlust eines Angehörigen oder Freundes durch einen Suizid stellt die Hinterbliebenen vor die quälende Frage nach Ursachen und eigener Schuld. Der Suizid löst tiefe Verunsicherung aus: „Bin ich schuld? Bin ich ein Unmensch? Habe ich ihn/sie in den Tod getrieben? Hätte ich etwas merken können, merken müssen?" Neben der Suche nach persönlicher Schuld belastet die Unklarheit des „Warum": „Warum hat er/sie das nur getan?".

Der Wille zum Tod, der in einem Suizid zum Ausdruck kommt, bedeutet auch eine tiefe Kränkung: Der Verstorbene hat die Trauernden *absichtlich* verlassen.

Auch die soziale Umgebung der Trauernden reagiert auf den „unpassenden" Todesfall mit der Suche nach Schuldigen, wobei die Verantwortung für den Tod von Jugendlichen häufig den Eltern, für den Tod von Erwachsenen dem Lebenspartner zugewiesen wird. („Was die wohl mit dem Kind gemacht haben?" „Kein Wunder, da würde ich mich auch umbringen!"). Als Folge wird der Kontakt zu Verwandten, Freunden, Nachbarn und Kollegen abgebrochen, und es droht die soziale Isolation der Trauernden.

Schuld wird im Trauern zum zentralen Thema. Suizide werden daher oft tabuisiert, niemand soll darüber sprechen. Zur Bewältigung der Trauer gehört, die offenengebliebenen Fragen auszuhalten und die Freiheit des anderen auch in der bewußten Wahl des Todes anzuerkennen.

15.9 Der Sterbebegleiter

Forderungen des Klinikpersonals an sich selbst

In unserer Gesellschaft hat das Bild eines „natürlichen Todes“ große Bedeutung. Der Tod ist nur „fair“ als Tod durch Altersschwäche am Ende eines langen Lebens. Krankheiten oder Unfälle empfinden viele Menschen als ungerechtes Schicksal, das verhindert werden muß. Dieses Empfinden spielt für das Selbstverständnis der medizinischen Professionen, z.B. Pflegende und Ärzte, eine große Rolle: Sie möchten die ihnen anvertrauten Patienten beim Gesundwerden unterstützen und sie vor einem „unfairen, vorzeitigen Tod“ bewahren. Daher werden diese Berufsgruppen besonders zu Beginn ihrer Arbeit mit Sterbenden manchmal von Schuldgefühlen geplagt und zweifeln an ihrer fachlichen Kompetenz.

☑ Der Tod ist kein Zeichen ärztlichen oder pflegerischen Versagens.

Gesellschaftliche Forderungen an das Klinikpersonal

Weiterhin existieren gesellschaftliche Forderungen, die nur mit großer Anstrengung zu erfüllen sind.

- Das Sterben im Krankenhaus wird pauschal als unmenschlich charakterisiert: Angeblich wird der Sterbende zum Objekt einer technisierten, sterilen Welt. Pflegende und Ärzte müssen deshalb versuchen, die Umstände des Sterbens zu humanisieren
- Gleichzeitig wird aber auch erwartet, daß alle Möglichkeiten der modernen Medizin für den Kranken ausgenutzt werden. Das Dilemma, daß sich intensive Bemühungen um das Leben des Patienten und Gestaltung eines friedlichen Todes oft gegenseitig ausschließen, wird nicht gesehen, und individuelle Leistungen werden nicht entsprechend gewürdigt.

Strukturbedingte Schwierigkeiten

Zu den Schwierigkeiten, die ideale Sterbebegleitung auch umzusetzen, gehören im Alltag:

- Personelle Unterbesetzung oder fehlende räumliche Ausstattung
- Angehörige, die die Pflegenden gerne in die Betreuung des Sterbenden einbeziehen möchten, tauchen oft gar nicht erst auf
- Mit Patienten aus anderen Kulturräumen gelingt manchmal nicht einmal die sprachliche Verständigung
- Oft bleibt zuwenig Zeit, sich in Ruhe um die Bedürfnisse des sterbenden Patienten zu kümmern.

15.9.1 Was soll der Sterbebegleiter mitbringen?

Angesichts der vielen unheilbaren Krankheiten muß der Sterbebegleiter zunächst einmal lernen, seinen Blick auf das Mögliche zu richten, nämlich auf das, was dem Sterbenden das Sterben erleichtert, und auf das Unmögliche zu verzichten. Gelingt ihm das, verfügt er über viele Möglichkeiten, seinen Aufgaben als Sterbebegleiter gerecht zu werden.

Nach *Andreas Heller* (Theologe, Sozial- und Pflegewissenschaftler) gibt es einige Dimensionen, die für eine menschliche Begleitung Sterbender wichtig sind:

- Sterbebegleitung ist Teil des menschlichen Lebens. Auch wenn die Selbstverständlichkeit dafür abhanden gekommen ist, kann Sterbebegleitung erlernt werden
- Sterbende begleiten soll nur, wer sich mit seinem eigenen Leben und Tod, mit Verlust und Trauer auseinandergesetzt hat. Ohne Selbsterfahrung kann die Zuwendung zu anderen selten gelingen
- Sterbebegleiter sollen gütig im Umgang mit sich selbst sein, damit sie auch anderen gütig begegnen können
- Sterbebegleiter müssen offen sein für Begegnungen
- Sterbebegleiter sollen bereit sein, sich durch ihr Team, durch Supervision oder durch einen eigenen Seelsorger helfen zu lassen
- Sterbebegleiter sollen sich in ihrem jeweilige Gebiet – sei es als Pflegender, Arzt, Sozialarbeiter oder Seelsorger – sicher und kompetent fühlen und diese Sicherheit an den Sterbenden weitergeben können.

☑ Je leichter es Pflegenden fällt, über Tod und Sterben nachzudenken, desto eher können sie sich für die Belange Sterbender einsetzen.

Für Pflegende ist es hilfreich, wenn sie selbst nur eine geringe Angst vor dem Sterben und vor dem Tod haben. Sie sind dann eher bereit, sich innerlich auf das Sterben des Patienten einzulassen.

☑ Voraussetzung für echte „Begleitung“ ist, sich innerlich auf das Sterben des Patienten einzulassen.

15.9.2 Was können Sterbebegleiter lernen?

Es besteht häufig ein Unterschied zwischen dem, was der Sterbebegleiter theoretisch als beste Sterbebegleitung erkannt hat, und dem, was er am Krankenbett zu tun imstande ist: Beispielsweise hat er gelernt, bei der Sterbebegleitung offen für die Bedürfnisse des Sterbenden zu sein, stattdessen weicht er dem Patienten aber aus. Darum hat das Lernen durch Erfahrung und unter Anleitung von Kollegen, die verstanden haben, die Theorie in die Praxis umzusetzen, große Bedeutung.

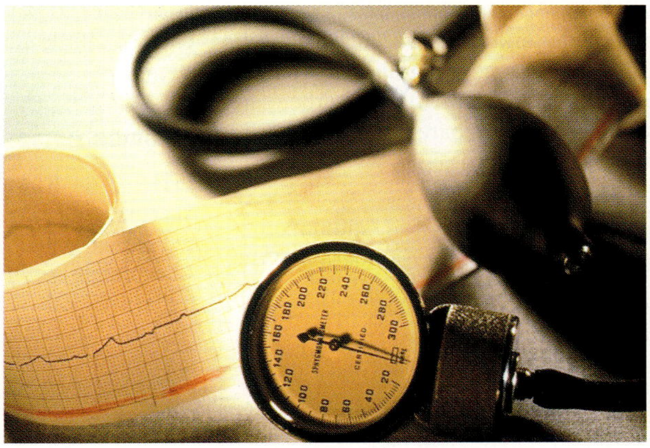

Abb. 15.26: Sterbebegleiter haben in unserer „Welt voller Werkzeuge“ keine Instrumente zur Sterbebegleitung in der Hand. Weder Blutdruckgerät noch Stethoskop können dem Sterbenden helfen, sondern nur sie als Menschen mit ihrer Kreativität, ihren Erfahrungen und Kenntnissen sowie ihrer Fähigkeit zum Gespräch. [J550]

Um Angehörige frühzeitig informieren zu können und um überflüssige Pflegemaßnahmen zu vermeiden, z.B. Umlagern des Patienten wenige Minuten vor Eintritt des Todes, lernen die Pflegenden, den Zustand eines Sterbenden richtig einzuschätzen. Dazu benötigen sie großes Einfühlungsvermögen und ausreichende Erfahrung.

Einfühlsame Gesprächsführung

Gerade die einfühlsame Gesprächsführung kann mit zunehmender Erfahrung stetig verbessert werden. Dann werden auch folgende Fehler vermieden:

- **Leugnen:** „Das bilden Sie sich doch nur ein, natürlich werden Sie wieder gesund!"
- **Fatalisieren:** „Nun ja, wir müssen doch alle mal sterben."
- **Ausweichen:** „Also, Ihr Quickwert ist jetzt wieder ganz ausgezeichnet!"

Reflexion von Patientenreaktionen

Sterbebegleiter werden in ihrer Arbeit immer wieder mit Stimmungsschwankungen der Patienten konfrontiert. Sie lernen, diese nicht unreflektiert auf sich zu beziehen, sondern sie aus der Situation des Sterbenden zu verstehen.

Reflexion der eigenen Gefühle

Auch der Umgang mit den eigenen Gefühlen ist von Bedeutung.

Niemand verlangt von den Helfern, in jeder Lage „professionell unbeteiligt" zu wirken. Im Gegenteil: Sie dürfen ihre Gefühle ausdrücken, sofern sie den Sterbenden nicht belasten, denn kein Patient möchte in einer sterilen, gefühlskalten Umgebung sterben. Deshalb darf die Krankenschwester dem Sterbenden durchaus mitteilen, daß auch sie Angst vor den Schmerzen einer Krebserkrankung hat. Dadurch wird ihre Zusicherung, das Team würde alles tun, um dem Sterbenden Schmerzen zu ersparen, für den Patienten auch glaubwürdiger.

☑ Alle pflegerische Handlungen nicht nur routiniert, sondern auch liebevoll ausführen.

15.9.3 Wie kann sich der Sterbebegleiter schützen?

Burn-out-Prophylaxe, ☞ 3.2.3; Richtiges Arbeits- und Freizeitverhalten, ☞ 7.12.1

Die häufige Konfrontation mit dem Tod kann zu chronischer Erschöpfung und Enttäuschung führen und den „inneren Ausstieg" aus der Aufgabe Sterbebegleitung vorbereiten. Es kann zu persönlichen Krisen kommen, die von Verstimmungen und Kommunikationsstörungen bis zu schwersten Depressionen reichen.

Daher ist es notwendig, das auch den Bedürfnissen der Helfer Raum gegeben wird.

Verantwortung teilen

Sterbebegleitung ist keine Aufgabe, die durch hochspezialisierte „Profis" im Alleingang geleistet wird. Deshalb teilen Pflegende die Verantwortung mit Kollegen aus anderen Berufen (Ärzte, Sozialarbeiter, Seelsorger), mit der Familie, mit den Freunden des Sterbenden und mit anderen freiwilligen Helfern. Das bedeutet aber auch, daß Grenzen akzeptiert werden müssen: Medizinische Helfer sind nicht alleine zuständig und dürfen keineswegs über alle Lebensbereiche des Sterbenden bestimmen.

Im Team zu arbeiten ermöglicht zudem, sich auch mal von dem Sterbenden fernzuhalten, wenn einem der Helfer danach zumute ist. Auf diese Weise schützt die Teamarbeit vor Gleichgültigkeit, die sich bei häufiger Konfrontation mit Sterbenden einstellen kann.

Sich ausruhen und besinnen

Damit sich der Einzelne oder auch das ganze Team zur Ruhe und Besinnung zurückziehen kann, müssen entsprechende „Ruhe-Räume" zur Verfügung stehen.

Kommunizieren

Je besser die Kommunikation zwischen allen Betroffenen ist, desto größer wird der Puffer gegen Angst und Streß. Die Pflegenden können sich im Team „fallenlassen", d.h. sie können ihre Gefühle wie Angst, Depression, Schuld und Aggression im Team aussprechen, und werden vom Team „aufgefangen". Hilfreich sind hierbei Balint-Gruppen oder Supervisionen (☞ 3.2.3).

Sich fortbilden

Durch Fortbildungen, z.B. Sterbeseminare, werden neue Erkenntnisse der Sterbeforschung vermittelt, die dann im Alltag umgesetzt werden können. Das Wissen kann dazu dienen, dem Patienten das Sterben zu erleichtern und dadurch selbst wieder mehr Freude an der Arbeit zu erlangen. Ein positiver „Nebeneffekt" ist der Austausch mit anderen Sterbehelfern, denen man eigene Erfahrungen mitteilen, von denen man aber auch viel lernen kann.

Vom Patienten lernen

Pflegende können in einer Beziehung viel lernen, in der der Patient nicht nur als Nehmender, sondern auch als Gebender erlebt wird. Beispielsweise kann der Sterbebegleiter von der Gelassenheit des Sterbenden lernen und sich diese zu eigen machen.

Trauer zulassen

Häufig ruft der Tod des Patienten Trauer bei den Helfern hervor, insbesondere wenn er jung sterben mußte und/oder die Beziehung längere Zeit wachsen konnte. Diese Trauer ist notwendig und richtig. Sie hilft, die Beziehung zum Verstorbenen zu bewältigen und die gewonnenen Erfahrungen an andere weiter zu geben.

☑ Sterbebegleitung kann nicht wie ein Handwerk erlernt werden, sondern bedarf der Erfahrung. Die Sterbebegleiter bringen dabei die innere Bereitschaft mit, vom Patienten zu lernen und sich auf ihn einzulassen. Auch Sterbebegleiter stoßen irgendwann einmal an ihre Grenzen. Sie sollten dann nicht versuchen, alleine damit fertig zu werden, sondern sollten sich im entsprechenden Fall von Freunden, Kollegen und/oder Psychologen helfen lassen.

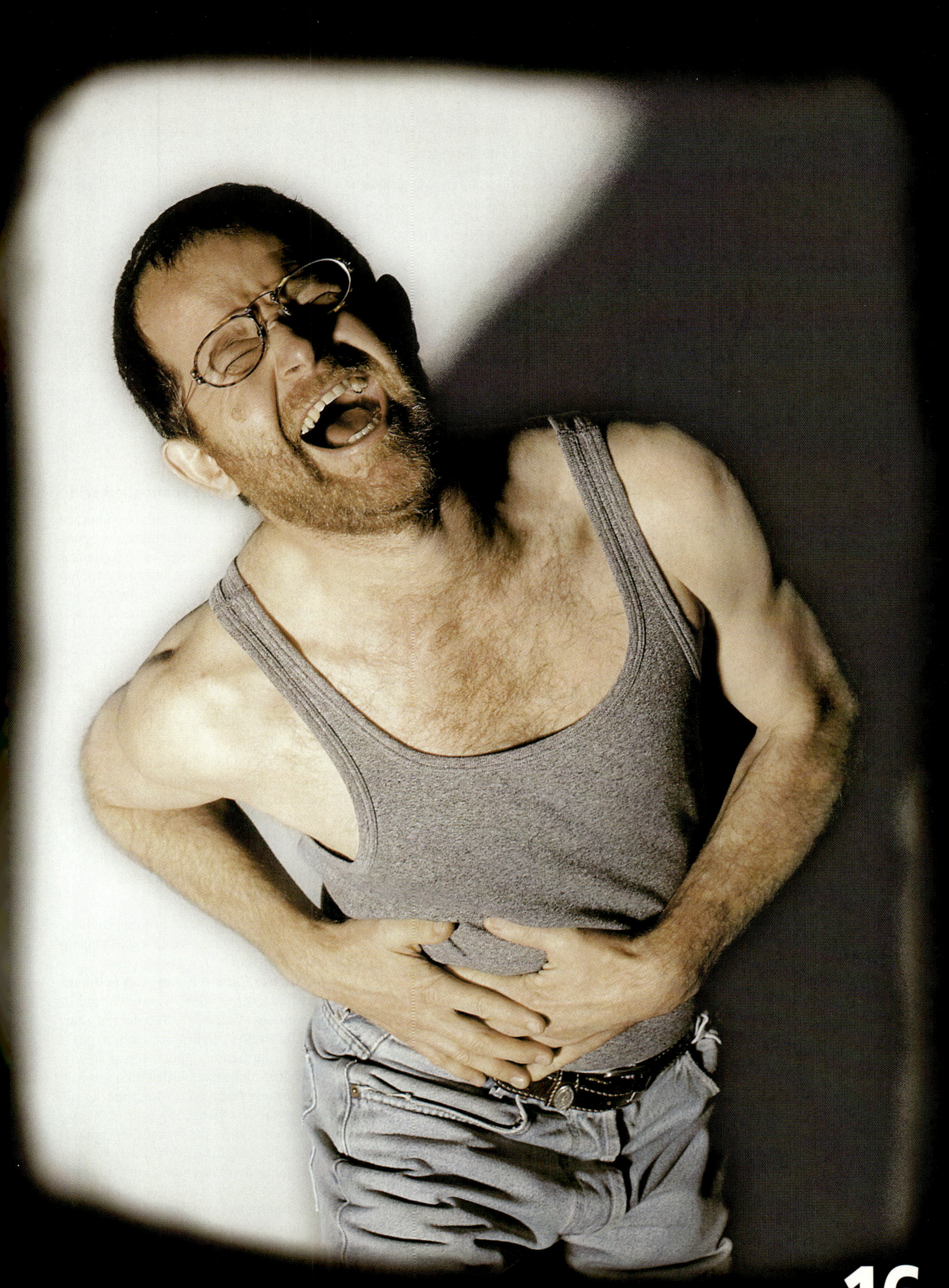

16 Pflege von Schmerzpatienten

Übersicht

16.1 Einführung in die Pflege von Schmerzpatienten

Schmerzen sind seit jeher Wegbegleiter des Menschen. Auf Schritt und Tritt begegnet der Schmerz allen, die im medizinischen Bereich tätig sind: Schmerzen führen zur Notaufnahme des Mannes mit einem Herzinfarkt oder nehmen der Frau mit einem Oberschenkelhalsbruch den Schlaf, Angst vor Schmerzen läßt die Blutentnahme beim Kind zum Drama werden.

Was ist Schmerz?

Obwohl Schmerz ein allgegenwärtiges Phänomen ist, entzieht er sich einfachen und eindeutigen Definitionen.

Zunächst läßt er sich – rein physiologisch – als *Sinneswahrnehmung* beschreiben; als die Wahrnehmung, daß der Körper an irgendeiner Stelle Schaden nimmt oder zu nehmen droht. Ist diese Wahrnehmung gestört (etwa nach einer Querschnittslähmung), so kann aus einer kleinen Hautverletzung eine bedrohliche Entzündung werden, weil die banale Wunde nicht bemerkt und daher nicht versorgt wurde.

> ☑ Schmerzen sind lebensnotwendige Alarmgeber zum Selbstschutz des Organismus.

Schmerz ist aber nicht nur reine Sinneswahrnehmung. Hinzu treten *emotionale* und *bewertende* Elemente, die den Schmerz z.B. als bedrohlich oder quälend, als bedeutend oder nebensächlich einordnen und den Umgang mit ihm bestimmen.

> ☑ Schmerz ist ein *psycho-physisches Erlebnis*, in das persönliche Schmerzerfahrungen und der soziale, ökonomische und kulturelle Hintergrund einfließen. Daher ist Schmerz ein individuelles Ereignis, das nur bedingt mitteilbar ist.

Schmerzkranke

Manchmal werden Schmerzen so bedeutend, daß sie das ganze Leben des Kranken bestimmen. Ziel der Behandlung und Pflege dieser **Schmerzkranken** sind die Beseitigung oder zumindest Linderung der Schmerzen und die emotionale Unterstützung durch Trost, Zuwendung und menschliche Wärme.

Eine optimale Betreuung von Schmerzkranken ist nur *interdisziplinär* möglich: Angehörige mehrerer Berufsgruppen (z.B. Internisten, Neurologen, Psychologen, Orthopäden, Anästhesisten, Pflegende, Physiotherapeuten) versuchen zunächst, die Schmerzursache herauszufinden, um dann unter Berücksichtigung der verschiedenen Therapieansätze ein individuelles Therapiekonzept zu erstellen.

Wenn auch die Versorgung von chronisch Schmerzkranken noch nicht befriedigend ist, so hat sie sich doch in den letzten Jahren u.a. durch besseres Wissen der Ärzte und Pflegenden sowie die Einrichtung von Schmerzpraxen, Schmerzambulanzen und Schmerzkliniken erheblich verbessert.

Mit dem Schmerz konfrontiert sein

Die Konfrontation mit Schmerzen führt häufig zur Auseinandersetzung mit der eigenen Angst vor Schmerz, Krankheit und Tod. Daher ist ein neutraler Umgang mit den Schmerzen anderer nicht immer möglich. Die Haltung des Einzelnen wird immer beeinflußt von der eigenen Not und Hoffnung, Schwäche und Stärke, der Fähigkeit, Leid zu akzeptieren und dem Vermögen, es zu bekämpfen. Eigene Schmerzerfahrungen bilden den ersten Zugang zur Lebenswirklichkeit Schmerzkranker. Gleichzeitig stößt man an Grenzen: Schmerz ist nicht direkt erfaßbar. So wie der Betroffene kann ein Außenstehender den Schmerz nicht erleben.

Grundregeln im Umgang mit Schmerzkranken

Unabhängig von der (mutmaßlichen) Ursache des Schmerzes gilt im Umgang mit Schmerzkranken:

- **Nur der Patient nimmt den Schmerz wahr.** Nur er weiß, wann, wo und in welcher Weise er Schmerzen hat. Alle seine Schmerzangaben sind ernst zu nehmen, auch wenn sie zunächst nicht nachvollziehbar sind
- **Schmerz bedroht.** Er bedroht die Integrität des Menschen und ist häufig begleitet von Angst und Depression. Es gilt, sich diesen Gefühlen zu stellen und den Patienten damit nicht allein zu lassen
- **Schmerz hat eine kulturelle Dimension.** Schmerz wird von Menschen aus unterschiedlichen gesellschaftlichen Gruppen verschieden erlebt und mitgeteilt. Dies wird besonders

deutlich bei der Pflege von Schmerzpatienten aus anderen Kulturkreisen oder bei der Geburtsbegleitung. Wichtig ist, mit schmerzleidenden Patienten vorurteilslos umzugehen. Man sollte versuchen, deren eigene Vorstellungen zu erkunden und darauf einzugehen

- **Schmerz teilt etwas mit.** Die Schmerzmitteilung kann eine zielorientierte Funktion haben: Das schreiende Kind möchte Aufmerksamkeit und Zuwendung, der Schmerzpatient im Krankenhaus vielleicht ein Einzelzimmer. Am besten ist es, den Patienten auf vermutete Wünsche anzusprechen.

16.2 Physiologie und Psychologie des Schmerzes

16.2.1 Schmerzentstehung, Schmerzleitung und Schmerzverarbeitung

Schmerzrezeption

Als **Schmerzrezeptoren** dienen v.a. freie Nervenendigungen, die überall in der Haut, in Eingeweiden, Muskeln, Blutgefäßen und Gelenken vorkommen. Sie reagieren auf chemische Stoffe, die bei Gewebeschädigung durch zerstörte Zellen oder bei Entzündungsreaktionen durch gefährdetes Gewebe freigesetzt werden (z.B. *Prostaglandine* oder *Histamin*). Welche Ursache der Gewebeschädigung zugrundeliegt, ist dabei *nicht* maßgeblich. Schmerzrezeptoren zeigen keine **Adaptation** (Gewöhnung). Dies bedeutet, daß keiner sich an Schmerzen gewöhnen kann.

Schmerzleitung im Rückenmark

Das Schmerzsignal gelangt über periphere Nerven zunächst zum Rückenmark. Dort werden **Substanz P** und **Glutamat** als *Neurotransmitter* (Überträgerstoffe des Nervensystems) ausgeschüttet; sie vermitteln die Weiterleitung des Schmerzsignals über die Nervenzellen des Rückenmarks. Die Erregung gelangt dann über die Vorderseitenstrangbahn des Rückenmarks zum Thalamus und von dort zur Großhirnrinde.

Schutzreflexe des Rückenmarks sorgen dafür, daß man sich der Ursache eines schmerzhaften Reizes entzieht, noch bevor man ihn bewußt wahrnimmt – so zuckt die Hand vor der Herdplatte zurück, bevor wir den Schmerz der Verbrennung spüren.

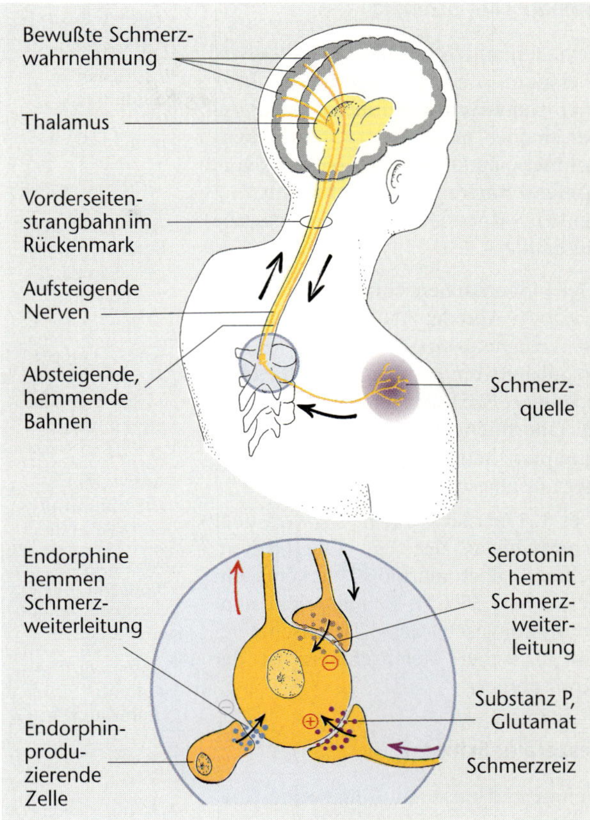

Abb. 16.1: Vom Schmerzreiz bis zur Schmerzwahrnehmung. Die Schmerzsignale werden über die Vorderseitenstrangbahn im Rückenmark und den Thalamus zur Großhirnrinde geleitet. Die Weiterleitung unterliegt hemmenden Einflüssen durch Neurone des absteigenden Hemmsystems sowie durch endorphinproduzierende Zellen im Rückenmark (☞ untenstehende Detailzeichnung). [L190]

Auch die Weiterleitung des Schmerzes wird bereits auf Rückenmarksebene erheblich beeinflußt. *Hemmsysteme* können die Weiterleitung eines Schmerzsignals verringern oder ganz unterdrücken. Weitere Systeme zur Regulation der Schmerzleitung befinden sich im Gehirn. Eine wesentliche Rolle spielen dabei körpereigene Substanzen mit morphinartiger Wirkung, die **Endorphine** *(endogene Morphine)*, und **Serotonin,** ein Überträgerstoff mit histaminähnlicher Wirkung, der auch mit der Migräne (☞ 35.12.1) in Zusammenhang gebracht wird. Solche Regulationsmöglichkeiten sind sinnvoll, damit Schmerzreize nicht zur Unterbrechung lebensnotwendiger Handlungsabläufe (z.B. Fluchtreaktionen) führen.

Zentrale Schmerzwahrnehmung

Im Großhirn erreichen die Schmerzsignale über den Thalamus die sensorischen Rindenfelder. Jetzt erst dringt der Schmerz ins Bewußtsein.

Die begleitende Gefühlsqualität – Angst, Ekel, Panik, Aufregung, selten einmal auch Freude – wird aus anderen Kerngebieten „beigesteuert".

Daneben führt Schmerz zu einer Aktivierung der *Formatio reticularis* (ein Nervenzellverband, der vom Hirnstamm bis zum Zwischenhirn reicht und bei der Steuerung des Wach-Schlaf-Rhythmus und der Bewußtseinslage eine entscheidende Rolle spielt). Darum schlafen Schmerzgeplagte meistens schlecht. Über den Hirnstamm verändert der Schmerz auch Kreislauf und Atmung.

16.2.2 Schmerzschwelle und Schmerztoleranz

> **Schmerzschwelle:** Schwelle, oberhalb derer ein Schmerzreiz ins Bewußtsein dringt.
>
> **Schmerztoleranz:** Die Fähigkeit, Schmerz zu ertragen.

Während die **Schmerzschwelle** bei allen Menschen ungefähr gleich ist, ist die **Schmerztoleranz** sehr unterschiedlich. Einige Menschen empfinden bereits geringe Schmerzreize als unerträglich, andere dagegen halten selbst starke Schmerzen aus.

16.2.3 Schmerzformen

Nach dem *Entstehungsort* unterscheidet man den somatischen Schmerz, den viszeralen Schmerz und als Sonderform den neurogenen Schmerz.

Somatischer Schmerz

Schäden an Haut, Muskeln, Knochen, Gelenken und Bindegewebe führen zum **somatischen Schmerz**. Dabei unterscheidet man den **Oberflächenschmerz**, der in der Haut entsteht, vom **Tiefenschmerz**, der von Muskeln, Gelenken, Knochen und Bindegewebe ausgeht.

Der Oberflächenschmerz wiederum hat zwei Anteile: Als erstes empfindet man einen kurzen, hellen, scharfen, gut lokalisierbaren **1. Oberflächenschmerz.** Nach kurzer Pause folgt der **2. Oberflächenschmerz,** ein diffuser, dumpfer oder brennender Schmerz, der nur langsam abklingt.

Der 1. Oberflächenschmerz wird über markhaltige, der 2. Oberflächenschmerz über marklose Nervenfasern geleitet (☞ 35.1.1). Er entspricht neurophysiologisch dem Tiefenschmerz. Ein typischer Tiefenschmerz ist der Kopfschmerz.

Viszeraler Schmerz

Schmerzen aus den Eingeweiden bezeichnet man als **viszerale Schmerzen** *(Eingeweideschmerzen).* Der viszerale Schmerz entsteht z.B. durch Dehnung von Hohlorganen, Spasmen von glatter Muskulatur, Durchblutungsstörungen oder Entzündungen. Er wird ebenfalls als dumpf beschrieben und kann sich als *Dauerschmerz* („Magenschmerzen") oder als *periodisch wiederkehrender Schmerz,* z.B. bei Koliken (☞ 22.5.2, 31.8.12), äußern.

Neurogener Schmerz

Beim **neurogenen Schmerz** führen Schädigungen an Nerven zu quälenden, oft blitzartig einschießenden Schmerzempfindungen. Der Körper erkennt nicht, woher der Schmerz kommt: Die Schmerzen werden so empfunden, als kämen sie aus dem Körperteil, wo die *Nervenendigungen* liegen, obwohl die Schädigung *irgendwo* im Nervenverlauf lokalisiert ist. Man nennt diese Schmerzen auch **projizierte Schmerzen,** da sie quasi wie ein Dia in die Körperperipherie abgebildet werden. Am bekanntesten sind die ausstrahlenden, ziehenden Schmerzen im Bein bei Bandscheibenschäden im Lendenwirbelsäulenbereich (☞ 35.11.2) und die Neuralgien (☞ 35.12.3).

Ängste des Patienten	Pflegemaßnahmen
Angst vor Schmerzen	• Schmerzprotokoll/-tagebuch anlegen, um die schmerzauslösenden Faktoren herauszufinden (☞ 16.3.2) • Patienten über prophylaktische Maßnahmen gegen den Schmerz informieren (z.B. Meiden von Schonhaltungen, die zu erneuten Schmerzen führen) • (Medikamentöse) Schmerzprophylaxe durchführen
Angst, mit dem Schmerz alleine gelassen zu werden	• Gesprächsbereit sein und sich Zeit für den Patienten und seine Bedürfnisse nehmen, Pflegemaßnahmen ohne Hektik ausführen • Patienten nicht (lange) warten lassen, wenn er klingelt • Ggf. nach Beschäftigungsmöglichkeiten suchen, die den Patienten vom Schmerz (und der Angst davor) ablenken
Angst, von medizinischer Versorgung abhängig zu werden	• Patienten auf Maßnahmen hinweisen, die er selbständig gegen die Schmerzen einsetzen kann (z.B. Entspannungsübungen, physikalische Maßnahmen) und ihn ggf. dazu anleiten • Unabhängigkeit des Patienten fördern, z.B. durch selbstbestimmte Medikamenteneinnahme (☞ 16.4.7, 24.5.5)
Angst, als „überempfindlich" zu gelten	Äußerungen des Patienten ernst nehmen (nicht nur vorgeben, dies zu tun) und ihn dies auch spüren lassen (z.B. durch Trost, Zuwendung)
Angst, nicht mehr als Individuum betrachtet zu werden	Patienten ganzheitlich pflegen und nicht auf den Schmerzaspekt reduzieren, d.h. zu geeigneten Zeitpunkten z.B. auf seine privaten Interessen eingehen
Angst vor der Zukunft (Familie, Beruf)	• Familienangehörige aufklären (lassen), was die Schmerzen für den Patienten bedeuten und welche Auswirkungen sie auf die Persönlichkeit, das Familien- und Berufsleben haben können • Ggf. Sozialarbeiter des Krankenhauses hinzuziehen, Rehabilitationsmaßnahmen einleiten oder häusliche Versorgung sicherstellen

Tab. 16.2: Durch Zuwendung können Pflegende helfen, Schmerzen zu lindern. [B200]

16.2.4 Akuter und chronischer Schmerz

Ganz entscheidend für Behandlung, Pflege und Prognose ist die Differenzierung zwischen akutem und chronischem Schmerz.

Akuter Schmerz

Der **akute Schmerz** ist ein Warnsignal des Körpers. Der Betroffene kann den akuten Schmerz in der Regel gut lokalisieren, wobei die Schmerzlokalisation oft dem Schädigungsort entspricht.

(!) Der plötzlich auftretende Schmerz ist ein Alarmzeichen. Akute Schmerzereignisse deshalb nicht nur in der Krankenakte dokumentieren, sondern auch unverzüglich den Arzt informieren.

Wichtig ist bei akuten Schmerzen, die Ursache zu finden und diese gezielt zu behandeln.

Chronischer Schmerz

Von **chronischen Schmerzen** spricht man, wenn die Schmerzen über einen Zeitraum von mindestens sechs Monaten (fast) ständig vorhanden sind oder häufig wiederkehren. Die enge Beziehung zur faßbaren Gewebeschädigung, wie sie beim akuten Schmerz besteht, ist beim chronischen Schmerz meist nicht (mehr) vorhanden. Oft sind psychische und soziale Komponenten beteiligt.

Chronische Schmerzen sind nur schwer zu ertragen. Sie zermürben den Kranken und bestimmen sein Leben. Diagnostik und Therapie chronischer Schmerzen sind schwierig und oftmals für Patienten wie Therapeuten enttäuschend.

Psychogener Schmerz

Nicht jeder Schmerz hat seine Ursache in gereizten Schmerzrezeptoren. Es kann – insbesondere bei chronischen Schmerzbildern – auch eine *psychosomatische Störung* vorliegen, bei der die Patienten ihre psychischen Konflikte nicht anders verarbeiten können, als immer wieder über Schmerzen zu klagen. Die psychische Störung findet also in einer somatischen Erscheinung, einem Schmerz, ihren Ausdruck. Die Diagnose „psychogener Schmerz" darf aber nicht leichtfertig gestellt werden.

Immer ist ein sorgfältiger Ausschluß organischer Ursachen erforderlich. Primär organische, chronische Schmerzen, deren Ursache nicht rechtzeitig gefunden und behandelt wird, können *reaktiv* zu schweren psychischen Störungen führen.

16.2.5 Psychische und kulturelle Einflüsse auf das Schmerzerleben

Psychische Einflüsse

Aus der psychologischen Forschung sind heute viele Einflüsse auf das bewußte Schmerzerlebnis bekannt. *Schmerzverstärkende Faktoren* sind z.B. Angst, Einsamkeit, Abhängigkeit, Sorgen oder Depressionen. Dagegen wirken ein Gefühl der Sicherheit, Zuwendung und Verständnis durch nahestehende Menschen, Selbstbestimmung, Hoffnung, Freude (etwa nach einer Geburt) und Ablenkung *schmerzlindernd.* Wie Tab. 16.2 zeigt, kann die Kenntnis dieser psychologischen Einflußgrößen unmittelbar in die Pflege von Schmerzpatienten umgesetzt werden.

> Fühlen sich die Patienten im Krankenhaus „wohl" (soweit dies im Rahmen ihrer Erkrankung möglich ist), bewältigen sie den Schmerz besser.

Individuelles Schmerzkonzept

Auch die Einstellung des Einzelnen zu Schmerzen, das **individuelle Schmerzkonzept,** wirkt sich auf die Schmerzwahrnehmung und den Umgang mit Schmerzen aus.

Schmerz als Schulderlebnis. Patienten, die sich selbst die Schuld an den Schmerzen geben, nehmen den Schmerz meist sehr intensiv wahr.

Unverstandener Schmerz. Wenn der Schmerz dem Kranken völlig unerklärlich ist und schicksalhaft über ihn hereingebrochen zu sein scheint, eskaliert der Schmerz zur „Katastrophe". Die Patienten haben oft unmäßige Angst vor der Zukunft und entwickeln kaum Bewältigungsstrategien, weil ihnen das Verständnis für ihr Leiden (z.B. Hexenschuß) fehlt.

Charakter und Schmerz. Ängstlichkeit, Neigung zu Panik, der Wunsch und die Fähigkeit, Unangenehmes zu verdrängen und vieles andere nehmen Einfluß auf den Umgang mit Schmerzen. Menschen, die Unangenehmes, z.B. eine mögliche Krankheit, nicht wahrhaben wollen, halten oft erhebliche Schmerzen aus. So werden selbst größere Tumoren, die „normalerweise" erhebliche Schmerzen auslösen würden, nicht „bemerkt".

Alter und Schmerz. Alte Menschen, die „schon viel erlebt und erlitten" haben, neigen oft dazu, kein Aufheben um ihre Beschwerden zu machen und sind dadurch möglicherweise gefährdet.

Kulturelle Schmerzkonzepte

Die verschiedenen Kulturen haben ein unterschiedliches Verständnis vom Schmerz und vom „angemessenen Umgang" mit Schmerzen. Da diese **kulturellen Schmerzkonzepte** die Entwicklung des individuellen Schmerzkonzeptes stark beeinflussen, hilft die Kenntnis der kulturellen Deutung von Schmerz, den einzelnen Kranken besser zu verstehen.

Ein in unserer Gesellschaft verbreitetes Konzept ist etwa, daß Jungen weniger empfindlich sind (und sein dürfen) als Mädchen. Schmerz offen zuzugeben, gilt häufig als Zeichen von Schwäche. Schmerzkonzepte können von Gesellschaftsschicht zu Gesellschaftsschicht unterschiedlich sein und einander widersprechen.

Zu den Schmerzkonzepten unserer medizinisch informierten Gesellschaft gehört auch, daß Schmerzen auf eine *körperliche* Krankheit hindeuten und die Verantwortung für ihre Beseitigung somit bei den Spezialisten des Medizinsystems liegt. Dieses Schmerzkonzept verdrängt die psychische Dimension des Schmerzes und bringt v.a. chronisch Schmerzkranke in Bedrängnis.

16.2.6 Schmerz und Sinn

Die *heutige* Medizin stößt bei der Frage, welchen Sinn das Leiden im Leben der Menschen haben könnte, an ihre Grenze.

Philosophen weisen auf die Bereicherung der Menschen durch Schmerzerfahrung hin und sprechen davon, daß Schmerz Wandlungs- und Reifungsprozesse einleiten und unterstützen kann.

Auch die *Religionen* bemühen sich um die Erklärung der Sinnhaftigkeit menschlichen Leides. Nach dem traditionell christlichen Verständnis beispielsweise nimmt der Mensch durch persönliches Leid teil am erlösenden Leiden Jesu Christi. Jesus wiederum erscheint in den biblischen Erzählungen als Überwinder von Krankheit und Tod. Er heilt Kranke und erteilt seinen Nachfolgern den Auftrag zur Krankenheilung. Dieses traditionelle religiöse Verständnis ermöglicht gleichermaßen die *Annahme* von Schmerz und Krankheit wie auch den energischen *Kampf*, sie zu überwinden.

Fehlen allgemein akzeptierter Antworten

Viele Menschen sind heute allerdings nicht mehr in eine traditionelle Glaubensgemeinschaft eingebunden, sie finden keinen Zugang zu dem Trost, den eine Religion ihnen anbieten könnte.

Im Krankenhaus werden Menschen verschiedener Weltanschauungen und Religionszugehörigkeiten behandelt. Sie alle sollten ihren (religiösen) Bedürfnissen nachkommen können und dabei Verständnis von seiten der Ärzte und Pflegenden erfahren.

> ☑ Als Pflegender wird man immer wieder gefordert, den Menschen, dessen Schmerzen man nicht beseitigen, dessen Krankheit man nicht heilen kann, in seiner Not nicht alleine zu lassen. Man muß dann zusammen mit dem Kranken versuchen, Antworten zu finden, die in unserer Gesellschaft allgemeinverbindlich nicht mehr existieren. Die eigene Religion oder Weltanschauung kann dabei eine Hilfe sein.
>
> Wichtig ist aber, daß man sich im Gespräch immer bemüht, das Weltverständnis des anderen zu erfahren: Sinn kann nicht von außen „übergestülpt" werden.

16.3 Klinik und Diagnostik des Schmerzes

16.3.1 Anamnese und körperliche Untersuchung

Schmerz ist einem Außenstehenden nicht direkt zugänglich und nicht meßbar wie etwa Fieber. Der Untersucher ist also auf die Angaben des Patienten angewiesen.

☑ Schmerz ist, was der Patient als Schmerz empfindet!

Schmerzanamnese

Erster diagnostischer Schritt ist die Erhebung der **Schmerzanamnese**. Erfragt werden:

- *Lokalisation des Schmerzes:* Streng lokalisiert (z.B. an Narben und Wunden), diffus (z.B. Gliederschmerzen bei Grippe), ausstrahlend (z.B. in den linken Arm bei Herzinfarkt)?
- *Art des Schmerzes:* Stechend (z.B. bei Pleurareizung), brennend (z.B. bei Hautabschürfungen), ziehend (z.B. bei Rückenschmerzen), klopfend (z.B. bei eitriger Entzündung), bohrend (z.B. bei einem Tumor), krampfartig (z.B. bei Nierenkolik), wehenartig (z.B. bei Menstruationsbeschwerden), beklemmend (z.B. bei Angina pectoris)?
- *Zeitpunkt und Auslöser des Schmerzes:* Nach dem Essen (z.B. bei einem Magengeschwür), nach Anstrengung (z.B. bei Herzerkrankungen), witterungsabhängig (z.B. bei Rheuma)?
- *Dauer des Schmerzes:* Konstant (z.B. bei einem Tumor), in Intervallen (z.B. bei Koliken)?
- *Stärke des Schmerzes* (Intensität, ☞ auch 16.2.2): Erträglich, überwältigend, unerträglich?
- *Begleitsymptome:* Z.B. Schwellung und Rötung bei einer Entzündung?

Weiter wird nach bisherigen Therapieversuchen und deren Erfolg gefragt. Zum einen gewinnt man Zusatzinformationen, zum anderen kann der Patient sich seine eventuellen Enttäuschungen von der Seele reden.
Die *psychosoziale Anamnese* kann Probleme in Beruf oder Privatleben aufdecken. Die Reaktionen der Angehörigen und anderer wichtiger Bezugspersonen haben erheblichen Einfluß auf die Schmerzkrankheit.
Auch die Stimmung des Patienten (hoffnungsvoll, verzweifelt, mutlos, ängstlich, wütend) und seine persönliche Einstellung zur Krankheit und den Schmerzen geben wertvolle Informationen.

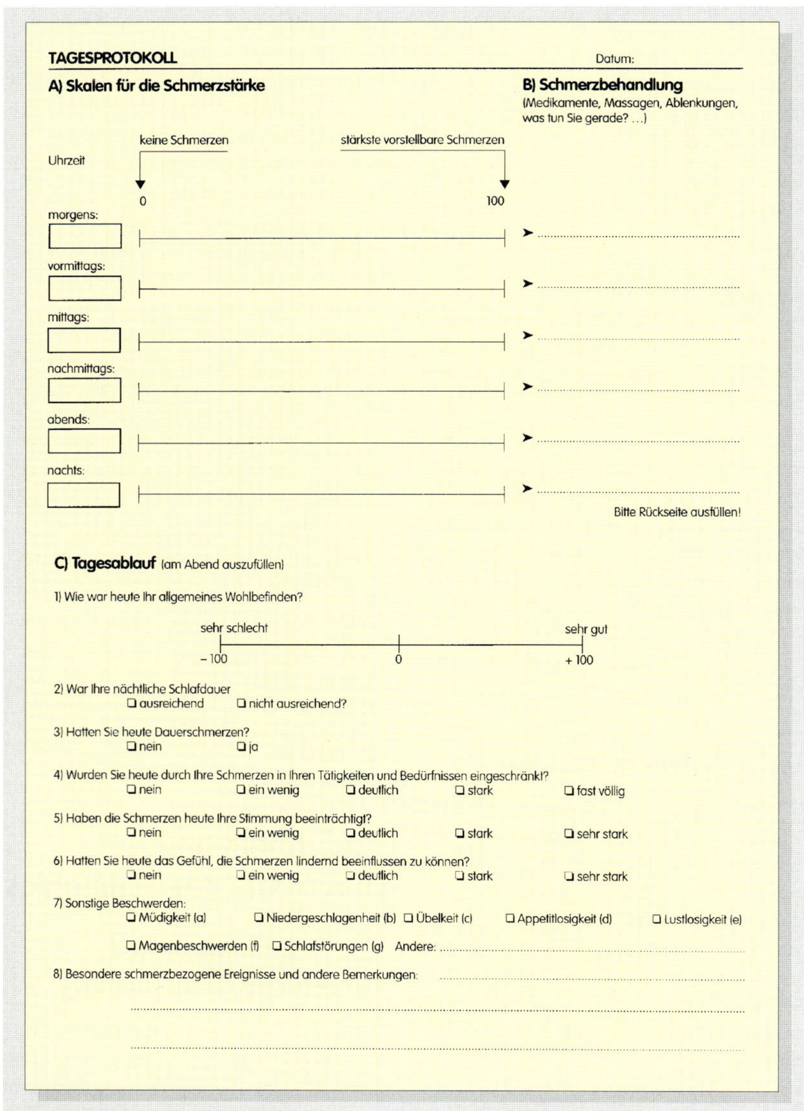
TAGESPROTOKOLL
Datum:
A) Skalen für die Schmerzstärke
B) Schmerzbehandlung (Medikamente, Massagen, Ablenkungen, was tun Sie gerade? ...)
Uhrzeit
keine Schmerzen 0
stärkste vorstellbare Schmerzen 100
morgens:
vormittags:
mittags:
nachmittags:
abends:
nachts:
Bitte Rückseite ausfüllen!

C) Tagesablauf (am Abend auszufüllen)
1) Wie war heute Ihr allgemeines Wohlbefinden?
sehr schlecht −100 0 sehr gut +100
2) War Ihre nächtliche Schlafdauer
❑ ausreichend ❑ nicht ausreichend?
3) Hatten Sie heute Dauerschmerzen?
❑ nein ❑ ja
4) Wurden Sie heute durch Ihre Schmerzen in Ihren Tätigkeiten und Bedürfnissen eingeschränkt?
❑ nein ❑ ein wenig ❑ deutlich ❑ stark ❑ fast völlig
5) Haben die Schmerzen heute Ihre Stimmung beeinträchtigt?
❑ nein ❑ ein wenig ❑ deutlich ❑ stark ❑ sehr stark
6) Hatten Sie heute das Gefühl, die Schmerzen lindernd beeinflussen zu können?
❑ nein ❑ ein wenig ❑ deutlich ❑ stark ❑ sehr stark
7) Sonstige Beschwerden:
❑ Müdigkeit (a) ❑ Niedergeschlagenheit (b) ❑ Übelkeit (c) ❑ Appetitlosigkeit (d) ❑ Lustlosigkeit (e)
❑ Magenbeschwerden (f) ❑ Schlafstörungen (g) Andere: ....
8) Besondere schmerzbezogene Ereignisse und andere Bemerkungen: ....

Abb. 16.3: Tagesprotokoll aus dem *Heidelberger Schmerztagebuch*. [W187]

Beobachtung des Schmerzpatienten

Während der Anamneseerhebung beobachtet der Untersucher den Patienten aufmerksam, da zwar nicht der Schmerz selbst, aber einige mit Schmerz assoziierte Erscheinungen der Beobachtung zugänglich sind. Er achtet auf Mimik, Gestik und Haltung des Patienten, z.B. schmerzverzerrtes Gesicht, gekrümmte Haltung oder Schonen bestimmter Gliedmaßen. Häufig sind Schmerzen auch von sichtbaren vegetativen Reaktionen wie Schweißausbruch, Blässe, Tachykardie und Tachypnoe begleitet.
Schmerzbeobachtung gelingt am besten im pflegerischen Alltag, in dem die Pflegenden dem Patienten in den verschiedensten Situationen nahe kommen. Beispielsweise schlafen Schmerzpatienten oft schlecht und essen wenig.

Körperliche Untersuchung

An die Erhebung der Anamnese schließt sich die körperliche Untersuchung an. Sie umfaßt neben einer gründlichen internistischen Untersuchung eine orientierende Untersuchung von Muskulatur und Bewegungsapparat und eine neurologische Untersuchung (einschließlich des vegetativen Nervensystems). Weitere (Konsiliar-)Untersuchungen und technische Verfahren sind von der mutmaßlichen Ursache der Schmerzen abhängig.

16.3.2 Schmerzprotokoll und Schmerztagebuch

Eine präzise Schmerzbeschreibung gibt Hinweise auf mögliche Ursachen des

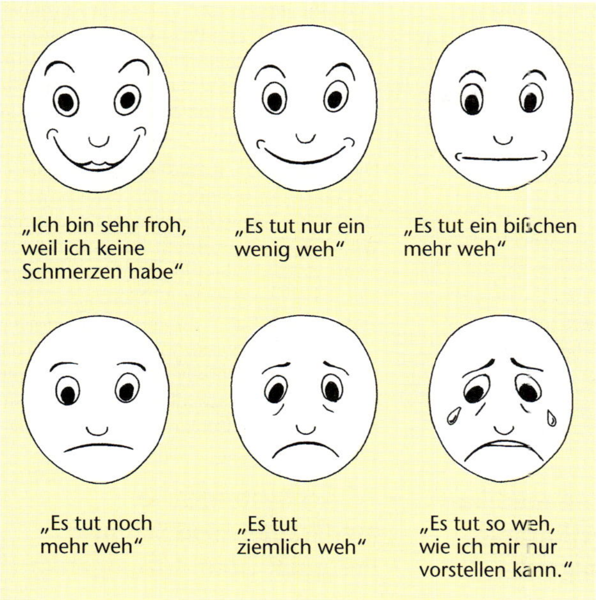
„Ich bin sehr froh, weil ich keine Schmerzen habe"
„Es tut nur ein wenig weh"
„Es tut ein bißchen mehr weh"
„Es tut noch mehr weh"
„Es tut ziemlich weh"
„Es tut so weh, wie ich mir nur vorstellen kann."

Abb. 16.4: Die Smiley-Skala (nach Wong/Baker) ermöglicht bereits Kleinkindern, ihren Schmerz einzuordnen. [L190]

Schmerzes und ist wesentlicher Teil der Therapieplanung. Daher ist die *Schmerzdokumentation* von großer Bedeutung. Hilfestellung gibt ein *Schmerzprotokoll,* bei dem der Kranke mehrmals täglich seine Schmerzen anhand einer Schmerzskala schätzt, die meist von 0 – 10 oder 0 – 100 reicht, und diese Einschätzung zusammen mit besonderen Begebenheiten (schlechter Schlaf, körperliche Anstrengung, Ruhe) in einem **Schmerzprotokoll** dokumentiert (☞ Abb. 16.3). Bei Patienten mit chronischen Schmerzen empfiehlt sich die Anlage eines **Schmerztagebuchs.** Es dient der Selbstbeobachtung und Verhaltensanalyse und soll die bewußte Wahrnehmung schulen, Zusammenhänge zwischen Alltagssituationen und Schmerz transparent machen und die Notwendigkeit und Wirkung der Medikation klären.

16.3.3 Schmerzdiagnostik bei Kindern

Schon Neugeborene können Schmerzen empfinden, da die für die Schmerzempfindung notwendigen Strukturen bereits intrauterin angelegt werden. Säuglinge und Kleinkinder können ihre Schmerzen jedoch überhaupt nicht bzw. nur eingeschränkt äußern. Diese fehlende Ausdrucksmöglichkeit führt nicht selten dazu, daß Schmerzen bei Kindern nicht erkannt oder zumindest in ihrem Ausmaß unterschätzt werden und eine adäquate Behandlung somit ausbleibt.

Bei Säuglingen und Kleinkindern sind vermehrtes Weinen oder Unruhe nach Verletzungen sowie diagnostischen oder therapeutischen Maßnahmen als Zeichen von Schmerzen zu deuten. Kleinkinder können meist recht früh sagen, *ob* es ihnen wehtut, jedoch sind ihre Angaben, *wo* der Schmerz sitzt, noch unzuverlässig. Ab dem Kindergartenalter können viele Kinder mit Hilfe der sogenannten **Smiley-Skala,** die mit Bildergesichtern statt mit Zahlen arbeitet, ihre Schmerzen verhältnismäßig gut einschätzen. Nachdem eine Pflegekraft oder ein Arzt dem Kind erklärt hat, was die verschiedenen Gesichter bedeuten, soll das Kind sein momentanes Befinden auf der Skala einordnen. Die Einstufung der Schmerzen durch das Kind ist zudem ein guter Anknüpfungpunkt für ein Gespräch über den Schmerz (Lokalisation, Art).

16.4 Therapie des Schmerzes

16.4.1 Allgemeine Grundsätze der Schmerztherapie

Vor Einleitung einer Schmerztherapie muß immer nach der Ursache der Schmerzen gesucht werden. Bei alten Menschen kann sich hinter der scheinbaren Arthrose eine Knochenmetastase, bei der Migränepatientin hinter dem Kopfschmerz ein Familienproblem verbergen. Solche Probleme werden durch eine (symptomatische) Schmerztherapie nicht gelöst, sondern verschleppt und verschlimmert.

Kurative und symptomatische Therapie

Zuerst wird versucht, die dem Schmerz zugrundeliegende Krankheit zu heilen (**kurative Therapie,** ☞ auch 10.1). Gelingt dies nicht, so lassen sich dennoch oft durch *gezielte* Maßnahmen Schmerzen lindern oder beseitigen. Hierzu gehören zum Beispiel Bestrahlungen zur Tumorverkleinerung. Erst wenn diese gezielten Therapien nicht greifen oder zu aufwendig, riskant oder belastend werden, sind **symptomatische Schmerztherapien** angezeigt.

Diese theoretische Trennung zwischen kurativem und symptomatischem Vorgehen ist im klinischen Alltag oft unscharf. Häufig ermöglicht die Schmerzausschaltung erst eine ursächliche *(kausale)* Therapie oder ist Teil einer kausalen Therapie. Deutlich wird das bei muskulären Verspannungen, die oft Schonhaltungen zum Schutz vor schmerzhaften Bewegungen sind, gleichzeitig aber neue Schmerzen verursachen. Hier müssen Schmerzen und Verspannungen beseitigt werden, bevor durch Krankengymnastik oder Rückenschule die „eigentliche" Krankheit behandelt werden kann.

Ganzheitliche Schmerztherapie

Das Schmerzerleben wird durch die verschiedensten körperlichen und psychischen Faktoren beeinflußt (☞ 16.2.5). Ganzheitliche Schmerztherapien setzen diese Faktoren gezielt zu therapeutischen Zwecken ein. Sie zeichnen sich dadurch aus, daß sie sich nicht nur *einer* Therapieform bedienen (z.B. nur Tablettengabe oder nur Entspannungsübungen), sondern sich auf mehrere Säulen stützen:

- Beispielsweise erhält der Patient durch *Schmerzbewältigungsstrategien* Hilfe zur Selbsthilfe
- Durch *Aktivitätstraining* soll der verbliebene Spielraum ausgeweitet werden
- Die *Einbeziehung von Angehörigen* soll das soziale Umfeld so verbessern, daß die Familie nicht zwischen (übertriebener) Fürsorge, Resignation, Unwillen und Ungeduld hin und her pendelt
- Gleichzeitig gehören aber auch „konventionelle" *physikalische Therapieformen* (☞ 16.4.9) und *Schmerzmittel* (☞ 16.4.2) zur ganzheitlichen Schmerztherapie.

WHO-Stufenschema zur Schmerztherapie, ☞ *24.5.5*

16.4.2 Medikamentöse Schmerztherapie

Schmerzstillende Medikamente, die **Analgetika**, stehen bei Selbstmedikation und ärztlicher Verordnung an der Spitze des Arzneimittelverbrauchs: Zur Zeit werden – mit steigender Tendenz – in Deutschland im Jahr schmerzstillende Substanzen für knapp 2 Milliarden DM verordnet.

Analgetika greifen sowohl in die Vorgänge der *Schmerzentstehung* als auch der *Schmerzwahrnehmung* ein. Nach ihrer Wirkungsweise werden sie in *Nicht-Opioid-Analgetika* und *Opioid-Analgetika* eingeteilt.

16.4.3 Mißbrauchgefahr von Analgetika

In unserer Gesellschaft mit ihrem Ideal vom sportlichen, gesunden und stets leistungsfähigen Menschen greifen viele auch bei kleinen Unpäßlichkeiten zur (rezeptfreien) Schmerztablette, um „keine Schwächen zu zeigen". Die Schmerzen werden meist rasch gelindert, ohne daß der Betroffene viel Zeit aufwenden oder unbequeme Veränderungen der Lebensgewohnheiten auf sich nehmen muß.

Besonders bei *Kombinationspräparaten*, die zusätzlich zum Analgetikum aufputschende (z.B. Koffein) oder beruhigende (z.B. Barbiturate) Substanzen enthalten, besteht die Gefahr eines **Medikamentenmißbrauchs** bis hin zur **Medikamentenabhängigkeit.** Die Kranken nehmen die Tabletten nicht mehr nur zur Schmerzlinderung, sondern brauchen sie, um „sich wohl zu fühlen", und erhoffen sich von ihnen die Lösung sozialer Probleme.

Das Risiko für Medikamentenmißbrauch wird bei den starken Schmerzmitteln (Opioid-Analgetika, ☞ 16.4.5) häufig überschätzt, bei den einfachen Schmerzmitteln (☞ 16.4.4) oft unterschätzt!

Schmerzmittelabhängigen Patienten drohen nicht nur die in Pharma-Info 16.5 genannten Nebenwirkungen, sondern es können auch wichtige Diagnosen verpaßt und somit Therapiechancen nicht genutzt werden.

Außerdem können die Schmerzmittel selbst ein Schmerzsyndrom hervorrufen (v.a. den sog. **Analgetika-Kopfschmerz,** ☞ 35.12.2), das der Patient mit immer höheren Dosen zu bekämpfen sucht, wodurch er – häufig unbemerkt – in einen Teufelskreis gerät.

Wegen dieser Gefahren werden Patienten mit Schmerzsyndromen möglichst früh zu ganzheitlichen Therapieformen und aktiver Mitarbeit am Heilungsprozeß motiviert. Dies schließt eine *bewußte* Schmerzmittelgabe nicht aus.

16.4.4 Systemische medikamentöse Schmerztherapie: Nicht-Opioid-Analgetika

Nicht-Opioid-Analgetika *(Nichtopioide, kleine Analgetika):* Schmerzmittel unterschiedlicher chemischer Struktur, die hauptsächlich über eine Synthesehemmung der schmerzvermittelnden *Prostaglandine* in der Körperperipherie wirken. Besonders bei leichten bis mäßigen Schmerzen und zum Teil auch als Antirheumatika (☞ Pharma-Info 25.16) geeignet.

Zu den wichtigsten schmerzvermittelnden Substanzen im menschlichen Körper gehören die **Prostaglandine,** die im geschädigten Gewebe freigesetzt werden und Schmerzen, Fieber und Entzündungsreaktionen hervorrufen. Außerdem vermindern Prostaglandine die Sekretion der Magensäure, stimulieren die Schleimproduktion im Magen und regen die Uterusmuskulatur zu Wehen an.

Die *Hauptwirkung* der Nicht-Opioid-Analgetika besteht in einer Hemmung der Prostaglandinsynthese. Dadurch wirken sie schmerzlindernd *(analgetisch)*, fiebersenkend *(antipyretisch)* und teilweise auch entzündungshemmend *(antiphlogistisch)*. Die verminderte Prostaglandinsynthese verringert aber auch den Schutz der Magenschleimhaut, so daß Magengeschwüre und -blutungen begünstigt werden. Außerdem führen Prostaglandinsynthesehemmer oft zu einer Verschlechterung allergischer Erkrankungen wie Heuschnupfen oder Asthma.

Untersuchungen der letzten Jahre haben ergeben, daß die Prostaglandinsynthesehemmer wahrscheinlich auch über *zentrale* Angriffspunkte wirken. Daher sollte die frühere Bezeichnung *periphere Analgetika* nicht mehr benutzt werden.

Die verschiedenen Prostaglandinsynthesehemmer unterscheiden sich trotz prinzipiell gleicher Eigenschaften sowohl in ihrem Wirk- als auch in ihrem Nebenwirkungsprofil. So wirkt das eine Medikament stärker fiebersenkend (z.B. Metamizol), das andere stärker entzündungshemmend (z.B. Azetylsalizylsäure). Daher hängt die Präparatwahl von der Indikation ab, und es ist durchaus sinnvoll, bei Nebenwirkungen ein anderes Präparat auszuprobieren.

16.4.5 Systemische medikamentöse Schmerztherapie: Opioid-Analgetika

Opioid-Analgetika *(opioide Analgetika, zentrale Analgetika):* Vom klassischen Rauschmittel **Opium** abgeleitete, stark wirksame Schmerzmittel, die ihre Wirkung nach heutigem Kenntnisstand über die **Endorphinrezeptoren** *(Opiatrezeptoren)* des ZNS entfalten. Unterliegen der *Betäubungsmittelverschreibungsverordnung* und dem *Betäubungsmittelgesetz* (☞ 10.2.2).

Die Rohsubstanz *Opium* (griech.: Mohnsaft) ist seit über 6 000 Jahren bekannt und war wohl während vieler Jahrhunderte das wirksamste Schmerzmittel, das die Menschen kannten. Wichtigster Bestandteil des Stoffgemisches Opium ist das **Morphin.** Morphin und die anderen Bestandteile des Opiums mit morphinartiger Wirkung werden in der Regel als **Opiate** bezeichnet, halb- und vollsynthetische Schmerzmittel, die über die Endorphinrezeptoren des ZNS wirken, als **Opioide**.

Wirkprofil der Opioide

Alle Opiate und Opioide besitzen im wesentlichen die gleichen Wirkungen:
- *Starke Schmerzstillung* (Analgesie)
- *Sedation.* Eine sedierende Wirkung ist v.a. bei Therapiebeginn zu beobachten und läßt meist nach einigen Tagen nach
- *Hemmung des Atemzentrums.* Die atemdepressive Wirkung der Opiate ist v.a. bei einer Überdosierung ge-

Pharma-Info 16.5 Nicht-Opioid-Analgetika

Azetylsalizylsäure und Paracetamol: Die Klassiker

Azetylsalizylsäure *(Acetylsalicylsäure)*, kurz *ASS*, (z.B. Aspirin®, ASS-ratiopharm®) gehört zu den meistverkauften Medikamenten überhaupt.

Azetylsalizylsäure ist ein typischer Prostaglandinsynthesehemmer und v.a. für die Behandlung leichter bis mäßiger Schmerzen, z.B. Kopfschmerzen, geeignet. Ihre fiebersenkende Wirkung ist relativ gering. Sie wirkt außerdem gerinnungshemmend, da sie die Entstehung von **Thromboxan A_2** in den Blutplättchen hemmt (Thromboxan A_2 fördert die Verklumpung der Thrombozyten und die Vasokonstriktion kleiner Blutgefäße). Therapeutisch wird dies bei der Gefahr arterieller Gefäßverschlüsse ausgenutzt, z.B. bei KHK (☞ 18.5.1) oder einem drohenden Schlaganfall bei Carotisstenose (☞ 35.6.1). Hauptnebenwirkungen der Azetylsalizylsäure sind gastrointestinale Beschwerden und allergische Reaktionen (☞ Tab. unten).

Bei Kindern kann im Anschluß an virale Infekte das zwar seltene, aber meist tödliche **Reye-Syndrom** mit akuten Leber- und Gehirnschädigungen auftreten. Wahrscheinlich erhöht Azetylsalizylsäure das Risiko eines Reye-Syndroms. Deshalb sollte Kindern vor der Pubertät Paracetamol gegeben werden.

Paracetamol (z.B. ben-u-ron®, Doloreduct®) wirkt schmerzlindernd und fiebersenkend, aber nur gering entzündungshemmend. Bei Kindern ist es das Mittel der Wahl gegen Schmerzen und Fieber. Auch bei Erwachsenen ist es zur Behandlung leichter und mittelschwerer Schmerzen gut geeignet. Nebenwirkungen sind sehr selten. Beobachtet werden allergische Hautausschläge, Leber- und Nierenschäden. Da sich Paracetamol in hoher Dosis (ab 10 – 20 g) zum Suizid „eignet", sollte es suizidgefährdeten Patienten *nie* zur Selbstmedikation empfohlen werden.

Umstritten: Metamizol

Metamizol *(Novaminsulfon*, z.B. Novalgin®) ist ein gutes Analgetikum und Antipyretikum und wirkt außerdem *spasmolytisch* (krampflösend). Es wirkt besonders zuverlässig bei viszeralen Schmerzen (☞ 16.2.3), z.B. bei Nieren- oder Gallenkoliken.

Metamizol geriet wegen des Risikos anaphylaktischer Schocks (☞ 38.5.1) und toxischer Knochenmarkschädigungen (☞ 24.5.1) in die Schlagzeilen. Vermutlich sind diese schweren Nebenwirkungen aber sehr selten.

Nichtsteroidale Antiphlogistika

☞ *auch Pharma-Info 25.16*

Die **nichtsteroidalen Antiphlogistika** *(nichtsteroidale Antirheumatika,* **NSAR**, so genannt, weil Kortikosteroide wie z.B. Decortin® ebenfalls stark entzündungshemmend wirken) sind zwar vom chemischen Aufbau her verschiedenartig, weisen aber alle das gleiche (Neben-)Wirkungsspektrum auf.

Zu dieser Gruppe gehören z.B.:
- Diclofenac (z.B. Voltaren®)
- Ibuprofen (z.B. Anco®)
- Naproxen (z.B. Proxen®)
- Piroxicam (z.B. Felden®)
- Indometacin (z.B. Amuno®).

Nichtsteroidale Antiphlogistika sind in den hohen Dosierungen, die gegen Entzündungen erforderlich sind, oft besser verträglich als Azetylsalizylsäure. Auf die entzündungshemmende Wirkung muß man im Gegensatz zur analgetischen aber einige Woche warten. Hierüber müssen die Patienten aufgeklärt werden, da viele das Medikament sonst nach kurzer Zeit eigenmächtig absetzen.

Häufig verwendete Nicht-Opioid-Analgetika

Substanz (Bsp. Handelsname)	Indikationen Dosierung in der Schmerztherapie (Einzeldosis)	Wirkdauer	Wichtigste Nebenwirkungen (NW) Kontraindikationen (KI)
Azetylsalizylsäure [ASS] (z.B. Aspirin®, ASS-ratiopharm®)	Kopf-, Zahn- und Gliederschmerzen, beginnende Tumorschmerzen, v.a. bei Knochenmetastasen, Fieber, entzündliche Erkrankungen (v.a. Rheuma), Thrombozytenaggregationshemmung 0,5 – 1 g oral, i.v.	4 Std.	**NW**: Gastrointestinale Beschwerden bis hin zur Ulkusbildung (→ nach den Mahlzeiten einnehmen, auf Oberbauchbeschwerden und Teerstuhl achten). Allergische Haut- und Blutbildveränderungen, Asthmaanfälle **KI**: Magen- und Duodenalgeschwüre, Asthma bronchiale, Blutgerinnungsstörungen (auch Antikoagulantientherapie), Kinder, Schwangerschaft
Paracetamol (z.B ben-u-ron®)	In der Schmerztherapie im wesentlichen wie Azetylsalizylsäure, Fieber 0,5 – 1 g oral, rektal	4 – 6 Std.	**NW** (insgesamt geringer als bei Azetylsalizylsäure): Gastrointestinale Beschwerden, Allergien. Bei Überdosierung Leber- und Nierenschäden **KI**: Schwere Leber- und Nierenfunktionsstörungen, Suizidgefahr
Nichtsteroidale Antiphlogistika [NSAR], etwa Diclofenac (z.B. Voltaren®), Ibuprofen (z.B. Imbun®)	Mäßige Schmerzen, beginnender Tumorschmerz, Menstruationsbeschwerden, rheumatische Entzündungen Diclofenac: 25 – 50 mg oral, rektal, i.m. Ibuprofen: 0,2 – 0,4 g oral, rektal; 0,4 g i.m.	4 – 8 Std.	**NW**: Gastrointestinale Beschwerden, Bronchialverengung bei disponierten Patienten, ZNS-Störungen (z.B. Kopfschmerz, Depressionen, Müdigkeit), Allergie **KI**: Magen- oder Duodenalgeschwüre, schwere Leber- und Nierenschäden, Blutgerinnungsstörungen, Schwangerschaft
Metamizol (z.B. Novalgin®)	Schmerzen, insbesondere mit spastischer Komponente (z.B. Nierenkoliken), sowie Fieber, wenn andere Maßnahmen nicht ansprechen 0,5 – 1 g oral, rektal; 0,5 – 2,5 g i.m., i.v.	4 Std.	**NW**: Leichte gastrointest. Beschwerden, Allergie; sehr selten (tödliche) Agranulozytose. Wegen der Gefahr schwerer anaphylaktischer Reaktionen und eines Blutdruckabfalls v.a. bei Fieber langsame i.v.-Injektion (1 ml/Min.) verdünnt oder als Kurzinfusion. (Harmlose) Rotfärbung des Urins möglich

fährlich. Da das Atemzentrum durch Schmerzen stimuliert wird, hat die atemdepressive Wirkung bei der Schmerztherapie klinisch oft nur geringe Bedeutung

- *Hemmung des Hustenreflexes.* Deshalb findet man oft Codein, ein schwach wirksames Opiat, in Hustensäften
- *Reizung des Brechzentrums im Stammhirn.* Übelkeit und Erbrechen sind zwei besonders unangenehme Nebenwirkungen zu Beginn einer Opioidtherapie
- *Tonuserhöhung der glatten Muskulatur des Magen-Darm-Traktes und der ableitenden Harnwege.* Klinisch wichtig sind insbesondere eine behandlungsbedürftige spastische Obstipation (☞ 21.2.7) und ein Harnverhalt
- *Einfluß auf die Stimmung.* Meist wirken Opioide euphorisierend (bei Schmerzpatienten oft nur entspannend), manchmal aber auch angstauslösend und niederschlagend. Der Einfluß auf die Stimmung ist bei intravenöser Zufuhr besonders intensiv, wodurch das Abhängigkeitsrisiko steigt
- *Histaminfreisetzung* mit Juckreiz, Bronchialverengung und Gefäßweitstellung
- *Toleranzentwicklung.* Die Toleranzentwicklung gegenüber den Wirkungen und Nebenwirkungen der Opiate ist unterschiedlich. Die Toleranzentwicklung gegenüber der *analgetischen Wirkung* wird häufig überschätzt.

Morphin und seine Abkömmlinge eignen sich zur Bekämpfung starker Schmerzen, z.B. postoperativ, beim akuten Herzinfarkt, bei Tumorpatienten (☞ auch 24.5.5) und bei schweren nicht tumorbedingten Schmerzzuständen.

Schwache und starke Opioide

Nach ihrer Wirkungsstärke werden **schwache** und **starke Opioide** unterschieden (☞ Pharma-Info 16.7). Ihr Wirkprinzip und ihre Nebenwirkungen sind grundsätzlich gleich. Bisher ist es nicht gelungen, durch Synthese neuer Substanzen die erwünschte schmerzstillende Wirkung von den unerwünschten Nebenwirkungen (Obstipation, Abhängigkeitspotential) zu entkoppeln.

Vorurteile gegenüber Opioiden

Zahlreiche *Vorurteile* behindern den vernünftigen Gebrauch von Opioiden: Opioide sind von einer Aura des Bösen und Gefährlichen umgeben. Sie erinnern an Opiumhöhlen, Schmuggel und Drogenszene und gelten als Gifte (bezeichnender Sprachgebrauch: „Giftschrank, -buch"). Als Folge werden sie Schmerzpatienten vorenthalten, die somit bei Tumorerkrankungen oder nach Operationen unnötig Schmerzen erleiden müssen. Vor allem folgende Vorurteile sind bei Ärzten, Pflegenden und Angehörigen verbreitet:

> ① „Opioide machen süchtig und führen zu körperlichen und psychischen Schäden."

Richtig ist, daß alle Opioide ein Abhängigkeitspotential besitzen. Die Gefahr *psychischer Abhängigkeit* ist jedoch bei Schmerzpatienten gering, wenn die Opioide nicht nach Bedarf, sondern regelmäßig nach Zeitplan gegeben werden (☞ 16.4.7, 24.5.5). Die wohl entstehende *physische Abhängigkeit* ist nur beim Absetzen des Medikaments relevant (langsam ausschleichen).

> ② „Opioide verursachen eine schwere Atemdepression und verkürzen das Leben."

Da der Schmerz das Atemzentrum reizt und damit der Atemdepression durch Opiate entgegenwirkt, ist die atemdepressorische Wirkung in erster Linie bei gleichzeitiger Gabe weiterer atemdepressorischer Medikamente oder bei Opiatüberdosierung wichtig.

> ③ „Opioide sedieren und machen soziale Kontakte unmöglich."

Eine Sedierung tritt insbesondere bei Therapiebeginn auf. Bei längerdauernder Opiatgabe – etwa bei Tumorpatienten – tritt sie in den Hintergrund. Richtig ist vielmehr, daß die Opiate durch die Schmerzfreiheit dem Patienten soziale Kontakte oft erst ermöglichen.

> ④ „Die notwendigen Dosissteigerungen gehen durch Gewöhnung ins Unvertretbare."

Richtig ist, daß im Laufe einer Opioidbehandlung eine Dosissteigerung notwendig werden kann. Dies ist aber nicht unbedingt Folge einer Toleranzentwicklung gegenüber der schmerzlindernden Wirkung (diese Toleranzentwicklung ist relativ gering), sondern häufig durch Fortschreiten der Grunderkrankung (z.B. des Tumorleidens) bedingt. Aufgrund der Toleranzentwicklung auch gegenüber den Nebenwirkungen stellt eine schmerzbedingte Dosiserhöhung klinisch jedoch kein Problem dar.

> ⑤ „Nach den Opioiden kommen keine Therapiereserven mehr."

Richtig ist, daß Opioide zu den stärksten verfügbaren Schmerzmitteln gehören. Sie können jedoch durch weitere Therapiemethoden ergänzt werden.

> ⑥ „Wer Opioide erhält, für den gibt es keine Hoffnung mehr, er wird bald sterben."

	Kurzfristige Opioidtherapie	Langfristige Opioidtherapie
(Erwünschte) Wirkungen		
Analgesie	+++	++
Sedierung	++	(+)
Nebenwirkungen		
Atemdepression	+++	(+)
Obstipation	+	+++
Euphorie	+	(+)
Übelkeit, Erbrechen	+	(+)
Abhängigkeit:		
• Physisch	+	+++
• Psychisch	Nein	Fraglich
(+) = gering, + = mäßig, ++ = deutlich, +++ = stark		

Tab. 16.6: Überblick über Wirkungen und Nebenwirkungen bei kurz- und langfristiger Opioidtherapie. [B200]

Pharma-Info 16.7 Übersicht über die Opioid-Analgetika [B 110]

Substanz (Bsp. Handelsname)	BTM Pflicht*	Dosierung und Darreichungsform	Wirkdauer	Nebenwirkungen & Kontraindikationen
Schwache Opioide				***Alle Substanzen*** **Nebenwirkungen:** • Obstipation • Atemdepression • Übelkeit, Erbrechen • Schwindel, Benommenheit • Sedierung • Mundtrockenheit **Kontraindikationen:** • Störungen der Atmung • Gallenkoliken • Strengste Indikationsstellung in Schwangerschaft und Stillzeit und bei Alkoholkranken
Dihydrocodein retard (z.B. DHC 60/90/120 Mundipharma®)	Nein	60 – 120 mg oral	8 – 12 Std.	
Pentazocin (z.B. Fortral®)	Ja	25 – 50 oral, rektal; 30 mg i.m., i.v., s.c.	2 – 4 Std.	
Pethidin (z.B. Dolantin®)	Ja	25 – 150 mg oral, s.c., i.m.; 25 – 100 mg i.v.	2 – 4 Std.	
Piritramid (z.B. Dipidolor®)	Ja	15 – 30 mg i.m.; 7,5 – 22,5 mg i.v.	4 – 8 Std.	
Tilidin-Naloxon (z.B. Valoron® N)	Nein	50 – 100 mg oral	2 – 4 Std.	
Tramadol (z.B. Tramal®)	Nein	50 – 100 mg oral, rektal, s.c.,i.m., i.v.	2 – 4 Std.	
Starke Opioide				
Morphin (z.B. Morphin Merck®)	Ja	10 – 20 mg s.c., i.m.; 5 – 10 mg i.v.	4 Std.	
Morphin retard (z.B. MST 10/30/60/100/200 Mundipharma®, MST Continus® long)	Ja	10 – 120 mg oral, 10 – 30 mg s.c., i.m., rektal; 5 – 10 mg i.v.	8 – 12 Std.	
Buprenorphin (z.B. Temgesic®)	Ja	0,2 – 0,4 mg sublingual; 0,3 mg i.m., i.v.		

* BTM = Verordnung erfordert Betäubungsmittelrezept (☞ 10.2.2)

Opioide werden nicht nur Tumorpatienten verabreicht, sondern sind gegen bestimmte starke Schmerzen unverzichtbar. Auch bei unheilbar Kranken bedeutet der Beginn einer Opioidbehandlung nicht unbedingt das nahe Ende, da die Therapie über lange Zeit möglich ist.

⑦ „Die Opioid-Verschreibung ist wegen bürokratischer Hemmnisse praktisch unmöglich."

Opioidanalgetika unterliegen zwar besonderen Beschränkungen, um Mißbrauch zu verhindern (☞ 10.2.12), doch darf das kein Grund sein, einem Schmerzkranken Opioide vorzuenthalten.

Notfall! Zeichen der Opiatvergiftung

- Bewußtseinsstörungen bis hin zum Koma, zerebrale Krämpfe
- Zyanose durch zentrale Atemlähmung, Ansammlung von Bronchialsekret in den Atemwegen wegen Dämpfung des Hustenreflexes, toxisches Lungenödem bei Heroin
- Übelkeit, Erbrechen, Darmatonie
- Hypothermie
- Anfangs Pupillenverengung *(Miosis),* bei Sauerstoffmangel und Blutdruckabfall in fortgeschrittenen Stadien jedoch Pupillenerweiterung *(Mydriasis).*

Zur Therapie einer Opiatvergiftung steht als Antidot (Gegenmittel) **Naloxon** (Narcanti®) zur Verfügung, das in kurzen Abständen intravenös gespritzt wird. Eventuell ist eine Beatmung erforderlich (☞ auch 38.5.3).

Pflege

Obstipationsprophylaxe, ☞ 7.9.2; Pflege bei Schlafstörungen, ☞ 7.4.2; Pflege bei Übelkeit und Erbrechen, ☞ 7.9.5

Bei der Pflege von Patienten mit Opioidmedikation ist zu beachten:

- Opioidwirkung genau überwachen, insbesondere zu Beginn der Behandlung und bei Dosiserhöhung
- Da Opioide bei chronischen Schmerzen nach einem genauen Zeitplan gegeben werden, auf regelmäßige Einnahme achten, ggf. Patienten nachts wecken
- Puls, Blutdruck und Atmung kontrollieren
- Blasenentleerung überwachen (Möglichkeit eines Harnverhaltes)
- Auf regelmäßigen Stuhlgang achten
- Ggf. Pneumonieprophylaxe durchführen (☞ 7.3.4)
- Bei Sedation (v.a. zu Beginn der Medikation) Patienten nicht alleine aufstehen lassen
- Auf Anzeichen eines Mißbrauchs bzw. auf das Sammeln von Medikamenten zu Suizidversuchen oder zur Weitergabe(-verkauf) an Bekannte achten
- Dem Patienten erklären, daß eine Zunahme der Medikation nicht automatisch eine Verschlechterung der Krankheit bedeutet.

Patienten, die ständig starke Schmerzmedikamente erhalten, werden sowohl durch die (Rest-)Schmerzen als auch durch die Behandlung selbst an ihre Krankheit erinnert und entwickeln oft ein Gefühl der Machtlosigkeit gegenüber der Krankheit oder Zorn auf die Gesunden in ihrer Umgebung. Ist einem dies bewußt, wird man manche Reaktion der Kranken besser verstehen und darauf eingehen können. Von großer Bedeutung ist dann das Gespräch der Pflegenden untereinander, damit die eigene Betroffenheit und Hilflosigkeit aufgefangen werden kann.

16.4.6 Systemische medikamentöse Schmerztherapie: Co-Analgetika und Begleitmedikamente

Co-Analgetika

Co-Analgetika *(Adjuvantien* = „helfende Substanzen"): In der medikamentösen Schmerztherapie unterstützend zu den Analgetika eingesetzte Substanzen, die z.B. durch Abschwellung eines Ödems oder Beeinflussung der Schmerzverarbeitung schmerzlindernd wirken.

Psychopharmaka

Psychopharmaka (Medikamente mit Einfluß auf die ZNS-Aktivität und auf psychische Funktionen, ☞ auch 36.1.12) steigern die analgetische Potenz der klassischen Schmerzmittel, unterstützen die Schmerzverarbeitung und besitzen zum Teil eigene analgetische Effekte. Diese Wirkungen sind *unabhängig* von ihrem antipsychotischen Effekt. Es ist wichtig, daß der Patient über diesen Sachverhalt informiert wird – sonst fühlt er sich nicht ernst genommen, eventuell sogar zum psychisch Kranken „abgestempelt".

Antidepressiva (z.B. Amitriptylin, etwa in Saroten®, ☞ auch Pharma-Info 36.32) mildern besonders Kopf- und Nervenschmerzen. Die Dosierung in der Schmerztherapie ist geringer als die bei Depressionen.

Neuroleptika (z.B. Haloperidol, etwa in Haldol®, ☞ auch Pharma-Info 36.29) wirken bei nahezu allen Schmerzzuständen. Weil sie gegen Übelkeit und Erbrechen helfen, werden sie oft in Kombination mit Opioid-Analgetika gegeben.

Benzodiazepine (z.B. Diazepam, etwa in Valium®, ☞ auch Pharma-Info 36.44) haben eine muskelentspannende Wirkung und sind daher bei Muskelschmerzen von Nutzen. Daneben ermöglichen sie dem Patienten einen besseren Nachtschlaf. Wegen der Suchtgefahr sollten sie aber vorsichtig eingesetzt werden. Schlafanstoßend wirken beispielsweise auch Antidepressiva.

Weitere Co-Analgetika

Viele Schmerzzustände gehen mit entzündlichen Reaktionen (z.B. rheumatische Erkrankungen) oder Gewebeschwellungen (z.B. Ödem um einen Tumor) einher. In diesen Fällen lindern **Glukokortikoide** (☞ Pharma-Info 23.47) den Schmerz.

Weitere Co-Analgetika, die je nach Schmerzursache eingesetzt werden, sind **Kalzitonin** (z.B. Karil®) und **Biphosphonate** (z.B. Ostac®) bei Knochenschmerzen, z.B. infolge Tumormetastasen, sowie bei Nervenschmerzen **Antiepileptika** wie **Carbamazepin** (Tegretal®, ☞ Pharma-Info 35.71).

Begleitmedikamente

Neben Analgetika und Co-Analgetika sind häufig weitere **Begleitmedikamente** erforderlich, die in erster Linie die Nebenwirkungen der Analgetika mildern sollen. Am wichtigsten sind Laxantien gegen eine opioidbedingte Obstipation, Antiemetika gegen Übelkeit und Erbrechen oder Mittel zur Vorbeugung von Magengeschwüren bei Gabe von Prostaglandinsynthesehemmern.

Schöner Schein: Placebos

Auch Medikamente ohne Wirkstoff, sogenannte *Scheinmedikamente* oder **Placebos** (☞ auch 10.2.1), haben bisweilen erstaunliche analgetische Effekte. Dies verführt manchmal dazu, gerade Patienten, deren Schmerzangaben man nicht so recht Glauben schenkt, ein Placebo zu „verpassen" und so zu „beweisen", daß ihre Schmerzen auf Einbildung beruhen.

Heute nimmt man an, daß Placebos über die Freisetzung von *Endorphinen* (☞ 16.2.1) im ZNS Schmerzen lindern *können*. Ihre Wirkung ist also durchaus physiologisch erklärbar und beweist keineswegs, daß die Patienten in Wirklichkeit keine Schmerzen haben.

☑ Es ist nur sehr selten richtig, (Schmerz-)Patienten Placebos zu geben. Der Patient wird durch Placebogabe entmündigt, und das Vertrauensverhältnis zu ihm wird möglicherweise schwer gestört.

16.4.7 Grundsätze der systemischen medikamentösen Schmerztherapie

Schmerzen bedeuten für den Patienten einen Verlust an Lebensqualität. Starke Schmerzen bestimmen das ganze Leben des Patienten und können – v.a. wenn sie chronisch sind – den Patienten zum Suizid(versuch) treiben.

✎ Ziel der Schmerztherapie ist nicht, daß der Patient lernt, seinen Schmerz heroisch zu ertragen, sondern daß er ein schmerzfreies oder zumindest schmerzarmes und selbstbestimmtes Leben führen kann. Wünscht ein Patient trotz seiner Schmerzen keine Schmerzmedikamente, so sollte man dies akzeptieren, aber den Umgang mit dem Kranken von Anfang an so gestalten, daß er seine Entscheidung jederzeit ohne Gesichtsverlust revidieren kann.

Therapie akuter Schmerzen

Postoperative Schmerztherapie, ☞ 11.4.6

Akute Schmerzen treten z.B. bei schweren Erkrankungen wie einem Herzinfarkt, bei Verletzungen sowie als postoperativer Wundschmerz auf. Das therapeutische Ziel ist die schnelle Schmerzbeseitigung, auch um gefährliche vegetative Nebeneffekte des Schmerzes wie Blutdrucksteigerung zu vermeiden. Meistens ist die Therapie nur einige Tage lang notwendig.

Therapeutisch werden kurzwirksame Medikamente in Standarddosis und meist i.v. oder i.m. verabreicht. Ein i.v.-Bolus führt oft schon nach wenigen Minuten zur Schmerzstillung oder deutlichen Schmerzlinderung. Die Pflegekräfte beobachten den Patienten auf Nebenwirkungen (Übelkeit, Atemdepression) und fragen ihn, ob die Medikation ausreicht. Da mit „Schmerzdurchbrüchen" zu rechnen ist, sollte der Arzt im Dokumentationssystem die Medikamente vermerken, die die Pflegenden im Bedarfsfall verabreichen dürfen, und angeben, nach welchem Zeitraum die Wiederholung der Schmerzmittelgabe möglich ist.

Pumpengesteuerte on-demand-Analgesie (PCA)

Um eine optimale, dem unterschiedlichen Schmerzempfinden genau angepaßte Schmerzmitteldosierung zu erreichen, wurden Pumpen zur parenteralen Gabe von Schmerzmitteln entwickelt, die die Patienten selbst bedienen können. Diese Verfahren bezeichnet man als *pumpengesteuerte on-demand-Analgesie* (**PCA** = ***p**atient **c**ontrolled **a**nalgesia, Patienten-kontrollierte Analgesie*). Auf Knopfdruck kann der Patient eine vorprogrammierte Schmerzmitteldosis abrufen. Nach einer vom Arzt festgelegten „Sperrzeit" kann die nächste Dosis angefordert werden. Die Erfahrungen haben gezeigt, daß die Patienten keineswegs hemmungslos „zugreifen", sondern eher Medikamente eingespart werden. Die PCA wird sowohl bei akuten als auch bei chronischen Schmerzen eingesetzt.

Therapie chronischer Schmerzen

Bei **chronischen Schmerzen** bestehen prinzipielle Unterschiede in der Behandlung **nicht-tumorbedingter** und **tumorbedingter Schmerzen** (Therapie tumorbedingter Schmerzen, ☞ 24.5.5).

Bei **nicht-tumorbedingten chronischen Schmerzen** (z.B. Migräne, Kopfschmerzen, Arthritis, Neuralgie) weist die medikamentöse Schmerztherapie oft nur geringe Erfolge auf. Außerdem drohen bei Dauereinnahme von Medikamenten eine Reihe von Nebenwirkungen, und es besteht – v.a. außerhalb des Krankenhauses – ein nicht zu vernachlässigendes Mißbrauchspotential. Daher sollten vor und neben der medikamentösen Therapie alle therapeutischen Alternativen nichtmedikamentöser Art ausgenutzt werden (☞ unten).

Sparsamer Umgang mit Medikamenten heißt aber nicht, daß der Patient zur Gewissensberuhigung seiner Therapeuten dem Schmerz ausgeliefert wird. Jeder vergebliche Therapieversuch führt zur Chronifizierung der Schmerzen.

Entscheidung mit dem Patienten

Über die (medikamentöse) Schmerztherapie wird *zusammen mit dem Patienten* entschieden. Zur Ermittlung des individuellen Medikamentenbedarfs und als Erfolgskontrolle der Therapie sollten alle chronisch Schmerzkranken ein Schmerztagebuch führen, dessen Angaben ernst zu nehmen sind.

Als Darreichungsform ist meist die *orale* Analgetikagabe am günstigsten. Sie wird nicht nur von der Mehrzahl der Patienten bevorzugt, sondern vermindert auch die Abhängigkeit des Kranken vom Pflegepersonal und wirkt bei chronisch Schmerzkranken der Suchtgefahr eher entgegen.

Auch Zäpfchen (Suppositorien) werden von vielen Patienten toleriert, doch ist die Resorption insgesamt unsicherer als nach oraler Medikation. Injektionen schaffen nicht nur Abhängigkeit, sondern führen auch zu stark schwankenden Blutspiegelwerten. Nach einem raschen Anfluten des Schmerzmittels mit hohem Blutspiegel, der zwar zu guter Schmerzlinderung führt, aber auch ein hohes Nebenwirkungsrisiko birgt, sinkt der Blutspiegel rasch ab, und die Schmerzen kommen wieder. Bei Infusionen werden solche Schwankungen zwar vermieden, doch ist der Patient in Mobilität und Unabhängigkeit stark eingeschränkt. Parenterale Verabreichungsformen sind daher v.a. für Patienten sinnvoll, die nicht schlucken können (z.B. bei Ösophaguskarzinom, ☞ 21.4.7) oder bei starkem Erbrechen.

Wichtig ist eine Medikation *in regelmäßigen Zeitabständen.* Diese werden so gewählt, daß der Blutspiegel des Schmerzmittels immer im therapeutischen Bereich liegt und der Schmerz kontinuierlich unterdrückt wird. Bei MST-Tabletten (kurz für ***morphin-slowreleasing tablet***) beträgt das Dosierungsintervall 8 – 12 Stunden. Die Tabletten können also während der Wachzeit der Patienten eingenommen werden. Im Gegensatz dazu müssen Morphin-Tropfen alle vier Stunden eingenommen werden, und der Patient muß dafür nachts geweckt werden. Der Patient wird angeleitet, die Medikamte selbständig in der vereinbarten Dosis und zum richtigen Zeitpunkt zu nehmen. Im Krankenhaus kann man ihm die nächste Schmerzmitteldosis zur selbständigen Verwaltung anvertrauen.

> ⓘ **Vorsicht!** *Bedarfsmedikationen* erfordern höhere Dosierungen, lassen den Patienten zum Bittsteller werden und steigern die Suchtgefahr.

16.4.8 Lokale medikamentöse Schmerztherapie: Lokalanästhetika

> **Lokalanästhetika:** Substanzen, die *reversibel* (d.h. für eine bestimmte Zeit) und *lokal* (d.h. örtlich begrenzt) die Signalleitung durch die Nervenfasern hemmen und so zu Schmerzlinderung oder -freiheit führen (☞ 37.9.2).

Zur medikamentösen Schmerztherapie zählt nicht nur die systemische Gabe von Schmerzmitteln, sondern auch die lokale Anwendung von **Lokalanästhetika.** Die schmerzleitenden Fasern reagieren auf Lokalanästhetika besonders empfindlich. Daher fällt nach der Injektion zuerst die Schmerzempfindung aus und dann erst die Empfindung von Temperatur, Berührung und Druck. Bedeutendste Kontraindikation ist eine Allergie des Patienten gegen die Substanz.

Folgende Verfahren sind für die Therapie akuter oder chronischer Schmerzen wichtig (☞ auch 37.9.3, 379.4 und 37.9.5):

- **Oberflächenanästhesie.** Die Nervenendigungen in der Haut oder Schleimhaut werden durch Auftragen des Lokalanästhetikums betäubt. Typisches Beispiel ist das Aufsprühen von Lidocain-Spray im Rachenbereich vor einer Endoskopie
- **Infiltrationsanästhesie.** Das gewünschte Areal wird durch intradermale, subkutane oder intramuskuläre Injektion eines Lokalanästhetikums betäubt. Die Infiltrationsanästhesie wird beispielsweise bei kleineren chirurgischen Eingriffen angewendet
- **Periphere Nervenblockaden** *(Leitungsanästhesie):* Das Lokalanästhetikum wird möglichst nahe an periphere Nerven oder Nervengeflechte injiziert. Die Leitungsanästhesie wird bei chirurgischen Eingriffen, aber auch zur Therapie schwerer Nervenschmerzen genutzt
- **Zentrale Nervenblockaden** *(rückenmarknahe Anästhesien,* (☞ 37.9.3): Bei der **Spinalanästhesie** wird das Lokalanästhetikum in den liquorhaltigen Subarachnoidalraum um das Rückenmark appliziert. Damit das Lokalanästhetikum nicht zum Hirnstamm aufsteigt und hier die lebenswichtigen Zentren lähmt, werden zum einen spezielle Lokalanästhetika-Lösungen genommen, zum anderen wird das Medikament dem Patienten im Sitzen appliziert. Die Spinalanästhesie wird bei chirurgischen Eingriffen an den unteren Extremitäten, im Dammbereich, im Unterbauch und in der Geburtshilfe verwendet.

	Akuter Schmerz	Chronischer Schmerz
Ziel	Therapie vorhandener Schmerzen	Schmerzprophylaxe, d.h. Verhinderung einer Schmerzwiederkehr
Wirkungsbeginn	Rasch	Eher langsam
Wirkdauer	Kurz	Möglichst lang
Applikationsweg	Bevorzugt i.v., i.m., s.c., spinal, peridural; ggf. rektal, oral	Oral, rektal
Applikationsintervalle	Nach Bedarf	In festen Intervallen, bevor sich die Schmerzen wieder bemerkbar machen
Schmerzmittel als	Einzelmedikament	Kombinationstherapie
Begleittherapie	Nein	Ja
Therapiedauer	Stunden – Tage	Wochen – Jahre
Therapiekontrollintervall	Stündlich – täglich, Auslaßversuche	Wöchentlich – monatlich

Tab. 16.8: Grundsätze der medikamentösen Therapie akuter und chronischer Schmerzen. [B200]

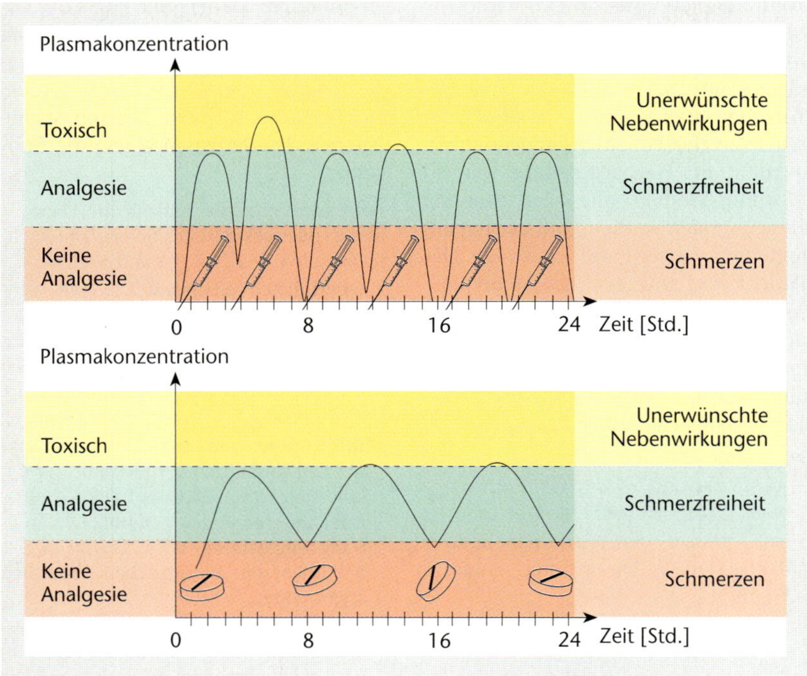

Abb. 16.9: Vergleich der Bedarfsmedikation von s.c.-Morphin (oben) mit der Schmerzprophylaxe (unten; orales Retard-Morphin). Bei der Bedarfsmedikation wird dem Patienten dann Morphin gespritzt, wenn er Schmerzen äußert. Der Patient ist abhängig von der Verabreichung der Spritze, muß Schmerzen aushalten und hat nur kurze schmerzfreie Intervalle. Bei der Schmerzprophylaxe nimmt der Patient in regelmäßigen Abständen Morphin oral, auch ohne daß er Schmerzen verspürt. Er ist anhaltend von Schmerzen befreit. Allerdings: Hat der Patient erst einmal Schmerzen, helfen ihm Injektionen viel schneller als Tabletten. Dies zeigt auch die Graphik: Oben steigt die Wirkstoffkonzentrationskurve nach Arzneimittelgabe viel steiler (d.h. schneller) an als unten. [B200]

Bei der **Periduralanästhesie** (**PDA,** *Epiduralanästhesie*) wird das Lokalanästhetikum in den Periduralraum des Rückenmarks injiziert und hemmt dort die Schmerzleitung in den Nervenwurzeln. Die Periduralanästhesie ist breiter anwendbar als die Spinalanästhesie und wird zunehmend auch zur Therapie chronischer Schmerzen eingesetzt. Bei starken chronischen Schmerzen kann ein Katheter in den Periduralraum gelegt werden, der eine kontinuierliche Medikamentengabe ermöglicht. Über einen solchen Katheter können auch Opioid-Analgetika verabreicht werden. Die Nebenwirkungen der periduralen Opiodtherapie, die auch bei ambulanten Patienten möglich ist, sind geringer als bei systemischer Gabe. Allerdings besteht die Gefahr einer ZNS-Infektion über den Katheter, so daß der Patient über den sterilen Umgang mit dem Katheter unterrichtet werden muß.

(!) Bei Patienten mit Gerinnungsstörungen dürfen rückenmarknahe Anästhesien nicht eingesetzt werden.

16.4.9 Physikalische Therapien

Physikalische Therapien (☞ 10.9) durchbrechen den Kreislauf „Schmerz – Muskelverspannung – Durchblutungsstörung – Schmerz“, indem sie den erhöhten Muskeltonus senken und die Durchblutung fördern. Die mit ihrer Anwendung verbundene menschliche Zuwendung ist außerdem Balsam für wunde Seelen und unterstützt so die psychische Schmerzverarbeitung. Viele physikalische Therapien werden von den Pflegekräften durchgeführt.

Berührung

Nur weniges wirkt so lindernd, wärmend und beruhigend wie die bewußte *Berührung mit der Hand.* Die Wirkung der Hautstimulation wird auch bei der **Vibrationstherapie** ausgenützt, die sich für die Behandlung von Amputations-, Nerven- und Muskelschmerzen eignet.

Kälte

Kälte (☞ 10.9.5) wirkt durch Hemmung entzündlicher Stoffwechselprozesse und Reduzierung der Freisetzung von Entzündungsmediatoren entzündungshemmend und schmerzlindernd und verhindert zudem den Austritt von Flüssigkeit und Zellen aus Blut- und Lymphgefäßen (☞ 8.3.2). Außerdem kommt es durch die lokale Unterkühlung des Gewebes zur direkten Hemmung der Schmerzrezeptoren. Beim Eindringen der **Kälte** in die tieferliegenden Gewebsschichten wird zusätzlich die Schmerzleitung gehemmt.

Kälteanwendungen gehören besonders bei akut-entzündlichen Schmerzformen wie Verletzungen (z.B. Muskelzerrungen), aktivierten Arthrosen oder rheumatischen Gelenkveränderungen zum Therapieprogramm.

Die einfachste Form der Kälteanwendung ist ein **kalter Umschlag** mit einem zusammengefalteten, nassen Tuch (etwa bei Kopfschmerzen auf die Stirn gelegt). **Kalte Packungen** werden z.B. aus kalt angerührtem *Fango,* Lehm oder Quark hergestellt. Wird Eis eingesetzt (☞ 10.9.5), sind regelmäßige Kontrollen auf Kälteschäden (erstes Anzeichen: wächserne Blässe der Haut durch Gefäßkrampf) erforderlich. Eis und Kühlelemente dürfen nicht direkt auf die Haut gelegt werden. Vielmehr sollte immer ein Stück Stoff dazwischenliegen (z.B. ein Handtuch).

Wärme

Durch **Wärme** (☞ 10.9.5) erweitern sich die Gefäße und entspannt sich die Muskulatur. Indikationen für eine Wärmebehandlung sind z.B. chronische Gelenkerkrankungen, Koliken, muskuläre Verspannungen, Ischialgien und Kopfschmerzen. Bei akuten entzündlichen Veränderungen ist Wärmebehandlung kontraindiziert.

Feuchte Wärme läßt sich beispielsweise durch warme Teil- oder Vollbäder, Moor- oder Schlickbäder, heiße Umschläge oder Schlammpackungen applizieren, trockene durch eine Wärmflasche oder ein Heizkissen.

Massage

Die **klassische Massage** (☞ 10.9.3) unterstützt die allgemeine Entspannung und wird erfolgreich bei muskulären Verspannungen (z.B. bei Haltungsfehlern oder reflektorisch bei Erkrankungen) eingesetzt.

Bei akuten *Kopfschmerzen* finden sich oft Hautverspannungen im Gesicht, die sehr gut einer sanften Massage mit kreisenden Bewegungen zugänglich sind. Da das Gesicht für den Patienten gut erreichbar ist, stellen chronische Kopfschmerzen eine Indikation zur Selbstbehandlung dar. Auch bei anderen chronischen Erkrankungen können die Patienten Druckmassagen oder Dehnungstechniken erlernen.

Körperliches Training

Körperliches Training erzeugt über eine Aktivierung des körpereigenen Endorphinsystems positive Gefühle und stützt so das Selbstwert- und Lebensgefühl. Es gibt Ansätze, dies systematisch zur Therapie auszunutzen, indem man beispielsweise Kopfschmerzpatienten bei Anfallsbeginn Trimmrad fahren läßt.

Mit Strom gegen den Schmerz

Bei zahlreichen Schmerzformen werden *elektrotherapeutische Verfahren* verwendet (☞ 10.9.6). **Niederfrequenter elektrischer Strom** verändert beim Durchfließen des Körpers vermutlich das Ionenmilieu an den Membranen, beeinflußt dadurch die Reizleitung in den sensiblen Nerven und wirkt so analgetisch. **Hochfrequenzstrom** wirkt in erster Linie durch die Erzeugung von Wärme.

Ein weiteres bedeutendes elektrotherapeutisches Verfahren ist die *transkutane elektrische Nervenstimulation,* kurz **TENS.** In dem schmerzenden Bereich werden Elektroden auf die Haut geklebt, die nicht-schmerzhafte Stromimpulse aus einem handtellergroßen Stimulationsgerät zum Patienten leiten. Selten werden die Elektroden auch dauerhaft implantiert. Die Wirkung der TENS wird – je nach Stromfrequenz – durch Hemmung der Schmerzübermittlung v.a. im Rückenmark und durch Ausschüttung von Endorphinen erklärt. Indikationen sind besonders lokale, neurogen oder muskulär bedingte Schmerzen wie Neuralgien oder Wirbelsäulensyndrome. TENS kann vom Patienten selbst angewendet werden und verbessert so dessen Unabhängigkeit.

> ☑ Für Patienten mit einem Herzschrittmacher ist TENS nicht geeignet.

Strahlentherapie

Ionisierende Strahlen haben in kleinen Einzeldosen ebenfalls eine antiphlogistische und analgetische Wirkung. Dies macht man sich v.a. bei der **Strahlentherapie** (☞ 10.6) arthrotischer Reizzustände zunutze. Die Veränderungen am Gelenk werden durch die Bestrahlung zwar nicht beeinflußt, aber es kommt oft zu einer Besserung oder zum Verschwinden der Schmerzen. Wegen des *genetischen Risikos* durch Keimzellschädigung muß die Indikation bei Patienten im fortpflanzungsfähigen Alter sehr streng gestellt werden.

16.4.10 „Alternative" Schmerztherapie

Zur grundsätzlichen Stellung alternativer Behandlungsverfahren, ☞ 10.14.1

Akupunktur: Stich um Stich zur Schmerzfreiheit

Die Wirkung der **Akupunktur** (☞ 10.14.2) wird von *naturwissenschaftlich orientierten Forschern* durch Endorphinproduktion und eine Aktivierung zentraler schmerzhemmender Mechanismen erklärt.

Nach *traditionellem (chinesischen) Verständnis* wirkt Akupunktur dagegen durch Harmonisierung der Lebensenergie, die ein ausgewogenes Zusammenspiel der Organe ermöglicht.

Es gibt mehrere Schulen, die unterschiedliche Akupunkte, verschiedene Stichtiefen (2 mm – 8 cm) und z.T. widersprüchliche Behandlungskonzepte lehren. Meist wird eine Kombination von Punkten am Schmerzort mit fernliegenden Punkten gewählt.

Mit einer Erfolgsquote von 50 – 80% ist die Akupunktur eine wichtige therapeutische Möglichkeit bei akuten Verspannungen des Bewegungsapparates. Sie wird auch bei Migräne, Kopfschmerzen und Neuralgien angewandt. Dabei sind die Erfolgsaussichten aber geringer. Ist nach 3 – 5 Sitzungen kein Erfolg eingetreten, ist die Behandlung wohl aussichtslos.

Homöopathie in der Schmerztherapie

Die **Homöopathie** (☞ 10.14.4) ist bei vielen Patienten außerordentlich beliebt und auch erfolgreich. Dies wird häufig mit einem Placeboeffekt erklärt. Andere Wissenschaftler halten Homöopathie für eine besonders erfolgreiche Form der Psychotherapie, deren Wirksamkeit auf die Persönlichkeit und die Zuwendung des Therapeuten zurückzuführen sei. Auf jeden Fall sind homöopathische Behandlungen nur mit geringen Risiken behaftet und können besonders bei chronischen Schmerzerkrankungen eine wertvolle Zusatztherapie sein.

Apotheke der Natur: Phytotherapie

Die **Phytotherapie** (*Pflanzenheilkunde,* ☞ 10.14.6) verwendet Pflanzen als Heilmittel. Wissenschaftliche Untersuchungen konnten bei vielen Pflanzen deren Wirksamkeit bestätigen. Bei einigen ist sie wahrscheinlich, bei anderen beruht sie wohl auf Einbildung (und manche sind auch schädlich bzw. giftig).

Phytotherapeuten gehen davon aus, daß die Wirkung einer ganzen Pflanze mehr sein kann als die Wirkung der Summe ihrer Teile, so daß man nicht in jedem Fall den wirksamen Inhaltsstoff isolieren und dann als Tablette verabreichen kann. Daher werden meist ganze Pflanzen oder Pflanzenteile getrocknet und als Teeaufguß verwendet. **Phytopharmaka**, also industriell hergestellte Pflanzenextrakte, enthalten oft nur geringe Mengen der wirksamen pflanzlichen Inhaltsstoffe, und ihre Qualität kann von Hersteller zu Hersteller schwanken.

> **Phytotherapeutika** sind häufig geeignete Alternativen oder Ergänzungen zur klassischen Schulmedizin.

Arnikablüten, Paprikafrüchte, Heublumen, Kiefernsprossen und *Gua-*

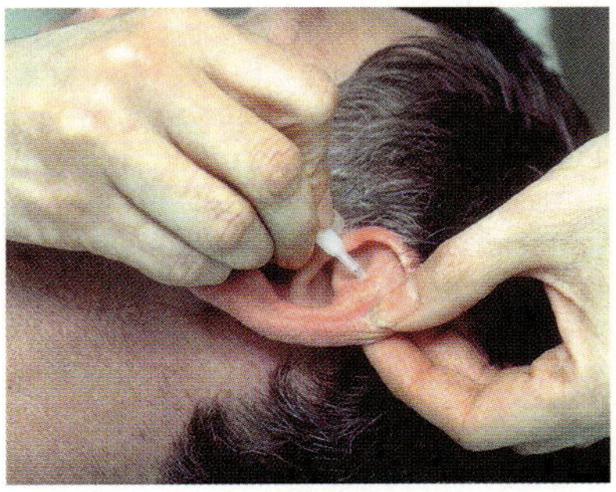

Abb. 16.10: Die Akupunktur kann bei nicht wenigen Erkrankungen die medikamentöse Schmerztherapie ergänzen oder gar ersetzen. [K199]

jakholz eignen sich zur Schmerzbehandlung bei Erkrankungen des Bewegungsapparates. Sie werden häufig mit physikalischen Maßnahmen wie Wärmebehandlung kombiniert. *Kamillenblüten* sind ein bekanntes Hausmittel bei Magenschmerzen und fördern als Badezusatz die Wundheilung. *Keuschlammfrüchte* helfen bei Regelschmerzen. *Baldrian, Hopfen* und *Melisse* beruhigen – z.B. vor einem gefürchteten Krankenhausaufenthalt oder vor einer Abschlußprüfung. *Johanniskraut* wirkt gegen Angst und Depressionen, die oft mit chronischen Schmerzen verbunden sind.

Literaturtip:
Thüler, Maya: Wohltuende Wickel. Wickel und Kompressen in der Kranken- und Gesundheitspflege. Bezugsquelle: Annegret Sonn, Felsenstraße 16, 72820 Sonnenbühl.

16.4.11 Psychologische Ansätze zur Schmerzbekämpfung

Wirksam: Musik

In Studien konnte der schmerzlindernde Einfluß von Musik bei Krebskranken belegt werden. Sicher wird eine Organisation professioneller Therapien nur selten realisierbar sein. Dafür gibt es aber die einfache und doch wirkungsvolle Möglichkeit, Patienten nach ihrer Lieblingsmusik zu fragen und sie zum Hören zu motivieren (z.B. Angehörige bitten, einen Walkman® oder Kassettenrecorder mitzubringen).

Musiktherapie, ☞ 10.12.5

Verschlimmernd: Angst

Eine wesentliche Rolle bei der Schmerzverarbeitung spielt die **Angst.** Drohende Operationen und Bestrahlungen lösen oft Horrorvisionen aus, jede Umstellung der Medikamente verbindet der Patient mit einem Fortschreiten der Krankheit. Verlust der Selbständigkeit und körperlicher Verfall gefährden die Integrität des Kranken. Wichtig sind in dieser Situation gute Informationen, durch die sich die Angst häufig verringern läßt. Daher sind aufklärende, einfühlsame Gespräche von großer Bedeutung.

Basis für die Verarbeitung von Angst ist das Gespräch. Es ermöglicht den Kranken, sich Angst und Schmerz „von der Seele zu reden".

Meist keine Lösung: Schmerzakzeptanz

Auch *Akzeptanz des Schmerzes* führt selten zu den erhofften Effekten wie Annahme der Erkrankung und aktiver Mitarbeit. Oft kommt es – je nach Primärpersönlichkeit des Patienten – zu Hoffnungslosigkeit, Hilflosigkeit oder zur Übernahme einer passiven *Opferrolle.* So kann der Schmerz auch zur Bewältigungsstrategie werden, und der Betroffene wird im Lauf der Zeit auf ihn angewiesen: Der Schmerz liefert dann die Gesprächsthemen, den Grund für häusliche Entlastungen oder die Entschuldigung, warum bestimmte Probleme nicht mehr bearbeitet werden.

Erwägenswert: Psychotherapie und Entspannungstechniken

Bei Patienten mit chronischen Schmerzen sollte man daher auch den Einsatz von Psychotherapien überlegen (Übersicht, ☞ 10.12.5). Wunderheilungen sind nicht zu erwarten, aber der Nutzen mancher Psychotherapieformen ist bei den verschiedensten Schmerzsyndromen gut belegt. Viele Elemente dieser Therapien lassen sich auf den Stationsalltag übertragen. Bewährt haben sich insbesondere **Entspannungstechniken** (☞ 10.13.3 – 10.13.5): Das *autogene Training nach Schulz* und die *progressive Muskelrelaxation nach Jacobson* etwa sind verhältnismäßig leicht zu erlernen (auch in Gruppen) und können bereits nach wenigen Wochen selbständig zu Hause durchgeführt werden.

Das autogene Training beruht auf *Selbstsuggestion.* Durch Konzentration auf Körpergefühle wie Schwere oder Wärme stellen sich diese Empfindungen tatsächlich ein.

Bei der progressiven Muskelrelaxation lernt der Kranke, bestimmte Muskelgruppen stark anzuspannen und dann die Spannung zu lösen. So erlebt er die Entspannung besonders intensiv und bewußt. Sinnvoll sind Entspannungstechniken z.B. bei muskulären Verspannungen, Kopfschmerzen, Migräne und vielen anderen chronischen Schmerzzuständen

16.5 Häufige chronische Schmerz-Syndrome

Obwohl viele Erkrankungen mit Schmerz einhergehen können, gibt es einige Krankheitsbilder, bei denen die Schmerzbekämpfung besonders häufig in den Vordergrund tritt. Tab. 16.12 gibt einen Überblick über die in diesem Buch behandelten Schmerzsyndrome.

Psychosomatisch bedingte Schmerzzustände

Wenn man sich die vielen Einflüsse verdeutlicht, die die Psyche auf das Schmerzerlebnis hat, kann man verstehen, daß es gelegentlich zu chronischen Schmerzen kommt, die ihren Ursprung nicht im Körper, sondern in der Psyche haben. Typisch ist, daß die Schmerzen keiner bekannten Erkrankung oder anatomischen Struktur zugeordnet werden können, einfach „nicht passen wollen". Vielfach haben die Patienten bereits viele unangenehme Untersuchungen, (langfristig vergebliche) Behandlungsversuche und Arztwechsel („Koryphäenkiller-Syndrom") hinter sich. Die Kranken machen oft einen depressiven Eindruck und sind in ihrem täglichen Leben beeinträchtigt. Die Behandlung psychosomatisch bedingter Schmerzzustände ist in der Regel schwierig und erfordert ein interdisziplinäres Vorgehen. Welche Form der Psychotherapie am ehesten angezeigt ist, muß im Einzelfall entschieden werden.

Erkrankung/ Schmerzsyndrom	Details, ☞
Kopfschmerzerkrankungen	35.12.1, 35.12.2
Neuralgien (z.B. Trigeminusneuralgie)	35.12.3
Phantom- und Stumpfschmerz	27.7
Psychosomatisch bedingte Schmerzzustände	16.5
Rückenschmerzen, Schmerzen bei Bandscheibenerkrankung	35.11.2, 35.11.2
Schmerzen bei Arthrose	26.10.1
Schmerzen bei Herpes zoster	28.6.3
Schmerzen bei malignen Erkrankungen	24.5.5
Schmerzen bei Polyneuropathien	35.11.1
Schmerzen bei Rheuma	25.2.1

Tab. 16.11: Häufige Schmerzsyndrome und Erkrankungen, die mit chronischen Schmerzen einhergehen können.

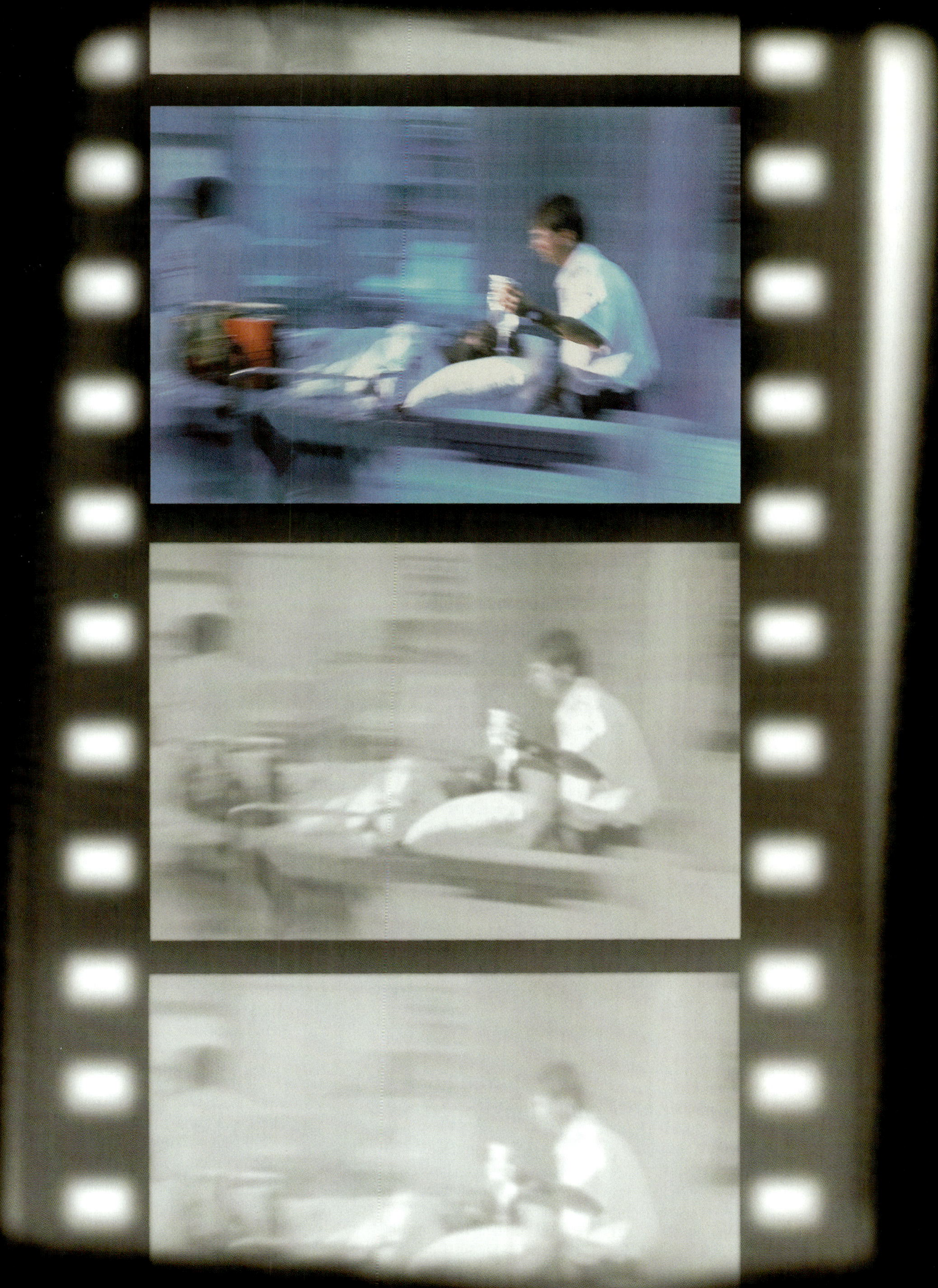

17 Pflege in Notfallsituationen

Übersicht

Medizinische Notfälle treten gehäuft dort auf, wo kranke Menschen behandelt werden. Prinzipiell kann es aber *überall* und *jederzeit* zu Notfällen kommen.

Notfälle führen oft in den Grenzbereich zwischen Leben und Tod. In Anbetracht des psychischen Druckes, unter dem die Erste Hilfe stattfinden muß, ist ein durch häufige Übung eingeschliffenes, *strukturiertes Vorgehen* unabdingbar.

Weitere Grundvoraussetzung qualifizierter Hilfe ist zudem die Kenntnis der vorhandenen Ausrüstung (z.B. Notfallwagen, Sauerstoffanschlüsse).

> ☑ Auszubildende in der Pflege müssen bei jedem neuen Stationseinsatz frühzeitig mit der Notfallausstattung der Station vertraut gemacht werden.

17.1 Was ist ein Notfall?

> **Notfall:** Akut lebensbedrohlicher Zustand, bei dem die **Vitalfunktionen** des Patienten gestört sind oder eine solche Störung unmittelbar droht.

Einem Notfall können nicht nur Verletzungen, sondern auch eine plötzliche Krankheit (z.B. Herzinfarkt), die Verschlechterung vorbestehender Erkrankungen (z.B. Dekompensation einer Herzinsuffizienz) oder eine Vergiftung *(Intoxikation)* zugrunde liegen.

Häufige Symptome von Notfällen sind:

- **Störungen der Herzaktion,** z.B. durch Herzinfarkt, Herzinsuffizienz, Blutungen in die Herzhöhle oder schwerwiegende Herzrhythmusstörungen
- **Störungen des Kreislaufs,** z.B. durch Blutverlust bei inneren Blutungen, aber auch als Folge eines Pumpversagens des Herzens
- **Störungen der Atmung,** z.B. durch Verlegung der Atemwege (Zurückfallen der Zunge beim Bewußtlosen, Aspiration, Insektenstich), bei Brustkorbverletzungen oder als Folge von Herz-Kreislauf-Störungen.

„Psychische Erste Hilfe"

Im Notfall, d.h. im Zustand der äußersten Hilflosigkeit, wird auch der Erwachsene quasi wieder zum Kleinkind. Psychische Streßreaktionen wie Angst und Panik können z.B. einen Schock verschlimmern und durch gesteigerten Sauerstoffverbrauch zum Versagen der Vitalfunktionen beitragen. Die Pflegekraft versucht daher, dem Patienten das Gefühl der Angst und des Alleinseins zu nehmen.

> Beruhigung und Beistand sind auch dann unabdingbar, wenn der Patient so weit gestört ist, daß er keine Reaktionen mehr zeigt. Seine Wahrnehmung kann noch erhalten sein, auch wenn sein Reaktionsvermögen stark vermindert ist!

17.2 Prüfung der Vitalfunktionen

Bei einem bewußtlosen – z.B. aus dem Bett gestürzten – Patienten verschafft sich die ersthelfende Pflegekraft zunächst einen Überblick über die lebenswichtigen Körperfunktionen des Patienten. Diese Prüfung der Vitalfunktionen geschieht durch:

- Prüfung des Bewußtseins (☞ 17.2.1)
- Prüfung der Atmung (☞ 17.2.2)
- Prüfung des Pulses und damit der Kreislaufsituation (☞ 17.2.3).

Die Prüfung der Vitalzeichen bildet die Entscheidungsbasis für die eventuell folgende Wiederbelebungsmaßnahme. In Wirklichkeit greifen Vitalzeichenkontrolle und Sofortmaßnahmen ineinander. So wird z.B. nach Prüfung der Atmung beim nicht Atmenden direkt mit der Atemspende begonnen – noch *vor* Prüfung des Pulses.

17.2.1 Prüfung des Bewußtseins

> **Bewußtlosigkeit:** Schwere Bewußtseinsstörung, bei der der Mensch nicht ansprechbar ist (☞ 35.4.5). Der Bewußtlose hat die Fähigkeit der räumlichen und zeitlichen Orientierung verloren und reagiert weder auf Fragen zur Person (z.B. nach dem Namen) noch auf Reize (z.B. Schmerzreize).

Reagiert ein angesprochener („Wie heißen Sie?"), offensichtlich bewußtloser Patient nicht, so sollte er direkt angefaßt werden. Erfolgt auch bei kräftigem Anfassen keine Reaktion, so ist der Patient bewußtlos.

Unklare Bewußtlosigkeit

Die Ursache der Bewußtlosigkeit ist in der Regel zunächst unklar. Einer Bewußtlosigkeit können zahlreiche Störungen innerhalb des Zentralnervensystems zugrundeliegen:

- Durchblutungsstörungen oder Blutungen des Gehirns (etwa beim Schlaganfall, ☞ 35.6)
- Entzündungen des Gehirns oder der Hirnhäute (*Enzephalitis* oder *Meningitis,* ☞ 35.9.1 und 35.9.2)

- Schädel-Hirn-Verletzung (etwa infolge eines Sturzes (☞ 35.15.1)
- Hirntumoren und Hirnmetastasen (☞ 35.14.1)
- Hirnorganische Krampfanfälle (☞ 35.8.2).

Aber auch Störungen, die primär nicht im Gehirn liegen, können zu Bewußtlosigkeit führen, z.B.:

- Vergiftungen (etwa mit Alkohol oder Schlaftabletten, ☞ 38.5.3)
- Stoffwechselentgleisungen, z.B. bei Funktionsstörungen der Leber, der Niere, der Schilddrüse und beim Diabetes mellitus
- Schock (☞ auch 38.5.1, z.B. bei Herzinfarkt, ☞ 18.5.2).

17.2.2 Prüfung der Atmung

Ob ein Verunglückter über eine ausreichende Atmung verfügt, kann nur beurteilt werden, wenn die Atemwege des Patienten für den Luftstrom frei sind. Bei Bewußtlosen verlegt z.B. häufig die Zunge aufgrund der allgemeinen Muskelerschlaffung den Rachenraum. Auch können Fremdkörper die Luftwege verlegen. Zur Prüfung der Atmung müssen deshalb zunächst die *Atemwege freigemacht* werden:

- Mund öffnen und auf Fremdkörper, Erbrochenes oder Blut inspizieren. Bei sichtbaren Fremdkörpern diese mit dem durch ein Gazestück bedeckten Zeigefinger entfernen
- Kopf nackenwärts überstrecken (☞ 17.3.1 und Abb. 17.3)
- Kinn anheben (☞ Abb. 17.3).

Um die **Atemfunktion** zu prüfen, beugt der Ersthelfer seine Wange dicht über Mund und Nase des Verletzten und blickt gleichzeitig zu dessen Brustkorb.

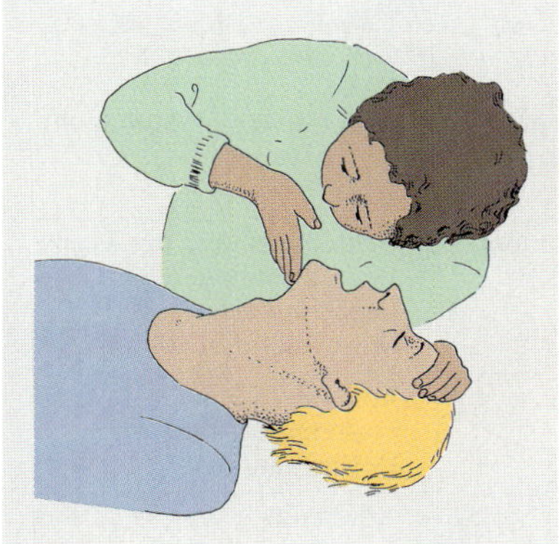

Abb. 17.1: Prüfung der Atemfunktion durch Sehen, Hören und Fühlen. [L190]

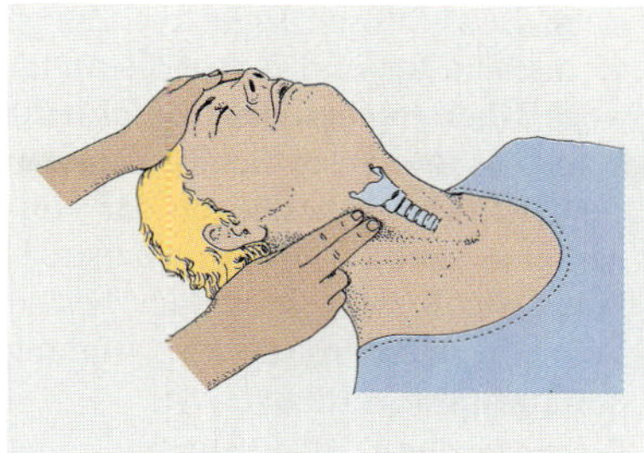

Abb. 17.2: Pulskontrolle an der Halsschlagader (A. carotis communis). [L190]

> ☑ **Atemfunktion sehen, hören und fühlen**
> Atmet der Patient, so kann der Helfer dies *sehen* (Heben und Senken des Brustkorbes), *hören* (Atemgeräusche) und *fühlen* (Luftbewegung an seiner Wange).

17.2.3 Prüfung des Kreislaufs

Zur Prüfung des Kreislaufs eignet sich am besten die **Pulskontrolle.** Die Pflegekraft prüft den Puls beim bewußtlosen Patienten am günstigsten an der Halsschlagader (*A. carotis communis,* ☞ Abb. 17.2), da beim Schock infolge des eingeschränkten Kreislaufs die Körperperipherie nur wenig durchblutet ist und der Puls am Handgelenk womöglich „fehlt". Sie tastet dabei mit den Fingerkuppen seitlich am Kehlkopf entlang und rutscht dann mit den Fingern in die seitliche Halsgrube. *Beide* Halsschlagadern werden (nacheinander) je 5 Sekunden lang geprüft. Ist ein Stethoskop zur Hand, wird der Herzschlag direkt über dem Herzen auskultiert.

> ⓘ **Vorsicht beim Tasten der Halsschlagadern!**
> Niemals sollten beide Halsschlagadern gleichzeitig getastet werden; die Zufuhr von Blut zum Gehirn wird dadurch evtl. eingeschränkt. Auch ein zu starkes Drücken auf die Halsschlagader ist gefährlich – es können bedrohliche Kreislaufreflexe ausgelöst werden, die im Extremfall zum Herzstillstand führen.

Prüfung des Kreislaufs bei Kindern

Der kurze, „speckige" Hals des Säuglings (Kind < 1 Jahr) eignet sich nicht für eine Pulstastung an der Halsschlagader. Beim Säugling wird deshalb die Armarterie getastet (A. brachialis, tastbar an der Arminnenseite in der Mitte zwischen Ellenbogen und Schulter).

Bei älteren Kindern kann der Puls wie bei Erwachsenen an der Halsschlagader geprüft werden.

17.3 Vorgehen bei einem Notfall auf Station

Nach der Prüfung der Vitalfunktionen (☞ oben) löst im Krankenhaus jeder, der einen Patienten in bedrohlichem Zustand vorfindet, zunächst *Stationsalarm* aus bzw. verständigt weitere Helfer (etwa den *Stationsarzt*). Evtl. ist dies auch gleichzeitig möglich, z.B. durch Rufe.

Maßnahmen, wenn nicht reanimiert werden muß

Muß nicht wiederbelebt werden, schließen sich die folgenden Maßnahmen an:

- Dem Patienten gegenüber beruhigend und sicher auftreten, das Bett evtl. umschieben (Sauerstoffanschluß, Vermeidung von Störungen der Mitpatienten)
- Arbeitskollegen und Arzt vom Dienst verständigen. Bei vitaler Bedrohung (Bewußtlosigkeit, Zyanose, massive Blutung) selbständig Notarzt über die Telefonnummer verständigen, bei externem Notdienst Pförtner verständigen (Haustür öffnen lassen)
- Infusionen vorbereiten (z.B. 0,9% NaCl), Notfallkoffer mit Notfallmedikamenten bereitstellen oder Notfallwagen ins Krankenzimmer fahren (lassen)
- Bei Atemnot O_2-Gabe vorbereiten (Nasensonde) und evtl. selbständig durchführen (z.B. 6 l/min)
- Patienten bei Bewußtlosigkeit in stabiler Seitenlage lagern
- Regelmäßig Vitalzeichen kontrollieren: RR, Puls, Bewußtseinslage (mindestens alle 5 Minuten bis Hilfe kommt). Patienten möglichst nicht alleine lassen
- Krankenblatt zur schnellen Information am Krankenbett bereitlegen
- Maßnahmen auf Protokollblatt dokumentieren.

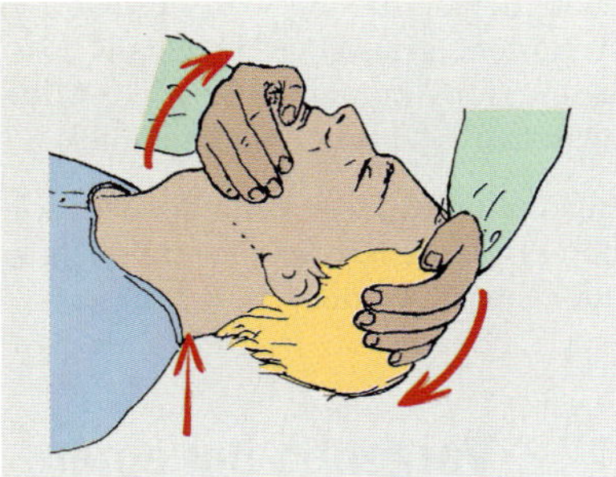

Abb. 17.3: Überstrecken des Halses zur Schaffung freier Atemwege. [B200]

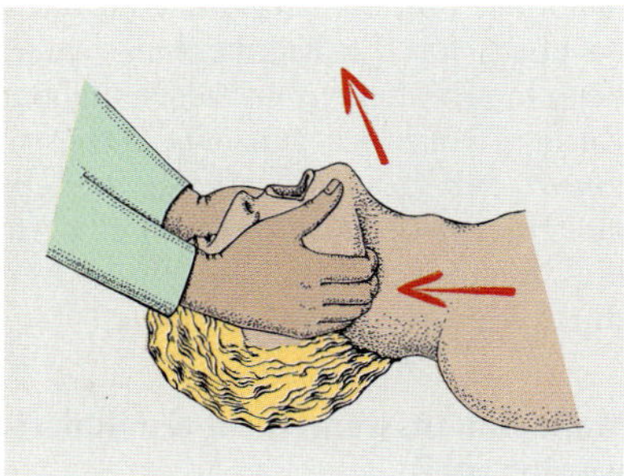

Abb. 17.4: Esmarch-Handgriff: Beide Hände fassen das Kinn des Verletzten und schieben den Unterkiefer so nach vorne, daß die untere Zahnreihe vor die obere kommt. Gleichzeitig muß der Hals des Patienten überstreckt sein. [L190]

Reanimation nach der ABCD-Regel

Die Buchstaben der **ABCD-Regel** stehen für das stufenweise Vorgehen bei der kardiopulmonalen Reanimation. Diese Maßnahmen sind bei jeder Reanimation zu ergreifen.

A: Atemwege freimachen, ☞ 17.3.1.
B: Beatmung, ☞ 17.3.2
C: Circulation – Kreislauf z.B. durch Herz(druck)massage stabilisieren, ☞ 17.3.3
D: Drugs = Medikamente, ☞ 17.3.4

17.3.1 A = Atemwege freimachen

Nur wenn die Atemwege des Patienten frei sind, kann die Luft aus dem Mund-Rachen-Raum in die Lunge gelangen. Verlegte Atemwege müssen daher als erstes freigemacht werden:

- Der Helfer entfernt alle sichtbaren Fremdkörper, z.B. Erbrochenes, aus dem Mund (Ausräumung mit dem Finger, bei Verfügbarkeit auch mit Kornzange und Tupfer oder durch Absaugen). Festsitzende Zahnprothesen werden belassen, lockere herausgenommen
- Beim Bewußtlosen sackt die Zunge oft nach hinten und verlegt die Atemwege. **Überstrecken des Kopfes nackenwärts** und zusätzliches Anheben des Unterkiefers beseitigen das Hindernis (☞ Abb. 17.3). Die Überstreckung des Kopfes sollte am besten schon bei der Prüfung der Atmung durchgeführt werden
- Reichen diese Maßnahmen nicht aus, um eine Spontanatmung in Gang zu setzen, so wird der Unterkiefer durch einen speziellen Griff weit nach vorne geschoben **(Esmarch-Handgriff,** ☞ Abb. 17.4).

> **Vorsicht bei HWS-Verletzungen**
> Bei Verdacht auf eine Halswirbelsäulenverletzung darf der Kopf des Patienten weder überstreckt noch zur Seite gedreht werden. Eine (vorsichtige) Durchführung des Esmarch-Handgriffes ist in Mittelposition des Kopfes möglich.

17.3.2 B = Beatmung

Setzt nach Freimachen der Atemwege keine Spontanatmung ein (keine tastbaren Atembewegungen und hörbaren Atemgeräusche), wird der Puls kontrolliert (☞ 17.2.3) und mit der **Atemspende** begonnen. Bei Pulslosigkeit erfolgt die *kardiopulmonale Reanimation* (☞ 17.3.3).

Behelfsweise erfolgt die Atemspende zunächst durch **Mund-zu-Nase-Beatmung** oder, falls die Nase verletzt oder beim Einblasen nicht durchlässig ist, durch **Mund-zu-Mund-Beatmung.** Wegen der Gefahr von Infektionen und wegen der besseren Wirksamkeit sollte die Beatmung möglichst mittels Maske und Beatmungsbeutel (z.B. Ambu®-Beutel) durchgeführt und so früh wie möglich durch den Arzt intubiert werden (☞ 37.8.3). Diese sog. **Intubationsbeatmung** beugt zusätzlich der Aspiration (☞ 20.13) vor.

Mund-zu-Nase- und Mund-zu-Mund-Beatmung

Mund-zu-Nase-Technik

- Als erstes überstreckt der Helfer den Kopf des Patienten
- Der Helfer verschließt den Mund durch Druck des Daumens auf die Unterlippe in Richtung Oberlippe. Ist der Mund nicht richtig verschlossen, kann die in die Nase eingeblasene Luft wieder entweichen. Ist der Mund verschlossen, bläst der Helfer seine Ausatemluft vorsichtig in die Nase des Patienten ein
- Nach zweimaliger Atemspende fühlt er den Puls an der Halsschlagader
- Danach setzt er die Beatmung nach seinem eigenen Atemrhythmus (entspricht ca. 15 mal pro Minute beim Erwachsenen) fort.

Mund-zu-Mund-Technik

Auch bei der Mund-zu-Mund-Beatmung ist das Überstrecken des Halses entscheidend. Diesmal muß jedoch die Nase verschlossen werden. Dies geschieht mit Daumen und Zeigefinger der auf der Stirn liegenden Hand. Der Helfer setzt seinen Mund fest um den Mund des Betroffenen herum auf. Gleichzeitig wird das Kinn nach oben gezogen, um die Atemwege freizuhalten. Durch den leicht geöffneten Mund bläst er nach seinem eigenen Atemrhythmus Luft ein.

Bei richtiger Beatmungstechnik hebt und senkt sich der Brustkorb des Beatmeten. Ist dies nicht der Fall, sind

		Ersthelfer	Arzt
A	**Atemwege freimachen**	• Mechanische Reinigung von Mund und Rachen • Überstrecken des Kopfes, evtl. Esmarch Handgriff • Stabile Seitenlage	• Gezieltes Absaugen mit Gerät • Endotrachealer Intubation
B	**Beatmung**	• Mund-zu-Nase-Beatmung oder Mund-zu Mund-Beatmung	• Beutelbeatmung mit Maske • Beutelbeatmung über Endotrachealtubus • Maschinelle Beatmung
C	**Cirkulation herstellen**	• Herzdruckmassage	• Infusion (Volumenersatzmittel) • Defibrillation
D	**Drugs** (Medikamente)		• Adrenalin • Evtl. Lidocain, Atropin, Dopamin

Tab. 17.5: Das ABCD der Wiederbelebung. [B200]

eventuell die Atemwege verlegt. Der Helfer kontrolliert dann sorgfältig Mund und Rachen, um sichtbare Fremdkörper entfernen zu können.

Besonderheiten bei Säuglingen und Kleinkindern

Im Gegensatz zum Erwachsenen sind Notfallsituationen beim Kind meist *nicht* durch Herzversagen bedingt. Bei Kindern entstehen Notfallsituationen viel häufiger durch Störungen der Atemfunktion (etwa bei Fremdkörperaspiration) oder durch Störungen des Kreislaufs (etwa bei Exsikkose, ☞ 13.11.5).

Die rasche Wiederherstellung der Atemfunktion hat bei Kindern also höchste Priorität. Deshalb wird bei Kindern unter acht Jahren zunächst auf die Pulskontrolle verzichtet und *sofort* nach Feststellung des Atemstillstands drei Atemspenden durchgeführt. Erst dann wird der Puls kontrolliert.

Ist der Ersthelfer allein, beatmet er das Kind eine Minute lang, ehe er fachliche Hilfe herbeiruft (beim Erwachsenen wird sofort Hilfe herbeigerufen).

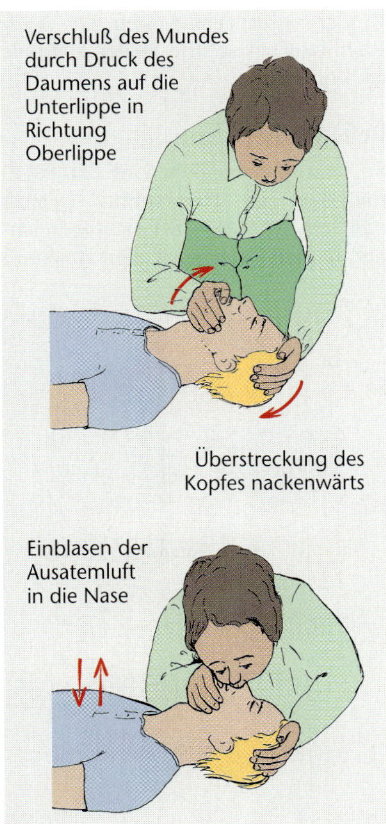

Abb. 17.6: Mund-zu-Nase-Beatmung. Das leichte Anheben des Brustkorbs ist ein sicheres Zeichen dafür, daß die eingeblasene Luft auch die Lunge erreicht. [L190]

Prinzipiell entspricht die Atemspende bei Säuglingen und Kleinkindern derjenigen bei Erwachsenen. Allerdings wird der Kopf des Kindes nicht oder nur gering überstreckt, da die Atemwege sonst verlegt werden können, und der Helfer umschließt bei Säuglingen Mund *und* Nase des Kindes mit seinem Mund (☞ Abb. 17.7). Es werden etwa 20 Atemzüge/Minute gespendet (manche Richtlinien sprechen bei Säuglingen von 30 – 40 Atemzüge/Minute und bei Kleinkindern von 25 Atemzügen/Minute). Je kleiner das Kind ist, desto weniger Luft wird pro Atemzug insuffliert (☞ Tab. 17.12).

Vorgehen bei der Beatmung

Zuerst wird die Atmung geprüft wie in 17.2.2 beschrieben. Wenn keine Spontanatmung vorhanden ist, erfolgt die zweimalige Mund-zu-Nase-Beatmung, dann die Pulskontrolle am Hals:

- Bei tastbarem Puls: Beatmung fortsetzen. Dabei gegebenenfalls Kopflage korrigieren und Fremdkörper aus Mund und Rachen entfernen
- Bei nicht tastbarem Puls: Herz-Lungen-Wiederbelebung.

Beenden der Beatmung

Der Patient wird so lange beatmet, bis er wieder selber atmet, fachliche Hilfe eintrifft oder ein approbierter Arzt abbrechen läßt (☞ 17.3.3).

Beutel-Masken-Beatmung

- Individuelle Auswahl der Maskengröße (Maske muß Nase und Mund dicht umschließen, ☞ 37.8.1)
- Lagerung auf Kopfkissen mit leicht überstrecktem Kopf („Schnüffelstellung"), Kinder bis ca. drei Jahre jedoch ohne Überstreckung
- Esmarch-Handgriff (☞ Abb. 17.4) mit Vorziehen des Unterkiefers
- Fixation des Kiefers mit 3. bis 5. Finger (bei Rechtshändern: der linken Hand), Aufsetzen der Maske, „C-Griff" mit Zeigefinger und Daumen
- Atembeutel rhythmisch zusammenpressen und sich entfalten lassen.

Risiken der Beutel-Masken-Beatmung

Ein Teil der insufflierten (eingeblasenen) Luft gerät zwangsläufig über die Speiseröhre in den Magen und bläht diesen auf. Dies geschieht insbesondere bei ungeübten Helfern, die den Atembeutel zu schnell und mit zu hohem Druck zusammenpressen. Durch die ballonartige Magenfüllung wird:

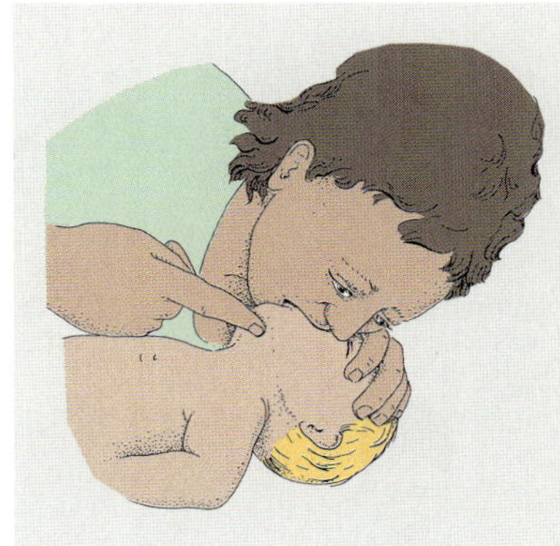

Abb. 17.7: Beatmung beim Säugling. [L190]

- Das Zwerchfell nach oben gedrückt, was die Lungenausdehnung und damit die Atemfunktion behindert
- Der Mageninhalt in die Speiseröhre gepreßt, was eine Aspiration begünstigt.

Viele moderne Beatmungsbeutel verfügen deshalb über Druckventile, die zu hohe Beatmungsdrucke verhindern.

17.3.3 C = Herzdruckmassage und Defibrillation

Herzdruckmassage

Ist auch nach zweimaliger Atemspende noch immer kein Karotispuls tastbar, führt der Helfer die *Herzdruckmassage* (kurz **Herzmassage**) durch.

Da die Herzmassage immer gleichzeitig mit der Atemspende ablaufen muß, spricht man auch von **kardiopulmonaler Reanimation** *(Herz-Lungen-Wiederbelebung)*.

> **Unerläßlich: Harte Unterlage!**
> Voraussetzung für erfolgreiche Herzmassage ist eine harte Unterlage (z.B. Fußboden, Bettbrett), da auf einer weichen Unterlage (z.B. Bett) die Kompressionsbewegungen des Helfers „verpuffen".

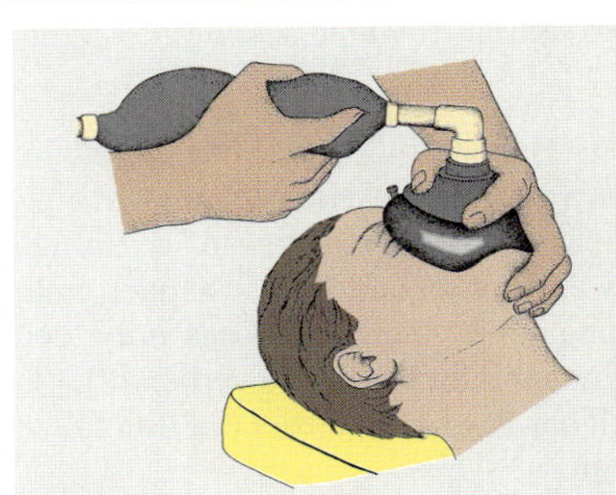

Abb. 17.8: Beutel-Masken-Beatmung mit C-Griff. [B200]

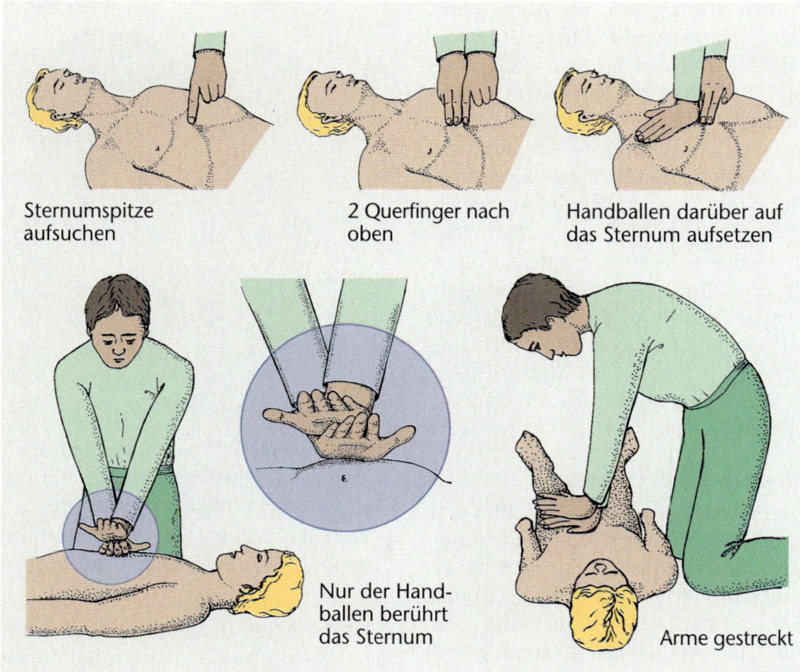

Abb. 17.9: Herzmassage. Der Druckpunkt liegt im unteren Drittel des Sternums (ca. 3 Querfinger oberhalb der Sternumspitze), bei Kindern in der Sternummitte. Darauf wird der Handballen der einen Hand gesetzt. Die Finger dieser Hand sind nach oben gestreckt. Der andere Handballen legt sich auf den Handrükken der ersten Hand. Die Finger dieser Hand sind ebenfalls gestreckt. Wie der vergrößerte Ausschnitt zeigt, überträgt nur der Handballen den mit gestreckten Armen ausgeübten Druck. [L190]

Der Brustkorb des Notfallpatienten muß freigemacht werden, um den richtigen Druckpunkt für die Herzmassage aufzufinden (☞ Abb. 17.9). Ist der Druckpunkt zu hoch angesetzt, so besteht die Gefahr einer Sternumfraktur, liegt er zu tief, können Leber und Milz geschädigt werden. Ein seitlich des Sternums angesetzter Druckpunkt kann zu Rippenbrüchen mit Verletzung der darunterliegenden Organe führen.

☑ Für eine erfolgreiche Herzmassage bei einem Erwachsenen muß mindestens 80 mal/Minute „gedrückt" werden (bei Kindern < 8 Jahren: 100 mal/Minute).

Der Helfer muß dabei das Brustbein etwa 4 – 5 cm tief eindrücken, was einige Kraft erfordert. Ebenso wesentlich ist es, daß er den Druck danach vollkommen lockert (allerdings ohne den Kontakt zum Körper zu verlieren!), damit das Herz sich wieder mit Blut füllen kann.

Herzmassage und Beatmung müssen immer im rhythmischen Wechsel erfolgen. Dabei wird grundsätzlich mit der Atemspende begonnen (☞ Abb. 17.11).

Ein-Helfer-Methode

Steht nur ein Helfer zur Verfügung, beginnt er die Reanimation mit zwei Beatmungen und führt anschließend 15 Brustkompressionen durch (Verhältnis 2 : 15). Danach wieder zweimal Atemspende und wieder 15 Kompressionen usw.

Da die Ein-Helfer-Methode sehr anstrengend ist, sollte möglichst schnell ein zweiter Helfer gefunden werden (z.B. durch Rufe) und zur Zwei-Helfer-Methode übergegangen werden.

Zwei-Helfer-Methode

Bei der Zwei-Helfer-Methode beatmet der eine Helfer, und der andere führt die Herzmassage durch. Die beiden Helfer stimmen sich dabei so ab, daß auf jeweils einen Atemstoß fünf Herzmassagen folgen (Verhältnis 1 : 5). Da die Herzmassage über längere Zeit sehr anstrengend ist, sollten sich die beiden Helfer abwechseln. Zur Effektivitätskontrolle kann der Beatmer während der Herzdruckmassage die erzeugten Pulswellen an der A. carotis fühlen.

☑ Die geglückte Wiederbelebung erkennt der Helfer daran, daß der Puls am Hals tastbar wird und die Atmung wieder einsetzt. Daher wird der Puls an der A. carotis nach je vier Zyklen (oder einmal pro Minute) überprüft. Die Hautfarbe des Reanimierten sollte sich normalisieren und die Pupillen klein bleiben.

Besonderheiten der Herzdruckmassage bei Kindern

Auch bei der Herzdruckmassage muß das Vorgehen an die veränderten anatomischen Verhältnisse bei Säuglingen und Kleinkindern angepaßt werden. Die Besonderheiten fassen Tab. 17.12 und Abb. 17.13 zusammen.

Entsprechend der bei Kindern höheren Atemfrequenz werden Kinder unter acht Jahren bei der Ein-Helfer-Methode im Rhythmus „3 Atemspenden zu 15 Brustkompressionen" (3 : 15) und bei der Zwei-Helfer-Methode wie bei Erwachsenen im Rhythmus 1 : 5 reanimiert. Vielfach wird jedoch auch für Kinder unter acht Jahren der 1 : 5-Rhythmus bei der Ein-Helfer-Methode empfohlen.

Defibrillation

So bald wie möglich wird der Herzrhythmus am Herzmonitor geprüft oder ein EKG (☞ 18.4.4) aufgezeichnet, da dies in vielen Fällen Auskunft

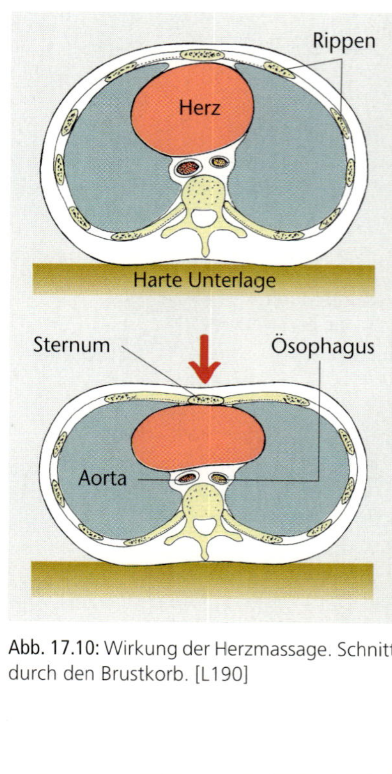

Abb. 17.10: Wirkung der Herzmassage. Schnitt durch den Brustkorb. [L190]

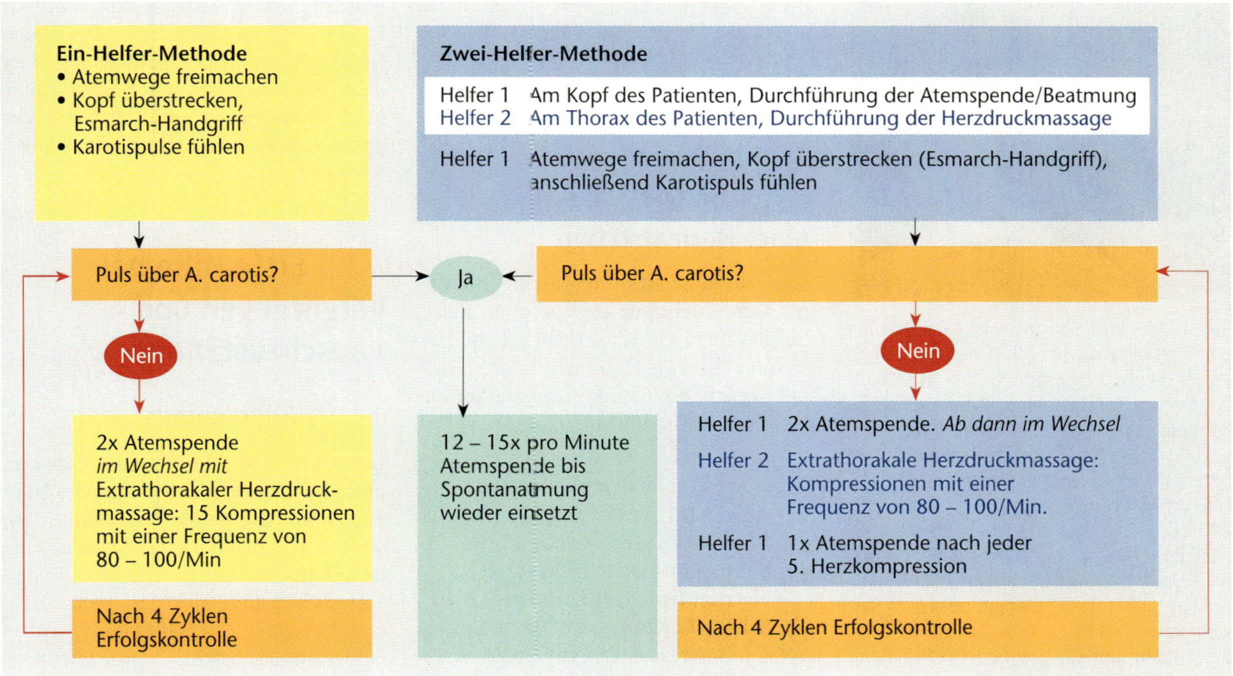

Abb. 17.11: Die kardiopulmonale Reanimation mit der Ein- bzw. Zwei-Helfer-Methode. [B200]

über Form und Ursache des Kreislaufstillstandes gibt (Asystolie?, Kammerflimmern?) und auch eine Kontrolle der Therapiebemühungen ermöglicht.

Bei einem Kammerflimmern (☞ 18.7.2) muß unverzüglich defibrilliert werden. Dabei soll ein elektrischer Stromschlag die Herzmuskelerregungen wieder koordinieren (☞ Abb. 17.14).

Da allein die Defibrillation das häufige und potentiell tödliche Kammerflimmern beseitigen kann, ist sie heute im zeitlichen Ablauf *vor* die Medikamententherapie gerückt. Die früher gebräuchliche ABCDE-Regel (E stand für Elektrotherapie = Defibrillation) gilt also heute nicht mehr.

Abbruch der Reanimation

Der Abbruch der Reanimationsbemühungen kann grundsätzlich nur von einem approbierten Arzt angeordnet werden. Abbruch-Kriterien können sein:

- Länger als 30 Minuten nach Beginn einer ordnungsgemäß durchgeführten Reanimation bestehender zerebraler Kreislaufstillstand (weite, lichtstarre Pupillen, Bewußtlosigkeit, fehlende Spontanatmung). Ausnahme ist die Reanimation bei Unterkühlung oder Intoxikation, da hier die Überlebenszeit des Körpers länger ist
- Länger als 15 Minuten bestehende Zeichen des Herztodes im EKG (Asystolie).

Alter	Beatmungs-frequenz	Herzmassage		
		Technik	*Frequenz*	*Kompressionstiefe*
Säugling (< 1 J.)	Mind. 20/Min.	2 Finger	Mind. 100/Min.	2–3 cm
Kleinkind (1–8 J.)	20/Min.	Ballen/Hand	100/Min.	3–4 cm
Schulkind (> 8 J.)	Wie beim Erwachsenen			

Tab. 17.12: Beatmung und Herzmassage bei Kindern.

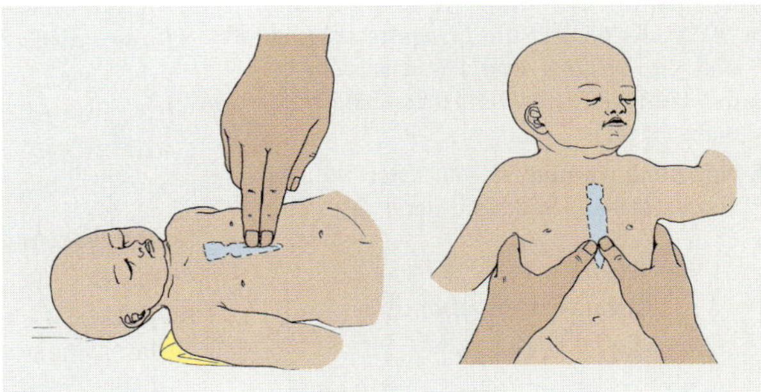

Abb. 17.13: Herzmassage beim Säugling. Rechts: Thoraxumfassende Technik (beim Neugeborenen bevorzugt). Links: Zwei-Finger-Technik (beim Säugling). [L215]

17.3.4 D = Medikamente für die kardiopulmonale Reanimation

Um rasch Medikamente geben zu können, legt der Arzt einen venösen Zugang. Bestimmte Notfallmedikamente (z.B. Adrenalin, Lidocain, Atropin) können – mit NaCl 0,9% verdünnt – auch direkt über den Beatmungstubus gegeben werden. Sie werden dann von der Bronchialschleimhaut resorbiert. Adrenalin kann auch direkt in die Herzkammern gespritzt werden.

Die wichtigsten Notfallmedikamente sind:

- **Adrenalin:** Stimuliert das sympathische Nervensystem und fördert dadurch die *Schlagkraft*, die *Schlagfrequenz*, die *Reizleitung* und die *Erregbarkeit* des Herzens. Alle diese Effekte sind erwünscht, um das Herz maximal zu stimulieren
- **Atropin:** Bei einem langsamen Herzschlag (Bradykardie) oder einem hochgradigen AV-Block (☞ 18.7.3) wird Atropin gegeben, das den dämpfenden Einfluß des Parasympathikus vermindert. Es steigert dadurch die Erregungsüberleitung vom Herzvorhof zur Herz-

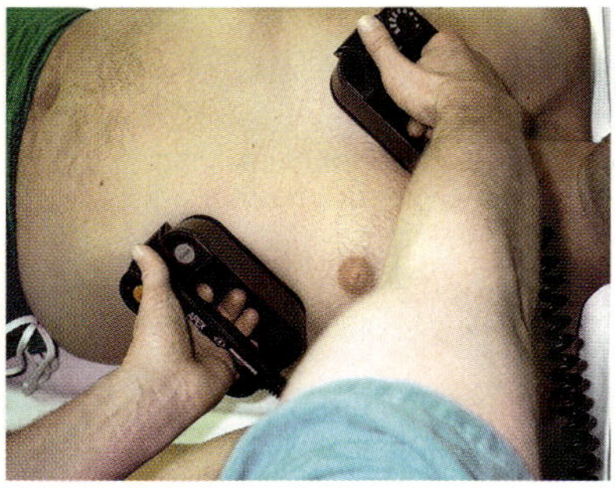

Abb. 17.14: Defibrillation eines Patienten mit Kammerflimmern. Um die Stromüberleitung an der Haut zu verbessern, bestreicht man die Elektroden zunächst mit Elektrodenpaste. Dann setzt man die Elektroden unter Druck unterhalb des rechten Schlüsselbeines und unterhalb der linken Brustwarze auf.
Man defibrilliert zunächst mit der Stärke 200 Joule, dann mit 300 Joule und eventuell noch 360 Joule, bis der Patient auf die Therapie anspricht. Während der Defibrillation jede Berührung mit dem Patienten oder dem Bett vermeiden! [M115]
Bemerkung: **Joule** ist die moderne Einheit für die Energie – sowohl bei der Berechnung von Nahrungsmitteln (4,1 Joule = 1 Kcal [Kilo-Kalorie]) als auch in der Elektrizitätslehre (1 J = 1 W [Watt] x 1 Sek.).

kammer. Außerdem erhöht es die Frequenz im Sinusknoten, macht das Herz aber auch für Herzrhythmusstörungen empfindlicher

- **Lidocain:** Ergibt das EKG die Diagnose eines Kammerflimmerns oder Kammerflatterns, so wird Lidocain eingesetzt. Dieses Medikament gehört zur Gruppe der *Antiarrhythmika* (☞ Pharma-Info 18.52). Es dämpft die *Erregungsleitung* und die *Bildung von Extrasystolen* in der Herzkammer. Der Herzschlag normalisiert sich
- **Natriumkarbonat 8,4%:** Bei einem Herz-Kreislauf-Stillstand gerät der Patient zwangsläufig in eine metabolische Azidose. Da diese die Chancen einer erfolgreichen Reanimation senkt, wird bei einer längerdauernden Reanimation Natriumbikarbonat 8,4% intravenös infundiert.

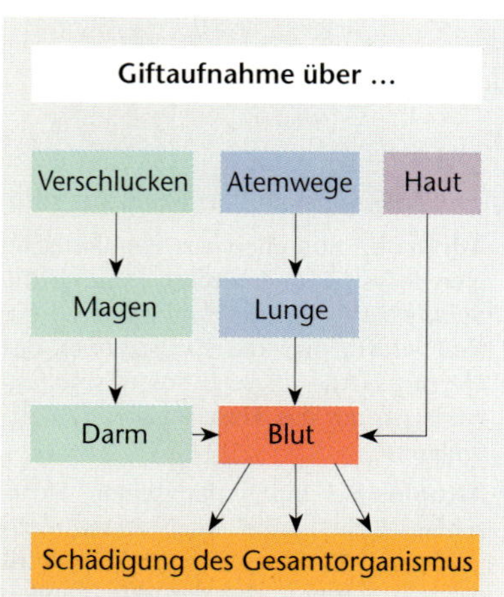

Abb. 17.15: Möglichkeiten der Giftaufnahme. [B200]

17.3.6 Notfallausstattung einer Normalstation

Die Notfallausstattung einer Station muß an einem gut zugänglichen Platz aufbewahrt werden. Bewährt haben sich Notfallwagen, die sich im Bedarfsfall rasch in ein Krankenzimmer fahren lassen. Ihre Ausstattung umfaßt:

☑ Medikamente und Infusionen

- **Adrenalin** (z.B. Suprarenin®): Verbessert die Koronardurchblutung und die Herzkraft
- **Natriumhydrogenkarbonat 8,4%:** Gleicht eine metabolischen Azidose aus, die Folge jedes Kreislaufstillstandes ist
- **Lidocain 2%:** Verlangsamt den Ionenaustausch durch die Zellmembran, wodurch die Bildung und Fortleitung von unkontrollierten Reizen gebremst wird (z.B. bei Herzkammerflattern, -flimmern)
- **Ringerlösung** oder eine andere Infusionslösung: Dient als Trägerlösung von Medikamenten, zum Volumenersatz und zum Freihalten der venösen Zugänge
- **Sauerstoff:** Sauerstoff-Flasche mit Anschlußmöglichkeiten für Beatmungsbeutel und Sauerstoffbrillen ermöglichen eine bessere Oxygenierung.

Materialien und Geräte

- Handschuhe
- Spritzen und Kanülen
- Materialien zum Legen eines venösen Zugangs
- Beatmungsbeutel
- Gegenstände zur Intubation
- Absauggerät mit sterilen Kathetern.

17.4 Suche nach Verletzungen

Verletzungen können sichtbar sein, sie können aber auch unter der Kleidung verborgen oder ganz verdeckt sein. So ist z. B. der geschlossene Schenkelhalsbruch (☞ 27.8.8) von außen oft nur an einer Fehlstellung des betroffenen Beins oder an einer Schwellung über dem Bruch zu erkennen. Bei der Suche nach Verletzungen muß deshalb der ganze Körper abgesucht und eventuell Kleidung entfernt werden.

17.5 Erste Hilfe bei Vergiftungen und Rauschzuständen

17.5.1 Allgemeines

Gift kann über die Verdauungswege, über die Atemwege oder über die Haut aufgenommen werden (**Intoxikation,** ☞ 38.5.3). Auf allen drei Wegen gelangt die giftige Substanz in das Blut, so daß eine Schädigung des gesamten Organismus möglich ist. Das „Gift" wird in Selbsttötungsabsicht, versehentlich oder aber bei einem Arbeitsunfall aufgenommen. Häufig sind Vergiftungen auch durch Überdosierung von Rausch- und Genußmitteln (z.B. Alkohol) bedingt.

Vergiftungserscheinungen

Folgende Symptome weisen auf eine akute Vergiftung hin (☞ 38.5.3):

- Zentralnervöse Störungen wie Erregung, Bewußtseinstrübung bis hin zum **Koma** (= tiefe Bewußtlosigkeit), Krämpfe, Lähmungen, Kopfschmerzen, Schwindel
- Psychische Störungen wie Aggressivität, Phantasieren, Depressionen
- Gastrointestinale Störungen wie Übelkeit, Erbrechen, Durchfall
- Atem- und Kreislaufstörungen wie Schock, Kreislaufstillstand, Atemlähmung, Pulsbeschleunigung oder -verlangsamung.

Hinzu treten lokale Schäden durch die toxische Substanz wie beispielsweise eine Speiseröhrenverätzung nach oraler Aufnahme von Säuren (☞ 17.6).

Die Kombination von Bewußtseinsstörungen und Erbrechen kann für den Vergifteten gefährlich werden: Durch die Bewußtlosigkeit und die gleichzeitige Verminderung der Schutzreflexe kann es zur *Aspiration* (☞ 7.7.7 und 20.13) von Erbrochenem kommen.

Durch die toxische (giftige) Wirkung der eingenommenen Substanzen drohen neben der *akuten Störung* der Vitalfunktionen oft auch *Spätschäden* beispielsweise der Leber, des Gehirns oder der Nieren.

Schweregrad einer Vergiftung

Vor allem die Abschätzung der **Komatiefe,** also des Grades des Bewußtseinsverlustes, erlaubt eine Beurteilung des aktuellen Stadiums einer Vergiftung. Man unterscheidet (☞ 35.4.5):

Schweregrad	Symptomatik
I	Patient schläfrig, aber ansprechbar
II	Patient nicht ansprechbar, reagiert aber auf leichtere Schmerzreize
III	Patient reagiert gering auf starke Schmerzreize
IV	Patient reaktionslos auch auf maximale Schmerzreize, alle Reflexe fehlen

Tab. 17.16: Schweregrade der Bewußtseinsstörung.

Behandlungsstrategie bei Vergiftungen

Bei Vergiftungen hat sich die **Elementartherapie** bewährt, welche mehrere Schritte umfaßt (☞ Kasten).

Elementartherapie bei Vergiftungen
- Sicherung der Vitalfunktionen nach der ABCD-Regel (☞ 17.3)
- Ratschläge der Giftinformationszentrale einholen (Telefonnummern ☞ blauer Kasten)
- Diagnosesicherung (Sicherstellung von Material wie z.B. Tablettenresten, Gläsern, Flaschen, Urin oder Erbrochenem)
- Verringerung der Giftresorption durch *induziertes Erbrechen, Magenspülung* oder Gabe von *Absorbentien* wie Aktivkohle (☞ 38.5.3)
- Gabe von Antidoten, also Gegengiften (☞ 38.5.3)
- Beschleunigung der Giftausscheidung (z.B. durch Hämofiltration oder Hämodialyse, ☞ 31.2.6), Blutaustauschtransfusion oder forcierte Diurese (☞ Pharma-Info 31.82)

Behandlung eines Vergifteten auf der Intensivstation, ☞ 38.5.3

☑ Anruf in der Giftinformationszentrale

Folgende Informationen bereithalten:
- Wie alt ist der Vergiftete (schätzungsweise)?
- *Was* wurde wahrscheinlich eingenommen? (Evtl. gezielt nach Hinweisen suchen, z.B. Tablettenschachteln im Papierkorb)
- *Wieviel* wurde maximal/minimal eingenommen?
- *Wann* ist die Einnahme wahrscheinlich erfolgt?
- Was ist bisher beobachtet worden?
- Was ist bisher unternommen worden?
- Welche Vorerkrankungen bestehen (z.B. Epilepsie oder Herzrhythmusstörungen)?

Telefonnummern von Giftinformationszentralen:

Berlin		030 / 19240
Bonn		0228 / 287-3211
Erfurt		0361 / 730-730
Göttingen		0551 / 19240
Mainz		06131 / 19240
München		089 / 19240
Wien	(0043)	(0)1/406 43430
Zürich	(0041)	(0)1 / 2 51 51 51

17.5.2 Alkoholvergiftung

Alkoholvergiftungen sind sehr häufig und führen oft zum Tode, wenn sie nicht oder zu spät behandelt werden.

Der alkoholvergiftete Patient ist an folgenden Zeichen zu erkennen:
- Bei mäßiger Vergiftung erhöhtes Selbstbewußtsein, das dann (bei weiterer Alkoholzufuhr) in eine hypnoseähnliche Bewußtseinstrübung bis hin zum narkotischen Stadium übergehen kann
- Störung der motorischen Koordination, Verschlechterung der Konzentrationsfähigkeit, verlangsamte Reaktionen, Gedächtnisverlust für die zurückliegenden Stunden
- Geruch nach Alkohol *(Alkoholfötor)*
- Erhöhte Wärmeabgabe durch Erweiterung der peripheren Gefäße (gerötetes Gesicht), häufig mit nachfolgender Unterkühlung
- Erbrechen, erhöhter Harnfluß (Polyurie, Folge der durch Alkohol gehemmten ADH-Sekretion).

Behandlungsstrategie

Die Behandlung alkoholvergifteter Patienten läuft nur auf den ersten Blick immer nach dem gleichen Schema ab:
- Bei ansprechbaren Patienten evtl. induziertes Erbrechen
- Bei bewußtlosen Patienten Magenspülung nach Stabilisierung der Vitalfunktionen
- Bei drohender Atemlähmung Intubation und Beatmung
- Bei Volumenmangel Infusionstherapie mit 5%iger Glukoselösung
- Bei Übererregung oder aggressivem Verhalten Haloperidol i.v. (z.B. in Haldol®).

Abgesehen von der sehr unterschiedlichen Alkoholtoleranz der Patienten (das klinische Stadium kann über den tatsächlichen Vergiftungsgrad des Organismus täuschen) bestehen bei Alkoholkranken sehr oft gleichzeitig weitere Ursachen für ein Koma – v.a. Hypoglykämien (☞ 23.6.4), Mischintoxikationen (z.B. mit Tabletten oder Rauschgift), Hirnblutungen oder Hirnhautentzündungen (☞ 35.9.1). Entsprechend müssen die obigen Behandlungsstrategien modifiziert werden.

Besteht nicht nur eine akute Alkoholvergiftung, sondern zugleich eine Alkoholabhängigkeit, entwickeln sich innerhalb von Stunden die Symptome des Alkoholentzugsdelir (☞ 36.6.2).

17.5.3 Benzodiazepinvergiftung

Benzodiazepine wie Valium® und Adumbran® gehören zu den meistverordneten Medikamenten in der Allgemeinmedizin und der Psychiatrie. Sie werden nicht selten in Suizidabsicht überdosiert eingenommen.

Der Patient erscheint benommen, seine Muskeln sind schlaff und entspannt, er läuft – soweit noch möglich – ataktisch (also unkoordiniert, schlacksig). Bei starker Überdosierung treten Bewußtlosigkeit, Atemdepression und Blutdruckabfall hinzu.

Eine Magenspülung (☞ 38.5.3) ist aufgrund der langsamen Resorption noch sechs Stunden nach Einnahme sinnvoll. Als *Gegengift* **(Antidot)** steht der Benzodiazepinantagonist Flumazenil

(Anexate®) zur Verfügung, der i. v. gegeben wird. Weitere Maßnahmen richten sich nach dem Zustand des Patienten.

17.5.4 Vergiftungen bei Kindern

Meist sind Kinder zwischen sechs Monaten und drei Jahren betroffen („Unvernünftige auf Entdeckungsreise"). Die am häufigsten eingenommenen Substanzen sind Haushaltschemikalien (z.B. Spülmittel) und Medikamente (z.B. Schmerzmittel). Besonders schwere Vergiftungen entstehen bei Einnahme eisenhaltiger Präparate, z.B. Multivitaminpräparate mit Eisenzusatz.

Bei Verdacht auf *Verätzungen* von Mund und Speiseröhre sollte das Kind möglichst rasch zur Verdünnung Wasser oder Milch trinken.

Die Erstmaßnahmen decken sich mit denen bei Erwachsenen.

17.6 Erste Hilfe bei Verätzungen

Verätzungen werden durch *Laugen* und *Säuren* hervorgerufen. Sie treten vor allem im Bereich des Mundes, der Speiseröhre und des Magens sowie an den Augen und auf der Haut auf.

Beim Trinken einer ätzenden Substanz kommt es zu heftigen Schmerzen und Speichelfluß. Die Schleimhäute sind durch Beläge, Verquellungen oder Blutungen verändert.

Als Erstmaßnahme wird dem Verunglückten etwa 200 ml Flüssigkeit, z.B. Leitungswasser oder Tee, in kleinen Schlucken zu trinken gegeben (nicht mehr, sonst Gefahr des Erbrechens).

Niemals – wie früher empfohlen wurde – den Betroffenen zum Erbrechen bringen! Dies würde die Schädigungen der Schleimhäute, insbesondere der Speiseröhre, nur verschlimmern.

Bei Verätzungen der Haut, z.B. durch Chemikalien, werden alle benetzten Kleider entfernt. Daraufhin muß der betroffene Bereich unter fließendem Wasser ausgiebig gespült werden. Ist kein Wasser vorhanden, wird der Schadstoff abgetupft. Dabei ist darauf zu achten, daß die Finger des Helfers den Ätzstoff nicht berühren und die Tupfer möglichst oft gewechselt werden.

17.7 Erste Hilfe bei Verbrennungen und bei Kälteschäden

17.7.1 Verbrennungen

Verbrennungskrankheit, ☞ *38.5.2*

Bei einer **Verbrennung** wird die Haut durch *Hitze-* oder *chemische Einwirkung* oder durch *elektrischen Strom* geschädigt. Bei Gewebeschädigung durch heiße Flüssigkeiten spricht man auch von *Verbrühung.*

Bei ausgedehnten Verbrennungen bleibt das Krankheitsgeschehen nicht auf die unmittelbar betroffenen Hautbereiche beschränkt. Durch die Wirkung von Eiweißzerfallsprodukten sowie durch Flüssigkeits- und Salzverluste kommt es zu schwersten Allgemein- und Organschädigungen, der *Verbrennungskrankheit* (☞ 38.5.2).

Entscheidend für den Verlauf und für die Prognose einer Verbrennung sind:
- Flächenausdehnung
- Tiefenausdehnung (Schweregrad)
- Alter des Patienten.

Flächenausdehnung

Je größer der verbrannte Hautanteil, desto bedrohlicher die Verbrennung. Sind mehr als 10 – 15% der Hautoberfläche betroffen, so droht ein Volumenmangelschock, da große Mengen an Körperwasser über die geschädigte Haut verlorengehen. Verbrennungen über 50% der Körperoberfläche sind häufig tödlich.

Zur Abschätzung des verbrannten Hautanteils hat sich die **Neunerregel** bewährt: Beim Erwachsenen läßt sich die Körperoberfläche in elf „Neun-Prozent-Stückchen" aufteilen. Bei Kindern – und v.a. Säuglingen – mit ihrem relativ großen Kopf gelten modifizierte Regeln (☞ Abb. 17.17).

Tiefenausdehnung

Je tiefer der Verbrennungsdefekt reicht, desto größer sind die zu erwartenden Wasserverluste und toxinvermittelten Allgemeinschäden (☞ 38.5.2). Man unterscheidet drei Schweregrade:
- **Verbrennung 1. Grades:** Lokale Schwellung und Rötung, ähnlich einem Sonnenbrand **(Hyperämie).** Die Schädigung ist auf die Oberhaut (Epidermis) beschränkt. Die Haut schuppt später ab; es bleiben keine Narben
- **Verbrennung 2. Grades:** Zusätzliche Bildung von **Brandblasen** mit starken **Schmerzen**. Neben der Oberhaut (Epidermis) ist auch die Lederhaut (Dermis) betroffen. Je nach Tiefenausdehnung erfolgt die Abheilung ohne oder mit Narbenbildung

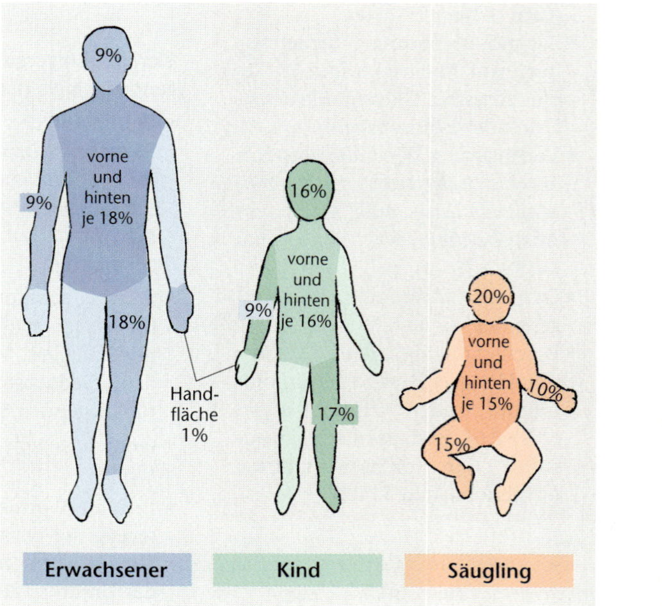

Abb. 17.17: Figurenschema zur Neunerregel und zur Abschätzung der verbrannten Körperoberfläche bei Kindern und Säuglingen. Faustregel: Der Handteller des Verletzten entspricht etwa 1% seiner Körperoberfläche. [A111]

- **Verbrennung 3. Grades:** Komplette Zerstörung **(Nekrose)** der Haut mit den Hautanhangsgebilden – sog. *Verkohlung*. Eine Selbstheilung ist nicht mehr möglich.
  Die schwere drittgradige Verbrennung kann auch Unterhaut, Knochen, Sehnen und Muskulatur betreffen und wird dann auch als **Verbrennung 4. Grades** bezeichnet.

☑ Bei der Verbrennung 3. Grades werden die Hautanhangsgebilde (Haare, Schweißdrüsen) und die Schmerzrezeptoren der Haut zerstört. Je geringer die Schmerzangaben bei Verbrennungen, desto schwerer ist möglicherweise die Schädigung!

Erstmaßnahmen

☑ Oft sieht die Verbrennung zunächst undramatisch aus: Blasen bilden sich erst nach einer gewissen Zeit, Gewebedefekte sind anfänglich noch schwer einzuschätzen, zum Teil sind Verbrennungen auch noch unter Kleidern verborgen. Alle Verbrennungen > 10% der Körperoberfläche (bei Kindern > 5%) müssen im Krankenhaus behandelt werden.

- Kleiderbrände sofort löschen. Hierzu die brennende Person, die aus Panik meist davonläuft, in jedem Fall aufhalten
- Brennende Person mit Wasser übergießen oder in Wasser eintauchen
- Steht kein Wasser zur Verfügung, die Flammen mit Tüchern ersticken oder den Brennenden in Wolldecken einhüllen oder auf dem Boden wälzen. Auch Feuerlöscher können eingesetzt werden; dabei aber nicht ins Gesicht spritzen
- Alle Verbrennungen nach dem Löschen rasch und nachhaltig kühlen. Hierzu die betroffenen Stellen mit kaltem Wasser (ca. 6 – 12 °C für 10 – 20 Min.) übergießen. Auch Verbrühungen werden mit kaltem Wasser behandelt; die Kleider auch hier möglichst rasch entfernen, da sie die Kühlung behindern. Bei Verbrennungen der Extremitäten diese sofort für mindestens 15 Minuten in kaltes Wasser tauchen
- Brandwunden mit Verbandstuch abdecken. Steht kein Verbandstuch zur Verfügung, muß die Wunde unbedeckt bleiben. Keinesfalls irgendwelche Salben, Puder oder Sprays verwenden! Auch in die Haut eingebrannte Materialien wie z.B. Teer nicht entfernen
- Schockbekämpfung und evtl. kardiopulmonale Reanimation (☞ 38.5.1) beginnen.

(!) Vorsicht bei Inhalationsschäden!
Insbesondere bei Explosionen oder Brand in geschlossenen Räumen sowie bei Brandmarkierungen im Gesicht an eine Lungenbeteiligung denken (Inhalationsschaden mit Schleimhautschwellung und Lungenödem). Die Schädigung des Respirationstrakts äußert sich durch Heiserkeit, Husten, Ruß im Sputum und Atemnot. Der Inhalationsschaden kann bis zum Lungenversagen führen.

17.7.2 Kälteschäden

Erfrierung: Lokale, meist auf die Haut beschränkte Kälteschädigung ohne Absinken der Körperkerntemperatur.

Unterkühlung *(Hypothermie):* Absinken der Körperkerntemperatur < 35 °C. Akute Lebensgefahr besteht bei Körpertemperaturen < 27 – 30 °C.

Erfrierung

Erfrierungen treten besonders an den Akren (Zehen, Finger, Ohrläppchen, Nasenspitze) auf. Ähnlich wie bei Verbrennungen ist der Heilungsverlauf von der Tiefenausdehnung abhängig. Man unterscheidet drei Schweregrade. Wie bei der Verbrennung sind die Grade 1 und 2 auf Epidermis und Dermis beschränkt und heilen zumeist folgenlos ab.

- **Erfrierung 1. Grades:** Verfärbung. Zunächst ist die Haut durch den kältebedingten Gefäßkrampf weiß, kalt und gefühllos. Später färbt sie sich blau-rot und wird äußerst schmerzhaft
- **Erfrierung 2. Grades:** Blasenbildung und schwere Schwellungen *(„Frostbeulen“)*. Die Schmerzempfindlichkeit ist erhalten
- **Erfrierung 3. Grades:** Nekrose. Die gesamte Haut und evtl. tiefere Weichteilschichten sind durch die kältebedingte Minderdurchblutung zerstört und verfärben sich schwarzblau.

Erstmaßnahmen

Der betroffene Körperteil wird *langsam* erwärmt, z.B. im Wasserbad. Liegt eine schwere Erfrierung mit Unterkühlung einer Extremität vor, sollte keine Wärmeapplikation erfolgen, da hierdurch der Sauerstoffbedarf des geschädigten Gewebes rasch ansteigen würde – die wegen der Kälte eingeschränkte Durchblutung wäre nicht in der Lage den benötigten Sauerstoff „anzuliefern“. In diesem Fall wird der gesamte Körper langsam erwärmt (Erwärmung von „innen nach außen“, ☞ unten).

Die Hautschäden werden, ähnlich wie bei Verbrennungen, steril abgedeckt.

☑ Bei allen Erfrierungen muß an eine gleichzeitig vorliegende Unterkühlung gedacht werden. Diese muß *vorrangig* behandelt werden.

Unterkühlung

Die **Unterkühlung** *(Hypothermie)* betrifft größere Körperregionen oder den gesamten Organismus. Der Körper besitzt wirksame Gegenmaßnahmen, um sich vor Kälte zu schützen; er kann z.B. durch Muskelzittern die Wärmeproduktion steigern oder durch Engstellung der Hautgefäße die Wärmeverluste vermindern *(Zentralisierung)*.
Versagen diese Kompensationsmechanismen, kommt es zum Absinken der Körperkerntemperatur (also der „Betriebstemperatur“ der wichtigsten Organe) mit gefährlichen Folgen:

- Verlangsamung des Stoffwechsels mit resultierender Schläfrigkeit und Bewußtseinsveränderung
- Langsamerwerden des Herzschlags (Bradykardie)
- Nachlassen der Schmerzempfindung.

Bei etwa 27 °C sind die sichtbaren Lebensäußerungen so stark eingeschränkt, daß man vom **Scheintod** spricht (*Vita minima*, Koma, extrem verlangsamter Puls). Bei einem weiteren Absinken der Körpertemperatur tritt Kammerflimmern und später Herzstillstand (Asystolie) auf. Die Stadien der Unterkühlung sind in Tab. 17.18 zusammengefaßt.

Stadium	Körper-temperatur	Symptome
I	37 – 34 °C	Patient bewußtseinsklar, Muskelzittern, Schmerzen, RR u. Puls erhöht; Haut blaß und kalt
II	34 – 30 °C	Schläfrigkeit, Reflexe abgeschwächt, keine Schmerzen, RR u. Puls erniedrigt; nach einem Tag Hautödem und -blasen
III	30 – 27 °C	Koma (Scheintod), Puls nicht tastbar, minimale Atmung, keine Reflexe, evtl. Herz-Kreislaufstillstand, Pupillenerweiterung; nach einer Woche Hautnekrosen

Tab. 17.18: Stadien der Unterkühlung.

Unterkühlung tritt gehäuft auf:
- Bei Bewußtlosen (keine angemessene Wärmeproduktion)
- Im Wasser (Wasser leitet Kälte 20 mal besser als Luft)
- Bei Wind (rasche Wärmeverluste über die Haut)
- Unter Alkohol- und Medikamentenwirkung (Hypnotika, Tranquilizer) – insbesondere Alkohol führt durch Weitstellung der Hautgefäße zu raschen Wärmeverlusten
- Bei alten Menschen (eingeschränkte Wärmeproduktion)
- Bei kleinen Kindern (relativ große Körperoberfläche mit raschen Wärmeverlusten).

Erstmaßnahmen

- Bei Kreislaufstillstand rasch kardiopulmonale Reanimation durchführen. Da der Herzschlag extrem verlangsamt sein kann, Puls bei der Erstuntersuchung über mindestens 30 Sek. messen
- Weitere Kälteverluste verhindern. Nasse Kleider entfernen sowie den Unterkühlten gut bedeckt und windgeschützt (!) lagern. Falls verfügbar, den Betroffenen in einen warmen Raum bringen
- Nur bei leichter Unterkühlung mit erhaltenem Bewußtsein aktive Erwärmungsmaßnahmen ergreifen. Bei allen schweren Fällen von Unterkühlung drohen bei der aktiven Wiedererwärmung schwerwiegende Komplikationen, z.B. Herzflimmern und Schock. Den Unterkühlten in diesem Fall nur unter ärztlicher Aufsicht aufwärmen!
  Geeignete Erwärmungsmaßnahmen beim bewußtseinsklaren Patienten sind: Verabreichung warmer Getränke, warme Packungen im Bereich des Körperstammes (Nacken, Achselhöhlen, Leisten). Niemals die Extremitäten isoliert erwärmen (drohendes „Versacken“ des Blutes mit nachfolgendem Volumenmangelschock).

17.8 Erste Hilfe bei Stromunfällen

Zu Stromverletzungen kann es kommen, wenn Strom durch den menschlichen Körper fließt. Das Ausmaß der Schädigung hängt ab von:
- **Stromart**. Wechselstrom ist gefährlicher als Gleichstrom
- **Stromspannung.** Hochspannung ist gefährlicher als Niederspannung
- **Stromstärke**
- **Einwirkzeit**
- **Hautwiderstand**. feuchte Haut leitet Strom besser
- **Stromweg**. Stromfluß von Hand zu Hand ist gefährlicher als Stromfluß von Hand zu Fuß.

Der Strom führt entweder zur direkten **elektrischen Schädigung** (Störungen der Reizleitung im Körper) oder durch Umwandlung der Stromenergie in Hitze zur **thermischen Schädigung** (Verbrennung). Folgen sind:
- **Herzrhythmusstörungen** bis hin zum Herzstillstand. Herzrhythmusstörungen können sich noch Tage nach dem Stromunfall entwickeln!
- **Muskelverkrampfungen** (insbesondere bei Wechselstrom). Hierdurch ist das Opfer oft nicht in der Lage, die Stromquelle loszulassen, so daß es zur verlängerten Stromeinwirkung kommt. Plötzliche Muskelverkrampfungen können so stark sein, daß es zu Muskelrissen oder Knochenbrüchen kommt
- **Zentralnervöse Schädigungen:** Verwirrung, gestörte Atemregulation, Koma
- **Atemstillstand:** Durch Lähmung des Atemzentrums im Gehirn oder durch Muskelverkrampfungen der Atemmuskulatur
- **Verbrennungen:** Insbesondere an den Ein- und Austrittsstellen des Stroms kommt es zur Hitzeentwicklung mit entsprechenden **Strommarken** (☞ 17.7.1).

Erstmaßnahmen

Durch Kontakt zum Verletzten kann der Helfer in den Stromkreis geraten. Bei Unfällen mit elektrischem Strom hat die **Eigensicherung** deshalb höchste Priorität.
- Bei Haushaltsunfällen sofort die Stromzufuhr durch Herausziehen des Netzsteckers oder Ausschalten der Sicherung unterbrechen
- Bei Hochspannungsunfällen (Spannung > 1000 Volt, z.B. an Hochspannungsleitungen) grundsätzlich sofort den Notarzt verständigen. Weitere Hilfe kann erst *nach* dem Eintreffen von Fachpersonal erfolgen
- Den Verunglückten in Ruhelage bringen und, wenn erforderlich, mit der Wiederbelebung beginnen
- Evtl. vorhandene Strommarken wie Verbrennungswunden keimfrei bedecken.

17.9 Erste Hilfe bei Ertrinken

Beim **Ertrinken** füllt sich die Lunge durch reflektorische Atembewegungen rasch mit Wasser, das die lebensnotwendige Atemluft verdrängt. Selten verhindert ein Krampf der Kehlkopfmuskulatur *(Laryngospasmus)* das Eindringen von Wasser **(trockenes Ertrinken).**

Ursachen des Ertrinkens sind fehlende Schwimmkenntnisse, Erschöpfung, Unterkühlung, aber auch Intoxikationen (oft Alkohol), Trauma (Sprung ins flache Wasser mit Schädelverletzung), seltener epileptische Anfälle oder Herzinfarkt.

Der Ertrunkene ist in der Regel bewußtlos und zyanotisch. Meist besteht Atemstillstand, selten ist noch eine Schnappatmung (☞ 7.3.2) zu beobachten. Anfänglich ist evtl. noch ein schneller Herzschlag vorhanden, der bei längerem Untertauchen langsamer wird und schwindet (Asystolie). Durch den Sauerstoffmangel kommt es nicht selten zu Krampfanfällen. Erbrechen ist wegen der großen verschluckten Wassermengen häufig. Typisch ist ein weißlicher bis blutiger Schaum vor Mund und Nase.

Erstmaßnahmen

- Opfer aus dem Wasser bergen. Das Opfer sollte bei der Bergung stets *ho-*

rizontal liegen, um eine weitere Einschränkung der Hirndurchblutung zu verhindern

- Bei Tauchverletzungen an das evtl. Vorliegen einer Wirbelsäulenverletzung denken. Der Kopf darf dann keinesfalls gebeugt oder gestreckt werden, und Kopf und Rumpf müssen stets en bloc bewegt werden
- Raschestmöglich Mund-zu-Mund-Beatmung durchführen
- Keinesfalls versuchen, „das Wasser aus der Lunge zu entfernen", etwa, wie früher üblich, indem das Opfer mit dem Kopf nach unten „ausgeschüttelt" wird. Das in der Lunge verbliebene Wasser wird ohne weitere Maßnahmen rasch in den Körper aufgenommen
- Heimlich-Manöver (☞ Abb. 17.19 und 17.20) nur anwenden, wenn eine Fremdkörperobstruktion der Atemwege vermutet wird
- Bei Pulslosigkeit kardiopulmonale Reanimation durchführen (☞ 17.3).

☑ Meist besteht bei Ertrunkenen gleichzeitig eine Unterkühlung. Sie sind deshalb wie Unterkühlungsopfer zu versorgen (z.B. Schutz vor Wind, Entfernung nasser Kleider, ☞ 17.7.2).

17.10 Erste Hilfe bei hirnorganischen Krampfanfällen

Zeichen des hirnorganischen (z.B. epileptischen) Krampfanfalls
- Plötzliches Hinfallen
- Zuckende Bewegungen oder Verkrampfungen
- Bewußtlosigkeit.

Ziel der Erstmaßnahmen ist die Vermeidung von Verletzungen während des Krampfes. Dazu werden Hindernisse wie beispielsweise Stühle weggeräumt. Muß der Krampfende unbedingt transportiert werden (z.B. von einer Treppe weg), so wird der Kopf von hinten gehalten und geführt. Die krampfenden Arme und Beine dürfen wegen der Verletzungs- und Frakturgefahr nicht festgehalten werden. Um Selbstverletzungen des Patienten durch Zungenbiß vorzubeugen, kann der Helfer zu Krampfbeginn versuchen, eine Mullbinde bzw. ein zusammengerolltes Taschentuch zwischen die obere und untere Zahnreihe zu schieben. Die Injektion krampflösender Medikamente (z.B. Diazepam = Valium®) ist bei einem *einzelnen* Krampfanfall umstritten, bei *Krampfserien* oder langem, ununterbrochenem Krampfen (sog. *Status epilepticus*) aber zwingend erforderlich (☞ auch 35.8). Bei schweren Atemstörungen mit Zyanose (☞ 18.3.4) muß intubiert und beatmet werden.

17.11 Erste Hilfe bei Verschlucken

Verschluckt sich eine Person, so gelangt der Fremdkörper, z.B. ein Fleischstück, entweder in die Speiseröhre oder in die Atemwege. Man spricht in letzterem Fall von **Aspiration** (☞ 20.13).

Die betroffene Person greift sich mit der Hand an den Hals und kann nicht mehr sprechen. Außerdem tritt oft ein starker Hustenreiz zusammen mit einem pfeifenden Atemgeräusch auf.

- Der Fremdkörper in der **Speiseröhre** löst Schluckbeschwerden und Schmerzen aus
- Der in die **Luftröhre** aspirierte Fremdkörper verursacht krampfhafte Atemversuche und bei mangelhafter Lungenbelüftung eine blau-graue Verfärbung der Haut *(Zyanose,* ☞ *18.3.4).*

Die Pflegekraft versucht, durch energische Schläge mit der flachen Hand zwischen die Schulterblätter Hustenstöße beim Betroffenen auszulösen. Dazu beugt sich der Verunglückte vornüber, so daß sein Oberkörper herunterhängt. Bleibt der Erfolg aus, so wird der **Heimlich-Handgriff** durchgeführt (☞ Abb. 17.19). Beim Patienten mit erhaltenem Bewußtsein wird dieser Handgriff am stehenden Patienten ausgeführt.

Ist das Opfer bewußtlos, wird folgendermaßen vorgegangen:

- Notruf tätigen
- Mund des Patienten öffnen (☞ 17.2.2) und die oberen Atemwege inspizieren. Bei sichtbarem Fremdkörper diesen mit dem gebogenen Zeigefinger entfernen. Bei nicht sichtbarem Fremdkörper kann ein „blindes' Entfernen des Fremdkörpers mit dem Finger versucht werden
- Bei Atemstillstand zwei Mund-zu-Mund-Beatmungen durchführen (vorher Atemwege freimachen, ☞ 17.3.1)
- Bei Erfolglosigkeit der Beatmungen (keine Hebung des Thorax) modifiziertes Heimlich-Manöver am liegenden Patienten durchführen (☞ Abb. 17.20)
- Bei Erfolglosigkeit Sequenz wiederholen (Atemweg freimachen, zwei Beatmungen, Heimlich-Manöver), bis eine erfolgreiche Beatmung möglich ist.

Da der Heimlich-Handgriff nicht ungefährlich ist (es besteht ein hohes Risiko innerer Verletzungen), darf er nie leichtfertig angewendet werden. Der Patient muß danach gründlich untersucht und weiter beobachtet werden.

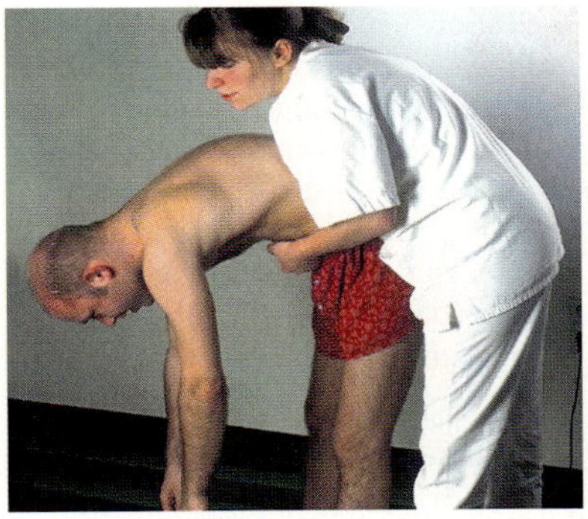

Abb. 17.19: Heimlich-Handgriff am stehenden Patienten: Die Helferin schlingt von hinten die Arme um die Taille des Patienten, dessen Arme, Kopf und Oberkörper frei herunterhängen. Sie plaziert ihre Faust im epigastrischen Winkel des Patienten und umfaßt sie mit der anderen Hand. Anschließend drückt sie die Faust mit Unterstützung der anderen Hand kräftig, notfalls mehrmals, in die Bauchdecke in Richtung Zwerchfell. [K183]

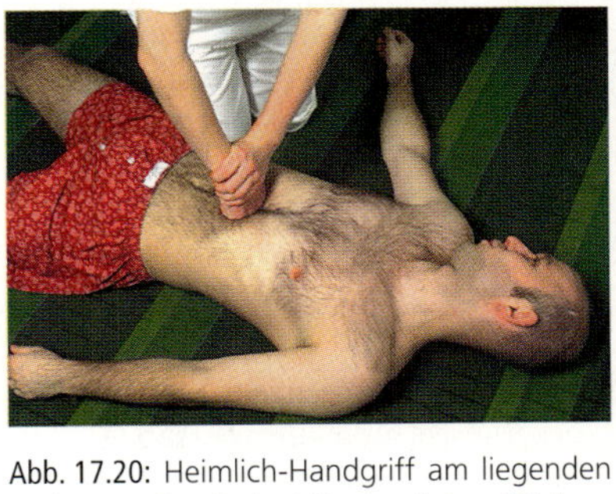

Abb. 17.20: Heimlich-Handgriff am liegenden Patienten: Der Patient liegt auf dem Rücken, die Helferin kniet in Hüfthöhe rittlings über oder neben ihm. Nun drückt die Helferin ihre Faust mit Unterstützung der anderen Hand in den epigastrischen Winkel (mit kräftigen und raschen Stößen in Richtung Zwerchfell). [K183]

Fremdkörperaspiration bei Kindern

Wegen ihrer „unvernünftigen" Exploration der Umwelt mit dem Mund kommt es gerade bei jüngeren Kindern leicht zur Verlegung der Atemwege durch „verschluckte" Gegenstände. Betroffen sind fast immer Kinder unter fünf Jahren, zumeist Säuglinge. Am häufigsten werden Nahrungsmittel (Bonbons, Nüsse, Trauben), Spielsachen (besonders gefürchtet: Luftballons) oder andere kleine Gegenstände (z.B. Münzen) aspiriert.

Eine Verlegung der Atemwege äußert sich durch plötzliche Atemnot mit Husten, Würgen oder Pfeiftönen (*Stridor* oder *Giemen*).

Erstmaßnahmen

Bei Kindern jenseits des Säuglingsalters gelten dieselben Regeln wie bei der Aspiration im Erwachsenenalter – allerdings sollten keine Versuche des blinden „Herausfingerns" des Fremdkörpers unternommen werden, da der Fremdkörper auf diese Weise noch tiefer in die Atemwege gedrückt werden könnte. Ist das Kind noch bei Bewußtsein, so sollte es diejenige Position einnehmen dürfen, die ihm am bequemsten ist.

Aspiration bei Säuglingen

Solange der Säugling noch hustet, weint und einigermaßen Luft bekommt, sollten *keinerlei spezifische Maßnahmen* ergriffen werden (kein Entfernen des Fremdkörpers versuchen!). Das Kind wird schnellstmöglich, möglichst von Fachpersonal, in die Klinik gebracht. Es sollte bequem und möglichst angstfrei gelagert sein, z.B. in den Armen der Mutter.

Sind die Atemwege dagegen komplett verlegt (schwere Atemnot, schwaches Schreien, ineffektives Husten, graue Hautfarbe), werden folgende Schritte unternommen:

- Säugling in Bauch- und Kopftieflage bringen. Fünf Rückenschläge zwischen die Schulterblätter (☞ Abb. 17.21)
- Danach Kind umdrehen (immer noch in Kopftieflage, ☞ Abb. 17.22): Fünf rasche Brustkompressionen ähnlich wie bei der Säuglingsreanimation, Kompression allerdings etwas langsamer
- Diese Schritte so lange wiederholen, bis der Fremdkörper ausgestoßen oder der Säugling bewußtlos wird.

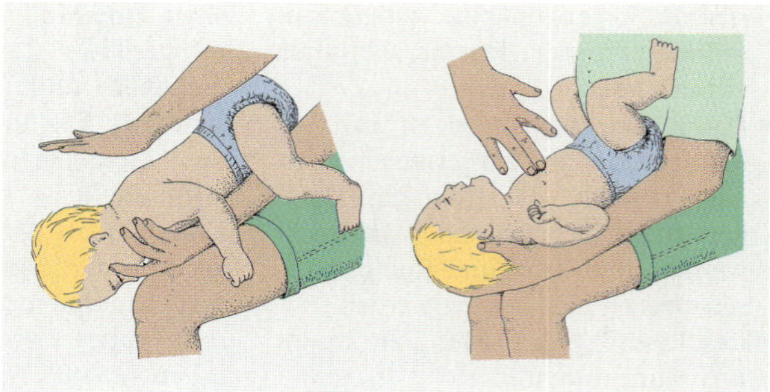

Abb. 17.21 – 17.22: Rückenschläge und Brustkompressionen beim bewußtlosen Säugling mit Atemwegsobstruktion. [L190]

Beim bewußtlosen Säugling:

- Atemwege öffnen (Kinn anheben, Nacken *leicht* überstrecken)
- Sichtbare Fremdkörper mit dem Finger entfernen
- Zweimal mit dem Mund beatmen (Technik ☞ 17.3.2). Erfolg kontrollieren (hebt sich Brustkorb?)
- Bei mangelndem Erfolg zweimalige Beatmung wiederholen
- Bei erfolgloser Beatmung: Fünf Rückenschläge und fünf Thoraxkompressionen wie oben beschrieben durchführen
- Dann erneut Atemwege freimachen, mit dem Mund beatmen, erneute Rückenschläge und Thoraxkompressionen usw.

17.12 Erste Hilfe bei Kanülenverletzung

Eine Kanülenverletzung führt zu kleineren, an sich meist harmlosen Schnitt- oder Stichwunden. Die eigentliche Gefahr einer Kanülenverletzung besteht darin, daß über eine bereits gebrauchte Kanüle Infektionen übertragen werden können.

> **(!) Infektionsgefahr bei Kanülenverletzung**
> Insbesondere drohen eine Übertragung von Hepatitis B (häufig, ☞ 22.4.2) oder HIV (selten, ☞ 29.3.1).

Folgende Maßnahmen sind angezeigt

- Stichkanal zum Bluten bringen
- Gründliche Desinfektion (z.B. Fingerbad in Betaisodona®)
- Wundverband
- Chirurgische Wundversorgung
- Dokumentation im Verbandbuch der Station und Meldung der Verletzung an den Betriebsarzt („Durchgangsarzt-Verfahren" zum Nachweis für Arbeitsunfall).

Besteht der begründete Verdacht, daß das in der Nadel enthaltene Blut von einem mit Hepatitis B-Virus oder HIV infizierten Patienten stammt, so wird der Stations- oder Betriebsarzt die Gabe von Hepatitis-B-Passiv-Serum bzw. eine Kurztherapie mit Zidovudin (Retrovir®) anordnen (letztere ist allerdings umstritten). Zidovudin soll die Vermehrung der HI-Viren hemmen. Eine Erkrankung an AIDS ist damit aber nicht ausgeschlossen.

In jedem Falle ist sofort nach der Verletzung beim Betroffenen eine Blutuntersuchung zur Feststellung des Hepatitis B- bzw. HIV-Antikörperstatus durchzuführen. Diese Antikörperbestimmung wird nach ca. 6 Wochen und nach 3 – 6 Monaten wiederholt.

Hierdurch kann später erkannt werden, ob eine eventuelle Infektion tatsächlich auf die Kanülenverletzung zurückzuführen ist. Ist der Antikörpertiter zunächst negativ bzw. (bei Hepatitis B) niedrig und steigt nach sechs Wochen an, so muß eine Infektion im Zusammenhang mit dem Nadelstich angenommen werden.

> **☑ Kanülenverletzungen verhindern**
> Entscheidend ist die **Vorbeugung.** Deshalb:
> - Gebrauchte Kanülen nicht in die Schutzkappen zurückstecken, denn beim Einführen wird häufig der Finger getroffen (häufigste Verletzungsursache!)
> - Alle gebrauchten Kanülen sofort ohne Verpackungsmaterialien in den Kanülenwegwerfbehälter (Plastikkanister) werfen
> - Gebrauchte Kanülen niemals im Patientenzimmer liegenlassen
> - Beim Umgang mit möglicherweise ansteckenden Patienten Handschuhe tragen
> - Jeder, der unmittelbar mit kranken Menschen arbeitet, sollte gegen Hepatitis B geimpft sein.

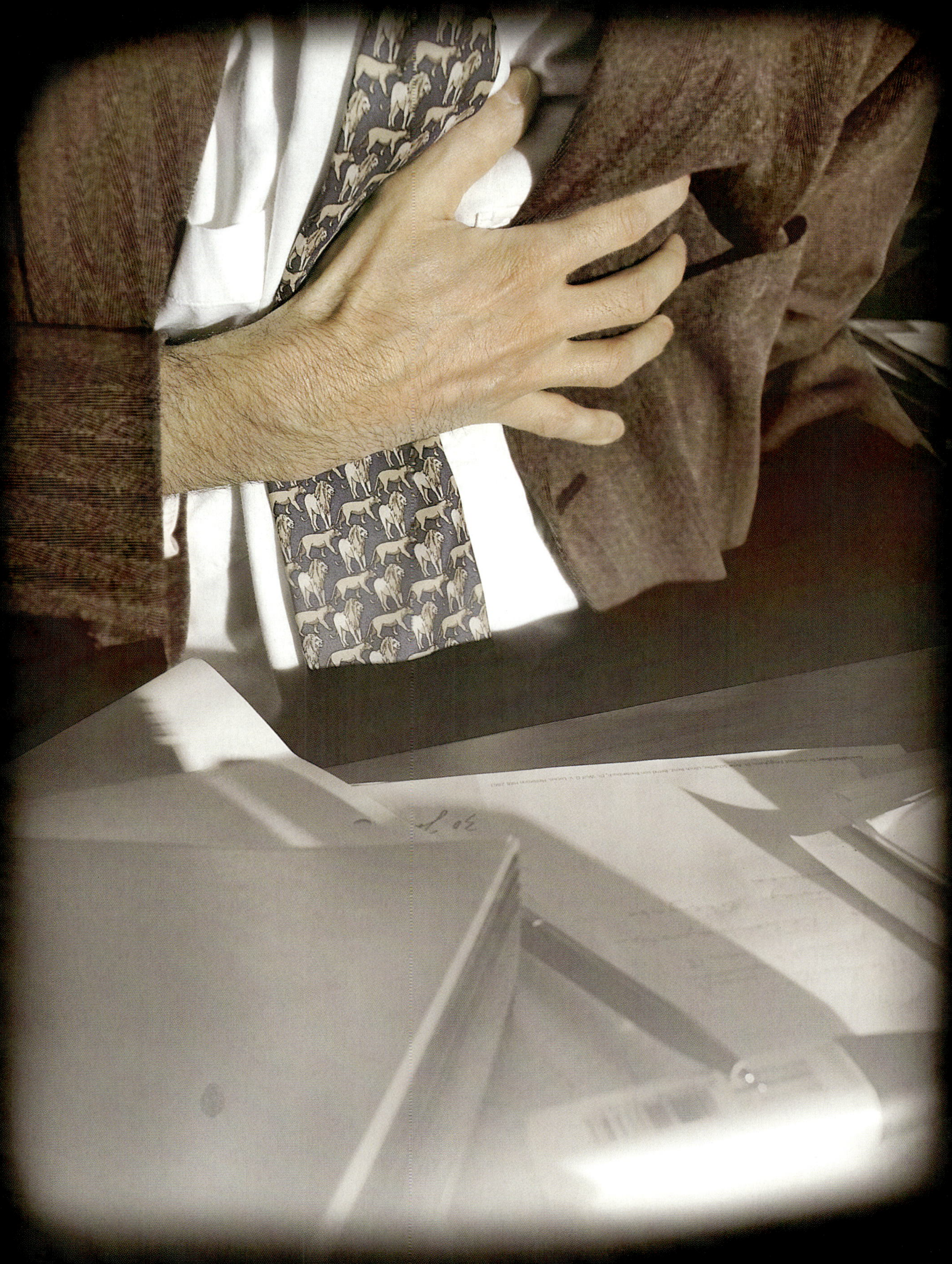

18 Pflege bei Herzerkrankungen

Übersicht

Querverweise

Beobachtung des Pulses, ☞ *7.3.13; Blutdruckmessung,* ☞ *7.3.14*

Die medizinischen Fachgebiete

Kardiologie: Teilgebiet der Inneren Medizin, das sich mit den Erkrankungen des Herzens befaßt. Erfordert eine Herzerkrankung einen chirurgischen Eingriff, so wird dieser – meist in spezialisierten Zentren – vom **Herzchirurgen** *(Kardiochirurgen)* durchgeführt.

18.1 Anatomie und Physiologie des Herzens

Das beim Menschen etwa faustgroße und ca. 300 g schwere **Herz** *(Cor)* ist die zentrale Pumpe des Kreislaufs. Blutgefäße und Herz bilden zusammen das *Herzkreislaufsystem* **(Kardiovaskuläres System).**

Aufbau des Herzens

Jedes der beiden Teilsysteme des Herzens (*linke* bzw. *rechte Herzhälfte*) hat zwei Innenräume:

- Einen kleinen, muskelschwachen **Vorhof** *(Atrium),* der das Blut aus Körper oder Lunge „einsammelt"
- Eine **Kammer** *(Ventrikel),* die das Blut aus dem Vorhof ansaugt und in den Lungen- oder Körperkreislauf preßt.

Rechte und linke Herzhälfte werden durch die **Herzscheidewand** *(Septum cardiale)* voneinander getrennt. Unterschieden werden das **Vorhofseptum** zwischen den beiden Vorhöfen und das **Kammerseptum** zwischen linker und rechter Kammer.

Vor der Geburt ist diese Trennung der Herzhälften noch unvollständig – eine ovale Öffnung in der Scheidewand **(Foramen ovale)** verbindet rechten und linken Vorhof und erlaubt so die „Umleitung" des für den späteren Lungenkreislauf vorgesehenen Blutes zurück in den Körperkreislauf. (☞ 13.4.2)

Die **Herzwand** besteht aus drei Schichten, die einzeln oder zusammen erkranken können:

- Die *Innenhaut* oder das **Endokard** kleidet den gesamten Innenraum des Herzens aus und überzieht die Herzklappen
- Die *Muskelschicht* oder das **Myokard** ist die „arbeitende" Schicht des Herzens. Sie ist in den Vorhöfen dünn und in der linken Herzkammer am dicksten
- Die *Außenhaut* oder das **Epikard** liegt dem Myokard dicht auf. Zusammen mit dem darüberliegenden **Perikard,** einer derben Bindegewebsschicht, bildet das Epikard den **Herzbeutel**.

Die beiden Herzkammern haben je einen Eingang und einen Ausgang. Damit das Blut stets in die richtige Richtung fließt, sind spezielle Klappensysteme vorhanden:

- Zwischen Vorhöfen und Kammern liegen die segelartigen *Atrio-Ventrikular-Klappen* **(AV-Klappen).** Die *Segelklappe* zwischen linkem Vorhof und linker Kammer wird **Mitralklappe,** diejenige zwischen rechtem Vorhof und rechter Kammer **Trikuspidalklappe** genannt
- Zwischen den Kammern und den großen Arterien befinden sich *Taschenklappen* **(Aorten-** *bzw.* **Pulmonalklappe).**

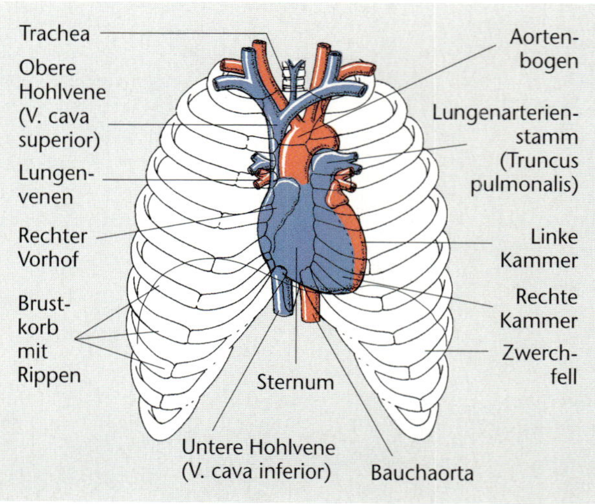

Abb. 18.1: Lage des Herzens im Mediastinum. Zwei Drittel befinden sich in der linken Thoraxhälfte, ein Drittel rechts. Das Herz grenzt hinten an Ösophagus und Aorta, vorne an die Hinterfläche des Sternum, links und rechts an die Lungen, und unten sitzt es dem Zwerchfell auf. [L190]

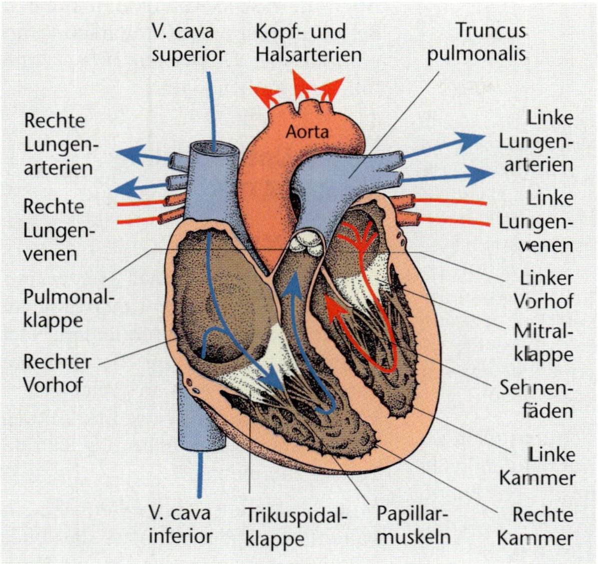

Abb. 18.2: Längsschnitt durch das Herz. Die Pfeile geben die Strömungsrichtung des Blutes an (blaue Pfeile = sauerstoffarmes Blut, rote Pfeile = sauerstoffreiches Blut). [L190]

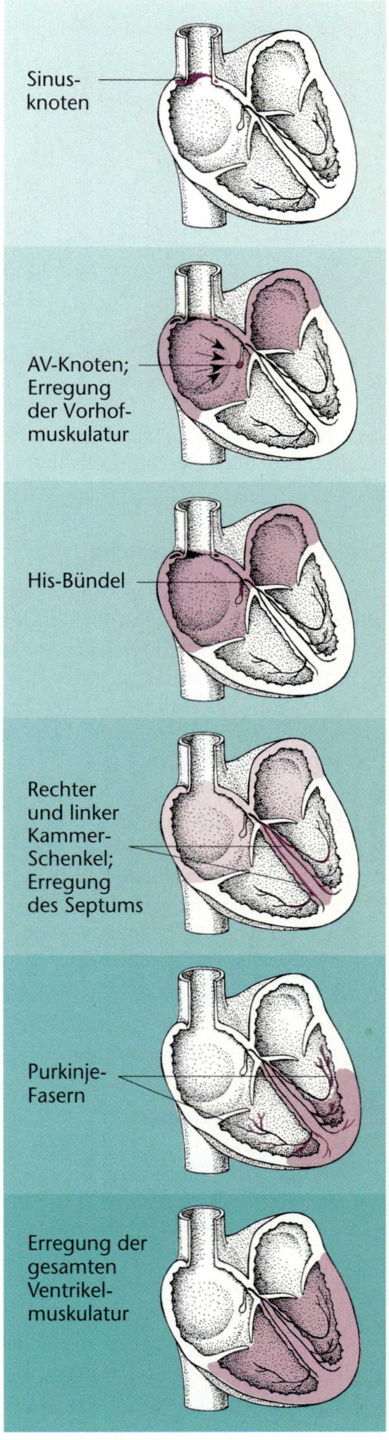

Abb. 18.4: Erregungsausbreitung im Herzen. Die violetten Flächen kennzeichnen die erregten = kontrahierten Myokardanteile. Zunächst kontrahiert sich die Vorhofmuskulatur, anschließend das Kammerseptum und dann die restliche Kammermuskulatur. [L190]

Herzzyklus

Zu unterscheiden sind *Vorhof-* und *Kammerzyklus*. Kontrahiert sich die Vorhofmuskulatur, strömt Blut aus den Vorhöfen in die Kammern. Anschließend kontrahiert sich die Kammermuskulatur bei gleichzeitiger Erschlaffung der Vorhofmuskulatur. Dadurch wird das Blut aus den Kammern in den Lungen- und Körperkreislauf gepumpt, und die Vorhöfe füllen sich mit Blut aus den Hohlvenen bzw. den Lungenvenen. Anschließend erschlafft die Kammermuskulatur, und es kontrahiert sich parallel dazu die Vorhofmuskulatur.

Durch die Erschlaffung der Kammermuskulatur erweitern sich die Kammern wieder und füllen sich durch den

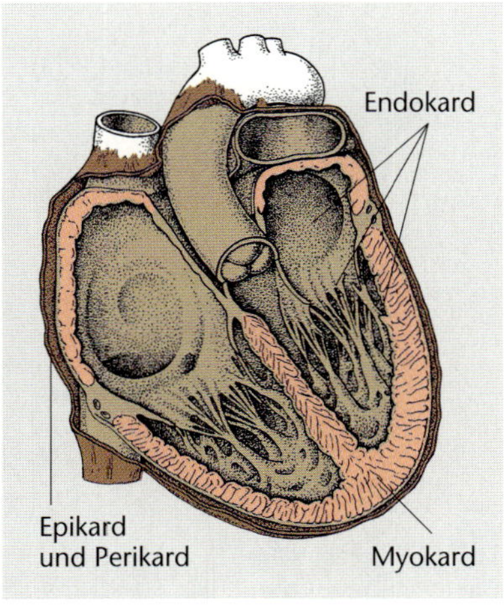

Abb. 18.3: Dreischichtiger Aufbau der Herzwand. Die Herzklappen bestehen aus einer doppelten Endokardschicht. [L190]

dabei entstehenden Sog und der erneuten Kontraktion des Vorhofes mit Blut. Das Herz arbeitet also nicht nur als *Druck-*, sondern auch als *Saugpumpe*.

Die Kontraktionsphase der Herzhöhlen (= Anspannungs- und Austreibungsphase) nennt man **Systole.** Sie dauert ca. 0,15 Sekunden. Die Erschlaffungsphase (= Füllungsphase) heißt **Diastole.** Sie dauert ca. 0,7 Sekunden. Bei der Blutdruckmessung bezieht sich der systolische Wert auf die Kammersystole.

Erregungsbildung und Erregungsleitung

Die Impulse zur Kontraktion des Herzmuskels kommen aus dem Herzen selbst. Es besitzt ein *autonomes* (unabhängiges) **Erregungsbildungs-** und **Erregungsleitungssystem,** das aus spezialisierten *Herzmuskelzellen* besteht. Beim Gesunden gehen alle Erregungen des Herzens vom **Sinusknoten** aus, der in der Wand des rechten Vorhofs liegt und gewissermaßen der *Schrittmacher* des Herzens ist. Vom Sinusknoten aus gelangt die Erregung über die Vorhofmuskulatur zu einem weiteren Schrittmacherzentrum, dem **AV-Knoten** *(Atrioventrikular**knoten**)* nahe der Grenze zwischen Vorhof und Kammer. Über das sehr kurze **His-Bündel,** die **Kammerschenkel** *(Tawaraschenkel)* und die **Purkinjefasern** (Endaufzweigungen der Tawaraschenkel) wird die Erregung zur Kammermuskulatur geleitet. Aufgabe des Erregungsleitungssystems ist es, die Erregung mit *hoher Geschwindigkeit* über den ganzen Herzmuskel zu verteilen und so eine

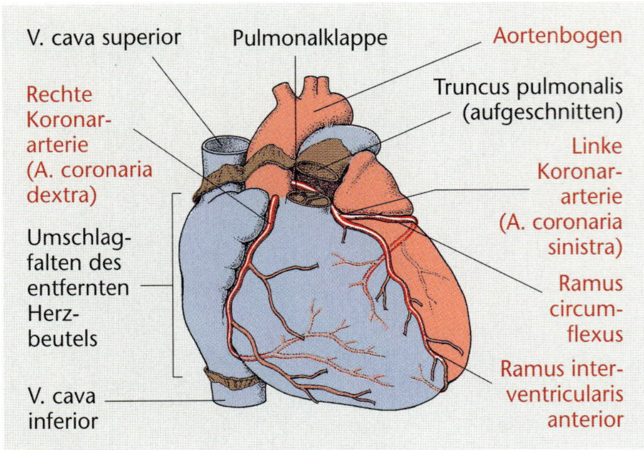

Abb. 18.5: Verlauf der Koronararterien. Die linke Koronararterie zieht zur Herzvorderseite, wo sie sich in einen vorderen Ast, den Ramus interventricularis anterior, und einen seitlichen Ast, den Ramus circumflexus, aufteilt. [L190]

fast *zeitgleiche* und damit effektive Kontraktion aller Herzmuskelzellen zu ermöglichen.

Regulation der Herzleistung

Unter Ruhebedingungen pumpt das Herz etwa 5 l Blut pro Minute in den Lungen- und Körperkreislauf. Unter Belastung kann das Herz seine Leistung durch Zunahme von *Herzfrequenz* und *Schlagvolumen* auf bis zu 25 l pro Minute steigern.

Herzfrequenz *(HF, Herzschlagfrequenz, Schlagfrequenz):* Anzahl der Herzschläge pro Min. Ohne körperliche Belastung schlägt das Herz beim gesunden Erwachsenen ca. 70 mal/Min.

Schlagvolumen: Blutmenge, die das Herz *bei jeder Kontraktion* auswirft; beim Erwachsenen 70 – 80 ml.

Herzminutenvolumen *(HMV, Herzzeitvolumen, HZV, Minutenvolumen):* Blutmenge, die das Herz *in einer Minute* ausstößt. Es errechnet sich aus Schlagvolumen mal Herzfrequenz. Beim gesunden Menschen ohne körperliche Belastung beträgt es 4,5 – 5 l.

Die Anpassung der Herztätigkeit an den momentanen Bedarf wird inbesondere durch das vegetative Nervensystem, also durch *Sympathikus* und *Parasympathikus*, gesteuert. Dabei wirkt der Sympathikus durch Erhöhung der Schlagfrequenz **(positive Chronotropie),** Steigerung der Kontraktionskraft **(positive Inotropie)** und Beschleunigung der Erregungsleitung **(positive Dromotropie)** leistungsfördernd, der Parasympathikus eher leistungshemmend. Die Wirkung des Parasympathikus auf das Herz ist allerdings recht gering, da der N. vagus nur mit dem rechten Vorhof verbunden ist.

Blutversorgung des Herzens

Das Herz wird über die **Koronararterien** *(Herzkranzgefäße)* mit Blut versorgt:

- Die **rechte Koronararterie** *(rechte Herzkranzarterie, A. coronaria dextra)* versorgt bei den meisten Menschen rechten Vorhof, rechte Kammer, Herzhinterwand und einen kleinen Teil der Kammerscheidewand
- Die **linke Koronararterie** *(linke Herzkranzarterie, A. coronaria sinistra)* teilt sich kurz nach ihrem Abgang aus der Aorta in zwei starke Äste *(Ramus circumflexus* und *Ramus interventricularis anterior),* die im Normalfall für die Durchblutung des linken Vorhofes, der linken Kammer und eines Großteils der Kammerscheidewand sorgen.

Der Blutabfluß des Herzmuskels erfolgt über die **Herzvenen,** die etwa parallel zu den Arterien verlaufen und in einer Sammelvene, dem *Sinus coronarius,* in den rechten Vorhof münden.

18.2 Pflege in der Kardiologie

Puls und Pulskontrolle, ☞ 7.3.13

Oft wird der Herzkranke jäh aus seinem Leben mit all seinen Aktivitäten herausgerissen und braucht Zeit, sich in der für ihn neuen Situation als Patient/Kranker zurechtzufinden. Um den Patienten so schnell wie möglich wieder in das Berufsleben und sein sonstiges Umfeld integrieren zu können, wird so früh wie möglich mit der *aktivierenden Pflege* begonnen.

Auch die rasche Kontaktaufnahme zu Selbsthilfegruppen, Koronarsportgruppen oder der *Deutschen Herzstiftung* hilft dem Patienten oft.

18.2.1 Unterstützung bei den ATL

Sich bewegen

In der Akutphase einer Herzerkrankung soll der Kranke ruhen und auf körperliches Training verzichten. Nach Abklingen der akuten Beschwerden entscheidet der Arzt in Abhängigkeit von Art und Schwere der Erkrankung, welche körperliche Belastung sich der Patient zumuten darf.

Muß der Patient strenge Bettruhe einhalten, empfindet er meist die Oberkörperhochlagerung bis hin zur **Herzbettlage** (☞ Abb. 18.6) als angenehm, bei der er sowohl Füße als auch Hände abstützen kann. Je nach Zustand des Betroffenen sind Dekubitus-, Thrombose-, Pneumonie- und/oder Kontrakturprophylaxe erforderlich.

Atmen

Herzkranke Patienten leiden oft unter *Atemnot*, wobei Atemzentrum und Atemwege primär nicht beeinträchtigt sind. Daher werden Herzkranke auf Atembeschwerden, z.B. bei Belastung, beobachtet. Atemunterstützende Maßnahmen (☞ 7.3.6) verschaffen dem Kranken oft Linderung.

Körpertemperatur regulieren

Bei entzündlichen Herzerkrankungen (☞ 18.8) wird die Körpertemperatur

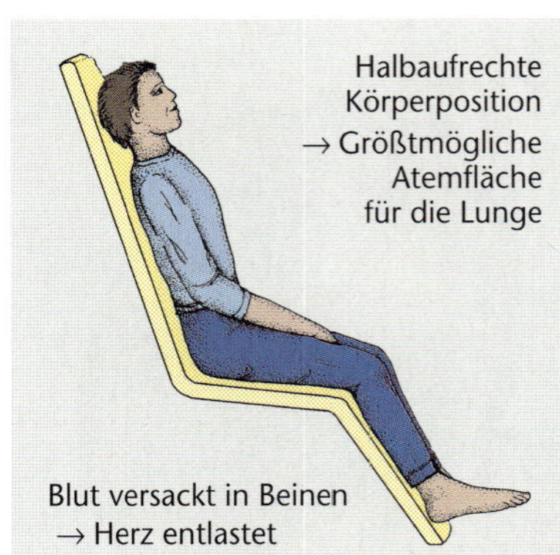

Abb. 18.6: Herzbettlage.
Diese Lagerung kann in den Standard-Krankenbetten nicht durchgeführt werden. Dafür geeignet sind Sitzwagen oder Herzbetten (Besonderheit: Fußende ist nach unten verstellbar). [L157]

engmaschig überprüft, da sie rasch ansteigen und sehr hohe Werte erreichen kann. Zum Nachweis der Krankheitserreger nimmt der Arzt während des Fieberanstiegs häufig Blutkulturen (☞ 28.3.5) ab.

Aber auch beim Myokardinfarkt ist eine Erhöhung der Körpertemperatur auf subfebrile oder febrile Werte möglich.

Essen und trinken

Viele Risikofaktoren für kardiovaskuläre Erkrankungen sind ernährungsabhängig (z.B. Übergewicht, ☞ 23.8.1, Hyperlipoproteinämie, ☞ 23.8.4, Nikotinabusus) und können durch eine Ernährungsumstellung positiv beeinflußt werden.

Ausscheiden

Die bei Herzkranken oft erforderliche körperliche Schonung begünstigt das Entstehen einer Obstipation. Diese ist für den Patienten nicht nur unangenehm, sondern evtl. auch gefährlich: Durch die Druckerhöhung im Abdomen während des obstipationsbedingten Pressens steigt der Widerstand in der Aorta, und das Herz muß mehr Kraft aufwenden, um das Blut aus der linken Kammer auszuwerfen. Die intrathorakale Druckerhöhung kann (zusätzliche) Atemnot auslösen. Zur Erleichterung der Defäkation ist daher eine Obstipationsprophylaxe (☞ 7.9.2) durchzuführen. Bei bestehender Obstipation werden Abführmittel (*Laxantien*, ☞ Pharma-Info 21.58), Klistiere oder Einläufe verabreicht. Da diese den Kreislauf belasten und einige Präparate Elektrolytverschiebungen bewirken können, werden sie nur auf Arztanordnung eingesetzt.

Gelegentlich kann eine Flüssigkeitsbilanzierung (☞ 7.9.1) notwendig sein, z.B. um bei einer Rechtsherzinsuffizienz das Ausmaß der Flüssigkeitseinlagerungen bestimmen zu können.

Für Sicherheit sorgen

Akut Herzkranke dürfen niemals das Gefühl haben, von den Pflegenden alleingelassen zu sein. Es mag dem Patienten zwar auf der einen Seite lästig sein, ständig durch die Pflegenden gestört zu werden, doch sind sie in dieser Phase gleichzeitig dankbar für eine fortwährende Überwachung.

Auch wenn der Patient tagtäglich über dieselben Symptome klagt, ist er immer ernst zu nehmen, da die Beschwerden auf eine Verschlechterung hinweisen können.

Sich beschäftigen

Sinn finden

Herzkrank zu sein bedeutet für die meisten Betroffenen, sich in ihren Aktivitäten einschränken bzw. sich neue Beschäftigungsfelder suchen zu müssen. In dieser Zeit sollten Pflegende dem Patienten durch Anteilnahme und Gesprächsbereitschaft helfend zur Seite stehen sowie ihn in die Therapie- und Pflegemaßnahmen aktiv miteinbeziehen und Entscheidungen *gemeinsam* mit ihm treffen.

18.2.2 Messung des zentralen Venendrucks

Zentraler Venendruck (kurz **ZVD**): Blutdruck im intrathorakalen Hohlvenensystem. Maß für die Funktion des rechten Herzens und den Füllungszustand des venösen Systems.

Gemessen wird der ZVD in der *oberen Hohlvene* (V. cava superior) unmittelbar vor dem rechten Vorhof. Voraussetzung ist ein korrekt liegender zentraler Venenkatheter (☞ 10.5.4); korrekt bedeutet, daß die Spitze des Katheters unmittelbar vor dem rechten Vorhof liegt.

Tips zum richtigen ZVD-Messen

- Zur Infektionsprophylaxe wird das ZVD-Set zusammen mit der Kochsalzlösung im gleichen Intervall wie die übrigen Infusionssysteme gewechselt, also alle 24 – 48 Stunden
- Ein einzelner ZVD-Wert hat eher geringe Aussagekraft. Erst durch die Beurteilung im Vergleich mehrerer Werte kann eine Tendenz abgeschätzt werden
- Falsch hohe Werte können sich bei beatmeten Patienten, die während der Messung gegen den Respirator atmen (☞ 38.4.1), bei adipösen Patienten und bei Patienten mit Aszites wegen des erhöhten intrathorakalen Drucks ergeben. Eine Fehllage des Katheters führt ebenfalls zu falschen Meßergebnissen
- Vor jeder ZVD-Messung wird der Patient in dieselbe Lage (möglichst flache Rückenlage) gebracht, der Nullpunkt überprüft und der Zeiger der Meßleiste mit dem angezeichneten Nullpunkt abgestimmt, da die Ergebnisse sonst nicht vergleichbar sind. Abweichungen von der flachen Rückenlage ohne Kopfkissen werden immer dokumentiert
- Ist eine flache Rückenlage für den Patienten nicht möglich, kann auch in einer anderen Lage (immer die gleiche) gemessen werden. Es ist dann jedoch nur eine Verlaufsbeobachtung des ZVD (gleichbleibend, ansteigend oder absinkend) möglich.

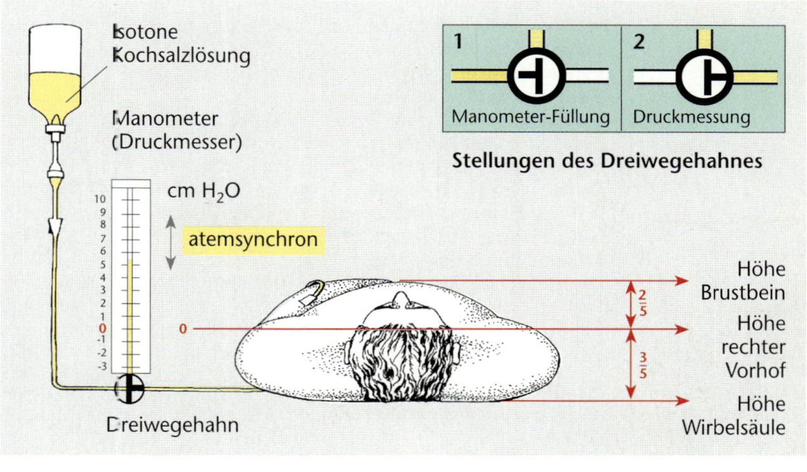

Abb. 18.7: Meßprinzip der ZVD-Messung. [L190]

Hauptindikationen der ZVD-Messung sind die Überwachung der Herz-Kreislauf-Funktion von Schwerkranken (z.B. bei Schockgefahr, hochgradiger Herzinsuffizienz oder ausgedehnten Verbrennungen) und während einer Infusionstherapie sowie die Diagnostik mechanischer Störungen des Blutstroms im Herzen (z.B. Klappenstenosen). Die ZVD-Messung gehört zu den Aufgaben der Pflegenden.

Der normale ZVD beträgt 2 – 12 cm H_2O bzw. 1,5 – 9 mmHg. Atemabhängig treten geringe Schwankungen auf. Bei Hypovolämie (Volumenmangel) ist der ZVD erniedrigt, bei Hypervolämie, Herzinsuffizienz (vor allem Rechtsherzinsuffizienz, ☞ 18.6), Lungenembolie (☞ 20.10.1), Einengung der Vena cava oder *Herzbeuteltamponade* (Füllung des Herzbeutels mit Blut) erhöht.

Elektronische Messung des ZVD

Verschiedene Monitoranlagen und Druckwandler auf Intensivstationen bieten die Möglichkeit, den ZVD elektronisch zu messen (☞ 38.3.2). Die Maßeinheit ist dann meist mmHg. Angaben über Verwendung der benötigten Materialien und Durchführung der Messung werden von den jeweiligen Firmen herausgegeben.

Damit die Messung von den Pflegenden durchgeführt werden kann, müssen sie gemäß der Medizinischen Geräteverordnung (MedGV) geschult werden.

Durchführung der ZVD-Messung mit einer Wassersäule

Benötigtes Material	• Händedesinfektionsmittel, Desinfektionsspray • Thoraxschublehre mit eingebauter Wasserwaage (☞ Abb. 18.9) oder Metermaß • Wasserfester Markierungsstift	• ZVD-Set (z.B. Medifix®, ☞ Abb. 18.11) mit Infusionssystem und Dreiwegehahn • Infusionsständer und Meßleiste (in cm H_2O graduiert) • Kochsalzlösung 0,9% zur Infusion
Vorbereitungen	• Bereithängende Kochsalzinfusion überprüfen, ggf. neue Infusion vorbereiten (☞ 10.5.2) • Hände desinfizieren • Meßleiste an den Infusionsständer klemmen (Nullpunkt etwa in Patientenniveau) • Sterile Verpackung des ZVD-Sets öffnen • Stopfen der Infusionsflasche desinfizieren, Einwirkzeit beachten • Dorn des Infusionssystems in die Infusionsflasche einstechen • Rollenklemme des Infusionssystems schließen • Infusionsflasche am Infusionsständer aufhängen • Meßschlauch mit Filterende nach oben in die dafür vorgesehenen Halterungen der Meßleiste klemmen, dabei Verbindungsleitung zum Patienten nicht auf den Boden fallen lassen	• Luftfilter an der Tropfkammer schließen, Flüssigkeitsspiegel in der Tropfkammer schaffen • Infusionssystem, Verbindungsleitung zum Patienten und Meßschlauch durch Umschalten des Dreiwegehahns und Öffnen der Rollenklemme luftleer machen (Meßschlauch bis ca. zum Oberrand der Meßleiste füllen, Bakterienfilter nicht benetzen). Rollenklemme schließen • Dreiwegehahn in Richtung Infusion – Patient öffnen, in Richtung Patient – Meßschlauch muß der Dreiwegehahn geschlossen sein • Verbindungsleitung zum Patienten an der Rollenklemme festklemmen • Patienten informieren, in flache Rückenlage bringen, Kopfkissen entfernen und Thoraxbereich aufdecken (kann der Pat. nicht flach liegen, ggf. Nullpunkt modifizieren u. dokumentieren!)
Bestimmung des äußeren Nullpunktes (Der Nullpunkt entspricht der Höhe des rechten Vorhofes)	Mit Thoraxschublehre: • 3 – 4 Querfinger oberhalb des Processus xiphoideus (Schwertfortsatz des Brustbeins) Thoraxschublehre ansetzen und unteren Schenkel unter den Oberkörper des Patienten schieben • Oberen Schenkel der Schublehre an vordere Thoraxwand anlegen und ins Lot bringen (☞ Abb. 18.9) • Stahlstift zwischen oberem und unterem Schenkel zeigt den Nullpunkt (Meßpunkt) an	Mit Maßband: • Meßpunkt ertasten: ☞ links • Maßband in gleicher Höhe ansetzen und Abstand zwischen Thoraxoberseite und Matratze messen • Gemessenen Abstand durch 5 teilen • Der äußere Nullpunkt liegt zwischen den oberen 2/5 und den unteren 3/5 (☞ Abb. 18.7) • Nullpunkt mit wasserfestem Stift markieren, Schublehre entfernen
Meßvorgang	• Zeiger an der Meßleiste mit dem äußeren Nullpunkt auf gleiche Höhe bringen. Dazu die Meßleiste am Infusionsständer verschieben oder das Bett in der Höhe verstellen (☞ Abb. 18.10) • Parallellaufende Infusionen unterbrechen (z.B. durch Schließen der Rollenklemme) • Verbindungsleitung des ZVD-Sets zum Patienten mit dem Dreiwegehahn des Venenkatheters verbinden • Dreiwegehahn des Venenkatheters in Richtung Patient – ZVD-Set öffnen • Rollenklemme kurz öffnen, um den Venenkatheter mit NaCl-Lösung durchzuspülen • Rollenklemme schließen • Dreiwegehahn des ZVD-Systems in Richtung Patient – Meßleiste öffnen • Flüssigkeitssäule im Meßschenkel beobachten. Hat sie sich unter atemsynchronen Schwankungen um einen	Meßwert eingependelt, entspricht das obere Ende der Flüssigkeitssäule im Meßschenkel dem ZVD-Wert • Dreiwegehahn des Venenkatheters zum ZVD-Set schließen und alle gestoppten Infusionen wieder laufen lassen • Dreiwegehahn des ZVD-Systems wieder in Richtung Infusion – Meßschenkel öffnen und diesen zur Wiederverwendung auffüllen • Das ZVD-Set sollte zur Infektionsprophylaxe nach Möglichkeit am Dreiwegehahn des Venenkatheters angeschlossen bleiben. Ist dies nicht möglich, ZVD-Set vom Patienten abkoppeln und den Dreiwegehahn des Venenkatheters sowie das Systemende des ZVD-Sets mit sterilen Stöpseln verschließen. Verbindungsleitung zum Patienten unter Wahrung der Sterilität wieder an der Rollenklemme befestigen
Nachsorge	• Patienten bequem lagern • ZVD-Wert und Besonderheiten der Messung (z.B. keine flache Rückenlage des Patienten)	dokumentieren • Materialien entsorgen

Tab. 18.8: ZVD-Messung. [B200]

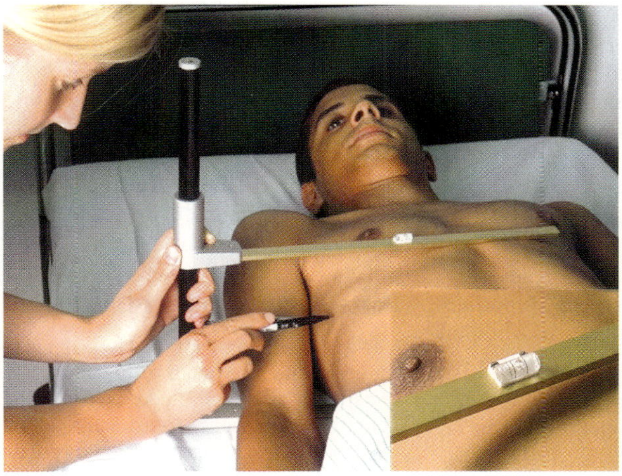

Abb. 18.9: Bestimmung des äußeren Nullpunktes mit der Thoraxschublehre. Der untere Schenkel der Thoraxschublehre wird unter den Thorax des Patienten geschoben, der obere Schenkel auf die vordere Thoraxwand gesenkt. Befindet sich die Wasserwaage im Lot (Ausschnittsfoto), so zeigt der Stahlstift auf den Meßpunkt, der mit einem Stift markiert wird. [K183]

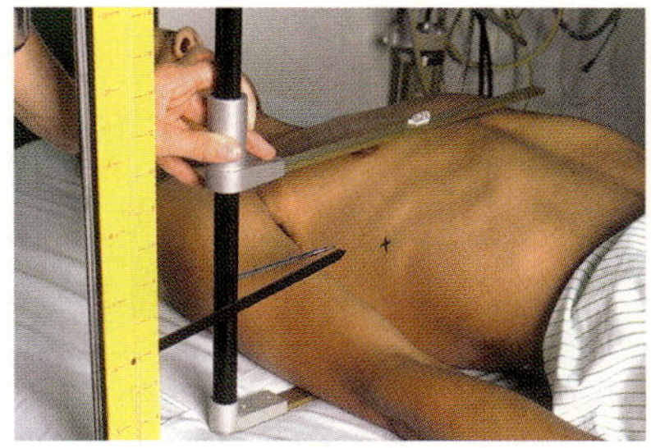

Abb. 18.10: Ausrichten des Zeigers der Meßleiste auf den Nullpunkt. [K183]

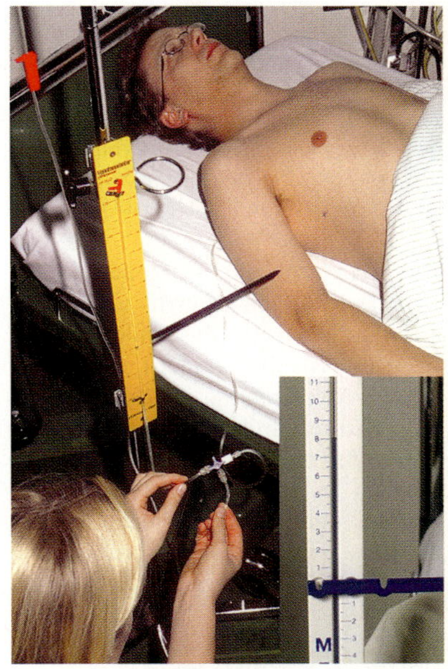

Abb. 18.11: Ablesen des Meßwertes. Der Dreiwegehahn ist in Richtung Patient – Meßschenkel geöffnet. Der Meßwert läßt sich an der Oberkante des Flüssigkeitsspiegels ablesen. [K183]

18.2.3 Pflege bei offenen Herzoperationen

Die **Herzchirurgie** *(Kardiochirurgie)* ist ein relativ junges Teilgebiet der Medizin: Erst seit Mitte dieses Jahrhunderts sind Eingriffe am offenen Herzen überhaupt möglich.
Herzoperationen erfordern einen hohen personellen und technischen Aufwand und sind daher speziellen **Herzzentren** mit besonders geschultem Personal vorbehalten.

Geschlossene und offene Herzoperationen

Prinzipiell unterscheidet man geschlossene und offene Herzoperationen:

- Bei **geschlossenen Herzoperationen** *(Operationen am geschlossenen Herzen)* wird die Herztätigkeit während der Operation gar nicht oder nur für ganz kurze Zeit unterbrochen. Der Kreislauf des Patienten wird nicht umgeleitet (☞ unten)
- Bei den meisten Herzoperationen handelt es sich um **offene Herzoperationen** *(Operationen am eröffneten Herzen)*, die ein exaktes Operieren unter Sicht ermöglichen. Herztätigkeit und Kreislauf sind für längere Zeit unterbrochen, ihre Funktionen werden von Maschinen übernommen.

Hauptindikationen offener Herzoperationen

Offene Herzoperationen werden v.a. zur Korrektur von Herzklappenfehlern (☞ 18.10) oder Fehlbildungen des Herzens (☞ 13.9), zur Anlage eines koronaren Bypass bei KHK (☞ 18.5.1) oder zur Herztransplantation (☞ 10.8) durchgeführt.

Technische Voraussetzungen offener Herzoperationen

Bei normaler Körpertemperatur kann die Herztätigkeit für höchstens drei Minuten unterbrochen werden. Ansonsten kommt es zu irreversiblen Schäden am Gehirn und später auch am Herzen selbst (☞ auch unten, Hypothermie). Diese Zeit reicht für die überwiegende Mehrzahl der Herzoperationen nicht aus. Folgende Methoden wurden entwickelt, um die zur Verfügung stehende Zeit zu verlängern:

Extrakorporale Zirkulation

> **Extrakorporale Zirkulation** *(EKZ, extrakorporaler Kreislauf, EKK)*: Mit dem Blutkreislauf verbundener künstlicher Blutkreislauf außerhalb des Körpers zur Erhaltung der Gesamtkreislauffunktion bei teiweiser oder (meist) völliger Unterbrechung der Herztätigkeit des Patienten.

Die **extrakorporale Zirkulation** ist eine der Hauptvoraussetzungen der modernen Herzchirurgie. Herz-, Kreislauf- und in der Regel auch Lungenfunktion des Patienten werden von einer Maschine, der **Herz-Lungen-Maschine** (kurz *HLM*) übernommen. Da das Blut an Herz und Lunge vorbeigeleitet wird, spricht man auch von einem *kardiopulmonalem Bypass.*

Das Blut aus der V. cava superior und V. cava inferior oder – je nach Methode – dem rechten Vorhof des Patienten wird über entsprechende Schlauchsysteme in die Herz-Lungen-Maschine umgeleitet, die folgende drei Bauteile enthält (☞ Abb. 18.12):

- Als erstes fließt das Blut des Patienten durch den **Oxygenator** *(künstliche Lunge, Gasaustauscher)*, wo es Sauerstoff aufnimmt und Kohlendioxid abgibt
- Danach passiert es eine **Rollerpumpe** *(künstliches Herz)*, die das Blut vorantreibt
- Im **Wärme(aus)tauscher** wird das Blut je nach den Erfordernissen der Operation abgekühlt oder erwärmt, indem die Blutröhrchen nach dem Gegenstromprinzip von entsprechend temperiertem Wasser umflossen werden.

Danach wird das Blut entweder in die Aorta ascendens oder – seltener – in die A. femoralis oder A. iliaca des Patienten zurückgeleitet. Damit sich in der Maschine keine Gerinnsel bilden, wird die Blutgerinnung durch Heparin aufgehoben.

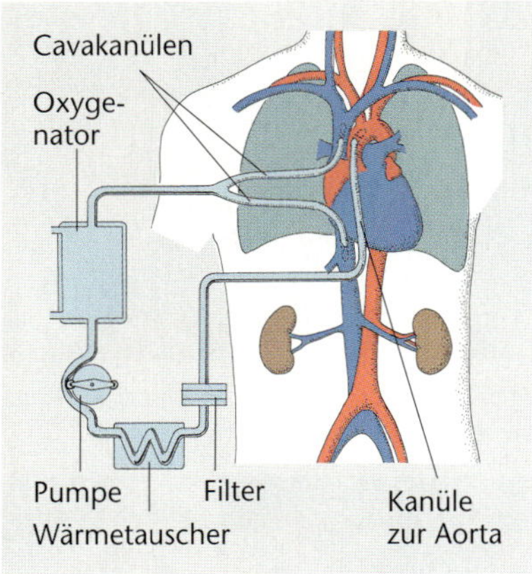

Abb. 18.12: Funktionsprinzip einer Herz-Lungen-Maschine in der Schemazeichnung. Details, ☞ Text. Die genaue Anordnung der Bauteile variiert je nach Bauart. [L190]

Die Mehrzahl der Herzoperationen, z.B. Bypass-Operationen (☞ 18.5.1), erfordert nicht nur die Umleitung des Körperkreislaufs, sondern auch eine längere Abklemmung der Koronararterien, die nur durch *myokardprotektive Maßnahmen* (protektiv = schützend) möglich ist. Hierzu dienen die Hypothermie und die Durchströmung des Herzens mit speziellen Spüllösungen (☞ unten, Kardioplegie).

Hypothermie

Mit sinkender Körpertemperatur nehmen Stoffwechselaktivität und Sauerstoffverbrauch des Organismus ab. Außerdem nimmt die Ischämietoleranz des Gehirns und des Herzens zu (**Ischämietoleranz** = Widerstandsfähigkeit von Geweben gegenüber einer Durchblutungsminderung oder -unterbrechung). So übersteht beispielsweise das Gehirn eine Ischämie in **Hypothermie** *(Unterkühlung)* ca. 6 Minuten lang ohne Folgen, ohne Hypothermie hingegen nur etwa 3 Minuten.

Daher werden Herzoperationen in einer Hypothermie von 26 – 30°C durchgeführt. Sie wird meist durch *Blutkühlung* in der Herz-Lungen-Maschine erzielt (*Wärmetauscher,* ☞ oben).

Kardioplegie

Kardioplegie *(Herzlähmung):* Künstlich herbeigeführter, reversibler Herzstillstand bei offenen Herzoperationen.

Viele Herzoperationen können nur am stillstehenden (und blutleeren) Herzen durchgeführt werden. Die meistverwendete Methode, einen reversiblen Herzstillstand künstlich herbeizuführen, ist die *Perfusionskardioplegie* mit *kardioplegischer Lösung nach Bretschneider.* Die spezielle Spüllösung führt zum Herzstillstand in der Diastole und ermöglicht in Kombination mit der Hypothermie auch mehrstündige Operationen am eröffneten, erschlafften Herzen.

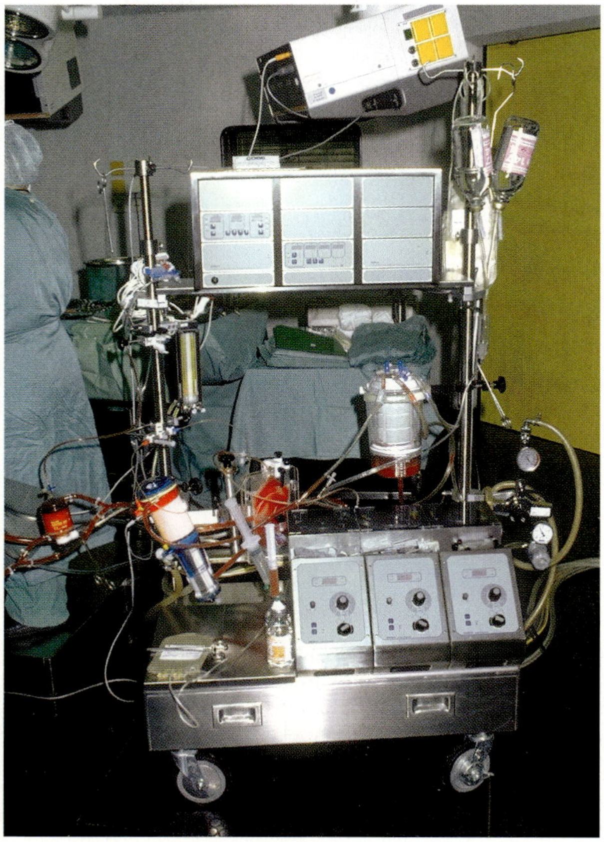

Abb. 18.13 (links): Foto einer Herz-Lungen-Maschine während einer Operation. Bedient und überwacht wird die Herz-Lungen-Maschine von einem speziellen Techniker, dem **Kardiotechniker.** [K183]

Kurzer Abriß einer Herz-OP

Vor der Operation wird die Herz-Lungen-Maschine mit Blut (nach vorheriger Eigenblutspende oder aus Blutkonserven) und volumenergänzenden Infusionen gefüllt, da der angeschlossene extrakorporale Kreislauf das Kreislaufvolumen insgesamt erhöht und alle Systeme – wie beim Infusionssystem – luftleer sein müssen.

Nach der Eröffnung des Thorax werden die abführenden und zuführenden Katheter mit den Venae cavae bzw. der Aorta ascendens verbunden. Dann schaltet der Kardiotechniker die Maschine an, ohne sie jedoch „mit voller Kraft" laufen zu lassen, d.h. Herz und Rollerpumpe teilen sich die Pumparbeit. Das Blut fließt über den Wärmetauscher und wird abgekühlt. Liegt die Körpertemperatur des Patienten im gewünschten Bereich, klemmt der Operateur die Hohlvenen kurz vor ihrer Einmündung in den rechten Vorhof und die Aorta kurz nach Austritt aus der linken Kammer ab. Nun übernimmt die Herz-Lungen-Maschine die komplette Pumparbeit. Das Herz wird durch die kardioplegische Lösung zum Stillstand gebracht, und die eigentliche Operation beginnt.

Nach der Operation wird das Blut über den Wärmetauscher erwärmt. Ist die gewünschte Körpertemperatur erreicht, wird die Verbindung zwischen Herz und Kreislauf wiederhergestellt und die Herz-Lungen-Maschine zurück-, aber noch nicht abgeschaltet. Dann wird durch eine einmalige Defibrillation (☞ 17.3.5) das Reizleitungssystem stimuliert und das Herz für

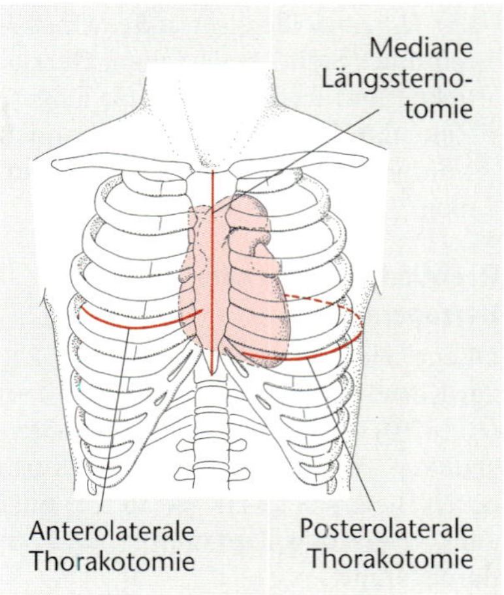

Abb. 18.14 (rechts): Schnittführungen bei Eröffnung des Thorax. Häufigster Zugang bei Herzoperationen ist die **mediane Längssternotomie,** d.h. die Längsspaltung des Sternum in der Mittellinie. [L190]

einige Minuten auf seine Funktionen hin beobachtet. Bei ausreichender Herzfunktion wird die Herz-Lungen-Maschine abgestellt. Oft wird während der OP ein *epikardialer* Herzschrittmacher (☞ 18.7.5) eingebracht (Elektroden liegen im Epikard), der gelegentlich auftretende postoperative Rhythmusstörungen behebt.

Komplikationen

Allgemeine OP-Risiken, ☞ 11.1.1

Hauptkomplikationen von Herzoperationen sind:

- Nachblutungen im OP-Gebiet
- (Generalisierte) Blutungen infolge Gerinnungsstörungen
- Atemstörungen bis hin zur Ateminsuffizienz
- Aseptische Lockerung oder Wundinfektionen am Sternum
- Zerebrale Ausfälle bis hin zum zerebralen Insult (☞ 35.6), z.B. durch Luftembolie oder Kalkembolisation (nach Klappenoperationen)
- Herz-Kreislauf-Störungen bis hin zum Herzinfarkt und zum Kreislaufversagen.

Intraaortale Ballonpumpe

Zur Unterstützung des Kreislaufs bei einer akuten intra- oder postoperativen Herzinsuffizienz, aber auch bei Herzversagen anderer Ursache (etwa kardiogenem Schock nach Herzinfarkt), kann eine **intraaortale Ballonpumpe** *(IABP)* eingesetzt werden. Ein Katheter mit einem aufblasbaren Gummiballon wird über die A. femoralis bis in die Aorta descendens vorgeschoben und mit einer Pumpe verbunden, die den Gummiballon des Katheters in der Diastole EKG-getriggert aufbläst. Durch die Druckerhöhung in der Diastole wird Blut aus der Aorta in die Koronargefäße zurückgepreßt, die Koronargefäße werden besser durchblutet und damit die Herzfunktion verbessert. Beim Einsetzen der Systole ist der Gummiballon wieder leer, das Blut aus der Aorta gelangt in den Körperkreislauf.

In der (Intensiv-)Pflege eines Patienten mit IABP ist folgendes zu beachten:

- Die Patienten müssen strenge Bettruhe einhalten. Deshalb werden alle Prophylaxen durchgeführt
- Die Pflegenden schonen den Patienten. Sie führen nur die Maßnahmen durch, die unbedingt notwendig sind. So wird der Patient nur einmal täglich gebettet (Patientenlifter benutzen) und mit dem Betten die Hautpflege verbunden
- Der Katheter darf auf keinen Fall abknicken. Deshalb werden die Patienten auf dem Rücken gelagert; häufig ordnet der Arzt auch die Fixierung von Armen und Beinen an. Um es dem Patienten bequemer zu machen, erhält er nach Möglichkeit ein Schaumstoff- oder Luftkissenbett (dient gleichzeitig der Dekubitusprophylaxe)
- Der Verbandswechsel erfolgt täglich. Die Einstichstelle wird auf Blutungen und Infektionen, die Beine auf periphere Embolien (☞ 19.6.3) hin beobachtet
- Der Kreislauf wird kontinuierlich über einen Monitor überwacht und die Ballonpumpe regelmäßig auf ihre Funktionsfähigkeit überprüft (z.B. reicht der Akku bei Stromausfall nur eine Stunde).

Präoperative Pflege

Allgemeine präoperative Pflege, ☞ 11.1.2 und 11.1.3

- Die Pflegenden organisieren alle angeordneten Untersuchungen: EKG, Blutuntersuchungen (wegen der intraoperativen Hypothermie einschließlich Kälteantikörper), Röntgen-Thorax, Lungenfunktionsprüfungen, Echokardiographie (☞ 18.4.3), Sonographie der hirnversorgenden Gefäße (☞ 9.6.7 und 35.5.7) sowie invasive Untersuchungen (v.a. Herzkatheteruntersuchung). Bei entzündlichen Prozessen, z.B. bei einer Infektion der Herzklappen durch eine bakterielle Endokarditis (☞ 18.9.1), sind eine HNO- und zahnärztliche Konsiliaruntersuchung zur Fokussuche erforderlich
- Da die Lunge während des Einsatzes der Herz-Lungen-Maschine nicht belüftet wird, kommt der Pneumonieprophylaxe besondere Bedeutung zu. Pflegende und/oder Physiotherapeuten üben deshalb schon vor der OP mit dem Patienten Atem- und Abhusttechniken ein und erinnern ihn ggf. immer wieder an die mindestens zweiwöchige Nikotinkarenz vor der OP
- Die präoperative Körperpflege richtet sich nach dem Zustand des Patienten (☞ 11.1.2). Die Rasur erfolgt erst unmittelbar vor der Operation und umfaßt den gesamten vorderen Rumpf vom Hals bis zu den Leisten einschließlich der Achsel- und Schambehaarung. Vor einer Bypass-Operation mit geplanter Entnahme von Beinvenen werden zusätzlich beide Beine enthaart
- Bei allen Pflegemaßnahmen berücksichtigen die Pflegenden die enorme psychische Belastung des Patienten. Die bevorstehende Operation am Herzen, einem lebenswichtigen Organ, löst vitale Ängste aus.

Postoperative Pflege

Allgemeine postoperative Pflege, ☞ 11.4

Postoperativ wird der Patient zumindest in den ersten 24 Stunden auf der Intensivstation überwacht. Bei komplikationslosem Verlauf kann der Patient nach vielen Operationen bereits am ersten postoperativen Tag auf die Allgemeinstation verlegt werden.

Krankenbeobachtung: Die Vitalzeichen des Patienten werden regelmäßig, ggf. über einen Monitor, kontrolliert. Besonders zu achten ist auf die Herz-Kreislauf-Funktionen, da (tachykarde) Herzrhythmusstörungen in der ersten postoperativen Woche nicht selten sind.

Flüssigkeitsbilanzierung, tägliche Überprüfung des Gewichts und Kontrolle der Trinkmenge sollen einer Volumenüberlastung des Herzens mit Herzinsuffizienz vorbeugen.

Lagerung: Die Patienten werden abwechselnd mit erhöhtem Oberkörper auf dem Rücken oder der Seite gelagert (Ausnahme: bei Sternumeröffnung liegen sie nur auf dem Rücken).

Prophylaxen: Durch die intraoperative Unterbrechung der Lungenbelüftung ist die Pneumoniegefahr, durch die Hypothermie und die mehrtägige Lagerung auf dem Rücken die Dekubitusgefahr besonders hoch: Alle notwendigen Prophylaxen werden daher sorgfältig durchgeführt.

Ernährung: Am OP-Tag und am 1. postoperativen Tag wird der Patient parenteral ernährt. Feste Nahrung erhält er nach dem Abführen am 2. oder 3. postoperativen Tag.

Mobilisation: Die Mobilisation richtet sich nach dem Zustand des Patienten. Vielfach ist eine Frühmobilisation möglich. Auf viele operierte Patienten kann auch der Mobilisationsplan nach

Herzinfarkt (☞ Tab. 18.36) übertragen werden. Ruckartige Bewegungen des Oberkörpers sind bei einer Sternumwunde zu vermeiden, ebenso das Dehnen des Thorax z.B. beim Hochziehen am Bettbügel.

Wunde, Wundversorgung: Die Naht und die Drainageaustrittsstellen werden täglich inspiziert und der Verband in den ersten Tagen täglich gewechselt. Wurde ein Pulmonaliskatheter zur Druckmessung im linken Vorhof gelegt (☞ 18.4.7), wird dieser ebenso wie die substernalen und die Perikarddrainagen (beide mit Sog) am 2. postoperativen Tag entfernt. Die Elektroden eines evtl. liegenden Herzschrittmachers werden über die ausgeleiteten Schrittmacherdrähte nach 8 – 10 Tagen gezogen, die Wundfäden am 10. – 12. postoperativen Tag.

Nach Zustandstabilisierung wird der Patient bei komplikationslosem Verlauf nach ca. einer Woche in ein wohnortnäheres Krankenhaus oder eine Reha-Klinik verlegt.

18.3 Hauptbeschwerden und Leitbefunde in der Kardiologie

Atemnot (Dyspnoe), ☞ *20.3.1*

18.3.1 Retrosternaler Schmerz („Herzschmerz")

„**Herzschmerzen**": Im allgemeinen Sprachgebrauch alle Schmerzen in der linken Thoraxhälfte oder hinter dem Sternum *(retrosternal).*

Die wichtigsten Krankheitsbilder, die sich in „Herzschmerzen" äußern können, sind:

- *Koronare Herzkrankheit* (kurz *KHK,* ☞ 18.5.1): Führt eine Verengung der Herzkranzgefäße zur Unterversorgung des Herzmuskels mit Sauerstoff, treten vor allem unter körperlicher und psychischer Belastung Schmerzen und Engegefühl in der Herzgegend *(Angina pectoris)* mit Atemnot auf. Typischerweise strahlen die Schmerzen in den linken Arm aus und bessern sich auf Gabe von Nitraten (☞ Pharma-Info 18.30) oder bei körperlicher Ruhe
- *Herzinfarkt* (☞ 18.5.2): Leitsymptom für den Herzinfarkt ist bei 2/3 aller Patienten das plötzliche Auftreten *heftigster* retrosternaler Schmerzen, häufig kombiniert mit Vernichtungsgefühl (Todesangst) und starker Unruhe. Die Schmerzen werden auch durch Ruhe oder Nitrat-Gabe nicht beseitigt
- *Entzündliche Herzerkrankungen* (insbesondere *Perikarditis,* ☞ 18.8.3): Die Schmerzen sind hier meist atem- und lageabhängig. Der Patient atmet typischerweise flach und schnell und hat oft Fieber
- *Lungenembolie* (☞ 20.10.1): Sind größere Gefäße im Lungenkreislauf verschlossen, leidet der Patient unter atemabhängigen Brustschmerzen (meist inspiratorisch stärker werdend), Atemnot, Zyanose (☞ unten) und Schocksymptomatik
- *Pneumothorax* (☞ 20.9): Neben der Atemnot und den Brustschmerzen sind asymmetrische Atembewegungen und einseitig eingeschränkte oder fehlende Atemgeräusche richtungweisend
- *Erkrankungen des Magen-Darm-Traktes:* In den Thorax ausstrahlende Schmerzen sind möglich bei Entzündungen der Speiseröhre (*Ösophagitis,* ☞ 21.4.2), Magenschleimhautentzündungen (*Gastritis,* ☞ 21.5.2), Magen- und Zwölffingerdarmgeschwüren (*Ulcus ventriculi, Ulcus duodeni,* ☞ 21.5.3) sowie *Gallenwegs-* und *Bauchspeicheldrüsenerkrankungen* (☞ 22.5, 22.6).

Insbesondere bei erstmaligem Auftreten der Schmerzen ist eine Klärung der Ursache ohne Hilfsmittel (EKG, Sonographie, Labor) kaum möglich.

☑ Jeder akute „Herzschmerz" wird bis zum Beweis des Gegenteils als bedrohlich eingestuft.

Erstmaßnahmen bei akuten retrosternalen oder linksthorakalen Schmerzen

- Arzt benachrichtigen
- Patienten absolute Bettruhe einhalten lassen und jede körperliche Anstrengung untersagen
- Patienten beruhigen
- Beengende Kleidungsstücke entfernen und Patienten nach Wunsch lagern, Fenster öffnen
- Auf Arztanordnung Sauerstoff geben (☞ 20.2.1)
- Bei einem systolischen Blutdruck von mindestens 100 mmHg 1 – 2 Hübe Nitroglycerin-Spray (z.B. Nitrolingual-Spray®) auf Arztanordnung verabreichen
- Vitalzeichen, Hautfarbe und Bewußtseinslage des Patienten beobachten und dokumentieren
- Ggf. durch eine zweite Pflegekraft EKG (☞ 18.4.4) anmelden oder durchführen lassen, ggf. Materialien zur Blutabnahme (☞ 9.5.1) richten.

18.3.2 Herzklopfen, Herzrasen, Herzstolpern

Der Mensch verspürt seinen eigenen Herzschlag nur, wenn er bewußt darauf achtet oder wenn sich Rhythmus, Frequenz oder Qualität der Herzschläge auffallend verändern (☞ 7.3.13). Dies kann physiologisch sein, etwa bei körperlicher oder psychischer Belastung, aber auch auf eine Herzerkrankung hinweisen:

- Als **Herzklopfen** *(Palpitation)* bezeichnet man ganz allgemein das (unangenehme) Empfinden des eigenen Herzschlages
- Beim **Herzrasen** schlägt das Herz zu schnell (Tachykardie). Die Zeit reicht für eine vollständige Füllung und Entleerung der Kammern nicht mehr aus, und das Schlagvolumen verringert sich. Hält das Herzrasen länger an, wird dem Betroffenen schwindelig, evtl. wird er sogar bewußtlos (☞ 18.3.3)
- Mit dem Begriff **Herzstolpern** umschreiben die Betroffenen meist Extrasystolen (☞ 18.7.1).

Erstmaßnahmen bei Herzrasen und Herzstolpern

Die pflegerischen Erstmaßnahmen entsprechen denen bei unklaren Herzrhythmusstörungen (☞ 18.7):

- Arzt benachrichtigen. Patienten nicht alleine lassen
- Pulsfrequenz, -rhythmus, -qualität, Blutdruck, Hautfarbe und Bewußtseinslage beobachten und dokumentieren. EKG ableiten (lassen)
- Körperliche Anstrengung untersagen
- Bei Atemnot atemunterstützende Maßnahmen (☞ 7.3.12) durchführen
- Bei drohendem Herz-Kreislauf-Stillstand (Puls extrem schwach, nicht zählbar oder > 180/Min.) Reanimation vorbereiten, ggf. unverzüglich reanimieren (☞ 17.3).

18.3.3 Synkopen

Synkope (griech.: plötzlicher Kräfteverlust): Plötzlich auftretender, kurzdauernder Bewußtseinsverlust infolge einer vorübergehenden Minderversorgung des Gehirns mit Sauerstoff oder Glukose.

Die häufigsten und zugleich harmlosesten Formen der Synkope sind die vasovagale und die orthostatische Synkope. Ihre Prognose ist meist gut, der Kreislauf normalisiert sich in der Regel innerhalb von Sekunden.

Die **vasovagale Synkope** kann z.B. durch Schreck, Angst, Hysterie oder Aufregung hervorgerufen werden. Häufige Vorboten sind Übelkeit, Schwäche- oder Kältegefühl, Sehstörungen und Schwindel.

Die **orthostatische Synkope** kommt vor allem bei jungen Frauen mit niedrigem Blutdruck nach längerem Stehen oder schnellem Aufstehen vor. Sie ist der vasovagalen Synkope sehr ähnlich.

Synkopen können auch Zeichen ernstzunehmender Erkrankungen sein, z.B.:

- Kardiale Synkopen beim *Adams-Stokes-Anfall* (☞ 18.7.3) oder beim *Herzinfarkt* (☞ 18.5.2)
- Synkopen beim *Karotissinus-Syndrom* (☞ 18.7.4)
- Zerebrale oder zerebro-vaskuläre Synkopen bei Epilepsie (☞ 35.8) oder TIA (***t**ransitorisch **i**schämische **A**ttacke*, ☞ 35.6.2)
- Synkopen durch Stoffwechselstörungen wie etwa Hypoglykämie (☞ 23.6.4).

☑ Unabhängig von der Häufigkeit ihres Auftretens muß *jede* Synkope diagnostisch geklärt werden.

Erstmaßnahmen bei Synkopen

- Patienten sofort hinlegen, dabei Kopf tief und Beine hochlagern *(Schocklage)*
- Konnte der Betroffene nicht rechtzeitig hingelegt werden und ist gestürzt, ihn auf Verletzungen oder Folgeerkrankungen untersuchen (Kopfplatzwunde? Gehirnerschütterung?)
- Pulsfrequenz, Pulsrhythmus und Pulsqualität, Blutdruck, Hautfarbe und Bewußtseinslage überwachen und dokumentieren, nach Möglichkeit EKG ableiten
- Patienten nicht allein lassen.

18.3.4 Zyanose

Zyanose: Bläulich-rote Verfärbung der Haut und/oder Schleimhäute durch verminderten Sauerstoffgehalt des Blutes. Besonders gut sichtbar im Bereich der Lippen und der Akren (Fingerspitzen, Zehenspitzen, Nasenspitze).

Häufiges Begleitsymptom ist Atemnot. Der „Zyanotiker" leidet vielfach unter Kopfschmerzen, Müdigkeit und Konzentrationsschwäche, oft ist ihm kalt.

Zwei häufige Formen der Zyanose werden unterschieden:

- **Zentrale Zyanose** *(pulmonale Zyanose)*: Die arterielle O_2-Sättigung ist vermindert, d.h. die Erythrozyten sind nicht vollständig mit Sauerstoff besetzt. Häufige Ursachen sind Lungenerkrankungen mit Behinderung des Gasaustausches oder Verlegungen der Lungenstrombahn (z.B. bei der Lungenembolie). Auch Herzfehler, bei denen es über einen *Shunt* (Kurzschlußverbindung zwischen arteriellem und venösem Gefäßsystem, ☞ 13.9) zu einer Vermischung von venösem (sauerstoffarmem) und arteriellem (sauerstoffreichem) Blut kommt, können eine zentrale Zyanose hervorrufen. Typisch ist, daß auch gut durchblutete Organe wie z.B. die Zunge zyanotisch sind
- **Periphere Zyanose:** Dem Blut wird im Gewebe vermehrt Sauerstoff entzogen (erhöhte Sauerstoffausschöpfung). Sie tritt bei Erkrankungen auf, die mit einer verlangsamten Blutzirkulation einhergehen (z.B. Herzinsuffizienz, Schock), sowie bei einem erhöhten Sauerstoffbedarf der Gewebe.

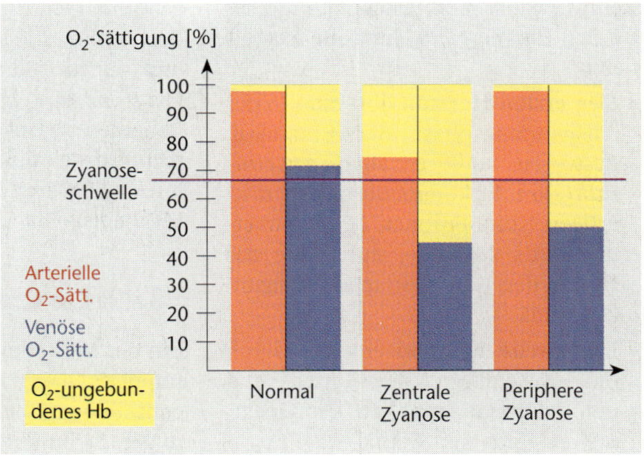

Abb. 18.15: Unterschiede der arteriellen und venösen O_2-Sättigung. Eine Zyanose entsteht, wenn mehr als 1/3 der Hämoglobinmoleküle der Erythrozyten nicht mit Sauerstoff beladen sind. Die Zyanoseschwelle gilt für einen normalen Gesamt-Hb (bei Anämie ist die Zyanoseschwelle erniedrigt, d.h. eine Zyanose wird schwerer bemerkt). [B200]

Pflegerische Maßnahmen bei Zyanose

Die Pflegenden achten bei allen Pflegemaßnahmen auf eine (zunehmende) Zyanose. Am besten können Veränderungen der Haut und Schleimhäute während der Ganzkörperwäsche beurteilt werden. Da Patienten mit einer Zyanose häufig frieren, wird für ausreichende Wärmezufuhr gesorgt.

Atemunterstützende Maßnahmen, ☞ 7.3.5 – 7.3.7 ;
Maßnahmen bei akuter Atemnot, ☞ 7.3.12, 20.3.1

18.4 Der Weg zur Diagnose in der Kardiologie

18.4.1 Anamnese

Fragen zur Vorgeschichte erstrecken sich nicht nur auf die Leitsymptome (☞ 18.3), sondern auch auf weitere Symptome wie:

- Atemnot
- Beinödeme oder Gewichtszunahme als Zeichen von Wassereinlagerungen (z.B. bei Herzinsuffizienz, ☞ 18.6.1)
- Nachts vermehrtes Wasserlassen (*Nykturie*, z.B. bei Herzinsuffizienz)
- Verminderte Belastungsfähigkeit.

18.4.2 Körperliche Untersuchung

Gezielte Untersuchungen bei V.a. Herzerkrankungen sind Inspektion und Palpation des Thorax, Auskultation von Herz und Lunge, Fühlen des Pulses (☞ 7.3.13) und Blutdruckmessung (☞ 7.3.14).

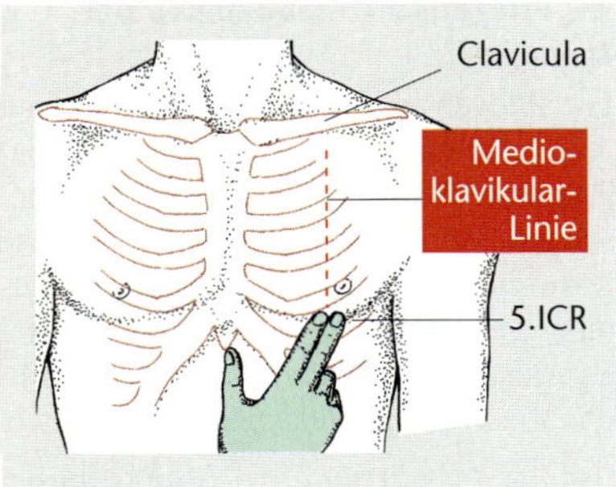

Abb. 18.16: Palpation des Herzspitzenstoßes. Beachte: Die erste tastbare Rippe unter der Clavicula ist die 2. Rippe, darunter liegt der 2. Interkostalraum. [L190]

Inspektion und Palpation des Thorax

Der Brustkorb eines herzkranken Patienten ist äußerlich meist unauffällig.

Bei der *Palpation* des Thorax wird nach dem **Herzspitzenstoß** getastet. Er sollte dort liegen, wo eine von der linken Schlüsselbeinmitte nach unten gezogene Linie *(Medioklavikular-Linie)* den 5. Zwischenrippenraum *(Interkostalraum)* kreuzt. Ist der Herzspitzenstoß weiter lateral oder über eine Breite von mehr als 2 cm zu spüren, ist das Herz möglicherweise krankhaft vergrößert.

Durch Abklopfen der Wirbelsäule und Palpation der prävertebralen Muskulatur und der Thoraxwand lassen sich Hinweise auf andere Ursachen der „Herzbeschwerden" finden, z.B. von der Wirbelsäule ausgehende Nervenreizungen, die zum Herzbereich ausstrahlen *(Interkostalneuralgie)*. Ein lokal auslösbarer Schmerz schließt eine Herzerkrankung in der Regel aus.

Auskultation des Herzens

Physiologische Herztöne

Beim Erwachsenen lassen sich am gesunden Herzen *zwei* **Herztöne** auskultieren:

- Den **ersten Herzton** hört man in der Anspannungsphase der Kammern, deswegen heißt er auch *Anspannungston*. Er kommt durch die ruckartigen Kontraktionen des Kammermyokards zustande, durch die das Blut in den Kammern in Schwingungen gerät
- Der **zweite Herzton** entsteht durch das „Zuschlagen" der Aorten- und der Pulmonalklappe. Er kennzeichnet das Ende der Systole.

Bei Kindern läßt sich gelegentlich ein **dritter Herzton** während der Füllungsphase der Kammern (Diastole) auskultieren.

Herzgeräusche

Sind noch weitere Geräusche zu hören, werden diese als **Herzgeräusche** bezeichnet. Sie können auch beim Gesunden vorkommen, sind jedoch oft krankhaft und weisen auf einen gestörten Blutfluß hin. Beispielsweise „zwängt" sich das Blut bei einer *Klappenstenose* (☞ 18.10) durch eine zu enge Öffnung. Dadurch entstehen Wirbel, die – ähnlich wie bei einer Flußenge – Geräusche erzeugen. Schließt eine Klappe nicht dicht (bei einer Klappeninsuffizienz), kommt es zum „Zurückschwappen" von Blut. Auch dies erzeugt abnorme Herzgeräusche.

> Läßt sich ein Herzgeräusch während der Kammersystole auskultieren, handelt es sich um ein **Systolikum**, ist es während der Kammerdiastole zu hören, um ein **Diastolikum**.

Aufgrund der zeitlichen Zuordnung der Herzgeräusche kann der Arzt oft bereits den Verdacht auf einen bestimmten Herzklappenfehler äußern.

Nach ihrer Lautstärke werden die Herzgeräusche von 1/6 (sehr leises Herzgeräusch, das nur in einer Atempause hörbar ist) bis 6/6 (sehr lautes, ohne Stethoskop hörbares *Distanzgeräusch*) eingeteilt. Dabei ist die Lautstärke des Geräusches kein Maß für die Schwere der Herzerkrankung.

18.4.3 Phonokardiogramm

Das **Phonokardiogramm** *(PKG, Herzschallschreibung)* objektiviert die subjektiv bei der Auskultation des Herzens gehörten Geräusche. Mit einem auf die Brustwand aufgesetzten Mikrophon und einem Verstärker werden die Herztöne und ggf. Herzgeräusche des Patienten registriert und auf einem Papierausdruck dokumentiert. Zur besseren Beurteilung wird gleichzeitig ein EKG abgeleitet.

18.4.4 Elektrokardiogramm

Bei der Weiterleitung des elektrischen Impulses über das Herz (☞ 18.1, Erregungsbildung, -leitung) entsteht ein geringer Stromfluß, der sich über die Herzoberfläche hinaus bis auf die Körperoberfläche ausbreitet und sich an der Thoraxwand oder an Armen und Beinen messen läßt. Diese Stromflußkurve des Herzens heißt **Elektrokardiogramm** oder kurz **EKG.** Das EKG gibt zum einen Auskunft über den Herzrhythmus, zum anderen über die Arbeitsmuskulatur des Herzens (Myokard).

Meist wird ein **Ruhe-EKG** abgeleitet, bei dem der Patient ruhig auf einer Liege oder im Bett liegt. Sonderformen des EKGs sind das **Belastungs-EKG** und das **Langzeit-EKG** (☞ 18.4.5 und 18.4.6). Bei einem **Monitor-EKG** wird das EKG zur Überwachung des Patienten kontinuierlich abgeleitet. Die Herzströme können auf dem Monitor sichtbar gemacht und auch ausgedruckt werden.

Ein **Ösophagus-EKG** (Meßelektrode liegt im Ösophagus) erlaubt genauere Aussagen z.B. über Erregungsabläufe in Kammerseptum und Herzhinterwand.

Indikationen für ein EKG

Ein EKG wird abgeleitet bei Verdacht auf Herzerkrankungen, zur Herzschrittmacherkontrolle (☞ 18.7.5), bei der Gesundheitsvorsorge, vor Operationen und als Monitor-EKG bei Notfall-Patienten, Intensiv-Patienten und während jeder OP.

Vorbereitung eines EKGs

Benötigtes Material

- EKG-Gerät mit 10 Elektrodenkabeln und einer Rolle EKG-Papier
- Ggf. EKG-Monitor
- Saugelektroden oder selbstklebende Einmal-Elektroden
- Elektroden-Gel für die Brustwandableitungen und Elektrodenpapier für die Extremitätenableitungen
- Ggf. Einmalrasierer für die Brustbehaarung.

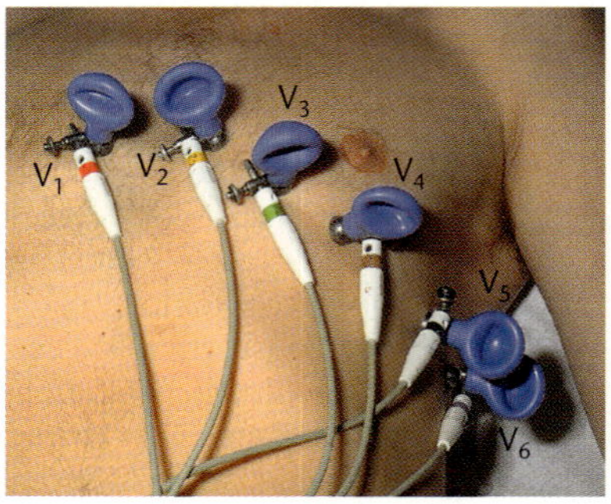

Abb. 18.17: Korrekt angelegte Brustwandableitungen mit Saugelektroden. [D200]

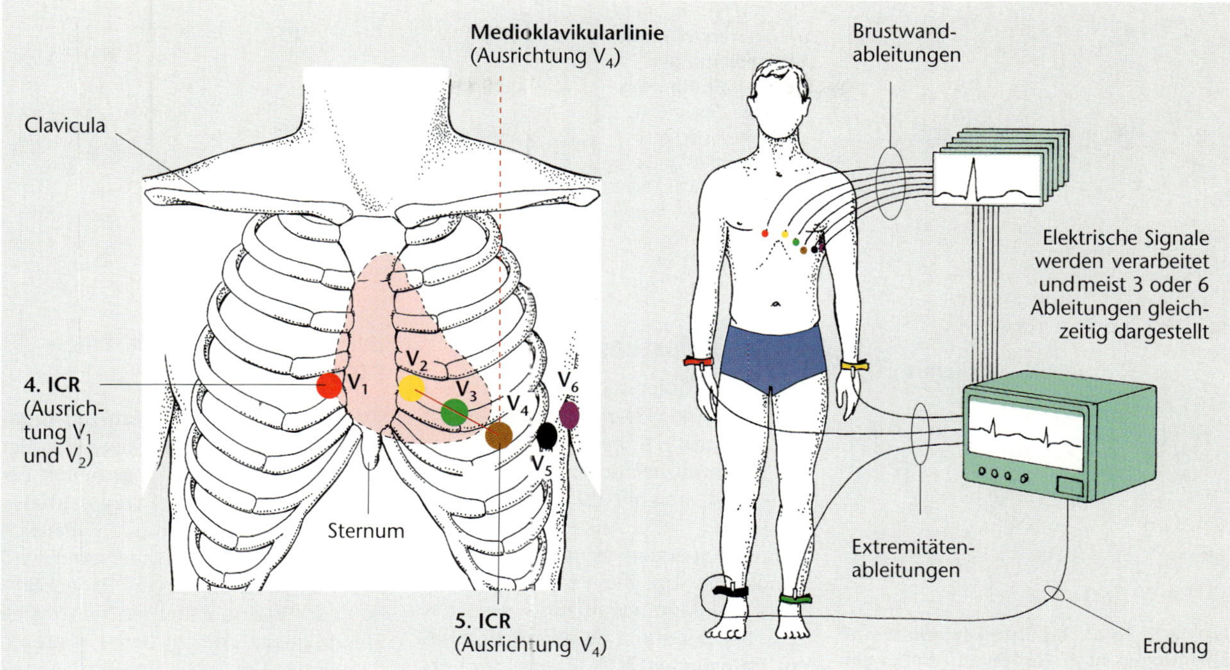

Abb. 18.18: Plazierung der EKG-Elektroden an der Brustwand und den Extremitäten. Man unterscheidet die 6 Brustwandableitungen V_1 bis V_6 von den 4 Extremitätenableitungen. Üblicherweise werden beide Verfahren gemeinsam durchgeführt. [B200]

Der Patient soll den Oberkörper, die Unterarme und die Unterschenkel freimachen. Seine Füße sollen Metallteile des Bettgestells nicht berühren, da es sonst zu Wechselstromsignalen kommt.

Durchführung eines Standard-EKGs

Um standardisierte und damit auswertbare Ergebnisse zu erhalten, sind die Punkte zur Ableitung der Herzströme genau definiert. Auf diesen Punkten werden die Elektroden angebracht. Zur Steigerung der Leitfähigkeit wird auf Saugelektroden Elektroden-Gel aufgetragen, selbstklebende Einmal-Elektroden enthalten das Gel unter der Folie. Bei den Extremitätenableitungen wird angefeuchtetes Elektrodenpapier verwendet. Haften alle Elektroden gut, werden sie mit den Ableitungen des Gerätes verbunden. Dann kann das Gerät eingeschaltet und die Herzstromkurve abgeleitet werden. Der *Elektrokardiograph* zeichnet die Ströme auf einem Streifen Papier auf. Es gibt unterschiedliche Ableitungssysteme. Die gebräuchlichsten seien hier genannt:

Extremitätenableitungen

Nach Anfeuchten des Elektrodenpapiers werden die Elektroden ca. 2 cm oberhalb der Fuß- oder Handgelenke angebracht und mit den Ableitungen des Gerätes verbunden. Der genaue Ort spielt hier im Gegensatz zu den Brustwandableitungen keine entscheidende Rolle. Wie die verschiedenfarbigen Kabel anzuschließen sind, zeigt Tab. 18.19.

Brustwandableitungen

Bei den **unipolaren Brustwandableitungen nach Wilson** werden die Saugelektroden an den unten genannten Punkten angebracht und mit den Ableitungen des Gerätes verbunden. Die Brustwandableitungen werden mit V_1 bis V_6 bezeichnet und folgendermaßen angelegt:

- V_1 = rechts parasternal (am Sternumrand) im 4. ICR (Interkostalraum)
- V_2 = links parasternal im 4. ICR
- V_3 = auf der 5. Rippe zwischen V_2 und V_4 (etwas oberhalb der Herzspitze)
- V_4 = in der linken MCL im 5. ICR links (Herzspitze, bei Patientinnen mit großen Brüsten wird die Elektrode unter der Brustfalte befestigt)
- V_5 = vordere Axillarlinie (am vorderen Rand der Achselhöhle) links in Höhe V_4
- V_6 = mittlere Axillarlinie links in Höhe V_4.

Der Patient darf sich während der Ableitung des EKGs nicht bewegen.

Nachsorge

- Qualität des EKGs beurteilen (Linien in der richtigen Position? Verwakkelt? Wechselstromsignale bei Kontakt von Händen/Füßen des Patienten zum Metallbettrahmen?)
- Auf dem EKG-Streifen Namen und Geburtsdatum des Patienten sowie Datum und Uhrzeit notieren, Ableitungsmodus kennzeichnen, Besonderheiten vermerken
- EKG dem Arzt vorlegen
- Durchführung des EKGs dokumentieren

Tab. 18.19: Farbvereinbarungen der Elektroden bei der *bipolaren Extremitätenableitung nach Einthoven.* [B200]

Elektrode	Ableitungsort	Elektrodenfarbe
1. Elektrode	Rechter Arm	(rot)
2. Elektrode	Linker Arm	(gelb)
3. Elektrode	Linkes Bein	(grün)
4. Elektrode (Erdung)	Rechtes Bein	(schwarz)
Merkregel für 1. – 3. Elektrode: Ampelfarben im Uhrzeigersinn, beginnend mit **r**ot beim **r**echten Arm		

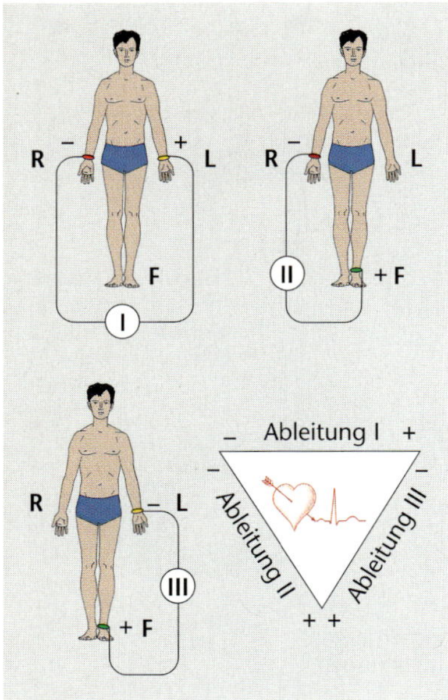

Abb. 18.20: Bei den **bipolaren Extremitätenableitungen nach Einthoven** wird jeweils die Spannungsdifferenz zwischen zwei Extremitäten registriert. Diese Ableitungen werden definitionsgemäß als Ableitungen I, II und III bezeichnet. [B200]

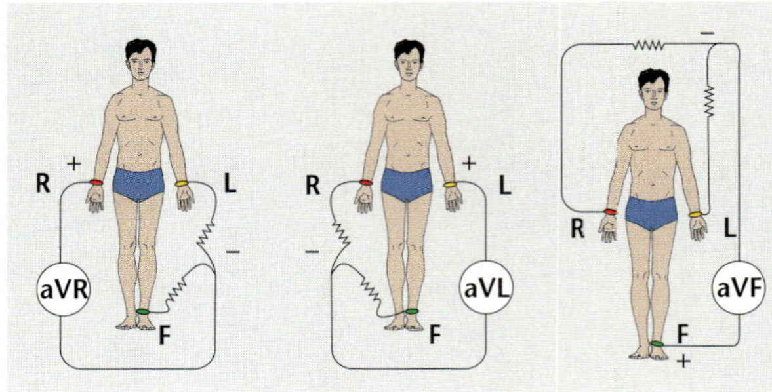

Abb. 18.21: Bei den **unipolaren Extremitätenableitungen nach Goldberger** wird die Spannungsdifferenz zwischen einer Extremität und einem „elektrischen Nullpunkt" gemessen (erreicht durch Zusammenschluß von 2 Elektroden). [M100]

- Saugelektroden reinigen und desinfizieren, Einmalelektroden in den Müll entsorgen

Auswertung des EKGs

Die beim Gesunden regelmäßig wiederkehrenden *Zacken, Wellen, Strecken* und *Komplexe* im EKG beziehen sich auf eine Einteilung von *Einthoven:* Die **P-Welle,** mit der der elektrische Herzzyklus beginnt, entspricht der *Vorhoferregung.* Die **PQ-Zeit,** die mit der P-Welle beginnt und mit Beginn des QRS-Komplexes aufhört, gibt die *atrioventrikuläre Überleitungszeit* an.

Der **QRS-Komplex** entspricht der *Kammererregung,* die **T-Welle** der *Erregungsrückbildung* in der Kammer. Die Erregungsrückbildung in den Vorhöfen wird vom QRS-Komplex überlagert und ist daher nicht sichtbar. Die **Q-Zacke** zeigt die Erregung des Kammerseptums, die **R-Zacke** die Erregung des größten Anteils des Kammermyokards und die **S-Zacke** die Erregung der „letzten Ecke" des Myokards, der linken Kammer. Die **QT-Zeit** deckt die gesamte elektrische Kammersystole ab. Die Bedeutung der U-Welle ist noch unklar.

Bei der Auswertung eines EKGs überprüft der Arzt, ob alle Zacken, Wellen, Komplexe und Strecken normal aussehen und ob ihre Dauer im Normbereich liegt (☞ auch Abb. 18.23).

18.4.5 Belastungs-EKG

Ein physiologisches Ruhe-EKG schließt eine Herzerkrankung nicht aus. Es kann z.B. bei einer Verengung der Herzkranzgefäße (☞ 18.5.1) unauffällig sein, obwohl die Durchblutung des Herzens unter Anstrengung und erhöhtem Sauerstoffverbrauch stark vermindert ist. Um die Verschlechterung der Durchblutungssituation des Herzens bei Belastung zu erkennen, muß ein **Belastungs-EKG** *(Ergometrie)* erfolgen. Beim Belastungs-EKG versucht man, durch eine genau definierte Belastung einen erhöhten Sauerstoffverbrauch und damit möglicherweise EKG-Veränderungen zu provozieren.

Indikationen ür ein Belastungs-EKG

Ein Belastungs-EKG kann angezeigt sien zur:

- Diagnose/Ausschluß einer KHK (☞ 18.5.1)
- Verlaufskontrolle einer KHK oder einer Hypertonie
- Beurteilung der körperlichen Leistungsfähigkeit Herzkranker, aber auch Gesunder
- Diagnose belastungsabhängiger Herzrhythmusstörungen.

Vorbereitung des Patienten

Bei einigen Medikamenten ist eine Medikationspause vor dem Belastungs-EKG erforderlich, sofern es sich nicht um eine Verlaufskontrolle während der Therapie handelt. Vor der Untersuchung ist der Patient über den Sinn der Vorbereitung sowie Zweck und Ablauf des Belastungs-EKGs zu informieren.

☑ Unmittelbar vor jeder Ergometrie muß ein vollständiges Ruhe-EKG aufgezeichnet werden, um z.B. einen frischen Herzinfarkt oder eine Mangeldurchblutung auszuschließen. Nur wenn dieses in Ordnung ist, darf anschließend die Ergometrie erfolgen.

Durchführung eines Belastungs-EKGs

Weit verbreitet ist die **Fahrrad-Ergometrie** im Liegen oder Sitzen, bei der der Patient während der gesamten Belastungszeit mit einer vorgeschriebenen Geschwindigkeit in die Pedalen treten muß. Der Tretwiderstand wird stufenweise erhöht, bis der Patient 80 – 90% der altersabhängigen maximalen Herzfrequenz erreicht hat (Faustregel: 220 minus Alter). Die Ergometrie muß sofort abgebrochen werden bei Erschöpfung, stark zunehmender Dyspnoe, Erreichen der maximalen Herzfrequenz, Schwindel, Kopfschmerz, Zyanose, Angina pectoris, EKG-Veränderungen, die eine akute Schädigung des Herzens anzeigen, ausgeprägten Herzrhythmusstörungen, Blutdruck-Anstieg über 250/130 mmHg oder Blutdruck-Abfall. Seltener wird die **Laufband-Ergometrie** eingesetzt, bei der der Patient auf einem Laufband geht oder läuft.

Material

- (Fahrrad-)Ergometer
- EKG-Gerät mit Elektrodenkabeln und EKG-Papier
- EKG-Monitor
- Saugelektroden
- Elektroden-Gel und/oder Elektrodenpapier
- Blutdruckmeßgerät und Stethoskop
- Vorgefertigtes Formular zum Protokollieren.

Vorsicht!

Da bei jeder Ergometrie lebensbedrohliche Zwischenfälle auftreten können, müssen Notfallkoffer/-wagen, Defibrillator und Sauerstoffgerät immer bereitstehen.
Das Belastungs-EKG darf nur in ständiger Anwesenheit eines Arztes durchgeführt werden.

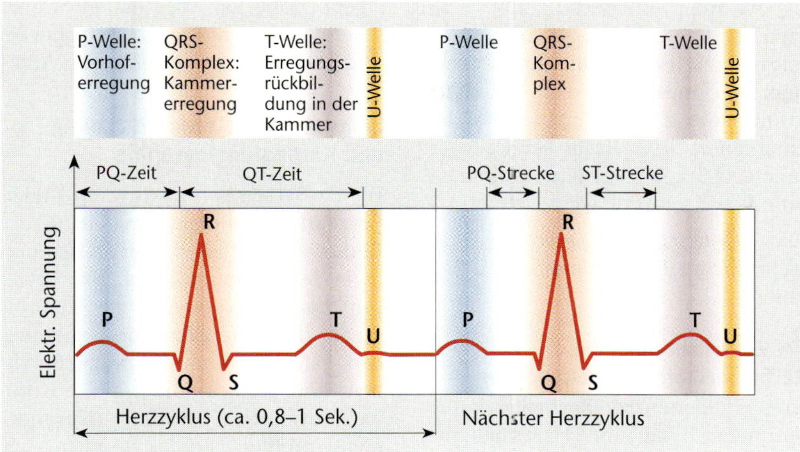

Abb. 18.22: Zacken, Wellen, Strecken und Komplexe im EKG (Ableitung II). [B200]

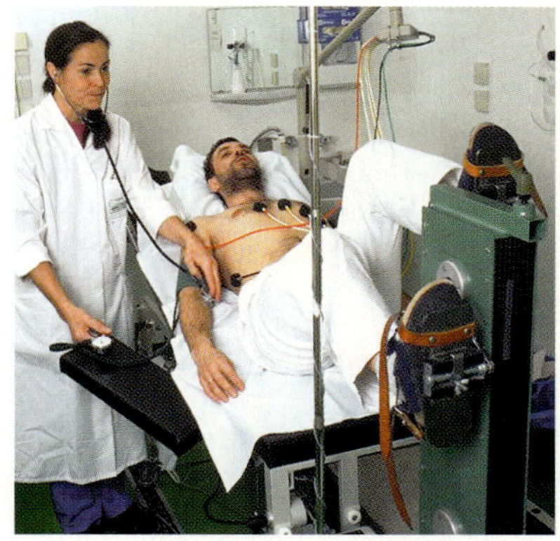

Abb. 18.24: Fahrrad-Ergometrie im Liegen. In festen Intervallen wird der Blutdruck des Patienten gemessen, ohne die Belastung zu unterbrechen. [K183]

Die Punkte zur Ableitung der Herzströme entsprechen im Prinzip denen des normalen Ruhe-EKGs. Damit der Patient aber beim Fahrradfahren nicht durch Kabel behindert wird, werden die Elektroden für die Extremitätenableitungen meist am Rumpf statt an Armen und Beinen fixiert. Während der gesamten Belastung und 10 – 15 Minuten danach wird:

- Das EKG des Patienten (und damit auch seine Herzfrequenz) kontinuierlich aufgezeichnet
- In regelmäßigen Abständen (*ohne* Belastungsunterbrechung) ein EKG-Streifen ausgedruckt. Beschwerden des Patienten müssen zum entsprechenden Zeitpunkt auf dem EKG-Streifen vermerkt werden
- Der Blutdruck des Patienten engmaschig kontrolliert.

Nachsorge

Da auch nach Beendigung des Belastungs-EKGs Beschwerden auftreten können, ist der Zustand des Patienten weiterhin regelmäßig zu kontrollieren. Ggf. muß noch einmal ein (Ruhe-)EKG anfertigt werden.

18.4.6 Langzeit-EKG

Häufig treten Herzrhythmusstörungen nur zeitweise auf und werden deshalb im Ruhe-EKG nicht erfaßt. Dann ist es sinnvoll, die Herzströme über einen längeren Zeitraum abzuleiten, meist 24 Stunden. Da der Patient seinen gewohnten Tätigkeiten nachgehen soll, werden tragbare Langzeit-EKG-Rekorder verwendet, die die Herzströme kontinuierlich ableiten und auf Kassetten oder Disketten aufzeichnen. Die Aufzeichnungen werden anschließend mit einem Computer ausgewertet.

Indikationen für ein Langzeit-EKG

Das Langzeit-EKG dient:

- Der Diagnose von Herzrhythmusstörungen
- Der Abklärung von Synkopen
- Der Überwachung einer antiarrhythmischen Therapie
- Der Schrittmacherkontrolle.

Vorbereitung

Benötigt werden:

- Langzeit-EKG-Rekorder mit Befestigungsgurt, Ableitungen und Kassette/Diskette
- Klebeelektroden
- Einmalrasierer
- Alkohol zum Entfetten der Haut
- Pflaster.

An den Ableitungspunkten werden die Haut des Patienten mit Alkohol entfettet und die Klebeelektroden angebracht. Vor der sicheren Fixierung der Elektroden und Kabel (Kabel in Schleifen legen, damit ein geringer Zug durch Bewegungen des Patienten nicht gleich zum Abreißen der Elektrode führt) wird die Übertragung der Herztöne geprüft. Erst dann wird der Rekorder eingeschaltet.

Der Patient soll sich während der Ableitzeit völlig normal verhalten. Er er-

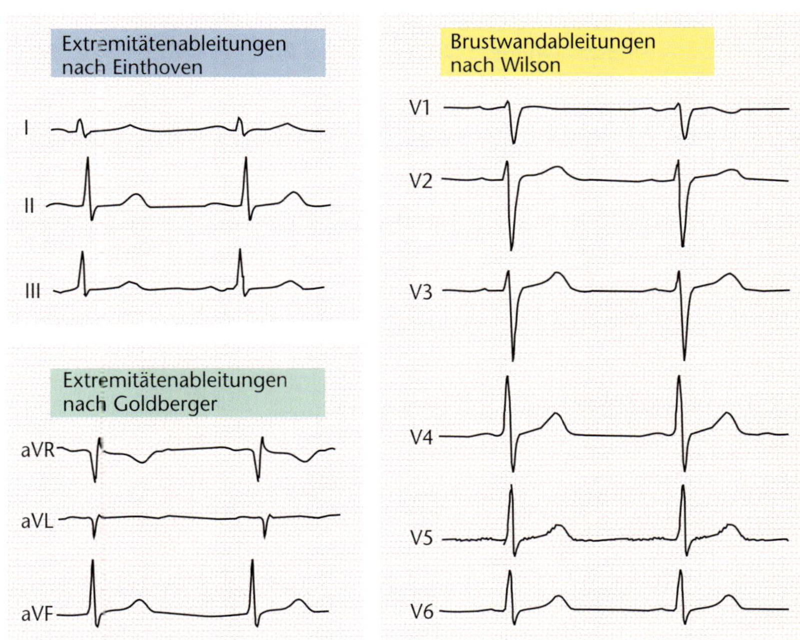

Abb. 18.23: Das Standard-EKG besteht aus den Standard-Ableitungen I, II, III, aVR, aVL, aVF und $V_1 - V_6$. Hier der Normalbefund einer 27jährigen Frau. [B152]

hält einen Protokollbogen, auf dem er besondere Belastungen oder Beschwerden (z.B. Herzrasen, Schwindel) unter Angabe der Uhrzeit vermerkt. Bei manchen Geräten kann er über Knopfdruck eine entsprechende Markierung im EKG setzen.

18.4.7 Herzkatheterdiagnostik

Rechtsherzkatheteruntersuchung

Bei der **Rechtsherzkatheteruntersuchung** werden mit einem **Pulmonaliskatheter** *(Pulmonalarterienkatheter, Swan-Ganz-Katheter, Einschwemm-Katheter)* Messungen im *rechten Herzen* vorgenommen. Nach Punktion einer Vene (V. jugularis interna, V. subclavia oder V. femoralis) wird der Katheter bis zum rechten Vorhof vorgeschoben und der an seinem Ende befindliche Ballon mit Luft gefüllt, so daß er über den rechten Vorhof und Ventrikel in eine Lungenarterie eingeschwemmt wird. Auf ihrem Weg durch das rechte Herz und bis zu ihrer Position in der Lungenarterie mißt die Katheterspitze den Druck im rechtem Vorhof, in der rechten Kammer und in der A. pulmonalis (dieser kann bei geblocktem Ballon mit dem Druck im linken Vorhof gleichgesetzt werden). Die gleichzeitige Injektion von gekühltem NaCl 0,9% erlaubt die Bestimmung des Herzminutenvolumens. Der Ballon muß nach der Messung sofort wieder entblockt werden, da er sonst die A. pulmonalis verstopfen würde. Die Rechtsherzkatheteruntersuchung ist technisch einfacher als die Linksherzkatheteruntersuchung und wird auf vielen Intensivstationen zur Kreislaufüberwachung eingesetzt, z.B. beim Herzinfarkt. Der Pulmonaliskatheter hat mehrere Lumina und kann neben der Druckmessung gleichzeitig auch als normaler ZVK genutzt werden. Bei einer einmaligen Rechtsherzkatheteruntersuchung wird er nach Dokumentation der Meßwerte wieder entfernt.

Die Untersuchung erfordert das (schriftliche) Einverständnis des Patienten.

Komplikationen der Rechtsherzkatheteruntersuchung

Komplikationen der Rechtsherzkatheteruntersuchung sind Herzrhythmusstörungen, Perikardtamponade bei Perforation des Myokards und ein Pulmonalarterienverschluß, wenn der Ballon sich nicht mehr entblocken läßt.

Aufgaben der Pflegenden bei liegendem Rechtsherzkatheter

- Die Pflegenden wechseln den Verband täglich. Dabei achten sie darauf, daß keine klebenden Materialien (z.B. Pflaster oder Fixomull®) mit der Plastikumhüllung des Katheters in Berührung kommen, da die Hülle bei deren Entfernung einreißt und der Katheter dann unsteril wird
- Die Katheterzuleitungen werden übersichtlich angeordnet und fixiert
- Die Einstichstelle wird regelmäßig auf Entzündungszeichen kontrolliert
- Die Ärzte und/oder Pflegenden hören den Patienten regelmäßig ab, um Komplikationen wie einen Pneumothorax (☞ 20.9) frühzeitig zu erkennen
- Nach jeder Manipulation am Katheter (Verbandswechsel, Umlagerung des Patienten) kontrollieren die Pflegenden die Lage des Katheters über den Monitor und benachrichtigen bei Lageveränderungen sofort den Arzt.

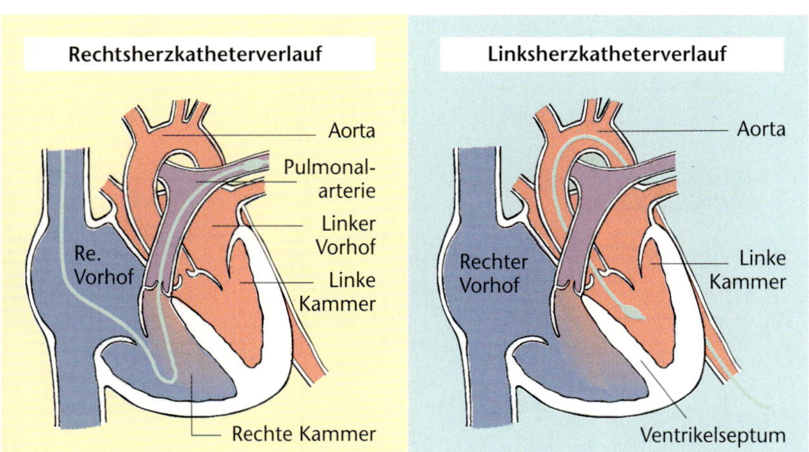

Abb. 18.25: Katheterverlauf bei Rechts- und Linksherzkatheteruntersuchung. [L190]

Linksherzkatheteruntersuchung und Koronarangiographie

Bei der wesentlich invasiveren **Linksherzkatheteruntersuchung** wird der Katheter nach Punktion der A. femoralis in der Leiste *retrograd,* also entgegen dem Blutstrom, über die Aorta bis in die linke Herzkammer vorgeschoben. Dabei kann unter Röntgendurchleuchtung Kontrastmittel in die Koronararterien gespritzt werden **(Koronarangiographie),** um festzustellen, wie stark die Herzkranzgefäße bei einer koronaren Herzkrankheit (☞ 18.5.1) verengt sind oder welches Herzkranzgefäß bei einem Herzinfarkt (☞ 18.5.2) verschlossen wurde.

Für eine Linksherzkatheteruntersuchung bzw. Koronarangiographie muß der Patient vom Arzt aufgeklärt werden und schriftlich einwilligen.

Komplikationen der Linksherzkatheteruntersuchung

Die Komplikationen der Linksherzkatheteruntersuchung bestehen in:

- Kontrastmittelzwischenfällen (z.B. anaphylaktischer Schock, ☞ 29.4.1 und 38.5.1)
- Herzrhythmusstörungen (z.B. Kammerflimmern)
- Infarkt bei Koronarangiographie
- Perikardtamponade bei Perforation des Myokards (☞ 18.5.2)
- Blutungen und Thrombosen im Bereich der Punktionsstelle mit der Gefahr arterieller Embolien.

Aufgaben der Pflegenden bei der Linksherzkatheteruntersuchung

Am Tag vor der Untersuchung:

- Blutgruppe bestimmen, Blutgerinnung kontrollieren sowie Lungenfunktionsprüfung organisieren
- Patienten wegen der Kontrastmittelgabe am Tag vor der Untersuchung viel trinken lassen
- Peripheren Puls tasten. Ist er nicht tastbar, Arzt informieren, der dann mittels Doppler-Sonographie (☞ 9.6.7), die Strömungsverhältnisse in der A. femoralis kontrolliert
- Patienten nüchtern lassen, kurz vorher Beruhigungsmittel nach Arztanordnung, z.B. Tranxilium®, verabreichen

- Rechte Leistengegend vom Unterbauch bis Mitte Oberschenkel rasieren.

☑ Vor einer Linksherzkatheteruntersuchung die Fußpulse an beiden Füßen aufsuchen und die Palpationsstellen mit einem wasserfesten Stift markieren. So können sie nach der Untersuchung bei der (seitenvergleichenden) Fußpulskontrolle zuverlässig wiedergefunden werden.

Am Untersuchungstag:

- Den Patienten auf die Toilette schikken, ehe ihm das ärztlich angeordnete Beruhigungsmittel verabreicht wird.
  Wegen der erhöhten Blutungsneigung kein Heparin spritzen
- Patienten Flügelhemd anziehen lassen und ihn im Bett mit allen Patientenunterlagen (aktuelles EKG, vorherige Herzkatheteruntersuchungen, Einverständniserklärung, Kurve) in das Untersuchungszimmer bringen.

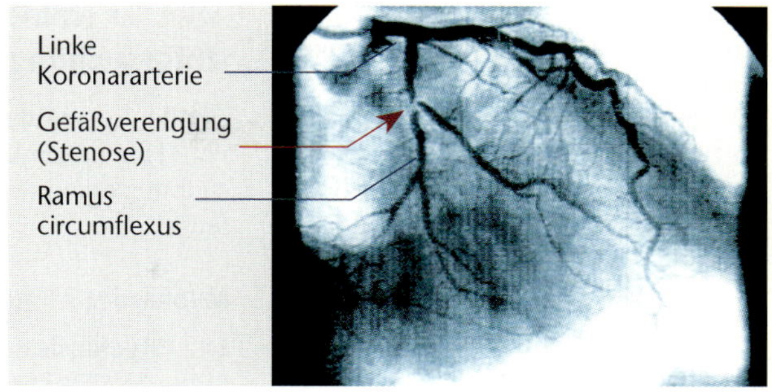

Abb. 18.26: Koronarangiographie eines Patienten mit schwerer koronarer Herzerkrankung. Man erkennt einen fast vollständigen Verschluß des Ramus circumflexus der linken Koronararterie (☞ auch Abb. 18.5). [X112]

Nach der Untersuchung:

- Vitalzeichen engmaschig kontrollieren
- Fußpulse überprüfen und die Haut des punktierten Beines beobachten (Blässe, Kälte?), um eine Durchblutungsstörung so früh wie möglich zu erkennen
- Druckverband zunächst halbstündlich, dann stündlich auf Zeichen einer Blutung kontrollieren
- Patienten mit Sandsack auf der Einstichstelle strenge Bettruhe einhalten lassen (Flachlagerung)
- Den Sandsack in der Regel nach sechs Stunden entfernen, den Druckverband nach 24 Stunden (u.a. abhängig von der Gerinnung, deswegen nur auf Arztanordnung). Bei komplikationslosem Verlauf Patienten nach acht Stunden aufstehen lassen
- Wegen des Kontrastmittels den Patienten viel trinken lassen (Ausnahme: Herzinsuffizienz), meist darf er auch schon nach einer Stunde essen (Arztanordnung).

18.4.8 Echokardiographie

Bei der **Echokardiographie** (*Ultraschallkardiographie,* kurz *UKG*) wird ein Ultraschallkopf auf den Thorax aufgesetzt.

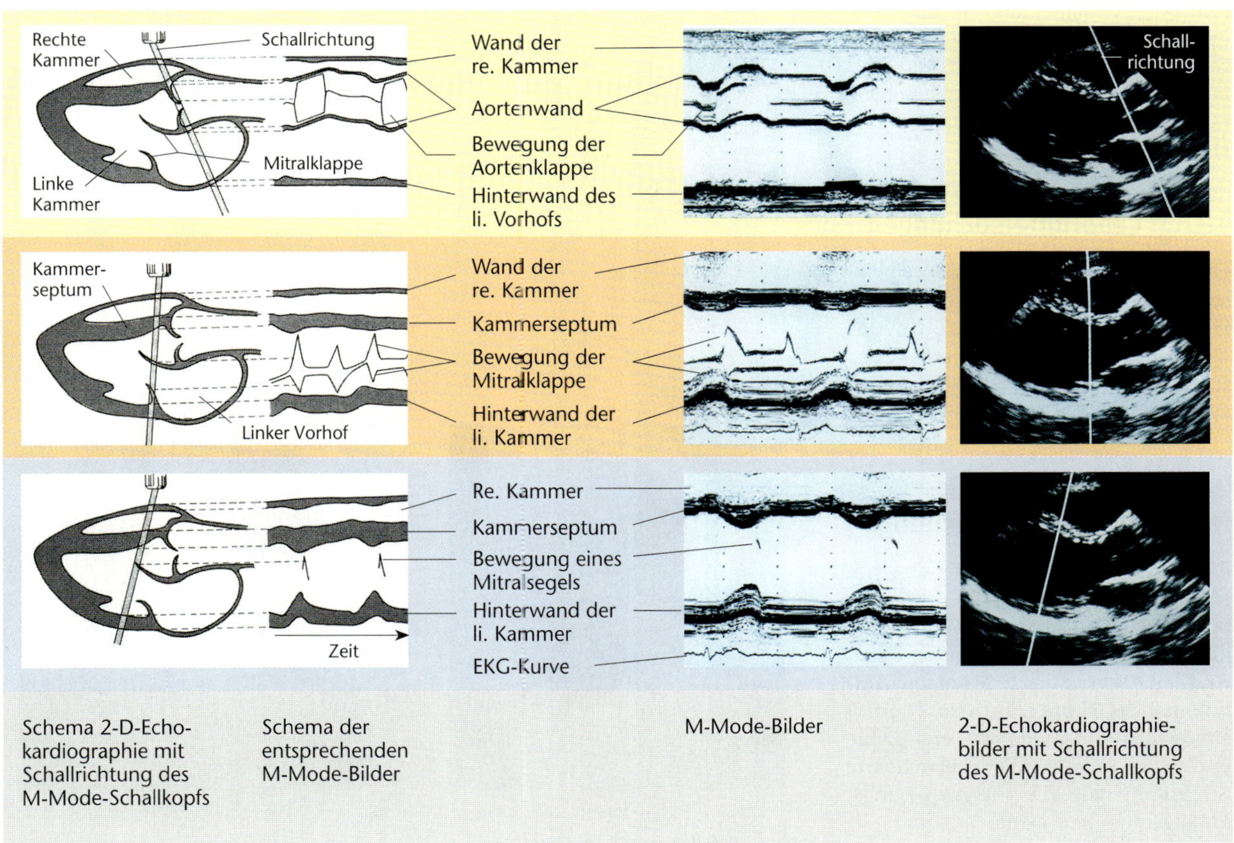

Abb. 18.27: Ein- und zweidimensionale Echokardiographie am Beispiel von drei verschiedenen Schnittebenen (Aortenklappe, Mitralklappe, rechte Kammer). Links jeweils schematisch, rechts die entsprechenden Bilder. Die 2-D-Echokardiographie wird unter M-Mode-Kontrolle durchgeführt (☞ Schallrichtung des M-Mode-Schallkopfes im 2-D-Bild). [E176]

Bei der **eindimensionalen Echokardiographie** *(M-Mode-Echokardiographie)* wird ein Schallkopf benutzt, der die Schallwellen *punktuell* ausstrahlt. Im Ultraschallbild zu sehen sind Dicke und Bewegungsabläufe der Herzklappen, Herzhöhlen sowie Herzwände.

Für die **zweidimensionale Echokardiographie** *(2-D-Echokardiographie)* wird ein Schallkopf benötigt, der die Schallwellen *fächerförmig* über das Herz laufen läßt. Dadurch kann ein größerer Auschnitt des Herzens erfaßt werden. Auf dem Monitor sind Aufbau und Bewegung der Herzkammern und Herzklappen deutlich zu erkennen.

Bei der **transösophagealen Echokardiographie** *(TEE)* wird der Schallkopf in die Speiseröhre eingeführt, um die Vorhöfe, die Aorten- und Mitralklappe sowie die Anfangsabschnitte der Aorta besser beurteilen zu können. Im Gegensatz zu den obigen Verfahren muß der Patient nüchtern sein und eine Einverständniserklärung unterzeichnen. In den ersten zwei Stunden nach der Untersuchung darf er nichts essen.

Die **Farb-Doppler-Echokardiographie** zeigt Geschwindigkeit und Richtung des Blutstromes durch das Herz in verschiedenen Farben an. Damit ermöglicht sie Aussagen über die Schwere von angeborenen oder erworbenen Herzfehlern.

18.4.9 Laboruntersuchungen

Generell aussagekräftige laborchemische Untersuchungsmethoden für Herzkrankheiten gibt es nicht. Ausnahme ist der Nachweis oder Ausschluß eines Herzinfarkts (Muskelenzymdiagnostik, ☞ 18.5.2).

18.4.10 Konventionelle radiologische Untersuchungen

Die röntgenologische Darstellung von Herz und Lunge (☞ 20.4.2) gehört neben dem EKG zu den unerläßlichen diagnostischen Maßnahmen bei Herz-Kreislauferkrankungen. **Röntgen-Aufnahmen des Thorax** (kurz *Rö-Thorax*) ermöglichen Aussagen über Herzgröße und -form sowie über benachbarte Strukturen wie Ösophagus, Lunge, Mediastinum und Aorta.

Eine besondere Vorbereitung des Patienten für diese Untersuchungen ist nicht erforderlich.

18.4.11 Nuklearmedizinische Untersuchungen

Große Bedeutung bei der Abklärung von Herzerkrankungen haben Untersuchungen mit radioaktiven Stoffen erlangt.

Myokardszintigraphie

Die **Myokardszintigraphie** dient der bildhaften Darstellung von Myokardvitalität und (indirekt) Myokarddurchblutung. Je nach verwendeter radioaktiver Substanz kann dabei entweder lebendes (vitales) Myokard oder infarziertes Gewebe markiert werden.

Die Myokardszintigraphie weist zuverlässig infarktbedrohte oder bereits geschädigte Herzmuskelbezirke nach.

Radionuklidventrikulographie

Bei der **Radionuklidventrikulographie** (kurz *RNV*, auch *Herzbinnenraumszintigraphie* genannt) wird ^{99m}Technetium intravenös im Bolus gegeben. Kommt dieser Bolus im linken Ventrikel an, wird eine Aufnahme angefertigt. Das Verteilungsmuster in der linken Herzkammer erlaubt Aussagen über die Auswurf- und Kontraktionsleistung der Herzmuskulatur. Auch vor dieser Untersuchung muß der Patient nüchtern bleiben.

18.5 Durchblutungsstörungen des Herzens

18.5.1 Koronare Herzkrankheit

Koronare Herzkrankheit (kurz **KHK**): Mangeldurchblutung *(Ischämie)* und dadurch Sauerstoffmangel *(Hypoxie)* des Herzmuskels durch Einengung oder Verschluß von Koronararterien.

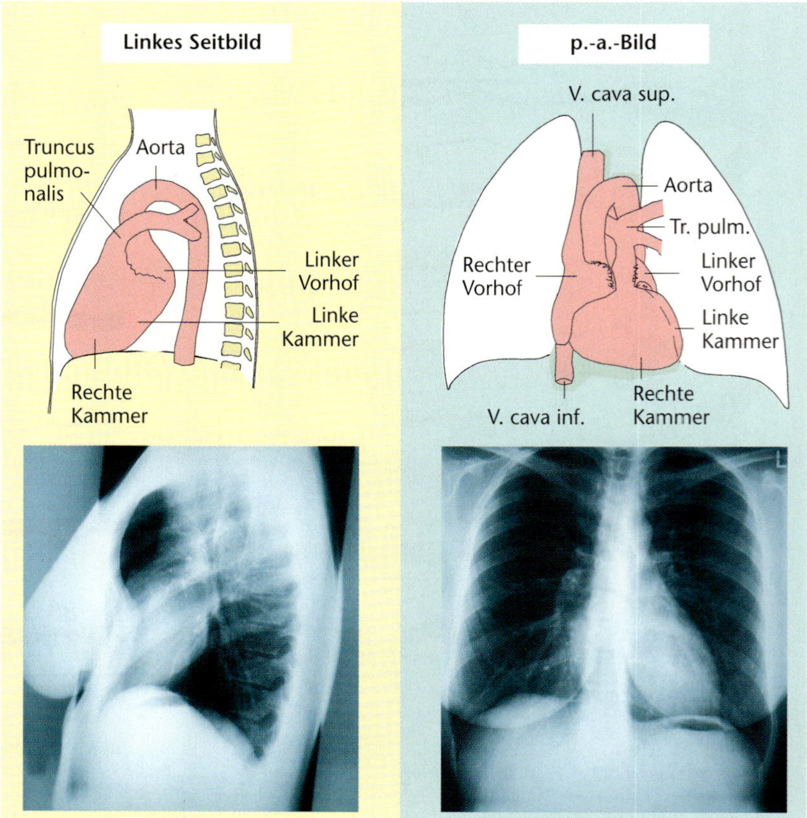

Abb. 18.28: Röntgenbild des Thorax von der Seite und von vorn (sog. p.a.-Bild = posterior-anterior-Bild). Die Herzform im Röntgenbild gibt Aufschluß über die Größe der einzelnen Herzabschnitte. Abweichungen von der Norm deuten auf eine Herzerkrankung, z.B. Herzinsuffizienz oder Klappenfehler, hin. Die normale Struktur der Lunge ist als feine Zeichnung sichtbar. [B200]

Die KHK ist eine häufige Erkrankung. Schätzungsweise 5 – 10% der männlichen Bevölkerung sind betroffen. Bei Frauen ist eine KHK vor der Menopause selten, danach steigt das Risiko aber rasch an. Je nachdem, wie viele Herzkranzgefäße von der koronaren Herzkrankheit betroffen sind, spricht man von einer *1-, 2-* oder *3-Gefäß-Erkrankung.*

Die KHK kann sich äußern in:
- Herzrhythmusstörungen (☞ 18.7)
- Herzinsuffizienz (☞ 18.6)
- Angina pectoris-Anfällen (☞ unten)
- Herzinfarkt (☞ 18.5.2)
- **Plötzlichem Herztod** (plötzliches Herzversagen, z.B. infolge Kammerflimmern, das ohne sofortige Reanimation zum Tod des Patienten führt).

Krankheitsentstehung

Ursache der KHK ist in der Regel eine fortschreitende arteriosklerotische Verengung der Herzkranzgefäße, die zu einer Minderdurchblutung und in der Folge zum Sauerstoffmangel des Herzmuskels führt. Risikofaktoren für eine KHK sind:
- Hypercholesterinämie (☞ 23.8.4), dabei insbesondere die Erhöhung des LDL-Cholesterins
- Rauchen
- Hypertonie (☞ 19.5.1)
- Diabetes mellitus (☞ 23.6)
- Die Kombination mit anderen Risikofaktoren wie Übergewicht (☞ 23.8.1), Hyperurikämie und Gicht (☞ 23.9) sowie Streß.

Leitsymptom Angina pectoris-Anfälle

Führt die Verengung der Herzkranzgefäße zu einer Unterversorgung des Herzmuskels mit Sauerstoff, so bekommt der Patient typischerweise **Angina pectoris-Anfälle.** Dabei handelt es sich um Sekunden bis Minuten anhaltende Schmerzen im Brustkorb, die mit Beklemmung und Engegefühl (Angina pectoris = Brustenge) einhergehen und vom Patienten als äußerst bedrohlich empfunden werden (viele Patienten haben sogar Todesangst). Meist strahlen die Schmerzen in den linken Arm aus, seltener in den Oberbauch, den rechten Arm, den Hals, den Unterkiefer oder den Oberkiefer (☞ Abb. 18.29). Häufigste Auslöser der Schmerzanfälle sind körperliche oder psychische Belastungen. Auch Kälte oder schwere Mahlzeiten können einen Anfall provozieren.

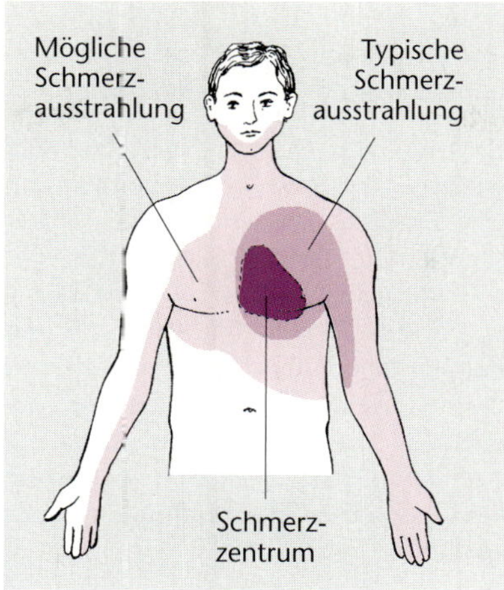

Abb. 18.29: Charakteristische Ausbreitung des Angina pectoris-Schmerzes. [B200]

Von einer **stabilen Angina pectoris** spricht man, wenn der Schmerzcharakter der Anfälle immer gleich ist und die Beschwerden durch entsprechende Gegenmaßnahmen (körperliche Ruhe, Medikamente) nachlassen.

Eine **instabile Angina pectoris** liegt vor, wenn Anfallsdauer, Anfallshäufigkeit und Schmerzintensität rasch zunehmen und Medikamente von Mal zu Mal schlechter helfen *(Crescendo-Angina, Präinfarktangina).*

Eine instabile Angina pectoris bedeutet immer höchste Herzinfarktgefahr.

Diagnostik und Differentialdiagnose

Bei einem (schweren) Angina pectoris-Anfall muß zuerst ein akuter Herzinfarkt (☞ 18.5.2) ausgeschlossen werden. Hierzu sind wiederholte Puls- und Blutdruckmessungen, Ruhe-EKGs und Blutentnahmen mit Bestimmung der Herzmuskelenzyme (☞ 18.5.2) notwendig. Wenn ein Infarktereignis sicher ausgeschlossen ist, folgen in aller Regel weitergehende kardiologische Untersuchungen wie Belastungs-EKG, Langzeit-EKG und Echokardiographie. Bei der Einschätzung des Schweregrades der Erkrankung helfen Koronarangiographie und evtl. Myokardszintigraphie weiter. Die Blutfette werden bestimmt, um abzuklären, ob eine Hypercholesterinämie (Risikofaktor) vorliegt.

Behandlungsstrategie im akuten Angina pectoris-Anfall

(☞ auch Pflege)

Ziel aller Maßnahmen ist es, die Sauerstoffversorgung des Herzens zu verbessern. Vorrangige Maßnahmen sind körperliche Ruhe, Vermeidung von Aufregung (Sedierung), medikamentöse Herzentlastung (Glyceroltrinitrat, ☞ Pharma-Info 18.30) und Sauerstoffgabe.

Langzeitbehandlung der KHK

Neben medikamentöser Langzeittherapie und/oder invasiven Eingriffen (☞ unten) ist es besonders wichtig, daß der Betroffene seinen Lebensstil ändert. Hierzu zählen das Aufgeben des Rauchens, die Reduktion von Übergewicht, eine Senkung erhöhter Cholesterinwerte (☞ 23.8.4), maßvolle sportliche Betätigung und Streßabbau.

Medikamentöse Langzeitbehandlung

Eine medikamentöse Langzeitbehandlung kann häufig die Beschwerden der Patienten bessern und einen Herzinfarkt verhindern:
- Nitrate (☞ Pharma-Info 18.30). Alternativ oder tageszeitlich wechselnd kann auch Molsidomin (z.B. Corvaton®) gegeben werden
- Die Gabe von β-Blockern (z.B. Tenormin®, ☞ Pharma-Info 19.36) senkt ebenfalls durch die Reduzierung des myokardialen O_2-Verbrauchs Anfallshäufigkeit und Anfallsschwere
- Reichen Nitrate nicht aus, sind Kalziumantagonisten (☞ Pharma-Info 19.36), z.B. Adalat® oder Dilzem®, angezeigt, die direkt erweiternd auf die Herzkranzarterien wirken
- Niedrig dosierte Azetylsalizylsäure (z.B. Aspirin®100) soll eine Thrombenbildung in den Herzkranzgefäßen mit nachfolgendem Herzinfarkt verhindern.

Therapie bei Bluthochdruck, ☞ 19.5.1

Perkutane transluminale koronare Angioplastie (PTCA)

Die *perkutane transluminale koronare Angioplastie* (kurz **PTCA,** ***koronare Ballondilatation***) ist die wichtigste

Pharma-Info 18.30 Nitrate

Nitrate werden insbesondere bei der Koronaren Herzkrankheit eingesetzt. Sie sind sowohl zur Anfallsbehandlung („Kupierung“) als auch zur Anfallsprophylaxe geeignet. Ihre Wirkung beruht auf einer Entspannung der glatten Gefäßmuskulatur:

- Nitrate erweitern die venösen Kapazitätsgefäße *(venöses Pooling)*. Dadurch wird der Blutrückstrom zum Herzen geringer, die sog. *Vorlast* sinkt
- Nitrate dilatieren die peripheren Gefäße im arteriellen System. Dadurch sinkt der Widerstand, gegen den das Herz anpumpen muß, die sog. *Nachlast.*

Das erkrankte Herz muß insgesamt weniger Arbeit leisten und wird besser mit Sauerstoff versorgt.

Die hauptsächlich verwendeten Substanzen sind:

- Zur *Anfallsbehandlung* **Glyceroltrinitrat** (Nitroglycerin), z.B. Nitrolingual® oder Coro Nitro®, beides als Spray oder Zerbeißkapseln
- Zur *Anfallsprophylaxe* **Isosorbidmononitrat** (z.B. Ismo®, Mono-Mack®, Corangin®) oder **Isosorbiddinitrat,** kurz *ISDN* (z.B. Isoket®, ISDN-Stada®, Iso-Mack®).

Hauptnebenwirkung der Nitrate sind Kopfschmerzen („Nitratkopfschmerzen“), die aber häufig nach 2 – 3 Tagen wieder verschwinden. Weitere Nebenwirkungen sind Gesichtsröte und, vor allem bei höherer Dosierung, Blutdruckabfall bis hin zum Kollaps sowie als Gegenregulation der verminderten Auswurfleistung des Herzens ein Frequenzanstieg *(Reflextachykardie)*.

Beim akuten Angina pectoris-Anfall werden vorzugsweise Zerbeißkapseln und Dosiersprays verabreicht. Die Resorption des Wirkstoffes erfolgt über die Mundschleimhaut. Die Wirkung tritt bereits nach 1 – 5 Minuten ein und hält ca. eine halbe Stunde an. Werden die Kapseln ohne Aufbeißen geschluckt, kann die Wirkung erst nach Auflösung der Kapselhülle einsetzen, also zur Anfallsbehandlung viel zu spät.

Für die Dauerbehandlung werden Tabletten bevorzugt, deren Wirkung ungefähr 4 – 6 Stunden anhält. Problematisch ist, daß bei wiederholter Gabe von Nitraten bereits nach wenigen Tagen eine Gewöhnung eintritt und die Wirkung auf das Herz nachläßt. Eine nächtliche „Nitratpause“ reicht zumeist wieder aus, um die Wirksamkeit wiederherzustellen (Dosierung z.B. Ismo® 20 retard 1-1-0). Bei anhaltendem Nitratkopfschmerz oder zur Überbrückung der nächtlichen „Nitratpause“ kann Nitrat durch **Molsidomin** (z.B. Corvaton®) ersetzt werden, eine chemisch völlig andere Substanz, die ebenfalls über eine Gefäßerweiterung wirkt.

Bei Patienten beliebt sind *Nitratpflaster* und *-salben* (z.B. Nitroderm® TTS). Auch hier muß die nächtliche „Nitratpause“ eingehalten werden, d.h. das Pflaster nach 12 Stunden (abends) abgezogen werden.

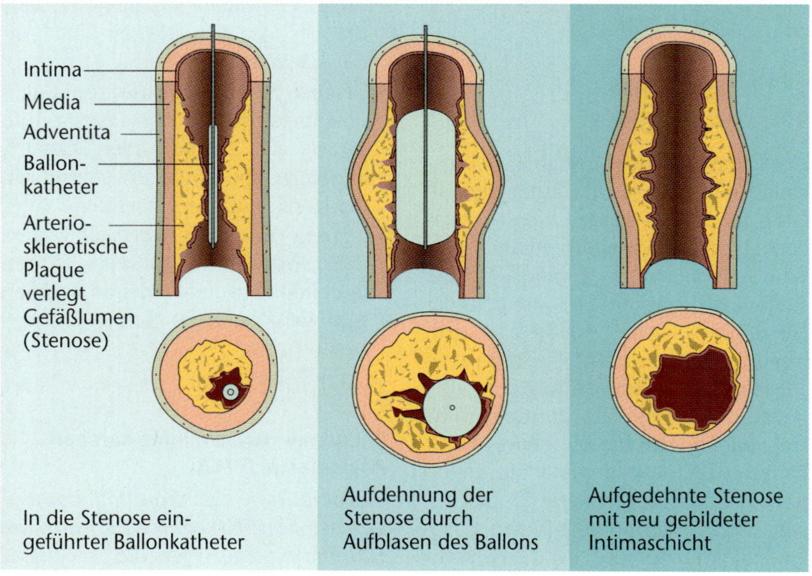

Abb. 18.31 (links): Durchführung der perkutanen transluminalen (koronaren) Angioplastie. Nach Aufdehnung der Stenose wächst über die Plaquereste eine neue Intimaschicht. [L115]

nichtoperative invasive Behandlungsmethode der KHK. Dabei wird unter Röntgendurchleuchtung ein dünner Ballonkatheter von der A. femoralis aus in das erkrankte Koronargefäß vorgeschoben, der Ballon in der Engstelle aufgeblasen (☞ Abb. 18.31) und dadurch die Stenose aufgedehnt. Die PTCA kann die Lebensqualität der Patienten deutlich zu verbessern, ein prognostischer Vorteil im Sinne einer Lebensverlängerung ist aber noch nicht gesichert. Die PTCA ist technisch relativ einfach und erfordert nur einen kurzen stationären Aufenthalt. Sie muß aber in der Nähe kardiochirurgischer Zentren durchgeführt werden, da Zwischenfälle während des Eingriffs eine notfallmäßige Bypass-OP (☞ unten) erfordern können. Die übrigen Komplikationen entsprechen denen der Koronarangiographie (☞ 18.4.7).

Koronarchirurgie

Falls die Aufdehnung der Herzkranzstenose durch eine PTCA nicht gelingt oder nicht möglich ist, wird operativ eine „Umleitung“, ein **Bypass,** angelegt. Die verengten oder verschlossenen Koronararterien verbleiben im Körper:

- Beim *aorto-koronaren Venen-Bypass,* kurz **ACVB,** werden dem Patienten ein oder mehrere Venenstücke (meist aus der V. saphena magna) entnommen und zwischen dem herznahen Abschnitt der Aorta und den Koronararterien distal der Engstelle oder des Verschlusses eingesetzt (☞ Abb. 18.32)

> Wird ein Venenstück aus der V. saphena entnommen, können Stauungserscheinungen auftreten. Den Patienten informieren, keinen Strumpf mit festem Bund zu tragen und das Bein so oft wie möglich hochzulagern. Das Bein nur auf Arztanordnung wickeln.

- Alternativ – etwa bei schwerem Krampfaderleiden – kann die hinter dem Brustbein verlaufende A. thoracica interna (früher *A. mammaria interna* genannt, engl. abgekürzt *IMA*) distal abgetrennt und hinter

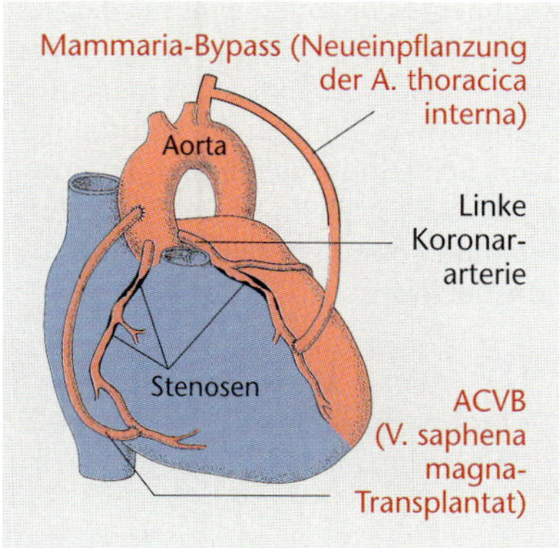

Abb. 18.32: Umgehung von zwei verengten Koronararterien durch einen aorto-koronaren Venen-Bypass (ACVB) und durch Neueinpflanzung der A. thoracica interna. [L190]

der Engstelle der Koronararterie neu eingepflanzt werden (**Mammaria-Bypass,** *Mammaria-koronarer-Bypass,* kurz *MCB, IMA-Bypass*).

Beide Operationen erfordern den Einsatz einer Herz-Lungen-Maschine und können nur in kardiochirurgischen Zentren vorgenommen werden. Die Letalität einer Bypass-Operation liegt insgesamt bei unter 4%.

Es ist zu erwarten, daß sog. **Koronar-Stents** zunehmende Bedeutung erlangen werden. Dies sind feine, röhrenförmige Implantate, die das verengte Gefäß von innen mechanisch stabilisieren und offenhalten (☞ 19.6.2 und Abb. 19.37, 19.38). Das Thrombosierungsrisiko der Stents ist zur Zeit aber noch hoch.

Pflege bei KHK

Da die KHK die Vorstufe zum Herzinfarkt ist, ist alles zu unternehmen, damit kein Herzinfarkt eintritt.

Erstmaßnahmen bei akuter Angina pectoris

- Über die Rufanlage Alarm auslösen. Patienten nicht alleine lassen, ihm das Gefühl von Ruhe und Geborgenheit vermitteln
- Patienten ins Bett bringen, mit erhöhtem Oberkörper lagern
- Beengende Kleidung entfernen
- Vitalzeichen kontrollieren
- Sauerstoff geben (Arztanordnung)
- Bei einem systolischen Blutdruckwert über 100 mmHg 1 – 2 Hübe Nitro-Spray verabreichen
- Je nach Zustand des Patienten Verlegung auf die Intensivstation vorbereiten.

Krankenbeobachtung im Angina pectoris-Anfall

- Vitalzeichenkontrolle (Blutdruckabfall bei Nitro-Gabe?, Herzrhythmusstörungen?, Tachykardie?)
- Ggf. Monitoring mit kontinuierlicher Überprüfung von EKG, Blutdruck und Sauerstoffsättigung des Blutes
- Schmerz (Schmerzen führen zu einem erhöhten Sauerstoffbedarf, deswegen sollten sie medikamentös behandelt werden).

Weitere Aufgaben

- Patienten zunächst Bettruhe einhalten lassen und ihn anschließend nach Arztanordnung mobilisieren
- Obstipationsprophylaxe durchführen, um Pressen bei der Defäkation zu vermeiden (☞ 7.9.2)
- Patienten vor Kälte schützen, da diese einen Angina pectoris-Anfall provozieren kann
- Ggf. Reduktionskost und/oder cholesterinarme Kost reichen. Blähende Speisen vermeiden, da der Zwerchfellhochstand bei Blähungen die Herzbeschwerden oft verstärkt. Mehrere kleine Mahlzeiten sind besser als wenige große, da letztere Angina pectoris-Anfälle auslösen können.

Pflege bei Herzrhythmusstörungen, ☞ *18.7;*
Pflege bei Herzinsuffizienz, ☞ *18.6;*
Pflege bei Hypertonie, ☞ *19.5.1;*
Pflege bei Dyspnoe, ☞ *7.3.12, 20.3.1*

☑ Solange ein Herzinfarkt nicht ausgeschlossen ist: Pflege wie bei Herzinfarkt (☞ 18.5.2).

Prognose

Die Langzeitprognose der KHK ist entscheidend davon abhängig, ob es gelingt, das Fortschreiten der arteriosklerotischen Veränderungen der Herzkranzgefäße aufzuhalten.

18.5.2 Herzinfarkt

Herzinfarkt *(Myokardinfarkt):* Akute und schwerste Manifestation der KHK mit umschriebener *Nekrose* (Gewebsuntergang) des Herzmuskelgewebes infolge *Ischämie* (Mangeldurchblutung).

Der Herzinfarkt ist eine der häufigsten Todesursachen in Deutschland. Ca. 13% aller Männer und 8% aller Frauen versterben daran. Herzrhythmusstörungen, Nachlassen der Pumpfunktion oder ein Riß in der Herzwand können die Folge sein und je nach Ausdehnung der Nekrose rasch zum Tod führen. Die Letalität steigt, wenn schon frühere Herzinfarkte das Myokard geschädigt haben.

Krankheitsentstehung

Dem Herzinfarkt zugrunde liegt der Verschluß einer oder mehrerer Koronararterien oder ihrer Äste, meist infolge einer Thrombusbildung in arteriosklerotisch veränderten Gefäßabschnitten. Das distal des Verschlusses gelegene Myokard wird nicht mehr (ausreichend) mit Sauerstoff versorgt. Nach ungefähr 3 – 6 Std. hat sich eine irreversible Nekrose des betroffenen Muskelgewebes ausgebildet.

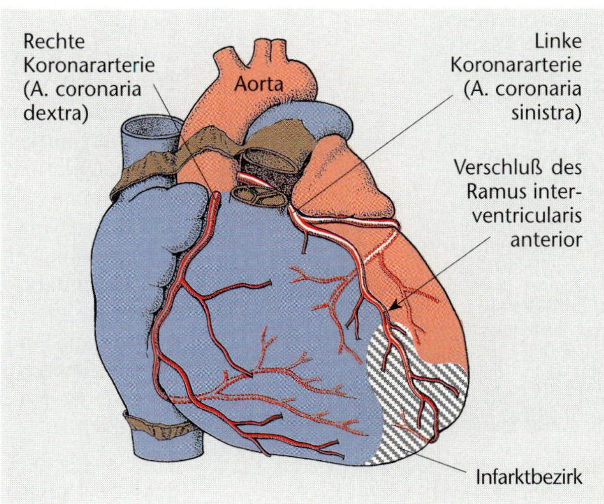

Abb. 18.33: Herzinfarkt. Durch Verschluß einer Koronararterie stirbt das von dieser Arterie versorgte Herzmuskelgewebe ab. [L190]

Die Nekrose kann alle Wandschichten erfassen (**transmuraler Herzinfarkt,** schlechtere Prognose) oder auf Teilschichten begrenzt bleiben (**nicht transmuraler Herzinfarkt,** bessere Prognose).

Infarkte betreffen meist den Ramus interventricularis anterior der linken Koronararterie **(Vorderwandinfarkt).** Bei einem **Hinterwandinfarkt** sind die rechte Koronararterie oder der Ramus circumflexus der linken Koronararterie verschlossen.

Infarkt-Symptome

- Bei 2/3 aller Patienten treten plötzlich heftige retrosternale Schmerzen auf, häufig mit starkem Engegefühl, Todesangst und Unruhe
- Ca. 20% der Patienten mit einem Herzinfarkt haben nur wenig oder gar keine Schmerzen *(stummer Herzinfarkt).* Häufig ist dies bei Diabetikern und älteren Menschen der Fall
- In ca. 60% sind sich häufende Angina pectoris-Anfälle Vorstadium des Herzinfarkts.

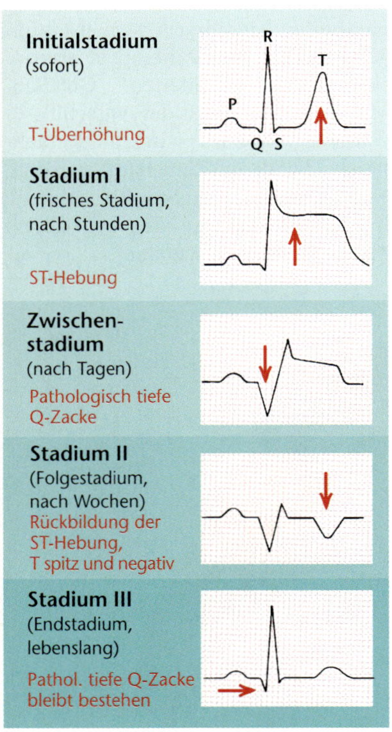

Abb. 18.34: Zeitlicher Verlauf typischer EKG-Veränderungen beim Herzinfarkt. [B200]

Weitere Infarkt-Anzeichen sind:

- Anhaltender Brustschmerz, der in die Arme, den Bauch, zwischen die Schulterblätter oder in den Unterkiefer ausstrahlen kann
- Übelkeit, Erbrechen
- Blasse, fahl-graue Gesichtsfarbe und kalter Schweiß im Gesicht
- Durch die Todesangst bis zur Fremdheit verzerrter Gesichtsausdruck
- Dyspnoe, die zum Hinsetzen oder Hinlegen zwingt
- Plötzlicher Kreislaufzusammenbruch, ggf. mit Bewußtlosigkeit und kardiogenem Schock (☞ unten).

Diagnostik und Differentialdiagnose

☑ Bei Vorliegen von zwei der drei folgenden Kriterien ist von einem Herzinfarkt auszugehen:
- Typisches Infarkt-EKG
- Typische klinische Symptome
- Typische Herzmuskelenzymerhöhung.

EKG-Diagnostik

Bei Verdacht auf einen Herzinfarkt muß sofort ein Ruhe-EKG abgeleitet werden, das bei ca. 80% der Infarktpatienten infarkttypische Veränderungen zeigt (☞ Abb. 18.34). Gerade in der ersten Stunde kann das EKG jedoch noch unauffällig sein. Je nach Haus werden dann oft zusätzliche EKG-Ableitungen durchgeführt, die vor allem die Herzhinterwand beurteilen helfen.

Labordiagnostik

Zweite Säule der Herzinfarktdiagnostik ist die Blutuntersuchung. Aus den geschädigten Herzmuskelzellen gelangen vermehrt Enzyme ins Blut und können dort in erhöhter Konzentration nachgewiesen werden. Während **Troponin T** und die Kreatinphosphokinase der Untergruppe MB (kurz **CK-MB**) herzmuskelspezifisch sind, kommen Gesamt-CK, GOT, HBDH und Myoglobin (☞ Abb. 18.35) auch in anderen Organen vor, so daß ihre (alleinige) Erhöhung nicht beweisend für einen Herzinfarkt ist. Allerdings steigen die Werte erst nach einigen Stunden meßbar an. Sind sechs Stunden nach dem Schmerzereignis EKG und CK normal, ist ein Herzinfarkt unwahrscheinlich.

Zum sicheren Infarktausschluß werden die Untersuchungen ca. 12 Std. nach dem Schmerzereignis wiederholt. Wahrscheinlich kann in dieser therapie- und prognoseentscheidenden Frühphase in Zukunft ein sofort ablesbarer Schnelltest helfen, der Troponin bereits sehr früh (z.B. im Notarztwagen) und ohne Zuhilfenahme eines Labors nachweist.

(!) Auch Muskelschädigungen durch Sturz oder eine i.m.-Injektion führen zum CK-Anstieg!

Verdacht auf akuten Herzinfarkt besteht bei:
- Gesamt-CK > 80 U/l
- GOT > 19 U/l
- HBDH > 135 U/l

Beweisend für einen Herzinfarkt sind:
- Troponin T-Nachweis
- CK-MB > 6 – 10% einer erhöhten Gesamt-CK

Weitere Diagnostik

Um das Ausmaß des Herzinfarkts und somit des funktionsgestörten Myokards feststellen zu können, wird möglichst frühzeitig eine Echokardiographie (☞ 18.4.8) und/oder eine Koronarangiographie (☞ 18.4.7) durchgeführt.

Differentialdiagnose des akuten Brustschmerzes, ☞ *18.3.1*

Komplikationen

Insbesondere in den ersten Stunden und Tagen nach dem Infarkt können folgende lebensbedrohliche Komplikationen auftreten:

Herzrhythmusstörungen

Ca. 80% der Herzinfarktpatienten entwickeln Herzrhythmusstörungen. In 10% kommt es sogar zum Kammerflimmern, das auch bei sofortiger Reanimation häufig zum Tode des Patienten führt. Herzrhythmusstörungen sind die häufigste Todesursache bis zum Eintreffen des Infarktpatienten auf der Intensivstation!

Linksherzinsuffizienz

Je größer die Nekrosen und damit die nicht-funktionellen Muskelanteile sind, desto eher kommt es zu einer (Links-)Herzschwäche mit Lungenstauung bis hin zum akuten Lungenödem (☞ 18.6.3).

Kardiogener Schock

Bei ungefähr 15% der Patienten pumpt das Herz nur noch so wenig Blut, daß ein kardiogener Schock entsteht (☞ auch 38.5.1, häufigste Todesursache bei Infarktpatienten *während* der Intensivbehandlung).

Kardiogener Schock: Lebensbedrohliches Kreislaufversagen mit schwerem Sauerstoffmangel des Organismus, hervorgerufen durch ein primäres Herzversagen („Pumpversagen").

Symptome

- Symptome einer Herzinsuffizienz (z.B. „Brodeln" über der Lunge und Stauung der Halsvenen, Patient bekommt nur im Stehen überhaupt noch Luft, ☞ 18.6)
- Tachykardie mit unregelmäßigem Puls, evtl. auch Bradykardie
- Systolischer Blutdruck ≤ 90 mmHg
- Veränderte Bewußtseinslage (Somnolenz, Koma), Unruhe, Angst
- Kaltschweißigkeit
- Fahle, blasse Haut, evtl. Zyanose
- Oligurie.

Herzwandaneurysma und Myokardruptur

Im Bereich der Nekrosen bilden sich bindegewebige Narben, die bei starker Belastung nach außen gedrückt werden können, so daß eine Aussackung der Herzwand **(Herzwandaneurysma)** entsteht. Ein Aneurysma schränkt nicht nur die Herzfunktion ein, sondern kann auch perforieren (platzen) oder zum Entstehungsort von Thromben werden.

Auch ohne Bildung eines Aneurysmas kann die Myokardnarbe reißen **(Myokardruptur)** und zur **Perikardtamponade** (Austritt von Blut aus dem Herzen in den kaum dehnbaren Herzbeutel) führen.

Re-Infarkt

Gut 1/3 der Herzinfarktpatienten erleidet einen zweiten Infarkt mit insgesamt schlechter Prognose.

Behandlungsstrategie bei Herzinfarkt

Bei etwa 50% der verstorbenen Herzinfarktpatienten ist der Tod innerhalb der ersten 15 Minuten nach dem Infarktereignis eingetreten. Diese 15 Minuten beeinflussen den Verlauf der Erkrankung also ganz wesentlich. Deswegen sollte jeder Patient mit Herzinfarktverdacht unter notärztlicher Transportbegleitung *unverzüglich* in ein Krankenhaus eingeliefert und dort intensivmedizinisch betreut werden.

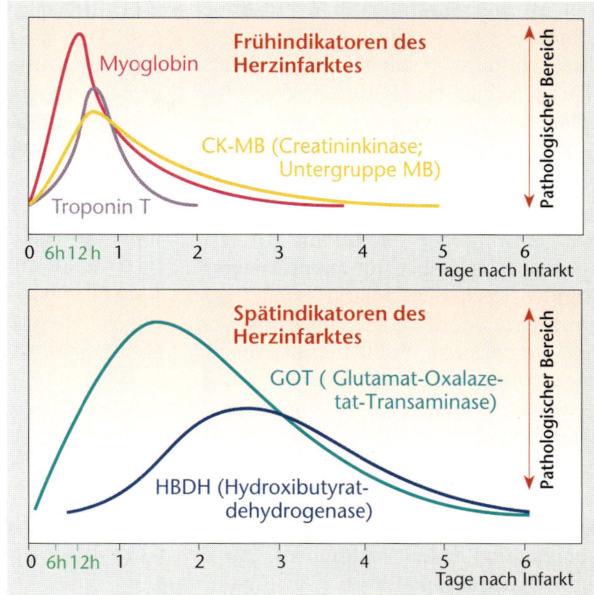

Abb. 18.35: Herzmuskelenzyme im Blut bei Herzinfarkt. [B200]

Erstmaßnahmen bei Herzinfarkt

Bei den Erstmaßnahmen arbeiten Ärzte, Rettungssanitäter und Pflegende eng zusammen:

- Ggf. sofort reanimieren (☞ 17.3.1 – 17.3.5)
- Arzt benachrichtigen
- Patienten nicht alleine lassen, ihm das Gefühl von Ruhe und Geborgenheit vermitteln. Ist er ansprechbar, ihm alle Maßnahmen erklären
- Mit erhöhtem Oberkörper lagern
- Beengende Kleidung entfernen
- Vitalzeichen kontrollieren (nach Möglichkeit Monitoring)
- Sauerstoff geben (2 – 4 l/Min.)
- Bei systolischem Blutdruck > 110 mmHg 1 – 2 Hübe Nitroglycerin-Spray verabreichen, anschließend Nitroglycerin über Perfusor geben
- Schmerzen bekämpfen, um den Vernichtungsschmerz auszuschalten und den Sauerstoffverbrauch des Organismus zu senken. Mittel der Wahl ist Morphin, jedoch nie i.m., da dies die Laborwerte verfälscht und eine (relative) Kontraindikation für die Lysetherapie darstellt (☞ unten)
- Patienten sedieren (Mittel der Wahl: Diazepam, z.B. Valium®). Dadurch wird der Sauerstoffverbrauch des Organismus gesenkt, das ZNS gedämpft und die Empfänglichkeit für äußere Reize reduziert
- Heparin i.v. geben zur Vermeidung von (weiteren) Thrombosierungen in Herzkranz- und anderen Gefäßen
- Bei Schocksymptomatik evtl. die Katecholamine Dopamin (z.B. Dopamin Nattermann®) und/oder Dobutamin (z.B. Dobutrex®) über Perfusor zur Stärkung der Herzkraft des Patienten sowie zur Förderung der Nierendurchblutung verabreichen
- Bei Hypertonie medikamentös Blutdruck senken, evtl. Herzrhythmusstörungen regulieren
- Zentralen Venenkatheter (ZVK, ☞ 10.5.4) legen
- Blutentnahme vorbereiten
- Patienten auf die Intensivstation verlegen (genaue Übergabe vom behandelnden Arzt), ggf. dort Lysetherapie durchführen.

Lysetherapie

Auf der Intensivstation werden die Erstmaßnahmen fortgesetzt. Außerdem kann dort eine **Lysetherapie** *(Thrombolyse)* durchgeführt werden. Zu unterscheiden sind die *lokale intrakoronare Lyse,* bei der thromboseauflösende Substanzen über einen Koronarkatheter direkt in die betroffene Koronararterie injiziert werden, und die *systemische Lyse* über einen peripher- oder zentralvenösen Zugang.

Ziel ist, den Thrombus in der Koronararterie aufzulösen und so die Durchblutung wiederherzustellen. Häufig gelingt es hierdurch, das Infarktareal zu begrenzen.

Die am häufigsten verwendeten Substanzen sind Streptokinase, Urokinase und rt-PA (kurz für ***Recombinant tissue plasminogen activator***). Eine Lysetherapie ist aber nur in den ersten Stunden nach dem Infarkt erfolgversprechend. Bei der Gabe von rt-PA ist eine *gleichzeitige* Vollheparinisierung erforderlich, bei Streptokinase- und Urokinase-Behandlung erst *nach* der Lysetherapie.

Die Lysetherapie ist für den Patienten nicht ungefährlich (Blutungen, Embolien, Herzrhythmusstörungen und Überempfindlichkeitsreaktionen). Absolute Kontraindikationen einer Lysetherapie sind vor kurzem durchgeführte Operationen und Gerinnungsstörungen.

Weiterführende Maßnahmen

Meist wird nach der Akutphase eine Koronarangiographie durchgeführt, um festzustellen, ob das Risiko eines Zweitinfarktes durch PTCA oder Bypass-Operation gesenkt werden kann. Risikofaktoren, z.B. Hypercholesterinämie oder Hypertonie, müssen konsequent behandelt werden.

Die langfristige Therapie mit β-Blokkern und 100 mg Azetylsalizylsäure täglich senkt das Riskio eines erneuten Infarkts. Die Gefahr einer Herzinsuffizienz kann nach neueren Erkenntnissen durch die Einnahme von ACE-Hemmern (☞ Pharma-Info 19.36) verringert werden. Evtl. wird der Patient digitalisiert (☞ Pharma-Info 18.41).

Herzpaß

Der Patient erhält einen Herzpaß oder Notfallausweis, auf dem sein Name mit Geburtsdatum und Adresse, die Diagnose, seine derzeit einzunehmenden Medikamente, sein behandelnder Arzt und die Notarzt-Rufnummer festgehalten sind.

Pflege des Infarktpatienten

Krankenbeobachtung und Überwachung

- Vitalzeichenkontrolle: Anfangs über den Monitor, dann je nach Zustand des Patienten, den verordneten Medikamenten und den gemessenen Werten alle 30 bis 60 Minuten
- ZVD-Messung alle 4 – 12 Stunden
- Evtl. Messung der Füllungsdrucke in rechtem Vorhof, rechtem Ventrikel und A. pulmonalis über einen Pulmonalarterienkatheter (☞ 18.4.7)
- Flüssigkeitsbilanzierung, anfangs stündlich
- Regelmäßige Temperaturkontrollen, da in der Postinfarktphase Temperaturerhöhungen auftreten können. Eine Fiebersenkung ist nur bei höheren Werten angezeigt, um den Sauerstoffbedarf des Organismus zu reduzieren
- Bewußtseinslage
- Schmerz
- Haut (Farbe, Schweißbildung)
- Allgemeinbefinden.

Der Herzinfarkt-Patient wird in den ersten Tagen auf einer Intensivstation gepflegt.

Ernährung

Am ersten Tag bleibt der Patient in der Regel nüchtern. Nur auf Arztanordnung dürfen dem Patienten einige Schlückchen Wasser oder Tee, ggf. auch Zwieback oder Weißbrot gegeben werden. Danach wird die Ernährung *langsam* aufgebaut.

Mobilisation

In den ersten Tagen muß der Patient strenge Bettruhe einhalten. Danach erfolgt die Mobilisation nach detaillierter Arztanordnung. Häufig existieren *Mobilisationspläne* (oft auch *Stufenpläne* genannt), die genau festlegen, was dem Patienten zugemutet werden darf (☞ Tab. 18.36). Meist kann die Belastung alle 1 – 2 Tage um eine Stufe gesteigert werden. Die Entscheidung diesbezüglich fällt der Arzt, ebenso wie jede mobilisierende Maßnahme mit diesem abgesprochen werden muß.

> ☑ Sitzen am Bettrand und Aufstehen nur mit Antithrombosestrümpfen oder gewickelten Beinen, solange keine anderslautende Verordnung vorliegt (Vermeidung von Herz-Kreislauf-Belastung durch in den Beinen versacktes Blut).

Der *Belastungskontrolle* dienen Blutdruck- und Pulskontrollen vor, während, unmittelbar nach sowie drei Minuten nach der Belastung. Blutdruckabfall oder Herzrhythmusstörungen während der Belastung machen einen sofortigen Abbruch des Trainings, kontinuierliche Kontrollen und Benachrichtigung des Arztes erforderlich. Ist die während der Belastung angestiegene Herzfrequenz bis drei Minuten nach Belastungsende nicht deutlich zurückgegangen, so weist dies auf eine zu hohe Belastung und eine geringe Leistungsfähigkeit des kardiopulmonalen Systems hin. Der Patient sollte sich dann hinlegen, und Puls und Blutdruck werden weiter engmaschig kontrolliert. Bleibt der Puls deutlich erhöht, wird der Arzt hinzugezogen. Außerdem achten die Pflegenden bzw. Physiotherapeuten während und nach den Übungen auf Warnsymptome wie z.B. Blässe, Tachypnoe oder Schweißausbruch und fragen den Patienten mehrfach nach seinem Befinden (Schmerzen, Luftnot). Allerdings werden subjektiv empfundene Beschwerden vom Patienten oft verharmlost, um die Zeit der Bettruhe zu verkürzen.

> ☑ Durch Motivation des Patienten im Verlauf der zunehmenden Mobilisation zu selbständigen Pulskontrollen vor, während und nach einer Belastung wird er in seinen Genesungsprozeß aktiv einbezogen und lernt, seine Belastbarkeit einzuschätzen.

Allgemeine Maßnahmen

Keine Aufregung: Beispielsweise können Besucher für den Patienten Aufregung bedeuten. Da Streß die Kreislaufsituation verschlechtert, können diesbezüglich Einschränkungen nötig sein.

Prophylaxen: Alle notwendigen Prophylaxen einschließlich der Obstipationsprophylaxe werden sorgfältig durchgeführt. Bei der Pneumonieprophylaxe ist auf das Abklatschen und Abklopfen zu verzichten. Der Patient sollte nicht zum Husten aufgefordert werden (Erhöhung des intrathorakalen Drucks).

> **! Keine i.m.-Injektionen bei Herzinfarkt**
>
> I.m.-Injektionen verfälschen die Enzymwerte (CK) und können zu Blutungen während der Lysetherapie führen.

Psychische Zuwendung

Ein Infarkt stellt einen tiefen Einschnitt ins Leben des Patienten dar.

Stufe	Bewegung	Körperpflege	Essen und Trinken	Ausscheidung	Krankengymnastik (auf Arztanordnung)
1	Strenge Bettruhe in herzentlastender Oberkörperhoch-, Beintieflage	Übernahme der Körperpflege durch die Pflegenden	• Trinken mit Schnabelbecher oder Strohhalm • Darreichen des Essens durch die Pflegenden	• Benutzung von Urinflasche und/oder Steckbecken • Ggf. Blasendauerkatheter	• Bewegungsübungen im Bett, z.B. Faustschluß oder Fußkreisen • Atemübungen, z.B. tief einatmen und mit Lippenbremse (☞ 7.3.5) ausatmen • Entspannungsübungen • Thromboseproyhylaxe (☞ 7.3.15)
2	Strenge Bettruhe mit geringen Eigenaktivitäten	Selbständiges Waschen von Gesicht und Oberkörper (im Bett liegend)	• Langsamer Kostaufbau • Mundgerechte Zubereitung der Mahlzeiten durch die Pflegenden	☞ Stufe 1	• Erweiterte Bewegungsübungen (Beuge- und Streckübungen) im Bett • Atemübungen • Entspannungsübungen
3	Sitzen am Bettrand zu Bewegungsübungen	Selbständiges Waschen (im Bett liegend) mit Unterstützung	Selbständige Nahrungsaufnahme	☞ Stufe 1	• Leichtere Bewegungsübungen am Bettrand sitzend • Atemvertiefende Übungen, z.B. gezieltes Atmen mit taktilen Reizen (☞ 7.3.5). • Vermeiden von Preßatmung (z.B. beim Stuhlgang) • Entspannungsübungen
4	Selbständiges Aufsetzen im Bett	Selbständiges Waschen (im Bett sitzend) mit Unterstützung	☞ Stufe 3	Benutzung eines Nachtstuhls (neben dem Bett) in Begleitung einer Pflegekraft	☞ Stufe 3
5	Selbständiges Sitzen am Bettrand	Selbständiges Waschen (am Bettrand sitzend) mit Unterstützung	Selbständiges Essen und Trinken am Bettrand sitzend	☞ Stufe 4	• Erweiterte Bewegungsübungen am Bettrand sowie Spannungsübungen der gesamten Körpermuskulatur (einschließlich Bauch- und Rückenmuskulatur) • Erstes Aufstehen in Begleitung • Vermeiden von Pressen
6	• Gelockerte Bettruhe • Häufiges Sitzen am Bettrand	Selbständiges Waschen (am Bettrand sitzend)	☞ Stufe 5	☞ Stufe 4	• Erweiterung der aktiven Übungen in Dauer und Schnelligkeit • Üben von Bewegungsabläufen: Hinsetzen, Aufstehen, Gehen, An- und Ausziehen, Bücken
7	• Gelockerte Bettruhe • Selbständiges Aufstehen	Selbständiges Waschen am Waschbecken	Essen und Trinken am Tisch	Benutzung der Toilette in Begleitung einer Pflegekraft	• Erweiterung der aktiven Übungen • Gehen auf der Station (in Begleitung)
8	• Ausreichende Bettruhe • Selbständiges Aufstehen • Verbringen von 2 Std./Tag außerhalb des Bettes	Selbständiges Waschen, Duschen nach Absprache mit Arzt erlaubt	☞ Stufe 7	Selbständige Benutzung der Toilette	• Gruppengymnastik im Sitzen • Erstes Treppensteigen in Begleitung • Gehen im Freien
9	• Ausruhen im Bett • Sonst überwiegendes Aufstehen	☞ Stufe 8	☞ Stufe 7	☞ Stufe 8	• Gruppengymnastik im Stehen • Selbständiges Treppensteigen
10	Nur noch Mittagsruhe im Bett	☞ Stufe 8	☞ Stufe 7	☞ Stufe 8	Fortführen des Treppensteigens

Tab. 18.36: Mobilisationsplan nach Herzinfarkt (verändert nach dem Plan der kardiologischen Abteilung, Allgemeines Krankenhaus Celle).

Das bisherige Leben wird überdacht, und häufig taucht die Frage nach dem Sinn des (Weiter-)Lebens auf. Die Pflegenden können diese Fragen zwar auch nicht beantworten, aber dem Patienten oftmals durch ihr Zuhören helfen. Wichtig ist die Kontaktvermittlung zu Selbsthilfegruppen (☞ 18.2.1, 7.12 und 17.13).

Prognose

Patienteninformation

Vor dem Eintreffen im Krankenhaus versterben ca. 15% der Infarktpatienten, im Krankenhaus ca. 10% und in den 12 Monaten danach weitere 10%.

Die Prognose nach einem Herzinfarkt wird entscheidend mitbestimmt durch den Anteil noch funktionsfähigen Herzmuskelgewebes sowie das Fortbestehen von Risikofaktoren (Rauchen, Hypertonie, Fettstoffwechselstörungen, Übergewicht, Streß).

Daher ist es ganz wichtig, den Patienten zur Änderung seiner bisherigen Lebensgewohnheiten zu motivieren. Dabei hilfreich ist eine Anschlußheilbehandlung, kurz **AHB,** in direktem Anschluß an den Krankenhausaufenthalt.

Gesundheitsberatung, ☞ auch 18.2, 18.2.1

18.6 Herzinsuffizienz

Herzinsuffizienz *(Herzmuskelschwäche):* Unvermögen des Herzens, das zur Versorgung des Körpers erforderliche Blutvolumen zu fördern.

Die Herzinsuffizienz ist keine eigenständige Krankheit, sondern Folge bereits existierender Herz-Kreislauf-Erkrankungen. Dabei ist entweder die Auswurfleistung der linken Herzkammer **(Linksherzinsuffizienz),** der rechten Herzkammer **(Rechtsherzinsuffizienz)** oder des gesamten Herzens **(Globalinsuffizienz)** herabgesetzt.

Nach der Zeitdauer der Entwicklung der Herzinsuffizienz unterscheidet man die **akute Herzinsuffizienz** (☞ 18.6.2) von der **chronischen Herzinsuffizienz** (☞ 18.6.1).

In der Klinik spricht man von einer **kompensierten Herzinsuffizienz,** wenn die Pumpleistung des Herzens durch Gegenregulationen wie Herzmuskelhypertrophie (☞ 18.6.1), Steigerung der Herzfrequenz, Erhöhung des Gefäßtonus und Aktivierung des Renin-Angiotensin-Aldosteron-Mechanismus (☞ 19.1) soweit verbessert wird, daß ein ausreichendes Herzminutenvolumen gefördert werden kann.

Bei der **dekompensierten Herzinsuffizienz** reichen diese Mechanismen nicht mehr aus.

18.6.1 Chronische Herzinsuffizienz

Krankheitsentstehung

Am häufigsten beruht die chronische Herzinsuffizienz auf einer Hypertonie im kleinen oder großen Kreislauf (*chronische Rechtsherz-* bzw. *Linksherzinsuffizienz*), bei der der Herzmuskel gegen den erhöhten Gefäßdruck anpumpen, die Kammer also mehr Leistung erbringen muß. Um diese Leistungssteigerung zu erreichen, verändern sich die Muskelfasern, sie werden länger und dicker. Es entwickelt sich eine **Herzmuskelhypertrophie** (☞ Abb. 18.37).

Hält die Mehrbelastung des Herzens länger an, ist das Herz überfordert, seine Auswurfleistung nimmt ab. Das nach jeder Systole im Herzen verbleibende Volumen erhöht sich, und die Herzkammern „leiern aus" **(Dilatation).** Oft besteht gleichzeitig eine KHK, die die Herzleistung zusätzlich begrenzt.

Symptome und Untersuchungsbefund

Die Symptome einer Herzinsuffizienz sind in erster Linie **Stauungszeichen** durch den Blutstau *vor* der geschwächten Kammer.

Bei der *Linksherzinsuffizienz* staut sich das Blut in den kleinen Kreislauf zurück. Hauptbeschwerden des Patienten sind Ruhe- und Belastungsdyspnoe bis zur Orthopnoe (☞ 20.3.1), Zyanose, Hustenreiz mit rostbraunem Sputum, Tachykardie und Herzrhythmusstörungen.

Insuff.-Stadium	Beschwerden
I	Keine Beschwerden bei normaler Belastung, aber Nachweis einer beginnenden Herzerkrankung durch (technische) Untersuchungen
II	Leichte Beschwerden bei normaler Belastung, mäßige Leistungsminderung
III	Erhebliche Leistungsminderung bei normaler Belastung
IV	Ruhedyspnoe

Tab. 18.38: Stadieneinteilung der Herzinsuffizienz (gemäß der *New York Heart Association,* kurz **NYHA**).

Bei der *Rechtsherzinsuffizienz* staut sich das Blut im Körperkreislauf. Sichtbare Zeichen sind lagerungsabhängige Ödeme **(Anasarka),** v.a. an Knöcheln und Unterschenkeln, Halsvenenstauung und Zyanose. Leber und Milz sind vergrößert tastbar. Durch den Rückstau in den Magenvenen leiden die Patienten unter Appetitlosigkeit und Übelkeit.

Die Nachtruhe des Patienten ist sowohl bei der Rechts- als auch bei der Linksherzinsuffizienz gestört, da er nachts mehrfach aufstehen muß, um Wasser zu lassen **(Nykturie):** Nachts ist das geschwächte Herz durch die Bettruhe entlastet, und die meist in ihrer Leistungsfähigkeit eingeschränkten

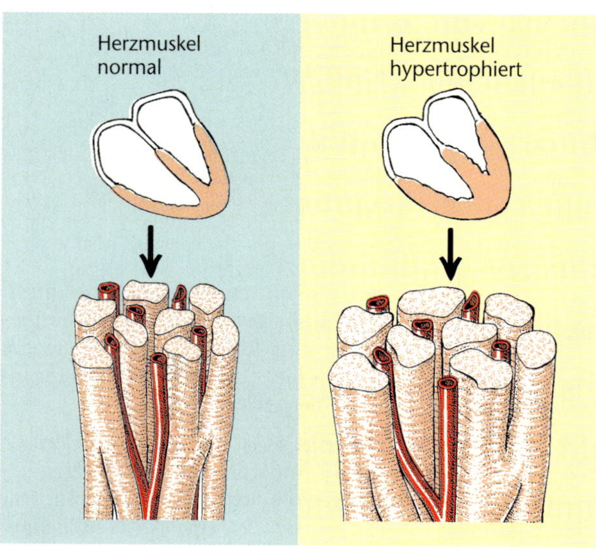

Abb. 18.37: Hypertropher Herzmuskel im Vergleich zum normalen Herzen. Das linke Bild zeigt die Ernährungssituation für ein normal schweres Herz. Bei der Herzmuskelhypertrophie werden die einzelnen Muskelfasern dicker. Ab einem sog. **kritischen Herzgewicht** von ca. 500 g kann das Innere der Herzmuskelfaser nicht mehr ausreichend ernährt werden, so daß Zellen absterben. Kritische Folge ist oft ein Herzinfarkt. [L190]

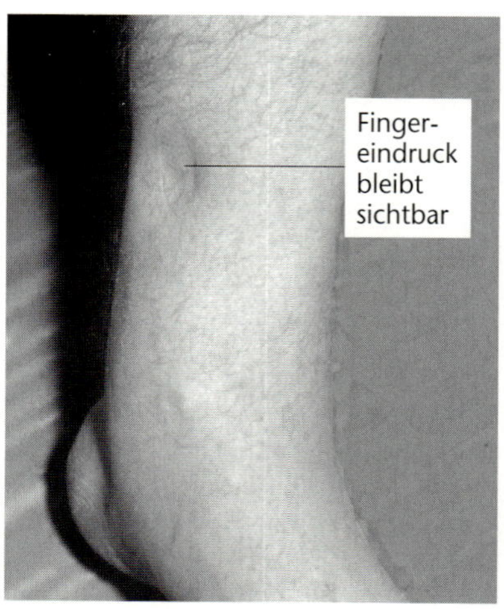

Abb. 18.39: Knöchelödem bei Herzinsuffizienz. [T127]

Nieren werden besser durchblutet, so daß Ödeme leichter ausgeschwemmt werden können.

Diagnostik

Die Verdachtsdiagnose einer Herzinsuffizienz wird *klinisch* gestellt. Das EKG kann erste Hinweise auf die Grunderkrankung geben (z.B. unbemerkte Infarkte). Die Röntgenaufnahme des Thorax zeigt eine Herzvergrößerung und evtl. Zeichen einer Lungenstauung. Die Echokardiographie ermöglicht die Beurteilung von Größe und Funktion der Herzkammern und die Diagnose von Herzklappenfehlern. Ergänzend können Herzkatheteruntersuchung, Myokardszintigraphie, CT oder eine Herzmuskelbiopsie (z.B. bei V.a. Kardiomyopathie) angezeigt sein.

Behandlungsstrategie

Ziel der Therapie ist zunächst die Milderung der Symptome, dann möglichst die Beseitigung der Ursache der Herzinsuffizienz, z.B. durch eine Operation bei Herzklappenfehlern oder durch Medikamente bei Hypertonie.

Grundlage der Behandlung ist die dem Stadium der Erkrankung angepaßte körperliche Schonung bis hin zur strengen Bettruhe.

Medikamentöse Therapie der Herzinsuffizienz

Die Herzinsuffizienz wird in erster Linie mit Medikamenten behandelt, wobei folgende Wirkstoffgruppen einzeln oder in Kombination eingesetzt werden:

- **Diuretika** (☞ Pharma-Info 31.82): Diuretika schwemmen die Ödeme aus und entlasten so durch Senkung der Vor- und Nachlast das geschwächte Herz
- **Digitalisglykoside** (☞ Pharma-Info 18.41): Digitalisglykoside steigern die Herzkraft
- **Nitrate** (☞ Pharma-Info 18.30): Nitrate erleichtern die Herzarbeit durch ihre gefäßerweiternde Wirkung
- **Kalziumantagonisten** (☞ Pharma-Info 19.36): Kalziumantagonisten erweitern die Arterien. Sie werden in erster Linie zur Senkung eines erhöhten Blutdrucks eingesetzt
- **ACE-Hemmer** (☞ Pharma-Info 19.36): ACE-Hemmer (z.B. Lopirin®, Pres®) wirken gefäßerweiternd und werden bei Herzinsuffizienz oft zusammen mit Diuretika gegeben.

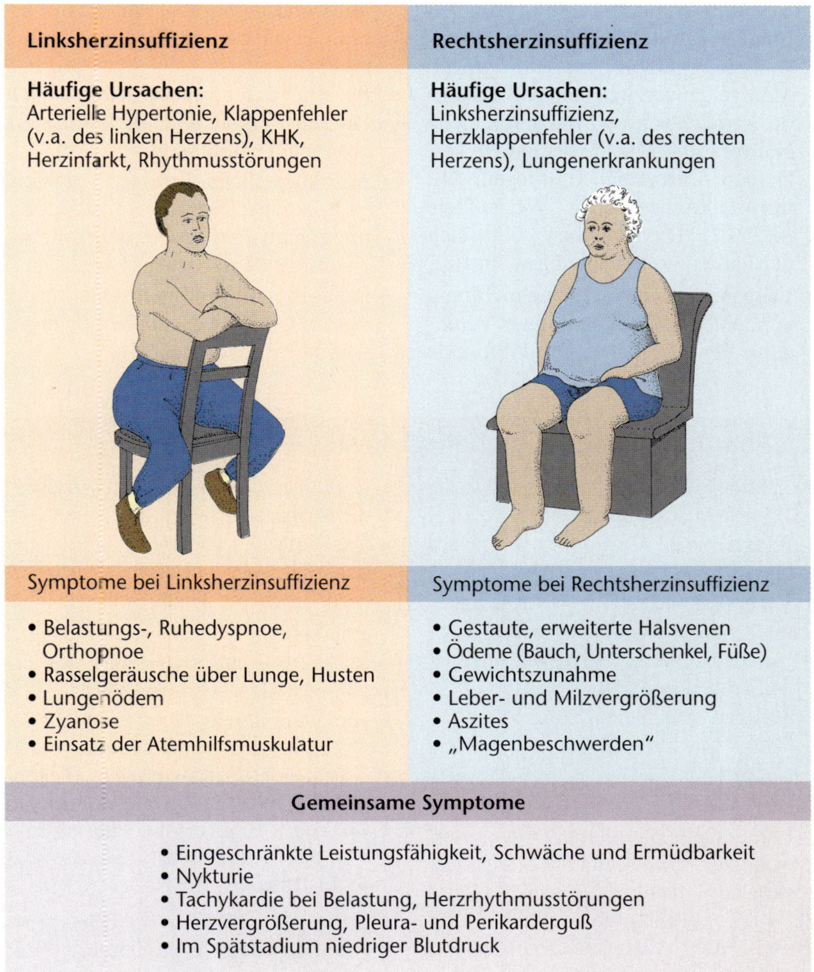

Abb. 18.40: Häufige Ursachen und unterschiedliche wie auch gemeinsame Symptome von Links- und Rechtsherzinsuffizienz. [B200]

Herztransplantation

Kann eine dekompensierte Herzinsuffizienz weder durch medikamentöse noch durch chirurgische Maßnahmen wie z.B. eine Klappenoperation gebessert werden, wird bei Patienten unter ca. 65 Jahren eine Herztransplantation erwogen. Zwar ist eine Herztransplantation auch heute noch ein riskanter Eingriff, doch hat sich in den letzten Jahren die 5 Jahres-Überlebensrate auf ca. 70% erhöht.

Voraussetzung für eine Herztransplantation ist wie bei anderen Transplantationen auch, daß keine weiteren prognostisch ungünstigen Erkrankungen, z.B. eine Krebserkrankung, vorliegen. Da eine Herztransplantation immer eine psychische Belastung darstellt und regelmäßige ärztliche Kontrollen einschließlich invasiver Untersuchungen sowie eine zuverlässige Medikamenteneinnahme zur Verhinderung von Abstoßungsreaktionen erfordert, sollten der Patient und möglichst auch seine Angehörigen psychisch stabil sein.

> Nach einer geglückten Herztransplantation ist der Patient nicht gesund im Sinne von geheilt, sondern weiterhin als chronisch krank zu betrachten. Die meisten Patienten bleiben berufsunfähig.

Pflege bei chronischer Herzinsuffizienz

Pflege bei Dyspnoe, ☞ 7.3.12, 20.3.1; Pflege bei Zyanose, ☞ 18.3.4; Unterstützung bei der Sekretentleerung, ☞ 7.3.8 —7.3.10

- Wunschkost ermöglichen. Dabei auf kochsalzarme Kost und – je nach Arztanordnung – Beschränkung der Trinkmenge achten, um die Entstehung von Ödemen nicht zu begünstigen. Kaffee und Tee sind in geringen Mengen gestattet. Mehrere kleine, eiweißreiche Mahlzeiten sind üppigen Mahlzeiten vorzuziehen. Auf blähende, fettreiche und schwer verdauliche Nahrungsmittel sollte der Patient verzichten. Darmtätigkeit anregen, z.B. mit Laktulose oder Weizenkleie (☞ 7.9.2). Das Rauchen sollte sich der Patient unbedingt abgewöhnen

- Langandauernde Kälteeinwirkung vermeiden, da Kälte zu einer Verengung der Gefäße in der Peripherie führt und damit den Widerstand erhöht, gegen den das Herz anarbeiten muß.
  Bei einer Stauungsleber wird von den Patienten lokal feuchte Wärme als angenehm empfunden
- Auf körperliche Schonung achten, evtl. strenge Bettruhe (Arztanordnung) einhalten lassen, um den Sauerstoffbedarf zu reduzieren.
- Patienten mit erhöhtem Oberkörper lagern. Optimale Schlafbedingungen schaffen
- Psyche des Patienten durch Anteilnahme und Zeit für Gespräche stärken.

Krankenbeobachtung bei chronischer Herzinsuffizienz

- Vitalzeichen
- ZVD (☞ 18.2.2)
- Flüssigkeitsbilanz (☞ 7.9.1)
- Körpergewicht
- Sputum (☞ 7.3.3).

Pharma-Info 18.41 Digitalisglykoside

Digitalisglykoside *(Herzglykoside, herzwirksame Glykoside)*:

- Steigern die Kontraktionskraft des Herzmuskels *(positive Inotropie)*
- Verlangsamen die Herzschlagfrequenz *(negative Chronotropie)*
- Verzögern die Erregungsleitung *(negative Dromotropie)*
- Steigern die Reizbildung *(positive Bathmotropie)*.

Das geschwächte Herz kann mehr Blut auswerfen, d.h. es arbeitet ökonomischer, und alle peripheren Organe werden besser durchblutet. Die Digitalisglykoside unterscheiden sich v.a. hinsichtlich ihrer Resorption und Ausscheidung. Allen gemeinsam ist aber die *geringe therapeutische Breite*, d.h. das Auftreten ernster Nebenwirkungen bereits bei geringfügiger Überdosierung:

- *Übelkeit und Erbrechen* können bereits bei therapeutischen Dosierungen auftreten
- *Sehstörungen* (v.a. Farbensehen, Augenflimmern), Kopfschmerzen und Halluzinationen oder Verwirrtheit sind Zeichen einer Digitalisüberdosierung und zwingen zum Absetzen des Präparates
- Das Auftreten von (vor allem bradykarden) *Herzrhythmusstörungen* wird durch die Digitalistherapie begünstigt.

Nebenwirkungen treten vermehrt bei Hypokaliämie, Hyperkalzämie und Hypomagnesiämie (☞ 31.13.3 – 31.13.5) auf. Ältere Menschen reagieren empfindlicher als jüngere. Besondere Vorsicht ist bei gleichzeitiger Gabe von β-Blockern (☞ Pharma-Info 19.36) oder Theophyllinen (☞ Pharma-Info 20.49) angebracht.

Meist wird zu Beginn der Digitalisbehandlung eine Mehrfachdosis zur „Aufsättigung" gegeben, um schnell einen wirksamen Digitalis-Spiegel im Blut und damit einen schnelleren Wirkungseintritt zu erzielen. Danach wird die Dosis auf die *Erhaltungsdosis* abgesenkt:

- Digitoxin (z.B. Digimerck®) wird am wenigsten über die Niere ausgeschieden. Deshalb wird es von vielen Ärzten bei älteren Patienten bevorzugt, da bei diesen praktisch immer eine zumindest latente Niereninsuffizienz vorliegt (☞ 14.4.2). Allerdings braucht es am längsten, bis es seine Wirkung erreicht hat, und bei einer Überdosierung klingen die Erscheinungen aufgrund der langen Halbwertzeit von ca. einer Woche nur langsam ab
- Digoxin und -abkömmlinge (z.B. Methyldigoxin, etwa in Lanitop®, oder Acetyldigoxin, etwa in Novodigal®) werden v.a. über die Nieren ausgeschieden. Ihre Wirkung tritt schneller ein und klingt auch rascher wieder ab als die des Digitoxins. Daher ist die Behandlung mit Digoxinpräparaten besser steuerbar, aber für Patienten mit Einschränkungen der Nierenfunktion wegen der Kumulationsgefahr (☞ 10.2.4) ungeeignet.

Zur Vermeidung einer *Digitalisintoxikation* dienen regelmäßige Kontrollen des EKG, des Serum-Kreatinin und -Kalium sowie evtl. des Digitalisspiegels im Blut.

Wirkstoff	Handelsname (Bsp.)	Wirkungseintritt nach i.v.-Gabe	Abklingdauer (Tage)	Ausscheidung v.a. über	Bemerkungen
Digoxin	Lanicor®, Lenoxin®	Rasch	1 – 2	Nieren	Gut steuerbar, bei eingeschränkter Nierenfunktion ungeeignet
β-Acetyldigoxin	Digotab®, Novodigal®	Rasch	1 – 2	Nieren	
β-Methyldigoxin	Lanitop®	Sehr rasch	1 – 2	Nieren	
Digitoxin	Digimerck®	Langsam	6 – 8	Leber, Nieren	Schlecht steuerbar, bei Niereninsuffizienz Mittel der Wahl

Pflege bei Therapie mit Herzglykosiden

- Pulsfrequenz und -qualität (regelmäßig? Extrasystolen?) kontrollieren und dokumentieren
- Zunächst täglich Körpergewicht kontrollieren
- Medikamentenwirkung beobachten: Dyspnoe, Zyanose und Ödeme sollten zurückgehen
- Auf Nebenwirkungen achten: Allergische Reaktionen (Erythem? Urtikaria?), Störungen des ZNS und der Psyche (z.B. Alpträume, Verwirrtheit, Depressionen, Kopfschmerzen, Müdigkeit, Schlaflosigkeit), Störungen des Verdauungstraktes (Inappetenz, Übelkeit bis hin zum Erbrechen, Diarrhoe, ☞ 7.9.5, 21.2.1und 21.2.6). Ggf. Patienten entsprechend pflegen.

Prognose
Patienteninformation

Die Prognose einer Herzinsuffizienz ist nur dann gut, wenn es *im Anfangsstadium* der Erkrankung gelingt, die Ursache der Erkrankung zu beseitigen. Aus diesem Grund sollten Patienten mit Hypertonie und KHK für die Mitarbeit bei der Behandlung und für einen gesunden Lebensstil gewonnen werden, auch wenn dies angesichts der noch geringen Beschwerden schwer fällt. Die Prognose von Patienten mit einer Herzinsuffizienz der Stadien III und IV ist schlecht. Etwa ein Drittel stirbt innerhalb eines Jahres.

18.6.2 Akute Herzinsuffizienz

Bei der **akuten Herzinsuffizienz** entwickelt sich durch plötzliche Ereignisse im Herzen selbst oder im Kreislaufsystem eine Druck- oder Volumenbelastung des Herzens, die dieses durch Kompensationsmechanismen wie Steigerung der Herzfrequenz und der Kontraktionskraft nicht ausgleichen kann.

Akute Linksherzinsuffizienz

Ursachen der **akuten Linksherzinsuffizienz** sind vor allem der Herzinfarkt (☞ 18.5.2) und die hypertensive Krise (☞ 19.5.2), aber auch der plötzliche Abriß von (Teilen der) Herzklappen. Folge ist ein akutes **Lungenödem** (☞ 18.6.3) oder der *kardiogene Schock* (☞ 18.5.2).

Akute Rechtsherzinsuffizienz

Zur **akuten Rechtsherzinsuffizienz** führen am häufigsten die Lungenembolie mit plötzlichem Druckanstieg im Lungenkreislauf (☞ 20.10.1) und die akute Linksherzinsuffizienz (oben).

Symptome und Untersuchungsbefund

Aus der Unfähigkeit des Herzens, das erforderliche Blutvolumen zu transportieren, entwickeln sich:

- Ein Blutrückstau in den Körperkreislauf, der sich durch Halsvenenstauung und später auch periphere Ödeme zeigt
- Ein unzureichendes Blutangebot an die linke Kammer (und damit den Körperkreislauf), was zu Tachykardie, Blutdruckabfall und Schocksymptomatik führt.

18.6.3 Akutes Lungenödem

Akutes Lungenödem: Ansammlung von (seröser) Flüssigkeit im Lungeninterstitium oder den Lungenalveolen mit lebensbedrohlicher Atemstörung.

Krankheitsentstehung

Häufigste Ursache eines Lungenödems ist die akut dekompensierte Linksherzinsuffizienz, etwa im Rahmen eines Herzinfarktes oder einer Kardiomyopathie (☞ 18.9). Die Pumpschwäche des linken Herzens führt zu einem Blutrückstau im Lungenkreislauf. Weitere Ursachen eines Lungenödems sind Überwässerung oder Proteinmangel, Infekte, anaphylaktischer Schock oder toxische Reaktionen.

Symptome und Diagnostik

Zur Anfangsphase des Lungenödems gehören Dyspnoe, Husten und Atemnot *(Asthma cardiale)*. Die Atemnot nimmt im weiteren Verlauf rasch zu, und es sind ohne Stethoskop „brodelnde" feuchte Rasselgeräusche hörbar *(Distanzrasseln)*. Der Kranke hustet schaumig-rotes Sputum ab, er ist zyanotisch, und die Herzfrequenz steigt bei sinkendem Blutdruck schnell an. Der Patient ist unruhig und hat Todesangst. Die Diagnose eines Lungenödems wird klinisch gestellt. Das EKG kann Hinweise auf die Ursache geben (z.B. Herzrhythmusstörungen, ☞ 18.7, Herzinfarkt, ☞ 18.5.2). Eine Blutgasanalyse (☞ 20.4.4) hilft bei der Einschätzung der Prognose. Hat sich der Zustand des Patienten unter Therapie stabilisiert sind Röntgen des Thorax und eine Echokardiographie angezeigt.

Behandlungsstrategie

Beim Lungenödem ist der sofortige Behandlungsbeginn lebensrettend. Dabei arbeiten Ärzte und Pflegende Hand in Hand:

- In Herzbettlage lagern , ☞ Abb. 18.6
- Atemwege freimachen
- Sauerstoff (2 – 8 l/Min.) verabreichen (☞ 20.2.1)
- 2 Hübe Nitroglycerin sublingual geben, danach meist Fortsetzung der Behandlung mittels Perfusor
- Venösen Zugang legen
- 20 – 80 mg Furosemid (z.B. Lasix®) i.v. injizieren
- Evtl. zur Steigerung der Herzkraft Dobutamin und/oder Dopamin (etwa Dobutrex® bzw. Dopamin-Natermann®) über Perfusor verabreichen
- Bei starker Unruhe niedrigdosiert Diazepam (etwa Diazepam-ratiopharm® oder Valium®) geben.

Pflege bei Lungenödem
Krankenbeobachtung

- Vitalzeichen
- Haut: Zyanose? Blässe? Kaltschweißigkeit? Schweißausbrüche?
- Flüssigkeitsbilanz (☞ 7.9.1)
- ZVD (☞ 18.2.2)
- Sputum (☞ 7.3.3).

Weitere Maßnahmen

- Bettruhe einhalten lassen
- Blasendauerkatheter zur Flüssigkeitsbilanzierung legen (☞ 31.2.2), stündlich Ausscheidung dokumentieren
- In der Akutphase Patienten nüchtern lassen
- Nach der Akutphase Trinkmengenbeschränkung (Arztanordnung) einhalten lassen. Evtl. künstlichen Speichel (z.B. Glandosane®) zur Verfügung stellen
- Kochsalzarme Kost geben.

Pflege bei Dyspnoe, ☞ 7.3.12, 20.3.1

18.7 Herzrhythmusstörungen

Herzrhythmusstörung: Störung der Herzfrequenz und/oder der Regelmäßigkeit des Herzschlags.

Tachykardie: Die Herzfrequenz liegt über 100 Schlägen/Minute.

Bradykardie: Die Herzfrequenz liegt unter 60 Schlägen/Minute.

Arrhythmie: Das Herz schlägt, unabhängig von seiner Frequenz, unregelmäßig.

Tachyarrhythmie: Das Herz schlägt unregelmäßig und zu schnell.

Bradyarrhythmie: Das Herz schlägt unregelmäßig und zu langsam.

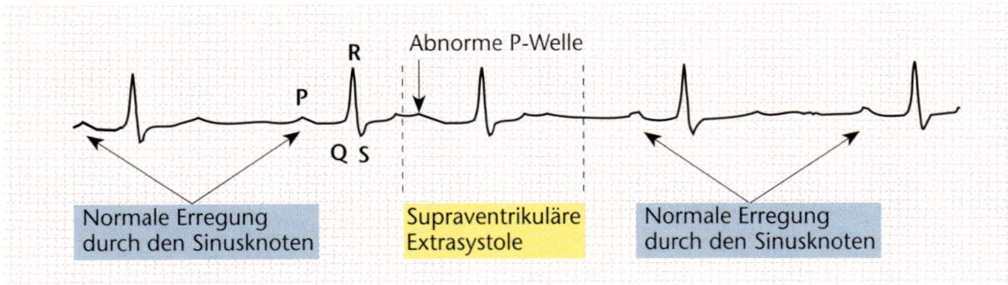

Abb. 18.42: EKG-Bild bei supraventrikulärer Extrasystolie. Jeder Kammererregung (QRS-Komplex) geht eine Vorhoferregung (P-Welle) voraus. Da die Erregungswelle der Extrasystole in den Vorhöfen einen anderen Weg nimmt als bei einer vom Sinusknoten ausgehenden Erregung, sieht die P-Welle der Extrasystole abnorm aus. Sie ist deformiert oder auch negativ. [B152]

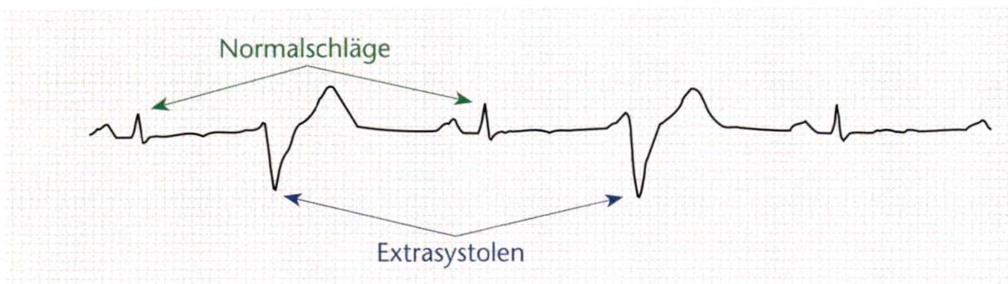

Abb. 18.43: EKG-Bild bei ventrikulärer Extrasystolie. Typisch ist, daß dem verbreiterten und deformierten QRS-Komplex keine P-Welle vorangeht. In diesem Fall folgt jedem Normalschlag eine Extrasystole (Bigeminus). [B152]

Die Diagnose wird in nahezu allen Fällen durch das EKG gesichert. Eine Klassifikation der Herzrhythmusstörungen erfolgt durch Ruhe-EKG mit langem Rhythmusstreifen, Langzeit-EKG und Belastungs-EKG. Hinweise auf die Prognose von Herzrhythmusstörungen und ihre Beeinflußbarkeit durch Medikamente versucht die aufwendige *programmierte Stimulation* im Herzkatheterlabor zu geben.

18.7.1 Extrasystolen

Extrasystole (kurz ES): Außerhalb des regulären Grundrhythmus auftretender Herzschlag.

Extrasystolen können vorzeitig oder verspätet, einzeln oder gehäuft auftreten.

Ist der Abstand zwischen einer (vorzeitig einfallenden) Extrasystole und der nächsten regulären Herzaktion größer als derjenige zwischen zwei normalen Herzaktionen, wird dies als **kompensatorische** (= ausgleichende) **Pause** bezeichnet.

Supraventrikuläre Extrasystolen

Eine **supraventrikuläre Extrasystole** (kurz *SVES*) hat ihr Erregungszentrum oberhalb des His-Bündels im Sinusknoten, AV-Knoten oder Vorhofmyokard. Sie kommt sowohl bei Gesunden als auch bei Herzkranken vor. Der Betroffene hat meist keine Beschwerden. Gelegentlich bemerkt er Herzklopfen, Herzjagen oder „Aussetzer".

Eine Behandlung ist nur bei gehäuftem Auftreten direkt hintereinander („in Salven") erforderlich, da dann Vorhofflattern oder Vorhofflimmern drohen. Medikamente der Wahl sind Digitalis (☞ Pharma-Info 18.41) und/oder β-Blocker (☞ Pharma-Info 19.33).

Ventrikuläre Extrasystolen

Ventrikuläre Extrasystolen (kurz *VES*) können von allen Teilen des Kammermyokards oder dem His-Bündel ausgehen. Einzelne VES haben meist keinen Krankheitswert. Wiederholen sich die VES häufiger, liegt oft eine organische Herzkrankheit (z.B. KHK, ☞ 18.5.1) vor, und lebensgefährliche ventrikuläre Tachykardien (☞ unten) können die Folge sein.

Dann müssen zum einen die Grunderkrankungen behandelt und zum anderen die VES mit Antiarrhythmika unterdrückt werden. Ggf. ist die Implantation eines automatischen Defibrillators (☞ unten) angezeigt.

18.7.2 Tachykarde Herzrhythmusstörungen

Tachykarde Herzrhythmusstörung: Herzrhythmusstörung mit einer Herzfrequenz über 100 Herzmuskelkontraktionen/Minute.

Mit zunehmender Herzfrequenz wird immer weniger Blut in das Kreislaufsystem gepumpt, weil den Kammern nicht genügend Zeit zur Erschlaffung und Neufüllung verbleibt oder die Herzkontraktionen zu schwach und unkoordiniert sind.

Unterschieden werden:

- **Supraventrikuläre Tachykardien** (lat. supra: über; lat. ventriculus:

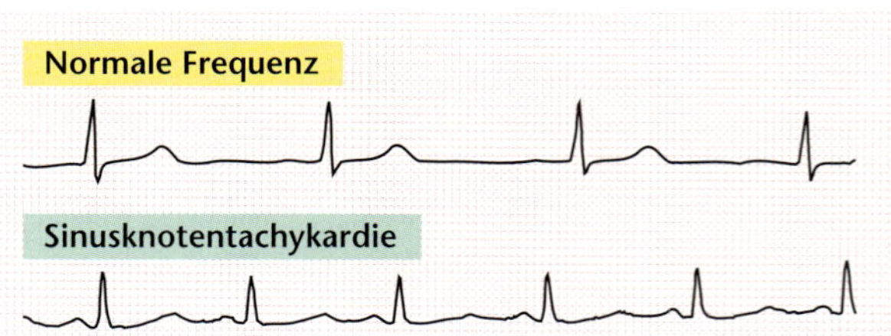

Abb. 18.44: EKG-Bild bei Sinusknotentachykardie (oben zum Vergleich bei normaler Herzfrequenz). Jedem P folgt ein normaler QRS-Komplex. [B152]

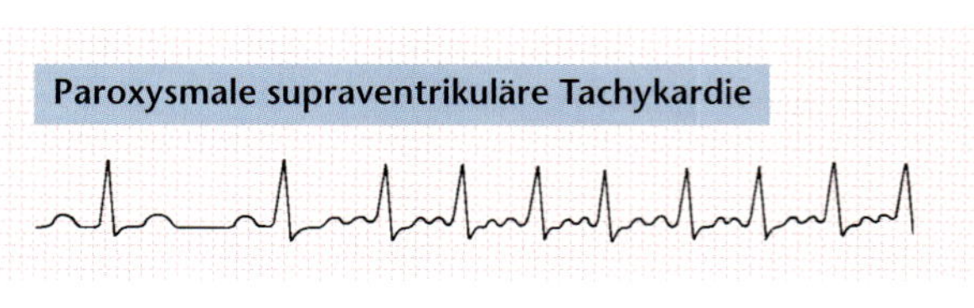

Abb. 18.45: EKG-Bild bei paroxysmaler supraventrikulärer Tachykardie (P-Wellen kaum erkennbar). [A112]

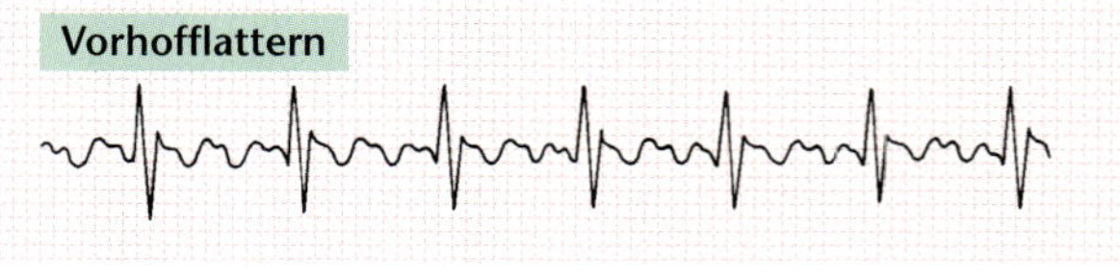

Abb. 18.46: EKG-Bild bei Vorhofflattern mit 3:1-Überleitung. Typisch sind die sägezahnförmigen Vorhofwellen. [A112]

Erkrankung	Definition	Wichtige Ursachen/Symptome	Therapie
Supraventrikuläre Tachykardien			
Sinusknoten-tachykardie (☞ Abb. 18.44)	Vom Sinusknoten ausgehende Erregungen, F = 100 – 160/Min., Herzschlag meist regelmäßig	**U:** Körperliche/psychische Belastungen, Fieber, Hyperthyreose, Blutverlust, Anämie, Herzinsuffizienz, Koffein, best. Medikamente **S:** Beschleunigter Herzschlag	Beseitigung der Ursache Symptomatische Gabe von β-Blockern (selten)
Paroxysmale supraventrikuläre Tachykardie (☞ Abb. 18.45)	Von den Vorhöfen ausgehende Erregungen, die alle auf die Kammern übergeleitet werden, F = 160 – 200/Min.	**S:** Plötzliche Anfälle von Herzrasen, evtl. mit Schwindel und Bewußtlosigkeit	Beruhigung Steigerung des Vagotonus (Trinken von kaltem Wasser, Karotisdruckversuch durch den Arzt) Verapamil (z.B. Isoptin®) oder β-Blocker
Vorhofflattern (☞ Abb. 18.46)	250 – 350 Vorhofkontraktionen/Min., i.d.R. Überleitung nur jeder 2. oder 3. zu den Kammern (2:1 bzw. 3:1-Überleitung) → F = 125 – 150/Min.	**U:** Meist vorbestehende Herzerkrankungen **S:** Herzrasen, Schwäche, bei Überleitung aller Vorhofaktionen auf die Kammern akute Herzdekompensation mit Luftnot	Digitalis Verapamil (z.B. Isoptin®) Elektrostimulation der Vorhöfe über einen Schrittmacher
Vorhofflimmern (☞ Abb. 18.48)	350 – 600 Vorhofkontraktionen/Min. mit unregelmäßiger Überleitung auf die Kammern	**U:** z.B. Überlastung des Vorhofs bei Klappenfehler **S:** Völlig unregelmäßiger Herzschlag **(absolute Arrhythmie).** Evtl. Bildung von Vorhofthromben mit Emboliegefahr im Körperkreislauf	Medikamentöse Rhythmisierung **(Konvertierung):** erst Digitalis, dann Antiarrhythmika Elektrokardioversion: EKG-gesteuerte Defibrillierung in Kurznarkose Evtl. Antikoagulation
Ventrikuläre Tachykardien			
Kammerflattern (☞ Abb. 18.50)	Kammerfrequenz 250 – 350/Min.	**U:** z.B. KHK, Herzinfarkt, Kardiomyopathie, Myokarditis **S:** (Funktioneller) Herz-Kreislauf-Stillstand mit akuter Lebensgefahr!	Reanimation und Defibrillierung Behandlung der Grunderkrankung Antiarrhythmika Evtl. Implantation eines AICD*
Kammerflimmern (☞ Abb. 18.50)	Kammerfrequenz > 350/Min.		

Tab. 18.47: Übersicht über die tachykarden Herzrhythmusstörungen. F = Herzfrequenz (Kammerfrequenz)

* **AICD:** *Automatic implantable cardioverter defibrillator,* der die Tachykardien erkennt und durch Gabe von Elektroschocks selbständig behandelt.

Kammer), bei denen das Erregungsbildungszentrum im Bereich der Vorhöfe liegt

- **Ventrikuläre Tachykardien** *(Kammertachykardie),* bei denen das Erregungsbildungszentrum in den Herzkammern liegt.

Akuter Notfall!
Ventrikuläre Tachykardien sind für den Patienten *immer* lebensgefährlich!

Tab. 18.47 gibt eine Zusammenfassung der verschiedenen tachykarden Herzrhythmusstörungen, ihrer Ursachen, Symptome und Therapie.

Ventrikuläre Tachykardien

Ventrikuläre Tachykardie *(Kammertachykardie):* Tachykardie mit über 100 Kammerkontraktionen/Minute, wobei das Erregungsbildungszentrum in den Herzkammern liegt.

Jede ventrikuläre Tachykardie ist für den Patienten lebensgefährlich und muß medikamentös (z.B. mit Lidocain, etwa in Xylocain®) oder durch elektrische Kardioversion (☞ oben) behandelt werden. Danach soll eine Dauerbehandlung mit Antiarrhythmika erneute Tachykardien verhindern.

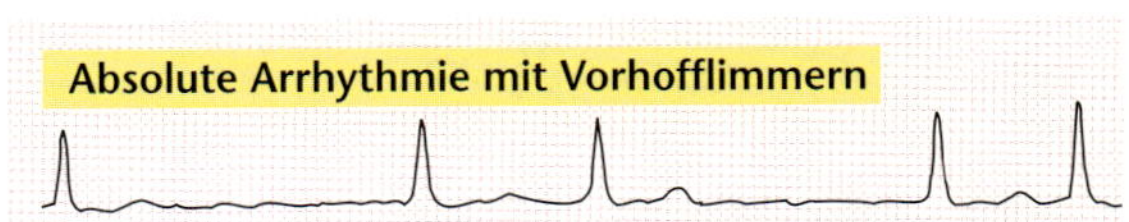

Abb. 18.48: EKG-Bild mit absoluter Arrhythmie bei Vorhofflimmern. [B152]

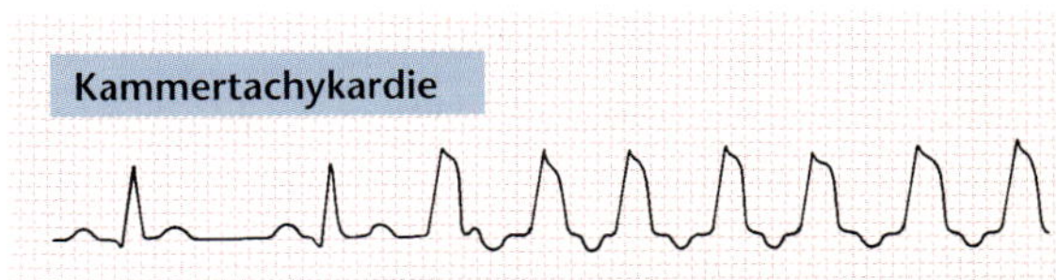

Abb. 18.49: EKG-Bild bei ventrikulärer Tachykardie. Die P-Wellen sind ohne Beziehung zu den verbreiterten Kammerkomplexen. [A112]

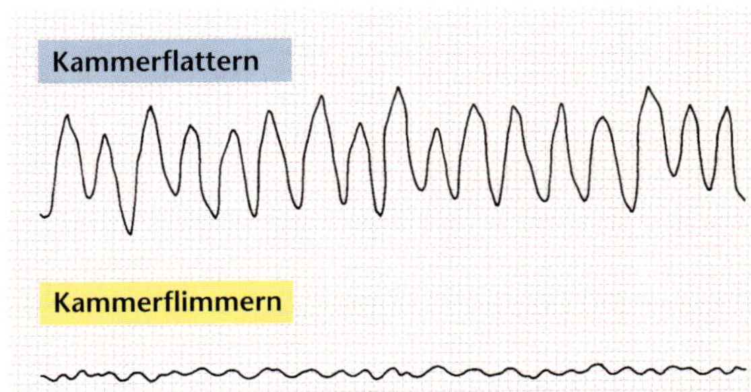

Abb. 18.50: Oben: EKG-Bild bei Kammerflattern mit haarnadelförmigen Kammerkomplexen.
Unten: EKG-Bild bei Kammerflimmern mit nicht mehr voneinander trennbaren Kammerkomplexen. [A112]

Kammerflattern und Kammerflimmern

Kammerflattern und **Kammerflimmern** gehören beide zu den ventrikulären Tachykardien. Die Kammerfrequenz beim Kammerflattern liegt bei 250 – 350 Kontraktionen/Minute, die des Kammerflimmerns bei mehr als 350 Kontraktionen/Minute.

> ☑ Kammerflattern und Kammerflimmern entsprechen funktionell einem Herz-Kreislauf-Stillstand.

In beiden Fällen ist sofort zu reanimieren und zu defibrillieren (☞ Abb. 17.14), wenn der Patient überhaupt eine Überlebenschance haben soll.

Langfristig muß die Grunderkrankung behandelt und eine antiarrhythmische Dauertherapie durchgeführt werden. Bei medikamentös nicht therapierbaren ventrikulären Tachykardien ist die Implantation eines **AICD** *(**a**utomatic **i**mplantable **c**ardioverter **d**efibrillator)* angezeigt, eines Herzschrittmachers, der Kammertachykardien erkennt und selbständig durch Abgabe von Elektroschocks behandelt.

18.7.3 Reizleitungsstörungen des Herzens

Reizleitungsstörungen des Herzens liegen dann vor, wenn die normale Erregung aus dem Sinusknoten nicht auf normalem Weg und in normaler Geschwindigkeit bis zum Myokard weitergeleitet wird.

Präexzitationssyndrome

Bei **Präexzitationssyndromen** wie z.B. dem **WPW-Syndrom** *(Wolff-Parkinson-White-Syndrom)* wird die Vorhoferregung nicht über den AV-Knoten geleitet, sondern über einen zusätzlichen, schnelleren Leitungsweg zwischen Vorhöfen und Kammern. Dies führt zu einer verfrühten Kammererregung. Gefährdet wird der Patient durch die Möglichkeit „kreisender Erregungen" **(Reentry-Tachykardien)**, einer Art elektrischem Kurzschluß mit vom Vorhof ausgehender paroxysmaler supraventrikulärer Tachykardie.

Das Herzrasen kann oft durch reflektorische Steigerung des Vagotonus (z.B. Karotisdruckversuch) beendet werden. Ansonsten müssen Antiarrhythmika, vorzugsweise Ajmalin (z.B. Gilurytmal®) i.v. gespritzt werden.

Gelegentlich ist im Anschluß an die akute Rhythmisierung eine medikamentöse Prophylaxe mit anderen Antiarrhythmika erforderlich.

Alternativ muß wegen der Nebenwirkungen der Langzeittherapie eine Durchtrennung des zusätzlichen Leitungswegs erwogen werden, die durch Anwendung von Hochfrequenzsströmen über einen Katheter möglich ist *(Katheterablation)*.

Reizleitungsverzögerungen

Sinuatrialer Block

> **Sinuatrialer Block** (kurz *SA-Block*): Verzögerte oder unterbrochene Erregungsleitung vom Sinusknoten zur Vorhofmuskulatur.

Wenn den AV-Knoten keine Erregung mehr erreicht, übernimmt dieser nach einer gewissen Pause die Erregungsbildung (**Knotenrhythmus** mit einer Frequenz von 40 – 60/Min.). Ist diese Pause zu lang, kann es zur Synkope (☞ 18.3.3) kommen.

Atrioventrikuläre Blockierungen

> **Atrioventrikulärer Block** (kurz **AV-Block**): Verzögerte oder unterbrochene Erregungsleitung von den Vorhöfen zu den Kammern.

- Beim **AV-Block I. Grades** ist die Überleitung verzögert, aber nicht aufgehoben. Im EKG ist die PQ-Zeit verlängert. Eine Behandlung ist meist nicht erforderlich
- Beim **AV-Block II. Grades** ist die Überleitung nicht nur verzögert, sondern intermittierend werden Vorhofaktionen nicht zu den Kammern übergeleitet. Beim Typ I *(Mobitz I, Wenckebach-Periodik)* verzögert sich die Überleitung immer mehr, bis schließlich eine Überleitung ausfällt. Der Puls des Patienten ist unregelmäßig.
  Beim Typ II *(Mobitz II)* werden die Vorhoferregungen in einem bestimmten Rhythmus übergeleitet: Bei der 2:1-Überleitung nur jede zweite, bei der 3:1-Überleitung nur jede dritte usw. (☞ Abb 18.51). Bei wechselndem Überleitungsverhältnis ist der Puls des Patienten unregelmäßig, sonst regelmäßig und eher bradykard. Auch hier ist oft keine Behandlung erforderlich, wohl aber Langzeit-EKG-Kontrollen
- Beim **AV-Block III. Grades** ist die Überleitung der Vorhoferregung auf die Kammern aufgehoben, so daß Vorhöfe und Kammern unabhängig voneinander schlagen **(AV-Dissoziation).** Die Kammerfrequenz ist mit

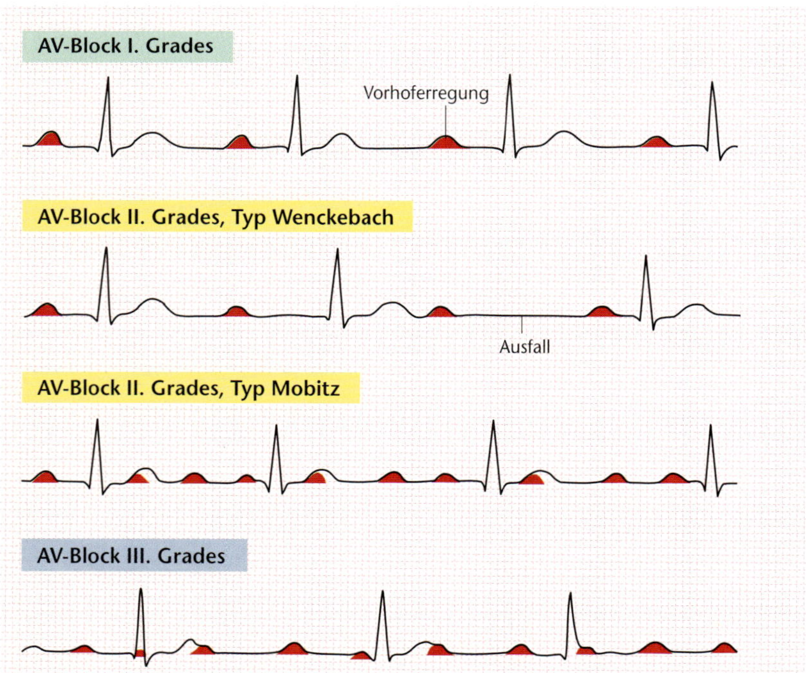

Abb. 18.51: EKG-Bilder bei den verschiedenen AV-Blöcken. [B200]

weniger als 40 Schlägen/Min. sehr niedrig, und es können sich Zeichen der Herzinsuffizienz entwickeln. Es besteht die Gefahr der zerebralen Durchblutungsminderung mit Synkopen **(Adams-Stokes-Anfall).** Daher muß der AV-Block III. Grades zunächst medikamentös (z.B. mit Atropin), dann durch Einsetzen eines (permanenten) Schrittmachers behandelt werden (☞ 18.7.5).

Schenkelblockierungen

Schenkelblockierungen betreffen die Reizleitung innerhalb der Herzkammern.

Schenkelblock *(intraventrikulärer Block, faszikulärer Block):* Verzögerte oder unterbrochene Reizleitung in rechtem und/ oder linkem Kammerschenkel (**Rechtsschenkelblock,** kurz *RSB,* bzw. **Linksschenkelblock,** kurz *LSB*).

Pharma-Info 18.52 Antiarrhythmika

Unter dem Begriff **Antiarrhythmika** werden verschiedene Substanzgruppen zur medikamentösen Behandlung von Herzrhythmusstörungen zusammengefaßt.

Insbesondere *tachykarde* Herzrhythmusstörungen, die trotz einer Behandlung der Grundkrankheit rezidivieren, werden mit Antiarrhythmika behandelt. Bei den meisten *bradykarden* Herzrhythmusstörungen ist dagegen die Implantation eines Schrittmachers (☞ 18.7.5) Therapie der Wahl.

Die Antiarrhythmika werden nach *Vaughan/Williams* je nach ihrem Wirkmechanismus in vier Klassen eingeteilt:

- **I A-C:** Na^+-Antagonisten mit unterschiedlicher Wirkung auf das Aktionspotential der Herzmuskelzellen: Chinidin, Disopyramid, Ajmalin
- **II:** β-Rezeptorenblocker
- **III:** K^+-Antagonisten: Amiodaron, Sotalol
- **IV:** Ca^{2+}-Antagonisten.

Digitalisglykoside werden ebenfalls häufig verwendet, besonders zur Therapie akuter Tachykardien, zählen aber nicht zu den klassischen Antiarrhythmika. Bei nicht wenigen Patienten müssen nacheinander mehrere Antiarrhythmika ausprobiert werden, bis ein wirksames Präparat gefunden ist. Gelegentlich ist eine Kombinationstherapie erforderlich.

Viele Antiarrhythmika können zu Übelkeit und zentralnervösen Störungen führen. Darüber hinaus können sie auch ernste und für den Patienten gefährliche *Nebenwirkungen* auf das Herz haben:

- Die meisten Antiarrhythmika schwächen die Kontraktionskraft des Herzens *(negative Inotropie).* Hierdurch kann eine bis dahin gerade noch kompensierte Herzinsuffizienz entgleisen
- Alle Antiarrhythmika können selbst zu lebensbedrohlichen Herzrhythmusstörungen führen. Welche Patienten davon betroffen sein werden, kann nicht zuverlässig vorausgesagt werden.

Verschiedene Studien haben ergeben, daß Antiarrhythmika zwar oft das EKG-Bild verbessern, nicht aber die Prognose der zugrundeliegenden Störung. Deshalb werden sie derzeit zurückhaltend eingesetzt.

Krankenbeobachtung und Überwachung bei Antiarrhythmika-Therapie

- Erfolg der Therapie: Rückbildung der Rhythmusstörung und der Symptome (Pulsfrequenz, -qualität, Blutdruck, Dyspnoe, allg. Leistungsfähigkeit)?
- Auftreten von Nebenwirkungen oder neuen Beschwerden?
- Therapieinduzierte neue Herzrhythmusstörungen?
- Bei i.v.-Therapie mit Antiarrhythmika in jedem Fall Monitorüberwachung des EKG.

Substanz/ Substanzgruppe	Handelsname (Bsp.)	Bevorzugt bei ... Störungen	Spezifische Nebenwirkungen
Ajmalin	Gilurytmal®	Supraventrikulär (sv), ventrikulär (v)	Gastrointestinale Beschwerden, Kopfschmerzen, Cholestase, Leberschädigung
Amiodaron	Cordarex®	sv, v	Hornhauttrübung, Schilddrüsenfunktionsstörungen, Photosensibilisierung, Lungenfibrose
β-Blocker (z.B. Metoprolol, Sotalol)	Beloc® bzw. Sotalex®	sv, v	Bronchokonstriktion, negative Inotropie, Bradykardie, Müdigkeit, Depression
Chinidin	Chinidin duriles®	sv, (v)	Gastrointestinale Beschwerden, Ohrensausen, Synkopen, Knochenmarkdepression, anticholinerge Nebenwirkungen (z. B. Mundtrockenheit)
Disopyramid	Rhythmodul®	sv, v	Gastrointestinale Beschwerden, Müdigkeit, Cholestase, Mundtrockenheit, Miktionsstörung
Flecainid	Tambocor®	sv, v	Doppelsehen, Schwindel, Kopfschmerzen
Lidocain	Xylocain®	v	Benommenheit, Schwindel, zerebrale Krampfanfälle
Mexiletin	Mexitil®	v	Hypotonie, gastrointestinale Beschwerden, ZNS-Störungen
Prajmalin	Neo-Gilurytmal®	sv, v	☞ Ajmalin
Phenytoin	Phenhydan®	v	ZNS-Störungen
Propafenon	Rytmonorm®	sv, v	Mundtrockenheit, Salz-Geschmack, gastrointestinale Beschwerden, Kopfschmerzen
Verapamil	Isoptin®	sv	Hypotonie, gastrointestinale Beschwerden

Die Blockade *eines* Schenkels ist meist asymptomatisch, da die etwas verzögerte Erregung der betroffenen Kammer ohne hämodynamische Konsequenzen bleibt. Bei Blockade *beider* Schenkel muß das Kammermyokard selber die Erregung bilden. Die Kammereigenfrequenz von ≤ 40 Schlägen/Minute ist jedoch für eine ausreichende Blutversorgung des Organismus zu gering (☞ AV-Block III. Grades).

Die Therapie besteht dann in der Implantation eines Schrittmachers (☞ unten).

18.7.4 Bradykarde Herzrhythmusstörungen

Bradykarde Herzrhythmusstörung: Herzrhythmusstörung mit Herzfrequenz < 60 Kammerkontraktionen/Min.

AV-Block III. Grades, Schenkelblock, ☞ 18.7.3

Sinusbradykardie

Bei **Sinusbradykardien** gehen die Erregungen vom Sinusknoten aus, die Herzfrequenz liegt unter 60 Kontraktionen/Min.

Sinusbradykardien werden meist nur zufällig diagnostiziert, eine Behandlung ist in der Regel nicht erforderlich.

Karotissinus-Syndrom

Beim **Karotissinus-Syndrom** *(hypersensitiver Karotissinus)* werden durch Druck auf den **Sinus caroticus** (Erweiterung an der Gabelung der A. carotis communis mit intravasalen Druckrezeptoren) reflektorisch eine Bradykardie bis hin zum Herzstillstand und eine Gefäßweitstellung ausgelöst. Typisch ist, daß die Patienten bei bestimmten Kopfbewegungen Schwindel angeben oder sogar bewußtlos werden.

Die Diagnose wird durch einen **Karotis-Druckversuch** gestellt. Dabei wird die Karotisgabelung vom Arzt unter EKG-Kontrolle und in Reanimationsbereitschaft massiert und die Herz-Kreislauf-Reaktionen des Patienten beobachtet.

Einzig wirksame Behandlung ist die Implantation eines Herzschrittmachers.

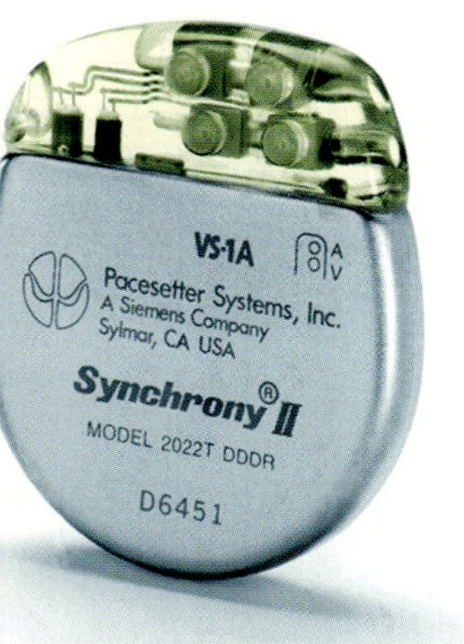

Abb. 18.53: Permanenter Herzschrittmacher. Bei diesem Modell handelt es sich um einen DDD-Zweikammer-Schrittmacher. [V137]

18.7.5 Herzschrittmachertherapie

Defibrillation bei tachykarden Herzrhythmusstörungen, ☞ Abb. 17.14

Ein **künstlicher Herzschrittmacher** (kurz *Schrittmacher*, engl. *Pacemaker*) ist immer dann erforderlich, wenn das Herz des Patienten durch Erregungsbildungs- oder Erregungsleitungsstörungen so langsam schlägt, daß der Sauerstoffbedarf des Körpers nicht mehr gedeckt wird. Die kritische Herzfrequenz liegt bei ungefähr 40 Schlägen/Min. Herzschrittmacher stimulieren die Herzmuskulatur durch elektrische Impulse zur Kontraktion und führen so wieder zu einem regelmäßigen Herzschlag. Die häufigste Indikation für eine Schrittmacherimplantation ist ein höhergradiger AV-Block (☞ oben).

Temporäre Herzschrittmacher

Temporäre *(passagere)* **Herzschrittmacher** gelangen in Notfallsituationen zum Einsatz, etwa bei kurzzeitigen Bradykardien im Rahmen von Vergiftungen oder zur Überbrückung bis zur Implantation eines permanenten Herzschrittmachers. Die Elektroden werden über eine größere Vene eingeführt, der Impulsgeber liegt *außerhalb* des Körpers. Der Patient muß Bettruhe einhalten, um eine Dislokation (Verschiebung) der Sonde im rechten Ventrikel zu vermeiden.

Permanente Herzschrittmacher

Ein **permanenter Herzschrittmacher** wird dem Patienten operativ implantiert. In Lokalanästhesie oder Vollnarkose wird das Schrittmacheraggregat subkutan meist im Bereich des rechten M. pectoralis major eingesetzt (☞ Abb. 18.54). Die Elektrode(n) für die Impulsübermittlung wird/werden über die V. subclavia und die V. cava superior in das rechte Herz vorgeschoben und dort verankert, je nach Schrittmachertyp mit nur einer Elektrode in Vorhof oder Kammer oder mit je einer Elektrode in beiden Herzhöhlen.

Noch im Operationssaal wird die Funktion des Schrittmachers überprüft und die für den Patienten geeignete Impulsfrequenz eingestellt.

Schrittmachertypen

Meist werden **Demand-Schrittmacher** *(Bedarfs-Schrittmacher)* gewählt, die das Herz nicht in regelmäßigen Abständen stimulieren, sondern die Eigenaktionen des Herzens registrieren und nur dann einen Impuls abgeben, wenn nach einer festgesetzten Zeit keine Eigenaktion erfolgt ist.

Außerdem lassen sich Vorhöfe und Kammern durch **Zweikammer-Schrittmacher** (☞ Abb. 18.54) zeitlich koordiniert anregen, damit die Vorhofaktionen zur Kammerfüllung beitragen.

Schrittmacher-Code

Welchen Schrittmachertyp man vor sich hat, ist am **Schrittmacher-Code** erkennbar, der aus drei Buchstaben besteht (z.B. DDD):

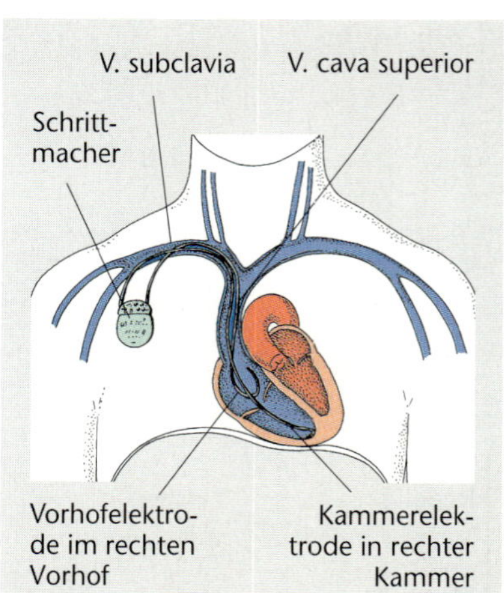

Abb. 18.54: Lage eines permanenten Herzschrittmachers im Körper. Die Elektroden liegen hier in der rechten Herzkammer und im rechten Vorhof. Das Schrittmacheraggregat wird in Lokalanästhesie oder Vollnarkose subkutan implantiert. [L190]

- Der 1. Buchstabe gibt den Ort der Stimulation an (Vorhof, Kammer oder beides)
- Der 2. Buchstabe gibt den Ort der Wahrnehmung, d.h. der Reiz-Registrierung, an (Vorhof oder Kammer). Registriert er dort keinen Reiz, wird eine Stimulation eingeleitet
- Der 3. Buchstabe gibt die Arbeitsweise des Schrittmachers an (z.B. Hemmung des Schrittmachers bei Eigenaktionen).

Schrittmacher-Fehlfunktion

Fehlfunktionen des Schrittmachers, z.B. Elektrodenbrüche, sind relativ selten, aber für den Patienten aufgrund der Grunderkrankung gefährlich.

Pflege nach Schrittmacher-Implantation

- Postoperativ Montitorüberwachung und Beobachten der Wunde auf Blutungen
- Evtl. Bettruhe
- Regelmäßiger Verbandswechsel.

Patienteninformation

Aufpassen müssen die Patienten im Bereich von Magnetfeldern (etwa bei Personenkontrollen am Flughafen, Diebstahlsicherungen am Ausgang von Kaufhäusern oder Kernspinuntersuchungen), da die Magnetfelder die Funktion des Schrittmachers beeinträchtigen.

Tragbare Telefone sollen wegen der elektromagnetischen Wellen nach derzeitigem Kenntnisstand nicht benutzt werden.

Regelmäßige ärztliche Kontrollen dienen der Funktionskontrolle des Schrittmachers.

18.8 Entzündliche Herzerkrankungen

Entzündliche Herzerkrankungen: Entzündung der Innenhaut **(Endokarditis),** der Muskelschicht **(Myokarditis),** der Außenhaut des Herzens **(Perikarditis)** oder aller Herzschichten **(Pankarditis).** Bedingt durch eine Vielzahl von Ursachen (Bakterien, Viren, Autoimmunphänomene, oft auch nicht erkennbar).

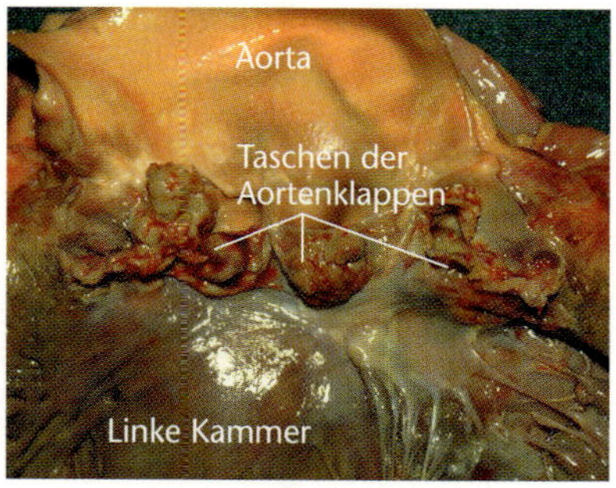

Abb. 18.55: Endokarditis der Aortenklappe mit ulzerativen (geschwürigen) Veränderungen am aufgeschnittenen rechten Herzen. [T173]

18.8.1 Endokarditis

Endokarditis: Autoimmunogene (☞ 29.5) oder bakterielle Entzündung der Herzinnenhaut *(Endokard)* mit drohender Zerstörung der Herzklappen.

Krankheitsentstehung

Bei einer *bakteriellen Endokarditis* besiedeln Bakterien, vor allem im Rahmen einer Sepsis, die Herzklappen und schädigen diese. Besonders gefährdet sind vorgeschädigte Herzklappen.

Bei Immungeschwächten können auch Pilze zu einer Endokarditis führen.

Die früher häufigste Ursache für eine Endokarditis war das *rheumatische Fieber,* eine Folgekrankheit nach Infektionen mit Streptokokken (☞ 28.5.4). Die gegen die Streptokokken gebildeten Antikörper richten sich gegen strukturähnliche Anteile des Endokards und können zu Veränderungen der Herzklappenränder mit Funktionsbeeinträchtigung führen **(Endocarditis verrucosa rheumatica).** Besonders häufig ist die Mitralklappe betroffen.

Symptome

Diagnostik

Typisch für die *Endocarditis rheumatica* sind:

- Gelenkschmerzen (Polyarthritis der großen Gelenke mit starkem Berührungsschmerz)
- Hauterscheinungen (ringförmige Hautausschläge, kleine subkutane Knötchen)
- Allgemeine Schwäche und Krankheitsgefühl bei zunächst kaum vorhandenen Herzbeschwerden.

Die Anamnese ergibt meist einen (Streptokokken-)Infekt, z.B. eine Tonsillitis, 1 – 3 Wochen vor Beginn der Beschwerden.

Eine *bakterielle Endokarditis* kann – je nach Erreger und Abwehrsituation des Patienten – hochakut, aber auch schleichend beginnen. Typische Symptome sind:

- Schwäche
- Gewichtsverlust
- Nachtschweiß
- Anämie
- Fieber
- Gelegentlich Herz- und Gelenkbeschwerden.

Hauptkomplikation der bakteriellen Endokarditis ist das Ablösen der Ablagerungen auf den Herzklappen mit nachfolgendem Einschwemmen in den Kreislauf. Es bilden sich Embolien in Gehirn, Nieren und anderen Organen („septische Metastasen").

Bei der Untersuchung ist häufig ein bis dahin noch nicht diagnostiziertes Herzgeräusch festzustellen. Zur Diagnosesicherung sind Blutuntersuchungen, EKG-Kontrollen und Echokardiographie notwendig.

Behandlungsstrategie

Bei der rheumatischen Endokarditis wird zur Beseitigung des (chronischen) Streptokokkeninfekts Penicillin gegeben. Die rheumatischen Beschwerden werden mit Azetylsalizylsäure, evtl. auch mit Glukokortikoiden behandelt. Bei den übrigen bakteriellen Endokarditisformen hängt die Wahl des Antibiotikums vom Erreger ab. Bei Klappenperforationen oder entzündeten Kunstklappen ist bereits im Akutstadium der Erkrankung eine Operation erforderlich.

Pflege bei Endokarditis

- Patienten zunächst strenge Bettruhe einhalten lassen und für körperliche Schonung sorgen (Körperpflege teilweise oder ganz übernehmen, alle notwendigen Prophylaxen durchführen)
- Alles richten zur Abnahme von Blutkulturen (☞ 28.3.5). Arzt rechtzeitig über den Fieberanstieg informieren, da Blutkulturen möglichst zu Beginn des bakteriell bedingten Fieberanstiegs abgenommen werden sollten
- Richtlinien der Infektionsprophylaxe gewissenhaft beachten, insbesondere

Venenverweilkanülen regelmäßig inspizieren und wechseln
- Bei starkem Schwitzen häufig die Bettwäsche wechseln und frische Kleidung anziehen (lassen). Patienten ggf. vorher kühl abwaschen.

Krankenbeobachtung

- Vitalzeichen
- Temperaturkontrollen mehrmals täglich
- Haut/Schleimhaut: Anämie? Zyanose? Mikroembolien (kleine Knötchen an Fingern und Zehen?) Nachtschweiß?
- Herz-, Gelenkschmerzen
- Augen: Sehstörungen durch „septische Metastasen"
- Flüssigkeitsbilanzierung v.a. bei vermuteter Nierenschädigung bei bakterieller Endokarditis
- Körpergewicht: Flüssigkeitseinlagerungen aufgrund von Nierenschädigungen?

Pflege bei Antibiotikaeinnahme, ☞ *28.5.2;*
Pflege bei Fieber, ☞ *7.8.4;*
Pflege bei Herzinsuffizienz, ☞ *18.6.1*

Prognose

Die Letalität der Endokarditis beträgt ca. 30%. Bei Überlebenden bleiben häufig schwere Klappenschäden zurück, die einen herzchirurgischen Eingriff erforderlich machen.

Patienteninformation

Nach einem rheumatischen Fieber ist zur Vermeidung von Rezidiven eine langjährige Penicillin-Prophylaxe notwendig. Nach einer bakteriellen Endokarditis muß der Patient zwar nicht dauernd, wohl aber bei besonderen Risiken (z.B. Zahnsanierung, endoskopische Eingriffe, Operationen) vorbeugend Antibiotika erhalten **(Endokarditisprophylaxe),** da sonst ein gefährlicher Rückfall droht.

18.8.2 Myokarditis

Myokarditis: Akute oder chronische Entzündung der Muskelschicht des Herzens.

Häufige Ursache einer Myokarditis sind Virusinfektionen. Sie kann aber auch bakteriell oder toxisch bedingt oder Folge eines rheumatischen Fiebers (☞ 28.5.4) sein.

Die Beschwerden des Patienten sind manchmal völlig unspezifisch. Sie reichen von allgemeiner Schwäche, Leistungsminderung und Fieber über Atemnot, Herzschmerzen und Herzrhythmusstörungen bis hin zu allen Schweregraden einer Herzinsuffizienz.

Die Diagnose wird durch Blutuntersuchungen, EKG, Röntgen und Echokardiographie gestellt. Manchmal ist auch eine Herzmuskelbiopsie erforderlich.

Therapiert wird meist symptomatisch (Bekämpfung von Herzinsuffizienz und Herzrhythmusstörungen). Manchmal ist eine Antikoagulation erforderlich. Der Nutzen von Glukokortikoiden ist umstritten. Bei einer bakteriellen Myokarditis ist eine kausale Behandlung mit Antibiotika möglich. Der Patient sollte strenge Bettruhe einhalten.

18.8.3 Perikarditis

Perikarditis: Entzündung des Herzbeutels.

Eine Perikarditis kann bedingt sein durch Bakterien, Viren, Autoimmunerkrankungen, Erkrankungen der Nachbarorgane (z.B. Herzinfarkt, Pleuritis) oder Stoffwechselentgleisungen (z.B. Urämie. In 70% der Fälle bleibt die Ursache jedoch unklar (sog. *idiopathische Perikarditis*).

Zu Beginn der Erkrankung (Stadium der **Perikarditis sicca** oder *fibrinosa*) klagt der Patient über allgemeine Schwäche, Atemnot, zunehmendes Beklemmungsgefühl im Liegen und einen retrosternalen, oft lage- und atemabhängigen Schmerz. Der Untersucher hört bei der Auskultation ein charakteristisches *Perikardreiben.* Häufig bildet sich im Folgestadium ein entzündlicher Erguß im Herzbeutel (**Pericarditis exsudativa** oder *feuchte Perikarditis*). Die Folge ist eine verminderte Auswurfleistung des Herzens und damit eine Herzinsuffizienz.

Die Diagnose stützt sich auf Auskultation (Perikardreiben), EKG, Röntgenbefund, Echokardiographie (Perikarderguß?) und Laboruntersuchungen. Manchmal ist eine **Perikardpunktion** erforderlich, die das Herz gleichzeitig vom Erguß entlastet.

Bettruhe, Schmerzbekämpfung, Entzündungshemmung und evtl. der gezielte Einsatz von Antibiotika oder Glukokortikoiden stehen im Vordergrund der therapeutischen Maßnahmen.

Die günstigste Prognose hat die idiopathische Perikarditis, die nach 4 – 6 Wochen meist folgenlos abheilt. Ansonsten hängt die Prognose ganz entscheidend von der Grunderkrankung ab. Bei häufigen Rezidiven mit Ergußbildung kann eine **Perikardfensterung** notwendig sein, um den Erguß abzuleiten und die Herzfunktion zu verbessern. Chronische Perikardergüsse können zu Kalkablagerungen und zu einem sog. *Panzerherz* führen, bei dem sich die Herzhöhlen kaum noch füllen können. Auch dann ist eine Operation erforderlich.

18.9 Kardiomyopathien

Kardiomyopathie: Herzmuskelerkrankung mit Verdickung des Herzmuskels (☞ Abb. 18.37) und/oder Dilatation (Ausweitung) der Herzhöhlen, ohne daß andere Herz- oder Gefäßleiden (z.B. KHK, Bluthochdruck) zugrundeliegen.

Primäre Kardiomyopathien

Bei den **primären Kardiomyopathien** bleibt der Auslöser der Erkrankung unbekannt. Es werden drei Formen unterschieden:

Dilatative Kardiomyopathie

Die **dilatative** *(kongestive)* **Kardiomyopathie**, kurz *DCM* oder *CCM,* ist die häufigste primäre Kardiomyopathie. Sie ist durch Ventrikelerweiterung *(Ventrikeldilatation),* evtl. mangelnden Verschluß der AV-Klappe und eine eingeschränkte Pumpleistung gekennzeichnet. Die Patienten klagen über retrosternales Engegefühl, Herzstolpern und kurzzeitige Bewußtseinsstörungen (Synkopen) und zeigen die Zeichen einer Links- und/oder Rechtsherzinsuffizienz. Die Diagnose wird durch EKG, Röntgenaufnahme des Thorax, Echokardiographie, Herzkatheteruntersuchung und Endomyokardbiopsie gestellt.

Die Behandlung besteht in der symptomatischen Therapie von Herzinsuffizienz und Herzrhythmusstörungen sowie evtl. einer oralen Antikoagulation (☞ Pharma-Info 19.51). Bei Patienten,

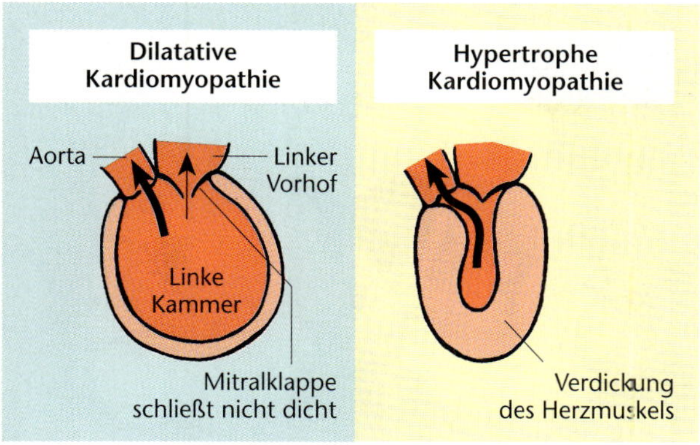

Abb. 18.56: Die beiden häufigsten Formen der primären Kardiomyopathie in der Kammersystole. [B200]

die aufgrund ihres Alters und ihres Allgemeinzustandes eine gute postoperative Prognose haben, muß eine Herztransplantation erwogen werden.

Hypertrophe Kardiomyopathien

Bei der **hypertrophen Kardiomyopathie** (kurz *HCM*) verdickt sich der Herzmuskel, ohne dabei leistungsstärker zu werden. Die Herzmuskelverdikkung ist nicht überall gleich stark. Man unterscheidet die **hypertroph-obstruktive Kardiomyopathie** (kurz *HOCM*), bei der eine Verdickung im Septumbereich die Ausflußbahn des Blutes in Richtung Aorta behindert, von der **hypertroph, nicht-obstruktiven Kardiomyopathie** ohne diese Verengung.

Leitsymptome beider Formen sind Atemnot bei Belastung, pektanginöse Beschwerden, Herzklopfen, Schwindel und Synkopen. Die Diagnose wird durch EKG, Echokardiographie und Herzkatheteruntersuchung gestellt.

Bei der medikamentösen Therapie gelangen v.a. β-Blocker und bestimmte Kalziumantagonisten (Verapamil, z.B. Isoptin®, *kein* Nifedipin, z.B. Adalat®) zur Anwendung. Evtl. muß die hypertrophe Muskulatur operativ abgetragen werden. Hauptkomplikation der hypertrophen Kardiomyopathie ist der plötzliche Herztod.

Restriktive Kardiomyopathie

In Mitteleuropa ist die **restriktive** oder *obliterative* **Kardiomyopathie** (kurz *RCM, OCM*) sehr selten. Die Ventrikelfüllung ist durch starre Ventrikelwände behindert. Die Kontraktionskraft des Herzens bleibt normal. Therapeutisch versucht man, die Beschwerden symptomatisch zu bessern. Im Endstadium hilft nur noch eine Herztransplantation.

Sekundäre Kardiomyopathien

Bei den **sekundären Kardiomyopathien** ist die Ursache der Erkrankung bekannt. Häufigste Ursache ist chronischer Alkoholmißbrauch.

Pflege bei Kardiomyopathie

- Patienten engmaschig überwachen: Blutdruck, Puls, Atmung (Dyspnoe?), Allgemeinzustand, Flüssigkeitsbilanzierung, Ödeme, Körpergewicht
- Nach Arztanordnung Bettruhe einhalten lassen, ggf. in Herzbettlage (☞ Abb. 18.6), und dem Patienten bei der Körperpflege und der Nahrungsaufnahme helfen. Alle Prophylaxen durchführen. Patienten nach Arztanordnung mobilisieren
- Patienten darüber aufklären, daß ihm Nikotin, Alkohol und Übergewicht schaden
- Patienten ggf. für die anstehende Herztransplantation vorbereiten (v.a. psychisch).

18.10 Herzklappenfehler

(Angeborene) Herzfehler, ☞ *13.9*

Herzklappenfehler: Krankhafte Veränderung und Funktionsstörung einer Herzklappe.

Herzklappenfehler können *angeboren* oder *erworben* sein:

- **Angeborene Herzklappenfehler** (☞ 13.9) treten isoliert oder in Kombination mit anderen Herzfehlern auf. Meist handelt es sich um Aorten- oder Pulmonalklappenstenosen
- **Erworbene Herzklappenfehler** sind in der Regel Folge einer Endokarditis

	Mitralklappenstenose	Mitralklappeninsuffizienz	Aortenklappenstenose	Aortenklappeninsuffizienz
Symptome	• **Fazies mitralis** (Rötung beider Wangen = *Mitralbäckchen* bei gleichzeitiger Lippenzyanose) • Atemnot, Husten, evtl. blutiges Sputum und Lungenödem • Vorhofflimmern • Später retrosternales Engegefühl, Zeichen der Rechtsherzinsuffizienz (☞ 18.6.1)	• Belastungsdyspnoe, Schwindel, Zeichen der Rechtsherzinsuffizienz (☞ 18.,6.1) • Bei akuter Insuffizienz (z.B. bei Myokardinfarkt) akute Herzinsuffizienz mit Lungenödem	Linksherzinsuffizienz (☞ 18.6.1), Schwindel und Synkopen v.a. bei Belastung, Angina pectoris	Linksherzinsuffzienz, Belastungsdyspnoe, Angina pectoris
Auskultationsbefund	Diastolisches Geräusch	Systolisches Geräusch	Systolisches Geräusch	Diastolisches Geräusch
Diagnosesicherung	EKG, Röntgenaufnahme des Thorax, Echokardiographie, Herzkatheteruntersuchung			
Therapie	• Zunächst Behandlung der Herzinsuffizienz und der Rhythmusstörung • Bei absoluter Arrhythmie Antikoagulation • In fortgeschrittenen Stadien operative Erweiterung der Klappe **(Kommissurotomie)** oder Klappenersatz durch eine künstliche Herzklappe	• Bei Mitralklappeninsuffizienz nach rheumatischem Fieber zunächst konservative Behandlung, später operative Herzklappenrekonstruktion oder operativer Klappenersatz • Bei akuter Mitralklappeninsuffienz z.B. nach Herzinfarkt Intensivtherapie und schnellstmögliche Operation	Frühzeitiger operativer Klappenersatz	

Tab. 18.57: Diagnostik und Therapie der häufigsten erworbenen Herzklappenfehler. [B200]

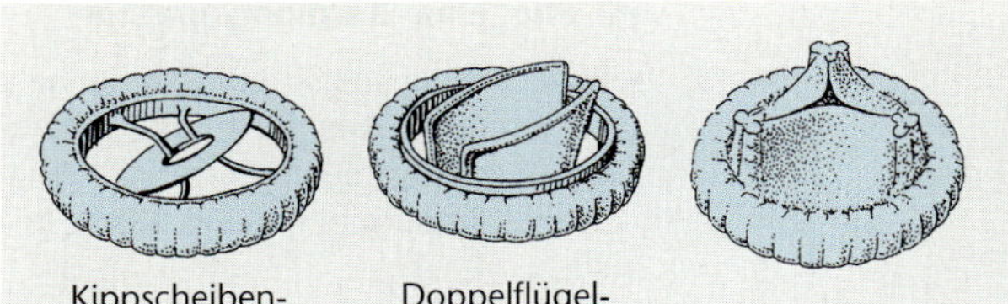

Abb. 18.58 (oben): Verschiedene Ersatzherzklappen in der Schemazeichnung. [L190]

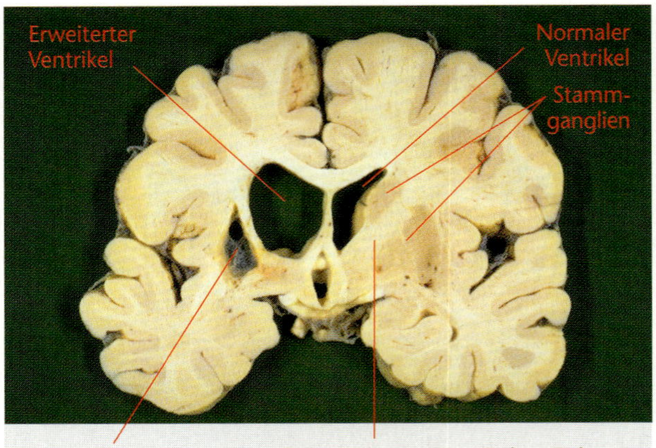

Abb. 18.60 (rechts): Z.n. Hirnembolie bei Mitralstenose. Ein Vorhofthrombus hatte sich gelöst und zum Verschluß der Hirnarterie geführt, die Stammganglien und Capsula interna versorgt. Neben einer Pseudozyste erkennt man auch eine Erweiterung des Ventrikels infolge des Verlustes von Hirnsubstanz. [M207]

(☞ 18.8.1). Am häufigsten ist die Mitralklappe betroffen, am zweithäufigsten Mitral- und Aortenklappe kombiniert.

Klappenstenosen

Wenn sich die Segel bzw. die Taschen nicht weit genug öffnen, ist die Lichtung der Klappe zu eng. Man spricht dann von einer **Klappenstenose.** Bei einer Klappenstenose müssen die vorgeschalteten Herzabschnitte einen höheren Druck aufbringen, um das Blut durch die kleinere Öffnung zu pressen. Übersteigt dies die Leistungsfähigkeit des Herzens, entsteht eine Herzinsuffizienz.

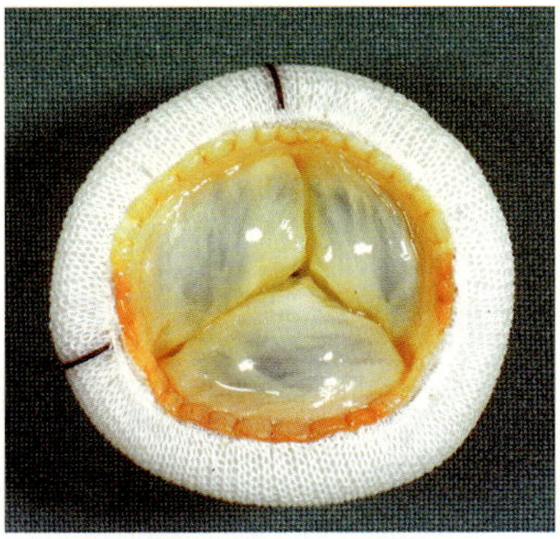

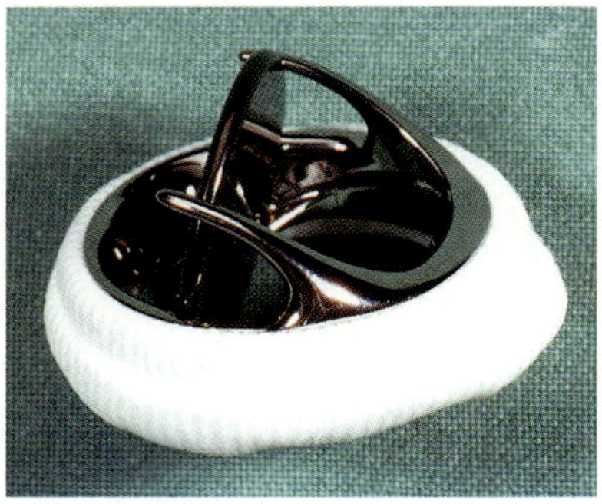

Abb. 18.59: Bioprothese (oben). Die Schweineklappe wird konserviert und auf einen Rahmen aufgezogen. Der (helle) Gewebering dient zum Einnähen der Klappe.
Kippscheibenprothese (unten). Alle künstlichen Herzklappen haben einen Ventilmechanismus, der den Blutfluß nur in eine Richtung freigibt. Hier eine Kippscheibenprothese, die bis zu 80° kippen kann und so einen ausreichenden Blutfluß gewährleistet. Kommt das Blut aus der Gegenrichtung, schlägt die Scheibe zurück und verschließt die Öffnung. [T125]

Klappeninsuffizienzen

Wenn die Sehnenfäden oder die Papillarmuskeln (☞ Abb. 18.2) reißen oder Entzündungsprozesse Teile der Herzklappe „zerfressen", können die Segel nicht mehr „gehalten" werden: Die Klappe schließt nicht mehr dicht, ihre Ventilfunktion geht verloren, und bei jedem Herzschlag wird ein Teil des Blutes in die Vorhöfe zurückgepreßt. Schließen die Taschenklappen nicht mehr richtig, so fließt nach jeder Kammersystole ein Teil des ausgeworfenen Blutes in die Kammern zurück. Folge dieser **Klappeninsuffizienzen** ist eine Herzinsuffizienz, da das hin- und herpendelnde Blut eine schließlich kaum mehr zu leistende Mehrarbeit erfordert.

Behandlungsstrategie

Die Behandlungsstrategie hängt von Art und Schwere des Klappenfehlers ab. Bei vielen Patienten ist nach einer gewissen Zeit der konservativen (medikamentösen) Therapie eine Operation unumgänglich. Bei **klappenerhaltenden Eingriffen** versucht der Chirurg, die Funktionsfähigkeit der Klappe z.B. durch Lösen von Verwachsungen wiederherzustellen. Insbesondere bei *kombinierten Klappenfehlern,* d.h. solchen mit Stenose- und Insuffizienzkomponente, ist dies jedoch nicht möglich. Dann muß die funktionsunfähige Herzklappe entfernt und durch eine **künstliche Herzklappe** aus Metall oder Kunststoff oder eine **biologische Prothese** (in der Regel eine aufwendig präparierte Schweineklappe) ersetzt werden. Hauptnachteil der künstlichen Klappen ist die Notwendigkeit einer lebenslangen Antikoagulation (☞ 19.7), wesentlicher Minuspunkt der biologischen Klappen ihre mit ca. 10 Jahren recht kurze Haltbarkeit. In beiden Fällen sind regelmäßige Nachsorgeuntersuchungen erforderlich.

☑ Das Klicken der künstlichen Herzklappen wird anfangs oft als störend und beängstigend erlebt („Warten auf den nächsten Schlag"). Die Patienten dann ggf. tagsüber ablenken, ihnen nachts – auf Arztanordnung – eine Schlaftablette geben, damit sie schlafen können, sie über ihre Ängste sprechen lassen und sie nach Möglichkeit beruhigen.

Mitralklappenprolaps

Beim **Mitralklappenprolaps** ist die Mitralklappe im Verhältnis zur Öffnungsfläche zu groß angelegt. Dadurch wölbt sich das Mitralsegel während der Ventrikelsystole in den linken Vorhof vor. Der Mitralklappenprolaps ist relativ häufig (ca. 6% aller Erwachsenen), bereitet in aller Regel aber keine Beschwerden und wird nur zufällig diagnostiziert.

Patienten, die Beschwerden haben, klagen meistens über Schwindel- und Schwächegefühle, über Kollapsneigung und Angstgefühle oder über Angina pectoris-ähnliche Beschwerden.

Die Diagnose wird durch Auskultation (systolisches Herzgeräusch) und Echokardiographie gestellt.

Eine Behandlung ist nur bei schwerwiegenden Symptomen erforderlich und besteht in erster Linie in der Gabe von β-Blockern. Wichtigste Konsequenz aus der gestellten Diagnose ist, wie immer bei vorgeschädigten Herzklappen, die Durchführung einer Endokarditisprophylaxe.

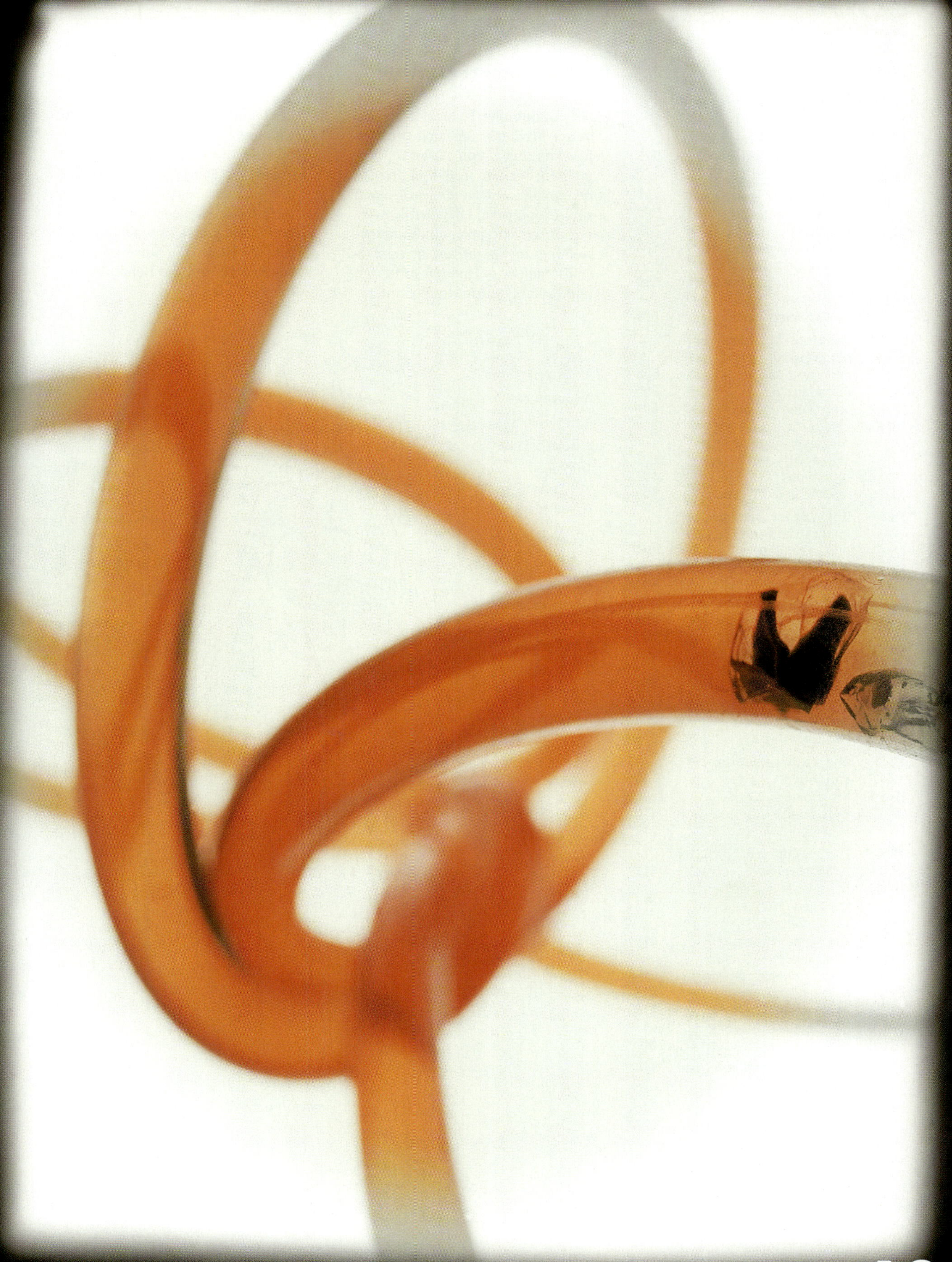

Pflege bei Kreislauf- und Gefäßerkrankungen 19

Übersicht

Die medizinischen Fachgebiete

Angiologie: Teilgebiet der *Inneren Medizin,* das sich mit den Erkrankungen von Arterien, Kapillaren, Venen und Lymphgefäßen befaßt. Hierin eingeschlossen sind Prophylaxe, Diagnostik, *konservative* Therapie, Indikationsstellung zu operativen und interventionellen Therapieverfahren und Rehabilitation des Patienten.

Gefäßchirurgie: Teilgebiet der *Chirurgie.* Die Gefäßchirurgie umfaßt die Diagnostik und die *operative* Therapie von Gefäßerkrankungen einschließlich der Gefäßverletzungen und Gefäßfehlbildungen. Die weiteren Aufgaben sind die postoperative Nachsorge und die Rehabilitation des Patienten.

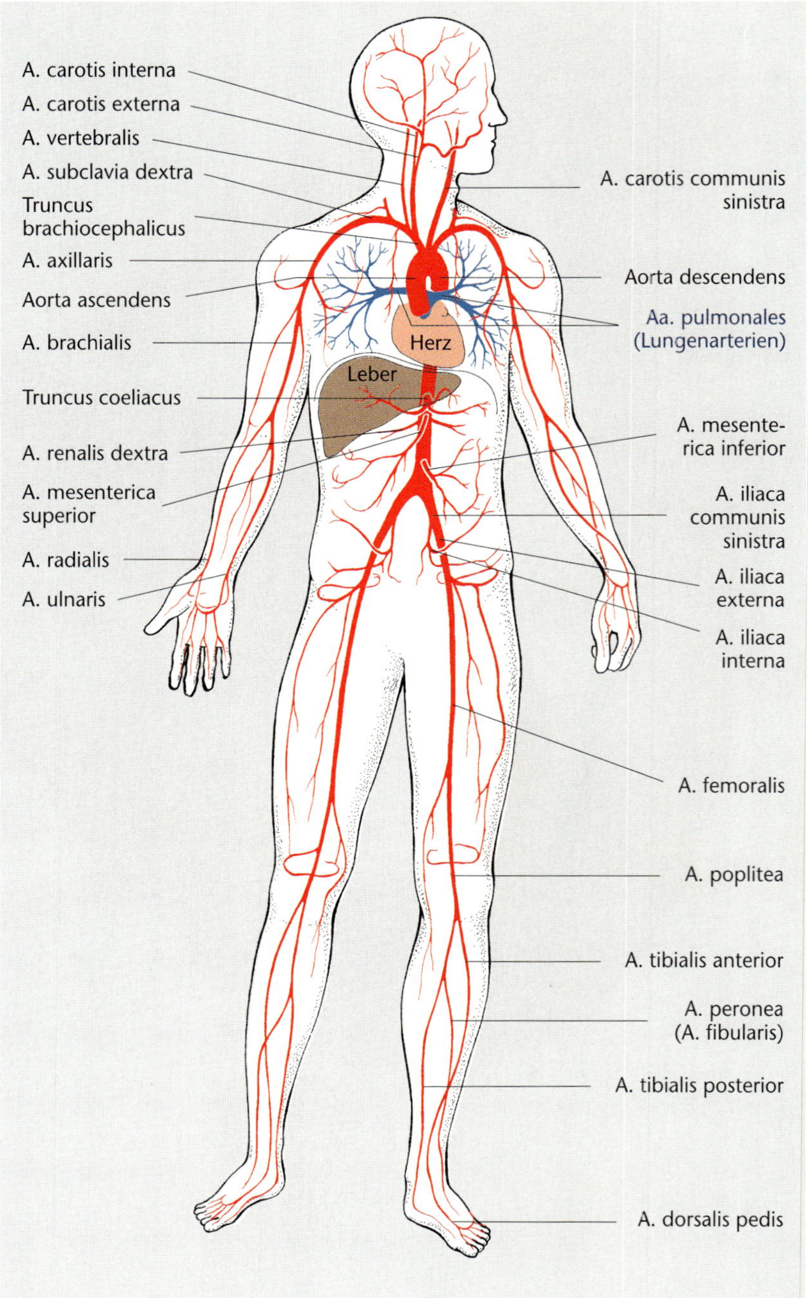

Abb. 19.1: Wichtige Arterien des Menschen. Die Aa. pulmonales führen sauerstoffarmes Blut vom Herz zur Lunge. Die übrigen Arterien bringen sauerstoffreiches Blut zu den Organen. [L190]

Häufig wird der erste Verdacht auf eine Gefäßerkrankung vom Hausarzt oder Internisten geäußert.
Die genaue diagnostische Abklärung erfolgt in internistischen Krankenhausabteilungen, und viele Patienten werden dann – evtl. nach internistischer und/oder neurologischer Vorbehandlung – zu einer Gefäßoperation in die (Gefäß-)Chirurgie verlegt.

19.1 Anatomie und Physiologie des Kreislaufsystems

Das *Herz-Kreislauf-* oder **kardiovaskuläre System** besteht aus zwei großen Abschnitten: dem **Körperkreislauf** *(großer Kreislauf)* und dem **Lungenkreislauf** *(kleiner Kreislauf)*. Eingeschaltet in den venösen Schenkel des Körperkreislaufs ist der **Pfortaderkreislauf.** Die *Pfortader* **(V. portae)** leitet das nährstoffreiche Blut aus den Verdauungsorganen zur Leber.

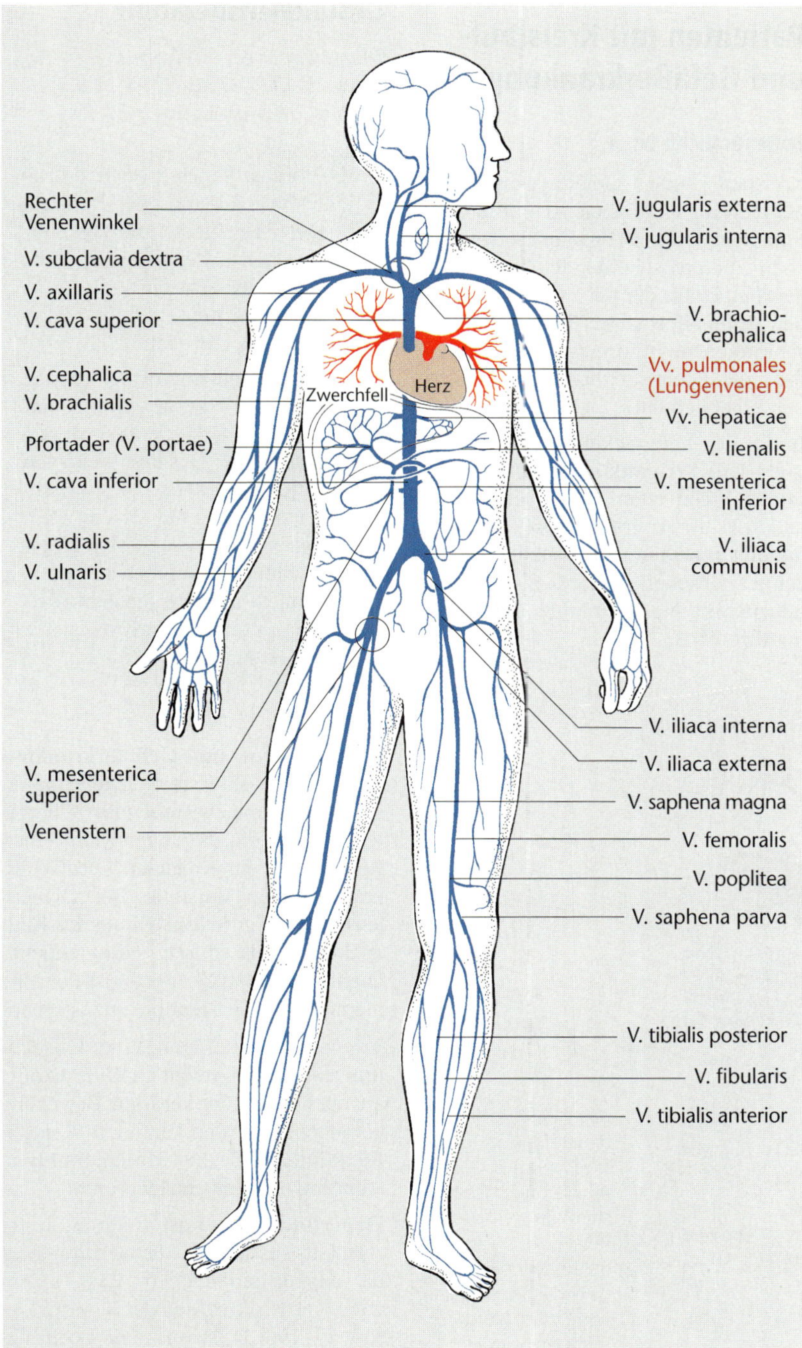

Abb. 19.2: Die wichtigsten Venen des Menschen in der Übersicht.
Die Vv. pulmonales führen sauerstoffreiches Blut von der Lunge zum Herzen. [L190]

Arterien, Kapillaren und Venen

Arterien: Gefäße, in denen das Blut *vom Herzen weg* strömt. Im Körperkreislauf führen die Arterien sauerstoffreiches, hellrot gefärbtes Blut, im Lungenkreislauf hingegen fließt in ihnen sauerstoffarmes, dunkelrotes Blut.

Kapillaren: Feine Blutgefäße, die – von wenigen Ausnahmen abgesehen – im ganzen Körper ein dichtes Netz zwischen Arterien und Venen bilden.

Venen: Gefäße, die das Blut *zum Herzen zurückleiten* und im Körperkreislauf sauerstoffarmes, dunkelrot gefärbtes Blut enthalten, während sie im Lungenkreislauf sauerstoffreiches, hellrot gefärbtes Blut transportieren.

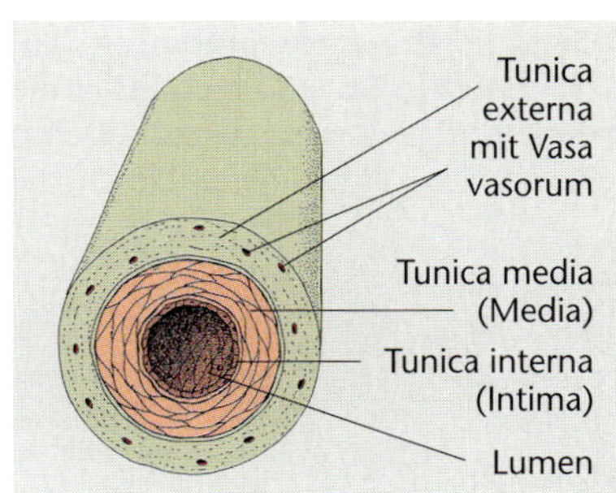

Abb. 19.3: Schichtaufbau der Arterien. [L190]

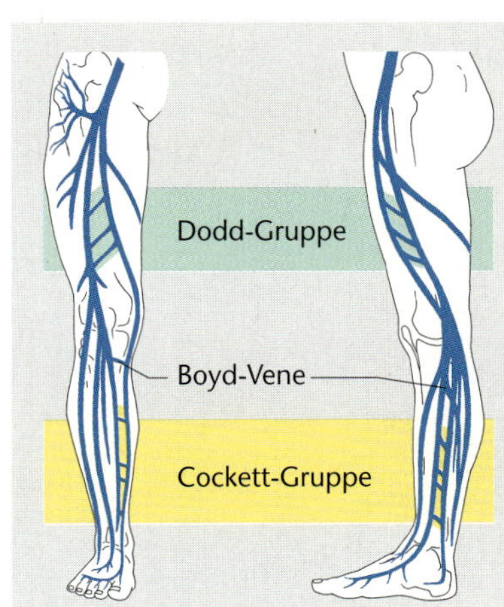

Abb. 19.4: Die wichtigsten Perforansvenen. [L215]

Als **Arteriolen** werden die kleineren Arterien am Übergang zu den Kapillaren bezeichnet, als **Venolen** die vergleichbaren kleinen Venen. Einen Überblick über die größeren Arterien und Venen geben Abb. 19.1 und 19.2.

Die Venen enthalten sog. *Taschenklappen*, die den Blutstrom nur *in Richtung* Herz ermöglichen. Unterstützt wird dieses Klappensystem durch die **Muskelpumpe:** Kontraktionen der umliegenden Skelettmuskulatur (z.B. beim Gehen) drücken die Venen zusammen und pressen dadurch Blut zum Herzen hin.

Am Bein finden sich neben **tiefen Venen** und den unterhalb der Haut gelegenen **oberflächlichen Venen** noch **Perforansvenen,** die das Blut aus den oberflächlichen Venen in die tiefen Beinvenen leiten (☞ Abb. 19.4).

Blutdruck und Blutdruckregulation

Als **Blutdruck** wird ganz allgemein die Kraft bezeichnet, die das Blut auf die Gefäßwände ausübt.

Da sowohl ein zu hoher als auch ein zu niedriger Blutdruck zu Schäden des ganzen Organismus führt (☞ 19.5.1 – 19.5.3), messen druckempfindliche Zellen, die **Pressorezeptoren,** in großen Arterien in Brustkorb und Hals die Dehnung der Arterienwand. Dehnt beispielsweise ein höherer Druck die Wand, so hemmen Impulse aus den Pressorezeptoren das *vasomotorische Zentrum* im Gehirn und senken so die Aktivität des Sympathikus. Als Folge fällt der Blutdruck ab.
Noch zahlreiche weitere Faktoren (☞ Abb. 19.5) wirken regulierend auf den Blutdruck ein.

19.2 Pflege von Patienten mit Kreislauf- und Gefäßerkrankungen

Todesursache Nr. 1

Kreislauf- und Gefäßerkrankungen nehmen an Häufigkeit zu und stellen inzwischen mit 54% aller Todesursachen einen entscheidenden begrenzenden Faktor für die Lebenserwartung in den Industriestaaten dar. Außerdem schränken sie in fortgeschrittenen Stadien die Lebensqualität der Betroffenen erheblich ein.

In der Regel entwickeln sich Kreislauf- und Gefäßerkrankungen allmählich und nehmen einen chronischen Verlauf (z.B. die Arteriosklerose). Seltener handelt es sich um ein plötzlich einsetzendes Geschehen wie z.B. eine Venenentzündung oder eine akute Venenthrombose.

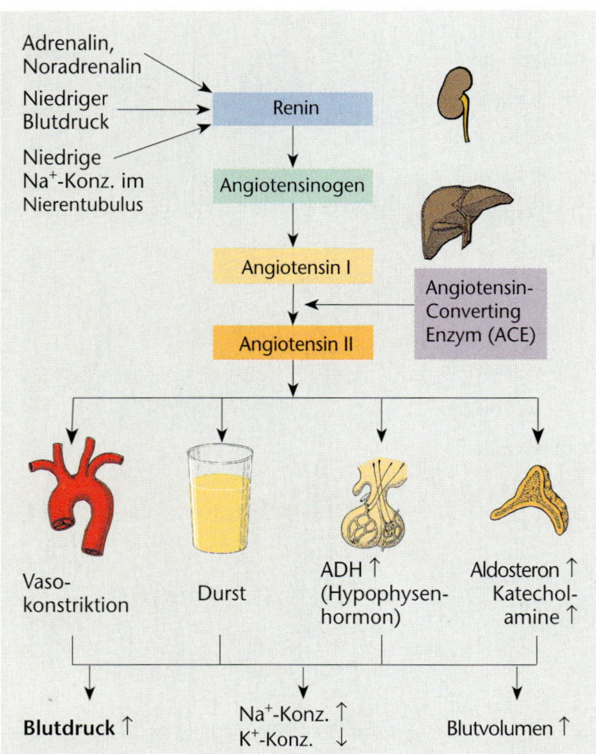

Abb. 19.5: Renin-Angiotensin-Aldosteron-Mechanismus. Eine Aktivierung des Systems durch (Nor-)Adrenalin, niedrigen Blutdruck oder niedrige Na^+-Konzentration führt zum Blutdruckanstieg sowie einer Erhöhung des Serumnatriumspiegels und des Blutvolumens. [L190]

Mitverursacher: „Moderner" Lebensstil

Viele Gefäßerkrankungen werden durch die heutige Lebensweise mit ihrem hohen Nikotin- und Alkoholkonsum, unausgewogener Ernährung, mangelnder Bewegung und/oder Streß begünstigt.

19.2.1 Pflegeziele und Gesundheitsberatung

Pflege bei Lyse, ☞ Pharma-Info 19.52; Pflege bei Ulcus cruris, ☞ 19.3.4; Thromboseprophylaxe, ☞ 7.3.15

☑ Voraussetzung für eine erfolgreiche Vorbeugung oder Behandlung von Kreislauf- und Gefäßerkrankungen ist eine ausführliche **Gesundheitsberatung,** die den Patienten zu einer gesunden Lebensführung motivieren soll.

Die **Pflegeziele** unterscheiden sich teilweise stark zwischen den einzelnen Gefäßpatientengruppen (☞ Tab. 19.8). Deshalb weist das einführende fettgedruckte Stichwort darauf hin, auf welche Patientengruppe die nachfolgend geschilderten Maßnahmen zutreffen. Weitere, detaillierte Pflegehinweise finden sich bei den Krankheitslehre-Texten.

Ernährung

Alle Kreislauf- und Gefäßerkrankungen. Alle Kreislauf- und Gefäßerkrankten sollen ein bestehendes Übergewicht abbauen, da Übergewicht einen Risikofaktor für Kreislauf- und Gefäßerkrankungen darstellt. Bei Diabetikern ist eine gute Einstellung des Blutzuckerspiegels durch eine entsprechende Diät (☞ 23.6.9) und/oder eine medikamentöse Therapie anzustreben.

Venöse Erkrankungen. Einer Obstipation sollte durch reichlich Ballaststoffe, ausreichendes Trinken und Bewegung vorgebeugt werden, um den venösen Rückfluß im Becken durch Stuhlverstopfung nicht zu erschweren.

Hypertonie. Die Kost sollte cholesterin-, fett- sowie evtl. kochsalzarm sein, da Hyperlipidämie (☞ 23.8.4) ein wichtiger Risikofaktor der Arteriosklerose (☞ 19.6.1) ist und eine kochsalzreiche Ernährung zumindest bei einem Teil der Bevölkerung die Hypertonie (☞ 19.5.1) begünstigt.

Genußmittel

Hypotoniker und Venenkranke. *Alkohol* wirkt sich bei dieser Patientengruppe negativ aus, da er die Blutgefäße erweitert, so daß z.B. beim Stehen noch mehr Blut in den Venen „versackt" als üblich.

☑ *Rauchen* begünstigt die Entwicklung und das Fortschreiten einer peripheren arteriellen Verschlußkrankheit (☞ 19.6.2) und die Manifestation weiterer arteriosklerosebedingter Erkrankungen, v.a. Schlaganfall und Herzinfarkt.

Streßbewältigung

Hypertonie. Hetze und Streß zu vermeiden ist besonders für Patienten mit Hypertonie wichtig (☞ 7.12.2 und 7.12.3).

Lagerung

Arteriell bedingte Krankheiten. Nach Möglichkeit sollte sich der Patient gelegentlich an den Bettrand setzen und die Beine herunterhängen lassen.

! Vorsicht!
Bei Patienten mit *arteriell* bedingten Gefäßerkrankungen darf das betroffene Bein auf keinen Fall hochgelagert werden, da dies die Durchblutungsstörungen fördern würde. Das Bein wird vielmehr leicht abwärts gelagert.

Venös bedingte Krankheiten. Patienten mit venösen Gefäßkrankheiten werden mit leicht erhöhten Beinen gelagert.

Arteriell *und* venös bedingte Krankheiten. Bei gleichzeitigem Vorliegen von arteriell und venös bedingten Gefäßerkrankungen ist eine Flachlagerung der Beine mit kurzen Einschüben einer Tieflagerung (keine Hochlagerung!) sinnvoll.

Körperliche Bewegung und Gefäßtraining

Alle Kreislauf- und Gefäßerkrankungen. Hervorzuheben ist vor allem das *Ausdauertraining*, das bei konsequenter Durchführung nach einiger Zeit zu einer Entlastung des Herz-Kreislauf-Systems führt, indem der mit dem Blut herbeigeführte Sauerstoff besser ausgenutzt wird. Außerdem beeinflußt das Ausdauertraining die Fließeigenschaft des Blutes positiv, es wird dünnflüssiger, so daß sich nicht so leicht Thromben bilden können. Zusätzlich hilft Ausdauertraining, die Blutfettwerte zu senken und das Körpergewicht zu regulieren.

Geeignete Sportarten zum Ausdauertraining sind Wandern, Schwimmen, Dauerlauf, Radfahren, Tanzen, Skilanglauf und Gymnastik.

Gefäßtraining im Krankenhaus

Arteriell bedingte Krankheiten. Hier eignen sich die Übungen zum Gefäßtraining der Abb. 19.7 oder die sog. *Rollübung*, bei der der Patient auf dem Rücken liegt und mit in die Luft gestreckten Beinen 30 – 40 kreisende Bewegungen ausführt oder – wenn kreisende Bewegungen nicht möglich sind – den Vorfuß auf und ab bewegt. Anschließend setzt sich der Patient an den Bettrand, wodurch es zu einer stoßarti-

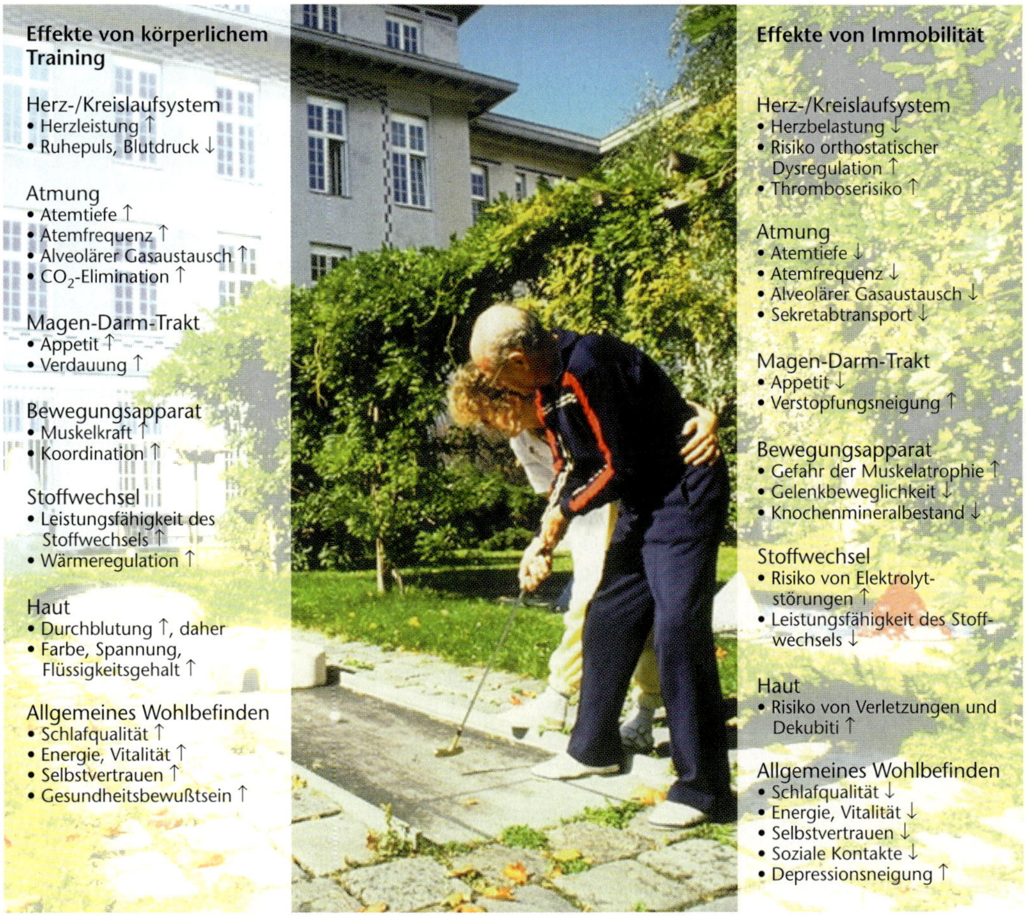

Effekte von körperlichem Training
Herz-/Kreislaufsystem
• Herzleistung ↑
• Ruhepuls, Blutdruck ↓
Atmung
• Atemtiefe ↑
• Atemfrequenz ↑
• Alveolärer Gasaustausch ↑
• CO_2-Elimination ↑
Magen-Darm-Trakt
• Appetit ↑
• Verdauung ↑
Bewegungsapparat
• Muskelkraft ↑
• Koordination ↑
Stoffwechsel
• Leistungsfähigkeit des Stoffwechsels ↑
• Wärmeregulation ↑
Haut
• Durchblutung ↑, daher
• Farbe, Spannung, Flüssigkeitsgehalt ↑
Allgemeines Wohlbefinden
• Schlafqualität ↑
• Energie, Vitalität ↑
• Selbstvertrauen ↑
• Gesundheitsbewußtsein ↑
Effekte von Immobilität
Herz-/Kreislaufsystem
• Herzbelastung ↓
• Risiko orthostatischer Dysregulation ↑
• Thromboserisiko ↑
Atmung
• Atemtiefe ↓
• Atemfrequenz ↓
• Alveolärer Gasaustausch ↓
• Sekretabtransport ↓
Magen-Darm-Trakt
• Appetit ↓
• Verstopfungsneigung ↑
Bewegungsapparat
• Gefahr der Muskelatrophie ↑
• Gelenkbeweglichkeit ↓
• Knochenmineralbestand ↓
Stoffwechsel
• Risiko von Elektrolytstörungen ↑
• Leistungsfähigkeit des Stoffwechsels ↓
Haut
• Risiko von Verletzungen und Dekubiti ↑
Allgemeines Wohlbefinden
• Schlafqualität ↓
• Energie, Vitalität ↓
• Selbstvertrauen ↓
• Soziale Kontakte ↓
• Depressionsneigung ↑

Abb. 19.6: Effekte von körperlichem Training und von Immobilität auf wichtige Funktionskreise des Organismus. Wie die Übersicht zeigt, droht bei Immobilität die Verschlechterung sehr vieler physiologischer, aber auch psycho-sozialer Lebensaktivitäten.
↑ bedeutet Erhöhung oder Verbesserung, ↓ Verminderung oder Verschlechterung der genannten Körperfunktion. [B200, K199]

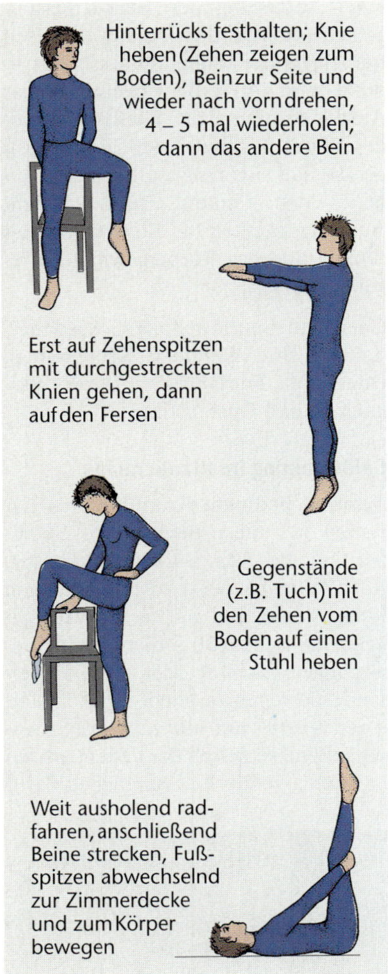
Hinterrücks festhalten; Knie heben (Zehen zeigen zum Boden), Bein zur Seite und wieder nach vorn drehen, 4 – 5 mal wiederholen; dann das andere Bein
Erst auf Zehenspitzen mit durchgestreckten Knien gehen, dann auf den Fersen
Gegenstände (z.B. Tuch) mit den Zehen vom Boden auf einen Stuhl heben
Weit ausholend radfahren, anschließend Beine strecken, Fußspitzen abwechselnd zur Zimmerdecke und zum Körper bewegen

Abb. 19.7: Vier wichtige Übungen zum Gefäßtraining. [L157]

gen Mehrdurchblutung der Beinarterien kommt. Die Strömungsgeschwindigkeit des Blutes nimmt zu, und die Umgehungskreisläufe erweitern sich.

Patienten mit Venenerkrankungen sollten entweder liegen (insbesondere mit etwas hochgelagerten Beinen) oder gehen. Ungünstig sind längeres Sitzen, vor allem mit übereinandergeschlagenen Beinen, und Stehen. Ist längeres Stehen einmal unvermeidlich, fördern „Gehen auf der Stelle" oder zwischenzeitliches Anspannen der Beinmuskulatur (dies ist unauffällig in jeder Warteschlange möglich) den venösen Rückfluß.

☑ **„S-L-Faustregel" für Venenkranke**

S wie **S**tehen und **S**itzen ist schlecht –
L wie **L**aufen und **L**iegen ist gut

	Arteriosklerosebedingte arterielle Gefäßerkrankungen	Venöse Gefäßerkrankungen
Wichtigste Erkrankung	Periphere arterielle Verschlußkrankheit (☞ 19.6.2)	Chronisch venöse Insuffizienz (☞ 19.8.5)
Wichtigstes Pflegeziel	Verbesserung der Gewebsdurchblutung	Verbesserung des venösen Blutrückflusses
Maßnahmen		
Ernährung	• Cholesterinarme Kost • Bei Diabetikern gute Blutzuckereinstellung (Diät)	• Abbau von Übergewicht
Genußmittel	• Nikotinverzicht	• Alkoholverzicht
Streßbewältigung	• Streßabbau • Entspannungstechniken	
Körperliche Bewegung	• Gehtraining • Gefäßtraining	• Gefäßtraining
Physikalische Therapie	• Warmhalten der Beine, aber keine direkte Wärmeapplikation • Tieflagerung der Beine	• Wechselduschen • Kaltwasseranwendungen • Hochlagerung der Beine (leicht gebeugt) • Vermeiden von Stehen und Sitzen („S-L-Regel")
Kleidung	• Keine engen Schuhe • Keine einschnürende Wäsche	• Keine dicken Strümpfe • Tragen von Kompressionsstrümpfen • Keine hohen Absätze • Keine einschnürende Wäsche
Verhütung von Schäden	• Sorgfältige Hautpflege (trocken, sauber halten) • Vorsicht beim Nägelschneiden (Feile benutzen) • Kein Barfußgehen	

Tab. 19.8: Die wichtigsten Pflegeziele und -maßnahmen am Beispiel des jeweils häufigsten arteriellen und venösen Gefäßleidens, nämlich der arteriellen Verschlußkrankheit und der chronisch-venösen Insuffizienz. [B200]

19.2.2 Physikalische Therapie, Körperpflege und Bekleidung

Wärme

Arteriell bedingte Erkrankungen. Hier soll das erkrankte Bein mit Wollsocken, einer Wolldecke, Wattepackungen oder heißen Getränken (indirekte Wärmezufuhr) warmgehalten werden. Von *lokalen* Wärmeanwendungen wie Heizkissen und Wärmflaschen ist abzuraten, da diese nur die gesunden, nicht aber die erkrankten arteriellen Gefäße erweitern und so die Durchblutung in den minderversorgten Bezirken noch mehr verschlechtern *(steal-Phänomen).*

Venös bedingte Erkrankungen. Hier führt die Wärme über die Erschlaffung der Gefäße zu einer Venenstauung und damit zu einer Bildung von Varizen. Gegen eine Wärmezufuhr mittels Heizkissen oder Infrarotlampe in der Kreuz- und Lendengegend ist dagegen nichts einzuwenden, denn von hier geht das Wärmegefühl in die Beine über.

Kälte

Arteriell bedingte Erkrankungen. Zu meiden ist Kälteexposition der minderdurchbluteten Körperteile, da dies die Durchblutung weiter verschlechtert.

Hypotoniker und Venenerkrankte. Äußerst nutzbringend sind kalte Wasseranwendungen wie Knie- und Schenkelgüsse, Waschungen, Lehmwickel sowie Wasser- und Tautreten oder Schwimmen (Wassertemperatur 22 – 28 °C), die die Gefäße straffen und den Kreislauf in Schwung bringen. Sie dürfen jedoch nur bei warmem Körper und warmen Beinen durchgeführt werden.

Baden und Duschen

Venenkranke. Von warmen oder heißen Voll- und Fußbädern ist generell abzuraten. Abgesehen davon, daß die Haut davon nicht profitiert, erschlaffen die Gefäße und erweitern sich noch mehr. Günstiger ist zügiges Abduschen. Saunabäder sind aus dem gleichen Grund ungünstig.

Pediküre und Hautpflege

Sowohl bei **arteriellen** als auch bei **venösen Gefäßerkrankungen** heilen selbst kleine Wunden nur schlecht, und Infektionen breiten sich in dem minderdurchbluteten Gewebe schnell aus. Deswegen ist bei der *Pediküre* darauf zu achten, daß keine Verletzungen gesetzt werden (statt Scheren also lieber Feilen verwenden). Kleine Hautrisse, wie sie z.B. bei trockener Haut entstehen, stellen ebenfalls eine mögliche Eintrittspforte für Erreger dar. Daher ist eine sorgfältige Hautpflege wichtig. Häufig sind auch Pilzinfektionen (☞ 28.7.2, 30.8.2), v.a. zwischen den Zehen. Pilze bevorzugen warme, feuchte, aufgequollene Haut. Da warmes Wasser und Seife das Aufquellen der Haut begünstigen, sollten die Füße morgens und abends nur mit kaltem bis lauwarmem Wasser und ohne Reinigungszusatz abgewaschen und gut abgetrocknet werden. Die Strümpfe sollten täglich gewechselt werden. Eine Pilzerkrankung wird mit *Antimykotika* (☞ Pharma-Info 28.45), z.B. Canesten®, behandelt.

Kleidung

Beide Patientengruppen. Aufgabe der Bekleidung ist es, den Körper warm zu halten, die Feuchtigkeit des Körpers aber nicht zu speichern, sondern an die Außenluft abzugeben. Hier bieten sich Naturfasern wie Wolle oder Seide an. Da die Kleidung die Blutzirkulation nicht behindern darf, sind Strümpfe oder Unterwäsche mit einengenden Gummibändern nicht geeignet.

Arterielle Gefäßerkrankungen. Bei höhergradigen arteriellen Durchblutungsstörungen (☞ 19.6.2) sind – etwa zum Zweck der Thromboseprophylaxe – Kompressionsmaßnahmen durch Kompressionsstrümpfe („Gummistrümpfe") oder Druckverbände kontraindiziert, da sie die Durchblutung weiter verschlechtern.

> ⓘ Keine Kompressionsmaßmahmen bei höhergradigen arteriellen Durchblutungsstörungen.

Venöse Gefäßerkrankungen. Dagegen sollten Patienten mit Venenerkrankungen zumindest bei längerem Sitzen oder Stehen zur Förderung des venösen Rückflusses Kompressionsstrümpfe tragen. Da die Bauchatmung mitverantwortlich ist für den Blutabfluß aus den Beckenvenen, sind einengende Kleidungsstücke oder Gürtel ungünstig.

19.2.3 Perioperative Pflege bei Gefäßoperationen

> **Gefäßoperation:** Im klinischen Sprachgebrauch Eingriff an den Blutgefäßen, also an Arterien und Venen, um den z.B. durch Gefäßverletzung, Gefäßverengung, Gefäßverschluß oder Gefäßaneurysma (Gefäßaussackung) gestörten Blutfluß weitestmöglich wiederherzustellen und so drohende Folgeschäden durch schlechte Gewebsdurchblutung zu verhüten oder zu minimieren.

Präoperative Pflege

Allgemeine präoperative Pflege, ☞ *11.1*

Zimmerbelegung: Die Pflegenden berücksichtigen bei der Zimmerbelegung die Art der bevorstehenden Operation. Auf keinen Fall dürfen Patienten, die zu einer Bypassoperation kommen, zu einem Patienten mit einem schmierig belegten Ulcus cruris, einer Gangrän oder einer amputierten Extremität gelegt werden.

Pflege bei Ulcus cruris und Gangrän, ☞ *19.3.4 und 19.3.5;*
Pflege nach Amputationen, ☞ *27.7*

Präoperative Diagnostik: Neben den allgemeinen präoperativen Maßnahmen (Röntgen-Thorax, EKG, Kontrolle von Blutwerten) wird vor arteriell bedingten Gefäßoperationen eine Doppler-Sonographie (☞ 19.4.3), eine Angiographie (☞ 19.4.5) oder – z.B. bei einem Aneurysma (19.6.6) – ein CT angeordnet (Ausnahme: Notfalloperationen), bei venös bedingten Erkrankungen eine Phlebographie (☞ 19.4.7). Viele Gefäßoperationen gehen mit einem erheblichen Blutverlust einher. Daher müssen vor den meisten Gefäßoperationen Blutkonserven (☞ 11.1.1, 24.5.6) bereitgehalten werden (Arztanordnung).

Ernährung: In der Regel ist eine Nahrungskarenz von sechs bis acht Stunden vor dem geplanten Eingriff ausreichend.

Darmentleerung: Wird die Operation in Spinalanästhesie (☞ 37.9.3) durchgeführt, sind keine abführenden Maßnahmen erforderlich. Bei Eingriffen in Allgemeinnarkose reicht meist ein Klysma aus.

Rasur: Die Rasur umfaßt bei Extremitätenoperationen die ganze Extremität einschließlich der Achsel- bzw. Leisten- und Schambehaarung. Bei abdominellen Eingriffen wird vom Sternum bis zur Mitte beider Oberschenkel rasiert, bei Eingriffen im Bereich der Leiste vom Nabel bis zur Oberschenkelmitte. Vor Entnahme körpereigener Venen wird zusätzlich die vorgesehene Entnahmeregion enthaart, also typischerweise ein Bein.

> ⓘ Patienten mit schweren arteriellen Durchblutungsstörungen der Beine erhalten präoperativ *keine* Antithrombosestrümpfe, und ihre Beine dürfen auch nicht gewickelt werden, da beides die Durchblutungsstörung noch verstärken würde.
>
> Bei leichteren arteriellen Durchblutungsstörungen der Beine (pAVK-Stadium I und II) wird mit dem Arzt Rücksprache genommen.

Pflege nach arteriell bedingten Operationen

Allgemeine postoperative Pflege, ☞ *11.4*

Krankenbeobachtung: Zu den allgemeinen Überwachungsmaßnahmen kommt die Kontrolle auf eventuelle Funktionseinschränkungen und Durchblutungsstörungen distal des Operationsgebietes. Dabei ist auf Bein- und Fußpulse, Hautfarbe und -temperatur, Schmerzen, Sensibilität sowie Beweglichkeit zu achten.

Da durch einen systolischen Blutdruckwert über 180 mmHg die Naht gefährdet wird und es andererseits bei einem systolischen Blutdruckwert unter 100 mmHg zu einem erneuten Verschluß, bedingt durch eine Thrombose, kommen kann, wird der Blutdruck engmaschig kontrolliert. Ist der gemessene Blutdruckwert zu hoch oder zu niedrig, informieren die Pflegenden den Arzt.

Postoperativ ist nach vielen Eingriffen eine Antikoagulation (☞ 19.7) erforderlich. Deshalb achten die Pflegenden verstärkt auf lokale oder generalisierte Blutungskomplikationen.

Nach intraabdominellen Eingriffen ist eine Flüssigkeitsbilanzierung (☞ 7.9.1) erforderlich, um eine Störung der Nierenfunktion infolge Beeinträchtigung der Nierengefäße rechtzeitig zu erkennen.

Lagerung: Nach Operationen am arteriellen System werden die betroffenen Extremitäten flach oder besser noch leicht tief gelagert (eine zu starke Tieflagerung würde die Durchblutung verschlechtern, da sie die Entstehung eines Wundödems fördert). Um eine Durchblutungsminderung zu vermeiden, dürfen die Gefäße nicht abgeknickt gelagert werden. Für Eingriffe im Abdomen bedeutet dies eine leichte Oberkörperhochlagerung (30°) bei Flachlagerung der Beine, für einen knieüberschreitenden Eingriff eine maximale Beugung von 30° (damit die Naht nicht zu sehr unter Spannung steht, darf das Kniegelenk jedoch auch nicht ganz durchgestreckt werden). Druck auf das Operationsgebiet, z.B. durch die Bettdecke, ist zu vermeiden. Auf lokale Wärmzufuhr wird zugunsten von Wattepackungen oder warmen Decken verzichtet (☞ Gesundheitsberatung: physikalische Therapie, Körperpflege)

Mobilisation: Der Patient wird so früh wie möglich mobilisiert (meist am 1. oder 2. postoperativen Tag). Bei der Mobilisation ist ebenfalls ein Abknikken der operierten Gefäße zu vermeiden. Beispielsweise sind nach arteriellen Gefäßoperationen im Bereich des Beckens und der Leiste Stehen, Liegen und Gehen erlaubt, auf längeres Sitzen ist wegen der Gefäßabknickung hingegen zu verzichten.

Wundbehandlung: Redon-Drainagen entfernt der Arzt bei komplikationslosem Verlauf am 2. oder 3. postoperativen Tag, Hautfäden nach Eingriffen am Hals nach 7 Tagen, Fäden nach abdominellen Eingriffen oder Eingriffen in der Leiste nach 8 – 10 Tagen und Fäden an den Extremitäten nach 10 – 12 Tagen (Ausnahme: Nach Amputationen werden die Fäden häufig erst nach 14 – 21 Tagen gezogen). Ansonsten erfolgt die übliche postoperative Wundkontrolle und -behandlung (☞ Kapitel 11).

Prophylaxen: Zur Dekubitusprophylaxe sind Gesäß und – v.a. bei Patienten mit pAVK III und IV (☞ 19.6.2) – die Fersen besonders zu schützen.
Zur Thromboseprophylaxe wird der Patient heparinisiert und/oder erhält Azetylsalizylsäure (z.B. ASS OPT®). Die Antikoagulation kann unter Umständen lebenslang erforderlich sein.

Pflege bei Antikoagulation und Lyse, ☞ 19.7

Pflege nach venös bedingten Operationen

Allgemeine postoperative Pflege, ☞ 11.4

Lagerung: Nach Operationen am venösen System werden die betroffenen Extremitäten leicht hoch gelagert, z.B. auf einer Keel-Schiene (☞ Abb. 19.9).

Mobilisation: Die Patienten werden noch am OP-Tag mobilisiert. Nach Operationen am venösen System sollte längeres Stehen und Sitzen vermieden werden, Liegen und Laufen wirken sich positiv aus.

> ! Wegen der Gefahr einer Thrombose keine Mobilisation ohne Venenkompression!

Prophylaxen: Um den venösen Rückfluß im Becken nicht durch Stuhlverstopfung zu erschweren, werden Maßnahmen zur Obstipationsprophylaxe ergriffen (☞ 7.9.2).

Patienten, die am venösen System operiert worden sind, dürfen prinzipiell nur mit Kompressionsverband oder -strümpfen aufstehen (Thromboseprophylaxe).

19.3 Hauptbeschwerden bei Kreislauf- und Gefäßerkrankungen

19.3.1 Beinschmerzen

Schmerzen treten bei *unvollständigen* oder *vollständigen* Gefäßverschlüssen auf. Bei einem arteriellen Verschluß werden sie durch die Minderdurchblutung der betroffenen Organe bzw. Körperabschnitte ausgelöst, bei Verschlüssen von Venen durch die Stauung des Blutes und der Gewebeflüssigkeit. Aufgrund der Lokalisation der befallenen Arterien kommt es besonders häufig zu **Beinschmerzen.**

Akute Beinschmerzen

- Beim klassischen Fall eines *Arterienverschlusses* am Bein hat der Patient starke Schmerzen in der betroffenen Extremität, das Bein ist blaß und kalt, und die Fußpulse sind nicht mehr tastbar. Bei ausgedehnten Verschlüssen besteht außerdem eine Schocksymptomatik (☞ 38.5.1)
- Schmerzen durch *Venenverschlüsse* beginnen eher schleichend und sind in der Regel nicht so stark wie diejenigen bei arteriellen Verschlüssen. Insbesondere Schmerzen in der Wadenmuskulatur, die beim Auftreten zu- und bei Hochlagerung abnehmen, weisen auf eine tiefe Beinvenenthrombose hin. Eine Thrombophlebitis ist v.a. auf Druck schmerzhaft.

> **Notfall! Akuter Beinschmerz**
> Der **akut einsetzende,** heftige und nicht nachlassende **Beinschmerz** ist als Leitsymptom des kompletten Arterienverschlusses (☞ 19.6.3) ein Notfall!

Intermittierende Beinschmerzen

Intermittierende, d.h. wiederkehrende, **Beinschmerzen** treten charakteristischerweise unter Belastung auf und verschwinden in Ruhe. Im Gegensatz zum akuten, nicht nachlassenden Schmerz zeigen sie zwar meist keinen Notfall an, sind aber ein wichtiges Alarmsignal.

Typisches Beispiel ist die **Claudicatio intermittens** *(intermittierendes Hinken),* auch „Schaufensterkrankheit" genannt: Patienten mit höhergradigen Stenosen (Verengungen) der Beinarterien können etwa 100 – 150 Meter gehen, bevor Schmerzen in den Beinen durch die wegen der Minderdurchblutung nicht ausreichend ausgeschiedenen Stoffwechselprodukte sie zum Ausruhen – Schaufenster gucken – zwingen. Durch das ruhige Stehen verbessert sich die Durchblutung, die Schmerzen lassen nach, und der Patient kann ein Stück weitergehen.

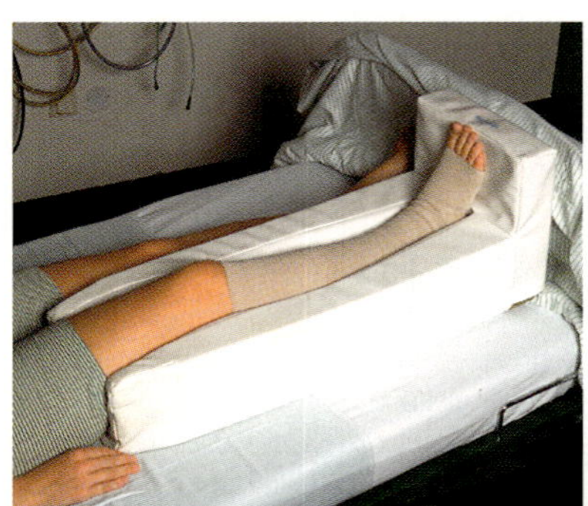

Abb. 19.9: Patientin nach einer Varizen-OP, deren Bein auf einer Keel-Schiene gelagert ist. [K183]

☑ **Maßnahmen bei akuten Beinschmerzen**

Plötzlich einsetzende oder sich verschlimmernde Beinschmerzen sind typisch für den akuten Verschluß einer Extremitätenarterie. Sie können aber auch bei venösen Verschlüssen auftreten. Für die Pflegenden gilt:

- Den Arzt benachrichtigen
- Bei blasser, kalter Haut und Fehlen der Fußpulse: dringender Verdacht auf arteriellen Gefäßverschluß. Dann (auf Arztanordnung) Patienten Bettruhe einhalten lassen, betroffene Extremität *tief*lagern, Wattepackung anlegen und/oder Wollstrümpfe anziehen. Venösen Zugang für die Schmerztherapie und die intravenöse Heparinisierung vorbereiten. Evtl. OP-Vorbereitungen treffen
- Bei livider, warmer Haut: wahrscheinlichste Ursache ist eine Thrombose. Dann (auf Arztanordnung) Patienten Bettruhe einhalten lassen, Bein z.B. mit Keel-Schiene *hoch*lagern (☞ Abb. 19.9) und Materialien für venösen Zugang zur eventuell notwendigen intravenösen Heparinisierung vorbereiten. Ggf. OP-Vorbereitung treffen
- Bei akutem Verschluß einer Extremität Dekubitusprophylaxe vor allem an der betroffenen Extremität durchführen
- Schmerzlokalisation und -intensität, Hautfarbe und Hautwärme, Bein- und Fußpulse, Beinumfang, Sensibilität und Motorik beobachten und dokumentieren. Je nach ärztlicher Anordnung Vitalzeichen engmaschig kontrollieren.

Stadien der peripheren arteriellen Verschlußkrankheit, ☞ 19.6.2

19.3.2 **Schwellung und Ödem**

☑ Die **akute Schwellung** einer Extremität ist Leitsymptom des *venösen* Verschlusses.

Im klinischen Alltag ist die akute Beinschwellung (innerhalb von Stunden bis Tagen) infolge einer tiefen Bein- oder Beckenvenenthrombose am häufigsten. Meist ist die Haut gleichzeitig verfärbt (Rötung, mäßige Zyanose) und überwärmt. Auf Druck gibt der Patient Schmerzen an (weitere Thrombosezeichen, ☞ 19.8.3).

Andere Ursachen einer Beinschwellung sind:

Beinumfangsmessung [K183]

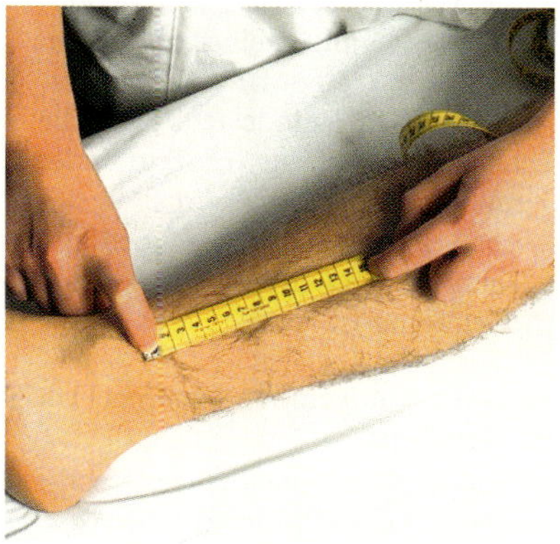

Abb. 19.10: Der erste Meßpunkt für die Beinumfangsmessung liegt 15 cm oberhalb des Oberrandes des Innenknöchels.

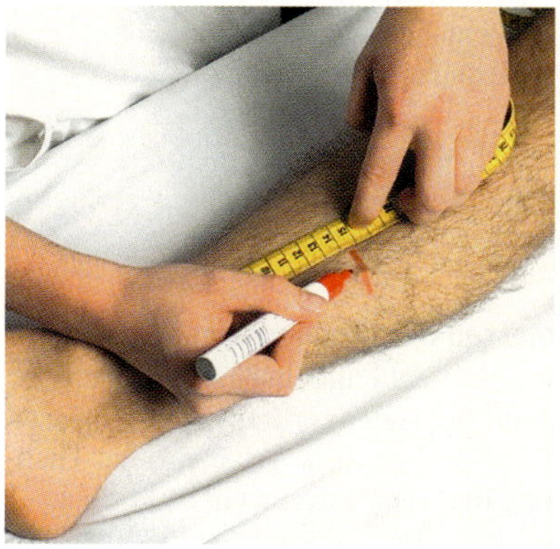

Abb. 19.11: Die Pflegekraft zeichnet eine Markierung am Meßpunkt und eine weitere 1 cm oberhalb auf, damit bei folgenden Kontrollen stets auf gleicher Höhe gemessen wird.

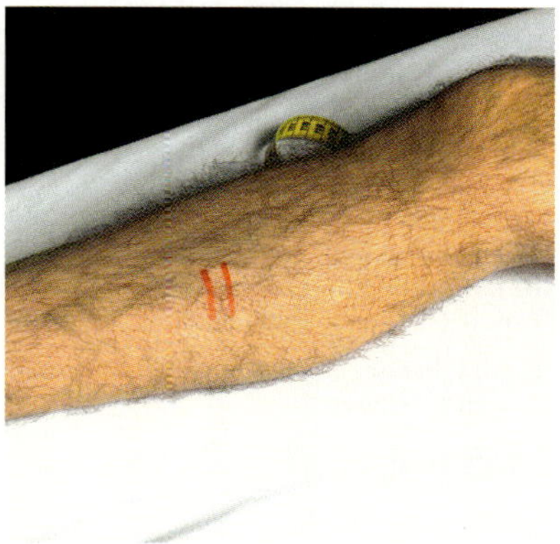

Abb. 19.12: Bei nur einer Markierung würden verschiedene Personen einmal oberhalb und einmal unterhalb der Markierung messen und unterschiedliche Meßwerte erhalten.

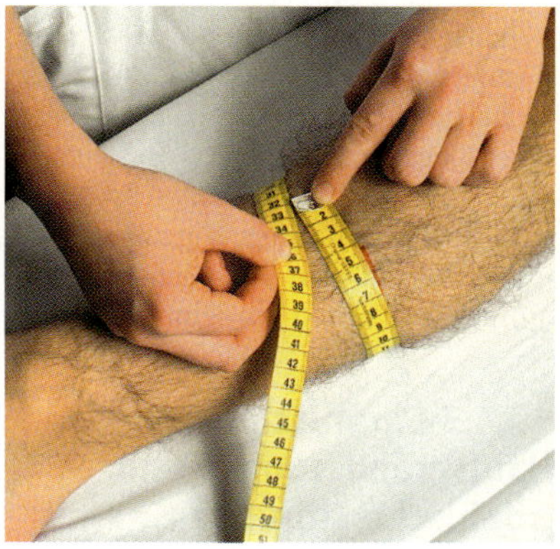

Abb. 19.13: Das Maßband wird zwischen beiden Markierungen angelegt und der Umfang gemessen.

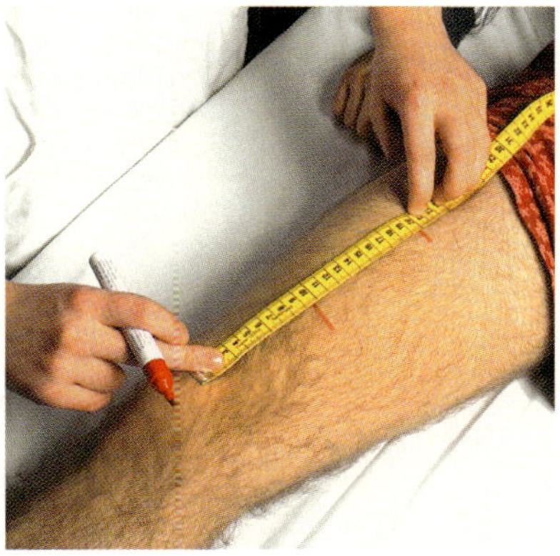

Abb. 19.14: In vergleichbarer Weise werden die Meßpunkte 10 und 20 cm oberhalb der Kniescheibe ermittelt.

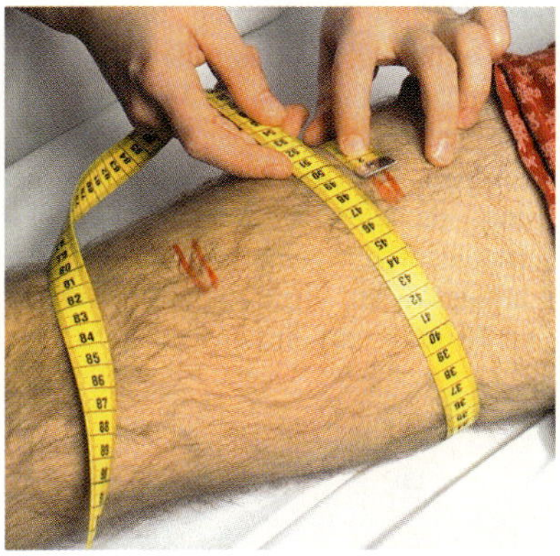

Abb. 19.15: Als letztes mißt die Pflegekraft den Umfang an beiden Oberschenkelmeßpunkten.

- Varizen ohne tiefe Beinvenenthrombose (☞ 19.8.1)
- Lymphödeme (☞ 24.10.2)
- Rechtsherzinsuffizienz (☞ 18.6.1)
- Einseitige Verletzungen.

Viele Menschen haben eine physiologische, meist geringe Beinumfangsdifferenz.

Messen des Umfangs einer Extremität

Bei Verdacht auf eine Thrombose, aber auch bei Gelenkerkrankungen müssen Extremitätenumfänge, meist die Beinumfänge, gemessen werden:

- Meßhöhe (z.B. Ober- und Unterkante des Maßbandes) am Patienten mit wasserfestem Stift markieren, damit immer auf gleicher Höhe gemessen wird. Dabei hausinterne Richtlinien beachten, z.B. bei V.a. tiefe Beinvenenthrombose 15 cm oberhalb des Innenknöchels sowie 10 und 20 cm oberhalb der Kniescheibe oder des tastbaren Spaltes am Kniegelenk
- Stets im Seitenvergleich messen
- Maßband ohne Zug, eng anlegen
- Messung stets in der gleichen Position des Patienten vornehmen.

19.3.3 Chronische Hautveränderungen und trophische Störungen

Sowohl arterielle als auch venöse Gefäßleiden führen über einen herabgesetzten Zellstoffwechsel zu Störungen der Ernährung *(Trophik)* in den betroffenen Körperabschnitten bis hin zu Zellnekrosen. Am ausgeprägtesten und augenfälligsten sind die **Veränderungen der Haut** mit den Schwerstformen **Gangrän** (☞ 19.3.5) und **Ulkusbildung,** da die Haut das relativ am schlechtesten versorgte Organ ist („letzte Wiese") und zudem in ständigem Kontakt zur Außenwelt steht.

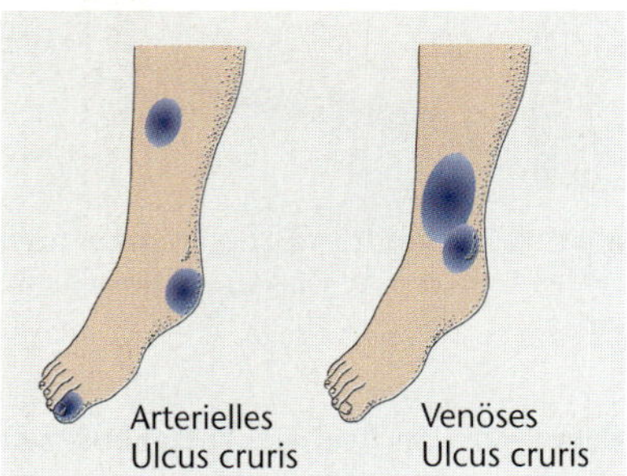

Abb. 19.16: Bevorzugte Lokalisationen arterieller und venöser Ulcera. [L190]

19.3.4 Ulcus cruris

Ulcus cruris *(Unterschenkelulkus,* [verallgemeinernd:] *„offenes Bein"):* Hautdefekt am Unterschenkel, der mindestens bis in die Lederhaut reicht. Einzeln oder mehrfach auftretend, in 85% venös, seltener arteriell bedingt. Kombinierte Formen *(Ulcus mixtum)* kommen vor.

Typische Hautveränderungen bei Ulcera crures sind:

- Glänzende, dünne und leicht verletzbare Haut durch Elastizitätsverlust
- Braun-gelbe und/oder livide Hyperpigmentierung, besonders bei venösem Grundleiden
- Verletzungsbedingte *unregelmäßige,* kleine Narben infolge der schlechten Heilungstendenz
- Entzündliche Veränderungen bei bakterieller oder mykotischer Folgeinfektion

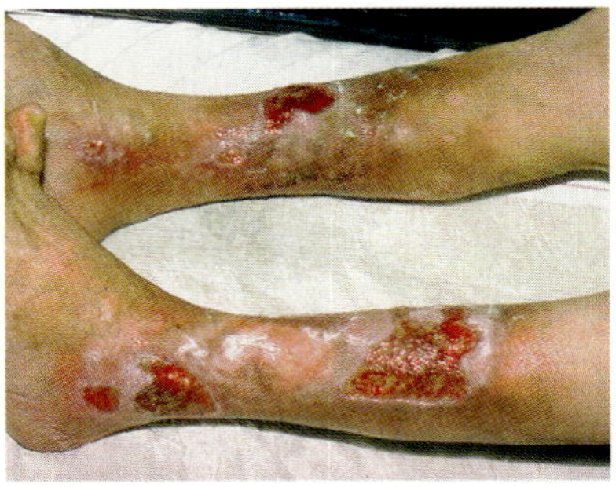

Abb. 19.17: Venöse Ulcera cruris mit typischen braun-gelben Verfärbungen der Haut. Die langsame Wundheilung mit Narbenbildung vom Wundrand her ist erkennbar. [T195]

- Nagelveränderungen
- Harte, rote, schmerzhafte „Platten" kurz vor der Ulcusentwicklung.

Venös bedingte Ulcera cruris

Venös bedingte Ulcera bei *chronisch-venöser Insuffizienz* (CVI, ☞ 19.8.5) sind v.a. am Innenknöchel und medialen Unterschenkel lokalisiert. Sie sind

	Chron.-venöses Ulcus cruris	Arterielles Ulcus cruris
Bevorzugte Lokation	Innenknöchel, medialer Unterschenkel	Druckstellen (z.B. Ferse, Zehen)
Beobachtbare Veränderungen	Stauungsdermatose, evtl. Ödeme	Kühle Haut, evtl. livide verfärbt, Fußpulse meist fehlend
Schmerzen	Evtl. Spannungsgefühl	Ja

Tab. 19.18 (oben): Zuordnung eines Ulcus cruris nach klinischen Kriterien. Zum polyneuropathischen Ulkus, ☞ 23.6.5.

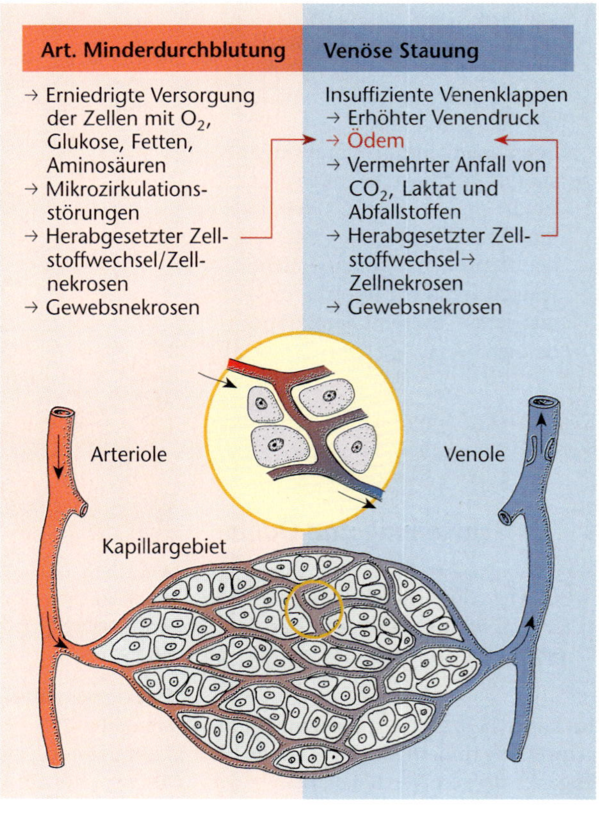

Abb. 19.19 (rechts): Entstehungsmechanismus arterieller und venöser Ulcera cruris. Ein arterielles Ulkus kann durch die Ödembildung ein venöses Ulkus zur Folge haben. [L190]

münz- bis handtellergroß und können bis auf die Faszie oder den Knochen reichen. Der Geschwürgrund ist in der Regel infolge einer bakteriellen Folgeinfektion schmierig-eitrig belegt, die Ulcusränder wulstig und verhärtet.

Arteriell bedingte Ulcera

Arteriell bedingte Hautdefekte sind meist Endzustand einer peripheren arteriellen Verschlußkrankheit (pAVK, ☞ 19.6.2), selten Folge einer ausgeprägten Polyneuropathie (☞ 23.6.5, 35.11.1). Sie sitzen vor allem an den Zehen und an Druckstellen (Zehen, Ferse). Fast immer sind Haut, Weichteile (Muskeln, Faszie, Sehnen) und auch der Knochen zerstört. Viele Diabetiker haben arteriell (mit-)bedingte Ulcera, die außer an Zehen und Fersen häufig auch tiefreichend unter den Mittelfußköpfchen sitzen (☞ 23.6.5).

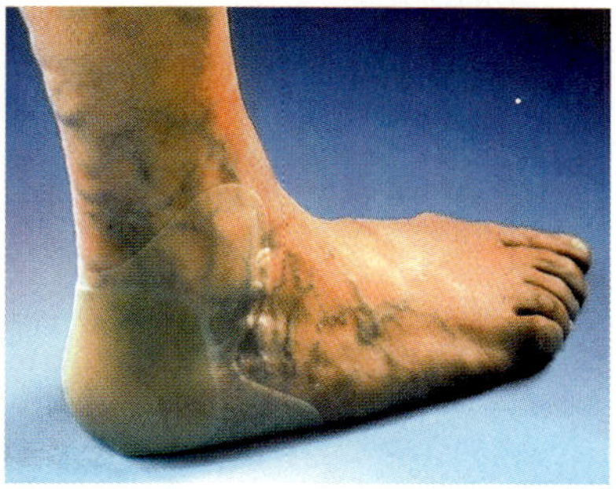

Abb. 19.20: Hydrokolloide Verbände können auch bei sonst schwer zu verbindenden Wunden genutzt werden. [V130]

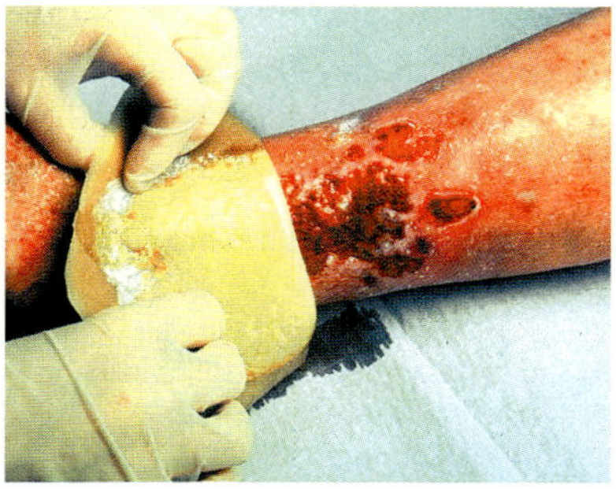

Abb. 19.21: Beim Abziehen eines hydrokolloiden Verbandes verbleibt aufgesaugtes Sekret im Verband. Das Wundbett wird nicht aufgerissen, da der Verband nicht mit der Wunde verklebt. [V130]

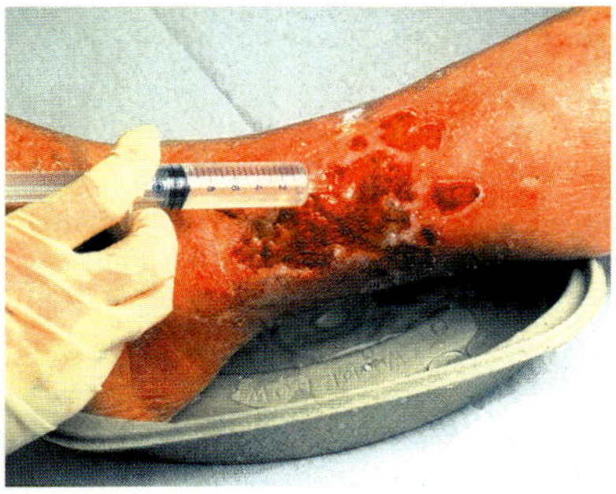

Abb. 19.22: Nach dem Spülen mit Ringer-Lösung und Abtrocknen der umliegenden Haut kann der neue Verband aufgelegt werden. Bei tiefen Wunden wird das Wundbett evtl. vorher mit einer zusätzlich resorbierenden Substanz, z.B. Puder/Pasten aus Methylzellulose, aufgefüllt. [V130]

Pflege bei Ulcus cruris

Unterstützung des Blutstroms

Ein Ulcus cruris heilt nur ab, wenn die Ursache seiner Entstehung beseitigt wird, z.B. die Stauung bei venös bedingten Erkrankungen. In diesem Fall muß dem erhöhten Innendruck in den Gefäßen ein erhöhter Außendruck entgegengesetzt werden, indem ein Kompressionsverband angelegt wird. Statt Bettruhe einzuhalten, sollte der Patient mit dem Kompressionsverband viel herumlaufen, damit das gestaute Blut abgepumpt wird.

Wundversorgung

Gereinigt wird das Geschwür mit Ringer-Lösung. Kugeltupfer werden mit der Lösung getränkt und die Wunde mechanisch von Belägen gesäubert.

Infektionen werden mit Kaliumpermanganatfußbädern (nicht zu warm), Varidase®, Betaisodona® oder – selten – Fibrolan® bekämpft. Die Verbände sind mindestens zwei Tage zu belassen, da sich in der Absonderung des Ulcus Fermente befinden, die eine Heilung begünstigen.

Erst wenn das Geschwür anfängt zu brennen oder faulig zu riechen, muß der Verband erneuert werden, da dies anzeigt, daß Bakterien die Absonderung zersetzen.

Bewährt haben sich auch **Hydrokolloid-Verbände** zur feuchten Wundbehandlung wie z.B. Comfeel® (☞ Abb. 19.20 – 19.23).

Hydrokolloid-Verbände absorbieren überschüssiges Wundsekret, lösen Nekrosen auf, aktivieren den Selbstreinigungsprozeß der Wunde und beschleunigen die Regeneration des Gewebes. Durch die Aufnahme des Wundsekrets quillt der Verband auf, und es bildet sich ein Gel, das das neu gebildete Granulationsgewebe schützt. Dabei entsteht eine Blase unter dem Verband. Nähert sich diese Blase dem Rand des Verbandes, wird er gewechselt. Vor dem Anlegen des Verbandes wird die Wunde mit 0,9%iger Kochsalzlösung gesäubert, nach dem Anlegen wird das Bein gewickelt. Der lokale Druck auf das venös bedingte Ulcus cruris läßt sich durch Unterlegen eines Polsters aus Schaumgummi steigern, was von den Patienten als wohltuend erlebt wird (nicht bei arteriellen Ulzera).

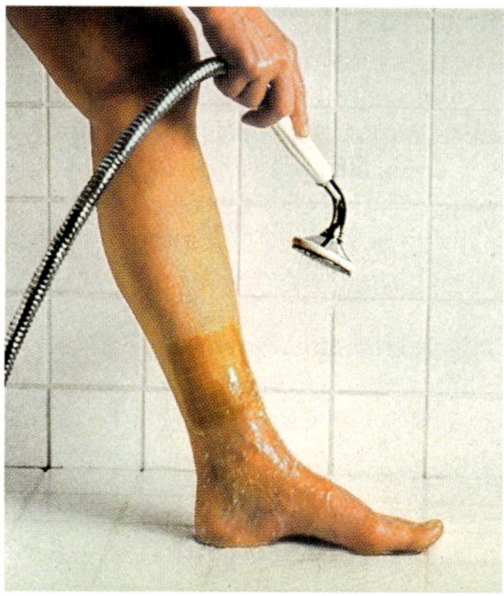

Abb. 19.23: Mit dem hydrokolloiden Verband kann z.B. geduscht werden, ohne daß besondere Vorsicht oder hinterher ein Verbandswechsel wegen Aufweichens nötig wären. [V130]

Nach Abheilung des Ulcus cruris können bei instabilen Narben Hautplastiken oder Hauttransplantationen vorgenommen werden.

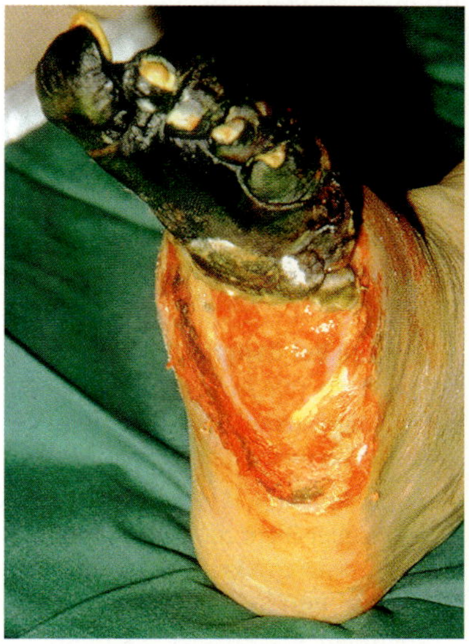

Abb. 19.24: Feuchte Gangrän des gesamten Vorfußes bei Arterienverschluß. Das Versorgungsgebiet der entsprechenden Arterie ist an der scharfen Abgrenzung des abgestorbenen schwarzen Bezirks zu sehen (Demarkation). Zusätzlich besteht ein großer Weichteildefekt der Fußsohle mit infektiösem Belag. [T195]

Hautpflege

Die Umgebung um das Ulcus cruris herum sollte mit Öl gereinigt und mit Bepanthen® oder Linola Fett® gepflegt, bei einer enzymatischen Wundversorgung (Varidase®, Fibrolan®, Iruxol®) zum Schutz zusätzlich mit einer Zinkpaste abgedeckt werden.

Allgemeinmaßnahmen

Ein intaktes Immunsystem und eine ausgewogene Ernährung (☞ 19.2.1) unterstützen die Ulkusheilung.

19.3.5 Nekrose und Gangrän

Die einfache **Nekrose** ist ein abgestorbener Gewebebezirk. Durch Verdunstungs- und Schrumpfungsvorgänge kann sich ein blauschwarzes bis schwarzes Areal entwickeln, das wie mumifiziert aussieht. Das Gewebe ist trocken und hart. Man spricht von **trockener Gangrän.** Diese anfängliche Nekrose entsteht bei pAVK-Patienten und Diabetikern häufig nach kleinen Verletzungen oder an Druckstellen.

Besiedelt sich die Nekrose mit Bakterien, so zersetzen diese allmählich das abgestorbene Gewebe. Es kommt zum Bild der **feuchten Gangrän** mit matschig-schmierigem Aussehen und übelfauligem Geruch der Wunde.

Eine feuchte Gangrän ist lebensbedrohlich für den Patienten – es drohen eine Sepsis und insbesondere bei Abwehrschwäche und Diabetes auch eine Gasbrandinfektion (☞ 28.5.15).

> ☑ Jede noch so kleine Nekrose oder Gangrän bedarf der Information des Arztes und der (chirurgischen) Behandlung.

Pflege bei Gangrän

Aufgabe der Pflegenden bei der trockenen Gangrän sind das Trockenhalten und das Vermeiden von Infektionen.

Bei der feuchten Gangrän kann aus pflegerischer Sicht nicht viel getan werden. Sie wird trocken behandelt, meist wird nur ein lockerer Verband aus Mullbinden angelegt. Da die Bakterien den Organismus mit ihren Toxinen überschwemmen, wird eine systemische Antibiotikatherapie durchgeführt (☞ 28.5.2).

Damit sich die Gangrän nicht weiter ausbreiten kann, sollte so früh wie möglich die Amputation erfolgen.

19.4 Der Weg zur Diagnose bei Kreislauf- und Gefäßerkrankungen

Blutdruckmessung, ☞ 7.3.14

19.4.1 Anamnese und körperliche Untersuchung

Bei der **Anamneseerhebung** gibt die Darstellung von Art und Lokalisation der Schmerzen sowie früheren ähnlichen Schmerzereignissen erste Hinweise auf die Erkrankung.

Bei der **Inspektion** der Haut achtet der Arzt besonders auf Blässe oder Marmorierungen, Rötung und Zyanose, Hyperpigmentierungen, schlecht verheilte oder infizierte Wunden, Pilzinfektionen (☞ 28.7.2), Varizen und Ulcera.

Bei der **Palpation** hervorzuheben sind das Tasten der Pulse (immer im Seitenvergleich, ☞ 7.3.13), das Abtasten von Varizen, die Suche nach Verhärtungen und die Prüfung von Schmerzzeichen bei Verdacht auf tiefe Beinvenenthrombose (☞ 19.8.3).

Hört der Arzt bei der **Auskultation** der größeren Gefäße reibende oder schabende Stenosegeräusche, weist dies auf Einengungen des Arterienlumens hin.

Viele Gefäßkrankheiten treten nicht *lokalisiert,* sondern *generalisiert* auf. Deshalb leiden zahlreiche Patienten mit einer arteriosklerotisch bedingten Einengung der hirnversorgenden Gefäße (☞ 35.6.1) auch an einer KHK (☞ 18.5.1) oder pAVK der Extremitätenarterien (☞ 19.6.2).

Schmerz
- Beginn (akut, allmählich?)
- Art (intermittierend, Ruheschmerz?)
- Schmerzfreie Gehstrecke?

Kältegefühl
- In Ruhe?
- Nach Belastung?

Risikofaktoren
- Nikotin?
- Hypertonie?
- Adipositas?
- Diabetes mellitus?
- Hyperlipidämie?
- Gicht?

Abb. 19.25: Wichtige Fragen, die bei der „Gefäßanamnese" erste Hinweise auf die Erkrankungsursache geben können. [B200]

19.4.2 Klinische Funktionsprüfungen

Schellong-Test, ☞ 19.5.3

Durch nicht-invasive Funktionsprüfungen kann der Schweregrad einer Gefäßerkrankung eingeschätzt werden.

Funktionsprüfungen bei arteriellen Erkrankungen

Gehtest. Der Gehtest dient der weiteren Differenzierung einer peripheren arteriellen Verschlußkrankheit (pAVK, ☞ 19.6.2) im Stadium II, d.h. einer pAVK mit Belastungsschmerz. Der Patient geht zügig auf ebenem Boden. Die schmerzfreie und die maximal mögliche Gehstrecke werden in Metern, selten in Minuten, gemessen.

Test	Ausführung	Bewertung	
		Normal	Pathologisch
Gehversuch	Zügiges Gehen, konstantes Tempo, ebener Boden	Unbegrenzte Gehstrecke ohne Beschwerden	Einschränkung der Gehstrecke durch Beinschmerzen
Lagerungsprobe nach Ratschow	30 – 40 mal Fußrollen bei erhobenen Beinen	Keine oder nur geringe Blässe der Fußsohle	Deutliche und anhaltende Blässe der Füße, Schmerzen der Wadenmuskulatur
	Hinsetzen, Beine hängen lassen	Deutliche reaktive Hyperämie, Venenfüllung in 10 – 15 Sek.	Rötung und Venenfüllung deutlich verzögert (> 15 Sek.)
Faustschlußprobe	10 – 20 mal Faustschluß bei erhobenen Armen und Kompression der Handgelenksarterien durch Untersucher	Sofortige Rötung nach Versuchsende	Weißbleiben der Hand oder verzögerte Rötung

Tab. 19.26: Klinische Funktionsprüfungen bei arteriellen Gefäßerkrankungen.

Lagerungsprobe nach Ratschow. Bei der Lagerungsprobe nach Ratschow soll der Patient in Rückenlage die Beine senkrecht in die Höhe halten und mit den Füßen kreisen (ca. dreißigmal in ungefähr zwei Minuten).

Bei arteriellen Verengungen oder Verschlüssen blaßt die Haut an Fußrücken und Fußsohle stark ab, und evtl. hat der Patient Schmerzen. Dann setzt sich der Patient auf und läßt die Füße herabhängen.

Während sich beim Gesunden die Haut nach maximal zehn Sekunden rötet und sich die Venen nach 15 – 20 Sekunden füllen, treten diese Reaktionen bei einer pAVK erst verzögert auf.

Faustschlußprobe. Die Faustschlußprobe testet die Durchblutung der oberen Extremität. Der Patient schließt die Hand mit erhobenem Arm 15 – 20 mal kräftig zur Faust, während der hinter ihm stehende Untersucher die arterielle Blutzufuhr durch Handgelenkskompression unterbindet.

Beim Gesunden rötet sich die Haut an Handinnenfläche und Fingern unmittelbar nach Ende der Kompression, bei einer Durchblutungsstörung entweder nur verzögert oder gar nicht.

Allen-Test. Der Allen-Test prüft die Blutversorgung der Hand. Zum Nachweis von Durchblutungsstörungen der Hand komprimiert der Untersucher die A. radialis *oder* A. ulnaris am Handgelenk des Patienten, und der Patient schließt dabei ca. zehnmal die Faust. Wird die Handfläche weiß, so ist das nichtkomprimierte Gefäß verengt.

Funktionsprüfungen bei venösen Erkrankungen

Trendelenburg-Test. Der Trendelenburg-Test testet die Funktionsfähigkeit der Venenklappen der V. saphena magna. Am liegenden Patienten werden die Varizen ausgestrichen und eine Staubinde distal der Leiste an der Mündungsstelle der V. saphena magna in die V. femoralis angelegt. Dann soll der Patient aufstehen. Bei intakten Venenklappen füllt sich die V. saphena magna nicht oder nur langsam und von unten her (= Trendelenburg-Test negativ). Sind die Perforansvenen funktionsunfähig, so füllen sich die Varizen innerhalb von ca. 20 Sekunden (= Trendelenburg-Test positiv). Erst dann wird die Stauung gelöst. Kommt es danach zu einer raschen Füllung der V. saphena magna, ist deren Mündungsklappe in die V. femoralis insuffizient (= doppelt positiver Trendelenburg-Test positiv).

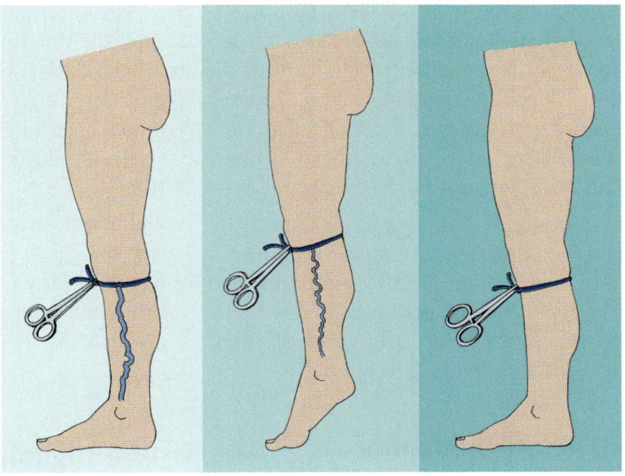

Abb. 19.28: Perthes-Test bei intakten Perforansvenen. [L215]

Perthes-Test. Mit dem Perthes-Test wird die Durchgängigkeit der tiefen Beinvenen bei Patienten mit einer Varikosis (☞ 19.8.1) geprüft. Am stehenden Patienten wird eine Staubinde oberhalb der Varizen angelegt. Entleeren sich die Venen nach Umhergehen (Betätigung der Muskelpumpe), so sind die tiefen Beinvenen durchgängig und die Perforansvenen funktionsfähig.

19.4.3 Doppler-Sonographie

Doppler-Sonographien (kurz *Doppler*, ☞ 9.6.7) eignen sich:

- Zur Diagnose und Schweregradeinschätzung arterieller Stenosen sowohl der Extremitätenarterien als auch der großen hirnversorgenden Gefäße
- Zum Nachweis einer tiefen Arm- oder Beinvenenthrombose, eines postthrombotischen Syndroms oder Venenklappeninsuffizienzen.

Besondere Vorbereitungen oder Nachkontrollen des Patienten sind nicht erforderlich.

19.4.4 Duplexsonographie

Die **Duplexsonographie** stellt eine Weiterentwicklung des Dopplerverfahrens dar und ist wie dieses nicht-invasiv und nebenwirkungsfrei. Sie kombiniert das Ultraschall-Bildverfahren zur Darstellung von Gefäßstenosen und

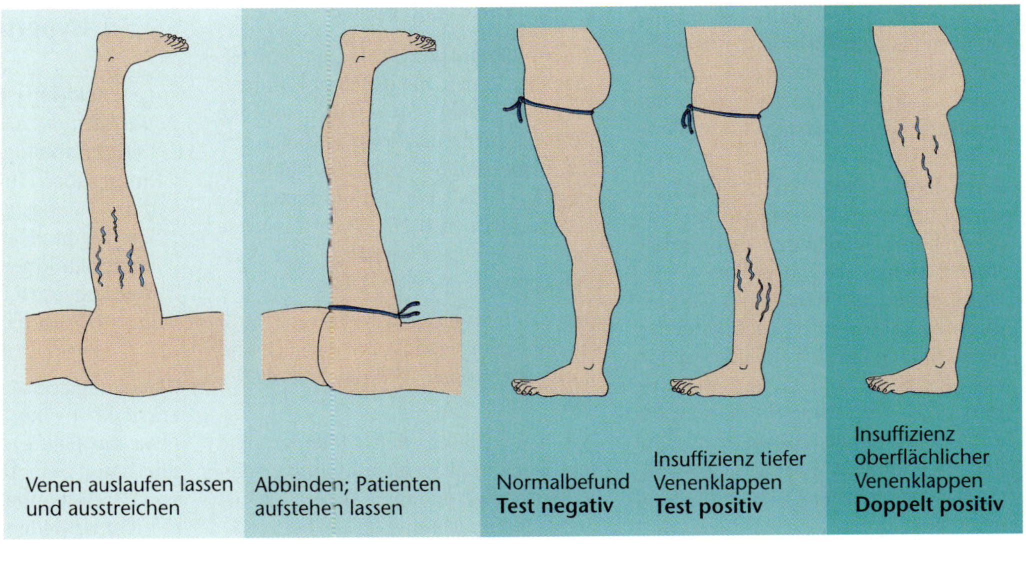

Abb. 19.27: Der Trendelenburg-Test ist eine einfache Methode, die Funktionsfähigkeit der Venenklappen der V. saphena magna zu prüfen. [L215]

Gefäßablagerungen mit dem Doppler-Ultraschall zur Darstellung der Strömungsgeschwindigkeit des Blutes. Eine Farbkodierung neuester Geräte erlaubt mittlerweile auch die *direkte* Darstellung der Strömungsrichtung und Turbulenzen *(Farbduplex).*

Insbesondere das Farbduplex ist der Doppler-Ultraschalluntersuchung bei der Diagnose von Gefäßerweiterungen, Aneurysmen, Ablagerungen in den Gefäßen, Thrombosen und auch Shuntverschlüssen (☞ 31.2.6) überlegen.

19.4.5 Angiographie (Arteriographie)

Obwohl der Begriff **Angiographie** (kurz *Angio*, ☞ 9.6.3) strenggenommen die Darstellung aller Gefäße (also der Arterien *und* Venen) bezeichnet, wird er im klinischen Sprachgebrauch nur für die *Arteriendarstellung* benutzt. Korrekt wäre *Arteriographie* – im Gegensatz zur **Phlebographie.**

Üblicherweise wird bei der (arteriellen) Angiographie das Kontrastmittel über einen Katheter in den krankheitsverdächtigen Gefäßbezirk injiziert. Am häufigsten wird der Katheter über die A. femoralis eingebracht und unter Röntgenkontrolle nach proximal vorgeschoben. Man spricht von **transfemoraler Katheterangiographie**. Sie ist insbesondere zur Vorbereitung einer Gefäßoperation notwendig.

Interventionelle Angiographie

Bei der Katheterangiographie läßt sich die Gefäßdarstellung mit therapeutischen Maßnahmen *(Interventionen)* verbinden:

- So können unter Röntgenkontrolle Stenosen gedehnt werden, indem ein am Katheter angebrachter Ballon aufgeblasen wird (***p****erkutane* ***t****ransluminale* ***A****ngioplastie*, kurz **PTA**, ☞ 19.6.2)
- Aufgedehnte Stenosen können mit einer über einen Spezialkatheter eingebrachten Gefäßstütze aus Metall *(Stent)* offengehalten werden
- Als *lokale Lyse* wird die Injektion thrombenauflösender Medikamente direkt an den Ort des Gefäßverschlußes bezeichnet (☞ 19.7 und Pharma-Info 19.52). Auf diese Weise können sehr hohe lokale Konzentrationen des Medikaments erreicht werden, die bei systemischer Gabe nicht möglich wären.

Die Angiographie ist eine invasive Methode, die mit Risiken für den Patienten behaftet ist. Die wichtigsten Komplikationen sind:

- (Nach-)Blutungen und Hämatome an der Punktionsstelle
- Infektionen
- Gefäßverletzungen, Thromboembolien
- Kontrastmittelunverträglichkeit bis hin zum anaphylaktischen Schock (☞ 38.5.1).

Pflege bei Angiographie, ☞ *9.6.3*

19.4.6 Digitale Subtraktionsangiographie (DSA)

Die *digitale Subtraktionsangiographie,* kurz **DSA** (☞ 9.6.3), stellt eine technische Weiterentwicklung der konventionellen Arteriographie dar und bietet insbesondere in der Hirngefäßdarstellung große Vorteile.

Dabei werden *vor* und *nach* der Kontrastmittelapplikation Röntgenbilder erstellt und die Nativaufnahmen (nativ = „natürlich" = vor Kontrastmittelgabe) von den Kontrastmittel-Aufnahmen mit Hilfe eines Computers gewissermaßen subtrahiert (= abgezogen), so daß die Gefäße nahezu überlagerungsfrei von anderen Strukturen abgebildet werden. Bei der i.v.-DSA wird das Kontrastmittel durch einfache Injektion in eine Armvene oder über einen Venenkatheter appliziert.

Pflege, ☞ *9.6.3*

19.4.7 Phlebographie

Die **Phlebographie,** d.h. die Darstellung der Venen mit Röntgenkontrastmittel, ist nach wie vor die sicherste Methode zur Beurteilung der tiefen Venen, insbesondere auch zum Nachweis oder Ausschluß von Thrombosen. Bei der medikamentösen (Lyse-)Therapie von Thrombosen dient sie der Verlaufskontrolle (☞ Abb. 19.56).

Das Kontrastmittel wird in eine Fußrücken- oder Handvene injiziert und dann das venöse Abflußgebiet dargestellt.

Das Hauptrisiko der Phlebographie liegt in einer Kontrastmittelunverträglichkeit bzw. -allergie. Außerdem ist die Strahlenbelastung relativ hoch.

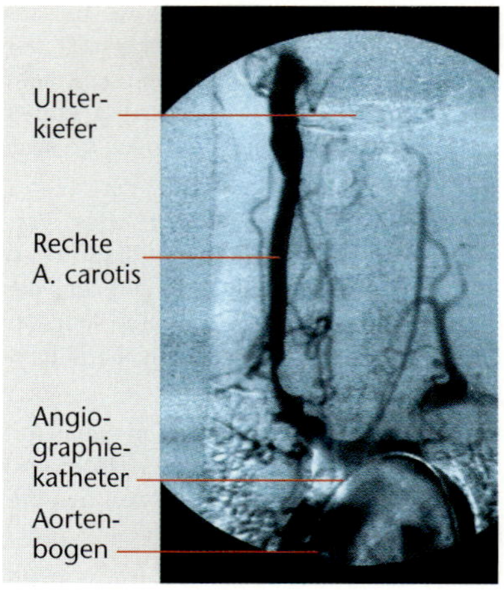

Abb. 19.29: Digitale Subtraktionsangiographie **(DSA)** des Aortenbogens und der von ihm abgehenden Gefäße. Die Patientin leidet an einem *Takayasu-Syndrom* (chronische Arterien-Entzündung mit Gefäßverschlüssen, ☞ 25.6.6). Während sich z.B. die rechte A. carotis communis mit Kontrastmittel füllt, läßt sich die verschlossene linke A. carotis communis nicht darstellen. [T170]

Pflege, ☞ *9.6.3*

☑ Bei schlechten Venenverhältnissen können ein vor dem Transport durchgeführter feuchtwarmer Umschlag, ein warmes Fußbad oder evtl. ein Heizkissen die Fußgefäße erweitern und so die Punktion in der Röntgenabteilung erleichtern.

19.5 Blutdruckregulationsstörungen

19.5.1 Hypertonie

Arterielle Hypertonie *(Bluthochdruck):* Dauerhafte, nicht situationsabhängige Blutdruckerhöhung über 160/90 mmHg. Eine der häufigsten Erkrankungen überhaupt. Hat durch ihre Spätkomplikationen große soziale Bedeutung (etwa 25% aller Todesfälle sind Folgen der Hypertonie).

Schätzungsweise jeder vierte Deutsche erkrankt an einer Hypertonie. Aber nur etwa die Hälfte der Betroffenen weiß überhaupt von der Erkrankung, und von den Behandelten ist über die Hälfte nicht zufriedenstellend therapiert!

Krankheitsentstehung

Ätiologisch werden die primäre Hypertonie und die sekundären Hypertonieformen unterschieden.

Bei der **primären** *(essentiellen)* **Hypertonie,** die über 90% der Fälle ausmacht, ist die Ursache der Blutdruckregulationsstörung unbekannt. Vermutlich führen äußere Einflüsse (z.B. Streß, Übergewicht) bei entsprechend veranlagten Menschen zu einer Manifestation der Hypertonie.

Bei den **sekundären Hypertonieformen** (weniger als 10% der Fälle) ist der Bluthochdruck Folge anderer Grunderkrankungen (☞ Abb. 19.30).

Symptome, Untersuchungsbefund und Stadieneinteilung

Die meisten Patienten mit essentieller Hypertonie haben überhaupt keine Beschwerden, und die Blutdruckerhöhung wird nur zufällig diagnostiziert. Einige Patienten klagen über Kopfdruck oder Kopfschmerzen, Ohrensausen, Herzklopfen, Schwindel oder Schweißausbrüche, besonders bei Belastung. Bei Patienten mit einer sekundären Hypertonie bestehen zusätzlich die Symptome der Grunderkrankung.

Bei der körperlichen Untersuchung sind die Blutdruckwerte erhöht. Ansonsten ist der körperliche Untersuchungsbefund bei der primären Hypertonie anfangs normal.

Die Schweregrade der Hypertonie zeigt Tab. 19.31, die davon etwas abweichende Stadieneinteilung nach WHO der nachfolgende Kasten. Im klinischen Alltag ist nach wie vor die erstgenannte Einteilung am gebräuchlichsten.

Stadien der Hypertonie nach WHO (Weltgesundheits-Organisation)

Stadium I: Ohne Organveränderungen

Stadium II: Organ*beteiligung:* Linksherzhypertrophie und/oder hypertoniebedingte Veränderungen der Netzhaut

Stadium III: Hypertone Organ*schäden:* Herz (Linksherzinsuffizienz), Gehirn (z.B. Hirnblutung, hypertensive Enzephalopathie) und Auge (z.B. Netzhautblutungen).

Spätkomplikationen

Je länger eine Hypertonie besteht und je höher der Blutdruck ist, desto größer ist die Gefahr von Komplikationen. Folgeschäden sind insbesondere an folgenden Organen zu befürchten:

- **Gefäße:** Der Bluthochdruck beschleunigt die Arterioskleroseentwicklung aller Arterien. Der Schweregrad dieser hypertoniebedingten Gefäßveränderungen ist gut durch die Betrachtung der Gefäße des Augenhintergrundes (Netzhaut-Spiegelung, ☞ Abb. 33.37 – 33.39) zu beurteilen
- **Auge:** Die hypertoniebedingten Netzhautschäden reichen über Netzhautblutungen bis hin zur völligen Erblindung
- **Herz:** Da die linke Herzkammer gegen den erhöhten Widerstand im Körperkreislauf anpumpen muß, entwickelt sich eine Linksherzhypertrophie. Zusätzlich besteht häufig eine KHK durch eine Arteriosklerose der Herzkranzgefäße
- **Niere:** Bei langjähriger Hypertonie bildet sich auf dem Boden der erwähnten Gefäßveränderungen eine sog. *arteriosklerotische Schrumpfniere* mit Niereninsuffizienz bis hin zum Nierenversagen (☞ 31.8.8) aus
- **Gehirn:** Wichtigste Komplikation des Hypertonus am Gehirn ist der Schlaganfall (durch arteriosklerotisch bedingte Minderdurchblutung des Gehirns oder Blutung in das Gehirn hinein, ☞ 35.6.1).

Diagnostik

Die Diagnostik hat zwei Ziele:

- Zum einen die Abgrenzung der verschiedenen Hypertonieformen
- Zum anderen die Erfassung von Folgeschäden.

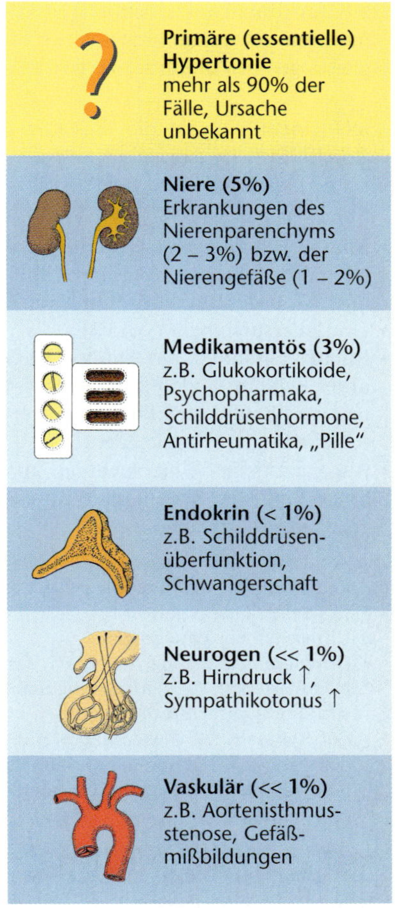

Abb. 19.30: Ursachen der Hypertonie und ihre Häufigkeit. Es dominieren die ursächlich nicht zuordenbaren primären Hypertonien. [B200]

Das Basisprogramm wenig belastender Untersuchungen umfaßt:

- Blutdruckmessungen: Während Patienten mit einer primären Hypertonie bei wiederholten Blutdruckmessungen *(RR-Tagesprofil, 24 Std.-Blutdruckmessung)* relativ konstante Blutdruckerhöhungen zeigen, sind

	Systolischer RR	Diastolischer RR
Grenzwerthypertonie	140 – 159 mmHg	90 – 94 mmHg
Labile Hypertonie	Hypertone Werte nur bei körperlicher und/oder seelischer Belastung	
Milde Hypertonie	≥ 160 mmHg	95 – 104 mmHg
Mittelschwere Hypertonie	≥ 160 mmHg	105 – 114 mmHg
Schwere Hypertonie	≥ 160 mmHg	115 – 120 mmHg
Maligne Hypertonie		> 120 mmHg
	Schwere Netzhautschäden (Retinopathie Grad III – IV) + Niereninsuffizienz	
Hypertensive Krise	Krisenhafter RR-Anstieg auf > 230/120 mmHg mit lebensbedrohlichen neurologischen und/oder kardialen Symptomen	

Tab. 19.31: Schweregrade der Hypertonie. [B200]

z.B. für Kranke mit einem Phäochromozytom (☞ unten) krisenhafte Entgleisungen des Blutdrucks typisch

☑ Unerläßlich ist die Messung des Blutdrucks zumindest einmal an *beiden* Armen *und* Beinen.

- Blutuntersuchungen: Schilddrüsenwerte, Elektrolyte, Kreatinin, Blutbild, Glukose, Blutfette, Harnsäure
- Urinuntersuchung (☞ 31.5.3)
- Röntgenaufnahme des Thorax, EKG und Echokardiographie (☞ 18.4.4 und 18.4.8) v.a. zur Erfassung hypertoniebedingter Herzschäden
- Augenärztliche Untersuchung mit Spiegelung des Augenhintergrundes zur Gefäßbeurteilung.

Zur weiterführenden Diagnostik bei Verdacht auf sekundäre Hypertonie gehören:

- Bildgebende Diagnostik
  - Ultraschall der Bauchorgane
  - Doppleruntersuchung (☞ 9.6.7) der Nierenarterien, Nierenszintigramm (☞ 31.5.7) und DSA (☞ 31.5.8)
  - Bei Verdacht auf Nebennierenveränderungen (z.B. das adrenalinproduzierende **Phäochromozytom**) Angiographie und CT

☑ Patienten vor allen Untersuchung nüchtern lassen, evtl. entblähen (z.B. 2 x 2 Tbl. Lefax® oder Sab simplex® Tropfen geben.

- Hormonanalysen, z.B. Cortisolbestimmung im Blut, Dexamethasonkurztest (☞ 23.7.1), Renin- und Aldosteronbestimmung im Blut, Untersuchung des 24-Stunden-Urins auf Katecholamine und Vanillinmandelsäure („VMS“ = Abbauprodukt des Adrenalin).

☑ Drei Tage vorher „VMS-Kost“ (z.B. keine Bananen, Zitrusfrüchte, Nüsse, Vanille, keinen Käse, schwarzen Tee und Kaffee) . Medikamente auf Arztanordnung absetzen. 24-Stunden-Urin in dunklem Gefäß unter Zusatz von Salzsäure sammeln (☞ 39.76).

Behandlungsstrategie

Bei der sekundären Hypertonie wird möglichst die Grunderkrankung behandelt. Hier sind v.a. die Entfernung von Nebennierentumoren (☞ 23.7.1), die Aufdehnung oder Operation einer Nierenarterienstenose (☞ 31.8.2) und die Operation von Aortenklappenfehlern (☞ 18.10) zu nennen.

Milde Hypertonie	Mittelschwere Hypertonie	Schwere Hypertonie
$RR_{diastolisch}$ 95 – 104 mmHg	$RR_{diastolisch}$ 105 – 114 mmHg	$RR_{diastolisch}$ > 115 mmHg
Monotherapie mit: • β-Blocker • Diuretikum • Ca^{2+}-Antagonist • ACE-Hemmer	Zweierkombination von: • Diuretikum *plus* • β-Blocker oder Ca^{2+}-Antagonist oder ACE-Hemmer oder Prazosin oder Clonidin *oder* • Ca^{2+}-Antagonist *plus* • β-Blocker oder ACE-Hemmer	Dreierkombination von: • Diuretikum *plus* • β-Blocker oder Clonidin *plus* • Ca^{2+}-Antagonist oder ACE-Hemmer oder Dihydralazin oder Prazosin oder Minoxidil

Tab. 19.32: Stufenschema der medikamentösen Hypertonietherapie. Weitere Informationen zu den Medikamenten, ☞ Pharma-Info 19.33.

Pharma-Info 19.33 Antihypertensiva

Antihypertensiva *(Antihypertonika)* senken einen krankhaft erhöhten Blutdruck. Dabei gelangen vor allem Diuretika zur Steigerung des Harnflusses (☞ Pharma-Info 31.82), β-Blocker und andere Hemmer des Sympathikotonus *(Sympatholytika, Antisympathotonika)*, Kalziumantagonisten, Vasodilatatoren und ACE-Hemmer zur Anwendung. Regelmäßige Blutdruckmessungen dienen der Kontrolle des Therapieerfolges und der Dosisfindung.

Allen Substanzen gemeinsam sind folgende Nebenwirkungen:

- Eine (zu schnelle) Blutdrucksenkung kann insbesondere bei älteren Patienten die Gehirndurchblutung verschlechtern und zu Verwirrtheit, Lethargie und Antriebslosigkeit führen
- Vor allem zu Therapiebeginn sind Orthostase-Probleme (☞ 19.5.3) häufig. Wichtig ist, daß der Patient langsam aufsteht und vor dem Stehen erst auf der Bettkante sitzt
- Der Patienten darf die Medikation nie eigenmächtig abbrechen: Es drohen ein überschießender Blutdruckanstieg *(Rebound-Effekt)* und Herzrhythmusstörungen
- Müdigkeit und Magen-Darm-Beschwerden treten meist nur zu Beginn der Behandlung auf.

β-Blocker

β-Blocker sind für junge Patienten und für Patienten mit einer gleichzeitigen KHK Mittel der Wahl. Sie zählen zu den *Sympatholytika* und führen über eine Verminderung von Herzfrequenz und Herzkraft zu einer Senkung des Herzzeitvolumens und damit auch des Blutdrucks. Die Wirkung der β-Blocker auf den Blutdruck ist noch nicht in allen Einzelheiten geklärt. Ein weiteres Anwendungsgebiet der β-Blocker ist die Koronare Herzkrankheit (☞ 18.5.1). Oft eingesetzte Substanzen sind:

- Atenolol (z.B. Tenormin®)
- Metoprolol (z.B. Beloc®, Lopresor®)
- Pindolol (z.B. Visken®)
- Propranolol (z.B. Dociton®).

Pflege bei Therapie mit β-Blockern

- Insbesondere zu Beginn einer Behandlung mit β-Blockern häufig Puls kontrollieren, um starke Herzfrequenzabfälle frühzeitig zu erkennen
- Bei Diabetikern verschleiern β-Blocker die Zeichen einer Hypoglykämie (☞ 23.6.4). Daher Blutzucker häufiger als sonst überprüfen.

Weitere Sympatholytika im Überblick (Reservemedikamente), ☞ *Tabelle rechts*

Kalziumantagonisten

Kalziumantagonisten *(Kalziumkanal-Blocker,* kurz *Ca^{2+}-Antagonisten)* erweitern die peripheren Blutgefäße und senken damit den Widerstand im Gefäßsystem und den Blutdruck. Außerdem verringern sie die Herzkraft und damit die Herzarbeit sowie den Sauerstoffverbrauch des Herzens, weshalb sie auch in der Behandlung der KHK einen festen Platz haben. Kalziumantagonisten gelangen eher bei älteren Patienten (evtl. mit gleichzeitiger KHK) zur Anwendung. In der Blut-

Eine medikamentöse Therapie ist neben blutdruckregulierenden Allgemeinmaßnahmen (☞ Pflege und Patienteninformation) nötig bei der Mehrzahl der Patienten mit einer primären Hypertonie und den Patienten mit einer sekundären Hypertonie, die nicht operabel sind oder bei denen der Bluthochdruck auch nach der Behandlung der Grunderkrankung weiterbesteht.

Die medikamentöse Therapie richtet sich nach dem Schweregrad. Etablierte Richtlinie für die essentielle Hypertonie ist heute das in Tab. 19.32 dargestellte Stufenschema der medikamentösen Bluthochdruck-Therapie, das je nach Begleiterkrankungen des Patienten modifiziert wird. Es sollte möglichst versucht werden, mit *einem* Medikament auszukommen, da die Patientencompliance mit zunehmender Zahl der Tabletten abnimmt. Generell sind bei älteren Patienten Diuretika und Kalziumantagonisten, bei jüngeren dagegen β-Blocker oder evtl. ACE-Hemmer zu bevorzugen.

Pflege

Patienteninformation

Die Prognose der Erkrankung ist nur dann gut, wenn es gelingt, den erhöhten Blutdruck *dauerhaft* zu normalisieren und so die Spätkomplikationen zu vermeiden oder wenigstens hinauszuzögern.

☑ Typischerweise hat der Hypertoniker keine Symptome durch die Erkrankung, aber v.a. zu Therapiebeginn Beschwerden durch die Nebenwirkungen der Medikamente (☞ Pharma-Info 19.33). Nur bei einem guten Vertrauensverhältnis zu Pflegenden und Ärzten wird der Patient diese Nebenwirkungen ansprechen (sonst eher seine Tabletten „entsorgen").

hochdrucktherapie werden (länger wirksame) Tabletten, Kapseln oder Dragees bevorzugt. Für die Behandlung akuter Blutdruckentgleisungen oder Angina-pectoris-Anfälle gibt es rasch wirksame Sublingual-Kapseln zum Zerbeißen oder Ampullen zur Injektion.

Auch Kalziumantagonisten haben in der Regel nur geringe Nebenwirkungen, vor allem Kopfschmerz, Hitzegefühl und Beinödeme sowie Magen-Darm-Beschwerden (Appetitlosigkeit, Übelkeit) und Herzrhythmusstörungen. Bei einer Herzinsuffizienz dürfen Kalziumantagonisten nur mit besonderer Vorsicht gegeben werden, da sie die Herzkraft weiter schwächen.

Pflege bei Therapie mit Ca^{2+}-Antagonisten

Wegen des relativ schnellen Wirkungseintritts sind häufige Blutdruckkontrollen empfehlenswert. Bei Gabe von Verapamil ist zusätzlich eine Obstipationsprophylaxe nötig, da das Präparat zu hartnäckiger Obstipation führen kann.

Häufig eingesetzte Substanzen sind:
- Nifedipin (z.B. Adalat®)
- Nitrendipin (z.B. Bayotensin®)
- Diltiazem (z.B. Dilzem®)
- Verapamil (z.B. Isoptin®).

Vasodilatatoren

(Periphere) **Vasodilatatoren,** z.B. Dihydralazin (etwa Nepresol®), wirken über eine direkte Wirkung auf die glatten Muskelzellen gefäßerweiternd und blutdrucksenkend.

Der Vasodilatator *Minoxidil* (z.B. Lonolox®) wird nur bei einem sonst nicht beherrschbaren Bluthochdruck eingesetzt, da er zu einer starken Zunahme der Körperbehaarung – auch im Gesicht – führt.

ACE-Hemmer

ACE-Hemmer hemmen das *Angiotensin converting enzyme,* so daß aus dem Angiotensin I nicht mehr das Angiotensin II gebildet werden kann (☞ Abb. 19.5). Dadurch wird unter anderem der periphere Gefäßwiderstand vermindert, was zur Blutdrucksenkung sowie zur Entlastung des Herzens führt. Hauptvertreter dieser Substanzgruppe sind:
- Captopril, z.B. Lopirin®, Tensobon®
- Enalapril, z.B. Pres®, Xanef ®
- Lisinopril, z.B. Acerbon®, Coric®.

Nebenwirkungen von ACE-Hemmern sind chronischer Reizhusten (in ca. 10%), Blutbildstörungen (Abfall der weißen Blutkörperchen), Geschmacksstörungen, Obstipation und Hautausschläge.

Da ACE-Hemmer auch die Aldosteronsekretion hemmen, sollten sie wegen der Gefahr einer Hyperkaliämie (☞ 31.13.3) nicht mit kaliumsparenden Diuretika oder Kaliumpräparaten kombiniert werden.

Für Diabetiker sind ACE-Hemmer das Mittel der ersten Wahl, da sie die Glukosetoleranz verbessern und wahrscheinlich die Entwicklung von diabetischen Nierenschäden (☞ 23.6.5) hinauszögern.

Pflege bei Therapie mit ACE-Hemmern
- Wegen besonders starker Blutdrucksenkung nach der *ersten* Gabe anfangs Blutdruck engmaschig kontrollieren. Diuretika möglichst 1 – 2 Tage vorher absetzen (lassen). Falls dies nicht möglich ist, zu Therapiebeginn Bettruhe einhalten lassen
- Auf Zeichen einer Hyperkaliämie, Sensibilitätsstörungen oder Obstipation achten.

Reserve-Sympatholytika

Substanz	Handelsname (Bsp.)	Nebenwirkungen, Besonderheiten und Pflege
Wirkung über zentrale Hemmung des Sympathikus		
Clonidin	Catapresan®	Müdigkeit, Bradykardie, Blutdruckabfall im Stehen, Mundtrockenheit → häufige RR- und Pulskontrollen, sorgfältige Mundpflege. Potenzstörungen. Zu Beginn der Behandlung und bei plötzlichem Absetzen des Medikaments krisenhafte Blutdruckentgleisung möglich
α-Methyldopa	Presinol®	Müdigkeit, Mundtrockenheit, Potenzstörungen. Bedeutung v.a. in der Hypertonietherapie Schwangerer
Urapidil	Ebrantil®	Gut geeignet für die Behandlung hypertensiver Krisen, i.v.-Gabe möglich
Wirkung über periphere Hemmung des Sympathikus		
Prazosin	Minipress®	Reflektorischer Anstieg der Herzfrequenz, Blutdruckabfall v.a. im Stehen (Kollapsgefahr) → häufige RR- und Pulskontrollen, einschleichende Dosierung zur Milderung dieser Nebenwirkungen

- Bei vielen Patienten steht die Reduktion von Übergewicht (☞ 23.8.1) an erster Stelle. Nach Erreichen des Normalgewichtes kann versucht werden, die Medikation zu reduzieren
- Viele Patienten profitieren von einer regelmäßigen **Blutdruckselbstkontrolle**. Die gemessenen Werte werden in ein Tagebuch eingetragen, in dem auch Besonderheiten (Sport) eingetragen werden
- Der Hypertoniker sollte, auch wenn er sich wohl fühlt, regelmäßig den Arzt aufsuchen, damit Spätkomplikationen und weitere Risikofaktoren für Gefäßerkrankungen möglichst frühzeitig diagnostiziert werden.

19.5.2 Hypertensive Krise

Hypertensive Krise: Krisenhafte Entgleisung des Bluthochdrucks mit Blutdruckwerten über 230/120 mmHg. Notfall, der umgehender Behandlung bedarf. Es drohen v.a. Hirnblutungen (☞ 35.6.1 und zerebrale Krampfanfälle (35.8.1) und eine akute Linksherzinsuffizienz (☞ 18.6.2).

Notfall! Hypertensive Krise
- Bei diastolischem Druck über 120 mmHg Arzt benachrichtigen
- Patienten beruhigen und Bettruhe einhalten lassen. Vitalzeichen engmaschig kontrollieren
- 10 – 20 mg Nifedipin auf Arztanordnung geben, z.B. Adalat®-Kapsel zerbeißen und Inhalt schlucken lassen. Bei Bedarf nach 30 Minuten wiederholen
- Bei Überwässerung oder (drohendem) Lungenödem 20 – 40 mg Furosemid (z.B. Lasix®) intravenös spritzen (Arzt) und 2 – 3 Hübe Glyceroltrinitrat (z.B. Nitrolingual®) sublingual geben
- Bei Erfolglosigkeit der bisherigen Maßnahmen Nitroperfusor vorbereiten (50 mg auf 50 ml NaCl 0,9%, 1 – 6 ml/Std.)
- Bei Tachykardie (Herzfrequenz über 120/Min.) Clonidin (z.B. Catapresan®) i.m. oder i.v. spritzen (Arzt), bei Bradykardie (Herzfrequenz unter 60/Min.) Dihydralazin (z.B. Nepresol®). Frequenzneutral ist Urapidil (z.B. Ebrantil®).

Warnzeichen sind Kopfschmerzen, verschwommenes Sehen, Unruhe, Schwindel, Übelkeit sowie evtl. neurologische Störungen (z.B. Sprachstörungen, ☞ 35.3.4) oder Angina pectoris.

Behandlungsziel ist zunächst eine Blutdrucksenkung auf Werte um 170/100 mmHg. Besonders bei älteren Menschen darf der Blutdruck nicht zu rasch gesenkt werden, um eine Minderdurchblutung des Gehirns zu vermeiden.

Nach Beseitigung der akuten Gefahr besteht die weitere Pflege in der regelmäßigen Kontrolle der Vitalzeichen, der Überwachung der medikamentösen Behandlung und der Mobilisation nach Anordnung.

19.5.3 Hypotonie

Hypotonie: Dauernde Blutdruckerniedrigung auf Werte unter 105/60 mmHg bei *gleichzeitigen Beschwerden* des Patienten durch die Minderdurchblutung der peripheren Organe. Ein Mensch, der sich bei hypotonen Blutdruckwerten wohl fühlt, ist nicht behandlungsbedürftig!

Orthostatische Dysregulation *(orthostatische Hypotonie):* Wiederkehrender Blutdruckabfall beim Lagewechsel vom Liegen zum Stehen. Durch die kurzzeitige Minderdurchblutung des Gehirns wird dem Patienten schummrig und schwarz vor Augen, er kann stürzen und ohnmächtig werden. Von der Hypotonie abzugrenzen, aber oft zusammen mit ihr auftretend.

Krankheitsentstehung

Ätiologisch werden folgende Hypotonieformen unterschieden:
- **Essentielle Hypotonie:** Hier hat die Hypotonie keine erkennbare Ursache
- **Symptomatische Hypotonien:** Sie sind Ausdruck einer Grunderkrankung, etwa einer Herzinsuffizienz (☞ 18.6.1) oder einer Hypovolämie, sowie Folge von Bettlägerigkeit oder Medikamenten-Nebenwirkung
- **Orthostatische Dysregulation:** Diese ist oft mit der Hypotonie assoziiert. Viele, insbesondere ältere Patienten leiden aber isoliert an Orthostase-Problemen. Ursachen sind eine allgemeine Gefäßsklerose mit nachlassender Reaktivität der Gefäßwände oder die Einnahme bestimmter Medikamente (v.a. Herz-, Hochdruck- und psychiatrische Medikamente).

Symptome und Untersuchungsbefund

Die Patienten klagen typischerweise über Abgeschlagenheit, Leistungs- und Konzentrationsschwäche sowie Schwindel mit Schwarzwerden vor den Augen, besonders beim Aufstehen oder längerem Stehen. (Kurze) Bewußtlosigkeiten sind dabei möglich. Nicht selten sind auch depressive Verstimmungen, Frösteln, Blässe und Stiche oder Beklemmungsgefühl in der Herzgegend.

Bei der essentiellen Hypotonie handelt es sich sehr häufig um sehr schlanke Patientinnen mit ansonstem unauffälligem Untersuchungsbefund. Bei den sekundären Hypotonieformen stehen die Befunde der Grunderkrankung im Vordergrund.

Diagnostik

Die Diagnose wird durch mehrfache Blutdruckmessungen und durch einen Schellong-Test gestellt.

Durchführung eines Schellong-Tests

Der Patient soll unter Kontrolle von Puls und Ruheblutdruck ca. zehn Minuten ruhig auf dem Rücken liegen.

Dann steht er (rasch) auf und bleibt möglichst zehn Minuten lang stehen, ohne sich abzustützen. Während des Stehens werden jede Minute oder zumindest alle zwei Minuten Puls und

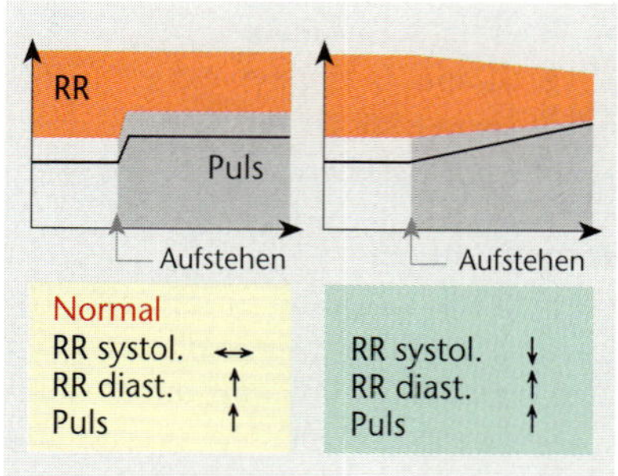

Abb. 19.34: Schellong-Test beim Gesunden (links) und möglicher Untersuchungsbefund bei orthostatischer Hypotonie (rechts). [B200]

Blutdruck gemessen und sofort auf einem vorgefertigten Diagramm eingetragen. Nach zehn Minuten legt sich der Patient wieder hin, und Puls und Blutdruck werden so lange gemessen, bis die Ausgangswerte wieder erreicht sind.

Behandlungsstrategie

Notfall! Kollaps bei orthostatischer Hypotonie

Nicht selten kollabiert der Patient mit einer (orthostatischen) Hypotonie, z.B. bei einer längeren Stehbelastung. Pflegerische Erstmaßnahmen sind:

- Patienten hinlegen und Beine hochlagern
- Arzt benachrichtigen
- Vitalzeichen kontrollieren
- Medikamente, z.B. Sympathomimetika, nach ärztlicher Anordnung geben
- Tip: Bei Diabetikern und Alkoholikern kann auch eine Hypoglykämie vorliegen. BZ-Stix durchführen, falls Patient nicht prompt aufklart.

Bei symptomatischen Hypotonien wird die ursächliche Erkrankung behandelt. Viel häufiger aber ist die essentielle Hypotonie, die nur in schweren Fällen einer medikamentösen Behandlung z.B. mit Dihydroergotamin (z.B. Dihydergot®) oder Sympathomimetika (z.B. Effortil®) bedarf. Ganz wichtig bei der essentiellen Hypotonie ist, daß der Arzt den Patienten über die Harmlosigkeit der Erkrankung aufklärt.

Pflege

Patienteninformation

Vielfach können insbesondere die essentielle Hypotonie und Orthostase-Probleme durch einfache, nebenwirkungsfreie Maßnahmen gebessert oder beseitigt werden:

- Gefäßtraining durch Wechselduschen, Bürstenmassagen oder klimatische Reize
- Regelmäßige körperliche Betätigung
- Kein abruptes Aufstehen aus dem Liegen, sondern zunächst Aufsetzen und z.B. Kreisen mit den Füßen oder Anziehen der Beine
- Bei längerem Stehen Wippen auf dem Zehenballen, Betätigung der Bauchpresse oder andere Muskelbetätigungen.

19.6 Erkrankungen der Arterien

19.6.1 Arteriosklerose

Die **Arteriosklerose** *(Atherosklerose, „Arterienverkalkung")* ist in unserer Wohlstandsgesellschaft die häufigste Gefäßerkrankung überhaupt.

Am Beginn der Erkrankung führt eine Schädigung der Intima zur Ausbildung eines Ödems und zur Anlagerung von Lipiden (sog. **Fettstreifen**). Stirbt das betroffene Gewebe ab, bildet sich eine harte, sklerosierte Gewebeschicht, die zusammen mit der Nekrose als (fibröse) **Plaque** bezeichnet wird. Nach Einreißen entstehen an der rauhen Gefäßläsion oft Thromben, die das Gefäß teilweise oder vollständig verlegen und Ausgangspunkt von Embolien (☞ 19.6.3) sein können.

Risikofaktoren

Risikofaktoren für Arteriosklerose sind:

- Nikotinabusus
- Hypertonie (☞ 19.5.1)
- Fettstoffwechselstörungen (☞ 23.8.4)
- Diabetes mellitus (☞ 23.6)
- Gicht (☞ 23.9), Übergewicht und Bewegungsmangel.

Die weiblichen Geschlechtshormone üben eine Schutzfunktion aus; Frauen bis zur Menopause sind seltener betroffen als Männer.

Folgen der Arteriosklerose

☑ Über arterielle Gefäßverengungen bzw. -verschlüsse kommt es zu Durchblutungsstörungen bis hin zum Gewebsuntergang **(Infarkt)** in den nachgeschalteten Organen.

Je nach Lokalisation der Gefäßverengungen entwickeln sich folgende Krankheitsbildern:

- Die **periphere arterielle Verschlußkrankheit** der Leisten- und Beinarterien (*pAVK*, ☞ 19.6.2)
- **Akute arterielle Verschlüsse** v.a. von Bauch-, Leisten- und Beinarterien (☞ 19.6.3, 19.6.4)
- Vor allem im Bauch und im Gehirn **arteriosklerotische Aneurysmen**, die platzen und zu tödlichen Blutungen führen können (☞ 19.6.6 – 19.6.8, 35.6.1)

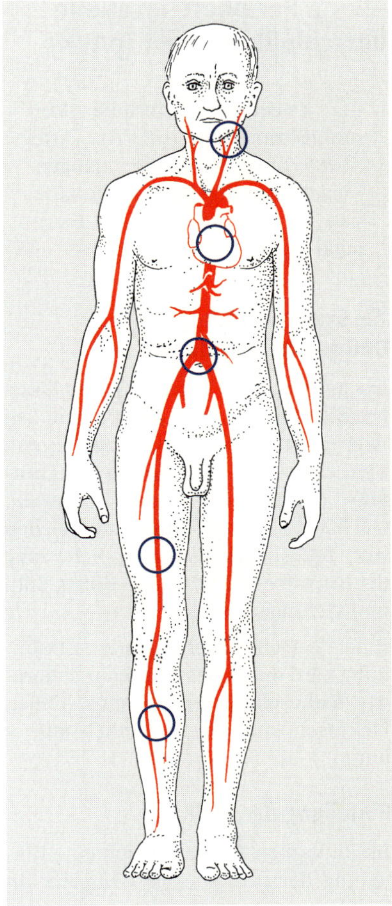

Abb. 19.35: Bevorzugte Lokalisationen der Arteriosklerose. [L190]

- **Zebrebrovaskuläre Insuffizienz** mit dem klinischen Bild des **Schlaganfalls** (☞ 35.6) oder der **Multiinfarkt-Demenz** (☞ 14.5.2)
- Insuffizienz der Eingeweidearterien (☞ 19.6.4)
- Am Herzen zur **Koronaren Herzkrankheit** (*KHK*, ☞ 18.5.1).

Ein Patient mit *einem* dieser Krankheitsbilder hat meist ein *generalisiertes* Gefäßleiden und leidet daher (früher oder später) sehr oft auch an den anderen genannten Erkrankungen.

☑ Die Folgeerkrankungen der Arteriosklerose bilden nicht nur die Todesursache Nummer eins in den Industriestaaten, sondern schränken die Lebenqualität der betroffenen Patienten erheblich ein und haben enorme soziale Bedeutung (etwa durch hohe Zahl von Frühberentungen).

19.6.2 Periphere arterielle Verschlußkrankheit (pAVK)

Periphere arterielle Verschlußkrankheit *(pAVK)*: Arteriosklerotische Verengungen/ Verschlüsse der Extremitätenarterien, in > 90% der unteren Extremität.

Symptome und Untersuchungsbefund

Da fast immer die unteren Extremitäten betroffen sind, sucht der Patient den Arzt meist wegen Beinschmerzen auf. Typisch ist die **Claudicatio intermittens** *(intermittierendes Hinken,* ☞ 19.3.1). Weitere Krankheitszeichen sind *belastungsabhängige* Schwäche der betroffenen Extremität, Kältegefühl und Gefühlsstörungen.

Eine Verschlimmerung der Erkrankung wird durch das Auftreten dauernder **Ruheschmerzen** gekennzeichnet. Nekrosen und Ulcera können auftreten.

Einteilung der pAVK

Im klinischen Alltag hat sich eine Einteilung der pAVK nach *Lokalisation* und *Schweregrad* bewährt:

- Bei der Einteilung nach der Lokalisation werden bei der unteren Extremität eine pAVK vom **Becken–, Oberschenkel-** und **Unterschenkeltyp** unterschieden. Die Schmerzen des Patienten sind jeweils eine Etage tiefer als die befallene Arterie lokalisiert, also im Hüft-Oberschenkelbereich, im Unterschenkel (Wade!) und im Fuß

I	Keine Beschwerden, aber nachweisbare Veränderungen (Stenose, Verschluß)	
II	Claudicatio intermittens („Schaufensterkrankheit")	II a: Schmerzfreie Gehstrecke > 200 m
		II b: Schmerzfreie Gehstrecke < 200 m
		Kompliziertes Stadium II: nichtheilende Verletzung
III	Ruheschmerz in Horizontallage	
IV	Ruheschmerz, Ulkus bzw. Nekrose/ Gangrän	

Tab. 19.36: Stadien-Einteilung der pAVK nach Fontaine.

- Für den Schweregrad der Erkrankung hat sich für die untere Extremität die **Stadieneinteilung nach Fontaine** etabliert (☞ Tab. 19.36).

Diagnostik und Differentialdiagnose

Die Diagnosestellung ist in der Regel durch einfache klinische Untersuchungen wie Tasten der Pulse, seitenvergleichende Blutdruckmessung an Armen *und* Beinen, Auskultation der Arterien, Überprüfung der schmerzfreien Gehstrecke, Lagerungsprobe nach Ratschow und andere klinische Funktionsprüfungen (☞ 19.4.2) möglich.

Doppler-Sonographie und Arteriographie bzw. DSA zeigen die genaue Lokalisation und das Ausmaß der Stenosen auf. Zur Operationsplanung ist meist eine Angiographie erforderlich.

Die Mehrzahl der Patienten sind langjährige Diabetiker und/oder Raucher (deshalb wird die pAVK häufig auch als *Raucherbein* bezeichnet). Da häufig weitere Gefäßregionen von der Erkrankung betroffen sind, wird nach weiteren Manifestationen gesucht: Die Anamnese fragt gezielt nach den Symptomen einer Angina pectoris (☞ 18.5.1) oder zerebraler Durchblutungsstörungen (☞ 35.6.1, 35.6.2).

Konservative Therapie

Die Therapie der pAVK richtet sich nach Kompensationsgrad und Lokalisation des Verschlusses. Grundsätzlich gilt, daß unabhängig vom Stadium der pAVK Grunderkrankungen bzw. Risikofaktoren behandelt werden müssen (v.a. Nikotinkarenz, medikamentöse Einstellung einer Hypertonie, Senkung erhöhter Blutfette).

In den Stadien I und II ist das Vorgehen *konservativ* und umfaßt folgende Maßnahmen:

- Am wichtigsten ist das **Gehtraining,** das zwar nicht die Gefäßverengung beseitigt, aber durch wiederholte Beanspruchung der Muskulatur *hinter* der Stenose zur Ausbildung von **Kollateralen** führt. Dies sind kleine („seitliche" = kollaterale) Arterien, die das gleiche Versorgungsgebiet wie die stenosierte Arterie erreichen und so einen Umgehungskreislauf um die Gefäßverengung bilden. Der Patient soll dabei 70 – 90% der ausgetesteten Maximalgehstrecke zügig gehen (bzw. bestimmte fußgymnastische Übungen ausführen) – also fast bis zur Schmerzgrenze – dann anhalten und nach einer Pause weitergehen. Ein Weitergehen trotz Schmerz ist nicht sinnvoll, da dies zu Zellschädigungen und damit einer Abnahme der Trainierbarkeit führt. Das Gehtraining ist nur erfolgversprechend, wenn der Patient über längere Zeit insgesamt *mindestens* 1 Std. pro Tag übt
- Die Gabe sog. **Rheologika** (z.B. Trental®), die die Durchblutung verbessern sollen, ist zwar üblich, aber in ihrer Wirkung umstritten
- Bei hohem Hämatokrit wird ein Aderlaß (je 400 – 500 ml) durchgeführt, bis der Hämatokrit unter 38% liegt.

Eine Durchblutungsverbesserung wird in den Stadien IIb – IV auch durch **Hämodilutionstherapie** *(Blutverdünnung)* erzielt. Dabei wird Hydroxyäthylstärke 10% oder – bei Vorliegen einer Herzinsuffizienz – 6% (z.B. HAES-steril®) infundiert, das die *Viskosität* (Zähigkeit) des Blutes herabsetzt und seine Fließeigenschaften verbessert.

In den Stadien III und IV können bei Inoperabilität Prostaglandine intravenös oder intraarteriell zur Gefäßerweiterung gegeben werden. Da hierbei starke Schmerzen in den minderdurchbluteten Extremitäten auftreten können, ist oft eine begleitende Schmerzmedikation erforderlich.

Rekanalisierende Maßnahmen

Die Stadien III und IV (evtl. bereits das Stadium II b) erfordern in der Regel *rekanalisierende Maßnahmen.*

Lokale Lyse

Bei der lokalen Lyse werden Streptokinase, Urokinase oder Plasminogenaktivator (rt-PA) mit einem *arteriellen* Katheter direkt an den Thrombus gebracht, um diesen aufzulösen und so das Gefäß wieder zu öffnen.

PTA

Bei der **PTA** *(perkutane transluminale Angioplastie)* wird die Stenose durch einen kleinen, aufblasbaren Ballon aufgedehnt, der an einem Katheter bis zur Stenose vorgeschoben wird (☞ Abb. 18.31). Die PTA wird hauptsächlich bei isolierten, kurzstreckigen Stenosen angewendet und kann mit der lokalen Lyse kombiniert werden.

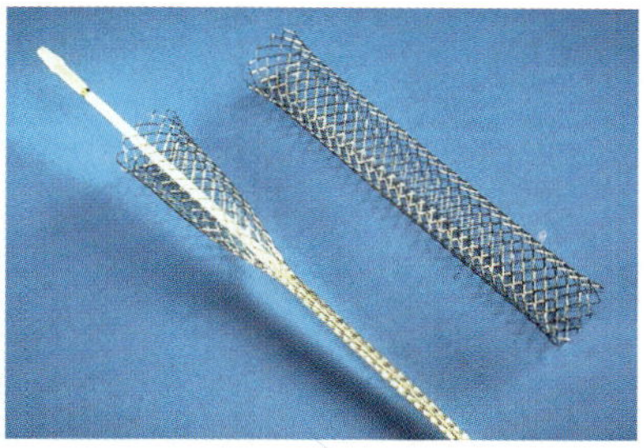

Abb. 19.37: Teilweise entfalteter (links) und ganz entfalteter (rechts) koronarer Wallstent mit Applikator. [U220]

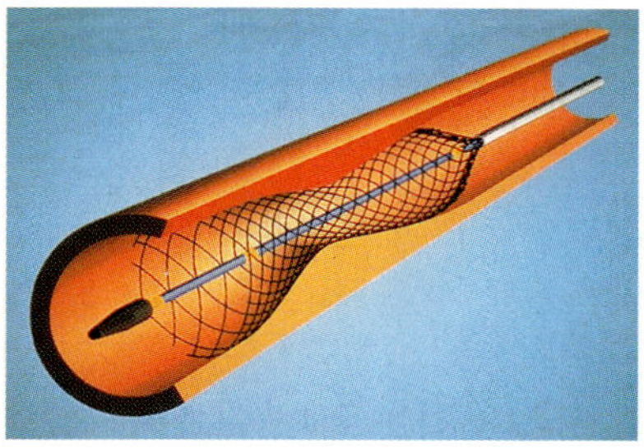

Abb. 19.38: Schemazeichnung eines fast ganz eingebrachten Wallstents. [U220]

Pflege bei PTA

- Der Patient bleibt für den Eingriff nüchtern. Die Pflegenden rasieren seine Leistenregion und achten darauf, daß alle Röntgenbilder und Laborbefunde rechtzeitig für den Eingriff vorliegen. Heparin wird nach Anordung gegeben
- Nach der PTA werden die Vitalzeichen und die korrekte Lage von Druckverband und Sandsack auf der Punktionsstelle engmaschig kontrolliert. Der Patient wird heparinisiert oder bekommt Azetylsalizylsäure. Die Pflegenden achten darauf, daß er Bettruhe einhält und flach liegt (keine Oberkörperhochlagerung). Um nach der PTA eine Durchblutungsminderung zu vermeiden, dürfen die Gefäße nicht abgeknickt werden. Beim Essen ist ein kippbares Bett günstig, mit dem eine schiefe Ebene gebildet werden kann.

PTCA, PTRA

Eine Ballondilatation im Bereich der Herzkranzarterien wird als *perkutane transluminale koronare Angioplastie* (kurz **PTCA,** ☞ 18.5.1) bezeichnet, eine solche im Bereich der Nierenarterien als *perkutane transluminale renale Angioplastie,* kurz **PTRA.**

Stents

Stents *(innere Gefäßstützen,* ☞ Abb. 19.37 und 19.38) können in einer Sitzung mit der PTA implantiert werden. Sie halten das Gefäß nach erfolgter Aufdehnung von innen offen.

Operative Verfahren

TEA *(Thrombendarteriektomie, Endarteriektomie, Intimektomie, Ausschälplastik):* Bei der TEA wird der Thrombus zusammen mit der krankhaft veränderten Gefäßinnenwand „ausgeschält“ (☞ Abb. 19.39). Unterschieden werden:

- Die **direkte TEA** *(offene TEA),* bei der das Gefäß im Bereich des Verschlusses eröffnet wird. Das Gefäß wird danach entweder durch eine direkte Gefäßnaht oder – um die Gefahr eines erneuten Verschlusses zu minimieren – nach Erweiterung durch eine **Patch-Plastik** *(Erweiterungsplastik)* verschlossen
- Die **indirekte TEA** *(halboffene oder halbgeschlossene TEA),* bei der Spezialinstrumente (z.B. Ringstripper, Fogarty-Ballonkatheter) retrograd zur Stenose vorgeschoben werden und mit ihrer Hilfe der Thrombus entfernt wird.

Da die Gefahr einer erneuten Stenose- oder Verschlußbildung mit der Länge des operierten Gefäßabschnittes steigt, bleibt die TEA kurzen Stenosen vorbehalten.

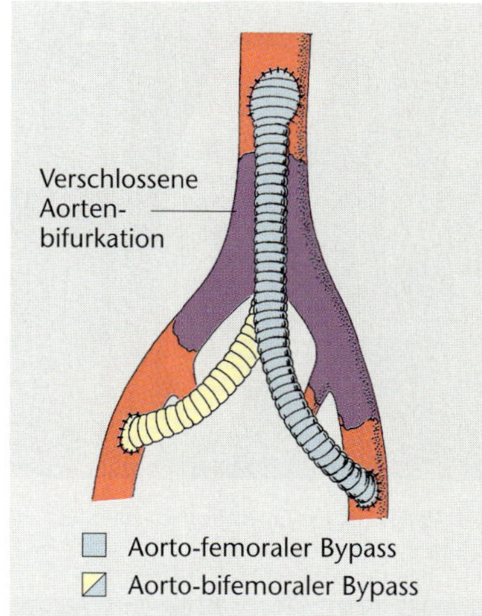

Abb. 19.40: Aorto-bifemoraler Bypass als Beispiel eines anatomischen Bypass. Die Kunststoffprothese (hier eine Bifurkationsprothese) verläuft in unmittelbarer Nähe des stenosierten Gefäßes. [L190]

Bypass-Operationen: Bei langstreckigen oder multiplen Stenosen sowie Stenosen im Bereich der Aorta oder aortennahen Arterien sind Bypass-Operationen (☞ 18.5.1) besser geeignet als

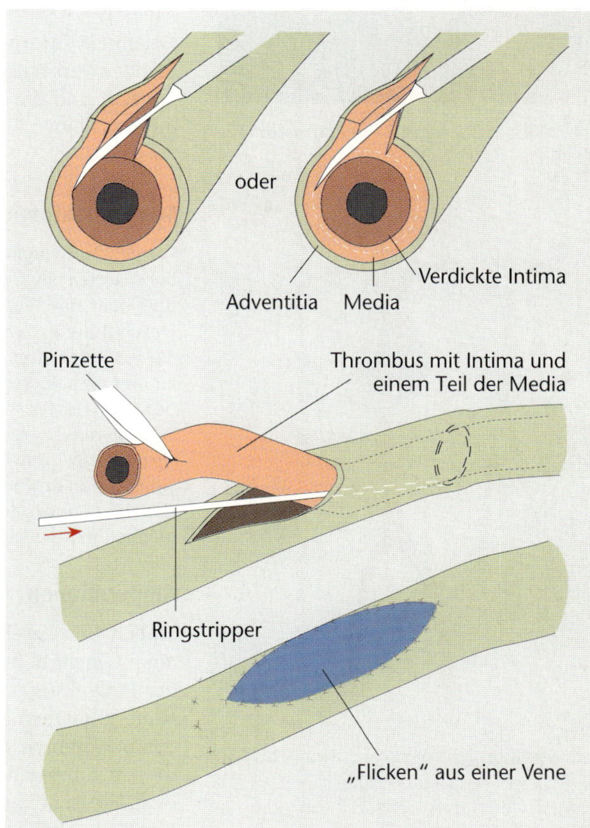

Abb. 19.39: Direkte und indirekte TEA.
Oben: Bei der direkten TEA wird die Arterie eröffnet und der Thrombus inklusive der verdickten Intima (links), evtl. unter Mitnahme eines Teils der Media (rechts), mit einem Spate ausgeschält.
Mitte: Bei der indirekten TEA werden entfernter gelegene Anteile des Thrombus oder langstreckige Thromben mittels eines Ringstrippers ausgeschnitten.
Unten: Nach der direkten TEA folgt oft eine Patch-Plastik. Der Einschnitt in der Arterie wird mit einem Kunststoff- oder Venen„Flicken“ (engl. = patch) so verschlossen, daß der Querschnitt des Gefäßes sich vergrößert. [L115]

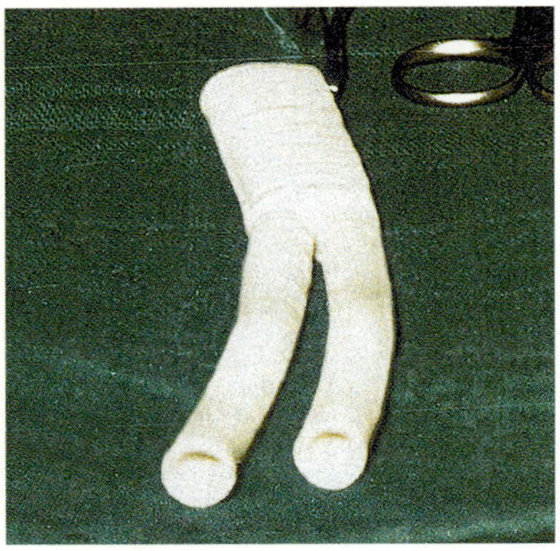

Abb. 19.41: Für die Operation vorbereitete Bifurkationsprothese. [T196]

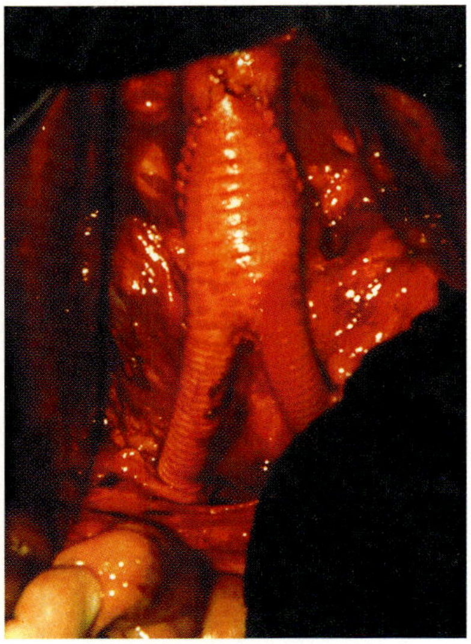

Abb. 19.42: Implantierte Bifurkationsprothese. [T196]

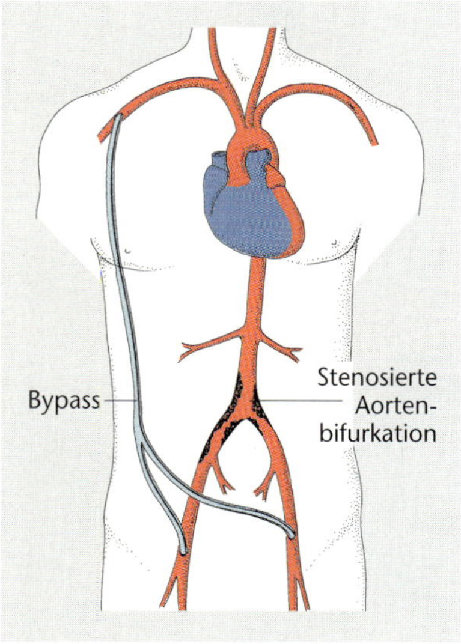

Abb. 19.43: Axillo-bifemoraler Bypass als Beispiel eines extraanatomischen Bypass. Die Kunststoffprothese verläuft subkutan in Bauchdecke und Thoraxwand. [L190]

die TEA. Dabei wird der verengte oder verschlossene Gefäßabschnitt durch Implantation einer Kunststoffprothese oder einer körpereigenen Vene umgangen. Das stenosierte Gefäß wird dabei nicht entfernt. Die Wahl des Materials hängt auch ab von der Lokalisation der zu überbrückenden Stenose: Im Bereich großer Arterien (untere Aorta, Beckenarterien) werden Kunststoffe bevorzugt, ansonsten körpereigene Venen (letztere thrombosieren nicht so schnell und sind auch physikalisch günstiger).

Entspricht der Verlauf des Bypass in etwa dem des stenosierten Gefäßes, spricht man von einem **anatomischen Bypass.** Verläuft die Prothese hingegen völlig anders, handelt es sich um einen **extraanatomischen Bypass** (☞ Abb. 19.43). Extraanatomische Bypässe sind oft technisch einfacher und mit einem geringeren OP-Risiko behaftet als anatomische Bypässe, aber für die Blutströmung (und damit für das Langzeitergebnis) ungünstiger.

Aus der genauen Bezeichnung eines Bypass wird deutlich, welche Gefäße miteinander verbunden wurden: ein *aortobifemoraler Bypass* beginnt an der Aorta und endet an beiden Femoralarterien, ein *femoropoplitealer Bypass* reicht von der A. femoralis bis zur A. poplitea.

Bei einem **Interponat** wird der verengte oder verschlossene Gefäßabschnitt entfernt und die Prothese End-zu-End mit den beiden Gefäßstümpfen anastomosiert.

Sympathektomie

Da der N. sympathicus eine Engstellung der Arterien bewirkt, kann seine Ausschaltung über eine Weitstellung der Gefäße die Durchblutung verbessern. Bei einer AVK der unteren Extremität werden die Ganglien im Lumbalbereich durch Alkoholinjektion (CT-gesteuert) verödet oder die Nerven operativ durchtrennt. Eine Sympathektomie ist nur angezeigt, wenn eine Amputation droht und keine anderen konservativen und/oder operativen Verfahren möglich bzw. erfolgversprechend sind.

Amputationen

Haben sich bereits Nekrosen oder gar eine Gangrän entwickelt oder leidet der Patient unter nicht beherrschbaren Ruheschmerzen, ist die Amputation des betroffenen Extremitätenabschnittes oft unumgänglich. Die Amputationshöhe ist abhängig von der Höhe des Gefäßverschlusses und muß sorgfältig

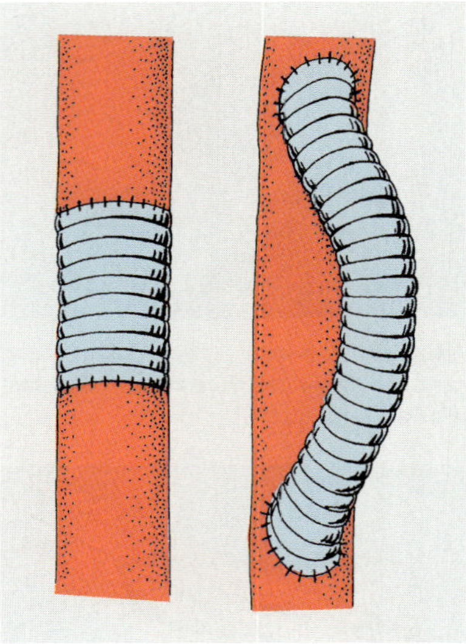

Abb. 19.44: Interponat (links) und Bypass (rechts). [L190]

überlegt werden: Wird zu wenig amputiert, besteht die Gefahr von Wundheilungsstörungen und oft tödlichen Wundinfektionen (die Patienten sind in der Regel schwer krank), wird höher als unbedingt notwendig amputiert, wird die Lebensqualität des Patienten unnötig beeinträchtigt und die prothetische Versorgung erschwert.

Pflege nach Amputationen, ☞ *27.7*

Pflege

Pflegeziele bei Gefäßerkrankungen, ☞ *19.2.1;*
Pflege nach Gefäßoperationen, ☞ *19.2.3*

Ernährung: Zur Ausschaltung von Risikofaktoren wird dem Patienten bei Übergewicht zu einer Reduktionskost und bei erhöhten Blutfettwerten zu einer fettarmen Diät geraten. Arzt oder Pflegende klären den Patienten über die negativen Auswirkungen des Nikotins auf seine Erkrankung auf (☞ 19.2.1). Bei Diabetikern wird der Diabetes „stramm" eingestellt (☞ 23.6.6).

Bewegung: Der Patient wird zur Einhaltung des Gehtrainings motiviert, da hierdurch das Fortschreiten der Erkrankung verzögert und oft eine deutliche Besserung der Symptome erzielt werden kann (☞ 19.6.2).

Lagerung: Vor allem bei Ruheschmerzen hat sich folgende Wechsellagerung bewährt: Die Beine 10 – 15 Minuten flach im Bett ausstrecken, dann die Beine für kurze Zeit – warm eingepackt

– auf einem etwas niedrigeren Hocker lagern. Ggf. mehrmals wiederholen.

19.6.3 Akuter Verschluß einer Extremitätenarterie

Akuter Verschluß einer Extremitätenarterie: Durch plötzliche Verlegung einer Arterie – meist der unteren Extremitäten – bedingter Durchblutungsstop mit akuter Gefährdung der abhängigen Organe bzw. Gewebe. Gefäßchirurgischer Notfall!

Krankheitsentstehung

Ca. 90% der akuten arteriellen Verschlüsse sind Folge einer (Thromb-)Embolie aus dem linken Herzen, z.B. bei Vorhofflimmern (☞ 18.7.2), Herzinfarkt (☞ 18.5.2) oder Endokarditis (☞ 18.8.1). Im Herzen entstandene Thromben lösen sich und „verstopfen" eine periphere Arterie. Die übrigen 10% haben extrakardiale Ursachen, z.B. eine aufgepfropfte Thrombose bei Arteriosklerose (etwa Beinarterienverschluß bei zuvor bereits bestehender Stenose und pAVK) oder Embolien aus arteriosklerotischen Gefäßen, insbesondere der Aorta.

Symptome und Untersuchungsbefund

Typisch für einen akuten arteriellen Verschluß sind die **„6 englischen P's"**:

- **P**ain: (plötzlich einsetzender) stärkster Schmerz
- **P**aleness: Blässe des betroffenen Körperteiles
- **P**araesthesia: Gefühlsstörungen
- **P**ulslessness: Pulslosigkeit der Extremität
- **P**aralysis: Bewegungseinschränkungen oder -unfähigkeit
- **P**rostration: Schock.

Diagnostik

Die Diagnose wird klinisch gestellt. Besonders bei einem thrombotischen Verschluß auf dem Boden einer Arteriosklerose können die Symptome aber langsam entstehen und evtl. einzelne Symptome fehlen, da sich vielfach ein Kollateralkreislauf ausgebildet hat, d.h. die Ischämie inkomplett ist. Doppler-Ultraschall- und Duplexuntersuchung sichern die Lokalisation des Verschlusses. Eine Arteriographie erleichtert die OP-Planung. EKG, Röntgenaufnahme des Thorax und Echokardiographie erlauben die Feststellung bzw. den Ausschluß einer kardialen Emboliequelle. Eine vorbestehende AVK legt einen thrombotischen Verschluß nahe.

Behandlungsstrategie

Erstmaßnahmen bei einem arteriellen Gefäßverschluß sind:

- Sofortige Gabe von 5 000 – 10 000 IE Heparin i.v.
- Schmerzbekämpfung, meist mit Opiaten (z.B. Dolantin®)
- Hämodilutions-Infusionen, z.B. HAES-steril® (außer bei gleichzeitiger Herzinsuffizienz).

Die weitere Behandlung richtet sich in erster Linie nach der Ursache des Verschlusses:

- Beim *embolischen Verschluß* ist die Operation innerhalb der ersten sechs Stunden Methode der Wahl. Da das „eingeschleppte" Gerinnsel (noch) keine feste Verbindung zur Gefäßwand hat, ist die **Embolektomie** *(Thrombektomie)* in der Regel unkompliziert. Häufig ist keine direkte Eröffnung des Gefäßes notwendig, sondern der Embolus kann *indirekt* über einen Ballonkatheter (z.B. Fogarty-Katheter) entfernt werden (☞ Abb. 19.45). Diese Operationsmethode erfordert nur eine Lokalanästhesie. Bei einer inkompletten Ischämie peripherer Arterien kommt auch eine Lysetherapie in Betracht
- Beim *thrombotischen Verschluß* kommen je nach Thrombuslokalisation, Allgemeinzustand des Patienten und Erfahrungen der Klinik **Lyse** (☞ 19.6.2 und 19.7), TEA (☞ 19.6.2) oder Bypass-OP (☞ 19.6.2) in Frage.

An die Operation schließt sich oft eine Antikoagulation an, z.B. mit Cumarinderivaten (☞ Pharma-Info 19.50).

Pflege

Vor der Entscheidung über die endgültige Therapie soll der Patient nüchtern bleiben und strenge Bettruhe einhalten, wobei die betroffene Extremität tiefgelagert und warmgehalten wird (besonders geeignet ist ein Watteverband, der gleichzeitig der Dekubitusprophylaxe dient).

Pflege bei Lyse, ☞ Pharma-Info 19.52

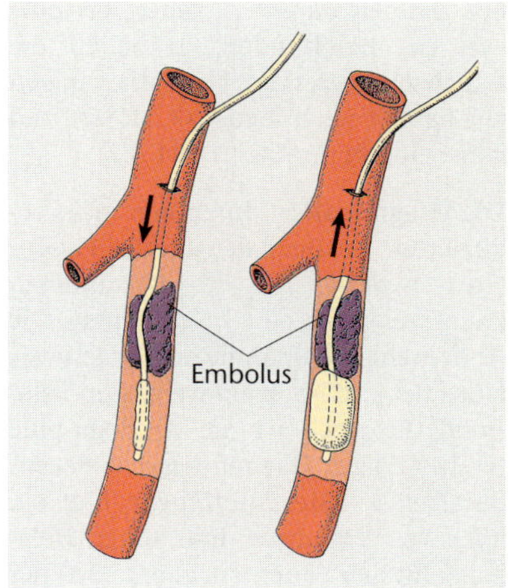

Abb. 19.45: Embolektomie mit einem Fogarty-Ballonkatheter.
Der Katheter wird nach Inzision in die Arterie eingeführt (links) und mit entblocktem Ballon durch den Embolus geschoben. Dann wird der Ballon geblockt und beim Herausziehen des Katheters der Embolus mit entfernt. [L190]

Vorsicht bei Arterienverschluß!

- Keine i.m.-Injektionen, da diese eine Kontraindikation für eine evtl. Lyse darstellen können!
- Keine AT-Strümpfe, keine schnürenden Socken oder Verbände!

Prognose

Abgesehen von den seltenen und prognostisch viel günstiger verlaufenden Verschlüssen von Armarterien ist die Prognose ernst: Ca. 1/3 versterben in der Akutphase, 7% verlieren die betroffenen Gliedmaßen.

19.6.4 Durchblutungsstörungen der Eingeweidearterien

Akute arterielle Durchblutungsstörungen

Akute arterielle Durchblutungsstörungen des Darmes sind Folge eines thrombotischen oder embolischen *Verschlusses der Mesenterialarterie* **(Mesenterialinfarkt)**. Ursächlich liegen arteriosklerotische Gefäßveränderungen bzw. Herzrhythmusstörungen oder eine Endokarditis zugrunde.

Symptome der akuten Ischämie sind zu Beginn starke Bauchschmerzen bis hin zum Vernichtungsschmerz und in schweren Fällen ein Schock. Nach einer „fatalen Pause" („fauler Friede") von ca. 12 Stunden, in denen die Bauchschmerzen nachlassen, folgen ein paralytischer Ileus (☞ 21.6.2) und meist eine Peritonitis (☞ 21.8.2).

Die **Diagnostik** ist durch den meist reduzierten Zustand der älteren Patienten schwierig. Bei der Blutuntersuchung zeigt sich eine Leukozytose. Die Abdomenleeraufnahme zum Nachweis eines Ileus ist noch am wenigsten belastend. Dagegen ist die Angiographie (☞ 19.4.5) zur Darstellung der Mesenterialgefäße *(Mesenterikographie)* ein invasives Verfahren mit hoher Belastung für den Patienten, aber neben der Doppler-Sonographie (☞ 19.4.3 und 19.4.4) die einzige Untersuchungsmethode, die die Thrombose direkt darstellt. Oft ist sogar eine Probelaparotomie (☞ 9.8.2) erforderlich.

Wird die Diagnose rechtzeitig gestellt (dies ist leider selten), besteht die **Behandlung** in der Entfernung des Embolus bzw. des Thrombus. Sind bereits Darmnekrosen vorhanden, müssen die betroffenen Darmabschnitte reseziert werden. Nach der Operation wird der Patient auf einer Intensivstation betreut.

Die **Prognose** ist mit einer Letalität um 70% ernst.

Chronische Durchblutungsstörungen

Bei **chronischen Durchblutungsstörungen,** am häufigsten bei älteren Patienten mit arteriosklerotischen Gefäßen, entsteht durch die langsam zunehmende Gefäßeinengung das Krankheitsbild der **Angina abdominalis** *(Angina intestinalis).*

Die Patienten klagen vor allem über Bauchschmerzen nach dem Essen, weil der Darm zur Verdauung vermehrt Blut und Sauerstoff benötigt, diese aber aufgrund der verengten Gefäße nicht ausreichend zur Verfügung gestellt werden können. Essensvermeidung (wegen der Schmerzen) und Malabsorptionssyndrom (☞ 21.6.3) aufgrund der Darmischämie führen zu Gewichtsverlust. Weitere Symptome sind Dauerschmerzen, Blut im Stuhl und Ileus (☞ 21.6.2).

Die **Diagnostik** entspricht der bei akuten peripheren Durchblutungsstörungen.

Therapeutisch wird die Blutversorgung des Darmes wenn irgend möglich operativ verbessert, z.B. durch Ballondilatation zur Weitung der Engstelle oder Umgehung der Engstelle mit einem Bypass. Mehrere kleine Mahlzeiten sind günstiger als wenige große, da für die Verdauung kleiner Mahlzeiten weniger Sauerstoff benötigt wird und die Beschwerden daher nach dem Essen geringer ausgeprägt auftreten.

19.6.5 Raynaud-Syndrom

Raynaud-Syndrom: Anfallsweise Minderdurchblutung der Finger, seltener auch der Zehen. Zu 80% Frauen betreffend.

Das **primäre Raynaud-Syndrom** ist funktionell bedingt, d.h. es ist keine organische Ursache für die vorübergehenden Spasmen der Gefäße zu finden. Bei den Anfällen werden die Finger der Patienten blaß und kalt, und die Schweißabsonderung ist vermehrt. Die Anfälle werden oft durch Kälte ausgelöst. Diese Art des Raynaud-Syndroms ist harmlos.

Das **sekundäre Raynaud-Syndrom** tritt hingegen im Rahmen bestimmter Grunderkrankungen auf, beispielsweise einer Sklerodermie (☞ 25.6.2), eines systemischen Lupus erythematodes (☞ 25.6.1), einer Arteriosklerose mit Gefäßverschlüssen an den Akren oder bei einigen Medikamenten. Die Anfälle treten öfter auf und dauern länger an. Die Finger der Patienten werden zunächst weiß, kalt und schmerzen, es folgt eine Blauverfärbung (Zyanose) und zuletzt eine Rötung. Durch die Ernährungsstörung entwickeln sich punktförmige Nekrosen an den Kuppen.

Die Therapie besteht bei den funktionellen Durchblutungstörungen im Vermeiden von Kälte und Nässe sowie strikter Nikotinkarenz. Im akuten Anfall hilft Erwärmung der betroffenen Körperteile, z.B. durch Handschuhe, Wollsocken, hohe Raumtemperatur, Trinken warmer Flüssigkeiten oder vorsichtige direkte Wärmeanwendung.

Medikamentös werden Calciumantagonisten (z.B. Adalat®), Nitrate (auch lokal als Salbe) und Guanethidn (ein Sympatholytikum, etwa in Ismelin®) eingesetzt. Die intraarterielle Gabe von Reserpin und die *Grenzstrangresektion* (Unterbrechung sympathischer Fasern im Thorakal- oder Lumbalbereich, der Sympathikus führt zu einer Gefäßverengung) können in fortgeschrittenen Fällen des sekundären Raynaud-Syndroms die Beschwerden bessern.

19.6.6 Aneurysmen (Übersicht)

Aneurysma: Arterienausweitung, am häufigsten der Bauchaorta (☞ 19.6.7). Zurückzuführen auf angeborene (selten) oder erworbene (häufig) Gefäßveränderungen und für den Patienten durch Blutungen und Durchblutungsstörungen gefährlich.

Zerebrale Aneurysmen, ☞ *35.7.1*

Einteilung

Folgende Formen werden unterschieden (☞ Abb. 19.46):

- **Aneurysma verum** *(echtes Aneurysma):* Alle drei Schichten der Gefäßwand sind ausgesackt

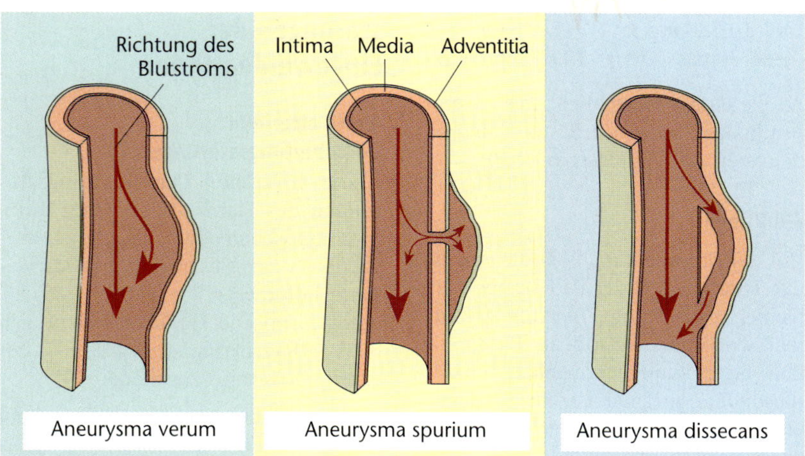

Abb. 19.46: Die drei häufigsten Aneurysmaformen. [L115]

- **Aneurysma spurium** *(falsches Aneurysma):* Nach Gefäßverletzungen tritt Blut aus und bildet ein Hämatom um das Gefäß. Dieses wird narbig umgebaut und bildet dann die Aneurysmawand
- **Aneurysma dissecans** *(disseziierendes Aneurysma,* ☞ 19.6.8): Durch einen Riß in der Intima strömt Blut in die Gefäßwand (Media). Folge ist eine fortschreitende Aufsplitterung der Gefäßwand mit ständiger Vergrößerung des Aneurysmas. Evtl. strömt das Blut durch einen zweiten Intimariß in das ursprüngliche Gefäß zurück.

Eine Sonderform ist das **arteriovenöse Aneurysma**, eine sackförmige **Fistel** *(Kurzschlußverbindung,* ☞ 19.9) zwischen Arterie und Vene, die angeboren, traumatisch oder operativ bedingt sein kann.

Komplikationen

Jedes Aneurysma bedroht den Patienten vielfach:

- Durch **Ruptur** mit Blutaustritt in die Nachbarschaft: Die aufgeweitete Aneurysmawand ist nur noch dünn, so daß sie bei Blutdruckerhöhungen, etwa bei körperlicher Anstrengung, platzen kann und das Blut mit arteriellem Druck (!) in die Umgebung strömt. Bei einem Aortenaneurysma kann der Patienten innerhalb von zehn Minuten innerlich verbluten. Bei zerebralen Aneurysmen droht eine tödliche Einblutung ins Gehirn
- Durch **Größenzunahme** mit Verdrängung benachbarter Strukturen
- Durch **Thrombose:** Das Aneurysma verändert die Strömungsverhältnisse im Blut, weshalb die Thrombosegefahr in aneurysmatisch veränderten Gefäßabschnitten größer ist als in intakten Gefäßen
- Durch **arterielle Embolie** mit akutem Gefäßverschluß (☞ z.B. 19.6.3) infolge Verschleppung thrombotischen Materials in weiter peripher gelegene Arterien: Auch eine Thrombose, die das Aneurysma nur teilweise verlegt, gefährdet den Patienten, da sich Teile des Thrombus lösen und mit dem Blutstrom in kleinere Arterien verschleppt werden können, wo sie „steckenbleiben“ und einen akuten Gefäßverschluß hervorrufen können *(arterio-arterielle Embolie)*.

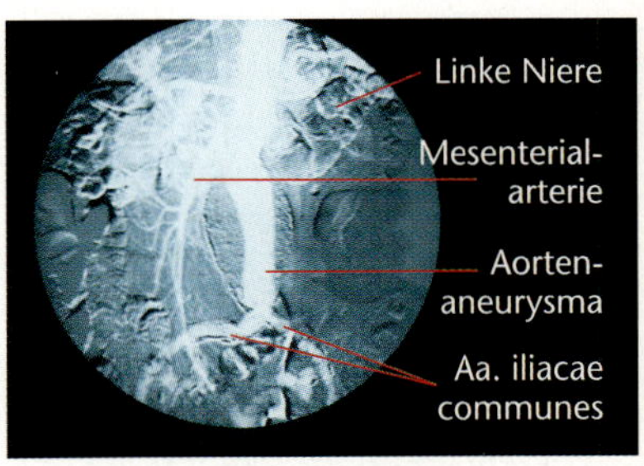

Abb. 19.47: Bauchaortenaneurysma in der DSA. Die gesamte Bauchaorta ist bis zu ihrer Gabelung in die Aa. iliacae communes (dort als Einschnürung zu sehen) etwa auf das Doppelte erweitert. [T170]

19.6.7 Bauchaortenaneurysma

Bauchaortenaneurysma *(BAA):* Aneurysma der Aorta zwischen Durchtritt durch das Zwerchfell und Aufgabelung der Aorta (ungefähr auf Höhe von LWK 4), am häufigsten unterhalb des Abganges der Nierenarterien *(infrarenal)*. Meist arteriosklerotisch bedingt mit einem Erkrankungsgipfel nach dem 50. Lebensjahr.

Symptome und Untersuchungsbefund

Viele Patienten mit einem Aortenaneurysma haben keine Beschwerden, und das Aneurysma wird nur zufällig, z.B. bei einer Ultraschalluntersuchung, diagnostiziert. Andere Patienten haben Rücken- und Bauchschmerzen.

Notfall! Bauchaortenaneurysmaruptur

Lebensbedrohliche Komplikation des Bauchaortenaneurysmas ist die Ruptur, die sich als „akutes Abdomen“ (☞ 21.2.4) mit starken Schmerzen und Schockzustand zeigt. Während die Rupturstelle bei der *gedeckten Perforation* z.B. durch Darmschlingen oder Mesenterium etwas abgedichtet wird, fließt das Blut bei der *freien Perforation* völlig ungehindert in die Bauchhöhle. 70% der Patienten versterben vor Operationsbeginn, von den Operierten weitere zwei Drittel während oder nach der Operation, bei der der betroffene Gefäßabschnitt durch eine Gefäßprothese aus Kunststoff überbrückt wird.

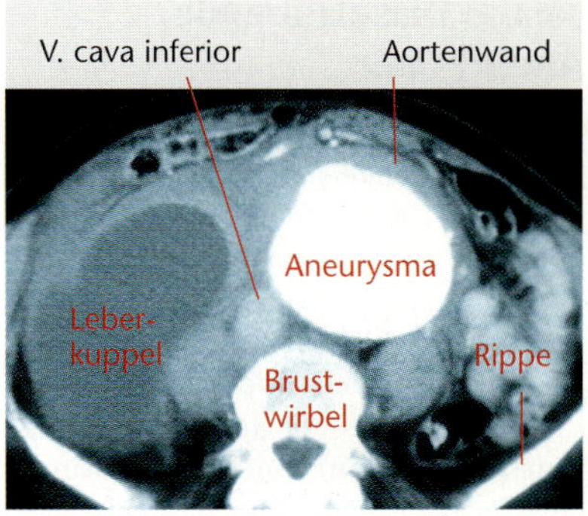

Abb. 19.48: Großes Aneurysma der Bauchaorta im CT. Normalerweise hat die Aorta hier etwa den gleichen Durchmesser wie die V. cava inferior. Die massive Gefäßaussackung des Patienten läßt sich durch die Bauchdecke als pulsierender Tumor tasten. [T170]

Diagnostik

Die Diagnose wird durch Ultraschalluntersuchung oder besser Duplexsonographie des Abdomens, (Kontrastmittel-)CT und evtl. Angiographie (insbesondere auch zur Operationsplanung) gesichert.

Behandlungsstrategie

Pflege

Auch bei einem noch intakten Aneurysma ist das Vorgehen meist operativ. Die Sterblichkeit eines solchen Wahleingriffes mit sorgfältiger Vorbereitung des Patienten ist mit ca. 5% erheblich niedriger als die eines Notfalleingriffes.

Für die Pflege ist neben der allgemeinen OP-Vorbereitung wichtig:

- Aufklärung des Patienten, daß ein Blutdruckanstieg (z.B. beim Heben) oder ruckartige Bewegungen zur Aneurysmaruptur führen können
- Obstipationsprophylaxe, da auch die Bauchpresse das Aneurysma zum Platzen bringen kann
- Häufige RR-Kontrollen und Überwachung einer evtl. antihypertensiven Medikation
- Gewichtsreduktion zur Senkung des OP-Risikos.

Bei kleinen Aneurysmen mit ausreichend dicker Wand, die dem Patienten keine Beschwerden bereiten, oder bei schweren Begleiterkrankungen und daher sehr hohem Risiko kann unter 3monatlichen sonographischen Kontrollen (zunächst) abgewartet werden.

☑ Bei Leistenaneurysma keine Gymnastik und kein Belastungs-EKG mit Fahrradergometer!

19.6.8 Disseziierende Aneurysmen

Disseziierende Aneurysmen (☞ Abb. 19.46) beginnen am häufigsten in der thorakalen Aorta (meist im aufsteigenden Teil) und reichen in bis zu 50% der Fälle bis zur Bauchaorta. Ihnen liegt meist eine Arteriosklerose zugrunde. Weitere Ursachen sind Aortenentzündungen (z.B. bei der Syphilis) oder das **Marfan-Syndrom,** eine erbliche Bindegewebserkrankung, die u.a. mit einer angeborenen Gefäßwandschwäche einhergeht. Auch ärztliche Eingriffe, z.B. Katheteruntersuchungen, können zu einem disseziierenden Aneurysma führen.

Symptome und Untersuchungsbefund

Meist hat der Patient bei Einbruch des Blutes in die Gefäßwand stärkste Schmerzen, vor allem im Brustkorbbereich und zwischen den Schulterblättern. Je nach Ausmaß des inneren Blutverlustes kann sich rasch ein Schockzustand entwickeln. Die Abgänge der Aortenäste im Dissektionsbereich werden durch das Hämatom komprimiert, so daß Durchblutungsstörungen, etwa ein Herzinfarkt, ein Schlaganfall, ein Nierenversagen oder Darmnekrosen die Folge sind.

Diagnostik, ☞ *Bauchaortenaneurysma 19.6.7*

Behandlungsstrategie

Je nach Lage und Größe des Aneurysmas wird entweder eine Gefäßprothese eingesetzt oder abgewartet, ob das Blut durch einen zweiten Intimariß von selbst wieder in das Ursprungsgefäß zurückgelangt. Auf jeden Fall muß der Patient absolute Bettruhe einhalten und engmaschig kontrolliert werden.

19.7 Antikoagulation und Lyse

Antikoagulation: Medikamentöse Gerinnungshemmung, Vorbeugung der Entstehung von (oder der Ausweitung bestehender) Thrombosen.

Lysetherapie (Lyse = Auflösung): Medikamentöse Wiederauflösung akuter Gefäßverschlüsse – sowohl arterieller als auch venöser.

Aufrund der großen Bedeutung beider Therapiemethoden werden die wichtigsten Arzneimittel hier im Pharma-Info ausführlich behandelt:

Pharma-Info 19.49 Heparine

Heparin bildet im Blut einen Komplex mit Antithrombin III, der dann die Blutgerinnung an mehreren Stellen der *Gerinnungskaskade* (☞ 24.5) hemmt, vor allem aber die Umwandlung von Fibrinogen in Fibrin. In der therapeutischen Anwendung wird zwischen der niedrigdosierten prophylaktischen (Low dose-) und der hochdosierten therapeutischen (High dose-) Heparinisierung unterschieden.

Low dose-Heparinisierung

Die *prophylaktische Heparinisierung* **(Low dose-Heparinisierung)** dient der Vorbeugung venöser Thrombosen nach Operationen oder bei (überwiegend) bettlägerigen Patienten. Eine weitere Indikation ist die Embolieprophylaxe z.B. bei Vorhofflimmern oder Herzklappenerkrankungen, falls keine Cumarine gegeben werden dürfen. Kontraindikationen sind eine Heparinallergie oder ein heparininduzierter Thrombozytenabfall.

Bei **unfraktionierten Heparinen** (z.B. Liquemin®) müssen dreimal täglich 5 000 IE s.c. gespritzt werden (alternativ zweimal täglich 7 500 IE), bei Übergewicht des Patienten bis zu dreimal täglich 10 000 IE. **Niedermolekulare,** sog. *fraktionierte* **Heparine** (z.B. Fraxiparin®) erfordern dagegen nur eine Injektion täglich mit 2 500 – 5 000 IE. Beide Substanzen sind als Injektionslösung zum Aufziehen und als Fertigspritze erhältlich. Nachteilig sind die hohen Kosten der Fertigspritzen. Kontrollen der Blutgerinnung sind nicht erforderlich, wohl aber der Thrombozytenzahl (☞ unten). Insgesamt ist die prophylaktische Heparinisierung nebenwirkungsarm. Das Heparin wird am günstigsten subkutan in die Bauchdecke oder den Oberschenkel gespritzt.

☑ Die Low dose-Heparinisierung ist die sicherste einzelne Vorbeugungsmaßnahme gegen Thrombosen bei Immobilisation. Sie ist deshalb bei allen Patienten indiziert, die weniger als sechs Stunden täglich das Bett verlassen.

High dose-Heparinisierung

Die *therapeutische Heparinisierung* **(High dose-Heparinisierung, Vollheparinisierung)** ist angezeigt z.B. bei thromboembolischen Erkrankungen (frische Venenthrombose, Lungenembolie), Herzinfarkt, Verbrauchskoagulopathie (☞ 24.9.3) oder extrakorporaler Zirkulation (Dialyse, Herz-Lungen-Maschine).

Kontraindikationen für eine Vollheparinisierung sind beispielsweise eine Heparinallergie, ein heparininduzierter Thrombozytenabfall, eine Operation innerhalb der letzten zehn Tage, frische Verletzungen, manifeste Blutungen, akute Magengeschwüre, eine schwere Hypertonie oder bestimmte Gehirnerkrankungen (etwa Schlaganfall vor weniger als sechs Monaten oder Hirnarterienaneurysmen).

In der Regel wird das Heparin intravenös (nur selten s.c.) appliziert. Zu Beginn wird ein Bolus von 10 000 IE unfraktioniertem Heparin (z.B. Liquemin®) gespritzt. Dann wird die Behandlung über eine Dauerinfusion mittels Perfusor fortgesetzt (z.B. 20 000 IE unfraktioniertes Heparin auf 50 ml NaCl 0,9% entsprechend 200 IE/ml). Die Wirkung setzt praktisch sofort ein. Therapieziel ist eine Verlängerung der PTT auf das 1,5 – 2fache (alternativ – je nach Labor – der Thrombinzeit [TZ] auf das 2 – 4fache) des Ausgangswertes. Daher müssen diese Gerinnungsparameter anfangs alle 4 – 8 Stunden und später 1 – 2mal täglich kontrolliert werden. Bei einer zu starken Hemmung der Blutgerinnung ist eine Therapiepause von 1 – 2 Stunden mit nachfolgender Dosisreduktion erforderlich. Bei Blutungen kann als Antidot Protamin (z.B. Protamin „Roche“ ®) langsam i.v. gegeben werden.

Die wichtigste Pflegeaufgabe ist das Achten auf Blutungen (auch Blut im Stuhl).

Die Blutproben für die 8-, 12- oder 24stündlichen Gerinnungskontrollen dürfen nicht aus der Extremität mit dem Heparinperfusor (und erst recht nicht aus dem Zugang selbst) entnommen werden. Nach der Blutabnahme wird die Punktionsstelle wegen der Gerinnungshemmung über mehrere Minuten komprimiert. Bei Schmerzen darf kein ASS (z.B. Aspirin®) gegeben werden, da dies die Blutungsgefahr weiter steigert.

Komplikation: Heparininduzierte Thrombopenie

Bei beiden Formen der Heparinbehandlung kann es nach wenigen Tagen bis zwei Wochen zu einem heparininduzierten Abfall der Blutplättchen (Thrombopenie, ☞ 24.9.1) kommen. Während die Frühform eine gute Prognose hat, sinken die Thrombozyten bei der Spätform auf unter 100 000/ml Blut (= 100/nl) ab, und die Letalität beträgt trotz sofortigen Absetzens bis zu 20%. Weitere, z.T. sehr seltene Nebenwirkungen sind allergische Reaktionen, (reversibler) Haarausfall, Hautnekrosen, Anstieg der Leberwerte sowie bei längerdauernder Anwendung eine Osteoporose. Bei der Vollheparinisierung ist außerdem die Blutungsgefahr erheblich erhöht (schwere Blutungen bei 2 – 7% der Patienten).

Pharma-Info 19.50 Cumarine

Wirkprinzip und Indikationen

Cumarine sind Vitamin K-Antagonisten und hemmen die Synthese bestimmter Gerinnungsfaktoren in der Leber, indem sie das hierzu notwendige Vitamin K aus seiner Bindung verdrängen. Angezeigt sind sie ganz allgemein bei jeder *Langzeitkoagulation*, z.B. bei Vorhofflimmern oder Thromben in den Herzhöhlen, nach Herzklappenersatz, nach tiefen Bein- und Beckenvenenthrombosen (☞ 19.8.3) oder Lungenembolien (☞ 20.10.1).

Kontraindikationen

Kontraindikationen sind neben den Gegenanzeigen der Vollheparinisierung (☞ oben) eine Verbrauchskoagulopathie (☞ 24.9.3), schwere Leberschäden (☞ 22.4.5) mit Abfall des Quick-Wertes sowie Schwangerschaft (dann Ausweichen auf Heparin). Besondere Vorsicht ist außerdem bei solchen Patienten geboten, bei denen eine zuverlässige Tabletteneinnahme und regelmäßige Blutkontrollen nicht gewährleistet scheinen (z.B. verwirrte Patienten, Alkoholkranke), oder bei denen die Verletzungsgefahr hoch ist (z.B. nicht anfallsfreie Epileptiker).

Präparate und Dosierung

In Deutschland wird in erster Linie Phenprocoumon (z.B. Marcumar®) verwendet, in anderen Ländern ist Warfarin (Coumadin®) gebräuchlicher. Die Wirkung setzt erst nach einigen Tagen ein, da zu Beginn der Behandlung noch genügend funktionsfähige Gerinnungsfaktoren im Blut vorhanden sind. Am 1. Tag werden vier Tabletten Marcumar® zu je 3 mg (also 12 mg Phenprocoumon), am 2. drei Tabletten und am 3. Tag zwei Tabletten Marcumar® gegeben. Die weitere Dosierung richtet sich nach dem Quick-Wert (Zielbereich laborabhängig 20 – 25%), Die Erhaltungsdosis liegt meist bei 1 – 2,5 Tabletten Marcumar® täglich.

Bei *Überdosierung* (oder z.B. vor geplanten Operationen) wird das Medikament abgesetzt. Zusätzlich kann Vitamin K (z.B. 5 – 10 Tropfen Konakion®) oral gegeben werden. Die Wirkung setzt aber erst nach 6 – 12 Stunden ein, da die Gerinnungsfaktoren erst in der Leber synthetisiert werden müssen. Ist ein sofortiger Wirkungseintritt erforderlich (etwa bei schweren Blutungen oder einer Notfalloperation), muß PPSB i.v. (☞ Tab. 24.38) gegeben werden. *Nebenwirkungen* der Cumarinbehandlung sind vor allem Blutungen, Allergien, *Marcumarnekrosen* (Hautnekrosen, meist in der ersten Woche der Cumarinbehandlung), Ikterus und Haarausfall.

Pflege

Für die Pflege von Patienten unter Marcumarbehandlung gelten folgende Richtlinien:

- Wegen der Blutungsgefahr sind i.m.-Injektionen kontraindiziert
- Der Patient muß sorgfältig auf Blutungen beobachtet und jede Blutung sofort dem diensthabenden Arzt mitgeteilt werden
- Der Patient wird noch während des Krankenhausaufenthaltes sorgfältig über die notwendigen Vorsichtsmaßnahmen bei Langzeitkoagulation informiert, denn ein gut aufgeklärter Patient ist in der Regel kooperativer, und die Komplikationsgefahr ist geringer als bei einem unzureichend informierten Patienten.

Patienteninformation:

Da die Blutungsgefahr unter Langzeitkoagulation erhöht ist, sind besondere Schutzmaßnahmen nötig:

- Hierzu gehören der Verzicht auf Sportarten mit hohem Verletzungsrisiko, aber auch die Trockenrasur statt der Naßrasur. Fernreisen in Länder, wo Blutkonservengaben nicht gewährleistet oder risikoreich sind (☞ 24.5.6), sind verboten
- Schwarzer Stuhl kann durch Blut im Stuhl bedingt sein und erfordert eine sofortige Vorstellung beim Arzt. Auch gehäufte „blaue Flecke" können auf eine zu starke Hemmung der Blutgerinnung hinweisen
- Bei jedem (neuen) Arztkontakt muß der Arzt über die Medikation mit Marcumar® informiert werden. Dies gilt insbesondere auch für Zahnarztbesuche. Umgekehrt sollte der Arzt, der die Marcumarbehandlung steuert, über alle weiteren Erkrankungen und Medikamente informiert werden, da evtl. Gerinnungskontrollen notwendig sind
- Der Patient erhält noch im Krankenhaus einen **Marcumar-Paß**, den er immer bei sich tragen sollte
- Der Patient soll seine Marcumar®-Tabletten immer zur gleichen Tageszeit nehmen. Hat er die Einnahme vergessen, darf er auf keinen Fall am Tag darauf die Dosis „nachholen", sondern soll seinen Arzt aufsuchen
- Da die Marcumarwirkung von dem Verhältnis zwischen Vitamin K und seinem Antagonisten Marcumar® abhängt, ist eine möglichst konstante Vitamin K-Zufuhr wichtig. Dies bedeutet, die besonders Vitamin K-haltigen grünen Gemüse und Salate sowie Kohl nur in Normalportionen zu verzehren. Eine besondere Diät ist aber nicht erforderlich
- Viele teils frei verkäufliche Medikamente beeinflussen die Wirkung des Marcumar®. Der Patient soll keine Medikamente eigenmächtig einnehmen, sondern auch bei scheinbar leichten Befindlichkeitsstörungen seinen behandelnden Arzt fragen, was er machen kann und worauf er zu achten hat
- Ganz wichtig sind auch die regelmäßigen Kontrollen der Blutgerinnung mit nachfolgender individueller Dosierung der Tabletten nach dem aktuell gemessenen Quick-Wert. In der Anfangszeit sind sie ca. zweimal pro Woche erforderlich, später wird das

Intervall meist auf eine Kontrolle wöchentlich verlängert. Bei sehr stabilen Werten und zuverlässigen Patienten reichen Kontrollen alle zwei Wochen aus. Bisher nur wenig verbreitet ist die Selbstkontrolle der Gerinnung mit kleinen Testgeräten, die ohne Labor auskommen, vergleichbar der Blutzuckerselbstkontrolle des Diabetikers
- Die „Pille" ist – für immer – kontraindiziert, da sie ganz erheblich das Thromboserisiko erhöht.

Pharma-Info 19.51 Thrombozytenaggregationshemmer

Thrombozytenaggregationshemmer hemmen in *Arterien* die Zusammenballung von Thrombozyten mit nachfolgender Thrombusbildung. Sie sind z.B. bei einem akuten oder abgelaufenen Herzinfarkt (☞ 18.5.2), Angioplastie oder koronarer Bypass-Operation (☞ 18.5.1), pAVK (☞ 19.6.2), TIA oder Schlaganfall (☞ 35.6) angezeigt. Zur Prophylaxe venöser Thrombosen eignen sie sich bei alleiniger Gabe *nicht.*

Gebräuchlichstes Präparat ist die als Schmerzmittel lange bekannte **Azetylsalizylsäure** (kurz *ASS,* z.B. Aspirin®). Meist werden zur Thrombozytenaggregationshemmung 100 – 300 mg täglich empfohlen.

Häufigste *Nebenwirkungen* sind Magen-Darm-Beschwerden bis hin zu Geschwüren oder Magen-Darm-Blutungen bei entsprechend Veranlagten, Allergien und Verengungen der Atemwege („ASS-Asthma" – deshalb Vorsicht bei Asthmatikern!).

Alternativpräparate sind Dipyramidol (z.B. Persantin®, in Kombination mit ASS in Asasantin®) und Ticlopidin (z.B. Tiklat®).

Pharma-Info 19.52 Fibrinolytika

Wirkprinzip und Indikationen

Fibrinolytika *(Thrombolytika)* aktivieren die *Fibrinolyse,* d.h. den Abbau von Fibrin. In der Medizin werden sie zur **Thrombolyse** (medikamentöse Auflösung eines Thrombus oder eines Embolus) vor allem bei einem Herzinfarkt (☞ 18.5.2), einer massiven Lungenembolie (☞ 20.10.1), einer tiefen Bein- oder Beckenvenenthrombose (☞ 19.8.3) oder einem akuten Arterienverschluß (☞ 19.6.2) eingesetzt.

Kontraindikationen

Bei Störungen der Blutgerinnung, manifesten Blutungen, einigen entzündlichen Erkrankungen und Infektionen (Sepsis, Endokarditis, Pankreatitis), fortgeschrittenen Tumorleiden, Aneurysmen, nach einem Schlaganfall oder kurz nach Operationen, größeren Verletzungen und bestimmten Punktionen darf eine Lyse nicht durchgeführt werden, da unbeherrschbare Blutungen drohen.

Präparate und Vorbereitung der Lysetherapie

Unterschieden werden:
- Die **systemische Lyse,** bei der das Medikament i.v. gespritzt wird und seine Konzentration im ganzen Körper gleich hoch ist
- Die **lokale Lyse,** bei der das Medikament mit einem Katheter direkt an den Thrombus gebracht wird und dort die höchste Konzentration erreicht.

Derzeit zugelassene Fibrinolytika sind:
- **Streptokinase** (z.B. Streptase®)
- **Urokinase** (z.B. Actosolv®)
- **APSAC** (*azetylierter Plasminogen-Streptokinase-Aktivator-Komplex,* z.B. Eminase®)
- **rt-PA** (*recombinant tissue plasminogen activator,* z.B. Actilyse®).

Welches Fibrinolytikum verwendet wird, entscheidet der Arzt unter Berücksichtigung der Erkrankung (APSAC z.B. nicht für tiefe Beinvenenthrombose zugelassen), Vorerkrankungen des Patienten (Streptokinase nicht bei vorausgegangenem Streptokokkeninfekt) und hausinterner Verfügbarkeit (durch die extremen Kosten bis über DM 30 000 pro Behandlung oft eingeschränkt). Wegen der Gefahr schwerwiegender Nebenwirkungen, v.a. Blutungen und Unverträglichkeitsreaktionen, erfordert die Lysetherapie die eingehende Aufklärung des Patienten durch den Arzt und sein (schriftliches) Einverständnis. Vor Beginn der Lysetherapie müssen Blutbild, Blutgruppe und Gerinnungsstatus bestimmt und zwei Erythrozytenkonzentrate bereitgestellt werden. Gesteuert wird die Lysetherapie nach den zweimal täglich bestimmten Gerinnungswerten. Eine Lysetherapie wird möglichst auf der Intensivpflegestation durchgeführt.

Pflege bei Lysetherapie

- Medikament in verordneter Verdünnung über Perfusor geben (hausinterne Richtlinien beachten)
- Patienten während der Infusion nicht alleine lassen und genau auf Nebenwirkungen beobachten. Dies sind besonders allergische Reaktionen (z.B. Hautrötung), Blutungen (Bewußtseinsstörungen als Zeichen einer Hirnblutung!) und Temperaturanstieg. Bei V.a. Nebenwirkungen sofort Arzt informieren
- Täglich Stuhl auf Blut untersuchen
- Wegen der Gefahr lebensbedrohlicher Blutungen keine i.m.-Spritzen und keine nichtsteroidalen Antiphlogistika (z.B. Aspirin®, Voltaren®) bei Schmerzen verabreichen!

19.8 Erkrankungen der Venen

19.8.1 Varikosis

Varizen *(Krampfadern):* Geschlängelte und erweiterte (oberflächliche) Venen, am häufigsten an den Beinen auftretend.

Varikosis *(Krampfaderleiden):* Ausgedehnte Varizen der Beine.

Jeder Dritte entwickelt im Laufe seines Lebens Varizen. Frauen erkranken vier mal häufiger als Männer.

Krankheitsentstehung

Der **primären** *(idiopathischen)* **Varikosis** liegt eine Venenwandschwäche oder eine Klappeninsuffizienz zugrunde. Fast immer besteht eine familiäre Belastung. Begünstigt wird die Varikosis z.B. durch stehende Tätigkeit, Übergewicht und Schwangerschaft.

Die **sekundäre Varikosis** entsteht als Folge anderer Venenerkrankungen (z.B. einer tiefen Beinvenenthrombose, ☞ 19.8.3), die zu einer Abflußbehinderung im tiefen Venensystem oder Zerstörung der Venenklappen führen. Die oberflächlichen Venen müssen dann mehr Blut transportieren und werden langfristig überlastet.

Selten sind Varizen Folge anderer Erkrankungen, z.B. von gefäßnahen Tumoren, die den Blutrückfluß behindern.

Einteilung

Je nach Lokalisation der Varizen werden folgende Formen der Varikosis unterschieden (☞ Abb. 19.53):

- Sind nur ganz kleine, in der Haut gelegene Venen erweitert, spricht man von **Besenreiservarizen.** Typisch ist netz- oder kranzartige Anordnung
- **Retikuläre Varizen** liegen im Subkutangewebe. Die *Perforansvenen* (also die Verbindungsvenen zwischen tiefen und oberflächlichen Venen) sind intakt
- Sehr häufig sind aber die großen, „tiefen" Venenhauptstämme, also die *V. saphena magna* und *V. saphena parva* betroffen. Diese **Stammvarizen** liegen an der Innenseite von Ober- und Unterschenkel bzw. Rück- und Außenseite des Unterschenkels. Häufig sind auch die Perforansvenen oder die Mündungsklappe der V. saphena magna in die V. femoralis funktionsunfähig.

Symptome und Untersuchungsbefund

Eine Varikosis kann lange symptomlos bleiben und die Patienten nur in kosmetischer Hinsicht stören. Viele Patienten klagen aber über Schwellneigung, Schwere- und Spannungsgefühl der Beine sowie nächtliche Muskelkrämpfe. Wichtig ist, den Patienten immer im Stehen zu untersuchen, da die Varizen im Liegen oft „leerlaufen".

Komplikationen

Bedeutsam sind die Komplikationen einer Varikosis:

- Thrombophlebitis (☞ 19.8.2)
- Blutung aus geplatzten Varizen *(Varizenruptur)*
- Bei langjähriger Varikosis eine chronisch-venöse Insuffizienz (☞ 19.8.5).

Diagnostik

Ziel ist die Unterscheidung zwischen primären und sekundären Varizen durch:

- Inspektion und Anamnese
- Funktionstests (☞ 19.4.2): Perthes-Test, Trendelenburg-Test
- Ultraschalldoppleruntersuchung (☞ 19.4.3): z.B. Nachweis von Klappeninsuffizienzen
- Evtl. Phlebographie (☞ 19.4.7) bei geplanter operativer Varizenentfernung.

Behandlungsstrategie

Varizen können durch zwei Verfahren beseitigt werden: Sklerosierung und operative Varizenentfernung.

Sklerosierung

Bei der ambulant durchführbaren **Sklerosierung** *(Verödung)* wird ein Verödungsmittel, das ausschließlich die Veneninnenwand schädigt, in die Varizen eingespritzt. Vorzugsweise wird *Aethoxysklerol* verwendet. Anschließend wird ein Kompressionsverband angelegt, und der Patient geht zügig umher. Der Kompressionsverband wird für ca. zwei Wochen belassen. Komplikationen der Sklerosierung sind Nekrosen bei paravenöser Injektion, Hautpigmentierungen und allergische Reaktionen. Die Sklerosierung wird in erster Linie bei Insuffizienz der Perforansvenen und auf den Unterschenkel beschränkte Varizen angewendet.

Operative Varizenentfernung

Die operative Behandlung der Varikosis wird hauptsächlich bei der Stammvarikosis der V. saphena magna durchgeführt und ist nur erlaubt, wenn das tiefe Beinvenensystem eindeutig durchgängig ist. Folgende zwei Methoden sind zur operativen Varizenentfernung **(Babcock-Operation)** üblich:

- Bei der einen Methode (☞ Abb. 19.55) wird eine spezielle Sonde *(Venenstripper)* von distal in die V. saphena magna eingeführt und bis an ihre Mündungsstelle in die V. femoralis im Leistenbereich vorgeschoben. Dann wird die Sonde in der Leiste mit einem hütchenförmigen Kopfteil versehen, an dem der distale Teil der V. saphena magna festgeknotet wird. Anschließend wird die Sonde nach unten hin herausgezogen und der Venenstamm samt einiger Seitenäste entfernt („Venenstripping"). Große verbleibende Seitenäste werden durch zusätzliche Schnitte exstirpiert. Kleine abgerissene Seitenäste verschließen sich nach kurzer Zeit, wenn sie anhaltend komprimiert werden (z.B. durch einen Kompressionsverband, ☞ 7.3.15).
- Bei der anderen Methode wird die Sonde so eingeschoben, daß der Kopfteil der Sonde am distalen Ende der V. saphena magna zu liegen kommt. Dann wird der von der Einführungsstelle aus gesehene proximale Teil der V. saphena magna an der Sonde festgeknotet und die Sonde unter gleichzeitigem Wickeln des Beines nach oben herausgezogen.

Komplikationen einer Varizenoperation sind Wundheilungsstörungen, auffällige (Keloid-)Narben und Gefühlsstörungen am operierten Bein.

Pflege bei Varizenoperation

Pflege nach Gefäßoperationen, ☞ 19.2.3

Präoperative Pflege

- **Rasur:** Die Pflegenden rasieren den Patienten vom Bauchnabel abwärts (einschließlich der Schambehaarung) bis hin zum betroffenen Fuß
- **Körperreinigung:** Die präoperativen Maßnahmen (Rasur, Bad) werden so geplant, daß sie beendet sind, bevor der Arzt den Patienten zum Anzeichnen der Venenverläufe aufsucht. Hierzu wird ein wasserfester Stift (z.B. Edding®-Stift) bereitgelegt. Der Patient darf das betroffene Bein anschließend nicht mehr waschen
- **Thromboseprophylaxe:** Für das nicht zu operierende Bein erhält der Patient einen AT-Strumpf (in der Regel wird das Bein nur dann gewickelt, wenn der Arzt dies anordnet).

Postoperative Pflege

- **Krankenbeobachtung und Dokumentation:** Die Pflegenden achten auf Nachblutungen (Verband durchgeblutet?), Zeichen von Durchblu-

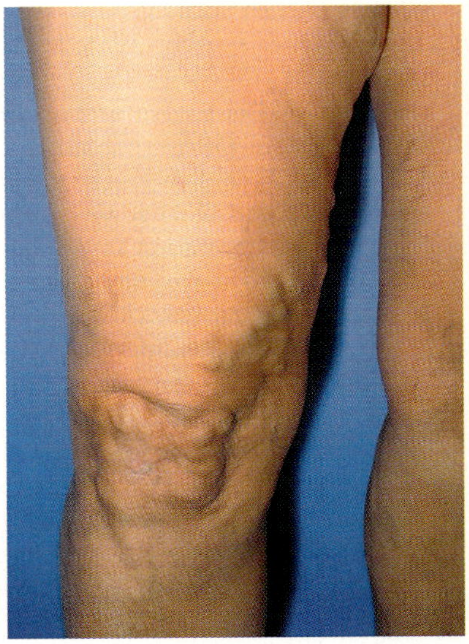

Abb. 19.53: Patient mit ausgeprägter Varikosis. Die erweiterten, geschlängelten Venen sind deutlich zu erkennen. [T129]

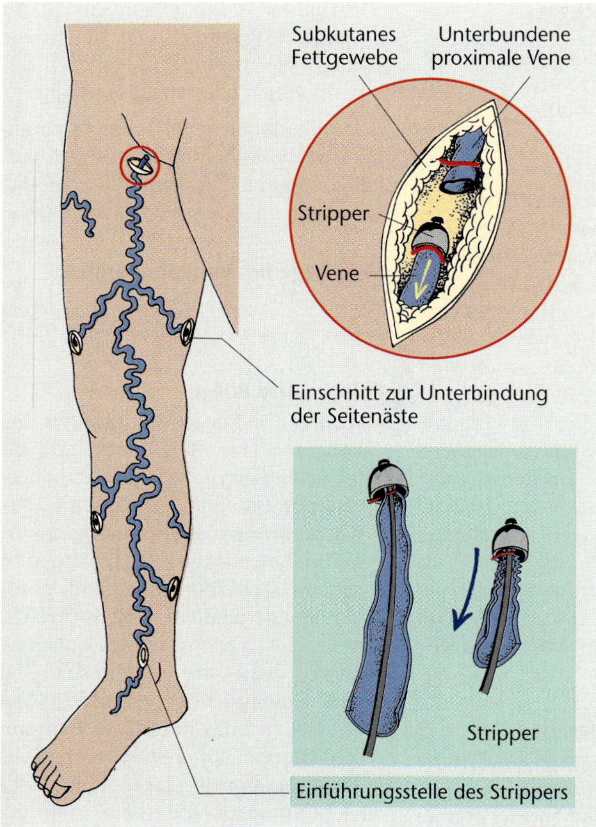

Abb. 19.55 (links): Eine Variante der Babcock-Operation zur Varizenentfernung *(Varizenstripping)*. [L215]

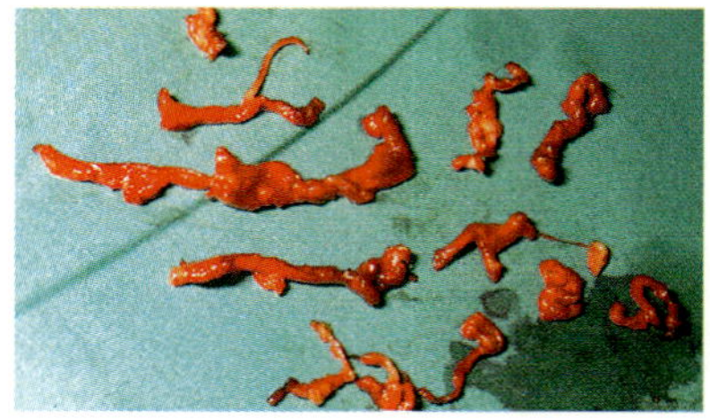

Abb. 19.54 (rechts): Gestrippte Venen. [T129]

tungsstörungen (Hauttemperatur, Hautfarbe), Schmerzen (z.B. bei zu straffem Verband, aber auch bei Durchblutungsstörungen) und auf den korrekten Sitz des intraoperativ angelegten Kompressionsverbandes am operierten Bein

- **Lagerung:** Das operierte Bein wird auf einer flachen Schaumstoffschiene (Keel-Schiene, ☞ Abb. 19.9) leicht hochgelagert
- **Mobilisation:** Der Patient wird in der Regel noch am OP-Tag mobilisiert. Anfangs muß er sich noch etwas schonen und darf nicht zu viel Treppensteigen, nach wenigen Tagen sollte er dann jedoch viel umhergehen (allerdings nur mit gewickelten Beinen, ☞ auch Patienteninformation)
- **Verbandswechsel:** Der erste Verbandswechsel erfolgt meist am zweiten postoperativen Tag. Dann wird auch die Redondrainage in der Leiste gezogen. Danach werden Wund- und Kompressionsverband täglich erneuert. Die Fäden in der Leiste werden am 7. – 8., am Bein zwischen dem 8. und 11. postoperativen Tag entfernt.

Nach der Entlassung sollte der Patient mindestens noch drei Monate einen Kompressionsstrumpf der Kompressionsklasse II tragen oder das Bein wikkeln. Längeres Sitzen und Stehen sollte er vermeiden, günstig sind hingegen Gehen sowie häufiges Hochlegen der Beine über Tag und Schlafen mit leicht hochgelagerten Beinen über Nacht (Fußteil des Bettes erhöhen). Direkte Sonneneinstrahlung und heiße Bäder sind für mindestens sechs Monate tabu.

Patienteninformation

Häufig läßt sich die Progredienz eines Krampfaderleidens durch geeignete Lebensführung so verlangsamen, daß keine invasiven Maßnahmen erforderlich werden (☞ 19.2):

- Frühzeitiges Tragen von Stütz- oder Kompressionsstrümfen bzw. -strumpfhosen, insbesondere bei Patienten mit Stehberufen
- Vermeiden von längerem Sitzen oder Stehen. Häufiges Hochlagern der Beine („S-L-Regel", ☞ oben und 19.2.1)
- Keine direkte Sonneneinstrahlung auf die Beine, keine heißen Bäder oder Saunagänge
- Kein Tragen schwerer Lasten
- Schließlich: Abbau von Rauchen und Übergewicht, da beide die Symptome verstärken.

19.8.2 Thrombophlebitis

Thrombophlebitis: Entzündung (einer) oberflächlichen Vene(n).

Krankheitsentstehung

Bei der **abakteriellen Thrombophlebitis** bildet sich ein Gerinnsel in einer oberflächlichen Vene (meist einer Unterschenkelvarize), und es kommt zu einer *lokal begrenzten* Entzündung.

Die **bakterielle Thrombophlebitis** ist zumeist Folge eines Bagatelltraumas, Injektionen oder venösen Zugängen an nicht varikös veränderten Venen (im Krankenhaus also meist an einer Armvene lokalisiert). Als Komplikation droht eine hämatogene Aussaat der Bakterien.

Symptome und Untersuchungsbefund

Die *abakterielle Thrombophlebitis* an Krampfadern zeigt sich durch einen derben, druckschmerzhaften (Venen-) Strang, dessen Umgebung gerötet und überwärmt ist. Evtl. besteht auch eine lokale Schwellung. Das Allgemeinbefinden des Patienten ist nicht beeinträchtigt.

Die lokalen Symptome der *bakteriellen Thrombophlebitis* ähneln denjenigen der abakteriellen Thrombophlebitis, jedoch können Allgemeinsymptome wie Fieber, Schüttelfrost sowie eine eitrige Einschmelzung des Entzündungsherdes hinzutreten.

Diagnostik

Die Diagnose einer Thrombophlebitis wird klinisch gestellt. Bei Verdacht auf bakterielle Beteiligung sollten ein Blutbild angefertigt und eine Blutkultur zur Erregeridentifizierung entnommen werden.

Behandlungsstrategie

Pflege

Bei einer Thrombophlebitis oberflächlicher Varizen:

- *Keine* Bettruhe, sondern Patienten mit Kompressionsverband viel umhergehen lassen
- Nachts Bein gewickelt lassen und hochlagern
- Zur Beschwerdelinderung lokal Alkohol- oder Rivanolumschläge machen und Heparinsalben auftragen.

Bei großem Gerinnsel ist evtl. eine Stichinzision mit Auspressen des Koagels erforderlich. Bei bettlägerigen Patienten ist eine Antikoagulation angezeigt. Wiederholte Thrombophlebitiden erfordern eine Varizensanierung durch Operation oder Sklerosierung nach Abheilen der Entzündung.

Bei bakterieller Thrombophlebitis:

- Venenkatheter entfernen, Katheterspitze (steril) abschneiden und zur bakteriologischen Prüfung schicken
- Lokale Maßnahmen wie bei abakterieller Thrombophlebitis durchführen
- Patienten bei tiefer Venenbeteiligung Bettruhe einhalten lassen
- Antibiotika und evtl. Heparin nach Anordnung verabreichen.

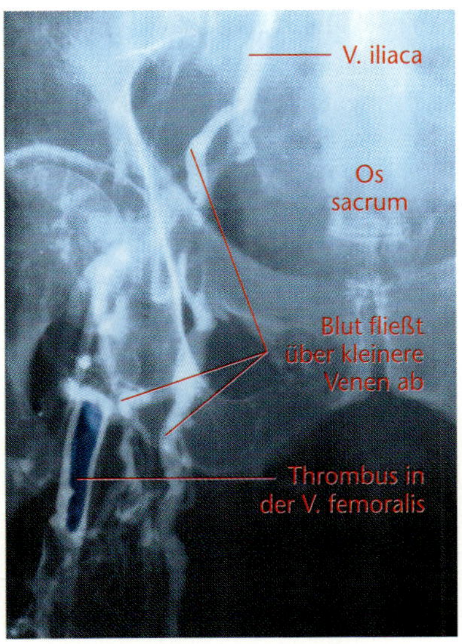

Abb. 19.56: Phlebothrombose der rechten V. iliaca und der V. femoralis.
Bei dieser tiefen Bein- und Beckenvenenthrombose fließt das Kontrastmittel (und damit das Blut) aus dem Bein über Umwege in den proximalen Abschnitt der V. iliaca ab. Die Konturen der V. femoralis sind gerade noch erkennbar. Da ihr Lumen fast völlig mit dem Thrombus ausgefüllt ist, fließt kaum Kontrastmittel durch die Vene durch. [T170]

19.8.3 Tiefe Venenthrombose (Phlebothrombose)

Thrombose: Lokale *intravasale* Gerinnung (Blutpfropfbildung).

Tiefe Venenthrombose *(Phlebothrombose):* Verschluß einer tiefen Vene durch eine Thrombose. Meist in den tiefen Bein- und Beckenvenen auftretend. In 60% linkes Bein, in 10% beide Beine, in 2% Arm(e) betroffen. V.a. durch ihre Komplikationen gefährlich: Die Patienten sind akut durch die Gefahr einer Lungenembolie (bei jedem 3. Patienten mit Beckenvenenthrombose!) und langfristig durch Thrombose-Rezidive und die Entwicklung eines postthrombotischen Syndroms bedroht.

Embolie: Gefäßverschluß durch einen **Embolus,** d.h. in die Blutbahn verschleppter Substanzen, die sich nicht im Blut lösen, z.B. Thromben (*Thromboembolie,* häufigste Form), Luft, Fremdkörper oder Bakterien.

Lungenembolie, ☞ *20.10.1*

Krankheitsentstehung

Die Entstehung eines Thrombus wird vor allem durch drei Risikofaktoren begünstigt, die auch als **Virchow-Trias** bezeichnet werden:

- Veränderung der Blutströmung, v.a. Strömungsverlangsamung (beispielsweise bei Bettlägerigkeit)
- Gefäßwandschädigung (z.B. nach OP)
- Veränderte Blutzusammensetzung, z.B. *Hyperkoagulabilität* (erhöhte Gerinnungsneigung).

Thrombosegefährdet sind insbesondere ältere und übergewichtige Patienten.

Unbehandelt entsteht durch Einsprossen von Fibroblasten und Kapillaren mit der Zeit meist eine neue Gefäßlichtung *(Rekanalisation),* die jedoch in der Regel kleiner ist als die ursprüngliche und deren Wand verhärtet und nur wenig elastisch ist. Auch werden die Venenklappen im rekanalisierten Gefäßabschnitt meist funktionsunfähig. Langfristige Folge ist ein chronischer Stau venösen Blutes mit sekundärer Varikosis und chronisch venöser Insuffizienz (☞ 19.8.5).

Symptome und Untersuchungsbefund

Meist bemerkt der Patient als erstes ein Schwere- und Spannungsgefühl am betroffenen Bein, einen belastungsabhängigen Fußsohlen- oder Wadenschmerz und evtl. einen ziehenden Schmerz entlang der Venen. Mäßig hohes Fieber ist möglich.

Der Untersucher stellt eine Schwellung von Unterschenkel oder gesamtem Bein (Umfänge beider Beine messen!), evtl. aber nur ein diskretes Ödem der Knöchelregion fest. Die Haut der betroffenen Extremität ist bläulich-rot verfärbt, warm und glänzend. Evtl. sind die tiefen Beinvenen druckschmerzhaft. Weitere Thrombosezeichen sind Schmerzen beim Beklopfen der Wade, bei der Dorsalflexion der Fußsohle *(Hohmann-Zeichen)* oder bei Druck auf die Fußsohle *(Payr-Zeichen).*

Vielfach verläuft eine tiefe Bein-/Beckenvenenthrombose symptomarm und wird erst nach Auftreten einer Lungenembolie (☞ Komplikationen und 20.10.1) diagnostiziert.

Schwerste Verlaufsform ist die **Phlegmasia coerula dolens** mit (praktisch) vollständiger Verlegung der venösen Strombahn und Stillstand des venösen Rückstromes in der betroffenen Extremität. Das Bein nimmt rasch an Umfang zu und verfärbt sich blau-rot, die Pulse sind nicht mehr tastbar. Der Patient hat stärkste Schmerzen und gerät in einen Schock.

Komplikationen

Wichtigste und lebensgefährliche Komplikation einer tiefen Bein- oder Beckenvenenthrombose ist die *Lungenembolie* (☞ 20.10.1).

Außerdem gefährdet die Phlebothrombose das betroffene Bein durch Verlegung des venösen Abstromes und führt bei ca. 40 – 50% der Patienten als Spätkomplikation zur chronisch venösen Insuffizienz (☞ 19.8.5). Thrombose-Rezidive sind häufig, da die vorgeschädigten Venenwände neue Thromboseherde darstellen.

Diagnostik

Zur Erhärtung und Sicherung der klinischen Verdachtsdiagnose sind erforderlich:

- Doppler- und Duplex-Sonographie (☞ 19.4.3 und 19.4.4)
- Bei weiter bestehender Unklarheit und therapeutischen Konsequenzen (Lyse?) Phlebographie (☞ 19.4.7)
- „Großer" Gerinnungsstatus mit AT III, Protein C und Protein S (erhöhte Gerinnbarkeit des Blutes?).

Diagnostik bei V.a. Lungenembolie, ☞ 20.10.1

Behandlungsstrategie

Ziel der Behandlung ist es:

- Eine Lungenembolie zu verhindern
- Der Entstehung neuer Thromben entgegenzuwirken
- Die Auswirkungen der venösen Abflußbehinderung (Schmerzen, Ödem) zu minimieren.

Dies wird durch folgende Therapiemaßnahmen und eine geeignete Pflege (☞ unten) erreicht:

- **Thrombolysetherapie:** Bei frischen, bis zu fünf Tage alten Thromben bestehen gute Erfolgschancen, den Thrombus medikamentös aufzulösen. Am häufigsten wird hierbei die *ultrahohe Streptokinase-Lyse* (1,5 Mio. E/Std. über 6 Std.) angewandt. Leider bestehen zahlreiche Kontraindikationen (☞ Pharma-Info 19.52)
- Bei schweren, anders nicht beherrschbaren, frischen Verschlüssen von Becken- und Oberschenkelvenen kommt auch eine **Thrombektomie,** z.B. mittels eines Fogarty-Katheters, in Betracht (☞ 19.6.2, 19.6.3)
- Ist – etwa bei Patienten in schlechtem Allgemeinzustand – weder eine Lysetherapie noch eine Thrombektomie möglich, ist eine alleinige Antikoagulation zunächst mit Heparin, dann mit Cumarinen angezeigt
- Auch nach einer Lyse oder Thrombektomie ist eine **medikamentöse Antikoagulation** mit Heparin (☞ Pharma-Info 19.49) notwendig. Bei distalen Thrombosen wird schon ab dem ersten Tag, bei massiven Thrombosen oder Lungenembolie ab dem 3. – 7. Tag auf Marcumar übergegangen. Diese Rezidivprophylaxe ist für mindestens 6 – 12 Monate erforderlich

Alle genannten Maßnahmen gelten insbesondere für die Oberschenkel- und Beckenvenenthrombose, bei denen die Lungenemboliegefahr besonders groß ist. Bei Unterschenkelthrombosen kann auf einen Teil der Maßnahmen verzichtet werden (Arztanordnung).

Rezidivprophylaxe

Neben der Marcumarisierung sind weitere Maßnahmen zur Rezidivprophylaxe die Reduktion von Übergewicht, der Verzicht auf Rauchen und das Absetzen thrombosefördernder Medikamente, insbesondere der „Pille". Außerdem sollen die Patienten Kompressionsstrümpfe tragen (☞ auch Pflege und Patienteninformation).

Pflege bei tiefer Venenthrombose

Fehler vermeiden

- Bereits bei Verdacht auf Phlebothrombose keine i.m.-Injektionen (z.B. zur Schmerzbekämpfung), da diese eine Kontraindikation für eine Lyse darstellen. Das gleiche gilt auch für die Zeit der Antikoagulation
- Während der Bettlägerigkeit des Patienten auf die Fersen achten (Gefahr von Druckschäden)
- Bei Kompressionsverband ggf. Pflasterzug über Ferse und Knöchel anlegen, damit der Verband nicht verrutscht.

- Bei einer Antikoagulation oder Lysetherapie (☞ 19.7) werden die Gerinnungsparameter regelmäßig überprüft und Pulse, Wärme und Farbe der Haut sowie Sensibilität engmaschig kontrolliert
- Der Patient muß für 7 – 10 Tage strenge Bettruhe einhalten (außer bei Patienten mit Unterschenkelthrombosen). Nach dieser Zeit braucht bei wirksamer Antikoagulation nicht mehr mit neuen Thromben gerechnet zu werden, und die vorhandenen Thromben sind entweder aufgelöst oder in die Venenwand eingebaut
- Wegen der Gefahr einer Lungenembolie sind abrupte Bewegungen und Pressen beim Stuhlgang ungünstig (Obstipationsprophylaxe)
- Die betroffene Extremität wird auf einer Schiene hochgelagert und mit Binden gewickelt (☞ 7.3.15). Der Verband wird zweimal täglich erneuert, um Hautschäden durch Einschnürung zu vermeiden. Durch die Kompression soll der Thrombus festgehalten und einer Embolisierung entgegengewirkt werden
- Aufgrund seiner Immobilität ist der Patient auf Hilfe angewiesen, insbesondere bei der Körperpflege und der Nahrungsaufnahme
- Noch während des Krankenhausaufenthaltes werden dem Patienten Kompressionsstrümpfe angepaßt.

Patienteninformation

Patienten nach einer Phlebothrombose bleiben auch nach gutem Therapieerfolg erhöht thrombosegefährdet. Sie sollten daher bei jedem neuen Arztkontakt auf die Erkrankung aufmerksam machen, da viele Medikamente die Thrombosegefahr weiter vergrößern. Bei jeder Bettlägerigkeit muß eine low dose-Heparinisierung erwogen werden, die auch unter ambulanten Bedingungen möglich ist (z.B. Fragmin®-Fertigspritzen einmal täglich s.c.).

19.8.4 Paget-Schroetter-Syndrom

Paget-Schroetter-Syndrom: Thrombose der V. axillaris oder der V. subclavia. Meist sind junge, muskulöse Männer betroffen.

Typischerweise tritt eine Thrombose der V. axillaris oder V. subclavia nach (sportlichen) Belastungen der Arme auf. Seltener ist eine chronische Venenkompression (Halsrippe, Tumor, überschießende Knochenneubildung nach Schlüsselbeinfraktur) verantwortlich.

Die Patienten klagen über Schmerzen, Schweregefühl und Schwäche im Arm. In späteren Stadien ist der Arm livide verfärbt und ödematös geschwollen.

Die Therapie besteht in einer einer medikamentösen Thrombolyse oder in einer operativen Entfernung des Thrombus innerhalb der ersten fünf Tage.

19.8.5 Chronisch-venöse Insuffizienz (CVI)

Chronisch-venöse Insuffizienz (kurz *CVI,* auch *postthrombotisches Syndrom* genannt): Typische Kombination von Venen- und/oder Hautveränderungen bei länger bestehender primärer oder sekundärer (postthrombotischer) Varikosis.

Krankheitsentstehung

Die Stauung des Blutes läßt den Blutdruck im venösen Schenkel der Kapil-

Stadium	Klinische Befunde	Behandlungsstrategie und Pflege
I	Varikosis ohne Hautveränderungen	☞ 19.8.1
II	Varikosis, Hyper-/Depigmentierung, Stauungsdermatitis, weißfleckige Hautatrophie	Chirurgische oder sklerosierende Maßnahmen, Gefäßtraining, Kompression
III	Ulcus cruris	Ulkuspflege (☞ 19.3.4), i.d.R. keine Sklerosierung oder OP mehr möglich. Kompressionsverband

Tab. 19.57: Stadieneinteilung und stadienabhängige Therapie der chronisch venösen Insuffizienz. [B200]

laren und in den Venolen ansteigen. Zunächst resultiert eine Ödemneigung, langfristig entsteht eine Sklerose (Verhärtung) der Haut und Unterhaut. Die Hautanhangsgebilde (Haare, Nägel, Drüsen) werden geschädigt, Pigmente lagern sich vermehrt ein, und im Endstadium bilden sich Ulzerationen und Nekrosen. Die Haut wird anfällig gegenüber Keimen und heilt nach Verletzungen nur schlecht.

Symptome, Befund und Therapie

Am häufigsten klagen die Patienten über Wadenschmerzen oder ein „Berstungsgefühl" im betroffenen Bein bei längerem Stehen oder Sitzen. Wadenkrämpfe können ebenfalls auftreten.

Abhängig vom Schweregrad der Erkrankung liegen Ödeme, Pigmentstörungen der Haut, Entzündungen, Narben, Varizen sowie vorzugsweise am Innenknöchel lokalisiserte *Ulcera cruris* (☞ 19.3.4) vor. Die Behandlung der chronisch venösen Insuffizienz ist stadienabhängig (☞ Tab. 19.57).

19.9 Arteriovenöse Fisteln

Arteriovenöse Fistel *(AV-Fistel):* Angeborene oder erworbene, krankhafte Kurzschlußverbindung zwischen arteriellem und venösem Gefäßsystem.

Die meisten AV-Fisteln sind Folge von Gefäßverletzungen (☞ 19.10). Seltener sind sie durch Aneurysmen, Entzündungen oder Tumoren bedingt oder angeboren. Eine absichtlich herbeigeführte AV-Fistel ist der Shunt zur Dialyse (☞ 31.2.6).

Die Symptome ergeben sich aus der veränderten Blutströmung:

- Dadurch, daß das Blut nicht durch das kapillare Stromgebiet, sondern durch den Kurzschluß direkt in eine Vene fließt, werden die hinter dem Shunt gelegenen Gewebe nicht ausreichend durchblutet, und es entwickeln sich die Zeichen einer peripheren Minderdurchblutung (z.B. trophische Störungen, Belastungsschmerz)
- Die Vene hinter der Fistel muß eine unphysiologisch hohe Blutmenge bei unphysiologisch hohem Druck transportieren. Sie erweitert sich und pulsiert
- Bei großen AV-Fisteln kann das Herz-Zeit-Volumen erheblich gesteigert sein. Folgen sind eine Tachykardie und belastungsabhängige Dyspnoe, bei langem Bestehen der Fistel eine Herzinsuffizienz durch Volumenüberlastung (☞ 18.6.1).

Die Verdachtsdiagnose wird durch Klinik und Auskultation („Maschinengeräusch") gestellt und durch Doppler- oder Farb-Duplex-Sonographie sowie Angiographie gesichert. Therapeutisch wird versucht, z.B. durch Ligatur oder Resektion der beteiligten Gefäße oder interventionelle radiologische Verfahren einen Verschluß der Fistel zu erreichen.

19.10 Gefäßverletzungen

19.10.1 Arterienverletzungen

Arterielle Verletzungen haben größere klinische Bedeutung als venöse Verletzungen, da sich infolge des hohen Druckes rasch ein erheblicher Blutverlust entwickeln kann.

Krankheitsentstehung und Einteilung

Direkte Arterienverletzungen

Direkte Arterienverletzungen sind Folge einer *direkten Gewalteinwirkung* auf die Arterie. Sie machen den Hauptteil arterieller Verletzungen aus. Unterschieden werden:

- **Scharfe Arterienverletzungen.** Sie entstehen durch Stich, Schnitt, Schuß oder Pfählungstrauma sowie durch ärztliche Maßnahmen (z.B. Angiographie, Punktionen). Alle drei Wandschichten des Gefäßes werden von außen nach innen durchtrennt
- **Stumpfe Arterienverletzungen** als Folge von Prellungen, Quetschungen, Verrenkungen oder Frakturen. Bevorzugt sind Arterien in enger Nachbarschaft zum Knochen betroffen. Durch das Trauma werden Intima und Media geschädigt und retrahieren sich. Dadurch wird die Gefäßlichtung verkleinert, und es bilden sich Thromben an der Verletzungsstelle, die die Arterienlichtung verlegen.

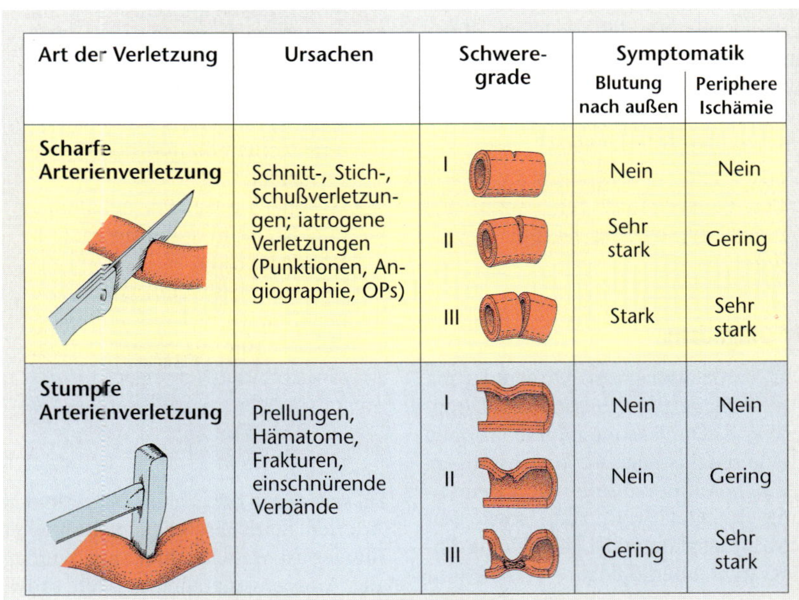

Abb. 19.58: Unterschiede in Entstehung und Symptomatik bei scharfen und stumpfen Arterienverletzungen. [M100/L190]

Indirekte Arterienverletzungen

Von **indirekten Arterienverletzungen** spricht man, wenn die Verletzung eine Folge *indirekter Gewalteinwirkung* ist. Typisches Beispiel ist das Zerreißen der Aorta bei einem frontalen Autozusammenstoß (*Dezelerationstrauma* bei plötzlicher Beschleunigungsänderung).

Symptome und Untersuchungsbefund

Scharfe Gefäßverletzungen

Scharfe Gefäßverletzungen führen in der Regel zu hellroten, pulsierenden Blutungen nach außen und sind dann leicht zu erkennen. Manchmal blutet es aber nicht nach außen, sondern in die Weichteile bzw. umgebenden Organe, und es bildet sich ein Hämatom. Durch den Blutverlust nach außen oder innen gerät der Patient in einen Volumenmangelschock, der sich u.a. durch Blutdruckabfall bei gleichzeitigem Pulsanstieg zeigt (☞ 38.5.1).

☑ Leitsymptom der **scharfen Arterienverletzung** ist die *Blutung* nach außen oder innen.

Bei einer *glatten Durchtrennung* von Gefäßen kann die anfängliche Blutung fehlen, da sich die Intima zusammenrollt und das Gefäß so (vorübergehend) abdichtet.

Stumpfe Gefäßverletzungen

Bei stumpfen Gefäßverletzungen fehlt die Blutung, da der Thrombus im Gefäßinnern das Gefäß abdichtet. Vielmehr entwickeln sich mit Kälte, Blässe und peripherem Pulsverlust der betroffenen Extremität, Schmerzen und evtl. neurologischen Ausfällen die Zeichen eines akuten Arterienverschlusses.

☑ Leitsymptom der **stumpfen Arterienverletzung** ist die *Ischämie.*

Diagnostik

Die Verdachtdiagnose wird aufgrund der Klinik gestellt (Pulsstatus!). Doppler- und Duplexsonographie können die Verdachtsdiagnose oft bestätigen, zur sicheren Lokalisation und Beurteilung der Gefäßverletzung sowie zur Operationsplanung ist jedoch eine Angiographie unerläßlich.

Die Röntgenleeraufnahme des Thorax und Sonographie des Abdomens, möglichst auch ein Thorax- bzw. Abdomen-CT, dienen der Erkennung von Gefäßverletzungen im Thorax- oder Abdominalbereich. Besteht danach weiter der Verdacht einer Gefäßverletzung, ist eine diagnostische Laparotomie unumgänglich.

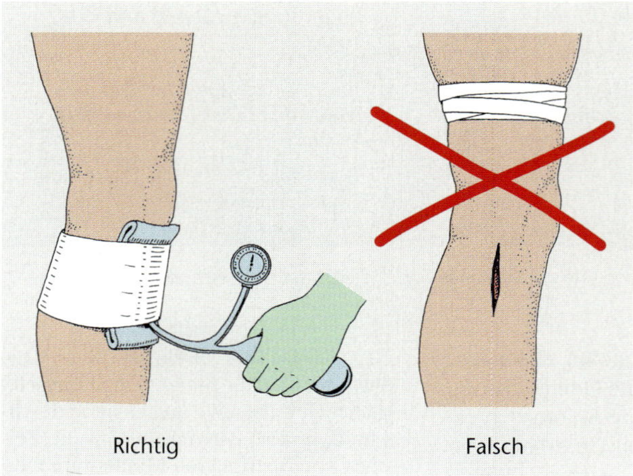

Abb. 19.59: Links: Korrekte Erste Hilfe bei einer Arterienverletzung: Ein großflächiger Kompressionsdruck verhindert zusätzliche Gefäßschäden durch die Kompression.
Rechts: Falsche Blutstillung. Durch die Anwendung von Stauschläuchen oder Staubinden kommt es zu Nervenschädigungen, venösen Stauungen und Gefäßwandschäden. [L190]

Behandlungsstrategie

Erstmaßnahmen

- Offene Blutungen keimfrei verbinden und durch Druckverband oder Blutdruckmanschette komprimieren, bei ausgedehnten Blutungen notfalls zuführende Arterie mit Fingern oder Faust komprimieren (z.B. A. femoralis in der Leiste bei Blutungen am Oberschenkel). Keinesfalls blutende Gefäße mit scharfen Klemmen fassen (eher mit den Fingern), da dies die Aussichten einer operativen Gefäßwiederherstellung erheblich verschlechtert! Kontamination der Wunde vermeiden
- Gleichzeitig Schock bekämpfen und Kreislauf stabilisieren (z.B. Volumenersatz)
- Bei (mutmaßlichen) geschlossenen Blutungen Kreislauf stabilisieren, Blutungsquelle suchen (Weichteilschwellungen?) und – falls möglich – zuführendes Gefäß komprimieren.

Da sich durch den hohen Druck in den Arterien rasch ein lebensbedrohlicher Blutverlust entwickeln kann, werden alle Arterienverletzungen nach provisorischer Blutstillung und Diagnostik schnellstmöglich operativ versorgt. Das rasche Handeln schützt den Patienten auch vor dem Verlust der minderdurchbluteten Extremität, deren maximal tolerierbare Ischämiezeit bei etwa sechs Stunden liegt. Bei der Versorgung von **Polytraumen** (*Mehrfachverletzungen,* ☞ auch 11.1.4) haben Arterienverletzungen oberste Priorität.

Bei scharfen Arterienverletzungen und ausreichender „Restlänge" des Gefäßes kann eine einfache Gefäßnaht oder End-zu-End-Anastomose ausreichend sein. Können die Gefäßenden jedoch nur unter Spannung wiedervereinigt werden, muß ein Interponat (☞ Abb. 19.44) eingesetzt werden.

Bei stumpfen Arterienverletzungen wird das Gefäß freigelegt und der Thrombus nach dem Prinzip der TEA (☞ 19.6.2) ausgeschält. Dann wird das Gefäß durch direkte Naht oder nach Einnähen eines Patch verschlossen (☞ Abb. 19.39).

19.10.2 Venenverletzungen

Venenverletzungen entstehen durch die gleichen Mechanismen wie arterielle Verletzungen, sind jedoch seltener. Ihre Symptome sind weniger dramatisch. Typisch ist das langsame, kontinuierliche Austreten dunklen Blutes. Nach ausgedehnter Quetschung oder längerer Kompression (z.B. beim Abbinden einer arteriellen Blutung!) können sich aber Thromben in dem verletzten Gefäß bilden und zu einer Lungenembolie führen.

Größere Venenverletzungen müssen durch Thrombektomie, Gefäßnaht und evtl. Einsetzen eines Interponats versorgt werden. Häufig wird außerdem eine AV-Fistel angelegt, um einen ausreichenden Blutfluß zu gewährleisten.

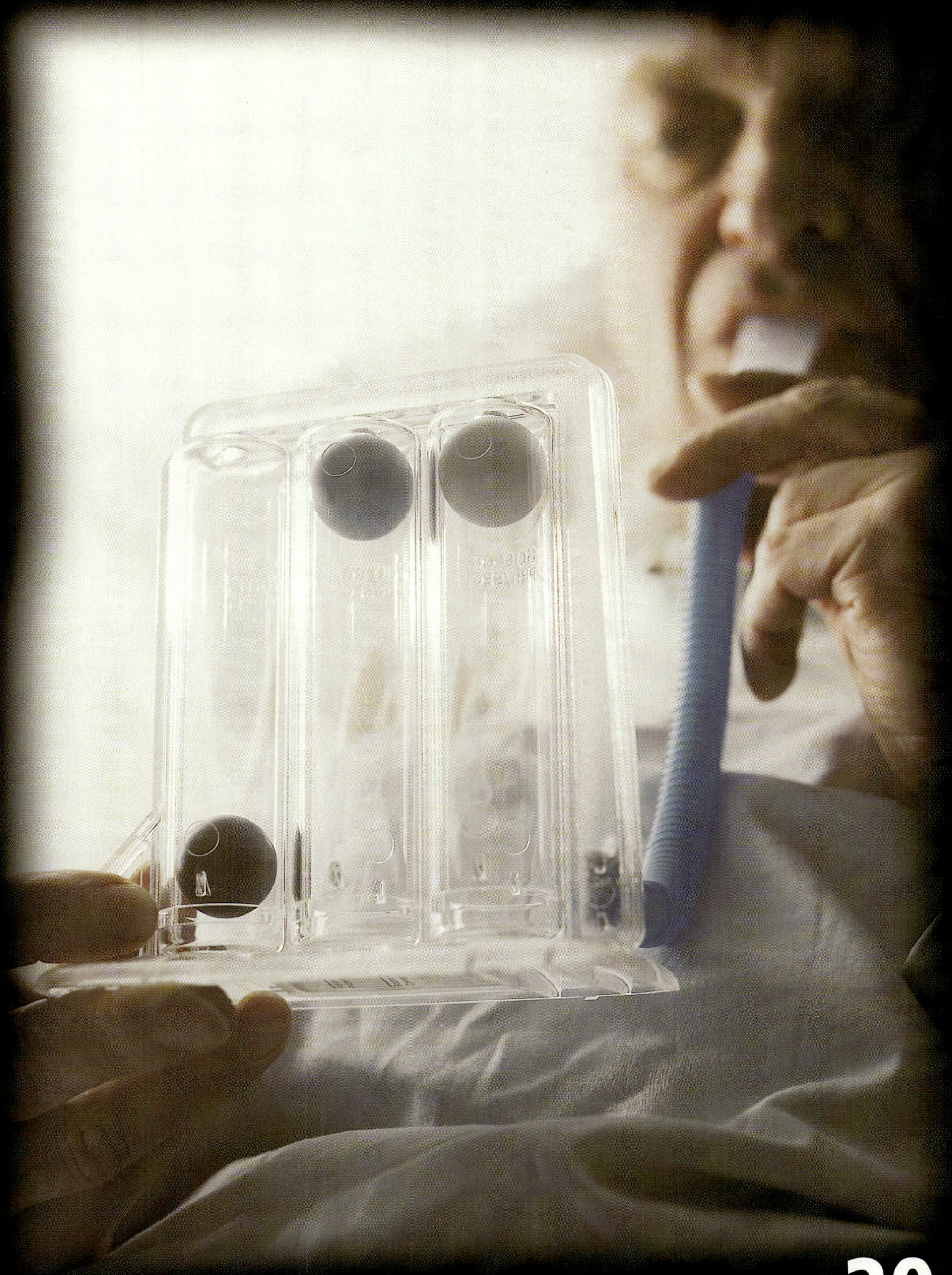

20 Pflege bei Lungenerkrankungen

Übersicht

Querverweise

Lungenödem, ☞ *18.6.3*

Die medizinischen Fachgebiete

Pneumonologie *(Lungen- und Bronchialheilkunde, Pneumologie, Pulmonologie, Pulmologie)*: Teilgebiet der Inneren Medizin, das sich mit den Erkrankungen der unteren Atemwege und der Lungen befaßt. Es umfaßt außer den Erkrankungen der Bronchien und der Lunge diejenigen der Pleura und des Mediastinums. Erfordert eine Lungen- oder Bronchialerkrankung eine Operation, ist dies Aufgabe des für Eingriffe in den Brustraum spezialisierten **Thoraxchirurgen.**

Erkrankungen von Nase, Nasennebenhöhlen, Rachen und Kehlkopf werden vom Hals-Nasen-Ohrenarzt behandelt (☞ Kapitel 34).

20.1 Anatomie und (Patho-)Physiologie der Atmungsorgane

Lungenvolumina, ☞ *7.3.2.2*

Trachea, Bronchien und Lunge

Unterhalb des Kehlkopfes beginnt die **Trachea** *(Luftröhre)*. Sie ist ein ca. 11 cm langer, muskulöser Schlauch, dessen Lichtung durch 16 – 20 C-förmige Knorpelspangen stabilisiert wird. An ihrem unteren Ende teilt sich die Trachea in die beiden **Hauptbronchien**, die sich bereits nach wenigen Zentimetern in kleinere Bronchien aufteilen: der rechte Hauptbronchus in drei **Lappenbronchien** für die drei Lappen der rechten Lunge, der linke Hauptbronchus in zwei Lappenbronchien für die zwei Lappen der linken Lunge. Die Lappenbronchien teilen sich in **Segmentbronchien**, und vergleichbar dem Geäst eines Baumes entstehen immer

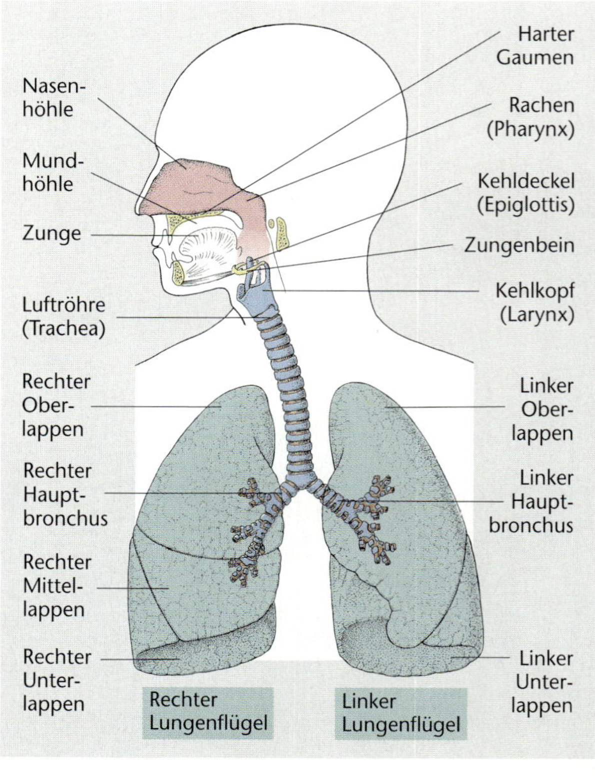

Abb. 20.1: Das Atmungssystem. Zum **oberen Respirationstrakt** (obere Luftwege) gehören Nase, Nasennebenhöhlen und Rachenraum. Zum **unteren Respirationstrakt** (untere Luftwege) zählen Kehlkopf, Trachea, Bronchien sowie die Lunge selbst. [L190]

kleinere und dünnwandigere Bronchien bis zu den **Bronchiolen**. Endstufe der Verzweigung sind die *Lungenbläschen*, die **Alveolen.**

Die **Lunge** besteht aus zwei **Lungenflügeln,** die sich in fünf **Lungenlappen** gliedern (☞ Abb. 20.1). Im Bereich des **Lungenhilus** (*Lungenwurzel)* treten die Lymph- und Blutgefäße zusammen mit den Hauptbronchien in die Lungen ein.

Beide Lungenflügel werden von einer hauchdünnen Hülle, der **Pleura visceralis** (*Lungenfell)* überzogen. Sie grenzt, nur durch einen Flüssigkeitsspalt **(Pleuraspalt)** getrennt, an die **Pleura parietalis** *(Rippenfell),* die Brustwand, Zwerchfell und Mediastinum bedeckt. Beide Pleurablätter werden zusammen als **Pleura** *(Brustfell)* bezeichnet.

Gasaustausch

Die Alveolen werden netzförmig von den Kapillaren des Lungenkreislaufs umsponnen. Während der Passage des Blutes durch die Lungenkapillaren diffundiert der Sauerstoff der Alveolen durch die Wände des Lungenbläschens und der Kapillare, die zusammen die **Blut-Luft-Schranke** bilden. Gleichzeitig diffundiert in entgegengesetzter Richtung Kohlendioxid in die Lungenbläschen, so daß der ableitende Schenkel der Kapillare nach diesem **Gasaustausch** sauerstoffreiches, kohlendioxidarmes Blut enthält.

Der Gaswechsel erfolgt von Orten hohen **Partialdrucks** (*Teildruck* = Maß für den prozentualen Anteil eines Gases innerhalb eines Gasgemisches) zu Orten niedrigen Partialdrucks.

Steuerung der Atmung

Gesteuert wird die Atmung durch das **Atemzentrum** in der *Medulla oblongata* (verlängertes Mark, Übergang vom Rückenmark zum Gehirn). Bei *steigendem* Kohlendioxidpartialdruck, *sinkendem* Sauerstoffpartialdruck sowie *sinkendem* pH-Wert des arteriellen Blutes wird die Atmung *gesteigert*, der **Atemantrieb** nimmt zu (☞ auch Tab. 7.3.2).

Ein erhöhter (arterieller) Kohlendioxidpartialdruck **(p_aCO_2)** ist aus zwei Gründen gefährlich:

- Das Atemzentrum wird ab einem p_aCO_2 von etwa 65 mmHg (Normalwerte ☞ 20.4.4) gelähmt, so daß die Atemtätigkeit abnimmt **(CO_2-Narkose)**
- Ist der Kohlendioxidpartialdruck des Blutes wie z.B. bei bestimmten chronischen Atemwegserkrankungen ständig erhöht, so „gewöhnt“ sich der Körper daran. Die Atmung wird dann praktisch nur noch über den Sauerstoffpartialdruck des Blutes reguliert (☞ 20.2.1).

Pathophysiologie der Lungenfunktion

Störungen der Lungenbelüftung (Ventilationsstörungen)

Verengungen der Atemwege, z.B. beim Asthma bronchiale (☞ 20.6.1), verminderte Dehnbarkeit der Lunge, z.B. bei der Lungenfibrose (☞ 20.7), Pneumonien (☞ 20.5.3) oder **Atelektasen** (nicht mit Luft gefüllte Lungenabschnitte) führen zu einer *Minderbelüftung* der Lunge (**Hypoventilation,** ☞ 20.3.6). Der Sauerstoffgehalt des arteriellen Blutes nimmt ab.

Klinisch wichtig ist die Unterscheidung zwischen restriktiven und obstruktiven Ventilationsstörungen:

- Bei **obstruktiven Ventilationsstörungen** ist der Strömungswiderstand in den Atemwegen erhöht. Beispiele sind die chronisch obstruktive Bronchitis (☞ 20.6.2) und die Bronchialverengung beim Asthma bronchiale (☞ 20.6.1)
- **Restriktive Ventilationsstörungen** dagegen bezeichnen die verminderte Dehnbarkeit der Lunge. Mögliche Ursachen sind z.B. Pleuraschwarten (☞ 20.11 1) oder eine Lungenfibrose (☞ 20.7).

Störungen des Gasaustausches (Diffusionsstörungen)

Auch der Übertritt des Sauerstoffs aus den Alveolen in die Kapillaren kann beeinträchtigt sein, z.B. beim Emphysem (☞ 20.6.3) oder Lungenfibrosen (☞ 20.7).

Störungen der Lungendurchblutung (Perfusionsstörungen)

Eine Beeinträchtigung der *Lungendurchblutung* **(Perfusionsstörung)**, etwa bei einer Lungenembolie (☞ 20.10.1), führt ebenfalls zu einer Abnahme des Sauerstoffgehalts im Blut und – weniger ausgeprägt – zu einem Anstieg des Kohlendioxidanteils.

Alle genannten Mechanismen sind eng miteinander verwoben und treten oft kombiniert auf. So liegt beispielsweise bei einer Lungenfibrose gleichzeitig eine Ventilations- und eine Diffusionsstörung vor.

Respiratorische Insuffizienz

Ist die Lungenfunktion stark beeinträchtigt, sinkt der Sauerstoffgehalt des arteriellen Blutes **(p_aO_2)** unter den unteren Normwert von 70 mmHg. Ist der Kohlendioxidgehalt des Blutes dabei normal oder sogar erniedrigt (*Normo-* bzw. *Hypokapnie,* ☞ 20.4.4), spricht man von einer **respiratorischen Partialinsuffizienz.** Sichtbares Zeichen eines stark verminderten Blutsauerstoffgehalts ist die *Zyanose* (☞ 18.3.4). Ist *zusätzlich* der Kohlendioxidpartialdruck (p_aCO_2) über 45 mmHg erhöht, liegt eine **respiratorische Globalinsuffizienz** vor.

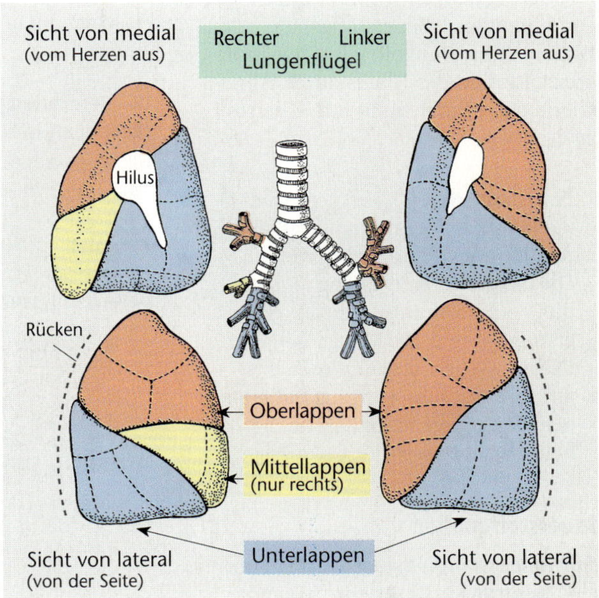

Abb. 20.2: Aufteilung der Lunge in die fünf Lappen. Die oberen beiden Abbildungen zeigen die Ansicht von medial („innen“), die unteren von lateral. Der rechte Lungenflügel besteht aus Ober-, Mittel- und Unterlappen, der linke aus Ober- und Unterlappen. Die gestrichelte Linie deutet den Rücken an. [L190]

Respiratorische Azidose und Alkalose

Respiratorische Partial- und Globalinsuffizienz, aber auch z.B. die psychogene Hyperventilation (☞ 20.3.6) ziehen Veränderungen des Säure-Basen-Haushalts (☞ 31.1.5) nach sich. Je nach Veränderung des pH werden sie als **respiratorische Azidose** bzw. **respiratorische Alkalose** bezeichnet. Ihre nähere Differenzierung ergibt sich aus der **Blutgasanalyse** (☞ 20.4.4).

Im Gegensatz hierzu heißen stoffwechselbedingte Abweichungen, z.B. beim diabetischen Koma, **metabolische Azidose** und **metabolische Alkalose.**

☑ Die obigen Darstellungen sind für die Pflege relevant, weil sich aus ihrer Kenntnis die richtige atemunterstützende Therapie – auch im Notfall – herleiten läßt.

Säure-Basen-Haushalt, ☞ *31.1.5*

20.2 Pflege bei Lungenerkrankungen

Beobachtung der Atmung, ☞ *7.3.2;*
Atemunterstützende Maßnahmen, ☞ *7.3.5 – 7.3.10;*
Pflege eines beatmeten Patienten, ☞ *38.4.2;*
Pflege eines Patienten mit Tracheostoma, ☞ *34.9.4*

20.2.1 Pflege bei Sauerstofftherapie

Bei vielen (Lungen-)Erkrankungen mit vermindertem Sauerstoffgehalt des Blutes ist es sinnvoll, die Sauerstoffkonzentration des Blutes durch Anreicherung der Einatemluft mit Sauerstoff zu erhöhen.

☑ **Sauerstoff (O_2)** ist ein Medikament und darf nur auf ärztliche Anordnung verabreicht werden. Die ärztliche Anordnung umfaßt die Verabreichungsform der Sauerstofftherapie, die Menge und die Dauer. Wegen der *Explosionsgefahr* erfordert der Umgang mit reinem Sauerstoff besondere Sicherheitsvorkehrungen.

Sauerstoffquellen

Auf vielen Stationen ist Sauerstoff über ein **zentrales Reservoir** (Wandanschlüsse in den Patientenzimmern) verfügbar. Die Alternative sind transportable **Sauerstoffflaschen** von 10 – 50 l Rauminhalt, die komprimierten Sauerstoff enthalten. Der Druck einer vollen Flasche liegt bei 150 – 200 bar. Der hohe Druck wird durch einen *Druckminderer* reguliert und ist an einem Manometer ablesbar.

In beiden Fällen handelt es sich um reinen Sauerstoff (100%). Zum Vergleich: Die normale Raumluft enthält 20% Sauerstoff.

☑ Sauerstoffflaschen sind *immer* blau.

Sicherheitsmaßnahmen beim Umgang mit Sauerstoff(-flaschen)

- Flaschen dürfen nicht fallen! Volle Flaschen liegend oder stehend fixieren (z.B. anketten) und nicht in Treppenhäusern, Gängen oder Patientenzimmern lagern
- Vorsicht vor Feuer! Rauchverbot! Sauerstoff selbst ist zwar nicht brennbar, fördert aber die Verbrennung. Nur in Räumen mit Fenster, nicht aber in explosionsgefährdeten Räumen oder unter Sonneneinstrahlung (Fenster) bzw. Wärmeeinwirkung (Heizung) lagern
- Vorsicht vor Fett! Die Ventile dürfen nicht mit Fett oder Öl in Berührung kommen (Explosionsgefahr)
- Nur mit geschlossenem Ventil und befestigter Schutzkappe transportieren
- Beim Öffnen der Flaschen keine Gewalt anwenden
- Flaschen nicht im Patientenzimmer wechseln

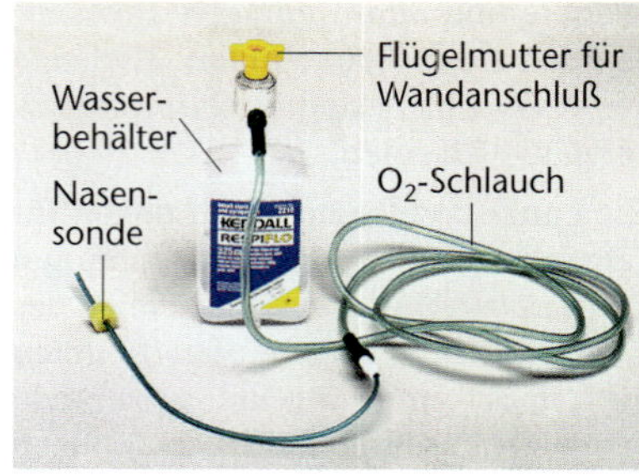

Abb. 20.3: System für einen Sauerstoffwandanschluß. Einmalbehälter mit destilliertem Wasser zur Befeuchtung, grünem Verbindungsschlauch und Nasensonde. [K183]

- Flaschen immer betriebsbereit halten und vor jedem Gebrauch kontrollieren
- Volle und leere Flaschen getrennt aufbewahren
- In leeren Flaschen Restüberdruck von mindestens 0,5 bar belassen. Die Flaschen sind innen mit einer Folie ausgekleidet, die sonst zusammenfällt
- Bei Störungen Technischen Dienst rufen. Keine Selbstreparatur versuchen.

Grundsätze der O_2-Therapie

- Da der Sauerstoff sowohl im zentralen Reservoir als auch in der Sauerstoffflasche trocken vorliegt, muß er zur Vermeidung von Schleimhautschäden immer mit destilliertem Wasser angefeuchtet werden (☞ Abb. 20.3)
- Streng aseptisches Arbeiten vermeidet Kontamination. So sind für jeden Patienten neue Schlauchsysteme zu verwenden und ist das Aqua dest. in den Gefäßen täglich auszuwechseln

☑ **Berechnungsformel für den Inhalt von Sauerstoffflaschen (Restinhalt in Litern)**

Flaschenvolumen in Litern × Angezeigtem Druck auf dem Manometer (in bar) = Vorrat in Litern (bei normalem atmosphärischen Druck von 1 bar)

Beispiel: $50\,l \times 150 = 7500\,l$

Berechnungsformel für den Sauerstoffvorrat einer Flasche in Minuten

$$\frac{\text{Flaschenvolumen} \times \text{Angezeigtem Druck auf dem Manometer}}{\text{Sauerstoffverbrauch}} = \text{Zeit}$$

Beispiel: $$\frac{10\,l \times 90\,bar}{2\,l/Min. \times bar} = \frac{900\,l}{2\,l/Min.} = 450\,Min.$$

Der Vorrat in der Sauerstoffflasche reicht bei einem Verbrauch von 2 l/Min. also 450 Minuten (= 7,5 Stunden). Bei einem Verbrauch von 6 l/Min. reicht er hingegen nur noch 150 Minuten (= 2,5 Stunden).

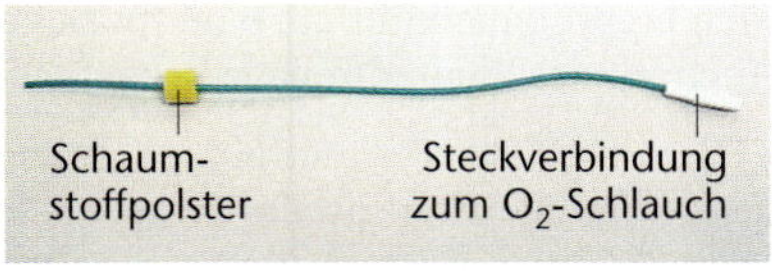

Abb. 20.4: O_2-Nasensonde. [K183]

(Ausnahme: Einmalartikel wie Aqua-Pack® werden benutzt, bis sie leer sind)
- Ab einer Dosierung von 6 l/Min. muß der Sauerstoff zusätzlich angewärmt werden, um Atemstörungen zu vermeiden
- Vor der Sauerstoffgabe sollte der Patient seine Nase schneuzen.

Verabreichungsformen

O_2-Nasensonde

Am häufigsten wird Sauerstoff über eine **O_2-Nasensonde** mit Schaumgummipolster (☞ Abb. 20.4) verabreicht. Die Sonde wird ca. 1 cm in das Nasenloch vorgeschoben und ist durch das Schaumgummipolster fixiert. Über eine Nasensonde können bis zu 5 l O_2/Min. gegeben werden, wodurch Sauerstoffkonzentrationen der Einatmungsluft von 30 – 40% erreicht werden. Die Pflegenden achten darauf, daß die Sonde nicht abknickt und kontrollieren engmaschig deren Durchlässigkeit. Den Patienten stört die Sonde relativ wenig, er kann essen und trinken. Vorteilhaft ist auch, daß die Einatmungsluft weiter durch die Nasenschleimhaut angefeuchtet wird, wenn der Patient wie gewohnt durch die Nase einatmet. Allerdings rutscht die Sonde oft aus der Nase, und es treten häufig Reizungen der Nasenschleimhaut auf.

Sauerstoffbrille

Mit **Sauerstoffbrillen** (☞ Abb. 20.5) können bis zu 8 l O_2/Min. gegeben werden (Sauerstoffkonzentration der Einatmungsluft 30 – 50%). Die 1 – 2 cm langen Einflußstutzen werden beidseits in die Nasenlöcher des Patienten eingeführt, die Schlaufen der O_2-Brille (sind gleichzeitig die O_2-zuführenden Schläuche) liegen wie Brillenbügel hinter den Ohren und werden unter dem Kinn wieder zusammengeführt. Der Patient kann durch Mund und Nase atmen. Da viele Patienten die Sauerstoffbrille als unangenehm empfinden und sie beim Sprechen und bei der Nahrungsaufnahme behindert, wird sie nur für kurze Zeiträume angewendet. Zudem führt die O_2-Brille bei längerem Liegen zu Druckstellen hinter den Ohren sowie in und unter der Nase.

Sauerstoffmaske

Die **einfache O_2-Maske** ermöglicht kurzzeitig eine hohe O_2-Dosierung von 6 – 10 l/Min. Sie wird locker auf Nase und Mund aufgesetzt und mit einem Gummiband am Hinterkopf befestigt. Die Ausatmungsluft entweicht durch die seitlichen Löcher in der Maske. Viele Patienten haben Angst, sind verunsichert und fühlen sich eingeengt, da das Sprechen behindert und die Nahrungsaufnahme nicht möglich ist. Der Sauerstofffluß darf nicht unter 6 l/Min. absinken, da es ansonsten zu einem CO_2-Stau in der Maske kommen kann.

Sauerstoffkonzentrationen bis annähernd 100% sind nur durch **O_2-Masken mit Ventil** oder **Reservoirbeutel** zu erzielen.

Überwachung des Patienten unter Sauerstofftherapie

Patienten unter Sauerstofftherapie bedürfen besonderer Aufmerksamkeit. Krankenbeobachtung und -dokumentation erstrecken sich auf:
- Atmung
- Puls (Tachykardie?)
- Bewußtseinslage
- Haut (Zyanose? Druckstellen?)
- Nasen- und Mundschleimhaut
- Sauerstoffdosierung, Sondenlage und Aqua dest.-Menge.

(!) Vorsicht! Atemlähmung durch Sauerstoffgabe

Besondere Vorsicht ist bei Patienten mit chronisch-obstruktiven Lungenerkrankungen geboten. Ihr Körper hat sich an den ständig erhöhten CO_2-Gehalt im Blut „gewöhnt". Den einzigen *Atemantrieb* stellt der Sauerstoffmangel im Blut dar. Wird dieser nun durch die Sauerstofftherapie behoben, entfällt der letzte Atemanreiz. Dies kann zu einem extremen CO_2-Anstieg und zur *Atemlähmung* („CO_2-Narkose") führen, die eine Intubation erfordert und, wenn sie nicht bemerkt wird, tödlich ist. Trübt ein Patient unter Sauerstofftherapie zunehmend ein, muß dies als Zeichen eines CO_2-Anstiegs gewertet werden – O_2 sofort abstellen und Arzt rufen!

20.2.2 Pflege bei Pleuradrainage

Prinzip der Pleuradrainage

Pleura- oder **Thoraxdrainagen** dienen der Ableitung von Blut (Hämatothorax, ☞ 20.11.2), Sekreten (Pyo-, Serothorax, ☞ 20.11.2) oder Luft (Pneumothorax, ☞ 20.9) aus der Pleurahöhle. Synonym wird heute vielfach der Ausdruck **Bülau-Drainage** verwendet, der

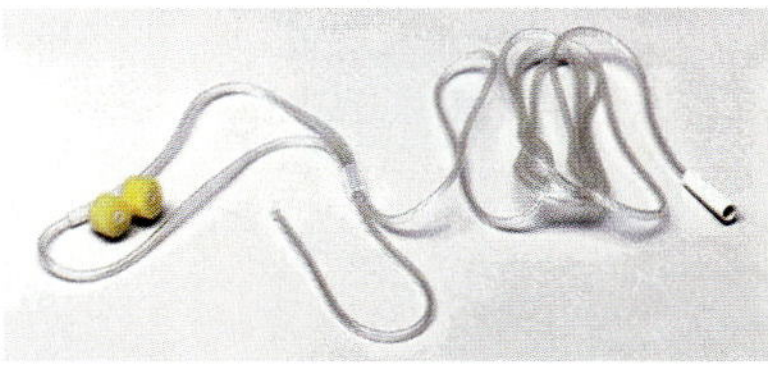

Abb. 20.5: O_2-Brille. [K183]

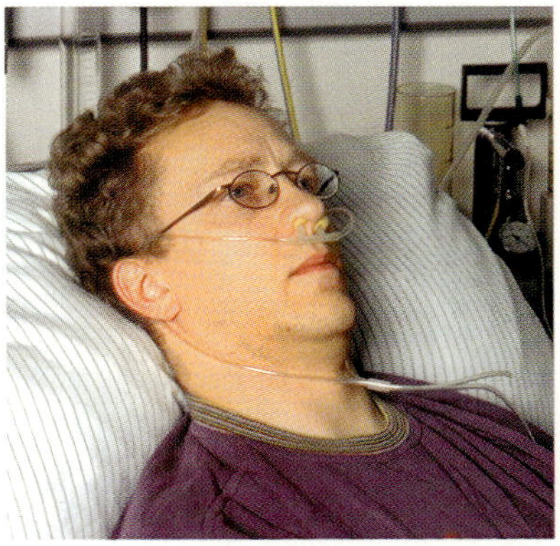

Abb. 20.6: Angelegte O_2-Brille. [K183]

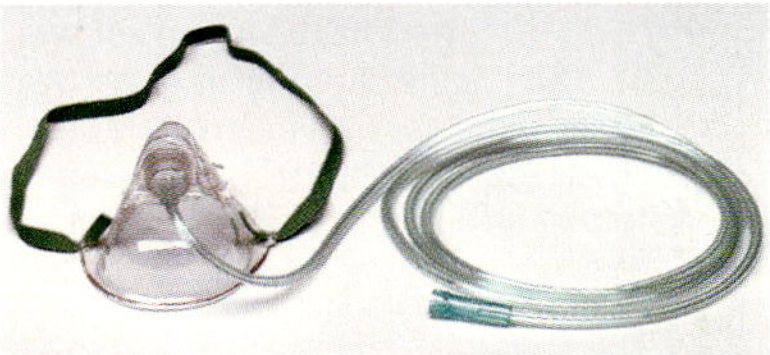

Abb. 20.7: O_2-Maske. [K183]

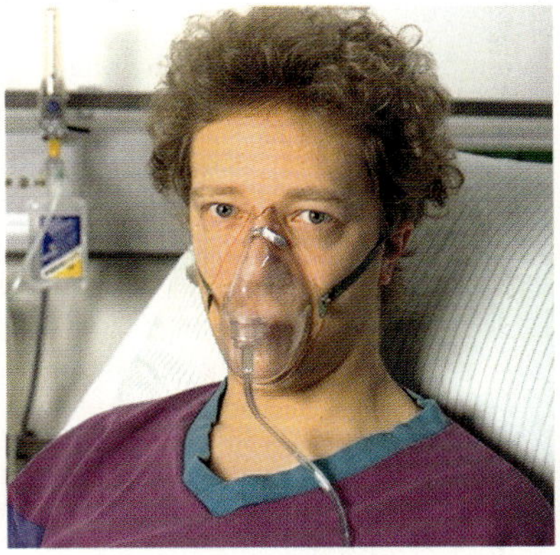

Abb. 20.8: Mit dem Gummiband fixierte O_2-Maske. [K183]

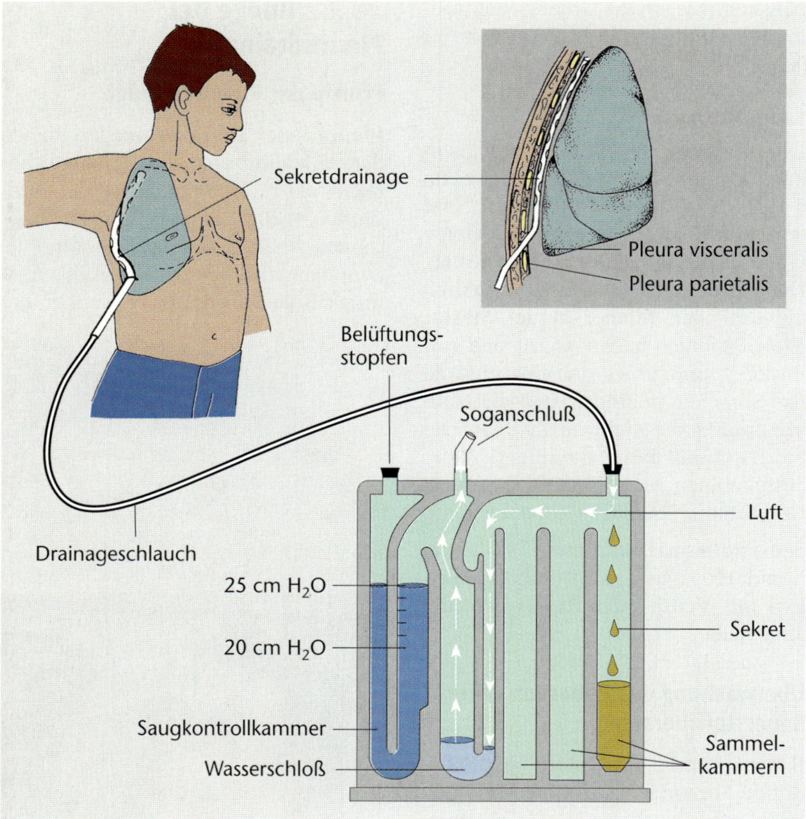

Abb. 20.9: Das Prinzip der Pleuradrainage. [L215]

sich ursprünglich nur auf eine spezielle Technik der Pleuradrainage bezog.

Gelegt wird die Pleuradrainage in der Regel im 5. Interkostalraum (= ICR oder Zwischenrippenraum) in der vorderen bis mittleren Axillarlinie. In manchen Häusern wird die Drainage zum Absaugen von Luft auch im 2. oder 3. ICR in der Medioklavikularlinie (☞ Abb. 18.16) eingebracht.

Der Drainageschlauch wird an das geschlossene Absaugsystem (z.B. Pleuraevac-System®, Thorax Drain III®) angeschlossen und das Sekret oder Blut in den Sammelkammern aufgefangen. Die Luft, z.B. bei einem Pneumothorax, entweicht in die Kammer mit dem destillierten Wasser **(Wasserschloß)**, steigt im Wasser auf und wird über die angeschlossene elektrische Saugpumpe oder einen Vakuum-Wandanschluß abgesaugt. Der Weg zurück durch das Wasser in die Sammelkammern bleibt der einmal entwichenen Luft verschlossen, d.h. sie kann nicht mehr in den Pleuraspalt zurückgelangen. Die Sogstärke wird entweder durch die Füllhöhe in der Saugkontrollkammer (bei *nasser Saugung*) oder durch das mechanische Manometer am Drainagesystem (bei *trockener* Saugung, ☞ Abb. 20.13) reguliert. Meist wird ein

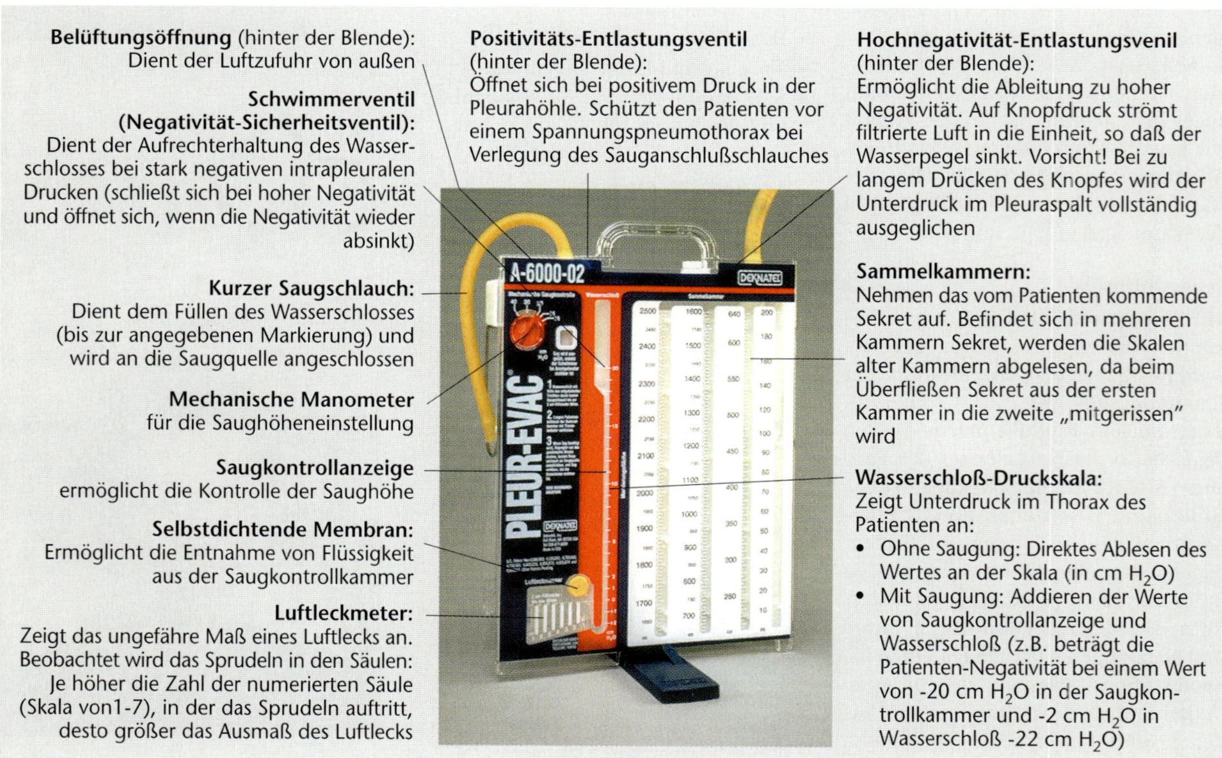

Abb. 20.10: Funktionen des Pleura-evac-System® der Firma Deknatel. [V120]

Sog von 15 - 20 cm Wassersäule eingestellt. Die Summe aus der eingestellten Sogstärke und die Höhe der Wassersäule im Wasserschloß entspricht in etwa dem Unterdruck im Thorax des Patienten. Ist der Sog im Absaugsystem bzw. der Unterdruck im Thorax zu hoch, kann er durch Druck auf ein Ventil (Hochnegativitäts-Entlastungsventil) ausgeglichen werden (☞ Abb. 20.10).

Legen einer Pleuradrainage

Vorbereitung

- *Benötigtes Material richten:* Hautdesinfektionsmittel, Lokalanästhetikum mit 10 ml-Spritze und Kanülen zur Infiltrationsanästhesie, Skalpell, steriles Lochtuch, sterile Handschuhe, Thorax-Drainageschlauch (mit Mandrin), ggf. Kornzange, Saugpumpe (alternativ: Vakuumanschluß), geschlossenes Absaugsystem (☞ Abb. 20.10), Nahtmaterial, sterile Kompressen (diese auf 2,5 x 2,5 cm zurechtschneiden), 2,5 cm breites Pflaster (z.B. Omnipor® oder Omniplast®), Verbandsschere
- *Saugung vorbereiten:* Schläuche verbinden, Wasserschloß (2 cm Wasserpegel) und Saugkontrollkammer (bis zur 20 cm-Marke) mit sterilem Wasser auffüllen, Saugung überprüfen
- *Aktuelle Röntgenaufnahme des Thorax bereitlegen*
- *Patienten vorbereiten:* Evtl. Prämedikation und Hustendämpfer verabreichen sowie Punktionsstelle rasieren. Patienten möglichst halbsitzende Lagerung einnehmen lassen. Patienten über Funktion der Saugung und die dabei entstehenden Geräusche informieren.

Durchführung

Während der Arzt die Pleuradrainage legt, beruhigt eine Pflegekraft den Patienten (z.B. durch Halten der Hände), und eine andere reicht das benötigte Material an.

Nachsorge

- Patienten in Rückenlage mit leicht erhöhtem Oberkörper lagern
- Drainage mit Pflaster fixieren. Dazu die zurechtgeschnittenen 2,5 x 2,5 cm-Kompressen einschneiden und versetzt um die Drainageaustrittsstelle legen. Vier 8 – 10 cm lange Pflasterstreifen abschneiden und sie etwa in der Mitte in dem Abstand 1,5 cm tief einschneiden, der dem Durchmesser des Drainageschlauches entspricht. Diese von vier Seiten so um die Drainageaustrittsstelle legen, daß der eingeschnittene Teil am Drainageschlauch und der restliche Teil des Pflasters auf den Kompressen und der Haut klebt. Anschließend einen schmalen Pflasterstreifen zirkulär um die mit Pflaster bedeckte Stelle des Drainageschlauches kleben
- Sog der Drainage kontrollieren
- Vitalzeichen überprüfen
- Röntgenaufnahme des Thorax zur Lagekontrolle der Drainage organisieren
- Bei Schmerzen angeordnete Medikamente geben (Bedarfsmedikation)
- Patienten auf Nachblutungen kontrollieren.

Pflege bei liegender Pleuradrainage

Allgemeine Maßnahmen

- Alle Prophylaxen, insbesondere Pneumonieprophylaxe
- Kontrolle von Atmung, Puls, Blutdruck, Temperatur und Allgemeinbefinden
- Unterstützung bei der Körperpflege.

Spezielle Maßnahmen

Unabhängig von der Art des Systems sind während der Liegezeit einer Pleuradrainage folgende Pflegemaßnahmen erforderlich:

- Die Drainageaustrittsstelle wird nach Bedarf verbunden. Sind der Verband und die umliegende Haut unauffällig, braucht der Verband nicht gewechselt zu werden. Der Verbandswechsel erfolgt unter aseptischen Bedingungen. Dabei ist die Wunde auf Infektionszeichen (z.B. Rötung) und Zeichen einer Blutung oder eines Hautemphysems (Schwellung, auf Druck typisches Knistern) zu kontrollieren und die Befunde zu dokumentieren
- Die Drainage darf nicht in Schleifen durchhängen, da dies die Sogstärke beeinflußt.

Folgende Parameter werden regelmäßig überprüft:

- **Sogstärke.** Bei angeschlossener Saugung und einem leichten Sprudeln ist der Flüssigkeitspegel ein ungefähres Maß für die Saugleistung (normalerweise 20 cm Wassersäule)
- **Wasserstand im Wasserschloß und in der Saugkontrollkammer.** Ist der Wasserstand durch Verdunstung gesunken, Flüssigkeit nur bei unterbrochener Saugung auffüllen. Atemsynchrone Schwankungen des Wasserspiegels im Wasserschloß sind normal. Sind keine atemsynchronen Schwankungen im Wasserschloß zu beobachten, ist das System zwischen Patient und Wasserschloß verstopft oder abgeknickt. Dann den Drainageschlauch kontrollieren. Bei unauffälligem Schlauch probieren, ob Lagewechsel oder Atemübungen helfen
- **Durchgängigkeit des Systems.** Ein vernehmbares Blubbern im Wasserschloß bei einem Pneumothorax (oder bei älteren Absaugsystemen) ist normal. Blubbert das Wasserschloß in einem geschlossenen System, obwohl kein Pneumothorax vorliegt, ist die Schlauchverbindung zwischen Patient und Absaugsystem undicht oder es besteht ein Leck innerhalb der Pleurahöhle („Fistelbildung"). Dann körpernah abklemmen. Blubbert es danach nicht mehr, ist das Leck innerhalb der Pleurahöhle oder an der Punktionsstelle (Arzt informieren). Blubbert es weiter, nach Leck im Schlauchsystem suchen
- Das Absaugsystem wird am Bett befestigt. Es sollte immer unter Patientenniveau hängen, um ein Zurücklaufen von Sekret zu verhindern (hängt es über Patientenniveau, kann der hydrostatische Druck stärker sein als der Sog in der Drainage). Menge und Beschaffenheit des Sekretes (Wundsekret, Blut, Eiter) werden dokumentiert, die Sekretmenge bei einer Flüssigkeitsbilanzierung berücksichtigt
- Bei versehentlichem Rausrutschen der Drainage wird sofort ein Verband

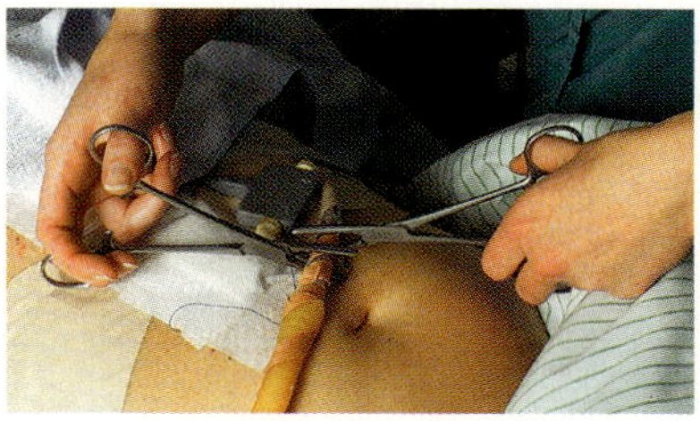

Abb. 20.11: Bei Störungen, Wechseln des Absaugsystems oder beim Transport des Patienten wird der Drainageschlauch aus zwei Richtungen versetzt mit zwei Klemmen abgeklemmt. Ausnahmen: Bei Spannungspneumothorax oder maschineller Beatmung darf der Schlauch nicht abgeklemmt werden. Bei Einmalsaugsystemen mit speziellen Ventilmechanismen braucht er zum Patiententransport nicht abgeklemmt zu werden, da der Sog bis zu zwei Stunden erhalten bleibt. [K183]

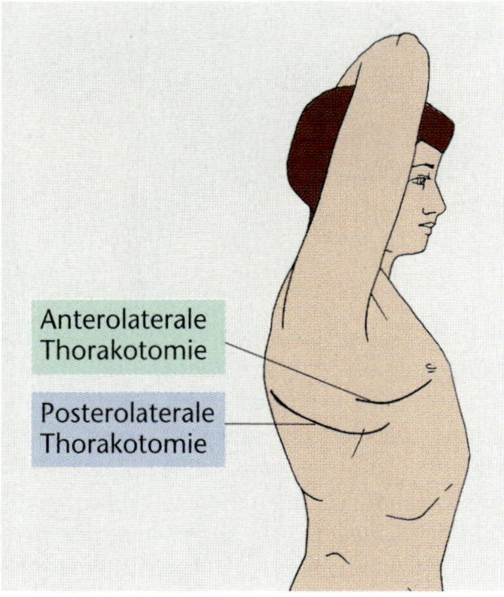

Abb. 20.12: Thorakotomie. Anterolaterale und posterolaterale Schnittführung. [L215]

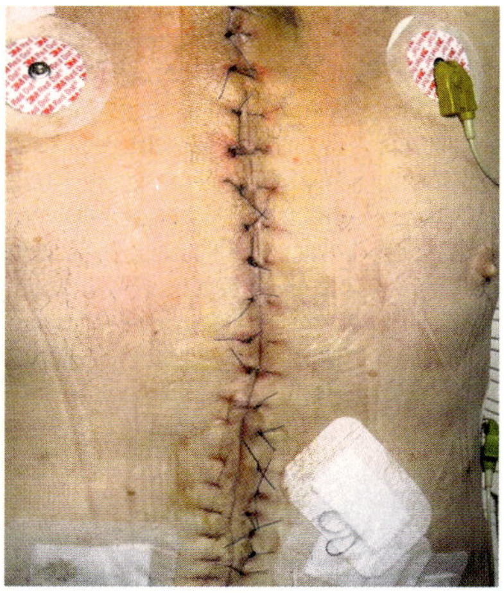

Abb. 20.13: Mit Einzelknopfnähten verschlossene Sternotomie. [K183]

angelegt und die Stelle mit Folie oder breiten Pflasterstreifen luftdicht abgedeckt (wegen der Gefahr eines Spontanpneumothorax allerdings nicht bei Patienten mit frischem Pneumothorax oder während der maschinellen Beatmung). Arzt informieren.

Entfernen der Pleuradrainage

Der Arzt entfernt die Drainage nach einem Pneumothorax in der Regel am 5. – 10. Tag. Hat er sie gelegt, um Sekret abzusaugen, zieht er sie bei geringer Förderleistung (meist am 7. – 14. Tag). Bevor er sie zieht, wird eine Röntgenthoraxaufnahme des Patienten angefertigt. Bei unauffälligem Befund wird der Sog abgestellt und anschließend die Drainage abgeklemmt. Nach einer erneuten Röntgenaufnahme der Lunge 24 Stunden später (Lunge weiterhin ausgedehnt?) wird die Drainage entfernt und die Drainageaustrittsstelle mit ein bis zwei Hautnähten verschlossen. Anschließend wird ein steriler Verband angelegt.

Für das Entfernen der Pleuradrainage richten die Pflegenden folgende **Materialien:** Abwurf für gebrauchte Materialien, unsterile Kompressen und Wundbenzin zur Entfernung der Pflasterreste, Desinfektionsmittel, sterile Kompressen, sterile Watteträger, sterile Handschuhe, sterile Pinzette und Schere, Nahtmaterial, Verbandsmaterial (Kompressen und Fixiervlies, z.B. Omnifix®, oder Pflaster für einen Dachziegelverband).

20.2.3 Perioperative Pflege bei Lungenoperationen

Thorakotomie

Thorakotomie: Operative Eröffnung der Brusthöhle.

Eine **Thorakotomie** ist nicht nur bei Lungenoperationen (z.B. bei Lungentumoren oder Lungenabszessen), sondern z.B. auch bei Thoraxverletzungen, Herzoperationen oder Eingriffen am oberen Magen-Darm-Trakt (z.B. Entfernung des Ösphagus) notwendig.

Schnittführung bei Thorakotomie

Es werden zwei Zugangswege unterschieden:

- Bei den meisten Lungenoperationen wird eine **anterolaterale Thorakotomie** (in der vorderen Thoraxhälfte) oder eine **posterolaterale Thorakotomie** (in der hinteren Thoraxhälfte) gewählt. In beiden Fällen wird der Thorax seitlich zwischen zwei Rippen eröffnet (☞ Abb. 20.12). Je nachdem, welche Seite operiert wird, spricht man von einer *links-* oder *rechtsthorakalen Thorakotomie*
- Bei der **medianen Thorakotomie** *(Sternotomie)* wird der Thorax vorne durch eine Längsspaltung des Sternum eröffnet. Dieser Zugang wird z.B. bei Herzoperationen gewählt.

Arten von Lungenoperationen

Bei einer **Probethorakotomie** wird der Thorax eröffnet, um eine Gewebeprobe zu entnehmen oder eine Verdachtsdiagnose zu bestätigen. Ziel der **Thorakotomie bei Lungenerkrankungen und -verletzungen** ist aber meist die Entfernung (Resektion) der erkrankten Lungenabschnitte. Es wird möglichst wenig Lungengewebe entfernt, da die postoperative Atemfähigkeit von der Größe der Restlunge abhängt. Tab. 20.14 zeigt die verschiedenen Lungenresektionen.

Präoperative Pflege

Neben der allgemeinen präoperativen Diagnostik und Pflege (☞ 11.1.2, Rasur ☞ Abb. 20.15) sind vor Lungenoperationen *Lungenfunktionsprüfungen* (☞ 20.4.3) zur Abschätzung des Operationsrisikos erforderlich. Die präoperativen Ausgangsbefunde sind zudem Richtwerte für die postoperative Atemtherapie. Weiter stehen die genaue Information und Anleitung des Patienten sowie die Pneumonie- und Atelektasenprophylaxe (☞ 7.3.4) im Vordergrund. Die Atemtherapie muß unbedingt präoperativ beginnen, da der Patient nach der Lungenoperation müde und in seiner Aufnahmefähigkeit eingeschränkt ist. Angewandt werden v.a. der Totraumvergrößerer (z.B. das Giebel-Rohr, ☞ 7.3.5), der SMI-Trainer (☞ 7.3.5) und Inhalationen (☞ 7.3.9). Die Patienten werden über die Risiken des Rauchens insbesondere in Bezug auf Lungenoperationen aufgeklärt und angehalten, mit dem Rauchen aufzuhören.

Postoperative Pflege

Allgemeine postoperative Pflege, ☞ 11.4;
Intensivpflege, ☞ 38.3;
Pflege bei Pleuradrainage, ☞ 20.2.2

Nach der Operation wird der Patient mindestens 24 Stunden auf der Intensivstation betreut. Dabei steht die engmaschige Überwachung der Vitalzeichen im Vordergrung (Monitoring von Puls und Blutdruck, Beobachtung der Atmung). Außerdem ist eine fortlaufende Kontrolle der intraoperativ eingelegten Pleuradrainage auf Nachblutungen und Dichtigkeit erforderlich (☞ 20.2.2).

Da postoperative Schmerzen die Atmung stark beeinträchtigen, ist in den ersten postoperativen Tagen eine ausreichende Analgesierung wichtig (postoperative Schmerztherapie, ☞ 11.4.6 und 16.4). In der Regel erhält der Patient ungefähr alle vier Stunden ein Schmerzmittel (Arztanordnung). Atemübungen werden kurz nach einer Schmerzmittelgabe durchgeführt, damit der Patient gut mitarbeiten kann.

☑ Hauptkomplikationen nach Lungenoperationen sind:
- Blutung
- Pleuraerguß
- Pneumothorax.

Pflege nach Segmentresektion oder Lobektomie

Nach einer Segmentresektion oder Lobektomie sind außerdem zu beachten:

- **Lagerung.** Direkt nach der Operation wird der Patient mit erhöhtem Oberkörper gelagert. Nach ca. sechs Stunden kann mit der regelmäßigen Umlagerung begonnen werden. Dabei wird der Operierte alle zwei Stunden abwechselnd auf dem Rücken und auf der *gesunden* Seite gelagert, um die Entfaltung und Belüftung der Lungenabschnitte auf der operierten Seite zu verbessern. Zwischenzeitlich ist je nach Operationsgebiet auch eine V- oder Schiffchenlagerung möglich (☞ 7.3.6)
- **Sauerstoffgabe.** Diese ist meist nur in den ersten Stunden nach der Operation erforderlich (Arztanordnung)
- **Mobilisation.** Schon wenige Stunden nach der Operation wird mit der Mobilisation des Patienten begonnen, indem ihm geholfen wird, sich auf die Bettkante zu setzen und zu einem späteren Zeitpunkt auch kurz aufzustehen. Bereits am ersten postoperativen Tag sollte der Patient mindestens zweimal täglich aufstehen und im Sessel sitzen, da dies auch die Lungenbelüftung verbessert. Moderne Pleuradrainagesysteme können hierfür eine bestimmte Zeitlang vom Sog abgehängt werden (andernfalls Sessel direkt neben das Bett stellen). Vor dem Aufstehen werden die Vitalzeichen kontrolliert
- **Pneumonie- und Atelektasenprophylaxe.** Die Atemtherapie beginnt, sobald der Patient wach ist. Neben der häufigen Aufforderung zum tiefen Durchatmen, der Unterstützung beim Abhusten, dem Abhusttraining (☞ 7.3.10) sowie Atemgymnastik (Bauch- und Flankenatmung) und Atemübungen (☞ 7.3.5) gelangen dreimal täglich Inhalationen, meist mit Zusatz von Sekretolytika und/oder Bronchospasmolytika, zur Anwendung. Mindestens alle zwei Stunden sollte der Patient mit einem SMI-Trainer trainieren (ca. zehn tiefe Inspirationen pro Training)
- **Kontrakturenprophylaxe.** Nach Lungenoperationen bewegen die Patienten das Schultergelenk auf der betroffenen Seite nur noch eingeschränkt. Dies kann neben Kontrakturen auch massive Verspannungen verursachen
- **Unterstützung bei der Körperpflege.** Am Operationstag übernehmen die Pflegenden in der Regel die komplette Körperpflege. Ab dem ersten postoperativen Tag wäscht sich der Patient mit Hilfe im Bett oder bei guten Kreislaufverhältnissen am Waschbecken (befindet sich die Waschgelegenheit unmittelbar neben dem Bett, kann sich auch ein Patient mit Pleuradrainage am Waschbecken waschen)
- **Kostaufbau.** Frühestens sechs Stunden nach der Operation erhält der Patient Tee. Danach wird die Kost rasch aufgebaut. In den ersten Tagen sind blähende Speisen untersagt, da

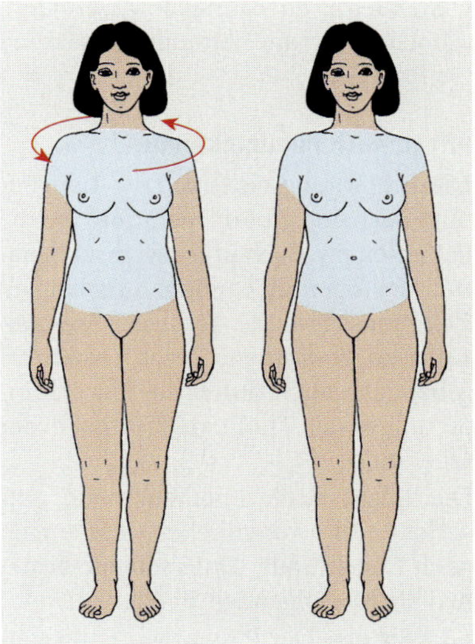

Abb. 20.15: Vor anterolateralen oder posterolateralen Thorakotomien wird der komplette Oberkörper rasiert (links), bei einer Sternotomie nur die Vorderseite des Oberkörpers samt Achselhöhle (rechts). [L215]

Bezeichnung	Definition	Indikationen (Bsp.)
Keilresektion 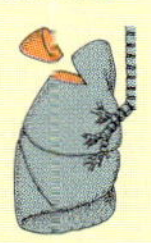	Entfernung eines keilförmigen Lungenabschnittes unabhängig von den anatomischen Grenzen	Biopsien (z.B. bei generalisierten Lungenerkrankungen wie etwa Fibrosen), kleine gutartige Tumoren, Metastasen
Segmentresektion 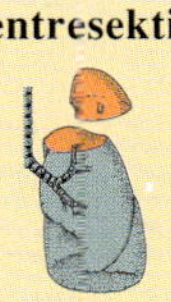	Entfernung eines oder mehrerer Lungensegmente	Entzündungen, isolierte Bronchiektasen, gutartige Tumoren, Metastasen, seltener bösartige Tumoren
Lobektomie *(Lappenresektion)* 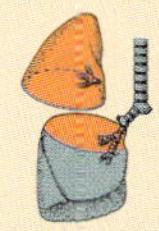	Entfernung eines oder – rechts – zweier Lungenlappen *(Bilobektomie)*	Ausgedehnte Entzündungen, bösartige Tumoren (häufigste OP-Form beim Bronchialkarzinom!)
Pneumektomie *(Flügelresektion)* 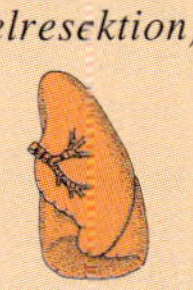	Entfernung eines ganzen Lungenflügels	Bösartige Tumoren, insbesondere zentrale Bronchialkarzinome
Manschettenresektion 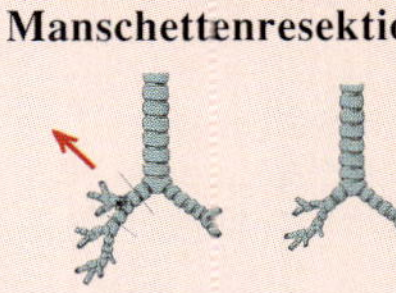	Lobektomie oder Pneumektomie mit Resektion eines Bronchus- oder Trachealabschnittes und End-zu-End-Anastomosierung der Stümpfe	Bösartige Tumoren, die auf den Bronchus oder die Trachea übergegriffen haben (bei dennoch kurativer Zielsetzung)
Dekortikation 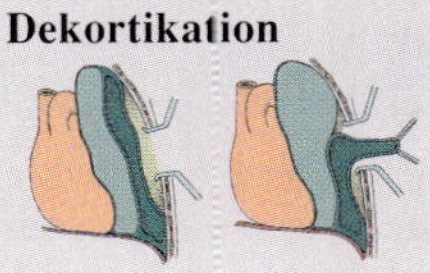	Entfernung von Pleuraschwarten	Pleuraschwarten nach Pleuritis, die die Atmung behindern

Tab. 20.14: Verschiedene Lungenresektionen in der Übersicht. [M100/L190]

ein hierdurch bedingter Zwerchfellhochstand die Atmung zusätzlich einschränkt.

Pflege nach Pneumektomie

Die Entfernung eines ganzen Lungenflügels ist eine große Operation, die die Patienten physisch und psychisch belastet. Postoperativ benötigen sie längere Zeit, um sich an die geringere Atemleistung zu gewöhnen. Beschwerden ergeben sich auch durch die Lageveränderungen der Thoraxorgane nach der Operation.

Die Pflege nach Pneumektomie entspricht im wesentlichen derjenigen nach Lobektomie. Unterschiede bestehen aber in folgenden Bereichen:

- **Lagerung.** Der Patient wird abwechselnd auf dem Rücken und auf der *operierten* Seite gelagert, um die Belüftung der Restlunge zu verbessern
- **Pleuradrainage.** Der *kontinuierliche* Sog in der Pleuradrainage darf wegen einer drohenden Mediastinalverschiebung (Mediastinum = Raum zwischen den beiden Lungenflügeln) nur niedrig eingestellt werden (ärztliche Anordnung, meist bis ca. 5 cm H_2O). Alternativ wird *intermittierend* mit einem Sog von etwa 15 cm H_20 abgesaugt (10 Minuten mit Sog, 50 Minuten ohne Sog)
- Frühzeitige Krankengymnastik beugt Schon- und Fehlhaltungen vor, die zu zusätzlichen Schmerzen und Atemeinschränkungen führen.

Krankenbeobachtung und Dokumentation

- Puls, Blutdruck, Atmung, Sputum, Temperatur
- Bewußtseinslage, Hautfarbe
- Wundkontrolle (Nachblutung, Infektion)
- Kontrolle der Pleuradrainage (Dichtigkeit, Sogstärke, Menge des abgesaugten Sekrets)
- Schmerzen, Allgemeinbefinden, Mobilität, Ausscheidung, evtl. Flüssigkeitsbilanz und ZVD.

Patienteninformation

Patienten nach Lungenresektionen sollten auch nach Abschluß der unmittelbar postoperativen Phase alles vermeiden, was die angegriffene Lunge weiter schädigen könnte. Hier ist in erster Linie das Rauchen zu nennen (absolute Nikotinkarenz). Vielfach empfiehlt sich eine Fortführung der Atemübungen auch nach der Entlassung aus dem Krankenhaus bzw. der Reha-Klinik.

20.3 Hauptbeschwerden und Leitbefunde bei Lungenerkrankungen

Pathologische Atemmuster, ☞ *7.3.2.4*

20.3.1 Dyspnoe

Dyspnoe: Mit subjektiver Atemnot einhergehende Erschwerung der Atmung. Ausdruck einer respiratorischen Insuffizienz unterschiedlicher Ursache und in der Regel mit sichtbar verstärkter Atemarbeit (z.B. Tachypnoe, Auxiliaratmung) einhergehend.

Eine schwere Dyspnoe, die der Patient nur durch aufrechte Haltung und Einsatz der Atemhilfsmuskulatur kompensieren kann, wird differenzierend oft als **Orthopnoe** („ortho“ = aufrecht) bezeichnet.

Patienten mit schwerer Dyspnoe sitzen mit aufgerissenen Augen und einem Gesichtsausdruck voller Panik und Todesangst im Bett und ringen nach Luft.

Einteilung und Ursachen

Die Dyspnoe wird in *vier Schweregrade* eingeteilt.

Grad I	Atemnot nur bei größeren körperlichen Anstrengungen wie etwa schnellem Gehen auf ebener Strecke, Bergaufgehen oder Treppensteigen
Grad II	Atemnot schon bei mäßiger körperlicher Anstrengung, z.B. beim langsamen Gehen auf ebener Strecke
Grad III	Atemnot bereits bei geringen körperlichen Anstrengungen wie An- und Ausziehen oder leichten Verrichtungen im Haushalt
Grad IV	Atemnot auch in Ruhe (Ruhedyspnoe)

Tab. 20.16: Schweregrade der Dyspnoe. Grad I – III umfaßt die Belastungsdyspnoe zunehmender Schwere und Grad IV die schwerste Form, die Ruhedyspnoe.

Die Ursachen für eine Dyspnoe sind vielfältig (☞ Tab. 20.17).

Pulmonale Ursachen
Atemwegswiderstand ↑
• Asthma bronchiale (☞ 20.6.1)
• Chron.-obstruktive Bronchitis (☞ 20.6.2)
• Fremdkörperaspiration (☞ 20.13)
Gasaustauschfläche ↓ und/oder Lungendehnbarkeit ↓
• Pneumonie (☞ 20.5.3)
• Lungenfibrose (☞ 20.7)
• Pleuraerguß (☞ 20.11.2)
• Atelektasen (☞ 7.3.4)
• Lungenemphysem (☞ 20.6.3)
• Tumoren (☞ 20.8, 20.11.3)
• Pneumothorax (☞ 20.9)
Alveolendurchblutung ↓
• Lungenembolie (☞ 20.10.1)
• Lungeninfarkt
Atemmechanik ↓
• Thoraxverletzungen (☞ 27.10)
• Skoliose (☞ 26.11.4)
Kardiale Ursachen
• Akut dekompensierte Herzinsuff. mit Lungenödem (☞ 18.6.3), z.B. bei Myokardinfarkt (☞ 18.5.2)
• Perikarditis, Perikarderguß (☞ 18.8.3)
• Angeborene Herzerkr. (☞ 13.9)
Extrathorakale Ursachen
Hyperventilation bei metabolischer Azidose
• Schock (☞ 38.5.1)
• Coma diabeticum (☞ 23.6.3)
• Urämie (☞ 31.8.9)
Störungen im Bereich des Atemzentrums
• Schlaganfall (☞ 35.6)
• Hirntumor (☞ 35.14.1)
• Enzephalitis (☞ 35.9.2)
• Anämie (☞ 24.6.1)
Adipositas (☞ 23.8.1)
Emotionale Faktoren
Physiologisch bei körperlicher Anstrengung

Tab. 20.17: Die wichtigsten Ursachen einer Dyspnoe (↑ erhöht, ↓ erniedrigt).

Hilfreich ist es, auf Charakter und Begleitsymptome zu achten. Tritt die Dyspnoe z.B. anfallsweise auf, weist dies auf Asthma bronchiale (☞ 20.6.1) hin. Eine zusätzliche saisonale Abhängigkeit würde für eine allergische Ursache des Asthmas, z.B. durch Pollenflug, sprechen, eine Besserung der Dyspnoe an arbeitsfreien Tagen für eine berufsbedingte Allergie, wie beim Bäcker das „Bäckerasthma“. Atemnot im Liegen, die hauptsächlich nachts auftritt, ist häufig durch Herzerkrankungen (☞ Kapitel 18) bedingt. Geht die Dyspnoe mit Fieber und weiteren Zeichen einer Allgemeininfektion einher, ist an eine Pneumonie zu denken.

Notfall! Erstmaßnahmen bei Atemnot

- Über die Rufanlage Alarm auslösen. Patienten nicht alleine lassen, ihm das Gefühl von Ruhe und Geborgenheit vermitteln und seine Angst mindern
- Atemunterstützende Lagerungen oder Haltungen (☞ 7.3.6) einsetzen, Patienten zu ökonomischer Atmung anleiten, z.B. zur *dosierten Lippenbremse* (☞ 7.3.5)
- Beengende Kleidung entfernen, evtl. Fenster öffnen
- Auf Arztanordnung Sauerstoff geben (☞ 20.2.1). **Vorsicht:** Wird der Patient dann plötzlich ruhiger, kann dies für eine Verbesserung der Atemnot sprechen, aber auch ein Hinweis auf einen Anstieg des pCO_2 mit Kohlendioxidnarkose (☞ 20.2.1) sein
- Je nach Zustand Verlegung des Patienten auf die Intensivstation oder Intubation vorbereiten. Auf Arztanordnung Bronchialsekret absaugen (☞ 7.3.11, 38.4.2)
- Bewußtseinslage, Hautfarbe, Atmung, Blutdruck und Pulsfrequenz engmaschig kontrollieren. Baldmöglichst Geschehen dokumentieren.

20.3.2 Apnoe

Apnoe: *Atemstillstand.* Verlangt sofortiges Eingreifen.

Ursächlich können eine Verlegung der Atemwege, eine Lähmung des Atemzentrums und/oder eine Lähmung der Atemmuskulatur zugrunde liegen. Eine Apnoe bedeutet immer akute Lebensgefahr für den Patienten.

Notfall! Sofortige Reanimation bei Atemstillstand

Falls nicht ausdrücklich vorher anders vereinbart und vom Arzt angeordnet, müssen beim Atemstillstand *immer* Erste-Hilfe-Maßnahmen durchgeführt werden (Freimachen der Atemwege, Atemspende, evtl. Herzdruckmassage, ☞ 17.3.3). Andernfalls verstirbt der Patient innerhalb weniger Minuten.

20.3.3 Husten und Sputum

Husten *(Tussis):* Heftige Ausatmung gegen die zunächst geschlossene, dann plötzlich geöffnete Stimmritze (Glottis). Dient der Freihaltung der Atemwege von schädigenden Reizen. Kann physiologisch oder pathologisch sein.

Beobachtung und Ursachen von Husten, ☞ *7.3.3.1*

Sputum *(Auswurf, Expektoration):* Ausgehustetes Bronchialsekret. Abgesehen von geringen Mengen gelegentlichen, glasig-hellen Sputums immer pathologisch.

Hämoptyse: Aushusten von blutigem Sputum oder geringen Blutmengen.

Hämoptoe: Aushusten größerer Blutmengen.

Hämoptyse und Hämoptoe

Bereits eine starke Bronchitis oder eine Pneumonie können zu einer Hämoptyse führen, manchmal nur als rotbraune Fädchen sichtbar. Besonders bei älteren Menschen ist blutiges Sputum aber oft Zeichen einer schweren Erkrankung wie beispielsweise eines Bronchialkarzinoms oder eines Lungeninfarktes. Die Ursache eines Bluthustens kann auch *außerhalb* der Lunge liegen. So können beispielsweise Herzerkrankungen mit Lungenstauung (☞ 18.6.1) oder Gerinnungsstörungen (☞ 24.9) zu blutigem Sputum führen.

Notfall! Erstmaßnahmen bei Hämoptoe

Jede Hämoptoe ist ein Notfall, da eine starke, lebensgefährliche Blutung, ein ***Blutsturz,*** droht:

- Arzt sofort benachrichtigen
- Oberkörper hochlagern
- Patienten beruhigen
- Blut auffangen, etwa in einer Nierenschale
- Evtl. Sekret absaugen
- Mundpflege durchführen (lassen).

Das Bluthusten ist von der **Hämatemesis**, dem *Bluterbrechen* (☞ 21.2.5), abzugrenzen: Stammt das Blut aus dem Magen, so ist es durch Einwirkung des sauren Magensafts meist schwärzlich und erinnert an Kaffeesatz. Bei einer Ösophagusvarizenblutung (☞ 22.4.6) dagegen ist es hellrot-schaumig, und die Blutung ist meist erheblich. Auch Blutungen aus Nase oder Rachen können mit dem Aushusten von Blut verwechselt werden.

☑ Hämoptoe und Hämatemesis lassen sich mit einem Streifchen Indikatorpapier unterscheiden: Blut aus dem Magen reagiert sauer (pH < 7), Blut aus den Luftwegen dagegen alkalisch (pH > 7).

Sputumgewinnung, Sputumdiagnostik

Zur Untersuchung von Sputum auf Erreger oder Zellen eignet sich am besten **Morgensputum** *(Nüchternsputum)*, d.h. Sekret, das vor dem Frühstück und vor dem Zähneputzen ohne Speichel in einem sterilen, beschrifteten Gefäß aufgefangen wurde. Wichtig ist, daß der Patient nicht einfach Speichel ausspuckt, sondern mit Hilfe geeigneter Abhustetechniken (☞ 7.3.10) Sekret aus den unteren Abschnitten der Luftwege abhustet.

Kann nicht genug Sputum gewonnen werden, sind evtl. sekretlösende Maßnahmen (☞ 7.3.8) angezeigt. Evtl.verordnet der Arzt auch entsprechende Medikamente. Ist auch dies erfolglos, muß ein bronchoskopisches Absaugen von Sekret in Betracht gezogen werden (☞ 7.3.11).

Bei der **bakteriologischen Untersuchung** von Sputum werden die Keime bestimmt, die zur Entzündung der Atemwege geführt haben. Es wird geprüft, welche Antibiotika gegen diese Bakterien eingesetzt werden können oder ob diese Bakterien bereits gegen bestimmte Medikamente bereits resistent sind (*Antibiogramm*, ☞ 28.3.5).

☑ Die Sputumuntersuchung ist nur aussagefähig, wenn tatsächlich Sputum eingeschickt wurde. Speichel und die darin enthaltenen physiologischen Bakterien verfälschen das Untersuchungsergebnis.

Bei der **zytologischen Untersuchung** von Sputum wird nach Gewebetrümmern oder abgestoßenen Zellen gesucht, wie sie bei Tumoren der Atemwege vorkommen. Hier muß dem Sputum Formalin zugesetzt werden, damit die evtl. enthaltenen Bakterien die Gewebeprobe nicht zersetzen.

Umgang mit Sputum

☑ Sputum ist potentiell infektiös. Um sich selbst, Patienten und Besucher zu schützen, ist ein konsequent hygienisches Verhalten erforderlich.

Hygieneregeln beim Umgang mit Sputum sind:

- Beim Umgang mit Sputum grundsätzlich Handschuhe tragen
- Sich nicht direkt vom Patienten anhusten lassen
- Bei Kontamination mit Sputum die betroffenen Hautpartien und Flächen desinfizieren
- Dem Sputumbecher (zur besseren Beobachtung aus durchsichtigem Kunststoff) eine Desinfektionslösung zusetzen, falls keine bakteriologische Diagnostik vorgesehen ist; Becher mehrmals täglich leeren, mindestens einmal täglich wechseln. Anschließend desinfizieren und sterilisieren
- Papiertücher des Patienten direkt in einen am Nachtisch befestigten Abwurfbeutel oder eine Nierenschale entsorgen lassen.

20.3.4 Atemgeräusche

☑ Pathologische Atemgeräusche sind:

- Schnarchen
- Stridor
- Rasselgeräusche
- Schluckauf.

Schnarchen

Das wohl häufigste Atemgeräusch ist das **Schnarchen** während des Schlafs. Es ist jedoch meist harmlos und entsteht, wenn das Gaumensegel bei der Atmung flattert. Schnarcher leiden allerdings nicht selten unter einem **Schlaf-Apnoesyndrom** (☞ 7.3.2): Hier treten während des Schlafs längere Atempausen (> 10 Sek.) auf. Da bei der Schlafapnoe ein gefährlicher Sauerstoffmangel auftreten und ein Bluthochdruck begünstigt werden kann, empfiehlt es sich, in einem Schlaflabor (☞ 7.4.1) nach der Ursache zu suchen.

Stridor

Ein **Stridor** (lat. Zischen, Pfeifen) ist ein pfeifendes Atemgeräusch und entsteht bei verengten Atemwegen. Durch diese Verengung wird der Luftstrom behindert, so daß meist gleichzeitig Atemnot (*Dyspnoe*, ☞ 20.3.1) auftritt.

Entsteht das Geräusch bei der Einatmung, spricht man vom **inspiratorischen Stridor**. Er tritt bei Verengung oder Verlegung der oberen Luftwege (durch Schleim, Fremdkörper) auf. Auch eine Schilddrüsenvergrößerung, die die Luftröhre von außen zusammendrückt, sowie die Verlegung der Stimmritze (☞ 34.1.3) führt zum inspiratorischen Stridor.

Der **exspiratorische Stridor** ist meistens die Folge verengter Bronchien, wie z.B. beim Asthma bronchiale oder bei chronisch obstruktiver Bronchitis (☞ 20.6.2).
Auch ein kombinierter in- und exspiratorischer Stridor ist möglich.

Gleichzeitiges Auftreten von Atemnot und Stridor sind Notfall-Zeichen (Verhalten im Notfall, ☞ Notfallkasten 17.2.2, 17.3.1, 20.3.1). Ursache könnte z.B. ein Fremdkörper in den Atemwegen (durch *Aspiration*) oder eine allergische Reaktion sein.

Rasselgeräusche

Rasselgeräusche *(RG)* sind pathologische Atemgeräusche im Bereich der Bronchien. Rasselgeräusche unterscheidet der Arzt durch Auskultation (Abhören, ☞ 9.3).

Trockene Rasselgeräusche entstehen, wenn Schleimfäden in den Luftwegen schwingen. Sie treten bei chronisch obstruktiver Bronchitis oder Asthma bronchiale auf. Je nach Klangqualität werden bei den trockenen Rasselgeräuschen *Pfeifen, Giemen* und *Brummen* unterschieden.

Feuchte Rasselgeräusche sind Folge einer Flüssigkeitsansammlung in den Luftwegen oder in den Alveolen. Durch die strömende Atemluft kommt es zur Blasenbildung. Feuchte RG sind am ehesten mit dem Perlen von Mineralwasser zu vergleichen, können aber auch brodelnden Charakter haben.

Brodelnde Atemgeräusche *(Trachealrasseln)* in Kombination mit Atemnot und evtl. schaumig-serösem Sputum sind Leitsymptome des Lungenödems (☞ 18.6.3)!

- Sofort Arzt informieren
- Oberkörper hoch, Beine tief lagern.

Schluckauf

Schluckauf *(Singultus)* ist Folge einer Reizung des Nervus phrenicus. Dieser versorgt das Zwerchfell und gibt den Impuls für eine ruckartige Kontraktion des Zwerchfells, die plötzlich Luft in den Brustkorb einströmen läßt.

Der N. phrenicus kann gereizt werden, wenn zuviel Luft geschluckt wurde und eine Luftblase im Magen auf den Nerv drückt. Auch kalte Getränke und Operationen im Oberbauch können einen Schluckauf auslösen. Gelegentlich tritt ein (besonders hartnäckiger) Schluckauf ohne erkennbare Ursache auf. Bei besonders quälendem Schluckauf schaffen krampflösende oder beruhigende Medikamente Abhilfe.

20.3.5 Atemgeruch

Die Atemluft ist normalerweise geruchlos. Ein unangenehmer Geruch der Atemluft (**Foetor** = lat. übler Geruch) ist ein Krankheitszeichen. Dieser muß allerdings vom in gewissen Grenzen physiologischen Mundgeruch unterschieden werden (☞ 7.5.4).

Krankhafter Atemgeruch

- **Azetongeruch** (fruchtig und obstig) ist typisch für das diabetische Koma und tritt hier oft zusammen mit einer Kußmaul-Atmung (☞ 7.3.2) auf. Auch Nahrungskarenz oder Hunger können zum Azetongeruch führen, wenn beim Abbau der Fettreserven vermehrt Ketonkörper (☞ 23.6.3) entstehen
- **Ammoniakgeruch** (nach Salmiakgeist riechend) weist auf eine schwere Beeinträchtigung der Leberfunktion hin. Die Leber kann das Ammoniak, das beim Eiweißzerfall entsteht, nicht mehr abbauen (Leberkoma ☞ 22.4.6)
- **Foetor hepaticus** (wie frische Leber) kann beim Leberversagen (Leberzerfallskoma ☞ 22.4.6) auftreten
- **Fäulnisgeruch** (übelriechend bis jauchig-stinkend) weist auf Zerfallsprozesse in den Atemwegen hin, etwa bei Lungengangrän oder Bronchialkarzinom (☞ 20.8.2)
- **Eitergeruch** (fade-süßlich) kennzeichnet bakterielle Infektionen und ist charakteristisch bei akuter Bronchitis oder Pneumonie
- **Foetor urämicus** (urinöser Geruch) tritt im Endstadium des Nierenversagens (Urämie ☞ 31.8.9) auf.

20.3.6 Pathologische Atemintensität

Beobachtung der Atemintensität, ☞ *7.3.2.3*

Hypoventilation

Hypoventilation: Im Verhältnis zum Sauerstoffbedarf des Körpers zu geringe Belüftung der Alveolen bei vermindertem Atemminutenvolumen. Führt zum Abfall von pO_2 und Anstieg von pCO_2 (*respiratorische Insuffizienz,* ☞ 20.1).

Mögliche Ursachen einer Hypoventilation sind:

- Schmerzen im Brustkorb oder Abdomen, die zu einer *Schonatmung* führen (z.B. nach Operationen)
- Schlechter Allgemeinzustand des Patienten
- Behinderung der Atmung durch Störungen des Atemzentrums, der Atemmuskulatur oder der Atemwege.

Hyperventilation

Hyperventilation: Gesteigertes Atemminutenvolumen über die Stoffwechselbedürfnisse des Körpers hinaus. Typischerweise zu niedriger pCO_2 (**Hypokapnie,** ☞ 20.4.4) bei normalem bis erhöhtem pO_2.

Eine Hyperventilation kann psychogen, metabolisch (= stoffwechselbedingt), zentral (ZNS-Schädigung), kompensatorisch (als Reaktion auf einen Sauerstoffmangel), hormonell oder medikamentös bedingt sein.

Psychogen bedingte Hyperventilation. Bei der *psychogen bedingten Hyperventilation* kommt es zur *respiratorischen Alkalose* mit Abnahme der Kalzium*ionen* im Serum. Diese äußert sich in der **Hyperventilationstetanie** mit Muskelkrämpfen, für die die *Pfötchenstellung* der Hände ganz typisch ist. Hält man dem Patienten eine Plastiktüte so vor Mund und Nase, daß er seine Ausatemluft wieder rückatmet, kann die Hyperventilation durchbrochen werden, da durch die Rückatmung der pCO_2 und damit die Kalziumionen-Konzentration wieder ansteigt.

20.4 Der Weg zur Diagnose bei Lungenerkrankungen

20.4.1 Anamnese und körperliche Untersuchung

Anamnese

Erfragt werden frühere Herzerkrankungen, allergische Erkrankungen, Tuberkulose, Tumoren (Lungenmetastasen?) und tiefe Beinvenenthrombosen. Wichtig ist, ob, seit wann und wieviel der Patient raucht, da Rauchen einer der Hauptrisikofaktoren für das Bronchialkarzinom, die chronisch obstruktive Bronchitis und das Emphysem ist.

Inspektion

Durch Inspektion erkennt der Arzt:

- *Thoraxdeformitäten,* z.B. eine Trichterbrust
- Seitendifferenzen in den Atembewegungen
- Eine **paradoxe Atmung**, bei der die betroffene Thoraxhälfte beim Einatmen kleiner und beim Ausatmen größer wird (etwa bei einem Pneumothorax, ☞ 20.9).

Perkussion

Bei der **Perkussion** der gesunden Lunge ergibt sich ein typischer Klopfschall, der als **sonor** bezeichnet wird. Ist der Luftgehalt der Lunge erhöht (wie z.B. beim Emphysem oder Pneumothorax), so ist der Klopfschall lauter und tiefer **(hypersonor)** und erinnert an den Ton, den das Beklopfen einer leeren Schachtel erzeugt. Bei einer Pneumonie oder einem Erguß ist der Schall dagegen deutlich leiser **(gedämpft)**, vergleichbar dem beim Beklopfen des Oberschenkels. Außerdem können mit Hilfe der Perkussion die Lungengrenzen und ihre Atemverschieblichkeit (normal 4 – 6 cm) bestimmt werden.

Auskultation

Die **Auskultation** (das „Abhorchen") der Lunge mit dem Stethoskop (☞ 9.3) zeigt beim Gesunden während der Einatmung ein leises Atemgeräusch (**Vesikuläratmen**). Pathologische Befunde sind:

- Über kollabierten Lungenpartien oder beim Emphysem ist das **Atemgeräusch abgeschwächt,** bei großen Ergüssen fehlt es völlig
- Ein fauchendes **Bronchialatmen** ist beim Gesunden nur über der Trachea und den Hauptbronchien zu hören und spricht ansonsten z.B. für eine Pneumonie.

Ebenfalls pathologisch sind sämtliche *Neben-* oder **Rasselgeräusche** (RG, ☞ 20.3.4).

20.4.2 Bildgebende Diagnostik

Konventionelles Röntgen

Die häufigste radiologische Untersuchung zur Diagnostik von Lungenerkrankungen ist die **Röntgennativaufnahme des Thorax** in zwei Ebenen (von hinten und von der Seite). Wenn irgend möglich, sollte der Patient bei der Röntgenaufnahme stehen, da dies die Beurteilbarkeit verbessert.

Flächige Verschattungen oder Verdichtungen, die im Röntgenbild hell erscheinen, können z.B. durch eine Pneumonie oder eine Lungenstauung bedingt sein. Runde Gebilde haben oft einen Tumor oder eine Tuberkulose zur Ursache. Bei einem Pneumothorax ist der betroffene Bezirk völlig schwarz, und die feine Zeichnung der gesunden Lunge fehlt. Eine Verbreiterung des Lungenhilus ist häufig Folge von Tumoren oder Lymphknotenvergrößerungen.

Eine besondere Vorbereitung des Patienten ist nicht erforderlich.

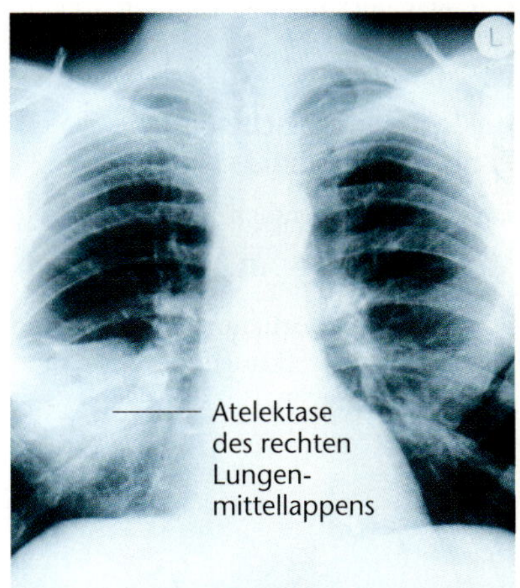

Abb. 20.18: Röntgenaufnahme des Thorax bei einem 57jährigen Patienten mit Bronchialkarzinom. Deutlich ist ein Kollaps (Atelektase) des rechten Mittellappens zu erkennen, der zu einer Verdichtung (im Röntgenbild Aufhellung) des entsprechenden Lungenareals führt. Die Atelektase ist Folge des tumorbedingten Verschlusses des dazugehörenden Bronchus. [T127]

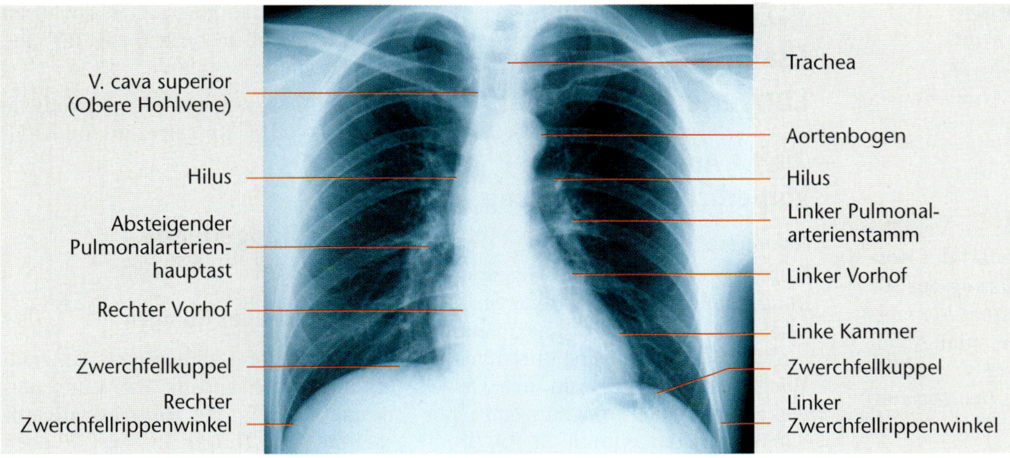

Abb. 20.19: Röntgennativaufnahme des Thorax, p.a.-Aufnahme (**p**osterior-**a**nteriorer Strahlengang). Normalbefund. [D200]

Tomographie

Bei der **Tomographie** *(Schichtaufnahme)* wird nicht der gesamte Thorax abgebildet, sondern nur auf eine Schicht „scharfgestellt".

Durchleuchtung

Bei einer **Durchleuchtung** werden die Thorax- und Lungenbewegungen während der Atmung kontinuierlich beobachtet.

CT und Kernspintomographie

CT und **Kernspintomographie** (☞ 9.6.4 bzw. 9.6.5) werden in erster Linie bei Verdacht auf bösartige Tumoren eingesetzt. Sie erlauben insbesondere eine Darstellung des Mediastinums und kleiner Lungenveränderungen, was mit anderen Methoden kaum möglich ist.

Nuklearmedizinische und Kontrastmitteluntersuchungen

Drei Spezialuntersuchungen stellen die Lungendurchblutung bzw. Lungenbelüftung bildlich dar:

- Die **Lungenperfusionsszintigraphie** macht die Lungendurchblutung sichtbar und wird in erster Linie bei Verdacht auf Lungengefäßerkrankungen (z.B. Lungenembolie, ☞ 20.10.1) angewandt. Dem Patienten wird intravenös eine radioaktive Substanz gespritzt, die sich in durchbluteten Lungenkapillaren absetzt. Die Radioaktivität über der Lunge wird z.B. mit einer Gammakamera registriert. Eine Vorbereitung des Patienten für die Untersuchung ist nicht erforderlich
- Da auch eine mangelhafte Belüftung der Lunge reflektorisch zu einer Minderdurchblutung der betreffenden Lungenabschnitte führt, ist manchmal zusätzlich eine **Lungenventilationsszintigraphie** zur Belüftungsdarstellung angezeigt, bei der der Patient die radioaktive Substanz einatmet. Während bei einer Embolie die Durchblutung, nicht aber die Belüftung der Lunge gestört ist, fallen beispielsweise bei einem zentral sitzenden Bronchialkarzinom (☞ 20.8.2) beide Untersuchungen pathologisch aus
- Die *digitale Subtraktionsangiographie* der A. pulmonalis (kurz **Pulmonalis-DSA**) ist die sicherste, aber auch invasivste Methode zum Nachweis einer Lungenembolie (☞ 20.10.1). Dabei wird ein Katheter über eine zentrale Vene bis in die Pulmonalarterie vorgeschoben und dann Kontrastmittel zur Gefäßdarstellung gespritzt (Pflege, ☞ 9.6.3). Thromben stellen sich als Einengungen oder Abbrüche im Kontrastmittelstrom dar.

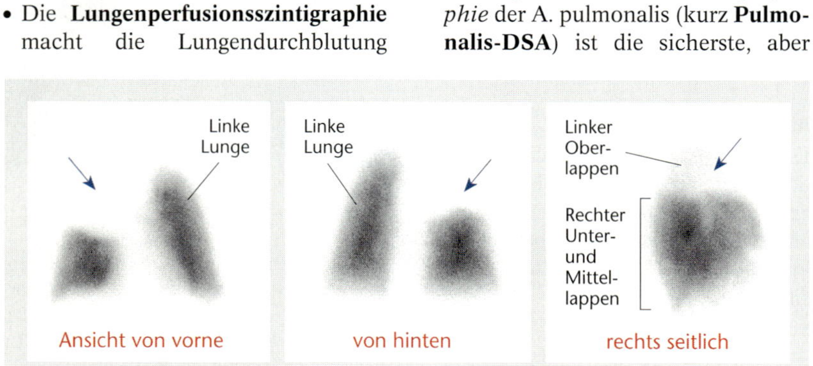

Abb. 20.20: Lungenperfusionsszintigraphie bei einem Patienten mit Lungenembolie. Nicht durchblutete Lungenbezirke stellen sich im Lungenszintigramm als weiße Flächen dar (Pfeile). In diesem Fall besteht eine Embolie der Arterie, die den rechten Oberlappen versorgt. [T165]

Sonographie

Die **Sonographie** (☞ 9.6.7) erlaubt die Diagnose und Punktion von Pleuraergüssen und die gezielte Punktion von Tumoren der Thoraxwand (☞ 20.11.3). Auch brustwandnahe Tumoren sind oft gut darstellbar. Insgesamt hat die Sonographie in der Lungenheilkunde einen relativ geringen Stellenwert.

20.4.3 Lungenfunktionsdiagnostik

Die **Lungenfunktionsprüfung** (kurz *Lufu*) dient der genauen Messung der Leistungsfähigkeit der Lunge. Sie wird zur Diagnose und Verlaufskontrolle von Lungenerkrankungen und vor operativen Eingriffen eingesetzt.

Mit Hilfe der **Spirometrie** können die verschiedenen Lungenvolumina (☞ 7.3.2.2) und Ventilationsgrößen gemessen werden. Das *forcierte exspiratorische* bzw. *inspiratorische Volumen* (**FEV_1** = *Einsekundenkapazität* bzw. **FIV_1**) gibt an, wieviel Luft der Patient in einer Sekunde maximal aus- bzw. einatmen kann. Wird das forcierte exspiratorische Volumen auf die Vitalkapazität bezogen (FEV_1/VC), ergibt sich der sog. **Tiffeneauwert**, der beim Gesunden bei ca. 70% liegt. Beide Werte sind insbesondere bei Verengungen der Atemwege, etwa beim Asthma bronchiale, verändert. Durch Testwiederholung nach Inhalation eines β_2-Sympathomimetikums (z.B. Salbutamol®, ☞ Pharma-Info 20.39) kann getestet werden, ob sich die verengten Atemwege wieder erweitern können.

Aus Abweichungen der einzelnen Lungenvolumina vom jeweiligen Normwert kann auf die Art der Lungenveränderung geschlossen werden.

Die **Ganzkörperplethysmographie** ist eine aufwendige Methode, die die Berechnung des *Atemwegswiderstandes* **(Resistance)** in Ruhe ermöglicht. Dabei sitzt der Patient in einer geschlossenen Kammer, und Kammerdruck und Atemstrom am Mund des Patienten werden ständig gemessen.

Ein einfaches Gerät, das vielfach auf Station vorhanden ist, ist der **Peak-flow-Meter** (☞ Abb. 20.23). Das ungefähr handgroße Gerät mißt den Höchstwert des Ausatmungsstroms bei forcierter Ausatmung und ermöglicht damit eine einfache Therapiekontrolle z.B. bei Asthmatikern.

Aufgaben des Pflegepersonals

Notwendig ist die Dokumentation von Größe, Gewicht und Alter des Patienten, da alle genannten Lungenvolumina und damit die exakte Auswertung der Untersuchung von diesen Faktoren und zusätzlich vom Geschlecht der untersuchten Person abhängig sind.

20.4.4 Blutgasanalyse

Blutgasanalyse *(BGA)*: Messung der **Partialdrücke** (d.h. der *Teilkonzentrationen*) der Atemgase im arteriellen oder arterialisierten Blut.
Zusätzlich werden meist der pH-Wert und das *Standardbikarbonat* (☞ Tab. 20.21) des Blutes bestimmt, da Blutgase und Säure-Basen-Haushalt eng zusammenhängen.

Die BGA erlaubt eine Beurteilung des Gasaustausches in der Lunge. Hierfür ist arterielles Blut oder arterialisiertes Kapillarblut (☞ 9.5.1) erforderlich.

Die Normwerte der Partialdrücke sind altersabhängig, einen Überblick gibt Tab. 20.21. Die Fachbegriffe für die Abweichung von den Normwerten sind im nachfolgenden Kasten erklärt.

Normwerte:	
pH art.	7,36 – 7,44
p_aO_2 (art. pO_2)	70 – 110 mmHg (9,5 – 14,5 kPa)
p_aCO_2 (art. pCO_2)	35 – 45 mmHg (4,6 – 6,1 kPa)
Standardbikarbonat (HCO_3^-)	22 – 26 mmol/l

Tab. 20.21: Normwerte des pH, des arteriellen Sauerstoff- (p_aO_2) und Kohlendioxidpartialdruckes (p_aCO_2) sowie des Standardbikarbonats im arteriellen Blut. [B200]

Hypoxie: Erniedrigung des Sauerstoffgehalts in einzelnen Körperregionen oder im Gesamtorganismus. Ursachen können z.B. Durchblutungsstörungen, Anämie oder Hypoxämie sein.

Hypoxämie: Erniedrigung des Sauerstoffpartialdruckes im arteriellen Blut (p_aO_2) auf Werte unter 70 mmHg (9,5 kPa; altersabhängig).

Hypokapnie: Erniedrigung des Kohlendioxidpartialdrucks im arteriellen Blut (p_aCO_2) unter 35 mmHg (4,7 kPa). Durch Hyperventilation (☞ 20.3.6) oder metabolische Azidose mit respiratorischer Kompensation bedingt.

Hyperkapnie: Erhöhung des Kohlendioxidpartialdruckes im arteriellen Blut (p_aCO_2) auf über 45 mmHg. Hervorgerufen durch respiratorische Insuffizienz mit Hypoventilation (☞ 20.3.6) oder metabolische Alkalose mit respiratorischer Kompensation.

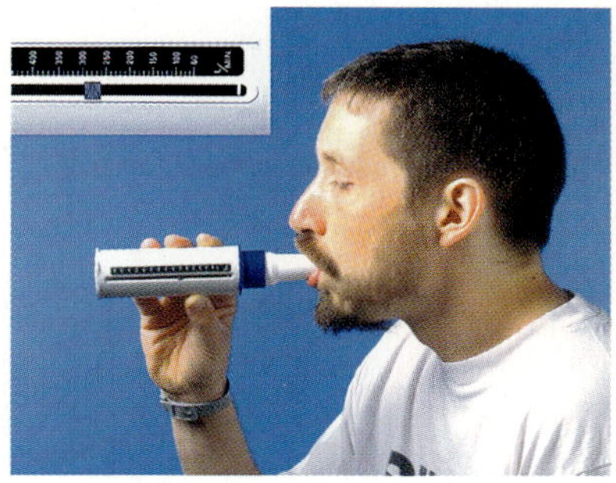

Abb. 20.23: Peak-flow-Meter. [K183]

Arterielle Blutentnahme

Für eine arterielle Punktion werden benötigt:

- Sterile Handschuhe, Tupfer und Hautdesinfektionsmittel
- Ein spezielles BGA-Röhrchen (☞ Abb. 20.25 – 20.26) oder eine heparinisierte Spritze (2 – 5 ml mit 10 IE Heparin pro ml, 17er = lila Kanüle)
- Tupfer oder Kompressen zum Komprimieren der Punktionsstelle, Verbandmaterial, bei Punktion der A. femoralis ein Sandsack.

Die Arterienpunktion ist eine ärztliche Aufgabe. Meist wird die A. radialis im Handgelenkbereich oder die A. femoralis im Leistenbereich punktiert. Nach der Punktion ist eine Kompression der Punktionsstelle für mindestens fünf Minuten erforderlich, da sich sonst große Hämatome bilden können. Auch danach muß die Punktionsstelle noch auf Nachblutungen kontrolliert werden.

An der punktierten Extremität werden zunächst stündlich Puls und Hautdurchblutung geprüft. Das gefüllte BGA-Röhrchen wird nach der Punktion sofort luftdicht verschlossen und

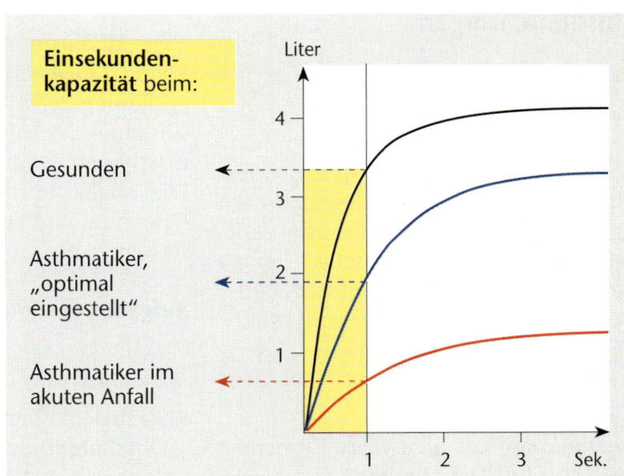

Abb. 20.22: Einsekundenkapazität (☞ Text). Durch die Verengung der Luftwege bei chronisch-obstruktiver Lungenerkrankung (☞ 20.6), z.B. Asthma bronchiale, ist v.a. die Ausatmung behindert. Die Einsekundenkapazität weist darauf hin, wie stark diese Verengung ist: Je flacher die Kurve, desto größer ist der Strömungswiderstand in den Atemwegen. [B101]

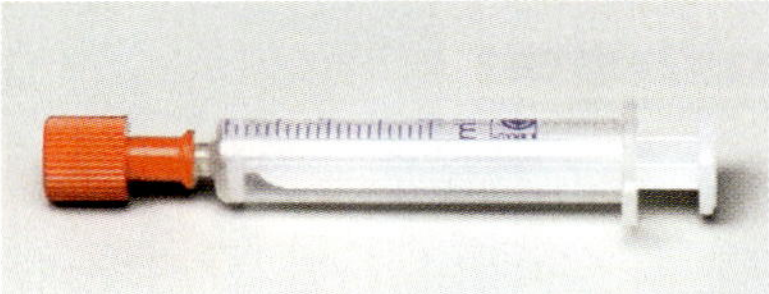

Abb. 20.24: Normale, heparinisierte 2 ml-Spritze mit rotem Stopfen als gasdichtem Verschluß zur BGA. [K183]

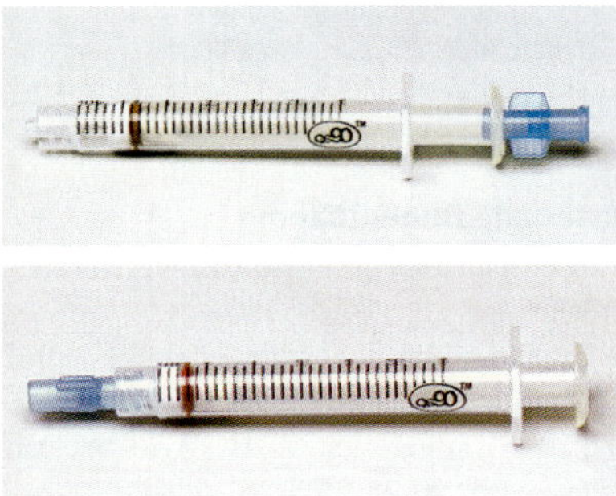

Abb. 20.25 – 20.26: Spezielles BGA-Röhrchen, dessen blauer Stopfen nach der Entnahme vom Kolben (oben) auf den Konus umgesteckt wird (unten). [K183]

(gekühlt) zum Labor gebracht. Geräte zur BGA stehen auch auf vielen Intensivstationen. Für die korrekte Auswertung der BGA sind zusätzlich (für Patienten unter Sauerstofftherapie) die O_2-Konzentration der Atemluft und (bei Fieber) die Körpertemperatur des Patienten zu notieren.

Vorsicht! Blutspritzer bei Arterienpunktion

Während der Punktion sollten sich der/die Punktierende und die Pflegekraft vor Blutspritzern schützen (Arteriendruck nicht unterschätzen).

20.4.5 Endoskopische Untersuchungen

Bronchoskopie

Bei der **Bronchoskopie** werden die Luftwege (in Lokalanästhesie oder Vollnarkose) mit einem Spezialendoskop betrachtet. Die *diagnostische Bronchoskopie* (evtl. mit Biopsie) wird v.a. bei Verdacht auf bösartige Tumoren durchgeführt. Bei einer *therapeutischen Bronchoskopie* werden Fremdkörper entfernt, Tumoren z.B. mittels Laser verkleinert oder Schleim aus den Atemwegen abgesaugt.

Hauptkomplikationen einer Bronchoskopie sind Herzrhythmusstörungen, Blutungen, Infektionen, Asthmaanfälle, Perforationen oder Pneumothorax.

Vor der Untersuchung müssen folgende Befunde vorliegen: Röntgen-Thorax, Lungenfunktionsprüfung, arterielle BGA, Gerinnungsstatus, Blutbild und Blutgruppe. In manchen Fällen müssen Erythrozytenkonzentrate bestellt werden.

Aufgaben des Pflegepersonals

Allgemeine Richtlinien für endoskopische Untersuchungen, ☞ *9.7*

Vor dem Eingriff bleibt der Patient nüchtern. Kurz vor der Untersuchung wird er aufgefordert, Schmuck und ggf. auch seine Zahnprothese zu entfernen und noch einmal zur Toilette zu gehen. Nach dem Eingriff ist meist eine Bettruhe von wenigen Stunden angebracht. Die Vitalzeichen werden engmaschig kontrolliert und der Patient nach seinem Befinden gefragt. Bis zum völligen Abklingen der Lokalanästhesie (ca. zwei Stunden) darf der Patient wegen der Aspirationsgefahr nicht essen und trinken. Nach einer Vollnarkose dauert die Nahrungskarenz länger (Arztanordnung).

Bronchoalveoläre Lavage

Im Rahmen einer Bronchoskopie ist auch eine **bronchoalveoläre Lavage** (kurz *BAL*, auch *Bronchiallavage*) möglich. Dabei werden die Bronchien mit physiologischer Kochsalzlösung gespült, um einen Erreger bei Infektionen nachzuweisen oder Tumorzellen zu gewinnen. Auch eine *therapeutische* bronchoalveoläre Lavage kann manchmal notwendig sein, etwa um borkiges Sekret zu entfernen.

Mediastinoskopie

Eine **Mediastinoskopie** kann bei unklaren Lungenerkrankungen mit Vergrößerung der Lymphknoten am Lungenhilus oder bei Krankheiten des Mediastinums (☞ 20.17) angezeigt sein. Die Mediastinoskopie ist eine kleine Operation und erfordert eine Intubationsnarkose.

Aufgaben des Pflegepersonals

Allgemeine Pflege vor Operationen, ☞ *11.1.2*

- Nach dem Eingriff wird der Patient in Oberkörperhochlage gelagert (mindestens 30°). Seine Vitalzeichen werden zuerst halbstündlich und später stündlich kontrolliert
- Nach einigen Stunden (Arztanordnung) darf der Patient trinken
- Temperatur- und Wundkontrollen sind in den nächsten Tagen wichtig, um eine Infektion rechtzeitig zu erkennen.

Thorakoskopie

Als **Thorakoskopie** wird die endoskopische Untersuchung der Pleurahöhle bezeichnet. Indikationen sind Prozesse des Mediastinums, die durch eine Mediastinoskopie nicht erreicht werden können, generalisierte Lungenerkrankungen nach erfolgloser Bronchoskopie oder unklare Befunde im Bereich von Brustwand, Pleura, Lungenoberfläche oder Zwerchfell. Auch kleinere therapeutische Eingriffe sind möglich, etwa die Entfernung einer Lungenblase beim Pneumothorax oder das Lösen von Pleuraverklebungen.

Wichtigste Komplikation sind Blutungen. Bei ausgedehnten Pleuraverwachsungen sowie Infektionen der Thoraxwand oder der Pleura darf eine Thorakoskopie nicht durchgeführt werden.

Die Thorakoskopie wird in Allgemein- oder Lokalanästhesie durchgeführt. Der Patient wird auf die Seite gelagert. Nach Einbringen des Endoskops und eventueller Hilfsinstrumente durch bis zu vier kleine Einschnitte zwischen den Rippen wird ein künstlicher Pneumothorax gesetzt und die kollabierte Lunge untersucht. Nach der Untersuchung wird eine Pleuradrainage gelegt.

Die Pflege bei Thorakoskopie entspricht in etwa derjenigen bei Mediastinoskopie. Besonders wichtig ist die genaue Beobachtung der Atmung. Hinzu kommt die Pflege bei Pleuradrainage (☞ 20.2.2).

20.4.6 Pleurapunktion

Große Bedeutung in der Lungenheilkunde hat die **Pleurapunktion.** Eine *diagnostische Pleurapunktion* wird bei Pleuraergüssen zur Artdiagnose des Ergusses durchgeführt (☞ Tab. 20.57). *Therapeutische Pleurapunktionen* dienen dem Ablassen des Ergusses oder der *Instillation* (dem Einbringen) von Medikamenten (z.B. Zytostatika bei Tumoren). Die Hauptkomplikationen der Pleurapunktion sind Pneumothorax (☞ 20.9), Blutungen aus der Punktionsstelle oder Infektionen.

Durchführung

Zunächst stellt der Arzt die Ergußlokalisation sonographisch oder durch Perkussion fest. Dann sticht er nach vorheriger Desinfektion und Lokalanästhesie der Punktionsstelle am Oberrand einer Rippe ein. Die Punktionsstelle liegt am Rücken zwischen hinterer Axillarlinie und Scapularlinie. Nach der Punktion wird die Stichstelle mit einem Pflasterkompressionsverband versorgt.

Aufgaben des Pflegepersonals

Die Pflegenden richten folgende *Materialien:*

- Steril abgepacktes Punktionsset
- Desinfektionsmittel (gefärbt), sterile Tupfer und Kompressen, steriles Abdecktuch
- Materialien für eine Lokalanästhesie
- Sterile Handschuhe, evtl. Mundschutz und Haube
- Drei beschriftete Untersuchungsröhrchen (je eins für Klinische Chemie, Pathologie und Mikrobiologie), nach Anordnung evtl. Blutkulturflaschen (anaerob und aerob)
- Evtl. Codein gegen Hustenreiz, Verbandsmaterial (evtl. auch Nahtmaterial).

Während der *Durchführung* unterstützen die Pflegenden den Patienten bei der richtigen Haltung.

Der Patient sitzt mit angehobenen Armen am Bettrand oder auf einem Stuhl. Der Oberkörper ist leicht vorgebeugt, so daß sich die Zwischenrippenräume dehnen. Der Patient soll während der Punktion nicht husten oder pressen. Günstig ist, wenn eine Pflegeperson vor dem Patienten steht oder sitzt, damit dieser sich an ihr festhalten kann.

Nach der Untersuchung werden Atmung, Puls und Blutdruck des Patienten engmaschig überwacht und der Wundverband regelmäßig kontrolliert.

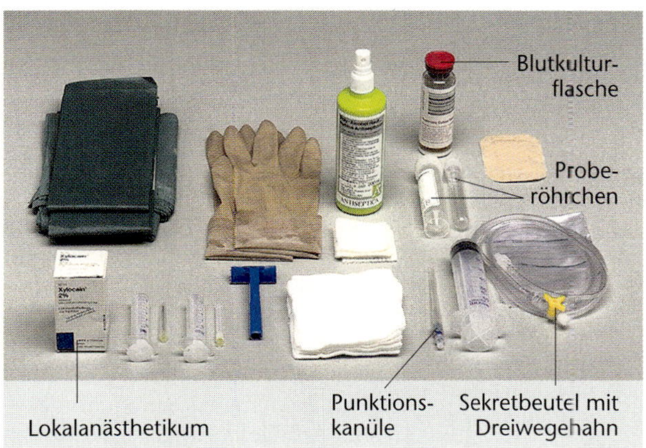

Abb. 20.27: Materialien zur Pleurapunktion. [K183]

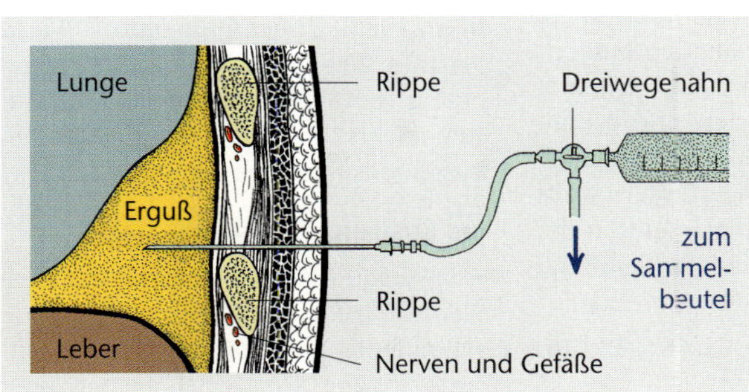

Abb. 20.28: Lage der Pleurapunktionsnadel. Der Erguß wird mit der Spritze aspiriert und nach Umstellen des Dreiwegehahns in den Sammelbeutel gefüllt. [L157]

20.5 Infektiöse Erkrankungen der Atmungsorgane

20.5.1 Influenza und weitere virusbedingte „Erkältungskrankheiten"

Influenza

Influenza (*Virusgrippe, „echte Grippe"):* Akute Infektion der Atemwege, die den Patienten besonders durch ihre Komplikationen gefährdet. Influenza-Viren werden in erster Linie durch Tröpfcheninfektion übertragen und schädigen nicht nur die Schleimhäute der Atemwege, sondern bereiten auch Toxinen und Bakterien den Weg.

Todesfälle durch Influenza sind meldepflichtig (☞ 28.10).

Krankheitsentstehung

Die Influenza wird durch *Influenza-Viren der Typen A, B oder C* hervorgerufen, die zu den *Myxoviren* gehören. Da sich die Viren von Saison zu Saison stark verändern, ist eine erneute Erkrankung bereits nach relativ kurzer Zeit möglich.

Symptome, Befund
Diagnostik

Nach einer Inkubationszeit von 1 – 3 Tagen bekommt der Patient innerhalb weniger Stunden hohes Fieber. Er fühlt sich schwer krank und hat Kopf-, Glieder- und Rückenschmerzen. Er klagt über Schnupfen, Husten, Halsschmerzen und Heiserkeit.

Die körperliche Untersuchung ist nur wenig ergiebig. Meist ist der Rachen des Patienten gerötet, und evtl. sind wenige Rasselgeräusche über der Lunge auskultierbar.

Die Abgrenzung der Influenza von anderen schweren „Erkältungen" ist im Frühstadium der Erkrankung unmöglich.

Komplikationen

Besonders bei Abwehrgeschwächten, Älteren und Patienten mit Vorerkrankungen der Atemwege drohen Komplikationen:

- Gefürchtet sind *toxisch bedingte Schädigungen* praktisch aller Organe, insbesondere eine Herzbeteiligung, eine Gefäßschädigung bis hin zum Kreislaufversagen, eine ZNS-Beteiligung und eine Nervenentzündung
- Die Schädigung der Schleimhäute begünstigt bakterielle Folgeinfektionen
- Vorerkrankungen der Atemwege (Asthma!) verschlimmern sich oft und können bis zur beatmungspflichtigen respiratorischen Insuffizienz führen (☞ 20.1).

Behandlungsstrategie

In den ersten 48 Stunden nach Krankheitsausbruch *kann* eine antivirale Medikation mit Amantadin (z.B. PK-Merz®) den Krankheitsverlauf abschwächen. In der Praxis wird die Diagnose aber erst später gestellt. Dann ist die Behandlung symptomatisch mit fiebersenkenden und schmerzlindernden

Medikamenten (z.B. Paracetamol, etwa in ben-u-ron®) sowie schleimlösenden oder hustendämpfenden Präparaten. Bei bakteriellen Sekundärinfektionen müssen Antibiotika gegeben werden.

Pflege bei Influenza

Die meisten Patienten mit Influenza werden zu Hause versorgt. Nur schwer erkrankte Patienten mit Vorschädigungen oder aus anderen Gründen stationär aufgenommene Patienten werden im Krankenhaus gepflegt:

- Patienten mit einer Influenza sollen bis drei Tage nach Entfieberung Bettruhe einhalten. Daher sind eine Thrombose-, Pneumonie- und Obstipationsprophylaxe erforderlich
- V.a. im Anfangsstadium der Erkrankung sind eine engmaschige Kontrolle der Vitalzeichen und der Temperatur nötig. Wichtig ist auch das Achten auf Husten und Sputum (z.B. grünliches Sputum als Zeichen einer bakteriellen Folgeinfektion)
- Da die Kranken stark schwitzen, müssen Bett- und Leibwäsche oft gewechselt werden. Unter Umständen brauchen die Patienten auch Hilfe bei der Körperpflege
- Die Kost soll leicht verdaulich und vitaminreich sein (Wunschkost). Wichtig ist ausreichende Flüssigkeitszufuhr
- Das hohe Infektionsrisiko für die Pflegenden kann durch Tragen eines Mundschutzes vermindert werden. Nach einem Patientenkontakt ist das Berühren von Mund und Augen zu vermeiden. Bei Verlassen des Patientenzimmers müssen die Hände desinfiziert werden.

Patienteninformation

Bei komplikationslosem Verlauf klingen die Krankheitserscheinungen nach wenigen Tagen bis einer Woche wieder ab. Es dauert dann aber noch einige Zeit, bis der Patient sich wieder völlig gesund fühlt.

Eine Schutzimpfung gegen die Influenza ist möglich, bietet aber keinen sicheren und zudem nur kurzzeitigen Schutz. Da sich die Viren außerdem rasch verändern, muß jedes Jahr mit den *wahrscheinlich* „aktuellen" Stämmen neu geimpft werden. Aus diesen Gründen wird die Impfung nur für besonders komplikationsgefährdete Patienten empfohlen.

Grippeähnliche „Erkältungskrankheiten"

> **Sog. Erkältung** *(„Grippe"):* Praktisch immer viral bedingte Infektion der oberen und unteren Luftwege. Eine der häufigsten Erkrankungen überhaupt mit Gipfel in den Wintermonaten. Für ansonsten Gesunde eher nur lästig, aber für Patienten mit Vorerkrankungen (v.a. der Lunge) oder Abwehrgeschwächte eine ernste Gefahr.

Krankheitsentstehung

Bis heute konnten Hunderte verschiedener „Schnupfenviren" identifiziert werden. Wichtige Erreger von Erkältungen sind *Adeno-, Myxo-, Echo-* und *Rhinoviren.*

Symptome, Befund

Diagnostik

Nach kurzer Inkubationszeit von meist nur 1 – 2 Tagen bekommen die Patienten abhängig von der Art des Virus und der individuellen Veranlagung:

- Schnupfen (zunächst dünnflüssig-klar, später schleimig-eitrig)
- Halsschmerzen mit einem oft brennenden „Kratzen" im Rachen
- Heiserkeit
- Husten.

Viele Patienten sind durch Kopf- und Gliederschmerzen sowie Fieber erheblich in ihrem Allgemeinbefinden beeinträchtigt. Insgesamt sind die Symptome leichter als bei der Influenza, doch sind die Übergänge im klinischen Bild fließend.

Die körperliche Untersuchung ist bei einer einfachen Erkältung bis auf eine mäßige Rötung der Rachenschleimhaut unauffällig.

Die Diagnose wird anhand des klinischen Bildes gestellt. Eine weitergehende Diagnostik ist nur bei gefährdeten Patienten angezeigt. Stehen Halsschmerzen und hohes Fieber um 39 °C im Vordergrund der Beschwerden, so kann ein *Streptokokkenschnelltest* die Abgrenzung zur beginnenden bakteriellen Angina erleichtern. Ein erneuter Fieberanstieg mit Husten und grünlichem Sputum ist nicht mehr Zeichen einer banalen Erkältung, sondern weist auf eine bakterielle Folgeinfektion der geschädigten Bronchialschleimhaut hin.

Behandlung und Pflege wie bei Influenza, ☞ oben

Patienteninformation

Auch heute noch gilt, daß eine Erkältung unbehandelt sieben Tage und behandelt eine Woche dauert...

20.5.2 Akute (Tracheo-) Bronchitis

> **Akute Bronchitis:** *Entzündung der Bronchien.* Häufige Erkrankung mit Jahresgipfel im Winter, meist mit einer Entzündung der Luftröhre **(Tracheitis)** einhergehend.

Krankheitsentstehung

Meist ist die akute Bronchitis Folgestadium einer viralen Infektion der oberen Luftwege, die sich nach „unten" ausbreitet. Machmal ist die akute Bronchitis durch chemische Reize bedingt (z.B. Inhalation von Rauch oder Säuren) oder tritt im Rahmen allgemeiner Viruserkrankungen (z.B. Masern) auf.

Symptome und Untersuchungsbefund

Bei der unkomplizierten Virusbronchitis hat der Patient zunächst für kurze Zeit Schnupfen, Hals-, Kopf- und Gliederschmerzen und allgemeines Krankheitsgefühl als Zeichen eines Infektes der oberen Luftwege. Dann beginnt ein trockener Husten, der bald produktiv wird. Das Sputum ist meist schleimig-eitrig. Oft klagt der Patient über Brustschmerzen. Fieber über 39 °C ist selten.

Die Auskultation der Lunge ergibt wenige Rasselgeräusche.

Behandlungsstrategie

Die Behandlung ist symptomatisch mit fiebersenkenden und evtl. schmerzlindernden Medikamenten (z.B. Azetylsalizylsäure, etwa in Aspirin®) und bei behinderter Nasenatmung mit Nasentropfen (z.B. Nasivin®). Bei einer (drohenden) bakteriellen Sekundärinfektion sind Antibiotika angezeigt. Hustendämpfende Medikamente (*Antitussiva,* z.B. Codeinpräparate, ☞ Pharma-Info 20.52) sind nur selten angebracht (etwa bei sehr quälendem Husten nachts), da sie das erwünschte Abhusten des Sputums hemmen.

Pflege bei Tracheobronchitis

- Solange Fieber besteht, soll der Patient Bettruhe einhalten
- Empfehlenswert ist eine leichte, vitaminreiche Kost. Bei Fieber oder

starker Verschleimung der Atemwege ist auf reichliche Flüssigkeitszufuhr (ca. 3 – 4 l täglich) zu achten

- Bei trockenem, unproduktivem Husten hilft oft die Hustentechnik bei Reizhusten (☞ 7.3.10)
- Löst sich vorhandenes Bronchialsekret schlecht, so kann durch Anfeuchten der Raumluft, Inhalationen, Vibrationsmassage oder durch Einreibung mit ätherischen Ölen die bronchiale Reinigung verbessert werden (☞ 7.3.7 – 7.3.10)
- Wichtig ist auch ausreichend Frischluft. Der Patient sollte nicht rauchen.

Patienteninformation

Prognose

Die akute Virusbronchitis heilt beim Gesunden in der Regel folgenlos aus. Bei Patienten mit vorbestehenden Lungenerkrankungen (z.B. Emphysem) ist die Gefahr einer Pneumonie erhöht (☞ unten). Außerdem kann sich eine schwere Beeinträchtigung des Gasaustausches entwickeln (respiratorische Insuffizienz). Asthmatiker können gehäufte und schwere Anfälle erleiden.

20.5.3 Pneumonie

Pneumonie *(Lungenentzündung)*: Entzündung des Lungenparenchyms durch infektiöse, allergische oder physikalisch-chemische Ursachen. Pneumonien sind in vielen Industrieländern die häufigste zum Tode führende Infektionskrankheit.

Ältere Menschen, Patienten mit Abwehrschwäche, mangelhafter Belüftung der Lunge (z.B. bei Bettlägerigkeit) oder beeinträchtigter Drainage der Atemwege (etwa durch einen Tumor) sowie langjährige Raucher sind besonders gefährdet. Im Krankenhaus ist die Pneumonie-Prophylaxe (☞ 7.3.4)für die Prognose geschwächter und bettlägeriger Patienten oft entscheidend .

Krankheitsentstehung und Einteilung

Für die *Einteilung der Pneumonien* existieren mehrere verschiedene Prinzipien nebeneinander, die z.T. historisch bedingt sind. Sie dienen auch der Wahl einer geeigneten (vorläufigen) Therapie bis zum Vorliegen des mikrobiologischen Erregernachweises.

Je nach der Krankheitsentstehung wird zwischen **nichtinfektiösen** und **infektiösen** Pneumonien unterschieden. Nichtinfektiöse Pneumonien sind z.B. allergisch oder durch physikalisch-chemische Reize (etwa Giftinhalation), infektiöse Pneumonien durch Bakterien, Viren, Pilze, Mykoplasmen oder Protozoen bedingt.

Nach dem hauptsächlichen Befallstyp werden unterschieden:

- **Lobärpneumonie**: Ein ganzer Lungenlappen ist betroffen (häufigste Erreger: Pneumokokken). Sie tritt vor allem bei Kindern auf
- **Bronchopneumonie**: Die Entzündung betrifft herdförmig die Bronchiolen und das sie umgebende Gewebe
- **Interstitielle Pneumonie**: Hierbei ist in erster Linie das Lungeninterstitium und nur gering der Alveolarraum betroffen. Sie ist die häufigste Form der Pneumonie bei immungeschwächten Patienten, z.B. mit AIDS (☞ 29.3.4) oder unter immunsuppressiver Therapie (☞ 29.5)
- **Pleuropneumonie:** Neben der Lunge ist auch die Pleura entzündet (Pleuritis, ☞ 20.11.1).

Eine dritte Einteilung differenziert **primäre** und **sekundäre Pneumonie**, je nachdem, ob der Patient zuvor völlig gesund (und zu Hause) war oder prädisponierende Vorerkrankungen wie Asthma, eine Herzerkrankung oder Abwehrschwäche bestanden. Als **nosokomiale Pneumonie** wird eine im Krankenhaus erworbene Pneumonie bezeichnet. Da meist geschwächte Patienten betroffen sind, handelt es sich oft um eine *opportunistische Infektion* (☞ 28.1.1).

In Abhängigkeit von den Symptomen wird auch zwischen der **typischen**, hochakut einsetzenden, und der **atypischen Pneumonie** unterschieden, bei der die Krankheitszeichen langsam entstehen. Die wichtigste „atypische" Pneumonie ist die *Lungentuberkulose* (☞ 20.5.4). Bei HIV-Patienten steht die *Pneumocystis carinii-Pneumonie* (PCP, ☞ 29.3.4) im Vordergrund.

Symptome und Untersuchungsbefund

Typische Pneumonie

Bei einer *typischen Pneumonie*, die in der Regel durch bakterielle Erreger (z.B. Pneumokokken oder Streptokokken) verursacht ist, entwickelt sich innerhalb von 12 – 24 Stunden ein schweres Krankheitsbild. Der Patient bekommt plötzlich hohes Fieber und hat oft Schüttelfrost. Gleichzeitig tritt Husten auf, und nach kurzer Zeit hustet der Patient eitriges, gelbliches oder grünes Sputum aus. Blutbeimengungen färben den Auswurf rötlich-braun. Oft klagt der Patient über Dyspnoe (☞ 20.3.1) und Schmerzen beim Atmen *(pleuritischer Schmerz*, ☞ 20.11.1).

Auffallend ist ein süßlicher oder übelriechender Mundgeruch. Einige Patienten atmen schnell und flach, wobei die Nasenflügel sich deutlich mitbewegen *(Nasenflügeln)* und die erkrankte Brustkorbhälfte sichtbar weniger an der Atmung teilnimmt *(Schonatmung)*. Manchmal ist der Kranke zyanotisch (☞ 18.3.4). Bei der Perkussion der Lunge ist der Klopfschall über dem betroffenen Lungenabschnitt gedämpft, und es sind Bronchialatmen und Rasselgeräusche auskultierbar.

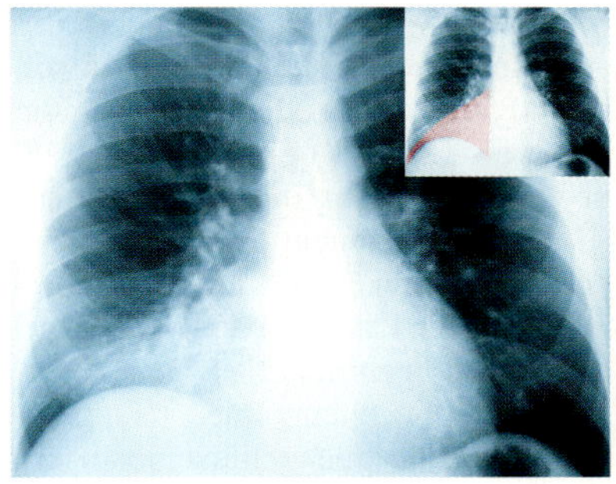

Abb. 20.29: Lobärpneumonie in der p.a.-Aufnahme. Der Röntgenbefund wird als **Verschattung** bezeichnet, erscheint aber im Röntgenbild als helle Fläche, da es sich um einen **Röntgen-Negativfilm** handelt. [T197]

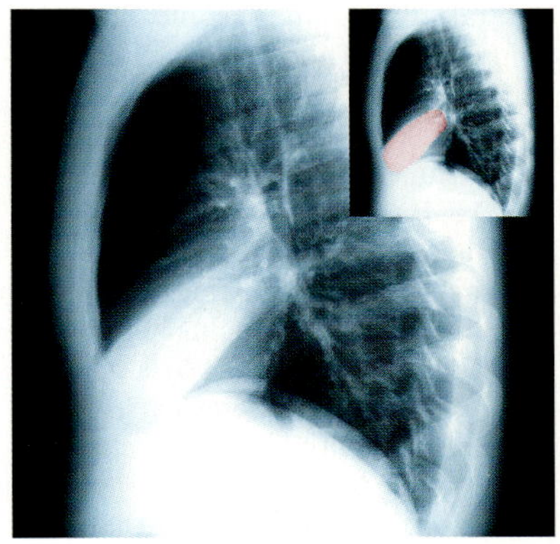

Abb. 20.30: Lobärpneumonie in der seitlichen Aufnahme. Zusammen mit der p.a.-Aufnahme (☞ Abb. 20.29) läßt sich die Pneumonie dem rechten Mittellappen zuordnen. [T197]

Atypische Pneumonie

Atypische Pneumonien (oft Chlamydien, Mykoplasmen, Legionellen oder Viren als Erreger, ☞ auch Kapitel 28) beginnen langsam und uncharakteristisch mit trockenem Husten und Fieber (meist unter 39 °C). Das Allgemeinbefinden der Patienten ist in der Regel nur mäßig beeinträchtigt. Daher werden atypische Pneumonien häufig zunächst als „Grippe" fehldiagnostiziert. Die physikalische Untersuchung der Lunge ist meist wenig ergiebig.

Diagnostik und Differentialdiagnose

Zentrale Bedeutung hat die Röntgenaufnahme des Thorax, die flächige oder herdförmige Verschattungen zeigt. Zum Ausschluß einer Tuberkulose ist ein Tuberkulin-Test erforderlich (☞ 20.5.4). Bei allen unklaren Fällen ist vor Therapiebeginn ein Erregernachweis durch Untersuchung des Sputums oder Bronchoskopie mit Bronchiallavage (☞ 20.4.5) anzustreben. Bei Abwehrgeschwächten sind zur Erregeridentifizierung auch Blutkulturen und invasive Maßnahmen (Punktion, Biopsie) angezeigt. Serologische Blutuntersuchungen ermöglichen bei atypischen Pneumonien die Erregerdiagnose.

Behandlungsstrategie

Grundlage der Behandlung infektiöser Pneumonien ist die *antiinfektiöse Therapie*:

- Bei *bakteriellen Pneumonien* muß bis zum Vorliegen des Kulturergebnisses zunächst eine vorläufige, *kalkulierte* Therapie erfolgen. Der Arzt überlegt, welche Keime am wahrscheinlichsten sind und wählt das Antibiotikum dementsprechend aus. Nach Vorliegen der mikrobiologischen Untersuchungsergebnisse muß die Behandlung evtl. geändert werden
- Bei *atypischen Pneumonien* durch Mykoplasmen oder Chlamydien (☞ auch 28.5.18, 28.5.19) sind Tetrazykline Mittel der Wahl, z.B. Vibravenös® zur intravenösen oder Vibramycin® zur oralen Gabe. Legionellen (☞ 28.5.10) werden in erster Linie mit Erythromycin (z.B. Erythrocin®) behandelt (☞ Pharma-Info 28.24)
- Bei *Pilzpneumonien* müssen Antimykotika (z.B. Amphotericin B, etwa in Amphotericin B®, oder Fluconazol, etwa in Diflucan®, ☞ Pharma-Info 28.45) i.v. und inhalativ gegeben werden
- Bei *Viren* kommt eine Behandlung mit Virostatika in der Regel zu spät, weil diese nur in ganz frühen Krankheitsstadien die Vermehrung der Viren verhindern können. Dann ist nur eine symptomatische Behandlung möglich.

Hinzu treten allgemeine Maßnahmen:

- Bei unstillbarem Husten ohne Sputum werden hustendämpfende Medikamente (etwa Codeinpräparate wie Tussipect® Codein Tropfen) verordnet
- Bei produktivem Husten unterstützen Expektorantien die Schleimlösung (☞ Pharma-Info 20.43)
- Bei starken Schmerzen oder hohem Fieber sind fiebersenkende und schmerzstillende Mittel, beispielsweise Paracetamol (etwa ben-u-ron®), angezeigt
- Eine Thromboseprophylaxe ist bei bettlägerigen Patienten erforderlich.

Pflege bei Pneumonie

Patienten mit einer leichten Viruspneumonie werden, wenn möglich, besser zu Hause versorgt. Viele Patienten sind aber schwer krank und benötigen stationäre Pflege.

Entscheidend: Atemtherapie

Eine gewissenhafte Atemtherapie trägt entscheidend zur raschen Gesundung des Patienten bei. Für die Pflege bedeutet dies die Anwendung aller pflegerischen Maßnahmen zur Unterstützung der Atmung (☞ 7.3.5 – 7.3.10).

Pflege bei Fieber, ☞ 7.8.4

Krankenbeobachtung und Dokumentation

- Allgemeinzustand des Patienten
- Mobilität, Appetit
- Körpertemperatur
- Atmung: ☞ 7.3.2, 20.3.1, 20.3.3 – 20.3.6
- Sputum: ☞ 20.3.4
- Puls, Blutdruck, Ausscheidungen (Schweiß, Urin, Stuhl, evtl. Flüssigkeitsbilanz).

Prognose

Bei vorher Gesunden ist die Prognose einer bakteriellen oder viralen Pneumonie heute meist gut. Bei vorbestehenden Herz-Lungen-Erkrankungen oder Immunschwäche sind Komplikationen häufiger. Hierzu gehören respiratorische Insuffizienz, eitrige Einschmelzung von Lungengewebe **(Lungenabszeß)**, Pleuraerguß und **Pleuraempyem** (eitriger Pleuraerguß), Herzinsuffizienz, Kreislaufsymptome bis hin zum Schock, Thrombosen mit Thromboemboliegefahr und systemische Erregerausbreitung (z.B. mit Meningitis). Nicht selten ist eine Pneumonie jedoch erstes Zeichen eines Bronchialkarzinoms.

20.5.4 Tuberkulose

Tuberkulose *(Tb, Tbc, Schwindsucht):* Weltweit verbreitete, bakterielle Infektionskrankheit mit chronischem Verlauf. Meist in den Atmungsorganen lokalisiert, jedoch grundsätzlich Befall aller Organe möglich. Besonders gefährdet sind Ältere, Alkoholkranke und Abwehrgeschwächte (z.B. HIV-Infizierte).

Weltweit sind über 1 Milliarde Menschen infiziert, mindestens 3 Millionen versterben jährlich an der Tuberkulose. Bis vor ungefähr 40 Jahren war die Tuberkulose auch in Mitteleuropa häufige Todesursache. Nach einem deutlichen Rückgang der Erkrankungszahlen und der Sterblichkeit durch bessere Hygiene und neue Chemotherapeutika verschwand die Tuberkulose weitgehend aus dem Bewußtsein der Menschen. In den letzten Jahren tritt die Tuberkulose in Deutschland wieder häufiger auf, vor allem durch zunehmende Mobilität der Menschen und als HIV-assoziierte Infektion (☞ 29.3.4). Die Tuberkulose ist auch heute noch eine wichtige Berufsinfektion medizinischer Berufe.

Erkrankungen und Todesfälle an Tuberkulose sind meldepflichtig.

Krankheitsentstehung und -verlauf

Erreger der ansteckenden Tuberkulose ist das sehr widerstandsfähige Stäbchen-Bakterium *Mycobacterium tuberculosis.* Tuberkulosebakterien werden in der Regel durch Tröpfcheninfektion übertragen, also durch Husten, Niesen oder Sprechen.

Tuberkulöse Erstinfektion

Die Tuberkulosebakterien gelangen mit dem Atemstrom in die Lungen. In den Folgewochen bildet sich ein kleiner **Primärherd**, der zusammen mit den ebenfalls beteiligten regionären Lymphknoten des Lungenhilus als **Primärkomplex** bezeichnet wird **(primäre Tbc)**.

Gewebereaktion

> **Granulome:** Zell- und gefäßreiche Bindegewebsknötchen. Entstehen meist aufgrund chronisch-entzündlicher Reize.

Typischer histologischer Befund ist der sog. **Tuberkel.** Dabei handelt es sich um Granulome mit zentraler Nekrose, die bei der Tuberkulose auch **Verkäsung** oder *tuberkulöser Käse* genannt wird.

Weiterer Krankheitsverlauf

Der weitere Verlauf der Infektion hängt von der Abwehrlage des Infizierten ab (☞ Abb. 20.31).

Bei guter Abwehrlage heilt der Primärherd in der Lunge ab, häufig sogar ohne jegliche Krankheitssymptome. Einziger Ausdruck der abgelaufenen Infektion ist dann ein positiver Tuberkulin-Test (☞ unten). Während dieser Krankheitsphase können aber durch *hämatogene Streuung* der Tuberkulosebakterien zahlreiche kleine Herde im gesamten Körper gesetzt werden, die lebenslang ohne Krankheitswert bleiben, aber auch zur sog. *postprimären Tuberkulose* führen können (☞ unten).

Bei schlechter Abwehrlage breiten sich die Erreger weiter aus:

- Wird ein Bronchus in die tuberkulöse Nekrose mit einbezogen, so kommt es zur Bildung einer **Frühkaverne** (Kaverne = krankhafte Höhle). Die Tuberkulosebakterien können sich nun *bronchogen* (über das Bronchialsystem) ausbreiten und z.B. zum Bild einer **käsigen Pneumonie** führen
- Die *lymphogene Streuung* führt zur Ausbildung tumorartiger Lymphknotenpakete vor allem im Mediastinum und am Hals **(Lymphknoten-Tbc)**
- Bei sehr schlechter Abwehrlage kommt es zur *hämatogenen Frühgeneralisation*. Die Erreger brechen in die Blutbahn ein und führen zur **akuten Miliartuberkulose** (miliar = hirsekorngroß) mit schweren tuberkulösen Entzündungen vorzugsweise der Lunge und/oder Hirnhäute.
  Im Extremfall bildet sich eine **tuberkulöse Sepsis** aus, die oft tödlich verläuft.

Postprimäre Tuberkulose

Die **postprimäre Tuberkulose** ist in der Regel eine isolierte Organtuberkulose. Meist entsteht sie in Zeiten der Abwehrschwäche durch *Reaktivierung* (Wiederaufflackern) der während der Frühphase gesetzten Organherde.

Bei sehr schlechter Abwehrlage kann es auch im Stadium der postprimären Tuberkulose wieder zur hämatogenen Streuung *(hämatogene Spätgeneralisation)* und zur Miliartuberkulose kommen.

Offene und geschlossene Tuberkulose

Die Unterscheidung zwischen offener und geschlossener Tuberkulose ist für die Einschätzung des Ansteckungsrisikos wichtig. Bei einer **offenen Tuberkulose** sind z.B. in Sputum, Magensaft, Liquor oder Urin des Patienten Tuberkulosebakterien nachweisbar. Bei einer **geschlossenen Tuberkulose** ist dies nicht der Fall.

Symptome und Untersuchungsbefund

Die *primäre Tbc* verläuft meist symptomlos. Evtl. hat der Patient grippeähnliche Beschwerden. Selten treten Fieber, Nachtschweiß, Husten, Auswurf, Pleuritis, evtl. mit Pleuraerguß

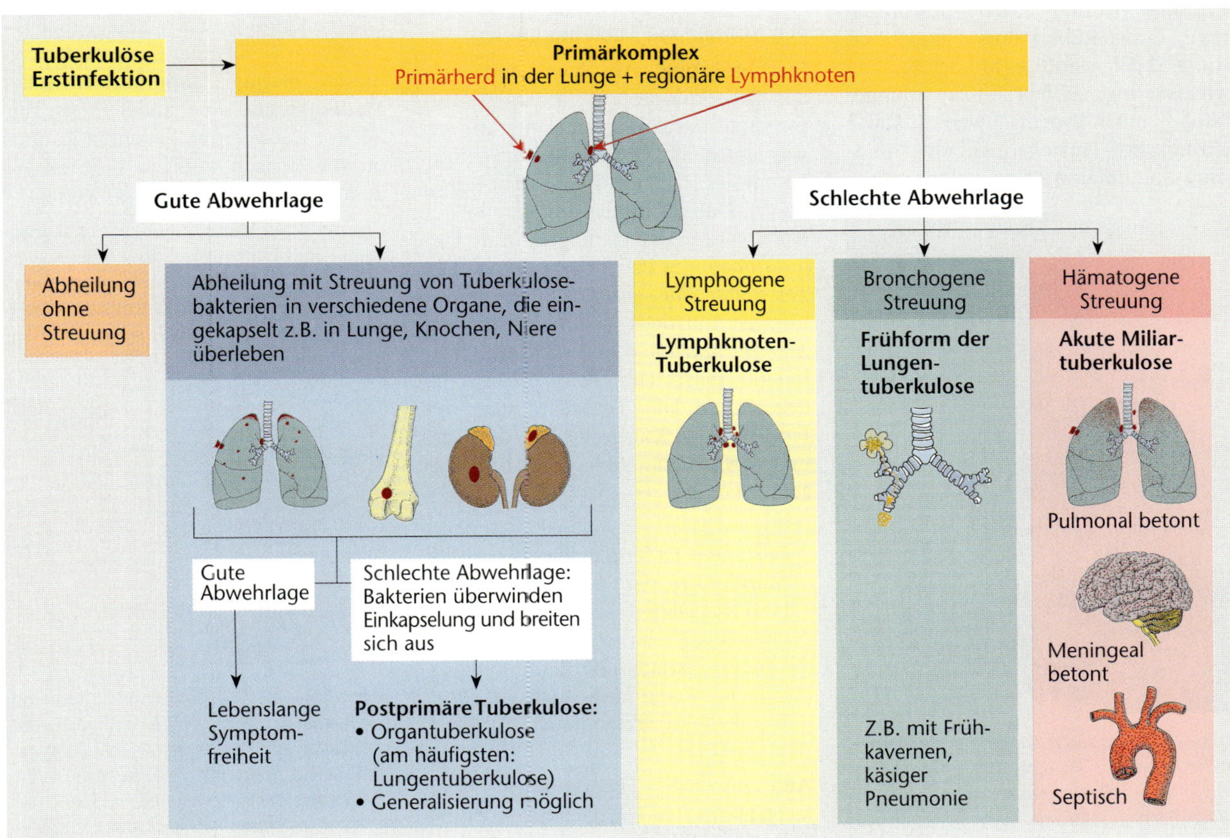

Abb. 20.31: Pathogenese der Tuberkulose. [L215]

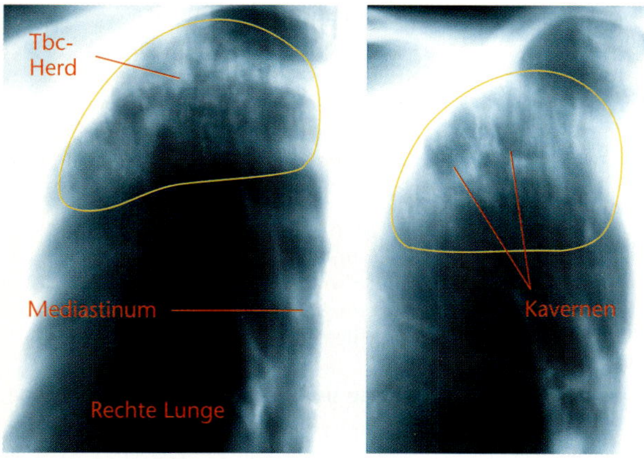

Abb. 20.32: Oberlappen-Tbc rechts, mit Kavernenbildung. Die beiden Schichtaufnahmen zeigen einen Tbc-Herd im rechten Oberlappen. Durch entzündliche Einschmelzung des Lungengewebes bilden sich Hohlräume (Kavernen), deren Wände durch Kalkeinlagerungen im Röntgenbild sichtbar werden. [T197]

(☞ 20.11.1, 20.11.2) oder ein *Erythema nodosum* (bestimmte Form von rötlichen, druckschmerzhaften Hautknoten) auf.

Insbesondere bei abwehrgeschwächten Patienten kann es zu einer *Miliartuberkulose* kommen. Die Patienten sind schwer krank mit Fieber, Kopfschmerzen, Dyspnoe und Husten.

Die *postprimäre Tbc der Lunge* verläuft ebenfalls zunächst uncharakteristisch. Oft bemerkt der Patient die Krankheitszeichen wegen ihrer schleichenden Entwicklung lange Zeit nicht. Typische Symptome der (postprimären) Lungentuberkulose sind Leistungsabfall, ständige Müdigkeit, Gewichtsverlust, subfebrile Körpertemperatur mit Nachtschweiß sowie chronischer Husten, evtl. mit (blutigem) Sputum und Thoraxschmerzen.

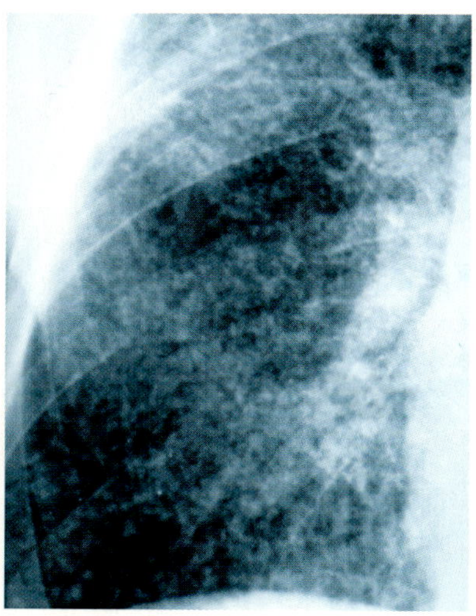

Abb. 20.33: Miliartuberkulose. Hemithorax rechts (Röntgenaufnahme der rechten Thoraxhälfte). Über die gesamte Lunge verteilt finden sich hirsekorngroße Verschattungen, auch bezeichnet als diffuse feinfleckige Lungenzeichnung. [T197]

Diagnostik und Differentialdiagnose

Die Befunde bei der Röntgenaufnahme des Thorax (einschließlich Tomographie und ggf. Durchleuchtung oder CT) sind sehr variabel und reichen von Verschattungen und Verkalkungen bis hin zu Kavernen und Pleuraergüssen.

Tuberkulin-Test

Unverzichtbar in der Tuberkulosediagnostik ist der **Tuberkulin-Test,** der ca. 5 – 6 Wochen nach einer Infektion positiv wird. Er testet die immunologische (Spät-)Reaktion des Körpers auf den Kontakt mit Tuberkuloprotein.

Durchführung: Am häufigsten wird das Tuberkuloprotein mit einem Multistempel intrakutan am Unterarm etwas unterhalb der Ellenbeuge eingebracht (z.B. Tine-Test®, Tubergen-Test®). Dabei wird der Teststempel auf die zuvor mit der Hand gespannte Unterarmhaut des Patienten gedrückt. Die Teststellen müssen danach als punktförmige Einstiche sichtbar sein. Als *Mendel-Mantoux-Test* wird das intrakutane Einspritzen der Testsubstanz bezeichnet. Die Teststelle wird mit Fettstift oder Kugelschreiber markiert und darf bis zum Ablesen nicht gewaschen werden.

> ☑ Viele Patienten waschen die Markierung der Teststelle trotzdem ab. Daher stets an der gleichen Stelle testen (z.B. am linken Unterarm knapp unterhalb der Ellenbeuge) und dies auch in der Krankenakte vermerken.

Ablesen: Der Tuberkulintest wird meist am vierten Tag nach der Applikation, frühestens aber nach 72 Stunden, abgelesen. Als positiv wird eine Rötung, Schwellung und Verhärtung bewertet. Dabei genügt ein einziges *tastbares* Knötchen.

Bewertung: Ein positiver Tuberkulin-Test ist Ausdruck der *zellulären Immunität* des Getesteten gegenüber den Tuberkuloseerregern. Diese kann sowohl durch eine „natürliche" Infektion mit den pathogenen Tuberkulosebakterien als auch durch eine „künstliche" Infektion mit Impfstämmen bedingt sein.

> ☑ Ein negativer oder positiver Tuberkulin-Test ist immer nur *Hinweis,* nicht aber Beweis. Im Zweifelsfall müssen andere Methoden zur Tuberkulosediagnostik angewendet werden.

Nachweis der Tuberkulosebakterien

Eine sichere Diagnose ist nur durch Erregernachweis in *Magensaft* und *Sputum* möglich (Gewinnung von Untersuchungsmaterial, ☞ 20.3.3 und 21.1.2). Evtl. ist hierzu auch eine bronchoalveoläre Lavage (☞ 20.4.5) erforderlich.

Behandlungsstrategie

Die Tuberkulose wird heute über 6 – 9 Monate (!) mit einer Dreier- oder Viererkombination **tuberkulostatischer Medikamente** behandelt (☞ Tab. 20.36). Kooperative Patienten können oft schon nach wenigen Wochen aus dem Krankenhaus entlassen werden.

Chirurgische Maßnahmen wie z.B. Segment- oder Lappenresektionen bei **Kavernen,** d.h. krankhaften Hohlräumen durch Einschmelzung des tuberkulösen Gewebes, sind heute nur noch selten erforderlich.

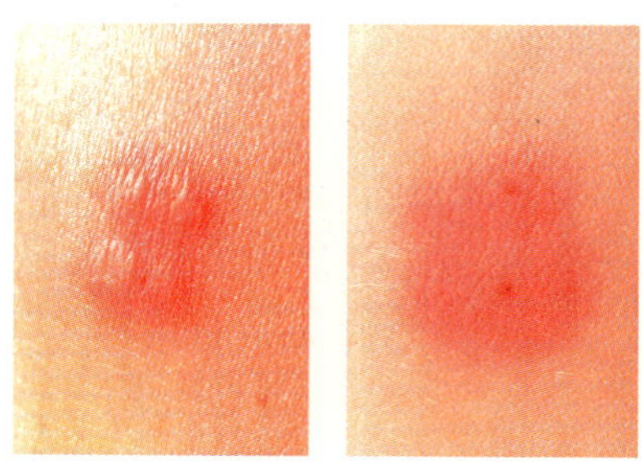

Abb. 20.34 – 20.35: Tuberkulintest. Links: Positive Reaktion. Vier Knötchen haben sich gebildet, davon zwei mit einem Durchmesser > 2 mm. Rechts: Negatives Testergebnis. Die Einstichstellen des Teststempels sind noch erkennbar, es haben sich aber keine Knötchen gebildet. Die Rötung alleine reicht nicht aus für eine positive Bewertung des Tests. [U210]

Pflege bei Lungentuberkulose

An erster Stelle der pflegerischen Maßnahmen stehen die Information des Patienten und die Überwachung der medikamentösen Therapie.

Krankenbeobachtung

- Vitalzeichen, Temperatur, Allgemeinbefinden
- Husten, Sputum
- Appetit, Gewicht (zweimal wöchentlich).

Allgemeine Maßnahmen

Pflege bei Pneumonie, ☞ *20.5.3;*
Umgang mit Sputum, ☞ *20.3.3*

Besonders wichtig sind bei der Tuberkulose gewissenhafte Hygienemaßnahmen, um weitere Ansteckungen zu verhindern.

In der Regel ist bei infektiösen Patienten in den ersten 2 – 3 Wochen nach Behandlungsbeginn eine Isolierung notwendig (☞ 28.2.2). Weitere Hygienemaßnahmen sind:

- Der Patient darf sein Zimmer während dieser Zeit nicht verlassen. Alle Gebrauchsgegenstände verbleiben im Zimmer. Beim Husten ist ein Mundschutz erforderlich. Der Mundschutz muß alle 2 – 3 Stunden gewechselt werden, da die Feuchtigkeit der Atemluft die Filterschicht für Bakterien passierbar macht
- Das Personal muß zum Eigenschutz immer einen Mund-Nasenschutz, Schutzkittel und Handschuhe anlegen
- Zur Desinfektion dürfen nur Desinfektionsmittel benutzt werden, die nach der Liste der Deutschen Gesellschaft für Hygiene (DGHM-Liste) wirksam sind, z.B. Desderman® oder Gigasept®
- Besucher müssen sich vor Betreten des Patientenzimmers beim Stationspersonal melden und über Infektionsgefährdung und Hygienemaßnahmen informiert werden.

Patienteninformation

Noch vor wenigen Jahrzehnten starben viele Patienten an der Tuberkulose, heute können fast alle durch eine konsequente medikamentöse Behandlung geheilt werden (weniger als 1% Rezidive bei sensiblen Erregern). Eine Ausnahme sind stark abwehrgeschwächte Patienten, z.B. HIV-Infizierte.

☑ „Unsichere" Patienten vor eigenmächtigem Therapieabbruch warnen – sie gefährden sich und andere durch ein Wiederaufflakkern der Tbc!

Prophylaxe und Sekundärprävention

Kontakt mit Tbc-Kranken sollte möglichst vermieden werden. Eine Impfung gegen Tuberkulose ist zwar verfügbar **(BCG-Impfung).** Sie wird aber angesichts eines auf ca. fünf Jahre begrenzten und nur mäßigen Schutzes lediglich bei besonderer Gefährdung empfohlen.

Tuberkulintests z.B. vor dem Eintritt in Kindergarten sollen symptomlose oder -arme Tuberkuloseträger früh erfassen und durch rechtzeitige Behandlung Spätschäden bei den Betroffenen und eine Weiterverbreitung der Infektion verhindern.

20.6 Chronisch-obstruktive Lungenerkrankungen

Chronisch-obstruktive Lungenerkrankungen (kurz *COLE* oder engl. *COLD*): Lang andauernde, entzündliche Erkrankungen der Bronchien und der Lunge, mit Verengung (Obstruktion) der Atemwege einhergehend.

Zu den chronisch-obstruktiven Lungenerkrankungen zählen:

- Chronisch-obstruktive Bronchitis
- Asthma bronchiale
- (Obstruktives) Lungenemphysem.

Diese Erscheinungsformen überschneiden sich erheblich.

20.6.1 Asthma bronchiale

Asthma bronchiale (*Bronchialasthma,* oft kurz *Asthma,* griech.: Atemnot): Anfallsweise auftretende Atemnot durch ganz oder teilweise reversible Atemwegsobstruktionen. Betrifft ca. 1 – 2% der Erwachsenen und 2 – 4% der Kinder. Schwerstes Bild ist der **Status asthmaticus** mit über 6 – 12 Stunden andauerndem Asthmaanfall.

Krankheitsentstehung

Es werden zwei Hauptformen des Asthma bronchiale unterschieden:

- Beim **exogen-allergischen Asthma** *(„extrinsic"-Asthma)* handelt es sich um eine allergische Typ I-Reaktion (☞ 29.4.1), z.B. gegen Hausstaubmilben, Blütenpollen, Nahrungsmittel oder Tierhaare. Diese Form des Asthma ist dem *atopischen Formenkreis* zuzurechnen (☞ 29.4.1). Häufig ist die Eigen- oder Familienanamnese dann für weitere atopische Erkrankungen positiv
- Beim häufigeren **nicht-allergischen Asthma** *(„intrinsic"-Asthma, Infektasthma)* lösen Infekte, körperliche Anstrengungen, kalte Luft, psychische Faktoren (z.B. Streß) oder Inhalation atemwegsreizender Substanzen die Anfälle aus
- Mischformen sind häufig.

Symptome und Untersuchungsbefund

Leitsymptom des Asthma bronchiale ist der Atemnotanfall mit *erschwerter und verlängerter Ausatmung* und giemenden, pfeifenden und brummenden Nebengeräuschen. Oft hat der Patient

Substanz (Abk.)	Handelsname (Bsp.)	Wichtigste Nebenwirkungen	Besonderes
Isoniazid (INH)	Isozid®	Hepatotoxisch, sensible Polyneuropathie	Alkoholverbot, Leberenzymkontrollen
Rifampicin (RMP)	Rifa®	Hepatotoxisch	„Pille" evtl. unwirksam
Ethambutol (EMP)	Myambutol®	Optikusneuritis bis zur Erblindung	Regelmäßige Sehtests
Pyrazinamid (PZA)	Pyrazinamid® Lederle	Harnsäureanstieg, hepato- und nephrotoxisch	Zusätzliche Gabe von Allopurinol, Leberenzymkontrollen
Streptomycin (SM)	Strepto-Fatol®	Nephro- und ototoxisch	Regelmäßige Gehörkontrollen, Reservepräparat

Tab. 20.36: Die wichtigsten Tuberkulostatika (= gegen Tuberkulosebakterien wirksame Chemotherapeutika) und ihre Eigenschaften. [B200]

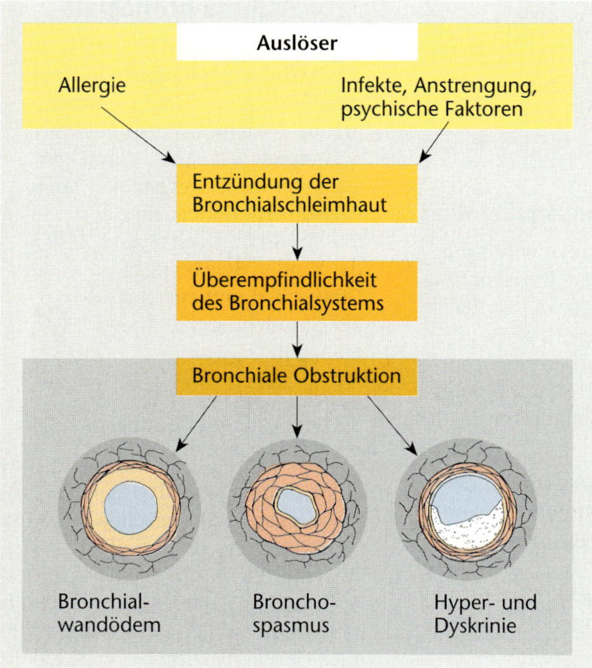

Abb. 20.37: Pathogenese und Pathophysiologie des Asthma bronchiale. Starke Schwellung der Bronchialschleimhaut (Ödem), Kontraktion der Bronchialmuskulatur **(Bronchospasmus)** sowie übermäßige und zähe Schleimbildung (**Hyper-** und **Dyskrinie**) führen zum Atemnotanfall. [B200]

v.a. zu Anfallsbeginn Husten. Er wird von Erstickungs- und Todesangst gequält. Meist am Ende des Anfalls hustet der Patient zähen, glasigen Schleim aus. Fast alle Patienten nehmen im Anfall eine „Asthmatikerstellung" ein, d.h. sie sitzen aufrecht mit vornübergeneigtem Oberkörper und sprechen nur ganz leise nach der Ausatmung.

Alarmsymptome sind der Gebrauch der **Atemhilfsmuskulatur** (☞ Abb. 20.38), verlangsamte, unregelmäßige Atmung, vermindertes Atemgeräusch oder Zyanose. Oft hat der Patient einen **paradoxen Puls**, d.h. der systolische Blutdruck ist bei der Einatmung niedriger als bei der Ausatmung. *Lebensgefahr* besteht bei allgemeiner Erschöpfung des Patienten, verminderter Ansprechbarkeit oder Abfall der Herzfrequenz.

Diagnostik

Bei bekanntem Asthma bronchiale ist die Diagnose eines Asthmaanfalles in der Regel offensichtlich. Zur Ursachenklärung und Einschätzung der Patientengefährdung sind erforderlich:

- Röntgenaufnahme des Thorax
- Lungenfunktionsprüfung
- EKG (Rechtsherzbelastung?)
- Labor: BB (Leukozytose?), BGA (respiratorische Insuffizienz?), Elektrolyte
- Bei Erstmanifestation Allergietestung im anfallsfreien Intervall (z.B. Prick-Test, ☞ 29.4.2).

Behandlungsstrategie

Bei einem allergischen Asthma ist Meiden der auslösenden Stoffe die wichtigste Maßnahme. Dies ist aber nicht immer möglich (z.B. bei Pollen). Vor allem bei jüngeren Patienten mit einer Allergie gegen nur eine Substanz kann eine Hyposensibilisierung (☞ 29.4.3) helfen. Eine Anfallsprophylaxe ist durch Medikamente wie z.B. Cromoglicinsäure (etwa Intal®) möglich.

Therapie beim akuten Asthmaanfall

- β_2-Sympatomimetika, ☞ Pharma-Info 20.39
- Theophyllin intravenös, ☞ Pharma-Info 20.39
- Sauerstoff 2 – 4 l/Min. über Nasensonde oder 5 – 8 l/Min. über O_2-Maske unter Bewußtseins- und evtl. auch BGA-Kontrolle
- Ausreichende Flüssigkeitszufuhr (oral oder i.v.), d.h. 2 – 4 l täglich
- Glukokortikoide, z.B. 100 – 250 mg Prednison i.v. (etwa Decortin®)
- Möglichst keine sedierenden Medikamente (dämpfen den Atemantrieb)
- Antibiotika, falls ein Atemwegsinfekt den Asthmaanfall provoziert hat

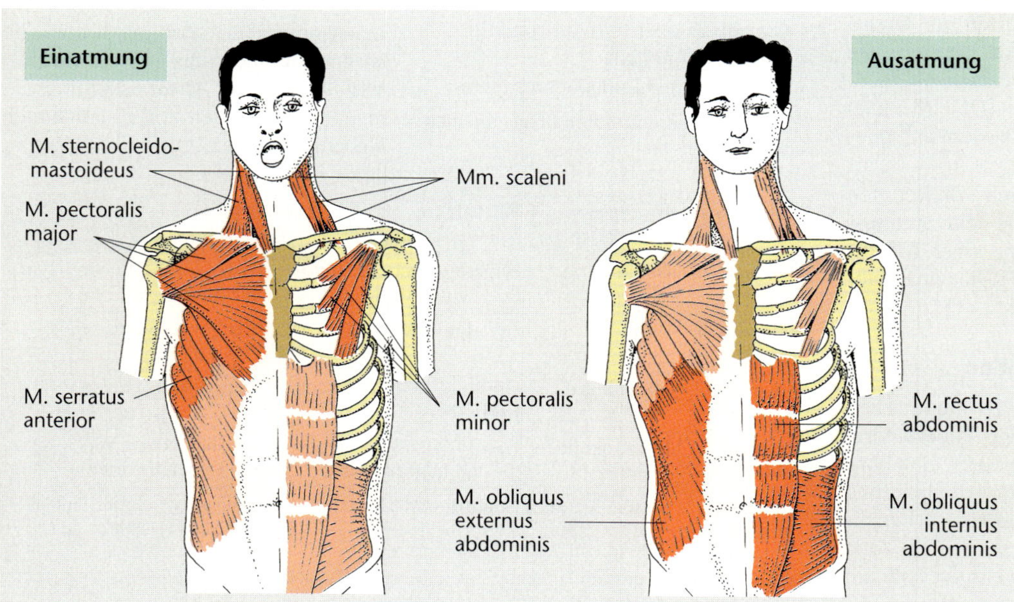

Abb. 20.38: Atemhilfsmuskulatur.
Links Hilfseinatmer: M. pectoralis major und minor, M. serratus anterior, Mm. scaleni, M. sternocleidomastoideus.
Rechts Hilfsausatmer: Die Bauchmuskeln M. rectus abdominis, M. obliquus internus und externus abdominis. [L190]

Pharma-Info 20.39 Bronchospasmolytika

Bronchospasmolytika: Substanzen, die über eine Erschlaffung der Bronchialmuskulatur die Atemwege erweitern. Bei chronisch- obstruktiven Lungenerkrankungen (☞ 20.6) und allergischen Reaktionen mit Bronchospastik eingesetzt.
Hauptvertreter sind β_2-Sympathomimetika, Parasympatholytika und Theophylline.

β_2-Sympathomimetika

Die Wirkung des Sympathikus wird durch α-, β_1- und β_2-Rezeptoren an der Oberfläche der Zielzellen vermittelt. Während am Herzen die β_1-Rezeptoren überwiegen und einen Pulsanstieg sowie eine Erhöhung der Kontraktionskraft bewirken, sind an den Bronchien in erster Linie β_2-Rezeptoren zu finden. Ihre Stimulation führt zu einer *Erschlaffung der Bronchialmuskulatur* und so zu einer Erweiterung der Atemwege.

Es konnten zwar β-Sympathomimetika synthetisch hergestellt werden, die *bevorzugt* auf β_1- oder β_2-Rezeptoren wirken, doch werden – wenn auch in geringem Maße – stets auch die anderen β-Rezeptoren miterregt. Daher entfalten die in der Lungenheilkunde verwendeten **β_2-Sympathomimetika** immer auch Wirkungen auf das Herz, was zu Tachykardie, Herzklopfen, Rhythmusstörungen, Angina pectoris und Blutdruckkrisen führen kann. Weitere Nebenwirkungen der β_2-Sympathomimetika sind Unruhe, Zittern und Kopfschmerzen. Deshalb werden β_2-Sympathomimetika bei Patienten mit Bluthochdruck, Herzrhythmusstörungen, koronarer Herzkrankheit oder Schilddrüsenüberfunktion nur unter sorgfältiger Kontrolle eingesetzt.

Wichtigste Darreichungsform sind **Dosieraerosole** *(DA)*. Mit einer Dosierung von 1 – 2 Sprühstößen bei Bedarf (in leichten Fällen) oder 4 x (1 –) 2 Sprühstößen täglich kommen die meisten Patienten gut zurecht. DA wirken bei korrekter Anwendung (☞ Pflege) sekundenschnell, in geringer Dosierung und mit geringen Nebenwirkungen.

Für viele Präparate sind auch weitere Inhalationshilfen (z.B. Spacer® oder Volumatic®) erhältlich. Da diese aber nicht mehr in Hosen-, Jacken- oder kleinere Handtaschen passen, sind sie bei vielen Patienten trotz ansonsten sehr guter Eignung nicht beliebt. Bei Kindern sollte beim Gebrauch eines Dosieraerosols ein Erwachsener anwesend sein.

Parasympatholytika

Parasympatholytika *(Anticholinergika)* sind Atropinabkömmlinge, die durch Hemmung des Parasympathikus die Bronchien erweitern. Nebenwirkungen, die bei Dosieraerosolen jedoch in der Regel gering sind, bestehen in Mundtrockenheit und einer verminderten Produktion von Bronchialsekret. Parasympatholytika werden vorzugsweise bei Patienten mit Vorerkrankungen des Herzens angewendet. Dosierung und Anwendung entsprechen denen der Sympathomimetika-Aerosole. Die Wirkung der Parasympatholytika ist insgesamt geringer als die der β_2-Sympathomimetika. Im akuten Asthmaanfall reichen sie in der Regel nicht aus.

Theophylline

Theophyllin und Theophyllinabkömmlinge erweitern u.a. die Bronchien und Gefäße durch Erschlaffung der glatten Muskulatur, senken den Lungengefäßwiderstand und steigern den Atemantrieb.

Durch den Angriff an mehreren Organen erklären sich auch die Nebenwirkungen der Theophylline. Am häufigsten sind Herzbeschwerden (Tachykardie, Herzrhythmusstörungen), Magen-Darm-Beschwerden (Übelkeit, Erbrechen, Durchfall) und ZNS-Symptome wie Unruhe, Kopfschmerz und Muskelzittern. Eine Bestimmung des Serumtheophyllinspiegels kann die Dosisfindung erleichtern (Blutentnahme mittags um 12 Uhr bei letzter Einnahme um 8 Uhr). Die *therapeutische Breite* (☞ 10.2.4) der Theophylline ist gering, d.h. die Spanne zwischen „zu wenig" (= unwirksam) und „zu viel" (= Vergiftungserscheinungen) nur eng. Besonders betroffen sind Patienten mit Herzinsuffizienz oder Leberfunktionsstörungen.

Theophylline werden grundsätzlich systemisch gegeben. Die verschiedenen Präparate (z.B. Afonilum®, Bronchoparat®, Bronchoretard®, Euphyllin® und Solosin®) stehen u.a. als (Retard-)Kapseln, Tabletten, Trinkampullen, Granulat zum Auflösen, Klysmen, Suppositorien und Injektionslösungen zur Verfügung.

Antihistaminika, ☞ *Pharma-Info 29.24*

Sympathomimetika und Parasympatholytika

Substanz (Bsp.)	Handelsname (Bsp.)	Darreichungsformen*
β_2-Sympathomimetika		
Fenoterol	Berotec®	DA, Inhalationslsg., Kps. zur Inhalation, Saft, Tbl.
Reproterol	Bronchospasmin®	DA, Injektionslsg., Tbl.
Salbutamol	Sultanol®, Volmac®	DA, Inhalationslsg., Fertiginhalat, Pulverinhalat, Injektionslsg., Supp., (Retard-)Tbl.
Terbutalin	Bricanyl®	DA, Inhalationslsg., Injektionslsg., (Retard-) Kps., (Retard-)Tbl.
Andere Sympathomimetika		
Orciprenalin	Alupent®	DA, Inhalationslsg., Injektionslsg., Lsg. zum Einnehmen, Tbl.
Parasympatholytika		
Ipratropiumbromid	Atrovent®	DA, Inhalationslsg., Inhaletten
Oxitropiumbromid	Ventilat®	DA, Pulver zur Inhalation
Fenoterol plus Ipratropiumbromid	Berodual®	DA, Inhalationslsg.

*: DA = Dosieraerosol, Lsg. = Lösung, Kps. = Kapsel, Tbl. = Tablette, Supp. = Suppositorien

Stufe 1	**Inhalative Glukokortikoide,** z.B. Beclomethason (etwa Sanasthmax®) 2 – 3 x täglich 2 Hübe
Stufe 2	**Zusätzlich β_2-Sympathomimetika** als Aerosol, z.B. Salbutamol (etwa Sultanol®) 4 x täglich 2 Hübe. Bei Patienten, die mit dem Aerosol nicht zurechtkommen, statt dessen orale Gabe von Retardpräparaten, z.B. Terbutalin (etwa Bricanyl®)
Stufe 3	**Zusätzlich Theophyllin** oral (z.B. Bronchoretard®) oder Parasympatholytika als Aerosol, z.B. Ipratropiumbromid 3 x 2 Hübe (etwa Atrovent®)
Stufe 4	**Zusätzlich systemische Glukokortikoide,** anfangs meist höher dosiert (z.B. 30 – 100 mg Prednison, etwa Decortin®), dann Reduktion auf geringste noch ausreichende Dosis

Tab. 20.40: Stufenschema der antiobstruktiven Dauertherapie bei Asthma bronchiale.

- Evtl. bronchoalveoläre Lavage zur Sekretentfernung (☞ 20.4.5)
- Intubation und Beatmung bei zunehmendem Anstieg des pCO_2 oder der Atemfrequenz, abfallendem pO_2 oder pH sowie zunehmender Erschöpfung oder Bewußtseinsstörung.

Antiobstruktive Dauertherapie

Bei nur sehr seltenen Anfällen ist keine Dauermedikation notwendig. Dann reicht die Inhalation von β_2-Sympathomimetika bei Bedarf aus. Die meisten Patienten bedürfen jedoch einer antiobstruktiven Dauertherapie, die sich in vier Stufen nach dem Schweregrad der Erkrankung richtet (☞ Tab. 20.40):

Insbesondere bei Patienten mit nichtallergischem Asthma spielen auch psychosoziale Faktoren als Anfallsauslöser eine Rolle. Dann können stützende psychotherapeutische Behandlungsmaßnahmen hilfreich sein.

Pflege bei Asthma bronchiale

Pflege im akuten Anfall

Im akuten Anfall gilt es, durch ruhigen und einfühlsamen Umgang die Angst des Patienten zu mindern.

Erstmaßnahmen bei Atemnot, ☞ *7.3.12, 20.3.1*

Bis zum Eintreffen des Arztes sollten die Materialien für die zu erwartenden Anordnungen vorbereitet werden:

- Medikamente: β_2-Sympathomimetika, Theophyllin, Glukokortikoide
- Materialien für venösen Zugang, Blutentnahmeröhrchen (BB, Elektrolyte, evtl. BGA)
- Evtl. alles für eine Sauerstoffgabe (☞ 20.2.1), zum Absaugen (☞ 7.3.11) und Intubieren (☞ 38.4).

Korrekte Anwendung von Dosieraerosolen

Vor allem durch β_2-Sympathomimetika und Parasympatholytika als Dosieraerosole kann sich der Patient rasch selbst mit wenigen Sprühstößen Erleichterung verschaffen. Allerdings wenden viele Patienten die Dosieraerosole falsch an. Daher ist die Anleitung des Patienten entscheidend:

- Aerosolbehälter schütteln
- Schutzkappe abnehmen
- Tief ausatmen
- Mundstück in den Mund führen (Medikamentenbehälter zeigt nach oben) und mit den Lippen fest umschließen
- Während langsamer, tiefer Einatmung Druck auf den Kanister ausüben (Medikament wird freigesetzt)
- Ca. 5 Sekunden Luft anhalten
- Langsam wieder ausatmen.

Kein Aspirin bei Asthma bronchiale

Die Patienten müssen wissen, daß sie bei Schmerzen oder Fieber keine Azetylsalizylsäure (z.B. Aspirin®) einnehmen dürfen, da diese Asthmaanfälle provozieren kann. Besser ist das ebenfalls rezeptfreie Paracetamol (z.B. ben-u-ron®). Außerdem müssen sie bei jedem neuen Arztkontakt auf ihre Asthmaerkrankung hinweisen, da viele Medikamente bei Asthma kontraindiziert sind.

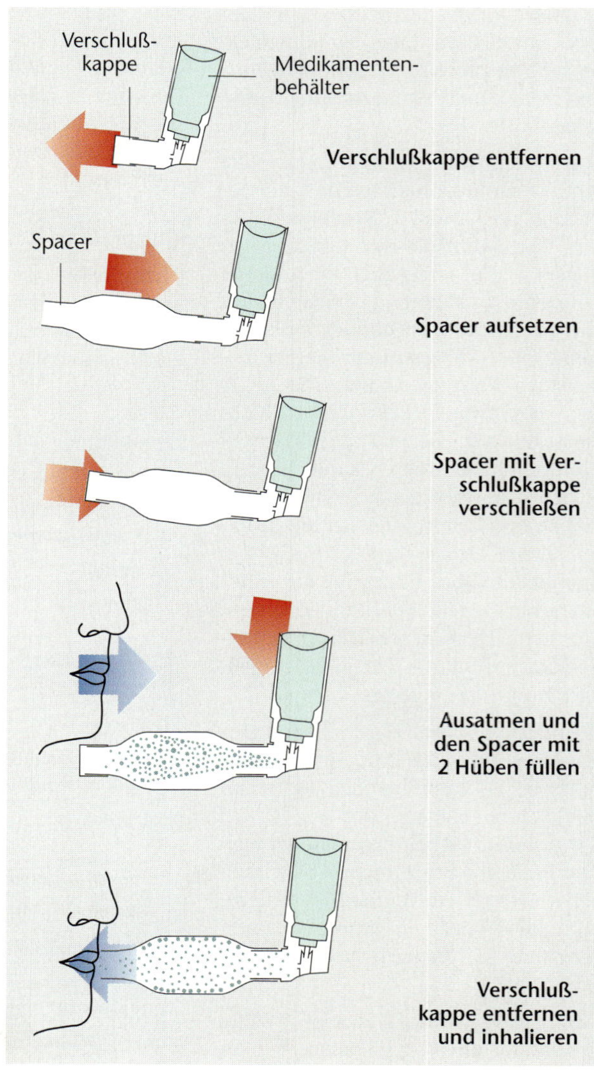

Abb. 20.41: Anwendung eines Spacers als Inhalationshilfe für ein Dosieraerosol. [B200]

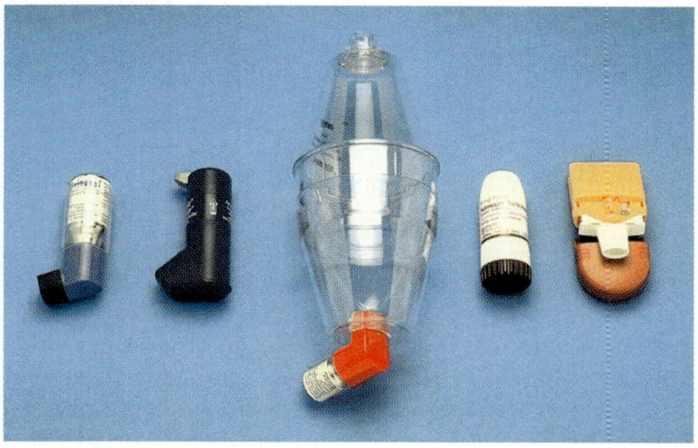

Abb. 20.42: Verschiedene Applikatoren für Dosieraerosole. V.l.n.r.: Applikator mit Treibgas, Autohaler®, Treibgasapplikator mit Spacer, Turbohaler® und Pulverapplikator. [K183]

Patientenschulung und Patienteninformation

Im anfallsfreien Intervall erfolgt die Schulung des Patienten. Schwerpunkte sind:

- Einübung von Entspannungs- und Atemübungen zur besseren Wahrnehmung der Atmung
- Umgang mit dem Peak-flow-Meter (☞ Abb. 20.22) mit Dokumentation der Ergebnisse
- Kenntnis der wichtigsten Anfallsauslöser und Möglichkeiten zu ihrer Vermeidung
- Atemtechniken zur Verminderung der Atemwegsverengung wie z.B. die dosierte Lippenbremse (☞ 7.3.5) oder langsames Einatmen mit nachfolgendem Luft-Anhalten
- Hinweise auf Selbsthilfegruppen, z.B. den „Allergiker- und Asthmatikerbund e.V." in Mönchengladbach.

Prognose

Für Patienten mit mäßig häufigen Asthmaanfällen ist die Prognose gut. Allerdings kann ein schwerer Asthmaanfall auch tödlich sein. Die Langzeitprognose hängt davon ab, ob im Krankheitsverlauf irreversible Schädigungen wie Lungenemphysem (☞ 20.6.3) oder Cor pulmonale (☞ 20.10.1) entstehen.

Trotz wirkungsvoller Therapiemöglichkeiten und stetiger Weiterentwicklung der Medikamente ist eher wieder eine Zunahme der Asthmamortalität zu verzeichnen. Eine wichtige Ursache hierfür ist der unkritische Umgang mit den Dosieraerosolen durch die Patienten.

> ! Jeder Patient muß wissen, daß im Asthmaanfall, wenn sich nach den ersten 3 – 4 Sprühstößen die Atemnot nicht bessert, ein Arzt zu Rate gezogen werden sollte.

20.6.2 Chronische Bronchitis

> **Chronische Bronchitis**: Gemäß Weltgesundheitsorganisation (WHO) „Husten und Auswurf an den meisten Tagen von mindestens drei Monaten zweier aufeinanderfolgender Jahre". Drei Schweregrade:
> - **Einfache chronische Bronchitis**: Schleimig-weißer Auswurf ohne bronchiale Obstruktion (sog. „Raucherhusten")
> - **Chronisch-obstruktive Bronchitis**: Auswurf bei Obstruktion durch Bronchospasmus (☞ Abb. 20.37), zähes Sputum **(Dyskrinie)** und Schleimhautödem
> - **Obstruktives Emphysem**: wie chronisch-obstruktive Bronchitis, aber zusätzlich mit vergrößertem Residualvolumen (☞ 7.3.2.2) und verminderter Gasaustauschfläche.

Krankheitsentstehung

Der *primären* chronischen Bronchitis liegen oft langjähriges, regelmäßiges Zigarettenrauchen und nur selten andere Luftverunreinigungen zugrunde.

Von einer *sekundären* chronischen Bronchitis spricht man, wenn andere Grunderkrankungen, z.B. eine Lungenfibrose (☞ 20.7), verantwortlich sind.

Symptome und Untersuchungsbefund

Typischerweise hat der Patient zunächst jahrelang kaum Beschwerden. Der (morgendliche) Husten mit schleimig-weißem Auswurf wird von den meisten Patienten nicht ernst genommen („Raucherhusten"). Im weiteren Verlauf der Erkrankung bekommt der Patient eine oft anfallsartige Belastungsdyspnoe. Immer häufiger treten akute **infektiöse Exazerbationen** (infektbedingte Verschlimmerungen) der chronisch obstruktiven Bronchitis durch bakterielle Besiedelung des vorgeschädigten Gewebes auf. Im Endstadium der Erkrankung kommen Sauerstoffmangel, eine Kohlendioxidanreicherung, eine Rechtsherzbelastung und später eine Rechtsherzinsuffizienz (*Cor pulmonale*, ☞ 20.10.2) hinzu.

Bei der körperlichen Untersuchung zeigt sich oft ein Faßthorax. Der Klopfschall über der Lunge ist hypersonor. Bei der Auskultation sind Giemen und Brummen als Ausdruck der Obstruktion hörbar (Zeichen des Lungenemphysems, ☞ 20.6.3).

Diagnostik und Differentialdiagnose

Die Diagnosestellung ist in der Regel anhand des klinischen Bildes möglich. Zur Einschätzung des Schweregrades und zum Ausschluß weiterer Erkrankungen sind aber erforderlich:

- Mikrobiologische und zytologische Untersuchung des Sputums
- Blutbilduntersuchung
- Röntgenaufnahme des Thorax
- Lungenfunktionsprüfung und in Spätstadien BGA.

Behandlungsstrategie

Die medikamentöse Therapie versucht, den Teufelskreis bei der chronischen Bronchitis (☞ Abb. 20.42) zu durchbrechen:

- Sekretolytika wie Ambroxol (z.B. Mucosolvan®) oder Acetylcystein (z.B. Fluimucil®) können die Schleimlösung erleichtern
- Atemwegsinfekte werden konsequent antibiotisch behandelt
- Wichtig ist außerdem eine antiobstruktive Dauertherapie, die von der Stärke der Symptome abhängt (☞ 20.6.1).

Hustendämpfende Mittel sind in der Regel nicht indiziert, da sie verhindern, daß das Sekret aus den Atemwegen entfernt wird. Auf keinen Fall dürfen sie zusammen mit Expektorantien (☞ Pharma-Info 20.43) gegeben werden! Die Gabe von Azetylsalizylsäure (z.B. Aspirin®) verstärkt bei einem Teil der Patienten die Bronchialobstruktion und ist daher kontraindiziert.

Pharma-Info 20.43 Expektorantien

Expektorantien (auch *Expektoranzien*): Chemisch uneinheitliche Gruppe von Medikamenten, die:

- Die Bronchialsekretion steigern
- Den bereits gebildeten Schleim verflüssigen *(Mukolytika, Sekretolytika)*
- Den Abtransport des Sekrets fördern *(Sekretomotorika)*.

Das wichtigste: Expektorantien wirken nur, wenn der Patient ausreichend (2 – 3 l täglich) trinkt. Vorsicht ist allerdings bei Herzinsuffizienz geboten. Bei Patienten, die zu schwach zum Abhusten sind, dürfen Expektorantien nicht gegeben werden, da das Sekret dann in den Atemwegen verbleibt.

Für *Inhalationen* werden neben Acetylcystein, Ambroxol und Bromhexin v.a. auch Tyloxapol (Tacholiquin®), Mesna (Mistabronco®) und Inhalationslösungen ätherischer Öle eingesetzt. Die Medikamente werden einzeln oder in Kombination mit NaCl 0,9% oder destilliertem Wasser verdünnt und ein- bis viermal täglich inhaliert. Beachtet werden sollte, daß Inhalationen zu einem Bronchospasmus führen können.

Bei der *oralen Gabe* von Expektorantien können Magen-Darm-Beschwerden (v.a. Übelkeit) auftreten. Präparate, die in Flüssigkeit aufgelöst werden müssen, haben sich bei solchen Patienten als vorteilhaft erwiesen, die sonst nicht genug trinken.

Häufig verwendet werden Salben und Gele zum Auftragen auf die Haut, die hauptsächlich ätherische Öle wie etwa Eukalyptus-, Anis- oder Pfefferminzöl enthalten (z.B. Pinimenthol®, Transpulmin®, Wick VapoRub®). Ihre Wirkung erklärt sich durch die Inhalation und zum Teil auch die perkutane Resorption der wirksamen Substanzen.

Substanz	Handelsname (Bsp.)	Verabreichungsformen (Bsp.)*
Acetylcystein	Bromuc®, Fluimucil®, Mucolytikum „Lappe"®	Brausetbl., Granulat, Inhalationslsg., Injektionslsg., Kps., Saft, Tbl.
Ambroxol	Ambrohexal®, Mucosolvan®	Brausetbl., Inhalationslsg., Injektionslsg., (Retard-)Kps., Saft, Supp., Tbl., Tropfen
Bromhexin	Bisolvon®	Inhalationslsg., Injektionslsg., Saft, Tbl.
Carbocistein	Transbronchin®	Brausegranulat, Lsg. zum Einnehmen, Kps., Sirup

*: Lsg. = Lösung, Kps. = Kapsel, Tbl. = Tablette, Supp. = Suppositorien.

Pflege bei chronischer Bronchitis

Der Patient soll zur Aufgabe des Rauchens motiviert werden, weil langfristig nur so eine Besserung der Beschwerden zu erwarten ist. Ungünstig ist auch Passivrauchen. Weitere schädigende Einflüsse sind Kälte (auch kalte Getränke) oder Nebel, da sich hierdurch die Obstruktion verstärkt.

Reichliche Flüssigkeitszufuhr fördert die Schleimlösung. Bei älteren Patienten muß dabei auf die Manifestation einer bis dahin latenten Herzinsuffizienz geachtet werden (☞ 18.6).

Atemunterstützende Maßnahmen, ☞ *7.3.5 – 7.3.9*

Weitere Maßnahmen sind:

- Anleitung des Patienten zur richtigen Medikamentenanwendung, vor allem von Dosieraerosolen (☞ Pharma-Info 20.39)
- Gymnastische Übungen zum Erhalt oder zur Verbesserung der Thoraxbeweglichkeit
- Ausdauertraining (z.B. Gehen und Radfahren in der Ebene) bei insgesamt geringer bis mäßiger Belastung
- In fortgeschrittenen Stadien Sauerstoffgabe nach Anordnung (☞ 20.2.1).

Krankenbeobachung und Dokumentation

- Atmung, Husten und Sputum
- Körpertemperatur (Fieber als Infektzeichen?)
- Hautfarbe, Puls und RR (v.a. bei Rechtsherzinsuffizienz)
- Bewußtseinslage (Unruhe bei O_2-Mangel, Somnolenz bei Hyperkapnie oder drohender CO_2-Narkose bei O_2-Gabe?).

Prognose

In Frühstadien der Erkrankung ist die Prognose recht gut, falls es gelingt, die Schädigungsursache auszuschalten. Meist aber kommt es nach jahre- und jahrzehntelangem Verlauf zu einer respiratorischen Insuffizienz (☞ 20.1).

20.6.3 Lungenemphysem

Lungenemphysem: Überdehnung des Lungengewebes mit Zerstörung von Alveolen und Alveolarsepten. Dadurch Bildung immer größerer Emphysemblasen, Verminderung der Gasaustauschfläche und Totraumvergrößerung. Endstadium ist die respiratorische (Global-)Insuffizienz.

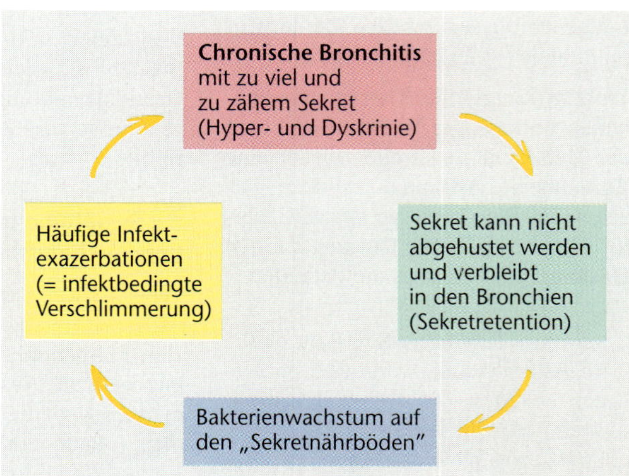

Abb. 20.44: Bei der chronischen Bronchitis entsteht ein Teufelskreis, der zur zunehmenden Verschlimmerung der Erkrankung führt. [B200]

Krankheitsentstehung

Meist liegt dem Lungenemphysem eine chronisch-obstruktive Lungenerkrankung bei langjährigem Rauchen zugrunde. Bei jungen Patienten ohne Risikofaktoren kann ein erblicher Enzymmangel (α_1-Antitrypsin-Mangel) vorliegen, der ebenfalls zum Abbau des Lungengewebes führt. Bei alten Menschen verliert das Lungengewebe seine Elastizität, und es entsteht ein sozusagen physiologisches *Altersemphysem.*

Nicht nur die Gasaustauschfläche, sondern auch die Lungengefäße sind beim Emphysem verringert. Es kommt zu einer Druckerhöhung im Lungenkreislauf und infolgedessen zu einem *chronischen Cor pulmonale* (☞ 20.10.2).

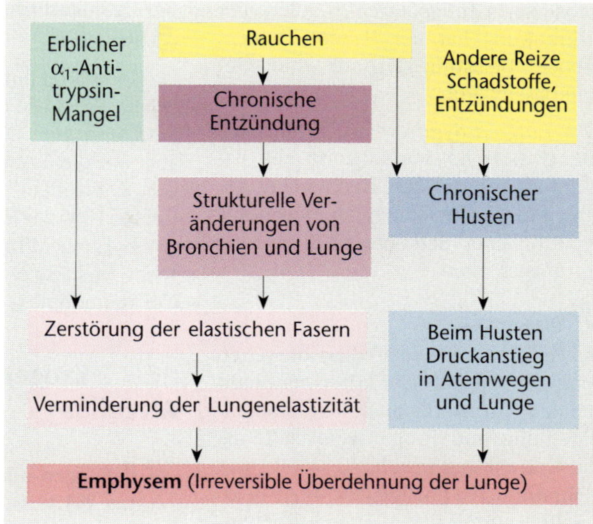

Abb. 20.45: Pathogenese und Pathophysiologie des Lungenemphysems [B200]

Symptome und Untersuchungsbefund

Patienten mit einem Lungenemphysem haben chronische Atemnot, die bei Belastung rasch zunimmt. Manche zeigen eine Zyanose. Hinzutreten können die Symptome einer chronisch-obstruktiven Lungenerkrankung (☞ 20.6).

In vielen medizinischen Lehrbüchern werden zwei Gruppen von Lungenemphysematikern unterschieden, für die die anschaulichen Begriffe **blue bloater** („blauer Bläser") und **pink puffer** („rosa Schnaufer") geprägt wurden. In der Praxis überwiegen jedoch Mischformen.

Bei der körperlichen Untersuchung des Emphysematikers fällt bereits bei der Inspektion ein *Faßthorax* auf. Die Rippen stehen fast horizontal, d.h. der Brustkorb des Patienten verharrt ständig in Inspirationsstellung. Bei der Perkussion ist der Klopfschall durch den vermehrten Luftgehalt hypersonor, und die Perkussion bei In- und Exspiration zeigt, daß die Lungengrenzen kaum mehr verschieblich sind (2 –4 cm im Vergleich zu ca. 8 cm beim Gesunden). Die Atem- und Herzgeräusche sind bei der Auskultation nur ganz leise hörbar. In Spätstadien der Erkrankung bestehen zusätzlich Zeichen einer Rechtsherzinsuffizienz (☞ Abb. 18.40).

Diagnostik und Differentialdiagnose

Die Diagnosestellung ist anhand des klinischen Bildes möglich. Röntgen des Thorax, Lungenfunktionsprüfung und Blutuntersuchungen (BB, BGA) sind zur Einschätzung der respiratorischen Situation und zum Ausschluß einer Pneumonie erforderlich. Das EKG zeigt in Spätstadien die Zeichen der Rechtsherzhypertrophie. Bei jüngeren Patienten ist zur Ursachenklärung die α_1-Antitrypsin-Bestimmung im Blut angezeigt.

Behandlungsstrategie

Eine Wiederherstellung der zerstörten Strukturen ist nicht möglich. Entscheidend ist also, die Progredienz der Emphysemerkrankung aufzuhalten. Schlüsselmaßnahme ist absolutes Rauchverbot.

Die medikamentöse antiobstruktive Therapie entspricht im wesentlichen der beim Asthma bronchiale (☞ 20.6.1). Die häufigen bakteriellen Atemwegsinfekte müssen antibiotisch behandelt werden. Bei einer Rechtsherzinsuffizienz sind Diuretika angezeigt (☞ Pharma-Info 31.76), bei einer Polyglobulie Aderlässe. Häufig verbessert eine Sauerstoff-Langzeittherapie (über 18 Stunden täglich) das Befinden des Patienten erheblich.

Pflege bei Lungenemphysem

Die Pflegeziele bei Patienten mit einem Lungenemphysem entsprechen im wesentlichen denen bei chronisch-obstruktiver Lungenerkrankung.

Patienteninformation

Prognose

Den meisten Patienten muß immer wieder vor Augen geführt werden, daß sie selbst durch Rauchen oder Nicht-Rauchen entscheidend mitbestimmen, wie rasch die Erkrankung fortschreitet.

Beim normalen *Altersemphysem* ist die Progredienz der Erkrankung so langsam, daß sie die Lebenserwartung des Patienten kaum einschränkt. Dagegen schreiten die übrigen Formen in der Regel immer weiter bis zur respiratorischen Globalinsuffizienz fort (☞ 20.1).

20.7 Lungenfibrosen

Lungenfibrosen: Erkrankungen mit bindegewebigem Umbau *(Fibrosierung)* des Lungengerüsts und daraus resultierender *restriktiver Ventilationsstörung* (☞ 20.1).

20.7.1 Lungensarkoidose

Sarkoidose *(Morbus Boeck, M. Besnier-Boeck-Schaumann, gutartige Lymphogranulomatose):* Granulombildende, meist chronische Systemerkrankung mit Bevorzugung der Lymphknoten (meist Hiluslymphknoten), der Lunge, der Gelenke und der Haut. Altersgipfel 20. - 40. Lebensjahr.

Löfgren-Syndrom: Akute Form der Sarkoidose, an der v.a. junge Frauen erkranken.

Die Ursache der Erkrankung ist unklar.

Symptome und Untersuchungsbefund

Die schleichend beginnende *chronische Form* der Lungensarkoidose verläuft in den Anfangsstadien häufig symptomlos und wird oft nur zufällig diagnostiziert. In späteren Stadien der Erkrankung hat der Patient Husten, Fieber, Belastungsdyspnoe und Gelenkbeschwerden.

Das *Löfgren-Syndrom* ist seltener als die chronische Verlaufsform. Es beginnt akut mit Fieber, Erythema nodosum und Gelenkschmerzen. Besonders typisch sind Schmerzen in beiden Sprunggelenken.

Diagnostik

An erster Stelle der diagnostischen Maßnahmen steht die Röntgenaufnahme des Thorax, die auch eine Stadieneinteilung und Prognoseeinschätzung der Erkrankung erlaubt:

- **Stadium I:** Hiluslymphknoten beidseits vergrößert, spontane Rückbildung der Symptome *(Spontanremission)* in 90%
- **Stadium II:** Zusätzlich streifige oder fleckige Zeichnungsvermehrung der Lunge, Spontanremission in 40%
- **Stadium III:** Irreversible Lungenfibrose, keine Spontanremission.

Die Lungenfunktionsprüfung zeigt in fortgeschrittenen Krankheitsstadien die typischen Zeichen einer restriktiven Ventilationsstörung. Die weitere Diagnostik umfaßt:

- Serumspiegelbestimmung des Hormons *Angiotensin converting enzyme* (☞ Pharma-Info 19.36), das bei vielen Patienten erhöht und als Aktivitätsparameter verwertbar ist
- Tuberkulin-Test (☞ 20.5.4)
- Bronchoskopie mit bronchoalveolärer Lavage (☞ 20.4.5)
- Evtl. Mediastinoskopie mit Lymphknotenbiopsie, selten Thorakoskopie.

Behandlungsstrategie

Das Stadium I der Erkrankung ist wegen des günstigen Spontanverlaufs nur kontroll-, nicht aber therapiebedürftig. In späteren Stadien und beim Löfgren-Syndrom werden in erster Linie Glukokortikoide eingesetzt.

Pflege bei Lungensarkoidose

Die Pflege bei Lungensarkoidose hängt vom Krankheitsstadium ab und umfaßt:

- Anleitung zur Aerosoltherapie (☞ 20.6.1)
- Atemerleichternde und unterstützende Maßnahmen (☞ 7.3.5 – 7.3.7)
- Sekretlösende und sekretentleerende Maßnahmen (☞ 7.3.8 – 7.3.11).

Patienteninformation
Prognose

Da Spontanheilungen sehr häufig sind, ist die Prognose für die Mehrzahl der Patienten gut. Die Patienten müssen aber auf die Notwendigkeit regelmäßiger Kontrollen hingewiesen werden. Bei ca. 10% der Patienten kommt es zu einer Lungenfibrose mit respiratorischer Insuffizienz und chronischem Cor pulmonale (☞ 20.10.2).

20.7.2 Exogen-allergische Alveolitis

Exogen-allergische Alveolitis (kurz *EAA*, auch *Hypersensitivitätspneumonie, allergische interstitielle Pneumonie*): Chronische, entzündliche Lungenerkrankung, die unbehandelt in eine irreversible Lungenfibrose mündet. Hervorgerufen durch die Inhalation organischer Stäube, die bei entsprechend veranlagten Menschen zu einer Typ III- und Typ IV-Immunreaktion (☞ 29.1.3) mit nachfolgender Entzündung der Lunge führt.

Leitsymptome der exogen-allergischen Alveolitis sind rezidivierende Fieberschübe mit Schüttelfrost, Husten und Atemnot. Die Diagnose wird durch Röntgenaufnahme des Thorax, bronchoalveoläre Lavage und Blutuntersuchungen gestellt.

Viele Patienten kommen nur im Beruf mit dem auslösenden Antigen in Kontakt (Überblick, ☞ Tab. 20.46). Dann liegt eine **Berufskrankheit** vor, die der Berufsgenossenschaft bereits bei Verdacht gemeldet werden muß und *entschädigungspflichtig* ist.

Erkrankung	Antigenquelle
Befeuchterfieber	Befeuchtungs- und Klimaanlagen
Byssinose	Baumwolle
Dachdeckerlunge	Organ. Dachmaterialien (Stroh, Schilf)
Farmerlunge	Feuchtes, schimmeliges Material (Heu, Komposterde)
Käsewäscherlunge	Verschimmelter Käse
Mälzerlunge	Verschimmelte Gerste und Malz
Hühnerzüchterlunge	Vogelexkremente (auch Tauben)

Tab. 20.46: Verschiedene Formen der exogen-allergischen Alveolitis.

Die wichtigste Behandlungsmaßnahme und zugleich Voraussetzung für die Anerkennung als Berufskrankheit ist das Meiden der auslösenden Substanz *(Antigenkarenz)*. Medikamentös werden Glukokortikoide (☞ Pharma-Info 23.47) und Immunsuppressiva (☞ Pharma-Info 29.26) eingesetzt. Infektionen müssen antibiotisch behandelt werden.

Die Prognose der Erkrankung ist nur bei rechtzeitiger Antigenkarenz gut.

20.7.3 Weitere Lungenfibrosen

Auch die Inhalation zahlreicher *anorganischer Stäube* kann zur Lungenfibrose führen. Häufig ist die Erkrankung beruflich bedingt (☞ oben). Hauptbeschwerden des Patienten sind Atemnot und trockener Husten.

Zu diesen **Pneumokoniosen** *(Staublungenerkrankungen)* zählen auch:

- Die **Silikose** durch Quarzstäube, bei der in 10% eine Tuberkulose komplizierend hinzutritt
- Die **Asbestose** durch Asbeststaub, bei der insbesondere bei Rauchern zusätzlich ein Bronchialkarzinom oder ein Pleuramesotheliom entstehen kann.

20.8 Bronchial- und Lungentumoren

Gutartige Bronchial- und Lungentumoren sind selten, bösartige die häufigsten Tumoren überhaupt. Die bösartigen Lungentumoren werden in *primäre* und *sekundäre* (metastatische) Tumoren unterteilt.

20.8.1 Gutartige Lungentumoren

Gutartige Lungentumoren wie z.B. Fibrome, Lipome, Neurinome oder Teratome sind meist symptomlos und werden daher oft zufällig diagnostiziert.

20.8.2 Primäre Bronchialkarzinome und Lungenmalignome

Bronchialkarzinom *(bronchogenes Karzinom, Lungenkarzinom):* Primäres Lungenmalignom mit Ausgang vom Bronchialepithel.

Lungenalveolarzellkarzinom: Malignom mit Ausgang von den Lungenalveolarzellen, sehr selten (und hier nicht weiter ausgeführt).

Das Bronchialkarzinom ist der häufigste Tumor überhaupt und für ca. 25% aller Krebstodesfälle verantwortlich. Noch sind v.a. Männer von der Erkrankung betroffen, doch steigt der Frauenanteil infolge zunehmenden Zigarettenkonsums. Der Altersgipfel der Erkrankung liegt bei 55 – 65 Jahren.

Krankheitsentstehung und Einteilung

Beim größten Teil der Bronchialkarzinome spielen eingeatmete Noxen für die Entstehung eine entscheidende Rolle. Dabei ist an erster Stelle das Tabakrauchen – aktiv und passiv! – zu nennen. Nach zwanzigjährigem Rauchen von 20 Zigaretten täglich ist das Risiko, an einem Bronchialkarzinom zu erkranken, im Vergleich zu einem Nichtraucher auf ungefähr das Zehnfache erhöht.

Berufliche Karzinogene (z.B. Asbest, Chrom, Kohlenteer) können ebenfalls von Bedeutung sein. Bei gleichzeitigem Rauchen potenziert sich das Risiko.

Histologische Einteilung

Die WHO-Klassifikation unterscheidet bei den Bronchialkarzinomen im wesentlichen vier histologische Typen. Wichtig für die Behandlungsstrategie ist vor allem die Differenzierung zwischen kleinzelligen und nicht-kleinzelligen Karzinomen.

Histologischer Tumortyp	Häufigkeit (ca.)
Kleinzelliges Karzinom	20%
Nicht-kleinzellige Karzinome:	
• Plattenepithelkarzinom	40%
• Adenokarzinom	20%
• Großzelliges Karzinom	10%
• Sonstige	10%

Tab. 20.47: WHO-Klassifikation der Bronchialkarzinome.

Symptome und Untersuchungsbefund

Die Erstsymptome des Bronchialkarzinoms sind in der Regel Spätsymptome!

Dem Patienten fallen zunächst länger anhaltender, eher trockener Husten oder Veränderungen seines „Raucherhustens" auf. Auch blutiges Sputum oder Atemnot können erste Zeichen der Erkrankung sein. Verlegt der Tumor einen Bronchus, so können sich dahinter gelegene Lungenabschnitte entzünden **(Retentionspneumonie),** was zu wiederholten „Atemwegsinfekten" führt. Später kommen Appetitlosigkeit, Gewichtsverlust und Leistungsknick hinzu.

Symptome invasiven Wachstums und Metastasierung

Heiserkeit durch Beeinträchtigung des N. laryngeus recurrens oder gestaute Halsvenen sind in der Regel Zeichen organüberschreitenden Wachstums und damit der Inoperabilität. Ein **Pancoast-Tumor,** der in der Lungenspitze liegt, führt meist durch Einwachsen in die Thoraxwand und Nervenreizung zu hartnäckigen Thoraxschmerzen.

Manchmal geht der Patient auch wegen unspezifischen Symptomen, wie etwa Rückenschmerzen, Kopfschmerzen oder Lähmungen zum Arzt, die Ausdruck einer bereits erfolgten Knochen- oder Gehirnmetastasierung sind.

Paraneoplastische Symptome

Viele Bronchialkarzinome, vor allem die kleinzelligen, verursachen **paraneoplastische Symptome.** Dies sind Erscheinungen in Zusammenhang mit bösartigen Erkrankungen, die weder durch direkte Tumorinfiltration noch durch Metastasen erklärbar sind und dem Tumornachweis auch vorangehen können.

Häufig produziert der Tumor hormonähnliche Stoffe. Beim kleinzelligen Bronchialkarzinom werden beispielsweise oft Substanzen mit ACTH-ähnlicher Wirkung produziert, die dann zu einem Cushing-Syndrom des Patienten führen können (☞ 23.7.1).

Die körperlichen Untersuchungsbefunde sind in Abhängigkeit von Tumorlokalisation und Tumorausdehnung sehr variabel.

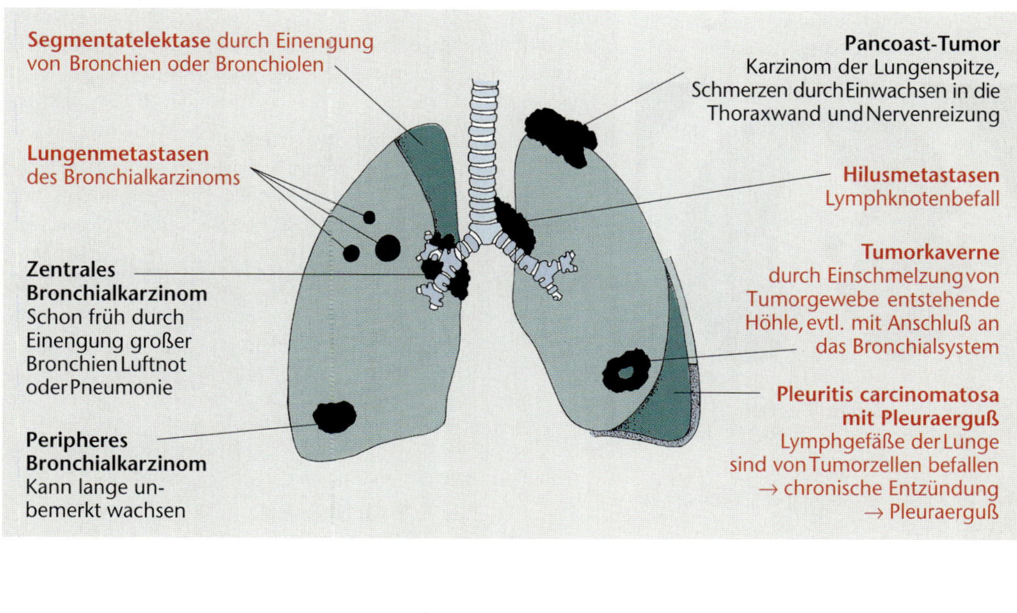

Abb. 20.48: Mögliche Befunde in der Röntgenaufnahme des Thorax bei einem Bronchialkarzinom. [L215]

Diagnostik

An erster Stelle der diagnostischen Maßnahmen stehen Röntgen-Thorax-Aufnahmen in zwei Ebenen (evtl. auch eine Schichtaufnahme, ☞ 20.4.2) und das Thorax-CT mit Kontrastmittel. Auch die Sputumzytologie als nichtinvasive Methode kann Aufschlüsse geben (Sputumgewinnung ☞ 20.3.3). Wichtige *Tumormarker* (☞ 24.4.8) insbesondere für die spätere Verlaufskontrolle sind NSE (Neuronspezifische Enolase), SCC (squamous cell carcinoma antigen), TPA (tissue polypeptide antigen) und CEA (Carcinoembryonales Antigen).

Eine Bronchoskopie mit Biopsie und bronchoalveolärer Lavage oder die Biopsie eines Hiluslymphknotens ermöglichen oft den direkten Tumornachweis, eine histologische Artdiagnose und erste Hinweise auf die Ausbreitung des Tumors.

☑ Erst wenn die Gewebeart des Bronchialkarzinoms genau bekannt ist, kann eine spezifische Tumortherapie erfolgen. Deshalb müssen zum Teil invasive diagnostische Maßnahmen durchgeführt werden.

Ist die Tumordiagnose gesichert, muß festgestellt werden, ob bereits Fernmetastasen vorliegen. Hierzu dienen CT von Schädel und Bauchorganen, Ultraschall, Knochenszintigramm und evtl. Mediastinoskopie.

Zur Beurteilung der Operabilität dienen Lungenfunktionsprüfung (☞ 20.4.3), BGA (☞ 20.4.4) und Lungenszintigraphie (☞ 20.4.2).

Peripheres Bronchialkarzinom.
[T197]

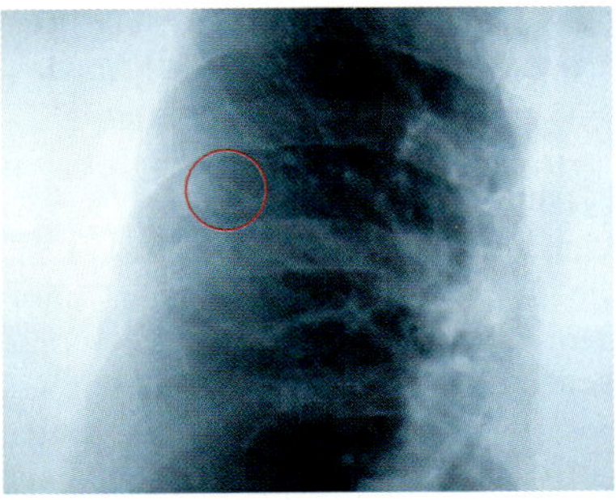

Abb. 20.49: Der Rundherd in der rechten Lunge ist fast nur zu erahnen.

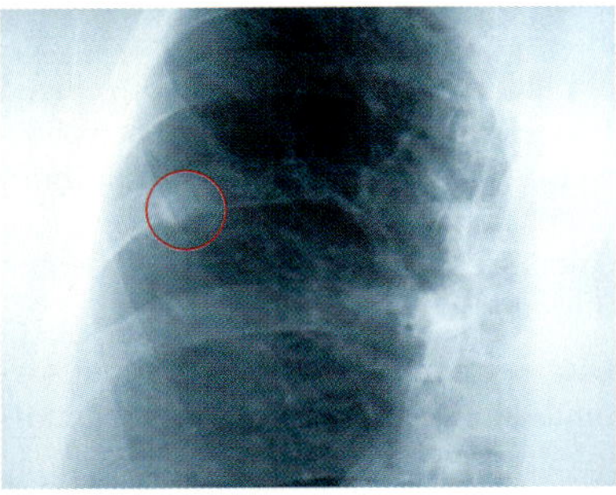

Abb. 20.50: Der Rundherd kann erst im Vergleich mit dieser drei Monate später angefertigten Aufnahme als Anfangsstadium eines Bronchialkarzinoms gedeutet werden.

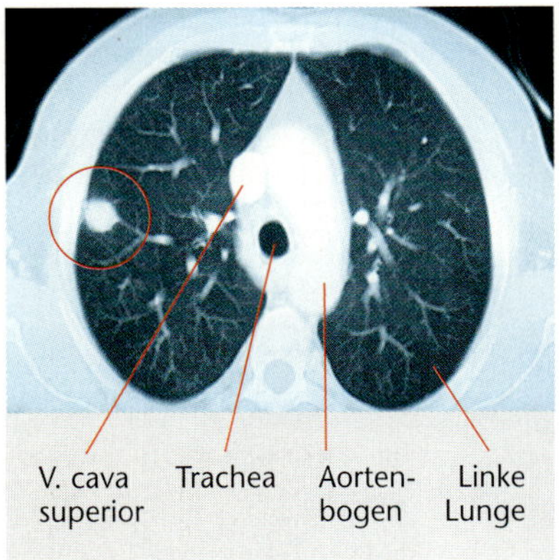

Abb. 20.51: Die Bestätigung eines Tumors liefert das CT.

Behandlungsstrategie

Kurative Therapieansätze

Ob ein kurativer (auf Heilung gerichteter) Therapieansatz möglich ist, hängt von Größe und Art des Tumors ab:

- Bei *nicht-kleinzelligen* Karzinomen ist die Behandlung bei kurativem Therapieansatz primär operativ. In der Regel muß zumindest ein Lungenlappen **(Lobektomie)**, manchmal sogar ein Lungenflügel entfernt werden **(Pneumektomie).** Dies ist aber nur möglich, wenn die Restlunge einen ausreichenden Gasaustausch gewährleisten kann. Nach der OP erfolgt je nach genauer Art des Tumors oft eine postoperative Strahlen- oder Chemotherapie
- *Kleinzellige Karzinome* metastasieren sehr früh auf dem Blutweg, so daß zum Zeitpunkt der Diagnosestellung in aller Regel keine *lokale*, sondern eine *generalisierte* Tumorerkrankung anzunehmen ist, auch wenn zunächst noch keine Fernmetastasen nachgewiesen werden können. Eine kurative Zielsetzung ist also nur sehr selten möglich. Therapie der Wahl ist eine Kombinations-Chemotherapie.

Palliative Therapieansätze

Bei der Mehrzahl der Patienten ist die Erkrankung zum Zeitpunkt der Dia-

Pharma-Info 20.52 Antitussiva

Husten ist ein Schutzreflex, der die Atemwege von schädigenden Substanzen reinigen soll. Manchmal aber ist ein Husten nutzlos, so etwa beim Bronchialkarzinom. Bei diesen Patienten oder bei Erschöpfung des Kranken durch den ständigen Husten kann eine medikamentöse Unterdrückung des Hustens sinnvoll sein.

Antitussiva *(Hustendämpfer, Hustenmittel)* blockieren über zentrale oder periphere Angriffspunkte den Hustenreflex und lindern so den Hustenreiz.

Die meisten Antitussiva sind *Opiatabkömmlinge.* Sie haben deshalb die gleichen Nebenwirkungen wie Opioide (v.a. Obstipation, Atemdepression, Sedierung, ☞ 16.4.5), wenn auch schwächer ausgeprägt. Suchtgefahr besteht zwar prinzipiell, ist aber bei Patienten mit nur noch kurzer Lebenserwartung (z.B. bei Bronchialkarzinom) vernachlässigbar.

Ambulante Patienten müssen auf eine Beeinträchtigung der Fahrtüchtigkeit hingewiesen werden.

Substanzgruppe	Arzneisubstanz	Handelsnamen (Bsp.)
Opiatabkömmlinge	Codein	Codicaps mono®, Dicton®
	Dihydrocodein	Paracodin®, Remedacen®
	Hydrocodon	Dicodid®
	Dextromethorphan	Contac® H, Wick Formel 44 Plus® Hustenstiller, Rhinotussal®
Andere Substanzen	Noscapin	Capval®
	Clobutinol	Silomat®

gnose schon so weit fortgeschritten, daß eine kurative Therapie nicht mehr möglich ist. Und bei vielen mit kurativer Zielsetzung behandelten Patienten kommt es nach anfänglichen Therapieerfolgen zu einem Tumorrezidiv oder Metastasen. Dann können **palliative Therapien** wie Laser-, Chemo- oder Strahlentherapie (☞ 24.5.1 und 24.5.2) den Tumor (nochmals) über Monate verkleinern und so zur Besserung von Beschwerden und Lebensqualität sowie zur Lebensverlängerung des Patienten führen. Manchmal ist auch eine *palliative Operation* angezeigt. Der Einsatz bronchialer Endoprothesen aus Silikon oder Metall *(Stents)* kann verengte Bronchien offenhalten.

In Spätstadien der Erkrankung ist meist eine medikamentöse Schmerzbehandlung (☞ 24.5.5, 16.4.2) und eine umfangreiche Begleitmedikation erforderlich, etwa:

- Hustendämpfer zur Linderung des unstillbaren Hustenreizes (☞ Pharma-Info 20.52)
- Antiemetika (z.B. Vomex®, Paspertin®) gegen Übelkeit und Erbrechen
- Laxantien (z.B. Bifiteral®, Dulcolax®) gegen Obstipation
- Neuroleptika und Antidepressiva zur Unterstützung der medikamentösen Schmerztherapie
- Glukokortikoide (z.B. Fortecortin®) bei Hirnödem oder Leberkapselspannungsschmerz infolge von Metastasen.

Pflege bei Bronchialkarzinom

Perioperative Pflege bei Lungenoperationen, ☞ 20.2.3;
Pflege bei Tumor-Erkrankungen, ☞ 24..2

Prinzipielle **Pflegeziele** sind die größtmögliche Erhaltung der Lebensqualität und die Angstfreiheit des Patienten. Neben der Erhaltung der Mobilität und Selbständigkeit bei den täglichen Verrichtungen ist auch die Vermeidung von Sekundärerkrankungen (z.B. Pneumonie) besonders wichtig.

Prognose

Die Prognose eines Bronchialkarzinoms ist u.a. abhängig von histologischem Typ, Lokalisation und Ausbreitung des Tumors. Insgesamt ist sie sehr schlecht. Die 5 Jahres-Überlebensrate beträgt selbst bei kurativ behandelten Patienten nur 25%. Für palliativ Behandelte liegt sie unter 5%.

20.8.3 Sekundäre Lungenmalignome

Sekundäre Lungenmalignome: Durch Metastasierung (Tumorstreuung) anderer Karzinome (v.a. Mamma-, Nieren- und Prostatakarzinome) entstandene, bösartige Lungentumoren.

Die Prognose einer Tumorerkrankung ist bei Vorliegen von Lungenmetastasen in der Regel infaust.

20.9 Pneumothorax

Thorax- und Lungenverletzungen, ☞ 27.10

Pneumothorax (kurz oft *Pneu* genannt): Ansammlung von Luft im normalerweise spaltförmigen Raum zwischen den beiden Pleurablättern. Durch Aufhebung des Unterdrucks im Pleuraspalt kommt es zu einem teilweisen oder kompletten Kollaps des betroffenen Lungenflügels, der dann nur noch vermindert oder gar nicht mehr am Gasaustauch teilnimmt.

Krankheitsentstehung und Formen

Am häufigsten ist der **Spontanpneumothorax,** von dem vor allem Männer zwischen dem 20. und 40. Lebensjahr betroffen sind. Meist liegt dem Krankheitsbild die Ruptur einer direkt unter der Pleura gelegenen Emphysemblase zugrunde. Manchmal ist auch keine Ursache zu finden.

Demgegenüber steht der **traumatische Pneumothorax.** Unterschieden werden:

- **Offener Pneumothorax,** bei dem ein Brustwanddefekt besteht (z.B. nach einer Stichverletzung)
- **Geschlossener Pneumothorax,** bei dem nur die Pleura selbst verletzt ist (z.B. nach Rippenfraktur oder Bronchusriß).

Auch bei zahlreichen diagnostischen oder therapeutischen Maßnahmen droht als Komplikation ein Pneumothorax.

Lebensbedrohlicher Notfall ist der **Spannungspneumothorax** *(Ventilpneumothorax),* bei dem die betroffene Pleurahöhle immer mehr aufgepumpt und das Mediastinum zur gesunden Seite hin verdrängt wird. Blutrückfluß zum Herzen, Herzfunktion und Funktion der gesunden Lunge werden mit jedem Atemzug mehr beeinträchtigt (☞ Abb. 20.54 und 20.55).

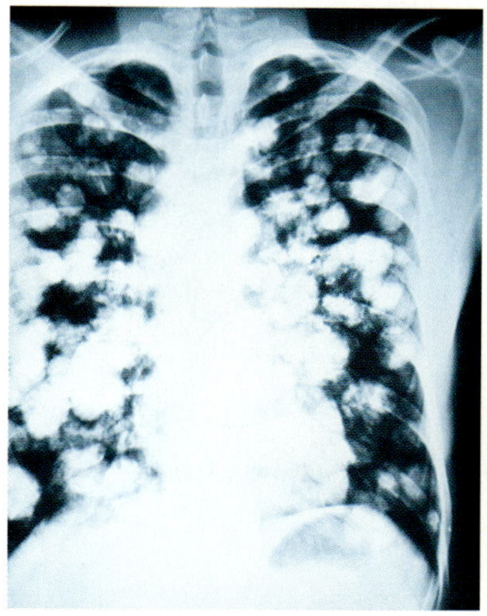

Abb. 20.53: Multiple Lungenmetastasen. [T196]

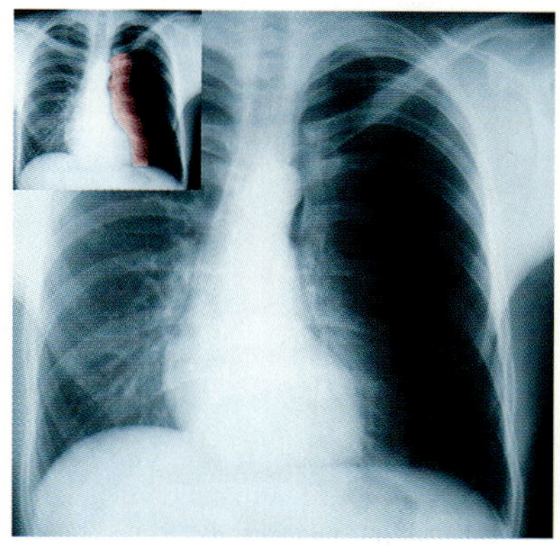

Abb. 20.54: Spannungspneumothorax links. Die linke Lunge ist völlig kollabiert und grenzt sich am linken Herzrand als Verschattung ab (rosa eingefärbt). Die Röntgenstrahlen werden nicht mehr (wie auf der rechten Thoraxseite) teilweise vom Lungengewebe absorbiert und schwärzen daher den Röntgenfilm mehr. Das Mediastinum und das Herz sind zur gesunden Seite hin verdrängt. [T197]

Symptome und Untersuchungsbefund

Meist hat der Patient akut einsetzende Atemnot, einseitige, stechende Schmerzen im Brustkorb und Husten. Dem Untersucher fallen Tachypnoe und asymmetrische Atembewegungen auf, oft auch Zyanose. Der Klopfschall ist einseitig hypersonor, und es sind mit dem Stethoskop nur sehr leise oder gar keine Atemgeräusche auskultierbar.

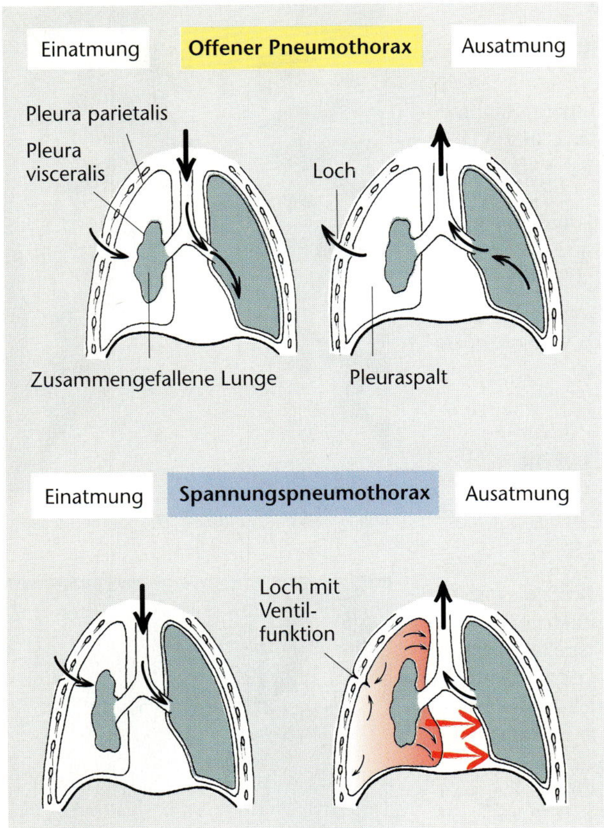

Abb. 20.55: Verschiedene Formen des Pneumothorax. Beim offenen Pneumothorax tritt Luft durch einen Brustwanddefekt in den Pleuraspalt ein. Atmet der Patient aus, so wird die Luft wieder nach außen gepreßt **(Pendelluft).** Im Gegensatz dazu kann beim Spannungspneumothorax die bei jeder Atembewegung in den Pleuraspalt eindringende Luft nicht mehr entweichen. Es entsteht ein Überdruck im Pleuraraum der kranken Seite, der zur Verdrängung des Herzens und zu einer Kompression der gesunden Lunge führt. [B200]

Während der Patient in leichten Fällen überhaupt keine Symptome zeigt, entwickelt sich bei einem Spannungspneumothorax oft innerhalb von Minuten ein lebensbedrohlicher Schock mit stärkster Atemnot, Zyanose, Tachykardie und Blutdruckabfall.

Diagnostik und Differentialdiagnose

Die Diagnose wird durch eine Röntgenaufnahme des Thorax gesichert. Ein EKG ist zum Ausschluß kardialer Erkrankungen, eine BGA zur Einschätzung der respiratorischen Situation erforderlich.

Behandlungsstrategie

Bei einem kleinen Spontanpneumothorax wird die Luft innerhalb von 3 – 4 Tagen oft von selbst absorbiert. Ist dies nicht der Fall oder ist der Pneumothorax größer, muß die Luft durch eine **(Saug-)Drainage** entfernt werden (☞ 20.2.2). Der Sog wird so lange aufrechterhalten, bis Röntgenaufnahmen eine voll entfaltete Lunge zeigen.

Schließt sich die Verbindung zwischen Pleuraspalt und Bronchialsystem – unabhängig von der Ursache – nach Wiederausdehnung der Lunge nicht, muß sie operativ verschlossen werden. Auch beim wiederholt auftretenden Spontanpneumothorax auf der gleichen Seite sind invasive Maßnahmen, etwa eine Verklebung der Pleurablätter durch Einbringen von Fibrinkleber *(Fibrinpleurodese)* oder eine offene Operation, angezeigt.

Notfall!
Spannungspneumothorax
Lebensrettende Sofortmaßnahme bei einem Spannungspneumothorax ist die Umwandlung in einen offenen Pneumothorax: Falls kein spezielles Besteck zur Verfügung steht, wird mit einer möglichst großen Braunüle im 2. oder 3. ICR in der Medioklavikularlinie der betroffenen Seite eingestochen. Hierdurch kommt es zu einer sofortigen Entlastung des Überdrucks. Falls vorhanden, kann ein eingeschlitzter Fingerling aufgesetzt und so ein *Ventil* (sog. *Tiegel-Ventil*) geschaffen werden. Die endgültige Versorgung besteht in einer Dauersaugdrainage.

Pflege bei Pneumothorax

Die *Erstmaßnahmen* bei Pneumothorax entsprechen den Erstmaßnahmen bei Atemnot (☞ 20.3.1).

Pflege bei Pleura-Drainage, ☞ 20.2.2

Patienteninformation

Prognose

Durch die Therapierbarkeit mit der Saugdrainage ist die Prognose des Spontanpneumothorax meist gut. Allerdings bekommt 1/3 aller Patienten nach dem ersten Spontanpneumothorax ein Rezidiv. Ansonsten ist die Prognose von der Grunderkrankung abhängig.

20.10 Erkrankungen des Lungenkreislaufs

Lungenödem, ☞ 18.6.3

20.10.1 Lungenembolie

Lungenembolie: Plötzliche oder schrittweise Verlegung der Lungengefäße durch Thromben aus dem venösen Gefäßsystem (in 90% aus der unteren Körperhälfte, die über untere Hohlvene und rechtes Herz die Lungenstrombahn erreichen). Eine der häufigsten „plötzlichen" Todesursachen überhaupt. Meist Folge einer (nichtentdeckten) tiefen Bein- oder Beckenvenenthrombose (☞ 19.8.3).

Krankheitsentstehung

Folge der Verlegung der Lungenstrombahn ist eine akute Widerstandserhöhung im kleinen Kreislauf mit Entwicklung eines Pumpversagens *(Dekompensation)* der rechten Herzkammer **(akutes Cor pulmonale).**

Symptome und Untersuchungsbefund

Die Symptome einer Lungenembolie hängen von dem Ausmaß der Strombahnverlegung ab. Typisch sind das plötzliche Auftreten von Atemnot, Zyanose und Husten (evtl. mit blutigem Sputum). Charakteristisch sind *atemabhängige Thoraxschmerzen.* Der Patient ist sehr ängstlich und unruhig, seine Haut ist blaß und schweißig.

Zusätzlich bestehen meist die Symptome einer tiefen Beinvenenthrombose (☞ 19.8.3), die vom Patienten oft aber nicht bemerkt wurden.

Als Zeichen einer zentralvenösen Druckerhöhung sind die Halsvenen gestaut. Der Puls des Patienten ist oft arrhythmisch und tachykard. Die Atemfrequenz ist ebenfalls erhöht.

☑ Eine Bradykardie bei Thoraxschmerzen spricht eher gegen eine Lungenembolie.

Diagnostik

Die Röntgenaufnahme des Thorax ist nur selten pathologisch. Das EKG zeigt meist Zeichen einer Rechtsherzbelastung und evtl. Rhythmusstörungen. Diagnostisch entscheidend sind das Lungenperfusionsszintigramm (☞ Abb. 20.20) und bei zweifelhaftem Szintigramm oder Indikation zur Lyse (☞ Therapie) die Pulmonalisangiographie (☞ 20.4.2). Eine Blutgasanalyse gibt Auskunft über das Ausmaß der respiratorischen Insuffizienz.

Behandlungsstrategie

Medikamentöse Erstmaßnahmen bei einer Lungenembolie sind die Schmerzbekämpfung mit Opioiden i.v. (☞ Pharma-Info 16.7), die Sedierung, z.B. mit Diazepam (z.B. Valium®) und die intravenöse Gabe eines Heparinbolus (meist 10 000 IE). Bei Hypoxie sind Sauerstoffgabe und in Extremfällen Beatmung erforderlich.

Eine intravenöse Vollheparinisierung (☞ 19.7) über einen Perfusor verhindert relativ zuverlässig die weitere Ausbreitung der Lungenembolie. In kritischen Fällen, d.h. den Stadien III und IV, muß nach der initialen Schocktherapie die rasche Auflösung bzw. Entfernung des Embolus versucht werden: Die *Lysetherapie* mit Streptokinase, Urokinase oder rt-PA (☞ 19.7) ist aber nicht immer erfolgreich, zudem liegen oft Kontraindikationen (Pharma-Info 19.54) vor. Eine offene Operation zur Entfernung des Embolus ist nur ganz selten angezeigt. Manchmal kann der Embolus auch über einen Katheter entfernt werden.

Nach Überwinden des Akutstadiums hat die medikamentöse Behandlung mit Antikoagulantien (z.B. Marcumar®, ☞ Pharma-Info 19.50) die Rezidivverhütung zum Ziel. Rezidivierende

	I (klein)	II (submassiv)	III (massiv)	IV (fulminant)
Ausdehnung der Gefäßverschlüsse	Periphere Äste	Segmentarterien	Ein Pulmonalarterienast	Pulmonalarterienhauptstamm oder mehrere Lappenarterien
Klinik	Leichte Dyspnoe, Thoraxschmerz	Akute Dyspnoe, Thoraxschmerz, Tachypnoe	Akute schwere Dyspnoe, Thoraxschmerz, Zyanose, Unruhe, Synkope	Dyspnoe, Schocksymptomatik, drohender Herz-Kreislauf-Stillstand
Blutdruck	Normal	Leicht erniedrigt	Stark erniedrigt	Schock

Tab. 20.56: Schweregradeinteilung der Lungenembolie anhand ihrer Symptome und Befunde.

Lungenembolien können zum chronischen Cor pulmonale (☞ 20.10.2) führen.

Pflege bei Lungenembolie

Überwachung bei Lysetherapie, ☞ Pharma-Info 19.56;
Pflege bei tiefer Beinvenenthrombose, ☞ 19.8.3

Erstmaßnahmen

- Patienten absolute Bettruhe einhalten lassen
- Oberkörper des Patienten hochlagern
- Über die Rufanlage Hilfe holen. Den Arzt benachrichtigen. Patienten möglichst nicht alleine lassen
- Fenster öffnen, evtl. nach Arztanordnung O_2 über Nasensonde geben (2 – 3 l/Min.)
- Bei Atemnot entsprechende Hilfestellung leisten (☞ 7.3.1.2, 20.3.1)
- Vitalzeichen kontrollieren. Bei Schockzeichen (Blutdruckabfall, Pulsanstieg) Beine auf Herzniveau anheben, dabei leichte Oberkörperhochlagerung belassen. Keine Kopftieflage als Schocktherapie, da die Volumenverschiebung zu einem akuten Herzversagen führen kann!
- Materialien für einen venösen Zugang (ZVK) und zur Blutentnahme (z.B. für die Blutgasanalyse) sowie die oben genannten Medikamente richten lassen.

Vorsicht! Bei Verdacht auf eine Lungenembolie und während einer Lystherapie keine i.m.-Injektionen (☞ auch 19.7).

Pflege im weiteren Krankheitsverlauf

Auch während der nächsten Tage bleibt der Patient pflegebedürftig:

- Bei einer Lysetherapie muß der Patient Bettruhe einhalten. Bewegungen des Kranken und Erschütterungen des Bettes sollten möglichst vermieden werden
- Zur Atemerleichterung sind Oberkörperhochlagerung und zusätzliche Weichlagerung im Rahmen der Dekubitusprophylaxe sinnvoll
- Die Körperpflege des Patienten muß vom Pflegepersonal weitgehend übernommen werden (unter Lysetherapie vorsichtige Mundpflege, keine Naßrasur)
- Die Kost darf nicht blähend oder stopfend sein, weil hierdurch die Atmung weiter beeinträchtigt würde. Da die Patienten zur Verhinderung neuer Embolien zum Stuhlgang nicht pressen sollen, ist eine Obstipationsprophylaxe erforderlich (☞ 7.9.2.2 und 21.2.7)
- Bei Rechtsherzbelastung wird die Flüssigkeit bilanziert (☞ 7.9.1.2)
- Die Thromboseprophylaxe mit Kompressionsverbänden oder -strümpfen und Beinhochlagerung muß konsequent fortgesetzt werden
- Wegen der erhöhten Pneumoniegefahr ist eine sorgfältige Atemtherapie erforderlich (☞ 7.3.5 – 7.3.8).

Krankenbeobachtung und Dokumentation

- Atmung, Bewußtsein, Puls, RR, Hautfarbe, Temperatur, Allgemeinbefinden
- Bei Lysetherapie zusätzlich Achten auf Blutungen (Haut, Schleimhäute, Blut im Stuhl, Gelenkschmerzen).

Patienteninformation

Patienteninformation bei Behandlung mit Antikoagulantien, ☞ Pharma-Info 19.53 – 19.55

Die Patienten müssen nach einer durchgemachten Lungenembolie wissen, wie sie sich vor einer (erneuten) Thrombose, v.a. der Beinvenen, schützen können (☞ 19.83). Sie müssen bereits bei dem geringsten Verdacht einer Thrombose den Arzt aufsuchen.

20.10.2 Pulmonale Hypertonie und chronisches Cor pulmonale

Pulmonale Hypertonie: Erhöhung des mittleren Pulmonalarteriendrucks auf > 20 mmHg.

Chronisches Cor pulmonale: Pulmonale Hypertonie mit Rechtsherzbelastung und nachfolgender Hypertrophie der rechten Herzkammer (☞ auch 18.6.1) infolge von Lungenerkrankungen. Oft Folge von Emphysem, chronisch-obstruktiver Bronchitis, Lungenfibrose oder wiederholten Lungen(mikro)embolien.

Die **Prognose** des chronischen Cor pulmonale ist insgesamt schlecht, da es über Jahre zu einer zunehmenden Rechtsherzinsuffizienz (☞ 18.6.1) und schließlich zu einem Rechtsherzversagen kommt. Wie schnell dies geschieht, hängt davon ab, ob es gelingt, die Grunderkrankung zu bessern oder gar zu heilen.

20.11 Pleuraerkrankungen

20.11.1 Pleuritis

Pleuritis *(Brustfellentzündung, Rippenfellentzündung):* Entzündung der Pleura.

Zu einer Pleuritis kommt es meist sekundär im Rahmen einer Lungenentzündung, einer Lungentuberkulose, eines Lungeninfarkts oder eines Lungen- oder Pleuratumors. Auch Herzinfarkt, Bauchspeicheldrüsenentzündung oder Kollagenosen (☞ 25.6) können zu einer Pleuritis führen.

Als **Pleuritis sicca** *(Pleuritis fibrinosa, trockene Rippenfellentzündung)* wird die „trockene" Form der Pleuraentzündung ohne Erguß bezeichnet. Aus ihr entwickelt sich meist eine **Pleuritis exsudativa** *(feuchte Rippenfellentzündung)*, bei der sich ein *entzündlicher Pleuraerguß* bildet (☞ 20.11.2).

Symptome, Befund

Diagnostik

Bei der Pleuritis hat der Patient atemabhängige Thoraxschmerzen, die oft so stark sind, daß es zu einer ausgeprägten Schonhaltung und -atmung kommt. Beim Übergang der Pleuritis sicca in eine Pleuritis exsudativa lassen die Schmerzen oft nach. Je nach Größe des Pleuraergusses treten dann Atemnot und Druckgefühl in der Brust in den Vordergrund. Zusätzlich bestehen die Symptome der jeweiligen Grunderkrankung. Kennzeichnend für eine Pleuritis sicca ist das „Pleurareiben" oder „Lederknarren" bei der Lungenauskultation (☞ 20.4.1).

Wichtig ist, die Grunderkrankung der Pleuritis herauszufinden. Hierzu dienen Blutuntersuchungen, Röntgen-Thorax und ein Tuberkulin-Test (☞ 20.5.4). Bei der Pleuritis exsudativa wird der Erguß punktiert und untersucht (☞ 20.11.2).

Behandlungsstrategie

An erster Stelle steht die Behandlung der Grunderkrankung. Symptomatisch ist bei der Pleuritis sicca eine Schmerzmittelgabe erforderlich, damit der Patient durchatmen kann.

Pflege

Wegen der schmerzbedingten Atemeinschränkung ist eine konsequente Pneumonieprophylaxe (☞ 7.3.4) wichtig. Der Kranke soll möglichst auf der gesunden Seite gelagert werden, um die Belüftung und Ausdehnung der erkrankten Lungenabschnitte zu fördern.

Prognose

Die Prognose der Erkrankung ist abhängig vom Grundleiden. Hauptkomplikationen sind Verdickung und Verwachsungen beider Pleurablätter, die sog. **Pleuraschwarten**. Bei großer Ausdehnung können sie die Entfaltung der Lunge beim Atmen behindern und somit zum Bild der „gefesselten Lunge" mit restriktiver Ventilationsstörung führen (☞ 20.1).

20.11.2 Pleuraerguß

Pleuraerguß: Flüssigkeitsansammlung in der Pleurahöhle. Prognose ist abhängig von der Ursache.

Je nach Art der Flüssigkeit werden unterschieden:

- **Seröser Pleuraerguß** *(Serothorax):* klares, gelbliches Sekret. Entsteht meist im Rahmen einer Herzschwäche, Entzündungen oder bösartigen Tumoren
- **Pleuraempyem** *(Pyothorax):* Eitriger Erguß z.B. bei bakterieller Pneumonie (☞ 20.5.3)
- **Hämatothorax:** Blut im Pleuraraum. Meist durch Verletzungen. Seltener z.B. durch **Pleurakarzinose** (Durchsetzung der Pleura von zahlreichen Karzinommetastasen) hervorgerufen
- **Chylothorax:** milchig-trübes Sekret durch den Austritt von Lymphflüssigkeit in den Pleuraraum. Durch Lymphabflußstörungen (z.B. bei malignen Lymphomen, ☞ 24.8) oder Verletzungen des Ductus thoracicus.

Da ca. 50% aller Pleuraergüsse durch bösartige Tumoren bedingt sind, wird jeder neu aufgetretene Pleuraerguß punktiert und das Punktat chemisch, zytologisch und bakteriologisch untersucht. Differentialdiagnostisch unterscheidet man, abhängig vom Eiweißgehalt des Pleuraergusses, zwischen *Transsudat* und *Exsudat* (☞ Tab. 20.57).

	Transsudat	Exsudat
Spezifisches Gewicht	1010 – 1015 g/l	> 1015 g/l
Beurteilung	Klar, hellgelb, serös	Serös-eitrig, fibrinös, blutig, übelriechend
Eiweiß	< 30 g/l	> 30 g/l
Sediment	Wenig Zellen, keine Bakterien	Viele Zellen und Leukozyten, Erythrozyten, Endothelzellen, evtl. Bakterien oder Tumorzellen
Menge	Bis mehrere Liter	Wenige ml bis 1 l
Ursachen	Stauungen (Herzinsuffizienz), Trauma	Entzündungen (z.B. Pleuritis), Tumoren

Tab. 20.57: Pleurapunktate. Vergleich von Transsudat und Exsudat.

Symptome, Befund und Diagnostik

Hauptsymptome eines (ausgedehnten) Pleuraergusses sind Atemnot und atemabhängige Thoraxschmerzen. V.a. langsam entstehende Pleuraergüsse werden aber lange nicht bemerkt.

Der Klopfschall über dem Erguß ist gedämpft und das Atemgeräusch mit dem Stethoskop nur noch leise oder gar nicht mehr hörbar.

Gesichert wird die Diagnose durch Röntgen-Thorax, Ultraschalluntersuchung und diagnostische Pleurapunktion (☞ 20.4.6).

Behandlungsstrategie

Die Behandlungsstrategie eines Pleuraergusses hängt von seiner Ursache ab:

- Bei entzündlichen Ergüssen steht die antiinfektiöse Therapie im Vordergrund. Zusätzlich muß der Erguß abpunktiert werden, um Pleuraschwarten vorzubeugen. Bei Pleuraempyemen ist eine Pleuradrainage mit Spülung erforderlich
- Bei ständig wiederkehrenden Pleuraergüssen, z.B. bei unheilbaren Tumoren, kann eine **Pleurodese** (medikamentöse Verklebung der Pleurablätter) versucht werden. Hierzu wird nach Abpunktion des Ergusses z.B. das Zytostatikum Mitoxanthron (Novantron®) in den Pleuraraum eingebracht
- Bei verletzungsbedingten Ergüssen ist in der Regel eine Operation notwendig.

Pflege, ☞ 20.4.6

20.11.3 Pleuramesotheliom

Pleuramesotheliom: Hochmaligner Tumor, der von der Pleura seinen Ausgang nimmt. Er ist ungefähr tausendmal seltener als das Bronchialkarzinom, wobei Männer infolge beruflicher Schadstoffexposition bevorzugt erkranken: 65% der Pleuramesotheliome sind durch Asbest bedingt, das früher v.a. bei Bauarbeiten zur Isolierung und in der Autoindustrie breite Anwendung fand.

Leitsymptome der Erkrankung sind hartnäckiger Husten, zunehmende Atemnot, starke Thoraxschmerzen und trotz Punktionen rasch nachlaufende Pleuraergüsse.

Eine chirurgische Entfernung des Tumors ist in der Regel nicht möglich. Palliative Maßnahmen umfassen die lokale und systemische Zytostatikatherapie und die Strahlenbehandlung. Die Prognose der Erkrankung ist sehr schlecht.

20.12 ARDS

ARDS (= *adult respiratory distress syndrome*, deutsch *akutes Lungenversagen des Erwachsenen, Schocklunge, hyalines Membran-Syndrom):* Schwere Lungenerkrankung mit akuter respiratorischer Insuffizienz, oft als Folge eines längerandauernden Schocks jeglicher Ursache (☞ 38.5.1).

Neben einem Schock können auch Vergiftungen, Inhalation von Atemgiften (z.B. eine Rauchvergiftung), Aspiration von Magensaft, Traumen oder Stoffwechselentgleisungen (z.B. Urämie) zum ARDS führen.

Symptome, Befund Diagnostik

Symptome und Untersuchungsbefunde des ARDS sind zunächst Hyperventilation, Hypoxie und respiratorische Alkalose. Es folgen respiratorische Globalinsuffizienz und Lungen-ödem. Je nach Ursache und Ausmaß der Schädigung können die Krankheitserscheinungen sofort oder nach einer Latenz von wenigen Stunden bis mehreren Tagen eintreten.

Die Diagnose wird durch Anamnese, BGA, Röntgenaufnahme des Thorax und Lungenfunktionsprüfung gestellt.

Behandlungsstrategie

Die Behandlung muß wegen der Schwere des Krankheitsbildes bereits bei Verdacht beginnen. Im Anfangsstadium (z.B. bei Patienten nach Rauchexposition) können hochdosiert inhalative Glukokortikoide (☞ Pharma-Info 23.47 und 20.6.1) gegeben werden. In späteren Stadien ist Intensivbehandlung mit Schockbekämpfung, Beatmung und Antibiotikagabe erforderlich.

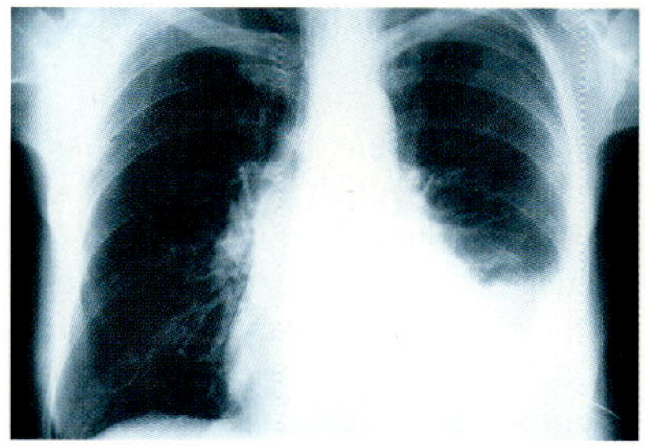

Abb. 20.58: Röntgenaufnahme des Thorax bei Pleuraerguß links. Typisch für einen Pleuraerguß ist das seitliche Ansteigen der glatt begrenzten Verschattung. [T170]

Pflege

Pflegerisch sind vor allem regelmäßige Umlagerung des Patienten, Thromboseprophylaxe (low-dose Heparin) und Flüssigkeitsbilanzierung zu nennen.

Prognose

Die Prognose ist mit einer Sterblichkeit bis zu 90% sehr ernst. Viele Patienten sterben an Multiorganversagen.

20.13 Aspiration und Aspirationspneumonie

Aspirationsprophylaxe, ☞ 7.7.7

Bei der **Aspiration** gelangen während des Einatmens flüssige oder feste Stoffe in die Atemwege und verlegen diese teilweise oder komplett. Da der rechte Hauptbronchus weiter ist und steiler verläuft als der linke (☞ Abb. 20.1), rutschen feste Fremdkörper wesentlich häufiger in den rechten Hauptbronchus als in den linken. Besonders gefährdet sind Kranke mit fehlenden Schutzreflexen, so etwa bewußtlose oder narkotisierte Patienten.

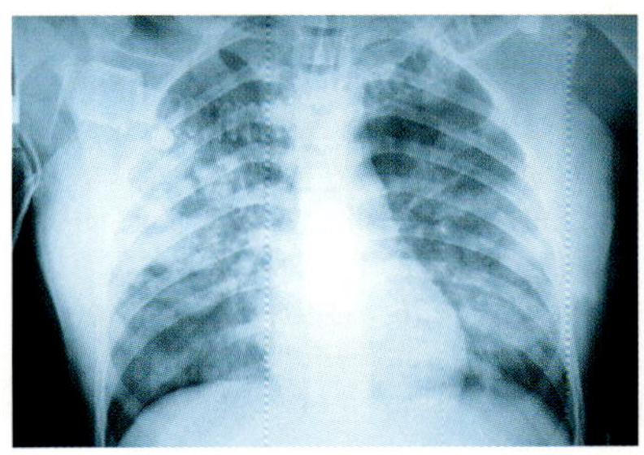

Abb. 20.59: Aspirationspneumonie nach Beinahe-Ertrinken. Die Röntgenaufnahme zeigt eine ausgeprägte Bronchopneumonie beider Lungen, die die Intubation und Beatmung des Patienten notwendig machten. [T197]

Symptome, Befund
Diagnostik

Die Beschwerden des Patienten sind sehr unterschiedlich und reichen von völliger Beschwerdefreiheit nach „Verschlucken“ über Husten, Stridor und Luftnot bis zu Zyanose und Atemstillstand. Wird die Aspiration nicht sofort diagnostiziert, entwickelt sich bei vielen Patienten in den verlegten Lungenabschnitten eine **Aspirationspneumonie**, die zur Abszedierung neigt. Besonders ernst ist die Magensaftaspiration, die zu einem akuten Lungenödem führen kann **(Mendelson-Syndrom).** Die Diagnose wird klinisch durch Röntgen der Lunge sowie Laryngoskopie oder Bronchoskopie gestellt.

Behandlungsstrategie

Die Behandlung besteht in der bronchoskopischen Entfernung des Fremdkörpers. Bei einer Aspirationspneumonie müssen Antibiotika gegeben werden.

20.14 Bronchiektasen

> **Bronchiektasen:** Irreversible Erweiterungen von Bronchien oder deren Ästen. Angeboren oder Folge frühkindlicher Infektionen oder einer Tuberkulose.

Hauptsymptome der Erkrankung sind Husten und Auswurf, der als „maulvoll und übelriechend“ charakterisiert wird. Viele Patienten leiden unter wiederholten Atemwegsinfektionen. Es gibt aber auch symptomarme Verläufe. Komplikation ist das chronische Cor pulmonale (☞ 20.12.2) mit Ausbildung einer Rechtsherzinsuffizienz.

Die **Behandlung** ist schwierig und besteht in erster Linie in konsequenter Physiotherapie mit Sekretdrainage und frühzeitiger Antibiotikatherapie bei Infekten. Nur bei lokal begrenzten Bronchiektasen ist eine Resektion der betroffenen Lungenpartien angebracht. In verzweifelten Fällen kann eine Lungentransplantation erwogen werden.

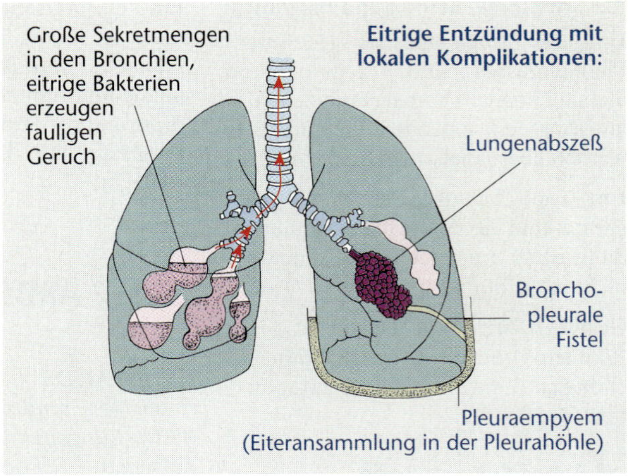

Abb. 20.60: Symptome und Komplikationen von Bronchiektasen. Große Sekretmengen verbleiben in den Bronchien. Es entsteht eine chronische Entzündung, die zu lokalen Komplikationen führt. [L215]

20.15 Goodpasture-Syndrom

> **Goodpasture-Syndrom:** Seltene Autoimmunerkrankung mit Autoantikörperbildung gegen die Basalmembranen von Lunge und Niere.

Klinisch stehen Hämoptysen (☞ 20.3.3), restriktive Ventilationsstörung der Lunge (☞ 20.1) sowie eine meist rasch fortschreitende Glomerulonephritis (☞ 31.8.6) im Vordergrund.

Die **Behandlung** besteht in der Gabe von Immunsuppressiva (Glukokortikoide, Cyclophosphamid, Azathioprin) und Plasmapherese (☞ Pharma-Info 29.31 und 29.5). Die Prognose ist häufig schlecht.

20.16 Wegener-Granulomatose

> **Wegener-Granulomatose** *(Wegener-Klinge-Granulomatose):* Seltene granulomatöse, nekrotisierende Gefäßentzündung mit bevorzugtem Befall des oberen und unteren Respirationstraktes und der Nieren. Vermutlich autoimmunbedingt. Betrifft meist Männer mittleren Alters.

Zu Beginn haben die Patienten Beschwerden im Bereich der oberen Atemwege wie beispielsweise Schnupfen. Nach Wochen oder Monaten generalisiert die Erkrankung. Dann stehen die Lungenbeteiligung und die Nierenschädigung (*Glomerulonephritis*, ☞ 31.8.6) im Vordergrund.

Mittel der Wahl für die **Behandlung** ist die Gabe von Cyclophosphamid (z.B. Endoxan®). Hierunter hat sich die früher infauste Prognose der Erkrankung entscheidend verbessert, vorausgesetzt, es liegt noch keine Nierenfunktionsstörung vor.

20.17 Mediastinitis

> **Mediastinitis:** Entzündung des Mediastinums, d.h. des Bindegewebes zwischen den beiden Lungen.

Häufige Ursachen sind Verkehrsunfälle, Perforationen der Speiseröhre, Lungenabszesse, eitrige Pleuraergüsse oder eine Mediastinoskopie (☞ 20.4.5).

Meist ist der Patient schwer krank. Typischerweise hat er Fieber und Kreislaufsymptome und klagt über Schmerzen hinter dem Brustbein und Schmerzen beim Schlucken. Die **Behandlung** erfordert oft einen operativen Eingriff mit Drainage unter gleichzeitiger hochdosierter Antibiotikagabe.

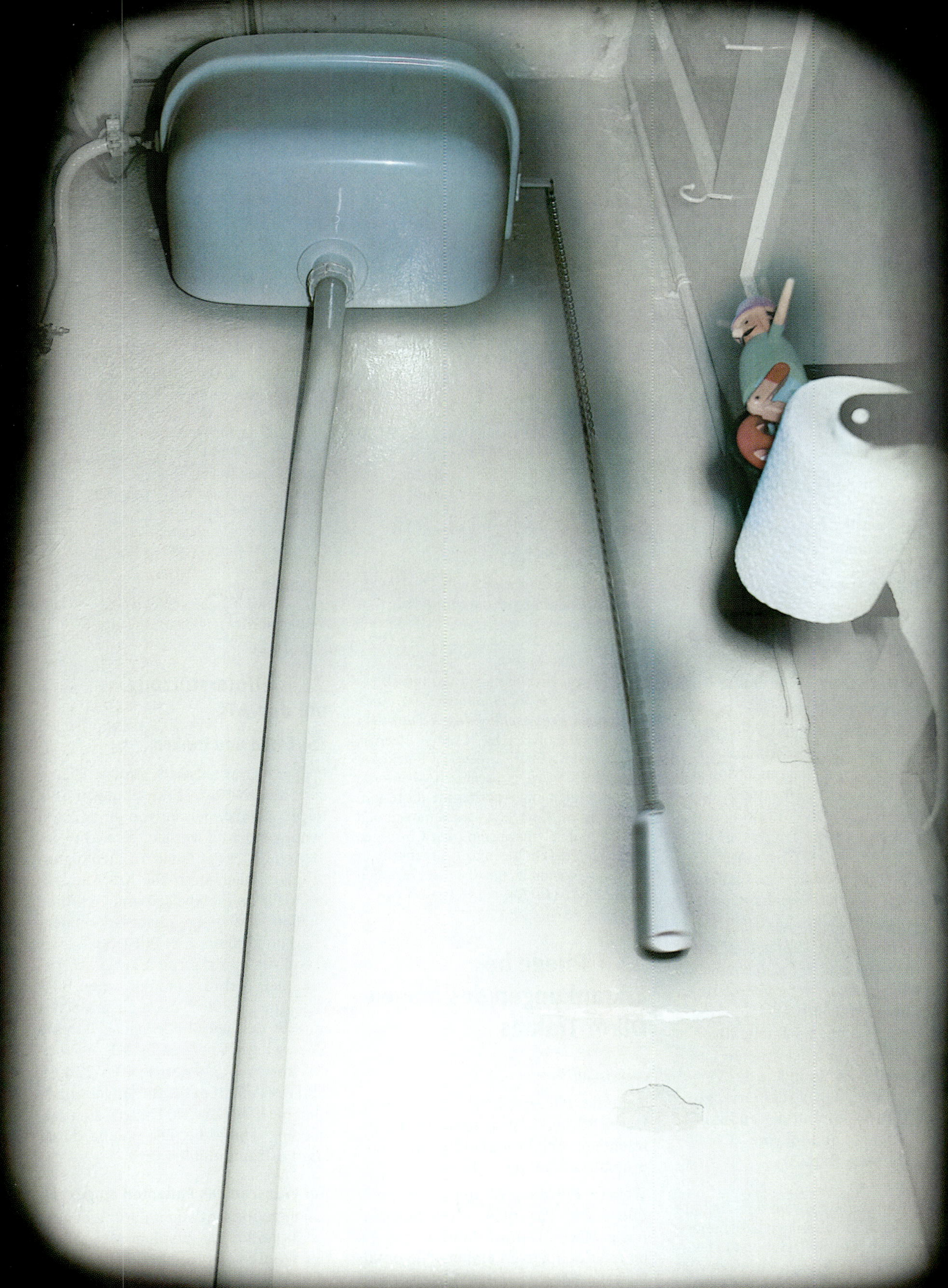

Pflege bei Erkrankungen des Magen-Darm-Traktes

21

Übersicht

Die medizinischen Fachgebiete

Gastroenterologie: Teilgebiet der *Inneren Medizin.* Umfaßt die Vorbeugung und Diagnostik sowie die konservative und endoskopische Therapie von Erkrankungen des **Magen-Darm-Traktes** *(Verdauungssystem, Gastrointestinaltrakt),* der **Leber,** des **Gallensystems** und der **Bauchspeicheldrüse** *(Pankreas).*

Viszeralchirurgie: Teilgebiet der *Chirurgie,* das sich mit Prophylaxe, Diagnostik, operativer Behandlung und Nachbehandlung von Erkrankungen, Fehlbildungen und Verletzungen der inneren Organe befaßt, insbesondere der Verdauungsorgane **(gastroenterologische Chirurgie)** und der endokrinen Organe (**endokrine Chirurgie,** ☞ auch Kap. 23).

Die Aufnahme von Nahrungsmitteln, ihre Aufspaltung in die einzelnen Bestandteile und ihre Resorption im Darm sind Lebensvorgänge, die dem Körper lebensnotwendige Energie zuführen. Bereits geringe Störungen können das Verdauungssystem und in der Folge den Gesamtorganismus empfindlich beeinträchtigen. Kaum ein anderes Organsystem des Körpers wird außerdem von psychischen Faktoren so beeinflußt wie das Verdauungssystem. Auch bei einigen *chronischen Magen-Darm-Erkrankungen,* z.B. der Colitis ulcerosa (☞ 21.6.5) oder dem Reizkolon (☞ 21.6.8), werden psychische Faktoren als ursächlich oder auslösend diskutiert. Dann ist oft eine enge Zusammenarbeit zwischen dem Internisten oder Chirurgen und einem Psychologen bzw. Psychotherapeuten notwendig, um die Beschwerden des Patienten *langfristig* zu bessern.

21.1 Pflege bei Erkrankungen des Magen-Darm-Traktes

Magenspülung, ☞ *38.5.3*

Zentrale Pflegeprobleme bei Magen-Darm-Erkrankungen sind die beeinträchtigte Nahrungsaufnahme und Stuhlausscheidung (☞ unten).

Weitere Pflegeschwerpunkte sind die Pflege von Patienten mit Schmerzen (viele Magen-Darm-Erkrankungen gehen mit Schmerzen einher), die onkologische Pflege und die Pflege vor und nach Magen-Darm-Operationen. Letztere ist jeweils bei der Erkrankung zu finden, bei der die Operation typischerweise vorgenommen wird.

21.1.1 Unterstützung bei den ATL

Essen und trinken

Früher waren teils sehr strenge Diäten bei Magen-Darm-Erkrankungen die Regel. Auf die meisten von ihnen kann heute verzichtet werden, da sie bei der Mehrzahl der Patienten für die Prognose unerheblich sind. Die Kranken sollen lediglich die Speisen und Getränke meiden, die ihnen nicht bekommen. Hierbei können die Pflegenden aufgrund ihrer Erfahrung zwar zu bestimmten Nahrungsmitteln raten oder von ihnen abraten, doch ausprobieren muß es der Betroffene selbst. Ist eine Diät zwingend notwendig, z.B. bei fortgeschrittener Leberzirrhose (☞ 22.4.6), sind der Patient und seine Angehörigen über die Diät (Zweck, Dauer), zu informieren, damit die Diät nicht durch „Beikost" unterlaufen wird.

Auf Wünsche des Patienten eingehen

Ein appetitloser Patient darf nicht zum Essen gezwungen werden. Meist kann der Wunsch des Kranken, (fast) nichts zu essen, für 1 – 2 Tage akzeptiert werden. Oft ist dann die Akutphase der Erkrankung oder die psychische Ausnahmesituation vorbei, und der Appetit stellt sich von selbst wieder ein.

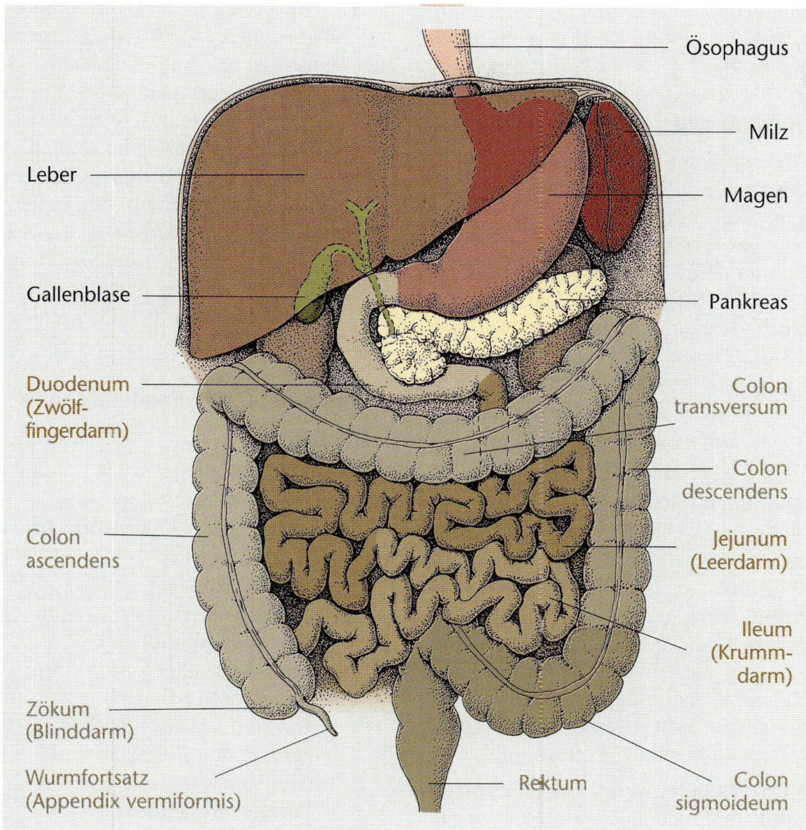

Abb. 21.1: Die Verdauungsorgane. [L190]

Hat der Patient Appetit auf bestimmte Speisen, werden diese nach Möglichkeit besorgt. Günstig wirkt sich auch ein frisch gelüftetes, aber nicht zu kaltes Patientenzimmer aus.

Weiter empfehlenswert sind:

- Regelmäßig essen
- Kleine Mahlzeiten zu sich nehmen
- Bei vielen Erkrankungen auf Alkohol und Zigaretten verzichten bzw. den Konsum reduzieren (Alkohol und Zigaretten malträtieren den Magen, bei Stomaträgern führt Alkohol oft zu Durchfällen)
- Auf Medikamente verzichten, die der Magenschleimhaut zusetzen, z.B. Azetylsalizylsäure, etwa in Aspirin®
- Bestehendes Übergewicht reduzieren (Übergewichtige haben mehr Magen-Darm-Probleme, von der Ösophagitis bis hin zu Hämorrhoiden).

Ausscheiden

Beobachtung des Stuhlgangs, ☞ 7.9.2

Beschwerden beim Stuhlgang oder im Bereich des Afters werden trotz aller Aufgeklärtheit auch heute noch schamhaft verschwiegen. Die Pflegenden können also nur mit viel Sensibilität herausfinden, ob bzw. welche Beschwerden vorliegen. Voraussetzung dafür ist ein Vertrauensverhältnis zwischen Patient und Pflegekraft.

Wichtig ist konzentriertes Zuhören. Nicht selten erwähnen Patienten ernstzunehmende und dringend abklärungsbedürftige Beschwerden nur beiläufig. Beispielsweise muß die Äußerung eines Patienten, er leide wohl unter Hämorrhoiden, da er seit kurzem ein bißchen Blut auf dem Stuhl habe, an den Arzt weitergeleitet werden, da auch ein Darmtumor für die Beschwerden verantwortlich sein kann. Dann sind frühe Diagnostik und Therapie evtl. lebensrettend.

Sich bewegen

Zur Bauchdeckenentspannung wird bei Bauchschmerzen (v.a. nach Operationen am Gastrointestinaltrakt) oft eine Lagerung mit Knierolle empfohlen. Davon sollte jedoch Abstand genommen werden, da die Knierolle den Patienten zur Inaktivität verleitet. Besser ist es, den Patienten zum Bewegen der Beine aufzufordern (bei Schmerzen Beine z.B. aufstellen und dann wieder strecken lassen). Dies dient (durch die Betätigung der Muskelpumpe) gleichzeitig der Thromboseprophylaxe (☞ 7.3.1.5).

21.1.2 Gastroduodenalsonden

> **Sonden:** Röhrenförmige, starre oder flexible Instrumente aus Metall oder Kunststoff, die zu diagnostischen oder therapeutischen Zwecken in Hohlorgane oder physiologische sowie pathologische Hohlräume eingeführt werden.

In der Gastroenterologie sind insbesondere **Magen-** und **Duodenalsonden** als Entleerungs- oder Ernährungssonden (☞ 10.3.2) sowie **Ösophaguskompressionssonden** bei Ösophagusvarizen (☞ 22.4.6) von Bedeutung.

Eine Gastroduodenalsonde (oft kurz: *Magensonde*) wird aus folgenden Indikationen gelegt:

- Gewinnung von Magensaft zu diagnostischen Zwecken
- Ableitung oder Absaugen von Magensaft oder Blut zur Entlastung
- Entfernung von Luft oder Gasen, z.B. nach einer Reanimation
- Entfernung von Mageninhalt vor Einleitung einer Narkose bei Notfalloperationen
- Spülung des Magens nach oraler Aufnahme giftiger Substanzen, etwa bei einem Suizidversuch (☞ 38.5.3)

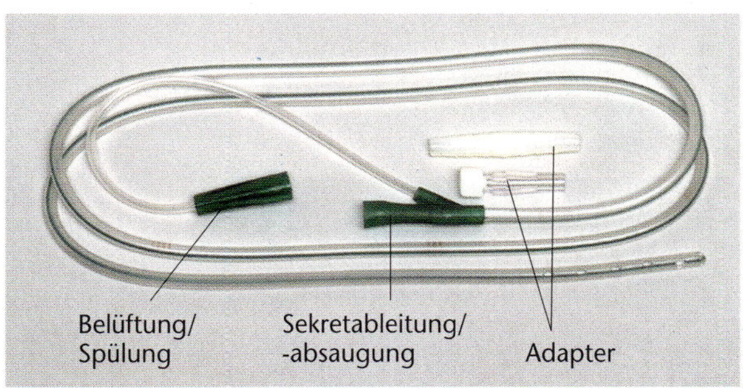

Abb. 21.2: Doppellumige Gastroduodenalsonde zur Sekretdrainage. [K183]

- Als Magen- oder Duodenalsonde zur Zufuhr von Sondennahrung, z.B. bei Patienten mit einem Schlaganfall (☞ 10.3.2).

Grundsätzlich gehört das Legen einer Sonde in den ärztlichen Aufgabenbereich, kann aber an die Pflegenden delegiert werden. Die Pflegekräfte verabreichen die Sondenkost (☞ 10.3.1) und sind für die Pflege der liegenden Sonde zuständig.

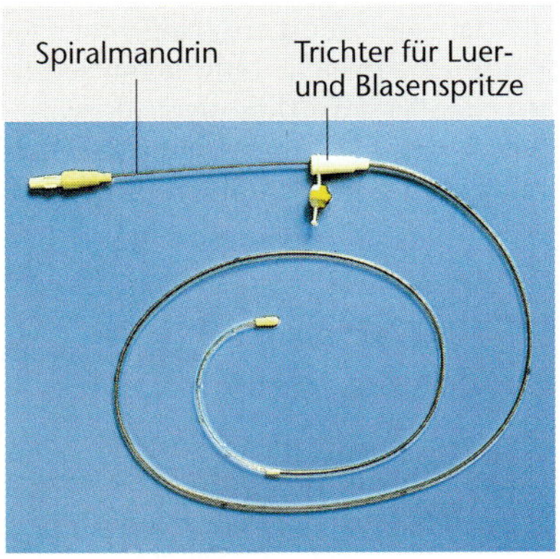

Abb. 21.3: Dicklumige Ernährungssonde aus Polyurethan mit Spiralmandrin. Der Mandrin ist hohl und hat einen Ansatz zum Einspritzen von Gleitflüssigkeit oder von Röntgenkontrastmittel (zur Lagekontrolle). [U222]

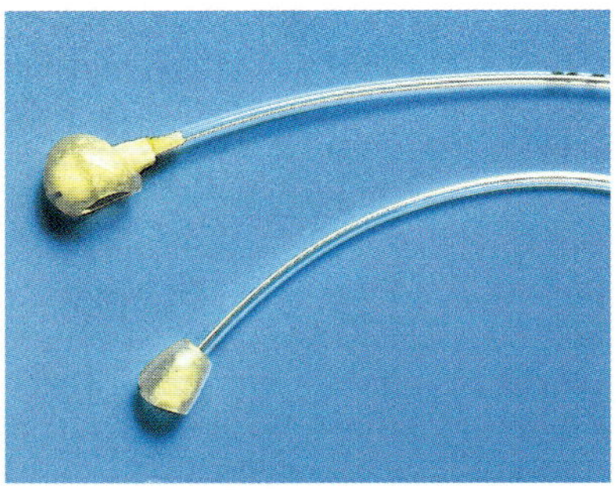

Abb. 21.4: Ernährungssonden mit Nasenoliven. Die Nasenoliven werden für jeden Patienten individuell angefertigt und fixieren die Sonde (fast) unsichtbar im Nasenvorhof. [U222]

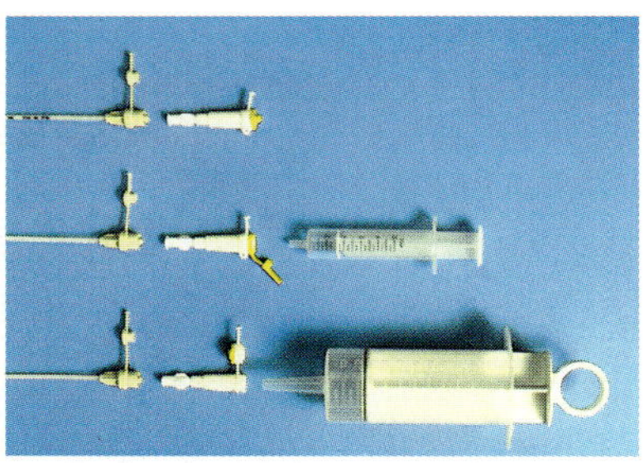

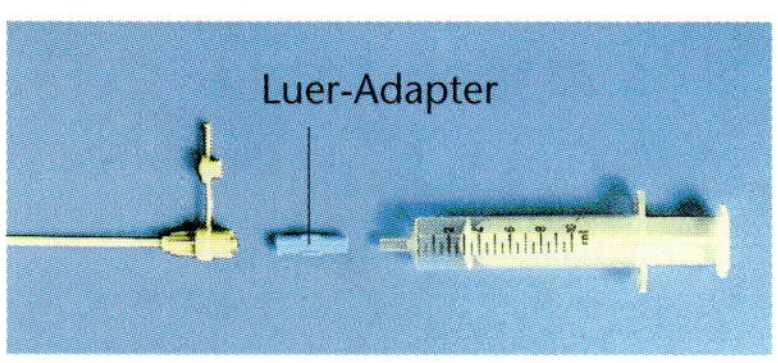

Abb. 21.5 – 21.6 (links): Verschiedene Adapter für nasale Ernährungssonden. [U222]

Sondenarten

Unterschieden werden Gastroduodenalsonden zur kurz- und langzeitigen Anwendung. Welche Sondenart verwendet wird, hängt von der Indikation ab. Die Sonden haben eine Länge von 75 – 120 cm. Die Ernährungssonden haben einen Durchmesser von 8 – 12 Charrière (1 Ch = 1/3 mm), die Entleerungs- und Spülsonden einen Durchmesser von 12 – 15 Ch. Der Magenschlauch zur Magenspülung ist mit ca. 30 Ch am dicksten.

Sonden zur Kurzzeitanwendung sind einläufig und bestehen aus PVC-Kunststoff oder Gummi. Da sie lösliche Weichmacher enthalten, werden sie bereits nach wenigen Tagen hart und führen dadurch leichter zu Verletzungen. Aus diesem Grund werden sie nur für kurze Zeit gelegt, nämlich zu diagnostischen Zwecken sowie perioperativ zur kurzzeitigen Entlastung.

Verweilsonden zur Langzeitanwendung bestehen aus säurebeständigem Kunststoff, meist aus Polyurethan oder Silikonkautschuk. Da sie ohne Weichmacher auskommen, behalten sie ihre Flexibilität auch nach längerer Liegedauer. Im Vergleich zu Sonden aus anderen Materialien empfinden die Patienten sie als angenehmer. Sie sind als **ein- und doppellumige Sonden** im Handel. Einlumige *(einläufige)* Sonden werden als Nährsonde oder zur Ableitung von Magensekret eingesetzt. Durch die einlumige Sonde kann auch Magensekret abgesaugt werden, jedoch muß mit dem Absaugen sofort aufgehört werden, wenn der Magen leer ist, da sonst die Magenschleimhaut geschädigt werden kann. Die einlumigen Sonden werden mit und ohne *Nasenolive* (☞ Abb. 21.3 und 21.4) angeboten. Bei Sonden mit Nasenolive kann der transnasal gelegte Sondenschlauch in der Ernährungspause vorgeschoben und in der Nase fixiert werden, wodurch ästhetische Probleme minimiert werden. Diese Sonden eignen sich vor allem für mobile Patienten. Bei doppellumigen *(doppelläufigen)* Sonden dient das zweite Lumen der Belüftung oder kann zur Spülung beim gleichzeitigen Absaugen des Sekrets genutzt werden.

Legen einer Gastroduodenalsonde

Materialien

Folgende Materialien werden benötigt:

- Geeignete Gastroduodenalsonde
- Gleitmittel, z.B. Silikonspray oder anästhesierendes Gel
- Händedesinfektionsmittel
- Evtl. Nasentropfen (Vorbeugung gegen Schleimhautblutungen)
- Schleimhautanästhetikum (Spray) für die Rachenanästhesie
- Evtl. Glas mit Wasser oder Tee
- Nierenschale mit Zellstoff
- Schutztuch
- Evtl. Zahnprothesendose
- Einmalhandschuh
- Stethoskop und 20 ml- oder 50 ml-Spritze zur Lagekontrolle (Aspiration oder Einspritzen von Luft) oder Indikatorpapier zur pH-Bestimmung des aspirierten Sekrets
- Klemme zum Abklemmen der Sonde
- Alkohol oder Waschbenzin und Tupfer zum Entfetten der Nase, Pflaster zum Fixieren, Verbandschere und Abfallbeutel
- Holzspatel und Taschenlampe zur Betrachtung von Mund und Rachen
- Verschlußstöpsel (Nährsonde) oder Ableitungsbeutel und Halterung (Entleerungssonde)
- Filzstift zur Lagemarkierung der Magensonde

Abb. 21.7 (rechts): Set zum Legen einer Magensonde. [K183]

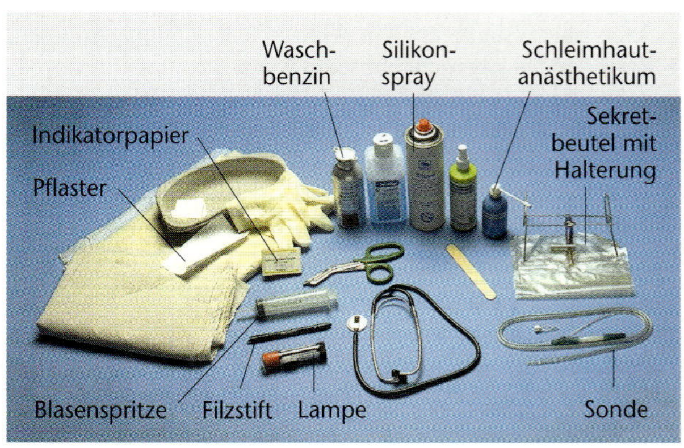

- Bei bewußtlosen Patienten zusätzlich Magillzange und Laryngoskop, damit der Arzt die Sonde *unter Sicht* legen kann
- Ggf. Intubationsbesteck
- Ggf. alles zur Diagnostik (z.B. Probenröhrchen mit Untersuchungsschein)
- Alles zur Vitalzeichenkontrolle.

Vorbereitung

- Sicherstellen, daß der Patient vom Arzt aufgeklärt wurde und in die Maßnahme eingewilligt hat
- Patienten informieren
- Materialien richten
- Patienten vor den Blicken der Mitpatienten schützen
- Vitalzeichen kontrollieren
- Oberkörper des Patienten hochlagern. Patienten mit Bewußtseinsstörungen in Seitenlage bringen. Bei Bewußtlosigkeit oder schweren Bewußtseinsstörungen ist eine vorherige endotracheale Intubation durch den Arzt nötig
- Ggf. Zahnprothese entfernen (lassen)
- Geeignete Nasenöffnung feststellen: Nase reinigen (schneuzen lassen). Dann jeweils ein Nasenloch zuhalten lassen und Ein- und Ausatmung durch das andere Nasenloch beobachten. Die Sonde wird in das Nasenloch eingeführt, das leichter durchgängig erscheint. Nach Arztanordnung Nasentropfen zur Vorbeugung vor Schleimhautblutungen in das ausgewählte Nasenloch geben
- Oberkörper des Patienten mit Schutztuch abdecken
- Sondenlänge abmessen. Die Entfernung Nase-Ohrläppchen-Magengrube entspricht der benötigten Länge (☞ Abb. 21.8). Die ermittelte Sondenlänge auf der Sonde mit einem Fettstift markieren
- Dem Patienten eine Nierenschale mit Zellstoff für den Fall von Würg- oder Brechreiz reichen
- Evtl. Schleimhaut von Nase und Rachenhinterwand mit Spray anästhesieren (☞ Abb. 21.9 und 21.10).

Durchführung

Die Sonde wird in der Regel über die Nase eingeführt. Über den Mund soll sie nur in Ausnahmefällen vorgeschoben werden (z.B. bei Verletzungen der Nase), da sie den Patienten dann mehr stört und Brechreiz hervorrufen kann:

Legen einer nasalen Gastroduodenalsonde [K183]

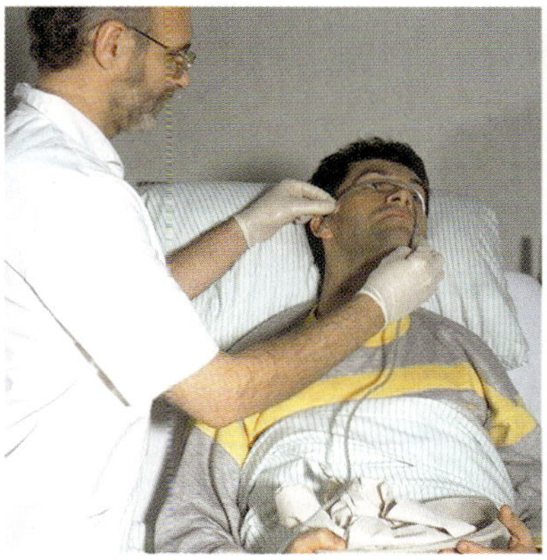

Abb. 21.8: Sondenlänge bestimmen: Die Sondenlänge entspricht der Entfernung Ohrläppchen-Nase-Magengrube.

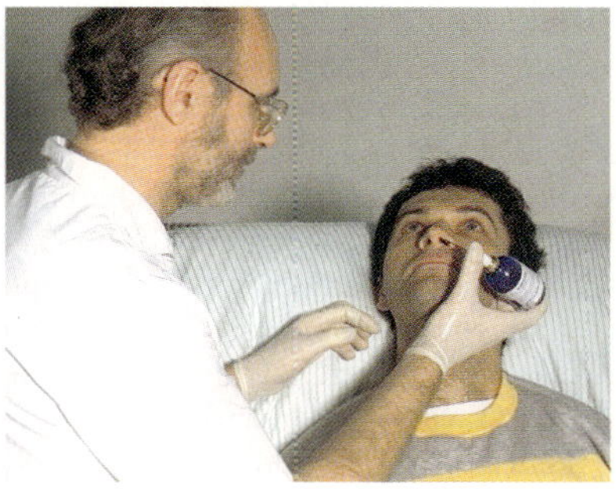

Abb. 21.9: Nasenschleimhaut anästhesieren.

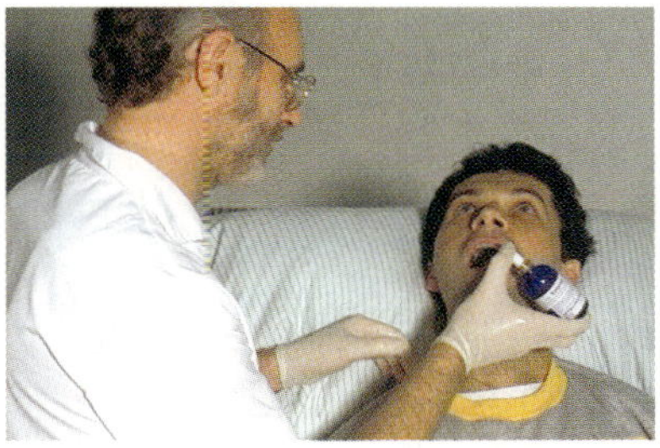

Abb. 21.10: Lokalanästhesie der Rachenwand durchführen.

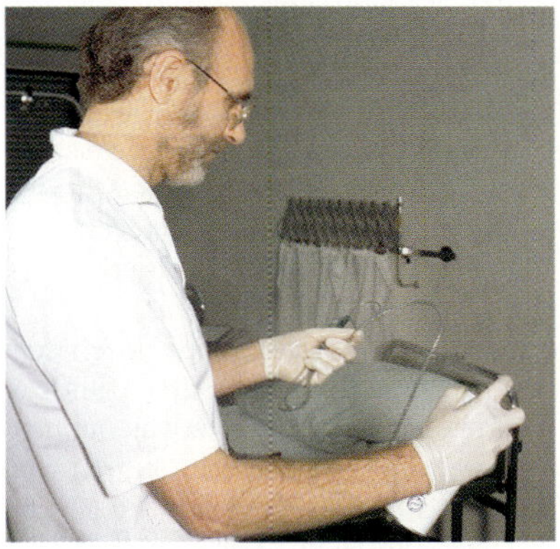

Abb. 21.11: Gleitfähigkeit der Sonde durch Aufsprühen von Silikonspray erhöhen.

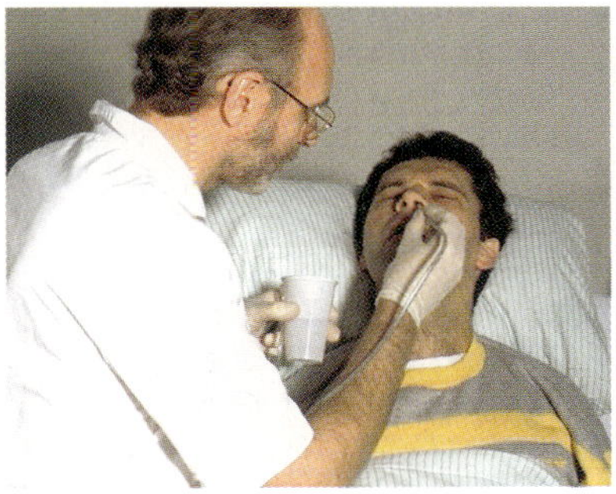

Abb. 21.12: Sonde in das Nasenloch einführen, Becher mit Wasser bereithalten.

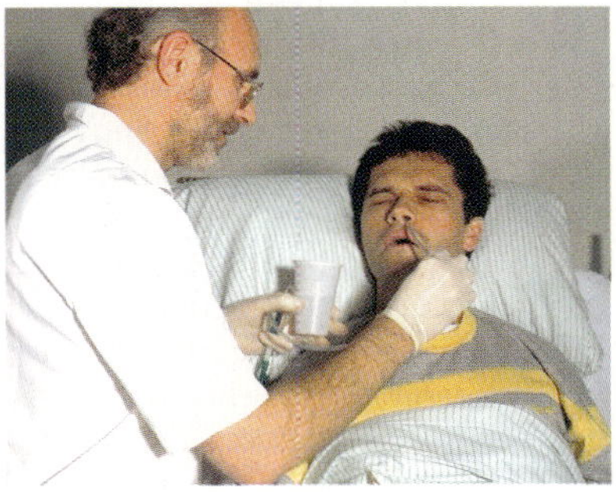

Abb. 21.13: Sonde vorschieben, ggf. mit etwas Wasser als Schluckhilfe.

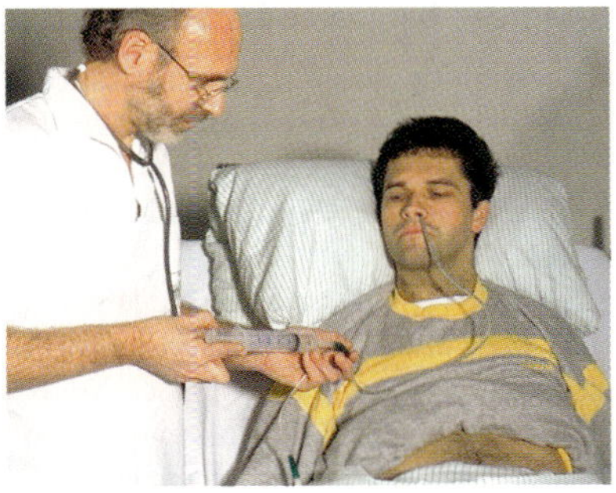

Abb. 21.14: Sekret zur pH-Wert-Bestimmung aspirieren.

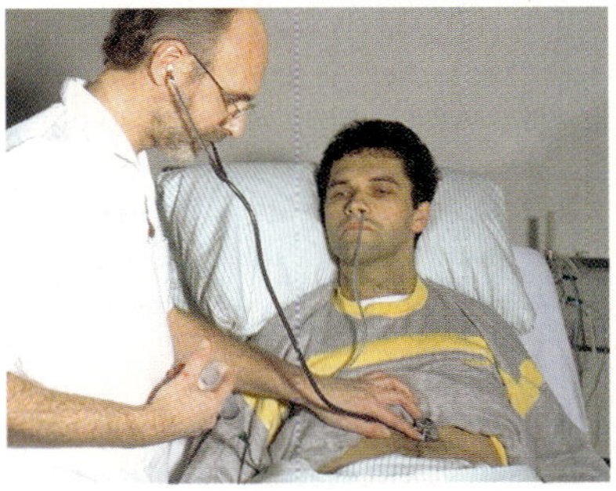

Abb. 21.15: Auskultieren: Bei richtiger Lage der Sonde ist beim Einblasen von Luft ein Blubbern in der Magengrube zu hören.

- Patienten auffordern, gleichmäßig durch den Mund zu atmen
- Hände desinfizieren
- Handschuhe anziehen
- Sonde mit Silikonspray oder anästhesierendem Gel gleitfähig machen (☞ Abb. 21.11)
- Die Sonde ca. 10 cm tief über die Nase einführen (☞ Abb. 21.12). Dann den Patienten bitten, den Kopf nach vorne zu neigen (Ausnahme: liegender Patient), damit sich die Glottis verschließt und die Sonde nicht versehentlich durch den Kehlkopf in die Trachea gelangt. Den Patienten zum Schlucken auffordern und ihm dazu ggf. Wasser oder Tee zum Trinken geben (nicht beim Legen einer Magensonde zur Magensaftdiagnostik). Die Sonde während jedes Schluckaktes zügig vorschieben (ca. 50 – 60 cm bis zur Markierung auf der Sonde). Nicht vom anfänglichen Würgreflex irritieren lassen (☞ Abb. 21.13)
- Zum Einführen der Sonde durch den Mund Patienten bitten, den Mund zu öffnen und die Zunge etwas herauszustrecken. Die Sonde hinten im Mund auf den Zungengrund legen. Dabei Zäpfchen nicht berühren, da sonst der Würgereflex stärker ausgeprägt ist. Das weitere Vorgehen entspricht dem Einführen durch die Nase
- Bei Anzeichen einer Zyanose oder bei starkem Husten ist die Sonde in die Trachea gelangt. Bis zum Nachlassen des Hustens zurückziehen, dem Patienten eine Pause ermöglichen und erneut sondieren. Tritt ein Widerstand auf, Sonde zurückziehen und es dann unter drehenden Bewegungen noch einmal versuchen
- Sonde abklemmen
- Lage kontrollieren. Dies ist auf mehrere Arten möglich:
  - Aspiration von Sekret (☞ Abb. 21.14) und Bestimmung des pH-Wertes mit Indikatorpapier: Magensekret hat einen pH von 2, Duodenalsekret von etwa 7
  - Einblasen von Luft durch die Sonde in den Magen und Auskultation des entstehenden Geräusches mit dem Stethoskop unter der Sternumspitze (☞ Abb. 21.15)
  - Bei Erfolglosigkeit dieser Maßnahmen Inspektion des Mund-Rachen-Raumes mittels Mundspatel und Taschenlampe, da sich die Sonde im Mund aufgerollt haben kann
  - Im Zweifelsfall Röntgenkontrolle (die meisten Sonden haben an der Seite einen röntgendichten Streifen)
- Verweilsonde an Nasenrücken, Stirn oder Wange mit Textilpflaster oder speziellem Fixierstreifen befestigen. Die Haut muß sauber und fettfrei sein, deswegen ist sie vorher mit Alkoholtupfern oder Waschbenzintupfern zu behandeln. Darauf achten, daß die Sonde keinen Druck auf die Nasenflügel ausübt (Dekubitusgefahr)
- Bei einer Magensonde zur Magensaftentleerung Auffangbeutel anschließen und Klemme entfernen. Bei einer Ernährungssonde Verschlußstöpsel aufsetzen
- Patienten den Mund ausspülen lassen und ihm ggf. die Zahnprothese reichen
- Patienten lagern
- Vitalzeichen kontrollieren
- Patienten über den Umgang mit der liegenden Sonde und der Ableitung informieren
- Materialien entsorgen (Einmalhandschuhe anziehen)
- Vorgang dokumentieren.

Vorsichtsmaßnahmen beim Sondenlegen

- Das Aufrollen der Sonde auf dem Zungengrund durch einen Mandrin vermeiden
- Die Sonde wegen der Verletzungsgefahr nie gegen Widerstand einführen
- Bei bewußtlosen Patienten ohne Hustenreflex kann die Sonde unbemerkt in die Trachea geraten. In diesem Fall ist es besser, die Sonde *unter Sicht* mit Magill-Zange (☞ Abb. 37.35) und Laryngoskop zu legen.

Pflege bei liegender Sonde

- Regelmäßig, bei Ernährungssonden *vor* jeder Nahrungszufuhr, Lage der Sonde kontrollieren. Dabei die Markierung auf der Sonde berücksichtigen
- Bei Entleerungssonden regelmäßig das Sekret auf Menge, Geruch, Konsistenz, Beimengungen und Aussehen überprüfen und dokumentieren. Evtl. Auffangbeutel austauschen
- Die Fixationsstelle der Sonde täglich wechseln, um Hautschäden vorzubeugen, bei sehr empfindlicher Haut mehrmals täglich. Beim Pflasterwechsel die Sonde gut festhalten, um ein Herausziehen/-rutschen zu verhindern
- Nasenlöcher täglich mit warmwassergetränkten Watteträgern austupfen und mit Nasensalbe pflegen. Wegen des verringerten Speichelflusses Soor- und Parotitisprophylaxe, bei Schonatmung durch die Magensonde außerdem Pneumonieprophylaxe durchführen (☞ 7.3.4).

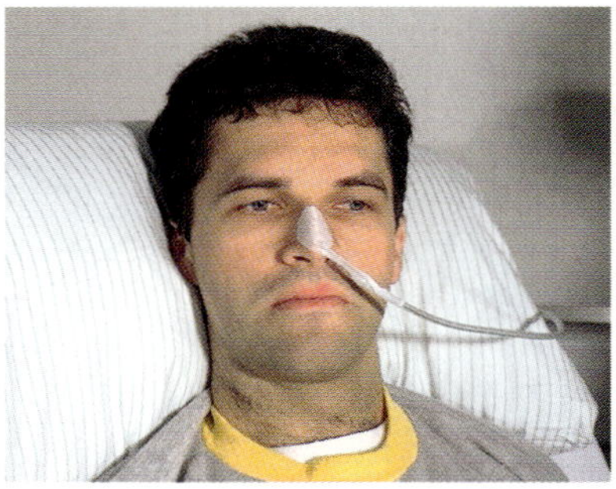

Abb. 21.16: Die Sonde ist mit weißem Klebeverband über je einen Steg an der Nase und an der Sonde fixiert, ohne Druckstellen an der Nase zu begünstigen. [K183]

Entfernen der Gastroduodenalsonde

- Fixation lösen
- Einmalhandschuhe anziehen
- Sonde mit Wasser oder Tee durchspülen, damit sich kein Magensaft im Sondenlumen befindet, der beim Herausziehen der Sonde austreten und zu Schleimhautreizungen führen kann
- Sonde mit Verschlußstöpsel verschließen
- Zellstoff zum Abstreifen von Schleim in die eine Hand nehmen, mit der anderen Hand Sonde zügig herausziehen, um den Handschuh wickeln, den Handschuh darüberstülpen und in einen Abfallbeutel entsorgen
- Patienten den Mund ausspülen lassen, Nasenpflege durchführen (lassen)
- Pflasterreste mit Benzin entfernen.

Wechseln der Magensonde

Die Sonde wird gewechselt bzw. neu gelegt, wenn sie verstopft oder herausgerutscht ist oder vom Patienten selbst herausgezogen wurde.

Komplikationen

Das Legen einer Gastroduodenalsonde ist risikoarm, aber nicht risikofrei. Die Komplikationen bestehen in:

- *Nasenbluten*
- *Via falsa* („falscher Weg"), z.B. reißt die Sonde die Schleimhaut auf und wird unter der Schleimhaut weitergeschoben
- *Ösophagus-* oder *Magenperforationen* (fast nur bei vorgeschädigten Organen)
- *Ösophagus- und Magenulzerationen* nach längerer Liegedauer
- *Bradykardie* und/oder *Herzstillstand* als Folge von Vagusreflexen
- *Dislokation in die Trachea:* Rutscht die Sonde in die Luftröhre, bekommt der Patient starken Husten und wird zyanotisch. Gelangt Sondenkost beim sedierten Patienten, bei dem dieser Schutzreflex versagt, in die Trachea, kann er eine Aspirationspneumonie (☞ 20.13) entwickeln. Deswegen ist die Sonde *vor* jeder Nahrungszufuhr auf ihre Lage zu kontrollieren.

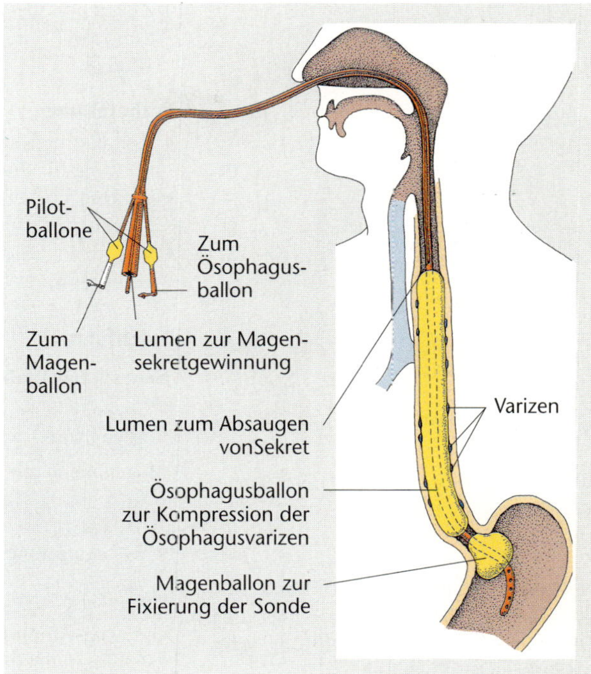

Abb. 21.18: Lage der Sengstaken-Blakemore-Sonde. [L190]

21.1.3 Ösophaguskompressionssonden

Ösophaguskompressionssonden werden zur Blutstillung bei blutenden Ösophagus- oder Magenfundusvarizen (☞ 22.4.6) eingesetzt, wenn eine endoskopische Sklerosierung (noch) nicht möglich ist (☞ 22.4.6). Man unterscheidet die Sengstaken-Blakemore-Sonde und die Linton-Nachlas-Sonde.

Sengstaken-Blakemore-Sonde

Die **Ösophaguskompressionssonde nach Sengstaken-Blakemore** ist eine *dreilumige Doppelballonsonde* aus Gummi oder Vinyl. Zwei ihrer Lumina führen zu den Ballons. Das eine Lumen führt zum großen, 20 cm langen *Ösophagusballon* zur Kompression blutender Ösophagusvarizen das andere zum *Magenballon* zur Fixation der Sonde. Der Magenballon wird mit Luft geblockt, die durch eine Spritze über den Luer-Steck-Ansatz (☞ Abb. 21.17 und 21.18) eingebracht wird. Der Ösophagusballon kann im Notfall ebenfalls über eine Spritze mit Luft gefüllt werden. Steht die lebensgefährliche Blutung, muß der Druck im Ösophagusballon exakt reguliert werden (der Druck muß so hoch sein, daß die Blutung steht, er darf aber nicht so hoch sein, daß er das komprimierte Gewebe schädigt). In der Regel ordnet der Arzt zunächst einen Druck von 35 – 45 mmHg an, der alle 15 Min. über ein Manometer kontrolliert wird. Um ein Abrutschen der Sonde nach distal zu verhindern, kann ein Zug *(Extension)* von 250 g über eine entsprechende Aufhängevorrichtung angebracht werden (heute selten).

Das dritte Lumen führt zu dem in den Magen hineinragenden Sondenabschnitt, der ca. 70 cm langen Magensonde (14 – 16 Ch). Durch sie kann blutiger Mageninhalt abgesaugt und

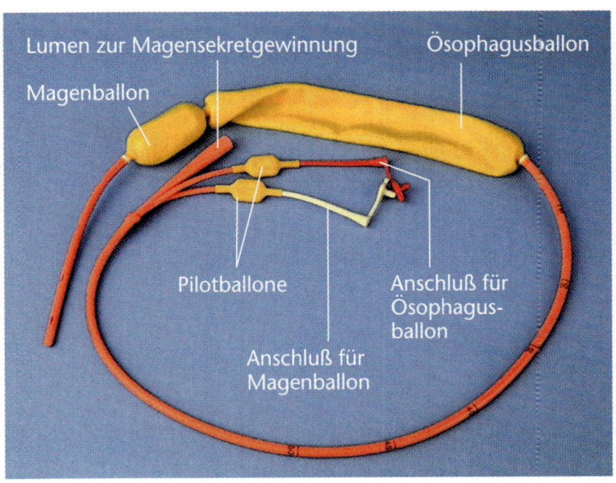

Abb. 21.17: Sengstaken-Blakemore-Sonde aus Weichgummi zur Kompression von blutenden Ösophagusvarizen. Der Ösophagusballon komprimiert die Varizen, der Magenballon fixiert die Sonde. [K183]

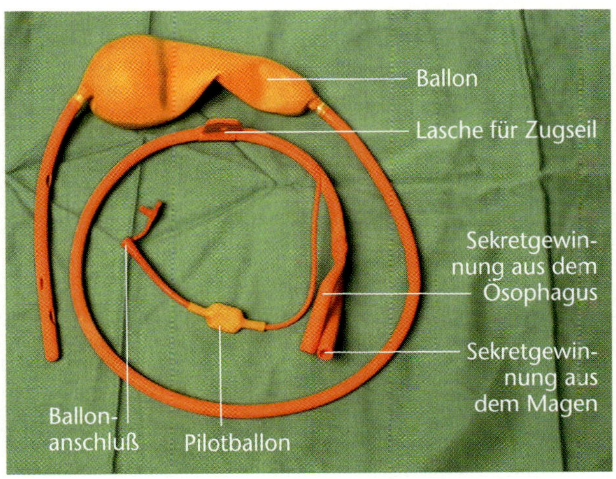

Abb. 21.19: Linton-Nachlas-Sonde zur Kompression von blutenden Varizen im Magenfundus und unteren Ösophagus. [K183]

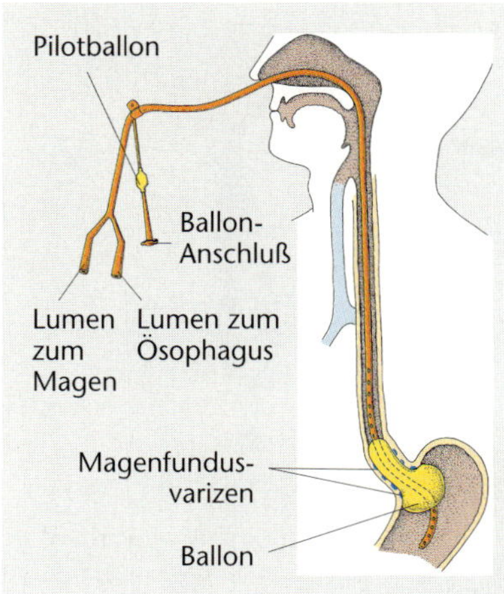

Abb. 21.20: Lage der Linton-Nachlas-Sonde. [L190]

Nahrung zugeführt werden. Evtl. befindet sich an der Sonde proximal des Ösophagusballons eine Öffnung zum Absaugen von Speichel.

Linton-Nachlas-Sonde

Die **Linton-Nachlas-Sonde** ist eine *dreilumige Einballonsonde.* Ein Lumen dient dem Aufblasen des birnenförmigen **Magenballons** mit einem Fassungsvermögen von ca. 600 ml. Die anderen zwei Lumina ermöglichen zur Lokalisation der Blutung eine getrennte Aspiration aus Magen und Ösophagus (Varizenblutung?, Ulkusblutung?). Die Sonde kann zur Kompression von Magenfundusvarizen mit einem Zuggewicht von ca. 500 – 1000 g versehen werden (heute selten).

Legen einer Ösophaguskompressionssonde

Material

- Alle Materialien zum Legen einer Magensonde (☞ 21.1.2)
- Großlumige Spritze (mindestens 50 ml)
- Klemme
- Ggf. Aufhängevorrichtung für die Extension
- Schaumstoffpolster (Nase) und Pflaster
- Absauggerät mit Zubehör
- Zusätzlich bei der Sengstaken-Blakemore-Sonde eine Handpumpe, ein Manometer nach Recklinghausen und ggf. ein Gewicht von 250 g (z.B. Plastikinfusionsflasche mit 250 ml Inhalt)
- Zusätzlich bei der Linton-Nachlas-Sonde ggf. ein Gewicht von 500 g – 1000 g.

Vorbereitung

- Am Krankenbett ggf. Aufhängevorrichtung für die Extension anbringen
- Weitere Vorbereitungen wie bei einer Magensonde (☞ 21.1.2) treffen
- Vor dem Legen einer Ösophaguskompressionssonde überprüfen, ob die Lumina durchgängig und die Ballons dicht sind. Anschließend die Luft aus den Ballons absaugen und die Ansätze mit Verschlußkappen oder Klemme schließen, um das Eindringen von Luft in die Ballons während des Vorschiebens zu vermeiden.

Durchführung und **Pflege bei liegender Sonde** sind in Tab. 21.21 und Tab. 21.22 zusammengefaßt.

Durchführung

Sengstaken-Blakemore-Sonde	Linton-Nachlas-Sonde
• Legen der Ösophaguskompressionssonde durch Arzt, Pflegekräfte assistieren • Lage kontrollieren, in der Regel durch Bildwandler	
Magenballon mit 100 – 150 ml Luft füllen	Ballon mit 400 – 700 ml Luft füllen
• Ansatz zum Magenballon sofort zwischen angesetzter Spritze und Pilotballon (☞ Abb. 21.17 bzw. 21.18) abklemmen • Evtl. Mageninhalt über das Magensondenvolumen absaugen (Prophylaxe von Erbrechen) • Sonde vorsichtig zurückziehen, bis federnder Widerstand spürbar wird	
Ggf. Zugseil mit Pflaster an der Sonde befestigen oder an der Sonde einhaken, freies Ende des Zugseils über die Aufhängevorrichtung leiten und Gewicht von 250 g anhängen	Ggf. Zugseil an der Sonde einhaken, freies Ende des Zugseils über die Aufhängevorrichtung leiten und Gewicht von 500 – 1000 g anhängen
Manometer nach Recklinghausen und Handpumpe am Ansatz zum Ösophagusballon befestigen	
Sonde an der Nase fixieren und im Nasenbereich mit einem Polster aus Schaumstoff unterlegen (Dekubitusprophylaxe)	
• Ösophagusballon aufpumpen, bis der angeordnete Druck erreicht ist • Ansatz zum Ösophagusballon zwischen aufgesetztem Manometer und Pilotballon abklemmen	
Vorgang dokumentieren	
Nach spätestens 3 Tagen Kompression aufheben	Sonde nach 36 Std. ziehen (☞ unten)

Tab. 21.21: Legen von Ösophaguskompressionssonden. [B200]

Pflege bei liegender Ösophaguskompressionssonde

Sengstaken-Blakemore-Sonde	Linton-Nachlas-Sonde
Bei Extension Entfernung des Gewichts alle 6 Std. für 10 Min.	
Engmaschige Druckkontrollen. Alle 6 Std. Absenken des Drucks im Ösophagusballon auf 0 für 5 Min. (auf Arztanordnung)	
Blutungskontrolle durch halbstündliches oder stündliches Spülen des Magens mit Wasser über den *Magenzugang*, bei Blutungen aus dem Magen evtl. Eiswasserspülung (auf Arztanordnung)	
Evtl. Erhöhung des Drucks im Ösophagusballon	Bei Extension evtl. Erhöhung des Zugs auf die Sonde
Aspirationsprophylaxe bei Sonden ohne proximales Ösophaguslumen: Alle 30 Min. Absaugen des Speichels aus dem Mund-Rachenraum, ansprechbare Patienten ggf. dazu anhalten, den Speichel auszuspucken	Aspirationsprophylaxe: Alle 30 Min. Absaugen des Speichels oberhalb des Magenballons durch den *Ösophaguszugang*, ggf. auch Dauersog
Regelmäßige Lagekontrolle, weitere Pflegemaßnahmen bei liegender Magensonde, ☞ 21.1.2	
Engmaschige Vitalzeichenkontrolle. Ständige Nähe einer Pflegeperson (Intensivpflege)	

Tab. 21.22: Pflegemaßnahmen bei liegender Ösophaguskompressionssonde. [B200]

Atmung ständig beobachten!

Wichtig ist eine ständige Kontrolle der Atmung, da eine verrutschte Sonde oder Speichelansammlungen oberhalb des Ballons zu Dyspnoe, Aspiration und Ersticken führen können. Immer Schere am Patientenbett bereithalten, um im Notfall eine verrutschte Sonde durchtrennen und so die Ballons schnell entlüften zu können.

Entfernen der Sonde

Sengstaken-Blakemore-Sonde

Soll die Sonde nicht wegen einer nachfolgenden endoskopischen Sklerosierung entfernt werden, wird folgendermaßen vorgegangen:

- Steht die Blutung bei einem intraösophagealen Druck von 25 – 30 mmHg, Kompression für weitere 12 Stunden belassen
- Dann bei bestehender Extension Gewicht entfernen und Pflasterfixierung lösen
- Luft aus dem Ösophagusballon ablassen. Den Patienten beim Entblokken des Ballons schluckweise Tee trinken lassen, um Verklebungen zu lösen
- Sonde bei geblocktem Magenballon ein kleines Stückchen in den Magen vorschieben, neu fixieren und mindestens 4 Stunden, maximal 24 Stunden in dieser Lage belassen (Möglichkeit der sofortigen Komprimierung bei Rezidivblutungen)
- Weiteres Vorgehen, ☞ 21.1.2, Entfernen der Gastroduodenalssonde.

Linton-Nachlas-Sonde

- Bei bestehender Extension Gewichte pro Stunde um 100 g vermindern
- Erst Luft aus dem Ballon ablassen, wenn alle Extensionsgewichte entfernt sind (100 ml Luft pro Stunde), um ein Verrutschen des Ballons mit Kompression der Luftwege während des Entblockens zu vermeiden
- Sicherstellen, daß sich kein Blut im Aspirat von Magen oder Ösophagus befindet
- Weiteres Vorgehen wie bei der Entfernung der Gastroduodenalsonde.

Komplikationen

Ösophaguskompressionssonden sind komplikationsträchtig. Die Hauptgefahren bestehen in:

- *Asphyxie* durch Sondendislokation und dadurch Verlegung von Trachea und Larynx
- *Aspirationspneumonie* (☞ 20.13)
- *Ösophagusruptur* (Speiseröhrenriß) oder *Kardiaruptur* (Riß am Mageneingang)
- *Druckulzera* im Bereich des Ösophagus mit *Ösophagitisgefahr* (Entzündung der Ösophagusschleimhaut).

21.1.4 Dünndarmsonden

Dünndarmsonden sind 120 – 310 cm lang und bestehen aus Gummi oder Kunststoff. Sie besitzen am Ende meist einen Ballon, der mit Luft oder Wasser gefüllt und dann mit der Darmperistaltik weitertransportiert wird. Die kürzeren Sonden werden zur Ernährung und zur Dekompression, die längeren zur Dekompression und inneren Schienung des Darmes genutzt. **Dekompression** bezeichnet die Entlastung des Darmes von Darminhalt z.B. bei einem Ileus (☞ 21.6.2). Die **innere Schienung** soll einem mechanischen Ileus bei Verwachsungen vorbeugen. Dazu wird die Sonde intraoperativ vom Anästhesisten über die Nase eingeführt und dann vom Chirurgen unter manueller Führung im Duodenum „eingefädelt".

Heute seltener ist die Gewinnung von Duodenalsekret zu Untersuchungszwecken über Dünndarmsonden, z.B. bei der chronischen Pankreatitis (☞ 22.6.2) zur Bestimmung von Pankreasenzymen im Duodenalsekret.

Dünndarmernährungssonden,
☞ auch 21.1.2 und 10.3.2

Miller-Abbott-Sonde

Die **Miller-Abbott-Sonde** ist zweilumig mit einem distalen Ballon und hat eine Länge von 310 cm (12 – 18 Ch). Ein Lumen dient dem Absaugen von Sekret über Öffnungen proximal und distal des Ballons, das zweite Lumen zum Füllen des Ballons.

Vorbereitung zum Legen einer Miller-Abbott-Sonde

Allgemeine Vorbereitungen, ☞ 21.1.2 (Legen einer Gastroduodenalsonde). Zusätzlich:

- Sonde im Kühl-/Gefrierschrank oder in Eiswasser kühlen
- Ballon mit Luft testen, Größe des Ballons bei Füllvolumen von 20 und 30 ml notieren, Ballon vollständig entleeren und Ballonanschluß abklemmen
- Je nach Anordnung Materialien zum Füllen des Ballons richten: 50 ml-Spritze, ggf. physiologische Kochsalzlösung
- Alle Materialien zum Absaugen und Intubieren bereitstellen.

Einführen der Miller-Abbott-Sonde

- Patienten in Oberkörper-Hochlagerung bringen und Kopf weit nach hinten beugen (lassen)
- Ballon spiralig um die Sonden wickeln und mit Silikonspray oder anästhesierendem Gel benetzen (keine ölhaltigen Gleitmittel verwenden)
- Sonde wie Gastroduodenalsonde einführen, inkl. Lagekontrolle im Magen, sofern die Dünndarmsonde nicht unter Durchleuchtung oder endoskopisch gelegt wird
- Mageninhalt absaugen
- Luft oder physiologische Kochsalzlösung in das dafür vorgesehene Lumen spritzen. Patienten 2 Stunden lang ohne Kopfkissen flach auf der rechten Seite liegen lassen, evtl. geringe Kopftieflage einstellen zur leichteren Pylorus-Passage. Zur Lagekontrolle Duodenalsaft aspirieren. Kann kein Duodenalsaft gewonnen werden, sollte das weitere Einführen unbedingt unter röntgenologischer Kontrolle vorgenommen werden
- Wird die Sonde *unter Sicht* (Durchleuchtung, Endoskopie) gelegt, kann sie *durch* den Pylorus geschoben werden
- Liegt die Sonde im Duodenum, die vorher bestimmte Luftmenge in den Ballon spritzen, damit sie nicht versehentlich in den Magen zurückgezogen werden kann
- Sekretbeutel oder Dauerabsaugung anschließen
- Den Patienten auffordern, alle 30 – 60 Min. ca. 15 cm der Sonde zu schlucken (Sonde nicht fixieren!). Bis zur endgültigen Plazierung Lage röntgenologisch alle 6 Stunden kontrollieren. Während dieser Zeit Dauerabsaugung des Dünndarmsekrets durchführen
- Sonde fixieren
- Evtl. nach Passage der Ileozökalklappe Ballon weiter füllen, um Sondenlage zu sichern.

Eudel-Sonde

Die **Eudel-Sonde** hat distal eine Metallolive, die sich abschrauben und gegen einen mit Quecksilber befüllbaren Ballon austauschen läßt. Die Metallolive dient dann nur der besseren Durchgängigkeit durch die Nase in den Rachen. Die Sonde ist ca. 250 cm lang (14 Ch) und aus Gummi.

Cantor-Sonde

Die **Cantor-Sonde** aus Gummi ist nur einlumig zum Absaugen des Darmsekrets. Ihr endständiger Ballon wird schon vor dem Einführen mit Quecksilber gefüllt. Sie ist ca. 310 cm lang (12 – 18 Ch).

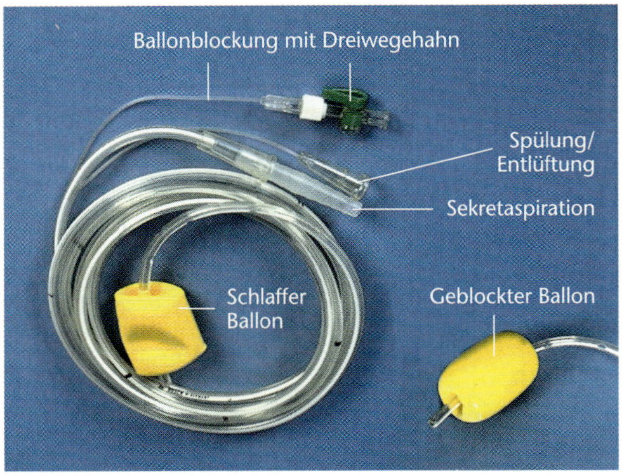

Abb. 21.23: Dennis-Sonde zur Absaugung von Dünndarmsekret und zur „inneren Schienung". [K183]

Dennis-Sonde

Die **Dennis-Sonde** ist ca. 250 cm lang, vollständig aus Kunststoff und besitzt drei Lumina: Zur Blockung des Ballons, zur Aspiration des Darminhalts und zur Spülung/Entlüftung. Da sie schleimhautschonender ist, sollte ihr der Vorzug vor den (veralteten) Sonden aus Gummi gegeben werden.

Pflege bei liegender Dünndarm-Sonde

- Pflegemaßnahmen wie bei liegender Gastroduodenalsonde durchführen
- Durchgängigkeit der Sonde durch Spülungen alle 6 – 8 Stunden (z.B. mit Tee oder 30 ml physiologischer Kochsalzlösung) sicherstellen
- Abgesaugtes Sekret bilanzieren.

Entfernen einer Dünndarm-Sonde

☑ Dünndarmsonden dürfen nur langsam über Stunden und nur auf Arztanordnung entfernt werden.

- Ballon entleeren, Ansatz zum Ballon abklemmen
- Sonde stündlich um ca. 20 cm herausziehen. Bei zu schnellem Entfernen besteht die Gefahr einer Darminvagination (Darmeinstülpung). Das herausgezogene Stück reinigen und die Sonde erneut fixieren
- Bei einer noch verbleibenden Länge von 45 – 50 cm Sonde durchspülen, damit sich kein Magensaft mehr im Sondenlumen befindet, der beim Herausziehen der Sonde zu Schleimhautreizungen führt
- Sonde abklemmen
- Sonde zügig entfernen. Patienten dabei zur Vermeidung einer Aspiration von Darminhalt oder anhaftenden Schleimpartikeln die Luft anhalten lassen
- Patienten den Mund spülen (lassen) und Nasenpflege durchführen. Sonde in den Müll entsorgen.

21.1.5 Orthograde Darmspülung

Orthograde Darmspülung (orthograd = in physiologischer Richtung): Spülung zur gründlichen Darmreinigung vor Dünn- und Dickdarmoperationen sowie Ileoskopie und Jejunoskopie.

Am Vortag der Untersuchung oder Operation werden dem Patienten 4 – 6 l einer speziellen Elektrolytlösung mit schwer resorbierbaren Salzen, z.B. Golitely®, über eine Magen- oder Dünndarmsonde verabreicht (selten 10 – 12 l physiologische Kochsalzlösung). Der Patient kann die Elektrolytlösung auch trinken, wenn er sich dazu in der Lage fühlt. Im Anschluß an die orthograde Spülung soll der Stuhlgang wasserklar sein. Kontraindikationen sind Herzinsuffizienz, Ileus oder Darmstenosen.

Materialien zur orthograden Darmspülung über eine Sonde

- Materialien zum Legen einer Sonde (☞ 21.1.2)
- Körperwarme Spülflüssigkeit
- Infusionsgeräte und Klemme, ggf. Infusionsständer
- Formular zur Flüssigkeitsbilanzierung (☞ 7.9.1)
- Blutdruckapparat, Überwachungsblatt
- Nachtstuhl, Bademantel, Decke (zum Warmhalten)
- Antiemetikum (z.B. Paspertin®, Vomex®).

Vor der Spülung sind keine Diäteinschränkungen nötig. Der Patient wird vor der Spülung gewogen, um anhand einer eventuellen Gewichtszunahme unter der Spülung Flüssigkeitseinlagerungen erkennen zu können.

Durchführung der orthograden Darmspülung über eine Sonde

- Sonde einlegen (☞ 21.1.2)
- Für mobile Patienten eine Toilette freihalten, weniger mobile Patienten auf einen Nachtstuhl setzen (lassen). Während der Spülung den Topf des Nachtstuhles regelmäßig leeren
- Infusionssystem an die Sonde anschließen und den ersten Liter der Spülflüssigkeit in etwa einer halben Stunde einlaufen lassen. Übrige Flüssigkeit bei guter Verträglichkeit innerhalb 2 – 4 Stunden verabreichen
- Bei starken Schmerzen, Breichreiz, Erbrechen und/oder fehlender Stuhlausscheidung Spülung abbrechen und Arzt informieren.

Während der Darmspülung werden der Zustand des Patienten, die Einlaufgeschwindigkeit der Spüllösung und die Ausscheidung engmaschig kontrolliert.

Die Nachsorge bei orthograder Darmspülung besteht in:

- Entfernen der Sonde (☞ 21.1.2)
- Waschen (lassen) des Patienten
- Desinfizieren und Reinigen des Nachtstuhls
- Diät bis zur Untersuchung/Operation (nur noch klare Flüssigkeit, z.B. Tee, Mineralwasser, Bouillon)
- Fortgesetzter Flüssigkeitsbilanzierung
- Gewichtskontrolle des Patienten.

21.1.6 Darmeinläufe und Klistiere

Obstipationsprophylaxe und Pflege bei Obstipation, ☞ 7.9.2

Mit Hilfe von **Darmeinläufen** oder **Klistieren** kann eine darmreinigende Stuhlentleerung ausgelöst werden. Dabei werden Spüllösungen *retrograd* in den Darm eingebracht. Je nach Indikation können Darmeinläufe und Klistiere mit anderen Hilfen zur Darmentleerung, z.B. oral oder als Suppositorien zu verabreichenden *Laxantien* (☞ Pharma-Info 21.55), kombiniert werden.

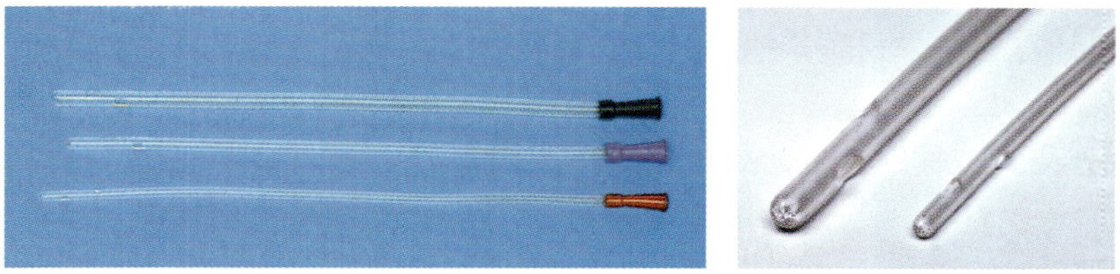

Abb. 21.24 – 21.25: Darmrohre in verschiedenen Größen. Detailaufnahme: Das Ende eines Darmrohrs ist stumpf und geschlossen, die Spülflüssigkeit gelangt über seitliche Öffnungen in den Darm. [K183]

Unterschieden werden:
- Klistiere
- Reinigungseinläufe
- Schwenkeinläufe (Heber- oder Schaukeleinlauf)
- Darmspülungen
- Einläufe bei Anus praeternaturalis (☞ 21.1.7)
- Kontrastmitteleinläufe (☞ 9.6.3).

Wirkungsmechanismen

Darmeinläufe und Klistiere wirken über folgende Mechanismen auf Darmschleimhaut und Darmmuskulatur:
- **Mechanischer Reiz.** Bereits das Einführen eines Darmrohres stellt einen mechanischen Reiz dar. Die einlaufende Spülflüssigkeit dehnt die Darmwand, so daß die dort befindlichen Dehnngsrezeptoren erregt werden. Folge ist eine verstärkte Peristaltik in Dickdarm und Rektum. Als Richtlinie für die Menge der Spülflüssigkeit gilt:
  - Säuglinge bis zu einem Jahr 30 – 50 ml
  - Kleinkinder bis zu 5 Jahren 100 – 300 ml
  - Schulkinder bis zu 15 Jahren 300 – 500 ml
  - Erwachsene 1000 – 2000 ml

  Hierbei muß aber stets auch der individuelle Zustand des Patienten berücksichtigt werden
- **Thermischer Reiz.** Je kühler die Spülflüssigkeit, desto größer der thermische Reiz. So führt eine Temperatur von 32 – 35 °C zu einer Hyperperistaltik und hat somit abführende Wirkung, sie verursacht jedoch gleichzeitig schmerzhafte Krämpfe. Um diese zu vermeiden, sollten nur körperwarme Spülflüssigkeiten verwendet werden
- **Chemischer/osmotischer Reiz.** In der Regel besteht die Flüssigkeit für Einläufe aus Leitungswasser ohne Zusätze. Gelegentlich werden pro Liter Spülflüssigkeit nach Absprache mit dem Arzt 2 – 5 ml Kamillenextrakt, 20 ml Glyzerin, 5 – 20 ml Rizinusöl *oder* 9 g Kochsalz (entspricht dann physiologischer Kochsalzlösung) beigemischt. Diese Zusätze üben einen chemischen Reiz auf die Darmschleimhaut aus, auf den diese mit verstärkter Sekretion reagiert, oder ziehen osmotisch Wasser an. Fertigklistiere enthalten in der Regel Glyzerin, Sorbit oder salinische Zusätze (d.h. Salze).

Indikationen und Kontraindikationen

Indiziert sind Einläufe und Klistiere bei ausgeprägter Obstipation (☞ 21.2.7), vor Dünn- und Dickdarmuntersuchungen oder -operationen sowie zur röntgenologischen Darstellung des Darmes als Kontrastmitteleinlauf (KE).

Selten werden sie zum Einbringen von Medikamenten, z.B. Resonium A® bei Hyperkaliämie, benötigt.

Kontraindiziert sind sie bei Perforationen des Darmes und akuter Peritonitis, beim mechanischen Ileus, bei Vaginal- und Rektalfisteln, unmittelbar nach Operationen, insbesondere bei postoperativer Darmatonie, sowie in der Frühschwangerschaft oder bei drohender Früh- oder Fehlgeburt.

Klistiere

Klistiere *(Klysmen)* sind Einläufe mit geringen Spüllösungsmengen. *Einmalklysmen* wie Practo-Clyss® oder 1x Klysma salinisch® enthalten 100 – 300 ml, Miniklistiere wie z.B. *Mikroklist®* nur 5 ml Flüssigkeit.

Ein Miniklistier wird ohne Darmrohr verabreicht. Deshalb ist seine Wirkung auf die Ampulle im Rektum beschränkt Einmalklysmen können mit und ohne Darmrohr gegeben werden.

Vor Gebrauch der Fertigapplikatoren wird die Schutzkappe abgenommen und das Ansatzrohr (bzw. das Darmrohr) eingefettet bzw. beim Mikroklist ein Tropfen Flüssigkeit als Gleitmittel herausgedrückt. Nach dem Einführen des Ansatzrohres in den Darm wird das Einmalklysma ausgedrückt und aufgerollt. Beim Entfernen muß die Plastiktube zusammengerollt bzw. die Mikroklist-Tube zusammengedrückt bleiben. Der Patient sollte mit der Stuhlentleerung nach Möglichkeit mindestens 15 – 20 Minuten warten, um die Wirkung zu erhöhen.

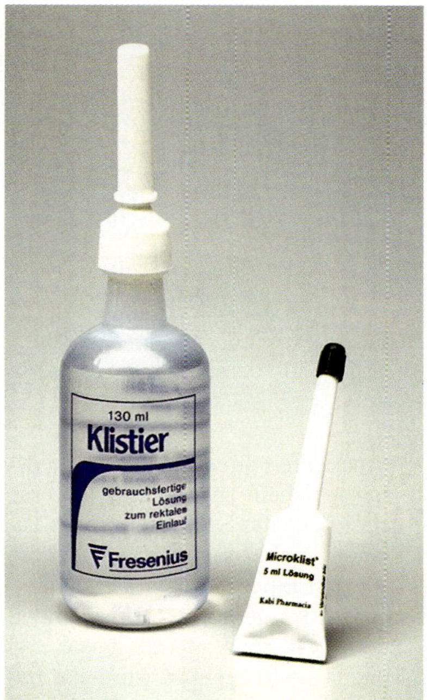

Abb. 21.26: Einmalklysma zu 130 ml und Miniklistier. [K183]

Reinigungseinlauf

Materialien bereitstellen:
- Irrigator (2 l Fassungsvermögen) mit langem, großlumigen Schlauch (1,5 m lang, 24 Ch)
- Evtl. Aufhängevorrichtung (höhenverstellbarer Infusionsständer)
- Darmrohr
- Gleitmittel, z.B. Vaseline
- 2 Klemmen
- Nierenschale mit Zellstoff
- Wasserdichte Unterlage
- Handschuhe (unsteril)
- Abwurfbehälter
- Ggf. Steckbecken oder Nachtstuhl.

Vorbereitung des Raumes

- Ein Einlauf stellt einen Eingriff in die Intimsphäre des Patienten dar. Für den Patienten ist es schlimm genug, in dieser von ihm als erniedrigend empfundenen Situation vom Pflegepersonal umgeben zu sein. Noch schlimmer ist aber die Angst, von

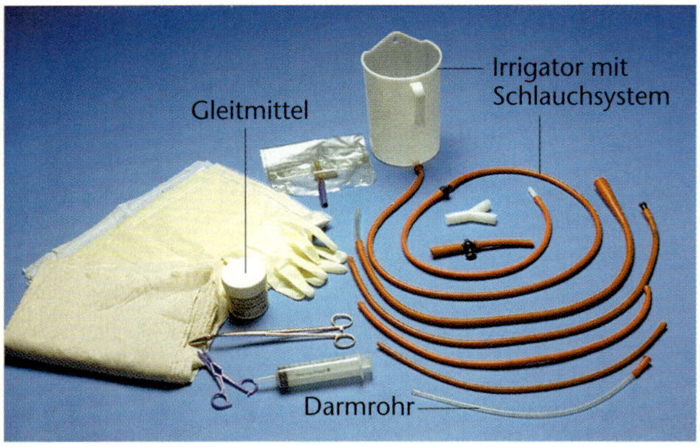

Abb. 21.27: Set für einen Reinigungseinlauf. [K183]

Mitpatienten oder unerwartetem Besuch gesehen zu werden. Um die Angst bzw. das Schamgefühl des Patienten nicht noch zu verstärken, sollte der Eingriff nicht im Patientenzimmer, sondern in einem separaten Raum, z.B. im Bad (mit Liege und Toilette), durchgeführt werden. Muß der Einlauf im Patientenzimmer durchgeführt werden, werden die Mitpatienten gebeten, den Raum zu verlassen oder, wenn das nicht möglich ist, ein Sichtschutz aufgestellt

- Da der Raum wegen eventueller Komplikationen nicht abgeschlossen werden darf, sollte ein Schild an der Außentür darauf aufmerksam machen, daß der Raum gerade benutzt wird und der Zutritt für nicht-medizinisches Personal verboten ist
- Der Raum muß so warm sein, daß der teilentkleidete Patient nicht friert.

Vorbereitung der Materialien

- Alle Materialien auf einer Ablagefläche bereitstellen
- Spitze des Darmrohrs einfetten, dabei die Austrittsöffnungen für die Spüllösung nicht verstopfen (☞ Abb. 21.24 – 21.25)
- Irrigator bei abgeklemmtem Schlauch erst füllen, wenn der Patient richtig gelagert ist, da die Spüllösung sehr schnell abkühlt. Alternativ Irrigator vor der Lagerung mit *heißer* Spüllösung füllen, die Temperatur unmittelbar vor dem Einlauf überprüfen und ggf. korrigieren. Klemme zum Entlüften des Schlauchsystems bis zum Austritt von Spüllösung öffnen, dann wieder schließen.

Durchführung

Patienten flache Linksseitenlage mit leicht angezogenen Knien einnehmen lassen (die Spülflüssigkeit fließt in Linksseitenlage anatomisch bedingt leichter in den Darm), den Kopf mit einem kleinen Nackenkissen unterstützen

- Wasserfeste Schutzunterlage unter das Gesäß legen
- Ggf. Irrigator mit körperwarmer Spülflüssigkeit füllen
- Handschuhe anziehen
- Darmrohr abklemmen (beim Einführen des Darmrohres können bereits Blähungen abgehen oder kann sich Stuhl entleeren)
- Anus inspizieren, ihn vor allem bei Hämorrhoiden leicht spreizen, damit das Darmrohr in das Darmlumen gelangt und nicht in den hämorrhoidenbedingten Fältelungen stecken bleibt
- Darmrohr vorsichtig unter drehenden Bewegungen 10 – 20 cm einführen, Patienten dabei leicht wie zum Stuhlgang pressen lassen (dann erschlafft der Sphinkter). Bei Widerstand Darmrohr zurückziehen und es erneut versuchen
- Darmrohr mit dem Schlauch des Irrigators verbinden
- Patienten auffordern, ruhig ein- und auszuatmen
- Klemmen öffnen
- Spülflüssigkeit einlaufen lassen. Dabei den Irrigator *langsam* von Patientenniveau um ca. 50 cm anheben. Empfindet der Patient den Druck als zu stark, Irrigator niedriger halten bzw. hängen. Bei Schmerzen oder Kreislaufreaktionen Einlauf abbrechen
- Sollen auch die höheren Darmabschnitte gereinigt werden, sollte sich der Patient nach dem Einlaufen der halben Spüllösung auf die rechte Seite drehen (Darmrohr abklemmen und beim Drehen des Patienten festhalten, anschließend wieder öffnen). Dieses Vorgehen ersetzt heute den hohen Einlauf in Knie-Ellenbogen-Lage
- Irrigatorsystem und Darmrohr abklemmen, wenn der Patient angibt, das Wasser demnächst nicht mehr halten zu können, oder wenn der Irrigator leer, das Schlauchsystem aber noch mit Spüllösung gefüllt ist
- Irrigatorsystem *über der Unterlage* vom Darmrohr trennen (meist tritt trotz des Abklemmens eine geringe Menge Spülflüssigkeit aus dem Darmrohr aus) und auf der Ablagefläche abstellen
- Darmrohr entfernen, dabei die Darmrohrspitze mit Zellstoff umfassen, damit keine Spülflüssigkeit auslaufen kann. Das Darmrohr vorsichtig zusammenlegen, den Handschuh darüberstreifen und sofort in den Müll entsorgen
- Patienten auffordern, die Spülflüssigkeit mindestens 5 Minuten zu halten und dabei möglichst herumzulaufen
- Irrigatorsystem zur Desinfektion in *Instrumenten*desinfektionsmittel einlegen
- Restliche Materialien entsorgen
- Abstellflächen und ggf. Liege desinfizieren und reinigen
- Maßnahme dokumentieren.

☑ Aufbereitung des Irrigatorsystems

Das Irrigatorsystem wird nach Gebrauch in Instrumentendesinfektionsmittel eingelegt, dann mit Leitungswasser durchgespült und der Schlauch zur anschließenden Dampfsterilisation in Containersysteme abgepackt oder in Folie eingeschweißt (der Irrigator selbst muß nicht abgepackt oder eingeschweißt werden). Das Einlegen des Irrigatorsystems in chemisches Desinfektionsmittel, z.B. Formaldehyd, ohne anschließende Sterilisation ist aus hygienischer Sicht zu verurteilen, da viele Erreger (z.B. gramnegative Bakterien wie Enterobacter) gegen chemische Desinfektionsmittel resistent sind. Ist in einer Klinik eine hygienisch adäquate Aufbereitung nicht möglich, sollten *Irrigator-Einwegsysteme* verwendet werden.

Schwenkeinlauf

Der **Schwenkeinlauf** (*Heber-* oder *Schaukeleinlauf*) unterscheidet sich vom Reinigungslauf nur darin, daß das Darmrohr nicht sofort entfernt wird, wenn die Spülflüssigkeit eingelaufen ist, sondern daß der Irrigator dann unter Patientenniveau gehalten wird, so daß die Spülflüssigkeit in den Irrigator zurückfließt. Anschließend wird der Irrigator wieder über Patientenniveau gehalten. Dieser Vorgang wird wiederholt, bis die Flüssigkeit bräunlich getrübt ist oder genügend Darmgase abgegangen sind (erkennbar am „Gurgeln" der Spülflüssigkeit im Irrigator). Da der Schwenkeinlauf sehr kreislaufbelastend ist, sollte der Patient gut beobachtet werden.

Darmspülung

Die **Darmspülung** ähnelt dem Reinigungseinlauf. Sie unterscheidet sich von ihm durch die größere Spülmenge von bis zu 5 l und ein Y-Stück am distalen Ende des Darmrohrs für den Zuflußschlauch (Irrigatorsystem) und einen Abflußschlauch. Der Abflußschlauch mündet in ein Auffanggefäß. Statt der gesamten Flüssigkeitsmenge läßt die Pflegekraft bei der Darmspülung zunächst nur 100 – 200, bei guter Verträglichkeit bis zu 400 ml in den Darm einlaufen (der Abflußschlauch muß dabei abgeklemmt sein). Anschließend klemmt die Pflegekraft das Irrigatorsystem ab und öffnet die Klemme am Abflußschlauch, so daß die Spülflüssigkeit in das Auffangsystem abfließen kann. Dieser Vorgang wiederholt sich, bis saubere Flüssigkeit abfließt.

Digitale Ausräumung

Die manuelle Entleerung der Rektumampulle ist nur angezeigt, wenn alle anderen Maßnahmen zur Darmentleerung keine Wirkung zeigen, außerdem bei Patienten mit Querschnittslähmung. Sie ist für den Patienten sehr unangenehm und meist auch sehr schmerzhaft. Der Patient wird am Bettrand auf der linken Seite gelagert und die Pflegekraft bzw. der Arzt räumt dann mit einem durch Handschuh *und* Fingerling geschützten Finger den Kot, oft in Form von sehr harten Kotsteinen, vorsichtig aus.

21.1.7 Stomatherapie und Stomapflege

Stoma („Mund"): Operativ geschaffene Öffnung eines Hohlorgans zur Ableitung von Harn (*Urostoma,* ☞ 31.2.4 und 31.2.5), Magen- oder Darminhalt, wenn eine physiologische Entleerung nicht möglich ist. Umgangssprachlich gleichgesetzt mit einem **Anus praeter** *(-naturalis, AP, künstlicher Darmausgang, Kunstafter, äußere Darmfistel, Enterostoma),* also einem operativ angelegten Darmausgang.

Ziele und Aufgaben der Stomatherapie

Die **Stomatherapie** dient der körperlichen, psychischen und gesellschaftlichen Rehabilitation des Stomaträgers. Unabdingbar hierzu ist eine gute Zusammenarbeit zwischen dem Betroffenen, dem Hausarzt, dem Operateur bzw. dem Stationsarzt, der Stomatherapeutin und dem Pflegepersonal der Station.

Enterostomaarten

Der häufigste Anus praeternaturalis ist das endständige **Sigmoidostoma**, das

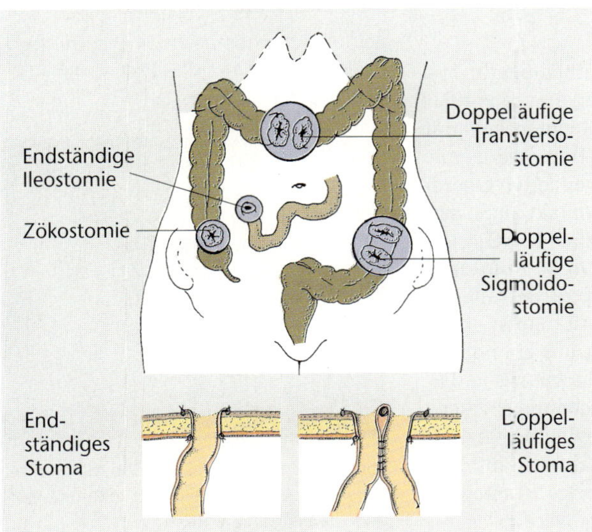

Abb. 21.28: Verschiedene Enterostomaarten und ihre typischen Plazierungen in der Bauchdecke. Im unteren Bildteil endständiges und doppelläufiges Stoma im Querschnitt. [L190]

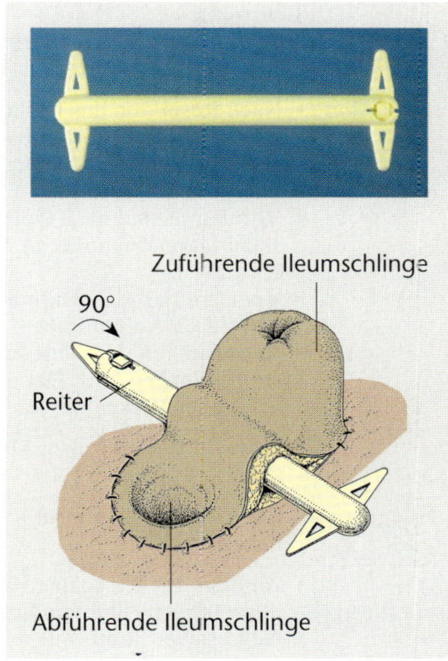

Abb. 21.29: Mit einem Reiter, hier aus Kunststoff (☞ oben), wird eine Darmschlinge bei einem doppelläufigen Stoma bis zur Einheilung in die Bauchwand über der Haut fixiert. [K183, L190]

nach der Exstirpation des Rektums wegen eines Karzinoms zur endgültigen Stuhlableitung angelegt wird.

Das **Transversostoma** ist meist ein *doppelläufiges* Kolostoma, das vor allem zur temporären Entlastung der nachfolgenden Darmabschnitte z.B. bei Entzündungen sowie zur dauerhaften Stuhlausscheidung bei inoperablen Tumoren angelegt wird. Dabei wird eine Dickdarmschlinge vor die Bauchwand gezogen und durch einen Reiter (☞ Abb. 21.29) über der Bauchdecke festgehalten. Dann wird die Darmvorderwand eröffnet, die Schleimhaut umgestülpt und mit der Haut vernäht. Wenn der Darm nach ca. 8 – 10 Tagen mit der Bauchdecke verklebt ist, kann der Reiter entfernt werden. Über die *zuführende proximale Darmschlinge* wird der durch die Nahrung bedingte Stuhl ausgeschieden. In der abführenden, distalen Schlinge werden auch weiterhin Zellen und Schleim produziert und sowohl über die Stomaöffnung als auch über den After ausgeschieden.

Auch das **Ileostoma** kann endständig oder doppelläufig angelegt werden.

Das **Zökostoma** ist eine sehr selten durchgeführte Entlastungsoperation mit Anlage einer Fistel am Blinddarm. Der Stuhl kann hierüber jedoch nicht vollständig abgeleitet werden und gelangt teilweise in die er-

	Ileostoma (Stomaanlage im Dünndarm)	**Zökostoma/Zökalfistel** (Stomaanlage im Zökum = Blinddarm)	**Transversostoma** (Stomaanlage im Colon transversum)	**Sigmoidostoma** (Stomaanlage im Colon sigmoideum)
Indikation	• Nach Resektion des Dickdarms, z.B. wegen Colitis ulcerosa (☞ 21.6.5), M. Crohn (☞ 21.6.5) oder familiärer Polyposis (☞ 21.6.9) • Vorübergehend nach Operationen distaler Darmabschnitte *(Anastomosenschutz)* • Verschluß distaler Darmabschnitte, z.B. durch Kolontumor • Verletzungen des Dünndarms • Fehlbildungen, z.B. Darmatresie (angeborener Verschluß des Darmes)	• Anastomosenschutz • Verletzungen oder Strahlenschäden des Kolon	• Anastomosenschutz • Ileus (☞ 21.6.2) • Strahlenschäden am Kolon • Divertikulitis (☞ 21.6.7) • Verschluß distaler Darmabschnitte	• Nach tumorbedingter Resektion von Sigma oder Rektum • Strahlenschäden an Sigma oder Rektum • Stuhlinkontinenz bei neurologischen Erkrankungen • Fisteln, die den Analsphinkter zerstören, z.B. bei M. Crohn • Analatresie
Lokalisation	• Im rechten oder linken Mittelbauch	• Im rechten Unterbauch	• Im rechten oder linken Oberbauch	• Im linken Mittel- oder Unterbauch
Anlage	• Ca. 2 – 3 cm über Hautniveau (prominent)	• In Hautniveau oder 0,5 cm prominent	• 0,5 cm prominent	• 0,5 cm prominent
Ausscheidung	• Anfangs 1 – 2 l, später 500 – 750ml flüssiger bis dünnbreiiger Stuhl täglich (Stuhleindickung im Dickdarm fehlt) • Aggressiver Stuhl (mit reichlich Gallensäuren und Verdauungsenzymen)		• Dickbreiiger bis geformter Stuhl • Stuhlfrequenz 3 – 4mal/Tag	• Dickbreiiger bis geformter Stuhl • Stuhlfrequenz 1 – 3mal/Tag

Tab. 21.30: Enterostomaarten mit Lokalisation und Indikation. [B200]

krankten/operierten distalen Darmabschnitte.

Kontinente Ileo- und Kolostomata

Während Patienten mit den oben beschriebenen Stomaarten ihre Darmentleerung nicht beeinflussen können und daher ein permanentes Auffangsystem vor der Darmöffnung benötigen, ermöglichen **kontinente Stomaformen** dem Patienten den Verzicht auf Stomabeutel und dadurch eine höhere Lebensqualität.

Ein *kontinentes Ileostoma* ist beispielsweise das **Kock-Reservoir:** 40 – 50 cm des terminalen Ileumabschnittes werden proximal des Stomas zu einer Tasche umgeformt, die eine schlauchförmige Verbindung zur Hautoberfläche hat. Der Stuhl wird mit einem Katheter durch die Öffnung in der Haut 3 – 4 mal täglich entleert und das Stoma ansonsten durch eine Kappe verschlossen (☞ Abb. 21.38).

Durch Verschlußkappen können Träger eines Kolostoma für 12 – 24 Stunden auf Auffangbeutel verzichten. Durch einen Kohlefilter können Darmgase geruch- und geräuschlos entweichen.

Präoperative Phase

In der präoperativen Phase vor Anlage eines Anus praeter steht das Gespräch im Vordergrund jeglichen pflegerischen Bemühens. Durch die Gespräche mit dem Patienten wird ein Vertrauensverhältnis aufgebaut, das dem Patienten ermöglicht, über seine Trauer um die verlorengegangene „Normalität" und den bisher gewohnten Lebensstil, über seine Ängste und Aggressionen sowie über sein Selbstmitleid und den eventuellen Verlust seines Selbstwertgefühls zu sprechen. Er lernt, das Unvermeidliche nicht zu verdrängen, sondern sich bewußt damit auseinanderzusetzen.

> ☑ Je intensiver die Gespräche vor der Operation geführt werden und je intensiver sich der Patient mit den Folgen seiner Krankheit auseinandersetzt, desto stabiler wird er psychisch nach der Operation sein.

Arbeitet eine Stomatherapeutin im Haus, ist sie schon einige Tage vor der Operation mit dem Patienten bekannt zu machen. Sie kann ihm ergänzende Informationen zu der geplanten Operation geben und ihm Kontakt zu Selbsthilfegruppen, z.B. zur **ILCO**, der *Selbsthilfegruppe der Ileo-, Kolo- und Urostomieträger,* oder zu Betroffenen verschaffen, die gelernt haben, trotz oder mit ihrer Behinderung ein normales Leben zu führen. Sie kann dem Patienten außerdem Anschauungsmaterial zur Stomaversorgung mitbringen, so daß es dem Patienten leichter fällt, Fragen zu artikulieren. Irrige Vorstellungen können so beseitigt werden.

Stomamarkierung

Neben den üblichen Maßnahmen zur OP-Vorbereitung wird die Haut an der für das Stoma vorgesehenen Stelle mit

Ileostomaanlage [M148]

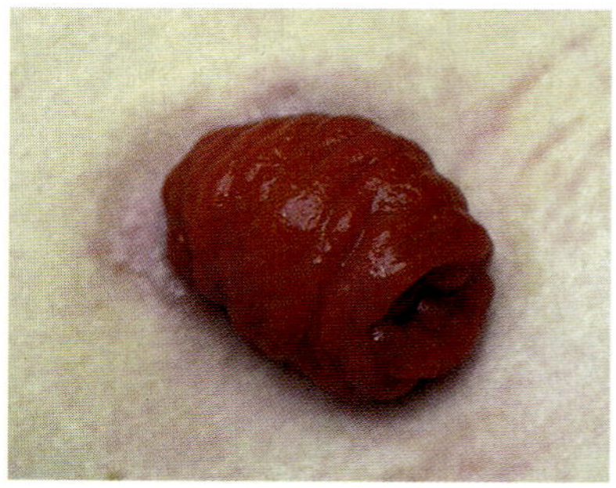

Abb. 21.31: Ileostoma einer 34jährigen Patientin. Das Ileostoma wird deutlich über Hautniveau angelegt.

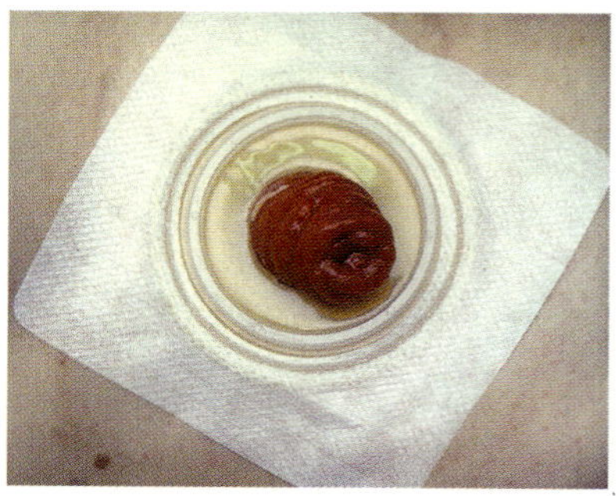

Abb. 21.32: Das aggressive Dünndarmsekret bekommt bei sachgerechter Stomaversorgung keinen Hautkontakt.

einem schwarzen wasserfesten Fettstift gekennzeichnet. In der Regel wird die Stomamarkierung vom Operateur oder von der Stomatherapeutin (in Absprache mit dem Operateur) durchgeführt.

☑ Eine der wichtigsten Voraussetzungen für einen problemarmen und sicheren Umgang mit dem Stoma ist die richtige Markierung, denn nur eine optimale Stomaplazierung reduziert spätere Komplikationen.

Im **Liegen** ist bei der Stomamarkierung zu beachten:

- Das Stoma muß innerhalb des Rektusmuskels (M. rectus abdominis) plaziert werden
- Eine Fläche von 10 x 10 cm muß frei sein von Hautunebenheiten, Naevi und alten Narben
- Das Stoma darf nicht in der Inzisionsnaht der Laparotomie oder in vorbestrahlter Haut liegen
- Das Stoma muß von Knochenvorsprüngen wie Darmbeinstachel und Rippenbogen entfernt liegen.

Im **Sitzen** ist zu beachten:

- Das Stoma darf nicht dort plaziert sein, wo im Sitzen Hautfalten entstehen
- Der Stomabeutel darf keinen Druck auf den Genitalbereich oder die Leiste ausüben.

Im **Stehen** ist zu beachten:

- Die Stelle muß für den Patienten einzusehen sein, damit er sich später selbst versorgen kann: Bei Rollstuhlfahrern und bei Patienten mit großem Bauchumfang höher, bei Patientinnen mit großen Brüsten tiefer
- Das Stoma darf nicht auf Höhe des Rock- bzw. Hosenbundes liegen.

☑ Den Patienten mit Anschauungs- und Übungsmaterial ausprobieren lassen, wie er mit der markierten Stomalage zurechtkommt (z.B. mit Straßenkleidung, Wechsel des Beutels), wenn er sich psychisch dazu in der Lage fühlt.

Postoperative Phase

Postoperativ werden die Patienten in der Regel intensivmedizinisch überwacht und gepflegt. Die erste Stomaversorgung wird bereits im OP angebracht.

Bei Verwendung einer zweiteiligen Stomaversorgung (☞ unten) wird die Basisplatte zum ersten Mal nach 3 Tagen auf der Station gewechselt, anschließend bis zur endgültigen Versorgung alle 2 – 3 Tage. Der Beutel wird täglich erneuert, um die Geruchsbelästigung gering zu halten. Da die Ausscheidung am Anfang stets flüssig bis dünnbreiig ist, werden *Ausstreifbeutel* (☞ Abb. 21.34) verwendet. Beim Anbringen ist darauf zu achten, daß ihre Öffnung seitlich vom Patienten liegt, solange der Patient den Beutel nicht selbständig leeren kann. Direkt nach der Operation besteht die Ausscheidung aus Zellen und Schleim, mit der ersten „richtigen" Stuhlentleerung ist beim Kolostoma nach 3 – 7 Tagen zu rechnen, beim Ileostoma mit Beginn des Kostaufbaus (am 3./4. postoperativen Tag). Die Versorgung sollte leicht und schnell zu wechseln und der Beutel wegen der Bauchwunde ohne Druck am Körper zu befestigen sein. Der besseren Beurteilung des Stomas dienen transparente Beutel.

Sobald der Patient den Anblick seines Stomas ertragen kann, wird er in die Versorgung einbezogen, damit er bis zu seiner Entlassung lernt, es selbst zu versorgen. Nach ca. 8 – 10 Tagen wird *zusammen mit dem Patienten* die endgültige Versorgung ausgesucht und angepaßt. Bei Ileo- oder Zökostomie mit flüssiger bis dünnbreiiger Ausscheidung Ausstreifbeutel und bei Kolostomien mit dickbreiigem bis festem Stuhlgang geschlossene Beutel. Sollte der Patient dazu nicht in der Lage sein, z.B. aus Altersgründen, müssen die zu Hause pflegenden Angehörigen dazu angeleitet werden.

Nicht resorbierbare parastomale Fäden werden am 12. – 14. postoperativen Tag gezogen. Das Stoma und die parastomale Umgebung müssen gut beobachtet werden.

Krankenbeobachtung

- Allgemeinbefinden (Exsikkose, psychische Verfassung)
- Stuhlgang (Häufigkeit, Menge, Aussehen, Geruch, Konsistenz)
- Parastomale Haut (Durchblutung, Entzündungszeichen, Allergien, Abszesse, Mykosen)
- Stoma (ausreichende Durchblutung, Stomaödem muß rückläufig sein, keine Retraktion unter Hautniveau).

Stomaversorgungsartikel

Beutel

Beim **einteiligen System** sind Hautschutzfläche und Beutel nicht trennbar. Sie werden vor allem bei einem Sigmoidostoma verwendet, bei dem die Konsistenz des Stuhles breiig bis fest ist und sich die Ausscheidungen im Laufe der Zeit meist auf 1 – 2 pro Tag reduzieren. Da nur 1 – 2 mal täglich ein Beutelwechsel notwendig ist, wird die Haut nicht sehr strapaziert.

Beim **zweiteiligen System** können Hautschutzfläche und Beutel getrennt gewechselt werden. Die Platten haben beschichtete Oberflächen oder Rastringe zum Anbringen des Beutels.

Die Beutel unterscheiden sich in ihrer Größe, Form und Farbe (transparent, weiß, hautfarben mit Dekor). Es gibt sie mit Klebefläche und/oder Hautschutz, mit Hautschutz und Gürtel sowie mit und ohne Kohlefilter zur Geruchsvermeidung. Man unterscheidet den **Ausstreifbeutel** und den **geschlossenen Beutel**.

Der Ausstreifbeutel besitzt ein verlängertes offenes Ende, das mit einer Klemme verschlossen wird. Durch diese Öffnung kann der Stuhl entleert werden, ohne daß der Beutel gewechselt werden muß. Er wird z.B. postoperativ oder bei einem Ileostoma verwendet, weil die hohen Ausscheidungsmengen bei anderen Systemen zu häufigem Beutelwechsel und damit zu Hautirritationen führen würden.

Der geschlossene Beutel eignet sich bei weniger als drei Stuhlentleerungen täglich, also in der Regel bei einem Transverso- oder Sigmoidostoma. Die Platte wird ungefähr alle vier Tage gewechselt, der Beutel nach Bedarf.

Welches System verwendet wird, hängt auch von der Geschicklichkeit und dem Wunsch des Betroffenen ab.

Hautschutz

Adhäsive Produkte (Platten, Schutzringe, Pasten, Pulver): Sie bestehen aus natürlich vorkommenden oder semisynthetischen Produkten pflanzlicher oder tierischer Herkunft. Gelatine und Zellulose wirken wasserbindend, Pektine zusätzlich granulations-, also heilungsfördernd.

Adhäsive Platten haften auf trockener und nässender Haut, behalten auch bei hohem Feuchtigkeitsaufkommen ihre Form, lassen sich leicht rückstandslos

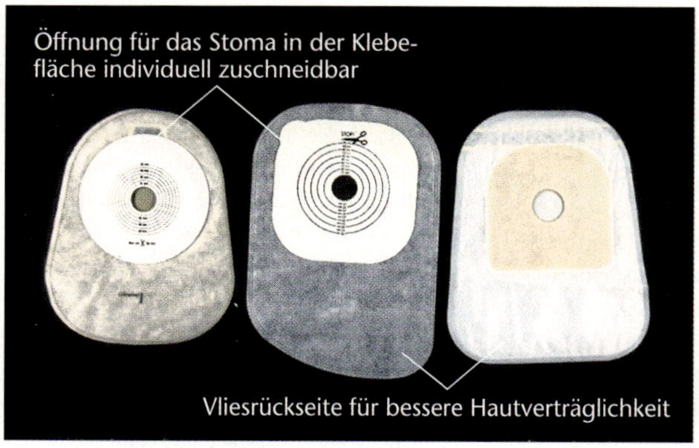

Abb. 21.33: Einteilige geschlossene Stomabeutel, undurchsichtig mit Vliesrückseite, zur Versorgung z.B. eines Sigmoidostomas. [M148]

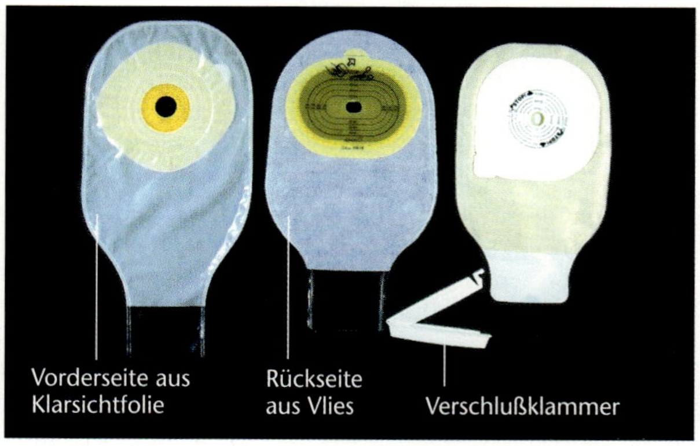

Abb. 21.34: Einteilige Ausstreifbeutel zur Versorgung z.B. eines Ileostomas. Aus durchsichtiger Folie finden sie auch in der postoperativen Versorgung von Stomata oder Wunddrainagen Verwendung. [M148]

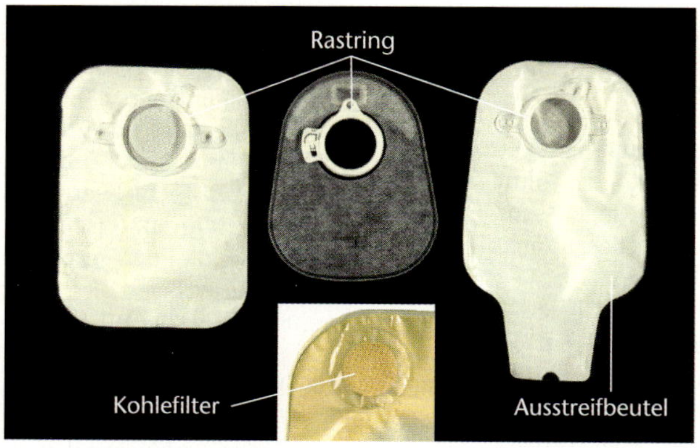

Abb. 21.35 – 21.36: Geschlossene und offene Stomabeutel mit Rastring zum Einrasten auf einer Basisplatte. [M148] Im Bildausschnitt ein in den Beutel integrierter Kohlefilter zur Geruchsvermeidung. [K183]

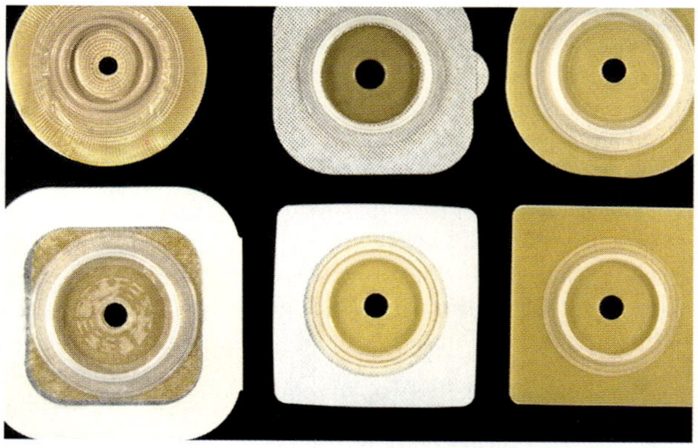

Abb. 21.37: Basisplatten verschiedener Hersteller mit Rastring für offene oder geschlossene Stomabeutel. Die Öffnung für das Stoma ist jeweils individuell zuschneidbar. [M148]

entfernen und haben ein geringes Allergisierungspotential. Sie können je nach Hauttyp und Flüssigkeitsausscheidung 3 – 5 Tage auf der Haut verbleiben.

Adhäsive Pasten enthalten zusätzlich Alkohol als Lösungsmittel und können beim Auftragen auf die Haut brennen. Sie werden zum Ausgleich von Hautunebenheiten oder zum zusätzlichen Abdichten benötigt.

Produkte aus Karaya (Ringe, Platten, Pasten, Pulver): Karaya ist ein tropisches Baumharz mit wasserbindender Eigenschaft.
Beginnt die Platte aufzuweichen, ist ein Plattenwechsel erforderlich. Bei neueren Systemen besteht die Haftungsgrundlage aus synthetischem Material, so daß auf Klebefolien verzichtet werden kann, die zu Allergien führen können. Karayahaltige Pasten sollen ebenso wie Pulver Unebenheiten der Haut ausgleichen, z.B. bei Faltenbildung nach hoher Gewichtsabnahme.

Hilfsmittel

Kohlefilter. Kohlefilter (☞ Abb. 21.36) absorbieren Geruchsstoffe, z.B. beim Ablassen von Darmgasen. Durch Feuchtigkeit werden sie inaktiviert, so daß sie nach Eindringen von Flüssigkeit, spätestens aber alle 12 Stunden, gewechselt werden müssen. Als Nässeschutz bieten die Hersteller wasserabweisende Klebefolien an, die über den Filter geklebt werden können.

Schablone. Standardschablonen dienen zur einmaligen Bestimmung der Stomagröße, zuschneidbare Schablonen vor allem zur Anpassung von Beutel/Platte bei einem unregelmäßigen, nicht runden Stoma (☞ Abb. 21.41 – 21.43).

Abdeckpflaster/Stomakappe. Sie können nach Irrigation (☞ unten) bei regelmäßiger, zeitlich gut planbarer Darmentleerung zur Abdeckung des Stomas verwendet werden. Sie erlauben größere Bewegungsfreiheit und reduzieren Störungen durch einen Beutel z.B. bei sexuellen Begegnungen (☞ Abb. 21.38).

Weitere Hilfsmittel:
- Deodorantien, die in den Beutel gegeben werden können
- Gürtel/Haltegurt für einen sicheren Halt z.B. bei konvexen Versorgungssystemen
- Klammern zum Verschließen von Ausstreifbeuteln
- Beutelüberzüge, um den Schweiß unter der Plastikfolie des Beutels aufnehmen zu können (unnötig bei Beuteln mit perforierter Folie auf der Rückseite, die eine Schweißverdunstung ermöglichen)
- Lösungen zum Entfernen von Kleberückständen
- Seife (pH-neutral, parfümfrei und nicht rückfettend)
- Spezielle Hautpflegemittel als Tinkturen, Sprays, Gels, Salben, Pasten oder Schutzfilmtücher.

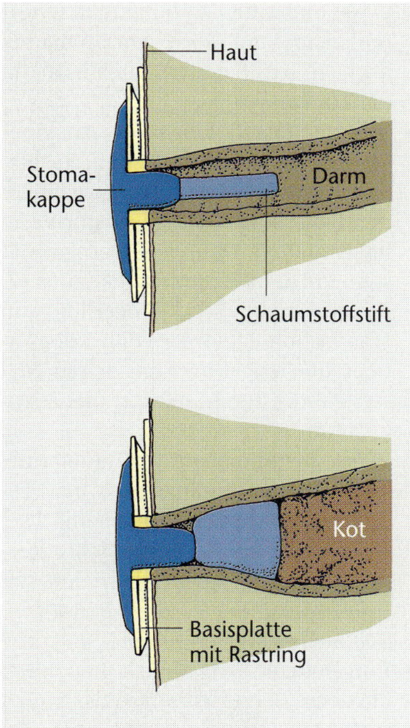

Abb. 21.38: Stomaverschluß (Stomakappe) zum intermittierenden Abdecken des Stomas. Auf einer Basisplatte wird der Stomaverschluß eingeklinkt. Der Schaumstoffstift dehnt sich im Darmlumen aus und verschließt es dicht. [L190]

☑ Materialien zur Stomaversorgung müssen hautfreundlich, geruchsfrei, leicht entfernbar, knisterarm/geräuschfrei, einfach in der Handhabung und problemlos in Sanitätsgeschäften erhältlich sein.

Die Auswahl der Stomabeutel hängt ab von:
- Stomaart (Häufigkeit, Konsistenz des Stuhles)
- Bedürfnissen des Patienten (Alter, Kleidung, Beruf, Hobbys, Geschick)
- Hautempfindlichkeit und -unebenheiten.

Reinigung, Anpassung und Versorgung des Stomas

Material

Für die Reinigung des Stomas:
- Lauwarmes Wasser
- pH-neutrale Seife
- Abwurfsack
- Einmalhandschuhe
- Unsterile 10 x 10 cm-Kompressen
- Evtl. Wattestäbchen
- Bettschutz
- Evtl. Zellstoff.

Für die Anpassung der Stomaversorgung:
- Schablone zur exakten Bestimmung der Stomagröße und damit des Versorgungssystems
- Stift
- Schere.

Zur Versorgung des Stomas werden benötigt:
- Stomaversorgungsartikel
- Ggf. elektrischer Rasierer bzw. Einmalrasierer
- Evtl. Hilfsmittel zur Stomaversorgung.

Durchführung

- Patienten informieren und Material richten (☞ Abb. 21.39)
- Störende Kleidungsstücke ggf. ausziehen
- Bettlägerige Patienten in Rückenlage bringen. Bei mobilen Patienten die Versorgung z.B. im Stehen vor einem Spiegel trainieren
- Einmalhandschuhe anziehen, gebrauchten Beutel vorsichtig entfernen und in den Müll (nicht in die Toilette!) entsorgen
- Haut anschließend mit nassen, unsterilen Kompressen und Seife säubern. Dabei von der Umgebung zum Stoma hin arbeiten (☞ Abb. 21.48), um eine Ausscheidungs- und damit Keimverschleppung in das umliegende Hautgebiet zu vermeiden. Die Seife gründlich entfernen und die Haut mit einer trockenen Kompresse trocknen
- Haare in der Umgebung des Stomas mit einem Rasierapparat oder Einmalrasierer entfernen (wegen Allergiegefahr keine Enthaarungscremes benutzen), dabei wegen der möglichen Verletzungsgefahr vom Stoma weg rasieren.

☑ Die Rasur ist notwendig, da Haare im parastomalen Bereich beim Versorgungswechsel ausgerissen werden und eine Follikulitis hervorrufen können (☞ Tab. 21.52). Bei zu starkem Haarwuchs halten die Versorgungssysteme außerdem nicht auf der Haut

- Größe des Stomas bestimmen (☞ Abb. 21.41 und 21.42). Die Versorgung darf das Stoma weder einengen noch Haut zwischen Stoma und Stomaversorgung unbedeckt lassen (☞ Abb. 21.43). Die Haut ist unbedingt vor der Stuhlausscheidung zu schützen, um Hautirritationen vorzubeugen
- Narben und Hautunebenheiten mit Stomapaste ausgleichen
- Luft in den Beutel blasen, um ihn zu entfalten. Evtl. medizinische Kohle zur Geruchsdämmung in den Beutel geben
- Beutelsystem/Platte von unten nach oben faltenfrei anlegen und anstreichen. Bei bettlägerigen Patienten Beutel seitwärts anbringen, bei mobilen Patienten zur Leiste hin (☞ Abb. 21.49 – 21.51)
- Patienten anchließend bequem lagern
- Zum Abschluß die Materialien aufräumen bzw. entsorgen.

Versorgung des Ausstreifbeutels

- Einmalhandschuhe anziehen
- Verschlußklammer am Ausstreifbeutel öffnen und den Stuhl in eine Nierenschale oder ins Steckbecken abfließen lassen
- Beutel ausstreifen (Toilettenpapier, Kompressen oder Zellstoff verwenden)
- Beutelöffnung reinigen
- Beutel mit Klammer verschließen.

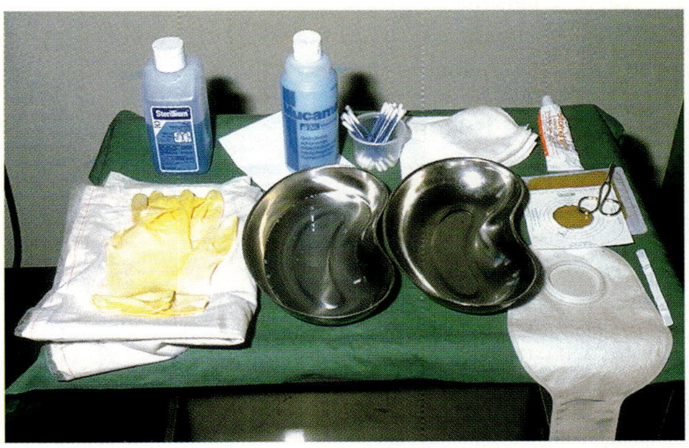

Abb. 21.39: Set zum Wechseln einer zweiteiligen Stomaversorgung. [K183]

☑ Grundsätzlich sollte bei der Reinigung eines Stomas auf folgende Dinge verzichtet werden:
- Öle, Salben, Cremes und Hautlotionen sind aufgrund ihrer rückfettenden Wirkung nicht geeignet, da die Beutelsysteme dann nicht haften
- Äther und Benzin trocknen die Haut aus, und die Beutelsysteme haften dann zu stark, was zu Hautirritationen führen kann
- Pflasterentferner, Reinigungslotionen etc. können Allergien auslösen
- Schwämme und Waschlappen sind Brutstätten für Bakterien und daher nicht zu verwenden.

Irrigation des Kolons

Unter **Irrigation** versteht man im medizinischen Sprachgebrauch die Spülung des Dickdarmes. Sie ist nur möglich bei Patienten mit einer endständigen Sigmoidostomie, bei der der größte Teil des Dickdarmes erhalten ist. Durch das retrograde Einbringen von maximal 1,5 l körperwarmen Wassers in den Darm wird eine Massenperistaltik und somit eine komplette Darmentleerung provoziert. Die Irrigation sollte täglich und immer zur gleichen Zeit durchgeführt werden. Ziel ist eine ausscheidungsfreie Zeit von 24 – 48 Stunden sowie das Fernhalten von Darmgasen für 12 – 24 Stunden. Eine Irrigation sollte nur nach Arztanordnung mit den im Handel befindlichen Irrigationssets (☞ Abb. 21.45) durchgeführt werden. Das Anleiten des Patienten erfolgt durch eine Stomatherapeutin.

Die Irrigation sollte nicht durchgeführt werden bei Stomakomplikationen (☞ Tab. 21.52), Diarrhoe, entzündlichen Darmerkrankungen, während und unmittelbar nach Bestrahlung und bei Allgemeinerkrankungen wie Herzinsuffizienz, Hypotonie, Niereninsuffizienz oder zerebralem Anfallsleiden.

Materialien zur Irrigation

- Irrigationsset (Wasserbehältnis mit Aufhängevorrichtung, Ableitungsschlauch mit Rollenklemme, Irrigationsbeutel in unterschiedlichen Längen, Klemme, Gürtel, evtl. Reinigungsbürste, Konus)
- Höhenverstellbarer Infusionsständer
- Gleitmittel, z.B. Vaseline
- Nierenschale mit Zellstoff
- Ggf. Einmalhandschuhe, ggf. Fingerling
- Ggf. Nachtstuhl
- Stomakappe/Abdeckpflaster
- Abwurf.

Vorbereitung des Patienten

- Patienten über Sinn, Methode, Materialien, Ablauf und Verhaltensmaßnahmen informieren
- Mit dem Patienten den Zeitpunkt für die Irrigation festlegen (fragen, zu welchem Zeitpunkt bisher die Stuhlentleerung des Patienten stattgefunden hat).

Vorbereitung des Raumes und der Materialien

- Kann der Patient die Irrigation noch nicht selbständig durchführen, muß ein Raum mit Toilette gewählt werden, der genügend Platz für zwei Personen und die benötigten Materialien bietet, z.B. das Badezimmer mit Toilette oder das Patientenzimmer mit Nachtstuhl
- Für Ruhe sorgen, da Hektik zu Verkrampfungen der Bauchmuskulatur führt
- Raumvorbereitung, ☞ Reinigungseinlauf 21.1.6
- Alle benötigten Materialien bereitstellen.

Durchführung

- Patienten auf die Toilette oder den Nachtstuhl setzen lassen (entspannte Haltung). Die Irrigation ist aber auch im Stehen möglich
- Handschuhe anziehen, Stomaversorgung entfernen und in den Müll entsorgen, Stoma reinigen, Handschuhe entsorgen
- Oben und unten zu öffnenden Irrigationsbeutel mit Gürtel am Stoma befestigen, geöffneten Beutelauslaß in die Toilette hängen
- Vor der ersten Irrigation: An einer Hand Handschuh anziehen, zusätzlich über den Mittel- oder Zeigefinger den Fingerling streifen und mit Vaseline einfetten. Dann den Darm austasten, um den Darmverlauf kennenzulernen, anchließend Fingerling und Handschuh entsorgen. Führt der Patient die Irrigation zum ersten Mal selbständig durch, sollte er dies ebenfalls tun
- Wasserbehältnis (mit Graduierung und Temperaturanzeige) bei geschlossener Rollenklemme mit 1,5 l (15 – 18 ml/kg Körpergewicht) körperwarmem Wasser füllen und am Infusionsständer befestigen. Schlauchsystem entlüften
- Eingefetteten Irrigationskonus durch die obere Beutelöffnung in das Stoma einführen, bis er dicht mit der Schleimhaut abschließt (er darf auf keinen Fall im Darm verschwinden) und mit dem Schlauchsystem verbinden
- Zum Anspülen 100 – 200 ml Wasser einfließen lassen, Konus entfernen und in eine Nierenschale ablegen. Anschließend die erste Entleerung der sich vor dem Stoma angesammelten Stuhlmenge abwarten und Konus wieder einführen. Fließt diese Wassermenge ohne Schwierigkeiten ein, so ist bei folgenden Irrigationen möglicherweise kein Anspülen nötig
- Restmenge (bzw. Gesamtflüssigkeitsmenge bei fehlender Anspülphase) aus dem kopfhoch hängenden Wasserbehältnis über ca. 10 Minuten in

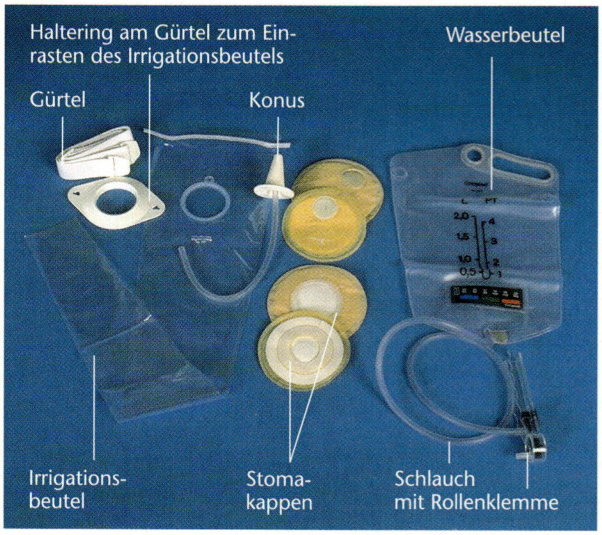

Abb. 21.40: Materialien zur Irrigation. [K183]

Versorgung eines frischen Sigmoidostomas [M148]

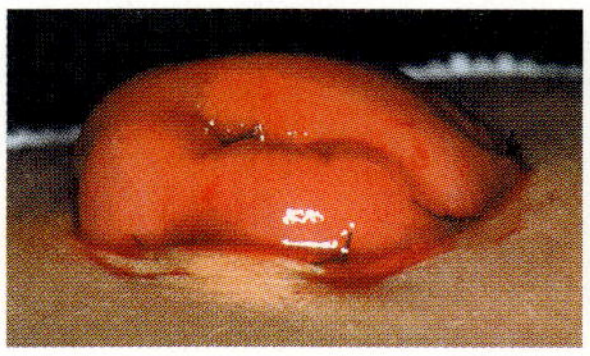

Abb. 21.41: Die Darmschleimhaut ist unmittelbar nach der Operation ödematös geschwollen. Nach Rückgang des Ödems sollte das Stoma etwa auf Hautniveau liegen.

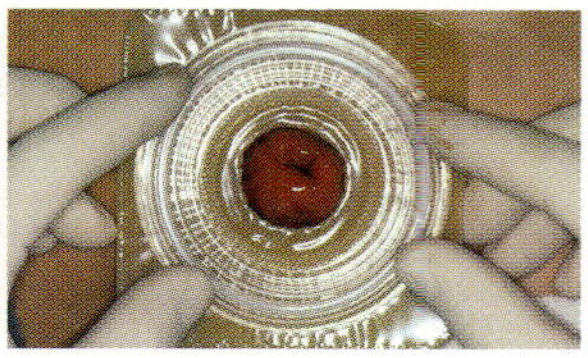

Abb. 21.42: Die Basisplatte wird entsprechend der Schablone ausgeschnitten. Sie kann jetzt aufgeklebt werden und umschließt genau das Stoma.

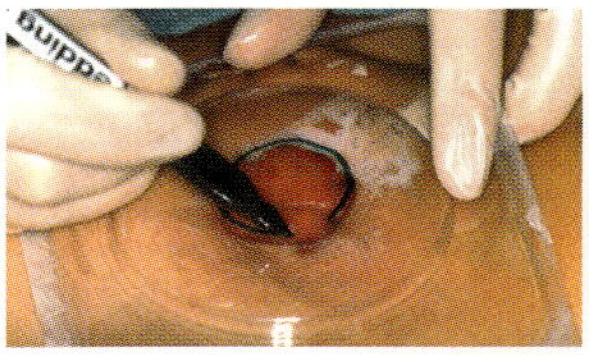

Abb. 21.43: Die Verpackung der Basisplatte dient als Schablone.

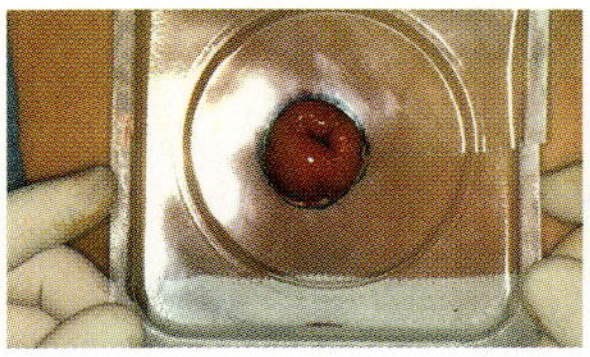

Abb. 21.44: Die Schablone wird nach dem Ausschneiden zur Kontrolle nochmals aufgelegt.

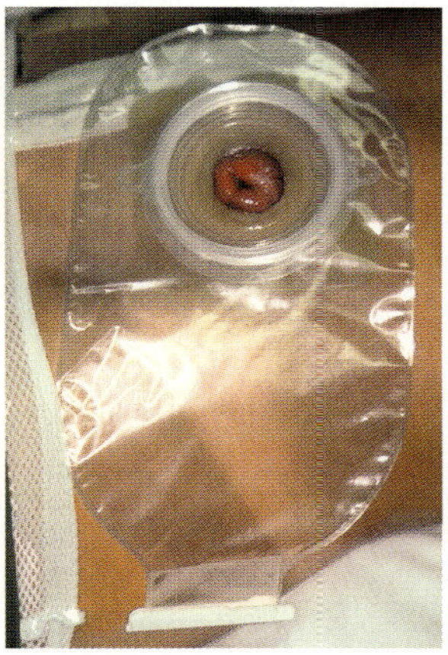

Abb. 21.45: Ein durchsichtiger Ausstreifbeutel wird mit der Auslaßrichtung zur Seite eingerastet.

den Darm einlaufen lassen. Dabei mit der einen Hand die Einlaufgeschwindigkeit durch die Rollenklemme regulieren, mit der anderen Hand den Konus festhalten

- Ist die Spülflüssigkeit eingelaufen, Rollenklemme des Schlauchsystems schließen und Konus für weitere 2 – 3 Minuten auf dem Stoma belassen, damit die Flüssigkeit nicht sofort ausgeschieden wird
- Konus entfernen (ihn dabei mit Zellstoff umfassen), den zuvor angezogenen Handschuh überstreifen und den Konus in den Müll entsorgen (bzw. ihn in der Nierenschale ablegen und später desinfizieren und reinigen, wenn er nochmals benutzt werden soll)
- Irrigationsbeutel oben schließen
- Hauptentleerung des Darmes abwarten (Dauer ca. 30 – 45 Min.)
- Untere Irrigationsbeutelöffnung mit Zellstoff und ggf. Reinigungsbürstchen säubern und mit einer Klemme verschließen
- Hat sich der Darm *vollständig* geleert (Erfahrungswert ca. 1/2 – 1 Std.), Irrigationsbeutel mit Handschuhen abnehmen, Stoma säubern und mit Abdeckpflaster oder Stomakappe verschließen
- Wasserbehältnis mit Schlauchsystem wiederaufbereiten oder in den Müll entsorgen
- Restliche Materialien entsorgen, Abstellflächen desinfizieren und reinigen.

☑ Es kann vorkommen, daß nach der Irrigation nur wenig Wasser wieder über das Stoma ausgeschieden wird. In diesem Fall wird das Wasser über die Darmwand resorbiert und über die Nieren ausgeschieden. Nur für den herz- und nierengesunden Patienten ist dies in der Regel gefahrlos. Daher ist eine sorgfältige Auswahl der Patienten für eine Irrigation unabdingbar!

Stomakomplikationen

Nach der Anlage von Enterostomata können akute und chronische Störungen und Komplikationenen auftreten (☞ Tab. 21.52).

Ernährung

Der Patient sollte ein Ernährungsprotokoll führen, um seine individuellen Reaktionen auf Nahrungsmittel auszutesten. So kann er herausfinden, welche Nahrungsmittel bei ihm z.B. zu Blähungen oder Verstopfung führen. Meist genügt das Führen eines Protokolls über 14 Tage. Sollte der Patient in der ersten Zeit nach der Operation ein Nahrungsmittel nicht vertragen, empfiehlt es sich, dieses Nahrungsmittel zu

Zweiteilige Stomaversorgung bei einem Kolostoma [K183]

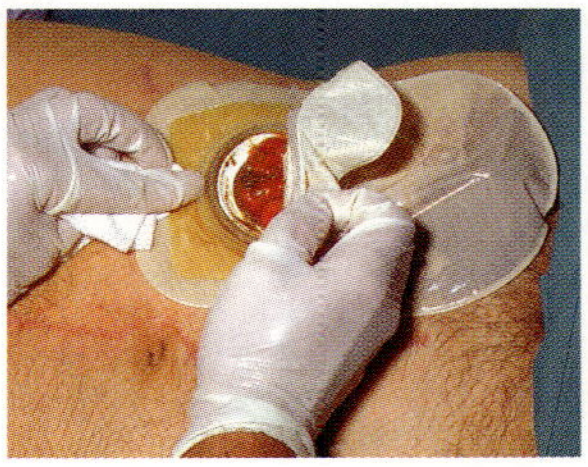

Abb. 21.46: Den prallgefüllten Stomabeutel von der Basisplatte lösen und entsorgen.

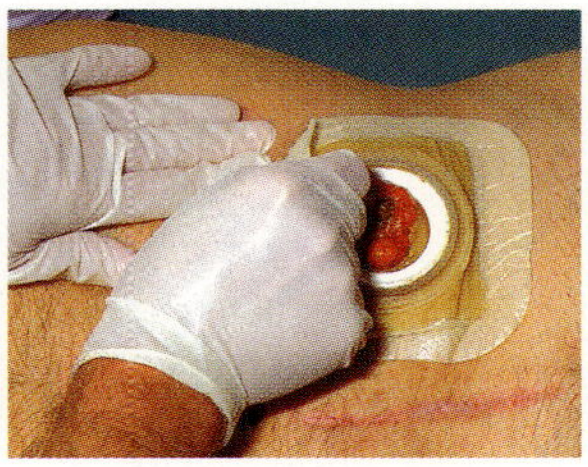

Abb. 21.47: Basisplatte von der Haut abziehen.

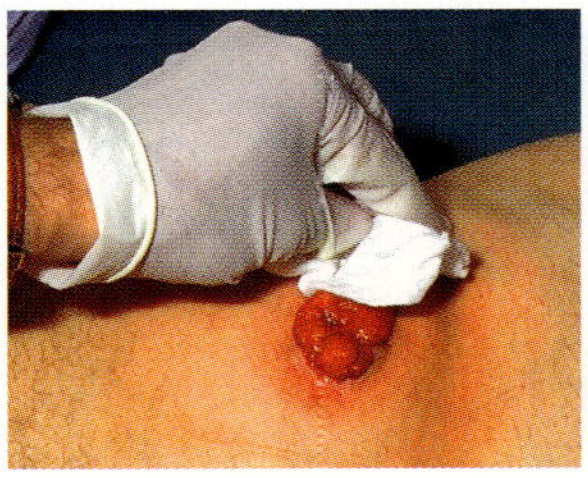

Abb. 21.48: Haut mit Seife reinigen und sorgfältig trocknen.

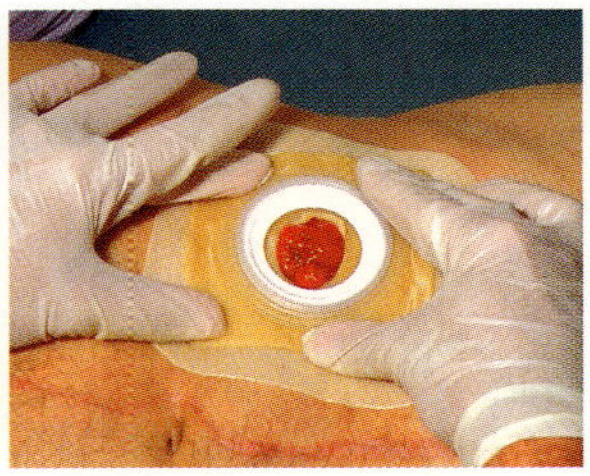

Abb. 21.49: Die neue Basisplatte anbringen ...

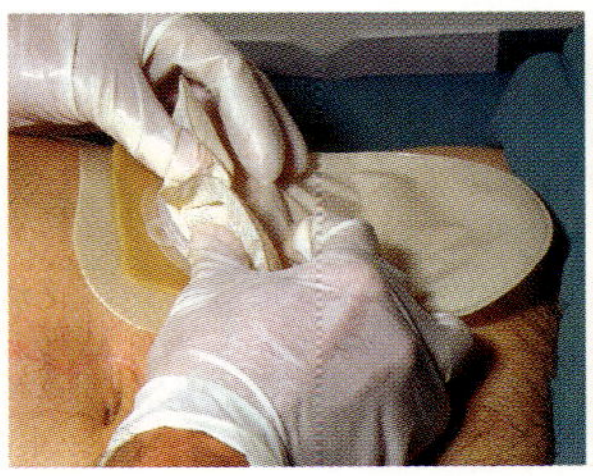

Abb. 21.50: ... und den frischen Beutel einrasten lassen.

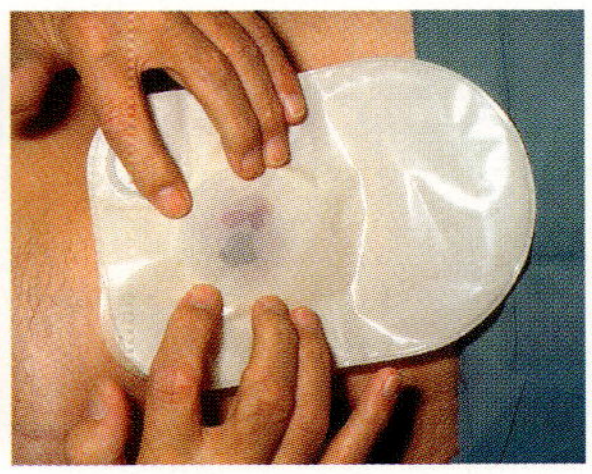

Abb. 21.51: Nach Vorführen des Beutelwechsels sollte der Patient rasch selber üben.

einem späteren Zeitpunkt nochmals auszutesten. Bei der Ileostomie sind Nahrungsmittel, die zu einer Stomablockade führen (☞ Tab. 21.53), zu vermeiden.

Psychische Situation des Patienten

Ein Stoma bedeutet für den Patienten – zusätzlich zu der Auseinandersetzung mit der zugrundeliegenden Erkrankung – eine schwere psychische Belastung. Die Veränderung des Körperschemas und die Tatsache, nicht mehr kontinent zu sein und seine Ausscheidungen sehen zu müssen, nehmen dem

Problem	Symptome	Ursachen (Bsp.)	Mögliche Maßnahmen
Blähungen		• Blähende Nahrungsmittel	• Beutel mit Kohlefilter • Bei zweiteiligem System: Beutel wechseln oder abnehmen, Luft entleeren und wieder anbringen
Geräusche bei Blähungen		• Blähende Nahrungsmittel	• Umstellen der Ernährung, Vermeiden blähender Nahrungsmittel
Hautirritation	Gerötete Haut, nässende Hautablösung	• Falsche Größe des Versorgungssystems • Mangelnde Hautpflege • Dauernder Kontakt des Plastikbeutels mit der Haut	• Beseitigung der Ursache • Verwendung eines zweiteiligen Systems oder eines Stoffüberzugs für den Beutel
Allergie	Rötung, Knötchen, Bläschen; Jucken, Brennen	• Überempfindlichkeit gegen Versorgungs- oder Pflegeartikel	• Umstellung der Versorgung
Follikulitis (Haarbalgentzündg.)	Punktförmige Pusteln	• Mechan. Reizung der Haarbälge nachgewachsener Haare im Stomabereich, kleine Wunde, Infektion	• Verwendung einer Hautschutzplatte bis zum Abheilen der Follikulitis • Regelmäßige Entfernung der Haare durch Rasur
Pilzinfektion	Punktförmige rote Papeln, die sich ausbreiten	• Hautentzündung • Ständige Feuchtigkeit/Schwitzen • Antibiotika, Diabetes	• Beseitigung der Ursache • Verwendung eines Antimykotikums nach Arztanordnung; als Spray oder Tinktur, keine Salben oder Cremes
Stomanekrose	Dunkelrote bis grauschwarze Stomaschleimhaut	• Mangelhafte Durchblutung (OP-bedingt) • Zu enge, starre Stomaversorgung	• Oberflächliche Schleimhautnekrose: Beobachtung • Tiefe Schleimhautnekrose: Operative Maßnahme, ggf. Neuanlage des Stomas
Stomaretraktion	Zurückziehen des Darmes unter Hautniveau	• Stomanekrose oder -abszeß • Traumatisch • Parastomale Hautmazeration	• Peritonitis-Gefahr! Deshalb evtl. Neuanlage des Stomas • Wenn Stoma schon eingeheilt ist (ca. 10. Tag postop.), Versorgung mit konvexem System
Stomablutung	(Postop.) größere Blutungen, kleinere Blutungen	• Fehlender Verschluß kleinerer Blutgefäße • Traumatisch • Rezidiv der Grunderkrankung	• Lokale Blutstillung, evtl. Nachoperation • Behutsame Reinigung • Nachuntersuchung • Beobachtung
Stomastenose	Verengung des Stomas, bleistiftförmige Stühle	• Folge von Komplikationen • Hautmazerationen, besonders, wenn Stoma in Hautniveau liegt • Erhebliche Gewichtszunahme	• Chirurgische Stomakorrektur
Stomaprolaps	Vorfall des Darmes	• Unzureichende operative Fixation • Intraabdomineller Druck zu hoch • Zu große Beutelöffnung	• Reposition des Darmes • Anlegen der Stomaversorgung im Liegen • Anbringen einer Prolapskappe • Relaparotomie mit erneuter Stomafixation
Parastomale Hernie	Vorwölbung der parastomalen Bauchdecke; tastbare Bruchpforte	• Chirurgisch: z.B. Stomaanlage in die Laparatomienarbe, zu große Durchtrittspforte • Intraabdomineller Druck zu hoch	• Verpflanzung des Stomas an eine andere Stelle und primärer Verschluß der Hernie • Anpassung eines Mieders mit einer Aussparung für die Stomaversorgung
Schleimhautveränderungen	Warzenähnliche Veränderungen, leicht blutend		• Bei Pseudopolypen Kontrolle, bei Rezidiven Nachresektion mit Nachbehandlung
Stomablockade (bei Ileostoma)	Keine Ausscheidung, krampfartige Schmerzen, Blähbauch	• Diätfehler bei Ileostomieträgern • Verlegung der Stomaöffnung durch unverdauliche Speisen, z.B. Pilze, Nüsse, Spargel	• Freispülen der Stomablockade mit isotoner Kochsalzlösung durch den Arzt (Perforationsgefahr), bei ausbleibendem Erfolg Operation • Aufklärung von Ileostomieträgern
Parastomaler Abszeß	Rötung, Schmerz, Fieber	• Perioperative Infektion • Mangelnde Stomahygiene	• Inzision, evtl. Stomaverlegung
Diarrhoe	Dünnflüssige Stühle	• Ernährungsfehler	• Hautschutzplatte mit Ausstreifbeutel verwenden • Flüssigkeits- und Elektrolytersatz • Stopfende Nahrungsmittel geben

Tab. 21.52: Versorgungsprobleme und Komplikationen von Enterostomata, ihre häufigsten Ursachen und mögliche Therapiemaßnahmen. [B200]

Häufige Wirkung	Nahrungsmittel
Abführend	Spirituosen, Bier, Obst und Milch (roh), Kaffee, stark gewürzte und fette Speisen, Sauerkraut
Stopfend	Schokolade, Rotwein, Weißbrot, Kartoffeln, Teigwaren
Geruchshemmend	Spinat, grüner Salat, Petersilie, Joghurt
Geruchserzeugend	Fleisch, Fisch, Zwiebel, Knoblauch, Käse
Blähend	Bier, Zwiebeln, Kohl, frisches Brot, kohlesäurehaltige Getränke
Blähungshemmend	Preiselbeeren, Joghurt

Tab. 21.53: Häufige Wirkungen bestimmter Nahrungsmittel auf die Stuhlbeschaffenheit bei Stomaträgern. [B200]

Patienten häufig sein Selbstvertrauen. Minderwertigkeitsgefühle sind leicht die Folge. Hier sind die Pflegenden im besonderen Maße gefordert. Der Patient beobachtet genau, wie sie sich im Umgang mit ihm verhalten. Besonders die Versorgung des Stomas – einer für den Patienten sehr intimen Angelegenheit – bedarf großen Einfühlungsvermögens, Geduld, Verständnis sowie immerwährender Gesprächsbereitschaft. Durch den ersten positiven Kontakt mit den Pflegenden wird der Patient in die Lage versetzt, sich weiteren Kontakten zu öffnen. Nur die allmähliche Akzeptanz des Stomas und die eigenständige Versorgung ermöglichen dem Patienten, wieder ein normales Leben zu führen, wenn auch unter veränderten Bedingungen.

Patienteninformation

Bis zur Entlassung des Patienten müssen alle anstehenden Fragen besprochen werden, v.a. bezüglich:

- Der Versorgung des Stomas
- Der Ernährung
- Sportlicher Aktivitäten
- Der beruflichen Rehabilitation
- Fragen der Sexualität.

Der Patient darf nicht mehr als 10 kg heben, um Stomakomplikationen (☞ Tab. 21.52) zu vermeiden. Da sich dem Stomaträger viele praktische Fragen erst zu Hause stellen, wird er bei seiner Entlassung mit ausreichendem Informationsmaterial versorgt:

- Broschüren über das Versorgungssystem
- Kontaktadresse der ILCO
- Anschriften von Stomatherapeuten
- Bezugsquellen für die Pflegemittel
- Beschreibung seiner individuellen Versorgung.

21.2 Hauptbeschwerden des Patienten mit Magen-Darm-Erkrankungen

Stuhlinkontinenz, ☞ *7.9.4*

21.2.1 Übelkeit und Erbrechen

Übelkeit *(Nausea)* und **Erbrechen** *(Emesis, Vomitus)*: Zum Symptomenkomplex fast aller gastroenterologischer Erkrankungen gehörend, vor allem des Akuten Abdomens (☞ 21.2.4), der akuten Gastritis (Magenschleimhautentzündung, ☞ 21.5.2) oder Gastroenteritis (☞ 28.5.6) sowie Magen- und Darmgeschwüren (☞ 21.5.3).

Pathophysiologie des Erbrechens, ☞ *7.9.5;*
Beobachtung des Erbrechens, ☞ *7.9.5;*
Pflege bei Erbrechen, ☞ *7.9.5*

Übelkeit und Erbrechen können jedoch auch zahlreiche Ursachen außerhalb des Magen-Darm-Traktes haben, z.B.:

- (Virale) Infektionskrankheiten (☞ 28.6)
- Herzinsuffizienz (*Stauungsgastritis,* ☞ 18.5.1) oder Herzinfarkt (☞ 18.5.2)
- Stoffwechselerkrankungen und -entgleisungen, z.B. diabetische Ketoazidose (☞ 23.6.3)
- Vergiftungen, (☞ 38.5.3, z.B. durch Alkohol, Digitalisglykoside, ☞ Pharma-Info 18.41, oder Meningitis)
- Neurologische Erkrankungen (z.B. erhöhter Hirndruck, Meningitis, ☞ 35.9.1)
- Psychisch als Reaktion auf Ekelgefühle, Schmerzen, Angst und Aufregung
- Frühschwangerschaft.

Am häufigsten treten Übelkeit und Erbrechen bei Krankenhauspatienten als Nebenwirkungen von Medikamenten auf!
Hier eine Auswahl von Medikamenten, bei deren Einnahme solche Nebenwirkungen häufig sind:

- Nichtsteroidale Antiphlogistika (Pharma-Info 25.16)
- Glukokortikoide (Pharma-Info 23.47)
- Morphin und Opioide (Pharma-Info 16.7)
- Zytostatika (24.5.1)
- Antibiotika (Pharma-Info 28.24)
- Glykoside (Pharma-Info 18.41)
- Diuretika (Pharma-Info 31.82)
- Orale Antidiabetika (23.6.7)
- Eisen (24.6.2)
- Theophyllin (Pharma-Info 20.39)
- Weibliche Sexualhormone (Pharma-Info 32.77)
- L-Dopa (35.10.1).

Die Zahlen in Klammern beziehen sich auf das jeweilige Buchkapitel bzw. Pharma-Info.

Bei langandauerndem Erbrechen drohen insbesondere *Dehydratation* (☞ 31.13.2) und *Elektrolytverschiebungen* (infolge des Verlusts v.a. von H^+- und Cl-Ionen), die in Extremfällen zu Herzrhythmusstörungen bis hin zum Herzstillstand führen können.

Hauptpfeiler der symptomatischen **Therapie** bei Erbrechen ist der (intravenöse) Flüssigkeits- und Elektrolytersatz (Pflege bei Infusionstherapie ☞ 10.5.5). Oft wird auch eine *medikamentöse* Behandlung mit **Antiemetika** eingeleitet. Besonders häufig werden Metoclopramid (z.B. Paspertin®), Triflupromazin (z.B. Psyquil®) und Dimenhydrinat (z.B. Vomex®) verwendet. Bei schwerem Erbrechen, z.B. unter Zytostatikatherapie, ist eine Kombination mehrerer Präparate oft sinnvoll.

Bei Verdacht auf eine Vergiftung Erbrochenes für die toxikologische Analyse aufheben.

21.2.2 Dysphagie

Dysphagie *(Schluckbehinderung, Schluckbeschwerden)*: Schluckstörung mit Druckgefühl oder Schmerzen hinter dem Sternum oder im Oberbauch.

Bei der **oropharyngealen Dysphagie** bereitet der Weitertransport der zerkleinerten Nahrung aus dem Mund Probleme, z.B. bei einer akuten Mandelentzündung oder Tumoren im Rachenraum.

Bei der **ösophagealen Dysphagie** handelt es sich um eine Passagebehinderung im Ösophagus, die häufig mit einem Würgereiz sowie Erbrechen verbunden ist.

Ursachen können Ösophagusstenosen, z.B. durch Karzinome, Divertikel (☞ 21.4.4), Fremdkörper, Hiatushernien (☞ 21.4.3), Ösophagusachalasien (neuromuskuläre Störungen der glatten Muskulatur) oder Lähmungen sowie Spasmen der Schluckmuskulatur sein. In seltenen Fällen ist eine Dysphagie psychogen bedingt.

☑ *Jede* Form der Dysphagie ist ein Alarmsymptom und muß diagnostisch geklärt werden (☞ 21.3).

Ösophagus- oder Gastroskopie (☞ 21.3.4) sowie eine Röntgenaufnahme mit Barium-Breischluck (☞ 21.3.3) klären meist die Ursache der Dysphagie. Die Therapie richtet sich nach der Grundkrankheit.

21.2.3 Blähungen

Blähungen *(Meteorismus):* Übermäßige Füllung von Magen und Darm mit Luft oder anderen Gasen.

Häufigste Ursachen von Blähungen sind der Verzehr blähender Nahrungsmittel (z.B. Hülsenfrüchte, Zwiebeln, Kohl), die Zufuhr kohlensäurehaltiger Getränke oder eine habituell vermehrte Gasproduktion durch Darmbakterien und Luftschlucken **(Aerophagie)**.

Blähungen können aber auch Zeichen einer Krankheit sein, z.B. einer Malassimilation (☞ 21.6.4), einer Leberzirrhose (☞ 22.4.6) und einiger Darmerkrankungen.

Entsprechend der Ursachen hilft bei „normalen" Blähungen eine Umstellung der Ernährungsgewohnheiten. Kleine Bissen sowie langsames und gründliches Kauen verhindern übermäßiges Luftschlucken. Blähende Nahrungsmittel sollten gemieden und nur kohlensäurefreie Getränke getrunken werden. Als Teeaufguß zubereitete Kräuter (z.B. Kümmel, Pfefferminz, Fenchel, Zimtnelke, Ingwer) lindern zusätzlich die Beschwerden. Nur in seltenen Fällen ist eine medikamentöse Therapie, vorzugsweise mit dem „Antischaummittel" Simethicon (z.B. Sab simplex®, Lefax®) erforderlich.

21.2.4 Akutes Abdomen

Akutes Abdomen *(akuter Bauch):* Alle akuten Bauchschmerzen, die unverzügliche Diagnostik erfordern. Oft liegt eine lebensbedrohliche Erkrankung zugrunde.

Wichtige *Ursachen* eines Akuten Abdomens sind:

- Peritonitis (Bauchfellentzündung, ☞ 21.8.2)
- Verschluß von Hohlorganen (z.B. des Darms bei mechanischem Ileus, ☞ 21.6.2, oder der Gallenblase durch Gallensteine, ☞ 22.5.3)
- Entzündung von Bauchorganen (z.B. bei akuter Appendizitis, ☞ 21.6.6, oder akuter Pankreatitis, ☞ 22.6.2)
- Blutungen (z.B. Blutungen aus Magen- oder Darmulzera, ☞ 21.5.3)
- Akute Durchblutungsstörungen (z.B. Mesenterialarterieninfarkt, ☞ 19.6.4).

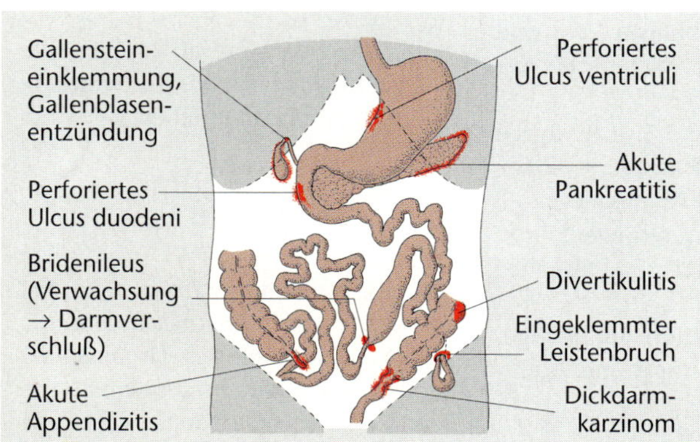

Abb. 21.54: Häufigste Ursachen des Akuten Abdomens. [L190]

Auch Erkrankungen außerhalb des Magen-Darm-Traktes, sogar außerhalb der Bauchhöhle, können ein gleichartiges klinisches Bild hervorrufen:

- Herzinfarkt (☞ 18.5.2), Pleuritis (☞ 20.11.1), Pneumonie (☞ 20.5.3) und Aortenaneurysmen (☞ 19.6.4)
- Nierenerkrankungen (☞ Kapitel 31)
- Bandscheibenvorfall und Wirbelkörperfraktur
- Stoffwechselentgleisungen, insbesondere eine diabetische Ketoazidose (*Pseudoperitonitis*, ☞ 23.6.3)
- Hodentorsion (☞ 31.10.3)
- Gynäkologische Erkrankungen.

Diagnostik

☑ Rasche Diagnostik kann lebensrettend sein!

Bei der *körperlichen Untersuchung* achtet der Arzt insbesondere auf eine **Abwehrspannung** („bretttharter Bauch") als Zeichen einer Bauchfellentzündung, auf Darmgeräusche (Peristaltik) und Blähungen. Unbedingt erforderlich ist eine rektale Untersuchung (☞ 21.3.1). Bei Frauen kann eine gynäkologische (Konsiliar-)Untersuchung notwendig sein.

☑ Schmerzcharakter und Schmerzverlauf als Hinweis auf die mögliche Ursache:

- *Kontinuierlich zunehmender Schmerz* bei Entzündung: Appendizitis, Cholezystitis, Pankreatitis, Divertikulitis, Ulkuspenetration, Peritonitis
- *Kolikartiger Schmerz* mit schmerzfreien Intervallen: z.B. Gallensteinkolik, Uretersteinkolik, mechanischer Ileus
- *Perforationsschmerz:* Hochakuter Beginn, später zusätzlich Peritonitiszeichen
- *Darmischämieschmerz:* Hochakuter Beginn, dann für Stunden relative Schmerzbesserung („fauler Friede"), später zusätzlich Peritonitis. Bei Strangulation einer Dünndarmschlinge und Mesenterialinfarkt
- *Schmerzausstrahlung:* In die rechte Schulter bei Cholezystitis und Extrauteringravidität; in Penis, Skrotum oder Labien bei Ureterstein; in den Rücken bei Pankreatitis und perforiertem Bauchaortenaneurysma.

Nach der klinischen Untersuchung ist oft noch keine sichere Diagnose möglich. Folgende Untersuchungen gelten dann als Screening-Programm und dienen gleichzeitig der Operationsvorbereitung:

- Blut- und Urinuntersuchungen
- Sonographie des Abdomens
- EKG
- Röntgen-Thorax in zwei Ebenen und Abdomenübersichtsaufnahme.

Behandlungsstrategie

Pflege

Die **Erstmaßnahmen** beim akuten Abdomen umfassen:

- Nahrungs- und Flüssigkeitskarenz
- Bettruhe
- I.v.-Zugang zur Volumengabe (Kreislauf stabilisieren)
- Bei V.a. mechanischen Ileus Magen-, Dünndarmsonde
- Sofortige Operation bei lebensbedrohlichem Geschehen, z.B. massiver Blutung oder anhaltendem heftigem Schmerz seit mehr als sechs Stunden bei bis dahin gesundem Patienten.

> Vor Klärung der Ursache dürfen keine Analgetika (schmerzstillende Medikamente) oder Spasmolytika (krampflösende Medikamente) verabreicht werden, da sonst die Symptome und damit die Schwere der Erkrankung verschleiert werden.

Die **Aufgaben der Pflegenden** umfassen vor allem:

- Ggf. den Patienten für die Operation vorbereiten
- Alle Maßnahmen durchführen, die bei strenger Bettruhe des Patienten notwendig sind (Prophylaxen, Körperpflege im Bett, usw.)
- Auf das Einhalten der Nahrungs- und Flüssigkeitskarenz achten
- Infusionen anhängen und überwachen
- Ggf. Blasenkatheter legen (☞ 31.2.2)
- Ggf. Magensonde legen (lassen)
- Ggf. Sauerstoff nach Absprache mit dem Arzt verabreichen (☞ 20.2.1)
- Evtl. Patienten beim Erbrechen unterstützen.

Krankenbeobachtung

- Allgemeinzustand des Patienten, Vitalzeichen
- Flüssigkeitsbilanz (☞ 7.9.1)
- Evtl. ZVD (☞ 18.2.2)
- Stuhlgang, Miktion
- Erbrechen
- Schmerzcharakter und -verlauf.

21.2.5 Hämatemesis und Teerstuhl

> **Hämatemesis:** Bluterbrechen infolge **oberer Gastrointestinalblutung** mit Blutungsquelle in Ösophagus, Magen oder Duodenum. Entweder „kaffeesatzartig“ (braun-schwarz) durch Kontakt des Blutes mit der Salzsäure des Magens oder hellrot (frisches Blut) bei sehr starker Blutung oder Blutungsquelle im Ösophagus (Ösophagusvarizenblutung, ☞ 22.4.6).
>
> **Teerstuhl** *(Meläna):* Durch Hämoglobinabbauprodukte schwarz gefärbter, glänzender Stuhl mit klebriger Konsistenz. Auftreten einige Stunden nach einer Blutung im Magen oder den oberen Darmabschnitten.

Hämatemesis und Teerstuhl sind Leitsymptome der *oberen* Gastrointestinalblutung, die am häufigsten durch blutende Ulzera (☞ 21.5.3), eine erosive Gastritis (☞ 21.5.2), Ösophagusvarizen (☞ 22.4.6) oder ein **Mallory-Weiss-Syndrom** (Längseinrisse der Ösophagusschleimhaut nach starkem Erbrechen, vor allem bei chronischen Alkoholikern) bedingt ist. Eine Blutung aus *tieferen* Darmabschnitten (z.B. bei Hämorrhoiden, Darmpolypen, -karzinomen oder -entzündungen) zeigt sich dagegen durch dunkel- oder hellrote Blutbeimischungen zum Stuhl oder Blutauflagerungen auf dem Stuhl, die auch als **Blutstuhl** bezeichnet werden (*blutiger Durchfall,* ☞ 21.2.6).

> Nicht jeder dunkel oder schwarz gefärbte Stuhl ist durch eine Blutung bedingt (☞ 7.9.2, Beobachtung des Stuhls).

Zur Ursachenklärung ist nach Kreislaufstabilisierung eine möglichst frühzeitige Notfallendoskopie angezeigt, bei der sich die Blutung evtl. gleichzeitig stillen läßt (z.B. durch die endoskopische Sklerosierung, ☞ 22.4.6). Gelingt die Blutstillung nicht, ist eine sofortige Operation erforderlich (Ausnahme: Bei Ösophagusvarizen kann auch eine konservative Blutstillung über Ösophaguskompressionssonden, ☞ 21.1.3, erfolgen).

> **Notfall! Obere Gastrointestinalblutung**
>
> Auch wenn die meisten gastrointestinalen Blutungen (zunächst) von selbst aufhören, ist jede Blutung potentiell lebensbedrohlich (Letalität insgesamt ca. 10%) und erfordert von den Pflegenden ein schnelles und sicheres Vorgehen:
>
> - Patienten Bettruhe, Nahrungs- und Flüssigkeitskarenz einhalten lassen
> - Auch bei scheinbar stabilem Zustand den Patienten ständig beobachten auf: Puls, RR, Atmung, Bewußtsein, Stuhl- und Urinausscheidung (evtl. Blasenkatheter legen, ☞ 31.2.2). Bei Hautblässe, Kaltschweißigkeit, Pulsanstieg und Blutdruckabfall Schockbehandlung einleiten (☞ 38.5.1) und Arzt benachrichtigen
> - Mindestens zwei großlumige Venenverweilkanülen legen und Notfallabor abnehmen lassen (BB, Gerinnung, Leberwerte, Ammoniak, Kreatinin, Elektrolyte, BZ, Blutgruppe, Kreuzblut). 4 – 6 Erythrozytenkonzentrate sowie 2 FFP *(Fresh Frozen Plasma,* ☞ 24.5.6) bestellen
> - Infusionen anhängen und überwachen
> - Blutverlust möglichst exakt dokumentieren. Hb und Hkt alle vier Stunden kontrollieren
> - Evtl. Magensonde legen (lassen)
> - Psychische Situation des Patienten berücksichtigen (Lebensgefahr!)

21.2.6 Diarrhoe

> **Diarrhoe** *(Durchfall):* Mehr als drei ungeformte, dünnflüssige Stühle täglich. Je nach zeitlichem Verlauf Unterscheidung zwischen **akuter** und **chronischer** (länger als einen Monat anhaltender) **Diarrhoe.**

Häufige Ursachen für **akute Diarrhoen** sind:

- Bakterielle oder virale Magen-Darm-Infektionen (☞ 28.5.6, 28.5.7)
- Lebensmittelvergiftungen (☞ 28.5.6)
- Einnahme von Arzneimitteln mit abführender Wirkung (z.B. Abführmittel, Antibiotika)
- Psychische Einflüsse, z.B. Angst.

Chronische Diarrhoen sind oft „funktionell" bedingt, d.h. es kann trotz Untersuchung keine Ursache gefunden werden. Seltene Ursachen sind z.B. Malabsorption (☞ 21.6.3) oder Darmtuberkulose.

Blutige Diarrhoen beginnen oft akut, ziehen sich aber unbehandelt – je nach Ursache – oft über Wochen hin. Ursachen hierfür sind:

- Schwere Magen-Darm-Infektionen, z.B. mit Campylobacter, Shigellen, Salmonellen, im Krankenhaus nicht selten auch eine **pseudomembranöse Kolitis** als Arzneimittel-Nebenwirkung, bei der das Bakterium *Clostridium difficile* die Darmflora überwuchert (☞ 28.5.6)
- Divertikulitiden (☞ 21.6.7) oder chronisch-entzündliche Dickdarmerkrankungen (☞ 21.6.5)
- Einengende Karzinome (☞ 21.6.10) und Polypen (☞ 21.6.9)
- Alle übrigen Ursachen des Teerstuhls (☞ 21.2.5).

Begleitsymptome der Diarrhoe sind z.B. krampfartige Bauchschmerzen, Exsikkose, Elektrolytverlust, körperliche Schwäche, Appetitlosigkeit und evtl. Fieber.

Neben einer ausführlichen *Anamnese* und *körperlichen Untersuchung* des Patienten ist eine Inspektion des Stuhls unverzichtbar. Bei blutigem Stuhl und längerdauerndem Durchfall werden *Stuhlproben* mikrobiologisch untersucht (☞ 21.3.2). Bei einigen Durchfallerkrankungen können mit *serologischen Methoden* Antikörper gegen den Erreger (z.B. Amöben) nachgewiesen werden. Eine Rekto-, Sigmoido- und/oder Koloskopie mit Biopsie sowie ein Kolonkontrasteinlauf zur röntgenologischen Darstellung des Darms schließen sich bei unklaren Fällen chronischen Durchfalls an.

Therapie und Pflege entsprechen den Maßnahmen bei infektiöser Diarrhoe (☞ 28.5.6).

Stuhlinkontinenz, ☞ *7.9.4*

21.2.7 Obstipation

Obstipation *(Konstipation, Stuhlverstopfung):* Verzögerte Darmentleerung, die sich durch geringe Stuhlfrequenz (alle 3 – 4 Tage) und harte Stuhlkonsistenz zeigt.

Pflege bei Obstipation und Obstipationsprophylaxe, ☞ *7.9.2*

Ursachen einer **akuten Obstipation** sind z.B.:

- Kolonkarzinome oder -polypen, die das Darmlumen einengen
- Erkrankungen der Analregion (z.B. Analfissuren), so daß die Defäkation schmerzhaft ist und deswegen unterdrückt wird
- Peristaltikstörungen nach Operationen oder bei Koliken
- Erkrankungen, die mit Fieber einhergehen.

Eine **chronische Obstipation** ist vor allem bedingt durch ballaststoffarme Kost, Mangel an körperlicher Bewegung, Schwangerschaft (wegen hormoneller Umstellung) und endokrinologische Erkrankungen (z.B. Diabetes mellitus, Hypothyreose). Einige Medikamente wie Opioide, Sedativa oder Diuretika, besonders häufig aber ein Laxantienabusus (☞ Pharma-Info 21.55) führen ebenfalls zur chronischen Obstipation.

Liegt der chronischen Obstipation keine organische Ursache zugrunde, spricht man von **habitueller Obstipation.**

Pharma-Info 21.55 Laxantien

Laxantien *(Laxanzien, Abführmittel):* Medikamente zur Beschleunigung des Nahrungstransports im Darm und der Darmentleerung.

Notwendig sind Laxantien nur in wenigen Fällen, etwa bei Patienten, die während der Defäkation nicht pressen dürfen (z.B. nach einem Herzinfarkt) oder zur Darmreinigung vor Eingriffen. Auf keinen Fall dürfen Laxantien bei unklaren Bauchschmerzen, Ileus (☞ 21.6.2) oder Akutem Abdomen (☞ 21.2.4) gegeben werden.

Quellmittel *(Füllmittel, Ballaststoffe)* sind nicht resorbierbare Substanzen, die im Darm aufquellen, so die Darmwand dehnen und reflektorisch zu einer Anregung der Darmperistaltik führen. Die wichtigsten Vertreter sind Agar-Agar, Weizenkleie und Leinsamen (z.B. Linusit®). Vielfach wird auch Lactulose (z.B. Bifiteral®) dazu gezählt. Quellmittel müssen immer mit reichlich Flüssigkeit eingenommen werden, da sie sonst im Darm verkleben und in Extremfällen zu einem mechanischen Ileus (☞ 21.6.3) führen können.

Gleitmittel wirken durch ihren „Schmiereffekt". Sie werden selten eingesetzt. Paraffinöl (z.B. Sanato-Lax® und in Agarol®) wird oral verabreicht. Glyzerinpräparate als Zäpfchen oder Klysma (z.B. Glycilax®) erleichtern die Stuhlentleerung, bei hartem Stuhl im Rektum.

Osmotische Abführmittel enthalten Sulfationen (z.B. „Glaubersalz", „Bittersalz"), Mannit oder Sorbit. Diese nur schwer resorbierbaren Substanzen halten *osmotisch* Wasser im Darm zurück und steigern wie die Quellmittel die Peristaltik. Auch sie müssen bei oraler Gabe mit reichlich Flüssigkeit gegeben werden.

Präparate zur rektalen Anwendung sind z.B. Practo-Clyss® oder 1 x Klysma salinisch®.

Schleimhautreizende Laxantien hemmen über eine Irritation der Darmschleimhaut die Resorption von Natrium und Flüssigkeit und fördern gleichzeitig die Absonderung anderer Elektrolyte wie Kalium und Kalzium in den Darm. Am bekanntesten sind **Anthrachinone,** die etwa in Aloe (z.B. in Rheogen®) und Sennesblättern (z.B. Bekunis®, Liquidepur®, Agiolax®) enthalten sind, **Rizinusöl**, **Bisacodyl** (z.B. Dulcolax®) und **Natriumpicosulfat** (z.B. Laxoberal®). Bei Dauereinnahme drohen schwerwiegende Nebenwirkungen wie Hypokaliämie mit Verstärkung der Obstipation (☞ 31.13.3), Osteoporose durch Kalziummangel, Darmatrophie, **Melanosis coli** (Schwarzpigmentierung der Dickdarmschleimhaut) und Leberschäden.

Abführmittel sollten nur in Absprache mit dem behandelnden Arzt gegeben werden.

Begleitend können krampfartige Schmerzen bei der Stuhlentleerung *(Tenesmen)*, Bauchschmerzen, Völlegefühl, Appetitlosigkeit und ein aufgeblähter Bauch hinzutreten.

☑ Jede plötzlich einsetzende Obstipation ist verdächtig auf ein Dickdarmkarzinom, insbesondere wenn ein Wechsel von Obstipation und Diarrhoe, Blutauflagerungen auf dem Stuhl und/oder unfreiwilliger Stuhlabgang mit Winden hinzutreten. Sie muß immer diagnostisch abgeklärt werden.

Evtl. lassen sich bei der *körperlichen Untersuchung* Resistenzen (Widerstände, Verhärtungen) im Abdomen tasten. Nach der *Inspektion* der Analregion folgt die *digitale Untersuchung* des Rektums, durch die sich immerhin 30% der Rektum-Karzinome ertasten lassen, sowie *Sonographie* und *Rekto-* und/oder *Koloskopie*.

Bei organisch bedingter Obstipation steht die Behandlung der Grunderkrankung im Vordergrund, bei habitueller Obstipation körperliche Bewegung und eine Ernährungsumstellung (mit ausreichender Menge an Flüssigkeit). **Laxantien** *(Abführmittel)* dürfen nur für kurze Zeit verabreicht werden, da in der Regel ein Gewöhnungseffekt eintritt. Vorübergehend verschaffen **Klistiere** oder **Darmeinläufe** bzw. **-spülungen** (☞ 21.1.6) dem Betroffenen Erleichterung.

21.3 Gastroenterologische Diagnostik

21.3.1 Anamnese und körperliche Untersuchung

Die **Anamnese** bei Verdacht auf Magen-Darm-Erkrankungen bezieht sich schwerpunktmäßig auf Appetit, Gewichtsverlust ohne Diätanstrengung, Schmerzen, Übelkeit oder Erbrechen, Stuhlgang, Blähungen und Windabgang. Die **körperliche Untersuchung** umfaßt *Inspektion*, *Palpation* und *Perkussion* sowie *Auskultation* des Abdomens. Unverzichtbar ist die *rektale Untersuchung*. Beurteilt werden der Analring, der Sphinktertonus, die Schleimhautverhältnisse, der Zustand

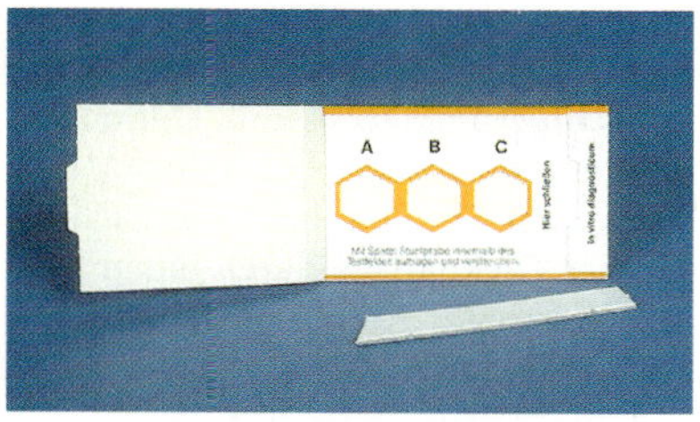

Abb. 21.56: Testbrief für okkultes Blut im Stuhl mit Spatel. [K183]

der Rektumampulle und bei Männern die Prostata.

☑ Die Inspektion von Urin, Stuhl, Erbrochenem oder anderen Sekreten kann wertvolle Hinweise liefern, weil die Beschreibungen durch den Patienten oft unzulänglich sind.

21.3.2 Stuhluntersuchungen

Inspektion des Stuhls, ☞ *7.9.2*

Nachweis okkulten Blutes im Stuhl

Die sicherlich häufigste Stuhluntersuchung ist die Untersuchung des Stuhles auf *okkultes* (d.h. mit dem bloßen Auge nicht sichtbares) Blut zur Frühdiagnose kolorektaler Karzinome (☞ 21.6.10).

Zum Nachweis okkulten Blutes im Stuhl werden von zwei Seiten zu öffnende Testbriefe, z.B. Hemo-Fec-Test®, Hämoccult® oder Faecanostik®, verwendet. Auf der Seite, die vom Patienten zu öffnen ist, befinden sich zwei bis drei Felder. Auf diese Felder trägt der Patient mit den beigefügten Spateln Proben aus verschiedenen Stuhlabschnitten auf und verschließt den Testbrief.

Der Brief wird mit Patientenetikett, Datum der Stuhlprobe und Stationsbezeichnung versehen in das Labor gebracht. Hier wird die andere Seite des Briefes geöffnet und mit einer Testlösung beträufelt, die sich bei einem positiven Befund verfärbt. In manchen Häusern fällt dies auch in den Aufgabenbereich der Pflegenden.

Am besten erhält der Patient alle drei beschrifteten Testbriefe zusammen ausgehändigt und gibt sie einzeln sofort nach der Probenentnahme zurück.

☑ Da nicht nur das im Blut enthaltene menschliche Hämoglobin, sondern auch tierischer Blutfarbstoff und bestimmte pflanzliche Substanzen ein positives Testergebnis verursachen können, sollte zur Vermeidung falsch positiver Ergebnisse in den drei Tagen vor Gewinnung der ersten Stuhlprobe und während des Tests selbst auf rohes Fleisch, Roh- und Blutwurst, Vitamin C- oder Eisenpräparate sowie Tomaten und Salate verzichtet werden. Bei Zahnfleisch- oder Nasenbluten sowie bei Frauen während der Regelblutung ist der Test nicht verwertbar.

Ein positiver Test bedeutet nur den Nachweis von Blut im Stuhl und erfordert stets eine sorgfältige Diagnostik.

Weitere Stuhluntersuchungen

Einen Überblick über weitere Laboruntersuchungen des Stuhls gibt Tab. 21.57.

Untersuchung	Indikation (Bsp.)	Pflegerische Aufgaben
Stuhlkultur	V.a. bakteriell bedingte Diarrhoe (☞ 28.5.6)	An 3 aufeinanderfolgenden Tagen noch warme Stuhlproben in einem sterilen Röhrchen ins Labor schicken (☞ auch 28.5.6)
Untersuchung des Stuhls auf Parasiten/ Wurmeier	V.a. Wurmerkrankungen (☞ 28.9)	An 3 aufeinanderfolgenden Tagen Stuhlproben in einem sterilen Röhrchen ins Labor schicken. Evtl. auch Analabstrich
Fettbestimmung im Stuhl	V.a. Malassimilation (☞ 21.6.3)	An 3 Tagen den *gesamten* Stuhl in einem vorher gewogenen Behälter ins Labor schicken. In dieser Zeit keine Zäpfchen geben
Chymotrypsinbestimmung im Stuhl	V.a. exokrine Pankreasinsuffizienz (☞ 22.6.3)	4 Tage vorher und während des Tests keine Pankreasenzyme geben. Dann an 2 Tagen den *gesamten* Stuhl in einem vorher gewogenen Behälter ins Labor schicken

Tab. 21.57: Die wichtigsten Stuhluntersuchungen (Test auf okkultes Blut, ☞ Text). [B200]

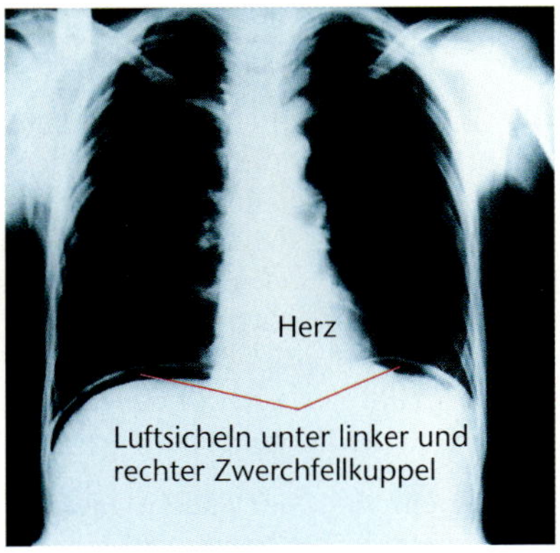

Abb. 21.58: Typisches Röntgenbild eines Patienten mit Perforation (Durchbruch) des Magens oder eines Darmabschnitts, Aufnahme im Stehen. Luft tritt aus dem Magen-Darm-Trakt in die Bauchhöhle aus und sammelt sich unterhalb der Zwerchfellkuppeln. [U138]

21.3.3 Bildgebende Verfahren

Abdominale Sonographie

Die **abdominale Sonographie** wird insbesondere zur Beurteilung von Leber, Gallenblase, Pankreas, Milz, Nieren und Aorta eingesetzt. Sie weist Flüssigkeitsansammlungen (Blut, Eiter, Aszites) in der Bauchhöhle nach. V.a. mit Hilfe sonographischer Zusatzgeräte (Doppler-/Duplexsonographie) können auch Gefäßerkrankungen im Bauchraum erkannt werden.

Vorbereitung, ☞ 9.6.7

Abdomenleeraufnahme

Hauptindikation für die **Abdomenleeraufnahme** (☞ 9.6.2) ist der Verdacht auf Magen-Darm-Perforationen (Luftsicheln unter dem Zwerchfell, ☞ Abb. 21.58) oder auf einen Ileus (typische „Spiegel" an der Grenze zwischen Flüssigkeit und Luft in den Darmschlingen, ☞ Abb. 21.86). Die meist schwerkranken Patienten sollten während der Untersuchung möglichst stehen. Behelfsmäßig kann die Aufnahme bei Schwerstkranken liegend in Linksseitenlage angefertigt werden.

Ösophagusbreischluck, Magen-Darm-Passage und Kolonkontrasteinlauf

Die Verwendung von Kontrastmitteln bei Röntgenaufnahmen des Magen-Darm-Kanals ermöglicht die Tumor-, Ulkus-, Fistel- und Divertikeldarstellung sowie eine Beurteilung der Beweglichkeit der einzelnen Organe.

Das Kontrastmittel wird bei der Untersuchung von Ösophagus **(Ösophagusbreischluck)**, Magen und Dünndarm (**Magen-Darm-Passage,** kurz *MDP*) *oral* durch Trinken, bei Untersuchungen des Dickdarmes durch einen *Einlauf* (deshalb **Kolonkontrasteinlauf,** kurz KE) verabreicht.

Beim **Doppelkontrasteinlauf** (☞ auch 9.6.3) wird nach Ablassen des Kontrastmittels Luft über das Darmrohr eingebracht, so daß der Darm aufgedehnt und die Schleimhaut von Kontrastmittel benetzt wird (☞ Abb. 9.38). Dieses Verfahren ermöglicht eine bessere *Schleimhautbeurteilung* als die Prallfüllung mit Kontrastmittel.

☑ Zwischen einer Probeexzision (Biopsie) im Gastrointestinaltrakt und einer Kontrastmitteluntersuchung muß ein Sicherheitsabstand von drei Tagen eingehalten werden. Bei mehreren Kontrastmitteluntersuchungen werden die Darstellungen von Gallenblase (☞ 22.3.2) und/oder Harnwegen (☞ 31.5.6) vor der Darmuntersuchung eingeplant werden, da das Kontrastmittel im Darm die sichere Beurteilung der anderen Organe unmöglich macht.

Pflege

- Vor einem Ösophagusbreischluck bleibt der Patient ab 22 Uhr des Vorabends nüchtern
- Am Vortag einer MDP sollte der Patient abgeführt haben, ab 22 Uhr des Vorabends bleibt er nüchtern
- Vor einem KE ist eine vollständige Darmentleerung erforderlich. In den meisten Häusern erhält der Patient am Mittag vor der Untersuchung ein Abführmittel, z.B. X-Prep®, und danach nur noch flüssige Kost. Außerdem soll er reichlich trinken (ca. 3 l). Vielfach wird am Vortag und/oder kurz vor der Untersuchung ein Einlauf durchgeführt
- Nach der Untersuchung soll der Patient reichlich trinken, um einer Obstipation durch das Kontrastmittel vorzubeugen. Eine Weißfärbung des Stuhles ist durch das Kontrastmittel bedingt.

Angiographie

Die **Angiographie** (☞ 19.4.5) dient der röntgenologischen Darstellung von Blutgefäßen sowie der präoperativen Klärung der Blutversorgung im Operationsgebiet. Bei der Untersuchung der Bauchgefäße wird über die A. femoralis ein Katheter retrograd bis zu der Arterie vorgeschoben, die dargestellt werden soll (z.B. der Aorta), Kontrastmittel injiziert und mit meist mehreren Röntgenaufnahmen der Verlauf des Gefäßes dokumentiert.

Die Vorbereitung zur Angiographie umfaßt eine Blutabnahme (Gerinnungswerte, evtl. Blutgruppe) sowie in der Regel ab dem 40. Lebensjahr ein EKG und eine Röntgenleeraufnahme der Lunge. Eine Einschränkung der Kost am Vorabend ist bei der Darstellung von Gefäßen im Abdomen empfehlenswert, um eine Überlagerung der Gefäße mit dem gefüllten Darm zu vermeiden. Ebenso sollte der Patient möglichst abgeführt sein. Am Untersuchungstag bleibt der Patient nüchtern, und die Punktionsstelle – meist die Leiste – wird rasiert. Nach der Untersuchung ist eine Bettruhe von 24 Stunden nötig. Regelmäßige Kontrollen des Kreislaufs, des Verbandes und der punktierten Extremität (Hauttemperatur, Fußpulse) sollen Komplikationen frühzeitig erfassen. Der Druckverband an der Punktionsstelle wird für 24 Stunden belassen.

Computertomographie

Das **Computertomogramm** (*CT,* ☞ 9.6.4) dient in erster Linie der Tumor- und Metastasensuche. Unmittelbar vor einem CT dürfen keine Kontrastmitteluntersuchungen durchgeführt werden, weil Kontrastmittelreste das CT-Ergebnis beeinträchtigen.

21.3.4 Endoskopie

Unterschieden werden:

- Die **Ösophagoskopie** zur Untersuchung der Speiseröhre
- Die **Gastro-** und **Duodenoskopie** zur Untersuchung von Magen bzw. Duodenum
- Die **Koloskopie** zur Untersuchung des Dickdarms
- Die **Rektoskopie** zur Untersuchung des Mastdarms
- Die **Proktoskopie** zur Untersuchung des analnahen Darmabschnittes.

Vorbereitung des Patienten und Nachsorge

Die **Vorbereitungen** des Patienten für die einzelnen endoskopischen Verfahren sind unterschiedlich. Für *alle* Untersuchungen müssen ein Gerinnungsstatus und die (schriftliche) Einverständniserklärung des Patienten vorliegen.

Am Vorabend einer **Ösophago-Gastro-Duodenoskopie** (kurz *ÖGD*) erhält der Patient flüssige oder leichte Kost und bleibt ab 22 Uhr nüchtern. Kurz vor der Untersuchung wird die angeordnete Prämedikation verabreicht (z.B. Psyquil®, Dolantin® oder Atropin®). Herausnehmbare Zahnprothesen sind zu entfernen. Wenn die Lokalanästhesie im Rachen ca. zwei Stunden nach der Untersuchung abgeklungen ist, kann der Patient normale Kost zu sich nehmen. Nach einer Biopsieentnahme besteht in der Regel eine längere Nahrungskarenz von ca. 4 – 6 Stunden.

Für *alle* Darmuntersuchungen ist eine gründliche Reingung der Analregion notwendig, um optimale Untersuchungsbedingungen herzustellen (keine Behinderung der Inspektion durch Verschmutzung).

Bei einer **Proktoskopie** wird dem Patienten ca. eine Stunde vor der Untersuchung ein Klistier (☞ 21.1.6) verabreicht.

Zur Vorbereitung einer **Rektoskopie** sind in der Regel leichte Kost am Vortag und 2 Klistiere am Untersuchungstag ausreichend. Selten wird eine gründliche Darmreinigung mit Reinigungseinläufen am Vorabend und Untersuchungstag, Laxantiengabe (z.B. X-Prep® um 14 Uhr des Vortages) und Nahrungskarenz verlangt. Nach Polypabtragung oder ähnlichen Eingriffen ist der Stuhl auf Blut zu beobachten. Bei Schmerzen muß der Arzt benachrichtigt werden, da die Möglichkeit einer Perforation besteht.

Zur Vorbereitung des Patienten für eine **Koloskopie** gibt es mehrere Möglichkeiten, z.B. folgende:

- Zwei Tage *vor* der Untersuchung erhält der Patient ein stark wirkendes Abführmittel, z.B. X-Prep® (1/2 Flasche) und anschließend flüssige, ballaststofffreie Kost (klare Brühe, Suppe ohne Einlage, Tee, *kein* Brei). Der Patient soll täglich 2 – 3 Liter trinken. Am *Vortag* der Untersuchung wird ihm nochmals ein Abführmittel wie X-Prep® (1/2 Flasche) gegeben. Leidet der Patient unter Obstipation und Laxantienabusus, werden die gewohnten Abführmittel weiter verabreicht. Am Vorabend der Untersuchung wird der Darm mit einem hohen Einlauf gereinigt, am Morgen des Untersuchungstages mit zwei Klistieren. Der Patient darf Tee oder Kaffee trinken, der Diabetiker frühstücken. Die notwendigen Medikamente können eingenommen werden
- Am Tag vor der Untersuchung wird eine orthograde Darmspülung (☞ 21.1.5) durchgeführt, ggf. werden zusätzlich Abführmittel wie Dulcolax® Drg. verabreicht. Selten muß zusätzlich ein Reinigungseinlauf oder Klistier durchgeführt werden. Nach der orthograden Darmspülung erhält der Patient nur noch flüssige Kost (keine Milch, keine fetthaltigen Suppen).

Nach der Koloskopie wird der Patient engmaschig überwacht. Bei Blutungen aus dem After oder Schmerzen ist der Arzt zu informieren. Wurden keine Tumoren abgetragen/Biopsien entnommen und existiert keine anders lautende Arztanordnung, darf der Patient nach ca. zwei Stunden wieder essen.

☑ Hauptkomplikationen aller gastroenterologischer Endoskopien sind Blutungen und Perforation. Deshalb wird nach der Untersuchung auf das Allgemeinbefinden des Patienten (RR, Puls, Schmerzen, Hautfarbe) sowie Veränderungen des Abdomens und der Stuhlausscheidung geachtet.

21.3.5 Funktionsdiagnostik

Szintigraphische Magenmotilitätsmessung

Die **szintigraphische Magenmotilitätsmessung** (Motilität = Beweglichkeit) ermittelt Zeitdauer und Qualität der *Magenentleerung* mittels Radionukliden. Hierzu erhält der Patient oral flüssige und feste Bestandteile, die an

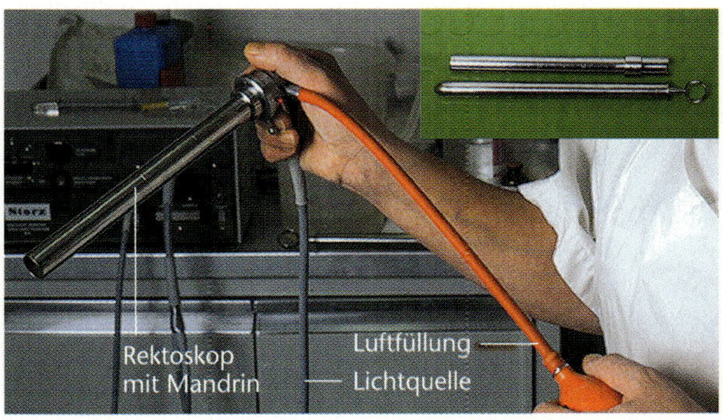

Abb. 21.59: Das Rektoskop besteht aus Außenrohr und abgerundetem Mandrin, der nach Einführen entfernt wird. Mit dem Ballon wird Luft in das Rektum gepumpt, um die Darmlichtung aufzuweiten (bessere Sicht). Ausschnitt: Rektoskop und Mandrin. [K183]

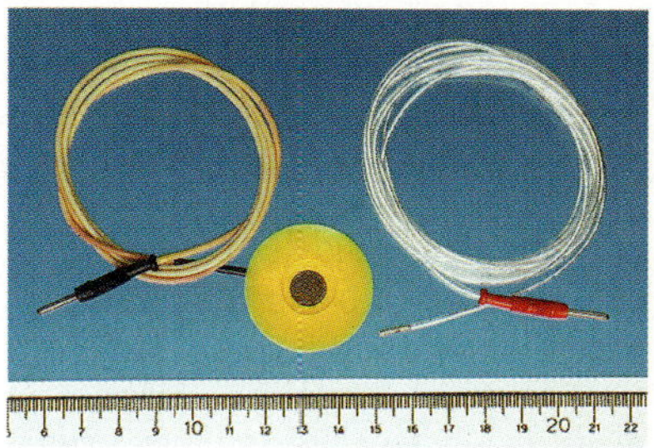

Abb. 21.60: Meßsonde zur Ösophagus-pH-Metrie mit zugehöriger Neutralelektrode (links). [K183]

unterschiedliche radioaktive Markierungssubstanzen gekoppelt sind. Störungen der Magenbeweglichkeit treten z.B. bei Sklerodermie (☞ 25.6.2) und unter Chemotherapie (☞ 24.5.1) auf.

Nach der Untersuchung ist darauf zu achten, daß die Patienten viel trinken, um die Ausscheidung der radioaktiven Substanzen zu beschleunigen.

Langzeit-pH-Metrie

Die **Langzeit-pH-Metrie** mißt den pH-Wert im Ösophagus oder Magen und so die Magensäureproduktion über 24 Stunden. Dazu wird dem Patienten eine pH-Meßsonde über die Nase in den Ösophagus bzw. Magen eingeführt und ein Registriergerät umgehängt. Die Langzeit-pH-Metrie kann zur Diagnostik eines gastroösophagealen Refluxes (Messungen im unteren Ösophagus im Liegen und im Stehen) sowie zur Überprüfung der Wirksamkeit säureblockierender Medikamente eingesetzt werden.

Ösophagusmanometrie

Für die **Ösophagusmanometrie** wird eine Sonde in den Magen geschoben und der Druck im Inneren des Ösophagus und im Magenfundus an verschiedenen Stellen gemessen. Dies ermöglicht eine Aussage über den Verschluß zwischen Magen und Ösophagus und die Ösophagusmotilität.

Tests zur Überprüfung der Dünndarmresorption

Der **Laktose-Toleranztest** dient dem Nachweis eines Laktasemangels (laktosespaltendes Enzym) im Dünndarm. Der nüchterne Patient trinkt morgens 50 g Laktose in 400 ml Wasser. Bei einem Laktasemangel kann der Zweifachzucker Laktose im Dünndarm nicht in Einfachzucker aufgespalten und somit auch nicht resorbiert werden, so daß der Blutglukosespiegel nach 30, 60, 90 und 120 Minuten im Vergleich zum Gesunden nicht oder kaum ansteigt. Typischerweise treten bei Patienten mit einem Laktasemangel außerdem Blähungen und/oder Durchfall nach der Laktosegabe auf.

Der **D-Xylose-Test** weist eine Störung der Kohlenhydratresorption im Dünndarm nach. Nach Entleerung der Blase trinkt der Patient 25 g Xylose (Holzzucker) in 300 ml Wasser. Während der nächsten fünf Stunden sammelt der Patient Urin (☞ 7.9.1). Zwei Stunden nach der Xylose-Einnahme wird der Xylosespiegel im Blut bestimmt. Bei einer Resorptionsstörung sind der Xylosespiegel im Blut und die Ausscheidung der Xylose mit dem Urin im Vergleich zum Gesunden erniedrigt.

Ohne Blutentnahme kommt der **H_2-Atemtest** *(H_2-Exhalationstest)* aus, der ebenfalls die Kohlenhydratresorption im Dünndarm testet. Der Patient nimmt oral 50 g des betreffenden Zuckers (Laktose, Laktulose, Fruktose oder Glukose) zu sich. Bei einer Resorptionsstörung im Dünndarm gelangt der Zucker in den Dickdarm, wo er von Bakterien verstoffwechselt wird. Der dabei entstehende Wasserstoff (H_2) diffundiert durch die Darmwand und ist in der Ausatemluft des Patienten in erhöhter Konzentration nachweisbar.

Schilling-Test, ☞ *24.6.3*

21.4 Ösophaguserkrankungen

21.4.1 Anatomie und Physiologie des Ösophagus

Der **Ösophagus** *(Speiseröhre)* verbindet als etwa 25 cm langer Muskelschlauch den Rachen mit dem Magen. Durch seine Elastizität kann er sich beim Schlucken auf bis zu 3,5 cm ausdehnen, jedoch nicht an den drei *physiologischen Engstellen* der Speiseröhre:

- Der Ringknorpelenge
- Der Aortenenge
- Der Zwerchfellenge.

Diese Engen sind von erheblicher klinischer Bedeutung, da sich Entzündungen und Tumoren bevorzugt dort manifestieren und verschluckte Fremdkörper hier steckenbleiben.

Normalerweise ist das Lumen des Ösophagus an seinem kranialen und kaudalen Ende durch den **oberen** bzw. **unteren Ösophagussphinkter** verschlossen. Zu Beginn des Schluckaktes erschlafft der obere Ösophagussphinkter, und der Speisebrei tritt vom Rachen in den Ösophagus über. Durch wellenförmige Kontraktionen der glatten Ösophagusmuskulatur **(Peristaltik)** wird er in Richtung Magen transportiert. Kommt die peristaltische Welle am unteren Ösophagusende an, öffnet sich reflektorisch der untere Ösophagussphinkter, und der Speisebrei gelangt in den Magen.

21.4.2 Refluxösophagitis

Gastroösophagealer Reflux: Rückfluß von Mageninhalt in den Ösophagus.

Refluxösophagitis *(Refluxkrankheit):* Entzündung der Ösophagusschleimhaut infolge eines gastroösophagealen Refluxes.

Soor-Ösophagitis, ☞ *28.7.2*

Ursächlich liegt ein unzureichender Verschluß des unteren Ösophagussphinkters vor **(Kardiainsuffizienz).** Die aggressive Magensäure fließt zurück in den Ösophagus **(Reflux)** und greift das Plattenepithel der Ösophagusschleimhaut an. Es entsteht eine (chronische) Entzündung.

Typische Beschwerden des Patienten sind Sodbrennen und (saures) Aufstoßen vor allem beim Bücken, im Liegen und nach der Nahrungsaufnahme. In späteren Stadien treten Schmerzen und Brennen hinter dem Sternum sowie beim Schlucken hinzu.

Zur Diagnose werden oft neben der Endoskopie Langzeit-pH-Metrie und Ösophagus-Manometrie (☞ 21.3.5) durchgeführt.

Gefährliche Komplikationen sind Blutungen aus Ulzera, narbige Strikturen des Ösophagus oder maligne Entartungen der chronisch entzündeten Schleimhaut.

Die *Therapie* umfaßt neben der Änderung von Ernährungsgewohnheiten und Verhalten (☞ unten) die medikamentöse Behandlung. Je nach Schweregrad der Erkrankung werden Antazida (☞ Pharma-Info 21.76), H_2-Blocker (☞ Pharma-Info 21.76), Medikamente zur Erhöhung des Sphinktertonus (z.B. Propulsin®) und Medikamente zur Förderung der Magenentleerung (z.B. Paspertin®) eingesetzt. Bei Erfolglosigkeit der konservativen Therapie oder beim Auftreten schwerer Komplikationen wird der Mageneingang durch eine *Fundoplikatio* (☞ 21.4.3) operativ eingeengt. Bereits entstandene narbige Verengungen werden aufgedehnt **(Bougierung).**

Pflege

Patienteninformation

Pflege bei Fundoplikatio, ☞ *21.4.3*

Ebenso wichtig wie Medikamente sind folgende Allgemeinmaßnahmen:

- Nach den Mahlzeiten nicht hinlegen
- Mit erhöhtem Oberkörper schlafen
- Häufige kleine Mahlzeiten einnehmen, dabei „Säurelocker" wie beispielsweise Kaffee, Alkohol und Süßspeisen meiden und kohlenhydrat- und fett*arme*, aber eiweiß*reiche* Nahrungsmittel essen (Eiweiß führt zu einer vermehrten Produktion von *Gastrin* und dadurch zu einem gesteigerten Tonus des Ösophagussphinkters)
- In den letzten drei Stunden vor dem Schlafengehen nichts mehr essen
- Antazida (☞ Pharma-Info 21.76) ca. 1 – 2 Stunden *nach* dem Essen oder vor dem Schlafengehen einnehmen
- Bei Übergewicht Gewicht reduzieren (senkt den Druck auf den unteren Ösophagussphinkter)
- Nicht so bücken, daß der Oberkörper nach unten hängt, sondern in die Hocke gehen
- Keine einschneidende Kleidung (z.B. Gürtel, Korsetts) anziehen
- Obstipationsprophylaxe durchführen (ein voller Darm und Pressen bei der Defäkation erhöhen den abdominellen Druck)
- Rauchen einstellen. Nikotin führt über eine Vasokonstriktion zu einer Verschlechterung der Ösophagusschleimhaut und vermindert so den Schutz vor der Magensäure.

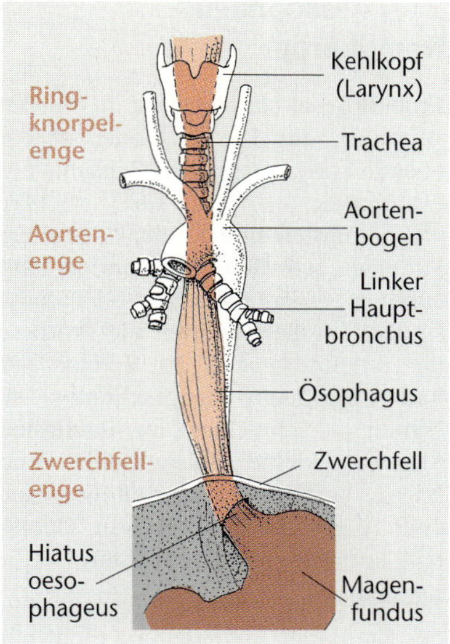

Abb. 21.61 (links): Verlauf des Ösophagus und seine drei physiologischen Engstellen. **Hiatus oesophageus** wird die Lücke im Zwerchfell genannt, durch die der Ösophagus in den Bauchraum tritt. [L190]

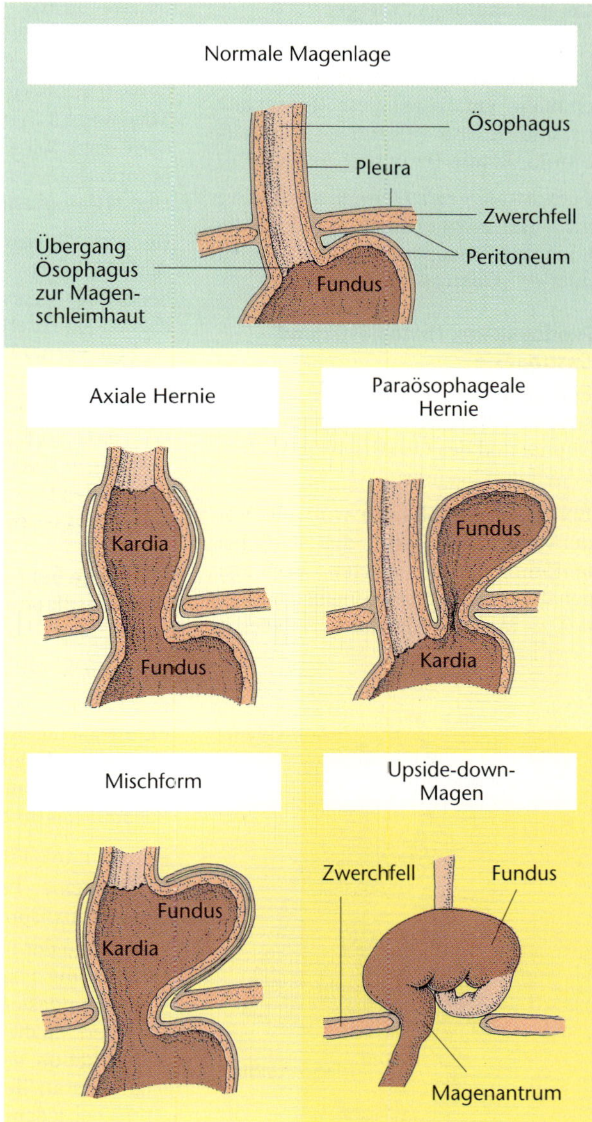

Abb. 21.62 (rechts): Physiologische Magenanlage und Formen der Hiatushernie. [L190]

21.4.3 Hiatushernie

Leisten-, Schenkel-, Nabel- und Narbenhernie, ☞ *21.9*

Hiatushernie (lat. hiatus = Spalt): Zwerchfellbruch mit teilweiser oder kompletter Verlagerung des Magens in den Thorax ohne Einstülpung der Speiseröhre. Ursache ist meist eine erworbene Erweiterung des Hiatus oesophageus (☞ Abb. 21.61).

Krankheitsentstehung und Einteilung

Folgende Formen werden unterschieden (☞ Abb. 21.62):

- Die mit ca. 80% häufigste Form ist die **axiale Hernie** *(Gleithernie, gastroosöphageale Hernie)*, bei der Kardia und Fundus des Magens (☞ Abb. 21.71) zeitweise oder ständig oberhalb des Zwerchfells liegen
- Bei der **paraösophagealen Hernie** liegen Ösophagus und Kardia an normaler Stelle im Brust- bzw. Bauchraum, während sich der Magenfundus *neben* der Speiseröhre in den Brustraum drängt. Gelegentlich gelangen auch Kolon, Milz oder Dünndarm in den Thoraxraum
- **Mischformen** beider Hernien kommen vor
- Von einem **Upside-down-Magen** spricht man, wenn der gesamte Magen in den Thorax verlagert ist und durch die Fixierung des unteren Ösophagus am Zwerchfell „auf dem Kopf" steht.

Begünstigend auf die Hernienbildung wirken ein anlage- oder altersbedingter Verlust der Bindegewebselastizität und ein erhöhter Druck im Bauchraum, z.B. verstärkte Bauchpresse bei chronischer Obstipation, chronischer Husten oder Schwangerschaft.

Symptome, Befund

Diagnostik

Axiale Hernien bereiten den Patienten meist keine Beschwerden und werden daher oft nur zufällig entdeckt. Mitunter tritt eine Refluxösophagitis (☞ 21.4.2) wegen des fehlenden unteren Ösophagusverschlusses auf. *Paraösophageale Hernien* betreffen meist Patienten im mittleren Lebensalter und führen zu Völlegefühl, Druckgefühl in der Herzgegend, Schluckbeschwerden oder Luftnot. Refluxösophagitiden treten sehr selten auf (Sphinkterfunktion intakt!).

Insbesondere bei der paraösophagealen Hernie drohen Komplikationen in Abhängigkeit davon, welche(s) Organ(e) in den Thoraxraum verlagert ist/sind, z.B. Einklemmung des Magens mit Strangulation der Blutzufuhr, Stieldrehung des Magens **(Magenvolvulus)** oder Speiseröhreneinklemmung **(Ösophagusinkarzeration).**

Die Diagnose wird durch Endoskopie und Röntgenbreischluck in Kopftieflage gestellt.

Behandlungsstrategie

Axiale Hernien bedürfen meist keiner Therapie. Tritt eine Begleitösophagitis einmalig auf, wird diese konservativ behandelt. Bei Rezidiven ist eine **Fundoplikatio** (☞ unten) zu erwägen.

Paraösophageale Hernien werden wegen der möglichen Komplikationen auch bei asymptomatischem Verlauf operiert (**Gastropexie,** ☞ unten).

Fundoplikatio, Hiatoplastik und Gastropexie

Fundoplikatio, Hiatoplastik und Gastropexie werden ohne Eröffnung des Thorax und des Ösophagus transabdominell durchgeführt.

Bei der **Fundoplikatio** wird die Vorderwand des Magenfundus manschettenförmig um den unteren Ösophagus genäht und die Fundusmanschette an der Magenvorderwand befestigt (☞ Abb. 21.63). Die **Fundusmanschette** soll die Funktion des unteren Ösophagussphinkters stärken oder wiederherstellen und den Reflux von saurem Mageninhalt in den Ösophagus verhindern. Evtl. wird zusätzlich der Hiatus oesophageus durch einige Nähte verengt **(Hiatoplastik)**.

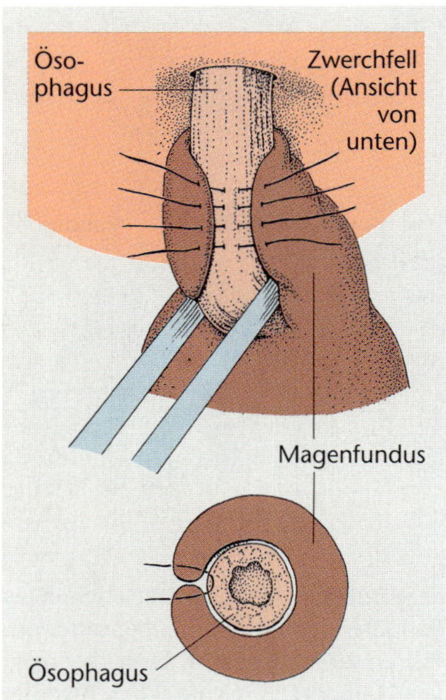

Abb. 21.63: Fundoplikatio. Oben der OP-Situs, unten im Querschnitt. [L190]

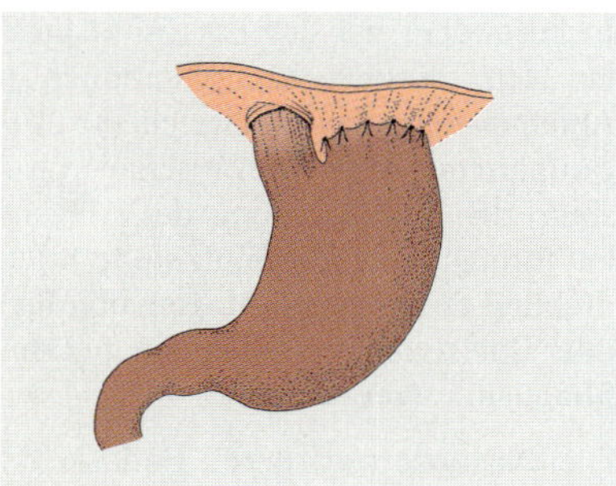

Abb. 21.64: Fundophrenikopexie. [L190]

Bei der **Gastropexie** werden unterschieden: Die **Fundophrenikopexie,** bei der der Magenfundus von unten am Zwerchfell fixiert wird (☞ Abb. 21.64), und die **vordere Gastropexie,** d.h. das Anheften der Magenvorderwand an die Bauchdecke. Die Gastropexie wird bei der paraösophagealen Hernie nach vorheriger Rückverlagerung des Magens in den Bauchraum und Einengung des Hiatus oesophageus durchgeführt.

Pflege bei Fundoplikatio, Hiatoplastik und Gastropexie

Allgemeine perioperative Pflege, ☞ *11.1 und 11.4*

Der Patient erhält am Vortag der Operation leichte Kost. Vor dem Eingriff werden die Haare des vorderen Rumpfes von den Mamillen bis oberhalb der Schambehaarung entfernt.

Postoperative Pflegemaßnahmen:

- Allgemeine Pflegemaßnahmen wie bei Refluxösophagitis
- Die Lage der intraoperativ als innere Schienung eingelegten Magensonde wird mindestens einmal täglich kontrolliert, da die Verletzungsgefahr bei Dislokation der Sonde hoch ist. Es darf nie an ihr manipuliert werden, und bei jedem versehentlichen Verrutschen wird sofort ein Arzt benachrichtigt. Die Sonde wird entfernt, wenn die Darmtätigkeit eingesetzt und vorheriges Abklemmen nicht zu einem Sekretstau geführt hat, in der Regel nach 48 Stunden
- Wunddrainagen sind bei diesen Eingriffen nicht obligat. Liegt eine Zieldrainage, wird sie in der Regel am 2. postoperativen Tag gekürzt und am 4. Tag entfernt
- Der Patient darf ab dem 1. postoperativen Tag schluckweise Tee trinken. Danach wird die Kost langsam aufgebaut
- Bei guten Kreislaufverhältnissen wird noch am OP-Tag mit der Frühmobilisation des Patienten begonnen
- Der Pneumonieprophylaxe dienen regelmäßige Atemgymnastik und ausreichende Schmerzmittelgabe.

21.4.4 Ösophagusfremdkörper

Fremdkörper bleiben meist im unteren Abschnitt des Rachens oder in der obersten physiologischen Engstelle des Ösophagus (☞ Abb. 21.61) stecken. Am häufigsten sind Kinder oder ältere Patienten betroffen. Insbesonders Patienten mit einer Oberkiefervollprothese sind gefährdet, da durch die Prothese die Empfindsamkeit im Bereich des harten Gaumens eingeschränkt ist. Kinder verschlucken am häufigsten Münzen, kleine Spielzeugteile und Nüsse, bei Erwachsenen finden sich eher zu große Fleischbrocken, Gebißteile und Knochen (Hühnchen).

Bei vielen Patienten ist zum Zeitpunkt der Krankenhausvorstellung nicht nur unklar, was, sondern ob überhaupt etwas verschluckt wurde. Diagnostischer und therapeutischer Grundsatz ist, daß „über einem Fremdkörper die Sonne nicht auf- oder untergehen soll". Jeder Verdacht auf einen Fremdkörper muß endoskopisch durch Ösophaguskopie (☞ 21.3.4) abgeklärt werden, um eine Ösophagusperforation auszuschließen, die zu lebensbedrohlichen Komplikationen führen kann (z.B. zu einer Mediastinitis, ☞ 20.1.7). In gleicher Sitzung gelingt auch meist die endoskopische Entfernung des Fremdkörpers. Nur selten ist eine offene Operation erforderlich.

21.4.5 Ösophagusdivertikel

Divertikel: Angeborene oder erworbene, sackartige Schleimhautausstülpung umschriebener Wandbezirke in Ösophagus, Magen (selten), Dünndarm (selten) oder Dickdarm (☞ 21.6.7). Unterschieden werden **echte Divertikel** mit Ausstülpung der *gesamten* Darmwand und **falsche Divertikel** *(Pseudodivertikel),* die als erworbene *Schleimhauthernien* durch Lücken der Muskulatur dringen, z.B. an Durchtrittsstellen von Gefäßen (☞ Abb. 21.95).

Ösophagusdivertikel: Ausstülpungen der Ösophaguswand. Entstehen entweder durch Druck von innen **(Pulsionsdivertikel)** oder Zug von außen **(Traktionsdivertikel),** z.B. durch Narben nach Entzündungen.

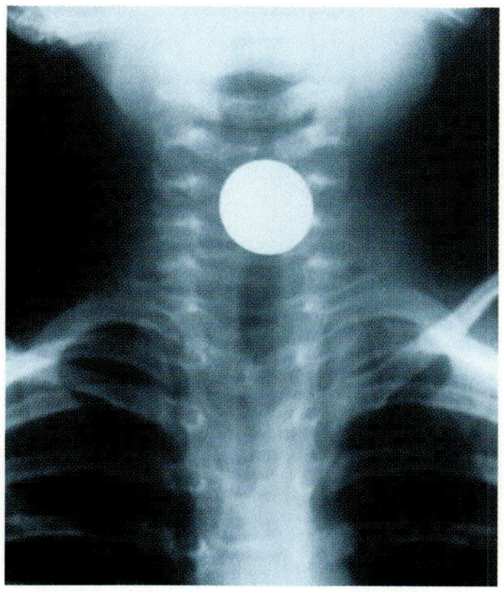

Abb. 21.65: Röntgenaufnahme einer verschluckten Münze in der ersten Ösophagusenge bei einem Kind. [A124]

Zenker-Divertikel

Am häufigsten sind die sog. **Zenker-Pulsionsdivertikel** im Halsbereich, die sich durch Schluckbeschwerden (*Dysphagie,* ☞ 21.2.2) und Fremdkörpergefühl im Hals bemerkbar machen. Es sind meist falsche Divertikel. Typisch ist das nächtliche Zurückströmen *(Regurgitieren)* von unverdauten Speiseresten, sichtbar an den morgendlichen Flecken auf dem Kopfkissen. Dazu kommt ein fauliger Mundgeruch durch die bakterielle Besiedlung der im Divertikel befindlichen Speisereste. Komplikationen entstehen durch Aspiration der nächtlich zurückströmenden Speisereste (Gefahr einer Aspirationspneumonie) und Entzündungen (Divertikulitis) mit erhöhter Perforationsneigung.

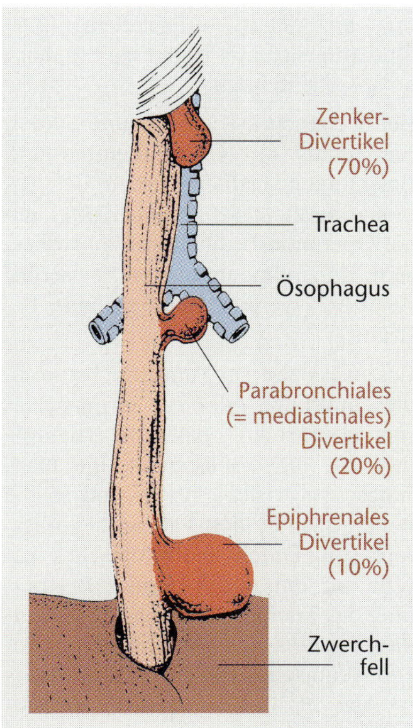

Abb. 21.66 Lokalisation der Ösophagusdivertikel. [L190]

Die Diagnose wird durch Ösophagusbreischluck und Endoskopie gestellt.

Die meisten Divertikel bleiben unbemerkt und sind nicht behandlungsbedürftig. Haben die Patienten Beschwerden, werden die Aussackungen operativ entfernt. Bei kleineren Divertikeln ist auch eine endoskopische Abtragung möglich.

Die Pflege bei Divertikelresektion entspricht im wesentlichen derjenigen bei Ösophagusresektion (☞ 21.4.7), da der Ösophagus intraoperativ eröffnet wird. Die präoperative Rasur umfaßt den vorderen Rumpf vom Kinn bis zur Leiste (je nach Lokalisation des Divertikels erfolgt der operative Zugang im Hals- oder Thoraxbereich).

21.4.6 Ösophagusmotilitätsstörungen

Bei den **Ösophagusmotilitätsstörungen** ist die Beweglichkeit der Speiseröhre entweder erniedrigt oder erhöht: Unterschieden werden eine **hypomotile Form,** die *Achalasie,* und zwei **hypermotile Formen,** der *idiopathische diffuse Ösophagusspasmus* und der *hyperkontraktile Ösophagus.* Übergangsformen kommen vor.

Ösophagus-Achalasie

> **Achalasie** (früher auch *Kardiospasmus*): Unfähigkeit des unteren Ösophagussphinkters zu erschlaffen, mit ungeordneter Peristaltik im unteren und Erschlaffung der Muskulatur im mittleren Ösophagusanteil. Seltene Erkrankung des mittleren Lebensalters.

Die Patienten klagen über krampfartige Brustschmerzen und zunehmende Schluckbeschwerden (*Dysphagie,* ☞ 21.2.2) sowohl bei fester als auch bei flüssiger Nahrung. Deshalb essen sie wenig und verlieren an Gewicht. Typisch ist auch das nächtliche Zurückfließen unverdauter Speisen in die Mundhöhle *(Regurgitation).*

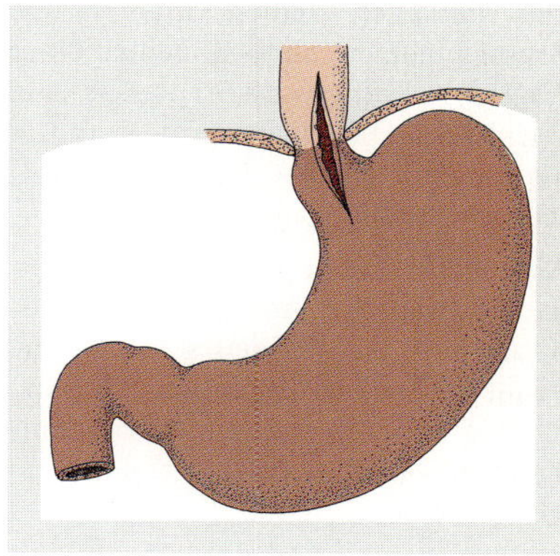

Abb. 21.67: Kardiomyotomie. Bei der Kardiomyotomie wird die Muskulatur im Bereich des unteren Ösophagussphinkters und der Kardia längs gespalten. [L190]

Die Diagnose wird durch Röntgenbreischluck, Manometrie und endoskopische Untersuchung gesichert.

Die Behandlung besteht in der mehrmaligen Aufweitung des unteren Ösophagussphinkters durch einen in die Speiseröhre eingeführten Ballonkatheter, der unter manometrischer Kontrolle einige Minuten lang bis zu 300 mmHg aufgeblasen wird. Die Behandlung muß in der Regel nach Monaten bis Jahren wiederholt werden.

Ist diese Maßnahme erfolglos, werden in der **Kardiomyotomie** *(Heller-Myotomie,* ☞ Abb. 21.67) die verdickten Muskelschichten im Bereich der Kardia und des unteren Ösophagussphinkters (längs) gespalten, die darunterliegende Ösophagusschleimhaut bleibt jedoch intakt. Da die Operation zu einer Verschlußstörung mit evtl. postoperativen Reflux führt, wird der Eingriff oft mit einer Fundoplikatio kombiniert.

Pflege

Die Patienten brauchen Zeit zum Essen und sollten ihre Kost nach der individuellen Verträglichkeit auswählen.

Pflege bei Kardiomyotomie wie bei Fundoplikatio, ☞ *21.4.3*

Idiopathischer diffuser Ösophagusspasmus

> **Idiopathischer diffuser Ösophagusspasmus**: Kontraktionen des mittleren und unteren Ösophagus ohne propulsive (vorantreibende) Wirkung bei normaler Funktion des unteren Ösophagussphinkters.

Die Patienten haben krampfartige Brustschmerzen ähnlich denen einer Angina pectoris (☞ 18.5.1) sowie eine Dysphagie. Die Diagnose wird durch Manometrie und Ösophagus-Breischluck gestellt.

Als therapeutische Allgemeinmaßnahmen werden langsames Essen, gutes Kauen und das Meiden schlecht verträglicher Speisen empfohlen. Medikamentös werden vor allem Kalziumantagonisten (z.B. Adalat®, ☞ Pharma-Info 19.33) eingesetzt.

Hyperkontraktiler Ösophagus

Hyperkontraktiler Ösophagus *(Nußknacker-Ösophagus):* Abnorm lange oder starke (peristaltische) Kontraktionen des distalen Ösophagus bei regelrechter Funktion des unteren Ösophagusspinkters. Ursache unklar.

Hauptbeschwerden des Patienten sind Thoraxschmerzen oder Dysphagie. In 2/3 der Fälle besteht außerdem ein gastroösophagealer Reflux. Therapeutisch helfen Kalziumantagonisten (z.B. Adalat®) sowie die Allgemeinmaßnahmen der Antirefluxbehandlung (☞ 21.4.2).

21.4.7 Ösophaguskarzinom

Benigne Tumoren der Speiseröhre sind selten. 99% aller Ösophagustumoren sind maligne.

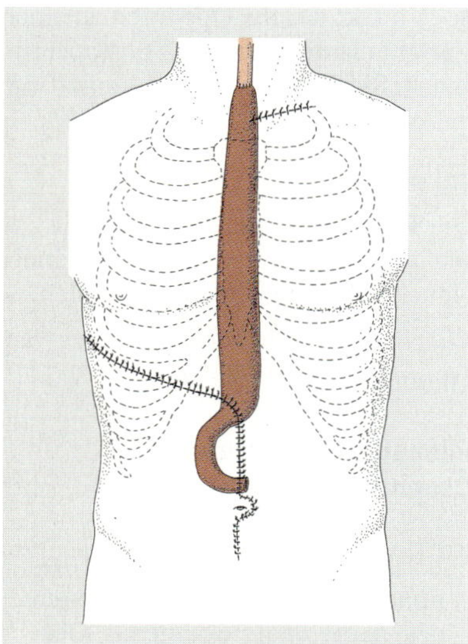

Abb. 21.68: Ösophagektomie und Magenhochzug als Ösophagusersatz. Die Abb. zeigt eine der häufigsten Schnittführungen (Zweihöhleneingriff). [L190]

Ösophaguskarzinom *(Speiseröhrenkrebs):* Bösartiger Speiseröhrentumor (in 95% Plattenepithelkarzinom), der meist früh das lokale Bindegewebe infiltriert und metastasiert. Vorwiegend an den drei physiologischen Engstellen der Speiseröhre lokalisiert (☞ Abb. 21.61). Betrifft vor allem männliche Raucher und Alkoholiker > 50 Jahre.

Krankheitsentstehung

Gesicherte Risikofaktoren sind langjähriger Konsum hochprozentiger Alkoholika, Nikotinabusus sowie Achalasie und andere (chronische) Ösophaguserkrankungen. Auch besonders heiße und scharf gewürzte Speisen sowie bestimmte chemische Substanzen (Nitrosamine) spielen eine Rolle. Allen Risikofaktoren gemeinsam ist die chronische Reizung und Schädigung der Ösophagusschleimhaut.

Symptome

Beim Auftreten erster Beschwerden verlegt das Karzinom oft schon 2/3 des Ösophaguslumens. Die Patienten klagen zunächst nur bei festen Speisen über Schluckbeschwerden *(Dysphagie)*, später auch bei weicher Nahrung und Flüssigkeit. Folge ist meist eine unzureichende Nahrungszufuhr mit massivem Gewichtsverlust. Durch den Verschluß des Ösophagus kommt es zur Regurgitation der Nahrung und fauligem Aufstoßen. Eine Infiltration in die Umgebung führt zu Schmerzen hinter dem Sternum, Heiserkeit, Stimmlosigkeit *(Aphonie)*, Husten und Atemnot.

Diagnostik

Entscheidend sind der Ösophagus-Breischluck und die Endoskopie mit Gewebeentnahme. Zur genauen Stadieneinteilung schließen sich CT, (Endo-)Sonographie, Röntgenaufnahme des Thorax und evtl. Bronchoskopie an.

Behandlungsstrategie

Die radikale operative Entfernung des Tumors ist die einzige Chance des Patienten auf Heilung. Sie ist meist nur bei Tumoren im mittleren und unteren Drittel möglich. Der Ösophagus wird teilweise **(Ösophagusresektion)** oder ganz **(Ösophagektomie)** entfernt und

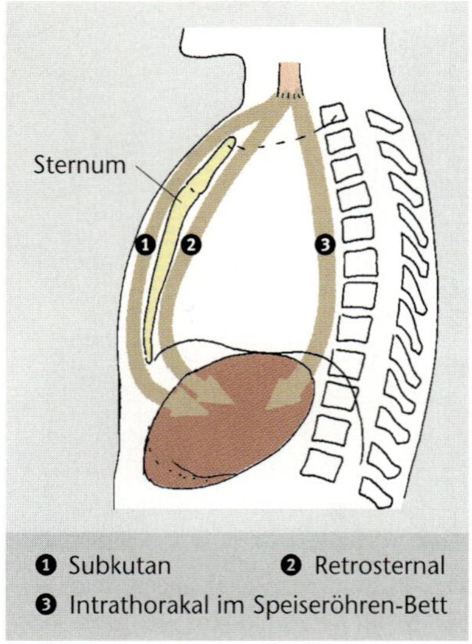

Abb. 21.69: Interponatverlauf nach Ösophagektomie. Meist wird das Interponat retrosternal plaziert. Dies ist kosmetisch günstig, behindert den Patienten nicht und ermöglicht die Strahlentherapie des Tumorbettes ohne Miteinbeziehung des Interponats. [B213]

der entstandene Defekt durch Hochziehen des Magens oder Zwischenschalten eines Darmstückes (*Interponat* aus Dünn- oder Dickdarm) überbrückt. Operationszugang und Verlauf des Interponats hängen dabei von Lokalisation und Ausdehnung des Tumors ab. Meist sind eine Thorakotomie, eine Laparotomie und eine Inzision am Hals erforderlich. Die Operationsletalität ist mit ca. 8% dementsprechend hoch.

Bei fortgeschrittenen Tumoren kann präoperativ mit Chemotherapie und Bestrahlung versucht werden, den Tumor zu verkleinern *(Downstaging)*, um die Operationsbedingungen zu verbessern. Karzinome im oberen Speiseröhrendrittel werden meist primär bestrahlt.

Bei ausgedehntem Tumorwachstum in die Umgebung oder bei Fernmetastasen ist nur eine palliative Therapie möglich, die insbesondere die Nahrungspassage sicherstellen und so die Lebensqualität des Patienten verbessern soll. Durch endoskopisches Lasern, oft mit nachfolgender Bestrahlung des Tumors von innen (*Afterloading-Verfahren*, ☞ 32.9.1), oder endoskopisches Einlegen eines *Stents* (☞ Abb. 21.70) wird versucht, das Lumen des Ösophagus offenzuhalten. Das Legen einer perkutanen endoskopischen Gastrostomie (PEG, ☞ 10.3.2) ermöglicht die Nahrungszufuhr auch bei komplettem Verschluß des Ösophagus.

Pflege bei Ösophaguskarzinom

Pflege onkologischer Patienten, ☞ Kapitel 24.2;
Pflege bei Dyspnoe, ☞ 7.3.12

- Viele kleine Mahlzeiten verabreichen und mit reichlich Flüssigkeit einnehmen (lassen). Nach den Mahlzeiten den Patienten zum Umhergehen auffordern
- Die Mahlzeiten mit flüssiger (Zusatz-)Kost (*Formulardiät,* ☞ 10.3.1) und Vitaminen ergänzen, um die Ernährungssituation des Patienten zu verbessern
- Ggf. hyperkalorische Ernährung über einen ZVK geben.

Perioperative Pflege bei Ösophagusresektion/ Ösophagektomie

Allgemeine perioperative Pflege, ☞ 11.1 und 11.4

Präoperative Pflege

Neben den allgemeinen präoperativen Maßnahmen ist die Anmeldung eines HNO-Konsils zur Beurteilung der N. recurrens-Funktion erforderlich. Die Rasur erfolgt vom Kinn bis zu den Leisten einschließlich der Achsel- und Schambehaarung. Die Darmreinigung wird nach Arztanordnung durchgeführt. Sie ist davon abhängig, ob der Magen oder ein Darmstück als Speiseröhrenersatz dienen soll. Unabdingbarer Bestandteil der Pneumonieprophylaxe ist der präoperative Beginn der Atemgymnastik. Bei allen Pflegetätigkeiten berücksichtigen die Pflegenden die enorme psychische Belastung, unter der die körperlich oft erheblich geschwächten Patienten stehen.

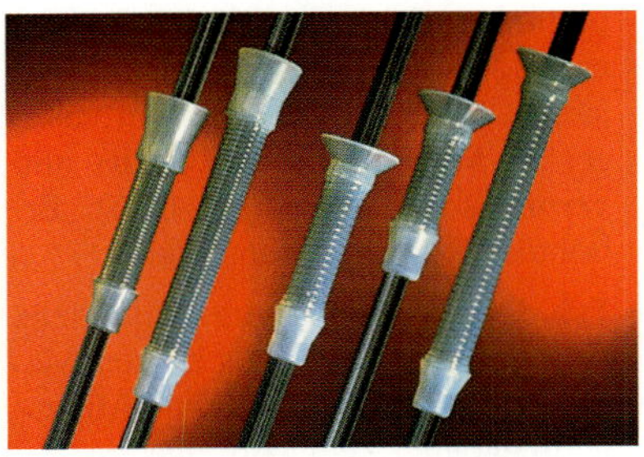

Abb. 21.70 Ösophagusstents verschiedener Längen zum Offenhalten des Ösophaguslumens bei inoperablem Ösophaguskarzinom. Sie werden endoskopisch plaziert und ermöglichen es dem Patienten, wieder (festere) Nahrung zu sich zu nehmen, da sie den Tumor daran hindern, in das Ösophaguslumen hineinzuwachsen. [V214]

Postoperative Pflege

Krankenbeobachtung und Dokumentation:
- Vitalzeichen, Temperatur
- Allgemeinbefinden, Schmerzen
- Magensonde (Lage der Sonde, Menge und Aussehen des Sekrets)
- ZVK, Infusionen
- Flüssigkeitsbilanz, ZVD
- Wunddrainagen, Verbände
- Pleuradrainage (Sekretmenge)
- Später: Kostaufbau, Verträglichkeit der Kost.

- **Lagerung.** Postoperativ wird der Patient halbsitzend gelagert. Eine Überstreckung des Kopfes nach hinten wird vermieden, um die Anastomose zwischen Ösophagusstumpf und hochgezogenem Magen/Interponat nicht zu stark zu belasten
- **Mobilisation.** Anzustreben ist die Frühmobilisation, die bei den geschwächten Patienten aber nicht immer möglich ist
- **Prophylaxen.** Da Schmerzen zu einer Schonatmung führen, ist auf eine ausreichende Schmerzmedikation zu achten und auf die früher üblichen Laparotomiebinden möglichst zu verzichten (Pneumonieprophylaxe, ☞ 7.3.4). Die Soor- und Parotitisprophylaxe ist wegen der trockenen Mundschleimhaut bei parenteraler Ernährung und liegender Magensonde besonders wichtig. Dem Patienten werden nach Möglichkeit verschiedene Teesorten zum Ausspülen des Mundes angeboten
- **Wundversorgung.** Die Zieldrainagen (meist Easy-Flow-Drainagen mit Adhäsivbeutel, ☞ Abb. 11.42 und 11.43) werden am 2. postoperativen Tag gekürzt und am 5. – 6. postoperativen Tag gezogen, Redondrainagen am 2. – 3. Tag (Umgang mit Drainagen, ☞ 11.4.7). Die Fäden werden zwischen dem 7. und 10. Tag entfernt
- **Pleuradrainage.** Die Sekretmenge wird engmaschig kontrolliert und bei V.a. auf ein Leck sofort der Arzt informiert. Bleibt die Lunge auch 12 Stunden nach Abklemmen der Drainage entfaltet und fördert die Drainage weniger als 100 ml Sekret/ 24 Stunden, wird die Pleuradrainage entfernt (☞ 20.2.2)
- **Magensonde.** Postoperativ liegt für ca. 5 – 7 Tage eine Magensonde (wird gezogen, wenn Gastrografin-Breischluck Dichtigkeit der Anastomosen ergeben hat, ☞ unten). Da die Sonde die Operationsnähte schient, darf an ihr auf keinen Fall manipuliert werden (☞ 21.4.3)
- **Kostaufbau.** Wann mit dem Kostaufbau angefangen wird, ist von Haus zu Haus unterschiedlich. In den meisten Kliniken wird damit erst begonnen, wenn ein Gastrografin-Breischluck am 5. – 7. postoperativen Tag die Dichtigkeit der Anastomose bestätigt hat. Bis dahin wird der Patient parenteral ernährt (☞ 10.3.3). Anschließend darf er in der Regel schluckweise Tee trinken und ab dem 6. – 9. Tag Schleim und Brei zu sich nehmen. Bei guter Verträglichkeit wird die Kost dann weiter gesteigert. Wenige Kliniken gehen von dieser Regelung ab und beginnen bei guten Anastomosenverhältnissen und normalem postoperativen Verlauf schon am 2./ 3. Tag mit der oralen Flüssigkeitsaufnahme, nachdem die Magensonde frühzeitig entfernt wurde.
  Wurde der Magen zur Überbrückung des fehlenden Ösophagusabschnittes hochgezogen, kann der Patient nur kleine Mahlzeiten zu sich nehmen, da ihm das physiologische Speisereservoir fehlt.

Patienten mit tiefen Anastomosen leiden häufig unter einem Reflux von Magensaft. Hier finden zusätzlich die Pflegemaßnahmen bei Refluxösophagitis Anwendung (☞ 21.4.2).

Vorsicht!
An der nach Operationen im Bereich von Ösophagus und Magen liegenden Magensonde darf nie manipuliert werden. Da die Sonde in unmittelbarer Nähe des operierten Gebietes liegt, birgt jede Dislokation die Gefahr einer **Anastomosenperforation** und wird daher unverzüglich dem Arzt gemeldet.

Patienteninformation

Auch während der Folgezeit sollte der Patient 6 – 8 kleine Mahlzeiten täglich zu sich nehmen und die Nahrung gut durchkauen. Meist wird eine fettarme Schonkost am besten vertragen. Kaffee und Alkohol sind zu meiden.

Pflege bei Stentimplantation

Nach der Implantation wird der Patient in Oberkörperhoch- und Beintieflage gelagert. Meist ist eine sofortige Mobilisation möglich. In der Regel kann der Patient 24 Stunden nach der Implantation nach vorheriger Röntgenkontrolle Flüssigkeit zu sich nehmen. Ab dem zweiten Tag ist pürierte Kost erlaubt. Um die Schmerzen beim Essen durch die gereizten Schleimhäute gering zu halten, kann 15 Minuten vor dem Essen ein Lokalanästhetikum aufgesprüht werden, z.B. Novesine®-Wander 1%. Der Patient soll zu den Mahlzeiten viel trinken und nur in halbsitzender oder sitzender Position essen (die Nahrung „rutscht" nur durch die Schwerkraft durch den Stent). Auch zum Ruhen und Schlafen wird das Kopfteil des Bettes hoch- und das Fußteil tiefgestellt.

Patienteninformation

Auch nach der Entlassung kann der Patient nur pürierte Kost zu sich nehmen und sollte 6 – 8 kleine Mahlzeiten täglich essen. Zu den Mahlzeiten muß der Patient sitzen und sollte viel trinken, danach eine Viertelstunde zur Verbesserung der Speisepassage umhergehen. Kopfhoch- und Beintieflage beim Ruhen und Schlafen sind ebenfalls weiter erforderlich.

Prognose

Die Prognose des Ösophaguskarzinoms ist mit einer 5 Jahres-Überlebensrate von ca. 15% schlecht. Die meisten Patienten sterben bereits nach wenigen Monaten.

21.5 Erkrankungen des Magens

21.5.1 Anatomie und Physiologie des Magens

Unterhalb des Zwerchfells erweitert sich der Verdauungskanal sackartig zum **Magen** *(Ventrikulus)*. Die verschiedenen Zonen des Magens zeigt Abb. 21.71.

Die Magenschleimhaut ist reich mit Drüsen durchsetzt, die in Abhängigkeit von der Nahrungsaufnahme durchschnittlich zwei Liter **Magensaft** pro Tag absondern. Seine Bestandteile sind:

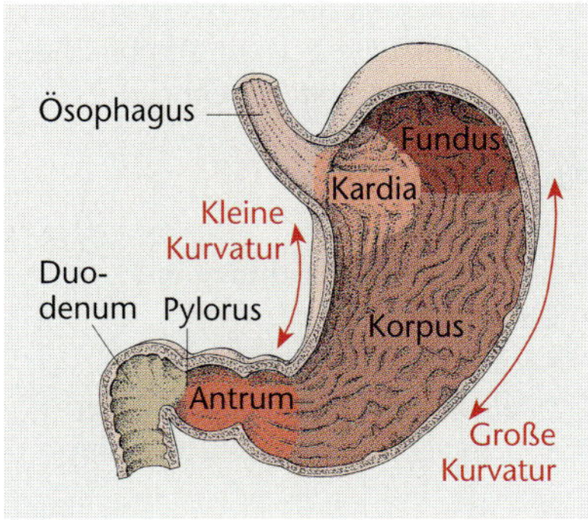

Abb. 21.71: Der Magen im Längsschnitt. [L190]

- **Salzsäure** (HCl) als „Desinfektionsmittel" und zur Einleitung der Eiweißverdauung
- **Pepsinogene** und **Pepsine** zur Eiweißverdauung
- **Magenschleim,** der intensiv auf der Magenschleimhaut haftet und sie vor der aggressiven Salzsäure schützt
- **Intrinsic factor,** der zur Resorption von Vitamin B_{12} im Dünndarm benötigt wird (☞ 24.6.3).

Die Magensaftbildung wird durch den N. vagus (Hauptnerv des parasympathischen Systems) und die Hormone **Gastrin** und **Sekretin** gesteuert.

21.5.2 Gastritis

Gastritis: Akute oder chronische Magenschleimhautentzündung. Führt oft zu **Erosionen** (= fleckförmige, oberflächliche Defekte der Magenschleimhaut).

Akute Gastritis

Infektiöse Gastroenteritis, ☞ 28.5.6

Die **akute Gastritis** *(akute Magenschleimhautentzündung, Magenverstimmung)* entsteht meist durch übermäßigen Alkohol- und Nikotingenuß, virale und bakterielle Infektionen oder bakterielle Toxine („Lebensmittelvergiftung", ☞ 28.5.6), streßbedingt z.B. durch schwere Verbrennungen oder Operationen sowie nach Einnahme nichtsteroidaler Antiphlogistika (☞ Pharma-Info 25.16).

Symptome, Befund
Diagnostik

Die Patienten leiden unter Druckgefühl in der Magengegend, Appetitlosigkeit, Übelkeit und Erbrechen. Bei (blutenden) Schleimhauterosionen treten die Symptome der gastrointestinalen Blutung wie Teerstuhl und/oder Hämatemesis (Bluterbrechen) hinzu. Die Diagnose wird meist klinisch gestellt, kann aber nur durch eine Gastroskopie mit Biopsie gesichert werden.

Behandlungsstrategie
Pflege

Eine akute Gastritis wird mit Nahrungskarenz über 24 – 36 Stunden (wird diese vom Betroffenen nicht toleriert, mit Tee und Zwieback), mit lokaler Wärmeanwendung sowie ggf. mit krampflösenden Medikamenten und Antazida (z.B. Maaloxan®) behandelt. Alle nicht unbedingt notwendigen Medikamente werden abgesetzt, um den Magen nicht weiter zu belasten. Auf Kaffee, Alkohol und Nikotin muß der Patient verzichten.

Bei Schleimhauterosionen entspricht die Therapie der des Magenulkus bzw. der gastrointestinalen Blutung.

Prognose

Die akute Gastritis heilt meist nach einigen Tagen ohne Folgeschäden aus. Entscheidend für die Prognose sind allerdings die Grunderkrankung und die Effektivität der Ursachenbeseitigung.

Chronische Gastritis

Die **chronische Gastritis** *(chronische Magenschleimhautentzündung)* ist relativ häufig. Sie hat verschiedene Ursachen, deren Anfangsbuchstaben die sog. **ABC-Klassifikation** ergeben:

- **Typ A: A**utoimmungastritis. Seltene Erkrankungsform mit Autoantikörperbildung gegen die salzsäureproduzierenden Zellen und den intrinsic factor. Infolgedessen Salzsäuremangel im Magensaft **(Anazidität)** und *perniziöse Anämie* (☞ 24.6.3). Erhöhtes Magenkarzinomrisiko
- **Typ B** (am häufigsten): **B**akterielle Gastritis. Meist Besiedelung des Magens mit *Helicobacter pylori*. Mit zunehmendem Alter ansteigende Erkrankungshäufigkeit (Faustregel: 25% der 25jährigen, 50% der 50jährigen, 75% der 75jährigen)
- **Typ C: C**hemisch-toxische Gastritis aufgrund eines Gallenrefluxes oder durch die Einnahme nichtsteroidaler Antiphlogistika.

Symptome, Befund
Diagnostik

Die chronische Gastritis verläuft häufig über Jahre symptomlos. Nur wenige Patienten leiden unter Oberbauchschmerzen, Übelkeit und Brechreiz.

Therapeutisch und prognostisch wichtig ist die Diagnosesicherung durch Endoskopie und Biopsie sowie durch den Nachweis von *Helicobacter pylori*. Weitere serologische und immunologische Untersuchungen des Blutes schließen sich an.

Behandlungsstrategie

Die Beschwerden des Patienten werden wie bei der akuten Gastritis symptomatisch behandelt. Patienten mit einer Typ A-Gastritis erhalten außerdem lebenslang alle drei Monate das fehlende Vitamin B_{12} parenteral verabreicht. Wegen der erhöhten Gefahr der malignen Entartung sind jährliche Kontrollendoskopien erforderlich. Bei der Typ B-Gastritis wird die Besiedelung des Magens mit Helicobacter pylori bekämpft (☞ 21.5.3).

21.5.3 Peptisches Ulkus, Ulkuskrankheit

Ulkus *(Geschwür):* Ein durch Verdauungssäfte entstandener Schleimhautdefekt, der im Gegensatz zur *Erosion* auch die Muscularis mucosae der Schleimhaut durchbricht (☞ Abb. 21.72). Am häufigsten entwickeln sich die Ulzera im Magen (= **Ulcus ventriculi,** *Magengeschwür*) und im Duodenum (= **Ulcus duodeni,** *Zwölffingerdarmgeschwür*), selten im Ösophagus durch gastro-ösophagealen Reflux oder, vor allem beim Magenoperierten, im Jejunum. Treten über Jahre immer wieder Ulzera auf, handelt es sich um die chronisch-rezidivierende **Ulkuskrankheit**.

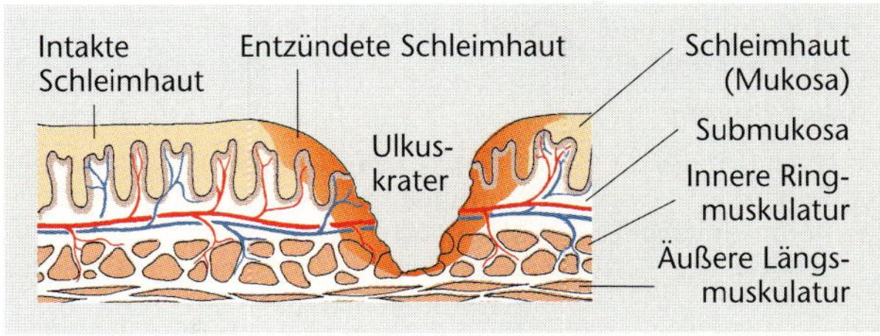

Abb. 21.72: Schematische Darstellung eines Ulkus. Der Gewebsdefekt in dieser Abbildung reicht tief und hat die Submukosa und die innere Ringmuskulatur erfaßt. [L190]

Krankheitsentstehung

Nach früherer Ansicht lag der Erkrankung vor allem ein Ungleichgewicht zwischen *aggressiven* (die Schleimhaut angreifenden) und *defensiven* (die Schleimhaut schützenden) Faktoren zugrunde. Dieses Krankheitsverständnis muß um einen bedeutsamen Faktor ergänzt werden: Seit einigen Jahren weiß man nämlich, daß *Helicobacter pylori* (kurz *Hp*) wesentlich an der Entstehung von Ulzera mitbeteiligt ist (☞ Abb. 21.73).

Symptome und Untersuchungsbefund

Im Vordergrund stehen unspezifische Beschwerden wie Schmerzen im Oberbauch (beim Ulcus ventriculi meist direkt, beim Ulcus duodeni lange nach den Mahlzeiten), Übelkeit, Appetitlosigkeit, Völlegefühl, Nahrungsmittelunverträglichkeit und Gewichtsverlust.

Ulkusformen

- **Ulcus ventriculi:** Meist ältere Menschen betroffen. Keine Geschlechtsdifferenz. Häufigste Lokalisation im Antrum und an der kleinen Kurvatur. Bei ca. 75% der Betroffenen positiver *Helicobacter pylori-Status* (kurz *Hp-Status*). Gefahr der Verwechslung mit ulzeriertem Magenkarzinom!
- **Ulcus duodeni:** 2 – 3mal häufiger als Magenulkus. Meist jüngere Menschen – und hier vor allem Männer – betroffen. Vermehrte Produktion von Magensäure. Bei nahezu 100% aller Betroffenen positiver Hp-Status. Hohe Rezidivneigung.

Ulkuskomplikationen

Nicht wenige Patienten haben kaum oder gar keine Beschwerden, so daß das Ulkus erst nach Auftreten von Komplikationen erkannt wird. Die wichtigsten Ulkuskomplikationen sind:

- **Blutung** (☞ Tab. 21.75)
- **Perforation** (Durchbruch des Ulkus)
- **Penetration** (Einbrechen des Ulkus in benachbarte Organe)
- **Pylorusstenose** (narbige Verengung des Magenausgangs)
- **Maligne Entartung,** v.a. bei Helicobacter-Besiedelung. Die Häufigkeit dieser Komplikation ist allerdings umstritten.

Abb. 21.73 (rechts): Faktoren, die zur Ulkusentstehung im Magen beitragen oder die Magenschleimhaut davor schützen. [B200]

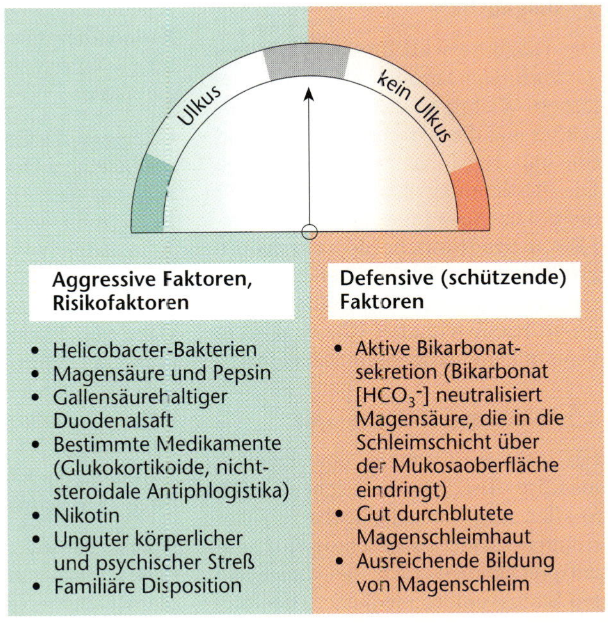

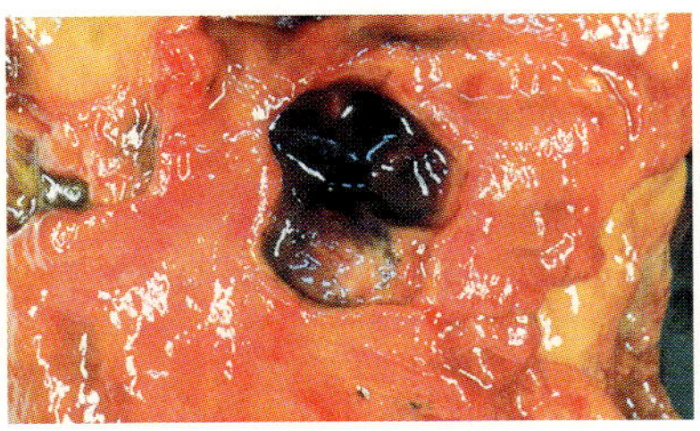

Abb. 21.74 (links): OP-Präparat eines Ulcus duodeni. Im Ulkuskrater liegt noch ein dickes Blutkoagel. [M207]

Komplikation und Symptome/Folgen	(Sofort-)Maßnahmen
Akute Blutung	
• Hämatemesis • Teerstuhl • Volumenmangel • Schock	• Überwachung von RR, Puls, Atmung und Bewußtsein • Notfallendoskopie • Möglichst Flachlagerung • Legen einer Magensonde zur Entlastung bei gestautem Magensaft oder Blutungen (☞ 21.1.2) • Ggf. medikamentöse Verminderung der Blutversorgung des Magens (z.B. Vasopressin®) • Medikamentöse Säurehemmung (H_2-Blocker) • Ggf. Transfusion, evtl. Plasmaexpander • Nahrungs- und Flüssigkeitskarenz • Infusionstherapie • Messung des ZVD • Wenn Blutung nicht gestoppt werden kann: Notoperation
Chronische Blutung	
• Teerstuhl • Anämie	• Eisengabe
Perforation	
• Brettharter Bauch (Peritonitis) • Tachykardie • Kreislaufschock	• Vitalzeichenkontrolle • Nahrungs- und Flüssigkeitskarenz • Schockbekämpfung (☞ 38.5.1), evtl. Plasma- oder Blutersatz • Sofortige Notoperation • Hochdosiert Antibiotika
Penetration in umliegende Organe	
• Anhaltende, starke, bohrende Schmerzen (oft bis in Rükken und linke Schulter)	• Überwachung (RR, Puls, Temperatur, Schmerzverlauf) • Nahrungs- und Flüssigkeitskarenz • Infusionstherapie (☞ 10.5.5) • Meist Operation erforderlich
Stenose des Pylorus	
• Langsame Entwicklung von Völlegefühl, Übelkeit, Erbrechen • Gewichtsverlust	• Legen einer Magensonde zur Magenentleerung • Parenterale Ernährung (☞ 10.3.3) • Hemmung von Säuresekretion und Motorik (Anticholinergika) • Operation

Tab. 21.75: Ulkuskomplikationen und (Sofort-)Maßnahmen. Weitere diagnostische und therapeutische Maßnahmen, ☞ Text. [B200]

Diagnostik

Die Diagnose wird durch *Ösophagogastroduodenoskopie* mit Biopsie gesichert. Wichtig sind ein Karzinomausschluß und die Klärung, ob eine Infektion mit Helicobacter pylori vorliegt. Die Bestimmung des *Gastrinspiegels* dient dem Ausschluß eines **Zollinger-Ellison-Syndroms,** bei dem ein gastrinproduzierender Tumor über eine massive Steigerung der Magensäuresekretion zu rezidivierenden Ulzera auch in tieferen Dünndarmabschnitten führt.

Medikamentöse Therapie

Für viele Patienten ist eine medikamentöse Therapie ausreichend. Die Studien zum Thema Helicobacter pylori sind noch nicht abgeschlossen. Dementsprechend werden bei positivem Hp-Status unterschiedliche Therapieschemata und Dosierungen zur **Eradikationstherapie** (Therapie zur Ausrottung eines Krankheitsgeschehens) empfohlen.

Gängig ist die Gabe des Protonenpumpenhemmers Omeprazol (zweimal täglich *vor* dem Essen, ☞ Pharma-Info 21.76) und eines Antibiotikums, z.B. Amoxicillin (zweimal täglich *nach* dem Essen) über 14 Tage. Ist der Hp-Status negativ, stützt sich die Therapie auf die Gabe von H_2-Antagonisten zur Hemmung der Säuresekretion (☞ Pharma-Info 21.76) über mindestens 6 Wochen, evtl. in Kombination mit anderen Ulkustherapeutika, oder auf die Gabe des Protonenpumpenhemmers Omeprazol für 4 – 8 Wochen.

Ulkusbegünstigende Medikamente (z.B. Antirheumatika, Glukokortikoide) werden möglichst abgesetzt.

☑ Der Therapieerfolg wird bis zur endgültigen Ulkusabheilung ca. alle vier Wochen durch eine Kontroll-Ösophagogastroduodenoskopie überprüft. Diese dient gleichzeitig dem Malignitätsausschluß.

Rezidive werden oft auf gleiche Weise angegangen. Bei häufigen Rezidiven, nach Komplikationen oder bei zwingend erforderlicher Einnahme ulkusfördernder Medikamente müssen eine Rezidivprophylaxe mit H_2-Antagonisten in halber Dosierung oder eine Operation erwogen werden.

Pflege bei medikamentöser Therapie

Ernährung. Eine Ulkusdiät ist nicht erforderlich, da der Patient meist von selbst das wegläßt, was er nicht verträgt. Sinnvoller ist eine ausgewogene Ernährung unter Berücksichtigung individueller Unverträglichkeiten:

- Häufig kleine Mahlzeiten verabreichen
- Auf Spätmahlzeiten verzichten
- Nach den Mahlzeiten nicht hinlegen
- Ausreichend Zeit zum Essen bei geregeltem Tagesablauf einräumen
- Bei übergewichtigen Patienten zur Senkung des abdominellen Drucks Reduktionskost geben
- Kaffee nur in geringen Mengen und nicht auf nüchternen Magen trinken
- Auf hochprozentige Alkoholika völlig verzichten.

Weitere Maßnahmen umfassen:

- Nikotinverzicht
- Oberkörperhochlagerung
- Einschnürende Kleidungsstücke sind ungünstig
- Obstipationsprophylaxe (☞ 7.9.2): Pressen bei der Defäkation erhöht den abdominellen Druck. Deswegen sollte für weichen Stuhlgang gesorgt werden
- Ruhe und Entspannung: Streß und Hektik wirken sich in der Regel ungünstig aus.

Krankenbobachtung

- Vitalzeichen (Schock?)
- Erbrochenes (Hämatemesis?)
- Stuhl (Teerstuhl?)
- Schmerz.

Operative Therapie

Folgezustände nach Magenoperationen, ☞ *21.5.5*

Vagotomie

Durch die Fortschritte der konservativen Therapie kaum noch von Bedeutung sind die verschiedenen Verfahren der **Vagotomie,** bei denen die Magensäuresekretion durch Unterbindung der zum Magen führenden Vagusäste (☞ 35.1.3) reduziert wird.

Operationen nach Billroth

Bei den **Operationen nach Billroth** handelt es sich um Zweidrittel-Resektionen des Magens: Antrum und Teile des Korpus, also große Teile der gastrin- und säureproduzierenden Magenabschnitte, werden entfernt.

Billroth-I-Resektion (kurz *B I*). Bei der Billroth-I-Resektion werden Magenrest und Duodenum direkt miteinander verbunden (**Gastroduodenostomie,** ☞ Abb. 21.77). Der Vorteil liegt im Erhalt der duodenalen Speisebreipassage (d.h. der Speisebrei wird an der Papille mit Galle und Pankreassekret vermischt und nicht erst weiter distal), der Nachteil in einem erhöhten Risiko der Nahtinsuffizienz, da die Naht stark unter Spannung stehen kann.

Billroth-II-Resektion (kurz *B II*). Bei der Billroth-II-Resektion wird das Duodenum am proximalen Ende blind

Pharma-Info 21.76 Ulkustherapeutika

Antazida

Antazida *neutralisieren* die bereits gebildete *Magensäure.* Sie enthalten meist Aluminium- oder Magnesiumhydroxid oder Karbonatverbindungen. Sie sind als Gel, Suspension oder (Kau-)Tabletten in großer Anzahl auf dem Markt (z.B. Maaloxan®, Riopan®). Aluminiumhaltige Präparate wirken eher obstipierend, magnesiumhaltige dagegen laxierend. Die Präparate sind ein bis zwei Stunden *nach* den Mahlzeiten und ggf. – bei längerer Essenspause – noch einmal nach drei Stunden einzunehmen. Andere Medikamente sollten mit einem Sicherheitsabstand von einer Stunde zu den Antazida verabreicht werden, da ansonsten deren Resorption beeinträchtigt werden kann.

Histamin-H2-Antagonisten

Histamin-H_2-Antagonisten *(H_2-Blokker)* nehmen sowohl in der akuten Ulkustherapie als auch in der Rezidivprophylaxe eine Vorrangstellung ein. Im Gegensatz zu Antazida *vermindern sie die Magensäureproduktion,* indem sie die Histamin-H_2-Rezeptoren der Belegzellen blockieren. Die wichtigsten Substanzen sind Ranitidin (z.B. Sostril®, Zantic®), Famotidin (z.B. Ganor®, Pepdul®), Nizatidin (z.B. Gastrax®), Roxatidin (z.B. Roxit®) und Cimetidin (z.B. Tagamet®). Vorteilhaft ist, daß meist eine Tageseinzeldosis am Abend ausreicht.

Die Hauptnebenwirkungen der H_2-Blocker sind allergische Reaktionen, gastrointestinale Symptome (z.B. Durchfall), Müdigkeit, Kopfschmerzen und Schwindel. Seltener sind ein Anstieg des Serumkreatinins oder der Leberwerte sowie bei längerer Anwendung bei Männern eine Gynäkomastie (Vergrößerung der männlichen Brust) und Libidostörungen.

Protonenpumpenhemmer

Protonenpumpenhemmer (Omeprazol, z.B. Antra®, Gastroloc®) *vermindern die Säuresekretion* durch Hemmung des Enzyms H^+/K^+-ATPase, ein Schlüsselenzym für den Protonentransport der Belegzelle der Magenschleimhaut. Sie sind insbesondere bei Helicobacter pylori-Besiedlung des Magens und Dünndarms, Ulkus-Rezidiven oder einem Zollinger-Ellison-Syndrom (☞ 21.5.3, 23.11) angezeigt. Wichtigste Nebenwirkungen sind gastrointestinale Symptome (Durchfall oder Obstipation, Blähungen) und Blutbildveränderungen. Bei hochdosierter intravenöser Gabe wurden Sehstörungen bis hin zur Erblindung durch Schädigung des Sehnerven beschrieben.

Schutzfilmbildner

Schutzfilmbildner, z.B. Sucralfat (etwa in Ulcogant®) überziehen die Magenschleimhaut mit einem dünnen Film, der vor der aggressiven *Magensäure schützt* und etwa sechs Stunden auf dem Ulkusgrund haftet. Die Hauptnebenwirkung besteht in einer (gelegentlichen) Obstipation. Schutzfilmbildner werden möglichst auf leeren Magen eine Stunde vor einer Mahlzeit gegeben, Wasser kann nachgetrunken werden. Antazida und H_2-Antagonisten sollten nicht zeitgleich zu den Schutzfilmbildnern, sondern wegen möglicher Wirkungsbeeinträchtigung um ca. eine Stunde versetzt gegeben werden.

Anticholinergika

Anticholinergika, allen voran Pirenzepin (z.B. Gastrozepin®), *hemmen die Magensäuresekretion,* indem sie die Rezeptoren besetzen, die der Überträgerstoff des N. vagus (Acetylcholin) benötigt, um die Belegzellen zur Magensäuresekretion zu stimulieren. Sie werden in erster Linie in Kombination mit anderen Ulkustherapeutika eingesetzt. Da sie nicht nur den Hauptnerv des Parasympathikus, den N. vagus, sondern auch andere Nerven des parasympathischen Systems hemmen, entstehen für den Patienten bei höherer Dosierung unangenehme Nebenwirkungen, z.B. Mundtrockenheit, Akkomodationsstörungen, Blasenentleerungsstörungen oder Tachykardie. Bei Patienten mit erhöhtem Augeninnendruck, Prostatavergrößerung oder gastroösophagealem Reflux (☞ 21.4.2) dürfen sie nicht gegeben werden.

Wismutpräparate

Als Ulkustherapeutika gelten auch **Wismutpräparate** (z.B. Jatrox®), die – heute meist in Kombination mit Antibiotika – zur Bekämpfung der Helicobacter pylori-Bakterien gegeben werden. Sie werden 1/2 – 1 Stunde vor den Mahlzeiten eingenommen. Der Patient muß wissen, daß sich der Stuhl durch das Medikament schwarz verfärbt und sich – je nach Präparat und Art der Einnahme – auch Zunge, Zahnfleisch und Zahnprothesen vorübergehend verfärben können.

Antibiotika

Penicillinabkömmlinge wie Amoxicillin, aber auch Substanzen wie Metronidazol (☞ Pharma-Info 28.24) haben neuerdings große Bedeutung bei der Bekämpfung der Helicobacter pylori-Besiedlung im Rahmen der Ulkustherapie erlangt.

verschlossen und der Magenrest mit einer Jejunumschlinge verbunden **(Gastrojejunostomie).** Der Vorteil der Billroth-II-Operation liegt in der Spannungsfreiheit der Anastomosen. Nachteilig sind der Verlust der duodenalen Speisebreipassage, das evtl. auftretende Syndrom der zuführenden Schlinge (☞ 21.5.5) und ein erhöhtes Karzinomrisiko.

Zur Wiederherstellung der Magen-Darm-Passage nach Billroth-II-Resektion wurden mehrere Techniken entwickelt. Neben der einfachen Gastrojejunostomie und der Gastrojejunostomie mit *Braun-Fußpunktanastomose* ist als weitere Möglichkeit die **Roux-Y-Gastrojejunostomie** zu erwähnen, bei der die Y-förmige Isolierung der Dünndarmschlinge (☞ Abb. 21.77) den Reflux von Duodenalsekret in den Magen und das Syndrom der zuführenden Schlinge verhindert (☞ 21.5.5). Der Nachteil dieser Methode liegt ebenfalls im Verlust der duodenalen Speisepassage.

☑ Spätkomplikation: Magenstumpfkarzinom

Gerade im operierten Magen entwickelt sich nicht selten ein Karzinom. Besonders hoch ist das Risiko für ein solches **Magenstumpfkarzinom** nach einer Billroth II-Resektion (7 – 10% der Patienten, am häufigsten 10 – 15 Jahre nach der Erstoperation).

Pflege nach Billroth-Operationen. Die perioperative Pflege bei Billroth-Operationen entspricht der bei Gastrektomie (☞ 21.5.4).

Weiterer Verlauf

Trotz hoher Rezidivrate (bei Ulcus duodeni bis 80%) ist die Prognose für die Mehrzahl der Patienten dank der Fortschritte der konservativen Therapie gut.

21.5.4 Magenkarzinom

Magenkarzinom *(Magen-Ca, Magenkrebs):* Maligner Tumor, der von den Drüsen (Adenokarzinom) oder dem Zylinderepithel der Magenschleimhaut ausgeht und vor allem Männer im 50. – 70. Lebensjahr betrifft.
Trotz abnehmender Häufigkeit weltweit das fünfthäufigste Karzinom.

Formen und Metastasierung

Frühkarzinom*:* Auf Mukosa und Submukosa beschränkt. Sehr gute Prognose (5-Jahres-Überlebensrate > 90%).

Fortgeschrittenes Karzinom: Über die Submukosa hinausgehend. Meist im Antrum an der kleinen Kurvatur gelegen. Schlechte Prognose (nach Radikal-OP 5-Jahres-Überlebensrate ca. 25%).

Metastasierung: Vor allem in Leber, Lunge, Knochen, Hirn und ins große Netz. Sonderlokalisation im sog. *Virchow-Lymphknoten* (tastbar oberhalb des linken Schlüsselbeins).

Krankheitsentstehung

Bekannte Risikofaktoren sind:
- Magenvorerkrankungen, z.B. chronische Gastritis vom Typ A oder B (☞ 21.5.2), Zustand nach Magenresektion
- Familiäre Disposition
- Nationalität (z.B. Japaner, wahrscheinlich ernährungsbedingt)
- Nikotin- und Alkoholabusus
- Nitrosamine in der Nahrung, z.B. in Fleisch- und Wurstwaren
- Besiedelung des Magens mit Helicobacter pylori.

Symptome und Untersuchungsbefund

☑ Typische Magenkarzinomsymptome gibt es nicht! Alle Symptome des Magenkarzinoms entsprechen denen gutartiger Magenleiden.

Das Magenkarzinom bereitet dem Patienten lange Zeit keine oder nur unspezifische Beschwerden („empfindlicher Magen"). Meist klagen die Kranken erst in späten Stadien über Gewichtsabnahme, Leistungsknick, Schmerzen, Übelkeit und evtl. Abneigung gegenüber bestimmten Speisen (häufig Fleisch und Wurst). Chronische Blutverluste (Teerstuhl) können zu einer Anämie mit entsprechender Symptomatik (☞ 24.6.1) führen.

Diagnostik

An erster Stelle steht die Gastroskopie mit Biopsie. Oberbauch-Sonographie, CT des Abdomens, Knochenszintigramm und Röntgenaufnahme des Thorax dienen der Bestimmung der Tumorausdehnung (Staging) und der Metastasensuche. Als Tumormarker (☞ 24.4.8) dienen CEA und CA 19 – 9.

Behandlungsstrategie

Die Behandlung des Magenkarzinoms ist operativ. Meist muß der gesamte Magen entfernt werden **(Gastrektomie),** nicht selten auch großes und kleines Netz, distaler Ösophagus, Pankreasschwanz und Milz. Nur bei klei-

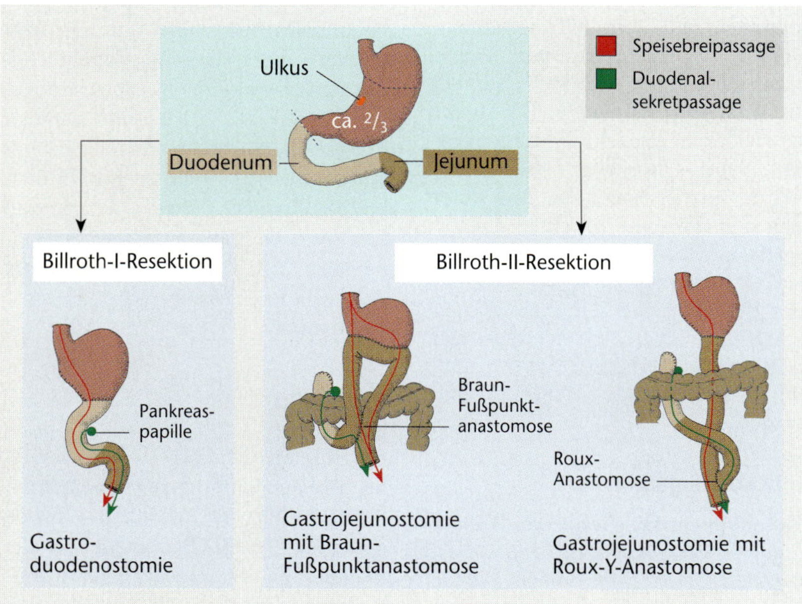

Abb. 21.77: Billroth-Operationen. [L190]

nen Tumoren in Kardia oder Antrum ist eine **Magenresektion** (operative Teilentfernung des Magens) mit weitem Sicherheitsabstand und Entfernung der regionären Lymphknoten ausreichend.

Nach der Entfernung des Magens wird die Magen-Darm-Passage wiederhergestellt, heute üblicherweise unter Bildung eines *Ersatzmagens.* Einige der zahlreichen OP-Techniken zeigen Abb. 21.78 und Abb. 21.79. Der Vorteil des Ersatzmagens ist das *Speisereservoir,* das eine Überdehnung des Darmes verhindert.

Eine Strahlentherapie ist wirkungslos, eine Chemotherapie bisher ebenfalls wenig erfolgversprechend.

Palliativmaßnahmen zur Verbesserung der Nahrungspassage sind z.B. die endoskopische Abtragung des Tumors mit einer *Diathermieschlinge* (Hochfrequenzwärme, ☞ Abb. 21.97), die Lasertherapie und die Einlage einer Ernährungssonde (☞ 10.3.2). Bei inoperablem Antrumkarzinom mit Magenausgangsstenose wird manchmal eine **Gastroenterostomie** (*GE*) angelegt: Z.B. wird eine Jejunumschlinge hochgezogen und Seit-zu-Seit mit der Magenwand anastomosiert, so daß der Speisebrei auch über diesen Bypass abfließen kann.

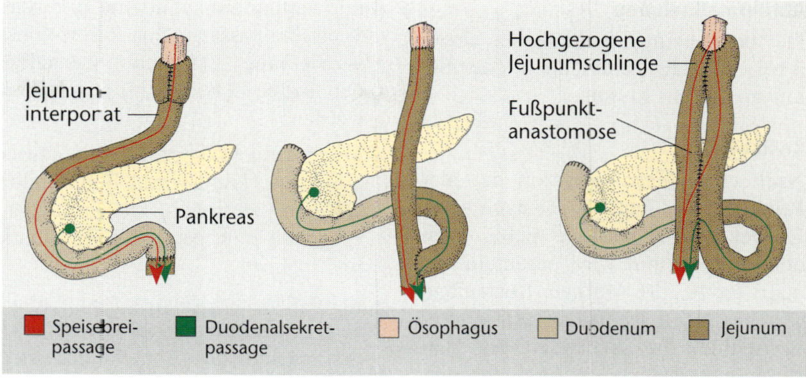

Abb. 21.78: OP-Techniken ohne Bildung eines Ersatzmagens: Jejunuminterponat (links), Roux-Y-Ösophagojejunostomie (Mitte) und Ösophagojejunostomie mit hochgezogener Dünndarmschlinge und Braun-Fußpunktanastomose (rechts). [L190]

☑ Frühkomplikationen nach Magenresektion/Gastrektomie

- Blutung
- Anastomoseninsuffizienz
- Duodenalstumpfinsuffizienz
- Abszesse.

Pflege vor Magenresektion/ Gastrektomie

Pflege bei onkologischen Erkrankungen, ☞ 24.2; allgemeine perioperative Pflege, ☞ 11.1 und 11.4

Folgende Besonderheiten sind vor einer Magenoperation zu beachten:

- Am Vortag der Operation bekommt der Patient zum Frühstück leichte Kost, ab Mittag nur noch flüssige Nahrung
- Zur Darmentleerung wird dem Patienten in manchen Häusern zusätzlich zum üblichen Reinigungseinlauf ein orales Abführmittel, z.B. Liquidepur®, gegeben
- Der Patient wird von den Mamillen abwärts (einschließlich Achselhöhlen) bis hin zur Leistenregion (einschließlich Schambehaarung) rasiert. Mit dem obligaten Duschen oder Baden vor der Operation wird die Reinigung des Bauchnabels verbunden
- Präoperativ kann es sinnvoll sein, den Patienten mit der Technik des En-bloc-Aufstehens vertraut zu machen (☞ 7.6.7).

Pflege nach Magenresektion/ Gastrektomie

Krankenbeobachtung und Dokumentation

- Vitalzeichen, Temperatur
- Allgemeinbefinden, Schmerz
- Infusionen, ZVK
- Flüssigkeitsbilanz, ZVD
- Magensonde
- Wunde, Drainagen, Verbände
- Später Kostaufbau, Verträglichkeit der Kost.

Lagerung/Mobilisation

Der Patient wird mit leicht erhöhtem Oberkörper gelagert und am Abend des OP-Tages mobilisiert.

Magensonde

Die Pflegenden achten auf die korrekte Lage der Magensonde (sie darf wegen der Perforationsgefahr auf keinen Fall dislozieren) sowie auf Sekretmenge, -aussehen, Geruch und Beimengungen (ein kotiger Geruch weist z.B. auf einen Dünndarmileus hin). Die Magensonde wird erst entfernt, wenn die Darmtätigkeit wieder eingesetzt hat. Nach einer Magenresektion in der Regel am 5. postoperativen Tag, nach einer Gastrektomie meist am 7. postoperativen Tag.

Zieldrainagen

Zieldrainagen (z.B. Easy flow, Robinson-Drainage) werden je nach Art der Operation in Anastomosennähe plaziert. Eine zunehmende Blutmenge kann auf eine Nachblutung hinweisen, ein verändertes Aussehen des Sekrets auf Anastomosenundichtigkeit *(Anastomosendehiszenz).* Die Drainagen werden meist am 2. postoperativen Tag gekürzt und am 3. – 4. Tag entfernt.

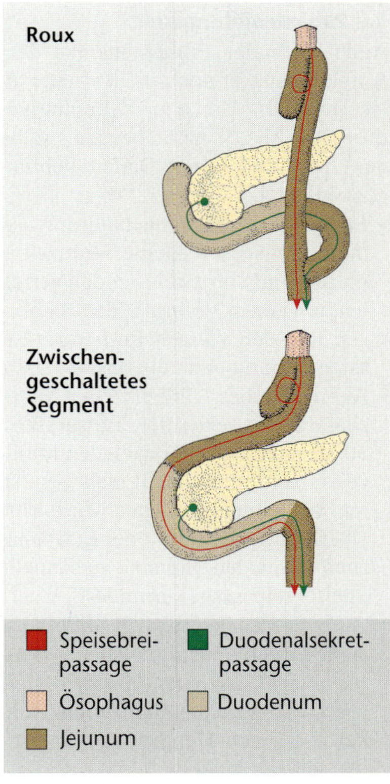

Abb. 21.79: OP-Techniken mit Bildung eines Ersatzmagens: Dünndarmersatzmagen mit der Roux-Y-Technik (oben) und mit zwischengeschaltetem Jejunalsegment (unten). [L190]

Abführmaßnahmen

Hat noch keine Darmtätigkeit eingesetzt, erhält der Patient am 3. postoperativen Tag ein Klysma.

Kostaufbau

Nach einer Magenresektion darf der Patient in der Regel 3 – 5, nach einer Gastrektomie 7 – 9 Tage nichts essen oder trinken und wird parenteral ernährt (☞ 10.3.3). Mit dem Kostaufbau wird begonnen, wenn ein Gastrografin-Breischluck die Dichtigkeit der Anastomose gezeigt hat (nach Magenresektion nach ca. 5 Tagen, nach Gastrektomie nach gut einer Woche). Am ersten Tag des Kostaufbaus darf der Operierte schluckweise Tee trinken. Am zweiten Tag des Kostaufbaus erhält er fünf Tassen Tee über den Tag verteilt und am dritten Tag zusätzlich Schleimsuppe und Zwieback. Verträgt er dies, kann er am vierten Tag des Kostaufbaus passierte Kost und am fünften Tag leichte Kost zu sich nehmen. Als Faustregel gilt, daß der Operierte nach einer Gastrektomie nach ca. 14 Tagen wieder normale Kost essen kann (allerdings verteilt auf mindestens 6 – 8 kleine Mahlzeiten).

Patienteninformation

Auch nach der Entlassung aus dem Krankenhaus ist noch nicht wieder alles „normal“. Um dem Dumpingsyndrom (☞ 21.5.5) vorzubeugen, sollte der Operierte folgende Diätempfehlungen einhalten:

- Er soll seine tägliche Nahrung auf mindestens 6 – 8 kleine Mahlzeiten im Abstand von zwei Stunden verteilen, um einem Völlegefühl vorzubeugen und den kleinen Rest- oder Ersatzmagen nicht zu überlasten
- Auf reichliches Trinken zu den Mahlzeiten soll er verzichten. Besser ist es, 30 Minuten vor oder nach den Mahlzeiten zu trinken (nicht mehr als 200 ml auf einmal). Damit wird eine Überfüllung des Rest- oder Ersatzmagens vermieden und eine zu schnelle Speisebreipassage verhindert
- Zu große Zuckermengen auf einmal sollte er vermeiden, da Zucker Wasser anzieht und somit ähnlich wirkt wie Trinken zu den Mahlzeiten (Zukker in kleinen Mengen, z.B. im Kaffee, schadet nicht)
- Er sollte bei guter Verträglichkeit bevorzugt Vollkornprodukte zu sich nehmen. Diese werden nicht so schnell resorbiert wie z.B. Weißbrot und verhindern somit eine zu rasche Speisebreipassage. Zur Resorptionsverzögerung können zusätzlich Quellstoffe (z.B. Pektin) ausprobiert werden
- Milch- und Milchprodukte sollte er austesten. Häufig wird z.B. Süßmilch schlecht vertragen, Sauermilcherzeugnisse hingegen gut (z.B. Quark und Joghurt)
- Blähende, stark gewürzte oder gesalzene und sehr fette Speisen muß er in der Regel meiden. Manche Patienten vertragen diese Speisen allerdings auch und können sie dann auch in kleinen Mengen zu sich nehmen.

Günstig sind Essen im Sitzen und gründliches Kauen. Hinlegen nach dem Essen ist wegen der Refluxgefahr ungünstig. Alkohol und Rauchen sind zu meiden. Nach einer Gastrektomie ist eine lebenslange Substitution von Vitamin B_{12} erforderlich (☞ 21.5.5).

21.5.5 Folgezustände nach Magenoperationen

Schätzungsweise 10 – 20% aller magenoperierten Patienten leiden unter Spätfolgen der Magenoperation, die auf die veränderte anatomische Situation zurückzuführen sind.
Nicht alle Beschwerden nach Magenoperationen sind jedoch auf die Operation zurückzuführen. Psychische Ursachen, zusätzliche Erkrankungen oder Rezidive der Grunderkrankung sind ebenfalls möglich, so daß oft eine weitergehende Diagnostik erforderlich ist.

Frühdumpingsyndrom

Das **Frühdumpingsyndrom** ist Folge zu rascher Nahrungspassage – v.a. flüssiger Kost mit reichlich freien Kohlenhydraten – in das Jejunum (meist nach Billroth-II-Resektionen). Dadurch strömt osmotisch bedingt Flüssigkeit aus den Blutgefäßen in das Darmlumen, was einen Volumenmangel im Gefäßsystem nach sich zieht.

10 – 20 Minuten nach Beginn der Mahlzeit treten Übelkeit und Erbrechen, Hitzegefühl, Schwitzen, Blutdruckabfall, Tachykardie, Kollapsneigung und Durchfall auf. Durch Einhalten diätetischer Maßnahmen (☞ oben) bessern sich die Beschwerden meist. Nur in wenigen Fällen ist eine Korrektur-OP erforderlich.

Spätdumpingsyndrom

Das **Spätdumpingsyndrom** entseht durch zu rasche Nahrungspassage nach Magenresektion oder Gastrektomie. Als Folge wird überschießend Insulin freigesetzt und führt als Gegenreaktion zu einer Hypoglykämie.

1 – 3 Stunden nach der Nahrungsaufnahme bekommt der Patient Heißhunger und Schwächegefühl mit Schweißausbruch bis hin zur hypoglykämischen Bewußtlosigkeit.

Auch beim Spätdumping mildern diätetische Maßnahmen (☞ oben) die Beschwerden. Wie ein Diabetiker sollte auch ein Patient mit einem Spätdumpingsyndrom stets Würfel- oder Traubenzucker zur Bekämpfung einer Hypoglykämie bei sich tragen.

Syndrom der zuführenden Schlinge

Beim **Syndrom der zuführenden Schlinge** *(Afferent-loop-Syndrom)* sammeln sich Galle und Pankreassekret sowie ggf. auch Mageninhalt in der zuführenden Darmschlinge an. Evtl. kommt es zusätzlich zur bakteriellen Besiedelung des gestauten Schlingeninhaltes.

Die Patienten klagen über Druckgefühl im rechten Oberbauch, das nach massivem galligen Erbrechen sofort verschwindet. Bei bakterieller Besiedelung kommt es zusätzlich zu Durchfällen; außerdem besteht die Gefahr einer Cholangitis (☞ 22.5.4).

Die Behandlung ist vorzugsweise operativ, z.B. durch Umwandlung der Billroth-II-Resektion in eine Billroth-I-Re-

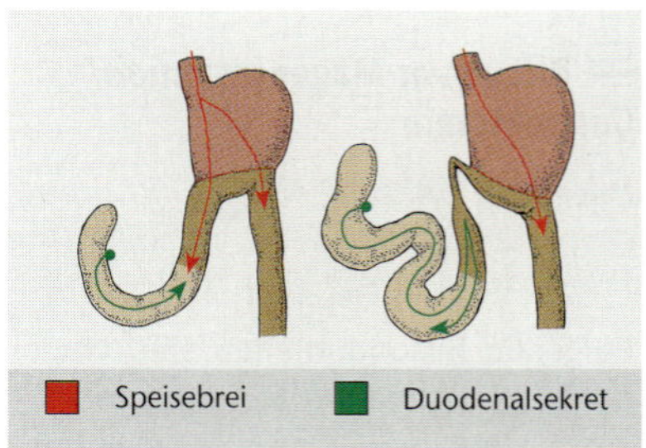

Abb. 21.80: Syndrom der zuführenden Schlinge. Links: Infolge einer technisch ungünstig angelegten Anastomose entleert sich Mageninhalt nicht nur in die abführende, sondern auch in die zuführende Jejunumschlinge. Rechts: Eine Stenose der zuführenden Jejunumschlinge im Bereich der Anastomose führt zur Ansammlung von Duodenalsekret. Dies kann durch Anlage einer Braun-Fußpunktanastomose verhindert werden (☞ Abb. 21.77). [L190]

sektion oder, wenn noch nicht geschehen, Anlegen einer Braun-Fußpunktanastomose (☞ 21.5.3).

Syndrom der abführenden Schlinge

Das **Syndrom der abführenden Schlinge** *(Efferent-loop-Syndrom)* entsteht durch eine Abflußbehinderung (z.B. durch Narbenstränge) in der abführenden Schlinge. Die Patienten leiden an massivem Erbrechen von Flüssigkeit, Galle und Nahrung. Auch hier ist in der Regel eine erneute Operation erforderlich.

Zu kleiner Restmagen

Ist nach magenresezierenden Operationen der verbliebene Magenrest zu klein, kommt es zu Völle- und Druckgefühl bei und nach dem Essen und zu Gewichtsverlust. Dann muß ggf. ein Jejunuminterponat zwischen Magen und Duodenum eingesetzt werden.

Metabolische Folgezustände nach Magenoperationen

Längerfristig kommt es bei magenresezierten Patienten zu *Vitaminmangelerscheinungen*, zur *Osteomalazie* (☞ 31.13.4) und zu einer *Anämie* durch Eisenmangel (Eisenmangelanämie, ☞ 24.6.2) oder Mangel an Vitamin B_{12} (perniziöse Anämie, ☞ 24.6.3). Deshalb bekommen alle gastrektomierten Patienten alle 4 – 12 Wochen eine Ampulle Vitamin B_{12} i.m. als Substitutionstherapie.

21.6 Erkrankungen des Dünn- und Dickdarmes

21.6.1 Anatomie und Physiologie von Dünn- und Dickdarm

Dünndarm

Der **Dünndarm** besteht aus drei Abschnitten, die ohne scharfe Grenzen ineinander übergehen (☞ Abb. 21.1):

- **Duodenum** *(Zwölffingerdarm)*
- **Jejunum** *(Leerdarm)*
- **Ileum** *(Krummdarm)*.

Jejunum und Ileum sind im Gegensatz zum fest eingebetteten Duodenum außerordentlich beweglich. Sie hängen in ihrer ganzen Länge an einem fettreichen, bindegewebigen Aufhängeband, dem **Mesenterium** *(Gekröse)*, in welchem auch die Arterien, Venen, Lymphgefäße und Nerven des Dünndarms verlaufen.

Charakteristisch für den Dünndarm (☞ Abb. 21.81) ist eine starke Oberflächenvergrößerung der Schleimhaut durch **Kerckring-Falten** (hohe, ringförmige Schleimhautfalten), **Zotten** (ca. 1 mm hohe Schleimhautausstülpungen), **Krypten** (etwas kleinere Schleimhauteinsenkungen) und **Mikrovilli** (Zytoplasmafortsätze). Über die so entstehende, große Oberfläche werden Nährstoffe aufgenommen und Verdauungssekrete sowie Galle rückresorbiert.

Dickdarm

Der **Dickdarm** *(Kolon)* und das sich anschließende **Rektum** *(Mastdarm, Enddarm)* bilden den letzten Abschnitt des Magen-Darm-Traktes. Im Dickdarm wird der Darminhalt durch Rückresorption von Wasser und Elektrolyten auf eine Menge von ca. 150 – 200 ml pro Tag eingedickt.

Man unterscheidet folgende Dickdarmabschnitte (☞ auch Abb. 21.1):

- **Blinddarm** *(Zökum)* mit **Wurmfortsatz** *(Appendix vermiformis)*
- **Kolon** *(Grimmdarm)* mit den vier Abschnitten **Colon ascendens** *(aufsteigender Grimmdarm)*, **Colon transversum** *(querverlaufender Grimmdarm)*, **Colon descendens** *(absteigender Grimmdarm)* und **Colon sigmoideum** *(S-förmiger Grimmdarm, Sigmoid,* kurz *Sigma)*.

Der Übergang zwischen Ileum und Zökum grenzt sich deutlich durch zwei Schleimhautfalten ab, die als **Ileozökalklappe** bezeichnet werden. Die Ileozökalklappe verhindert einen Rückfluß von stark bakterienhaltigem Dickdarminhalt in den Dünndarm.

An der Dickdarmschleimhaut findet man keine Zotten mehr, sondern ausschließlich besonders tiefe Einstülpungen, die **Dickdarmkrypten** (☞ Abb. 21.90).

21.6.2 Ileus

> **Ileus:** Lebensbedrohliches Krankheitsbild mit Unterbrechung der Dünn- oder Dickdarmpassage durch ein *mechanisches* Hindernis **(mechanischer Ileus)** oder eine Darmlähmung **(paralytischer Ileus).**

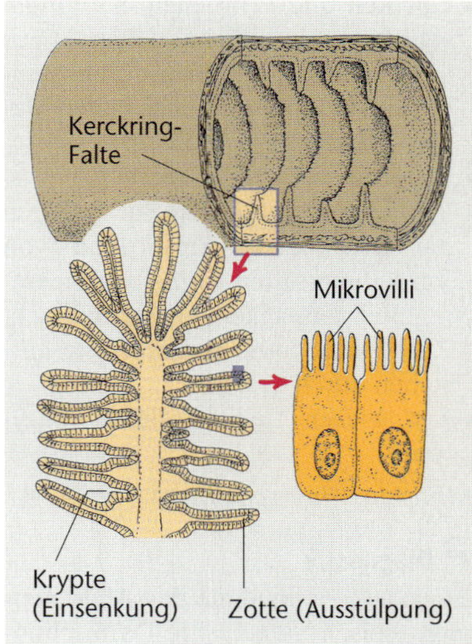

Abb. 21.81: Aufbau der Dünndarmschleimhaut. Kerckring-Falten, Zotten, Krypten und Mikrovilli vergrößern die Resorptionsfläche des Dünndarms. [L190]

Krankheitsentstehung

Der **mechanische Ileus** entsteht durch Verengung des Darmlumens durch Tumoren, Polypen, Fremdkörper oder Kompression, z.B. durch Verwachsungen (= *Briden-* oder *Adhäsionsileus*). Auch eine **Invagination** (v.a. bei älteren Säuglingen und Kleinkindern auftretende Einstülpung eines Darmabschnittes in einen anderen, am häufigsten des distalen Ileums ins Kolon) führt unbehandelt zu einem mechanischen Ileus. Sonderform des mechanischen Ileus ist der **Strangulationsileus,** bei dem die Blutversorgung der Darmwand *zusätzlich* durch eine Abschnürung oder Verdrehung der Mesenterialgefäße unterbrochen ist.

Ein **paralytischer Ileus** *(Darmparalyse)* tritt vor allem bei Entzündungen (z.B. Pankreatitis oder Peritonitis) sowie reflektorisch nach Bauchoperationen *(Darmatonie)* oder Verletzungen auf, kann aber auch durch Gallen- oder Nierenkoliken, Stoffwechselentgleisungen, vaskulär (z.B. bei reinem Darmarterienverschluß ohne mechanische Komponente) oder durch eine Überdosierung von Psychopharmaka bedingt sein.

Symptome und Untersuchungsbefund

Gemeinsame Symptome und Untersuchungsbefunde beider Ileusformen sind:

- **Übelkeit und Erbrechen,** bei fortgeschrittenem, unbehandelten Ileus auch kotiges Erbrechen durch Stauung des Dünndarminhalts in den Magen **(Miserere)**
- Meteorismus
- **Volumenmangel/-schock:** Durch die fehlende Rückresorption von Verdauungssäften verbleiben mehrere Liter Flüssigkeit im Darmlumen. Zusätzliche Flüssigkeitsverluste entstehen durch Erbrechen
- Evtl. Fieber, Tachykardie, Leukozytose.

Klinische Unterschiede, ☞ *Tab. 21.83*

Mechanischer Ileus	*Paralytischer Ileus*
Krampfartige Schmerzen durch Hyperperistaltik	Meist nur Druckgefühl
Stuhl-/Windverhalt bei Dickdarm- und tiefem Dünndarmileus	Stuhl-/Windverhalt
• Bei Auskultation *Stenoseperistaltik* (Darmmuskulatur kämpft gegen die Stenose an): „metallische“, „spritzende“, „hochgestellte“ oder „klingende“ Darmgeräusche • Nach Stunden bis Tagen Fehlen von Darmgeräuschen (Ermüdung der Darmmuskulatur)	Bei Auskultation Fehlen von Darmgeräuschen („Totenstille“)

Tab. 21.83: Unterscheidung von mechanischem und paralytischem Ileus. [B200]

Diagnostik

Die Röntgenaufnahme des Abdomens zeigt typisch aufgeblähte Darmschlingen mit Flüssigkeitsspiegeln. Der Ursachenklärung dienen Sonographie sowie evtl. eine Kontrastmitteluntersuchung des Darmes mit wasserlöslichem Kontrastmittel oder eine Angiographie der Bauchgefäße.

Behandlungsstrategie

Ein *mechanischer Ileus* erfordert stets eine rasche Operation.

Der *paralytische Ileus* wird nur dann operiert, wenn ein Mesenterialarterienverschluß oder eine Peritonitis vorliegt. Ansonsten wird er unter Berücksichtigung der Grunderkrankung konservativ behandelt.

Die *konservative Behandlung* umfaßt Nahrungskarenz, Legen einer Magen- und/oder Duodenalsonde und Absaugen des gestauten Sekrets, die Anregung der Peristaltik durch Medikamente (z.B. Prostigmin® i.v., Bepanthen® i.v.), ggf. abführende Maßnahmen, die Korrektur des Flüssigkeits- und Elektrolythaushaltes durch Volumensubstitution und evtl. Antibiotikagabe.

> ⓘ Beim paralytischen Ileus keine Analgetika oder Spasmolytika vor Diagnosesicherung geben, da sonst das klinische Bild verschleiert und die Diagnose erschwert wird.

Pflege bei Ileus

Zu den pflegerischen Maßnahmen gehören:

- Überwachung von Bettruhe und Nahrungskarenz
- Unterstützung bei den eingeschränkten ATL und Durchführung aller notwendigen Prophylaxen
- Legen eines Blasenkatheters zur Flüssigkeitsbilanzierung
- Überwachen der Infusionstherapie
- Kontrolle von Vitalzeichen, Ausscheidungen und Schmerzen
- Ggf. Operationsvorbereitung
- Bei konservativer Therapie eines paralytischen Ileus intermittierendes Legen eines Darmrohrs (mechanischer Reiz erleichtert den Abgang von Blähungen), Durchführung von Schwenkeinläufen zur Anregung der Peristaltik.

> ⓘ **Vorsicht!** Beim mechanischen Ileus sind Einläufe und orale Abführmittel kontraindiziert!

Prognose

Die Letalität liegt bei ca. 10 – 25%. Sie ist im wesentlichen von der Ursache des Ileus und dem Zeitpunkt der Diagnosestellung abhängig.

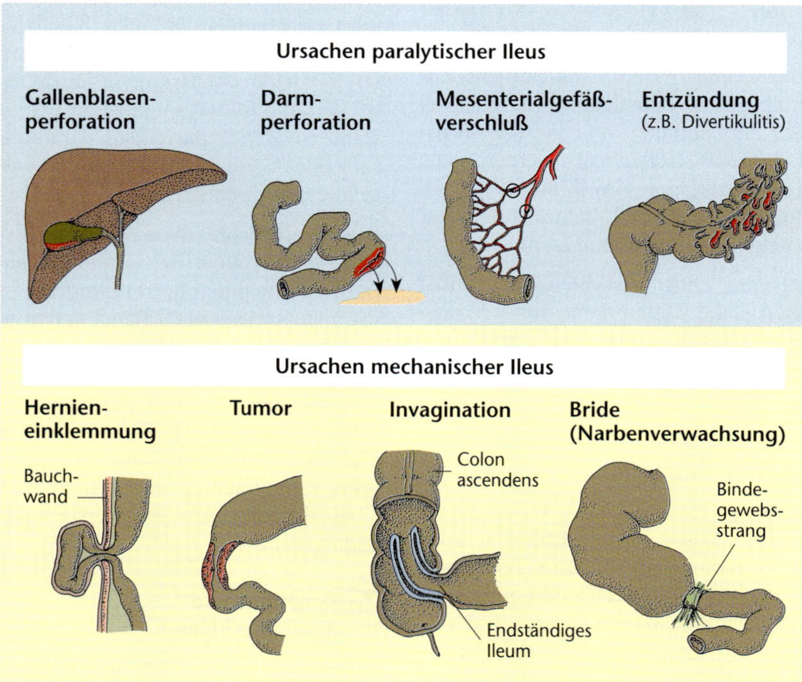

Abb. 21.82: Häufige Ursachen des paralytischen und des mechanischen Ileus. [L190]

21.6.3 Malassimilation

> **Malassimilation:** Verminderte Ausnutzung der in der Nahrung enthaltenen Nährstoffe. Hauptursachen sind
> - **Maldigestion:** Unzureichende Verdauung der Nahrung, meist durch einen Mangel an Verdauungsenzymen bedingt (z.B. bei chronischer Pankreatitis, ☞ 22.6.3, nach Magenresektionen)
> - **Malabsorption:** Resorptionsstörung der bereits aufgespaltenen Nährstoffe infolge chronischer Dünndarmerkrankungen (z.B. Morbus Crohn, ☞ 21.6.5), Darmresektion oder durch angeborenen Enzymmangel (z.B. Laktasemangel).

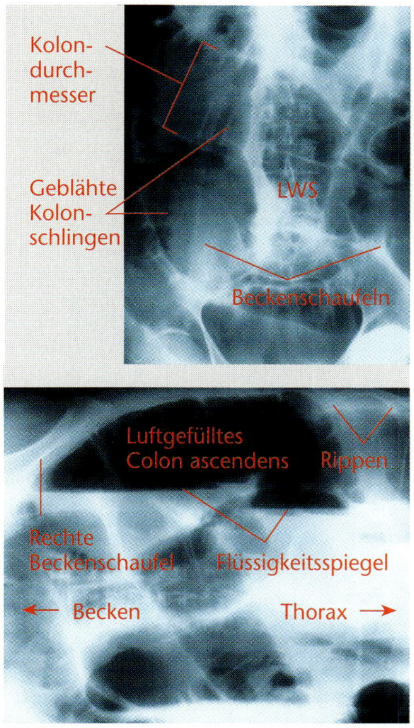

Abb. 21.84 – 21.85: Röntgenaufnahmen eines 68jährigen Patienten mit mechanischem Ileus. Aufnahme im Stehen (oben): Die Kolonschlingen sind mit Luft gefüllt und massiv aufgedehnt. Aufnahme im Liegen (unten): Wieder sind die geblähten Kolonschlingen zu sehen. Die Flüssigkeit im Darm wird nicht weitertransportiert, sammelt sich in den Darmschlingen und wird als Flüssigkeitsspiegel sichtbar. [T170]

Symptome und Untersuchungsbefunde

Eine Malassimilation zeigt sich durch Gewichtsabnahme, Darmbeschwerden, Mineralstoff-, Eiweiß- und Vitaminmangelsymptome (☞ 23.8.5):

- Voluminöse Durchfälle, evtl. **Fettstühle** (*Steatorrhoe* = lehmartige, klebrige, glänzende, scharf riechende Stühle, Volumen > 300 g, Fettgehalt > 7 g täglich)
- Gärungsstühle und Blähungen *(Flatulenz)*
- Ödeme
- Wachstumsstörungen im Kindesalter
- Anämie
- Nachtblindheit (Vitamin A-Mangel)
- Neurologische Komplikationen, Schwächegefühl
- Wesensveränderungen
- Pigmentveränderungen
- Knochenschmerzen bei Osteoporose, Osteomalazie mit Tetanie
- Glossitis, Mundwinkelrhagaden und Stomatitis.

Diagnostik

Mit Hilfe von Laboruntersuchungen kann der bestehende Mangel an Nährstoffen, Vitaminen und Mineralien nachgewiesen werden. Die Ursachenklärung der Malassimilation wird meist möglich durch Stuhluntersuchungen (☞ 21.3.2), Endoskopie mit Darmschleimhautbiopsie, Funktionstests wie D-Xylose- und Laktose-Toleranz-Test (☞ 21.3.5), Schilling-Test (☞ 24.6.3) und H_2-Atemtest (☞ 21.3.5) sowie weiteren Untersuchungen bis hin zum CT .

Behandlungsstrategie

Die Therapie richtet sich nach der jeweiligen Ursache. So müssen der Wasser- und Elektrolythaushalt reguliert und der bestehende Mangel an Vitaminen, Mineralstoffen und Spurenelementen ausgeglichen werden. Evtl. ist eine parenterale Ernährung erforderlich (☞ 10.3.3).

21.6.4 Einheimische Sprue/ Zöliakie

Einheimische Sprue *(glutenindizierte Enteropathie des Erwachsenen):* Durch Glutenunverträglichkeit bedingte Schädigung der Dünndarmzotten mit Resorptionsstörungen und Malabsorptionssyndrom. Familiär gehäuftes Auftreten. Manifestation oft bereits im Kindesalter, dann als **Zöliakie** bezeichnet (☞ 13.11.4).

Leitsymptome sind chronisch-rezidivierende Durchfälle und Fettstühle. Die abgemagerten und geschwächten Patienten zeigen alle Symptome eines Malabsorptionssyndroms. Typisch ist ein aufgeblähter Bauch mit „schwappendem" Darminhalt *(Pseudoaszites).*

Die **Diagnose** wird durch eine Dünndarmbiopsie (Zottenatrophie) sowie den Nachweis von Antikörpern gegen Glutenbestandteile gesichert.

Die einzig wirksame **Behandlung** besteht in einer *lebenslangen* glutenfreien Diät. Hierunter bildet sich die Zottenatrophie im Dünndarm bei über 90% der Kranken zurück, und die meisten Patienten werden völlig beschwerdefrei. Zusätzlich werden in den Anfangsmonaten fehlende Vitamine, Elektrolyte und Eisen parenteral verabreicht.

Wichtig ist die Aufklärung des Patienten durch eine Diätassistentin über erlaubte und nicht geeignete Lebensmittel:

- Weizen, Roggen, Hafer und Gerste enthalten Gluten. Daher sind praktisch alle „normalen" Brot- und Backwaren, Nudeln, Bier und Malzgetränke für die Patienten tabu
- Da Gluten auch „versteckt" in vielen anderen Produkten vorhanden ist, empfiehlt sich eine Kontaktaufnahme mit der *Deutschen Zöliakie-Gesellschaft,* die Listen glutenfreier Nahrungsmittel herausgibt
- Erlaubt sind Mais, Reis, Hirse, Buchweizen, Kartoffeln und Soja sowie daraus hergestellte Produkte. Vielerorts sind glutenfreie Mehle und Brote im Handel erhältlich.

21.6.5 Morbus Crohn und Colitis ulcerosa

Die bedeutendsten chronisch-entzündlichen Darmerkrankungen sind der **M. Crohn** und die **Colitis ulcerosa.** Sie betreffen vor allem jüngere Erwachsene (Erstmanifestation meist im 20. – 30. Lebensjahr) und schränken deren Lebensqualität und Arbeitsfähigkeit teils erheblich ein. Beide Erkrankungen sind ursächlich noch nicht genau geklärt (genetische und immunologische Faktoren).

Morbus Crohn

Morbus Crohn *(sklerosierende chronische Enteritis, Ileitis terminalis, Enteritis regionalis):* Chronische Entzündung unklarer Ursache, die im ganzen Gastrointestinaltrakt vom Ösophagus (sehr selten) bis zum Anus auftreten kann. In etwa 75% aller Fälle sind das terminale Ileum und das Kolon betroffen. Die Entzündung umfaßt alle Schichten der Darmwand und führt durch eine zunehmende Verdickung der Wand infolge Vermehrung des Bindegewebes (Granulationsgewebe) zu einer Lumeneinengung. Die Erkrankung ist nur in Ausnahmefällen heilbar. Zur Zeit nimmt sie in allen Industrieländern zu.

Symptome und Untersuchungsbefund

Die Erkrankung beginnt meist allmählich und verläuft typischerweise in Schüben. Die Patienten haben chronische Durchfälle (3 – 6 mal täglich), krampfartige Bauchschmerzen und im akuten Schub auch Fieber. Der Gewichtsverlust ist Folge einer unzureichenden Nährstoffresorption im Darm und einer unzureichenden Nahrungsaufnahme aus Angst vor Schmerzen nach dem Essen.

Bei der körperlichen Untersuchung läßt sich die Verdickung des Darmes evtl. als druckschmerzhafte Resistenz im Bauch tasten. Bei der Inspektion der Analregion können Fistelausgänge sichtbar sein.

Komplikationen, ☞ Abb. 21.86

Diagnostik

Die Diagnose wird durch Kolonkontrasteinlauf und Koloskopie (☞ 21.3.4) mit Biopsie gesichert.

Klinische Diagnose und Differentialdiagnose zur Colitis ulcerosa, ☞ Tab. 21.89

Behandlungsstrategie

Die Erkrankung wird so lange wie möglich *konservativ* behandelt. Im akuten Schub am wirksamsten sind Glukokortikoide (☞ Pharma-Info 23.47) zur Entzündungshemmung und zur Abschwächung der immunologischen Reaktion. Bei Patienten mit Fisteln wird zusätzlich Metronidazol (z.B. Clont®), ein Antibiotikum zur systemischen Entzündungshemmung, gegeben. Bleibt diese Behandlung erfolglos, ist die Gabe von Immunsuppressiva (z.B. Azathioprin, etwa in Imurek®) angezeigt. Weiter eingesetzte Substanzen zur lokalen Entzündungshemmung sind **Mesalazin** (*5-Aminosalizylsäure,* kurz *5-ASA,* z.B. Claversal®, Salofalk®) und **Sulfasalazin** (an ein Sulfonamid gekoppelte 5-Aminosalizylsäure, z.B. Azulfidine®, Colo-Pleon®). Bei vielen Patienten ist eine medikamentöse Rezidivprophylaxe, vorzugsweise mit Mesalazin oder Sulfasalazin, erforderlich. Bei höhergradigen Resorptionsstörungen müssen vor allem Vitamine, Folsäure, Eisen und Zink zugeführt werden.

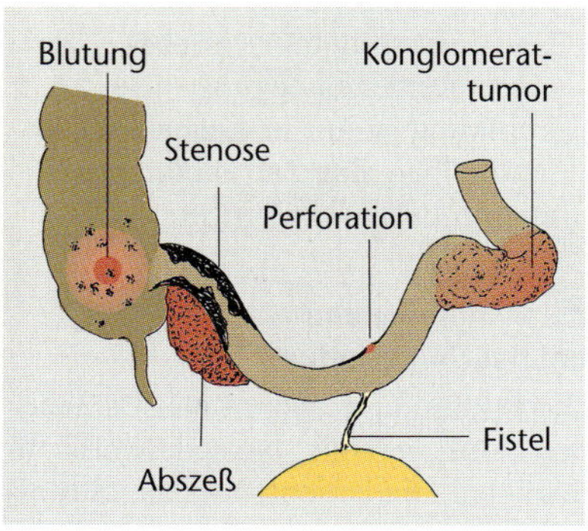

Abb. 21.86: Komplikationen des M. Crohn. [L190]

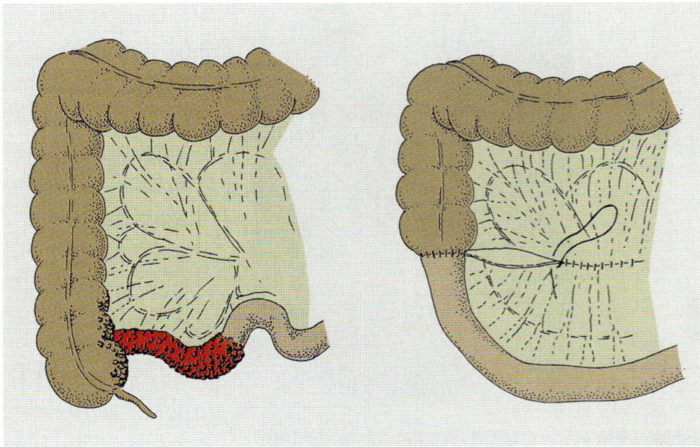

Abb. 21.87: Ileozökalresektion mit anschließender **Ileoaszendostomie** (Verbindung zwischen Ileumrest und Colon ascendens). Die Resektion erfolgt mit einer 5-cm-Sicherheitszone. [L190]

Um den Darm zu schonen, wird im akuten Schub entweder parenteral ernährt (☞ 10.3.3) oder eine niedermolekulare Elementardiät (Astronautenkost, ☞ 10.3.1) gegeben, die vollständig im oberen Dünndarm resorbiert wird, so daß die tieferliegenden Darmabschnitte entlastet werden.

Komplikationen wie Stenosen, Perforation, Ileus, Blutungen, Abszesse, ausgedehnte Fisteln oder schwere Resorptionsstörungen müssen operativ behandelt werden. Aufgrund der bevorzugt befallenen Ileozökalregion handelt es sich oft um eine **Ileozökalresektion** (operative Entfernung von terminalem Ileum und Zökum, ☞ Abb. 21.87). Prinzipiell wird so sparsam wie möglich reseziert. Bei mehreren kurzstreckigen Strikturen werden *Strikturoplastiken* (☞ Abb. 21.88) durchgeführt, um Komplikationen durch einen zu kurzen Dünndarm infolge ausgedehnter Resektionen zu verhindern (☞ unten, *Kurzdarmsyndrom).* Eine Heilung der anderen betroffenen Darmabschnitte kann durch eine Operation selbstverständlich nicht erreicht werden.

Pflege bei M. Crohn

Im Vordergrund der Pflege steht vielfach die **psychische Betreuung** der Betroffenen. Vielen Betroffenen hilft der Kontakt zu Selbsthilfegruppen. In manchen Fällen ist es sinnvoll, einen Seelsorger oder Psychotherapeuten in die Behandlung einzubeziehen.

Ein weiterer Schwerpunkt ist die **Ernährung**. Nach der anfänglichen parenteralen Ernährung und Elementardiät wird nach Abklingen der akuten Phase die Kost langsam aufgebaut. Als Grundnahrungsmittel dient zunächst Reis, der mit verschiedenen Gewürzen oder Zutaten variiert werden kann. Bei guter Verträglichkeit kommen mageres Fleisch und Eier hinzu, dann Fette aus mittelkettigen Triglyzeriden, später Butter und kaltgeschlagene Öle.

Nach erfolgtem Kostaufbau soll auf Süßigkeiten jeder Art, süße Backwaren, Eis, gesüßte Getränke sowie gehärtete Fette verzichtet werden. Obst und Gemüse sind erlaubt. Geht es dem Patienten dabei gut, wird er sich im weiteren Verlauf der Krankheit seine individuelle Kost zusammenstellen und dabei auf Nahrungsmittel verzichten, die ihm Beschwerden verursachen.

Perioperative Pflege bei Ileozökalresektion

Allgemeine perioperative Pflege, ☞ 11.1 und 11.4

Besonderheiten der präoperativen Pflege:

- **Ernährung:** Erhält der Patient aufgrund der Schwere der Erkrankung Astronautenkost oder wird er parenteral ernährt, ist bei der Ernährung keine besondere Vorbereitung nötig. Ansonsten wird am Vortag der Operation ab mittags flüssige Kost gegeben
- **Darmreinigung:** Vor einer Ileozökalresektion wird ein Reinigungseinlauf durchgeführt, vor isolierten Dünndarmeingriffen ist keine besondere Darmreinigung erforderlich
- **Rasur:** Es werden die Haare des vorderen Rumpfes von den Mamillen bis zu den Leisten einschließlich der Schambehaarung entfernt.

Besonderheiten der postoperativen Pflege:

- **Magensonde:** Eine eventuell liegende Magensonde wird in der Regel am

1. postoperativen Tag entfernt. Mußten größere Dünndarmabschnitte entfernt werden, bleibt sie liegen, bis die Fördermenge weniger als 300 ml beträgt, die Peristaltik wieder in Gang gekommen ist und der Patient das Abklemmen der Magensonde ohne Übelkeit oder Erbrechen toleriert

- **Kostaufbau:** Der Kostaufbau beginnt meist am 4. – 5. Tag mit schluckweise Tee. Am 2. Tag des Kostaufbaus ist gut ein halber Liter Flüssigkeit erlaubt, am 3. Tag Suppe und Zwieback, am 4. Tag passierte Kost und ab dem 5. Tag leichte Kost
- **Abführen:** Entleert sich der Darm nicht spontan, wird dem Patient am 5. oder 6. postoperativen Tag ein Klysma verabreicht
- **Wunde, Drainagen:** Die Redondrainage wird am 2. Tag entfernt, die Zieldrainage(n) zwischen dem 4. und 6. postoperativen Tag, sofern keine Anastomoseninsuffizienz vorliegt. Anastomosen am Dünndarm sind etwa am 5. postoperativen Tag verheilt.

Nach ausgedehnten Dünndarmresektionen kann sich ein **Kurzdarmsyndrom** entwickeln, da die zur Verfügung stehende Resorptionsfläche viel kleiner als normal ist: Es kommt zur Gallensäurenmalabsorption und später zu Fettresorptionsstörungen, Vitaminmangelerscheinungen (☞ 23.8.5) und Störungen im Mineralstoffhaushalt. Der Patient hat Fettstühle, eine Anämie, evtl. Gallen- und/oder Nierensteine und nimmt an Gewicht ab. Daher wird er bereits im Krankenhaus über die geeignete Diät informiert:

- Günstig sind 6 – 8 kleine Mahlzeiten täglich, die nicht zuviel Milch(-produkte) enthalten, da diese Durchfälle provozieren. Fett ist im Rahmen des Verträglichen erlaubt (☞ oben, Pflege bei M. Crohn)
- Nach der Resektion distaler Dünndarmabschnitte ist die Gefahr von Nierensteinen erhöht. Deshalb sollten diese Patienen oxalsäurereiche Lebensmittel (v.a. Rhabarber, Spinat, Bohnen, Erdbeeren) nur in kleinen Portionen essen oder ganz darauf verzichten
- Wegen der gestörten Resorption lebenswichtiger Vitamine und Mineralstoffe muß der Patient oral Vitamin B_{12}, A, D und K, Folsäure und Zink einnehmen.

Prognose

Der M. Crohn zeigt über Jahrzehnte hinweg eine hohe Rezidivneigung. Mit zunehmendem Alter kann die Krankheitsaktivität abnehmen.

Colitis ulcerosa

Colitis ulcerosa: Chronische Dickdarmentzündung, meist im Rektum beginnend und in Richtung Dünndarm fortschreitend. Nicht selten isolierter Rektumbefall, in 30% Befall des gesamten Dickdarms.

Die Entzündung ist auf die Schleimhaut und die Submukosa begrenzt, wo sie zu Ulzerationen und Abszessen führen kann. Frauen häufiger betroffen. Nach langjähriger Erkrankung hohes Entartungsrisiko.

Symptome und Untersuchungsbefund

Die blutig-schleimigen Durchfälle treten bis zu 30 mal täglich auf und sind von krampfartigen Schmerzen *(Tenesmen)* begleitet. Bei schwerer Entzündung kommen Fieber, Appetitlosigkeit, Übelkeit und Gewichtsabnahme hinzu.

Diagnostik, ☞ Tab. 21.89

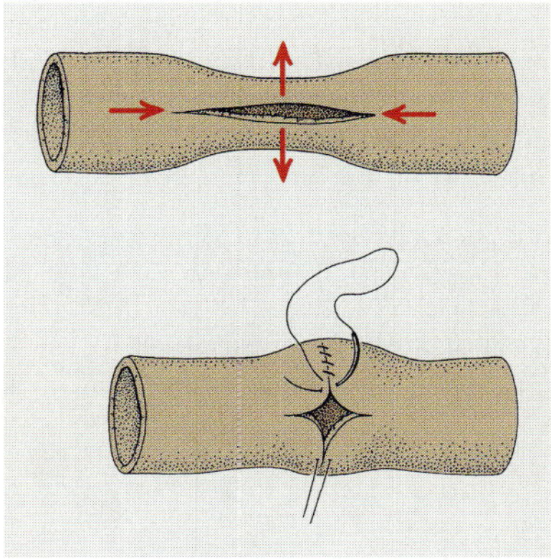

Abb. 21.88: Strikturoplastik: Erweiterung der Striktur durch Längseröffnung und Quervernähung. [L190]

Komplikationen

Gefährlichste Komplikation ist das **toxische Megakolon,** eine massive Erweiterung des Darmlumens durch Schädigung der Darmwandnerven. Symptome sind Erbrechen, hohes Fie-

	M. Crohn	Colitis ulcerosa
Lokalisation	Abschnittsweiser Befall von terminalem Ileum und Kolon, selten Befall des gesamten GIT	Beginn im Rektum, kontinuierliche Ausbreitung nach proximal, äußerst selten bis ins terminale Ileum
Symptome	3 – 6 Durchfälle pro Tag, selten blutig. Darmkrämpfe, Schleimabgang. Appendizitisähnliche Symptome. Schubweiser Verlauf ohne richtige Ausheilung	Bis zu 30 blutig-schleimige Durchfälle pro Tag. Darmkrämpfe, Leibschmerzen, Temperaturerhöhung. Meist chronisch-rezidivierender Verlauf mit zwischenzeitlicher Abheilung
Diagnostik	• Anamnese und körperliche Untersuchung (Stuhlfrequenz? Blutauflagerung? Fisteln? Abszesse?) • Blut: BB (Anämie?), Entzündungsparameter (BSG, Leukozyten) • Stuhlkultur und Serologie (Ausschluß infektiöser Ursachen, z.B. Yersinien, Salmonellen) • Rekto-/Koloskopie mit Biopsie • Evtl. Kolonkontrasteinlauf • Bei M. Crohn Suche nach weiteren Herden durch MDP, obere Endoskopie	
Komplikationen	Stenosen, Fistelbildung, Abszesse, Malabsorption mit Gewichtsverlust, selten Perforation und Entartung	Ulzerationen mit Blutungen, Abszesse, toxisches Megakolon mit septischem Krankheitsbild, stark erhöhtes Kolonkarzinomrisiko
Therapie	Im schweren Schub parenterale Ernährung oder Elementardiät (Astronautenkost). Milchfreie Kost bei Patienten mit Unverträglichkeit von Laktose. Medikamente ☞ Text	
	Bei Komplikationen chirurgisch (so sparsam wie möglich resezieren). Fast alle Patienten müssen irgendwann operiert werden. Hohe Rezidivrate. Meist keine Heilungen	Bei Komplikationen oder Versagen der konservativen Therapie chirurgisch: Proktokolektomie, möglichst kontinenzerhaltend mit ileoanalem Pouch (☞ Abb. 21.91)

Tab. 21.89: Vergleichende Übersicht M. Crohn – Colitis ulcerosa.
(GIT = Gastrointestinaltrakt, MDP = Magen-Darm-Passage) [B200]

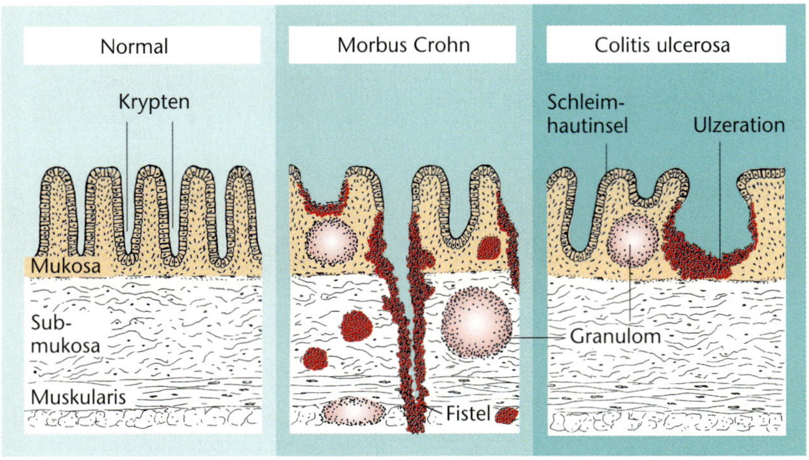

Abb. 21.90: M. Crohn und Colitis ulcerosa im Vergleich. Während die Ulzerationen bei der Colitis ulcerosa auf Mukosa und Submukosa begrenzt sind, ergreifen sie bei M. Crohn alle Wandschichten und führen häufig zur Fistelbildung. Bei beiden Erkrankungen findet man rundliche, granulomatöse Entzündungsherde. [L190]

ber, ein aufgetriebenes, gespanntes Abdomen und Schockzeichen. Es stellt wegen der Perforations- und Peritonitisgefahr eine absolute Operationsindikation dar (Noteingriff).

Nach ca. 20 – 30jähriger Krankheitsdauer kann sich ein Kolon-Karzinom entwickeln.

Behandlungsstrategie

Die *medikamentöse Therapie* ähnelt der des M. Crohn. Sulfasalazin (z.B. Azulfidine®) und Mesalazin (z.B. Salofalk®) nehmen aber in der Akuttherapie zur lokalen Entzündungshemmung eine höhere Stellung ein. Die Medikamente können bei (alleinigem) Befall des Rektums und tiefer Dickdarmabschnitte auch als Zäpfchen oder Klysma gegeben werden. Im akuten Schub müssen Elektrolyt- und Flüssigkeitsverluste, die durch die Durchfälle entstehen, ausgeglichen werden.

Die Ernährung gleicht der beim M. Crohn. Eine ballaststoffreiche Ernährung zur Anregung der Darmperistaltik hat sich nicht bewährt. Bei der relativ häufigen Milchunverträglichkeit müssen Milch und Milchprodukte gemieden werden.

Versagt die konservative Therapie oder treten Komplikationen auf, heilt eine **Proktokolektomie** den Patienten. Bei dieser Operation wird der gesamte Dickdarm einschließlich des Rektums entfernt. Damit der Patient durch diesen Eingriff nicht inkontinent wird (d.h. ein Ileostoma nötig wird), versucht man, den Schließapparat des Rektums und die sensible Darmschleimhaut zu erhalten **(Rektokolektomie mit submuköser Proktektomie).** Heute wird der ileoanalen Anastomose in der Regel ein Dünndarmreservoir *(ileoanaler Pouch)* vorgeschaltet (☞ Abb. 21.91), das die Funktion der Rektumampulle übernimmt.

Die Operation wird auch nach langjährigem Krankheitsverlauf angeraten, um einem Kolonkarzinom zuvorzukommen.

Pflege bei konservativer Therapie, ☞ *M. Crohn, Pflege bei Kolonresektion,* ☞ *21.6.10*

Prognose

Die Lebenserwartung ist abhängig von Schwere und Dauer der Erkrankung sowie den auftretenden Komplikationen (Karzinom?).

21.6.6 Akute Appendizitis

Akute Appendizitis (*Wurmfortsatzentzündung,* umgangssprachlich fälschlicherweise auch *Blinddarmentzündung*): Akute, (bakterielle) Entzündung der Appendix vermiformis. Betrifft v.a. Kinder ab dem Grundschulalter und jüngere Erwachsene.

Krankheitsentstehung

Ursache der **akuten Appendizitis** ist meist ein Verschluß des Appendixlumens z.B. durch Narbenstränge oder Kotsteine. Das gestaute Sekret schädigt durch Druck die Appendixwand und bildet einen optimalen Nährboden für Bakterien.

Symptome

Nur ca. die Hälfte der Patienten zeigt die folgenden „klassischen" Symptome:

- Appetitlosigkeit
- Zunächst ziehende, oft kolikartige Schmerzen in der Nabelgegend oder im Epigastrium. Nach einigen Stunden Schmerzverlagerung in den rechten Unterbauch. Dauerschmerz mit Verstärkung beim Gehen und Schmerzlinderung bei Beugen des rechten Beines
- Übelkeit und Erbrechen
- Mäßiges Fieber.

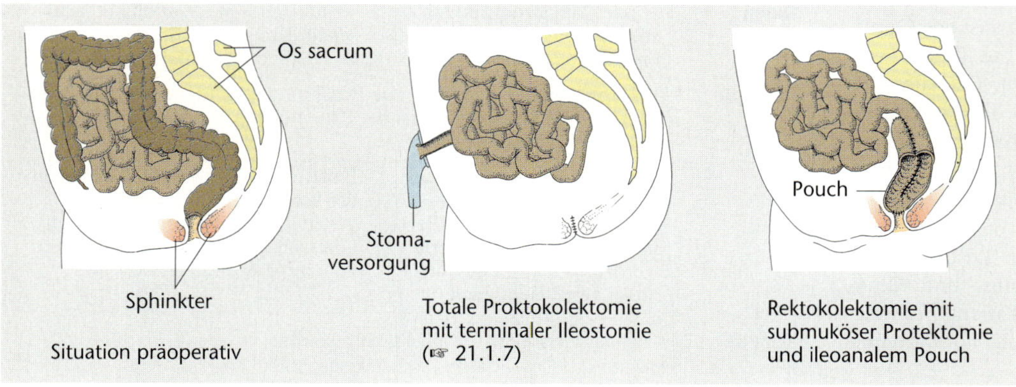

Abb. 21.91: Chirurgische Therapieverfahren bei Colitis ulcerosa. [L190]

Untersuchungsbefund

Bei der körperlichen Untersuchung fallen eine belegte Zunge, Tachykardie sowie bei Temperaturmessung häufig eine Differenz zwischen axillar und rektal gemessenem Wert von etwa 1°C auf. Die häufigsten Befunde bei der Untersuchung des Abdomens sind:

- Lokaler Druck- und Klopfschmerz im rechten Unterbauch am *McBurney-* und *Lanz-Punkt*
- *Loslaßschmerz* (kurz *LLS)* am *McBurney-* und *Lanz-Punkt:* Schmerzen im *rechten* Unterbauch bei plötzlichem Loslassen des eingedrückten Bauches auf der *rechten* Seite
- *Gekreuzter Loslaßschmerz* (*kontralateraler Loslaßschmerz,* kurz *KLLS, Blumberg-Zeichen*): Schmerzen im *rechten* Unterbauch bei plötzlichem Loslassen des eingedrückten Bauches auf der *linken* Seite
- Lokale Abwehrspannung
- Druckschmerz bei rektaler Untersuchung.

Diagnostik und Differentialdiagnose

Die Verdachtsdiagnose wird klinisch gestellt. Obwohl die akute Appendizitis sehr häufig ist, ist die frühzeitige Diagnose schwierig, da einerseits zahlreiche Lageanomalien der Appendix die verschiedensten Schmerzlokalisationen hervorrufen, andererseits die Symptomatik je nach Alter des Patienten variiert.

So äußert sich die Appendizitis bei kleinen Kinder in geblähtem Abdomen, fast immer Fieber und Appetitlosigkeit. Alte Menschen dagegen haben oft nur geringe Beschwerden, weil ihre körperlichen Reaktionen auf die Entzündung abgeschwächt sind *(Altersappendizitis).* Besonders schwierig ist das rechtzeitige Erkennen einer akuten Appendizitis in der Schwangerschaft, weil hier die anatomischen Veränderungen auch das typische klinische Bild verändern *(Schwangerschaftsappendizitis).*

Die Blutuntersuchung zeigt fast immer eine Leukozytose. Weitere Laborwertbestimmungen dienen vor allem dem Ausschluß anderer Ursachen, z.B. einer akuten Pankreatitis (☞ 22.6.2), Pyelonephritis (☞ 31.8.3) oder Adnexitis (☞ 32.7.1).

Die Differentialdiagnose der Appendizitis ist schwierig. Alle Ursachen eines aktuten Abdomens (☞ 21.2.4) sind in Betracht zu ziehen.

Komplikationen

Hauptkomplikation der Appendizitis ist die **Perforation.** Bei der **offenen Perforation** fließt eitriges Sekret in die freie Bauchhöhle und führt zu einer lebensbedrohlichen *diffusen Peritonitis* (☞ 21.8.2). Von einer **gedeckten Perforation** spricht man, wenn sich durch vorherige Entzündungen *Adhäsionen* (Verwachsungen) gebildet haben, die eine Verbreitung des eitrigen Sekrets im Abdomen verhindern, oder wenn z.B. das große Netz die Perforation abdeckt. Dann kommt es zu einer begrenzten *lokalen Peritonitis* mit Eiteransammlung im rechten Unterbauch **(perityphlitischer Abszeß).**

Behandlungsstrategie

Bei gering ausgeprägter Symptomatik kann unter engmaschigen Kontrollen zunächst abgewartet werden. Klingen die Symptome ab, wird der Patient entlassen, bleiben sie unverändert und ergeben die Laborwerte eine Leukozytose oder nehmen die Symptome zu, wird die Appendix entfernt **(Appendektomie).** Dabei ist sowohl eine offene Operation über einen kleinen Wechsel- oder Pararektalschnitt im rechten Unterbauch (☞ Abb. 11.41) als auch eine laparoskopische Entfernung möglich

> ☑ Kann eine Appendizitis nicht mit Sicherheit ausgeschlossen werden, erfolgt die Appendektomie; sie ist ungefährlicher als die Komplikationen der Appendizitis.

Bei (V.a.) perforierter Appendizitis ist die sofortige Appendektomie angezeigt. In der Bauchhöhle befindlicher Eiter wird abgesaugt und die Bauchhöhle mit Ringer®-Lösung ausgespült.

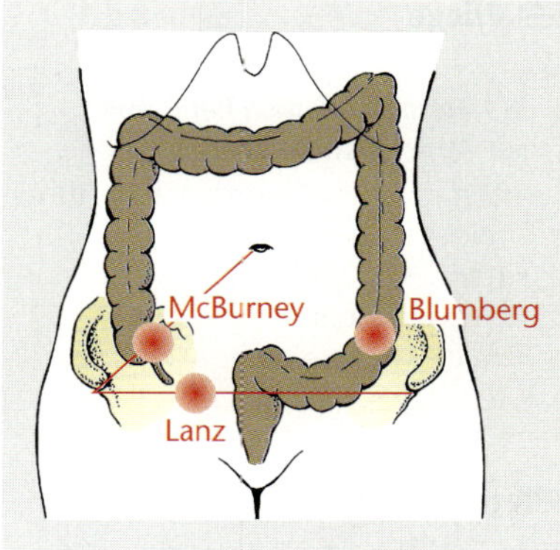

Abb. 21.92: Die drei nach den Ärzten McBurney, Lanz und Blumberg benannten Druckpunkte bei der Appendizitis. [A112]

Als Zieldrainage wird eine Easy-flow- oder Robinsondrainage eingelegt. Zur Peritonitisprophylaxe erhält der Patient perioperativ Antibiotika i.v. (meist als Kurzinfusion, ☞ 10.5.3).

Bei einer gedeckten Perforation wird in der Regel mit der Operation gewartet, bis die akute Entzündung abgeklungen ist. Der Patient muß relative Bettruhe einhalten und wird parenteral ernährt, außerdem bekommt er Antibiotika i.v. Mit diesen Maßnahmen ist die akute Entzündung nach ca. zwei Wochen ausgeheilt. Dann wird baldmöglichst appendektomiert. Oft ist die gedeckte Peritonitis oder der perityphlitische Abszeß aber auch ein Zufallsbefund bei V.a. Appendizitis. Hat der Chirurg die Bauchhöhle noch nicht eröffnet und stellt den perityphlitischen Abszeß fest, drainiert er ihn und verschließt die Wunde wieder. Hat er die freie Bauchhöhle eröffnet und diagnostiziert erst dann die gedeckte Perforation, führt er die Appendektomie wie geplant durch.

Therapie bei diffuser Peritonitis, ☞ *21.8.2*

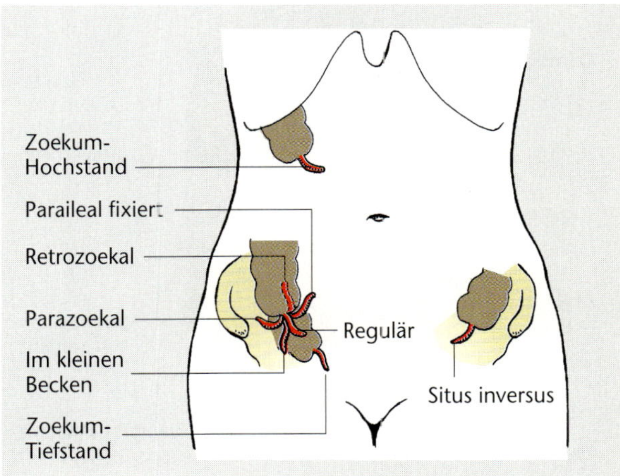

Abb. 21.93: Lagevarianten der Appendix vermicularis. [A112]

Pflege

Erstmaßnahmen bei Patient mit Appendizitisverdacht:
- Temperaturmessung axillär und rektal
- Kleines Blutbild
- Urinsediment
- Nach Rücksprache OP-Vorbereitung.

Pflege bei Appendektomie

Allgemeine perioperative Pflege, ☞ *11.1 und 11.4*

Die Operationsvorbereitung entspricht den allgemein üblichen Regeln, wobei auf Abführen wegen des meist vorhandenen Zeitdrucks oft verzichtet werden muß. Rasiert wird von einer Handbreit oberhalb des Nabels bis zu den Leisten einschließlich Schambehaarung.

Postoperativ gelten folgende Grundsätze:

- **Mobilisation:** Der Patient wird bereits am Abend des OP-Tages mobilisiert
- **Ernährung:** Bei nicht perforierter Appendizitis und nach konventioneller OP erhält der Patient am 1. postoperativen Tag Tee und am 2. leichte Kost (Voraussetzung: rege Darmperistaltik). Nach einer laparoskopischen Appendektomie darf der Patient bereits am OP-Tag trinken und ab dem 1. postoperativen Tag essen. War die Appendix perforiert, wird der Patient für 2 – 3 Tage parenteral ernährt, bevor die Kost langsam entsprechend der Arztanordnung aufgebaut wird
- **Magensonde:** Eine Magensonde wird nur bei perforierter Appendizitis oder präoperativ nicht nüchternem Patienten gelegt. Sie wird in der Regel am 1. postoperativen Tag wieder gezogen
- **Vitalzeichenkontrolle:** Vor allem nach perforierter Appendizitis ist die Gefahr von Abszeßbildungen sehr groß. Da sie sich durch eine erhöhte Körpertemperatur ankündigen, wird regelmäßig Temperatur gemessen
- **Wunde, Zieldrainage:** Eventuelle Zieldrainagen werden entfernt, wenn sich kein eitriges Sekret mehr entleert (meist nach 4 – 6 Tagen). Die Hautfäden werden zwischen dem 8. und 10. postoperativen Tag gezogen.

21.6.7 Dickdarmdivertikulose und Dickdarmdivertikulitis

(Dickdarm-)Divertikulose: Zahlreiche, meist falsche Divertikel (☞ 21.4.5 und Abb. 21.94) vor allem in Colon descendens und Sigma. Kolondivertikel sind die häufigsten Divertikel des Verdauungstraktes.

Divertikulitis: Entzündung der Wand und meist auch der Umgebung eines Divertikels.

Krankheitsentstehung

Dickdarmdivertikel entstehen durch eine *Darmwandschwäche* (konstitutionell, im Alter) in Kombination mit *erhöhtem Darminnendruck*. Begünstigend wirken sich ballaststoffarme Ernährung, Obstipation, Adipositas und Bewegungsmangel aus.

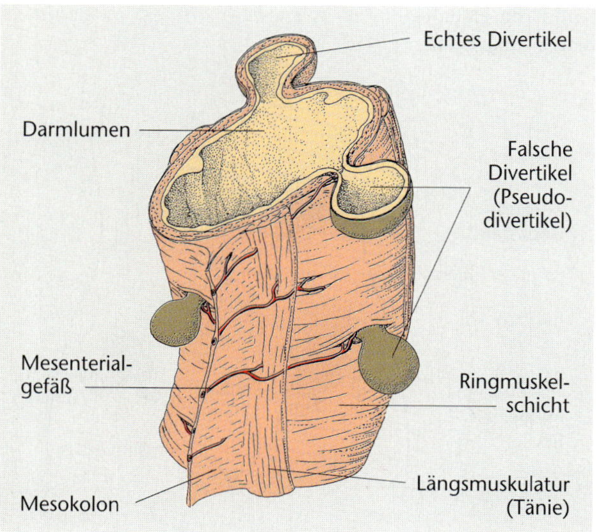

Abb. 21.94: Echte und falsche Kolondivertikel. Bei den echten Divertikeln stülpt sich die gesamte Darmwand aus, bei den falschen Divertikeln nur Mukosa und Submukosa. Besondere Schwäche zeigt die Darmwand an den Eintrittsstellen von Blutgefäßen. [L190]

Ursache einer *Divertikulitis* ist in der Aussackung gestauter Darminhalt, der die Divertikelwand reizt und schließlich zur Entzündung führt.

Symptome und Untersuchungsbefund

Die Divertikulose bleibt in der Regel symptomlos. Bei einer Divertikulitis klagen die Patienten typischerweise über krampfartige Schmerzen im linken Unterbauch, die oft nach dem Essen zu- und nach erfolgter Defäkation abnehmen, über Stuhlunregelmäßigkeiten (Verstopfungen oder Durchfälle) und Meteorismus. Die Symptome ähneln denen einer akuten Appendizitis. Da die Schmerzen im *linken* Unterbauch lokalisiert sind, wird die Divertikulitis häufig auch als „*Linksappendizitis*“ bezeichnet. Blut- und Schleimbeimengungen im Stuhl sowie Fieber sind möglich. Bei der Untersuchung läßt sich mitunter eine walzenförmige Resistenz im linken Unterbauch tasten.

Komplikationen der Divertikulitis

Hauptkomplikationen der Divertikulitis sind *gedeckte Perforation* (evtl. mit *Abszeßbildung*), *offene Perforation* (ggf. mit *diffuser Peritonitis*), *Fistelbildung* zu Harnblase und Vagina, *Divertikelblutung* durch Arrosion („Anfressen“) umliegender Blutgefäße sowie insbesondere bei chronischem Verlauf recht häufig *narbige Einengungen (Stenosierung)* des Darmes, die zu einem *mechanischen Ileus* (☞ 21.6.3) führen können.

Diagnostik

Die Diagnose einer Divertikulose wird durch Kolonkontrasteinlauf oder Koloskopie gestellt, oft als Nebenbefund anderer Erkrankungen. Wegen der erhöhten Perforationsgefahr werden diese Untersuchungen nicht bei akuter Divertikulitis durchgeführt. Die Blutuntersuchung zeigt bei einer Divertikulitis die typischen Entzündungszeichen.

Behandlungsstrategie

Pflege

Die Behandlung der *nichtperforierten Divertikulitis* erfolgt zunächst konservativ. Unter Bettruhe, parenteraler Ernährung für 5 – 7 Tage, Eisblase und i.v.-Antibiotika heilt der akute Schub in der Regel aus. Zur Linderung krampfartiger Bauchschmerzen können Spasmolytika (z.B. Buscopan®) gegeben werden. Peristaltikanregende

Laxantien und Einläufe sind wegen der Perforationsgefahr verboten. Bei Versagen der konservativen Therapie, häufigen Rezidiven, Perforationsverdacht oder Stenosierung wird der betroffene Darmabschnitt (nach Möglichkeit kontinenzerhaltend) reseziert. Bei freier oder gedeckter Divertikelperforation wird eine (passagere) Kolostomie angelegt (☞ Diskontinuitätsresektion nach Hartmann, Abb. 21.95). Wichtig ist die langfristige Stuhlregulierung durch ballaststoffreiche Ernährung.

Pflege bei Kolonresektion, ☞ 21.6.10; Stomapflege, ☞ 21.1.7

21.6.8 **Reizkolon**

> **Reizkolon** *(Colon irritabile, spastisches Kolon):* Häufige funktionelle Darmstörung ohne faßbare organische Ursache. Altersgipfel 30 – 40 Jahre, Frauen häufiger betroffen als Männer.

Typisch sind unregelmäßig auftretende Bauchschmerzen wechselnder Stärke und Lokalisation. Die Schmerzen treten nie nachts, sondern eher morgens beim Aufstehen auf. Stuhlgang bringt meist Erleichterung. Hinzu treten oft Blähungen, Verstopfung, Durchfall oder beides im Wechsel. Schleimbeimengungen im Stuhl sind möglich. Die Beschwerden nehmen oft über Jahre hin zu.

Der körperliche Untersuchungsbefund ist unergiebig, lediglich das Sigma läßt sich evtl. als druckempfindlicher Strang tasten. Auffällig ist der trotz der chronischen Beschwerden gute Allgemeinzustand des Patienten.

> ☑ Die Diagnose eines Reizkolons darf erst nach Ausschluß anderer (organischer) Krankheiten gestellt werden. Hierzu können auch belastende Untersuchungen notwendig sein, z.B. eine Koloskopie. Je kürzer die Vorgeschichte und je älter der Patient ist, desto unwahrscheinlicher ist ein Reizkolon.

Eine Besserung ist nicht von heute auf morgen möglich. Kostveränderung (kleinere, ballaststoffreichere Mahlzeiten), körperliche Bewegung und psychotherapeutische Beratung können langfristig helfen. Auch das peristaltikanregende Medikament Cisaprid (z.B.

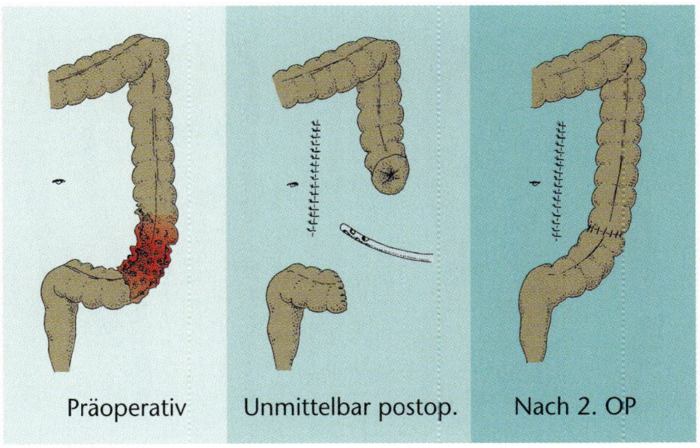

Abb. 21.95: Diskontinuitätsresektion nach Hartmann. Der erkrankte Darmabschnitt wird reseziert und eine Kolostomie angelegt, das Rektosigmoid wird blind verschlossen (Mitte). U.U. wird der Anus praeter zurückverlagert und so die Kontinuität des Darmes wiederhergestellt (rechts). [L190]

Alimix®) über drei Monate, Loperamid (z.B. Imodium®) sowie erstaunlicherweise Antidepressiva können Besserung bringen. Wegen der häufigen Obstipationen neigen die Patienten zum Laxantienabusus. Deshalb sind diese Medikamente (☞ Pharma-Info 21.55) zu vermeiden.

21.6.9 **Dickdarmpolypen**

> **Dickdarmpolyp:** Benigner Tumor, der meist von der Darmschleimhaut ausgeht *(Adenom)* und bei 10% der Erwachsenen auftritt. In 50% der Fälle handelt es sich um Rektumpolypen.
>
> Bei mehr als 100 Polypen spricht man von einer **Polyposis intestinalis.** Eine Sonderform ist die erbliche **familiäre Polypose** *(Adenomatosis coli)*, bei der die Kolonschleimhaut von Adenomen förmlich übersät ist.

Bei der Entstehung spielen wahrscheinlich die Ernährungsgewohnheiten in den hochentwickelten Industrieländern (viel Fleisch und tierische Fette, wenig Ballaststoffe) eine Rolle. Dafür spricht, daß die Polypen vor allem in Europa und Nordamerika und gehäuft im höheren Lebensalter auftreten.

Meist führen die Adenome nicht zu Beschwerden und werden dann nur bei einer Dickdarmuntersuchung aus anderen Gründen diagnostiziert. Mitunter können kleinere Mengen Blut (Nachweis okkulten Blutes im Stuhl) abgesetzt werden. Einige Adenomformen können große Mengen Schleim sezernieren und so zu einem Kalium- und Eiweißmangel führen. Bei großen Polypen kommt es zu Passagestörungen (Ileus, Malabsorption), zu abdominellen Schmerzen und Koliken.

Wegen des Entartungsrisikos der Adenome wird jeder Polyp (endoskopisch) abgetragen (☞ Abb. 21.97, *Polypektomie*) und histologisch beurteilt. Nachuntersuchungen sollten in regelmäßigen Abständen erfolgen. Bei größeren Adenomen und Passagestörungen kann eine Dickdarmteilresektion erforderlich sein. Bei einer familiären Polypose ist immer eine Proktokolektomie angezeigt, da praktisch jeder Patient früher oder später ein Karzinom entwickelt.

Pflege bei Kolonresektion, ☞ 21.6.10

21.6.10 **Kolon-/ Rektumkarzinom**

> **Kolon-Rektumkarzinom** *(Dickdarm-* bzw. *Mastdarmkarzinom, kolorektales Karzinom)*: Zweithäufigster bösartiger Tumor in industrialisierten Ländern. Histologisch meist Adenokarzinom. Altersgipfel 50. – 70. Lebensjahr, Männer : Frauen = 3 : 2. Rechtzeitig behandelt gute Prognose.

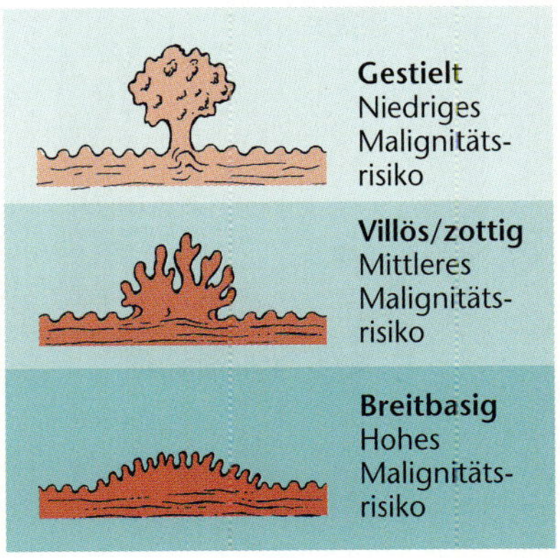

Abb. 21.96: Unterschiedliche Wuchsformen von Dickdarmpolypen. Das Entartungsrisiko ist bei breitbasig wachsenden Polypen höher als bei gestielten. [L190]

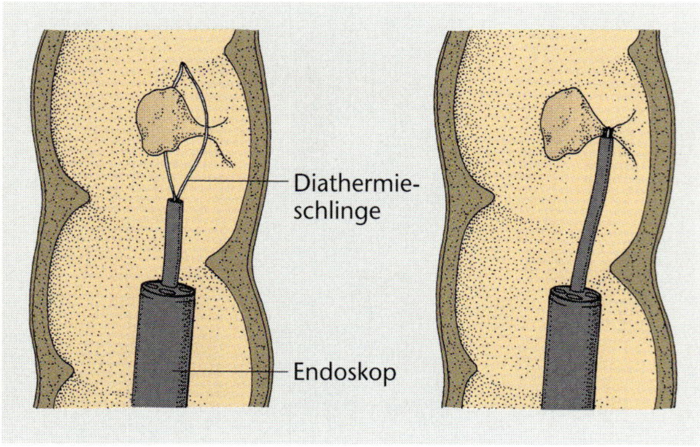

Abb. 21.97: Polypektomie mit Hochfrequenz-Diathermieschlinge. Durch Hochfrequenzstrom erhitzt sich der Schlingendraht, durchtrennt den Polypenstiel und wirkt gleichzeitig durch Eiweißgerinnung und Gewebeverkochung blutstillend. [L190]

Krankheitsentstehung

Wie die gutartigen Dickdarmpolypen kommt das Kolon-/Rektumkarzinom in Ländern, in denen ballaststoffreiche Nahrungsmittel verzehrt werden, wesentlich seltener vor als in Ländern, in denen die Ballaststoffe aus der Nahrung entfernt werden (geschälter Reis, Auszugsmehl). Eine familiäre Häufung weist auf genetische Einflüsse hin. Als **Präkanzerosen** (Karzinomvorstufe) gelten *Polypen* – besonders die *vererbte Polyposis intestinalis* (☞ 21.6.9) – und die *Colitis ulcerosa* (☞ 21.6.5).

Symptome und Untersuchungsbefund

Symptome treten in der Regel erst spät auf. Jeder Wechsel von Stuhlgewohnheiten ohne erklärbare Ursache, z.B. Obstipation und/oder Diarrhoe (auch abwechselnd auftretend) ist bei Menschen ab dem 40. Lebensjahr verdächtig auf ein Kolon-/Rektumkarzinom.

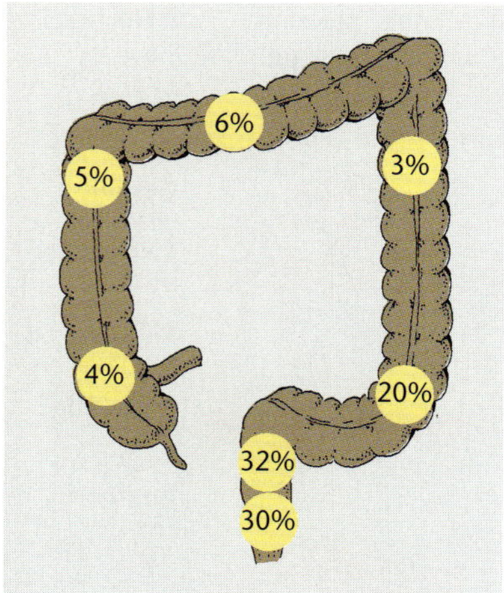

Abb. 21.98: Prozentuale Verteilung der Dickdarmkarzinome auf die einzelnen Kolonabschnitte. Ca. 30% der Karzinome können bereits durch die rektale Untersuchung entdeckt werden. [B213]

Da die Patienten diese Symptome aber oft lange nicht beachten, kommen sie erst bei weiteren Beschwerden wie Blut im Stuhl, Gewichtsabnahme, krampfartigen Schmerzen und Ileussymptomen (durch die Tumorstenose) zum Arzt. Durch die chronischen, oft unbemerkten Blutverluste entsteht eine *Anämie* (☞ 24.6.1).

Diagnostik

Ergibt sich aus Anamnese und körperlicher Untersuchung der Verdacht auf ein Kolon-Rektum-Karzinom, erfolgt die weitere Diagnostik durch Koloskopie mit Biopsie, Doppelkontrasteinlauf sowie Sonographie des Abdomens. Zur Metastasensuche werden Röntgenaufnahmen des Thorax, Urographie und/oder CT durchgeführt. Die Blutuntersuchung zeigt evtl. eine Anämie sowie BSG- und CEA-Erhöhung. Wiederholte Bestimmungen der Tumormarker CEA und CA 19-9 (☞ 24.4.8) ermöglichen eine Verlaufskontrolle.

Nachweis okkulten Bluts im Stuhl als Screening-Untersuchung, ☞ 21.3.2

Kurative Behandlungsstrategien

Ziel der Operation bei einem Kolon-/Rektumkarzinom ist die En-bloc-Entfernung des Tumors mit ausreichendem Sicherheitsabstand unter Mitnahme der regionären Lymphknoten. Welche Darmanteile reseziert werden, hängt von der Lokalisation des Tumors ab (☞ Abb. 21.98). Bei der überwiegenden Mehrzahl der Patienten kann der Sphinkter und damit die Kontinenz erhalten werden. Nur bei tiefsitzenden Rektumtumoren muß ein (endgültiger) Anus praeter sigmoideus angelegt werden, weil sonst eine Entfernung des Tumors mit ausreichendem Sicherheitsabstand nicht möglich ist.

Als *adjuvante* (unterstützende) Therapie kann eine Chemotherapie (vorzugsweise mit 5-Fluoruracil) durchgeführt werden, beim Rektum-Ca auch eine postoperative Strahlentherapie.

Einzeitiges Vorgehen

Beim **einzeitigen Vorgehen** wird unmittelbar nach der Darmresektion die Darmkontinuität durch Anastomosierung der beiden Stümpfe wiederhergestellt. Wegen der Gefahr einer Anastomoseninsuffizienz ist das einzeitige Vorgehen bei Dickdarmileus oder perforiertem Tumor nicht möglich.

Zwei- und dreizeitiges Vorgehen

Bei Kontraindikationen gegen ein einzeitiges Vorgehen ist ein **zweizeitiges Vorgehen** möglich. Dabei wird in der ersten Operation der tumorbefallene Darmabschnitt reseziert, der Darm anschließend anastomosiert und proximal der Anastomose zur Entlastung ein doppelläufiger Anus praeter angelegt. Nach einigen Wochen findet die zweite Operation statt, in welcher der Anus praeter zurückverlagert wird. Sonderform des zweizeitigen Vorgehens ist die **Diskontinuitätsresektion nach Hartmann,** bei der das distale Darmende (*aboraler Stumpf,* meist Rektumstumpf) nach der Darmresektion blind verschlossen und das proximale Darmende (*oraler Stumpf,* meist Colon descendens) als endständiger Anus praeter ausgeleitet, d.h. in die Bauchwand eingenäht wird (☞ Abb. 21.95). In einer zweiten Operation wird dann der Anus praeter ausgeschnitten, und die beiden Darmstümpfe werden anastomosiert.

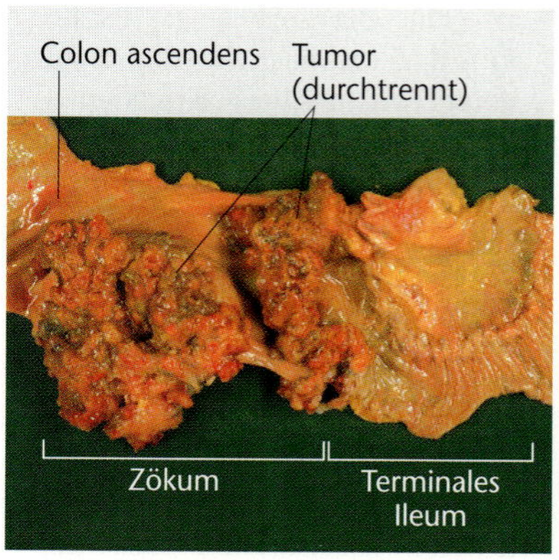

Abb. 21.99: Adenokarzinom im Zökumbereich (OP-Präparat). Der große, blumenkohlartig wach-sende Tumor hat die Darmlichtung eingeengt und zu einem Ileus geführt. [M207]

Insbesondere bei Patienten in sehr schlechtem Allgemeinzustand entscheidet sich der Chirurg für das **dreizeitige Vorgehen.** Dabei wird in der ersten Sitzung ein doppelläufiger Anus praeter gelegt, in der zweiten Sitzung der Darm reseziert und in der dritten Sitzung der Anus praeter zurückverlagert.

Palliative Behandlungsstrategien

Ist ein Tumor nicht im Gesunden absetzbar, wird er nach Möglichkeit trotzdem palliativ reseziert, um drohende Komplikationen wie Blutung, Stenose mit Ileus und Schmerzen zu verhindern. Ist eine Darmresektion nicht mehr möglich, kann eine Umgehungsoperation ohne Entfernung des Tumors die Darmpassage wiederherstellen und den drohenden mechanischen Ileus verhindern (☞ Abb. 21.101). In Ausnahmefällen wird lediglich ein palliativer Anus praeter angelegt. Außerdem können tiefsitzende Rektumkarzinome lokal exzidiert oder kryo- oder elektrochirurgisch bzw. mittels Laser abgetragen werden. Dies ist auch bei Patienten in schlechtem Allgemeinzustand möglich.

☑ Postoperative Komplikationen nach Darmeingriffen
- Blutung
- Verlängerte Darmatonie
- Anastomoseninsuffizienz. Warnzeichen: Faulig riechendes, kotiges Drainagesekret, (lokaler) Druckschmerz, Fieber, Leukozytose
- Blasenentleerungsstörungen (v.a. nach Rektumoperationen)
- Potenzstörungen (v.a. nach Rektumoperationen)
- Anus praeter-Komplikationen (☞ 21.1.8).

Pflege bei Kolonresektion

Allgemeine perioperative Pflege, ☞ 11.1 und 11.4;
Stomapflege, ☞ 21.1.7

Kolonresektionen sind große Operationen, die den Patienten physisch stark belasten. Hinzu kommt die Angst des Karzinompatienten um sein Leben. Um die prä- und postoperativen Belastungen und Schwierigkeiten gut zu überstehen, bedarf es der einfühlsamen Begleitung durch die Pflegenden.

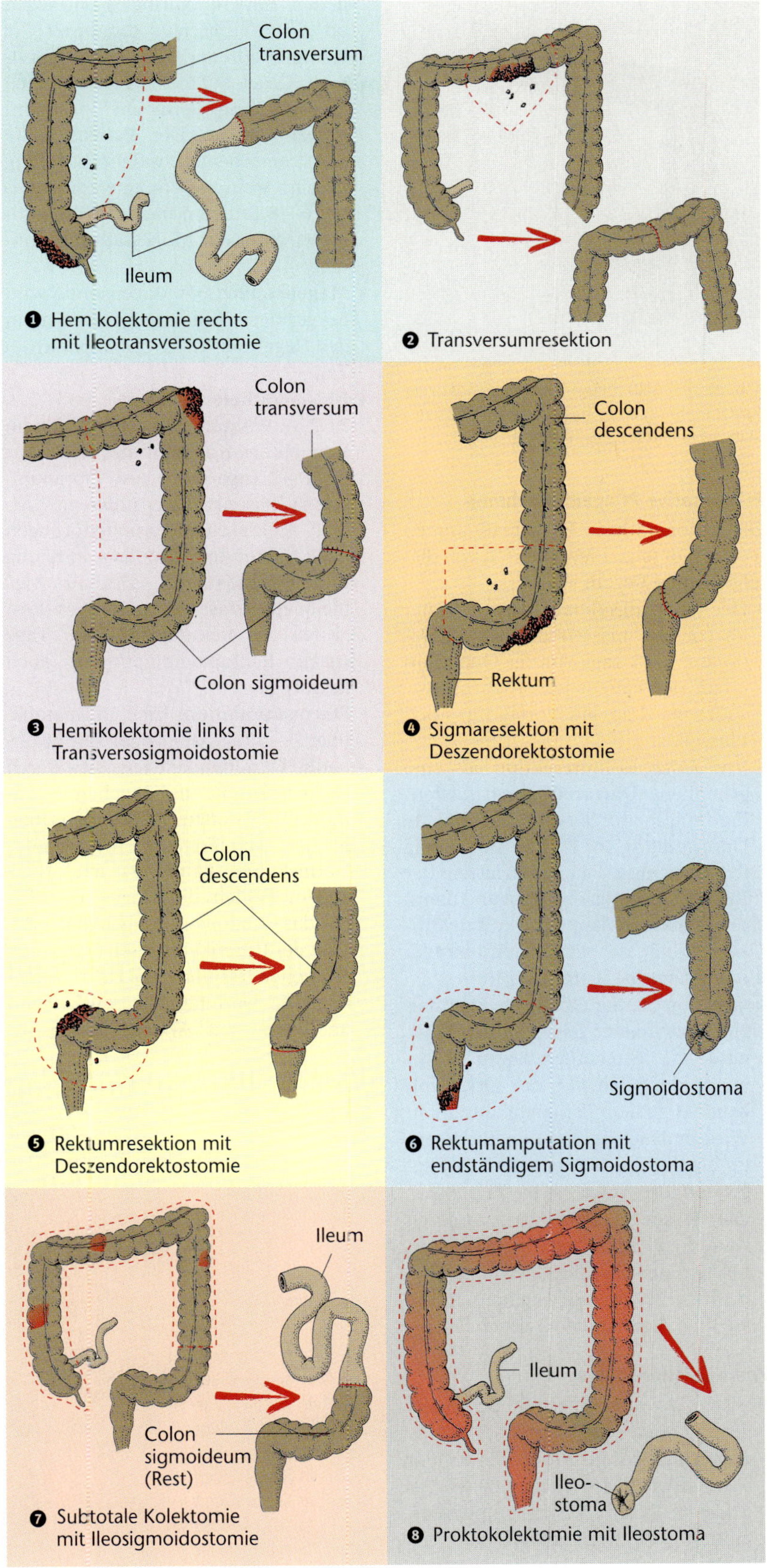

Abb. 21.100: Typische En-bloc-Resektionsverfahren an Kolon und Rektum. [L190]

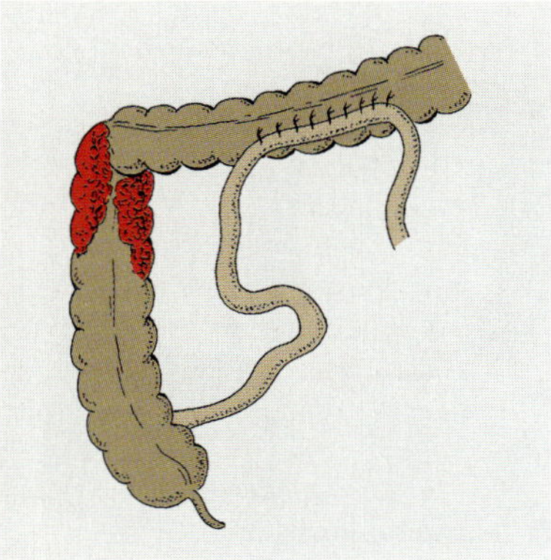

Abb. 21.101: Seit-zu-Seit-Ileotransversostomie zur Umgehung einer tumorbedingten Stenose in der rechten Kolonhälfte. [L190].

Präoperative Pflegemaßnahmen

Die präoperativen Pflegemaßnahmen weichen in folgenden Punkten von den allgemeinen Regeln ab:

- Der **Nahrungsabbau** beginnt früher als vor den meisten anderen Operationen. 2 – 5 Tage vor der Operation erhält der Patient nur noch ballaststoffarme Kost, am Vortag nur noch Flüssigkeit
- Vor jeder Kolonresektion ist eine gründliche **Darmreinigung** notwendig, meist durch eine orthograde Darmspülung (☞ 21.1.5) am Vortag der Operation. Zur Reduzierung der Keimbesiedelung im Darm und damit des Risikos postoperativer Infektionen, erhält der Patient Antibiotika *(perioperative Antibiose)*
- Ist schon vor der Operation klar, daß ein Anus praeter gelegt werden muß, wird die Stomatherapeutin informiert, die noch vor der Operation Kontakt zu dem Patienten aufnimmt. Wird im Haus keine Stomatherapeutin beschäftigt, übernehmen die Pflegenden ihre Aufgaben (☞ 21.1.7)
- Die **Rasur** umfaßt den vorderen Rumpf von den Mamillen bis zu den Leisten einschließlich der Schambehaarung (bei Rektumamputation auch im Anal- und Gesäßbereich).

Postoperative Pflege

Postoperativ sind folgende Besonderheiten zu beachten:

- **Lagerung/Mobilisation:** Der Patient wird mit leicht erhöhtem Oberkörper gelagert. Nach Rektumamputation mildert ein weiches Kissen die Schmerzen beim Sitzen und Liegen. Reicht dies nicht aus, kann eine Antidekubitusmatratze (☞ 7.6.4) weiterhelfen. Ein Gummiring ist im Liegen oft wenig hilfreich, da durch die Kompression der Glutäen ein mittelbarer Druck auf die perineale Wunde (perineal von Perineum = Damm) ausgeübt wird. Der Patient sollte selbst entscheiden, welche Lagerung ihm am wenigsten Schmerzen bereitet. 6 – 8 Stunden nach der Operation wird mit der Mobilisation begonnen
- **Magensonde:** Die Magensonde wird bei geringer Fördermenge entfernt, in der Regel am 1. – 2. postoperativen Tag
- **Blasenkatheter** (Pflege, ☞ 31.2.2, 31.2.3): Während nach Eingriffen im Bereich des Kolons in der Regel nur für 1 – 2 Tage ein (meist suprapubischer) Blasenkatheter notwendig ist, sind Blasenentleerungsstörungen nach Rektumoperationen sehr häufig und längerdauernd. Deshalb verbleibt der Blasenkatheter nach Eingriffen am Rektum für 3 – 6 Tage (nach Rektumamputationen auch länger)
- **Darmstimulation:** Eine Darmatonie über 2 – 3 Tage ist normal. Die beginnende Darmtätigkeit zeigt sich durch Darmgeräusche und abgehende Blähungen. Die erste Defäkation erfolgt nach präoperativer orthograder Darmspülung häufig erst nach 6 – 7 Tagen. Fehlen die Darmgeräusche, ist das Abdomen aufgebläht oder muß der Patient aufstoßen oder sogar erbrechen, ist der Arzt zu informieren. Die Darmtätigkeit wird, wenn überhaupt, auf Arztanordnung stimuliert. Aggressive Abführmittel werden nicht angewendet, da sie die Darmnaht zu sehr belasten würden. Manchmal tut dem Patienten feuchte Wärme gut
- **Kostaufbau:** Mit der Nahrungsaufnahme wird begonnen, sobald die Anastomosennähte belastbar sind. Bis dahin wird der Patient parenteral ernährt (auf Soor- und Parotitisprophylaxe achten). Je nach Klinik erhält der Patient zwischen dem 3. und 6. postoperativen Tag schluckweise Tee, dann wird die Kost langsam aufgebaut, bis am 11. postoperativen Tag leichte Kost erreicht ist (Voraussetzung des Kostaufbaus ist immer eine geregelte Darmtätigkeit)
- **Wunde, Drainagen:** Verbände werden gewechselt, wenn sie durchgeblutet sind. Ist die Wunde trocken, bleibt sie offen. Wurde ein Anus praeter angelegt, wird beim Verbandswechsel die Bauchwunde vor dem Anus praeter versorgt. Redondrainagen werden am 2. – 3., Zieldrainagen am 4. – 7. und Fäden oder Klammern zwischen dem 7. und 10. postoperativen Tag entfernt. Anastomosen am Dickdarm sind etwa am 7. postoperativen Tag verheilt.

ⓘ Nach Rektumoperationen sind alle Manipulationen am Enddarm, etwa die rektale Temperaturmessung oder die Anwendung von Suppositorien, Klysmen oder Einläufen verboten, um die Anastomose nicht zu gefährden!

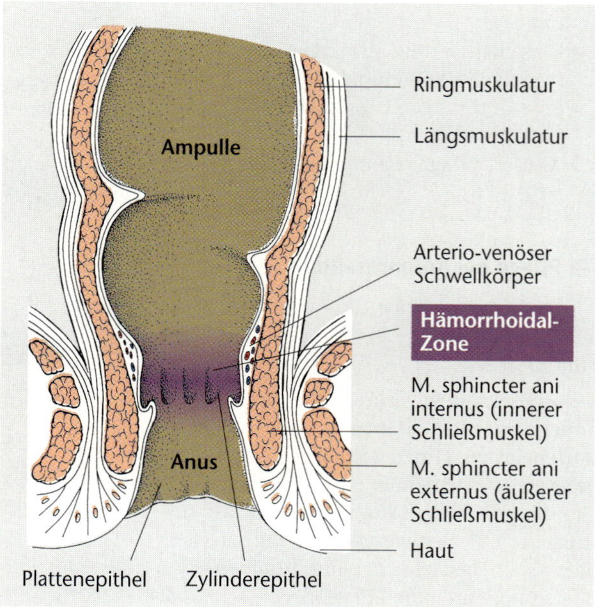

Abb. 21.102: Das Rektum im Längsschnitt. Zwischen der Ampulle und dem Anus liegt die Hämorrhoidalzone. Dort findet sich unter der Schleimhaut der arterio-venöse Schwellkörper, der maßgeblich zum Verschluß des Afters beiträgt. [L190]

Je nach Größe und Lokalisation des entfernten Darmabschnittes muß der Patient auf eventuelle Veränderung der Stuhlgewohnheiten vorbereitet werden. Eine Sigmaresektion bleibt in aller Regel ohne Folgen für Stuhlkonsistenz und Häufigkeit der Stuhlentleerung. Nach einer linksseitigen Hemikolektomie wird der Stuhl weicher (es wird nicht mehr so viel Flüssigkeit resorbiert), und die Entleerungsfrequenz steigt auf durchschnittlich 2 – 3 mal täglich an. Nach einer Kolektomie wird wäßriger, elektrolytreicher, recht aggressiver Stuhl ausgeschieden. Der Patient wird daher rechtzeitig von einer Diätassistentin über die geeignete Ernährung informiert.

Prognose

Patienteninformation

Die Prognose kolorektaler Karzinome könnte entscheidend verbessert werden, wenn mehr Menschen die (kostenlosen) Früherkennungsuntersuchungen in Anspruch nehmen würden.

Das kolorektale Karzinom hat mit einer 5-Jahres-Überlebensrate von 50%, bei Operationen in frühen Stadien ohne Fernmetastasen von 80%, eine relativ günstige Prognose. Regelmäßige Kontrollen, anfangs vierteljährlich, sind zur Früherkennung von Lokalrezidiven und Metastasen notwendig.

21.7 Erkrankungen der Analregion

21.7.1 Anatomie der Analregion

Das **Rektum** (*Mast-* oder *Enddarm*) bildet den 15 – 20 cm langen, letzten Darmabschnitt. Die oberste „Etage" des Rektums bildet die **Ampulle** *(Ampulla recti)*, der größte Sammelbehälter für den Stuhl. Im **Anus** *(After)* mündet der Darm an die Körperoberfläche. Zwei Muskeln verschließen ihn dort:

- Der **innere Schließmuskel** *(M. sphincter ani internus)*, der nicht willkürlich beeinflußt werden kann
- Der **äußere Schließmuskel** *(M. sphincter ani externus)*, der willkürlich kontrahiert werden kann.

In der Übergangszone zwischen Darmschleimhaut und äußerer Haut liegt die **Hämorrhoidal-Zone** (☞ Abb. 21.102) mit einem oberflächlichen Venengeflecht, das mit der oberen Mastdarmschlagader in Verbindung steht. Dieser *arterio-venöse Schwellkörper* trägt mit den beiden Schließmuskeln maßgeblich zum Verschluß des Afters bei.

21.7.2 Hämorrhoiden

Hämorrhoiden: Krampfaderähnliche, knotige Erweiterungen des submukösen arterio-venösen Schwellkörpers im Analkanal. Sehr häufige Erkrankung: 70% der über 30jährigen haben Hämorrhoiden, aber nur bei einem geringen Prozentsatz treten Beschwerden auf.

Krankheitsentstehung

Wichtig scheint eine familiäre Disposition zu einer Bindegewebsschwäche zu sein. Begünstigende Faktoren sind Entzündungen der Analregion, chronische Obstipation, Schwangerschaft und eine vorwiegend sitzende Tätigkeit, weil hierdurch das Blut im Gefäßgeflecht gestaut wird. Aufgrund der anatomischen Gefäßsituation sind Hämorrhoiden bevorzugt bei 3, 7 und 11 Uhr in Steinschnittlage zu finden.

Symptome und Untersuchungsbefund

Hämorrhoiden lassen sich in vier Schweregrade einteilen:

- **Stadium I:** Die Patienten haben keine Schmerzen. Gelegentlich finden sich hellrote Blutauflagerungen auf dem Stuhl, manchmal juckt der After *(Pruritus ani)*
- **Stadium II:** Größere Knoten fallen bei der Stuhlentleerung durch Pressen vor *(Prolaps)* und schmerzen. Nach der Defäkation schieben sich die Knoten aber wieder von alleine in den Analkanal zurück *(spontane Reposition)*. Dieses Stadium ruft durch begleitende Entzündungserscheinungen Beschwerden wie Brennen, Nässen, Hitzegefühl, selten auch geringe Blutauflagerungen auf dem Stuhl hervor
- **Stadium III:** In diesem Stadium bildet sich der Prolaps nicht von alleine zurück, er läßt sich aber manuell zurückschieben. Entzündungen, ödematöse Schwellung, starke Schmerzen bei und nach jedem Stuhlgang und auch beim Sitzen sowie quälender Juckreiz und Schleimabsonderungen kommen hinzu
- **Stadium IV:** Im vierten Stadium sind die ständig vorgefallenen Hämorrhoidalknoten eingeklemmt *(inkarzeriert)* und lassen sich nicht mehr in den Analkanal zurückdrücken *(nicht reponibel)*. Diese eingeklemmten Knoten bereiten den Patienten heftigste Schmerzen.

Komplikationen sind massive Blutungen, Ausbildung von Nekrosen und Ulzerationen bei permanentem Prolaps der Knoten, Infektion und die schmerzhafte Thrombosierung.

Diagnostik

Die Diagnosesicherung erfolgt durch die Analinspektion (wobei der Patient aufgefordert wird, wie zum Stuhlgang zu pressen), durch die rektale Untersuchung mit dem Finger und durch die Rektoskopie, die gleichzeitig dem Karzinomausschluß dient.

Behandlungsstrategie

Zu den allgemeinen Maßnahmen gehören die Gewichtsreduktion bei Übergewicht, die Obstipationsprophylaxe

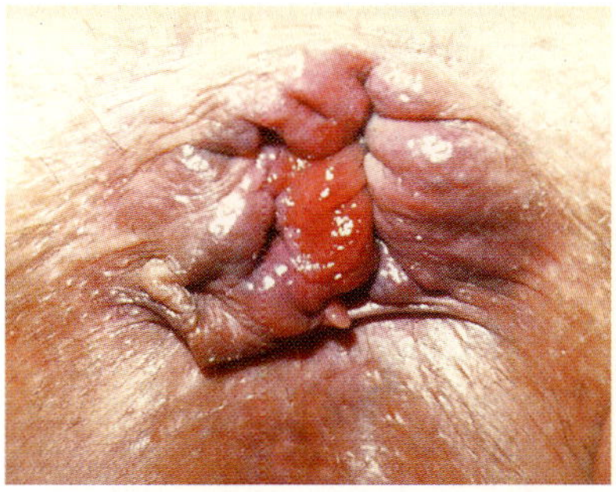

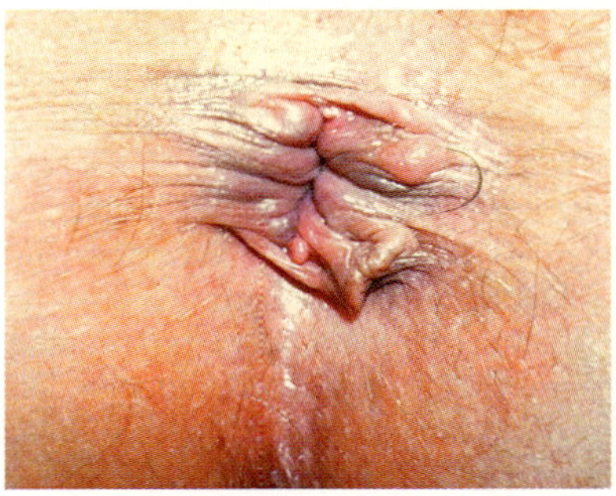

Abb. 21.103 – 21.104: Oben: Entzündlich geschwollene Hämorrhoiden.
Unten: Deutlicher Rückgang nach zweiwöchiger Salbenbehandlung. [U127]

(☞ 7.9.2) und das Waschen der Analregion nach jedem Stuhlgang.

In frühen Stadien kann mit lokaler Applikation von schmerzstillenden und entzündungshemmenden Salben und Zäpfchen (z.B. Faktu®, Recto-Serol® Salbe, Anusol® Supp.) sowie durch Sitzbäder mit entzündungshemmenden Zusätzen (z.B. Kamille) eine Linderung der Beschwerden erreicht werden. Kalte feuchte Umschläge ermöglichen manchmal durch ihre abschwellende Wirkung ein Hineindrücken von vorher nicht reponiblen prolabierten Knoten in den Analkanal.

Bei stärkeren Beschwerden im Stadium I und II können die Hämorrhoiden verödet *(sklerosiert)* werden. Dabei wird ein Verödungsmittel in Höhe der Knoten unter die Rektumschleimhaut gespritzt, so daß die Knoten vernarben und sich innerhalb weniger Wochen zurückbilden. Eine andere Möglichkeit ist das Anlegen einer *Gummiligatur*, wodurch die Knoten nekrotisieren und nach ca. einer Woche abfallen.

Bei Hämorrhoiden im Stadium III und IV ist die operative Entfernung in Vollnarkose angezeigt **(Hämorrhoidektomie).** Dabei werden die Knoten vom darunter liegenden Schließmuskel gelöst und nach Unterbindung der versorgenden Gefäße abgetragen.

☑ Komplikationen nach Hämorrhoidektomie

- Blutung
- Stuhlinkontinenz (meist temporär)
- Stenose des Analkanals (selten).

Komplikation: Perianalthrombose

Beim Benutzen der Bauchpresse auf der Toilette kann eine perianale Vene akut thrombosieren. Es bildet sich ein extrem schmerzhafter, bläulicher, harter Knoten. Rasche Linderung bringt die chirurgische Stichinzision, nach der der Thrombus ausgedrückt werden kann. Anschließende Sitzbäder beschleunigen die Heilung. Gelingt die Stichinzision nicht, kann das thrombosierte Gefäß auch unterbunden und reseziert werden. Unbehandelt hinterläßt die Perianalthrombose eine **Mariske,** d.h. eine schlaffe Hautfalte im Analbereich, die ohne Krankheitswert ist und nur bei Juckreiz oder Ekzem entfernt wird.

Pflege

Zu den Aufgaben der Pflegenden gehört die Durchführung der konservativen Therapiemaßnahmen (☞ oben).

Pflege bei Hämorrhoidektomie

Allgemeine perioperative Pflege, ☞ 11.1 und 11.4

Präoperativ genügt die Entleerung des Rektums z.B. durch ein Klysma. Eine vollständige Dickdarmentleerung ist nicht notwendig. Die Haare der Perianalregion werden entfernt.

Postoperative Pflege:

- Bei der Krankenbeobachtung insbesondere auf Nachblutungen im Analbereich achten
- Patienten vorzugsweise in Seiten- oder Bauchlage lagern
- Am Abend des OP-Tages dem Patienten leichte Kost geben (Anästhesieprotokoll beachten)
- Den Verband am ersten postoperativen Tag abnehmen (evtl. vorher anfeuchten) und die offene Wunde nach jedem Stuhlgang sowie morgens und abends mit lauwarmen Wasser abduschen (lassen). Danach Salbentupfer auflegen (z.B. mit Bepanthen®-Salbe) oder trocken verbinden (Einmalnetzhose mit Vorlage). Sitzbäder nach Arztanordnung durchführen
- Obstipationsprophylaxe (z.B. mit Agiolax®) durchführen, um die Schmerzen bei der Stuhlentleerung zu reduzieren. Ggf. Schmerzmittelgabe vor dem Stuhlgang.

Auch nach der Entlassung sollte der Patient den Einsatz der Bauchpresse zur Stuhlentleerung vermeiden (Information über Obstipationsprophylaxe, ☞ 7.9.2).

21.7.3 Anal- und Rektumprolaps

Analprolaps: Vorfallen und äußerliches Sichtbarwerden der Analschleimhaut.

Rektumprolaps: Vorfallen und äußerliches Sichtbarwerden des Rektums.

Häufigste Ursache des **Analprolaps** sind Hämorrhoiden. Der Sphinkterapparat ist meist intakt, der Sphinktertonus jedoch vermindert. Hauptbeschwerden des Patienten sind wiederholte Blutungen und evtl. eine leichte Inkontinenz (verschmutzte Wäsche). Die Diagnose wird durch Inspektion (Patienten pressen lassen) gestellt. Die Behandlung besteht vornehmlich in der Beseitigung der Hämorrhoiden (☞ 21.7.2).

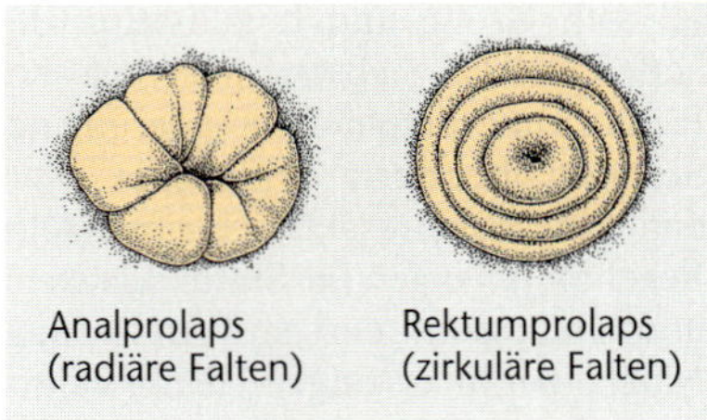

Abb. 21.105: Anal- und Rektumprolaps. [L190]

Der **Rektumprolaps** ist durch eine Schwäche des Beckenbodens bedingt. Demzufolge sind ältere Frauen und Frauen, die mehrere Geburten hatten, bevorzugt betroffen (☞ 32.10). Der Sphinkterapparat ist geschädigt. Leitsymptom des Rektumprolaps ist die Inkontinenz. Blut- und Schleimabgang, Nässen sowie ein Schleimhautödem und Druckulzera sind möglich. Auch hier wird die Diagnose durch Inspektion gestellt. Therapeutisch ist nach manueller Reposition eine operative Fixierung des Rektums an der Beckenwand mit Beckenbodenstraffung nötig.

21.7.4 Analabszesse und Analfisteln

Analabszeß *(anorektaler Abszeß):* Abszeß im Analbereich.

Analfistel: Krankhafte, röhrenförmige Verbindung zwischen der äußeren Analregion **(äußere Fistelöffnung)** und dem Analkanal/Rektum **(innere Fistelöffnung).** Über den **Fistelkanal** entleert sich eitriges Sekret, evtl. mit Stuhl vermischt, nach außen. Gehäuftes Auftreten bei Morbus Crohn (☞ 21.6.5).

Krankheitsentstehung

Am Beginn des Krankheitsgeschehens steht fast immer eine Entzündung der um den inneren Sphinkter herum gelegenen *Proktodealdrüsen.* Von hier aus breitet sich die Entzündung weiter aus **(Periproktitis),** und es kommt zur Abszeßbildung. Abszesse können spontan perforieren, so daß Fisteln entstehen. Das sich entleerende Sekret ruft weitere Entzündungen und einen narbigen Umbau hervor, wodurch sich bindegewebige, stabile Fistelgänge zwischen innerem Analkanal und äußerer Analregion ausbilden *(komplette Fisteln)*. Mitunter verschließt sich die Fistelöffnung, so daß der Fistelkanal blind endet *(inkomplette Fisteln)*. Bei langjähriger Krankheitsdauer kann ein ganzes Gangsystem aus Fistelgängen entstehen.

Eingeteilt werden die Fisteln und Abszesse der Analregion entsprechend ihres Bezugs zur Schließmuskulatur. Abb. 21.106 gibt einen Überblick.

Symptome und Diagnostik

Analabszesse sind sehr schmerzhaft und gehen mit Schwellung, Rötung und evtl. Fieber einher. Hat sich eine Fistel gebildet, verschwinden die Schmerzen. Die äußere Fistelöffnung macht sich durch entsprechend verschmutzte Unterwäsche bemerkbar und ist bei der Inspektion sichtbar. Die innere Fistelöffnung läßt sich bei der rektalen Untersuchung manchmal als kleines Knötchen mit dem Finger tasten. In Narkose wird nach Einsetzen eines Analspreizers vorsichtig mit einer dünnen Sonde oder auch Farbstoffinjektionen versucht, den Verlauf des Fistelkanals nachzuvollziehen und innere Fistelöffnungen zu erkennen.

Behandlungsstrategie

Die einzig wirksame Behandlung ist die chirurgische Spaltung der Abszesse und das Ausschneiden der bindegewebigen Fistelgänge unter Schonung des Sphinkterapparates (Beibehaltung der Stuhlkontinenz). Die Wundtaschen werden bis zur vollständigen Abheilung offengehalten, täglich gespült und mit locker aufgeschüttelten (unsterilen) Kompressen austamponiert. Mindestens 1x am Tag nimmt der Patient ein kurzes Sitzbad, und er duscht nach jeder Defäkation.

Pflege, ☞ Pflege nach Hämorrhoidektomie, 21.7.2

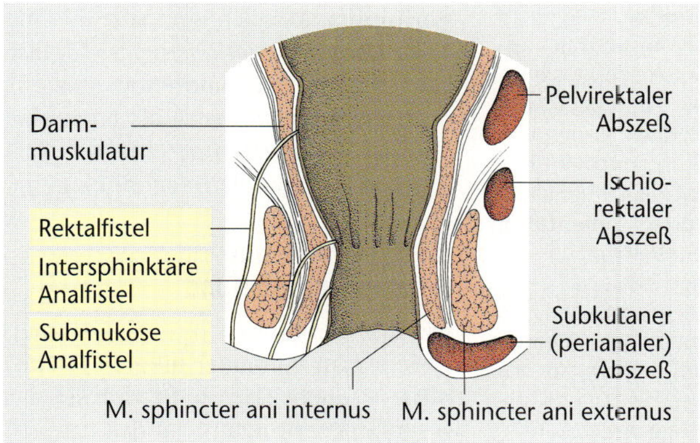

Abb. 21.106: Analfisteln und Analabszesse. [L190]

Prognose

Obwohl 99% der Analabszesse und -fisteln durch die Behandlung über kurz oder lang ausheilen, ist das Leiden für die Patienten langwierig und unangenehm.

21.7.5 Analkarzinom

Analkarzinom: Seltenes Karzinom im *Analkanal* oder am *Analrand*. Die 5-Jahres-Überlebensrate liegt bei 50%.

Leitsymptome des Analkarzinoms:
- Schmerzen
- Fremdkörpergefühl
- Juckreiz im Analbereich
- Änderungen der Stuhlgewohnheiten
- Blutauflagerungen auf dem Stuhl
- Kontinenzstörungen.

Die Diagnosestellung erfolgt wie beim Kolon-Rektumkarzinom (☞ 21.6.10).

Therapeutisch wird das *Analkarzinom* in der Regel durch eine kombinierte Strahlen- und Chemotherapie angegangen. Ist nach Abschluß der Behandlung noch ein Resttumor nachweisbar, so ist eine Rektumamputation mit Anlage eines Anus praeter (☞ 21.1.7) erforderlich.

Das *Analrandkarzinom* wird chirurgisch behandelt, wobei die Größe des Eingriffs von der Tumorausdehnung abhängig ist.

21.7.6 Weitere Erkrankungen der Analregion

Analekzem

Analekzem (umgangssprachlich auch *Wolf*): Akute oder chronische, entzündliche Rötung der Haut um die Analregion mit quälendem Juckreiz und Brennen.

Ursächlich kann einem **Analekzem** die Schädigung des oberflächlichen Fettfilms und des Säuremantels der Haut zugrundeliegen. Dies ist bei anhaltender Nässe (z.B. bei Fisteln oder bei Inkontinenz), entzündlichen Begleitreaktionen von Hämorrhoiden, mangelnder Analhygiene, chronischen Durchfällen oder wiederholtem Kratzen (z.B. bei Juckreiz in der Analregion) der Fall. Außerdem können Analekzeme bei Pilzinfektionen der Analregion, bei Diabetes mellitus oder seltener als allergische Reaktion (z.B. auf Waschmittel) auftreten.

Die Diagnose wird durch Inspektion der Analregion gestellt. Im akuten Stadium ist die Haut stark gerötet und ödematös geschwollen. Später sind oft kleine Hauteinrisse *(Rhagaden)* und Kratzspuren sichtbar. Kann die auslösende Ursache nicht eindeutig geklärt werden, erfolgt eine Testung auf Pilzbefall oder selten auch eine Probeentnahme aus der perianalen Haut.

Therapeutische und pflegerische Hauptmaßnahme ist die Aufklärung des Patienten über die sorgfältige Analhygiene. Dabei sollten die Patienten auf die Benutzung von Toilettenpapier verzichten und stattdessen die Analregion mit klarem, lauwarmen Wasser (ohne Seife) reinigen und sich hinterher sorgfältig abtrocknen. Wechselbäder fördern die Durchblutung der Haut und können so den Heilungsprozeß beschleunigen. Evtl. kann die Haut mit zinkhaltiger (z.B. Multilind) oder bei chronischem Ekzem auch mit teerhaltiger Salbe abgedeckt werden.

Analfissur

Analfissur: Schmerzhafter Längsriß der Analschleimhaut, in Steinschnittlage meist bei 6 Uhr. Ursächlich wesentlich mitbedingt durch einen erhöhten Sphinktertonus.

Man unterscheidet:
- Die *frische Fissur* mit glatten und gut durchbluteten Wundrändern
- Die *chronische Fissur* mit verdickten, wallartigen Rändern.

Die Patienten haben bei der Defäkation und auch noch 1/2 – 1 Stunde danach stechende Schmerzen. Mitunter finden sich Blutauflagerungen auf dem Stuhl.

Die Diagnose wird durch Inspektion und Proktoskopie gestellt. Immer muß ein Analkarzinom ausgeschlossen werden.

Die Behandlung der akuten Fissur erfolgt durch subkutanes Einspritzen eines Lokalanästhetikums, durch anästhesierende Salben und entzündungshemmende Zäpfchen. Der Stuhlgang wird medikamentös und durch eine entsprechende Ernährung weich gehalten (☞ 7.9.2). Bei Erfolglosigkeit dieser Maßnahmen und bei chronischer Fissur wird unter Narkose der innere Sphinktermuskel bei 9 Uhr eingekerbt **(Sphinktermyotomie).** Auf diese Weise wird der Schließmuskeltonus herabgesetzt, die Durchblutung der Analschleimhaut verbessert und so die Fissur zum Abheilen gebracht. Alternativ kann versucht werden, den Sphinkter konservativ zu dehnen (Vorsicht – Gefahr des Sphinkterrisses mit nachfolgender Inkontinenz).

Perioperative Pflege wie bei Hämorrhoidektomie, ☞ 21.7.2

Pilonidalsinus

Pilonidalsinus *(Sinus pilonidalis, Steißbeinzyste, Dermoidzyste):* Fistelbildung über dem Steißbein. Ursächlich noch nicht ganz geklärt. Hauptsächlich bei Männern im 20. – 30. Lebensjahr auftretend.

Die *chronische* Form zeigt sich v.a. durch Juckreiz und Fistelsekretion. Bei einer *akuten* Entzündung klagt der Patient über Schmerzen, und in der Steißbeinregion sind eine entzündliche Rötung und Schwellung sichtbar. Evtl. bildet sich ein Abszeß. In der Regel ist eine Blickdiagnose möglich.

Die Behandlung besteht bei reizlosem Pilonidalsinus in der Radikalexzision bis auf die Steißbeinfaszie. Ansonsten wird der Abszeß zuerst inzidiert und erst nach 3 – 7 Tagen radikal exzidiert. Die weitere Pflege entspricht derjenigen bei Analfisteln (☞ oben).

21.8 Erkrankungen des Bauchfells

21.8.1 Anatomie und Physiologie

Der ganze Bauchraum ist von einer spiegelglatten Haut, dem *Bauchfell* oder **Peritoneum**, ausgekleidet. Das Peritoneum umschließt die so gebildete **Bauchhöhle** (*Peritonealraum*, ☞ Abb. 21.107).

Die Bauchorgane entwickeln sich in der Embryonalzeit zunächst im *hinter* der Bauchhöhle gelegenen **Retroperitonealraum,** schieben sich aber dann in die Bauchhöhle vor und erhalten einen Bauchfellüberzug (**Peritoneum viscerale,** ☞ Abb. 21.107). Über das gedoppelte Bauchfell bleibt das Organ weiter mit der hinteren Bauchwand in Verbindung. Seine Blutgefäße, Lymphgefäße und Nerven verlaufen in diesem Steg, beim Dünndarm **Mesenterium,** beim Dickdarm **Mesokolon** genannt.

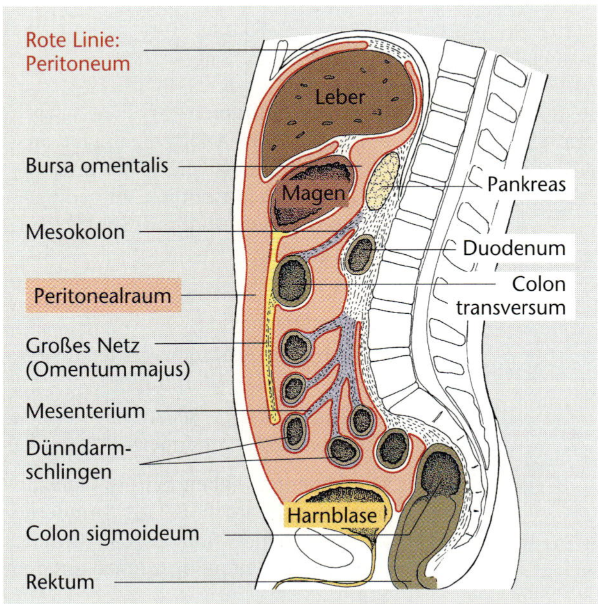

Abb. 21.107: Längsschnitt durch das Abdomen. Das Peritoneum überzieht Leber, Magen und den größten Anteil des Darms. Harnblase, Duodenum und Bauchspeicheldrüse sind vom Peritoneum nur teilweise bedeckt, sie liegen retroperitoneal. Zwischen Magen und Bauchspeicheldrüse liegt ein Hohlraum **(Bursa omentalis),** der Verbindung zur Bauchhöhle hat. Seine Wände verkleben zum großen Netz **(Omentum majus),** das sich über die Dünndarmschlingen legt. [L190]

21.8.2 Peritonitis

Peritonitis: Bauchfellentzündung. Lebensbedrohliches Krankheitsbild mit einer Letalität bis zu 50%.

Die Einteilung der Peritonitis ist nicht einheitlich.

Primäre – sekundäre Peritonitis

Primäre Peritonitis

Als Ursache der seltenen **primären Peritonitis** kommt vor allem eine *hämatogene Streuung,* beispielsweise von Tuberkulose-Erregern (☞ 20.5.4), oder eine *aufsteigende Infektion* durch die Tuben in das Peritoneum, z.B. von Gonokokken (☞ 30.11, 32.7.1), in Betracht.

Sekundäre Peritonitis

Ursache der **sekundären Peritonitis** sind Erkrankungen oder Verletzungen der Bauchorgane.

Perforations- und **Durchwanderungsperitonitis.** Bei der **Perforationsperitonitis** handelt es sich entweder um eine **bakterielle Peritonitis** *(eitrige Peritonitis)* durch Perforation eines bakteriell kontaminierten Hohlorgans, z.B. einer entzündeten Appendix (☞ 21.6.6), oder um eine **abakterielle Peritonitis**, wenn beispielsweise Galle bei einem perforierten Gallenblasenhydrops (☞ 22.5.2) in die Bauchhöhle fließt (manchmal wird letztere auch als *chemisch-toxische Peritonitis* bezeichnet). Von einer **Durchwanderungsperitonitis** spricht man, wenn die Darmwand zwar nicht perforiert, aber z.B. durch Entzündung oder Ischämie so stark geschädigt ist, daß die Keime „hindurchwandern" können.

Postoperative Peritonitis. Tritt eine Peritonitis postoperativ *neu* auf, spricht man von einer **postoperativen Peritonitis.** Möglich sind sowohl eine *bakterielle Peritonitis* (beispielsweise bei einer Anastomosenonsuffizienz nach Darmoperationen) als auch eine *abakterielle Peritonitis* (z.B. bei Austritt von Galle in die Bauchhöhle).

Symptome und Untersuchungsbefund

Ist die Peritonitis örtlich begrenzt, spricht man von einer **lokalen Peritonitis** (☞ auch 21.6.6). Betrifft sie das gesamte Peritoneum, handelt es sich um eine **diffuse** *(generalisierte)* **Peritonitis.**

Eine *lokale Peritonitis* verursacht einen starken, aber örtlich eingegrenzten Bauchschmerz.

Charakteristisch für eine *diffuse Peritonitis* ist neben starken Bauchschmerzen eine zunehmende Abwehrspannung der *gesamten* Bauchmuskulatur, die sich bis zum „brettharten“ Bauch steigern kann.

☑ Die Peritonitis ist im eigentlichen Sinne keine Erkrankung, sondern ein Symptom. Die *akute generalisierte Peritonitis* äußert sich in einem Akuten Abdomen mit paralytischem Ileus (☞ 21.2.4).

Im Rahmen einer Peritonitis können sich Abszesse innerhalb der Bauchhöhle entwickeln und Darmschlingen verkleben.

Behandlungsstrategie

Bei der sekundären Peritonitis ist nach Kreislaufstabilisierung und Schockbehandlung die rasche Operation unter perioperativer Antibiose angezeigt (Noteingriff). Die primäre Peritonitis kann meist konservativ behandelt werden.

21.9 Hernien

21.9.1 Anatomie des Leistenkanals

Der **Leistenkanal** *(Canalis inguinalis)* ist ein 4 – 5 cm langer, röhrenförmiger Kanal, der beim Mann den Hodensack mit der Bauchhöhle verbindet und in dem der *Samenstrang* auf seinem Weg vom Hoden zur Prostata verläuft. Bei der Frau enthält der Leistenkanal das Aufhängeband für den Uterus und Fettgewebe.

Der Leistenkanal durchstößt alle Muskelschichten der Bauchdecke, und zwar von lateral oben innen nach medial unten außen. Der Durchtritt durch die Aponeurose (Sehnenplatte) des M. obliquus externus abdominis (☞ Abb. 21.109) wird als **äußerer Leistenring** bezeichnet, eine Lücke in der Faszie des M. transversus abdominis als **innerer Leistenring.**

21.9.2 Übersicht

Hernie *(Bruch):* Eingeweide- oder Weichteilbruch, oft mit sackartiger Ausstülpung des Peritoneums **(Bruchsack)** durch eine Bauchwandlücke **(Bruchpforte,** *Bruchring)* und Hervortreten von Eingeweiden oder Organteilen **(Bruchinhalt,** *Bruchsackinhalt)* in den Bruchsack.

Man unterscheidet:
- Nach Entstehung **angeborene** und **erworbene Hernien**
- Nach Lokalisation **äußere** und **innere Hernien**
- Nach Komplikationen **reponible, irreponible** und **inkarzerierte** *(eingeklemmte)* **Hernien.**

Bei der **Gleithernie** fehlt der peritoneale Bruchsack ganz oder teilweise und bilden die vorgefallenen Eingeweide selbst einen Teil des Bruchsackes (z.B. bei Leistenhernien auf der rechten Seite das Coecum, auf der linken Seite das Sigma). Möglich ist das nur bei lockerem retroperitonealem Bindegewebe, auf dem die nur teilweise von Peritoneum überzogenen Organe durch die Bruchpforte gleiten. Im Gegensatz dazu ist eine „echte“ Hernie immer vollständig von Peritoneum überzogen (☞ Abb. 21 110).

Von einem **Prolaps** *(Eingeweidevorfall)* spricht man bei vorfallenden Eingeweiden nach offenen Verletzungen oder Operationen. Sie sind nicht von Peritoneum bedeckt.

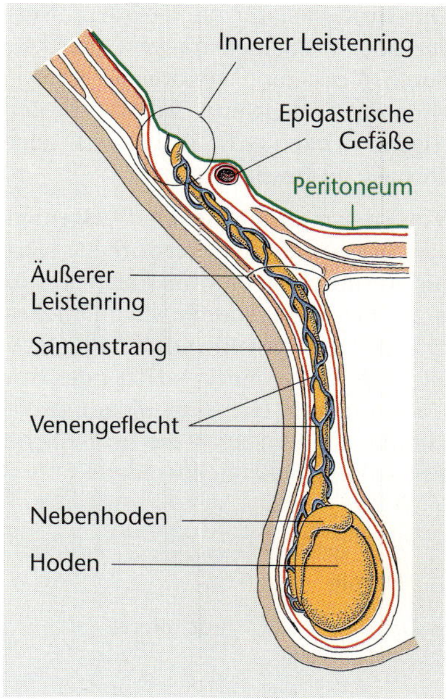

Abb. 21.108: Anatomie des Leistenkanals beim Mann. [L190]

Krankheitsentstehung

Angeborene Hernien haben ihre Ursache im fehlenden Verschluß embryonal bestehender Peritonealausstülpungen. Zu den angeborenen Hernien gehören beispielsweise die kindlichen Nabelhernien (☞ 21.9.5) und ein Teil der indirekten Leistenhernien (☞ Abb. 21.109 und 21.9.3).

Die häufigeren **erworbenen Hernien** sind durch anlagebedingte (etwa

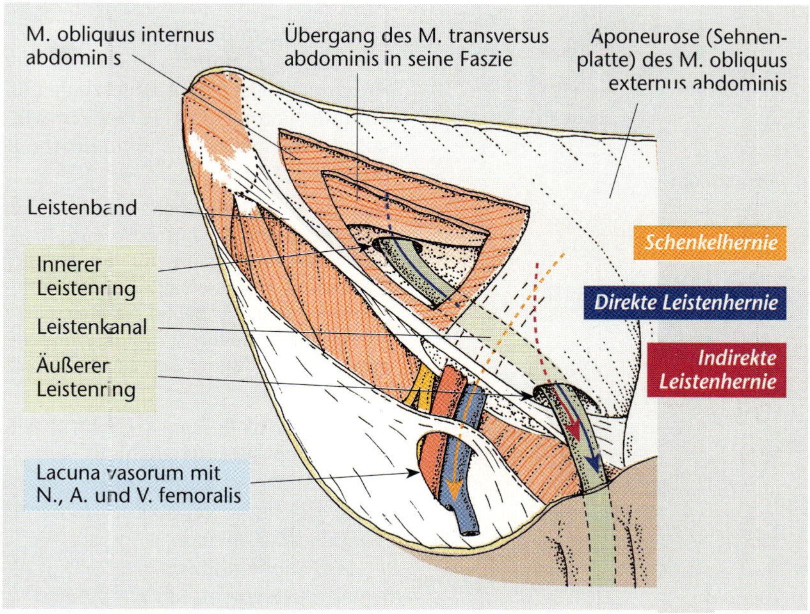

Abb. 21.109: Detailzeichnung mit der Bauchwandmuskulatur und Darstellung wichtiger Hernien. [L190]

Durchtrittsstellen von Gefäßen, Nerven oder des Samenstranges) oder z.B. durch Verletzung erworbene Schwächen der Bauchwand bedingt. Begünstigend wirken z.B. Adipositas oder chronische Obstipation.

Von **symptomatischen Hernien** spricht man, wenn die erworbene Hernie Ausdruck einer krankhaften Erhöhung des intraabdominellen Druckes infolge anderer Grunderkrankungen ist, etwa infolge eines Aszites oder von Darmtumoren. Hier muß nicht nur die Hernie, sondern auch die ursächliche Erkrankung behandelt werden.

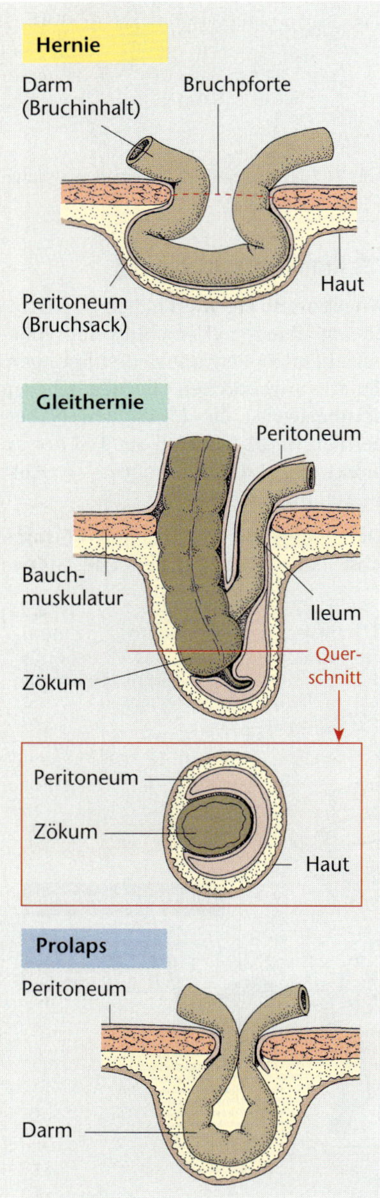

Abb. 21.110: Hernie, Gleithernie und Prolaps. [L190]

Symptome, Befund und Diagnostik

Äußere Hernien

Äußere Hernien (z.B. Leisten-, Schenkel-, Nabel- und Narbenhernien) treten durch die Bauchwand nach außen. Ihre Symptome sind relativ einheitlich und unterscheiden sich nur durch die unterschiedliche Lokalisation der Brüche.

Im Bereich der Bruchpforte findet sich in Abhängigkeit von der Bruchsackgröße eine sicht- oder nur tastbare Vorwölbung. Diese Vorwölbung kann normalerweise in den Bauchraum zurückgedrückt werden **(reponible Hernie)** und stülpt sich bei Erhöhung des intraabdominalen Druckes (Husten, Niesen, Schreien, Pressen) wieder aus. Bei einer **irreponiblen Hernie** z.B. durch Verwachsungen zwischen Bruchinhalt und Bruchsack kann die Hernie nicht mehr zurückgedrängt werden. Die Bruchregion ist häufig mäßig schmerzhaft (insbesondere bei Belastung), und bei im Bruchsack befindlichen Darmanteilen können über der Vorwölbung Darmgeräusche gehört werden.

Drohende **Komplikation** jeder Hernie ist die **Inkarzeration** *(Einklemmung)*, bei der der Bruchinhalt (häufig der Darm) in der Bruchpforte stranguliert wird. Die **komplette Inkarzeration** führt sowohl zur Unterbrechung der Stuhlpassage mit *mechanischem Ileus* (☞ 21.6.3), als auch zur Ischämie der Darmwand mit lebensbedrohlichem Absterben von Darmgewebe *(Darmgangrän)* und nachfolgender *Durchwanderungsperitonitis* (☞ 21.8.2). Die Bruchregion ist hochschmerzhaft und mitunter gerötet. Der Patient entwickelt die Symptome des *Akuten Abdomens* (☞ 21.2.4).

Bei einer **inkompletten Inkarzeration** (*Darmwandbruch, Littré-Hernie, Richter-Littré-Hernie*) wird nur ein Teil der Darmwand eingeklemmt. Da die Stuhlpasssage erhalten bleibt, verläuft diese Komplikation zunächst relativ symptomarm und wird vielfach erst durch die Peritonitis bemerkt.

Die Diagnostik äußerer Hernien erfolgt durch klinische Untersuchung.

> ☑ Bei Patienten über 45 Jahren wird in manchen Kliniken vor Hernienoperationen der Dickdarm untersucht, um symptomatische Hernien durch Kolon-/Rektumkarzinome auszuschließen.

Innere Hernien

Innere Hernien sind selten und von außen nicht sichtbar. Am häufigsten ist die Hiatushernie (☞ 21.4.3). Diese ist die einzige innere Hernie, die früh Beschwerden bereitet. Innere Hernien, die sich in den Peritonealtaschen gebildet haben (z.B. in der Bursa omentalis), führen in der Regel erst bei auftretenden Komplikationen, z.B. einem Ileus, zu Symptomen. Aus diesem Grund werden innere Hernien entweder erst bei Abklärung eines *Akuten Abdomens* (☞ 21.2.4) oder zufällig im Rahmen anderer Untersuchungen, z.B. eines Kolonkontrasteinlaufes oder einer Angiographie, diagnostiziert.

Behandlungsstrategie

Reponible Hernien können meist leicht manuell reponiert werden. Diese Maßnahme hilft jedoch nicht auf Dauer, und es kann außerdem jederzeit zu einer Inkarzeration kommen. Deswegen werden auch reponible Hernien operiert. Bei der Operation wird zunächst der Bruchsack eröffnet, der Bruchinhalt zurückverlagert und der Bruchsack beseitigt **(Herniotomie).** Danach wird die Bruchpforte verschlossen oder zumindest stark eingeengt (**Hernioplastik**, *Hernienreparation, Bruchpfortenverschluß*).

Laparoskopische Hernienoperation sind bei nicht inkarzerierten Hernien möglich, jedoch (noch) kein Standardverfahren.

Nichteingeklemmte Hernien können zu einem geplanten Zeitpunkt, **inkarzerierte Hernien** müssen sofort operiert werden. Je früher operiert wird, desto größer ist die Chance, daß sich der eingeklemmte Darm nach Lösung aus der Bruchpforte erholt und erhalten werden kann. Durch die Durchblutungsstörung bereits irreversivel geschädigte Darmabschnitte müssen entfernt werden. Manchmal ist sogar die Anlage eines Anus praeter erforderlich.

Bei einer Hernie, die weniger als 4 – 6 Stunden inkarzeriert ist, versucht der Arzt manchmal auch eine Reposition (jedoch ohne Gewalt!), wenn noch keine Peritonitis, keine lokalen Reizungen und kein Ileus bestehen. Gelingt die Reposition, kann auf den Noteingriff zugunsten eines geplanten Eingriffs innerhalb der nächsten Tage verzichtet werden.

> ☑ Merkspruch: „Über einem eingeklemmten Bruch darf die Sonne weder auf- noch untergehen".

Bei inoperablen Patienten kann bei nichteingeklemmten Hernien zur Inkarzerationsprophylaxe das ansonsten obsolete *Bruchband* angelegt werden. Hierbei wird durch eine mechanische Kompression von außen versucht, ein Ausstülpen des Bruchsackes und dadurch eine mögliche Einklemmung zu vermeiden.

Hauptkomplikationen nach Hernienoperation

- Blutung
- Verletzung nahegelegener anatomischer Strukturen (z.B. bei Fehleinschätzung des Bruchinhalts)
- Peritonitis
- Rezidivhernie.

Pflege bei Hernienoperation

Allgemeine perioperative Pflege, ☞ 11.1 und 11.4

Der Patient wird von einer Handbreit oberhalb des Nabels bis zur Mitte beider Oberschenkel einschließlich der Schambehaarung rasiert und erhält bei geplanten Operationen einen Reinigungseinlauf. Bis zur Operation beobachten ihn die Pflegenden auf die Symptome der inkarzerierten Hernie (☞ oben), da die Operation dann vorgezogen werden muß.

Postoperativ gelten folgende Richtlinien:

- Die Wunde wird auf Arztanordnung mit einem kleinen Sandsack komprimiert, um Hämatomen vorzubeugen (allerdings nur, wenn keine Redondrainage eingelegt wurde). Bei Männern sind nach Leisten- und Schenkelhernienoperationen die Lagerung der Hoden auf einem *Hodenbänkchen* und die Benutzung eines *Hodensuspensoriums* empfehlenswert, um einer postoperativen Hodenschwellung entgegenzuwirken. Wurde eine Redondrainage eingelegt, wird diese am 2. postoperativen Tag entfernt. Fäden werden zwischen dem 6. und 8. postoperativen Tag gezogen
- Die Kost wird in der Regel ab dem 1. postoperativen Tag auf Arztanordnung aufgebaut, nach einer Darmresektion später (letztendlich abhängig von einsetzender Darmperistaltik). Bei großen Nabelhernien erfolgt der Kostaufbau wie nach Appendektomie (☞ 21.6.6)
- In der Regel kann der Patient noch am OP-Tag mobilisiert werden. Abweichungen von der Frühmobilisation, z.B. bei Rezidivoperationen, werden vom Arzt angeordnet. Zur Verringerung des Rezidivrisikos sollte der Patient ruckartige Bewegungen meiden und beim (En-bloc-)Aufstehen, Husten oder Niesen eine Hand auf die Wunde legen und damit einen Gegendruck erzeugen
- Starke Belastungen der Bauchdekken und eine Erhöhung des intraabdominalen Druckes sind zu vermeiden, weil sie das Rezidivrisiko ebenfalls erhöhen. Da der Patient zum Stuhlgang nicht pressen soll, ist eine Obstipationsprophylaxe erforderlich. Husten wird bei Erfolglosigkeit physikalischer Maßnahmen medikamentös bekämpft.

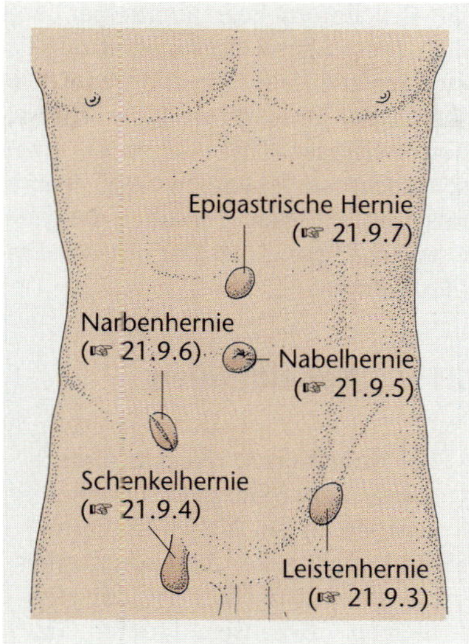

Abb. 21.111: Lokalisation wichtiger äußerer Hernien. [L190]

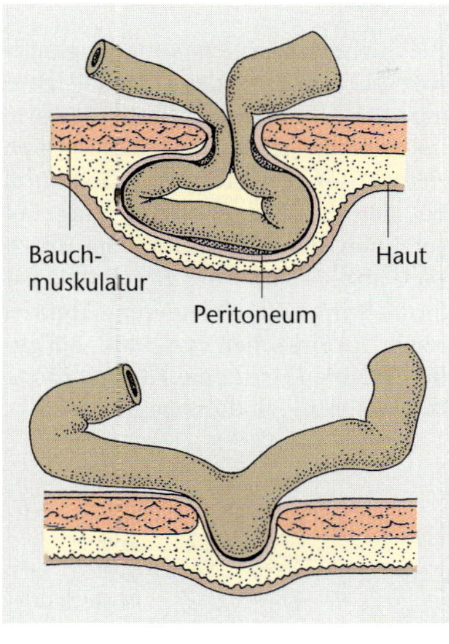

Abb. 21.112: Komplett inkarzerierte Hernie mit Störung von Durchblutung und Darmpassage (oben) und inkomplett inkarzerierte Hernie (unten) mit lokaler Durchblutungsstörung ohne gestörte Darmpassage. [L190]

Patienteninformation

Auch nach der Entlassung aus dem Krankenhaus sollte der Patient für weichen Stuhlgang sorgen und eine Anspannung der Bauchdecken vermeiden (das Bindegewebe wird erst nach 6 – 12 Wochen zug- und druckstabil). Nach 3 – 4 Wochen sind leichte körperliche Tätigkeiten möglich, z.B. Schwimmen, gelegentliches Heben von Lasten < 10 kg und Geschlechtsverkehr. Mit mittelschweren Tätigkeiten (z.B. Fahrradfahren, Joggen) sollte der Patient erst nach sechs Wochen beginnen, mit schweren Tätigkeiten (z.B. Heben > 10 kg, Gewichtstraining, Leistungssport) erst nach 10 – 12 Wochen.

21.9.3 Leistenhernien

Leistenhernie *(Hernia inguinalis):* Mit ca. 75% aller Hernien häufigste Hernie überhaupt. Betrifft zu 90% Männer.

Leistenhernien werden nach ihrem Verlauf in direkte und indirekte Hernien eingeteilt: Leistenhernien, die am inneren Leistenring *lateral* der epigastrischen Gefäße in den Leistenkanal eintreten (☞ Abb. 21.109 und Abb. 21.113), werden als **indirekte Hernien** bezeichnet. Sie liegen innerhalb des M. cremaster und können bis ins Skrotum reichen **(Skrotalhernie)**. Bei Leistenhernien, die sich *medial* der epigastrischen Gefäße durch die dünne Faszie des M. transversus abdominis in den Leistenkanal hineinwölben, handelt es sich um **direkte Leistenhernien** (☞ Abb. 21.113).

Indirekte und direkte Hernien sind vor dem operativen Eingriff nur schwer zu unterscheiden.

Bei jeder erworbenen Leistenhernie wird die Bruchpforte operativ verschlossen (z.B. nach *Bassini* oder nach *Shouldice*, auch laparoskopisch). Trotz regelrechter Operation und optimalem postoperativen Verhalten tritt bei 5 – 10% der Operierten ein Rezidiv auf. Eine ernste Spätkomplikation bei Männern ist die *Hodenatrophie* (bei 2 – 3% aller operierten Männer).

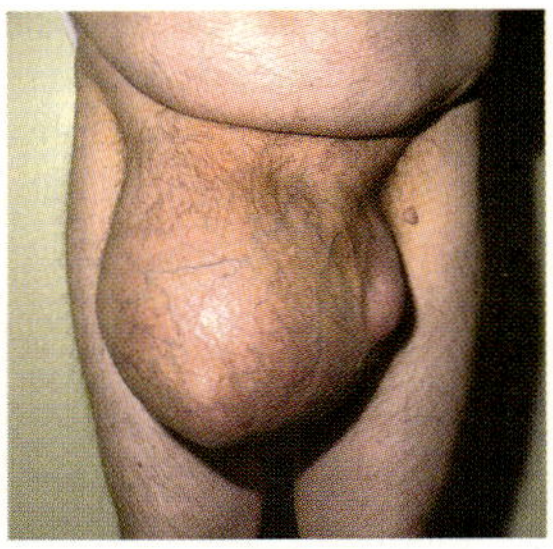

Abb. 21.114: Leistenhernie. [T129]

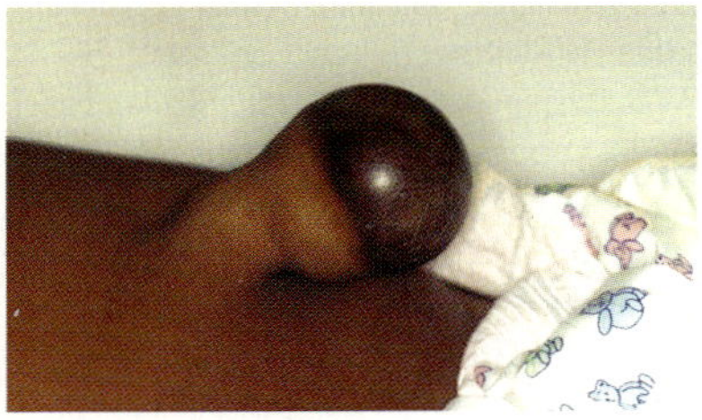

Abb. 21.115: Nabelhernie. [T129]

21.9.4 Schenkelhernien

Schenkelhernie *(Femoralhernie, Hernia femoralis):* Mit insgesamt 10% aller Hernien zweithäufigste Hernie nach der Leistenhernie. Immer erworben. Bevorzugt bei Frauen zwischen dem 50. und 80. Lebensjahr auftretend. Wegen enger Bruchpforte hohe Inkarzerationgefahr!

Die Bruchpforte liegt unmittelbar unter dem Leistenband und medial der Femoralgefäße. Die Operation zum Verschluß der Bruchpforte kann über einen Leistenschnitt oder über einen senkrecht verlaufenden sog. Femoralschnitt erfolgen. Vermuten die Ärzte eine Schädigung des Darmes, wird laparotomiert.

21.9.5 Nabelhernien

Nabelhernie *(Hernia umbilicalis):* Vorwölbung der Baucheingeweide an der Nabelöffnung vor die Bauchdecke. Angeboren oder erworben. Ungefähr 5% der Hernien bei Erwachsenen (durch Gravidität, schwere körperliche Arbeit, Adipositas). Im Anfangsstadium hohes Inkarzerationsrisiko.

Bei kleinen Hernien von Säuglingen wird bis zum Ende des 1. Lebensjahres auf den Spontanverschluß gewartet und nur bei einer Einklemmung operiert. Ansonsten erfolgt eine Operation, bei der der Nabel bogenförmig umschnitten, der Nabel dann vom Bruchsack abgelöst und der Bruchsack entfernt wird. Bei kleineren Hernien reicht ein einfacher Verschluß, bei großen Hernien wird eine *Fasziendoppelung nach Mayo* durchgeführt.

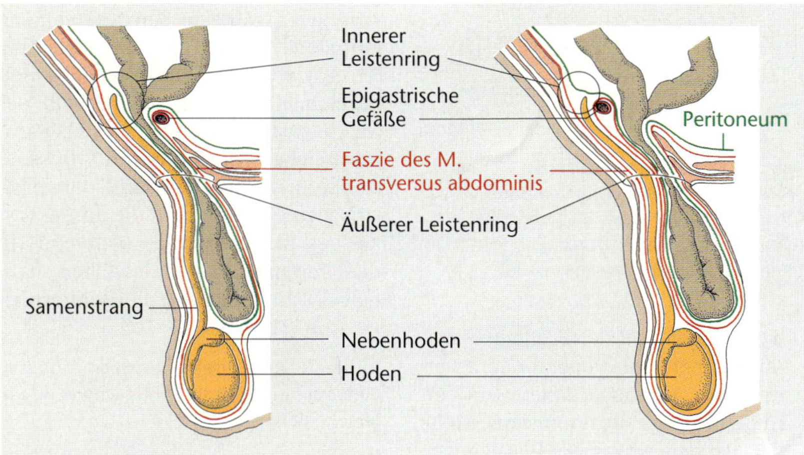

Abb. 21.113: Links: Indirekte Leistenhernie. Sie tritt durch den inneren Leistenring lateral der epigastrischen Gefäße in den Leistenkanal ein. Rechts: Direkte Leistenhernie. Sie tritt nicht durch den inneren Leistenring ein, sondern wölbt sich z.B. bei hohem intraperitonealem Druck medial der epigastrischen Gefäße durch die hier sehr dünne Faszie des M. transversus abdominis in den Leistenkanal. [L190]

21.9.6 Narbenhernien

Narbenhernie *(Hernia cicatricea, Hernia postoperativa):* Hernie im Bereich einer Operationsnarbe.

Narbenhernien entstehen v.a., wenn die Festigkeit der Narbe z.B. durch vorangegangene Wundinfektionen, durch Eiweiß- und Vitaminmangel oder aber durch eine ungünstige Schnittführung beeinträchtigt ist. Patienten mit Adipositas, Diabetes mellitus, Tumorkachexie oder Asthma bronchiale sind besonders gefährdet. Als Therapie hat sich die Operation *nach Mayo* bewährt, bei der eine Fasziendopplung zur Rekonstruktion der Bauchwand durchgeführt wird.

☑ **Prophylaxe von Narbenhernien**

Zur Prophylaxe von Narbenhernien ist nach jeder Laparotomie zu beachten:

- Postoperativ soll der Patient ruckartige Bewegungen, eine starke Belastung der Bauchdekken und eine Erhöhung des intraabdominellen Druckes vermeiden. Dies bedeutet eine vorsichtige Mobilisation (Hände als Gegendruck flach auf das Wundgebiet legen), eine Obstipationsprophylaxe und die Bekämpfung von Husten (evtl. auch medikamentös)
- Auch nach Entlassung aus dem Krankenhaus sollen die Patienten noch 6 – 12 Wochen das Heben und Tragen von Gewichten über 10 kg vermeiden.

21.9.7 Weitere Hernienformen

Neben den genannten Hernien kommen noch weitere, allerdings seltenere Hernien vor, z.B. die **epigastrische Hernie** im Bereich der Linea alba zwischen den beiden Mm. recti abdominis. Sie wird manchmal auch als **supraumbilikale Hernie** bezeichnet (lat. supra = oberhalb, umbilicus = Nabel, ☞ auch Abb. 21.111).

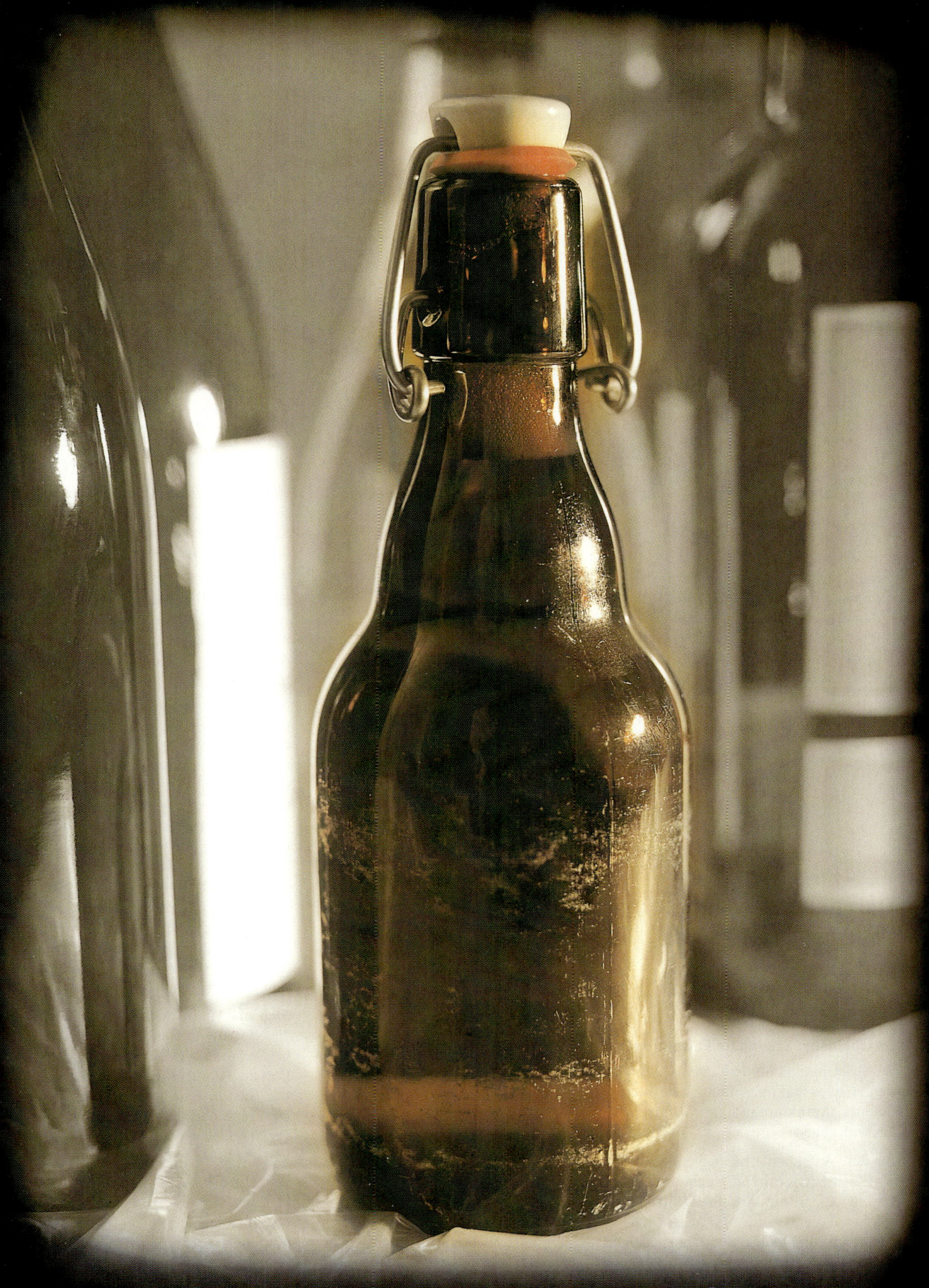

Pflege bei Erkrankungen der Leber, Bauchspeicheldrüse und Milz

22

Übersicht

Das medizinische Fachgebiet

☑ Neben dem Magen-Darm-Trakt (☞ Kap. 21) gehören die **Leber,** die **Gallenblase** und das **Pankreas** *(Bauchspeicheldrüse)* zu den Verdauungsorganen und damit zum Fachgebiet des *Gastroenterologen* bzw. *Allgemein-* oder *Viszeralchirurgen*. Die **Milz** ist zwar kein Verdauungsorgan, jedoch wegen ihrer räumlichen Nähe und der gemeinsamen Blutversorgung bei Erkrankungen der Verdauungsorgane oft mitbetroffen.

22.1 Pflege bei Erkrankungen von Leber, Gallenwegen, Pankreas und Milz

Pflege von Alkoholkranken, ☞ *36.6.1*

Entscheidend: Sekundäre Prävention

Bei Erkrankungen von Leber, Gallenwegen und Pankreas handelt es sich seltener um akute als um *chronische* Erkrankungen.

Zu den Aufgaben der Pflegenden gehört dementsprechend auch die Gesundheitsberatung bezüglich einer geregelten Lebensweise und ausgewogenen Ernährung. Nur so kann langfristig weiteren Erkrankungen bzw. einer Progression der bestehenden Erkrankungen vorgebeugt werden (= *sekundäre Prävention*).

Bei Tumorpatienten: Heilung selten

Karzinome von Leber, Gallenblase, Gallengängen und Pankreas werden typischerweise spät diagnostiziert und haben daher eine schlechte Prognose. Hier wird Pflege innerhalb absehbarer Zeit zur Sterbebegleitung.

22.1.1 Unterstützung bei den ATL

Essen und trinken

Patienten mit akuten und chronischen *Lebererkrankungen* vertragen häufig keine fetthaltigen oder in Fett zubereiteten Speisen sowie Kohl und Hülsenfrüchte und sollen diese Nahrungsmittel daher meiden. Dies bedeutet die Auswahl magerer Fleischsorten und eine Zubereitung in Alufolie, Tontöpfen oder beschichteten Pfannen statt herkömmlichen Bratens oder gar Fritierens. Bei einer fortgeschrittenen Leberzirrhose (☞ 22.4.6) muß die Eiweiß- und Kochsalzzufuhr eingeschränkt werden.

Patienten mit *Gallensteinen* sollen die Speisen meiden, die bei ihnen Koliken auslösen. Besonders häufig sind dies fetthaltige und gebratene Speisen, Eier, Kohl, Vollkornprodukte, Kaffee, aber auch rohes Obst.

Bei Patienten mit *chronischen Pankreaserkrankungen* (☞ 22.6.3) ist eine fettarme Kost unter Bevorzugung mehrfach ungesättigter Fettsäuren empfehlenswert. Evtl. gibt man spezielle Fette, sog. *mittelkettige Triglyzeride* (engl. *medium chain triglycerides,* kurz *MCT,* z.B. in CERES®-Öl oder -Margarine), um die Versorgung des Kranken sicherzustellen. Entwickelt sich aufgrund der gestörten Fettverwertung ein Mangel an fettlöslichen Vitaminen, werden diese parenteral zugeführt.

Ein großes diätetisches Problem ist der *Alkohol,* der bei allen Lebererkrankungen und Bauchspeicheldrüsenleiden gleich welcher Ursache absolut tabu ist.

Nur selten ist eine *Nahrungskarenz* notwendig, z.B. bei der akuten Pankreatitis (☞ 22.6.2). Die Patienten dürfen dann überhaupt nichts oral zu sich nehmen und müssen vollständig parenteral ernährt werden (☞ 10.3.3), um das Organ ruhigzustellen und die Produktion von Pankreassaft zu stoppen.

Bezug zu weiteren ATL

Ausscheiden. Blasse, salbenartige Fettstühle *(Steatorrhoe)* weisen auf Pankreaserkrankungen, ein tonfarbener *(acholischer)* Stuhl auf einen Verschluß der Gallengänge hin.

Sich als Mann oder Frau fühlen. Bei vielen Patienten mit chronischen Lebererkrankungen bestehen Libido-, Potenz- und Hormonstörungen, die das *Sexualleben* beeinträchtigen und die Fruchtbarkeit einschränken. In anderen Fällen rät der Arzt von der Familiengründung ab, z.B. bei den oft jungen Frauen mit einer *primär biliären Leberzirrhose* (☞ 22.5.5).

Für Sicherheit sorgen. Bei Patienten mit einer Virushepatitis sind eine sorgfältige Einhaltung der Hygienevorschriften und diesbezügliche Aufklärung des Patienten erforderlich (☞ 22.4.2).

22.2 Hauptbeschwerden des Patienten

22.2.1 Ikterus

Ikterus *(Gelbsucht):* Gelbfärbung von Haut und Schleimhäuten durch Anstieg des Bilirubins im Blut mit nachfolgendem Bilirubinübertritt in die Gewebe. Mit dem bloßen Auge sichtbar ab einem *Gesamtbilirubin* (Summe aus *indirektem* und *direktem Bilirubin,* ☞ unten) von etwa 34 µmol/l (= 2 mg/dl), zuerst als sog. **Sklerenikterus** am Auge, weil hier die Gelbfärbung der Bindehaut vor dem Hintergrund der weißen Sklera (Lederhaut) besonders gut sichtbar wird.

Physiologie des Bilirubinstoffwechsels

Bilirubin ist ein Abbauprodukt des roten Blutfarbstoffes *(Hämoglobin)* aus den Erythrozyten. Der Abbau findet in der Leber, der Milz und im Knochenmark statt. Das so entstandene Bilirubin ist *wasserunlöslich* und wird im Blut zum Transport an das Eiweiß *Albumin* gebunden (**indirektes Bilirubin,** *unkonjugiertes Bilirubin*).

In den Leberzellen wird das – jetzt vom Albumin losgelöste – Bilirubin an *Glukuronsäure* gekoppelt, wodurch es zum *wasserlöslichen* Bilirubin (**direktes Bilirubin,** *konjugiertes Bilirubin*) wird. Anschließend wird es mit der Galle in den Darm ausgeschieden. Im Darm wird das Bilirubin durch die Dickdarmbakterien zu **Sterkobilinogen** und **Urobilinogen** umgewandelt.

Ikterusformen

Drei Formen des Ikterus werden unterschieden:

- **Prähepatischer Ikterus** *(nicht-hepatischer Ikterus, hämolytischer Ikterus):* Beispielsweise durch erhöhten Abbau roter Blutkörperchen (*Hämolyse,* ☞ 24.6.4). Die (gesunde) Leber kann das vermehrt anfallende Bilirubin nicht bewältigen (d.h. konjugieren), und das *indirekte* Bilirubin im Blut steigt an
- **Intrahepatischer Ikterus** *(Parenchymikterus):* Durch krankhafte Veränderungen der Leberzellen, etwa bei bestimmten Vergiftungen, Leberentzündungen (☞ 22.4.2) oder Leberzirrhose (☞ 22.4.6) sowie dem meist harmlosen **Icterus neonatorum** *(Neugeborenengelbsucht,* ☞ 13.7.5). Dabei können die Aufnahme des indirekten Bilirubins aus dem Blut in die Leberzelle, die einzelnen Stoffwechselschritte oder die Ausscheidung des direkten Bilirubins in die Gallenwege gestört sein
- **Posthepatischer Ikterus** *(Verschlußikterus, obstruktiver Ikterus, cholestatischer Ikterus):* Folge einer Verlegung der Gallenwege **(Cholestase),** z.B. durch Gallensteine oder Tumoren. Das nach der Konjugation von den Leberzellen wieder ausgeschiedene, *direkte* Bilirubin kann nicht abfließen, sondern staut sich zurück und steigt im Blut an.

V.a. beim posthepatischen Ikterus werden Patienten von starkem Juckreiz gequält, der durch Histaminfreisetzung aufgrund des erhöhten Gallensäurespiegels der Gewebe bedingt ist. Abhängig von der Form des Ikterus treten außerdem Stuhlentfärbung und (Dunkel-)Braunfärbung des Urins hinzu.

Die Differenzierung erfolgt v.a. durch Laboruntersuchungen (☞ Tab. 22.7 und 22.9) und weitergehende technische Untersuchungen, z.B. Sonographie bei posthepatischem Ikterus zur Lokalisation des Verschlusses.

Behandlungsstrategie

Die Ursachen eines posthepatischen Ikterus müssen in der Regel operativ

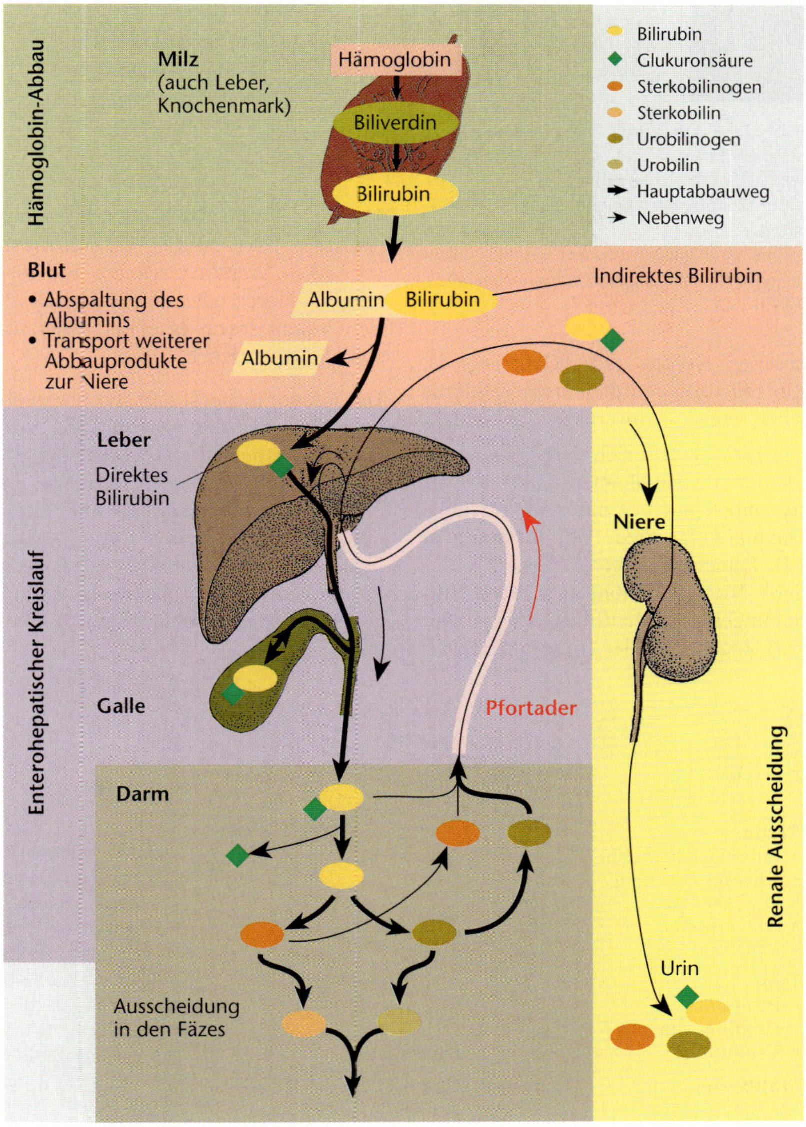

Abb. 22.1: Übersicht über den Bilirubin-Stoffwechsel. [B200]

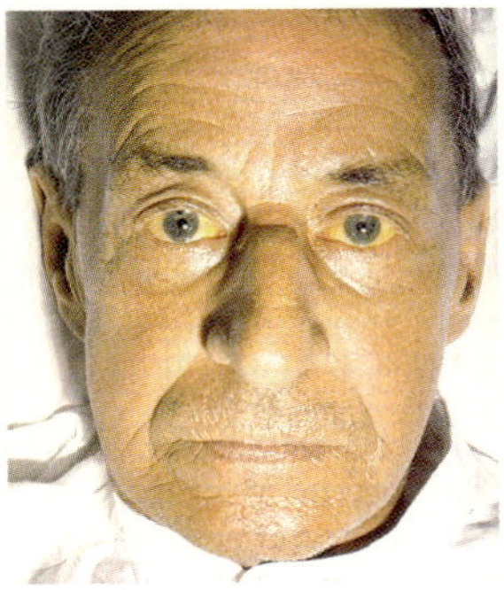

Abb. 22.2 (links): Ikterus bei Virushepatitis mit typischer Gelbfärbung der Haut und der Bindehäute. [F113]

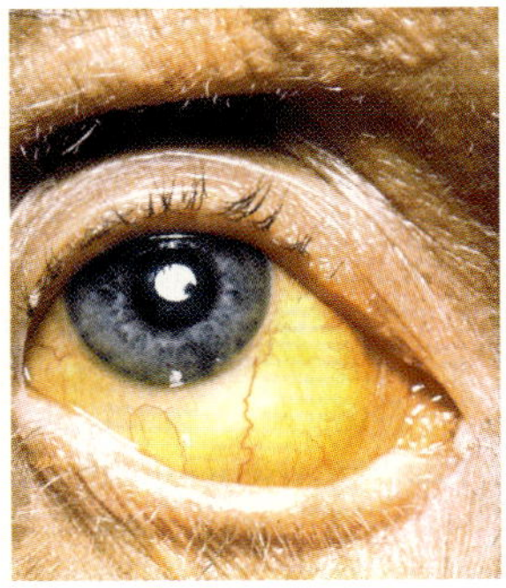

Abb. 22.3 (rechts): Sklerenikterus. Deutliche Gelbfärbung der Augenbindehaut des Patienten aus Abb. 22.2. [F113]

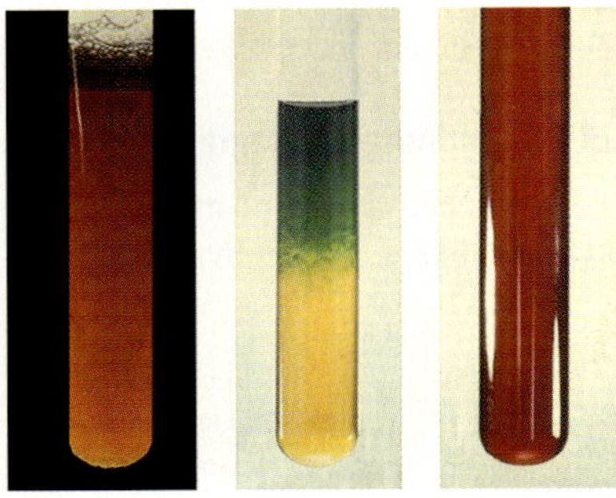

Abb. 22.4 – 22.6: Links: Bilirubinhaltiger bierbrauner Urin, auf dem sich nach dem Schütteln Schaumbläschen bilden.
Mitte: Bilirubinnachweis im Blut mit Methylenblau.
Rechts: Urobilinnachweis im Urin mit Ehrlich-Reagenz (Rotfärbung bei Zimmertemperatur). [F113]

beseitigt werden (z.B. Gallensteine). Ein prä- und intrahepatischer Ikterus wird meist konservativ behandelt.

Der Juckreiz läßt sich durch gallensäurebindende Medikamente, z.B. Cholestyramin (auch Colestyramin, etwa Quantalan®), und Antihistaminika, z.B. Dimetinden (etwa Fenistil®), lindern. Viele Patienten empfinden Einreibungen mit Mentholspiritus, Puder (z.B. Ingelan®) oder Ringelblumensalbe als angenehm. Kurzfristig helfen auch Ganzwaschungen oder Abduschen ohne Seife.

22.2.2 Aszites

Aszites *(Bauchwassersucht):* Ansammlung von Flüssigkeit in der freien Bauchhöhle. Meist Symptom einer fortgeschrittenen Erkrankung mit schlechter Prognose.

Mit ca. 80% häufigste Ursache eines Aszites ist die *Leberzirrhose* (☞ 22.4.6). Weitere Ursachen sind bösartige Tumoren oder Entzündungen im Bauchraum sowie eine Rechtsherzinsuffizienz (☞ 18.6.1).

Der Patient bemerkt den Aszites an einem vergrößerten Bauchumfang und einer teils erheblichen Gewichtszunahme, die aber durch eine gleichzeitige Abmagerung infolge der Grunderkrankung überdeckt werden kann. Zusätzlich leiden viele Patienten an starken Blähungen, die dem Aszites oft vorangehen („Erst der Wind, dann der Regen").

Dem Untersucher fallen ein vorgewölbter Bauch mit verstrichener Nabelregion und evtl. eine *Nabelhernie* (☞ 21.9.5 und Abb. 22.8) auf. Bei der körperlichen Untersuchung läßt sich der Aszites ab ca. 1 Liter Flüssigkeit durch die *Perkussion* des Abdomens nachweisen. Ihr weit überlegen ist die abdominelle Sonographie, die bereits Flüssigkeitsmengen ab etwa 50 – 200 ml darstellt.

Die symptomatische Therapie besteht in erster Linie in einer medikamentösen Ausschwemmung des Aszites mit Diuretika (☞ Pharma-Info 31.82), vorzugsweise Spironolacton (z.B. Aldactone®) oder – wenn ein schneller Wirkungseintritt erwünscht ist – auch Schleifendiuretika (z.B. Lasix®).

Bei Erfolglosigkeit dieser Behandlung können eine Aszitespunktion (☞ 22.3.3), eine Shunt-Operation mit Ableitung der Aszitesflüssigkeit über einen Kunststoffkatheter ins Venensystem (*peritoneovenöser Shunt*, ☞ 22.4.6 und Abb. 22.49) oder eine Lebertransplantation erwogen werden.

Pflege bei Aszites

- Einhalten von Bettruhe, evtl. Lagerung mit angezogenen Beinen zur Erleichterung
- Beschränkung der Salz- und Flüssigkeitszufuhr auf 2 g bzw. 1000 ml täglich
- Flüssigkeitsbilanzierung
- Tägliches Wiegen des Patienten zur Verlaufskontrolle. Die tägliche Gewichtsabnahme soll bei maximal 300 – 500 g liegen, bei zusätzlich peripheren Ödemen bei max. 1 kg

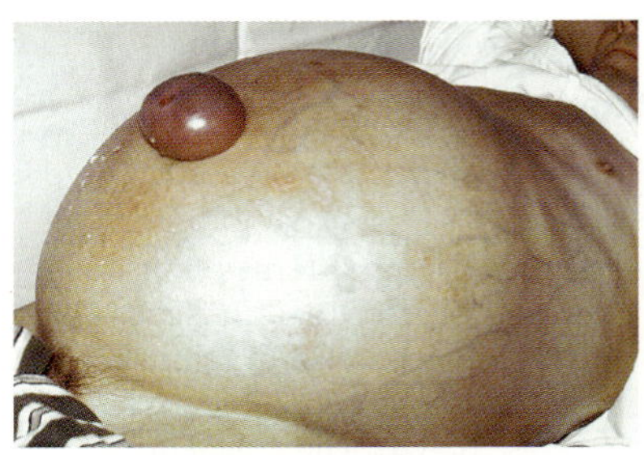

Abb. 22.8: Massive Aszitesbildung infolge einer alkoholischen Leberzirrhose. Der Aszites übt einen solchen Druck im Bauchraum aus, daß sich eine Nabelhernie gebildet hat. Die deutliche Venenzeichnung der Bauchhaut *(Caput medusae)* als Folge einer Venenerweiterung ist Zeichen eines Umgehungskreislaufs, da das Blut aus dem Darm nicht mehr über die Pfortader abfließen kann und sich Umwege suchen muß. [F113]

	Prä-hepatisch	Intra-hepatisch	Post-hepatisch
Ursache	Hämolyse	Parenchym-schäden	Cholestase
Serum			
• Indirektes Bilirubin	↑↑	Normal bis ↑	(↑)
• Direktes Bilirubin	Normal	↑↑	↑↑
• GOT und GPT	Normal	↑↑	↑
• AP und γ-GT	Normal	↑	↑↑
• LDH	↑↑	↑	(↑)
Urin			
• Bilirubin	–	↑	↑↑
• Urobilinogen	↑	↑↑	–
• Urinfarbe	Normal	Dunkel	Dunkel
Stuhlfarbe	Dunkel	Hell bis dunkel	Hell
Juckreiz	Nein	Evtl.	Ja

Tab. 22.7: Differentialdiagnose des Ikterus anhand Laboruntersuchungen und klinischer Kriterien. Ist der Quotient direktes Bilirubin/Gesamt-Bilirubin > 0,5, so spricht dies für eine posthepatische Ursache des Ikterus. Zu den sonstigen Laborparametern, ☞ 22.3.1. [B200]

- Pneumonieprophylaxe wegen der eingeschränkten Atmung
- Mithilfe bei einer Aszitespunktion (☞ 22.3.3).

22.3 Der Weg zur Diagnose

22.3.1 Laboruntersuchungen

Enzymdiagnostik

Die Bestimmung von Enzymaktivitäten im Blut (☞ 9.5.4) spielt in der Diagnostik von *Leber-, Gallenwegs-* und *Pankreaserkrankungen* eine überragende Rolle. Die wichtigsten Enzyme nennt Tab. 22.9.

Enzym*	Vorkommen	Normwerte	Anstieg weist hin auf
Transaminasen			
GOT *(ASAT)*, ☞ 39.31	V.a. Leberzellzytoplasma	♀ < 15 IE/l ♂ < 19 IE/l	Leberzellschaden, Myokardschaden (insbesondere Herzinfarkt, ☞ 18.5.2)
GPT *(ALAT)*, ☞ 39.32		♀ < 19 IE/l ♂ < 23 IE/l	
Cholestase-Enzyme			
γ-GT, ☞ 39.33	V.a. intrahepatisches Gallenwegsepithel	♀ 4 – 18 IE/l ♂ 6 – 28 IE/l	Cholestase, toxischer (insbes. alkohol.) Leberzellschaden
AP, ☞ 39.4	V.a. Leberzelle, Gallenwegsepithel, Knochen	♀ < 170 IE/l ♂ < 175 IE/l	Cholestase, Knochentumoren, -metastasen, -abbau
Mitochondriale Leberzell-Enzyme			
GLDH *(Glutamat-Dehydrogenase)*	Leberzellmitochondrien	♀ < 3 IE/l ♂ < 4 IE/l	Schwere Leberschädigung mit Zelluntergang
Pankreas-Enzyme			
α-Amylase, ☞ 39.6.	Pankreas, (Ohr-)Speicheldrüse	< 120 IE/l	Pankreatitis, Parotitis (= Ohrspeicheldrüsenentzündung)
Lipase, ☞ 39.51	V.a. Pankreas	< 200 IE/l	Pankreatitis
* Volle Namen der Enzyme und weitere diagnostische Hinweise, ☞ Kapitel 39			

Tab. 22.9: Die wichtigsten Enzyme zur Differentialdiagnose von Leber-, Gallenwegs- und Pankreaserkrankungen. [B200]

Weitere Laboruntersuchungen

- Bestimmung des Plasmaeiweißes *Albumin*, des Enzyms *Cholinesterase* (kurz **ChE**) und der in der Leber synthetisierten *Gerinnungsfaktoren* (☞ 24.9.1) zur Beurteilung der Syntheseleistung der Leber
- *Eiweißelektrophorese* (Albuminverminderung bei beeinträchtigter Syntheseleistung, γ-Globulinerhöhung bei chronischer Entzündung, ☞ 9.5.4)
- *Serologische Untersuchungen* (☞ 9.5.6) bei Verdacht auf eine *akute Virushepatitis* (☞ 22.4.3)
- *Autoantikörpersuche* (☞ 22.5.5 und 29.5)
- Bestimmung des *Eisen-* und *Kupferspiegels* im Blut (☞ 22.4.6)
- *Pankreasfunktionstests,* ☞ 22.6.3
- *Bilirubin,* ☞ 22.2.1.

22.3.2 Bildgebende Verfahren

Abdominale Sonographie, ☞ *9.6.7, 21.3.3;*
Abdomenleeraufnahme, ☞ *21.3.3*

Cholezysto- und Cholangiographie

Nach Gabe eines jodhaltigen Kontrastmittels (Vorbereitung, ☞ 9.6.3) oral, i.v. oder als Infusion werden bei der **Cholezystographie** die Gallenblase und bei der **Cholezystocholangiographie** Gallenblase und Gallengänge dargestellt. Die orale Cholezystographie und die i.v.-Cholezystocholangiographie spielen heutzutage nur noch eine untergeordnete Rolle, da sie von der Sonographie abgelöst worden sind, die risikolos ist und mehr diagnostische Informationen liefert.

Perkutane Transhepatische Cholangiographie (PTC)

Bei der *perkutanen transhepatischen Cholangiographie* (kurz **PTC**) wird das intrahepatische Gallengangsystem mit einer dünnen Hohlnadel (CHIBA-Nadel) durch die Haut hindurch punktiert und das Röntgenkontrastmittel *direkt* eingespritzt. Sie wird wegen ihrer hohen Komplikationsrate heutzutage nur noch angewendet, wenn andere diagnostische Maßnahmen ausgeschöpft sind, z.B. CT, Kernspintomographie und ERCP (☞ unten).

Pflege bei PTC

Rechtzeitig vor der PTC veranlassen die Pflegenden alle angeordneten Untersuchungen (z.B. die Kontrolle der aktuellen Gerinnungsparameter und die Bestimmung der Blutgruppe). Zur Untersuchung bleibt der Patient nüchtern.

Um rechtzeitig Komplikationen zu erkennen, ist nach der Punktion eine engmaschige Kreislauf- und Temperaturkontrolle erforderlich, außerdem die Beobachtung des Allgemeinbefindens und des Abdomens (zunehmende Bauchschmerzen? Abwehrspannung? Vergrößerter Bauchumfang? Entzündungszeichen an der Einstichstelle?). Der Patient hält einen Tag lang Bettruhe ein.

ERCP (Endoskopisch-retrograde Cholangio-Pankreatikographie)

Die *endoskopisch-retrograde Cholangio-Pankreatikographie* (kurz **ERCP**)

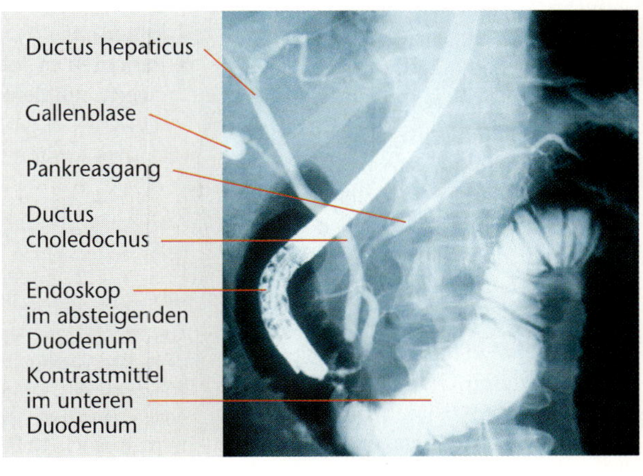

Abb. 22.10: Normale ERCP. Pankreasgang und Gallenwege stellen sich regelrecht dar. Teilweise ist Kontrastmittel schon in das distale Duodenum abgeflossen. [X211]

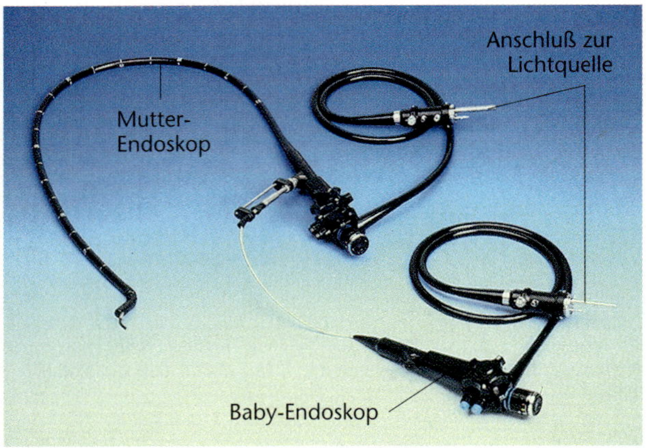

Abb. 22.11: Mutter-Baby-Endoskop. Das Mutter-Endoskop wird ins Duodenum plaziert und beleuchtet die Papille. Das durch das Mutter-Endoskop eingeführte Baby-Endoskop wird durch die Papille vorgeschoben. Mit ihm können Eingriffe im Gallen- oder Pankreasgang vorgenommen werden. [V218]

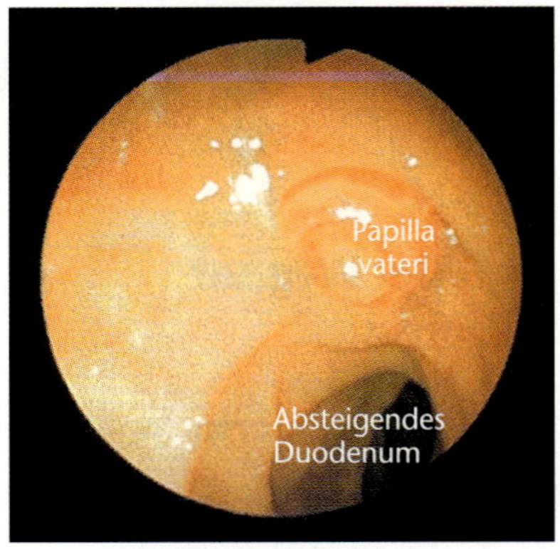

Abb. 22.12: Normale Papilla Vateri. [E119]

ist eine Kombination aus Endoskopie und Kontrastmittelröntgen und wird z.B. bei unklarer Cholestase (☞ 22.2.1), Verdacht auf Konkremente im Ductus choledochus oder Verdacht auf Pankreaskarzinom durchgeführt.

Nach einer Duodenoskopie (☞ 21.3.4) wird die Papille im Duodenum sondiert, *retrograd* Kontrastmittel in Gallengang und Pankreasgang gespritzt (retrograd: „rückwärts"; hier: in Gegenrichtung zum physiologischen Galle-fluß) und geröntgt. Im Rahmen einer ERCP können auch kleinere therapeutische Eingriffe, v.a. eine **Papillotomie** *(Papillenschlitzung)* bei Konkrementen im Ductus choledochus oder bei Papillenstenose (☞ 22.5.1 und 22.5.2), Steinentfernungen oder Einlagen von Drainagen durchgeführt werden. Fast immer kommt es im Anschluß an die ERCP zu einem kurzzeitigen Amylasenanstieg. Hauptkomplikationen einer ERCP sind eine Pankreatitis (☞ 22.6.2), eine Cholangitis (☞ 22.5.5) und selten eine Blutung oder Perforation.

Pflege bei ERCP

Die Pflege bei ERCP entspricht im wesentlichen derjenigen bei einer Ösophago-Gastro-Duodenoskopie (☞ 9.7, 21.3.3). Zusätzlich achten die Pflegenden nach der Untersuchung auf Anzeichen einer Pankreatitis sowie Cholangitis. Die Zeitdauer der Nahrungskarenz und der Verabreichung von Infusionen richtet sich ebenso wie der Kostaufbau nach der Art des Eingriffs und wird vom Arzt festgelegt.

Weitere bildgebende Verfahren

Wie bei anderen Organsystemen auch, werden *CT* (☞ 9.6.4) und *Kernspintomographie* (☞ 9.6.5) v.a. in der Tumor- und Metastasensuche eingesetzt. *Angiographiert* wird z.B. präoperativ zur Klärung der Gefäßverläufe (☞ 9.6.3, 21.3.3).

22.3.3 Aszitespunktion

Die **Aszitespunktion** *(Bauchpunktion, Bauchhöhlenpunktion, Peritonealpunktion)* hilft entscheidend bei der Klärung eines Aszites unbekannter Ursache. Weiter dient sie zur Entlastung des Organismus bei ausgeprägtem Aszites und zur Drainage bei einer Peritonitis oder einem Abszeß.

Bevorzugter Punktionsort ist der Übergang vom äußeren zum mittleren Drittel auf einer gedachten Linie zwischen Nabel und Spina iliaca anterior superior links.

Vorbereitung der Aszitespunktion

Vorbereitung des Patienten

- Patienten unmittelbar vor der Untersuchung bitten, die Blase zu entleeren
- Ggf. Bereich der Einstichstelle rasieren
- Bauchumfang messen und dokumentieren (Meßort mit Filzschreiber markieren)
- Patienten in leichter Linksseitenlage lagern, um dem Arzt den Zugang zur Punktionsstelle und das Ablaufen des Punktats zu erleichtern.

Benötigte Materialien

- Bettschutz
- Maßband, Filzschreiber, ggf. Einmalrasierer
- Händedesinfektionsmittel
- Material zur Hautdesinfektion (☞ 9.5.1)
- Material zur Lokalanästhesie (☞ 37.9.2)
- Material zur Punktion: Abdecktuch, sterile Handschuhe, Skalpell, zusätzlich bei der diagnostischen Punktion 20 ml-Spritze und Kanüle Nr. 1 (gelb), zusätzlich bei der Entlastungspunktion Trokar mit Ablaufschlauch oder Kanüle Nr. 1 mit Infusionsgerät, Auffanggefäß
- Material zur Diagnostik:
  - Urometer
  - Beschriftete Untersuchungsröhrchen (klinische Chemie, Pathologie, Mikrobiologie) und Begleitschreiben
- Material zum Wundverschluß:
  - Nahtmaterial (☞ 11.3.7)
  - Pflaster, sterile Kompressen
  - Evtl. breite Bauchbinde
  - Evtl. Sandsack zur Kompression der Punktionsstelle.

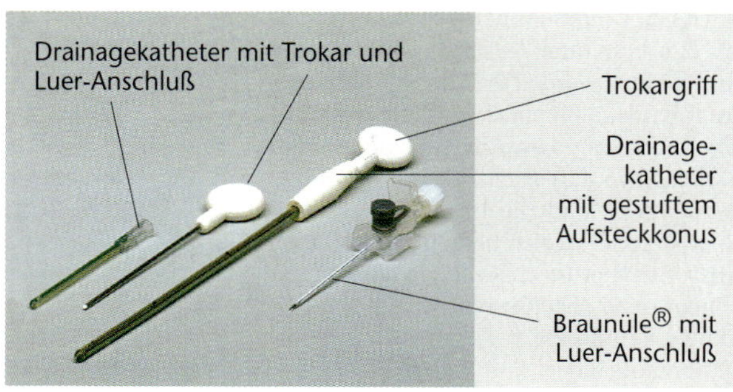

Abb. 22.13: Verschiedene Kanülen für die Punktion des Peritonealraumes zur Aszitesdrainage. [K183]

Aszitespunktion zur Entlastung [K183]

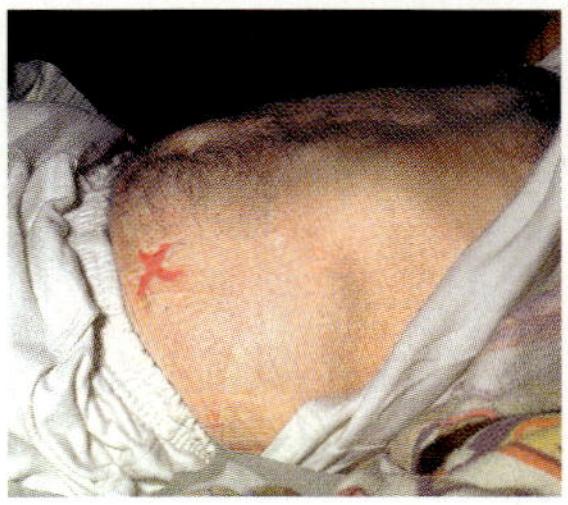

Abb. 22.14: Der Patient liegt bequem in Rückenlage.
Die Punktionsstelle am Übergang vom mittleren zum äußeren Drittel einer gedachten Verbindungslinie zwischen Nabel und Spina iliaca anterior superior des linken Beckenknochens wird markiert.

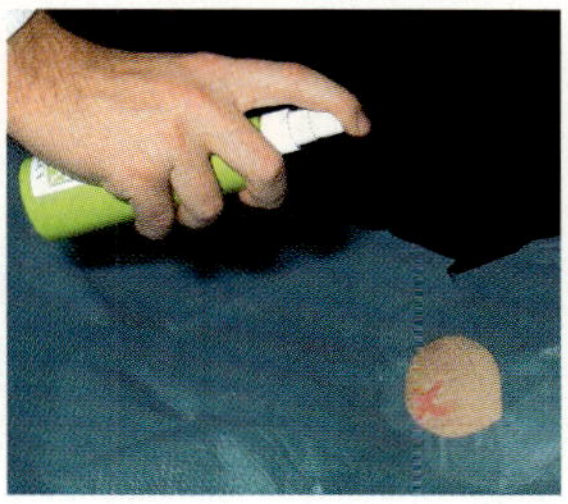

Abb. 22.15: Dann werden Bauch und Oberschenkel mit einem sterilen Lochtuch abgedeckt und die Punktionsstelle desinfiziert. Anschließend punktiert der Arzt den Peritonealraum mit einer speziellen Punktionskanüle oder einer Braunüle®.

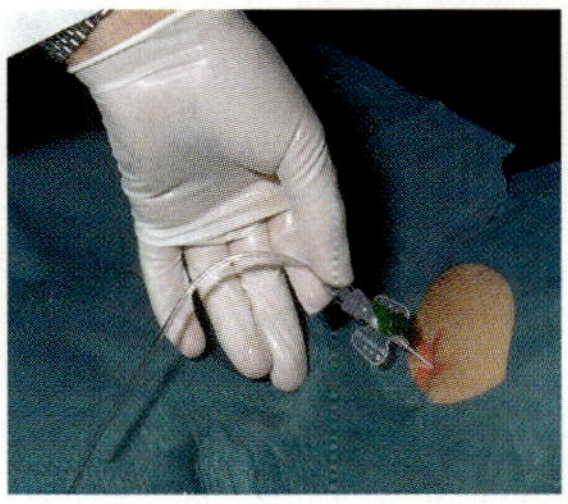

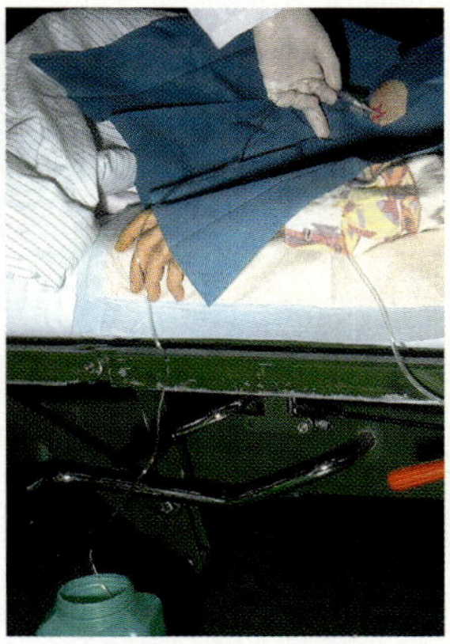

Abb. 22.16 (oben): In der Praxis hat sich als preiswertes Ablaufsystem eine Braunüle® mit oder ohne Dreiwegehahn und umgekehrtem Infusionssystem bewährt (Tropfkammer mit steriler Schere abschneiden).
Abb. 22.17 (rechts): Der Aszites fließt über den Drainageschlauch in ein Sammelgefäß ab.

Durchführung

Die Aszitespunktion (☞ Abb. 22.14 – 22.17) ist eine ärztliche Tätigkeit. Die Pflegenden haben dabei folgende Aufgaben:

- Patienten in leichter Linksseitenlage lagern, Region um die Punktionsstelle ggf. rasieren
- Während der gesamten Punktion Vitalzeichen des Patienten kontrollieren (Schockzeichen durch die rasche Druckentlastung)
- Direkt nach der Punktion Bauchumfang erneut messen
- Nach dem Abpunktieren großer Flüssigkeitsmengen evtl. Bauchbinde anlegen oder Sandsäckchen auflegen, um einem raschen Nachlaufen des Ergusses und einem Schocksyndrom vorzubeugen
- Punktatmenge messen und spezifisches Gewicht (☞ 7.9.1) bestimmen
- Verlauf der Punktion und alle ermittelten Werte im Dokumentationssystem dokumentieren.

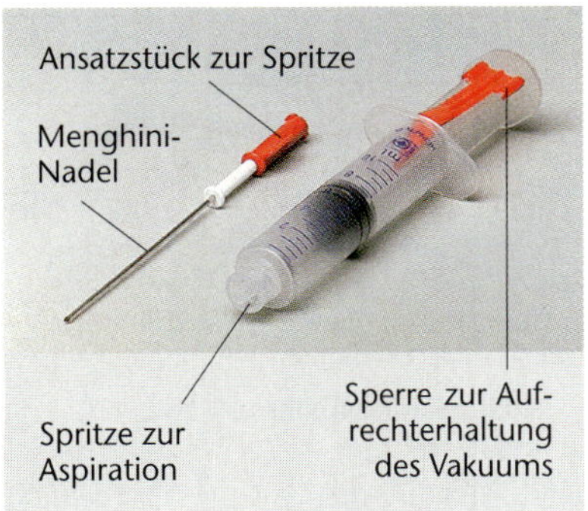

Abb. 22.18: Set zur Leberpunktion mit Menghini-Nadel. [K183]

Nachsorge

Die Nachsorge umfaßt die Kontrolle des Verbandes (auslaufender Aszites?) sowie des Allgemeinbefindens, der Vitalparameter und der Temperatur des Patienten.

22.3.4 Leberpunktion und Leberbiopsie

Eine **Leberpunktion** kann sowohl zur Diagnosefindung bei unklaren Lebererkrankungen als auch zur Verlaufskontrolle bei bestimmten Lebererkrankungen (z.B. einer chronischen Hepatitis) angezeigt sein. In der Regel wird die Leberpunktion heute unter *Ultraschallkontrolle* durchgeführt. Eine *Laparoskopie* (☞ 22.3.5) zur Entnahme einer Leberbiopsie ist nur dann gerechtfertigt, wenn eine *gezielte* Gewebeentnahme unter Sicht erforderlich ist. Die Hauptkomplikationen sind Blutungen, Peritonitis (☞ 21.8.2) und Pneumothorax (☞ 20.9).

Vorbereitung

- Rechtzeitig vor der Punktion aktuellen Gerinnungsstatus und Blutgruppe des Patienten bestimmen lassen
- Patienten nüchtern lassen
- Ggf. Punktionsstelle rasieren
- Krankenakte und genügend Etiketten für die Probenröhrchen mitgeben, falls die Punktion nicht auf der Station durchgeführt wird
- Patienten unmittelbar vor der Punktion bitten, Blase und möglichst auch Darm zu entleeren
- Material vorbereiten: ggf. alles zum Legen einer Braunüle, Desinfektionsmittel, alles zur Lokalanästhesie, spezielles Punktionsbesteck mit Leberpunktionsnadeln nach Menghini und Spezialspritze, Skalpell oder Lanzette, NaCl 0,9%, sterile Handschuhe, Abdecktücher, Kompressen, Tupfer, Verbandsmaterial, Gefäß mit Fixierlösung für Leberzylinder, Sandsack.

Durchführung, ☞ *Abb. 22.19 – 22.30*

Nachsorge

- Die Pflegenden kontrollieren über 4 Std. halbstündlich die Vitalzeichen des Patienten und den Verband (Blutungen? Austritt von Galle?)
- Nach der Punktion soll der Patient für 24 Std. Bettruhe einhalten, davon die ersten 2 – 4 Std. in Rechtsseitenlage auf einem Sandsack (dadurch wird eine Kompression auf die Leber ausgeübt)
- Bei komplikationslosem Verlauf darf der Patient nach sechs Stunden wieder essen und trinken (Arztanordnung)
- Ein Schmerz in der rechten Schulter, der nach der Punktion auftreten kann, ist Folge einer Zwerchfellreizung und harmlos.

22.3.5 Laparoskopie

Die **Laparoskopie** *(Bauchspiegelung)* ermöglicht die direkte Betrachtung erkrankter Organe und die gezielte Punktion von Krankheitsherden im Bauchraum. Ihren Schwerpunkt hat sie in der

Leberpunktion [K183]

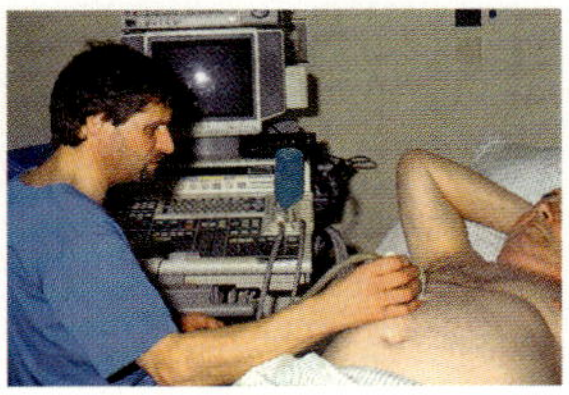

Abb. 22.19: Aufsuchen der Punktionsstelle mit Ultraschall. Der Patient greift mit dem rechten Arm über den Kopf zur linken Schulter, damit sich die Interkostalräume erweitern.

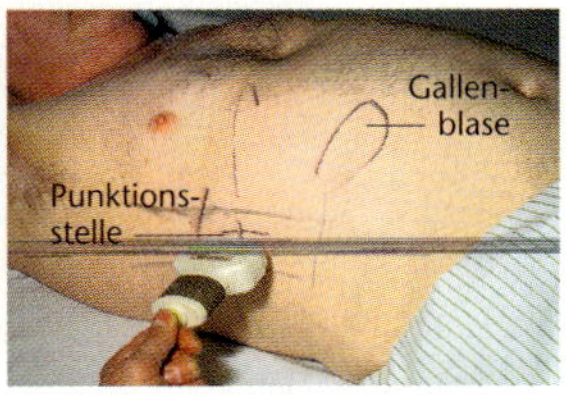

Abb. 22.20: Lagekontrolle der Leber (z.B. zum Ausschluß von Lungengewebe in der Stichrichtung), Markierung des Leberbereiches und der Gallenblase.

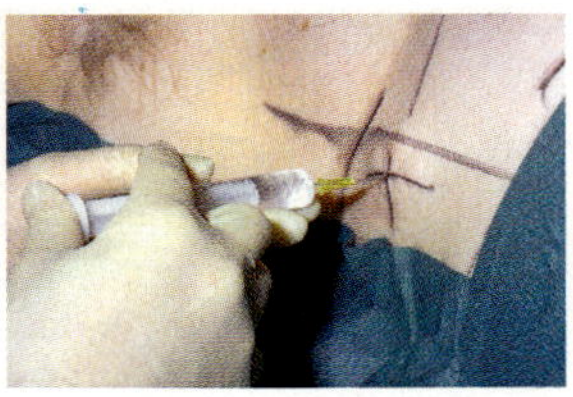

Abb. 22.21: Lokalanästhesie der Haut und der verschiedenen Bauchwandschichten.

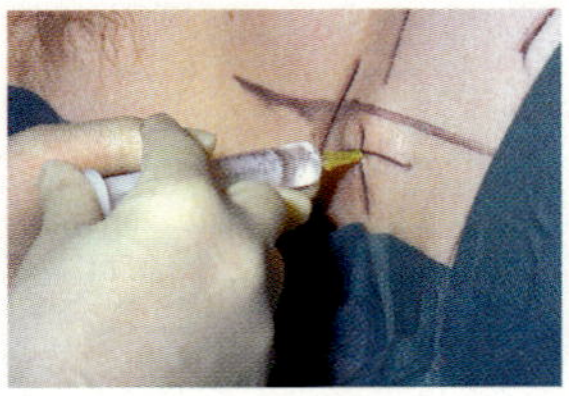

Abb. 22.22: Nach allen äußeren Bauchwandschichten auch Lokalanästhesie des Peritoneums.

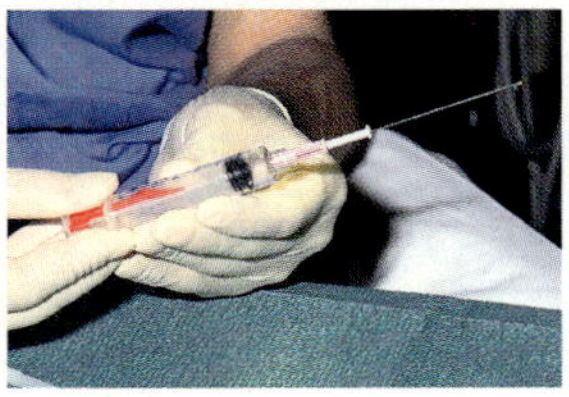

Abb. 22.23: Aufstecken der speziellen Menghini-Punktionsnadel auf die Spritze.

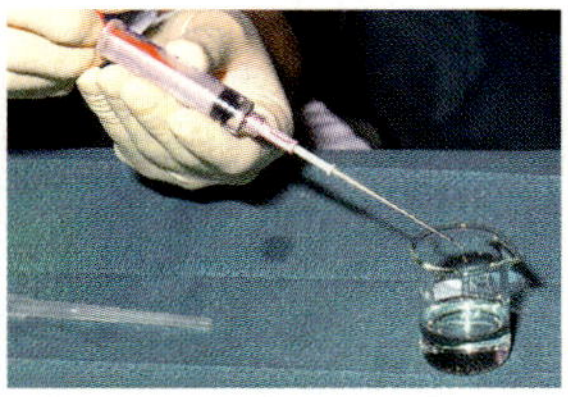

Abb. 22.24: Aufziehen von ca. 3 ml Kochsalzlösung in die Spritze.

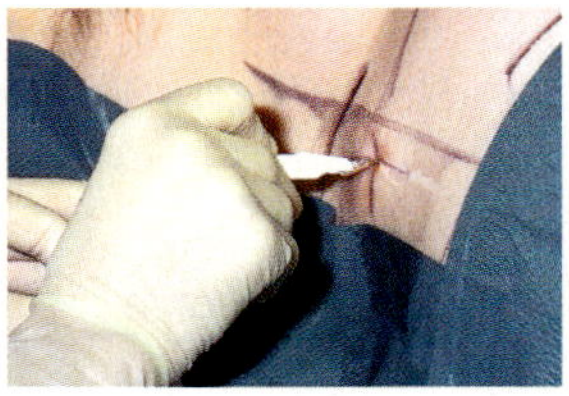

Abb. 22.25: Inzision der Haut an der Punktionsstelle mit dem Skalpell, damit Punktionsnadel nicht mit Hautstanze verstopft.

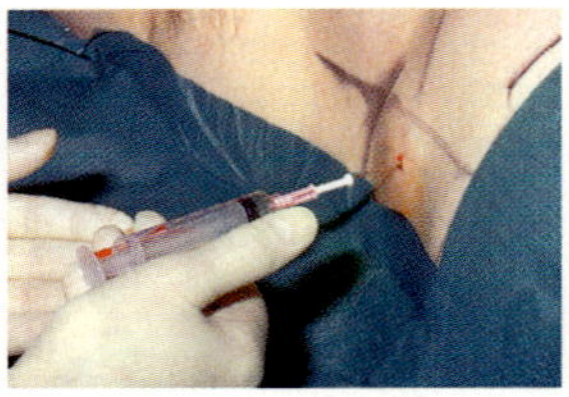

Abb. 22.26: Einstechen der Nadel in die Bauchhaut unter Ausspritzen von Kochsalzlösung (damit sich keine Gewebebestandteile im Nadellumen festsetzen).

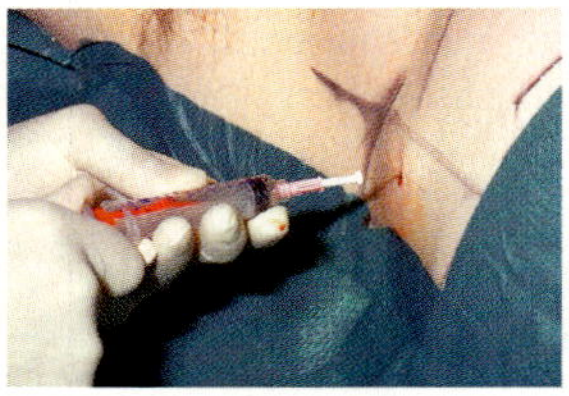

Abb. 22.27: Herausziehen des Spritzenkolbens und Arretieren mit Hilfe der (roten) Sperrvorrichtung (dadurch entsteht ein Vakuum, und Lebergewebe kann in die Spritze gesogen werden).

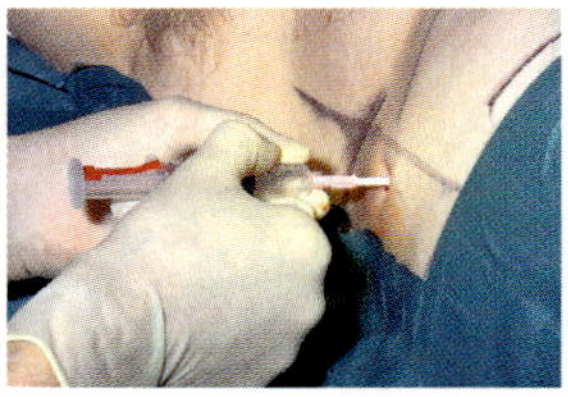

Abb. 22.28: Vorschieben der Nadel in das Lebergewebe. Durch das Vakuum saugt sich Lebergewebe in die Spritze.

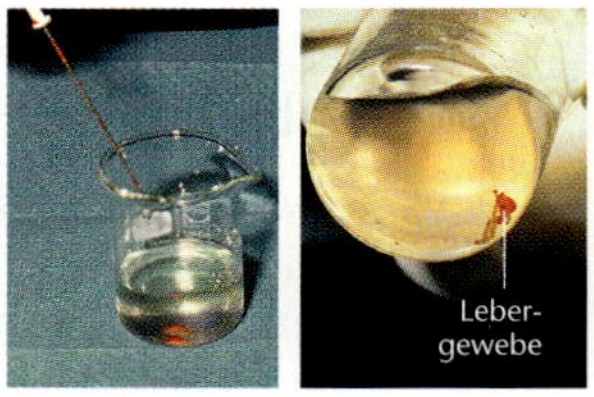

Abb. 22.29: Ausspritzen des Lebergewebes in Konservierungslösung. Sichtkontrolle. Falls nur ein Blutkoagel aspiriert wurde, ggf. Wiederholung der Punktion.

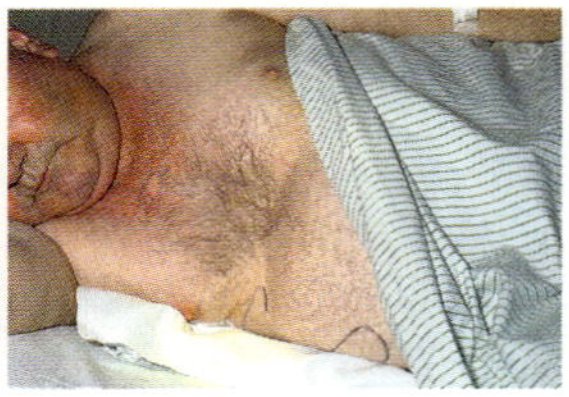

Abb. 22.30: Anlegen eines Verbandes, Kompression der Punktionsstelle mit einem Sandsack (wegen der guten Durchblutung des Lebergewebes hohe Nachblutungsgefahr).

	Laparoskopie in Vollnarkose	**Laparoskopie in Lokalanästhesie**
Vitalzeichen-kontrolle	Zunächst 3x stündlich, dann – je nach Zustand des Patienten *und* ermittelten Werten – 1x am Tag	Direkt nach dem Eingriff und vor dem ersten Aufstehen, ansonsten je nach Zustand des Patienten
Erster Toilettengang	Erster Toilettengang nach 4 – 6 Std. (zusammen mit dem ersten Aufstehen)	Direkt nach dem Eingriff Toilettengang (in Begleitung) möglich
Ernährung	Ca. 6 Std. Nahrungskarenz (Anästhesieprotokoll beachten). Bei starkem Durst Ausspülen des Mundes mit (Mund-)Wasser, Ausreiben des Mundes mit „Lemon-sticks" und/oder – falls erlaubt – Lutschen von Eiswürfeln oder Trinken kleiner Mengen Tee. Am OP-Abend Suppe oder Tee und Zwieback, ab 1. postop. Tag Vollkost	Keine Nahrungskarenz notwendig
Wundkontrolle, -versorgung	Am OP-Tag lediglich Kontrolle des Verbandes auf Durchbluten. Nach Gewebeentnahme Kompression der Einstichstelle durch einen Sandsack. Entfernen des Verbandes, wenn die Wunde trocken ist	
Mobilisation	Nach Blutdruckkontrolle erstes Aufstehen nach 4 – 6 Std. (dabei möglichst auch erster Toilettengang)	Nach Blutdruckkontrolle sofort möglich
Besonderes	Postoperative Schmerzen von unterhalb des Zwerchfells bis zum Nacken sind durch das eingeleitete Gas bedingt und bedürfen in der Regel keiner medikamentösen Therapie	

Tab. 22.31: Nachsorge nach Laparoskopie. [B200]

Gynäkologie und Chirurgie. Viele kleinere therapeutische Eingriffe sind dort mittlerweile laparoskopisch möglich.

Die **Hauptkomplikationen** bestehen in Blutungen in die Bauchdecke oder Bauchhöhle, Peritonitis, Verletzung intraabdomineller Organe und Kreislaufstörungen bis zum Kollaps.

In Vollnarkose oder Lokalanästhesie wird die Bauchhöhle über eine Kanüle mit Kohlensäuregas oder Lachgas aufgebläht, so daß sich die inneren Organe gut voneinander abheben. Anschließend wird nach einem kleinen Bauchschnitt im Bereich des Nabels ein 20 cm langes, bleistiftdünnes Führungsrohr (das *Laparoskop*) eingeführt, in dem sich Bündel von Glasfasern befinden, die Licht von einer Lichtquelle außerhalb der Bauchhöhle in den Bauchraum leiten. Der Arzt kann sich nun die inneren Organe wie Leber, Gallenblase, Milz und Teile des Darms ansehen. Spezialinstrumente, die zusätzlich über weitere Einstiche eingeführt werden (☞ Abb. 22.60), erlauben Biopsien und kleinere therapeutische Eingriffe.

Pflege bei Laparoskopie

Die Vorbereitungen zu einer Laparoskopie entsprechen denen zu einer kleinen Operation (☞ 11.1.2, 11.1.3). Die Nachsorge faßt Tab. 22.31 zusammen. Zusätzlich erforderliche Maßnahmen sind abhängig von den durchgeführten therapeutischen Eingriffen und werden vom Arzt angeordnet.

22.4 Erkrankungen der Leber

22.4.1 Anatomie und Physiologie der Leber

Die Hauptmasse der **Leber** *(Hepar)* liegt im rechten Oberbauch unter der rechten Zwerchfellkuppel. An der Unterseite der Leber ist die Gallenblase (☞ 22.5.1) eingebettet.

Durch die zentrale **Leberpforte** *(Porta hepatis)* treten die **Pfortader** *(V. portae)*, die **Leberarterie** *(A. hepatica propria)* und der **Ductus hepaticus communis** sowie Lymphgefäße und vegetative Nervenäste in die Leber.

Das venöse Blut der Leber fließt über die drei **großen Lebervenen** *(Vv. hepaticae)* unter dem Zwerchfell in die **untere Hohlvene** *(V. cava inferior)* ab.

In der Leber finden Auf- und Abbauvorgänge im Rahmen des Kohlenhydrat-, Eiweiß- und Fettstoffwechsels, die Entgiftung toxischer Substanzen sowie Bildung und Ausscheidung der Galle (☞ 22.5.1) statt.

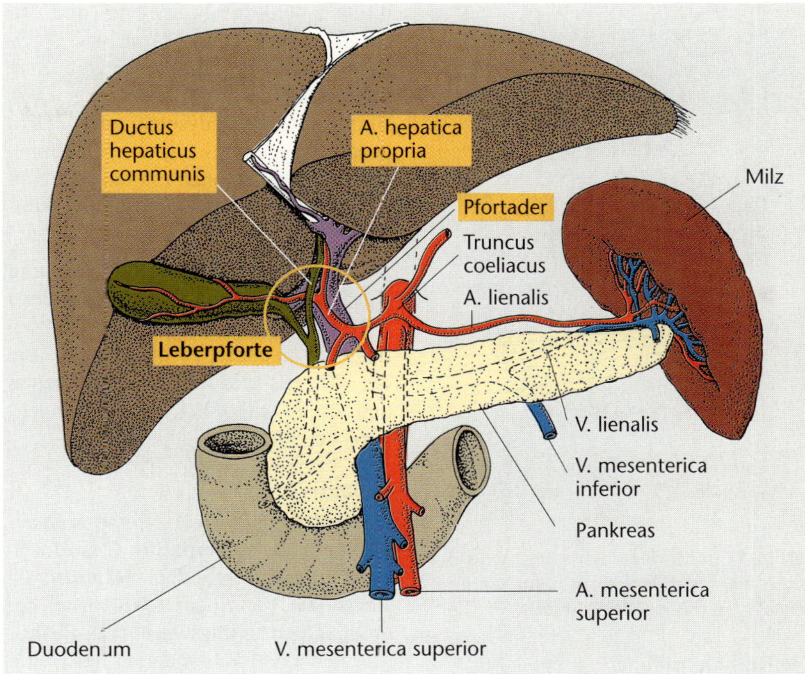

Abb. 22.32: Die Oberbauchorgane (ohne Magen) in der Vorderansicht. Die Leberpforte wird gebildet aus Pfortader (V. portae), A. hepatica propria und Ductus hepaticus communis. [L190]

22.4.2 Akute Virushepatitis

Akute, infektiöse Virushepatitis: Viral bedingte Leberentzündung mit Nekrosen der Leberzellen und einem meist intrahepatischem Ikterus (☞ 22.2.1). Unterteilung je nach ursächlichem Virus in die Typen A – G. Die Viren unterscheiden sich erheblich in ihrem Ansteckungsweg, der Inkubationszeit sowie ihrer Neigung zu Folgeerkrankungen, weniger durch ihre (Akut-)Symptome.

Virushepatitiden gehören mit jährlich über 20 000 Fällen zu den häufigsten schweren Infektionskrankheiten in Deutschland und unterliegen bei Erkrankung und Tod der Meldepflicht (☞ 28.10). Bei medizinischem Personal werden sie als Berufskrankheit anerkannt.

Eine **akute, infektiöse Hepatitis** kann aber nicht nur durch die Hepatitisviren Typ A – G hervorgerufen werden, sondern auch durch zahlreiche andere Viren (z.B. Epstein-Barr-Virus, Cytomegalie-Virus), Bakterien (z.B. Leptospiren, Salmonellen) und Protozoen (z.B. Toxoplasmen, Plasmodien). In der Klinik werden unter einer akuten, infektiösen Hepatitis aber nur die durch die Virustypen A – G verursachten Hepatitiden verstanden.

Krankheitsentstehung und Hepatitis-Typen

In Deutschland sind zur Zeit die Virustypen A – C bedeutsam:

Hepatitis A

Die **Hepatitis A** *(epidemische Virushepatitis)* wird durch das *Hepatitis-A-Virus* **(HAV)** hervorgerufen, ein weltweit verbreitetes RNS-Virus, das v.a. fäkal-oral durch Schmierinfektion, infizierte Nahrungsmittel oder verseuchtes Wasser übertragen wird. Eine parenterale Übertragung ist zwar möglich, aber aufgrund der kurzen Virämie (Vorhandensein von Viren im Blut) selten. 14 – 21 Tage nach der Infektion beginnt der Betroffene, das Virus mit dem Stuhl auszuscheiden und ist somit infektiös, meist ohne es selbst zu bemerken. Erst 14 – 40 Tage nach der Ansteckung treten erste Symptome auf (wenn überhaupt, denn 70% der Infektionen verlaufen asymptomatisch).

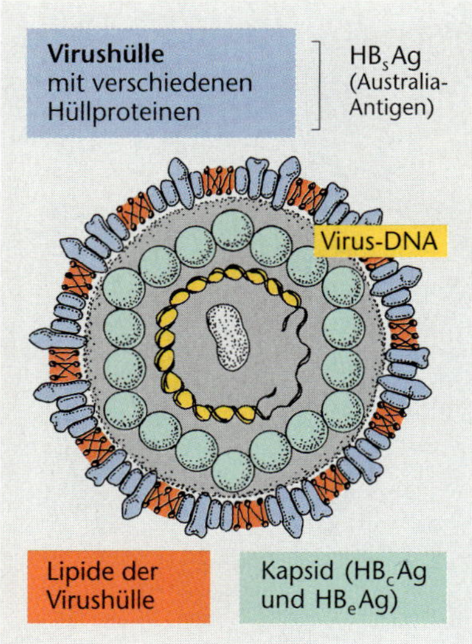

Abb. 22.33: Aufbau des Hepatitis-B-Virus mit Lokalisation der diagnostisch wichtigen Antigene (☞ auch Abb. 22.35). [L190]

Die Krankheitsdauer beträgt 4 – 6 Wochen, selten 3 – 4 Monate. Die Hepatitis A heilt aus, eine chronische Form ist bisher nicht bekannt.

☑ Die Hepatitis A ist in Deutschland eine typische *Reiseerkrankung* nach Reisen in Länder mit schlechterem Hygienestandard.

Hepatitis B

Verursacher der **Hepatitis B** *(Spritzen-, Serumhepatitis)* ist das *Hepatitis-B-Virus* **(HBV),** ein DNS-Virus, bestehend aus einem Kern und einer Hülle (☞ Abb. 22.33). Das Hepatitis-B-Virus wird in erster Linie durch Körpersekrete wie Blut und Blutprodukte sowie durch Speichel und Samenflüssigkeit beim Mann bzw. Vaginalsekret bei der Frau übertragen. Risikogruppen sind daher v.a. Bluterkranke, Dialysepatienten, Drogenabhängige ohne eigenes Injektionsbesteck und Personen mit häufig wechselnden Sexualpartnern. Auch (zahn-)medizinisches Personal ist gefährdet.

Die Zeit zwischen Ansteckung und Ausbruch der Krankheit beträgt etwa 1 – 6 Monate. In den meisten Fällen heilt die Hepatitis B folgenlos ab. Bei ca. 10% der erkrankten Erwachsenen (jedoch in ca. 90% bei Säuglingen) wird sie chronisch.

Hepatitis C

Die früher als *Non-A-Non-B-Hepatitis* klassifizierte **Hepatitis C** ist durch eine Infektion mit dem *Hepatitis-C-Virus* **(HCV),** einem RNS-Virus, bedingt. Übertragungswege und Risikogruppen entsprechen denen der Hepatitis B. Leider wird der Labortest auf HCV erst nach 3 – 6 Monaten positiv. Entsprechend handelt es sich bei Hepatitiden nach Bluttransfusion am häufigsten um Hepatitiden vom Typ C. Die Inkubationszeit beträgt 2 – 10 Wochen. Die Hepatitis C geht in ca. 55% aller Fälle in eine chronische Form über. Weiter besteht ein hohes Risiko für den Übergang in ein Leberzellkarzinom (☞ 22.4.7).

Hepatitis D – G

Die zur **Hepatitis D** *(Hepatitis Delta)* führende Infektion mit dem *Hepatitis-Delta-Virus* **(HDV)** stellt insofern einen Sonderfall dar, als daß es sich um ein defektes RNS-Virus handelt, das zur Vermehrung das HBs-Antigen des HBV benötigt. Es befällt also nur Personen, die bereits mit dem Hepatitis-B-Virus infiziert sind. Das Virus wird v.a. parenteral übertragen.

Auch die **Hepatitis E,** hervorgerufen durch das fäkal-oral übertragene *Hepatitis-E-Virus* **(HEV),** wurde früher zur Non-A-Non-B-Hepatitis gezählt. Das Virus kommt v.a. in Asien, Afrika, Mittel- und Südamerika vor.

Die durch das *Hepatitis-F-Virus* **(HFV)** bedingte **Hepatitis F** wird fäkal-oral übertragen. Sie tritt v.a. in Indien auf.

Erst 1995 identifiziert wurde das in mehreren Varianten auftretende *Hepatitis-G-Virus* **(HGV),** der Erreger der **Hepatitis G.** Weit verbreitet ist das Virus unter Drogenabhängigen. Seine Übertragung, Pathogenität und Bedeutung können noch nicht abschließend beurteilt werden.

Symptome und Untersuchungsbefund

Trotz der verschiedenen Viren ist das klinische Erscheinungsbild bei allen Hepatitisformen ähnlich. Typisch ist ein dreiphasiger Verlauf der Erkrankung:

Prodromalphase (Präikterisches Stadium)

Die Erkrankung beginnt mit:

- Grippeähnlichen Allgemeinsymptomen
- Appetitlosigkeit, Übelkeit, Brechreiz, Durchfall und Bauchschmerzen
- Gelenk- und Muskelschmerzen
- Hautausschlägen.

Die Prodromalphase dauert meist einige Tage bis einige Wochen, und die Betroffenen sind von Tag zu Tag zunehmend in ihrem Allgemeinbefinden beeinträchtigt.

	Hepatitis A	Hepatitis B	Hepatitis C	Hepatitis D	Hepatitis E
Erreger	HAV	HBV	HCV	HDV	HEV
Hauptübertragungsweg	Fäkal-oral	Parenteral, sexuell, perinatal	Parenteral, sexuell, perinatal	Parenteral, sexuell	Fäkal-oral
Inkubationszeit	2 – 6 Wochen	1 – 6 Monate	2 – 10 Wochen	4 – 7 Wochen	2 – 8 Wochen
Dauer der Infektiosität	Bis 4 Wo. nach Auftreten der ersten Symptome	Bis HB$_S$-Ag, HB$_e$-Ag, HBV-DNA und Anti-HB$_C$-IgM negativ	Unklar	Unklar	Unklar
Serologische Routinediagnostik	Anti-HAV-IgM	HB$_S$-Ag, HB$_e$-Ag, Anti-HB$_C$-IgM, (HBV-DNS)	Anti-HCV (erst nach 3 – 6 Mon. positiv)	Anti-HDV-IgM	Antigen-Nachweis mittels ELISA (☞ 9.5.6)
Besonderheiten des Verlaufs	Fulminante Verläufe < 1%, keine chron. Verläufe	Fulminante Verläufe < 1%, 5 – 10% chron. Verläufe	Fulminante Verläufe < 1%, ca. 55% chron. Verläufe	Fulminante Verläufe in 2 – 10%, bis 70% chron. Verläufe	Bei Schwangeren bis 25% fulminante Verläufe, keine chron. Verläufe
Impfung	Passiv und aktiv	Passiv und aktiv	Nicht möglich	Schutz durch Impf. gegen Hepatitis B	Nicht möglich

Tab. 22.34: Übersicht über die wichtigsten Hepatitisformen. [B200]

Krankheitsphase (Ikterisches Stadium)

Die Bezeichnung „ikterisches Stadium" ist nicht ganz korrekt, da nicht bei allen Patienten ein Ikterus auftritt. Mit Beginn des Ikterus geht es den Patienten oft subjektiv besser. Weitere Symptome dieser Phase sind:

- Grau-gelber Stuhl und braungefärbter Urin (☞ 22.2.1)
- (Druckschmerzhafte) Vergrößerung von Leber, Milz und evtl. Lymphknoten
- Insbesondere bei ausgeprägtem Ikterus Juckreiz.

Eine Beteiligung anderer Organe, v.a. in Form einer Myokarditis, Pankreatitis oder Pleuraergüssen, ist möglich. Die Krankheitsphase dauert meist 2 – 6 Wochen.

Rekonvaleszenzphase (Postikterisches Stadium)

In der Rekonvaleszenzphase bilden sich alle Krankheitszeichen langsam zurück. Uncharakteristische Beschwerden wie Müdigkeit und Abgeschlagenheit können noch über längere Zeit bestehenbleiben.

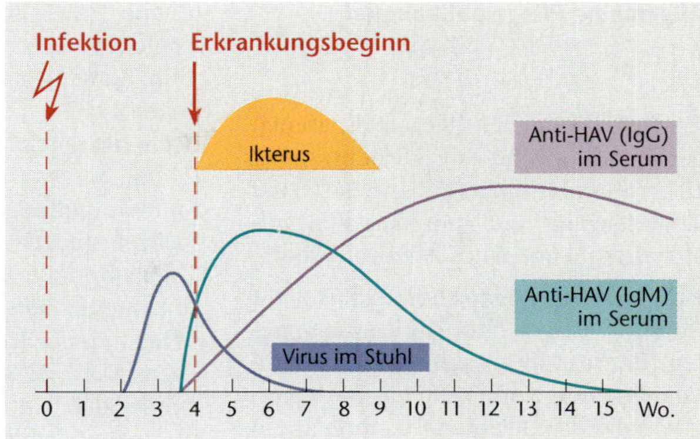

Abb. 22.35: Hepatitis A. Die Nachweisbarkeit der Hepatitis-A-Viren im Stuhl oder der HAV-Antikörper im Blut ist abhängig vom Krankheitsstadium. [B200]

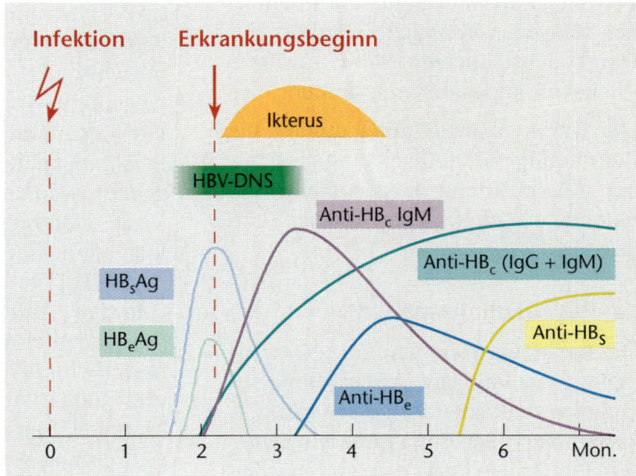

Abb. 22.36: Hepatitis B. Nachweisbarkeit von Virusantigenen und -antikörpern im Krankheitsverlauf. Wenn HB$_S$Ag positiv ist, so ist eine Infektiosität möglich. Der Nachweis von HBV-DNS bedeutet definitive Infektiosität. [B200]

Komplikationen

Gefährlichste Frühkomplikation ist ein **fulminanter Verlauf** mit schwersten Leberfunktionsstörungen, der oft zum Tode des Patienten im *Leberkoma* (☞ 22.4.6) führt. Die wichtigste Spätkomplikation besteht im Übergang in eine **chronische Hepatitis** mit erhöhtem Risiko einer *Leberzirrhose* (☞ 22.4.6) und eines *Leberzellkarzinoms* (☞ 22.4.7). Die Häufigkeit dieser Komplikationen ist von der Hepatitisform abhängig (☞ Tab. 22.34).

> **☑ Übergang in eine chronische Hepatitis nicht vorhersehbar!**
> Ein anikterischer Verlauf oder insgesamt milde Krankheitserscheinungen sind *nicht* gleichbedeutend mit einem komplikationslosen Abheilen der Erkrankung. Gerade Patienten mit einer Hepatitis C haben in bis zu 75% keinen Ikterus, entwickeln aber in 55% eine chronische Hepatitis

Diagnostik

Bei einer akuten Virushepatitis sind Bilirubin und Transaminasen (GPT > GOT) deutlich, AP und γ-GT in der Regel nur leicht erhöht. Der Eisenspiegel und die γ-Globulinfraktion der Elektrophorese sind ebenfalls vermehrt. Ein Maß für die noch verfügbare Lebersyntheseleistung ist der Gerinnungsstatus. Eine *Sicherung* des Erregers ist durch verschiedene serologische Untersuchungen (☞ Tab. 22.34) möglich, wobei sich in der „Routineserologie" Anti-HAV-IgM, HB$_S$-Ag, Anti-HB$_C$ und Anti-HCV bewährt haben.

Behandlungsstrategie

Eine kausale Therapie ist nicht verfügbar. Die symptomatische Behandlung besteht v.a. in der Ausschaltung leberschädigender Noxen und einer sorgfältigen Pflege.

Pflege

Hygienemaßnahmen

Obwohl die Notwendigkeit einer Isolierung von Hepatitiskranken bei Einhaltung der entsprechenden Hygienevorschriften (☞ unten) eher verneint wird, werden die Patienten im Krankenhaus meist isoliert. Bis das Ergebnis der serologischen Untersuchungen vorliegt, sind alle pflegerischen Maßnahmen so ausgerichtet, als ob eine infektiöse Hepatitis vorläge. Daher gilt:

- Patienten über Hygienemaßnahmen informieren
- Immer, wenn ein Kontakt zu infektiösem Material wie Blut oder anderen Ausscheidungen möglich ist, Handschuhe und Schutzkittel tragen. Nach Umgang mit infektiösem Material Hände desinfizieren. Auch eingetrocknetes Blut ist infektiös!
- Kanülen nicht in ihre Hülle zurückstecken (Verletzungsgefahr), sondern sofort in einen als infektiös gekennzeichneten Abfallbehälter werfen
- Laborröhrchen je nach Richtlinien des Hauses kennzeichnen
- Mit infektiösem Material in Berührung gekommene Gegenstände desinfizieren. Kontaminierte Bettwäsche sowie Verbandsmaterial kennzeichnen und gesondert entsorgen
- Hygieneartikel des Patienten beschriften und gesondert aufbewahren (z.B. im Nachttisch)
- Separate Toilette/Waschbecken zur Verfügung stellen
- Badewanne und Dusche nach Gebrauch desinfizieren und versehentliche Benutzung durch andere Patienten vermeiden.

Allgemeine Pflegemaßnahmen

Pflege bei Fieber, ☞ *7.8.4;*
Pflege bei Ikterus, ☞ *22.2.1*

Zu den allgemeinen Pflegemaßnahmen gehören Bettruhe zur Förderung der Leberdurchblutung (Patient darf zum Toilettengang und zum Waschen aufstehen) und absolutes Alkoholverbot.

Eine spezielle Leberschonkost ist nicht nötig (☞ 22.1.1). Bei stark ausgeprägtem Ikterus kann nach Absprache mit dem Arzt zur Förderung des Stuhlganges und des Galleabflusses morgens ein Teelöffel Karlsbader Salz auf nüchternen Magen verabreicht werden. Bei Oberbauchschmerzen werden warme Wickel als angenehm empfunden.

Die Krankenbeobachtung umfaßt die Beurteilung des Allgemeinbefindens, der Ausscheidungen, der Haut, der Skleren, der Vitalzeichen und der Temperatur.

Patienteninformation

Die Patienten werden auf die Notwendigkeit regelmäßiger Kontrolluntersuchungen und einer absoluten Alkoholkarenz nach der Entlassung hingewiesen. Für Frauen ist für eine gewisse Zeit die „Pille" verboten (sie belastet die Leber).

Patienten mit einer Hepatitis B und C müssen wissen, daß sie bis zum Negativwerden der serologischen Untersuchungen ihren Sexualpartner anstekken können. Wie bei HIV gilt auch hier: Schutz bieten Kondome.

Immunprophylaxe

Eine spezifische Immunprophylaxe ist nur gegen Hepatitis A und B möglich:

- Hauptindikation einer Passivimmunisierung gegen Hepatitis A durch Gabe von Immunglobulin (z.B. Beriglobin® S) ist eine geplante Reise in ein Endemiegebiet. Der Schutz hält aber nur 3 (– 6) Monate an. Seit kurzem ist auch eine aktive Impfung möglich, etwa mit Havrix®. Eine Simultanimpfung an verschiedenen Körperstellen kann beispielsweise nach Kontakt mit infektiösem Material empfehlenswert sein
- Nach einem Kontakt mit virushaltigem Material kann eine Hepatitis B verhindert werden, wenn in den ersten Stunden nach Kontakt Hepatitis-B-Hyperimmunglobulin gegeben wird (z.B. Hepatitis-B-Immunglobulin Behring®)
- Angehörige von Risikogruppen, z.B. Dialysepatienten und medizinisches Personal, sollten auf jeden Fall aktiv geimpft werden, etwa mit Gen-H-B-Vax® oder Engerix®-B. Der Impferfolg wird durch Bestimmung des Anti-HB_S-Titers kontrolliert. Eine sofortige Auffrischimpfung ist bei Werten unter 10 U/l (U = Units) erforderlich, bei Titern zwischen 10 und 100 U/l in den nächsten 3 – 6 Monaten. Seit kurzem wird die aktive Impfung gegen Hepatits B auch *allgemein* empfohlen (☞ 29.2.2)
- Eine Simultanimpfung ist möglich. Die Impfung gegen Hepatitis B schützt auch vor der Hepatitis D.

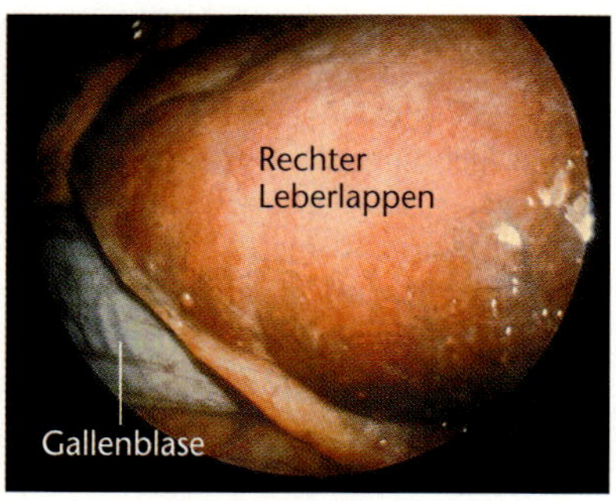

Abb. 22.37: Laparoskopisches Bild einer Leber mit chronisch aggressiver Hepatitis (normale Leber, ☞ Abb. 22.51). Die Leberoberfläche ist höckrig und von weißen Bindegewebssträngen durchzogen (Fibrose). [F113]

22.4.3 Chronische Hepatitis

> **Chronische Hepatitis** *(chronische Leberentzündung):* Länger als 6 – 12 Monate bestehende Entzündung der Leber mit zwei prognostisch unterschiedlichen Hauptformen, der **chronisch persistierenden Hepatitis** *(CPH)* und der **chronisch aggressiven Hepatitis** *(CAH).*

Krankheitsentstehung und Einteilung

Anhand histologischer Kriterien werden vor allem zwei Formen unterschieden:

- Bei der **chronisch persistierenden Hepatitis** bleiben die entzündlichen und fibrosierenden Veränderungen auf die *Periportalfelder* (Bindegewebsfelder zwischen benachbarten Leberläppchen) beschränkt. Ursächlich ist meist eine nicht ausgeheilte akute Virushepatitis
- Dagegen greift die **chronisch aggressive Hepatitis** auf die Leberläppchen über und führt zu Leberzelluntergang sowie einer zunehmenden Fibrosierung und Funktionseinschränkung der Leber. Auch diese Form kann Folge einer nicht ausgeheilten akuten Virushepatitis sein, ist aber insbesondere bei jüngeren Frauen oft als Autoimmunkrankheit anzusehen **(Autoimmunhepatitis).**

Auch Alkohol, bestimmte Medikamente und einige Stoffwechselerkrankungen, vor allem die *Speicherkrankheiten* **M. Wilson** und **Hämochromatose** (abnorme Speicherung und Ablagerung von Kupfer bzw. Eisen in zahlreichen Organen), können zu chronisch-entzündlichen Leberveränderungen führen.

Symptome und Untersuchungsbefund

Die chronische Hepatitis bereitet dem Patienten vor allem uncharakteristische Beschwerden wie beispielsweise Müdigkeit, verminderte Leistungsfähigkeit sowie Völle- und Druckgefühl im Oberbauch. Bei der Autoimmunhepatitis tritt fast immer ein Ikterus auf.

Diagnostik

Die *Verdachtsdiagnose* wird durch eine langandauernde Erhöhung von Transaminasen und Bilirubin sowie positiver Hepatitisserologie bei infektiöser Ursache bzw. positiven Autoantikörpern bei Autoimmunhepatitis gestellt. Zur *Diagnosesicherung* ist eine Leberbiopsie durch Leberpunktion (☞ 22.3.4) oder im Rahmen einer Laparoskopie (☞ 22.3.5) erforderlich.

Behandlungsstrategie

Pflege

Die chronisch persistierende Hepatitis bedarf keiner medikamentösen Behandlung. Bei der chronisch aggressiven Hepatitis infolge einer Virushepatitis wird α-2-Interferon gegeben. Bei der Autoimmunhepatitis scheint eine immunsuppressive Therapie (☞ 29.5), v.a. mit Glukokortikoiden und Azathioprin (z.B. Imurek®), am erfolgversprechendsten. Symptomatisch müssen weitere leberschädigende Noxen unbedingt vermieden werden. Dazu gehören ein absoluter Alkoholverzicht und das Absetzen aller nicht dringend notwendigen Medikamente.

Der Patient soll körperliche Anstrengungen vermeiden und auf eine ausgewogene, vitaminreiche Ernährung achten.

Prognose

Die Prognose der CPH ist meistens gut, da sie oft spontan ausheilt. Allerdings ist auch der Übergang in die chronisch aggressive Form möglich. Dagegen gehen etwa 50% der CAH in eine Leberzirrhose über, und es treten gehäuft Leberzellkarzinome auf. Besonders schlecht ist die Prognose für Patienten mit einer autoimmunbedingten CAH (5 Jahres-Überlebensrate etwa 50%).

22.4.4 Alkoholische Leberschädigung

Alkoholkrankheit und Entzugsdelir, ☞ *36.6.2;*
Pflege von Alkoholkranken, ☞ *36.6.1*

Durch regelmäßigen Alkoholabusus entstehen folgende Krankheitsbilder der Leber:

- Alkoholfettleber
- Alkohol-Hepatitis
- Alkoholbedingte Leberzirrhose.

Alkoholfettleber

Leberzellverfettung: Verfettung von weniger als 50% der Leberzellen.

Fettleber: Verfettung von über 50% der Leberzellen.

Krankheitsentstehung

Beim Abbau von Alkohol kommt der Leber eine zentrale Rolle zu. Wird ihr Alkohol zugeführt, baut sie diesen vorrangig ab und vernachlässigt u.a. den Fettstoffwechsel. Das angebotene Fett speichert sie erst einmal, um nach erfolgtem Alkoholabbau darauf zurückgreifen zu können. Übermäßige Alkoholzufuhr führt daher zu vermehrter Fettablagerung in den Leberzellen (*Fettleber,* ☞ auch 8.2.1).

Stad.	Leberveränderung	Reversibel
0	Leberzellverfettung	Ja
I	Fettleber	Ja
II	Alkohol-Hepatitis	Ja
III	Alkoholbedingte Leberzirrhose	Nein
Komplikationen der Zirrhose: Aszites, Ösophagusvarizen-Blutung, Enzephalopathie		

Tab. 22.39: Stadien der Leberschädigung durch Alkohol. Stoppt der Betroffene die Alkoholzufuhr nicht, schreitet die Leberschädigung bis hin zum Tod fort. [B200]

Neben Alkohol sind der Diabetes mellitus (☞ 23.6), Überernährung (☞ 23.8.1) und Fettstoffwechselstörungen (☞ 23.8.4) in unserer Gesellschaft weitere Ursachen einer Fettleber.

Symptome, Befund
Diagnose

Die meisten Patienten haben keinerlei Beschwerden, so daß die Fettleber eher zufällig diagnostiziert wird. Die Leber ist vergrößert tastbar, die sonographische Leberstruktur verändert. Bei den Laborwerten weisen erhöhte γ-GT, AP und evtl. auch Transaminasen (☞ Tab. 22.9) auf den langjährigen Alkoholkonsum hin.

Alkohol-Hepatitis

Wird die Ursache der Fettleber nicht beseitigt, so kommt es zur *Fettleber-Hepatitis* (**Alkohol-Hepatitis**) mit entzündlich-nekrotischen Leberveränderungen. Einige Patienten haben kaum Beschwerden, andere klagen über verminderte Leistungsfähigkeit, Übelkeit und Erbrechen. Häufig werden die Kranken ikterisch. Transaminasen, γ-GT, Bilirubin und Blutfette sind oft erhöht.

Die einzig wirksame Behandlung besteht in der absoluten Alkoholabstinenz. Dann bilden sich die Fettleber und die Alkoholhepatitis wieder vollständig zurück.

Alkoholbedingte Leberzirrhose

Bei weiter fortgesetztem Alkoholabusus (engl.: abuse = Mißbrauch) entwickelt sich eine nicht mehr rückbildungsfähige, **alkoholbedingte Leberzirrhose** (☞ 22.4.6).

22.4.5 Leberschädigungen durch andere Noxen

Nicht nur Alkohol, sondern auch viele andere Fremdstoffe können die Leber akut und/oder chronisch schädigen:

- Nahrungsmittel und -zusatzstoffe

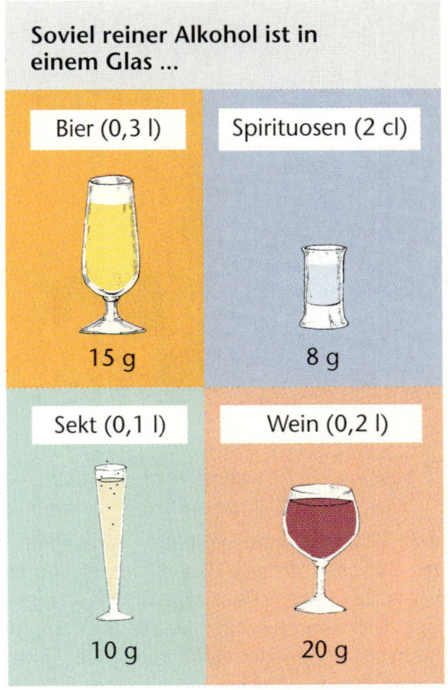
Soviel reiner Alkohol ist in einem Glas ...
Bier (0,3 l)
15 g
Spirituosen (2 cl)
8 g
Sekt (0,1 l)
10 g
Wein (0,2 l)
20 g

Abb. 22.38: Durchschnittlicher Alkoholgehalt verschiedener Getränke. [B200]

- Toxine, z.B. des *Knollenblätterpilzes*
- Medikamente, z.B. Immunsuppressiva oder Zytostatika
- Gewerbliche Stoffe, z.B. Pestizide in der Landwirtschaft.

Man unterscheidet eine *toxische Form* mit dosisabhängiger Leberschädigung von einer *Überempfindlichkeitsreaktion,* die dosisunabhängig nur bei einigen Menschen auftritt.

Die Symptome reichen von geringem Druckgefühl im Oberbauch bis zum akuten, tödlichen **Leberversagen** und können den Krankheitszeichen aller anderen Lebererkrankungen zum Verwechseln ähnlich sein. Eine Therapie ist nur teilweise möglich.

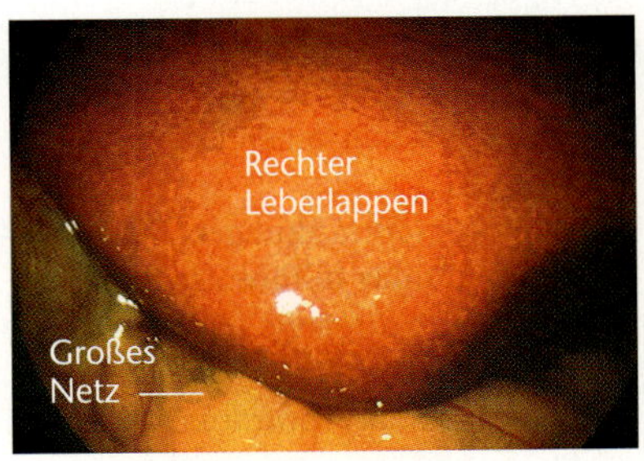

Abb. 22.40: Laparoskopisches Bild einer Alkoholfettleber. Die Leber wird von gelblich-weißen Narbensträngen durchzogen. Sie entstehen durch die Fetteinlagerung in den Leberzellen, die zugrunde gehen und durch Narbengewebe ersetzt werden. [F113]

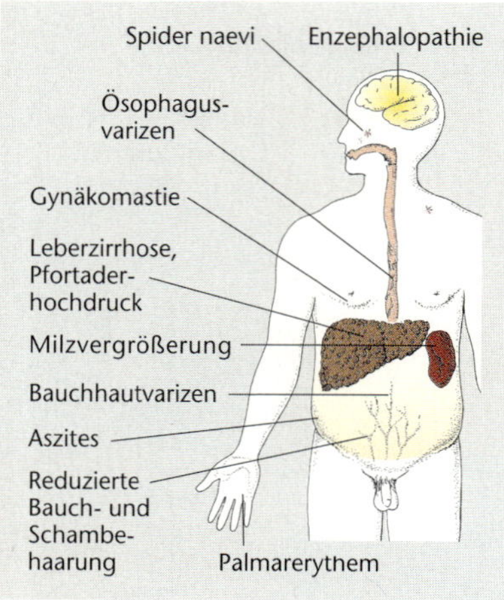

Abb. 22.41: Typische Symptome eines Patienten mit Leberzirrhose. Durch den Pfortaderhochdruck entwickeln sich Ösophagusvarizen, Milzvergrößerung, Aszites und Bauchhautvarizen. An der Haut sieht man Spider naevi, Palmarerytheme und verminderte Achsel-, Scham- und Bauchbehaarung. Beim Mann kann sich eine Brust entwickeln. [L190]

22.4.6 Leberzirrhose und Leberkoma

Leberzirrhose *(Schrumpfleber):* Chronisch-progrediente, irreversible Zerstörung der Leberläppchen, mit knotig-narbigem Umbau der Leber einhergehend. Mögliches Endstadium nahezu aller Lebererkrankungen. Lebensbedrohlich durch ihre Folgezustände. Altersgipfel 50. – 60. Lebensjahr, Männer : Frauen = 7: 3.

Krankheitsentstehung

Häufigste Ursachen einer Leberzirrhose sind mit ca. 50% ein chronischer Alkoholabusus und mit ca. 25% eine chronische Virushepatitis.

Seltene Ursachen einer Leberzirrhose sind:

- Gallenwegserkrankungen mit Gallestau **(sekundär biliäre Zirrhose)**
- Autoimmunvorgänge (**primär biliäre Zirrhose,** ☞ 22.5.5)
- Kardiovaskuläre Erkrankungen, z.B. Stauungsleber bei chronischer Rechtsherzinsuffizienz oder Lebervenenverschluß
- Medikamente oder Gifte
- Stoffwechselerkrankungen (z.B. Hämochromatose, Morbus Wilson).

Leberzelluntergang, narbig-bindegewebige Umwandlung der Leber und Durchblutungsstörungen führen zu einer fortschreitenden Leberfunktionseinschränkung.

Symptome und Untersuchungsbefund

Die Leberzirrhose macht sich meist erst im fortgeschrittenen Zustand bemerkbar:

- *Allgemeine Beschwerden* sind Mattigkeit, verminderte Leistungsfähigkeit, Gewichtsverlust, Schwitzen, psychische Verstimmung und evtl. Druckgefühl oder Schmerzen im Oberbauch
- Zu den typischen *Hautauffälligkeiten* **(Leberhautzeichen)** gehören **Spider naevi** (Gefäßsternchen der Haut), **Palmarerythem** (gerötete Handinnenflächen), Weißfleckung der Haut bei Abkühlung, **Lackzunge** (glatte und rote Zunge durch Vitamin B-Mangel), Mundwinkelrhagaden (eingerissene Mundwinkel) und das **Caput medusae** (*Medusenhaupt,* erweiterte Venen unter der Bauchhaut infolge eines Umgehungskreislaufs bei Pfortaderhochdruck, ☞ Abb. 22.44). Im fortgeschrittenen Stadium ist die Haut grau-fahl und evtl. ikterisch

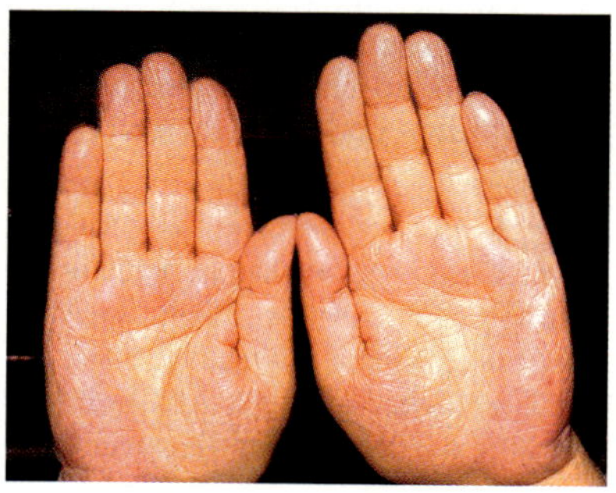

Abb. 22.42: Klassisches Palmarerythem in symmetrischer Anordnung bei einem 53jährigen Patienten mit Leberzirrhose. [F113]

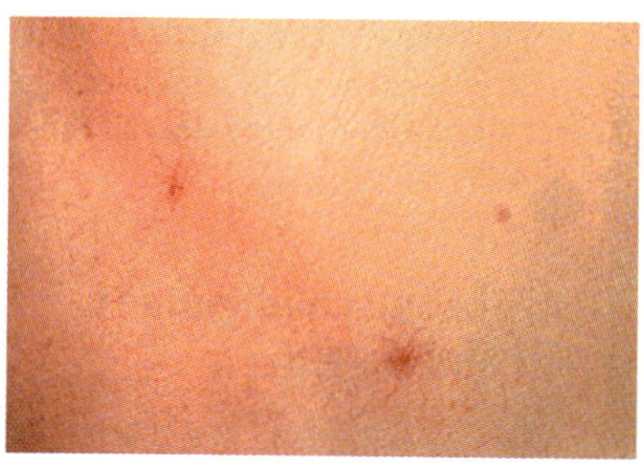

Abb. 22.43: Spider naevi sind typische Zeichen einer fortgeschrittenen Lebererkrankung. [F113]

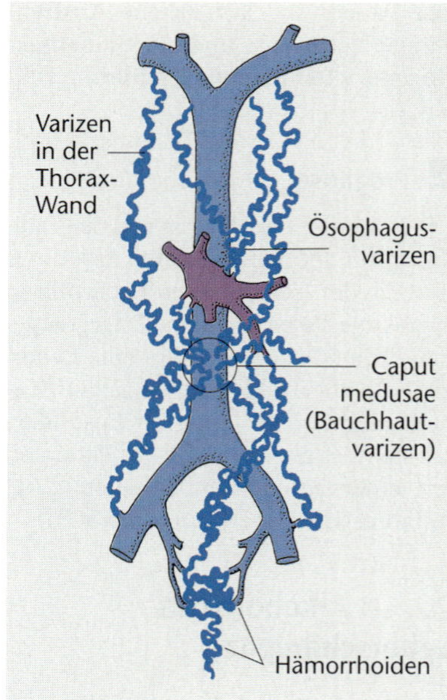

Abb. 22.44: Bei einem Blutstau in/vor der Leber bilden sich Umgehungskreisläufe zwischen Pfortader und V. cava superior und inferior aus, die als Varizen (Krampfadern) z.B. in der Bauchhaut sichtbar sein können. [L190]

- Ausdruck *hormoneller Störungen* sind Potenzstörungen und Libidoverlust, Gynäkomastie (Brustbildung beim Mann), Hodenatrophie und die Ausbildung einer sog. *Bauchglatze* durch den Verlust der männlichen Sekundärbehaarung. Bei Frauen sind Störungen der Regelblutung häufig.

Liegt der Leberzirrhose eine Erkrankung mit Gallestau zugrunde, haben die Patienten neben einem ausgeprägten Ikterus oft quälenden Juckreiz.

Die derbe Leber kann normal, vergrößert oder verkleinert sein. Bei der körperlichen Untersuchung zeigt sich oft ein von Blähungen und Aszites aufgetriebener Bauch.

Komplikationen der Leberzirrhose und Leberkoma

Schreitet die Leberzirrhose fort, führt sie bei fast allen Patienten früher oder später zu tödlichen Komplikationen.

Pfortaderhochdruck

Die Ansammlung von Bindegewebe in der Leber engt die Blutgefäße ein oder schnürt sie ab. Das Blut kann nicht mehr ungehindert durch die Leber strömen, und es entsteht ein **Pfortaderhochdruck** *(portale Hypertension).* Der Blutstau führt zu einer Milzvergrößerung (*Splenomegalie,* ☞ 22.7.2) mit vermehrtem Abbau von Blutkörperchen und zur Ausbildung von Umgehungskreisläufen zwischen Pfortader- und V. cava-System.

Klinisch bedeutsam sind hierbei *äußere Hämorrhoiden*, das *Caput medusae* (☞ oben) und vor allem **Ösophagusvarizen,** die leicht platzen und zu einer akut lebensbedrohlichen Blutung (☞ 21.3.5) führen können.

Beeinträchtigte Syntheseleistung der Leber

Durch die beeinträchtigte Syntheseleistung der Leber werden nicht mehr genügend Gerinnungsfaktoren gebildet, was eine erhöhte *Blutungsneigung* (☞ 24.9.1) zur Folge hat. Die unzureichende Albuminsynthese der Leber und der Pfortaderhochdruck begünstigen die Ödem- und Aszitesentwicklung, die dann durch einen *sekundären Hyperaldosteronismus* (☞ 23.7.1) unterhalten werden.

Hepatische Enzephalopathie und Leberkoma

Leberkoma *(hepatisches Koma, Coma hepaticum):* Schwerste Bewußtseinsstörung bis zur tiefen Bewußtlosigkeit durch Ausfall der Entgiftungsfunktion der Leber. Häufig tödlich. Unterteilt in:
- **Leberzerfallkoma** *(endogenes Leberkoma)* bei massivem Leberzelluntergang z.B. bei einer fulminanten Hepatitis oder bei Vergiftungen
- **Leberausfallkoma** *(exogenes Leberkoma)* bei Leberzirrhose mit Umgehungskreislauf, ausgelöst durch zusätzliche, „exogene" Belastungen des Organismus wie z.B. hohe Eiweißzufuhr, gastrointestinale Blutung, Alkohol oder Infektionen.

Nicht nur die Synthese-, sondern auch die Entgiftungsfunktion der Leber ist gestört. Als **hepatische Enzephalopathie** (Enzephalopathie = nichtentzündliche Erkrankung/Schädigung des Gehirns) werden verschiedene neurologische und psychische Auffälligkeiten des Kranken bezeichnet, die v.a. auf einen Anstieg von Ammoniak und anderen Eiweißabbauprodukten im Blut zurückzuführen sind. Schwerste Form der hepatischen Enzephalopathie ist das **Leberkoma** (☞ Tab. 22.46), in dem viele Patienten versterben.

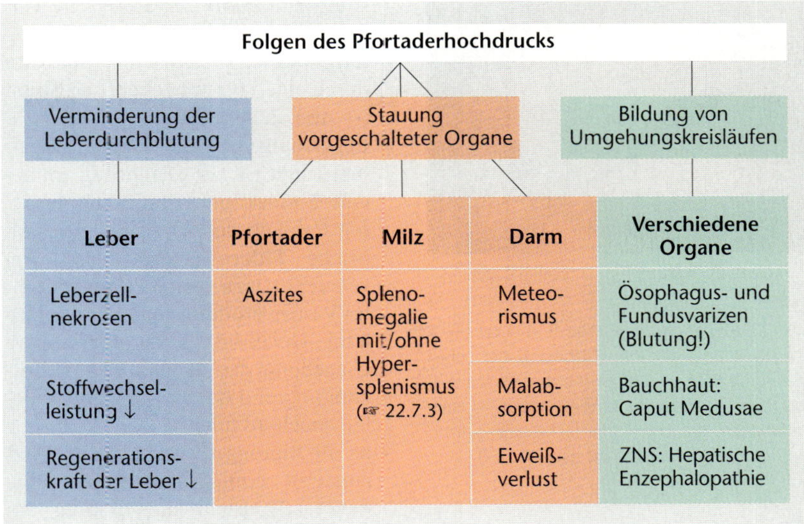

Abb. 22.45: Auswirkungen des Pfortaderhochdrucks auf verschiedene Organe. [B200]

Hepatorenales Syndrom

Bei Patienten mit einer schweren Leberzirrhose kann es zum Nierenversagen kommen, das als **hepatorenales Syndrom** bezeichnet wird und meist tödlich endet. Typischer Auslöser ist beispielsweise eine zu schnelle Aszites-Ausschwemmung. Elektrolytausgleich und Dialyse wirken nur symptomatisch, das Syndrom besssert sich erst mit Verbesserung der Leberfunktion.

Hepatozelluläres Karzinom

Patienten mit einer Leberzirrhose haben ein erhöhtes Risiko, am **Leberzellkarzinom** (☞ 22.4.7) zu erkranken.

Stadium		Symptome
I	Prodromalstadium	Verlangsamung, rasche Müdigkeit, Sprachstörungen, Merkstörungen, *flapping tremor* (Flattertremor; beim Versuch, Hand bei gestreckten Fingern geradezuhalten, 1 – 3 Flexionen pro Sek. im Handgelenk)
II	Drohendes Koma	Zunehmende Schläfrigkeit, Apathie, Änderung der Schrift und des EEGs (Frequenzverlangsamung), flapping tremor
III	Stupor	Pat. schläft fast nur, ist jedoch erweckbar, Reflexe erhalten, Foetor hepaticus
IV	Tiefes Koma	Keine Reaktion auf Schmerzreize, Reflexe erloschen, Foetor hepaticus stark ausgeprägt

Tab. 22.46: Stadien der hepatischen Enzephalopathie. [A114]

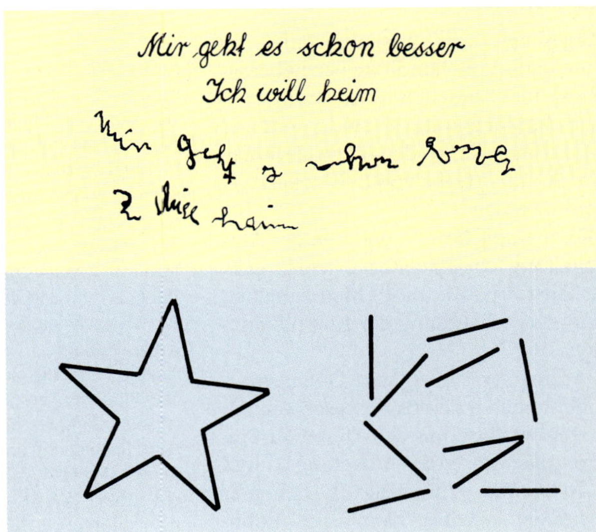

Abb. 22.47: Schriftprobe und Streichholztest bei hepatischer Enzephalopathie. Durch die aus der Anreicherung von Ammoniak resultierenden Gehirnschädigung ist der Patient unfähig, koordinierte Handlungen durchzuführen. Es gelingt ihm nicht, einfache Wörter zu Papier zu bringen oder aus Streichhölzern einen Stern zu legen. [F113]

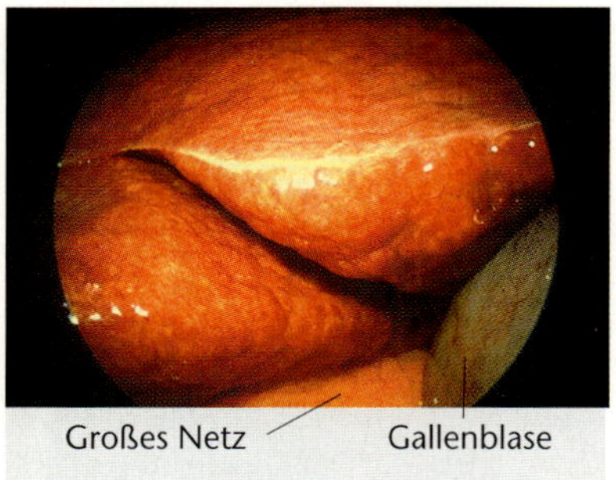

Abb. 22.48: Laparoskopisches Bild einer alkoholischen Leberzirrhose. Der Rand der Leber ist abgerundet und nicht mehr scharfkantig. Das Lebergewebe ist umgewandelt in Narbenknoten, die Leberoberfläche unregelmäßig-höckrig statt spiegelnd glatt. [F113]

Diagnostik bei Leberzirrhose

- Labor: Transaminasen, γ-GT, AP und Bilirubin sind leicht erhöht. Wegen der Funktionsstörung der Leber sind Gerinnungsfaktoren, Cholinesterase und Albumin vermindert. Das Blutbild zeigt oft eine Anämie, Leukozytopenie und Thrombozytopenie. Elektrolytstörungen, insbesondere eine Hypokaliämie, sind häufig. Die Hepatitis-Serologie, die Bestimmung von Eisen und Kupfer und die Suche nach Autoantikörpern dienen der Ursachenklärung
- Oberbauchsonographie
- Endoskopie (Ösophagus- und Magenfundusvarizen?)
- Biopsie: Die Diagnose einer Leberzirrhose wird durch Laparoskopie (höckrige Leberoberfläche!) mit Biopsie gesichert.

Behandlungsstrategie bei Leberzirrhose

Abgesehen von Ausnahmefällen ist eine kausale Behandlung der Leberzirrhose nicht möglich. Sogenannte „Leberschutzpräparate“ sind nutzlos. Manchmal kann der Pfortaderhochdruck durch Gabe von β–Blockern gesenkt werden.

Die Therapie besteht daher in der Ausschaltung zusätzlicher Noxen (z.B. Schadstoffe, Alkohol, Medikamente) und der Behandlung der Komplikationen:

- Aszites (☞ 22.2.2) und Ödeme werden medikamentös ausgeschwemmt, vorzugsweise mit den Diuretika Spironolacton (z.B. Aldactone®) und Furosemid (z.B. Lasix®). Bei sehr starkem Aszites kann eine Entlastungspunktion (☞ 22.3.3), in verzweifelten Fällen auch eine Ableitung des Aszites in die Blutbahn durch einen peritoneovenösen Shunt (☞ Abb. 22.49), erforderlich sein
- Bei Ösophagus- oder Fundusvarizenblutungen ist zur Diagnostik immer eine Endoskopie erforderlich, in deren Rahmen der Arzt eine endoskopische **Sklerosierung** *(Verödung)* versucht. Dazu spritzt er ein spezielles Venenverödungsmittel in das blutende Gefäß oder seine unmittelbare Umgebung, das zu einer lokalen Entzündung und dadurch zu einem Gefäßverschluß führt
- Ist die Blutung zu stark, legt der Arzt zunächst eine Kompressionssonde (☞ 21.1.3). Steht die Blutung danach, kann (noch einmal) eine Sklerosierung versucht werden. Alternativ besteht die Möglichkeit einer endoskopischen **Gummiligatur** *(Speed-banding)* oder einer endoskopischen **Laserkoagulation**. Eine Shuntoperation (☞ unten) kommt im akuten Blutungsstadium nur in Ausnahmefällen in Betracht. Ein evtl. bestehender hämorrhagischer Schock wird entsprechend der üblichen Richtlinien behandelt (☞ 38.5.1)
- Ein Leberkoma erfordert eine Intensivtherapie, u.a. mit Darmsterilisation (☞ Pflege), parenteraler Ernährung (Elektrolytausgleich, Substitution von Aminosäuren) sowie dem Ersatz von Gerinnungsfaktoren und Vitamin K.

Blutungsprophylaxe

Die Ösophagusvarizenblutung ist eine lebensbedrohliche Komplikation des Pfortaderhochdrucks bei Leberzirrhose. Zur *Blutungsprophylaxe* dienen die Gabe von β-Blockern oder Nitraten zur Druckentlastung. Nach einer bereits stattgefundenen Blutung kommen zur *Sekundärprophylaxe* zusätzlich die Sklerosierung oder Gummibandligatur der Varizen sowie bei Erfolglosigkeit dieser Maßnahmen die Anlage eines **portosystemischen Shunts** in Betracht.

Chirurgische Shuntoperationen

> **Chirurgischer portosystemischer Shunt** (kurz *ChiPS, portovenöser Shunt, portocavaler Shunt*): Operativ angelegte Kurzschlußverbindung zwischen portalem und kavalem (V. cava inf. oder sup.) Gefäßsystem zur Druckentlastung des Pfortaderkreislaufs bei Pfortaderhochdruck.

Bei einem portosystemischen Shunt wird das Blut aus dem Pfortaderkreislauf vollständig **(kompletter portosystemischer Shunt)** oder teilweise **(inkompletter portosystemischer Shunt)** an der geschädigten Leber vorbei ins Hohlvenensystem geleitet. Der Vorteil des Eingriffs besteht in der sicheren Druckentlastung. Die Ösophagusvarizen kollabieren, und der Patient ist vor weiteren Varizenblutungen weitgehend geschützt. Hauptnachteil des Eingriffs ist das mit ca. 20 – 40% deutlich erhöhte Risiko einer hepatischen Enzephalopathie, weil die Leberperfusion und damit die Entgiftung des Blutes noch geringer wird.

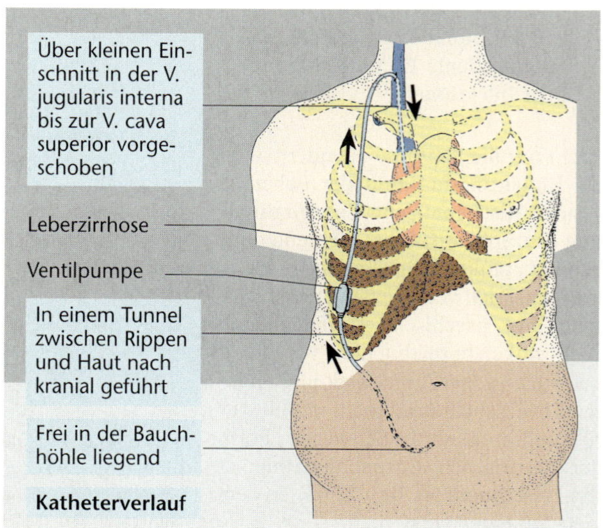

Abb. 22.49: Peritoneovenöser Shunt (Denver-Shunt) zur Ableitung von Aszites. Der Katheter wird aus der Peritonealhöhle herausgeführt, im Thoraxbereich *subkutan* bis zur V. jugularis geleitet und von dort aus zur V. cava superior vorgeschoben. Der Patient kann die auf dem Rippenbogen gelegene Pumpe per Hand bedienen und so die Aszitesflüssigkeit dem Venensystem zuführen. [L190]

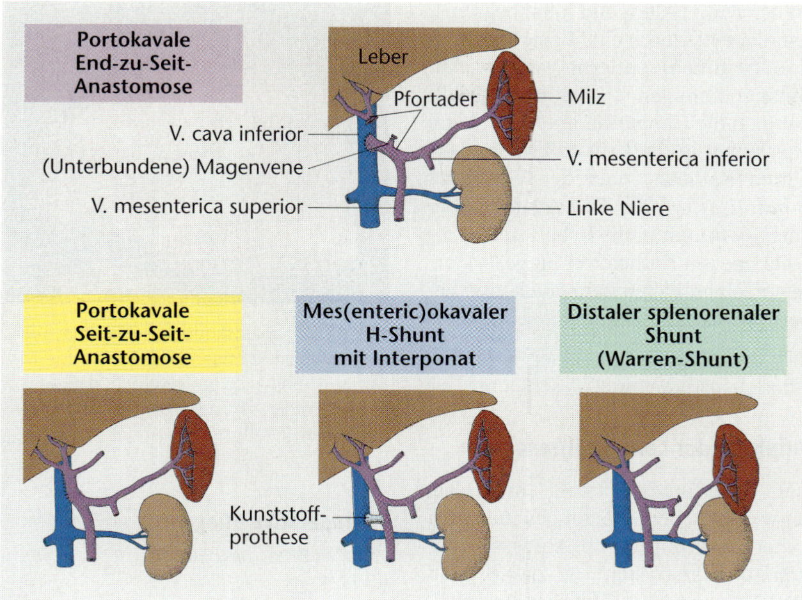

Abb. 22.50: Wichtige, heute gebräuchliche portosystemische Shunts. [L190]

☑ Als Faustregel gilt: Je mehr Pfortaderblut umgeleitet wird, desto geringer ist das Risiko einer Ösophagusvarizenblutung oder eines thrombotischen Shuntverschlusses, aber desto größer ist die Gefahr einer postoperativen hepatischen Enzephalopathie.

Zudem ist die Shuntoperation selbst mit einer nicht zu vernachlässigenden Letalität behaftet: Sie liegt für Elektivoperationen (d.h. geplante Operationen) bei 5 – 10%, bei Notoperationen je nach Schwere der Leberschädigung teils über 50%. Daher sind Notfall-Shunts nur bei konservativ nicht beherrschbaren Ösophagusvarizenblutungen indiziert.

Einen Überblick über wichtige portosystemische Shuntoperationen gibt Abb. 22.50.

Alternative zur chirurgischen Shuntimplantation ist der **transjuguläre intrahepatische portosystemische [Stent-]Shunt** (kurz *TIPS, TIPPS*), ein interventionell-radiologisches Verfahren, bei dem eine Metallgitterendoprothese (Stent) über V. jugularis, V. cava superior und Lebervene in die Leber eingebracht und der Stent mit einem Führungsdraht zwischen Lebervenen- und Pfortadersystem plaziert wird. Eine abschließende Beurteilung dieser neuen Methode ist noch nicht möglich.

Pflege

Patienteninformation

Pflege von Alkoholkranken, ☞ 36.6.1;
Pflege bei Aszites, ☞ 22.2.2;
Pflege bei Ikterus, ☞ 22.2.1;
Pflege bei Juckreiz, ☞ 30.3.2;
Pflege bei Ösophagusvarizenblutungen, ☞ 21.1.3

☑ Wichtigste und oft lebensrettende Maßnahme ist (bei alkoholbedingter Zirrhose) die absolute Alkoholkarenz!

- Eine spezielle Diät ist in den Anfangsstadien einer Leberzirrhose nicht nötig. Am günstigsten ist eine vitaminreiche, kochsalzarme, ausgewogene Mischkost. Bei Vitaminmangelerscheinungen werden Vitaminpräparate (parenteral) gegeben
- Bei einer hepatischen Enzephalopathie ist eine Verminderung der Eiweißzufuhr erforderlich. Häufig wird eine *Darmsterilisation* durch orale Gabe von Antibiotika und Lactulose (z.B. Bifiteral®) sowie hohe Reinigungseinläufe mit 3 – 4 l körperwarmer physiologischer Kochsalzlösung angeordnet, um die ammoniakproduzierenden Bakterien im Darm zu reduzieren. Im Akutstadium liegen die Patienten auf der Intensivstation
- Der Patient ist erhöht dekubitus-, thrombose-, infektions- und kontrakturgefährdet. Die entsprechenden Prophylaxen werden deshalb sorgfältig durchgeführt
- Bei Gerinnungsstörungen müssen Verletzungen vermieden werden (☞ 24.9.1)
- Da viele Medikamente die Leber belasten, werden alle nicht unbedingt nötigen Medikamente abgesetzt.

Vorsicht! Medikamente bei Leberzirrhose

Der Patient soll keine Medikamente eigenmächtig einnehmen, da etliche auch frei verkäufliche Medikamente die Leber belasten (z.B. auch das gängige Schmerzmittel Paracetamol) und durch die Leber abgebaute Medikamente niedriger dosiert werden müssen.

Krankenbeobachtung

- Allgemeinbefinden und Bewußtsein
- Blutdruck, Puls, Temperatur, Atmung, ZVD (☞ 18.2.2)
- Haut
- Bauchumfang, Körpergewicht, Flüssigkeitsbilanz
- Blutungszeichen.

Prognose

Die Prognose der Leberzirrhose ist schlecht. Sind bereits Komplikationen (Ikterus, Aszites, Gastrointestinalblutungen, Enzephalopathie) aufgetreten, liegt die 5 Jahres-Überlebensrate nur bei ca. 20% und ist damit niedriger als bei vielen Krebserkrankungen.

22.4.7 Tumoren der Leber

Gutartige Lebertumoren

Gutartige Lebertumoren sind insgesamt selten. Am häufigsten sind dabei **Hämangiome** (gutartige Blutgefäßtumoren, ☞ Abb. 22.51), seltener z.B. **Leberzelladenome** oder eine **fokal noduläre Hyperplasie** (lokal begrenzte, knotenförmige Leberzellhyperplasie), die beide durch die Hormone der „Pille“ begünstigt werden. Kleine, komplikationslose Tumoren bedürfen keiner Therapie, größere Hämangiome werden wegen der Blutungsgefahr, größere Adenome wegen des Entartungsrisikos operativ entfernt.

Bösartige Lebertumoren

Lebermetastasen

Bösartige Lebertumoren kommen am häufigsten als (sekundäre) **Lebermeta-**

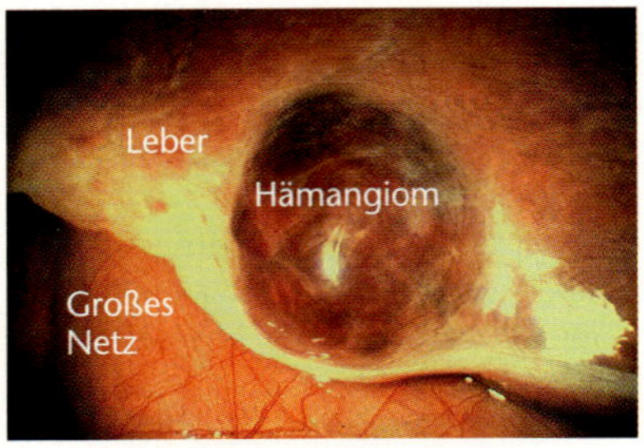

Abb. 22.51: Der vorspringende, violette Knoten mit glatter Oberfläche ist ein Leberhämangiom ohne Krankheitswert. Bis auf Bindegewebsstränge am Leberrand ist das Lebergewebe normal. [F113]

stasen vor. Bei Männern metastasieren bevorzugt Magen-, Darm- und Bronchialkarzinome, bei Frauen Magen-, Darm-, Mamma- und Uteruskarzinome in die Leber. Lebermetastasen können *solitär* (einzeln) oder *multipel* auftreten und werden gewöhnlich bei der Sonographie als rundliche Knoten erkannt.

Von einer **Metastasenleber** spricht man, wenn die Leber von Tumorknoten förmlich übersät ist, die sich an der Oberfläche vorwölben.

Lebermetastasen werden zwar in den letzten Jahren zunehmend durch Zytostatika (z.B. **regionale Chemotherapie** mit isolierter Zytostatikadurchspülung der Lebergefäße) oder lokalchirurgisch behandelt, trotzdem ist hierdurch in der Regel keine Heilung möglich. Prinzipiell ist eine Leberresektion nur bei solitären (bzw. bei Kolontumoren wenigen) Metastasen und nach kurativer Behandlung des Primärtumors angezeigt.

Hepatozelluläre Karzinome

Hepatozelluläre Karzinome *(HCC)*, meist *primäre Leberzell-Karzinome,* sind selten und treten am häufigsten auf dem Boden einer Leberzirrhose auf. Zusammenhänge bestehen auch zur chronischen Hepatitis (☞ 22.4.3) und zu bestimmten chemischen Noxen, z.B. den *Aflatoxinen* des Schimmelpilzes *Aspergillus flavus.* Die Patienten sind ikterisch und klagen über Müdigkeit, Gewichtsverlust und Oberbauchbeschwerden. Es kann sich ein Aszites entwickeln. Die Leber ist meist vergrößert und hart. Die Diagnose wird sonographisch oder mittels CT gestellt. Häufig ist der Tumormarker *AFP* (α-Fetoprotein, ☞ 24.4.8) erhöht.

Ist der Tumor klein und lokal begrenzt, kann er evtl. durch eine Leberteilresektion (☞ unten) entfernt werden. Ansonsten kommen als palliative Maßnahmen die Chemotherapie (z.B. lokal über einen in die Leberarterie implantierten Katheter) oder der Verschluß *(Embolisation)* der Tumorgefäße über einen perkutan in die Leberarterie vorgeschobenen Katheter in Frage.
In einzelnen Fällen kann auch eine Lebertransplantation sinnvoll sein.

Die Prognose ist mit einer 5 Jahres-Überlebensrate von 20% schlecht.

Vefahren der Leber(teil)resektion

Bei Lebertumoren, aber auch bei schweren Leberverletzungen oder bei Leberzerstörung durch Abszesse oder Echinokokkuszysten (☞ 22.4.8 und 28.9.1), kann eine **Leber(teil)resektion,** d.h. eine operative Entfernung von Teilen der Leber, erforderlich sein. Diese orientiert sich in der Regel an den anatomischen Grenzen der Leber (**typische Resektion**, z.B. Entfernung eines oder mehrerer Lebersegmente). **Atypische Resektionen,** etwa die Keilexzision oder Tumorenukleation, sind dagegen nicht anatomiegerecht.

☑ Aufgrund der großen Regenerationsfähigkeit der nicht-zirrhotischen Leber können bis zu 80% der Leber entfernt werden! Der verbleibende Leberrest wächst so stark nach, daß er den Verlust an Organvolumen in der Regel ausgleichen kann.

Pflege bei Leberresektion

Präoperative Pflege

Allgemeine präoperative Pflege, ☞ *11.1*

Die präoperativen Maßnahmen sind vom geplanten Eingriff und vom Ausmaß der präoperativen Leberschädigung abhängig. In der Regel erhält der Patient am Vortag der Operation einen Reinigungseinlauf. Mittags bekommt er leichte, abends nur noch flüssige Kost. Die Rasur umfaßt den vorderen Rumpf von den Mamillen bis zu den Leisten einschließlich der Schambehaarung. Da die Leber sehr gefäßreich ist und es daher während der Operation stark bluten kann, müssen ausreichend Erythrozytenkonzentrate bereitgehalten werden.

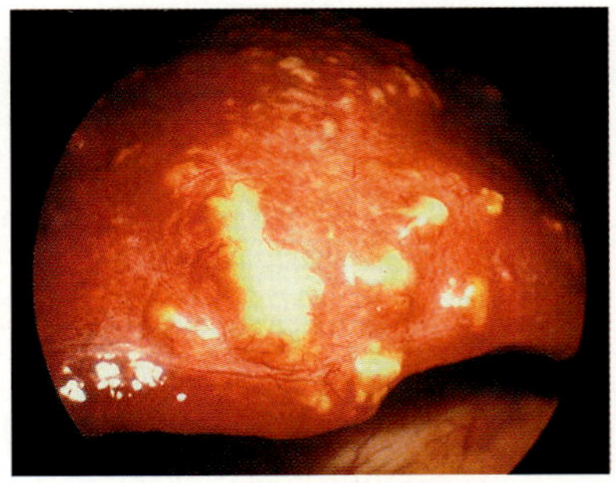

Abb. 22.52: Laparoskopisches Bild einer Leber mit multiplen knotigen Metastasen. Die Metastasen können so groß werden, daß sie von außen tastbar sind und die Atmung beeinträchtigen. [F113]

Postoperative Pflege

Allgemeine postoperative Pflege, ☞ *11.4*

Nach einer Leberresektion werden die Patienten postoperativ meist für einen Tag auf der Intensivstation betreut (☞ 38.3). Nach Übernahme auf die Allgemeinstation gilt:

Lagerung: Der Patient wird mit leicht erhöhtem Oberkörper gelagert.

Mobilisation: Die Pflegenden lassen den Patienten bei guten Kreislaufverhältnissen bereits am OP-Tag (en bloc) aufstehen. Dabei wird mit den Händen ein Gegendruck auf die Operationswunde ausgeübt. Häufigkeit und Dauer des Aufstehens werden je nach Befinden des Patienten gesteigert. Die Mobilisation wird nach Möglichkeit mit der Körperpflege verbunden.

Kostaufbau: Mit dem Kostaufbau wird nach kleineren Resektionen (Enukleation, Keilresektion) am 2. – 4. postoperativen Tag begonnen, nach großen Resektionen am 5. – 7. Tag. Zuerst erhält der Patient nur schluckweise Tee. Verträgt er diesen gut und liegt keine Darmatonie vor (ggf. Darmstimulation auf Arztanordnung), wird die Kost täglich gesteigert.
Wurde intraoperativ eine Magensonde gelegt, wird diese bei komplikationslosem Verlauf am 1. – 2. postoperativen Tag gezogen.

Wundversorgung: Redondrainagen zieht der Arzt meist am 2. postoperativen Tag, Robinson- oder Penrosedrainagen (☞ 11.3.6) je nach Beschaffenheit und Menge des Wundsekrets, in der Regel jedoch am 4. oder 5. postoperativen Tag. Bis dahin kontrollieren und dokumentieren die Pflegenden das

Wundsekret täglich. Der Verband wird alle 1 – 2 Tage unter sterilen Kautelen gewechselt, dabei wird insbesondere auch auf Gallenfisteln geachtet. Die Fäden entfernt der Arzt zwischen dem 7. und 10. postoperativen Tag.

Prophylaxen: Wegen der Schmerzen beim Atmen (aufgrund des hohen Bauchschnitts) atmen viele Patienten nicht tief genug durch (Schonatmung). Deswegen kommt der Pneumonieprophylaxe eine große Bedeutung zu. Dürfen die Patienten über mehrere Tage nichts essen, ergreifen die Pflegenden Maßnahmen zur Soor- und Parotitisprophylaxe (☞ 7.5.5).

Krankenbeobachtung und Dokumentation

- Blutdruck, Puls, Temperatur, Atmung
- Flüssigkeitsbilanz, ggf. ZVD-Messung
- Wundkontrolle (v.a. auf Nachblutungen wegen der häufigen Gerinnungsstörungen bei Lebererkrankungen)

22.4.8 Leberzysten

Leberzysten: Angeborene oder erworbene Hohlräume im Lebergewebe, die häufig mit Flüssigkeit angefüllt sind.

Einzelne **Leberzysten** bereiten dem Betroffenen meist keine Beschwerden und sind ein häufiger Zufallsbefund bei der Sonographie. Sie bedürfen nur dann einer (operativen) Behandlung, wenn aufgrund ihrer Größe oder Lage Komplikationen zu erwarten sind (z.B. Verlegung großer Gallengänge).

Dagegen ist bei der (angeborenen) **Zystenleber** die gesamte Leber von Zysten durchsetzt. Eine kurative Resektion ist hier nicht möglich. Bei beginnender Einschränkung der Leberfunktion ist evtl. eine Lebertransplantation zu erwägen. Ungefähr die Hälfte der Patienten hat gleichzeitig *Zystennieren*, wobei dann der Nierenbefall prognoseentscheidend ist.

Echinokokkuszysten

Bei den erworbenen Leberzysten sind v.a. die *Echinokokkuszysten* bedeutsam, die durch eine orale Aufnahme von Fuchsbandwurmeiern bedingt sind (☞ 28.9.1, Abb. 28.52 und 28.53). Die Behandlung ist primär operativ, wobei das Vorgehen von der Art des Erregers (*Echinokokkus granulosus* oder *multilocularis*) und von Zahl und Lokalisation der Zysten abhängt. Ist eine chirurgische Entfernung aller Zysten nicht möglich, kann eine medikamentöse Behandlung helfen (☞ 28.9.1). Bei einem Befall der gesamten Leber ohne weiteren Organbefall kommt evtl. eine Lebertransplantation in Betracht.

☑ Die intraoperative Eröffnung einer Zyste mit Verschleppung von Zysteninhalt in den Bauchraum ist unbedingt zu vermeiden! Die Echinokokken siedeln sich dann im gesamten Bauchraum an, und die Prognose für den Patienten ist infaust.

22.4.9 Leberverletzungen

Stumpfe und penetrierende (scharfe) Bauchtraumen führen nicht selten zu **Leberverletzungen.** Das Leberparenchym reißt ein, und Blut und Galle treten in die freie Bauchhöhle aus.

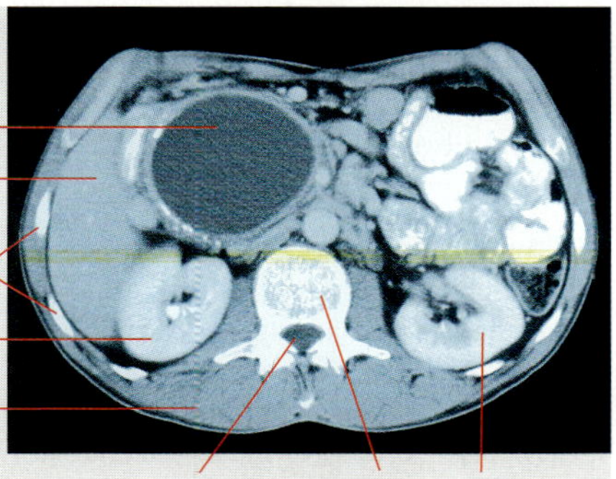

Abb. 22.53: Leberzyste im computertomographischen Bild. Auf diesem CT-Schnitt durch die Leber auf Höhe der Nieren ist deutlich eine große, nicht gekammerte Leberzyste zu erkennen. [V137]

Anfängliche Symptomarmut bedeutet nicht, daß die Leber unverletzt ist: Bei einem Leberparenchymriß und noch intakter Leberkapsel kommt es zunächst zu einer Einblutung unter die Kapsel **(subkapsuläres Hämatom).** Erst nach Stunden bis maximal zwei Tagen rupturiert die Kapsel, und der Patient kann innerhalb kürzester Zeit in einen lebensbedrohlichen Zustand geraten **(zweizeitige Leberruptur).**

☑ **Hauptsymptome von Leberverletzungen**
- Prellmarken
- Schmerzen, oft mit Ausstrahlung in die rechte Schulter durch Reizung des N. phrenicus
- Volumenmangelschock durch Blutverlust
- Akutes Abdomen durch Galle- und Blutaustritt in die freie Bauchhöhle.

Krankenbeobachtung und Dokumentation bei Verdacht auf Lebertrauma

- Vitalzeichen (Atmung, Puls, RR)
- Allgemeinbefinden (Schmerz), Bewußtsein
- Abdomen (Hämatome, Bauchdeckenspannung).

Die Diagnose wird durch Sonographie (freies Blut in der Bauchhöhle), CT und evtl. *Peritoneallavage* (Bauchhöhlenspülung, ☞ 27.11) gestellt.

Die Behandlung besteht in einer möglichst raschen operativen Versorgung der Verletzung. Dabei wird versucht, die Leber weitestmöglich zu erhalten. Bei schweren Leberverletzungen ist jedoch eine Leberteilresektion unvermeidlich.

Die weitere Therapie und Pflege hängen wesentlich von den oft gleichzeitig vorhandenen weiteren Abdominalverletzungen ab.

Hauptkomplikationen von Leberverletzungen sind:
- Nachblutungen
- Infektionen
- **Hämobilie** (Übertritt von Blut in die Gallenwege und nachfolgend in das Duodenum; Symptomtrias Kolik, Melaena und Ikterus)
- **Bilhämie** (Übertritt von Galle in die Blutbahn mit hochgradigem Bilirubinanstieg im Blut).

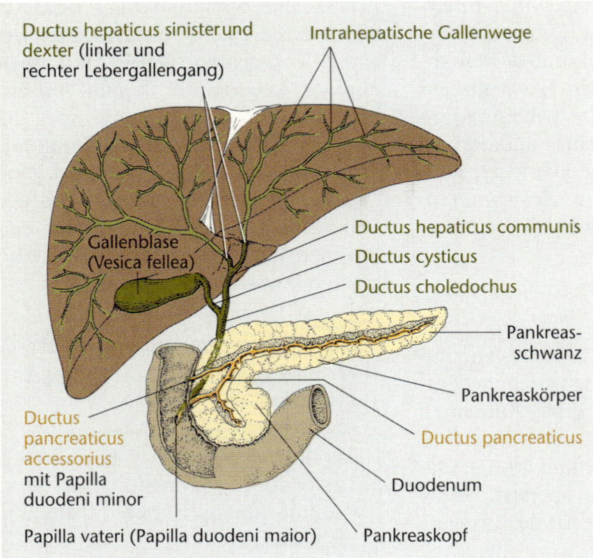

Abb. 22.54: Verlauf der Gallenwege und des Pankreasganges. Meist mündet der Ductus choledochus gemeinsam mit dem Ductus pancreaticus in das Duodenum (Papilla duodeni maior). Bei manchen Menschen existiert ein zweiter Ausführungsgang **(Ductus pancreaticus accessorius)** mit einer eigenen Mündung in das Duodenum **(Papilla duodeni minor).** [L190]

22.5 Erkrankungen von Gallenblase und Gallenwegen

22.5.1 Anatomie und Physiologie von Galle, Gallenwegen und Gallenblase

Anatomie

Die aus der Leber kommenden beiden **Gallengänge** *(Ductus hepatici)* vereinigen sich an der Leberpforte zum **Ductus hepaticus communis.** Von diesem geht der **Ductus cysticus** *(Gallenblasengang)* ab, der die Verbindung zur Gallenblase herstellt.

Der im weiteren Verlauf als **Ductus choledochus** bezeichnete Gallengang durchquert den Kopf des Pankreas und mündet in der Regel gemeinsam mit dem Ausführungsgang des Pankreas in die **Papille** *(Papilla duodeni maior, Papilla Vateri)* des Zwölffingerdarms (☞ Abb. 22.54).

Die birnenförmige, 30 – 60 ml fassende **Gallenblase** *(Vesica fellea)* ist an der Eingeweidefläche („Unterseite") der Leber mit deren Kapsel verwachsen.

Physiologie

Die Leber bildet pro Tag etwa 0,5 l **Galle,** die insbesondere der Feinverteilung (Emulgierung) der Fette dient. Im letzten Abschnitt des Dünndarms, im terminalen Ileum, werden die Gallensäuren zu etwa 90% rückresorbiert, gelangen mit dem Pfortaderblut wieder zur Leber und werden dort erneut an die Galle abgegeben (**enterohepatischer Kreislauf,** ☞ auch Abb. 22.1).

22.5.2 Cholelithiasis

Cholelithiasis *(Gallensteinkrankheit, Gallensteinleiden):* Bildung von Konkrementen in der Gallenblase **(Cholezystolithiasis)** und/oder den Gallengängen **(Choledocholithiasis).** Jeder 10. ist betroffen, vor allem Frauen. In 80% der Fälle symptomlos.

Krankheitsentstehung

Voraussetzung für die Gallensteinbildung ist ein Lösungsungleichgewicht der Galle („übersättigte Galle"), so daß Cholesterin, Bilirubin und Kalzium ausgefällt werden.

Es bilden sich kleine Kristalle, die zu **Cholesterinsteinen** (meist als Mischsteine mit einem Cholesteringehalt über 50%, in etwa 10% als *reine* Cholesterinsteine), **Pigmentsteinen** (vor allem Bilirubinsteinen) oder – selten – **Kalziumbilirubinatsteinen** heranwachsen.

Risikofaktoren sind Entzündungen, Beweglichkeitsstörungen und Stauung der Gallenwege, hämolytische Anämien (☞ 24.6.4), Diabetes mellitus (☞ 23.6), Hypercholesterinämie (☞ 23.8.4), unausgewogene Ernährung, Adipositas, Schwangerschaft und eine positive Familienanamnese.

Symptome, Befund

Komplikationen

Zeigen Gallensteinträger überhaupt keine oder nur ganz geringe Symptome, spricht man von sog. **stummen Steinen,** die meist nicht behandelt werden müssen.

Gallenkolik – Visitenkarte der Cholelithiasis

Typisches Symptom des Gallensteinleidens ist die **Gallenkolik,** wenn der Stein aus der Gallenblase in den Ductus cysticus oder Ductus choledochus ausgetrieben wird: Der Patient hat heftige, krampfartige Schmerzen im rechten Ober- und Mittelbauch, die in den Rücken oder die rechte Schulter ausstrahlen können. Vegetative Begleiterscheinungen wie Schweißausbruch, Brechreiz und Erbrechen sowie evtl. Kreislaufkollaps sind häufig. Die Temperatur kann leicht erhöht sein. Die körperliche Untersuchung ergibt einen Druckschmerz über der Gallenblase.

Ernste Komplikationen

Bei einem relativ geringen Teil der Patienten führt das Gallensteinleiden zu ernsten Komplikationen:

- Bei Einklemmung eines oder mehrerer Steine im Ductus choledochus bekommen die Patienten einen *Verschlußikterus* (☞ 22.2.1)
- Verschließt ein Stein den Ductus cysticus, können in der Gallenblase gebildeter Schleim und die Galle nicht abfließen und sammeln sich in ihr an. Es entsteht ein **Gallenblasenhydrops.** Durch zusätzliche bakterielle Besiedelung kann sich ein **Gallen-**

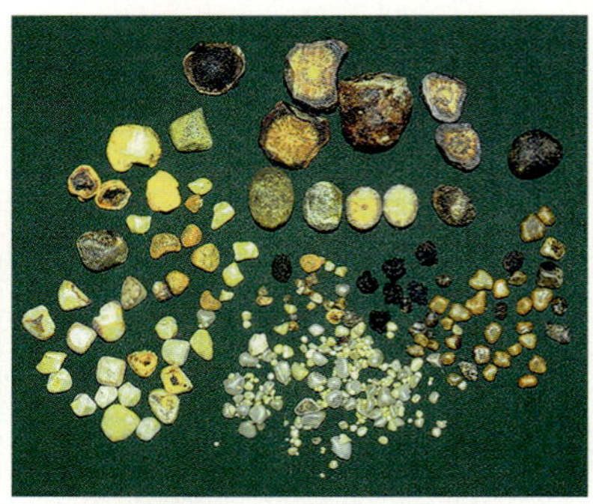

Abb. 22.55: Verschiedene Gallensteine. Man erkennt hellgelbe, kugelig-ovale Cholesterinsteine, kleine schwarze Bilirubinsteine und gemischte Steine, die den größten Anteil aller Gallensteine ausmachen. Entsprechend ihrer Zusammensetzung aus Cholesterin, Bilirubin und Kalk unterscheiden sie sich in Form, Farbe und Festigkeit. [T173]

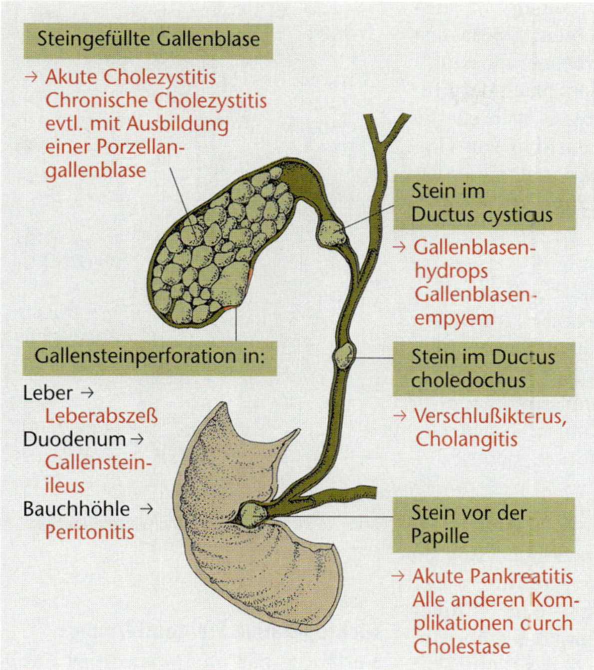

Abb. 22.56 (links): Mögliche Komplikationen von Gallensteinen (rote Schrift) in Abhängigkeit von ihrer Lokalisation. [L190]

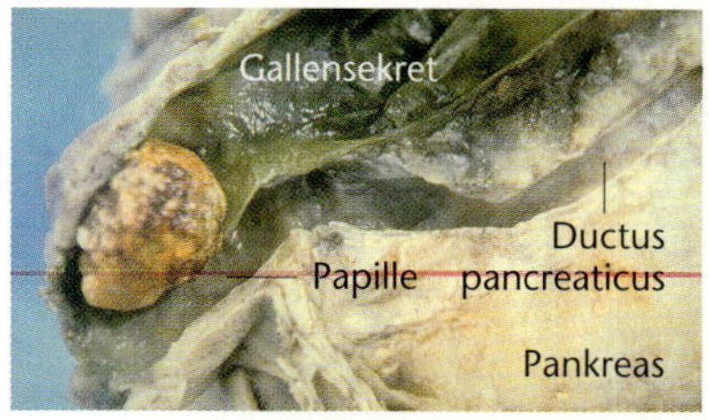

Abb. 22.57 (rechts): Präparat einer Gallensteineinklemmung vor der Papille, die über den Rückstau von Gallensekret zu einer akuten Pankreatitis geführt hatte. [X211]

blasenempyem (Eiteransammlung in der Gallenblase) bilden, das sich durch hohes Fieber und Schüttelfrost zeigt. Die geschwollene Gallenblase ist stark druckschmerzhaft

- Der Gallenstau begünstigt auch eine bakterielle *Cholezystitis* (☞ 22.5.3) und *Cholangitis* (☞ 22.5.4)
- Klemmt sich ein Stein im Papillenbereich ein oder verletzt er bei seiner Passage das Pankreas, droht eine *akute Pankreatitis* (☞ 22.6.2)
- Insbesondere bei einer gleichzeitigen Entzündung können die Steine perforieren oder penetrieren und zu einer *Peritonitis* (☞ 21.8.2), **Leberabszessen** (umschriebene Eiteransammlungen in der Leber), aber auch zum **Gallensteinileus** führen
- Bei massiver Cholecystitis, bei Gallenblasenempyem und abszedierender Cholangitis kann ein schweres septisches Krankheitsbild entstehen, das durch Streuung der Erreger in die Blutbahn bedingt ist. Die Patienten sind ikterisch und haben Fieberschübe mit hohen Temperaturen und Schüttelfrost. Lebensbedrohliche Komplikationen sind Kreislauf- und Nierenversagen (☞ auch 28.4).

Diagnostik und Differentialdiagnose

Die Sonographie ist heute das zentrale Diagnoseinstrument bei Gallenwegsleiden. Sie stellt sowohl die Steine selbst als auch ihre Folgen und Komplikationen dar, z.B. Wandverdickungen der Gallenblase als Zeichen einer Entzündung oder erweiterte Gallengänge. Zum differentialdiagnostischen Ausschluß anderer Erkrankungen oder Komplikationen sind erforderlich:

- Blut- und Urinuntersuchung (Pyelonephritis?)
- EKG (Herzinfarkt?)
- Evtl. Röntgenleeraufnahme des Abdomens (Ileus? Freie Luft?) und des Thorax (Pneumonie?).

Behandlungsstrategie

Bei einer symptomlosen Cholezystolithiasis (☞ 22.5.3) besteht in der Regel keine OP-Indikation. Eine Ausnahme ist die **Porzellangallenblase** (Gallenblase mit verkalkter, verhärteter Wand), die wegen des Entartungsrisikos entfernt werden sollte.

Patienten mit einer akuten starken Gallenkolik erhalten krampflösende (z.B. Buscopan®) und schmerzlindernde (z.B. Dolantin®) Medikamente intravenös, und der Arzt verordnet eine vorübergehende Nahrungskarenz. Klingt die Gallenkolik unter der Therapie ab, sollten sich die Betroffenen trotz der Besserung ihrer Beschwerden zu einer Operation im beschwerdefreien Intervall entschließen *(Intervalloperation)*, um erneuten Koliken mit entsprechender Komplikationsgefahr vorzubeugen. Auch Patienten mit wiederholten leichten Koliken, rezidivierendem „Ziehen" oder Schmerzen im rechten Oberbauch wird die Operation angeraten.

Bei anhaltenden Schmerzen und Entzündungszeichen ist die *Frühoperation* angezeigt, um z.B. einer Gallenblasenperforation vorzubeugen. Die Frühoperation wird unter Antibiotikaschutz auch dann sofort durchgeführt, wenn sich Steine eingeklemmt und einen Verschlußikterus hervorgerufen haben. Bei Gallensteineinklemmung im Ductus choledochus geht man möglichst in zwei Eingriffen nacheinander vor, um Komplikationen zu vermeiden:

- Zunächst wird versucht, den oder die eingeklemmten Steine unverzüglich durch eine ERCP mit Papillotomie zu entfernen. Klappt das nicht, erfolgt eine *Cholezystektomie* (kurz **CHE**) mit *Choledochusrevision* (☞ unten)
- Konnte der Stein durch die Papillotomie entfernt werden, erfolgt im beschwerdefreien Intervall die (in der Regel laparoskopische) Cholezystektomie.

Operationsverfahren der Cholezystektomie

Durchführung einer Laparoskopie ☞ 22.3.5

Laparoskopische Cholezystektomie. Als modernes, minimal invasives Standard-Verfahren wird heute bei unkomplizierten Fällen die **laparoskopische**

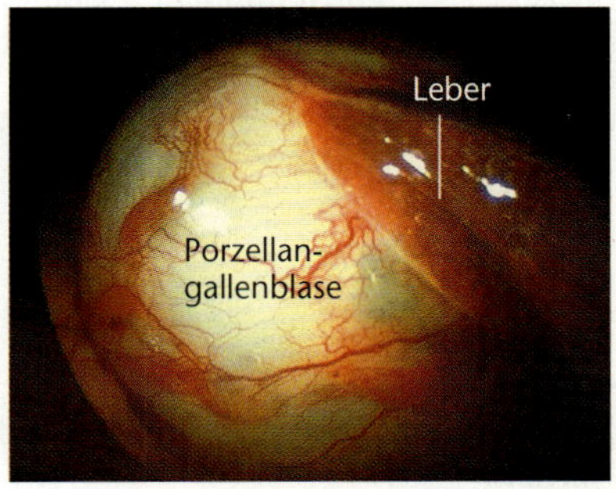

Abb. 22.58: Porzellangallenblase. Die Gallenblase ist porzellanweiß und bei Palpation steinhart. Als Zeichen chronischer Entzündung hat sich ein üppiges Gefäßnetz gebildet. [F113]

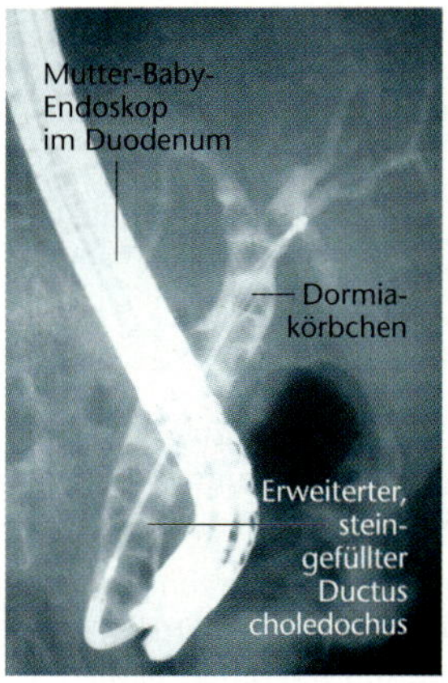

Abb. 22.59: Gallensteinentfernung mit Dormiakörbchen (☞ Abb. 31.88). [X211]

Cholezystektomie bevorzugt. Der operative Zugang erfolgt über vier kleine Inzisionen im Ober- und Mittelbauch, eine davon direkt oberhalb des Nabels. Dann werden A. cystica und Ductus cysticus durchtrennt, die Gallenblase aus ihrem Bett gelöst und entfernt. Treten intraoperativ Komplikationen auf, wird der Eingriff erweitert und als konventionelle Operation mit Laparotomie fortgesetzt.

☑ Bei ca. 5% aller laparoskopisch begonnenen Cholezystektomien ist intraoperativ ein Verfahrenswechsel zur konventionellen Cholezystektomie erforderlich oder wird wegen laparoskopisch nicht beherrschbarer Komplikationen (etwa Blutungen) laparotomiert. Der Patient muß vom Arzt präoperativ über diese Möglichkeit aufgeklärt werden.

Konventionelle Cholezystektomie. Bei starken Verwachsungen (z.B. nach Voroperationen am Magen), Gallenblasenempyem oder -gangrän oder massivem Hydrops ist nach wie vor meist eine **konventionelle Cholezystektomie,** also die Entfernung der Gallenblase über einen Transrektalschnitt im rechten Oberbauch oder einen Rippenbogenrandschnitt (☞ 11.3.5), erforderlich. Nach der Entfernung der Gallenblase werden die Gallengänge zum Ausschluß von Gallengangskonkrementen mit Kontrastmittel geröntgt *(intraoperative Cholangiographie).*

☑ Nach jeder Cholezystektomie können sich Steinrezidive im Gallengangsystem bilden. Dann wird versucht, diese mit ERCP und endoskopischer Papillenschlitzung zu entfernen; mißlingt dies, muß operiert werden (Choledochusrevision).

Choledochusrevision. Finden sich im Röntgenbild auffällige Strukturen oder Konkremente, erfolgt eine **Choledochotomie** *(Eröffnung des Choledochus).* Diese ermöglicht das Betrachten der Gallengänge durch ein Choledochoskop zur sicheren Diagnosestellung (Konkremente? Tumoren?). Konkremente lassen sich meist ausspülen oder mit *Fogarty-Kathetern* (Abb. 19.45), *Steinfaßzangen* oder *Steinlöffeln* entfernen. Sind alle Steine entfernt, legt der Chirurg eine **T-Drainage** in den Choledochus ein, um einen ungestörten Galleabfluß nach außen zu gewährleisten, da der normale Gallenfluß ins Duodenum durch eine Papillenschwellung aufgrund der intraoperativen Manipulationen in den ersten postoperativen Tagen erschwert ist.

☑ **Hauptkomplikationen nach Cholezystektomie**
- Blutung
- Infektion (Bauchdeckenabszeß, intraabdomineller Abszeß)
- Gallenfistel (selten).

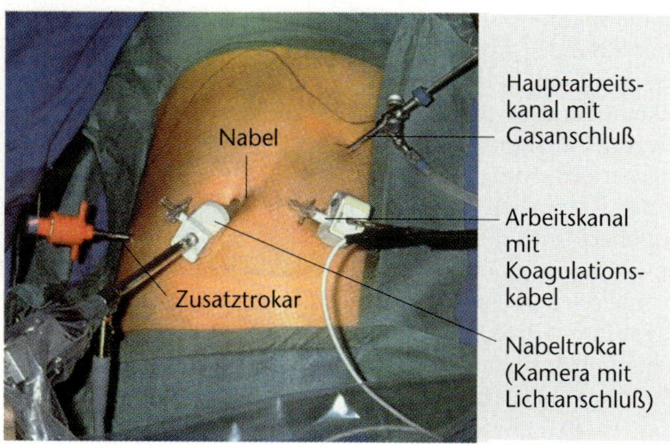

Abb. 22.60: Position der Instrumente bei einer laparoskopischen Cholezystektomie. [X211]

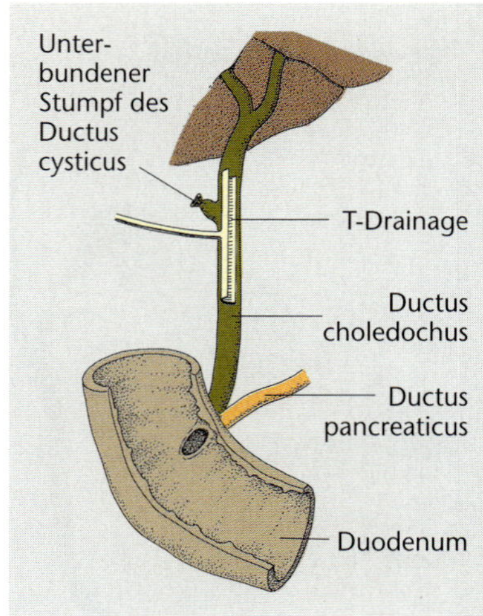

Abb. 22.61: T-Drainage nach Choledochusrevision. [L190]

Nichtoperative Steinentfernung

Verfahren zur *nichtoperativen Steinentfernung* kommen nur bei einem geringen Teil der Patienten in Betracht (z.B. bei Inoperabilität). Neben der teils sehr langen Behandlungsdauer ist v.a. die hohe Rezidivquote nachteilig. Erwähnenswert ist v.a. die *extrakorporale Stoßwellenlithotripsie* bei einzelnen Gallensteinen (☞ 31.8.12).

Die *medikamentöse Steinauflösung* durch Gabe von Urso- und/oder Chenodesoxycholsäure und die direkte *Chemolitholyse* (endoskopisch-retrogrades oder perkutan-transhepatisches Einbringen eines Ätherderivats in die Gallenblase) werden heute nur noch selten versucht.

Pflege bei Gallenkolik

Krankenbeobachtung und Dokumentation. Die Pflegenden kontrollieren regelmäßig das Allgemeinbefinden des Patienten (Bauchschmerzen?), das Abdomen (harte Bauchdecken als Zeichen einer Peritonitis?), Temperatur, Puls und Blutdruck.

Maßnahmen gegen Schmerzen. Bei Schmerzen verabreichen sie schmerzlindernde Medikamente aus der vom Arzt festgelegten Bedarfsmedikation. Krampflösend wirken auch warme Bauchwickel, die allerdings nicht bei entzündlichen Erkrankungen aufgelegt werden dürfen.

Ernährung. Die Patienten sollen relative Bettruhe und Nahrungskarenz einhalten. Ab dem 2./3. Tag wird die Kost langsam wiederaufgebaut (Tee → Haferschleim → Weißbrot, Zwieback →

Kartoffelbrei → Gallenschonkost bzw. die Nahrungsmittel, die der Betroffene verträgt).

Im beschwerdefreien Intervall wird häufig eine fettarme Diät zur Vermeidung von Koliken empfohlen, obwohl eine positive Auswirkung auf das Beschwerdebild wissenschaftlich nicht erwiesen ist. Übergewicht sollte der Patient abbauen.

Pflege bei Cholezystektomie

Allgemeine perioperative Pflege, ☞ 11.1 und 11.4

Pflege bei laparoskopischer Cholezystektomie

Die präoperativen Pflegemaßnahmen entsprechen denen der konventionellen Cholezystektomie (ein Patient wird stets für den größtmöglichen Eingriff vorbereitet):

- Am Vortag der Operation erhält der Patient morgens ein normales Frühstück, mittags leichte Kost und abends nur noch Flüssigkeit
- Der Darm wird am Vortag der Operation durch ein Klysma gereinigt
- Die Rasur erfolgt von den Brustwarzen bis zu den Leisten (einschließlich der Schambehaarung).

Postoperativ kommt der Patient nach einer laparoskopischen Cholezystektomie meist schnell wieder „auf die Beine“:

- Erstes Aufstehen am Operationsabend
- Rascher Kostaufbau mit schluckweise Tee am Operationsabend, unbegrenzt Tee am 1. postoperativen Tag und leichter Kost ab dem 2. postoperativen Tag
- Sonographiekontrolle am ersten postoperativen Tag
- Entlassung etwa am dritten postoperativen Tag.

Pflege bei konventioneller Cholezystektomie

Präoperative Pflege wie bei laparoskopischer Cholezystektomie

Postoperativ gelten folgende Richtlinien:

- **Lagerung.** Der Patient wird mit leicht erhöhtem Oberkörper gelagert.
- **Mobilisation.** Bereits am Abend des Operationstages wird der Patient mobilisiert (an der Bettkante sitzen und einige Schritte neben dem Bett gehen lassen)
- **Wundversorgung.** Die subkutan eingelegte Redondrainage wird am 2., die subhepatisch eingelegte Zieldrainage (Robinson- oder Penrosedrainage, ☞ 11.3.6) in der Regel am 3. – 4. postoperativen Tag entfernt. Die Fäden zieht der Arzt zwischen dem 8. und 10. postoperativen Tag
- **Magensonde.** Eine intraoperativ gelegte Magensonde wird üblicherweise am 1. – 2. postoperativen Tag entfernt
- **Darmtätigkeit.** Gegebenenfalls wird am 2. – 3. postoperativen Tag ein Klysma zur Anregung der Darmtätigkeit gegeben
- **Kostaufbau.** Der Patient darf ab dem 2. postoperativen Tag Tee trinken. Bei vorhandener Darmtätigkeit wird die Kost ab dem 3. postoperativen Tag nach hausüblichem Schema aufgebaut.

Pflege nach Choledochusrevision

Die Besonderheiten der Pflege nach Choledochusrevision resultieren aus der intraoperativ eingebrachten T-Drainage:

- Der Sekretbeutel wird unter Körperniveau des Patienten befestigt und die Drainage zwischen dem 5. und 6. postoperativen Tag intermittierend auf Arztanordnung abgeklemmt; dabei werden die Zeiträume, in denen die Drainage abgeklemmt ist, immer länger. In einigen Häusern ist es auch üblich, den Sekretbeutel ab dem 5. postoperativen Tag auf und danach über Körperniveau zu hängen. Verträgt der Patient dies gut und ist die postoperative Cholangiographie unauffällig, wird die Drainage am 8. – 10. postoperativen Tag vom Arzt gezogen
- Vor dem Ziehen der Drainage wird der Beutel in manchen Kliniken für kurze Zeit ohne Abklemmung unter Köperniveau aufgehängt, damit nach dem Ziehen möglichst wenig Galle austritt
- Nach der Drainagenentfernung wird der Patient noch ca. 24 Stunden lang beobachtet. Kurzzeitig können einige Stunden nach Entfernung der Drainage leichtes Fieber und geringe Schmerzen im rechten Oberbauch auftreten. Der Drainagekanal verschließt sich normalerweise innerhalb von 1 – 3 Tagen spontan. Geringer Galleaustritt über 1 – 2 Tage ist (selten) möglich
- Die heutzutage üblichen Sekretbeutel haben einen Ablaßschlauch, über den die Galle zur Bestimmung der Flüssigkeitsmenge z.B. in ein Spitzglas mit Graduierung abgeleitet werden kann.
  Wird noch ein Sekretbeutel ohne Ablaßschlauch verwendet, darf der Sekretbeutel nur gewechselt werden, wenn er voll ist, da ein zu häufiges Wechseln die Infektionsgefahr unnötig erhöht. Beim Wechseln des Beutels sind die Grundsätze der Asepsis streng zu beachten
- Die Sekretmenge wird regelmäßig gemessen und dokumentiert (hat der Sekretbeutel keinen Ablaßschlauch, den Füllstand mit Datum auf dem Sekretbeutel vermerken). Am 1. – 2. postoperativen Tag sind 1000 – 1500 ml täglich normal, am 3. – 4. Tag sollte die Sekretmenge deutlich abnehmen (auf ca. 300 ml/24 Std. oder weniger).

Krankenbeobachtung und Dokumentation nach Cholezystektomie und Choledochusrevision

- Vitalzeichen, Temperatur
- Allgemeinbefinden, Schmerzen, Ikteruszeichen (insbesondere auch Stuhl- und Urinfarbe)
- Wund- und ggf. T-Drainage: Art und Menge des Sekrets
- Wunde/Verband: Entzündungszeichen? Nachblutung? Nach Entfernen der T-Drainage Galleaustritt?
- Kostaufbau: Verträglichkeit der Kost, Appetit

Vorsicht!

Folgende Zeichen können auf eine verstopfte oder dislozierte T-Drainage hinweisen:

- Im Vergleich zum Operationstag zu geringe Sekretmenge im Auffangbeutel
- Ikterus, Juckreiz, Druckgefühl im Oberbauch

Postcholezystektomiesyndrom

Von einem **Postcholezystektomiesyndrom** spricht man, wenn die Patienten nach der Operation weiter über Beschwerden klagen, unabhängig davon, ob ein ursächlicher Zusammenhang zum Gallensteinleiden oder zur Operation besteht oder nicht.

Mögliche Ursachen eines Postcholezystektomiesyndroms sind z.B. eine falsche Indikationsstellung zur Operation, während der Operation übersehene Steine oder eine Papillenstenose sowie neu aufgetretene Krankheiten.

Ergeben Sonographie, ERCP und andere Untersuchungen keinen pathologischen Befund, wird von *funktionellen* Beschwerden ausgegangen.

22.5.3 Cholezystitis

Cholezystitis: Entzündung der Gallenblase, meist bei bestehendem Gallensteinleiden. Je nach zeitlichem Verlauf Unterteilung in **akute** und **chronische Cholezystitis.**

Akute Cholezystitis

Symptome, Befund

Diagnostik

Bei der **akuten Cholezystitis** haben die Patienten Schmerzen im rechten Oberbauch (evtl. mit Ausstrahlung in die rechte Schulter), Übelkeit, Erbrechen, Fieber über 38,5 °C, Schüttelfrost und evtl. auch einen Ikterus. Die Gallenblase ist druckschmerzhaft.

Die Diagnose kann meist sonographisch und anhand einer Blutuntersuchung (BSG-Erhöhung, Leukozytose, Leberwertanstieg) gestellt werden. Die weiteren technischen Untersuchungen und differentialdiagnostischen Überlegungen sind die gleichen wie bei einer Gallenkolik. Bei hohem Fieber sind zusätzlich Blutkulturen (☞ 28.3.5) erforderlich.

Behandlungsstrategie

Eine akute Cholezystitis bedarf immer der stationären Behandlung. Sie besteht in Nahrungs- und Flüssigkeitskarenz mit parenteraler Ernährung, Bettruhe, einer Eisblase auf die Gallenblasenregion, intravenöser Antibiotikagabe und Schmerzbekämpfung wie bei einer Gallenkolik (☞ oben). Am günstigsten ist es, wenn die entzündete Gallenblase innerhalb der ersten 48 Stunden nach Symptombeginn entfernt wird. Ist dies wegen anfangs unsicherer Diagnose oder schlechtem Allgemeinzustand des Patienten nicht möglich, wird zunächst konservativ behandelt und im beschwerdefreien Intervall operiert.

Komplikationen

Die Hauptkomplikationen sind Perforation der Gallenblasenwand mit Gefahr einer galligen Peritonitis, Penetration z.B. in die Leber, Gallenblasenempyem und Sepsis. Der Übergang in eine chronische Cholezystitis (☞ unten) ist möglich.

Krankenbeobachtung und Dokumentation

- Temperatur, Puls, Blutdruck
- Schmerzen, Bauchdeckenspannung
- Pankreatitiszeichen, Darmtätigkeit.

Chronische Cholezystitis

Die **chronische Cholezystitis** ist Folge einer akuten Cholezystitis oder einer (evtl. symptomlosen) Cholezystolithiasis. Hauptsymptome sind Beschwerden nach bestimmten Nahrungsmitteln (v.a. nach fettreichen Speisen), Oberbauchdruck oder -schmerz sowie Koliken und Meteorismus. Die Beschwerden können abklingen (und später rezidivieren), aber auch in eine akute Cholezystitis übergehen. Die Behandlung besteht in der Cholezystektomie ggf. mit Choledochusrevision.

22.5.4 Akute eitrige Cholangitis

Akute eitrige Cholangitis: Entzündung der Gallenwege, in der Regel durch Aufsteigen von Bakterien bei Gallenabflußstauung.

Typische Dreifach-Symptomkombination ist die sog. **Charcot-Trias** aus Fieber mit Schüttelfrost, Ikterus und Koliken. Die Patienten bedürfen der Intensivüberwachung mit Kontrolle von Blutdruck, Puls, Ausscheidungen und Atmung (BGA, ☞ 20.4.4). Unter intravenöser Antibiotikatherapie wird schnellstmöglich eine Cholezystektomie mit Choledochusrevision oder eine ERCP (☞ 22.3.2) mit Papillotomie und Steinextraktion durchgeführt. Die übrige Therapie entspricht derjenigen bei einer akuten Cholezystitis (☞ oben). Hauptkomplikation ist ein septischer Schock (☞ 28.5.1).

22.5.5 Nicht-eitrige chronisch-destruierende Cholangitis und primär biliäre Zirrhose

Nicht-eitrige chronisch-destruierende Cholangitis (destruieren = zerstören): Chronisch-progrediente, nicht-eitrige Entzündung der (kleinen) Gallengänge. Wahrscheinlich autoimmunologisch bedingt. Betrifft zu 90% Frauen, meist im mittleren Lebensalter. Endstadium ist die **primär biliäre Zirrhose,** kurz *PBC,* eine Sonderform der Leberzirrhose (☞ 22.4.6).

Die Patienten haben lange Zeit nur uncharakteristische Oberbauchbeschwerden und Juckreiz. Eine Beteiligung extrahepatischer Organe, z.B. in Form von Gelenkentzündungen (☞ 25.6), ist häufig.

Wichtigster Laborbefund ist der Nachweis antimitochondrialer Autoantikörper (☞ 29.5). Gesichert wird die Diagnose durch ERCP und Leberbiopsie.

Eine kausale Therapie ist nicht bekannt. Daher wird erst bei Einsetzen von Symptomen behandelt:

- Ursodesoxycholsäure (z.B. Urofalk®) regt den Gallefluß an und wirkt günstig auf Cholestase und Juckreiz
- Bei starkem Juckreiz wirkt am ehesten Cholestyramin (z.B. Quantalan®), das die Gallensäureausscheidung mit dem Stuhl erhöht. Es wird im Abstand von 1 – 2 Stunden zu anderen Medikamenten gegeben, da es sonst zu Resorptionsbeeinträchtigungen kommt
- Wegen der Resorptionsstörungen infolge der Cholestase müssen die fettlöslichen Vitamine ersetzt werden. Als Nahrungsfett eignen sich mittelkettige Triglyzeride (*MCT-Fette,* z.B. Ceres®-Margarine), da sie auch ohne Gallensäuren resorbiert werden
- Bei Versagen der konservativen Therapie ist frühzeitig eine Lebertransplantation zu erwägen.

Eine Prognoseabschätzung ist anhand des Bilirubinwertes möglich. Bei einem Bilirubinwert über 6 mg/dl liegt die durchschnittliche Lebenserwartung bei unter zwei Jahren. Bei Lebertransplantation beträgt die 5 Jahres-Überlebensrate 75%, Rezidive sind jedoch möglich.

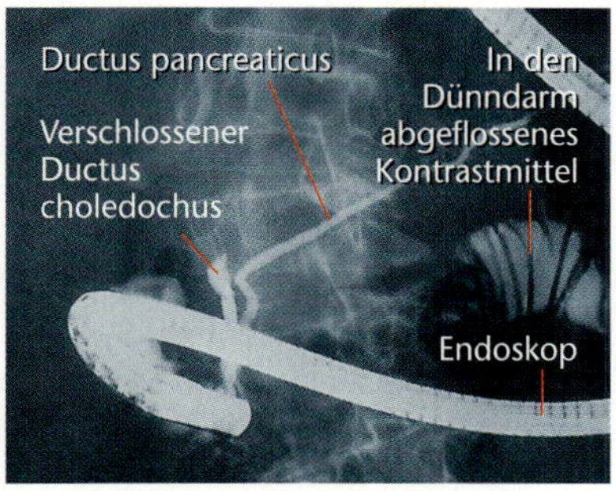

Abb. 22.62: Fortgeschrittenes Gallenblasenkarzinom in der ERCP. Das Karzinom hat sich so weit in die Umgebung ausgedehnt, daß es den Ductus choledochus verschließt (Kontrastmittelabbruch). [E119]

22.5.6 Gallenblasen- und Gallengangkarzinom

Gallenblasen- und **Gallengangkarzinome** sind selten. Vor allem Gallenblasenkarzinome entstehen meist bei Patienten mit Gallensteinen. Die Gallenblasen- und Gallengangkarzinome metastasieren frühzeitig in die Leber.

Die relativ spät auftretenden Symptome des Karzinoms sind ein langsam zunehmender und schmerzloser Ikterus, Oberbauchbeschwerden, Übelkeit, Erbrechen und Gewichtsverlust.

Zum Zeitpunkt der Diagnose ist eine Radikaloperation mit kurativer Zielsetzung meist nicht mehr möglich. Die (endoskopische) Einlage eines Stents zur Galleableitung oder – heute seltener – die Anlage einer *biliodigestiven Anastomose* (☞ 22.6.4), z.B. einer **Hepatojejunostomie,** können die Beschwerden des Patienten lindern.

Die Prognose ist mit einer 5 Jahres-Überlebensrate von 2% infaust.

22.6 Erkrankungen des Pankreas

Mukoviszidose, ☞ *13.10.4*

22.6.1 Anatomie und Physiologie des Pankreas

Das **Pankreas** (*Bauchspeicheldrüse,* ☞ Abb. 22.54) wird in drei Teile unterteilt:

- Den in den Bogen des Duodenums eingebetteten **Pankreaskopf**
- Den **Pankreaskörper**
- Den bis zur Milz ziehenden **Pankreasschwanz.**

Exokrines und endokrines Pankreas

Funktionell besteht das Pankreas aus zwei Anteilen: Im *exokrinen* Pankreasgewebe werden täglich 1,5 Liter Pankreassaft gebildet. Dieser sammelt sich im **Ductus pancreaticus,** dem Hauptpankreasgang, der durch das ganze Organ zum Duodenum zieht und meist zusammen mit dem Ductus choledochus in der Pankreaspapille mündet. Ein zweiter, kleinerer Ausführungsgang des Pankreas **(Ductus pancreaticus accessorius)** mit eigener Mündungsstelle im Duodenum ist möglich.

Der Pankreassaft enthält zahlreiche Enzyme für die endgültige Spaltung der Eiweiße, Kohlenhydrate und Fette, v.a. **Trypsin, Chymotrypsin, α-Amylase** und **Lipase.**

Das *endokrine* Gewebe ist in kleinen Zellverbänden *(Langerhans-Inseln)* verstreut. Dort werden *Glukagon, Insulin* und *Somatostatin* gebildet (☞ 23.1.5).

22.6.2 Akute Pankreatitis

Akute Pankreatitis *(akute Bauchspeicheldrüsenentzündung):* Plötzlich einsetzende Entzündung des Pankreas mit Selbstandauung *(Autolyse)* des Organs und Beeinträchtigung der Pankreasfunktion. Hauptursachen sind Alkoholabusus und Gallenwegserkrankungen (je 40%). Altersgipfel 30. – 50. Lebensjahr. Hämorrhagisch-nekrotisierende Schwerstform in > 50% aller Fälle tödlich.

Krankheitsentstehung

Bei der Pankreatitis werden die Verdauungsenzyme des Pankreas bereits im Pankreas und nicht erst im Dünndarm aktiviert. Folge ist eine Selbstandauung des Organs.

Seltene Ursachen sind Medikamente (z.B. Glukokortikoide, Zytostatika), Infektionen (z.B. Mumps, Scharlach, Hepatitis) und Traumen (auch ERCP!).

Symptome und Untersuchungsbefund

Typisch ist ein plötzlicher Beginn mit schweren Dauerschmerzen im Oberbauch, die oft gürtelförmig in den Rükken ausstrahlen. Außerdem bestehen Übelkeit, Erbrechen, ein Subileus oder Ileus (☞ 21.6.2) und evtl. Fieber. In schweren Fällen treten Ikterus, Aszites, Pleuraergüsse sowie Schock- und Sepsiszeichen hinzu. Typisch bei der körperlichen Untersuchung sind ein druckschmerzhaftes Abdomen und ein sog. *Gummibauch,* der durch Meteorismus und (mäßige) Abwehrspannung bedingt ist.

Komplikationen und Verlauf

Zwar ist der Verlauf der meisten Pankreatitiden relativ leicht, doch ist er anfangs kaum vorhersehbar. Lebensbedrohliche Komplikationen der akuten Pankreatitis sind Kreislaufversagen mit nachfolgendem *akuten Nierenversagen* (☞ 31.8.8) und *Schocklunge* (☞ 20.12), *Verbrauchskoagulopathie* (☞ 24.9.3), *Sepsis* (☞ 28.4), Blutungen, Abszesse und **Pseudozystenbildung** (Pseudozyste = krankhafter Hohlraum, der nur von Bindegewebe umgeben ist und nicht von Epithel ausgekleidet wird).

Die Gefährlichkeit der akuten Pankreatitis wird zu Beginn der Erkrankung leicht unterschätzt!

Diagnostik

Die Pankreasenzyme *Lipase* und *α-Amylase* sind sowohl im Blut als auch im Urin stark erhöht. Außerdem bestehen Leukozytose, BSG-Erhöhung und evtl. Blutzuckeranstieg. Bei der Sonographie sind oft Pankreasnekrosen, Pseudozysten, Gallensteine und Gallengangerweiterungen nachweisbar.

Elektrolytstörungen (Hypokalzämie, Hypokaliämie), Anstieg von Kreatinin und Leberwerten, Abfall von Hämoglobin und Hämatokrit, Gerinnungsstörungen und eine Azidose in der BGA weisen auf einen schweren Verlauf mit Komplikationen hin.

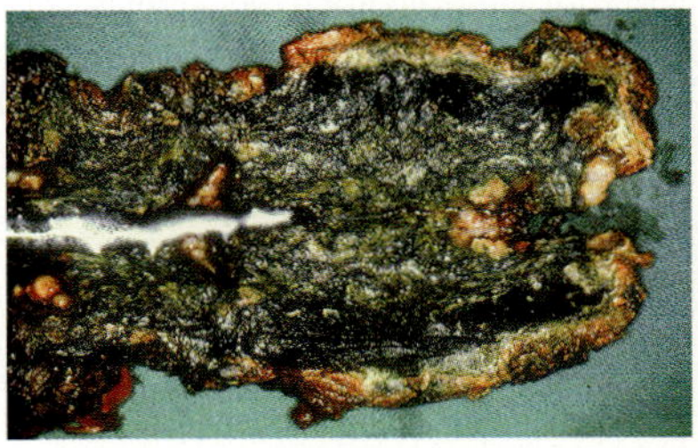

Abb. 22.63: Nekrotisierende Pankreatitis im OP-Präparat. Die schwarz-grünliche Verfärbung zeigt, daß fast das gesamte Organ nekrotisiert ist. [X211]

Behandlungsstrategie

Konservative Therapie

Die Therapie einer akuten Pankreatitis ist primär konservativ. Die Basistherapie bei milden Verläufen umfaßt:

- Allgemeinmaßnahmen, ☞ Pflege
- Parenterale Ernährung mit Elektrolyt- und Volumenersatz
- Schmerzbekämpfung mit Procain über Perfusor, evtl. zusätzlich Paracetamol, Tramadol (Tramal®), Buprenorphin (Temgesic®) oder Pethidin (Dolantin®).

Bei Verdacht auf eine Gallensteineinklemmung im Papillenbereich ist eine frühzeitige ERCP mit Papillenschlitzung und Steinentfernung angezeigt.

In schweren Fällen sind außerdem erforderlich:

- Intravenöser Ausgleich der Elektrolytstörungen
- H_2-Blocker
- Intravenöse Antibiotikagabe
- Schocktherapie, maschinelle Beatmung, Hämodialyse.

Operative Therapie

Bei ausgedehnten Nekrosen, bakterieller Infektion von Nekrosen oder Pseudozysten sowie Abszeßbildung ist ein chirurgisches Eingreifen nötig. Die Nekrosen werden operativ ausgeräumt. Ggf. ist eine kontinuierliche Spülung über intraoperativ eingebrachte Drainagen erforderlich.

Pflege bei akuter Pankreatitis

Pflege bei Fieber, ☞ 28.7.8.4;
Pflege bei Pankreasoperationen, ☞ 22.6.4

Patienten mit einer akuten Pankreatitis werden meist auf der Intensivstation behandelt und müssen wegen der strikten Nahrungskarenz parenteral ernährt werden. Ggf. wird über eine Magensonde regelmäßig der Magensaft abgesaugt. Zur besonderen Pflege bei Pankreatitis gehören auch die engmaschige Kontrolle von Vitalzeichen, Ausscheidung und ZVD. Schmerzlindernd kann eine Knierolle zur Entlastung der Bauchdecke wirken und nach ärztlicher Anordnung eine Eisblase auf dem Oberbauch.

Nach Abklingen der Akutphase wird der Patient langsam mobilisiert und die Kost *vorsichtig* wiederaufgebaut. In den meisten Häusern gibt es hierzu „Stufenpläne", die einen Beginn mit Tee und Zwieback und eine Steigerung

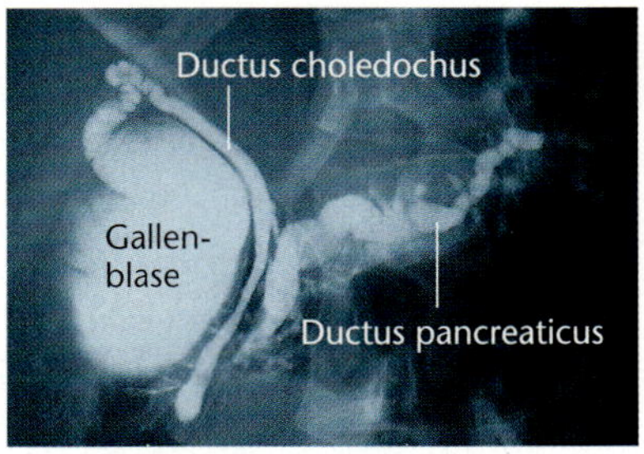

Abb. 22.64: Chronische Pankreatitis in der ERCP. Gallensteine haben zur Einengung des Ductus choledochus und des Ductus pancreaticus geführt. Die Zeichen der auf den Sekretstau folgenden chronischen Pankreatitis sind Erweiterungen und Schlängelung des Ductus pancreaticus. Normaler Pankreasgang, ☞ Abb. 22.10. [E119]

je nach Befinden des Patienten und ermittelten Lipase- bzw. Amylasewerten, frühestens aber alle 2 – 3 Tage, vorsehen. Reizstoffe wie Alkohol oder Kaffee sind tabu, Fett wird erst zuletzt in kleinen Mengen zugegeben. Günstig sind mehrere kleine Mahlzeiten täglich.

Prognose

Die Sterblichkeit in der Akutphase der Erkrankung beträgt bei leichten Formen unter 5%, bei schwersten Verläufen mit Nekrosen von über 50% des Pankreasvolumens bis zu 80%.

Die langfristige Prognose hängt maßgeblich davon ab, ob es gelingt, Rezidive zu verhüten. Dies bedeutet für die Mehrzahl der Patienten eine Alkoholentwöhnungstherapie oder eine Sanierung der Gallenwegserkrankung.

22.6.3 Chronische Pankreatitis

Chronische Pankreatitis: Kontinuierlich oder in Schüben fortschreitende Pankreatitis mit zunehmendem Verlust der endokrinen und exokrinen Pankreasfunktion. In ca. 75% durch Alkoholabusus bedingt.

Symptome und Untersuchungsbefund

Leitsymptom der chronischen Pankreatitis sind wiederholte Schmerzattacken über mehrere Stunden bis Tage. Die Schmerzen sind typischerweise im Oberbauch lokalisiert und strahlen gürtelförmig in den Rücken aus. Oft werden sie durch fette Mahlzeiten oder Alkohol ausgelöst. Die Patienten nehmen wegen der starken Schmerzen häufig eine gekrümmte Körperhaltung ein. Im Endstadium der Erkrankung lassen die Schmerzen meist nach („Ausbrennen" der Pankreatitis).

Viele Patienten nehmen bereits recht früh an Gewicht ab. Erst wenn mehr als 90% des Pankreas zerstört sind, treten mit Fettunverträglichkeit, Fettstühlen, Malassimilationssyndrom (☞ 21.6.9) und Diabetes mellitus (☞ 23.6) die Zeichen einer exokrinen und endokrinen Pankreasinsuffizienz auf. Bei der Palpation des Abdomens geben die meisten Patienten einen Druckschmerz im Oberbauch an.

Komplikationen

Als Komplikationen sind insbesondere Pseudozysten mit Ikterus durch Kompression der Gallenwege, Duodenalstenosen, Abszesse, eine Milzvenenthrombose oder ein Aszites zu nennen.

Diagnostik und Differentialdiagnose

Bei ca. 30% der Patienten sind in der Röntgenleeraufnahme des Abdomens Verkalkungen sichtbar. Sonographisch zeigen sich v.a. in späteren Krankheitsstadien Pseudozysten.

Die α-Amylase und die Lipase im Blut sind in der Regel nur während eines akuten Schubes erhöht. Eine exokrine Pankreasinsuffizienz kann durch folgende Funktionstests nachgewiesen werden:

- Beim **Sekretin-Pankreozymin-Test** wird dem nüchternen Patienten zunächst eine tiefe Duodenalsonde gelegt und dann der Duodenalsaft vor und nach Stimulation durch intravenöse Sekretin- und Pankreozymingabe analysiert. Vor der Untersuchung muß der Patient eine Nahrungskarenz von mindestens 12 Stunden einhalten
- Einfacher und weniger belastend ist der **Pankreolauryltest,** bei dem die Patienten *Fluoresceindilaurat* oral zu sich nehmen. Die Substanz wird bei intakter exokriner Pankreasfunktion in Laurinsäure und Fluorescein gespalten. Letzteres kann dann im Urin nachgewiesen werden. Dazu ist ein Sammelurin über 6 – 10 Stunden (☞ 7.9.1.1) erforderlich

- Ähnlich funktioniert auch der **NBT-PABA-Test** *(N-Benzol-L-tyrosyl-para**amino**benzoesäure* bzw. englisch: *-acid)*, bei dem die oral aufgenommene Testsubstanz durch Cholestyramin gespalten und das Spaltprodukt PABA im Sammelurin gemessen wird
- Die Stuhluntersuchungen entsprechen denen bei Malassimilation (Gewicht, Fettanteil, Chymotrypsingehalt, ☞ 21.6.3).

Behandlungsstrategie

Akute Schübe werden wie eine akute Pankreatitis behandelt (☞ 22.6.2). Ansonsten gelten in der Behandlung der chronischen Pankreatitis folgende Grundsätze:

- Bei Alkoholikern ist der absolute Alkoholverzicht und bei allen Patienten eine kohlenhydratreiche, fettarme Kost, verteilt auf kleine Mahlzeiten, entscheidend. Am besten werden mittelkettige Triglyzeride (z.B. Ceres®-Margarine) resorbiert
- Fehlende Pankreasenzyme werden substituiert (z.B. Kreon®-Granulat)
- Bei einem Diabetes mellitus ist eine Insulintherapie notwendig (☞ 23.6.6)
- Evtl. ist auch die Gabe von Vitaminen sinnvoll
- Vielfach müssen Analgetika gegeben werden.

Operiert wird nur bei chirurgisch angehbaren Ursachen der Erkrankung (z.B. eingeklemmte Steine), bei Komplikationen (z.B. Pseudozysten) und bei konservativ nicht beherrschbaren Schmerzen. Häufigste Eingriffe sind **Drainageoperationen,** bei denen die Pseudozyste oder der erweiterte Pankreasgang eröffnet und zur Entlastung z.B. mit einer nach der Roux-Y-Technik ausgeschalteten Jejunumschlinge anastomosiert werden (☞ Abb. 22.65). Resezierende Verfahren sind seltener erforderlich.

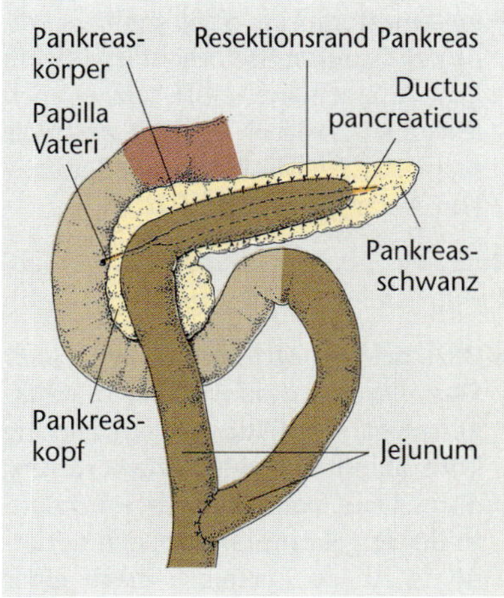

Abb. 22.65: Pankreatojejunostomie bei chronischer Pankreatitis. Der Ductus pancreaticus wird langstreckig eröffnet und mit einer ausgeschalteten Jejunumschlinge verbunden. Dadurch kann das zuvor gestaute Sekret abfließen. [L190].

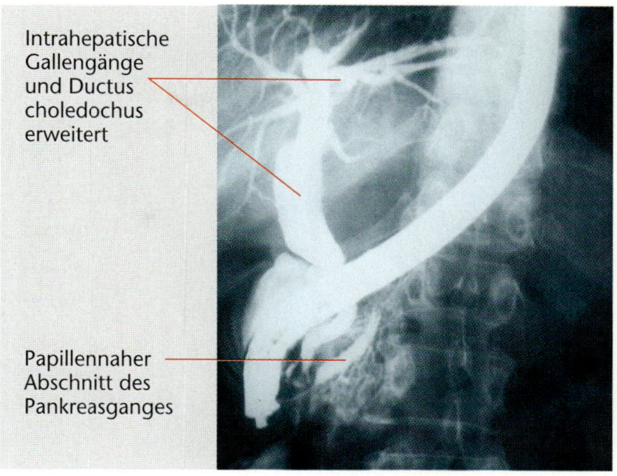

Abb. 22.66: Pankreaskarzinom in der ERCP. Durch das Kontrastmittel lassen sich der geweitete Ductus choledochus und die intrahepatischen Gallengänge darstellen, der Pankreasgang jedoch nur im Pankreaskopfbereich. Der komplette Kontrastmittelabbruch weist auf eine Verlegung des Ganges durch den Tumor hin. [X211]

Prognose

Wurde die Erkrankung durch Choledochus- oder Papillensteine bzw. -stenosen ausgelöst, ist die Prognose nach operativer Beseitigung der Ursache gut. Alle anderen Formen sind durch einen langen Leidensweg für die Patienten bei insgesamt geringer Letalität gekennzeichnet.

Werden die fettarme Diät und die absolute Alkoholkarenz konsequent eingehalten, kann der Krankheitsverlauf positiv beeinflußt werden.

22.6.4 Pankreaskarzinom

> **Pankreaskarzinom** *(Bauchspeicheldrüsenkrebs):* Histologisch meist Adenokarzinom. Zu ca. 70% im Pankreaskopf lokalisiert. Betrifft Männer etwas häufiger als Frauen, Hauptmanifestationsalter 50. – 70. Lebensjahr. Keine gesicherten Risikofaktoren. Sehr schlechte Prognose.

Symptome und Untersuchungsbefund

Das Pankreaskarzinom bereitet lange Zeit nur unspezifische Beschwerden, vornehmlich Gewichtsverlust, Mattigkeit und Leistungsknick sowie Oberbauchbeschwerden und Verdauungsstörungen. Pankreaskopf- und Papillenkarzinome können aber bereits recht früh durch Verlegung der ableitenden Gallenwege zu einem *schmerzlosen* Ikterus und einer vergrößerten, nicht druckschmerzhaften Gallenblase **(Courvoisier-Zeichen)** führen. Paraneoplastische Thrombosen und Thrombophlebitiden sind möglich.

Diagnostik

Sonographie, CT, Feinnadelbiopsie unter sonographischer oder computertomographischer Kontrolle und evtl. ERCP sichern die Diagnose. Geeignete Tumormarker (☞ 24.4.8) sind CEA und CA 19-9.

Behandlungsstrategie

Kurative Operationsverfahren

Die Behandlung des Pankreaskarzinoms ist primär operativ. Aufgrund der oft späten Diagnosestellung ist eine kurative Operation nur bei ungefähr 20% aller Patienten möglich.

Methode der Wahl beim Pankreaskopf- oder -papillenkarzinom ist die **Whipple-Operation** *(partielle Duodenopankreatektomie)* mit Entfernung von Pankreaskopf *(Rechtsresektion),* Duodenum, Gallenblase und zwei Dritteln des Magens sowie aller regionären Lymphknoten. Zur Wiederherstellung der Magen-Darm-Passage sind zahlreiche Verfahren bekannt. Abb. 22.67 zeigt eines davon. Die Whipple-Operation gehört zu den größten Bauchoperationen überhaupt und ist mit einer Letalität von 10 – 20% behaftet.

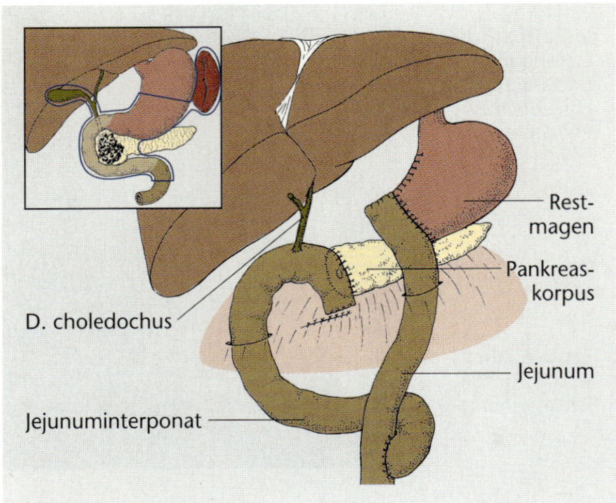

Abb. 22.67: Whipple-Operation (partielle Duodenopankreatektomie). Im kleinen Bild die Situation vor OP mit den Resektionskanten. Nach Entfernung des Duodenums laufen Gallen- und Pankreassekret über eine End-zu-Seit anastomosierte Jejunumschlinge ab. [L190]

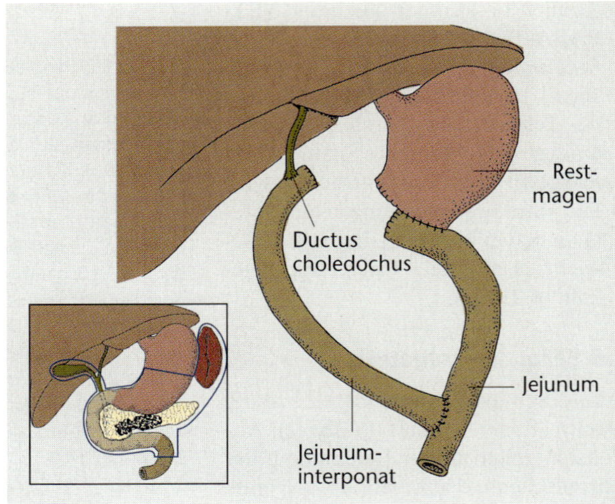

Abb. 22.68: Totale Duodenopankreatektomie. Die Abbildung zeigt eine von mehreren Möglichkeiten, die Magen-Darm-Passage wiederherzustellen. Im kleinen Bild die Situation vor OP mit den Resektionskanten. [L190]

Nur manchmal ist ein Erhalt des Pylorus und des Doudenums und damit der normalen Magen-Darm-Passage möglich.

Bei einem Pankreasschwanzkarzinom wird in der Regel eine **Pankreaslinksresektion** durchgeführt, bei der der Pankreasschwanz – oft mit der Milz – entfernt wird.

Bei Pankreaskörperkarzinomen, sehr großen Pankreastumoren oder mehreren Tumoren in verschiedenen Anteilen des Pankreas ist eine **totale Duodenopankreatektomie** (☞ Abb. 22.68) erforderlich. Da das Pankreas vollständig entfernt wird, resultieren eine exokrine *und* endokrine Pankreasinsuffizienz mit insulinpflichtigem Diabetes mellitus (☞ unten).

Palliative Operationsverfahren

Palliativmaßnahmen verlängern die Überlebenszeit des Patienten zwar nicht oder kaum, können aber die teils sehr quälenden Beschwerden des Kranken lindern:

- Bei **Ikterus** möglich sind das endoskopische Einlegen einer Drainage oder die Anlage einer **biliodigestiven Anastomose,** d.h. einer operativen Verbindung zwischen Gallenwegen und Magen-Darm-Trakt. Beispiel hier ist die **Cholecysto-** oder **Choledochojejunostomie** zwischen der Gallenblase bzw. dem Ductus choledochus und einer ausgeschalteten Dünndarmschlinge. Da die Galle nun wieder abfließen kann, bildet sich der Ikterus schnell zurück, und dem Patienten geht es subjektiv besser
- In fortgeschrittenen Stadien häufig ist eine **Magenentleerungsstörung.** Hier kann eine **Gastrojejunostomie** zur Umgehung der tumorbedingten Stenose dem Patienten helfen
- Bei einem **Aufstau des Pankreassekrets** im Ductus pancreaticus kann entweder endoskopisch eine Drainage eingelegt oder eine Pankreatojejunostomie wie bei der chronischen Pankreatitis durchgeführt werden (☞ Abb. 22.65).

Eine postoperative Strahlen- und Chemotherapie verlängert zwar nicht die Überlebenszeit, kann aber die Schmerzen vermindern.

Pflege bei Pankreaskarzinom

Pflege bei Diabetes mellitus, ☞ 23.6.8; Pflege bei onkologischen Erkrankungen, ☞ 24.2

Perioperative Pflege bei Pankreasoperationen

Allgemeine perioperative Pflege, ☞ 11.1 und 11.4

Am Vortag erhält der Patient mittags flüssige Kost und abend nur noch Tee. Zur Darmreinigung wird ein Reinigungseinlauf durchgeführt. Die Rasur erfolgt von den Brustwarzen bis zu den Leisten einschließlich der Schambehaarung.

Postoperativ wird der Patient in der Regel mehrere Tage auf der Intensivstation betreut (☞ 38.3).

- **Lagerung.** Der Patient wird mit leicht erhöhtem Oberkörper gelagert
- **Kostaufbau.** Der Kostaufbau hängt ab von der Art der Operation und dem Befinden des Patienten. In der Regel beginnt die orale Nahrungsaufnahme zwischen dem 4. und 8. postoperativen Tag und wird entsprechend dem Kostaufbau bei akuter Pankreatitis gesteigert (☞ auch 22.6.2).
  Voraussetzung für den Kostaufbau ist die Dichtigkeit der operativ angelegten Anastomosen. Später gibt es keine Nahrungsmittelbeschränkungen: Der Patient wird selbst sehr schnell feststellen, was er verträgt und was nicht. Auf Alkohol sollte er allerdings von Anfang an verzichten

Spezielle Ernährungsmaßnahmen bei Pankreatektomie, ☞ unten

- **Blutzuckerkontrollen.** Nach jeder Pankreasoperation wird der Blutzuckerspiegel des Patienten engmaschig kontrolliert und auf Arztanordnung durch Gabe von Altinsulin korrigiert. In der Regel normalisiert sich der erhöhte Blutzuckerspiegel nach einer Whipple-Operation und nach einer Pankreaslinksresektion nach einiger Zeit wieder. Nach der Pankreatektomie bleibt der Patient Zeit seines Lebens insulinpflichtiger Diabetiker (☞ unten).

Krankenbeobachtung und Dokumentation

- Vitalzeichen, Temperatur
- Allgemeinbefinden, Schmerz
- Bauchumfang, Bauchdeckenspannung
- Infusionen (ZVK)
- Flüssigkeitsbilanz, ZVD
- Blutzucker
- Magensonde (Lage der Sonde, Menge und Beschaffenheit des Sekrets)
- Wunde, Drainagen und Verbände
- Später: Kostverträglichkeit

Ernährung nach Pankreatektomie

Nach einer vollständigen Entfernung des Pankreas **(Pankreatektomie)** kann die Ernährung des Patienten sowohl anfänglich als auch langfristig große Probleme bereiten. Durch die fehlende exokrine Pankreasfunktion ist die Fettverdauung, durch die fehlende endokrine Pankreasfunktion die Blutzuckerregulation erheblich gestört. Grundzüge der Diät sind:

- Alkoholkarenz
- Verteilung der Nahrung auf 6 – 8 kleine Mahlzeiten täglich
- Substitution der fehlenden Pankreasenzyme, z.B. durch Pankreon® Granulat. Keine Gabe (mikro-)verkapselter Präparate, da die Magen-Darm-Passage aufgrund der veränderten anatomischen Verhältnisse beschleunigt ist und die Wirksubstanz erst zu spät freigesetzt wird
- Fettarme Kost, da die Fettresorption trotz der Substitution von Pankreasenzymen beeinträchtigt bleibt. Zufuhr eines Teils der Fette als mittelkettige Triglyzeride (☞ 22.1.1)
- Vitamin- und proteinreiche Ernährung
- Diabetes-Diät (dabei zur Deckung des Kalorienbedarfs auf einen erhöhten Kohlenhydratanteil bei vermindertem Fettanteil in der Nahrung achten). Pankreatektomierte haben stets einen insulinpflichtigen Diabetes mellitus. Da im Gegensatz zum „normalen" Diabetiker nicht nur die Produktion des blutzuckersenkenden Insulins ausgefallen ist, sondern auch die des blutzuckersteigernden Glukagons (☞ 23.1.5), ist der Diabetes oft labil und sind die Patienten v.a. durch Hypoglykämien (☞ 23.6.4) gefährdet
- Substitution der fettlöslichen Vitamine und Vitamin B_{12}, z.B. durch i.m.-Injektion einer Ampulle Adek Falk® monatlich und einer Ampulle Cytobion 1000® alle vier Monate
- Bei schwerer Beeinträchtigung der Verdauungsfunktion zusätzlich Gabe von Eisen-, Kalium-, Kalzium- und Spurenelementpräparaten.

Angesichts der erheblichen Beeinflussung des täglichen Lebens durch die Pankreatektomie ist dem Patienten der Kontakt zu einer Selbsthilfegruppe Pankreatektomierter zu empfehlen.

Prognose

Zum Zeitpunkt der Diagnosestellung bestehen in 80% bereits Metastasen, ein Grund für die geringe mittlere Überlebenszeit von nur sechs Monaten. Damit ist das Pankreaskarzinom der Gastrointestinaltumor mit der schlechtesten Prognose.

22.6.5 Pankreasverletzungen

Pankreasverletzungen sind eher selten und meist Folge eines stumpfen Bauchtraumas (☞ 27.11).

Hauptsymptome sind Oberbauchschmerzen mit Ausstrahlung in Rücken und Schulter, Übelkeit bis zum Erbrechen, zunehmende Abwehrspannung des Abdomens und paralytischer Ileus. Da jedoch oft schwere Begleitverletzungen bestehen, werden gerade die Anfangssymptome oft übersehen.

Zur Diagnosesicherung werden Amylase und Lipase im Blut bestimmt (bd. meist erhöht) und eine Sonographie sowie ggf. ein CT durchgeführt. Manchmal wird die Pankreasverletzung auch während einer wegen eines stumpfen Bauchtraumas durchgeführten Probelaparotomie festgestellt.

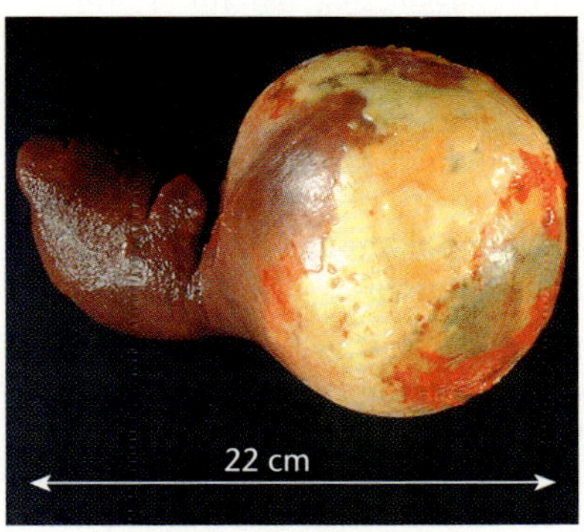

Abb. 22.69: OP-Präparat einer Milz, deren gesundes Gewebe zur Hälfte von einem riesigen, abgekapselten Milztumor verdrängt wird. [X2 1]

Eine leichte *Pankreaskontusion* (Pankreasprellung) wird konservativ behandelt. Ansonsten muß operiert werden. Ziel der Operation ist der weitestmögliche Organerhalt bei Rekonstruktion der Pankreasgänge. Bei schweren Parenchymverletzungen ist manchmal eine (Teil-)Resektion des Pankreas unvermeidlich.

22.7 Erkrankungen der Milz

22.7.1 Anatomie und Physiologie der Milz

Die **Milz** *(Splen, Lien)* liegt im linken Oberbauch unter dem Zwerchfell (☞ Abb. 22.32). Sie gehört wie Thymus, lymphatischer Rachenring, Lymphknoten und lymphatisches Gewebe des Darmes zum *lymphatischen System.* Zusätzlich zu den allgemeinen Funktionen des lymphatischen Systems (Mitarbeit bei der Immunabwehr, Transport von Nahrungsfetten aus dem Darm, Drainage von interstitieller Flüssigkeit) sind weitere gesicherte Funktionen der Milz:

- Identifizierung und Abbau überalterter Blutzellen (☞ Abb. 24.1.1)
- Thrombozytenspeicherung und Ausschüttung von Thrombozyten bei erhöhtem Verbrauch, z.B. Blutungen
- Abfangen und Abbau kleinster Blutgerinnsel.

22.7.2 Splenomegalie

Splenomegalie *(Milzschwellung, Milztumor):* Vergrößerung der Milz, wodurch die ansonsten nicht tastbare Milz unter dem linken Rippenbogen tastbar wird. Zum Vergleich: Die normale Milz ist etwa 10 – 12 cm lang, 6 – 8 cm breit und 3 – 4 cm dick.

Mögliche Ursachen einer Splenomegalie sind:

- Infektionskrankheiten, z.B. infektiöse Mononukleose (☞ 34.7.1) oder Sepsis (☞ 28.4)
- Hämatologische und lymphatische Erkrankungen, z.B. Lymphome (☞ 24.8)
- Pfortaderstau, z.B. bei Leberzirrhose (☞ 22.4.8)
- Rheumatische Erkrankungen, z.B. Lupus erythematodes (☞ 25.6.1)

- Speicherkrankheiten, z.B. Hämochromatose (☞ 22.4.6)
- Primäre Milzerkrankungen, z.B. Milztumoren (Sarkom), Milzzysten.

Die Diagnose wird durch Palpation und Sonographie gestellt. Häufig schließen sich weitere technische Untersuchungen zur Ursachenklärung an.

Therapie und Pflege sind abhängig von der Grundkrankheit. Viele Grunderkrankungen werden durch eine *Splenektomie* (Milzentfernung) günstig beeinflußt.

22.7.3 Hypersplenismus

Hypersplenismus *(Hyperplenie-Syndrom):* Überaktivität der Milz, dadurch Mangel an Blutzellen im Blut.

Beim **Hypersplenismus** werden die Blutzellen in der Milz beschleunigt abgebaut. Bis zu einem gewissen Maß kann der Blutzellverlust durch eine *Knochenmarkhyperplasie* kompensiert werden. Ist jedoch die Funktionsreserve des Knochenmarks erschöpft, kommt es zu einem Mangel an Blutzellen im peripheren Blut, wobei einzelne Blutzellreihen oder alle drei Blutzellreihen betroffen sein können. Ursächlich kommen alle Erkrankungen in Frage, die eine Splenomegalie (☞ oben) hervorrufen **(sekundärer Hypersplenismus).**

Ob es einen **primären Hypersplenismus** ohne erkennbare Grundkrankheit gibt, ist umstritten. Diagnostisch wegweisend ist ein Mangel an Blutzellen bei gleichzeitiger Knochenmarkhyperplasie. Mit nuklearmedizinischen Methoden (☞ 9.6.6) wird die Lebensdauer der Blutzellen bestimmt und die erhöhte Milzaktivität nachgewiesen. Therapie und Pflege entsprechen denen bei Splenomegalie (☞ oben).

22.7.4 Milzverletzungen/ Milzruptur

Die Milz ist aufgrund ihrer Blutfülle und dadurch bedingten weichen Konsistenz besonders verletzungsgefährdet. Stumpfe Bauchtraumen, operationsbedingte Kapseleinrisse (vor allem bei Operationen im Oberbauch) sowie die seltene *Spontanruptur* (z.B. bei chronisch myeloischer Leukämie, ☞ 24.7.9) führen rasch zu massiven Blutungen.

Eine Sonderform stellt die **zweizeitige Milzruptur** dar, bei der sich das Blut erst innerhalb der Milzkapsel ansammelt **(subkapsuläres Hämatom),** bis nach einem symptomfreien Intervall von einigen Tagen bis zu zwei Wochen die Kapsel reißt und eine akute Blutung einsetzt.

Symptome und Untersuchungsbefund

Aufgrund des massiven Blutverlustes in die Bauchhöhle entsteht ein Volumenmangelschock (☞ 38.5.1). Durch Nervenreizung kommen zu den Oberbauch- und linksseitigen Flankenschmerzen noch linksseitige Schulterschmerzen hinzu (sog. **Kehr-Zeichen**). Bei der Untersuchung fallen die Zunahme des Bauchumfanges und bei traumatischer Ursache evtl. Prellmarken auf.

Diagnostik

Die Diagnose läßt sich durch sonographischen Nachweis der Blutung und ggf. durch eine Peritoneallavage (☞ 27.11) sichern. Letztere wird heute jedoch nur noch selten angewandt.

Bei jeder linksseitigen Rippenfraktur muß eine Milzverletzung ausgeschlossen werden!

Behandlungsstrategie

Bei dringendem Verdacht auf eine Milzverletzung wird immer eine Probelaparotomie durchgeführt. Bei kleinen Milzeinrissen kann der Defekt meist mit einem Fibrinkleber verklebt werden, bei größeren Zerreißungen muß die Milz bei Erwachsenen in der Regel entfernt werden. Bei Kindern wird immer versucht, die rupturierte Milz zu erhalten (z.B. durch Fibrinklebung, kombiniert mit Naht und Auflegen eines Vlieses oder Einhüllen der Milz in ein resorbierbares Netz).

Komplikationen nach Splenektomie

Insbesondere zwei Komplikationen der Splenektomie sind zu beachten:

- **Thrombose/Thromboembolie:** Nach einer Splenektomie steigt die Thrombozytenzahl im peripheren Blut teils erheblich an (Maximum ca. 2 Wo. postoperativ). Alle Patienten erhalten deshalb eine Low-dose-Heparinisierung, bei Thrombozytenzahlen über 400 000 Thrombozyten/nl Blut zusätzlich Azetylsalizylsäure oral und bei extrem hohen Werten über 1 000 000 Thrombozyten/nl Blut eine Vollheparinisierung (☞ 19.7)
- **OPSI-Syndrom** *(Overwhelming post splenectomy infection syndrome, Postsplenektomiesepsis):* Hierbei handelt es sich um eine fulminante Sepsis mit einer Letalität von über 50%, am häufigsten hervorgerufen durch Pneumokokken und Meningokokken. Das Risiko ist besonders hoch in den ersten zwei Jahren nach dem Eingriff. Daher sollte der Patient 3 – 4 Wochen vor einer geplanten Splenektomie gegen Pneumokokken geimpft werden, ansonsten 2 – 3 Wochen danach.

Pflege bei Splenektomie

Allgemeine perioperative Pflege, ☞ *11.1 und 11.4*

Die präoperative Pflege folgt den allgemein üblichen Richtlinien. Bei den häufigen Notfallsplenektomien ist eine gründliche Vorbereitung des Patienten naturgemäß nicht möglich. Die Rasur ist notwendig von den Mamillen bis zu den Leisten einschließlich der Schambehaarung.

Postoperativ ist hervorzuheben:

- **Lagerung:** Lagerung des Patienten mit leicht erhöhtem Oberkörper
- **Prophylaxen:** Wegen der häufigen Schonatmung Pneumonieprophylaxe (☞ 7.3.4). Zur Thromboseprophylaxe Frühmobilisation, Verwendung von AT-Strümpfen (☞ 7.3.15) und Heparinisierung nach Arztanordnung
- **Darmstimulation:** Ggf. Abführen am dritten postoperativen Tag
- **Kostaufbau:** Bei reger Darmtätigkeit Kostaufbau nach hausüblichem Schema ab dem 3. postoperativen Tag.

Patienteninformation

Der Patient beginnt einige Tage nach der Splenektomie, erhöht infektionsanfällig zu werden, da die Mitarbeit der Milz bei der Immunabwehr wegfällt. Bis das Immunsystem des Patienten wieder voll funktionsfähig ist, soll der Patient größere Menschenansammlungen und Menschen mit ansteckenden Erkrankungen (auch banalen Erkältungen) meiden. Bei Fieber über 38 °C soll er seinen Hausarzt aufzusuchen.

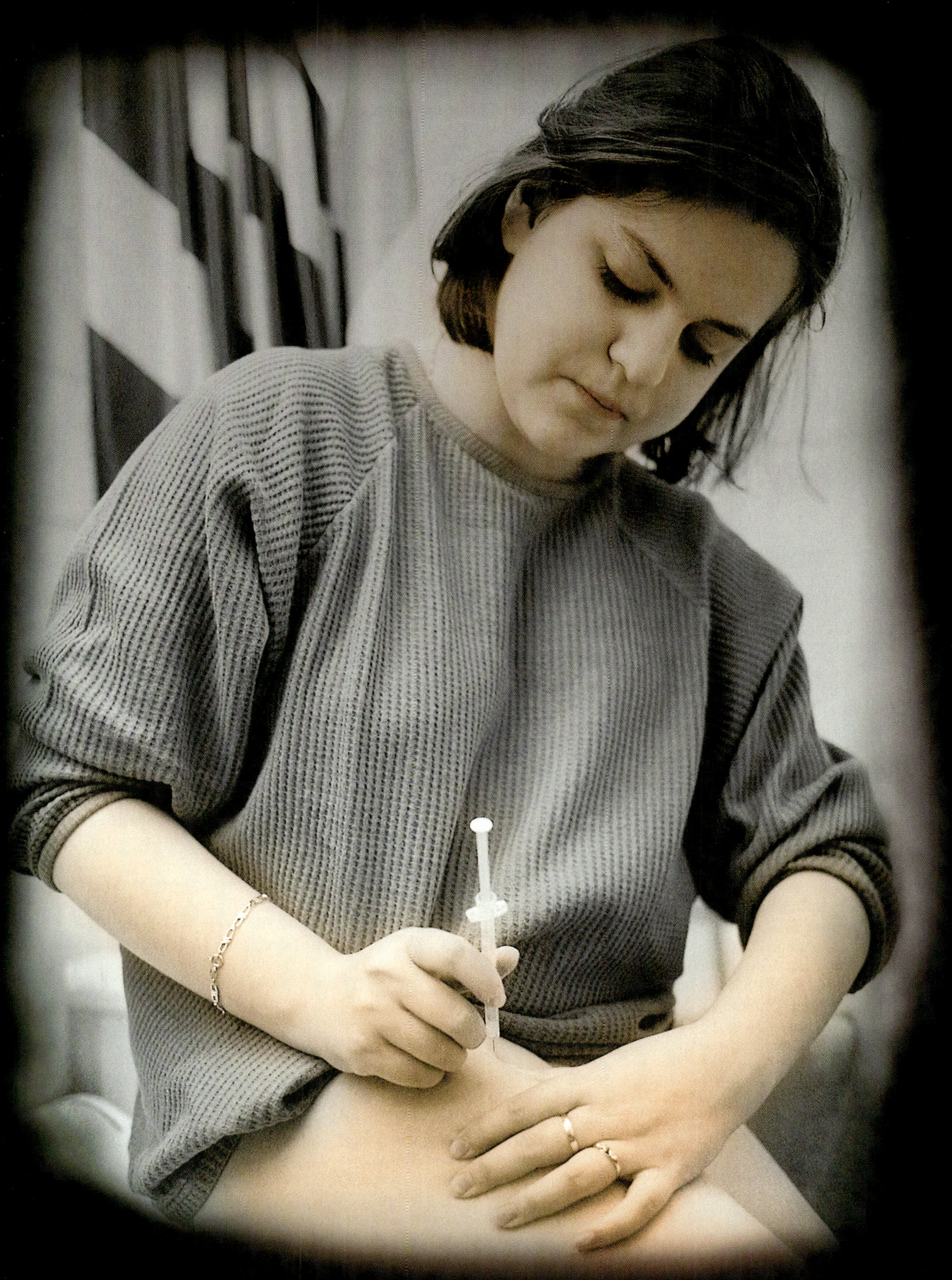

23 Pflege bei endokrinologischen, stoffwechsel- und ernährungsbedingten Erkrankungen

Übersicht

Das medizinische Fachgebiet

Endokrinologie: Teilgebiet der Inneren Medizin, das sich mit Strukturen und Funktionen der Hormone sowie der Diagnostik und Behandlung von Störungen des Hormonsystems beschäftigt.

Bei **Stoffwechselerkrankungen** *(metabolischen Erkrankungen)* sind die chemischen Auf-, Ab- oder Umbauvorgänge im Körper gestört. In erster Linie ist die Verwertung von Nahrungsbestandteilen betroffen, z.B. der Glukose beim Diabetes mellitus.

Der Übergang zu den **Ernährungskrankheiten** ist oft fließend, da Stoffwechselerkrankungen häufig durch Fehlernährung begünstigt oder sogar verursacht werden.

Teamarbeit erforderlich

Wenn auch endokrinologische, stoffwechsel- und ernährungsbedingte Erkrankungen hauptsächlich vom *Allgemeinmediziner* oder *Internisten* behandelt werden, so gibt es doch zahlreiche Überschneidungen bei der Behandlung dieser Krankheiten.

So haben sich manche *Gynäkologen* auf die Diagnostik und Therapie weiblicher Sexualhormonstörungen (einschließlich der dadurch bedingten Unfruchtbarkeit) spezialisiert. Sind Kinder betroffen, ist eine enge Zusammenarbeit mit dem *Pädiater* (Kinderarzt) erforderlich. *Radiologe* und *Nuklearmediziner* tragen mit zur Diagnosestellung vieler endokrinologischer Erkrankungen bei.

Können endokrinologische Erkrankungen mit Diät und Medikamenten nicht ausreichend behandelt werden, ist häufig eine *Operation* oder eine *Strahlentherapie* angezeigt. Folgeerkrankungen wie z.B. eine diabetische Polyneuropathie (☞ 23.6.5) werden oft von weiteren Fachärzten, hier dem *Neurologen*, behandelt.

Aufbau des Kapitels im Lehrbuch

Das Fachgebiet der endokrinologischen, stoffwechsel- und ernährungsbedingten Erkrankungen ist so komplex, daß es keine Leitsymptome gibt, die auf alle Teilgebiete zutreffen. Auch die pflegerischen Anforderungen sind je nach Erkrankung sehr unterschiedlich; eine „übersichtliche" Zusammenfassung der bei endokrinologischen Erkrankungen beeinträchtigten ATL ist nicht möglich. Leitsymptome, Diagnostik und Pflege werden deshalb bei den entsprechenden Erkrankungen behandelt, und der Diagnostikteil beschränkt sich auf eine Übersicht der Blutdiagnostik.

23.1 Anatomie und Physiologie

23.1.1 Das endokrine System

Hormone: Körpereigene *Botenstoffe*, die die biologischen Abläufe im menschlichen Körper, das Verhalten eines Menschen und auch seine Empfindungen entscheidend beeinflussen.

Hormone werden in speziellen Organen bzw. Geweben *(Hormondrüsen, endokrine Drüsen, endokrine Gewebe)* gebildet und gelangen auf dem Blutweg zum jeweiligen Erfolgsorgan.

Chemische Hormonklassifizierung

- **Aminosäureabkömmlinge:** Diese Hormone leiten sich von einer Aminosäure ab und sind überwiegend wasserlöslich. Zu ihnen gehören z.B. die *Schilddrüsenhormone* Thyroxin und Trijodthyronin (☞ unten) sowie die *Katecholamine* Adrenalin und Noradrenalin
- **Peptidhormone:** Peptidhormone, z.B. Insulin, Wachstumshormon (☞ unten), TSH (☞ unten) und Kalzitonin bestehen aus Ketten von Aminosäuren und sind ebenfalls wasserlöslich

Klasse	Hormon	Hauptbildungsort
Aminosäure-abkömmlinge	Thyroxin und Trijodthyronin (T_4, T_3)	Schilddrüse
	Adrenalin und Noradrenalin (zusammen als *Katecholamine* bezeichnet)	Nebennierenmark
Peptid-hormone	• Oxytocin, Adiuretin • Releasing-Hormone (RH) • Inhibiting-Hormone (IH)	Hypothalamus
	Wachstumshormon, Prolaktin, TSH, LH, FSH, ACTH	Hypophysenvorderlappen
	Kalzitonin	Schilddrüse
	Parathormon (PTH)	Nebenschilddrüse
	Insulin	Bauchspeicheldrüse
Steroid-hormone	Aldosteron, Kortisol	Nebennierenrinde
	Testosteron	Hoden
	Östrogene und Progesteron	Eierstöcke

Tab. 23.1: Übersicht der Hormone und ihrer Bildungsorte. [B200]

- **Steroidhormone:** Aldosteron, Kortisol und die Geschlechtshormone leiten sich vom Cholesterin ab und sind fettlöslich.

Peptidhormone müssen parenteral substituiert werden (z.B. als Insulinspritze für den Diabetiker), da sie nach oraler Aufnahme im Magen-Darm-Trakt zerlegt und damit wirkungslos würden. Dagegen können Aminosäurenabkömmlinge und Steroidhormone oral verabreicht werden.

Alle fettlöslichen und viele wasserlöslichen Hormone werden im Blut an **Transportproteine** gebunden (z.B. die Schilddrüsenhormone an das **Thyroxinbindende Globulin,** kurz *TBG*). Ein Zuwenig oder Zuviel an Transportglobulinen führt zu Verteilungsstörungen des Hormons und kann eine Hormonstörung vortäuschen.

Hierarchie der hormonellen Sekretion

Die Hormonsekretion wird durch *Regelkreise* gesteuert, vergleichbar der modernen Heizungssteuerung: Sinkt die Raumtemperatur (der Hormonspiegel) unter einen bestimmten, vom Meßfühler gemessenen Sollwert, so veranlaßt der Regler eine stärkere Erwärmung der Heizkörper (höhere Hormonausschüttung), und die Raumtemperatur (der Hormonspiegel) steigt wieder an. Meist wirken *mehrere* Regelkreise *gleichzeitig* auf ein Hormon ein, die in Hemmung und Stimulierung fein aufeinander abgestimmt sind. Oberster Regler ist meist der **Hypothalamus,** der über seine **Releasing-Hormone** (kurz *RH*) stimulierend und über seine **Inhibiting-Hormone** (kurz *IH*) hemmend auf einen zweiten Regler einwirkt, den **Hypophysenvorderlappen.** Dieser beeinflußt durch Sekretion *glandotroper* (auf Drüsen einwirkender) *Hormone* die untergeordneten **Hormondrüsen,** z.B. die Schilddrüse, die nun ihrerseits mittels ihrer *peripheren Hormone* die **Zielzellen** steuern (Details, ☞ Abb. 23.2 und 23.3). Doch keine Regel ohne Ausnahme: Einige Hormondrüsen, z.B. der Hypophysenhinterlappen, überspringen eine Ebene dieser komplizierten hierarchischen Ordnung, und andere, etwa die Bauchspeicheldrüse (Produktion von Insulin und Glukagon, ☞ 23.1.5), arbeiten sogar weitgehend unabhängig von Hypothalamus und Hypophyse.

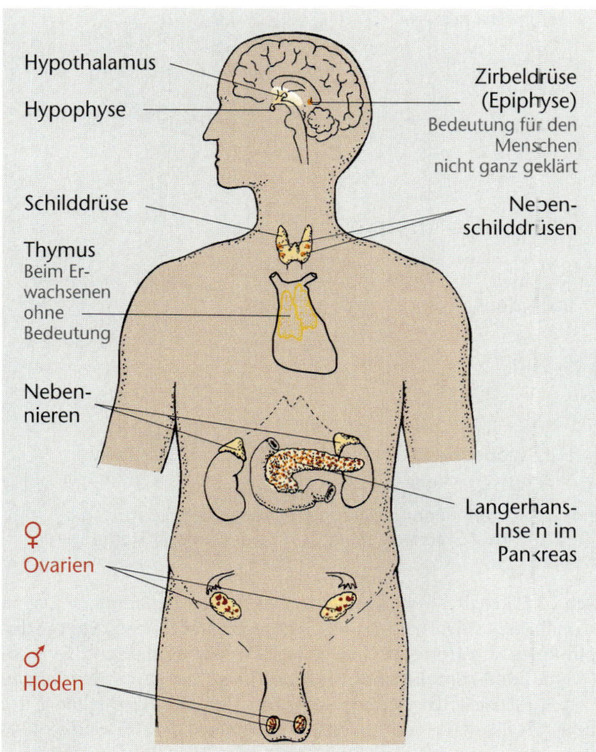

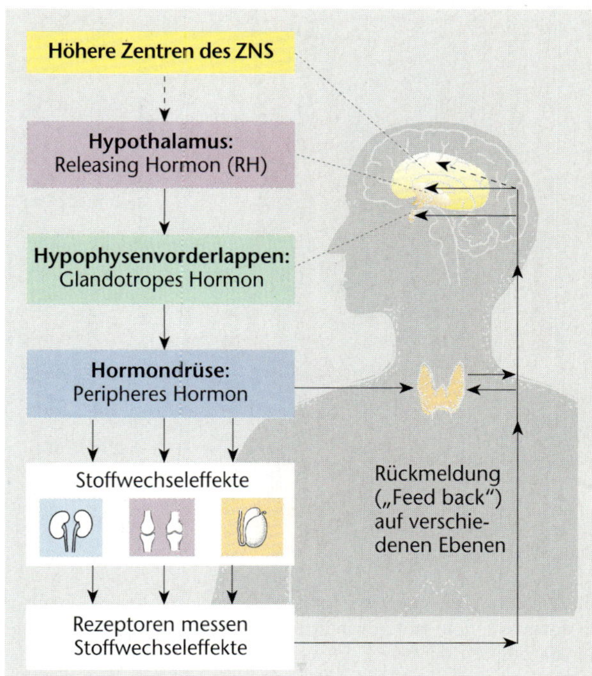

Abb. 23.3 (oben): Die Hierarchie der Hormonregulation. [B200]

Abb. 23.2 (links): Die Hormondrüsen des Menschen. [B200]

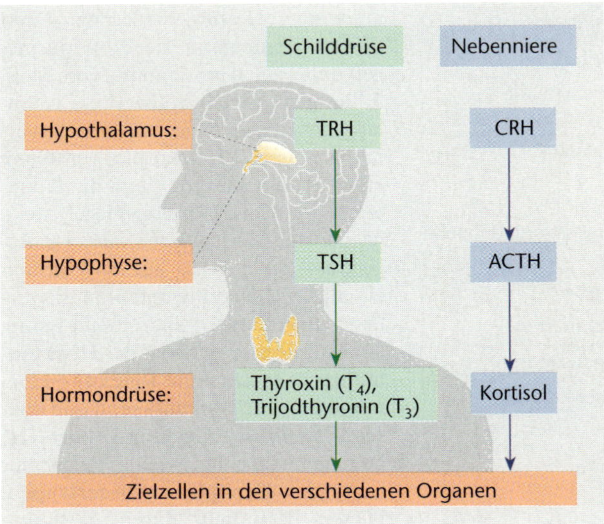

Abb. 23.4: Die Hormonachsen von Hypothalamus, Hypophyse und peripheren Hormondrüsen am Beispiel der Schilddrüsenhormone und des Nebennierenhormons Kortisol. Vergleichbare Hormonachsen existieren für die Sexualhormone. [B200]

23.1.2 Schilddrüse

Die **Schilddrüse** *(Glandula thyreoidea)* produziert in ihren Follikelzellen die Hormone **Thyroxin** *(T_4)* und **Trijodthyronin** *(T_3)*. T_4 enthält vier, T_3 nur drei Jod-Atome.

Beide Hormone steigern den Energieumsatz, fördern das Wachstum und führen zu einer Aktivitätszunahme des Nervensystems.

Zwischen den Schilddrüsenfollikeln liegen die **C-Zellen** *(parafollikuläre Zellen)*, die das Hormon **Kalzitonin** sezernieren. Kalzitonin senkt die Kalziumkonzentration im Blut, indem es die Freisetzung von Kalzium und Phophat *aus* den Knochen hemmt und gleichzeitig deren Einbau *in* die Knochen fördert. An der Niere steigert Kalzitonin die Ausscheidung von Phophat, Kalzium, Natrium, Kalium und Magnesium. *Therapeutisch* wird Kalzitonin bei der *Hyperkalzämie* (☞ 31.13.3) und der *Osteoporose* (☞ 26.8.1) eingesetzt.

23.1.3 Nebenschilddrüsen

Die **Nebenschilddrüsen** *(Epithelkörperchen, Glandulae parathyreoideae)* sind vier ca. 2 – 4 mm große Knötchen dorsolateral der Schilddrüse.

Sie produzieren **Parathormon** (kurz *PTH*), dessen Hauptwirkung in einer *Erhöhung* des Blutkalziumspiegels besteht. Parathormon fördert die Kalziumfreisetzung aus den Knochen, vermindert die Kalziumausscheidung über die Nieren und fördert (indirekt) die Kalziumaufnahme aus dem Darm.

Erkrankungen der Nebenschilddrüsen, ☞ *23.5*

23.1.4 Nebennieren

Die **Nebennieren** *(Glandulae suprarenales)* sind paarig angelegte, je 5 g schwere Organe, die hutförmig auf den beiden oberen Nierenpolen sitzen. Man unterscheidet *Nebennierenrinde* und *Nebennierenmark*.

Die **Nebennierenrinde** (kurz *NNR*) gliedert sich histologisch in drei Schichten:
- In der äußeren *Zona glomerulosa* werden **Mineralokortikoide** (z.B. *Aldosteron*) gebildet, die die Natriumrückresorption in der Niere auf

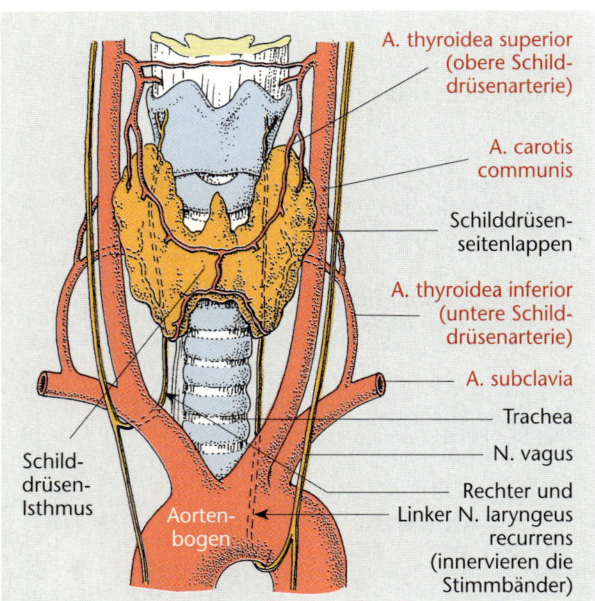

Abb. 23.5: Anatomie der Schilddrüse. Die Schilddrüse, eine ungefähr 25 g schwere, hufeisenförmige Drüse, liegt vor der Luftröhre dicht unterhalb des Schildknorpels. Sie besteht aus zwei Seitenlappen, die durch eine Gewebebrücke, den **Isthmus** (= Enge), verbunden sind. Klinisch bedeutsam ist der Verlauf des N. laryngeus recurrens, der links und rechts unmittelbar hinter der Schilddrüse verläuft und bei Operationen leicht verletzt werden kann. [L190]

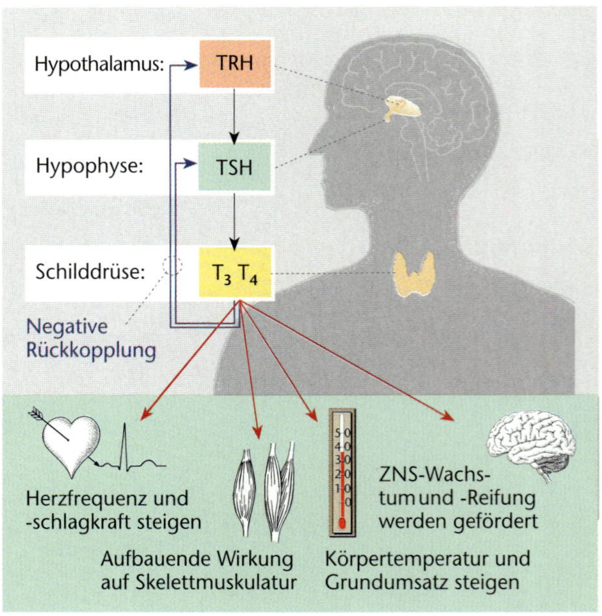

Abb. 23.6: Regelkreis und Wirkungen der Schilddrüsenhormone. Das im Hypothalamus gebildete RH des Schilddrüsenregelkreises **Thyreotropin-Releasing-Hormon** (TRH) stimuliert die Ausschüttung von TSH **(Thyreoidea-stimulierendes Hormon),** was zur vermehrten Bildung und Freisetzung der Hormone Thyroxin (T_4) und Trijodthyronin (T_3) führt. Steigende T_3- und T_4-Blutspiegel hemmen die TRH- und TSH-Bildung (negative Rückkopplung). [B200]

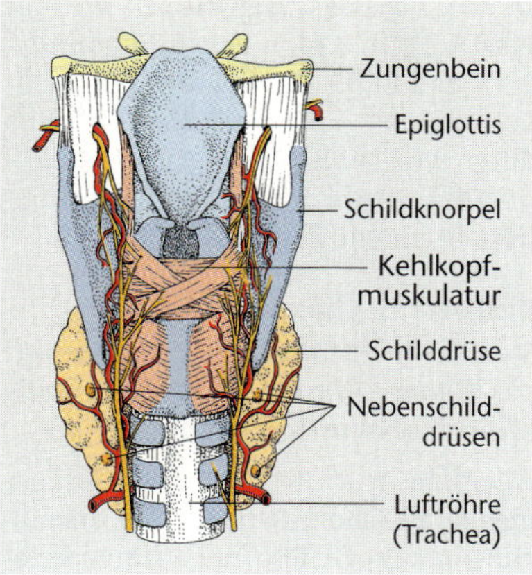

Abb. 23.7: Anatomie der Nebenschilddrüsen. Ansicht von hinten auf Trachea, Schilddrüse und Nebenschilddrüsen. [L190]

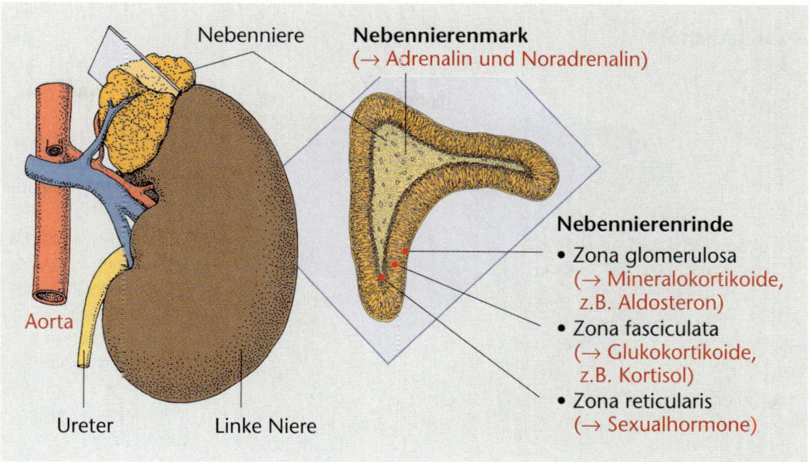

Abb. 23.8: Anatomie der Nebenniere. Die Schnittebene rechts ist links als „Glasscheibe" markiert. [L190]

Kosten einer gesteigerten Kaliumausscheidung erhöhen. Über seine Einflüsse auf den Elektrolythaushalt führt Aldosteron zu einem Blutdruckanstieg

- In der mittleren *Zona fasciculata* werden die **Glukokortikoide** (z.B. *Kortisol*) produziert. Ihre Wirkung besteht in einer Förderung des Eiweiß-, Fett- und Knochenabbaus sowie einer Steigerung der Glukoseneubildung aus Aminosäuren in der Leber und damit einer Erhöhung des Blutzuckerspiegels. Gleichzeitig wirken sie *antientzündlich, antiallergisch und immunsuppressiv* (☞ Pharma-Info 29.26). Außerdem sind sie maßgeblich an der Streßreaktion bei Infekten, Verletzungen und psychischen Belastungen beteiligt.
  Die Ausschüttung der Glukokortikoide wird durch **CRH** *(Corticotropin-Releasing Hormon)* und **ACTH** *(Adreno-corticotropes Hormon)* gesteuert (☞ Abb. 23.4)
- In der inneren *Zona reticularis* wird eine beim Erwachsenen unbedeutende Menge an **Sexualhormonen** gebildet.

Das **Nebennierenmark** (kurz *NNM*) ist keine Hormondrüse im engeren Sinn, sondern entspricht entwicklungsgeschichtlich einem umgewandelten sympathischen Ganglion (Ganglion = „Nervenknoten", Ansammlung von Nervenzellen im Verlauf eines peripheren Nerven, ☞ 35.1.4).

Es enthält hochspezialisierte Neurone des Sympathikus und schüttet auf nervale Stimulation hin **Adrenalin** und **Noradrenalin** ins Blut aus. Diese führen vor allem zu einer raschen Energiebereitstellung und werden in Streßsituationen vermehrt ausgeschüttet.

Adrenalin und Noradrenalin gehören (zusammen mit Dopamin und Serotonin) zu den *Katecholaminen* und sind *Neurotransmitter* des Nervensystems (Substanzen, die an den Synapsen von Nervenzellen Erregungen weiterleiten).

23.1.5 Hormone des Pankreas und Physiologie der Glukoseregulation

☑ Die Aufrechterhaltung eines in etwa konstanten Glukosespiegels ist für den Organismus lebensnotwendig. Ein Mangel an Glukose ist *akut* lebensbedrohlich, da das Gehirn auf Glukose als Energieträger angewiesen ist. Ein erheblicher Überschuß führt über Stoffwechselentgleisungen ebenso zum Koma.

In den **Langerhans-Inseln** (☞ 22.6.1 und Abb. 23.9) des **Pankreas** sind drei Arten von Zellen unterscheidbar, von denen zwei den Glukosehaushalt regulieren:

- Die *A-Zellen* bilden das Hormon **Glukagon**, den Gegenspieler des Insulins innerhalb der Glukoseregulation
- Die *B-Zellen* stellen die Hauptmasse der Inseln dar und sezernieren **Insulin**
- In den *D-Zellen*, die auch im übrigen Verdauungsstrakt verstreut vorkommen, wird **Somatostatin** (*Somatotropin release inhibiting hormone,* kurz *SIH*) gebildet, das u.a. viele Verdauungsfunktionen und die Ausschüttung von STH hemmt.

Insulin

Das Peptidhormon **Insulin:**

- Verstärkt den *Einstrom von Glukose* in die Zellen
- Steigert in der Zelle sowohl die *Verbrennung der Glukose* (zur Energiebereitstellung) als auch die *Glykogenbildung* (*Glykogen* ist die Speicherform der Glukose)
- Fördert die *Depotfettbildung* (Triglyzeridbildung) und hemmt gleichzeitig den Fettabbau in den Zellen
- Begünstigt den Aufbau der Körpereiweiße.

☑ Insulin ist ein klassisches *anaboles* (aufbauendes) Hormon, da es die Glykogen-, Triglyzerid- und Eiweißneubildung fördert. Seine *medizinische* Bedeutung liegt im Kohlenhydratstoffwechsel, da es das einzige Hormon ist, das den Blutzuckerspiegel senken kann, indem es die Aufnahme der Glukose in die Zellen bewirkt.
Erst durch Insulin wird also Glukose als Energieträger in der Zelle verfügbar.

Glukagon

Glukagon ist ebenfalls ein Peptidhormon und neben Adrenalin und Korti-

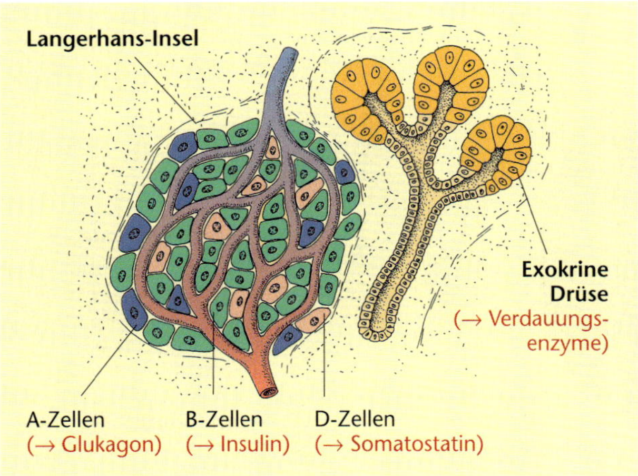

Abb. 23.9: Histologischer Schnitt durch das Pankreas. Hauptbestandteil des Pankreas sind die exokrinen Drüsen, in denen die Verdauungsenzyme Amylase und Lipase gebildet werden. In den Langerhans-Inseln liegen die hormonproduzierenden Zellen. [L190]

sol einer der Hauptgegenspieler des Insulins.

Glukagon fördert den *Glykogenabbau* sowie die Glukoseneubildung *(Glukoneogenese)* aus Laktat (Milchsäure), Glyzerin und Aminosäuren, die vor allem in der Leber stattfindet. Seine blutzuckersteigernde Wirkung wird therapeutisch bei der Behandlung der *Hypoglykämie* (auch des Diabetikers, ☞ 23.6.4) genutzt.

Weitere blutzuckersteigernde Hormone sind Glukokortikoide, Adrenalin und Wachstumshormon (STH).

23.1.6 Physiologie des Cholesterinstoffwechsels

Physiologie der Ernährung, ☞ 7.7.2

Physiologie der Blutfette

Die Hauptfette im Blut sind die **Triglyzeride** *(Neutralfette)* und das **Cholesterin.** Sie schwimmen nicht frei im Plasma, sondern werden zum Transport an Eiweiße gebunden (☞ Abb. 23.10). Diese Komplexe, Lipoproteine genannt, können im elektrischen Feld genau differenziert werden **(Lipidelektrophorese**, *Lipoproteinelektrophorese*, ☞ 9.5.4). Das prognostisch wichtige **HDL-** (HDL = ***h****igh* ***d****ensity* ***l****ipoproteins*)- und **LDL-** (LDL = ***l****ow* ***d****ensity* ***l****ipoproteins*)- **Cholesterin** können durch weniger aufwendige *Präzipitationsreaktionen* (Ausfällungsreaktionen) bestimmt werden.

Risikofaktor Cholesterin

Von den verschiedenen Fetten besitzt das *Cholesterin* die größte Bedeutung als Risikofaktor der Arteriosklerose.

Allerdings ist nicht so sehr die Gesamtmenge an Cholesterin für die Schädigungen der Gefäße und die Arteriosklerose verantwortlich, sondern seine Verteilung auf die oben angegebenen Lipoproteinfraktionen.

Dem HDL-Cholesterin wird sogar eine Schutzwirkung gegen die Arteriosklerose zugeschrieben, während für das Arteriosklerose-Risiko vornehmlich der Cholesterinanteil in der LDL-Fraktion maßgeblich ist.

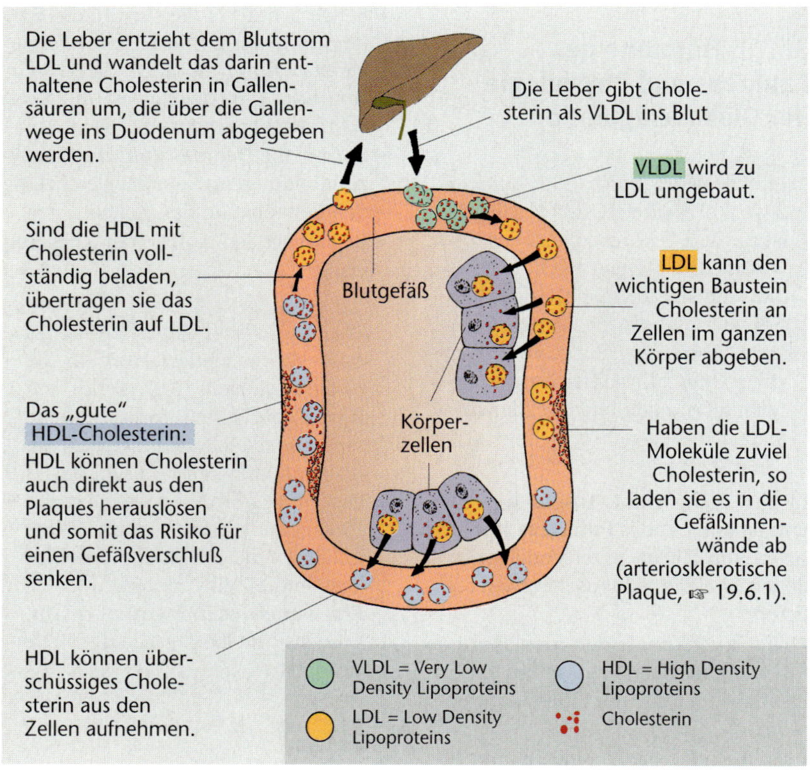

Abb. 23.10: Übersicht des Cholesterinhaushalts. Den Großteil des Cholesterins synthetisiert die Leber, der kleinere Teil kommt aus der Nahrung. [B200]

23.2 Der Weg zur Diagnose in der Endokrinologie

23.2.1 Anamnese und körperliche Untersuchung

Die Symptome, die den Patienten mit endokrinologischen oder stoffwechselbedingten Erkrankungen zum Arzt führen, können selten nur *einem* Organ zugeordnet werden. Deshalb nehmen Fragen nach dem *Allgemeinzustand* bei der **Anamneseerhebung** großen Raum ein:

- Häufig zeigen sich endokrinologische Erkrankungen durch *psychische Veränderungen.* Kranke mit einer Schilddrüsenunterfunktion (☞ 23.4.4) sind typischerweise antriebsarm und fühlen sich schwach. Patienten mit einer Schilddrüsenüberfunktion (☞ 23.4.3) wirken dagegen unruhig, hektisch und nervös
- Wichtig sind Fragen nach *vegetativen Funktionen.* Patienten mit Schilddrüsenüberfunktion klagen oft über Durchfälle, starkes Schwitzen und Herzrasen. Diabetiker berichten über großen Durst und häufiges Wasserlassen mit großen Urinmengen *(Polyurie).*

Bei der **Untersuchung** achtet der Arzt auf Veränderungen des *Körperbaus* und der *Haut*. Patienten mit einem Cushing-Syndrom (☞ 23.7.1) entwickeln oft eine *Stammfettsucht,* und durch die rasche Gewichtszunahme kommt es zu *Hautstriae* (zunächst blaurote, später gelblich-weiße Streifen, wie sie auch bei vielen Schwangeren auftreten). Bei Kranken mit einer Nebennierenunterfunktion können *Hyperpigmentierungen* auftreten (☞ 23.7.2).

23.2.2 Blutuntersuchungen in der Endokrinologie

☑ Blutuntersuchungen sind bei der Diagnostik endokrinologischer und stoffwechselbedingter Erkrankungen von herausragender Bedeutung.

Heute sind *Blutspiegelbestimmungen* für fast alle Hormone verfügbar (☞ Tab. 23.12). Wegen des hierarchischen Aufbaus des endokrinen Systems (z.B. Hypophysen-Schilddrüsen-Achse) ist oft die Analyse *mehrerer* Hormone zur Diagnosestellung notwendig. Ergänzend können *Stimulations-* oder *Hemmtests* (☞ z.B. 23.4.1, 23.7.1) zur besseren Differenzierung der Störung erforderlich sein. Dabei ist es wichtig, die vorgeschriebenen Zeiten zwischen den jeweiligen Blutabnahmen genau einzuhalten, da es sonst zu falschen Ergebnissen kommen kann.

23.3 Erkrankungen der Hypophyse

23.3.1 Unterfunktion des Hypophysenvorderlappens

Hypophysenvorderlappeninsuffizienz *(Hypopituitarismus):* Unterfunktion des Hypophysenvorderlappens mit teilweisem oder völligem Fehlen von Hypophysenvorderlappenhormonen.

Krankheitsentstehung

Dem Krankheitsbild liegt eine Zerstörung des Hypophysenvorderlappens durch Tumoren, neurochirurgische Eingriffe, Unfälle, Entzündungen, aber auch Autoantikörper zugrunde.

Sheehan-Syndrom

Ist bei einer Frau der Untergang des Hypophysengewebes durch eine Schocksituation während der Geburt bedingt (der genaue Pathomechanismus ist nicht bekannt), spricht man von einem **Sheehan-Syndrom**, das heute aber extrem selten geworden ist.

Symptome und Untersuchungsbefund

Die Symptome setzen in der Regel schleichend ein. Die Betroffenen bemerken meist als erstes die Folgen einer Hoden- bzw. Eierstockunterfunktion: Die Schambehaarung lichtet sich, bei Frauen sind die Brüste, bei Männern die Hoden verkleinert. Männer berichten über verminderte Libido und Potenz, Frauen über Zyklusstörungen. Dann treten die Zeichen einer Schilddrüsenunterfunktion hinzu (☞ 23.4.4). Als letztes kommt es zur Nebennierenrindenunterfunktion, die akut lebensbedrohlich werden kann (☞ 23.7.2). Bei Kindern besteht infolge des Mangels an Wachstumshormon eine Wachstumsverzögerung. Die Patienten haben eine blasse Hautfarbe und wirken müde und antriebsarm.

Akute Entgleisung: Hypophysäres Koma

Bei zusätzlichen Belastungen, z.B. Verletzungen oder Operationen, kann der Zustand des Patienten rasch entgleisen, da der Körper auf den Streß nicht mit einer

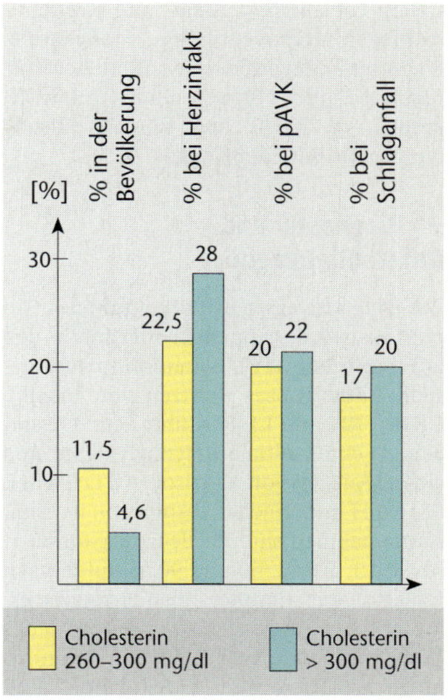

Abb. 23.11: Die Abbildung belegt das Risikopotential erhöhter Cholesterinwerte im Blut: So haben 4,6% der Gesamtbevölkerung einen Cholesterinwert von über 300 mg/dl. Von allen Patienten mit Herzinfarkt haben aber 28% solch erhöhte Werte. Das heißt, Patienten mit erhöhten Cholesterinwerten sind prozentual häufiger von Herzinfarkt betroffen, als es ihrem Anteil an der Gesamtbevölkerung entspricht. [B200]

erhöhten Hormonproduktion reagiert. Die Symptome des **hypophysären Komas** be-

Hormon	Beispiele für pathologische Veränderungen	
ACTH	↑	Primäre Nebennierenrindeninsuff., M. Cushing, tumorbedingte „ektope“ ACTH-Produktion (☞ 23.7.1)
	↓	Sekundäre Nebennierenrindeninsuff. (z.B. bei kompletter Hypophyseninsuff., ☞ 23.7.2)
Aldosteron	↑	Hyperaldosteronismus (☞ 23.7.1), renale Hypertonie
	↓	Nebennierenrindeninsuff. (☞ 23.7.2)
Gastrin	↑	Zollinger-Ellison-Syndrom (☞ 23.11)
Kalzitonin	↑	Bestimmte Schilddrüsenkarzinome (☞ 23.4.6)
Kortisol	↑	Cushing-Syndrom (meist infolge ACTH-Überproduktion, ☞ 23.7.1)
	↓	Primäre und sekundäre Nebennierenrindeninsuff. (☞ 23.7.2)
Parathormon	↑	Hyperparathyreoidismus (☞ 23.5.1)
	↓	Hypoparathyreoidismus (☞ 23.5.2)
Prolaktin	↑	Prolaktinom (☞ 23.3.2)
fT_3, fT_4	↑	Hyperthyreose (☞ 23.4.3)
(freies T_3, T_4)	↓	Hypothyreose (☞ 23.4.4)
STH (Wachstumshormon)	↑	Akromegalie (☞ 23.3.2)
	↓	Hypothalamisch-hypophysärer Minderwuchs
TSH	↑	Primäre Hypothyreose (☞ 23.4.4)
	↓	Primäre Hyperthyreose (☞ 23.4.3), sekundäre Hypothyreose

Tab. 23.12: Übersicht der wichtigsten Hormonbestimmungen im Blut (ohne Sexualhormone). Spezielle Blutuntersuchungen bei Diabetes mellitus, ☞ 23.6.1.

stehen vor allem in Atem- und Kreislaufstörungen (Hypoventilation, Bradykardie, Hypotonie), Hypothermie (Abfall der Körpertemperatur), Hypoglykämie (Unterzuckerung, ☞ 23.6.4) und Bewußtseinstrübungen bis hin zum Koma.

Diagnostik und Differentialdiagnose

Die Diagnose einer Unterfunktion des Hypophysenvorderlappens wird durch den **kombinierten HVL-Stimulationstest** gestellt. Intravenöses Spritzen von Insulin, CRH, TRH und LHRH führt beim Gesunden zu einer initialen Hypoglykämie und einem Anstieg von Kortisol, ACTH, TSH, FSH, LH und Wachstumshormon im Blut. Blutabnahmen sind für den Ausgangswert sowie 15, 30, 45, 60 und 90 Minuten nach Injektion der stimulierenden Hormone erforderlich. Hauptnebenwirkungen des Tests sind Wärmegefühl, *Flush* (Hautrötung mit Hitzegefühl), Schwindel und Harndrang kurz nach der Injektion. Bei einer Unterfunktion des Hypophysenvorderlappens sind die genannten Reaktionen abgeschwächt oder aufgehoben. Dann muß versucht werden, durch Anamnese und technische Untersuchungen wie Röntgen, CT (☞ 9.6.4) oder Kernspintomographie (☞ 9.4.5) des Schädels sowie Gesichtsfeldprüfungen durch den Augenarzt (Hinweis auf Tumor im Bereich der Hypophyse, der auch auf den Sehnerv drückt?) die Ursache der Erkrankung festzustellen.

Behandlungsstrategie

Wann immer möglich, wird die zugrundeliegende Erkrankung behandelt, etwa durch Tumorentfernung.

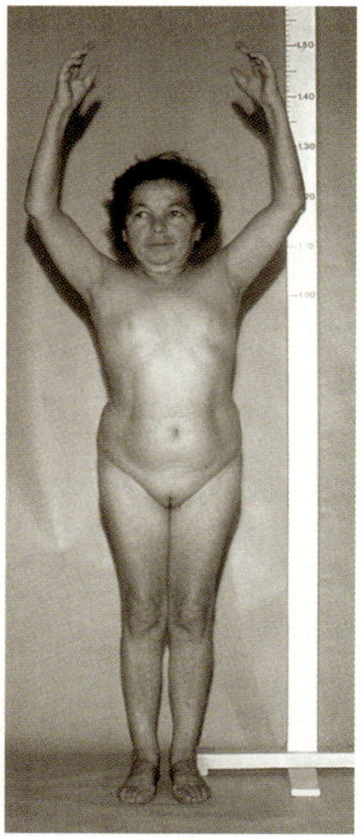

Abb. 23.13: Patientin mit Hypophysenvorderlappeninsuffizienz. Die 46jährige Patientin ist mit 1,28 m minderwüchsig. Die Brüste sind kaum entwickelt, die Schambehaarung fehlt. [T127]

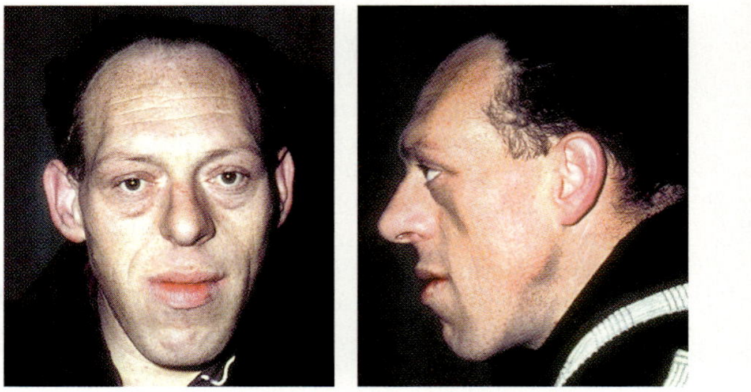

Abb. 23.14 – 23.15: 30jähriger Patient mit Akromegalie. Stirnbein, knöcherne und knorpelige Nase sowie Kinn lassen eine deutliche Vergröberung erkennen. Die Füße sind um zwei Schuhgrößen länger geworden, die Hände haben sich ebenfalls vergrößert. [T127]

Oft müssen die fehlenden Hormone ersetzt werden. Die Substitutionstherapie umfaßt:

- Gluko- und Mineralokortikoide (☞ 23.1.4) sowie Schilddrüsenhormone (☞ 23.1.2) oral
- Die peripheren Geschlechtshormone (oral), auch für ältere Patienten, da sonst das Osteoporoserisiko erhöht ist und oft das allgemeine Wohlbefinden der Patienten eingeschränkt ist.

Pflege

- Je nach Gefährdung des Patienten ist eine engmaschige Kontrolle der Vitalzeichen erforderlich, um ein drohendes hypophysäres Koma zu erkennen
- Die sehr dünne, trockene und empfindliche Haut der Patienten bedarf einer sorgfältigen und individuell abgestimmten Hautpflege (einschl. Haare und Kopfhaut).

Patienteninformation

Die Hormonsubstitution muß in der Regel lebenslang fortgesetzt werden. Der Patient sollte stets einen Notfallausweis bei sich tragen, damit z.B. bei Unfällen sofort ausreichend Hormone substituiert werden.

Diabetes insipidus, ☞ *23.10*

23.3.2 Überfunktion des Hypophysenvorderlappens

Überfunktion des Hypophysenvorderlappens: Mehrsekretion *eines* oder *mehrerer* Hypophysenvorderlappenhormone, meist durch gutartige hormonproduzierende Tumoren *(Adenome).*

Das häufigste Adenom ist das **Prolaktinom,** das durch *Prolaktinsekretion* bei Frauen zu Zyklusstörungen, Sterilität, Brustwachstum und Milchfluß führt. Männer klagen häufig über eine Einschränkung des Gesichtsfeldes (durch Druck des Tumors auf die Sehnervenkreuzung) und Libidostörungen sowie seltener über Brustwachstum und Brustschmerzen.

Bei einer Überproduktion von *Wachstumshormon* kommt es bei Kindern zum **Riesenwuchs.** Bei Erwachsenen entsteht eine **Akromegalie** (*Akren* = distale Körperteile), d.h. eine Vergrößerung von Kinn, Nase, Händen und Füßen sowie eine Vergröberung der Gesichtszüge vor allem durch Wachstum von Jochbeinen, Kiefer, Lippen und Zunge. Auch die inneren Organe können vergrößert sein.

Zusätzlich können die Erscheinungen einer Hypophysenvorderlappenunterfunktion (☞ oben) bestehen, wenn das normale Gewebe durch den Tumor geschädigt wird. Die Diagnose wird in beiden Fällen durch Hormonbestimmung im Blut gestellt.

Die Therapie erfordert meist eine operative Entfernung des Tumors. Nur bei Prolaktinomen wird eine medikamentöse Hemmung der Hormonproduktion durch Bromocriptin (z.B. Pravidel®) oder Lisurid (z.B. Dopergin®) versucht, die oft zu einer weitgehenden Rückbildung des Tumors führt. Zur Behandlung der Akromegalie bei inoperablen Patienten oder zur präoperativen Tumorverkleinerung steht Octreotid (Sandostatin®) zur Verfügung. Bromocriptin und Lisurid sind nur bei knapp 50% der Patienten mit Akromegalie wirksam.

23.4 Schilddrüsenerkrankungen

Schilddrüsenerkrankungen sind sehr häufig. Sie können eingeteilt werden in:

- Erkrankungen mit *normalen* Schilddrüsenhormonspiegeln **(Euthyreose)**
- Erkrankungen mit Störung der Schilddrüsenstoffwechsellage. Bei

erhöhtem Schilddrüsenhormonspiegel spricht man von einer **Hyperthyreose,** bei *erniedrigtem* von einer **Hypothyreose.**

Unabhängig von der Schilddrüsenstoffwechsellage kann die Schilddrüse normal groß oder vergrößert (= **Struma**) sein. Entsprechend bezeichnet man eine vergrößerte Schilddrüse bei normaler Stoffwechsellage als *euthyreote Struma* (☞ 23.4.2).

23.4.1 Schilddrüsendiagnostik

Palpation der Schilddrüse

Bei Verdacht auf Schilddrüsenerkrankungen tastet der hinter dem Patienten stehende Untersucher die Schilddrüse sorgfältig auf Größe, Knoten und Verhärtungen ab. Fühlt sich die Schilddrüse wärmer an als die Umgebung, so deutet dies auf eine Entzündung hin (*Thyreoiditis,* ☞ 23.4.5). Knoten in der Schilddrüse sind je nach Größe und Lage tastbar.

Blutuntersuchungen in der Schilddrüsendiagnostik

Bei Verdacht auf eine Schilddrüsenerkrankung erfolgt die Bestimmung von T_3, T_4 und TSH (Basalwert) im Blut zur Klärung der Funktionslage. Dabei werden heute vorwiegend die Spiegel an *freiem,* d.h. nicht proteingebundenem T_3 und T_4 bestimmt, da nur diese biologisch wirksam sind.

Heute seltener durchgeführt wird der **TRH-Test,** bei dem nach der Blutabnahme für den basalen TSH-Wert intravenös TRH gespritzt wird. Nach 30 Minuten erfolgt eine zweite Blutabnahme. Normal ist ein mäßiger Anstieg des TSH-Spiegels. Fällt dieser Anstieg zu gering aus, ist der Patient hyperthyreot. Ist der Anstieg überschießend, liegt eine Hypothyreose vor (☞ Tab. 23.12).

Einige Schilddrüsenerkrankungen, z.B. M. Basedow (☞ 23.4.3 und Abb. 23.21) und Hashimoto-Thyreoiditis (☞ 23.4.5), sind immunogen (mit-)bedingt (☞ 29.5). Bei vielen dieser Patienten sind im Blut **Schilddrüsen(auto)antikörper** nachweisbar. Wichtig sind insbesondere:

- *Mikrosomale Antikörper,* kurz **MAK,** heute auch als *Anti-TPO* (*Anti-thyreoidale Peroxidase* = Antikörper gegen ein bestimmtes Enzym der Schilddrüse) bezeichnet
- *Antikörper gegen Thyreoglobulin* (**TAK,** Thyreoglobulin ist ein in der Schilddrüse gebildeter Vorläufer der Schilddrüsenhormone)
- *Antikörper gegen TSH-Rezeptoren* **(TRAK).**

Konventionelle Röntgenverfahren

Die konventionellen Röntgenverfahren (☞ 9.6.2) sind insgesamt eher von untergeordneter Bedeutung. Die meist ohnehin angefertigte **Röntgenaufnahme des Thorax** zeigt, ob eine Schilddrüsenvergrößerung bis hinter das Brustbein reicht (**retrosternale Struma,** ☞ 23.4.2). Eine **Tracheazielaufnahme** (spezielle Röntgenleeraufnahme zur Darstellung der Luftröhre) klärt, ob die vergrößerte Schilddrüse die Luftröhre einengt. Mit einem **Ösophagus-Brei-Schluck** (☞ 21.3.3) kann eine eventuelle Kompression der Speiseröhre nachgewiesen werden.

Schilddrüsenszintigraphie

Die **Schilddrüsenszintigraphie** (☞ 9.6.6) ist die häufigste Isotopenuntersuchung in der Endokrinologie. Sie ist z.B. bei einer Überfunktion der Schilddrüse oder der Funktionsdiagnostik von Knoten angezeigt. Dem Patienten wird in der nuklearmedizinischen Abteilung eine geringe Dosis radioaktiv markiertes Technetium (^{99m}Tc) oder Jod (^{131}J) intravenös gespritzt, das von der Schilddrüse aufgenommen wird. Aufnahmen mit der Gammakamera erlauben dann die zweidimensionale Darstellung des Schilddrüsengewebes. Während **kalte Knoten** das Radionuklid nicht aufnehmen, speichern **heiße Knoten** das Nuklid sehr intensiv, und das übrige Schilddrüsengewebe stellt sich nur abgeschwächt oder gar nicht dar.

> ☑ **Kalte Schilddrüsenknoten** sind nicht stoffwechselaktiv. **Heiße Schilddrüsenknoten** sind stoffwechselaktiv und produzieren evtl. große Schilddrüsenhormonmengen

Der **Suppressionstest** *(Suppressionsszintigraphie)* überprüft die Intaktheit des Regelkreises und schließt sich an eine Schilddrüsenszintigraphie an. Die Gabe von Schilddrüsenhormonen über einige Tage führt über eine verringerte TSH-Sekretion zu einer verminderten Radionuklidaufnahme des normalen Schilddrüsengewebes im Szintigramm. Dagegen speichern *autonome Bezirke,* die sich der Kontrolle durch das übergeordnete TSH entziehen, das Radionuklid ebenso stark wie im Ausgangsszintigramm.

Pflege bei Schilddrüsenszintigraphie

- Überprüfen (lassen), ob der Patient innerhalb der letzten vier Wochen vor der Untersuchung Schilddrüsenhormone, Jodpräparate oder schilddrüsenblockierende Medikamente wie z.B. Thyreostatika (☞ 23.4.3) eingenommen hat, da die Schilddrüse das radioaktive Nuklid dann evtl. nicht aufnimmt. Ggf. Medikamente auf Arztanordnung absetzen
- Aus dem gleichen Grunde Reihenfolge der Untersuchungen zusammen mit dem Arzt planen. Keine Untersuchungen mit jodhaltigen Kontrastmitteln vor der Schilddrüsenszintigraphie. Keine jodhaltigen Desinfektionsmittel zur Hautdesinfektion
- Nach der Untersuchung Patienten zum Trinken anhalten, da reichliche Flüssigkeitszufuhr die Ausscheidung der radioaktiven Substanz beschleunigt und so die Strahlenbelastung vermindert.

Sonographie

Sonographische Untersuchungen ermöglichen eine genaue *Volumenbestimmung* der Schilddrüse und weisen *Knoten* und *Zysten* nach. Eine sichere Aussage über Gut- oder Bösartigkeit der Veränderung ist allerdings nicht möglich. Bei Verdacht auf ein Nebenschilddrüsenadenom (☞ 23.5.1) vermag die Sonographie manchmal die Lokalisation zu klären.

Feinnadelpunktion der Schilddrüse

Eine **Feinnadelpunktion der Schilddrüse** *(Aspirationszytologie)* ist insbesondere bei den immer karzinomverdächtigen kalten Knoten zur weiteren Abklärung indiziert. Unter sonographischer Kontrolle wird der verdächtige Bezirk mit einer dünnen Kanüle punktiert und Material für die zytologische Untersuchung entnommen.

Pflege bei Feinnadelpunktion

- *Benötigtes Material:* Hautdesinfektionsmittel, sterile Tupfer und Kompressen, dünne Kanülen, mehrere

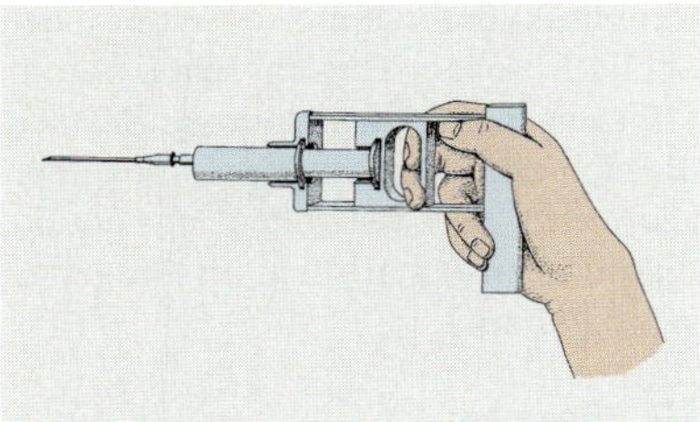

Abb. 23.16: Der Cameco-(Pistolet-)Handgriff zur Feinnadelpunktion ermöglicht die Aspiration von Schilddrüsengewebe aus mehreren Drüsenbereichen in rascher Folge und hält so die Punktionsdauer kurz. Er wird auch verwendet zur Punktion anderer Organe, z.B. bei Zystenbildung in der Brustdrüse. [L190]

10 ml-Spritzen, *Cameco-* oder *Pistolet-Handgriff* (☞ Abb. 23.16), Handschuhe, Pflaster, Objektträger, Behälter für das Punktat, Begleitpapiere, Sonographiegerät (falls nicht im Raum vorhanden)
- *Vorbereitung des Patienten:* Den Patienten kurz vor der Punktion bitten, die Blase zu entleeren. Patienten ggf. zur Punktion begleiten
- *Nachsorge:* Wunde auf Blutung oder Zeichen einer Infektion beobachten.

23.4.2 Euthyreote Struma und Schilddrüsenoperation

Euthyreote Struma *(blande Struma):* Schilddrüsenvergrößerung bei regelrechter Schilddrüsenstoffwechsellage. Sehr häufige Erkrankung, 15% der Bevölkerung sind betroffen.

Ist das Schilddrüsengewebe gleichmäßig vergrößert, spricht man von einer (euthyreoten) **Struma diffusa.** Sind Knoten vorhanden, handelt es sich um eine (euthyreote) **Struma nodosa** *(Knotenstruma).*

Krankheitsentstehung

Die häufigste Ursache einer Struma ist Jodmangel in der Nahrung. Viele Gegenden Mitteleuropas enthalten zu wenig Jod im Trinkwasser, so daß im Schnitt weniger als die erforderlichen 150 – 200 µg Jodid täglich aufgenommen werden. Dann ist die Schilddrüsenhormonsynthese erschwert, und die Schilddrüse versucht durch Wachstum, trotz des geringen Jodangebots genügend Hormone zu produzieren.

Auch das Medikament *Lithium* (☞ 36.5.2) kann zu einer Struma führen.

Symptome und Untersuchungsbefund

Als erstes fällt dem Patienten zumeist eine Verdickung des Halses auf. Vielleicht verspürt er auch ein Engegefühl im Halsbereich. Eine große Struma führt durch Druck auf Luft- und Speiseröhre zu *inspiratorischem Stridor* (☞ 20.3.4), Luftnot (☞ 20.3.1), Kloßgefühl und Schluckbeschwerden. Dies ist besonders dann der Fall, wenn Teile der Struma hinter dem Brustbein liegen **(retrosternale Struma)**.

Kleine Strumen sind nicht sicht-, sondern nur tastbar (☞ 23.4.1). Nach ihrer Größe werden die Strumen in folgende Stadien eingeteilt:
- Stadium Ia: Tastbare Struma, die auch beim Zurückbeugen des Kopfes nicht sichtbar ist, oder kleiner Strumaknoten
- Stadium Ib: Tastbare Struma, die nur bei zurückgebeugtem Kopf sichtbar ist
- Stadium II: Bei normaler Kopfhaltung sichtbare Struma
- Stadium III: Auf Distanz sichtbare Struma, die zu Lokalsymptomen wie denen einer Luftröhreneinengung (☞ oben) führt.

Diagnostik und Differentialdiagnose

- Blutabnahme mit Bestimmung des freien T_3 und T_4, TSH (Basalwert) sowie TRH-Test zur Klärung der Funktionslage. Bei einer *euthyreoten Struma* ist die Hormonproduktion regelrecht. Bei jeder hyperthyreoten Struma besteht der Verdacht auf *autonome* Schilddrüsenbezirke (☞ 23.4.3)
- BSG, CRP und Schilddrüsenantikörper zum Ausschluß einer Schilddrüsenentzündung
- Ultraschall, um Knoten oder eine Entzündung zu diagnostizieren
- Bei tastbaren oder im Ultraschall sichtbaren Knoten Szintigraphie zur Erfassung karzinomverdächtiger „kalter Knoten“ und zur Diagnose autonomer „heißer Knoten“, die sich der Kontrolle des Regelkreises entzogen haben
- Evtl. Feinnadelpunktion bei V.a. Karzinom oder Entzündung.

Behandlungsstrategie

Konservative Therapie

Die medikamentöse Behandlung der euthyreoten Struma besteht – je nach Alter des Patienten und Ausmaß der Schilddrüsenvergrößerung – in der Gabe von Jodid (z.B. Jodid 200®) oder (trotz des normalen Hormonspiegels) Schilddrüsenhormonen (z.B. Euthyrox®), um der Schilddrüse den Wachstumsreiz zu nehmen.

Operative Therapie

Bei erheblichen Beschwerden des Patienten oder Erfolglosigkeit der medikamentösen Therapie ist eine **subtotale Strumaresektion** (oft nicht ganz korrekt auch als *subtotale Strumektomie* bezeichnet) angezeigt. Über einen queren Zugang knapp oberhalb des Sternums (**Kocher-Kragenschnitt,** ☞ Abb. 11.42) wird nicht die gesamte Schilddrüse entfernt, sondern beidseits ein Schilddrüsenrest und die Nebenschilddrüsen belassen. Ein *einzelner* Strumaknoten (selten) kann auch *enukleiert* (ausgeschält) werden.

Wichtigste Komplikation von Schilddrüsenoperationen ist eine **Rekurrensparese** *(Kehlkopflähmung, Lähmung der Kehlkopfmuskulatur)* mit Beeinträchtigung der Stimmbandbeweglichkeit durch intraoperative Schädigung des N. recurrens (☞ Abb. 23.5). Die

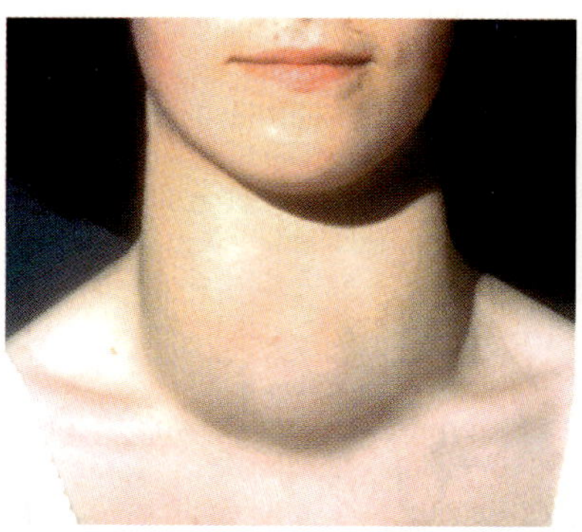

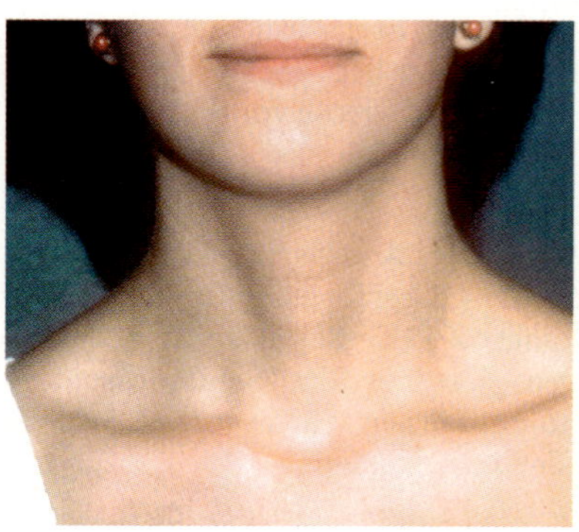

Abb. 23.17 – 23.18: 20jährige Patientin mit Knotenstruma (Struma nodosa) vor und nach der Operation. Außer einer Verdickung des Halses war der Patientin nichts aufgefallen. Man tastete zwei hühnereigroße Seitenlappen und einen tischtennisballgroßen Knoten im Isthmus der Schilddrüse. Die Patientin war euthyreot. [T127]

einseitige Rekurrensparese zeigt sich durch postoperative Heiserkeit, die (seltene) *beidseitige* Rekurrensparese durch hochgradige Atemnot.

Radiojodtherapie

Bei einer Rezidivstruma oder allgemeiner Inoperabilität besteht auch die Möglichkeit einer **Radiojodtherapie** (☞ 23.4.6).

Perioperative Pflege bei Schilddrüsenoperation

Allgemeine perioperative Pflege, ☞ *11.1.2, 11.1.3*

Präoperative Pflege

- Neben den üblichen präoperativen Untersuchungen HNO-Konsil zur Beurteilung der Stimmbänderfunktion (und damit der Funktion des N. recurrens) einplanen
- Kurz vor der Operation Patienten vom Kinn bis *hinter* die Ohren, Hals und Brust bis zu den Brustwarzen rasieren und Kopfhaare so zusammenbinden, daß keine Druckstellen entstehen können.

Postoperative Pflege

- Postoperativ ansprechbare Patienten halbsitzend lagern, damit Wundödem und -sekret besser abfließen können. Hals durch kleines Kissen oder Nackenrolle unterstützen
- Patienten am Abend des OP-Tages erstmals aufstehen lassen. Drehen des Kopfes und ruckartige Körperbewegungen vermeiden
- Körperpflege unterstützen, evtl. Waschen der unteren Körperhälfte übernehmen
- Am Abend des OP-Tages Tee zu trinken geben, dabei aber wegen der Gefahr des Verschluckens beim Patienten bleiben. Wenn keine Schluckbeschwerden auftreten, ab dem nächsten Tag Kost weiter aufbauen (meist Breikost am ersten postoperativen Tag, danach Vollkost).

Die Redondrainagen werden nach 24 – 48 Stunden entfernt, die Fäden im Gegensatz zu den meisten anderen Operationen schon nach 5 – 6 Tagen gezogen, um die Narbenbildung so unauffällig wie möglich zu halten. Bei komplikationslosem Verlauf kann der Patient oft bereits am 5. postoperativen Tag entlassen werden.

☑ Beim Aufstehen und Hochrutschen im Bett spannt der Patient seine Halsmuskulatur an. Für Patienten nach einer Schilddrüsenoperation ist dies besonders schmerzhaft. Folgende Tricks vermeiden die Anspannung der Halsmuskulatur:

- Patienten mit der Hand in den eigenen Haarschopf über der Stirn greifen lassen und so den Kopf nach vorne bzw. hoch ziehen
- Ein gefaltetes Handtuch quer unter den Nacken des Patienten legen, das der Patient an beiden Enden fassen und so den Kopf nach vorne bzw. hoch ziehen soll.

Prognose

Patienteninformation

Die gute Prognose der Struma nodosa wird dadurch getrübt, daß ca. 1% der Patienten nach einer Schilddrüsenoperation eine *bleibende* (einseitige) Rekurrensparese haben (☞ oben).

Eine weitere postoperative Komplikation besteht in einer vorübergehenden oder bleibenden Unterfunktion der Nebenschilddrüsen (*Hypoparathyreoidismus,* ☞ 23.5.2), die die Gabe von Kalzium- und ggf. Vitamin D-Präparaten (z.B. A.T. 10® Lösung oder -Perlen) erfordert. Wegen der Gefahr der Überdosierung von Vitamin D-Präparaten sind dann regelmäßige Kontrollen des Blutkalziumspiegels notwendig.

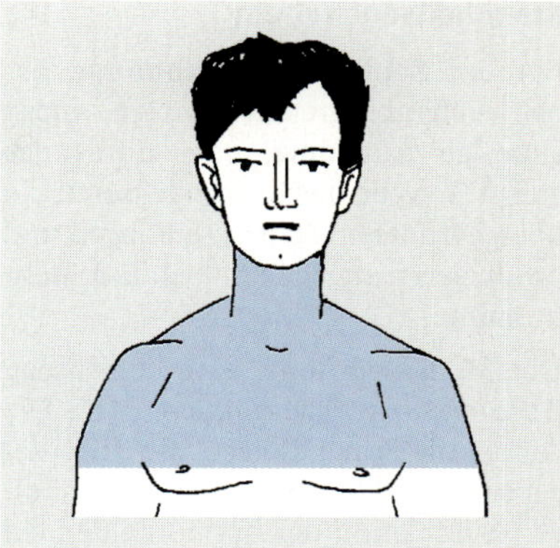

Abb. 23.19: Rasurschema bei Schilddrüsenoperation. [L 215]

Wichtig ist eine *Rezidivprophylaxe* mit Schilddrüsenhormonen, da ansonsten Schilddrüsenrestgewebe erneut zu einer Struma auswachsen kann **(Rezidivstruma).**

23.4.3 Hyperthyreose

Hyperthyreose *(Schilddrüsenüberfunktion):* Überproduktion von Schilddrüsenhormonen. Sehr häufige Erkrankung, meist aufgrund einer **Schilddrüsenautonomie** (ungehemmte Produktion von Schilddrüsenhormonen in Schilddrüsengewebebezirken) oder eines **M. Basedow** (chronische Schilddrüsenentzündung, oft Frauen mittleren Alters betreffend).

Komplikation	Symptome	Überwachung von
Nachblutung nach innen (in die Wundhöhle)	• Stridor • Atemnot • Halsumfang ↑	• Atmung (Geräusche) • Halsumfang • Puls, RR
Nachblutung nach außen	• Rasche Volumenzunahme in den Redon-Flaschen • Durchbluteter Verband • Schockzeichen	• Redon-Drainagen (speziell Menge, Aussehen) • Verband • Schockanzeichen (☞ 38.5.1)
Rekurrensparese durch lokales Wundödem oder intraoperative Verletzung	• Heiserkeit nimmt postop. zu bzw. klingt nicht ab • Sprechschwierigkeiten, Stimmlosigkeit • Atemnot	• Heiserkeit (Zu-, Abnahme?) • Stimmfähigkeit: Sprechproben von stimmhaften Wörtern wie z.B. Coca-Cola • Atmung
Hypoparathyreoidismus durch Verletzung oder Entfernung der Nebenschilddrüsen	• Sensibilitätsstör. wie Parästhesien perioral und an den Fingern (Kribbeln, Ameisenlaufen) • Tetanische Krämpfe mit Pfötchenstellung • Serumkalzium ↓	• Sensible Störungen (Pat. gezielt fragen) • Finger- und Handstellung • Serumkalziumspiegel

Tab. 23.20: Komplikationen nach einer Schilddrüsenoperation.

Krankheitsentstehung

Bei der **Schilddrüsenautonomie** haben sich abgegrenzte Knoten, meist gutartige **Adenome,** oder diffus das ganze Gewebe der Kontrolle durch die übergeordneten Zentren entzogen und produzieren ungehemmt Schilddrüsenhormone.

Der **M. Basedow** ist eine chronische *Autoimmunerkrankung* (☞ 29.5). Die Autoantikörper besetzen die TSH-Rezeptoren und führen so zu einer ständigen Stimulation der hormonbildenden Zellen. Seltener tritt eine Hyperthyreose im Anfangsstadium einer *Thyreoiditis* (Schilddrüsenentzündung, ☞ 23.4.5), bei einem Schilddrüsenkarzinom (☞ 23.4.6) oder einer Überdosierung von Schilddrüsenhormonen auf.

Symptome und Untersuchungsbefund

Die Symptome der Hyperthyreose betreffen den ganzen Organismus. Häufig sind:

- Psychische Veränderungen. Der Patient ist rastlos, nervös und leicht erregbar. Oft bemerkt der Patient dies jedoch nicht selbst, sondern meint, seine Umgebung sei hektisch. Viele Kranken leiden auch unter Schlafstörungen. In Extremfällen kann eine Psychose *(endokrines Psychosyndrom)* auftreten
- Erhöhte Herzfrequenz, evtl. Herzrhythmusstörungen
- Warme und gerötete Haut sowie dünnes, weiches Haar
- Wärmeempfindlichkeit mit leichtem Schwitzen
- Erhöhte Stuhlfrequenz bis hin zu Durchfällen
- Muskelschwäche und feinschlägiger Fingertremor („Zittern" der Finger)
- Gewichtsverlust trotz eher reichlicher Nahrungsaufnahme infolge des gesteigerten Energiebedarfs.

> ☑ Vor allem bei älteren Patienten kann die Hyperthyreose symptomarm verlaufen und sich lediglich durch Gewichtsverlust, Schwäche oder Herzrhythmusstörungen zeigen.

Bei über 50% der Patienten mit einem M. Basedow sind Zeichen einer ebenfalls immunbedingten **endokrinen Orbitopathie** zu beobachten. Der Augapfel tritt aus der Augenhöhle hervor **(Exophthalmus),** das Oberlid ist zurückgezogen und der Lidschlag zu selten. In schweren Fällen bestehen Augenmuskellähmungen mit Doppelbildern, in Extremfällen erblindet der Patient durch Druck auf den Sehnerven. Typisch für den M. Basedow ist auch das **prätibiale Myxödem,** eine blaurote, grobporige Schwellung in der Schienbeinregion. Im Gegensatz zu den Beinödemen des Herzkranken (☞ 18.6.1) bleibt beim Myxödem auf Druck keine Delle zurück.

Diagnostik und Differentialdiagnose

Die technischen Untersuchungen entsprechen denen bei einer euthyreoten Struma (☞ 23.4.2). Die Stoffwechsellage ist hyperthyreot, d.h. T_3 und T_4 sind erhöht, TSH dagegen erniedrigt. Bei Verdacht auf M. Basedow ist eine Autoantikörper-Suche (TRAK, ☞ 23.4.1) angezeigt. Die Szintigraphie erfaßt autonome Schilddrüsenbezirke.

Behandlungsstrategie

Beim *M. Basedow* kann eine Euthyreose durch Medikamente, eine Operation oder eine Radiojodtherapie (☞ 23.4.6) erreicht werden.

Ziel der medikamentösen Therapie mit oralen **Thyreostatika,** die die Schilddrüsenhormonsynthese hemmen, ist eine Normalisierung der Schilddrüsenfunktion und das Erreichen einer *Remission* (Rückgang der Krankheitszeichen). Die meistgebrauchten Substanzen sind Carbimazol (z.B. Neo-Thyreostat®) und Thiamazol (z.B. Favistan®). Die Dosierung wird durch Kontrolle der Schilddrüsenwerte überprüft, da Überdosierung zu einer Struma führen kann. Nebenwirkungen sind Hautjucken und Hautausschläge sowie Leberschäden oder (selten) Agranulozytose (☞ 24.7.4, regelmäßige Blutbildkontrolle!).

Gegen die *endokrine Orbitopathie* werden Glukokortikoide und Strahlentherapie, seltener Immunsuppressiva (z.B. Ciclosporin A) eingesetzt. In schweren Fällen ist eine Augenoperation angezeigt.

Autonome Adenome sollten operiert werden. Dabei ist nicht immer eine subtotale Strumaresektion erforderlich. Einzelne Adenome können oft aus dem gesunden Gewebe ausgeschält

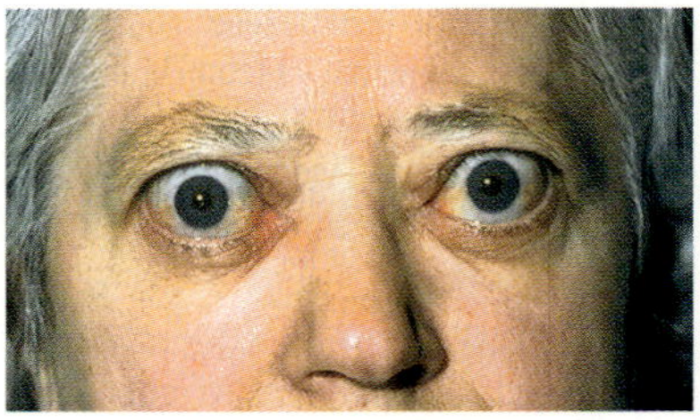

Abb. 23.21: 53jährige Patientin mit M. Basedow. Auffallend sind die hervortretenden Augen mit zurückgezogenen Oberlidern und der starre Blick. [T127]

(enukleiert) werden. Vor der Operation muß die Schilddrüsenfunktion normalisiert werden. Hierzu werden vorzugsweise Thyreostatika, seltener hochdosiertes Jod, eingesetzt.

> **Notfall! Thyreotoxische Krise**
> Lebensbedrohliche Komplikation einer Hyperthyreose ist die **thyreotoxische Krise,** die zum Koma führen kann. Sie tritt spontan oder nach Gabe *jodhaltiger Kontrastmittel* (☞ 9.6.6) bei *unerkannter* Schilddrüsenüberfunktion auf. Ihre Letalität beträgt 30 – 50%.
>
> Die Symptome sind hochgradige Tachykardie, Herzrhythmusstörungen, Fieber, Durchfall, Erbrechen, Muskelschwäche und Erregung, die später von Somnolenz und Koma abgelöst wird. Der Patient wird unverzüglich unter Arztbegleitung und in Reanimationsbereitschaft auf eine Intensivstation verlegt. Sofortiger Therapiebeginn ist lebensrettend:
> - Thyreostatika, hochdosiert Jodid oder Lithium, β-Blocker, Glukokortikoide i.v.
> - Evtl. medikamentöse Sedierung des Patienten, z.B. mit Diazepam (etwa in Valium®)
> - Flüssigkeitsersatz (4 – 6 l täglich)
> - Hohe Kalorienzufuhr
> - Ggf. O_2 niedrigdosiert über Nasensonde
> - Fiebersenkende physikalische Maßnahmen
> - Thromboseprophylaxe.
>
> Die Prophylaxe der kontrastmittelinduzierten thyreotoxischen Krise besteht in:
> - Bestimmung der Schilddrüsenwerte vor Kontrastmitteluntersuchungen, zumindest bei Patienten mit einer Struma oder Schilddrüsenerkrankung in der Anamnese

- Gabe von Perchlorat (z.B. Irenat® Tropfen) unmittelbar vor bis fünf Tage nach der Untersuchung bei Patienten mit einer autonomen Schilddrüsenüberfunktion, evtl. in Kombination mit einem Thyreostatikum (☞ oben)

Pflege bei Hyperthyreose

Perioperative Pflege bei Schilddrüsenoperation, ☞ *23.4.2*

- Engmaschige Kontrollen der Kreislaufparameter, der Temperatur und des Bewußtseins, um eine thyreotoxische Krise rechtzeitig zu erkennen
- Unterbringung in einem ruhigen Zimmer. Hektik durch Mitpatienten oder Personal sowie aufregende Fernsehsendungen oder engagierte Gespräche wirken sich oft ungünstig auf den ohnehin schon nervösen Patienten aus und sollten deshalb vermieden werden
- Bettruhe bei schweren Verläufen
- Regulation der Raumtemperatur gemäß den Wünschen des Patienten, bevorzugt werden in der Regel Temperaturen unter 20 °C
- Verzicht auf stimulierende Getränke wie Kaffee oder Tee
- Einträufeln künstlicher Tränen oder entzündungshemmender Augentropfen nach Arztanordnung bei einer Hornhautgefährdung durch die endokrine Orbitopathie.

Krankenbeobachtung und Dokumentation

- Puls (Tachykardie?), RR, Temperatur
- Psychischer Zustand (Unruhe?), Schlaf, Bewußtsein
- Motorik (Tremor?, Hyperaktivität?)
- Ausscheidungen (Durchfälle?)
- Haut, Rachen (Angina als Hinweis auf Agranulozytose?)
- Gewicht.

Auffälligkeiten und Veränderungen werden dem Arzt sofort mitgeteilt.

Patienteninformation

Die Prognose der Autonomie ist gut. Beim M. Basedow können die endokrine Orbitopathie und das prätibiale Myxödem nicht immer befriedigend gebessert werden.

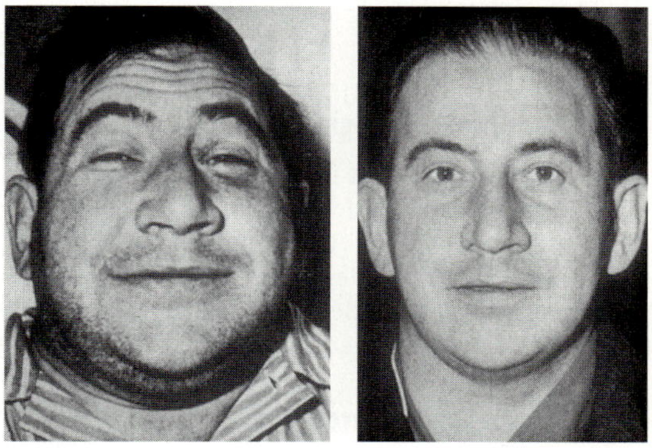

Abb. 23.22 – 23.23: Links: Patient mit Hypothyreose. Auffällig sind die mühsam offengehaltenen Augen und das teigig geschwollene Gesicht. Der Patient ist sehr kälteempfindlich und leidet unter Verlangsamung und Müdigkeit. Rechts: Der gleiche Patient zeigt unter der Therapie mit Schilddrüsenhormonen ein normales Aussehen. Seine sonstigen Beschwerden sind ebenfalls verschwunden. [T127]

Da die Behandlung beider Erkrankungen aufgrund ihrer langen Dauer und der regelmäßigen Kontrollen die Mitarbeit des Patienten erfordert, sollte der Patient durch Erklärungen informiert und so motiviert werden.

Vorsicht! Keine Selbstmedikation bei Hyperthyreose!

Der Patient mit einer Hyperthyreose soll keine Medikamente eigenmächtig einnehmen. Das „banale“ Schmerzmittel Aspirin® etwa kann durch Verdrängung der Schilddrüsenhormone aus ihrer Bindung an die Bluteiweiße die Hyperthyreose verstärken.

23.4.4 Hypothyreose

Hypothyreose *(Schilddrüsenunterfunktion):* Mangel an Schilddrüsenhormonen. Unterscheidung zwischen **primärer Hypothyreose** (Ursache liegt in der Schilddrüse) und **sekundärer Hypothyreose** (Hypophysenstörung ursächlich). Seltener als die Hyperthyreose. Tritt vor allem als Folge einer Thyreoiditis (Schilddrüsenentzündung, ☞ 23.4.5), einer Hypophysenvorderlappeninsuffizienz (☞ 23.3.1), einer Schilddrüsenoperation oder Radiojodtherapie (☞ 23.4.6) auf. Sie kann auch angeboren sein und dann zu schweren Entwicklungsstörungen des Kindes führen. Deshalb wird bei allen Neugeborenen ein *Hypothyreose-Screening* durchgeführt.

Symptome und Untersuchungsbefund

Die Hypothyreose beginnt schleichend mit Antriebsarmut, Müdigkeit, Verlangsamung und Desinteresse. Sie wird häufig als Depression oder bei älteren Patienten als senile Demenz (☞ 14.5) verkannt.

Beim Vollbild der Erkrankung:

- Ist die Haut des Patienten kühl, blaß, rauh, trocken und teigig geschwollen **(generalisiertes Myxödem)**
- Sind die Haare struppig und trocken
- Hat der Patient eine rauhe, heisere Stimme
- Klagt der Kranke oft über Kälteempfindlichkeit, Gewichtszunahme und Obstipation.

Der Untersucher stellt eine Bradykardie und evtl. eine Herzinsuffizienz fest. Die Reflexe sind typischerweise verlangsamt.

Eine Hypothyreose kann z.B. durch Streß zum **Myxödem-Koma** entgleisen: Der Patient hat verstärkte Hypothyreose-Symptome. Zusätzlich treten Bewußtseinstrübung, Krampfanfälle, Atemstörung, Hypothermie und Elektrolytentgleisung auf. Die Therapie muß auf der Intensivstation erfolgen (Schilddrüsenhormon- und Glukokortikoidgabe, langsame Erwärmung).

Diagnostik und Differentialdiagnose

Die Blutuntersuchung ergibt erniedrigte T_3- und T_4-Werte. Bei einer hypophysenbedingten Hypothyreose ist der TSH-Spiegel erniedrigt. Dagegen ist der TSH-Spiegel bei einer primären Hypothyreose, z.B. nach einer Thyreoiditis (☞ unten), erhöht. Liegt der Hypothyreose eine *Hashimoto-Thyreoiditis* zugrunde, sind die Autoantikörper MAK und TAK in der Regel erhöht. Zusätzlich sind die Cholesterinwerte erhöht.

Zur weiteren Diagnostik wird eine Sonographie durchgeführt.

Behandlungsstrategie

Die Behandlung besteht in der Dauersubstitution mit Schilddrüsenhormonen, z.B. Euthyrox®. Um Herzbeschwerden zu vermeiden, muß einschleichend dosiert werden (je älter der Patient, desto vorsichtiger).

Pflege bei Hypothyreose

- Bei verlangsamten Patienten mehr Zeit für die aktivierende Pflege einplanen. Patienten ggf. bei den ATL unterstützen
- Wegen der trockenen Haut auf adäquate Haut- und Haarpflege achten
- Zu Beginn der medikamentösen Substitution Puls, Blutdruck und EKG regelmäßig kontrollieren, um Herzrhythmusstörungen und andere Zeichen einer bis dahin latenten KHK rechtzeitig zu erkennen (der Sauerstoffverbrauch des Herzens steigt durch die Gabe von Schilddrüsenhormonen an)
- Für warme, gut geheizte Räume sorgen
- Wegen der Obstipation auf ballaststoffreiche Ernährung achten. Evtl. Laktulose geben
- Kalorienarme, aber appetitlich angerichtete Mahlzeiten reichen. Die Patienten sind trotz ihres schlechten Appetits häufig übergewichtig
- Eigenaktivitäten des Patienten anregen. Dabei sind jedoch längere Ruhepausen notwendig.

Krankenbeobachtung und Dokumentation

- Puls (Bradykardie?)
- Gewicht, Appetit, Stuhlgang
- Haut (Ödeme?)
- Allgemeines Befinden, Aktivität, Motorik.

Patienteninformation

Bei Erwachsenen ist die Prognose einer Hypothyreose bei richtiger Behandlung gut. Der Patient muß wissen, daß er sich nur unter einer *lebenslänglichen* Dauertherapie mit Schilddrüsenhormonen wohl fühlen wird und daß regelmäßige ärztliche Kontrollen erforderlich sind. Die Schilddrüsenhormone werden am besten morgens ca. 30 Minuten vor dem Frühstück eingenommen.

23.4.5 Hashimoto-Thyreoiditis und andere Schilddrüsenentzündungen

Thyreoiditis: Schilddrüsenentzündung. Eher seltene Erkrankung, wobei je nach Verlauf die **akute, subakute** und **chronische Thyreoiditis** unterschieden werden. Von Bedeutung ist insbesondere die chronische **Hashimoto-Thyreoiditis**, die wie der M. Basedow zu den Autoimmunerkrankungen zählt.

Die Hashimoto-Thyreoiditis verläuft verhältnismäßig symptomarm. Evtl. bemerkt der Patient lediglich eine zunehmende Schilddrüsenvergrößerung. Manchmal kommt es zu einer vorübergehenden Hyperthyreose (☞ 23.4.3). In späteren Stadien ist der Patient hypothyreot (☞ oben), da die Schilddrüsenfollikel durch Bindegewebe ersetzt werden.

Die Blutuntersuchung zeigt eine beschleunigte BSG und evtl. eine Lymphozytose. Außerdem sind Autoantikörper (MAK, TAK) nachweisbar. Die Diagnose wird durch eine Feinnadelpunktion (☞ 23.4.1) gesichert.

Eine kausale Behandlung der Erkrankung ist nicht möglich, aber auch nicht nötig, da die entzündungsbedingte Hypothyreose durch Schilddrüsenhormone problemlos zu behandeln ist.

23.4.6 Bösartige Schilddrüsentumoren

Bösartige Schilddrüsentumoren: Insgesamt 0,5% aller Malignome. Am häufigsten als **differenziertes** oder **undifferenziertes Schilddrüsenkarzinom** vom Follikelepithel ausgehend. Selten als **medulläres Karzinom** durch Entartung der kalzitoninproduzierenden C-Zellen (☞ 23.1.2).

Symptome und Untersuchungsbefund

Die überwiegende Mehrzahl der Schilddrüsenkarzinome macht sich durch Schilddrüsenvergrößerung mit Knotenbildung bemerkbar. Verdächtig sind schnelles Wachstum der Knoten, Schluckbeschwerden und Heiserkeit des Patienten.

Diagnostik und Differentialdiagnose

Die Diagnosestellung erfolgt durch Ultraschall, Szintigraphie und Feinnadelpunktion. Bei dann noch unsicherer Diagnose muß operiert werden. Als Tumormarker für die postoperative Verlaufskontrolle sind das *Thyreoglobulin* (Vorläuferprotein der Schilddrüsenhormone) für differenzierte Karzinome und das *Kalzitonin* für C-Zell-Karzinome geeignet (☞ 24.4.8).

Bei einem C-Zell-Karzinom muß eine **Multiple endokrine Adenomatose** (kurz *MEA*) ausgeschlossen werden. Bei diesem autosomal dominant erblichen Leiden treten neben dem Schilddrüsenkarzinom noch weitere Tumoren u.a. in Nebenschilddrüsen, Bauchspeicheldrüse und Nebennierenrinde auf. Bei einer gesicherten multiplen endokrinen Adenomatose müssen auch die Familienangehörigen des Patienten untersucht werden.

Behandlungsstrategie

Der erste Therapieschritt besteht in der Entfernung der gesamten Schilddrüse **(totale Thyreoidektomie).** In fortgeschrittenen Stadien der Erkrankung ist eine **neck dissection** (operative Sanierung der Halsweichteile mit Entfernung der Lymphknoten) indiziert. Bei undifferenzierten Tumoren ist evtl. eine postoperative perkutane Bestrahlung (☞ 10.6) sinnvoll. Zytostatika (☞ 24.5.1) spielen bisher nur eine untergeordnete Rolle. Zur Vermeidung einer Hypothyreose werden lebenslang Schilddrüsenhormone substituiert.

Postoperativ schließt sich bei differenzierten, noch hormonell aktiven Karzinomen meist eine **Radiojodtherapie** an, die auch kleinste Metastasen zerstören soll (☞ unten).

Radiojodtherapie

Die **Radiojodtherapie** ist eine nuklearmedizinische Strahlentherapie (☞ 10.6). Sie ist bei bestimmten Formen der Hyperthyreose und bei differenzierten Schilddrüsenkarzinomen angezeigt. Als Radionuklid wird ^{131}Jod benutzt.

Die Radiojodtherapie beruht darauf, daß von außen zugeführtes Jod fast zu 100% im Schilddrüsengewebe gespeichert wird und kaum etwas in die übrigen Organe des menschlichen Körpers gelangt. Dies bedeutet, daß bei Zufuhr radioaktiven Jods die Schilddrüse und funktionell aktive, jodspeichernde Schilddrüsenkarzinome einschließlich ihrer Metastasen mit sehr hohen Dosen bestrahlt und so zerstört werden können. Die Strahlenbelastung des Knochenmarks und der Keimdrüsen ist dabei relativ gering. Im Vergleich zu einer perkutanen Strahlentherapie werden die Nachbarorgane geschont, da die durch das Jod verursachte Strahlung im Gewebe mit der Entfernung rasch abnimmt. Eine zusätzliche Strahlenbelastung entsteht allerdings durch den zur Dosisberechnung notwendigen **Radiojodtest.** Dabei wird nach Gabe radioaktiven Jods eine Schilddrüsen- bzw. Ganzkörperszintigraphie zur Berechnung des Jodumsatzes und zur Lokalisation etwaiger Metastasen angefertigt.

Beim Schilddrüsenkarzinom erfolgt die Radiojodtherapie einige Wochen nach der vollständigen Entfernung der Schilddrüse. In der Zeit zwischen Operation und Radiotherapie dürfen *keine* Schilddrüsenhormone oder Jodpräparate gegeben werden, da die Metastasen sonst nur wenig oder gar kein (radioaktives) Jod aufnehmen.

Die Radiojodtherapie wird aus Strahlenschutzgründen nur in speziellen nuklearmedizinischen Stationen mit Strahlenschutzeinrichtungen (Bleiwände, Sammelbehälter für Ausscheidungen der Patienten) durchgeführt. Die Patienten schlucken das radioaktive Jod und bleiben so lange in der Klinik, bis die von ihnen ausgehende Radioaktivität unter den gesetzlichen Grenzwert gefallen ist. Während des stationären Aufenthaltes versorgen sich die Patienten nach Möglichkeit selbst, um die Strahlenbelastung für das Pflegepersonal gering zu halten. Komplikationen treten in der Regel nicht auf. Nach der Radiojodtherapie sollten die Patienten für mindestens 6 – 12 Monate eine zuverlässige Methode der Empfängnisverhütung wählen.

Pflege, ☞ *23.4.2, 24.5.2*

Prognose

Die 5 Jahres-Überlebensrate reicht von weniger als 10% bei undifferenzierten Tumoren bis zu 90% bei hochdifferenzierten, früh diagnostizierten Karzinomen. Wichtig sind langjährige regelmäßige Kontrollen, da noch nach mehr als zehn Jahren Metastasen auftreten können. Frauen sind von bösartigen Schilddrüsentumoren etwa doppelt so häufig betroffen wie Männer.

23.5 Erkrankungen der Nebenschilddrüsen

23.5.1 Überfunktion der Nebenschilddrüsen

Hyperparathyreoidismus: Überfunktion der Nebenschilddrüsen mit gesteigerter Sekretion von Parathormon (PTH), die durch den veränderten Kalzium- und Phosphathaushalt zu einer klassischen Symptomkombination aus „Stein-, Bein- und Magenpein" führt. Betrifft vor allem Frauen.

Krankheitsentstehung

Ursache des **primären Hyperparathyreoidismus** ist in ca. 80% der Fälle ein *Nebenschilddrüsenadenom,* das unabhängig vom Blutkalziumspiegel Parathormon produziert. Beim **sekundären Hyperparathyreoidismus** ist die gesteigerte PTH-Sekretion Folge eines erniedrigten Kalziumspiegels im Blut.

Das Parathormon (☞ 23.1.3) führt über eine vermehrte Kalziumresorption aus dem Darm und eine gesteigerte Knochendemineralisation zu einem erhöhten Blutkalziumspiegel, der seinerseits zahlreiche Stoffwechselveränderungen bewirkt (Stimulation der Gastrin- und Säurebildung des Magens, Beeinflussung des Nerven- und Muskelstoffwechsels).

Symptome und Untersuchungsbefund

Leitsymptome sind:

- Weichteilverkalkungen und wiederholte Nierensteine („Steinpein") durch den erhöhten Blutkalziumspiegel
- Knochenschmerzen („Beinpein") durch den erhöhten Knochenumbau
- Obstipation und Magenbeschwerden („Magenpein") bis zum Magengeschwür (☞ 21.5.3) durch die gesteigerte Säuresekretion
- Psychische Veränderungen, Müdigkeit und Muskelschwäche.

Die Patienten können aber auch völlig beschwerdefrei sein.

Diagnostik und Differentialdiagnose

Die Blutuntersuchung ergibt einen erhöhten Kalzium- und PTH-Spiegel sowie eine Erniedrigung des Phosphatspiegels. Bei Knochenbeteiligung ist die Alkalische Phosphatase erhöht. Die Röntgenaufnahmen des Skeletts zeigen Knochenentkalkungen, zystische Auftreibungen und Verformungen der Knochen. Nierensteine werden durch eine Ultraschalluntersuchung nachgewiesen (☞ 31.5.5). Die Lokalisation des bzw. der Adenome gelingt meist durch Ultraschalluntersuchung der Schilddrüsenregion und evtl. ein CT.

Behandlungsstrategie

Bei einem zufällig diagnostizierten *asymptomatischen* Hyperparathyreoidismus mit normalem Serumkalzium kann oft unter regelmäßiger ärztlicher Kontrolle abgewartet werden. Ansonsten müssen Adenome operativ entfernt werden. Ist eine Hyperplasie *aller* Epithelkörperchen Ursache des Hyperparathyreoidismus, werden drei entfernt und vom vierten nur ein kleiner Rest belassen. Bei erhöhter Rezidivgefahr kann das Restgewebe in die Muskulatur des Unterarms eingepflanzt werden, wo es bei einer evtl. Zweitoperation besser zugänglich ist (Zweitoperationen in der Schilddrüsenregion sind komplikationsträchtig). Ein Nebenschilddrüsenkarzinom erfordert die **Hemithyreoidektomie** *(halbseitige Schilddrüsenentfernung)* auf der erkrankten Seite.

Vor der Operation muß ein erhöhter Kalziumspiegel durch intravenöse Flüssigkeitszufuhr, Furosemid (z.B. Lasix®), Kalzitonin (z.B. Karil®) und in schwersten Fällen durch Biphosphonate (z.B. Aredia®) gesenkt werden (☞ 31.13.4).

Bei älteren oder inoperablen Patienten ist eine symptomatische Behandlung mit reichlich Flüssigkeit, kalziumarmer Ernährung und oraler Gabe von Phosphaten zur Verminderung der Kalziumresorption angezeigt. Intermittierend können auch Biphosphonate i.v. oder oral gegeben werden.

Postoperative vorübergehende Hypokalzämien (☞ 23.4.2) werden mit Kalzium und Vitamin D behandelt.

Pflege

Die perioperative Pflege entspricht im wesentlichen derjenigen nach Schilddrüsenoperation.

Nach der Operation kommt es durch den überstürzten Kalziumeinbau in die

Knochen zu einer Hypokalzämie mit Muskelkrämpfen. Deshalb wird mehrfach am Tag der Blutkalziumspiegel kontrolliert und evtl. Kalzium oral oder intravenös ersetzt.

☑ Ein unbehandelter Hyperparathyreoidismus kann zur **hyperkalzämischen Krise** (☞ 31.13.4) führen.
Um diese frühzeitig zu erkennen, sind eine gezielte Beobachtung des Patienten auf die Warnsymptome massive Polyurie, Polydipsie, Erbrechen, Exsikkose, Fieber und Bewußtseinstrübung sowie engmaschige Kontrollen des Blutkalziumspiegels erforderlich. Bei einer hyperkalzämischen Krise muß der Patient auf die Intensivstation verlegt (Behandlung ☞ 31.13.4) werden.

23.5.2 Unterfunktion der Nebenschilddrüsen

Hypoparathyreoidismus (kurz *Hypo-Para* oder *Hypo-PTH*): Unterfunktion der Nebenschilddrüsen mit Parathormon-Mangel. Meist Folge einer zu „radikalen" Schilddrüsen-, Nebenschilddrüsen- oder Kehlkopfoperation mit (versehentlicher) Entfernung aller vier Nebenschilddrüsen.

Klinisch kommt es als Folge des niedrigen Serumkalziumspiegels vor allem zu einer Übererregbarkeit der Nerven und der Muskulatur, die sich in gesteigerten Reflexen, Parästhesien und anfallsartigen Muskelkrämpfen (**Tetanie,** ☞ 31.13.4) mit typischer Pfötchenstellung der Hände äußert.

Die Diagnose wird durch die Blutuntersuchung gestellt (zu niedriger Kalzium- und PTH-Spiegel bei erhöhtem Blutphosphatspiegel), die auch die Abgrenzung zur meistens psychisch bedingten *Hyperventilationstetanie* (☞ 20.3.6) ermöglicht.

Die Behandlung erfolgt medikamentös durch orale oder intravenöse Kalziumzufuhr in Kombination mit Vitamin D-Präparaten (z.B. Vigantol®). Wegen der Gefahr einer Hyperkalzämie sind regelmäßige Kontrollen des Blutkalziumspiegels erforderlich.

23.6 Diabetes mellitus

Diabetes mellitus *(Zuckerkrankheit):* Durch Insulinmangel oder verminderte Insulinempfindlichkeit des Körpers bedingte, chronische Störung des Glukosestoffwechsels mit Erhöhung des *Blutzuckerspiegels* bei erniedrigter intrazellulärer Blutzuckerverfügbarkeit. Ca. 4% der Bevölkerung sind Diabetiker. Erhebliche soziale Bedeutung insbesondere durch gravierende Spätkomplikationen.

Der manifeste Diabetes mellitus wird eingeteilt in:

- Den **Diabetes mellitus Typ I** (*IDDM* = **i**nsulin-**d**ependent **d**iabetes **m**ellitus, dt. *insulinabhängiger Diabetes mellitus,* auch *jugendlicher Diabetes mellitus* genannt)
- Den **Diabetes mellitus Typ II** (*NIDDM* = **n**on-**i**nsulin-**d**ependent **d**iabetes **m**ellitus, dt. *insulinunabhängiger Diabetes mellitus,* auch *Altersdiabetes* genannt)
- Die seltenen **sekundären Diabetes mellitus-Formen,** die durch Grunderkrankungen wie z.B. Pankreatitiden (☞ 22.6.2), M. Cushing (☞ 23.7.1), Akromegalie (☞ 23.3.2) oder Medikamente (Glukokortikoide, ☞ Pharma-Info 23.47, Thiazid-Diuretika, ☞ Pharma-Info 31.76) bedingt sind.

Eine Sonderform des Diabetes stellt der **Schwangerschaftsdiabetes** *(Gestationsdiabetes)* dar, bei dem sich während einer Schwangerschaft eine diabetische Stoffwechsellage entwikkelt. Er tritt bei 0,5 – 3% aller Schwangeren auf und ist als einzige Diabetesform *vorübergehend.* Die Behandlung besteht in der Gabe von Insulin bis 1 – 3 Tage nach der Entbindung.

Die wichtigsten Unterschiede zwischen Typ I- und Typ II-Diabetes faßt Tab. 23.24 zusammen.

23.6.1 Diabetes mellitus Typ I

Ungefähr 10% der Diabetiker in Deutschland, also ca. 0,4% der Gesamtbevölkerung, leiden an einem **Diabetes mellitus Typ I.** Ursache der Erkrankung ist ein *absoluter* Insulinmangel durch Zerstörung der B-Zellen des Pankreas.

Krankheitsentstehung

Der Diabetes mellitus Typ I manifestiert sich im Kindes-, Jugend- und jungen Erwachsenenalter. Er wird über-

	Typ I-Diabetes	Typ II-Diabetes
Manifestationsalter	Meist vor dem 40. Lebensjahr	Meist im höheren Lebensalter
Ursache und Auslöser	Absoluter Insulinmangel infolge Zerstörung der B-Zellen des Pankreas. Wahrscheinlich Autoimmunerkrankung, z.B. durch Virusinfekte ausgelöst	Verminderte Insulinwirkung an Leber-, Muskel- und Fettzellen. Zunächst kompensatorisch erhöhte Insulinproduktion, die sich später erschöpft. Förderung der Manifestation z.B. durch Übergewicht, Schwangerschaft, Streß und bestimmte Medikamente
Erbliche Komponente	Wahrscheinlich	Stärker ausgeprägt als bei Typ I
Klinik	Rascher Beginn der Erkrankung mit starkem Durst, Polyurie, Übelkeit, Schwäche und teils erheblichen Gewichtsverlust, oft auch Koma als Erstmanifestation	Langsamer Beginn mit Harnwegsinfekten, Hautjucken, Mykosen, Furunkeln, Sehstörungen und Schwäche. Häufig gleichzeitig Fettstoffwechselstörungen, Bluthochdruck und Übergewicht. Zum Zeitpunkt der Diagnose oft bereits Langzeitschäden
Besondere Laborbefunde	C-Peptid als Maß der körpereigenen Insulinproduktion niedrig. Oft Autoantikörper	C-Peptid meist hoch. Serumlipide erhöht
Stoffwechsellage	Eher labil	Eher stabil
Therapie	Diät, Insulin, Bewegung	Gewichtsreduktion, Diät, Bewegung, orale Antidiabetika. Erst bei Versagen dieser Maßnahmen Insulin

Tab. 23.24: Unterscheidung von Typ I- und Typ II-Diabetes.

wiegend den Autoimmunerkrankungen (☞ 29.5) zugerechnet, obwohl die genaue Ätiologie noch unklar ist. Wahrscheinlich wird die pathologische Immunreaktion durch Virusinfekte (z.B. Mumps) in Gang gesetzt oder beschleunigt. Genetische Faktoren spielen ebenfalls eine Rolle. Erst wenn 80 – 90% der B-Zellen im Pankreas zerstört sind, wird die Erkrankung klinisch manifest.

Symptome und Untersuchungsbefund

Das klinische Bild des Diabetes mellitus Typ I entwickelt sich rasch in Stunden bis Wochen:

- Durch die erhöhte Zuckerausscheidung mit dem Urin **(Glukosurie,** ☞ Abb. 23.25) kommt es zu einer Polyurie. Obwohl der Patient sehr viel trinkt *(Polydipsie)*, um den Flüssigkeitsverlust auszugleichen, entwikkelt er eine zunehmende Exsikkose
- Viele Patienten nehmen an Gewicht ab
- Die zunehmende Stoffwechselentgleisung führt zu Übelkeit, Schwäche und Bewußtseinsstörungen bis hin zum Koma (☞ 23.6.3).

Die Patienten sind in der Regel schlank oder gar mager. Bei Bewußtlosen weisen vertiefte Atmung und *Azetongeruch* der Atemluft auf ein **ketoazidotisches Koma** hin (☞ 23.6.3).

Diagnostik

Zum Zeitpunkt der Krankheitsmanifestation ist der Blutzuckerspiegel (abgekürzt *BZ*) in der Regel so deutlich erhöht, daß sich ein *Glukosetoleranztest* (☞ Diabetes mellitus Typ II) erübrigt. Wichtig ist die Einschätzung der akuten Gefährdung durch Blutgasanalyse (☞ 20.4.4) und Bestimmung der Elektrolyte, des Phosphatspiegels, der Nierenwerte und der Serumosmolarität.

Die Messung des **C-Peptids,** eines körpereigenen Insulinvorläufers, ermöglicht die Abschätzung der (Rest-)Insulineigenproduktion. Zusätzlich zum Urinstatus sind eine Untersuchung des Urins auf Glukose und Ketonkörper zweckmäßig, die als Folge des gesteigerten Fettabbaus entstehen.

Diagnostik bei ketoazidotischem Koma, ☞ *23.6.3*

Behandlungsstrategie

☑ Therapieziel beim meist jungen Typ I-Diabetiker ist immer ein möglichst normaler Blutzucker (nahe-normoglykämische Blutzuckereinstellung), um Wohlbefinden und Leistungsfähigkeit des Patienten wiederherzustellen und Langzeitschäden vorzubeugen. Erstrebenswert ist außerdem eine größtmögliche Flexibilität bei der Nahrungsaufnahme, um ihm ein weitgehend normales Leben in Beruf und Freizeit zu ermöglichen.

Der Diabetes mellitus Typ I erfordert das (lebenslange!) Spritzen von Insulin (☞ 23.6.6). Die Art der Insulinbehandlung ist abhängig von der Schwere der Erkrankung und von Alter, Persönlichkeit und Kooperationsfähigkeit des Patienten.

Ernährung, ☞ *23.6.9;*
Pflege, ☞ *23.6.3, 23.6.4, 23.6.8*

Patienteninformation

Prognose

Die Prognose des Diabetes mellitus Typ I hat sich durch die Fortschritte in der Insulinbehandlung wesentlich verbessert. Heute können die meisten Patienten zumindest für 10 – 20 Jahre (d.h. bis zum Auftreten von Spätkomplikationen) weitgehend normal leben. Während die meisten diabetischen Patientinnen früher unfruchtbar waren, sind die Chancen auf (gesunde) Kinder heute gut. Wie weit eine optimale Diabetesbehandlung *von Beginn der Erkrankung an* das Einsetzen von Spätkomplikationen verzögern oder verhindern kann, ist noch unklar, da erst seit ungefähr zehn Jahren ein nennenswerter Prozentsatz der Diabetiker eine normnahe Blutzuckereinstellung durch *intensivierte Insulintherapie* (☞ 23.6.6) anstrebt.

23.6.2 Diabetes mellitus Typ II

Knapp 90% aller Diabetiker in Deutschland, also ca. 3 – 4% der Bevölkerung, leiden an einem **Diabetes mellitus Typ II.** Mit zunehmendem Alter steigt die Häufigkeit des Diabetes mellitus Typ II an (bis 20% der über 70jährigen). Frauen sind etwas häufiger betroffen als Männer. Nur 10% dieser Patienten sind normalgewichtig *(Typ IIa)*. Die übrigen 90% sind dem Diabetes mellitus *Typ IIb* zuzuordnen, bei dem der Patient übergewichtig ist.

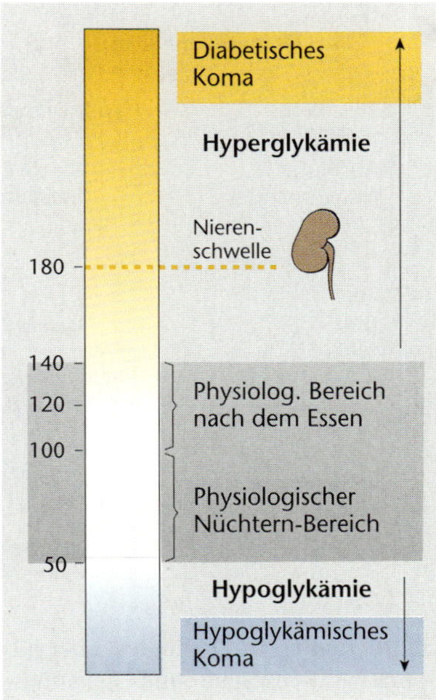

Abb. 23.25: Blutzuckerspiegel (alle Angaben in mg/dl).
Unterhalb eines Wertes von 50 mg/dl liegt eine **Hypoglykämie** (Unterzuckerung) vor, oberhalb von 120 – 140 mg/dl eine **Hyperglykämie** (Überzuckerung). Ab einer Blutzuckerkonzentration von 180 mg/dl ist die *Nierenschwelle* überschritten, d.h. die Niere schafft es nicht mehr, die filtrierte Glukose zu resorbieren und ins Blut zurückzuführen. Folglich findet man Glukose im Urin **(Glukosurie).** Durch einfache Streifentests (☞ 31.5.3) kann die Glukosurie nachgewiesen werden. [B200]

Krankheitsentstehung

Beim Typ II-Diabetiker ist die körpereigene Insulinproduktion erhalten und insbesondere in Anfangsstadien der Erkrankung sogar erhöht. Die *Insulinempfindlichkeit* der Zielzellen ist jedoch vermindert *(Insulinresistenz)* und die Insulinsekretion nach einer Mahlzeit häufig zeitlich verzögert. Die Manifestation der Erkrankung hängt von exogenen Faktoren wie z.B. die Art der Ernährung und Übergewicht ab.

Symptome und Untersuchungsbefund

Die Krankheitserscheinungen setzen langsam über Monate bis Jahre ein:

- Harnwegsinfekte und Pilzinfektionen treten gehäuft auf
- Die Patienten kann ein ständiger Juckreiz quälen

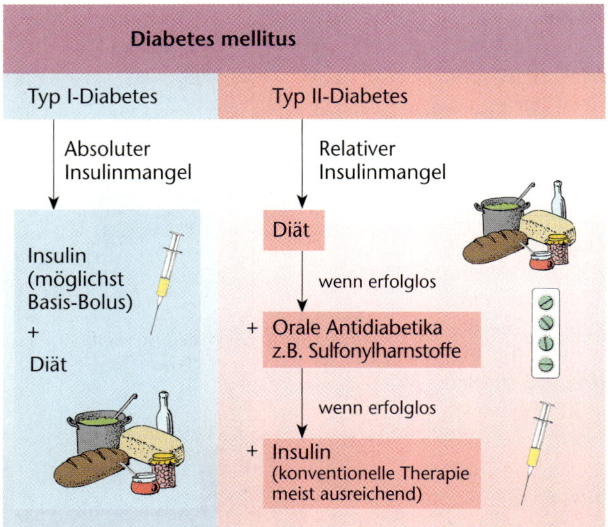

Abb. 23.26: Übersicht der Grundbausteine der Diabetestherapie. Insbesondere beim Typ II-Diabetes spielt die Diät eine entscheidende Rolle, da sie zur meist erfolgreichen Gewichtsreduktion beiträgt und möglicherweise eine medikamentöse Therapie überflüssig macht. [B200]

- Oft berichten die Patienten über allgemeine Schwäche und Leistungsknick
- Erst später treten die „typischen" Diabetessymptome wie Durst, Polyurie und Gewichtsabnahme hinzu.

Selten manifestiert sich der Diabetes mellitus Typ II durch ein (hyperosmolares) Koma (☞ 23.6.3). Viel häufiger wird er zufällig durch eine Routineuntersuchung des Blutes diagnostiziert.

Bei der körperlichen Untersuchung ist die Suche nach bereits eingetretenen diabetischen Spätkomplikationen (☞ 23.6.5) von Bedeutung, da der Diabetes zum Zeitpunkt der Diagnose oft jahrelang (unbehandelt) bestanden hat. Erforderlich sind daher eine sorgfältige Inspektion der Füße auf Wunden und Zeichen einer Minderdurchblutung, das Tasten aller peripheren Pulse (arterielle Verschlußkrankheit?, ☞ 19.6.2) und eine neurologische Untersuchung (*Polyneuropathie*, d.h. Schädigung der peripheren Nerven?). Außerdem sollte eine augenärztliche Untersuchung stattfinden (diabetische Netzhautschäden?, ☞ 23.6.5).

An technischen Untersuchungen sind eine Albuminbestimmung im Urin (Nephropathie?, ☞ 23.6.5) sowie EKG- und Belastungs-EKG (KHK?, ☞ 18.5.1) erforderlich.

Diagnostik und Differentialdiagnose

Auch beim Diabetes mellitus Typ II steht die Blutuntersuchung an erster Stelle der Diagnostik:

- Liegt der *Nüchtern-Blutzucker* bei zweimaliger Messung beide Male < 80 mg/dl, ist ein Diabetes mellitus unwahrscheinlich
- Bei > 120 mg/dl ist von einem manifesten Diabetes mellitus auszugehen
- In der „Grauzone" dazwischen und zur Beurteilung der BZ-Schwankungen im Tagesverlauf bei einem Diabetiker ist ein **BZ-Tagesprofil** angezeigt. Dabei wird der Blutzucker des Patienten u.a. vor und eine Stunde nach den Mahlzeiten kontrolliert. Der nach dem Essen gemessene, *postprandiale* Wert liegt beim Gesunden unter 120 mg/dl, beim Diabetiker über 180 mg/dl
- Bei Werten zwischen 120 und 180 mg/dl ist ein **oraler Glukosetoleranztest** *(oGT)* erforderlich (☞ auch Abb. 9.3):

☑ Durchführung des oGT

- In den 3 Tagen vor dem Test mindestens 150 – 200 g Kohlenhydrate pro Tag bei normaler körperlicher Aktivität zuführen
- Nach 12 Std. Nahrungskarenz um 8 Uhr Nüchtern-BZ bestimmen und Patienten dann 75 g Glukose in 5 Min. trinken lassen
- BZ nochmals 2 Std. (je nach Haus evtl. auch nach 1 und 3 Std.) nach dem Glukosetrunk
- Evtl. Urinzucker bestimmen.

Störfaktoren:
- Menstruation: Mindestens 3 Tage Abstand
- Medikamente (z.B. Thiazid-Diuretika, Kortikoide, Kontrazeptiva, Laxantien): Mindestens 3 Tage vorher absetzen
- Hypokaliämie; Magen- und Duodenalulkus.

Glykohämoglobine

Die Bestimmung der *Glykohämoglobine* $\mathbf{HbA_1}$ bzw. $\mathbf{HbA_{1c}}$ (Untergruppe des HbA_1) im Blut erlaubt eine Aussage über den mittleren Blutzuckerspiegel der letzten 1 – 3 Monate und damit eine Behandlungskontrolle.

Dieser Test beruht darauf, daß sich in Abhängigkeit vom Blutzuckerspiegel Glukose fest an die Hämoglobinmoleküle anlagert und der Anteil des „gezuckerten" Hämoglobins bis zum normalen Abbau des Hämoglobinmoleküls bestimmt werden kann.

Beim Gesunden beträgt der Anteil des HbA_1 am Gesamt-Hb bis ca. 8%, das genauere HbA_{1c} bis ca. 6%. Bei gut eingestellten Diabetikern liegt das HbA_1 unter 8%, bei unbefriedigender Stoffwechselführung über 9,5% (laborabhängig).

Behandlungsstrategie

☑ Die Therapieziele – obwohl grundsätzlich die gleichen wie beim Typ I – sind stets individuell zu definieren:

Mit zunehmendem Erkrankungsalter des Patienten rückt die Vorbeugung vor Langzeitschäden in den Hintergrund, da der Patient diese vermutlich nicht mehr erleben wird.

Zudem sind Patienten in höherem Lebensalter oft nur noch eingeschränkt schulbar. Bei einem sehr alten Patienten kann es ausreichen, akute Stoffwechselentgleisungen zu verhindern.

Bewertung*	Normal	Pathol. Glukosetoleranz	Diabetes mellitus
Nüchtern	< 100 mg/dl	100–120 mg/dl	> 120 mg/dl
2 Std.-Wert	< 140 mg/dl	140–200 mg/dl	> 200 mg/dl
*Kapilläre Werte			

Tab. 23.27: Beurteilung des oralen Glukosetoleranztest (oGT). [B200]

Bei den adipösen Patienten reichen häufig konsequentes Einhalten einer Diät (☞ 23.6.9) und Gewichtsreduktion aus. Unterstützend wirkt körperliche Bewegung. Erst wenn durch diese Maßnahmen keine ausreichende Senkung des Blutzuckers zu erzielen ist, wird eine medikamentöse Therapie, am häufigsten mit *Sulfonylharnstoffen*, begonnen (☞ 23.6.7).

Versiegt nach mehreren Jahren die körpereigene Insulinproduktion vollständig, wird der Patient *sekundär* insulinpflichtig. Im Gegensatz zum Diabetes mellitus Typ I bleibt die Stoffwechsellage jedoch relativ stabil, die Diabeteseinstellung gelingt zügig, und meist genügen 1 – 2 Injektionen täglich.

Pflege, ☞ *23.6.8*

Prognose

Die Lebenserwartung eines Typ II-Diabetikers ist bei höherem Manifestationsalter, guter Kooperation des Patienten und ohne weitere Risikofaktoren bzw. Vorerkrankungen nicht kürzer. Es drohen aber prinzipiell alle Spätkomplikationen (☞ 23.6.5), und die Therapiemöglichkeiten bei zusätzlichen Erkrankungen sind oft reduziert.

23.6.3 Diabetisches Koma

Diabetisches Koma *(Coma diabeticum, hyperglykämischer Schock):* Stets lebensbedrohliche Komplikation des Diabetes mellitus mit extrem hohen Blutzuckerwerten.

Es existieren zwei Formen, die bevorzugt bei verschiedenen Diabetes-Typen auftreten:

- **Ketoazidotisches Koma,** vor allem bei Typ I-Diabetikern auftretend. Bei ungefähr 25% aller Typ I-Diabetiker zeigt sich die Erkrankung *erstmalig* durch ein ketoazidotisches Koma *(Erstmanifestation).* Typische Auslöser bei *behandelten* Diabetikern sind ein erhöhter Insulinbedarf (z.B. bei einem Infekt) oder Dosierungsfehler.
  Der hochgradige Insulinmangel führt zu einer Hyperglykämie (BZ meist 300 - 700 mg/dl) und einer *Lipolyse* (Fettabbau) mit Ketonkörperproduktion, in deren Folge eine Azidose entsteht
- **Hyperosmolares Koma** bei Patienten mit einem Diabetes mellitus Typ II. Wie das ketoazidotische Koma sowohl als Erstmanifestation als auch infolge von Diätfehlern, vernachlässigter Tabletteneinnahme oder plötzlich erhöhtem Insulinbedarf möglich. Die extreme Blutzuckererhöhung (BZ meist > 700 mg/dl) führt zu einer ausgeprägten Glukosurie mit so hohen Flüssigkeits- und Elektrolytverlusten über die Niere, daß sich eine deutliche Exsikkose entwickelt. Die vom Körper noch selbst produzierten Insulinmengen reichen aber aus zur Hemmung der Lipolyse.

Symptome und Untersuchungsbefund

Die Symptome von ketoazidotischem und hyperosmolarem Koma ähneln sich sehr: Nach einem Stunden bis Tage dauerndem Stadium mit Polyurie, starkem Durst, Schwäche, Übelkeit und Erbrechen kommt es zu einer zunehmenden Bewußtseinstrübung (☞ Tab. 23.28).

Beim *ketoazidotischen Koma* stehen meist abdominelle Symptome im Vordergrund, die Patienten können ein bretthartes Abdomen haben **(Pseudoperitonitis).** Typisch für das ketoazidotische Koma sind weiter vertiefte Atmung *(Kußmaul-Atmung)* und Azetongeruch in der Atemluft.

Dagegen stehen beim *hyperosmolaren Koma* oft die Zeichen des Volumenmangels im Vordergrund. Die Patienten sind deutlich exsikkiert, und trotz einer Tachykardie ist der Blutdruck niedrig. Die Haut der Patienten ist warm und trocken.

Die Übergänge zwischen beiden Formen sind fließend.

Diagnostik und Differentialdiagnose

Eine (Verdachts-)Diagnose ist bereits durch einen einfachen **BZ-Stix** möglich, d.h. einen Streifen-Schnelltest zur Blutzuckerbestimmung aus Kapillarblut (Prinzip, ☞ 31.5.3; kapillare Blutentnahme, ☞ 9.5.1).

Zur Abschätzung der aktuellen Gefährdung sind eine Blutgasanalyse (☞ 20.4.4), die Bestimmung der Elektrolyte, der Serumosmolarität und der Nierenwerte im Blut sowie der Ketonkörper im Urin erforderlich. Ein Blutbild ist zum Ausschluß von Infektionen nötig.

Behandlungsstrategie

Auf der Intensivstation erfolgt:

- Intravenöse Volumensubstitution. In den ersten 12 Stunden kann der Flüssigkeitsbedarf bis zu 10% des Körpergewichts betragen
- Intravenöse Gabe von Normalinsulin (☞ 23.6.6) über Perfusor (meist 6 – 10 IE/Stunde). Dabei darf der Blutzuckerspiegel stündlich nur um maximal 100 mg/dl sinken, da sonst die Gefahr eines Hirnödems besteht
- Bei ausgeprägter Azidose Bikarbonatgabe zur Korrektur des Säure-Basen-Haushalts (☞ 31.14.1)
- Evtl. Kaliumzufuhr, da durch das Insulin vermehrt Kalium in die Zellen einströmt und es zu einer Hypokaliämie kommen kann
- Bei BZ < 300 mg/dl zusätzlich Glukose intravenös, um den Blutzuckerabfall zu verlangsamen
- Thromboseprophylaxe mit Heparin.

	Ketoazidotisches Koma	Hyperosmolares Koma
Bevorzugt Betroffene	Typ I-Diabetiker	Typ II-Diabetiker
Zeitdauer bis zum Vollbild	Stunden bis Tage	Tage bis Wochen
BZ-Werte	Ca. 300–700 mg/dl	> 700 mg/dl
Typische Symptome	**Azidose** mit Übelkeit, Erbrechen, Peritonitissymptomen, Schwäche, Appetitlosigkeit, Durst. Azetongeruch der Atemluft, vertiefte Atmung (Kußmaul-Atmung)	Starke **Exsikkose** mit Polyurie und starkem Durst, Tachykardie, Hypotonie bis zum Schock. Trockene, heiße Haut
Gemeinsame Symptome	Fieber, Schockentwicklung mit Oligo-/Anurie, verlangsamte Reflexe, hypotone Muskulatur, Bewußtseinsstörungen	

Tab. 23.28: Symptome bei ketoazidotischem und bei hyperosmolarem Koma. [B200]

Pflege bei diabetischem Koma

- Flüssigkeitsbilanzierung (☞ 7.9.1). Legen eines Blasendauerkatheters (☞ 31.2.2) zur exakten Messung der Ausscheidung, bei starkem Erbrechen auch Legen einer Magensonde (☞ 21.1.2)
- Durchführung aller notwendigen Prophylaxen
- Überwachung der Infusionstherapie (Wechseln der Infusionen, Kontrollieren der Perfusoren), Pflege der venösen Zugänge.

Krankenbeobachtung und Dokumentation

- Stündliche Kontrollen von BZ, Kalium, Natrium, ZVD (☞ 18.2.2)
- Mindestens vierstündliche Kontrollen der BGA (☞ 20.4.4)
- Regelmäßige Kontrolle von Blutdruck, Puls, Atmung (Aspirationsgefahr!), Temperatur, Haut und Bewußtsein
- Flüssigkeitsbilanzierung mit stündlicher Bilanz.

Prognose

Trotz der intensivmedizinischen Maßnahmen beträgt die Sterblichkeit beim ketoazidotischen Koma auch heute noch 5 – 20%, beim hyperosmolaren Koma liegt sie um 30%.

23.6.4 Hypoglykämischer Schock

Hypoglykämie: Blutzucker unter 50 mg/dl. Beim **hypoglykämischen Schock** *(Unterzuckerungsschock)* liegen zusätzlich Schocksymptome vor (BZ in der Regel < 40 mg/dl) und der Patient ist meist handlungsunfähig.

Krankheitsentstehung

Der hypoglykämische Schock bei Typ I-Diabetikern ist meist Folge einer Insulinüberdosierung, bei Typ II-Diabetikern oft eine Überdosierung der oralen Antidiabetika (insbesondere Glibenclamid, z.B. Euglucon®), Alkoholgenuß oder schwere körperliche Anstrengungen. Nicht selten haben vor allem ältere Menschen keinen Appetit und essen folglich nur wenig oder gar nichts, spritzen aber trotzdem die verordnete Menge an Insulin oder nehmen ihre Tabletten ein.

Ursache einer Unterzuckerung können aber auch andere Grunderkrankungen sein, beispielsweise ein insulinproduzierender Tumor (☞ 23.11), Leberfunktionsstörungen oder eine Alkoholvergiftung.

Symptome und Untersuchungsbefund

Die klinischen Symptome entwickeln sich oft innerhalb weniger Minuten. Im typischen Falle verspürt der Patient Heißhunger und wird unruhig und zittrig. Seine Haut ist blaß und kaltschweißig. Es folgen psychische Störungen jeder Art, Bewußtseinstrübungen bis hin zur Bewußtlosigkeit sowie neurologische Ausfälle, die dem klinischen Bild eines Schlaganfalls ähneln können. Auch zerebrale Krampfanfälle sind möglich. In Extremfällen hat der Patient zentrale Atem- und Kreislaufregulationsstörungen.

Durch die Medikation mit β-Blockern (☞ Pharma-Info 19.36) oder eine diabetische Neuropathie (☞ 23.6.5) kann die Symptomatik so verschleiert werden, daß der Patient die Vorboten einer Hypoglykämie nicht bemerkt und scheinbar unvermittelt ins Koma gerät. Andererseits können Hypoglykämien ganz langsam entstehen und sich (zunächst) lediglich durch Verhaltensauffälligkeiten wie aggressives oder enthemmtes Verhalten zeigen.

Diagnostik und Differentialdiagnose

Die Diagnosestellung ist sofort durch einen BZ-Stix sofort möglich.

Behandlungsstrategie

Die meisten Hypoglykämien werden durch die Diabetiker selbst im Frühstadium abgefangen. Würfel- oder Traubenzucker, Schokolade oder zuckerhaltige Getränke (z.B. Cola oder Apfelsaft) führen zu einem raschen Blutzuckeranstieg. Ist der Patient nicht mehr ansprechbar, können geschulte Angehörige noch außerhalb der Klinik eine *Glukagon-Fertigampulle* i.m. spritzen, die aber nicht bei alkoholbedingten Hypoglykämien wirkt. Im Krankenhaus besteht die Behandlung in der intravenösen Gabe von Glukose 10% – 40%. Die weitere Behandlungsstrategie hängt davon ab, wie schnell der Patient aufklart und welche Ursache der Hypoglykämie zugrundelag. Da die Hypoglykämien durch orale Antidiabetika oft länger andauern, muß der Patient in diesem Fall über 24 – 48 Stunden beobachtet werden und entsprechend der BZ-Werte Glukoseinfusionen erhalten. Immer ist eine Überprüfung der Medikation erforderlich.

Pflege bei hypoglykämischem Schock

Patienten sorgfältig überwachen: Puls und RR alle halbe Stunde kontrollieren, Bewußtsein beobachten, BZ in den ersten 24 Stunden alle zwei Stunden bestimmen.

Vorsicht!

- Bei Bewußtlosigkeit unbekannter Ursache stets BZ-Stix durchführen
- Bei unklarem Koma nie Insulin, sondern Glukose geben und Wirkung abwarten. Bei einer Hyperglykämie schaden die 10 g Zukker auch nicht mehr, aber Insulin bei Hypoglykämie kann tödlich sein.

	Hyperglykämisches Koma	Hypoglykämischer Schock
Beginn	Langsam über Tage	Rasch (Minuten)
Bedürfnis	Starker Durst	Heißhunger
Muskulatur	Hypoton	Hyperton, Tremor
Haut	Trocken	Feucht
Atmung	Vertieft bei Ketoazidose	Normal
Augäpfel	Weich, eingefallen	Normal
Symptome	Fieber, Bauchschmerz	Zerebrale Krampfanfälle

Tab. 23.29: Differentialdiagnose zwischen hyperglykämischem Koma und hypoglykämischem Schock. [B200]

Patienteninformation

Kurzdauernde Hypoglykämien – auch mit Bewußtlosigkeit – lassen in der Regel keine Dauerschäden zurück. Bei längerer Bewußtlosigkeit kann es zu bleibenden Schäden, vor allem zu neurologischen Ausfällen, kommen. Alle Diabetiker müssen über die Hypoglykämiesymptome Bescheid wissen und sollten immer Traubenzucker bei sich haben.

Vorsicht!

Bei Hypoglykämien unter einer (Kombinations-)Therapie mit Acarbose (z.B. Glucobay®, ☞ 23.6.7) wirkt nur reine Glukose (Traubenzucker, Monosaccharid). Würfelzucker (Disaccharid) und in Schokolade enthaltener Zucker wird nicht resorbiert und ist daher unwirksam.

23.6.5 Spätkomplikationen des Diabetes mellitus

Der Diabetes mellitus gefährdet den Patienten nicht nur durch akute Stoffwechselentgleisungen, sondern auch durch Langzeitschäden infolge des erhöhten Blutzuckerspiegels *(diabetisches Spätsyndrom)*. Bei einem schlecht eingestellten Diabetiker treten die ersten Spätkomplikationen schon nach 5 – 10 Jahren auf. Gute Stoffwechselführung vermag die Manifestation der Spätkomplikationen wesentlich zu *verzögern*. Bisher ist es aber noch nicht möglich, die Spätschäden zu *verhindern*.

Die diabetischen Spätkomplikationen betreffen vor allem die arteriellen Gefäße und damit so gut wie *alle* Organsysteme:

- Die **Makroangiopathie** (Erkrankung der großen Blutgefäße) führt zu einer Arteriosklerose (☞ 19.6.1). KHK (☞ 18.5.1), Herzinfarkt (☞ 18.5.2), Schlaganfall (☞ 35.6) und periphere arterielle Verschlußkrankheit (pAVK, ☞ 19.6.2) treten gehäuft auf. Eine arteriosklerotische Nierenschädigung ist möglich. Ein Herzinfarkt beim Diabetiker verläuft häufig klinisch „stumm“, d.h. ohne (nennenswerte) Schmerzen. Dadurch wird der Infarkt zu spät erkannt, und wichtige Therapiechancen können nicht genutzt werden
- Die **Mikroangiopathie** (Erkrankung der kleinen Blutgefäße) ist eine *diabetesspezifische* Gefäßschädigung und befällt insbesondere die Nieren und die Augen. Die typische **diabetische Nephropathie** (Nierenschädigung) ist die *Glomerulosklerose Kimmelstiel-Wilson,* bei der sich membranähnliche Substanzen knötchenförmig in den Glomeruli (Nierenkörperchen) ablagern. Frühsymptom ist eine gesteigerte *Albuminausscheidung* über die Nieren. Die Nierenfunktionsstörung nimmt langsam zu, und im Endstadium ist der Patient dialysepflichtig (☞ 31.2.6). Am Auge führt die Mikroangiopathie zur **diabetischen Retinopathie** mit Netzhautschäden durch Einblutungen, Gefäßwucherungen und Netzhautablösung. Sie ist eine der häufigsten Erblindungsursachen bei Erwachsenen
- Auch **Katarakt** *(Linsentrübung)* und **Glaukom** *(Erhöhung des Augeninnendrucks)* können als Folge eines Diabetes mellitus am Auge auftreten
- Die **diabetische Polyneuropathie** (Nervenschädigung infolge eines Diabetes mellitus) ist wahrscheinlich durch die Schädigung der winzig kleinen Blutgefäße bedingt, die die Nerven versorgen. Sie zeigt sich vor allem als **periphere Polyneuropathie** (Schädigung der peripheren Nerven) mit Sensibilitätsstörungen, Schmerzen und Lähmungen. Besonders typisch sind schmerzhafte Mißempfindungen der distalen Unterschenkel und der Füße *(burning feet)*. Oft besteht auch eine **autonome Polyneuropathie,** d.h. eine Mitbeteiligung des vegetativen (autonomen) Nervensystems. Hauptsymptome sind Herzrhythmusstörungen, Blutdruckregulationsstörungen mit Schwindel und Übelkeit, Völlegefühl durch eine Magenentleerungsstörung und Durchfall oder Obstipation durch Beeinträchtigung der Darmperistaltik. Besonders belastend für die Betroffenen sind Störungen der Blasenentleerung sowie Impotenz, die bereits bei jungen Männern auftreten kann. Sind sympathische Bahnen betroffen, spürt der Patient die Warnsymptome einer Hypoglykämie (☞ 23.6.4) nicht mehr, weil die Gegenregulation und damit die Warnsymptome auch über den Sympathikus vermittelt werden
- Der sog. **diabetische Fuß** ist durch ein Zusammenspiel von Makro- und Mikroangiopathie, Neuropathie und erhöhter Infektneigung des Diabetikers bedingt. Druckstellen (Zehen, Fersen) oder kleine Wunden führen unbehandelt durch Infektion und

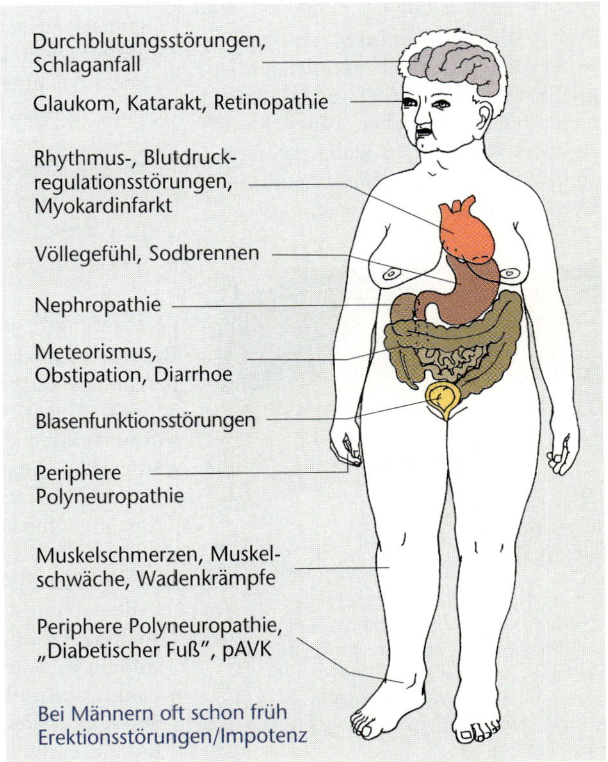

Abb. 23.30: Diabetische Spätschäden. Todesursache bei Diabetikern ist in 50% ein Herzinfarkt bei koronarer Herzkrankheit, in 30% ein Schlaganfall und in 12% Nierenversagen durch diabetische Nephropathie. [L215]

Durchblutungsstörungen rasch zu einer *diabetischen Gangrän* (Gangrän ☞ 19.3.5). Tiefe Geschwüre und Knochenbeteiligung sind häufig, und der Patient hat große Schmerzen. Typischerweise schmerzlos dagegen ist das *Mal perforans,* ein wie ausgestanzt wirkendes Fußulcus, das vor allem in mechanisch belasteten Fußregionen (Vorfuß) entsteht. In Frühstadien ist eine konservative Behandlung der Läsionen fast immer erfolgreich. In Spätstadien können Operationen oder sogar Amputationen notwendig werden.

23.6.6 Insulin-Therapie bei Diabetes mellitus

Alle Typ I-Diabetiker und ein Teil der Typ II-Diabetiker brauchen eine Behandlung mit Insulin, bei der das fehlende Insulin subkutan oder (nur unter engmaschiger Blutzuckerkontrolle im Krankenhaus) intravenös injiziert wird. Eine Insulin-Therapie ist bei allen Patienten mit einem Typ I-Diabetes erforderlich. Zwar kommt es nach der Krankheitsmanifestation oft zu einer Remission *(Honeymoon-Phase)* mit sehr geringem Insulinbedarf, doch sollte auch während dieser Zeit eine gering dosierte Insulintherapie erfolgen, um eine möglichst gute Stoffwechsellage zu erreichen.

Typ II-Diabetiker müssen „spritzen", wenn Diät und orale antidiabetische Medikation (☞ 23.6.7) nicht (oder nicht mehr) ausreichen. Vorsicht ist aber bei adipösen Patienten geboten, da Insulin den Appetit steigert und eine Gewichtsabnahme erschwert.

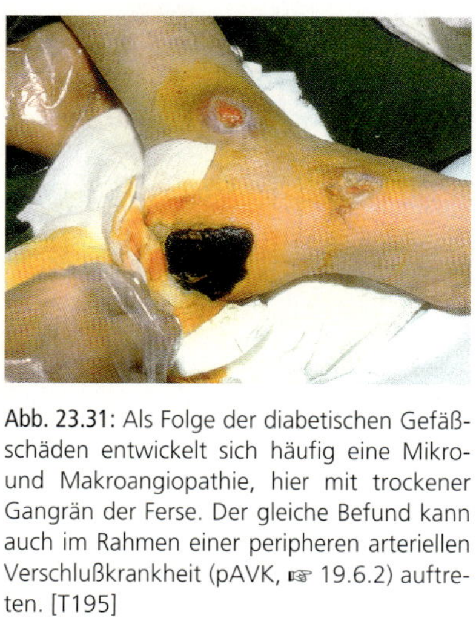

Abb. 23.31: Als Folge der diabetischen Gefäßschäden entwickelt sich häufig eine Mikro- und Makroangiopathie, hier mit trockener Gangrän der Ferse. Der gleiche Befund kann auch im Rahmen einer peripheren arteriellen Verschlußkrankheit (pAVK, ☞ 19.6.2) auftreten. [T195]

Weitere Indikationen der Insulinbehandlung sind das diabetische Koma und (größere) Operationen bei Diabetikern.

Insulinarten

Tierische Insuline und Humaninsulin

Nach der Herkunft des Insulins werden **tierische Insuline** aus der Bauchspeicheldrüse von Schweinen oder Rindern vom gentechnisch produzierten, menschlichen **Humaninsulin** unterschieden. Da die tierischen Insuline durch die Bildung von insulinbindenden Antikörpern zur **Insulinresistenz** führen können, bei der der Patient sehr hohe Insulindosen über 200 IE täglich benötigt, werden Neueinstellungen heute immer mit Humaninsulinen vorgenommen. Patienten, die mit einem Tierinsulin gut zurechtkommen, brauchen jedoch nicht umgestellt zu werden.

Altinsulin

In den Anfangszeiten der Insulinbehandlung stand nur **Altinsulin** *(Normalinsulin)* zur Verfügung. Die blutzuckersenkende Wirkung setzt bereits nach 15 – 30 Minuten ein und erreicht nach 1 – 2 Stunden ihren Gipfel. Da die Altinsuline insgesamt nur 4 – 6 Stunden wirken, sind mindestens 3 – 4 Injektionen täglich erforderlich. Aus diesem Grunde werden die Altinsuline heutzutage in erster Linie bei akuten Stoffwechselentgleisungen und im Rahmen der intensivierten Insulintherapie (☞ unten) eingesetzt.

> Altinsulin ist das einzige Insulin, das nicht nur subkutan, sondern auch intramuskulär oder intravenös gespritzt werden darf.

Verzögerungsinsuline

Durch verschiedene Kunstgriffe bei der Insulinherstellung gelang die Produktion von länger wirksamen **Verzögerungsinsulinen** *(Depotinsuline):*

- **Intermediärinsuline** beginnen nach 30 – 90 Min. zu wirken, erreichen das Maximum ihrer Wirkung nach 4 – 12 Std. und haben eine Wirkdauer von 12 – 24 Std. Sie eignen sich für ältere Patienten mit stabiler Stoffwechsellage und als Bestandteil von **Mischinsulinen** (☞ unten)
- **Langzeitinsuline** wirken bis zu 28 Std. und werden zur Deckung des Basalbedarfes im Rahmen einer intensivierten Insulintherapie eingesetzt. Ihre Wirkung setzt erst 3 – 4 Std. nach der Injektion ein
- **Mischinsuline** bestehen aus einer Mischung aus Alt- und Verzögerungsinsulin und sind in zahlreichen Mischungsverhältnissen erhältlich, um den unterschiedlichen Stoffwechselbedürfnissen der verschiedenen Patienten Rechnung zu tragen. Ihre Hauptanwendung ist die konventionelle Insulintherapie (☞ unten).

Insulindosierung

Alle Insuline werden nach ***internationalen Einheiten,*** kurz **IE,** dosiert. In Deutschland sind z.Z. Insuline für Einmalspritzen in den Konzentrationen 40 IE/ml und 100 IE/ml im Handel. Der Patient muß darauf achten, daß er die passende Spritze verwendet. Ampullen für Insulin-Pens (☞ unten) enthalten immer 100 IE/ml und sind meist durch den Zusatz „100", „Penfill" oder „für Pens" gekennzeichnet. Insulinfertigspritzen werden mit 150 und 300 IE angeboten.

Insulinlagerung

Der Insulinvorrat wird bei einer Temperatur von +2 – +8 °C aufgehoben, z.B. im Butter- oder Gemüsefach des Kühlschranks. Tiefgefrieren verträgt das Insulin ebensowenig wie Hitze (z.B. im Handschuhfach des Autos), weil es dann ausflockt und unwirksam wird. Zu beachten ist das Haltbarkeitsdatum auf der Flasche. Das Fläschchen, das der Patient gerade benutzt, kann aber 3 – 4 Wochen bei Zimmertemperatur gelagert werden (Anbruchdatum auf die Flasche schreiben). Einmal in Gebrauch befindliche Pens dürfen wegen der Gefahr der Luftblasenbildung *nicht* im Kühlschrank aufgehoben werden. Auf Reisen gehören Insulin und Spritzbesteck in das Handgepäck (je nach Umgebungstemperatur am Körper tragen oder in einem Thermosbehälter aufheben).

Therapieschemata der Insulintherapie

Bei der Insulintherapie gibt es drei verschiedene Therapieschemata: die konventionelle Insulintherapie, die intensivierte konventionelle Insulintherapie und die Insulinpumpentherapie.

	Spezies	Insuline für Einmalspritzen, Bsp. Handelsnamen 1 ml = 40 IE Cave: in der Schweiz auch 1 ml = 100 IE	Verhältnis Alt- zu Intermediär-insulin	Insuline für Injektionshilfen (Pen), Bsp. Handelsnamen 1 ml = 100 IE
Altinsuline (= Normal-Insuline) (Wirkungsbeginn nach 15–30 Min., Wirkdauer ca. 4–6 Std.)	Human	• H-Insulin Hoechst • Huminsulin Normal 40, 100, Lilly • Insulin Actrapid HM, Novo Nordisk • Insulin Velasulin Human, Novo Nordisk		• H-Insulin 100 Hoechst für Opti Pen • Huminsulin Normal für Pen, Lilly • Insulin Actrapid HM Penfill, Novo Nordisk
	Schwein	• Insulin Velasulin MC, Novo Nordisk • Insulin S Hoechst		• Insulin Velasulin (MC 100 PP), Novo Nordisk
Intermediärinsuline* (Wirkungsbeginn nach 30–90 Min., Wirkdauer ca. 12–24 Std.)	Human	• Basal-H-Insulin Hoechst • Huminsulin Basal, Lilly • Insulin Insulatard Human, Novo Nordisk • Insulin Protaphan HM, Novo Nordisk • Insulin Monotard HM, Novo Nordisk		• Basal-H-Insulin 100 Hoechst für Opti Pen • Huminsulin Basal für Pen, Lilly • Insulin Protaphan HM Penfill, Novo Nordisk
	Schwein	• Insulin Insulatard, Novo Nordisk • Depot-Insulin S Hoechst		
Langzeitinsuline* (Wirkungsbeginn nach 3–4 Std., Wirkdauer ca. 24 Std.)	Human	• Insulin Ultratard HM, Novo Nordisk		
Mischinsuline* (Wirkungsbeginn nach 30 Min., Wirkmaximum und -dauer mischungs-abhängig)	Human	• Depot-H15-Insulin Hoechst • Depot-H-Insulin Hoechst • Komb-H-Insulin Hoechst • Huminsulin Profil I, Profil II, Profil III, Profil IV, Lilly • Insulin Actraphane HM 10/90, 20/80, 30/70, 40/60, 50/50, Lilly • Insulin Mixtard 30/70 Human Novo Nordisk	15/85 25/75 50/50 10/90, 20/80, 30/70, 40/60 10/90, 20/80, 30/70, 40/60, 50/50 30/70	• Depot-H15-Insulin 100 Hoechst für Opti Pen • Depot-H-Insulin 100 Hoechst für Opti Pen • Komb-H-Insulin 100 Hoechst für Opti Pen • Humaninsulin Profil I–IV für Pen, Lilly • Insulin Actraphane 10/90– 50/50 HM Penfill, Novo Nordisk
	Schwein	• Insulin Mixtard 30/70 MC, Novo Nordisk • Komb-Insulin S, Hoechst	30/70	

Tab. 23.32: Marktübersicht über gebräuchliche Insuline (Auswahl). Wirkungsbeginn, -maximum und -dauer sind u.a. von Applikationsart, -ort und -menge abhängig. Alle Angaben sind daher als Anhaltspunkte zu betrachten. Ein Teil der Insuline ist zusätzlich als Fertigspritze erhältlich. *: Intermediär-, Langzeit- und Mischinsuline sind Verzögerungsinsuline (= Depotinsuline). [B200]

Unabhängig von der Art der Insulintherapie gilt:

- Die Insulintherapie ist unphysiologisch, da die Mahlzeit von der Insulininjektion abhängt und dieser zeitlich nachfolgt (und nicht umgekehrt)
- Es besteht Hypoglykämiegefahr
- 1 IE Normalinsulin senkt den BZ um bis zu 30 mg/dl (tageszeitliche Schwankungen, erhöhte Insulinempfindlichkeit durch körperliche Aktivität)
- Die Insulintherapie erfordert eine Diabetes-Diät
- Bei besonderen Belastungen (z.B. neue Arbeitsstelle, Sporturlaub, Operation) ist eine Neuanpassung der Insulindosis erforderlich
- Alle Lösungen, die Verzögerungsinsuline enthalten, müssen vor dem Aufziehen bzw. Spritzen durchmischt werden (Flaschen rollen, Pen kippen).

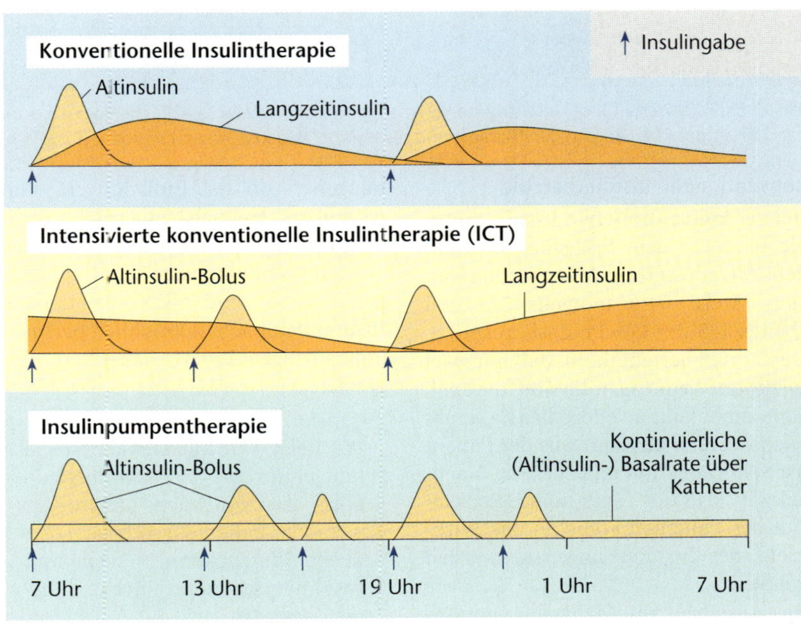

Abb. 23.33: Verschiedene Therapieschemata der Insulintherapie. [B200]

BZ-Niveau insgesamt zu hoch: Unerkannter Infekt, zusätzliche Medikation, Änderung der Eßgewohnheiten, weniger körperliche Aktivität, Änderung des Injektionsortes	
BZ zu hoch	**BZ zu tief**
Nüchtern: Abendliches Insulin zu wenig oder Injektionszeitpunkt zu früh am Abend, Spätmahlzeit oder Abendbrot zu reichlich, nächtliche Hypoglykämie (*Somogyi-Effekt*, durch 3 Uhr-BZ auszuschließen)	**Nüchtern:** Verzögerungsinsulin am Abend zu hoch. Spätmahlzeit zu gering, Alkoholgenuß
Morgendlicher Postprandial-BZ: Spritz-Eß-Abstand zu kurz, zu viel BE für die gespritzen Insulineinheiten, BE-Zusammensetzung ungünstig (leicht resorbierbare Kohlenhydrate, zu viel Flüssigkeit mit der Nahrung → erhöhte Resorptionsgeschwindigkeit)	**Morgendlicher Postprandial-BZ:** Frühstück zu gering, Alkoholgenuß, Insulin am Morgen zu hoch dosiert
Vor dem Abendbrot: Mittags- oder Nachmittagsmahlzeit zu reichlich, morgendliches Verzögerungsinsulin zu gering, Normalinsulin zum Mittag zu gering	**Nachmittags:** Basalrate zu hoch, Normalinsulin am Mittag zu hoch, Mittags- und/oder Nachmittagsmahlzeit zu gering
Vor dem Schlafengehen: Abendbrot zu reichlich, Zusammensetzung ungünstig, Normalinsulin zum Abendbrot zu gering, Spritz-Eß-Abstand zu kurz	**Vor dem Schlafengehen:** Abendbrot zu gering, Normalinsulin zum Abendbrot zu hoch, Alkoholgenuß
Nachts: Spätmahlzeit zu reichlich, Basalrate zu gering	**Nachts:** Spätmahlzeit zu gering, Basalrate zu hoch

Abb. 23.34: Häufige Probleme bei der Blutzucker-Einstellung und deren mögliche Ursachen. [B200]

Insulintagesbedarf	Kinder	1,0 IE/kg KG*, davon ca. 35% Basalrate
	Jugendliche	0,7–0,8 IE/kg KG, davon ca. 45% Basalrate
	Erwachsene	0,5–0,7 IE/kg KG, davon ca. 50% Basalrate
Bolus zu den Mahlzeiten	Morgens	1,5–2 IE/BE
	Mittags	1–1,5 IE/BE
	Abends	1,5 IE/BE
Zielbereich Blutzucker	Nüchtern	80–120 mg/dl
	60 min pp**	< 140 mg/dl
	120 min pp**	< 120 mg/dl
Zielbereich HbA_1	Gute Einstellung < 8%, Schwangere < 7%	
Korrekturmöglichkeiten	• 1 IE Normalinsulin senkt den Blutzucker am Tag um ca. 30 mg/dl, in der Nacht um ca. 50 mg/dl • 1 BE hebt den Blutzucker um 50– 80 mg/dl (entspricht 2 Plättchen Dextro Energen® oder 100 ml Fruchtsaft)	
* Kilogramm Körpergewicht		
** pp = postprandial (nach dem Essen)		

Tab. 23.35: Richtwerte für die intensivierte konventionelle Insulintherapie (ICT). Sie geben v.a. einen Anhaltspunkt zu Beginn der Therapie und müssen bei Bedarf korrigiert werden. [B200]

Konventionelle Insulintherapie

Bei der **konventionellen Insulintherapie** wird vor dem Frühstück und vor dem Abendessen ein Mischinsulin injiziert. Meist wird morgens 2/3 und abends 1/3 der Gesamtdosis gespritzt. Der Vorteil besteht darin, daß nur zwei Injektionen am Tag nötig sind, die auch vom ambulanten Pflegedienst verabreicht werden können, falls der Patient die Selbstinjektion nicht erlernt. Nachteilig ist, daß der Tages- und Essensablauf des Patienten völlig an das Wirkprofil des Insulins angepaßt werden müssen.

Das Auslassen von Mahlzeiten bei Appetitlosigkeit oder Mahlzeitenverschiebungen, etwa bei Einladungen, sind wegen der Hypoglykämiegefahr nicht möglich. Außerdem gelingt die Blutzuckereinstellung meist nicht befriedigend. Daher wird die konventionelle Insulintherapie hauptsächlich bei insulinbedürftigen Typ II-Diabetikern eingesetzt.

☑ Beim Typ I-Diabetiker ist die konventionelle Insulintherapie eher als Notlösung anzusehen, wenn der Patient zu mehrfach täglichen Blutzuckermessungen und Insulininjektionen nicht fähig oder bereit ist.

Intensivierte konventionelle Insulintherapie

Bei der **intensivierten konventionellen Insulintherapie** (kurz *ICT*) nach dem **Basis-Bolus-Konzept** spritzt der Patient zur Deckung des Basalbedarfs einmal täglich abends (falls nötig, morgens und abends) ein Langzeitinsulin (40% – 50% des Gesamttagesbedarfs = **Basalrate**). Zusätzlich ist 15 – 20 Minuten vor den Hauptmahlzeiten – also dreimal täglich – die Gabe von Altinsulin **(= Bolus)** erforderlich, dessen Menge sich nach dem unmittelbar davor bestimmten Blutzuckerwert und dem Broteinheiten-Gehalt (☞ 23.6.9) der Mahlzeit richtet.

Richtwerte, ☞ Tab. 23.35

Pro Broteinheit sind dabei morgens mehr Insulineinheiten erforderlich als mittags und abends. Vor den Zwischenmahlzeiten ist im allgemeinen keine Insulininjektion erforderlich.

Bei dieser Form der Insulintherapie vorteilhaft sind die gute Stoffwechsellage und die tageszeitliche Flexibilität des Patienten. Insbesondere Jugendliche, die bei Parties nicht zuerst ihre mitgebrachte Mahlzeit verzehren und dann den anderen beim Essen zuschauen wollen, oder Erwachsene mit unregelmäßigem Tagesablauf kommen mit der intensivierten Insulintherapie gut zurecht.

Nachteilig ist, daß der Patient vor jeder Mahlzeit den Blutzucker messen und entsprechend Insulin spritzen muß. Zehn Nadelstiche pro Tag kommen da leicht zusammen. Die Berechnung der jeweils notwendigen Insulindosis kann nur von intelligenten, gut geschulten Patienten geleistet werden.

Insulinpumpentherapie

Bei schwer einstellbaren Diabetikern oder bei einer geplanten Schwangerschaft kann eine **Insulinpumpentherapie** sinnvoll sein (auch *CSII* = *kontinuierliche* [engl. ***c**ontinuous*] ***s**ubkutane **I**nsulin**in**fusion* genannt). Die Insulinpumpentherapie ähnelt sehr der intensivierten konventionellen Insulintherapie, da auch hier das Basis-Bolus-Prinzip Anwendung findet. Der Katheter liegt meist subkutan, selten intraperitoneal, die Pumpe selbst außerhalb des Körpers. Den ganzen Tag über wird eine fest einprogrammierte Basalrate an Altinsulin freigesetzt, die stündlich abgestuft vorgewählt werden kann. Zusätzlich ruft der Patient auf

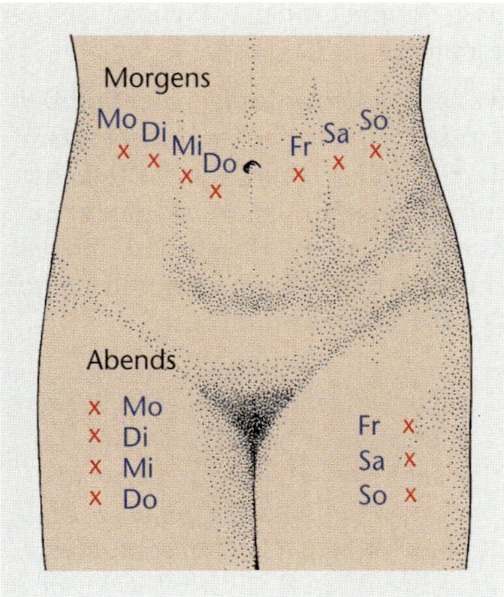

Abb. 23.36: Beispiel für einen Spritzenkalender für die Insulininjektion. Bevorzugte Bereiche sind das Unterhautfettgewebe des Bauches und des Oberschenkels, weil der Patient sie bei der Selbstinjektion gut erreicht. [L157]

Knopfdruck vor Mahlzeiten einen Bolus ab, den er wie bei der intensivierten konventionellen Insulintherapie in Abhängigkeit vom zuvor bestimmten Blutzuckerwert selbst aktuell berechnet.

Viele Patienten fühlen sich jedoch durch den ständig liegenden Katheter verstümmelt. Die Betreuung von Patienten mit Insulinpumpentherapie ist heute noch an spezielle Zentren gebunden.

Ausblick der Insulintherapie

Endziel der Forschungen in der Insulintherapie ist ein **künstliches endokrines Pankreas** (kurz *KEP*), im Gegensatz zur Insulinpumpe *(offenes System)* ein *geschlossenes System,* in dem die (automatische) Insulinabgabe vom zuvor gemessenen Blutzucker abhängt. Tragbare Geräte dieser Art gib es heute noch nicht. Auch die **Pankreastransplantation** ist noch nicht so weit entwickelt, daß sie für einen nennenswerten Teil der Diabetiker eine Alternative darstellen würde.

Derzeitiges Optimum ist die intensivierte Insulintherapie oder die Insulinpumpentherapie.

Durchführung der Insulininjektion

Insulin muß – abgesehen von der intravenösen Injektion durch den Arzt – immer *subkutan* gespritzt werden. Mögliche Injektionsorte für die subkutane Injektion zeigt Abb. 10.42. Dabei sind die Injektionsstellen systematisch zu wechseln, um Veränderungen des Unterhautfettgewebes zu verhindern. Diese sind nicht nur kosmetisch störend, sondern verändern auch die Insulinresorption. Eine Hautdesinfektion vor der Injektion ist nur im Krankenhaus, nicht aber zu Hause nötig. Ob eine Insulinspritze oder eine Injektionshilfe, ein sog. **Pen,** benutzt wird, ist Geschmackssache. Pen-Benutzer sollten aber für den Fall eines Defekts Einmalspritzen (plus passendes Insulin) zu Hause haben und damit auch umgehen können.

Die richtige Technik: Schritt für Schritt

- Verzögerungsinsulin vor dem Aufziehen durch mehrfaches Kippen (Pen) oder Rollen (Flaschen, Ampullen) durchmischen. Es sieht dann trüb aus. Nicht schütteln, da dies zur Schaumbildung und Schädigung des Insulins führen würde
- So viel Luft in die Spritze aufziehen, wie Insulin aus der Ampulle entnommen werden soll
- Gummipfropfen mit Alkoholtupfern desinfizieren
- Luft in die stehende Insulinampulle spritzen
- Insulinampulle kippen und Insulin aufziehen, Luft zur Nadelspitze klopfen und Luftblasen sowie zuviel aufgezogenes Insulin in die Ampulle zurückspritzen
- An der geplanten Injektionsstelle eine Hautfalte abheben
- In einem Winkel zwischen 45 und 90° einstechen und Insulin injizieren (nicht aspirieren). Je schlanker der Patient ist, desto näher sollte der Winkel bei 45° liegen, um eine versehentliche intramuskuläre Injektion des Insulins zu vermeiden.

Wirkbeginn und -dauer des Insulins

Wie schnell und wie lange das gespritzte Insulin wirkt, hängt von mehreren Faktoren ab:

- In den Bauch gespritztes Insulin wird schneller resorbiert als das in den Oberschenkel gespritzte. Deshalb sollte das Insulin nicht planlos, sondern nach einem festen Muster gespritzt werden (☞ Abb. 23.36). Meist ist es sinnvoll, die letzte Insulingabe des Tages in den Oberschenkel zu injizieren. Bei der Injektion in den Bauch müssen rund 2 cm Abstand vom Nabel, bei der in den Oberschenkel eine Handbreit vom Knie eingehalten werden
- Die Injektion in den Oberarm (nur Außenseite!) ist problematisch, da eine versehentliche i.m.-Injektion relativ häufig ist. Manche Diabetiker spritzen aber ihr Normalinsulin bei drohender Hyperglykämie absichtlich i.m., um eine schnellere Wirkung zu erzielen
- Nach Reiben der Injektionsstelle, Wärme (warmes Baden, Saunabesuch) oder Muskelarbeit tritt die Insulinwirkung schneller ein
- Je höher die Insulindosis (bei gleichem Präparat), desto länger wirkt das Insulin.

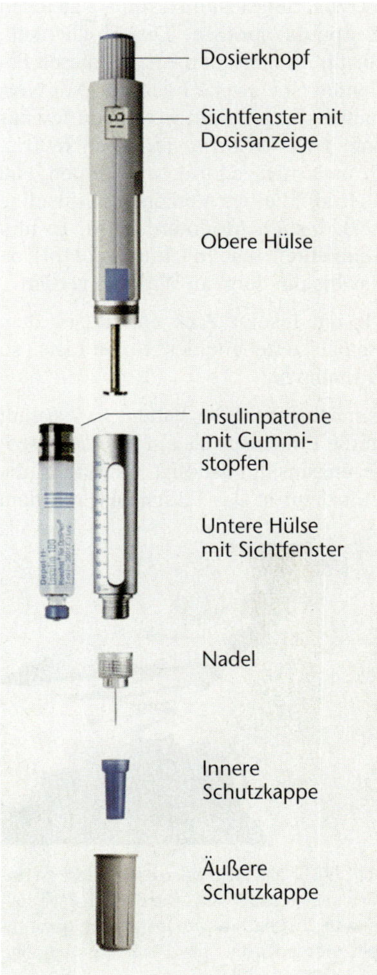

Abb. 23.37: Insulinpen, zerlegt in seine Einzelteile. Der Pen erlaubt eine exakte und schnelle Insulingabe, bei der das Aufziehen der Spritze nicht mehr nötig ist. Im Pen liegt eine Insulinpatrone, die je nach Modell 100 – 300 Einheiten Insulin enthält. Man stellt die gewünschte Insulinmenge in Einheiten ein. Durch Knopfdruck wird die vorgegebene Insulinmenge gespritzt. Die Nadel kann bedenkenlos mehrfach benutzt werden. [U135]

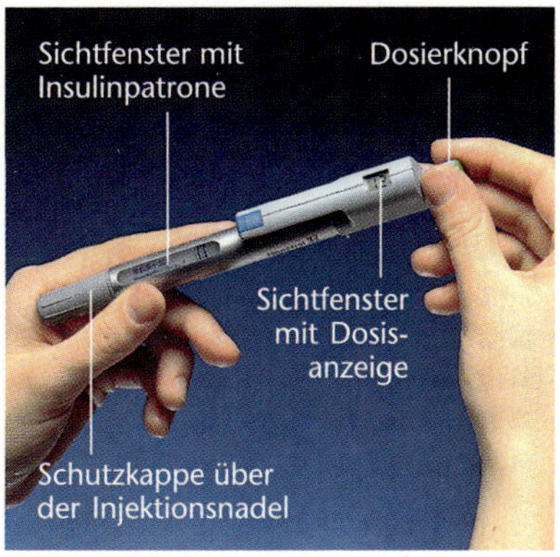

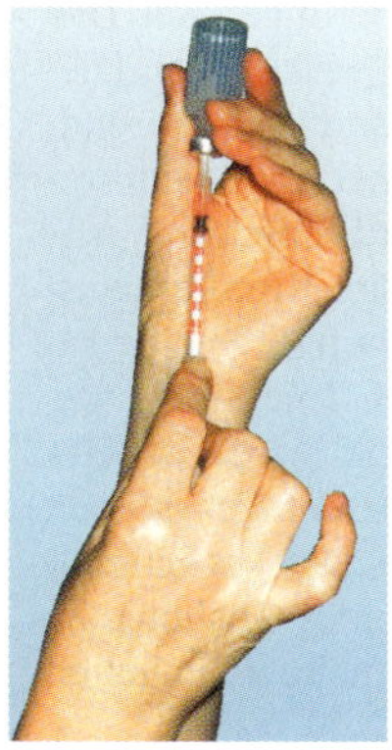

Abb. 23.38 (links): Dosierung der Insulineinheiten im Pen. Mit dem Dosierknopf lassen sich je nach Ausführung die Einheiten in 2-er oder 4-er Schritten einstellen und im Sichtfenster kontrollieren. [U135]

Abb. 23.39 (rechts): Aufziehen von Insulin in eine Insulinspritze. [N306]

Mischen von Insulin

Viele Diabetiker müssen Normal- und Verzögerungsinsulin zum gleichen Zeitpunkt spritzen. Die Möglichkeit, Insuline zu mischen, erspart diesen Patienten eine zweite Injektion. Mit Normalinsulin gemischt werden dürfen nur sog. *NPH-Insuline* (NPH = Neutral-Protamin-Hagedorn), auf keinen Fall aber zinkhaltige Verzögerungsinsuline (z.B. Insulin Monotard® HM, Insulin Semilente®, Insulin Ultratard® HM), da das Insulin dann an Wirkung verliert.

Ob ein Insulin Zink enthält, ist dem Beipackzettel und der „Roten Liste" zu entnehmen.

Zunächst zieht der Patient so viel Luft in die Einmalspritze auf, wie er Verzögerungsinsulin benötigt, und spritzt die Luft dann in das Fläschchen mit dem Verzögerungsinsulin. Dieser Vorgang wird danach mit dem Normalinsulin wiederholt. Direkt im Anschluß daran zieht der Patient erst das Normal- und dann das Verzögerungsinsulin auf.

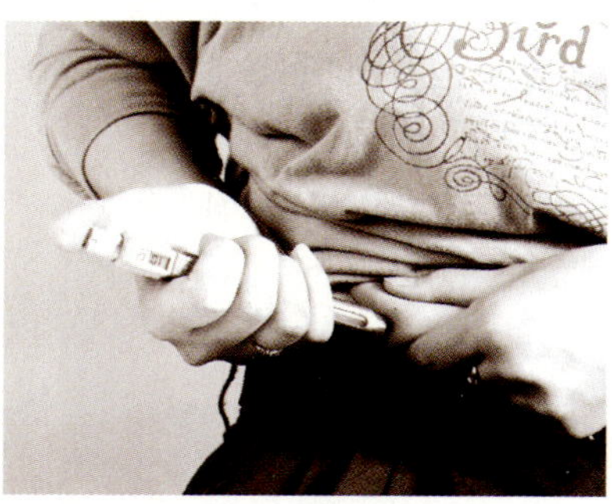

Abb. 23.40: Die Patientin injiziert selbst das Insulin in eine Bauchfalte. Die Einstichstelle sollte möglichst nach einem festen Plan gewechselt werden, um die Haut zu schonen (☞ Abb. 23.36). [U135]

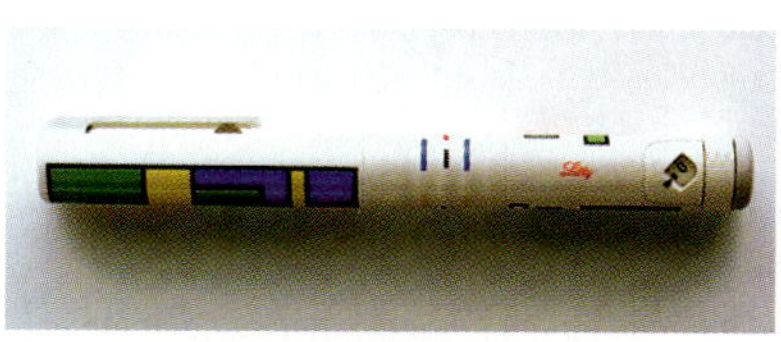

Abb. 23.41: Für Kinder und Jugendliche gibt es auch bunte, weniger „medizinisch" aussehende Insulinpens. [U126]

Vorsicht!

Um eine Vermischung der Insuline in den Stechampullen zu vermeiden, dürfen zuviel aufgezogene Insulineinheiten oder Luftblasen auf gar keinen Fall in die Ampulle zurückgespritzt werden, sondern müssen verworfen werden.

23.6.7 Orale medikamentöse Therapie des Diabetes mellitus

Eine orale medikamentöse Therapie ist bei den Typ II-Diabetikern angezeigt, bei denen mit Diät und Gewichtsabnahme keine befriedigende Stoffwechseleinstellung erzielt werden kann. Voraussetzung für jede orale Behandlung des Diabetes mellitus ist, daß die Bauchspeicheldrüse noch Insulin produziert.

Sulfonylharnstoffe

Am häufigsten werden **Sulfonylharnstoffe,** z.B. Glibornurid (etwa in Glutril®), Gliquidon (etwa in Glurenorm®) oder das stark wirksame Glibenclamid (etwa in Euglucon®), eingesetzt. Für Laien sind Sulfonylharnstoffe die „Zuckertablette" schlechthin. Sulfonylharnstoffe stimulieren die Insulinsekretion der Bauchspeicheldrüse und wirken so blutzuckersenkend.

Sie werden am besten eine halbe Stunde vor den Mahlzeiten eingenommen. Wenn auch die Hypoglykämiegefahr nicht so hoch ist wie bei der Insulintherapie, so kann es doch zu ernsten und lang andauernden Hypoglykämien kommen.

Weitere Nebenwirkungen der Sulfonylharnstoffe bestehen in Magen-Darm-Beschwerden (Übelkeit, Erbrechen) und allergischen Hautreaktionen. Eine Kombination mit Insulin ist möglich und wird häufig beim fortgeschrittenen Typ II-Diabetes praktiziert.

☑ In Deutschland werden Sulfonylharnstoffe meist zu früh im Krankheitsverlauf verordnet und ersetzen dann häufig die Diät. Dadurch ist die Gewichtsreduktion erschwert, und die Stoffwechselstörungen des Diabetikers nehmen eher noch zu.

Hemmstoffe der Kohlenhydratresorption

Zweite Säule in der oralen Diabetesbehandlung sind Medikamente, die die Kohlenhydratresorption im Magen-Darm-Trakt hemmen und so zu einer „Glättung" der Blutzuckerspitzen nach den Mahlzeiten führen. Sie können bei beiden Diabetes-Typen eingesetzt werden. Hauptvertreter sind **Guarmehle** (z.B. Glucotard®) und **Enzymhemmer** (z.B. Acarbose, etwa in Glucobay®). Blähungen und Völlegefühl sind häufige Nebenwirkungen und Folge der nicht resorbierten Kohlenhydrate im Dickdarm. Sie können aber durch eine einschleichende Dosierung vermindert werden. Diese Präparatgruppe hat den Vorteil, daß sie bei alleiniger Gabe keine Hypoglykämien hervorrufen kann.

Biguanide

Biguanide als dritte Arzneimittelgruppe sind insbesondere bei stark adipösen Patienten unter 65 Jahren angezeigt. Von den Biguaniden ist in Deutschland nur Metformin (z.B. Glucophage®) und nur in Kombination mit Sulfonylharnstoffen zugelassen, da es in der Vergangenheit unter Biguanidtherapie zu lebensgefährlichen Stoffwechselentgleisungen in Form einer Laktatazidose (metabolische Azidose durch erhöhten Milchsäurespiegel im Blut) gekommen ist. Heute wird diese Gefahr jedoch bei Beachtung der Gegenanzeigen gering eingeschätzt. Positiv ist, daß sie die Gewichtsreduktion erleichtern. Die häufigsten Nebenwirkungen sind Magen-Darm-Beschwerden und Blutbildveränderungen.

23.6.8 Pflege des Patienten mit Diabetes mellitus

Sich bewegen

In der Regel ist die Mobilität der Diabetiker erst beim Eintreten von Spätkomplikationen (☞ 23.6.5) eingeschränkt. Bis dahin steht bei vielen Patienten die Frage im Vordergrund, ob und welcher Sport erlaubt ist und welche Konsequenzen der Sport für die Medikamente und das Essen hat.

Jeder Diabetiker sollte regelmäßig Sport treiben. Besonders geeignet sind Radfahren, Laufen, Spazierengehen und auch viele Mannschaftssportarten. Wegen der immer bestehenden Hypoglykämiegefahr nicht geeignet sind Sportarten, die in Einsamkeit ausgeübt werden (Kletterpartien in den Bergen ohne Begleitung), nicht unterbrochen werden können (tagelanges Segeln) oder mit einer hohen Selbstgefährdung einhergehen (Fallschirmspringen).

Bewegung wirkt blutzuckersenkend. Eine allgemeingültige Antwort, ab wann eine Änderung der Insulindosis oder der Ernährung erforderlich ist, gibt es leider nicht:

- Je höher die körperliche Anstrengung ist, desto stärker sinkt der Blutzucker
- Je ballaststoffreicher die zuvor gegessene Nahrung war, desto eher bleibt der Blutzucker (einigermaßen) konstant.

Ältere Typ II-Diabetiker, die nachmittags eine Stunde spazierengehen und mit ihrem Blutzucker ohnehin eher zu hoch liegen, brauchen keine Angst vor einer Unterzuckerung zu haben. Typ I-Diabetiker aber sind beim Sport hypoglykämiegefährdet.

Nur durch häufige Blutzuckerselbstkontrollen vor, während *und* nach der körperlichen Belastung (Sport wirkt bis zu 24 Stunden „nach") kann der Diabetiker herausfinden, wie sein Blutzucker beeinflußt wird, und sich entsprechend darauf einstellen:

- Vor *kurzzeitigen* Belastungen ist meist eine erhöhte Kohlenhydratzufuhr sinnvoll
- Bei einem Training *über vier Stunden* ist in der Regel eine Reduktion des Insulins empfehlenswert (z.B. nur die Hälfte des Verzögerungsinsulins spritzen)
- Bei *ganztägigen Belastungen* kommen die meisten Diabetiker mit einer Kombination aus beidem am besten zurecht.

Sich waschen und kleiden

☑ Diabetiker sind stark infektionsgefährdet. Grund ist ein zuckerhaltiges Haut- und Schleimhautmilieu, das die Keimbesiedlung begünstigt.

Sorgfältige Körperpflege und das Beachten der Hygienemaßnahmen kann *Candidosen* (Hefepilzinfektionen, ☞ 28.7.2) und bakteriellen Hautinfektionen vorbeugen. Zum Waschen sind rückfettende Seifen geeignet, wobei nicht jeden Tag der ganze Körper eingeseift werden muß. Dies trocknet die Haut nur unnötig aus (Hautrisse sind Infektionspforten). Die Haut sollte gut abgetrocknet (auch in Hautfalten) und danach eingecremt werden. Besondere Aufmerksamkeit verdient die *Fußpflege* (☞ 23.6.10).

Die Kleidung sollte atmungsaktiv sein und nicht zu eng am Körper anliegen, damit sich keine unbelüfteten und feuchten Kammern bilden können (Hautpilz wird durch Feuchtigkeit begünstigt).

Körpertemperatur regulieren

Hat ein Diabetiker Fieber, muß die Ursache schnell geklärt werden, weil es – insbesondere bei Typ I-Diabetikern – rasch zu einer hyperglykämischen Stoffwechselentgleisung kommen kann.

Vorsicht! Diabetiker mit fieberhaftem Infekt

Bei älteren, vor allem alleinstehenden, Diabetikern kann bei fieberhaften Infekten wegen der Gefahr einer Stoffwechselentgleisung eine Krankenhauseinweisung erforderlich sein. In der ambulanten Pflege sollte bei Diabetikern mit scheinbar „harmlosen" Infekten stets der Blutzucker gemessen und der Besuch des Hausarztes angefordert werden.

Essen und trinken

Das Thema „Ernährung bei Diabetes" ist sehr komplex und wird daher in einem eigenen Unterkapitel abgehandelt (☞ 23.6.9). Erwähnenswert ist die Häufung von Verhaltensstörungen (z.B. Bulimie, ☞ 23.8.3) bei Typ I-Diabetikern, deren Krankheit vor dem 10. Lebensjahr begann. Ursächlich diskutiert werden die vielen Verbote (z.B. Süßigkeitenverbot) und der durch die Erkrankung bedingte Eßzwang zu bestimmten Tageszeiten, durch den das natürliche Eß- und Sättigungsverhalten häufig verloren gehen.

Ausscheiden

Diese ATL spielt eine große Rolle bei der Diagnose eines Diabetes mellitus, da dieser sich häufig zuerst durch eine erhöhte Urin- und Trinkmenge äußert. Später sind eine erhöhte Urinmenge und starker Durst immer als Hinweis auf hohe Blutzuckerspiegel zu werten (☞ 23.6.1).

Bei Diabetikern und insbesondere bei einer *Glukosurie* ist das Risiko eines Harnwegsinfekts deutlich erhöht. Daher müssen die Patienten unbedingt über die Zeichen einer Blasenentzündung (☞ 31.6.1) aufgeklärt werden. Im Rahmen einer diabetischen Polyneuropathie können Blasenentleerungsstörungen mit *Restharnbildung* (d.h. es verbleibt Harn nach dem Wasserlassen in der Blase) die Gefahr weiter erhöhen. Oft kann dann Blasentraining weiterhelfen. Ebenfalls durch die Neuropathie bedingt, können phasenweise (nächtliche) Durchfälle im Wechsel mit einer Obstipation auftreten. Die damit verbundene unterschiedliche Nahrungsresorption erschwert die Stoffwechseleinstellung sehr.

Ruhen und schlafen

Bei Patienten mit einer diabetischen Polyneuropathie (☞ 23.6.5) können die Empfindungsstörungen nachts so stark werden, daß die Patienten die Decke als geradezu schmerzhaft schwer empfinden. Dann hilft es, einen Deckenheber (auch „Tunnel" oder „Bahnhof" genannt) ins Bett zu legen. Bei infizierten Wunden oder einer Gangrän wird der Fuß mit einer Braunschen Schiene hochgelagert und ruhiggestellt, jedoch nur, wenn keine periphere arterielle Verschlußkrankheit (*pAVK*, ☞ 19.6.2) vorliegt.

Diabetiker haben die gleichen Ruh- und Schlafzeiten wie Nicht-Diabetiker. Probleme bereiten aber die nächtlichen Hypoglykämien, die meist zwischen

2 und 3 Uhr nachts auftreten und auch Patienten betreffen können, die tagsüber unauffällig sind. Nächtliche Blutzuckerentgleisungen nach oben sind zwar möglich, doch ist es selten, daß ein Patient von normalen Blutzuckerwerten am Abend innerhalb von Stunden in ein ketoazidotisches Koma rutscht. Schlafmittel sollten möglichst nicht gegeben werden, da sie die Symptomatik nächtlicher Stoffwechselentgleisungen verschleiern können.

Vorsicht! Nächtliche Hypoglykämien
Die Hauptsymptome nächtlicher Hypoglykämien sind Unruhe, Schwitzen sowie Auffälligkeiten in Gestik und Sprache des Patienten (☞ 23.6.4).

Langjährige Diabetiker schlafen häufig trotzdem weiter, so daß nur das vermehrte Schwitzen des Patienten auffällt:

- Die Pflegekraft weckt den Patienten dann und kontrolliert den Blutzucker. Bei niedrigen Werten soll der Patient Kohlenhydrate, z.B. Apfelsaft und Brot, zu sich nehmen (Apfelsaft wirkt schnell, Brot hält länger vor)
- Ist der Patient nicht weckbar, muß *sofort* der Arzt benachrichtigt werden. Danach wird der Blutzucker bestimmt.

Nächtliche Blutzuckerkontrollen

Bei vielen Diabetikern sind in der Einstellungsphase nächtliche Blutzuckerkontrollen nötig, die entweder vom Pflegepersonal oder von Laborkräften durchgeführt werden:

- Bei einem 22 Uhr-Blutzucker zwischen 80 und 120 mg/dl sind keine besonderen Maßnahmen erforderlich. Ist der Nüchtern-Blutzucker am nächsten Morgen ebenfalls normal und ist der Patient ausgeruht und beschwerdefrei, kann man davon ausgehen, daß der Blutzucker auch während der Nacht in Ordnung war
- Ist der Blutzucker um 22 Uhr zu niedrig (also < 50 mg/dl), soll der Patient zwei BE Kohlenhydrate zusätzlich essen und seine übliche Insulindosis spritzen. Weitere Blutzuckerkontrollen sind dann um 24 Uhr und um 3 Uhr nötig
- Bei normalem 22 Uhr-Blutzucker, aber hohen morgendlichen Blutzuckerwerten sollte der Blutzucker um 3 Uhr kontrolliert werden, da ein hoher Nüchternblutzucker auch Gegenreaktion auf eine unbemerkte nächtliche Hypoglykämie sein kann **(Somogyi-Effekt).** Zweite Möglichkeit ist das **Dawn-Phänomen,** bei dem der Blutzucker zwischen 3 und 7 Uhr durch Freisetzung von Glukose aus der Leber ansteigt
- Wird bei den *nächtlichen* Kontrollen ein Blutzucker von unter 50 mg/dl festgestellt, soll der Patient zwei BE Traubenzucker (z.B. 4 Plättchen Dextro Energen®) essen.

Sich beschäftigen

Sinn finden

Diabetiker können heute weitgehend wie Nicht-Diabetiker leben, d.h. berufstätig sein, eine Familie gründen, reisen und vieles andere mehr. Insbesondere insulinpflichtige Diabetiker müssen aber in Beruf und Freizeit Rücksicht auf ihre Erkrankung nehmen.

Günstig sind Berufe mit regelmäßiger Arbeitszeit und gleichmäßiger körperlicher Belastung, z.B. Büro-Berufe. Bei großer Selbstdisziplin des Patienten sind auch Berufe in der Nahrungsmittelverarbeitung (z.B. Koch, Konditor, Gastwirt) geeignet. Berufe mit Nachtdienst oder Schichtdienst sind eher ungünstig, aber bei kooperativen, gut geschulten Patienten durchaus möglich. So sind z.B. unter Ärzten und Pflegenden viele insulinpflichtige Diabetiker zu finden, die dank ihres Wissens um die Erkrankung ihren Blutzuckerspiegel trotz Nachtdiensten gut eingestellt haben.

Berufe mit erhöhter Eigen- oder Fremdgefährdung sind für den Diabetiker ungeeignet, da eine Hypoglykämie zu schweren Unfällen führen kann. Hier sind etwa Dachdecker, Gerüstbauer, Fensterputzer, Lokomotivführer, Taxi- und Busfahrer zu nennen. Ggf. kann nach Manifestation eines Diabetes mellitus eine Umschulung erforderlich sein.

Sich als Frau oder Mann fühlen und verhalten

Gut eingestellte Diabetiker sind in ihrer Sexualität in der Regel nicht eingeschränkt. Im Rahmen der diabetischen Neuropathie neigen Männer zu Erektionsstörungen bis zur Impotenz, bei schlechter Diabeteseinstellung auch schon vor dem 20. Lebensjahr.

Schwangerschaft

Bei schwangeren Diabetikerinnen sind eine „stramme", normnahe Blutzuckereinstellung und häufige ärztliche Kontrollen sowohl durch den Gynäkologen als auch durch den Internisten unerläßlich, um diabetesbedingte Komplikationen bei Mutter und Kind zu vermeiden. Das Kind einer Diabetikerin ist stets ein Risikoneugeborenes (deutlich erhöhtes Geburtsgewicht sowie Fehlbildungen sind nicht selten) und muß in den ersten Tagen sorgfältig überwacht werden.

23.6.9 Diät bei Diabetes mellitus

Kohlenhydrate und Broteinheiten

Grundsäule jeder Diabetesbehandlung ist das Einhalten einer Diät. Blutzuckerwirksame Bestandteile der Nahrung sind in erster Linie die *Kohlenhydrate* (☞ 23.1.5 und unten). Während sich beim Nicht-Diabetiker die Insulinproduktion der Bauspeicheldrüse nach der Kohlenhydratzufuhr richtet, müssen beim Diabetiker der Kohlenhydratanteil der Nahrung und die Kohlenhydratverteilung über den Tag der noch vorhandenen körpereigenen Insulinsekretion bzw. der Insulinzufuhr von außen angepaßt werden.

☑ Die Diät bei Diabetes mellitus entspricht im wesentlichen einer gesunden Vollwertkost, wie sie auch für Gesunde wünschenswert ist.

Die Diät muß den Kalorien- und Nährstoffbedarf des Patienten decken (☞ 7.7.2 und Tab. 7.168. Wieviel Kalorien benötigt werden, hängt wie beim Gesunden von Geschlecht, Alter, Beruf und Freizeitgewohnheiten ab.

Das in Deutschland und Österreich gebräuchliche Maß für die Kohlenhydratmenge ist die **Broteinheit,** kurz *BE*. Eine Broteinheit entsprach dabei lange genau 12 g verdaulichen Kohlenhydraten. In der Schweiz wurde dagegen mit *Kohlenhydratwerten* zu je 10 g Kohlenhydraten gerechnet. Von diesen starren Zahlenwerten ist man mittlerweile abgekommen. Der Kohlenhydratanteil eines Nahrungsmittels ist

Kalorienbedarf von Diabetikern	
Ältere, normalgewichtige Patienten	1700 kcal (15–17 BE)
Kinder (bis ca. 50 kg)	1500 kcal (12–13 BE)
Stark übergewichtige Patienten	1200 kcal (10–12 BE)
Normal große, arbeitende Patienten und Schwangere	1800–2500 kcal (16–21 BE)
Große, körperlich schwerarbeitende Pat.	Bis 3000 kcal (25–30 BE)
Bei Gewichtsreduktion	2/3 des Kalorienbedarfs

Tab. 23.42: Richtwerte zur Abschätzung des Kalorienbedarfs. Die Kohlenhydratmenge (angegeben in Broteinheiten = BE) ergibt sich aus dem Kalorienbedarf und dem gewünschten Verhältnis der verschiedenen Nährstoffe zueinander. [B200]

nämlich nicht konstant, sondern schwankt z.B. je nach Wuchsbedingungen der Pflanzen um ca. 25%. Daher ist es sinnvoller, die Broteinheit als *Schätzwert* für eine *Kohlenhydratportion* von 10 – 12 g zu definieren. Überhaupt ist das Wissen um die genauen Kohlenhydratmengen nur für insulinspritzende Diabetiker zur Berechnung der Insulindosis erforderlich. Bei den übergewichtigen Typ II-Diabetikern, die den Großteil der deutschen Diabetikern ausmachen, steht der *Energie-* und damit *Kaloriengehalt* der Nahrung im Vordergrund. Da der Kohlenhydratgehalt der Nahrungsmittel sehr unterschiedlich ist (☞ Tab. 23.43), muß der Patient wissen, wieviel Lebensmittel in g einer BE entspricht und wie schwer die Portion in seiner Hand ist. Dazu benötigt zumindest der Anfänger eine Diätwaage (10 g genau), mit der er alle kohlenhydratreichen Lebensmittel auswiegt. Der Geübte kann den BE-Gehalt einer Portion abschätzen, sollte aber zwischendurch immer wieder seine Schätzungen mit der Waage kontrollieren, um sich nichts Falsches anzugewöhnen.

Heute gibt es eine Reihe sog. *Kohlenhydrat-Tabellen,* die nicht nur den Kohlenhydratgehalt der einzelnen Lebensmittel angeben, sondern auch Lebensmittel mit „gleichwertigen", d.h. austauschbaren, Kohlenhydraten in Gruppen zusammenfassen. Hilfreich sind dabei insbesondere solche Tabellen, die den Grammangaben entsprechende Küchenmaße gegenüberstellen (☞ Tab. 23.43).

10–12 g Kohlenhydrate (= 1 BE) sind enthalten in:		
Lebensmittelgruppe Lebensmittel	**Menge (ca.), eßbarer Anteil**	**Küchenportion (ca.)**
Brot		
Knäckebrot	20 g	2 mittlere Scheiben
Mischbrot	25 g	1/2 Scheibe
Pumpernickel	30 g	1/2 Scheibe
Vollkornbrot	30 g	1 dünne kleine Scheibe
Weizen-, Roggenbrötchen	25 g	1/2 Stück
Nährmittel/Kartoffeln/Teigwaren		
Cornflakes	15 g	3 Eßlöffel
Cräcker	15 g	6 kleine (runde)
Grieß, Mehl Paniermehl, Puddingpulver, Stärke	15 g	1 gehäufter Eßlöffel
Kartoffeln	80 g	1 mittelgroße
Kartoffelbrei	100 g	2 (–3) gehäufte Eßlöffel
Kartoffelkloß	50 g	1 kleiner
Kroketten	40 g	1 mittelgroße
Nudeln, roh Nudeln gekocht	15 g 60 g	Wegen unterschiedlicher Ausformungen keine Angaben möglich
Pommes frites	40 g	1/2 Tasse
Reis, roh Reis gekocht	15 g 45 g	1 gehäufter Eßlöffel 2 gehäufte Eßlöffel
Salzstangen	15 g	20 Stück
Weizengrieß	15 g	1 gehäufter Eßlöffel
Milch und -produkte		
Milch, Buttermilch, Joghurt, Dickmilch, Kefir	250 g	1/4 l
Kohlenhydratreiche Gemüse		
Mais, gekocht (Dose)	70 g	4 Eßlöffel
Obst		
Apfel	100 g	1 kleiner
Apfelsine	120 g	1 mittelgroße
Banane	90 g	1/2 mittelgroße
Birne	100 g	1/2 mittelgroße
Erdbeeren	200 g	15 mittelgroße
Mandarine	120 g	3 kleine oder 2 mittelgroße
Pfirsich	130 g	1 kleiner
Pflaume	110 g	4 kleine oder 2 große
Weintrauben	80 g	10 mittelgroße
Obstsaft		
Apfel-, Orangensaft	125 g	1/4 l

- Kohlenhydratarme Gemüse- und Salatsorten, d.h. praktisch alle außer Mais, können entsprehend der normalen Portionen bis zu 200 g ohne Berechnung verzehrt werden
- Nüsse, Kerne und Samen können bis 50 g ohne Berechnung gegessen werden
- Bei Fertigprodukten und -gerichten sind Kohlenhydratmenge und BE meist auf der Packung vermerkt.

Tab. 23.43: Kohlenhydrat-Tabelle (Auszug). [E200 und W. Schumacher, M. Toeller, F.A. Gries: KH-Tabelle. Schätzhilfen für Kohlenhydratportionen. Kirchheim, Mainz, 1995]

Nicht nur die *Menge,* sondern auch die *Art* der Kohlenhydrate ist entscheidend. *Monosaccharide* (Einfachzucker, z.B. Trauben- und Fruchtzucker) und *Disaccharide* (Zweifachzucker, z.B. Rüben- und Milchzucker) führen zu einem raschen Blutzuckeranstieg und sind damit für den Diabetiker ungünstig. *Polysaccharide* (Vielfachzukker, z.B. Stärke) steigern den Blutzukker langsam, aber längerdauernd und sind vom Diabetiker zu bevorzugen.

Aus diesem Grunde wurden die kohlenhydrathaltigen Nahrungsmittel in fünf Gruppen eingeteilt, die unterschiedlich blutzuckerwirksam sind:

- Brot und Nährmittel
- Milch und Milchprodukte
- Kartoffeln
- Gemüse
- Obst.

Mag der Diabetiker bestimmte Lebensmittel einer Kohlenhydratgruppe nicht, so kann er die in seinem Kostplan vorgesehenen Broteinheiten durch andere Kohlenhydratträger der *gleichen* Gruppe ersetzen, z.B. Nudeln statt Reis.

Dritte Einflußgröße neben *Menge* und *Art* der Kohlenhydrate ist ihre *zeitliche* *Verteilung* über den Tag. Für Patienten mit einer konventionellen Insulintherapie ist eine relativ regelmäßige Verteilung der Kohlenhydrate über den Tag in sechs Mahlzeiten am günstigsten, um Blutzuckerspitzen, aber auch unerwünscht niedrige Werte zu vermeiden. Einen entsprechenden Tageskostplan zeigt Tab. 23.44.

Frühstück	**4 BE**
1 Vollkornbrötchen	2 BE
1 Scheibe Graubrot	2 BE
40 g Butter, 20 g Diätmarmelade, 30 g Magerquark, 25 g Käse 45% Fett i. Tr., 200 ml Kaffee, 15 ml Kondensmilch 4% Fett	
2. Frühstück	**2 BE**
1 Apfel	1 BE
250 g Joghurt 3,5% Fett	1 BE
Mittag	**4 BE**
200 g Kartoffeln	2,5 BE
7 g Weizenmehl (zum Andicken der Soße)	0,5 BE
120 g Mandarinen (Dessert)	1 BE
120 g Putenschnitzel	
200 g Brokkoli, frisch	
10 ml Sonnenblumenöl (zum Braten)	
Zwischenmahlzeit	**2 BE**
5–6 Diätkekse (entsprech. der Packungsangabe)	2 BE
Kaffee, 15 ml Kondensmilch	
Abendessen	**4 BE**
2 Scheiben Volkornbrot	4 BE
20 g Butter, 30 g Corned beef, 25 g Käse 45% Fett i. Tr., 100 g Tomate, 100 g Gurke	
Spätmahlzeit	**2 BE**
250 ml Buttermilch	1 BE
2 Stück Zwieback	1 BE

Tab. 23.44: Beispiel einer Standardkost (18 BE, 2300 kcal). [B200]

Gut geschulte Diabetiker mit einer intensivierten (konventionellen) Insulintherapie können Zahl und Zeitpunkt ihrer Mahlzeiten (fast) frei wählen.

Süßungsmittel

Absolutes Zuckerverbot war über Jahrzehnte ein Dogma der Ernährungstherapie bei Diabetes. Erlaubt waren nur Süßstoffe und Zuckeraustauschstoffe. Heute ist diese Frage wieder strittig. Wahrscheinlich verschlechtern geringe Zuckermengen bis etwa 10 g täglich (entsprechend 2 gestrichenen Teelöffeln) den Blutzuckerspiegel nicht, falls der Zucker im Rahmen von Mahlzeiten verzehrt und durch eine entsprechende Insulindosis abgedeckt wird. Süßstoffe sind für Diabetiker ebenso erlaubt wie für Nicht-Diabetiker. Zuckeraustauschstoffe (die vor allem von Typ II-Diabetikern teils reichlich verzehrt werden) verlieren bei diesem Prinzip an Bedeutung. Tabu bleiben aber zukkerhaltige Getränke. Sie dürfen nur bei Hypoglykämie gegeben werden.

Unabhängig vom Zuckerverbot gilt für Diabetiker (wie für Nicht-Diabetiker), daß Zucker und Zuckerausstauschstoffe „leere" Kalorien ohne Nährstoffe darstellen. Beide sollten daher mehr als Gewürz und nicht als Nahrungsmittel betrachtet werden.

Süßstoffe wie z.B. Saccharin, Cyclamat und Aspartam enthalten keine Kalorien und müssen nicht berechnet werden. Es gibt sie flüssig, als Tabletten und zum Streuen, und es kann mit ihnen z.T. auch gekocht und gebacken werden.

Zuckeraustauschstoffe enthalten Kalorien und Kohlenhydrate und müssen daher wie andere kohlenhydrathaltige Lebensmittel im Ernährungsplan berücksichtigt werden. Bei empfindlichen Patienten oder übermäßigem Verzehr können sie zu Blähungen und Durchfall führen. Sorbit, Fructose und Xylit sind im Handel z.B. als Fructosan®, Laevoral®, Diabetiker-Süße® und Sionon® erhältlich. Außerdem sind sie in zahlreichen Diabetiker-Fertigprodukten (z.B. Obstkonserven, Kuchen, Schokolade) enthalten. Diese Fertigprodukte müssen entsprechend der Angaben auf der Packung beim Ernährungsplan berücksichtigt werden.

Weitere „Diabetiker-Lebensmittel" wie etwa Spezialbrote oder Spezialpuddingpulver sind in der Regel überflüssig und überteuert. Besser ist es, bei den „normalen" Lebensmitteln auf die Inhaltsstoffe auf der Verpackung zu achten. Je weiter vorne ein Inhaltsstoff in der Liste steht, desto mehr von ihm ist in dem Produkt enthalten.

Getränke

Diabetiker sollen reichlich trinken. Ideal geeignet sind z.B. (Kräuter-)Tee, Mineralwässer oder ungesüßter Kaffee. Bedingt geeignet sind:

- Unter Beachtung der Kalorien und BE z.B. Fruchtsäfte
- Unter Beachtung der Kalorien z.B. 1 – 2 Glas trockener Sekt oder trokkener Wein täglich.

Ungeeignet sind alle Akoholika mit einem hohen Zuckeranteil (z.B. Liköre, Dessertweine, süßer Sekt). Prinzipiell sollte mit dem Arzt besprochen werden, ob und welches alkoholische Getränk im Einzelfall erlaubt ist. Zu beachten ist, daß Alkohol bei der Therapie mit oralen Antidiabetika oder Insulin zu einer Hypoglykämie führen kann, da er die Glukoneogenese in der Leber hemmt.

Ernährungsberatung

Der Kostplan muß sich in erster Linie dem Patienten anpassen und nicht umgekehrt.

Jeder Patient ist und ißt anders. Allen Patienten mit gleichem Kalorien- und BE-Bedarf den gleichen Kostplan zu „verordnen", ist wenig sinnvoll und führt häufig zu offener oder versteckter Diätverweigerung mit „Kostergänzung". Besser ist es, mit dem Patienten zusammen einen Kostplan zu erarbeiten, den er selbst mit trägt und den er einhalten kann.

Erster Schritt hierzu ist die gezielte und präzise Ernährungsanamnese.

Die Ernährungsanamnese erfragt:

- Mahlzeitenrhythmus, -häufigkeit, -regelmäßigkeit und -zusammenstellung
- Beruflichen Tagesablauf (z.B. feste Arbeitspausen, Schichtdienst, Arbeit und Essen außer Haus)

- Individuelle Geschmacksvorlieben
- „Naschereien zwischendurch" (z.B. Obst, Joghurt, Süßigkeiten, Salzgebäck)
- Getränke (z.B. Limo, Milch, Alkoholika)
- Freizeitaktivitäten (z.B. Sport, Gartenarbeit, Vereine, Stammstisch, Einladungen, Essen gehen).

Es folgt die Erstellung eines Kostplanes mit je nach Behandlungsform unterschiedlichen Schwerpunkten:

- Die übergewichtigen Typ II-Diabetiker (also ca. 80% der Patienten) brauchen sich mit dem Zählen von Broteinheiten nicht zu belasten. Sie müssen vielmehr bezüglich einer *Reduktionsdiät* und langfristigen Ernährungsumstellung beraten werden (☞ oben)
- Insulinspritzende Diabetiker mit konventioneller Insulintherapie müssen über Kohlenhydratmengen und Broteinheiten Bescheid wissen. Für diese meist älteren Patienten empfiehlt sich auch die Erstellung konkreter Tageskostpläne, um eine gleichmäßige Verteilung der Kohlenhydrate über den Tag sicherzustellen. Außerdem sollten die Patienten wissen, welche Nahrungsmittel sie gegeneinander austauschen können (☞ Tab. 23.43)
- Patienten mit einer intensivierten konventionellen Insulintherapie können über Zahl und Zeitpunkt der Mahlzeiten weitgehend frei entscheiden. Voraussetzungen sind eine Blutzuckerselbstkontrolle (☞ unten) und Übung im Schätzen von Kohlenhydratmengen (☞ oben) und Berechnen der notwendigen Insulindosis. Für diese Patienten sind Kostpläne eine Hilfestellung für den Anfang, von denen sie mit zunehmender Erfahrung abweichen können und dürfen.

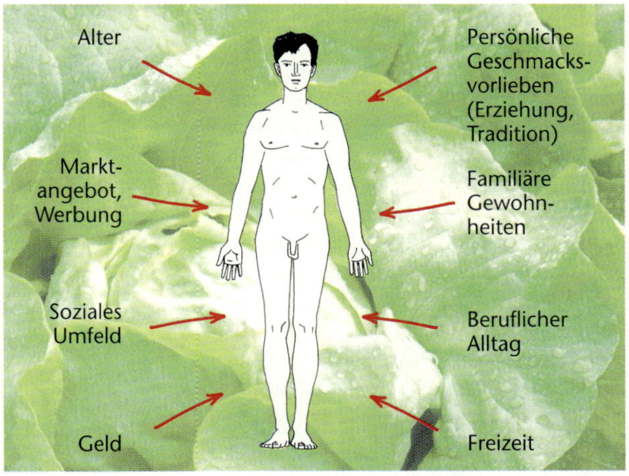

Abb. 23.45: Viele unterschiedliche Faktoren haben Einfluß auf die Ernährungsgewohnheiten eines Menschen. [B200, V224]

23.6.10 Allgemeine Lebensführung des Diabetikers und Diabetikerschulung

Je besser ein Diabetiker geschult ist, desto geringer sind die Einschränkungen seiner Lebensqualität. Der Inhalt der Patientenschulung ist auch von der Lernfähigkeit des Patienten abhängig. Erstrebenswert ist:

- Bei *alleiniger Diättherapie:* Erklärung der Krankheit, Diätetik (mit besonderer Betonung der Kohlenhydrate und der Fette, ☞ 23.6.9), Wirkung von Alkohol, Bedeutung von Fußpflege (☞ unten) und Körperpflege (☞ 23.6.8), Wichtigkeit ärztlicher Kontrollen (☞ 23.6.12)
- Bei *oralen Antidiabetika* zusätzlich: Urinzuckerselbstkontrolle (☞ unten), Auswirkungen von körperlicher Bewegung (☞ 23.6.8), Zeichen der Hypoglykämie und Selbsthilfemöglichkeiten (☞ 23.6.4)
- Bei *Insulin-Behandlung* zusätzlich: Blutzuckerselbstkontrolle (☞ unten), Umgang mit Insulin (☞ 23.6.6), Injektionsorte, Spritz-Eß-Abstand, Broteinheit als Maß für die Kohlenhydratmenge, Verhalten in besonderen Situationen (z.B. Krankheit, Reisen, ☞ auch 23.6.8).

Viele Krankenhäuser beschäftigen heute speziell ausgebildete Pflegekräfte **(Diabetesberater)**, die zusammen mit Diätassistenten und ärztlichem Personal die Diabetikerschulung übernehmen. Besonders intensiv ist die Schulung in *Diabeteskliniken.*

Fußpflege des Diabetikers

Viele Diabetiker haben diabetische Folgeschäden im Bereich der Füße (*„diabetischer Fuß"*, ☞ 23.6.5). Da diese sehr häufig sind und durch ihre Komplikationen gefährlich werden können, sollte jeder Diabetiker seinen Füßen schon vorbeugend besondere Pflege zukommen lassen:

- Die Füße täglich mit körperwarmem Wasser (Thermometer benutzen!) und einer rückfettenden Seife waschen. Die Dauer des Bades sollte drei Minuten nicht überschreiten. Danach die Füße und besonders die Zehenzwischenräume gut abtrocknen. Bei trockener, rissiger Haut die Füße (aber *nicht* die Zehenzwischenräume) mit einer reinen Fettcreme eincremen
- Beim täglichen Fußreinigen die Füße (vor allem Zehen und Ferse) genau auf Druckstellen, Hornhaut, Blasen, Rötungen und Verletzungen inspizieren, da diese eine ärztliche Kontrolle erfordern. Zum Betrachten der Fußsohle leistet ein kleiner Spiegel oft große Hilfe. Evtl. muß auch ein Angehöriger die Fußinspektion übernehmen
- Die Zehennägel gerade schneiden und nur mit einer kleinen Abrundung an den Ecken feilen. Hühneraugen und Hornhaut nur mit einem Bimsstein entfernen. Bei eingewachsenen Nägeln muß ein medizinischer Fußpfleger die Fußpflege übernehmen
- Auch kleinste Verletzungen an den Füßen desinfizieren und (ärztlich) beobachten (lassen), da Entzündungen und Nekrosen drohen (☞ auch 23.6.5 und 23.6.8). Möglichst nicht barfuß gehen, um Verletzungen vorzubeugen
- Wegen der häufigen Sensibilitätsstörungen bei kalten Füßen keine Wärmflaschen und kein Heizkissen benutzen (Verbrennungsgefahr!). Besser ist z.B. das Tragen von dicken Wollsocken
- Schuhe regelmäßig auf Falten in der Einlegesohle, eingetretene Nägel oder erhabene Nähte kontrollieren, damit diese nicht unbemerkt zu Druckstellen und in der Folge zu ernsteren Schäden am Fuß führen. Manchmal sind sogar speziell angepaßte Schuhe zur Druckentlastung erforderlich.

23.6.11 Diabetikerselbstkontrolle

Die **Diabetikerselbstkontrolle** ist unerläßlicher Bestandteil der modernen Diabetestherapie. Häufige Kontrollen des Blut- oder Harnzuckerwerts dienen nicht nur der *Therapiekontrolle,* sondern ermöglichen dem Diabetiker in gewissem Umfang auch eigenständige *Korrekturen* der Behandlung. Dies erfordert aber zumindest in den Anfangsmonaten das konsequente Führen eines Diabetiker-Tagebuches, in dem alle Befunde der Selbstkontrolle sowie Besonderheiten der Lebensführung (z.B. Einladungen, Sport) und Erkrankungen (z.B. Infekte) eingetragen werden. Nur so kann der Diabetiker nachvollziehen, welche Auswirkungen z.B. ein Korrekturversuch bei Hyperglykämie gehabt hat. Das Führen des Diabetikertagebuches erlernt der Patient bereits während der Ersteinstellung. Das Tagebuch oder einen Notfall-Ausweis sollte der Diabetiker stets bei sich tragen, damit etwa bei einer Bewußtlosigkeit rasch geholfen wird.

Urinzucker-Selbstkontrolle

Die **Urinzucker-Selbstkontrolle** sollte auch der ältere Diabetiker, der „nur" mit Tabletten behandelt wird, beherrschen. Der Streifen-Schnelltest (Durchführung, ☞ 31.5.3) beruht darauf, daß oberhalb eines Blutzuckers von 160 – 180 mg/dl (der sog. **Nierenschwelle**) Zucker mit dem Urin ausgeschieden wird.

Für die Auswertung wichtig zu wissen ist, daß die Urinzucker-Kontrolle immer ein *Sammelwert* für den Blutzucker seit der letzten Blasenentleerung ist. Bei Diabetikern mit Nierenschäden ist der Test nur eingeschränkt oder gar nicht verwertbar, weil sich durch die Nephropathie die Nierenschwelle geändert haben kann.

Urinazeton-Selbstkontrolle

Azeton gehört zu den sog. *Ketonkörpern,* die bei gesteigertem Fettabbau (etwa bei Insulinmangel) vermehrt gebildet und mit dem Urin ausgeschieden werden. Weitere Ursachen für eine Ketonurie sind Hunger, Fieber, langandauerndes Erbrechen oder sehr reichliche Fettzufuhr mit der Nahrung.

Für den Azetonnachweis im Urin sind Teststreifen vergleichbar denjenigen für den Urinzuckernachweis im Handel.

> **(!) Azetonnachweis im Urin**
> Ein Azetonnachweis im Urin zusammen mit einem hohen Blutzucker ist beim Diabetiker immer ein Alarmsignal (Insulinmangel mit drohender diabetischer Ketoazidose, ☞ 23.6.3). Führen Insulingabe und (unterstützend) reichliches Trinken nicht zu einer raschen Besserung der Stoffwechsellage, muß ein Arzt konsultiert werden.

Blutzucker-Selbstkontrolle

Die intensivierte Insulintherapie ist ohne Blutzucker-Selbstkontrollen nicht durchführbar. Blutzucker-Selbstkontrollen sind leicht zu erlernen, erfordern aber vom Patienten weitere 4 – 5 Stiche am Tag. Welches Gerät gewählt wird, ist von den persönlichen Bedürfnissen und Vorlieben des Patienten abhängig. Jüngere Patienten möchten meist kleine, „unauffällige" Geräte, während ältere Menschen große Geräte mit deutlichen Anzeigen bevorzugen. Zur Blutzucker-Selbstkontrolle sollte der Patient saubere, warme Hände haben. Eine Hautdesinfektion ist im häuslichen Bereich nicht notwendig. Der Patient sticht mit einer dünnen Einstichnadel (Insulinspritzennadel) oder einer der zahlreichen Stechhilfen *seitlich* in die Fingerbeere ein. Dort stört die Einstichstelle nicht beim Tasten. Dann wird ein großer Blutstropfen auf das Testfeld des BZ-Streifens aufgetragen und die Einwirkzeit beachtet. Bei einigen Teststreifen ist vor dem Ablesen des Wertes das Abwischen des Blutstropfens erforderlich (☞ Gebrauchsanleitung).

	Blutzucker-Selbstkontrolle				Insulin			Bemerkungen*
Datum	Morgens	Mittags	Abends	Zusätzlich	Morgens	Abends	Zusätzlich	
Mo					IE	IE		
Di					IE	IE		
Mi					IE	IE		
Do					IE	IE		
Fr					IE	IE		
Sa					IE	IE		
So					IE	IE		
Körpergewicht: _____ kg am _______ (Datum) HbA_1: _____% gemessen am _______ (Datum) *z.B. Unterzuckerungen (Uhrzeit), außergewöhnliche körperliche Anstrengung, Krankheit, Feier								

Tab. 23.46: Beispiel für ein Diabetikertagebuch mit zwei regulären Insulininjektionen. [B200]

23.6.12 Ärztliche Kontrolluntersuchungen

Zur Schulung des Diabetikers gehört auch die Information über die notwendigen Kontrollen durch den Arzt, um Komplikationen der Erkrankung rechtzeitig zu erkennen. Auch wenn der Patient beschwerdefrei ist, sind folgende Untersuchungen erforderlich:

3 – 4 mal jährlich:

- Fußinspektion (Rötungen, Wunden?), Stimmgabeltest, um gestörtes Vibrationsempfinden zu erfassen
- Harnstatus mit Uricult zum Ausschluß von Harnwegsinfekten
- *Mikroalbuminkontrolle* im Urin, da eine erhöhte Albuminausscheidung mit dem Urin oft erstes Zeichen einer Nephropathie ist
- Bestimmung des HbA_1 oder HbA_{1c} zur „Blutzuckerlangzeitkontrolle".

2 mal jährlich:

- Augenärztliche Untersuchung zur Früherkennung einer Retinopathie (☞ 23.6.5)
- Zahnärztliche Kontrolle (Parodontitis?).

1 mal jährlich:

EKG, evtl. Belastungs-EKG, Blutfett-Bestimmung.

Bei jedem Arztbesuch wird der Blutdruck gemessen und das Diabetikertagebuch mit dem Patienten besprochen. Außerdem soll der Patient den Arzt lieber einmal zu häufig als zu selten aufsuchen, etwa, wenn er nicht weiß, wie er anhaltend schlechte Blutzuckerwerte korrigieren kann.

23.7 Erkrankungen der Nebennierenrinde

23.7.1 Überfunktion der Nebennierenrinde

Die Überproduktion einzelner oder mehrerer Nebennierenrindenhormone führt zu typischen Symptomkombinationen. Klinisch bedeutsam sind v.a. das *Cushing-Syndrom* und der *Hyperaldosteronismus*.

Cushing-Syndrom und Morbus Cushing

Cushing-Syndrom: Störung des Nebennierenrindenhormonhaushalts mit (überwiegender) Erhöhung von Kortisol (Hauptvertreter der körpereigenen Glukokortikoide) im Blut.

Krankheitsentstehung

Ein Cushing-Syndrom kann bedingt sein durch:

- Eine Glukokortikoid-Dauertherapie (☞ Pharma-Info 23.47), man spricht auch von **iatrogenem Cushing-Syndrom** (*iatrogen* = ärztlich verursacht)
- Eine Störung des hypothalamisch-hypophysären Regelkreises (☞ 23.1.1). Meist liegen dieser (gutartige) Tumoren des Hypophysenvorderlappens zugrunde, die über eine ACTH-Mehrsekretion zu einer beidseitigen Nebennierenrindenhyperplasie mit Nebennierenrindenüberfunktion führen. Dieses Krankheitsbild wird auch als **Morbus Cushing** bezeichnet. Am zweithäufigsten ist eine *autonome* Kortisol-Mehrsekretion durch gutartige Nebennierenrindenadenome
- Eine *paraneoplastische ACTH-Bildung*, vor allem bei kleinzelligem Bronchialkarzinom (☞ 20.8.2).

Symptome und Untersuchungsbefund

Das Cushing-Syndrom beginnt meist unspezifisch mit Leistungsabfall, Müdigkeit und Schwäche. Das Vollbild der Erkrankung ist sehr eindrücklich:

- *Stammfettsucht, Vollmondgesicht* und *Stiernacken* durch Gewichtszunahme und Fettumverteilung
- Gesichtsrötung, Hauteinblutungen und dunkelrote Striae *(Striae rubrae)* durch Eiweißabbau und Bindegewebsatrophie
- Fettige Haut, Akne und männlicher Schambehaarungstyp bei Frauen infolge Androgenwirkung
- Muskelschwäche durch Eiweißabbau
- Buckelbildung und Knochenschmerzen durch erhöhten Knochenumbau und Osteoporose
- Zyklusstörungen bei Frauen, Potenzminderung bei Männern
- Psychische Veränderungen, meist Depressionen.

Oft berichten die Patienten über erhöhte Infektanfälligkeit und langsames Heilen von Wunden. Bei Kindern kommt es außerdem zu einer Wachstumsverminderung. Bei der Untersuchung werden häufig eine Hypertonie und Ödeme festgestellt.

Diagnostik und Differentialdiagnose

An erster Stelle der diagnostischen Maßnahmen steht die Blutuntersuchung. Das Plasmakortisol muß wegen der normalen tageszeitlichen Schwankungen (Maximum um 6 – 8 Uhr morgens) zweimal bestimmt werden, und zwar morgens und am späten Nachmittag. Morgendlich erhöhte Werte und ein fehlender Abfall zum Nachmittag hin sprechen für ein Cushing-Syndrom. Außerdem werden die Kortisolmetaboliten (Kortisolstoffwechselprodukte) im 24 Stunden-Urin (☞ 7.9.1) und der ACTH-Spiegel im Blut bestimmt. Bei der Blutuntersuchung zeigen sich sekundär oft eine diabetische Stoffwechsellage sowie deutliche Blutbildveränderungen des Patienten.

Nächster Schritt ist die Funktionsdiagnostik mit:

- **Dexamethason-Kurztest:** Bei Vorliegen eines Cushing-Syndroms sinkt der Plasma-Kortisolspiegel auf orale Gabe von 2 mg Dexamethason um 24 Uhr bis zum nächsten Morgen nicht oder nicht ausreichend ab.
  Bei pathologischem Ergebnis wird als Bestätigungstest Dexamethason über 3 Tage gegeben (z.B. 0,5 mg alle 6 Std.) und danach abermals der Kortisolspiegel bestimmt
- **CRH-Stimulations-Test:** Intravenöse Gabe von CRH nach vorangegangener Ruhezeit des Patienten von zwei Stunden führt bei ektoper ACTH-Produktion (d.h. ACTH-Produktion außerhalb des Hypophysenvorderlappens) *nicht* zum physiologischen ACTH- und Kortisol-Anstieg (Blutabnahmen 0, 15, 30, 45 und 60 Minuten nach der Injektion).

Der weiteren Lokalisationsdiagnostik dienen vor allem Sonographie, CT und Kernspintomographie von Nebenniere und Schädel.

Behandlungsstrategie

Das nicht-iatrogene Cushing-Syndrom wird in erster Linie chirurgisch behandelt. Bei Hypophysen- oder Nebennierenadenomen wird zunächst versucht, lediglich den Tumor operativ zu entfernen. Gelingt es durch die Operation nicht, ACTH und Kortisol zu normalisieren, kann die beidseitige Entfernung der Nebennieren **(bilaterale Adrenalektomie)** oder eine Strahlenbehandlung der Hypophyse angezeigt sein. Auch bei multiplen Nebennierenrindenadenomen müssen beide Nebennieren entfernt werden. Bei Karzinomen der Nebenniere ist in der Regel die Entfernung der betroffenen Nebenniere ausreichend. Oft ist auch eine Nachbestrahlung erforderlich. Bei paraneoplastischem Cushing-Syndrom steht die Behandlung des Primärtumors im Vordergrund. Postoperativ müssen zunächst hohe Glukokortikoidmengen substituiert werden, da die Nebennieren erst allmählich wieder „anspringen" und der Patient sonst durch eine akute Nebennierenrindeninsuffizienz gefährdet ist (☞ 23.7.2). Nach beidseitiger Nebennierenentfernung müssen, die Nebennierenrindenhormone lebenslang substituiert werden.

Bei bösartigen Erkrankungen, Inoperabilität des Patienten oder als Überbrükkungsmaßnahme bis zur Operation kann eine medikamentöse Hemmung der Hormonsynthese versucht werden. Eingesetzt werden z.B. Ketoconazol (z.B. Nizoral®), Mitotan (etwa in Lysodren®), Metyrapon (etwa in Metopiron®) oder Aminoglutethimid (etwa in Orimeten®).

Pflege

- Tägliche Gewichtskonrolle wegen der Gefahr der Flüssigkeitsretention
- Kalorien- und salzarme, jedoch kaliumreiche Kost
- Wegen der Hautveränderungen sorgfältige Hautpflege und Vermeidung zusätzlicher Belastungen (z.B. möglichst keine Pflaster)
- Postoperativ sind bei Patienten mit M. Cushing die Infektions- und Thrombosegefahr besonders erhöht, daher entsprechende Prophylaxen

- Bei Depressionen evtl. (auf Arztanordnung) Einschaltung eines Psychologen bzw. Psychiaters.

Prognose
Die Prognose ist – abhängig von der Grunderkrankung – nach der Entfernung eines einzelnen Nebennierenadenoms in der Regel gut, bei paraneoplastischem Cushing-Syndrom sehr schlecht.

Hyperaldosteronismus

> **Hyperaldosteronismus:** Nebennierenrindenhormonüberproduktion mit Erhöhung des Aldosterons (☞ 23.1.4).

Krankheitsentstehung
Unterschieden werden:
- *Primäre* Mehrproduktion von Aldosteron **(Conn-Syndrom),** z.B. durch gutartige Adenome der Nebennierenrinde oder eine beidseitige idiopathische Nebennierenrindenhyperplasie
- *Sekundäre* Mehrausschüttung von Aldosteron **(sekundärer Hyperaldosteronismus)** durch übermäßige Aktivierung des Renin-Angiotensin-Aldosteron-Systems (☞ Abb. 19.7), z.B. bei Diuretika-Therapie oder bei Nierenarterienstenose (☞ 31.8.2).

Symptome und Untersuchungsbefund
Leitsymptom ist eine Hypertonie mit allen ihren Symptomen und Folgeerscheinungen (☞ 19.5.1). Viele Patienten klagen außerdem über Obstipation, Muskelschmerzen und -schwäche bis hin zu Lähmungen, aber auch über tetanische Muskelkrämpfe und Parästhesien (Mißempfindungen) als Folge der Elektrolytstörungen.

Diagnostik
Bei der Blutuntersuchung zeigen sich typisch veränderte Elektrolyte. Kalium-, Magnesium- und Chloridspiegel sind erniedrigt, die Natriumkonzentration ist dagegen erhöht. Es besteht eine Alkalose (☞ 31.14.2). Beim Conn-Syndrom ist der Reninspiegel erniedrigt, beim sekundären Hyperaldosteronismus erhöht. Die Aldosteronbestimmung ergibt erhöhte Werte. Die Lokalisation eines aldosteronproduzierenden Tumors gelingt meist mit Ultraschall, Szintigraphie, CT und Kernspintomographie.

Behandlungsstrategie
Bei Adenomen wird die betroffene Nebenniere operativ entfernt. Bei einer Nebennierenrindenhyperplasie muß die Aldosteronwirkung z.B. mit Spironolacton (etwa in Aldactone®) dauerhaft unterdrückt werden. Evtl. sind weitere Diuretika (☞ Pharma-Info 31.76) erforderlich.

Pflege, ☞ oben

Prognose
Die Prognose ist insbesondere davon abhängig, ob sich der Bluthochdruck wieder auf Normwerte senken läßt und ob bereits Folgeschäden vorliegen.

23.7.2 Unterfunktion der Nebennierenrinde

> **Nebennierenrindeninsuffizienz** *(Unterfunktion der Nebennierenrinde):* Möglicherweise lebensbedrohlicher Mangel an Mineralo- und Glukokortikoiden.

Krankheitsentstehung
Liegt die Ursache in einem Zelluntergang von Nebennierenrindenzellen, spricht man von *primärer Nebennierenrindeninsuffizienz* (**Morbus Addison,** *Addison-Krankheit*).

Der Zelluntergang kann Folge sein von:

- Autoimmun bedingter Zerstörung der Nebennieren (80% der Fälle)
- Tuberkulöser Zerstörung der Nebennierenrinde (heute selten)
- Blutungen in die Nebenniere, z.B. bei Antikoagulantientherapie, oder Tumoren (ebenfalls selten).

Die *sekundäre Nebennierenrindeninsuffizienz* ist Folge einer verminderten Stimulation bei Hypothalamus- oder Hypophysenerkrankungen sowie Nebenwirkung einer Glukokortikoiddauerbehandlung durch Unterdrückung der Nebennieren (☞ Pharma-Info 23.47).

Symptome und Untersuchungsbefund
Die Patienten fühlen sich müde und schwach. Oft bestehen Übelkeit und Erbrechen, so daß die Kranken an Gewicht verlieren. Salzige Speisen werden bevorzugt. Infolge einer Exsikkose und Hypotonie neigen die Patienten zu Schwindel und Ohnmachten. Häufig sind auch Hypoglykämien sowie psychische Störungen wie Reizbarkeit oder Verwirrtheit.

> **Notfall! Addison-Krise**
> Typische Erstmanifestation ist die Addison-Krise, die bei bis dahin (gerade noch) kompensierter Insuffizienz durch zusätzliche Belastungen (z.B. Infekte, Unfälle) ausgelöst wird. Zusätzlich zu den oben aufgeführten Symptomen bestehen eine deutliche Exsikkose, ein Schock mit Oligurie und Bewußtseinsstörungen bis zum Koma sowie evtl. Erbrechen und Durchfälle. Lebensrettend ist dann die Intensivtherapie mit Kortisongabe und Volumensubstitution.

Bei der Untersuchung fällt beim M. Addison eine Hyperpigmentierung auch nicht sonnenbeschienener Hautbezirke wie z.B. Handinnenflächen, Fußsohlen und Mundschleimhaut auf.

Diagnostik und Differentialdiagnose
Kortisol und Aldosteron im Blut sowie ihre Metaboliten im Urin sind vermindert. Beim M. Addison besteht eine metabolische Azidose (☞ 31.14.1) mit erhöhter Kalium- und erniedrigter Natriumkonzentration des Blutes. ACTH-Bestimmung im Blut, CRH-Test (☞ 23.7.1) und **ACTH-Test** (Kortisolbestimmung nach Gabe von ACTH) erlauben die Differenzierung zwischen M. Addison und sekundärer Nebennierenrindeninsuffizienz. Bei einem M. Addison muß nach Autoantikörpern im Blut gesucht werden. Bei Verdacht auf tuberkulöse Genese sind ein Tuberkulin-Test und eine Abdomenleeraufnahme angezeigt (Verkalkungen in der Nebennierenregion?). Ultraschall und ggf. CT sind zum Tumorausschluß erforderlich.

Behandlungsstrategie
Die Behandlung besteht in einer Substitutionstherapie, wobei sowohl Mineralo- als auch Glukokortikoide lebenslang ersetzt werden müssen (☞ Pharma-Info 23.47). Geeignete Präparate sind z.B. Astonin H®, Cortison Ciba® oder Hydrocortison Hoechst®. Vom Gesunden (mit 70 kg KG) werden täglich ca. 25 – 50 mg Kortisol produziert. Um den normalen Tagesrhythmus nachzuahmen, wird die Kortisondosis meist in eine morgendliche und eine geringere mittägliche oder abendliche Dosis aufgeteilt (Verhältnis 2 : 1).

Pharma-Info 23.47 Glukokortikoidtherapie

Aufgrund ihrer entzündungshemmenden und immunsupprimierenden Wirkung eignen sich Glukokortikoide zur Behandlung von Allergien, chronischen Entzündungen (z.B. chronische Polyarthritis und einige Darmentzündungen) sowie Autoimmunerkrankungen (☞ 29.5). Auch in der Transplantationsmedizin haben die Glukokortikoide ihren festen Platz. Diese *pharmakologische Glukokortikoidtherapie* muß von der *Substitutionstherapie bei Glukokortikoidmangel* (☞ 23.7.2) unterschieden werden. Die unerwünschten mineralokortikoiden Nebenwirkungen der Glukokortikoide sind zwar bei den heute gebräuchlichen Präparaten sehr gering, aber dennoch hat die Langzeitbehandlung ihren Preis:

- Oberhalb einer gewissen Dosis, beim Prednisolon (z.B. Decortin®, Ultracortin®) etwa 7,5 mg, kommt es ab einer Therapiedauer von ca. 2 – 3 Wochen zu einem (iatrogenen) Cushing-Syndrom. Diese „Schwellen-dosis" wird auch *Cushingschwelle* genannt. Aus diesem Grunde sollte stets die geringste noch wirksame Dosis gegeben werden
- Das von außen zugeführte Glukokortikoid hemmt die CRH- und ACTH-Sekretion und führt zu einer Verminderung der körpereigenen Glukokortikoidsekretion. Bei plötzlichem Absetzen des Glukokortikoids droht eine akute Nebennierenrindenunterfunktion (☞ 23.7.2). Daher wird die Medikation immer langsam abgesetzt *(Ausschleichen)*, damit sich die Nebennierenrinden wieder an die „Eigenarbeit" gewöhnen können. Ein gewisser Schutzeffekt wird durch Nachahmung des Tagesrhythmus erreicht, d.h. morgendliche Gabe der gesamten Tagesdosis. Alternativ kommt eine *alternate-day-Gabe* in Betracht, d.h. Gabe des Medikaments nur jeden zweiten Tag
- Auch der Glukokortikoidmehrbedarf in Streßsituationen kann von der Nebenniere nicht gedeckt werden. Daher ist z.B. bei Rheumatikern unter (langdauernder) Glukokortikoidmedikation perioperativ eine Erhöhung der Glukokortikoiddosis erforderlich (Anästhesisten informieren)
- Wenn möglich, sollte die lokale Gabe der systemischen gegenüber bevorzugt werden, da für die meisten Nebenwirkungen die Dosis im Blutkreislauf maßgeblich ist. So haben sich z.B. in der Asthmatherapie Sprays zum Inhalieren als sehr geeignet erwiesen (☞ 20.6.1).

Diese Nebenwirkungen treten nur bei der Dauertherapie auf, nicht jedoch bei einer Substitutionstherapie oder kurzzeitiger hochdosierter Gabe. Der Patient mit einer starken allergischen Reaktion, der kaum noch Luft bekommt, aber auf gar keinen Fall Glukokortikoide will, weil er von den schlimmen Nebenwirkungen gehört hat, kann getrost beruhigt werden!

Pflege bei Glukokortikoidtherapie

- Unter Glukokortikoidtherapie kommt es oft zu blutenden Magen- und Zwölffingerdarmgeschwüren, ohne daß der Patient nennenswerte Beschwerden hat. Daher auf das Auftreten von Teerstuhl achten, ggf. Test auf okkultes Blut (☞ 21.3.2) durchführen
- Auch Infektionen können maskiert sein. Deshalb Temperatur regelmäßig kontrollieren und auf Krankheits- oder Entzündungzeichen achten
- Patienten genau auf das Auftreten von Cushing-Symptomen, insbesondere auf psychische Veränderungen, beobachten
- Die Ernährung soll der katabolen Wirkung der Kortikoide und den evtl. Elektrolytverschiebungen entgegensteuern. Daher eiweiß-, kalzium- und kaliumreiche, aber salzarme Kost geben
- Wegen der Gefahr der Flüssigkeitsretention täglich Gewicht kontrollieren
- Die Kortikoidgabe führt bei vielen Patienten zu einer Appetit- und Gewichtssteigerung. Evtl. Kaloriengehalt der Nahrung reduzieren
- Der Patient sollte einen Notfallausweis erhalten, aus dem Indikation, Dauer und Dosierung der Glukokortikoidtherapie hervorgehen. Patienten dazu anhalten, den Ausweis stets bei sich zu tragen, damit z.B. bei Unfällen keine zusätzliche Gefährdung durch die sekundäre Nebennierenrindenunterfunktion entsteht (☞ 23.7.2).

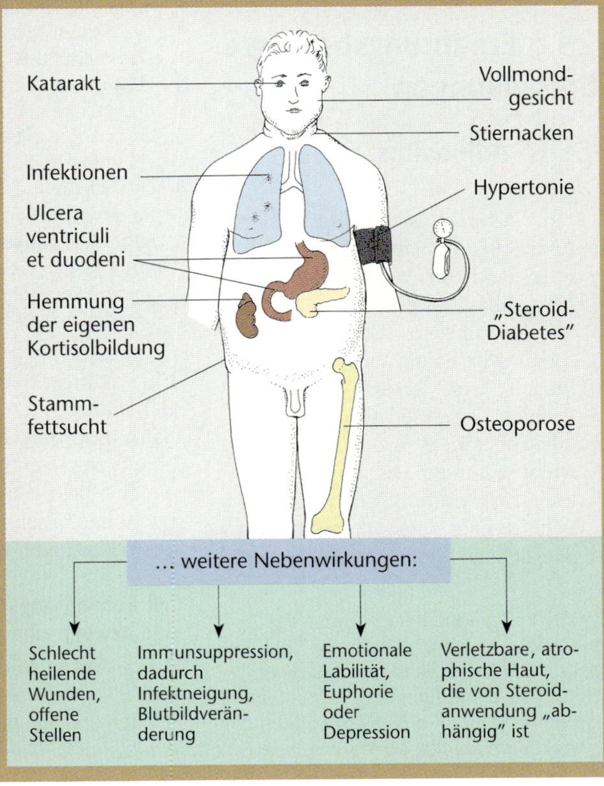

Abb. 23.48: Mögliche Nebenwirkungen einer Glukokortikoid-Dauertherapie. [B200]

Pflege

- Patienten mit Verdacht auf eine Nebennierenrindeninsuffizienz müssen auf die Warnsymptome einer Addison-Krise beobachtet werden. In den Anfangsstadien sind dies insbesondere zunehmende Schwäche bei gleichzeitiger Unruhe, Übelkeit, Erbrechen und Verminderung der Urinmenge. Wegen der dabei auftretenden Hypotonie sind auch regelmäßige Blutdruckkontrollen erforderlich
- Die Kranken sollten viel trinken und sich eher kochsalzreich ernähren.

Prognose
Patienteninformation

Unbehandelt verläuft die Nebennierenrindenunterfunktion tödlich. Durch geeignete Hormonsubstitution können die meisten Patienten heute jedoch normal leben und sind auch leistungsfähig. Wichtig ist, dem Patienten zu erklären, daß die Behandlung lebenslang fortgeführt werden muß. Bei Infekten, Erbrechen, aber auch gesteigerter körperlicher Betätigung oder anderen Belastungen ist eine vorübergehende *Erhöhung* der Kortisondosis auf das 2 – bis 5fache erforderlich.

Der Patient sollte stets einen Notfallausweis und eine „Notportion" Kortison bei sich tragen.

23.8 Ernährungsbedingte Erkrankungen

23.8.1 Adipositas

Adipositas *(Fettleibigkeit, Fettsucht):* Übergewicht ≥ 10% über dem Broca-Normalgewicht bzw. Body-Mass-Index > 25 kg/m². In unserer Überflußgesellschaft sehr häufig und durch ihre Folgen ein ernstzunehmendes Problem. Ab einer Adipositas von 20% über dem Broca-Normalgewicht nimmt die Gefahr von Herzkreislauferkrankungen wie etwa Schlaganfall und Herzinfarkt deutlich zu.

In der Praxis ist die Berechnung des *Normalgewichts nach Broca* (☞ 7.7.8 und Abb. 7.178) eine erste Grundlage für die Definition der Adipositas. Präziser ist die Berechnung des *Body-Mass-Index* (Körpergewicht/Quadrat der Körpergröße [kg/m²], ☞ 7.7.8 und Abb. 7.179), der eng mit der Fettmasse korreliert. Bei Adipösen liegt der BMI über 25 kg/m². Nomogramme und Normwerttabellen sind mittlerweile auch für den BMI erhältlich, so daß komplizierte Rechnungen entfallen.

Krankheitsentstehung

Bei der Entstehung der Adipositas spielen genetische, metabolische und psychische Faktoren eine Rolle, doch ist ihre Gewichtung umstritten. Für den Einzelnen ist entscheidend, daß durch falsches Eßverhalten und/oder verminderte körperliche Bewegung die zugeführte über der verbrauchten Energie (☞ 7.7.1) liegt. Nur bei ca. 3 – 5% der Adipösen können organische Ursachen der Adipositas wie eine Schilddrüsenunterfunktion (☞ 23.4.4), ein Cushing-Syndrom (☞ 23.7.1) oder ein Hypothalamustumor gefunden werden („hormonell bedingte Fettsucht").

Symptome, Untersuchungsbefund
Diagnostik

Die Diagnose der Adipositas wird durch Anamnese, Inspektion und Bestimmung von Körpergewicht und -größe gestellt. Die genaue Einteilung erfolgt nach dem Broca-Index oder dem BMI.

Errechnet wird auch das Verhältnis zwischen Taillen- und Hüftumfang:

- Beim *männlichen Fettverteilungstyp* (**androider Fettverteilungstyp,** *„Apfelform"*) befinden sich die Hauptfettansammlungen am Stamm des Patienten. Die Extremitäten sind relativ schlank. Das Verhältnis zwischen Taillen- und Hüftumfang beträgt mehr als 0,85 bei Frauen und mehr als 1 bei Männern. Patienten mit dieser Fettverteilung haben ein hohes Risiko, Folgeerkrankungen zu entwickeln
- Beim weiblichen Fettverteilungstyp (**gynäkoider Fettverteilungstyp,** *„Birnenform"*) lagert sich das Fett mehr an Hüften und Oberschenkeln an, der Quotient liegt unter 0,85 bzw. 1. Die Gefahr von Folgeerkrankungen ist deutlich geringer.

Ein wichtiger Schritt auf dem Weg zur Behandlung ist das Führen eines Ernährungsprotokolls über mindestens eine Woche, um falsche Eßgewohnheiten zu objektivieren. Das Aufschreiben reicht häufig schon als Anstoß aus, um das Eßverhalten zu ändern.

Behandlungsstrategie – Wege und Irrwege zum richtigen Gewicht

Adipositas in stärkerer Ausprägung ist nicht nur ein ästhetisches Problem, sondern eine behandlungsbedürftige Erkrankung. Die Grundlage jeder Behandlung ist eine langfristige Kostumstellung, bei der die Ernährungsberaterin jeden Betroffenen individuell berät. Einem ledigen Berufskraftfahrer ist mit einem in die Hand gedrückten, vorgefertigten Koch- und Diätplan, der mehrfach tägliches Kochen erfordert, nicht gedient. Radikale und einseitige Diäten sind abzulehnen, weil sie Mangelerscheinungen fördern und falsches Eßverhalten nicht korrigiert wird. Angestrebt wird eine langsame, aber stetige Gewichtsabnahme von 0,5 kg pro Woche über 3 – 6 Monate:

- Bei verhältnismäßig geringer Adipositas reicht eine ballaststoffreiche, fett- und cholesterinarme Kost oft aus, um das Körpergewicht zu senken
- Eine **Reduktionskost** enthält ca. 1200 – 1500 kcal/ Tag je nach körperlicher Beanspruchung. Es handelt sich um eine Mischkost, die so aus

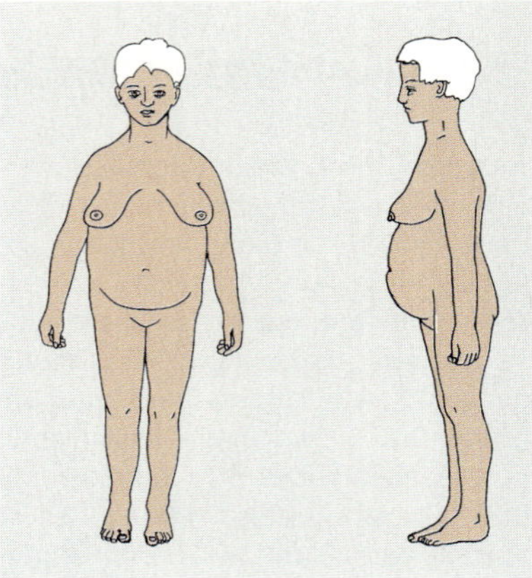

Abb. 23.49: Androider Fettverteilungstyp („Apfelform" mit schlanken Extremitäten). [L215]

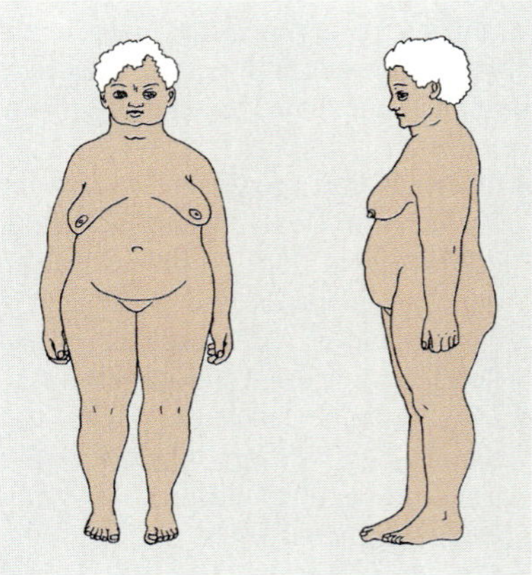

Abb. 23.50: Gynäkoider Fettverteilungstyp („Birnenform" mit Fettansatz hauptsächlich an Hüften und Oberschenkeln). [L215]

„normalen" Lebensmitteln zusammengestellt wird, daß der Bedarf an allen essentiellen Nährstoffen gedeckt wird

- Das **totale Fasten** *(Nulldiät)* wurde wegen seiner zahlreichen Nebenwirkungen (bis hin zu Todesfällen) wieder verlassen. Beim **modifizierten Fasten** werden dem Patienten ca. 500 kcal täglich zugeführt, davon ein hoher Anteil aus Proteinen
- Vom modifizierten Fasten abzugrenzen sind die **Niedrigst-Kalorien-Diäten.** Hierbei handelt es sich um eiweißreiche Fertigprodukte mit Vitamin- und Mineralstoffzusätzen, die meist mit Wasser angerührt und dann getrunken werden. Eine „Tagesration" enthält um 800 kcal. Niedrigst-Kalorien-Diäten sind nur bei erheblich übergewichtigen Patienten angezeigt. Sie ermöglichen eine rasche anfängliche Gewichtsabnahme von ca. 10 kg monatlich und steigern durch den „sichtbaren" Erfolg die Motivation des Patienten. Diese Diäten sollten unter engmaschigen ärztlichen Kontrollen durchgeführt werden und sind z.B. für ältere Menschen, Patienten mit koronarer Herzkrankheit (☞ 18.5.1), Einschränkungen der Leber- oder Nierenfunktion nicht geeignet. Die körperliche Leistungsfähigkeit der Patienten ist während der Diät eingeschränkt. Nach Beendigung der Diät wird die Kost vorsichtig wieder aufgebaut, und der Patient muß mit Hilfe einer Diätassistentin lernen, seine Ernährung langfristig umzustellen
- Für Schwangere sind Abmagerungskuren tabu, da das Kind hieraus Schäden nehmen kann. Ein relativ erfolgreiches Mittel zur (Wieder-)Erlangung des Wunschgewichtes ist aber langes Stillen über sechs Monate oder länger.

Mitentscheidend: den Lebensstil verbessern!

Die Diät ist zwar wichtiger, aber nicht einziger Bestandteil der Behandlung. Sie sollte stets in ein individuelles Gesamtkonzept unterstützender Maßnahmen eingebettet sein. Hierzu gehören:

- **Verhaltenstherapie:** z.B. entspannende Maßnahmen zur Streßbewältigung bei „Kummerspeck" oder Umlernen im Eßverhalten (langsames, bewußtes Essen)
- **Selbsthilfegruppen:** z.B. die „Weight Watchers". Manchen Patienten erleichtert das Abnehmen in der Gruppe das Durchhalten
- **Körperliches Training:** Die meisten Übergewichtigen leiden unter Bewegungsmangel. Die Patienten sollten vorsichtig an Sport herangeführt werden. Geeignet sind etwa zügiges Gehen, Radfahren, Schwimmen und evtl. Dauerlauf. Wichtig ist *regelmäßige* Betätigung. Da die Patienten auf sich alleine gestellt erfahrungsgemäß nicht lange durchhalten, ist eine Bindung an Vereine oder Krankenkassensportgruppen sinnvoll.

Medikamente sind nur selten, operative Maßnahmen (z.B. Kieferverdrahtung) praktisch nie angezeigt.

Schädlich: Kurzzeitdiäten

Das Schwierige (und Entscheidende) ist nicht die „harte" Diät am Anfang, sondern die *langfristige* Kostumstellung, die aber nur 20% der Betroffenen gelingt. Sonderdiäten wie etwa die Milch-Semmeldiät nach Mayr, „Managerdiät" (fleisch- und salatreich) und viele andere schränken die Zahl der Nahrungsmittel stark ein. Diese Diäten sind wissenschaftlich fragwürdig und insbesondere bei Patienten mit Vorerkrankungen ohne entsprechende medizinische „Begleitung" möglicherweise auch schädlich. Auch von periodischen Fastenkuren (Heilfasten) über Perioden von 5 – 30 Tagen, die sich zweifellos auf andere Krankheitsbilder positiv auswirken können, wird nach neuen Studien abgeraten: Es ist im Hinblick auf Lebenserwartung und Krankheitsrisiko besser, konstant übergewichtig zu sein, als nur für wenige Monate das Normalgewicht zu halten und dann wieder „anzusetzen". Auch eine dem stationären Patienten aufgenötigte Reduktionskost für 8 oder 14 Liegetage ist nicht sinnvoll, wenn sie nicht den „Startschuß" für eine Langzeitgewichtsreduktion bildet.

Pflege adipöser Patienten

- Viele Krankenhauspatienten sind adipös Bei der Körperpflege ist besonders auf das Waschen und gute Abtrocknen von Körperfalten zu achten, um Hautpilzinfektionen vorzubeugen. Evtl. bedarf der Patient der Unterstützung bei der Körperpflege
- Bei der Mobilisation, dem Baden oder Umlagern adipöser Patienten müssen stets ausreichend Pflegekräfte zur Verfügung stehen, um Stürze des Patienten zu verhindern.

23.8.2 Anorexia nervosa

Anorexia nervosa *(Pubertätsmagersucht, Magersucht):* Lebensbedrohliche psychisch bedingte Eßstörung mit zwanghaftem Fasten und einer Gewichtsabnahme von mindestens 15% des Ausgangsgewichts. Betrifft insbesondere junge Mädchen und Frauen zwischen dem 10. und 25. Lebensjahr und hat in den letzten Jahren stark zugenommen.

Nach heutigen Kenntnissen ist die Erkrankung am ehesten psychisch bedingt, wobei insbesondere ein gestörtes Mutter-Tochter-Verhältnis (zu starke, dominante Mutter) und eine Unzufriedenheit mit der Frauenrolle immer wieder diskutiert werden. Sicher spielt auch der „Schlankheitswahn" unserer Gesellschaft eine Rolle. (Zwillings-)Studien lassen eine genetische Komponente vermuten.

Häufig beginnt die Erkrankung während der Pubertät mit einer „Fastenkur" der meist norm- oder nur gering übergewichtigen jungen Mädchen. Aber auch nachdem das ursprüngliche „Wunschgewicht" erreicht ist, fasten die Patientinnen weiter. Ihre Körperwahrnehmung ist gestört, und sie fühlen sich weiterhin zu dick, auch wenn sie bereits hochgradig abgemagert sind. Andere empfinden die Gewichtsabnahme als Lösung früherer Probleme oder als „Sieg" des Geistes über den Körper. Die Gewichtsabnahme wird durch provoziertes Erbrechen oder Abführmittel unterstützt.

Typisch ist, daß die Kranken (im Gegensatz zu Patienten, die z.B. aufgrund von Tumorleiden abnehmen) motorisch außerordentlich rege sind und gern für andere kochen (aber dann selbst nichts essen). Viele Betroffene kapseln sich auch immer mehr von der Umwelt ab.

Bei der körperlichen Untersuchung zeigen sich Veränderungen der Blutelektrolyte (vor allem eine Hypokaliämie), ein zu langsamer Puls, ein niedriger Blutdruck und trophische Störungen der Haut und der Haare. Die

Menstruation bleibt bereits in frühen Krankheitsstadien aus.

Die Diagnose wird klinisch gestellt. Andere Erkrankungen als Ursache der Abmagerung (z.B. Tumorleiden, akute psychiatrische Erkrankungen) müssen ausgeschlossen sein.

Die Behandlung ist außerordentlich schwierig, da bei praktisch allen Betroffenen die *Krankheitseinsicht* fehlt. In der Regel wird die Behandlung im Krankenhaus eingeleitet, auch, um die Patientinnen vorübergehend aus ihrer bisherigen Umgebung herauszunehmen. Anfangs müssen sie häufig künstlich, z.B. über eine Magensonde, ernährt werden, um die lebensbedrohliche Auszehrung zu beheben. Gleichzeitig setzt eine psychotherapeutische Behandlung ein, da die Patientinnen ansonsten sehr bald einen Rückfall erleiden. In den Anfangsstadien der Erkrankung werden oft Neuroleptika (Psychopharmaka mit erregungsdämpfender und psychotischer Wirkung) gegeben. Appetitanreger oder Hormone sind nicht angezeigt. Ganz wichtig ist, daß *alle* Mitglieder des therapeutischen Teams (Ärzte, Pflegende, Psychologen) konsequent eine *einheitliche* Haltung gegenüber den Patientinnen (und ihren Eltern!) vertreten.

Die Patientinnen sind häufig vordergründig kooperativ, versuchen aber gleichzeitig, die Therapie zu unterlaufen und dafür auch einzelne Mitglieder des therapeutischen Teams gegeneinander auszuspielen.

Die Letalität der Erkrankung reicht bis zu 20%. Viele Betroffene haben noch jahre-, manchmal lebenslang, Eßstörungen unterschiedlichen Schweregrades oder bekommen Suchtprobleme (z.B. eine Alkohol- oder Medikamentenabhängigkeit) und/oder andere psychiatrische Erkrankungen.

23.8.3 Bulimie

Bulimie *(Bulimia nervosa, Eß-Brech-Sucht):* Ebenfalls psychisch bedingte Eßstörung, die durch heimliche „Freßanfälle" im Wechsel mit Erbrechen oder Fasten gekennzeichnet ist. Kann sowohl als Komplikation im Verlauf einer Anorexie als auch als eigenständige Erkrankung auftreten und betrifft vor allem Frauen zwischen 18 und 35 Jahren.

Die Bulimie setzt durchschnittlich etwas später ein als die Anorexia nervosa, häufig um das 18. Lebensjahr. Die Betroffenen haben typischerweise Heißhungeranfälle, während derer sie Unmengen hochkalorischer Nahrungsmittel innerhalb weniger Stunden förmlich in sich hineinschlingen. Um eine Gewichtszunahme zu verhindern, erbrechen sie unmittelbar danach, nehmen Abführmittel oder halten eine strenge Diät ein.

Im Gegensatz zu den Anorektikerinnen streben Frauen mit einer Bulimie eine „ideal-weibliche" Figur an. Die Behandlung besteht in erster Linie aus Psychotherapie.

23.8.4 Fettstoffwechselstörungen

Physiologie des Cholesterinstoffwechsels, ☞ 23.1.6

Hyperlipoproteinämie *(Hyperlipidämie):* Erhöhung des Triglyzeridspiegels und/oder des Cholesterinspiegels im Blut. Sehr häufige Erkrankung mit enormer sozialer Bedeutung, da durch eine Hyperlipidämie koronare Herzkrankheit mit Herzinfarkt (☞ 18.5.2), Schlaganfälle (☞ 35.6) und arterielle Verschlußkrankheit (☞ 19.6.2) begünstigt werden.

Die Grenzen für einen erhöhten Blutfettspiegel werden von verschiedenen Experten unterschiedlich hoch angesetzt. *Sicher* zu hoch sind Blutcholesterinwerte von über 250 mg/dl und ein Triglyzeridspiegel von über 200 mg/dl. Schätzungsweise 20% der Deutschen haben über diese Grenzwerte erhöhte Blutfette.

Krankheitsentstehung

Die **primären Hyperlipoproteinämien** sind genetisch bedingt. Dagegen sind die häufigeren **sekundären** *(symptomatischen)* **Hyperlipoproteinämien** auf falsche Ernährung (fettreiche Kost, zu viel Alkohol) oder Grunderkrankungen wie Diabetes mellitus (☞ 23.6.2), Hypothyreose (☞ 23.4.4) oder bestimmte Nierenerkrankungen (☞ 31.8.7) zurückzuführen. Auch einige Medikamente, z.B. Thiaziddiuretika (☞ Pharma-Info 31.76) oder Östrogene („Pille") können den Blutfettspiegel erhöhen.

Symptome und Untersuchungsbefund

Die meisten Hyperlipoproteinämien bereiten dem Patienten keinerlei Beschwerden und werden nur zufällig diagnostiziert. Die Erstsymptome sind oft Zeichen arteriosklerosebedingter Komplikationen, etwa ein Herzinfarkt (☞ 18.5.2) oder ein Schlaganfall (☞ 35.6).

Nur sehr hohe Blutfettspiegel führen zu **Xanthomen,** rötlich-gelben Hauttumoren, die durch Fetteinlagerung bedingt sind, oder in Extremfällen zu einer Bauchspeicheldrüsenentzündung. **Xanthelasmen** (gelbliche Fettablagerungen im Bereich der Augenlider) oder der **Arcus lipoides** (ringförmige, weißliche Hornhauttrübung) treten bei Patienten mit Fettstoffwechselstörungen gehäuft auf, sind aber in höherem Lebensalter auch bei Gesunden zu finden.

Diagnostik und Differentialdiagnose

Eine Blutabnahme nach zwölfstündiger Nahrungskarenz mit Bestimmung von Cholesterin, Triglyzeriden, HDL und LDL sichert die Diagnose. Eine genaue Auftrennung der einzelnen Lipoproteine durch Elektrophorese (☞ 23.1.6 und 9.5.4) ist meist nicht erforderlich. Die Ultraschalluntersuchung des Abdomens zeigt evtl. eine Lebervergrößerung oder eine Fettleber.

Behandlungsstrategie

Liegen ursächliche Grunderkrankungen vor, werden diese behandelt. Bei der überwiegenden Mehrzahl der Patienten ist der Cholesterinwert nur mäßig auf 250 – 350 mg/dl erhöht. Dann

	Serumcholesterin	LDL-Cholesterin	HDL-Cholesterin	Triglyzeride
Normal	< 200	< 135	> 45	< 200
Grenzwertig	200–250	135–155	35–45	200–300
Pathologisch	> 250	> 155	< 35	> 300
Alle Werte in mg/dl				

Tab. 23.51: Richtwerte für die Blutfette. [B200]

besteht der erste Behandlungsschritt in einer fett- und cholesterinarmen Diät (☞ Pflege). Führt diese nicht zu einer Normalisierung der Werte, ist eine medikamentöse Therapie angezeigt. Bei hohen Cholesterinwerten über 350 mg/dl sollte die medikamentöse Behandlung (☞ Pharma-Info 23.54) sofort beginnen.

In sehr schweren Fällen können invasive Therapieverfahren erforderlich sein. Bei der **Lipid-Apherese** wird das LDL-Cholesterin außerhalb des Körpers aus dem Blut entfernt, die Methode ist also fast schon mit der Dialyse vergleichbar. Die Behandlungen müssen in regelmäßigen Abständen zwischen einer und wenigen Wochen wiederholt werden.

	Leicht erhöhtes Risiko	Mäßig erhöhtes Risiko	Hohes Risiko
Risikofaktoren	• Cholesterin < 300 mg/dl *oder* • Cholesterin/HDL-Quotient 4,5–5	• Zusätzlich ein kardiovaskulärer Risikofaktor * *oder* • HDL < 35 mg/dl	• 2 kardiovaskuläre Risikofaktoren *oder* • Manifeste Gefäßerkr. (z.B. KHK, Infarkt, pAVK) *oder* • Familiäre Hypercholesterinämie *oder* • Cholesterin > 300 mg/dl
Therapie-Ziel	• Cholesterin 195–230 mg/dl • LDL 155– 175 mg/dl	• Cholesterin < 200 mg/dl • LDL 135–155 mg/dl	• Cholesterin < 195 mg/dl • LDL 115–135 mg/dl
* Risikofaktoren: Rauchen, Hypertonie, Diabetes mellitus, Übergewicht, Bewegungsmangel			

Tab. 23.52: Risikoabschätzung bei Hyperlipoproteinämie. Das Therapieziel der Blutfettwerte ist vor allem davon abhängig, ob der Patient noch weitere Risikofaktoren aufweist, da dies das Risiko vervielfacht, z.B. frühzeitig einen Herzinfarkt zu erleiden. [B200]

Pflege bei Fettstoffwechselstörungen

Unerläßlicher Therapiebestandteil ist die Diät:

- Alkohol ist verboten, insbesondere bei Erhöhung der Triglyzeride
- Übergewicht sollte abgebaut werden
- Der Patient sollte mit dem Rauchen aufhören, da dies ein weiterer kardiovaskulärer Risikofaktor ist
- Die Nahrung muß fett- und cholesterinarm sein. Weniger als 30% der Kalorien sollten aus Fett stammen. Diese sollten sich auf mindestens 10% mehrfach ungesättigte, 10% einfach ungesättigte und höchstens 10% gesättigte Fettsäuren verteilen. (Mehrfach) ungesättigte Fettsäuren sind v.a. in pflanzlichen, gesättigte Fettsäuren v.a. in tierischen Fetten enthalten. An Cholesterin sind maximal 300 mg täglich erlaubt. Diese Menge ist bereits in einem einzigen Eidotter enthalten
- Der Verzehr von reichlich Ballaststoffen (mindestens 35 g täglich), insbesondere Haferkleie und Apfelpektin, senkt ebenfalls den Blutfettspiegel
- Auch auf Zucker (Süßigkeiten!), Teigwaren und Mehlspeisen sollte der Patient weitgehend verzichten, um eine kohlenhydratverursachte Hyperlipoproteinämie zu vermeiden
- Entscheidend für den Therapieerfolg ist die Mitarbeit des Patienten. Die Patienten müssen immer wieder neu motiviert werden, da eine *lebenslange* Umstellung der Ernährungsgewohnheiten sehr schwer fällt. Eine Diätberaterin kann dem Patienten (und ggf. auch dem zu Hause kochenden Partner) zeigen, wie man auch ohne viel Fett schmackhaft essen kann.

Nahrungsmittel	Empfehlenswert	Nicht empfehlenswert
Obst und Gemüse	Frisches und Tiefkühlgemüse ohne Mehlschwitze oder Sahnesauce, Obst	Bei Übergewicht Obstsorten mit hohem Zucker- und Kaloriengehalt, z.B. Trauben
Kartoffeln, Teigwaren	Kartoffeln, Reis, Nudeln ohne Ei, jeweils ohne Fett zubereitet	Pommes frites, Kroketten, Bratkartoffeln, Reibekuchen, Kartoffelchips, Eiernudeln
Fleisch, Geflügel	Mageres Rind-, Kalb- und gelegentlich Schweinefleisch, Huhn, Hähnchen, Pute (ohne Haut)	Fettes Fleisch, Ente, Gans, Innereien
Fisch	Seelachs, Scholle, Schellfisch, Kabeljau, Rotbarsch	Aal, Bückling, Fischkonserven in Öl, Fischstäbchen o.ä. ,Fischfertiggerichte
Salate	Rohkostsalat, Fleischsalat nur mit Magerjoghurt und Gewürzen	Salate mit Mayonnaise, fast alle fertig käuflichen Fleisch-, Fisch-, Nudel-, Kartoffelsalate
Brot	Alle „normalen" Brotsorten, v.a. Vollkornprodukte	Stark fetthaltiges Gebäck wie Croissants, Schinkenhörnchen
Wurst	Schinken ohne Fett, Corned Beef, Geflügelwurst	Alle „normalen" Wurstsorten wie z.B. Salami, Mettwurst, Mortadella
Käse	Magerquark, Käse bis 30% Fett i. Tr.	Alle übrigen
Fette	Margarinen mit hohem Anteil ungesättigter Fettsäuren, Sonnenblumen-, Soja-, Keim-, Distelöl	Butter, Schmalz, Speck, Kokos- oder Palmkernfett, einfache Margarinesorten, Mayonnaise
Eier	Eiweiß	Eigelb
Milch, -produkte	Fettarme Milch und -produkte	Vollmilch und -produkte, Sahne, Crème fraîche
Zubereitungsarten	Kochen, Dünsten, Dämpfen, Garen in Folie, Braten ohne Fett	„Normales" Braten in Fett, Ausbacken oder Fritieren

Tab. 23.53: Empfehlenswerte und nicht empfehlenswerte Nahrungsmittel für eine cholesterinarme Diät. [B200]

Unterstützend ist regelmäßige körperliche Aktivität (täglich mindestens eine halbe Stunde). Regelmäßige Blutdruckkontrollen dienen der Erfassung einer Hypertonie als zusätzlichem Risikofaktor.

Patienteninformation

Nur wenn es gelingt, die erhöhten Blutfette dauerhaft zu senken, wird das Risiko gefährlicher Folgeerkrankungen (Schlaganfall!) deutlich vermindert. Weitere Risikofaktoren (☞ Tab. 23.52) müssen ausgeschaltet werden, da sie sich potenzieren.

Pharma-Info 23.54 Medikamentöse Cholesterinsenkung

Folgende Stoffe werden bei zu hohem Blutcholesterinspiegel eingesetzt:
- **Sitosterin,** z.B. Sito-Lande®: Die Substanz vermindert die Cholesterinaufnahme im Dünndarm und ist bei leicht bis mäßig erhöhten Cholesterinspiegeln sowie in der Kombinationstherapie angezeigt. Bis auf geringe Magen-Darm-Beschwerden sind keine Nebenwirkungen bekannt
- **Anionenaustauscher,** z.B. Cholestyramin, etwa in Quantalan®: Nachteilig sind häufige Blähungen und Völlegefühl, weshalb bis zu 30% der Patienten das Medikament absetzen. Außerdem vermindern die Anionenaustauscher die Resorption anderer Medikamente, die daher 2 Stunden vor oder 4 Stunden nach den Anionenaustauschern eingenommen werden sollen
- **Nikotinsäureabkömmlinge,** z.B. Nikotinsäure, etwa in Niconacid®: Auch bei diesem Präparat sind Nebenwirkungen, vor allem ein mit der Zeit nachlassender *Flush,* andere Hauterscheinungen und Magen-Darm-Beschwerden, häufig. Harnsäure- und Blutzuckerspiegel können unter der Behandlung ansteigen
- **Fibrate,** z.B. Bezafibrat, etwa in Cedur®: Diese Substanzen sind – abgesehen von (seltenen) Magen-Darm-Beschwerden – meist nebenwirkungsarm und gut verträglich
- **HMG-CoA-Reduktasehemmer,** z.B. Lovastatin, etwa in Mevinacor®: Diese Stoffklasse senkt den Cholesterinspiegel am stärksten (um 30 – 40%). Der relativ guten subjektiven Verträglichkeit stehen ernste Nebenwirkungen im Bereich der Leber und der Muskulatur (Schmerzen durch Muskelfaserauflösung) gegenüber.

Vitamin	Mangelerscheinungen
Vit. A (Retinol)	Nachtblindheit, in schweren Fällen Blindheit, Atrophie und Verhornung von Haut/Schleimhäuten, Immunschwäche, Wachstumsstörung
Vit. D (Calciferol)	Osteomalazie (☞ 31.13.4), Rachitis (☞ 31.13.4)
Vit. E (Tokopherol)	Nicht genau bekannt. Mangelzustände sollen angeblich häufig Ursache von nachlassender Lebenskraft und geistiger Vitalität sein
Vit. K	Blutgerinnungsstörungen. Häufig bei Säuglingen ohne entsprechende Prophylaxe und bei Leberzirrhose (☞ 22.4.6) auftretend
Vit. B_1 (Thiamin)	Leistungsminderung, Appetitlosigkeit, Gewichtsverlust, Muskelschwund, in schweren Fällen *Beri-Beri* mit Herzinsuffizienz, Ödemen und neurologischen Störungen
Vit. B_2 (Riboflavin)	Anämie, Mundwinkelrhagaden, Entzündungen von Haut und Schleimhaut, Hornhautveränderungen, Wachstumsstörungen
Niazin	Pellagra (3 D-Krankheit) mit Hautentzündungen (Dermatitiden), Verdauungsstörungen (Diarrhoe) und neurologisch-psychiatrischen Störungen (z.B. Depressionen, Polyneuritis)
Vit. B_6 (Pyridoxin)	Anämie, neurologische Störungen (z.B. Neuritis, Bewegungsstörungen, Krämpfe), Dermatitis
Vit. B_{12} (Cobalamin)	**Häufig:** *Perniziöse Anämie* (☞ 24.6.3)
Folsäure	**Häufig:** Makrozytäre Anämie, Abwehrschwäche, Veränderungen der Darmschleimhaut. Im Embryonalstadium: Häufung von Neuralrohrdefekten (z.B. Spina bifida)
Pantothensäure	Nicht bekannt
Biotin (Vit. H)	Dermatitis, Haarausfall, ZNS- und Fettstoffwechselstörungen
Vit. C (Ascorbinsäure)	Infektanfälligkeit, in schweren Fällen Skorbut mit Blutungsneigung, verzögerter Wundheilung und Zahnausfall

Tab. 23.55: Übersicht über die Vitaminmangelerscheinungen. Gelb unterlegt = fettlösliche Vitamine, rosa unterlegt = wasserlösliche Vitamine. Das Vitamin D wird heute auch den Hormonen zugeordnet (☞ 23.1.1). Bei den fettlöslichen Vitaminen sind auch Hypervitaminosen möglich (☞ Text). Funktion, Vorkommen und Tagesbedarf der Vitamine, ☞ 7.7.4. [B200]

23.8.5 Vitaminmangelsyndrome und Hypervitaminosen

Vitaminmangelsyndrome

Krankheitsentstehung

In unserer heutigen Überflußgesellschaft sind vitaminreiche Lebensmittel während des ganzen Jahres verfügbar, und bei einer ausgewogenen Ernährung treten beim Gesunden keine Mängel auf. Ein Vitaminmangel entsteht jedoch als Folge von:
- Fehlernährung, z.B. bei Alkoholikern oder Personen, die sich in erster Linie mit Fast-Food-Produkten ernähren („Junggesellen-Skorbut")
- Erhöhtem Bedarf, z.B. während der Schwangerschaft und der Stillzeit
- Resorptionsstörungen, z.B. nach Magen-Darm-Resektionen oder bei schweren Darmentzündungen
- Medikamenten, z.B. Langzeitgabe von Antibiotika, die die Darmflora zerstören, oder Cumarinabkömmlingen zur Gerinnungshemmung, die als Vitamin K-Antagonisten zu einem Vitamin K-Mangel führen.

Symptome und Untersuchungsbefund

Leichte Vitaminmangelsymptome werden als **Hypovitaminosen,** schwere Krankheitsbilder als **Avitaminosen** bezeichnet. Vitaminmangelsymptome betreffen selten nur ein einzelnes Vitamin (☞ Tab. 23.55). Meist liegen komplexe Störungen mit Mischsymptomatik vor. So werden nach einer Darmresektion zahlreiche Nahrungsbestandteile nicht ausreichend aufgenommen, und beim Alkoholkranken bestehen zusätzlich zur Vitaminmangelsymptomatik toxische Erscheinungen durch den Alkohol selbst.

Diagnostik

Viele Vitamine oder ihre Metaboliten können direkt im Blut bestimmt werden, so z.B. Vitamin A, Vitamin B_{12}, Vitamin D und Folsäure.

Behandlungsstrategie

Die Behandlung verfolgt zwei Ziele:
- Das bestehende Defizit muß durch Zufuhr des Vitamins beseitigt werden. Ob oral oder parenteral hängt u.a. von der Ursache der Erkrankung ab. Bei Resorptionsstörungen nach Darmresektionen ist die parenterale Zufuhr angezeigt, bei Fehlernährung als Ursache kann das Vitamin oral gegeben werden
- Die Grunderkrankung muß nach Möglichkeit beseitigt werden, also

die Ernährung umgestellt oder eine Darmerkrankung behandelt werden.

Prognose

Während die leichteren Hypovitaminosen oft völlig reversibel sind, können Avitaminosen bleibende Schäden hinterlassen, z.B. Sensibilitätsstörungen nach schwerem Vitamin B_{12}-Mangel oder Zahnverlust nach Skorbut.

Hypervitaminosen

Hypervitaminosen, d.h. Krankheitserscheinungen durch eine zu *hohe* Vitaminzufuhr, sind nur bei den *fettlöslichen* Vitaminen A, D, E und K möglich, da diese im Körper gespeichert werden können. Sie werden meist durch Überdosierung von Vitaminpräparaten hervorgerufen:

- Die **Vitamin A-Hypervitaminose** zeigt sich *akut* durch Schmerzzustände, Schwindel und Erbrechen oder *chronisch* durch Knochenhautveränderungen, Blutungen und neurologisch-psychiatrische Störungen (z.B. Reizbarkeit)
- Die **Vitamin D-Hypervitaminose** äußert sich in Knochenentkalkung, Nierenverkalkungen und *Hyperkalzämie* (☞ 31.13.4)
- Hypervitaminosen der Vitamine E und K dagegen sind beim Menschen bisher nicht bekannt.

Ein „Zuviel“ an wasserlöslichen Vitaminen dagegen kann der Mensch über die Nieren ausscheiden. Ob dies auch für die Langzeiteinnahme extrem hoher Dosierungen gilt, kann aber noch nicht endgültig beurteilt werden.

23.8.6 Spurenelementmangelsyndrome

In unseren Breiten sind der *Eisen-* (☞ 24.6.2) und der *Jodmangel* (☞ 23.4.2) am häufigsten. Besonders bei Kindern spielt zusätzlich der *Fluormangel* bei der Kariesentstehung eine Rolle. Für viele Spurenelemente sind Mangelsyndrome beim Menschen nicht gesichert, auch wenn sie in der Laienpresse immer wieder postuliert und mit dem Verkauf entsprechender Präparate zur „Vorbeugung“ und Behandlung verbunden werden. Nach heutigen Erkenntnissen kann man davon ausgehen, daß durch eine gesunde, vollwertige Ernährung der Spurenelementbedarf eines ansonsten Gesunden gedeckt wird. Einen Überblick über sichere oder zumindest wahrscheinliche Spurenelementmangelsyndrome gibt Tab. 23.56.

23.9 Hyperurikämie und Gicht

Purine: Bestandteile der Nukleinsäuren. Endprodukt des Purinstoffwechsels ist beim Menschen in erster Linie die **Harnsäure.**

(Primäre) Hyperurikämie: Erbliche Störung im Purinstoffwechsel mit Harnsäureerhöhung im Serum über 7 mg/dl (= 420 µmol/l) – *häufig.*

Sekundäre Hyperurikämie: Harnsäureerhöhung infolge vermehrten Zelluntergangs (z.B. unter Zytostatikatherapie) oder Nierenfunktionsstörungen – *selten.*

Bei hoher Harnsäurekonzentration fallen Harnsäurekristalle *(Urate)* aus, lagern sich insbesondere in den Gelenken ab und führen dort zu der typischen Entzündungsreaktion im Rahmen eines Gichtanfalls.

Gicht *(Urikopathie, Arthritis urica):* Klinische Manifestationsform der Hyperurikämie, äußert sich insbesondere in Gichtanfällen mit starken Gelenkbeschwerden. Betrifft in 95% Männer, vor allem solche mit Übergewicht, Fettstoffwechselstörungen, Diabetes mellitus und Hypertonus.

Symptome und Untersuchungsbefund

Die Hyperurikämie verläuft über lange Zeit völlig symptomlos, bis dann völlig überraschend und meist in der Nacht ein **akuter Gichtanfall** einsetzt. Anfangs ist nur ein Gelenk, am häufigsten das Großzehengrundgelenk betroffen **(Podagra)**. Es ist stark geschwollen, gerötet und extrem schmerzhaft. Selbst das Gewicht der Bettdecke und leichteste Berührungen oder Erschütterungen lösen schon heftige Schmerzen aus. Evtl. hat der Patient auch Fieber. Im weiteren Verlauf der Erkrankung wechseln akute Gichtanfälle mit symptomfreien Intervallen ab.

Unbehandelt entwickelt sich nach ca. 5 – 15 Jahren die (heute sehr seltene) **chronische Gicht,** die durch Gelenkdeformierungen und Harnsäureablagerungen in Weichteilen und Knochen gekennzeichnet ist (☞ Abb. 23.57). Diese sichtbaren Ablagerungen werden auch als **Gichttophi** bezeichnet.

Element	Mangelerscheinung
Eisen	Anämie (Blutarmut)
Zink	Wachstumsstörungen, Haarausfall, verzögerte Wundheilung
Kupfer	Anämie (Blutarmut), Wachstumsstörungen
Jod	Struma (Kropf, sehr häufig), Schilddrüsenunterfunktion (Hypothyreose, selten)
Kobalt	Makrozytäre Anämie
Fluor	Gehäuft Karies

Tab. 23.56: Spurenelementmangelsyndrome. [B200]

In allen Stadien der Erkrankung kann eine **Gichtnephropathie** *(Gichtniere)* komplizierend hinzutreten. Uratablagerungen führen zu einer Nierenentzündung, denen sich oft eine bakterielle Nierenbeckenentzündung aufpfropft. Nierensteine treten gehäuft auf. In Spätstadien der Gichtniere ist die Nierenfunktion immer mehr eingeschränkt (☞ 31.8.6).

Diagnostik und Differentialdiagnose

Die Blutuntersuchung zeigt eine Hyperurikämie. Im akuten Gichtanfall ist die BSG beschleunigt, und es liegt eine Leukozytose vor. Manchmal ist die Differentialdiagnose zu einer eitrigen Gelenkentzündung schwierig. Dann ist eine Punktion des betroffenen Gelenks erforderlich. Bei der Gicht sind im Punktat mikroskopisch Uratkristalle nachweisbar. In fortgeschrittenen Stadien einer Gicht sind in der Röntgenleeraufnahme typische Knochendefekte sichtbar.

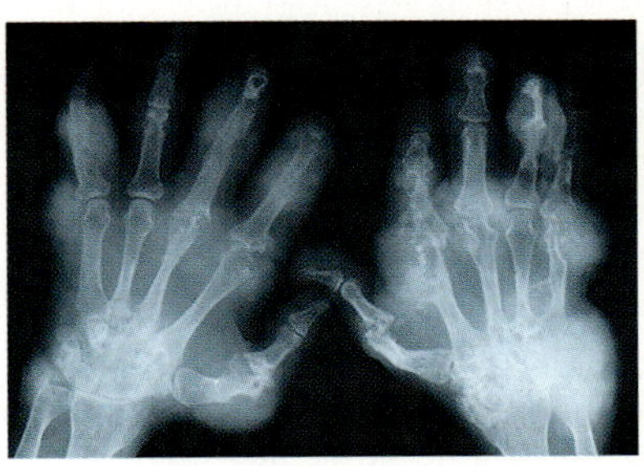

Abb. 23.57: Röntgenbild der Hände eines 53jährigen Patienten mit chronischer Gicht (normale Hand, ☞ Abb. 25.19). Die chronische Hyperurikämie hat zu Ablagerungen von Harnsäurekristallen in Knochen, Gelenken und Weichteilen geführt. Knochen und Gelenke sind teilweise zerstört und verursachen zusammen mit den Weichteileinlagerungen massive Schmerzen. [T170]

Behandlungsstrategie

Beim *akuten Gichtanfall* werden entzündungs- und schmerzhemmende Medikamente gegeben:

- Colchizin, z.B. Cochicum-dispert®, vier Stunden lang 1 mg oral pro Stunde, dann 0,5 – 1 mg alle zwei Stunden, jedoch nicht mehr als 8 mg/Tag. Schnelle Dosisreduktion am 2. Tag. Die rasche Wirksamkeit des Colchizins bei Gicht ist so typisch, daß sie auch als diagnostisches Kriterium benutzt wird.
  Hauptnebenwirkungen des Colchizin sind Durchfälle, Übelkeit, Erbrechen, Knochenmarkdepression und Haarausfall
- Alternativ oder zusätzlich Indometazin, z.B. Amuno®, oder andere entzündungs- und schmerzhemmende Substanzen wie etwa Diclofenac
- Glukokortikoide *intraartikulär* (in das Gelenk hinein) oder systemisch nur bei Erfolglosigkeit obiger Behandlungsschritte.

Nach Abklingen des akuten Gichtanfalls wird der Harnsäurespiegel durch Diät (☞ Pflege) und Medikamente gesenkt. Mittel der Wahl ist Allopurinol, beispielsweise in Zyloric®, das die Harnsäureproduktion reduziert. Hauptnebenwirkung sind Magen-Darm-Beschwerden.

Sog. *Urikosurika,* die die Harnsäureausscheidung erhöhen (z.B. Benzbromaron, etwa in Narcaricin®), werden heute nur noch selten gegeben, z.B. wenn Allopurinol nicht vertragen wird.

Pflege bei Hyperurikämie und Gicht

- Im akuten Gichtanfall wirken kühlende Alkohol-Umschläge und Ruhigstellung des betroffenen Gelenks beschwerdelindernd.
- Insbesondere bei der Behandlung mit Urikosurika muß der Patient viel trinken. Die tägliche Urinmenge sollte mindestens 2 l betragen, um der Harnsäuresteinbildung vorzubeugen. Bier ist aber trotz seiner harnflußfördernden Wirkung nicht geeignet, da es den Harnsäurespiegel erhöht
- Eine Urinalkalisierung, etwa durch Uralyt-U®, kann bei erhöhtem Harnsäureanfall, z.B. während einer Chemotherapie, angezeigt sein. Dann sind Urinkontrollen mit Indikatorpapier erforderlich (angestrebt wird ein pH von 5 – 7)
- Extreme körperliche Anstrengung und Unterkühlung können Anfälle auslösen und sollten daher vermieden werden
- Die Ernährung sollte *purinarm* sein. Fleisch ist nur in kleinen Portionen erlaubt. Auf Innereien, Wild, Sardinen und Fleischextrakte muß der Patient ganz verzichten. Auch Kaffee sollte gemieden werden. Als Eiweißträger sind Milch und Milchprodukte, sowie bei normalem Blutcholesterinspiegel Eier geeignet
- Bei übergewichtigen Patienten ist eine Gewichtsnormalisierung anzustreben. Verboten sind jedoch radikale Fastenkuren, da diese den Harnsäurespiegel erhöhen.

Patienteninformation

Die Prognose ist heute für die Mehrzahl der Patienten gut. Ist es zu einer Nierenschädigung gekommen, wird die Prognose durch die Nierenerkrankung bestimmt (☞ 31.8.6). Der Patient muß darüber aufgeklärt werden, daß Diät und in vielen Fällen auch die medikamentöse Behandlung lebenslang erforderlich sind, da die Stoffwechselanomalie selbst bestehen bleibt.

23.10 Diabetes insipidus

Beim **Diabetes insipidus** ist die Wasserrückresorption in der Niere gestört. Ein wesentlicher Faktor, der die Wasserrückresorption steuert, ist das ADH.

ADH *(antidiuretisches Hormon = Adiuretin = Vasopressin)* wird im Hypophysenhinterlappen *(HHL)* gebildet und bewirkt in den Nierensammelrohren die *Rückresorption von Wasser* sowie eine allgemeine *Vasokonstriktion.*

Dem **zentralen Diabetes insipidus** liegt eine zu geringe ADH-Sekretion zugrunde, z.B. bei Hypothalamus- und Hypophysentumoren oder Gehirnentzündungen.

Beim sehr seltenen **renalen Diabetes insipidus** dagegen sprechen die Nieren nicht auf das normal gebildete ADH an. Der Patient hat eine Polyurie, wobei die täglichen Urinmengen bis zu 20 l betragen können. Durch den Flüssigkeitsverlust ist der Kranke immer durstig. Kann der Patient nicht so viel nachtrinken, wie er ausscheidet, entsteht eine Exsikkose, die v.a. für Kleinkinder schnell zur tödlichen Gefahr wird.

Die **Diagnose** Diabetes insipidus wird durch Bestimmung der Urinosmolarität sowie evtl. einen *Durstversuch* (Harnkonzentrierung bei Verminderung des Flüssigkeitsangebots?) und probeweise Zufuhr von ADH gestellt. Nur selten liegt eine behandelbare Grunderkrankung vor. Für den zentralen Diabetes insipidus stehen Abkömmlinge des ADH zur Verfügung, die auch „geschnupft“ werden können (z.B. Desmopressin, etwa in Minirin®).

Pflegerisch ist zu beachten, daß die Trinkmenge bei Patienten mit einem Diabetes insipidus nicht beschränkt werden darf, da das Trinken eine Schutzfunktion vor Exsikkose hat.

23.11 Apudome: Insulinom, Gastrinom und Karzinoid

Als **Apudome** werden endokrin aktive Tumoren des **APUD-Systems** *(Helle-Zellen-System)* bezeichnet. Es ist ein Hormonsystem neuralen Ursprungs, dessen Zellen aus Aminvorstufen Eiweiße, oft mit Hormonwirkung, bilden. Apudome sind häufig im Magen-Darm-Trakt lokalisiert:

- Das **Insulinom** ist der häufigste endokrine Bauchspeicheldrüsentumor und in 90% der Fälle gutartig. Die Insulinüberproduktion führt zu allen Zeichen einer Hypoglykämie (☞ 23.6.4), oft auch zu psychischen Auffälligkeiten. Durch die vermehrte Nahrungsaufnahme (Heißhunger bei Hypoglykämie) nehmen viele Patienten zu. Die Behandlung besteht in der operativen Tumorentfernung. Bei metastasierenden Insulinomen kann palliativ eine Medikation mit Diazoxid (Proglicem®) oder bestimmten Zytostatika versucht werden
- Das meist in Bauchspeicheldrüse oder Zwölffingerdarm lokalisierte **Gastrinom** führt zum **Zollinger-Ellison-Syndrom,** für das ständig wiederkehrende Magen- und Zwölffingerdarmgeschwüre sowie Durchfälle kennzeichnend sind. Bei einem Teil der Patienten gelingt es, das gesamte Tumorgewebe operativ zu entfernen. Bei Inoperabilität ist eine symptomatische Behandlung z.B. mit H_2-Blockern oder Omeprazol (etwa Sostril® bzw. Antra®) möglich
- Als **Karzinoide** werden serotoninproduzierende Tumoren des Magen-Darm-Trakts und der Lunge bezeichnet. Die Tumoren zeigen sich durch Durchfälle und einem **Flush-Syndrom** mit rötlicher Verfärbung insbesondere des Gesichts- und Halsbereiches. Ist eine operative Tumorentfernung nicht möglich, ist die Prognose trotz symptomatischer medikamentöser Behandlung schlecht.

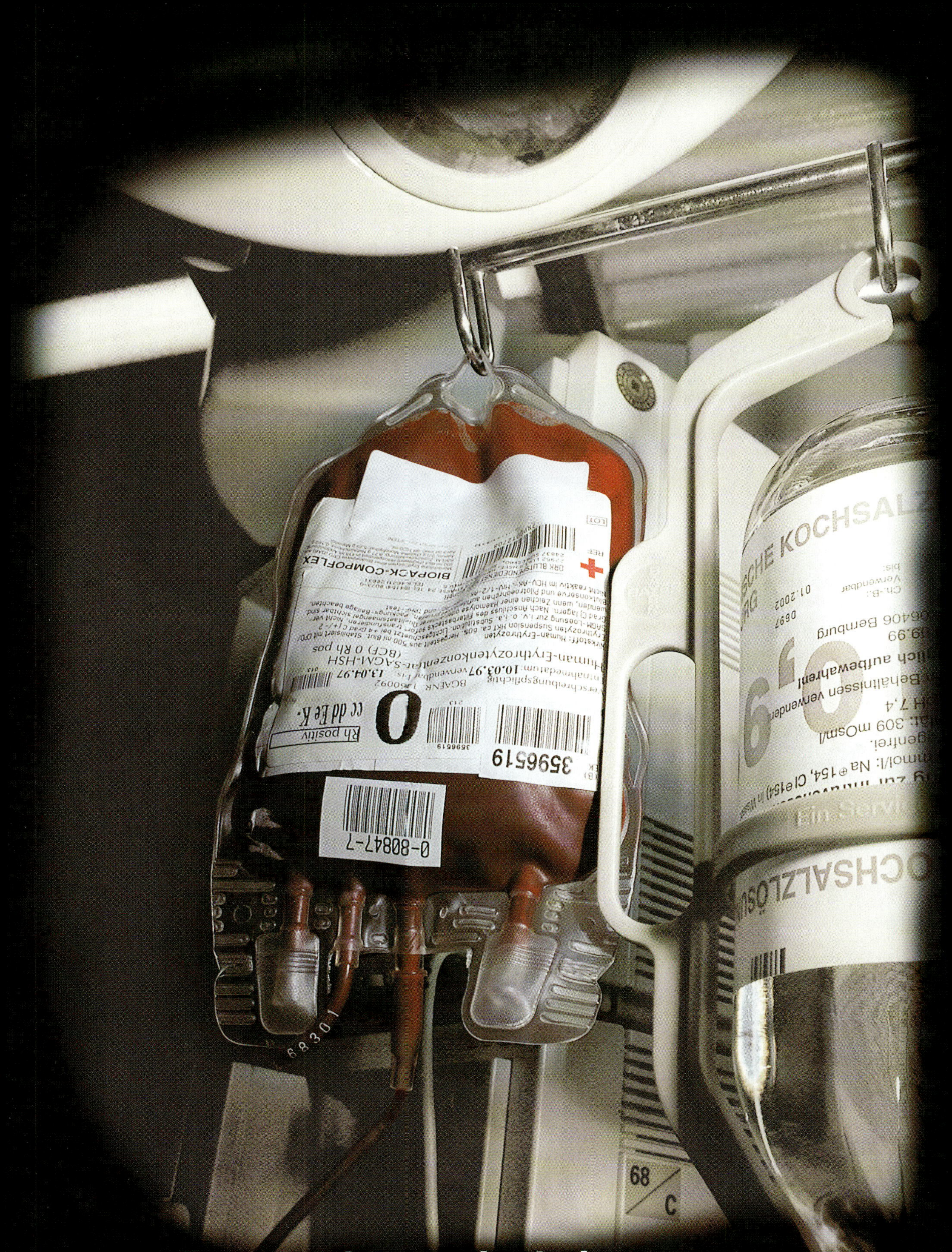

Pflege bei hämatologischen und onkologischen Erkrankungen

24

Übersicht

Die medizinischen Fachgebiete

Hämatologie: Teilgebiet der *Inneren Medizin,* das sich mit den Erkrankungen des Blutes und der blutbildenden Organe sowie den Krankheiten der Bluteiweiße, der Blutgerinnung *(Hämostaseologie)* und des Lymphsystems *(Lymphologie)* befaßt.

Onkologie: Lehre von den Tumoren und ihrer Behandlung. Berührt alle Gebiete der Medizin. Im engeren Sinn bezeichnet man mit Onkologie heute die *internistische Onkologie,* welche auf die Tumoren des blutbildenden Systems zentriert ist.
Abgrenzend hierzu spricht man z.B. von *gynäkologischer, pädiatrischer* oder *neurologischer Onkologie,* wenn die Tumorbehandlung in anderen medizinischen Gebieten gemeint ist.

Letztlich ist aber eine optimale Behandlung von Tumoren nur interdisziplinär möglich, fordert also den Chirurgen, Gynäkologen und Strahlenmediziner genauso wie den internistischen oder pädiatrischen Onkologen.

Wichtige Begriffe in der Onkologie

Einige in der Onkologie gebräuchliche Begriffe werden in anderen Fachgebieten kaum verwandt. Hierzu gehören:

- **Staging:** Bestimmung der Ausdehnung eines bösartigen Tumors und seine Einordnung in das TNM-System (☞ 9.9.2)
- **Teilremission** *(partielle Remission):* Deutliches Ansprechen eines Tumors auf die Behandlung. Es sind aber weiterhin Tumorzeichen vorhanden
- **Vollremission** *(komplette Remission, anscheinende Heilung):* Der Tumor ist nach der Behandlung nicht mehr nachweisbar, der Patient beschwerdefrei. Dies bedeutet aber keine endgültige Heilung, da winzige Tumorzellnester **(Mikrometastasen)** verblieben sein und zu einem **Tumorrezidiv** *(Wiederauftreten des Tumors)* führen können
- **5 Jahres-Überlebensrate:** Anteil der Patienten mit einer bestimmten Erkrankung in Prozent, die nach 5 Jahren (meist ab Diagnosestellung) noch *leben.* Ist *nicht* identisch mit der **Heilungsrate** eines Tumors, da Rezidive noch mehr als 10 Jahre nach der Vollremission auftreten können.

24.1 Anatomie und Physiologie

24.1.1 Erythrozyten und Erythropoese

Erythrozyten: Rote Blutkörperchen. Machen volumenmäßig den Hauptanteil der Blutkörperchen aus. Hauptaufgaben: O_2- und CO_2-Transport, Pufferung.

Erythropoese: Bildung der roten Blutkörperchen.

Erythrozyten

Erythrozyten sind bikonkave (auf beiden Seiten eingedellte) Scheiben mit einem Durchmesser von 7 – 8 μm. Sie besitzen keinen Zellkern (mehr) und können daher weder Eiweiße synthetisieren noch sich teilen. In jungen Erythrozyten **(Retikulozyten)** erkennt man noch netzartige Strukturen anstelle des alten Zellkerns, die vermutlich DNA- und RNA-Resten entsprechen.

Bedeutsamster Funktionsbestandteil der Erythrozyten ist das **Hämoglobin,** welches sowohl am Sauerstoff- und Kohlendioxidtransport als auch an der Pufferwirkung des Blutes maßgeblich beteiligt ist. Die Zellmembran der Erythrozyten ist Träger der Blutgruppeneigenschaften (☞ 24.4.4).

Regulation der Erythropoese

Damit ausreichend Erythrozyten im Blutkreislauf zirkulieren, muß die Erythropoese ständig in angemessenem Umfang stimuliert werden. Ansonsten kommt es zu einem Mangel an roten Blutkörperchen – zur **Anämie** (☞ 24.3, 24.6.1). Sauerstoffmangel im Gewebe ist ein starker Reiz für die Erythropoese. Ein solcher Sauerstoffmangel wird mit der Ausschüttung des in den Nieren gebildeten Hormons **Erythropoetin** (☞ 31.1.1) beantwortet, welches das Knochenmark zur vermehrten Bildung von Erythrozyten stimuliert.

Erythrozytenabbau

Die vom Knochenmark ausgereiften Erythrozyten zirkulieren etwa 120 Tage im Blut. Dabei werden sie regelmäßig in der Milz einer reinigenden *Blutmauserung* unterzogen: Funktionsuntüchtige Erythrozyten werden aus dem Blut entfernt und zerlegt.

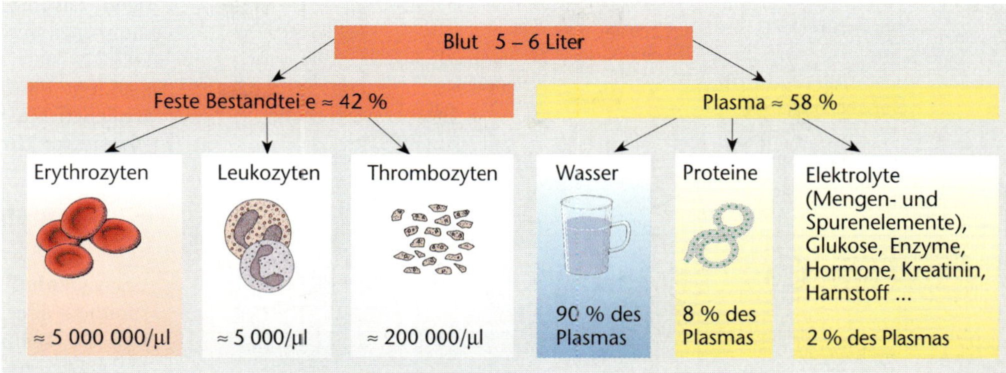

Abb. 24.1: Übersicht über die Bestandteile des Blutes. [B200]

24.1.2 **Leukozyten und Leukopoese**

Leukozyten: Weiße Blutkörperchen. Hauptaufgabe: Abwehr (☞ 29.1.2 und 29.1.3).

Leukopoese: Bildung der weißen Blutkörperchen.

Leukozyten

Die **Leukozyten** sind kernhaltige, bewegliche Zellen, die bei der Abwehr von Fremdstoffen und Krankheitserregern sowie bei Entzündungen eine entscheidende Rolle spielen. Sie werden unterschieden in:

- **Granulozyten,** wobei zwischen *neutrophilen* (☞ auch Abb. 24.3), *basophilen* und *eosinophilen Granulozyten* differenziert wird
- **Lymphozyten** (*B-* und *T-Lymphozyten,* ☞ unten)
- **Monozyten,** die die größten Zellen im Blut darstellen.

Nur knapp 10% der Leukozyten zirkulieren im Blut. Gut 90% hingegen finden sich in den verschiedenen Körpergeweben, wo sie ihre Aufgaben im Rahmen der Immunabwehr erfüllen.

Leukopoese

Die Stammzellen im Knochenmark differenzieren sich zunächst zu einer der drei Vorläuferzellen *Monoblast, Lymphoblast* oder *Myeloblast* (☞ Abb. 24.2):

- Die Monoblasten entwickeln sich über mehrere Schritte zu Monozyten
- Die Lymphoblasten wandeln sich über *Prolymphozyten* zu den verschiedenen Klassen der Lymphozyten um, die entsprechend ihrer Prägung **B-Zellen** (Knochenmark = **B**one marrow) und **T-Zellen** (**T**hymus) heißen
- Aus den Myeloblasten entwickeln sich über die *Promyelozyten* die **Granulozyten**. Dabei teilt sich der Stammbaum nochmals in drei Linien auf.

24.1.3 **Thrombozyten und Thrombozytopoese**

Thrombozyten: Blutplättchen. Aufgabe: Blutstillung.

Thrombopoese: Bildung der Blutplättchen.

Thrombozyten sind 3 µm große, kernlose Scheibchen, deren Aufgabe in der Blutstillung (☞ 24.1.4) besteht. Sie werden im Knochenmark durch Abschnürung von **Megakaryozyten** gebildet (☞ Abb. 24.2) und 1 – 2 Wochen später v.a. in Milz und Leber wieder abgebaut.

Beim Gesunden enthält das Blut 140 000 – 440 000 Thrombozyten/µl (= 140 – 440/nl). Sinkt die Anzahl < 30 000/µl (30/nl), ist das Blutungsrisiko erheblich gesteigert. Bei < 10 000/µl (10/nl) werden Thrombozytenkonzentrate (☞ Tab. 24.39) transfundiert.

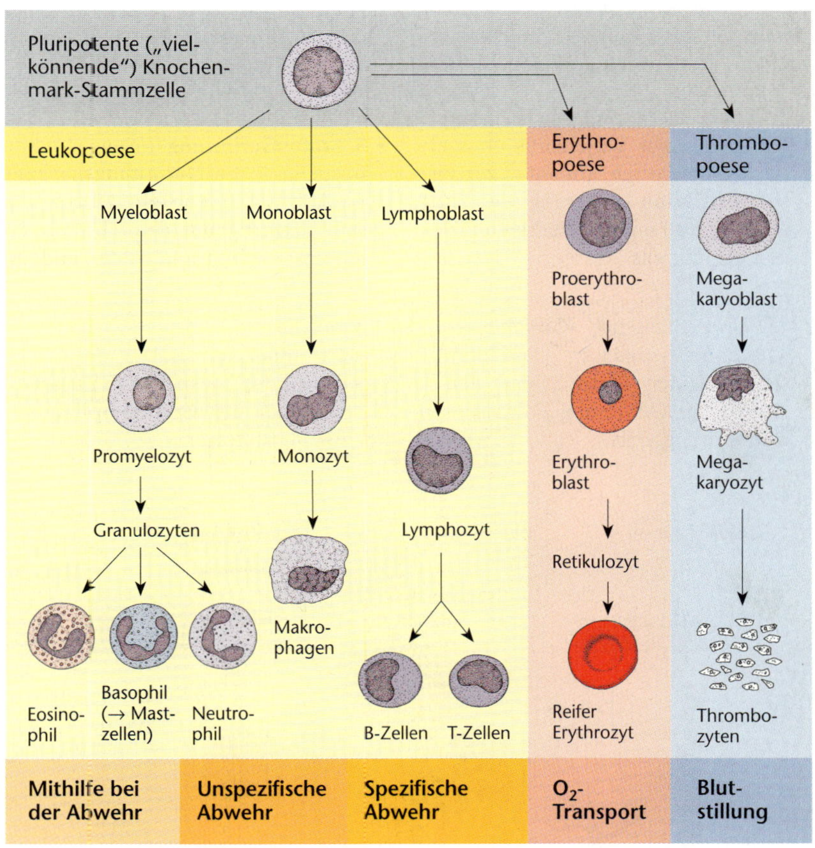

Abb. 24.2: Hämatopoese. Von einer gemeinsamen Stammzelle aus entwickeln sich Monozyten, Granulozyten, Lymphozyten, Erythrozyten und Thrombozyten. Das Blut, das im Gefäßsystem kreist, enthält beim Gesunden nur (fast) reife Erythrozyten, Leukozyten und Thrombozyten. Die Blutzellbildung dagegen findet im Knochenmark statt. Bei manchen Erkrankungen, z.B. den Leukämien, finden sich auch unreife Blutzellen im peripheren Blut. [B200]

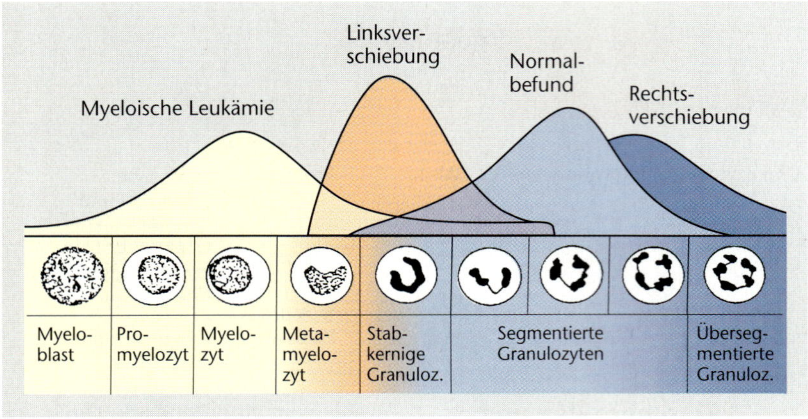

Abb. 24.3: Von links nach rechts sind die einzelnen Entwicklungsstufen der Granulozyten dargestellt. Bei einer **Linksverschiebung** (z.B. bei Entzündung) gelangen verstärkt stabkernige Granulozyten ins Blut. Bei einer **Rechtsverschiebung** (z.B. bei der perniziösen Anämie, ☞ 24.6.3) kommt es zu einer Überalterung der Granulozyten mit vielen übersegmentierten Granulozyten. Bei einer myeloischen Leukämie findet man Vorstufen der Granulozyten im Blut. [B200]

24.1.4 Blutstillung und Blutgerinnung

Bei äußerlich sichtbaren Verletzungen, bei Prellungen oder Entzündungen werden Gefäße undicht. Meist gelingt es dem **Gerinnungssystem,** von innen heraus die Gefäße in drei Stufen abzudichten, bevor es zu größeren Blutungen kommt:

- **1. Stufe: Gefäßreaktion.** Unmittelbar nach einer Verletzung, etwa einem Kanülenstich, kommt es zur **Vasokonstriktion** *(Verengung des Blutgefäßes)* und zur Verklebung des Gefäßendothels
- **2. Stufe: Blutstillung.** Danach lagern sich Thrombozyten an die Wundränder an, und es entsteht innerhalb weniger Minuten ein weißer **Thrombozytenpfropf**

  Im Gegensatz zu diesem **weißen Thrombus** bei Gefäßverletzungen bezeichnet der **rote Thrombus** einen Thrombus, der auch Erythrozyten enthält und beim „Erstarren" von Blut (etwa bei einer Embolie) entsteht
- **3. Stufe: Gerinnung** (im engeren Sinne). Durch die **Gerinnungskaskade** (☞ Abb. 24.5) entsteht **Fibrin,** das sich netzartig um den Thrombozytenpfropf spinnt und so den **endgültigen Thrombus** bildet. Durch Zusammenziehen des Fibrinnetzes verkleinert sich die Wunde. Danach wandern Fibroblasten ein und verschließen die Wunde endgültig **(organisierter Thrombus).**

Überschießende oder fehlende Gerinnungsvorgänge (☞ auch 24.9) können entsprechend den Stufen der Gerinnung Folge sein von Störungen der:
- Gefäße
- Thrombozyten
- Gerinnung, also dem Zusammenspiel der Gerinnungsfaktoren im Blutplasma.

24.1.5 Lymphatisches System

Lymphatisches System: Gesamtheit aller Lymphbahnen sowie die **lymphatischen Organe** *Milz, Thymus, lymphatischer Rachenring* mit Rachen-, Zungen- und Gaumenmandeln, *Lymphknoten* und *lymphatisches Gewebe des Darms.*

Das lymphatische System dient:
- Der Immunabwehr
- Der Drainage des Interstitiums über die spezielle Flüssigkeit des lymphatischen Systems, die **Lymphe**
- Dem Transport von Nahrungsfetten aus dem Darm.

Die Lymphe wird von den Lymphkapillaren aufgenommen, die sich zu zunehmend größeren Lymphbahnen vereinigen (☞ Abb. 24.6). Ähnlich wie die Venen besitzen auch die größeren Lymphbahnen Klappen. Durch Druckänderungen in der Umgebung und Kontraktion der glatten Muskelzellen in der Lymphgefäßwand wird die Lymphe herzwärts transportiert und fließt am *rechten* und *linken Venenwinkel* ins venöse Gefäßsystem ab.

Vor allem in den **Lymphknoten,** die als biologische Filter gruppenweise in die Lymphbahnen eingeschaltet sind, wird die Lymphe gereinigt von Stoffwechselprodukten, Fremdstoffen und Infektionserregern. Auch von einem Tumor gestreute Tumorzellen werden (zunächst) zurückgehalten. Jeder Körperregion läßt/lassen sich

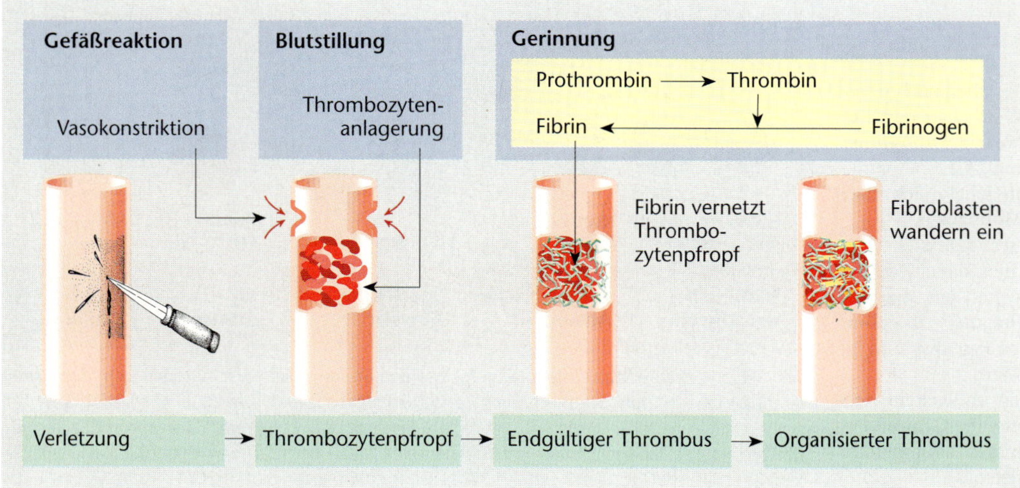

Abb. 24.4: Übersicht über die Vorgänge bei der Blutstillung und der Blutgerinnung. [B200]

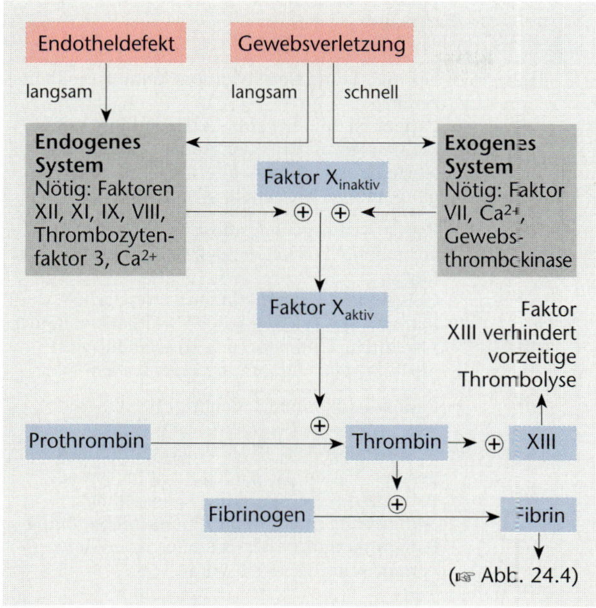

Abb. 24.5: Schematischer Ablauf der Gerinnung (Gerinnungskaskade). [B200]

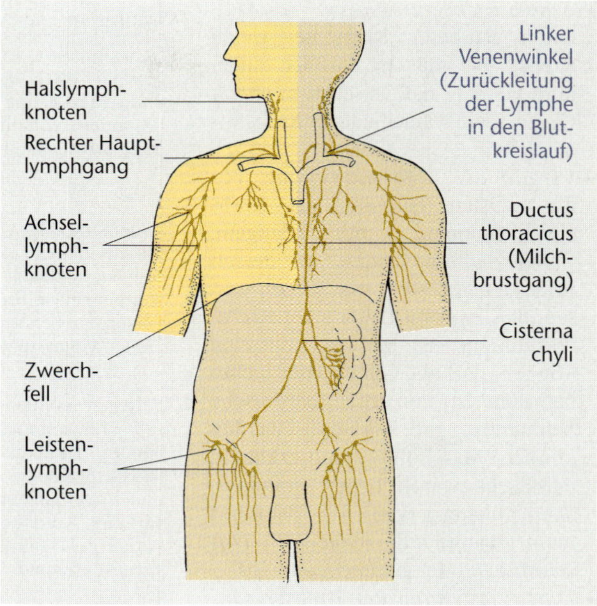

Abb. 24.6: Wichtige Lymphbahnen und Lymphknotenstationen. Der **Ductus thoracicus** übernimmt den größten Teil des Lymphabflusses und mündet in den linken Venenwinkel. [L190]

eine oder mehrere Gruppe(n) **regionaler Lymphknoten** *(regionäre Lymphknoten)* zuordnen.

24.2 Pflege in der Hämatologie und Onkologie

24.2.1 Grundsätze

☑ Insbesondere jüngere Patienten geraten durch ihre Tumorerkrankung plötzlich und unvorbereitet in eine fundamentale Lebenskrise. Die Pflege spielt für die Überwindung dieser Krise eine entscheidende Rolle.

Patientenaufklärung bei Tumorerkrankungen

Die Aufklärung ist Aufgabe des Arztes, der auch entscheidet, wie weit der Patient informiert wird. Für die Pflegenden können daraus Konflikte entstehen: Da sie von allen Berufsgruppen im Krankenhaus die meiste Zeit mit den Patienten verbringen, wenden sich viele Patienten mit der Bitte um zusätzliche Informationen eher an das Pflegepersonal als an den Arzt. Vor allem, wenn die Patienten spüren, daß sie möglicherweise unheilbar krank sind, aber noch keiner mit ihnen darüber gesprochen hat, entsteht für die Pflegenden eine sehr schwierige Situation.

Zwar können sie Zuflucht bei Verharmlosungen nehmen oder Unwissenheit vorgeben. Der Patient fühlt sich dann aber mit seinen Ängsten völlig alleingelassen, und die Pflegenden geraten in einen Gewissenskonflikt, weil sie nicht informieren und helfen „dürfen". Sie sollten dann den Arzt bitten, ein Gespräch mit dem Patienten zu führen und ihn aufzuklären. Hat der Patient die wesentlichen Fakten erfahren und möchte nur noch zusätzliche Informationen, darf ihm das Pflegepersonal weiterhelfen.

Auf alle Fälle muß jede Frage des Patienten als Bitte um ein Gespräch, um Zuwendung verstanden werden. Dabei erwartet die Frage „Muß ich sterben?" nicht unbedingt ein konkretes „ja" oder „nein" als Antwort, sondern ein aufrichtiges Eingehen auf die Fragen, Nöte und Ängste des Patienten.

☑ Insgesamt wird die Fähigkeit der Patienten unterschätzt, die Wahrheit zu ertragen.

Psychische Betreuung von Tumorkranken

Der Patient darf mit Informationen über Diagnose und Prognose nicht allein gelassen werden. Es muß versucht werden, den Patienten über die erste Phase der tiefen Depression hinweg zu aktiver Mitarbeit bei der Therapie zu motivieren. In diesem Zusammenhang ist es wichtig, daß der Patient die Diagnose „Krebs" nicht mit seinem Todesurteil gleichsetzt. Beispielsweise sind manche Herzerkrankungen prognostisch ungünstiger als viele Krebserkrankungen.

☑ Jeder zweite Tumorkranke wird geheilt oder verstirbt an etwas anderem als seinem Tumor.

Fragen von Tumorkranken

Patienten mit Krebserkrankungen stellen sich – und bei einem guten Vertrauensverhältnis auch dem Pflegepersonal – immer wieder die gleichen Fragen. Auf sie einzugehen und so Ängste, Vorurteile und Schuldgefühle abzubauen, hilft dem Patienten meist sehr:

- *Ursache der Krebserkrankung:* Glasklare Ursachen und eindeutige Ursache-Wirkung-Prinzipien gibt es bei Krebserkrankungen nicht. Zwar sind bei einem Teil der Krebserkrankungen hochgradige Risikofaktoren bekannt, doch hat z.B. auch starkes Rauchen „nur" bei 10 – 15% der Raucher Lungenkrebs zur Folge. Die Krebserkrankung ist also immer (auch) schicksalhaft

- *Art der Krebserkrankung:* Viele Patienten glauben, „Krebs sei gleich Krebs". Sie müssen darüber aufgeklärt werden, daß es selbst in *einem* Organ viele verschiedene Krebsformen gibt
- *Verlauf der Krebserkrankung:* Für die meisten Patienten ist Krebs gleichbedeutend mit langem, schmerzhaftem Leiden, an dessen Ende der Tod steht. Sie sollten wissen, daß zwar im Laufe einer Krebserkrankung Schmerzen auftreten können, daß aber nicht jeder davon betroffen ist und auch chronische Schmerzen gut bekämpft werden können. Man sollte ihnen erklären, daß Krebs zwar ihr Leben verändern, aber abhängig von der Tumorart nicht zwangsläufig (dauerhaft) *einschränken* oder gar *beenden* wird.
- *Diagnosestellung der Krebserkrankung:* Viele Patienten glaubten sich gesund und sicher vor Krebs, weil sie noch kurz vor der Diagnosestellung beim Arzt waren. Hier hilft es zu erläutern, daß bösartige Tumoren lange Zeit (bis über zehn Jahre) überhaupt nicht faßbar sind und selbst danach oft eine komplizierte Diagnostik zur präzisen Einschätzung des Tumors erforderlich ist
- *Behandlung der Krebserkrankung:* Ein Großteil der Patienten hat zu Beginn der Erkrankung kaum konkrete Vorstellungen von deren Behandlung. Im weiteren Krankheitsverlauf werden sie von Zeitschriftenartikeln über „Krebswundermittel" (etwa Mistelpräparate) mit angeblich einzigartiger Wirkung magisch angezogen. Möchte der Patient die darin empfohlene Therapie ausprobieren, wird er mit diesem Wunsch ernst genommen. Der Arzt sollte das Gelesene mit ihm besprechen und auch auf seine Ängste (z.B. daß etwas bei ihm versäumt würde) eingehen. Auf keinen Fall darf man den Patienten milde belächeln oder wegschicken.

Körperlicher Zustand des Tumorkranken

Der körperliche Zustand von Krebskranken ist sehr unterschiedlich. Dabei bedeutet ein schlechter Allgemeinzustand nicht immer Unheilbarkeit, und umgekehrt kann ein unheilbar Kranker „blühend" aussehen. Das Allgemeinbefinden von Tumorpatienten läßt sich anhand des **Karnofsky-Index** (☞ Tab. 24.7) einstufen.

Definition	Karnofsky-Index [%]	Kriterium
Normale Aktivität und Arbeit, keine besondere Versorgung erforderlich	100	• Normal, keine Beschwerden, keine Krankheitszeichen
	90	• Patient ist zu normaler Aktivität fähig, zeigt kleinere Krankheitssymptome
	80	• Normale Aktivitäten, allerdings mit Anstrengung, einige Krankheitssymptome
Arbeitsunfähig, Patient kann zu Hause leben und sich weitgehend selbst versorgen, benötigt jedoch Unterstützung	70	• Patient versorgt sich selbst, ist jedoch weder zu normalen Aktivitäten noch zu normaler Arbeit fähig
	60	• Gelegentliche Unterstützung erforderlich, Patient versorgt sich jedoch weitgehend selbst
	50	• Erhebliche Unterstützung sowie häufige medizinische Versorgung erforderlich
Patient kann nicht selbst für sich sorgen, benötigt Krankenhauspflege oder gleichwertige Versorgung. Krankheitsverlauf u.U. schnell voranschreitend	40	• Patient ist behindert, benötigt besondere Versorgung und Unterstützung
	30	• Schwerbehindert, Krankenhauseinlieferung angezeigt, Patient ist jedoch nicht moribund
	20	• Patient ist schwerstkrank, Krankenhauseinlieferung unerläßlich, Intensivbehandlung
	10	• Patient ist moribund, tödlicher Krankheitsverlauf schreitet rasch voran
	0	• Tod

Tab. 24.7: Der Karnofsky-Index erlaubt, die Lebensqualität und Autonomie (Unabhängigkeit) von Tumorkranken abzuschätzen.

Angehörige des Tumorkranken

Nicht nur der Patient, sondern auch seine Angehörigen stehen der Erkrankung oft völlig hilflos gegenüber. Zu den Aufgaben der Pflege gehört es, die Nächsten des Patienten zu unterstützen, sie in die Pflege einzubeziehen und ihnen möglichst viel Zugang zum Kranken zu ermöglichen. Nur so können letzte Wünsche des Patienten, etwa die Teilnahme an einer Familienfeier, erfüllt werden.

Psychische Situation der Pflegenden

Durch die Begegnung mit dem Tumorpatienten und der Trauer seiner Angehörigen werden die Pflegenden auch mit der eigenen Sterblichkeit konfrontiert. Um todkranke Menschen auf Dauer pflegen zu können, müssen sich die Pflegenden mit dem eigenen Tod auseinandersetzen. Wer versucht, seine eigenen Ängste zu verdrängen, läuft Gefahr, dem Patienten nicht mehr teilnehmend gegenübertreten zu können.

Die psychische Belastung des Pflegepersonals kann und muß durch Aussprache im Team, Supervision, Balint-Gruppen oder auf Fortbildungen gemindert werden.

Noch wichtiger sind eine verständnisvolle Familie, Lebenspartner und Freunde, die zuhören können, bei denen man sich fallen lassen kann, bei denen man nicht immer stark sein muß, sondern auch Tränen fließen dürfen, bei denen man aggressiv sein darf, ohne Schlimmes befürchten zu müssen.

Literaturtip

A. Margulies et al.: Onkologische Krankenpflege. Springer Verlag, Berlin 1994

24.2.2 Unterstützung bei den ATL

Welche ATL bei einem Tumorkranken beeinträchtigt sind, hängt in hohem Maße von der Lokalisation des Tumors ab.

Sich bewegen

Patienten mit Anämie oder allgemeiner Schwäche ermüden bereits bei geringer Belastung rasch und brauchen häufig längere Ruhepausen.

Sich waschen und kleiden

Patienten mit einer Verminderung der Leukozyten (Leukopenie) sind abwehrgeschwächt und deshalb durch Infektionen, vor allem Pilzinfektionen, gefährdet (☞ 24.3). Regelmäßige Beobachtung gefährdeter Stellen wie etwa der Mundschleimhaut oder Hautfalten (etwa in der Leiste) sowie vorbeugende Maßnahmen mit sorgfältiger Körperhygiene können helfen, Infektionen zu vermeiden.

Bei Störungen des Gerinnungssystems können Blutungen auftreten. Deshalb sollen die Patienten bei der Zahnpflege eine weiche Zahnbürste mit abgerundeten Borsten verwenden und bei sehr hoher Blutungsneigung nur den Mund ausspülen.

Körpertemperatur regulieren

Regelmäßige Kontrollen der Körpertempertur sind bei Patienten mit Leukämien, Zytostatika- oder Strahlentherapie nötig, um auftretende Infektionen rechtzeitig zu erkennen.

Essen und trinken

Tumorleiden führen oft zu Gewichtsverlust und – durch Schmerzen und Therapie bedingt – zu Appetitlosigkeit, Übelkeit und Erbrechen, die den Patienten noch mehr schwächen. Daher:

- Wunschkost anbieten oder Mahlzeiten von den Angehörigen mitbringen lassen. Bei nicht gestörter Verdauung auf ballaststoff-, vitamin- und eiweißreiche Kost achten. Patienten mit Strahlentherapie des Bauchraums leicht verdauliche, ballaststoffarme Kost reichen (Durchfälle)
- 5 – 6 kleine Mahlzeiten täglich einnehmen lassen
- Patienten nicht zum Essen zwingen. Mahlzeit zurückzustellen und evtl. später wärmen
- Abwehrgeschwächten Patienten keine stark verkeimten Lebensmittel wie z.B. Blattsalate geben, Kranken mit erhöhter Blutungsgefahr keine harten und scharfkantigen Nahrungsmittel (z.B. Nüsse).

Reicht die orale Nahrungsaufnahme dennoch nicht aus, kann sie durch parenterale Ernährung oder Sondenernährung (PEG oder Magensonde, ☞ 10.3.1 und 10.3.2) ergänzt oder ersetzt werden. Wichtig sind Gewichtskontrollen und die Flüssigkeitsbilanzierung zur Überwachung der Nahrungsaufnahme.

Ausscheiden

Stuhl und Urin müssen – auch vom Patienten selbst – auf Veränderungen beobachtet werden:

- Blutbeimengungen (sichtbares Blut in Urin oder Stuhl, Teerstühle) können z.B. bei Gerinnungsstörungen oder Magengeschwüren auftreten
- Bei Harnwegsinfekten ist der Urin oft flockig oder riecht anders als sonst (☞ 31.6.2)
- Durchfälle können sowohl Folge einer Darminfektion als auch einer Zytostatika- oder Strahlentherapie sein (☞ 24.5.1, 24.5.2).

Ruhen und schlafen

Alle schwerkranken Patienten brauchen viel Ruhe und Schlaf, um Kräfte zu sammeln. Durch geeignete Planung der Untersuchungen und pflegerischen Maßnahmen sollte versucht werden, tagsüber längere Ruhepausen zu ermöglichen. Manchmal kann eine Besuchsbeschränkung sinnvoll sein. Oft vermögen entspannende Waschungen, Wärmeanwendung, ein Gespräch oder Musik das Einschlafen zu erleichtern (☞ 7.4.2).

Sich beschäftigen

Ablenkung von der Krankheit ermöglicht dem Patienten Phasen der Entspannung. Allerdings sollte sich der Betroffene nicht *nur* ablenken, sondern auch seiner Krankheit stellen. Sich mit der Krankheit auseinanderzusetzen gelingt manchen besser durch Mal- oder Musiktherapie (☞ 10.12.5).

Kommunizieren

Man sollte dem Patienten nicht nur *sagen*, daß er sich mit Problemen jederzeit an das Pflegepersonal wenden kann, sondern ihn dies auch durch kleine Gesten *spüren* lassen und auf Gesprächssignale des Patienten achten. Auf der anderen Seite muß auch der Wunsch des Patienten, nicht über die Krankheit reden zu wollen, respektiert werden.

Wichtig sind *individuelle Besuchszeiten*, damit die Patienten z.B. bei Konflikten ohne Zeitbeschränkung mit Besuchern reden können.

Für Sicherheit sorgen

Um sich sicher zu fühlen, muß der Kranke wissen, wodurch er gefährdet ist und wie er selbst Gefahren vorbeugen kann. Ein aufgeklärter Patient toleriert die unangenehmen prophylaktischen Pflegemaßnahmen besser. Sicherheitsvermittelnd sind auch – vor allem bei ungünstiger Prognose – das Gefühl, ernst genommen zu werden, und das Wissen, daß jederzeit jemand da ist, der ihm hilft und ihm beisteht.

Bei der Krankenbeobachtung ist besonders auf Rötungen, Schuppungen oder weißliche Beläge als Ausdruck einer Pilzinfektion sowie *Petechien* (punktförmige, dunkelrote Haut- und Schleimhautblutungen) zu achten. Bei schlechten Lichtverhältnissen sollte eine Lampe zur (Schleim-)Hautinspektion benutzt werden.

Als Folge einer Chemo- oder Strahlentherapie können Herpes-Infektionen (☞ 28.6.2), Hyperkeratosen (überschießende Hornhautbildungen), allergische Hautreaktionen, z.B. auf Medikamente, und Nagelveränderungen auftreten.

Sinn finden

☑ Zentrales Problem in der Krise einer Tumorerkrankung ist es, den **Sinn** des Lebens nicht zu verlieren oder ihn (neu) zu finden.

Die Pflegenden können die Probleme des Patienten nicht lösen, ihn aber unterstützen. Günstig sind eine ruhige und entspannte Atmosphäre und eine für den Patienten *spürbare* Bereitschaft der Pflegenden zum Gespräch und zur Begegnung. Die Auseinandersetzung des Patienten mit der Erkrankung verläuft in mehreren Phasen, die mit den *Sterbephasen nach Kübler-Ross* (☞ 15.2.1) vergleichbar sind und in deren Verlauf auch Aggressionen auftreten können.

Wichtig ist, andere Berufsgruppen in die psychische Betreuung des Patienten einzubeziehen. Dies können die Krankenhausseelsorger der Kirchen, Psychologen oder Psychotherapeuten, aber auch Mitglieder von Selbsthilfegruppen sein.

Sich als Frau oder Mann fühlen und verhalten

Wie jede lebensbedrohliche Erkrankung läßt auch die Diagnose „Tumor" das Sexualleben zunächst in weite Ferne rücken. Häufig wird das Aussehen des Patienten durch Erkrankung und Therapie stark beeinträchtigt, etwa durch den Haarausfall bei Zytostase. Nach Möglichkeit sollten Hilfestellungen wie z.B. die rechtzeitige Beschaffung einer Perücke angeboten werden.

Die Patienten fürchten sich zudem vor einer dauernden Abhängigkeit vom Partner, z.B. durch zunehmende Pflegebedürftigkeit im Verlauf der Erkrankung. Sie machen sich Sorgen um die Balance und die Belastbarkeit ihrer Partnerschaft.

☑ Die Bedeutung sexueller Fragen variiert bei Tumorpatienten erheblich. Probleme ergeben sich von drei verschiedenen Seiten: Von der Psyche, vom Tumor und von der onkologischen Therapie.

Psychologische Störgrößen:
- Vermindertes Selbstwertgefühl
- Dominierendes Krankheitsbewußtsein
- Reaktive Depression
- Vermutete Ansteckungsgefahr
- Manifestwerden latenter Beziehungsstörungen

Tumorbedingte Störungen:
- Tumorbefall der Geschlechtsorgane
- Tumorbefall des ZNS (z.B. mit Querschnittssyndrom)
- Tumorbefall von Hormondrüsen

Therapiebedingte Störungen:
- Funktionelle Störungen nach OP am Genitale (z.B. Impotenz nach Prostata-OP)
- Infektion und Wundschmerz
- Erschöpfung nach OP, Chemo- oder Radiotherapie
- Änderungen der Libido und der Potenz durch Hormontherapie.

24.3 Hauptbeschwerden und Leitbefunde des hämatologisch-onkologischen Patienten

Vorsicht!
Das Heimtückische an Tumorerkrankungen ist, daß sie sich meist eine ganze Zeit lang nur durch „diffuse" Beschwerden äußern. Ein entsprechend langer Zeitraum verstreicht bis zur Diagnosestellung und bis zum Therapiebeginn.

Fieber und Nachtschweiß

Bei manchen Tumoren und hämatologischen Erkrankungen stellen *Fieberzustände* und *Nachtschweiß* lange Zeit die Hauptbeschwerden des Patienten dar und sind nicht durch einen Infekt erklärbar.

Beispielsweise haben 5 – 10% der Patienten mit einem Morbus Hodgkin (☞ 24.8.1) typische, wellenförmige Fieberschübe.

Anämie

Anämie *(Blutarmut):* Verminderung der Erythrozytenzahl (☞ 24.6.1). Eigenständige Krankheit oder Folge einer anderen Erkrankung.

Anämische Patienten fühlen sich müde, ihre Leistungsfähigkeit ist eingeschränkt. Sie sehen blaß aus, ihre Schleim- und Bindehäute sind heller als beim Gesunden. Häufig sind sie kälteempfindlicher als Gesunde. Um trotz der Anämie genug Sauerstoff zu transportieren, schlägt das Herz schneller *(Tachykardie).* Eine unbekannte koronare Herzkrankheit (☞ 18.5.1) kann sich infolge der anämiebedingt noch schlechteren Sauerstoffversorgung erstmals durch Herzschmerzen zeigen. Bei vielen älteren Anämiepatienten mit einer Arteriosklerose der hirnversorgenden Blutgefäße sinkt die Sauerstoffversorgung des Gehirns so weit ab, daß neurologische Störungen wie z.B. Verwirrtheit auftreten. Je nach Ursache der Anämie bestehen weitere Symptome, die auf die Grunderkrankung hinweisen.

Infektionsneigung

Bluterkrankungen, insbesondere die Leukämien, alle Leukopenien (☞ 24.4.3, 24.7.2) sowie ausgedehnte Tumorleiden verursachen häufig eine **Abwehrschwäche** und dadurch eine erhöhte **Infektionsneigung**. Ursache der Abwehrschwäche ist ein Mangel an *funktionsfähigen* Abwehrzellen im Blut. Die Infektionen treten nicht nur häufiger auf, sondern verlaufen auch schwerer als bei Abwehrgesunden. Die Gefahr einer Sepsis oder einer ZNS-Beteiligung ist groß.

Abwehrschwäche bei Zytostatikatherapie, ☞ *24.5.1;*
Abwehrschwäche bei HIV, ☞ *29.3.4*

Lymphknotenvergrößerung (Lymphom)

Maligne Lymphknotenvergrößerungen sind schmerzlos, hart und evtl. mit dem darunterliegenden Gewebe verbacken. Der Patient bemerkt die Schwellung meist zufällig.

Kennzeichnend für **entzündliche Lymphknotenschwellungen** hingegen ist, daß die vergrößerten Lymphknoten weich, druckschmerzhaft und gut verschieblich sind.

Lymphknotenschwellungen können *lokal* (also nur an *einer* Körperregion, z.B. bei lokal begrenzten Entzündungen oder Tumoren) oder *generalisiert* (an weiten Teilen des Körpers, z.B. bei bösartigen Erkrankungen des lymphatischen Systems) auftreten.

☑ Jede über Wochen bestehende, scheinbar grundlose Vergrößerung eines oder mehrerer Lymphknoten ist verdächtig und muß abgeklärt werden, auch wenn sich der Patient sonst wohl fühlt. Nur so kann eine bösartige Erkrankung ausgeschlossen werden.

Milzvergrößerung

Zu einer **Milzvergrößerung** *(Splenomegalie)* kommt es bei manchen Infektionen (z.B. infektiöser Mononukleose), bei einer Stauung der Pfortader (z.B. als Folge einer Leberzirrhose) sowie bei Leukämien und malignen Lymphomen. Die vergrößerte Milz kann Druckgefühl und Schmerzen im linken Oberbauch verursachen. Vermehrte Speicherung und der beschleunigte Abbau von Blutzellen in der vergrößerten Milz *(Hypersplenismus)* führen zum Mangel einzelner oder aller Blutzellarten.

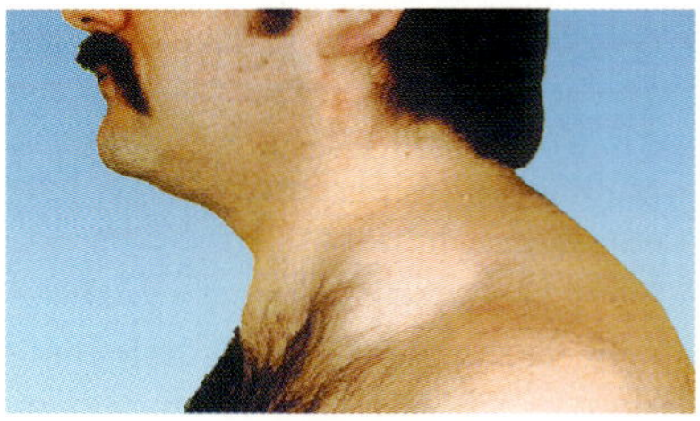

Abb. 24.8: Patient mit deutlich sichtbaren Lymphknotenvergrößerungen (Lymphomen) am Hals und oberhalb des Schlüsselbeins. [T191]

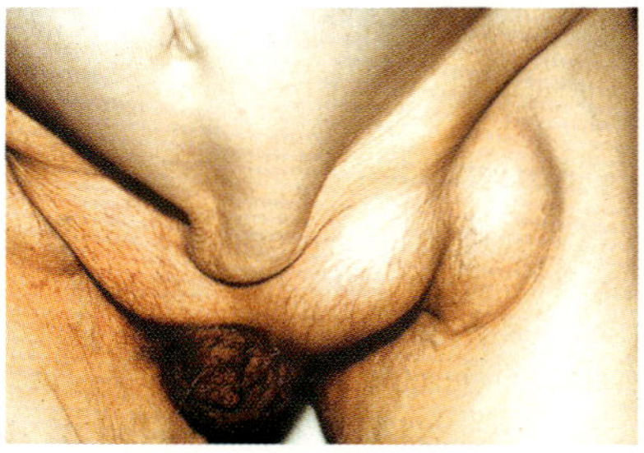

Abb 24.9: Gleicher Patient mit großen Lymphomen in den Leistenbeugen. Solch große Lymphknotenpakete sind typisch für die chronisch-lymphatische Leukämie (CLL, ☞ 24.7.3). [T191]

24.4 Diagnostik in der Hämatologie und Onkologie

24.4.1 Anamnese und körperliche Untersuchung

Wichtige Bestandteile der **Anamneseerhebung** in der Hämatologie und Onkologie sind:

- Ernährungs- und Medikamentenanamnese
- Schmerzanamnese
- Frage nach Gewichtsabnahme
- Fragen nach Appetitlosigkeit und Abneigung gegenüber bestimmten Nahrungsmitteln
- Bei Anämie die Frage nach schwarzem Stuhlgang (**Teerstuhl**, ☞ 21.2.5) und Stärke der Regelblutung.

Die **körperliche Untersuchung** umfaßt alle Elemente einer internistischen Untersuchung (☞ 9.3).

☑ Entscheidende Bedeutung hat die (Blut-)Labordiagnostik: Praktisch jede hämatologisch-onkologische Erkrankung gibt sich durch – leider oft uncharakteristische – Blutwertveränderungen zu erkennen. Blutsenkung und CRP (C-reaktives Protein, ☞ 28.3.7) dienen als allgemeine Bluttests, Blutbilder und Tumormarker (☞ 24.4.8) als erste differenzierende Untersuchungen.

24.4.2 Blutsenkung

Die **Blutsenkung,** oder – präziser – die *Blutkörperchensenkungsgeschwindigkeit* (**BSG**, *BKS, Blutsenkungsreaktion, BSR*) gibt an, wie schnell die Erythrozyten in durch Zitratzusatz ungerinnbar gemachtem Blut sedimentieren. Normal ist eine Absenkung um 3 – 15 mm in der ersten Stunde bei Frauen und um 3 – 10 mm bei Männern, gemessen in einem speziellen Senkungsröhrchen.

Eine beschleunigte BSG tritt bei systemischen Infektionen, sonstigen Entzündungen, Tumoren und Veränderungen der Bluteiweiße auf.

Vorbereitung und Durchführung der BSG

- *Material bereitlegen:* Alles für die venöse Blutentnahme (☞ 9.5.1), darunter entweder eine 2 ml-Spritze mit 0,4 ml Natriumzitrat 3,8% als Gerinnungshemmer oder die Spezialröhrchen der in vielen Häusern gebräuchlichen Monovetten®- oder Vacutainer®-Systeme. Blutsenkungskapillaren, Senkungsständer, Kurzzeitwecker, vorbereitetes Dokumentationsprotokoll
- *Blut vorbereiten:* Zitratspritze genau bis 2 ml mit Blut füllen bzw. bei Monovetten- oder Vacutainer-System darauf achten, daß das Röhrchen exakt bis zur Markierung gefüllt ist. Inhalt durch vorsichtiges Kippen gut durchmischen, nicht schütteln (Hämolysegefahr)
- *BSG bestimmen:* Senkungskapillare je nach Herstellerangabe mit Blut füllen und senkrecht in den Ständer stellen. Der Blutspiegel muß dem Nullwert der Skala entsprechen (nach *Westergren* 200 mm hoch). Wecker auf eine Stunde stellen, dann BSG ablesen (= Zahlenwert der Skala an der Grenze zwischen festen und flüssigen Blutbestandteilen). Wert ins Protokoll eintragen. Ggf. Weckerstellen, Ablesen des Wertes und Dokumentation für Zweistundenwert wiederholen. Außerdem sichtbare Auffälligkeiten des Plasmas (z.B. milchiges Plasma bei erhöhten Blutfetten) notieren. Bei der Schnellbestimmung Senkungsröhrchen um 45° neigen, ersten Wert nach 7 Min., zweiten Wert nach weiteren 3 Min. ablesen
- *Nachsorge:* Kanülen und offene Röhrchen in dafür vorgesehene Behälter entsorgen, verschlossene Röhrchen und sonstiges Einmalmaterial in den Hausmüll geben. BSG-Ständer desinfizieren und bei grober Verschmutzung reinigen.

24.4.3 Blutbilduntersuchungen

Thrombozyten, ☞ 24.1.3, 24.9.4

Bei der **Blutbilduntersuchung** wird unterschieden zwischen dem **kleinen Blutbild** *(kleines BB)*, welches aus dem roten Blutbild, der Gesamtleukozytenzahl und den Thrombozyten besteht, und dem **Differentialblutbild** oder *Großen Blutbild (großes BB)*, in dem zusätzlich die verschiedenen Gruppen der weißen Blutzellen bestimmt werden.

⊡ Ein Zuwenig einer Zellfamilie wird als **-penie** (Leukozytopenie, Erythrozytopenie, Thrombozytopenie), ein Zuviel als **-zytose** (Leukozytose, Erythrozytose, Thrombozytose) und eine Funktionsstörung als **-pathie** (Thrombopathie, ☞ 24.9.1, 24.9.4) bezeichnet.

Rotes Blutbild

Die grundlegenden Größen des **roten Blutbildes** sind (☞ auch Tab. 24.12):

- **Hämatokrit** *(Hkt, Hk).* Volumenanteil der festen Blutanteile in % bezogen auf das Gesamtblutvolumen. Den größten Anteil der festen Blutbestandteile machen die Erythrozyten aus (☞ auch Abb. 24.11)
- **Hämoglobingehalt des Blutes** *(Hb):* Menge des roten *Blutfarbstoffes* in g pro Liter Blut. Da Hämoglobin ausschließlich in Erythrozyten vorkommt, ist der Hb-Gehalt des Blutes von der Anzahl der Erythrozyten und vom Hb-Gehalt des einzelnen Erythrozyten abhängig.
- **Erythrozytenzahl** *(Erys)*
- **Retikulozytenzahl** *(Retis).* Bei einer gesteigerten Blutbildung, etwa nach einem Blutverlust, werden vermehrt junge Erythrozyten aus dem Knochenmark ausgeschwemmt (**Retikulozytose,** d.h. Retis > 3%).

Sind Hämoglobinkonzentration, Erythrozytenzahl und Hämatokrit unter die genannten Normwerte erniedrigt, spricht man von einer **Anämie** (☞ 24.6.1). Liegen diese Werte darüber, wird dies als **Polyglobulie** bezeichnet (☞ 24.6.5).

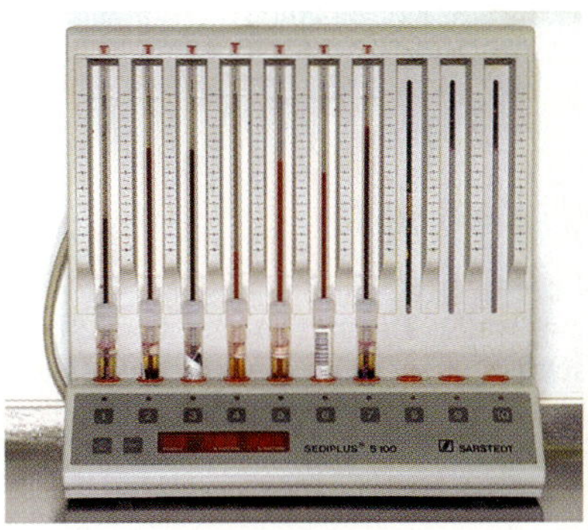

Abb. 24.10: BSG-Ständer mit Senkungsröhrchen. Es können gleichzeitig die BSG-Werte mehrerer Patienten bestimmt werden. Die unterschiedlichen Meßwerte (besonders hohe Geschwindigkeit bei Patient 1 und 4) sind gut zu erkennen. [K183]

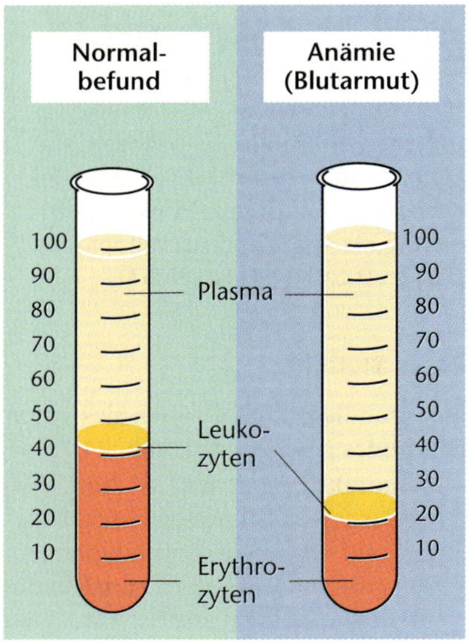

Abb. 24.11: Hämatokrit: Normalbefund und Befund bei Anämie. Durch Zentrifugieren haben sich die festen Bestandteile im unteren Teil des Reagenzglases abgesetzt. Ihr Volumenanteil beträgt ca. 45%. Der Hämatokrit ist bei Anämien vermindert, bei Polyglobulien dagegen erhöht. [B108]

Abgeleitete Parameter MCV, MCH und MCHC

Aus den oben genanntenGrundgrößen des roten Blutbildes können drei weitere Parameter errechnet werden:

- **Mittleres korpuskuläres Volumen** *(MCV)*. Mittleres Volumen eines einzelnen Erythrozyten. Anämien mit erhöhtem MCV bezeichnet man als *makrozytäre* Anämien, solche mit erniedrigtem MCV als *mikrozytäre* Anämien
- **Mittleres korpuskuläres Hämoglobin** (*MCH, Hb_E, Färbekoeffizient*). Hämoglobingehalt des einzelnen Erythrozyten. Anämien mit erniedrigtem MCH heißen *hypochrom*, diejenigem mit erhöhtem MCH *hyperchrom*
- **Mittlere korpuskuläre Hämoglobinkonzentration** *(MCHC)*. Durchschnittliche Hämoglobinkonzentration des Erythrozyten.

Weißes Blutbild

Im modernen Krankenhausalltag wird das **weiße Blutbild** mit seinen unterschiedlichen Zellen durch Automaten ausgezählt. Hierbei werden die Zellen beim Durchfließen von Glaskapillaren (Durchflußzytometer) anhand der Größe und der zytochemischen Reaktionen der Leukozyten differenziert (**Differentialblutbild**, ☞ Tab. 24.13). Liegt eine Abweichung von der Normverteilung vor, wird eine mikroskopische Nachauswertung durchgeführt.

Unter **Leukozytosen** versteht man einen Anstieg der Leukozytenzahl im peripheren Blut. Meistens sind die Neutrophilen vermehrt **(Neutrophilie).**

Leuko(zyto)penie ist die Verminderung der weißen Blutkörperchen. Sie kann einzelne Leukozytengruppen oder alle gemeinsam betreffen.

24.4.4 Blutgruppenbestimmung

Die verschiedenen Antigene (meist Eiweißkörper) auf der Erythrozytenoberfläche werden zu **Blutgruppen(systemen)** zusammengefaßt. Die wichtigsten Systeme sind das AB0- und das Rhesus-System.

Blutersatzprodukte und Durchführung der Transfusion, ☞ *24.5.6*

AB0-System

Wird Blut mit Erythrozyten einer anderen Blutgruppe, d.h. anderen AB-Antigenen, übertragen *(transfundiert)*, so kommt es bereits bei der *ersten* Fehltransfusion durch Antigen-Antikörper-Reaktion (☞ 29.1.3) zu lebensbedrohlichen Transfusionsreaktionen, in deren Verlauf das Blut verklumpt. Um bei geplanten Transfusionen Fehlbestimmungen zu vermeiden, werden bei der **Blutgruppenbestimmung** im AB0-System nicht nur die Antigene auf den Erythrozyten durch spezielle Testseren nachgewiesen, sondern es wird umgekehrt auch das Serum des Patienten

Parameter	Normwerte
Hämoglobin *(Hb)*	♂ 140–180 g/l, ♀ 120–160 g/l
Erythrozyten *(Erys)*	♂ 4,5–6,0/pl, ♀ 4,2–5,5/pl
Hämatokrit *(Hkt)*	♂ 42–52 %, ♀ 36–46 %
Mittleres korpuskuläres Volumen *(MCV)*	80–96 fl
Mittleres korpuskuläres Hämoglobin *(MCH)*	27–33 pg
Mittlere korpuskuläre Hämoglobinkonzentration *(MCHC)*	330–360 g/l Erys
Retikulozyten *(Retis)*	0,8–2,5 % der Erys

Tab. 24.12: Überblick über die wichtigsten Parameter des roten Blutbildes und ihre Normwerte.

	Mikroskopie	Normbereich	Verändert z.B. bei
Leukozyten gesamt („Leukos")		4–10/nl (= 4000–10000/µl)	↑ Entzündungen, Leukämie ↓ Knochenmarkstörungen, Virusinfektionen
Lymphozyten	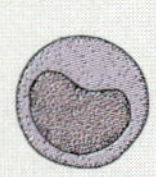	1–4,8/nl (20–50% der Leukos)	↑ Virusinfektionen ↓ HIV-Infektion, maligne Lymphome, Immunsuppression
Stabkernige neutrophile Granulozyten	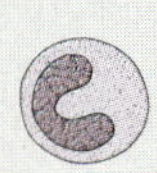	0,1–0,5/nl (3–5% der Leukos)	↑ Infektionskrankheiten, Leukämien
Segmentkernige neutrophile Granulozyten	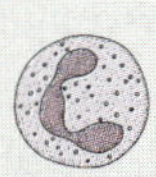	2–6,5/nl (50–70% der Leukos)	↑ Infektionen, Entzündungen, Streß ↓ Sepsis, Zytostatika, Virusinfektionen
Eosinophile Granulozyten	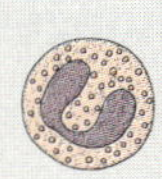	< 0,45/nl (2–4% der Leukos)	↑ Allergien, Parasitenbefall ↓ Akute Infekte, Streß
Basophile Granulozyten	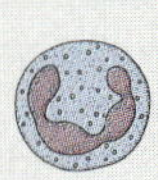	< 0,2/nl (< 0,5% der Leukos)	↑ Bestimmte Leukämien, Polyzythämie
Monozyten	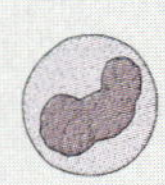	0,8/nl (ca. 4% der Leukos)	↑ Bestimmte Infektionen, Leukämien

Tab. 24.13: Überblick über das Differentialblutbild. [B200]

mit Hilfe von Testerythrozyten auf das Vorhandensein der „passenden“ Antikörper geprüft. Für eine Blutgruppenbestimmung inkl. Rhesus-System (☞ unten) sind 10 ml zitratfreies Blut erforderlich. Besonders wichtig sind die exakte Beschriftung des Probenröhrchens *und* des Laborscheins mit den Daten des Patienten sowie die Unterschrift des blutabnehmenden Arztes auf dem Laborschein und in einigen Kliniken auch auf dem Probenröhrchen. Eine Blutgruppenbestimmung ist – außer in Notfällen – wegen der Verwechslungsgefahr auch bei solchen Patienten zu veranlassen, in deren Impfpaß oder Blutspendeausweis bereits eine Blutgruppe vermerkt ist.

In Deutschland am häufigsten sind die Blutgruppen A (44%) und 0 (42%).

Rhesus-System

Das **Rhesus-System** umfaßt mehrere Antigene, von denen das **Antigen D** das wichtigste ist. 86% der Bevölkerung haben das D-Antigen und werden als *Rhesus-positiv* bezeichnet. Rhesus-positive Blutkonserven erhalten die Aufschrift **„D+“**, rhesus-negative Konserven (= von Spendern *ohne* Antigen D) **„d–“**. In der Routinediagnostik sind ferner noch die Antigene C, c, E und e von Bedeutung. Im Gegensatz zum AB0-System werden Antikörper gegen die Antigene des Rhesus-Systems erst *nach* Kontakt mit dem Antigen gebildet (z.B. Fehltransfusion, Geburt, Fehlgeburt).

Kreuzprobe

Neben dem AB0- und dem Rhesus-System existieren noch ca. 15 weitere Blutgruppensysteme. Die Antigene dieser Blutgruppensysteme sind normalerweise so schwach immunogen, daß sie nicht einzeln bestimmt werden. Durch

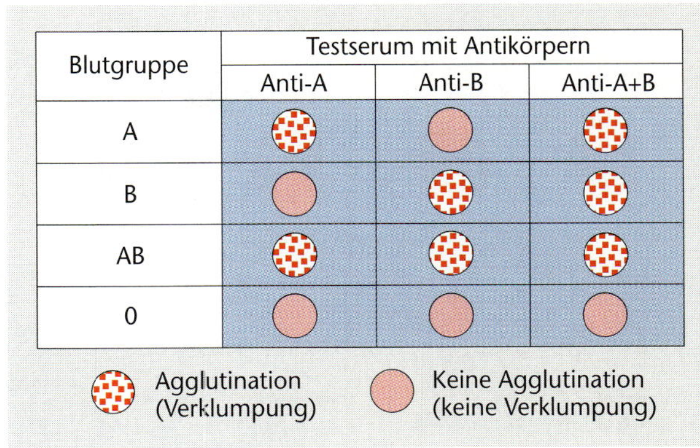

Abb. 24.14: Blutgruppenbestimmung mit Testseren – normales Reaktionsschema. [B200]

Antikörpersuchtests *(Coombs-Test)* und *Verträglichkeitsprobe* **(Kreuzprobe)** im Labor wird das Vorhandensein sog. **irregulärer Antikörper** ausgeschlossen, die durch frühere Immunisierung des Patienten bedingt sind. Die Kreuzprobe besteht aus dem **Minortest** und dem **Majortest** (☞ Abb. 24.15).

Für die Kreuzprobe werden Spenderblut sowie 5 – 10 ml zitratfreies Empfängerblut benötigt. Dieses muß dem Patienten speziell für die Kreuzprobe abgenommen werden. Die Verwendung des Blutes, aus dem die Blutgruppe bestimmt wurde, ist nicht zulässig. Die Kreuzprobe ist nur für drei Tage gültig. Wurde die Blutkonserve bis dahin nicht transfundiert, muß die Kreuzprobe wiederholt werden.

Bedside-Test

Unmittelbar vor *jeder* Transfusion muß der Arzt anhand des **Bedside-Tests** die Blutgruppe des Patienten überprüfen (☞ Abb. 24.17).

Die Blutgruppe des Spenders wird vom Labor geprüft und garantiert, aber zur Dokumentation meist ebenfalls mitbestimmt. Die Pflegenden richten die hierfür notwendigen Materialien:

- Blutgruppen-Dokumentationskarte, entweder mit schon vom Hersteller aufgetragenem Anti-Serum oder zusätzlich:
- Fläschchen-Satz mit Anti-Serum (Anti-A, Anti-B, Anti-AB und evtl. Anti-D, ☞ Abb. 24.16)
- Alles zur venösen Blutentnahme (mit normaler Luer-Spritze, ☞ 9.5.1)
- Gegenstand zum Verrühren der Blutprobe (z.B. Glasampulle oder Kanülenschutz) und unsterile Tupfer.

> ☑ **Bedside-Test**
> - Anti-Seren für den Bedside-Test im Kühlschrank aufbewahren
> - Das eingetrocknete Reaktionsgemisch auf den Testkarten mit Klebefolie fixieren, damit es nicht abblättert.

24.4.5 Gerinnungstests

Thrombozytenzahl, ☞ 24.1.3, 24.9.4

Mit Labortests ist es möglich zu entscheiden, ob eine Gerinnungsstörung vorliegt und welcher Art sie ist:

- **Quick-Test** *(Thromboplastinzeit, Prothrombinzeit)*. Der Quick-Test ist

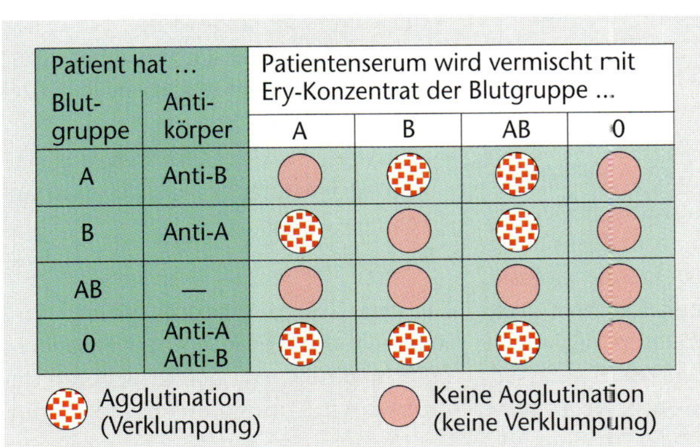

Abb. 24.15: Majortest. Empfängerserum wird mit Spendererythrozyten vermischt. Erythrozyten der Gruppe 0 tragen auf ihrer Oberfläche keine Antigene des AB0-Systems und vertragen sich daher mit den Seren aller Gruppen. Der analoge Test zwischen Empfängererys und Spenderserum heißt Minortest. [B200]

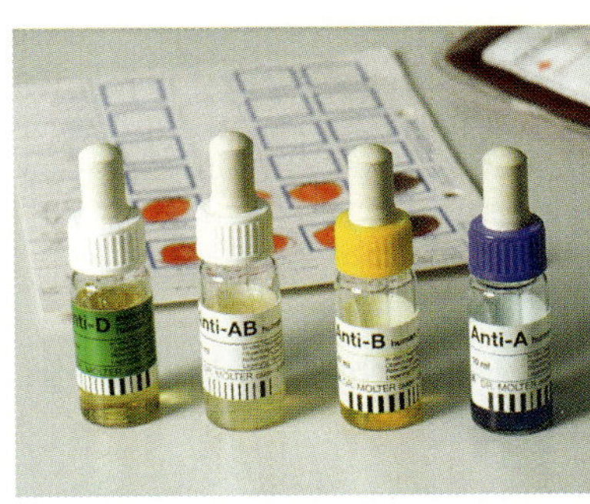

Abb. 24.16: Fläschchen mit Antiseren für die Blutgruppenbestimmung nach dem AB0- und dem Rhesus-System.
V.l.n.r.: Anti-D-Serum (gelbliche Lösung, grünes Etikett), Anti-AB (weiße Lösung), Anti-B (gelbe Lösung), Anti-A (blaue Lösung). Im Hintergrund Testkarte mit Testfeldern für Patienten- und Spenderblut. [K183]

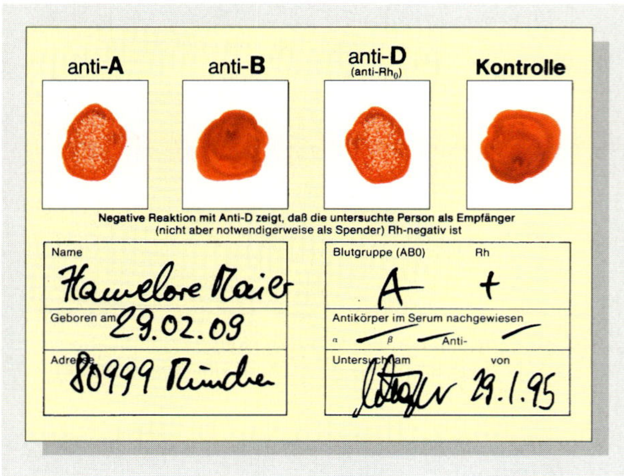

Abb. 24.17: Bedside-Test mit Rhesus-Bestimmung: Die Prüfkärtchen enthalten in den einzelnen Feldern Anti-A, Anti-B und Anti-D. Nach dem Auftragen jeweils eines Tropfens Blut in die einzelnen Felder ist es in diesem Fall zu einer Agglutination bei Anti-A und Anti-D, nicht aber bei Anti-B gekommen. Die Patientin hat also die Blutgruppe A und ist Rhesus-positiv [B200]

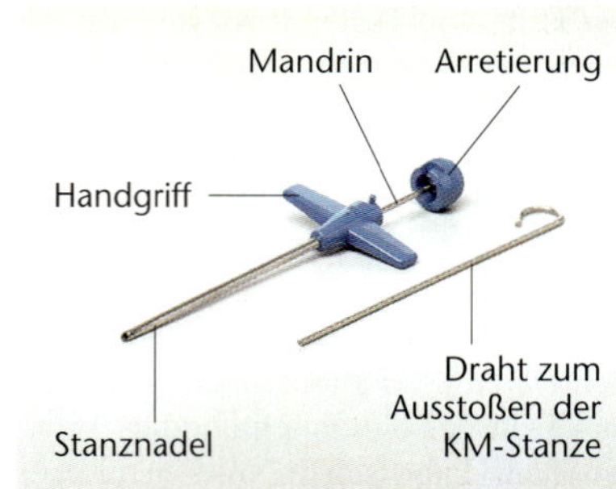

Abb. 24.18: Yamshidi-Stanznadel zur Beckenkammbiopsie (☞ Abb. 24.20 – 24.25). Die Nadel wird mit arretiertem Mandrin unter drehenden Bewegungen in den Beckenkamm eingestochen. Nach Entfernen des Mandrins kann zur Aspiration von Knochenmark (KM) eine normale Spritze aufgesetzt werden. Ein KM-Stanzzylinder läßt sich gewinnen, indem die Nadel ohne Mandrin drehend ca. 3 cm tief in das KM getrieben wird. Anschließend wird die Nadel herausgezogen und der Stanzzylinder mit dem Draht herausgestoßen. Der Stanzzylinder zeigt die KM-Struktur im Zusammenhang, d.h. Knochenbälkchen und KM-Zellen im Verhältnis zueinander **(KM-Histologie).** [K183]

ein Globaltest für die Gerinnselbildung über den Weg des **exogenen Systems** (*Extrinsic system, extravaskuläre Aktivierung,* ☞ Abb. 24.5), also v.a. für die Faktoren I, II, V, VII und X. Zitratblut wird mit Gewebsthrombokinase und Kalzium vermischt und dadurch die Gerinnungskaskade in Gang gebracht. Die Dauer bis zum Einsetzen der Gerinnung wird gemessen und bezogen auf eine Standardzeit in Prozent angegeben. Der Quick-Wert dient vor allem der Überwachung einer Marcumar-Therapie und der Leberfunktion. Normal sind 70 – 120%

- **Partielle Thromboplastinzeit** *(PTT).* Zitratplasma wird mit Kalzium und einer speziellen Verbindung, die den Plättchenfaktor simuliert, vermengt und die Gerinnungszeit gemessen. Die PTT dient somit als Globaltest des endogenen Systems (*intrinsic system, intravaskuläre Aktivierung,* ☞ Abb. 24.5) und damit der Faktoren I, II, V, VIII, IX, X, XI und XII. Der Normwert liegt bei 30 – 45 Sekunden
- **Thrombinzeit** *(Plasmathrombinzeit, PTZ).* Nach Zusatz von Thrombin zu Zitratplasma wird die Gerinnungszeit gemessen (normal 17 – 24 Sekunden).

24.4.6 Knochenmarkpunktion und -biopsie

Für eine **Knochenmarkpunktion** wird beim Erwachsenen der hintere Beckenkamm **(Beckenkammpunktion)** oder – nur noch selten – das Sternum **(Sternalpunktion)** punktiert. Die Beckenkammpunktion hat den Vorteil, daß sie schmerz- und komplikationsärmer ist und nicht nur eine Punktion, sondern auch eine **Knochenmarkbiopsie (Beckenkammbiopsie)** ermöglicht, da die alleinige Punktion manchmal kein Material liefert.

Aufgaben des Pflegepersonals bei Knochenmarkpunktion oder -biopsie

- *Materialvorbereitung:* Ggf. Einmalrasierer, Hautdesinfektionsmittel, Lokalanästhetikum, 4 einfache Objektträger (auf saugfähigem Papier auf einem Tablett angeordnet), 4 – 8 Objektträger mit Namensfeld, plangeschliffene Deckgläschen (zum Übertragen der Markbröckel), 5 ml-Spritze mit 2 ml Natriumzitrat, Ampullensäge, Abwurfbehälter, Sandsack. An sterilem Material 10 ml-Spritzen mit Kanülen, Skalpell für evtl. Hautschnitt, Handschuhe, Lochtuch, Tupfer, Verbandmaterial (möglichst Klebeverband mit breitflächiger Auflage), *Yamshidi-Stanznadel* für die Beckenkammbiopsie. Im Falle einer Knochenmarkbiopsie zusätzlich ve-rschließbarer Glaszylinder oder Plastikröhrchen mit Fixierungslösung *(Schaffer Lösung)*
- *Vorbereitung des Patienten:* Evtl. (je nach Arztanordnung) Prämedikation z.B. Diazepam (etwa Valium®) verabreichen. Patienten informieren und ihn bitten, noch einmal die Blase zu entleeren. Punktionsstelle rasieren. Dem Patienten die einzelnen Schritte erläutern und ihm erklären, daß das Ansaugen von Knochenmark schmerzhaft ist, da die Lokalanästhesie nur bis zur Knochenhaut reicht. Bei einem Patienten, der nicht auf diesen Schmerz vorbereitet ist, ist die Gefahr von Abwehrbewegungen mit Verrutschen der Nadel größer als beim aufgeklärten Patienten. Zugluft im Punktionsraum vermeiden

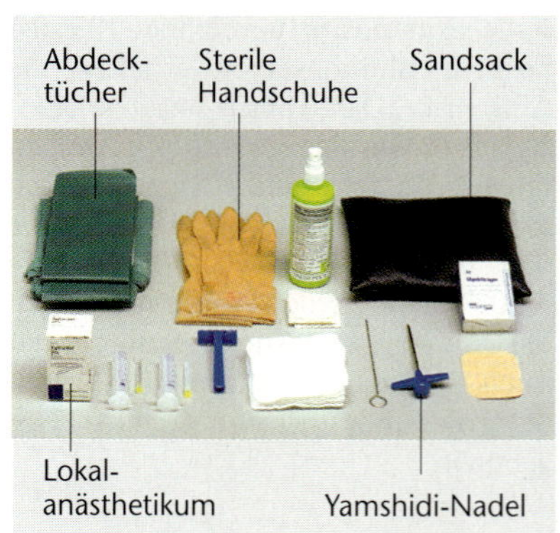

Abb. 24.19: Set zur Knochenmarkpunktion. [K183]

- *Lagerung des Patienten:* Patienten für die Beckenkammpunktion auf der Seite mit angewinkelten Knien oder auf dem Bauch mit einer Rolle unter dem Bauch etwas oberhalb der Symphyse
- *Assistenz bei der Durchführung:* Patienten beruhigen, evtl. Material anreichen.

Durchführung, ☞ *Abb. 24.20 – 24.25*

Bei der Knochenmark*punktion* wird lediglich mit einer Spritze Knochenmark aspiriert. Bei der Knochenmark*biopsie* wird zusätzlich ein Stanzzylinder entnommen.

Beckenkammpunktion und -biopsie [K183]

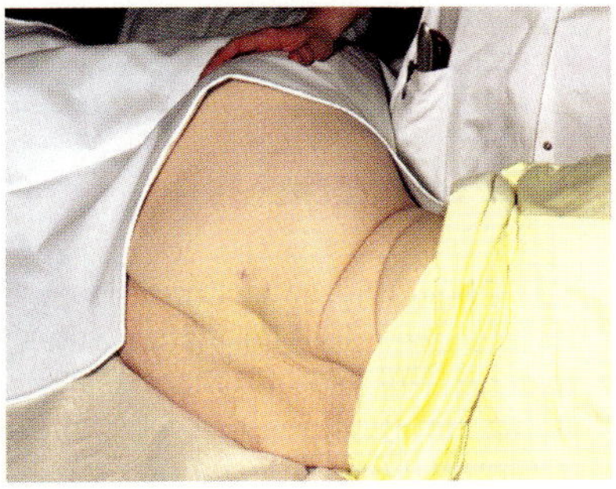

Abb. 24.20: Die assistierende Person steht vor der Patientin und unterstützt ggf. die gebeugte Haltung durch Auflegen der Hände auf Knie und Nacken.

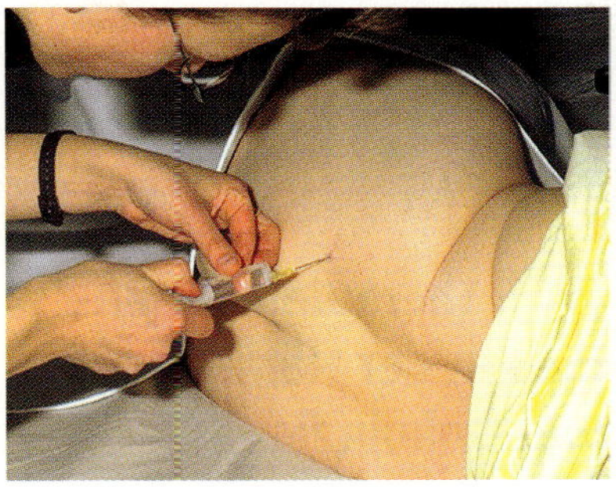

Abb. 24.21: Nach Desinfektion der Punktionsstelle folgt die Lokalanästhesie der Gewebsschichten einschließlich des sehr schmerzempfindlichen Periosts.

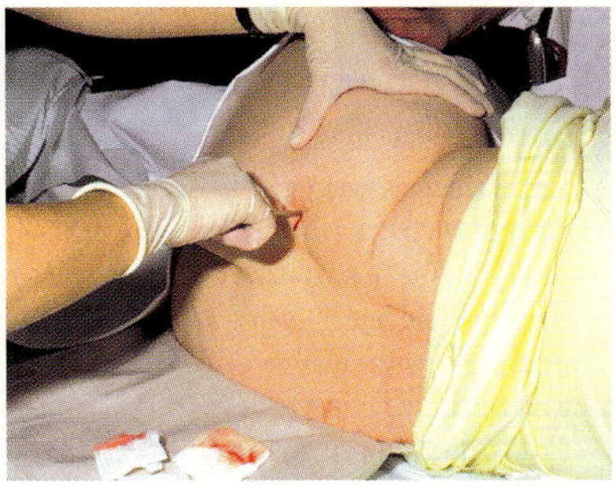

Abb. 24.22: Die Yamshidi-Nadel wird, evtl. nach Stichinzision mit einem Skalpell, drehend in den Beckenkamm vorgetrieben.

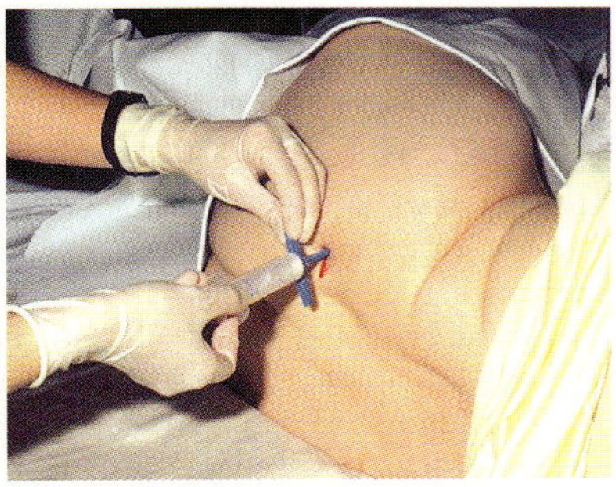

Abb. 27.23: Nach Entfernen des Stahlmandrins können die Knochenmarkzellen in die Spritze aspiriert werden.

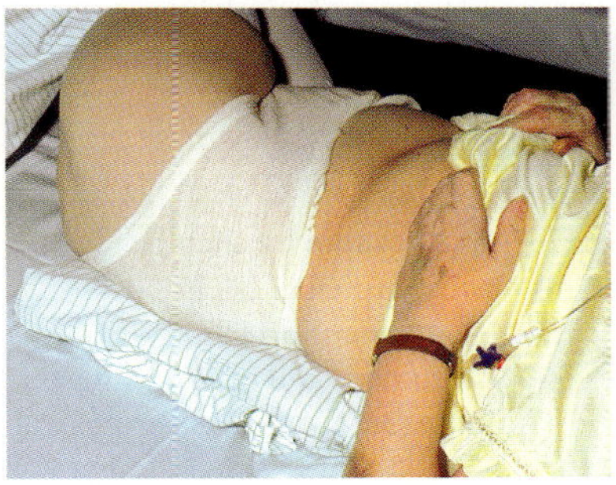

Abb. 24.24: Nach der Punktion/Biopsie wird ein Wundverband angelegt und die Patientin auf einen Sandsack gelagert.

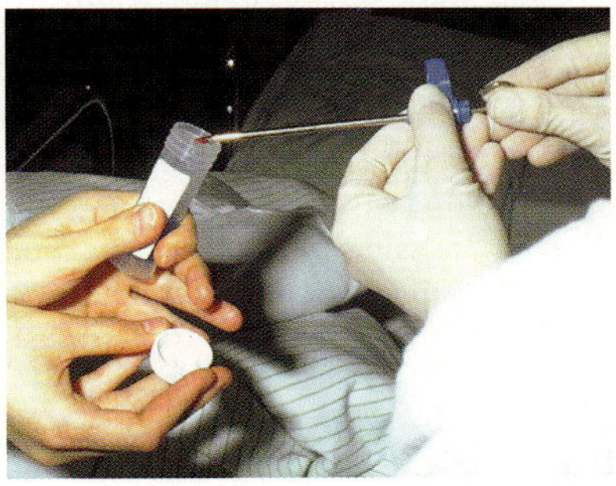

Abb. 24.25: Mit dem Draht wird die Knochenmarkstanze in ein Röhrchen mit Fixierlösung gestoßen und dann ins Labor geschickt.

Nachsorge

- Punktionsstelle für mindestens drei Minuten komprimieren, danach Pflasterverband anlegen und evtl. Sandsack auf die Wunde legen. Der Verband sollte zwei Tage lang auf der Wunde bleiben, ohne naß zu werden
- Patienten eine Stunde Bettruhe einhalten lassen und ihn genau auf Nachblutungen beobachten.

Untersuchungsbefund

Pathologische Befunde sind z.B.:

- **Tumorzellen**
- **Knochenmarkaplasie**, d.h. Verminderung der Blutzellbildung aller Reihen
- **Hyperzellularität**: Krankhafter Zellreichtum (durch Wucherung einzelner/mehrerer Knochenmarkzellreihen), z.B. bei Leukämien (☞ 24.7.1)
- **Verschiebung der Mengenverhältnisse** der Zellen untereinander.

> ☑ Die Knochenmarkpunktion bzw. -biopsie liefert oft den entscheidenden Tumornachweis.

24.4.7 Tumorpunktion und Lymphknotenpunktion/ -exstirpation

Lymphknotenpunktion

Bei der **Lymphknotenpunktion** wird in Lokalanästhesie ein oberflächlich gelegener Lymphknoten mit einer dünnen Kanüle punktiert und unter Sog Material aspiriert **(Feinnadelbiopsie)**, das vom Pathologen mikroskopisch untersucht wird. Die Lymphknotenpunktion ist bei Verdacht auf *entzündliche* Prozesse (z.B. Tuberkulose) angezeigt. Bei Verdacht auf eine bösartige Erkrankung ist eine Lymphknotenexstirpation (☞ unten) erforderlich.

Tumor- bzw. „Herdpunktion"

Punktiert werden können praktisch alle tastbaren Knoten (also Tumoren) und in Ultraschall oder Computertomographie auffälligen Befunde.

Pflege bei Feinnadel- und Lymphknotenpunktion

- Eine besondere Vorbereitung des Patienten ist nicht erforderlich. Ausnahme ist eine CT-gesteuerte Punktion mit Gabe von i.v.-Kontrastmittel. Dann muß der Patient evtl. nüchtern bleiben
- Das benötigte Material umfaßt: Evtl. Einmalrasierer zur Hautrasur über der Punktionsstelle, Hände- und Hautdesinfektionsmittel, Material zur Lokalanästhesie, Tupfer, sterile Arbeitsfläche, Punktionsset (steril: Handschuhe, Abdeck- oder Lochtuch, Spritze, Pistolet-Griff, ☞ Abb. 23.16), beschriftete Objektträger, Zubehör und Fixationsspray für den Ausstrich, Verbandmaterial, Abwurf.

Lymphknotenexstirpation

Bei der **Lymphknotenexstirpation** wird ein Lymphknoten vollständig operativ entfernt und das Gewebe histologisch untersucht. Im Gegensatz zur Punktion können nicht nur einzelne Zellen, sondern das Lymphknotengewebe im Verband beurteilt werden.

Pflege bei Lymphknotenexstirpation

- Präoperative Vorbereitung je nach Art der Anästhesie

- Postoperativ Beobachtung der Wunde auf Nachblutungen oder Infektionszeichen.

24.4.8 Tumormarker

> **Tumormarker:** Substanzen in Gewebe, Blut oder Urin, die normalerweise nicht oder nur in geringen Mengen vorhanden sind und bei einer Reihe von Tumorerkrankungen entweder durch die Tumorzellen selbst oder andere, vom Tumor beeinflußte Körperzellen gebildet werden.
> Nachweisbarkeit oder Anstieg weisen auf eine bösartige Tumorerkrankung oder ein -rezidiv hin.

Leider sind bis heute nur für einige Tumoren Tumormarker bekannt, und auch nicht alle Tumoren einer Tumorlokalisation (z.B. verschiedene Hoden-Karzinome) sind *marker-positiv*. Von Ausnahmen abgesehen, sind die Tumormarker zudem nicht organspezifisch. Daher sind sie als Screening-Methode kaum geeignet, sondern vielmehr bei der Therapie- und Verlaufskontrolle bösartiger Erkrankungen von Nutzen.

> ☑ Ein Wiederanstieg eines Tumormarkers deutet auf ein Tumorrezidiv hin, auch wenn dies evtl. mit weiteren diagnostischen Maßnahmen noch nicht bestätigt werden kann.

24.5 Therapiemaßnahmen in der Hämatologie und Onkologie

Leitlinien der Behandlung bösartiger Tumoren

Folgende Therapieansätze werden bei der Behandlung bösartiger Tumoren verfolgt:

- **Tumorentfernung**
- **Chemotherapie** (☞ 24.5.1)
- **Strahlentherapie** (☞ 10.6, 24.5.2)
- **Hormontherapie** (☞ 24.5.3)
- **Immuntherapie** (☞ 24.5.4)
- **Außenseitermethoden.** Misteln, Sauerstoffüberdruckbehandlungen, bestimmte Diätformen und viele weitere Methoden werden vor allem von naturheilkundlich orientierten Ärzten und Heilpraktikern angewendet. Sie sollen v.a. immuntherapeutisch wirken. Diese Methoden können nicht unkritisch empfohlen werden, einige werden sogar eher als schädlich eingestuft.

24.5.1 Chemotherapie

> **Chemotherapie:** Einsatz von natürlichen oder künstlichen Substanzen zur spezifischen Hemmung von Infektionserregern *(antimikrobielle Chemotherapie, Antibiotikatherapie)* oder Tumorzellen *(Zytostatikatherapie,* ungenau oft nur *Chemotherapie* genannt).

Zytostatika sind starke Zellgifte, die in der Tumortherapie zur Zerstörung der unkontrolliert wuchernden Krebszellen eingesetzt werden. Die heute verwendeten Zytostatika gehören unterschiedlichen Substanzklassen an. Sie wirken alle nur auf wachsende, nicht aber auf ruhende Zellen. Weil aber auch Tumoren stets einen gewissen Anteil ruhender Zellen enthalten, reicht eine einmalige, kurzzeitige Zytostatikatherapie zur Heilung des Lei-

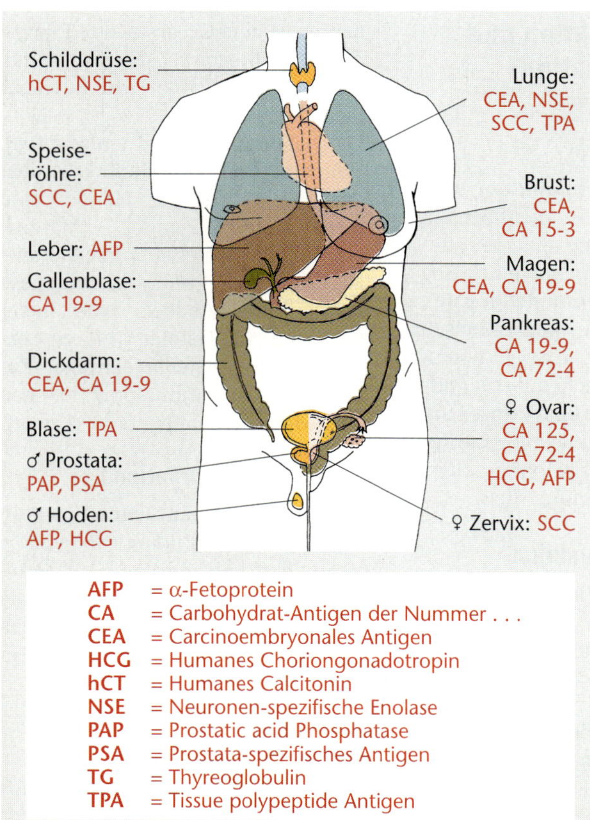

Abb. 24.26 (links): Die wichtigsten Tumormarker verschiedener Organtumoren im Überblick. [L215]

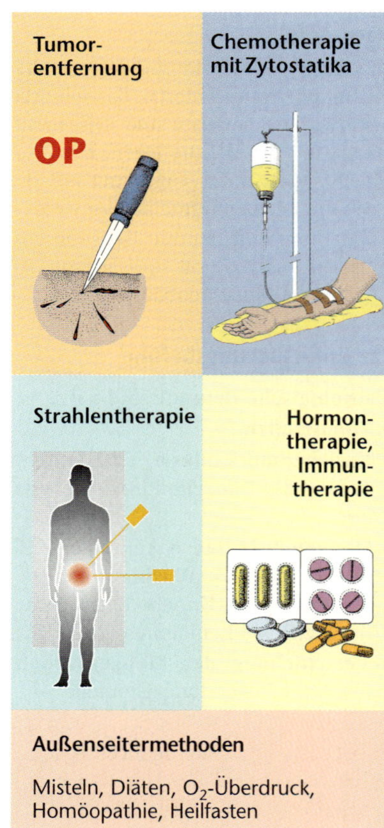

Abb. 24.27 (rechts): Die Säulen der Therapie bösartiger Tumoren. [B200]

dens nicht aus. Es ist vielmehr eine wiederholte Behandlung in (standardisierten) Serien erforderlich.

Häufig eingesetzte Zytostatika sind z.B. Cyclophosphamid (etwa Endoxan®), Azathioprin (etwa Imurek®), Fluorouracil (etwa Fluorouracil „Roche"®) und Methotrexat (etwa Methotrexat „Lederle®").

Vorsicht bei Zytostatika!

Zytostatika blockieren zelluläre Wachstumsvorgänge. Sie wirken prinzipiell immer auch auf gesunde Körpergewebe, und zwar um so stärker, je häufiger ihre Zellen sich teilen.

Die Folge sind vielfältige Nebenwirkungen. Um diese zu erkennen, ist der Patient während und in den ersten zwei Wochen nach Zytostatikatherapie sorgfältig auf lokale und systemische Nebenwirkungen zu beobachten.

Lokale Nebenwirkungen

Wenn Zytostatika nicht in das Blutgefäß, sondern *paravenös* ins umgebende Gewebe fließen **(Paravasat-Bildung),** kann es je nach Medikament zu Schäden bis hin zum großflächigen Absterben von Gewebe kommen.

Vorsicht! Paravasate

Bei Paravasaten muß die Infusion sofort abgebrochen, der Arzt benachrichtigt und seine Anordnungen erfragt werden. Das betroffene Hautareal wird sorgfältig überwacht und der Vorfall dokumentiert.

Bei Patienten mit schlechten Venenverhältnissen und Kindern können implantierbare Katheter, z.B. ein **Portkatheter** (☞ Abb. 24.28 und 24.29) oder **Hickman-Katheter** (☞ Abb. 24.30) angezeigt sein, um solche Zwischenfälle und die Schmerzen zahlreicher Gefäßpunktionen zu vermeiden.

Systemische Nebenwirkungen

Übelkeit und Erbrechen

Die meisten Zytostatika führen zu Appetitlosigkeit, Übelkeit und Erbrechen. Meist treten die Beschwerden präparatabhängig ca. 1 – 5 Stunden nach der Gabe auf. Therapeutisch werden z.B. Metoclopramid oral oder i.v. (etwa Paspertin®), Alizaprid (etwa Vergentan®) oder Ondansetron (z.B. Zofran®) eingesetzt.

Nüchtern zu bleiben hat *keinen* antiemetischen Effekt. Orale Zytostatika sollen nur *nach* den Mahlzeiten eingenommen werden. Während der Infusion kann das Lutschen von Bonbons oder das Kauen von Kaugummi helfen. Nierenschale und Zellstoff sollten in Griffnähe stehen. Starke Geruchsreize werden vermieden.

Pflege bei Übelkeit und Erbrechen, ☞ 7.9.5 und 7.7.6

Schleimhautveränderungen

Entzündungen der Mundschleimhaut und der Speiseröhre sind für den Patienten sehr unangenehm.

Geschwüre im Mundbereich lassen das Essen zur Qual werden. Sorgfältige Mundhygiene mit weicher Zahnbürste, Mundspülungen mit desinfizierenden und bei Bedarf antimykotischen Lösungen, Alkohol- und Nikotinverbot sowie tägliche Inspektion der Mundhöhle wirken vorbeugend. Anästhesierende Lutschtabletten oder Salben lindern Schmerzen in der Mundhöhle und Schluckbeschwerden. In der Ernährung sind weiche, säurearme und schwach gewürzte Lebensmittel zu bevorzugen.

Leukopenie und Thrombopenie

Die Zytostatika führen zu einer **Knochenmarkdepression**, d.h. zu einer Schädigung der blutbildenden Zellen. Hauptprobleme sind dabei die **Leuko(zyto)penie** und die **Thrombo(zyto)penie.** Der Kranke ist erhöht infektions- und blutungsgefährdet.

Deshalb ist auf die Einhaltung der Hygienebestimmungen, sorgfältige Körperhygiene und das Vermeiden von stark keimbesiedelten Nahrungsmitteln wie etwa Obst und Salat zu achten.

Bei **Agranulozytose** (Granulozyten < 800/µl Blut) ist der Patient höchst infektionsgefährdet (☞ Abb. 24.31). Dann ist eine *Umkehrisolierung* des Patienten angezeigt (☞ 6.3.2). Die **Darmdekontamination** soll den Patienten vor schweren Infektionen durch die *eigenen* Darmkeime schützen. Dabei werden Antibiotika und Antimykotika gegeben, die Bakterien und Pilze im Darm abtöten. Zusätzlich müssen einmal täglich abends z.B. Amphomoronal® Supp. oder -Ovula in Rektum und Scheide eingeführt werden.

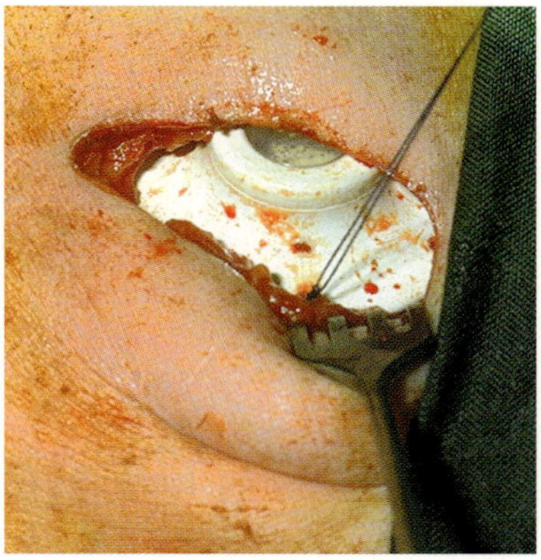

Abb. 24.28: Portkatheter. Der Port wird in eine subkutane Hauttasche am vorderen Thorax geschoben und durch Nähte fixiert. Der Katheterschlauch (hier nicht sichtbar) ist bereits in die V. subclavia vorgeschoben und mit dem Port zusammengesteckt. [K183]

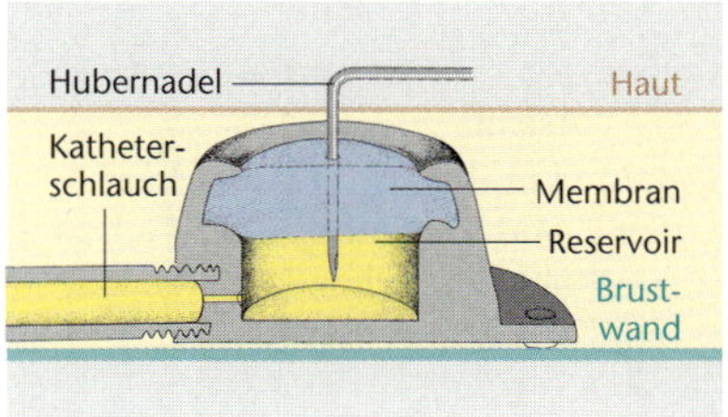

Abb. 24.29: Schnitt durch einen implantierten Portkatheter. Die abgewinkelte Hubernadel verhindert ein zu tiefes Einstechen. [B200]

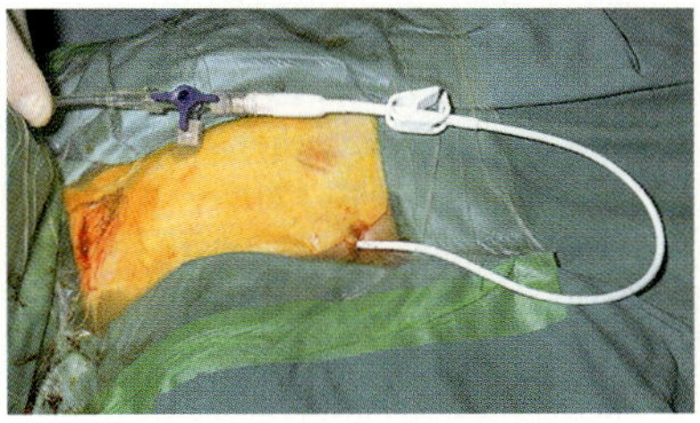

Abb. 24.30: Hickman-Katheter. Das proximale Katheterende wird wie beim Portkatheter in der V. subclavia fixiert. Das distale Ende wird durch einen Hauttunnel geführt und bleibt z.B. für den Anschluß von Spritzen zugänglich. Dadurch ist die Infektionsgefahr höher als beim Portkatheter. [K183]

Neben der Infektionsprophylaxe ist die *Früherkennung* von Infektionen entscheidend. Der Patient wird auf Zeichen beginnender Infektionen wie z.B. Fieber, Husten oder Schnupfen beobachtet. Bei Frauen ist auf die häufigen Vaginalinfektionen zu achten.

Erforderlich ist auch der Schutz vor Verletzungen wegen möglicher Gerinnungsstörungen und erhöhter Infektionsgefährdung. Stuhl und Urin werden auf Blutbeimengungen beobachtet.

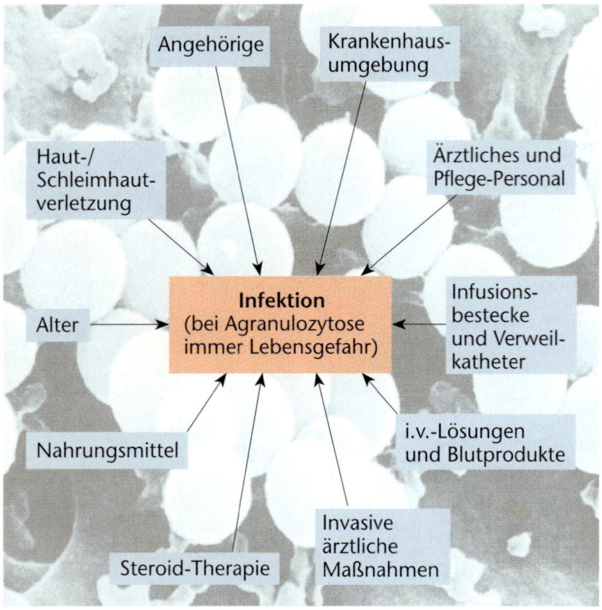

Abb. 24.31: Der abwehrgeschwächte Tumorpatient ist von vielen Seiten infektionsbedroht. Aufgabe der Pflege ist die Minimierung aller Infektionsrisiken. Hierzu ist oft auch die Umkehrisolation des Patienten erforderlich (☞ 6.3.2). [B200, U136]

Vorsicht!
Keine i.m.-Injektionen bei Leukopenie und Thrombopenie (Gefahr von Infektionen bzw. starken Blutungen in den Muskel)!

Haarausfall

Bei zu erwartendem **Haarausfall** *(Alopezie)* sollte frühzeitig eine Perücke angepaßt werden, um eine größtmögliche Ähnlichkeit zum eigenen Haar zu erreichen. Die Kosten für die Perücke werden von der Krankenkasse getragen. Wichtig für den Patienten ist das Wissen, daß die Haare nach Beendigung der Behandlung wieder wachsen werden.

Hormonelle Nebenwirkungen

Zytostatika greifen in den Hormonhaushalt ein, da sie die Keimdrüsen (also Eierstöcke und Hoden) schädigen. Bei Frauen bleibt die Menstruation aus, bei Männern verringert sich die Samenzellbildung. Oft ist eine bleibende Sterilität die Folge.

Möglich: Samenspende
Bei jüngeren Männern sollte vor der Zytostatikatherapie die Tiefkühllagerung einer Samenspende erörtert werden.

Zubereitung von Zytostatika

Vorsicht!
Zytostatika schädigen bei Hautkontakt sowie bei Einatmung und oraler oder perkutaner Aufnahme den Körper. Nur speziell geschultes Pflegepersonal darf mit Zytostatika umgehen. Schwangere und Jugendliche dürfen auf keinen Fall mit Zytostatika arbeiten.

Die Zubereitung von Zytostatikalösungen erfolgt in größeren Kliniken und Tumorzentren oft zentral in der Apotheke an einem speziellen Arbeitsplatz (**Zytostatika-Werkbank** = *Sicherheits-Werkbank*, ☞ Abb. 24.32). Bei Zubereitung auf Station sind besondere Vorsichtsmaßnahmen zwingend notwendig. Der Arbeitsplatz muß mit einem Abzug versorgt sein.

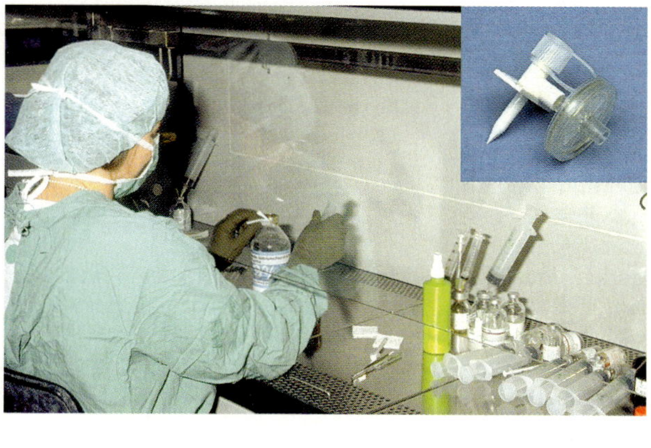

Abb. 24.32 – 24.33: Zytostatika-Werkbank mit Glasscheibe. Ohne diese Glasscheibe muß zusätzlich eine rundum geschlossene Schutzbrille getragen werden. Bildausschnitt rechts oben: Spezielle Entnahmekanüle für Zytostatika. [K183]

Zytostatika-Werkbank

Zytostatika-Werkbänke arbeiten mit einem Laminar-flow-System (d.h. einer wirbelfreien, gerichteten Luftströmung). Die Arbeitsfläche ist mit einer saugfähigen Unterlage auf flüssigkeitsdichter Folie abzudecken. Die Pflegeperson trägt einen langärmeligen Schutzkittel mit festanliegenden Manschetten, Handschuhe, Mundschutz (am besten Halbmaske mit Partikelfilter) und Schutzbrille. Trockensubstanzen werden zuerst mit einem geeigneten Lösungsmittel aufgelöst und flüssige Medikamentenkonzentrate evtl. verdünnt. Durch die Verwendung spezieller Kanülen mit Luftfilter (☞ Abb. 24.33) wird die Bildung von Aerosolen durch Überdruck in der Ampulle vermieden. Dann wird die Lösung entsprechend der ärztlichen Verordnung in eine geeignete Infusionslösung gegeben (vor dem Zuspritzen des Zytostatikums Infusion luftleer machen).

Auch bei der Mithilfe beim Anlegen der Infusion sind Handschuhe, Schutzkittel und Mundschutz erforderlich. Sollte es trotz allem zum Hautkontakt mit der Zytostatikalösung kommen, ist sofortiges Abspülen mit sehr viel Wasser erforderlich. Der Vorfall muß zur Wahrung von Versicherungsansprüchen dem Betriebsarzt als Arbeitsunfall gemeldet werden. Mit Zytostatika kontaminierter Abfall ist als Sondermülll zu behandeln und entsprechend der Vorschriften in speziellen Abfallbehältern zu entsorgen.

24.5.2 Strahlentherapie

Die Strahlentherapie (☞ 10.6) wird bei malignen Tumoren zusammen mit der Chemotherapie und/oder Operation oder als alleinige Behandlung eingesetzt.

Frühe Nebenwirkung: Strahlenkater

Hauptsymptome des sog. **Strahlenkaters** nach den einzelnen Bestrahlungen sind Müdigkeit, Appetitlosigkeit, evtl. Übelkeit und Erbrechen. Viel Ruhe und Schlaf nach jeder Bestrahlungssitzung helfen am besten entgegen.

Pflege der bestrahlten Haut

Bei perkutanen Bestrahlungen (☞ 10.6) wird das bestrahlte Hautareal mit einem wasserfesten Fettstift eingegrenzt. Dies dient der korrekten Einstellung des Bestrahlungsfeldes bei den einzelnen Bestrahlungssitzungen. Für die Pflegenden markiert es den Hautbezirk, der besonderer Beachtung bedarf. Die Markierung darf auf keinen Fall entfernt werden. Der den Strahlen ausgesetzte Hautbereich ist gegenüber jeglichen Reizen sehr empfindlich. Daher:

- Diesen Bereich nicht waschen, parfümieren, desodorieren oder salben; starke Verschmutzungen mit weichem Tuch und panthenolhaltiger Lösung (z.B. Bepanthol® Roche) entfernen
- Keine enge Kleidung aus Synthetikfasern tragen, keine Pflaster aufkleben, nicht kratzen oder reiben
- Das Bestrahlungsfeld vor Sonnenbestrahlung, Hitze oder Kälte schützen, z.B. keine Wärmflasche benutzen.

Vorsicht!
Die Strahlen durchdringen den Körper. Dies bedeutet, daß z.B. bei der Brustbestrahlung auch die hintere Thoraxwand im Bestrahlungsfeld liegt und entsprechend gepflegt werden muß.

Zur Prophylaxe wird 2 – 4 mal täglich Kamillen-Puder (Azulon®) aufgetragen. Normalerweise ist keine weitergehende Behandlung des betroffenen Hautgebietes erforderlich. Bei Verklumpungen des Puders durch Schweiß kann die Haut mit Kamillenlösung vorsichtig gereinigt werden. Stärkere Hautreizungen oder nässende Hautläsionen werden nach Arztanordnung z.B. mit panthenolhaltigen Salben oder Pyoctaninlösung behandelt.

Lokale Nebenwirkungen und ihre Prophylaxe

Die **lokalen Nebenwirkungen** sind abhängig vom Bestrahlungsgebiet (☞ Tab. 24.34):

- Zum Schutz der Mundschleimhaut sorgfältige Zahnpflege nach jeder Mahlzeit mit einer weichen Zahnbürste. Mehrmals täglich Mundspülungen mit Kamillenlösung, panthenolhaltigen oder desinfizierenden Lösungen. Bei Schmerzen anästhesierende Lutschtabletten. Bei Pilzinfektionen antimykotische Tinkturen, z.B. Nystatin, etwa in Moronal®. Zahnbehandlung möglichst vor Beginn der Strahlenbehandlung
- Bei Speiseröhrenentzündung pürierte Kost, bei starken Schmerzen beim Schlucken evtl. 15 Min. vor den Mahlzeiten Gabe eines Analgetikums (z.B. 20 Tropfen Novalgin®)
- Bei Magen-Darm-Störungen hochkalorische und eiweißreiche, dabei aber fett- und ballaststoffarme, leicht verdauliche Kost in mehreren kleinen Mahlzeiten. Ausgleich etwaiger Flüssigkeits- und Elektrolytverluste
- Striktes Rauchverbot, insbesondere wenn die Lunge innerhalb des Bestrahlungsfeldes liegt. Außerdem Atemgymnastik, atemstimulierende Einreibungen und Inhalationen mehrfach täglich zur Sekretlösung
- Vorbeugend hohe Flüssigkeitszufuhr zur Vermeidung von Blasenkomplikationen. Urinkontrolle auf Blutbeimengungen.

☑ Bei der Bestrahlung des Schädels werden die Haarwurzelzellen unwiederbringlich geschädigt. Deshalb vor Beginn der Therapie eine Perücke anpassen.

24.5.3 Hormontherapie

Hormone sind Botenstoffe, die bei der Entstehung und Größenzunahme von Tumorgeweben eine Rolle spielen können. Oft behalten Tumorgewebe die Hormonempfindlichkeit ihrer Ursprungsgewebe, das heißt, sie wachsen bei Zufuhr des entsprechenden Hormons (verstärkt) und bilden sich bei Fehlen des Hormons zurück.

Hormonabhängige Tumoren sind z.B.:

- Das Mammakarzinom der weiblichen Brust (gestagen- und östrogenabhängig, zum Teil androgenabhängig, ☞ 32.6.2)
- Das Endometriumkarzinom der Frau (gestagen- und östrogenabhängig, ☞ 32.9.2)
- Das Prostatakarzinom (androgenabhängig, ☞ 31.9.3).

Die Hormonabhängigkeit dieser Tumoren wird bei der Hormontherapie therapeutisch eingesetzt durch:

- Medikamentöse Stillegung oder operative Entfernung der Drüse, die das für das Tumorwachstum benötigte Hormon produziert (**ablative** = abtragende **Hormontherapie**). Beispiel ist die Orchidektomie (Hodenentfernung) beim Prostatakarzinom
- Blockade der Hormonrezeptoren des Tumorgewebes mit **Antihormonen** (Beispiel: Behandlung mit Antiöstrogenen beim Mammakarzinom, ☞ 32.6.2)
- Syntheseblockade des Hormons (z.B. Aromatasehemmung beim Mammakarzinom, ☞ 32.6.2)
- Gabe eines anderen Hormons, das die Wirkung des tumorwachstumstimulierenden Hormons aufhebt – sogenannte **additive Hormontherapie** (additiv = zugebend) – etwa die Gabe von Gestagenen bei Mammakarzinom.

Alle Methoden können jedoch nur zum Erfolg führen, wenn das Tumorgewebe noch empfindliche Hormonrezeptoren besitzt. Leider verlieren gerade besonders bösartige Tumoren im Laufe ihres Wachstums oft ihre Hormonrezeptoren. Vor allem beim Mammakarzinom wird deshalb im operativ entfernten Tumorgewebe die Menge an Östrogenrezeptoren *(ER)* sowie Progesteronrezeptoren *(PgR)* bestimmt.

Organ	Nebenwirkungen
Haut	Rötung, Dermatitis, evtl. Epithelablösung, Haarausfall, bestrahlte Haut bleibt dauerhaft empfindlicher („Pergamenthaut“)
Mundschleimhaut	Geschmacksverlust (kommt nach 3–6 Monaten wieder), Mundtrockenheit (bleibt häufig), Schluckbeschwerden, Verschleimung, Parodontose (Zahnfleisch bildet sich zurück), Ulzerationen, Soor (Pilzbefall)
Lunge	Husten, Kurzatmigkeit, Strahlenpneumonitis (Entzündung des Lungeninterstitiums) mit subfebrilen Temperaturen, Lungenfibrose
Dünndarm	Übelkeit, Erbrechen, Durchfall, Meteorismus, Tenesmen, Blut und Schleim im Stuhl
Rektum	Häufige, schmerzhafte Stuhlgänge, z.T. blutig („Strahlenproktitis“), Obstipation
Blase	Pollakisurie, blutiger Urin
Blut	Leukopenie, Thrombopenie, Blutungsneigung, erhöhte Infektanfälligkeit, Fieber, Leistungsschwäche

Tab. 24.34: Nebenwirkungen der Strahlentherapie auf wichtige Organe, wenn sie im Bestrahlungsgebiet liegen. [B200]

✐ Die Hormontherapie hat meist wesentlich weniger Nebenwirkungen als eine Zytostatikatherapie. Insbesondere ist nicht mit einer Hemmung der Knochenmarkfunktion zu rechnen.

24.5.4 Immuntherapie

Wie alle Gewebe im menschlichen Körper agieren Tumorgewebe im ständigen Wechselspiel mit Immunbotenstoffen, also z.B. Zytokinen und Antikörpern (☞ 29.1.3). Immunologische Therapieansätze zur Tumorbekämpfung funktionieren über zwei Angriffswege:

Immunstimulation

Ein Teil der immunologischen Therapien soll das physiologische Abwehrsystem des Körpers stimulieren **(Immunstimulation).**

In den vergangenen Jahren hat sich das Wissen um die Beeinflußbarkeit von Tumoren (zumindest unter Laborbedingungen) durch Zytokine wie z.B. **Interleukin I** (IL/1), **Interleukin II** (IL/2) und **IFN-α** (Interferon-α) sprunghaft erweitert. Dennoch hat sich die Immunstimulation noch bei keinem einzigen häufigeren bösartigen Tumor als Therapiemethode der ersten Wahl durchsetzen können.

Die häufigste Nebenwirkung ist eine Art „Grippesyndrom“. Unangenehmer sind zentralnervöse Nebenwirkungen (z.B. Depressionen, Konzentrationsschwäche) sowie Nebenwirkungen, die Autoimmunerkrankungen (z.B. SLE, ☞ 25.6.1) gleichen.

Schmerzursache/ Tumorlokalisation	Wahrscheinlich geeignetes Medikament
Knochenmetastasen, Tumorzerfall, Geschwürsbildung	Prostaglandinsynthesehemmer
Infiltration von Nerven	Antiepileptika (z.B. Carbamezepin), Psychopharmaka (v.a. Neuroleptika, trizyklische Antidepressiva). Bei *Nervenkompression* auch Glukokortikoide
Tumorbefall viszeraler Organe	Spasmolytika, Metamizol

Tab. 24.36: Co-Analgetika unterstützen die analgetische Wirkung von Nicht-Opioid- und Opioid-Analgetika je nach der Tumorlokalisation.

Monoklonale Antikörper

Hierbei werden dem Patienten durch gentechnische Methoden hergestellte, monoklonale Antikörper gegen seinen Tumor injiziert. Sie sollen *selektiv* (ausschließlich) das entartete Tumorgewebe angreifen und es zerstören. Die Methode befindet sich noch im experimentellen Stadium.

24.5.5 Schmerztherapie

☑ 60 – 90% aller Krebspatienten leiden im Verlauf der Erkrankung unter *chronischen* Schmerzen (☞ auch Kapitel 16), die in ca. 40% durch Knochenmetastasen bedingt sind. Die zermürbenden Schmerzen hindern den Kranken daran, die noch verbleibende Lebenszeit bewußt zu erleben und zu gestalten. Dies ist aber kein unabwendbares Schicksal: Der Schmerz bei malignen Tumoren ist meist gut behandelbar.

Auch bei scheinbar klaren „Tumorschmerzen“ muß zunächst eine Ursachendifferenzierung versucht werden:

- Vielfach können tumorbedingte oder durch die Therapie verursachte Schmerzen durch *gezielte* Maßnahmen gebessert werden, etwa eine Strahlentherapie bei Knochenmetastasen
- Außerdem kann der Tumorkranke unter *tumorunabhängigen Schmerzen* leiden, etwa einem verspannungsbedingten Kopfschmerz.

Sind die Schmerzen tumorbedingt und gezielten Maßnahmen nicht zugänglich, steht die symptomatische Analgetikagabe im Vordergrund. Hierfür gibt es etablierte Richtlinien, etwa das WHO-Stufenschema zur Schmerztherapie:

WHO-Stufenschema zur Schmerztherapie

1. Stufe bei beginnenden Tumorschmerzen: **Nicht-Opioid-Analgetika**

Bei beginnenden Tumorschmerzen sind *Nicht-Opioid-Analgetika* (☞ 16.4.4) angezeigt. Die Wahl des geeigneten Medikaments hängt dabei auch von dem betroffenen Organ ab (☞ Tab. 24.39).

Kann mit Medikamenten der Stufe 1 keine ausreichende Wirkung erzielt werden, wird auf *schwache Opioid-Analgetika* (☞ 16.4.5) umgestiegen.

2. Stufe: **Schwache Opioide** in Kombination mit Medikamenten der Stufe 1 und evtl. *Co-Analgetika* (☞ 16.4.6 und Tab. 24.36).

3. Stufe: **Starke Opioide** (☞ 16.4.5) in Kombination mit Medikamenten der Stufe 1 und evtl. *Co-Analgetika.*

Auf jeder Stufe sind gleichzeitig die Gabe von Co-Analgetika, Begleitmedikamenten und weitere Verfahren der Schmerztherapie wie etwa lokalanästhetische Methoden oder Bestrahlungen möglich.

Wie bei jeder Therapie chronischer Schmerzen gilt bei der Behandlung von Tumorschmerzen, daß der Patient möglichst selbstbestimmt leben sollte.

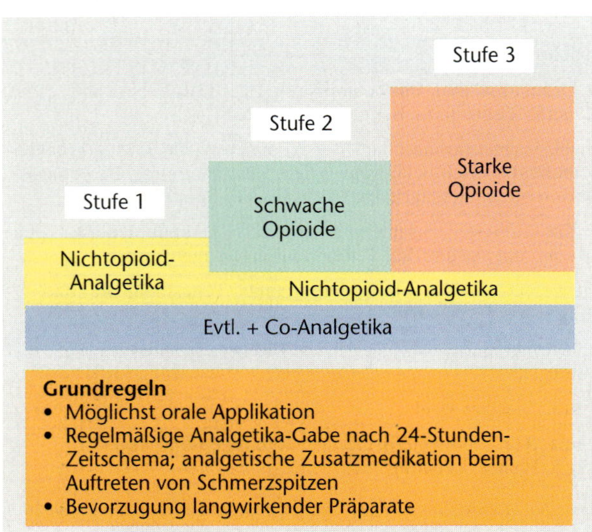

Abb. 24.35: WHO-Stufenschema der Therapie von Karzinomschmerzen. Präparate und Dosierungen ☞ Pharma-Info 16.5 und 16.7. [B200]

Daher ist die orale Einnahme der Analgetika prinzipiell zu bevorzugen. Im Einzelfall ist jedoch stets nach individuellen Konzepten zu suchen. Durchaus erwägenswert bei Patienten mit Übelkeit oder Erbrechen ist beispielsweise die *kontinuierliche subkutane Analgetikainfusion,* die mit Hilfe entsprechender Pumpen auch ambulant durchgeführt werden kann. Eine neuere Alternative zur parenteralen Opioid-Applikation ist die *transdermale Zufuhr von Fentanyl* über ein spezielles Pflaster (Fentanyl ist ein starkes Opioid, das in der Anästhesie bei Allgemeinanästhesien benutzt wird, ☞ 37.3.3).

Wichtig sind auch die psychosoziale Betreuung und supportive (unterstützende) Pflege des Kranken.

24.5.6 Blutprodukte

Eigenblutspende, ☞ 11.1.1

Patienten mit Bluterkrankungen oder Tumorleiden haben oft einen Mangel an bestimmten Blutbestandteilen. Heute können viele dieser Patienten durch Gabe von **Blutprodukten** *(Blutpräparaten,* ☞ Tab. 24.39) gerettet werden. Die Hauptgefahren bei der Gabe von Blutprodukten sind:

- **Unverträglichkeitsreaktionen.** Bis heute ist nur ein Teil der zu Unverträglichkeitsreaktionen führenden Antigene bekannt, und von diesen können wiederum nur die wichtigsten vor der Gabe von Blutpräparaten getestet werden. Unverträglichkeitsreaktionen gefährden den Patienten nicht nur unmittelbar. Vielmehr besteht bei jeder Gabe von Blutpräparaten auch die Gefahr einer Immunisierung, die den Erfolg späterer Transfusionen vermindert
- **Infektionen.** Bei vielen Blutprodukten besteht die Gefahr, Infektionserreger zu übertragen. Besonders bedrohlich sind die Hepatitiserreger (☞ 22.4.2) und das HI-Virus (☞ 29.3.1). Eine vorherige Testung aller Blutspender auf Hepatitiserreger und HIV erfaßt, u.a. wegen der diagnostischen Lücke (☞ 29.3.1), nie alle Infizierten. Bei einem Teil der Blutprodukte können die Viren heute mit einem Höchstmaß an Sicherheit inaktiviert werden. Doch immer wieder geraten Patienten in Gefahr, weil z.B. infolge mangelnder Sorgfalt bei der Virusinaktivierung infiziertes Blut in Umlauf gebracht wurde
- **Stoffwechselentgleisungen,** z.B. eine Hyperkaliämie und Gerinnungsstörungen durch Hämolyse.

Auch wenn die Risiken in Deutschland vergleichsweise gering sind, dürfen Blutpräparate daher nur nach strenger Indikationsstellung eingesetzt werden.

Vorbereitung einer Transfusion

Die Vorbereitung einer Blutkonserve zur Transfusion ist Aufgabe des Arztes. Der Arzt kann diese Tätigkeit aber an das Krankenpflegepersonal delegieren.

Aufwärmen der Konserve

In der Regel werden die gekühlten Konserven im Blutdepot (Labor) bis auf Zimmertemperatur erwärmt, bevor sie an die Station abgegeben werden. Wurde die Konserve jedoch gekühlt ausgegeben und evtl. auf der Station im Kühlschrank zwischengelagert, sollte sie ca. eine Stunde vor der geplanten Transfusion herausgenommen werden, damit sie Zimmertemperatur annehmen kann.

Bei Notfällen kann es vorkommen, daß eine Transfusion sofort erfolgen muß. Ist die Konserve zu kalt, muß sie auf Station erwärmt werden (Arztanordnung). Dann sind spezielle *Blut-Aufwärm-Geräte* nach dem Wasserbad-Prinzip oder – besser – *Durchlauferwärmer* (☞ Abb. 24.37) zu empfehlen, da die Gefahr einer Temperaturüberschreitung mit Hämolyse des Blutes und Proteindenaturierung beim Improvisieren zu groß ist.

Transfusionsbesteck anschließen

Hat die Konserve die richtige Temperatur, wird das Tranfusionsbesteck (☞ Abb. 24 40) angeschlossen und dabei eine Sicherheitsüberprüfung (Bedside-Test, ☞ 24.4.4) durchgeführt:

- Arbeitsfläche desinfizieren
- Benötigte Materialien bereitlegen: Händedesinfektionsmittel, alkoholisches Sprühdesinfektionsmittel, Infusionsständer, Blutkonserve mit Begleitpapieren, Transfusionsbesteck, evtl. NaCl 0,9% zum Verdünnen des Erythrozytenkonzentrats (z.B. Ery-set®)
- Sicherheitsüberprüfung durchführen (zwei voneinander unabhängige Personen): Angaben auf der Konserve mit denen der Begleitpapiere und der Patientenunterlagen vergleichen. Evtl. Unstimmigkeiten müssen erst zweifelsfrei geklärt werden, bevor die Konserve verwendet werden darf. Danach Konservenbeutel auf Beschädigungen und Konserve auf Farbveränderungen prüfen
- Hygienische Händedesinfektion durchführen
- Blutkonserve durch Kippen, nicht Schütteln, vorsichtig durchmischen
- Ggf. Folienkappe bzw. Lasche am Konservenbeutel öffnen und die vom Labor beigelegte physiologische

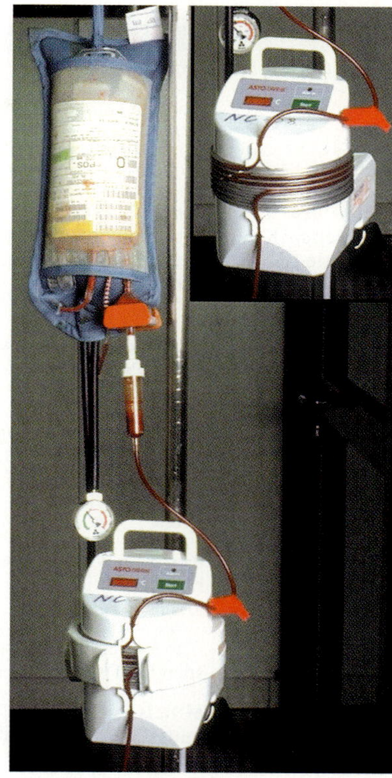

Abb. 24.37: Blutwärmgerät nach dem Durchlaufprinzip. Das Erythrozytenkonzentrat wird (hier mittels Drucktransfusion) im Schlauch spiralförmig an der Heizung (Bildausschnitt: ohne Abdeckung) vorbeigeleitet und kann so direkt aus dem Kühlschrank dem Patienten verabreicht werden. [K183]

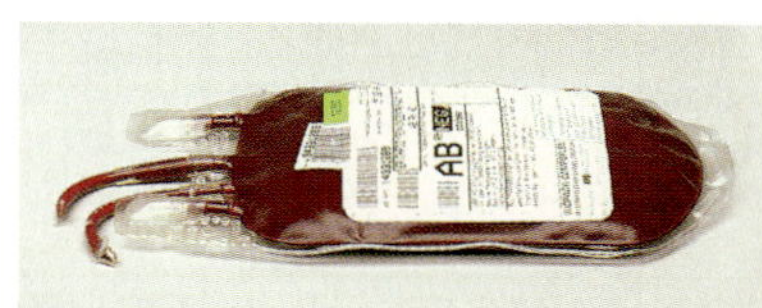

Abb. 24.38: Blutkonservenbeutel. Das Etikett enthält die genaue Blutgruppe, den Ort der Herstellung und eine Liste der zugesetzten (Konservierungs-)Stoffe. Die zwei blutgefüllten Schläuche wurden zum Füllen des Beutels benötigt und sind jetzt verschlossen. Die beiden mit einer Folienkappe versehenen Schlauchenden dienen dem Anschluß des Transfusionsbesteckes und ggf. dem Zufüllen von NaCl. [K183]

Präparat (Bsp.)	Beschreibung	Indikation
Ersatz von Erythrozyten		
Frischblut*	Vollblut (max. 72 Std. alt)	Nur noch in Notfällen
Buffy-coat-freie EK*	Abzentrifugierte Eryhrozyten, in Plasma oder additiver Lösung, Buffy-coat (= Leukos und Thrombos) mechanisch entfernt	„Routinetransfusion" bei akutem Blutverlust oder Anämie
Leukozyten-depletierte EK (gefilterte EK)*	Durch Filterung von buffy-coat-freien EK gewonnene leuko- und thrombozytenreduzierte EK (Restleukos < 5 Mill./Einheit). Geringer immunogen, damit geringeres Risiko von Unverträglichkeitsreaktionen	Transfusionen bei Patienten, die bereits Antikörper gegen Leuko- oder Thrombozytenantigene gebildet haben und Patienten, bei denen eine solche Immunisierung möglichst vermieden werden muß, z.B. bei Leukämie.
Gewaschene EK*	Durch wiederholtes Aufschwemmen und Abzentrifugieren („Waschen") der Erys leuko-, thrombozten- und plasmareduzierte EK	Nur bei speziellen Indikationen (z.B. Unverträglichkeit auf Gabe leukozytendepletierter EK, Antikörper gegen Plasmaproteine)
Bestrahlte EK*	Leukozytenarme, möglichst gefilterte EK, mit 30 Gy bestrahlt	Nur bei speziellen Indikationen (z.B. Patienten nach Knochenmarktransplantation oder mit schweren Immundefekten)
Ersatz von Thrombozyten		
Einzelspender-TK*	Aus einer Vollblutspende isolierte Thrombozyten in ca. 50 ml Plasma. Enthalten Restleukos und -erys, daher blutgruppengleiche Transfusion	Thrombopenie, insbesondere bei Thrombozytenbildungsstörung
Pool-TK*	Aus Poolen von bis zu 8 blutgruppenkompatiblen Einzelspender-TK gewonnene TK	Thrombopenie, insbesondere bei Thrombozytenbildungsstörung, „Routine"- Präparat
Thrombozytapherese-TK (Zellseparator-TK)*	Mittels Zellseparator gewonnene TK eines einzelnen Spenders mit geringerer Immunität	Z.B. Patienten mit Immunisierung gegen HLA oder Plättchenantigene (nach Antigenen ausgewählte Einzelspender)
Leukozyten-depletierte TK*	Durch Filterung von Pool-TK oder Thrombozytapherese-TK gewonnene, um 99% leukozytenreduzierte TK	Z.B. Patienten mit voraussichtlich längerer Substitution, Patienten mit früheren Unverträglichkeitsreaktionen
Ersatz von Granulozyten		
Granulozyten-konzentrat*	Granulozyten von nur einem Spender	Agranulozytose bei gleichzeitigem Infekt
Ersatz von Plasma		
Gefrorenes Frischplasma (GFP, Fresh Frozen Plasma, FFP)*,**	Schockgefrorenes, zellarmes Plasma eines Einzelspenders mit Gerinnungsfaktoren. Blutgruppengleiche Transfusion sofort nach Auftauen	Massentransfusion, komplexe Gerinnungsstörungen, Faktorenmangel V, XI (für diese Faktoren keine Einzelpräparate verfügbar)
Ersatz einzelner Plasmabestandteile (blutgruppenunabhängige Fertigarzneimittel)		
Humanalbumin	Humanalbumin	Akuter Volumenersatz, chronische Hypalbuminämie
Immunglobuline*: • „Normale" Immunglobuline • Spezifische Immunglobulinpräparate (Hyperimmunglobulin)	Immunglobulin G, Restgehalt anderer Proteine, v.a. anderer Immunglobuline „Antikörperquerschnitt" entsprechend den in der Bevölkerung üblichen Antigenen (z.B. Sandoglobulin®) Durch geeignete Spenderauswahl ca. 10mal höherer Gehalt bestimmter Antikörper (z.B. Tetagam®)	Passive Immunisierung bei erhöhter Infektions- oder Komplikationgefährdung (☞ 29.2.1) Hepatitis A-Prophylaxe, Röteln-Prophylaxe in der Frühschwangerschaft. Immundefekte mit Antikörpermangel Prophylaxe nach Kontakt mit bestimmten Erregern, z.B. Hepatitis A, Hepatitis B, Röteln, Tetanus, Tollwut, Varizellen, Zytomegalie; Rhesusprophylaxe
PPSB	Prothrombin-Komplex reich an Faktoren II, VII, IX und X (z.B. Beriplex® HS)	Blutungen bei Lebererkrankungen, Marcumarüberdosierung, DIC (☞ 24.9.3), Hämophilie B
Einzelfaktorkonzentrate	Faktor VIII bzw. Faktor VIII/von Willebrand-Faktor (z.B. Alpha VIII®) Faktor IX (z.B. Berinin® HS) Fibrinogen (z.B. Haemocomplettan® HS) AT III (z.B. ATIII 500/1000 thermoinaktiviert)	Einzelfaktormangel

Tab. 24.39: Überblick über die wichtigsten Blutprodukte. EK = Erythrozytenkonzentrat, TK = Thrombozytenkonzentrat.

*: **Chargendokumentationspflicht** (Name, Charge und Dosierung des Präparats, Hersteller, Datum der Anwendung und Empfängerdaten)

: **Quarantänelagerung von 6 Monaten, sofern die Produkte mindestens 1 Jahr haltbar sind und keinem geeigneten Verfahren zur Virusinaktivierung unterzogen wurden. [B200]

Kochsalzlösung zur Konserve hinzufügen und durchmischen. Das geleerte Ery-Set® verbleibt zusammengerollt am Beutel

- Folienkappe bzw. Lasche am Konservenbeutel öffnen und den Dorn der Transfusionsleitung in den Konservenbeutel einstechen
- Beutel flach hinlegen, Transfusionsbesteck schräg nach oben halten (Tropfkammer steht auf dem Kopf), durch Druck auf den Beutel Tropfkammer füllen, bis Filter benetzt ist
- Rollenklemme schließen, Konservenbeutel aufhängen, Spiegel in der Tropfkammer einrichten
- Rollenklemme öffnen, Transfusionsleitung langsam luftfrei füllen und Schlauchklemme wieder schließen
- Transfusionsprotokoll vorbereiten
- Evtl. Material für großlumigen venösen Zugang bereitstellen (z.B. gelbe Braunüle, ☞ 10.5.3).

Vorbereitung des Patienten

Die Aufklärung des Patienten ist Sache des Arztes. Das Pflegepersonal informiert den Patienten über die bevorstehende Tranfusion und bittet ihn, noch einmal zur Toilette zu gehen.

Durchführung und Überwachung der Transfusion

Das Anlegen einer Transfusion ist Aufgabe des Arztes. Die normale Tropfgeschwindigkeit der Transfusion beträgt 40 – 60 Tropfen pro Minute, d.h. ein Erythrozytenkonzentrat läuft in etwa einer Stunde ein. Bei Patienten mit einer Herzinsuffizienz (☞ 18.6) wird die Durchlaufzeit verlängert. Nach unauffälliger Einleitung einer Transfusion delegiert der Arzt die weitere Überwachung in der Regel an die Pflegenden. Durch die engmaschige Überwachung des Patienten lassen sich etwaige Transfusionsreaktionen (☞ unten) frühzeitig erkennen. Dies bedeutet:

- Regelmäßige Kontrolle von Puls, RR, Atmung und Bewußtseinslage
- Beobachtung der Haut auf Rötungen und Quaddelbildung
- Erkundigung nach dem Befinden des Patienten
- Kontrolle von Transfusionssystem und Füllungszustand des Konservenbeutels und Inspektion der Einstichstelle
- Dokumentation aller Befunde im Transfusionsprotokoll.

Vorsicht! Auch diffuse Beschwerden können auf Transfusionszwischenfälle hinweisen

Auch unklare Beschwerden des Patienten wie z.B. „mir wird so komisch" oder „irgendwie habe ich ein flaues Gefühl" sind unbedingt ernst zu nehmen. In solchen Fällen ist der Patient kontinuierlich zu überwachen und bei anhaltenden Beschwerden der Arzt zu benachrichtigen.

Bei Auffälligkeiten und Störungen ist die Transfusion zu verlangsamen oder zu unterbrechen (☞ auch Unverträglichkeitsreaktionen) und der Arzt zu informieren. Der Venenzugang muß belassen werden, um evtl. schnell Medikamente injizieren zu können.

Transfusionszwischenfälle

Häufigste Ursache von **Tranfusionszwischenfällen** *(Transfusionsreaktionen)* sind Unverträglichkeitsreaktionen gegen mittransfundierte weiße Blutkörperchen. Seltene, aber ernste Komplikationen sind Hämolyse und bakteriell bedingte Reaktionen durch kontaminierte Transfusionen bis hin zum Schock mit Verbrauchskoagulopathie (☞ 24.9.3). Bei Transfusionen muß der Notfallkoffer oder Notfallwagen immer bereit stehen.

Notfall! Erstmaßnahmen beim Transfusionszwischenfall

- Unruhe, Beklemmungsgefühl, Übelkeit, Brechreiz, Atemnot, Kopf-, Gelenk- und Gliederschmerzen und in schweren Fällen Schockzeichen können Anzeichen einer Unverträglichkeitsreaktion sein. Transfusion stoppen, Arzt benachrichtigen, venösen Zugang unbedingt (mit NaCl) offen halten
- Hautrötung, Quaddelbildung und Juckreiz, evtl. mit Blutdruckabfall, sind Hinweise auf eine allergische Reaktion. Transfusion zunächst stoppen, Arzt benachrichtigen
- Fieber und Schüttelfrost weisen auf eine bakterielle Verunreinigung der Konserve hin. Transfusion stoppen, Arzt benachrichtigen, venösen Zugang offen halten, Blutkulturentnahme richten (☞ 28.3.5).

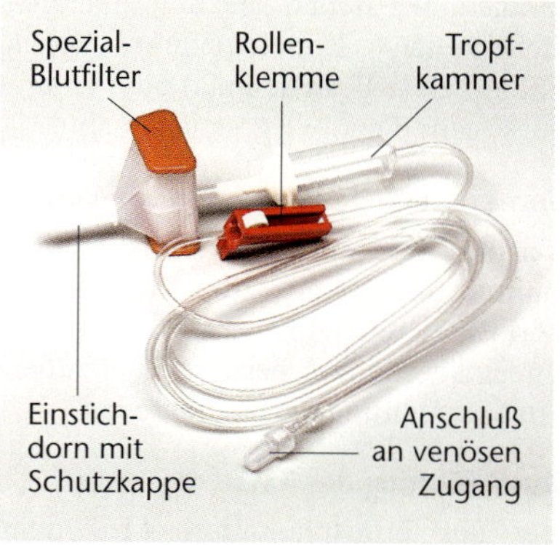

Abb. 24.40: Transfusionsbesteck. [K183]

Beenden der Transfusion

Die Transfusion wird beendet, wenn das Präparat bis auf einen Rest von ca. 10 ml eingelaufen ist:

- Der Venenzugang wird (vom Arzt) mit NaCl durchgespült und – auch wenn keine weiteren Infusionen geplant sind – zunächst noch belassen (Mandrin), um Spätkomplikationen medikamentös behandeln zu können. Wird sofort eine Folgeinfusion angehängt, muß trotzdem mit NaCl durchgespült werden
- Der Patient sollte engmaschig überwacht werden
- Transfusionsbeutel und -besteck mit dem Blutrest werden für 24 Stunden im Kühlschrank aufbewahrt, damit bei etwaigen Spätkomplikationen noch Blut für Nachuntersuchungen vorhanden ist
- Das Transfusionsprotokoll wird abgeschlossen und zu den Krankenunterlagen genommen.

24.5.7 Knochenmarktransplantation

Knochenmarktransplantation *(KMT)*: Übertragung von Knochenmark, d.h. blutbildenden Zellen, von einem *Knochenmarkspender.*

Meist wird Knochenmark von einem gesunden Spender übertragen **(allogene KMT).** Dann muß eine möglichst hohe Gewebeverträglichkeit bestehen, damit das Transplantat anwächst (☞ 10.8).

Indikationen

Angezeigt ist eine Knochenmarktransplantation insbesondere bei Erkrankungen, bei denen die blutbildenden Zellen des Knochenmarks durch Krankheit (z.B. Leukämie) oder vorangegangene Therapie geschädigt sind.

Vorbereitung des Patienten zur KMT

Vor der KMT erfolgt eine hochgradige Immunsuppression zur Vermeidung von späteren Abstoßungsreaktionen und insbesondere bei den Leukämien zur Vernichtung der Tumorzellen.

Durchführung der KMT

Bei der Transplantation wird dem Spender in Vollnarkose durch vielfache Nadelpunktionen Knochenmark aus dem Beckenkamm entnommen, aufbereitet und dem Empfänger wie eine normale Transfusion infundiert.

Risiken einer KMT

In den ersten Monaten nach der Transplantation, insbesondere in den ersten zwei bis drei Wochen, ist der Patient hochgradig infektionsgefährdet. Daher muß er in Spezialpflegeeinheiten (**Umkehrisolation** oder **Life island**, ☞ 6.3.2) untergebracht werden, und es müssen alle Vorsichtsmaßnahmen wie bei einer Agranulozytose (Abfallen der Granulozyten unter 800/µl Blut, ☞ 24.7.4) getroffen werden. Die zweite wesentliche Gefahr für den Patienten besteht in der **Graft-versus-Host-Krankheit**, kurz *GvHD*, einer Abstoßungsreaktion des Transplantats (graft) gegen den Empfänger (host). Betroffen sind vor allem Haut, Leber und Blutbildung des Empfängers. Es kommt zu Juckreiz, sonnenbrandähnlichen Hauterscheinungen, Durchfällen und Leberfunktionsstörungen. Die Behandlung besteht in Glukokortikoiden, Methotrexat und Ciclosporin A.

Trotz dieser Gefahren bietet die Knochenmarktransplantation Patienten unter 40 – 50 Jahren mit hohem Rezidivrisiko oder nach Ausschöpfung anderer Therapiemöglichkeiten reelle Überlebenschancen.

24.6 Erkrankungen der roten Blutzellen

24.6.1 Anämien

Anämie (☞ auch 24.3): Verminderung von Erythrozytenzahl und/oder Hämoglobinkonzentration bei normalem Blutvolumen (Hämoglobin <12 g/dl bei Frauen, Hb < 14 g/dl bei Männern).

Häufige Anämieursachen, ☞ Abb. 24.45.

24.6.2 Eisenmangelanämie

Die **Eisenmangelanämie** ist die häufigste Anämieform. Dabei ist die Hämoglobinsynthese gestört, da nicht genügend Eisen zum Einbau zur Verfügung steht.

Krankheitsentstehung

Eisenmangelanämien entstehen:

- Als Folge chronischer Blutungen aus dem Magen-Darm-Trakt oder den Harnwegen
- Infolge verlängerter, zu häufiger oder zu starker Menstruationsblutungen
- Durch erhöhten Eisenbedarf bei Schwangeren oder Kindern
- Durch zu geringe Eisenaufnahme bei Fehlernährung oder verminderte Eisenresorption nach Magenentfernung oder bei bestimmten Darmerkrankungen
- Bei Tumoren oder chronischen Infekten durch Störung der Eisenverwertung im Knochenmark **(infektiös-toxische Anämie).**

Vor allem bei Frauen ist das Gleichgewicht zwischen Eisenzufuhr und Eisenverlust (z.B. durch Menstruation) sehr labil und führen bereits kleinere zusätzliche Blutverluste zur Anämie.

Symptome und Untersuchungsbefund

Zusätzlich zu den allgemeinen Symptomen einer Anämie (☞ 24.3) haben die Patienten mit einer Eisenmangelanämie oft Hohlnägel, Haarausfall, trockene, rissige Haut mit Mundwinkelrhagaden sowie Zungenbrennen.

Diagnostik und Differentialdiagnose

Die Eisenmangelanämie ist eine hypochrome mikrozytäre Anämie. MCV, MCH und MCHC sind vermindert. Im Blut sind der Eisenspiegel und das Speicherprotein **Ferritin** erniedrigt, während das Transporteiweiß **Transferrin** erhöht ist.

Da die Ursache des Eisenmangels gefunden werden muß, wird:

- Nach Blutungen im Magen-Darm-Trakt und im Bereich der Harnwege durch Test auf Blut im Stuhl (☞ 21.3.2) und Urinstatus (☞ 31.5.3) gesucht
- Bei Frauen eine gynäkologische Untersuchung vorgenommen.

Wichtig ist die Abgrenzung zur **infektiös-toxischen** Anämie, bei der Ferritin erhöht und Transferrin erniedrigt sind.

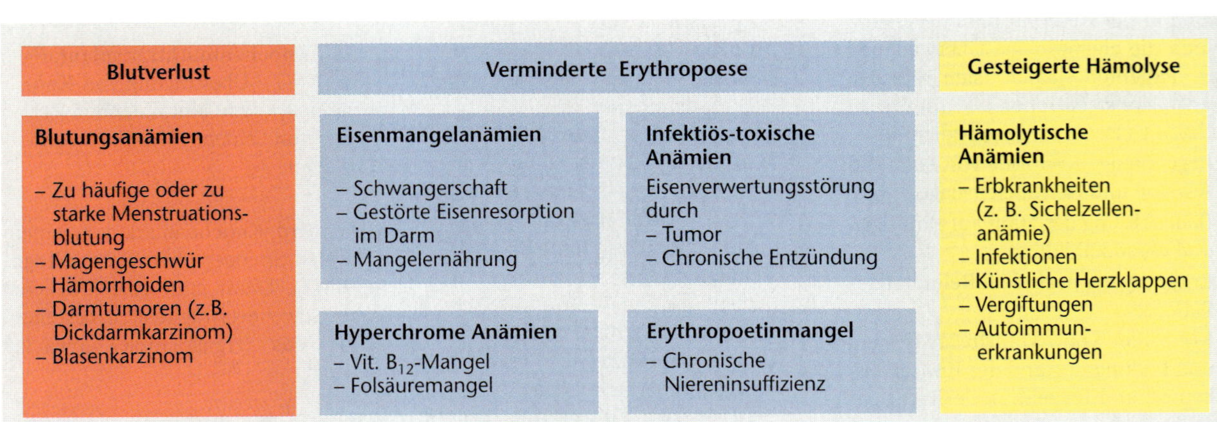

Abb. 24.41: Übersicht über die häufigsten Ursachen einer Anämie. Bei der Sichelzellenanämie ist das Hämoglobinmolekül infolge einer Mutation fehlerhaft zusammengesetzt. Dadurch nehmen die Erythrozyten eine Sichelform an und neigen zur Hämolyse. [B200]

> **Vorsicht!**
> Eine (infektiös-toxische) Anämie kann einziges Zeichen einer Tumorerkrankung sein.

Behandlungsstrategie

An erster Stelle steht die Behandlung der Grunderkrankung. Zusätzlich ist meist eine medikamentöse Eisenzufuhr erforderlich. Trotz der relativ schlechten Magenverträglichkeit sollte die orale Gabe zweiwertiger Eisenpräparate bevorzugt werden (z.B. Eryfer® 100, Eisen liegt hier als Fe^{2+}-Ion vor). Die parenterale Gabe dreiwertiger Fe^{3+}-Eisenpräparate (z.B. Ferrlecit®) ist nur in Ausnahmefällen, z.B. bei Malabsorption, indiziert, da sie Kopfschmerzen, Übelkeit, Hitzegefühl und Herzschmerzen verursachen kann. Bei einer infektiös-toxischen Anämie ist die Eisengabe sinnlos.

Nur bei Hämoglobinwerten unter 6 g/dl (vor Operationen 8 g/ dl) ist eine Transfusion von Erythrozytenkonzentraten zur Besserung der Anämie notwendig.

Pflege bei Eisenmangelanämie

Für die Pflege von Patienten mit Eisenmangelanämie gilt:

- Bei schweren Anämien mit Kreislaufsymptomen regelmäßig RR und Puls kontrollieren. Patienten bei den ATL unterstützen, z.B. Patienten so lange begleiten, bis er kreislaufstabil ist
- Durch intensive Hautpflege trockene, rissige Haut, Mundwinkelrhagaden und brüchige Nägel lindern
- Dekubitusprophylaxe sorgfältig durchführen, da durch die verminderte Sauerstoffversorgung der Haut die Dekubitusgefahr erhöht ist
- Evtl. Bettgitter zur Sicherheit des (älteren) Patienten anbringen, falls er infolge der Verminderung der Sauerstofftransportkapazität neurologische Störungen mit Verwirrtheit entwickelt
- Bei Hämoccult®-Untersuchung in den letzten drei Tagen vor der Untersuchung keine Vitamin C-reichen Lebensmittel oder Vitaminpräparate und kein rohes Fleisch oder Blutwurst geben, da der Test sonst verfälscht wird. Bei Zahnfleischbluten oder nach einer Gastroskopie ist der Test nicht verwertbar und muß wiederholt werden
- Eisentabletten stets zwischen den Mahlzeiten einnehmen lassen. Als Getränk vorzugsweise Wasser reichen und keine Milch, da Kalzium die Eisenresorption vermindert. Aus dem gleichen Grunde keine anderen Tabletten gleichzeitig geben
- Retikulozytenkontrolle (☞ 24.4.3) im Blut ungefähr eine Woche nach Behandlungsbeginn einplanen, da ein Retikulozytenanstieg das Ansprechen auf die Eisengabe zeigt.

Patienteninformation

- **Stuhlverfärbung:** Der Patient wird darüber aufgeklärt, daß sich der Stuhl durch die Eisentabletten schwarz verfärben wird
- **Ernährung:** Tierisches Eisen (Fleisch, Eier) wird besser resorbiert als pflanzliches Eisen (Kartoffeln, Gemüse, Getreide). Genügend Vitamin C (Obst, frisches Gemüse) fördert die Eisenresorption
- **Behandlungsdauer:** Die Behandlung muß über Monate fortgeführt werden, um die Eisenspeicher des Körpers aufzufüllen.

24.6.3 Hyperchrome Anämien

Zahlreiche Mangelzustände und Allgemeinerkrankungen führen dazu, daß die roten Blutkörperchen im Knochenmark nicht regelrecht ausreifen. Die Erythrozyten sind typischerweise zu groß und enthalten sehr viel Hämoglobin, d.h. es handelt sich um makrozytäre, hyperchrome Anämien. Von besonderer Bedeutung ist die **perniziöse Anämie** durch Vitamin B_{12}-Mangel.

Krankheitsentstehung

Damit Vitamin B_{12} im terminalen Ileum resorbiert werden kann, ist die Anwesenheit des in der Magenschleimhaut gebildeten **Intrinsic factor** erforderlich. Da bei den meist älteren Patienten mit einer perniziösen Anämie Antikörper gegen diesen Faktor und gegen Magenzellen sowie eine atrophische Gastritis (☞ 21.5.2) gefunden werden, wird sie zu den Autoimmunerkrankungen (☞ 29.5) gerechnet. Eine **Vitamin B_{12}-Mangelanämie** und die seltenere, ebenfalls zur hyperchromen Anämie führende, **Folsäuremangelanämie** treten darüberhinaus bei mangelhafter Zufuhr von Vitamin B_{12} bzw. Folsäure auf, z.B. bei langandauernder Mangelernährung (Alkoholiker) oder Malabsorption (etwa infolge Zöliakie, ☞ 21.6.4). Auch eine Magenresektion führt durch Fehlen des intrinsic factor zu einer Anämie.

Symptome und Untersuchungsbefund

Zusätzlich zu den allgemeinen Anämiesymptomen (☞ 24.3) bestehen weitere hämatologische, gastrointestinale und neurologische Störungen, z.B. glatt-rote, „brennende" Zunge *(Hunter-Glossitis)*, strohgelbe Hautfarbe, Gangunsicherheit, Kribbeln und schmerzhafte Mißempfindungen.

Diagnostik und Differentialdiagnose

Diagnostisch sind erforderlich:

- Blutbilduntersuchung: Hyperchrome, makrozytäre Anämie. Häufig Thrombo- und Leukopenie, da auch bei diesen Zellreihen die Reifung gestört ist
- Autoantikörpersuche (☞ 29.5) im Blut
- Bestimmung des Vitamin B_{12}- und des Folsäurespiegels im Blut
- Evtl. **Schilling-Test** zur Differenzierung, ob niedrige Vitamin B_{12}-Spiegel auf Malabsorption im Dünndarm oder Mangel an intrinsic factor zurückzuführen sind.
  Durchführung: 1 µg radioaktiv markiertes Vit. B_{12} oral auf nüchternen Magen geben. Nach zwei Stunden 1000 µg unmarkiertes Vit. B_{12} i.m. als „Ausschwemmdosis" spritzen. Dann 24 Stunden-Urin sammeln (☞ 7.9.1). Liegt die Ausscheidung des radioaktiv markierten Vitamin B_{12} unter 2% der verabreichten Menge, besteht ein Mangel an Intrinsic factor. Bei Malabsorption führt orale Gabe von intrinsic factor nicht zu einer Normalisierung des Tests
- Evtl. Knochenmarkuntersuchung.

Behandlungsstrategie

- Bei perniziöser Anämie i.m.-Injektion von Vitamin B_{12} (z.B. Aquo-Cytobion® 500)
- Bei Folsäureanämie orale Folsäurepräparate, z.B. Folsan®
- In beiden Fällen gleichzeitige Gabe von Eisenpräparaten, da durch die überaus rasche Erythrozytenneubildung nach Behandlungsbeginn ein Eisenmangel entsteht.

Pflege bei hyperchromer Anämie

- Retikulozytenkontrolle eine Woche nach Behandlungsbeginn einplanen
- Kaliumreiche Kost mit reichlich Obst geben, da durch die rasche Erythrozytenneubildung eine Hypokaliämie entstehen kann. Serumkalium kon-

trollieren, evtl. Kalium medikamentös substituieren.

Patienteninformation

Patienten mit perniziöser Anämie müssen die Vitamininjektionen lebenslang erhalten, da sich der Mangel an intrinsic factor nicht bessern wird. Die Injektionen werden als Depot-Präparate alle drei Monate i.m. gegeben.

24.6.4 Hämolytische Anämien

Hämolytische Anämien: Anämieformen, bei denen zwar genügend funktionsfähige Erythrozyten gebildet werden, diese jedoch vorzeitig zugrunde gehen.

Krankheitsentstehung

Die Ursache einer hämolytischen Anämie kann in angeborenen oder erworbenen Störungen liegen:

- Angeborene Krankheiten **(hereditäre hämolytische Anämien)** sind Erythrozytenmembrandefekte (etwa bei der **Kugelzellenanämie**), Stoffwechselstörungen (z.B. **Glucose-6-Phosphat-Dehydrogenase-Mangel**) oder Hämoglobindefekte (etwa bei der **Sichelzellenanämie**)
- Erworbene hämolytische Anämien werden z.B. durch Autoantikörper, Medikamente, Infektionskrankheiten (z.B. Malaria), oder künstliche Herzklappen hervorgerufen.

Symptome, Befund
Diagnostik

Zusätzlich zu den allgemeinen Anämiesymptomen bestehen meist eine Milzvergrößerung (☞ 24.3) und ein Ikterus (☞ 22.2.1). Die Diagnose wird in erster Linie durch Blutuntersuchungen gesichert.

Behandlungsstrategie

Die Behandlung richtet sich nach der Ursache der Anämie. Bei den angeborenen Erythrozytenmembran- und Hämoglobindefekten vermag die Milzentfernung (Splenektomie) die Beschwerden des Patienten zu bessern. Bei Autoantikörperbildung ist eine Immunsuppression (☞ 29.5) angezeigt.

Pflege

Pflege bei Splenektomie, ☞ 22.7.4

Für die Pflege ist bedeutsam:

- Soll Blut zur Antikörpersuche verschickt werden, muß die Probe für die Suche nach Wärmeantikörpern *kalt*, für die Untersuchung auf Kälteantikörper *warm* verschickt werden
- Patienten mit Kälteantikörpern sollten sich vor Kälte schützen
- Kranke mit einem Glucose-6-Phosphat-Dehydrogenase-Mangel müssen bestimmte Medikamente und den Genuß von Saubohnen (Fava-Bohnen) meiden.

24.6.5 Polyglobulie und Polyzythämie

Polyglobulie: Erythrozytenvermehrung bei normalem Plasmavolumen.

Eine **primäre Polyglobulie** liegt bei der **Polyzythämie** *(Polycythaemia vera)* vor, einer bösartigen Störung des Knochenmarks. Die Polyzythämie gehört zu den sogenannten **myeloproliferativen Erkrankungen**, bei denen einzelne oder mehrere Zellreihen der Blutbildung oder das Bindegewebe im Knochenmark unkontrolliert wuchern (☞ Tab. 24.42).

Sekundäre Polyglobulien treten meist als Folge einer Lungenfunktionsstörung auf (z.B. chronisches Emphysem, ☞ 20.6.3).

Symptome und Untersuchungsbefund

Die Patienten haben typischerweise eine rot-blaue Hautfarbe („blühendes Aussehen") und klagen insbesondere über „Kreislaufbeschwerden" (Schwindel, Ohrensausen, Atemnot), Kopfschmerzen, Angina pectoris und Nasenbluten. Typisch für die Polyzythämie ist ein ständiger Juckreiz. Besonders gefährdet sind die Kranken durch Thrombosen. Bei der körperlichen Untersuchung fallen oft ein Bluthochdruck und eine Vergrößerung von Leber und Milz auf.

Diagnostik

Die Diagnose wird anhand des roten Blutbildes gestellt. Das Knochenmark ist sehr zellreich. Weitere diagnostische Kriterien sind eine Splenomegalie, eine Leuko- und eine Thrombozytose.

Behandlungsstrategie

Bei einer Polyzythämie sind Aderlässe und evtl. die Gabe von Azetylsalizylsäure zur Verhinderung von Thrombosen erforderlich. In fortgeschrittenen Stadien führt eine milde Zytostatikabehandlung oder Gabe radioaktiven Phosphors oft zu einer deutlichen Verminderung der Blutzellbildung. Bei einer sekundären Polyglobulie ist die Behandlung der Grunderkrankung vorrangig.

Bezeichnung des myeloproliferativen Syndroms	Zellreihe
Polyzythämie	Erythrozyten
CML (Chronisch myeloische Leukämie)	Granulozyten
Essentielle Thrombozythämie	Thrombozyten
Osteomyelosklerose (-fibrose)	Bindegewebe

Tab. 24.42: Myeloproliferative Syndrome und die jeweils hauptsächlich proliferierende Zellreihe. Zwischenformen sind möglich.

Pflege bei Polyglobulie und Polyzythämie

Die Pflegenden berücksichtigen vor allem das erhöhte Thromboserisiko der Patienten. Manche Patienten haben auch (Spontan-)Blutungen, da die gebildeten Thrombozyten funktionsunfähig sein können.

Prognose

Die Prognose der sekundären Polyglobulie ist abhängig von der Grunderkrankung. Patienten mit einer Polyzythämie können mit optimaler Therapie und Pflege nach Diagnosestellung zehn Jahre und länger überleben.

Die Haupttodesursachen der Polyzythämie sind thromboembolische Komplikationen und Leukämien im Spätstadium.

24.7 Erkrankungen der weißen Blutzellen

24.7.1 Übersicht über die Leukämien

Leukämie: Bösartige Erkrankung der weißen Blutzellen mit unkontrollierter, krebsartiger Wucherung von Leukozyten.
Schätzungsweise erkrankt einer von 20 000 Menschen pro Jahr an Leukämie.

Je nach der Abstammung der entarteten Blutkörperchen gliedert man die Leukämien in **lymphatische Leukämien**, bei denen die bösartigen Zellen der lymphatischen Reihe angehören, und **myeloische Leukämien**, bei denen die Vorstufen der Granulozyten betroffen sind. Eine weitere Einteilung unterscheidet zwischen **akuten** *(unreifzelligen)* und **chronischen** *(reifzelligen)* Leukämien.

Die **Krankheitsentstehung** der Leukämien ist weitgehend ungeklärt. Bestimmte chemische Substanzen (z.B. Benzol) und radioaktive Strahlung erhöhen das Krankheitsrisiko.

24.7.2 Akute Leukämien

Die **akute lymphatische Leukämie** (kurz *ALL*) tritt bevorzugt bei Kindern auf, während die **akute myeloische Leukämie** (kurz *AML*) überwiegend bei Erwachsenen vorkommt. Kann man den Ursprung der leukämischen Zellen nicht erkennen, spricht man von einer **akuten undifferenzierten Leukämie** (kurz *AUL*).

Unbehandelt überleben die Patienten nur wenige Monate.

Symptome und Untersuchungsbefund

Die akuten Leukämien beginnen oft plötzlich mit Fieber, Schüttelfrost und allgemeinem Krankheitsgefühl. Dadurch, daß die wuchernden weißen Zellen die Vorstufen der Erythrozyten und Thrombozyten verdrängen, gleichzeitig aber selbst funktionsunfähig sind, kommt es zu:

- Anämie mit Abgeschlagenheit und Müdigkeit
- Erhöhter Blutungsneigung
- Gehäuften Infektionen mit hoher Sepsisgefahr.

Bei Patienten mit einer ALL fallen bei der Untersuchung oft Lymphknotenschwellungen und eine Milzvergrößerung auf. In fortgeschrittenen Krankheitsstadien können leukämische Infiltrate z.B. der Haut (☞ Abb. 24.43) und im Gehirn auftreten.

Diagnostik

Im Vordergrund steht die Untersuchung des Blutes und des Knochenmarks:

- Meist sind die *Blasten*, d.h. die Vorstufen der weißen Blutzellen (☞ Abb. 24.2), schon im Differentialblutbild massenhaft sichtbar. Dabei kann die Gesamtleukozytenzahl im Blut normal, erhöht oder erniedrigt sein
- Häufig bestehen eine Anämie und Thrombozytopenie
- Die Knochenmarkuntersuchung (☞ 24.4.6) zeigt ein zellreiches, viel zu viele Blasten enthaltendes Mark.

Behandlungsstrategie

Alle Formen der akuten Leukämie werden intensiv mit Zytostatika behandelt, um eine Normalisierung des peripheren Blutbildes und weniger als 5% Leukämiezellen im Knochenmarkausstrich zu erreichen *(Vollremission)*.

Die Zytostatika dringen jedoch nicht ausreichend in das Gehirn ein. Zur Verhinderung eines späteren Rezidivs und einer leukämischen Infiltration der Hirnhäute können daher die Bestrahlung des Gehirns und das Einbringen von Zytostatika in den Liquorraum angezeigt sein *(ZNS-Prophylaxe)*. Während dieser ersten Phase, der sog. **Induktionstherapie,** ist der Patient auch durch die Behandlung akut gefährdet. Aufkeimende Infektionen müssen sofort antibiotisch behandelt werden. Fast immer ist die Gabe von Blutersatzprodukten (☞ Tab. 24.39) erforderlich.

Nach der Induktionstherapie schließt sich über 2 – 3 Jahre eine weniger aggressive, ambulante **Erhaltungstherapie** an.

Vor allem bei der AML des Erwachsenen wird in der ersten Vollremission eine Knochenmarktransplantation angestrebt (☞ 24.5.7), da sonst häufig nicht mehr kurierbare Rezidive auftreten.

Pflege bei Zytostatikatherapie, ☞ 24.5.1

Prognose

Die Prognose der akuten Leukämie im Kindesalter hat sich in den letzten Jahrzehnten erheblich verbessert. Heute können ca. 70% der kleinen Patienten

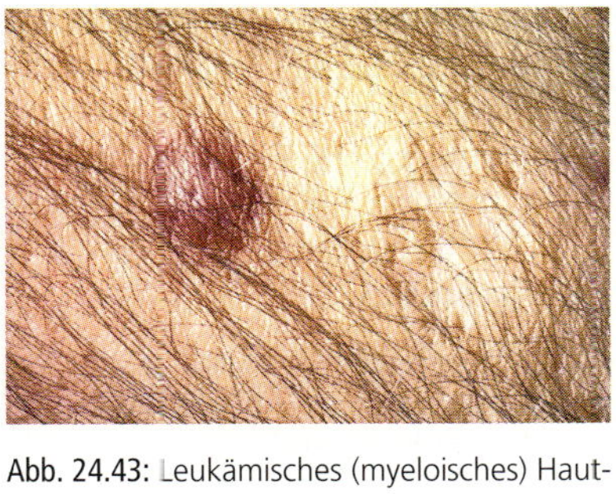

Abb. 24.43: Leukämisches (myeloisches) Hautinfiltrat am Unterarm eines 43jährigen Patienten. [F113]

geheilt werden. Dagegen ist die Prognose der Erwachsenenleukämien nach wie vor relativ schlecht.

24.7.3 Chronische Leukämien

Während die **chronisch myeloische Leukämie** (kurz *CML*) vor allem Erwachsene im berufstätigen Alter betrifft, ist die **chronisch lymphatische Leukämie** (kurz *CLL*) eine typische Erkrankung des höheren Lebensalters. Die CLL wird zu den *Non-Hodgkin-Lymphomen* (☞ 24.8.2) mit niedrigem Malignitätsgrad gezählt.

Symptome und Untersuchungsbefund

Die chronischen Leukämien beginnen uncharakteristisch und schleichend. Die Patienten fühlen sich abgeschlagen und müde. Viele Patienten mit einer CLL haben unklare Hautausschläge oder klagen über starken Juckreiz. Leitsymptom bzw. -befund ist bei der CLL eine symmetrische, schmerzlose Lymphknotenvergrößerung (☞ Abb. 24.8 und 24.9), während bei der CML die Milzvergrößerung besonders auffällig ist.

Diagnostik und Differentialdiagnose

Auch bei den chronischen Leukämien sind Blutbild und Knochenmarkausstrich diagnostisch entscheidend. Besonders bei der CML ist die Zellzahl im peripheren Blut stark erhöht.

Behandlungsstrategie

Die Behandlungsstrategie bei der CLL ist der der akuten Leukämien entgegengesetzt: Statt „rasch und aggressiv" lautet die Devise hier „spät und schonend". Bei deutlicher Anämie, Lymphozytose, Thrombopenie oder starken Beschwerden des Patienten wird eine milde Zytostatikatherapie eingeleitet. Eine palliative Lymphknotenbestrahlung ist v.a. indiziert, wenn die Lymphknotenpakete lebenswichtige Organe beeinträchtigen. Zusätzlich ist oft eine symptomatische Therapie erforderlich, z.B. Immunglobulingabe.

Die Behandlung der CML nimmt insofern eine Mittelstellung ein, als daß die Behandlung zwar verhältnismäßig früh einsetzt, die Zytostatika der Wahl aber relativ wenig aggressiv sind. Eine Heilung der CML ist nur durch Knochen-

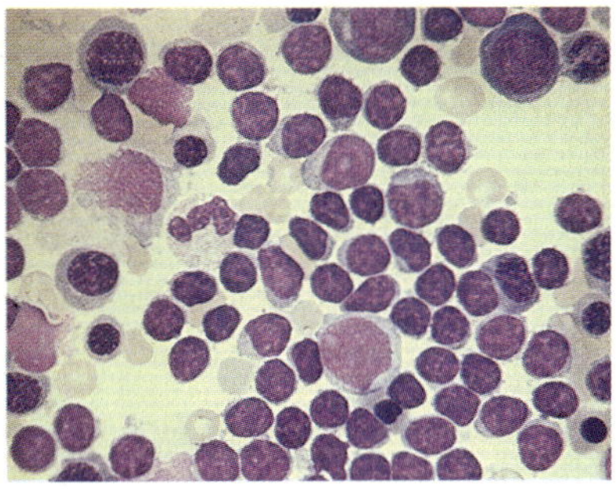

Abb. 24.44: CLL im Knochenmarkausstrich. Das Knochenmark besteht fast ausschließlich aus Lymphozyten. [F113]

marktransplantation (☞ 24.5.7) möglich. Bei sehr großer Milz ist eine Bestrahlung der Milz angezeigt.

Pflege bei chronischer Leukämie

Bei den chronischen Leukämien kommen die Patienten meist erst in späteren Krankheitsstadien zu längeren Aufenthalten in die Klinik. Die Pflegenden helfen, die Selbständigkeit der Patienten so lange wie möglich zu bewahren.

Prognose

Die Prognose der CLL ist relativ gut. Oft ist der (ältere) Patient über Jahre nur wenig in seiner Lebensqualität eingeschränkt und stirbt nicht an der Leukämie, sondern an anderen Erkrankungen des höheren Lebensalters. Dagegen führt die CML in der Regel nach 2 – 6 Jahren zu einer akuten Verschlechterung mit einem meist tödlichen *Blastenschub*.

24.7.4 Allergisch-toxische Agranulozytose

Selten, aber gefürchtet ist die **allergisch bedingte Agranulozytose**, die nach zahlreichen Medikamenten (etwa Metamizol, z.B. Novalgin®) auftreten kann. Im Gegensatz zur **toxischen Knochenmarkschädigung** (z.B. bei Zytostatikatherapie) ist die allergisch bedingte Knochenmarkschädigung *dosisunabhängig* und häufig *irreversibel* (nicht mehr umkehrbar). Der Patient wird innerhalb weniger Tage schwer krank. Hauptsymptome sind Schüttelfrost, hohes Fieber und zahlreiche (Mund-)Schleimhautnekrosen. Das Risiko einer Sepsis ist hoch. Alle verdächtigen Medikamente müssen sofort abgesetzt werden. Die symptomatische Behandlung entspricht derjenigen bei Agranulozytosen durch Zytostatikatherapie (☞ 24.5.1).

Überlebt der Patient die akute Phase, so ist die Prognose gut. Der Patient muß unbedingt einen *Allergiepaß* (☞ 29.4.3) erhalten und auch immer bei sich tragen.

24.8 Maligne Lymphome

Maligne Lymphome: Bösartige Erkrankungen, die von Lymphknoten oder lymphatischen Geweben ausgehen. Nach morphologischen Kriterien (feingewebliche histopathologische Einteilung) Differenzierung in **Morbus Hodgkin** und **Non-Hodgkin-Lymphome**.

24.8.1 Morbus Hodgkin

M. Hodgkin *(Lymphogranulomatose, Hodgkin-Lymphom):* Wahrscheinlich von den Lymphknoten ausgehende bösartige Erkrankung, an der ungefähr einer von 20 000 Erwachsenen jährlich neu erkrankt. Altersgipfel im frühen und mittleren Erwachsenenalter.

Die Ursache der Erkrankung ist unklar.

Symptome und Untersuchungsbefund

Typischerweise kommen die Patienten wegen einer schmerzlosen Lymphknotenvergrößerung, am häufigsten im Halsbereich, zum Arzt. Evtl. haben die Patienten auch unspezifische Allgemeinsymptome wie Müdigkeit, Leistungsabfall oder Juckreiz. Für die Stadieneinteilung *(Staging)* ist es wichtig, ob ein ungewollter Gewichtsverlust (> 10% in den letzten sechs Monaten), ungeklärtes Fieber (> 38 °C) oder Nachtschweiß vorliegen (die drei sog. **B-Symptome**). Die B-Symptome kündigen oft einen Ausbreitungsschub an.

Diagnostik

Diagnostisch entscheidend ist die histologische Untersuchung eines betroffenen Lymphknotens.

Nach Diagnosestellung erfolgen weitere Untersuchungen zur Stadieneinteilung, da Therapie und Prognose abhängig von der Ausbreitung der Erkrankung sind (☞ Tab. 24.45).

Behandlungsstrategie

Pflege

In den Stadien I A und II A wird eine Strahlenbehandlung als ausreichend erachtet. Bei Vorliegen von B-Symptomen oder höheren Erkrankungsstadien erfolgt in der Regel eine Chemothera-

Stadium	Befallener Körperabschnitt
I (IA/IB)*	Einzelne Lk-Region
II (IIA/IIB)*	Zwei oder mehr Lk-Regionen auf der gleichen Zwerchfellseite
III (IIIA/IIIB)*	Lk-Regionen auf beiden Zwerchfellseiten Zusätzlicher Befall eines extralymphatischen Organs **(E)** Milzbefall **(S,** Splen)
IV	Diffuser Befall eines extralymphatischen Organs

***B:** mit mind. einem der sog. B-Symptome: Gewichtsverlust, Fieber oder Nachtschweiß
A: ohne Gewichtsverlust, Fieber oder Nachtschweiß

Tab. 24.45: Stadieneinteilung des Morbus Hodgkin [B200]

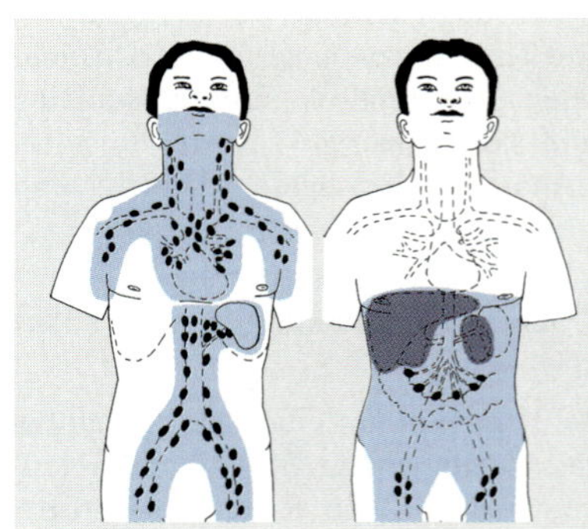

Abb. 24.46: Bestrahlungsfelder bei malignen Lymphomen.
Links: Das „obere Mantelfeld" schließt alle oberhalb des Zwerchfells gelegenen Lymphknoten ein. Das „umgekehrte y-Feld mit Milzstiel" bestrahlt die Lymphknoten unterhalb des Zwerchfells entlang der Aorta, der A. lienalis und der Aa. iliacae einschließlich der Leisten.
Rechts: Das „abdominelle Bad" schließt alle Lymphknoten unterhalb des Zwerchfells bis zu den Leisten ein, also auch die im Mesenterium gelegenen. Da der ganze Darm mitbestrahlt wird, ist mit ausgeprägten Nebenwirkungen zu rechnen (z.B. heftige Durchfälle). Nieren und Leber werden ausgespart. [L215]

pie oder eine kombinierte Chemo-/Strahlentherapie.

Pflege bei Zytostatika- und Strahlentherapie, ☞ *24.5.1, 24.5.2*

Prognose

In Abhängigkeit von der genauen Histologie und dem Stadium der Erkrankung beträgt die 10 Jahres-Überlebensrate zwischen 50 und über 90%.

24.8.2 Non-Hodgkin-Lymphome

Non-Hodgkin-Lymphome (kurz *NHL*): Sammelbegriff für mehrere bösartige Erkrankungen des lymphatischen Systems, die sich vom vergleichsweise gutartigen M. Hodgkin abgrenzen lassen.

Im deutschsprachigen Raum ist vor allem die sog. **Kieler Klassifikation** gebräuchlich. Nach dieser haben die hoch malignen Tumoren die Endung „-blastisch" (z.B. zentroblastisches Lymphom) und die niedrig malignen die Endung „-zytisch" (z.B. lymphozytisches Lymphom). Non-Hodgkin-Lymphome breiten sich wesentlich früher als die Hodgkin-Lymphome im gesamten Körper aus und sind daher sehr häufig im Knochenmark nachweisbar.

Die Anfangssymptome der Non-Hodgkin-Lymphome entsprechen denen der Hodgkin-Lymphome. Diagnostik, Staging und Stadieneinteilung erfolgen wie beim M. Hodgkin.

Richtlinien für die Behandlung der Non-Hodgkin-Lymphome sind:

- Die **niedrig malignen Lymphome** zeigen einen Spontanverlauf über Jahre. Eine Heilung ist nicht möglich, die Behandlung ist schonend und hat vorrangig die Beschwerdelinderung des Patienten zum Ziel. Nur die *Haarzell-Leukämie* spricht gut auf α-Interferon an (☞ 24.5.4)
- Bei den **hoch malignen Lymphomen** besteht durch eine aggressive Therapie (v.a. Chemo- und Strahlentherapie) eine Heilungschance.

24.8.3 Plasmozytom

Plasmozytom *(M. Kahler, Multiples Myelom):* Niedrig malignes Non-Hodgkin-Lymphom mit Paraproteinproduktion. Auftreten v.a. bei über 60jährigen Patienten.

Die entarteten Plasmazellen produzieren zwar Immunglobuline oder Bruchstücke von Immunglobulinen, diese sind aber nicht funktionsfähig **(Paraproteine).**

Symptome und Untersuchungsbefund

Hauptsymptome sind:

- Allgemeinsymptome wie Abgeschlagenheit und Gewichtsverlust
- Knochenschmerzen und Spontanfrakturen v.a. der Wirbelkörper
- Niereninsuffizienz durch Hyperkalzämie aufgrund des vermehrten Knochenabbaus und Ausscheidung der Paraproteine über die Niere
- Anämie und Infektneigung.

Diagnostik

Die Diagnose wird gesichert durch:

- Blutuntersuchung: Sog. **Sturzsenkung** mit BSG > 100 mm in der ersten Stunde. Das pathologische Protein ist als spitze Riesenzacke in der *Serum-Eiweißelektrophorese* (☞ Abb. 24.47) darstellbar
- Urinelektrophorese: Nachweis der **Bence-Jones-Proteine,** das sind Bruchteile *(Leicht-Ketten)* von Immunglobulinen, die in der Serum-Eiweißelektrophorese nicht nachweisbar sind
- Knochenröntgen: Zahlreiche Osteolysen (lochförmige Knochenaufhellung durch Auflösung von Knochen, z.B. der sog. „Schrotschußschädel")
- Knochenmarkbiopsie: Plasmazellen vermehrt.

Behandlungsstrategie

Die Strategie bei symptomlosen Patienten ist abwartend. Haben die Patienten starke (Knochen-)Schmerzen oder besteht Frakturgefahr, sind eine Bestrahlung der Osteolysen und evtl. eine operative Stabilisierung angezeigt. Bei zunehmender Gefährdung des Patienten durch Anämie, Hyperkalzämie, hohe Eiweißkonzentration des Blutes oder Niereninsuffizienz erfolgt eine Polychemotherapie mit Zytostatika.

Pflege, ☞ *24.5.1, 24.5.2*

Prognose

Der Verlauf ist sehr unterschiedlich. Manche Patienten brauchen jahrelang nicht behandelt zu werden. Die mittlere Überlebenszeit nach Eintritt einer Behandlungsbedürftigkeit beträgt heute 4 – 5 Jahre.

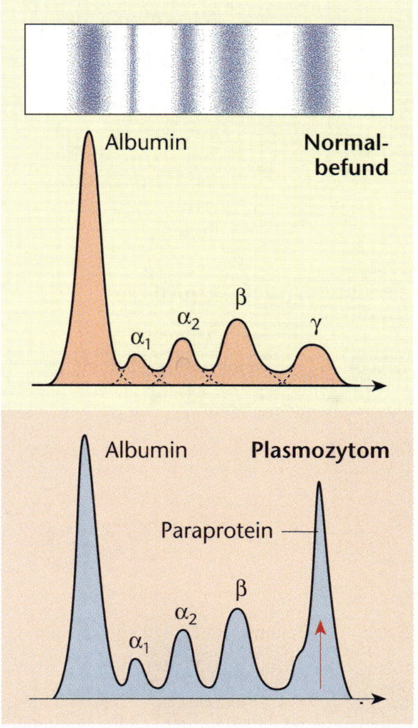

Abb. 24.47: Serum-Eiweißelektrophorese. Normalbefund und Befund bei Plasmozytom. Die hemmungslose Immunglobulinbildung des Plasmozytoms zeigt sich durch eine spitze Proteinzacke im Bereich der γ-Globuline (M-Gradient, M-Form des Kurvenverlaufs). [B101]

24.9 Koagulopathien und andere hämorrhagische Diathesen

24.9.1 Erhöhte Blutungsneigung

Viele Erkrankungen in der Hämatologie und Onkologie gehen mit einer *gesteigerten Blutungsneigung* **(hämorrhagische Diathese)** einher.

Die Art der Blutung läßt häufig Rückschlüsse auf die zugrundeliegende Ursache zu (☞ Tab. 24.48):

- Bei **Koagulopathien** durch Mangel oder Funktionsstörungen der Gerinnungsfaktoren im Blutplasma haben die Patienten bereits nach kleinen Traumen große Hämatome. In schweren Fällen, v.a. bei Bluterkranken (☞ 24.9.2), kommt es zu spontanen *Gelenkeinblutungen* **(Hämarthrose).** Die wichtigsten Koagulopathien sind die Hämophilie A (☞ 24.9.2) und die Verbrauchskoagulopathie (☞ 24.9.3)
- Für eine Blutungsneigung durch *verminderte Thrombozytenzahl* (**Thrombopenie,** *Thrombozytope-*

		Koagulopathie	Thrombopathie, Thrombopenie	Vasopathie
Klinik		*Hämatome* (Blutung in Subkutis und Muskulatur). Bei schweren Formen: *Hämarthrose* (Bluterguß in einem Gelenk)	Stecknadelkopfgroße Blutungen *(Petechien)*. Kleinflächige Kapillarblutungen v.a. der unteren Extremität *(Purpura)*. Flächenhafte Blutungen *(Ekchymosen)*, Schleimhautblutungen	Uncharakteristisch, meist Petechien mit Hautveränderungen und Purpura. Ebenfalls Ekchymosen
Orient. Diagn.	Quick	Erniedrigt *	Normal	Normal
	PTT	Verlängert **	Normal	Normal
*Normal bei Mangel an F VIII, IX, XI, XII **Normal bei F VII-Mangel				

Tab. 24.48: Überblick über Klinik und Diagnostik bei erhöhter Blutungsneigung. [B200]

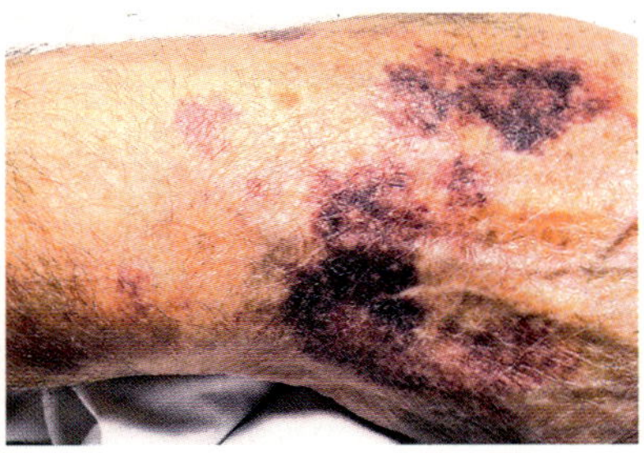

Abb. 24.49: Große, spontan entstandene Hämatome am Handrücken bei Gerinnungsfaktormangel durch Leberzirrhose. [F113]

nie) oder *Funktionsstörungen der Thrombozyten* **(Thrombopathie)** sind kleine, punktförmige Einblutungen **(Petechien)** oder kleinflächige Blutungen **(Purpura)** in Haut und Schleimhäute typisch (☞ 24.9.4)

- Das Beschwerdebild bei Blutungen durch **Vasopathien** *(Gefäßerkrankungen,* ☞ 24.9.5) ist uncharakteristisch. Meist sind die Blutungen punktförmig oder kleinflächig
- Die kleinflächigen Hauteinblutungen bei älteren Menschen **(Purpura senilis)** sind durch eine verminderte Widerstandsfähigkeit der Kapillaren bedingt und in der Regel harmlos.

24.9.2 Hämophilie A und B

Hämophilie *(Bluterkrankheit)*: Angeborene Koagulopathie, bei der einzelne Gerinnungsfaktoren nicht oder nicht ausreichend gebildet werden können. Am häufigsten ist die **Hämophilie A** mit gestörter Bildung des Gerinnungsfaktors VIII. Zehnmal seltener kommt die **Hämophilie B** vor, bei der der Faktor IX betroffen ist.

☑ Durch mangelnde Kenntnis der Übertragungswege und Fehler bei der Virusinaktivierung bis 1985 wurden viele Bluter durch verunreinigte Faktorenkonzentrate mit dem HI-Virus infiziert (☞ 29.3.1).
90% der Patienten mit schwerer Hämophilie, die vor 1985 mit Blutpräparaten behandelt wurden, sind HIV-positiv, rund 50% davon inzwischen verstorben.

Symptome und Untersuchungsbefund

Aufgrund des x-chromosomalen Erbgangs sind fast alle Hämophile männlich. Typischerweise haben sie bereits nach kleinen Verletzungen ausgedehnte Blutungen. Auch Spontanblutungen in Muskel und Gelenke sind möglich.

Die Blutung hört zunächst auf, da die Gefäßreaktion und die Blutstillung intakt sind, beginnt aber nach Stunden oder gar Tagen wieder. Bei leichter Krankheitsausprägung zeigt sich die erhöhte Blutungsneigung nur in Ausnahmesituationen, z.B. nach Operationen.

Diagnostik

Die PTT ist stark verlängert. Die definitive Diagnose liefert die Einzelfaktorbestimmung.

Behandlungsstrategie

Zur Behandlung der Hämophilie stehen heute für beide Krankheitsformen virusinaktivierte Faktorenkonzentrate zur Verfügung (z.B. Haemate® HS, Berinin HS®), die i.v. gespritzt werden. Frischblut und Fresh Frozen Plasma (kurz FFP) sind nur bei gleichzeitigem, nicht kompensierbarem Volumenverlust durch die Blutung angezeigt. Bei leichten Formen vermag eine Behandlung mit *Desmopressin* (z.B. Minirin®) den Faktor VIII-Spiegel für kurze Zeit so anzuheben, daß eine Faktorsubstitution nicht notwendig ist.

Pflege bei Patienten mit erhöhter Blutungsneigung

- Bei akuten Blutungen genaue Beobachtung des Patienten, auch auf Blut in Stuhl oder Urin. Häufige Kontrollen von RR und Puls
- Lokale Maßnahmen zur Blutstillung, d.h. Ruhigstellung und Hochlagerung der betroffenen Extremität, evtl. Druckverband, Kälteanwendung oder Tamponaden
- Schutz des Patienten vor Verletzungen. Bei hoher Gefährdung Bettruhe. Keine rektalen Temperaturmessungen, keine Klysmen oder Einläufe
- Keine i.m.-Injektionen
- Bei Männern Trockenrasur
- Weiche Kost, weiche Zahnbürste, evtl. nur Mundspülungen
- Keine Medikamente, die die Blutungsneigung erhöhen: Z.B. kein ASS bei banalen Schmerzen!

Zusätzlich ist eine **psychische Betreuung** erforderlich:

- Der Patient wird bezüglich der allgemeinen Lebensführung beraten. Die Möglichkeit der *Heimbehandlung*, bei der der Patient oder die Eltern des Patienten die Injektion der Gerinnungspräparate selbst erlernen, hat die sozialen Probleme dieser Patienten deutlich vermindert. Dennoch bleibt die Belastung hoch. Selbsthilfegruppen können hier helfen
- Der Patient sollte einen Notfallausweis bei sich tragen.

Prognose

Durch den heute möglichen Ersatz der fehlenden Gerinnungsfaktoren können fast alle Patienten ein einigermaßen normales Leben führen.

24.9.3 Verbrauchskoagulopathie

Verbrauchskoagulopathie (*Disseminierte intravasale Gerinnung*, kurz *DIC*): Zunächst Bildung von *Mikrothromben* (kleinsten Gerinnseln) in den Gefäßen. Durch den Verbrauch von Gerinnungsfaktoren und Thrombozyten dann Entstehung einer *hämorrhagischen Diathese*, d.h. einer gesteigerten Blutungsneigung.

Ursachen einer Verbrauchskoagulopathie können Schockzustände, Sepsis, bösartige Erkrankungen, aber auch Operationen oder geburtshilfliche Komplikationen sein.

Symptome und Untersuchungsbefund

Das voll ausgeprägte Krankheitsbild zeigt sich mit:

- Hämorrhagischer Diathese mit Haut- und Schleimhautblutungen, Nachblutungen z.B. aus Stichkanälen, Magen-Darm-, Nieren- oder Gehirnblutungen
- Gleichzeitigem Organversagen (Niere!) infolge von Mikrothromben.

Diagnostik und Differentialdiagnose

Anfangs ist die Thrombozytenzahl erniedrigt bei normaler oder sogar verkürzter PTT. In fortgeschrittenen Krankheitsstadien fallen praktisch alle Gerinnungstests pathologisch aus, und als Folge des sekundär gesteigerten Fibrinabbaus sind *Fibrinspaltprodukte* im Blut nachweisbar.

Behandlungsstrategie

Vordringlich sind die **Behandlung** der Grunderkrankung und die allgemeine Schocktherapie (☞ 38.5.1). In Frühstadien wird Heparin gegeben, um die Thrombenbildung zu verhindern. In späteren Stadien werden die Gerinnungsfaktoren und evtl. auch Thrombozyten ersetzt.

Pflege

Alle gefährdeten Patienten und Patienten unter Therapie müssen engmaschig auf mögliche Zeichen einer Blutung (z.B. auch Bauch- oder Kopfschmerzen) beobachtet werden. Die Vitalzeichen müssen kontrolliert werden. Die Schwere des zugrundeliegenden Krankheitsbildes zusammen mit der Verbrauchskoagulopathie und ihren Komplikationen erfordert eine intensivmedizinische Betreuung.

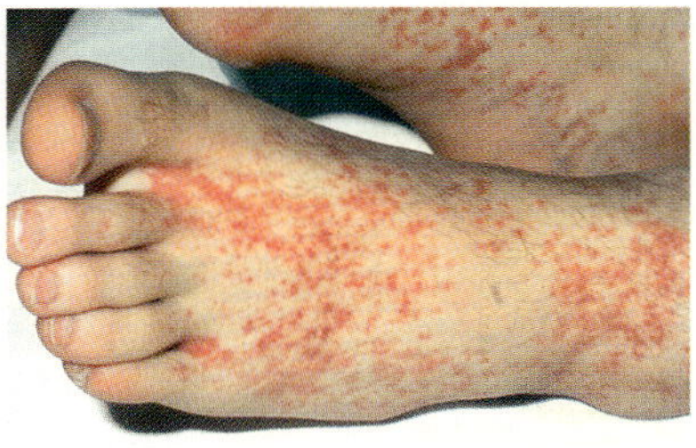

Abb. 24.50: Patient mit stecknadelkopfgroßen Blutungen (Petechien) infolge einer Thrombozytopenie. [T127]

Prognose

Die Prognose des voll ausgebildeten Krankheitsbildes mit bereits eingetretenen Komplikationen ist schlecht.

24.9.4 Thrombozytär bedingte Blutungen

Sowohl eine zu geringe Thrombozytenzahl **(Thrombopenie)** als auch Funktionsstörungen der Blutplättchen **(Thrombopathie)** führen zu erhöhter Blutungsneigung.

Krankheitsentstehung

- Eine verminderte Thrombozytenproduktion ist in erster Linie Folge von Knochenmarkerkrankungen, z.B. Leukämien
- Antikörperbedingte Thrombozytopenien treten nach Medikamenten oder Infektionen auf **(Idiopathische thrombozytopenische Purpura**, kurz *ITP, Morbus Werlhof*)
- Beim **Hypersplenismus** ist die Zellverminderung durch „Überfunktion" der Milz mit erhöhtem Blutzellabbau bedingt.

Symptome und Untersuchungsbefund

In der Regel wird die erhöhte Blutungsneigung erst bei Thrombozytenzahlen unter 30 000/µl klinisch manifest. Bei den thrombozytär bedingten Blutungen handelt es sich meist um Petechien.

Diagnostik und Differentialdiagnose

Die Diagnose einer Thrombozytopenie kann durch einfache Plättchenzählung gestellt werden. Spezielle Funktionstests ermöglichen den Nachweis einer Thrombopathie.

Behandlungsstrategie

Bei lebensbedrohlichen Blutungen sind **Thrombozytentransfusionen** (☞ Tab. 24.39) erforderlich. Ansonsten ist die Behandlung abhängig von der Ursache der Erkrankung.

Bei medikamentös bedingter Thrombozytopenie muß das auslösende Medikament abgesetzt werden. Die akute ITP bedarf oft keiner Behandlung und verschwindet in 85% der Fälle innerhalb von Wochen spontan. Bei schweren chronischen Verlaufsformen sind Glukokortikoide und Immunglobuline (z.B. Sandoglobin®) angezeigt. Kommt es hierunter nicht zu einer Besserung, wird die Milz entfernt.

Pflege bei Chemotherapie, ☞ *24.5.1*

24.9.5 Blutungen durch Gefäßerkrankungen

Am häufigsten ist die **Purpura Schoenlein-Henoch.** Betroffen sind meist Kinder und Jugendliche. 2 – 3 Wochen nach einem Infekt kommt es zu einer allergischen Gefäßentzündung *(Vaskulitis)* mit Fieber, Gelenk- und Bauchschmerzen. Häufig treten Blutungen in den Magen-Darm-Trakt auf. In 70% der Fälle besteht eine *Glomerulonephritis* (☞ 31.8.6), oft mit *Makrohämaturie* (☞ 31.4.1). Auch Medikamente oder Nahrungsmittel können die Erkrankung auslösen. In ca. 50% der Fälle bleibt die Ursache unklar. Bei der Behandlung steht die Ursachenbeseitigung, z.B. das Absetzen des verdächtgen Medikamentes, an erster Stelle. In schweren Fällen werden Glukokortikoide gegeben.

24.10 Erkrankungen des lymphatischen Systems

Maligne Lymphome, ☞ *24.8*
Plasmozytom, ☞ *24.8.3*

24.10.1 Lymphangitis und Lymphadenitis

Lymphangitis: Entzündung der *Lymphgefäße* in einem Lymphabflußgebiet.

Lymphadenitis: Entzündung der *Lymphknoten.*

Beide entstehen durch ausgeprägte lokale Entzündungen in den vorgeschalteten Körperregionen.

Über die regionale Lymphadenitis hinaus können systemische Infektionen, beispielsweise durch bakterielle oder virale Erreger, eine *generalisierte* Lymphknotenbeteiligung hervorrufen.

Symptome, Befund
Diagnostik

Eine Entzündung der *Lymphgefäße* zeigt sich durch rote Streifen im Verlauf der Lymphbahnen, die sich zum Körperstamm hin ausbreiten, warm anfühlen und druckschmerzhaft sind. Entzündete *Lymphknoten* sind vergrößert und ebenfalls druckschmerzhaft. Die Haut über dem betroffenen Lymphknoten kann gerötet und überwärmt sein. In schweren Fällen bilden sich *Abszesse*. Zusätzlich bestehen oft Fieber und eine Beeinträchtigung des Allgemeinbefindens. Die Diagnose wird meist klinisch gestellt.

Behandlungsstrategie
Pflege

Häufig kann die zugrundeliegende Entzündung medikamentös, z.B. mit Antibiotika, behandelt werden. Lymphknotenabszesse müssen chirurgisch versorgt werden. Die Pflege ist ebenfalls von der Grunderkrankung abhängig.

Prognose

Mit Abklingen der Entzündung geht auch die Mitbeteiligung der Lymphgefäße und Lymphknoten wieder zurück. Allerdings können wiederholte Lymphgefäßentzündungen zu einem Lymphödem führen (☞ unten).

24.10.2 Lymphödem

Lymphödem: Chronisches Ödem infolge Beeinträchtigung des Lymphabflusses.

Krankheitsentstehung

Das **primäre Lymphödem** ist angeboren und durch eine Minderentwicklung der Lymphgefäße bedingt.

Dagegen wird das **sekundäre Lymphödem** z.B. durch Entzündungen (z.B. Erysipel) oder Tumoren *(malignes Lymphödem)* verursacht, die die Lymphgefäße und Lymphknoten mechanisch verlegen oder zerstören. Therapiemaßnahmen, die häufig ein Lymphödem zur Folge haben, sind Strahlentherapien oder die Entfernung der weiblichen Brust mit Ausräumung der Achselhöhle wegen eines Mammakarzinoms.

Symptome und Untersuchungsbefund

Der Patient klagt über Spannungs- und Schweregefühl sowie häufig Brennen und Bewegungseinschränkung der betroffenen Körperregion. Das Lymphödem ist typischerweise blaß, teigig (später hart), nicht oder nur gering eindrückbar und schmerzlos. Schwerste Fälle mit unförmiger Schwellung der gestauten Körperregion werden als **Elephantiasis** bezeichnet.

Diagnostik und Differentialdiagnose

Die Diagnose ist meist klinisch möglich. Manchmal sind Spezialuntersuchungen (z.B. *Lymphszintigraphie, Lymphographie* oder CT) erforderlich.

Behandlungsstrategie

Soweit möglich, wird die zugrundeliegende Ersterkrankung behandelt. In fortgeschrittenen Stadien und bei Erfolglosigkeit der konservativen Therapie (☞ Pflege) können verschiedene Operationen angezeigt sein.

Unabdingbar ist die **manuelle Lymphdrainage,** eine Sonderform der Streichmassage (☞ 10.9.3). Die Lymphdrainage kann bei besonders gefährdeten Patienten, z.B. Frauen nach einer Brustkrebsoperation, auch prophylaktisch angewendet werden.

Beim malignen Lymphödem ist die Lymphdrainage kontraindiziert, um nicht eine Tumorzellausbreitung zu begünstigen.

Außerdem ist eine Dauerkompression erforderlich. Neben **elastischen Kompressionsstrümpfen** für die Beine gibt es ebenfalls nach Maß gefertigte Kompressionshandschuhe und -ärmel.

Pflege

Die Pflege bei Lymphödemen beruht auf den vier Säulen:
- Lymphdrainage
- Hautpflege
- Kompression
- Bewegungstherapie.

- Zu meiden sind einengende oder abschnürende Kleidungsstücke und bestimmte Körperhaltungen wie etwa übereinandergeschlagene Beine oder langes Sitzen bei einem Beinödem
- Gute Hautpflege hält die Haut geschmeidig und beugt Hauteinrissen vor. Hitze und Kälte dagegen führen über eine Durchblutungssteigerung (bei Kälte reaktive Hyperämie!) zu einer Ödemverstärkung. Deshalb sind für die Patienten heiße Bäder oder Wickel, Sonnenbäder und Saunagänge ebenso verboten wie Kälteanwendungen, z.B. Eispackungen
- Zwischenzeitliche Hochlagerung der betroffenen Extremität wirkt ebenfalls entstauend. Häufig ist eine Bewegungstherapie mit speziellen gymnastischen Übungen angezeigt. Überanstrengung und monotone Belastungen der betroffenen Region sind ungünstig
- Verletzungen der betroffenen Extremität sind zu vermeiden und müssen unverzüglich behandelt und sorgfältig gepflegt werden.

Vorsicht!
Keine Injektionen und Blutdruckmessungen an der betroffenen Extremität!

Patienteninformation

Häufig können Lymphödeme durch frühzeitige und konsequente konservative Behandlung entscheidend gebessert werden.

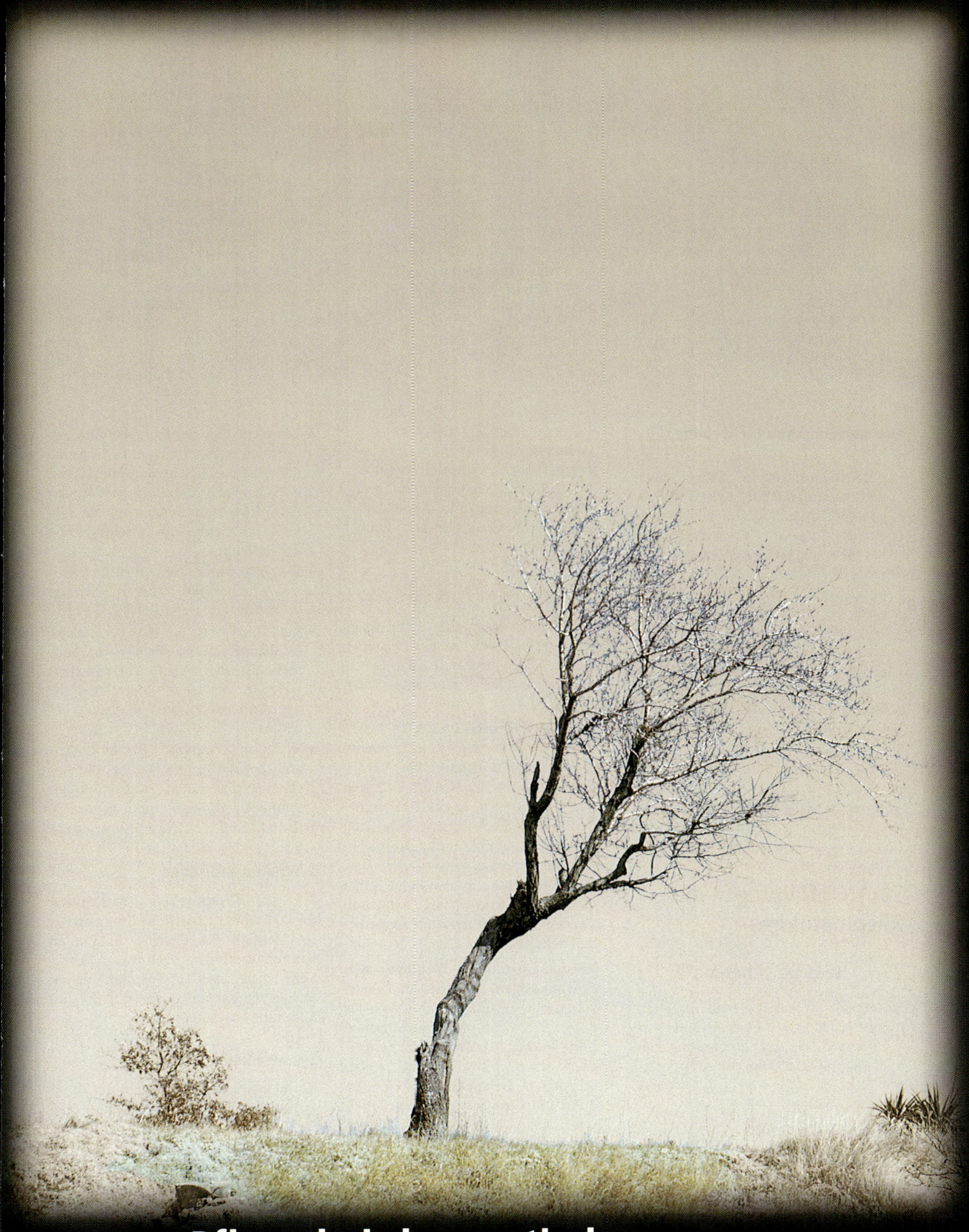

Pflege bei rheumatischen und Systemerkrankungen

25

Übersicht

Die medizinischen Fachgebiete

Rheumatologie: Lehre von den **rheumatischen Erkrankungen.** Befaßt sich mit nicht verletzungsbedingten Erkrankungen des Bewegungs- und Stützapparates. Dabei können Gelenke, Sehnen, Bänder und Muskeln einzeln oder in Kombination betroffen sein. Der Rheumatologe behandelt aber auch Patienten mit (immunogen bedingten) Entzündungen des Bindegewebes der inneren Organe **(Kollagenosen)** oder der Gefäße **(Vaskulitiden).**

Die Rheumatologie ist sowohl Teilgebiet der *Inneren Medizin* (Schwerpunkt konservative Therapie) als auch der *Orthopädie* (Schwerpunkt operative Therapien).

25.1 Einführung in die Rheumatologie

25.1.1 Was ist „Rheuma"?

„Rheuma" ist eine Sammelbezeichnung für Dutzende verschiedener Erkrankungen, die sich im Beschwerdebild, Verlauf und Prognose sehr unterscheiden.

Arthritis und Arthrose

Arthritis: *Gelenkentzündung.* Hauptsymptome sind Gelenkschmerzen, -schwellung, Überwärmung und Bewegungseinschränkung.

Arthrose: *Degenerative Gelenkerkrankung.* Zeigt sich anfangs v.a. durch Gelenksteife und „Spannungsgefühl" in den betroffenen Gelenken, später auch durch Schmerzen.

Aufbau eines Gelenks, ☞ Abb. 26.3

Grundsätzlich kann eine Arthritis auf zwei verschiedenen Wegen entstehen (☞ 25.1). Dies begründet die Unterscheidung zweier großer Krankheitsgruppen:

- Bei den **Arthrosen** (☞ 26.10) stehen nicht-entzündliche *Abnutzungserscheinungen* **(degenerative Veränderungen)** an den Gelenkknorpeln am Anfang des Krankheitsgeschehens. Auf diese Arthrose kann sich *sekundär* eine Entzündung aufpfropfen; die Arthrose wird zur Arthritis. Die Entzündung ist also Folge, nicht Ursache der Erkrankung. Arthrosen werden vornehmlich vom Orthopäden behandelt
- Bei den **entzündlich-rheumatischen Erkrankungen,** die in diesem Kapitel vorgestellt werden, ist die Arthritis durch Autoimmunreaktionen (mit-)bedingt (☞ 29.5) und manifestiert sich an bis dahin nicht vorgeschädigten Gelenken. Die Entzündung kann langfristig zu degenerativen, also arthrotischen Veränderungen des Gelenks führen.

Entzündlich-rheumatische Erkrankungen

Das Spektrum entzündlich-rheumatischer Erkrankungen (☞ 25.5) ist weit:

- Es reicht von vorübergehenden Arthritiden weniger Gelenke, die keine dauerhaften Schäden hinterlassen, bis hin zu schweren fortschreitenden Arthritiden mit Zerstörung der Gelenke und hochgradiger Behinderung der Patienten
- Die Arthritiden können *akut, chronisch-progredient* oder *in Schüben* verlaufen
- Sie können nur ein einziges Gelenk **(= Monoarthritis),** wenige **(= Oligoarthritis)** oder viele **(= Polyarthritis)** Gelenke betreffen. Manchmal ist auch (oder nur) die Wirbelsäule betroffen
- Viele rheumatische Erkrankungen greifen auch innere Organe, die Augen oder die Haut an, sind also *Allgemeinerkrankungen* mit *bevorzugtem* Befall des Bewegungsapparates.

Septische Arthritiden

Bei den **septischen Arthritiden** (☞ 26.6.4) ist die Arthritis durch *direkte* Infektion des Gelenks mit einem Krankheitserreger bedingt. Dieser kann meist in der Gelenkflüssigkeit nachgewiesen und durch gezielte Behandlung abgetötet werden.

Systemerkrankungen

Eine Untergruppe innerhalb der rheumatischen Erkrankungen bilden die **Kollagenosen,** zu denen z.B. der **systemische Lupus erythematodes** (*SLE,* ☞ 25.6.1) gehört. Hierbei rufen *Autoimmunreaktionen* (d.h. Antikörperbildungen gegen körpereigene Strukturen, ☞ 29.5) Entzündungen von Bindegeweben hervor. Kennzeichnend ist, daß nicht nur *ein* bestimmtes Organ oder *eine* bestimmte Körperregion erkrankt ist, sondern ein *System* gleichartiger Gewebe (das Bindegewebssystem) unter Beteiligung *vieler* verschiedener Organe. Deshalb werden diese Erkrankungen auch als **Systemerkrankungen** bezeichnet. Der Befall der Gelenke ist bei diesen Erkrankungen nur eine von vielen Beschwerden.

Eine Teilgruppe der Kollagenosen bzw. Systemerkrankungen stellen die **Vaskulitiden** (☞ 25.6.6) dar, bei denen die Gefäßwände (v.a. der Arterien) entzündet sind.

Sonderstellung: Gicht

Die **Gicht** (☞ 23.9) ist eine Stoffwechselerkrankung, die *sekundär* zu rheumatischen Beschwerden führt. Sie zählt nicht zu den klassischen rheumaischen Erkrankungen.

25.1.2 Pflege in der Rheumatologie

Prognose rheumatischer Erkrankungen

Der Verlauf der meisten rheumatischen Erkrankungen ist chronisch-progredient, und Heilungen sind nur selten zu erwarten. Zeiten relativer Beschwerdearmut, in denen der Patient Hoffnung schöpft, wechseln mit schweren Schmerzzuständen, die Skepsis gegenüber Ärzten, Pflegepersonal und der Therapie schüren können.

Jeder hat „sein Rheuma"

Jeder Patient hat „sein Rheuma". Selbst bei gleicher Diagnose sind die Verläufe sehr unterschiedlich und reichen von spontanen Heilungen bis zu rascher Entwicklung von Bewegungseinschränkungen und Hilfsbedürftigkeit.

☑ Es ist falsch, dem Patienten die Kompetenz für seine Krankheit absprechen zu wollen. Besser ist eine Atmosphäre gegenseitigen Vertrauens, bei der der Patient von sich aus seine Erfahrungen und die von ihm praktizierten Behandlungsmethoden mitteilt.
Sonst laufen evtl. verschiedene Therapieansätze einander zuwider und schaden dem Patienten. Deshalb stellen rheumatische Erkrankungen hohe Anforderungen an Ärzte und Pflegende.

Ziele der Pflege

☑ Ziel der rheumatologischen Pflege ist die „**Hilfe zur Selbsthilfe**" (☞ auch 1.3.3).

Dieses Ziel kann nur durch *aktivierende Pflege* erreicht werden. Dazu gehört, daß die Pflegenden in jeder Situation ermitteln, wieviel Hilfestellung der Patient wirklich braucht. Krankengymnastische Übungen und technische Hilfsmittel fördern ebenfalls die Fertigkeiten des Kranken. Kontakte zu Selbsthilfegruppen sollten möglichst schon während des Krankenhausaufenthaltes vermittelt werden.

25.1.3 Unterstützung bei den ATL

☑ Kernproblem des Rheumapatienten ist seine schmerzhaft eingeschränkte Beweglichkeit.

Sich bewegen

Die Beweglichkeit wird nicht nur durch Schmerzen eingeschränkt, sondern auch durch bereits eingetretene **Deformierungen** (krankhafte Verformungen) und **Kontrakturen** (Veränderungen an der Gelenkkapsel oder Verkürzungen von Sehnen und Muskeln, die die Bewegungsfähigkeit vermindern oder völlig aufheben).

Trotz dieser Probleme darf kein Patient mit einer rheumatischen Erkrankung auf Bewegung verzichten. Langes Ruhen läßt die Gelenke einsteifen und führt langfristig zu Kontrakturen. Deshalb gilt:

- Alle Maßnahmen, bei denen eine aktive Mitarbeit des Patienten erforderlich ist, so planen, daß sie zeitlich mit der größtmöglichen Bewegungsfähigkeit des Patienten zusammenfallen. Also z.B. das morgendliche Waschen und die krankengymnastischen Übungen wegen der Morgensteifigkeit nicht zu früh vorsehen
- Bewegung ist Therapie für den Patienten. Deshalb den Patienten nicht aus Ungeduld *unter*fordern.

Die Beweglichkeit kann außerdem durch folgende Maßnahmen unterstützt werden:

- Die Rheumamedikamente (☞ 25.4.1) schon früh morgens (5 – 6 Uhr) einnehmen lassen, jedoch zur besseren

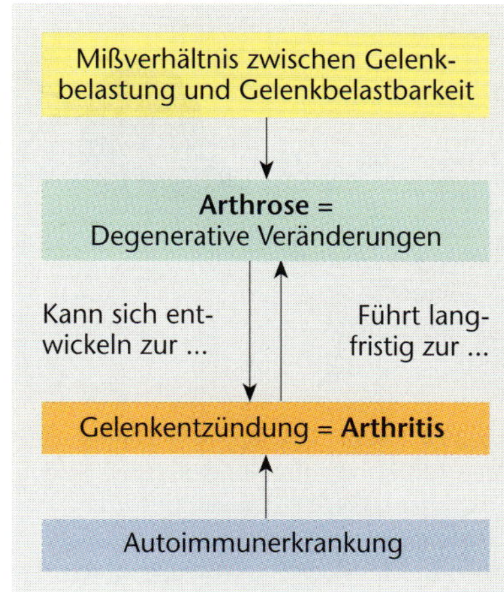

Abb. 25.1: Entstehungsmechanismen und Zusammenhang von Arthrose und Arthritis. [B200]

Magenverträglichkeit nicht nüchtern, sondern z.B. mit einem Stück Brot. Nach ca. einer Stunde ist die Beweglichkeit meist deutlich besser
- Gelenke vor besonderen Belastungen rechtzeitig kühlen, da dies die Schmerzen lindert. Kontraindikationen beachten (☞ 25.4.2)
- Hilfsmittel, z.B. Unterarmgehstützen in Reichweite des Patienten aufbewahren, damit er selbständig aufstehen kann
- Kontrakturen durch richtige Lagerung (☞ 7.6.5) sowie aktives und passives Durchbewegen der Gelenke (☞ 25.4.2) vorbeugen.

Sich waschen und kleiden

- Sinnvoll sind z.B. Griffverlängerungen oder -verdickungen an Zahnbürste, Kamm und Rasierapparat. Evtl.

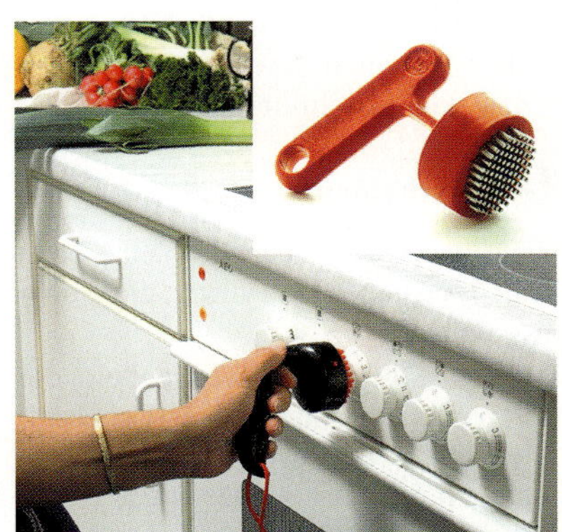

Abb. 25.2 – 25.3: Universalhalter mit dichtstehenden Kunststoff- oder Metallstiften ersetzen die Greiffunktion der Finger und reduzieren den Kraftaufwand für Drehbewegungen. [V121]

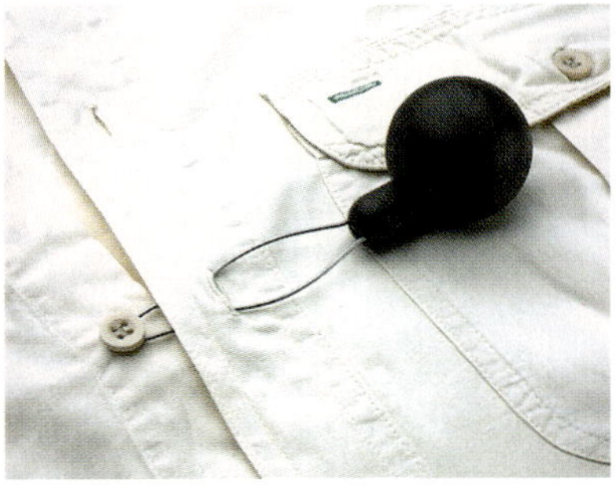

Abb. 25.4: Mit der Zuknöpf-Hilfe können Patienten mit Handverformungen selbst Knopfverschlüsse schließen. Der Knopf wird mit der Metallschlinge, die zuvor durch das Knopfloch gesteckt wurde, erfaßt und durch das Knopfloch gezogen. [V121]

kann auch eine elektrische Zahnbürste die Selbständigkeit des Patienten bewahren helfen oder fördern
- Mit Klettverschlüssen an Kleidung und Schuhen kommt der Patient meist besser zurecht als mit Knöpfen oder Reißverschlüssen
- Rutschfeste Sohlen sind unabdingbar
- Nachthemden, Blusen und Hemden sollten ausreichend lange Vorderverschlüsse (aber ohne kleine Knöpfe) haben, damit sie leicht über den Kopf zu ziehen sind.

Essen und trinken

Patienten, bei denen die Hände mitbefallen sind, haben Schwierigkeiten beim Essen und Trinken. Die Pflegenden sollten daran denken:
- In Absprache mit dem Ergotherapeuten Hilfsmittel zu besorgen
- Flaschenverschlüsse usw. für den Patienten zu öffnen, falls er dazu nicht in der Lage ist
- Den Patienten zu fragen, was auf- bzw. kleingeschnitten werden soll.

Ausscheiden

Viele Patienten haben Probleme beim Toilettengang, verschweigen diese aber aus Scham:
- Die mangelnde Beweglichkeit der Patienten (besonders bei Wirbelsäulenbefall) erschwert die Drehung nach hinten zur Säuberung
- Für Patienten mit Kniegelenkschäden sind normale Toiletten zu niedrig, um sich schmerzfrei daraufsetzen zu können. Hier sind eine Toilettensitzerhöhung und vorn oder seitlich befestigte Haltegriffe hilfreich.

Ruhen und schlafen

Schmerzen und Unbeweglichkeit können die Nachtruhe eines Patienten stören. Daher:
- Die abendliche Schmerzmedikation möglichst spät verabreichen (aber nicht im Liegen, damit das Medikament nicht in der Speiseröhre verbleibt und diese schädigt)
- Dem Patienten eine möglichst leichte Decke geben bei HWS-Beschwerden speziell abstützende Kissen besorgen
- Bei einigen Erkrankungen wird Wärme als angenehm und schmerzlindernd empfunden. Deshalb dem Patienten evtl. Schaffelle oder Angorawäsche umlegen bzw. anziehen.

Für Sicherheit sorgen

Die Patienten sind aufgrund ihrer Schmerzen und ihrer Bewegungseinschränkung erhöht sturzgefährdet. Daher muß die Umgebung des Patienten so sicher wie möglich gestaltet werden:
- Trockene Böden und rutschfeste Unterlagen im Bad
- Aufgeräumte Zimmer, um Stolperfallen zu vermeiden
- Genügend Platz für den Rollstuhl oder andere Hilfsmittel
- Angezogene Roll- oder Sitzstuhlbremsen
- Für den Patienten erreichbare Haltevorrichtungen für Stöcke und Gehstützen
- Sitzerhöhungen, um dem Patienten das Aufstehen zu erleichtern
- Haltegriffe entlang der Wände in Patientenzimmer, Flur, Toilette und Bad
- Festes Schuhwerk des Patienten
- Verlängerungen für solche Klingeln und Lichtschalter, die der Patient nicht sicher erreichen kann.

Sich beschäftigen
Sinn finden

Die chronisch fortschreitende Erkrankung führt häufig zur Berufs- oder Erwerbsunfähigkeit. Besonders jüngeren Patienten fällt es schwer, ihre Behinderung, die ihre Lebenspläne umstößt, zu akzeptieren. Patienten mittleren Alters bedrücken v.a. die Sorgen um die finanzielle Sicherheit ihrer Familie und die Bewältigung der praktischen Probleme eines Haushalts mit Kindern, älteren Patienten haben eher Schwierigkeiten mit der eigenen häuslichen Versorgung.

Auch wenn die Patienten für viele Verrichtungen des täglichen Lebens mehr Zeit brauchen als zuvor, haben sie häufig durch den Verlust des Arbeitsplatzes oder eine Frühberentung deutlich mehr „Freizeit" als vor ihrer Erkrankung. Diese sinnvoll auszufüllen, fällt oft schwer.

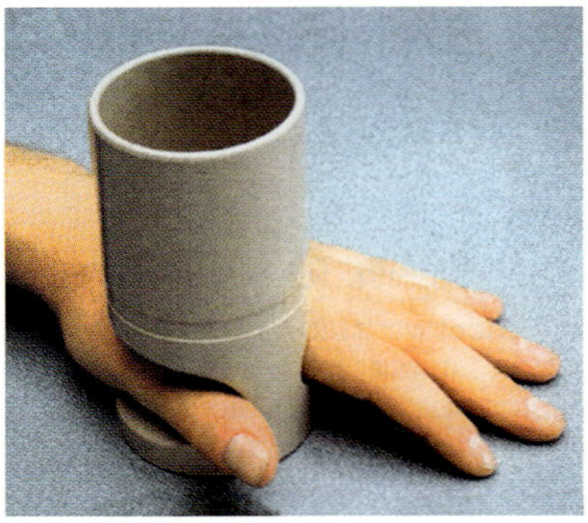

Abb. 25.5: Trinkbecher mit spezieller Griffmulde für Patienten mit Bewegungseinschränkungen der Finger. [V143]

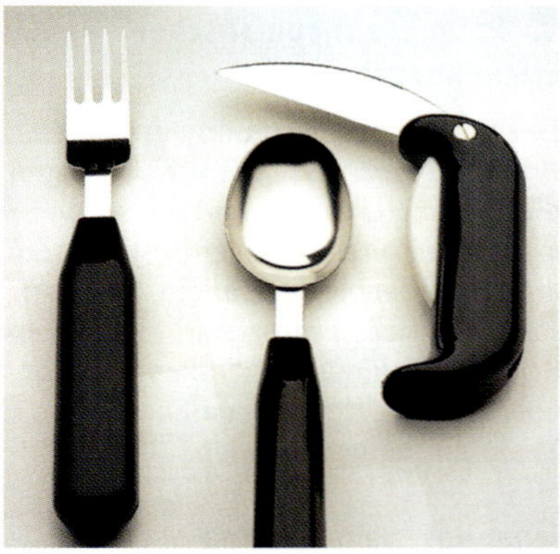

Abb. 25.6: Spezial-Eßbesteck für Patienten mit herabgesetzter Kraft und Beweglichkeit der Hände. Die Griffe sind lang und kräftig, die Löffelmulde besonders tief. Das Messer ist abgewinkelt und kann mit der Faust umschlossen werden. [V121]

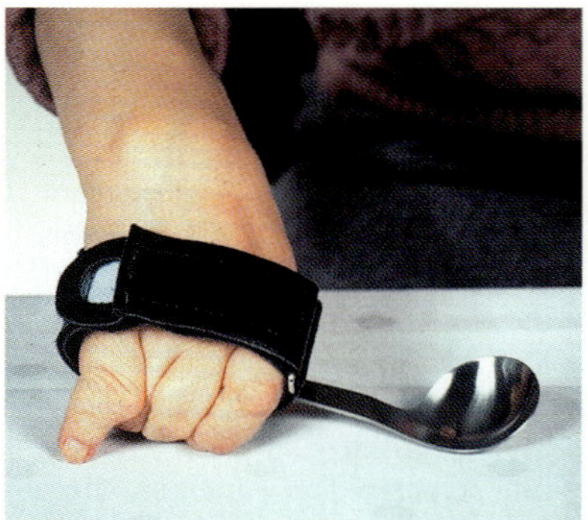

Abb. 25.7: Im Besteckhalter können alle Bestecke mit flachem Griff befestigt werden, so daß der Patient alleine essen kann. [V121]

Das Pflegepersonal kann durch Gesprächsbereitschaft und Vermitteln von Kontakten helfen:

- Sozialarbeiter rechtzeitig einschalten, um z.B. Möglichkeiten einer beruflichen Rehabilitation zu prüfen
- Über Selbsthilfegruppen informieren
- In Zusammenarbeit mit Ergotherapeuten und Angehörigen Aufnahme neuer Hobbies anregen.

Sich als Frau oder Mann fühlen und verhalten

Viele Patienten mit einer rheumatischen Erkrankung empfinden sich durch Deformierungen an Händen, Beinen und Füßen als unattraktiv.

Andere Patienten erleben besonders den Verlust der Körperkraft als einschneidend, vor allem wenn sie einen Beruf ausgeübt oder Hobbies gepflegt haben, welche Kraft und Geschicklichkeit erforderten. Manche Kranke reagieren aus Unsicherheit aggressiv, auch gegenüber den Pflegenden.

Das Vermitteln eines positiveren Körperbildes kann durch Hilfestellungen gefördert werden:

- Die Patienten motivieren, ihrer Körperpflege wie gewohnt nachzugehen, z.B. ihre Kosmetika weiterhin zu benutzen
- Sie dazu anregen, Kleidung zwar zweckmäßig, jedoch durchaus „schick" auszuwählen.

25.2 Beschwerden des rheumatischen Patienten

25.2.1 Gelenkschmerzen und -schwellungen

Leitsymptom rheumatischer Erkrankungen ist der **Gelenkschmerz** *(Arthralgie)*. Nur einige wenige Patienten mit Weichteilrheumatismus oder Kollagenosen ohne Gelenkbeteiligung empfinden ihre Schmerzen nicht in oder an den Gelenken.

Das akut entzündete Gelenk ist typischerweise durch Schmerzen **bewegungseingeschränkt** sowie durch Erguß und Weichteilschwellung **verdickt**. Die Haut darüber ist erwärmt und evtl. gerötet.

	Degenerativer Gelenkschmerz	Entzündlich-rheumatischer Gelenkschmerz
Vorstadium	Jahre	Wochen bis Monate
Lokalisation	Meist große Gelenke wie Knie und Hüfte	Oft kleine Gelenke, v.a. der Hände
Schmerz	Anlauf- und Belastungsschmerz, abends stärker als morgens, meist von kurzer Dauer	Morgensteifigkeit, lang anhaltender Schmerz
Gelenkschwellung	Selten, und wenn, dann meist erst nach Belastung	Praktisch immer (und ohne vorherige Belastung)
Fieber	Nie	Manchmal
Verlauf	Langsam fortschreitend	Oft in Schüben

Tab. 25.8: Klinische Unterscheidung zwischen degenerativem und entzündlich-rheumatischem Gelenkschmerz. [B200]

Entstehung des entzündlich-rheumatischen Schmerzes

Aus noch nicht genau bekannter Ursache (höchstwahrscheinlich Autoimmunreaktionen mit Ablagerung von *Antigen-Antikörper-Komplexen*, ☞ 29.5) entzündet sich bei entzündlich-rheumatischen Erkrankungen die **Synovialis** *(Gelenkinnenhaut)*. Als Reaktion auf diesen Entzündungsreiz fängt die Synovialis an zu wuchern und wächst wie ein Keil in das Gelenk hinein **(Pannusbildung).** Zusätzlich produziert sie ein entzündliches Sekret, das zu einem **Gelenkerguß** (Flüssigkeit im Gelenkinnern) führt. Es entsteht eine Gelenkschwellung mit schmerzhafter Gelenkkapselspannung und Bewegungseinschränkung.

Der entzündliche Erguß enthält knorpelschädigende Substanzen, die langfristig zuerst den Knorpel abbauen und später auch die gelenkbildenden Knochenflächen zerstören. **Knorpel- und Knochendestruktion** verursachen dann ihrerseits Fehlstellungen des Gelenkes mit Lockerung des Bandapparates, die dem Patienten weitere Fehlbelastungsschmerzen bereiten.

Schmerztypen

Es werden zwei Arten des Gelenkschmerzes unterschieden:

- Die Kombination aus **Anlauf-** und **Belastungsschmerz** ist typisch für die degenerative Gelenkerkrankung (*Arthrose*, ☞ 25.1.1 und 26.10). Der Schmerz ist zu Anfang einer Bewegung am schlimmsten (z.B. die ersten Schritte *beim Anlaufen* nach längerem Sitzen) und wird dann geringer oder verschwindet ganz. Nach längerer *Belastung*, also v.a. abends, treten erneut Schmerzen auf. Dieser Schmerztyp kann auch bei entzündlich-rheumatischen Krankheitsformen auftreten, wenn langjährige Entzündungen bereits sekundäre degenerative Veränderungen hervorgerufen haben
- Der **Nacht-** und **Ruheschmerz** ist die charakteristische Schmerzform der entzündlich-rheumatischen Erkrankung. Der schon in Ruhe vorhandene Schmerz wird durch Bewegung verstärkt und schränkt häufig die Beweglichkeit des Gelenkes stark ein. Die nächtlichen Schmerzen plagen die Patienten besonders in den frühen Morgenstunden.

Befallsmuster bei Gelenkschmerzen

Viele rheumatische Erkrankungen haben ein typisches **Befallsmuster**, d.h. die von der Erkrankung befallenen Gelenke sind in charakteristischer Weise über den Körper verteilt (☞ z.B. Abb. 25.9).

25.2.2 Gelenksteifigkeit und Gelenkdeformitäten

Der entzündliche Prozeß zerstört Gelenk-, Band- und Sehnenstrukturen und führt langfristig zur dauerhaften Bewegungseinschränkung und Deformierung der Gelenke.

Wie in einem Teufelskreis begünstigt eine einmal eingetretene Fehlstellung weitere Deformierungen, die zur völligen Einsteifung des Gelenkes führen können. Deshalb ist es wichtig, den Gelenkdeformierungen durch krankengymnastische Maßnahmen und orthopädische Hilfsmittel (z.B. Schienen) vorzubeugen.

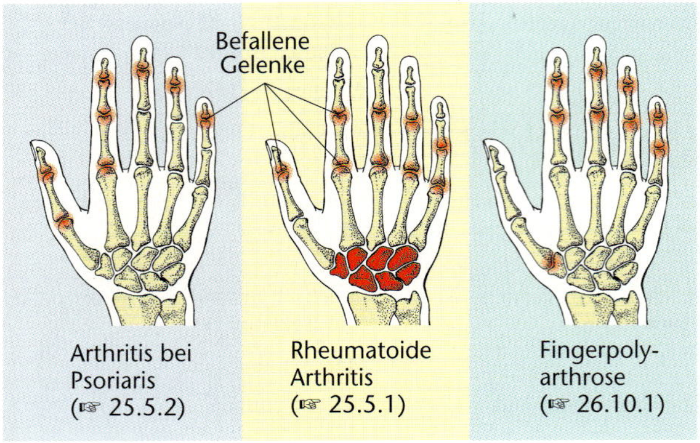

Abb. 25.9: Typische Befallsmuster im Handbereich, die auf die Erkrankungsursache hinweisen. [B200]

25.2.3 Beschwerden der gelenknahen Sehnen und Schleimbeutel

Die Entzündung greift bei vielen Patienten auf benachbarte Strukturen über. So leiden viele rheumatische Patienten zusätzlich unter **Schleimbeutelentzündungen** *(Bursitiden)* und **Sehnen-** bzw. **Sehnenscheidenentzündungen** *(Tendosynovitiden)*. Sehr schmerzhaft sind auch **entzündete Sehnenansätze** *(Insertionstendopathien, Enthesiopathien)*, die bei jeder Anspannung des zugehörigen Muskels starke Beschwerden hervorrufen und typischerweise bei den *seronegativen Spondylarthritiden* (☞ 25.5.2) auftreten.

25.2.4 Störungen des Allgemeinbefindens

Das Allgemeinbefinden eines rheumatischen Patienten kann vor allem in akuten Phasen erheblich gestört sein, da die Entzündung den ganzen Organismus betrifft. Typisch sind Schwächegefühl, Appetitlosigkeit und Gewichtsabnahme, evtl. auch mäßiges Fieber. Hinzu treten psychische Probleme.

Fast alle Rheumapatienten müssen Medikamente einnehmen, die unangenehme Nebenwirkungen haben können (z.B. Magenbeschwerden, ☞ 25.4.1) und dadurch das Allgemeinbefinden weiter beeinträchtigen.

25.2.5 Begleitende Symptome an Augen, Haut und inneren Organen

Viele rheumatische Erkrankungen sind *Allgemeinerkrankungen* und manifestieren sich nicht nur an den Gelenken, sondern auch an anderen Organen, am häufigsten Augen, Haut und inneren Organen.

Augen

Das sog. **trockene Auge** (Symptome sind verminderter Tränenfluß, Fremdkörpergefühl und Hornhautdefekte, ☞ auch 33.7.1) ist zusammen mit einem trockenen Mund und Unterfunktion weiterer exokriner Drüsen als **Sjögren-Syndrom** *(Sicca-Syndrom)* bekannt.

Unbehandelt zum kompletten Sehverlust führen kann die **Iridozyklitis** (Entzündung der Regenbogenhaut und des Ziliarkörpers, ☞ 33.14), die bei ca. 20% der Patienten mit M. Bechterew (☞ 25.5.2) und bei bis zu 50% der Kinder mit rheumatischen Erkrankungen auftritt. Während sie bei Erwachsenen sehr schmerzhaft ist, fühlen sich Kinder nur wenig beeinträchtigt, so daß die Iridozyklitis evtl. übersehen wird.

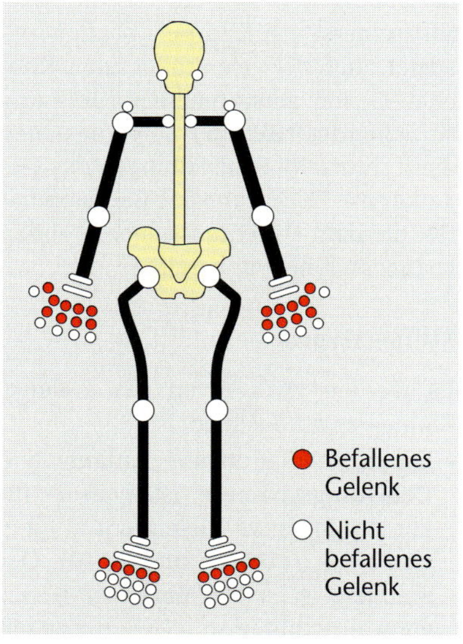

Abb. 25.10: „Männchen-Schema“ zur Dokumentation des Befallsmusters bei rheumatischen Erkrankungen, hier am Beispiel der rheumatoiden Arthritis im Alter (☞ 25.5.1). [A121]

Haut

- Die rheumatoide Arthritis kann mit einem *Exanthem* (Hautausschlag) einhergehen. Ein wichtiger diagnostischer Hinweis sind sog. **Rheumaknoten,** subkutane Knötchen in Gelenknähe besonders an den Streckseiten
- Ca. 10% der Patienten mit einer **Psoriasis** (*Schuppenflechte,* ☞ 30.7) leiden gleichzeitig unter Gelenkentzündungen (**Psoriasis-Arthritis,** ☞ 25.5.2)
- Bei der **Sklerodermie** (☞ 25.6.2) ist die Verhärtung und Schrumpfung der Haut Hauptsymptom, Gelenkbeschwerden treten nur begleitend auf.

25.3 Der Weg zur Diagnose in der Rheumatologie

25.3.1 Anamnese und körperliche Untersuchung

Eine gründliche Anamnese mit anschließender körperlicher Untersuchung bildet den Kern einer jeden rheumatologischen Diagnostik und erfordert viel Zeit, oft weit über eine Stunde. Beides zusammen liefert aber in den meisten Fällen schon die entscheidenden Hinweise auf die Art der Erkrankung.

Nach einer orientierenden internistischen und neurologischen Untersuchung prüft der Arzt *alle* Gelenke systematisch nach dem Schema „Inspektion, Palpation, Funktionsprüfung“ (☞ 26.4.1). Eine genaue Dokumentation der Beschwerden und Funktionseinschränkungen ist Voraussetzung für die Beurteilung des Krankheitsverlaufs und möglicher Therapieeffekte. Erleichtert wird die Dokumentation durch sog. „Männchen-Schemata“ (☞ Abb. 25.10).

25.3.2 Blutuntersuchungen

Antikörper

Der Antikörpernachweis im Blut eines Patienten hat sich zu einem wichtigen Faktor der rheumatologischen Diagnostik entwickelt.

Der Nachweis verschiedener *Autoantikörper* (☞ unten) begründet auch die Einordnung vieler rheumatischer Erkrankungen als *Autoimmunerkrankungen* (☞ 29.5).

Die Interpretation eines (positiven) Antikörpertests ist schwierig:

- Jeder serologische Test hat eine bestimmte Quote an *falsch-positiven* und *falsch-negativen* Ergebnissen, d.h. der Test fällt pathologisch aus, obwohl der Untersuchte gesund ist, bzw. zeigt ein unauffälliges („negatives") Ergebnis, obwohl der Untersuchte krank ist
- Die meisten Antikörper finden sich bei Patienten mit einer bestimmten Krankheit zwar *häufiger* als bei Gesunden, sind aber nicht *zwingend* mit dieser Erkrankung verbunden
- Viele Antikörper werden bei *mehreren* verschiedenen Krankheiten nachgewiesen und können daher nur diagnostisch richtungsweisend, aber nie beweisend sein
- Im Alter finden sich auch bei Gesunden bestimmte Antikörper häufiger (z.B. Rheumafaktoren) und verlieren dadurch an Aussagekraft.

Rheumafaktoren

Rheumafaktoren (kurz *RF*) sind Autoantikörper gegen körpereigene IgG-Moleküle (☞ 29.1.3). Die Höhe der Rheumafaktoren erlaubt eine Abschätzung der Erkrankungsschwere und der Prognose.

Antinukleäre Antikörper

Antinukleäre Antikörper (kurz *ANA*, auch *antinukleäre Faktoren, ANF*) sind gegen Bestandteile des Zellkerns gerichtete Antikörper. Sie dienen vor allem dem Screening und der Verlaufskontrolle bei Kollagenosen (☞ 25.6).

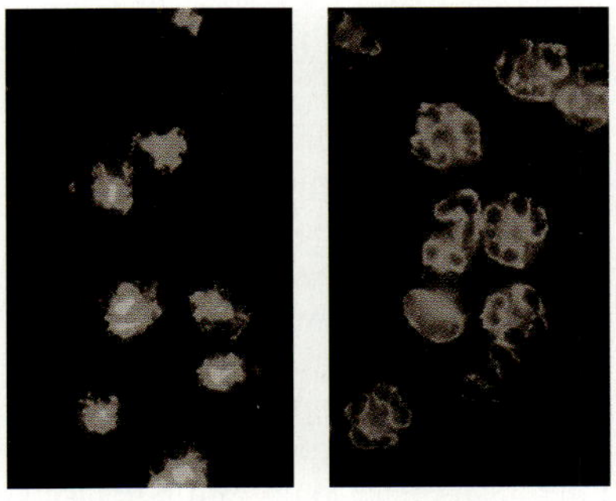

Abb. 25.11 – 25.12: Immunfluoreszenznachweis von **anti**neutrophilen **z**ytoplasmatischen **A**ntikörpern (ANCA). Links: Untergruppe cANCA bei Wegener-Granulomatose (☞ 20.16). Rechts: Untergruppe pANCA, die bei vielen Vaskulitiden (☞ 25.6.6) nachweisbar ist. [M114]

Antineutrophile zytoplasmatische Antikörper

Antineutrophile zytoplasmatische Antikörper (kurz *ANCA*) sind gegen Bestandteile des Zytoplasmas gerichtete Antikörper. Die Untergruppe pANCA findet sich bei verschiedenen Gefäßentzündungen (Vaskulitiden, ☞ 25.6.6).

Antibakterielle Antikörper

Eine Reihe von Infektionen kann Gelenkbeschwerden auslösen (**reaktive Arthritiden**, ☞ 25.5.3). Besteht der Verdacht auf einen Infekt als Auslöser der Gelenksymptome, kann der Antikörpertiter gegen den verdächtigen Erreger im Blut des Patienten bestimmt werden (☞ 28.3.7).

HLA-Antigene

HLA-Antigene (kurz für ***h**uman **l**eucocyte **a**ntigen*, eines der wichtigsten *Histokompatibilitätsantigene*) befinden sich auf den Zellmembranen aller kernhaltigen Körperzellen.

Ist ein bestimmtes Antigen vorhanden, so hat dies noch keine krankhafte Bedeutung, sondern ist lediglich ein Merkmal des Menschen. Einige HLA-Antigene korrelieren aber mit bestimmten Erkrankungen. Im Gegensatz zu den bisher genannten Tests, deren Ergebnis sich je nach Krankheitsaktivität verändern kann, sind Verlaufskontrollen bei der HLA-Bestimmung sinnlos, da die Antigene vererbt werden und während des ganzen Lebens konstant bleiben (einmal positiv – immer positiv).

Das **HLA-B27-Antigen** ist in der Rheumatologie am wichtigsten. Über 90% der Patienten mit M. Bechterew (☞ 25.5.2) sind HLA-B27-positiv. Auch beim M. Reiter (☞ 25.5.2) und den reaktiven Arthritiden (☞ 25.5.3) wird HLA-B27 bei mehr als 60% der Patienten nachgewiesen. Allerdings: Auch 6% der Gesunden besitzen das HLA-B27-Antigen.

Basislabor

Die folgenden Untersuchungen können als „Basislabor" bei rheumatischen Erkrankungen gelten:

- BSG, CRP, großes BB
- Rheumafaktoren, antinukleäre Antikörper, evtl. Antistreptolysin-Titer (ASL, bei V.a. Rheumatisches Fieber, ☞ 18.8.1)
- Harnsäure, Alkalische Phosphatase (kurz AP), γ-GT, Kreatinkinase (kurz CK, ☞ 39.46), Kreatinin, Elektrophorese
- Urinstatus.

25.3.3 Weitere Diagnostik

Diagnostische Gelenkpunktion, ☞ 27.3.3

Sonographie

Die **Sonographie** (☞ 9.6.7) hilft bei der Differenzierung zwischen einem Gelenkerguß und einer Gelenkinnenhautverdickung *(Synovialitis)* sowie bei der Verlaufsbeobachtung dieser Befunde, bei Verdacht auf Sehnen- und Schleimbeutelentzündungen und bei der Darstellung von nicht tastbaren Gelenken (z.B. Hüftgelenk).

Konventionelle Röntgenuntersuchung, CT und Kernspintomographie

☑ Eine umfassende **Röntgendiagnostik** ist unverzichtbar, um eine rheumatologische Diagnose zu sichern und das Stadium der Erkrankung zu ermitteln.

Da eine genaue Gelenkbeurteilung nur im Seitenvergleich möglich ist, werden die entsprechenden Gelenke der anderen Körperseite stets mitgeröntgt. Meistens werden auch beide Hände geröntgt, denn ein (unbemerkter) Befall der Hände gibt wichtige diagnostische Hinweise.

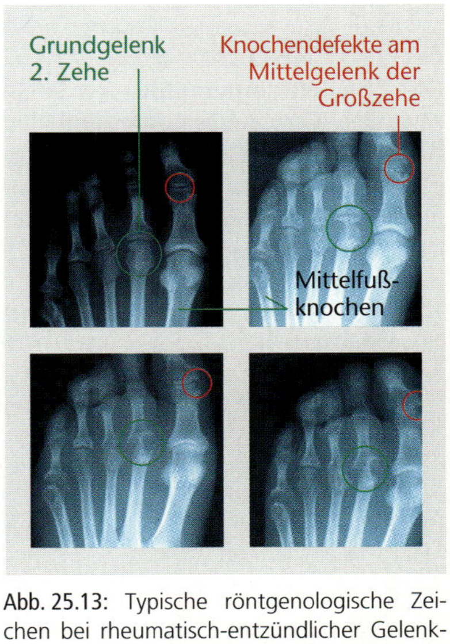

Abb. 25.13: Typische röntgenologische Zeichen bei rheumatisch-entzündlicher Gelenkerkrankung. Die Bilder zeigen den linken Vorfuß einer Patientin mit rheumatoider Arthritis im Verlauf von sechs Jahren. Am deutlichsten zeigen sich die fortschreitenden degenerativen Veränderungen am Gelenkköpfchen des zweiten Mittelfußknochens: Die Gelenkfläche sieht aufgrund kleiner Knochendefekte *(Usuren)* regelrecht „angeknabbert" aus. [M114]

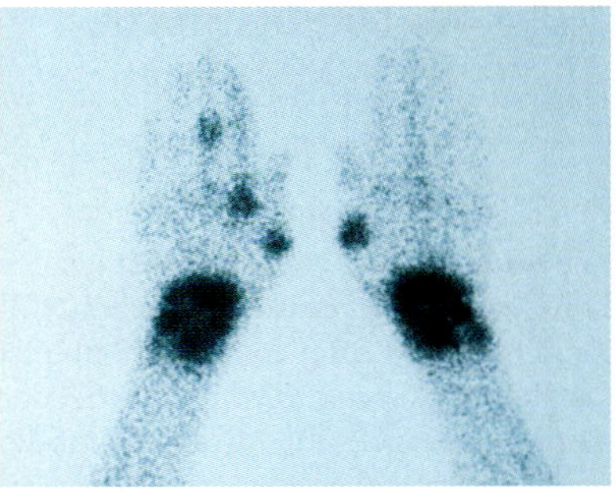

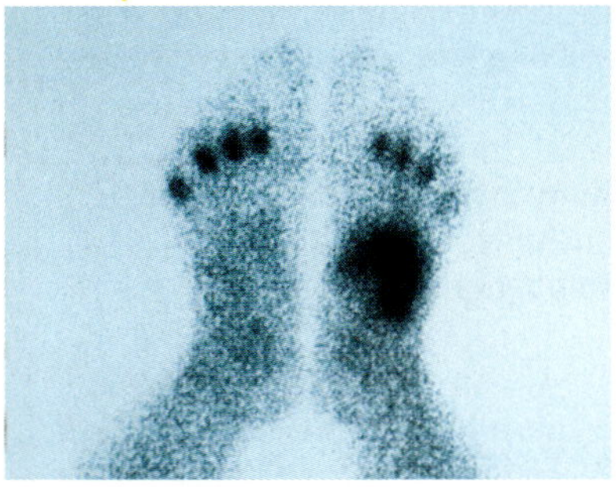

Abb. 25.14 – 25.15: Skelettszintigraphie der Hände und Füße einer Patientin mit rheumatoider Arthritis. [M114]

Die **Computertomographie** (CT, ☞ 9.6.4) ist bei der Differentialdiagnose der Wirbelsäulenleiden (z.B. Bandscheibenvorfall, ☞ 35.11.2) Standardmethode.

Die **Kernspintomographie** (☞ 9.6.5) erlaubt eine optimale Beurteilung der Weichteilstrukturen des Gelenks.

Skelettszintigraphie

Die **Skelettszintigraphie** (☞ 9.6.6) zeigt das Verteilungsmuster und den Aktivitätsgrad der entzündlichen Vorgänge an den Gelenken, da das Radionuklid im Bereich der entzündeten Gelenke vermehrt eingelagert wird.

25.4 Behandlungsstrategien in der Rheumatologie

25.4.1 Systemisch-medikamentöse Therapie

Die *systemische* Gabe von entzündungshemmenden oder das Immunsystem beeinflussenden Medikamenten bildet den Sockel der rheumatischen Behandlung. Nur ganz selten kann auf sie verzichtet werden. Die medikamentöse Entzündungshemmung und Schmerzlinderung ermöglicht bei vielen Patienten überhaupt erst die ebenso wichtige Bewegungstherapie.

Die Vielzahl der eingesetzten Substanzen läßt ahnen, daß bisher noch kein Medikament gefunden wurde, das die rheumatischen Erkrankungen *ursächlich* zu behandeln vermag:

- **Nichtsteroidale Antirheumatika** (☞ Pharma-Info 25.16) sind für die meisten rheumatischen Erkrankungen Mittel der Wahl, obwohl sie alleine selten ausreichen. Muß ein stärkeres Antirheumatikum hinzugegeben werden, helfen sie, dessen Dosis geringer zu halten
- **Basistherapeutika** (☞ Pharma-Info 25.17)
- Fast alle rheumatischen Erkrankungen sprechen schnell und sehr gut auf **Glukokortikoide** (Therapiegrundsätze und Pflege, ☞ Pharma-Info 23.47) an. Aufgrund der ernsten Nebenwirkungen einer Langzeittherapie gehören Glukokortikoide aber nur bei den *Kollagenosen* und der *Polymyalgia rheumatica* (☞ 25.6.3) zur Standardtherapie. Ansonsten werden sie möglichst kurzzeitig zum Abfangen akuter Schübe eingesetzt.

25.4.2 Physikalische Therapie

Die **physikalische Therapie** bildet das zweite Standbein der rheumatologischen Behandlung. Sie verringert die Beschwerden des Patienten und greift über eine Beeinflussung des Immunsystems und eine Durchblutungsverbesserung in den Krankheitsprozeß ein.

Kälte- und Wärmeanwendungen

Die Thermotherapie durch *Kälteanwendungen* (mit Eis, gefrorenen Gelbeuteln oder kalten Gasen) oder *Wärmeanwendungen* (z.B. Bäder, Wickel, Fango, Infrarot) lindert bei vielen Patienten die Beschwerden, hemmt die Entzündung und löst Muskelverspannungen. Beide Methoden haben unterschiedliche Indikationen und Kontraindikationen (☞ Tab. 25.18). Trotzdem ist die Verträglichkeit von Patient zu Patient verschieden: manchen hilft z.B. Kälte, obwohl klassischerweise in ihrem Fall Wärme verschrieben würde und umgekehrt.

Krankengymnastik

Die *aktive* und *passive Bewegungstherapie* sind unverzichtbare Säulen der Therapie. Bei den passiven Maßnahmen leistet der Patient selbst keine Muskelarbeit. Die Gelenke werden vom Krankengymnasten oder Pflegenden bewegt und die Muskeln gedehnt. Die aktiven Übungen hingegen kräftigen die Muskulatur.

Pharma-Info 25.16 Nichtsteroidale Antirheumatika

Nichtsteroidale Antirheumatika (kurz NSAR, auch *nichtsteroidale Antiphlogistika* oder manchmal *kleine Analgetika* genannt, ☞ Pharma-Info 16.5) sind Substanzen, die hauptsächlich über eine Hemmung der Prostaglandinsynthese Schmerzen lindern *(analgetische Wirkung),* Entzündungen hemmen *(antiphlogistische Wirkung)* und Fieber senken *(antipyretische Wirkung).* **Prostaglandine** sind hormonähnliche Botenstoffe, die unter anderem an der Entstehung von Fieber, Schmerz und Entzündung beteiligt sind.

Nichtsteroidale Antirheumatika werden, wie ihr Name bereits andeutet, insbesondere zur Behandlung rheumatischer Erkrankungen eingesetzt. Sie werden aber auch bei Schmerzen anderer Ursachen gegeben, so z.B. bei kleineren Verletzungen, postoperativ oder bei Tumorschmerzen (☞ 24.5.5). Da ein Teil der Präparate (insbesondere niedrigdosierte Präparate zur oralen Einnahme) nicht rezeptpflichtig ist, werden diese auch von Laien zur Selbstmedikation, etwa bei Kopf- oder Zahnschmerzen sowie Menstruationsbeschwerden eingenommen.

Kennzeichnend für alle NSAR ist ein rascher Wirkungseintritt, aber auch ein schnelles Abklingen der Wirkung nach Absetzen des Medikaments. Trotz ihrer chemischen Verwandtschaft unterscheiden sich die einzelnen Substanzen in ihrem Wirkungsprofil (d.h. dem Verhältnis zwischen analgetischer, antiphlogistischer und antipyretischer Wirkung) und wirken auch unterschiedlich von Patient zu Patient. Daher sollten bei mangelndem Therapieerfolg trotz des gleichen Wirkprinzips verschiedene Präparate ausprobiert werden.

Auswahl nichtsteroidaler Antirheumatika (NSAR)		
Antiphlogistische Wirkkraft	**Substanzname**	**Handelsname (Bsp.)**
Schwach	Azetylsalizylsäure	Aspirin®
Mittel	Diclofenac	Voltaren®
	Ibuprofen	Brufen®, Imbun®
	Ketoprofen	Alrheumun®
	Naproxen	Proxen®
	Fenbufen	Lederfen®
	Piroxicam	Felden®
Stark	Phenylbutazon	Butazolidin®
	Oxyphenbutazon	Phlogont®
	Indometacin	Amuno®

Während die gelegentliche Einnahme nichtsteroidaler Antirheumatika in der Regel unproblematisch ist, ist die in der Rheumatologie notwendige Langzeittherapie bei vielen Patienten von zum Teil ernsten Nebenwirkungen begleitet, obwohl die NSAR zu den weniger toxischen Medikamenten der Rheumatologie zählen:

- Am häufigsten sind *gastrointestinale Nebenwirkungen*, v.a. Magenbeschwerden. Sie treten besonders bei älteren Patienten auf und können bis zu (blutenden) Magen-Darm-Ulzera (☞ 21.5.3) führen. Diese werden durch eine gleichzeitige Glukokortikoidbehandlung (☞ Pharma-Info 23.47) begünstigt und wegen der Schmerzlinderung durch die NSAR häufig erst spät bemerkt. Oft müssen die NSAR trotz bestehender Magenschleimhautveränderungen weiter gegeben werden, da bei Absetzen Immobilisierung und Versteifung des Patienten drohen. Daher werden meist – gewissermaßen als „Notlösung" – Antazida oder H_2-Blocker (☞ Pharma-Info 21.82) zusätzlich verordnet, um den Magen zu schützen. Manchmal hift auch ein Wechsel auf ein magenverträglicheres Präparat. Die Gabe von Zäpfchen bietet (leider) keinen Ausweg, da die magenschädliche Wirkung nicht (nur) von der Darreichungsform abhängt, sondern im Wirkmechanismus begründet liegt
- Recht häufig sind auch Hauterscheinungen (Juckreiz, Exantheme) und ZNS-Störungen (Kopfschmerz, Schwindel)
- Seltener werden Nierenfunktionsstörungen, Leberenzymerhöhungen und Ödeme beobachtet.

Nichtsteroidale Antirheumatika sollten im Sitzen oder Stehen mit viel Wasser eingenommen werden, um eine zusätzliche lokale Schleimhautschädigung zu vermeiden. Günstig ist die gleichzeitige Einnahme einer kleinen Mahlzeit. Wichtig sind bei Langzeiteinnahme regelmäßige Tests auf Blut im Stuhl (☞ 21.3.2), um ernste Magenkomplikationen frühzeitig zu entdecken.

Pharma-Info 25.17 Basistherapeutika

Als **Basistherapeutika** (auch *langwirksame Antirheumatika*) werden verschiedene, chemisch nicht miteinander verwandte Substanzen bezeichnet, die die Entzündungsaktivität rheumatischer Erkrankungen *langfristig* mindern können. Im Gegensatz zu den nichtsteroidalen Antirheumatika und (wahrscheinlich) den Glukokortikoiden wirken Basistherapeutika also mehr als nur symptomatisch.

Die genauen Wirkmechanismen der Basistherapeutika sind nicht bekannt. Da die Wirkung sehr langsam einsetzt, kann die Effektivität eines Medikaments erst bis zu sechs Monate nach Beginn der Einnahme beurteilt und erst dann über einen evtl. notwendigen Medikamentenwechsel entschieden werden. So können leider Jahre vergehen, bis ein für den Patienten hilfreiches Medikament gefunden wird. Um dem Patienten schnellere Linderung zu verschaffen, erhält er neben den Basistherapeutika nichtsteroidale Antirheumatika. Leider ist die Quote der Nebenwirkungen der Basistherapeutika sehr hoch und zwingt oft zum Abbruch der Therapie.

Basistherapeutika		
Substanz, Handelsname (Bsp.)	**Nebenwirkungen**	**Besonderheiten, pflegerische Konsequenzen**
Goldpräparate • Parenterale Goldpräparate Aureotan® • Orale Goldpräparate Ridaura®	Haut- und Schleimhautveränderungen (z.B. Juckreiz, Photosensibilisierung, Mundschleimhautentzündung), Metallgeschmack, Blutbildveränderungen, Nierenfunktionsstörungen, Haarausfall, Fieber. Bei oraler Goldgabe Durchfälle in bis zu 40%	Orale Goldpräparate zu den Mahlzeiten mit viel Wasser einnehmen lassen. Patienten auf sorgfältige Zahnpflege hinweisen. Während der Behandlung keine Sonnenbäder nehmen lassen. Kontrollen von BB, Kreatinin, Leberenzymen und Urinstatus alle 2 – 4 Wochen
D-Penicillamin Metalcaptase®, Trolovol®	Haut- und Schleimhautveränderungen, Geschmacksstörungen, gastrointestinale Symptome, Proteinurie. Seltener Blutbildveränderungen, Nierenfunktionsstörungen, Muskelschwäche, Augennervenentzündung	1,5 Std. nach der letzten Mahlzeit und im Abstand von 1 Std. zu anderen Medikamenten einnehmen lassen. Kontrollen, ☞ Goldpräparate. Zusätzlich augenärztliche Untersuchung vor Therapiebeginn und dann alle zwei Monate
Chloroquin (ein Antimalariamittel) Resochin®	*Häufig:* Gastrointestinale Symptome, Hornhauteinlagerungen *Selten:* Schwindel, Verwirrtheit, irreversible Netzhautschädigung, Haut- und Blutbildveränderungen	Nach den Mahlzeiten mit viel Wasser einnehmen lassen. Augenärztliche Kontrollen vor Therapiebeginn und dann alle drei Monate
Sulfasalazin Azulfidine® RA	Gastrointestinale Symptome, Haut- und Schleimhautveränderungen, Kopfschmerzen, Blutbildveränderungen, Geruchsstörungen	Kontrollen, ☞ Goldpräparate
Immunsuppressiva und Zytostatika Imurek®, Methotrexat®, Endoxan®	Hohe Rate gefährlicher, z.T. irreversibler, Nebenwirkungen, ☞ 24.5.1 und Pharma-Info 29.26	Nur bei Versagen anderer Basistherapeutika Pflege, ☞ 24.5.1 und Pharma-Info 29.26. Patienten die Notwendigkeit zuverlässiger Empfängnisverhütung während und nach Therapie erläutern

	Indikationen	Kontraindikationen
Wärme	• Arthrosen • Chronische Arthritis zwischen den Schüben • Weichteilrheumatismus • Wirbelsäulenleiden	• Akute Arthritis • Durchblutungsstörungen • Schwere Herz-Kreislauf-Erkrankungen
Kälte	• Akute Arthritis • Gichtanfall • Aktivierte Arthrose • Schleimbeutelentzündungen • Postoperativ	• Vaskulitis • Raynaud-Syndrom (☞ 19.6.5)

Tab. 25.18: Indikationen und Kontraindikationen der Wärme- und Kältetherapie bei rheumatischen Erkrankungen. [B200]

Lagerung

Vorsicht!
Bereits eingesteifte Gelenke nicht mit Gewalt in die gewünschte Stellung bringen!

Die richtige **Lagerung der Gelenke** ist, besonders während eines Krankheitsschubes, die wichtigste passive physiotherapeutische Maßnahme, um Kontrakturen in ungünstiger Stellung vorzubeugen und Schmerzen zu reduzieren.

Die Pflegenden überprüfen und korrigieren immer wieder die Lagerung des Patienten bzw. leiten ihn an, sie selbständig zu korrigieren, falls er dazu in der Lage ist. Welche Lagerung für einen Patienten am besten ist und in welchen Zeitabständen er umgelagert wird, sollte ggf. in Absprache mit den Krankengymnasten entschieden werden. Besteht keine anderslautende Anordnung, lagern die Pflegenden den Patienten in der *physiologischen Mittelstellung der Gelenke*, wobei man sich an der *Neutral-Null-Stellung* orientiert.

☑ Die **Neutral-Null-Stellung** entspricht der Körperhaltung des gesunden Menschen im Stehen: Die Augen blicken nach vorne, die Arme hängen herab, die Daumen werden nach vorne gehalten, und die Füße stehen parallel.

Lagerung zur Kontrakturenprophylaxe, ☞ *7.6.5*

Durchbewegen der Gelenke

Patienten, die ihre Gelenke nicht in vollem Umfang eigenständig bewegen können, müssen zur Gelenkmobilisation und Kontrakturenprophylaxe mehrmals täglich durchbewegt werden. Der Patient selbst leistet dabei keine Muskelarbeit, sondern läßt sich durchbewegen. Oft gehört das Durchbewegen der Gelenke auch zum Aufgabenbereich der Pflegenden. Voraussetzung ist, daß die Pflegenden von den Krankengymnasten entsprechend angeleitet werden, um keine falschen Bewegungen auszuführen.

Kräftigung der Muskulatur

Die Muskulatur des rheumatischen Patienten atrophiert rasch durch die schmerzbedingte Inaktivität, und die stabilisierende Funktion der Muskulatur läßt nach. Aus diesem Grund muß der Patient motiviert werden, dem Muskelschwund durch regelmäßige aktive Bewegungsübungen (entweder alleine oder mit Hilfe) entgegenzuwirken.

☑ Den Patienten immer wieder zu den zunächst „unbequemen" aktiven Übungen motivieren und ihm deren Bedeutung für den Erhalt der Selbständigkeit darstellen.

Zur Prophylaxe und Therapie von Atrophien können auch *elektrische Muskelstimulationsgeräte* eingesetzt werden. Dabei werden Elektroden auf die zu behandelnden Muskeln aufgesetzt und dann elektrische Reize gegeben.

Ergotherapie

Die **Ergotherapie** (*Beschäftigungs-* und *Arbeitstherapie*) ist besonders für Patienten geeignet, die schon unter Funktionseinschränkungen ihrer Gelenke (vor allem der Hände) leiden. Mit Hilfe von handwerklichen und künstlerischen Techniken werden Kraft, Geschicklichkeit und Funktion gefördert.

25.4.3 Ernährung

Wie viele Patienten aufgrund eigener Erfahrungen berichten und neuere Studien zeigen, vermag die Ernährung rheumatische Beschwerden zu beeinflussen.

☑ Sinnvolle Ernährungsstrategien für rheumatische Patienten:
- Ernährung auf Vollwertkost umstellen
- „Bewußt" ernähren, d.h. aufmerksam beobachten, ob es einzelne Nahrungsmittel gibt, die die Beschwerden verstärken
- Vegetarische Kost über längere Zeit ausprobieren, da Fleisch eine Fettsäure enthält, die im Körper zu Prostaglandinen, also entzündungsvermittelnden Botenstoffen, umgebaut wird. Wahrscheinlich ist auch ein Zusatz von Vitamin E (fängt Sauerstoffradikale ab, die die Gelenke angreifen) und Fischöl günstig.

25.4.4 Lokaltherapien

Einreibung

Das Einreiben der Gelenke mit kühlenden Gels oder durchblutungsfördernden Salben (z.B. Rubriment®, Finalgon®) empfinden viele Patienten als Wohltat. Einige Präparate (z.B. Amuno® Gel, Kytta-Gel®) enthalten auch nichtsteroidale Antirheumatika (☞ 25.4.1), die in gelenkbildende Strukturen (Sehnen, Bänder, Gelenkkapsel) resorbiert werden. Bei zahlreichen Präparaten ist der therapeutische Effekt aber umstritten.

Intraartikuläre Injektionen

Bei **intraartikulären Injektionen,** also Injektionen direkt in das Gelenk hinein, werden insbesondere Glukokortikoide (☞ 25.4.1 und Pharma-Info 23.47) eingesetzt. Diese Behandlung ist dann sinnvoll, wenn nur wenige Gelenke entzündet sind und nicht auf die Gabe von nichtsteroidalen Antirheumatika ansprechen.

Der Arzt injiziert das Glukokortikoid unter absolut sterilen Bedingungen in das Gelenk. Wegen der möglichen Risiken und Nebenwirkungen (Gelenkinfektion, Knorpel- und Knochennekrosen) darf nur 2 – 3 mal pro Jahr in dasselbe Gelenk injiziert werden.

Synoviorthesen

Synoviorthese ist die gezielte Zerstörung der entzündeten und gewucherten Gelenkinnenhaut durch Injektion einer aggressiven Substanz in den Gelenkinnenraum. Man erreicht so eine komplette **Synovektomie** (*Entfernung* bzw. *Zerstörung der Gelenkinnenhaut*) ohne offene Operation.

Eine medikamentöse Synoviorthese muß unter sterilen Bedingungen ausgeführt werden. Der Arzt punktiert etwas Erguß ab und injiziert dann die gewählte Substanz. Das Gelenk wird anschließend etwa drei Tage ruhiggestellt. Meist bildet sich vorübergehend ein schmerzhafter Reizerguß, der sich aber recht gut mit Eis und Analgetika behandeln läßt. Entwickelt sich nach einiger Zeit ein Rezidiv, kann die Synoviorthese wiederholt werden.

Während die **chemische Synoviorthese** mit ätzenden Substanzen (z.B. Varicocid®) erfolgt, arbeitet die **Radiosynoviorthese** mit radioaktiven Stoffen.

Operative Eingriffe

Auch **operative Eingriffe** haben in der Rheumatologie ihren festen Platz. Sie werden vornehmlich in orthopädischen Abteilungen durchgeführt. Vor allem die Synovektomie (Entfernung der Gelenkinnenhaut), korrigierende *Osteotomien* (☞ 26.5.2) oder eine Versorgung mit künstlichen Gelenken. Letztes Mittel zur Schmerzbekämpfung bleibt die operative Versteifung eines Gelenks *(Arthrodese)*.

Allgemeine Pflege vor, während und nach Operationen, ☞ Kapitel 11; Pflege in der Orthopädie, ☞ Kapitel 26

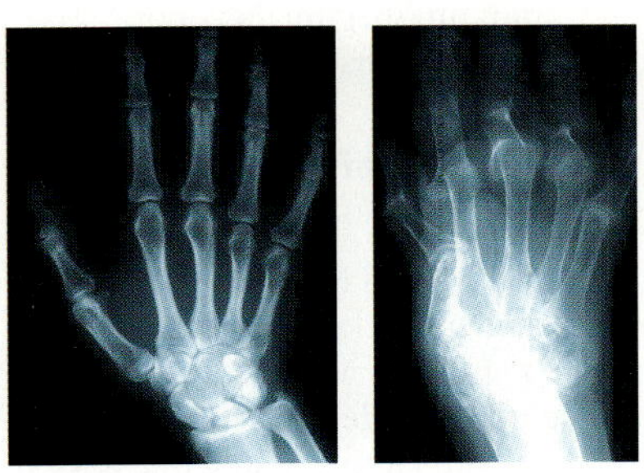

Abb. 25.19 – 25.20: Röntgenaufnahme der Hand eines Gesunden (links) und einer Patientin mit fortgeschrittener rheumatoider Arthritis (rechts). Die Hand der Rheumapatientin zeigt eine Zerstörung der Handgelenkknochen und der Gelenkflächen der Fingerknochen. [T170]

25.5 Entzündlich-rheumatische Erkrankungen

25.5.1 Rheumatoide Arthritis

Rheumatoide Arthritis (kurz *RA*, auch *[primär] chronische Polyarthritis*, kurz *cP* bzw. *pcP*): Chronisch-entzündliche, oft in Schüben verlaufende Erkrankung des Binde-, Stütz- und Muskelgewebes mit Hauptmanifestation an der Gelenkinnenhaut (Synovialis) und an gelenknahen Strukturen (z.B. Schleimbeuteln). Häufigste (ca. 1% der Bevölkerung) und bekannteste der entzündlich-rheumatischen Erkrankungen. Betrifft Frauen dreimal häufiger als Männer, Altersgipfel 40. Lebensjahr.

Krankheitsentstehung

Unbekannte Auslöser führen zu einer Autoimmunreaktion (☞ 29.5) besonders gegen körpereigenes Gelenkgewebe. Das familiär gehäufte Auftreten der Erkrankung weist auf eine genetische Komponente hin. Die Gelenkinnenhaut reagiert mit Ergußbildung und wuchert tumorähnlich in das Gelenk hinein (☞ 25.2.1). Diese Entzündung zerstört und deformiert langfristig die Gelenke und bringt eine schmerzhafte Bewegungseinschränkung mit sich. Im Endstadium steifen die Gelenke oft völlig ein. Die Autoimmunreaktion kann sich aber auch an anderen Organen abspielen und dort entsprechende Symptome hervorrufen.

Symptome und Untersuchungsbefund

Typisch für die rheumatoide Arthritis ist die *Morgensteifigkeit* der betroffenen Gelenke über mindestens eine Stunde. Die Gelenke sind geschwollen, überwärmt, druckschmerzhaft und schmerzhaft bewegungseingeschränkt. Die Gelenkkonturen sind durch Erguß und Weichteilschwellung verstrichen.

Zunächst sind meist die Handgelenke sowie die Fingergrund- und -mittelgelenke betroffen. Später treten größere Gelenke und evtl. die Wirbelsäule hinzu. Charakteristisch ist ein *symmetrischer* Befall der Gelenke beider Körperhälften.

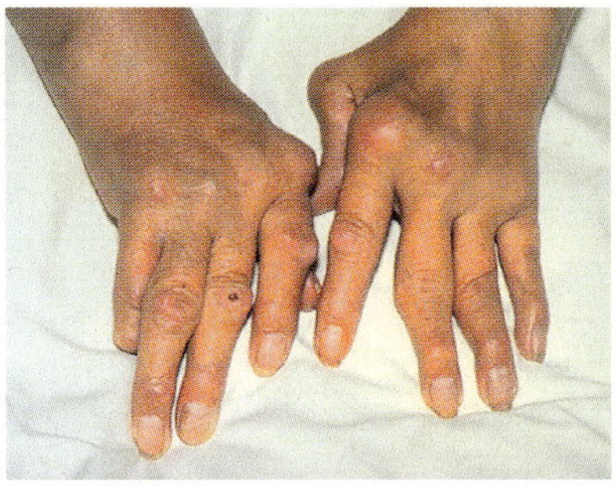

Abb. 25.21: Die „typischen" Hände einer Patientin mit fortgeschrittener rheumatoider Arthritis. [T127]

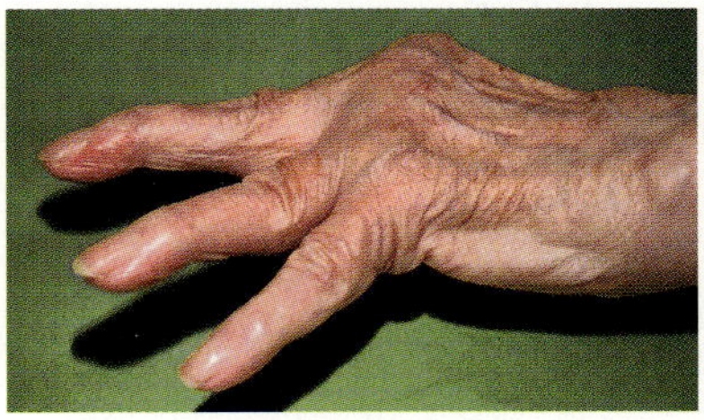

Abb. 25.22: Schwanenhalsdeformität des Mittel- und Ringfingers bei rheumatoider Arthritis. Die Finger sind im Mittelgelenk überstreckt und gleichzeitig im Endgelenk gebeugt. [M114]

Die Zerstörung von Gelenken, Bändern und Sehnen hat langfristig typische Fehlstellungen zur Folge, v.a. (☞ Abb. 25.20 – 25.22):

- **Ulnardeviation:** „Abwanderung" der Finger in Richtung Handaußenkante (d.h. Ulna) durch Verschiebung der Gelenkflächen der Fingergrundgelenke *(Subluxation)*
- **Schwanenhalsdeformität:** Überstreckung im Fingermittelgelenk bei gleichzeitiger Beugung im Endgelenk (☞ Abb. 25.22)
- **Knopflochdeformität:** Beugekontraktur im Mittelgelenk und Überstreckung im Endgelenk, also genau umgekehrt wie die Schwanenhalsdeformität.

In vergleichbarer Weise kommt es an den Füßen zu Krallenbildung, Wanderung der Zehen in Richtung Fußaußenkante und Abflachung des Fußgewölbes. Bei Befall der Knie entwickelt der Patient oft O-Beine. Eine Instabilität der Halswirbelsäule kann zu Rückenmarkschäden führen.

Auffällig, aber harmlos sind die sog. **Rheumaknoten,** subkutane, harte Knötchen, die meist in Gelenknähe an der Ellenbogenstreckseite lokalisiert sind.

Grundsätzlich können sich an allen Extremitätengelenken Auftreibungen, Deformierungen, Fehlstellungen, Lockerungen und Muskelatrophien entwickeln und der Verlauf kann stark variieren. Häufig treten zusätzlich in den gelenknahen Bereichen Sehnenscheiden- und Schleimbeutelentzündungen auf.

Komplikationen

Bei manchen Patienten befällt der rheumatisch-entzündliche Prozeß auch die Gefäße und die inneren Organe, vor allem Herz, Lunge, Pleura, Nieren, ZNS, Nerven und Augen.

Wie bei anderen chronischen Entzündungen kann sich außerdem eine **sekundäre Amyloidose** entwickeln. Hierbei lagern sich pathologische Eiweiße in den Organen ab und führen zu Magen-Darm-Beschwerden, Herz- und Niereninsuffizienz.

Diagnostik und Differentialdiagnose

Die Diagnose einer rheumatoiden Arthritis wird hauptsächlich aufgrund der Anamnese, des körperlichen Befundes und des Röntgenbildes gestellt. Der diagnostische Kriterienkatalog der **American Rheumatism Association** (kurz *ARA*) faßt die typischen Symptome zusammen (☞ Kasten).

Die Blutuntersuchung ergibt positive Entzündungszeichen (erhöhte BSG, erhöhtes CRP), eine Anämie (sog. *Infektanämie,* ☞ 24.6.1) sowie den Nachweis von Rheumafaktoren in ca. 70% der Fälle und von antinukleären Faktoren bei ca. 20% der Patienten (☞ 25.3.2).

Behandlungsstrategie

Bei geringer Entzündungsaktivität wird die Behandlung mit nichtsteroidalen Antirheumatika (☞ Pharma-Info 25.16) begonnen. Meist reicht dies zur Beherrschung der Schmerzen und Bewegungseinschränkung jedoch nicht aus, so daß ein geeignetes Basistherapeutikum (☞ Pharma-Info 25.17) gesucht werden muß, um den zerstörerischen Prozeß zu verlangsamen.

Gleichberechtigt neben der medikamentösen Therapie steht immer ein individuelles Programm physikalischer Therapiemaßnahmen (☞ 25.4.2) zum Erhalt der Gelenkfunktion.

Sind die Schmerzen konservativ nicht zu beherrschen oder sind starke Fehlstellungen entstanden, werden operative Behandlungsverfahren erwogen (z.B. die Synovektomie oder Arthroplastik, ☞ 25.4.4).

Prognose

Der Verlauf und damit die Prognose der rheumatoiden Arthritis variieren von Spontanheilungen (ca. 15%) bis zu schwersten Verläufen mit Invalidität innerhalb weniger Jahre (ebenfalls ca. 15%).

Die meisten Patienten erleben die rheumatoide Arthritis als langsam, aber stetig fortschreitende Erkrankung, die trotz zwischenzeitlicher Stillstände letztlich die Beweglichkeit der Patienten erheblich einschränkt.

Die Erkrankung ist nicht lebensbedrohend, führt aber über Sekundärkomplikationen durch Immobilität und Behandlungsnebenwirkungen zu einer etwas verkürzten Lebenserwartung.

ARA-Diagnosekriterien

Diagnosekriterien der rheumatoiden Arthritis (gemäß der American Rheumatism Association). Die Diagnose einer rheumatoiden Arthritis wird bei Vorliegen von mindestens vier der folgenden Kriterien gestellt:

1. Morgensteifigkeit der Gelenke von mindestens einer Stunde vor maximaler Besserung
2. Arthritis in mindestens drei Gelenkregionen
3. Arthritis der Fingergrund- oder -mittelgelenke oder der Handgelenke
4. Symmetrischer Befall
5. Rheumaknoten
6. Rheumafaktoren (☞ 25.3.2) positiv
7. Typische röntgenologische Veränderungen, z.B. gelenknahe Osteoporose, Usuren (kleine Knochendefekte unter dem Knorpel, ☞ Abb. 25.13).

Die Symptome 1 – 4 müssen dabei mindestens sechs Wochen bestehen, um zu „zählen“.

25.5.2 Seronegative Spondylarthritiden

Seronegative Spondylarthritiden *(seronegative Spondarthritiden, Spondylarthropathie):* Zusammenfassende Bezeichnung für verschiedene rheumatisch-entzündliche Erkrankungen mit vorwiegender Wirbelsäulenbeteiligung. Seronegativ, da Rheumafaktor und Antinukleäre Antikörper im Blut nicht nachweisbar sind. Die wichtigsten Vertreter dieser Gruppe sind der M. Bechterew, die Psoriasis-Arthritis und der M. Reiter.

Typische Kennzeichen aller seronegativen Spondylarthritiden sind:

- Wirbelsäulenbeteiligung, oft in Form einer *Sakroiliitis* (Entzündung der Sakroiliakalgelenke = Kreuzbein-Darmbeingelenke)
- Oligoarthritis, d.h. der Befall nur weniger peripherer Gelenke
- Rheumafaktoren und antinukleäre Antikörper negativ, HLA-B27 oft positiv (☞ 25.3.2)
- Häufige Beteiligung von Haut und Augen.

M. Bechterew

M. Bechterew *(ankylosierende Spondylitis, Spondylitis ancylopoetica):* Entzündlich-rheumatische Allgemeinerkrankung mit Hauptmanifestation an der Wirbelsäule einschließlich der Sakroiliakalgelenke. Im Endstadium typische knöcherne Versteifung (Ankylose) v.a. der Wirbelsäule. 80% der Patienten sind Männer, Erkrankungsbeginn bevorzugt im 16. – 40. Lebensjahr.

Symptome, Befund
Diagnostik

Leitsymptom des M. Bechterew ist ein tiefsitzender Rückenschmerz, der sich in den frühen Morgenstunden verschlechtert und den Patienten aus dem Bett treiben kann (Bewegung bessert die Schmerzen).

Weitere mögliche Symptome, die auch ohne Rückenschmerzen auftreten können, sind:

- Steifigkeit des Nackens, der Wirbelsäule und des Brustkorbs

- (Oligo-)Arthritis anderer Körpergelenke (20 – 30% der Patienten)
- Schmerzen beim Niesen, Husten oder Pressen in Wirbelsäule, Thorax und Gesäß
- Sehnenansatzentzündungen (z.B. am Fersenbein)
- Iridozyklitis des Auges (10 – 25% der Patienten, ☞ 25.2.5 und 33.14).

Die körperliche Untersuchung ergibt eine eingeschränkte Wirbelsäulenbeweglichkeit und eine verminderte Dehnbarkeit des Brustkorbs.

Ohne entsprechende krankengymnastische Gegenmaßnahmen entwickelt sich die charakteristische Haltung des Bechterew-Patienten, die aber in dieser Extremform heute nur noch selten zu sehen ist:

- Stark vorgebeugter Rumpf („Begrüßungshaltung", ☞ Abb. 25.23)
- Beugestellung der Hüft- und Kniegelenke
- Auffallend starke Mitbewegungen der Arme beim Gehen bei gleichzeitig starrer Wirbelsäule.

Die Diagnose wird anhand der Klinik und der typischen Wirbelsäulenveränderungen im Röntgenbild gestellt. Dies sind insbesondere (beidseitige) Veränderungen der Sakroiliakalgelenke und *Knochenspangen* an der Wirbelsäule, die die Zwischenwirbelräume im Spätstadium völlig überbrücken. Die Blutuntersuchung zeigt häufig eine BSG-Erhöhung. In 90% der Fälle ist das HLA-B27 positiv (☞ 25.3.2). Der Rheumafaktor ist negativ.

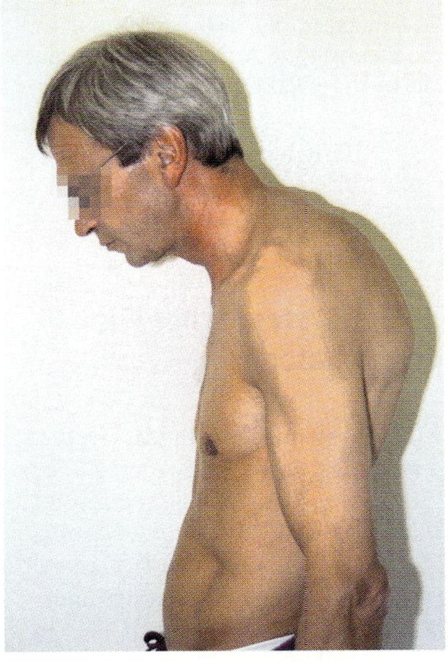

Abb. 25.23: Patient mit typischer „Begrüßungshaltung" bei fortgeschrittenem M. Bechterew. [M114]

Behandlungsstrategie

Der Schwerpunkt der Bechterew-Therapie liegt im lebenslangen, *täglichen* Bewegungstraining, damit die Wirbelsäule wenigstens in einer für den Patienten günstigen Haltung versteift. Positiv wirken auch muskelentspannende Maßnahmen (Moorbäder, Massagen, Niederfrequenzstromtherapie, Thermen) z.B. im Rahmen einer Kur.

Medikamentös werden vor allem nichtsteroidale Antirheumatika (☞ Pharma-Info 25.16) eingesetzt. Basistherapeutika und Glukokortikoide sind wegen insgesamt schlechter Wirksamkeit nur selten indiziert.

An operativen Maßnahmen sind vor allem Aufrichtungsoperationen der Wirbelsäule im Endstadium zu erwähnen.

Prognose

Der M. Bechterew verläuft sehr unterschiedlich. Dabei sind starke Schmerzen nicht gleichbedeutend mit einer raschen Verknöcherung, und umgekehrt bedeuten leichte Schmerzen nicht zwangsläufig ein langsames Fortschreiten. Die Krankheit kann in jedem Stadium zum Stillstand kommen. Die Prognose ist insgesamt günstiger als bei der rheumatoiden Arthritis.

Psoriasis-Arthritis

Psoriasis, ☞ *30.7*

Psoriasis-Arthritis *(Arthritis psoriatica, Psoriasis-Arthropathie):* Bei etwa 10% der Patienten mit *Psoriasis* (Schuppenflechte) auftretende Gelenkbeschwerden, fast immer mit gleichzeitigen Hauterscheinungen. Verlauf meist leichter als bei rheumatoider Arthritis, nur selten schwere Funktionseinbußen der Gelenke.

Typisch sind der *asymmetrische* Gelenkbefall, der *Strahlbefall* der Finger, d.h. alle drei Gelenke eines Fingers sind betroffen, oder der *Transversalbefall*, d.h. beispielsweise der Befall aller Fingermittelgelenke einer Hand (☞ Abb. 25.25). Die Hauterscheinungen sind z.T. sehr diskret.

Die Diagnose wird anhand des klinischen Bildes und durch Röntgenuntersuchungen gestellt.

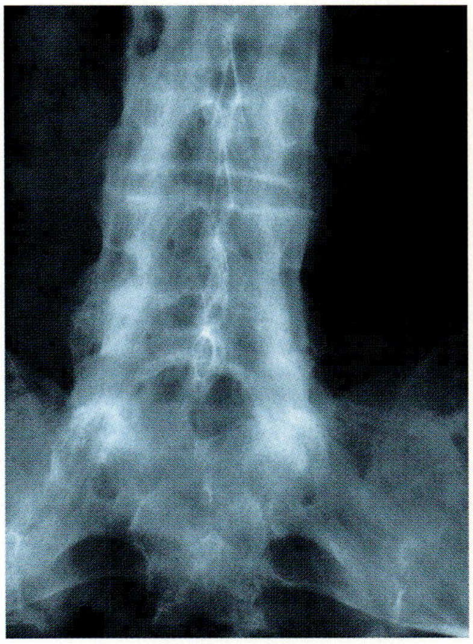

Abb. 25.24: Röntgenaufnahme der Lendenwirbelsäule eines Patienten mit Morbus Bechterew. Die Wirbelsäule ist zu einem unbeweglichen Stab geworden *(Bambusstab-Wirbelsäule).* [T170]

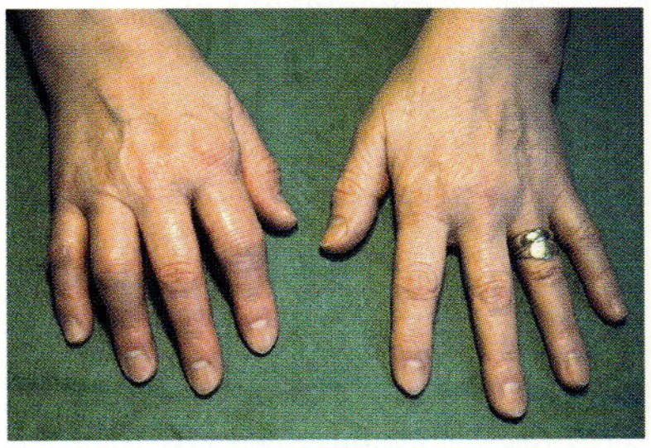

Abb. 25.25: Psoriasis-Arthritis mit typischem Transversalbefall der rechten Hand, d.h. alle Fingermittelgelenke sind betroffen. [M114]

Gegen die Gelenkbeschwerden werden nichtsteroidale Antirheumatika gegeben, in schweren Fällen auch Gold oder Methotrexat. Regelmäßige Krankengymnastik ist unverzichtbar.

Auch bei der Psoriasis-Arthritis sind operative Maßnahmen wie Synovektomie und Gelenkersatz möglich.

M. Reiter

M. Reiter *(Reiter-Syndrom, okulo-urethro-synoviales Syndrom):* „Klassische" Symptomkombination aus Arthritis, Urethritis (Harnröhrenentzündung, ☞ 31.6.2) und Konjunktivitis (Entzündung der Augenbindehaut, ☞ 33.7.1), die durch Infektionen ausgelöst wird. Betrifft zu 90% Männer, Altersgipfel ist das 3. Lebensjahrzehnt.

Obwohl der M. Reiter eine klassische *reaktive Arthritis* (☞ 25.5.3) ist, wird er wegen der starken HLA-B27-Assoziation, des Fehlens von Rheumafaktoren und häufiger Beteiligung des Sakroiliakalgelenks den seronegativen Spondylarthritiden zugerechnet.

Krankheitsentstehung

Auf der Basis einer erblichen Veranlagung lösen Darm- und Harnröhreninfektionen auf noch nicht genau bekannte Weise die Erkrankung aus. Die häufigsten Erreger sind dabei Chlamydien, Mykoplasmen, Shigellen, Salmonellen und Yersinien.

Symptome, Befund
Diagnostik

Typisch für den M. Reiter ist der asymmetrische Befall weniger Gelenke, oft unter Beteiligung der Sakroiliakalgelenke. Dabei sind die Beschwerden des Patienten sehr unterschiedlich. Urethritis und Konjunktivitis können sehr leicht sein oder fehlen (nur 2/3 der Patienten zeigen die typische Trias der Symptome). Oft haben die Betroffenen zusätzlich Haut- und Schleimhautveränderungen. Weitere Organbeteiligungen sind selten.

Die Blutuntersuchung ergibt Zeichen einer akuten Entzündung. Der Rheumafaktor ist negativ, das HLA-B27 in 80% der Fälle positiv. Bei den meisten Patienten gelingt eine direkte Erregeridentifizierung im Harnröhrenabstrich oder der Stuhlkultur oder zumindest ein serologischer *(indirekter)* Erregernachweis.

Behandlungsstrategie

Eine noch akute Darm- oder Harnröhreninfektion wird mit Antibiotika behandelt, wobei dies leider den Verlauf der arthritischen Beschwerden nicht beeinflußt. Die Arthritis wird wie bei den anderen seronegativen Spondylarthritiden zunächst mit nichtsteroidalen Antirheumatika behandelt. Bei schwereren Verläufen werden Gold oder Methotrexat eingesetzt.

Prognose

Bei ca. der Hälfte der Patienten heilt der M. Reiter innerhalb eines halben Jahres aus. Knapp ein Drittel der Patienten entwickelt aber einen chronischen Verlauf, wobei Übergänge in einen M. Bechterew und eine Herzbeteiligung möglich sind.

25.5.3 Reaktive Arthritiden

Eitrige Arthritiden, ☞ 26.6.4; Rheumatisches Fieber, ☞ 18.8.1; M. Reiter, ☞ 25.5.2

Reaktive Arthritis *(postinfektiöse Arthritis):* Akute, nicht-eitrige Gelenkentzündung, die bei entsprechender genetischer Veranlagung während oder nach bestimmten Infektionen auftreten kann und durch Autoimmunreaktionen (☞ 29.5) bedingt ist.

Die klassischen Infektionen, die solche Arthritiden auslösen („triggern") können, sind bakterielle Darm- und Urogenitalinfektionen. Durch Viren ausgelöste reaktive Arthritiden verlaufen in der Regel milder und werden nicht chronisch. Daher grenzen viele Autoren die *postinfektiösen* Arthritiden nach *bakteriellen* Infektionen von den *parainfektiösen* (begleitenden) Arthritiden bei *Viruserkrankungen* ab.

Symptome, Befund
Diagnostik

Meist schwellen einige wenige Gelenke an, evtl. „springen" die Beschwerden auch von Gelenk zu Gelenk. Augen, Haut- und/oder Schleimhautbeteiligung sind häufig. Vielfach ist auch das Sakroiliakalgelenk entzündet.

Oft läßt sich der vorangegangene Infekt anamnestisch erfragen und der Erreger durch die Bestimmung der antibakteriellen Antikörper nachweisen. Der Rheumafaktor ist negativ, HLA-B27 in bis zu 80% positiv.

Behandlungsstrategie

Bei noch bestehender Infektion werden Antibiotika gegeben. Die Gelenkbeschwerden werden mit nichtsteroidalen Antirheumatika (☞ Pharma-Info 25.16) therapiert, bei schwerem Gelenkbefall auch mit Glukokortikoidinjektionen. Entwickelt sich eine chronische Arthritis, werden auch Basistherapeutika eingesetzt.

Prognose

Die Prognose ist erregerabhängig. *Salmonellenarthritiden* heilen meist völlig aus, *Yersinien-* oder *Shigellenarthritiden* neigen zu Rezidiven und chronischen Verläufen.

25.6 Kollagenosen

Kollagenosen: Nicht ganz zutreffende, aber übliche Bezeichnung für *systemisch-entzündliche Bindegewebskrankheiten,* die durch Autoimmunreaktionen (☞ 29.5) bedingt sind oder bei denen eine solche Genese vermutet wird *und* deren gemeinsames Kennzeichen eine *generalisierte Schädigung des Bindegewebes* ist. Frauen sind wesentlich häufiger betroffen als Männer mit einem Erkrankungsgipfel im 20. – 40. Lebensjahr. Das klinische Bild ist abhängig von den jeweils befallenen Organen.

☑ Viele Patienten mit systemisch-entzündlichen Bindegewebserkrankungen haben auch Gelenkbeschwerden, die jedoch nicht zu Gelenkzerstörungen und Invalidität führen.

Zu den Kollagenosen zählen:

- Der systemische Lupus erythematodes (☞ 25.6.1)
- Die progressive systemische Sklerodermie (☞ 25.6.2)
- Polymyositis und Dermatomyositis (☞ 25.6.4)
- Die Mischkollagenose (☞ 25.6.5)
- Verschiedene Gefäßentzündungen (*Vaskulitiden,* ☞ 25.6.6), v.a. die Panarteriitis nodosa.

Das rheumatische Fieber (☞ 18.8.1) und die rheumatoide Arthritis werden manchmal auch zu den Kollagenosen gezählt.

☑ Prognoseentscheidend sind die Veränderungen der Gefäße und der inneren Organe.

25.6.1 Systemischer Lupus erythematodes

Systemischer Lupus erythematodes (kurz *SLE,* auch *Lupus erythematodes disseminatus,* kurz *LED* oder *Lupus erythematodes visceralis* genannt): Generalisierte, oft schwere Autoimmunerkrankung, die praktisch alle Organe schädigen kann. 90% der Patienten sind Frauen, Altersgipfel im 3. Lebensjahrzehnt.

Krankheitsentstehung

Auf dem Boden einer genetischen Veranlagung lösen wahrscheinlich Umweltfaktoren wie UV-Bestrahlung (Sonnenlicht), Medikamente oder Infektionen die Bildung von Autoantikörpern und Immunkomplexen aus, die sich in der Haut und den inneren Organen ablagern und diese schädigen.

Symptome und Untersuchungsbefund

Wegen des bunten klinischen Bildes wird der systemische Lupus erythematodes auch als „Chamäleon" unter den Krankheiten bezeichnet. Vor allem unklare Fieberschübe zusammen mit Gelenkbeschwerden und/oder Hautveränderungen lassen an einen systemischen Lupus erythematodes denken.

Anfangs können Müdigkeit, Schwäche oder Fieber die einzigen Symptome sein. Später treten weitere organspezifische Beschwerden und Befunde hinzu:

- **Gelenkbeschwerden** (in 90%) v.a. im Knie- und Handbereich. Trotz zum Teil erheblicher Schmerzen werden die Gelenke nicht zerstört
- **Hauterscheinungen** (in 75%) insbesondere an den Körperregionen, die dem Sonnenlicht ausgesetzt sind (z.B. Rötung, Gefäßerweiterungen, Pigmentstörungen, Verdickungen der Hornschicht und Atrophien). Als klassisch gilt das **Schmetterlingserythem,** eine rot-violette Hautverfärbung, die sich schmetterlingsförmig über den Nasenrücken und beide Wangen erstreckt
- **Blutbildveränderungen,** hier in erster Linie Anämie, Leuko- und/oder Thrombozytopenie
- **Nierenbeteiligung** (in 45%) meist als Glomerulonephritis (☞ 31.8.6).
- **ZNS-Störungen** wie charakteristischerweise Krampfanfälle und Psychosen, aber auch Kopfschmerzen und Depressionen
- **Pleuritis** (☞ 20.11.1), **Perikarditis** (☞ 18.8.3).

Sonderformen

Der **diskoide Lupus erythematodes** *(kutaner Lupus erythematodes)* bleibt auf die Haut beschränkt.

Der **medikamenteninduzierte Lupus erythematodes** wird durch eine Vielzahl von Medikamenten ausgelöst. Die Symptome verschwinden nach Absetzen des Medikaments in der Regel wieder.

Diagnostik

- 90% der Patienten haben antinukleäre Antikörper (☞ 25.3.2) im Blut. Quasi beweisend sind aber nur **Antikörper gegen doppelsträngige DNA** (bei 70% der Patienten nachweisbar) und **Antikörper gegen das Sm-Nukleoprotein,** ein spezielles Eiweiß im Zellkerninnern
- Weiter können Antikörper z.B. gegen Gerinnungsfaktoren, Blutzellen und die verschiedensten Organzellen vorhanden sein.

In der Akutphase sind BSG und CRP stark erhöht.

Behandlungsstrategie

Die Behandlung richtet sich nach dem Entzündungsgrad und dem Organbefall. Eine ursächliche Therapie ist aber bis heute nicht möglich:

- Bei geringer Entzündungsaktivität ohne Befall innerer Organe reichen nichtsteroidale Antirheumatika, evtl. in Kombination mit Chloroquin (☞ Pharma-Info 25.16 bzw. 25.17)
- Bei mittlerer Entzündungsaktivität mit Beteiligung innerer Organe sind zusätzlich Glukokortikoide angezeigt
- Bedrohlich ist ein Befall von ZNS, Herz oder Nieren. Dann müssen Immunsuppressiva und Glukokortikoide gegeben werden. Zusätzlich kann eine Plasmapherese (☞ 29.5) durchgeführt werden, um die schädlichen Antikörper und Immunkomplexe aus dem Blut des Patienten zu entfernen.

Bei Patienten mit einem Nierenversagen ist eine Dauerdialysetherapie (☞ 31.2.6) erforderlich.

Pflege

Die Pflege eines Patienten mit einem systemischen Lupus erythematodes kann in Abhängigkeit vom jeweiligen Organbefall sehr umfassend sein:

- Mögliche Auslöser eines Krankheitsschubes vermeiden. Da Sonnenlicht zu den häufigsten Auslösern gehört, sollen die Patienten nicht direkt am Fenster liegen
- V.a. bei neuerkrankten Patienten sozialen Dienst einschalten, der z.B. Kontakte zu Selbsthilfegruppen herstellt und Rehabilitationsmaßnahmen einleitet.

Krankenbeobachtung und Dokumentation

- Körpertemperatur (Fieber?)
- Haut
- Schmerzen
- Urinausscheidung und Ödementwicklung (Niereninsuffizienz?), evtl. Sammelurin (☞ 7.9.1)
- Gewichtskontrollen (rasche Gewichtszunahme durch Wassereinlagerung?)
- Blutdruck, Puls (Herzinsuffizienz?), Atmung
- (Neben-)Wirkungen der Medikamente.

Prognose

Prognoseentscheidend ist vor allem der Nierenbefall. Heute liegt die 5 Jahres-Überlebensrate bei über 90%.

25.6.2 Progressiv systemische Sklerodermie

Progressiv systemische Sklerodermie (kurz *PSS,* auch *systemische Sklerose,* kurz *SS*): Generalisierte Erkrankung des kollagenen Bindegewebes mit *Sklerosierung* (Verhärtung) von Haut, Gefäßen und inneren Organen. Meist bei Frauen mittleren Alters auftretend und auch heute noch mit schlechter Prognose behaftet.

Symptome, Befund

Diagnostik

Die Erkrankung beginnt mit Hautsymptomen:

- 90% der Patienten haben ein *Raynaud-Syndrom* (☞ 19.6.5), eine anfallsartige Durchblutungsstörung der Finger oder Zehen, die v.a. durch Kälte ausgelöst wird. In Extremfällen entwickeln sich insbesondere an den Fingerkuppen Nekrosen *(Rattenbißnekrosen)*
- Typisch sind zudem schmerzlose Ödeme an Händen und Füßen. Später verdickt sich die Haut und wird starr, bevor sie im Endstadium atro-

phiert und wachsartig dünn wird. Durch die Hautschrumpfung werden die Finger in Beugestellung fixiert und verschmälert *(Krallenfinger, Madonnenfinger)*

- Befall des Gesichts führt zum charakteristischen *Maskengesicht* mit maskenhafter Starre des Gesichtsausdrucks, Verkleinerung der Mundöffnung (*Mikrostomie,* ☞ Abb. 25.27) mit dünnen Lippen und radialer Hautfältelung um den Mund herum *(Tabaksbeutelmund),* Verkürzung des Zungenbändchens (der Patient kann die Zunge nicht mehr richtig anheben und herausstrecken) sowie Lidschlußproblemen.

Die Hauterscheinungen beginnen in der Regel an den distalen Extremitätenabschnitten und breiten sich nach proximal aus, so daß der Patient gleichsam „eingemauert" wird.

Gelenkschmerzen sind häufig, jedoch oft nicht durch eine echte Entzündung, sondern durch Hautschrumpfung mit Beweglichkeitseinschränkung bedingt.

Nach unterschiedlich langer Zeit werden auch die inneren Organe in das Krankheitsgeschehen miteinbezogen. Relativ früh ist der Ösophagus betroffen (Schluckbeschwerden und *Refluxösophagitis* ☞ 21.4.2). Beweglichkeitsstörungen des übrigen Magen-Darm-Traktes äußern sich in Durchfall oder Obstipation, krampfartigen Bauchschmerzen oder als *Malabsorptionssyndrom* (☞ 21.6.3).

Eine Lungenbeteiligung führt zur Lungenfibrose und im weiteren Verlauf zum Cor pulmonale (☞ 20.10.2). Bei einer Herzmuskelfibrose entsteht eine Herzinsuffizienz (☞ 18.6.1). Nierenbeteiligung führt zu Niereninsuffizienz (☞ 31.8.9) mit sekundärer Hypertonie.

Typisch für den Augenbefall ist das *Sicca-Syndrom* (☞ 25.2.5).

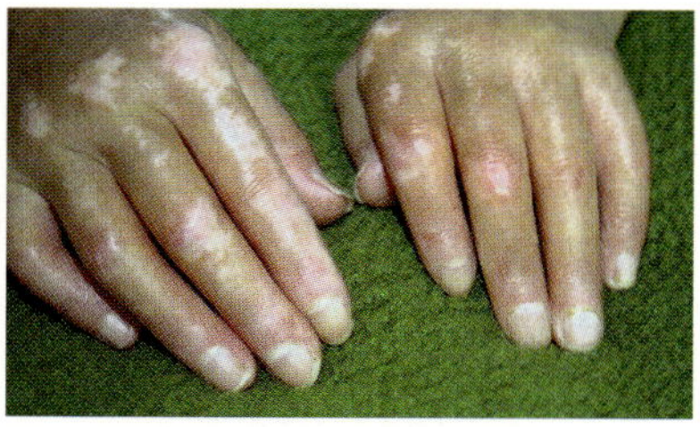

Abb. 25.26: Hände einer Patientin mit Sklerodermie. Die Hände sind geschwollen, und die Haut ist atrophisch. Sie zeigt Pigmentstörungen und glänzt wachsartig *(Glanzhaut).* [M114]

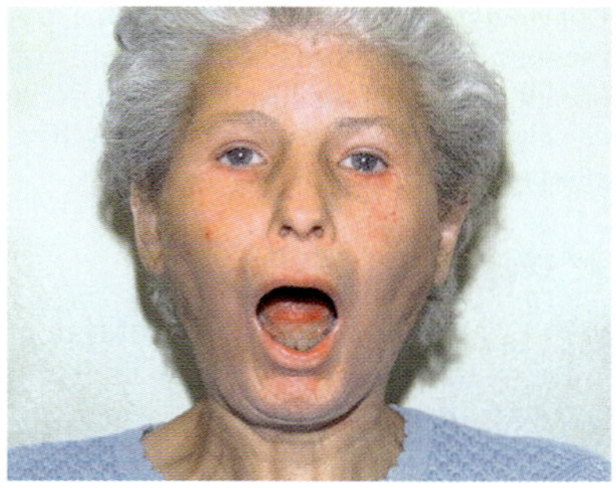

Abb. 25.27: Mikrostomie (Verkleinerung der Mundöffnung) bei einer Patientin mit Sklerodermie. Die Augenlider sind geschwollen und gerötet als Hinweis auf ein Sicca-Syndrom (☞ 25.2.5). [M114]

Die **Diagnose** wird anhand der klinischen Symptome, einer Hautbiopsie und durch Antikörpernachweis (insbesonders Antikörper gegen das Kerneiweiß Scl-70) gestellt.

Hilfreich ist auch die **Kapillarmikroskopie** *(Kapillaroskopie),* bei der der Verlauf der Kapillaren im Nagelbett mit Hilfe eines Lichtmikroskops beurteilt wird.

Behandlungsstrategie

Die Behandlungsmöglichkeiten sind unbefriedigend. Wahrscheinlich vermag am ehesten noch D-Penicillamin (☞ Pharma-Info 25.17) das Fortschreiten der Fibrosierung zu hemmen. Aber auch Colchizin und Zytostatika werden eingesetzt. Gegen die Gelenkschmerzen wirken nichtsteroidale Antirheumatika (☞ Pharma-Info 25.16), während entzündlicher Schübe werden Glukokortikoide gegeben. Die Durchblutungsstörungen können durch Gabe von Azetylsalizylsäure oder gefäßerweiternde Medikamente (z.B. Kalziumantagonisten, ☞ Pharma-Info 19.36) gebessert werden.

Pflege

Auf einen Patienten mit Sklerodermie kommen vielfältige Probleme zu:

Sich Bewegen

Morgensteifigkeit, Gelenkbeschwerden und die häufige Muskelschwäche erschweren das morgendliche Aufstehen. Entsprechend wird dem Patienten dafür Zeit gelassen (Patienten rechtzeitig wecken). Isometrische Übungen (☞ 7.6.9) vor dem Aufstehen erleichtern das „in Gang kommen". Um die Schrumpfung der Haut zu verzögern und die wichtige Handbeweglichkeit zu erhalten, soll der Patient mit den Händen so oft wie möglich knetende Bewegungen ausführen, z.B. an weichen Schaumgummibällen.

Sich Waschen und Kleiden

Die Haut der Sklerodermie-Patienten ist extrem empfindlich. Mechanische Belastungen wie Druck oder Reiben sowie alle austrocknenden Maßnahmen können zu irreversiblen Hautschäden führen. Daher:

- Ölhaltige Waschsubstanzen, fetthaltige Cremes und Lotionen verwenden
- Rasch wachsende Hornhaut durch Fachkräfte entfernen lassen
- Rattenbißnekrosen der Fingerspitzen steril verbinden
- Weite, nicht einengende Kleidung tragen, Schuhe ausreichend groß wählen.

Da der Mund nicht mehr ganz geöffnet werden kann, ist eine Zahnsanierung in späteren Krankheitsstadien schwierig. Deshalb wird dem Patienten frühzeitig zu einer gründlicheren Zahnpflege mit elektrischer Zahnbürste und Munddusche geraten.

Essen und Trinken

Mit fortschreitender Erkrankung können die Patienten ihren Mund immer schlechter öffnen. Durch den krankheitsbedingten Knochenabbau lockern sich ihre Zähne, und sie haben retro-

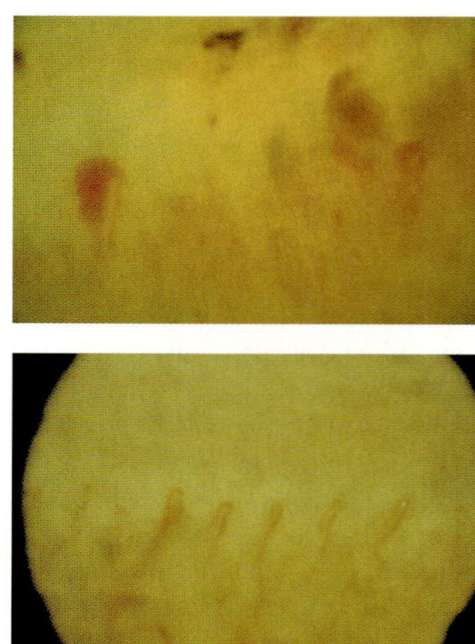

Abb. 25.28 – 25.29: Kapillaroskopie. Oben: Normalbefund mit feinen, regelmäßigen Kapillaren. Unten: Unregelmäßige, zahlenmäßig verminderte Kapillaren mit wechselnden Durchmessern. Charakteristischer Befund bei Sklerodermie. [M114]

sternale Schmerzen beim Schlucken (insbesondere bei festen Speisen). Durch die gestörte Peristaltik des Ösophagus kommt es zu Sodbrennen sowie zum Aufstoßen von Speisen und Getränken. Bei der Pflege ist deshalb folgendes zu beachten:

- Speisen so zubereiten, daß sie in den Mund eingeführt werden können (in späteren Stadien passen z.B. Brötchen fast nie durch den kaum zu öffnenden Mund)
- Kaffee, Alkohol, Salat und Zucker meiden
- Mehrmals täglich kleine Mahlzeiten anbieten
- Wenn nötig, weiche Kost in der Küche bestellen
- Zu ausreichendem Trinken anhalten
- Nach dem Essen nicht hinlegen lassen.

Ausscheiden

Sklerodermie-Patienten leiden häufig unter einem ständigen Wechsel von Durchfall und Obstipation. Bei Durchfall kann die Einnahme von Heilerde Erleichterung bringen (☞ Pflege bei Obstipation, ☞ 7.9.2, und Pflege bei Diarrhoe, ☞ 28.5.6).

Bei Mitbeteiligung der Nieren müssen Urinmenge und -aussehen beobachtet und dokumentiert und der Blutdruck regelmäßig kontrolliert werden (evtl. krisenhafte Blutdruckanstiege).

Regulieren der Körpertemperatur

Die Patienten frieren extrem. Deshalb das Patientenzimmer bei kühlen Außentemperaturen nur dann lüften, wenn der Patient nicht anwesend ist. Anschließend die Heizung wieder aufdrehen, sofern der Patient keinen anderen Wunsch äußert. Vor der Körperpflege werden Zimmer und/oder Bad auf eine zum Waschen angenehme Temperatur erwärmt.

Bei allen Maßnahmen bedenken, daß ein Sklerodermie-Patient unbekleidet noch schneller friert als ein Gesunder. Bei notwendigen Untersuchungen (z.B. Röntgen, EKG) kann es dem Patienten eine Hilfe sein, wenn die Pflegenden die Kollegen des Funktionsbereiches entsprechend informieren.

Ruhen und Schlafen

Viele Patienten schlafen schlecht: Lidschlußprobleme erschweren das Einschlafen, und Schmerzen lassen den Patienten zu früh wieder erwachen. Auch das Austrocknen der Augen verursacht Beschwerden. Folgende Maßnahmen können helfen:

- Schmerzmittel ausreichend früh einnehmen
- Augen-Gel auftragen und eine Schlafbrille aufsetzen. Falls dies nicht ausreicht, zur Nacht Salbenverbände auf die Augen legen (☞ 33.2.7)
- Patienten möglichst ein Einzelzimmer anbieten.

Prognose

Bei Beteiligung innerer Organe ist die Prognose schlecht, da sich die Fibrose nicht beherrschen läßt. Jahre- und jahrzehntelange Verläufe mit alleinigem Hautbefall kommen aber vor und sind prognostisch wesentlich günstiger.

25.6.3 Polymyalgia rheumatica

Polymyalgia rheumatica: Hochentzündliche, mit starken Muskelschmerzen einhergehende Erkrankung fast ausschließlich des älteren Menschen (über 60 Jahre). In etwa der Hälfte der Fälle zusammen mit einer *Arteriitis temporalis* (☞ 25.6.6) auftretend.

Typisch ist die Trias („Dreierkombination") aus:

- Muskelschmerzen
- Massiv erhöhter BSG *(Sturzsenkung)*
- Anämie.

Die heftigen Muskelschmerzen im Schulter- und Beckengürtelbereich treten besonders in den frühen Morgenstunden auf. Die Patienten klagen über Steifigkeit, Schwäche und Bewegungseinschränkung. Diese sind rein schmerzbedingt.

Im Blut zeigen sich stark erhöhte Entzündungsparameter (BSG, CRP, Leukozytose).

Unter Glukokortikoidtherapie bessern sich die Symptome in der Regel innerhalb weniger Tage. Die Dosis kann meist bereits nach zwei Wochen reduziert werden. Die Behandlung muß aber zur völligen Ausheilung in niedriger Dosierung über 1 – 2 Jahre fortgesetzt werden. Eine physikalische Therapie ist *nicht* erforderlich.

25.6.4 Polymyositis/ Dermatomyositis

Polymyositis, Dermatomyositis (kurz *PM* bzw. *DM*): Seltene, entzündliche Systemerkrankungen der Skelettmuskulatur *(Polymyositis)* oder der Skelettmuskulatur und der Haut *(Dermatomyositis)*.

Symptome, Befund
Diagnostik

Leitsymptom ist eine symmetrische Muskelschwäche im Schulter- und Beckengürtel. Den Patienten fällt es zunehmend schwer, vom Stuhl oder aus dem Bett aufzustehen, Treppen zu steigen oder die Arme über den Kopf zu heben. Etwa die Hälfte der Patienten klagt dabei über muskelkaterartige Schmerzen.

Begleitende Gelenkschmerzen gehen nicht mit einer Gelenkzerstörung einher. Gelegentlich tritt ein Raynaud-Syndrom (☞ 19.6.5) auf.

Eine Beteiligung der Muskulatur von Ösophagus, Kehlkopf oder Augen ruft Schluckbeschwerden, Heiserkeit oder Schielen hervor.

Bei der *Dermatomyositis* treten zusätzlich Hautveränderungen auf, insbesondere:

- Ein typisches, rötlich-livides Ödem um die Augen
- Rot-lila Ausschläge an Schultern, Rücken und Oberarm
- Schuppende rote Knötchen an Knochenvorsprüngen
- Verhärtungen, Pigmentstörungen und Schleimhautulzera
- Mimische Starre.

Die Blutuntersuchung zeigt eine entzündungsabhängige BSG-Beschleunigung und eine Erhöhung der Muskelenzyme. Der Rheumafaktor ist in 30% der Fälle nachweisbar. Antinukleäre Antikörper finden sich seltener als bei den anderen Systemerkrankungen. **EMG** (*Elektromyographie,* d.h. Ableitung der Muskelströme) und Muskelbiopsie sind pathologisch verändert.

Insbesondere bei der Dermatomyositis muß nach einem Tumor gesucht werden, da dieses Krankheitsbild oft mit bösartigen Tumoren assoziiert ist.

Behandlungsstrategie

Mittel der Wahl sind Glukokortikoide über mindestens 2 – 3 Jahre. Bleiben diese erfolglos, werden Zytostatika gegeben.

Die physikalische Therapie besteht im akuten Schub lediglich aus kontrakturverhütenden Lagerungen. Später ist Krankengymnastik notwendig.

25.6.5 Mischkollagenose

Als **Mischkollagenose** (*Sharp-Syndrom, mixed connective tissue disease,* kurz *MCTD*) wird eine systemisch-entzündliche Bindegewebserkrankung bezeichnet, die sich keinem der oben genannten Krankheitsbilder eindeutig zuordnen läßt. Die Symptome stellen vielmehr eine Mischung aus systemischem Lupus erythematodes (☞ 25.6.1), progressiv systemischer Sklerodermie (☞ 25.6.2), Polymyositis (☞ 25.6.4) und rheumatoider Arthritis (☞ 25.5.1) dar.

ZNS- und Nierenbeteiligung sind selten. Meist spricht die Erkrankung auf Glukokortikoide an. Die Prognose ist daher relativ günstig.

25.6.6 Vaskulitiden

Vaskulitiden *(Angiitiden):* Systemische Gefäßentzündungen, die von der Wand der Blutgefäße ihren Ausgang nehmen und in der Regel durch Autoimmunreaktionen bedingt sind. Symptome, Verlauf und Prognose sind sehr variabel.

Ob große, mittlere oder kleine Arterien oder Kapillaren befallen und welche Organe bevorzugt betroffen sind, hängt von der Erkrankung ab. Die Beschwerden des Patienten sind Folgen der Gefäßverengungen und Gefäßverschlüsse (z.B. durch Thrombosen), die bis zu Organinfarkten führen können.

Das klinische Bild der systemischen Vaskulitiden ist sehr bunt. Hat ein Patient Allgemeinsymptome (v.a. Fieber, Abgeschlagenheit) zusammen mit verschiedenen Organsymptomen, die scheinbar nicht „zusammenpassen", so ist eine vaskulitische Ursache zu erwägen.

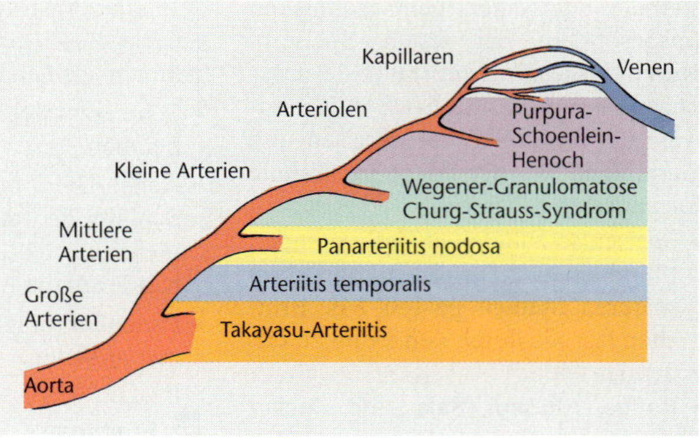

Abb. 25.30: Die verschiedenen Vaskulitiden befallen charakteristischerweise unterschiedliche Gefäßabschnitte. Die Takayasu-Arteriitis betrifft vor allem junge Frauen, das mit der Panarteriitis nodosa verwandte Churg-Strauss-Syndrom Männer mittleren Lebensalters. [B120]

Panarteriitis nodosa

Panarteriitis nodosa (kurz *PAN,* auch *Periarteriitis nodosa, Polyarteriitis nodosa*): Seltene, generalisierte Entzündung der kleinen und mittleren Arterien mit Zerstörung der Arterienwand, die zu Gefäßverschlüssen, aber auch zu Aneurysmen führen kann. Betrifft vor allem Männer im mittleren Lebensalter.

Die Beschwerden hängen von der Lokalisation der entzündeten Gefäße ab. Typisch sind Allgemeinsymptome wie Fieber, Abgeschlagenheit und Gewichtsverlust. Häufig befallen sind:

- Die Nieren mit Glomerulonephritis (☞ 31.8.6), chronischer Niereninsuffizienz (☞ 31.8.9) und Bluthochdruck (☞ 19.5.1)
- Das periphere und zentrale Nervensystem mit Lähmungen und Durchblutungsstörungen des Gehirns
- Der Magen-Darm-Trakt mit Bauchschmerzen, Darmblutungen, Leber- oder Darminfarkten
- Die Haut mit Hautausschlägen, Hautknötchen oder Einblutungen
- Das Herz (Befall der Koronararterien) mit Angina pectoris (☞ 18.5.1), Herzinfarkt (☞ 18.5.2) und Herzrhythmusstörungen (☞ 18.7)
- Die Gelenke mit oft untypischen „rheumatischen" Beschwerden.

Die Diagnose wird anhand des klinischen Bildes, Blutuntersuchungen und Biopsien der befallenen Organe gestellt. Oft ist eine Angiographie (☞ 19.4.5) zum Nachweis von Gefäßverengungen, -verschlüssen oder -aneurysmen nötig.

Behandelt wird mit nichtsteroidalen Antirheumatika, Glukokortikoiden und Immunsuppressiva. Hierunter stieg die 5 Jahres-Überlebensrate von 10 – 15% ohne Behandlung auf ca. 50% an.

Zur **Panarteriitis nodosa-Gruppe** zählt auch die Wegener-Granulomatose, ☞ 20.16).

Arteriitis temporalis

Arteriitis temporalis *(Riesenzellarteriitis, M. Horton):* Arteriitis, die v.a. die Schläfenarterie (A. temporalis) und die Augenarterien betrifft (☞ 25.6.3). Meist bei älteren Frauen auftretend. Erblindungsgefahr!

Leitsymptom sind starke, anfallsartige Kopfschmerzen besonders in der Schläfenregion. Die A. temporalis ist verdickt, verhärtet und druckschmerzhaft. Bedrohlich ist die Beteiligung der Hirngefäße und Erblindung bei Befall der Augenarterie. Die Diagnose wird durch Blutuntersuchungen (Erhöhung von BSG und CRP) und Biopsie der A. temporalis gesichert. Unter ein- bis zweijähriger Glukokortikoidtherapie heilt die Erkrankung in der Regel aus.

Hypersensitivitätsangiitiden

Hypersensitivitätsangiitiden *(allergische Vaskulitiden):* Allergische Gefäßentzündungen bei Infekten und bei Arzneimittelunverträglichkeit.

Es können alle Organe mit den entsprechenden Symptomen (☞ Panarteriitis rodosa) betroffen sein. Ein Absetzen der fraglichen Medikamente bzw. eine Antibiotikagabe bei Infekten reicht meist als Therapie aus. Evtl. werden zusätzlich Glukokortikoide eingesetzt.

Eine Sonderform der Hypersensitivitätsangiitis ist die *Purpura Schoenlein-Henoch* bei Kindern und Jugendlichen (☞ 24.9.5).

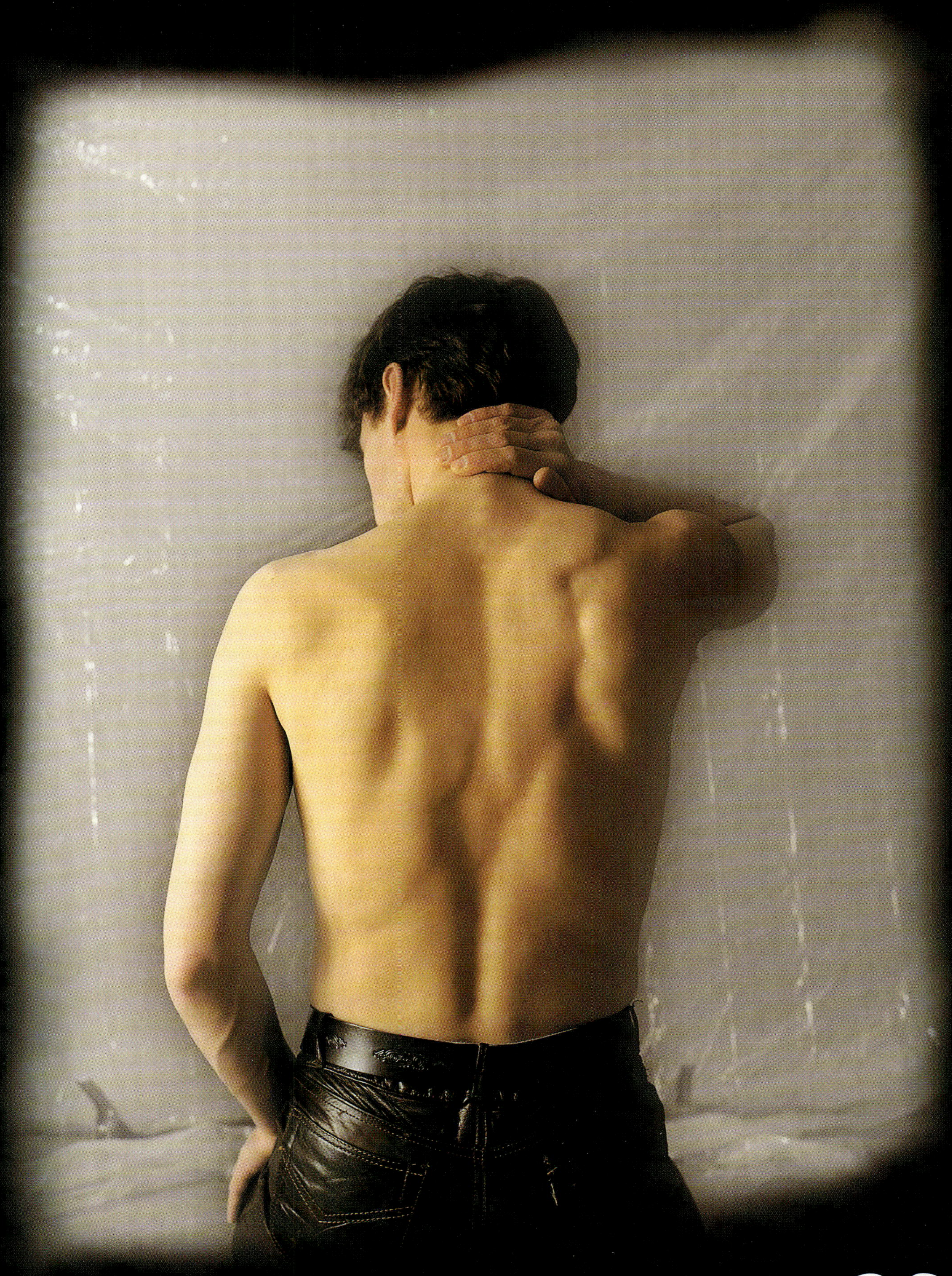

26 Pflege in der Orthopädie

Übersicht

Das medizinische Fachgebiet

Orthopädie (von griech. orthos = gerade, richtig und paideia = Erziehung): Eigenständiges medizinisches Fachgebiet, das sich mit der Entstehung, Verhütung, Erkennung und Behandlung angeborener oder erworbener Form- oder Funktionsfehler des Bewegungsapparates sowie der Rehabilitation des Patienten befaßt.

Die in Deutschland praktizierte Trennung von Orthopädie und Traumatologie ist historisch bedingt und wirkt künstlich z.B. in den USA umfaßt die „Orthopaedic surgery" alle Erkrankungen des Bewegungsapparates, d.h. auch die Traumatologie (☞ Kapitel 27).

Erkrankungen des Stütz- und Bewegungsapparates haben erhebliche soziale Bedeutung: Sie sind häufigste Ursache einer vorzeitigen Berentung, wobei den degenerativen Erkrankungen der Wirbelsäule mit nahezu 50 Prozent aller Fälle die größte Bedeutung zukommt.

Überschneidungen mit anderen Fachgebieten

In der Orthopädie gibt es zahlreiche Berührungspunkte mit anderen Fachgebieten, unter anderem:

- Mit der *Radiologie.* (Nativ-)Röntgenaufnahmen stellen meist die erste Maßnahme apparativer Diagnostik dar. Oft wird auch ein CT oder eine Kernspintomographie benötigt
- Mit der *Inneren Medizin* (z.B. bei der Osteoporose). Dies kommt auch darin zum Ausdruck, daß die Rheumatologie sowohl Teilgebiet der Inneren Medizin als auch der Orthopädie ist (☞ auch Kapitel 25)
- Mit der *Neurologie* und der *Neurochirurgie:* Typisches Beispiel ist der Bandscheibenvorfall, der von Ärzten aller drei Fachgebiete behandelt wird (☞ 35.11.2)
- Mit der *Psychosomatik/Psychiatrie.* Zum einen haben viele Erkrankungen des Stütz- und Bewegungsapparates Auswirkungen auf das psychische Befinden des Patienten, zum anderen findet man eine erhebliche Ausgestaltung des Krankheitserlebens durch eine psychische Erkrankung, z.B. bei einer endogenen Depression (☞ 36.5.1) oder einer Rentenneurose (☞ 36.3.1).

In der Anfangszeit der Orthopädie waren kindliche Wachstumsstörungen ihr hauptsächliches Betätigungsfeld. Heute arbeiten *Pädiater* und Orthopäden z.B. bei der Behandlung der infantilen Cerebralparese (☞ 13.17.3) oder bösartiger Tumoren zusammen.

26.1 Allgemeine Anatomie und Physiologie des Bewegungsapparates

Bewegungsapparat: Gesamtheit von **Skelett** (knöchernes und knorpeliges Stützgerüst des Körpers) und **Skelettmuskulatur** sowie der Gefäße und Nerven, die das Skelett und die Skelettmuskulatur versorgen.

26.1.1 Knochen

Abschnitte eines Röhrenknochens

Der Schaftanteil eines **Röhrenknochens** heißt **Diaphyse,** seine beiden Enden **Epiphyse,** und der Abschnitt zwischen Epi- und Diaphyse wird als **Metaphyse** bezeichnet.

Die Epiphysen sind im Gelenkbereich von einer *Knorpelschicht* bedeckt, welche die Reibung herabsetzt. Außerhalb des Gelenkbereiches ist der Knochen von **Periost** *(Knochenhaut)* umgeben, das ihm als Faserschicht fest anliegt. Das sehr schmerzempfindliche Periost schützt und ernährt den Knochen (☞ unten) und dient dem Ansatz von Sehnen und Bändern.

Kortikalis und Spongiosa

Bei den meisten größeren Knochen ist nur die Außenschicht, die **Kortikalis,** aus dichtem Knochengewebe aufgebaut. Die Kortikalis der Röhrenknochen ist im Bereich der Diaphyse relativ dick und wird dort **Kompakta** genannt.

Der wesentlich größere Anteil im Innern des Knochens besteht aus zarten Knochenbälkchen, der **Spongiosa.** Durch diese Konstruktion sind die Knochen stabil und dennoch leicht. Die Hohlräume zwischen den Knochenbälkchen **(Knochenmarkhöhle)** wird von blutbildendem oder fetthaltigem Knochenmark ausgefüllt.

Ernährung des Knochens

Der Knochen wird auf zwei Wegen mit Blut und Nährstoffen versorgt:

- Aus dem Periost sprossen winzige Blutgefäße *von außen* in den Knochen ein
- Größere Arterien durchbohren die Kortikalis, ziehen zum Markraum und verzweigen sich dort zu einem Gefäßnetz, das den Knochen *von innen* versorgt.

Beide Systeme sind durch kleine Gefäße miteinander verbunden.

Auf-, Um- und Abbau von Knochengewebe

Jeder Knochen ist aus (Knochen-)*Zellen* und einer *Interzellularsubstanz* mit hohem Mineralgehalt **(Knochengrundsubstanz)** zusammengesetzt. Drei Arten von Knochenzellen sind am Auf-, Um- und Abbau des Knochens beteiligt:

- **Osteoblasten** bauen die Knochengrundsubstanz auf. Sie scheiden Kalziumverbindungen in den Interzellularraum aus, die dort auskristallisieren und die Osteoblasten gewissermaßen „einmauern"
- Die „eingemauerten" Osteoblasten verlieren ihre Fähigkeit zur Zellteilung und werden dann **Osteozyten** genannt
- **Osteoklasten** können den Knochen wieder auflösen. Dies ist beispielsweise beim Knochenumbau während des Wachstums, bei veränderter mechanischer Beanspruchung des Knochens oder im Rahmen der Knochenbruchheilung (☞ 27.6.3) erforderlich.

Knochenentwicklung

Der Vorgang der Knochenbildung heißt *Verknöcherung, Osteogenese* oder **Ossifikation**. Dabei sind die Knochenentwicklung während der Embryonalzeit und die Verknöcherung eines Knochenbruches im wesentlichen gleich. Unterschieden werden folgende Formen der Ossifikation:

- Die **direkte Ossifikation,** bei der Osteoblasten direkt die Knochengrundsubstanz bilden
- Die **chondrale Ossifikation** (☞ Abb. 26.2), bei der zunächst Knorpel gebildet wird. Dieser wird dann Stück für Stück durch Knochengewebe ersetzt
  - Bei der **enchondralen Ossifikation** findet die Verknöcherung im Knorpelinneren statt. Es entsteht ein *primärer Knochenkern* im Diaphysenbereich, der allmählich größer wird. In einer späteren Phase entwickeln sich in den Epiphysen *sekundäre Knochenkerne*
  - Bei der **perichondralen Ossifikation** sammeln sich an der inneren *Knorpelhaut* **(Perichondrium)** zahlreiche Osteoblasten und bilden eine dünne Knochenmanschette. Es handelt sich also um eine äußere Verknöcherung, die parallel zur enchondralen Ossifikation stattfindet.

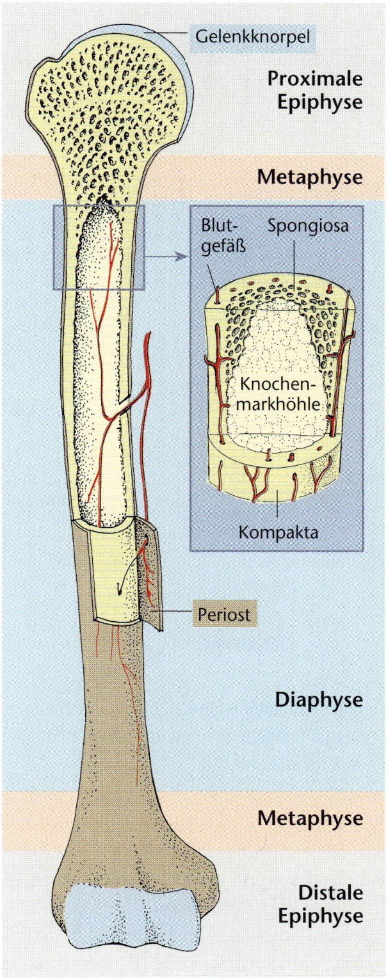

Abb. 26.1: Aufbau eines Röhrenknochens. Links: teilweise längs eröffnet. Rechts: vergrößerter Ausschnitt. [L190]

Später verschmelzen die perichondrale Knochenmanschette und die primären und sekundären Knochenkerne miteinander, und es entstehen durch weiteren Umbau Kortikalis und Spongiosa (☞ oben).

Epiphysenfugen

Auch nach Ausbildung der sekundären Knochenkerne ist das Knorpelgewebe der Epiphyse nicht vollständig durch Knorpel ersetzt: Neben dem Knorpel auf den Gelenkflächen bleibt in Richtung Diaphyse eine knorpelige Fuge zurück, von der das weitere Längenwachstum der Röhrenknochen ausgeht, die **Epiphysenfuge** *(Wachstumsfuge).* Nach Wachstumsabschluß wird auch diese Fuge knöchern durchbaut; zurück bleibt die **Epiphysenlinie.**

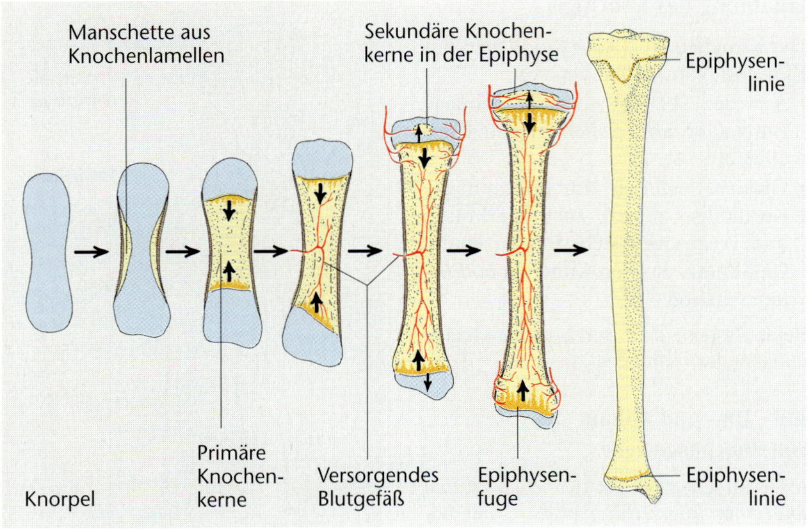

Abb. 26.2: Chondrale Ossifikation. [L190]

26.1.2 Gelenke

Gelenk: Bewegliche Verbindung zwischen zwei oder mehr Knochen.

Nicht alle Gelenke sind gleich stark beweglich:

- **Diarthrosen** (*freie Gelenke,* z.B. Hüft- oder Schultergelenk) sind Gelenke mit Gelenkhöhle (☞ Abb. 26.3) und deutlicher Beweglichkeit in mindestens einer Ebene
- **Amphiarthrosen** (*straffe Gelenke,* z.B. Sakroiliakalgelenk zwischen Darm- und Kreuzbein) sind gering beweglich
- **Synarthrosen** (*Fuge, Haft,* z.B. die Symphyse) sind unbewegliche Gelenke ohne Gelenkhöhle, die mit Knorpel- oder straffem Bindegewebe ausgefüllt sind.

Aufbau von Diarthrosen

Folgender Gelenkaufbau ermöglicht die Beweglichkeit in den Diarthrosen:

- Die von glattem, hyalinem Knorpel überzogenen Epiphysen bilden die **Gelenkflächen**
- Straffe **Gelenkkapseln** umhüllen den Gelenkraum. Ihr äußerer Anteil, die *Membrana fibrosa,* besteht aus kollagenen Fasern und schützt das Gelenk vor Luxationen (Verrenkungen, ☞ 27.5). Ihr innerer Anteil, die *Synovialmembran* (*Membrana synovialis,* **Synovialis**), begrenzt die Gelenkhöhle (☞ unten) und sondert u.a. die *Gelenkflüssigkeit* (**Synovia,** *Gelenkschmiere*) ab, welche die Gelenkflächen „schmiert“ und den gefäßlosen Knorpel durch Diffusion ernährt
- Die **Gelenkhöhle** *(Cavitas articularis),* die von Synovia ausgefüllt wird. Als **Gelenkspalt** wird der zwischen den gelenkbildenden Knochenflächen befindliche Teil der Gelenkhöhle bezeichnet.

Die Nomenklatur ist hier aber nicht einheitlich. Manche Autoren benutzen „Gelenkhöhle“ und „Gelenkspalt“ auch synonym.

Schleimbeutel und Menisken

An mechanisch besonders belasteteten Stellen liegen **Schleimbeutel** (*Bursae synoviales,* kurz *Bursae*): Dies sind dünnwandige, mit Synovialmembran ausgekleidete Säcke, die den Druck verteilen, das Gleiten der Strukturen verbessern und als Puffer bei Bewegungen dienen. Bursae findet man z.B. vor der Kniescheibe und an der Ellenbogenstreckseite.

Menisken sind scheiben- und ringförmige Zwischenknorpel im Gelenkspalt**.** Durch eine bessere Druckverteilung federn sie Stöße auf die Epiphysen ab und schonen so den Gelenkknorpel. Medizinisch bedeutsam sind insbesondere die Menisken im Kniegelenk (☞ 26.13.1).

26.1.3 (Skelett-)Muskulatur

Die aus hochspezialisierten Zellen bestehende **Skelettmuskulatur** (*quergestreifte Muskulatur,* ☞ Abb. 26.4) ermöglicht durch Wechsel zwischen Anspannung und Erschlaffung die aktive Bewegung des menschlichen Körpers und die aufrechte Körperhaltung des Menschen. Außerdem ist die Skelettmuskulatur ganz wesentlich an der Wärmeproduktion des Körpers (☞ 7.8.1) mitbeteiligt.

Muskelkontraktionen erzeugen Bewegung durch die Ausübung von Zug auf die Sehnen (☞ unten), die wiederum die Zugkräfte auf die Knochen übertragen, an denen sie angeheftet sind.

Agonist und Antagonist

Zur flüssigen Ausführung der meisten Bewegungen ist das Zusammenspiel gegensätzlich wirkender Muskeln erforderlich. Ein **Agonist** *(Spieler)* führt eine bestimmte Bewegung aus, sein **Antagonist** *(Gegenspieler)* ist für die entgegengesetzte Bewegung verantwortlich. Je nach beabsichtigter Bewegungsrichtung wirkt dabei der gleiche Muskel als Agonist oder als Antagonist (☞ Abb. 26.5).

Kontrakturenprophylaxe!
Das Wissen um Agonisten und Antagonisten hat große Bedeutung in der Kontrakturenprophylaxe: Ein längerdauerndes Ungleichgewicht zwischen gegensätzlich wirkenden Muskelgruppen (etwa ein Überwiegen der Fußstrecker gegenüber den Fußbeugern) begünstigt die Ausbildung einer Kontraktur (hier eines Spitzfußes) und erfordert entsprechende prophylaktische Maßnahmen (☞ 7.6.5).

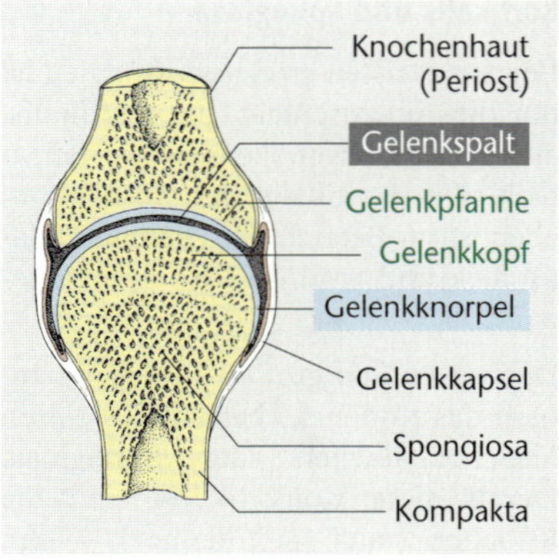

Abb. 26.3: Aufbau einer Diarthrose am Beispiel eines Kugelgelenks. Als Gelenkschmiere zwischen den beiden Gelenkflächen dient die Synovia. [L190]

26.1.4 Sehnen und Bänder

Sehne *(Tendo):* Aus zugfesten kollagenen Fasern bestehendes Endstück eines Skelettmuskels. Dient der Anheftung des Muskels am Knochen. Flächige Sehnenplatten heißen **Aponeurosen**.

Über bindegewebige, derbe **Sehnen** sind die Muskeln an den Knochen angeheftet. Durch die Sehnen werden die Muskelkräfte auf die Knochen übertragen. Da die Sehnen zum Teil tief in den Knochen einstrahlen, kann bei einer Verletzung nicht (nur) die Sehne, sondern (zusätzlich) ein Teil des Knochens abgerissen werden (Abrißfraktur, ☞ 27.6.1).

Band *(Ligament, Ligamentum):* Bindegewebsstränge oder -platten zur Befestigung gegeneinander beweglicher Teile des Skeletts.

An vielen Körperstellen sind die Knochen untereinander zum Zweck einer besseren Stabilität direkt durch sehnenähnliche, derbe Bindegewebszüge miteinander verbunden – die **Bänder.** Auch in die Gelenkkapseln sind Bänder einbezogen, um dem Gelenk in ungünstigen Belastungssituationen zusätzliche Stabilität zu verleihen.

26.2 Pflege in der Orthopädie

26.2.1 Unterstützung bei den ATL

Sich bewegen

Prophylaxen bei Immobilität, ☞ 7.2.5

Erkrankungen des Bewegungsapparates gehen häufig mit erheblicher Bewegungseinschränkung einher oder erfordern eine (postoperative) Ruhigstellung.

Bei der **Lagerung** ist zu beachten:

- Patienten in physiologischer Mittelstellung lagern, sofern es die Gelenke des Patienten erlauben und keine anderslautende Arztanordnung vorliegt
- Lagerung und Umlagerung immer mit dem Patienten abstimmen
- Bei Schmerzen vor dem Umlagern Analgetika geben (Arztanordnung)

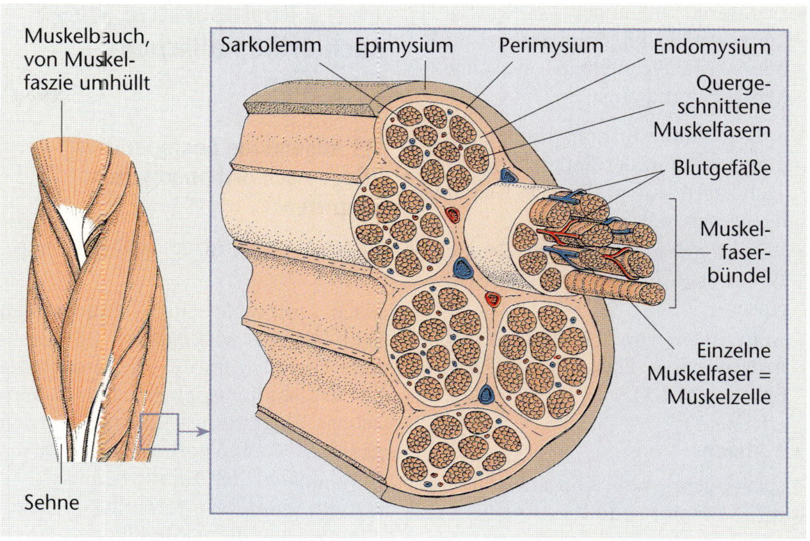

Abb. 26.4: Aufbau eines Skelettmuskels. [L190]

- Patienten auffordern, nicht ruhiggestellte Gelenke so oft wie möglich zu bewegen; auf Arztanordnung isometrische Anspannungsübungen (☞ 7.6.9 3) durchführen lassen.

Mit der **Mobilisation** wird so früh wie möglich begonnen (☞ 11.4.4). Sie beugt nicht nur Komplikationen vor, sondern steigert auch das Selbstwertgefühl des Patienten, zeigt Fortschritte zur Selbständigkeit auf und motiviert den Patienten zur weiteren Mitarbeit. Wann und wie ein Patient mobilisiert werden darf, entscheidet der Arzt.

Rückenschonendes Arbeiten, ☞ 7.6.10; Bewegungsübungen, ☞ 7.6.9

Sich waschen und kleiden

Viele orthopädische Patienten müssen infolge der eingeschränkten Beweglichkeit auch Beeinträchtigungen bei der Körperpflege hinnehmen. Folgendes kann ihnen helfen:

- Verschiedene Hilfsmittel zur Toilettenbenutzung sowie zum Waschen, Duschen, Baden, z.B. eine gekrümmte Badebürste mit Griff zum Waschen des Rückens (☞ 7.5.3), und Hilfsmittel zum Anziehen, etwa Strumpfanziehhilfen (☞ 25.1.3) oder Reißverschlußhilfen

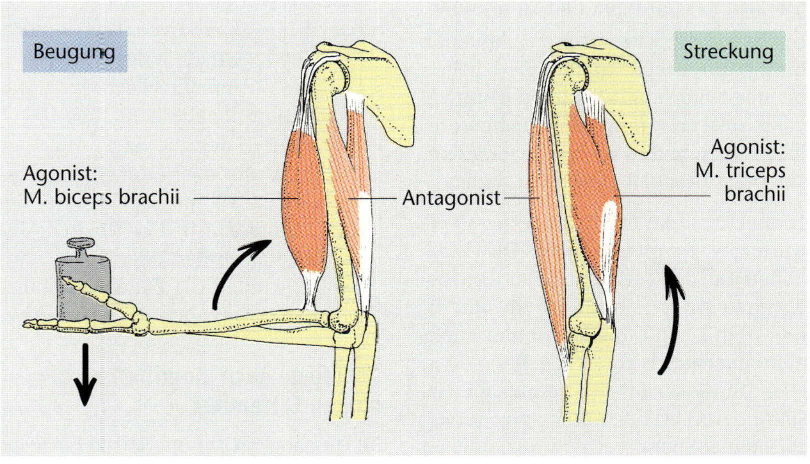

Abb. 26.5: Die Beziehung zwischen Agonist (Spieler) und Antagonist (Gegenspieler) am Beispiel des Zusammenspiels von Beuger (M. biceps brachii) und Strecker (M. triceps brachii) am Ellbogengelenk. Bei der Beugung ist der M. biceps brachii der Agonist, der M. triceps brachii der Antagonist. Bei der Streckung hingegen ist es genau umgekehrt: Nun wird der M. triceps brachii zum Agonisten und der M. biceps brachii zu seinem Antagonisten. [L190]

- In Spezialabteilungen für Rollstuhlfahrer stehen kippbare Spiegel und/oder höhenverstellbare Waschbecken zur Verfügung.

Vor bestimmten orthopädischen Maßnahmen werden der Patient und seine Angehörigen auf praktische Kleidung hingewiesen, z.B.:

- Weite Jogginghosen und große, dicke Wollsocken für die Zehen bei Beingipsen
- Auftrennen von Hosennähten bei Anlage eines Fixateur externe am Bein (☞ 27.1.1).

Atmen

Insbesondere bei Gipsanlagen im Kopf-, Hals- und Brustbereich (☞ 26.2.3), aber auch bei Schanz-Krawatten oder Cervicalstützen (☞ Abb. 27.63) fühlen sich einige Patienten evtl. so eingeengt, daß es zu Atemnotsyndromen kommt.

Atemunterstützende Maßnahmen, ☞ 7.3.5 – 7.3.7;
Pneumonieprophylaxe, ☞ 7.3.4;
Maßnahmen bei Hyperventilation, ☞ 20.3.6

Wach sein und schlafen

Bei der Auswahl des Krankenhausbettes ist darauf zu achten, daß bestimmte Anbauten (Extensionen, Haltegriffe, Halterungen für Gehstöcke) möglich sein müssen. Höhenverstellbarkeit des Bettes erleichtert die Mobilisation des Patienten und unterstützt die rückenschonende Arbeitsweise.

Sich Beschäftigen und Sinn finden

Insbesondere chronisch verlaufende orthopädische Erkrankungen gehen oft mit einer länger dauernden Bewegungseinschränkung oder gar Immobilität einher, und es kann schwierig sein, sinnvolle Beschäftigungen zu finden.

Ist eine dauerhafte Behinderung zu erwarten, treten oft berufliche Schwierigkeiten und der Verlust sozialer Kontakte hinzu (☞ 7.12.3). Patienten, die ihrem Beruf und ihren Hobbies nicht mehr nachgehen können, geraten oft in eine Sinnkrise, aus der sie nur mit verständnisvoller Hilfe durch Angehörige, Pflegende, Seelsorger und Sozialdienst wieder hinausfinden (☞ 7.13.7). Rehabilitationsmaßnahmen werden so früh wie möglich eingeleitet, um dem Patienten eine Neuorientierung zu ermöglichen.

26.2.2 Postoperative Pflege nach orthopädischen Eingriffen

Allgemeine postoperative Pflege nach orthopädischen Eingriffen

Allgemeine postoperative Pflege, ☞ 11.4

Nach orthopädischen Operationen sind spezielle Maßnahmen zu beachten. Hierzu gibt es oft hausinterne Nachbehandlungsschemata für die einzelnen Operationen, die neben den gängigen Therapieprinzipien auch die Spezialitäten der Klinik berücksichtigen. Im Einzelfall erforderliche Abweichungen von diesen Standards werden schriftlich vom Operateur festgelegt.

Folgende Ausführungen geben ein weitverbreitetes Vorgehen wieder:

- Postoperative Krankenbeobachtung entsprechend den in 11.4.2 dargestellten Richtlinien, zusätzliche Maßnahmen auf Anordnung
- Medikamentöse Therapie laut Anordnung. In der postoperativen Phase sind v.a. Analgetika, medikamentöse Thromboseprophylaxe, Eisbehandlung und Antibiotika zu nennen
- Lagerung, Mobilisisation und Belastung nach Arztanordnung
- Erster Verbandswechsel am 2. postoperativen Tag durch den Arzt (je nach Gepflogenheiten des Hauses auch am 1. oder 3. postoperativen Tag)
- Entfernung z.B. von Drainagen und Laschen ebenfalls in der Regel am 2. oder 3. postoperativen Tag (je nach den Gepflogenheiten des Hauses)
- Danach Verbandswechsel und Wundkontrolle alle 1 – 2 Tage
- Ziehen der Fäden je nach Alter des Patienten und operierter Körperregion am 7. – 12. postoperativen Tag (evtl. Teilfäden, ☞ 11.4.9). Bei Amputatationswunden oder Intracutannähten werden die Fäden oft länger belassen.

Pflege nach Eingriffen an der oberen Extremität

Im Umgang mit der operierten Extremität ist zu beachten:

- Die Pflegenden kontrollieren die operierte Extremität regelmäßig auf Durchblutung, Motorik und Sensibilität („DMS“, ☞ 26.2.3)
- Die operierte Extremität wird so lange hoch- bzw. die Schulter unterlagert und gekühlt, bis die operationsbedingte Schwellung abgeklungen ist (Hochlagerung der oberen Extremität, ☞ 27.1.2)
- Häufig wird bereits im OP ein ruhigstellender Verband angelegt, z.B. eine Gipsschiene (☞ 26.2.3).

Eine Frühmobilisation ist oft bereits am Operationstag möglich. Trotz der Frühmobilisation kann eine Thromboseprophylaxe erforderlich sein.

Die Pflegenden sorgen dafür, daß der Patient sich möglichst alleine helfen und beschäftigen kann (Klingel, Buch, Getränk usw. in Reichweite, dabei auf Links- oder Rechtshändigkeit des Patienten achten). Sie machen den Patienten gezielt auf seine Ressourcen aufmerksam.

Viele Patienten schlafen schlecht, da sie nicht ihre gewohnte Schlafstellung einnehmen können. Die Pflegenden versuchen, weitestmöglich die Gewohnheiten des Patienten zu berücksichtigen.

Pflege nach Operationen an Becken oder Hüftgelenk

Krankenbeobachtung und Dokumentation

Durchblutung, Motorik und Sensibilität der unteren Extremitäten werden überprüft und wegen der Nachblutungsgefahr Drainagen und Verbände regelmäßig kontrolliert.

Lagerung

Nach einer Operation am Hüftgelenk wird die operierte Extremität in leichter Abduktion in einer Schaumstoffschiene gelagert (Außenrotation vermeiden). Vor allem nach der Implantation eines künstlichen Hüftgelenks (☞ 26.10.3) achten die Pflegenden wegen der bestehenden Luxationsgefahr auf eine ständige Abduktion des operierten Beines, insbesondere beim Drehen und Aufstehen des Patienten. Eine 15 – 30°-Seitenlage, z.B. zur Druckentlastung, ist auch bei diesen Patienten möglich. Die Patienten werden darauf hingewiesen, daß das Kopfende des Bettes zur **Vermeidung** einer starken Beugung im Hüftgelenk maximal 45° hochgestellt werden darf und daß sie die Beine zur **Vermeidung** einer zu starken Adduktion nicht überkreuzen dürfen (Luxationsgefahr).

Prophylaxen

Pneumonieprophylaxe, ☞ *7.3.4*

Dekubitusprophylaxe (☞ 7.6.4): Patienten regelmäßig umlagern, z.B. erstmalig unmittelbar postoperativ, um Druckstellen durch die OP-Lagerung zu erkennen, dann am Abend des OP-Tages und danach alle 6 – 8 Stunden, ggf. häufiger.

Thromboseprophylaxe (☞ 7.3.15): Thromboseprophylaxe sorgfältig durchführen, da bei allen Eingriffen an Hüfte oder Becken erhöhte Thrombose- und Emboliegefahr besteht.

Mobilisation

Patienten nach Arztanordnung mobilisieren. Meist ist Stehen vor dem Bett mit Unterstützung durch zwei Personen bereits am ersten postoperativen Tag möglich. Vor dem Aufstehen dienen aktive und passive Bewegungsübungen im Bett dem Kreislauftraining. Bei guten Kreislaufverhältnissen wird der Patient mit Hilfe von Physiotherapeut oder Pflegenden, die das operierte Bein führen, bei nur geringer Hüftbeugung zum Stehen gebracht.

Nach dem Entfernen der Drainagen kann der Patient häufig in den Sessel gesetzt und im Gehwagen oder mit Unterarmstützen weiter mobilisiert werden.

Belastung

Die Pflegenden achten darauf, daß der Patient die operierte Extremität nur im erlaubten Rahmen belastet. Eine Vollbelastung ist z.B. bei zementierten Hüftprothesen möglich. Bei anderen Operationen ist nur eine Teilbelastung oder gar keine Belastung erlaubt. Die Steuerung der Belastung gestaltet sich v.a. bei älteren und unkooperativen Patienten schwierig.

Pflege nach Operationen an Bein oder Knie

Nach Operationen an Bein oder Knie gilt:

- Durchblutung, Motorik und Sensibilität der operierten Extremität engmaschig überprüfen
- Operiertes Bein auf Schiene oder Schaumstoffschiene lagern, evtl. Lagerungskissen verwenden
- Bein in physiologischer Mittelstellung lagern, Knie leicht unterpolstern, Ferse freilagern, Spitzfußprophylaxe durchführen. Eine Ausnahme stellen Patienten nach Implantation einer Knie-TEP (Ersatz des Kniegelenks durch eine Endoprothese) dar. Hier wird das Kniegelenk flachgelagert. Auf Arztanordnung wird alle sechs Stunden versucht, das Bein leicht zu beugen, um Verklebungen im Kniegelenk zu vermeiden
- Abschwellende Maßnahmen (Hochlagern, Eisbehandlung) auf Arztanordnung durchführen
- Prophylaxen wie bei Operationen an Hüftgelenk und Becken durchführen (☞ oben)
- Frühmobilisation anstreben (Einzelheiten werden vom Arzt angeordnet). Häufig kann das Bein mittels einer Motorschiene (☞ Abb. 27.6) kontinuierlich bewegt werden. Eine Vollbelastung ist oft erst nach mehreren Wochen möglich, bei zementierten Prothesen aber u.U. sofort oder ab dem dritten postoperativen Tag nach dem Abklingen der starken postoperativen Wundschmerzen.

Pflege nach Eingriffen an der Wirbelsäule

Entscheidend für die **postoperative Pflege nach Eingriffen an der Wirbelsäule** ist die Frage der Stabilität der Wirbelsäule. Unterschieden werden:

- **Instabilität.** Trotz der Operation ist die Wirbelsäule instabil, z.B. wenn die Wirbelsäule im ersten Eingriff nicht endgültig fixiert wurde und ein Zweiteingriff vorgesehen ist
- **Drehstabilität.** Der Patient kann zum Betten auf die Seite gedreht werden. Dabei soll sich der Patient möglichst „steif im Rücken" machen (Drehen en bloc, ☞ 7.6.7)
- **Lagerungsstabilität.** Der Patient kann in der Regel auf Seiten und Rücken gelagert werden. Unmittelbar postoperativ ordnet der Operateur meist die flache Rückenlagerung an
- **Mobilisationsstabilität.** Der Patient kann in der Regel nach einigen Tagen mit Hilfsmitteln, die die Stabilität weiter erhöhen (z.B. Korsett, Bandagen, Mieder), aufstehen
- **Belastungsstabilität.** Der Patient kann in den ersten postoperativen Tagen ohne Hilfsmittel aufstehen.

Krankenbeobachtung und Dokumentation

Die Pflegenden überprüfen regelmäßig Motorik und Sensibilität (nach Eingriffen an der HWS vor allem der Arme und Beine, nach Eingriffen an der BWS/LWS der Beine) und achten dabei auch auf Blasen- und Mastdarmfunktion (☞ 35.4.4).

Engmaschige Verbands- und Drainagekontrollen sind wegen der Nachblutungsgefahr erforderlich. Wegen der Gefahr von Drucknekrosen polstern die Pflegenden den Drainageschlauch unter dem Verband ab.

Lagerung

Der Patient wird flach auf dem Rücken gelagert und der Bettbügel entfernt, damit sich der Patient nicht daran hochzieht. Um ein versehentliches Hochstellen des Kopfteiles zu verhindern, kann der Patient „falsch herum" ins Bett gelegt werden (d.h. der Kopf liegt am Fußende, die Füße am Kopfende). Bei Instabilität empfiehlt sich eine Lagerung auf Spezialbetten (z.B. *Sandwich-* oder *Schwenkbetten*). Hier ist die Umlagerung einfacher und sicherer als im Normalbett. Prinzipiell muß nach jeder Wirbelsäulenoperation geklärt werden, wie der Patient gelagert werden darf.

Prophylaxen

Kontrakturen-, Pneumonie-, Thromboseprophylaxe, ☞ *7.6.5, 7.3.4, 7.3.15*

Wegen der anfänglich meist ausschließlichen Flachlagerung besteht eine erhöhte Dekubitusgefahr. Die Pflegenden achten auf geeignete Matratzen und Schaumstoffauflagen und fordern evtl. Spezialbetten an. Das Drehen des Patienten erfolgt en bloc. Instabile Patienten werden in Sandwich-Betten gelagert (☞ Abb. 26.11 – 26.12), drehstabile Patienten alle 2 – 3 Stunden gedreht, lagerungsstabile alle 2 – 3 Stunden umgelagert.

Ausscheidung

Bei Wirbelsäuleneingriffen kann es, obwohl das Abdomen nicht eröffnet wurde, reflektorisch zu einer Magen-Darm-Atonie kommen. Deshalb gilt bezüglich der Darmstimulation das gleiche Nachbehandlungsschema wie bei abdominellen Eingriffen (☞ 11.4.5).

Das postoperative Abführen ist nur in Rücken- oder Seitenlage (je nach Stabilität) möglich. Auch nach dem ersten Abführen wird auf regelmäßigen und weichen Stuhlgang geachtet.

Obstipationsprophylaxe, ☞ *7.9.2*

Mobilisation

Der Patient wird so bald wie möglich mobilisiert, wobei die Wirbelsäule in der Regel mittels Mieder oder Korsett stabilisiert wird. Patienten nach Eingriffen an der HWS können durch Schanzkrawatten oder Cervikalstütze (☞ Abb. 27.63), Minerva-Gips (☞ Abb. 27.65 und 27.66) oder Halo-Fixateur (☞ Abb. 27.64) zusätzlich stabilisiert werden. Nach Eingriffen im LWS-Bereich sollte der Patient ohne vorheriges Sitzen an der Bettkante aufstehen (vorher Kreislauftraining durchführen und Kreislauf kontrollieren).

> Da der Patient bei Flachlagerung nur nach oben an die Decke blickt, können Lesehilfen oder ein großer, fahrbarer Spiegel hilfreich sein (auch beim Ansprechen des Patienten beachten).

26.2.3 Gipsverbände und Pflege bei Gipsbehandlung

> **Gipsverband:** Fester Stützverband, hergestellt aus dem Pulver des Gipsminerals und Wasser.

Indikationen

Gipsverbände dienen v.a. der Ruhigstellung von Körperteilen (meist der Extremitäten) nach Frakturreposition (☞ 27.6.5), nach Operationen oder bei Entzündungen. *Redressierende Gipse* (z.B. Klumpfußgips, ☞ 26.13.14, Gipskorsett) sollen vorhandene Deformitäten schrittweise korrigieren, *Quengelgipse* Kontrakturen dehnen.

Materialien

Klassisches Material für Gipsverbände ist das Pulver des gebrannten und gemahlenen **Gipsminerals** ($CaSO_4 \cdot 2\,H_2O$). Dieses sog. **Plaster** nimmt nach Wasserzugabe das beim Brennen abgegebene Wasser wieder auf und wird zu einem formbaren Brei, der in der Folgezeit erstarrt.

Für medizinische Zwecke wird Gips mit Bindemitteln auf Mullbinden aufgebracht und vorgefertigt in Form von **Longetten** (10 – 20 cm breit, 20 – 25 m lang, **Breitlongetten** für Großgipse bis 100 cm breit) und **Binden** (6 – 20 cm breit, 2 – 4 m lang) abgepackt. Diese werden erst unmittelbar vor der Gipsanfertigung der Verpackung entnommen, da sie sonst Luftfeuchtigkeit aufnehmen und dann nicht mehr zu einem stabilen Verband zu verarbeiten sind.

Eine moderne Alternative sind **synthetische Stützverbände aus Kunststoff** *(Cast),* die ebenfalls in Longetten- und Bindenform angeboten werden und leichter sind als Gips.

Ob ein Gips- oder Kunststoffverband angelegt wird, entscheidet der Arzt in Abhängigkeit von der Indikation und der Verfügbarkeit (☞ auch Tab. 26.8). Der klassische Gips eignet sich prinzipiell für *alle* ruhigstellenden Verbände und ist u.a. aus Kostengründen nach wie vor am gebräuchlichsten.

> **Faustregel:**
> - Gesunde Erwachsene, bei denen wahrscheinlich nachträgliche Korrekturen erforderlich sind, erhalten einen Gips
> - Kinder, alte oder polymorbide Patienten, Schwerbehinderte erhalten einen synthetischen Stützverband aus Kunststoff.

Gipsarten

Folgende Gipsarten werden v.a. unterschieden:

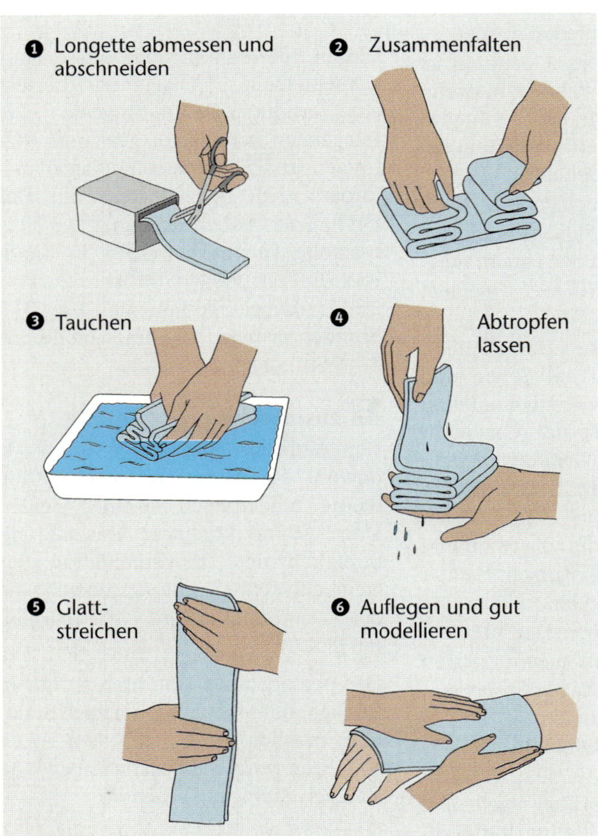

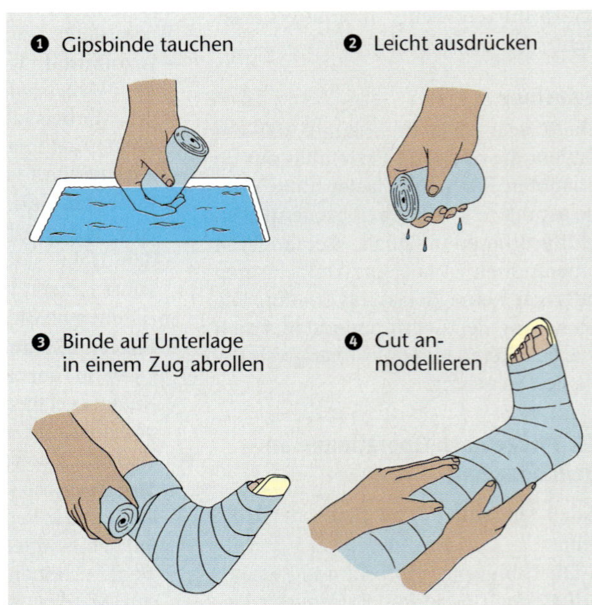

Abb. 26.6 (oben): Anlegen eines Gipsbinde (hier fixieren einer Gipsschale) mit Gipsbinden. [L157]

Abb. 26.7 (links): Anlegen eines Gipsverbandes (hier einer dorsalen Unterarmgipsschiene) mit Gips-longette. [L157]

	Gips	Kunststoff (Cast)
Modellierzeit	5 – 7 Min.	3 – 5 Min.
Modellierbarkeit	Sehr gut	Schlecht
Nachträgliche Bearbeitbarkeit	Gut	Schlecht
Belastbarkeit nach	24 – 36 (max. 48) Std.	30 – 45 Min.
Gewicht	Hoch	Niedrig
Röntgendurchlässigkeit	Schlecht (schattengebend)	Gut
Eignung Rundverband	Sehr gut, aber schwer	Gut, aber teuer
Eignung Schienenverband	Sehr gut	Mäßig und umständlich
Verhalten gegenüber Wasser	Nimmt Wasser auf und löst sich dadurch auf	Wasserfest

Tab. 26.8: Vergleich von Gips und Kunststoff als Material zur Anlage fester Stützverbände.

- **Geschlossener Gips** *(zirkulärer Gips, Rundgips).* Der Gipsverband umschließt den gesamten Umfang der Extremtität (☞ Abb. 26.9) und dient in der Regel der Ruhigstellung mind. zweier Gelenke, z.B. Knie- und Sprunggelenk
- **Gespaltener Gips** *(Spaltgips).* Hierbei handelt es sich um einen geschlossenen Gips, der nach dem Härten einschließlich des Polstermaterials durchgehend längs gespalten und nach Entfernung eines ca. 1 cm breiten Gipsstreifens mit elastischen Binden überwickelt wird. Indiziert, wenn wegen Dislokationsgefahr ein geschlossener Gips erforderlich und eine Schiene daher nicht geeignet, eine Weichteilschwellung jedoch nicht auszuschließen ist (z.B. bei frischen Frakturen oder unmittelbar postoperativ, ☞ unten)
- **Gipsschiene** und **Gipsschale.** Der Gipsverband umfaßt nur einen Teil des Extremitätenumfangs. Indiziert v.a. bei noch zu erwartender Weichteilschwellung (☞ Abb. 26.10)
- **Gipstutor** *(Gipshülse):* Ein Gipstutor umgibt die Extremität wie eine Hülse und kann leicht abgenommen werden. Er wird zur Ruhigstellung eines Gelenkes, meist des Knies, eingesetzt
- **Rumpfliegeschale** *(Rückenschale)* und **Sandwich-Gips.** Die Liegeschale dient der Ruhigstellung der Wirbelsäule z.B. bei entzündlichen Prozessen. Nach Fertigstellung der Rückenschale kann der Patient gedreht und ein Bauchdeckel angefertigt werden. Der Vorteil dieses sog. Sandwich-Gipses liegt darin, daß der Patient sicher und stabil gedreht und in Bauchlage gebracht werden kann
- **Gipskorsett** *(Rumpfgips).* Das Gipskorsett kann vom Becken bis zum unteren Thorax oder auch Sternum reichen und ist meist abnehmbar (die zwei Gipsschalen werden mit Klettverschlüssen zusammengehalten); beispielsweise werden stabile Wirbelkörperfrakturen damit nachbehandelt. Der Patient kann aufstehen und mit dem Korsett herumlaufen
- Neben diesen Gipsarten gibt es noch eine Reihe spezieller Gipse wie den **Thorax-Abduktionsstützverband** (☞ Abb. 26.16) und den **Becken-Bein-Gips** (☞ Abb. 26.15).

Gehgips

Beim **Gehgips** handelt es sich in der Regel um einen geschlossenen Gips, an den eine Gehfläche montiert wird, sobald der Patient die Extremität belasten darf. Früher üblich waren **Gehstollen,** die aber meist zu einer unphysiologischen Drehbewegung in Hüfte und Knie führten. Heute gibt es verschiedene industriell vorgefertigte **Gehflächen.** Die aus der Gehfläche resultierende „Beinverkürzung“ der Gegensei-

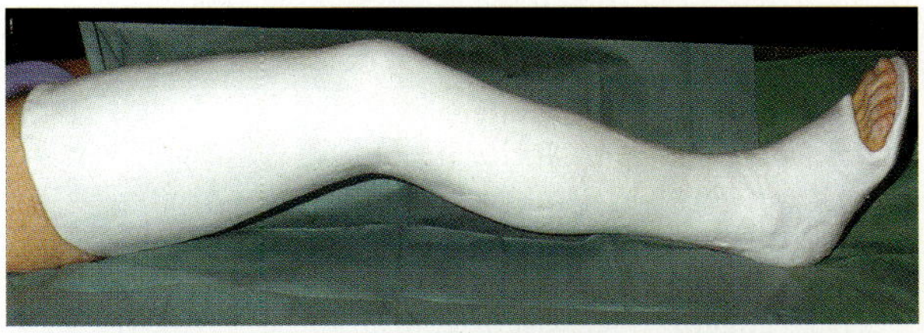

Abb. 26.9: Geschlossener Oberschenkel-Gips, hier ein Liegegips ohne Gehfläche. [T134]

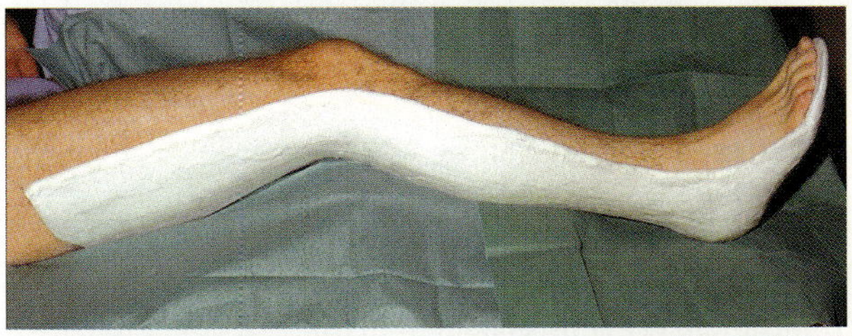

Abb. 26.10: Oberschenkelgipsschiene. [T134]

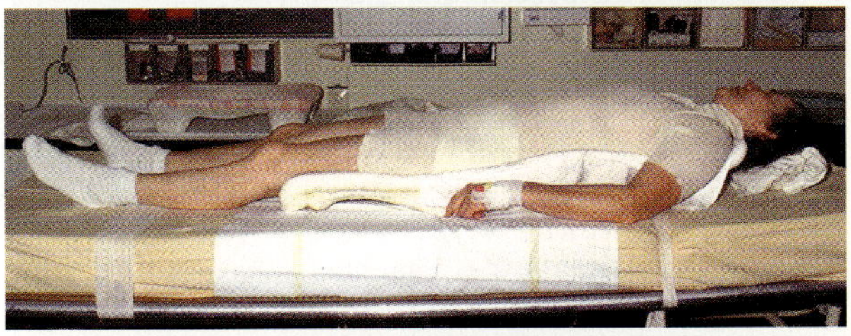

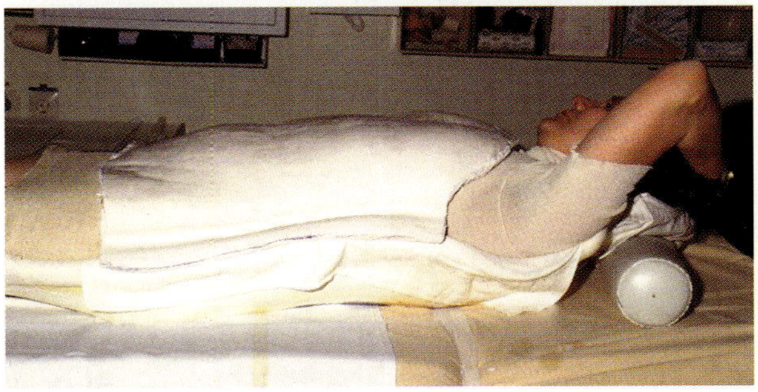

Abb. 26.11 (rechts) – 26.12 (rechts unten): Sandwich-Gips (Gipsbett). Zuerst fertigt der Gipspfleger das Rückenteil an, dann den Bauchdeckel. [T134]

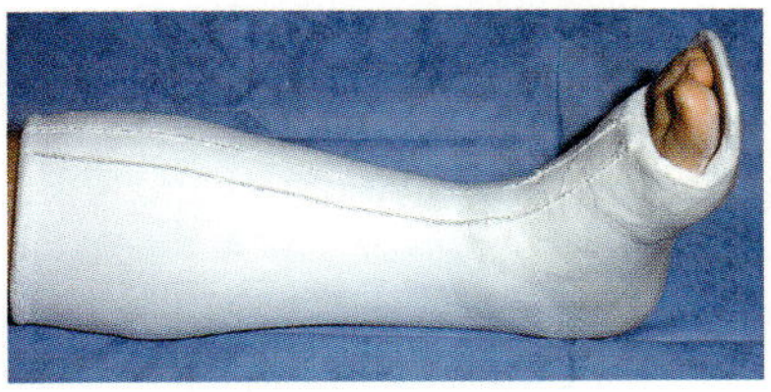

Abb. 26.13 (links): Gespaltener Unterschenkelgips vor Entfernen des Gipsstreifens (☞ Text). [T134]

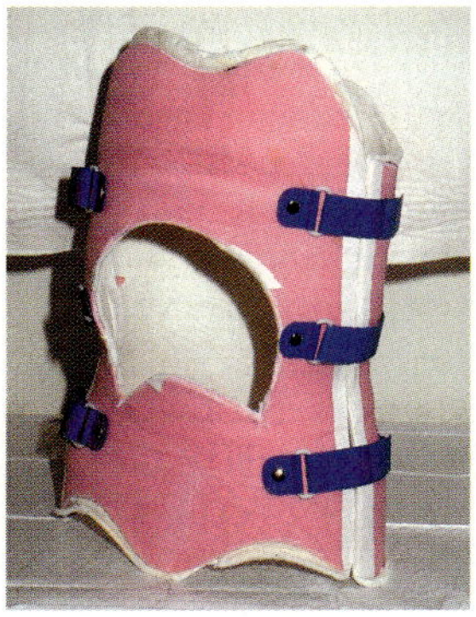

Abb. 26.14: Gipskorsett. Es ist mit Polstermaterial ausgeschlagen und mit Klettverschlüssen zum An- und Ausziehen versehen. [T136]

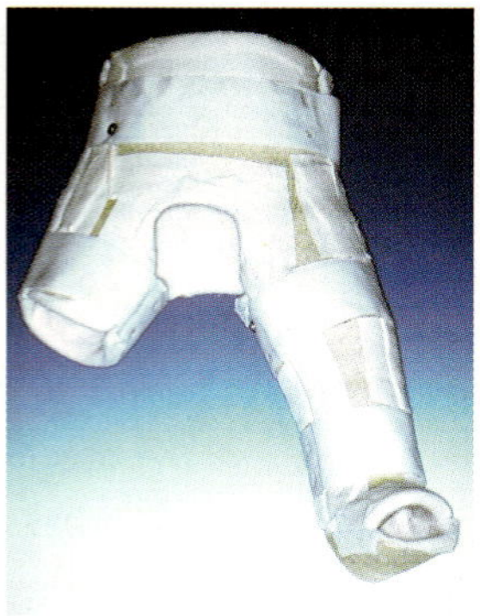

Abb. 26.15: Becken-Bein-Gips mit Klettverschlüssen zum Öffnen des Gipses. [T134]

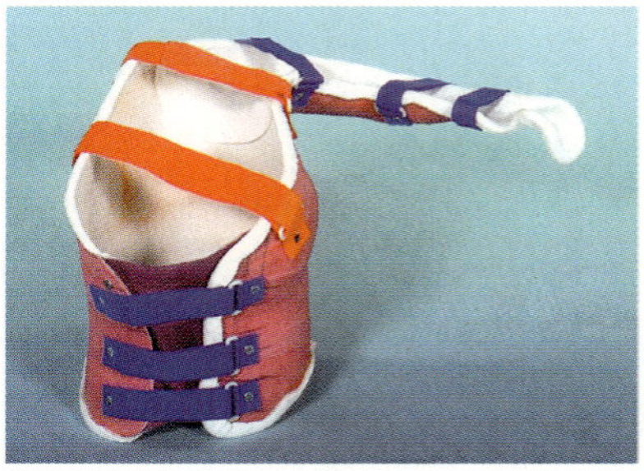

Abb. 26.16: Thorax-Arm-Abduktionsverband aus Kunststoff. [T134]

te wird temporär ausgeglichen, z.B. durch Einlagen oder eine Sohlenerhöhung (☞ 26.3.3).

Komplikationen der Gipsbehandlung

Hauptkomplikationen einer Gipsbehandlung sind:

- Bewegungseinschränkung nach Abnahme des Gipses bis hin zur Kontraktur des ruhiggestellten Gelenks
- Thrombose (insbesondere bei Gipsen der unteren Extremität) mit evtl. nachfolgender Embolie
- Haut- und Weichteilschäden
- Inaktivitätsbedingte Muskelatrophie
- Evtl. irreversible Druckschädigung von Nerven und Durchblutungsstörungen bis hin zu Gewebsnekrosen bei „zu engem" oder falsch gepolstertem Gips (☞ Kompartmentsyndrom, 27.6.4).

Pflege vor Anlage eines Gipsverbandes

Vor der Anlage eines Gipsverbandes wird der Patient vom Arzt über Grund (Indikation) der Gipsbehandlung, Größe des Gipses und die damit verbundene Immobilisation sowie Komplikationen aufgeklärt. Dies ist nicht nur für die Rechtmäßigkeit seiner Einwilligung erforderlich, sondern baut auch Angst und Unsicherheit ab und verbessert dadurch die Kooperation des Patienten. Der Patient wird auf zweckmäßige Kleidung hingewiesen (☞ 26.2.1).

Die Pflegenden überprüfen die Hautverhältnisse der später vom Gips bedeckten Körperregion. Bei Hautausschlägen, Wunden oder Infektionen wird der Arzt informiert, da der Gips in diesen Fällen evtl. nicht angelegt werden kann.

Danach wird der Patient geeignet gelagert. Fingerringe und störender Schmuck sowie Nagellack werden entfernt, da sie die Beurteilung der Durchblutung erschweren oder unmöglich machen und Ringe bei einer Weichteilschwellung einschnüren können. Die Haut wird gereinigt und sorgfältig abgetrocknet. Hierfür ist es zweckmäßig, zu zweit zu arbeiten. Eine Person hält die verletzte Extremität, die andere führt die Pflege durch. Evtl. vorhandene Pflaster werden entfernt, da Pflasterallergien häufig sind, aber unter dem Gipsverband nicht erkannt werden. Wundverbände werden mit dem Polstermaterial angewickelt. Die Haut wird außer bei einer Operation nicht rasiert, da die nachwachsenden Haare zu einem quälenden Juckreiz führen würden.

Anlegen eines Gipsverbandes

Das Anlegen eines Gipsverbandes ist eine ärztliche Aufgabe, die an entsprechend ausgebildetes Pflegepersonal delegiert werden kann. Der Arzt muß den angelegten Gips dann kontrollieren. Bei manchen Gipsen ist aber die Gegenwart eines Arztes erforderlich, etwa bei Frakturen mit Dislokationstendenz. Angelegt wird der Gips meist in einem speziellen **Gipsraum,** in dem alle notwendigen Materialien vorhanden sind. Alternative ist ein entsprechend ausgerüsteter **Gipswagen,** der zum Patienten gefahren wird.

Zunächst wird der Patient mit Hilfe eines Helfers und/oder geeigneter Gipsbänkchen oder Polsterkissen gelagert. Dabei ist die Funktionsstellung der Gelenke entsprechenden Tabellen zu entnehmen; Ausnahmen werden vom Arzt angeordnet (eine korrekte Lage der einzugipsenden Gelenke minimiert den Funktionsverlust der Extremität infolge Kapsel- und Muskelschrumpfung durch die Ruhigstellung). Diese Lagerung ist während des gesamten Eingipsens beizubehalten.

> Vor dem Arbeiten mit Kunststoff Einmalhandschuhe anziehen, da der Kunststoff stark an der Haut klebt.

Ein Gipsverband wird in folgenden Arbeitsschritten angelegt (von innen nach außen, ☞ Abb. 26.19):

- Ggf. *Wundauflage*
- *Hautschutz.* Hierzu dient vorzugsweise Schlauchmull, der faltenfrei übergezogen wird. Unter einem Gips darf niemals Haut direkt auf Haut liegen. Wird bei einer Frau ein Sandwich-Gips oder ein Gipskorsett angelegt, ist unter den Brüsten ein Hautschutz mit Mullkompressen erforderlich
- *Polsterung.* Unterschieden werden die **zirkuläre Polsterung** mit Verbandswatte und die **minimale Polsterung** (d.h. die Polsterung nur der besonders gefährdeten Stellen) mit Verbandswatte und/oder Filzpolstern

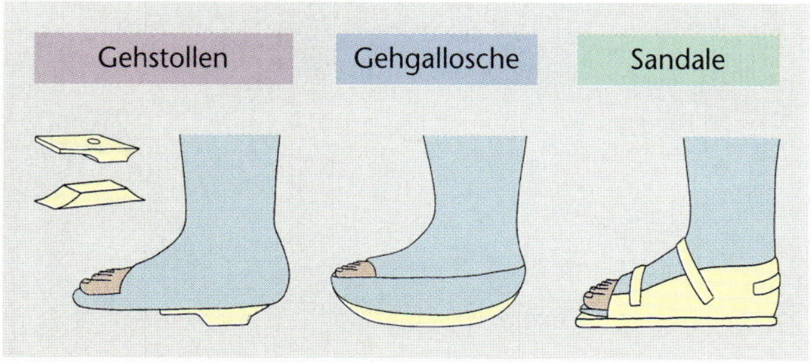

Abb. 26.17: Gehstollen, Gehgallosche und (Segeltuch-)Sandale für den Gehgips. [L157]

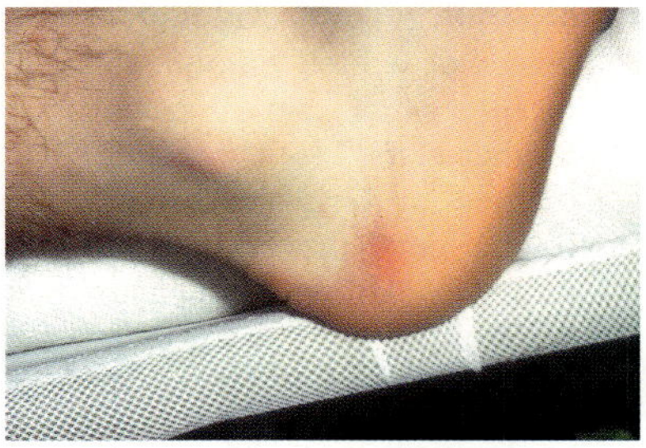

Abb. 26.18: Beginnender Dekubitus im Bereich des lateralen Fußrandes bei unzureichend gepolsterter Gipsschiene. Die Rötung ist bereits aus einiger Entfernung deutlich erkennbar, der Patient klagt über anhaltende Druckstellen und Schmerzen. [T195]

- *Kreppapier.* Eine Schicht straff um die Watte gelegtes Kreppapier fixiert die Polsterung und verhindert ein Hartwerden der Watte durch den darüberliegenden Gips. Bei Kunststoffverbänden entfällt das Kreppapier, da der Verband sonst rutschen würde
- *Gipsbinden.* Diese werden gewässert, bis keine Luftblasen mehr aufsteigen (ca. 2 – 3 Sek.), ausgedrückt, ohne Zug flach auf der einzugipsenden Körperpartie abgewickelt und mit der flachen Hand anmodelliert (☞ Abb. 26.6). Longetten werden analog verarbeitet, jedoch vor dem Wässern gefaltet und nicht gewickelt, sondern angelegt und glattgestrichen (☞ Abb. 26.7). Anschließend wird der Gips an den Enden ausgeschnitten, der Schlauchmull mit der Watte umgeschlagen und fixiert.

Nach dem Anlegen des Gipsverbandes dauert es ca. 5 – 10 Min. bis der Gips *abgebunden* hat, d.h. steif und fast unverformbar geworden ist. In dieser Zeit muß die eingegipste Extremität ruhig gehalten werden, damit keine Falten entstehen (Druckstellen!). Danach werden auf dem Gips das aktuelle Datum und der Namen der ausführenden Person mit wischfestem Stift vermerkt.

Wurde der Gips unmittelbar nach der Verletzung bzw. der Operation oder bei einer Entzündung angelegt, muß er nach dem Aushärten gespalten werden (☞ Abb. 26.13). Ansonsten wird er durch die folgende Weichteilschwellung „zu eng" und kann zu irreversiblen Schäden führen. Eine *Fensterung* des Gipses (d.h. Aussägen eines Gipsfensters) ist bei Wunden zur Wundkontrolle oder Drainagenentfernung erforderlich.

Bei Frakturen wird die Frakturstellung nach dem Anlegen des Gipses röntgenologisch kontrolliert.

☑ **Gipskontrolle:**
Sowohl unmittelbar nach Anlage eines Gipses als auch in den Folgetagen sind regelmäßige Gipskontrollen unabdingbar, um Komplikationen vorzubeugen bzw. rechtzeitig zu erkennen. Diese erfolgen immer nach dem gleichen Schema:
- **Befragen:** Patienten nach Schmerzen, Engegefühl, Druckstellen und Gefühlsstörungen fragen
- **Betrachten:** Auf Hautfarbe, Schwellung von Fingern oder Zehen und Gipsränder (glatt, nicht einschnürend, ohne Randwulst oder scharfe Kanten) sowie Bruchlinien achten
- **Betasten:** Hauttemperatur erfühlen. Evtl. Pulse tasten. Zehen, Finger, Hand, Fuß im Gips bewegen lassen. Prüfen, ob die Beugung/Streckung auch gegen Widerstand möglich ist.

Eine ärztliche Kontrolle ist zumindest 24 Stunden nach Gipsanlage obligat. Der Patient muß darauf hingewiesen werden, daß es sich bei Auftreten der oben genannten Warnsignale unverzüglich beim Arzt oder den Pflegenden melden muß.

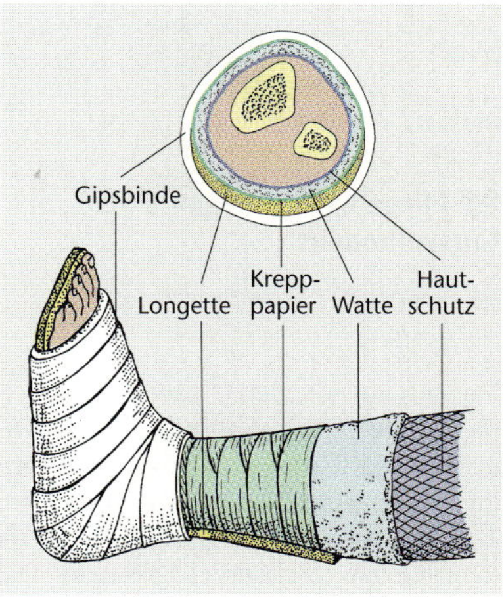

Abb. 26.19: Aufbau eines Gipsverbandes. [L190]

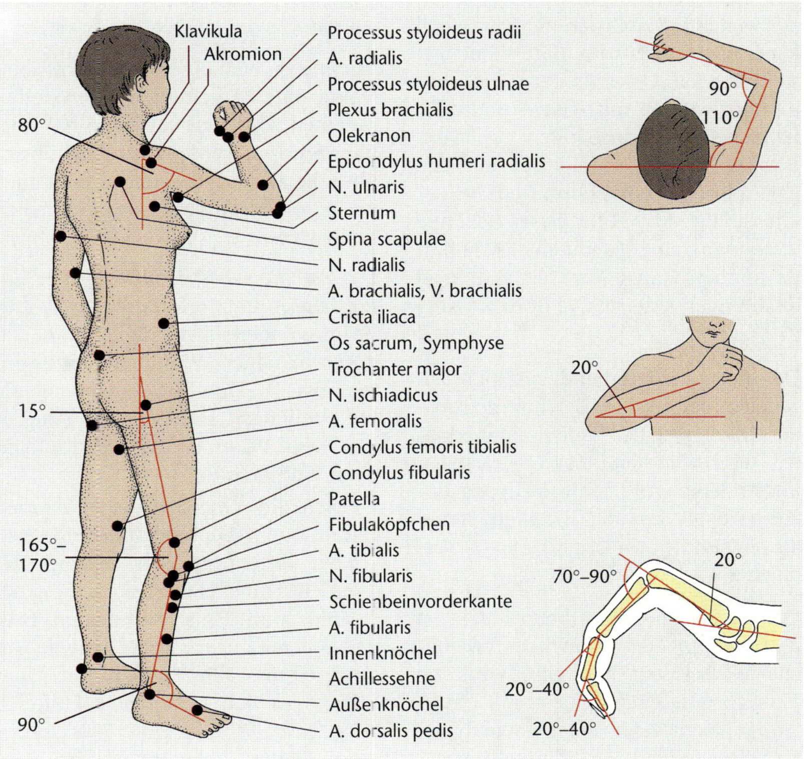

Abb. 26.20: Druckgefährdete Stellen des Körpers und Funktionsstellungen einiger Gelenke, wie sie beim Eingipsen zu beachten sind. [L157]

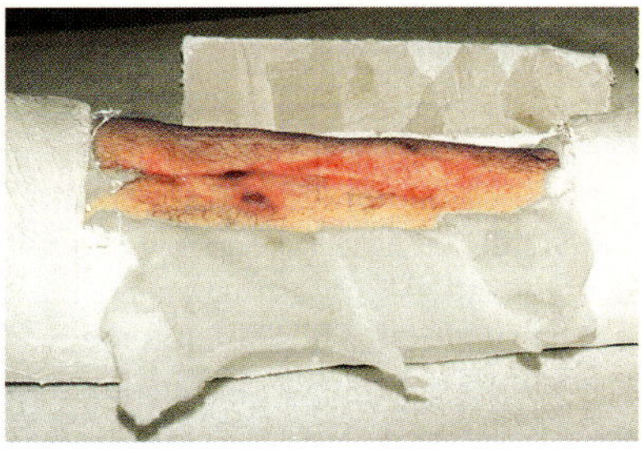

Abb. 26.21: Fenstergips bei einer offenen Unterschenkelfraktur mit Sekundärheilung. [T195]

Pflege nach Anlegen eines Gipsverbandes

Kontraktur-Prophylaxe, ☞ 7.6.5; Thromboseprophylaxe, ☞ 7.3.15

Da sich ein frischer Gipsverband auch nach dem ersten Abbinden noch eindrücken läßt und brechen kann, wird die eingegipste Extremität während der Trockenzeit von bis zu zwei Tagen (je nach Größe) fachgerecht gelagert: Die Lagerung erfolgt großflächig auf einer flachen Unterlage. Hochlagern verringert die Gewebeschwellung (z.B. beim Gips an der unteren Extremität mit Schaumstoff-Schiene). Sandsäcke links und rechts der Extremität dienen zur weiteren Stabilisierung. Zusätzlich kann das Fußteil des Bettes hochgestellt werden. Gipse an der oberen Extremität werden mit Kissen und/oder Schaumstofflagerungshilfen gelagert. Bewährt bei Unterarmgipsen hat sich das Anbringen eines Gipszügels bei der Gipsanlage. Mit Hilfe dieser Schlaufe kann man den Gips mit einer Mullbinde an der Stange für den Bettbügel hochbinden (Alternative dazu, ☞ Abb. 27.3).

Der frische Gipsverband wird nicht zugedeckt, sondern an der Luft getrocknet. Damit sich der Patient nicht erkältet, wird vor allem bei Liegeschalen und anderen großflächigen Gipsen darauf geachtet, daß das Krankenzimmer ausreichend warm ist und Zugluft vermieden wird.

Da der frische Gipsverband feucht ist und während des Trocknens erhebliche Wassermengen abgibt, wird die Matratze des Krankenbetts mit einem Gummilaken oder einer saugfähigen Unterlage geschützt. Auf diese Unterlage kommt ein zusätzliches Stecklaken zur Aufnahme der Feuchtigkeit.

Vorsicht

Warnzeichen für auftretende Komplikationen im Gipsverband sind:

- Zunehmende (evtl. pochende) Schmerzen
- Neurologische Symtpome, z.B. Kribbeln („Ameisenlaufen"), Taubheitsgefühl („Pelzigkeit"), Beweglichkeitsabnahme von Fingern oder Zehen
- Blässe, Blaufärbung der Haut
- Zunehmende Schwellung der Finger, Hand, Zehen, des Fußes
- Schwächer werdender oder nicht mehr tastbarer Puls.

Bei Auftreten dieser Warnzeichen ist der Arzt **sofort** zu informieren. Ist ein Schaden eingetreten, sind die Folgen manchmal irreversibel. Ein Patient mit Beschwerden im Gips hat bis zum Beweis des Gegenteils immer recht!

Die nicht durch den Gips einbezogenen Gelenke müssen regelmäßig (möglichst aktiv) durchbewegt werden, um einer Muskelatrophie und einer Gelenkkontraktur durch Schrumpfen der Gelenkkapsel vorzubeugen. Diese Übungen sollen mehrmals täglich vom Patienten selbständig durchgeführt werden.

Wichtig ist auch die frühzeitige Mobilisation unter Anleitung der Physiotherapeuten. Das Bett soll mehrmals täglich verlassen werden. Der Patient wird über die Bedeutung dieser Maßnahme zur Thromboseprophylaxe eindringlich hingewiesen.

Der Patient ist insbesondere bei größeren Gipsen oder erforderlicher Bettruhe in seiner Selbständigkeit und dadurch in seinem Wohlbefinden beeinträchtigt. Durch entsprechende Hilfestellungen verhelfen die Pflegenden dem Patienten zu weitestmöglichen Wohlbefinden:

- **Essen.** Bei Oberarmgipsen, Thorax-Abduktions-Gipsverbänden und evtl. auch Unterarmgipsen benötigt der Patient Hilfe bei der Zubereitung der Mahlzeiten (Fleisch schneiden, Brot schmieren). Der Patient muß in der Lage sein, alle Speisen mit einer Hand zu sich zu nehmen. Hilfreich ist eine rutschfeste Unterlage, auf der das Geschirr abgestellt wird. Freie Finger im Gips können und sollen zum Essen mit verwendet werden
- **Körperpflege und Ankleiden.** Die Pflegenden achten darauf, daß alle Pflegeutensilien am Waschbecken mit einer Hand erreichbar sind. V.a. Patienten mit Großgipsen benötigen Hilfe bei der Körperpflege. Für Unterarm- oder Unterschenkelgipse gibt es entsprechende Plastiksäcke, die wasserdicht oberhalb des Gipses verschlossen werden können. Damit ist (abhängig von Verletzung und körperlichem Zustand des Patienten) sogar Duschen möglich. Es besteht aber erhöhte Rutsch- und Sturzgefahr, auf die der Patient hingewiesen werden muß. Durch ausreichend weite oder entsprechend umgeänderte Kleidung (z.B. Jogging-Hose mit Reißverschluß am Unterschenkel) kann sich der Patient meist selbst anziehen
- **Mobilität:** Bei Großgipsen fällt es älteren Patienten anfangs oft schwer, das Gleichgewicht zu halten. Auch das Aufstehen mit Oberschenkelgipsen ist trotz Unterarmgehstützen oder Gehwagen unsicher. Der Patient sollte deshalb anfangs nur mit Unterstützung aufstehen. Bei einer geplanten Operation sollte das Gehtraining bereits vor der Operation beginnen, da der Patient postoperativ leichter mobilisierbar ist und mehr Selbstvertrauen hat.

Bei Thoraxgipsen (Gipskorsett, Thoraxabduktionsgips, Minerva-Gips) darauf achten, daß eine Gipssäge für den Notfall bereitliegt. Eine Reanimation ist sonst nicht möglich!

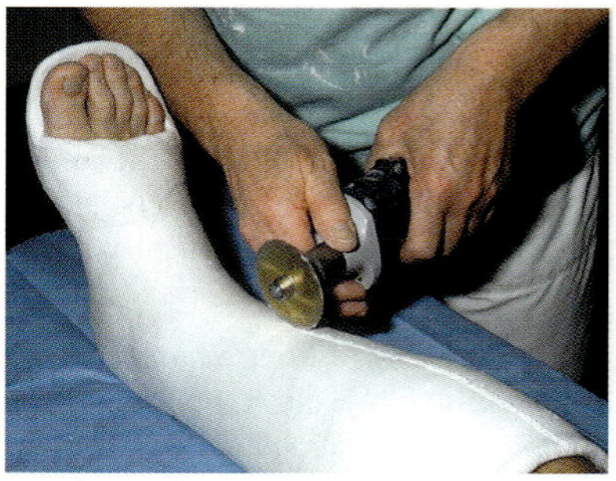

Abb. 26.22: Entfernt wird der Gips mit Hilfe einer **oszillierenden Gipssäge** *(Gipsfräse).* Sie dreht sich nicht, sondern fräst sich mit schnellen, nur wenige Millimeter umfassenden Schwingungen durch den Gipsverband. Dadurch kann es nicht zu größeren Hautverletzungen, wohl aber – bei unsachgemäßem Arbeiten – zu Hautabschürfungen kommen. [T134]

📖 Zur Pflege von Patienten mit Gipsverbänden kann ein Videofilm kostenlos ausgeliehen werden: LOHMANN GmbH & Co. KG, Irlicher Str. 55, 56567 Neuwied, Tel.: 02631-99-0.

Gipsabnahme

Die Entfernung eines Gipsverbandes ist ebenfalls eine ärztliche Tätigkeit, die jedoch an entsprechend ausgebildetes Pflegepersonal delegiert werden kann.

Durchgeführt wird die Gipsabnahme wie folgt:

- Materialien vorbereiten. Benötigt werden *Gipssäge* (☞ Abb. 26.22), *Gipsspreizer* und sog. *Rabenschnabel* sowie zwei verschieden kräftige *Verbandscheren*
- Patienten informieren, insbesondere über die Ungefährlichkeit trotz der Vibrationen, des teils erheblichen Lärms und der Wärmeentwicklung während der Gipsabnahme
- Körperpartie auf einer harten Unterlage lagern
- Gips schrittweise aufschneiden (dabei alle Schichten auf einmal durchtrennen)
- Gipsverband mit Hilfe eines Gipsspreizers aufspreizen
- Restliche Polsterschichten mit Hilfe von Verbandscheren aufschneiden
- Gipsverband vorsichtig abnehmen, Körperteil sicher lagern
- Haut reinigen, trockene Haut ggf. mit geeigneten Präparaten (☞ 30.3.2) eincremen.

Bei Kindern können dünne Redressionsgipse evtl. mit einer Gipsschere entfernt werden. Manchmal ist eine Sedierung des Kindes vor der Gipsabnahme sinnvoll. Schmerzhafte Verbands- und Gipswechsel werden bei Kindern in Kurznarkose durchgeführt.

26.3 Hauptbeschwerden bei orthopädischen Erkrankungen

26.3.1 Schmerzen, Schwellung und Bewegungseinschränkung

Schmerzen, Schwellung und **Bewegungseinschränkung** sind die häufigsten Leitsymptome in der Orthopädie. Sie stehen in engen Wechselbeziehun-

Leitsymptome	Verdachtsdiagnose
Wirbelsäule	
Schmerzen, evtl. gürtelförmig oder ausstrahlend in Arme oder Beine, Bewegungseinschränkung, Muskelhartspann • Mit neurologischen Ausfällen	HWS/BWS/LWS-Syndrom, ☞ 35.11.2 • Bandscheibenvorfall, ☞ 35.11.2
Schmerzen, evtl. in die Beine ausstrahlend, tastbare Stufe in der Dornfortsatzreihe	Spondylolyse/Spondylolisthesis, ☞ 26.11.5
Schmerzen mit Bewegungseinschränkung, Fieber und Verschlechterung des Allgemeinzustandes variabler Ausprägung	Spondylodiszitis, ☞ 26.6.5
Schulter	
Schmerzen mit Beweglichkeitseinschränkung: • „Painful arc" (☞ 26.12.3) bei Abduktion • In alle Richtungen	• Supraspinatussehnensyndrom, ☞ 26.12.3, oder Tendinitis calcarea, Bursitis subacromialis, ☞ 26.12.4 • Arthrose, ☞ 26.10.1
Schmerzen ohne Bewegungseinschränkung, mit Instabilitätsgefühl und „Herausspringen" der Schulter	Subluxation/rezidivierende/habituelle Luxation, ☞ 27.8.3
Symptome im Bereich des Ellenbogens	
Schmerzen (auch in Ruhe), Bewegungseinschränkung, evtl. Überwärmung	(Aktivierte) Arthrose, ☞ 26.10.1
Schmerzen bei Dorsalextension/Palmarflexion im Handgelenk	Tennis-/Golferellenbogen, ☞ 26.12.6
Belastungsunabhängige Schmerzen bei gleichzeitigen Schmerzen in anderen Gelenken	Rheumatoide Arthritis, ☞ 25.5.1
Hüfte und Bein	
Schmerzen (in Leiste und Knie) mit Bewegungseinschränkung und zunehmender Beugekontraktur	Koxarthrose, ☞ 26.10.2
Schmerzen mit Hinken, Beckenschiefstand, evtl. Rükkenschmerzen, keine Bewegungseinschränkung	Beinlängendifferenz, ☞ 26.3.3
Zunehmende, belastungsabhängige Schmerzen, evtl. Knieschmerz, Hinken, keine Bewegungseinschränkung	Idiopathische Hüftkopfnekrose, ☞ 26.13.7
Starke Schmerzen in Ruhe und bei Bewegung, Schonhaltung, Rötung, Schwellung, Überwärmung, evtl. Fieber, Verschlechterung des Alllgemeinzustandes	Eitrige Arthritis, ☞ 26.6.4
Knie und Unterschenkel	
Schmerzen bei Belastung, Bewegungseinschränkung, evtl. Hinken, evtl. Schwellung und Erguß	(Aktivierte) Gonarthrose, ☞ 26.10.3
Flüchtige Einklemmungserscheinungen, evtl. mit nachfolgendem Erguß	Meniskusschaden, ☞ 26.13.9 freie Gelenkkörper, ☞ 26.13.11
Schmerzen im Bereich der Kniescheibe, v.a. beim Treppensteigen und Sitzen mit angewinkelten Knien	Retropatellararthrose, ☞ 26.10.3
Schmerzen mit Rötung, Erguß, endgradige Bewegungseinschränkung	Reaktive Arthritis, ☞ 25.5.3
Starke Bewegungsschmerzen, Rötung, Schwellung, Überwärmung, Entlastungsstellung	V.a. eitrige Arthritis, ☞ 26.6.4
Knöchel und Fuß	
Anlauf-, Bewegungs- und Belastungsschmerzen mit Knöchelschwellung	Arthrose, ☞ 26.10.1
Plötzlicher Schmerz im Bereich der Achillessehne, kein Zehenspitzenstand mehr möglich	Achillessehnenruptur, ☞ 27.8.10
Starker Schmerz im Großzehengrundgelenk, Beginn oft nachts, Rötung, Überwärmung	Gicht, ☞ 23.9

Tab. 26.23: Zusammenstellung wichtiger Leitsymptome des Erwachsenen in der Orthopädie und ihrer wahrscheinlichen Ursachen abhängig von ihrer Lokalisation.

gen zueinander und können nicht getrennt voneinander betrachtet werden. Da außerdem die Symptomlokalisation von erheblicher Bedeutung ist, soll in diesem Kapitel vom übrigen Buchaufbau abgewichen und in Tab. 26.23 eine Zusammenstellung der genannten Leitsymptome abhängig von ihrer Lokalisation dargestellt werden.

26.3.2 Hinken

Hinken: Störung von Rhythmus und Symmetrie des Gangbildes.

Der gesunde Mensch hat ein gleichmäßiges, symmetrisches Gangbild. Eine der häufigsten Gangstörungen ist das **Hinken.** Je nach zugrundeliegender Ursache werden v.a. folgende Formen unterschieden:

Verkürzungshinken

Bei größeren Beindifferenzen (☞ auch 26.3.3) oder Beugekontrakturen des Hüft- oder Kniegelenks kommt es zum **Verkürzungshinken.** Der Körper des Patienten senkt sich dabei zum verkürzten Bein. Oft hat es den Anschein, als steige der Patient mit dem längeren Bein eine kleine Stufe hinauf.

Schonhinken

Das **Schonhinken** ist durch Schmerzen z.B. in Hüfte oder Knie bedingt und wird deshalb auch als *Schmerzhinken* bezeichnet. Der Patient belastet die erkrankte Extremität beim Gehen kaum und tritt nur ganz kurz mit ihr auf. Häufig berühren die Patienten mit den Zehen (anstatt mit den Fersen) zuerst den Boden.

Hüfthinken

Beim Gesunden steht das Becken während des Einbeinstandes waagerecht. Bei einer Beeinträchtigung der Hüftabduktoren, etwa durch Muskellähmung oder Hüftdislokation, ist dies nicht mehr möglich: Steht der Patient auf dem Bein der erkrankten Seite, kippt das Becken zur gesunden Seite hin ab **(Trendelenburg-Zeichen).** Kompensatorisch neigt der Patient den Rumpf zur erkrankten Seite **(Duchenne-Zeichen).** Beim Gehen resultiert ein watschelndes Gangbild, das oft als **Hüfthinken** *(Insuffzienzhinken)* bezeichnet wird.

Weitere Form des Hinkens

Auch Kontrakturen des Hüftgelenks führen zu einem abnormen Gangbild, etwa zu einem Vorschieben der gesamten erkrankten Beckenhälfte. Durch das hinken kommt es zu einer vermehrten Belastung der Wirbelsäule.

26.3.3 Beinlängendifferenz

Beinlängendifferenz: Angeborener oder erworbener Längenunterschied der Beine. Mit ca. 75% der Bevölkerung sehr häufig. Funktionell bedeutsam ab einer Beinlängendifferenz von 1 – 2 cm (beim Erwachsenen).

Krankheitsentstehung und Einteilung

Unterschieden wird die **funktionelle** *(scheinbare)* **Beinlängenverkürzung,** etwa bei einer Kontraktur, von der **reellen** *(echten)* **Bein(längen)verkürzung,** die anatomisch bedingt ist.

Häufige Ursachen erworbener Beinlängendifferenzen sind z.B. fehlverheilte Frakturen oder Epiphysenschädigungen während des Wachstums (☞ 27.6.1). Bei einem Großteil, insbesondere der Beinlängendifferenzen bis ca. 2 cm (beim Erwachsenen), ist aber keine Ursache zu finden.

Symptome, Befund

Diagnostik

Geringe Beinlängendifferenzen bleiben häufig unbemerkt. Das Gangbild des Patienten ist normal, da die Längendifferenz – in der Regel unbewußt – durch Beugung im Hüft- und Kniegelenk sowie evtl. Spitzfußstellung auf der erkrankten Seite ausgeglichen wird. Größere Beinlängendifferenzen zeigen sich durch Hinken (Verkürzungshinken, ☞ 26.3.2) sowie Wirbelsäulen- und Hüftbeschwerden im Erwachsenenalter, die Folge der abnormen Statik sind.

Die Diagnose wird durch die Beinlängenmessung (☞ unten) und spezielle Röntgenaufnahmen gestellt.

Beinlängenmessung

Bei der Messung der Beinlänge ist zu beachten, daß auch bei genauem Vorgehen ein Meßfehler von ± 1 cm möglich ist. Folgende Messungen werden unterschieden:

- **Direkte Messung.** Der Patient liegt in Rückenlage auf der Untersuchungsliege. Mit einem Maßband wird die Entfernung zwischen Spina iliaca anterior superior (☞ Abb. 26.65) und Außenknöchel gemessen
- **Indirekte Messung.** Der Patient steht aufrecht, und der Untersucher schiebt so lange Brettchen unterschiedlicher Dicke unter das kürzere Bein, bis der Beckenschiefstand ausgeglichen ist.

Behandlungsstrategie

Empfohlen werden bei Beinverkürzung

- Bis 1,5 cm: Absatzerhöhung, Einlage
- Von 1,5 – 3 cm: Kombinierte Maßnahmen am Konfektionsschuh (Absatzerhöhung, Einlage, Ballenrolle, Zwischensohle, Fersenkeil, evtl. Absatzerniedrigung der Gegenseite)
- Von 3 – 7 cm: *Orthopädischer Schnürstiefel*
- Von 7 – 12 cm: *Orthopädischer Schuh mit Innenschuh*
- Von mehr als 12 cm: *Etagenschuh* (Orthoprothese).

Ab einer Beinlängendifferenz von ca. 3 cm (abhängig von der Ursache und evtl. Begleitstörungen) werden operative Maßnahmen erwogen, v.a. extremitätenverlängernde Eingriffe mittels *Distraktionsapparaten.* Sie sind aber mit einer hohen Komplikationsrate behaftet und stellen große Anforderungen an die Mitarbeit des Patienten.

26.4 Der Weg zur Diagnose bei orthopädischen Erkrankungen

Arthroskopie, ☞ *27.3.4*
Gelenkpunktion, ☞ *27.3.3*

26.4.1 Anamnese und körperliche Untersuchung

Bei der **Anamnese** fragt der Untersucher nach den aktuellen Beschwerden des Patienten und nach dem Erfolg bisheriger Therapien. Bei der früheren Anamnese von besonderer Bedeutung sind Unfälle (Spätfolgen?) und Tumoren („Ischias" durch Skelettmetastasen), bei der sozialen Anamnese Arbeitshaltung und -belastung, welche Sportarten der Patient betreibt, ob eine Minderung der Erwerbstätigkeit besteht und ob bereits ein Rentenantrag gestellt wurde.

Bei der dann folgenden **Untersuchung** richtet der Orthopäde sein Augenmerk insbesondere auf folgende Punkte:

- *Inspektion.* Hier achtet der Untersucher v.a. auf Haltung, Körperbau, Deformitäten, Muskelatrophien und Lähmungen, Spontanbewegungen (Schonhaltung?) und Gangbild
- *Palpation.* Der Arzt ertastet z.B. Schmerzpunkte und Schwellungen, erfühlt Hauttemperatur, Muskeltonus und -verhärtungen und prüft, ob ein Gelenkerguß vorliegt oder ob sich ein Gelenk abnorm verschieben läßt
- *Funktionsprüfungen.* Zu den Funktionsprüfungen zählen z.B. die Messung des Finger-Boden-Abstands beim Vornüberbeugen (☞ unten) und die Prüfungen, ob der Patient Kniebeugen machen, auf den Zehenspitzen stehen oder die Hände hinter dem Nacken und der Lendenwirbelsäule zusammenbringen kann
- *Gelenkbeweglichkeit.* Ausgehend von einer definierten **Null-Stellung** (sog. *anatomische Normalstellung*, d.h. aufrechter, gerader Stand mit herabhängenden Armen) wird die zu untersuchende Extremität vom Arzt in die jeweilige Bewegungsrichtung geführt. Der Untersucher mißt das Bewegungsausmaß mittels eines Winkelmessers oder schätzt es ab (☞ Abb. 26.24)
- *Wirbelsäulenbeweglichkeit.* Ein Maß für die Gesamtbeweglichkeit ist der **Finger-Boden-Abstand** (*FBA*, ☞ Abb. 26.25). Dabei achtet der Untersucher darauf, ob Teile der Wirbelsäule fixiert sind und nicht an der Krümmung teilnehmen und ob eine Höhendifferenz zwischen rechter und linker Thoraxhälfte besteht (Rippenbuckelbildung bei Skoliose, ☞ 26.11.4).

Die BWS-Beweglichkeit wird durch das **Ott-Zeichen** geprüft: Der Dornfortsatz des HWK 7 wird am stehenden Patienten markiert und eine Strecke von 30 cm nach unten abgemessen. Bei maximaler Rumpfbeugung vergrößert sich diese Strecke auf ca. 34 – 36 cm. Die analoge Prüfung im LWS-Bereich heißt **Schober-Zeichen** (vom Dornfortsatz des LWK 5 10 cm nach oben, Vergrößerung auf 14 –16 cm). Die Seitneigung und Drehung der Wirbelsäule ist beim Gesunden harmonisch und beidseits gleich

Notierung nach der Neutral-Null-Methode

- 1. Zahl: Vom Körper wegführende Bewegung (Extension, Abduktion, Außenrotation, Retroversion)
- 2. Zahl: 0-Stellung (falls nicht erreicht, 1. bzw. 3. Zahl)
- 3. Zahl: Zum Körper hinführende Bewegung

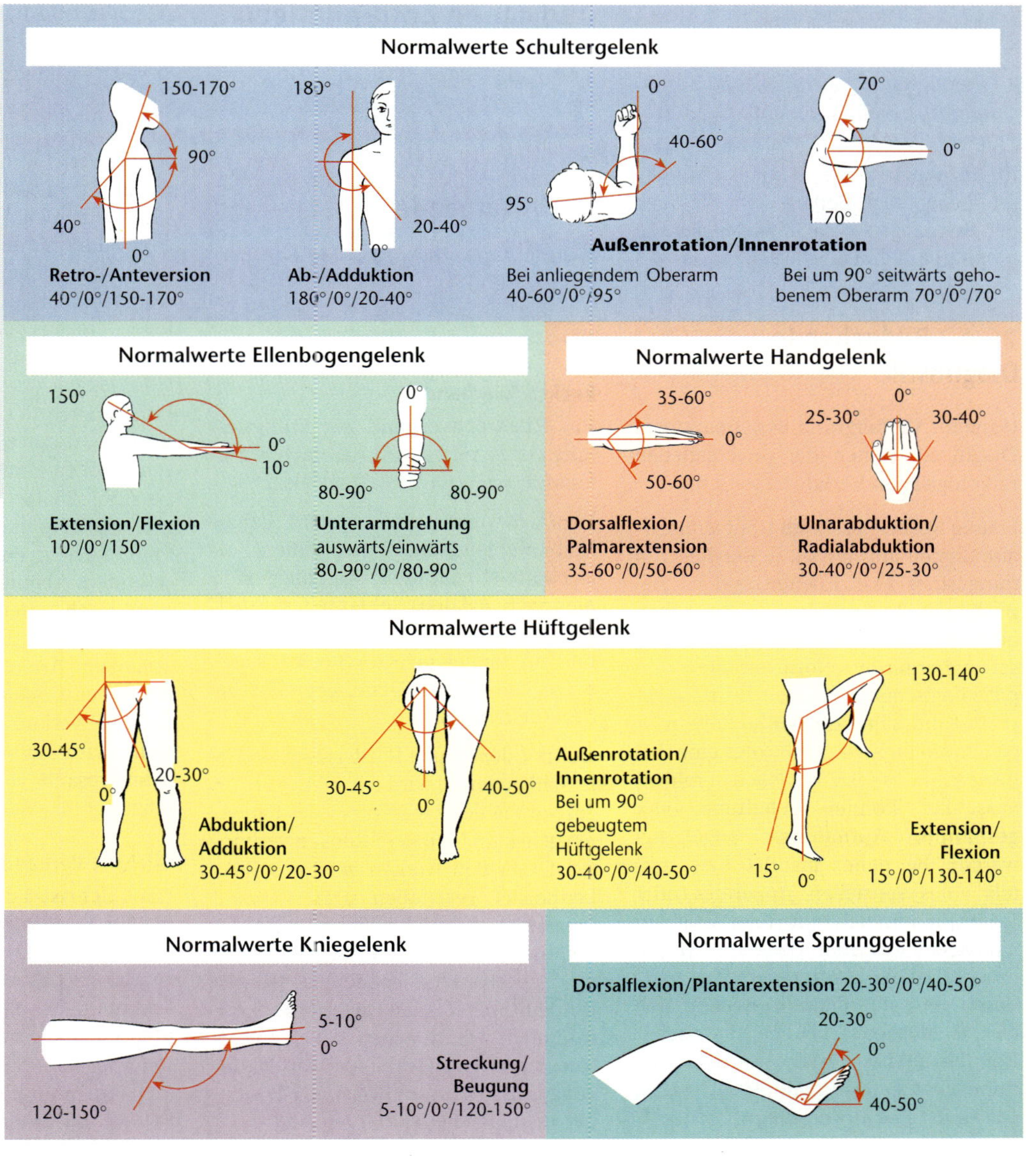

Abb. 26.24: Neutral-Null-Methode (Null-Durchgangsmethode). Die Beweglichkeit jedes Gelenks wird mit drei Gradzahlen, getrennt durch zwei Schrägstriche, angegeben. Für das Kniegelenk z.B. würde 0°/0°/100° bedeuten, daß es sich nicht über die Nullstellung hinaus strecken läßt und eine Beugung nur bis 100° möglich ist. Für das Ellenbogengelenk würde 0°/10°/130° bedeuten, daß es sich nicht völlig strecken läßt und eine Beugung nur bis 130° möglich ist. [A112, L190]

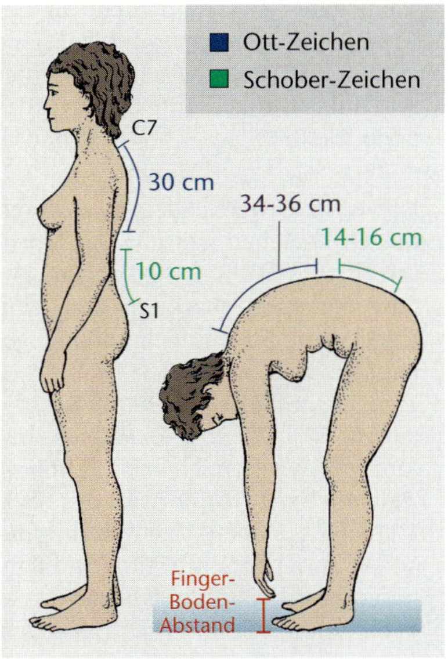

Abb. 26.25: Ott-Zeichen, Schober-Zeichen und Finger-Boden-Abstand. [L190]

- Orientierende *neurologische Untersuchung* (☞ 35.5.1) und *Gefäßstatus* (☞ 19.4.1).

Ergänzungen dieser Untersuchungen erfolgen je nach Bedarf, etwa Messung der Beinlänge (☞ 26.3.3) oder des Extremitätenumfangs (☞ 19.3.2).

26.4.2 Bildgebende Diagnostik

Ganz im Vordergrund der apparativen Diagnostik stehen die verschiedenen radiologischen Verfahren (☞ 9.6).

Häufig werden als erstes Röntgennativaufnahmen angefertigt, in der Regel in mindestens zwei Ebenen und im Bereich der Extremitäten nicht selten beidseits, da eine Unterscheidung zwischen harmlosen Normvarianten und pathologischen Befunden insbesondere im Kindesalter oft nur im Seitenvergleich möglich ist. Evtl. folgt eine Tomographie (☞ 9.6.4). Nach Frakturausschluß können **gehaltene** oder **gespannte Aufnahmen** angefertigt werden, bei denen manuell bzw. mittels eines speziellen Apparates oder Gewichten Druck und/oder Zug auf ein Gelenk ausgeübt werden. Während intakte Bandstrukturen dem Zug und/oder Druck standhalten, erweitert sich der Gelenkspalt bei pathologischer Bandinstabilität oder Kapselzerreißung über das normale Maß hinaus, das Gelenk ist *aufklappbar.*

Gelegentlich können eine **Arthrographie** (☞ 27.3.4) oder eine **Knochenszintigraphie** zum Nachweis eines erhöhten oder verminderten Knochenstoffwechsels erforderlich sein (☞ 9.6.6). **CT** (☞ 9.6.4) und **Kernspintomographie** (☞ 9.6.5) werden insbesondere bei Tumorverdacht, Bandscheibenprozessen und speziellen Fragestellungen im Bereich der Gelenke angeordnet.

Zunehmende Bedeutung hat die Sonographie v.a. bei der Beurteilung von Weichteilen (Gelenkkapsel, Muskel, Sehnen, Bänder) und bei Säuglingen zur Beurteilung des Hüftgelenks.

26.5 Behandlungsstrategien bei orthopädischen Erkrankungen

Extensionsbehandlung, ☞ 27.1.3;
Manuelle Therapie, ☞ 10.9.2;
Osteosynthese, ☞ 27.1.2, 27.6.6

26.5.1 Verbände

Gipsverband und Pflege bei Gipsverband, ☞ 26.2.3;
Kompressionsverband, ☞ 7.3.15;
Wundverband, ☞ 11.3.7, 27.4.3

Rucksackverband

Ein **Rucksackverband** zur Ruhigstellung der Schulter wird v.a. nach Klavikulafrakturen (☞ 27.8.3) angelegt.

Benötigt werden ein schmales, langes Stück Schlauchmull, zwei Rollen Polsterwatte (10 cm breit, der Länge nach mehrfach gefaltet), ein breites Stück Schlauchmull für das Rückenpolster und ein doppelt gelegtes Stück Polsterwatte von 15 cm Breite, ebenfalls für das Rückenpolster.

Der mit der langen Polsterwatte gefüllte Schlauchmull wird wie in Abb. 26.26 gezeigt um den Oberkörper des Patienten gelegt und auf dem Rücken verknotet. Unter den Knoten wird das Rükkenpolster geschoben. Der Verband muß anfangs täglich nachgespannt, der Patient auf Durchblutungsstörungen im Armbereich beobachtet werden (Radialispuls tasten, Hautfarbe kontrollieren). Heute stehen in vielen Häusern auch Fertigverbände zur Verfügung (z.B. Tricodur®-Clavicula-Bandage), die einfacher anzulegen sind.

Desault-Verband

Der **Desault-Verband**, ein Bindenverband, dient der kurzzeitigen Ruhigstellung der Schulter und des Ellenbogengelenks. Er wird wie folgt angelegt:

- Zuerst wird ein Achselpolster eingelegt und mit drei Kreistouren fixiert. Bei Frauen muß auch unter den Brüsten gepolstert werden
- Es folgt die Fixation des Oberarmes an den Thorax in ebenfalls drei Kreistouren
- Danach wird der Unterarm in 90°-Stellung fixiert. Gewickelt wird von der gesunden Achsel über die Schulter der erkrankten Seite hinunter zum Ellenbogen der erkrankten Seite zurück zur gesunden Achsel. Die Binden laufen dabei abwechselnd über Brust und Rücken des Patienten (☞ Abb. 26.27).

Abschließend kann der Unterarm der erkrankten Seite mit einem Tragegurt gesichert werden.

Alternativ kann zur Fixation des Armes ein Trikotschlauch, z.B. Tubi-Grip®, verwendet werden **(Velpeau-Verband).** Der Trikotschlauch wird in der Mitte umgeschlagen, nach innen gestülpt und mit dem geschlossenen Teil nach unten über den Kopf gezogen. Dann soll der Patient den nicht-betroffenen Arm aus der oberen Öffnung herausstrecken und hängenlassen. Nach Unterlegung der Achselhöhle und bei Frauen auch der Brüste mit Verbandwatte wird der erkrankte Arm in dem gedoppelten Trikotschlauch abgelegt (☞ Abb. 26.28) und für die Fingergrundgelenke und den Daumen kleine Öffnungen in den Trikotschlauch geschnitten. Damit der betroffene Arm nicht nach unten abrutscht, wird der Trikotschlauch unter der Achsel des gesunden Armes eingeschnitten und die so entstehenden Zipfel über der Schulter verknotet. In manchen Häusern wird zusätzlich – ähnlich wie beim Desault-Verband – ein Tragegurt umgelegt.

Gilchrist-Verband

Ein **Gilchrist-Verband** ist in erster Linie bei Verletzungen des Schultereckgelenkes (Acromioclaviculargelenk, ☞ Abb. 26.29 und 27.8.3) oder bei Frakturen des Oberarmkopfes älterer Menschen angezeigt.

Benötigt werden ein langes Stück Schlauchmull (die erforderliche Länge beträgt das Dreifache der Entfernung

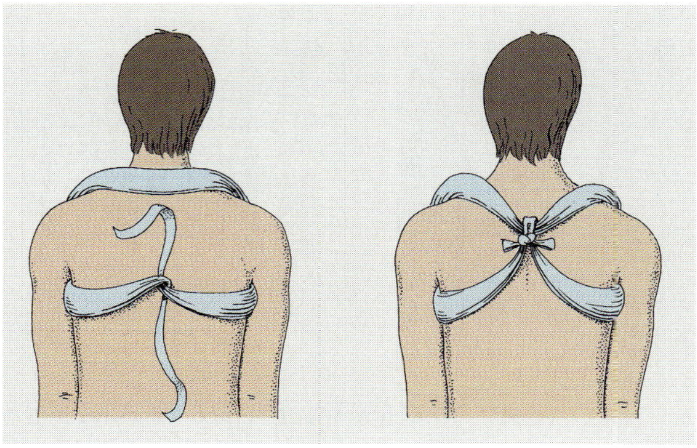

Abb. 26.26 Rucksackverband. [L190]

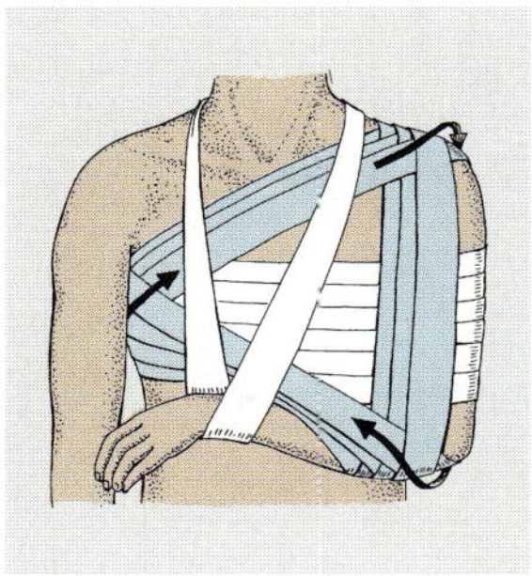

Abb. 26.27: Desault-Verband. [L190]

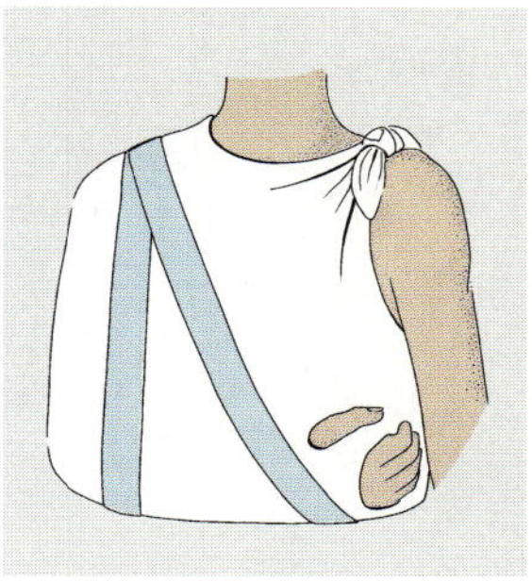

Abb. 26.28: Velpeau-Verband, hier mit Tragegurt. [L190]

zwischen Halsansatz und Fingerspitzen des Patienten), Polster- und Verbandwatte und 2 – 4 Sicherheitsnadeln.

Der Schlauchmull wird nach zwei Dritteln quer eingeschnitten und der Arm des Patienten in das längere Ende eingeführt (☞ Abb. 26.30). Dann wird die Achsel mit der Verbandwatte gepolstert, das kurze Ende um den Hals des Patienten geführt (Polsterwatte in der Nackenregion einziehen) und schlaufenartig mit 1 – 2 Sicherheitsnadeln am Handgelenk befestigt. Das lange Ende wird um den Rumpf geführt und wiederum mit einer Schlaufe am distalen Oberarm fixiert. Zuletzt wird der Schlauchmull auf Höhe der Fingergrundgelenke und des Daumens eingeschnitten und die Finger aus dem Verband geführt.

Zinkleimverband

Ein **Zinkleimverband** dient z.B. der Kompressionsbehandlung bei Schwellungszuständen am Unterschenkel oder bei Stumpfödem nach Amputation.

Benötigt werden elastische Zinkleimbinden und Schlauchmull oder elastische Binden.

Vor dem Anlegen sollte die Extremität soweit möglich abgeschwollen sein (evtl. vorher zwei Stunden hochlagern). Angelegt wird der Zinkleimverband wie ein „normaler" Bindenverband an der unteren Extremität (☞ 7.3.15), jedoch darf die Ferse auf keinen Fall frei bleiben. Es werden spezielle Zinkleimbinden benutzt, die abschließend zum Schutz der Kleidung mit Schlauchmull überzogen oder mit elastischen Binden überwickelt werden. Da der Zinkleimverband nicht elastisch ist, müssen Schnürfurchen und Zug beim Wickeln vermieden werden.

Funktioneller Tape-Verband

Ein **funktioneller Tape-Verband** soll die verletzte Extremität nicht vollständig immobilisieren, sondern nur stützen, entlasten und vor Extrembewegungen schützen. Hauptindikationen sind Muskelzerrungen, Sehnenscheidenentzündungen, Schwäche des Kapsel-Band-Apparates, chronische Überlastungsreize und die Nachbehandlung nach Gipsabnahme.

Vor Anlegen des Verbandes wird die Haut gereinigt und getrocknet, in der Regel aber nicht rasiert. Ein Tape-Verband wird meist aus Pflasterstreifen hergestellt. Die einzelnen Elemente in der Reihenfolge des Anlegens sind (☞ Abb. 26.31):

- *Polster,* z.B. ein zurechtgeschnittenes Schaumstoffpolster
- *Hautschutz,* z.B. Gasofix®-Binde
- *Ankerstreifen* zur Anheftung der Zügel
- *Zügel.* Sie sind die tragenden Elemente des Verbandes und bestimmen die genaue Funktion des Verbandes (z.B. Entlastung, Bewegungseinschränkung)
- *Verschalungsstreifen.* Sie sollen einen geschlossenen Verband und festen Verbund schaffen. Bei Schwellungstendenz können auch semizirkuläre Verbände angelegt werden
- *Sicherungsstreifen* zum Schutz an besonders beanspruchten Stellen.

Tapeverbände dürfen nicht mit Wasser in Kontakt kommen, da sie beim anschließenden Trocknen schrumpfen und dann einschnüren können. Ist der Verband doch einmal naß geworden, wird die Feuchtigkeit mit einem saugfähigen Stoff aufgenommen (nicht fönen – Verband klebt nicht mehr).

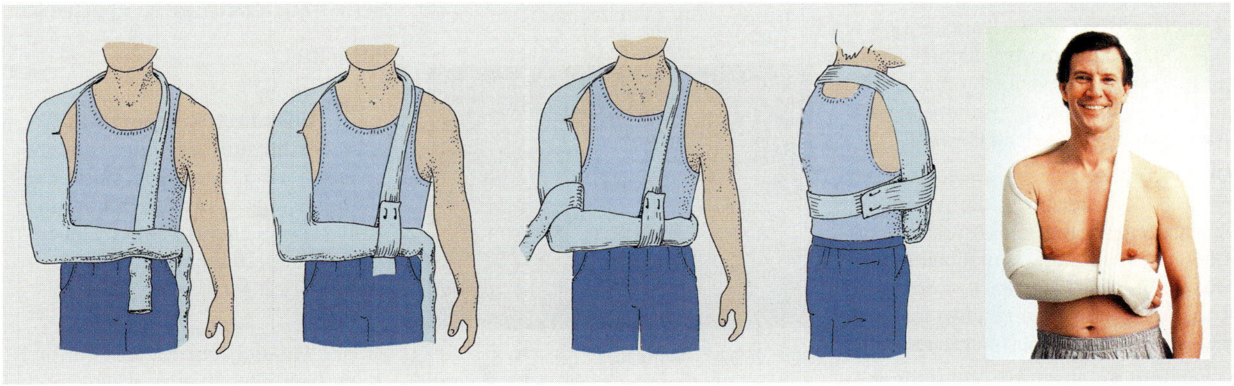

Abb. 26.29 und 26.30: Anlage eines Gilchrist-Verbands. [L190, V155]

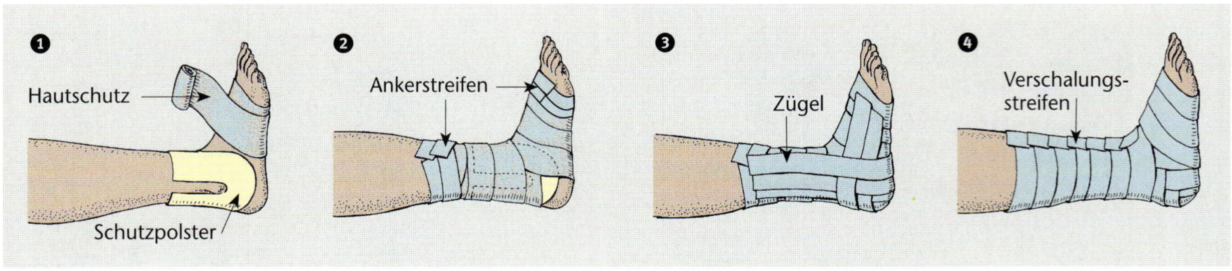

Abb. 26.31: Anlage eines Tapeverbands, hier am Sprunggelenk. [L190]

! Blau- oder Weißverfärbung distaler Extremitätenabschnitte, Schwellung auch bei Hochlagerung, zunehmende Schmerzen sowie Sensibilitätsstörungen sind Alarmzeichen, über die der Patient informiert sein muß. Der Verband muß bei Auftreten eines dieser Symptome sofort entfernt werden.

26.5.2 Operative Therapieverfahren

Viele orthopädische Erkrankungen lassen sich nur durch eine Operation langfristig bessern oder heilen. Oft stehen mehrere Operationsverfahren zur Verfügung, und es muß für jeden Einzelfall genau überlegt werden, welche Therapie- bzw. Operationsmethode für den Patienten die beste Lösung darstellt. Hängt beispielsweise der Erfolg einer Operation in hohem Maße von der Durchführung komplexer Bewegungsübungen nach der Operation ab, kann es bei einem älteren Patienten, der dadurch übefordert wird, besser sein, eine andere oder gar keine Operation durchzuführen, die diese Übungen nicht erfordert.

Folgende Begriffe zeigen die Möglichkeiten und wichtige Grundprinzipien der orthopädischen Chirurgie auf:

(Knochen-)Resektion. Knochentumoren oder krankhafte Knochenvorsprünge erfordern vielfach eine Resektion, d.h. eine operative Entfernung des kranken/überschüssigen Gewebes.

Osteosynthese. Osteosynthese (☞ 27.6.6) bezeichnet die operative Zusammenführung von Knochenfragmenten sowohl nach (unfallbedingten) Frakturen als auch nach iatrogener Knochendurchtrennung, etwa im Rahmen einer Umstellungsoperation.

Umstellungsoperation. Umstellungsoperationen dienen der Korrektur von Knochenfehlstellungen. Nach einer **Osteotomie** (operative Durchtrennung des Knochens mittels eines speziellen Meißels oder einer Säge) und evtl. *Resektion* z.B. eines Knochenkeils wird der Knochen in möglichst physiologischer Stellung wieder zusammengefügt und stabilisiert (*Osteosynthese*, ☞ oben). Umstellungsoperationen sind z.B. bei ausgeprägten X- oder O-Beinen zur Prophylaxe einer frühzeitigen Arthrose (durch die unphysiologische Gelenkbelastung) angezeigt.

Endoprothese. Als Endoprothese bezeichnet man ganz allgemein den Ersatz erkrankten oder zerstörten Gewebes durch Fremdmaterial, das in den Körper eingebracht wird. In der Orthopädie von großer Bedeutung sind die **Gelenkendoprothesen,** also „künstliche" Gelenke (☞ 26.5.3, 26.10.2 und Abb. 26.48). Bei einer **Totalendoprothese** *(TEP)* werden Gelenkkopf und Gelenkpfanne ersetzt (☞ Abb. 26.48), bei einer **Hemi-Endoprothese** *(HEP)* nur der Gelenkkopf.

Arthroplastik. Bei der Arthroplastik wird die Gelenkbeweglichkeit operativ wiederhergestellt. Dabei können sowohl körpereigene Gewebe verwendet als auch Endoprothesen implantiert werden.

Arthrolyse. Operative Wiederherstellung der Gelenkbeweglichkeit durch Lösung von Verwachsungen oder Durchtrennung einer geschrumpften Gelenkkapsel.

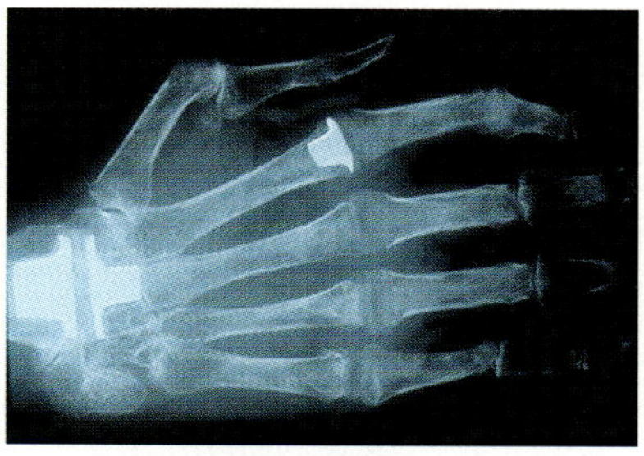

Abb. 26.32: Arthroplastik des Handgelenks und des Zeigefingergrundgelenks, hier durch Implantation von Endoprothesen. [M114]

Arthrodese. Kann ein Gelenk nicht mehr rekonstruiert werden und ist es beispielsweise sehr instabil *(Schlottergelenk)* oder stark schmerzhaft, wird eine Arthrodese, d.h. die operative Gelenkversteifung, erwogen (sehr selten indiziert). Die Hemmung der Gelenkbeweglichkeit in nur einer Richtung heißt **Arthrorise.**

Operationen an Sehnen und Muskeln. Zu erwähnen sind die **Tenotomie** (Sehnendurchtrennung), **Sehnenraffungen, Sehnennähte** oder **Sehnenverpflanzungen** sowie die **Tenodese** *(Sehnenfesselung)*. An Muskeln sind **Myotomien** (operative Muskeldurchtrennung), **Muskelnähte** und **Muskelverpflanzungen** möglich.

Synovektomie. Synovektomien, also die Entfernung der (erkrankten) Synovialis, sind z.B. in der Rheumachirurgie von Bedeutung.

Amputationen. Amputationen, d.h. die Entfernung von Körperabschnitten, sind z.B. bei bösartigen Tumoren, Gewebsnekrosen bei AVK (☞ 19.6.2) oder schwersten Verletzungen angezeigt (☞ auch 27.7).

26.5.3 Hilfsmittel, Orthesen, Schuhzurichtungen, Prothesen

Hilfsmittel

Hilfsmittel: Körperersatzstükke, orthopädische oder andere Geräte zum Ausgleich oder zur Vorbeugung einer Behinderung oder zur Sicherung einer Heilbehandlung (Definition der gesetzlichen Sozialversicherung).

Zu den **Hilfsmitteln** gehören beispielsweise Gehhilfen (Gehstöcke, Gehwagen), Rollstühle, Brillen und Hörgerä-

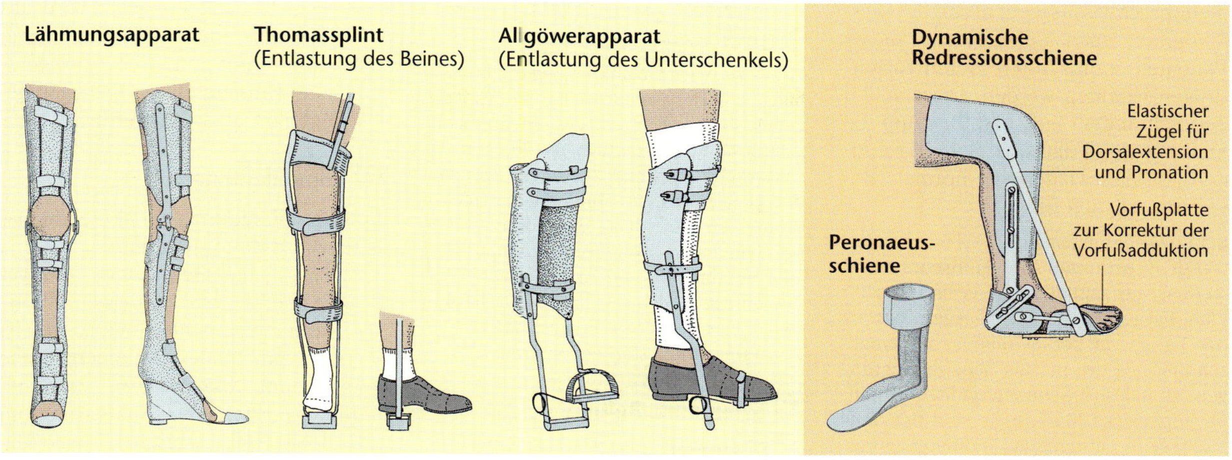

Abb. 26.33: Verschiedene Orthesen für die untere Extremität. [L157, L190]

te. Der Antrag wird vom Arzt schriftlich bei der zuständigen Krankenkasse gestellt. Ist ein Hilfsmittel nur für einen befristeten Zeitraum erforderlich, kann es evtl. auch ausgeliehen werden. Je nach Art des Hilfsmittels ist eine Anleitung des Patienten durch den Orthopädiemechaniker, Physio- oder Ergotherapeuten sowie eine Kontrolle von Sitz, Paßform und Funktion durch den Arzt erforderlich.

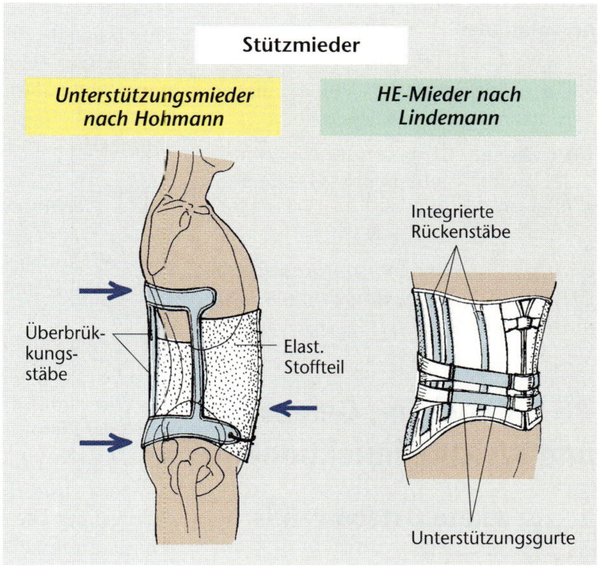

Abb. 26.34: Stützmieder. [L190]

Orthesen

Orthese: Hilfs- und Heilmittel zum Ersatz verlorengegangener Funktionen.

Orthesen dienen als äußere Kraftträger zahlreichen Funktionen:

- *Stützung,* z.B. Abstützung des Fußlängsgewölbes durch eine spezielle Einlage
- *Fixation,* z.B. der Wirbelsäule nach einer Operation durch Anpassung eines Korsetts
- *Stabilisierung,* z.B. der unteren Extremität durch *Lähmungsapparate* (teilfixierende Schienen, ☞ Abb. 26.33) oder der Wirbelsäule durch Korsetts
- *Redression,* d.h. Korrektur einer Deformierung, z.B. einer Skoliose (☞ 26.11.4) durch ein Korsett oder eines Klumpfußes (☞ 26.13.14) durch Redressionsschienen (☞ Abb. 26.33)
- *Entlastung,* z.B. des Hüftgelenks durch einen *Thomassplint* (☞ Abb. 26.33) oder des Unterschenkels und des Fußes durch eine *Entlastungsorthese nach Allgöwer* (☞ Abb. 26.33)
- *Immobilisation,* z.B. der Schulter in speziellen Abduktionsorthesen
- *Mobilisierung,* z.B. bei einer Peroneusläsion mit Fußheberschwäche oder -ausfall und Steppergang durch eine Peroneus-Orthese, z.B. die finnische Peroneus-Orthese (☞ Abb. 26.33)
- *Längenausgleich* bei Beinlängendifferenz.

Schuhzurichtungen

Schuhzurichtungen bei Beinlängendifferenz, ☞ *26.3.3*

Schuhzurichtung: Modifikation am Konfektionsschuh bei orthopädischen Erkrankungen.

Bei zahlreichen Erkrankungen der unteren Extremität kann der Patient nicht

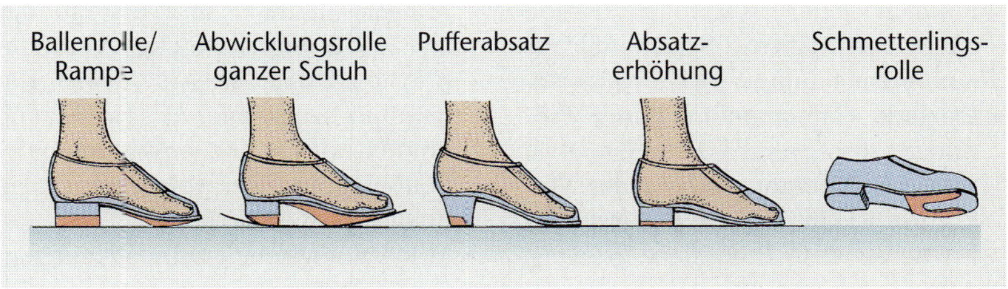

Abb. 26.35: Schuhzurichtungen. [L190]

mehr beschwerdefrei in normalen Konfektionsschuhen laufen. Vielen dieser Patienten kann durch **Schuhzurichtungen** geholfen werden. Diese sollen den Schuh dem Fuß anpassen und die Stellung des Fußes im Schuh verändern, so daß wieder eine normale Bewegung möglich ist.

Schuhzurichtungen sind wesentlich preiswerter als **orthopädische Maßschuhe** und werden aus ästhetischen Gründen eher vom Patienten akzeptiert. Allerdings ist der Patient in der Schuhauswahl eingeschränkt, da die meisten Schuhzurichtungen nur in festen Schuhen optimal wirken. Orthopädische Maßschuhe sind nur indiziert, wenn mit anderen Maßnahmen keine befriedigende Versorgung gelingt.

Prothesenversorgung nach Amputationen

Amputation: Vollständige Entfernung eines Körperteils.

Prothese: Körperersatzteil zum Ausgleich fehlender Gliedmaßen(abschnitte).

Grundlagen der Amputationschirurgie, Pflege nach Amputationen und prothetische Versorgung, ☞ 27.7

26.6 Knochen-, Gelenk- und Weichteilinfektionen

26.6.1 Akute Osteomyelitis

Osteomyelitis: Knochenmarkentzündung, meist mit einer Entzündung der übrigen Knochenstrukturen einhergehend.

Krankheitsentstehung und Einteilung

Abhängig von der Krankheitsentstehung werden zwei Formen der akuten Osteomyelitis unterschieden:

- **Endogene Osteomyelitis** durch hämatogene Aussaat der Erreger im Rahmen einer Allgemeininfektion oder von einem Streuherd aus (Hauptentstehungsweg bei Kindern)
- **Exogene Osteomyelitis** durch Eindringen der Erreger von außen, etwa bei einer Operation oder einer Verletzung (Hauptentstehungsweg bei Erwachsenen). Besonders groß ist das Risiko bei offenen Frakturen (☞ 27.6.1).

Haupterreger sind Staphylo- und Streptokokken.

Ob es zu einer Gelenkbeteiligung kommt, hängt von der Gefäßversorgung des Knochens ab: Bei Kindern besteht durch die gefäßlose Epiphysenfuge (☞ 26.1.1) eine „natürliche" Grenze zwischen Knochen und Gelenk. Eine Ausbreitung der Infektion auf das Gelenk ist daher eher selten. Bei Säuglingen (Epiphysenfuge durch Gefäße überbrückt) und Erwachsenen (Epiphysenfuge knöchern durchbaut) besteht ein solches Hindernis nicht, so daß die Gelenke wesentlich stärker gefährdet sind.

Symptome, Befund

Diagnostik

Meist ist das Bild der akuten Osteomyelitis eindrücklich: Die Patienten haben Fieber, fühlen sich schlecht und klagen über Schmerzen in der betroffenen Gliedmaße. Insbesondere bei Gelenkbeteiligung nehmen sie eine schmerzlindernde Schonhaltung ein.

Fieber und eine Verschlechterung des Allgemeinbefindens sind zwar häufige, aber nicht obligate Symptome einer Osteomyelitis.

Eher schleichend beginnt die **tuberkulöse** *(spezifische)* **Osteomyelitis.** Sie befällt v.a. die Wirbelkörper sowie das Hüft-, Knie- und/oder Iliosakralgelenk.

Der Untersucher stellt mit Druckschmerz, Rötung, Überwärmung und Schwellung die klassischen (lokalen) Entzündungszeichen fest. Evtl. ist die Venenzeichnung vermehrt, und es liegt ein Gelenkerguß vor.

Der Diagnosesicherung dienen:

- Blutuntersuchungen. BSG und CRP (☞ 28.3.7) sind stark erhöht, das Blutbild zeigt die für bakterielle Infektionen charakteristische Leukozytose. Durch serologische Untersuchungen und Blutkulturen ist evtl. ein Erregernachweis möglich
- Tuberkulintest zum Ausschluß einer Tbc (☞ 20.5.4)
- Bildgebende Verfahren. In der Nativröntgenaufnahme sind erst ab der 2. – 3. Krankheitswoche Veränderungen sichtbar. Dies ist für den Behandlungsentscheid zu spät. Häufig können aber Knochenszintigraphie, Sonographie, Kernspintomographie und CT weiterhelfen
- Mikrobiologische Untersuchungen. Ein Erregernachweis (*vor* Beginn der Antibiotikatherapie!) ist stets anzustreben. Je nach Einzelfall wird das hierfür notwendige Material durch Abstrich, Punktion oder Biopsieentnahme während einer Operation gewonnen (☞ auch Blutkultur).

Komplikationen

Frühkomplikationen der akuten hämatogenen Osteomyelitis sind:

- Bildung eines **Sequesters.** Infolger schlechter Durchblutungsverhältnisse stirbt ein Knochenstück ab und ist völlig vom vitalen Knochengewebe abgetrennt *(demarkiert)*. Eine dadurch entstehende Aussparung im Knochen mit typischen reaktiven Veränderungen *(Randsklerose)* wird als **Totenlade** bezeichnet
- Abszedierung
- Fistelung, d.h. Durchbrechen durch die Haut nach außen
- Pathologische Fraktur (☞ 27.6.1)
- Gelenkempyem (☞ 26.6.4)
- Sepsis durch hämatogene Aussaat der Erreger
- Chronische oder rezidivierende Osteomyelitis (☞ 26.6.2).

Spätfolgen sind in erster Linie Fehlstellungen, bleibende Gelenkschäden sowie Wachstumsstörungen bei Kindern (Schädigung der Epiphysenfuge).

Behandlungsstrategie

Grundpfeiler jeder Osteomyelitisbehandlung sind die Ruhigstellung des erkrankten Knochens und die Antibiotikatherapie.

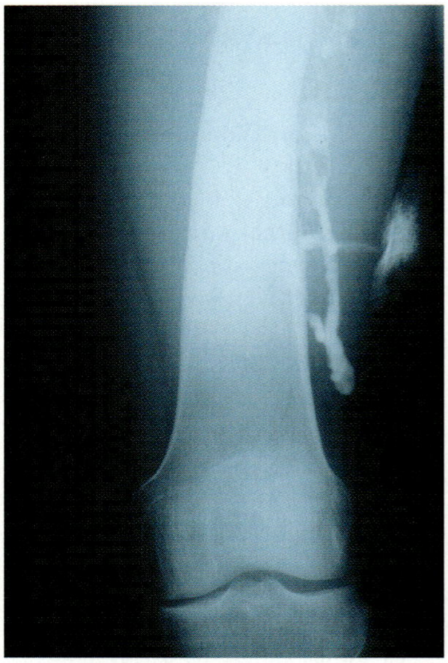

Abb. 26.36: Osteomyelitis mit Fistelung. [M158]

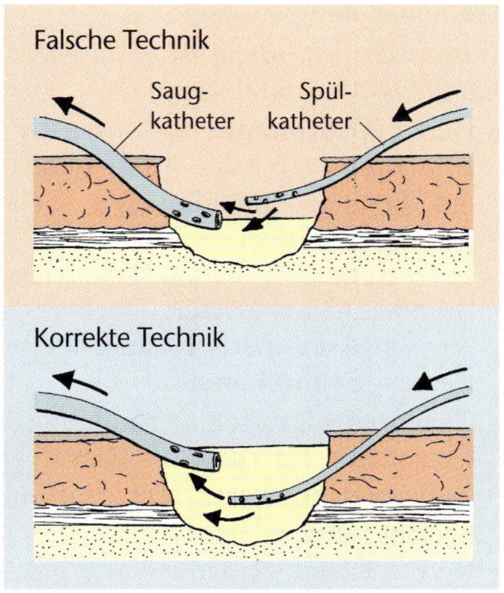

Abb. 26.37: Falsche und korrekte Technik der Spül-Saug-Drainage: Die Spülflüssigkeit muß durch den Spülkatheder auf den Grund der Wundhöhle gelangen. [L190]

Bei einer hämatogen entstandenen Osteomyelitis kann zumindest in der Frühphase von einer guten Durchblutung des entzündeten Knochens ausgegangen werden. Dementsprechend steht eine hochdosierte, *intravenöse* Antibiotikagabe über mindestens 2 – 4 Wochen an erster Stelle. Begonnen wird mit einer Kombinationstherapie, wobei die Wahl der Präparate vom mutmaßlichen Erreger abhängig ist. Liegt der Befund des Antibiogramms vor, wird die Therapie evtl. umgestellt. Nach deutlichem Rückgang der Entzündungsparameter und klinischer Besserung kann die Antibiotikabehandlung oral fortgesetzt werden (ebenfalls über mehrere Wochen).

Hingegen ist bei einer exogenen Osteomyelitis die Knochendurchblutung in der Regel gestört, so daß intravenös verabreichte Antibiotika den Ort der Entzündung nicht oder nicht ausreichend erreichen. Therapie der Wahl ist hier die (abermalige) Operation. Bei dieser werden zunächst Nekrosen entfernt und die Wunde gespült. Stabile Osteosynthesen werden belassen, instabile entfernt und durch einen Fixateur externe (☞ 27.6.6) fern der Fraktur ersetzt. Dann werden entweder **PMMA-Ketten** oder **Refobacinschwämme** zur lokalen Antibiose eingelegt (Ketten aus bis zu 60 Kugeln bzw. Schwämme, die kontinuierlich Antibiotika abgeben), oder es wird eine **Spül-Saug-Drainage** (☞ Pflege) eingebracht. Ist eine primäre Defektdeckung nicht möglich, erfolgt eine offene Wundbehandlung (☞ 27.4.3).

Pflege

Pflege bei Fieber, ☞ 7.8.4;
Pflege bei Fixateur externe, ☞ 27.1.1

Da Patienten mit einer Osteomyelitis strenge Bettruhe einhalten müssen, unterstützen die Pflegenden sie bei den beeinträchtigten Aktivitäten und führen alle notwendigen Prophylaxen (☞ 7.2.5) durch. Viele Kranke sind zudem psychisch niedergeschlagen, haben Angst vor einem chronischen Verlauf (☞ unten) und brauchen Verständnis und Aufmunterung.

Alle Materialien, die mit dem infizierten Gebiet in Berührung gekommen sind (z.B. Verbände, Drainagen), gelten als infektiös und werden gesondert entsorgt.

Pflege bei Spül-Saug-Drainage

Durch Spülen mit bis zu 5 l Ringerlösung täglich (evtl. mit Antibiotikazusatz) wird die infizierte Wundhöhle mechanisch gereinigt. In der Regel wird ca. eine Woche lang gespült. Danach werden die Drainagen zeitweise abgeklemmt und erst dann gezogen. Bei der Pflege sind folgende Punkte zu beachten:

- Wunde nach den Regeln des septischen Verbandswechsels versorgen (☞ 11.4.8). Da sich häufig erhebliche Mengen der Spülflüssigkeit im Verband befinden, für ausreichende Unterlage sorgen
- Einlaufgeschwindigkeit der Spülmenge regelmäßig kontrollieren
- Spülmenge bilanzieren
- Menge, Farbe und Beimengungen der ablaufenden Lösung beobachten und dokumentieren
- Bei Verstopfung der abführenden Drainagen sofort Arzt informieren
- Auf Schwellung des Wundgebiets achten, Umfang der Extremität regelmäßig messen.

Prognose

Seit Verfügbarkeit hochwirksamer Antibiotika ist die Prognose der akuten Osteomyelitis wesentlich besser als früher. Allerdings ist das Rezidiv-Risiko hoch, und bis zu 30% der Patienten erleiden irreversible Spätschäden.

26.6.2 Chronische Osteomyelitis

Die **chronische Osteomyelitis** entsteht meist sekundär nach nicht ausgeheilter *exogener* (akuter) Osteomyelitis.

Leitsymptome sind Schmerzen (auch in Ruhe und nachts), Fistelbildung und die klassischen lokalen Entzündungszeichen in unterschiedlicher Ausprägung. Die Diagnose wird durch Laboruntersuchungen, Röntgenaufnahmen und mikrobiologische Untersuchungen gesichert.

Therapeutisches Ziel ist die dauerhafte Infektsanierung bei weitestmöglichem Funktionserhalt der Extremität. Dies kann nur durch eine operative Sanierung, vergleichbar dem Vorgehen bei exogener akuter Osteomyelitis (☞ 26.6.1) erreicht werden. Bei schweren Verlaufsformen muß die Extremität amputiert werden (heute selten).

Auch nach scheinbarer Gesundung des Patienten können jederzeit Rezidive auftreten, teils noch nach Jahrzehnten. Spätfolgen der chronischen Osteomyelitis sind v.a. Fehlstellungen, Beinlängendifferenz und – insbesondere nach langjährigem Verlauf – eine *Amyloidose* (Ablagerung eines speziellen Proteins, des *Amyloids*, im Gewebe mit nachfolgenden Stoffwechselstörungen) oder *Fistelkarzinome*.

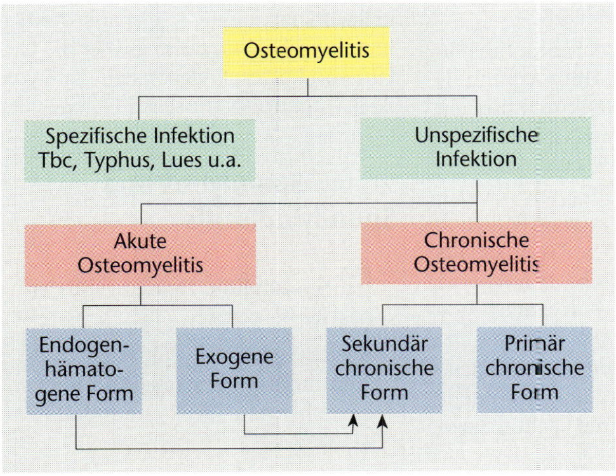

Abb. 26.38: Einteilung der Osteomyelitiden. [A121]

26.6.3 Infizierter Gelenkersatz

Infizierter Gelenkersatz: Bakterielle Infektion einer implantierten Gelenkendoprothese. Schwerwiegende Komplikation mit drohendem Verlust der Gelenkfunktion.

Eine **Frühinfektion** (innerhalb der ersten drei Monate postoperativ) ist durch intraoperative oder frühe postoperative Kontamination der Wunde bedingt. Einen häufigen Nährboden für Bakterien bilden dabei Hämatome. Hingegen ist eine **Spätinfektion** (später als drei Monate postoperativ) durch eine *Bakteriämie* (vorübergehendes Vorhandensein von Bakterien im Blutstrom ohne Allgemeinsymptome, z.B. nach einer Zahnentfernung) oder eine Aktivierung ruhender Keime bei Abwehrschwäche bedingt.

Leitsymptome von *Frühinfektionen* sind postoperativ persistierendes oder nach einem freien Intervall wiederauftretendes Fieber, Schmerzen oder starke, evtl. übelriechende Wundsekretion. *Spätinfektionen* zeigen sich in erster Linie durch Schmerzen und Prothesenlockerung.

Die Diagnose wird durch klinische Untersuchung, Blutuntersuchungen, Gelenkpunktion, ggf. Wundabstrich, Röntgenaufnahmen und evtl. Szintigraphie gestellt. Die Röntgenaufnahmen zeigen – teils aber erst sehr spät – die Zeichen einer Prothesenlockerung (sog. *Lockerungssaum*). Bleibt die Diagnose auch nach diesen Maßnahmen offen, ist eine Operation nötig.

Die Therapie beinhaltet stets eine operative Infektsanierung. Häufig werden in einem ersten Eingriff die infizierte Prothese entfernt und PMMA-Ketten eingebracht. In zweiter Sitzung nach Ausheilen des Infekts kann dann eine neue Prothese implantiert werden.

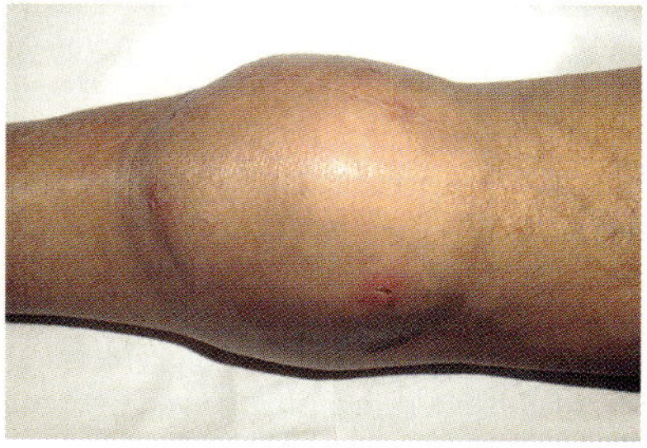

Abb. 26.40: Klinischer Befund mit hochrotem, überwärmten, stark geschwollenem und schmerzhaftem Kniegelenk bei einem Gelenkempyem. [M158]

26.6.4 Eitrige Arthritis

Reaktive Arthritis, ☞ 25.5.3

Eitrige Arthritis (*septische, infektiöse* oder *mikrobielle Arthritis*): Akut verlaufende, bakterielle Gelenkentzündung, oft mit Eiteransammlung in der Gelenkhöhle (**Gelenkempyem,** *Pyarthros*). Wegen drohender Gelenkzerstörung orthopädischer Notfall!

Krankheitsentstehung

Eine eitrige Arthritis kann auf drei Wegen entstehen:

- Hämatogen (endogen) durch Erregeraussaat mit dem Blutstrom
- Exogen durch Keimeinschleppung von außen, etwa bei Verletzung, Gelenkpunktion oder -injektion
- Fortgeleitet von gelenknahen bakteriellen Entzündungen, etwa einer Osteomyelitis (☞ 26.6.1).

Begünstigend wirken vorbestehende Gelenkerkrankungen, bestimmte Allgemeinerkrankungen (z.B. Diabetes mellitus), Abwehrschwäche und Suchtkrankheiten.

Unbehandelt führt die eitrige Arthritis innerhalb kurzer Zeit zur Zerstörung von Gelenkknorpel und Knochen. Folgen sind häufig (Sub-) Luxationen (☞ 27.5) sowie im weiteren Verlauf schwere Arthrosen oder Gelenkeinsteifung.

Symptome, Befund
Diagnostik

Die eitrige Arthritis verläuft meist akut und hochschmerzhaft: Das betroffene Gelenk ist geschwollen, gerötet und überwärmt, seine Funktion ist schmerzhaft eingeschränkt. Der Patient vermeidet ängstlich jede Bewegung. Zusätzlich bestehen oft die Zeichen einer Allgemeininfektion.

Die Diagnose wird durch Blutuntersuchungen (CRP- und BSG-Erhöhung, Leukozytose) und Gelenkpunktion mit bakteriologischer und mikroskopischer Untersuchung des Punktats gestellt. Die Röntgenaufnahme ist zunächst unauffällig oder zeigt lediglich eine Verbreiterung des Gelenkspalts und des Kapselschattens. Knöcherne Veränderungen sind erst nach 2 – 3 Wochen darstellbar. Die Sonographie dient der Darstellung des Gelenkergusses. Ein Szintigramm kann eventuelle weitere Infektionsherde schon sehr früh nachweisen.

Behandlungsstrategie

Prognoseentscheidend ist ein *frühestmöglicher* Behandlungsbeginn:

- Durch **Arthrotomie** *(operative Gelenkeröffnung)* oder Arthroskopie mit Spülung und Einlegen einer Spül-Saug-Drainage wird das Gelenk gereinigt und die Keimzahl reduziert. Bei erkennbarer Entzündung der Synovia muß diese zum Teil mitentfernt werden **(Synovektomie)**
- Gleichzeitig erfolgt eine Antibiotikabehandlung bis zu 12 Wochen (bei fehlendem Rückgang der Entzündungsparameter länger)
- Unterstützend werden nichtsteroidale Antiphlogistika (☞ Pharma-Info 25.16) verabreicht
- Nach Infektabheilung ist evtl. die Operation von Folgeschäden erforderlich.

Pflege

Pflege bei Fieber, ☞ 7.8.4;
Pflege bei Spül-Saug-Drainage, ☞ 26.6.1;
Pflege bei Immobilität, ☞ 14.3.2

- Die betroffene Extremität wird hochgelagert. Kälteanwendungen lindern die Beschwerden des Patienten und wirken entzündungshemmend
- Die Mobilisation des Patienten erfolgt nach Arztanordnung und hängt vom befallenen Gelenk und der Schwere der Entzündung ab. In den letzten Jahren wird immer mehr zur Frühmobilisation der Gelenke, z.B. mittels elektrischer Bewegungsschienen (☞ Abb. 27.6), übergegangen, um einer Bewegungseinschränkung vorzubeugen.

Prognose

Bei frühzeitigem Behandlungsbeginn ist eine Ausheilung ohne bleibende Gelenkschäden möglich. Je später der Behandlungsbeginn, desto größer die Gefahr von Folgeschäden bis hin zum völligen Funktionsverlust des Gelenks.

26.6.5 Spondylitis und Spondylodiszitis

Spondylitis: Osteomyelitis eines Wirbelkörpers.

Spondylodiszitis: Bakterielle Entzündung der Bandscheibe und der benachbarten Deck- und Bodenplatte.

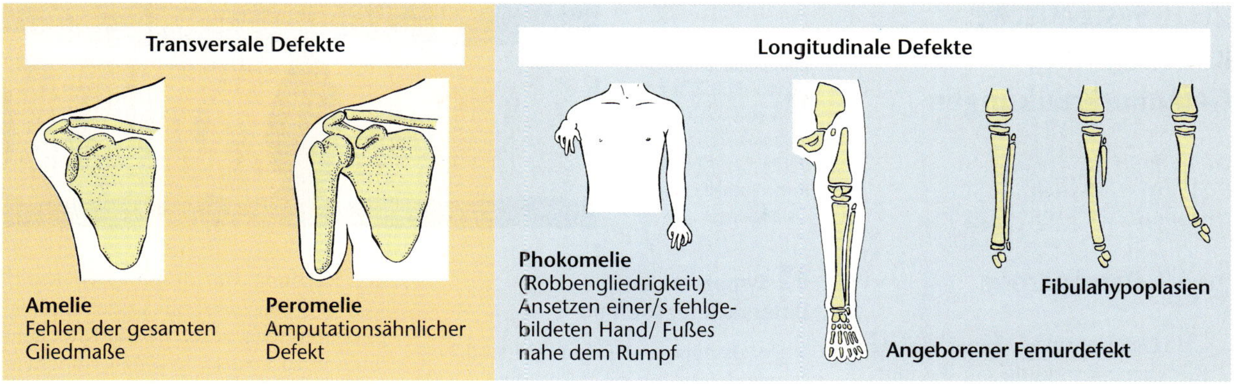

Abb. 26.41: Einteilung der Gliedmaßenfehlbildungen. [L190]

Spondylitis und **Spondylodiszitis** sind seltene Erkrankungen, die sich durch persistierende Rückenschmerzen (auch nachts), Bewegungseinschränkung der Wirbelsäule, evtl. lokale Rötung und Überwärmung sowie unterschiedlich stark ausgeprägte Zeichen der Allgemeininfektion zeigen. Die Diagnose wird durch Blutuntersuchungen, Röntgenaufnahmen, Szintigraphie, Punktion (zum Erregernachweis) und evtl. CT und/oder Kernspintomographie gestellt.

Im Frühstadium ist eine konservative Behandlung mit konsequenter Ruhigstellung durch Bettruhe über ca. 6 Wochen und intravenöser Antibiotikagabe über mindestens 4 – 6 Wochen möglich. Nach Rückgang der Entzündungsparameter ist eine Fortsetzung der Antibiotikabehandlung mit oralen Präparaten erforderlich. Bei Erfolglosigkeit der konservativen Behandlung, neurologischen Komplikationen oder schwerer Knochendestruktion wird der Infektherd operativ ausgeräumt und der erkrankte Wirbelsäulenabschnitt durch autologe Knochentransplantate und/oder z.B. einen Fixateur interne stabilisiert und versteift. Postoperativ ist eine parenterale Antibiotikatherapie erforderlich. Wann der Patient nach dem Eingriff mobilisiert werden kann, entscheidet der Arzt (postoperative Pflege nach Eingriffen an der Wirbelsäule, ☞ 26.2.2).

26.7 Angeborene Knochenerkrankungen

26.7.1 Dysmelien

Dysmelie: Fehlbildung im Bereich der Extremitäten.

Fehlbildung: Angeborene Anomalie mit funktioneller und/oder sozialer Bedeutung, durch Störung in der pränatalen Entwicklung.

Ursächlich vermutet werden bei der Mehrzahl der **Dysmelien** endogene Faktoren, seltener exogene Schädigungen (z.B. Röntgenstrahlen, Medikamente).

Traurige Berühmtheit erlangte in diesem Zusammenhang das Medikament Thalidomid (Contergan®), das in den fünfziger und frühen sechziger Jahren zu einer Welle von kindlichen Fehlbildungen nach Einnahme des Medikaments während der Schwangerschaft führte.

Die Klassifikation der Dysmelien ist nicht einheitlich. Unterschieden werden meist **Plusbildungen** (*Überschußvarianten*, also z.B. überzählige Finger = **Polydaktylie**) und **Minusbildungen** (*Mangelvarianten,* z.B. das Fehlen von Gliedmaßenteilen). Nach dem klinischen und anatomischen Befund werden die Minusbildungen in **transversale Defekte** („Amputationen") und **longitudinale Defekte** (*Ektromelien,* „verstümmelte" Gliedmaßen) unterteilt. Einen Überblick über die häufigsten Formen und ihre Begriffsbezeichnungen gibt Abb. 26.41.

Da grobe Dysmelien von außen sichtbar sind, werden sie meist unmittelbar nach der Geburt des Kindes diagnostiziert. Therapeutisch steht das Erzielen einer möglichst guten Funktion der fehlgebildeten Extremität im Vordergrund, am günstigsten noch vor dem Schulalter. Hierzu sind evtl. operative Korrekturen (sinnvollerweise in speziellen Zentren) und z.B. eine Prothesenversorgung erforderlich.

26.7.2 Osteogenesis imperfecta

Osteogenesis imperfecta *(Glasknochenkrankheit):* Erblich bedingte Gruppe von Erkrankungen mit dem Leitsymptom einer erhöhten Knochenbrüchigkeit. In Deutschland ca. 3500 Erkrankte.

Infolge eines genetischen Defekts ist die Kollagensynthese bei den Betroffenen gestört, was zu einer erhöhten Knochenbrüchigkeit führt.

Es werden unterschiedliche Ausprägungsgrade und Begleitstörungen (z.B. Zahndefekte, Blaufärbung der Skleren) beschrieben. In schwersten Fällen haben die Kinder bereits bei der Geburt zahlreiche Spontanfrakturen und Deformierungen und sterben kurze Zeit später. In leichten Fällen besteht eine mäßige Frakturneigung, die nach der Pubertät nachläßt. Eine kausale Therapie der Osteogenesis imperfecta ist nicht möglich.

26.7.3 Arthrogryposis multiplex congenita

Arthrogryposis multiplex congenita: Angeborene Gelenkkontrakturen unterschiedlicher Ursache.

Die erkrankten Kinder werden mit einer Vielzahl von Gelenkkontrakturen und Muskelatrophien geboren. Eine kausale Behandlung ist nicht verfügbar. Im Vordergrund der Therapie stehen krankengymnastische Übungen, redressierende Gipse und Quengelverbände (☞ 26.2.3) sowie ggf. die operative Korrektur von Fehlstellungen.

26.8 Systemische Knochen- und Gelenkerkrankungen

Gicht, ☞ *23.9;*
Rachitis, ☞ *31.13.4;*
Rheumatische Erkr., ☞ *25.5*

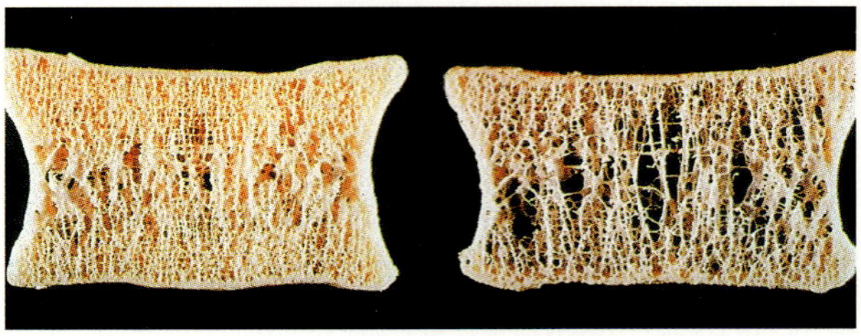

Abb. 26.42: Makroskopisches Präparat zweier Wirbelkörper. Links Normalbefund, rechts deutlicher Abbau der Knochenbälkchen bei Osteoporose. [O136]

26.8.1 Osteoporose

Osteoporose: Generalisierte Knochenerkrankung mit Verminderung der Knochenmasse und erhöhtem Frakturrisiko. Mit ca. 5 Millionen Osteoporosepatienten in Deutschland häufige Erkrankung.

Die sozialen Folgen der Osteoporose sind enorm: Schätzungsweise 65 000 Schenkelhalsfrakturen (☞ 27.8.8) sind jährlich in Deutschland Folge der Osteoporose, und viele der meist älteren Patienten bleiben in ihrer körperlichen Beweglichkeit eingeschränkt oder sogar dauernd pflegebedürftig.

Krankheitsentstehung

Die Ursache der häufigsten Form, der **primären Osteoporose,** ist bislang ungeklärt. Sie wird in zwei Typen differenziert:

- Typ I befällt vor allem Frauen nach den Wechseljahren (25% aller Frauen über 60 Jahre sind betroffen). Der Knochenumsatz ist typischerweise hoch. Wichtigster Faktor bei der Krankheitsentstehung ist wahrscheinlich der Östrogenmangel der Frau nach der Menopause
- Typ II mit niedrigem Knochenumsatz tritt bei ca. 50% aller über 70jährigen auf und nimmt meist einen schleichenden Verlauf
- Mischformen sind möglich.

Insgesamt seltener, aber bei Männern häufiger, ist die **sekundäre Osteoporose** mit bekannter Ursache. Die wichtigsten Ursachen sind eine Langzeitbehandlung mit Glukokortikoiden (☞ Pharma-Info 23.47), ein Diabetes mellitus (☞ 23.6), eine Schilddrüsenüberfunktion (☞ 23.4.3) Alkoholismus, Mangelernährung, Tumoren und Bewegungsmangel *(Inaktivitätsosteoporose).*

Die Verminderung der Knochenmasse führt zu einer erhöhten Knochenbrüchigkeit.

Symptome und Untersuchungsbefund

Viele Osteoporose-Erkrankte sind beschwerdefrei, bis sie durch eine sonst harmlose Verletzung einen Knochenbruch erleiden, typischerweise eine Wirbelkörper- oder Schenkelhalsfraktur. Andere berichten über Rückenschmerzen, die durch Wirbelkörperverformungen mit reaktiven Muskelverspannungen und Fehlhaltungen bedingt sind. Auch der „Witwenbukkel" älterer Frauen, der „Tannenbaumeffekt" durch schlaffe, quere Hautfalten am Rücken und scheinbar zu lange Arme (durch Rumpfverkürzung) sind Zeichen einer Osteoporose.

Diagnostik und Differentialdiagnose

Die Diagnose der manifesten Osteoporose wird durch Röntgennativaufnahmen gestellt, die eine Kalksalzminderung und Wirbelkörperdeformierung zeigen. Da eine Osteoporose in der normalen Röntgenaufnahme des Knochens erst bei einem Knochenverlust von ca. 30% erkennbar ist, eignet sie sich nicht zur Früherkennung. Hierzu ist eine **Knochendichtemessung** *(Knochendensitometrie)* erforderlich, die durch verschiedene röntgendiagnostische Methoden möglich ist und für Risikopatienten empfohlen wird.

Der Abgrenzung zur **Osteomalazie** (zu weicher Knochen mit Verbiegungstendenz, meist durch Störung des Vitamin D-Stoffwechsels) zu Knochentumoren und anderen Gelenkerkrankungen dienen Blutuntersuchungen (v.a. Bestimmung von Kalzium, Phosphat, Alkalischer Phosphatase und Parathomon – bei der Osteoporose Normwerte), Skelettszintigraphie (☞ 9.6.6), CT und Kernspintomographie.

Behandlungsstrategie

Primäre Osteoporose

Eine kausale Therapie ist nicht bekannt. Durch Gabe von Östrogenen (☞ unten bei Prophylaxe), Fluoriden (z.B. Mono-Tridin®) in Kombination mit Kalzium, Calcitonin (z.B. Karil® s.c.) und evtl. Anabolika oder Biphosphonaten wird versucht, die Knochenbildung zu fördern und den Knochenabbau zu hemmen.

Bei einer klinisch manifesten Osteoporose ist eine medikamentöse Schmerzbekämpfung, z.B. mit nichtsteroidalen Antirheumatika (etwa Voltaren®, ☞ Pharma-Info 25.16), oft nicht zu umgehen. Auch lokale Infiltrationen mit einem Lokalanästhetikum-Glukokortikoid-Gemisch (z.B. Carbostesin®-Fortecortin®) können den Schmerz lindern. Physikalische Maßnahmen (z.B. Massagen, warme Bäder), krankengymnastische Übungen zur Muskelstärkung und das Anpassen eines Mieders oder Korsetts bei Wirbelsäulendeformierungen und instabilen Frakturen sind weitere Maßnahmen.

Die sehr häufigen osteoporosebedingten Schenkelhalsfrakturen werden in der Regel operativ versorgt (☞ 27.8.8), während Wirbelsäulenfrakturen meist konservativ behandelt werden.

Sekundäre Osteoporose

Bei den sekundären Osteoporosen wird versucht, die zugrundeliegende Ursache zu beseitigen. Ansonsten entspricht die Therapie derjenigen bei primärer Osteoporose.

Pflege

Die Betroffenen sind vor allem vor Stürzen zu schützen und zum Durchhalten der Therapie zu motivieren.

Prognose

Ist die Osteoporose einmal vorhanden, läßt sich der Knochen nur noch unvollständig wieder aufbauen.

Prophylaxe

Patienteninformation

Nur eine frühe Prophylaxe kann die (primäre) Osteoporose verhindern. Hierzu ist nach heutigen Erkenntnissen bei Frauen nach den Wechseljahren am besten eine niedrigdosierte, langjährige Östrogenprophylaxe geeignet, da der Körper ohne das Hormon nur wenig Kalzium in die Knochen einbauen kann. Das Östrogen wird mit einem Gestagen kombiniert, um einem erhöhten Uteruskarzinomrisiko (☞ 32.9.2) vorzubeugen. Durch die Hormontherapie wird nicht nur das Osteoporoserisiko vermindert, sondern auch der Entwicklung arteriosklerosebedingter Erkrankungen vorgebeugt. Bei bekannten östrogenabhängigen Tumoren dürfen Östrogene nicht gegeben werden.

Risiken der Östrogenprophylaxe sind eine geringe Erhöhung des Thromboserisikos und eine mögliche Erhöhung des Brustkrebsrisikos.

Wer soll eine Östrogenprophylaxe durchführen? Die vorbeugende Gabe von Östrogenen an *alle* Frauen (obwohl „nur" 30% an Osteoporose erkranken würden) wird zwar von einigen Experten abgelehnt, doch herrscht die Meinung vor, daß die positiven die negativen Wirkungen so weit übertreffen, daß eine Prophylaxe für alle Frauen empfehlenswert ist. Eine Ausnahme bilden Frauen mit positiver Brustkrebs-Familienanamnese.

Außerdem kann jeder einer Osteoporose vorbeugen, indem er Zeit seines Lebens für genügend körperliche Bewegung sorgt und z.B. durch reichlichen Verzehr von Milchprodukten auf eine ausreichende Kalziumzufuhr achtet (zur Deckung des täglichen Kalziumbedarfs von 800 mg reichen z.B. 1 l Milch oder 100 g Hartkäse).

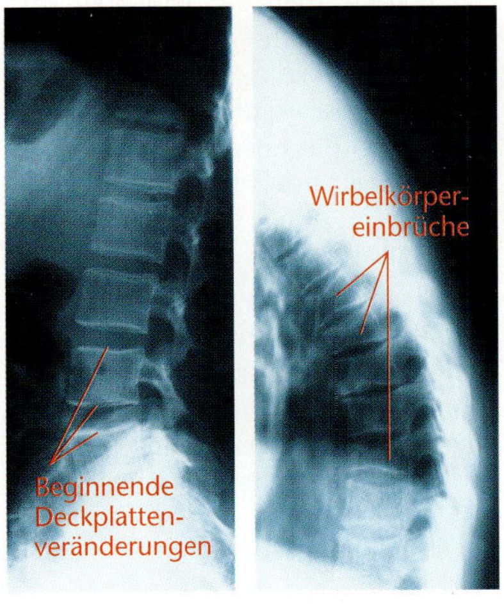

Abb. 26.43: Osteoporose der Lendenwirbelsäule (links) und der Brustwirbelsäule (rechts) in der seitlichen Röntgenaufnahme. Die Wirbelkörper erscheinen fein und durchsichtig, und in der Brustwirbelsäule sind sie so porös, daß sie teilweise in sich zusammengestürzt sind. [T170]

26.8.2 Morbus Paget

Morbus Paget *(Osteodystrophia deformans)*: Lokalisierte Knochenerkrankung mit übermäßigem Knochenumbau und dadurch bedingter mechanischer Minderwertigkeit des Knochens. Betrifft Männer häufiger als Frauen, der Altersgipfel liegt bei ca. 60 Jahren.

Krankheitsentstehung

Aus noch nicht genau bekannten Gründen kommt es beim M. Paget zu einer Vermehrung und Überaktivität der Osteoklasten (☞ 26.1.1) und hierdurch zu einem beschleunigtem Knochenabbau. Reparaturversuche der Osteoblasten (☞ 26.1.1) führen zu einem unkoordinierten Anbau mechanisch minderwertigen Knochens mit erhöhter Frakturgefahr und zunehmenden Deformitäten.

Symptome, Befund
Diagnostik

Häufiges Symptom sind aufgrund der bevorzugten Lokalisation in Becken und LWS ziehende Schmerzen in diesem Bereich, die oft als „rheumatisch" oder „ischiasbedingt" angesehen werden.

Bei Befall des Schädels kann der Patient darüber klagen, daß ihm seine Hüte wegen des größeren Schädelumfangs nicht mehr passen. Manchmal treten kompressionsbedingte Hirnnervenstörungen (☞ 35.11.3) oder eine Hirndrucksymptomatik (☞ 35.13.1) auf. In fortgeschrittenen Stadien sind die Knochen teils erheblich deformiert („Säbelscheidentibia" mit Verbiegung der Tibia nach vorn), und es treten pathologische Frakturen auf. Ca. 1/3 aller Betroffenen sind aber beschwerdefrei.

Weitere **Komplikationen** der Erkrankung sind eine Hyperkalzämie und Hyperkalzurie (Gefahr von Nierensteinen!) aufgrund des gesteigerten Stoffwechsels sowie eine maligne Entartung (< 1%).

Die Nativröntgenaufnahme zeigt einen charakteristischen grobsträhnigen Knochenumbau. Die Knochenszintigraphie deckt asymptomatische Krankheitsherde auf. Ein guter Laborparameter für die Krankheitsaktivität ist die Alkalische Phosphatase (erhöht). In seltenen Fällen ist eine Knochenbiopsie erforderlich.

Behandlungsstrategie

Die medikamentöse Behandlung besteht in der Gabe von Calcitonin (z.B. Karil®) und/oder Diphosphonaten (z.B. Diphos®) zur Hemmung des Knochenabbaus. Physikalische Therapiemaßnahmen und Anpassung z.B. von Orthesen oder Korsetts können ebenfalls die Schmerzen des Patienten lindern und Deformierungen hinauszögern.

26.9 Knochentumoren

26.9.1 Primäre Knochentumoren: Übersicht

Primäre Knochentumoren: Insgesamt seltene Tumoren (ca. 1% aller Tumoren), häufiger gutartig als bösartig.

Krankheitsentstehung und Einteilung

Die Ursache der Entartung bleibt in der Regel unklar. Entarten können alle im Knochen vorhandenen Gewebe- und Zellformen, z.B. auch Gefäß- und Nervenzellen. Tab. 26.44 gibt eine Übersicht.

Symptome und Untersuchungsbefund

Das klinische Bild bei Knochentumoren ist wenig spezifisch. Im Vordergrund stehen Auftreibungen des Knochens bzw. der Extremität, (lokale) Schmerzen, Bewegungseinschränkung und Spontanfrakturen. Viele Tumoren bereiten aber überhaupt keine Beschwerden.

Diagnostik

Erste diagnostische Maßnahme bei Verdacht auf einen Knochentumor ist die Röntgennativaufnahme. Deren Beurteilung ist oft schwierig, da die Veränderungen variabel und nicht selten uncharakteristisch sind. Sie reichen von Zeichen des Knochenabbaus (Osteolysen) bis zu Zeichen des Knochenumbaus und der -neubildung.

In der Regel sind weitere Untersuchungen erforderlich, um zu klären, ob der Tumor gut- oder bösartig ist. Es folgen Röntgenaufnahme des Thorax (Lungenmetastasen?), Sonographie sowohl der erkrankten Region als auch des Abdomens (Metastasen?), Knochenszin-

Ursprungsgewebe	Benigne	Maligne
Knorpel	• Osteochondrom • Enchondrom (Chondrom, ☞ 26.9.2) • Chondroblastom • Chondromyxoidfibrom	• Chondrosarkom (☞ 26.9.3)
Knochen	• Osteom • Osteoidosteom • Osteoblastom	• Osteosarkom (☞ 26.9.3)
Knochenmark	–	• Plasmozytom (☞ 24.8.3) • Malignes Lymphom (☞ 24.8.1, 24.8.2)
Unbekannt	• Riesenzelltumor	• Maligner Riesenzelltumor • Ewing-Sarkom (☞ 26.9.3)
Tumorähnliche Läsionen	• Nichtossifizierendes Fibrom • Fibröse Dysplasie • Juvenile Knochenzyste (☞ 26.9.2) • Aneurysmatische Knochenzyste	–

Tab. 26.44: Klassifikation von Knochentumoren und tumorähnlichen Läsionen nach ihrem Ursprungsgewebe (Auswahl, nach WHO).

tigraphie (☞ 9.6.6), CT (☞ 9.6.4) und häufig auch Kernspintomographie (☞ 9.6.5) sowie Angiographie (☞ 19.4.5). Blutuntersuchungen einschließlich Tumormarker sind wenig hilfreich.

Letzter und fast immer entscheidender Schritt in der Diagnostik ist die Biopsie. Bei Verdacht auf einen bösartigen Knochentumor sollte sie in der Klinik durchgeführt werden, in der auch die endgültige operative Therapie erfolgt.

Behandlungstrategie

Benigne Tumoren werden z.B. bei Kompression benachbarter Strukturen, Gefahr von Spontanfrakturen oder zunehmenden Schmerzen operativ entfernt. Alternativ kann ein abwartendes Verhalten mit Verlaufsbeobachtung in Betracht kommen.

Die aussichtsreichste Therapie maligner Tumoren ist von der Histologie des Tumors abhängig und umfaßt oft eine Kombination aus Operation, Radio- und Chemotherapie (☞ 26.9.3).

26.9.2 Ausgewählte gutartige Knochentumoren

Exostose

Häufigster Knochen„tumor“ ist die **solitäre Exostose** *(Osteochondrom)*. Sie entwickelt sich aus versprengten Ossifikationskeimen der Epiphysenfuge bevorzugt im Kniebereich und am Oberarm und ist eher eine Wachsstumsstörung als ein Tumor.

Meist bleibt die solitäre Exostose symptomlos und wird nur zufällig diagnostiziert. Eine operative Entfernung ist nur bei Beschwerden, Kompression von Nerven oder Gefäßen oder raschem Wachstum erforderlich. Eine maligne Entartung ist äußerst selten.

Multiple kartilaginäre *(knorpelige)* **Exostosen** *(Exostosenkrankheit, Osteochondromatose)* führen in der Regel zu deutlicheren Symptomen, z.B. Genu valgum (☞ 26.13.8). Die Entartungsgefahr ist höher als bei der solitären Exostose.

Enchondrom

Das **Enchondrom** *(Chondrom)* besteht aus Knorpelgewebe und macht ca. 10% der gutartigen Knochentumoren aus. Die meisten Patienten haben keine Beschwerden. Sichtbare Auftreibungen an Händen und Füßen sowie Spontanfrakturen sind aber möglich. Therapie der Wahl ist meist die Kürettage mit anschließender Spongiosaauffüllung des Defekts. Insbesondere bei stammnaher

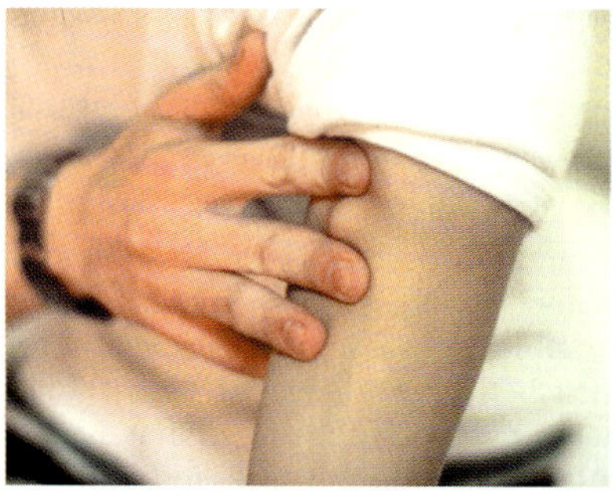

Abb. 26.45: Solitäre Exostose am Oberarm eines jungen Mannes. [M158]

Lokalisation besteht Entartungsgefahr zum *Chondrosarkom* (☞ 26.9.3).

Multiple Enchondrome *(Enchondromatosen)* führen häufig zu Deformitäten oder schmerzlosen Schwellungen an Händen und Füßen sowie zu einer einseitigen Extremitätenverkürzung (☞ 26.3.3) und X- oder O-Beinen. Das Entartungsrisiko ist höher als bei den solitären Enchondromen.

Juvenile Knochenzyste

Die **juvenile Knochenzyste** *(solitäre Knochenzyste)* gehört zu den tumorähnlichen Knochenläsionen und tritt bevorzugt bei 10 – 15jährigen auf. Sie ist meist am proximalen Oberarm oder Oberschenkel lokalisiert und wird häufig erst nach Auftreten einer Spontanfraktur diagnostiziert. Die Behandlung ist v.a. operativ.

26.9.3 Ausgewählte bösartige Knochentumoren

Plasmozytom, ☞ 24.8.3

Osteosarkom

Osteosarkom: Primär maligner Knochentumor. Bevorzugte Lokalisation im kniegelenknahen Bereich und am proximalen Humerus, Altersgipfel um die Pubertät. Frühe Metastasierung in die Lunge.

Symptome, Befund

Die Beschwerden der Patienten sind uncharakteristisch. Im Vordergrund stehen Schmerzen, Schwellung und evtl. eine Bewegungseinschränkung, die von den Betroffenen oft auf ein Bagatelltrauma zurückgeführt werden.

Diagnostik

Die diagnostischen Maßnahmen umfassen Röntgenaufnahmen des Knochens und der Lunge, Knochenszintigraphie, CT und Kernspintomographie. Die Diagnosesicherung erfolgt in der Regel durch eine Biopsie.

Behandlungsstrategie

Pflege bei malignen Erkrankungen, ☞ 24.2;

Pflege nach orthopädischen Eingriffen, ☞ 26.2.2

Heute beginnt die Therapie mit einer Chemotherapie, um die in ca. 80% schon vorhandenen Mikrometastasen zu zerstören und den Tumor zu verkleinern. Es folgt die Operation, bei der der Tumor einschließlich des Biopsiekanals weit im Gesunden entfernt wird. Ob ein Gelenk- bzw. Extremitätenerhalt möglich ist oder ob amputiert werden muß, hängt vom Einzelfall ab. Nach der Operation schließt sich eine abermalige Chemotherapie an.

Unter dieser Behandlung hat sich die Prognose deutlich verbessert (tumorfreie 5 Jahres-Überlebensrate bei Patienten ohne Metastasen 60 – 70%).

Ewing-Sarkom

Ewing-Sarkom: Hochmaligner primärer Knochentumor. Hauptlokalisation untere Extremität, Becken und Oberarm. Altersgipfel 10. – 15. Lebensjahr.

Hauptsymptome des **Ewing-Sarkoms** sind lokale Schmerzen und Schwellung, evtl. mit Rötung und Überwärmung. Verschlechterung des Allgemeinbefindens und Fieber sind möglich.

Die Diagnostik entspricht im wesentlichen der beim Osteosarkom. Insbesondere Allgemeinsymptome und positive Entzündungszeichen im Blut lassen den Arzt nicht selten an eine Osteomyelitis denken. Bei ca. 25% der Kranken sind zum Zeitpunkt der Diagnose bereits Fernmetastasen nachweisbar. Das Behandlungskonzept sieht heute für die meisten Patienten eine prä- und postoperative Chemotherapie, eine Operation mit vollständiger Tumorentfernung (☞ oben) und eine Strahlentherapie vor. Die Langzeitüberlebensrate liegt hierunter bei 50 – 60%.

Chondrosarkom

Chondrosarkom: Hauptsächlich im mittleren und höheren Lebensalter auftretender bösartiger Knochentumor. Entweder ohne vorbestehende Knochenerkrankungen oder durch Entartung einer Exostose oder eines Enchondroms entstehend. Hauptlokalisation Becken und proximaler Femur sowie Schultergürtel und proximaler Humerus.

Leitsymptom des Chondrosarkoms sind (lokalisierte) Schmerzen, wobei die Anamnese durchschnittlich länger ist als beim Osteosarkom oder Ewing-Sarkom. Die diagnostischen Maßnahmen entsprechen im wesentlichen denen beim Osteosarkom. Die Behandlung besteht in einer radikalen Entfernung des Tumor. Gelingt diese, liegt die Langzeitüberlebensrate bei ca. 80%. Chemo- und Strahlentherapie sind wirkungslos.

26.9.4 Knochenmetastasen

Knochenmetastasen: Durch Metastasenbildung entstandene, sekundäre Knochenmalignome und die häufigsten Knochentumoren überhaupt.

Prinzipiell können alle bösartigen Tumoren Knochenmetastasen setzen. Besonders oft aber metastasieren Mamma- Prostata-, Lungen-, Nieren- und Schilddrüsenkarzinome in den Knochen. Häufigster Sitz der Metastasen ist die Wirbelsäule.

Drei **Leitsymptome** stehen im Vordergrund:

- Schmerzen, die bei noch unbekanntem Primärtumor oft als „rheumatisch“ oder „ischiasbedingt“ gedeutet werden
- Spontanfrakturen (insbesondere bei **osteolytischen** = den Knochen auflösenden **Metastasen**). Diese können im Bereich der Wirbelsäule durch Zusammenbruch des Wirbelkörpers mit nachfolgender Kompression des Rückenmarks zu neurologischen Ausfällen bis hin zum Querschnittssyndrom (☞ 35.15.2) führen
- Bei **osteoblastischen** („knochenbildenden“) **Metastasen** neurologische Ausfälle durch Kompression z.B. der Spinalnervenwurzeln.

Therapieziel bei Knochenmetastasen sind v.a. die Beschwerdelinderung und Komplikationsvermeidung. Eine kurative Zielsetzung ist die Ausnahme. Je nach zugrundeliegendem Tumor und Allgemeinzustand des Patienten gelangen Strahlen-, Hormon- oder Chemotherapie, aber auch operative Maßnahmen zur Knochen- bzw. Frakturstabilisierung (z.B. Verbundosteosynthese, ☞ 27.6.6 Endoprothese, ☞ 27.6.6) zur Anwendung. Bei multiplen Metastasen wird vielfach Clodronsäure (z.B. Ostac®) als Co-Analgetikum (☞ 16.4.6) und zur Erhöhung des Kalziumgehalts im Knochen gegeben. Hier muß beachtet werden, daß der Patient eine Stunde vor und nach Einnahme des Medikaments nichts essen darf.

26.10 Arthrosen

26.10.1 Übersicht

Arthrose *(Arthrosis deformans):* Schmerzhafte, degenerative Gelenkerkrankung mit Zerstörung des Gelenkknorpels und Entzündung der Innenschicht der Gelenkkapsel, die zur völligen Einsteifung eines Gelenks führen kann. Bei älteren Menschen sind v.a. die Hüftgelenke und Kniegelenke betroffen (*Kox-* bzw. *Gonarthrose*).

Krankheitsentstehung

Ursache der Arthrose ist ein Mißverhältnis zwischen der Belastungsfähigkeit eines Gelenks und seiner tatsächlichen Belastung:

- Bei der häufigeren **primären** *(idiopathischen)* **Arthrose** ist keine Ursache eruierbar
- Die **sekundäre Arthrose** ist Folge angeborener oder erworbener Deformierungen und daraus resultierender unphysiologischer Gelenkbelastung (z.B. bei angeborener Hüftdysplasie, ☞ 26.13.2, X- oder O-Beinen, ☞ 26.13.8). Ist die Arthrose Folge einer Verletzung (z.B. einer fehlverheilten Fraktur) spricht man von einer **posttraumatischen Arthrose.**

Begünstigende Faktoren sind v.a. Übergewicht, bestimmte Sportarten oder Schwerarbeit.

Die Gelenkknorpeloberflächen werden rauh, reißen auf und werden durch Entzündungen der Gelenkkapselinnenfläche zerstört. Manchmal lösen sich sogar Knorpelteile völlig ab **(freie Gelenkkörper).**

Symptome und Befund

Anfangs fällt dem Patienten ein Steifegefühl an den befallenen Gelenken auf. Es folgen Schmerzen *zu Beginn* einer Belastung *(Anlaufschmerz,* „eingerostete Gelenke“), die sich über einen *ständigen* Belastungsschmerz zum *Dauerschmerz* auch in Ruhe und während der Nacht steigern.

Besonders eindrücklich ist das klinische Bild bei einer sog. **aktivierten Arthrose,** bei der z.B. Überanstrengung zu einer entzündlichen Reizung der Gelenkinnenhaut geführt hat: Das betroffene Gelenk ist durch einen Erguß geschwollen und entzündlich überwärmt, und der Patient hat starke Schmerzen.

Diagnostik und Differentialdiagnose

Die Diagnose wird klinisch und anhand von Röntgenaufnahmen gestellt. Das Röntgenbild zeigt eine Verschmälerung des Gelenkspaltes und typische Knochenveränderungen im betroffenen Gelenk. Nicht selten besteht eine Diskrepanz zwischen den radiologisch nachweisbaren Gelenkveränderungen und den subjektiven Beschwerden. Durch Blutuntersuchungen und evtl. eine Punktion des Gelenkswerden andere rheumatische Erkrankungen (☞ Kapitel 25) oder eine Infektion ausgeschlossen.

Behandlungsstrategie

Ziel der Behandlung ist die Beschwerdefreiheit oder Beschwerdearmut des Patienten bei guter Gelenkfunktion.

Zunächst werden konservative Therapiemaßnahmen eingesetzt (☞ Pflege). Medikamentös gelangen vor allem *nichtsteroidale Antiphlogistika* zur Schmerzlinderung und Entzündungshemmung zur Anwendung, z.B. Voltaren®, Imbun® oder Felden® (☞ Pharma-Info 25.16). Die Einnahme knorpelschützender Präparate **(Chondroprotektiva)** ist nur in Frühstadien erfolgversprechend und weiterhin umstritten. In fortgeschrittenen Fällen können Medikamente vom Arzt unter sterilen Bedingungen direkt in das Gelenk gespritzt werden (Infektionsgefahr!). Sind die Beschwerden weiterhin sehr stark, wird bei älteren Patienten und Inoperabilität des Kranken auch eine *Strahlentherapie* erwogen, die den Teufelskreis aus Entzündung und zunehmender Gelenkknorpelschädigung unterbricht. Sie kann bei gutem Erfolg nach frühestens 2 – 3 Jahren wiederholt werden.

In schweren Fällen ist eine Operation notwendig. Ob dabei eine gelenkerhaltende Operation, eine Resektionsarthroplastik, oder eine Gelenkendoprothese (☞ 26.5.2 und 27.6.5) die bessere Lösung für den Patienten darstellt, ist jeweils im Einzelfall zu entscheiden.

Pflege

Unterstützung bei den ATL, ☞ 26.2.1

Wie schnell die Gelenkzerstörung fortschreitet, hängt auch von der Lebensführung des Patienten und vom Einsatz physikalischer Maßnahmen ab:

- Wichtig ist eine *Anpassung der Belastung* an den Gelenkzustand bei gleichzeitig *ausreichender Bewegung* des Gelenkes. Dies bedeutet die Reduktion von Übergewicht, regelmäßige krankengymnastische Übungen und die Auswahl geeigneter Sportarten (z.B. Schwimmen, Fahrradfahren). Prinzipiell ist Gehen auf weichen Böden besser als auf harten (also besser Spaziergang im Wald statt „Pflastertreten"). Auch durch Gummi-, Krepp- oder Luftpolster-Sohlen wird das Gehen weicher
- Die Benutzung von Gehstöcken kann Gelenke der unteren Extremität entlasten. Dabei soll der Gehstock gleichzeitig mit dem erkrankten Bein aufgesetzt werden. Manchmal sind speziell angefertigte Absätze (z.B. Pufferabsätze, Abrollhilfen) zur Belastungsregulierung empfehlenswert
- Eine Ruhigstellung des Gelenkes ist nur während hochakuter Schübe sinnvoll, da sie eine Versteifung des Gelenks begünstigt
- Treten im arthrotischen Gelenk Entzündungen auf, werden diese physikalisch mit Kälte behandelt, z.B. durch kalte Wickel (☞ 10.9.4) oder Eispackungen (☞ 10.9.5). Gibt es keine Anzeichen für Entzündungen, bekommen dem Betroffenen in der Regel Wärmeanwendungen gut, z.B. Moorpackungen oder warme Bäder (☞ 10.9.5). Weiter können Massagen (☞ 10.9.3) und Elektrotherapie (☞ 10.9.6) sinnvoll sein
- Ist durch oben genannte Maßnahmen Beschwerdefreiheit erzielt worden, darf der Patient das betroffene Gelenk trotzdem nicht sofort wieder voll belasten. Ständige Überlastung und häufige Extrembelastungen sind auf Dauer zu vermeiden
- Nimmt der Patient nichtsteroidale Antiphlogistika ein, ist die Gefahr von Magenschleimhautentzündungen und Magengeschwüren (☞ 21.5.3) erhöht. Deswegen ist auf Blut im Stuhl zu achten.

Patienteninformation

Die Erkrankung schreitet in der Regel unaufhaltsam fort, oft (v.a. bei richtiger Lebensführung) aber nur so langsam, daß der meist ältere Patient bis zu seinem Lebensende durch konservative Maßnahmen beschwerdearm bleibt.

Bezeichnung	Symptome
Omarthrose *(Arthrose des Schultergelenks)*	Schmerzen mit Bewegungseinschränkung (v.a. bei der Abduktion und Rotation); i.d.R. sekundäre Arthrose
Radiokarpalgelenk-Arthrose *(Arthrose des Handgelenks)*	Belastungsabhängige Schmerzen und Bewegungseinschränkung im Handgelenk; meist sekundäre Arthrose
Rhizarthrose *(Arthrose des Daumensattelgelenks)*	Schmerzen v.a. beim Zufassen mit Opposition des Daumens (z.B. Auswringen von Wäsche, Schlüsseldrehen)
Bouchard-Arthrose *(Arthrose der Fingermittelgelenke)*	Schmerzen, Fehlstellung und Deformierung der Fingermittelgelenke, Streckdefizit
Heberden-Arthrose *(Arthrose der Fingerendgelenke)*	Schmerzen, Fehlstellung und Deformierung der Fingerendgelenke, Streckdefizit, insgesamt geringe Funktionseinschränkung
Degenerative Wirbelsäulenveränderungen	Rückenschmerzen (evtl. ausstrahlend), Muskelverhärtung, Fehlhaltung, Bewegungseinschränkung, ☞ auch 35.11.2
Koxarthrose *(Arthrose des Hüftgelenks)*	☞ 26.10.2
Gonarthrose *(Arthrose des Kniegelenks)*	☞ 26.10.3
Sprunggelenkarthrose *(Arthrose des oberen/unteren Sprunggelenks)*	Belastungsabhängige Schmerzen, Schwellung, Bewegungseinschränkung; meist sekundäre Arthrose
Hallux rigidus *(Arthrose des Großzehengrundgelenks)*	Belastungsabhängige Schmerzen beim Gehen, vor allem beim Abrollen, später zunehmende Einsteifung des Gelenks

Tab. 26.46: Arthrosen der verschiedenen Gelenke.

26.10.2 Koxarthrose

Anatomie der Hüfte, ☞ *26.13.1*

Koxarthrose *(Coxarthrose):* Sammelbezeichnung für degenerative Veränderungen des Hüftgelenks mit schmerzhafter Funktionsminderung.

Krankheitsentstehung und Einteilung

Primäre Koxarthrosen machen ca. 1/3 aller Fälle aus. Die Patienten sind bei Krankheitsbeginn meist über 50 Jahre alt. Bei den übrigen 2/3 handelt es sich um **sekundäre Koxarthrosen.** Sie sind häufiger einseitig und beginnnen früher als bei der primären Form.

Symptome, Befund
Diagnostik

Die Patienten klagen über zunehmende Schmerzen in der Leisten-, Trochanter- und Gesäßregion (☞ auch 26.10.1) sowie über Bewegungseinschränkungen. Die Schmerzen strahlen oft in die Oberschenkel- und Knieregion aus. Da die Patienten auf die Beugekontraktur der Hüfte mit einer *Hyperlordose* der Lendenwirbelsäule reagieren, treten nicht selten Schmerzen im LWS-Bereich hinzu.

Die klinische Untersuchung zeigt ein typisches Hinken, einen Klopf- und Druckschmerz in der Leiste und am Trochanter sowie eine Bewegungseinschränkung der Hüfte, wobei die Innenrotation besonders früh beeinträchtigt ist. In der Beckenübersichtsaufnahme sind die typischen Arthrosezeichen nachweisbar. Blutuntersuchungen (odere eine Gelenkpunktion) können zur Abgrenzung gegenüber entzündlichen Prozessen erforderlich sein.

Behandlungsstrategie
Pflege

In der Regel wird die Koxarthrose so lange wie möglich konservativ behandelt (☞ 26.10.1). Operative Therapien werden erst nach Ausschöpfung aller konservativen Möglichkeiten eingesetzt. Ausnahme ist die frühzeitige operative Korrektur von Fehlstellungen bei sekundären Koxarthrosen, um ein Fortschreiten der Arthrose zu verlangsamen.

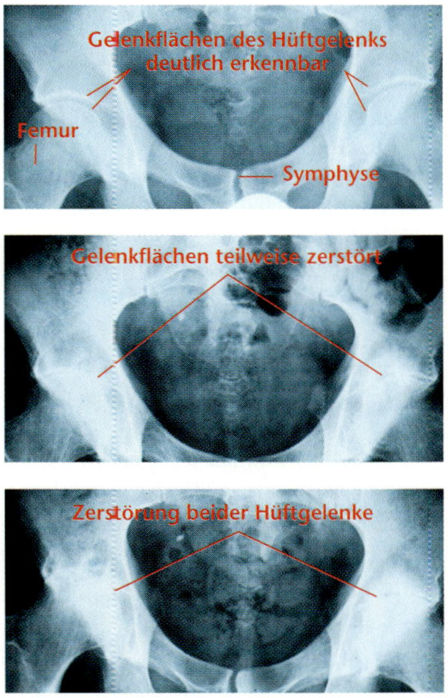

Abb. 26.47: Koxarthrose (Hüftgelenkarthrose). Die Aufnahmen wurden im Zeitraum von drei Jahren aufgenommen und zeigen die fortlaufende Zerstörung beider Hüftgelenke. [M114]

Hüftgelenkerhaltende Operationen

Insbesondere bei sekundären Koxarthrosen jüngerer Patienten wird versucht, eine Schmerzlinderung und Funktionsverbesserung durch **hüftgelenkerhaltende Operationen** zu erzielen. Bei der **hüftnahen Femurkorrekturosteotomie** wird ein genau berechneter Knochenkeil aus dem proximalen Femur entfernt und das Femur durch eine Plattenosteosynthese wieder stabilisiert. Durch die Achsenkorrektur sollen Gelenkkongruenz, Lastübertragung im Gelenk sowie evtl. Durchblutung und Funktion des Gelenks verbessert werden.

Endoprothetischer Gelenkersatz

TEP: Total**e**ndo**p**rothese mit künstlichem Gelenkkopf und künstlicher Gelenkpfanne.

HEP *(Kopfendoprothese):* **H**emi-**E**ndo**p**rothese (hemi = halb) ohne künstliche Pfanne.

Hybrid-Prothese: Zementfreie Pfanne, zementierter Schaft (☞ Text).

Bei fortgeschrittener Koxarthrose, Erfolglosigkeit der konservativen Therapie und geringen Erfolgschancen einer gelenkerhaltenden Osteotomie (☞ 26.5.2), kann ein **endoprothetischer Gelenkersatz** die Lebensqualität des Patienten verbessern. Die zerstörten Gelenkstrukturen (bei der Koxarthrose Hüftpfanne und Femurkopf) werden entfernt und durch ein „künstliches" Gelenk ersetzt. Bei beidseitigen Coxarthrosen wird zunächst die schmerzhaftere Seite operiert. Die Gegenseite wird ggf. in einem späteren Eingriff ersetzt (bei vielen Patienten mit einer beidseitigen Coxarthrose reicht aber ein einseitiger Gelenkersatz). Ein endoprothetischer Gelenkersatz wird darüberhinaus oft bei Schenkelhalsfrakturen (☞ 27.8.8) durchgeführt.

Als Richtlinien für die Prothesenwahl gelten:

- Eine **zementierte TEP** (mit Einbringen eines speziellen Knochenzements zwischen Prothese und Knochen zur Festigung der Verbindung) wird meist bei Patienten über 65 Jahren, fortgeschrittener Osteoporose und/oder Unfähigkeit einer mehrwöchigen Teilentlastung gewählt. Probleme sind die mit ca. 10 (– 15) Jahren begrenzte Lebensdauer der Prothese und das relativ hohe Risiko einer **aseptischen Prothesenlockerung.** Vorteilhaft ist, daß der Patient das operierte Bein bereits nach wenigen Tagen voll belasten darf
- Eine **zementfreie TEP** (der Knochen soll in die Prothese „einwachsen") ist eher bei jüngeren, rüstigen Patienten zu empfehlen. Dem Vorteil eines leichteren Prothesenwechsels steht die Notwendigkeit einer mehrwöchigen Teilentlastung gegenüber
- Eine **HEP,** bei der nur der Hüftkopf ersetzt wird, ist nur bei sehr alten Patienten mit Schenkelhalsfraktur, aber ohne nennenswerte Koxarthrose angezeigt.

Da es sich um Eingriffe mit hohem Blutverlust handelt, erfolgt nach Mög-

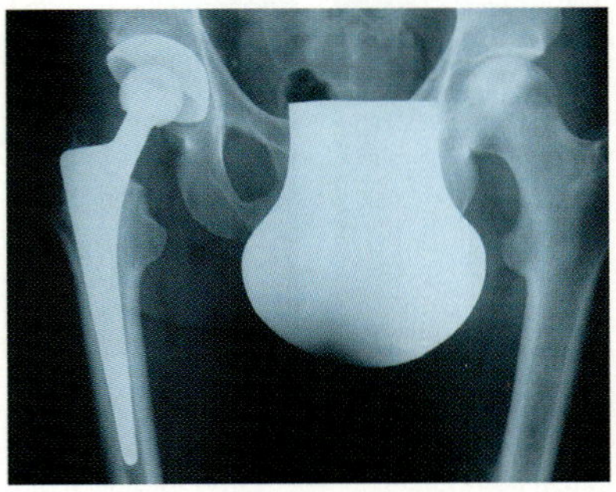

Abb. 26.48: Totalendoprothese (TEP) der rechten Hüfte. [M158]

lichkeit vor der Operation eine Eigenblutspende (☞ 11.1.1).

Hauptkomplikationen von Endoprothesenimplantationen sind:

- Gefäß- und Nervenverletzungen (v.a. des N. ischiadicus und N. femoralis)
- Protheseninfektionen (☞ 26.6.3)
- Luxationen, d.h. der Gelenkkopf „springt" aus der Pfanne
- **Periartikuläre Ossifikationen,** d.h. radiologisch nachweisbare Verkalkungen, die die Beweglichkeit einschränken
- **Aseptische Prothesenlockerung,** d.h. ein Lockerwerden der Prothese *ohne* Bestehen eines Infekts. Nach 10 Jahren sind nur noch 80% der zementierten Prothesen fest. Leitsymptom der Prothesenlockerung sind (belastungsabhängige) Schmerzen. Evtl. ist ein Prothesenwechsel erforderlich, der aber mit einem höheren Komplikationsrisiko behaftet ist als der Ersteingriff.

Pflege nach TEP, ☞ *26.2.2*

26.10.3 Gonarthrose

Anatomie des Knies, ☞ *26.13.1*

Gonarthrose: Arthrose des Kniegelenks. Häufigste Arthrose im Bereich der großen Gelenke (fast jeder über 70jährige hat arthrotische Veränderungen der Kniegelenke).

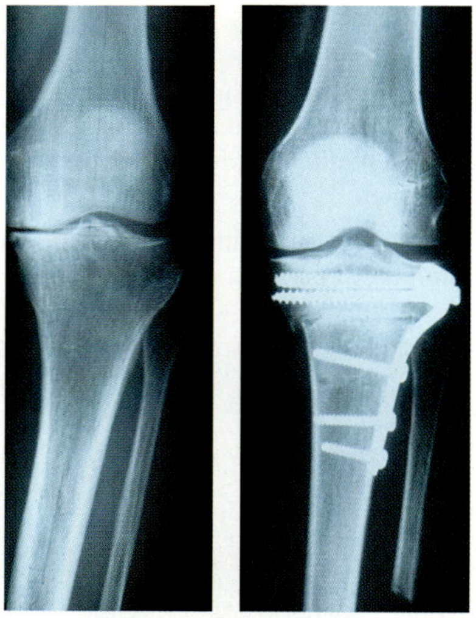

Abb. 26.49 – 26.50: Varusgonarthrose (links). Achskorrektur durch valgisierende Tibiakopfumstellungsosteotomie. Das O-Bein wird durch die OP in ein physiologisches leichtes X-Bein geschwenkt (rechts). [M158]

Einteilung

Je nachdem, welche Gelenkanteile betroffen sind, unterscheidet man:

- Die bevorzugt medial oder lateral lokalisierte Gonarthrose
- Die **Retropatellararthrose** mit hauptsächlichem Befall des femoropatellaren Gelenkanteils
- Die **Pangonarthrose,** bei der alle drei Gelenkanteile verändert sind.

Symptome, Befund
Diagnostik

Die Patienten klagen über Gelenksteife und uncharakteristische Gelenkschmerzen (☞ 26.3.1), die langsam zunehmen. Oft sind die Beschwerden wetterabhängig.

Stets muß eine (gleichzeitig vorhandene) Hüfterkrankung ausgeschlossen werden, da ca. 20% Patienten mit Hüfterkrankungen primär über Kniebeschwerden klagen.

Behandlungsstrategie

Die Behandlung der Gonarthrose entspricht den in 26.10.1 und 26.10.2 dargestellten Grundsätzen. Folgende operativen Möglichkeiten sind zu nennen:

- **Gelenknahe Osteotomien** (☞ 26.5.2) zur Korrektur von Varusstellungen (O-Stellung, ☞ 26.13.3) oder Valgusstellungen (X-Stellung, ☞ auch 26.13.3)
- **Implantation einer Gelenkendoprothese.** Hier stehen heute zahlreiche Modelle zur Verfügung (z.B. *Schlittengelenk, Scharniergelenk, Gleitachsengelenk,* ☞ auch Abb. 27.39), und die Ergebnisse sind mittlerweile fast mit denen einer Hüftgelenksendoprothese vergleichbar
- **Arthrodese,** d.h. Versteifung des Kniegelenks.

In einigen Häusern wird insbesondere in Frühstadien auch eine **arthroskopische Gelenkspülung** durchgeführt, um Zell- und Gewebetrümmer aus dem Gelenk herauszuspülen, oder eine sog. **Gelenktoilette** (*Knorpelshaving,* Abtragen von Knochenneubildungen etwa in Form von Hökkern oder Randzacken und von zerstörtem Knorpel im Gelenk).

Pflege

Postoperative Pflege nach Knieoperationen, ☞ *26.2.2*

26.11 Erkrankungen von Kopf, Wirbelsäule und Rumpf

Bandscheibenerkrankungen, ☞ *35.11.2;*
Schädel-Hirn-Trauma, ☞ *35.15.1;*
Seronegative Spondylarthritiden, ☞ *25.5.2;*
Spondylodiszitis, ☞ *26.6.5;*
Wirbelsäulenverletzungen, ☞ *27.8.1, 27.8.2*

26.11.1 Anatomie der Wirbelsäule und des Rumpfes

Wirbelsäule

Die **Wirbelsäule** *(Columna vertebralis)* bildet die große Achse des Skeletts. Sie besteht aus 24 gegeneinander beweglichen **Wirbeln** *(Vertebrae),* sowie dem **Kreuzbein** und dem **Steißbein.** Die Wirbelsäule umschließt und schützt das Rückenmark, welches durch die **Wirbellöcher** *(Foramina vertebralia)* nach unten zieht.

Zwischen den Wirbeln liegen Öffnungen, die man **Zwischenwirbellöcher** *(Foramina intervertebralia)* nennt. Durch sie treten die Spinalnerven (☞ 35.1.2) hindurch.

Abschnitte der Wirbelsäule

Die Wirbelsäule hat fünf Abschnitte (☞ auch 35.1.2):

- Die **Halswirbelsäule** *(HWS)* mit sieben Halswirbeln (kurz C1 – C7, von **C**ervix = Hals)
- Die **Brustwirbelsäule** *(BWS)* mit zwölf Brustwirbeln, die mit den Rippen gelenkig verbunden sind (Th1 – Th 12, von **Th**orax)
- Die **Lendenwirbelsäule** *(LWS)* mit fünf Lendenwirbeln (L1 – L5)
- Das **Kreuzbein** *(Os sacrum),* das durch Verschmelzung von fünf Sakralwirbeln entstanden ist
- Das **Steißbein** *(Os coccygis)* aus vier verkümmerten Steißwirbeln.

Krümmungen der Wirbelsäule

Von vorn gesehen ist die Wirbelsäule nahezu gerade. Von der Seite jedoch weist sie vier charakteristische Krümmungen auf. Im HWS- und LWS-Bereich ist sie nach vorn gewölbt (**Hals-** und **Lendenlordose**), im BWS- und Sakralbereich krümmt sie sich nach hinten (**Brust-** und **Sakralkyphose**).

Bandscheiben

Zwischen den Wirbelkörpern der Hals-, Brust- und Lendenwirbelsäule sowie zwischen L5 und Kreuzbein liegen die **Bandscheiben** *(Zwischenwirbelscheiben, Di-*

sci intervertebrales). Jede Bandscheibe ist etwa 5 – 8 mm dick und besteht aus zwei Schichten Bindegewebe:

- Einem Außenring aus derben kollagenen Fasern und Faserknorpel **(Anulus fibrosus)**
- Einem Gallertkern **(Nucleus pulposus),** der wie ein Wasserkissen die Druckunterschiede zwischen zwei Wirbeln bei Bewegungen ausgleicht.

Die Bandscheiben erhöhen die Beweglichkeit der Wirbelsäule, indem sie sich entsprechend der Wirbelsäulenbewegungen mitverformen, und fangen wie ein Stoßdämpfer Stauchungen der Wirbelsäule ab.

Knöcherner Thorax

Der knöcherne **Thorax** *(Brustkorb)* wird vom **Sternum** *(Brustbein),* den **Rippen** *(Costae)* und der Brustwirbelsäule (☞ oben) gebildet.

Jede Rippe der insgesamt 12 Rippenpaare besteht aus einem hinteren knöchernen und einem vorderen knorpeligen Anteil. Der Rippenzwischenraum wird **Interkostalraum** *(ICR)* genannt. Am Unterrand der Rippen verlaufen jeweils eine Arterie, eine Vene und ein Nerv.

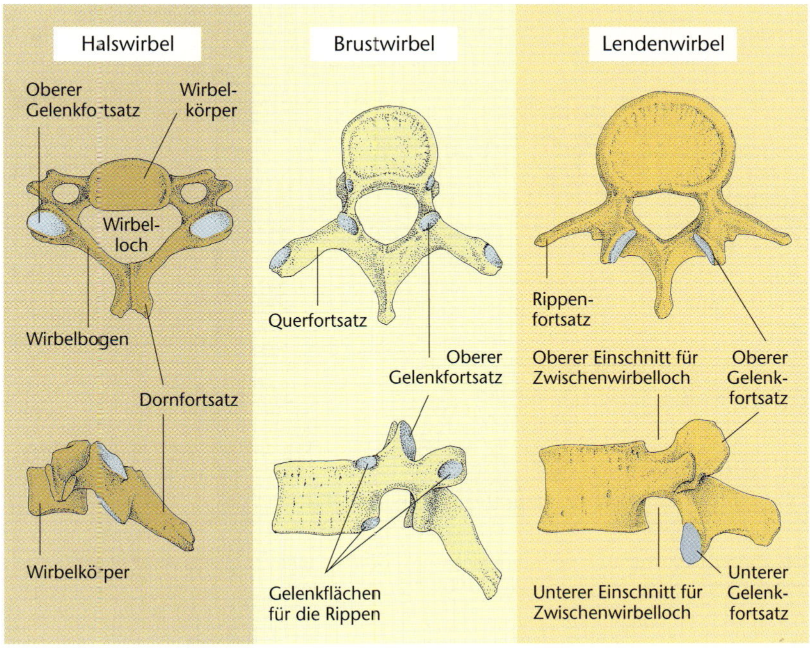

Abb. 26.51: Halswirbel, Brustwirbel und Lendenwirbel im Vergleich, in der oberen Reihe in der Ansicht von oben, in der unteren Reihe von der Seite. Die unterschiedlichen Formen spiegeln die funktionellen Anforderungen wider. Die Halswirbel sind zierlich und damit hochbeweglich, die Brustwirbel haben breite Rippenfortsätze zum Ansatz der Rippen, und die Lendenwirbel sind sehr stabil gebaut, da sie die größte Last tragen. [L190]

26.11.2 Muskulärer Schiefhals

Muskulärer Schiefhals *(muskulärer Tortikollis,* lat. tortus = gedreht, collum = Hals): Bei Neugeborenen oder jungen Säuglingen auftretende, durch einseitige Verkürzung des M. sternocleidomastoideus bedingte, fixierte Schiefstellung des Kopfes mit Neigung des Kopfes zur erkrankten und Drehung zur gesunden Seite.

Die Veränderung des M. sternocleidomastoideus wird auf Geburtstraumen mit Einblutung und nachfolgender Vernarbung des Muskels und genetische Faktoren zurückgeführt.

Symptome, Befunde
Diagnostik

Die Diagnose wird aufgrund des klinischen Bildes gestellt: Der verkürzte Muskel ist als derber Strang tastbar, der Kopf des Kindes zur kranken Seite geneigt und zur gesunden gedreht und in seiner Beweglichkeit eingeschränkt. Bei längerem Bestehen des muskulären Schiefhalses entwickelt sich eine Gesichtsasymmtrie *(Gesichtsskoliose).*

Abgegrenzt werden muß der muskuläre Schiefhals gegenüber dem Schiefhals infolge angeborener knöcherner Fehlbildungen **(ossärer Torticollis),** dem *Torticollis spasticus* (☞ 35.10.3) und einer kompensatorischen Kopfhaltung bei Augenmuskellähmungen *(okulärer Torticollis).*

Behandlungsstrategie
Pflege

Eine konservative Therapie ist nur in leichten Fällen ausreichend und muß in den ersten Lebensmonaten beginnen: Beispielsweise wird das Kind so in sein Bettchen gelegt, daß es in der Fehlhaltung eine uninteressante Wand anschaut, während es auf der anderen Seite Bilder zu sehen gibt. Dadurch wird das Kind angeregt, sich aktiv der „interessanteren" Wand zuzuwenden. Zusätzlich werden krankengymnastische Übungen durchgeführt. Ansonsten wird der Muskelansatz nach dem ersten Lebensjahr operativ durchtrennt und der Kopf postoperativ für 3 – 4 Wochen in leichter „Überkorrektur" ruhiggestellt (z.B. durch Halskrawatte oder Minerva-Gips, ☞ Abb. 27.65 und 27.66). Danach sind Dehnungs-, Halte- und Bewegungsübungen für ca. 6 Monate erforderlich.

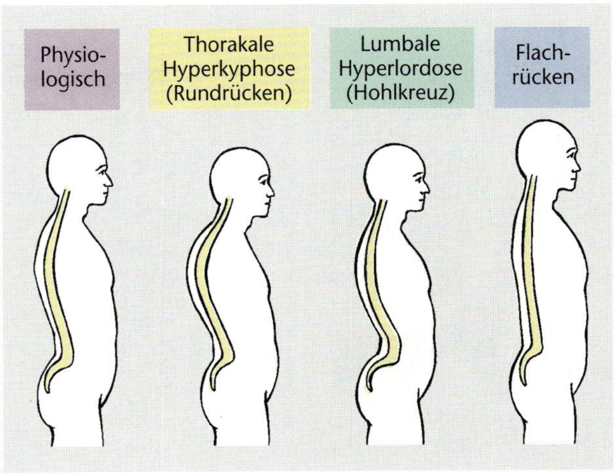

Abb. 26.52: Verschiedene Haltungstypen (Auswahl). [L190]

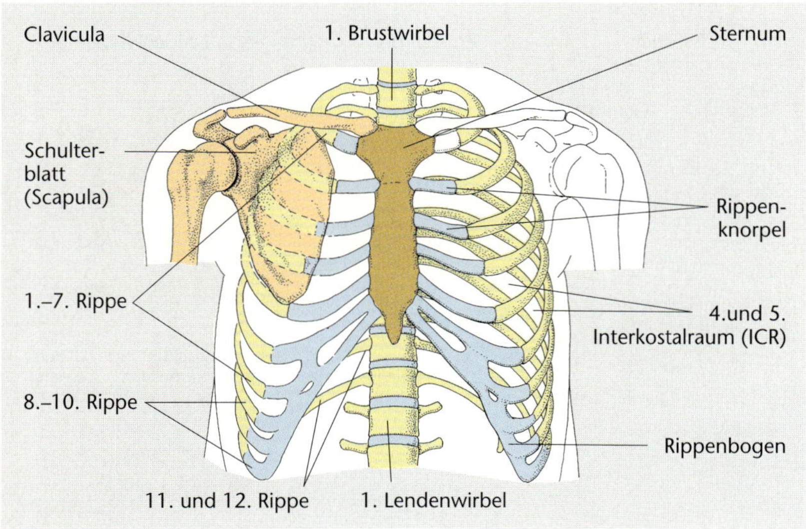

Abb. 26.53 (links): Thorax in der Vorderansicht (knöcherne und knorpelige Anteile) mit Darstellung des knöchernen Schultergürtels. [L190]

Prognose

Die Prognose ist bei frühzeitiger, konsequenter Behandlung gut. Wird zu spät operiert, ist die Gesichtsskoliose nicht mehr reversibel.

26.11.3 Morbus Scheuermann

Krankheitsentstehung

Die Ätiologie ist unklar. Infolge einer reduzierten Belastbarkeit der Wirbelkörper bricht Bandscheibengewebe in den Wirbelkörper ein **(Schmorl-Knötchen),** es kommt zur Schädigung der Bandscheiben, zur Wirbeldeformierung und zur Entwicklung einer fixierten Kyphose.

Symptome, Befund
Diagnostik

Die Verdachtsdiagnose wird klinisch gestellt: Es besteht eine fixierte Kyphose, meist im Brustwirbelsäulenbereich. Nur ungefähr 1/3 der Betroffenen hat Beschwerden. Eine Röntgenaufnahme sichert die Diagnose.

Behandlungsstrategie

Bei leichten Formen reichen konsequent durchgeführte krankengymnastische Übungen. Bei schweren Formen wird ein Korsett oder eine Orthese angepaßt. Eine Operation ist nur ganz selten indiziert, etwa bei Beeinträchtigung der Herz-Lungen-Funktion durch die Kyphose.

Prognose
Patienteninformation

Die Prognose ist in der Regel gut. Meist kommt die Erkrankung nach dem 18. Lebensjahr von selbst zum Stillstand. Die Mehrzahl der Patienten ist im Alltag nicht beeinträchtigt. Berufe mit häufigem Heben schwerer Lasten sollten jedoch nicht gewählt werden. In schweren Fällen können degenerative Wirbelsäulenveränderungen im Erwachsenenalter Schmerzen bereiten (☞ 35.11.2). Als Sportart ist Rückenschwimmen zu empfehlen.

26.11.4 Skoliosen

> **Skoliose:** *Fixierte* Seitausbiegung der Wirbelsäule in der Frontalebene mit Rotation und Strukturveränderungen.

Krankheitsentstehung und Einteilung

Ungefähr 90% aller Skoliosen sind *idiopathisch,* also ursächlich ungeklärt. Desweiteren werden je nach der zugrundeliegenden Ursache *neuropathische Skoliosen* (z.B. bei Meningomyelozele, ☞ 13.17.1), *myopathische Skoliosen* (z.B. bei Arthrogrypose, ☞ 26.7.3), *osteopathische Skoliosen* (z.B. bei M. Scheuermann, ☞ 26.11.3) oder *Mißbildungungsskoliosen* (z.B. bei Wirbelfehlbildungen) unterschieden.

Symptome, Befund
Diagnostik

Die meisten Skoliosen bereiten keine Beschwerden und werden – wenn sie nicht sehr auffällig und kosmetisch störend sind – zufällig entdeckt, oft im 10. – 12 Lebensjahr.

Bei der Inspektion fallen eine Seitendifferenz des Schulter- und evtl. auch des Beckenstandes, unterschiedlich geformte Taillendreiecke sowie beim Vorbeugen je nach Lokalisation der Skoliose ein Rippenbuckel und/oder Lendenwulst auf (☞ Abb. 26.57).

Das genaue Ausmaß der Skoliose wird anhand von Röntgenaufnahmen festgestellt. Zur Prognoseabschätzung und Therapieplanung werden z.B. Achsen-

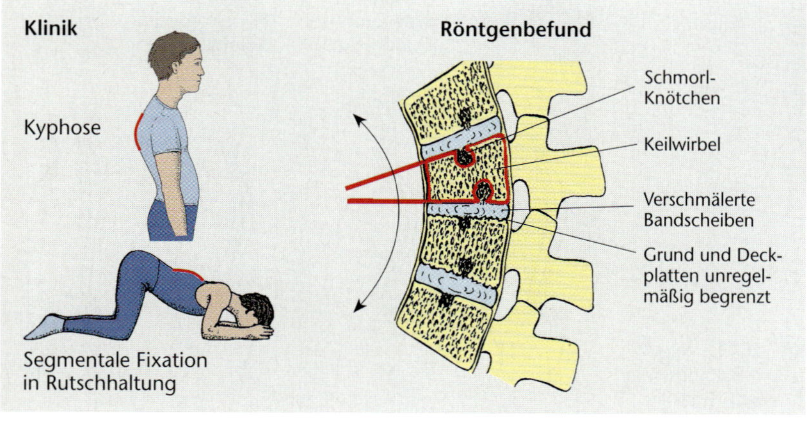

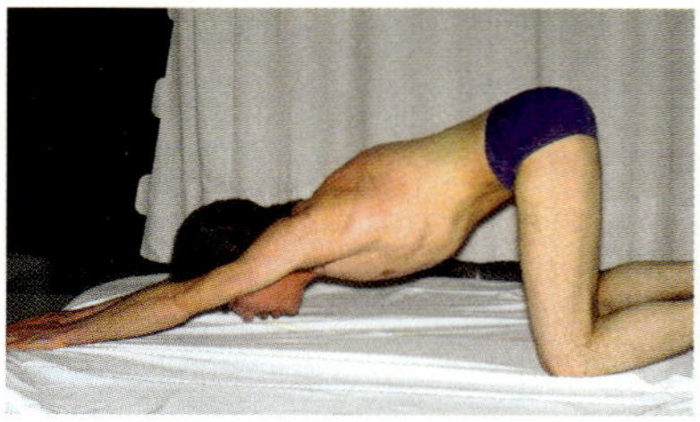

Abb. 26.55: Morbus Scheuermann. Klinisches Bild. [M158]

Abb. 26.54 (links): Klinische und radiologische Zeichen bei M. Scheuermann. [L190] abweichung, Rotationsgrad und Krümmung in der Sagittalen nach standardisierten Verfahren gemessen.

Behandlungsstrategie
Pflege

Ca. 90% aller Skoliosen können konservativ behandelt werden:

- Bei leichten Skoliosen reicht Krankengymnastik (Muskelaufbau, Haltungsschule) aus
- Bei mäßigen Skoliosen ist zusätzlich die Anpassung eines Korsetts erforderlich, das den überwiegenden Teil des Tages und nachts getragen werden muß.

Bei schweren Skoliosen, insbesondere bei zu erwartender weiterer Progredienz und Erfolglosigkeit der konservativen Verfahren, ist eine Operation indiziert. Es stehen zahlreiche Operationsverfahren zur Verfügung, deren Ziel die Korrektur und Stabilisation der verkrümmten Wirbelsäule durch knöcherne Versteifung (**Spondylodese,** z.B. mit einem Fixateur interne, ☞ 27.6.6) ist.

Postoperative Pflege nach Eingriffen an der Wirbelsäule, ☞ *26.2.2*

Prognose

Die Prognose einer Skoliose hängt v.a. von der Ursache und der zu erwartenden Progredienz ab. Je jünger das Kind, je höher gelegen die Wirbelsäulenkrümmung und je stärker ausgeprägt die Skoliose ist, desto schlechter ist die Prognose. Nach Wachstumsabschluß ist nur noch eine geringe Progredienz zu erwarten. Bei leichten Skoliosen ist der Patient weder beim Sport noch beim Beruf eingeschränkt. Schwerste Skoliosen beeinträchtigen durch die Thoraxdeformierung die Lungenfunktion und führen über die Entwicklung eines Cor pulmonale zur Einschränkung der Lebenserwartung.

26.11.5 Spondylolyse und Spondylolisthesis

Spondylolyse: Spaltbildung im Wirbelbogen zwischen oberem und unterem Gelenkfortsatz.

Spondylolisthesis *(Wirbelgleiten):* Abgleiten des Wirbels nach vorn, in der Regel im unteren LWS-Bereich.

Spondyloptose: Völliges Abrutschen eines Wirbels nach vorn.

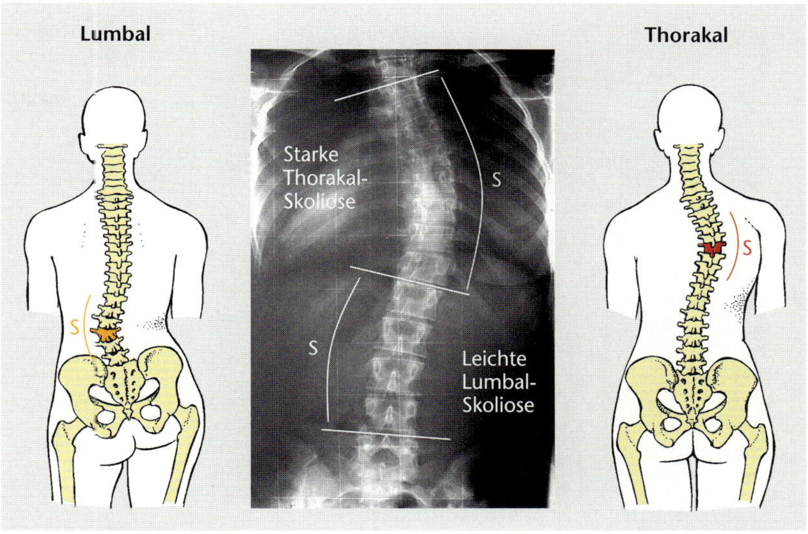

Abb. 26.56: Formen der Skoliose. Das „S" gibt jeweils den Scheitelpunkt der Wirbelsäulenkrümmung an. [L190, M158]

Wahrscheinlich ist die Spondylolisthesis durch mechanische Faktoren (Überbelastung) *und* anlagebedingte Fehlbildung des Wirbelbogens bedingt.

Symptome, Befund
Diagnostik

Die Spondylolyse bereitet meist keine Beschwerden und wird nur zufällig diagnostiziert. Bei der Spondylolisthesis treten evtl. lage- und belastungsabhängige Rückenschmerzen auf. Bei Wurzelkompression treten neurologische Ausfälle hinzu (☞ 35.11.2).

Der Untersucher tastet bei ausgeprägtem Gleiten eine Stufe zwischen den Dornfortsätzen. Die Diagnose wird durch verschiedene Röntgenaufnahmen der Wirbelsäule gestellt. Evtl. sind elektrophysiologische Untersuchungen (EMG, NLG, ☞ 35.5.10), CT und Kernspintomographie erforderlich.

Behandlungsstrategie

Bei einer Spondylolyse oder bei geringer, asymptomatischer Spondylolisthesis wird unter Kontrollen abgewartet. Bei Schmerzen ist eine konservative Behandlung mit Krankengymnastik und Miederanpassung angezeigt.

Bei Erfolglosigkeit der konservativen Therapie, raschem Fortschreiten der Erkrankung oder neurologischen Ausfällen ist eine operative Stabilisierung der Wirbelsäule erforderlich.

Pflege

Postoperative Pflege nach Wirbelsäulenoperationen, ☞ *26.2.2*

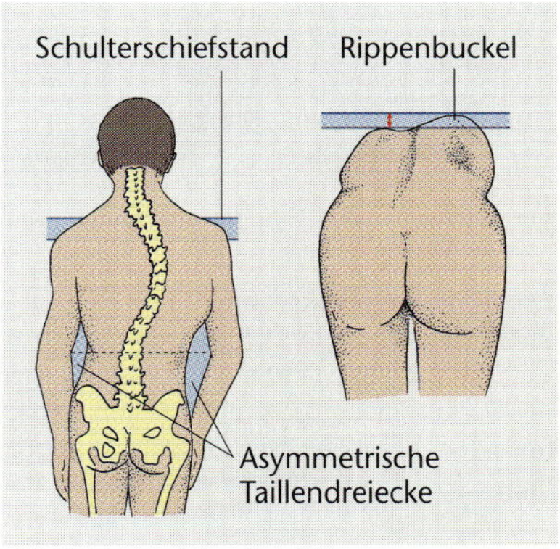

Abb. 26.57: Klinische Zeichen der Skoliose. [L190]

26.12 Erkrankungen der oberen Extremität

26.12.1 Anatomie

Schultergürtel

Der **Schultergürtel** verbindet die Knochen der oberen Extremitäten mit dem Körperstamm. Er besteht beidseits aus je zwei Knochen:

- Die **Clavikula** *(Klavicula, Schlüsselbein)* ist ein relativ dünner, leicht S-förmig gekrümmter Knochen. Medial ist sie über das *Sternoklavikulargelenk* mit dem Sternum verbunden, lateral über das *Akromioklavikulargelenk* mit der Scapula
- Die **Scapula** *(Schulterblatt)* ist ein dreieckiger, platter Knochen. Über die Schultergelenkpfanne stellt sie die einzige Verbindung des Armes zum Rumpfskelett her.

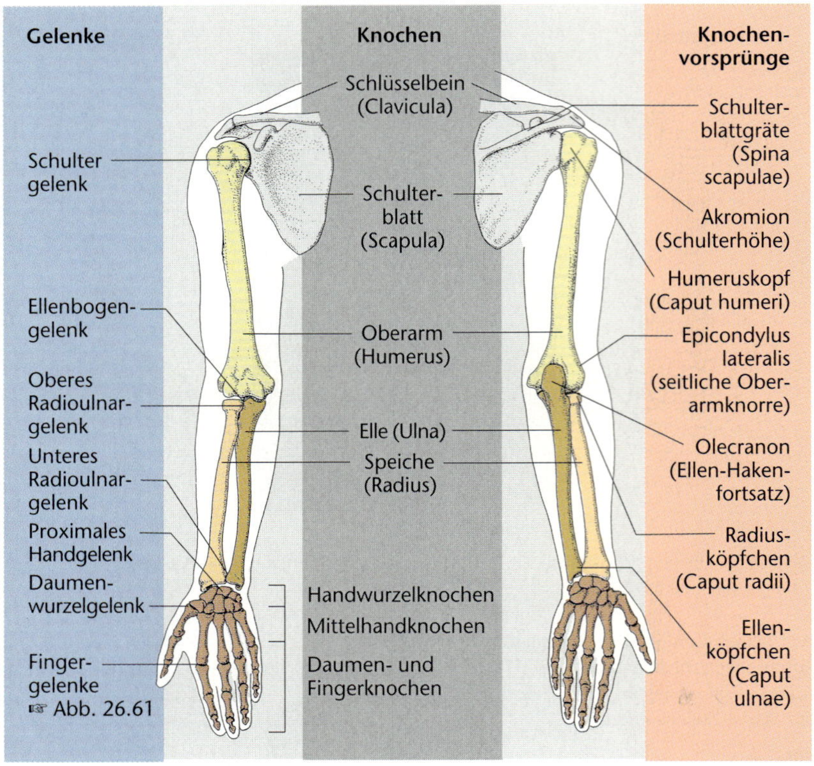

Abb. 26.58: Die Knochen der oberen Extremität, links von vorne, rechts von hinten. [L190]

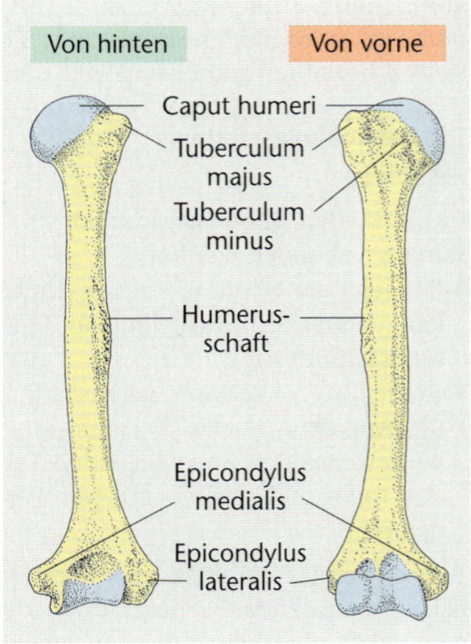

Abb. 26.59: Rechter Humerus (Oberarmknochen), links von hinten, rechts von vorne. [L190]

Die Schultergelenkpfanne ist so klein und flach, daß sie nicht den ganzen Oberarmkopf aufnehmen kann. Stabilisiert wird das Schultergelenk von einer festen Kapsel und den Muskeln des Oberarms, die es mantelförmig umhüllen.

Ober- und Unterarm

Der **Humerus** *(Oberarmknochen)* ist der längste und größte Knochen der oberen Extremität. Sein oberes Ende ist mit dem Schulterblatt, das untere über das Ellenbogengelenk mit Ulna und Radius verbunden.

Der **Unterarm** besteht aus zwei Knochen:

- **Ulna** *(Elle)*
- und **Radius** *(Speiche)*.

Ihre Lagebeziehungen zueinander und den Aufbau des Ellenbogengelenks zeigen Abb. 26.58 und 26.60.

Hand

Die **Hand** ist wie folgt aufgebaut:

- Die **Handwurzel** *(Carpus)* besteht aus acht **Handwurzelknochen** (☞ Abb. 26.61). Sie sind in zwei Reihen zu vier Knochen angeordnet und durch Bänder verbunden. Die proximale Handwurzelreihe bildet zusammen mit der Gelenkfläche des Radius das **proximale Handgelenk**
- An die vielkantigen Handwurzelknochen schließen sich distal die fünf **Mittelhandknochen** an. Das Sattelgelenk zwischen Mittelhandknochen des Daumens und großem Vieleckbein ermöglicht die Gegenüberstellung (Opposition) des Daumens und damit das feste Greifen und Halten
- Auf die fünf Mittelhandknochen folgen die **Finger,** die beim Daumen aus zwei und bei den übrigen Fingern aus drei Fingergliedern bestehen. Von der Mittelhand ausgehend nach distal werden **Fingergrund-**, **Fingermittel-** und **Fingerendgelenke** unterschieden.

Alle Beuge- und Streckmuskeln der Hand entspringen am distalen Oberarm oder am Unterarm und setzen mit langen, dünnen Sehnen an Hand und Fingern an. Diese werden zum großen Teil durch Bänder in ihrer Position gehalten und „geführt". Klinische Bedeutung hat hier das **Retinaculum flexorum** *(Ligamentum carpi transversum, queres Handwurzelband),* das die Beugesehnen auf der Ventralseite der Handwurzel überspannt. Die Anordnung der Handwurzelknochen bildet in diesem Bereich eine Längsrinne, durch die die Beugesehnen verlaufen. Dieser wie ein Tunnel überdachte Raum wird auch **Karpaltunnel** *(Karpalkanal)* genannt. Die Handfläche wird von einer festen Sehnenplatte, der **Palmaraponeurose,** überspannt.

Damit trotz der ständigen Sehnenbewegungen keine Reizungen auftreten, sind die Sehnen zum Teil von bindegewebigen **Sehnenscheiden** umgeben, die durch einen Flüssigkeitsfilm an der Innenseite das reibungslose Gleiten der Sehnen ermöglichen.

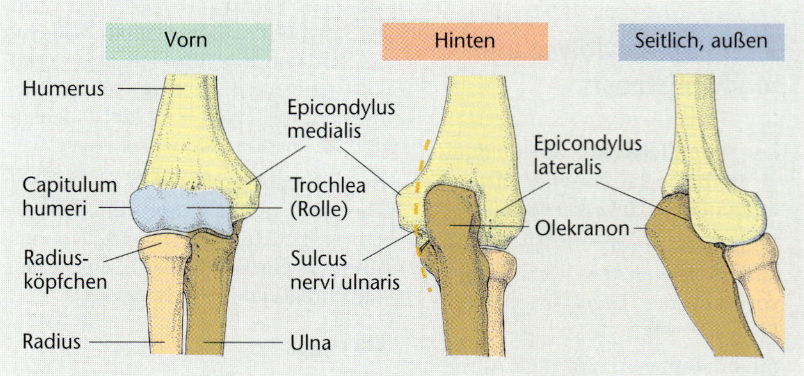

Abb. 26.60: Das rechte Ellenbogengelenk von vorn, von hinten und von der Seite. [L190]

26.12.2 Periarthropathia humeroscapularis

Periarthropathia humeroscapularis *(PHS):* Unpräziser Sammelbegriff für verschiedene degenerative Erkrankungen der Schulterregion. Umfaßt z.B. Läsionen der Rotatorenmanschette und der Supraspinatussehne (☞ 26.12.3) durch Verkalkungsherde, Erkrankungen des unterhalb des Akromion gelegenenen Schleimbeutels (☞ 26.12.4) und der Gelenkkapsel (Schultersteife durch Kapselfibrose). Sollte wegen seiner Ungenauigkeit zugunsten der exakten Krankheitsbeschreibung verlassen werden.

26.12.3 Supraspinatussehnensyndrom

Supraspinatussehnensyndrom *(SSP-Syndrom):* Reizzustand der Sehne des M. supraspinatus mit bewegungsabhängigen Schulterschmerzen.

Krankheitsentstehung

Degenerative Veränderungen der Supraspinatussehne führen zu einem mechanischen Reizzustand der Sehne und evtl. der Bursa subacromialis (☞ 26.12.4). Die bestehende Minderdurchblutung des Sehnenansatzes wird durch Herabhängenlassen des Armes verstärkt.

Symptome, Befund
Diagnostik

Meist suchen die Patienten erst im chronifizierten Stadium den Arzt auf. Leitsymptom ist ein bewegungsabhängiger Schulterschmerz (auch nachts). Typischerweise schmerzen die Abduktion gegen Widerstand und das Anheben *(Elevation)* der Schulter. Häufig ist der sog. **Painful arc** (*schmerzhafter Bogen*, ☞ Abb. 26.63).

Der Patient kann den Arm nicht in 90°-Abduktion bei gleichzeitigem Druck von oben halten **(Supraspinatustest).** Die Röntgenaufnahme des Schultergelenks ist meist unauffällig. Die Sonographie stellt eine eventuelle Verdünnung der Sehne oder Kalkeinlagerungen dar. Ein CT (evtl. mit Arthrographie, ☞ 27.3.2) oder eine Kernspintomographie können zum

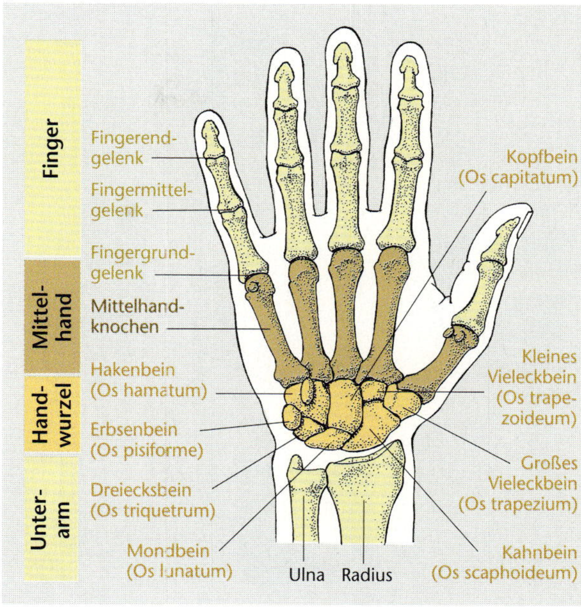

Abb. 26.61: Linkes Handskelett. Ansicht vom Handrücken. [L190]

Ausschluß anderer degenerativer Erkrankungen der Schulterregion erforderlich sein.

Behandlungsstrategie
Pflege

In der überwiegenden Mehrzahl der Fälle reicht eine konservative Behandlung mit (vorübergehender) Belastungsreduktion im Schulterbereich, Kälte- (im akuten) bzw. Wärmeanwendungen (im chronischen Stadium), Elektrotherapie (☞ 10.9.6), krankengymnastischen Übungen sowie evtl. der Gabe nichtsteroidaler Antiphlogistika (☞ Pharma-Info 25.16) und/oder lokalen Infiltrationen in den Hauptschmerzpunkt aus.

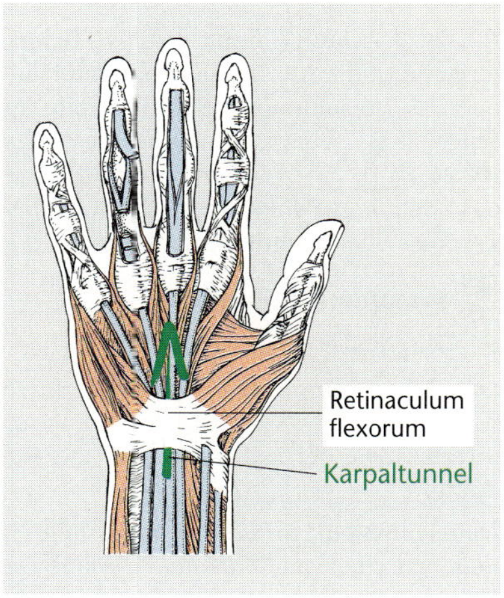

Abb. 26.62: Hohlhand. Unter dem Retinaculum flexorum liegt der Karpaltunnel, durch den die Beugesehnen, aber auch der N. medianus verlaufen (Pfeil). [L190]

Operative Maßnahmen zur Dekompression der Supraspinatussehne sind nur selten erforderlich. Die postoperative Nachbehandlung hängt von der Art des durchgeführten Eingriffs ab.

Prognose

Ca. 90% der Patienten sind nach konservativer Behandlung beschwerdefrei oder zumindest beschwerdearm.

26.12.4 Tendinitis calcarea, Bursitis subacromialis

Tendinitis calcarea: Reaktive Kalkablagerungen in Sehnenansätzen bei Minderdurchblutung der Rotatorenmanschette des Schultergelenks (in 90% Supra- und Infraspinatus).

Chronische Bursitis subacromialis: Ausdehnung des Kalkherdes bis an die Oberfläche des Sehnenspiegels und mechanische Irritation der Bursa subacromialis.

Akute Bursitis subacromialis: Durchbrechen des Kalkdepots in die Bursa.

Symptome, Befund
Diagnostik

Die Tendinitis calcarea bereitet in der Regel keine Beschwerden. Bei der chronischen Bursitis subacromialis klagt der Patient über chronisch-rezidivierende Schmerzen ähnlich denen bei einem Supraspinatussehnensyndrom.

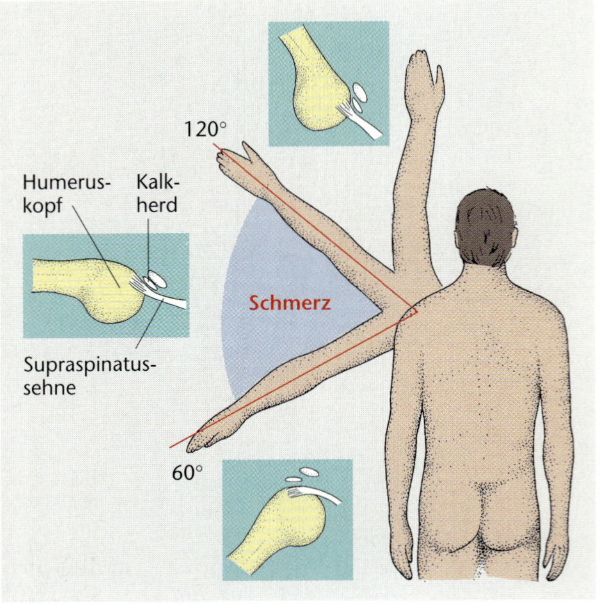

Abb. 26.63: Der schmerzhafte Bogen (Painful arc). [L190]

Eindrücklich ist das klinische Bild bei einer akuten Bursitis subacromialis: Der Patient hat einen starken Dauer- und Druckschmerz in der gesamten Schulterregion, am stärksten vor dem Tuberculum majus des Humerus. Er bewegt die Schulter schmerzbedingt kaum. Die Gelenkkonturen sind evtl. verstrichen, und die Haut ist überwärmt. Der Painful arc- und der Supraspinatustest sind schmerzbedingt kaum zu überprüfen (☞ 26.12.3).

Meist genügt eine Sonographie zur Beurteilung. Röntgenaufnahmen, Arthrographie und evtl. Kernspintomographie werden ergänzend durchgeführt.

Behandlungsstrategie

Prognose

Aufgrund der hohen Selbstheilungstendenz (die Kalkherde lösen sich oft innerhalb von Wochen oder Monaten spontan auf) ist die Behandlung zunächst konservativ:

- Bei der chronischen Bursitis werden physikalische Therapiemaßnahmen, Ultraschall und lokale Injektionen eingesetzt. Bei Erfolglosigkeit kann eine Stoßwellenbehandlung ähnlich der Lithotrypsie bei Nierensteinen (☞ 31.8.12) erwogen werden
- Bei der akuten Bursitis sind Kälte- und Elektrotherapie angezeigt. Medikamentös werden starke Analgetika (z.B. Tramal®) und nichtsteroidale Antirheumatika (z.B. Voltaren®, ☞ Pharma-Info 25.16) gegeben
- Verflüssigt sich der Kalkherd (röntgenologisch erkennbar an der Weichzeichnung des Kalkherdes), hilft oft eine Punktion und Spülung der Bursa unter Bildverstärkerkontrolle, evtl. mit nachfolgender Injektion z.B. von Lokalanästhetika (ggf. mit Glukokortikoidzusatz).

Eine operative Entfernung des Kalkherdes ist bei Erfolglosigkeit der konservativen Therapie angeraten.

26.12.5 Schultersteife

Schultersteife *(Frozen shoulder):* Fibrosierung und Schrumpfung der Gelenkkapsel mit schmerzhafter Bewegungseinschränkung des Gelenks. Altersgipfel 40. – 60. Lebensjahr.

Bei der **primären** *(idiopathischen)* **Schultersteife** ist die Ätiologie unbekannt. Häufiger ist die **sekundäre Schultersteife** als Folge z.B. einer Tendinitis calcarea (☞ 26.12.4), einer *Omarthrose* (Arthrose des Schultergelenks, ☞ 26.10.1), eines Traumas oder nach Immobilisation.

Symptome, Befund

Diagnostik

Die Erkrankung zeigt sich v.a. durch Schmerzen und Bewegungseinschränkung insbesondere der Außenrotation und Abduktion.

Dabei nimmt die *primäre* Schultersteife einen typischen stadienhaften Verlauf mit Schmerzen in der Frühphase und zunehmender Bewegungseinschränkung bei abnehmenden Schmerzen in der Spätphase, bevor die Beweglichkeit der Schulter langsam zurückkehrt.

Die Diagnose wird durch klinischen Befund, Sonographie und evtl. Arthrographie gestellt.

☑ Ist eine Ruhigstellung der Schulter über mehrere Wochen unumgänglich, so erfolgt die Lagerung zur Vermeidung einer Kapselschrumpfung und Bewegungseinschränkung in *Abduktion.*

Behandlungsstrategie

Die Schultersteife wird konservativ behandelt, meist mit an das Stadium angepaßten krankengymnastischen Übungen, manueller Therapie sowie Massagen (umstritten) und Hydrotherapie im Spätstadium. Bei starken Schmerzen können Analgetikagabe und/oder lokalanästhetische Injektionen helfen. Evtl. kann eine schonende Mobilisation des Gelenks in Narkose mit nachfolgenden Bewegungsübungen den Krankheitsverlauf abkürzen.

Prognose

Der Krankheit ist zwar langwierig, in der Regel ist die Schulterfunktion aber nach 1 – 3 Jahren wieder (fast) normal.

26.12.6 Tennis- und Golferellenbogen

Tennisellenbogen *(Epicondylitis [humeri] radialis):* Umschriebenes Schmerzsyndrom am Ursprung der radialen Unterarm- und Fingerstrecker.

Golferellenbogen *(Werferellenbogen, Epicondylitis [humeri] ulnaris):* Umschriebenes Schmerzsyndrom am Ursprung der ulnaren Hand- und Fingerbeuger.

Häufige Krankheitsbilder, insbesondere im 4. Lebensjahrzehnt.

Krankheitsentstehung

Beide Schmerzsyndrome sind meist Folge einer Überbeanspruchung (monotone Tätigkeiten) mit Degeneration der entsprechenden Muskelansätze und nachfolgender Bildung eines degenerativen Granulationsgewebes.

Symptome, Befund

Diagnostik

Die Patienten klagen über Schmerzen im Bereich der Humerusepikondylen, in der Regel im Anschluß an monotone

Tätigkeiten. Schmerzausstrahlung in den ellenbogennahen Ober- und Unterarm ist möglich. Die Schmerzen können durch bestimmte Bewegungen provoziert werden:

- Beim Tennisellenbogen treten die Schmerzen bei Pronation und Handgelenksstreckung sowie bei der Mittelfingerstreckung gegen Widerstand auf
- Beim Golferellenbogen rufen Supination und Handgelenksbeugung gegen Widerstand die Schmerzen hervor.

Der Untersucher stellt einen umschriebenen Druckschmerz über dem Epikondylus fest.

Behandlungsstrategie

Die Behandlung ist primär konservativ mit Meiden der auslösenden Noxe, physikalischen Maßnahmen, Salbenverbänden und evtl. Infiltrationen des Sehnenansatzes mit einem Lokalanästhetikum-Glukokortikoid-Gemisch. Zeigen diese Maßnahmen keinen Erfolg, ist eine Ruhigstellung mittels Gipsschiene oder Tape-Verband (☞ Abb. 26.31) über ca. zwei Wochen angezeigt (beim Tennisellenbogen Fixierung der Hand in leichter Streckung, beim Golferellenbogen in leichter Beugung). Nur bei mehrmonatiger Therapieresistenz kommen verschiedene Operationsmethoden in Betracht.

Prognose
Patienteninformation

Die Prognose ist in der Regel gut. Der Patient sollte aber die ursächlichen, monotonen Tätigkeiten auch nach Abklingen des akuten Beschwerdebildes meiden, da es sonst zu einem Rezidiv kommt. Evtl. kann eine sog. Epikondylitisspange oder z.B. eine Epitrain®-Bandage helfen, die den Sehnenansatz durch Änderung der Zugrichtung an der Sehne entlasten.

26.12.7 Karpaltunnelsyndrom

Karpaltunnelsyndrom *(Medianuskompressionssyndrom):* Durch Kompression des N. medianus im Karpaltunnel (☞ 26.12.1) hervorgerufene sensible und motorische Störung im Versorgungsgebiet des Nerven im Handbereich. Die Ursache der Kompression bleibt meist unklar.

Symptome, Befunde
Diagnostik

Die Krankheit beginnt mit leichten Kribbelparästhesien und Hypästhesie (☞ 35.4.4) der Fingerspitzen (v.a. des Zeige- und Mittelfingers) und dadurch beeinträchtigter Greiffunktion. In der Folgezeit entwickelt sich das typische Bild nächtlicher Armschmerzen und Parästhesien: Der Patient wacht nachts auf, weil die Hand (bzw. bei beidseitigem Befall beide Hände) kribbelt und schmerzt. Die Schmerzen können bis zur Schulter ausstrahlen. Reiben und Massieren bringen zwar kurzfristig Erleichterung, doch kehren die Beschwerden nach erneuter Ruhe zurück. Insbesondere morgens haben die Kranken große Probleme, Gegenstände zu greifen. Bei längerdauernder Erkrankung kommt es zur sichtbaren Atrophie der vom N. medianus versorgten Daumenballenmuskulatur.

Bei der Untersuchung provoziert der Arzt die typischen Symptome durch verschiedene Manipulationen. Zur Objektivierung der Störung wird die Nervenleitgeschwindigkeit des N. medianus gemessen und evtl. ein EMG (☞ 35.5.10) angefertigt. Röntgenaufnahmen sind zum Ausschluß einer knöchernen Kompression erforderlich.

Behandlungsstrategie

Zeigt eine konservative Behandlung mit nächtlicher Ruhigstellung des Handgelenks auf einer Schiene und Kortisoninfiltration des Karpaltunnels nicht den gewünschten Erfolg, wird das Retinakulum flexorum (☞ Abb. 26.62) operativ gespalten und der N. medianus entlastet.

Prognose

Die Operation führt bei über 90% der Patienten zu einer subjektiven Besserung. Viele Patienten sind praktisch unmittelbar postoperativ schmerzfrei.

26.12.8 Morbus Dupuytren

Morbus Dupuytren *(Dupuytren-Kontraktur):* Knoten- und Strangbildung der Palmaraponeurose (☞ 26.12.1) mit zunehmender Beugekontraktur der Finger. Betrifft Männer wesentlich häufiger als Frauen, Altersgipfel nach dem 50. Lebensjahr.

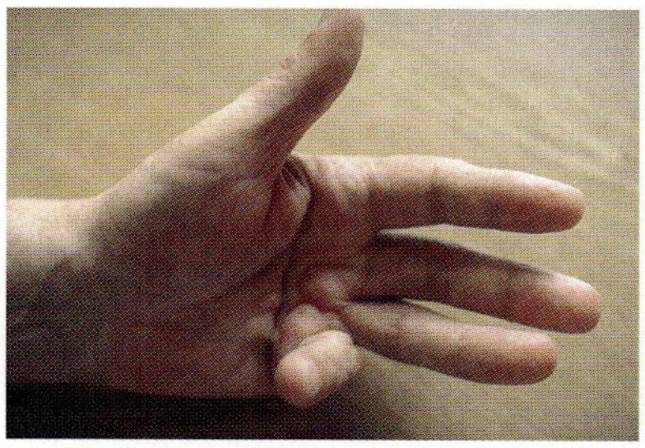

Abb. 26.64: M. Dupuytren. [M158]

Die Ursache der Erkrankung ist unklar.

Symptome, Befund
Diagnostik

Der Patient bemerkt, daß er die Finger im Mittel- und Endgelenk nicht mehr strecken kann. Meist sind der Klein- und der Ringfinger zuerst betroffen. In fortgeschrittenen Stadien sind die Knoten und Stränge deutlich tastbar, und der Patient ist durch die Funktionsausfälle der Hand erheblich behindert. Die Diagnose wird klinisch gestellt.

Behandlungsstrategie

Die einzig wirksame Behandlung besteht in der operativen Entfernung der in die Deformierung miteinbezogenen Palmaraponeurose. Postoperativ sind intensive krankengymnastische Bewegungsübungen erforderlich, um die Handbeweglichkeit während der mehrmonatigen Narbenbildung zu erhalten.

Prognose

Insbesondere bei ungenügender Radikalität des Eingriffs erleiden bis zu 50% der Patienten ein Rezidiv.

26.12.9 Lunatummalazie

Lunatummalazie *(Morbus Kienböck):* Aseptische Knochennekrose (☞ auch 26.13.6) des Mondbeins mit Gefahr der Handgelenksarthrose. Betrifft Männer häufiger als Frauen, Altersgipfel um 30. Lebensjahr.

Krankheitsentstehung

Die Ursache der Durchblutungsstörung, die letztlich zur Nekrose führt, ist bislang unbekannt. Wahrscheinlich spielen mehrere Faktoren eine Rolle, z.B. wiederholte Mikrotraumen (gehäuftes Auftreten bei Arbeiten mit Preßluftwerkzeugen) oder angeborene Gefäßanomalien.

Symptome, Befund
Diagnostik

Der Patient klagt über Schmerzen im Mittelhandbereich, insbesondere bei anstrengenden Arbeiten. Evtl. ist die Beweglichkeit des Handgelenks eingeschränkt. Der Untersucher stellt einen umschriebenen Druckschmerz und bei einem Teil der Patienten eine leichte Schwellung am Handrücken über dem Mondbein fest.

Zur Diagnosesicherung und Stadieneinteilung wird eine Röntgennativaufnahme angefertigt. Im Frühstadium, wenn noch keine pathologischen Röntgenbefunde vorliegen, können eine Szintigraphie und/oder Kernspintomographie weiterhelfen.

Behandlungsstrategie
Prognose

Unbehandelt bricht das Mondbein zusammen. Die dadurch bedingten Gelenkveränderungen führen langfristig zur Arthrose des Handgelenks. Konservative Therapieversuche sind bisher erfolglos geblieben. Einzig mögliche Therapie ist die Operation, bei der je nach Stadium zahlreiche Verfahren eingesetzt werden können. Aber auch dann ist das Langzeitergebnis oft noch unbefriedigend.

26.12.10 Sonstige Erkrankungen der oberen Extremität

Ganglion

Ganglion *(Überbein):* Häufige, gutartige Geschwulst der Hand, bevorzugt am Handrücken über dem Mondbein. Betrifft Frauen häufiger als Männer, Altersgipfel 20 – 30 Jahre.

Das Ganglion ist ein ätiologisch ungeklärter, gutartiger Weichteiltumor, der von der Grenzschicht der Synovialmembran zur Gelenkkapsel, zum Band oder zur Sehne ausgeht.

Das klinische Bild ist sehr unterschiedlich. Während einigen Patienten nur eine prallelastische Vorwölbung des Handrückens auffällt, haben andere heftige belastungsabhängige Schmerzen und evtl. Sensibilitätsstörungen infolge Nervenkompression.

Die Diagnose wird meist klinisch gestellt. Bei unklarem Befund hilft eine Sonographie weiter. Röntgenaufnahmen können zum Ausschluß knöcherner Veränderungen angezeigt sein.

Bei Patienten ohne Beschwerden genügt eine Aufklärung über die Gutartigkeit der Erkrankung. Bei leichten Beschwerden wird ein konservativer Therapieversuch mit Bewegungsübungen zur Kräftigung der Unterarmmuskulatur und damit zur Stabilisierung des Handgelenks unternommen. Alternativ kommen Zerdrücken des Ganglions und evtl. lokale Glukokortikoidinjektionen in Betracht. Ansonsten wird das Ganglion operativ entfernt (Rezidivrate um 10%).

Schnellender Finger

Schnellender Finger *(Digitus saltans):* Ruckartiges, teilweise schmerzhaftes Schnappen des Fingers bei Beugung und Streckung.

Durch Überlastung oder degenerative Veränderung verdickt sich das Ringband an der Sehnenscheide der Fingerbeuger im Bereich des Fingergrundgelenkes und kommt es zu einer knotigen Verdickung der Sehne in Höhe des Ringbandes, so daß die Gleitfähigkeit der Sehne an dieser Stelle behindert ist. Beim Beugen (und beim Wieder-Strecken) des Fingers tritt ein Widerstand auf, der durch stärkeren Sehnenzug überwunden werden kann. Dann kommt es zu dem typischen Schnapp-Phänomen, und der Patient hat im Bereich des Mittelhandköpfchens Schmerzen.

Die Diagnose wird klinisch gestellt. Bleiben lokale Injektionen mit einem Lokalanästhetikum-Glukokortikoid-Gemisch erfolglos, wird die Enge operativ beseitigt.

Tendovaginitis de Quervain

Tendovaginitis de Quervain *(Quervain-Krankheit, Tendovaginitis stenosans de Quervain):* Schmerzhafte Einengung der Sehnen des Daumenstreckers (M. extensor pollicis brevis) und des Daumenabspreizers (M. abductor pollicis longus). Betrifft v.a. Frauen im mittleren Lebensalter.

Bei der **Tendovaginitis de Quervain** handelt es sich um eine durch Überbelastung (monotone Tätigkeiten) hervorgerufene Sehnenscheidenentzündung des Daumens. Die Patienten klagen über belastungs- und bewegungsabhängige Schmerzen an der radialen Seite der Mittelhand mit Ausstrahlung in den Daumen und den proximalen Unterarm, insbesondere beim festen Halten und Zugreifen.

Gipsruhigstellung des Daumens und lokale Glukokortikoidinjektionen sind nur im Anfangsstadium erfolgreich. Ansonsten ist eine Entlastung der Sehnen durch operative Spaltung des einengenden Retinakulum erforderlich.

Madelung-Deformität

Madelung-Deformität: Erbliche, meist doppelseitige Wachstumsstörung der distalen Radiusepiphyse mit daraus resultierender typischer Fehlstellung der Hand.

Bei der **Madelung-Deformität** kommt es infolge einer Wachstumsstörung der distalen Radiusepiphyse zu einer typischen, bajonettartigen Fehlstellung der Hand und infolgedessen zu frühzeitigen degenerativen Veränderungen im Erwachsenenalter.

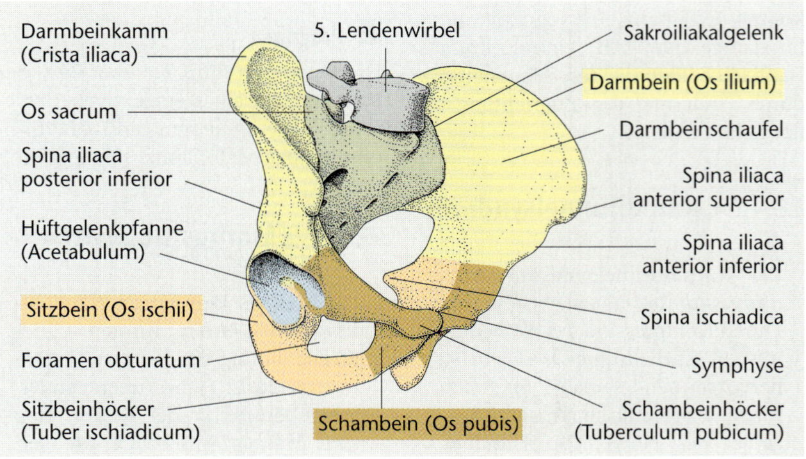

Abb. 26.65: Hüftbein (Os coxae) in der Schrägansicht. Darmbein, Sitzbein und Schambein bilden zusammen die Hüftgelenkpfanne. [L190]

Hauptbeschwerden des Patienten sind Beweglichkeitseinschränkung und Schmerzen im Handgelenk.

In leichten Fällen ist keine Behandlung erforderlich. Bei Kindern kann ein konservativer Versuch mit Handgelenksschienen unternommen werden. Ansonsten ist in ausgeprägten Fällen nach Abschluß des Wachstums eine operative Korrektur der Fehlstellung mit gleichzeitiger Durchtrennung sensibler Nervenäste zur Schmerzbeseitigung anzuraten.

26.13 Erkrankungen des Beckens und der unteren Extremität

Arthrosen, ☞ *26.10*

26.13.1 Anatomie

Knöchernes Becken und Hüftgelenk

Über das **Becken** *(Pelvis, Beckenring, Beckengürtel)* stehen die unteren Extremitäten mit dem Rumpfskelett in Verbindung:

- Das **Kreuzbein** *(Os sacrum)* bildet die Rückwand des knöchernen Beckens
- Daneben liegen die beiden **Hüftbeine** *(Os coxae)*, deren Ausläufer in einem Bogen nach vorne führen und dort über eine knorpelige Verbindung, die **Symphyse** *(Schambeinfuge)*, zusammengefügt sind. Jedes Hüftbein besteht aus drei miteinander verschmolzenen Knochen: **Darmbein** *(Os ilium)*, **Sitzbein** *(Os ischii)* und **Schambein** *(Os pubis)*
- Die **Sakroiliakalgelenke** *(Kreuzbein-Darmbein-Gelenke)* sind durch einen festen Bandapparat gesichert und nahezu unbeweglich.

Anteile aller drei Hüftknochen bilden gemeinsam die **Hüftgelenkpfanne** *(Acetabulum)*, eine schüsselförmige Vertiefung, die den Kopf des Oberschenkelknochens aufnimmt und mit ihm das **Hüftgelenk** bildet. Da das Hüftgelenk sehr beweglich und hohen mechanischen Beanspruchungen ausgesetzt ist, wird es durch einen straffen Bandapparat gesichert.

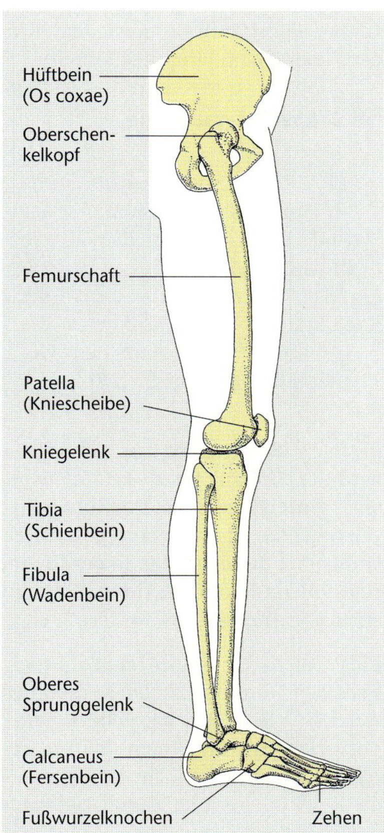

Abb. 26.67 (links): Knöcherner Aufbau der unteren Extremität. [L190]

Kniegelenk

Das **Kniegelenk** ist das größte Gelenk des Körpers. Femur und Tibia haben aber nur wenig Kontakt miteinander, da zwei knorpelige Strukturen, die **Menisken** (**Innen-** und **Außenmeniskus**), zwischengeschaltet sind. Sie gleichen die Gelenkinkongruenz teilweise aus, bieten dem Femur in jeder Gelenkstellung eine optimierte Gelenkpfanne und dienen der besseren Verteilung der auf den Knorpel einwirkenden Druckkräfte. Zum Kniegelenk gehört außerdem die **Patella** *(Kniescheibe)*. An ihr setzt die Kniestreckmuskulatur an.

Innerhalb des Gelenks befinden sich die **Kreuzbänder**, zwei starke, sich überkreuzende Bänder (**vorderes** und **hinteres Kreuzband**), die eine Verschiebung der beiden Gelenkteile nach vorn oder hinten (die sog. **Schublade**) sowie extreme Rotationsbewegungen verhindern. An den Außenseiten wird das Kniegelenk durch die **inneren** und **äußeren Seitenbänder** (*Innen-* bzw. *Außenband*) verstärkt. Die Gelenkkapsel des Kniegelenks ist zur passiven Stabilisierung ebenfalls sehr kräftig ausgebildet.

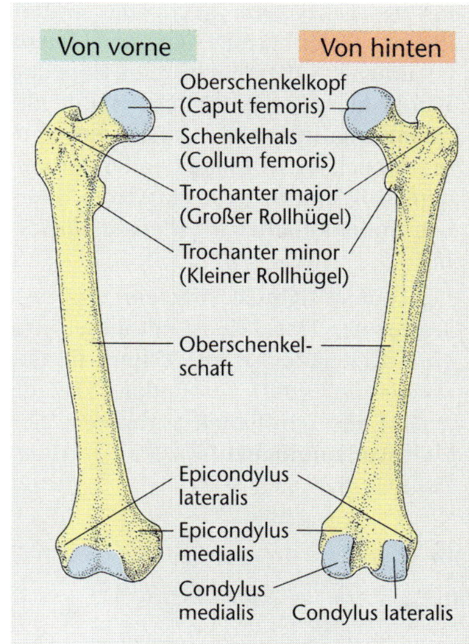

Abb. 26.66: Rechter Oberschenkelknochen (Femur), links Ansicht von vorn, rechts Ansicht von hinten. [L190]

Unterschenkelknochen

Vergleichbar der Situation am Unterarm, gibt es auch am Unterschenkel zwei Röhrenknochen:

- Die **Tibia** *(Schienbein)* ist der kräftigere der beiden Knochen. An ihrem proximalen Ende hat sie neben der Gelenkfläche

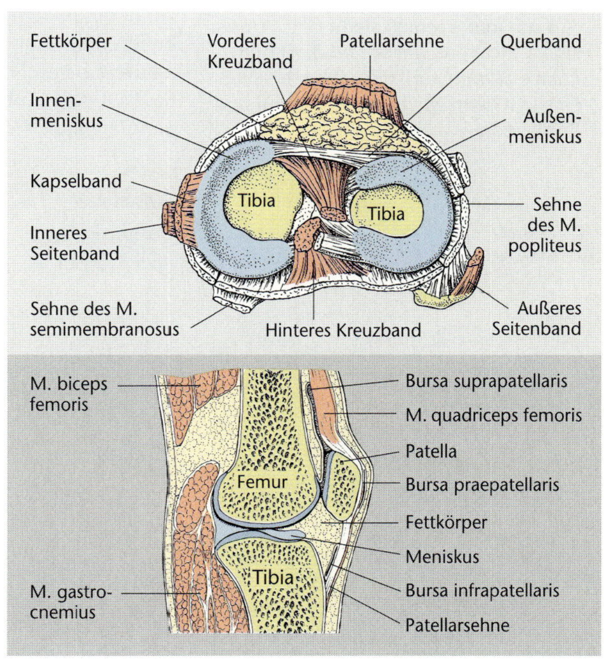

Abb. 26.68 (rechts): Quer- und Längsschnitt durch das Kniegelenk. Die beiden Kreuzbänder verlaufen diagonal überkreuzt durch das Kniegelenk. [L190]

für das Kniegelenk noch eine weitere kleine Gelenkfäche für die Fibula (☞ unten). Außerdem werden Tibia und Fibula durch ein straffes Band, die **Membrana interossea** (eine Syndesmose, ☞ auch 26.1.2) miteinander verbunden. Das untere Ende der Tibia bildet den **Innenknöchel** *(Malleolus medialis)*

- Die dünne **Fibula** *(Wadenbein)* liegt seitlich der Tibia. Sie ist mit dieser über eine Gelenkfläche am **Caput fibulae** *(Wadenbeinkopf)* verbunden. Das distale Ende der Fibula verbreitert sich zum **Außenknöchel** *(Malleolus lateralis)*.

Fuß

Fußgewölbe, ☞ Abb. 26.68

Der Fuß besteht wie die Hand aus drei Abschnitten (☞ Abb. 26.68):

- Der **Fußwurzel** *(Tarsus)* mit ihren sieben **Fußwurzelknochen** *(Ossa tarsi)*
- Dem **Mittelfuß** *(Metatarsus)* mit den fünf **Mittelfußknochen** *(Ossa metatarsalia)*
- Den fünf **Zehen,** wobei die **Großzehe** *(Hallux)* zwei, die übrigen Zehen jeweils drei Knochen enthalten.

Sprunggelenke

Es werden zwei Sprunggelenke unterschieden, die funktionell eine Einheit bilden:

- Das **obere Sprunggelenk** (kurz *OSG*) wird von den unteren Gelenkflächen von Tibia und Fibula und der oberen Gelenkfäche des **Talus** *(Sprungbein)* gebildet: Hier erfolgen Plantarflexion und Dorsalextension
- Am **unteren Sprunggelenk** (kurz *USG*) sind **Calcaneus** *(Fersenbein),* **Os naviculare** *(Kahnbein)* und Talus beteiligt. Das USG ermöglicht die Pronation und Supination.

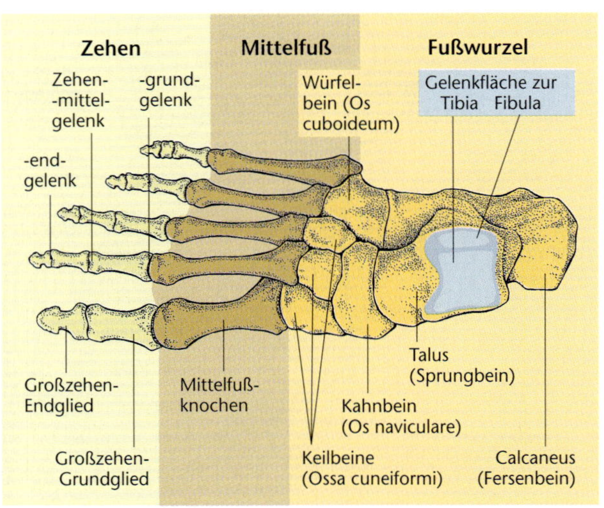

Abb. 26.69: Fußskelett von oben. Der Talus bildet zusammen mit Tibia und Fibula das obere Sprunggelenk. [L190]

26.13.2 Angeborene Hüftdysplasie

Angeborene Hüft(gelenk)dysplasie: Entwicklungsstörung der Hüftpfanne mit postnataler Entwicklung einer (Teil-)Luxation des Hüftgelenks. Mit ca. 4% häufigste angeborene Skelettfehlentwicklung. Mädchen : Jungen = 6 : 1. In ca. 40% beidseits.

Krankheitsentstehung

Die angeborene Hüftdysplasie ist höchstwahrscheinlich multifaktoriell bedingt, d.h. auf eine Kombination endogener und exogener Faktoren zurückzuführen (☞ 8.1). Dabei ist die Rolle exogener Faktoren (z.B. einer Geburt aus Beckenendlage, ☞ 12.10.1) noch nicht endgültig geklärt.

Bei der Geburt ist in der Regel nur die Dysplasie der Hüftpfanne vorhanden: Die Hüftpfanne ist zu flach und insgesamt zu steil, der Hüftkopf aber nur selten schon luxiert. Erst nach der Geburt kommt es durch die fehlende Zentrierung des Hüftkopfes in der Gelenkpfanne unter Einfluß von Muskelzug und (später) statischer Belastung zu einer weitergehenden Deformierung der Gelenkpfanne und einer zunehmenden (Teil-)Luxation.

Symptome, Befund Diagnostik

Unmittelbar nach der Geburt ist das Kind beschwerdefrei. Fängt es an zu laufen, fällt den Eltern bei einseitigem Auftreten ein Hinken (☞ 26.3.2), bei beidseitigem Auftreten ein watschelnder Gang auf.

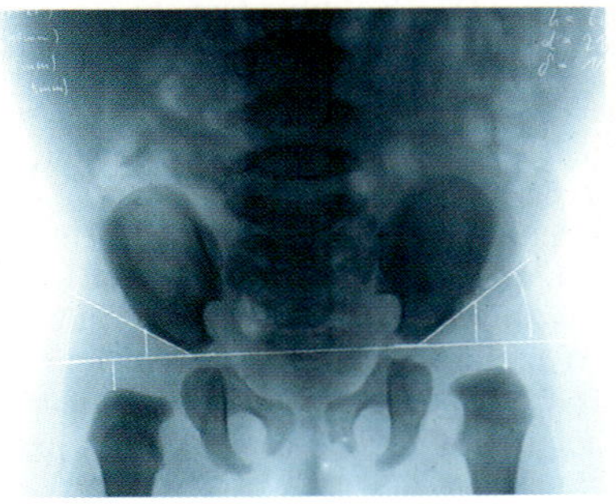

Abb. 26.70: Röntgenbefund bei Hüftluxation links. Deutlich zu erkennen sind die Steilstellung der linken Hüftpfanne und der Femurhochstand links. [T112]

Die wichtigsten klinischen Untersuchungsbefunde bei Neugeborenen und jungen Säuglingen sind:

- Das sog. **Ortolani-Zeichen,** d.h. ein spür- und hörbares Schnappen, wenn die erkrankte Hüfte in Beugung, Außenrotation und Abduktion passiv bewegt wird
- Eine **Abspreizbehinderung** der erkrankten Hüfte
- Eine **Faltenasymmetrie** an Oberschenkel und Gesäß
- Eine **Beinverkürzung.**

Die Diagnose wird sonographisch gesichert. Röntgenuntersuchungen sind zur Verlaufskontrolle sowie bei Kindern über einem Jahr erforderlich.

Behandlungsstrategie

Entscheidend ist der frühe Behandlungsbeginn: Je jünger das Kind, desto weniger invasiv die Therapie und desto besser die Prognose. Therapieziel ist, durch die Zentrierung des Hüftkopfes die Ausbildung einer normalen Gelenkpfanne zu ermöglichen.

Je nach Ausprägung der *Dysplasie* wird der Säugling für 1 – 6 Monate mit einer **Spreizhose** oder **Pavlikbandage** versorgt, die Strampelbewegungen erlaubt, aber den Hüftkopf in der Pfanne zentriert und dadurch die Ausbildung einer normalen Pfanne fördert.

Liegt bereits eine *(Sub-)Luxation* vor, muß der Hüftkopf zunächst reponiert werden, z.B. durch spezielle Extensionsverfahren, die einen stationären Aufenthalt erfordern. Die anschließende Retention erfolgt durch Schienen oder Gipsverbände.

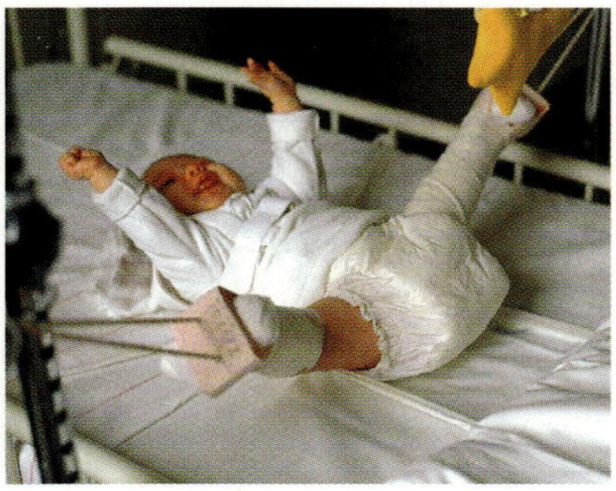

Abb. 26.71 (links): „Overhead"-Extension bei einem Kind mit angeborener Hüftluxation. [M158]

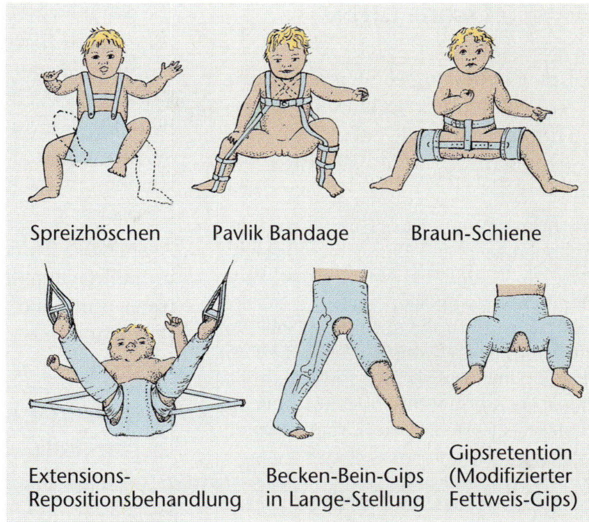

Abb. 26.72 (rechts): Therapieformen bei Hüftdysplasie/Hüftluxation. [L190]

Operative Maßnahmen sind v.a. bei verspäteter Diagnose und nicht reponierbarem Hüftkopf erforderlich.

Prognose

Bei Frühdiagnose und -therapie heilt die Erkrankung meist folgenlos aus. Kommt es allerdings zu einer **Hüftkopfnekrose** (Häufigkeit bei schonender Therapie < 5%) oder wird die Erkrankung nicht behandelt, entwickelt sich eine frühzeitige Coxarthrose.

26.13.3 Coxa vara und Coxa valga

Coxa valga: Steilstellung der Schenkelhalsachse über 140° beim Erwachsenen. Am häufigsten Folge einer angeborenen Hüftdysplasie.

Coxa vara: Zu geringer Schenkelhalswinkel unter 120° beim Erwachsenen.

Die Diagnose wird durch Röntgenaufnahmen des Beckens mit Bestimmung des *Schenkelhals-Schaft-Winkels* (*Centrum-Collum-Diaphysen-Winkel*, kurz **CCD-Winkel**) gestellt. Ob eine und welche Therapie erforderlich ist, hängt vom Alter des Patienten, von der Ausprägung der Deformität und der eventuellen Grunderkrankungen ab. In schweren Fällen sind Korrekturosteotomien am Femur zur Verhütung einer Coxarthrose erforderlich.

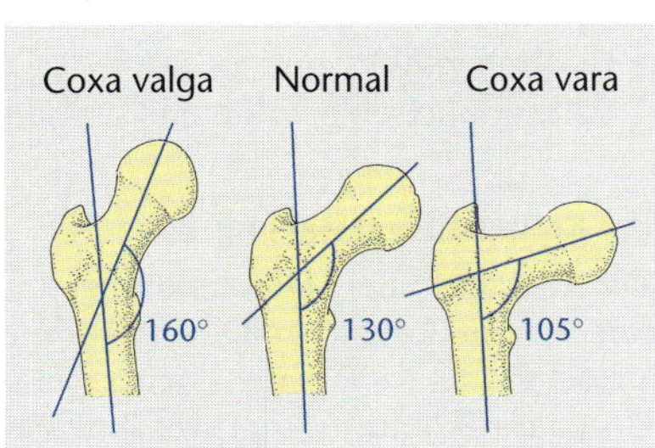

Abb. 26.73: Normaler Schenkelhals-Schaft-Winkel (Mitte) sowie Winkel bei Coxa valga (links) und Coxa vara (rechts). [L190]

26.13.4 Epiphyseolysis capitis femoris

Epiphyseolysis capitis femoris *(Hüftkopf-Epiphysen-Lösung, Coxa vara adolescentium, Coxa vara epiphysarea):* In der Pubertät auftretende Verschiebung des Schenkelhalses nach vorn oben mit Entwicklung einer Coxa vara (☞ 25.13.3). Je nach zeitlichem Verlauf werden eine **akute Form** und eine (langsame) **Lenta-Form** unterschieden. Jungen sind häufiger betroffen als Mädchen.

Krankheitsentstehung

Wahrscheinlich aufgrund eines Zusammenspieles hormoneller und mechanischer Faktoren kommt es zu einer Lockerung der Epiphysenfuge und nachfolgend zu einer Verschiebung des Schenkelhalses nach vorn oben.

Symptome, Befund
Diagnostik

Die betroffenen Jugendlichen sind oft auffällig groß, adipös und in ihrer Geschlechtsentwicklung eher zurückgeblieben. Bei der häufigen **Lenta-Form** sind die Beschwerden mit rascher Ermüdbarkeit, Hinken, Leisten- und Knieschmerz anfangs diskret. Im weiteren Krankheitsverlauf kommt es zu einer zunehmenden Außenrotation und Verkürzung des erkrankten Beines. Die seltene **akute Form** zeigt sich durch plötzliche Hüftschmerzen und Belastungsunfähigkeit der Hüfte (bis hin zum plötzlichen Zusammenbrechen des Kindes).

Die Diagnose wird radiologisch gesichert.

Behandlungsstrategie

Die Behandlung ist grundsätzlich operativ. In leichten Fällen werden Epiphyse und Schenkelhals reponiert und mittels Kirschner-Drähten oder Schrauben (☞ 27.6.6) fixiert, in schweren Fällen sind Korrekturosteotomien mit osteosynthetischer Stabilisierung erforderlich. Da die Erkrankung in bis zu 60% beidseits auftritt, wird auch die radiologisch gesunde Seite prophylaktisch mit Kirschner-Drähten versorgt.

Die akute Epiphysenlösung ist ein orthopädischer Notfall! Nach sofortiger Bettruhe, absolutem Belastungsverbot und evtl. kurzzeitiger Extensionsbehandlung wird schnellstmöglich operiert. Es besteht die Gefahr von Gefäßverletzungen mit nachfolgender Hüftkopfnekrose!

Pflege

Perioperative Pflege in der Orthopädie, ☞ *26.2.2;*
Pflege nach Osteosynthese, ☞ *27.1.2*

Prognose

Bei rechtzeitiger Behandlung ist die Prognose gut. Setzt die Behandlung zu spät ein oder tritt eine Hüftkopfnekrose komplizierend hinzu, droht eine frühzeitige (sekundäre) Koxarthrose (☞ 26.10.2).

26.13.5 Coxitis fugax

Coxitis fugax *(Hüftschnupfen):* Flüchtige Entzündung der Hüftgelenkkapsel, oft im Anschluß an einen (viralen) Infekt.

Die Erkrankung zeigt sich durch Hüft- und Knieschmerzen mit Bewegungseinschränkung der Hüfte bei ungestörtem Allgemeinbefinden. Therapeutisch reichen kurzzeitige Bettruhe sowie die Gabe von nichtsteroidalen Antiphlogistika und Analgetika über wenige Tage aus. Die Problematik der Erkrankung besteht in der Abgrenzung zu ernsthaften Erkrankungen.

26.13.6 Morbus Perthes

Morbus Perthes *(Morbus Legg-Calvé-Perthes, juvenile Hüftkopfnekrose):* Erworbene, sog. aseptische Nekrose des Hüftkopfes, meist bei Jungen von 3 – 10 Jahren. Häufigste aseptische Knochennekrose überhaupt.

Krankheitsentstehung

Eine ursächlich noch unklare Durchblutungsstörung führt zur Nekrose des Knochenkerns mit nachfolgendem Abbau des nekrotischen Knochens und Wiederaufbau. Bei Mitbeteiligung der Epiphysenfuge kommt es zur Wachstumsstörung.

Aseptische Knochennekrosen können an zahlreichen Stellen des Körpers auftreten und sind unter jeweils eigenen Bezeichnungen bekannt. Abb. 26.74 gibt einen Überblick.

Symptome, Befund
Diagnostik

Die Kinder klagen über belastungsabhängige Hüft- und Knieschmerzen. Es folgen ein (Schon-)Hinken und eine schmerzhafte Bewegungseinschränkung.

Diagnose und Stadieneinteilung erfolgen radiologisch. Häufig findet man in der Sonographie einen Gelenkerguß. Im Frühstadium der Erkrankung ist die Röntgenaufnahme aber oft unauffällig.

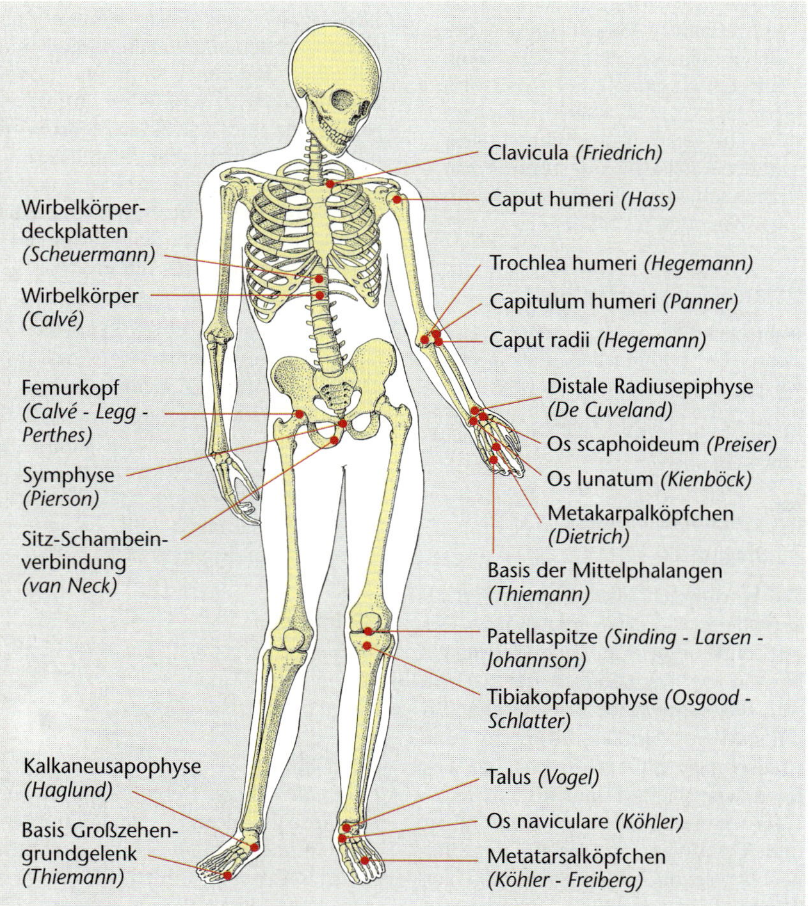

Abb. 26.74: Überblick über die aseptischen Knochennekrosen und ihre Eigennamen.

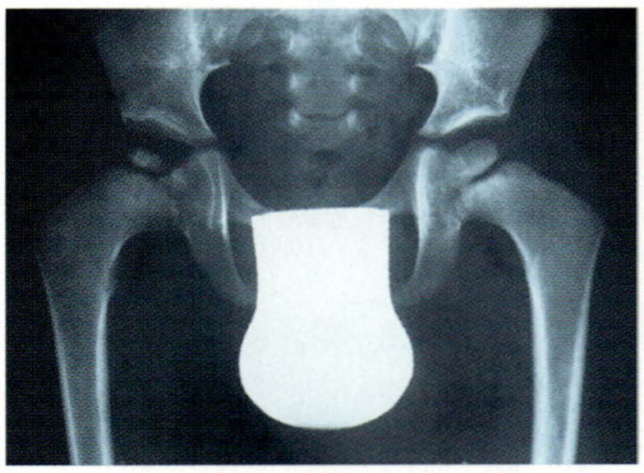

Abb. 26.75: M. Perthes rechts. [M158]

Dann kann heute die Kernspintomographie weiterhelfen.

Behandlungsstrategie

Die Behandlung des M. Perthes ist nach wie vor umstritten. Im allgemeinen wird bei leichten Formen abwartendes Verhalten und evtl. Krankengymnastik empfohlen. Sprungbelastungen sollen vermieden werden, Radfahren und Schwimmen sind hingegen günstig. Bei schweren Formen besteht die Behandlung je nach Alter des Kindes entweder in einer Entlastungsorthese oder in verschiedenen Operationen.

Prognose

Je schwerer der wiederaufgebaute Hüftkopf deformiert ist (Gelenkinkongruenz), desto größer ist die Gefahr einer frühzeitigen Koxarthrose. Faustregel: Je älter das Kind zu Erkrankungsbeginn und je ausgedehnter der Befund, desto schlechter die Prognose.

26.13.7 Idiopathische Hüftkopfnekrose des Erwachsenen

Idiopathische Hüftkopfnekrose: Ursächlich ungeklärte Hüftkopfnekrose bei Erwachsenen. Meist bei Männern im mittleren Lebensalter und in 50% der Fälle doppelseitig auftretend.

Krankheitsentstehung

Die Ursache der Durchblutungsstörung bleibt häufig unklar. Bekannte Ursachen sind z.B. eine hochdosierte Glukokortikoidtherapie, Alkoholabusus und Stoffwechselstörungen. Der Hüftkopf bricht ein, es kommt zu einer Deformierung und sekundären Coxarthrose.

Symptome, Befund
Diagnostik

Die Patienten klagen über belastungsabhängige Leistenschmerzen mit Bewegungseinschränkung in der Hüfte. Die Diagnose wird durch Röntgenaufnahmen oder – in Frühstadien – Kernspintomographie gesichert.

Behandlungsstrategie

Die Behandlung ist operativ. Je nach Erkrankungsstadium wird die Nekrose angebohrt und der Defekt durch autologe Spongiosa aufgefüllt, eine Umstellungsosteotomie durchgeführt (um den Nekroseherd aus der Belastungszone herauszudrehen) oder eine Hüftendoprothese implantiert (☞ 26.10.2). Letzteres ist aber aufgrund des frühen Erkrankungsalters und der häufigen Doppelseitigkeit der Erkrankung problematisch. Unterstützend werden etwaige Ursachen der Durchblutungsstörung beseitigt.

Pflege

Perioperative Pflege nach Hüftoperationen, ☞ 26.2.2

Prognose

Unbehandelt entwickeln die Patienten frühzeitig eine sekundäre Koxarthrose. Setzt die Behandlung in frühen Erkrankungsstadien ein, kann eine Arthrose meist verhindert werden.

26.13.8 Genu varum und Genu valgum

Genu varum: O-Bein. In leichter Ausprägung bei Säuglingen physiologisch.

Genu valgum: X-Bein. In leichter Ausprägung im 2. – 5. Lebensjahr physiologisch.

Beim **Genu varum** und **Genu valgum** handelt es sich um angeborene oder erworbene Beinachsenfehlstellungen. Bedeutung haben sie v.a. durch die aufgrund der ungleichmäßigen Belastung entstehende Gonarthrose.

Therapeutisch sind bei geringen Fehlstellungen das Ausüben geeigneter Sportarten (z.B. Schwimmen), evtl. krankengymnastische Übungen und Schuhaußen- bzw. -innenranderhöhung zu empfehlen. In ausgeprägten Fällen sind Korrekturosteotomien erforderlich.

Die Prognose ist ursachenabhängig. Bei Kindern kommt es nicht selten zu einer guten Spontankorrektur.

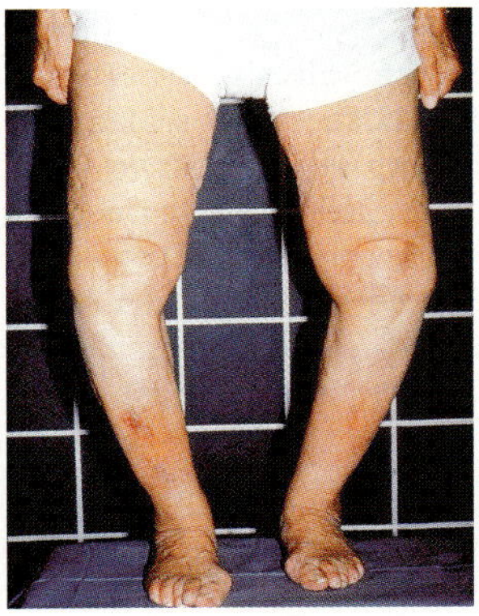

Abb. 26.76 (links): Patientin mit einer Varusgonarthrose. [M158]

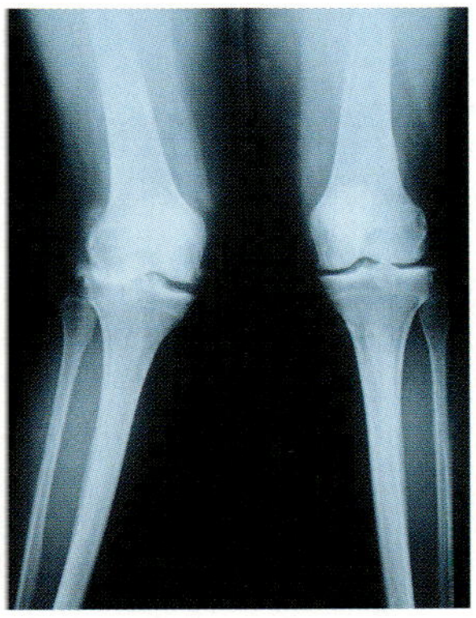

Abb. 26.77 (rechts): Valgusgonarthrose im Rö-Bild. [M158]

26.13.9 Meniskuserkrankungen

Meniskuserkrankungen: Degenerative Schädigung und/oder traumatisch bedingter Einriß der Menisken im Kniegelenk. Männer sind doppelt so häufig betroffen wie Frauen.

Krankheitsentstehung

Die meisten Meniskuserkrankungen entstehen auf dem Boden degenerativer Veränderungen der Menisken. Dann führen bereits geringe Gewalteinwirkungen, die das Ausmaß physiologischer Belastungen kaum überschreiten, zum Einriß des Meniskus.

Traumatisch bedingte Meniskusverletzungen sind v.a. bei jüngeren Menschen zu beobachten.

Symptome und Untersuchungsbefund

Die Symptome bei degenerativen Meniskusveränderungen sind oft unspezifisch: Die Patienten klagen über belastungsabhängige Schmerzen im Knie,

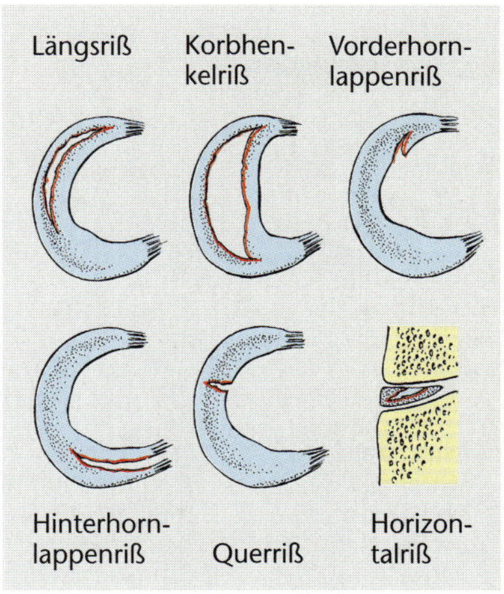

Abb. 26.78: Typische Meniskus-Läsionen. Meist reißt der kaum verschiebliche Innenmeniskus ein. [L190]

Streckhemmung und häufig Einklemmungserscheinungen bei bestimmten Bewegungen. Infolge der Schonung des Beines kann die Oberschenkelmuskulatur atrophieren. Häufig liegt gleichzeitig eine Kniegelenkarthrose vor (☞ 26.10.3).

Frische Meniskusverletzungen zeigen sich durch starke Schmerzen, eine Bewegungseinschränkung des Kniegelenks sowie evtl. Einklemmungserscheinungen (v.a. eine Streckhemmung) und einen Kniegelenkerguß.

Es gibt verschiedene klinische Meniskustests (☞ Abb. 26.79), die meist auf einer Schmerzprovokation durch Kompression des lädierten Meniskus beruhen. Negative Meniskustests bedeuten aber nicht, daß die Menisken intakt sind. Die Kombination verschiedener Tests erhöht die Aussagekraft.

Diagnostik
Behandlungsstrategie

Zuverlässigste Methode zur Diagnose von Meniskusschäden ist zur Zeit die Arthroskopie (☞ 27.3.4). Wird hierbei ein Meniskusriß festgestellt, erfolgt fast immer in gleicher Sitzung die Therapie. Je nach Befund wird eine **Meniskusteilresektion** *(partielle Meniskektomie)*, eine **totale Meniskektomie** (bei ausgedehnten Verletzungen) oder eine **Meniskusrefixation** (Annähen des Meniskus bei basisnahen Meniskusabrissen) durchgeführt.

Eine konservative Behandlung durch Gipsruhigstellung und Entlastung des Knies ist allenfalls bei kleinen Rissen bestimmter Lokalisationen sinnvoll.

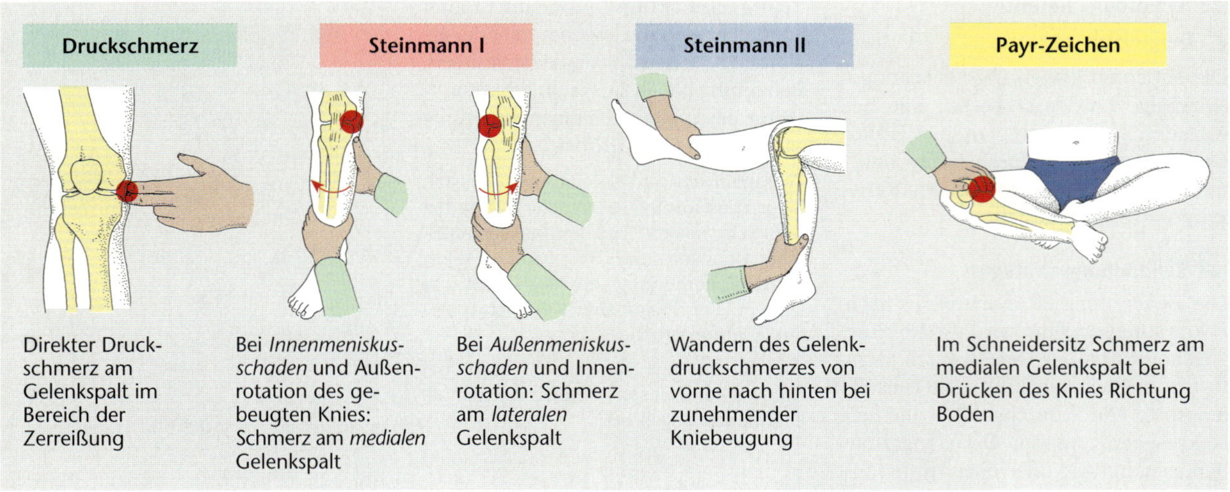

Abb. 26.79: Wichtige Meniskustests. [L190]

Pflege bei Meniskusteilresektion

Präoperative Pflege

Allgemeine präoperative Pflege, ☞ 11.1

- Kühlung und Hochlagerung des betroffenen Beines bis zur Operation
- Rasur handbreit oberhalb bis handbreit unterhalb des Kniegelenks. Sie wird unmittelbar vor dem Eingriff im OP bzw. Einleitungsraum und nicht auf der Station vorgenommen.

Postoperative Pflege

Allgemeine postoperative Pflege, ☞ 11.4

- Hochlagerung des operierten Beines nach Anordnung des Operateurs mittels Schaumstoffschiene
- Kühlung des Knies mit speziellen Kühlelementen (☞ Abb. 10.99)
- Frühmobilisation, Belastung des operierten Beins gemäß den Anordnungen des Operateurs. Oft darf der Patient ab dem 2. postoperativen Tag voll belasten (Arztanordnung)
- Schulung des Patienten im Gebrauch der notwendigen Gehstützen, die er auch nach Krankenhausentlassung bis zur Vollbelastung benutzen soll
- Bewegungsübungen des operierten Beins durch Krankengymnastik ab dem ersten postoperativen Tag
- Entlassung, wenn das Knie bis 90° gebeugt werden kann. Dies ist bei günstigem Verlauf am 12. postoperativen Tag erreicht.

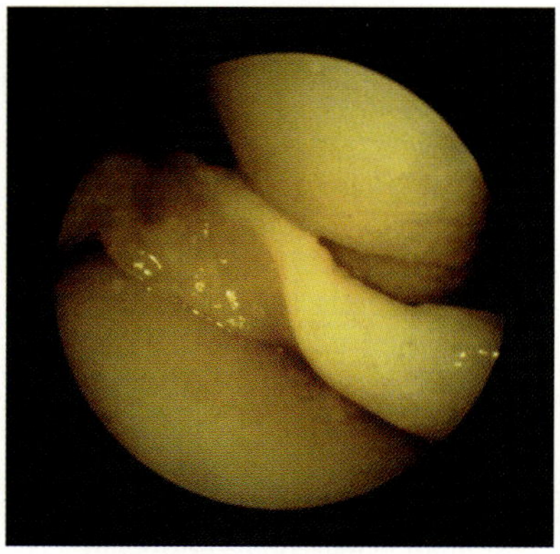

Abb. 26.80: Befund bei Arthroskopie, hier eine Meniskusläsion. [M158]

Krankenbeobachtung und Dokumentation:
- Vitalzeichen, Temperatur
- Allgemeinbefinden, Schmerz
- Durchblutung, Motorik und Sensibilität der operierten Extremität („DMS")
- Drainagen, Verband.

Prognose

Meniskusschäden begünstigen die Entwicklung einer Gonarthrose (☞ 26.10.3).

26.13.10 Femoropatellares Schmerzsyndrom

Femoropatellares Schmerzsyndrom *(Chondropathia patellae, Chondromalacia patellae)*: Sehr häufige, ätiologisch nicht vollständig geklärte Erkrankung v.a. des Jugendalters mit Schmerzen im Kniescheibenbereich.

Die Jugendlichen klagen über meist beidseitige Schmerzen bei oder nach längerer Kniebeugung oder Treppensteigen. Nachgeben des Knies oder Blockierungsphänomene sind nicht selten.

Die Behandlung ist primär konservativ mit krankengymnastischen Übungen zur Kräftigung der Muskulatur, physikalischen Maßnahmen, Bandagen oder Tape-Verband sowie ggf. der Gabe nichtsteroidaler Antiphlogistika. Die Patienten sollten längeres Sitzen mit gebeugten Knien und sportliche Überlastung vermeiden. Erst nach Ausschöpfen aller konservativen Maßnahmen wird eine Operation erwogen.

Bei Auftreten im Jugendalter heilen viele Erkrankungen spontan aus. Bei Erwachsenen ist der Übergang in eine Femoropatellarthrose (☞ 26.10.1) häufig.

26.13.11 Osteochondrosis dissecans

Überblick über die aseptischen Knochennekrosen, ☞ Abb. 26.74

Osteochondrosis dissecans (kurz *OD*): Lokalisierte aseptische Knochennekrose mit scharfer Abgrenzung der Nekrose zum gesunden Knochengewebe *(Dissektion)*. Es besteht die Gefahr der Abstoßung des *Dissekats* als freier Gelenkkörper **(Gelenkmaus).**

Die Erkrankung befällt v.a. Jugendliche gegen Ende des Wachstumsalters. Die Betroffenen haben uncharakteristische, belastungabhängige Knieschmerzen, evtl. mit Knieschwellung und -erguß. Plötzliche Einklemmungen nach Abstoßung der Knochennekrose sind typisch. Die Diagnose wird durch Röntgenaufnahmen, Kernspintomographie und Arthroskopie gestellt.

In frühen Erkrankungsstadien ist die Behandlung konservativ mit symptomatischer Analgetikagabe, Entlastung (z.B. durch Gehstützen, Thomas-Splint, ☞ Abb. 26.33, oder Gipstutor) für 6 – 10 Wochen, körperlicher Schonung und Sprungverbot. In späteren Stadien wird zur Operation geraten. Hierbei wird entweder durch verschiedene Methoden versucht, eine Wiedereinheilung des Dissekats zu erreichen, oder das Dissekat wird entfernt.

Die Osteochondrosis dissecans tritt nicht nur am Kniegelenk, sondern z.B. auch am Hüftgelenk, Sprunggelenk, Ellenbogengelenk und an der Schulter auf.

26.13.12 Morbus Osgood-Schlatter

Überblick über die aseptischen Knochennekrosen, ☞ Abb. 26.74

M. Osgood-Schlatter *(Apophyseopathie der Tuberositas tibiae):* Gehäuft bei 10 – 14jährigen Jungen auftretende, aseptische Knochennekrose der Tibiaapophyse (Ansatz der Patellasehne).

Ursächlich für die Entstehung der Erkrankung scheint ein verstärkter Zug des Ligamentum patellae z.B. bei sportlicher Überbelastung zu sein.

Symptome, Befund

Diagnostik

Insbesondere nach sportlicher Belastung klagen die Patienten über Schmerzen an der Tuberositas tibiae. Knien verstärkt den Schmerz. Manchmal sieht man bei der seitlichen Betrachtung eine Beule, die als harter Tumor zu tasten ist.

Die Diagnose wird durch eine Röntgenaufnahme des Kniegelenks bestätigt.

Behandlungsstrategie

Die Behandlung des M. Osgood-Schlatter beim Jugendlichen ist stets konservativ. Zur Schmerzlinderung genügen oft Schonung, lokale antiphlogistische Therapie und/oder eine speziel-

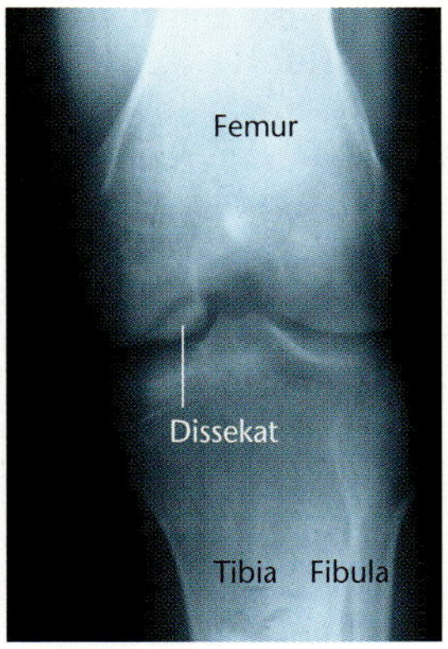

Abb. 26.81 Osteochondrosis dissecans mit Dissekat („Gelenkmaus"). [M158]

le Schuhzurichtung *(rückhebelnde Zehenrolle)* Bei starken Schmerzen kann das Knie für einige Wochen in einem Gipstutor ruhiggestellt werden.

Prognose

In der Regel heilt die Erkrankung mit dem Wachstumsabschluß von selbst aus. Sollten nach Wachstumsabschluß noch Beschwerden bestehen, kann eine Operation indiziert sein.

26.13.13 Angeborene Pseudarthrose der Tibia oder des Unterschenkels

Angeborene Pseudarthrose der Tibia *(kongenitales O-Bein, Crus varum congenitum):* Angeborene oder sich im ersten Lebensjahr entwickelnde varusförmige Verbiegung des Unterschenkels, die bei stärkerer Ausprägung zu einer Fraktur im mittleren bis distalen Unterschenkeldrittel und oft zu einer Pseudarthrose führt. Meist einseitig auftretend.

Die Entstehung der Erkrankung ist unklar.

Symptome, Befund

Diagnostik

Die Diagnose ist bei bereits eingetretener Fraktur mit nachfolgender Pseudarthrose klinisch möglich. Die Röntgenaufnahme des Unterschenkels dokumentiert das Ausmaß der Deformität.

Behandlungsstrategie

Solange nur eine Verbiegung und keine Pseudarthrose vorliegt, kann versucht werden, ob es mit Hilfe einer Unterschenkelorthese im Laufe des Wachstums zu einer Begradigung der Deformität kommt. Liegt bereits eine Pseudarthrose vor, wird meist eine Operation empfohlen. Diese ist jedoch aufgrund der schlechten Heilungstendenz der Pseudarthrose oft nicht beim ersten Mal erfolgreich. In drastischen Fällen ist als letzter Schritt nach zahlreichen vergeblichen Operationen an eine Amputation zu denken.

Prognose

Auch bei optimaler Therapie läßt sich keine verbindliche Aussage zur Prognose machen.

26.13.14 Angeborener Klumpfuß

Klumpfuß *(Pes equinovarus adductus et excavatus):* Angeborene, passiv nicht ausgleichbare, komplexe Fußdeformität, die aus folgenden Einzelfehlstellungen zusammengesetzt ist:

- *Spitzfuß* (☞ 26.13.17) durch verstärkte Plantarflexion im oberen Sprunggelenk *(Pes equinus)*. Fast immer ist die Achillessehne verkürzt
- *Supination des Fersenbeins* (O-Stellung = *Pes varus*)
- *Sichelfuß* (☞ 26.13.17) durch Adduktion des Vorfußes *(Pes adductus)*
- *Hohlfuß* (☞ 26.13.17) durch verstärktes Fußlängsgewölbe *(Pes excavatus)*.

Die Entstehung der Klumpfußdeformität ist unklar.

Symptome, Befund

Diagnostik

Bei ausgeprägten Klumpfüßen ist eine Blickdiagnose möglich. Röntgenaufnahmen dienen der späteren Verlaufskontrolle.

Behandlungsstrategie

☑ Entscheidend sind die Frühbehandlung unmittelbar nach der Geburt und die weitere konsequente Therapie bis zum Wachstumsabschluß.

Zunächst wird der Klumpfuß vorsichtig mit der Hand ein kleines Stück in Richtung normale Fußform gebracht *(manuelle Redression)*. Nach der manuellen Redression wird das Korrekturergebnis mittels Redressionsgipsen gehalten (☞ Abb. 26.84). Nach einigen Tagen werden die Gipse entfernt und wieder ein Stück weiter redressiert. Auf diese Weise gelingt es in ca. 50 % der Fälle, die Fehlstellung im Mittel- und Vorfuß zu korrigieren. Diese Phase dauert etwa 8 – 12 Wochen.

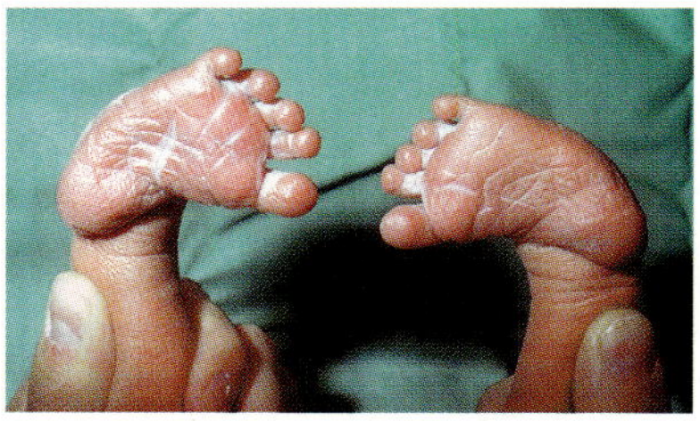

Abb. 26.82: Angeborene Klumpfüße. [T135]

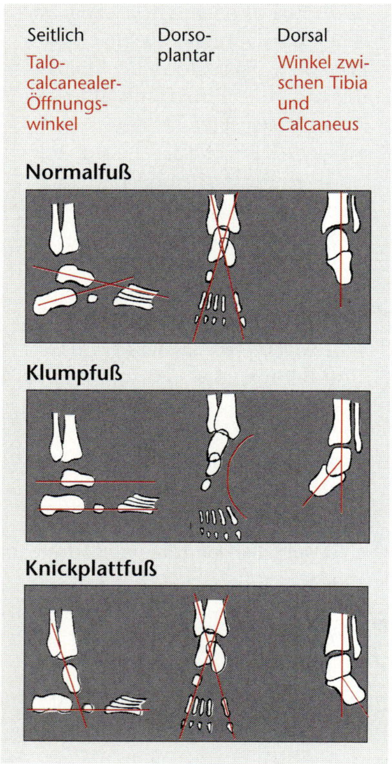

Abb. 26.83: Die röntgenologische Darstellung der Fußknochen beim Neugeborenen zeigt die Komplexität der Deformität bei Klumpfuß. [L190]

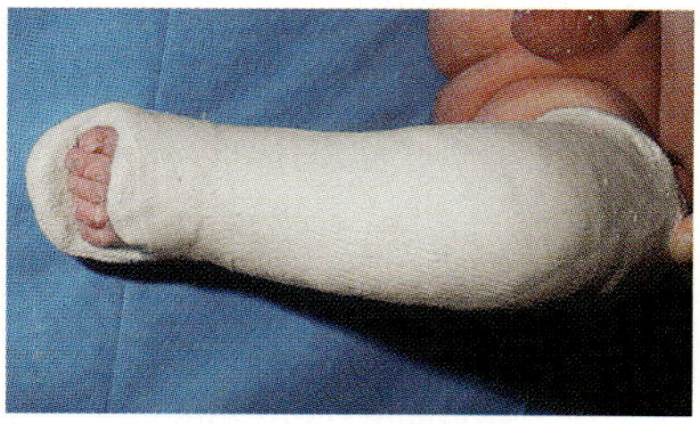

Abb. 26.84: Klumpfußgips. [T135]

Da sich die Spitzfußstellung aufgrund der verkürzten Achillessehne und Wadenmuskulatur häufig nicht befriedigend korrigieren läßt, ist in ca. 80% der Fälle etwa im 6. Lebensmonat die Achillessehnenverlängerung und Eröffnung der hinteren Gelenkkapsel nötig. Falls sich intraoperativ keine befriedigende Stellung erzielen läßt, sind weitere Weichteileingriffe erforderlich.

Nachdem eine physiologische Fußform erreicht ist, muß eine weitere Behandlung z.B. mit Lagerungsschienen aus Kunststoff (mehrere Modelle auf dem Markt) sowie begleitender aktiver und passiver Krankengymnastik erfolgen. Bei inkonsequenter Behandlung droht ein Rezidiv des Klumpfußes (sog. *rebellischer Klumpfuß*).

Verbleibt eine (Rest-)Deformität, sind orthopädietechnische Maßnahmen, z.B. spezielle Klumpfußeinlagen bis hin zu orthopädischen Schuhen, angezeigt. Bei starken Schmerzen erfolgt eine Versteifungsoperation des unteren Sprunggelenkes, evtl. kombiniert mit Weichteileingriffen (Ablösung oder Verlagerung von Gelenkkapsel, Bändern und/oder Sehnen).

Pflege

Pflege bei Gipsbehandlung, ☞ 26.2.3

Prognose

Werden angeborene Klumpfüße unmittelbar nach der Geburt und konsequent während des Wachstums behandelt, wird meist eine annähernd regelrechte Fußform erreicht.

26.13.15 Hallux valgus

Hallux valgus: Sehr häufige, meist erworbene Zehendeformität, bei der die Großzehe im Grundgelenk zur Fußaußenseite abweicht *(Ballenfuß)* und das Großzehenendglied quer unter oder über den anderen Zehen liegt. Hauptsächlich betroffen sind Frauen mittleren und höheren Lebensalters.

Die Fehlstellung ist im späteren Krankheitsverlauf passiv nicht mehr auszugleichen. Durch die Subluxationsstellung der Großzehenbasis steht das Mittelfußköpfchen nach medial vor *(Pseudoexostose)*, und es kommt zu einer Arthrose im Großzehengrundgelenk.

Symptome, Befund
Diagnostik

Die Patienten kommen meist wegen der Schmerzen im Bereich der Pseudoexostose oder weil ihnen keine Schuhe mehr passen zum Arzt. Der chronische Druck im Bereich der Pseudoexostose führt zu einer Bursitis, die sich bei Entstehung einer Drucknekrose durch Eindringen von Bakterien zu einer eitrigen Bursitis ausweiten kann.

Die Diagnose wird klinisch gestellt und durch eine Röntgenaufnahme im Stehen ergänzt. Wichtig für den Therapieentscheid ist die Beurteilung des Großzehengrundgelenks mit der Frage, ob bereits eine Arthrose vorliegt. Viele Patienten wünschen aber auch aus praktischen oder kosmetischen Gründen die (oft ambulante) Operation.

Behandlungsstrategie

Eine symptomatische Therapie z.B. durch weite Schuhe und Einlagen kann versucht werden. Das Fortschreiten der Fehlstellung der Großzehe ist hierdurch aber nicht aufzuhalten.

Beschwerdefreiheit auf Dauer ist meist nur durch eine Operation zu erzielen. Hier gibt es ca. 150 verschiedene Techniken. Grundsätzlich kann man unterscheiden zwischen:

- **Gelenkerhaltenden Eingriffen** mit Verlagerung von Sehnen oder Korrekturosteotomien. Sie sind indiziert bei jüngeren Patienten mit noch freier Beweglichkeit im Großzehengrundgelenk und passiver Ausgleichbarkeit der Fehlstellung
- **Resektions-Interpositions-Arthroplastiken,** bei denen die Gelenkfläche teilweise entfernt und in den erweiterten ehemaligen Gelenkraum ein aus der Gelenkkapsel präparierter Lappen eingenäht wird. Sie sind bei Vorliegen einer Arthrose im Großzehengrundgelenk und kontrakter Fehlstellung die einzig erfolgversprechenden Maßnahmen.

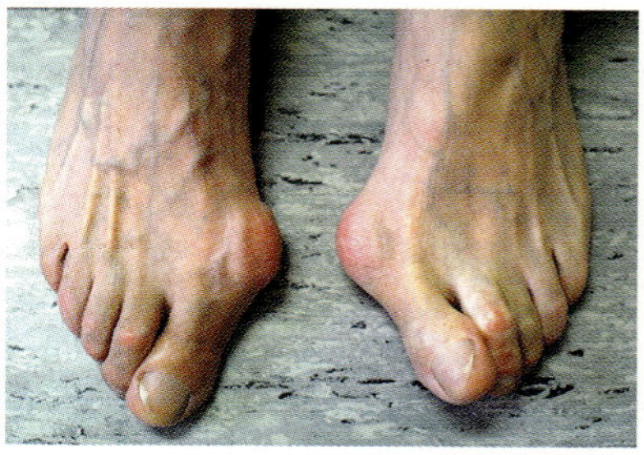

Abb. 26.85: Hallux valgus beidseits. [M158]

Pflege

Vor der OP wird eine sorgfältige Fußpflege (Zehenzwischenräume) vorgenommen oder ein desinfizierendes Fußbad durchgeführt.

Nach der OP wird der Fuß in einer Unterschenkelgipsschiene hochgelagert und bis zum Abklingen der Schwellung gekühlt. Um beispielsweise zur Toilette zu gehen, darf der Patient ohne Belastung des operierten Fußes kurz mit Unterarmgehstützen aufstehen. Der erste Verbandswechsel erfolgt zusammen mit dem Ziehen des Redons am 2. postoperativen Tag, anschließend täglicher Verbandswechsel. Ragen Spickdrähte (☞ 27.6.6) aus der Wunde, entspricht der Verbandswechsel etwa dem bei Fixateur externe (☞ 27.1.1).

Patienteninformation

Nach Entfernung der Spickdrähte ca. vier Wochen nach OP sollte noch für einige Monate eine Hallux-valgus-Nachtlagerungsschiene zur Rezidivprophylaxe getragen werden. Außerdem wird der Spreizfuß mittels Einlagen behandelt.

26.13.16 Hammer- und Krallenzehen

Hammerzehe *(Hallux malleus)*: Beugung des Zehenendgelenks bei gleichzeitiger Streckung im Zehengrundgelenk, so daß die Zehenkuppe verstärkt auf den Boden drückt.

Krallenzehe: Überstreckung im Zehengrundgelenk bis zur (Sub-)Luxation bei Beugung des Mittel- und Endgliedes, dadurch keine Bodenberührung mehr.

Anfangs noch ausgleichbare Fehlstellungen, später Kontraktur der Zehen II – V.

Hammer- und Krallenzehen entstehen meist als sekundäre Deformität, etwa bei einem Spreizfuß.

Symptome, Befund
Diagnostik

Die Patienten bekommen Hühneraugen *(Clavi)* und Schwielen auf den Zehen und klagen dann über starke Schmerzen. Das Tragen von Konfektionsschuhen ist nicht mehr möglich.

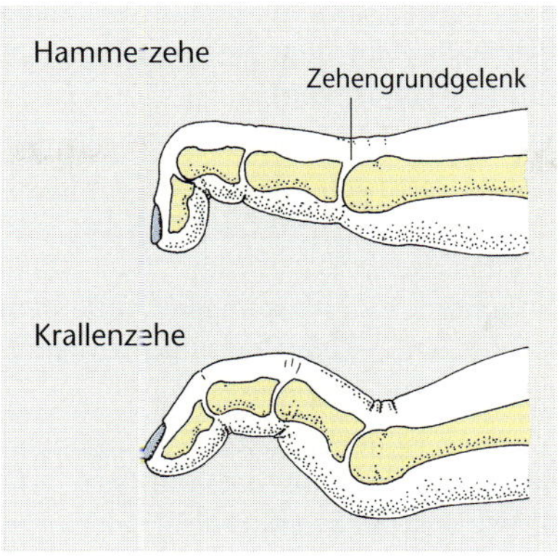

Abb. 26.86: Hammer- und Krallenzehe. [L190]

Die Diagnose ist eine Blickdiagnose. Röntgenaufnahmen der Zehen dienen vorwiegend zur Beurteilung der (Sub-) Luxationen in den Zehengelenken und sind in der Regel erst im Rahmen der OP-Vorbereitung nötig.

Behandlungsstrategie

Die konservative Therapie z.B. mittels Spreizfußeinlagen bringt nur im Frühstadium dauerhafte Schmerzlinderung. Hornhautaufweichende Substanzen oder das Abtragen der Clavi sind ohne Druckentlastung sinnlos, da die Ursache nicht behoben wird.

Bei starkem Leidensdruck kann Beschwerdefreiheit nur durch eine Operation erzielt werden. Am häufigsten wird eine *Resektionsarthroplastik* (z.B. nach *Hohmann* oder *Gocht)* durchgeführt. Hierbei wird ein Teil der Zehenknochen entfernt und durch die Verkürzung der Knochenstrecke die Spannung von der Sehne genommen.

Pflege

Nach der Operation werden die Zehen entweder durch einen intraoperativ eingebrachten Spickdraht (Kirschnerdraht, ☞ 27.6.6) oder Pflasterzügelverbände in der korrekten Stellung gehalten. Der Spickdraht wird nach zwei Wochen entfernt und danach rasch zur Vollbelastung übergegangen.

Da es durch Narbenzug zu einer Rotations- oder Achsenfehlstellung der Zehen kommen kann, wird der Patient zum selbständigen Anlegen eines Pflasterzügelverbandes angeleitet (bis zur 6. postoperativen Woche).

Prognose

Die meisten Patienten sind nach der Operation schmerzfrei.

26.13.17 Weitere Fußdeformitäten

Spreizfuß

Spreizfuß *(Pes transversoplanus)*: Häufigste erworbene Fußdeformität mit Verbreiterung des Vorfußes und Abflachung der Querwölbung.

Die Patienten können über Schmerzen im Vorfuß.bereich klagen. Druck auf die Metatarsaleköpfchen kann schmerzhaft sein, die Fußsohlenbeschwielung ist dort deutlich vermehrt. Das Zusammenpressen der Zehen in Konfektionsschuhen führt zu schmerzhaften Krallen- und Hammerzehen, Hühneraugen *(Clavi)* sowie am Großzeh zum *Hallux valgus*. Die Diagnose wird radiologisch gesichert.

Behandlungsziel ist die Entlastung der Metatarsaleköpfchen durch eine spezielle *Spreizfußeinlage*. Es sollten Schuhe getragen werden, die im Vorfußbereich den Zehen breiten Raum lassen und nicht zu hohe Absätze haben. In akuten Schmerzphasen können kurzfristige Ruhigstellung und Antiphlogistika notwendig werden.

Bei unter konservativer Therapie nicht beherrschbaren Schmerzen ist die operative Entlastung der Mittelfußköpfchen und/oder die Korrektur der Zehendeformitäten angezeigt.

Knickfuß

Knickfuß *(Pes valgus)*: Erworbene Fußdeformität mit Valgusstellung des Rückfußes; in schweren Fällen mit Abflachung des Fußlängsgewölbes (Knick-Plattfuß) und Vorfußabweichung nach medial (Vorfußadduktion).

Die Patienten haben z.T. brennende Schmerzen in der Knöchelregion und an der Fußsohle. Die Diagnose wird radiologisch gesichert.

Bei Beschwerden im Erwachsenenalter werden Einlagen verordnet, die das mediale Fußlängsgewölbe unterstützen. Zusätzlich dient ein *medialer Fersenkeil* der Aufrichtung der Ferse (Schrägeinlage), die auch seitlich einen guten Halt haben muß (z.B. festes Schuhwerk, Einlagen mit hochgezogenem Rand an der Ferse). In seltenen Fällen, vor allem beim neurogenen Knickfuß, ist eine Operation indiziert.

Hohlfuß

Hohlfuß *(Pes cavus):* Meist erworbene Deformität des Fußes mit Verstärkung des Fußlängsgewölbes (Gegenteil vom Plattfuß).

Die Patienten klagen über Schmerzen durch Überlastung des Vorfußes. Bei der Untersuchung findet sich neben der typischen Erhöhung des Längsgewölbes häufig auch eine Supination des Rückfußes bei gleichzeitiger Vorfußpronation. Die Zehen sind häufig ebenfalls deformiert. Eine Röntgenaufnahme sichert die Diagnose.

In leichten Fällen ist eine orthopädietechnische Versorgung ausreichend. Oft ist jedoch durch eine konservative Therapie das Fortschreiten der Deformierung nicht aufzuhalten und wegen der Beschwerden eine Operation sinnvoll.

Spitzfuß

Spitzfuß *(Pes equinus):* Meist erworbene fixierte Plantarflexion des Fußes im oberen Sprunggelenk. Dadurch berührt die Ferse nicht den Boden. Einen durch Fußheberlähmung (z.B. bei einer Schädigung des N. peroneus) entstandenen Spitzfuß bezeichnet man auch als **Hängefuß.**

Beim Gehen kann der Fuß nicht aktiv angehoben werden. Beim kontrakten Spitzfuß wird das Bein „zu lang", und der Patient muß „auf den Zehenspitzen" laufen. Bei einer schlaffen Lähmung (Hängefuß) hängt der Fuß herab, und der Patient hebt das Knie bei jedem Schritt stark an, um das Schleifen des Fußes auf dem Boden zu verhindern **(Steppergang).**

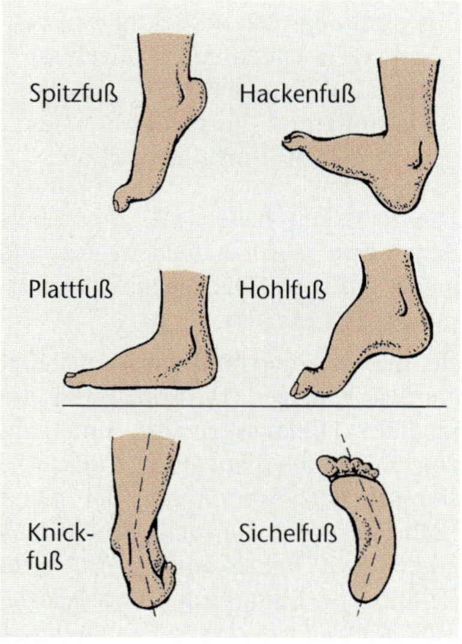

Abb. 26.87: Fußdeformitäten. Klumpfuß, ☞ 26.13.14. [L190]

Die technischen Untersuchungen umfassen elekrophysiologische Untersuchungen (z.B. EMG, ☞ 35.5.10) und Röntgen des Fußes zur Beurteilung knöcherner Fehlbildungen. Außerdem kann eine neurologische Untersuchung notwendig sein.

Vielfach ist der Spitzfuß durch konservative Maßnahme beeinflußbar, z.B. aktive und passive Mobilisation, manuelle Redression, Lagerungsschalen, Muskeldehnungstechniken oder krankengymnastische Übungen. Ein Hängefuß wird mit einer Orthese versorgt, die verhindert, daß der Fuß in der Schwungphase des Gehens nach unten abklappt, z.B. mit einer *finnischen Peroneus-Orthese* (☞ Abb. 26.33). Bei erfolgloser konservativer Therapie oder einer Restdeformität kann ein Spitzfuß operativ behandelt werden.

☑ Zur Propyhlaxe eines lagerungsbedingten Spitzfußes sind folgende Maßnahmen sehr wichtig (☞ auch 7.6.5):
- Ruhigstellung des oberen Sprunggelenkes in Neutralstellung (zur Lagerung möglichst Kissen statt Bettkiste verwenden). Ausnahmen – etwa nach Achillessehnen-OP am operierten Fuß – werden vom Arzt ausdrücklich angeordnet
- Druck der Bettdecke auf die Füße vermeiden
- (Früh-)Mobilisation
- Bei ruhigstellenden Gips- oder Kunststoffverbänden sowie bei Lagerungsschalen oder Orthesen auf gute Polsterung und Druckentlastung des Fibulaköpfchens achten.

Plattfuß

Plattfuß *(Pes planus):* Meist erworbene Abflachung des Fußlängsgewölbes mit medialseitigem Aufliegen der Fußsohle. Der Vorfuß steht in Adduktion, der Rückfuß in Valgusstellung.

Senkfuß: Leichtere Ausprägung eines Plattfußes.

Das Fußlängsgewölbe ist abgeflacht. Der Fußinnenrand liegt teilweise dem Boden auf und wölbt sich nach medial. Die Diagnose wird durch eine Röntgenaufnahme gesichert. Krankheitswert hat ein Plattfuß nur bei Beschwerden. Behandlungsziel ist eine Schmerzreduktion durch bessere Druckverteilung und Entlastung der mehr belasteten Fußanteile. Hierzu erforderlich ist eine aktive Fußgymnastik, meist in Kombination mit speziellen Einlagen. Lassen sich die Schmerzen trotz konservativer Therapie nicht lindern, können operative Maßnahmen indiziert sein.

Sichelfuß

Sichelfuß *(Pes adductus):* Sichelförmig in Adduktion stehender, kontrakter Vorfuß mit Abflachung des Längsgewölbes.

Es besteht eine kontrakte, C-förmige Krümmung des Fußes. In schweren Fällen steht der Fuß in typischer *Bajonettstellung.* Die Diagnose wird durch eine Röntgenaufnahme gesichert.

Behandlungsziel ist der frühzeitige Ausgleich der Deformierung, um eine normale Entwicklung des Fußes zu ermöglichen.

Die Behandlung erfolgt mittels schonender Redression. Läßt sich das Korrekturergebnis nach der Redressionsbehandlung nicht halten, wird ein Redressionsgips angelegt. Nach Abschluß der Gipsbehandlung werden krankengymnastische Dehnungsübungen der Fußinnenseite durchgeführt. In schweren Fällen werden Nachtlagerungsschalen und fersenumfassende Sichelfußeinlagen mit vorgezogenem Innenrand nach Gipsabdruck angefertigt. Bei verspätetem Behandlungsbeginn kann – selten – eine Operation erforderlich sein.

Hackenfuß

Hackenfuß *(Pes calcaneus):* Fehlstellung des Fußes in Richtung Fußrücken, dadurch deutliches Vorstehen der Ferse, die nun tiefster Punkt des Beines ist.

Bei der Untersuchung steht der Fuß „nach oben geschlagen", wobei der Fußrücken die Vorderseite des Unterschenkels berühren kann. Die Diagnose wird radiologisch gesichert.

Der angeborene Hackenfuß korrigiert sich meist innerhalb weniger Wochen nach der Geburt spontan. Unterstützend wirkt eine manuelle Redressionsbehandlung. Lediglich in ausgeprägten Fällen ist eine Gips- oder Schienenbehandlung nötig.

Beim veralteten Hackenfuß muß evtl. eine Fußbettung in einem orthopädischen Schuh erfolgen. Operationen sind nur selten erforderlich.

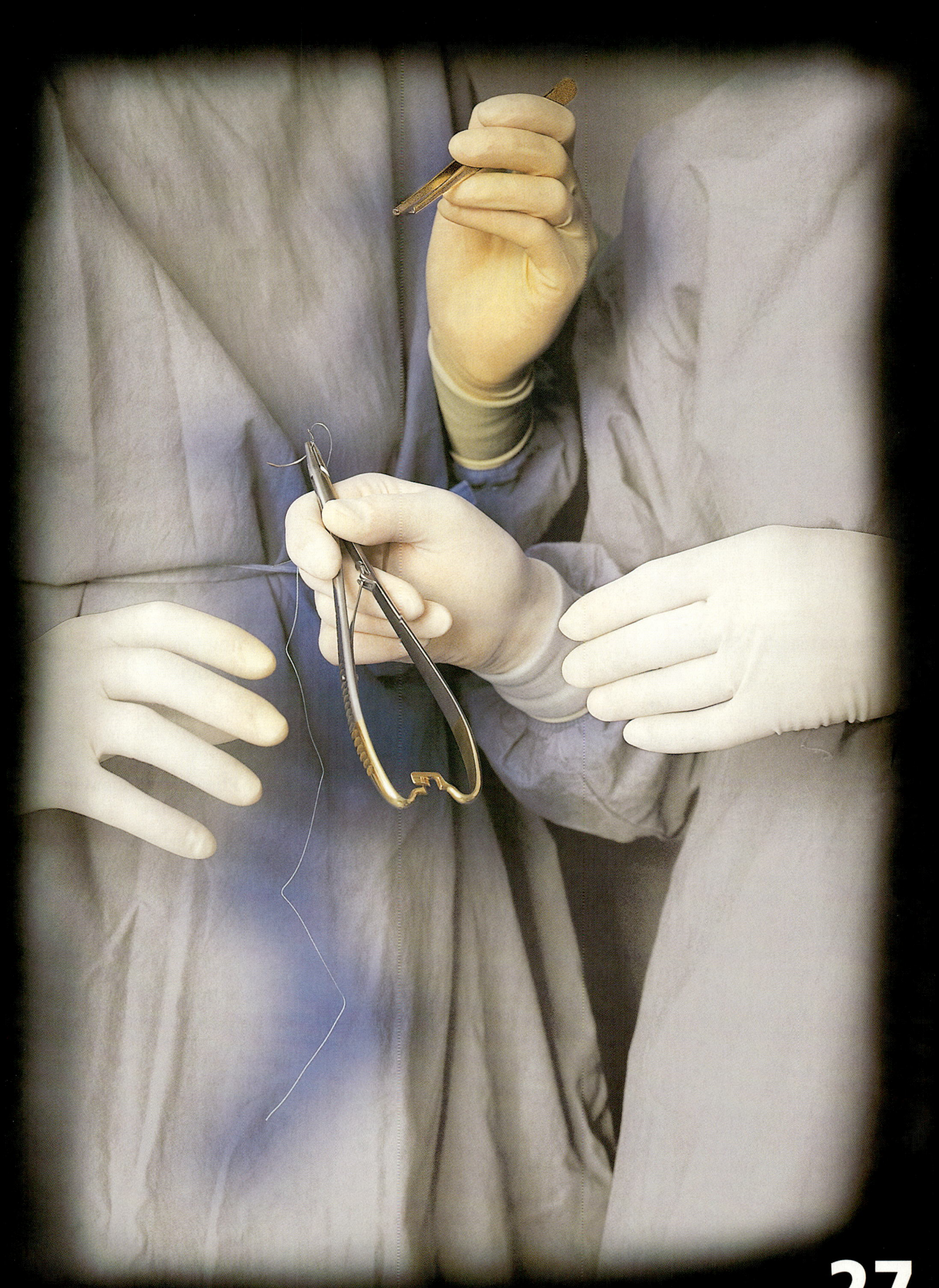

27 Pflege in der Traumatologie

Übersicht

☞ Querverweise

Anatomie und Physiologie des Bewegungsapparates, ☞ *26.1;*
Pflege bei Verbrennungen, ☞ *17.7.1, 38.5.2*

Die medizinischen Fachgebiete

Traumatologie (griech. trauma = Verletzung, Wunde): Lehre von der Unfallheilkunde. Betrifft zahlreiche medizinische Fachbereiche, insbesondere die Unfallchirurgie. Bezeichnet im klinischen Sprachgebrauch oft nur die Lehre von den verletzungsbedingten Schäden des *Bewegungsapparates.*

Unfallchirurgie: Teilgebiet der *Chirurgie,* das sich mit Diagnostik, konservativer und operativer Behandlung von Verletzungen und deren Folgeschäden sowie der Rehabilitation des Patienten befaßt.

Unfall: Zeitlich begrenzte, schädigende Einwirkung von außen auf den menschlichen Körper (mechanisch, thermisch, chemisch).

Im allgemeinen Sprachgebrauch werden Traumatologie und Unfallchirurgie oft gleichgesetzt. Dies ist aber nicht korrekt: Die Versorgung Unfallverletzter ist eine *interdisziplinäre Aufgabe.*

Beispielsweise werden traumatisch bedingte Hirnblutungen vom *Neurochirurgen* (☞ Kapitel 35) und Verletzungen im Augenbereich vom *Augenarzt* (☞ Kapitel 33) versorgt. Enge Verzahnungen bestehen außerdem zur *Orthopädie* (☞ Kapitel 26), die sich ebenfalls mit Störungen des Bewegungsapparates befaßt.

Arbeitsunfälle

Ein **Arbeitsunfall** liegt vor, wenn eine *versicherte Person* (z.B. Arbeitnehmer, Kindergartenkind, Schüler) während einer *versicherten Tätigkeit* (z.B. Arbeit, Weg von oder zur Arbeitsstelle, Schulbesuch) einen *Unfall* mit *Körperschaden* (z.B. Prellung, Knochenbruch) erleidet.

Dagegen spricht man z.B. bei Sportunfällen oder Unfällen zu Hause von **privaten Unfällen.** Diese Unterscheidung hat versicherungsrechtliche Bedeutung: Bei Arbeitsunfällen besteht Versicherungsschutz durch die **Berufsgenossenschaft** *(BG).* Nach einem Arbeitsunfall *muß* der Patient so früh wie möglich einen sog. **Durchgangsarzt** *(D-Arzt,* ☞ auch 29.3.3) aufsuchen, d.h. einen von der Berufsgenossenschaft zugelassenen (Fach-)Arzt mit besonderen Erfahrungen in der Traumatologie. Dieser entscheidet, ob eine allgemeine Heilbehandlung durch den Hausarzt oder eine spezielle Heilbehandlung durch ihn oder einen anderen D-Arzt erforderlich ist und erstellt einen **Durchgangsbericht** *(D-Bericht).*

27.1 Pflege in der Traumatologie

Unterstützung bei den ATL, ☞ *26.2.1;*
Pflege bei Gipsbehandlung, ☞ *26.2.3*

27.1.1 Pflege von Patienten mit Fixateur externe

Ein **Fixateur externe** *(äußerer Spanner, äußerer Festhalter)* wird zur *äußeren* Stabilisierung v.a. bei Frakturen mit kritischen Weichteilverletzungen, bei instabilen Beckenbrüchen (☞ 27.8.7) und distalen Radiusfrakturen (☞ 27.8.5) angewandt.

Prophylaxen

Durch die eingeschränkte Mobilität bei Fixateur externe-Behandlung an den unteren Extremitäten und am Becken sind die Thrombose-, Dekubitus-, Pneumonie- und Obstipationsgefahr erhöht. Die Pflegenden führen daher alle entsprechenden Prophylaxen sorgfältig durch (☞ 7.2.5).

Lagerung

Bei der Lagerung des Patienten achten die Pflegenden insbesondere auf:

- Lagerung der Extremität in einer hohen Schaumstoffschiene, um

Schwellungen zu vermeiden (Schiene ausreichend polstern)
- Lagerung des Fußgelenks in ca. 90°-Stellung (Spitzfußprophylaxe an der gesunden Extremität, ☞ 7.6.5) und freie Lagerung der Ferse (z.B. durch Polster im Bereich der Achillessehne) oder Schutz durch eine Gelmanschette
- Zusätzliche Polsterung von Stellen mit oberflächlich gelegenen Nervenbahnen (z.B. Wadenbeinköpfchen) wegen der Gefahr der Nervenschädigung.

Verbandswechsel

Bei einem Patienten mit einem Fixateur externe wird der Verband täglich unter aseptischen Bedingungen gewechselt, um einer Infektion vorzubeugen (Pin-Track-Infektion, ☞ 27.6.6).

Materialien

- Händedesinfektionsmittel, zwei Paar unsterile Schutzhandschuhe
- Kugeltupfer („Pflaumen"), Ringer-Lösung, sterile Pinzette, ggf. eine sterile Nierenschale
- Hautdesinfektionsmittel, z.B. Octenisept® (brennt nicht, da ohne Alkohol)
- Ggf. Merbromin, z.B. Mercurochrom®, und vom Arzt angeordnete Materialien zur Wundversorgung, z.B. Epigard®
- Schutzunterlage
- Abwurf
- Sterile Kompressen in unterschiedlichen Größen, Schlitzkompressen
- Mullbinde und bei großem Abstand der Durchtrittsstellen elastische Binde
- Ggf. Abstrichröhrchen

Durchführung des Verbandswechsels

- Patienten informieren und bequem lagern
- Hände desinfizieren
- Schutzhandschuhe anziehen, Schutzunterlage unterlegen und alten Verband entfernen (angetrocknete Kompressen mit Ringer-Lösung anweichen). Alten Verband auf Blut, Eiter oder seröse Flüssigkeiten beobachten
- Neue Handschuhe ausziehen
- Kugeltupfer in der wasserdichten Originalverpackung oder in der sterilen Nierenschale mit Ringer-Lösung tränken
- Handschuhe anziehen

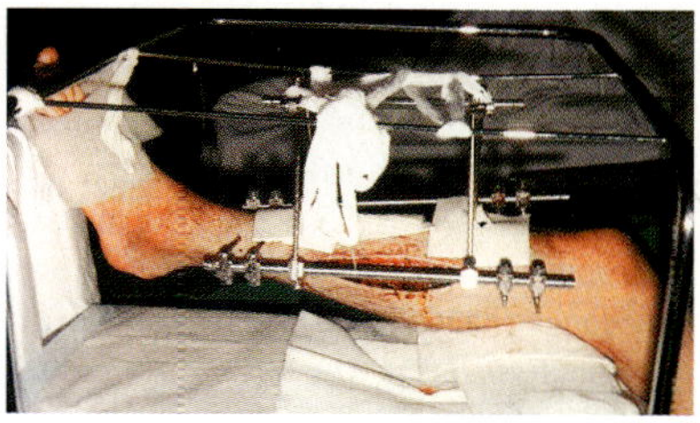

Abb. 27.1: Fixateur externe bei einer offenen Unterschenkelfraktur. [T195]

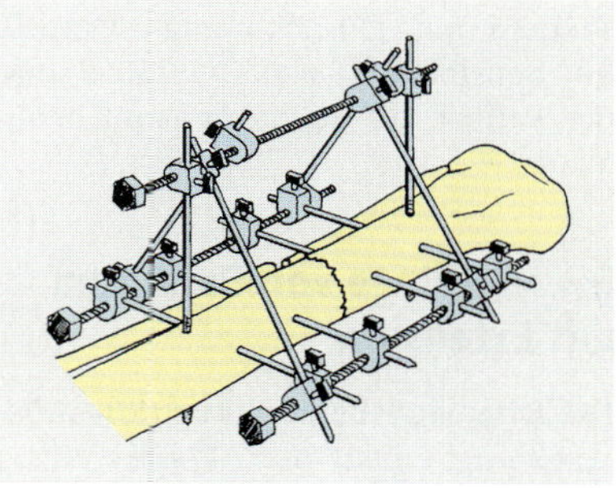

Abb. 27.2: Diese Zeichnung veranschaulicht die Infektionsgefahr bei einem Fixateur externe: Durch die Nägel besteht eine Verbindung zwischen Außenwelt und Knochen, über die Bakterien einwandern können. [L190]

- Schrauben und Drähte mit den getränkten Tupfern mechanisch reinigen
- Draht- oder Schraubendurchtrittsstellen auf Überwärmung, Rötung und Schwellung als Zeichen einer Entzündung begutachten. Bei entzündlichen Veränderungen Wundabstrich machen (Arztanordnung)
- Durchtrittsstellen der Drähte mit getränkten Kugeltupfern unter Zuhilfenahme der sterilen Pinzette von Krusten befreien und mit einem geeigneten Hautdesinfektionsmittel desinfizieren
- Bestehende Weichteilverletzungen versorgen, z.B. mit Epigard® (ärztliche Aufgabe, die an das Pflegepersonal delegiert werden kann)
- Wenn im Haus üblich, Durchtrittsstellen mit Merbromin behandeln und trocknen lassen
- Durchtrittsstellen mit (Schlitz-)Kompressen und Mullbinde verbinden
- Ggf. Extremität mit elastischer Binde wickeln
- Anschließend Durchblutung, Motorik und Sensibilität distal des Verbandes prüfen und Patienten nach Schmerzen fragen. Bei auffälligem Befund Ursache suchen und möglichst beseitigen (z.B. zu straffen Verband lockern)
- Patienten bequem lagern
- Gebrauchte Materialien entsorgen und Patientenzimmer in aufgeräumten Zustand verlassen
- Hände desinfizieren
- Maßnahme und dabei gemachte Beobachtungen dokumentieren.

Krankenbeobachtung und Dokumentation:

- **D**urchblutung, **M**otorik und **S**ensibilität der betroffenen Extremität („DMS")
- Schmerzen
- Entzündungen an den Drahtdurchtrittsstellen (Pin-Track-Infektion)
- Korrekte Lagerung
- Allgemeinzustand des Patienten, Dekubitus, Ödeme, Obstipation.

27.1.2 Pflege von Patienten mit Osteosynthese

Als **Osteosynthese** wird die operative Frakurstabilisierung bezeichnet (Verfahren, ☞ 27.6.6).

Präoperative Pflege

Allgemeine präoperative Pflege, ☞ 11.1

Bei Osteosynthesen wird aus Gründen der Asepsis auf eine Rasur *am Vortag der Operation* verzichtet. Das OP-Pflegepersonal oder der Operateur rasiert unmittelbar vor OP-Beginn die Gegend um die geplante Inzision ungefähr handbreit, gelegentlich auch die gesamte Extremität.

Postoperative Pflege

Allgemeine postoperative Pflege, ☞ 11.4

Lagerung

Die operierte Extremität wird hochgelagert und gekühlt, solange sie geschwollen ist. Untere Extremitäten werden in der Regel mittels Schaumstoffschienen, obere Extremitäten mittels Infusionsständer oder Lochstabgerät (☞ Abb. 27.3) und Binde, Dreieckstuch oder Stecklaken hochgelagert. In vielen Häusern gibt es dafür (mit den Ärzten abgesprochene) Pflegestandards, in denen Lagerungen und Lagerungshilfsmittel in Abhängigkeit von der durchgeführten Operation beschrieben werden. Dann wird entspre-

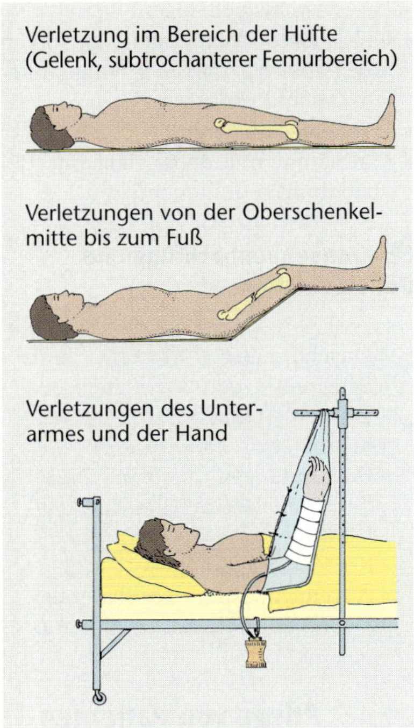

Abb. 27.3: Die drei Standard-Lagerungen. von verletzten Patienten. [L190]

chend des Pflegestandards gelagert, es sei denn, der Arzt ordnet eine andere Lagerung an (z.B. wenn mehrere Frakturen oder Verletzungen gleichzeitig bestehen).

Mobilisation

Die Mobilisation hängt ab von der Stabilität der Osteosynthese (☞ 27.6.6) und wird vom Operateur individuell angeordnet.

Versorgung der Wunden

Die Redondrainagen werden am 2. postoperativen Tag entfernt, wenn in den letzten 12 Stunden nicht mehr als etwa 30 ml Sekret gefördert worden sind. Anschließend wird sofort mit den krankengymnastischen Übungen begonnen. Die Pflegenden achten darauf, daß der Verband nicht durchfeuchtet. Spätestens alle 2 Tage wird der Verband gewechselt und die Wunde dabei auf Entzündungen und Hämatome beobachtet. Nach 2 – 5 Tagen kann der Verband entfallen, sofern die Wunde trocken ist. Die Hautfäden werden an den Extremitäten am 11. postoperativen Tag gezogen.

Krankenbeobachtung

Postoperativ wird die Extremität insbesondere auf Durchblutung, Motorik und Sensibilität (Details, ☞ 26.2.2) und der Patient auf Schmerzen hin beobachtet.

27.1.3 Pflege von Patienten mit Extension

Die **Extensionsbehandlung** *(Streckbehandlung)* dient der konservativen Frakturbehandlung instabiler Frakturen, die sich nicht durch einen Gips fixieren lassen und die nicht primär operativ versorgt werden sollen. Durch einen Dauerzug wird die Fraktur langsam reponiert und in anatomischer Lage ruhiggestellt (Details, ☞ 27.6.5).

Für die Extension wird ein spezieller Nagel oder ein Kirschnerdraht in Lokalanästhesie durch einen Knochen gebohrt oder geschlagen und ein Extensionsbügel (☞ Abb. 27.32) angebracht, an den das Extensionsgewicht über einen Seilzug angehängt wird. An welcher Stelle der Nagel oder Kirschnerdraht in den Knochen eingebracht wird, hängt von der Lokalisation der Fraktur ab (☞ Abb. 27.4).

Lagerung

Da eine geschwollene Extremität außerordentlich druckempfindlich ist, kommt der Hochlagerung der verletzten Extremität und der Dekubitusprophylaxe mit Weichlagerung der dekubi-

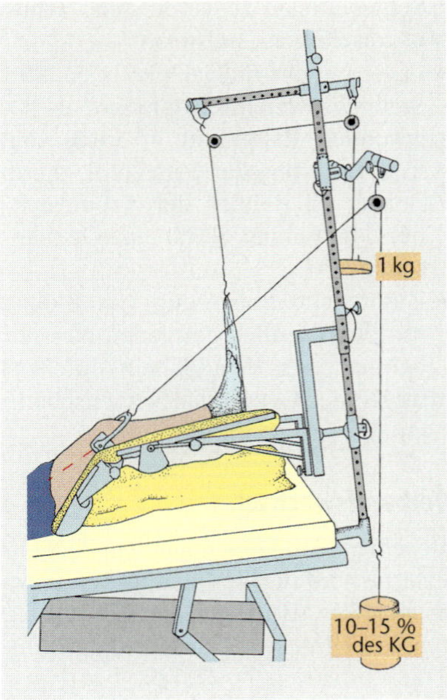

Abb. 27.5: Extension bei suprakondylärer Femurfraktur. Durch die leichte Erhöhung des Fußendes wirkt das Körpergewicht des Patienten als „Gegenzug" zur Extension, so daß der Patient nicht so stark in Richtung Fußende gezogen wird. [L157]

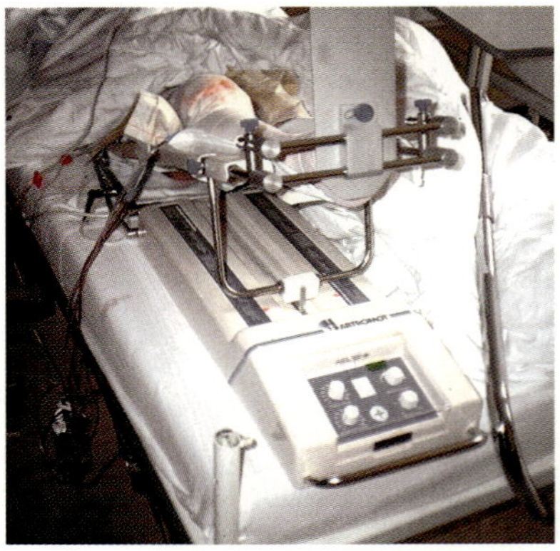

Abb. 27.6: Motor- oder Bewegungsschiene zum passiven Durchbewegen des Kniegelenks. Das Gerät wird der Dauer der Bewegungsübungen und dem Bewegungsausmaß entsprechend eingestellt. [M125]

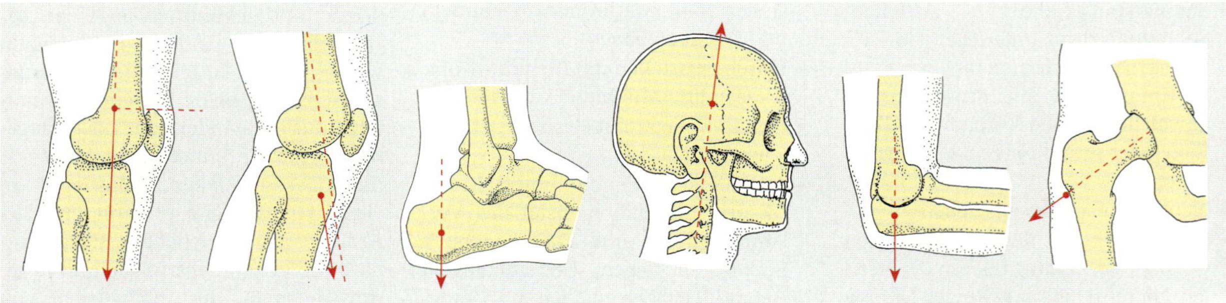

Abb. 27.4: Extensionen. An welcher Stelle der Nagel oder Kirschnerdraht in den Knochen eingebracht wird, hängt von der Lokalisation der Fraktur ab. Der rote Punkt gibt an, wo der Nagel bzw. der Kirschnerdraht eingebracht wird, der Pfeil die Zugrichtung. [L190]

tusgefährdeten Areale große Bedeutung zu. Bei der Lagerung des Fußes wird zusätzlich auf die Spitzfußprophylaxe geachtet (mittels Schlauchverband und geringem Extensionsgewicht). Ein Beispiel für eine korrekte Lagerung ist die Lagerung bei suprakondylärer Extension (☞ Abb. 27.7):

- Lagerung des Beines in leichter Abduktion und Außenrotation (korrekter Lagerungswinkel, ☞ Abb. 27.7)
- Lagerung des Kniegelenks in 30 – 45° Beugung (☞ Abb. 27.5)
- Lagerung des Fußgelenks in ca. 90°-Stellung
- Freie Lagerung der Ferse (z.B. mit Kissen oder Gelmanschette)
- Weichlagerung des Gesäßes sowie von Körperarealen mit oberflächlich gelegenen Nervenbahnen (z.B. Wadenbeinköpfchen) wegen der Gefahr der Nervenschädigung
- Bei ungepolsterten Schienen dicklagige Polsterung
- Schienenhöhe 40 – 60 cm über Bettniveau
- Anhängen eines Zuggewichts am Bein von ca. 10 – 15% des Körpergewichts (Arztanordnung)
- An der gebrochenen Extremität Stülpen eines Schlauchverbands über den Fuß und Anhängen eines Gewichts von 0,5 – 1 kg zur Spitzfußprophylaxe (Spitzfußprophylaxe an der gesunden Extremität, ☞ 7.6.5)

Versorgung der Einstichstellen

Die Ein- und Austrittsstellen des Kirschnerdrahtes oder Nagels werden wie beim Fixateur externe (☞ 27.1.1) versorgt.

Krankenbeobachtung

Die Lagerung der verletzten Extremität und die Extensionsvorrichtung werden mehrmals täglich kontrolliert, insbesondere nach jeder ärztlichen und pflegerischen Maßnahme, die einen Lagewechsel des Patienten mit sich bringt. Die Extensionsvorrichtung muß frei hängen und darf nicht durch Bettdecke oder abgelegten Bademantel behindert werden, ebenso darf der Extensionsbügel wegen der Gefahr von Druckstellen nicht auf der Extremität aufliegen, sondern muß frei beweglich sein und schweben.

Bei jedem Betten und beim Waschen des Patienten bzw. beim Assistieren, werden dekubitusgefährdete Areale auf Zeichen eines Dekubitus beobachtet

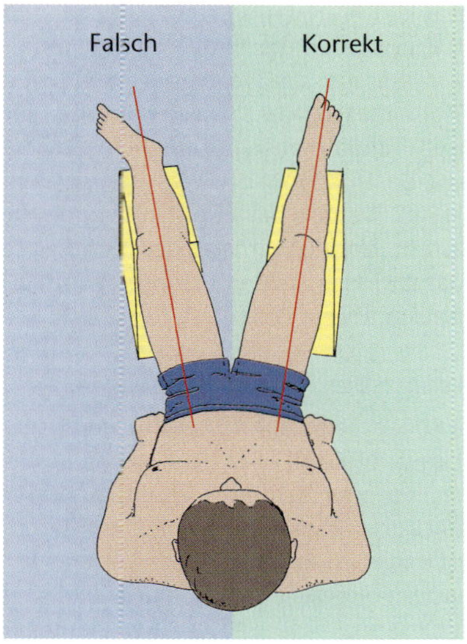

Abb. 27.7: Lagerung bei suprakondylärer Extension. Zur Überprüfung der korrekten Einstellung der Rotation dient eine gedachte Linie von der Spina iliaca anterior superior durch die Mitte der Patella bis zum Zehenzwischenraum zwischen 1. und 2. Zeh. [L190]

und die Maßnahmen zur Dekubitusprophylaxe ggf. intensiviert.

Krankenbeobachtung und Dokumentation, ☞ 27.1.1

27.2 Leitsymptome und -befunde in der Traumatologie

27.2.1 Schmerzen

Schmerzen, ☞ Kapitel 16

Bei den **Schmerzen** traumatologischer Patienten handelt es sich meist um *akute* Schmerzen, die als Warnsignal des Körpers zu verstehen sind und immer der diagnostischen Abklärung bedürfen. Mögliche Ursachen sind z.B. Wunden, Blutungen, Minderdurchblutung (☞ 19.6.9) oder Kompression.

Die Schmerzanamnese beim Unfallverletzten folgt den in 16.3.1 dargestellten Richtlinien. Die Schmerztherapie wird vom Arzt individuell angeordnet. Sie hängt nicht nur von der Intensität, sondern auch von der (mutmaßlichen) Ursache der Schmerzen ab.

☑ Jeder noch so geringe Schmerz bei Druck, Bewegung oder beim Atmen kann auf eine ernstzunehmende Verletzung hinweisen.

27.2.2 Schwellungen

Am häufigsten treten verletzungsbedingte **Schwellungen** an den Extremitäten auf. Sie können Zeichen einer harmlosen Prellung, aber auch einer Fraktur sein (☞ 27.6.2). Schwellungen im Bereich eines Gelenkes verdienen besondere Beachtung, da sie auf eine Verletzung gelenknaher Strukturen oder des Gelenkes selbst hindeuten können.

Pflegerische Erstmaßnahmen

Ruhigstellung, Hochlagerung und Kühlung (☞ 10.9.5) wirken bei Schwellungen im Bereich der Extremitäten abschwellend und lindern die oft gleichzeitig vorhandenen Schmerzen.

27.2.3 Blutungen

Blutungen treten auf, wenn bei einer Verletzung Arterien und/oder Venen zerissen werden (☞ 19.10).

Äußere Blutungen

Blutungen aus einer Wunde oder Körperöffnung nach *außen* (z.B. aus der Nase) werden in der Regel rasch erkannt. Dabei weisen pulsierende Blutungen auf eine arterielle, eher kontinuierliche Blutungen auf eine venöse Verletzung hin. Der Kreislaufzustand des Verletzten entspricht dem äußerlich sichtbaren Blutverlust.

Innere Blutungen

Blutungen ins *Körperinnere* (z.B. Blutung bei Milz- oder Gefäßruptur im Bauchraum) sind nicht offensichtlich und dadurch besonders gefährlich. Sie zeigen sich v.a. durch Kreislaufreaktionen infolge des Blutverlustes (Blutdruckabfall, Pulsanstieg, evtl. Schock, ☞ 38.5.1), Zunahme des Bauchumfanges (bei Verletzungen im Bauchbereich), Atemstörungen (bei Verletzungen im Thoraxbereich) und Schmerzen. Der Kreislaufzustand des Verletzten ist schlechter, als man aufgrund der äußerlich sichtbaren Blutungen erwarten würde.

Pflegerische Erstmaßnahmen

Bei äußeren Blutungen:

- Sterile Handschuhe anziehen und Wunde mit sterilen Kompressen abdecken, bei starken Blutungen Druckverband anlegen (☞ auch 19.10)

- Patienten hinlegen, da viele Patienten bereits bei kleineren Blutverlusten Kreislaufreaktionen zeigen. Bei Pulsanstieg und/oder Blutdruckabfall Schocklagerung durchführen (☞ 38.5.1)
- Verletzte Extremität hochlagern, falls kein Frakturverdacht besteht
- Engmaschig Vitalzeichen kontrollieren
- Arzt informieren.

Bei V.a. innere Blutungen:

- Sofort Schocklagerung durchführen
- Arzt informieren
- Engmaschig Vitalzeichen kontrollieren
- Patienten nicht alleine lassen.

27.2.4 Sensibilitätsstörungen

Sensibilitätsstörungen nach einem Trauma sind Ausdruck einer Nervenschädigung z.B. durch Nervendurchtrennung oder -kompression. Die neurologischen Ausfälle hängen ab von der Art des Nerven (☞ 35.11.3); im Vordergrund stehen sensible Störungen (z.B. Taubheitsgefühl). Bereits zuvor bestehende Schädigungen, etwa eine diabetische Polyneuropathie (☞ 35.11.1), müssen ausgeschlossen werden. Auch motorische Ausfälle (☞ 35.4.1) sind möglich. Sie werden aber häufig nicht sofort vom Patienten bemerkt, da er die verletzte Körperregion schmerzbedingt nicht zu bewegen wagt.

Pflegerische Erstmaßnahmen

Die Pflegenden sorgen für eine Ruhigstellung der betroffenen Extremität bis zur diagnostischen Abklärung durch den Arzt. Außerdem beobachten und dokumentieren sie Art, Ausprägung, Lokalisation und zeitlichen Verlauf der neurologischen Ausfälle.

27.2.5 (Periphere) Durchblutungsstörungen

Pflege bei Gefäßerkrankungen, ☞ *19.2*

Durchblutungsstörungen können durch Gefäßverletzung oder Kompression eines Gefäßes von außen (z.B. ein Hämatom oder fehlstehende Knochenfragmente) hervorgerufen werden.

Arterielle Durchblutungsstörungen

Arterielle Durchblutungsstörungen zeigen sich v.a. durch Pulslosigkeit distal der Verletzungsstelle, Blässe und Kälterwerden der Haut sowie Schmerzen. Sie müssen wegen der maximalen Ischämiezeit von ca. sechs Stunden für Extremitäten raschestmöglich diagnostiziert und operativ versorgt werden. Daher werden bei jeder Verletzung die arteriellen Pulse distal der Verletzung palpatorisch oder dopplersonographisch überprüft (☞ 7.3.13, 19.4.3).

Venöse Durchblutungsstörungen

Venöse Durchblutungsstörungen geben sich durch eine blau-rote Hautfarbe bei eher erhöhter Hauttemperatur und eine Zunahme des Extremitätenumfangs zu erkennen. Sie können anfangs aber auch symptomarm sein und sich einige Tage später durch eine venöse Thrombose (☞ 19.8.3), evtl. mit nachfolgender Lungenembolie (☞ 20.10.1), bemerkbar machen.

27.3 Der Weg zur Diagnose

Diagnostik bei Polytrauma, ☞ *11.1.4*

27.3.1 Anamnese und körperliche Untersuchung

Anamnese

Bei der *Anamnese* steht die Erfragung des *Unfallhergangs* im Vordergrund. Die genaue Kenntnis des Unfallhergangs und damit der Gewalteinwirkung erlaubt Rückschlüsse auf die Kraftübertragung innerhalb des Körpers und gibt Hinweise auf Verletzungen auch entfernter Organe. Beispielsweise sind beim Sprung aus großer Höhe nicht nur die Fersenbeine und die Sprunggelenke, sondern durch die Kraftfortleitung auch Kniegelenke, Hüftgelenke sowie die Wirbelsäule verletzungsgefährdet und müssen entsprechend untersucht werden.

Außerdem fragt der Arzt nach möglichen *Ursachen* des Unfalls. Ein Verkehrsunfall kann z.B. nicht nur durch ein über die Fahrbahn laufendes Tier verursacht werden, sondern auch durch eine plötzliche Bewußtlosigkeit des Autofahrers (etwa Synkope bei Herzrhythmusstörungen, sog. **innere Unfallursachen**). In diesem Zusammenhang sind die Fragen nach Vorerkrankungen, Medikamenteneinnahme, Alkohol- oder Drogeneinfluß wichtig.

Bei bewußtseinsgetrübten oder bewußtlosen Patienten wird eine Klärung der Fragen durch Fremdanamnese (z.B. Arbeitskollegen) versucht.

Körperliche Untersuchung

Funktionsprüfungen in der Traumatologie und Orthopädie, ☞ *26.4.1*

Durch die *Inspektion* können offene Wunden, Prellmarken, Blutergüsse sowie Fehlstellungen von Gelenken und Extremitäten diagnostiziert werden. Außerdem ermöglicht sie anhand der Glasgow-Koma-Skala (☞ 35.4.5) eine grobe Einschätzung der Bewußtseinslage des Patienten.

Es folgen die *Palpation* (Druck-, Kompressions- oder Klopfschmerz?) und die *Funktionsprüfung* (abnorme Beweglichkeit oder Bewegungseinschränkung? Kraftminderung?).

Außer bei kleinen, lokalisierten Verletzungen ansonsten Gesunder (z.B. Schnittverletzung am Finger) nimmt der Arzt auch eine grob orientierende Allgemeinuntersuchung vor, bei der sich der Patient unter Umständen ganz entkleiden muß, damit der Arzt nichts übersieht.

27.3.2 Bildgebende Diagnostik

(Konventionelle) Röntgenaufnahmen

Häufigste Indikation **(konventioneller) Röntgenaufnahmen** ist in der Traumatologie der Verdacht auf eine *Knochenfraktur* (Knochenbruch) oder eine *Gelenkluxation* (Gelenkverrenkung). Dabei wird die Extremität in mindestens zwei Ebenen unter Einbeziehung der angrenzenden Gelenke (☞ 27.6.2) geröntgt. Bei Verdacht auf eine Verletzung der gelenkstabilisierenden Bandstrukturen werden zusätzlich **gehaltene** oder **gespannte Aufnahmen** (☞ Abb. 27.67) angefertigt.

Mittels konventioneller Röntgenaufnahme sind auch viele Fremdkörper darstellbar, v.a. Metall, aber auch Steine oder – als Verschattung – Glassplitter. Müssen diese entfernt werden, sind sie nicht immer leicht im Körper des Betroffenen wiederzufinden (zumal sie auch wandern können). Dann wird die Körperregion, in der der Fremdkörper vermutlich sitzt, intraoperativ durchleuchtet.

Bei V.a. eine traumatisch bedingte Magen- oder Darmperforation erfolgt eine Röntgenaufnahme des Abdomens im Stehen, die aus dem Magen-Darm-Trakt ausgetretene freie Luft unter dem Zwerchfell nachweist (☞ Abb. 21.62).

Die Röntgenaufnahme des Thorax kann eine Verschattung als Zeichen eines Hämatothorax (☞ 20.11.2) zeigen. Bei Verdacht auf einen Pneumothorax erfolgt die Thoraxaufnahme in Exspiration (☞ Abb. 20.70).

Sonographie

Höchsten Stellenwert hat die **Sonographie** beim stumpfen Bauchtrauma zum Ausschluß innerer Verletzungen. Der sonographische Nachweis freier Flüssigkeit im Abdomen nach einem Unfall ist beweisend für eine intraabdominale Blutung, z.B. durch Leber- oder Milzverletzung (☞ 22.4.9, 22.7.4), *oder* eine Dünndarmperforation (flüssiger Darminhalt im Abdomen).

Auch Weichteilhämatome können sonographisch nachgewiesen und der weitere Krankheitsverlauf kontrolliert werden. Die spezielle Sonographie des Bewegungsapparates (Gelenke, Sehnen, Bandstrukturen) erfordert einen hierin besonders erfahrenen Untersucher.

27.3.3 Gelenkpunktion

Gelenkpunktion: Punktion eines Gelenks zu diagnostischen und/oder therapeutischen Zwekken. Am häufigsten durchgeführt am Knie- und Schultergelenk, selten auch am Ellenbogen-, Sprung- oder Hüftgelenk. Strenge Indikationsstellung wegen erheblicher Infektionsgefahr mit eventuellen schweren Folgeschäden am Gelenk.

Normalerweise befindet sich im Gelenk nur eine geringe Menge an Synovialflüssigkeit. Nimmt sie zu und entwickelt sich ein Gelenkerguß ohne klinisch oder sonographisch feststellbare Ursache, wird eine **diagnostische Gelenkpunktion** mit anschließender serologischer, bakterieller und histologischer Untersuchung des gewonnenen Materials durchgeführt (bei V.a. auf Gicht, ☞ 23.9, wird z.B. auch die Harnsäure bestimmt).

Bei der röntgenologischen Darstellung des Gelenkinnenraums **(Arthrographie)** ist ebenfalls eine Gelenkpunktion notwendig. Sie dient dem Einbringen von Kontrastmittel und Luft in den Gelenkinnenraum. Die Arthrographie ist heute weitgehend von Kernspin- und Computertomographie abgelöst worden.

Bei der **therapeutischen Gelenkpunktion** wird ein bestehender Erguß abpunktiert, um die Gelenkkapsel kurzzeitig zu entlasten (Flüssigkeit läuft meist schnell wieder nach), die Durchblutung zu verbessern, die Schmerzen des Patienten zu lindern und evtl. Medikamente in das Gelenk einzubringen.

Bei Infektionen, Hauterkrankungen oder Wunden im Punktionsbereich darf die Gelenkpunktion wegen der hohen Infektionsgefahr nicht durchgeführt werden.

Vorbereitung

Vor der Punktion wird der Patient vom Arzt über die Risiken der Punktion aufgeklärt, insbesondere die Gefahr einer Gelenkinfektion. Gerade weil die Infektionsgefahr so hoch ist, wird die Punktion in der Ambulanz unter sterilen Bedingungen durchgeführt und nicht im Patientenzimmer.

Vorbereitungen durch die Pflegenden

- Die Pflegenden richten die benötigten Materialien: Steriles Punktionsset mit Spritze, Kanüle, ggf. Skalpell, Tupfer und Kompressen. Mundschutz, sterile Handschuhe, sterile wasserdichte Unterlage, sterile Abdecktücher, alles für die Lokalanästhesie (☞ Wund-versorgung im Krankenhaus, 27.4.3), Verbandmaterial, Hände- und Hautdesinfektionsmittel, beschriftete Untersuchungsröhrchen nach Arztanordnung, Abwurf, ggf. Schienen oder Polsterungen
- Kurz vor der Punktion bitten sie den Patienten, noch einmal die Toilette aufzusuchen, anschließend helfen sie ihm bei Bedarf beim Entkleiden
- Danach wird der Patient nach Arztanordnung gelagert, z.B. bei Punktion des Kniegelenks in Rückenlage mit ca. 10 – 30°-Beugung des Knies durch Unterpolsterung
- Je nach hausinternen Richtlinien wird der Punktionsbereich rasiert (allerdings erst unmittelbar vor der Punktion, so daß die dadurch entstehenden Mikroläsionen keine Infektion begünstigen können, ☞ 11.1.2) oder (lange) Haare mit einer Schere gekürzt

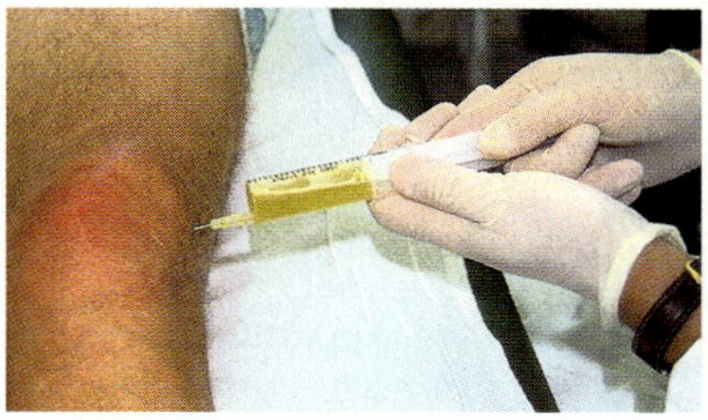

Abb. 27.8: Punktion eines entzündlich geschwollenen und geröteten Kniegelenks. Das Punktat ist trübe und weist auf eine wahrscheinlich bakterielle Ursache der Entzündung hin. [M114]

Durchführung

Die Durchführung der Gelenkpunktion ist eine ärztliche Aufgabe, bei der ihm die Pflegenden assistieren. Arzt und Pflegekraft tragen Kopfhaube, Mundschutz und sterile Handschuhe. Nach großflächiger Hautdesinfektion, Abdecken der umliegenden Hautareale mit einem Lochtuch, ggf. Lokalanästhesie und nochmaliger Hautdesinfektion sticht der Arzt die Kanüle ein und schiebt sie bis ins Gelenk vor. Dann aspiriert er die vorhandene Flüssigkeit (beim Kniegelenk maximal etwa 150 ml) und spritzt einen Teil davon in ein steriles Untersuchungsröhrchen. Anschließend wird die Punktionskanüle entfernt, die Punktionsstelle kurz komprimiert und ein steriler Verband angelegt. Auch das Anlegen eines Druckverbandes nach der Punktion ist üblich (z.B. am Knie mit einem Filzkreuz).

Beobachtung des Punktats

Farbe, Menge und abnorme Beimengungen des Punktats lassen erste Rückschlüsse auf die zugrundeliegende Erkrankung zu:

- Bei entzündlich-rheumatischen Erkrankungen (☞ 25.5) ist das Punktat klar bis (milchig) trüb
- Bakteriell verursachte Gelenkergüsse (☞ 26.6.4) sind (flockig) trüb oder eitrig.
  Makroskopisch ist das Punktat bei einer entzündlich-rheumatischen Erkrankung nicht immer vom Punktat einer bakteriell verursachten Erkrankung zu unterscheiden (und umgekehrt)
- Blutiges Punktat nach einem Trauma weist auf eine Verletzung im Gelenkinnenraum hin, Fettaugen auf eine Fraktur gelenkbildender Knochenteile (Fett tritt aus dem Knochenmark aus).

Die weitere Untersuchung des Punktats erfolgt im Labor. Beispielsweise lassen sich bei einer Gicht (☞ 23.9) oft nadelförmige Kristalle, bei der rheumatoiden Arthritis (☞ 25.5.1) Rheumafaktoren nachweisen.

Bei einer bakteriellen Arthritis (☞ 26.6.4) wird die Leukozytenzahl bestimmt, häufig kann der Erreger aus dem Punktat angezüchtet werden.

Nachsorge

- Nach der Punktion wird die betroffene Extremität nach Anordnung gelagert. Auch die Dauer der Ruhigstellung, z.B. mittels Schiene, wird vom Arzt festgelegt
- Nach dem Eingriff wird das Probenmaterial unverzüglich in die entsprechenden Labors weitergeleitet und (insbesondere nach Lokalanästhesie) der Allgemeinzustand des Patienten überwacht
- Der Verband wird täglich unter aseptischen Bedingungen gewechselt und die Punktionsstelle und das Gelenk auf Entzündungszeichen beobachtet (Rötung, Schwellung, Überwärmung, Schmerz)
- Der Patient wird über die Warnzeichen einer Entzündung informiert, bei denen er sich sofort melden soll. Hierzu gehören Schmerzen und eine (zunehmende) Beweglichkeitseinschränkung des Gelenks.

27.3.4 Arthroskopie

Allgemeine Richtlinien bei Endoskopien, ☞ 9.7

Arthroskopie: Gelenkspiegelung. Endoskopische Untersuchung und ggf. Operation des Gelenkinnenraumes.

Nicht selten bleibt nach klinischer Untersuchung, Anfertigung einer Röntgenaufnahme, Gelenksonographie und ggf. Gelenkpunktion unklar, ob und inwieweit ein Gelenk geschädigt ist. Dann hilft eine **diagnostische Arthroskopie** weiter. Vielfach kann in gleicher Sitzung der Gelenkschaden endoskopisch behoben werden **(arthroskopische Operation).**

Durchführung

Die Arthroskopie wird in Allgemein-, Regional- oder Lokalanästhesie unter sterilen Bedingungen im Operationssaal durchgeführt. Nach einer Stichinzision wird eine Führungshülse mit Trokar eingebracht, der Trokar entfernt, das eigentliche Arthroskop eingeführt und das Gelenk mit Ringerlösung, selten auch mit Gas (CO_2) gefüllt. Nun kann der Arzt das Gelenk beurteilen und arthroskopische Eingriffe

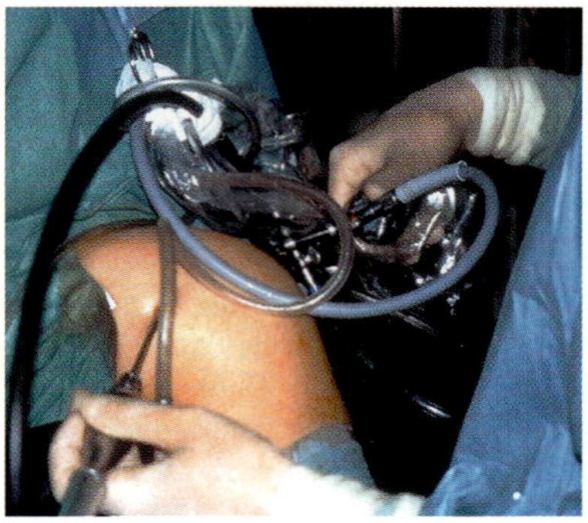

Abb. 27.9: Arthroskopie des Kniegelenks mit Einführung eines Spezialinstruments zur Synovektomie (Entfernung der Synovialis). [M114]

durchführen. Bevor das Arthroskop entfernt wird, legt der Arzt gelegentlich noch eine Redondrainage ein. Dann wird die Wunde verschlossen und steril verbunden.

Pflege bei Arthroskopie des Kniegelenks

Die folgenden Ausführungen beschränken sich auf die am häufigsten durchgeführte Arthroskopie, die des Kniegelenks. Sie können in modifizierter Form auf die Arthroskopien anderer Gelenke übertragen werden.

Präoperative Pflege

Allgemeine präoperative Pflege, ☞ 11.1

- Ab 22 Uhr bleibt der Patient nüchtern
- Rasur handbreit oberhalb bis handbreit unterhalb des Kniegelenks. Ebenso wie bei den Osteosynthesen (☞ 27.6.6) wird die Rasur unmittelbar vor dem Eingriff im OP bzw. Einleitungsraum und nicht auf der Station vorgenommen.

Postoperative Pflege nach diagnostischer Arthroskopie

Allgemeine postoperative Pflege, ☞ 11.4

- Hochlagerung des betroffenen Beines mittels Schaumstoffschiene
- Ggf. Überwachung der Redon-Drainage
- Kühlung des Knies mittels spezieller Kühlelemente (☞ Abb. 10.99) oder Eisbeutel
- Beobachtung des Beins auf Durchblutung, Motorik und Sensibilität
- Verabreichung der angeordneten Medikamente, z.B. Voltaren® 50 mg 3x1 Tablette über 2 – 3 Tage
- In der Regel Mobilisation mit Vollbelastung am ersten postoperativen Tag (Sportpause für etwa eine Woche).

Postoperative Pflege nach arthroskopischer Operation

Die Pflege nach arthroskopischer Operation hängt von der Art der Schädigung und des durchgeführten Eingriffs ab. Insbesondere sind Mobilisation und Freigabe zur Belastung im Vergleich zur diagnostischen Arthroskopie verzögert. Einzelheiten diesbezüglich ordnet der Arzt an, z.B. Mobilisierung ab 1. postoperativen Tag und Teilbelastung (20 kg) für mehrere Tage oder Wochen.

27.4 Weichteilverletzungen

Weichteilverletzung: Umschriebene Gewebedurchtrennung oder Gewebezerstörung durch Gewalteinwirkung von außen. Kann Haut, Schleimhäute, subkutanes Gewebe, Muskeln und Sehnen, aber auch innere Organe betreffen. Unterschieden werden:

- **Geschlossene Weichteilverletzung** *(Läsio),* d.h. Verletzung, die von außen nicht sichbar ist, z.B. eine Quetschung, und
- **Offene Weichteilverletzung** *(Vulnus, Wunde),* bei der die Haut- bzw. Schleimhautoberfläche zerstört ist, z.B. eine Schürf- oder Schnittwunde.

Die Nomenklatur ist aber nicht einheitlich. Einige Autoren bezeichnen jede gewaltsame Gewebeverletzung als Wunde und differenzieren dann zwischen geschlossenen und offenen Wunden.

27.4.1 Entstehung von Wunden

Mechanische Wunden

Mechanische Wunden sind durch äußere Gewalteinwirkung bedingt. Einen Überblick über die verschiedenen mechanischen Wunden gibt Tab. 27.10.

Thermische Wunden

Thermische Wunden entstehen durch Einwirkung extremer Temperaturen. Unterschieden werden **Verbrennungen** (bedingt durch offene Flammen oder heiße Gegenstände), **Verbrühungen** (verursacht durch heiße Flüssigkeiten) und **Erfrierungen** (Kälteschäden der Gewebe).

Verbrennungen, ☞ *17.7.1, 38.5.2*
Erfrierungen, ☞ *17.7.2*

Bezeichnung	Zeichnung	Kurzcharakterisierung
Platzwunde	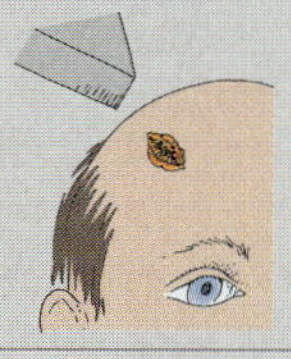	Durch starken Druck oder Schlag bedingte oberflächliche Wunde mit ausgerissenen Wundrändern (Aufplatzen der Haut) und Prellung benachbarter Gewebe
Schnittwunde ❶	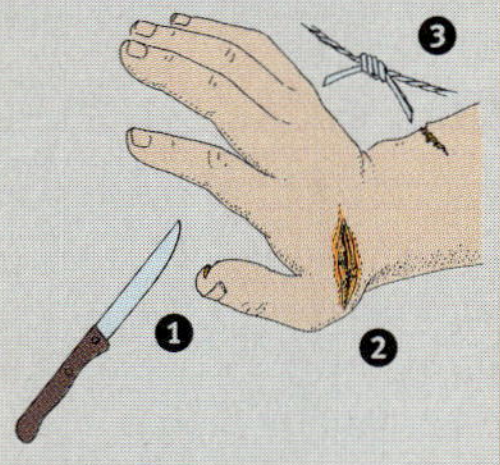	Durch scharfe Instrumente entstandene, unterschiedlich tiefe Wunde mit glatten Rändern
Quetschwunde ❷		Wundentstehung ähnlich wie bei der Platzwunde, jedoch oft Zerstörung tieferer Gewebeschichten mit Bildung tiefer Wundtaschen. Hautoberfläche evtl. intakt
Rißwunde ❸		Durch scharfe/spitze Instrumente (z.B. Nägel) bedingte Wunde mit unregelmäßigen, zerfetzten Wundrändern (Haut ist zerrissen und nicht zerschnitten)
Stichwunde ❶	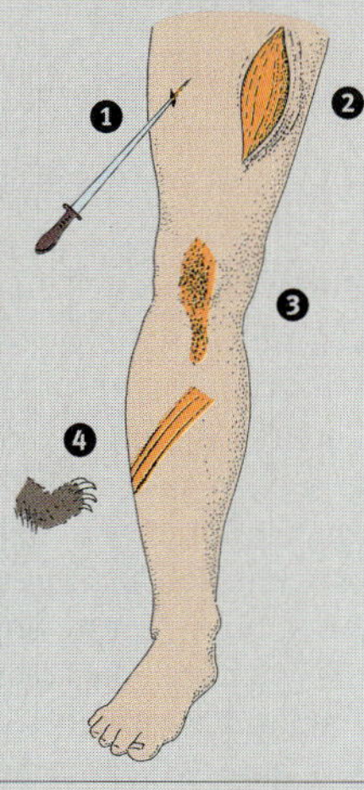	Durch spitze Instrumente verursachte Wunde mit oft nur kleiner äußerer Wunde, aber tiefem Stichkanal
Ablederungswunde *(Decollement)* **❷**		Durch tangential einwirkende Kräfte (Scherkräfte) hervorgerufene, meist großflächige Wunde mit Ablösung oberflächlicher von tiefen Hautschichten bzw. der Haut von tieferliegenden Weichteilen
Schürfwunde ❸		Oberflächliche Wunde mit Zerstörung nur der oberen Hautschichten bis zur Lederhaut. Durch Eröffnung der Blutgefäße in der Lederhaut punktförmige Blutungen
Kratzwunde ❹		In der Regel durch Tierkrallen verursachte, oberflächliche Rißwunde
Schußwunde ❶	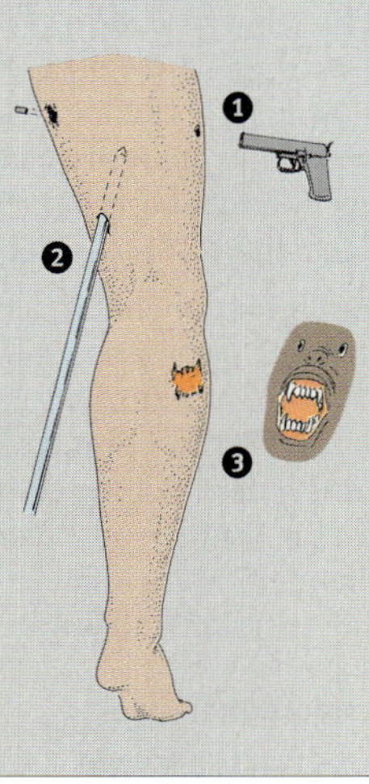	Durch Schuß entstandene Wunde mit oft erheblicher Gewebezerstörung. Differenzierung zwischen **Streifschuß** (tangentiales Streifen des Körpers durch die Kugel), **Steckschuß** (Eindringen der Kugel in den Körper und Verbleiben der Körper im Gewebe) und **Durchschuß** (Durchschlagen des Körpers durch die Kugel, Ausschußöffnung meist erheblich größer als Einschußöffnung
Pfählungsverletzung ❷		Durch Einstoßen pfahlartiger Gegenstände verursachte Wunde. Oft sehr tief und mit erheblicher Gewebezerstörung einhergehend
Bißwunde ❸		Durch Tier- oder Menschenbiß bedingte Wunde mit unterschiedlicher Gewebequetschung in Abhängigkeit von der Größe des Tieres

Tab. 27.10: Die verschiedenen mechanischen Wunden und ihre Nomenklatur. Die genannten Wundarten können auch kombiniert auftreten, etwa als Riß-Quetschwunde.

Chemische Wunden

Bei **chemischen Wunden** ist der Gewebeschaden durch Chemikalien bedingt, allen voran **Verätzungen** durch Säuren, Laugen oder Fluorwasserstoff (☞ 17.6).

Strahlenbedingte Wunden

Strahlenbedingte Wunden werden durch Röntgenstrahlung und radioaktive Substanzen, aber auch durch zu starke Einwirkung von UV-Strahlen, verursacht.

Keimgehalt von Wunden

In der Praxis ist davon auszugehen, daß sog. **akzidentielle Wunden** (*unfallbedingte Wunden,* lat. accidere = zufällig vorkommen) nahezu immer mit Keimen besiedelt sind. In besonderem Maße keimbesiedelt und damit infektionsgefährdet sind **septische Wunden** wie Bißwunden, Metzgerverletzungen und tiefe, verschmutzte Stichwunden.

Aseptische Wunden hingegen entstehen unter sterilen Bedingungen in nicht infiziertem Gewebe (z.B. die meisten Operationswunden).

27.4.2 Wundheilung und Wundheilungsstörungen

Wundheilung: Physiologische Vorgänge zum Verschluß der Wunde und zur Regeneration des zerstörten Gewebes.

Formen der Wundheilung

Primäre Wundheilung

Primäre Wundheilung (*Sanatio per primam [intentionem],* kurz *p.p.*): Rasche Wundheilung unter minimaler Narbenbildung und weitgehender Wiederherstellung der normalen Strukturen. Bei gut durchbluteten, keimfreien oder -armen Wunden mit aneinanderliegenden Wundrändern.

Wunden mit glatten, sauberen Wundrändern, die nahezu lückenlos aneinanderliegen (beispielsweise die meisten Operationswunden oder sofort chirurgisch versorgte, saubere Schnittwunden), zeigen eine **primäre Wundheilung.** Diese läßt sich in drei Phasen gliedern:

- **Exsudationsphase** (1. – 4. Tag). Innerhalb weniger Stunden füllt sich die Wunde mit Blut und verklebt durch die Gerinnungsvorgänge (☞ 24.1.4). Die umliegenden Blutgefäße erweitern sich und werden durchlässiger. Abwehrzellen wandern von den Gefäßen in die Wunde ein und bauen Bakterien und Gewebsnekrosen ab. Austretende Gewebeflüssigkeit führt zum Wundödem

- **Proliferationsphase** (5. – 10. Tag). Kapillaren und Bindegewebszellen sprossen von den Wundrändern her ins Wundbett ein – es bildet sich das gefäßreiche *Granuationsgewebe.* Nach knapp einer Woche beginnt mit dem Aufbau von Kollagenfasern die Schrumpfung der Wunde **(Wundkontraktion)**
- **Reparationsphase** (11. – 21. Tag). Das Bindegewebe wird zellärmer und faserreicher, die Narbe festigt sich.

Sekundäre Wundheilung

Sekundäre Wundheilung (*Sanatio per secundam [intentionem],* kurz *p.s.*): Verzögerte Wundheilung unter ausgedehnter Narbenbildung. Bei klaffenden und/oder bakteriell kontaminierten/infizierten Wunden.

Bei Wunden mit größeren Gewebedefekten, klaffenden Wunden und bakteriell kontaminierten (hierzu gehören auch primär „saubere“ Wunden, die nicht innerhalb der ersten Stunden chirurgisch versorgt worden sind) oder infizierten Wunden, kommt es zur **sekundären Wundheilung.** Die Phasen der sekundären Wundheilung entsprechen denen der primären Wundheilung. Es bildet sich jedoch viel mehr Granulationsgewebe (feine Körnelung im Wundgrund), die Entzündungsreaktion ist stärker, und es kann mehrere Wochen dauern, bis der Defekt überbrückt ist. Die entstehende Narbe ist meist breit.

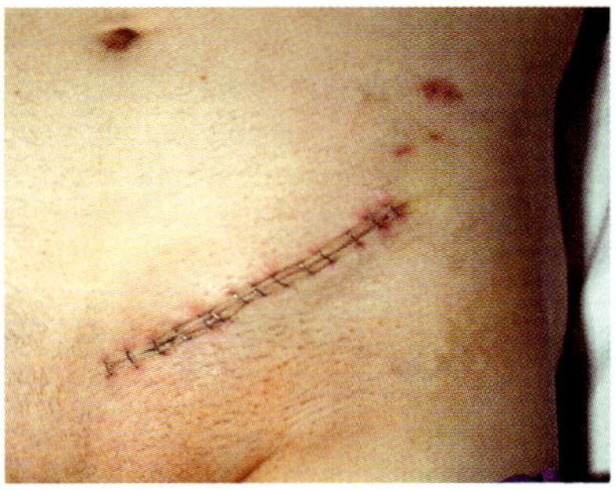

Abb. 27.11: Primäre Heilung der OP-Wunde nach Leistenhernien-OP. [X211]

Wundheilungsstörungen

Die Wundheilung wird durch zahlreiche Faktoren beeinflußt. Störfaktoren sind insbesondere:

- Keimbesiedelung der Wunde
- Unzureichende Ruhigstellung der verletzten Region
- Nekrosen, Wundtaschen, Hämatome
- Fremdkörper innerhalb der Wunde
- Spannung der Wundränder
- Schlechte Durchblutung, z.B. durch einen zu festen Verband oder arterielle Durchblutungsstörungen (AVK, ☞ 19.6.2)
- Stoffwechselstörungen, z.B. Diabetes mellitus (☞ 23.6)
- Vitaminmangel
- Schwere Allgemeinerkrankungen, z.B. Tumoren, Kachexie
- Bestimmte Medikamente, z.B. Glukokortikoide (☞ Pharma-Info 23.47).

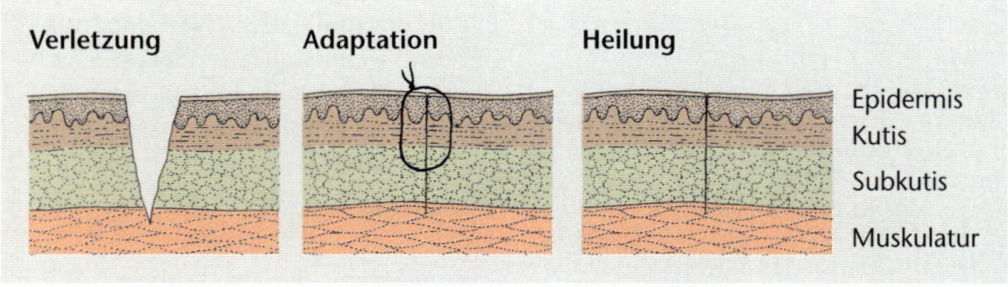

Abb. 27.12: Primäre Wundheilung, hier nach einer sofort chirurgisch versorgten Verletzung. [L190]

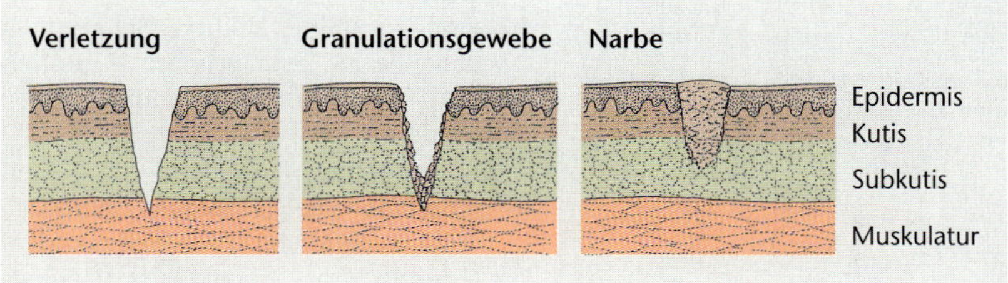

Abb. 27.13: Die sekundäre Wundheilung verläuft wesentlich langsamer als die primäre über die Vernarbung von Granulationsgewebe. [L190]

Hämatome

Blutet es längere Zeit nach, bildet sich ein **Hämatom** *(Bluterguß)* im Wundbereich, das den Wundspalt vergrößert und die Wundheilung stört. Die Wundregion schwillt an, spannt und schmerzt.

Kleinere Hämatome resorbieren sich in der Regel von selbst. Größere und/oder infizierte Hämatome müssen chirurgisch ausgeräumt werden.

Farbe	Alter
Rot, rötlich-blau	Bis 24 Stunden
Purpur, dunkel, dunkelblau	1 – 4 Tage
Grünlich, gelbgrünlich	5 – 7 Tage
Gelblich, bräunlich	8 – 10 Tage
Verschwinden der Verfärbung	1 – 3 Wochen

Tab. 27.14: Schätzung des Alters von Hämatomen.

Wundinfektion

Finden die in nahezu jeder unfallbedingten Wunde vorhandenen Bakterien „gute“ Bedingungen vor (z.B. Wundtaschen mit schlechter Blutversorgung), können sie sich vermehren und zur klinisch manifesten **Wundinfektion** führen. Diese zeigt sich nach 3 – 7 Tagen durch die klassischen lokalen Entzündungszeichen *Rubor* (Rötung), *Calor* (Überwärmung), *Tumor* (Schwellung), *Dolor* (Schmerz) und *Functio laesa* (beeinträchtigte Funktion, ☞ 8.3.2). Breitet sich die Entzündung weiter aus, entwickelt der Patient Allgemeinsymptome (z.B. Störung des Allgemeinbefindens, Fieber).

Wundinfektionen müssen stets ärztlich behandelt werden. Der Sekretabfluß wird durch Drainagen und bei genähten Wunden durch Ziehen von (Teil-)Fäden sichergestellt. Außerdem wird die Wunde mit Lokaltherapeutika behandelt. Manchmal ist eine systemische Antibiotikatherapie erforderlich.

Wundrandnekrose

Wundrandnekrosen entstehen v.a. in zerfetzten Wunden mit mangelhafter Blutversorgung einzelner Gewebebezirke. Kleine Wundrandnekrosen können belassen werden, größere werden chirurgisch abgetragen.

Wunddehiszenz

Als **Wunddehiszenz** wird das Auseinanderweichen primär verschlossenener Wundränder bezeichnet („Aufplatzen" der Wunde). Ursächlich können z.B. Hämatome, Wundinfektionen, zu große Spannung zwischen den Wundrändern oder schwere Allgemeinerkrankungen zugrunde liegen. Das therapeutische Vorgehen hängt ab von Ausmaß und Ursache der Wunddehiszenz.

27.4.3 Wundbehandlung

Erstversorgung am Unfallort

Am Unfallort wird für den Transport zum Arzt oder ins Krankenhaus ein gut sitzender, sauberer und möglichst steriler Verband angelegt. Dabei darf die Wunde nicht mit bloßen Fingern berührt werden, um eine weitere Keimeinschleppung zu vermeiden. Aus dem gleichen Grunde wird ein durchgebluteter Verband nicht ersetzt, sondern von außen z.B. durch zusätzliche Kompressen verstärkt.

Bei starker Blutung wird ein **Druckverband,** d.h. ein Verband mit lokaler Kompression, angelegt. Das Abbinden von Extremitäten mit Gürteln und ähnlichem ist obsolet, da es zu zusätzlichen Schädigungen führt (☞ Abb. 19.59).

Wundversorgung im Krankenhaus

Lokalanästhesie, ☞ 37.9.2

Grundsätzlich werden zwei Formen der Wundversorgung unterschieden:

Wundversorgung mit Primärnaht

Ein **primärer Wundverschluß** durch Naht **(Primärnaht)** ist möglich bei sauberen Wunden, die nicht älter als 6 – 8 Stunden sind (Ausnahme: Saubere, gut durchblutete und offenbar kaum kontaminierte Wunden können meist bis 24 Stunden nach der Verletzung primär verschlossen werden). Ziel der primären Wundnaht ist die primäre Wundheilung ohne Infektion mit möglichst gutem kosmetischen Ergebnis.

Benötigte Materialien. Folgende Materialien werden von den Pflegenden gerichtet:

- Ggf. alles zur Lokalanästhesie: Nicht-alkoholisches Hautdesinfektionsmittel wegen der unmittelbaren Nähe zur Wunde, z.B. Octenisept® (brennt nicht). Außerdem Spritze (5 oder 10 ml), Kanülen (21, 22 oder 24 Gauge), Lokalanästhetikum, sterilisierteTupfer
- Alles zur Hautdesinfektion: Wird die Wunde nicht in Lokalanästhesie versorgt, alkoholfreie Hautdesinfektionsmittel wie Octenisept® oder Hansa-med® Spray. Wurde eine Lokalanästhesie gesetzt, bieten sich alkoholische Desinfektionsmittel an. Bei kleinen Wunden wird das Desinfektionsmittel, z.B. Kodan® oder Freka®-Derm, aufgesprüht, bei großen Wunden wird das Wundgebiet mit dem Desinfektionsmittel, z.B. Silnet®, wie vor einer Operation abgewaschen
- Alles zur eigentlichen Wundversorgung:
  - Händedesinfektionsmittel, sterile Handschuhe
  - Ggf. wasserdichte Unterlage, sterile Abdecktücher, steriles Schlitztuch, ggf. Tuchklemmen
  - Ggf. sterile anatomische Pinzette, (Kugel-)Tupfer, Ringerlösung, sterile Nierenschale, Knopfkanüle und sterile 10ml-Einwegspritze zum Ausspritzen der Wunde, ggf. Bürste
  - Ggf. Wundhaken, chirurgische Pinzette, Skalpell, Klemmen, ggf. Knopfsonde, sterile Tupfer und Kompressen
  - Steriler Nadelhalter und Nahtmaterial (☞ 11.3.7) oder Klammerpflaster wie Steristrip® oder Gewebekleber wie Histoacryl®
- Alles für den Verband: Ggf. transparente Hydrokolloidverbände, z.B. Comfeel plus Transparenter Wundverband®, ggf. Pflaster wie Cutiplast® oder sterile Kompressen und selbstklebendes Netzpflaster wie Fixomull® und Verbandsschere oder elastische bzw. Mullbinden zur Fixierung.

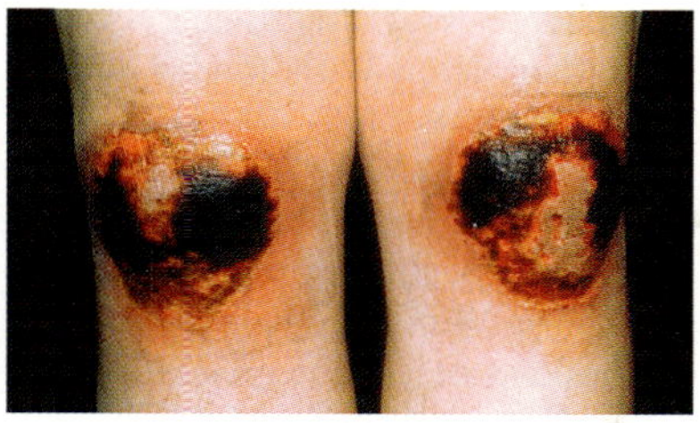

Abb. 27.15: Diese Nekrosen sind großflächig und müsser abgetragen werden. [V135]

Wirkprinzip der hydrokolloiden Verbände, ☞ 19.3.4

Vorbereitung des Patienten. Der Arzt informiert den Patienten über die bevorstehende Maßnahme und fragt ihn nach Allergien (z.B. nach einer Jodallergie, da Jod in vielen Desinfektionsmitteln oder Salbenkompressen enthalten ist). Danach führen Arzt und Pflegende eine hygienische Händedesinfektion durch, ziehen Schutzhandschuhe an und lagern die verletzte Körperregion auf eine wasserdichte Unterlage. Ein evtl. vorhandener Erstverband wird erst unmittelbar vor der Wundversorgung abgenommen, um die Wunde den Keimen der Raumluft nicht unnötig lange auszusetzen.

Durchführung bei kleinen und sauberen Wunden. Nachdem sich der Arzt die Wunde angesehen und ggf. von Blutresten gesäubert hat, desinfiziert er die Wunde und die umliegende Haut, setzt ggf. eine Lokalanästhesie und näht die Wunde. Als Wundverband ist oft ein Pflaster ausreichend.

Durchführung bei größeren und/oder verschmutzten Wunden. Bevor der Arzt die Lokalanästhesie setzt, entfernen die Pflegenden den groben Schmutz um die Wunde herum. Wirkt die Anästhesie, spült der Arzt die Wunde mit Ringerlösung oder reinigt sie mechanisch mit Pinzette und Kugeltupfer oder auch mit einer Bürste. Dann desinfiziert und inspiziert er die Wunde, schließt Begleitverletzungen von Sehnen, Nerven und anderen anatomischen Strukturen aus und entfernt vorhandene Fremdkörper. Stark gequetschtes, schlecht durchblutetes, zerfetztes und verschmutztes Gewebe schneidet er aus, um glatte und saubere Wundränder zu erhalten (**Fridreich-Wundexzision**, *Débridement*, ☞ Abb. 27.16). Im gut durchbluteten Gesicht, am Hals und an den Fingern wird nur sparsam oder gar nicht ausgeschnitten. Die Wunde wird nochmals gespült und anschließend durch Naht oder – seltener – Klammerung verschlossen (bei Kindern wird geprüft, ob die Wunde mit Klammerpflaster oder Gewebekleber verschlossen werden kann). Danach wird die Wunde steril verbunden. Bewährt haben sich selbstklebende transparente Wundverbände wie Hydrofilm®, Bioclusive® oder Comfeel Plus Transparenter Wundverband®, die die Wunde vor Sekundärinfektionen schützen, gleichzeitig aber sauerstoff-

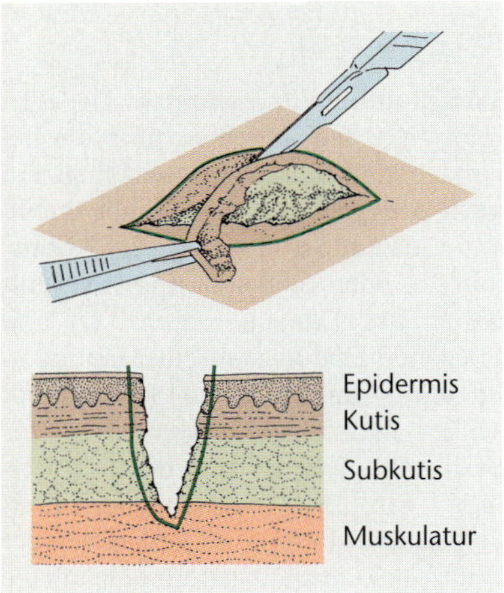

Abb. 27.16: Bei der Fridreich-Wundexzision werden die Wundränder nach einer lokalen Infiltrationsanästhesie (☞ 37.9.5) sparsam mit dem Skalpell exzidiert, bevor ein primärer Wundverschluß mittels Naht folgt. Bei tiefen Wunden muß die Wundausschneidung manchmal bis zur Muskulatur ausgedehnt werden. [L190]

und wasserdampfdurchlässig sind. Sie verkleben nicht mit der Wunde und lassen sich ohne Schädigung des neugebildeten Gewebes abnehmen. Zusätzlich ermöglichen sie eine permanente Wundbeobachtung ohne Verbandswechsel. Bei infizierten und stark nässenden Wunden können Salbenkompressen und Hydrokolloidverbände wie Comfeel flexibler Wundverband® (nicht transparent) verwendet werden.

Wundversorgung ohne Primärnaht

Versorgung chronischer Ulzera, ☞ 19.3.4

Die Wundversorgung ohne Primärnaht (**offene Wundversorgung,** *konservative Wundversorgung*) erfolgt: bei

- Wunden, bei denen eine Naht nicht nötig ist, z.B. oberflächlichen Schürfwunden oder glattrandigen Schnittwunden, deren Wundränder gut aneinanderliegen
- Wunden, bei denen eine Naht nicht möglich ist, weil sie zu sehr unter Spannung stehen würden, z.B. großflächigen Wunden
- Wunden mit erhöhter Gefahr einer manifesten Wundinfektion, z.B. Wunden, die vermutlich stark kontaminiert sind wie beispielsweise Biß- und Schußwunden sowie berufsbedingte Verletzungen z.B. von Chirurgen oder auch dem Pflegenden.

Je nach Größe, Ausdehnung, Lokalisation und Verschmutzungsgrad der Wunde und der Gewebeschädigung setzt der Chirurg eine Lokalanästhesie oder läßt vom Anästhesisten eine Regional- oder Allgemeinanästhesie durchführen. Großflächige Wunden werden nach dem Débridement mittels Hautplastik, Hauttransplantation (☞ 38.5.2) oder speziellen Wundabdeckungen wie Epigard® oder Coldex® verschlossen. Vermutlich kontaminierte Wunden bleiben zunächst offen mit dem Ziel, den Defekt so bald wie möglich zu verschließen (**sekundärer Wundverschluß** mittels Sekundärnaht, Deckung mit Spalthaut oder plastisch-chirurgische Maßnahmen).

Benötigte Materialien. Folgende Materialien werden vorbereitet:

- Alles zur Anästhesie und Hautdesinfektion
- Händedesinfektionsmittel, sterile Handschuhe, Schutzhandschuhe
- Wasserdichte Unterlage
- Sterile anatomische Pinzette, Kugeltupfer, Ringerlösung, sterile Nierenschale
- Sterile Abdecktücher, steriles Schlitztuch, ggf. Tuchklemmen
- Knopfsonde, Knopfkanüle und sterile 10ml-Einwegspritze zum Ausspritzen der Wunde (insbesondere der Wundtaschen)
- Sterile Tupfer und Kompressen
- Alles zur Wundbehandlung (Arztanordnung), z.B. ein Wundreinigungsverband wie Actisorb® plus (Zusammensetzung aus Aktivkohle mit 0,15% elementarem Silber) oder Weichschaumkompressen wie SYSpur-derm®. Zur Granulationsförderung z.B. antiseptische nichthaftende Salbenkompressen wie Inadine® (mit PVP-Jod) oder Branolind® N (mit Perubalsam), außerdem Calciumalginat-Kompressen wie Sorbalgon® und Algosteril® oder Hydrogel- bzw. Hydrokolloidverbände (Abb. 11.70 – 11.71, Abb. 19.19 – 19.21 und 27.21). Weiterhin können auch diverse Salben wie z.B. Betaisodona®-Salbe, Fibrolan®-Salbe oder andere Medikamente wie Leukase® N Kegel in die Wunde eingebracht werden
- Ggf. Drainagen, z.B. Silikon-Kurzdrainage oder Penrose-Laschendrainage (☞ Abb. 27.22 und 11.3.6)
- Ggf. alles für den Verband (☞ oben).

Vorbereitung des Patienten, ☞ primäre Wundversorgung

Durchführung. Die Wunde wird desinfiziert und gereinigt (☞ oben), dann aber nicht verschlossen, sondern z.B. mit speziellen Wundauflagen versehen. Dabei gibt es inzwischen so viele Möglichkeiten, daß bei den Materialien (☞ oben) nur eine kleine Auswahl aufgelistet werden konnte. Die Entscheidung ist abhängig von den Erfahrungen des Arztes und des Pflegepersonals mit bestimmten Wundauflagen und nicht zuletzt auch von den Kosten. Ob eine systemische Antibiotikagabe erforderlich ist, wird im Einzelfall entschieden.

Sekundäre Wundnaht. Zeigt eine offen versorgte Wunde nach 5 – 7 Tagen eine gute Heilungstendenz ohne Infektionszeichen, entschließt sich der Arzt

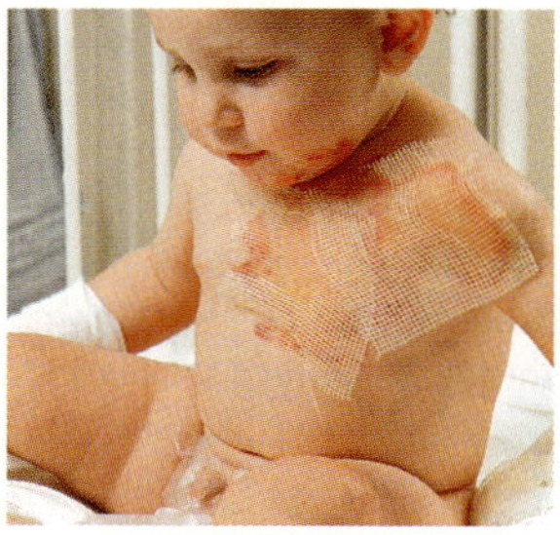

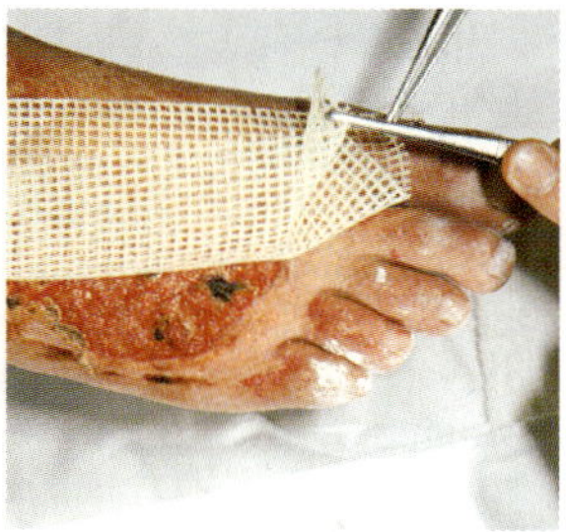

Abb. 27.17 – 27.18: Branolind® N ist zur schonenden Versorgung und zum Geschmeidighalten von flächigen Wunden geeignet, z.B. von Schürfwunden, Verbrennungen und Verätzungen. Außerdem können Spender- und Empfängerstellen bei Hauttransplantionen damit abgedeckt werden. Bei infizierten und schlecht granulierenden Wunden unterstützt es die Epithelisierung. [V220]

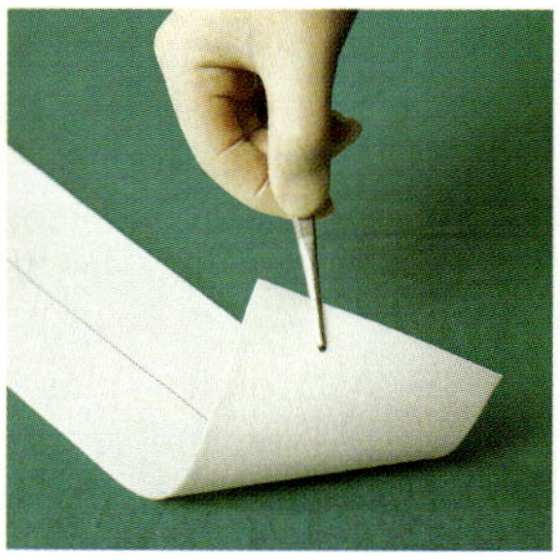

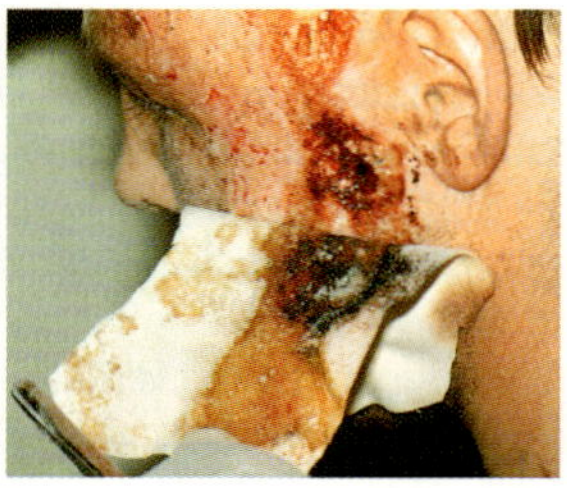

Abb. 27.19 – 27.20: SYSpur-derm® wird mit der offenporigen Unterseite auf die Wunde gelegt. Es reinigt durch seine hohe Exsudataufnahme und wirkt granulationsfördernd. [V220]

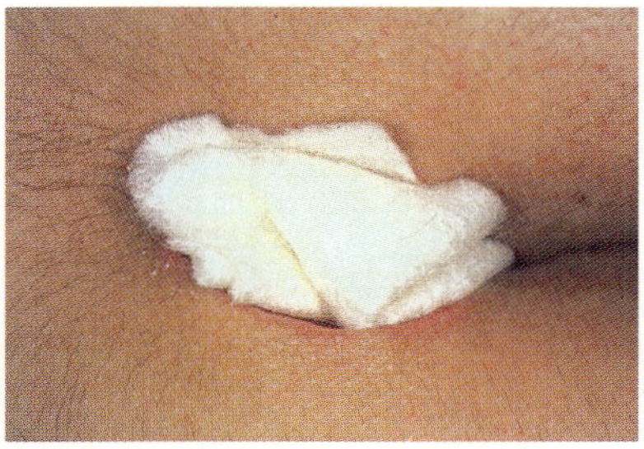

Abb. 27.21 Sorbalgon® wird trocken appliziert. Die Fasern in Sorbalgon® quellen auf, füllen die Wunde aus und schließen bei der Gelbildung keimbelastetes Exsudat ein. Besonders bewährt hat sich Sorbalgon® bei schwierig zu versorgenden Wunden, z.B. Tumorwunden im Gesicht oder wie hier bei Wunden im Gesäßbereich. [V220]

in der Regel zu einer **sekundären Wundnaht,** um die Heilungszeit zu verkürzen und das kosmetische Ergebnis zu verbessen. Dabei wird die Wunde zunächst ausgeschnitten und dann durch Naht verschlossen.

Nachsorge

Nach komplikationsloser primärer Wundnaht reichen Wundkontrollen am 2. und 7. Tag aus. Die Fäden werden je nach Körperregion am 7. – 14. Tag gezogen, bei Kindern früher (Durchführung, ☞ 11.4.9). Der Patient soll die verletzte Region schonen und sich bei lokalen Beschwerden (z.B. Anschwellen der Wundumgebung, Schmerzen, Pochen, Rötung) sofort beim Arzt vorstellen.

Bei offen versorgten Wunden ist alle 1 – 2 Tage ein Verbandswechsel erforderlich. Davon ausgenommen sind viele der oben vorgestellten industriell vorgefertigten Wundauflagen wie etwa die Hydrokolloidverbände. Hier muß vor Gebrauch die Packungsbeilage gelesen werden, um Fehler in der Anwendung und infolgedessen unbefriedigende Ergebnisse zu vermeiden.

Umgang mit Drainagen, ☞ 11.4.7;
Verbandswechsel bei Hydrokolloidverbänden, ☞ 19.3.4;
Durchführung des aseptischen und septischen Verbandswechsels, ☞ 11.4.8

Impfschutz

Bei allen offenen Wunden wird der *Tetanusschutz* des Patienten überprüft und im Zweifelsfall eine aktive und passive Impfung durchgeführt (☞ 29.2.1 und 29.2.2).

Bei Bißwunden ist stets an die Möglichkeit einer *Tollwutinfektion* zu denken. Bei Bissen durch Haustiere kann meist geklärt werden, ob das Tier gegen Tollwut geimpft ist (dann besteht keine Gefahr für den Patienten). Bei Bissen durch Wildtiere oder durch verhaltensauffällige Haustiere wird mit der Tollwutimmunisierung (☞ 28.6.5) unverzüglich begonnen.

27.5 Luxation

Luxation *(Verrenkung):* Pathologische Verschiebung zweier durch ein Gelenk verbundener Knochen mit vollständigem Kontaktverlust der gelenkbildenden Knochenenden, meist mit Verletzung des Kapsel-Band-Apparates einhergehend. Bei der **Subluxation** *(unvollständige Verrenkung)* bleiben die verschobenen Gelenkenden noch teilweise in Berührung.

Krankheitsentstehung

- **Traumatische Luxationen** sind durch abnorme Gewalteinwirkungen bedingt. Sie entstehen v.a. durch indirekte Traumen wie bei einem Sturz, seltener durch direkten Zug am Gelenk selbst
- Insbesondere bei fehlerhafter Behandlung einer traumatischen Erstluxation (und dadurch bedingten Gelenkschäden) kann es nachfolgend schon bei geringen Traumen zu **Reluxationen** *(rezidivierenden Luxationen)* kommen
- Von **habituellen** *(gewohnheitsmäßigen)* **Luxationen** spricht man, wenn eine angeborene Gelenkfehlanlage (etwa eine zu flache Gelenkpfanne) bereits bei normaler Gelenkbelastung immer wieder zu Luxationen führt
- **Atraumatische** *(chronische, spontane)* **Luxationen** sind z.B. Folge einer rheumatoiden Arthritis (☞ 25.5.1).

Symptome, Befund

Diagnostik

Meist nimmt der Patient von sich aus eine typische Schonhaltung ein und vermeidet wegen der damit verbundenen Schmerzen jede Bewegung der betroffenen Extremität.

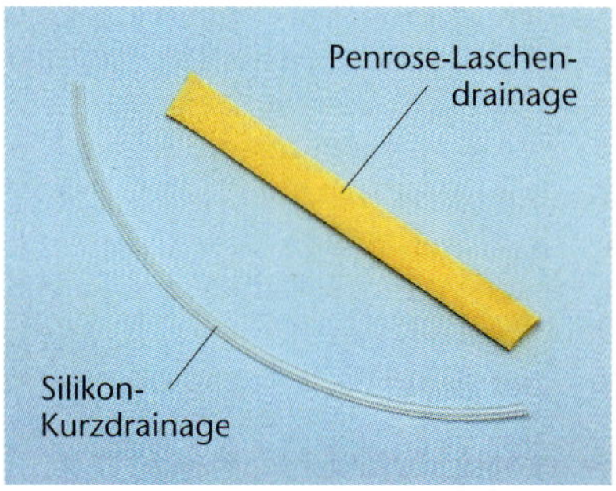

Abb. 27.22: Silikon-Kurzdrainage und Penrose-Laschendrainage. [M120]

Sichere Luxationszeichen sind Fehlstellung, federnde Fixation im Gelenk, abnorme Lage des Gelenkkopfes und eine leere Gelenkpfanne. **Unsichere Luxationszeichen** sind Schmerz, beeinträchtigte Funktion, Schwellung und Bluterguß.

Insbesondere bei Kindern ist auch ein sonographischer Luxationsnachweis möglich. Stets erforderlich sind Röntgenaufnahmen in mindestens zwei Ebenen, um knöcherne Begleitverletzungen und Bandverletzungen auszuschließen.

Sorgfältige Kontrollen von Durchblutung, Motorik und Sensibilität dienen der frühzeitigen Diagnose von Nerven- und Gefäßverletzungen.

Behandlungsstrategie

Die Therapie besteht in der schnellstmöglichen **Reposition** *(Einrichtung)* des Gelenks unter Zug und Gegenzug. Danach kontrolliert der Arzt nochmals Durchblutung, Motorik und Sensibilität der betroffenen Extremität und ordnet eine erneute Röntgenaufnahme zum Ausschluß bei der Reposition entstandener Knochenverletzungen an.

Gelingt die Reposition nicht oder liegen Band- oder Knochenverletzungen vor, ist in der Regel eine Operation erforderlich. Bei rezidivierenden oder habituellen Luxationen muß die zugrundeliegende Ursache operativ korrigiert werden, da es ansonsten immer wieder zu Luxationen kommt.

Pflege

Die Pflegemaßnahmen sollen die Beschwerden des Patienten lindern:

- Ruhigstellung mit Stützverband oder Schiene

- Hochlagerung der unteren Extremitäten mit Schaumstoffschiene und der oberen Extremitäten beispielsweise mit dickem Kissen
- Kühlung (☞ 10.9.5)
- Mit Einverständnis des Arztes Auftragen von heparinhaltigen Salben im Hämatombereich
- Mobilisation nach Arztanordnung.

Krankenbeobachtung und Dokumentation

- Durchblutung, Motorik und Sensibilität der betroffenen Extremität
- Schmerzen
- Schwellung
- Hautfarbe (z.B. Rötung bei Entzündung, Blaufärbung bei Thrombose).

27.6 Fraktur

27.6.1 Einteilung von Frakturen

Anatomie und Physiologie des Knochens, ☞ *26.1.1*

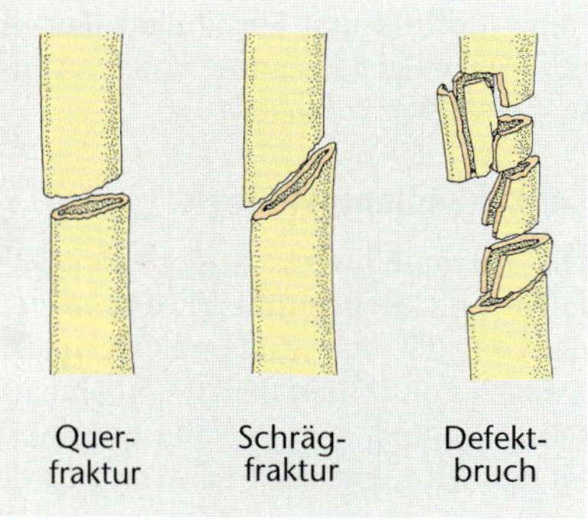

Abb. 27.23: Von links nach rechts Querfraktur, Schrägfraktur und Defektbruch [L190]

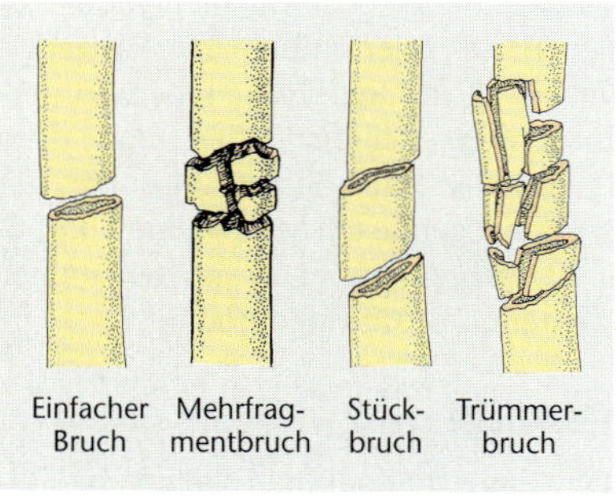

Abb. 27.24: Einfacher Bruch, Mehrfragmentbruch, Stückbruch und Trümmerbruch. [L190]

Fraktur *(Knochenbruch):* Kontinuitätsunterbrechung eines Knochens unter Bildung von mindestens zwei Bruchstücken **(Fragmenten),** die durch einen **Bruchspalt** voneinander getrennt werden.

Als Sonderform der Fraktur gilt die **Fissur,** d.h. die Spaltbildung im Knochen ohne vollständige Kontinuitätsunterbrechung.

Entstehungsmechanismen

Traumatische Fraktur

Von einer **traumatischen Fraktur** spricht man, wenn die Fraktur durch Gewalt von außen bedingt ist. Unterschieden werden dabei **direkte Frakturen,** bei denen der Knochen am Ort der Gewalteinwirkung bricht (z.B. Oberarmbruch bei starkem Schlag auf den Oberarm), und **indirekte Frakturen,** bei denen der Ort der Gewalteinwirkung nicht identisch ist mit dem Ort der Fraktur (z.B. Oberarmbruch bei Sturz auf den gestreckten Arm).

Eine differenzierte Unterteilung ist nach der *Art der Gewalteinwirkung* möglich. Hier sind z.B. die **Biegungsfraktur** durch zu starkes Biegen des Knochens (oft mit Loslösen eines **Biegungskeils** als drittes Fragment), die **Spiralfraktur** durch Drehung eines an einem Ende fixierten Röhrenknochens oder die **Kompressionsfraktur** durch zu starkes Stauchen des Knochens zu nennen.

Spontanfraktur

Bei **Spontanfrakturen** fehlt ein adäqutes Trauma:

- Eine **Ermüdungsfraktur** entsteht durch unphysiologische Dauerbelastung (z.B. die sog. *Marschfraktur* des zweiten und dritten Mittelfußknochens nach langen Fußmärschen)
- Eine **pathologische Knochenfraktur** ist Folge einer abnormen Knochenstruktur. Häufige Beispiele sind Frakturen bei Osteoporose (z.B. Oberschenkelhalsfraktur alter Menschen nach leichtem Sturz) oder Frakturen bei Skelettmetastasen (z.B. instabile Wirbelkörperfraktur mit Querschnittsyndrom bei Knochenmetastasen).

Frakturlinienverlauf

Je nach Verlauf der Frakturlinie werden **Querfraktur, Schrägfraktur** und **Defektbruch** (mit Verlust von Knochensubstanz) unterschieden (☞ Abb. 27.23).

Viele Autoren unterscheiden in diesem Zusammenhang auch noch Biegungsfraktur und Torsionsfraktur (☞ oben) sowie Stückfraktur und Trümmerfrakur (☞ unten). Hier überlappen sich die verschiedenen Einteilungen.

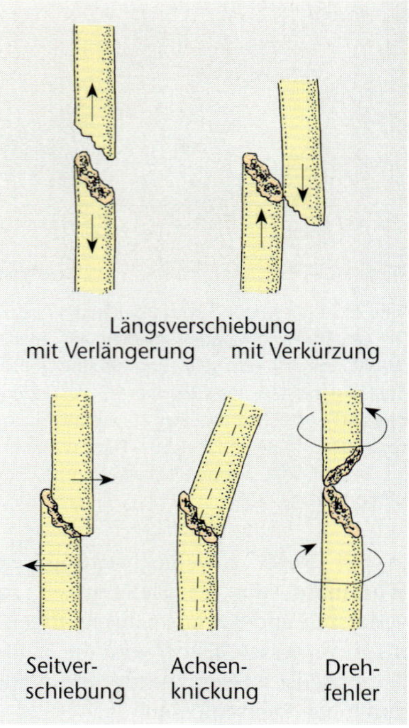

Abb. 27.25: Dislokationsmöglichkeiten bei Frakturen. [L190]

Anzahl der Fragmente

Beim **einfachen Bruch** ist der Knochen an einer Stelle gebrochen, so daß zwei Fragmente entstehen. Bei einem **Mehrfragmentbruch** sind 3 – 6 Fragmente vorhanden, bei einem **Trümmerbruch** mehr als sechs Fragmente. Sonderfall des Mehrfragmentbruchs ist der **Stückbruch** *(Etagenbruch, Doppelbruch),* bei dem der Knochen an zwei Stellen gebrochen ist und sich zwischen den beiden Bruchstellen ein größeres Bruchstück befindet.

Fragmentverschiebung

Bei einem Teil der Frakturen kommt es zur **Verschiebung** *(Dislokation)* **der Fragmente** gegeneinander. Diese kann durch die von außen einwirkende Gewalt, durch Muskelzug an den Fragmenten, aber auch durch falsche Lagerung sowie im weiteren Verlauf durch zu frühe Bewegung oder Belastung bedingt sein. Unterschieden werden:

- **Längsverschiebung** *(Dislocatio ad longitudinem)* mit Verlängerung *(cum distractione)* oder Verkürzung *(cum contractione)*
- **Seitverschiebung** *(Dislocatio ad latus)*
- **Achsenknickung** *(Dislocatio ad axim)*
- **Drehfehler** *(Rotationsfehler, Dislocatio ad peripheriam)*.

Begleitende Weichteil-/Hautverletzungen

Ist die Haut über der Frakturstelle intakt, spricht man von einer **geschlossenen Fraktur.** Ist es hingegen durch Haut- und Weichteilverletzungen zu einer Verbindung zwischen Fraktur und Außenwelt gekommen, handelt es sich um eine **offene Fraktur.** Die weitere Einteilung in offene Frakturen ersten, zweiten und dritten Grades erfolgt je nach Ausmaß des Weichteilschadens (☞ Tab. 27.26).

☑ Die besondere Gefahr bei offenen Frakturen liegt in der bakteriellen Kontamination der Weichteile und Knochen mit nachfolgender Infektion. Je größer der Weichteilschaden, desto höher das Risiko einer manifesten Infektion!

Besonderheiten kindlicher Frakturen

Grünholzfraktur

Bei der **Grünholzfraktur** *(subperiostale Fraktur)* bleibt das beim Kind noch sehr kräftige und elastische Periost (Knochenhaut, ☞ 26.1.1) teilweise erhalten – vergleichbar dem Bruch eines grünen Weidenastes. Grünholzfrakturen zeigen in der Regel keine oder nur eine sehr geringe Verschiebung.

Epiphysenfugenverletzung

Bei Kindern und Jugendlichen sind die Epiphysenfugen noch offen. Eine Mitverletzung bei gelenknahen Frakturen kann zu Wachstumsstörungen des Knochens in diesem Bereich führen.

ⓘ Frakturen bei Kindern werden von Erwachsenen oft wegen (scheinbar oder tatsächlich) geringer Beschwerden übersehen. Daher gilt: Kindliche Klagen immer ernst nehmen!

Grad I	Grad II	Grad III	Grad IV
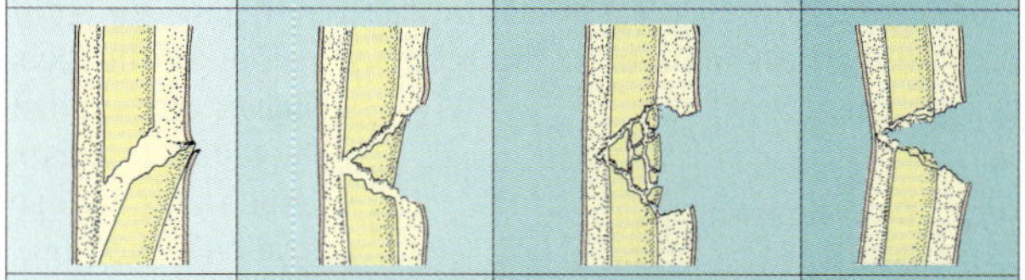			
Durchspießung der Haut von innen nach außen bei minimaler Weichteilverletzung	Verletzung der Haut von außen nach innen bei geringer Weichteilverletzung	Ausgedehnte Eröffnung der Fraktur mit schwersten Weichteilschädigungen, meist mit Gefäß- und Nervenschäden sowie Knochenfragmentierung	(Sub-) Totale Amputation

Tab. 27.26: Einteilung offener Frakturen. [M100, L190]

27.6.2 Klinik und Diagnostik von Frakturen

Klinische Frakturzeichen

Sichere Frakturzeichen

Nur wenige Symptome sind *beweisend* für eine Fraktur. Sie werden **sichere Frakturzeichen** genannt:

- Fehlstellung durch eine Frakturverschiebung
- Abnorme Beweglichkeit
- Fühl- oder hörbare **Krepitation** *(Knochenreiben)* bei Bewegung
- Sichtbare Fraktur (z.B. bei durchgespießtem Knochenfragment).

Unsichere Frakturzeichen

Viel häufiger sind die **unsicheren Frakturzeichen,** die zwar auf eine Fraktur hindeuten, aber auch bei anderen Verletzungen auftreten können. Hierzu zählen Schmerzen, Schwellungen, Hämatome und Störungen der Beweglichkeit.

Röntgendiagnostik

Sichere Frakturzeichen können bei unverschobenen Frakturen, bei eingestauchten Frakturen oder bei Frakturen kleiner Knochen fehlen. Zum Ausschluß oder Beweis einer Fraktur sowie für die Therapieplanung werden stets Röntgenbilder angefertigt.

Die Röntgenaufnahmen erfolgen zur dreidimensionalen Darstellung immer in mindestens zwei Ebenen, da sich der Frakturverlauf und eventuelle Verschiebungen nur so beurteilen lassen.

Manche Frakturen sind im normalen Röntgenbild nicht sicher zu erkennen. Dann können Zielaufnahmen, Schichtaufnahmen (Tomographie), ein CT oder eine Knochenszintigraphie erforderlich sein.

Invasive Diagnostik

Bei gelenknahen Frakturen können invasive diagnostische Maßnahmen nötig sein, um das Ausmaß der Gelenkbeteiligung zu klären, z.B. eine Gelenkpunktion (☞ 27.3.3) oder eine Arthroskopie (☞ 27.3.4).

Ausschluß von Begleitverletzungen

Bei jeder Fraktur können Nerven oder Gefäße mitverletzt werden, insbesondere solche, die in Knochennähe verlaufen. Typische Beispiele sind die

Aitken 0 (1)	Aitken 1	Aitken 2	Aitken 3	Aitken 4
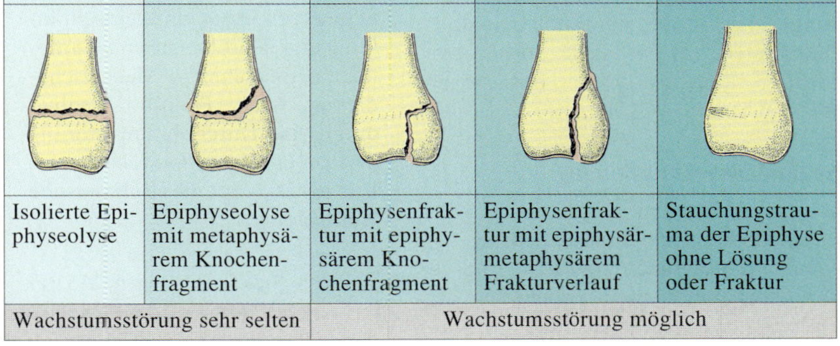				
Isolierte Epiphyseolyse	Epiphyseolyse mit metaphysärem Knochenfragment	Epiphysenfraktur mit epiphysärem Knochenfragment	Epiphysenfraktur mit epiphysär-metaphysärem Frakturverlauf	Stauchungstrauma der Epiphyse ohne Lösung oder Fraktur
Wachstumsstörung sehr selten		Wachstumsstörung möglich		

Tab. 27.27: Einteilung der Epiphysenverletzungen nach Aitken. **Epiphyseolyse** = Epiphysenlösung. [M100, L190]

Lähmung des N. radialis bei einem Oberarmbruch und die Verletzung der A. poplitea bei knienahen Oberschenkelfrakturen.

☑ **DMS-Kontrolle**
Unbedingt erforderlich ist die Kontrolle von **D**urchblutung (periphere Pulse), **M**otorik und **S**ensibilität distal der Fraktur.

Störungen der Durchblutung, Motorik und Sensibilität können aber nicht nur auf eine typische Begleitverletzung hinweisen, sondern auch erste Symptome eines *Kompartmentsyndroms* sein (☞ 27.6.4).

Blutverlust durch Frakturen

Nicht unterschätzt werden darf der Blutverlust bei Frakturen. Beispielsweise sind bei Oberschenkelfrakturen Erwachsener Blutverluste bis zu ca. 2000 ml möglich, bei Beckenfrakturen sogar bis zu ca. 4000 ml und bei Oberarmfrakturen immerhin noch bis zu ca. 700 ml. Insbesondere bei Frakturen großer Knochen und/oder ausgedehnten Weichteilverletzungen gerät der Verletzte schnell in einen hypovolämischen Schock (☞ 38.5.1).

27.6.3 Frakturheilung

Primäre Frakturheilung

Primäre Frakturheilung: Direkte knöcherne Überbrückung des Frakturspaltes.

Bei nahezu fugenlosem Aneinanderliegen der Knochenfragmente, guter Durchblutung und konsequenter Ruhigstellung wird der Bruchspalt direkt von den knochenbildenden *Osteoblasten* überbrückt **(primäre Frakturheilung).** Meist ist dies nur durch eine stabile Osteosynthese nach vorheriger idealer Reposition erreichbar (☞ 27.6.5).

Sekundäre Frakturheilung

Sekundäre Frakturheilung: Im Frakturbereich zunächst Ausbildung eines nicht-knöchernen Zwischengewebes **(Kallus)**, das dann sekundär zu Knochen umgewandelt wird.

Sind die oben genannten Voraussetzungen zur primären Frakturheilung nicht erfüllt (beispielsweise ist bei Anlegen eines Gipsverbandes weder eine fugenlose Adaption der Fragmente noch eine völlige Ruhigstellung zu erzielen), kommt es zur sekundären Frakturheilung:

- Im Frakturbereich bildet sich ein Hämatom
- In das Hämatom wandern Zellen aus dem Blut ein, darunter auch *Fibroblasten*
- Die Fibroblasten bilden ein bindegewebig-knorpeliges Zwischengewebe, den **Kallus.** Dieser fixiert die Fragmente zunehmend und ist im Röntgenbild als wolkige Auftreibung um den Frakturspalt sichtbar
- Erst im Verlauf der nächsten Monate wird der Kallus zum „normalen" Knochen umgewandelt (☞ 26.1.1).

Heilungsdauer

Die Heilungsdauer einer Fraktur ist abhängig vom Alter des Patienten (bei Kindern schneller als bei Erwachsenen), von der Lokalisation der Fraktur, von der Durchblutungssituation und von den Begleitverletzungen. Sie schwankt zwischen 3 – 5 Wochen für Frakturen im Bereich des Fingerskeletts und 12 – 14 Wochen für Frakturen des Beckens, des Oberschenkelhalses und einiger Handwurzelknochen.

Verzögerte Frakurheilung und Pseudarthrose, ☞ 27.6.4

27.6.4 Störungen und Komplikationen der Frakturheilung

Kompartment-Syndrom

Kompartment-Syndrom *(Muskelkammer-Syndrom):* Mit Schmerzen, Bewegungseinschränkung und neurologischen Symptomen einhergehende Muskelschädigung nach Fraktur. Bedingt durch eine Durchblutungsstörung infolge erhöhten Gewebedrucks. Endzustand ist die **ischämische Kontraktur.**

Durch ein Frakturhämatom, ein posttraumatisches Muskelödem, einen zu engen Gipsverband oder eine venöse Thrombose kann in unnachgiebigen *Muskellogen* (Muskellogen = durch Faszien eingegrenzte Räume) der Gewebedruck so stark ansteigen, daß dort verlaufende Gefäße und Nerven komprimiert werden und es zu einer Ernährungsstörung der Muskulatur bis zur Muskelnekrose kommt. Die Muskeln werden in der Folgezeit durch narbiges Bindegewebe ersetzt, und es bildet sich eine Kontraktur aus.

Besonders häufig sind die Tibialis-Loge am Unterschenkel **(Tibialis anterior-Syndrom)** und die Unterarmbeuger **(Volkmann-Kontraktur)** betroffen.

Die Erstsymptome bestehen in Verfärbung der betroffenen Region, Schmerzen, Schwellung und Parästhesien bei noch erhaltenen Pulsen. Durchblutungsstörung und Bewegungseinschränkung nehmen ohne Behandlung immer weiter zu. Im Endstadium bestehen ausgeprägte Lähmungen und Sensibilitätsstörungen sowie evtl. eine Hautnekrose.

Einzig wirksame Therapie ist die frühzeitige Druckentlastung durch Gipsentfernung und/oder Faszienspaltung der betroffenen Muskelloge.

Infektion, Osteomyelitis, Osteitis

Insbesondere bei offenen Frakturen, aber auch nach Osteosynthese besteht die Gefahr einer Keimbesiedlung mit nachfolgender manifester Infektion der Wunde (☞ 27.4.2), des Knochens (Osteitis, ☞ 26.6) und/oder des Knochenmarks (Osteomyelitis, ☞ 26.6.1).

Verzögerte Frakturheilung/ Pseudarthrose

Verzögerte Frakturheilung: Verlängerung der Heilungsdauer einer Fraktur auf 4 – 6 Monate.

Pseudarthrose *(Fractura non sanata, Falschgelenkbildung):* Ausbleiben der Frakturheilung nach sechs Monaten oder länger.

Zahlreiche Faktoren können dazu führen, daß eine Fraktur nur verzögert oder gar nicht heilt. Allgemeine Faktoren sind z.B. ein erhöhtes Lebensalter des Patienten oder die Einnahme bestimmter Medikamente (etwa Glukokortikoide). Lokale Faktoren sind u.a. eine fehlende Ruhigstellung, ein Auseinanderweichen der Fragmente und Infektionen. Die Frakturstelle wird lediglich bindegewebig überbrückt und verknöchert nicht.

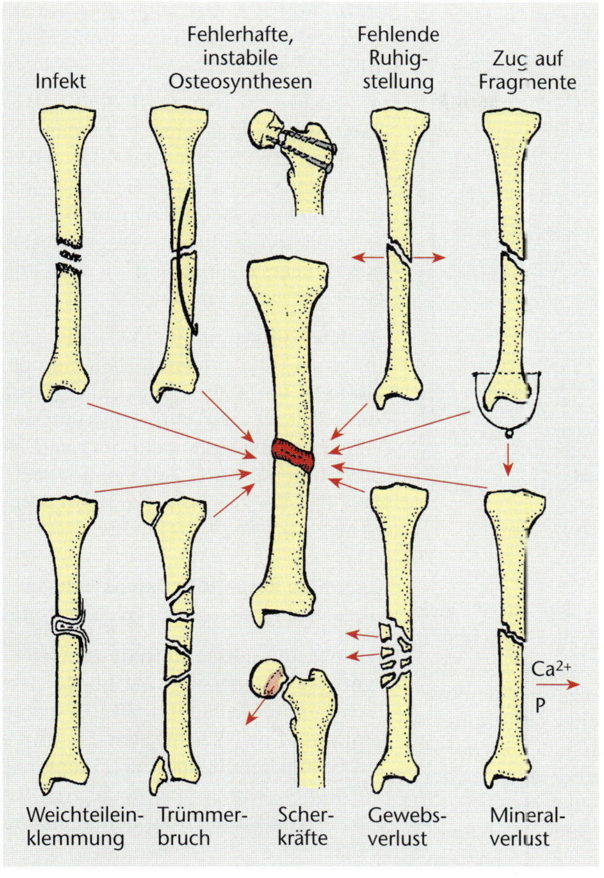

Abb. 27.28 (links): Ursachen für verzögerte Frakturheilung und Pseudarthrosen. [L190]

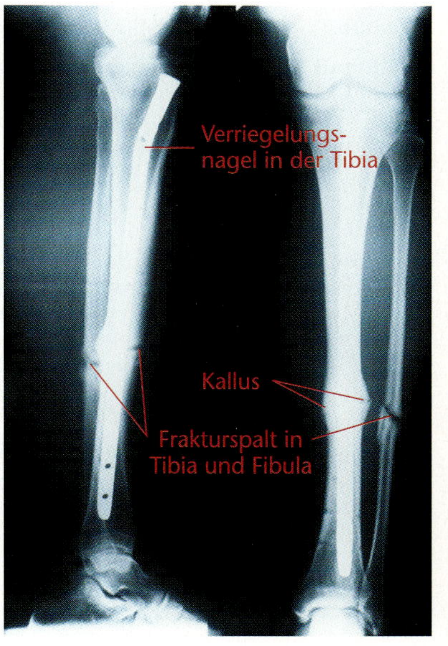

Abb. 27.29 (rechts): Hypertrophe Pseudarthrose nach Unterschenkelverriegelungsnagel. [T128]

In Abhängigkeit von der Krankheitsentstehung werden folgende Formen unterschieden:

- Die **hypertrophe Pseudarthrose** mit vermehrter Kallusbildung („Elefantenfuß"), die meist Folge einer unzureichenden Ruhigstellung bei guter Durchblutung ist
- Die **hypotrophe Pseudarthrose** mit verminderter Kallusbildung (die Fragmente werden zum Bruchspalt hin immer dünner) infolge einer Minderdurchblutung der Fragmente
- Die **Defektpseudarthrose** bei Fehlen von Knochenteilen
- Die **Infektpseudarthrose** bei Ostitis oder Osteomyelitis.

Klinisch fallen Druck- und Belastungsschmerz, Schwellung, Funktionseinschränkung der betroffenen Extremität und abnorme Beweglichkeit auf (falls die Fraktur nicht operativ stabilisiert worden ist).

Die Diagnose wird durch eine Röntgenaufnahme (evtl. mit Tomographie) gesichert. Ist die Vitalität und damit die Reaktionsfähigkeit der Knochenfragmente unklar, hilft die Knochenszintigraphie weiter.

Die Therapie hängt von der Ursache der Pseudarthrose ab.

Sudeck-Dystrophie

Sudeck-Dystrophie *(Sudeck-Syndrom, Morbus Sudeck, Algodystrophie, Reflexdystrophie):* Sekundäre Extremitätendystrophie mit lokalen Durchblutungs- und Stoffwechselstörungen nach Fraktur. Meist an Unterarm oder Hand auftretend.

Ursächlich vermutet wird eine neurovaskuläre Fehlregulation, die zu lokalen Durchblutungs- und Stoffwechselstörungen führt. Klinik und Therapie der drei Krankheitsstadien faßt Tab. 27.30 zusammen.

27.6.5 Therapieprinzipien bei Frakturen

☑ Ziel jeder Frakturbehandlung ist eine möglichst *frühzeitige Remobilisation* des Patienten bei *bestmöglicher (Langzeit-)Funktion* des verletzten Körperteils. Hierzu dienen die „drei R" – **R**eposition, **R**etention, **R**ehabilitation.

Reposition

Der erste Schritt der Frakturbehandlung ist die **Reposition,** d.h. das Einrichten der Fraktur. Die Reposition sollte möglichst sofort und anatomisch korrekt erfolgen. Dies ist v.a. bei einer Fraktur mit Gelenkbeteiligung wichtig, da die Gefahr einer posttraumatischen Arthrose (☞ 26.10.1) sonst groß ist.

In vielen Fällen ist eine **geschlossene Reposition** möglich, d.h. der Arzt kann die Fraktur durch manuellen Zug und Gegenzug von außen einrichten. Wesentliche Voraussetzung hierfür ist eine adäquate Schmerzausschaltung, ggf. durch Narkose. Gelingt die geschlossene Reposition nicht, ist eine **offene Reposition** durch Operation erforderlich.

Retention

Der zweite Schritt ist die **Retention** *(Fixation),* d.h. die Ruhigstellung der Fraktur bis zur Verheilung.

Auf Reposition und Retention kann nur in definierten Ausnahmefällen verzichtet werden, etwa bei einer eingekeilten, nicht verschobenen Oberarmkopffraktur. Hier geht man davon aus, daß durch den kräftigen Muskelmantel eine ausreichende Retention der Fraktur besteht.

Konservative Retention: Gipsbehandlung, Extension, Verbände

Pflege bei Gipsbehandlung, ☞ 26.2.3; Pflege bei Extension, ☞ 27.1.3

Bekanntestes Verfahren der konservativen Retention ist die **Gipsbehandlung** (☞ 26.2.3).

Zweite Möglichkeit der konservativen Frakturretention ist die **Extension**

Stadium	Klinik	Therapie
Stadium I *(Akutphase)* 2 – 8 Wochen nach Trauma	Ruhe- und Bewegungsschmerz, Schwellung, blau-livide Verfärbung und Überwärmung der Haut, vermehrtes Schwitzen	Ruhigstellung, Hochlagerung, nichtsteroidale Antirheumatika (☞ Pharma-Info 25.16), Analgetila, evtl. Sedierung, evtl. Calcitonin. Keine Massagen, keine passiven Bewegungsübungen
Stadium II *(dystrophe Phase)* 1 – 3 Monate nach Trauma	Abnahme der Schmerzen und Zunahme der trophischen Störungen mit Muskeldystrophie, Verminderung des subkutanen Fettgewebes und kühler, zyanotischer Haut. Bewegungseinschränkung durch Kapsel- und Bänderschrumpfung	Nichtsteroidale Antirheumatika (☞ Pharma-Info 25.16), Calcitonin, aktive Bewegungsübungen
Stadium III *(atrophe Phase)* 3 – 6 Monate nach Trauma	Endstadium mit Muskelatrophie, Schrumpfung des Bindegewebes, Gelenkversteifung und pergamentdünner Haut. Keine Schmerzen mehr	Aktive Bewegungsübungen, Dehnungsbehandlung, warme Bäder, evtl. operative Maßnahmen

Tab. 27.30: Stadien der Sudeck-Dystrophie. In der klinischen Praxis sind die drei Stadien nicht scharf voneinander zu trennen, sondern gehen fließend ineinander über.

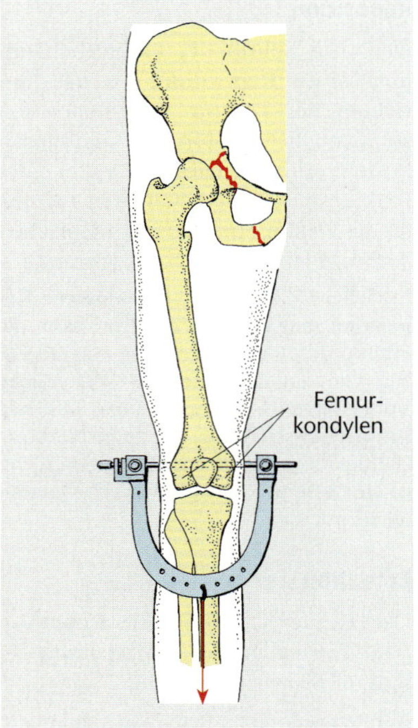

Abb. 27.31: Suprakondyläre Extension bei Bekkenringfraktur. Die Extension soll eine Fragmentverschiebung durch Muskelzug verhindern (☞ auch Abb. 27.5). [L190]

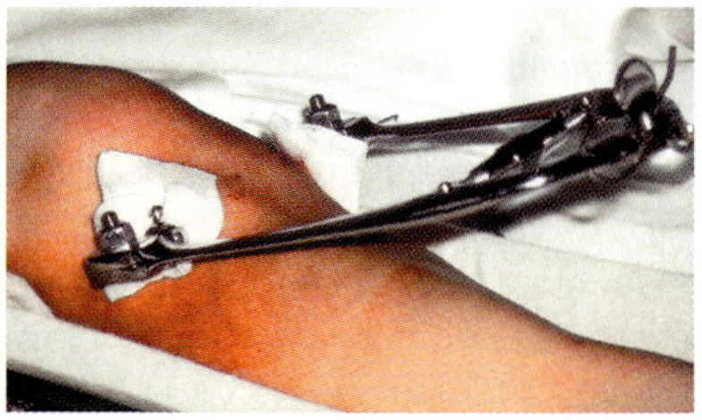

Abb. 27.32: Extensionsbügel bei Tibiakopfextension. [T195]

(Streckbehandlung). Sie wird bei Frakturen angewandt, bei denen ein hohes Risiko der Fragmentverschiebung durch Muskelzug besteht, etwa bei knienahen Oberschenkelfrakturen. Meist handelt es sich um *knöcherne Extensionen.* Dabei wird ein spezieller Draht oder Nagel frakturfern durch einen Knochen gebohrt und ein Extensionsbügel angebracht. An diesen werden dann über einen Seilzug (☞ Abb. 27.5) Gewichte angehängt, die einen Zug ausüben. Insbesondere bei Kindern kann der Zug auch über *Klebe- (Pflaster-)* oder *Schaumstoffverbände* ausgeübt werden.

Am häufigsten wird die Extensionsbehandlung bei Frakturen im Bereich der unteren Extremität und der HWS durchgeführt, und zwar meist zur Zeitüberbrückung bis zur Operation. Die Komplikationen bei Extensionsbehandlungen entsprechen im wesentlichen denen bei Fixateur externe.

Andere ruhigstellende Verbände zur Fraktur- (und Luxationsbehandlung) kommen vor allem am Schultergelenk zum Einsatz, wo eine Gipsruhigstellung zu aufwendig oder nur schwer durchführbar wäre. Am gebräuchlichsten sind der *Desault-* und der *Gilchristverband* (☞ 26.5.1).

Operative Retention: Osteosynthese

Pflege bei Osteosynthesen, ☞ *27.1.2*

Die **operative Retention** durch **Osteosynthese** ist angezeigt bei konservativ nicht reponiblen oder nicht fixierbaren Frakturen, bei den meisten Frakturen mit Gelenkbeteiligung, bei höhergradig offenen Frakturen oder bei älteren Patienten zur Verkürzung der Immobilisation.

Die Fraktur wird reponiert und das Ergebnis durch Einbringen eines (Metall-)Implantats gesichert. Die Sta-

	Gipsbehandlung	Extension	Osteosynthese
Vorteile	• Keine Operation • Keine Infektionsgefahr (Fraktur bleibt geschlossen) • Meist frühe Mobilisation des Patienten • Meist Möglichkeit einer ambulanten Therapie	• Möglichkeit der Weichteilinspektion • Keine Infektionsgefahr an der Frakturstelle (Fraktur bleibt geschlossen) • Keine Dislokation der Fragmente durch Muskelzug	• Möglichkeit der Weichteilinspektion • Anatomisch genaue Reposition • Völlige Ruhigstellung der Fraktur • Meist sofortige Übungsstabilität • Oft Erleichterung der Pflege
Nachteile	• Längere Immobilisation der betroffenen Extremität, daher Muskelschwund und Gefahr der Thromboseentstehung und Gelenkversteifung • Keine oder nur eingeschränkte Weichteilinspektion möglich bei gleichzeiter Gefahr einer Druckschädigung von Nerven und Weichteilen • Keine völlige Ruhigstellung der Fraktur	• Operationsrisiko • Längere Immobilisierung des Patienten mit Thrombose, Pneumonie- und Dekubitusgefahr • Bei zu starkem Zug Gefahr des Auseinanderweichens der Fragmente mit erschwerter Frakturheilung • Keine völlige Ruhigstellung der Fraktur • Infektionsgefahr an den Nageldurchtrittsstellen	• Operationsrisiko (zweimal, da in der Regel eine spätere Metallentfernung notwendig ist) • Infektionsgefahr (Fraktur wird eröffnet)

Tab. 27.33: Überblick über die spezifischen Vor- und Nachteile wichtiger Verfahren der Frakturbehandlung.

Indikationen für konservative Frakturbehandlung	Indikationen für operative Frakturbehandlung
• Frakturen im Kindesalter (in 90% der Fälle) • Nicht dislozierte und nicht dislokationsgefährdete Frakturen, evtl. auch nicht dislozierte, aber dislokationsgefährdete Frakturen; z.B. unkomplizierte Radiusfrakturen, Rippenfrakturen • Kontraindikationen für eine Osteosynthese • Ruhigstellung bis zur (endgültigen) operativen Versorgung	• Offene Frakturen (ab Grad II) • Frakturen mit begleitenden Gefäß- und/oder Nervenverletzungen • Frakturen mit Gelenkbeteiligung • Frakturen bei Polytrauma (☞ 11.1.4) • Frakturen bei älteren Patienten (weniger Komplikationen durch schnellere Mobilisation) • Dislozierte Frakturen, die unter Bildwandlerkontrolle nicht reponiert werden können • Frakturen der unteren Extremität (hohe Gefahr der Achsenfehlstellung wegen der starken Belastung) • Unterarmfrakturen

Abb. 27.34: Hauptindikationen für die konservative und die operative Frakturbehandlung.

bilität einer osteosynthetisch versorgten Fraktur ist v.a. abhängig von Frakturtyp, Osteosyntheseverfahren und evtl. Begleiterkrankungen des Patienten (z.B. einer schweren Osteoporose). In der Regel ist die Fraktur nach Osteosynthese zumindest *übungsstabil* (d.h. der Patient darf die betroffene Extremität bewegen, aber nicht belasten) oder *teilbelastungsstabil* (d.h. der Patient darf die betroffene Extremität etwas belasten, meist bis zu 20 kg), oft auch *belastungsstabil* (d.h. der Patient darf voll belasten). *Lagerungsstabile* Osteosynthesen, bei denen der Patient die betroffene Region ohne Stütze von außen weder bewegen noch belasten darf, sind die Ausnahme.

Die meisten Osteosyntheseverfahren erfordern eine zweite Operation nach Wochen oder Monaten zur **Metallentfernung.**

Ein Überblick über die zahlreichen Osteosyntheseverfahren wird in 27.6.6 gegeben.

Rehabilitation

Drittes „R" der Frakturbehandlung ist die **Rehabilitation.** Sie beginnt bereits im Krankenhaus, etwa wenn der Physiotherapeut mit dem Patienten die nicht fixierten Gelenke sowohl der verletzten als auch der nicht-verletzten Extremitäten durchbewegt oder die Pflegenden den Patienten alles selbst machen lassen (bzw. ihn dazu anleiten), was er in dieser Situation selbst machen kann.

Besonders deutlich wird der Zusammenhang zwischen Frakturbehandlung und Rehabilitation bei der **frühfunktionellen Behandlung** einer Fraktur, z.B. bei einer nicht dislozierten schulternahen Oberarmfraktur. Da der kräftige Muskelmantel die Fraktur ausreichend retiniert, kann der Patient schon nach wenigen Tagen ohne Gips mit Bewegungsübungen beginnen.

27.6.6 Osteosyntheseverfahren

Heute gibt es zahlreiche Osteosyntheseverfahren (☞ Abb. 27.39), die auch miteinander kombiniert werden können:

Schraubenosteosynthese

Die Versorgung einer Fraktur mit Schrauben wird als **Schraubenosteosynthese** *(Verschraubung)* bezeichnet. Unterschieden werden *Kortikalis-* und *Spongiosaschrauben,* die sich bezüglich der Länge ihres Halsteiles und der Form ihres Gewindes unterscheiden (☞ Abb. 27.35). Bei alleiniger Versorgung einer Fraktur mit Schrauben werden sie als *Zugschrauben* so in den Knochen eingedreht, daß der Frakturspalt zusammengedrückt und damit stabil wird.

Plattenosteosynthese

Bei der **Plattenosteosynthese** wird die Fraktur mittels einer durch Schrauben fixierten Metallplatte stabilisiert. Je nach Funktion der Platte werden u.a. *Neutralisationsplatten, Abstützplatten* und *Kompressionsplatten,* nach der Form z.B. *T-Platten, L-Platten, Kleeblattplatten* und *Winkelplatten* unterschieden.

Marknagelosteosynthese

Bei der **Marknagelosteosynthese** wird ein *Marknagel* (z.B. *Küntscher-Nagel, Ender-Nagel, AO-Nagel*) in den Markraum eines langen Röhrenknochen eingeschlagen, der die Fraktur *intramedullär* schienen soll. Zur Vermeidung von Drehfehlern kann der Nagel zusätzlich mit queren Schrauben verriegelt werden.

Spickdrahtosteosynthese

Bei der **Spickdrahtosteosynthese** *(Bohrdrahtosteosynthese, Kirschner-Draht-Fixation)* werden Drahtstifte entweder direkt durch die Haut oder nach Offenlegung und Reposition der Fraktur durch die Fragmente eingebracht. Da hierdurch nur Lagerungsstabilität erreicht werden kann, wird das Verfahren in der Regel mit anderen Osteosyntheseverfahren oder einer Gipsruhigstellung kombiniert.

Zuggurtung

Bei einer **Zuggurtung** *(Cerclage)* werden Drahtschlingen geeigneter Größe so um Knochen, Spickdrähte oder Schrauben gelegt, daß Zug- in Druckkräfte umgewandelt werden und der Frakturspalt komprimiert wird.

Fixateur externe

Pflege bei Fixateur externe, ☞ 27.1.1

Beim **Fixateur externe** *(äußerer Spanner, äußerer Festhalter)* wird die Frak-

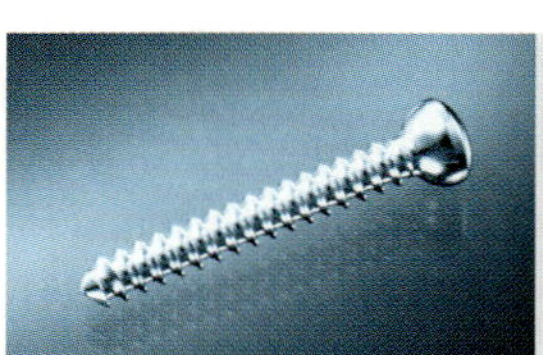
Kortikalisschraube

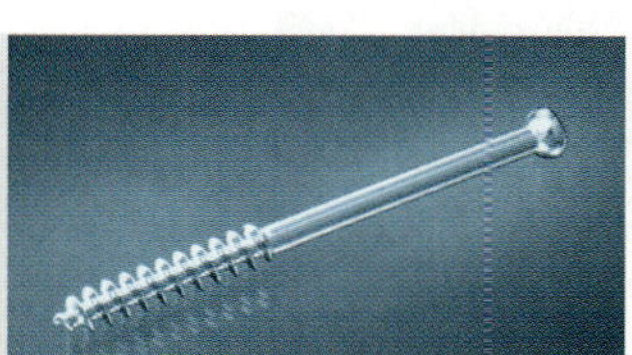
Spongiosaschraube

Abb. 27.35 (links): Kortikalis- und Spongiosaschraube. [V228]

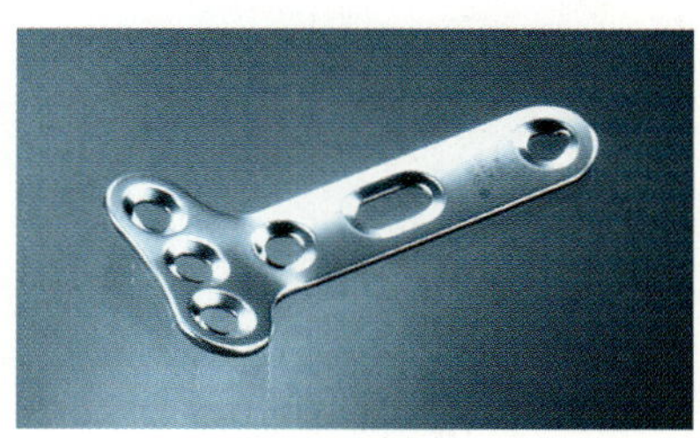

Abb. 27.36 (rechts): Kleine T-Platte. [V223]

Stadium	Klinik	Therapeutische Maßnahmen	
		Pins	Haut
E-0	Blande	Desinfizieren	Kein Verband
E-1	Rötung bis 1 cm Durchmesser	Desinfizieren	Feuchtverband
E-2	Rötung über 1 cm Durchmesser, Schmerzen, geringe seröse Sekretion	Desinfizieren	Feuchtverband
I-1	Entzündungszeichen, seröse Sekretion	Desinfizieren	Desinfizierender Verband
I-2	Infektiöses Granulom	Desinfizieren	Desinfizierender Verband, Ätzen von Granulationen
I-3	Hautdefekt bis 2 cm Durchmesser	Desinfizieren	Desinfizierender Verband, Ätzen von Granulationen
I-4	Entzündungszeichen, Sekretion, Osteolyse röntgenologisch erkennbar	Desinfizieren	Desinfizierender Verband, Ätzen von Granulationen
I-5	Entzündungszeichen, Sekretion, Osteolyse röntgenologisch erkennbar, Pins gelockert	Pins versetzen, wenn die Heilung der Fraktur noch länger als 3 Wochen dauert	Desinfizierender Verband
I-6	Persistierende Fistel, Ringsequesterbildung	Kürettage der Pin-Tracks in Narkose unter aseptischen Bedingungen	Desinfizierender Verband

Tab. 27.37: Stadienbezogene Behandlung von Pin-Track-Infektionen.

tur über eine Metallkonstruktion außerhalb des Körpers stabilisiert. Hierzu werden fern der Fraktur sog. *Steinmann-Nägel* oder *Schanz-Schrauben* im Knochen verankert, die das Hautniveau überragen und durch spezielles Instrumentarium fest miteinander verbunden werden können.

Der Fixateur externe gelangt v.a. bei offenen Frakturen mit Weichteilschäden zur Anwendung. Täglicher Verbandswechsel (☞ 27.1.2) soll einer **Pin-Track-Infektion** (von engl. pin = Stift und Track = Weg, *Bohrloch-Osteomyelitis*) vorbeugen. Hierbei kommt es zunächst zu einer Entzündung an der Durchtrittstelle des Nagels oder der Schraube an der Haut, die dann in die Tiefe fortschreitet und im schlimmsten Fall zu einer Osteomyelitis (☞ 26.6.1) führt.

Dynamische Hüftschraube

Bei der **dynamischen Hüftschraube** (kurz *DHS*) gleitet eine im Hüftkopf zentrierte Schraube in einer am proximalen Femur fixierten Platte. Unter Belastung kommt es zur (erwünschten) Einstauchung der Fragmente. Klassische Indikation ist die pertrochantere Femurfraktur (☞ 27.8.8).

Verbundosteosynthese

Als **Verbundosteosynthese** wird die Kombination der oben genannten Materialien mit Knochenzement bezeichnet, um z.B. bei pathologischen Frakturen auch große Defekte auszufüllen.

Endoprothesen

Bei manchen gelenknahen Frakturen ist eine Erhaltung des natürlichen Gelenkes nicht um jeden Preis erstrebenswert. Beispielsweise kann es bei vorbestehender Arthrose am Hüftgelenk und bei alten Patienten zur rascheren und schmerzärmeren Remobilisation sinnvoll sein, eine **Endoprothese** (künstliches Gelenk aus Metall) zu implantieren. Am häufigsten werden Prothesen am Hüftgelenk bei Schenkelhalsfrakturen verwendet.

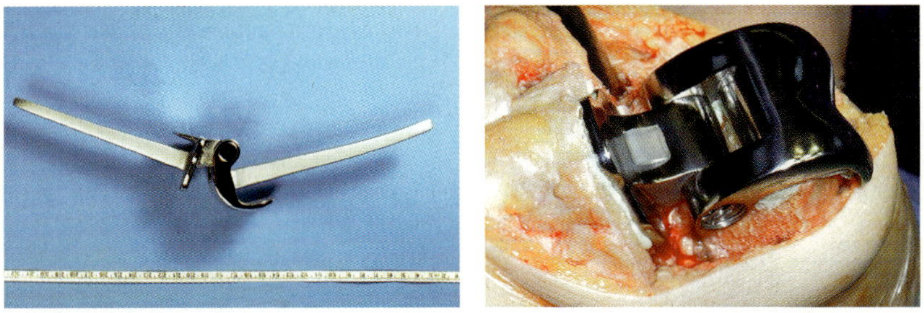

Abb. 27.38: Zusammengebaute Scharnierendoprothese für das Kniegelenk (links), intraoperativer Situs nach Einbau einer zementierten Scharnierendoprothese (rechts). [T138]

Knochentransplantation

Große Knochendefekte (z.B. bei Trümmerfrakturen) müssen mit autologen (körpereigenen) oder homologen (Knochenbank-)**Transplantaten** aufgefüllt werden, damit überhaupt eine knöcherne Durchbauung möglich ist. Dabei sollte körpereigenem Knochen (z.B. aus dem Beckenkamm) wegen der höheren biologischen Wertigkeit und des fehlenden Infektionsrisikos der Vorzug gegeben werden.

Unterschieden werden der **kortikale Knochenspan,** der **kortikospongiöse Knochenspan** und die **Spongiosaplastik.** Die verschiedenen Transplantate können miteinander kombiniert werden.

27.6.7 Kontrollen bei Frakturen

Bei allen Frakturen sind regelmäßige klinische und röntgenologische Kontrollen erforderlich, um Komplikationen der Frakturheilung rechtzeitig zu erkennen. Als Faustregel können folgende Richtlinien gelten:

- Kontrolle von Durchblutung, Motorik und Sensibilität (DMS) bei stationärer Behandlung täglich, bei ambulanter am ersten Tag nach der Behandlung und dann bei jeder Röntgenkontrolle (☞ unten). Aufklärung des Patienten über die Warnsymptome, bei denen er sich unverzüglich melden bzw. einen Arzt aufsuchen soll (☞ auch 26.2.3 und 26.5.2)
- Erste Röntgenkontrolle nach Anlegen des Gipses bzw. nach Durchführung der Osteosynthese, dann am 3., 7. und 14. Tag, vor Belastungsaufnahme sowie nach Ablauf der erfahrungsgemäßen *Konsolidierungszeit* (Zeit bis zur knöchernen Verfestigung der Fraktur), bei Komplikationen ggf. häufiger. Letzte Kontrolle nach Gipsabnahme
- Funktionskontrolle 2 – 3 Wochen nach Gipsabnahme.

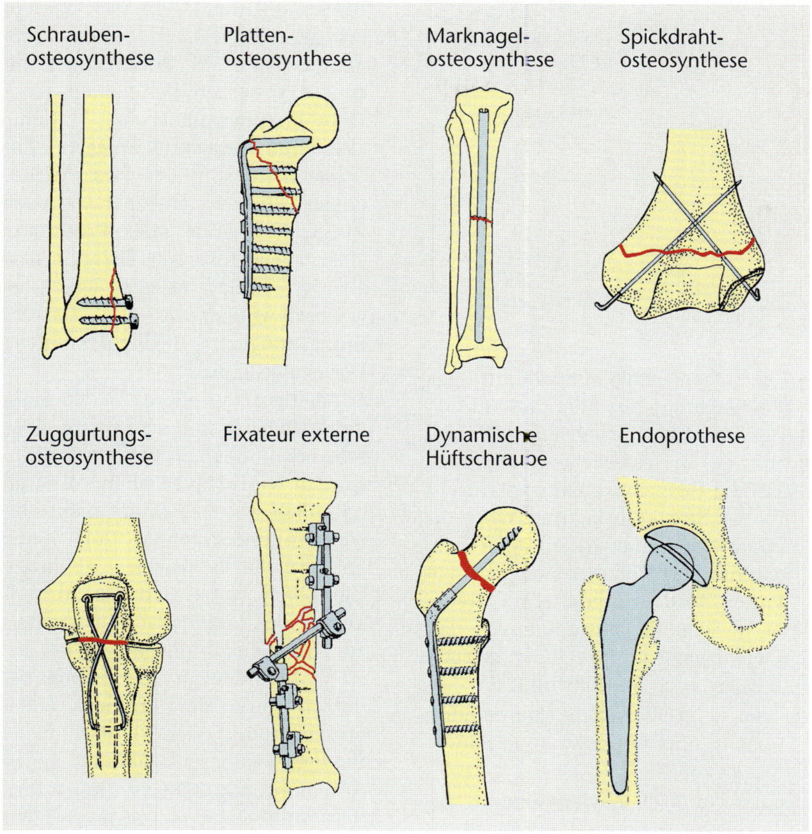

Abb. 27.39: Verschiedene Osteosyntheseverfahren in der Schemazeichnung. [L190]

27.7 Amputation

Amputation: Vollständige Entfernung eines Körperteils. Entweder verletzungsbedingt **(traumatische Amputation)** oder notwendige therapeutische Maßnahme.

Traumatische Amputation

Unter **traumatischer Amputation** versteht man die vollständige Abtrennung einer Gliedmaße nach einem schweren Unfall. Unter günstigen Bedingungen (glatte Abtrennung ohne ausgedehnte Weichteilschäden, saubere Wunden,

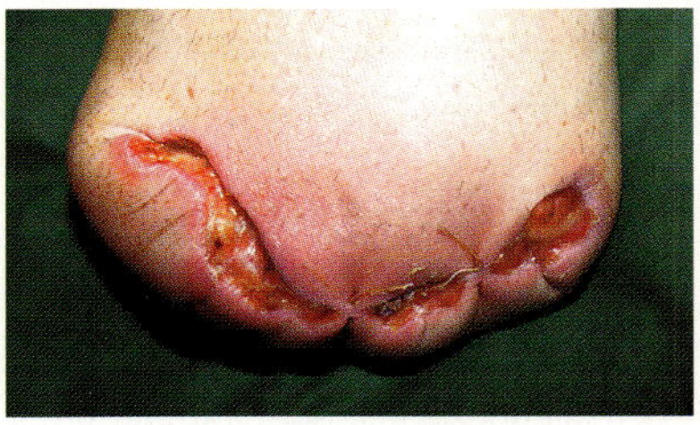

Abb. 27.40: Sekundär heilender Unterschenkelstumpf (17. postoperativer Tag). [T152]

keine vorbestehenden Gefäßerkrankungen mit Durchblutungsstörungen) kann die amputierte Gliedmaße **(Amputat)** oft durch einen erfahrenen Chirurgen *replantiert* („wiederangenäht“) werden. Voraussetzung hierfür ist allerdings, daß das Amputat gefunden, in die Klinik gebracht und durch den Transport nicht zusätzlich geschädigt wurde.

Erstmaßnahmen am Unfallort bei traumatischer Amputation

Folgende Maßnahmen dienen der eventuellen **Replantation** der abgetrennten Gliedmaße:
- Amputat gezielt suchen (lassen)
- Amputat wie in Abb. 27.41 gezeigt trocken in sterile Kompressen hüllen, in eine saubere Plastiktüte geben und diese verschließen. In eine zweite Plastiktüte Eis-Wasser-Gemisch füllen und in diese die erste Tüte einlegen, zweite Tüte verschließen. Auf keinen Fall Amputat direkt mit Eis oder Wasser in Kontakt bringen (führt zu zusätzlichen Schäden)
- Das so verpackte Amputat schnellstmöglich mit dem Patienten in die Klinik transportieren
- Den Stumpf steril abdecken und hochlagern. Bei Blutungen Gefäß zur Not manuell komprimieren, nicht abklemmen.

Amputation als therapeutische Maßnahme

Manchmal ist es trotz aller Bemühungen nicht möglich, eine erkrankte oder verletzte Gliedmaße zu erhalten. Häufigste Indikation für eine Amputation ist hierzulande eine AVK (☞ 19.6.2). Es folgen Verletzungen, Infektionen und bösartige Tumoren.

Grundsätzlich wird die Amputationshöhe so weit distal wie möglich gewählt, um eine gute Restfunktion zu erhalten. Eine ausreichende Weichteildeckung und die Plazierung der Narbe außerhalb der späteren Belastungszone sollen Komplikationen vorbeugen.

Komplikationen

Hauptkomplikationen von Amputationen sind:
- Nachblutungen
- Wundheilungsstörungen und Wundinfektionen (insbesondere bei AVK-Patienten)
- Stumpfödem und -hämatom
- Kontrakturen, z.B. der Hüfte bei Oberschenkelamputationen
- Hauterkrankungen im Stumpfgebiet, z.B. Kontaktekzem, Hautpilzerkrankungen, Furunkelbildung
- **Stumpf-** und **Phantomschmerz.** Hinter diesen Bezeichnungen verber-

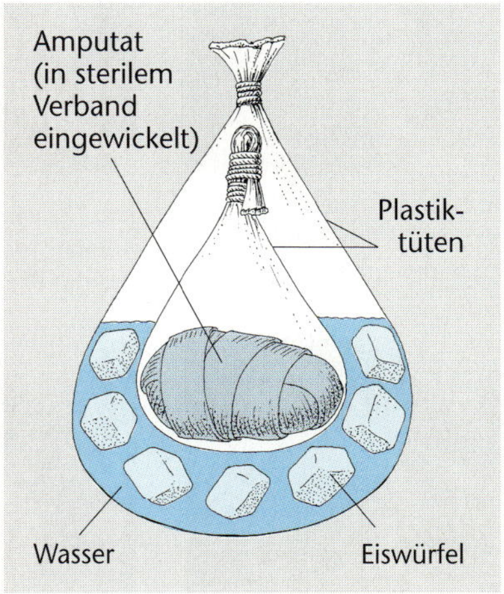

Abb. 27.41: Transport eines Amputats. [L190]

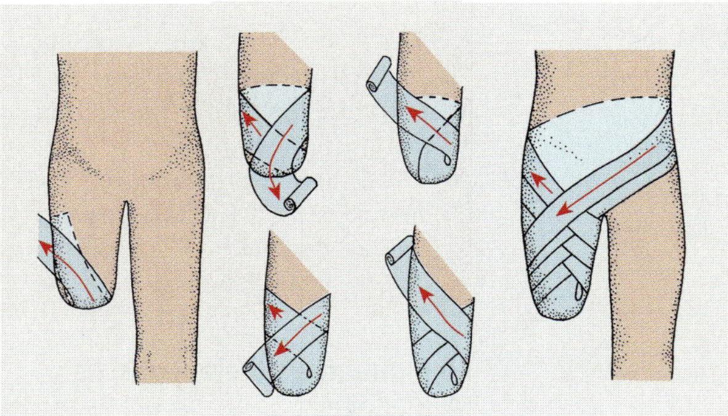

Abb. 27.42: Konisches Wickeln eines Amputationsstumpfes in den ersten postoperativen Tagen. [L157]

gen sich verschiedene Erkrankungen und Probleme, die zu Schmerzen im Stumpf bzw. „im“ amputierten Glied führen, z.B. Durchblutungsstörungen, schlechter Sitz der Prothese oder ein **Stumpfneurom** (ungeordnetes Aussprossen von Axonen nach Nervendurchtrennung). Die Behandlung ist ursachenabhängig und nicht selten problematisch
- Dekubitus als Komplikation nach Prothesenerstversorgung.

Pflege

Allgemeine perioperative Pflege, ☞ *11.1 und 11.4*

Lagerung und Versorgung des Stumpfes

- Häufige Verbands- und Drainagekontrollen wegen der großen Nachblutungsgefahr
- Bei Oberschenkelamputation ggf. Hochlagerung des Stumpfes am OP-Tag zur Ödemprophylaxe (Anordnung des Arztes beachten). Dadurch, daß die Beugemuskulatur stärker ist als die Streckmuskulatur, neigt die amputierte Extremität zu einer Beugekontraktur. Um dieser entgegenzuwirken, wird die amputierte Extremität ab dem 1. postoperativen Tag überwiegend in Streckung gelagert (dies gilt auch im Rollstuhl):
  - Bei Oberschenkelamputation nachts oder intermittierend Bauchlage
  - Bei Unterschenkelamputation zusätzliche Streckung durch Auflegen eines Sandsäckchens
  - Bei Fingeramputation Schienen des Stumpfes
- Zur Ödemprophylaxe und zur Stumpfformung Wickeln des Stumpfes in Achtertouren mit elastischen Binden (☞ Abb. 27.42 – 27.47), wobei der Druck nach proximal abnimmt (bei AVK Rücksprache mit dem Arzt wegen der Gefahr einer Durchblutungsminderung). Keine zirkulären Verbände anlegen. Zur besseren Resorption des Wundödems können postoperativ auch Zinkleimverbände oder Prothesengipse angelegt werden. Diese müssen aber, um effektiv zu sein, täglich gewechselt werden
- Frühestmöglicher Beginn der aktiven Bewegungsübungen
- Sorgfältige Hautpflege, da die Haut im Bereich des Amputationsstumpfes sehr empfindlich ist und stark beansprucht wird. Haut täglich kurz und gründlich waschen (Haut nicht aufweichen) und durch viel Luft, Sonne und weiche Bürstungen abhärten. Zusätzlich bietet sich die Anwendung eines Hautbehandlungsmittels zur Dekubitusprophylaxe an, z.B. PC 30 V®-Liquidum. Viele Patienten benutzen unter der Prothese einen Stumpfstrumpf oder Trikotschlauch
- Baldige Prothesenbestellung (nach Arztanordnung). Die vorläufige Prothese sollte nach 14 Tagen verfügbar sein, damit der Patient so früh wie möglich mit der *Prothesenschulung* beginnen kann, in der er die Handhabung der Prothese und (möglichst physiologische) Bewegungsabläufe lernt.

Psychische Betreuung

Eine Amputation beeinträchtigt das Körperschema ganz erheblich, und die Patienten brauchen einfühlsame Begleitung (ggf. durch Seelsorger oder Psychologen), um damit fertig zu werden. Hinzu kommen häufig soziale Probleme (etwa weil der bisherige Beruf nicht mehr ausgeübt werden kann). Dann muß frühzeitig der Sozialdienst des Hauses eingeschaltet werden, der die Rehabilitationsmaßnahmen im Anschluß an den Krankenhausaufenthalt organisiert.

Prothesenversorung nach Amputationen

Prothese: Körperersatzteil zum Ausgleich fehlender Gliedmaßen(abschnitte).

Prothesen sollen nach Amputationen oder bei angeborenen Fehlbildungen einen optischen Ausgleich sowie die

Wickeln eines Amputationsstumpfes [V164]

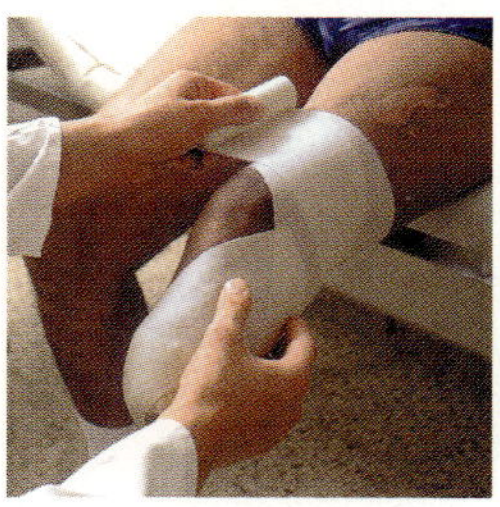

Abb. 27.43: Fixieren des gesamten Verbandes durch Touren oberhalb des Knies.

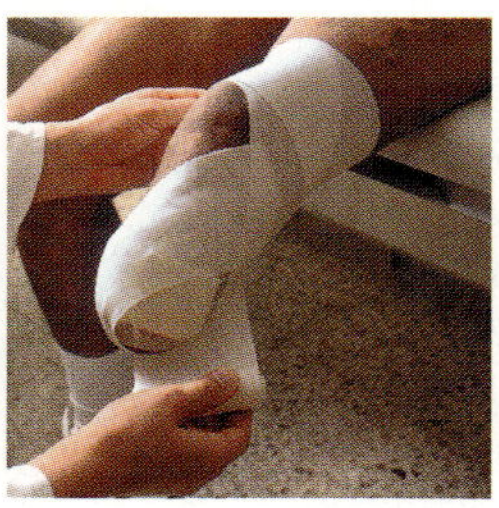

Abb. 27.44: Einwickeln der Kompresse während der Restrunde.

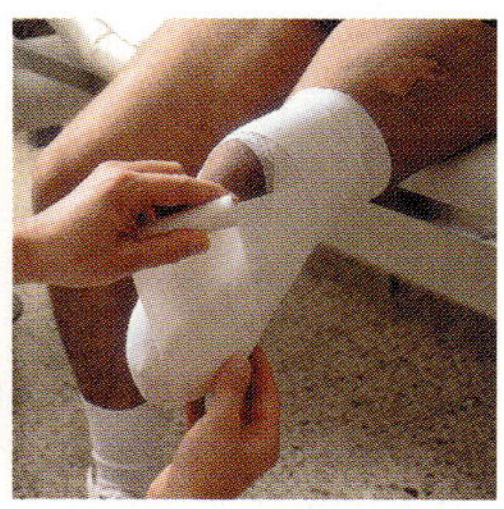

Abb. 27.45: Formung des Stumpfes durch diagonalen Zug.

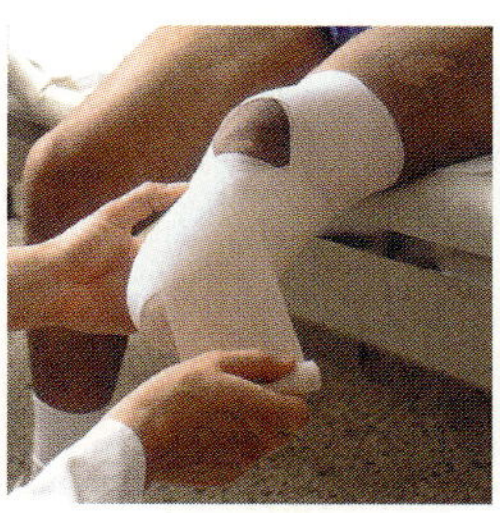

Abb. 27.46 (links außen): Bedecken des Knies nicht nötig.

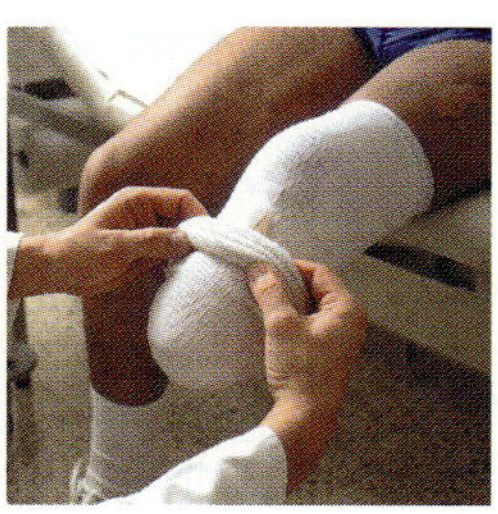

Abb. 27.47 (links): Abschließen des Verbandes mit Trikotschlauch.

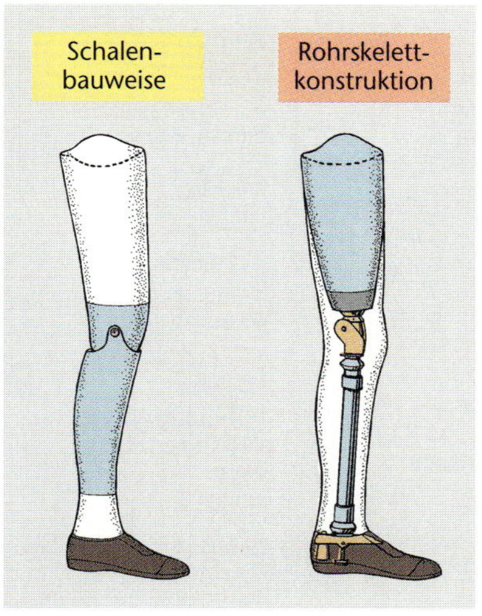

Abb. 27.48: Die zwei verschiedenen Bauprinzipien von Oberschenkelprothesen. [L190]

Steh-, Geh- und Greiffähigkeit des Patienten (wieder)herstellen und ihm ein weitestgehend selbständiges Leben ermöglichen. Sie werden in Abhängigkeit von der Amputationshöhe und den Bedürfnissen und Fähigkeiten des Patienten individuell angepaßt. Unabdingbar ist eine entsprechende Schulung des Patienten in Benutzung und Pflege der Prothese (z.B. Gangschule), meist durch Physio- oder Ergotherapeuten.

Folgende Versorgungsbeispiele zeigen die Möglichkeiten, aber auch die Grenzen von Prothesen:

Beinprothesen

Hauptziele von Beinprothesen sind die Steh- und Gehfähigkeit des Patienten.

Heute werden Beinprothesen für Patienten ohne schwere körperliche Beanspruchungen meist in der **Rohrskelettbauweise** *(Modularbauweise)* hergestellt, bei der die tragende Rohrkonstruktion von flexiblem Schaumstoff ummantelt wird.

Beispiel: Unterschenkel-Kurzprothese. Bei ausreichendem Unterschenkelstumpf wird nach einer Unterschenkelamputation eine sog. **Kurzprothese** angepaßt. Durch eine Art Spangenbildung im Bereich der Femurkondylen wird die Prothese in der Schwungphase am Knie fixiert. Eine weitere Befestigung am Oberschenkel mittels Oberschaft ist nicht nötig.

Beispiel: Oberschenkelprothese. Moderne Oberschenkelprothesen beinhalten neben dem *Oberschaft* zur Stumpfbettung ein *Kniegelenkmodul* und eine *Prothesenfußkonstruktion*, da nur mit diesen ein (weitgehend) normales Gangbild möglich ist. Ein Schaumstoffüberzug gleicht die Beinform optisch an das gesunde Bein an. Für alle Elemente einer Oberschenkelprothese stehen verschiedene Bauarten zur Verfügung. Beispielsweise gibt es sowohl Fußkonstruktionen, die nur eine Plantarflexion und Dorsalextension erlauben, als auch solche, die zusätzlich die Supination und Pronation ermöglichen.

Der genaue Prothesenaufbau richtet sich primär nach dem Patienten. Prinzipiell gilt: Je älter der Patient, desto statischer, je jünger, desto dynamischer der Prothesenaufbau. Kriegsversehrte, die mit einer „veralteten" Prothese gut zurechtkommen, sollten in der Regel nicht mehr mit einer Prothese neuerer Bauart versorgt werden.

Armprothesen

Bei der Prothesenversorgung des Armes steht der Ersatz der Greif- und Haltefunktion im Vordergrund. Prinzipiell gibt es heute folgende Möglichkeiten der prothetischen Versorgung:

- **Schmuckprothesen** *(kosmetische Prothesen)* können bezüglich Farbe, Form und Oberflächenstruktur gut der verbleibenden Hand angepaßt werden, übernehmen aber keine Funktionen
- **Passive Greifarme** sind stabile Prothesen, an die Handersatzstücke (z.B. Haken) aufgeschraubt werden können. Aufgrund ihrer guten Kraftübertragung eigenen sie sich v.a. für gröbere, kraftvolle Tätigkeiten
- Bei **funktionellen Prothesen** *(mechanische Greifprothesen)* wird am distalen Ende der Prothese ein Haken oder eine sog. *aktive Systemhand* angebracht. Eine Kraftzugbandage überträgt die Bewegungen des Schultergürtels auf die Mechanik des Prothese (z.B. Öffnen des Hakens bei Vorbringen der Schulter)
- **Fremdkraftprothesen,** zu denen auch die **myoelektrischen Prothesen** gehören, nutzen willkürliche Muskelkontraktionen z.B. am Amputationsstumpf. Diese werden durch einen Sensor in der Prothese registriert, verstärkt und zu einem batteriegetriebenen Motor weitergeleitet, der dann z.B. die Hand öffnet oder schließt. Hiermit sind zwar abgestufte Greifbewegungen möglich, doch sind diese Prothesen für kraftvolle Arbeiten weniger geeignet. Zudem stellen sie hohe Anforderungen

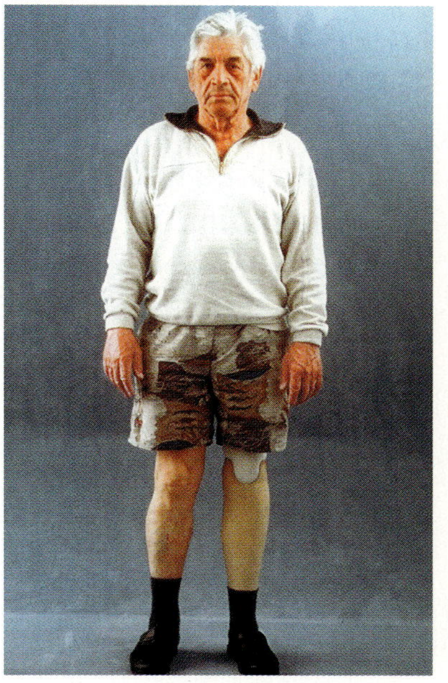

Abb. 27.49: Unterschenkelkurzprothese. [V164]

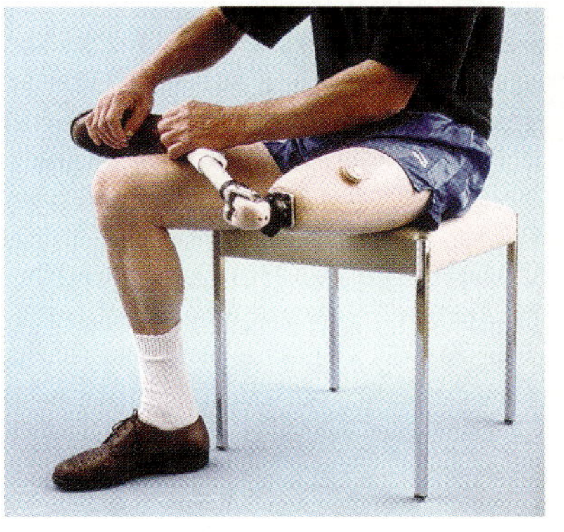

Abb. 27.50: Oberschenkelprothese mit phasengesteuertem hydraulischen Kniegelenk. Diese Modular-Geriatric-Baureihe aus Aluminium zeichnet sich durch geringes Gewicht und hohe Stabilität aus. [V164]

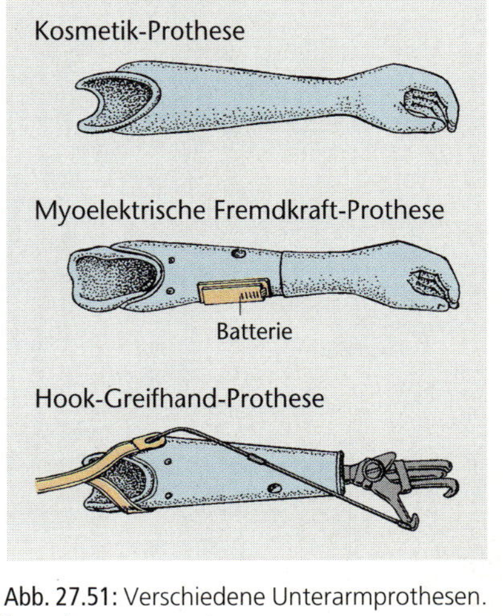

Abb. 27.51: Verschiedene Unterarmprothesen. [L190]

an Kooperationsbereitschaft und koordinative Fähigkeiten des Prothesenträgers.

27.8 Spezielle Frakturen, Luxationen und Bandverletzungen

27.8.1 Verletzungen von Schädel und HWS

Schädel-Hirn-Trauma, ☞ 35.15.1

Schädelfrakturen

Bei den Schädelfrakturen wird zwischen Frakturen der Schädelbasis, des Gesichtsschädels und der Schädelkalotte unterschieden:

Frakturen der Schädelbasis

Prellmarken, Hämatome um ein oder beide Augen (**Monokel-** bzw. **Brillenhämatom**) sowie Liquor- oder Blutfluß aus Mund, Nase und/oder Ohr weisen nach einem Trauma auf Schädelbasisfrakturen hin. Die Diagnose wird durch konventionelle Röntgenaufnahmen und CT (☞ Abb. 27.55 – 27.60) gesichert. Eine OP-Indikation besteht bei Verletzungen der Hirnnerven und bei Liquorfisteln (Gefahr einer ZNS-Infektion, ☞ 35.15.1). Die Prognose hängt entscheidend von den meist gleichzeitig vorhandenen ZNS-Verletzungen ab.

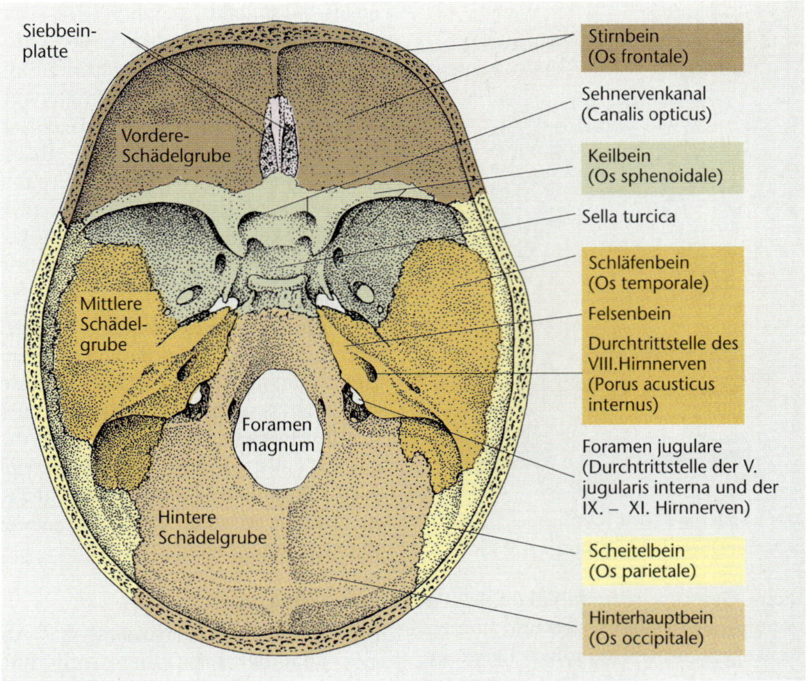

Abb. 27.52: Innere Schädelbasis nach Entfernung der Kalotte. [L190]

☑ Bei Unsicherheit, ob es sich bei austretender Füssigkeit um Liquor handelt, hilft ein BZ-Stix weiter: Austretender Liquor reagiert wegen seines hohen Glukosegehaltes positiv.
Auch ein heller Hof um eine Blutlache ist Zeichen austretenden Liquors.

Frakturen des Gesichtsschädels

Nasenpyramidenfraktur, ☞ 34.6.1

Bei den **lateralen Mittelgesichtsfrakturen** kommt es durch stumpfe Gewalteinwirkung auf das seitliche Gesicht zu knöchernen Verletzungen von Kieferhöhle, Orbita und Jochbein bzw. Jochbogen. Leitsymptome sind ein Monokelhämatom, Doppelbilder und Sensibilitätsstörungen an Wange, Ober-

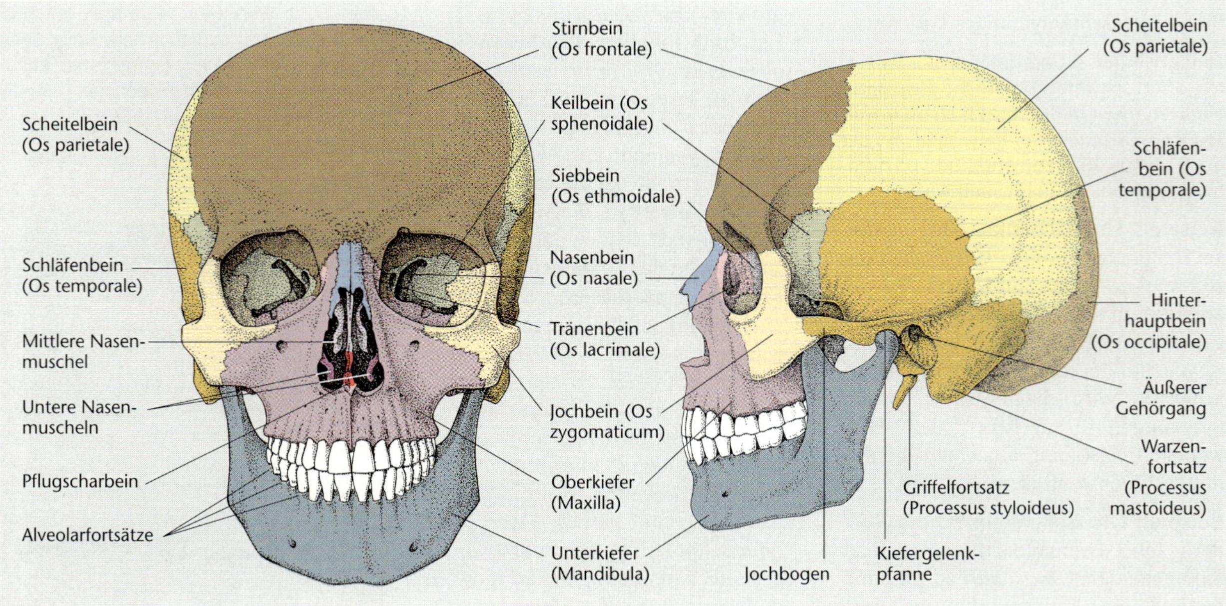

Abb. 27.53: Schädel in der Vorderansicht und in der Seitenansicht. Durch die farbige Unterlegung der verschiedenen Knochen wird der komplizierte Aufbau des menschlichen Schädels deutlich. [L190]

lippe und seitlicher Nasenfläche. Die Diagnose wird röntgenologisch gestellt. Therapeutisch werden bei verschobenen (dislozierten) Brüchen die Bruchstücke reponiert und anschließend mit *Miniplattenosteosynthese* fixiert.

Frakturen des zentralen Mittelgesichts treten in erster Linie bei polytraumatisierten Patienten und zusammen mit Schädelbasisfrakturen **(frontobasale Fraktur)** auf. Klinisch bestehen häufig erhebliche Weichteilverletzungen im Gesichtsbereich mit Blutungen aus Nase und Mund, außerdem Blutergüsse im Bereich eines oder beider Augen. Bei einer Durazerreißung (mit Liquorfluß) droht eine ZNS-Infektion. Im Extremfall kann es auch zu einem Prolaps von Hirngewebe in die Nasennebenhöhlen kommen. Diagnostisch ist neben der klinischen Untersuchung ein Schädel-CT notwendig, um endokranielle Blutungen, Lufteinschlüsse im Hirnbereich oder ein epidurales Hämatom (☞ 35.7.2) auszuschließen. Die Verletzungen des Patienten sind oft so schwer, daß eine Sofortversorgung durch Anästhesisten, Neurochirurgen und HNO-Arzt notwendig ist.

Frakturen der Schädelkalotte

Frakturen der Schädelkalotte entstehen durch direkte oder indirekte Gewalteinwirkung. Prellmarken oder offene Wunden sind hinweisend, evtl. kann ein Frakturspalt oder eine Impression getastet werden.

Bei rißförmigen, geschlossen Kalottenfrakturen ist meist keine spezielle Therapie erforderlich. Da sich aber hinter

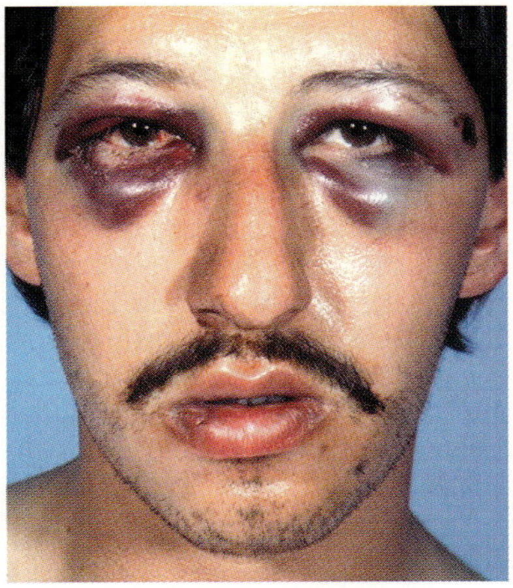

Abb. 27.54: Patient mit Brillenhämatom nach einer frontobasalen Mittelgesichtsfraktur. [B153]

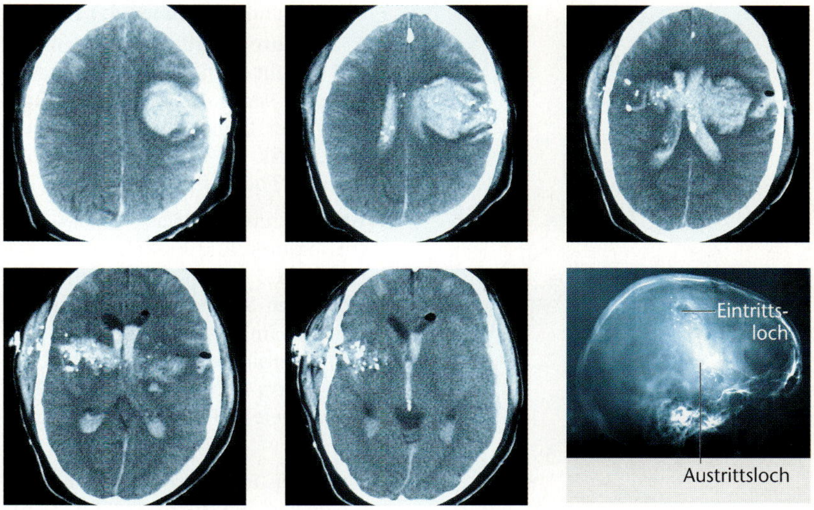

Abb. 27.55 – 27.60: Schußverletzung des Schädels (mit Kleinkaliberpistole). Der Geschoßweg im Schädel ist in den unterschiedlichen CT-Schichten gut erkennbar. Im konventionellen Röntgenbild (rechts unten) sieht man das Ein- und Ausschußloch. [T128]

jeder scheinbar harmlosen Kopfverletzung ein Schädel-Hirn-Trauma verbergen kann, wird der Patient stationär überwacht. **Impressionsfrakturen** (d.h. solche Frakturen, bei denen ein Knochenstück in den Schädel „hineingedrückt" wurde, ☞ auch Abb. 35.50) müssen operativ versorgt werden: Die Impression wird angehoben und die evtl. mitverletzte harte Hirnhaut (Dura mater) verschlossen, um neurologische Komplikationen zu vermeiden.

Verletzungen der HWS

Anatomie der Wirbelsäule, ☞ 26.11.1

Verletzungen der Halswirbelsäule entstehen meist durch Auffahrunfälle, bei denen die Halswirbelsäule plötzlich stark gebeugt *(Hyperflexion)* und anschließend stark überstreckt *(Hyperextension)* wird. Weitere häufige Unfallursache ist ein Kopfsprung in flache Gewässer.

HWS-Distorsion

Als **HWS-Distorsion** *(HWS-Schleudertrauma, Peitschenschlagverletzung, Whiplash-injury)* wird eine durch oben dargestellte Hyperflexion und Hyperextension bedingte Weichteil-, Gelenkkapsel- und Bänderschädigung im HWS-Bereich bezeichnet. Je nach Schweregrad der Distorsion klagt der Patient – oft nach einem symptomlosen Intervall – über Kopf- und Nackenschmerzen, muskulären *Hartspann* (zu hoher Dauertonus eines quergestreiften Muskels), Bewegungsschmerzen und Bewegungseinschränkung der HWS bis hin zum Gefühl der Haltlosigkeit des Kopfes. Schluckbeschwerden können Zeichen eines retropharyngealen Hämatoms sein.

Die Behandlung ist konservativ und besteht in der Anlage einer Schanz-Krawatte oder einer Zervikalstütze wie Cervimed® (☞ Abb. 27.61) und körperlicher Schonung (bei Nichteinhaltung können langwierige Kopfschmerzen die Folge sein). Ergänzend können muskelentspannende Medikamente und nichtsteroidale Antirheumatika gegeben werden. Später sind Krankengymnastik und Massagen empfehlenswert.

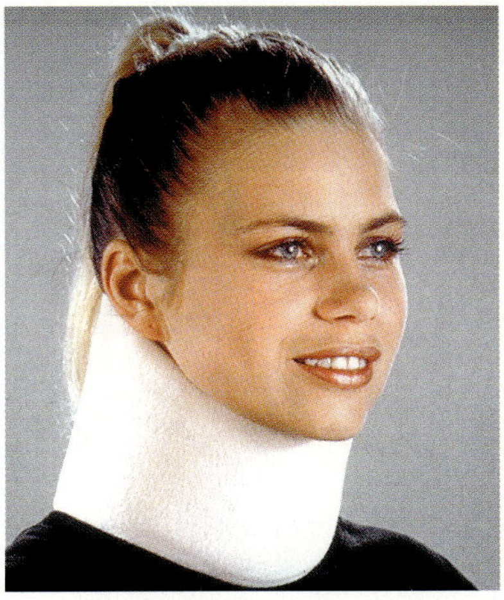

Abb. 27.61: Patientin mit einer Zervikalstütze. Diese wird wie die Schanz-Krawatte maximal zwei Wochen getragen und danach rasch „abtrainiert" (Vorsicht: Gewöhnung). Sie dient der Immobilisation, der Wärmewirkung und der Entlastung. [V163]

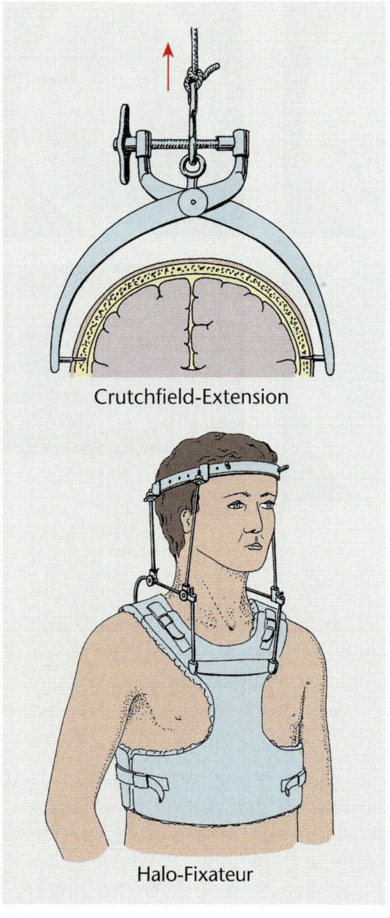

Abb. 27.62: Möglichkeiten der HWS-Extension. Oben Crutchfield-Extension, unten Halo-Fixateur. [L190]

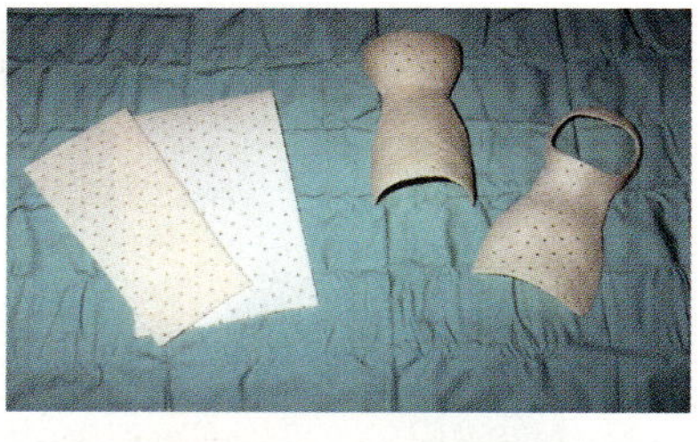

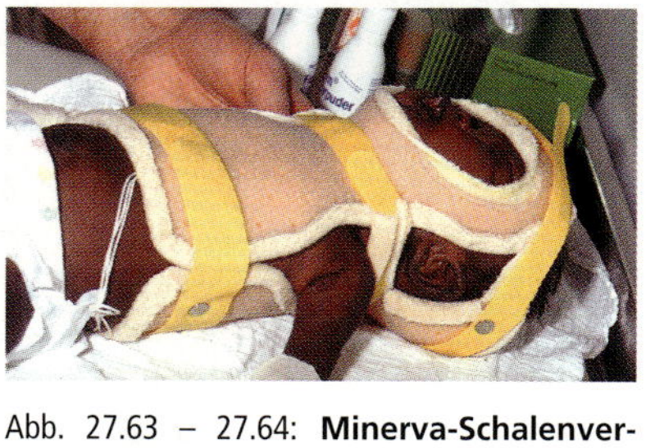

Abb. 27.63 – 27.64: **Minerva-Schalenverband** aus thermoplastischem Material (Turbocast®): Für den Verband werden zwei minimal perforierte Schalen verwendet, die ca. 4 Minuten lang im 80° C-Dampfgerät eingelegt und anschließend patientengerecht modelliert werden. Anschließend werden die Schalen ausgepolstert und mit Hilfe von Klettverschlüssen befestigt. [T153]

Frakturen und Luxationen der HWS

Bei **Frakturen und Luxationen der HWS** besteht ein hohes Risiko der Mitverletzung des Halsmarkes mit inkompletter oder kompletter Querschnittssymptomatik (☞ 35.15.2) bis hin zum sofortigen Tod des Patienten.

HWS-Frakturen (Atlas-, Axis- und Densfrakturen und Frakturen der Wirbelkörper C3 – Th1) zeigen sich in der Regel durch Schmerzen und Instabilitätsgefühl im Nacken-Bereich sowie durch neurologische Ausfälle v.a. im Nacken-Arm-Bereich. Stabile Frakturen sind gelegentlich völlig symptomlos.

Bei stabilen Frakturen erhält der Patient eine Zervikalstütze (☞ Abb. 27.61) oder einen kleinen Kopf-Brust-Gips (**Minerva-Gips**, *Diadem-Gips*, ☞ Abb. 27.63 – 27.64). Bei Luxationen und dislozierten Frakturen erfolgt zunächst die Reposition und Retention mit einer **Crutchfield-Extension**, bei der eine Metallklammer über zwei Stifte rechts und links in der Schädelkalotte verankert und über diese Zug ausgeübt wird. Anschließend ist eine weitere Ruhigstellung z.B. durch **Halo-Fixateur** (Metallring um den Schädel mit Abstützung auf den Schultern) oder Minerva-Gips erforderlich. Operiert wird bei zunehmenden neurologischen Ausfällen, bei instabilen oder irreponiblen Luxationsfrakturen und bei Pseudarthrosen.

Pflege bei stabiler Halswirbelfraktur:

- Vitalzeichen (insbesondere Atmung) sowie Motorik und Sensibilität von Armen und Beinen engmaschig kontrollieren, außerdem auf Blasen- und Darmfunktion sowie Allgemeinzustand und Schmerzen achten
- Patienten bei isolierter Halswirbelfraktur flach in Bett mit harter Matratze und ohne Kopfkissen lagern. Handelt es sich um eine Halswirbelfraktur in Kombination mit anderen Erkrankungen, z.B. einem Schädel-Hirn-Trauma (☞ 35.15.1), kann auch eine andere Lagerung möglich sein, z.B. mit erhöhtem Oberkörper (Arztanordnung beachten)
- Kopf des Patienten nicht beugen oder drehen
- Trägt der Patient eine Schanz-Krawatte, ihn auf Allergien durch den Werkstoff und Druckstellen an den Kanten beobachten und Stütze mindestens zweimal täglich auf korrekten Sitz überprüfen
- Bei Drehung des Patienten eine gedachte Linie von der Nase zum Bauchnabel nicht verändern. Die gilt auch für das Drehen eines Patienten mit Minerva-Verband z.B. bei der Ganzkörperwäsche. Dazu wird in der Regel (Arztanordnung beachten) erst die ventrale Schale entfernt, Gesicht, Hals, Brust und Bauch des Patienten gewaschen und gut abgetrocknet, die Schale wieder aufgelegt und der Patient mit Hilfe einer zweiten Pflegekraft unter Verbleib der ventralen Schale gedreht. Dann wird die dorsale Schale entfernt, der Hals und der Rücken des Patienten gewaschen und abgetrocknet, die dorsale Schale wieder aufgelegt und der Patient unter Verbleib der dorsalen Schale wieder auf den Rücken gedreht
- Patienten nach Arztanordnung mobilisieren, dabei Kopf anfangs durch behutsames Anheben unterstützen.

27.8.2 Verletzungen von Thorax, BWS und LWS

Anatomie des Thorax, ☞ 26.11.1; Anatomie der Wirbelsäule, ☞ 26.11.1

Frakturen von Rippen und Sternum

Rippenfrakturen

Rippenfrakturen sind vornehmlich durch direkten Schlag, Sturz, Lenkradaufprall oder Gurtprellung bei Verkehrsunfall bedingt. Von einer **Rippenserienfraktur** spricht man, wenn *mindestens drei benachbarte Rippen* gebrochen sind, von einer **Rippenstückfraktur** bei einer *Doppelfraktur einer Rippe.*

Das klinische Bild reicht von einer geringen schmerzbedingten Hypoventilation (☞ 20.3.6) bis zum instabilen Thorax (☞ 27.10) mit schwersten Atemstörungen.

Die Diagnose wird durch Röntgenaufnahmen gestellt (sog. knöcherne Thoraxaufnahme bzw. knöcherne Zielaufnahme der Rippen in zwei Ebenen). Eine Thoraxübersichtsaufnahme zum Ausschluß intrathorakaler Verletzungen (z.B. Blutungen, Pneumothorax) ist obligat. Ggf. sind weitere technische Untersuchungen (z.B. EKG, abdominelle Sonographie, Urinuntersuchung) zum Ausschluß von Begleitverletzungen innerer Organe erforderlich.

Die Therapie besteht in erster Linie in regelmäßiger Gabe von Analgetika und schleimlösenden Mitteln sowie Atemtherapie und Pneumonieprophylaxe durch die Pflegenden. Dies soll die schmerzbedingte Hypoventilation vermindern und dadurch einer Pneumonie vorbeugen. Früher übliche Pflasterverbände bewirken nur eine weitere Hypoventilation und werden deshalb nicht mehr angelegt. Eine operative Therapie ist nur bei instabilem Thorax (osteosynthetische Stabilisierung der betroffenen Rippen) und bei Begleitverletzungen indiziert.

Pflegerisch zu beachten ist, daß der Patient nicht auf die betroffene Seite gelagert wird. Bei den Prophylaxen kommt der Pneumonieprophylaxe wegen der schmerzbedingten Schonatmung eine besondere Rolle zu. Hierbei dürfen aber keine atemunterstützenden Lagerungen wie z.B. die Halbmondlage angewendet werden.

Sternumfraktur

Sternumfrakuren sind in der Regel Folge eines schweren Traumas (z.B. eines Lenkradaufpralls).

Leitsymptom sind atemabhängige Schmerzen. Klinisch zeigt sich meist eine Prellmarke mit umschriebenem Druckschmerz. Zur Diagnosestellung wird eine (seitliche) Röntgenaufnahme des Sternum angefertigt und zum Ausschluß von Begleitverletzungen eine Übersichtsaufnahme des Thorax. Bei Verdacht auf Herzkontusion (☞ 27.10) wird ein EKG abgeleitet.

Ein konservatives Vorgehen mit Gabe von Analgetika, Atemtherapie und stationärer Überwachung ist in aller Regel ausreichend.

Frakturen der BWS und LWS

Frakturen der BWS und LWS sind meist durch indirekte Traumen wie Sturz aus großer Höhe auf gestreckte Beine oder Gesäß oder starke Überbiegung der Wirbelsäule bei Verkehrsunfällen bedingt. Häufig sind auch pathologische Frakturen bei schwerer Osteoporose oder Knochenmetastasen.

In ca. 90% der Wirbelfrakturen handelt es sich um *stabile Frakturen,* d.h. der hintere Bandapparat, die Deckplatte und die Bandscheibe sind intakt und die hintere Wirbelkörperkante ist nicht wesentlich höhengemindert. Nur ca. 10% sind *instabile Frakturen,* d.h. das hintere Längsband ist zerrissen, die hintere Kante stark höhengemindert,

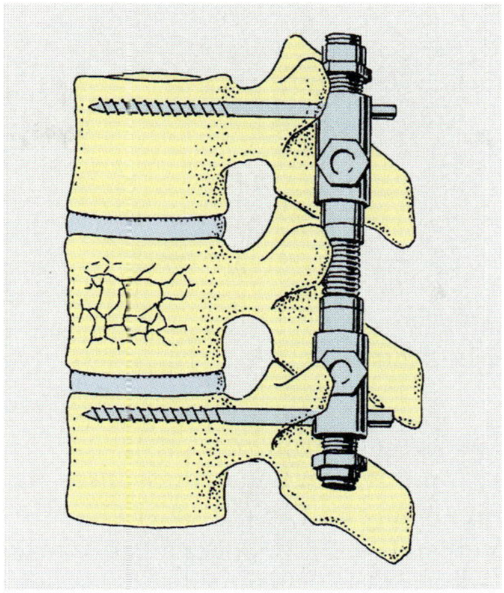

Abb. 27.65: Fixateur interne bei Wirbelkörperfraktur. Bei gleichem Wirkprinzip ist der Fixateur interne im Gegensatz zum Fixateur externe völlig von Weichteilen bedeckt und von außen nicht sichtbar. Ist die Fraktur anschließend stabil, kann der Patient bereits nach wenigen Tagen aufstehen. [L190]

und es besteht ein Achsenknick über 15°. Hier ist das Rückenmark hochgradig gefährdet.

Hauptsymptome stabiler Wirbelfrakturen sind Druck-, Klopf- und Belastungsschmerz. Bei instabilen Wirbelfrakturen bestehen ein Spontanschmerz, Belastungsunfähigkeit und oft neurologische Ausfälle bis zur Querschnittsymptomatik.

Die Therapie bei stabilen Wirbelfrakturen besteht in einer Flachlagerung über ca. 1 – 2 Wochen mit nachfolgender schmerzabhängiger Remobilisation. Krankengymnastik zur Stärkung der Rückenmuskulatur ist unabdingbar. Instabile Frakturen erfordern bei konservativer Behandlung eine mindestens sechswöchige Bettruhe. Eine absolute OP-Indikation besteht bei Frakturen und Luxationen mit Zunahme der neurologischen Ausfallerscheinungen.

Pflege bei stabilen Frakturen

Prophylaxen, ☞ *7.2.5*

Für die **Lagerung** des Patienten gelten folgende Regeln:
- Wegen Dekubitusgefahr ggf. Benutzung eines Spezialbetts
- Flachlagerung in Rückenlage (Bettbügel entfernen), evtl. Lordosekissen in den LWS-Bereich einbringen. Zum Essen das gesamte Bett schräg stellen (Beintieflagerung, ☞ 10.9.2)
- Gerade Lagerung des Rumpfs
- Unterlegen eines kleinen Kissens unter den Kopf
- Drehen auf die Seite mit Hilfe von mindestens zwei Pflegekräften, um Verdrehungen der Wirbelsäule zu vermeiden („en bloc" drehen).

Die **Mobilisation** des Patienten erfolgt nach Arztanordnung:
- Isometrische Spannungsübungen
- Aktive Bewegungsübungen in Rükkenlage
- Aktive Bewegungsübungen in Bauchlage
- Aufstehen (mit gerader Wirbelsäule!)
- Gehen (mit Gehwagen zur Unterstützung).

Krankenbeobachtung und Dokumentation

- Vitalzeichen
- Durchblutung, Motorik und Sensibilität v.a. der Extremitäten
- Blasenfunktion, Darmtätigkeit
- Allgemeinzustand, Schmerzen.

27.8.3 Verletzungen des Schultergürtels

Anatomie des Schultergürtels, ☞ *26.12.1;*
Pflege nach Eingriffen an den oberen Extremitäten, ☞ *26.2.2*

Klavikulafraktur

Eine **Klavikulafraktur** *(Schlüsselbeinbruch)* ist meist durch indirekte Gewalteinwirkung bedingt, etwa einen Sturz auf den gestreckten Arm.

Der Patient klagt über (Druck-)Schmerzen und eine schmerzhafte Bewegungseinschränkung des Schultergelenks. Der Untersucher stellt eine Krepitation und tastbare Stufenbildung fest. Die Diagnose wird radiologisch gesichert. Komplikationen sind Gefäß- oder Nervenschädigungen sowie eine Verletzung der Pleura.

Die Behandlung besteht im Anlegen eines Rucksackverbandes für vier Wochen (☞ 26.5.1). Eine operative Therapie ist nur selten nötig.

Schultereckgelenksprengung

Ein Sturz auf die Schulter bei abduziertem Arm kann zur **Schultereckgelenksprengung** *(Akromioklavikulargelenkluxation, AC-Gelenksprengung)* führen. Nach *Tossy* werden abhängig vom Ausmaß der Bandverletzung die Grade I – III unterschieden.

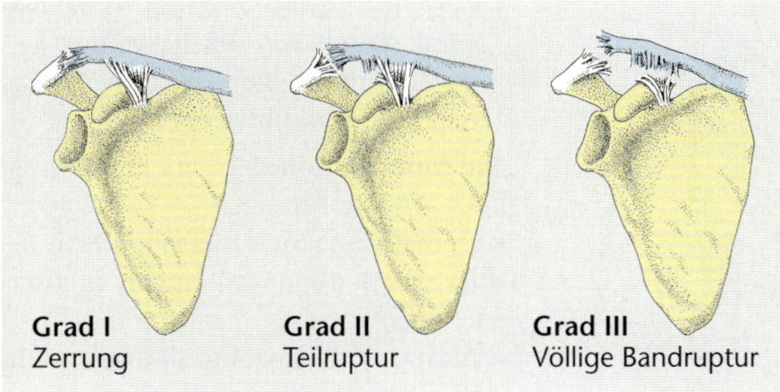

Abb. 27.66: Einteilung der Schultereckgelenksprengungen nach Tossy. [L190]

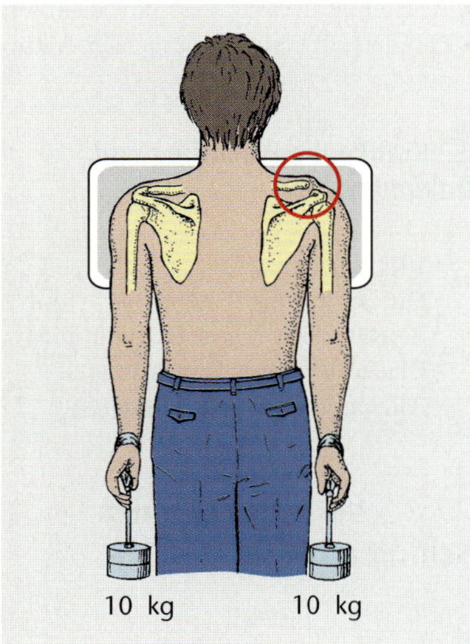

Abb. 27.67: Gehaltene Aufnahme bei Verletzung des Schultereckgelenkes. [L190]

Leitsymptome sind Schwellung und Schmerzen. Ab Grad II ist das **Klaviertastenphänomen** positiv: Das laterale Klavikulaende steht durch Muskelzug nach oben, kann nach unten gedrückt werden und federt beim Loslassen wieder nach oben. Gesichert wird die Diagnose durch eine gehaltene Röntgenaufnahme (an jedes Handgelenk des Patienten wird mittels einer Schlaufe ein 10 kg-Gewicht angehängt).

Die Schultereckgelenksprengung Tossy I und II wird konservativ durch Ruhigstellung im Desault- oder Gilchrist-Verband (☞ 26.5.1) oder einer AC-Gelenk-Bandage behandelt. Eine Operationsindikation besteht v.a. bei einer Tossy III-Verletzung jüngerer Menschen (Bandnähte und ruhigstellende Zuggurtungsosteosynthese). Postoperativ wird die Bewegung stufenweise über sechs Wochen freigegeben.

Schulterluxation

Die **Schulterluxation** ist mit ca. 50% aller Luxationen die häufigste Luxation überhaupt. Da die Fixierung des Oberarmkopfes in der Gelenkpfanne nur durch Muskeln erfolgt und eine knöcherne Führung fehlt, ist die Schulter das beweglichste, aber auch das am meisten luxationsgefährdete Gelenk des Körpers. Zu über 95% handelt es sich um eine *vordere Luxation.*

Der Patient kann die luxierte Schulter nicht bewegen und klagt über Schmerzen und evtl. Sensibilitätsstörungen im betroffenen Arm. Manchmal ist die leere Gelenkpfanne tastbar.

Die Therapie besteht in der sofortigen Reposition, da Nerven und Gefäße durch Überdehnung gefährdet sind. Nach der Reposition wird die Schulter mit einem Gilchrist-Verband oder einer Schulterbandage für 2 – 3 Wochen ruhiggestellt.

27.8.4 Verletzungen des Oberarms

Anatomie des Oberarms, ☞ 26.12.1

Proximale Humerusfraktur

Proximale Humerusfrakturen (je nach Lokalisation unterteilt in **Humeruskopffrakturen** und **subkapitale Humerusfrakturen**) sind meist durch Sturz auf den gestreckten Arm oder auf den Ellbogen bedingt, also indirekte Traumen. Insbesondere die subkapitale Humerusfraktur ist eine typische Fraktur des älteren Menschen.

Der Patient hat eine schmerzhafte Bewegungseinschränkung des Schultergelenks und oft ein ausgedehntes Hämatom am Oberarm. Der Plexus brachialis, der N. axillaris und die A. axillaris sind gefährdet.

Bei eingestauchten oder nur gering dislozierten Frakturen (ca. 75% der Fälle) wird die Fraktur für etwa eine Woche im Gilchrist- oder Desault Verband (☞ 26.5.1) ruhiggestellt. Danach erfolgt eine frühzeitige aktive Übungsbehandlung unter krankengymnastischer Anleitung.

Stark dislozierte Frakturen werden möglichst geschlossen reponiert und mit transkutanen Spickdrähten für ca. drei Wochen fixiert. Abrißfrakturen des Tuberculum majus (Dislokation durch Muskelzug) werden mit einer Zugschraube refixiert. Als Ultima ratio bei Trümmerfrakturen des Humeruskopfes oder bei Knochenmetastasen kann die Implantation einer Humeruskopfprothese indiziert sein.

Humerusschaftfraktur

Eine **Humerusschaftfraktur** *(Oberarmschaftbruch)* tritt als Folge direkter und indirekter Gewalt auf. Bei den meisten Patienten lassen sich sichere Frakturzeichen nachweisen, insbesondere eine abnorme Beweglichkeit.

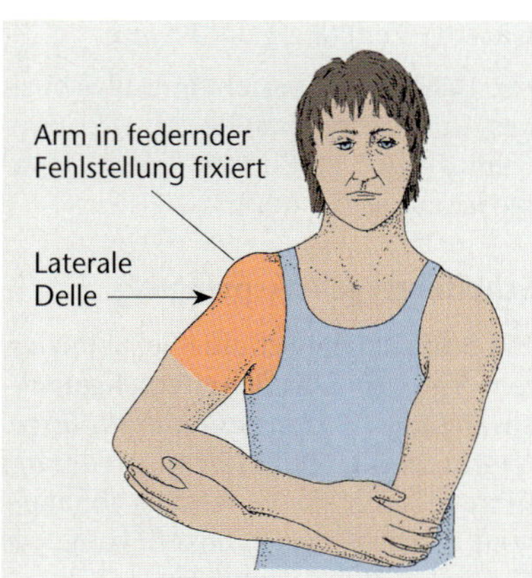

Abb. 27.68 (links): Klinisches Bild bei Schulterluxation. [L190]

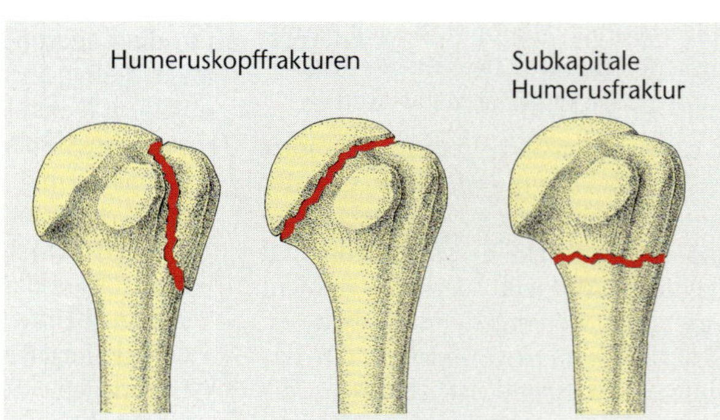

Abb. 27.69 (rechts): Proximale Humerusfrakturen. [L190]

☑ Bei ca. 8% aller Humerusschaftfrakturen ist der hier knochennah verlaufende N. radialis mitgeschädigt (☞ 35.11.3).

Die meisten Humerusschaftfrakturen werden konservativ mit Ruhigstellung im Desault-Verband (☞ 26.5.1) oder *Hanging cast* (Gipsverband mit Gewichtsextension) behandelt. Bei Gefäß- oder Nervenschädigung wird die Fraktur operativ durch Plattenosteosynthese oder Marknagelung stabilisiert. Offene Frakturen Grad II und III werden mit einem Fixateur externe versorgt.

Distale Humerusfraktur

Eine **distale Humerusfraktur** entsteht oft durch Sturz auf den gestreckten Arm. Häufig ist das Gelenk mitbeteiligt. In der Regel sind sichere Frakturzeichen nachweisbar. Nicht verschobene Frakturen können nach Reposition im Oberarmgips ruhiggestellt werden. Bei verschobenen Frakturen sowie Gefäß- oder Nervenverletzung muß operiert werden.

Bizepssehnenruptur

Bei der **Bizepssehnenruptur** werden zwei Formen unterschieden:

- Die Ruptur des langen Kopfes der proximalen Bizepssehne, meist aufgrund degenerativer Veränderungen
- Die distale Bizepssehnenruptur mit eher traumatischer Ursache.

Beide Formen zeigen sich durch einen plötzlichen Schmerz mit nachfolgender Beeinträchtigung der Beugefunktion. Der Bizepsmuskelbauch ist meist deutlich am Oberarm sichtbar und verschoben (beim proximalen Riß nach distal, beim distalen Riß nach proximal).

Die proximale Sehnenruptur wird nur bei starker Kraftminderung oder jüngeren Menschen operiert. Hingegen muß die Sehne bei einer distalen Ruptur immer operativ am Knochen fixiert werden, um schwere Funktionsausfälle zu vermeiden.

27.8.5 Verletzungen des Ellbogengelenks und des Unterarmes

Anatomie des Ellbogens, ☞ 26.12.1; Anatomie des Unterarms, ☞ 26.12.1

Ellbogenluxation

Bei einem Sturz auf den langgestreckten oder leichtgebeuten Arm kommt es zur **humero-ulnaren Luxation,** die sich durch eine sichtbare Fehlstellung im Gelenk mit schmerzhafter Bewegungseinschränkung zeigt. Die Reposition erfolgt durch anhaltenden Längszug am Unterarm bei gleichzeitiger Fixation des Oberarmes. Danach wird der Arm ca. 2 – 3 Wochen im Oberarmgips ruhiggestellt, um mitverletzte Band- und Kapselstrukturen ausheilen zu lassen.

Die **radio-ulnare Luxation** tritt meist zusammen mit einer Schaftfraktur der Ulna auf (☞ unten, Monteggia-Fraktur)

Die **Subluxation des Radiusköpfchens** *(Chassaignac, Nurse made elbow)* tritt v.a. bei Kleinkindern nach plötzlichem Längszug am gestreckten Arm des Kindes auf, etwa wenn die Mutter versucht, ein stürzendes Kind festzuhalten. Das Radiusköpfchen rutscht unter das Ringband und klemmt hier fest. Das Kind klagt über Schmerzen und kann den Arm nicht mehr aktiv beugen. Die Reposition erfolgt durch Festhalten des Oberarmes und gleichzeitige Beugung und Supination im Ellbogengelenk. Eine anschließende Ruhigstellung ist üblicherweise nicht erforderlich.

Olekranonfraktur

Ursache einer **Olekranonfraktur** *(Bruch des Ellenhakens)* ist meist ein Sturz auf den gebeugten Ellbogen. Das Olekranon wird durch den Zug des M. triceps nach oben gezogen, der Arm

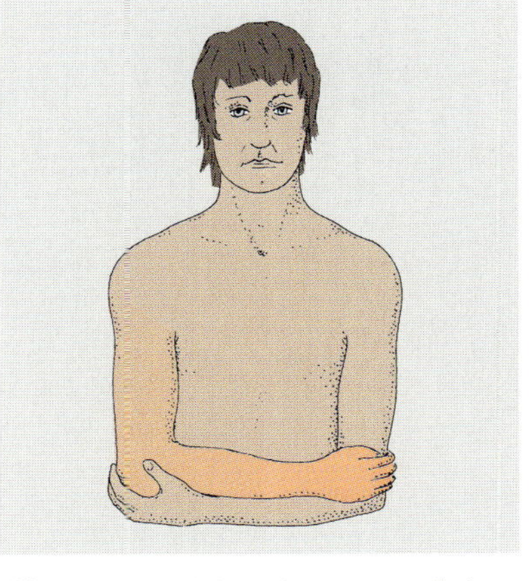

Abb. 27.70: Stützhaltung bei Unterarmfraktur. Bei einer Fraktur des rechten Unterarms hält der Patient den rechten Arm typischerweise mit dem gesunden linken Arm fest. [L190]

kann nicht mehr kraftvoll gestreckt werden. Evtl. ist der Frakturspalt tastbar. Die Behandlung besteht fast immer in der offenen Reposition und Fixation mit einer Zuggurtungsosteosynthese. Hierdurch sind frühzeitige Bewegungsübungen möglich.

Unterarmschaftbrüche

Unterarmschaftbrüche der Ulna und des Radius können durch direkte und indirekte Gewalteinwirkung bedingt sein.

Die Fraktur nur *eines* Knochens zeigt sich oft lediglich durch Schmerzen. Bei Fraktur von Ulna *und* Radius sind in der Regel eine abnorme Beweglichkeit und eine schmerzhafte Bewegungseinschränkung von Pro- und Supination vorhanden.

☑ Bei allen Unterarmschaftbrüchen besteht aufgrund der engen, straffen Muskellogen am Unterarm die Gefahr eines Kompartmentsyndroms (hier *Volkmann-Kontraktur* genannt, ☞ 27.6.4).

Nicht verschobene Frakturen werden konservativ mit einem Oberarmgips behandelt. Verschobene Frakturen oder Frakturen mit stärkerem Achsenknick werden operativ stabilisiert, beim Erwachsenen in erster Linie durch Plattenosteosynthese, bei Kindern meist durch Spickdrähte.

Sonderformen

Als **Monteggiafraktur** wird die Schaftfraktur der Ulna mit gleichzeitiger proximaler *radio-ulnarer Luxation* (☞ oben) bezeichnet. Sie erfordert in der Regel eine Plattenosteosynthese der Ulna, evtl. auch eine Naht des gerissenen Ringbandes am Radiusköpfchen. Danach ist eine kurzzeitige Ruhigstellung im Oberarmgips angezeigt. Bei der **Galeazzi-Frakur** liegt eine Radiusschaftfraktur mit Luxation im distalen Radioulnargelenk vor. Sie bedarf ebenfalls der operativen Osteosynthese.

Distale Radiusfraktur

Bei der **distalen Radiusfraktur** *(handgelenksnaher Speichenbruch)* werden je nach Entstehungsmechanismus zwei Typen unterschieden:

- Durch Sturz auf die überstreckte Hand kommt es zur **Colles-Fraktur** *(distale Radiusfraktur vom Extensionstyp, Radiusfraktur loco typico* = am typischen Ort) mit Einstauchung

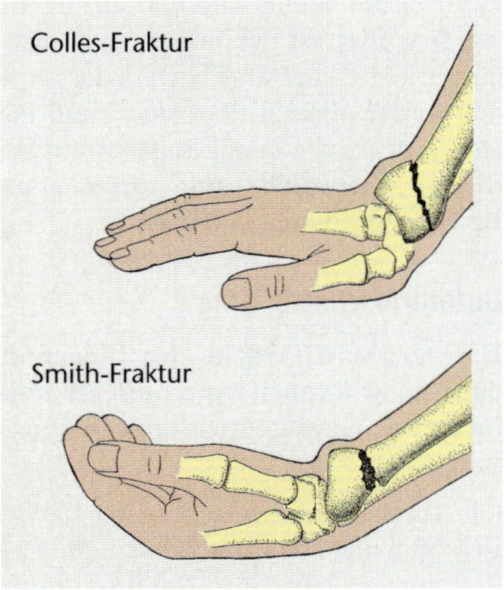

Abb. 27.71: Oben Colles-Fraktur, unten Smith-Fraktur des distalen Radius. [L190]

und Verschiebung des handgelenknahen Fragments nach dorsal.

☑ Mit ca. 25% aller Frakturen ist die Colles-Fraktur die häufigste Fraktur überhaupt

- Ein Sturz auf das gebeugte Handgelenk führt zur selteneren **Smith-Fraktur** *(distale Radiusfraktur vom Flexionstyp)*.

Leitsymptome sind Druckschmerz, Weichteilschwellung und Fehlstellung mit Beweglichkeitseinschränkung.

Colles-Frakturen werden meist konservativ behandelt. Der Reposition (☞ Abb. 27.2) folgt eine mehrwöchige Ruhigstellung im Unterarmgips (ausnahmsweise werden hier nicht beide angrenzenden Gelenke ruhiggestellt). Nur verschobene Frakturen, die nach Reposition erneut abzurutschen drohen, werden operativ fixiert (z.B. durch transkutane Spickung oder Fixateur externe). Smith-Frakturen werden operativ durch Plattenosteosynthese versorgt.

Mögliche Komplikationen bestehen in:
- Einer erneuten Dislokation der Fraktur, die auch noch nach 1 – 2 Wochen möglich ist
- Einem Sudeck-Syndrom (☞ 27.6.4)
- Einer sekundären Arthrose (☞ 26.10.1)
- Einem posttraumatischem Karpaltunnelsyndrom (☞ 26.12.7).

27.8.6 Verletzungen der Hand

Anatomie der Hand, ☞ *26.12.1*

Handwurzelfrakturen

Häufigste **Handwurzelfraktur** ist die **Kahnbeinfraktur** *(Os naviculare-Fraktur, Scaphoidfraktur)*. Ursache ist ein Sturz auf die überstreckte Hand.

Die Fraktur zeigt sich durch Schwellung, schmerzhafte Bewegungseinschränkung im Handgelenk sowie einem umschriebenen Druckschmerz in der Tabatière (bei Streckung und Abduktion des Daumens auftretende Vertiefung zwischen distalem Radius und Daumen).

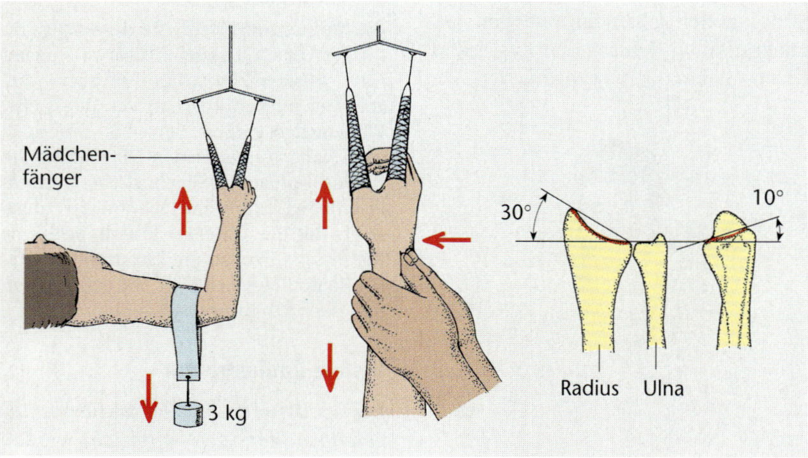

Abb. 27.72: Reposition und korrekte Winkelstellung bei Radiusfraktur.
Links: Gut geeignet zur Reposition einer distalen Radiusfraktur ist der Mädchenfänger, eine sich auf Längszug verengende Hülse aus Bast- oder Drahtgeflecht, die über Daumen und Zeigefinger gestülpt wird.
Rechts: Die Wiederherstellung der physiologischen Gelenkwinkel dient der Arthroseprophylaxe. Der Winkel zwischen Radiusgelenkfläche und Ulnagelenkfläche beträgt normalerweise 30° bei einer Abkippung der Radiusgelenkfläche von 10° zur Handfläche hin. [L190]

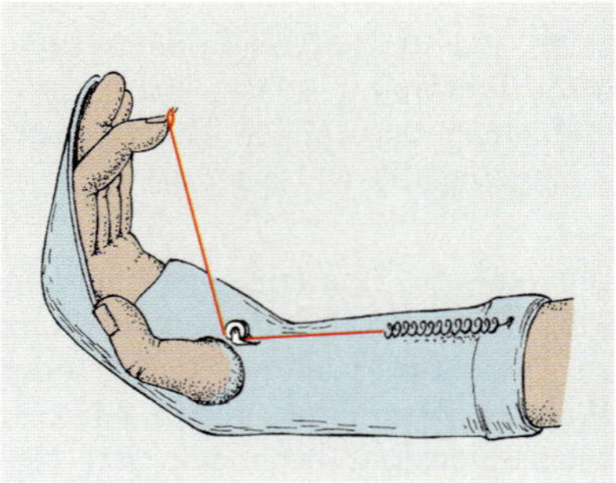

Abb. 27.73: Kleinert-Gips. Der Kleinert-Gips erlaubt eine aktive Streckung des Fingers bei passiver Beugung durch das Gummiband. Er wird zur Nachbehandlung nach Beugesehnennaht eingesetzt. [L190]

Die Therapie ist in der Regel konservativ mit Ruhigstellung für 12 Wochen im Oberarmgips mit Daumeneinschluß *(Kahnbeingips)*. Eine aufgrund der schlechten Blutversorgung des Kahnbeins häufige Komplikation ist die Ausbildung einer Pseudarthrose, die operativ mit einer Zugschraube oder einer Spongiosaplastik nach *Matti-Russe* und Gipsbehandlung für 2 – 3 Monate versorgt wird.

Mittelhand- und Fingerfrakturen

Mittelhandfrakuren sind meist sturzbedingt. Sie zeigen sich v.a. durch Druckschmerz und Schwellung im Bereich des Handrückens und eine Fehlstellung (insbesondere einen Drehfehler bei Fingerbeugung). Nicht dislozierte Frakturen ohne Gelenkbeteiligung werden für ca. vier Wochen mit einer Gipsschiene ruhiggestellt. Gelenkfrakturen, dislozierte Frakturen und Serienfrakturen sollten osteosynthetisch versorgt werden.

Leitsymptome von **Finger(glied)frakturen** sind Fehlstellung, Stufenbildung, abnorme Beweglichkeit und Schmerzen. Meist ist die Ruhigstellung in einem Gips unter Einschluß des Nachbarfingers therapeutisch ausreichend.

Ruptur des ulnaren Seitenbandes

Bei einer gewaltsamen Abknickung des Daumens im Grundgelenk, z.B. wenn der Daumen bei einem Sturz in der Schlaufe des Skistockes hängenbleibt, kann es zur **Ruptur des ulnaren Seitenbandes** *(Skidaumen)* kommen. Schlüsselgriff und Spitzgriff zwischen Daumen und Zeigefinger sind schmerzhaft und kraftlos. Bei der gehaltenen Röntgenaufnahme zeigt sich eine vermehrte Aufklappbarkeit des ulnaren Grundgelenkspaltes. Die Therapie besteht in der operativen Bandnaht und nachfolgender Ruhigstellung im Daumenabduktionsgips über vier Wochen.

Sehnenverletzungen der Hand

Sehnenverletzungen der Hand können durch Traumen (z.B. Schnitt- oder Stichverletzungen) entstehen, aber auch scheinbar spontan bei degenerativen Sehnenveränderungen im Rahmen rheumatischer Erkrankungen auftreten.

Der Patient kann den betreffenden Finger nur noch eingeschränkt oder gar nicht mehr aktiv beugen oder strecken.

Grundsätzlich sollte bei allen Sehnenverletzungen eine möglichst baldige operative Versorgung mit Naht erfolgen. Bis zur Ausheilung (ca. 4 – 6 Wochen) darf die Naht nicht belastet werden. Dies bedeutet, daß der Patient nach einer Beugesehnennaht den Finger zwar aktiv strecken, aber nur passiv beugen darf. Eine geschlossene Strecksehnenruptur an den Finger*end*gelenken kann konservativ mit Ruhigstellung in einer *Stack'schen Schiene* für mindestens sechs Wochen behandelt werden.

Komplikationen nach Handsehnenverletzungen sind vor allem postoperative Verklebungen und Vernarbungen, die zu anhaltenden Funktionseinschränkungen führen können.

27.8.7 Verletzungen des Beckens

Anatomie des Beckens, ☞ 26.13.1; Pflege nach Eingriffen am Becken, ☞ 26.2.2

Beckenfrakturen

Bei den **Beckenfrakturen** werden Beckenrandfrakturen, Beckenringfrakturen und Azetabulumfrakturen unterschieden:

Beckenrandfraktur

Bei der Beckenrandfraktur (☞ Abb. 27.74) bleibt die Kontinuität des Beckenrings erhalten und ist die statische Funktion des Beckens nicht beeinträchtigt. Leitsymptome sind Druckschmerz und Hämatom (evtl. mit Prellmarke) über der Fraktur.

Unter einer konservativen Behandlung mit Analgetika, vorübergehender Bettruhe (Thromboseprophylaxe) und schmerzabhängiger Remobilisation heilen sie in der Regel problemlos aus.

Beckenringfraktur

Bei sehr starken Gewalteinwirkungen (z.B. Sturz aus großer Höhe, Einquetschung zwischen schweren Maschinen) kann es zu einer **Beckenringfraktur** kommen (☞ Abb. 27.75). Hier ist die Kontinuität des Beckenringes unterbrochen und die statische Funktion des Beckens beeinträchtigt.

Leitsymptome von Beckenringfrakturen sind Schmerzen (Ruhe- und Bewegungsschmerz im Frakturbereich, Beckenkompressionsschmerz), eine schmerzhafte Beweglichkeitseinschränkung im Hüftbereich sowie Hämatome und Prellmarken.

> ☑ Beckenringfrakturen gehen sehr häufig mit Begleitverletzungen v.a. der unteren Harnwege (☞ 31.6.4) und erheblichen Blutverlusten (Schock, ☞ 38.5.1) einher.

Einfache stabile vordere und hintere Beckenringfrakturen werden konservativ mit Bettruhe behandelt. Die Remobilisation des Patienten erfolgt danach schmerzabhängig.

Symphysensprengungen werden operativ durch Plattenosteosynthese oder Cerclage stabilisiert. Instabile dislozierte Beckenringfrakturen werden ebenfalls osteosynthetisch mit geeigneten Platten oder ggf. mit einem Fixateur externe versorgt.

Azetabulumfraktur

> Eine **Azetabulumfraktur** *(Fraktur der Hüftgelenkspfanne)* entsteht am häufigsten als Folge von Verkehrsunfällen und hier insbesondere infolge eines Aufpralls der Knie gegen das Armaturenbrett **(Dashboard injury).** Die Kraft wird über Patella und Femur auf die Hüftgelenkpfanne übertragen, die dann frakturiert (☞ Abb. 27.75).

Der Patient hat Schmerzen, insbesondere einen Trochanterdruck- und -klopfschmerz. Er kann die Hüfte kaum bewegen, und oft steht das Bein in fixierter Rotationsfehlstellung.

Die Behandlung besteht in der möglichst frühzeitigen Reposition des Hüftkopfes. Die Retention erfolgt entweder durch eine Extensionsbehandlung über 3 – 4 Monate oder – häufiger – durch Osteosynthese.

Komplikationen der Azetabulumfraktur sind Fehlstellungen, Sekundärarthrose und Hüftkopfnekrose durch ausgedehnte Kapsel- und Gefäßzerreißung.

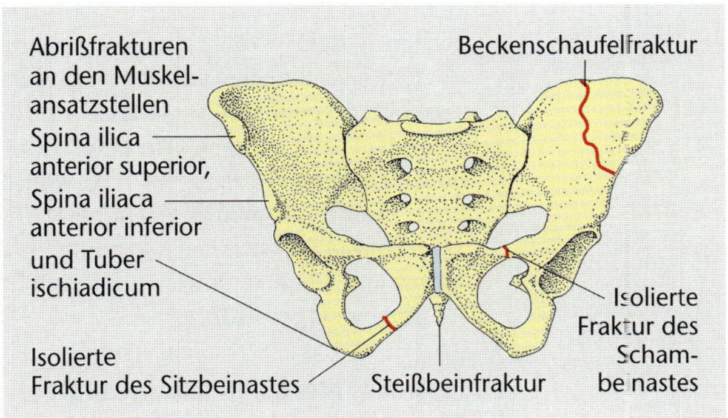

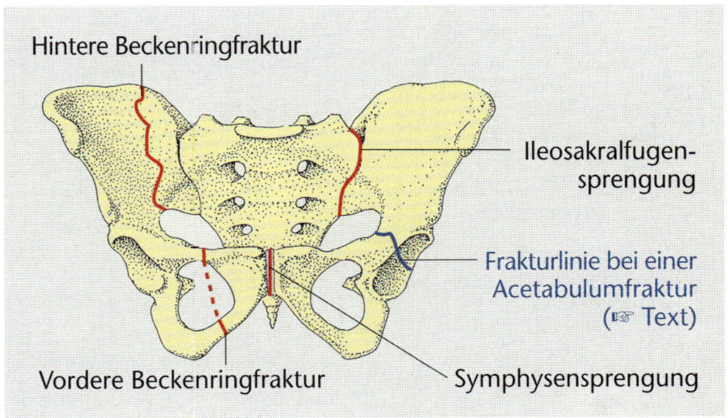

Abb. 27.74 (links): Beckenrandfrakturen. [L190]

Abb. 27.75 (rechts): Beckenringfrakturen. Die Malgaigne-Fraktur (doppelte Vertikalfraktur) besteht aus einer Kombination von vorderer Beckenringfraktur oder Symphysensprengung plus hintere Beckenringfraktur oder Ileosakralfugensprengung. Die vordere Beckenringfraktur links *und* rechts nennt man Schmetterlingsfraktur. [L190]

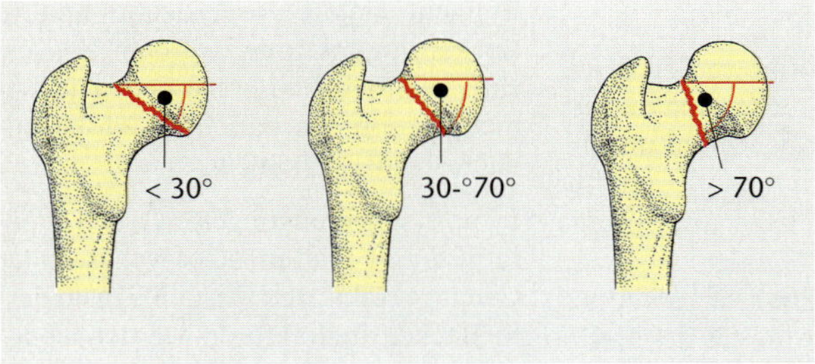

Abb. 27.76: Klassifikation der medialen Schenkelhalsfrakturen nach Pauwels. [L190]

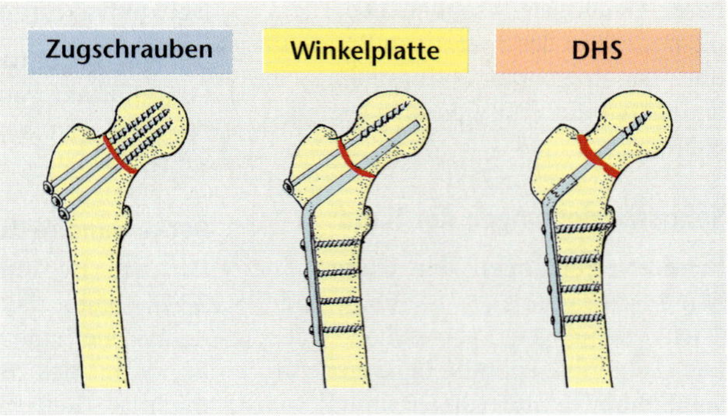

Abb. 27.77: Osteosynthese bei Schenkelhalsfrakturen. [L190]

27.8.8 Verletzungen des Hüftgelenks und des Oberschenkels

Anatomie des Hüftgelenks, ☞ *26.13.1**; Anatomie des Oberschenkels,* ☞ *26.13.1*

Hüftgelenkluxation

Häufigste Ursachen **traumatischer Hüftgelenkluxationen** sind starke Stauchung oder heftige Hebelbewegung des Oberschenkels.

75% aller Hüftgelenkluxationen sind Luxationen nach hinten, nur 25% luxieren nach vorne. Sonderformen sind die *zentrale Hüftgelenksluxation* (Einstauchung des Hüftgelenks in die Hüftgelenkspfanne) und die *Luxation von Hüft-Endoprothesen.*

Der Patient klagt über heftige Schmerzen. Der Untersucher stellt eine Fehlstellung des Beines und eine federnde Fixation im Hüftgelenk als Zeichen der Luxation fest.

Das luxierte Gelenk muß möglichst bald in Narkose und Muskelrelaxation reponiert werden, da infolge der Fehlstellung Nerven und Gefäße überdehnt und (irreversibel) geschädigt werden können. Je später die Reposition erfolgt, desto größer ist die Gefahr einer Hüftkopfnekrose durch Minderdurchblutung des Hüftkopfes.

Schenkelhalsfrakturen

Die **Schenkelhalsfraktur** (kurz *SHF*) ist eine typische Fraktur des älteren Menschen. Bereits ein verhältnismäßig leichter Sturz auf die Hüfte führt zur Fraktur des meist osteoporotischen Knochens.

Die Schenkelhalsfrakturen werden meist wie folgt eingeteilt:

- Bei den eher seltenen **lateralen Schenkelhalsfrakturen** liegt die Frakturlinie außerhalb der Gelenkkapsel
- Bei den häufigen **medialen Schenkelhalsfrakturen** liegt die Frakturlinie innerhalb der Gelenkkapsel. Je nach dem Winkel zwischen Frakturlinie und Horizontale werden die medialen Schenkelhalsfrakturen nach *Pauwels* in Grad I – III unterteilt.

Als Faustregel kann gelten, daß die Dislokationsgefahr um so größer ist, je steiler die Frakturlinie verläuft.

Je nach Unfallmechanismus unterscheidet man **Abduktionsfrakturen,** die eingestaucht und stabil sein können und **Adduktionsfrakturen,** die stets instabil sind (absolute OP-Indikation).

Der Patient hat Schmerzen in der Leiste und bei Druck auf den Trochanter und kann die Hüfte nicht belasten. Typischerweise ist das betroffene Bein verkürzt und nach außen rotiert.

Eingestauchte Abduktionsfrakturen können konservativ mit 1 – 2 Wochen Bettruhe und dann zunehmender Mobilisation und Belastung behandelt werden.

Alle anderen Schenkelhalsfrakturen werden operativ versorgt. Bei jungen Patienten ist eine hüftkopferhaltende Osteosynthese mit 2 – 3 Zugschrauben indiziert, seltener eine Winkelplatte. Diese Osteosynthese ist bewegungs-, aber nicht belastungsstabil.

Beim Patienten über 65 Jahren (biologisches Alter) erfolgt die Versorgung der Schenkelhalsfraktur üblicherweise mit einer (belastungsstabilen) Endoprothese. In der Regel wird eine **Totalendoprothese** (kurz *TEP*) gewählt. Eine **Hemiendoprothese** (kurz *HEP, Hüftkopfendoprothese*) kommt bei Menschen über 80 Jahren in Betracht (geringeres Operationsrisiko).

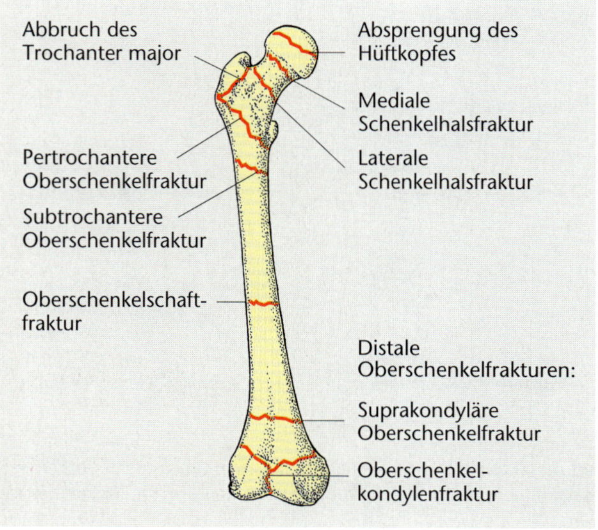

Abb. 27.78: Überblick über die Oberschenkelfrakturen. [L190]

Pertrochantere und subtrochantere Oberschenkelfraktur

Pertrochantere und **subtrochantere Oberschenkelfrakturen** entstehen in erster Linie durch leichte Traumen bei

Osteoporose und sind typische Frakturen des betagten Menschen.

Das betroffene Bein ist verkürzt und außenrotiert, und der Patient klagt über eine schmerzhafte Bewegungseinschränkung sowie Klopf- und Druckschmerz am Trochanter major. Die Behandlung ist in der Regel operativ.

Oberschenkelschaftfrakturen

Oberschenkelschaftfrakturen sind Folge einer kräftigen direkten oder indirekten Gewalteinwirkung (z.B. Motorradunfall, Stoßstangenverletzung).

In der Regel sind sichere Frakturzeichen nachweisbar. Hauptkomplikationen sind die Begleitverletzung von Gefäßen, Nerven und Weichteilen und ein hoher Blutverlust mit Schock.

Eine konservative Therapie durch Extension ist nur bei Kindern möglich (typischerweise als *Overhead-Extension* mit Heftpflastern oder auf dem *Weber-Tisch*).

Beim Erwachsenen wird immer operiert. Osteosynthese der Wahl ist häufig eine Marknagelung, ggf. mit Verriegelung. Diese erlaubt eine baldige Belastung des betroffenen Beines. Insbesondere bei Begleitverletzungen werden Plattenosteosynthesen durchgeführt. Offene Frakturen werden zur Schonung der Weichteile und aufgrund der Infektionsgefahr bevorzugt mittels eines Fixateur externe versorgt.

Distale Oberschenkelfrakturen

Distale Oberschenkelfrakuren entstehen häufig im Rahmen von Verkehrsunfällen.

In der Regel lassen sich sichere Frakturzeichen nachweisen. Nicht selten bestehen zusätzlich erhebliche Weichteilschäden sowie Gefäß- oder Nervenverletzungen.

Die Behandlung besteht in der überwiegenden Mehrzahl der Fälle in einer osteosynthetischen Stabilisierung der Fraktur mit anschließender Ruhigstellung im Oberschenkelgips für ca. sechs Wochen.

27.8.9 Verletzungen des Knies und des Unterschenkels

Anatomie von Knie und Unterschenkel, ☞ 26.13.1; Meniskusläsionen, ☞ 26.13.9

Patellaluxation

Traumatische Patellaluxationen sind selten. Viel häufiger sind **habituelle Luxationen** auf dem Boden einer Gelenkdysplasie (abgeflachter Femurkondylus, abgeflachte Patellagelenkfläche).

Ist die Patella zur Zeit der Vorstellung noch luxiert, ist eine Blickdiagnose möglich: die Patelle liegt „neben dem Knie".

Falls die Patella nicht bereits spontan reponiert ist, erfolgt die manuelle Reposition nach Schmerzmittelgabe bei gestrecktem Knie. Nach traumatischen Luxationen müssen zunächst intraartikuläre Begleitverletzungen durch Arthroskopie ausgeschlossen werden. Danach wird das Knie im Gipstutor für ca. 3 – 4 Wochen ruhiggestellt. Bei habituellen Luxationen ist meist eine Operation zur Beseitigung der luxationsfördernden Faktoren angezeigt.

Patellafraktur

Eine **Patellafraktur** ist überwiegend Folge eines direkten Sturzes aufs Knie oder eines Knieanpralls bei gebeugtem Kniegelenk.

Das Knie ist geschwollen und schmerzt. Bei einer (kompletten) Querfraktur kann der Patient das Knie nicht mehr aktiv strecken. Meist liegt auch ein (blutiger) Gelenkerguß vor. Wichtigste Differentialdiagnose ist eine angeborene **Patella bipartita** (d.h. eine zweigeteilte Patella), die radiologisch einer Fraktur sehr ähneln kann.

Eine nicht verschobene Längsfraktur kann mit einem Gipstutor für 4 – 6 Wochen behandelt werden. Bei allen anderen Frakturen wird üblicherweise operiert, um eine Stufenbildung im Gelenk mit nachfolgender Arthrose zu vermeiden. Querfrakturen werden mit einer übungsstabilen Zuggurtungs- oder Schraubenosteosynthese versorgt. Längsfrakturen können nach Reposition auch mit zwei queren Zugschrauben versehen werden.

Kreuzbandruptur

Kreuzbandrupturen (Kreuzbänder, ☞ 26.13.1) sind am häufigsten Folge von Fußball- oder Skiverletzungen.

Der Patient hat Schmerzen, das Knie schwillt an, und es bildet sich ein Kniegelenkerguß. Oft ist aber noch eine Restbelastungsfähigkeit vorhanden. Die Diagnose wird durch klinische Un-

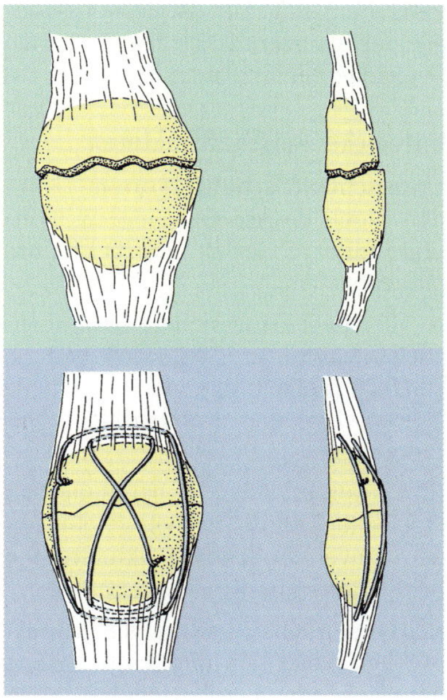

Abb. 27.79: Patellaquerfraktur und Versorgung mit Zuggurtosteosynthese. [L190]

tersuchung, (gehaltene) Röntgenaufnahmen und ggf. Gelenkpunktion sowie Arthroskopie gestellt.

Bei einer Kreuzbanddehnung oder Teilruptur sowie bei älteren Patienten und länger zurückliegender Verletzung wird meist konservativ behandelt (z.B. Kniegelenksorthese mit speziellem Muskeltraining zur kompensatorischen Stabilisierung des Kniegelenks). Bei jüngeren Patienten, insbesondere Sportlern, und kombinierten Verletzungen wird das verletzte Kreuzband genäht und evtl. zusätzlich verstärkt.

Tibiakopffraktur

Ursache der **Tibiakopffraktur** *(Schienbeinkopfbruch)* ist meist eine stauchende Kraft in Längsrichtung, etwa beim Sprung aus großer Höhe.

Leitsymptome der Tibiakopffraktur sind Schmerzen, Schwellung, Bewegungs- und Belastungsunfähigkeit. Oft ist ein Gelenkerguß vorhanden.

Eine konservative Therapie ist nur bei unverschobenen, stabilen Frakturen möglich. Meist ist die Gelenkfläche der Tibia jedoch eingedrückt (imprimiert) und sind die Kniegelenkflächen dadurch inkongruent (Gefahr der sekundären Arthrose). Dann wird die Gelenkfläche operativ wiederangehoben, mit einer T- oder L-Platte abgestützt und ein nicht überbrückbarer Defekt mit Knochenspongiosa (z.B. vom Bekkenkamm) aufgefüllt. Begleitverletzungen der Bänder oder Menisken werden in gleicher Sitzung mitversorgt.

Unterschenkelschaftfrakturen

Unterschenkelschaftfrakturen können durch direkte Gewalt (z.B. Tritt) und indirekte Gewalt (z.B. bei Skiunfall) entstehen.

In aller Regel sind sichere Frakturzeichen nachweisbar. Ganz wichtig ist die genaue Beobachtung der Weichteile (offene Fraktur? Kompartment-Syndrom?).

Eine konservative Behandlung im Oberschenkelgips ist bei geschlossenen, unverschobenen Frakturen und bei Frakturen im Kindesalter möglich.

Bei Querbrüchen und kurzen Schrägbrüchen bietet sich die Marknagelung mit oder ohne Verriegelung an. Postoperativ ist hier eine frühzeitige Mobilisation und Belastung möglich. Bei Mehrfragmentfrakturen und komplizierten Drehbrüchen ist eher eine Plattenosteosynthese indiziert. Offene Frakturen werden je nach Ausmaß der Weichteilschädigung zunächst mit einem Fixateur externe versorgt. Später wird auf ein anderes Osteosyntheseverfahren gewechselt.

27.8.10 Verletzungen des Sprunggelenks und des Fußes

Anatomie des oberen und unteren Sprunggelenks, ☞ 26.13.1; Anatomie des Fußes, ☞ 26.13.1

Bandverletzungen des Sprunggelenks

Ursache sowohl der **Sprunggelenkdistorsion** (d.h. der Zerrung der Sprunggelenksbänder) als auch der **Außenbandruptur des Sprunggelenks** ist ein **Supinationstrauma** *(Umknicktrauma)*.

Der Außenknöchelbereich ist geschwollen und schmerzt. Die Diagnose wird durch eine gehaltene Röntgenaufnahme gestellt.

Bei einer Distorsion und Außenbandzerrung reichen ein ruhigstellender Verband (elastische Binde, Tape-Verband oder Gipsschale), Schonung und Entlastung des Beines, Hochlagerung und Kühlung.

Bei nachgewiesener Bandruptur sind eine Ruhigstellung mit Unterschenkelgips oder funktionell mit Knöchelschiene (z.B. Arthrofix®, Aircast®) für mindestens sechs Wochen erforderlich.

Operiert wird insbesondere bei Sportlern oder deutlicher Instabilität. Eine absolute OP-Indikation besteht bei einer Aufklappbarkeit des Gelenks über 20°, da hier von einer schweren Kapsel-Band-Zerreißung auszugehen ist. Das Hämatom wird aus dem Gelenkspalt gespült, die Bandstümpfe vernäht. Danach erfolgt ebenfalls eine Therapie mit Gips oder Schiene für mindestens sechs Wochen.

Sprunggelenkfrakturen

Bei einer **Sprunggelenkfraktur** *(Malleolarfraktur, Knöchelfraktur)* erklärt der Patient am häufigsten, er sei mit dem Fuß „umgeknickt".
Meist handelt es sich um eine Kombination aus Supination, Plantarflexion und Adduktion.

Unterschieden werden **Frakturen des Außenknöchels** (eingeteilt nach Weber, ☞ Abb. 27.80) und **Frakturen des Innenknöchels.** Bei einer Fraktur von Außen- *und* Innenknöchel spricht man von einer **bimalleolären Fraktur,** bei einer zusätzlichen Abrißfraktur der hinteren Tibiakante (= *Volkmann Dreieck*) von einer **trimalleolären Fraktur.**

Als **Maisonneuve-Fraktur** (Sonderfall der Weber C-Fraktur) wird eine hohe Fibulafraktur zusammen mit einer Läsion der Membrana interossea bezeichnet.

Die (Außen-)Knöchelregion ist stark geschwollen, hämatomverfärbt und schmerzt.

Nicht dislozierte Weber A-Frakturen können konservativ im Unterschenkelgips für ca. sechs Wochen versorgt werden. Alle anderen Sprunggelenkfrakturen werden osteosynthetisch mittels Platten, Schrauben oder Zuggurtung stabilisiert.

Kalkaneusfraktur

Die **Kalkaneusfraktur** *(Fersenbeinbruch)* ist Folge einer axialen Stauchung bei Sturz aus großer Höhe. Hierbei drückt sich der harte Talus (Sprungbein) in den „weicheren" Kalkaneus (Fersenbein).

> ☑ Kalkaneusfrakturen sind insgesamt selten, aber die häufigste zu einer BG-Rentenzahlung führende Fraktur.

Früher wurden die meisten Fersenbeinfrakturen konservativ mit zwölf Wochen Entlastung im Gehapparat nach *Allgöwer* behandelt. Heute werden Fersenbeinfrakturen v.a. bei jungen Patienten zunehmend offen reponiert und mit Spickdrähten, Schrauben oder Platten osteosynthetisch stabilisiert.

Achillessehnenruptur

Eine **Achillessehnenruptur** ist meist Folge einer plötzlichen Anspannung

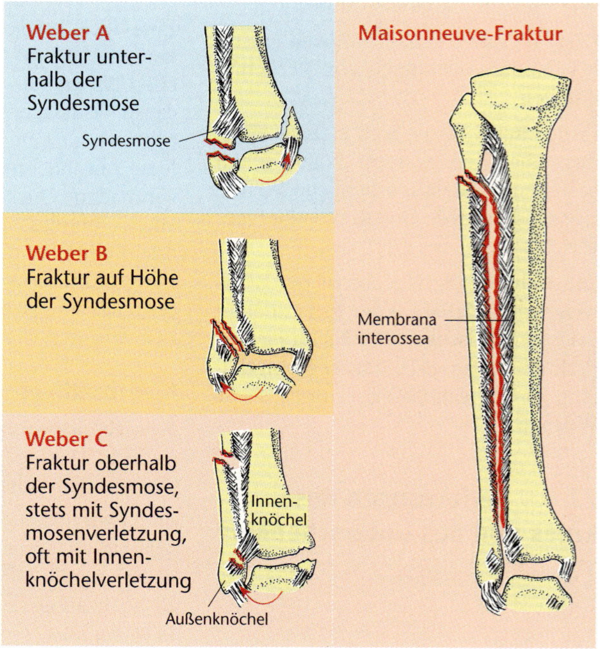

Abb. 27.80: Sprunggelenkfrakturen und Klassifikation der Außenknöchelfrakturen nach Weber. [L190]

der Wadenmuskulatur bei vorbestehender degenerativer Veränderung der Sehne.

Der Patient kann auf der betroffenen Seite nicht mehr auf den Zehenspitzen stehen, und in der Regel ist eine deutliche Delle im Achillessehnenbereich tastbar. Bei ca. 70% gelingt der sonographische Rupturnachweis.

Die Therapie ist in der Regel operativ, wobei zahlreiche Methoden bekannt sind. Am häufigsten wird die Sehne End-zu-End genäht und die Naht durch Faszienumkippplastik oder Fibrinklebung gesichert. Postoperativ ist eine Ruhigstellung in einer Gipsschale mit Spitzfußstellung zur Entlastung der Sehne und der Naht erforderlich.

Mittelfußfrakturen

Marschfrakturen, ☞ *27.6.1*

Mittelfußfrakturen sind meist auf direkte Gewalteinwirkung (z.B. durch Einquetschen) zurückzuführen. Der entsprechende Mittelfußbereich ist schmerzhaft geschwollen und schmerzt beim Auftreten.

Die meisten Mittelfußfrakturen können konservativ durch Ruhigstellung im Unterschenkelgehgips für 4 – 6 Wochen behandelt werden. Operativ stabilisiert (z.B. mittels Kleinfragmentplatten und -schrauben) werden üblicherweise nur verschobene Frakturen des ersten und fünften Strahls sowie dislozierte Serienfrakturen.

27.9 Sportverletzungen

Achillessehnenruptur, ☞ *27.8.10; Kompartment-Syndrom (Unterschenkel),* ☞ *27.6.4*

Muskelzerrung, Muskelfaserriß, Muskelriß

Muskelzerrung, Muskelfaserriß und **Muskelriß** entstehen durch eine starke, plötzliche Muskelanspannung bei nicht aufgewärmter Muskulatur oder durch direkte Gewalteinwirkung (Tritt, Schlag). Die Übergänge von der einfachen Zerrung zum Muskelriß sind fließend.

Der Patient verspürt (stechende) Schmerzen und muß rasche Bewegungen abbrechen. Der Untersucher stellt bei der Muskelzerrung einen lokalen Druck- und Bewegungsschmerz fest.

Der Muskelfaserriß geht mit Hämatombildung und evtl. aufgehobener Funktion einher, und es kann eine Delle tastbar oder sonographisch nachweisbar sein.

Die Behandlung besteht in möglichst sofortiger Kühlung, Hochlagerung der Extremität, Schonung und der Anlage stützender Verbände. Medikamentös können Antiphlogistika (z.B. Voltaren®) und muskelentspannende Medikamente (z.B. Musaril®) gegeben werden. Massagen der betroffenen Partien sind kontraindiziert. Die Belastung wird dann unter krankengymnastischer Anleitung langsam wieder gesteigert.

Große Muskelrisse werden wegen des zu erwartenden Funktionsausfalls insbesondere bei ambitionierten Sportlern operativ mit Hämatomausräumung und Muskelnaht versorgt.

27.10 Thoraxverletzungen

☑ Ungefähr 2/3 aller polytraumatisierten Unfallopfer haben schwere Thoraxverletzungen.

Es werden zwei Formen von Throraxverletzungen unterschieden:

- **Geschlossene Thoraxverletzungen** durch *stumpfe Traumen,* bei denen die äußere Haut unverletzt bleibt
- **Offene Thoraxverletzungen,** bei denen Haut und Brustwand durchtrennt sind (dadurch Entstehung eines Pneumothorax).

☑ Stumpfe Thoraxverletzungen gefährden den Patienten in erster Linie durch akute Atem- und Kreislaufinsuffizienz.

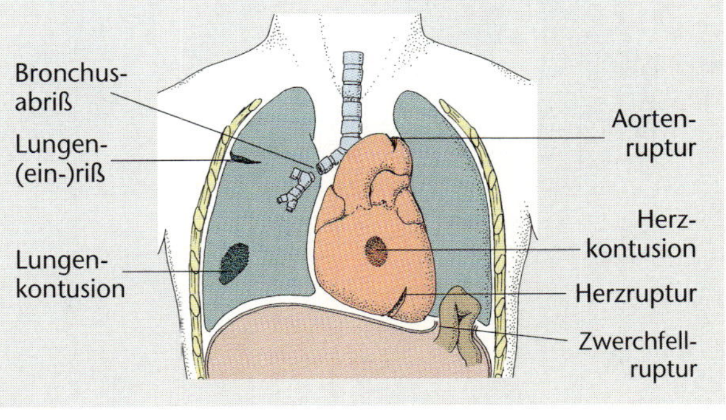

Abb. 27.81: Thoraxverletzungen. [L190]

Einen Überblick über die wichtigsten Thoraxverletzungen geben Abb. 27.81 und Tab. 27.82.

Erstmaßnahmen bei (Verdacht auf) Thoraxverletzungen

- Bei allen polytraumatisierten Patienten auf die Leitsymptome von Thoraxverletzungen achten: (atemabhängige) Schmerzen, Dyspnoe, Husten (evtl. mit Hämoptoe), Zyanose, Emphysem, Schock (v.a. bei Herz- und Gefäßverletzungen)
- Oberkörper hochlagern. Patienten nicht auf die gesunde Seite legen, weil dies die Atmung weiter erschwert
- Auf Arztanordnung Sauerstoff verabreichen (☞ 20.2.1)
- Patienten beruhigen, ihn nicht alleine lassen
- Materialien richten für das Legen eines intravenösen Zugangs (☞ 10.5.3), evtl. auch für Pleuradrainage (☞ 20.2.2), Intubation und Beatmung (☞ 38.4)

27.11 Stumpfes Bauchtrauma

Am häufigsten ist ein stumpfes Bauchtrauma Folge von Verkehrsunfällen. Dabei sind 70% aller Patienten mit einem stumpfen Bauchtrauma polytraumatisiert, d.h. mehrfachverletzt (☞ 11.1.4).

☑ Die Gefahr besteht in der Verletzung innerer Organe. Eine Milzruptur, ein Leberriß oder ein abgerissenes Mesenterialgefäß kann innerhalb kürzester Zeit zum lebensbedrohlichen Blutverlust führen.

Verletzung	Kurzcharakterisierung	Leitsymptome	Behandlung
Aortenruptur	Reißen der Aorta z.B. bei Dezelerationstrauma, bevorzugt am Übergang des Aortenbogens zur Aorta descendens	Rücken-Schulter-Schmerz, Schock, Zyanose, Dyspnoe, Einflußstauung, Fehlen der Pulse der unteren Extremität bei Hypertonie der im Kopf-Arm-Bereich. 70% der Patienten verbluten noch an der Unfallstelle	Volumenersatz, Intubation, Beatmung, Thoraxdrainage, Sofortoperation
Bronchus-(ab)riß	Ein- oder Abriß eines Bronchus	Pneumothorax, respiratorische Insuffizienz, Haut- und Mediastinalemphysem, evtl. Hämoptoe	Bei kleinem Riß konservative Therapie, sonst Operation
Hämatothorax (☞ auch 20.11.2)	Blutaustritt in die Pleurahöhle	Dyspnoe, evtl. Schocksymptome durch den Blutverlust. Da meist durch Rippenfrakturen bedingt, oft Schmerzen	Pleuradrainage, bei trotz der Drainage weiterbestehendem Blutverlust Operation
Herzkontusion	Herzprellung durch stumpfe Traumen	Schmerzen in der Herzgegend, Herzinsuffizienz, Herzrhythmusstörungen. In schweren Fällen Herzmuskelnekrosen, d.h. Herzinfarkt	Intensivmedizinische Betreuung, ggf. Intubation und Beatmung, Therapie der Herzrhythmusstörungen entsprechend den allgemeinen Richtlinien (☞ 18.7)
Lungenkontusion *(Lungenquetschung)*	Quetschung der Lunge durch stumpfe Traumen	Dyspnoe, respiratorische Insuffizienz, Husten, evtl. mit Hämoptoe, thorakale Schmerzen	In leichten Fällen Analgetika und physikalische Atemtherapie. Meist aber Intubation und Beatmung. Antibiotikaprophylaxe (hohe Pneumoniegefahr). Evtl. initial einmalig Glukokortikoide zur Ödembekämpfung (umstritten)
Pneumothorax, ☞ 20.9			
(Solitäre) Rippenfraktur, ☞ 27.8.2			
Rippenserienfraktur	Fraktur von mindestens drei benachbarten Rippen	☞ Solitäre Rippenfraktur. Bei Rippenserienstückfraktur Gefahr eines instabilen Thorax mit respiratorischer Insuffizienz (☞ Abb. 27.83)	Stets stationäre Aufnahme. Bei komplikationslosem Verlauf Therapie wie solitäre Rippenfraktur, bei instabilem Thorax Intubation und Beatmung, evtl. Operation
Zwerchfellruptur	Einreißen des Zwerchfells bei erheblicher abdomineller Druckerhöhung, in 90% links	Dyspnoe, Schmerzen im Bereich von Hals und Schulter, evtl. gastrointestimale Symptome	Lagerung mit erhöhtem Oberkörper, ggf. Beatmung, Operation

Tab. 27.82: Wichtige Thorax- und Lungenverletzungen.

Bei der klinischen Untersuchung sind häufig oberflächliche Schürfungen, Prellmarken und Hämatome zu beobachten. Eine offene Wunde zur Bauchhöhle fehlt definitionsgemäß. Diagnostisch folgen eine Sonographie des Abdomens zum Nachweis freier Flüssigkeit (Blut) und Organrupturen, Röntgenaufnahmen des Thorax (Pneumo-, Hämatothorax), des Abdomens („freie" Luft als Zeichen einer Hohlorganruptur) und evtl. Kontrastmitteldarstellungen des Magen-Darm-Traktes mit wasserlöslichem Kontrastmittel zum Rupturnachweis. Bei weiter unklarem Befund können eine Peritoneallavage, CT, Angiographie oder Laparaskopie/Laparotomie erforderlich sein.

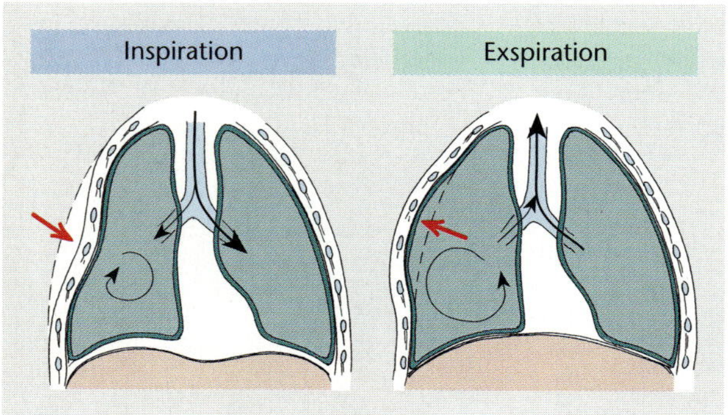

Abb. 27.83: **Instabiler Thorax** bei Rippenserienfraktur. Bei der Inspiration bewegt sich der instabile Thoraxbereich nach innen, bei der Exspiration nach außen. Diese paradoxe Atmung führt zu Pendelluft und respiratorischer Insuffizienz. [L190]

Bei der **Peritoneallavage** *(Spülung der Bauchhöhle)* punktiert der Arzt die Bauchhöhle, bringt über einen Katheter körperwarme Ringerlösung in die freie Bauchhöhle ein und läßt die Flüssigkeit nach kurzer Zeit wieder zurücklaufen. Blutige Verfärbung (aber auch Speisereste) beweist eine intraabdominelle Verletzung und erfordert eine sofortige Laparatomie. Die Peritoneallavage hat seit der Verfügbarkeit moderner Sonographiegeräte erheblich an Bedeutung verloren.

Der dringende Verdacht auf eine Verletzung intraabdomineller Organe indiziert eine Laparotomie mit genauer Revision aller Abdominalorgane.

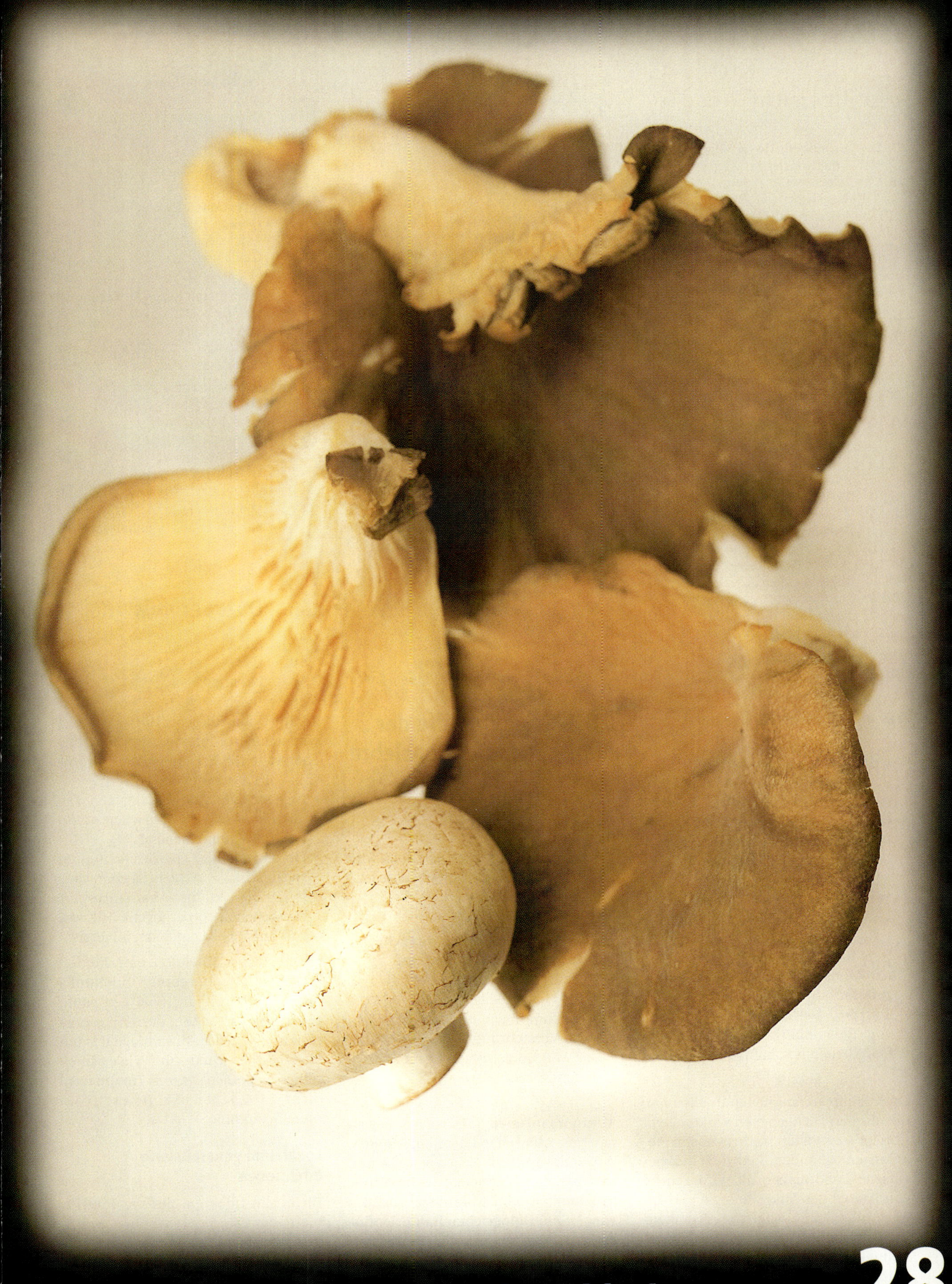

28 Pflege bei Infektionskrankheiten

Übersicht

Querverweis

Pflege bei Fieber, ☞ *7.8.4;*
Virushepatitis, ☞ *22.4.2;*
ZNS-Infektionen, ☞ *35.9*

Das medizinische Fachgebiet

Infektionskrankheit: Erkrankung durch Eindringen und Vermehrung von *Mikroorganismen* (z.B. Bakterien, Viren, Pilze oder Protozoen) im menschlichen Körper. Viele, aber längst nicht alle Infektionskrankheiten werden von Mensch zu Mensch übertragen, sind also ansteckend *(infektiös)*.

Klinische Infektiologie: Medizinisches Spezialgebiet, das sich mit der Verhütung, Erkennung und Behandlung von Infektionskrankheiten beschäftigt.

Da Infektionskrankheiten in allen medizinischen Fachgebieten vorkommen, werden sie in allen medizinischen Abteilungen behandelt. Lediglich die spezifische Labordiagnostik wird zentral von Ärzten der Mikrobiologie und Infektionsepidemiologie (im Krankenhauslabor oder bei speziellen Fragestellungen auch in auswärtigen Labors) durchgeführt.

28.1 Grundbegriffe der klinischen Infektionslehre

28.1.1 Infektion – Infektionskrankheit

Im allgemeinen Sprachgebrauch wird der Begriff „Infektion" oft gleichgesetzt mit „Infektionskrankheit".

Im medizinischen Sprachgebrauch bezeichnet **Infektion:**
- Die Übertragung
- Das Haftenbleiben
- Das Eindringen *und*
- Die Vermehrung

von Mikroorganismen im menschlichen Körper.

Mikroorganismen *(Mikroben)* begegnen dem Menschen überall: im Boden, im Trinkwasser, in Lebensmitteln und in der Luft. Wir atmen, essen und trinken inmitten von Mikroorganismen – von der **physiologischen Bakterienflora** *(Normalflora, Standortflora)* auf unserer Haut und in unserem Körperinnern einmal ganz abgesehen (☞ Abb. 28.2). Unter diesem Blickwinkel ist eine manifeste Infektionskrankheit ein eher seltenes Ereignis. Zwei Gründe sind hierfür verantwortlich:
- Nur wenige Mikroorganismen sind überhaupt für den Menschen *pathogen*, d.h. krankmachend
- Durch vielfältige spezifische und unspezifische Abwehrmechanismen (☞ 29.1.2) können immungesunde Menschen auch pathogene Mikroorganismen meist „in Schach halten".

Ob aus einer Infektion eine klinisch manifeste **(apparente) Infektionskrankheit** wird, hängt von den pathogenen Eigenschaften des Mikroorganismus sowie der Abwehrlage des infizierten Menschen ab. Viele Infektionen verlaufen *stumm* (**inapparent**, nicht in Erscheinung tretend), also ohne Symptome.

Lokaleund generalisierte Infektionen

Bleibt die Infektion auf die Eintrittspforte des Erregers beschränkt, spricht man von einer **lokalen Infektion**. Typische Beispiele sind die *Wundinfektion* und der infektiöse Durchfall ohne wesentliche Beeinträchtigung des Allgemeinbefindens (die Infektion bleibt auf die Darmschleimhaut beschränkt).

Bei **generalisierten Infektionen** wie z.B. dem Typhus (☞ 28.5.7) dringen die Erreger bis ins Gefäßsystem vor und ziehen den gesamten Organismus in Mitleidenschaft. Diese Infektionen werden auch als *systemische Infektionen* oder *Allgemeininfektionen* bezeichnet. Generalisierte Infektionen können sich zur *Sepsis* (☞ 28.4) ausweiten.

Obligate und opportunistische Infektionen

Erreger, die bei (fast) jedem nicht-immunen Individuum krankheitserregend sind, heißen **obligat** („unvermeidlich") **pathogen.**

In den Krankenhäusern der Industriestaaten sind allerdings weniger die obligat pathogenen Keime von Bedeutung als vielmehr die **fakultativ** („gelegentlich") **pathogenen** Keime – vor allem bei älteren oder abwehrgeschwächten Patienten. Dies sind Erreger, die nur bei *allgemeiner* oder *lokaler* Abwehrschwäche zu sog. **opportunistischen Infektionen** führen. Zu den opportunistischen Infektionen gehören z.B. der Harnwegsinfekt nach Katheterisierung oder die Wundinfektion der Operationswunde.

Wird eine opportunistische Infektion im Krankenhaus erworben, spricht man von einer **Nosokomialinfektion** (griech.: im Krankenhaus erworbene Infektion). Nach Schätzungen wären mindestens ein Drittel aller Nosokomialinfektionen vermeidbar – vor allem durch hygienegerechtes Verhalten des gesamten medizinischen Personals (von der Reinigungskraft bis zum Operateur). Bei schätzungsweise jährlich 20 000 Todesfällen durch Nosokomialinfektionen in Deutschland kann die Wichtigkeit der Hygiene gar nicht überschätzt werden.

Hygiene, ☞ *Kapitel 6*

☑ Hygienegerechtes Verhalten im Patientenumgang kann nach Studienergebnissen die Häufigkeit von Nosokomialinfektionen um bis zu 30% vermindern.

Epidemie, Pandemie und Endemie

Sind nur wenige Menschen gegen obligat pathogene Keime immun, so können sich die Erreger (und damit die Krankheit) rasch von Mensch zu Mensch ausbreiten. Die Folge ist eine **Epidemie** (= zeitlich und örtlich begrenzte Häufung von Infektionskrankheiten, z.B. Grippe- oder Cholera-Epidemie). Breitet sich eine Epidemie über einen Kontinent oder die ganze Welt aus, spricht man auch von einer **Pandemie** (aktuell: HIV-Pandemie). Bei einer **Endemie** („Dauerverseuchung") ist der Erreger in einer bestimmten Region weit verbreitet und ständig vorhanden. Dann erkranken insbesondere Kinder und Zugereiste, während ältere Einheimische durch einen früheren Kontakt mit dem Erreger immun geworden sind.

	Merkmale	**Beispiele**
Bakterien, ☞ 28.5	Einzeller ohne festen Zellkern (**Prokaryonten**; das Erbgut liegt lose, z.B. als DNA-Faden, im Zytoplasma). Dadurch schnellere Vermehrung. Keine Mitochondrien	Streptokokken, Staphylokokken, Escherichia coli, Proteus, Salmonellen, Klebsiellen Extrem kleine Sonderformen der Bakterien: Rickettsien und Mykoplasmen
Viren, ☞ 28.6	Kleinste Krankheitserreger, nur aus Erbinformation (DNA oder RNA) bestehend, die in einer Hülle verpackt ist. Können sich nur in höheren Zellen vermehren	Grippe-, Hepatitis-, Herpes-, Pocken-, Masern-, Mumps-, Rötelnvirus, HIV
Pilze, ☞ 28.7	Pflanzenähnliche Mikroorganismen, jedoch ohne Fähigkeit zur Photosynthese (Energiegewinnung aus CO_2 und Sonnenlicht)	Candida albicans (medizinisch wichtigster Hefepilz), Aspergillus fumigatus (Schimmelpilz)
Protozoen, ☞ 28.8	Einzellige tierische Krankheitserreger (Parasiten)	Plasmodien (= Malariaerreger), Trypanosomen (= Erreger der Schlafkrankheit), Amöben, Trichomonaden
Würmer, Insekten, ☞ 28.9	Vielzellige tierische Krankheitserreger (Parasiten)	Taenia saginata (Rinderbandwurm), Taenia solium (Schweinebandwurm), Pediculus capitis (Kopflaus), Sarcoptes scabiei (Krätzmilbe)

Tab. 28.1: Die fünf großen Gruppen der für den Menschen bedeutenden Krankheitserreger Bakterien, Viren, Pilze, Protozoen und tierische Krankheitserreger. [B200]

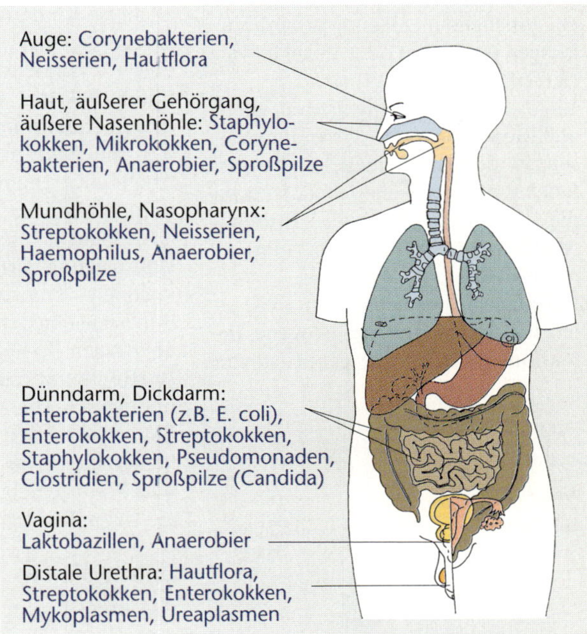

Abb. 28.2: Haut- und Schleimhäute des Menschen sind auch beim Gesunden von einer großen Zahl Bakterien besiedelt. Diese Bakterien, die normalerweise vorhanden sind, bilden die physiologische Bakterienflora. Die Abbildung gibt einen Überblick über die wichtigsten Bakterien der physiologischen Flora. [L215]

28.1.2 Infektionsquellen und Übertragungswege

Infektionsquellen

Infektionskrankheiten entstehen nicht aus dem „Nichts". Vielmehr sind Reservoire nötig, in denen sich die Erreger aufhalten und die als **Infektionsquellen** für die weitere Ausbreitung der Erreger dienen:

- Die wohl wichtigste Infektionsquelle ist der *Mensch* selbst. Sowohl kranke als auch gesunde Keimträger stellen Infektionsquellen dar. Die Keime können z.B. mit dem Sputum (Tuberkulose, ☞ 20.5.4), dem Stuhl (Salmonellosen, ☞ 28.5.6), dem Urin (Bilharziose, ☞ 28.9.2) oder über Hautwunden (Eiter) ausgeschieden werden. In der Klinik darf dabei die Bedeutung der Haut nicht unterschätzt werden: 25% aller Erwachsenen (also auch der im Krankenhaus Tätigen) haben ständig Staphylokokken (☞ 28.5.3) auf ihrer Haut und können diese an Patienten weitergeben
- *Tierische Infektionsquellen* sind etwa Rinder und Schweine für die entsprechenden Bandwurmerkrankungen (☞ 28.9.1) oder Vögel bei der *Ornithose* (☞ 28.5.19)
- Viele Mikroorganismen sind nicht auf Menschen oder Tiere angewiesen, sondern können auch in der *unbelebten* Umwelt überleben, so etwa die Tetanuserreger im Erdreich (☞ 28.5.15) oder die Tuberkuloseerreger im Staub (☞ 20.5.4)
- Bei allen bisher genannten Beispielen handelt es sich um **exogene Infektionen,** d.h. der Erreger dringt von *außen* in den Körper ein. Dagegen werden **endogene Infektionen** von *körpereigenen* Keimen hervorgerufen, die bei lokaler oder systemischer Abwehrschwäche in für sie untypische Körperregionen gelangen (z.B. Darmkeime in die Harnblase).

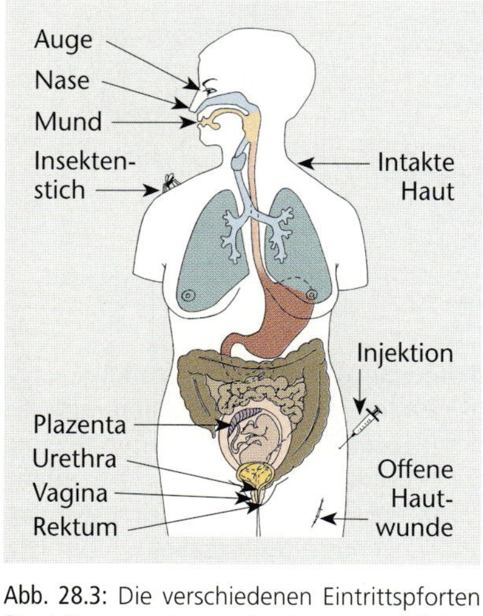

Abb. 28.3: Die verschiedenen Eintrittspforten für Mikroorganismen in den menschlichen Körper. [L215]

☑ Endogene Infektionen oft vermeidbar!

Kinder, aber auch verwirrte Menschen sollten deshalb überwacht werden, ob sie die Hygieneregeln wie etwa das Waschen der Hände nach dem Toilettenbesuch oder das Säubern des Genitalbereiches von vorne nach hinten einhalten.

Übertragungswege

Der **Übertragungsweg** einer Infektionskrankheit hängt unter anderem von der Empfindlichkeit des Erregers gegenüber äußeren Bedingungen und von seiner Ein- und Austrittspforte ab. Einer der wichtigsten Übertragungswege ist die **Schmierinfektion** *(Kontaktinfektion)*, z.B. durch Händeschütteln, durch feuchte Handtücher oder – vor allem bei Kindern – *fäkal-oral*. Andere Erreger werden *aerogen* (mit der Luft) durch **Tröpfchen-** (Niesen!) oder **Staubinfektion** übertragen. Bei der **oralen Infektion** werden die Keime z.B. mit Nahrungsmitteln geschluckt. Auch eine Übertragung durch Bisse oder Stiche von Tieren, v.a. Insekten, ist möglich. Bei der **parenteralen Übertragung** wird der Erreger über Infusionen, Transfusionen oder einen Stich mit einer verunreinigten Kanüle übertragen (so können auch gegenüber Austrocknung oder Abkühlung empfindliche Keime übertragen werden). Bei der **sexuellen Übertragung** ermöglichen intensiver Schleimhautkontakt oder kleinste Schleimhautverletzungen die Keimübertragung.

Eintrittspforten

Der Erreger muß nicht nur *zum* Menschen kommen, sondern auch in ihn *hinein*. Die wichtigsten Eintrittspforten der Keime sind (☞ Abb. 28.3):

- Kleinste Wunden der Haut oder der Schleimhäute, etwa Nagelfalzverletzungen der Finger oder winzige Schleimhautverletzungen beim Geschlechtsverkehr (z.B. HIV-Infektion, ☞ 29.3.1)
- Insektenstiche (z.B. bei der Malaria ☞ 28.8.1)
- Eindringen durch die intakte Schleimhaut (z.B. bei Salmonellen, ☞ 28.5.6, 28.5.7)
- Aktives Eindringen der Erreger durch die intakte Haut (z.B. bei der Bilharziose, ☞ 28.9.2)
- Vor der Geburt diaplazentar, d.h. mit dem Blut über die Plazenta (z.B. bei der angeborenen Lues oder Listeriose, ☞ 28.5.14, 28.5.17).

28.1.3 Ablauf einer Infektionskrankheit

Jede Infektionskrankheit verläuft in Stadien:

Invasionsphase (Ansteckung)

In dieser Phase dringt der Erreger in den Organismus ein, vermehrt sich dort jedoch zunächst nicht.

Inkubationsphase

Nach einer „Eingewöhnungszeit" von einigen Stunden bis mehreren Tagen beginnt sich der Erreger im Körper zu vermehren, der Infizierte hat aber noch keinerlei Beschwerden.

Kurz vor dem Auftreten der ersten Krankheitszeichen findet meist eine „explosionsartige" Vermehrung statt. Viele (vor allem virale) Infektionen sind am Ende der Inkubationszeit besonders ansteckend.

Inkubationszeit

Als **Inkubationszeit** *(Ansteckungszeit)* bezeichnet man den zeitlichen Abstand zwischen Ansteckung und Krankheitsausbruch. Die meisten Infektionskrankeiten haben eine Inkubationszeit von wenigen Tagen bis zu drei Wochen.

Phase des Krankseins

In dieser Phase kann der Patient nur leicht beeinträchtigt, aber auch lebensgefährlich erkrankt sein.

Die Krankheit verläuft dabei *fulminant* (sehr schneller Beginn mit schwerstem Krankheitsbild), *akut* (mit raschem Beginn), *subakut* (allmählicher, schwer abgrenzbarer Krankheitsbeginn), *chronisch* (langsamer Krankheitsverlauf) oder *rezidivierend* (wiederkehrend).

Überwindungsphase

Der Erreger wird aus dem Körper entfernt. Gelingt dies nicht, kommt es zum Tod des Patienten oder zur örtlichen Eingrenzung des Erregers (z.B. in einer

Kapsel oder in einem Organ). Diese kann mit *Dauerausscheidung* des Keimes verbunden sein (z.B. bei Salmonellose, ☞ 28.5.6, bei Typhus, ☞ 28.5.7).

Immunität

Einige – v.a. virusbedingte – systemische Infektionskrankheiten hinterlassen eine langandauernde Immunität (☞ 29.1.4). Dabei hat der Erkrankte während der Erkrankung spezifische Antikörper (☞ 29.1.1) gegen den Erreger entwickelt, die ihn in Zukunft vor einer erneuten Erkrankung durch den gleichen Erreger schützen.

Hieraus erklärt sich auch das Phänomen der sog. *Kinderkrankheiten* (z.B. Windpocken): Aufgrund der hohen Durchseuchung erkranken vor allem Kinder, während Erwachsene durch eine frühere Erkrankung (nicht aber allein schon durch ihr Alter) immun sind.

28.2 Pflege von Patienten mit Infektionskrankheiten

Die Besonderheiten der Pflege von Patienten mit Infektionskrankheiten ergeben sich in erster Linie aus den **Isolierungsmaßnahmen** zum Schutz vor Weiterverbreitung der Erreger. Welche Maßnahmen erforderlich sind, hängt ab von:

- Der Ansteckungskraft der Erreger
- Dem Übertragungsweg
- Der Gefahr *für* den Patienten
- Der Gefahr, die *vom* Patienten ausgeht.

Ein Überblick über die verschiedenen Isolationsformen ist in 6.3.2 zu finden. Spezifische Isolations- und Hygienemaßnahmen werden bei mit den jeweiligen Erkrankungen genannt.

28.2.1 Unterstützung bei den ATL

Körpertemperatur regulieren

☑ Viele Infektionskrankheiten gehen mit **Fieber** (☞ 7.8.3) einher. Eine genaue Beobachtung des Fieberverlaufs ermöglicht Rückschlüsse auf die zugrundeliegende Erkrankung, vor allem, wenn nicht frühzeitig fiebersenkende Medikamente und Antibiotika eingesetzt werden.

Pflege bei Fieber, ☞ *7.8.4*

Sich waschen und kleiden

Patienten mit Infektionskrankheiten schwitzen oft. *Baumwollkleidung* ist daher günstiger als synthetische Materialien.

Essen und trinken

Patienten mit Infektionskrankheiten sind häufig appetitlos. Evtl. hilft das Anbieten von Wunschkost. Bei Entzündungen im Mund ist das Essen zudem schmerzhaft. Die Patienten haben dann eine Abneigung vor allem gegenüber frischem Obst, Salaten, Obstsäften sowie harten Speisen und bevorzugen pürierte Kost. Auch ihnen wird Wunschkost angeboten. Wichtig ist eine ausreichende Flüssigkeitszufuhr, um ein *Flüssigkeitsdefizit* durch Erbrechen, Durchfälle oder Fieber zu vermeiden. Kann der Flüssigkeitsbedarf durch Trinken allein nicht gedeckt werden, sind Infusionen erforderlich.

Kommunizieren

Infektionskrankheiten können eine Isolation erfordern. Für den Patienten bedeutet dies, nicht nur aus der vertrauten Umgebung herausgerissen zu werden, sondern auch, längere Zeit *allein* in einem Zimmer verbringen zu müssen. Die persönlichen Kontakte zur Außenwelt sind eingeschränkt. Aufgabe der Pflegenden ist es, dem Patienten Zeit für Gespräche einzuräumen und ihm das Gefühl des Alleinseins zu nehmen.

28.2.2 Pflege auf Infektionsstationen

☑ Kenntnisse über Infektionsquellen, Übertragungswege und Eintrittspforten der Erreger sind Grundlage für hygienegerechtes Verhalten im Krankenhaus und damit Voraussetzung für die Unterbrechung von Infektionsketten.

Manche Infektionskrankheiten sind so ansteckend, daß eine kurze Begegnung mit dem Kranken (auch ohne Berührung) bereits zur Ansteckung eines Nicht-Immunen ausreicht (z.B. Windpocken). Man spricht von *hochgradig ansteckenden* Keimen. Bei anderen Erkrankungen wie z.B. HIV-Infektionen führen normale Alltagskontakte nicht zur Weitergabe der Erkrankung.

Einzelheiten über die besonderen Schutzmaßnahmen bei den verschiedenen Infektionskrankheiten sind vom *Robert Koch-Institut* veröffentlicht worden.

Infektionsstation

Patientenzimmer

Die Patientenzimmer der Infektionsstation sind in der Regel *Einbettzimmer*. Nur bei Patienten mit gleicher Erkrankung (z.B. zwei Patienten mit Hepatitis A) oder wenn eine gegenseitige Ansteckung ausgeschlossen ist (z.B. bei sicherer Immunität nach früher durchgemachter Erkrankung des jeweils anderen Patienten) sind nach Rücksprache mit dem Arzt Zweibettzimmer vertretbar.

Die Patienteneinheit wird über einen *Vorraum* betreten, der als Personalschleuse dient und über getrennte Schränke für Schutz- und Klinikkleidung, Waschbecken mit Seifen- und Desinfektionsmittelspender sowie Müllbehälter verfügt. Im *Patientenzimmer* befindet sich der gesamte persönliche Bedarf des Kranken. Arbeitsflächen und Vorratsschränke sind so bemessen, daß ein Wäschevorrat und andere Materialien Platz haben. Die *Naßzelle* schließt sich an das Patientenzimmer an. In ihr ist nicht nur die übliche Badezimmer- und Toiletteneinrichtung vorhanden, sondern auch ein Steckbeckenspülgerät. Kontaminierte Gegenstände werden über die Schleuse entsorgt.

☑ Die bauliche Situation muß die getrennte Ver- und Entsorgung ermöglichen.

Umgang mit Patienten auf der Infektionsstation

- In den Schleusen befinden sich saubere *Schutzkittel* zur Mehrfachverwendung oder zum Einmalgebrauch
- Geeignete *Schutzmasken* sollen das Aus- bzw. Einatmen infektiöser Partikel verhindern. Sie müssen Mund und Nase bedecken und dicht abschließen. Da die Feuchtigkeit der Atemluft die Filterschicht des Mundschutzes für Keime passierbar macht, werden die Masken spätestens alle 2 – 3 Stunden gewechselt. Patienten mit ansteckenden Atemwegserkrankungen, die zu Untersuchungen transportiert werden, müssen einen Mundschutz tragen. Ärzte, Pflegende

und Besucher schützt der Mundschutz vor dem Einatmen der Keime
- Bei allen Pflegetätigkeiten sind *Handschuhe* zu tragen. Nach dem Ausziehen werden die Hände desinfiziert, ebenso nach jedem Kontakt mit dem Patienten und nach jedem Betreten der Patienteneinheit
- Alle *Pflegeutensilien* werden streng patientenbezogen eingesetzt und bleiben im Patientenzimmer. Die *Krankenakte* wird außerhalb aufbewahrt und auch zur Visite nicht mit hineingenommen
- Die *Schmutzwäsche* des Patienten wird in speziell gekennzeichneten Textilsäcken verpackt, in der Wäscherei zunächst separat desinfiziert und dann mit der anderen Krankenhauswäsche desinfizierend gewaschen. Bei nasser Wäsche wird zusätzlich ein Kunststoffsack über den Stoffsack gezogen. Bei strenger Isolierung wird auch die (gekennzeichnete) Privatkleidung des Patienten in der Krankenhauswäscherei gewaschen
- Das vom Patienten benutzte *Geschirr* wird bei möglicher Tröpfchen- oder Schmierinfektion zunächst in der Patienteneinheit desinfizierend abgewischt. Dann wird es zusammen mit dem anderen Geschirr gespült. Am besten ist das direkte Spülen in einer geeigneten Spülmaschine
- Die *Ausscheidungen* des Patienten gelangen über das Steckbeckenspülgerät in der Naßzelle in das Abwasser, das nicht desinfiziert werden muß, da die Krankenhäuser im deutschsprachigen Bereich an eine Kanalisation und Kläranlage angeschlossen sind. Tuberkulöses Sputum wird in Einwegbehältern zur Desinfektion oder Verbrennung gegeben.

☑ Arbeitsabläufe gut planen

Auf einer Infektionsstation ist es wichtig, die Arbeitsabläufe richtig zu organisieren. Vor jedem Betreten der Patienteneinheit ist zu überlegen, was genau zu tun ist und ob nicht noch andere Aufgaben miterledigt werden können. Unnötiges Betreten der Patienteneinheit erhöht das Risiko der Keimverschleppung und kostet Zeit.

Umgang mit infektiösem Labormaterial, ☞ *28.3.3*

Aufnahme des Patienten

Der Patient betritt das Zimmer z.B. über die Besucherterrasse. Danach wird er (vom Arzt) über die voraussichtliche Zeitdauer der Isolation informiert, und es werden die Schutz- und Isolationsmaßnahmen erklärt:
- Der Patient darf das Zimmer nicht verlassen. Kontakte zur Außenwelt sind möglich über die Besucherterrasse, die Gegensprechanlage sowie über Telefon und Briefe
- Unter Umständen sind Besucher erlaubt. Diese müssen aber über das Infektionsrisiko und die Schutzmaßnahmen aufgeklärt sein (schriftlich bestätigen lassen). In der Regel ist Kindern der Zutritt nicht gestattet
- Der Kranke darf persönliche Gegenstände mit in sein Zimmer nehmen. Diese müssen jedoch beim Verlassen des Zimmers desinfiziert oder weggeworfen werden können.

Entlassung des Patienten

Unmittelbar vor der Entlassung werden alle privaten Utensilien des Patienten desinfiziert bzw. sterilisiert. Der Patient duscht und benutzt dabei frische Waschlappen und Handtücher. Danach verläßt er das Zimmer, zieht sich in der Schleuse an und geht hinaus, ohne das Zimmer noch einmal betreten zu haben.

28.3 Der Weg zur Diagnose bei Infektionskrankheiten

28.3.1 Leitsymptome und -befunde bei Infektionen

Infektionskrankheiten können praktisch alle Symptome und (körperlichen) Untersuchungsbefunde verursachen. Aus diesen Gründen ist es kaum möglich, Leitsymptome und -befunde bei Infektionskrankheiten zu definieren. Besonders häufig sind aber:
- Fieber, ☞ 7.8.3
- Lymphknotenschwellung, ☞ 24.3
- Hautausschläge, ☞ 30.4.1 und Abb. 30.8 und Abb. 30.25.

28.3.2 Anamnese und körperliche Untersuchung

Häufig kommt der Patient mit einer Infektion in einem Frühstadium zum Arzt, wenn beispielsweise hohes Fieber besteht, aber charakteristische Organsymptome (noch) wenig ausgeprägt sind. Unverzichtbar ist dann eine sorgfältige **Anamnese** mit genauer Beschreibung der aktuellen Beschwerden (z.B. Halsschmerzen, Husten) als diagnostischer „Richtungsgeber". Zu fragen ist nach:
- Hautausschlägen (Exanthemen, Enanthemen)
- Momentanem Impfschutz
- Infektionen in der Umgebung des Patienten, da z.B. aufgrund des gleichen Erregers eine Gürtelrose (Herpes zoster, ☞ 28.6.3) der Großmutter zu einer Windpockenerkrankung des Enkels führen kann
- Auslandsreisen
- Tierkontakten, Bissen oder Insektenstichen, da viele Erkrankungen durch Tiere übertragen werden
- Wunden, die Erregern als Eintrittspforte gedient haben könnten
- Beruflichen Risiken (z.B. ist das Risiko einer Hepatitis B-Infektion bei medizinischem Personal deutlich erhöht, ☞ 22.4.2).

Bei der körperlichen Untersuchung achtet der Untersucher besonders auf Haut und Schleimhäute (Exantheme?), Rachen (gerötet?, Eiterstippchen?, Tonsillen geschwollen?), Nasennebenhöhlen (Druckschmerz bei Nasennebenhöhlenentzündung), Lymphknoten (☞ 24.3) und Dornfortsätze der Wirbelsäule (Klopfschmerz bei Knochenentzündung). Herzgeräusche können auf eine Herzklappenentzündung hinweisen (☞ 18.8.1). Leber und Milz sind bei generalisierten Infektionen oft vergrößert. Viele Infektionen zeigen aber kein so charakteristisches klinisches Bild, daß aufgrund der Symptomatik eine eindeutige Erregeridentifizierung möglich ist. Deshalb sind oft labordiagnostische Untersuchungen von Körpersekreten des Patienten (Wundsekret, Blut, Urin, Liquor, Stuhl, Vaginalsekret) erforderlich.

28.3.3 Materialgewinnung für die mikrobiologische Diagnostik

Bei der Materialgewinnung für mikrobiologische Untersuchungen ist sorgfältig und hygienisch einwandfrei vorzugehen:

Wundabstrich [K183]

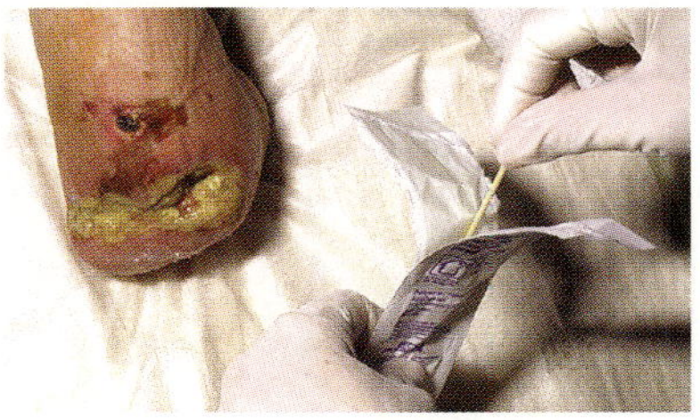

Abb. 28.4: Sterile Verpackung des Watteträgers öffnen und diesen entnehmen.

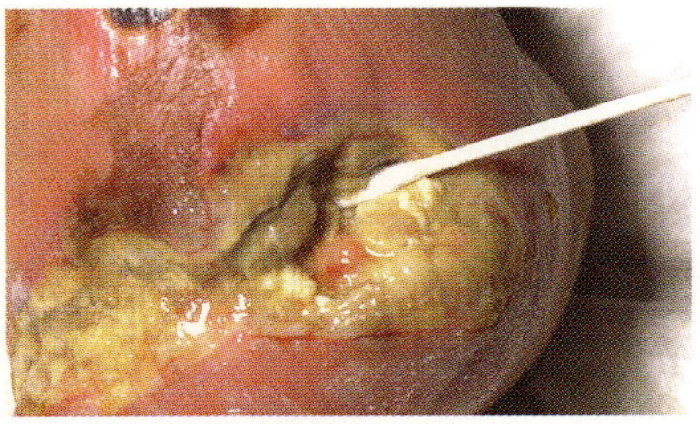

Abb. 28.5: Mit dem Watteträger aus der Wunde (hier an einem infizierten Oberschenkelstumpf) Sekret entnehmen.

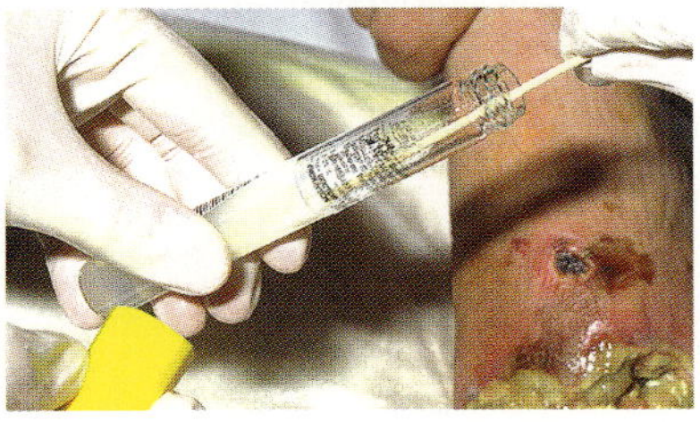

Abb. 28.6: Watteträger in das von einer assistierenden Person angereichten Nährmedium eintauchen.

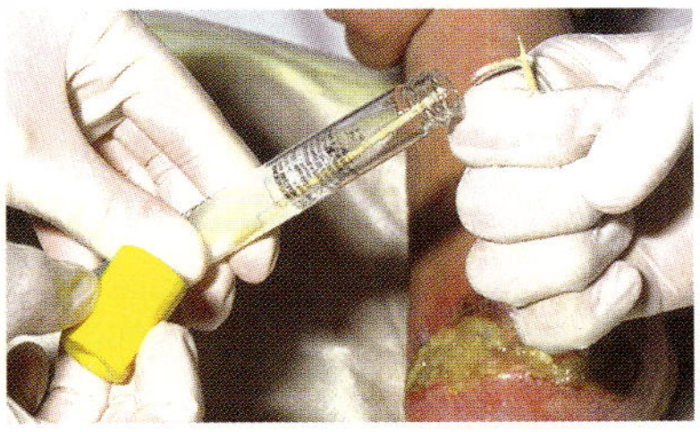

Abb. 28.7: Holzstäbchen am Rand des Röhrchens abbrechen, ohne das Röhrcheninnere zu kontaminieren.

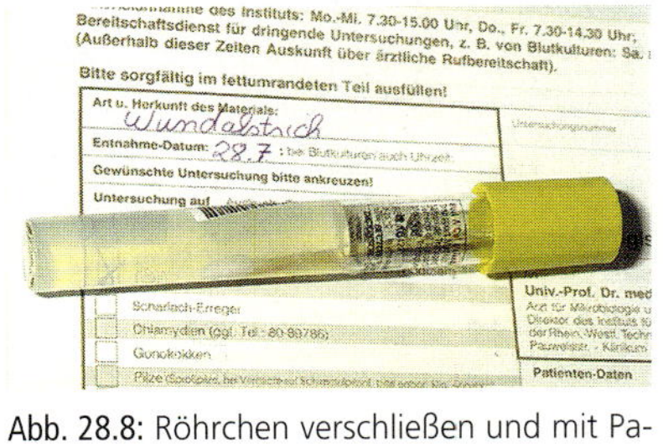

Abb. 28.8: Röhrchen verschließen und mit Patientendaten sowie Entnahmezeitpunkt und -datum beschriften. Begleitzettel ausfüllen und beides ins mikrobiologische Labor geben.

- Um Verunreinigungen des Materials mit physiologischen Haut- oder Umgebungskeimen zu vermeiden, wird die Haut des Patienten vor der Punktion von geschlossenen Wund- oder Körperhöhlen an der Punktionsstelle desinfiziert. Nicht desinfiziert wird beim Wundabstrich, um die eventuell in der Wunde enthaltenen Erreger nicht abzutöten oder so zu schädigen, daß sie in der Kultur nicht mehr wachsen (Wundabstrich, ☞ Abb. 28.4 – 28.8)
- Sterile Instrumente und Transportgefäße sind unabdingbar. Nach Einbringen des Materials wird der Transportbehälter sofort dicht verschlossen
- Die geeignete Transportform (z.B. Zwischenlagerung im Wärme- oder Kühlschrank, Einbringung in vorgewärmte Flüssigmedien oder luftfreie feste Transportmedien) ist abhängig vom Untersuchungsmaterial, vom vermuteten Erreger und der Entfernung zum mikrobiologischen Labor
- Wichtig ist die ordnungsgemäße Kennzeichnung der Proben je nach hausinterner Regelung. Beispielsweise werden Proben von HIV- und Hepatitis B-Patienten in den meisten Krankenhäusern mit besonderen Warnaufklebern, etwa roten Punkten, versehen. Auf den Begleitzetteln wird die erhöhte Infektionsgefahr ebenfalls vermerkt
- Bei Postversand sind besondere Schutzmaßnahmen erforderlich (z.B. Sicherheitsverpackung).

28.3.4 Mikroskopische Beurteilung

Die **mikroskopische Beurteilung** eines ungefärbten oder gefärbten Präparates vor oder nach Anzüchten einer Kultur ist oft diagnostisch entscheidend. Dabei dient die (licht-)mikroskopische Beurteilung, insbesondere des ungefärbten Frisch- = **Nativpräparates** *direkt* nach der Probenentnahme v.a. zur ersten Orientierung über die ursächlichen Krankheitserreger. Bakterien, Pilze, Protozoen und (kleinere) Parasiten sind im Gegensatz zu Viren sichtbar. Sehr oft führt die Untersuchung des Nativpräparates jedoch nicht zum Erfolg, weil die Keimmenge zu gering ist. Deshalb werden Bakterien und Pilze vor der mikroskopischen Untersuchung zunächst in *Kulturmedien* (☞ 28.3.5) vermehrt.

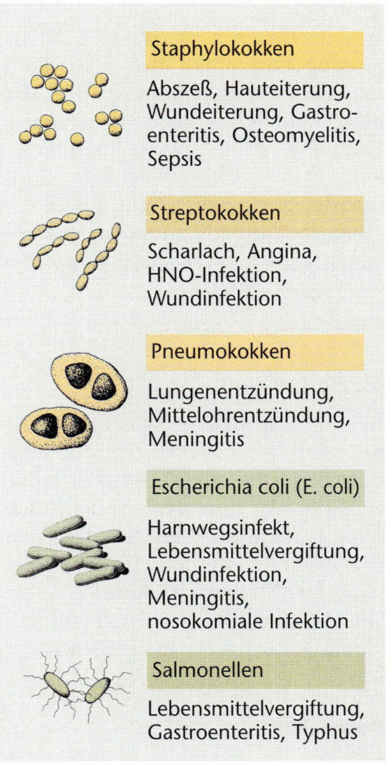

Abb. 28.9: Das Erkrankungsspektrum der fünf medizinisch bedeutsamsten Bakteriengruppen. [B200]

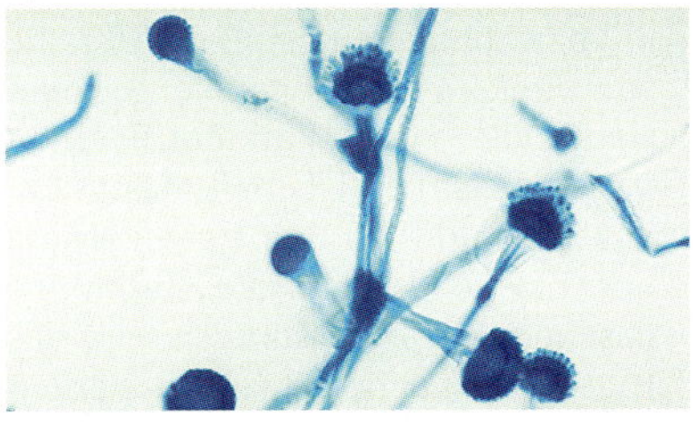

Abb. 28.10: Das mikroskopische Präparat ermöglicht oft eine Verdachtsdiagnose innerhalb weniger Minuten nach der Probeentnahme. Hier sind Schimmelpilze der Art *Aspergillus fumigatus* an ihren typischen, distelblütenähnlichen Fruchtkörpern zu erkennen. Sie verursachen die Aspergillose (☞ 28.7.3). [B109]

28.3.5 Bakterien- und Blutkultur, Antibiogramm

Bakterienkultur

Um eine **Bakterienkultur** anzuzüchten, wird das Sekret des Patienten auf ein geeignetes Nährmedium aufgetragen und in einem Brutschrank bebrütet. Unter diesen optimalen Bedingungen vermehren sich die Keime rasch und bilden auf festen Nährmedien makroskopisch sichtbare **Kolonien.** Die genaue Differenzierung der Bakterien erfolgt durch Betrachtung der Kolonien mit bloßem Auge, durch Geruchsprüfung und durch lichtmikroskopische Beurteilung (nach vorheriger Färbung). Außerdem zeigen verschiedene Bakterien nach Zusatz bestimmter Substanzen unterschiedliche Stoffwechseleigenschaften, die z.B. durch geeignete Farbindikatoren sichtbar gemacht werden können (sog. *bunte Reihe,* ☞ Abb. 28.12).

Urin-Bakterienkultur, ☞ *31.5.3*

Blutkultur

Bei Verdacht auf eine Sepsis (z.B. auch bei ungeklärtem Fieber oder Schüttelfrösten, ☞ 7.8.3) wird eine **Blutkultur** angelegt. Mit ihrer Hilfe sollen infektiöse Erreger im Blut des Patienten nachgewiesen werden. Die Vorbereitung einer Blutkultur fällt in den Aufgabenbereich der Pflegenden, die Blutabnahme selbst in den des ärztlichen Personals.

Materialien

- Alles zur venösen Blutentnahme (☞ 9.5.1)
- Entweder zwei Blutkulturröhrchen mit Nährlösung (aerob und anaerob zur späteren Bebrütung des Blutes mit bzw. ohne Sauerstoffeinfluß), die zur direkten Blutabnahme geeignet sind, oder zwei Blutkulturflaschen *und* ein steriles Überleitungssystem mit Anschluß für den Venenzugang und Einstichdorn für die Blutkulturflaschen. In vielen Kliniken wird das Blut aber auch mit einer sterilen 20 ml-Spritze abgenommen und mit jeweils neuer Kanüle (z.B. 20 G, gelb) in die beiden Blutkulturflaschen hineingespritzt (☞ Abb. 28.13 – 28.16)
- *Sterile* Handschuhe, evtl. Mundschutz, Desinfektionslösung und Tupfer für die Gummipfropfen der Flaschen.

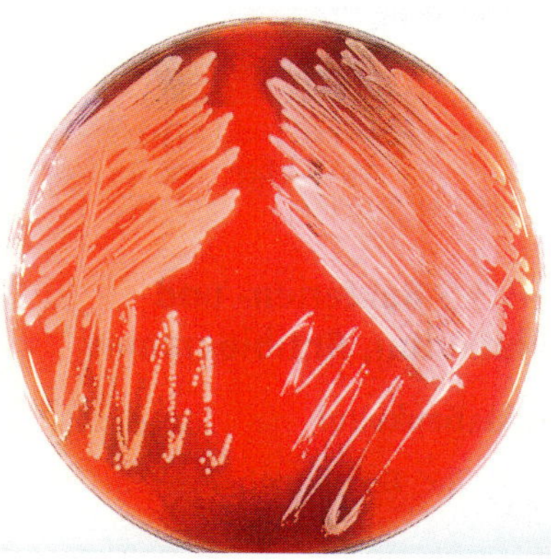

Abb. 28.11: Bakterienkultur auf dem Nährmedium Blutagar, der zuvor zur Erstarrung in eine flache Petrischale gegossen worden war. Das zu untersuchende Blut/Sekret wurde zickzackförmig auf den Agar aufgetragen und bebrütet. Weiße, punktförmige Bakterienkolonien sind gewachsen. [B109]

Die Blutkulturflaschen werden rechtzeitig vor der Blutabnahme in Brutschrank oder Wasserbad auf 37°C erwärmt. Steigt das Fieber des Patienten, wird der Arzt benachrichtigt, damit er die Blutprobe abnimmt.

Nach der Blutabnahme werden die Flaschen mit Patientendaten, Station, Datum und Uhrzeit beschriftet und mit Begleitschein sofort ins (mikrobiologische) Labor transportiert. Ist dies nicht möglich, müssen die Flaschen bis zum Transport im Brutschrank warmgehalten werden.

Die Nachsorge des Patienten entspricht derjenigen nach einer venösen Blutentnahme.

Häufigkeit und Zeitpunkte der Blutabnahmen

Die einmalige Entnahme einer Blutkultur reicht zum Ausschluß einer Sepsis nicht aus, und die Wahrscheinlichkeit, einen vorhandenen Erreger zu identifizieren, steigt mit der Häufigkeit der abgenommenen Blutkulturen. Daher werden, falls irgend möglich, vor Therapiebeginn mindestens *drei* aerobe und anaerobe Blutkulturen im Abstand von 1/2 – 6 Stunden an verschiedenen Körperstellen entnommen.
Das genaue Vorgehen hängt von der Grunderkrankung und dem vermuteten Erreger ab und wird auch von verschiedenen Ärzten unterschiedlich gehandhabt. Mit dem jeweils diensthabenden Arzt werden die vorgesehene Anzahl und der jeweilige Zeitpunkt der

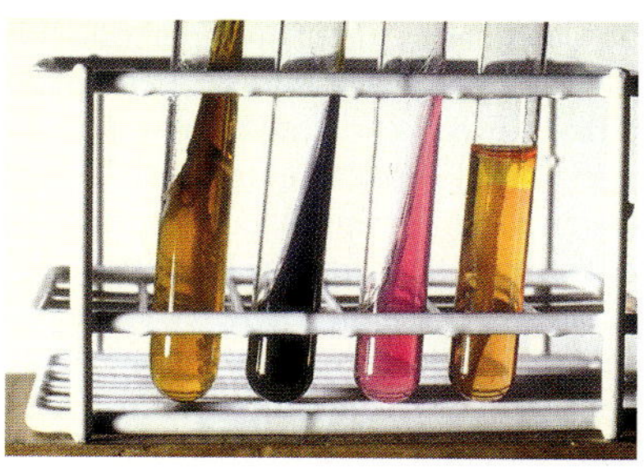

Abb. 28.12: Bunte Reihe. Hier konnte der Erreger *Klebsiella oxytoca* aufgrund seiner Stoffwechseleigenschaften identifiziert werden, die charakteristische Färbungen des jeweiligen Nährmediums verursachen. [B109]

Anlage einer Blutkultur [D200]

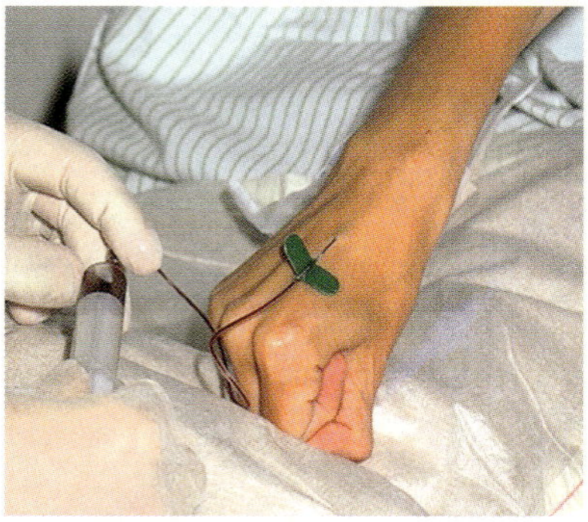

Abb. 28.13: Vene punktieren und Blut entnehmen.

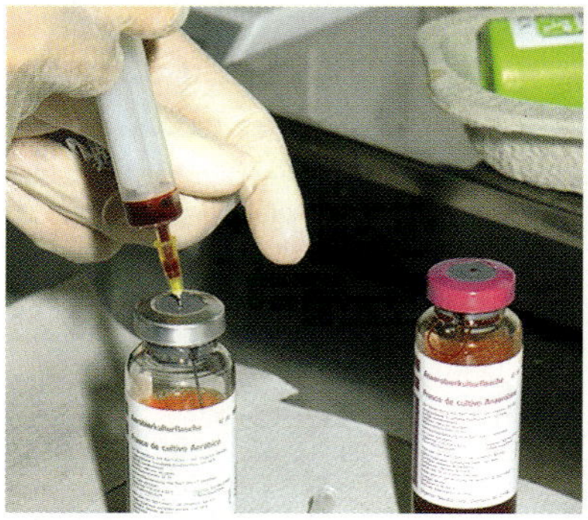

Abb. 28.14: Aerobe Flasche punktieren und Blut einfüllen.

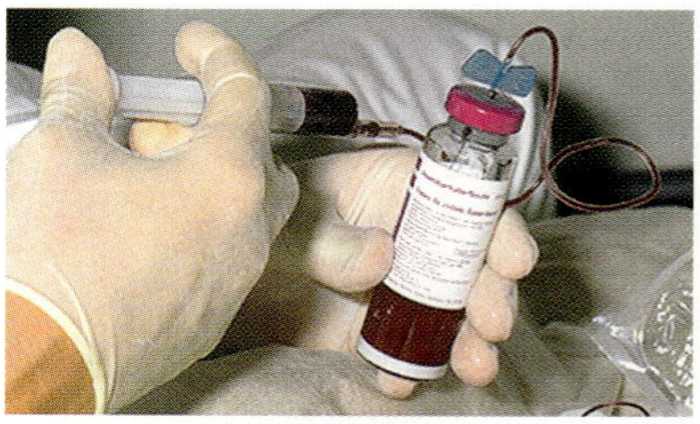

Abb. 28.15: Mit neuer Punktionskanüle in den desinfizierten Stopfen der vorgewärmten anaeroben Flasche stechen und Blut ohne Luftbläschen bis zur Markierung einfüllen.

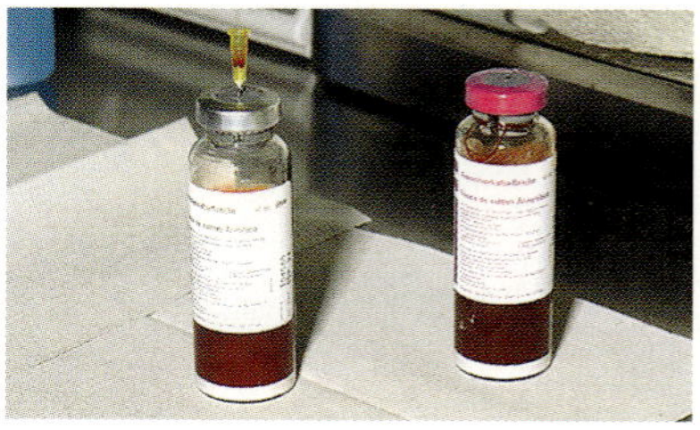

Abb. 28.16: Durch das Vakuum holt sich die aerobe Flasche „selber" Luft durch die Punktionskanüle. Kanüle entfernen, Kulturflaschen beschriften und mit Begleitschein sofort ins Labor bringen.

Blutabnahmen besprochen und schriftlich fixiert (z.B. Anwärmen/ Bereitstellen der Kulturflaschen und Anpiepen des Arztes zur Blutabnahme im Fieberanstieg).

Zusätzlich werden Kulturen von wahrscheinlichen Krankheitsherden untersucht (z.B. Urin bei V.a. Urosepsis, (☞ 28.4).

☑ Das Untersuchungsmaterial muß immer *vor* Therapiebeginn abgenommen werden. Eine einzige Dosis eines Antibiotikums kann ausreichen, um den Keim so zu schädigen, daß er in der Kultur nicht mehr wächst und somit nicht mehr identifizierbar ist. Er kann aber trotzdem noch schwere Krankheitserscheinungen hervorrufen.

Antibiogramm

Wachsen in einer Bakterien- oder Blutkultur Keime, so schließt sich eine **Resistenzbestimmung** *(Sensibilitätsprüfung, Sensibilitätsbestimmung)* an, die testet, wie stark der Zusatz bestimmter Antibiotika das Wachstum hemmt. Ergebnis ist das **Antibiogramm,** mit dessen Hilfe eine gezielte Behandlung von Infektionen möglich ist.

Zunehmende praktische Bedeutung gewinnt der Antigennachweis ohne vorherige Erregeranzüchtung, etwa bei Pneumokokken, Meningokokken, Haemophilus influenzae, Streptokokken oder Candida. Für einen Teil dieser Erreger, z.B. Streptokokken der Gruppe B (☞ 28.5.4, 34.7.1), stehen auch relativ preiswerte **Schnelltests** zur Verfügung, die den Keim innerhalb von Minuten nachweisen können.

28.3.6 Pilz- und Virusnachweis

Pilzkultur

Auch zum Nachweis von *Pilzen* ist die Anzüchtung in einer Kultur Mittel der Wahl zur Diagnosesicherung. Allerdings sind die Bebrütungszeiten mit 1 – 4 Wochen sehr lang. Nach der Bebrütung wird der Erreger durch Beurteilung des sichtbaren Wachtumsverhaltens in der Kultur, Färbung mit anschließender Mikroskopie sowie (falls erforderlich) immunologische Merkmale eindeutig identifiziert.

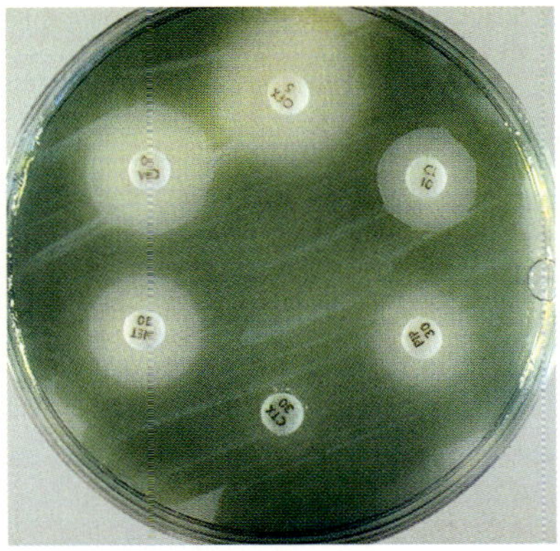

Abb. 28.17: Antibiogramm. Auf den Agar, der mit einem Bakterienstamm beimpft ist, werden mit verschiedenen Antibiotika getränkte Blättchen gelegt. Die Bakterien wachsen nun auf dem Agar (dunkelgrüne Färbung). Im Bereich der Antibiotikablättchen wird ihr Wachstum unterschiedlich stark gehemmt (weiße Ringe). Das Testblättchen mit dem größten **Hemmhof** zeigt *in vitro* (d.h. im Reagenzglas) die größte Wirksamkeit, d.h. dieses Antibiotikum verspricht, als Medikament dem Patienten verabreicht, *in vivo* die Bakterien bekämpfen zu können. [B109]

Anzüchten von Viren

Viren wachsen nicht auf unbelebten Nährböden, sondern sind zu ihrer Vermehrung auf Wirtszellen angewiesen (☞ 28.6.1). Daher sind zur Anzüchtung von Viren aufwendige Gewebekulturen oder Hühnerembryonen nötig. Aus diesem Grunde werden Viren nur selten direkt durch Anzüchten nachgewiesen. Vielmehr spielt der *indirekte Erregernachweis* durch serologische Methoden, also der Nachweis spezifischer Virusantikörper und -antigene, die entscheidende Rolle (☞ 28.3.7).

Gentechnischer Virusnachweis

Zunehmende Bedeutung in der Virusdiagnostik erlangt der Antigennachweis durch das gentechnische Verfahren *Polymerase-Kettenreaktion* **(PCR).** Dabei werden durch enzymatische Kettenreaktionen die nachzuweisenden charakteristischen Abschnitte der Virussubstanz (= Virusantigen) stark vermehrt und dann in einer serologischen Antigen-Antikörper-Reaktion (☞ 28.3.7) nachgewiesen.

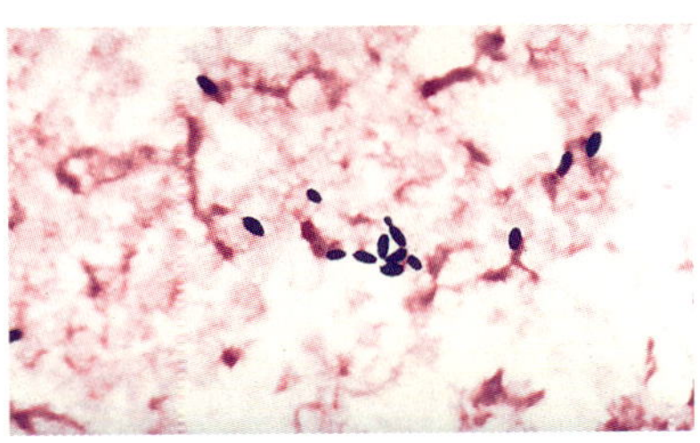

Abb. 28.18: Pilzkultur. Ellipsenförmige Candida albicans in der Blutkultur eines 36jährigen Patienten mit akuter Leukämie. [B109]

28.3.7 Weitere Blutuntersuchungen bei Infektionen

Im Krankenhaus wird bei nahezu jedem Patienten mit einer Infektion im Laufe der Erkrankung eine Blutuntersuchung angeordnet. Besonders wichtig sind:

- Die Bestimmung der BSG und des CRP
- Die Anfertigung eines Differentialblutbildes
- Serologische Blutuntersuchungen.

BSG und CRP

Die Beschleunigung der **BSG** (*Blutkörperchensenkungsgeschwindigkeit*, kurz auch *BKS*, ☞ 24.4.2) und ein Anstieg des **CRP** (***C**-reaktives **P**rotein*, ein sog. *Akutphasenprotein*) sind sehr empfindliche, aber wenig spezifische Indikatoren für Entzündungen und andere Gewebeschädigungen. Das CRP spricht dabei im Gegensatz zur „langsamen" BSG, die oft eine Woche „nachhinkt", besonders schnell an. Der CRP-Spiegel im Blut kann innerhalb von Stunden von seinem Normwert (ca. 0,8 – 8 mg/l Serum) auf über 100 mg/l steigen. Dies macht das CRP zu einem wertvollen Parameter in der Frühdiagnose und Verlaufskontrolle entzündlicher Erkrankungen.

☑ Ein normaler CRP-Wert schließt eine systemische Infektion praktisch aus.

Die Ursache für eine BSG-Beschleunigung oder eine CRP-Erhöhung können aber auch Anämien (☞ 24.6.1), bösartige Tumoren, Nierenerkrankungen oder Systemerkrankungen (z.B. rheumatische Erkrankungen) sein.

Blutbildveränderungen bei Infektionen

Viele Infektionen gehen mit Veränderungen des (Differential-)Blutbildes (☞ 24.4.3) einher:

- Bei *bakteriellen Infektionen* steigt die Leukozytenzahl in der Regel auf 15 000 – 25 000 Leukozyten/µl Blut an **(Leukozytose)**

- Viele *Viruserkrankungen* dagegen zeigen im Akutstadium eher ein Absinken der weißen Blutkörperchen (**Leukopenie,** ☞ 24.4.3)
- Ein Anstieg der eosinophilen Granulozyten (**Eosinophilie,** ☞ 24.4.3) kommt oft bei *parasitären Erkrankungen* (z.B. Wurmbefall) vor.

Serologische Blutuntersuchungen

Die Auseinandersetzung des Organismus mit den infektiösen Erregern führt zur Bildung spezifischer Antikörper (☞ Abb. 28.19 und 29.1.3). Nach einem raschen Anstieg des Antikörperspiegels im Blut während und kurz nach der akuten Erkrankungsphase sinkt die Antikörperkonzentration in der Folgezeit wieder ab, falls kein erneuter Kontakt mit dem gleichen Erreger stattfindet. Diese spezifischen Antikörper lassen sich labordiagnostisch mit Hilfe von Fällungs-, Flockungs- oder Farbmarkierungsreaktionen nachweisen, und zwar sowohl qualitativ (Frage: Infektion ja/nein) als auch quantitativ (Frage: Wie hoch ist der Antikörpertiter = Antikörperkonzentration?).

Das Vorhandensein von Antikörpern beweist aber nur, daß *irgendwann* eine Infektion mit dem Erreger stattgefunden hat. Für den Nachweis einer *akuten* Infektion ist in der Regel der Nachweis spezifischer IgM, die **Serokonversion** (erstmaliges Auftreten von Antikörpern bei vorheriger *Seronegativität*) oder ein Anstieg des Antikörpertiters beweisend.

28.3.8 Diagnostisches Vorgehen bei unklarem Fieber

Scheinbar grundloses Fieber, das länger als drei Wochen anhält, muß stationär abgeklärt werden, da ca. ein Drittel der Patienten mit unklarem Fieber an der unbekannten Erkrankung verstirbt.

Bei Patienten mit **unklarem Fieber** muß das Pflegepersonal mit folgenden Untersuchungen rechnen und diese nach Anordnung vorbereiten:

- Blutentnahme mit BSG, großem BB, Leberwerten (☞ 22.3.1), Elektrolyten und Eiweißelektrophorese (☞ Abb. 24.51)
- Je drei *aerobe* und *anaerobe* Blutkulturen (☞ 28.3.5)
- Mindestens zwei Urinkulturen aus dem Mittelstrahlurin (☞ 7.9.1), evtl. auch aus Blasenpunktionsurin (☞ auch 31.2.3) oder Katheterurin (☞ 7.9.1, 31.2.2)
- Stuhluntersuchung auf pathogene Keime wie etwa Salmonellen (☞ 28.5.6)
- Sputumuntersuchung auf Tbc, Pilze und Bakerien (Sputumgewinnung, ☞ 7.3.3)
- Evtl. Magensaftuntersuchung auf Tbc (im Rahmen einer Gastroskopie)
- Evtl. Nasen- und Rachenabstrich
- Tuberkulin-Test (☞ 20.5.4)
- Serodiagnostik, z.B. der Toxoplamose (☞ 28.8.3), der Lues (☞ 30.11.2), der Zytomegalie (☞ 28.6.4) und der Hepatitis (☞ 22.4.2)
- Serologische Tests auf Autoantikörper (☞ 29.5)
- Bestimmung der Schilddrüsenwerte (☞ 23.4.1) zum Ausschluß einer massiven Schilddrüsenüberfunktion
- Röntgen-Thorax (Pneumonie?)
- EKG (Herzmuskelentzündung?)
- Ultraschall des Abdomens (Cholezystitis? Leber- und Milzvergrößerung?).

Ist die Ursache des Fiebers nach diesen diagnostischen Maßnahmen immer noch unklar, sind weitere Blutuntersuchungen, ein CT des Thorax und der Bauchorgane, endoskopische Eingriffe wie beispielsweise eine Laparoskopie oder Biopsien z.B. der Leber erforderlich.

28.4 Sepsis

Sepsis *(Septikämie, Blutvergiftung):* Lebensbedrohliche Allgemeininfektion, bei der von einem Herd aus (z.B. Wunde, infizierter Katheter) kontinuierlich oder periodisch Erreger in die Blutbahn gestreut werden. Trotz optimaler Behandlung und Pflege hohe Sterblichkeit.

Krankheitsentstehung

Im Körper des Patienten schwelt eine Entzündung, von der aus immer wieder

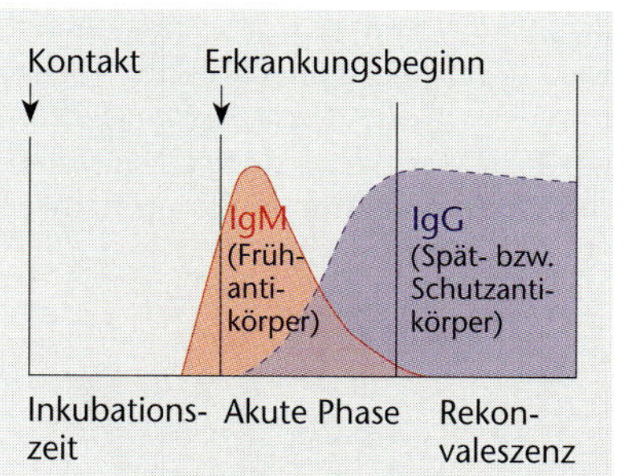

Abb. 28.19: Bei einer Infektion werden als erstes IgM-Antikörper (☞ 29.1.3) und erst später IgG-Antikörper (☞ 29.1.3) gebildet. Während die IgM-Konzentration im Blut nach der Akutphase der Erkrankung schnell wieder absinkt, sind IgG-Antikörper oft noch sehr lange (manchmal lebenslang) nachweisbar. [B200]

Bakterien ins Blut gelangen. Mit dem Blutstrom werden sie in alle Organe des Körpers transportiert, wo sie infektiöse Absiedelungen *(septische Metastasen)* setzen. Häufig vermehren sich die Erreger auch im Blut selbst. Insgesamt überwiegen unter den Sepsiserregern *gramnegative* (☞ 28.5.1) Keime *(gramnegative Sepsis).*

Bei ungefähr der Hälfte der Patienten geht die Sepsis vom Urogenitaltrakt aus. Eine Sepsis wird durch allgemeine Abwehrschwäche des Patienten begünstigt.

Symptome und Untersuchungsbefund

- Leitsymptom der Sepsis ist hohes, *intermittierendes* Fieber mit *Fieberzacken* (☞ 7.8.3): Das Fieber steigt schnell an, fällt innerhalb von 24 Stunden auf normale Werte ab und steigt erneut an. Bei Erwachsenen geht der rasche Fieberanstieg mit Schüttelfrost, bei Kleinkindern oft mit *Fieberkrämpfen* (zerebrale Krampfanfälle nur bei Fieber, ☞ 13.17.2, 35.8.1) einher
- Der Patient ist schwerkrank. Seine Haut ist grau-blaß und marmoriert, als Folge von Bakterienembolien (Embolie, ☞ 19.8.3) oft mit Exanthemen oder *Petechien* (kleine, punktförmige Hautblutungen)
- Der Puls ist schnell, der Blutdruck niedrig, die Atmung oft zu schnell und zu tief *(Hyperventilation)*
- Der Kranke mag nicht essen und verfällt zusehends. Häufig trübt auch sein Bewußtsein ein
- Zusätzlich bestehen oft Krankheitszeichen, die auf den Sepsisherd hinweisen, z.B. Rückenschmerzen bei einer Nierenbeckenentzündung
- Bei der körperlichen Untersuchung zeigt sich eine Leber- und Milzvergrößerung.

Eine *Pilzsepsis* beginnt meist schleichend. Die Körpertemperatur des Patienten ist nur leicht erhöht.

Nicht jede Sepsis macht Fieber!
Fieber ist zwar Leitsymptom der Sepsis, doch schließen (fast) normale Körpertemperaturen eine Sepsis nicht aus. Bei Säuglingen, alten oder abwehrgeschwächten Patienten fehlt Fieber oft!

Komplikationen

Hauptkomplikationen einer Sepsis sind:

- Gerinnungsstörungen, vor allem eine Verbrauchskoagulopathie (DIC, ☞ 24.9.3)
- *Multiorganversagen,* insbesondere ein akutes Nierenversagen (☞ 31.8.8) und eine Ateminsuffizienz (ARDS, ☞ 20.12)
- Septische Absiedelungen im Gehirn mit vielen kleinen Bakterien- und Eiterherden **(embolische Herdenzephalitis)**
- Ein durch Bakterientoxine bedingter **septischer Schock** (auch *septisch-toxischer* oder *infektiös-toxischer* Schock genannt, ☞ 38.5.1). Anfangs ist die Haut des Patienten warm und gut durchblutet, der Blutdruck normal. Der Patient sieht gesünder aus, als er ist. Atmung und Herzschlag sind aber beschleunigt, und es besteht meist hohes Fieber. Im Spätstadium sinkt der Blutdruck ab, die Haut wird kalt, und häufig treten Bewußtseinsstörung, Hautblutungen sowie alle oben genannten Komplikationen hinzu.

Diagnostik

Die Verdachtsdiagnose einer Sepsis wird klinisch gestellt. Die endgültige Diagnosesicherung erfordert den Erregernachweis in der Blutkultur!

Behandlungsstrategie

Entscheidend ist der sofortige Behandlungsbeginn:

- Alle intravenösen Zugänge sowie ein Blasendauerkatheter müssen gezogen und ggf. neu gelegt werden, da sie erfahrungsgemäß häufige Sepsisherde sind. Die Katheterspitzen werden zur mikrobiologischen Untersuchung eingeschickt. Meist ist es bei den schwerkranken Patienten angezeigt, einen ZVK neu zu legen
- Offensichtlich unwirksame Medikamente werden vom Arzt abgesetzt (z.B. Antibiotika). Transfusionen werden, wenn möglich, sofort gestoppt
- Eine Heparinisierung ist zur Prophylaxe einer Verbrauchskoagulopathie (☞ 24.9.3) erforderlich
- Die Antibiotikatherapie wird *nach* Abnahme der Blutkulturen

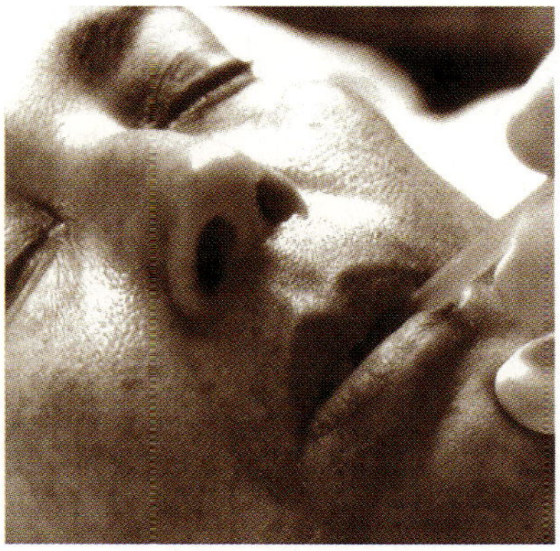

Abb. 28.20: Beim Absaugen von Sekret aus Lunge, Mund und Nasen-/Rachenraum sollten zur Vermeidung von Blutungen nur atraumatische Katheter (☞ 7.3.11) verwendet und der Sog unterbrochen werden, wenn der Katheter sich an der Schleimhaut festgesogen hat. [N330]

(☞ 28.3.5), aber *vor* Vorliegen der Befunde begonnen. In der Regel wird eine Kombination mehrerer Antibiotika intravenös gegeben. Dabei überlegt der Arzt für jeden Einzelfall, welche Erreger am wahrscheinlichsten sind, und wählt eine Kombination, die diese wahrscheinlichsten Erreger erfaßt *(kalkulierte Antibiotikatherapie)*

- Unter Umständen muß der Sepsisherd operativ saniert werden
- Die Allgemeinbehandlung umfaßt u.a. die Infusionstherapie (z.B. Ausgleich von Flüssigkeitsverlusten, ☞ 10.5.1) und eine Schockbehandlung (☞ 38.5.1).

Pflege bei Sepsis

Die Aufgaben des Pflegepersonals umfassen:

- Patienten strenge Bettruhe einhalten lassen
- Herz-Kreislaufsituation und Temperatur kontrollieren
- Bei Temperaturanstieg Arzt benachrichtigen
- Oben erwähnte diagnostische Maßnahmen organisieren und vorbereiten
- Urinstix zur Erstorientierung durchführen und Urinkultur anlegen
- Blutkultur vorbereiten (☞ 28.3.5).

Patienten mit einer Sepsis bedürfen meist intensivmedizinischer Betreuung:

- Die bettlägerigen Patienten sind bei nahezu allen Verrichtungen auf Hilfe angewiesen. Die Körperpflege wird meist völlig von den Pflegenden übernommen. Die regelmäßige Augenpflege verhindert ein Austrocknen der Hornhaut und Augeninfektionen
- Alle notwendigen Prophylaxen werden gewissenhaft durchgeführt (☞ 7.2.5). Zusätzlich ist eine Blutungsprophylaxe erforderlich, z.B. das Vermeiden von jeglichen Verletzungen. Liegen bereits Petechien vor, werden beispielsweise zum Fixieren von Zugängen keine Pflaster benutzt, sondern Binden
- Bei Ödemen der Arme und Beine fördert die Hochlagerung der betroffenen Extremitäten die Rückbildung der Ödeme
- Infusions- und Medikamentenpläne werden exakt eingehalten. Besonders wichtig ist der Zeitabstand bei Antibiotikainfusionen (z.B. genau alle 8 Std.), damit immer ein ausreichender Spiegel im Blut gewährleistet ist
- Die Kostform richtet sich danach, ob der Patient essen kann (und möchte) oder ob er parenteral ernährt werden muß (☞ 10.3.3).

Krankenbeobachtung

- Vitalzeichen, Körpertemperatur und Bewußtsein engmaschig kontrollieren und dokumentieren. Dabei auch auf Zustand der Haut (Hautfarbe? Exantheme? Petechien?) und Ödeme achten. Flüssigkeitsbilanz erstellen
- Katheter, Drainagen und venöse Zugänge regelmäßig auf ihre Funktion überprüfen und Haut um die Punktionsstellen auf Infektionszeichen beobachten.

Prognose und Prophylaxe

Die Sterblichkeit bei einer Sepsis beträgt auch heute noch ca. 50%. Besonders hoch ist die Letalität bei der **Nosokomialsepsis,** d.h. der im Krankenhaus erworbenen Sepsis geschwächter Patienten. Meist handelt es sich um fakultativ pathogene Keime (auch Pilze), die oft nur schlecht auf die Medikamente ansprechen.

Entscheidend für die Sepsisprophylaxe ist das **aseptische Vorgehen** bei allen Pflegemaßnahmen, z.B. beim Umgang mit Blasenkathetern (☞ 31.2.2), beim Verabreichen von Infusionen (☞ 10.5.2 und 10.5.5) und beim Verbandwechsel.

28.5 Bakterielle Infektionen

28.5.1 Aufbau von Bakterien

Bakterien sind einzellige Lebewesen mit einer Größe von 0,2 – 5 µl. Sie gehören zu den **Prokaryonten,** da sie keinen Zellkern besitzen, vermehren sich ungeschlechtlich durch Querteilung und lassen sich in der Regel auf *unbelebten* Nährböden anzüchten.

Äußere Form der Bakterien

Es werden im wesentlichen drei Bakterienformen unterschieden:

- **Kokken** *(Kugelbakterien)* sind rund, häufig zu charakteristischen Verbänden, z.B. Trauben, Ketten oder Paaren zusammengeschlossen und manchmal auch abgekapselt
- **Stäbchen** haben einen länglichen, gleichmäßig oder ungleichmäßig dikken Zellkörper. Sie können lang oder kurz, plump oder schlank erscheinen
- Bei den gekrümmten Stäbchen werden die **Vibrionen** (gebogene, einfach gekrümmte Stäbchen) von den **Spirochäten** (*Schraubenbakterien*, schraubenförmig gekrümmte Stäbchen) differenziert.

Zusätzlich werden die sog. **Sporenbildner** unterschieden, also Bakterien, die regelmäßig hitze- und trockenresistente *Dauerformen* **(= Sporen)** bilden.

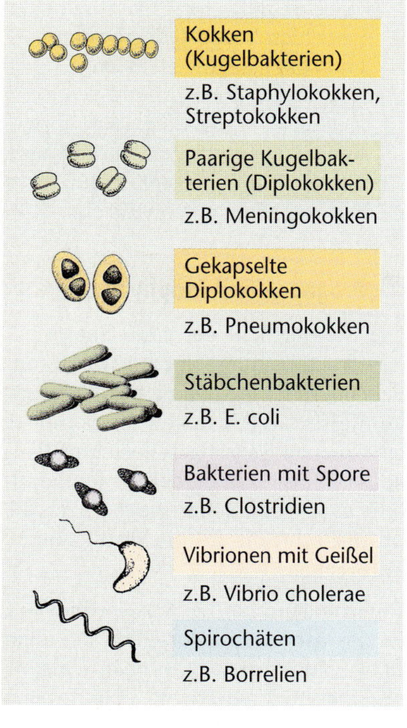

Abb. 28.21: Verschiedene Bakterienformen, die lichtmikroskopisch zu unterscheiden sind. [B200]

Krankheitsbild			
Angina tonsillaris, ☞ 34.7.1	Gasbrand, ☞ 28.5.15	Listeriose, ☞ 28.5.14	Rückfallfieber, ☞ 28.5.17
(Lyme-)Borreliosen, ☞ 28.5.17	Gonorrhoe, ☞ 30.11.1	Lues, ☞ 30.11.2	Scharlach, ☞ 34.7.1
Botulismus, ☞ 28.5.15	Harnwegsinf., ☞ 31.6.2	Pneumonie, ☞ 20.5.3	Sepsis, ☞ 28.4
Bronchitis, ☞ 20.5.2, 20.6.2	Laryngitis, ☞ 34.9.2	Lyell-Syndrom, ☞ 30.12.10	Tetanus, ☞ 28.5.15
Cholera, ☞ 28.5.11	Infektiöse Durchfälle, ☞ 28.5.6	Lymphogranulome inguinale, ☞ 28.5.19	Toxisches Schocksyndrom, ☞ 38.5.1
Diphtherie, ☞ 28.5.13	Keuchhusten, ☞ 28.5.12, 13.10.1	Meningitis, ☞ 35.9.1	Trachom, ☞ 33.7.1
Endokarditis, ☞ 18.8.1	Lebensmittelvergiftung, ☞ 28.5.6, 28.5.15	Milzbrand, ☞ 28.5.15	Tuberkulose, ☞ 20.5.4
Erysipel, ☞ 28.5.4	Legionärskrankheit, ☞ 28.5.10	Ornithose/Psittakose, ☞ 28.5.19	Typhus, ☞ 28.5.7
Fleckfieber, ☞ 28.5.19	Lepra, ☞ 28.5.16	Pest, ☞ 28.5.8	Wundinf., ☞ 28.5.3, 28.5.4, 28.5.15, 27.4.2
Gallenwegsinfektionen, ☞ 22.5.4	Leptospirosen, ☞ 28.5.17	Phlegmone, ☞ 28.5.4	

Tab. 28.22: Wichtige Krankheitsbilder, die *bakteriell* bedingt sind und im Rahmen dieses Buches abgehandelt werden. [B200]

Einteilung der Bakterien

Es existieren zahlreiche, z.T. hochkomplizierte Einteilungen der Bakterien. Die wichtigsten Kriterien sind:

- *Bakterienform* (z.B. Kokken, Stäbchen)
- *Verhalten gegenüber Sauerstoff*: **Aerobe Bakterien** können nur bei Anwesenheit von Sauerstoff wachsen. **Fakultativ anaerobe Bakterien** können mit und ohne Sauerstoff leben. Für **obligat anaerobe Bakterien** dagegen stellt Sauerstoff ein Gift dar
- *Fähigkeit zur Sporenbildung*
- *Verhalten in der Färbung nach Gram*: Bei der **Gramfärbung** wird das **Murein** der Zellwand angefärbt. **Grampositive Bakterien** wie etwa Staphylokokken (☞ 28.5.3) enthalten viel Murein und erscheinen in der Gramfärbung unter dem Lichtmikroskop dunkelviolett. **Gramnegative Bakterien** haben nur eine dünne Mureinschicht und sehen in der Gramfärbung rot aus.

Toxinproduktion durch Bakterien

Oft verursachen nicht die Bakterien selbst die Krankheitserscheinungen, sondern die von ihnen gebildeten *Toxine* (Gifte). Werden die Toxine von lebenden Bakterien abgegeben, spricht man von **Exotoxinen** (z.B. das Tetanustoxin, ☞ 28.5.15). Werden die Giftstoffe erst nach Auflösung der Bakterien frei (z.B. bei vielen gramnegativen Bakterien), handelt es sich um **Endotoxine**. Sie verursachen z.B. die Mehrzahl der Lebensmittelvergiftungen.

28.5.2 Behandlung bakterieller Infektionen

Kausal – also den Mikroorganismus abtötend – werden bakterielle Infektionen durch **Antibiotika** behandelt (☞ Tab. 28.23 und Pharma-Info 28.24). Bei Infektionen mit toxinproduzierenden Bakterien kann die frühzeitige Gabe eines **Antitoxins** *(Gegengifts)* entscheidend helfen, so etwa bei der Diphtherie (☞ 28.5.13). Hinzu treten *symptomatische Maßnahmen* je nach Art und Schwere der Erkrankung.

Die verschiedenen Antibiotikagruppen

Die Einteilung der Antibiotika ist nicht einheitlich, die Vielzahl der Präparate mittlerweile fast unüberschaubar. Tab. 28.23 gibt eine Orientierungshilfe.

	Handelsname	Indikation (Bsp.)	Wichtige Nebenwirkungen**	Pflegehinweise*
Penicilline: Gruppe der Benzyl- und Oralpenicilline				
Penicillin G	Penicillin G Hoechst®	Meningokokken-Meningitis	Relativ hohe Anaphylaxiegefahr, Exanthem, Arzneimittelfieber	Patienten nach Penicillinallergie fragen
Penicillin V	Isocillin®	Streptokokken-Angina		
Penicilline: Gruppe der Aminobenzylpenicilline				
Ampicillin	Amblosin® Binotal®	Harn- oder Gallenwegsinf. (z.B. mit Enterokokken), Salmonelleninf., (chronische) Bronchitis	Exanthem, Arzneimittelfieber, Geschmacksveränderungen, Mundtrockenheit, Pilzinfektionen	
Amoxicillin	Amoxypen®			
Penicilline: Gruppe der Staphylokokkenpenicilline				
Oxacillin	Stapenor®	Inf. mit penicillinaseproduzierenden Staphylokokken (Penicillinase = Bakterienenzym, das ältere Penicilline zerstört)	Venenreizung, Exanthem, Arzneimittelfieber, Geschmacksveränderung, Mundtrockenheit, Larynxödem, Blutbildveränderungen	
Dicloxacillin	Dichlor-Stapenor®			
Flucloxacillin	Staphylex®			
Penicilline: Gruppe der Acylamino- und Acylureidopenicilline				
Mezlocillin	Baypen®	Schwere Allgemeininf., Harn- und Gallenwegsinf., Pseudomonas-Inf.	Allergie, Transaminasenanstieg, Venenreizung, Geschmacks-, Gerinnungsstör.	
Piperacillin	Pipril®			
Oral-Cephalosporine				
Cefaclor	Panoral®	Vor allem Inf. der Harn- oder Atemwege	Allergie, Blutbildveränderungen	
Cefixim	Cephoral®			
Parenterale Cephalosporine				
Cefuroxim	Zinacef®	Wie Oralcephalosporine, zusätzlich Gallenwegsinf. und schwere Allgemeininf.	Wie Oral-Cephalosporine, zusätzlich Venenreizung, evtl. Blutgerinnungsstörungen	Auf erhöhte Blutungsneigung achten
Cefotaxim	Claforan®			
Tetrazykline				
Doxycyclin	Supracyclin® Vibramycin®	Vor allem bei Atemwegsinf. (chron. Bronchitis, atypische Pneumonie, Nasennebenhöhlenentzündung)	Allergie, Photosensibilisierung, Leber- und Nierenschädigung, Schwindel, reversible Hirndruckerhöhung, Venenreizung	Einnahme nüchtern und im Sitzen verbessert die Resorption; keine Sonnenbäder
Aminoglykoside				
Gentamicin	Refobacin®	Schwere Inf., vor allem auch bei Abwehrschwäche (in Kombination)	Geringe therapeutische Breite! Allergie, Nephro- und Ototoxizität (oft drug monitoring)	Patienten auf Schwindel beobachten (Sturzgefahr)
Gyrasehemmer				
Ciprofloxacin	Ciprobay®	(komplizierte) Harnwegsinf., Reserveantibiotikum	Schwindel, Kopfschmerzen, Unruhe, Allergie, Blutbildveränderungen	Auf psychische Auffälligkeiten beobachten (auch nachts)
Ofloxacin	Tarivid®			
Andere Antibiotika und antimikrobiell wirksame Chemotherapeutika*				
Clindamycin	Sobelin®	Anaerobier-Inf., z.B. Peritonitis, Abszesse	Allergie, Exanthem, bei i.v.-Gabe Venenreizung	
Cotrimoxazol	Eusaprim®	Atemwegsinf., Harnwegsinf. durch Darmbakterien	Allergie, selten Blutbildveränderungen	Auf ausreichende Trinkmenge achten
Erythromycin	Erythrocin®	Legionellen-Pneumonie und andere Atemwegsinf.	Venenreizung, Erbrechen, Kreislaufstörungen bei i.v.-Gabe	Kreislauf kontrollieren
Metronidazol	Clont®	Anaerobier-Inf., Amöben und Trichomonaden	ZNS-Störungen, Venenreizung, mögliche Kanzerogenität	Pat. muß auf Alkohol verzichten

* Hinzu kommt die Planung ärztlich angeordneter Untersuchungen (z.B. Blutkontrollen), ☞ auch Text

** Alle: gastrointestinale Beschwerden (Übelkeit, Erbrechen, ☞ Pharma-Info 28.24), selten: pseudomembranöse Colitis

***Tuberkulostatika, ☞ 20.5.4

Tab. 28.23: Häufig verordnete Antibiotika und antimikrobiell wirksame Chemotherapeutika. [B200]

Pharma-Info 28.24 Antibiotika

Antibiotika: Gegen Bakterien wirksame *Antiinfektiva* (Antiinfektiva = Arzneimittel gegen die Erreger von Infektionskrankheiten), welche das Wachstum von Bakterien hemmen *(Bakteriostase)* oder diese abtöten *(Bakterizidie).*

Früher bezeichneten *Antibiotika* nur Naturstoffe oder halbsynthetische Arzneimittel, *Chemotherapeutika* dagegen die vollsynthetischen antibakteriellen Arzneimittel. Diese Unterscheidung erscheint überholt, zumal unter *Chemotherapeutika* in der Klinik meist Zytostatika (☞ 24.5.1) verstanden werden.

Sonderfall der Antibiotika sind die *Tuberkulostatika,* gegen Tuberkelbakterien gerichtete Antibiotika.

Wirkmechanismen

Antibiotika nutzen die Unterschiede im Stoffwechsel zwischen der menschlichen Zelle und der Bakterienzelle aus. So hemmt z.B. das Penicillin (☞ unten) den Zellwandaufbau wachsender Bakterien, also einer Struktur, die in der menschlichen Zelle nicht vorhanden ist. Daher ist das Verhältnis zwischen therapeutischem Nutzen und Nebenwirkungen – verglichen etwa mit den Zytostatika in der Tumorbehandlung – häufig gut. Nebenwirkungen ergeben sich aber oft durch die Schädigung der *physiologischen Bakterienflora* in Darm, Haut, Schleimhaut und (weiblichem) Genitale. Dennoch existieren einige Substanzen, bei denen Wirksamkeit und Toxizität sehr eng beieinander liegen (z.B. Gentamicin) oder seltene, aber schwere Nebenwirkungen drohen (z.B. Knochenmarkzerstörung bei Chloramphenicol).

Problem: Resistenzen gegen Antibiotika

Kann ein Antibiotikum einen bestimmten Erreger nicht schädigen, spricht man von **Resistenz** des Erregers gegenüber der Substanz. Die Resistenz kann eine *natürliche,* von Anfang an vorhandene Eigenschaft, oder z.B. infolge von Mutationen im Bakterium oder Übertragung von Bakterien-DNA *erworben* sein. **Multiresistente**, d.h. gegenüber *mehreren* Antibiotika unempfindliche Bakterien (z.B. MRSA), stellen gerade im Krankenhaus ein großes Problem dar.

Grundsätze der Antibiotikatherapie

- Im Idealfall wird das Präparat nach Erregeridentifizierung im *Antibiogramm* ausgewählt
- In schweren Fällen kann jedoch mit der Behandlung nicht so lange gewartet werden. Dann wird die Therapie *kalkuliert,* d.h. nach dem *vermuteten* Erreger, begonnen und nach Vorliegen des Antibiogramms evtl. umgestellt. Hierbei spielen v.a. die Infektlokalisation, besondere Risiken (Abwehrgeschwächte, Katheterträger) und der Aufenthaltsort des Patienten zu Beginn der Erkrankung (zu Hause oder im Krankenhaus) eine Rolle. Es sollte versucht werden, mit einer Monotherapie auszukommen. Bei einer Kombinationsbehandlung (z.B. bei schweren Infektionen) müssen die Wechselwirkungen der Antibiotika beachtet werden
- Eine einmal begonnene Antibiotikatherapie wird in vorgeschriebener Dosierung und ausreichend lange durchgeführt. „Halbe Sachen" führen eher zur Ausbreitung von Resistenzen und einem Wiederaufflakkern *(Rezidiv)* der Infektion. Dies sollte dem Patienten, der gegen Ende der Behandlung häufig mehr durch die Nebenwirkungen der Antibiotikatherapie als durch die (überstandene) Infektion beeinträchtigt wird, erklärt werden.

Einnahmevorschriften häufig verordneter Antibiotika
Auf leeren Magen (1 Stunde vor oder 3 Std. nach dem Essen)
• Ampicillin • Dicloxacillin, Flucloxacillin • Erythromycin (je nach pharmakologischer Zubereitung) • Penicillin V • Tetracycline (Ausnahme: Doxy- und Minocyclin)
Nicht mit Milch und Antacida
• Tetracycline
Nicht mit Fruchtsäften
• Ampicillin • Erythromycin (je nach pharmakologischer Zubereitung) • Penicillin V
Zum Essen oder mit Milch
• Metronidazol • Nitrofurantoin • Tuberkulostatika (☞ 20.5.4) • Erythromycin (je nach pharmakologischer Zubereitung)

Pflege bei Antibiotikatherapie

- Wie bei allen hochwirksamen Medikamenten ist das genaue Einhalten der Dosierung und Dosierungsintervalle wichtig. „Dreimal täglich" bedeutet nicht „morgens, mittags, abends", sondern eine gleichmäßige Verteilung über 24 Stunden, also einen 8 Stunden-Rhythmus (z.B. 6 Uhr, 14 Uhr, 22 Uhr)
- Bei schweren Infektionen wird die intravenöse Applikation der Antibiotika bevorzugt, z.B. als Kurzinfusion. In vielen Krankenhäusern ist es üblich, zumindest die erste Antibiotikainfusion vom Arzt anhängen zu lassen (Allergiegefahr). Der Venenzugang wird mehrmals täglich auf Entzündungszeichen beobachtet, da Antibiotika die Gefäßwände stark reizen
- Häufigste Nebenwirkungen sind Magen-Darm-Beschwerden (Übelkeit, Erbrechen, Durchfall) und Pilzinfektionen der Haut oder – bei der Frau – des Genitales durch die zwangsläufige Beeinflussung der physiologischen Bakterienflora. Daher werden die Ausscheidungen und die Haut des Patienten beobachtet und Frauen nach Juckreiz oder Ausfluß im Genitalbereich gefragt. Bei oraler Behandlung können die gastrointestinalen Nebenwirkungen die Resorption des Präparates vermindern und zu einem „Versagen" der Behandlung führen
- Auch Allergien gegen Antibiotika sind verhältnismäßig häufig, insbesondere allergisch bedingte Hautausschläge. Sie können zunächst sehr diskret beginnen und werden dann vom Patienten übersehen. Daher beobachten die Pflegenden die Haut des Patienten und informieren bei neu aufgetretenen Rötungen oder anderen Effloreszenzen den Arzt
- Die Zubereitungsvorschriften sind beim Richten einer Infusion genau zu beachten, da viele Antibiotika sich z.B. nur mit bestimmten Lösungsmitteln mischen lassen. Bei der oralen Gabe wird auf Wechselwirkungen mit Nahrungsmitteln geachtet.

28.5.3 Erkrankungen durch Staphylokokken

Staphylokokken sind traubenförmig angeordnete, grampositive Kugelbakterien. Staphylokokkeninfektionen führen sehr häufig zur Eiterbildung.

Eiter *(Pus):* Bei bakteriellen Entzündungen abgesonderte Flüssigkeit, die eingeschmolzenes Gewebe und neutrophile Granulozyten enthält.

Staphylokokkeninfektionen können nahezu jedes Organ und jede Körperhöhle befallen. Sie gehören wegen ihrer ausgeprägten Fähigkeit zur Resistenzentwicklung gegen Antibiotika und ihrer Widerstandsfähigkeit in der Umwelt zu den *Problemkeimen* im Krankenhaus.

Während der fakultativ pathogene *Staphylococcus epidermidis* zur physiologischen Bakterienbesiedelung des Menschen gehört (☞ Abb. 28.2), ist der pathogene *Staphylococcus aureus* nur bei einer Minderheit der Bevölkerung auf der Hautoberfläche zu finden.

☑ Nosokomiale Staphylococcus aureus-Infektionen sind praktisch immer auf menschliche Träger (Patienten, Personal) zurückzuführen. Auch Katheter sind häufig Leitschienen für Infektionen.

Krankheitsbilder durch Staphylococcus aureus

Staphylococcus aureus kann sowohl lokale als auch (sekundär) generalisierte Infektionen hervorrufen. Er ist ein gefürchteter Erreger von *Nosokomialinfektionen* (☞ 28.1.1). Außerdem bilden einige Stämme für den Menschen gefährliche Toxine:

- *Lokalinfektionen* durch Staphylokokken sind **Wundinfektionen, Furunkel** und **Karbunkel** (abszedierende Haarbalgentzündungen, ☞ 30.8.1) sowie **Impetigo contagiosa** (eitrige Hautentzündung bei Kindern). Sie neigen zur eitrigen Einschmelzung mit Abszeßbildung. Sind die Schleimhäute befallen, entstehen z.B. die eitrige Bindehautentzündung oder der eitrige Schnupfen
- Beispiele für *systemische Erkrankungen* durch Staphylokokken sind die Brustdrüsenentzündung der stillenden Mutter (**Mastitis puerperalis,** ☞ 12.13.1) und die auf dem Blutweg entstandene Knochenmarkentzündung (**Osteomyelitis,** ☞ 26.6.1).

Alle genannten Krankheitsbilder können zur Einschwemmung von Staphylokokken in die Blutbahn und damit zu einer Sepsis (☞ 28.4) oder Endokarditis mit oft rascher Herzklappenzerstörung (☞ 18.8.1) führen.

Staphylokokkentoxin-vermittelte Krankheitsbilder

Von Staphylokokken gebildete Exotoxine sind vor allem für die Staphylokokken-Lebensmittelvergiftung (☞ 28.5.6) verantwortlich.

Behandlungsstrategie

Zur Behandlung von Staphylokokkeninfektionen eignen sich spezielle **Staphylokokkenpenicilline** (z.B. Stapenor®, Staphylex®) sowie staphylokokkengeeignete Cephalosporine. Unter ungünstigen Bedingungen können sich **multiresistente Staphylococcus aureus-Stämme (MRSA)** entwickeln, die allen genannten Antibiotika widerstehen. Ersatzpräparat ist dann Vancomycin (z.B. Vancomycin Lilly®). Aufgrund der Neigung zur Abkapselung müssen Lokalinfektionen durch Staphylokokken chirurgisch drainiert werden, wenn sie sich nicht von selbst entleeren.

Prophylaxe

Um nosokomiale Staphylokokken-Infektionen zu verhüten, sollten Neugeborenenstationen, Intensivabteilungen und Operationsräume von Personen mit aktiven Staphylokokkeninfektionen nicht betreten werden. Ein größeres Problem aber stellen *symptomlose* Staphylokokken-Träger innerhalb des Besucherkollektivs und vor allem des Personals dar, deren Haut von Staphylokokken besiedelt ist und die sie ahnungslos weiterverbreiten. Bei entsprechendem Nachweis hilft meist eine einbis zweiwöchige Kur mit desinfizierenden Flüssigseifen und Shampoos.

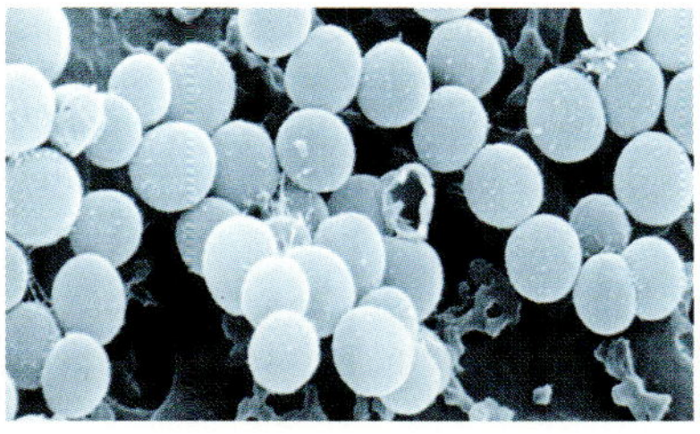

Abb. 28.25: Staphylokokken im elektronenmikroskopischen Bild. Typisch ist die haufen- oder traubenförmige Anordnung der Kugelbakterien, die aber nicht immer so ausgeprägt ist wie in diesem Präparat. [U136]

28.5.4 Erkrankungen durch Streptokokken

Streptokokken sind grampositive Kugelbakterien, die sich oftmals kettenförmig aneinanderreihen („Kettenkokken"). Sie sind häufige Erreger eitriger Infektionen beim Menschen. Allerdings neigen sie im Vergleich zu Staphylokokken weniger zur Abkapselung oder Abszeßbildung, sondern breiten sich oft *flächenhaft* aus.

Die Streptokokken können eingeteilt werden:

- Nach ihrer Fähigkeit, den roten Blutfarbstoff aufzulösen (nicht, teilweise und vollständig *hämolysierende Streptokokken*, auch α–, β–, und γ–*hämolysierende* Streptokokken genannt)
- Nach ihren antigenen Eigenschaften in die Gruppen A – Q.

Meist durch Streptokokken verursachte Krankheitsbilder

Lokalinfektionen

Hierzu gehören **Wundinfektionen** (☞ 27.4.2) und das **Erysipel** (☞ unten). Bei einer **Phlegmone** hat sich eine eitrige Entzündung (oft durch Streptokokken) flächenhaft in der Unterhaut ausgebreitet.

Pneumonien

Streptococcus pneumoniae *(Pneumokokken)* ruft typischerweise Lobärpneumonien und – heutzutage häufiger – Bronchopneumonien hervor (☞ 20.5.3). Die Übertragung erfolgt durch Tröpfcheninfektion. Insbesondere Alkoholiker, Tumorkranke, Patienten nach einer Milzentfernung und andere Abwehrgeschwächte sind gefährdet. Heute ist es möglich, Patienten *vor* einer Milzentfernung zu impfen (☞ 22.7.4). Die Impfung mildert allerdings nur den Krankheitsverlauf ab und erfaßt nicht alle Stämme.

Urogenitalinfektionen

Enterokokken werden meist zu den Streptokokken der Gruppe D gerechnet. Sie leben physiologischerweise im Darm des Menschen und können, wenn sie durch Schmierinfektion in den Urogenitaltrakt gelangen, Harnwegsinfekte (☞ 31.6.2) und Eileiterentzündungen hervorrufen.

Infektionen im Kopfbereich

Die Entzündungen von Mittelohr und Nasennebenhöhlen werden oft durch Streptokokken verursacht.

Erysipel, ☞ unten
Angina tonsillaris und Scharlach, ☞ 34.7.1

Sepsis und Endokarditis

Wie Staphylokokken, so können auch Streptokokken-Erkrankungen zur Sepsis (☞ 28.4) und Endokarditis (☞ 18.8.1) führen.

Streptokokken-Zweiterkrankungen

Nicht nur die Streptokokken selbst, sondern auch die durch sie ausgelösten Antigen-Antikörper-Reaktionen können Erkrankungen verursachen. Die **Streptokokken-Zweiterkrankungen** *(Streptokokken-Nachkrankheiten)* treten typischerweise 1 – 4 Wochen nach Abklingen der eigentlichen Erkrankung auf. Im Serum ist dann der *Antistreptolysin-Titer,* kurz **AST,** erhöht (*Streptolysin* ist eine von den Streptokokken produzierte Substanz). Wichtig sind:

- Das *akute rheumatische Fieber* mit Schädigung der Herzklappen und des Herzmuskels (☞ 18.8.1)
- Die *akute Glomerulonephritis* (Nierenentzündung, ☞ 31.8.6).

Behandlungsstrategie

Streptokokkeninfektionen sind meist mit Penicillin (z.B. Isocillin®) sehr gut behandelbar.

Wegen der Gefahr von Streptokokken-Zweiterkrankungen ist es wichtig, daß der Patient die Antibiotika auch wirklich über den gesamten vom Arzt verordneten Zeitraum einnimmt und nicht nach Beschwerdebesserung eigenmächtig absetzt.

Erysipel

Erysipel *(Wundrose):* Flächenhafte Entzündung der Haut und Unterhaut, am häufigsten durch Streptokokken bedingt. Meist dringen die Erreger über kleine Wunden, z.B. zwischen den Zehen, in die Haut ein und breiten sich dann aus.

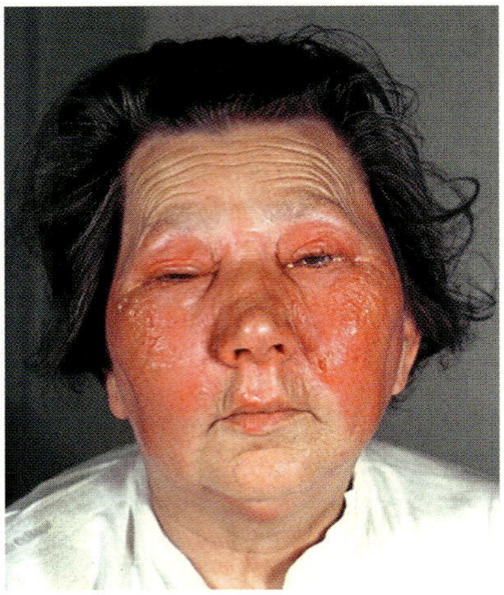

Abb. 28.26: Patientin mit Gesichtserysipel. Die Haut von Wangen, Nase und Lidern ist flammend rot und geschwollen. Die Patientin hat Fieber und fühlt sich sehr krank. [E168]

Symptome, Befund und Diagnostik

Nach einer Inkubationszeit von 1 – 3 Tagen bekommt der Patient hohes Fieber. Der betroffene Hautbezirk (meist Gesicht oder Unterschenkel) ist flammend gerötet, geschwollen und schmerzt. Typisch ist die scharfe Begrenzung der Rötung. Die Diagnose ist in der Regel anhand der typischen Klinik möglich.

Behandlungsstrategie
Pflege

Pflege bei Fieber, ☞ 7.8.3

Die medikamentöse Behandlung besteht in der systemischen Penicillingabe, z.B. Penicillin G dreimal täglich i.v. über 10 – 14 Tage. Der Patient muß Bettruhe einhalten. Entsprechend sind alle notwendigen Prophylaxen durchzuführen. Bei einem Unterschenkelerysipel wird das betroffene Bein durch Hochlagerung ruhiggestellt. Bei einem Gesichtserysipel erhält der Patient flüssige Kost und darf nicht sprechen. Lokal sind mehrfach täglich feuchte Umschläge mit kühlenden und desinfizierenden Substanzen (z.B. Rivanol®) angezeigt, die immer feucht gehalten werden müssen.

Wichtig ist die sorgfältige Krankenbeobachtung (Haut, Vitalzeichen, Temperatur), um eine weitere Ausbreitung des Erregers mit der Gefahr einer Sepsis oder eines ZNS-Befalls sofort zu erfassen. Ursächliche oder begünstigende Grunderkrankungen (z.B. Fußpilz) müssen unbedingt behandelt werden.

Prognose
Patienteninformation

Die Prognose der Erkrankung ist insgesamt gut. Allerdings neigt das Erysipel zu Rezidiven, deren Verlauf zwar oft wenig dramatisch ist, die aber durch Schädigung der Lymphgefäße einen bleibenden Lymphstau verursachen können. Nach einem Erysipel sind ebenfalls Streptokokken-Zweiterkrankungen (☞ oben) möglich.

28.5.5 Erkrankungen durch Meningokokken und Gonokokken

Im Gegensatz zu den grampositiven Kokken, die viele eitrige Infekte hervorrufen können, sind die beiden klassischen gramnegativen Kugelbakterien **Meningokokken** *(Neisseria meningitidis)* und **Gonokokken** *(Neisseria gonorrhoeae)* für jeweils recht einheitliche Krankheitsbilder verantwortlich. Beide Erreger sind sehr empfindlich gegenüber Umwelteinflüssen und können außerhalb des Körpers nur kurz überleben.

Gonokokkenerkrankung Gonorrhoe, ☞ 30.11.1

Meningokokken-Meningitis und Meningokokken-Sepsis

Meningokokken-Meningitis: Eine der häufigsten eitrigen Hirnhautentzündungen, v.a. bei Säuglingen und Kleinkindern (☞ 35.9.1).

Meningokokken werden von Mensch zu Mensch vorwiegend durch Tröpfcheninfektion übertragen. Bei ca. 15% der Bevölkerung sind sie im Nasen-Rachen-Raum nachweisbar, ohne daß der Keimträger Beschwerden hat. Meningokokken können zu einer Rachen- oder Lungenentzündung führen. Klassische Meningokokken-Krankheitsbilder sind aber die Meningokokken-Meningitis und die Meningokokken-Sepsis:

Die **Meningokokken-Meningitis** setzt nach wenigen Tagen Inkubationszeit hochakut ein. Dabei erfolgt die Infektion des ZNS meist hämatogen nach vorangegangenen Racheninfektionen. Die Patienten zeigen mit hohem Fieber, Kopfschmerzen, Erbrechen und

Nackensteife die typischen Zeichen einer Meningitis (☞ 35.9.1). Seltener verläuft die Erkrankung als fulminante Allgemeininfektion, bei der die Patienten unbehandelt an einem septischen Schock versterben, bevor sich das Bild der Meningitis zeigt.

Typisch für die **Meningokokken-Sepsis** sind massive Blutungen in die Haut (*Petechien*, ☞ 24.9.1) und die inneren Organe. Eine Sonderform der Meningokokken-Sepsis ist das **Waterhouse-Friderichsen-Syndrom** bei Kindern, bei dem es zusätzlich zum Nebennierenversagen und zum raschen Tod nach wenigen Stunden kommt.

Aufgrund der Schwere der Krankheitsbilder beginnt die Behandlung *vor* dem endgültigen Erregernachweis (aber *nach* Sicherung des Untersuchungsmaterials durch Liquorpunktion und Blutkultur). Mittel der Wahl ist die intravenöse Gabe von Penicillin G. Bei engen Kontaktpersonen des Patienten (z.B. Familienangehörigen) kann die Gabe von Rifampicin (etwa in Rimactam®) angezeigt sein. Eine Impfung ist nur gegen außereuropäische Meningokokken-Typen möglich.

28.5.6 Infektiöse Diarrhoen durch Salmonellen, Shigellen und andere Erreger

Infektiöse Diarrhoe *(infektiöse Gastroenteritis):* Ansteckende Durchfallerkrankung, verursacht durch eine Vielzahl bakterieller und viraler Erreger sowie durch Pilze, Protozoen und Parasiten. Jahreszeitlicher Gipfel in den Sommermonaten. Häufig bei Reisen in warme Länder.

Die infektiösen Diarrhoen unterliegen der Meldepflicht (☞ 28.10).

Salmonellenerkrankungen

Salmonellen und **Shigellen** sind gramnegative Stäbchen aus der Familie der Enterobakterien. Diese kommen überall, vor allem aber im Magen-Darm-Trakt von Menschen und Tieren vor.

Sie sind als Erreger lokaler oder generalisierter Durchfallerkrankungen weltweit von Bedeutung. Zwei große Gruppen werden unterschieden:

- Die Gruppe der **Enteritis-Salmonellen**, die die Salmonellen-Gastroenteritiden *(Salmonellosen)* hervorrufen, d.h. die sehr häufigen salmonellenbedingten infektiösen Durchfallerkrankungen
- Die Gruppe der **Typhus-Paratyphus-Salmonellen**, die mit *Typhus* und *Paratyphus* seltene, aber schwere Allgemeinerkrankungen verursachen (☞ 28.5.7).

Gastroenteritis durch Salmonellen

Seit einigen Jahren ist ein dramatischer Anstieg von **Salmonellen-Gastroenteritiden** zu beobachten.

Während befallene Menschen die Salmonellen nur mit ihrem Stuhl ausscheiden, ist befallenes Geflügel am ganzen Körper kontaminiert, so daß z.B. Eierschalen und auch rohes Fleisch salmonellenhaltig sind. Bei Nichtbeachten der Hygienevorschriften, insbesondere bei der Massenverarbeitung von Geflügel, geraten die Enteritis-Salmonellen auf Lebensmittel, in denen sie sich vermehren. Die Übertragung erfolgt *oral* durch die Aufnahme kontaminierter Nahrung.

Die Salmonellentoxine rufen im Dünndarm eine Entzündung mit nachfolgenden Durchfällen hervor. Die Inkubationszeit beträgt meist wenige Stunden bis einen Tag.

☑ Ausbreitung von Salmonellen

Besonders häufig sind Eier, Roheiprodukte und Geflügel, selten auch Milchprodukte Quelle einer Salmonellen-Infektion. Arbeitet ein Salmonellenausscheider in einem Lebensmittelbetrieb oder einer Großküche, können praktisch alle Speisen Ausgangspunkt einer Erkrankungswelle sein. Vor allem die Dauerausscheider erschweren die Krankheitsbekämpfung, da sie nicht erkennbar krank sind. Deshalb wird der Stuhl aller Personen, die in der Lebensmittelverarbeitung tätig sind, jährlich auf Erreger infektiöser Darmerkrankungen untersucht.

Gastroenteritiden durch Shigellen

Die **Shigellen** sind die Erreger der **bakteriellen Ruhr** (Amöbenruhr, ☞ 28.8.4). In Europa kommen nur leichtere Ruhrformen vor. Ungefähr die Hälfte der hiesigen Erkrankungen tritt nach einem Auslandsaufenthalt auf.

Die Shigellen werden durch Schmierinfektionen, fäkalienverseuchtes Wasser oder mit der Nahrung übertragen. Insbesondere im Sommer ist auch die Übertragung durch Fliegen bedeutsam.

Nach einer Inkubationszeit von 1 – 7 Tagen setzen *schleimig-blutige* Durchfälle ein, die mit starken, krampfartigen Bauchschmerzen und schmerzhaftem Stuhldrang **(Tenesmen)** verbunden sind. Neben leichteren Formen mit guter Prognose gibt es auch schwere Formen mit typhus-ähnlichem Bild, die mit toxischen Komplikationen (Herz-Kreislauf-Versagen, zerebrale Krämpfe, Bewußtseinsstörungen) und höherer Sterblichkeit behaftet sind.

Gastroenteritiden durch andere Bakterien

Neben Salmonellen und Shigellen können noch weitere Bakterien zu infektiösen Durchfällen führen:

- Mehrere Stämme von *E. coli* (☞ 28.5.8) können auf unterschiedlichem Wege (z.B. Toxinbildung, Eindringen in die Darmwand) zu Durchfallerkrankungen führen. Besonders zu erwähnen sind die (schwere) *Säuglingsenteritis* durch E. coli (sog. **Koli-Dyspepsie**) und die sog. **Reisediarrhoe**, die vornehmlich Touristen in warmen Ländern bei mangelhafter Hygiene befällt
- Bestimmte *Staphylokokken* (☞ 28.5.3) verursachen durch ihre Toxine eine **Lebensmittelvergiftung**. Insbesondere in verdorbenen Milch-, Ei- und Fleischprodukten können Staphylokokkentoxine enthalten sein, die nach wenigen Stunden beim Patienten zu massivem Erbrechen und allgemeinem Krankheitsgefühl führen. Dieses Enterotoxin ist hitzestabil und wird daher beim Kochen *nicht* zerstört! Bei ansonsten Gesunden heilt die Erkrankung nach 1 – 2 Tagen folgenlos aus
- Ebenfalls toxinbedingt ist die **Clostridien-Diarrhoe** durch einige Stämme von *Clostridium perfringens* (☞ Tab. 28.34). Im Gegensatz zur Lebensmittelvergiftung durch Staphylokokken wird der *Erreger* (nicht das Toxin) mit der Nahrung aufgenommen, das Toxin bildet sich erst im Darm. Die Erreger werden vornehmlich durch Fleischprodukte übertragen. Die Inkubationszeit beträgt 6, maximal 24 Stunden. Der Durchfall dauert nur 1 – 2 Tage
- **Campylobakter-Bakterien** sind gramnegative, spiralförmige Stäb-

chen. Die Arten *C. jejuni* und *C. coli* rufen infektiöse Durchfallerkrankungen mit hohem Fieber und schweren Allgemeinerscheinungen hervor. Die Erkrankung dauert ungefähr eine Woche und kann Hautausschläge, Gelenkentzündungen oder auch ein *Guillain-Barré-Syndrom* (☞ 35.9.6) zur Folge haben
- Bestimmte **Yersinien** (☞ 28.5.9) führen bevorzugt bei Kindern zu einer Gastroenteritis, die in der Regel nach 1 – 2 Wochen von selbst ausheilt.

Gastroenteritiden durch Viren

Unter den Viren sind vor allem **Rotaviren** (bei Kleinkindern), **Parvoviren** und **Enteroviren** von Bedeutung.

Symptome und Untersuchungsbefund

Leitsymptome *aller* infektiösen Durchfallerkrankungen sind Übelkeit, Erbrechen, Bauchschmerzen, Durchfälle und Fieber. Meist klingen die Krankheitszeichen auch ohne Behandlung innerhalb weniger Tage ab, so daß viele Patienten überhaupt keinen Arzt aufsuchen. Komplikationen (z.B. Sepsis, Meningitis, Knochen- oder Gelenkbeteiligung) sind je nach Erreger unterschiedlich und insgesamt selten. Sie treten vor allem bei Säuglingen, alten oder (abwehr-)geschwächten Menschen auf.

Der körperliche Untersuchungsbefund ist bis auf einen evtl. Abdominaldruckschmerz und Zeichen einer Dehydratation (☞ 7.7.8) unauffällig.

Diagnostik

Der Erregernachweis gelingt in Stuhl, Erbrochenem oder Nahrungsmittelresten. Dabei sind die Proben sofort (noch warm) zum Labor zu bringen, da einige Erreger (z.B. Shigellen) auf Umwelteinflüsse (Austrocknen, Kälte) sehr empfindlich reagieren.

Behandlungsstrategie

Die Behandlung besteht im oralen oder intravenösen Flüssigkeits- und Elektrolytersatz, bei gefährdeten Patienten evtl. auch in einer Antibiotikatherapie.

Pflege bei Diarrhoe

Die Pflege von Patienten mit infektiösen Durchfallerkrankungen ist im wesentlichen unabhängig vom jeweiligen Krankheitserreger. Ins Krankenhaus kommen vor allem Patienten mit schweren Krankheitsverläufen und eingeschränktem Immunsystem (Säuglinge, alte Menschen und Patienten mit Vorerkrankungen). Die Patienten werden am besten auf einer Infektionsstation (☞ 28.2.2) oder zumindest in einem Einzelzimmer mit eigener Toilette betreut:
- Die massiven Durchfälle schwächen die Patienten. Treten Kreislaufstörungen auf, dürfen die Betroffenen nur in Begleitung aufstehen
- Da der Stuhldrang oft sehr plötzlich einsetzt und die Toilette dann evtl. nicht mehr rechtzeitig erreicht werden kann, stellen die Pflegenden dem Patienten einen Nachtstuhl neben das Bett (das Steckbecken des Patienten befindet sich „für Notfälle" wie üblich in der Halterung unter dem Nachtkästchen)
- Bei möglichem Kontakt mit erregerhaltigem Material wie Stuhl sind Schutzkittel und Handschuhe zu tragen
- Häufige Stuhlentleerungen reizen die Analregion. Vorbeugend können die Patienten weiches Toilettenpapier und feuchte Reinigungstücher benutzen oder die Analregion nach jedem Stuhlgang waschen und trocknen. Zur Hautpflege kann eine panthenolhaltige Salbe (z.B. Bepanthen®) aufgetragen werden
- Bei leichten Krankheitsverläufen ist eine orale Ernährung möglich. Die Kost sollte vor allem ballaststoffarm sein (Tee und Zwieback). Wichtig ist reichliches Trinken, wobei der Patient auf stuhlanregende Getränke (z.B. Apfelsaft) verzichten muß. Kann er nicht ausreichend trinken, wird das Flüssigkeitsdefizit über Infusionen ausgeglichen
- Bei schweren Krankheitsverläufen darf der Patient nicht essen und erhält Infusionen. Später wird die Kost nach Anordnung des Arztes langsam aufgebaut (Tee → Tee und Zwieback → Schleimsuppe → Schonkost). Als erste feste Nahrung eignen sich frisch geriebene Äpfel ohne Schale, da die enthaltenen Pektine stark aufquellen und Toxine und Mikroorganismen absorbieren. Eine Alternative sind zerdrückte und mit dem Schneebesen geschlagene Bananen
- Bei krampfartigen Bauchschmerzen lindern feucht-warme Bauchwickel (☞ 10.9.4) die Beschwerden.

Besondere Schutzmaßnahmen bei infektiösen Patienten, ☞ *6.3.2, 28.2*
Pflege bei Erbrechen, ☞ *7.9.5*
Pflege bei Fieber, ☞ *7.8.4*

Krankenbeobachtung

- Vitalzeichen, Bewußtsein, Temperatur
- Flüssigkeitsbilanz
- Allgemeinzustand, Hautbeschaffenheit
- Ausscheidungen (Erbrochenes, Stuhl, Urin)
- Schmerzen.

Prognose

Die Prognose einer Gastroenteritis ist bei vorher Gesunden gut. Säuglinge, ältere Menschen und Abwehrgeschwächte können jedoch daran sterben. Eine durchgemachte Erkrankung hinterläßt meist *keine* Immunität.

Patienteninformation

Prophylaktische Maßnahmen insbesondere zur Verhütung von Salmonelleninfektionen sind:
- Häufiges Händewaschen (v.a. nach jedem Toilettengang und vor dem Kontakt mit Lebensmitteln)
- Kontinuierliches Kühlen gefährdeter Nahrungsmittel und sorgfältige Küchenhygiene
- Gründliches Erhitzen von Speisen, die erfahrungsgemäß häufig kontaminiert sind (z.B. Hähnchen)
- Verzicht auf den Genuß von Rohei und Roheiprodukten.

Reisende in warme Länder sollten die einschlägigen Hygieneregeln beachten (☞ Typhus) und für den Fall einer Durchfallerkrankung Tabletten zum Elektrolytersatz (z.B. Oralpädon®, Elotrans®) sowie Antidiarrhoika (z.B. Imodium®) mitnehmen.

28.5.7 Typhus und Paratyphus

Typhus und **Paratyphus:** Schwere Allgemeinerkrankungen mit hohem Fieber und Durchfällen, bedingt durch Typhus-Paratyphus-Salmonellen. In Ländern mit niedrigem Hygienestandard ein ernstes Problem, in Mitteleuropa nur gelegentliche, eingeschleppte Erkrankungsfälle.

Typhuserkrankungen sind bereits bei Verdacht meldepflichtig (☞ 28.10). Stuhl und Erbrochenes müssen desinfiziert werden.

Übertragung und Krankheitsentstehung

Die Typhuserreger werden von Erkrankten und scheinbar gesunden Dauerausscheidern mit dem Stuhl ausgeschieden und bei mangelhafter Hygiene durch fäkal-orale Schmierinfektionen oder indirekt mit verseuchter Nahrung oder kontaminiertem Trinkwasser übertragen. Die Typhussalmonellen schädigen vor allem die Darmwand, indem sie dort Geschwüre bilden. Über das Blut gelangen sie in fast alle Organe.

Symptome und Untersuchungsbefund

- Nach einer Inkubationszeit von etwa zwei Wochen beginnt die Erkrankung mit Kopf- und Gliederschmerzen und allgemeinem Krankheitsgefühl. Das Fieber steigt treppenförmig an und erreicht nach etwa einer Woche ein Plateau um 40 °C.
  Typisch ist der im Vergleich zur Fieberhöhe zu niedrige Puls *(relative Bradykardie)*. In dieser ersten Phase hat der Patient (noch) keinen Durchfall, sondern vielmehr eine Verstopfung. Häufig sind die Kranken auch benommen oder verwirrt (griech. typhos = Nebel)
- Am Anfang der 2. Krankheitswoche treten bei etwa 1/3 der Patienten v.a. auf der Bauchhaut die charakteristischen *Roseolen* auf, linsengroße, rötliche Flecken, die mit einem Glasspatel wegdrückbar sind

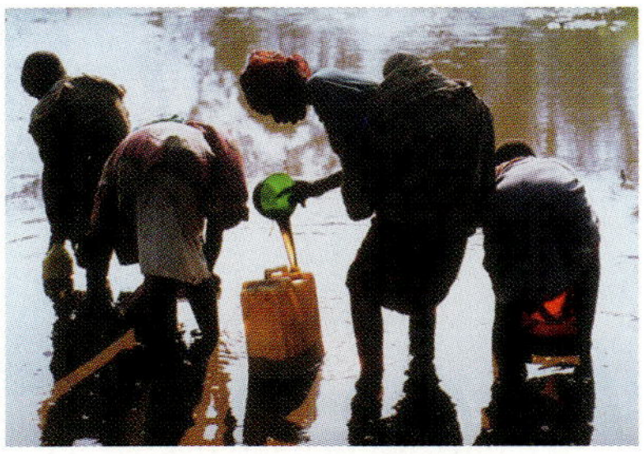

Abb. 28.27: Flüsse und Seen sind für Millionen von Menschen – wie hier in einem Flüchtlingslager in Ruanda – die einzige Trinkwasserquelle. Erkrankungen wie Typhus, Paratyphus und Cholera werden so leicht übertragen, ohne daß die oft unterernährten Menschen sie abwehren könnten. [F146]

	Salmonellen-Gastroenteritis	Typhus und Paratyphus
Erreger	Z.B. Salmonella typhimurium oder enteritidis	Salmonella typhi/paratyphi
Übertragungsweg	Vor allem Geflügel, Eier, Milch und die daraus hergestellten Produkte	Fäkal-oral, oft durch Hände unerkannter Ausscheider
Inkubationszeit	Wenige Stunden bis 2 Tage	7 – 21 Tage
Symptome	Übelkeit, Brechdurchfall, evtl. Fieber	Schwere Allgemeinerkrankung (☞ Text)
Diagnostik/ Anordnungen	Bakteriennachweis in Stuhl, Erbrochenem oder Nahrungsmittelresten. Blutentnahme: BSG, BB, Elektrolyte. Venenzugang für Infusionen	Bakteriennachweis in der 1. Woche im Blut, ab der 2. Woche im Stuhl. Blutentnahme: BSG, BB, Elektrolyte. Venenzugang für Infusionen
Therapie	Symptomatisch, nur in Ausnahmefällen Antibiotika	Symptomatisch und Antibiotika
Meldepflicht	Erkrankung, Tod, Dauerausscheider	Zusätzlich Verdacht
Prophylaxe	Küchenhygiene, Erhitzen von Speisen	☞ Kasten oben

Tab. 28.28: Salmonellenerkrankungen. Vergleich von Salmonellen-Gastroenteritis (Salmonellose) und Typhus. [B200]

- Ab Mitte der 2. Krankheitswoche haben die Patienten erbsenbreiartige, oft auch blutige Durchfälle
- Unbehandelt fällt das Fieber in der 4. Woche langsam ab.

Wichtige Typhuskomplikationen sind anfangs Kreislaufkomplikationen und in der 2. – 3. Krankheitswoche Darmblutungen und Darmperforationen. Eher seltene Komplikationen sind Hirnhautentzündungen oder Knochen(mark)entzündungen.

Der **Paratyphus** ist klinisch oft nicht vom Typhus zu unterscheiden, verläuft aber kürzer und milder.

Diagnostik und Differentialdiagnose

Die Diagnosesicherung bei Typhus ist in der 1. Krankheitswoche durch Erregernachweis im Blut des Patienten, ab der 2. Woche in Stuhl, Urin oder Galle möglich. Ab der 2. Woche wird der serologische Antikörpernachweis positiv. Das Blutbild zeigt im Gegensatz zu vielen anderen bakteriellen Erkrankungen eine Leukopenie (☞ 24.4.3).

Behandlungsstrategie

Neben der symptomatischen Behandlung ist die Gabe von Antibiotika, vorzugsweise von Chloramphenicol (etwa in Paraxin®), Ampicillin (etwa in Binotal®), Cotrimoxazol (etwa in Bactrim®) oder Gyrasehemmern (etwa in Ciprobay®) erforderlich. Bei sehr schweren Verläufen werden außerdem Glukokortikoide (☞ Pharma-Info 23.47) gegeben.

Pflege bei Typhus und Paratyphus

Pflege bei infektiöser Diarrhoe, ☞ 28.5.6

- Wegen der Gefahr einer Herzbeteiligung ist bis zwei Wochen nach Entfieberung strenge Bettruhe erforderlich. Daher ist die Durchführung der entsprechenden Prophylaxen notwendig (☞ 7.2.5)
- Kontrollen von Blutdruck und Puls dienen der frühzeitigen Erkennung von Kreislaufkomplikationen
- Bewußtseinskontrollen sind wegen der Möglichkeit von ZNS-Komplikationen bedeutsam
- Die Kost soll für längere Zeit leicht verdaulich und ballaststoffarm sein. Außerdem ist unbedingt auf eine ausreichende Flüssigkeits- und Elektrolytzufuhr zu achten
- Wichtig ist auch die Beobachtung der Ausscheidungen (Blut, Urin, Fäzes, Galle, Erbrochenes). Manche Patienten werden stuhlinkontinent
- Der Typhuskranke muß strikt isoliert werden (☞ 6.3.2).

Prognose

Seit der Verfügbarkeit von Breitbandantibiotika liegt die Sterblichkeit des Typhus bei rechtzeitiger Behandlung unter 2%. Bis zu 5% der Patienten werden jedoch zu *Dauerausscheidern* der Typhuserreger. Dann ist eine abermalige antibiotische Behandlung und bei Erregern in der Gallenblase manchmal auch eine Cholezystektomie (☞ 22.5.2) notwendig.

☑ Dauerausscheider gelten als geheilt, wenn zehn Stuhlkontrollen oder drei Duodenalsaftproben negativ ausfallen. Bis dahin dürfen sie weder in Küchen und Lebensmittelbetrieben noch in der Gastronomie arbeiten.

Patienteninformation

Für Reisende in gefährdete Länder steht heute als Prophylaxe eine in ca. 90% wirksame aktive Impfung (z.B. mit Typhoral L®) zur Verfügung.

Vorsichtsmaßnahmen für Reisende

- Hände häufig säubern
- Nur gekochte oder kurz zuvor selbst geschälte Speisen essen („boil it, cook it, peel it, or forget it")
- Getränke nur aus Originalflaschen oder -dosen trinken. Eiswürfel in Restaurants ablehnen oder zumindest sofort aus dem Glas entfernen, da diese oft mit Leitungswasser zubereitet werden
- Zum Zähneputzen abgekochtes Leitungswasser oder Mineralwasser aus der Flasche verwenden.

28.5.8 Erkrankungen durch andere Enterobakterien

Die Familie der **Enterobakterien** *(Enterobacteriaceae)* zeichnet sich durch großen Artenreichtum aus. Enterobakterien gehören zur normalen Bakterienflora im Darm von Mensch und Tier. Die meisten Enterobakterien gehören zu den fakultativ pathogenen Krankheitserregern.

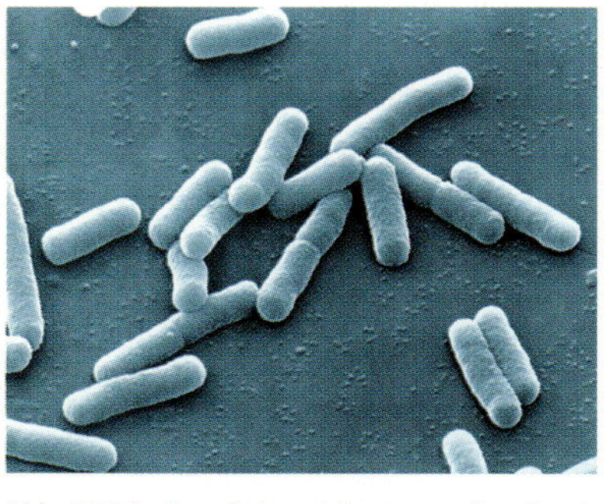

Abb. 28.29: E. coli im elektronenmikroskopischen Bild. [U136]

Vielgestaltiges klinisches Bild

Das klinische Bild dieser opportunistischen und oft *endogenen* Infektionen ist sehr vielgestaltig. Mit unterschiedlicher Gewichtung rufen die verschiedenen Enterobakterien Harnwegs- und Gallenwegsinfektionen (☞ 31.6.2 bzw. 22.5.4), Wundinfektionen, Pneumonien (☞ 20.5.3) und Hirnhautentzündungen (☞ 35.9.1) hervor.

☑ Jede dieser Infektionen kann bei ungünstiger Abwehrlage zu einer gefürchteten gramnegativen Sepsis (☞ 28.4) mit nachfolgendem septischen Schock (☞ 38.5.1) führen.

Problematische Antibiotikaauswahl

Aus dem klinischen Bild allein läßt sich kaum jemals eine genaue Diagnose stellen. Entscheidend ist deshalb der kulturelle Erregernachweis (mit Antibiogramm) aus den verschiedensten Körpermaterialien oder auch aus entfernten Katheterschläuchen. Meist muß die Therapie jedoch vor Vorliegen des Antibiogramms begonnen werden („Kalkulierte" Therapie, ☞ Pharma-Info 28.24).

Am ehesten sind die Enterobakterien auf bestimmte Penicilline (z.B. Mezlocillin, etwa Baypen®), neuere Cephalosporine (z.B. Cefotaxim, etwa Claforan®), Aminoglykoside (z.B. Gentamycin, Tobramycin, etwa Refobacin® bzw. Gernebcin®) oder Gyrasehemmer (z.B. Ciprofloxacin, etwa Ciprobay®) empfindlich.

E. coli

Infektionen durch *Escherichia coli*, kurz **E. coli,** nehmen zahlenmäßig die Vorrangstellung unter den Infektionen durch Enterobakterien ein. Dabei werden *infektiöse Diarrhoen* durch E. coli (☞ 28.5.6) von den *extra-intestinalen* (d.h. außerhalb des Darmes liegenden) Manifestationen unterschieden. Bei den letzteren überwiegen die Harnwegsinfektionen (E. coli ist der häufigste Erreger von Harnwegsinfektionen überhaupt). Im Gegensatz zu den meisten anderen Enterobakterien sind zumindest die im häuslichen Bereich erworbenen E. coli-Infektionen in der Regel auf nebenwirkungsarme Breitspektrumpenicilline wie etwa Ampicillin (z.B. Binotal®) empfindlich.

Erreger	Wichtige Krankheitsbilder
Citrobacter	Harn- und Atemwegsinf., Wundinf.
Enterobacter	Harnwegsinf., Pneumonien, Wundinf., Meningitis
Escherichia coli	Enteritis, Harn- und Gallenwegsinf., Wundinf., Meningitis
Hafnia	Wundinf., Pneumonien, Harnwegsinf.
Klebsiellen	Atemwegsinf. (sog. Friedländer Pneumonie), Harn- und Gallenwegsinf.
Proteus, Providentia, Morganella	Harn- und Atemwegsinf., chronische Mittelohrentzündung, Meningitis
Salmonellen	Gastroenteritis, Typhus, Paratyphus
Serratia	Harn- und Gallenwegsinf., Wundinf.
Yersinien	Diarrhoe, Lymphknotenentzündung im Bauchraum, Pest

Tab. 28.30: Die wichtigsten Enterobakterien und ihre Krankheitsbilder. Alle Enterobakterien können außerdem zur lebensbedrohlichen Sepsis führen. [B200]

Die klinisch bedeutsamen Enterobakterien sind in Tab. 28.30 zusammengefaßt.

Yersinien

- *Y. enterocolitica* ist der Erreger einer meist harmlosen, infektiösen Diarrhoe (☞ 28.5.6)
- *Y. pseudotuberculosis* ist vor allem als Erreger einer Lymphknoten-Entzündung im Bauchraum bedeutsam (sog. **Pseudotuberkulose**), die klinisch einer Appendizitis ähneln kann, aber im Gegensatz zur Appendizitis eher mit Durchfall einhergeht. Auch diese Erkrankung heilt in der Regel spontan aus
- *Y. pestis* ist der Erreger der **Pest,** einer sehr schweren Erkrankung mit hoher Sterblichkeit.

Pest

Pest: Schwere Allgemeinerkrankung, als **Beulen**- oder (praktisch immer tödlichen) **Lungenpest** auftretend. Früher weltweit gefürchtet, heute noch in Teilen Afrikas, Amerikas und Asiens vorkommend und gelegentlich von dort nach Europa eingeschleppt.

Es besteht Quarantäne- und Meldepflicht (☞ 28.10).

28.5.9 Erkrankungen durch Pseudomonaden

Wichtigster Vertreter der **Pseudomonaden,** einer Gruppe gramnegativer, beweglicher Stäbchen, ist *Pseudomonas aeruginosa*.

Pseudomonaden sind gefürchtete Problemkeime im Krankenhaus, da sie:
- Praktisch überall vorkommen, vor allem aber in Feuchträumen (z.B. Bäderabteilungen)
- Sehr widerstandsfähig gegenüber Umwelteinflüssen sind (sie können sogar in vielen Desinfektionsmittellösungen überleben!)
- Resistenzen gegen zahlreiche Antibiotika entwickelt haben.

Krankheitsbilder durch Pseudomonaden

Durch Pseudomonas-Infektionen gefährdet sind vor allem schwer erkrankte Patienten im Krankenhaus und dabei besonders Patienten mit großflächigen Hautwunden (Verbrennungen).

Wichtigste Erkrankungen sind:
- Wundinfektionen mit typischer blaugrüner Färbung des Eiters
- Meningitis (z.B. Verschleppung der Erreger durch Lumbalpunktion!)
- Harnwegsinfektionen (übertragen durch Katheter und urologische Geräte)
- Infektionen der Atmungsorgane (z.B. als Folge verseuchter Beatmungsgeräte, Inhalatoren oder Luftbefeuchter).

Behandlungsstrategie

Aufgrund der hohen Häufigkeit von *Vielfachresistenzen* sollte die Behandlung nach Antibiogramm (☞ 28.3.5) erfolgen. Dennoch verlaufen Pseudomonas-Infektionen abwehrgeschwächter Patienten (ähnlich Staphylokokken-Infektionen) oft tödlich.

Prophylaxe

Prophylaxe von Pseudomonas-Infektionen ist das hygienegerechte Arbeiten. Durch kontaminierte Augentropfen, Desinfektionsmittel oder medizinische Geräte können zahlreiche Patienten angesteckt werden!

28.5.10 Erkrankungen durch Legionellen

Legionärskrankheit *(Veteranenkrankheit, Legionellen-Pneumonie):* Schwere Lungenerkrankung mit einer Sterblichkeit um 20%, hervorgerufen durch das gramnegative Stäbchenbakterium *Legionella pneumophila*. Betrifft häufig Ältere und Abwehrgeschwächte und gehört zu den opportunistischen Infektionen (☞ 28.1.1).

1976 verstarben in den USA 215 Veteranen („Legionäre") an einer bis dahin unbekannten Lungenerkrankung (daher „Legionärskrankheit").

Übertragung und Krankheitsentstehung

Legionellen kommen überall in der Umwelt vor. Der Mensch infiziert sich vor allem durch das Einatmen legionellenhaltiger Aerosole, z.B. aus Duschköpfen oder schlecht gewarteten Klimaanlagen.

Symptome, Befund

Diagnostik

Übelkeit, hohes Fieber und ein trockener Reizhusten leiten die Krankheit ein. Begleitet wird der Husten von starken Brustschmerzen und Tachypnoe. Ungefähr die Hälfte der Patienten hat außerdem Durchfälle. Benommenheit oder Verwirrtheit können Zeichen einer ZNS-Beteiligung sein.

Ein direkter Erregernachweis dauert mindestens eine Woche. Serologische Tests werden erst 2 – 4 Wochen nach Krankheitsbeginn positiv.

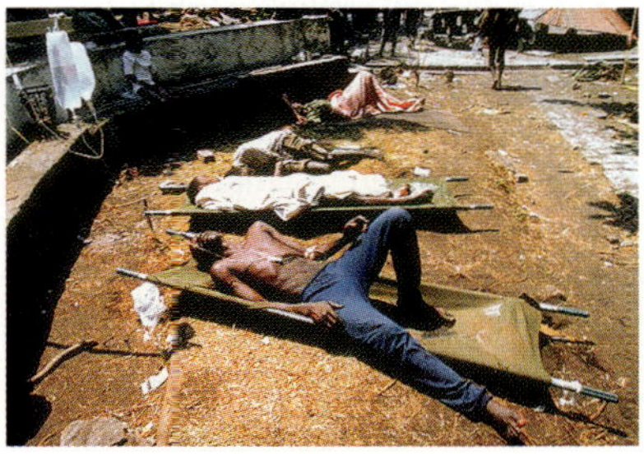

Abb. 28.31: Die Cholera hat sich in diesem Flüchtlingslager in Ruanda schnell ausgebreitet. Zum Ausgleich des großen Flüssigkeitsverlusts durch Erbrechen und Durchfall stehen dort nur wenige Hilfsmittel zur Verfügung. [F147]

Behandlungsstrategie

Die Behandlung besteht in der mehrwöchigen Gabe von Erythromycin (z.B. Erythrocin®).

Pflege, ☞ 20.5.3

28.5.11 Erkrankungen durch Vibirionen

Vibrionen sind kommaförmig gekrümmte, sehr bewegliche Stäbchenbakterien. Wichtigster Vertreter ist *Vibrio cholerae*, der Erreger der **Cholera,** die neuerdings wieder häufiger zu Epidemien in Krisengebieten führt.

Cholera

Cholera *(Gallenbrechdurchfall):* Schwerer infektiöser Brechdurchfall. Ist nicht in Mitteleuropa heimisch, wird jedoch immer wieder durch Touristen (Afrika und Asien, aber auch Südeuropa) oder aus der Heimat zurückkehrende Gastarbeiter eingeschleppt.

Die Cholera ist quarantäne- und schon bei Verdacht meldepflichtig (☞ 28.10). Fäzes und Erbrochenes müssen desinfiziert werden.

Einziger Wirt für die Vibrionen ist der Mensch. Die Erreger werden mit dem Stuhl ausgeschieden und bei schlechten hygienischen Verhältnissen vor allem mit nicht aufbereitetem Trinkwasser wieder aufgenommen. So gelangen die Vibrionen in den Dünndarm und lösen durch **Enterotoxine** (= auf den Magen-Darm-Trakt wirkende Gifte) schwere Durchfälle aus. Nach einer Inkubationszeit von 2 – 5 Tagen erkrankt der Patient plötzlich an heftigen Brechdurchfällen. Die Durchfälle sind zunächst breiig und und später wäßrig *(Reiswasserstühle)*. Da der Flüssigkeitsverlust bis zu 20 l täglich betragen kann, verdursten die Kranken ohne Behandlung rasch. Die Diagnose wird klinisch gestellt.

Entscheidende Therapiemaßnahme bei der Cholera ist der orale und/oder parenterale Ersatz von Flüssigkeit und Elektrolyten. Bei rechtzeitiger Therapie ist die Sterblichkeit gering (Pflege, ☞ 28.5.6).

Eine prophylaktische Impfung gegen Cholera bei Reisen in gefährdete Gebiete ist möglich (☞ 29.2), bietet aber nur mäßigen Schutz (ca. 60%).

28.5.12 Erkrankungen durch Haemophilus

Hämophilus-Bakterien sind gramnegative Stäbchen. Die Bezeichnung „Haemophilus" (= blutliebend) rührt von der Tatsache, daß die Bakterien auf Blutnährböden am besten wachsen. Medizinisch bedeutsam sind insbesondere:

- *Haemophilus influenzae* vom Typ b (kurz **Hib,** ☞ unten)
- *Haemophilus pertussis* (auch *Bordetella pertussis* genannt), Erreger des **Keuchhustens** *(Pertussis,* ☞ 13.10.1)
- *Haemophilus vaginalis*, ein häufiger Erreger sog. unspezifischer Scheiden- und Harnröhrenentzündungen
- *Haemophilus ducreyi* als Erreger des **weichen Schankers**, einer seltenen Geschlechtskrankheit .

Haemophilus influenzae Typ b

Hämophilus-Bakterien werden durch Tröpfcheninfektion übertragen. *Haemophilus influenzae vom Typ b* (kurz **Hib**) ist bei Erwachsenen in erster Linie als Erreger von *sekundären* Infektionen der Atmungsorgane, z.B. als *bakterielle Sekundärinfektion* bei Grippe (☞ 20.5.1), bedeutsam. Schwere Infektionen wie etwa Hirnhaut- oder Lungenentzündungen treten nur bei abwehrgeschwächten Personen auf.

Anders ist die Situation bei Kindern:

- Haemophilus influenzae ist häufiger Meningitiserreger (☞ 35.9.1) bei Säuglingen und Kleinkindern
- Bei Kleinkindern von 1 – 5 Jahren ist die Kehlkopfentzündung *(Epiglottitis)* mit Erstickungsgefahr gefürchtet (☞ 13.10.3).

Behandelt wird z.B. mit Ampicillin (etwa Binotal®) oder Cephalosporinen (etwa Claforan®). In bestimmten Fällen müssen Kontaktpersonen Erkrankter (vor allem Kinder unter sechs Jahren) prophylaktisch Antibiotika erhalten. Seit wenigen Jahren steht auch eine aktive Schutzimpfung gegen Haemophilus influenzae Typ b zur Verfügung (☞ 29.2).

28.5.13 Erkrankungen durch Korynebakterien

Korynebakterien sind grampositive, oft keulenförmige Stäbchen. Sie können verschiedene eitrige Infektionen beim Menschen hervorrufen und sind auch bei der Entstehung der Pubertätsakne beteiligt. Am gefährlichsten ist *Corynebacterium diphtheriae* als Erreger der Diphtherie.

Diphtherie

Diphtherie *(Halsbräune)*: Gefährliche, meldepflichtige Infektionskrankheit mit Geschwürs- und *Pseudomembranbildung* (Pseudomembran = fibrinöse Schleimhautauflagerung) im Mund-Rachen-Raum und ernsten systemischen Komplikationen (vor allem Herz- und Nervenschädigungen). Daher insgesamt ernste Prognose, vor allem bei spät erkannten Krankheitsfällen oft tödlicher Ausgang.

Übertragung und Krankheitsentstehung

Corynebacterium diphtheriae wird durch Tröpfcheninfektion oder durch direkten Kontakt übertragen. Die Bakterien besiedeln die Mund- und Rachenschleimhäute und schädigen diese durch ihr Exotoxin. Nur 10 – 20% der Infizierten erkranken manifest.

Symptome, Befund Diagnostik

- *Lokale, benigne (= gutartige) Rachendiphtherie* mit mäßigem Fieber und typischem Lokalbefund: großflächig entzündetes Tonsillengebiet mit Pseudomembranen, fad-süßlicher Foetor aus dem Mund sowie Schwellung des Rachens und der regionalen Lymphknoten. Bellender Husten *(Krupp-Husten)* und Heiserkeit zeigen ein Übergreifen der Erkrankung auf den Kehlkopf an *(Kehlkopfdiphtherie)*. Dann drohen lebensgefährliche Erstickungsanfälle, die eine Tracheotomie (☞ 34.9.4) erforderlich machen können
- *Primär toxische* oder *maligne Diphtherie:* Schwere Symptome, häufig tödliches Kreislaufversagen.

Die (Verdachts-)Diagnose der Diphtherie wird klinisch gestellt. Ein Erregernachweis ist möglich, kommt aber für den Behandlungsentscheid zu spät.

Behandlungsstrategie

Die Gefährlichkeit der Diphtherie ist durch das von den Bakterien produzierte Toxin bedingt. Vorrangig ist daher die unverzügliche Gabe eines Pferde-Antitoxin-Serums. Um die weitere Toxinproduktion zu verhindern, werden zusätzlich Antibiotika, z.B. Penicillin oder Erythromycin (etwa in Isocillin® bzw. Erythrocin®) gegeben.

Pflege bei Diphtherie

Pflege bei Atemnot, ☞ *7.3.12, 20.3.1*

Die meist schwer erkrankten Diphtherie-Patienten bedürfen intensivmedizinischer Pflege. Sie werden so lange isoliert (☞ 6.3.2, 28.2.2), bis der Rachenabstrich dreimal negativ war:

- Wegen der Gefahr eines plötzlichen Herztodes müssen die Patienten 6 – 8 Wochen *strenge* Bettruhe einhalten (Soor-, Parotitis-, Dekubitus-, Thrombose-, Obstipations- und Pneumonieprophylaxe)
- Wegen der Atemnot und der Gefahr von Erstickungsanfällen ist häufig die Gabe von Sauerstoff (nach Arztanordnung) erforderlich. Intubations- und Tracheotomiebesteck, Absauger und Beatmungsgerät stehen immer in Reichweite
- Die Patienten haben starke Schluckbeschwerden. Deshalb ist anfangs eine flüssig-kalte Kost, später eine breiige Kost angezeigt. Eventuell ist eine parenterale Ernährung erforderlich (☞ 10.3.3)
- Feucht-kalte Umschläge können die Schmerzen im Bereich der geschwollenen Halslymphknoten oft lindern.

Krankenbeobachtung

- Vitalzeichen (vor allem Atmung), Temperatur, Sprache
- Flüssigkeitsbilanz.

Patienteninformation

Einzig wirksame Prophylaxe ist die Schutzimpfung (☞ 29.2). Angesichts der Gefährlichkeit der Erkrankung und ihrer wieder zunehmenden Häufigkeit sollen alle Erwachsenen auf die Notwendigkeit einer Auffrischungsimpfung alle 10 Jahre hingewiesen werden. Diese kann simultan mit der Tetanusimpfung erfolgen (☞ 28.5.15 und Tab. 28.33). Kontaktpersonen von Erkrankten müssen antibiotisch behandelt und nachgeimpft werden.

28.5.14 Erkrankungen durch Listerien

Listerien sind grampositive Stäbchen, die weit verbreitet sind, aber praktisch nur bei

Abwehrgeschwächten ernste Erkrankungen hervorrufen. Gefährlich ist jedoch die **angeborene Listeriose.** Steckt sich eine Schwangere (oft unbemerkt) an, so können die Listerien über die Plazenta das Ungeborene infizieren und zu einer Totgeburt oder schweren (ZNS-)Schäden des Kindes führen. Die angeborene Listeriose ist meldepflichtig (☞ 28.10). Eine Impfung gegen Listerien ist nicht möglich. Schwangere sollten Tierkontakte meiden oder zumindest die Hygieneregeln streng befolgen. Außerdem wird vom Verzehr von Rohfleisch (z.B. Gehacktes) und Rohmilch abgeraten.

28.5.15 Erkrankungen durch Sporenbildner

Beispielhaft soll an dieser Stelle der **Tetanus** abgehandelt werden. Einen Überblick über die weiteren Erkrankungen durch Sporenbildner gibt Tab. 28.34.

Tetanus

Tetanus *(Wundstarrkrampf):* Schwere, oft tödliche Erkrankung mit Muskelkrämpfen, bedingt durch das Toxin von *Clostridium tetani,* einem grampositiven, anaeroben Sporenbildner. Ursache der Infektion sind in über 50% aller Tetanuserkrankungen Bagatellverletzungen.

Anaerobe Wundinfektionen sind meldepflichtig (☞ 28.10).

Übertragung

Clostridium tetani ist praktisch überall im Erdreich vorhanden. Bei *jeder* verunreinigten Verletzung können Clostridien in die Wunde gelangen. In tiefen oder zerklüfteten Wunden mit mangelhafter Sauerstoffversorgung vermehren sich die anaeroben Bakterien (☞ 28.5.1) rasch und produzieren ein Toxin, das das Nervensystem angreift.

Symptome und Untersuchungsbefund

Wenige Tage bis zwei Wochen nach der Verletzung beginnt die Erkrankung mit Kopfschmerzen und Müdigkeit. Es folgt eine Erhöhung der Muskelspannung, die zuerst zu einer *Kieferklemme* und in der Folge von oben nach unten zu einer krampfartigen Starre praktisch aller Muskeln führt. Dabei sind die Patienten bei vollem Bewußtsein und haben stärkste Muskelschmerzen. Sie können nicht essen, da es bereits beim geringsten Versuch zu Schlingkrämpfen kommt. Krämpfe der Atemmuskulatur führen zu lebensgefährlichen Atemnotanfällen. Jeder Reiz verursacht schwere tonisch-klonische Krämpfe, d.h. Krämpfe mit Muskelstarre und Muskelzuckungen. Die Krämpfe können so stark sein, daß Knochenbrüche die Folge sind. Die Wunde, durch die die Erreger in den Körper gelangten, ist unauffällig.

Für das Vollbild der Erkrankung sind drei Symptome typisch:
- **Trismus** (Kieferklemme)
- **Risus sardonicus** (verzerrtes Grinsen durch Krämpfe der Gesichtsmuskulatur)
- **Opisthotonus** (Überstreckung des Rumpfes und Rückwärtsbeugung des Kopfes).

Diagnostik und Differentialdiagnose

Die Verdachtsdiagnose wird klinisch gestellt und kann durch Erreger- oder Toxinnachweis im Verletzungsbereich gesichert werden.

Behandlungsstrategie

Möglichst frühe Antitoxin-Gabe ist beim Tetanus entscheidend. Dabei vermag das Antitoxin aber nur den Teil des Toxins zu neutralisieren, der noch nicht an das Nervensystem gebunden ist. Aus diesem Grunde kommt die Antitoxin-Gabe beim *manifesten* Tetanus meist zu spät. Dann ist die intensivmedizinische Behandlung symptomatisch und umfaßt Beruhigungsmittel, Muskelrelaxantien zur Krampflösung, Intubation und Beatmung.

Pflege bei Tetanus

Der Patient ist bei vollem Bewußtsein und registriert seinen Zustand sowie alle Äußerungen und Pflegehandlungen. Deshalb sollten die Pflegenden bei allen ihren Tätigkeiten auf den Patienten eingehen und ihn über alles informieren.

- Der Patient muß beatmet und kontinuierlich überwacht werden (Sitzwache)
- Er wird in einem Einzelzimmer untergebracht. Unnötige Reize werden vermieden, da sie sofort Muskelkrämpfe beim Patienten auslösen. Aus dem gleichen Grund planen die Pflegenden die Pflegemaßnahmen so, daß sie mit dem Wirkmaximum der Beruhigungsmittel zusammenfallen
- Der Patient wird hochkalorisch über eine Sonde oder parenteral ernährt, da er nicht schlucken kann
- Zur Überwachung der Ausscheidung legen die Pflegenden einen Blasendauerkatheter. Außerdem sorgen sie für eine regelmäßige Darmentleerung
- Neben den Prophylaxen und der Körperpflege ist insbesondere eine sorgfältige Mundpflege wichtig, da die Selbstreinigung durch den Speichel wegfällt und die Gefahr einer Parotitis (☞ 34.11.1) oder einer Pilzinfektion erhöht ist.

Hygienevorschriften bei Clostridien-Infektionen

Penibles Händewaschen zusätzlich zur Händedesinfektion ist dringend erforderlich, da die Händedesinfektion gegenüber den Sporen von Clostriden nicht ausreichend wirksam ist. Das Tragen von Schutzkitteln und Handschuhen ist bei möglichem Kontakt mit erregerhaltigem Material (Wundsekret) nötig.

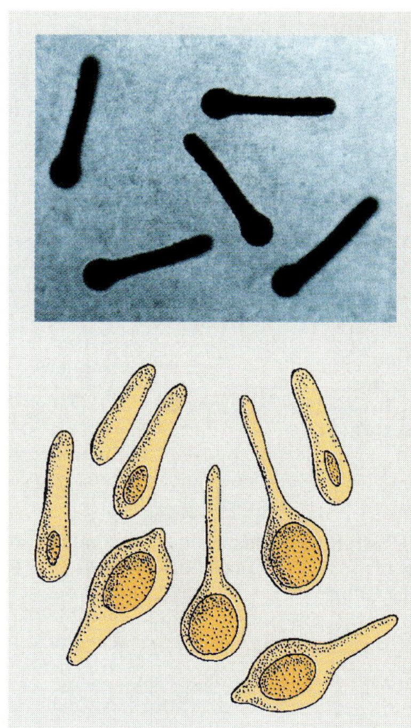

Abb. 28.32: Clostridium tetani im Lichtmikroskop (oben) und verschiedene Formvarianten im Schema (unten). [B109, B200]

Krankenbeobachtung

- Vitalzeichen (Atmung!), Temperatur, sonstige Intensivparameter
- Ausscheidungen, Flüssigkeitsbilanz
- Krämpfe, Verletzungen?

Patienteninformation

Die früher häufigen Todesfälle sind heute selten, da die meisten Betroffenen zumindest in der Kindheit einige Male geimpft wurden und somit eine *Teilimmunität* besteht. Der Verlauf ist dann milder. Trotzdem soll der Impfschutz alle zehn Jahre aufgefrischt werden, da eine *Expositionsprophylaxe*, d.h. ein Meiden der Erreger, nicht möglich ist.

Tetanusprophylaxe im Verletzungsfall

Chirurgische Wundversorgung. Prinzipiell wird im Krankenhaus jede Wunde chirurgisch versorgt (☞ 27.4.3). Die Wundversorgung reduziert den Keimgehalt der Wunde und verschlechtert die Wuchsbedingungen der Bakterien, so daß Wundinfektionen erheblich seltener auftreten.

Vorgeschichte der Tetanus-Immunisierung/ Anzahl d. Impfungen	Saubere, geringfügige Wunden		Alle anderen Wunden[1]	
	Td oder DT[2]	Tetanus-Immunglobuline[3]	Td oder DT[2]	
Unbekannt	Ja	Nein	Ja	Ja
0 – 1	Ja	Nein	Ja	Ja
2	Ja	Nein	Ja	Nein[4]
3 oder mehr	Ja[5]	Nein	Ja[6]	Nein

[1] Tiefe und/oder verschmutzte (Staub, Erde, Speichel, Stuhl) Wunden, Verletzungen mit großer Gewebszerstörung, Stich-, Schußwunden
[2] Kinder < 6J. DT, alle übrigen Td
[3] Meist 250 IE, kann auf 500 IE erhöht werden
[4] Ja, wenn Verletzung > 24 Std. zurückliegt
[5] Nein, wenn Zeit seit der letzten Impfung < 10 Jahre
[6] Nein, wenn Zeit seit der letzten Impfung < 5 Jahre

Tab. 28.33: Tetanusprophylaxe im Verletzungsfall nach den Empfehlungen der Ständigen Impfkommission am Robert-Koch-Institut vom Oktober 1995. Entscheidend sind vor allem der Zustand der Wunde und die bisherige Tetanus-Immunisierung. [A112]

Vervollständigung des Impfschutzes. Besteht kein ausreichender Impfschutz, wird der Patient zum Schutz vor Tetanus geimpft. Kriterien, nach denen über die Art der Impfung entschieden wird (☞ Tab. 28.33), sind der (Verschmutzungs-)Zustand und die Art der Wunde sowie die bisher erhaltenen Impfungen: Nur die *aktive* Impfung mit Tetanus-Toxoid (z.B. Tetanol®) oder die *Simultanprophylaxe* als Kombination der aktiven Impfung mit der *passiven* Impfung mit Tetanus-Immunglobulinen (*Tetanus-Antitoxin*, z.B. Tetagam®). Aufgrund der zunehmenden Diphtherie-Gefährdung und der schlechten Immunitätslage der erwachsenen Bevölkerung (☞ 28.5.13) empfiehlt die STIKO (ständige Impfkommission) bei der Aktivimpfung die Kombination aus Tetanus-Toxoid und Diphtherie-Impfstoff. Für Kinder

Erreger	Krankheit	Übertragung	Symptome	Therapie	Besonderes
Aerobe Sporenbildner					
Bacillus anthracis	Hautmilzbrand	Eindringen der Bazillen in oberflächliche Hautverletzungen	Rote, später blau-schwarze Papel, dann Blase, anfangs auffällig schmerzlos	Hochdosiert Penicillin, Wunde nie öffnen, Extremität ruhigstellen	Erkrankung in tierverarbeitenden Berufen (z.B. Metzger, Landwirte, Kürschner)
	Lungenmilzbrand	Einatmen der Bazillen	Pneumonie mit plötzlichem Beginn, Schüttelfrost und hohem Fieber	Penicilline	Fast immer tödlich, z.Zt. nur als biologischer Kampfstoff relevant
Anaerobe Sporenbildner					
Clostridium botulinum	Botulismus	Verzehr mangelhaft sterilisierter Konserven mit Botulinustoxin, meist Selbsteingemachtes (Fleisch, Bohnen)	Doppelbilder infolge Augenmuskellähmungen, Sprachstörungen, evtl. Erbrechen und Durchfall, später komplette Lähmung	Antitoxinserum bereits bei Verdacht	Unbehandelt zu 100% tödlich (Botulinustoxin ist stärkstes bekanntes Gift)
Clostridium difficile	Antibiotika-assoziierte pseudomembranöse Kolitis	I.d.R. endogene Infektion, selten durch Instrumente (z.B. Koloskope)	Oft nur Fieber und Bauchschmerzen, seltener blutige Durchfälle bis zum toxischen Megakolon (☞ 21.6.5)	Vancomycin (Vancomycin Lilly®) oral	Nebenwirkung intensiver Antibiotikatherapie, die die normalen Darmbakterien zerstört, so daß Clostridien wuchern können
Clostridium perfringens	Gasbrand (Gasödem)	Eindringen der Clostridien in tiefe Wunden oder Operationsgebiete ohne ausreichende Sauerstoffversorgung	Braune bis dunkelviolette Gewebeverfärbung, plötzlicher Schmerz, Gasentwickl. mit Hautemphysem (charakteristisches „Knistern" bei Druck)	Chirurgische Wundrevision mit Schaffung aerober Verhältnisse, Antibiotika, evtl. O_2-Überdrucktherapie	Typische (oft tödliche) Folge von Kriegsverletzungen, aber auch nach (unsachgemäßer) Operation oder wundchirurgischer Behandlung
	Lebensmittelvergiftung	Aufnahme toxinverseuchter Lebensmittel	Krampfartige Bauchschmerzen mit Durchfall, kein Fieber	Rein symptomatisch	☞ 28.5.6
Clostridium tetani: *Erreger des Wundstarrkrampfes,* ☞ *Text*					

Tab. 28.34: Übersicht über wichtige Erkrankungen durch aerobe und anaerobe Sporenbildner. Alle Erkrankungen sind meldepflichtig. [B200]

< 6 Jahre wird dazu DT-Impfstoff verwendet mit annährend gleichen Anteilen an Diphtherie-Impfstoff und Tetanus-Toxoid, z.B. **DT**-Wellcovax®. Ältere Personen erhalten einen Kombinationsimpfstoff mit Tetanus-Toxoid und *verringertem* Diphtherie-Toxoid-Gehalt (daher Schreibweise **Td**, z.B. Td-Impfstoff Behring®).

Wird der Patient aktiv *und* passiv geimpft, werden die beiden Wirkstoffe voneinander getrennt aufgezogen und an unterschiedlichen Körperstellen i.m. injiziert (Toxoid und Immunglobulin könnten sich sonst neutralisieren und ihre Wirkungen gegenseitig blokkieren). Die Impfung wird in einem Impfausweis dokumentiert, der dem Patienten mitgegeben wird. Sind noch weitere Injektionen zur Vervollständigung des Impfschutzes erforderlich, werden die nächsten Termine im Impfausweis vermerkt und der Patient ausdrücklich darauf hingewiesen.

28.5.16 Erkrankungen durch Mykobakterien

Mykobakterien sind grampositive, *säurefeste* Stäbchenbakterien. „Säurefest" bedeutet hier, daß sich die Bakterien nach der histologischen Färbung weder durch Säure noch durch Alkohol wieder entfärben lassen. Die bedeutsamsten Mykobakterien sind:

- Mycobacterium tuberculosis als Erreger der Tuberkulose (☞ 20.5.4)
- Mycobacterium leprae als Erreger der Lepra
- Sog. **atypische Mykobakterien,** die vor allem als HIV-assoziierte Infektion stark an Bedeutung zugenommen haben (☞ 29.3.4).

Lepra

> Lepra *(Aussatz):* Entgegen früherer Annahmen nur wenig ansteckende Infektionskrankheit mit Hauptmanifestation an Haut und Nerven. Erkrankung der tropischen und subtropischen Länder mit geringem Hygienestandard.

Bereits der Verdacht einer Lepraerkrankung unterliegt in Deutschland der Meldepflicht (☞ 28.10).

Geschwürbildung und Gewebetod führen zu entstellenden Verstümmelungen, die den Patienten lebenslang kennzeichnen. Da die Kranken aufgrund des Nervenbefalls Sensibilitätsstörungen haben, kommt es außerdem unbemerkt zu schwersten Verletzungen. Die Diagnose wird klinisch und durch den mikroskopischen Erregernachweis aus Abstrichpräparaten gestellt. Die Lepra kann heute mit Antibiotika ausgeheilt werden.

28.5.17 Erkrankungen durch Spirochäten

Spirochäten sind gramnegative, schraubenförmige Bakterien. In der Humanmedizin sind folgende Gattungen bedeutsam:

- *Treponemen* sind u.a. die Erreger der **Lues** (Treponema pallidum)
- *Borrelien* sind für das sehr seltene **Rückfallfieber** und das wichtige Krankheitsbild der **Lyme-Borreliose** verantwortlich
- Infektionen mit *Leptospiren* führen zu den **Leptospirosen** (☞ unten).

Lues

Die **Lues** *(Syphilis, harter Schanker)* ist eine der meldepflichtigen Geschlechtskrankheiten. Sie tritt rund 100x seltener als die Gonorrhoe auf, kann aber ernste (Spät-)Folgen haben (☞ 30.11 2).

Lyme-Borreliose

> **Lyme-Borreliose** *(Lyme-Krankheit):* Wechselnde Kombination aus Allgemeinsymptomen, Hautveränderungen und neurologischen Erscheinungen.
> Der Erreger, *Borrelia burgdorferi*, wird durch den Biß des Holzbocks, einer Zeckenart, übertragen. Saisonal gehäuftes Auftreten im Sommer und Herbst. Besonders gefährdet sind Personen, die sich viel im Wald aufhalten, z.B. Forstarbeiter.

Symptome und Untersuchungsbefund

Beim typischen Verlauf tritt Tage bis Wochen nach dem Zeckenbiß um die Zeckenbißstelle ein charakteristischer Hautausschlag auf, der sich ringförmig ausbreitet und in der Mitte abblaßt *(Erythema chronicum migrans*, ☞ 30.12.5). Später bekommt der Patient Kopf-, Glieder- und Muskelschmerzen sowie evtl. Fieber. Nochmals Wochen bis Monate später können Entzündungen eines oder mehrerer Gelenke *(Lyme-Arthritis)*, eine Herzmuskelentzündung (☞ 18.8.2), weitere Hauterscheinungen und eine Entzündung vorwiegend der Hirnhäute und der Nervenwurzeln *(Meningoradikulitis)* auftreten. Diese Entzündungen können rezidivieren. Häufig ist auch eine (einseitige) Gesichtslähmung.

> ☑ Atypische Verläufe sind häufig, jedes Stadium kann fehlen.

Diagnostik

Die Diagnose durch Nachweis spezifischer Antikörper gelingt nur zu 60%. Gerade die Hauterscheinungen sind aber so typisch, daß die Diagnose oft anhand des klinischen Bildes gestellt wird. Dagegen sind bei den übrigen Manifestationen oft weitere Untersuchungen wie etwa eine Lumbalpunktion notwendig, z.B. um die ebenfalls durch Zecken übertragene Viruserkrankung *Frühsommer-Meningo-Enzephalitis* auszuschließen (*FSME*, ☞ 35.9.4 und Abb. 35.75).

Behandlungsstrategie

Die Lyme-Borreliose wird antibiotisch mit Penicillinen, Cephalosporinen oder Tetrazyklinen behandelt.

Patienteninformation

Die Prognose der Lyme-Borreliose ist bei rechtzeitiger Behandlung gut. Allerdings sind wegen der fehlenden Immunität Zweiterkrankungen möglich. Eine Impfung gibt es bisher nicht.

Leptospirosen

> **Leptospirosen:** Infektionskrankheiten mit zweigipfligem Fieberverlauf und zusätzlichen Organerscheinungen im 2. Fiebergipfel, hervorgerufen durch *Leptospiren*.

Die Leptospirosen sind bei Erkrankung und Tod meldepflichtig.

Übertragung

Die zahlreichen verschiedenen Leptospiren leben vor allem in Ratten, Mäusen, Schweinen, Hunden und Katzen. Die Tiere scheiden die Erreger mit ihrem Urin aus. Kommt der Mensch in

Kontakt mit dem infizierten Urin, dringen die Leptospiren durch kleine Hautverletzungen, aber auch intakte Schleimhäute (Wasserspritzer auf die Bindehaut der Augen!) in den Körper ein. Aufgrund der Übertragungsweise sind vor allem Landwirte, Tierärzte, Metzger und Kanalarbeiter gefährdet.

Symptome und Untersuchungsbefund

Bei der gefährlichen Verlaufsform (**Morbus Weil,** Sterblichkeit bis 25%) wird der Patient nach einer Inkubationszeit von 1 – 2 Wochen aus völligem Wohlbefinden heraus sehr krank: Er hat hohes Fieber, Schüttelfrost, Kopf- und Muskelschmerzen, Bindehautentzündung, Kreislaufstörungen sowie am Ende der ersten Krankheitswoche kurzzeitig einen Hautausschlag. Nach kurzer Fieberfreiheit kommt es zu Hirnhautentzündung, einem Ikterus (☞ 22.2.1) durch Leberbeteiligung oder einer Nierenentzündung (☞ 31.8.6). Häufiger als dieser „klassische" Verlauf sind in Mitteleuropa aber leichtere Erkrankungsformen, die meist als „Grippe" fehlgedeutet werden.

Diagnostik

Die Diagnose wird in erster Linie durch die Anamnese und serologisch gestellt.

Behandlungsstrategie

Antibiotika der Wahl sind Penicillin oder Doxycyclin (etwa Vibramycin®).

Vorsicht! Kontakt mit Patientenurin vermeiden, da dieser infektiös ist.

28.5.18 Erkrankungen durch Mykoplasmen

Mykoplasmen sind die kleinsten bekannten Bakterien. Sie leben auf den Schleimhäuten des Menschen. Medizinisch bedeutsam sind die verschiedenen Mykoplasmen als häufige Erreger von:

- *Primär atypischen Lungenentzündungen* (☞ 20.5.3) und Infektionen der oberen Atmungsorgane
- Urogenitalinfektionen, v.a der nicht-gonorrhoeischen Harnröhren- und Prostataentzündung beim Mann und der unspezifischen Eileiterentzündung der Frau.

28.5.19 Erkrankungen durch Chlamydien und Rickettsien

Chlamydien und **Rickettsien** sind *obligat intrazelluläre Prokaryonten.* Im Gegensatz zu den bisher genannten Bakterien (auch den Mykoplasmen) können sie nicht auf *unbelebten* Nährböden angezüchtet werden, da ihre Vermehrung nur *innerhalb* von Wirtszellen möglich ist.

Erkrankungen durch Chlamydien

Von den verschiedenen Chlamydien sind *Chlamydia trachomatis* und *Chlamydia psittaci* für den Menschen pathogen.

Dabei existieren von Chlamydia trachomatis verschiedene Unterarten:

- Einige Unterarten gehören zu den häufigsten Erregern der sexuell übertragenen **unspezifischen Urogenitalinfekte** sowohl bei der Frau als auch beim Mann
- Gelangen die Chlamydien einer infizierten Schwangeren während der Geburt in die Augen des Neugeborenen, entwickelt sich eine **eitrige Bindehautentzündung**
- Andere Unterarten verursachen das **Lymphogranuloma inguinale**, eine (sehr seltene) ansteckende Geschlechtskrankheit
- In tropischen Ländern ist das **Trachom** (☞ 33.7.1) gefürchtet, eine bei uns meldepflichtige Entzündung der Augenhornhaut und -bindehaut, die unbehandelt zu schweren Vernarbungen und Blindheit führt
- *Chlamydia pneumoniae* wurde erst vor wenigen Jahren entdeckt und spielt wahrscheinlich bei den Atemwegserkrankungen Heranwachsender eine große Rolle. Die Erkrankung wird bei Kindern mit Erythromycin (z.B. Erythrocin®), bei Erwachsenen mit Tetrazyklinen (z.B. Vibramycin®) behandelt
- *Chlamydia psittaci* ist der Erreger der **Ornithose** (bei Übertragung durch Papageien auch *Psittakose* oder *Papageienkrankheit* genannt), einer atypischen Lungenentzündung (☞ 20.5.3), die mit dem getrockneten Kot infizierter Vögel übertragen wird (Papageien, Wellensittiche, seltener Stadt-Tauben und alle übrigen freifliegenden Vogelarten). Antibiotika der Wahl sind Tetrazykline, vorzugsweise Doxycyclin (z.B. Vibramycin®), sowie Erythromycin (z.B. Erythrocin®). Die Ornithose ist bei Verdacht, Erkrankung und Tod meldepflichtig.

Erkrankungen durch Rickettsien

Rickettsien sind in Mitteleuropa von vergleichsweise geringer Bedeutung. Vor allem in den warmen Ländern der Erde rufen sie die verschiedenen Formen des **Fleckfiebers** hervor (meldepflichtig). Die Patienten haben (hohes) Fieber mit Schüttelfrost sowie Kopf- und Gliederschmerzen. Ein fleckförmiger Hautausschlag, teils mit Hautblutungen, gab den Erkrankungen ihren Namen.

28.6 Virale Infektionen

☑ **Virale Infektionen** sind wahrscheinlich noch häufiger als bakterielle. Die meisten „Erkältungskrankheiten" (Husten, Schnupfen, „Grippe"), Leber- oder Hirnhautentzündungen und zahlreiche „Kinderkrankheiten" gehören zu den Virusinfektionen.

28.6.1 Aufbau von Viren

Viren besitzen keine Zellstruktur und keinen eigenen Stoffwechsel. Sie sind wesentlich einfacher aufgebaut als Bakterien (☞ Abb. 28.35). Die Viren werden im Krankenhausalltag nach klinischen Kriterien eingeteilt. (z.B. Hepatitis-Viren).

Infektion der Wirtszelle

Das Virus heftet sich an die Rezeptoren der Wirtszelle, schleust seine Erbsubstanz in die Wirtszelle ein, „programmiert" dann die Zelle um und veranlaßt sie, *Viruspartikel* zu bilden und zusammenzusetzen (☞ Abb. 28.36).

Folgen der Virusinfektion

Viren schädigen ihre Wirtszellen auf unterschiedliche Weise:

- Im typischen Fall produziert die infizierte Wirtszelle nur noch neue Viren, aber keine Eiweiße mehr „für sich selbst". Die Wirtszelle stirbt bald nach ihrer Infektion ab und setzt dabei zahlreiche neue Viren frei, die ihrerseits weitere Zellen infizieren
- Bei der **temperenten** (verborgenen) **Infektion** ist zunächst keine schädigende Wirkung auf die Wirtszelle erkennbar. Die in die Wirtszelle einge-

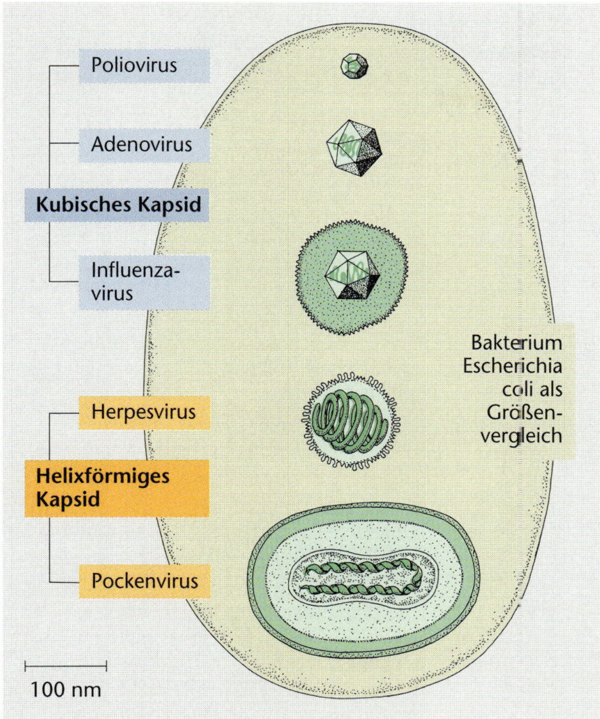

Abb. 28.35: Größenvergleich und Aufbau verschiedener Viren. [L190]

baute Erbsubstanz des Virus wird aber über „Generationen" an die Tochterzellen der befallenen Zelle vererbt. Zu diesem Infektionstyp gehören wahrscheinlich auch die **slow virus-Infektionen**, bei denen die Erkrankung erst Jahre oder Jahrzehnte nach der Infektion ausbricht

- Viren spielen auch eine Rolle bei der Entstehung einiger bösartiger Tumoren, indem sie über eine Umprogrammierung der Wirtszellen-DNA die unkontrollierte Vermehrung der Wirtszelle auslösen. Z.B. ist das Epstein-Barr-Virus (☞ auch 34.7.1) an der Entstehung des Gebärmutterkrebses (Zervixkarzinom, ☞ 32.9.1) beteiligt.

Behandlung von Viruserkrankungen

Bei den meisten Virusinfektionen ist nur eine *symptomatische Behandlung* der Krankheitserscheinungen möglich und sinnvoll. Einige Virusinfektionen erfordern aber die Gabe von (nebenwirkungsreichen) Virostatika (☞ Pharma-Info 28.38).

Diaplazentare Infektion

Viren nehmen eine Schlüsselstellung bei infektiösen Schädigungen des Ungeborenen durch **diaplazentare Erregerübertragung** (☞ 12.5.1) ein:

- Die **Rötelnembryopathie** ist Folge einer Erstinfektion der (ungeimpften) Mutter mit Röteln. Stirbt der Embryo nicht ab, drohen bei einer Infektion in der Frühschwangerschaft Blind- und Taubheit, Herzfehler und schwere geistige Behinderung (☞ 13.14.5)
- Noch häufiger sind Fruchtschädigungen durch eine (frische) *Zytomegalievirus-Infektion* der Mutter (☞ 28.6.4).

Nicht diaplazentar, aber über den (virushaltigen) Geburtskanal übertragen werden z.B. *Herpes simplex-Viren* von Herpes genitalis-erkrankten Müttern. Um eine Infektion des Neugeborenen zu vermeiden und damit die Gefahr einer (oft tödlichen) *Herpes-Sepsis*, ist eine Sectio caesarea erforderlich.

Viele Virusinfektionen werden in den jeweiligen Organkapiteln abgehandelt (☞ Tab. 28.37).

Erkrankung	Details ☞
AIDS	29.3
Enzephalitis	35.9.2
Erkältungskrankheiten	20.5.1
FSME	35.9.4
Gelbfieber	28.6.6
Herpes simplex	28.6.2
Herpes zoster	28.6.3
Infektiöse Mononukleose	34.7.1
Influenza	20.5.1
Meningitis	35.9.1
Tollwut	28.6.5
(Virus-)Hepatitis A, B, C, D, E	22.4.2
Zytomegalie	28.6.4

Tab. 28.37: Die wichtigsten Virusinfektionen.

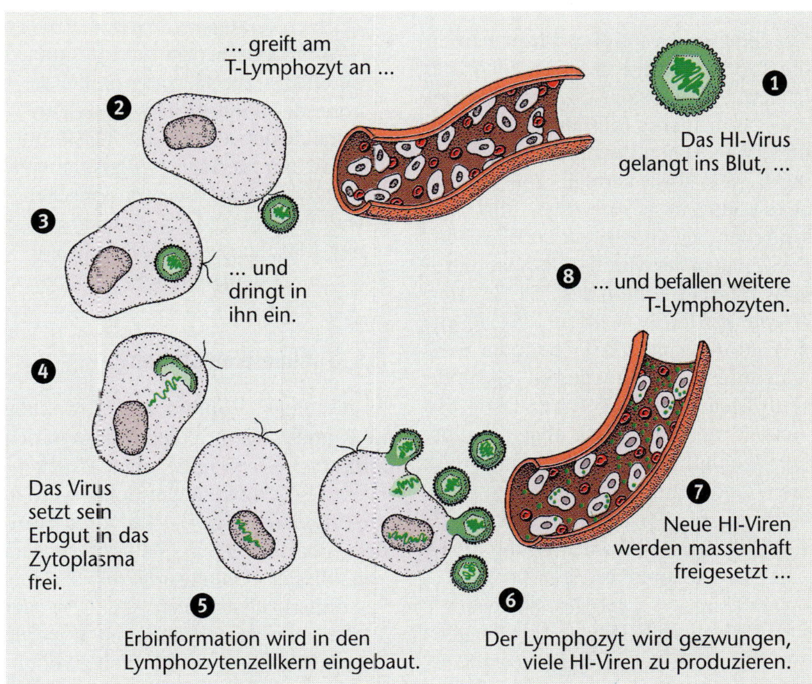

Abb. 28.36: Eindringen in die Wirtszelle, Vermehrung und Ausbreitung von Viren (am Beispiel des HI-Virus). [L190]

Pharma-Info 28.38: Virostatika

Virostatika *(Virusstatika):* Medikamente zur kausalen Behandlung von Virusinfektionen.

Viren haben keinen eigenen Stoffwechsel. Während Antibiotika gezielt den Bakterienstoffwechsel angreifen und die menschliche Zelle weitgehend verschonen, können **Virostatika** dies nicht, da Viren sich menschlicher Enzyme und Stoffwechselreaktionen bedienen. Jede Behandlung virusinfizierter Zellen erfaßt deshalb auch den Stoffwechsel gesunder Körperzellen. Nur wenige virusspezifische Enzyme können durch die derzeit verfügbaren Virostatika gezielt blockiert werden, und dies auch nur bei bestimmten Virusarten (z.B. Herpes-Viren, ☞ Tab.). Die Nebenwirkungen von Virostatika sind z.T. erheblich. Gastrointestinale Beschwerden sind häufig, können aber meist toleriert werden. An ernsten und oft zum Therapieabbruch führenden Nebenwirkungen sind v.a. Leber- und Nierenschäden sowie neurologische Symptome (z.B. Verwirrtheit, Somnolenz) zu nennen.

Überblick der wichtigsten Virostatika zur systemischen Gabe

Substanz	Handelsname	Spektrum/ Indikation	Nebenwirkungen/ Bemerkungen	Pflegerische Konsequenzen
Aciclovir	Zovirax®	HSV 1 und 2, EBV, VZV, evtl. CMV	Gut verträglich. Anstieg von Kreatinin und Leberenzymen, Exanthem, bei i.v.-Gabe Venenreizung	Beobachtung der Haut, Kontrolle des venösen Zugangs
Amantadin	PK-Merz®	Influenza A, Herpes zoster	Mundtrockenheit, Kopfschmerz, Übelkeit, Blutdruckabfall, ZNS-Störungen (z.B. Unruhe)	Kreislaufkontrollen, Beobachtung von Haut und Psyche
Azidothymidin (AZT, Zidovudin)	Retrovir®	HIV	Knochenmarkdepression, GIT-Symptome, Kopfschmerz, Exanthem, Fieber	Beobachtung auf Infekte. Pflege bei Fieber
Zalcitabin (DDC, ddc)	Hivid®	HIV bei Resistenz/Unverträglichkeit gegen AZT	Polyneuropathie, Ulzera (z.B. Mund), selten Pankreatitis	Beobachtung von Haut und Schleimhaut
Didanosin (DDI, ddI)	Videx®		Pankreatitis, Durchfall, Polyneuropathie	Beobachtung der Ausscheidungen (Stuhl)
Foscarnet	Foscavir®	CMV, evtl. HSV bei Aciclovir-Resistenz	GIT-Symptome, Fieber, ZNS-Störungen, Venenreizung	Langsames Infundieren! Auf Psyche achten, ZVK-Pflege
Ganciclovir	Cymeven®	CMV bei Immunsuppression (z.B. bei AIDS, nach Transplantation)	Leukopenie, Fieber, Ödeme, Exanthem, GIT-Symptome, ZNS-, Leber- und Nierenfunktionsstörungen, Venenreizung	Auf Infekte und Psyche achten, venösen Zugang kontrollieren

GIT = Gastro-Intestinale, CMV = Zytomegalie-Virus, EBV = Epstein-Barr-Virus, HSV = Herpes-simplex-Virus (Typ 1 und Typ 2), VZV = Varizella-Zoster-Virus.

28.6.2 Herpes simplex-Infektionen

Bei den **Herpes simplex-Viren** werden die Typen 1 und 2 unterschieden. Bei beiden Typen erfolgt die Erstinfektion meist unbemerkt (die Durchseuchung der erwachsenen Bevölkerung liegt um 90%!). Das Virus verbleibt *(persistiert)* aber häufig im Körper und führt zum typischen, wiederkehrenden Bläschenausschlag in der Mund- oder Genitalregion (*Herpes labialis,* ☞ 34.7.1, und *Herpes genitalis,* ☞ 28.6.1). Auslösende Faktoren sind z.B. Fieber oder Sonnenstrahlen. Für ansonsten Gesunde sind diese Ausschläge zwar lästig (da juckend und infektiös), aber harmlos. Die Behandlung erfolgt lokal mit Aciclovir. Gefürchtet sind aber:

- Die *Herpes-Enzephalitis* (☞ 35.9.2) mit häufig tödlichem Ausgang durch das Herpes simplex-Virus Typ 1
- Die *Herpes-Sepsis* des Neugeborenen, die meist bei einem Herpes genitalis der Mutter durch direkten Kontakt des Kindes mit der mütterlichen Schleimhaut während der Geburt hervorgerufen wird (☞ 28.6.1).

28.6.3 Herpes zoster

Herpes zoster *(Zoster, Gürtelrose):* (Lokale) Zweiterkrankung durch das zur Herpes-Familie gehörende Windpockenvirus (**Varizella-Zoster-Virus**, kurz *VZV*) mit meist nur geringen Allgemeinerscheinungen und einem typischen Hautausschlag, der aus vielen kleinen Bläschen besteht. Betrifft vornehmlich den älteren Menschen.

Krankheitsentstehung

Nach einer Windpockenerkrankung im Kindesalter verbleiben Viren in den *Spinalganglien* nahe dem Rückenmark. Bei Abwehrschwäche werden die Viren reaktiviert. Die Viren wandern über die Nervenbahnen zu dem von diesem Spinalganglion sensibel versorgten Hautgebiet, das von der Wirbelsäule gürtelförmig nach vorne bis zur Mittellinie reicht. Weitere häufige Manifestationsorte sind die Versorgungsbereiche des N. trigeminus im Gesicht.

Symptome und Diagnostik

Nach kurzem Vorstadium mit allgemeinem Krankheitsgefühl, Schmerzen im betroffenen Hautgebiet und evtl. Fieber treten im Versorgungsgebiet des Ganglions gruppiert stehende, kleine Hautbläschen auf gerötetem Grund auf. Diese platzen und hinterlassen Krusten und Erosionen. Meist ist die Erkrankung einseitig *(unilateral),* selten *bilateral.* Typisch sind auch in diesem Stadium stärkste, meist brennende Schmerzen im betroffenen Hautareal. Sehr unangenehm für die Patienten ist der meist vielwöchige Verlauf, bis die Schmerzen wieder verschwinden.

Die Diagnose wird in der Regel klinisch gestellt.

Behandlungsstrategie

Bei einem unkomplizierten Herpes zoster sind lokale Maßnahmen ausreichend (☞ unten). Evtl. läßt sich durch rechtzeitige *orale* Gabe von Aciclovir (z.B. Zovirax®) ein schwerer Verlauf verhindern. Bei Abwehrschwäche des Patienten oder einem in der Augenregion lokalisierten Zoster *(Zoster ophthalmicus)* wird Aciclovir *intravenös* gegeben. Bei starken Schmerzen sind außerdem Analgetika und evtl. Sedativa erforderlich.

Pflege bei Herpes zoster

Viele Patienten mit Herpes zoster werden ambulant behandelt. Die stationär behandelten Patienten sind meist schwer erkrankt und bedürfen sorgfältiger Pflege:

- Die befallenen Hautpartien werden nicht gewaschen, sondern stets trokken gehalten. Andere infektionsgefährdete Areale (z.B. Hautfalten) sind z.B. durch Puder zu schützen
- Die betroffene Haut wird lokal mit austrocknenden, desinfizierenden und antientzündlichen Mitteln nach Arztanordnung behandelt (z.B. Zinkpaste, Betaisodona®, Pyoctanin- oder Kaliumpermanganatlösung). Bei Superinfektionen sind antibiotikahaltige Präparate angezeigt
- Es dürfen nur leichte, möglichst luftdurchlässige Verbände angelegt werden
- Der Patient soll Bettruhe einhalten und sich insgesamt schonen
- Wiederholung der Lokaltherapie am Abend zur Linderung von Juckreiz und Schmerzen fördern eine ausreichende Nachtruhe des Patienten
- Schmerzen können medikamentös oder physikalisch durch Wärmezufuhr gelindert werden
- Der Bläscheninhalt ist infektiös. Kinder ohne Immunität erkranken nach Kontakt an Windpocken. Daher soll sich der Patient von Kindern und abwehrgeschwächten Erwachsenen fernhalten und sich nach dem Berühren der betroffenen Körperregion oder kontaminierter Kleidung die Hände desinfizieren
- Die Pflegenden tragen beim Waschen des Patienten Handschuhe und benutzen desinfizierende Waschzusätze. Die entsprechende Händedesinfektion ist auch hier unerläßlich
- Die Pflegenden beobachten den Patient sorgfältig, um Komplikationen rechtzeitig zu erfassen. Geachtet wird vor allem auf eine Beteiligung motorischer Nerven, z.B. des N. facialis bei einem *Zoster oticus* der Ohrregion. Bei Beteiligung des ersten Trigeminusastes *(N. ophthalmicus)* sind Hornhautschäden möglich.

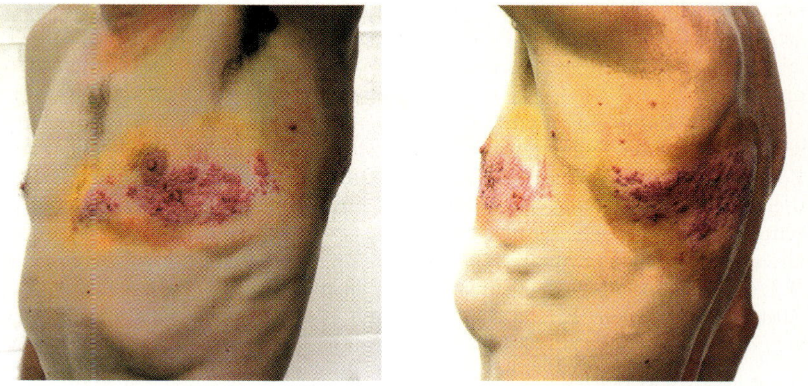

Abb. 28.40 – 41: Patient mit Herpes zoster in den Thorakal-Segmenten 5 und 6. Die gürtelförmige Ausbreitung der Bläschen gab der Erkrankung den Namen „Gürtelrose". [M167]

Prognose

Die Prognose ist meist gut. Allerdings leiden v.a. ältere Patienten nach der Erkrankung unter einer *postzosterischen Neuralgie* im betroffenen Bezirk. Diese einschießenden, brennenden Schmerzen können jahrelang beste-

Viren der Herpes-Familie

Herpes simplex-Virus (HSV) Typ 1, Typ 2	Varizella-Zoster-Virus (VZV)	Zytomegalie-Virus (CMV)
Erstinfektion: Oft symptomlos, selten systemische Komplikationen, z.B. Herpes-Enzephalitis	*Erstinfektion:* Windpocken	*Erstinfektion:* Meist symptomlos, bei Abwehrschwäche evtl. schwere Krankheitsbilder
↓	↓	↓
Viruspersistenz v.a. im Trigeminusganglion und in den Lumbosakralganglien	*Viruspersistenz* v.a. im Trigeminusganglion und in den Spinalganglien	*Viruspersistenz* im Monozyten-Makrophagen-System
↓	↓	↓
Reaktivierung: Rezidivierender Herpes labialis / Rezidivierender Herpes genitalis	*Reaktivierung:* Herpes zoster = Gürtelrose	*Reaktivierung:* z.B. Pneumonie, Hepatitis, Retinitis, Enzephalitis, Transplantatabstoßung. Angeborene Zytomegalie, ☞ 28.6.4
↓ ↓	↓	
Bei Abwehrschwäche: Erregerausbreitung, z.B. Herpes-Pneumonie, Herpes-Enzephalitis / Bei Schwangeren: Herpes-Sepsis und -Enzephalitis des Neugeborenen Spätschäden nach Herpes-Enzephalitis: v.a. geistige Behinderung	1. Bei Abwehrschwäche Erregerausbreitung zum Zoster generalisatus 2. Bei Zoster ophthalmicus Gefahr von Augenkomplikationen 3. Bei Zoster oticus Gefahr von Ohrenkomplikationen bis hin zur Taubheit 4. Insbesondere bei Älteren Gefahr langdauernder postzosterischer Neuralgien	Herpesvirus

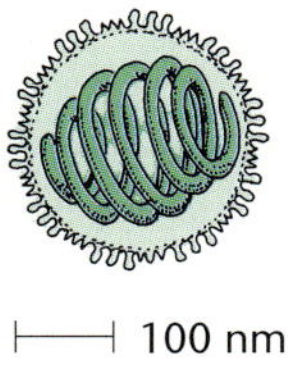

Abb. 28.39: Durch Viren der Herpes-Familie verursachte Erkrankungen. Gemeinsames Merkmal dieser Viren ist ihre Fähigkeit, bei einem Teil der Betroffenen im Körper zu persistieren. [M100]

hen. Die Behandlung erfolgt mit Analgetika und Carbamazepin (z.B. Tegretal®), in Extremfällen auch neurochirurgisch.
Gefährliche Komplikationen v.a. abwehrgeschwächter Patienten sind der *Zoster generalisatus* mit einer exanthemartigen Ausbreitung der Hauterscheinungen, eine *Beteiligung innerer Organe* oder eine *ZNS-Beteiligung* (Enzephalitis, Meningitis) bei einem Zoster im Kopfbereich.

28.6.4 Zytomegalie

Zytomegalie *(Einschlußkörperchenkrankheit, Speicheldrüsenviruskrankheit):* Sehr häufige Infektion mit sehr variablem Krankheitsbild: bei gesunden Erwachsenen meist völlig unbemerkt verlaufend, bei Abwehrgeschwächten oder pränataler Infektion des Ungeborenen oft schwere Krankheitsbilder verursachend.

Die Zytomegalie-Infektion gilt heute als die häufigste pränatale (vorgeburtliche) Infektion. Die angeborene Zytomegalie ist meldepflichtig.

Übertragung und Krankheitsentstehung

Das **Zytomegalie-Virus** (kurz *CMV*) gehört ebenfalls zur Gruppe der *Herpes-Viren.* Es wird wahrscheinlich durch Schmier- und Tröpfcheninfektion, sicher aber durch Blut und diaplazentar übertragen.

Symptome und Untersuchungsbefund

Bei gesunden Kindern und Erwachsenen verläuft die Zytomegalie-Infektion meist asymptomatisch. Evtl. haben sie kurzzeitig grippe- oder mononukleoseähnliche (☞ 34.7.1) Beschwerden. Dagegen stellt die Zytomegalie für abwehrgeschwächte Patienten ein ernstes Problem dar. Dabei sind sowohl die Neuinfektion als auch das Wiederaufflackern einer persistierenden Infektion von Bedeutung. Am häufigsten zeigt sich die Zytomegalie in solchen Fällen als Lungen- oder Leberentzündung. Schwerste Verläufe mit ZNS-Befall (*Enzephalitis*, ☞ 35.9.2), Darmentzündung oder Augenbeteiligung werden bei AIDS-Patienten beobachtet (☞ 29.3.4).

Die Gefährdung des Ungeborenen durch eine Zytomegalie-Infektion der Mutter ist nach wie vor in ihrem Ausmaß umstritten. Wahrscheinlich ist eine Reaktivierung des Virus während der Schwangerschaft, vergleichbar dem Aufflackern eines Herpes simplex der Lippe, harmlos. Dagegen *kann* eine *frische* Zytomegalie-Infektion der Schwangeren zu einer schweren generalisierten Infektion des Ungeborenen mit Leber- und Milzvergrößerung, Mißbildungen sowie Hör-, Seh- und Gehirnschäden führen.

Diagnostik und Differentialdiagnose

Antigene des Zytomegalie-Virus können im Urin, im Blut und durch eine bronchioalveoläre Lavage (☞ 20.4.5) nachgewiesen werden. Außerdem können die Zytomegalie-Antikörper bestimmt werden.

Krankenbeobachtung

- Vitalzeichen, Temperatur, Atmung
- Haut (Hautblutungen aufgrund von Gerinnungsstörungen?)
- Urinausscheidung (Hämaturie?)
- Erbrochenes (Hämatemesis?).

Behandlungsstrategie

Eine Behandlung ist nur bei schweren Verläufen notwendig. Sie erfolgt durch die intravenöse Gabe des Virostatikums Ganciclovir (Cymeven®). Eine passive Immunisierung mit menschlichen Immunglobulinen ist möglich (z.B. Cytoglobin® Tropon).

28.6.5 Tollwut

Tollwut *(Rabies, Hundswut, Lyssa, Hydrophobie):* Seltene, akute Infektionskrankheit des ZNS mit fast immer tödlichem Ausgang.

Die Tollwut ist bereits bei Verdacht meldepflichtig (☞ 28.10).

Übertragung und Krankheitsentstehung

Erreger der Tollwut ist das **Tollwut-Virus** *(Rabiesvirus).* Tollwütige Tiere scheiden das Virus mit ihrem Speichel aus. Der Mensch infiziert sich durch den Biß eines erkrankten Tieres. Die Viren wandern über die Nervenbahnen zum Gehirn und führen dort zu einer Entzündung der grauen Substanz.

Symptome und Untersuchungsbefund

Nach einer Inkubationszeit von 1 – 3 Monaten (selten bis zu einem Jahr) beginnt die Erkrankung mit Juckreiz, Brennen und Schmerzen der (bereits verheilten) Bißwunde, Kopfschmerzen, Nervosität und Depressionen. Es folgen eine abnorme Reizbarkeit und eine hochgradige Geräusch- und Lichtempfindlichkeit. Nach 5 – 8 Tagen wird der Kranke motorisch sehr unruhig. Er hat Krämpfe vor allem der Rachen-, Atem- und Kehlkopfmuskulatur. Schmerzhafte Schluckkrämpfe können bereits beim bloßen Gedanken an Wasser auftreten *(Hydrophobie).* Da der Patient nicht trinken kann, kommt es zunehmend zur Exsikkose. Außerdem führt eine verstärkte Speichelsekretion zusammen mit der Unfähigkeit, den Speichel herunterzuschlucken, zu Speichelfluß aus dem Mund. Der Patient schreit und tobt bei den geringsten Umweltreizen („Tollwut"). Überlebt der Kranke dieses *Erregungsstadium*, so stirbt er während des darauffolgenden *Lähmungsstadiums* an Atemlähmung.

Diagnostik und Differentialdiagnose

Während der Inkubationszeit kann die Infektion nicht nachgewiesen werden. Deshalb ist für die Diagnosestellung wichtig zu wissen, ob das Tier, das den Patienten gebissen hat, an Tollwut erkrankt war.

Behandlungsstrategie

Eine spezifische Behandlung der Tollwut ist nicht möglich. Die symptomatische Behandlung umfaßt die medikamentöse Sedierung des Patienten, parenterale Ernährung und künstliche Beatmung.

Pflege bei Tollwut

Der Patient wird vor allen unnötigen Reizen geschützt: In seinem Zimmer herrscht Ruhe, und das Licht ist gedämpft. Dies gilt auch bei der eventuell notwendigen Intensivpflege.

☑ Wichtig für den Selbstschutz ist das Tragen von Schutzbrille, Gesichtsmaske, Schutzkittel und Handschuhen. Der Speichel des Kranken ist infektiös! Eine Isolation ist notwendig.

Patienteninformation

Da eine manifeste Tollwut fast immer tödlich verläuft, müssen Patienten mit Bißverletzungen von verdächtigen Tieren auf jeden Fall chirurgisch versorgt (☞ 27.4.3) und sowohl *aktiv* als auch *passiv* gegen Tollwut geimpft werden, z.B. aktiv mit Rabivac® Tollwut-Impfstoff (HDC) und passiv mit Berirab® S Tollwut-Immunglobulin.

28.6.6 Gelbfieber

Gelbfieber: Akute, fieberhafte Infektionskrankheit mit Leberschädigung der afrikanischen und lateinamerikanischen Tropen, die durch das gleichnamige Virus hervorgerufen und durch Mücken auf den Menschen übertragen wird. Ihr Name ist auf den im Krankheitsverlauf auftretenden Ikterus (☞ 22.2.1) zurückzuführen. Anstelle des früher gefürchteten **klassischen** *(„Stadt"-)* **Gelbfiebers** überwiegt heute weltweit das **gutartigere** *(„Busch"-)* **Gelbfieber**.

Für Gelbfieber besteht Meldepflicht bei Erkrankung und Tod (☞ 28.10).

Behandlung und Pflege beschränken sich auf symptomatische Maßnahmen.

Die einzig wirksame Prophlaxe ist die aktive Schutzimpfung vor Reisen in gefährdete Gebiete, die nur von WHO-autorisierten Impfstellen durchgeführt wird und mindestens 10 Tage vor Reiseantritt erfolgen muß.

28.7 Infektionen durch Pilze (Mykosen)

28.7.1 Aufbau von Pilzen

Pilze *(Fungi)* sind wenig differenzierte Lebewesen mit einem Zellkern und charakteristischen, chitinhaltigen Zellwänden (☞ Abb. 28.42). Für die in Europa bedeutsamen menschenpathogenen Pilze wird in der Klinik die einfache **D-H-S-Klassifikation** bevorzugt.

Man unterscheidet:

- **Dermatophyten** *(Fadenpilze,* ☞ Abb. 28.42): Sie befallen die Haut des Menschen und ihre Anhangsgebilde
- **Hefen** *(Sproßpilze,* ☞ Abb. 28.42): Hefen, v.a. *Candida albicans*, verursachen in erster Linie Infektionen der Haut und Schleimhäute (☞ 28.7.2), können jedoch bei Abwehrschwäche die inneren Organe befallen und zu einer *Pilzsepsis* führen
- **Schimmelpilze:** Schimmelpilze befallen vor allem die inneren Organe.

Entstehung von Mykosen

Pilze sind überall in unserer Umwelt vorhanden, und einige Pilze siedeln auch beim Gesunden auf der Haut oder den Schleimhäuten, ohne zu einer manifesten Erkrankung zu führen. Begünstigt werden Pilzerkrankungen durch eine Abwehrschwäche z.B. bei:

- Grunderkrankungen wie Tumoren, Diabetes mellitus oder AIDS
- Glukokortikoid-, Immunsuppressiva- oder Zytostatikatherapie
- Mangel- und Fehlernährung.

Pilze verursachen verschiedene Krankheitsbilder:

- Am häufigsten sind **lokale Mykosen** durch *fakultativ pathogene* Pilze mit umschriebenem Befall der Haut oder Schleimhaut. Lokale Mykosen beginnen schleichend, sind in der Regel harmlos und durch *Lokalpräparate* gut zu behandeln. Allerdings rezidivieren sie häufig
- Bei einer hochgradigen Abwehrschwäche des Patienten können sich viele sonst ungefährliche Pilze im Körper ausbreiten und zu **opportunistischen systemischen Mykosen,** häufig auch einer **Pilzsepsis,** führen. Diese beginnen ebenfalls oft schleichend, nehmen dann aber häufig einen lebensbedrohlichen Verlauf und sind nur schwer durch *systemische* Gabe nebenwirkungsreicher Antimykotika zu behandeln
- Einige wenige Pilzarten sind *obligat pathogen.* Sie sind vor allem in Nord- und Südamerika verbreitet, können aber nach Europa eingeschleppt werden. Diese Pilze führen zu (nicht-opportunistischen) **primären systemischen Mykosen** in inneren Organen (z.B. Lunge oder ZNS).

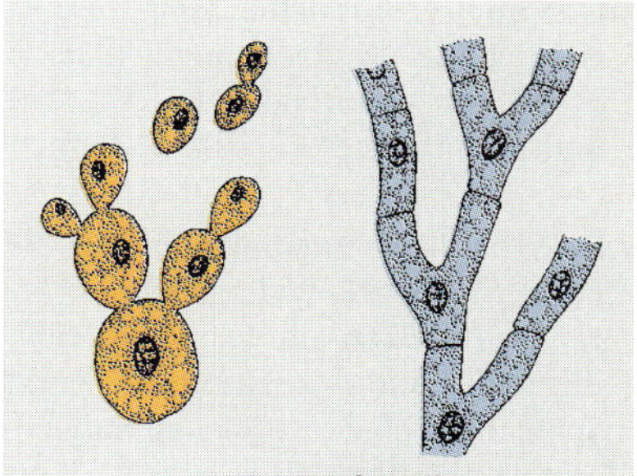

Abb. 28.42: Charakteristische Wuchsformen von Pilzen. [B200]

Viele Pilzarten können außerdem zu allergischen Erkrankungen führen, beispielsweise zu allergischen Atemwegserkrankungen (☞ 20.6.1 und 20.7.2).

Therapie von Mykosen

Die Therapie von Mykosen erfordert spezielle Antiinfektiva, die *Antimykotika* (☞ Pharma-Info 28.45).

Pilzinfektionen der Haut (Dermatomykosen), ☞ *30.8.2*

28.7.2 Candidose

Candidose (Kandidose, Candida-Mykose, Candidiasis, Soor): Meist lokale Pilzinfektion der Haut- und Schleimhaut, in 90% der Fälle durch den Hefepilz Candida albicans (= weißer Pilz) und in 10% durch andere Hefen bedingt.

Krankheitsentstehung

Hefen siedeln auch bei vielen Gesunden auf Haut und Mund-Rachen-Schleimhaut und sind den fakultativ pathogenen Mikroorganismen zuzurechnen.

Symptome und Untersuchungsbefund

Die Beschwerden des Patienten hängen von der Lokalisation des Pilzes ab:

- Beim **Mundsoor** hat der Patient in der Mundhöhle weißliche, meist abwischbare Beläge auf geröteter Schleimhaut. Die Schleimhaut kann auch bluten und ulzerieren. Während ein leichter Mundsoor oft unbemerkt bleibt, bereitet in ausgeprägten Fällen jeder Eßversuch Schmerzen

- Der **Speiseröhrensoor** zeigt sich in erster Linie durch Schmerzen beim Schlucken der Nahrung. Er tritt praktisch immer bei AIDS-Patienten auf
- Beim häufigen **Vaginalsoor** klagt die Patientin über Scheidenausfluß *(Fluor)* und Jucken im Genitalbereich. Begünstigende Faktoren sind Schwangerschaft, „Pilleneinnahme" und Antibiotika
- Eine **Candidose der Atemwege** zeigt sich durch Husten und Auswurf. Dann ist auch die Gefahr einer systemischen Beteiligung mit **Soorpneumonie** groß
- Eine **Harnröhren-** oder **Harnblasenentzündung** durch Candida verursacht die gleichen Beschwerden wie andere Harnblasenentzündungen auch: Brennen beim Wasserlassen, Juckreiz, häufiger Harndrang. Eine Nierenbeteiligung mit dem Bild einer Nierenbeckenentzündung ist möglich.

Komplikation: Soorsepsis

Bei starker Abwehrschwäche können die Pilze in immer tiefere Darmabschnitte vordringen. Diese **Candidose des Darms** zeigt sich durch Durchfälle, in schweren Fällen auch durch Darmblutungen und -perforationen. Dringen die Pilze durch die Schleimhaut in die Blutbahn ein, kann eine lebensbedrohliche **Soorsepsis** *(Candida-Sepsis)* die Folge sein.

Diagnostik und Differentialdiagnose

Das klinische Bild ist gerade beim Mundhöhlen- oder Vaginalsoor typisch. Der Erreger läßt sich aus Abstrichen (vor allem aus dem Rand der Herde) mikroskopisch und kulturell nachweisen.

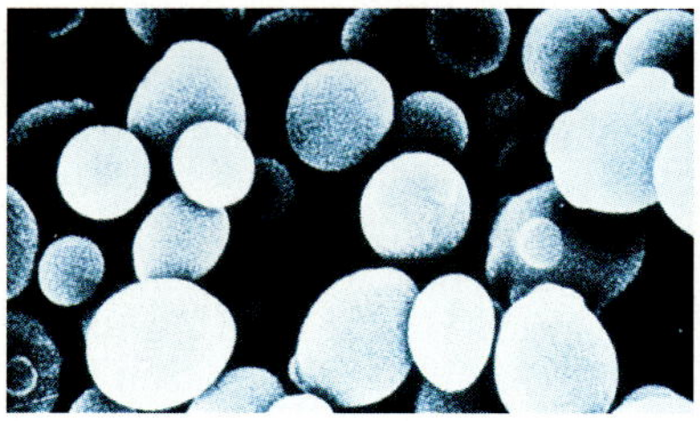

Abb. 28.43: Kugelige Zellen von Candida albicans im elektronenmikroskopischen Bild. [U149]

Pharma-Info 28.45 Antimykotika

Antimykotika: Medikamente gegen Pilzinfektionen.

Die Behandlung *lokaler* Pilzinfektionen ist mit modernen Antimykotika meist unproblematisch (beispielsweise Nystatin, etwa in Moronal®).

Die Präparate werden auf Haut oder Schleimhaut aufgetragen und haben, da sie nicht resorbiert werden, praktisch keine Nebenwirkungen.

Werden Antimykotika aber oral oder i.v. gegeben, sind schwere Nebenwirkungen, v.a. Leberschäden, nicht selten. Auch müssen systemische Antimykotika im Vergleich zu Antibiotika viel länger – oft viele Wochen oder Monate – verabreicht werden, was die Rate von Nebenwirkungen weiter ansteigen läßt.

Häufig verordnete Antimykotika

Substanz	Handelsname	Wichtigste Indikationen	Anwendung	Nebenwirkungen*** Bemerkungen
Amphotericin B**	Amphotericin B®, Ampho-Moronal®	Schwere Inf. mit Candida, Aspergillus, Kryptokokken	Lokal, syst.* möglichst über ZVK	Fieber, Knochenmarkdepression, (generalisierte) Schmerzen, Nierenfunktionsstörung, Hypokaliämie, Venenreizung
Clotrimazol	Canesten®	Dermatomykosen	Lokal	Hautreaktionen
Fluconazol	Diflucan®, Fungata®	Hefepilzinf., z.B. Candida, Kryptokokken	Syst.	Exanthem, Kopfschmerzen
Flucytosin	Ancotil®	Schwere Inf. mit Candida, Aspergillus, Kryptokokken	Syst.	Knochenmarkdepression, ZNS-Störungen (z.B. Schwindel, Halluzinationen)
Itraconazol	Sempera®	Schwere Dermatomykosen, Candidose, Systemmykosen	Syst.	Kopfschmerzen, Benommenheit, Allergie
Ketoconazol	Nizoral®	Schwere Haut-, Organ- und Systemmykosen	Lokal, syst.	Hauterscheinungen, Kopfschmerzen, Haarausfall
Nystatin**	Moronal®	V.a. Candida-Inf.	Lokal**	Allergie

* = Systemische Anwendung (oral oder i.v.).

** = Amphotericin B und Nystatin werden nicht aus dem Magen-Darm-Trakt resorbiert. Daher entspricht die orale Gabe einer Lokalbehandlung der Schleimhäute des Magen-Darm-Trakts.

*** = Alle oral gegebenen Medikamente haben als Nebenwirkung gastrointestinale Symptome (Übelkeit, Erbrechen, Durchfall) und Leberfunktionsstörungen.

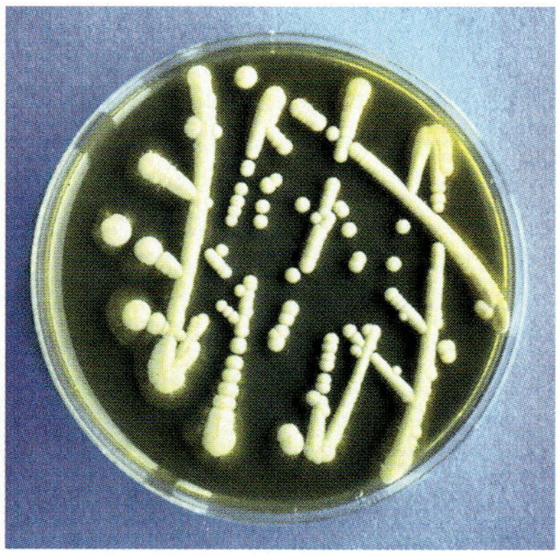

Abb. 28.44: Pilzkultur von Candida albicans mit den typischen weißen („albicans"), rundlichen Kolonien. [U149]

Behandlungsstrategie

Bei lokalem Schleimhautsoor bringen lokale Antimykotika (z.B. Nystatin, etwa in Moronal®) in der Regel den gewünschten Erfolg.

Die orale Gabe nicht resorbierbarer Medikamente behandelt auch den Ösophagus- und Darmsoor oder verhindert ständige, vom Darm ausgehende Scheideninfektionen. Begünstigende Faktoren müssen unbedingt beseitigt werden, um Rückfälle zu verhüten. Ist dies nicht möglich (z.B. bei AIDS-Patienten, Diabetikern oder Tumorpatienten), kann manchmal eine medikamentöse Prophylaxe angezeigt sein.

Pflege bei Candidose

- Die candidabefallenen Körperregionen werden bei der Körperpflege immer zuletzt gewaschen, oder es müssen Waschwasser, Waschschüssel, Waschlappen und Handtuch gewechselt werden
- Bei gefährdeten Patienten ist eine *Soorprophylaxe* in Mund und Rachen angezeigt (☞ 7.5.5). Ziel ist der Erhalt der normalen Mundflora und einer feuchten Mundschleimhaut
- Auf Zucker und zuckerhaltige Nahrungsmittel sollte der Patient verzichten, da Zucker das Candidawachstum begünstigt
- Ein genaues Einhalten der Behandlungsdauer ist für den Behandlungserfolg entscheidend. Um Rezidive zu vermeiden, muß die Behandlung nach Verschwinden der Symptome noch mehrere Wochen weitergeführt werden
- Bei Candidabefall im Genitalbereich muß der Sexualpartner mitbehandelt werden, um eine Wiederansteckung zu vermeiden.

Patienteninformation

Von einem lokalisierten Soor geht in der Regel keine Gefahr aus. Allerdings kann die Behandlung langwierig sein, und Rezidive sind häufig, falls die Grunderkrankung fortbesteht.

28.7.3 Systemmykosen

Systemmykose: Pilzerkrankung *innerer Organe*, wobei die Pilze oft über die Atemwege aufgenommen werden. In Deutschland sind inbesondere die **Aspergillose** durch den Schimmelpilz *Aspergillus* und die **Kryptokokkose** durch den Hefepilz *Cryptococcus* von Bedeutung. Beide Pilze sind fakultativ pathogen.

Aspergillose

Aspergillose *(Aspergillus-Mykose):* Schimmelpilzerkrankung vorzugsweise der Lunge, in erster Linie abwehrgeschwächte Patienten betreffend. Erreger meist *Aspergillus fumigatus* (= „Gießkannenschimmel").

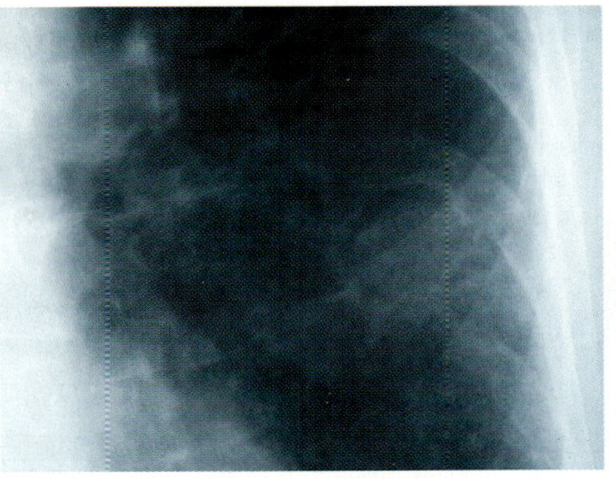

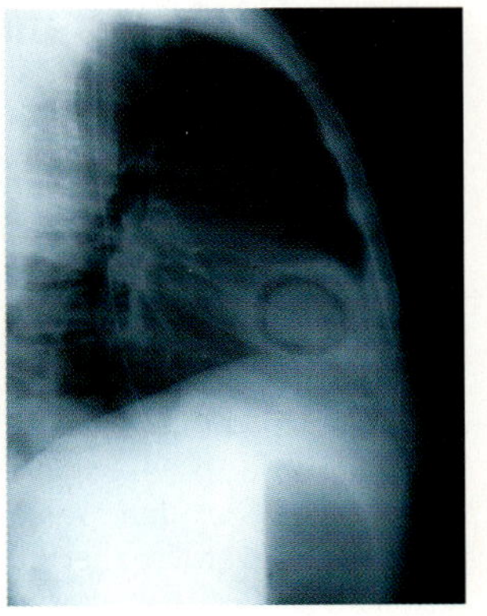

Abb. 28.46 – 28.47: Aspergillom der Lunge in der Zielaufnahme (links) und in der Tomographie (rechts). [T170]

Übertragung und Krankheitsentstehung

Schimmelpilz-Sporen werden ständig mit der Atemluft eingeatmet. Die Pilze wachsen dann in bestehenden Höhlen der Lunge, die sich aufgrund anderer Krankheitsprozesse gebildet haben (z.B. Bronchiektasen, tuberkulöse Kavernen). So entsteht ein „Pilzball" **(Aspergillom)**. Bei Patienten unter immunsuppressiver Therapie können sich die Pilze diffus auf die ganze Lunge oder über den Blutweg in andere Organe ausbreiten.

Symptome und Untersuchungsbefund

Die Patienten haben Fieber und Reizhusten mit Atembeschwerden. Ihr Allgemeinbefinden ist – auch wegen des Grundleidens – meist stark beeinträchtigt.

Diagnostik und Differentialdiagnose

Im Röntgenbild zeigen sich bei der diffusen Verlaufsform entzündliche Veränderungen, die fleckförmig über die ganze Lunge verteilt sind, vergleichbar einer Bronchopneumonie anderer Ursache (☞ 20.5.3). Das Aspergillom dagegen hat im Röntgenbild ein ganz typisches Aussehen (*Glöckchenbild*, ☞ Abb. 28.49 – 28.50). Der Pilz kann in Sputum oder – besser – im durch Bronchoskopie gewonnenen Bronchialsekret mikroskopisch und kulturell nachgewiesen werden. Außerdem ist ein serologischer Bluttest möglich.

Behandlungsstrategie

Behandlung der Wahl ist wie bei praktisch allen Systemmykosen die i.v.-Gabe von Amphotericin B (z.B. Amphotericin B®), evtl. zusätzlich auch *lokal* über einen Bronchialkatheter oder in Kombination mit Flucytosin (z.B. Ancotil®). Aspergillome müssen oft operativ entfernt werden.

Pflege, ☞ *20.5.3*

Prognose

Die Prognose ist abhängig von der Schwere der Grunderkrankung. Septische Verlaufsformen und ZNS-Befall (Pilzmeningitis, Pilzenzephalitis oder Pilzabszesse) sind meist tödlich.

Kryptokokkose

Kryptokokkose *(Cryptococcus-Mykose):* Systemische Pilzinfektion, hervorgerufen durch den Hefepilz *Cryptococcus* und insbesondere bei AIDS- und Tumor-Patienten unter dem klinischen Bild einer Hirnhaut- oder Gehirnentzündung auftretend.

Symptome und Befund

Die Infektion beginnt zwar in der Lunge, doch hat der Patient von diesem Herd her allenfalls grippeähnliche Beschwerden. Bedrohlich ist die entstehende Meningitis oder Meningoenzephalitis (☞ 35.9.1). Auch eine *Pilzsepsis* mit Fieber, Milz- und Lebervergrößerung sowie Lymphknotenschwellungen ist möglich (☞ 28.4).

Behandlungsstrategie

Die (oft leider erfolglose) Behandlung besteht in der Gabe von Amphotericin B (z.B. Amphotericin B®) und Flucytosin (= 5-Fluorocytosin, z.B. Ancotil®), bei ZNS-Beteiligung auch Itraconazol (z.B. Sempera®).

Pflege, ☞ *28.4, 35.9.1*

Patienteninformation

Da die Prognose der Kryptokokkose schlecht ist, sollte alles getan werden, um eine Krankheitsentstehung zu vermeiden. Aus diesem Grund sind für AIDS- und Tumorpatienten Topfpflanzen (auch im Krankenhaus!) und häusliche Vogelhaltung sowie Gartenarbeit „tabu".

28.8 Infektionen durch Protozoen

Protozoen *(Urtierchen)* sind tierische Einzeller, die sich durch Geißeln, Wimpern oder füßchenförmige Ausläufer fortbewegen können.

Protozoen-Erkrankungen zählen bis auf die gynäkologischen Infektionen Toxoplasmose (☞ 28.8.2) und Trichomoniasis zu den *Tropenerkrankungen*. Sie werden aber durch Fernreisen alljährlich in großer Zahl eingeschleppt.

28.8.1 Malaria

Malaria: Schwere meldepflichtige Infektionskrankheit der warmen Erdzonen, die durch wiederholte Fieberschübe gekennzeichnet ist. In Deutschland jährlich über 1400 Erkrankungs- und 50 Todesfälle.

Übertragung und Krankheitsentstehung

Die Malaria wird durch **Plasmodien** hervorgerufen. Dabei werden vier verschiedene Plasmodienarten unterschieden:

- *Plasmodium falciparum* als Erreger der **Malaria tropica** (sie ist die am häufigsten eingeschleppte und gleichzeitig die gefährlichste Malariaart)
- *Plasmodium vivax* und *Plasmodium ovale* als Erreger der **Malaria tertiana**
- *Plasmodium malariae* als Erreger der **Malaria quartana.**

Der Entwicklungszyklus der Plasmodien ist immer an einen Wirtswechsel zwischen Mensch und **Anopheles-Mücke** gebunden. Saugen die Weibchen der Anopheles-Mücke das Blut eines Infizierten, so nehmen sie mit dem Blut bestimmte Entwicklungsformen der Plasmodien auf. Nach Durchlaufen weiterer Entwicklungsstadien in der Mücke kann der Parasit beim nächsten Stich auf einen gesunden Menschen übertragen werden, und der Entwicklungszyklus schließt sich.

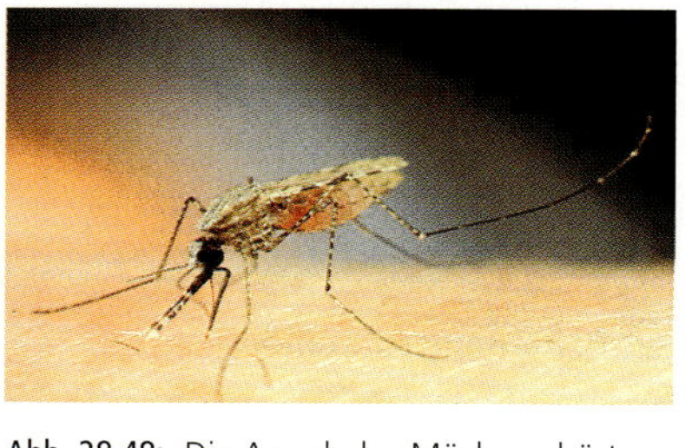

Abb. 28.48: Die Anopheles-Mücke gehört zur Familie der Stechmücken. Sticht die Mücke einen Malaria-Kranken, so kann sie den Malariaerreger über das Blut aufnehmen und beim nächsten Stich auf einen anderen Menschen übertragen. [U136]

Symptome und Untersuchungsbefund

Nach einer Inkubationszeit von 1 – 5 Wochen (evtl. bis zu einem Jahr) beginnt die Erkrankung mit Kopf- und Gliederschmerzen sowie Fieber. Dieses uncharakteristische Bild wird oft als Grippe fehlgedeutet. Im weiteren Krankheitsverlauf kommt es häufig zu hohem Fieber, bei eingeschleppten Fällen aber nur selten zu den typischen Fieberrhythmen (Fieberattacken bis 40 °C, bei der Malaria tertiana an jedem 3. Tag, bei der Malaria quartana an jedem 4. Tag). Die Malaria tropica zeigt gar keine regelmäßigen Rhythmen. Unbehandelt kann es je nach Malariaform viele Jahre lang zu Rückfällen kommen.

Komplikationen

Lebensbedrohlich sind die Komplikationen der Malaria:

- Akutes Nierenversagen (☞ 31.8.8)
- *Zerebrale Malaria* mit enzephalitisartiger ZNS-Beteiligung
- Gerinnungsstörungen (*Verbrauchskoagulopathie,* ☞ 24.9.3)
- *Schwarzwasserfieber* durch Hämolyse (massenhafter Zerfall der roten Blutkörperchen) mit Vielfachschädigung innerer Organe.

Diagnostik

Gesichert wird die Diagnose durch eine mikroskopische Blutuntersuchung. Dabei wird entweder ein normaler Blutausstrich gefärbt oder ein Blutstropfen ohne Alkoholfixierung ausgestrichen und gefärbt (Technik des „dicken Tropfens"), um die Parasitenkonzentration im Ausstrich zu erhöhen. Die Blutuntersuchung wird zur Kontrolle der Parasitenzahl alle 1 – 2 Tage wiederholt. Auch bei negativem Ergebnis muß die Blutuntersuchung mehrfach wiederholt werden.

Antikörperbestimmungen sind zwar möglich, aber in der Regel ohne Belang.

Behandlungsstrategie

Die Behandlung der Malaria wird schwieriger, da gegen die verwendeten Medikamente resistente Stämme weltweit zunehmen. Sie wird in unklaren Fällen mit einem Tropeninstitut abgestimmt. Angewendet werden Chloroquin (z.B. Resochin®), Chinin (z.B. Chininum dihydrochloricum „Buchler"®), Halofantrin (Halfan®), Mefloquin (Lariam®) und Fansidar®. Außer Chloroquin sind alle Medikamente reich an z.T. gefährlichen Nebenwirkungen.

Pflege bei Malaria

Pflege bei Fieber, ☞ 7.8.4

Malariakranke bedürfen intensiver Pflege:

- Häufige Temperaturkontrollen
- Flüssigkeitsbilanzierung, um Nierenkomplikationen frühzeitig zu erfassen
- Beobachtung des Bewußtseinszustandes
- Engmaschige Puls- und Blutdruckkontrollen wegen häufiger Kreislaufkomplikationen
- Beobachtung auf Zeichen einer erhöhten Blutungsneigung.

Malariaprophylaxe

Die Mücken stechen vor allem nachts. Daher sind das Schlafen unter einem Moskitonetz und das Tragen langer Kleidung bei abendlichen Aufenthalten im Freien einfache, aber mit Abstand die wirksamsten Maßnahmen.

Tropenreisende sollten sich zusätzlich vor Reiseantritt bei einem Tropeninstitut erkundigen, welche medikamentöse Malariaprophylaxe in Abhängigkeit von der geplanten Aufenthaltsdauer für ihr Zielgebiet sinnvoll ist. Diese Medikamentenprophylaxe bietet aber nur mäßigen Schutz und kann den Hautschutz nicht ersetzen. Eine Impfung gibt es noch nicht.

28.8.2 Toxoplasmose

Toxoplasmose: Meist asymptomatische Infektion durch *Toxoplasma gondii.* Bedeutung insbesondere für abwehrgeschwächte Patienten (AIDS-Patienten!) und Ungeborene, dann in der Regel als *zerebrale Toxoplasmose* auftretend.

Die angeborene Toxoplasmose ist meldepflichtig (☞ 28.10).

Die Toxoplasmose wird durch infizierten Katzenkot sowie den Genuß rohen Fleisches oder verseuchter Rohkostsalate auf den Menschen übertragen. Die diaplazentare Infektion des Ungeborenen findet jenseits der 16. Schwangerschaftswoche statt. Überlebt der Foetus, kann er später blind und schwer geistig behindert sein.

Die Toxoplasmose-Infektion eines (Immun-)Gesunden führt in der Regel nicht zu einer klinisch erkennbaren Erkrankung. Bei abwehrgeschwächten Patienten kommt es aber oft zur *Reaktivierung* einer früheren latenten Infektion, die sich vor allem als *Toxoplasmose-Enzephalitis* zeigt.

Die Diagnose wird serologisch gestellt. Bei Verdacht auf eine Toxoplasmose-Enzephalitis helfen ein CT (evtl. auch MRT) des Gehirns und die Liquoruntersuchung (☞ 35.5.2).

Obwohl eine antibiotische Kombinationstherapie angewendet wird, ist die Prognose nach einer (Meningo-)Enzephalitis ernst. Oft bleiben Dauerschäden zurück.

Patienteninformation

Da es keine Schutzimpfung gegen die Toxoplasmose gibt, sollen schwangere Katzenbesitzerinnen das Saubermachen der Katzentoilette ihrem Partner oder ggf. ihren Kindern überlassen oder Handschuhe und – bei stark staubendem Katzenstreu – auch Mundschutz tragen. Fremde Katzen sollten nicht gestreichelt werden. Vorsichtshalber ist auf den Genuß (halb-)rohen Fleisches zu verzichten.

28.8.3 Giardiasis

Die **Giardiasis** *(Lambliasis)* ist eine in Mitteleuropa seltene Magen-Darm-Erkrankung, die durch das Geißeltierchen **Giardia lamblia** *(Lamblia intestinalis)* hervorgerufen wird und sich v.a. durch gastrointestinale Symptome zeigt.

28.8.4 Amöbiasis

Die **Amöbiasis** *(Amöbenruhr, Amöbenkolitis, tropische Ruhr)*, eine infektiöse Erkrankung vorwiegend des Dickdarms, ist v.a. in warmen Ländern und bei schlechten hygienischen Verhältnissen weit verbreitet. Sie wird

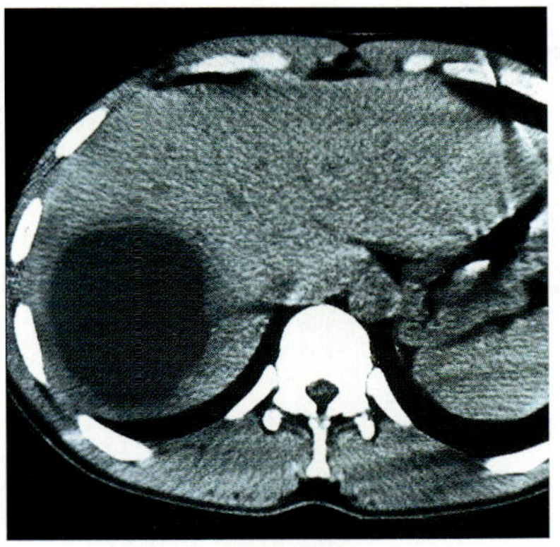

Abb. 28.49 Amöben-Leberabszeß im computertomographischen Bild. [M167]

durch Entamoeba histolytica, die wichtigste menschenpathogene Amöbe, hervorgerufen.

Übertragung und Krankheitsentstehung

Die wichtigste Infektionsquelle sind symptomlose Dauerausscheider, die in ihrem Darm Zysten bilden und diese mit ihrem Stuhl ausscheiden. Bei schlechter Abwasserhygiene oder Düngung der Felder mit Stuhl werden die Zysten mit dem Trinkwasser, rohem Obst, Salat oder Gemüse aufgenommen. Möglich ist auch eine Übertragung durch Fliegen oder von Mensch zu Mensch.

Symptome und Untersuchungsbefund

Die Erkrankung beginnt in der Regel langsam mit schleimigen Durchfällen und Blutbeimengungen. Fieber ist nur selten vorhanden. Die Erkrankung kann in seltenen Fällen chronifizieren. Dann wechseln Durchfälle mit Verstopfung ab. Wichtigste Komplikation der Amöbenruhr sind Amöbenabszesse der Leber. Dann haben die Patienten Fieber, Schmerzen im rechten Oberbauch und evtl. eine gelblich verfärbte Haut. Verschleppung der Amöben in andere Organe ist möglich, aber selten.

Diagnostik

Zysten und Magnaformen der Amöben sind im Stuhl nachweisbar. Der Stuhl muß warm untersucht werden.

Behandlungsstrategie

Mittel der Wahl ist die Gabe von Metronidazol (z.B. Clont®). Chirurgische Maßnahmen sind z.B. bei Durchbruch eines Leberabszesses erforderlich.

Pflege bei infektiösem Durchfall, ☞ *28.5.6*

Prognose

Patienteninformation

Die Prognose der auf den Darm beschränkten Amöbenerkrankung ist bei rechtzeitiger Behandlung gut. Bei Leberabszessen ist die Prognose zweifelhaft, bei Gehirnkomplikationen in der Regel schlecht. Prophylaktisch ist Reisenden in verseuchten Gebieten das Abkochen des Trinkwassers und Schälen oder Kochen von Obst und Gemüse vor dem Verzehr anzuraten (☞ 28.5.7).

28.9 Wurmerkrankungen

Würmer sind vielzellige, z.T. sehr differenziert strukturierte Lebewesen.

Wurmerkrankungen *(Helminthosen)* sind auf der ganzen Welt verbreitet und können nicht nur den Darm, sondern alle Organe des Körpers in Mitleidenschaft ziehen. Bei den menschenpathogenen Würmern werden unterschieden:

- **Bandwürmer** (*Cestoden*, ☞ 28.9.1)
- **Saugwürmer** (*Trematoden*, ☞ 28.9.2)
- **Fadenwürmer** (*Nematoden*, ☞ 28.9.3).

> ☑ Impfungen gegen Wurmerkrankungen gibt es nicht. Deshalb ist die Expositionsprophylaxe entscheidend.

28.9.1 Erkrankungen durch Bandwürmer

Schweine- und Rinderbandwurm

> **Schweine-** und **Rinder(finnen)bandwurmerkrankung:** Häufigste und glücklicherweise fast immer gut therapierbare Bandwurmerkrankungen des Menschen, hervorgerufen durch den Schweine- bzw. Rinderbandwurm (*Taenia solium* und *Taenia saginata*).

Übertragung und Krankheitsentstehung

Die geschlechtsreifen Würmer sowohl des Rinder- als auch des Schweinebandwurms siedeln im Dünndarm des Menschen. Mit Bandwurmeiern gefüllte Bandwurmglieder (reife *Proglottiden*) werden mit dem Stuhl ausgeschie-

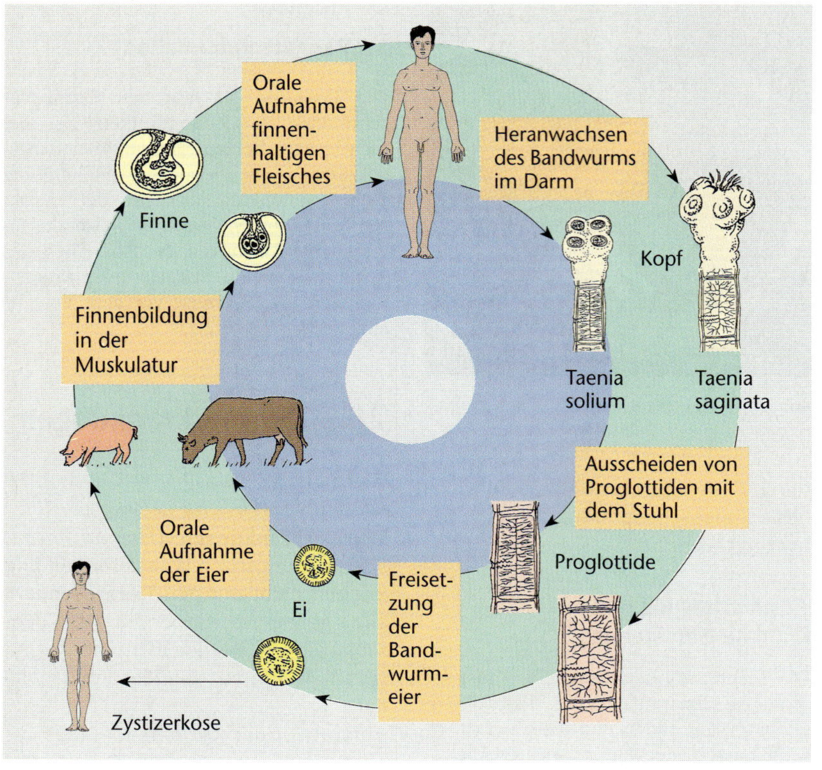

Abb. 28.50: Entwicklungszyklus des Rinder- und Schweine(finnen)bandwurms. Endwirt für beide Parasiten ist der Mensch, Zwischenwirt ist in der Regel das Rind bzw. das Schwein. [B200]

den. Die Eier gelangen mit Abwässern oder Dung auf Tierweiden und werden von Rindern bzw. Schweinen aufgenommen. Im Darm des Tieres werden die Larven frei und wandern auf dem Blutweg in dessen Organe, wo sich die sog. *Finnen* entwickeln.

Der Mensch infiziert sich durch den Verzehr rohen, finnenhaltigen Fleisches. Selten wird der Mensch durch die Aufnahme von Schweinebandwurmeiern (etwa in fäkaliengedüngtem Gemüse) zum Zwischenwirt.

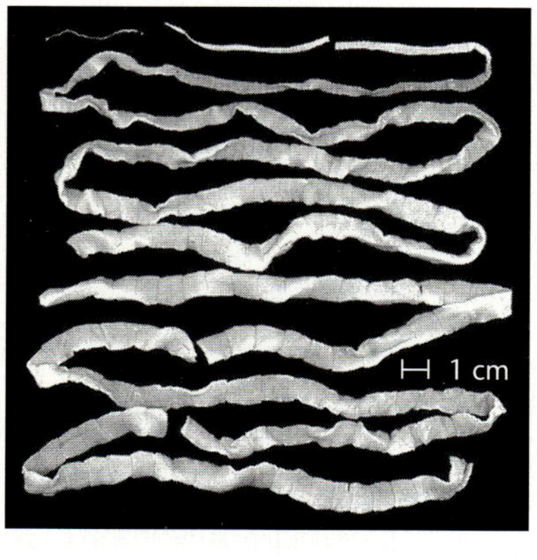

Abb. 28.51: Teile eines Rinder(finnen)bandwurms. Der ausgewachsene Rinderbandwurm kann bis zu 10 m lang werden, die einzelnen Glieder sind ungefähr 1 – 2 cm lang. In der Abbildung nicht dargestellt ist der Kopf des Bandwurms mit den Haftorganen. [E158]

Den Befall des Menschen mit den sich aus den Eiern entwickelnden Larven **(Zystizerken)** nennt man **Zystizerkose.**

Symptome und Untersuchungsbefund

Patienten mit Bandwurmerkrankungen haben meist nur geringfügige Symptome. Im Vordergrund stehen unbestimmte Beschwerden im (Ober-)Bauch, Appetitlosigkeit (oft im Wechsel mit Heißhunger) und Gewichtsverlust, obwohl der Patient genügend ißt. Die Symptome einer Zystizerkose sind abhängig von der Lokalisation der Finnen. Während ein Muskelbefall meist relativ harmlos ist und in erster Linie Muskelschmerzen hervorruft, kann ein Augen- oder Gehirnbefall zu schweren Krankheitsbildern führen.

Diagnostik und Differentialdiagnose

Die Diagnose wird durch den Nachweis der (beweglichen) Proglottiden im Stuhl des Patienten gesichert.

Bei der Blutuntersuchung zeigt sich oft eine Vermehrung der eosinophilen Leukozyten. Eine Antikörperbestimmung ist nur bei Verdacht auf Zystizerkose sinnvoll.

Behandlungsstrategie

Die Behandlung erfolgt durch die Gabe von Anthelminthika (☞ Pharma-Info 28.55) wie Niclosamid (Yomesan®), Mebendazol (z.B. Vermox®) oder Praziquantel (z.B. Cesol®). Der Behandlungserfolg muß durch abermalige Stuhluntersuchungen nach ca. drei Monaten kontrolliert werden.

Die Finnen müssen oft chirurgisch entfernt werden.

Pflege

Patienten mit Bandwurmerkrankungen sind in der Regel nicht erhöht pflegebedürftig.

Zu beachten ist aber, daß der Stuhl des Patienten infektiöse Bandwurmeier enthält, die bei oraler Aufnahme zur Zystizerkose führen können. Deshalb ist sorgfältiges Händewaschen des Patienten nach jedem Toilettengang besonders wichtig.

Die Pflegenden tragen beim Umgang mit dem Stuhl des Patienten Handschuhe. Da die gebräuchlichen Hände- und chemischen Desinfektionsmittel gegen die Eier des Schweinebandwurmes unzureichend wirksam sind, werden die Hände nach dem Ausziehen der Handschuhe zusätzlich gründlich gewaschen.

Patienteninformation

Gründliches Durchbraten aller Fleischgerichte oder das Tiefkühlen von rohem Fleisch über mindestens fünf Tage tötet die Parasiten ab.

Echinokokkose

Echinokokkose: Erkrankung des Menschen durch den **Hundebandwurm** *(Echinokokkus)*, wesentlich ernster als Rinder- und Schweinebandwurmerkrankungen. Unterschiedliche Krankheitsbilder durch die beiden Arten *Echinococcus granulosus* und *Echinococcus multilocularis*. Echinococcus multilocularis wird häufig auch als Fuchsbandwurm bezeichnet, da neben dem Hund vor allem auch der Fuchs Endwirt ist.

Übertragung und Krankheitsentstehung

Hunde und Füchse scheiden die eihaltigen Proglottiden (☞ oben) mit ihrem Kot aus. Der Mensch infiziert sich durch die orale Aufnahme der Bandwurmeier und wird zum Fehl-Zwischenwirt. Über Leber und Lunge können die Larven bis in den Körperkreislauf und damit in alle Organe gelangen.

Symptome und Untersuchungsbefund

Typisch für *Echinococcus granulosus* ist, daß sich in der Regel nur eine große Zyste bildet (fast immer in der Leber). Die mit Flüssigkeit gefüllte Zyste *(Hydatide),* in der sich die Finnen befinden, kann die Größe eines Kindskopfes haben. Zunächst hat der Patient keine Beschwerden. Erst wenn die Hydatide eine gewisse Größe erreicht hat, bekommt der Patient uncharakteristische Beschwerden in der Lebergegend.

Verlegt die Zyste die Gallenwege, kann ein Ikterus entstehen (☞ 22.2.1). Platzt die Blase, bilden sich neue Finnen. Daraufhin entwickelt der Patient häufig schwere allergische Reaktionen.

Echinococcus multilocularis bildet zahlreiche kleine Finnen, die einem Krebsgeschwür gleich in die Umgebung eindringen und das Gewebe nach und nach zerstören. Auch hier ist meist die Leber betroffen. Hauptsymptome des Leberbefalls sind Lebervergrößerung und Ikterus. An zweiter Stelle folgt der Befall der Lunge. Besonders ernst ist der Befall des ZNS, der bei ca. 3% der Patienten zu beobachten ist.

Diagnostik und Differentialdiagnose

Die Diagnose wird durch Ultraschall, CT (☞ Abb. 28.52) und Antikörpernachweis gestellt.

Behandlungsstrategie

Die großen Zysten des Echinococcus granulosus können häufig chirurgisch entfernt werden. Bei den infiltrierend wachsenden Zysten des Echinococcus multilocularis ist dies jedoch oft nicht möglich. Dann kann eine Langzeit-Behandlung z.B. mit Mebendazol (Vermox® forte) versucht werden.

Prognose

Nur bei vollständiger Entfernung aller Zysten ist die Prognose gut. Ansonsten endet die Erkrankung trotz medikamentöser Behandlung oft tödlich.

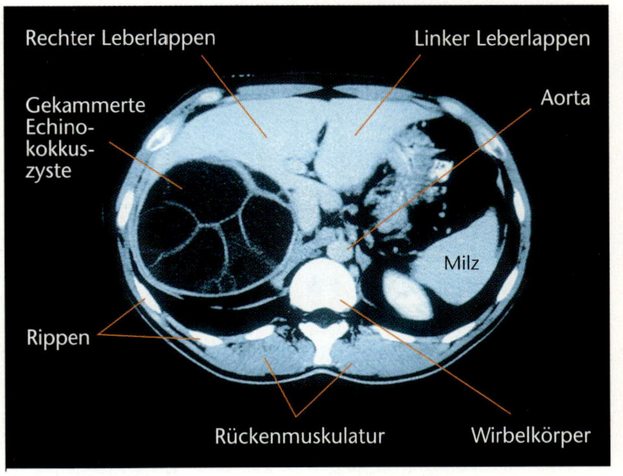

Abb. 28.52: CT-Befund bei Echinokokkose der Leber mit ausgedehnter Zystenbildung. OP-Präparat, ☞ Abb. 28.53. [X211]

28.9.2 Erkrankungen durch Saugwürmer

Bilharziose

Bilharziose *(Schistosomiasis)*: Chronische Infektionskrankheit mit Hauptmanifestationen in Harnblase und Darm durch die verschiedenen Arten der **Pärchenegel** *(Schistosoma).*

Die Blasenbilharziose ist eine sehr häufige Infektionskrankheit in der Dritten Welt.

Übertragung und Krankheitsentstehung

Die erkrankten Menschen scheiden die Eier des Pärchenegels mit ihrem Stuhl oder Urin aus. Gelangen diese in warme, stehende Süßgewässer, werden sie von Süßwasserschnecken aufgenommen, in denen sich dann **Zerkarien** *(Gabelschwanzlarven)* entwickeln, die wiederum ins Wasser freigesetzt werden. Badet ein Mensch in dem Gewässer, durchdringen die Zerkarien *aktiv* die intakte Haut und gelangen in den venösen Blutstrom.

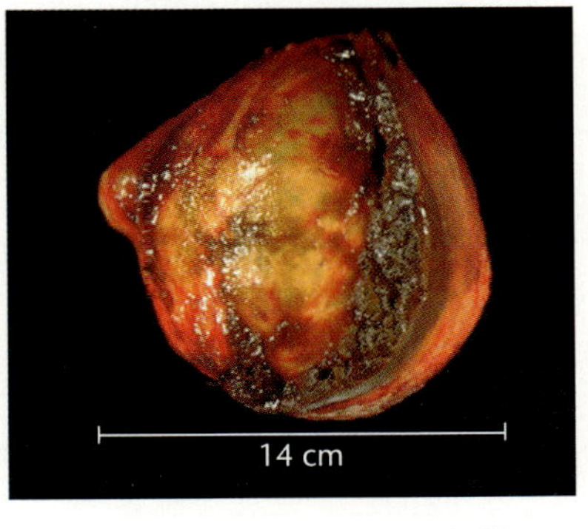

Abb. 28.53: OP-Präparat der Echinokokkuszyste aus Abb. 28.52. Wird bei der Entfernung die Zyste verletzt, so ist die Gefahr einer Absiedelung von Bandwurmeiern im Bauchraum sehr groß. [X211]

Nach weiteren Entwicklungsschritten legen die Weibchen ihre Eier in den Venen der Darm- bzw. Harnblasenwand ab, diese werden wieder ausgeschieden, und der Entwicklungszyklus schließt sich.

Symptome und Untersuchungsbefund

Das Eindringen der Zerkarien wird kaum jemals bemerkt (evtl. kurzzeitiger Juckreiz). Ungefähr drei Monate danach beginnt in Blase, Darm, Milz und Leber die *chronische* Phase der Erkrankung, wenn die reifen Weibchen ihre Eier ablegen:

- Bei der *Blasenbilharziose* bemerkt der Patient Blutbeimengungen im Urin (*Hämaturie*, ☞ 31.4.1) und klagt über häufigen Harndrang
- Die *Darmbilharziose* zeigt sich durch Übelkeit, Erbrechen und Bauchschmerzen sowie einem Wechsel zwischen (blutigem) Durchfall und Verstopfung.

Bei beiden Formen ist eine Mitbeteiligung von Leber und Milz möglich (☞ Abb. 28.54).

Diagnostik und Differentialdiagnose

Die Diagnose wird durch den mikroskopischen Einachweis in Stuhl oder Urin gesichert.

Behandlungsstrategie

Behandlung der Wahl ist die Gabe von Praziquantel (z.B. Biltricide®).

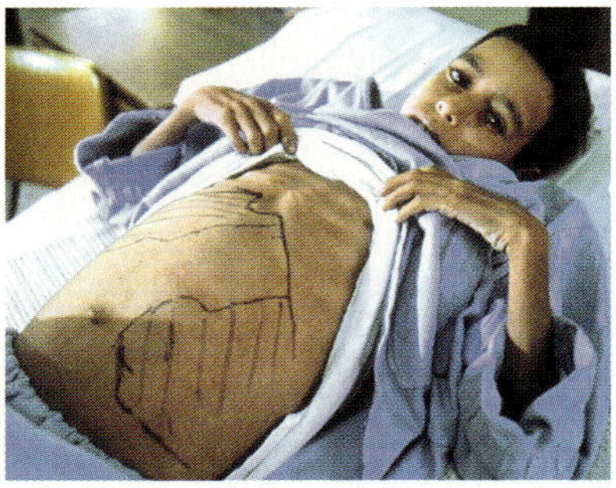

Abb. 28.54: Schwere Darmbilharziose bei einem elfjährigen Jungen. Auf der Bauchhaut sind die Konturen von Leber und Milz eingezeichnet, die beide infolge der Erkrankung extrem vergrößert sind. [U149]

Patienteninformation

Die Behandlung ist nur im Frühstadium der Erkrankung regelmäßig erfolgreich. Die Prophylaxe besteht in konsequenter Abwasserhygiene und Schneckenbekämpfung in den betroffenen Ländern.

> Die Parasiten sind in vielen touristisch erschlossenen Gebieten um das Mittelmeer, in Afrika und auch in der Karibik heimisch. So verlockend es auch sein mag: Niemals barfuß durch stehende Süßgewässer laufen oder gar darin baden, da bereits kurzer Hautkontakt den Zerkarien zum Eindringen ausreicht!

28.9.3 Erkrankungen durch Fadenwürmer

Erkrankungen durch Spulwürmer

> **Spulwurmerkrankung** *(Askariasis):* Wurmerkrankung durch den **Spulwurm** *(Ascaris lumbricoides)* mit Beschwerden vor allem des Darmes und der Lunge. Weltweit auftretend, besonders aber in warmen, ländlichen Gebieten mit Gemüseanbau.

Übertragung und Krankheitsentstehung

Der Infizierte scheidet die Spulwurmeier mit seinem Kot aus. 3 – 6 Wochen später hat sich innerhalb des Eies eine infektionsfähige Larve gebildet. Nach oraler Aufnahme werden die Larven im Dünndarm des Menschen frei. Sie durchdringen die Darmwand und gelangen auf dem Blutweg über die Leber in die Lunge. Dort treten die jungen Würmer in die Alveolen über und wandern die Atemwege hinauf bis zum Kehlkopf. Durch Verschlucken gelangen sie wieder in den Magen-Darm-Kanal, wo sie nach 1,5 – 2 Monaten neue Eier produzieren. Die Ansteckung findet insbesondere durch ungewaschenen Salat oder rohes Gemüse statt, die durch Fäkaliendüngung mit Spulwurmeiern verseucht wurden.

Symptome und Untersuchungsbefund

Die Beschwerden setzen ein, wenn die jungen Würmer die Lunge passieren. Im Vordergrund stehen leichtes Fieber und grippeähnliche Symptome mit Husten. Manche Patienten husten die Würmer, die durchaus schon einige Zentimeter lang sein können, auch aus. Sind die Spulwürmer im Darm des Patienten angelangt, treten Bauchschmerzen, Übelkeit und Durchfälle auf.

Diagnostik und Differentialdiagnose

Die Diagnose wird durch mikroskopischen Einachweis im Stuhl gestellt.

Behandlungsstrategie

Mittel der Wahl ist Mebendazol (z.B. Vermox®).

Trichinose

> **Trichinose:** Weltweite Wurmerkrankung mit variablem Krankheitsbild, vor allem aber allergischen Symptomen und Muskelbeschwerden. Erreger ist *Trichinella spiralis.*

In Deutschland ist die Trichinose aufgrund der gesetzlich vorgeschriebenen Trichinenschau von Schlachttieren selten geworden. In Osteuropa, aber auch in den USA und Kanada, stellt sie jedoch noch eine ernstzunehmende Gefahr dar. Trichinosen sind in Deutschland meldepflichtig (☞ 28.10).

Symptome und Untersuchungsbefund

Wenige Tage nach Aufnahme des trichinenhaltigen Fleisches (v.a. Schweinefleisch) können durch die Parasiten im Darm leichtes Fieber, Übelkeit, Erbrechen und andere Magen-Darm-Beschwerden auftreten. Später führt die Larvenwanderung zu Muskelschmerzen und Muskelsteife. Diese können so schwer sein, daß der Patient jede Bewegung vermeidet und das klinische Bild einer Lähmung vorgetäuscht wird. Durch die Larveneinwanderung in die Gewebe kann es außerdem zu Fieber,

Pharma-Info 28.55 Anthelminthika

Anthelminthika *(Wurmmittel)* werden bei Wurmerkrankungen gegeben, um die Parasiten im Körper des Menschen abzutöten.

Während die kurzzeitige Anwendung meist gut vertragen wird, sind die Langzeitbehandlung oder eine hochdosierte Therapie häufiger mit Komplikationen behaftet. Dabei sind die Nebenwirkungen nicht unbedingt Folge des Medikamentes selbst, sondern z.T. auch Folge des Absterbens der Parasiten.

Bei allen Substanzen ist mit gastrointestinalen Symptomen wie Bauchschmerzen, Übelkeit und Durchfall zu rechnen.

Häufig verordnete Anthelminthika

Substanz	Handelsname (Bsp.)	Indikation (Bsp.)	Nebenwirkungen/ Bemerkungen
Mebendazol	Vermox® (100 mg)	Spulwurm, Madenwurm	
	Vermox® forte (500 mg)	Hundebandwurm, Trichinen	Blutbildveränderungen, Allergie, Fieber, Leberfunktionsstörungen, Haarausfall
Niclosamid	Yomesan®	Schweine- und Rinderbandwurm	Keine systemischen NW, da nicht resorbiert, Alkoholkarenz während der Einnahme
Praziquantel	Cesol® (150 mg)	Schweine- und Rinderbandwurm, Schistosomen	Kopfschmerzen, Schläfrigkeit, Benommenheit, Exanthem
Pyrantel	Helmex®	Spulwurm, Madenwurm	Kopfschmerzen, Müdigkeit, Schwindel, Schlaflosigkeit

Blutungs- und Thromboseneigung sowie selten zu ZNS- oder Herz-Kreislauf-Komplikationen kommen.

Diagnostik und Differentialdiagnose

Die Diagnose erfordert meist Muskelbiopsien und Antikörpertests.

Behandlungsstrategie

Mebendazol (z.B. Vermox®) wirkt sowohl auf die Darm- als auch auf die Muskeltrichinen. Hinzu treten Glukokortikoide und Analgetika.

Patienteninformation

Unter der oben genannten Behandlung ist die Prognose meist gut. Manche Patienten haben aber noch längere Zeit rheumatoide Beschwerden.

Prinzipiell können alle fleischfressenden Tiere trichinenverseucht sein. Am sichersten kann der Trichinose durch ausreichendes Erhitzen des Fleisches (über 70 C) vorgebeugt werden. Längeres Tiefgefrieren (– 15 °C für mindestens drei Wochen) tötet die Muskeltrichinen ebenfalls ab.

Erkrankungen durch Madenwürmer

Madenwurminfektion *(Oxyuriasis):* In der Regel harmlose Wurmerkrankung vor allem im Kindergarten- und Grundschulalter und die häufigste Wurmerkrankung überhaupt.

Madenwürmer *(Enterobius vermicularis, Oxyuris vermicularis)* sind bis zu 12 mm lang und fadenförmig.

Übertragung und Krankheitsentstehung

Die erwachsenen Madenwürmer leben im unteren Dünndarm, im Dickdarm und im Wurmfortsatz. Nachts verlassen die Weibchen den Darm durch den Anus, um in der Analgegend Eier abzulegen (pro Weibchen über 10 000!). Innerhalb weniger Stunden entwickeln sich in den Eiern infektionsfähige Larven. Die Übertragung erfolgt in erster Linie durch orale Aufnahme dieser infektiösen Eier. Kleinere Kinder infizieren sich meist selbst, indem sie nachts in der Analgegend kratzen und dann die Finger in den Mund stecken.

Symptome und Untersuchungsbefund

Typischerweise haben die betroffenen Kinder nachts starken Juckreiz in der Analgegend. Durch das Schlafdefizit sind sie tagsüber müde, unleidlich und nervös.

Diagnostik

Die Diagnose wird durch den Wurmnachweis im Stuhl oder durch den Einachweis in der Analgegend gestellt.

Behandlungsstrategie

Die problemlose Behandlung besteht z.B. in der Gabe von Mebendazol (etwa Vermox®).

Pflege

Madenwurminfektionen stellen im Krankenhaus eher einen Zufallsbefund dar. Bei der Pflege verhindert die Beachtung folgender Hygieneregeln eine Streuung der Eier:

- Nachts muß der Patient enganliegende Wäsche tragen, um Kratzen zu verhindern
- Regelmäßiges Händewaschen und Nagelreinigen bzw. extrem kurz geschnittene Fingernägel sollen die Hände als „Depot" für Wurmeier ausschalten
- Die Patientenwäsche soll gekocht und heiß gebügelt werden. Sie wird zweimal täglich gewechselt.

28.10 Meldepflicht bei Infektionskrankheiten

Das *Bundes-Seuchengesetz* regelt die Meldepflicht bei Infektionskrankheiten. Zur Meldung verpflichtet sind im Krankenhaus in erster Linie die (leitenden) Ärzte. Prinzipiell müssen aber *alle* mit der Therapie oder *Pflege* des Patienten Beauftragten die in Tab. 28.56 aufgeführten Erkrankungen melden. Die Meldung ist innerhalb der ersten 24 Stunden nach Bekanntwerden der Infektion bzw. nach Stellen der Verdachtsdiagnose an das zuständige Gesundheitsamt zu richten. Dies ist auch telefonisch möglich. Es müssen Name, Anschrift und Beruf des Erkrankten sowie die vorliegenden Laborergebnisse angegeben werden.

Meldepflichtig ist außerdem die Verletzung eines Menschen durch ein tollwutkrankes oder -verdächtiges Tier sowie die Berührung eines solchen Tierkörpers.

Die Gruppe der ebenfalls meldepflichtigen **spongiformen Enzephalopathien** umfaßt mehrere Erkrankungen, die histologisch v.a. zu Nervenzelluntergang und schwammartigen Hohlräumen (daher *spongiform* = schwammartig) im Gehirn führen. Sie verlaufen unter dem Bild zunehmender psychischer Veränderungen und Bewegungsstörungen (z.B. Ataxie) sowie einer fortschreitenden Demenz stets tödlich. Die bekannteste dieser Erkrankungen ist die **Creutzfeld-Jakob-Erkrankung** *(CJK)*. Diese insgesamt seltene Erkrankung kann sporadisch auftreten (Ursache unbekannt) sowie genetisch oder infektiös (z.B. durch Gabe humaner Hormone, Dura- oder Hornhauttransplantate) bedingt sein. Es besteht außerdem der Verdacht, daß ein Zusammenhang besteht zwischen einer seit wenigen Jahren zu beobachtenden Variante der Erkrankung und der **bovinen spongiformen Enzephalopathie** *(BSE, „Rinderwahnsinn")*, deren Erreger bisher noch nicht eindeutig identifiziert ist. Nach heutigem Kenntnisstand handelt es sich um ein infektiöses Protein ohne DNA oder RNA **(Prion)**, das resistent ist gegenüber den üblichen Desinfektionsverfahren und auch Kochen im Druckkochtopf überlebt. Die Gefährdung für den Menschen kann noch nicht endgültig abgeschätzt werden.

Meldepflicht bei Geschlechtskrankheiten

Das deutsche „Gesetz zur Bekämpfung der Geschlechtskrankheiten" von 1953 regelt die Behandlung der vier „klassischen" Geschlechtskrankheiten:

- **Gonorrhoe** (☞ 30.11.1)
- **Lues** (☞ 30.11.2)
- **Ulcus molle** (*Weicher Schanker,* sehr selten)
- **Lymphogranuloma inguinale** (sehr selten, ☞ *28.5.19*).

Für diese Erkrankungen regelt das Gesetz die *Behandlungspflicht* der Erkrankten und die (anonyme) *Meldepflicht* des Arztes. Bei Therapieverweigerung, offensichtlich falschen Angaben über die Ansteckungsquelle oder besonders gefährdeten Minderjährigen sieht das Gesetz die namentliche Meldepflicht vor.

Meldepflicht bei AIDS

Die HIV-Infektion und die Immunschwächekrankheit AIDS fallen nicht unter das Bundesseuchengesetz. Die

	Meldepflicht bei			
Erkrankung	**Verdacht**	**Erkrankung**	**Tod**	**Ausscheidern**
Abdominaltyphus (☞ 28.5.7)	+	+	+	+
Anaerobe Wundinfekt. (☞ 28.5.15)		+	+	
Angebor. Zytomegalie (☞ 28.6.4)		+	+	
Angebor. Listeriose (☞ 28.5.14)		+	+	
Angebor. Lues (☞ 30.11.2)		+	+	
Angebor. Toxoplasmose (☞ 28.8.3, Tab. 13.49)		+	+	
Botulismus (☞ 28.5.15)	+	+	+	
Brucellose*		+	+	
Cholera (☞ 28.5.11)	+	+	+	+
Diphtherie (☞ 28.5.13)	+	+		
Fleckfieber (☞ 28.5.19)	+	+	+	
Gelbfieber (☞ 28.6.6)	+	+		
Infektiöser Durchfall ** (☞ 28.5.6)	+	+	+	+
Influenza (Virusgrippe, ☞ 20.5.1)			+	
Keuchhusten (☞ 13.10.1)			+	
Lepra (☞ 28.5.16)	+	+	+	
Leptospirose (☞ 28.5.17)		+	+	
Malaria (☞ 28.8.1)		+	+	
Masern (☞ 13.14.2)			+	
Meningitis/Enzephalitis (☞ 35.9.1)		+	+	
Milzbrand (☞ 28.5.15)	+	+	+	
Ornithose (☞ 28.5.19)	+	+	+	
Paratyphus (☞ 28.5.7)	+	+	+	+
Pest (☞ 28.5.8)	+	+	+	
Pocken *	+	+	+	
Poliomyelitis (Kinderlähmung, ☞ 35.9.5)	+	+	+	
Puerperalsepsis (Kindbettfieber, ☞ 12.13.4)			+	
Q-Fieber *		+	+	
Rötelnembryopathie (☞ 13.14.5)		+	+	
Rotz *		+	+	
Rückfallfieber (☞ 28.5.7)	+	+	+	
Scharlach (☞ 34.7.1)			+	
Shigellenruhr (☞ 28.5.6)	+	+	+	
Spongiforme Enzephalopathien		+	+	
Tollwut (☞ 28.6.5)	+	+	+	
Trachom (☞ 28.5.19, 33.7.1)		+	+	
Trichinose (☞ 28.9.3)		+	+	
Tuberkulose (aktive T., ☞ 20.5.4)		+	+	
Tularämie *	+	+	+	
Virusbed. hämorrhag. Fieber *	+	+	+	
Virushepatitis (☞ 22.4.2)		+	+	
*: seltene Erkrankung, im Lehrbuch nicht behandelt **: einschließlich Salmonellosen und mikrobiell bedingten Lebensmittelvergiftungen				

Tab. 28.56: Meldepflicht bei Infektionskrankheiten nach dem Bundes-Seuchengesetz. Die Meldung erfolgt in aller Regel durch den behandelnden Arzt. [B200]

Einführung einer vergleichbaren **Meldepflicht bei AIDS** ist sehr umstritten.

Das Meldesystem zu AIDS besteht aus dem *AIDS-Fallregister* und der *Laborberichtsverordnung.* Beim AIDS-Fallregister melden die Ärzte freiwillig und anonymisiert AIDS-Erkrankungen und -Todesfälle an das AIDS-Zentrum des Bundes in Berlin. „Anonymisiert" heißt, daß einige verschlüsselte Daten erhoben werden, um Doppelerfassungen zu vermeiden. Eine *Meldepflicht* für AIDS-Erkrankungen gibt es also nicht. Die Laborberichtsverordnung verpflichtet Laboratorien zur *vollständig anonymen* Meldung von Blutproben mit einem positiven ELISA-Testergebnis (☞ 29.3.1) *und* mindestens einem zusätzlichen positiven Bestätigungstest.

Quarantäne

Quarantäne: Zeitlich befristete, totale Isolierung ansteckungsverdächtiger oder bereits erkrankter Personen. Früher weit verbreitetes Mittel zur Eingrenzung von Epidemien, außer für Tiere, heute, nur noch für Gelb-, Pest-, Fleck- und virusbedingte hämorrhargische Fieber (z.B. Ebola-Virus-Ausbruch in Zaire 1995) eingesetzt.

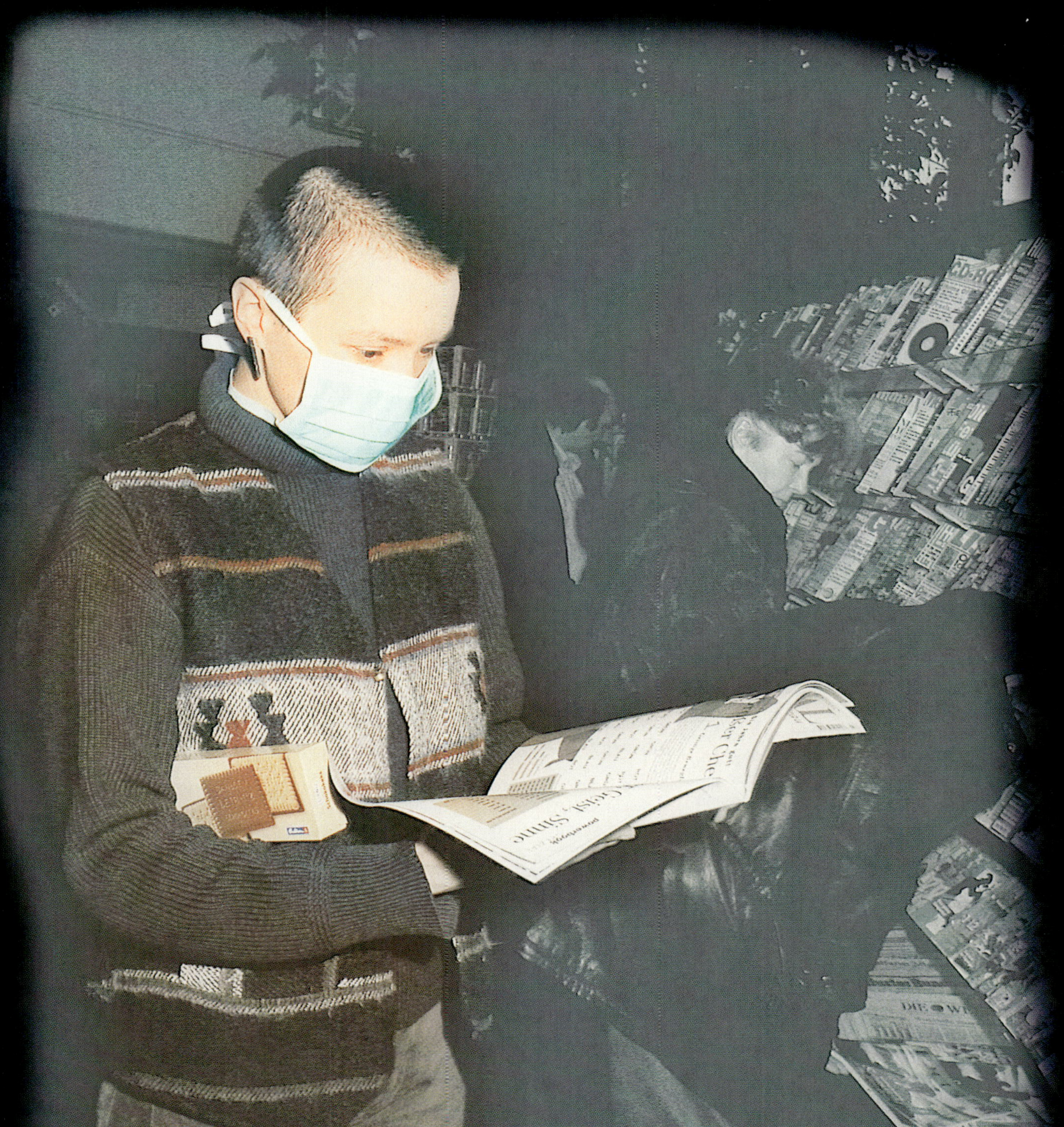

29 Pflege bei Erkrankungen des Immunsystems

Übersicht

Das medizinische Fachgebiet

Immunsystem: Hochentwickeltes *Abwehrsystem,* das den Menschen vor schädlichen Mikroorganismen der Außenwelt, aber auch vor abnormen Zellen des eigenen Körpers (z.B. Krebszellen) schützt.

Immunologie: Lehre von den Abwehrmechanismen des Immunsystems und den damit verbundenen Erkrankungen (einschließlich Diagnostik und Therapie).

Die Immunologie ist (bisher) kein eigenständiges medizinisches Teilgebiet. Patienten mit Erkrankungen des Immunsystems werden am häufigsten vom *Internisten* betreut. Ausnahme sind die Allergien (☞ 29.4 und 30.9), die vornehmlich vom *Dermatologen* (Hautarzt) diagnostiziert und behandelt werden.

29.1 Grundbegriffe der physiologischen Abwehrreaktion

29.1.1 Antigene und Antikörper

Alle Abwehrreaktionen unseres Körpers werden durch **Antigene** ausgelöst.

Antigene spielen eine zentrale Rolle bei der „Erkennung des Feindes", der Unterscheidung zwischen „Fremd" und „Selbst". Chemisch betrachtet sind Antigene häufig Proteine; sie können aber auch aus Zuckerverbindungen oder Nukleinsäuren bestehen. Das gleiche Antigen kann auf vielen Zellen vorhanden sein, umgekehrt besitzen die meisten Zellen eine Vielzahl von Antigenen. Nicht alle Antigene sind zellständig. Beliebige biochemische Moleküle, aber auch Viren, können genauso als Antigene wirken.

Im Blut des Menschen zirkulieren gewissermaßen als Gegenstücke unzählige Proteine, die **Antikörper,** die das Blut ständig nach eindringenden „Schädlingen", also Antigenen, absuchen. Stimmen Antigen und Antikörper in ihren Bindungsstellen überein, so bildet sich ein **Antigen-Antikörper-Komplex** *(Immunkomplex),* der Immunreaktionen in Gang setzt.

29.1.2 Vier Teilsysteme der Abwehr

Wenn Krankheitserreger ins Körperinnere eingedrungen sind, beginnen zwei Abwehrsysteme mit der Bekämpfung der Erreger:

- **Unspezifische Abwehr** und
- **Spezifische Abwehr.**

An beiden Abwehrmechanismen beteiligt sind:

- **Zelluläre Faktoren,** also immunkompetente Zellen (z.B. die weißen Blutkörperchen)
- **Humorale Faktoren** (so nennt man die nicht-zellulären Abwehrsubstanzen im Blut und anderen Körperflüssigkeiten wie z.B. die Komplementfaktoren).

Dadurch ergeben sich vier Teilsysteme der Abwehr, die zwar alle miteinander vernetzt sind, aber doch auch eigenständige Aufgaben erfüllen (☞ Tab.29.1).

Die unspezifische Abwehr steht von Geburt an gegen alle Antigene zur Verfügung, sie ist jedoch nicht besonders effektiv. Eine Abwehr vieler gefährlicher Erreger ist nur durch *spezifische,* das heißt gegen ein spezielles Antigen gerichtete, Abwehrmechanismen möglich. Diese immunologischen Prozesse werden erst *nach dem Erkennen* eines körperfremden Stoffes wirksam, sie müssen also nach der Geburt erst erlernt werden. Hierzu bedarf es für jeden neuen Keim bei der Erstinfektion einer gewissen Zeitspanne von 1 – 3 Wochen (☞ auch 29.3 und Abb. 29.3).

Spezifische Abwehrvorgänge führen in der Regel zur **Immunität** gegenüber dem Erreger, das heißt *erneute* Kontakte mit dem gleichen Erreger führen nicht mehr zu einer Erkrankung (☞ 29.1.4). Die Immunität kann Monate, Jahre oder lebenslang bestehen, je nachdem, wie stark ein bestimmter Erreger das immunologische Gedächtnis zu prägen vermag.

	Zellulär	**Humoral (nicht-zellulär)**
Spezifische Abwehr	T-Zellen, B-Lymphozyten	Antikörper (produziert von Plasmazellen)
Unspezifische Abwehr	Natürliche Killerzellen *(NK-Zellen),* Makrophagen, neutrophile Granulozyten	Komplement, Zytokine, Lysozym

Tab. 29.1: Die vier Teilsysteme der Abwehr. [B200]

29.1.3 Ablauf einer Immunreaktion

Unspezifische Abwehr

Der Antigen-Antikörper-Komplex lockt die Komplementfaktoren des **Komplementsystems** an, einer Gruppe von Abwehrstoffen und Mediatoren (Überträgerstoffen) im Serum und auf Zelloberflächen, die die Antikörperwirkung ergänzen oder verstärken. Die Komplementfaktoren zerstören die Zellmembran des Bakteriums oder anderer Fremdzellen und ziehen ihrerseits **Freßzellen** und **Lymphozyten** an, die Bakterien, Viren und auch viele „tote" Teilchen (z.B. Rußpartikel) umschließen und verdauen können. Zu dieser **Phagozytose** sind insbesondere **Makrophagen** und **neutrophile Granulozyten** befähigt.

Zusammenfassend setzen die Komplementfaktoren eine *Entzündungsreaktion* in Gang. Neben der Aktivierung durch Antigen-Antikörper-Komplexe *(klassischer Aktivierungsweg)* ist auch eine Aktivierung direkt durch die eingedrungenen Bakterien, Viren oder Pilze möglich *(alternativer Aktivierungsweg)*.

Neben dem Komplementsystem gibt es noch andere Möglichkeiten, unspezifische Abwehrreaktionen in Gang zu setzen, etwa über Lysozym und Zytokine.

Lysozym kommt vor allem im Bronchialschleim und in der Tränenflüssigkeit vor. Es kann die Wandstrukturen bestimmter Bakterien (z.B. Staphylokokken) spalten *(lysieren)*.

Zytokine aktivieren Abwehrzellen und hemmen die Ausbreitung von Viren, indem sie beispielsweise Einfluß auf die Antikörperproduktion nehmen. Ihre genaue Wirkungsweise ist sehr kompliziert. So verlangsamen sie u.a. die Zellteilung, wirken damit gegen Tumoren und beeinflussen viele Teilsysteme des Immunapparates.

Natürliche Killerzellen *(NK)* sind Lymphozyten, die „auf Befehl" aktivierter T-Lymphozyten Viruspartikel und Tumorzellen unspezifisch vernichten.

Zelluläre Faktoren der spezifischen Abwehr

B-Lymphozyten

Um eine Infektion effektiv abzuwehren, müssen große Antikörpermengen in kurzer Zeit bereitgestellt werden. Hierfür sind die **B-Lymphozyten** zuständig, die an ihrer Zelloberfläche *ortsständige* Antikörper besitzen und ebenso wie die im Blut zirkulierenden Antikörper Antigene abfangen. Haben B-Lymphozyten ein Antigen „erkannt" und gebunden, vermehren sie sich und wandeln sich zu **Plasmazellen** um, die nach ca. 7 – 10 Tagen große Antikörpermengen gegen genau dieses Antigen produzieren. Nach Abklingen der Infektion bleiben **B-Gedächtniszellen** in „Lauerstellung" zurück, die beim nächsten Angriff des *gleichen* Erregers viel schneller zu Plasmazellen reifen.

T-Lymphozyten

Die zweite Säule der Abwehr sind die **T-Lymphozyten** *(T-Zellen,* ☞ Tab. 29.2). Diese Zellen lernen während ihrer Reifung *(Prägung)* im Thymus, zwischen Antigenen des eigenen Organismus und Fremdantigenen zu unterscheiden:

- **T-Helferzellen** *(T4-Lymphozyten, T4-Zellen oder CD4-Zellen)* stimulieren die B-Lymphozyten, damit sie zu Plasmazellen reifen können. Außerdem gehen aus ihnen **T-Gedächtniszellen** hervor, das „immunologische Gedächtnis" der T-Lymphozyten
- **T-Suppressorzellen** *(T8-Zellen)* dagegen *bremsen* das Immunsystem (zu jeder Regulation gehört nicht nur Stimulation, sondern auch Hemmung, damit sich das System nicht unendlich weiter „aufschaukelt")
- **Zytotoxische T-Zellen** (früher *T-Killerzellen*) vernichten fremde Zellen und körpereigene *virusinfizierte* Zellen *ohne* Antikörperbeteiligung.

Humorale Faktoren der spezifischen Abwehr

Wie oben erwähnt, wandeln sich B-Lymphozyten nach Antigenkontakt in Plasmazellen um und bilden spezifische Antikörper, die **Immunglobuline.** Diese unterteilt man in fünf Klassen mit unterschiedlichem Aufbau und Funktion:

Immunglobulin G (IgG)

Das *Immunglobulin G* **(IgG)** macht mit 75% den Hauptanteil der Antikörpermenge aus. Da es nach Erstkontakt mit einem Antigen erst mit ca. dreiwöchiger Verzögerung gebildet werden kann, spielt es in der Anfangsphase einer Infektion keine Rolle. Bei einem abermaligen Kontakt mit dem gleichen Antigen entstehen dagegen sehr rasch IgG-Antikörper in großen Mengen *(Booster-Effekt)*.

Immunglobulin A (IgA)

Immunglobulin A **(IgA)** stellt nur 15 – 20% der Blutantikörper, ist aber der vorherrschende Antikörpertyp der Schleimhautsekrete. Es ist vor allem für den Schutz des Menschen vor den Mikroorganismen verantwortlich, die über die Schleimhäute ins Körperinnere gelangen.

Name	Funktion
Monozyten	Vorläufer der Makrophagen im Blut
Makrophagen *(große Freßzellen)*	Phagozytieren in allen Geweben und in der Lymphflüssigkeit
Antigenpräsentierende Zellen *(APZ)*	Z.B. Makrophagen und B-Zellen; sie präsentieren den T- und B-Zellen Antigene und starten damit die Reaktionskette der Immunantwort
Granulozyten	
Neutrophile Granulozyten *(kleine Freßzellen)*	Phagozytieren Bakterien, Viren und Pilze im Blut; häufigste Immunzellen im Blut
Eosinophile Granulozyten, Basophile Granulozyten	Abwehrzellen gegen Parasiten, sind an allergischen Reaktionen beteiligt
Mastzellen	Schütten entzündungsfördernde Substanzen aus, sind für Juckreizentstehung mitverantwortlich, reagieren auf Immunglobulin E
B-Zellen	
B-Lymphozyten	Vorläufer der Plasmazellen
B-Gedächtniszellen	Auf ein spezielles Antigen geprägte B-Zellen, die sich bei Antigenkontakt sofort vermehren und zu Plasmazellen differenzieren
Plasmazellen	Antikörperproduzierende Zellen
T-Zellen	
T-Helfer-Zellen	Aktivieren Plasmazellen und Killerzellen, erkennen Antigene
T-Suppressorzellen	Bremsen die Immunantwort, hemmen die Funktion von B-Zellen und anderen T-Zellen
T-Gedächtniszellen	Langlebige T-Zellen, die sich bei Antigenkontakt vermehren und differenzieren
Zytotoxische T-Zellen	Erkennen und zerstören von Viren befallene Körperzellen und Tumorzellen
Natürliche Killerzellen *(NK)*	Greifen unspezifisch virusinfizierte Zellen und Tumorzellen an

Tab. 29.2: Die Funktionen der wichtigsten Abwehrzellen. So „übersichtlich" wie hier in der Tabelle funktioniert unser Abwehrsystem in der Realität allerdings nicht – seine hohe Effektivität wird erst durch eine enge Vernetzung der verschiedenen Zellen und ihrer Funktionen erreicht. [B200]

Immunglobulin M (IgM), D (IgD) und E(IgE)

Immunglobulin M **(IgM)** tritt nach Erstkontakt mit einem Erreger am schnellsten auf und wird deshalb auch als *Frühantikörper* bezeichnet. Laborchemisch dient es dem Nachweis *früher* Infektionsstadien.

Die Rolle von *Immunglobulin D* **(IgD)** ist unklar, wahrscheinlich aktiviert es B-Lymphozyten.

Immunglobulin E **(IgE)** spielt bei der Abwehr parasitärer Infektionen und bei der Entstehung von Allergien (☞ 29.4) eine Rolle. Wie IgD kommt es im Blut Gesunder nur in sehr geringer Konzentration vor.

29.1.4 Immunität

> **Immunität:** Unempfänglichkeit eines Organismus für eine Infektion mit pathogenen Mikroorganismen bzw. deren Toxinen (**antiinfektiöse** bzw. **antitoxische Immunität**).
> Sie kann *angeboren* sein (z.B. die artbedingte Immunität des Menschen gegenüber vielen, unsere Haustiere befallenden Erregern wie etwa die Maul- und Klauenseuche) oder durch einen früheren Antigenkontakt im Rahmen einer natürlichen Infektion oder Impfung *erworben.*

Bei der erworbenen Immunität sind im Rahmen der Infektion spezifische Antikörper und spezifisch sensibilisierte T- und B-Gedächtniszellen gegenüber dem Mikroorganismus gebildet worden. Diese schützen den Organismus über mehrere Monate bis lebenslang vor einer abermaligen Erkrankung durch den *gleichen* Mikroorganismus.

Als Faustregel kann gelten, daß nur generalisierte Infektionen (Allgemeininfektionen, ☞ 28.1.1), nicht aber Lokalinfektionen, eine längerdauernde Immunität hinterlassen. Dabei ist eine manifeste Erkrankung *nicht* Bedingung für den Erwerb der Immunität. Auch *inapparente* (vom Betroffenen gar nicht wahrgenommene) Infektionen können eine Immunität hinterlassen (sog. *stille* oder *stumme Feiung,* häufig z.B. bei Röteln zu beobachten). Dann läßt sich die durchgemachte Infektion später durch serologische Bluttests (☞ 9.5.6, 28.3.7) nachweisen („positiver Rötelntiter").

29.2 Impfungen

> **Schutzimpfung:** Künstliche Immunisierung gegen bestimmte Erkrankungen, ohne daß der Betroffene zuvor die Erkrankung durchmachen muß.

Es werden zwei Arten von Schutzimpfungen unterschieden, die sich in ihrem Wirkprinzip unterscheiden und jeweils besondere Vor- und Nachteile besitzen: die **passive** und die **aktive Immunisierung.**

29.2.1 Passive Immunisierung

> **Passive Immunisierung:** Übertragung von spezifischen Antikörpern gegen bestimmte Erreger oder Toxine, die von einem anderen Organismus gebildet worden sind.

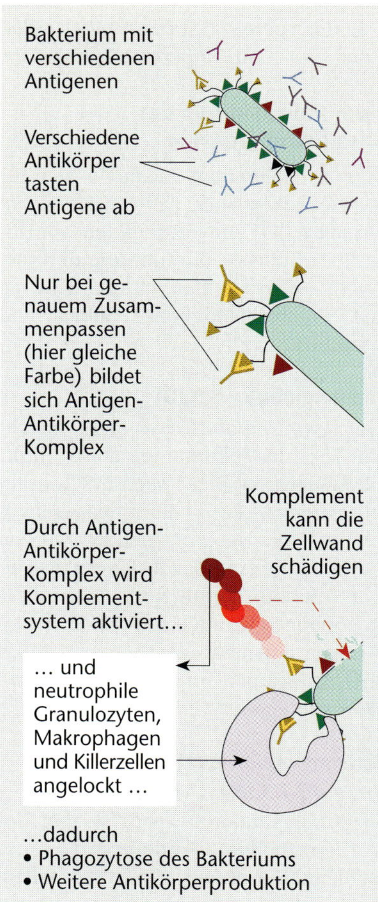

Abb. 29.3: Ablauf der Antigen-Antikörper-Reaktion, hier am Beispiel eines eingedrungenen Bakteriums. [B200]

Ab 1. Lebenswoche (nur ansteckungsgefährdete Säuglinge): **B**acille-**C**almette-**G**uérin-Impfung gegen Tuberkulose (**BCG**, ☞ 20.5.4)
Ab 3. Lebensmonat: 1. Vierfach-Impfung gegen **D**iphtherie, Keuchhusten (**P**ertussis), **T**etanus, **H**aemophilus **i**nfluenzae Typ **b** (**DPTHib**) und 1. **H**epatitis **B**-Impfung (**HB**) und 1. Schluckimpfung gegen **Polio** (Poliomyelitis = Kinderlähmung) *oder* 1. Dreifach-Impfung gegen **D**iphtherie, Keuchhusten (**P**ertussis), **T**etanus (**DPT**) und 1. **H**aemophilus **i**nfluenzae Typ **b** -Impfung (**Hib**) und 1. **H**epatitis **B**-Impfung und 1. **Polio**-Schluckimpfung
Ab 4. Lebensmonat: 2. DPTHib-Vierfach-Impfung *oder* 2. DPT-Dreifach-Impfung
Ab 5. Lebensmonat: 3. DPTHib-Vierfach-Impfung und 2. Hepatitis B-Impfung und 2. Polio-Schluckimpfung *oder* 3. DPT-Dreifach-Impfung und 2. Hib-Impfung und 2. Hepatitis B-Impfung und 2. Polio-Schluckimpfung
Ab 13. Lebensmonat: 4. DPTHib-Vierfach-Impfung und 3. Hepatitis B-Impfung und 3. Polio-Schluckimpfung *oder* 4. DPT-Dreifach-Impfung und 3. Hib-Impfung und 3. Hepatitis B-Impfung und 3. Polio-Schluckimpfung
Ab 15. Lebensmonat: 1. Dreifach-Impfung gegen **M**asern, **M**umps und **R**öteln (**MMR**)
Ab 6. Lebensjahr: 2. MMR-Dreifach-Impfung Auffrischimpfung gegen **T**etanus und **D**iphtherie (**Td**-Impfstoff mit reduziertem Diphtherietoxoid-Gehalt)
Ab 10. Lebensjahr: Polio-Auffrisch-Schluckimpfung
11. – 15. Jahr Td-Auffrischimpfung Hepatitis B-Auffrischimpfung Alle Mädchen, auch wenn bereits geimpft: Röteln-Impfung
Ab 13. Lebensjahr: Hepatitis B-Grundimmunisierung bei ungeimpften Jugendlichen, Impfstoff und Impfschema wie Erwachsene

Tab. 29.4: Impfkalender für Kinder nach den Empfehlungen der Ständigen Impfkomission des Robert-Koch-Instituts (1995).

Heterologe Seren stammen von Tieren, in erster Linie vom Pferd. Nachteilig ist, daß es sich hierbei um Fremdeiweiß mit hoher Allergiegefahr handelt. Daher wurden sie in den letzten Jahren zunehmend ersetzt durch **homologe Seren,** d.h. *menschliche (humane) Immunglobuline*, die besser verträglich sind.

> Immunglobuline werden immer dann gegeben, wenn der Verdacht einer Infektion besteht und ein *sofortiger* Schutz erforderlich ist.

Beispielsweise kann eine Schwangere (und damit v.a. das Ungeborene) innerhalb der ersten Tage *nach* Kontakt mit einem an Röteln Erkrankten durch Gabe von Röteln-Immunglobulin vor der Infektion geschützt werden. Bei manchen Erkrankungen kann der Krankheitsverlauf durch Gabe spezieller Immunglobuline noch nach Ausbruch der Erkrankung gemildert und das Komplikationsrisiko reduziert werden (z.B. bei Mumps). Nachteil der passiven Immunisierung ist, daß sie nur für ca. vier Wochen wirksam ist.

Chemoprophylaxe

Nicht mit der passiven Immunisierung verwechselt werden darf die **Chemoprophylaxe:** Bei besonders ansteckenden und/oder komplikationsreichen Infektionskrankheiten werden vorbeugend gegen den Krankheitserreger wirksame Medikamente gegeben, die im Gegensatz zu spezifischen Antikörpern keine Immunisierung bewirken. Die Chemoprophylaxe findet Anwendung bei:

- Gesunden, die sich anstecken oder angesteckt haben könnten (z.B. Familienangehörigen von Patienten mit einer Meningokokken-Meningitis, ☞ 28.5.5)
- Abwehrgeschwächten (z.B. AIDS-Kranken, ☞ 29.3)
- Bestimmten Operationen (z.B. in der Bauchchirurgie oder der plastischen Chirurgie zur Abwehr von Infektionen).

Erkrankung	Kategorie*	Wichtige Indikationen (z.B. Reiseziel oder Personengruppe)
Cholera, ☞ 28.5.11	R	Reisen in Epidemiegebiete
Diphtherie, ☞ 28.5.13	A, I, R	Auffrischimpfung; bei regionalen Krankheitsausbrüchen oder Reisen in Epidemiegebiete
FSME (Frühsommer-meningoenzephalitis), ☞ 35.9.4	I, RS	Aufenthalt in Gefährdungsgebieten, besonders bei Forstarbeitern, Jägern etc.
Gelbfieber, ☞ 28.6.6	R	Reisen in Gelbfieber-Infektionsgebiete
Hepatitis A, ☞ 22.4.2	I, R	Gefährdete Personen (z.B. medizinisches Personal), Aufenthalt in Gebieten mit hoher Durchseuchung
Hepatitis B, ☞ 22.4.2	I, RS	Gefährdete Personen (z.B. medizinisches Personal, Dialysepatienten, Risikogruppen wie homosexuelle Männer oder Drogenabhängige)
Influenza, ☞ 20.5.1	A, I	Ältere Menschen, bei Pandemien
Meningokokken-Inf., ☞ 28.5.5, 35.9.1	RS	Besonders gefährdete Personen, z.B. Entwicklungshelfer in bestimmten Gebieten Afrikas
Pneumokokken-Inf., ☞ 20.5.3, 28.5.4	I	Risikopatienten, z.B. Patienten nach Milzentfernung (☞ 22.7.4)
Poliomyelitis (Kinderlähmung), ☞ 35.9.5	A, I, R	Auffrischimpfung; bei Reisen oder regionalen Ausbrüchen
Tetanus, ☞ 28.5.15	A, I, R	Auffrischimpfung; bei Verletzung
Tollwut, ☞ 28.6.5	I	Nach Kontakt mit tollwutverdächtigen Tieren, bei besonderer Gefährdung prophylaktisch (z.B. Tierärzte, Jäger)
Tuberkulose, ☞ 20.5.4	I	Besonders gefährdete Kinder (z.B. Heimunterbringung, schlechte hygienische Verhältnisse)
Typhus, ☞ 28.5.7	I	Reisen in Endemiegebiete
Windpocken, ☞ 13.14.6	I	Besonders gefährdete Personen (z.B. Abwehrschwäche bei Leukämie, ☞ 24.7.1, oder unter Zytostatikatherapie, ☞ 24.5.1)

* A = Indikationsimpfung mit breiter Anwendung und erheblichem Wert für die Volksgesundheit
I = Indikationsimpfung bei erhöhter Gefährdung
R = Reiseimpfung (die Impfindikation ergibt sich aus dem Reiseziel)
RS = Reiseimpfung in Sonderfällen, Impfindikation bei Risikogruppen (z.B. medizinisches Personal) in Risikogebieten

Tab. 29.5: Auffrisch- und Nachimpfungen für Erwachsene und Indikationsimpfungen für alle Altersgruppen nach den Impfempfehlungen der Ständigen Impfkommission. Alle genannten Impfungen sind Aktivimpfungen. [B200]

29.2.2 Aktive Immunisierung

> **Aktive Immunisierung:** Verabreichung von
> - **Lebendimpfstoffen** (abgeschwächten Krankheitserregern)
> - **Totimpfstoffen** (Antigenen toter Krankheitserreger) oder
> - **Toxoidimpfstoffen** („entschärften" Giftstoffen).
>
> Sie sollen im Körper des Geimpften gewissermaßen einen „kontrollierten Übungskampf" erzeugen und so zu Immunität führen.

Der Organismus des Geimpften bildet selbst („aktiv") Antikörper und Gedächtniszellen gegen die Erreger und ist im Falle eines tatsächlichen Eindringens des Erregers in der Lage, diese schnell und meist ohne erkennbare Krankheitszeichen zu vernichten. Toxoid- und Totimpfstoffe sind besser verträglich, aber weniger zuverlässig. Lebendimpfstoffe haben mehr Nebenwirkungen, führen aber häufiger zur erwünschten lebenslangen Immunität.

Während manche Impfungen für alle Personen empfohlen werden (z.B. gegen Tetanus, Poliomyelitis und Diphtherie), sind andere nur bei besonderer Gefährdung (z.B. Fernreisen) angezeigt. Einen Überblick geben die Tab. 29.4 und 29.5. Die Impfempfehlungen werden von der *Ständigen Impfkommission am Robert-Koch-Institut* in engen Zeitabständen aktualisiert.

Stichwort „Impfmüdigkeit"

Aus Angst vor den Nebenwirkungen der Impfung oder aus Nachlässigkeit lassen viele Eltern ihre Kinder nicht mehr vollständig durchimpfen. Zwar ist unbestritten, daß Impfungen Nebenwirkungen bis hin zu bleibenden Schäden haben können, doch sind diese Nebenwirkungen stets auch im Verhältnis zu den Gefahren der Erkrankung zu sehen. Bei Beachtung der Gegenanzeigen der jeweiligen Impfungen ist das Risiko eines Impfschadens viel geringer als das Risiko eines bleibenden Schadens nach durchgemachter Erkrankung.

Dem Patienten bzw. seinen Eltern ist zu erklären, daß nicht jede Impfreaktion eine Impfkomplikation darstellt, sondern auch Zeichen der (erstrebten) Auseinandersetzung des Körpers mit dem Impfstoff sein kann. So sind Lokalreaktionen an der Impfstelle, geringes Fieber in den ersten Tagen nach einer Lebendimpfung oder auch eine leichte Erkrankung („Impfmasern") normal.

29.3 HIV-Infektion und AIDS

AIDS (kurz für *acquired immune deficiency syndrome, erworbenes Immundefektsyndrom*): 1981 erstmals beschriebene, wahrscheinlich immer tödlich verlaufende Immunschwächekrankheit als Folge einer Infektion mit dem Humanen Immundefizienz-Virus **(HIV).** Bis heute sind zwei verschiedene HIV-Typen bekannt (HIV-1 und HIV-2). AIDS breitet sich als Pandemie (☞ 28.1.1) weltweit aus, am schnellsten derzeit in Afrika und Asien. Es ist zu befürchten, daß durch AIDS in den nächsten Jahren und Jahrzehnten enorme soziale Probleme entstehen werden.

29.3.1 Krankheitsverlauf

Übertragung und Krankheitsentstehung

Das Virus wird durch den Kontakt Gesunder mit infizierten Körpersekreten übertragen. *Alle* Körperausscheidungen sind potentiell infektiös, also z.B. Stuhl, Urin, Erbrochenes, Speichel, Sputum, Tränenflüssigkeit und Muttermilch. Blut und Sperma sind jedoch besonders virushaltig und gelten damit als Hauptübertragungswege. Das Virus dringt durch kleinste Haut- oder Schleimhautverletzungen in den Körper ein (insbesondere beim Geschlechtsverkehr).

☑ Ausgeschlossen ist eine HIV-Infektion durch alltägliche Sozialkontakte wie Händeschütteln oder Umarmung.

In der Lymph- und Blutbahn baut das Virus seine Erbsubstanz vor allem in die *T-Helferzellen* ein. Oft erst nach jahrelanger scheinbarer Ruhe *(Latenzzeit)* zerstört das Virus immer mehr T-Lymphozyten. Es entwickelt sich eine zunehmende allgemeine Abwehrschwäche, die schließlich zu starker Anfälligkeit gegenüber sonst ungefährlichen Krankheitserregern und zur Häufung opportunistischer Infektionen (☞ 29.3.4) führt. Die Viren gelangen auch ins ZNS und führen dort zu einer chronischen Entzündung (Neuro-AIDS, ☞ unten).

Hauptrisikogruppen

Hauptrisikogruppen für eine HIV-Infektion sind:

- Männliche Homo- oder Bisexuelle mit häufig wechselnden Partnern, insbesondere wenn sie ohne Kondom Analverkehr praktizieren
- Fixer, wenn sie Injektionsbestecke gemeinsam benutzen *(needle sharing)*
- Patienten, die vor 1986 Blut(-produkte) erhalten haben (v.a. Bluterkranke, ☞ 24.9.2)
- Prostituierte, die ohne Kondom arbeiten
- Kinder infizierter Mütter (☞ 29.3.2).

Die Berufsgruppen im Gesundheitswesen zählen derzeit *nicht* zu den Risikogruppen.

Die Definition von Hauptrisikogruppen darf nicht darüber hinwegtäuschen, daß in den letzten Jahren die Zahl der HIV-Positiven, die keiner Risikogruppe angehören, zugenommen hat. Insbesondere ist der Anteil heterosexueller Frauen merklich angestiegen.

Stadieneinteilung und Krankheitsverlauf

Die Latenzzeit bis zum Einsetzen der ersten Symptome ist sehr unterschiedlich. Selbst 10 Jahre nach der Ansteckung haben „erst" 50% der Infizierten das Vollbild der AIDS-Erkrankung entwickelt, ca. 20% sind noch völlig symptom- und beschwerdefrei.

Bis heute existieren mehrere Stadieneinteilungen nebeneinander, wobei sich die **CDC-Klassifikation von 1993** (CDC = Center for Disease Control, USA) zunehmend durchsetzt: Sie berücksichtigt das klinische Erscheinungsbild *und* die Anzahl der T-Helferzellen. Vereinfacht werden drei **klinische** Kategorien unterschieden:

Kategorie A

Die Kategorie A ist gekennzeichnet durch akute HIV-Infektion, asymptomische Infektion und generalisierte Lymphadenopathien.

Ungefähr 1 – 3 Wochen nach der Infektion bekommt ein Teil der Infizierten eine grippeähnliche Erkrankung (**akute HIV-Infektion,** *mononucleosis-like-illness*) mit Fieber, Gliederschmerzen, Rachenentzündung, Hautausschlag und Lymphknotenschwellung. Die Beschwerden bilden sich spontan zurück und werden, falls sie überhaupt bemerkt werden, meist als „Grippe" fehlgedeutet. Danach ist der Infizierte völlig beschwerdefrei **(asymptomatische Infektion),** bis nach Monaten oder Jahren anhaltende Lymphknotenschwellungen an mehreren Körperstellen **(generalisierte Lymphadenopathie)** folgen.

Kategorie B

Zur Kategorie B gehören die HIV-assoziierten Erkrankungen. Der Patient bekommt Beschwerden, in erster Linie Mundsoor (☞ 28.7.2), rezidivierendes Fieber, längerdauernde Durchfälle, eine periphere Neuropathie oder einen rezidivierenden oder schweren Herpes zoster (☞ 28.6.3). Sein Allgemeinzustand verschlechtert sich zunehmend.

Kategorie C

Zu den **AIDS-definierenden Erkrankungen** der Kategorie C zählen u.a. mehrfache Pneumonien innerhalb eines Jahres, Pneumonien durch Pneumocystis-carinii (☞ 29.3.4), Tuberkulose und Infektionen durch atypische Mykobakterien (☞ 28.5.16), tiefe Soor-Infektionen des Gastrointestinaltrakts, bestimmte Manifestationen einer Zytomegalie-Infektion (☞ 28.6.4), das Kaposi-Sarkom (☞ 29.3.5), maligne Lymphome (☞ 29.3.5) und eine HIV-Enzephalopathie (☞ unten). Zusammen mit einem positiven HIV-Test rechtfertigen diese Erkrankungen die Diagnose der *AIDS-Erkrankung* (im Gegensatz zur HIV-Infektion). Dieses Stadium

Laborkategorie CD4-Zellen/µl	Klinische Kategorie		
	A (asymptomatisch)	B (Symptome, kein AIDS)	C (Symptome, AIDS)
1: 500	A1	B1	C1
2: 200-499	A2	B2	C2
3: < 200	A3	B3	C3
Stadium I	Stadium II		Stadium III

Tab. 29.6: CDC-Klassifikation von 1993.

schreitet – wenn auch mit unterschiedlicher Geschwindigkeit – immer weiter fort.

Laborkategorien

In jeder der drei klinischen Kategorien werden noch einmal die **Laborkategorien** 1 (T-Helferzellen > 500/µl), 2 (T-Helferzellen 200 - 500/µl) und 3 (T-Helferzellen < 200/µl) unterschieden, so daß sich insgesamt neun Zuordnungsmöglichkeiten ergeben.

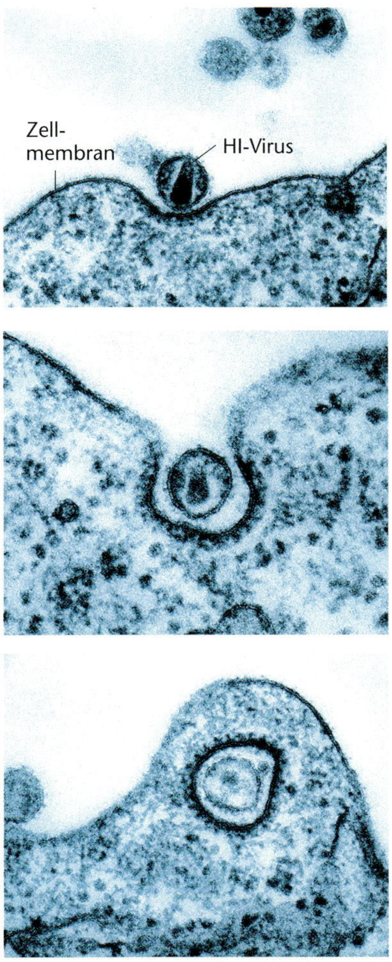

Abb. 29.7– 29.9: Elektronenmikroskopische Bilder eines HI-Virus, das in eine menschliche Zelle eindringt. [T178]

Therapieorientierte Stadieneinteilung

Für den Pflegealltag ist meist folgende therapieorientierte Stadieneinteilung ausreichend:

- **Stadium I: Asymptomatische HIV-Infektion = Stadium der Beobachtung.** Die HIV-Infektion ist (noch) asymptomatisch, d.h. der Patient hat keinerlei Beschwerden
- **Stadium II: Stadium der Prophylaxe.** Der Patient hat zwar Beschwerden und eine Erniedrigung der T-Helferzellen (CD_4-Zellen), es liegen aber (noch) keine AIDS-definierenden Erkrankungen vor
- **Stadium III = AIDS = Stadium der Behandlung.** AIDS-definierende Erkrankungen (☞ oben) sind aufgetreten und erfordern eine intensive Behandlung.

Neuro-AIDS

> Häufig befällt das HI-Virus das ZNS und führt v.a. in fortgeschrittenen Krankheitsstadien zu (schweren) psychischen und neurologischen Störungen. Bei 10% aller AIDS-Kranken sind neurologische Symptome sogar Erstsymptom der Erkrankung.

Unter **Neuro-AIDS** versteht man den *direkten* Befall des Nervensystems mit dem HIV. Dieses verursacht chronisch-entzündliche und atrophische Schädigungen von Gehirn **(HIV-Enzephalopathie)** und Rückenmark sowie eine periphere Neuropathie. Die Betroffenen sind psychisch verändert (z.B. depressiv) und entwickeln häufig eine *Demenz* (= Verfall zuvor vorhandener intellektueller Fähigkeiten durch eine Hirnschädigung, ☞ 14.5).

Diagnostik und Differentialdiagnose

Ungefähr 3 Wochen bis 3 Monate nach Beginn der Infektion sind im Blut des Patienten erstmalig Antikörper gegen HIV nachweisbar *(Serokonversion)*. Als *Suchtest* wird ein hochempfindlicher **ELISA**-Test (**e**nzyme **l**inked **i**mmuno **s**orbent **a**ssay) verwendet. Eine (bei uns noch seltene) Infektion mit der Virusvariante HIV-2 wird durch den Test nicht erfaßt. Bei positivem Testausfall muß ein *Bestätigungstest* (sog. *Immunoblot* oder *Westernblot*) angeschlossen werden.

Als optimale Verlaufskontrolle gilt derzeit die Kombination aus klinischer Untersuchung, Messung der T_4-Zellzahl und Bestimmung der sog. *Virusbelastung*, die die Konzentration der HI-Viren im Blut angibt.

Antivirale Behandlungsstrategie

Bis heute existieren lediglich Medikamente, die den Krankheitsverlauf verzögern. Mittel der Wahl ist dabei **Zidovudin** (Azidothymidin, AZT, Retrovir®), das als *Nukleosid-Analogon* die Bildung von Virus-DNS in der Zelle hemmt (☞ Abb. 29.11) und bei Patienten mit deutlich erniedrigten Helferzel-

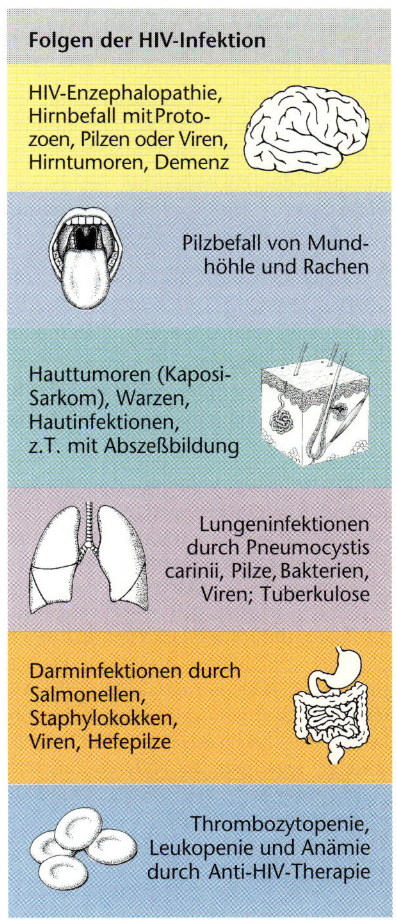

Abb. 29.10: Die häufigsten AIDS-Manifestationen. [B200]

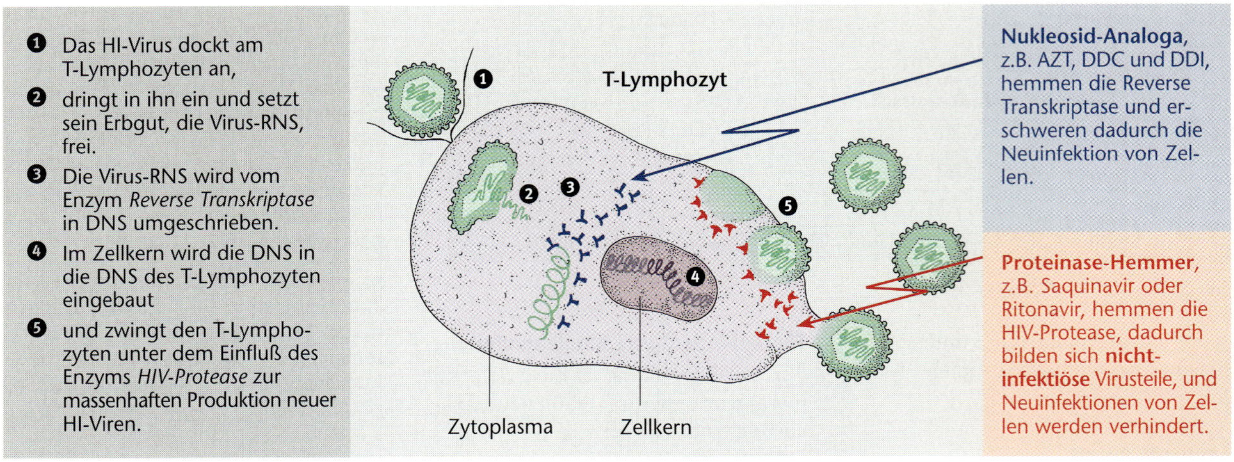

Abb. 29.11: Medikamentöse Strategien gegen das HI-Virus. [M100/L190]

len oder AIDS-Symptomen angezeigt ist. Umstritten ist die Gabe bei asymptomatischen Patienten ohne deutliche Verringerung der Helferzellen (Resistenzentwicklung der Viren?) und nach einer Kanülenverletzung zur Prophylaxe (☞ 29.3.3). Vor allem wegen der Nebenwirkungen auf die Blutbildung im Knochenmark (Anämie, Leukopenie) sind engmaschige Blutkontrollen nötig.

In fortgeschrittenen Krankheisstadien wird oft zusätzlich **DDC** (Zalcitabin, Hivid®) eingesetzt, das allerdings bei ca. 20% der Patienten als Nebenwirkung zu einer Polyneuropathie (☞ 35.11.1) führt.

Als dritte Substanz für solche Patienten, bei denen AZT nicht wirkt oder die AZT nicht vertragen, ist **Didanosin** (Videx®) zugelassen. Hauptnebenwirkungen sind periphere Nervenschädigungen und Bauchspeicheldrüsenentzündungen (☞ 22.6.2).

Große Hoffnung wird zur Zeit auf sog. *Proteinase-Hemmer* gesetzt (z.B. Saquinavir, Indinavir, Ritonavir), die die Synthese neuer HI-Viren in der infizierten Zelle hemmen (☞ Abb.29.11). Insbesondere soll eine Kombination aus Nukleosid-Analogon und Proteinase-Hemmer durch die unterschiedlichen Angriffspunkte die gefürchtete Resistenzentwicklung der Viren zumindest verzögern. Die Zulassung mehrerer Proteinase-Hemmer in Deutschland ist beantragt, in anderen Ländern (USA, Schweiz) sind solche Präparate schon auf dem Markt.

Prognose

Die HIV-Infektion ist unheilbar. Zwar können Jahre bis zum Ausbruch der Erkrankung vergehen, doch ist die Erkrankung bisher bei genügend langer Beobachtungszeit stets tödlich verlaufen.

Patienteninformation

Eine Vorbeugung ist nur durch Meiden infizierter Sekrete möglich. Hierzu gehört insbesondere das Benutzen von Kondomen bei Geschlechtsverkehr mit neuen oder untreuen Partnern („safer sex“). Drogensüchtige sollten keine Injektionsbestecke mit anderen teilen.

Im medizinischen Bereich sind die sorgfältige Herstellung von Blutprodukten, ihre gezielte, möglichst sparsame Anwendung und das Umsteigen auf Eigenblutspenden (wenn möglich) hervorzuheben.

29.3.2 Pflege von HIV-Infizierten

Die Pflege von HIV-Positiven und AIDS-Kranken stellt hohe Anforderungen an das Pflegepersonal; nicht zuletzt deswegen, weil sie zwangsläufig in die Auseinandersetzung mit dem Tod des Patienten, aber auch mit dem eigenen Sterben-müssen führt. Gespräche über dieses Thema dürfen dem Patienten jedoch niemals aufgezwungen werden. Die pflegerischen Maßnahmen richten sich nach der individuellen Pflegebedürftigkeit des Patienten und dem vorherrschenden Krankheitsbild.

Pflege in der Endphase des Lebens, ☞ 15.4

Psychische Belastung des Pflegepersonals

Die Pflege eines AIDS-Kranken belastet das Pflegepersonal ganz besonders stark, wie eine Umfrage ergab. Viele der Befragten gaben an, es berühre sie besonders, daß viele AIDS-Patienten etwa gleichaltrig seien.

Durch die lange Behandlungszeit entwickelt sich häufig eine tiefe emotionale Beziehung zwischen Patient und Pflegepersonal. Aufgrund der sozialen Isolation stehen Pflegekräfte einem AIDS-Patienten an dessen Lebensende oft näher als dessen Angehörige und Freunde.

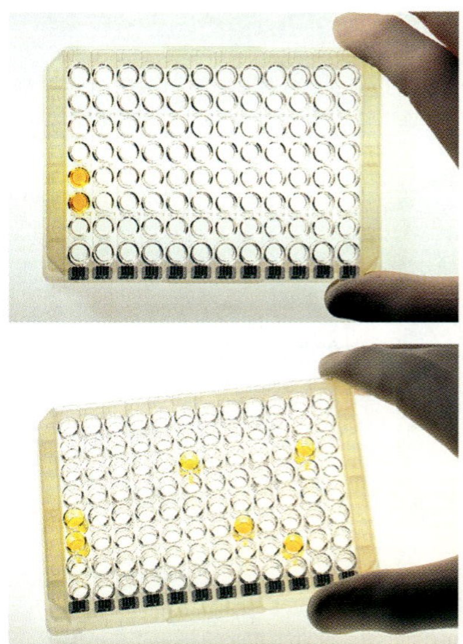

Abb. 29.12 –29.13: Mikrotiterplatten, in deren Näpfchen der ELISA-Test (☞ Text) zum Nachweis von HIV-Antikörper durchgeführt wird. Die Gelbfärbungen in der oberen Platte zeigen an, daß Kontrollseren, die in diese beiden Näpfchen gegeben wurden, HIV-Antikörper enthalten. In der unteren Platte befinden sich zusätzlich Serumproben von Patienten. Die Gelbfärbung in den Näpfchen mit Serum von vier Patienten bedeutet die folgeschwere Diagnose HIV-positiv. [J540]

Entlastung des Pflegepersonals

Da die Pflege von AIDS-Patienten eine hohe Belastung für das Pflegepersonal bedeutet, sollten weitere Probleme, beispielsweise vom Team ausgehende, vermieden werden (sorgfältiges Auswählen neuer Mitarbeiter, Supervision).

Die Freizeit soll den Pflegenden als Ausgleich zum Regenerieren und Abschalten dienen.

Hilfestellung bei den ATL

Sinn finden und Kommunizieren

Patienten mit einer HIV-Infektion sind meist jung, d.h. in einem Alter, in dem sie „das ganze Leben" noch vor sich wähnten. Das Wissen um die (unheilbare) HIV-Infektion bedeutet, daß der ganze Lebensplan (Beruf, Familie) in Frage gestellt wird. Spätestens beim ersten Krankenhausaufenthalt kann der Patient dies nicht mehr verdrängen.

Im Mittelpunkt stehen daher die psychischen Probleme der Patienten. Auch wenn sie (noch) relativ beschwerdearm sind, fühlen sie sich „wie auf einer Zeitbombe". Sie haben nicht nur Angst vor dem Tod, sondern auch vor der Zeit davor: vor gesellschaftlicher Isolierung, wenn die Krankheit nach außen hin deutlich wird, vor Partnerschaftsproblemen und vor langem, einsamen Siechtum. Gesprächsbereitschaft von Seiten der Pflegenden und der Ärzte ist für diese Patienten (und ihre Angehörigen) ganz wichtig. Hilfreich sind oft auch soziale Dienste, Psychologen und Theologen (Seelsorger, Pfarrer).

ATL Sinn finden, ☞ 7.13

Sich waschen und kleiden

- Alle Pflegemaßnahmen, einschließlich der Körperpflege und den Prophylaxen, richten sich nach der individuellen Pflegebedürftigkeit
- Zur Vorbeugung von Hautinfektionen beobachten die Pflegenden die Haut auf Verletzungen und pflegen die oft sehr trockene Haut sorgfältig (Pflege trockener Haut, ☞ 7.5.2)
- Die Mundpflege beugt Schleimhautinfektionen vor. Damit keine Speisereste im Mund-/Rachenraum verbleiben, die ein Bakterienwachstum begünstigen, unterstützen die Pflegenden den Patienten beim Spülen des Mundes nach jeder Mahlzeit
- Wegen der Blutungs- und Infektionsgefahr achten Patient und Pflegende auf das Vermeiden von Verletzungen bei der Körperpflege, etwa durch Zahnbürsten oder Rasierklingen.

Körpertemperatur regulieren

Zur Früherkennung von Infektionen sind regelmäßige Temperaturkontrollen erforderlich.

Essen und trinken

- Die Ernährung soll vitamin-, eiweiß- und kalorienreich sein, dabei aber nicht zu scharf oder zu süß (begünstigt eine Pilzinfektion). Bei kachektischen Patienten können Kompromisse nötig sein, um eine weitere Auszehrung der Patienten zu verzögern
- Auf besondere Vorlieben oder Abneigungen des Patienten wird nach Möglichkeit eingegangen (z.B. durch Wunschkost oder Mitbringen von Speisen durch Angehörige)
- Haben die Patienten z.B. infolge einer Soor-Ösophagitis (☞ 28.7.2) Probleme beim Essen, kann passierte oder flüssige Kost helfen
- Mehrere kleine Mahlzeiten werden in der Regel besser vertragen als wenige große (Zwischenmahlzeiten anbieten)
- Magert der Patient trotz dieser Maßnahmen weiter ab, kann die zusätzliche Gabe von Sondennahrung (z.B. Meritene®, ☞ 10.3.2) erwogen werden
- Alle Patienten werden regelmäßig gewogen
- Auf eine ausreichende Flüssigkeits- und Elektrolytzufuhr ist zu achten, da der Flüssigkeits- und Elektrolytbedarf durch Durchfälle, Erbrechen und Fieber höher ist als beim Gesunden.

Für Sicherheit sorgen

Aufgrund ihrer Krankheit verlieren viele HIV-Infizierte und AIDS-Kranke ihren Arbeitsplatz und/oder werden schwerpflegebedürftig. Deshalb kann auch der Kampf um die soziale Sicherheit des Patienten Aufgabe der Pflegenden sein (zusammen mit Ärzten und sozialen Diensten). So ist für den *finanziellen Unterhalt* zu sorgen, ggf. auch ein *Rentenantrag* zu stellen. Ein *Schwerbehindertenausweis* muß ebenso beantragt werden wie die *ambulante Betreuung/Krankenpflege.* Auf Wunsch werden Kontakte zur

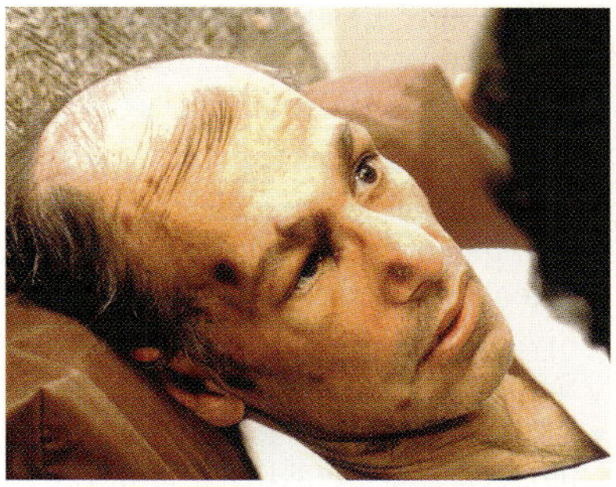

Abb. 29.14: Dieser Patient mit AIDS wird zu Hause gepflegt und kann so die letzte Zeit seines Lebens in seiner gewohnten Umgebung verbringen. In seinem Gesicht sind mehrere Kaposi-Sarkome (☞ 29.3.5) erkennbar. [J500–205]

Hospizbewegung oder zu Selbsthilfegruppen geknüpft. U.U. ist die Versorgung von Kindern zu regeln. Manche HIV-Infizierte und AIDS-Kranke verbringen viel Zeit mit der Planung ihrer eigenen Beerdigung und mit der Verteilung ihres Nachlasses (Testament).

Ausscheiden

Ist der Allgemeinzustand stark beeinträchtigt, brauchen die Patienten evtl. einen Nachtstuhl am Bett. Häufig haben gerade jüngere Patienten bei Diarrhoe Hemmungen, um Hilfe zu bitten.

Sich als Frau oder Mann fühlen und verhalten

Häufig muß der Betroffene zum Zeitpunkt der Diagnose seinen Eltern oder seinem Partner gestehen, daß er homosexuell oder bisexuell ist („Outing"). Dies kann zu Konflikten führen: Die Angehörigen fühlen sich vielleicht betrogen („Alibi-Partner") und/oder ziehen sich vom Infizierten zurück.

Schon in den Frühstadien der HIV-Infektion ist das Sexualleben durch die Infektion geprägt: Durch jeden ungeschützten Geschlechtsverkehr, d.h. ohne Verwendung eines Kondoms, kann das Virus an den Sexualpartner weitergegeben werden. Wurde der Partner bereits infiziert, führen Schuldgefühle einerseits und Zorn andererseits zu einer Beziehungskrise, an der die Partnerschaft zerbrechen kann.

Richtlinien für Hygiene- und Desinfektionsmaßnahmen

Die Unterbringung in einem Einzelzimmer verringert die Infektionsgefahr durch Mitpatienten. Bei Erkältungen tragen Besucher und Pflegende einen

Mundschutz, Besucher mit schweren Infekten sollten auf einen Besuch verzichten (und anrufen).

Die erforderlichen Hygiene- und Desinfektionsmaßnahmen gleichen denen bei anderen hochinfektiösen Erkrankungen (v.a. Hepatitis B, ☞ 22.4.2):

- Spülen des Essensgeschirrs in der Spülmaschine bei 90°C
- Entsorgung der Wäsche des Patienten in den als infektiös gekennzeichneten Wäschesack (möglichst ein Doppelsack)
- Bevorzugung von Einmalmaterial, alternativ streng patientenbezogene Verwendung medizinischer Geräte, und tägliche Sterilisation von Therapiegegenständen aus Kunststoff (z.B. Giebel-Rohr)
- Regelmäßige Desinfektion von Bad und Toilette. Reinigung und Desinfektion von Steckbecken oder Urinflasche nach jedem Gebrauch
- Flächendesinfektion mit Aldehyden/Aldehydgemischen, Händedesinfektion mit 70 – 80%iger alkoholischer Lösung
- Vor Neubelegung des Zimmers übliche Schlußdesinfektion.

HIV-infizierte Schwangere und Kinder

Derzeit ist in Deutschland ca. 1 von 3 000 Schwangeren mit dem HI-Virus infiziert. Das Risiko, daß das tödliche Virus während der Schwangerschaft oder unter der Geburt auf das Ungeborene übertragen wird, ist mit ungefähr 25% sehr hoch. Daher wird HIV-infizierten Frauen von einer Schwangerschaft abgeraten. Dabei spielt auch eine Rolle, daß mit Ausbruch der Erkrankung die Versorgung des Kindes gefährdet sein kann. Mit HIV-infizierten Schwangeren sollte die Problematik besprochen und über Hilfen nachgedacht werden. Für das Kind kann das Infektionsrisiko neueren Studien zufolge durch eine geplante Schnittentbindung (Kaiserschnitt, Sectio) *vor* Einsetzen der Wehen erheblich reduziert werden. Eine AZT-Behandlung der Mutter während der Schwangerschaft zur Risikominderung ist dagegen nach wie vor umstritten. Die Mutter sollte das Neugeborene nicht stillen, da die Infektion auch durch die Muttermilch übertragen werden kann. Eine längere, engmaschige Überwachung des Kindes durch einen Arzt ist nötig, um festzustellen, ob es sich infiziert hat oder nicht.

HIV-infizierte Kinder stellen ein sehr trauriges Problem dar. Neben den körperlichen Leiden der Kinder – der Krankheitsverlauf ist letztendlich der gleiche wie bei Erwachsenen – ist auch ihre psychische Situation extrem schwierig. Bei relativem Wohlbefinden möchten HIV-infizierte Kinder und Jugendliche wie ihre gesunden Altersgenossen in den Kindergarten oder zur Schule gehen und mit anderen Kindern spielen. Dies wird ihnen aus Angst der anderen Eltern um ihre Kinder (basierend auf mangelnder Aufklärung) oft verweigert: Denn obwohl bei Kindern häufiger Tränen fließen und der körperliche Kontakt enger ist als bei Erwachsenen, wird heute davon ausgegangen, daß für die Spielkameraden kein erhöhtes Risiko besteht (mit Ausnahme von besonders aggressiven Kindern, die andere Kinder beißen). Voraussetzung für ein ungefährdetes Miteinander ist das Einhalten der allgemeinen Hygieneregeln durch Eltern, Erzieherinnen oder Lehrer, und soweit es geht, auch der Kinder (v.a. nach dem Toilettengang).

29.3.3 Infektionsschutz des Personals

Beim Umgang mit HIV-Infizierten sind Maßnahmen zum Selbstschutz zwar unumgänglich (☞ 29.3.3), doch besteht bei normalen alltäglichen Kontakten wie Händeschütteln *keine* Ansteckungsgefahr! Für die Patienten ist es wichtig, daß sie „normal" behandelt werden. Sie registrieren sehr genau, wenn sich jemand aus Angst vor Ansteckung kaum in ihre Nähe wagt.

Das Risiko, sich durch Pflegemaßnahmen mit dem HI-Virus zu infizieren, ist insgesamt gering. Bis Ende 1991 waren zwar *weltweit* 7600 Fälle bekannt, bei denen sich Pflegekräfte mit dem Virus infiziert hatten, aber nur bei 29 Pflegekräften galt es als gesichert, daß die Infektion *berufsbedingt* war. Im Vergleich dazu ist die Ansteckung mit dem Hepatitis B- und C-Virus (z.B. bei Verspritzen von Blut ins Auge oder Nadelstichverletzungen) ca. 25mal wahrscheinlicher.

Die häufigste Ursache von HIV-Infektionen im Pflegebereich waren versehentliche Nadelstiche durch Zurückstecken von Kanülen in ihre Schutzkappen *(Recapping)*. Sodann folgten Infektionen über die Schleimhäute bzw. über rissige Haut.

Trotz dieses relativ geringen Risikos müssen die Pflegenden (und Ärzte) im Umgang mit HIV-Infizierten die gleichen Vorsichtsmaßnahmen treffen wie bei Patienten mit Hepatitis B, die ja ebenfalls über Blut-zu-Blut-Kontakt und sexuellen Kontakt übertragen wird. Für die Pflegenden bedeutet dies:

- Bei Kontakt mit Blut, Ausscheidungen und Sekreten sowie beim Waschen des Patienten und beim Verbandswechsel Latex-Handschuhe benutzen und Hände regelmäßig desinfizieren. Evtl. zusätzlich Schutzkittel tragen (z.B. beim Verbandswechsel stark nässender Wunden). Bei Patienten mit unkontrollierbarem Hustenreiz Mundschutz anlegen
- Material, das mit erregerhaltigen Körpersekreten in Berührung gekommen ist, sorgfältig entsorgen (Sondermüll). Hierzu gehört auch die Kennzeichnung als „infektiös". Verschüttetes Blut (oder andere Körperausscheidungen) aufwischen und die Fläche anschließend desinfizieren
- Verletzungen durch benutzte Skalpelle, Infusionsbestecke, Kanülen etc. vermeiden. Kanülen noch im Patientenzimmer in geeignete Behälter entsorgen und nicht wieder in die Schutzhülle zurückstecken
- Bei Endoskopien oder beim Absaugen intubierter Patienten Mundschutz und Schutzbrille anlegen
- Bei Operationen zwei Paar Handschuhe und eine Schutzbrille tragen
- Die Hände regelmäßig eincremen, um rissiger Haut vorzubeugen. Hautrisse sind potentielle Eintrittspforten! Bei bestehenden Verletzungen an den Händen ist ein gut schließender, wasserundurchlässiger Verband anzulegen (bei zu erwartendem Kontakt mit Blut eines infizierten Patienten sollte die Maßnahme von einer anderen Pflegekraft durchgeführt werden)
- Vor jeder Untersuchung das durchführende Personal über die Infektionsgefahr informieren
- Laborproben entsprechend den Vorschriften des Hauses als infektiös kennzeichnen. Transport- und Versandgefäße für Blut und andere Proben (z.B. Urin) mit Warnaufklebern versehen und möglichst doppelt verpacken. Auch auf dem Begleitschein das erhöhte Risiko vermerken
- Für funktionsfähige Beatmungsgeräte (inkl. Zubehör wie z.B. Masken) sorgen, um eine Mund-zu-Mund-Beatmung zu vermeiden.

☑ **Hauptpfeiler der Infektionsprophylaxe**

- Tragen von *Latex*-Handschuhen bei jedem Kontakt mit Körperflüssigkeiten (Handschuhe aus anderem Material bieten keinen ausreichenden Schutz)
- Vermeiden von Verletzungen mit gebrauchten Instrumenten, insbesondere Kanülen.

Erstmaßnahmen bei Verletzungen mit HIV-kontaminiertem Material

Bei einer Verletzung, die sich ein Arbeitnehmer am Arbeitsplatz zuzieht, handelt es sich um einen *Betriebsunfall.* Kosten, die mit einem Betriebsunfall verbunden sind (Operationen, Medikamente, Kuren, Rente etc.) trägt entweder die Krankenkasse oder die Unfallversicherung. Wer von beiden zahlen muß, entscheidet ein vom Unfallversicherungsträger (= Berufsgenossenschaften) beauftragter Arzt, der Durchgangs-Arzt (D-Arzt). Handelt es sich um einen Betriebsunfall, muß der Durchgangsarzt den Unfall innerhalb von acht Tagen bei ihnen melden.

Hat sich eine Pflegeperson verletzt, so sollte sie sofort die chirurgische Ambulanz oder einen niedergelassenen D-Arzt aufsuchen. Das gilt sowohl für die Verletzung mit einer (evtl.) HIV-kontaminierten Kanüle als auch eine größere Verletzung, beispielsweise mit einem Skalpell oder einer Verbandsschere.

Auf dem Weg zum D-Arzt sollte die Pflegekraft die Wunde ausbluten lassen. Der Arzt wird sie dann chirurgisch versorgen (Desinfektion, Öffnen der Wunde, Naht). Zum Beweis, daß die Pflegeperson bisher HIV-negativ war, wird er Blut abnehmen und es untersuchen lassen (Kontrolle nach 6 Wochen sowie nach 3, 6 und 12 Monaten). Dem Patienten, dessen Blut das Instrument kontaminiert hat, wird ebenfalls Blut abgenommen und auf HIV-Antikörper untersucht. Die *prophylaktische* Gabe von AZT (☞ 29.3.1) bei Kontakt mit kontaminiertem Material ist umstritten. Auf jeden Fall sollte die erste Dosis innerhalb von 30 Min. i.v. gespritzt werden. Frauen sollten während der Therapie eine Schwangerschaft vermeiden, Männer keine Kinder zeugen.

Sollten Blutspritzer ins Auge oder in den Mund gelangt sein, ist sorgfältig zu spülen.

Infektionswahrscheinlichkeit	Hepatitis B	Hepatitis A	HIV
Bei Kontakt mit virus-positivem Blut	1 : 3	1 : 10	1 : 250
Bei Kontakt mit Blut unbekannter Infektiosität	1 : 600	1 : 5000	1 : 250000

Tab. 29.15: Schätzwerte für die Wahrscheinlichkeit, daß nach einmaligem Kontakt mit infektiösem oder fraglich infektiösem Patientenblut eine Infektion eintritt. [B200]

Bis zum Ausschluß einer HIV-Infektion durch die Verletzung sollte sich die Pflegekraft so verhalten, als wenn sie infiziert wäre, also beispielsweise kein Blut spenden oder keinen ungeschützten Geschlechtsverkehr haben. Die psychische Belastung während dieser mehrmonatigen Wartezeit ist für sie und ihre Angehörigen enorm.

Wegen der Gefahr einer Hepatitis B-Übertragung sollte außerdem die Hepatitis-Serologie beim Pflegenden bestimmt werden. Bei entsprechendem Risiko schließt sich eine simultane aktive und passive Impfung an.

29.3.4 HIV-assoziierte Infektionen

Bei AIDS-Erkrankten kommt es durch die hochgradige Abwehrschwäche regelmäßig zu Infektionen, die ansonsten nur sehr selten zu beobachten sind. Deren häufigste ist die Pneumocystis carinii Pneumonie (PCP). Oft treten auch *Mehrfachinfektionen* auf, d.h. mehrere Infektionen zum gleichen Zeitpunkt.

Pneumocystis-carinii-Pneumonie

Pneumocystis carinii ist ein Einzeller, von dem bisher ungeklärt ist, ob er den Protozoen oder den Pilzen zuzuordnen ist. Die Lungenentzündung durch Pneumocystis carinii kommt am häufigsten von allen opportunistischen Infektionen vor.

Sie zeigt sich durch drei Symptome:

- Über Wochen zunehmendes Fieber
- Trockener Husten
- Belastungsdyspnoe (☞ 20.3.1) mit Leistungsknick.

Pflegerisch ist die Linderung der Atemnot besonders wichtig, z.B. durch Frischluftzufuhr oder (nach ärztlicher Anordnung) Sauerstoffgabe, Atemtherapie, Inhalationen und Absaugen (☞ 7.3.12).

Pilzinfektionen

Pilzinfektionen, insbesondere der Soor (☞ unten), die Kryptokokken-Meningitis (☞ 35.9.1) und die Aspergillose der Lunge (☞ 28.7.3), kommen bei AIDS-Kranken praktisch immer vor.

Die häufigste Pilzinfektion bei AIDS überhaupt ist der Befall mit *Candida albicans* (☞ 28.7.2). Typisch für den Mundsoor sind weiße, abstreifbare Beläge auf der Mund- und Rachenschleimhaut. Beim Übergreifen der Infektion auf die Speiseröhre klagt der Patient über Schluckbeschwerden und Schmerzen hinter dem Brustbein.

Die Behandlung besteht in der Gabe von Amphotericin B (z.B. Ampho-Moronal®) oder Fluconazol (z.B Diflucan®), evtl. auch längerfristig zur Rezidivprophylaxe.

Pflegerisch wird beim Mundsoor die erkrankte Schleimhaut abgewischt, um Beläge zu lösen (☞ 7.5.5, 28.7.2). Außerdem sollen die Patienten *Einmalzahnbürsten* benutzen. Bei Schluckbeschwerden des Patienten ist pürierte Kost hilfreich.

Virusinfektionen

Typische sekundäre **Virusinfektionen** des AIDS-Kranken sind die Zytomegalie (☞ 28.6.4), der Herpes labialis (☞ 28.6.2) und der Herpes zoster (☞ 28.6.3).

Bakterielle Infektionen

Bakterielle Infektionen, die gehäuft bei AIDS-Kranken auftreten, sind bakterielle Lungenentzündungen (☞ 20.5.3), Tuberkulose (☞ 20.5.4) und Infektionen durch sog. *atypische Mykobakterien,* die sich vor allem durch längerdauerndes Fieber und Gewichtsabnahme zeigen.

Typisch für AIDS-Kranke ist außerdem eine **zerebrale Toxoplasmose** (☞ 28.8.2), die durch *Reaktivierung* einer latenten Infektion entsteht.

29.3.5 HIV-assoziierte Malignome

Zwei Gruppen von Malignomen sind typisch für die AIDS-Erkrankung:
- *Maligne Lymphome* (meist Non-Hodgkin-Lymphome, ☞ 24.8.2), die bei ca. 5 – 10% aller AIDS-Kranken auftreten
- Das *Kaposi-Sarkom* (☞ unten), das vor allem homosexuelle Männer betrifft.

Kaposi-Sarkom

Das **Kaposi-Sarkom** ist ein bösartiger Tumor, der histologisch am ehesten einem *Sarkom* (bösartig, ausgehend vom Bindegewebe) mit reichlich Blutgefäßen entspricht. Gerade AIDS-Kranke haben oft zahlreiche Tumoren, die zwar vorzugsweise auf der Haut und den Schleimhäuten (Mundschleimhaut!) lokalisiert sind, aber auch in inneren Organen entstehen können.

Das klinische Bild ist variabel und reicht von schmerzlosen, roten bis bräunlichen Flecken über braune Knötchen bis zu großen Geschwüren. Verlegen die Tumorzellen die Lymphbahnen, bekommt der Patient Ödeme. Bei einem Befall der inneren Organe verstirbt der Kranke meist rasch, z.B. an inneren Blutungen.

Das Kaposi-Sarkom wird bevorzugt durch Lokalmaßnahmen wie z.B. Operation, Laserbehandlung oder Bestrahlung behandelt. Eine Chemotherapie ist wegen ihrer schweren Nebenwirkungen (v.a. zusätzliche Schleimhautschäden und Abwehrschwäche) nur bei Komplikationen angezeigt, z.B. schweren Ödemen bei Lymphknotenbefall oder Verlegung von Darm oder Bronchien bei lokalisierten Tumoren.

Bei Patienten mit einem Kaposi-Sarkom müssen Hämatome, z.B. durch einfaches Anstoßen und Verletzungen, wegen der Blutungsgefahr unbedingt vermieden werden. Evtl. sind Polsterverbände erforderlich. Bei Lymphknotenbefall sind Entlastungslagerungen von Armen und Beinen, Kompressionsverbände oder Lymphdrainage angezeigt. Sehr wichtig (insbesondere bei Tumoren am Rücken) ist eine konsequente Dekubitusprophylaxe inkl. Hautpflege, da einmal entstandene Geschwüre kaum abheilen.

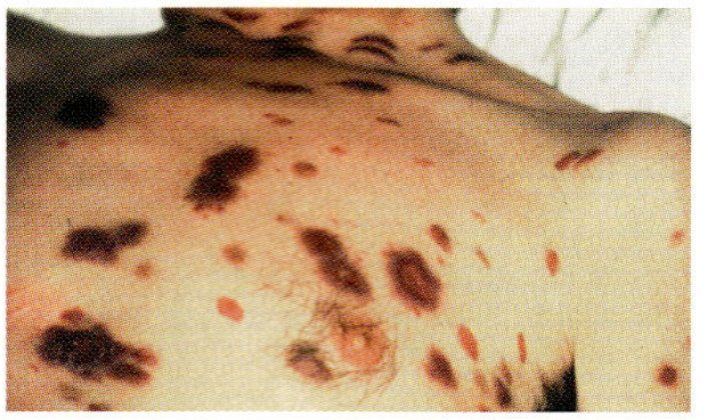

Abb. 29.16: Kaposi-Sarkome in Brust- und Halsbereich eines Patienten mit AIDS. Außerhalb der Immunschwächekrankheit AIDS treten Kaposi-Sarkome praktisch nur bei älteren Männern und fast ausschließlich an den Extremitäten auf. [M167]

29.4 Allergien

Allergie: Erworbene, spezifische *Überempfindlichkeit* gegenüber bestimmten Antigenen. Wie die physiologische Abwehrreaktion durch Antigen-Antikörper-Reaktionen ausgelöst, aber im Gegensatz zu dieser *überschießend* bis hin zum lebensbedrohlichen anaphylaktischen Schock (☞ unten und 38.5.1).

Die Allergie wird also ebenso wie die Immunität bei einem früheren Antigenkontakt erworben, man spricht hier von **Sensibilisierung.** Nach einer gewissen Ruhepause, während der die Antikörperbildung abläuft, kommt es bei einem erneuten Kontakt mit dem Antigen zur überschießenden *allergischen* Reaktion.

Antigene, die allergische Reaktionen (im engeren Sinne nur solche vom Typ I) auslösen, werden als **Allergene** bezeichnet. Man unterscheidet:
- **Inhalationsallergene** wie Pollen und Schimmelpilze (☞ Abb. 29.17)
- **Ingestionsallergene** *(= Nahrungsmittelallergene)* wie z.B. Erdbeeren oder Nüsse
- Kontaktallergene wie z.B. Salbengrundlagen
- **Injektionsallergene,** meist tierische Gifte, z.B. von Bienen, aber auch z.B. Röntgenkontrastmittel.

29.4.1 Überblick über die verschiedenen Typen allergischer Reaktionen

Man kennt vier Typen allergischer Reaktionen, die sich in der Zeitspanne zwischen Allergenkontakt und Allergieausbruch sowie im Mechanismus der Immunantwort unterscheiden. Die allergischen Reaktionen vom Typ I (z.B. Pollen-, Insektengift- oder Nahrungsmittelallergien) und die allergischen Reaktionen vom Typ IV (z.B. Kontaktallergie der Haut gegen Nickel) sind besonders häufig.

Allergische Reaktionen vom Typ I (Soforttyp)

Bei entsprechender Disposition (☞ unten) und Kontakt mit bestimmten Antigenen (z.B. Pollen, Penicillin oder Kontrastmittel) reagiert der Organismus mit einer besonders starken Bildung von Immunglobulinen des Typs IgE, die sich an die Oberfläche von *Mastzellen* (☞ Abb. 29.18) heften. Bei einem erneuten Kontakt mit dem Allergen kommt es zu einer Antigen-Antikörper-Reaktion, und die Mastzellen setzen ihre Inhaltsstoffe (v.a. Histamin) frei. Innerhalb von Sekunden bis Minuten (deshalb der Name Soforttyp) treten die Symptome der **Anaphylaxie** auf: Jucken, Ödeme, Blutdruckabfall (durch Gefäßerweiterung) und Atemwegsverengung.

Bei vielen Patienten bleibt die anaphylaktische Reaktion *örtlich* begrenzt, z.B. beim Heuschnupfen (☞ 34.6.2), bei der allergischen Bindehautentzündung, bei Urtikaria (☞ 30.9.2) oder beim allergischen Asthma bronchiale (☞ 20.6.1) .

Notfall! Anaphylaktischer Schock

Der **anaphylaktische Schock** ist die schwerste Form der allergischen Typ I-Reaktion. Er kann innerhalb weniger Minuten durch Blutdruckabfall und Krämpfe der Bronchialmuskulatur zum Tode des Patienten führen. Bereits ein einziger Bienenstich reicht beim Patienten mit einer Bienengiftallergie als Auslöser aus! Die sofortige Injektion von Glukokortikoiden und Adrenalin ist oft lebensrettend (Details, ☞ 38.5.1).

Allergische Reaktionen vom Typ II (Zytotoxischer Typ)

Typ II-Reaktionen werden durch Bindung von IgM- oder IgG-Antikörpern an zellständige Antigene ausgelöst. Es kommt zur Komplement-Aktivierung und schließlich nach Stunden oder Tagen zur Auflösung der das Antigen tragenden Zellen.

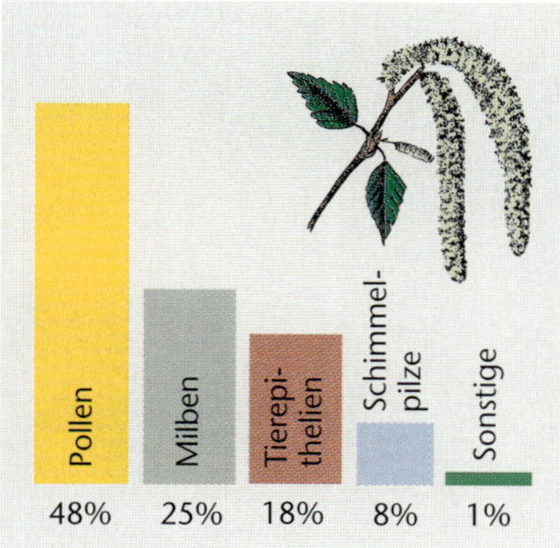

Abb. 29.17: Verteilung der wichtigsten Inhalations-Allergene unter den Allergikern (rund 10 – 20% der Bevölkerung). [B101]

Beispiele für zytotoxische allergische Reaktionen sind bestimmte hämolytische Anämien, etwa bei Transfusionszwischenfällen (☞ 24.5.6), ein medikamenteninduzierter Abfall der weißen Blutkörperchen (☞ 24.7.4) oder Blutplättchen (☞ 24.9.4), das Goodpasture-Syndrom (☞ 20.15) und vermutlich auch der Diabetes mellitus Typ I (☞ 23.6.1). Auch Transplantatabstoßungen sind auf zytotoxische Reaktionen zurückzuführen.

Allergische Reaktionen vom Typ III (Immunkomplex-Typ)

Unter bestimmten Umständen können sich zirkulierende Immunkomplexe in verschiedenen Geweben ablagern und diese nach Komplementaktivierung schädigen. Warum manche Antigen-Antikörper-Komplexe solche Reaktionen auslösen, die meisten jedoch nicht, ist unklar. Die maximale Reaktion ist in der Regel bereits nach 6 – 8 Stunden zu beobachten.

Beispiele für allergische Reaktionen vom Typ III sind die allergische Alveolitis (☞ 20.7.2), einige Medikamentenallergien, allergische Gefäßentzündungen (☞ 25.6.6), der systemische Lupus erythematodes (☞ 25.6.1) oder die Immunkomplex-glomerulonephritis (☞ 31.8.6).

Allergische Reaktionen vom Typ IV (Spättyp)

Im Gegensatz zu den bisher genannten Allergietypen manifestiert sich die allergische Reaktion vom Typ IV erst verzögert 1 – 3 Tage nach dem (erneuten) Antigenkontakt. Sie wird durch sensibilisierte T-Lymphozyten ausgelöst, die Lymphokine freisetzen sowie weitere Abwehrzellen – z.B. Makrophagen – aktivieren.

Klinisch bedeutsam sind z.B. die sehr häufigen Kontaktallergien (☞ 30.9.1) und die in der Tuberkulosediagnostik eingesetzte *Tuberkulinreaktion* (☞ 20.5.4).

Atopie

Warum manche Menschen Allergien entwickeln und welche Mechanismen zur Allergie gerade gegen ein *bestimmtes* Allergen (z.B. Erdbeeren oder Gräserpollen) führen, ist letztlich ziemlich unklar. Tatsache ist aber, daß die Bereitschaft zur Allergieentwicklung vererbt wird – ca. 10% der Bevölkerung gehören zur Gruppe der *Atopiker* (griech.: „seltsame Menschen").

Unter dem Sammelbegriff der **Atopie** faßt man die Bereitschaft zu folgenden Erkrankungen zusammen:

- Allergisches Asthma bronchiale, ☞ 20.6.1
- Allergischer Schnupfen, ☞ 34.6.2
- Urtikaria, ☞ 30.9.2
- Allergische Bindehautentzündung des Auges, ☞ 33.7.1
- Neurodermitis (endogenes Ekzem), ☞ 30.6.1

Auffallend ist, daß Atopiker im Laufe der Jahre oft mehrere dieser Erkrankungen durchlaufen. So kann ein allergisches Asthma plötzlich verschwinden, dafür bildet sich aber z.B. eine allergische Bindehautentzündung aus.

Die Häufigkeit atopischer Krankheitsbilder hat in den letzten Jahren und Jahrzehnten zugenommen. Dafür scheint unser „moderner" Lebensstil mitverantwortlich zu sein, der uns mit einer Vielzahl früher nicht gekannter Fremdstoffe (etwa zahlreiche „neue" allergenhaltige Lebensmittel – z.B. exotische Früchte, Konservierungs- und Farbstoffe) in Kontakt bringt. Überwiegender Aufenthalt in geschlossenen Räumen mit Klimaanlagen oder Teppichböden als „Allergenspeicher" erhöht den Allergengehalt der Umgebung zusätzlich.

Auch ein im Vergleich zu früher wesentlich geringeres „immunologisches Training" im Kleinkindalter scheint eine Rolle zu spielen: Die „sauberen" Lebensbedingungen unserer Kinder ohne Parasiten oder Würmer und mit nur wenigen Kinderkrankheiten fördern evtl. den Ausbruch von Allergien.

Einen Überblick über häufige allergisch (mit-)bedingte Erkrankungen gibt Tab. 29.20.

29.4.2 Allergologische Diagnostik

Die diagnostischen Maßnahmen hängen von der Art der vermuteten Allergie ab. Während bei allergischen Reaktionen vom Typ I in erster Linie Intrakutantests, Expositionstests und Blutuntersuchungen angezeigt sind, werden bei allergischen Reaktionen vom Typ IV vornehmlich Epikutantests und –

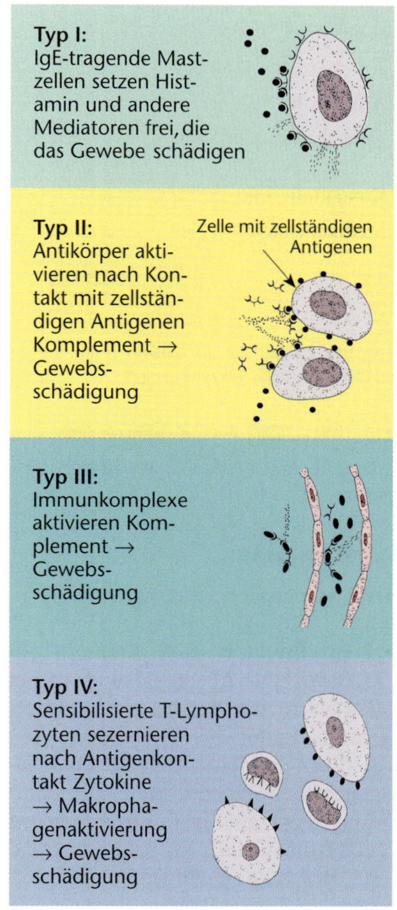

Abb. 29.18: Übersicht über die vier Typen von allergischen Reaktionen. [B200]

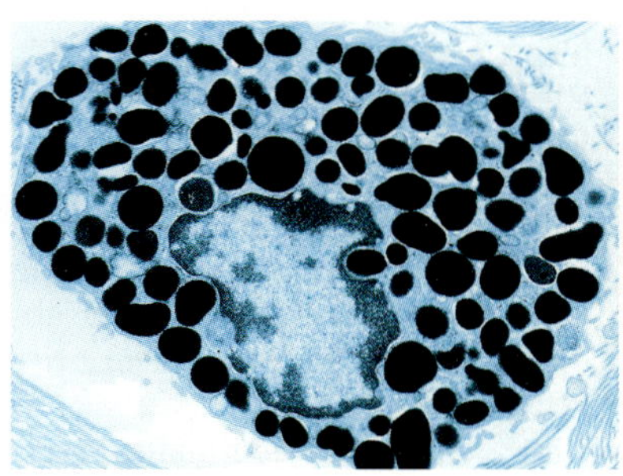

Abb. 29.19: Mastzelle. Die schwarzen Kammern stellen Histaminbläschen dar, die bei einer allergischen Reaktion schlagartig ihren Inhalt freisetzen. [C154]

Erkankung	Details, ☞
Allergische Agranulozytose	24.7.4
Allergische Alveolitis	20.7.2
Allergisches Asthma bronchiale	20.6.1
Allergische Bindehautentzündung	33.7.1
Allergischer Schnupfen (Sonderform: Heuschnupfen)	34.6.2
Allergische Thrombozytopenie	24.9.4
Allergische Urtikaria	30.9.2
Allergische Vaskulitis	25.6.6
Anaphylaktischer Schock	29.4.1, 38.5.1
Kontaktallergie	30.9.1
Medikamentenallergie	24.7.4, 24.9.4, 29.4.1, 30.9.2

Tab. 29.20: Häufige, in diesem Buch dargestellte allergische Erkrankungen.

falls diese nicht zum Erfolg führen – spezielle histologische Methoden eingesetzt.

Intrakutantests

Hier werden drei Testarten unterschieden:

- Beim **Pricktest** wird zunächst ein Tropfen einer Allergenlösung auf den Unterarm des Patienten aufgetropft und dann mit einer Nadel durch den Tropfen oberflächlich in die Haut gestochen, möglichst ohne eine Blutung zu setzen. Zur Kontrolle werden ein Tropfen NaCl (*Negativkontrolle,* es darf *keine* Quaddelbildung erfolgen) und ein Tropfen Histaminlösung (*Positivkontrolle,* es *muß* Quaddelbildung erfolgen) appliziert. Abgelesen wird nach 20 Minuten. Dabei wird die Reaktion auf die Testsubstanz mit der Positiv- und Negativkontrolle verglichen
- Beim **Scratchtest** wird die Haut des Patienten mittels einer Lanzette oberflächlich angeritzt und dann die Allergenlösung aufgetragen. Der übrige Testablauf entspricht dem beim Pricktest
- Unter einem **Intradermaltest** versteht man die intrakutane Injektion von 0,02 ml Antigenlösung mit einer Tuberkulinspritze. Der übrige Testablauf entspricht dem beim Pricktest.

Da bei Intrakutantests stets die Gefahr eines anaphylaktischen Schocks (☞ 38.5.1) besteht, ist eine sorgfältige Patientenbeobachtung während und mindestens eine halbe Stunde nach der Testung unabdingbar:

- Warnzeichen sind (generalisierter) Juckreiz und Quaddelbildung der Haut, Übelkeit, Heuschnupfen- oder Asthmasymptome (☞ 20.6.1) und Kreislaufstörungen (Tachykardie, Hypotonie) bis hin zum Kreislaufversagen
- Viele Patienten können anfangs ihre Beschwerden nicht genau angeben. Äußerungen wie „irgendwie ist was komisch" oder „mir ist so warm" müssen unbedingt ernst genommen werden
- Bei einem dieser Symptome informieren die Pflegenden unverzüglich den Arzt.

☑ Notfallmedikamente bei Intrakutantestungen

Bei allen Intrakutantests besteht die Gefahr eines anaphylaktischen Schocks (☞ 38.5.1). Daher müssen die Materialien für einen venösen Zugang (☞ 10.5.3) und ein Tablett mit Notfallmedikamenten stets gerichtet sein. Hierzu gehören:

- Infusionslösungen zum Abfüllen des intavasalen Volumens
- Adrenalinlösung 1:1000, z.B. Suprarenin®
- Glukokortikoide zur i.v.-Injektion (z.B. Decortin®, Urbason®)
- Theophyllin zur i.v.-Anwendung (z.B. Euphyllin®)
- Antihistaminika-Ampullen (z.B. Tavegil®), Antihypotensiva (z.B. Novadral®) und Aerosol-Inhalator (z.B. Alupent®).

Außerdem müssen kurzfristig Sauerstoffgabe und Intubation möglich sein.

Expositionstests

Bei **Expositionstests** wird die verdächtige Substanz, z.B. Nahrungsmittel oder Medikamente, zunächst in kleinen Dosen gegeben und die Reaktion beobachtet. Auch hier besteht die Gefahr eines anaphylaktischen Schocks.

Suchdiät

Bei Verdacht auf eine Nahrungsmittelallergie kann eine **Suchdiät** angezeigt sein. Dabei erhält der Patient zunächst nur Tee mit Glukose (evtl. auch Zwieback), bis die Hauterscheinungen abgeklungen sind. Dann wird die Kost stufenweise wiederaufgebaut und die Hautreaktion des Patienten bei jeder Stufe beobachtet. Evtl. ist auch ein Expositionstest mit dem verdächtigen Nahrungsmittel sinnvoll. Eine Suchdiät dauert in der Regel mehrere Tage bis eine Woche, kann sich aber im Extremfall über Wochen hinziehen. Deshalb muß dem Patienten die Bedeutung des Tests unbedingt erläutert werden, um ihn zum Durchhalten der oft strengen und einseitigen Diät zu motivieren. Ein einziger „Ausflug" an die Imbißbude kann alle Untersucher in Ratlosigkeit versetzen und die vorherigen Bemühungen zunichte machen.

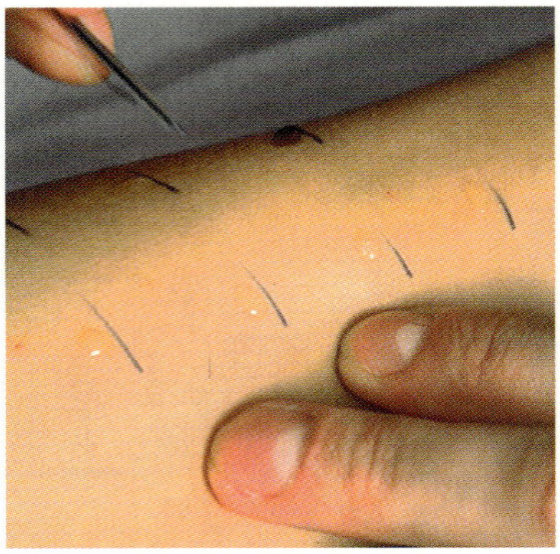

Abb. 29.21: Prick-Test. Auf den Unterarm wurde je ein Tropfen verschiedener Allergenlösungen aufgebracht. Nun wird mit der Lanzette an jedem Applikationsort eingestochen, so daß die Allergene in die Haut eindringen können. [J500–188]

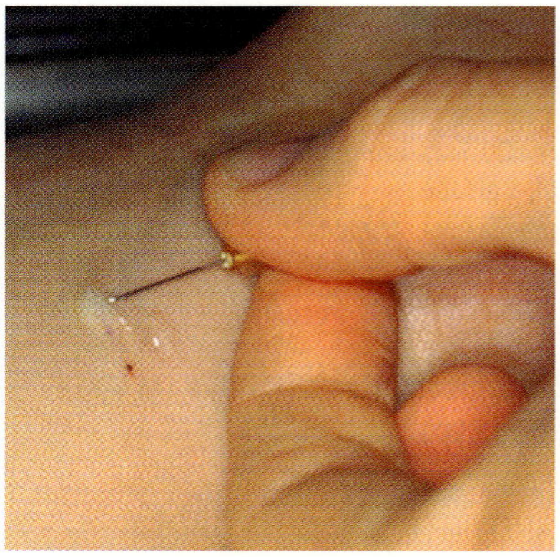

Abb. 29.22: Intradermaltest. Mit einer feinen Nadel wird die Antigenlösung in die Haut gespritzt, d.h. eine „Quaddel" gesetzt. Diese Quaddel muß unterschieden werden von der Quaddel, die sich durch die Antigen-Antikörper-Reaktion ausbildet und Zeichen der Allergie ist (Juckreiz, Rötung). [D200]

Epikutantests

Ein **Epikutantest** *(Läppchentest, Patchtest)* wird z.B. bei Verdacht auf ein allergisches Kontaktekzem durchgeführt. Die Testsubstanzen werden mit Hilfe spezieller Testpflaster (meist in Vaseline-Grundlage) auf die Haut des Patienten gebracht. Dabei dürfen die Pflaster nur auf erscheinungsfreie Hautareale geklebt werden. Aufgrund des oft großen Platzbedarfs (häufig ca. 25 Substanzen) und der Tatsache, daß die Pflaster 48 Stunden verbleiben müssen und während dieser Zeit möglichst wenig stören sollen, wird meist der Rücken des Patienten als Testort gewählt. Nach 48 Stunden werden die Pflaster entfernt und wird die Reaktion erstmalig abgelesen. Die zweite Ablesung erfolgt nach 72 Stunden. Bei einer positiven Reaktion treten Hautrötung (dokumentiert als „+"), Papeln („++") oder sogar Blasen („+++") auf. Insbesondere die Applikation der Pflaster erfolgt oft durch geschultes Pflegepersonal.

Häufig getestete Kontaktallergene sind Nickel, Chromat, Kobalt, Formaldehyd, Gummichemikalien, Desinfektionsmittel, Antibiotika und Salbengrundlagen.

Serologische Untersuchungen

Auch **serologische Untersuchungen** sind in der Allergiediagnostik von Bedeutung. Mit dem **RAST** *(Radio-Allergo-Sorbent-Test)* können in einer Serumprobe des Patienten die antigenspezifischen IgE-Antikörper bestimmt werden. Dies ist z.B. bei der Diagnostik einer Penicillin-Allergie hilfreich, weil ein Expositionstest erfahrungsgemäß mit Gefahr für den Patienten verbunden ist. Ein negativer RAST schließt jedoch eine Allergie nicht sicher aus und kann die Hauttestung bzw. die Provokationstestung letztlich nicht ersetzen.

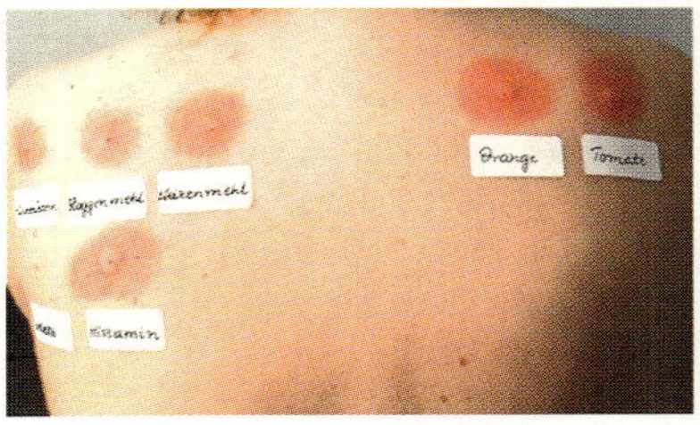

Abb. 29.23: Epikutantest. Auf dem Rücken der Patientin haben sich deutliche Zeichen einer Allergie gebildet: Rötung und Papeln entsprechen einem zweifach positiven Testergebnis. [J500–188]

☑ Wichtig ist immer auch die kritische Beurteilung der Untersuchungsergebnisse. Anamnese, Beschwerden des Patienten, klinische Untersuchungsergebnisse und Laborbefunde müssen „zusammenpassen".

29.4.3 Grundprinzipien der Behandlung von Allergien

☑ Jeder Patient mit einer Allergie erhält einen **Notfallausweis (Allergiepaß)**, den er immer bei sich tragen sollte.

Bei der Behandlung der Allergien bestehen grundsätzlich folgende Therapiemöglichkeiten, die – je nach Art der Allergie – einzeln oder in Kombination zur Anwendung gelangen können:

- Allergenkarenz
- Spezifische Hyposensibilisierung
- Medikamentöse Maßnahmen.

Allergenkarenz

Kausale und zugleich wichtigste Maßnahme bei der Behandlung von Allergien ist die **Allergenkarenz** *(Expositionsprophylaxe)*, d.h. das Meiden des auslösenden Antigens. Manchmal, etwa wenn ein Patient nur gegen ein oder zwei Obstsorten allergisch reagiert, ist dies leicht möglich. Welche Schwierigkeiten aber entstehen können, deuten folgende Beispiele an:

- Der Patient kommt mit dem Antigen (nur) im Beruf in Kontakt und kann es auch durch entsprechende Schutzmaßnahmen (z.B. Tragen von Handschuhen bei der Verarbeitung) nicht meiden. Typisches Beispiel ist hier die Allergie gegen Haarfärbemittel bei Friseuren. Oft kann dann nur eine Umschulung helfen
- Viele Antigene sind versteckt auch dort vorhanden, wo man sie zunächst gar nicht vermutet. Beispiele hierfür sind die zahlreichen – teilweise nicht deklarationspflichtigen – Zusatzstoffe in Nahrungsmitteln oder Textilien

Pharma-Info 29.24 Antihistaminika

Histamin ist eine vornehmlich in Mastzellen gespeicherte Substanz, die z.B. bei allergischen Reaktionen freigesetzt wird. Über H_1-Rezeptoren führt Histamin zu einer Kontraktion von Darm- und Bronchialmuskulatur. Große Blutgefäße verengen sich, während kleine sich erweitern. Die Kapillardurchlässigkeit steigt. Der Schmerz und der Juckreiz bei allergischen Reaktionen erklären sich durch die Histaminwirkung auf sensible Nervenenden. Über H_2-Rezeptoren steigert Histamin die Magensaftproduktion und wirkt auf das Herz ein.

Im Bereich der Atemwege hat Histamin bei der Entstehung des allergischen Schnupfens, des allergischen Asthma bronchiales und der allergischen Bronchitis Bedeutung.

Antihistaminika *(Histaminantagonisten, Histaminrezeptorenblocker)* blockieren die Histaminrezeptoren und schwächen so die Histaminwirkung ab. H_1-Rezeptoren-Blocker sind z.B. Astemizol (etwa Hismanal®), Clemastin (etwa Tavegil®), Pheniramin (etwa Avil®), Oxatomid (etwa Tinset®) und Terfenadin (etwa Teldane®). Mundtrockenheit, Schwindel und Sedierung (evtl. Beeinträchtigung der Fahrtüchtigkeit!) sind die häufigsten Nebenwirkungen der Antihistaminika. Antihistaminika sind in den verschiedensten oralen Darreichungsformen (z.B. Tabletten, Dragees, Sirup), als Suppositorien, als Injektionslösung, als Gele, Salben oder Stifte zum Auftragen auf die Haut, als Spray zum Einsprühen in die Nase und als Augentropfen verfügbar.

Im Gegensatz zu diesen Histaminrezeptorenblockern hemmen **Natrium-Cromoglicinsäure** (z.B. Cromohexal®, Intal®) oder **Nedocromil** (z.B. Tilade®) die Histaminfreisetzung aus den Mastzellen und sind daher nur prophylaktisch, nicht aber im Akutstadium einer Allergie oder beim akuten Asthmaanfall wirksam. Sie werden lokal angewandt und sind z.B. als Nasenspray, Dosieraerosol, Inhalationslösung, Pulver zur Inhalation und Augentropfen erhältlich. Zu beachten ist, daß es auch durch das Medikament selbst zu Reizzuständen der Atemwege bis hin zum Bronchospasmus kommen kann.

Eine Mittelstellung nimmt **Ketotifen** (z.B. Zaditen®) ein. Es ist am ehesten als Antihistaminikum mit zusätzlicher mastzellstabilisierender Wirkung zu bezeichnen.

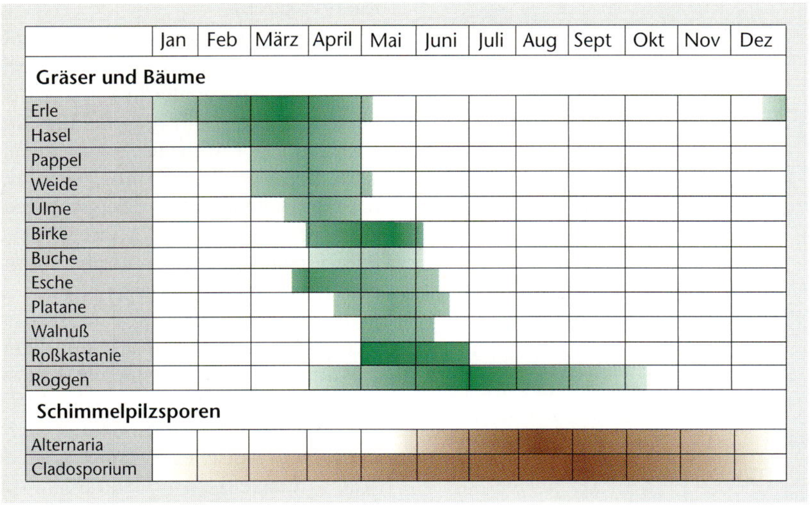

Abb. 29.25: Pollenflugkalender. Pollen sind die häufigste Ursache für allergische Reaktionen vom Soforttyp. Sie können zu Heuschnupfen oder allergischem Asthma führen. In Pollenflugkalendern sind die Hauptflugzeiten der verschiedenen Allergene vermerkt. Patienten müssen hauptsächlich in diesen Monaten mit Beschwerden rechnen und können dann symptomatisch behandelt werden, da eine Allergenkarenz, d.h. das Meiden der auslösenden Pollen, nicht möglich ist. [B101]

- Bei den sehr häufigen Pollen- oder Milbenallergien (☞ Abb. 29.17) ist ein völliges Meiden des Antigens überhaupt nicht möglich. Eine Reduktion kann aber erreicht werden durch eine geeignete Freizeit- und Urlaubsplanung bei Pollenallergien sowie eine Wohnungssanierung bei Milbenallergien. Hierzu gehören z.B. Synthetik- statt Daunenbettdecken, Kunststoff- statt Roßhaarmatratzen, gut waschbare Fenstervorhänge, Bettvorleger und Badezimmerteppiche, leicht (und auch feucht) zu reinigende Möbel ohne „staubfangende" Verzierungen sowie der Verzicht auf Tiere und Zimmerpflanzen.

Spezifische Hyposensibilisierung

Die **spezifische Hyposensibilisierung** *(Desensibilisierung)* ist bei Typ I-Allergien angezeigt. Dabei wird versucht, durch regelmäßige subkutane Injektion stark verdünnter Antigenextrakte die Bildung von IgG zu provozieren. Diese verdrängen dann bei einem „tatsächlichen" Kontakt mit dem Antigen die symptomauslösenden IgE und besetzen den überwiegenden Teil der Antigene, so daß die Beschwerden des Patienten abnehmen. Voraussetzung ist ein positiver Allergietest.

Erfolgversprechend ist eine spezifische Hyposensibilisierung insbesondere bei relativ jungen Patienten mit erst kurzer Krankheitsdauer, die nur gegen ein Allergen oder wenige Allergene allergisch sind. Die Behandlung muß über einen längeren Zeitraum, oft über Jahre, fortgeführt werden. Bei Kindern ist manchmal auch eine *orale* Hyposensibilisierung möglich, die dem Kind die zahlreichen Spritzen erspart. Im Krankenhaus werden insbesondere „Schnellsensibilisierungen", vor allem gegen Insektengifte, durchgeführt.

☑ Hauptrisiko einer Hyposensibilisierung ist das Auslösen eines anaphylaktischen Schocks (☞ 38.5.1) durch die Injektion. Daher muß ein Notfalltablett (☞ Intrakutantests) stets bereitstehen, und der Patient muß nach der Injektion noch eine halbe Stunde beobachtet werden.

Medikamentöse Maßnahmen bei Allergien

Lokaltherapie bei Hautallergien, ☞ 30.9.1

Trotz Allergenkarenz (soweit möglich) und Hyposensibilisierung bedürfen

Pharma-Info 29.26 Immunsuppressiva

Immunsuppressiva: Medikamente, die das Immunsystem und die von ihm ausgehenden Abwehrreaktionen unterdrücken, indiziert bei schweren Autoimmunerkrankungen und nach Transplantationen zur Verhinderung einer Abstoßungsreaktion.

Zum Einsatz kommen:

- **Glukokortikoide** (☞ Pharma-Info 23.47). Glukokortikoide bessern bei vielen Allergien und Autoimmunerkrankungen schnell und eindrucksvoll die entzündlichen (Begleit-)Erscheinungen. Langfristig führen sie auch zu einer deutlichen Einschmelzung lymphatischer Gewebe und damit zu einem Verlust an Abwehrkraft. Allerdings haben sie bei längerer Anwendung eine Reihe ernstzunehmender Nebenwirkungen, nicht zuletzt auch eine erhöhte Infektanfälligkeit
- **Zytostatika,** z.B. Cyclophosphamid (etwa in Endoxan®) und Azathioprin (etwa in Imurek®), schwächen *unspezifisch* das Immunsystem. Ihr Hauptnachteil besteht darin, daß sie auch alle sich häufig teilenden Zellen des Körpers schädigen, vor allem die Knochenmarkzellen (Anämie, Thrombozytopenie, Granulozytopenie, ☞ 24.4.3). Deshalb kommen sie nur bei schweren Autoimmunerkrankungen zum Einsatz
- **Ciclosporin** (etwa in Sandimmun®) unterdrückt v.a. die T-Lymphozyten-vermittelten Abwehrreaktionen. Die Blutbildung im Knochenmark wird nicht unterdrückt. Hauptnebenwirkungen des Ciclosporin sind Leber- und Nierenschädigung, Hypertonie, verstärkte Körperbehaarung und Zahnfleischwucherungen.

Pflege immunsupprimierter Patienten

Patienten unter immunsuppressiver Therapie sind erhöht infektionsgefährdet (☞ 24.5.1) und bedürfen sorgfältiger Prophylaxen und Überwachung. Außerdem führen Zytostatika auch in kleinsten Mengen gehäuft zu Mißbildungen. Deshalb müssen sowohl Frauen als auch Männer, die Zytostatika oder Ciclosporin einnehmen, unbedingt eine zuverlässige Methode der Empfängnisverhütung wählen.

viele Patienten einer medikamentösen Therapie. Dabei gelangen insbesondere **Antihistaminika** zur Anwendung, die – je nach Krankheitsbild und Schwere der Erscheinungen – auch prophylaktisch angewendet werden können. Bei einem allergischen Asthma bronchiale kann eine antiobstruktive Anfalls- oder Dauerbehandlung erforderlich sein (☞ 20.6.1). Im anaphylaktischen Schock ist die sofortige medikamentöse Behandlung oft lebensrettend (☞ 38.5.1).

☑ Patienten mit lebensgefährlichen Manifestationen einer Typ I-Allergie ist eine modifizierte Schockapotheke zur Selbstbehandlung anzuraten, die der Patient möglichst immer bei sich tragen sollte (z.B. beim Spazierengehen für den Fall eines Insektenstichs). Bei der Auswahl der Medikamente ist zu beachten, daß sie für die Anwendung durch Laien geeignet sind. Empfehlenswert sind beispielsweise ein Adrenalinpräparat zur Inhalation (etwa Adrenalin Medihaler®), ein Glukokortikoid zur oralen oder rektalen Gabe (etwa Urbason® Tbl. bzw. Rectodelt® Supp.) sowie Fertigspritzen mit Adrenalin.

29.5 Autoimmunerkrankungen

Autoimmunkrankheiten *(Autoaggressionskrankheit):* Krankheiten, bei denen Lymphozyten gegen körpereigene Proteine sensibilisiert werden und Antikörper bilden, die zwischen fremden und eigenen Antigenen nicht mehr unterscheiden können.

Die Antikörper wären aufgrund ihrer Vielfalt prinzipiell in der Lage, jeden beliebigen Eiweißkörper zu vernichten. Theoretisch können sich die Antikörper unserer Abwehrzellen also auch gegen den eigenen Körper richten. Bei der Prägung in Thymus und Knochenmark werden die gegen den eigenen Körper gerichteten Abwehrzellen jedoch im Normalfall aussortiert, so daß nur solche Abwehrzellen in die Blutbahn gelangen, deren Antikörper gegen die Antigene des eigenen Körpers keine Immunantwort bilden **(Immuntoleranz).** Es kommt aber vor, daß im Laufe des Lebens die Immuntoleranz gegen das eine oder andere Körpergewebe verlorengeht. Der Organismus bildet in der Folge Antikörper z.B. gegen sein eigenes Schilddrüsengewebe **(Auto-Antikörper).** Die daraus resultierenden **Autoimmunkrankheiten** zeigen je nach beteiligten Autoantikörpern unterschiedliche Symptome. Da bei der

Erkrankung	Kurzcharakterisierung, Details, ☞
M. Addison (●●●)	Primäre Nebennierenrindenunterfunktion, ☞ 23.7.2
Akutes Rheumatisches Fieber (●●○)	Immunbedingte Streptokokkenzweiterkrankung, ☞ 28.5.4
Atrophische Gastritis (●●●)	Chron. Magenschleimhautentzündung, ☞ 21.5.2
Autoimmunhepatitis (●●○)	Chron. aggressive Leberentzündung, ☞ 22.4.3
M. Basedow (●●○)	Chron. Schilddrüsenentzündung mit Schilddrüsenüberfunktion, ☞ 23.4.3
Colitis ulcerosa (●●○)	Chron. Darmentzündung, oft assoziiert mit Gelenkerkrankungen, ☞ 21.6.5
Dermatomyositis (= Polymyositis + Hautbefall) (●●○)	Chron.-entzündliche Erkrankungen von Haut und Muskeln mit unterschiedlichen Hautveränderungen (Gesicht!), ☞ 25.6.4
Diabetes mellitus Typ I (●●○)	Insulinpflichtiger Diabetes mellitus, ☞ 23.6.1
Diskoider Lupus erythematodes (●●●)	Hautform des Systemischen Lupus erythematodes (☞ unten) ohne Beteiligung anderer Organe
Glomerulonephritis (bestimmte Formen) (●●●)	Entzündung der Nierenkörperchen, ☞ 31.8.6
Goodpasture-Syndrom (●●○)	Entzündung von Lunge und Nieren mit Lungenblutungen und Niereninsuffizienz, ☞ 20.15
Hashimoto-Thyreoiditis (●●●)	Chron. Schilddrüsenentzündung, im Endstadium mit Schilddrüsenunterfunktion, ☞ 23.4.5
Idiopathische thrombozytopenische Purpura (●●○)	Erhöhte Blutungsneigung durch Abfall der Thrombozyten im Blut, meist ausgelöst durch Medikamente oder Infektionen, ☞ 24.9.4
Leberzirrhose (v.a. primär biliäre Form) (●●○)	Irreversibler, bindegewebiger Umbau der Leber, ☞ 22.4.6
Myasthenia gravis (●●●)	Störung der Reizübertragung vom Nerv auf den Muskel mit abnormer Muskelermüdbarkeit bis hin zur Atemlähmung, ☞ 35.16.1
Multiple Sklerose (MS) (●●○)	Chron.-entzündliche, typischerweise in Schüben verlaufende Erkr. des ZNS, evtl. zu erheblicher Behinderung des Patienten führend, ☞ 35.9.8
Perniziöse Anämie (●●●)	Anämie durch Vitamin B_{12}-Mangel infolge chron. Magenschleimhautentzündung, ☞ 24.6.3
Polymyositis (●●●)	Entzündliche Systemerkrankung der quergestreiften Muskulatur, Muskelschwäche und -schmerzen bis hin zur Atrophie, ☞ 25.6.4
Rheumatoide Arthritis (RA) (●○○)	Chron. Gelenkentzündung, ☞ 25.5.1
Sklerodermie (●○○)	Verhärtung v.a. des Gefäßbindegewebes und der Haut, ☞ 25.6.2
Systemischer Lupus erythematodes (SLE) (●○○)	Generalisierte entzündliche Erkrankung mit Beteiligung u.a. der Haut, der Gelenke, der Nieren, der Blutzellen und des ZNS, ☞ 25.6.1
* (●●●) = eindeutig organspezifisch (●●○) = deutlich organspezifisch (●○○) = kaum organspezifisch (Befall sehr vieler Organe und Gewebe)	

Abb. 29.27: Alphabetische Übersicht über die häufigsten gesicherten oder wahrscheinlichen Autoimmunerkrankungen des Menschen. [B200]

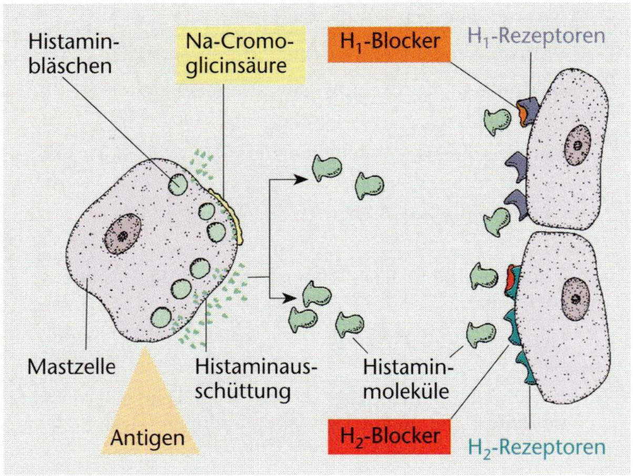

Abb. 29.28: Wirkprinzip von Antihistaminika und Cromoglicinsäure. Nach Antigenkontakt wird z.B. durch Komplement oder IgE Histamin freigesetzt. Cromoglicinsäure hemmt direkt an der Mastzelle diese Histaminfreisetzung. Antihistaminika blokkieren die Histaminrezeptoren an den Körperzellen und verhindern so z.B. Quaddelbildung und Juckreiz. [L190]

Entstehung von Autoimmunkrankheiten wahrscheinlich zahlreiche Faktoren eine Rolle spielen (erbliche Veranlagung, exogene Faktoren), bevorzugen viele Mediziner den Begriff *autoimmun mitbedingte Erkrankungen.*

Die **Symptome** hängen von den beteiligten Organen ab. Ziel der **Diagnostik** ist stets der Nachweis der Autoantikörper, z.B. durch spezielle Blutuntersuchungen oder die Entnahme einer Gewebeprobe zur Darstellung etwaiger Antikörperablagerungen.

Die **Behandlung** richtet sich nach dem betroffenen Organ und dem Krankheitsbild. Beim Befall endokriner Organe, z.B. der Nebennierenrinde bei M. Addison, reicht häufig eine Hormonsubstitution aus. Dagegen erfordert ein Befall von Organen, deren Funktion nur schwer oder gar nicht ersetzt werden kann (z.B. Niere, ZNS), eine aggressive **Immunsuppression** (d.h. Unterdrückung des Abwehrsystems), vorzugsweise mit Glukokortikoiden (☞ Pharma-Info 23.47) oder speziellen Immunsuppressiva (☞ Pharma-Info 29.26). Begleitend können zur Entzündungshemmung Antiphlogistika (☞ Pharma-Info 25.16) eingesetzt werden. Andere, teils noch experimentelle Verfahren, sind:

- Entfernung von Autoantikörpern durch **Plasmapherese** *(Plasmaseparation, Plasmaaustauschtherapie)*, bei der das Patientenplasma gegen eine eiweißhaltige Ersatzlösung ausgetauscht wird
- Lymphknotenbestrahlung vergleichbar derjenigen bei malignen Lymphomen (☞ 24.8.1)
- Gabe künstlich hergestellter Antikörper gegen Lymphozytenoberflächenantigene.

29.6 Weitere Immundefekte

Immundefekt *(Immuninsuffizienz, Immunmangelkrankheit):* Geschwächte oder fehlende Abwehr durch:
- Entwicklungsstörungen der pluripotenten Stammzellen im Knochenmark, der B-Lymphozyten und der T-Lymphozyten (angeboren)
- Zerstörung der Abwehrzellen und Antikörper durch Erkrankung oder therapeutische Maßnahmen (erworben).

Leitsymptom: Infektanfälligkeit

Klinisch äußern sich alle Immunschwächen durch eine erhöhte, nicht selten lebensbedrohliche Infektanfälligkeit der betroffenen Patienten.

Steht eine B-Lymphozyten-Störung mit Antikörpermangel im Vordergrund, so kommt es vorwiegend zu *bakteriellen* Infektionen, z.B. zu Lungenentzündungen durch Streptokokken oder Haemophilus influenzae.

Bei Störungen der T-Lymphozyten ist im wesentlichen die Abwehr von *Viren, Pilzen* und *Protozoen* (= tierischen Einzellern) beeinträchtigt. *Opportunistische* (d.h. wenig aggressive, nur unter infektbegünstigenden Bedingungen krankheitserregende) Keime können schwere generalisierte Infektionen hervorrufen. Hierzu zählen Lungenentzündungen durch Pneumocystis carinii (☞ 29.3.4) oder ein ausgedehnter Schleimhautbefall durch Candida albicans (☞ 28.7.2, 30.8.2). Bestimmte Tumoren wie maligne Lymphome (☞ 24.8) oder gutartige Warzen (Verrucae, ☞ 30.8.4) treten gehäuft auf.

„Physiologische" Immunschwäche im Alter

Normal ist ein Nachlassen aller Teilfunktionen der Immunabwehr im Rahmen des **physiologischen Alterungsprozesses** (☞ 14.1.2). Dies führt bei einem Teil der älteren Menschen zu erhöhter Infektanfälligkeit und wird als *eine* Ursache für die Zunahme bösartiger Tumoren im Alter angesehen.

Pflege bei Immundefekten

Grundlage pflegerischen Handelns ist das hygienegerechte Verhalten, um die Gefahr *nosokomialer* (= im Krankenhaus erworbener) Infektionen gering zu halten (☞ 6.2.2, 28.2.2).

Medikamentöse und infektiöse Immunmangelsyndrome

Die wichtigsten *exogenen* (von außen verursachten) Ursachen von Immunmangelsyndromen sind Medikamente, Infektionen und erheblicher Eiweißmangel:

- **Medikamente** können das Immunsystem auf ganz unterschiedliche Weise schädigen. So lösen einige Schmerzmittel (z.B. Novalgin®) in Einzelfällen eine lebensbedrohliche allergische Agranulozytose (☞ 24.7.4) aus. Dagegen hemmen Zytostatika (☞ 24.5.1) *dosisabhängig* alle Zellvermehrungsvorgänge im Körper und damit auch das schnell wachsende lymphatische System. Während diese Wirkung bei einer Tumorbehandlung unerwünscht ist, kann die Unterdrückung der Abwehrreaktionen bei Allergien oder Autoimmunerkrankungen lebensrettende Notwendigkeit sein (☞ Pharma-Info 29.26)
- Manche **Infektionen** wie z.B. die „Kinderkrankheiten" Masern und Windpocken ziehen eine vorübergehende Immunschwäche nach sich, die vor allem die Funktion der T-Lymphozyten betrifft. Bis heute unheilbar ist das Immunschwächesyndrom AIDS (☞ 29.3)
- **Hungerzustände** oder **chronische Eiweißverluste,** z.B. bei Nierenerkrankungen, beeinträchtigen vor allem die Bildung der Antikörperproteine und dadurch die spezifische humorale Abwehr.

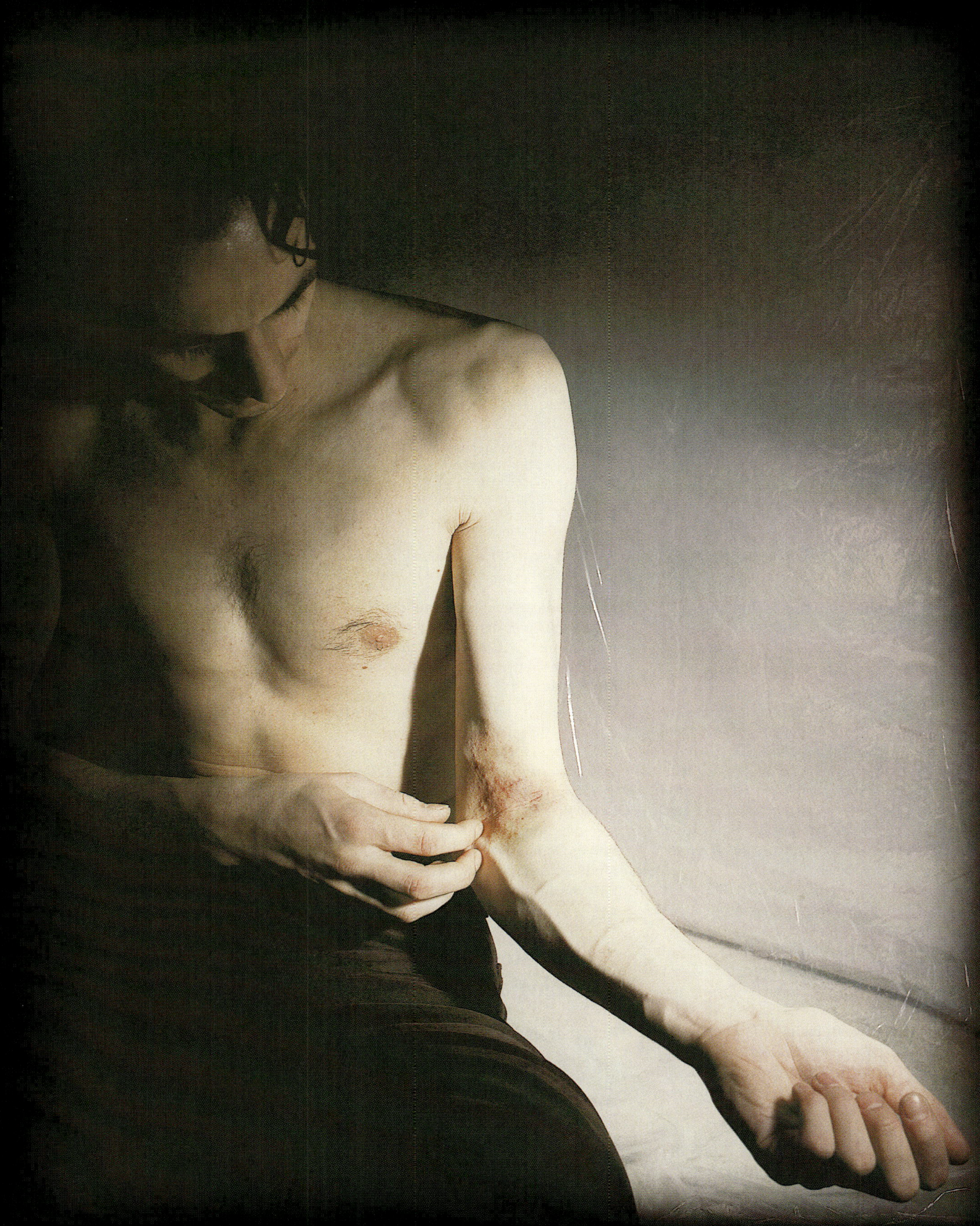

Pflege bei Haut- und Geschlechtskrankheiten

30

Übersicht

☞ Querverweise

Dekubitus, ☞ *7.6.41;*
Ulcus cruris, ☞ *19.3.4;*
Verbrennungen, ☞ *17.7.1 und 38.5.2*

Das medizinische Fachgebiet

Dermatologie *(Lehre von den Hautkrankheiten):* Teilgebiet der Medizin, das sich mit den Erkrankungen der Haut und ihrer Anhangsgebilde (Haare, Hautdrüsen und Nägel) befaßt. Das Krankheitsspektrum reicht von der lästigen, aber harmlosen Pilzinfektion des Fußes *(Fußmykose)* bis zum *malignen Melanom* (☞ 30.10.2), einer der bösartigsten Krebserkrankungen überhaupt.

Daneben verfügen Dermatologen über spezielle Kenntnisse:

- Der **Allergologie** (☞ 29.4)
- Der **Phlebologie** *(Lehre von den Venen und ihren Erkrankungen,* ☞ 19.8)
- Der **Proktologie** (*Lehre von den Erkrankungen des Rektums,* ☞ 21.7)
- Der nicht übertragbaren Erkrankungen der äußeren Geschlechtsorgane (☞ 31.10, 31.11, 32.12)
- Der **Andrologie** (*Männerheilkunde*), die sich mit der Behandlung männlicher Unfruchtbarkeit und sexueller Störungen befaßt (☞ 31.12)
- Der Geschlechtskrankheiten (☞ 30.11).

Dermatosen: Krankhafte Veränderungen der Haut.

Viele Dermatosen bleiben auf die Haut beschränkt, z.B. der Sonnenbrand. Andere können auf innere Organe übergreifen, wie etwa der Hautkrebs durch Metastasierung.

Nicht wenige Hautveränderungen sind durch Allgemeinerkrankungen bedingt, etwa Hormonstörungen, sog. *Systemerkrankungen* (z.B. einen *Lupus erythematodes,* ☞ 25.6.1) oder systemische Virusinfektionen (z.B. eine Maserninfektion, ☞ 13.14.2). Nicht selten treten Dermatosen als unerwünschte Medikamentennebenwirkungen auf, z.B. von Antibiotika.

30.1 Anatomie und Physiologie der Haut

Aufgaben der Haut

Mit einer Fläche von 1,5 – 2 m^2 und einem Gewicht von 3,5 – 10 kg ist die Haut das größte Organ des Menschen. Ihre wichtigsten Funktionen sind:

- Schutz des Körpers vor schädlichen Umwelteinflüssen
- Aufnahme von Sinneseindrücken aus der Umwelt über die verschiedenen Tastkörperchen
- Mitbeteiligung an der Regulation von Wasserhaushalt und Körpertemperatur über Schweißabgabe sowie Weit- bzw. Engstellung der Hautgefäße.

Aufbau der Haut

Die **Haut** *(Cutis)* besteht aus drei Schichten (☞ Abb. 30.3), der Ober-, Leder- und Unterhaut.

Oberhaut

Die **Oberhaut** *(Epidermis)* ist die äußerste Schicht der Haut. Sie enthält keine Gefäße und besteht aus einem *mehrschichtigen verhornten Plattenepithel,* das hauptsächlich aus **Keratinozyten** *(kernhaltigen Hornzellen)*

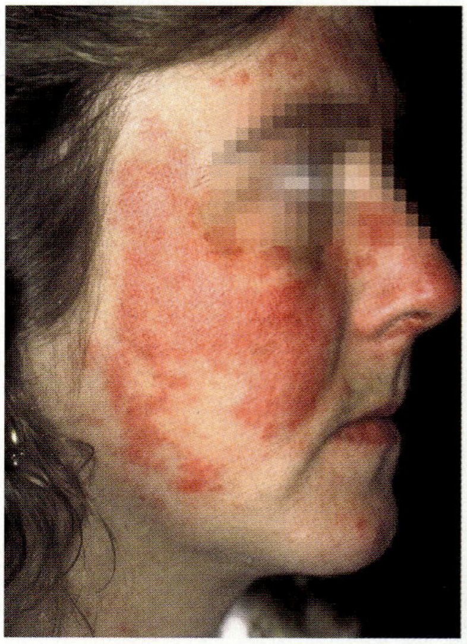

Abb. 30.1: Patientin mit kutanem Lupus erythematodes, einer Systemerkrankung (☞ 25.6.1) mit Hautbeteiligung. [M123]

aufgebaut ist. Der von diesen Zellen produzierte Hornstoff **Keratin** wirkt wasserabweisend und verleiht der Haut Schutz und Festigkeit. In den beiden untersten Schichten der Oberhaut liegen die **Melanozyten.** Sie produzieren das Pigment **Melanin,** das der Haut ihre Farbe gibt und die tieferen Hautschichten vor dem schädlichen UV-Licht schützt (☞ 30.10.2).

Lederhaut

Unter der Oberhaut liegt die bindegewebige **Lederhaut** *(Korium),* die je nach mechanischer Belastung der betreffenden Körperregion zwischen 0,3 mm (Augenlider, Penis) und 2,4 mm (Fußsohlen) dick ist. Sie enthält in ihrer oberen Schicht Berührungsrezeptoren, in ihrem unteren Abschnitt auch Blutgefäße, Fettgewebe, Haarfollikel, Nerven, Talgdrüsen und Schweißdrüsen.

Unterhaut

Die **Unterhaut** *(Subcutis)* besteht aus lockerem Bindegewebe und gewährleistet die Verschieblichkeit der Haut auf den darunterliegenden Gewebeschichten. In ihr liegen weitere Schweißdrüsen, die unteren Abschnitte der Haarbälge sowie Druck- und Vibrations-Tastkörperchen. Das subkutane Fettgewebe dient als Stoßpuffer, Kälteschutz und Energiespeicher.

Leisten- und Felderhaut

Die Haut wird jedoch nicht nur in Schichten unterteilt, es werden auch zwei Hautarten unterschieden, die *alle* Schichten der Haut prägen. Die **Leistenhaut** der Handflächen und Fußsohlen besitzt lediglich Schweißdrüsen. Alle übrigen Körperregionen weisen die **Felderhaut** auf, die zusätzlich Haare und Talgdrüsen enthält.

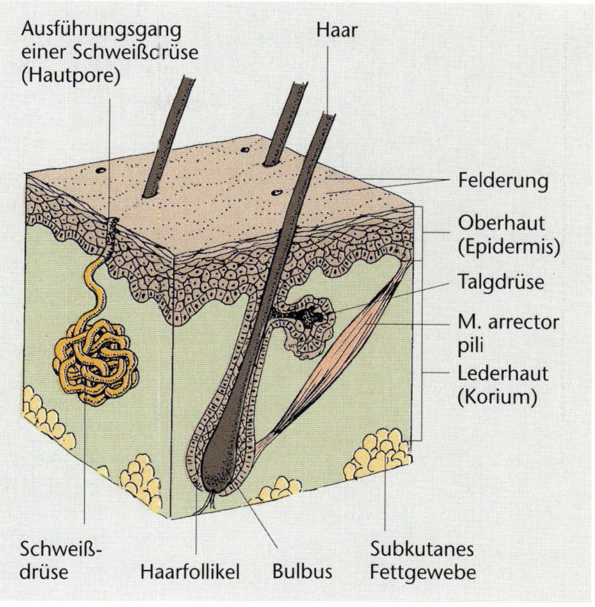

Abb. 30.3: Felderhaut mit Haaren, Talg- und Schweißdrüse. Die Haarwurzel entspringt in einer bis zur Grenze zwischen Haut und Unterhaut reichenden Ausstülpung der Oberhaut. Jedes Haar besitzt eine Talgdrüse, die ihr Sekret entlang des Haares an die Hautoberfläche abgibt. [L190]

Hautfarbe

Die Hautfarbe wird bestimmt durch:
- Das **Melanin** der Epidermis (☞ oben)
- Das **Karotin,** ein Pigment der Lederund Unterhaut
- Die **Blutkapillaren** der Lederhaut (rosige Haut bei guter Sauerstoffversorgung, Zyanose bei Sauerstoffmangel, ☞ 13.3.4, Blässe bei Engstellung der Kapillaren, z.B. im Schock).

Hautanhangsgebilde

Zu den **Hautanhangsgebilden** zählen Haare, Hautdrüsen und Nägel. Sie alle durchstoßen die Oberhaut und münden auf der Hautoberfläche.

Haare

Körperhaare dienen dem Schutz des Körpers vor Kälte und mechanischer Belastung. **Kopfhaare** schützen den Schädel vor zu starker Sonneneinstrahlung, **Augenbrauen** und **-wimpern** bewahren das Auge vor Fremdkörpern. Anatomisch gesehen muß man sich ein Haar als Faden von zusammengeflochtenen, verhornten Zellen vorstellen. Es besteht aus einem **Haarschaft** und einer **Haarwurzel** (meist in der Lederhaut, seltener in der Unterhaut). Jedes Haar ist mit einer Talgdrüse (☞ unten) verbunden, deren Ausführungsgang am Haarschaft auf der Hautoberfläche mündet.

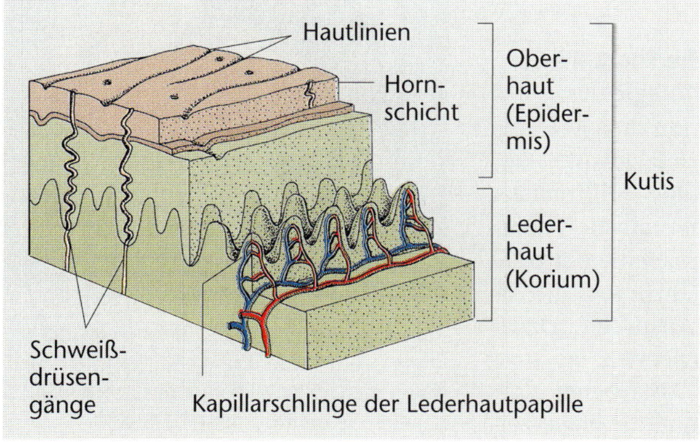

Abb. 30.2: Aufbau der unbehaarten Haut (Leistenhaut). Man erkennt Oberhaut (Epidermis) und Lederhaut (Korium). Die Hautoberfläche ist durch feine Rillen (Hautlinien) in Hautleisten aufgeteilt, an deren Kämmen die Ausführungsgänge der Schweißdrüsen enden. [L190]

Hautdrüsen

Bei den Hautdrüsen unterscheidet man Talg-, Schweiß- und Duftdrüsen.

Talgdrüsen sind im allgemeinen an Haarfollikel gebunden. Ihr Sekret, der **Talg**, schützt das Haar vor Austrocknung und verhindert das Wachstum bestimmter Bakterien. Talg setzt sich zusammen aus Fetten, Cholesterin, Eiweiß und Elekrolyten.

Schweißdrüsen kommen fast an der ganzen Körperoberfläche vor. Sie sind nicht nur an der Regulation des Wasserhaushaltes und der Körpertemperatur beteiligt, sondern stellen durch den sauren pH-Wert des Schweißes den sog. *Säureschutzmantel* der Haut her (pH 5 – 6), der das Keimwachstum auf der Haut hemmt.

Die **Duftdrüsen** *(apokrinen Schweißdrüsen)* in den Achselhöhlen, der Schamregion und im Bereich der Brustwarzen produzieren ab der Pubertätszeit ein duftendes Sekret, das eine Signalwirkung bei sexuellen Vorgängen besitzt.

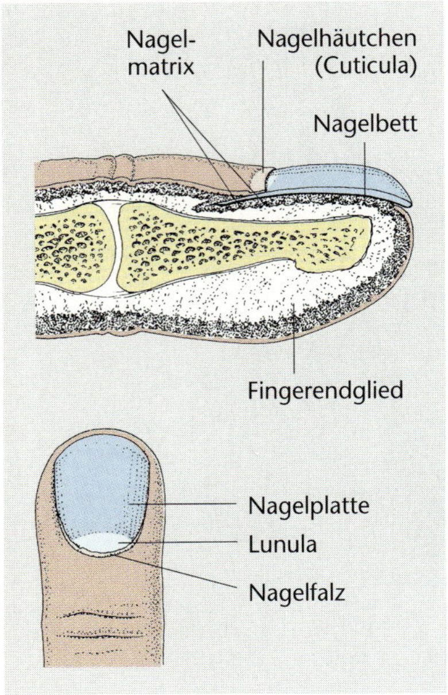

Abb. 30.4: Aufbau des Fingernagels. [L190]

Nägel

Nägel sind Platten von dicht gepackten, harten, verhornten Zellen der Oberhaut. Sie erleichtern das Greifen und verhindern Verletzungen der Finger- und Zehenenden. Das Nagelwachstum geht von der **Matrix** aus, wobei sich die Oberflächenzellen der Matrix in verhornte, tote Zellen umwandeln. Dann schiebt sich der Nagel auf dem **Nagelbett** langsam nach vorne. Als **Nagelfalz** wird der Hautwulst an den Rändern der Nagelplatte bezeichnet.

30.2 Pflege in der Dermatologie

Durchführung lokaltherapeutischer Maßnahmen ☞ *30.5.2*

Welche Bedeutung eine gesunde Haut im Denken der Menschen hat, wird aus Redewendungen wie „sich in seiner Haut wohl fühlen" ersichtlich. Eine makellose Haut ist für viele gleichbedeutend mit Gesundheit schlechthin. Deshalb fühlt sich ein Mensch mit einer Hauterkrankung oft „zum aus der Haut fahren". Zudem ist er häufig für andere sichtbar gekennzeichnet. Vielfach rücken in Bus oder Warteschlangen andere Menschen von ihm ab, da sie sich – meist ungerechtfertigt – vor Ansteckung fürchten. Das äußere Erscheinungsbild eines Menschen hat außerdem Signalcharakter und kann Sympathie und Antipathie hervorrufen. Dies alles mindert das Selbstwertgefühl der Betroffenen, die sich manchmal kaum noch in Gesellschaft wagen.

> Die Beziehung zwischen Hautveränderungen und psychischem Befinden ist eng. Hautveränderungen können durch psychische Belastungen ausgelöst oder verschlimmert werden, umgekehrt können sie aber auch zur psychischen Belastung werden. Daher sind die psychische Betreuung und die Sorge um den Körper des Patienten gleich wichtig.

Für die *dermatologische Therapie* trägt das Pflegepersonal insofern ein entscheidendes Maß an Mitverantwortung, als viele Therapieanwendungen äußerlich sind und von den Pflegenden durchgeführt werden. Der Heilerfolg beruht also nicht zuletzt auf dem Fachwissen und der Berufserfahrung der Pflegenden *(Therapiepflege)*.

Den zahlreichen Therapieerfolgen steht die chronische Natur vieler dermatologischer Erkrankungen gegenüber, die zwar zu lindern, aber nicht zu heilen sind, etwa die Neurodermitis (☞ 30.6.1) oder die Psoriasis (☞ 30.7). Mit diesen Erkrankungen muß der Patient leben lernen. Dazu gehört, daß er sich und seinen Körper so annimmt, wie er ist (einschließlich der Hautveränderungen), und ein gesundes Selbstbewußtsein aufrechterhält oder entwickelt. Die Betroffenen sollten ihre – oft selbstgewählte – Isolation überwinden und wieder öffentliche Veranstaltungen besuchen. Mißtrauischen Blikken aus der Umgebung können sie entweder ausweichen oder mit festem Blick und der Erklärung, daß die Erkrankung nicht ansteckend sei, erwidern.

Alternativ-medizinische Therapieansätze in der Dermatologie

Wegen des langen Krankheitsverlaufs werden viele chronisch Kranke der Schulmedizin gegenüber mißtrauisch und wenden sich alternativen Therapieformen zu. Oft nehmen die Betroffenen auch die Schulmedizin *und* die Alternativ-Medizin in Anspruch. Dagegen ist nichts einzuwenden, solange alle therapeutischen Mitarbeiter darüber informiert sind und die gleichzeitig praktizierten Therapieverfahren aufeinander abgestimmt werden. Jedoch müssen die Patienten auch um die Grenzen der alternativen Medizin wissen, da die Gefahr einer schweren Enttäuschung sonst sehr groß ist. Bevor sich Patienten einem alternativen Therapieverfahren unterziehen, sollten sie sich gründlich darüber informiert haben, da es nicht wenige „Scharlatane" in diesem Bereich gibt. Versprechen die Therapeuten einen 100%igen Erfolg, ist stets Vorsicht geboten. Gelegentlich wenden sich kranke Menschen den alternativen Heilverfahren zu, weil sie die Nebenwirkungen der von Schulmedizinern verordneten Medikamente fürchten. Hier müssen die Betroffenen darauf aufmerksam gemacht werden, daß zum einen nicht alle pflanzlichen Medikamente harmlos sind (☞ 10.14.6), zum anderen auch der Inhalt „alternativer" Präparate nicht immer korrekt deklariert ist. So hat man z.B. in einigen angeblich rein pflanzlichen Präparaten die von vielen Patienten abgelehnten Glukokortikoide (☞ 30.5.1 und Pharma-Info 23.47) gefunden.

30.2.1 Unterstützung bei den ATL

Sich waschen und kleiden

Ob der Patient duschen oder baden darf (evtl. unter Auslassung erkrankter Hautpartien), entscheidet der Arzt.

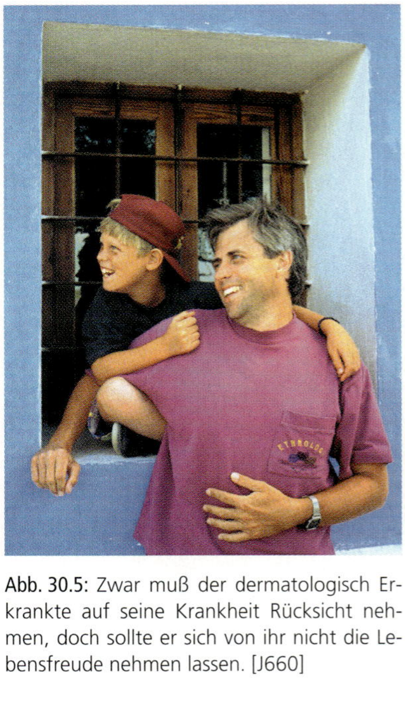

Abb. 30.5: Zwar muß der dermatologisch Erkrankte auf seine Krankheit Rücksicht nehmen, doch sollte er sich von ihr nicht die Lebensfreude nehmen lassen. [J660]

Häufig verordnet er therapeutische Bäder mit Teer-, Öl- oder desinfizierenden Zusätzen (☞ 30.5.1).

Handelsübliche Körperpflegemittel und Kosmetika sind für viele Hautkranke nicht nur ungeeignet, sondern sogar schädlich. Zu empfehlen sind alkalifreie Waschlotionen (pH < 7) oder solche, die dem pH-Wert des Säureschutzmantels der Haut entsprechen (pH ca. 5,7). Das Körperpflegemittel muß auf das therapeutische Konzept abgestimmt sein. Dabei sind stets die Erfahrungen des Kranken zu berücksichtigen, z.B. bezüglich allergieauslösender Inhaltsstoffe (Konservierungsmittel, Farb- und Duftstoffe).

Auf luftundurchlässige synthetische Kleidung sollte der Hautkranke verzichten, ebenso auf Wolle. Zu empfehlen ist Baumwollkleidung.

Die Körperhygiene des Patienten wird diskret überwacht (v.a. bei Kindern) und die Bett- und Patientenwäsche sauber gehalten (Wäschewechsel ist oft mehrmals am Tag nötig). Zum einen verhindert peinliche Sauberkeit Auto- und Fremdinfektionen, zum anderen steigert sie das Wohlbefinden des Patienten.

Atmen

Patienten mit allergisch bedingten Hauterkrankungen (☞ 30.9) können nicht nur Hautveränderungen aufweisen, sondern auch unter allergiebedingten Atembeschwerden leiden. Die Symptome reichen vom lästigen, aber harmlosen Schnupfen (☞ 34.6.2) bis hin zum lebensbedrohlichen Asthmaanfall (☞ 20.6.1). Daher wird bei jedem Patienten, der stationär zur Allergiediagnostik aufgenommen wird, auch die Atmung beobachtet (☞ 7.3.2).

Körpertemperatur regulieren

Um Infektionen der Haut oder Sekundärinfektionen frühzeitig zu erkennen, ist eine regelmäßige Temperaturkontrolle notwendig.

Fehlen die Schweißdrüsen oder ist die *Schweißsekretion* am ganzen Körper durch die Hauterkrankung beeinträchtigt, kann es zu Störungen der Temperaturregulation kommen, z.B. zum Hitzestau (☞ 7.8.1). Lokalisierte Störungen der Schweißdrüsensekretion haben in der Regel keine Bedeutung für die Temperaturregulation.

Essen und trinken

Bei einigen dermatologischen Erkrankungen, z.B. bei der *allergischen Urtikaria* infolge Nahrungsmittelunverträglichkeit (☞ 30.9.2), sollte auf bestimmte Nahrungsbestandteile verzichtet werden. Dabei sind die notwendigen Einschränkungen aber zu präzisieren. Handelt es sich bei den Allergenen z.B. um exotische Früchte, sollen dem Allergiker nicht *alle* Früchte untersagt werden.

Manchmal kann eine spezielle Diät die Therapie unterstützen. So sollten Patienten mit großflächigen Hautentzündungen, blasenbildenden Hautleiden und Hauterkrankungen, die mit Ödemen oder Geschwüren einhergehen, auf eine ausreichende Zufuhr von Nahrungseiweißen achten (Eier, Fleisch, Fisch, Sojaeiweiß, Milch und Milcherzeugnisse), da es bei diesen Hauterkrankungen zu *Proteinverlusten* kommt.

Besonders Patienten mit *chronischen* Dermatosen versuchen häufig, den Krankheitsverlauf durch Einhalten diverser Diäten zu beeinflussen. Oft haben diese Diäten zwar keinen *direkten* Einfluß auf die Haut, doch können sie sich stabilisierend auf die Psyche und deswegen auch positiv auf die Hautbefunde des Patienten auswirken. Problematisch ist jedoch, daß viele der Diäten längerfristig zu Mangelerscheinungen führen. Um eine Ernährungsform zu finden, die den physiologischen Bedarf an Proteinen, Kohlenhydraten, Fetten, Mineralstoffen und Vitaminen deckt und gleichzeitig für den Patienten akzeptabel ist, wird dem Kranken und ggf. auch seinen Angehörigen eine Ernährungsberatung angeboten.

Eine gesunde Ernährung wirkt sich *positiv* auf Lebensgefühl, Gesundheit und manchmal auch Hautbefunde aus. Ziel ist eine *langfristige* Verbesserung der Lebensfreude und Lebensqualität.

Deshalb gilt:
So viel Verbote wie nötig, aber so wenig wie möglich.

Ruhen und schlafen

Viele Hautkranke leiden unter einem quälenden *Juckreiz* (**Pruritus**, ☞ 30.3.2), der sie am Ein- und Durchschlafen hindert. Während der Patient den Juckreiz tagsüber vielfach noch ertragen kann (Ablenkungen), läßt ihm das Hautjucken nachts keine Ruhe, zumal es durch die Bettwärme verstärkt wird. Die Patienten leiden unter einem Schlafdefizit und sind tagsüber müde und nervös. Abhilfe können in diesen Fällen antipruriginöse Maßnahmen schaffen (☞ 30.3.2). Die sonst unerwünschte sedierende Wirkung vieler Antihistaminika (☞ Pharma-Info 29.24 und Tab. 30.41) erleichtert dem Patienten zusätzlich das Einschlafen. Die Raumtemperatur wird entsprechend des Patientenwunsches eingestellt. Insbesondere Patienten mit Neurodermitis bevorzugen kühle Raumtemperaturen. Durch Schutzverbände, Schutzkleidung (z.B. Baumwollhandschuhe) und extrem kurz geschnittene Fingernägel (besonders bei Kleinkindern) können Hautabschürfungen oder Verletzungen durch unkontrolliertes nächtliches Kratzen sowie die damit verbundenen Schmerzen und Schuldgefühle verhindert werden. Da Kratzen während des Juckreizes zumindest subjektiv Erleichterung bringt und der Verletzungsschmerz vielfach erträglicher erscheint als der Juckreiz, kratzen sich viele Patienten blutig (Gefahr einer Superinfektion). Um dieses zu vermeiden, sollte das Kratzen und Reiben von Pflegenden übernommen werden, wenn der Juckreiz für den Patienten unerträglich wird.

Pflegende, die dem Patienten mit Ekelgefühlen und innerem Widerstand begegnen, sind für die dermatologische Pflege nicht geeignet. Der Patient spürt die Einstellung des Pflegenden ihm gegenüber und reagiert u.U. mit weiteren Hautveränderungen.

Für Sicherheit sorgen

Hygiene bei Geschlechtskrankheiten, ☞ *30.11*

Die nicht mehr intakte Haut verliert weitgehend ihre Funktion als Barriere gegen Krankheitserreger, denen schon kleinste Defekte als Eintrittspforte genügen. Um Superinfektionen zu vermeiden, sind folgende hygienische Maßnahmen erforderlich:

- Zum Fremd- und Selbstschutz ist das Sauberhalten und Desinfizieren der Hände sowie das Tragen von Einmalhandschuhen bei Patientenkontakt oder Kontakt mit kontaminiertem Material oberstes Gebot

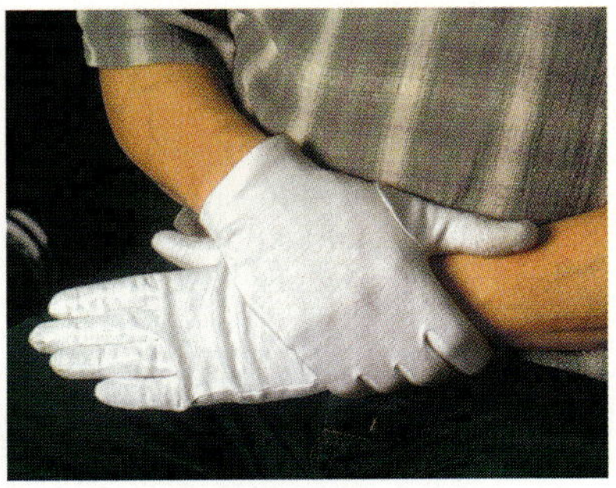

Abb. 30.6: Durch das Tragen von Baumwollhandschuhen können Hautabschürfungen oder Verletzungen durch unkontrolliertes nächtliches Kratzen sowie die damit verbundenen Schmerzen und Schuldgefühle verhindert werden. [K183]

- Weder Patient noch Pflegepersonal dürfen die Krankheitsherde unnötig berühren
- Bei Patienten mit infektiösen Hauterkrankungen ist bei der Durchführung von Pflegemaßnahmen ein Schutzkittel zu tragen.

Stets muß darauf geachtet werden, daß keine Übertragung von Krankheitserregern oder Parasiten stattfinden kann. So werden z.B. Patienten mit Parasitenbefall oder hochinfektiösen Krankheiten isoliert (☞ 6.3.2). Hat eine Pflegekraft eine frische Herpes-Infektion (☞ 28.6.2), darf sie keinen Patienten mit einer Neurodermitis (☞ 30.6.1) betreuen, da es bei diesem zu einer generalisierten Infektion kommen kann.

Kommunizieren

Hautkrankheiten werden häufig als ekelerregend und abstoßend empfunden. Daher leiden viele dermatologische Patienten unter Minderwertigkeitsgefühlen und ziehen sich von ihrer Umwelt zurück. Dies kann zu völliger sozialer Isolation führen. Durch die Begegnung und den Gedankenaustausch mit anderen Betroffenen während eines stationären Aufenthaltes ändert sich dieses Verhalten manchmal, meist aber nur vorübergehend, wenn die Verhaltensänderung nicht durch Selbsthilfegruppen in den Alltag „hinübergerettet“ werden kann.

Neben der Gesprächsbereitschaft (*verbale* Kommunikation, ☞ 7.10.2) ist für den Patienten die spürbare Akzeptanz durch das Pflegepersonal wichtig (*nonverbale* Kommunikation, ☞ 7.10.2). Hautkranke registrieren sehr genau, wie sie angeschaut und angefaßt werden.

Über die einzelnen therapeutischen Maßnahmen muß der Patient stets aufgeklärt sein. Vor allem bei unangenehmen Maßnahmen, z.B. der Anwendung schlecht riechender oder färbender Lokaltherapeutika, sollte ihm der Sinn der Maßnahme bekannt sein. Dadurch wird verhindert, daß er eine ablehnende Haltung entwickelt, die den Therapieerfolg gefährden würde.

Durch ein gestärktes Selbstbewußtsein bessert sich oft auch die Kommunikationsfähigkeit des Patienten, und er ist eher bereit, auf andere zuzugehen. Deswegen wird der Patient ermutigt, Wert auf sein Äußeres zu legen, denn trotz der Hautveränderungen kann er einiges für ein schönes Aussehen tun, z.B. durch seine Kleidung, seine Frisur oder kosmetische Hautpflege (soweit mit der Hautkrankheit vereinbar).

Beschäftigen

Probleme ergeben sich, wenn Patienten aufgrund ihrer Hauterkrankung auf Hobbies (z.B. Gartenarbeit) verzichten oder ihren Beruf aufgeben müssen (☞ 7.12.2 und ☞ 7.12.3). Bei Krankenschwestern kann z.B. ein allergisch bedingtes Handekzem bei einer Latexunverträglichkeit oder einer allergischen Reaktion auf Händedesinfektionsmittel zur Berufsunfähigkeit führen, sofern keine Ausweichpräparate zur Verfügung stehen. Dann muß möglichst früh geklärt werden, ob Umschulungsmaßnahmen in Frage kommen.

Sich als Frau oder Mann fühlen und verhalten

Häufig werden Hauterkrankungen unabhängig von ihrer Lokalisation als körperlicher Makel erlebt. Männer und Frauen mit einem Hautausschlag fühlen sich nicht mehr attraktiv und meiden jeglichen Körperkontakt. Oft meiden sie sogar den (Ehe-)Partner, auch wenn bekannt ist, daß er sich durch die Erkrankung nicht anstecken kann. Hier Hilfestellung anzubieten, ist sehr schwer:

- Teilt eine Patientin der Schwester mit, daß sie beim letzten Besuch ihres Mannes den Eindruck gehabt habe, ihr Mann empfinde ihre Hauterkrankung als ekelerregend und abstoßend, kann diese ihr daraufhin ihre eigene Wahrnehmung beschreiben: zum Beispiel, daß sie beobachten konnte, wie liebevoll ihr Mann sie angesehen habe. Wichtig ist hierbei auf jeden Fall, ehrlich zu sein. Unwahre Behauptungen werden von den Patienten schnell als Lügen entlarnt
- Ist eine geringe Besserung etwa eines Hautausschlages aufgetreten, die der Patient bemerkt und auf die er das Pflegepersonal aufmerksam macht („Kann es sein, daß sich mein Hautausschlag etwas gebessert hat?“), sollte das nicht als etwas Gewöhnliches abgetan werden. In Ausnahmefällen, z.B. bei Kindern, kann es sogar sinnvoll sein, deshalb ein kleines Fest zu veranstalten. So kann z.B. ein gemütliches Beisammensein bei – wenn erlaubt – Kaffee/Saft und Kuchen organisiert oder ein (lustiges) Lied gesungen werden. Sieht der Patient durch die Besserung optimistischer in die Zukunft, darf das nicht durch ein unbedachtes Wort von seiten der Pflegenden oder der Ärzte zerstört werden („Die Besserung hält nicht lange an. Warten Sie ab, übermorgen sieht es wieder schlimmer aus“). Auch wenn die Realität gezeigt haben sollte, daß so eine Besserung nur vorübergehend ist, darf man dem Patienten seinen Optimismus nicht rauben. Zwar kann es nötig sein, ihn bei Gelegenheit behutsam auf die bisher gemachten Erfahrungen aufmerksam zu machen (Aufklärung durch den Arzt), doch kann niemand den genauen Verlauf der Erkrankung voraussagen. Alle Menschen sind unterschiedlich, entsprechend sind es auch ihre Krankheitsverläufe.

In Ausnahmefällen kann auch eine Psychotherapie (☞ 10.12) nützlich sein.

Positive Einstellungen des Patienten stärken und negative Empfindungen so weit wie möglich relativieren.

Für das Pflegepersonal sollte es selbstverständlich sein, jederzeit die Intimsphäre des Patienten zu wahren. Hierzu gehört:

- Den Patienten bei pflegerischen und therapeutischen Maßnahmen vor den Blicken anderer zu schützen
- Die Schweigepflicht z.B. gegenüber Mitpatienten streng zu beachten
- Zu respektieren, wenn der Patient über bestimmte Themen nicht sprechen möchte.

30.3 Hauptbeschwerden des Patienten mit Hauterkrankungen

30.3.1 Effloreszenzenlehre

Bei vielen Patienten macht sich die Hauterkrankung durch ein **Exanthem** *(Hautausschlag)* oder **Enanthem** *(Ausschlag an der Schleimhaut)* bemerkbar. Ihre kleinsten Einzelelemente sind die **Effloreszenzen** (lat. „Aufblühen"). Sie werden mit Hilfe der **Effloreszenzenlehre** *(Terminologie der Hautveränderungen)* eingeteilt und beschrieben.

Aussehen und Verteilung der Effloreszenzen sind manchmal so charakteristisch, daß eine *Blickdiagnose* möglich ist (Diagnose durch genaues Ansehen ohne weitergehende Untersuchungen), z.B. beim Herpes labialis (☞ 28.6.2 und 34.7).

☑ Die Effloreszenzenlehre bildet die Basis für eine eindeutige und nachvollziehbare Befundbeschreibung in der Dermatologie.

Primäre und sekundäre Effloreszenzen

Effloreszenzen werden nicht nur nach ihren morphologischen Eigenschaften (Form und Struktur) eingeteilt, sondern auch nach ihrer Entstehung:

- **Primäre Effloreszenzen** werden unmittelbar durch die Hauterkrankung hervorgerufen
- **Sekundäre Effloreszenzen** entstehen auf dem Boden von Primäreffloreszenzen, z.B. durch Entzündungen oder äußere Manipulationen wie Kratzen.

Für die Diagnostik sind v.a die Primäreffloreszenzen von Bedeutung. Leider sind diese manchmal nur sehr schwer zu erkennen, etwa wenn der Patient juckende Primäreffloreszenzen aufgekratzt hat und in erster Linie Kratzeffekte sichtbar sind, oder wenn der Patient sich so spät vorstellt, daß sich aus den Primäreffloreszenzen schon Sekundäreffloreszenzen gebildet haben.

Außerdem ist die Zuordnung zu den Primär- oder Sekundäreffloreszenzen nicht eindeutig. So zählt ein Fleck an sich zu den primären Effloreszenzen, er kann aber auch nach Rückbildung z.B. einer entzündeten Papel entstanden sein, wäre dann also eine sekundäre Effloreszenz. Ebenso können die meist als Sekundäreffloreszenz auftretenden Schuppen oder Atrophien gelegentlich primär auftreten.

Häufig besteht eine Dermatose aus einer Kombination mehrerer Effloreszenzen. So sind etwa Rötung und Schuppung der Haut die Hauptsymptome der **Psoriasis** (*Schuppenflechte*, ☞ 30.7), die deshalb auch zu den *erythematosquamösen* Dermatosen gerechnet wird (von Erythem = Rötung und Squama = Schuppe).

Lokalisation, Form, Begrenzung und Anordnung der Effloreszenzen

Die *Lokalisation* der Hautveränderungen kann wertvolle diagnostische Hinweise auf die zugrundeliegende Erkrankung geben. Areale, an denen krankheitsspezifische Hautveränderungen bevorzugt auftreten, heißen **Prädilektionsstellen** (z.B. Mund- und Genitalschleimhaut bei der Candidamykose).

Ferner wird auf *Form, Begrenzung* und *Anordnung* (Verteilung) der Effloreszenzen geachtet.:

- Form: Effloreszenzen sind z.B. rund, polygonal (vieleckig) oder elliptisch
- Begrenzung: Der Übergang zur gesunden Haut ist scharf oder unscharf. Eine unscharfe Begrenzung bei einem Naevus („Leberfleck") weist z.B. auf Bösartigkeit hin
- Anordnung: Beispielsweise treten die Bläschen bei einer Gürtelrose (☞ 28.6.3) gruppiert auf, während diejenigen bei Windpocken (☞ 13.14.6) einzeln über den Körper verteilt sind *(disseminiert)* und die bei Masern (☞ 13.14.2) zusammenfließen *(konfluieren)*.

30.3.2 Pruritus

▣ **Pruritus** *(Juckreiz, Hautjucken)*: Häufiges, manchmal sogar erstes oder einziges Symptom vieler Haut- und Allgemeinerkrankungen. Er kann den Patienten unerträglich quälen. Hauterkrankungen, die mit Juckreiz einhergehen, sind z.B. die Neurodermitis (☞ 30.6.1) oder Pilzinfektionen (☞ 30.8.2).

Allgemeinerkrankungen mit Juckreiz sind etwa die Leberzirrhose (☞ 22.4.6) oder der Diabetes mellitus (☞ 23.6). Bei diesen tritt der Pruritus aber eher generalisiert (am ganzen Körper) als lokalisiert auf. Primäreffloreszenzen sieht man bei Allgemeinerkrankungen ebenfalls selten. Meist handelt es sich bei den sichtbaren Hautveränderungen um Rötungen, Verletzungen, Krusten oder Entzündungen, die durch Kratzen verursacht wurden. Weitere Gründe für einen Juckreiz sind Maßnahmen, die zu einem Austrocknen der Haut führen, z.B. eine übertriebene Körperhygiene (zu häufiges Waschen bei ungenügender Rückfettung).

Antipruriginöse Maßnahmen

Juckreiz kann den Patienten sehr quälen und sollte daher gelindert werden, auch wenn die zu Grunde liegende Erkrankung dadurch nicht beeinflußt wird. Durch antipruriginöse (gegen den Juckreiz gerichtete) Maßnahmen werden zudem kratzbedingte Folgeschäden verhindert. Unbedingt erforderlich ist immer die diagnostische Abklärung des Pruritus.

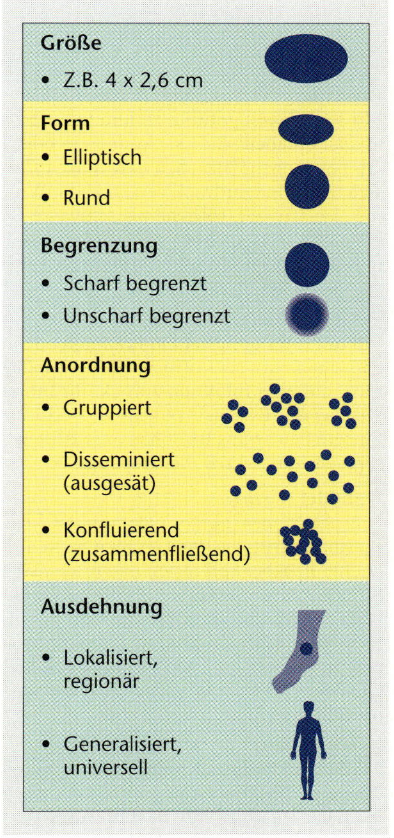

Abb. 30.7: Zur Diagnosefindung ist die genaue Beschreibung der Effloreszenzen wesentlich. [M100]

Die wichtigsten Effloreszenzen im tabellarischen Überblick

Fleck *(Macula):*
Umschriebene Farbänderung der Haut im Hautniveau. Bedingt durch:
- *Veränderte Gefäßfüllung.* Eine Gefäßweitstellung (*Vasodilatation,* etwa bei Wärme oder durch Medikamente) führt zu flächenhafter Hautrötung, die sich mit einem Glasspatel wegdrücken läßt. Bei Gefäßverengung *(Vasokonstriktion)* wird die Haut dagegen blaß
- *Pigmentschwund* oder *Pigmenteinlagerung.* Bei der **Vitiligo** *(Weißfleckenkrankheit)* treten aufgrund eines umschriebenen Melanozytenverlustes weiße Flecken auf (☞ Abb. 30.8). Beispiele für Pigmenteinlagerungen sind **Sommersprossen** oder **Leberflecke** *(Naevi,* ☞ 30.10.1). Bei **Tätowierungen** entstehen farbige Flecken durch künstliches Einbringen von Farbstoffen in die Haut
- *Blutaustritt ins Gewebe.* Punktförmige Hautblutungen heißen **Petechien,** münzgroße **Sugillationen** und größere, flächenhafte Blutungen **Ekchymosen** oder **Suffusionen.** Eine tiefe Einblutung in Haut oder Gewebe heißt **Hämatom.** Blutungsbedingte Rötungen lassen sich nicht mit dem Glasspatel wegdrücken.

Knötchen *(Nodulus):*
Umschriebene, tastbare Gewebsverdickung, das Hautniveau überragend und meist von derber Konsistenz. Noduli kommen z.B. bei der rheumatoiden Arthritis als Rheumaknötchen vor (☞ 25.5.1).

Knoten (Nodus): ☞ Knötchen, jedoch > 1 cm, z.B. bei entzündlichen Furunkeln (☞ 30.8.1) oder Hauttumoren (☞ 30.10).

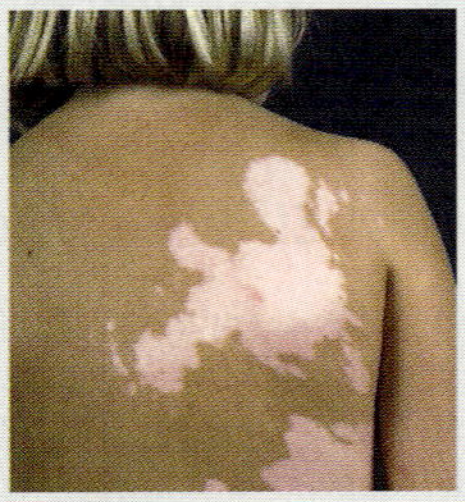

Abb. 30.8 (rechts): Vitiligo. Zu Beginn der Erkrankung sind die Flecken markstückgroß und scharf umschrieben. Später nehmen sie an Umfang und Zahl zu, bis sie zusammenlaufen und bizarre Formen annehmen. [M123]

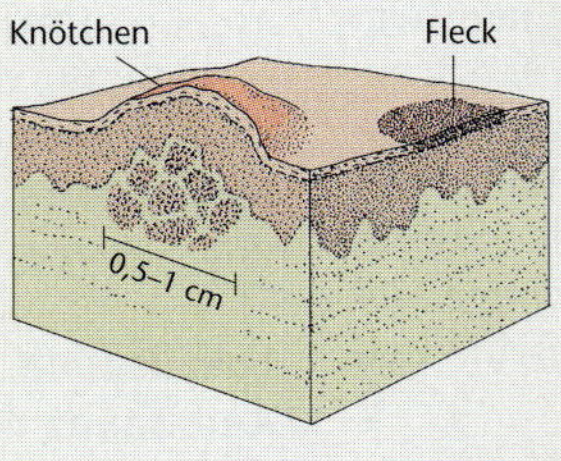

Abb. 30.9: Fleck (Macula) und Knötchen (Nodulus) [L190]

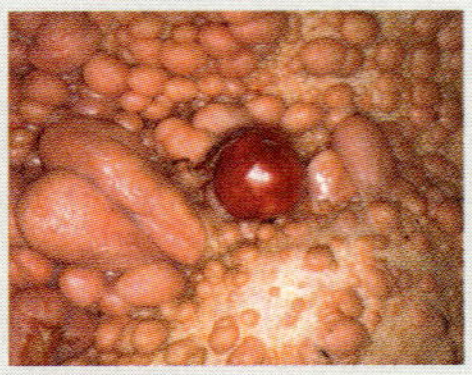

Abb. 30.10 (rechts): Knötchen. [M123]

Papel *(Papula):*
Eine über dem Hautniveau liegende Erhabenheit. Im allgemeinen hat sie einen Durchmesser unter 5 mm. Papeln entstehen durch eine Verdickung der Epidermis (*epidermale Papeln,* z.B. bei der gewöhnlichen Warze, ☞ 30.8.4) oder über eine Gewebsvermehrung im Korium (*kutane Papeln,* z.B. bei der Syphilis durch ein entzündetes Infiltrat, ☞ 30.11.2). Sie können auch kombiniert auftreten *(epidermokutane Papeln).*

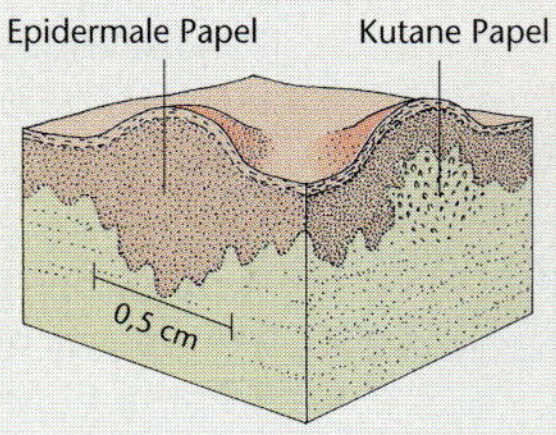

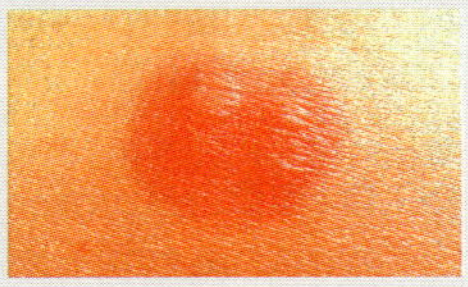

Abb. 30.11: Papel. [U210]

Abb. 30.12 (links): Epidermale und kutane Papel [L190]

Bläschen *(Vesicula)* und **Blase** *(Bulla):*
Mit Flüssigkeit gefüllte Hohlräume < bzw. > 1 cm, die über das Hautniveau erhaben sind. Sie können in oder unter der Oberhaut (Epidermis) entstehen. Bläschen und Blasen *fluktuieren,* d.h. ihr Inhalt läßt sich durch Fingerdruck verschieben. Wasserklare Blasen enthalten seröse Flüssigkeit, rötliche bis schwarze Blasen Blut. Oberflächlich lokalisierte Blasen haben eine schlaffe, tiefliegende dagegen eine straffe Blasendecke. Bläschen kommen z.B. beim Herpes labialis (☞ 34.7) vor.

Pustel *(Pustula, Eiterbläschen):*
Ein mit Eiter gefüllter Hohlraum in oder unter der Epidermis. Pusteln entstehen entweder primär oder sekundär. Die *primäre Pustel* geht *nicht* auf eine Infektion zurück, ihr Inhalt ist steril („steriler Eiter", z.B. bei der Psoriasis pustulosa, ☞ 30.7). *Sekundär* entwickeln sich Pusteln häufig aus Bläschen oder Blasen durch Eintrübung des primär serösen Inhalts, z.B. bei Impetigo (☞ 30.8.1).

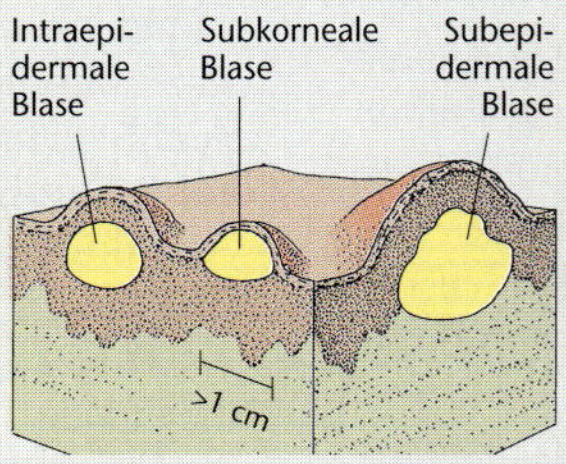

Abb. 30.13: Intraepidermale, subkorneale und subepidermale Blase [L190]

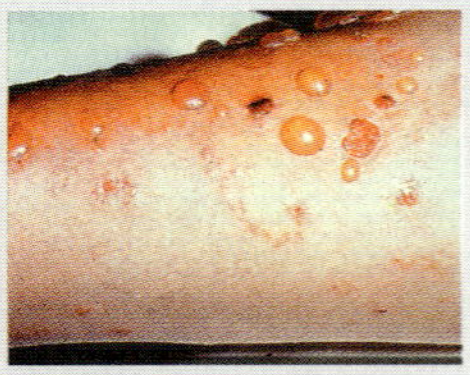

Abb. 30.14: Mehrere Blasen (Bullae) bei Herpes gestationis, einer in der Schwangerschaft auftretenden Autoimmunerkrankung. [M111]

Quaddel *(Urtica):*
Umschriebenes, akutes Ödem in der Lederhaut (Korium), das durch Plasmaaustritt aus den Gefäßen bedingt ist. Quaddeln lassen sich als leichte Erhabenheit tasten und bilden sich in der Regel innerhalb von Stunden wieder zurück. Ihre Farbe ist durch die Gefäßweitstellung blaßrosa oder bei Kompression der Kapillaren durch das Ödem weiß. Sie beeinträchtigen den Patienten durch starkes Jucken. Um den Juckreiz zu mildern, werden sie nicht gekratzt, sondern nur gerieben. Quaddeln sind die typischen Effloreszenzen nach Kontakt mit Brennnesseln.

Zyste *(Cystis):*
Epithelumkleideter Hohlraum mit flüssigem, gallertigem oder festem Inhalt. In der Dermatologie sind v.a. die Zysten der Epidermis im Bereich der Haarfollikel, die **Atherome** *(Grützbeutel),* zu erwähnen, die weiche oder fettig wirkende Keratinozyten (☞ 30.1) enthalten.

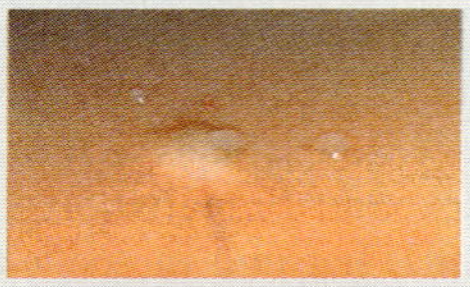

Abb. 30.15 (rechts): Quaddel. [D200]

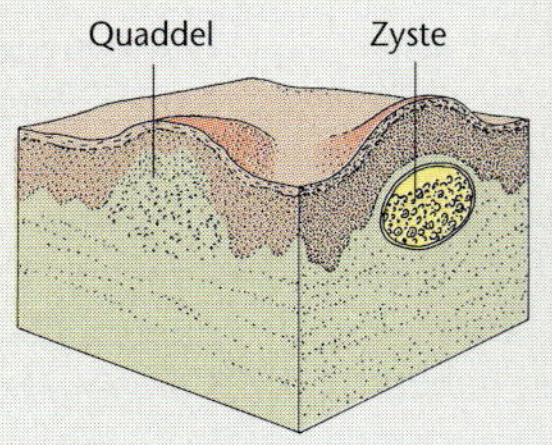

Abb. 30.16: Quaddel (Urtica) und Zyste [L190]

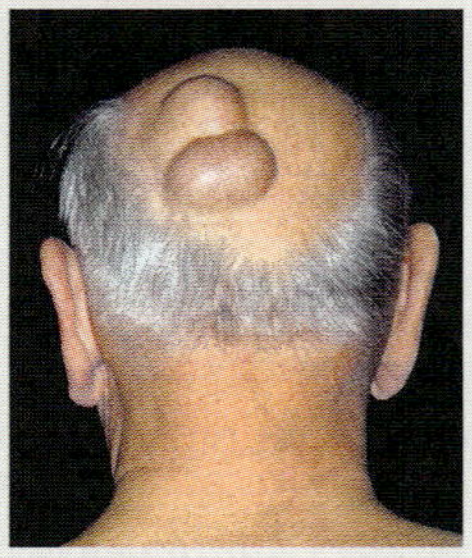

Abb. 30.17 (rechts): Zwei Atherome am Hinterkopf. [M111]

Die wichtigsten Effloreszenzen im tabellarischen Überblick (Fortsetzung)

Schuppe *(Squama):*
Locker oder fest anliegendes, lamellenartig angeordnetes Hornzellenmaterial. Eine **Schuppung** ist Folge einer pathologischen oder vermehrten Verhornung, bei der sich das Hornzellenmaterial sichtbar von der Hornschicht (äußerste Schicht der Epidermis) löst (☞ Abb. 30.18). Trockene Schuppen sehen weißlich aus, fettdurchtränkte gelblich. In Abhängigkeit von der Größe spricht man von klein- oder groblamellärer Schuppung (Lamelle = dünnes Blättchen).

Abb. 30.18 (rechts): Überschießende Schuppenbildung an der Fußsohle. [M123]

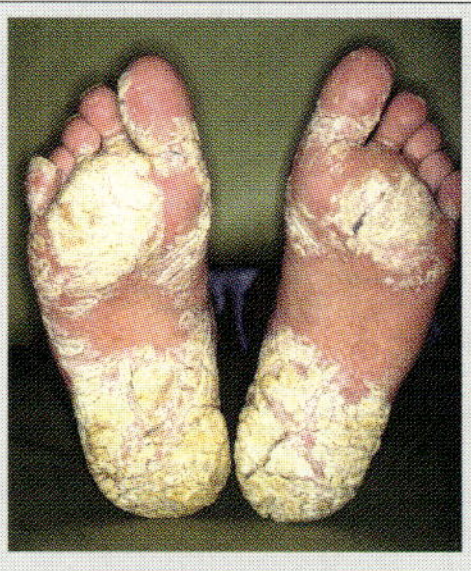

Kruste *(Crusta, Borke):*
Entsteht durch Eintrocknung von Sekret (Serum, Blut oder Eiter) auf Erosionen (☞ unten) oder Ulzera.

Narbe *(Cicatrix):*
Minderwertiger Ersatz eines Substanzverlustes der Lederhaut durch Bindegewebe. Der Verlust der elastischen Fasern macht die Haut wenig dehnbar. Eine frische Narbe ist rötlich, eine ältere weiß. Liegt die Narbe durch überschießende Bindegewebsneubildung über dem Hautniveau, spricht man von einer *hypertrophischen Narbe*, liegt sie unter dem Hautniveau, von einer *atrophischen Narbe*.

Rhagade *(Schrunde):*
Spaltförmiger Hauteinriß, der durch Dehnung ausgetrockneter oder stark verhornter Hautareale entsteht, z.B. am Mundwinkel. Als **Fissur** werden radiäre, also strahlenförmige (Schleim-)Hauteinrisse bezeichnet (Analfissur, ☞ 21.7.6).

Abb. 30.19 (rechts): Krustenbildung bei einer OP-Wunde. [M123]

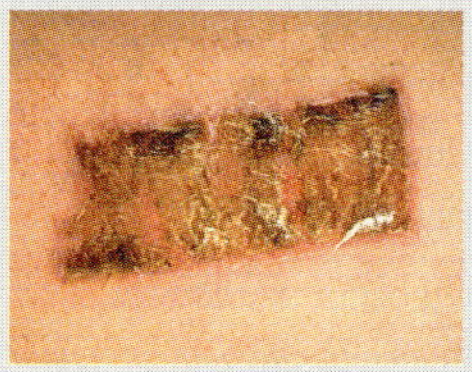

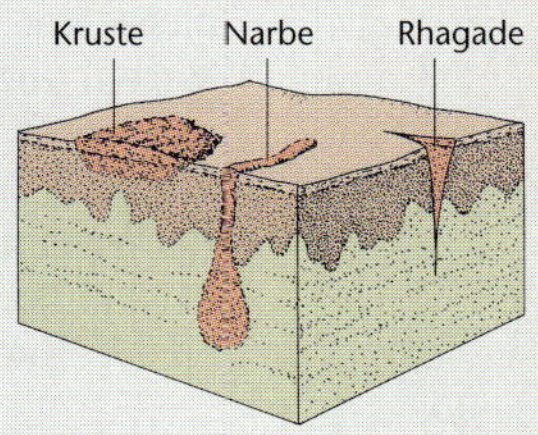

Abb. 30.20: Kruste, Narbe nach Sekundärheilung und Rhagade. [L190]

Abb. 30.21 (rechts): Narbenbildung nach langjähriger Gesichtsakne. [M123]

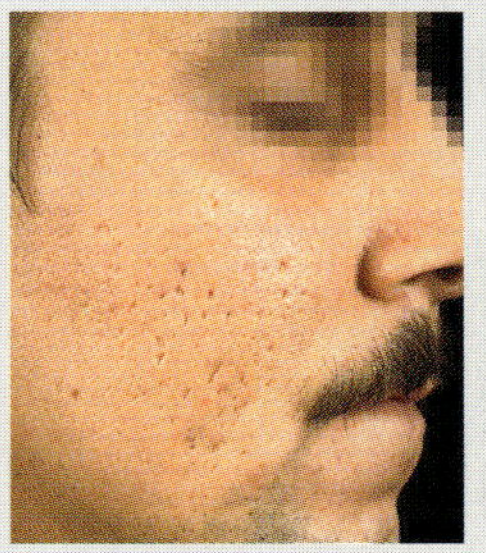

Erosion:
Oberflächlicher Substanzdefekt, der auf die Oberhaut (Epidermis) beschränkt ist und ohne Narbenbildung ausheilt. Am häufigsten bilden sich Erosionen durch das Platzen von Bläschen, Blasen oder Pusteln. Reicht der Substanzdefekt bis in den oberen Anteil der Lederhaut, spricht man von einer **Exkoriation.** Erosionen und Exkoriationen entstehen oft auch durch Kratzen.

Ulkus (*Ulcus, Geschwür,* Plural *Ulzera, Ulcera*):
Tiefer Defekt von Epidermis, Lederhaut und manchmal auch Unterhaut, der mit einer schlechten Selbstheilungstendenz einhergeht und immer eine Narbe hinterläßt. Ein Ulkus entsteht meist auf vorgeschädigter Haut, z.B. bei chronischem Venenleiden (*Ulcus cruris,* ☞ 19.3.4) oder nach einer Röntgenbestrahlung.

Abb. 30.22 (rechts oben): Erosion am Oberarm. [M123]

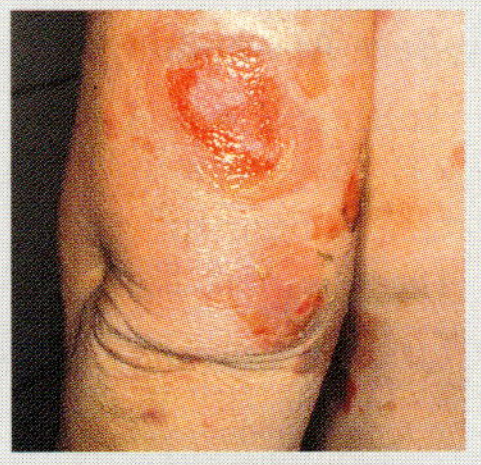

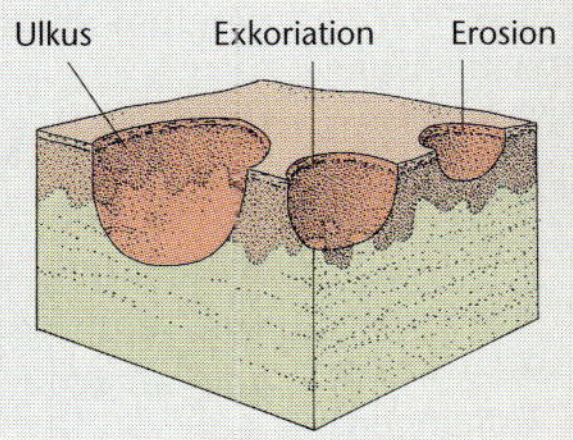

Abb. 30.23: Ulkus, Exkoriation und Erosion. [L190]

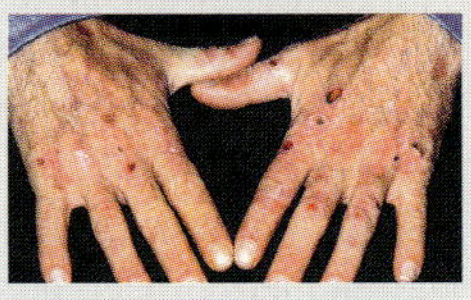

Abb. 30.24 (rechts Mitte): Exkoriationen mit feinen hämorrhagischen Krusten bei einem Patienten mit Porphyrie (Sammelbezeichnung für verschiedene Störungen der Hämsynthese). [M111]

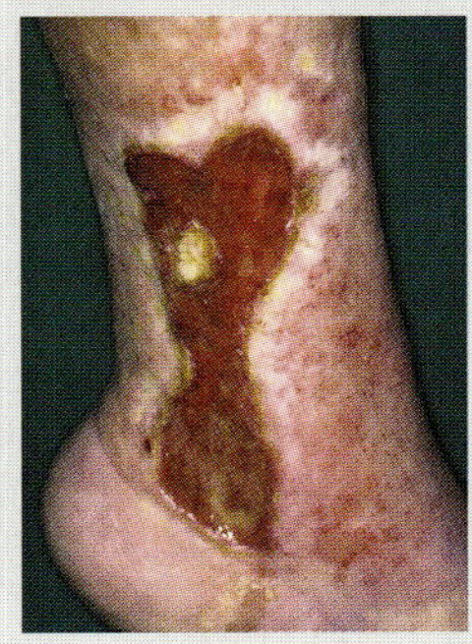

Abb. 30.25 (rechts unten): Chronisches Ulkus am Knöchel. [M123]

Atrophie *(Gewebeschwund):*
Ohne vorangegangenen Hautdefekt werden Lederhaut und Epidermis dünner, die Hautanhangsgebilde bilden sich zurück.

Hauterkrankungen mit starkem Juckreiz	
Neurodermitis	☞ 30.6.1
Pilzinfektionen	☞ 30.8.2
Parasitäre Erkrankungen	☞ 30.8.3
Allerg. Kontaktekzem	☞ 30.9.1
Urtikaria	☞ 30.9.2
Insektenstichreaktionen	☞ 30.12.3
Allgemeinerkrankungen mit starkem Juckreiz	
Arzneimittelreaktionen	☞ 10.2.5
Leberzirrhose	☞ 22.4.6
Cholestase	☞ 22.2.1
Hepatitis	☞ 22.4.2
Diabetes mellitus	☞ 23.6.1
Polycythämia vera	☞ 24.6.5
M. Hodgkin	☞ 24.8.1
Leukämien	☞ 24.7.1
Niereninsuffizienz	☞ 31.8.9
Neuropathien	☞ 35.11.1
Psychosen	☞ 36.4

Tab. 30.26: Wichtige Haut- und Allgemeinerkrankungen, die typischerweise mit starkem Juckreiz einhergehen.

Äußere Anwendungen

- Auftragen von Gelen oder Cremes, z.B. Anaesthesin®-Creme, Ingelan®-Gel, Fenistil®-Gel, Tavegil®-Gel, Teer-Linola®-Fett N-Creme
- Einpuderung, z.B. mit Ingelan®- oder Anaesthesin®-Puder
- Abreibungen der Haut mit Essigwasser (3 Teelöffel Weinessig auf 1 Liter Wasser) oder spirituösen Lösungen mit Menthol (2%)
- Trockenpinselung bei sehr schmerzhaften Dermatosen oder Hauterkrankungen mit erhöhter Flüssigkeitsabsonderung, z.B. mit Oberflächenanästhetika (5% Thesit)
- Hautpflege nach Absprache mit dem Arzt, z.B. mit medizinischen Hautschutz- und Hautpflegemitteln wie Balneum Hermal, Ölbad Cordes® F oder Euraxil®-Lotio. Nicht zu lange und nicht zu warm baden, auf die Rückfettung der Haut achten.

Innere Anwendungen

An Medikamenten werden meist Antihistaminika verordnet, z.B. Tavegil® oder Soventol®, in Ausnahmefällen auch Sedativa, z.B. Valium®, oder Glukokortikoide (☞ Tab. 30.42).

Weitere Maßnahmen

- Da Wärme den Juckreiz erfahrungsgemäß fördert, wird auf eine kühle Raumtemperatur geachtet, und der Patient erhält eine leichte Bettdecke (sofern keine anderen Symptome oder Erkrankungen dagegen sprechen)
- Zum Schutz vor Superinfektionen sollte der Patient nachts Baumwollhandschuhe tragen (☞ Abb.30.6)
- Äußere Reizungen durch harte Kleidungsstücke oder ungeeignete Seifen und Waschmittel sind zu vermeiden
- Nach „Kratzorgien" wird der Patient meist von Schuldgefühlen geplagt. Vorhaltungen stellen keine Hilfe dar, sondern führen eher zu einer Verstärkung der Symptome
- Bei psychogenem Pruritus kann eine Psychotherapie hilfreich sein (z.B. eine Verhaltenstherapie, ☞ 10.12.4).

30.3.3 Symptome im Bereich der Kopf- und Körperhaare

Im Bereich der Kopf- und Körperbehaarung können **Haardichte** (*Behaarungsintensität*), **Haarfarbe** und/oder **Haarstruktur** verändert sein. Sind die Symptome sichtbar, leiden die Betroffenen oft sehr unter ihrem Aussehen und unternehmen große Anstrengungen, um diesen „Makel" zu verdecken.

Veränderungen der Haardichte

Volles *Kopfhaar* gilt bei Männern und Frauen als erstrebenswert. Hingegen wird eine üppige *Körperbehaarung* – v.a. bei Frauen – als unschön empfunden.

Hypertrichose

Eine verstärkte Körperbehaarung bei ansonsten geschlechtstypischem Behaarungstyp heißt **Hypertrichose.** Dabei ist aber zu berücksichtigen, daß das normale Behaarungsmuster und die Behaarungsintensität individuell, familiär, ethnisch (abhängig von der Volksgruppe), alters- und geschlechtsbedingt unterschiedlich stark variiert. So kann eine starke Behaarung bei Frauen familiär bedingt sein und muß nicht automatisch Folge hormoneller Störungen sein.

Die Hypertrichosen werden eingeteilt in:

- *Lokalisierte* Hypertrichosen, z.B. auf einem Leberfleck
- *Generalisierte* Hypertrichosen, etwa im Rahmen von Stoffwechselerkrankungen (z.B. Schilddrüsenunterfunktion, ☞ 23.4.4), Tumoren oder nach Einnahme bestimmter Medikamente (u.a. Glukokortikoide, ☞ Pharma-Info 23.47, des Antihypertonikums Minoxidil, ☞ Pharma-Info 19.36, oder des Antiepileptikums Phenytoin, ☞ Pharma-Info 35.71).

Hirsutismus

Eine pathologische Vermehrung und Verdickung der Haare ohne sonstige Virilisierungszeichen (☞ unten, Virilismus) nennt man **Hirsutismus**. Unter dem Einfluß von Androgenen (Sammelbezeichung für männliche Sexualhormone) tritt bei Frauen und Kindern ein männliches Behaarungsmuster auf. Die Schambehaarung der Patientinnen läuft spitz zum Bauchnabel hin zu und breitet sich deutlich auf die Oberschenkel aus. Außerdem beklagen die Frauen Bartwuchs und oft auch einen Ausfall des Kopfhaares.

Ist keine Ursache für den Hirsutismus zu finden, spricht man von einem **idiopathischen Hirsutismus.** Da die Androgenspiegel im Serum nicht erhöht sind, nimmt man als Ursache eine erhöhte Empfindlichkeit der Androgenrezeptoren der Haarfollikelzellen an.

Der **medikamentöse Hirsutismus** kann z.B. nach Gabe von Anabolika, Androgenen und Glukokortikoiden entstehen. Wird das Medikament abgesetzt, normalisiert sich die Behaarung wieder.

Außerdem tritt ein **Hirsutismus bei endokrinen Störungen** auf, z.B. beim Nebennierenrindenkarzinom (☞ 23.7.1), beim Morbus Cushing (☞ 23.7.1) oder bei androgenproduzierenden Eierstocktumoren (☞ 32.7.2).

Virilismus

Von **Virilismus** spricht man, wenn eine Frau neben dem männlichen Behaarungsmuster weitere Zeichen einer Vermännlichung zeigt, z.B. männliche Körperformen, Tieferwerden der Stimme, Klitorishypertrophie, Mammaatrophie und Amenorrhoe (☞ 32.3.2).

Hypotrichose

Die verminderte Körperbehaarung (**Hypotrichose,** *Haarmangel*) ist selten. Sie tritt oft zusammen mit angeborenen Fehlbildungen oder Stoffwechselanomalien auf.

Haarausfall

Alopezie: Haarlosigkeit.

Ein Erwachsener verliert ca. 70 – 100 Haare am Tag, die durch das Haarwachstum von 0,4 mm täglich und dem natürlichen Regenerationszyklus ausgeglichen werden.

Die wohl häufigste Alopezie ist die „Glatzenbildung" des Mannes, auch **androgenetische Alopezie** genannt (☞ Abb. 30.29).

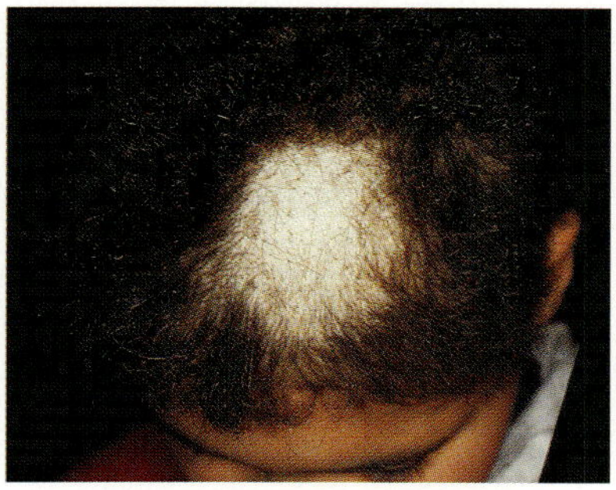

Abb. 30.27: Alopecia areata. Typisch für die Alopecia areata sind fast kreisrunde Herde mit stummelartigen Resthaaren. [M123]

Ursache der androgenetischen Alopezie ist eine Überempfindlichkeit der Haarfollikel gegenüber Androgenen. Die Alopezie tritt also bereits bei normalen Androgenspiegeln auf. Auch Frauen können eine androgenetische Alopezie entwickeln, allerdings mit anderem klinischen Bild (☞ Abb. 30.30).

Im Gegensatz zur androgenetischen Alopezie des Mannes, die bis heute nicht behandelbar ist (auch wenn dies in der Werbung immer wieder behauptet wird), kann die androgenetische Alopezie der Frau mit *Antiandrogenen* (z.B. Cyproteronacetat in Diane®-35) gebessert werden. Jedoch sollte Cyproteronacetat nur nach sorgfältiger Abwägung aller Vor- und Nachteile verschrieben werden, da es mit der Entstehung eines primären Leberzellkarzinoms in Zusammenhang gebracht wird.

Die Ursachen für Haarausfall sind zahlreich. Erste Hinweise gibt die Beobachtung des Befallsmusters (Tab. 30.28).

Der Haarausfall ist *irreversibel*, wenn es zur Zerstörung und Vernarbung des Haarfollikels kommt, etwa nach Verbrennungen, tiefen Infektionen oder vernarbenden Entzündungen (z.B. bei der Sklerodermie, ☞ 25.6.2).

Veränderung der Haarstruktur

Veränderungen der Haarstruktur können durch kosmetische Maßnahmen entstehen, z.B. durch zu massives Kämmen und Bürsten der Haare, zu häufiges Haarewaschen, Färben, Bleichen oder Dauerwellung. Diese exogen bedingten Veränderungen sind in der Regel reversibel.

Neben der exogenen Haarstrukturveränderung gibt es noch angeborene und

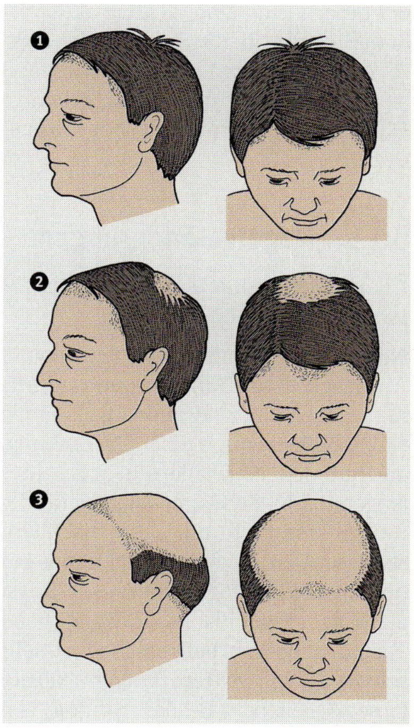

Abb. 30.29: Androgenetische Alopezie des Mannes. Schubweise lichten sich die Haare zunächst im Stirn-Schläfen-Bereich („Geheimratsecken"), später auch im Scheitelbereich. Außerdem bildet sich eine tonsurartige Haarlichtung am Hinterkopf. Die einzelnen Lichtungsareale fließen immer weiter zusammen, bis der Betroffene haarlos ist. [L117]

Befallsmuster	Ursache
Diffuser Haarausfall	• *Medikamentös*, z.B. durch Zytostatika (☞ 24.5.1), Antikoagulantien (☞ Pharma-Info 19.53 und 19.54), Thyreostatika (☞ 23.4.3), Beta-Blocker (☞ Pharma-Info 19.36), Lipidsenker (☞ 23.8.4), Ovulationshemmer („Pille", ☞ 32.14.3) • *Stoffwechselbedingt*, z.B. bei Schilddrüsenfunktionsstörungen (☞ 23.4.3 und 23.4.4) • *Postpartal* (Hormonumstellung nach Entbindung) • Eisenmangel • Chronische Infektionen • *Toxisch*, z.B. durch Thallium- oder Arsenvergiftung
Haarausfall v.a. der Schläfen- und Scheitelregion	• Androgenetische Alopezie des Mannes (☞ Abb. 30.29).
Haarausfall v.a. der Scheitelregion	• Androgenetische Alopezie der Frau (☞ Abb. 30.30)
Haarausfall v.a. der Stirn- und Scheitelregion	• **Traktionsalopezie** *(Zugalopezie)*, mechanisch bedingter Haarausfall durch kontinuierlichen Zug an den Haarwurzeln, am häufigsten durch „Pferdeschwanz"-Frisuren oder exzessives Bürsten der Haare
Kreisrunder Haarausfall	• **Alopecia areata**, eine relativ häufige Erkrankung unbekannter Ursache mit schubartigem Verlauf, bei der Spontanheilungen möglich sind (☞ Abb. 30.27)
Unscharf begrenzte haarlose Areale mit verschieden langen Haarstümpfen	• **Mikrosporie** (☞ 30.8.2) • **Trichotillomanie** *(Haarrupf-Tic)*, ein v.a. bei psychisch gestörten Kindern auftretendes zwanghaftes Reißen oder Zupfen der Haare
Haarlose Areale mit Narben oder Atrophie	• Bestimmte Systemerkrankungen, z.B Lupus erythematodes (☞ 25.6.1), Sklerodermie (☞ 25.6.2) • Tiefreichende Lokalinfektionen

Tab. 30.28: Ursachen der häufigsten Formen des Haarausfalls.

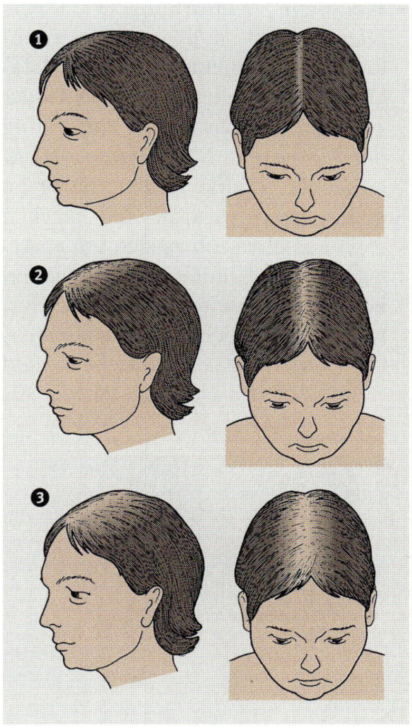

Abb. 30.30: Androgenetische Alopezie der Frau. Typischerweise lichten sich die Haare diffus im Scheitelbereich, wobei in der Regel ein dünner Haarstreifen stehen bleibt. [L117]

erworbene endogene Haarstrukturveränderungen, z.B. die Spaltung der Haare *(Trichoschisis)* bei der Ichthyosis (☞ 30.12.8), oder das dünne, brüchige Haar bei Malabsorption oder Kachexie.

30.3.4 Nagelveränderungen

Längsschnitt durch die Fingerspitze und den Nagel, ☞ Abb. 30.4

Nagelveränderungen können sowohl Ausdruck einer Allgemeinerkrankung sein, z.B. einer Eisenmangelanämie (☞ 24.6.2), als auch einer Erkrankung, die nur den Nagel betrifft, z.B. eines Nagelpilzes. Schwere Nagelveränderungen sind nicht nur kosmetisch störend, sondern beeinträchtigen den Patienten auch im täglichen Leben. So ist der Fingernagel als „Widerlager" beim Tasten unentbehrlich, und es ist sehr schwierig, mit extrem kurzen Nägeln feine Arbeiten, z.B. das Binden von Knoten, zu verrichten.

Die wichtigsten Nagelveränderungen als Symptom von Haut- oder Allgemeinerkrankungen sind:

Veränderungen der Nagelfarbe

Die wichtigsten Veränderungen des Nagelfarbe sind:

- **Weißliche Verfärbungen:** *Weiße Nagelflecken* und *-streifen* (**Leukonychia punctata** oder **striata**) können umschrieben auftreten oder zu einer *kreideweißen Verfärbung der ganzen Nagelplatte* (**Leukonychia totalis**) führen. Noch ist nicht geklärt, warum die Flecken weiß aussehen, ob es sich um eingelagerte Luft handelt (unwahrscheinlich) oder um eine gestörte Verhornung im Bereich der Nagelmatrix, z.B durch Zurückschieben und -schneiden des Nagelhäutchens. Als

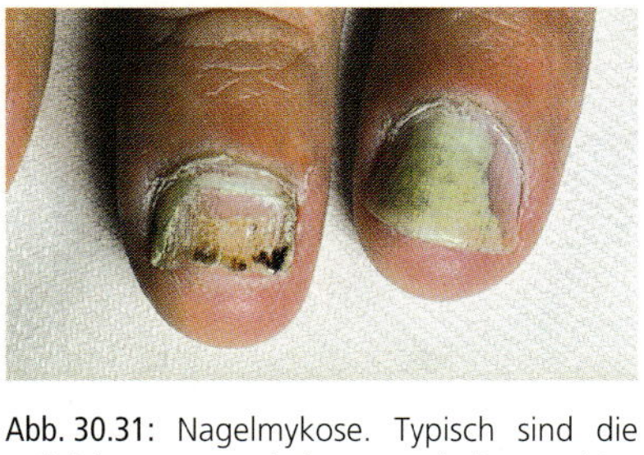

Abb. 30.31: Nagelmykose. Typisch sind die gelblich-graue Verfärbung und die Brüchigkeit der Nägel. Vom ursprünglichen gesunden Nagel ist nur noch ein schmaler Randsaum vorhanden. [M123]

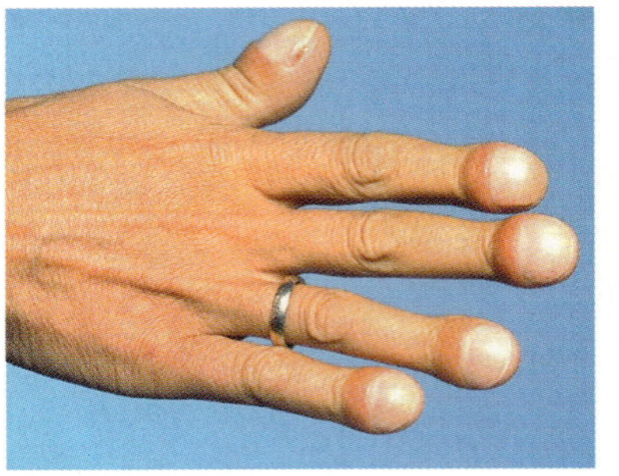

Abb. 30.32: Trommelschlegelfinger. [K183]

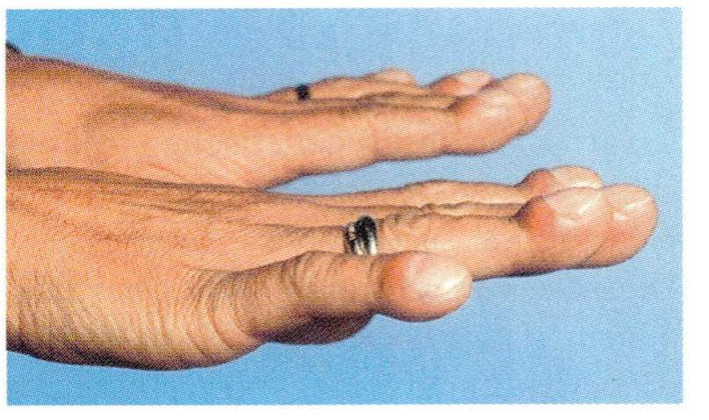

Abb. 30.33: Trommelschlegelfinger in der Seitenansicht. [K183]

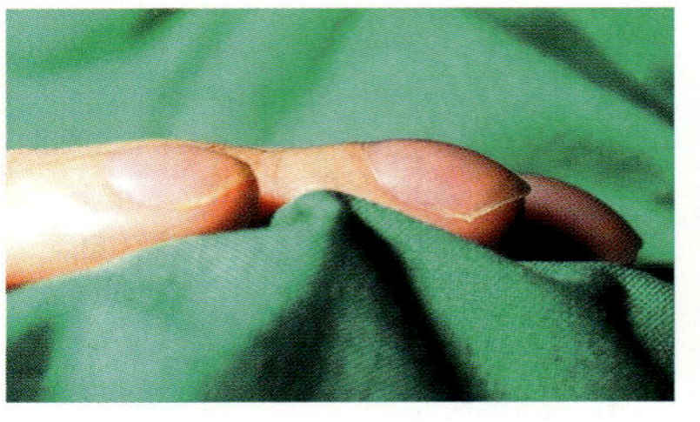

Abb. 30.34: Uhrglasfingernägel. [K183]

Ursache für die partielle Leukonychie kommen Traumen oder Mykosen (☞ 30.8.2) in Frage. Die totale Leukonychie wird meist vererbt, tritt aber auch bei Leberzirrhose (☞ 22.4.6) oder Herzfehlern (☞ 13.9) auf
- **Bläuliche Verfärbung** tritt z.B. bei Zyanose (☞ 18.3.4) auf
- **Gelbgraue Verfärbung** weist meist auf eine Nagelpilzerkrankung (**Onychomykose,** ☞ 30.8.2) hin. Sie kann sowohl am distalen Nagelrand als auch nahe dem Nagelfalz auftreten
- **Braune Verfärbung** kommt beim M. Addison (☞ 23.7.2) durch Melanineinlagerung sowie bei Einwirkung verschiedener Chemikalien vor. Umschriebene Braunverfärbungen treten z.B. bei einem (harmlosen) Naevus oder einem (bösartigen) Melanom auf
- Für **schwarze Verfärbungen** kommen ursächlich ein Hämatom, ein Naevus oder ein Melanom in Betracht. Bei Melanomen greift die Verfärbung oft auf den Nagelfalz über
- **Halb-und-halb-Nägel:** Hier ist die körpernahe Nagelhälfte weißlich, die distale Nagelhälfte rotbraun verfärbt. Sie treten bei vielen Patienten mit einer chronischen Urämie (☞ 31.8.9) auf und verschwinden wieder bei Besserung der Grunderkrankung.

Veränderungen der Nagelform

Zu den Veränderungen der Nagelform gehören die Reliefveränderungen (Rillen, Furchen), die Gestaltveränderungen (Uhrglasnägel, Löffelnägel) und die Veränderungen der Nageldicke:

- **Längsriffelung:** Diese etwas erhabenen, parallel verlaufenden Riffel stellen sich im Alter bei vielen Menschen ein. Sie kommen aber auch z.B. bei Durchblutungsstörungen oder der Psoriasis (☞ 30.7) vor
- **Beau-Reil-Furchen** *(Querbänder, Querfurchen):* Rißartige Furchen, die sich an allen Nägeln quer über die ganze Nagelplatte erstrecken. Ursache ist eine vorübergehende Schädigung der Matrixzellen, z.B. durch Systemerkrankungen, schwere Infekte oder Zytostatikatherapie
- **Trommelschlegelfinger** und **Uhrglasnägel:** Die Endglieder der Finger sind infolge einer Weichteilverdikkung kolbenförmig aufgetrieben (Trommelschlegelfinger). Der Nagel ist vergrößert, rundlich und stark nach außen gewölbt (Uhrglasnagel). Trommelschlegelfinger können vererbt sein, am häufigsten treten sie jedoch bei Herzfehlern oder chronischen Lungenerkrankungen mit Hypoxie auf
- **Löffelnägel** *(Koilonychie, Hohlnägel):* Die Nagelplatten sind dünn und löffelartig eingedellt, am Rand neigen sie zum Splittern. Sie kommen meist an den Fingernägeln vor und treten v.a. bei Eisenmangelanämien auf. Weitere Ursachen sind das Arbeiten im feuchtwarmen Milieu und ein langer Kontakt mit Waschmitteln oder Chemikalien.

Veränderungen der Nagelkonsistenz

- *Abnorme Brüchigkeit der Nägel* (**Onychorrhexis):** Häufigste Ursache brüchiger Nägel sind ständiger Wasserkontakt oder häufige Anwendung von Nagellackentfernern. Weitere Ursachen sind innere Erkrankungen wie die Hyperthyreose (☞ 23.4.3),

Vitamin-A- und -B-Mangel und Unterernährung. Liegt ein Eisenmangel vor, ist die abnorme Brüchigkeit der Nägel nicht selten mit Löffelnägeln (☞ oben) kombiniert

- *Aufspaltung der Nagelplatte* **(Onychoschisis):** Hierbei spaltet sich der Nagel vom freien Rand aus in zwei horizontal aufeinanderliegende Platten. Als Ursache werden traumatische Faktoren vermutet, z.B. das Spielen von Saiteninstrumenten oder Schreibmaschineschreiben, eine starke Entfettung der Nägel oder eine Eisenmangelanämie.

Nagelablösung

Eine partielle Ablösung der Nagelplatte vom Nagelbett kommt recht häufig vor und ist meist exogen bedingt, z.B. durch Verletzungen mit Hämatombildung oder mechanische Belastung. Eine totale Nagelablösung ist selten und oft Folge von Nagelentzündungen oder Allgemeinerkrankungen (z.B. Schilddrüsenerkrankungen, Eisenmangel, Diabetes mellitus).

Prophylaxe von Nagelschäden

Maniküre

- Das Nagelhäutchen zurückschieben, nicht schneiden
- Niemals die Nageltasche öffnen
- Nägel nicht zu oft lackieren, bewußt mit Nagellackentfernern umgehen
- Nägel häufig einfetten, z.B. durch Nagelsalben oder Nagelbäder in Olivenöl
- Brechende, spaltende und sich lösende Nägel kurz halten
- Besser die Nägel feilen, nicht schneiden
- Fußnägel gerade schneiden, nicht an den Ecken abrunden (☞ 7.5.6).

Milieu

- Kontakt mit Chemikalien meiden. Ist das nicht möglich, die Nägel (v.a. die Nagelwälle) mit entsprechenden Salben schützen, evtl. Handschuhe tragen
- Für die Füße: Weite Schuhe wählen. Schuhe mehrmals täglich wechseln. Feuchte Füße trocken halten, z.B. einpudern. Strümpfe aus Baumwolle tragen, Kunstfasern vermeiden.

Ernährung

- Auf eine ausgewogene Ernährung achten (☞ 7.7.3), um Vitaminmangelzuständen oder einer Eisenmangelanämie vorzubeugen.

30.4 Der Weg zur Diagnose bei Hauterkrankungen

Allergologische Diagnostik, ☞ 29.4.2

30.4.1 Anamnese und körperliche Untersuchung

Bei der **Anamnese** wird nach bestehenden Effloreszenzen oder Veränderungen der Hautanhangsorgane gefragt und der Beginn der Beschwerden (Auslöser?) sowie die Begleitsymptomatik ermittelt. Insbesondere bei Verdacht auf allergisch bedingte Hauterkrankungen muß der Patient überlegen, ob ein Zusammenhang besteht zwischen der Erkrankung und dem Kontakt mit Tieren, der Einnahme von Arzneimitteln, der Aufnahme bestimmter Nahrungsmittel oder auch der Verarbeitung spezieller Stoffe im Beruf. Die Familienanamnese kann auf eine erbliche Disposition hinweisen.

Für die **körperliche Untersuchung** sind gute Lichtverhältnisse notwendig. Bei der Erstuntersuchung entkleidet sich der Patient zur Inspektion des gesamten Hautorgans vollständig, bei Kontrolluntersuchungen reicht häufig das Freimachen der betroffenen Hautpartien. Abhängig von der Verdachtsdiagnose schließt die Untersuchung Haare, Nägel, Mundhöhle, Anal- und Genitalbereich sowie das Abtasten der Lymphknoten ein.

Um einen Überblick über die Hautveränderungen zu erhalten, betrachtet der Untersucher die Haut zunächst aus einiger Entfernung, dann aus etwa 30 cm (Leseabstand) und zuletzt gegebenenfalls mit Hilfe einer Lupe.

Diagnostische Hilfsmittel

- **Lupe**
- Holz- oder Kunststoff**spatel** zur Inspektion der Mundhöhle und zum Entfernen von Auflagerungen
- Stumpfes **Skalpell** oder Klinge zum Abschaben von Hautschuppen, z.B. zum Pilznachweis
- **Glasspatel** zum „Wegdrücken" des durch die Effloreszenz fließenden Blutes, um die Eigenfarbe einer Hautveränderung darstellen zu können (☞ 30.3.1, Fleck)
- **Wood-Lampe** (Lichtquelle von UVA-Strahlen, die mit speziellen Filtern ausgestattet ist) zur Diagnostik bestimmter Hauterkrankungen, v.a. Pilzinfektionen, deren Herde im Wood-Licht fluoreszierend aufleuchten.

30.4.2 Abstriche und Hautschuppenabtragung

In der Dermatologie wird Untersuchungsmaterial durch **Abstriche** von Vesikeln, Pusteln, Erosionen und Ulzera und durch **Abschaben** von Hautschuppen (☞ Abb. 30.36 – 30.39) gewonnen und mikroskopisch oder mikrobiologisch untersucht. Häufig wird auch eine Kultur angelegt (☞ 28.3.5). Aufgabe der Pflegenden ist es, den Patienten über den Termin der Untersuchung zu informieren, ihn vorher auf die Toilette zu schicken und ihn ggf. geeignet zu lagern. Außerdem assistieren sie dem Arzt und versorgen das gewonnene Untersuchungsmaterial.

Erkrankung	Kurzbeschreibung des Exanthems	Weitere Hauptsymptome
Masern (☞ 13.14.2)	Grobfleckiges, zusammenfließendes Exanthem am ganzen Körper, stark juckend	Allgemeinzustand stark reduziert, Bronchitis, Lichtempfindlichkeit
Röteln (☞ 13.14.5)	Mittelfleckiges Exanthem, vor allem an den Streckseiten der Extremitäten, Rükken und Gesicht	Meist nur geringe Beschwerden
Scharlach (☞ 34.7.1)	Feinfleckiges, dichtstehendes Exanthem bevorzugt am Unterbauch. Gesicht gerötet mit blasser Mundregion	Angina
Windpocken (☞ 13.14.6)	Stecknadelkopf- bis linsengroße Bläschen, die schubweise am ganzen Körper aufschießen	Allgemeinzustand oft nur wenig beeinträchtigt
Dreitagefieber (☞ 13.14.1)	Klein- und mittelfleckig, bevorzugt am Rumpf	Hohes, scheinbar grundloses Fieber, nach dessen Abklingen Exanthem

Tab. 30.35: Häufige Infektionserkrankungen, die typischerweise mit einem so charakteristischen Exanthem einhergehen, daß ein erfahrener Untersucher eine „Blickdiagnose" stellen kann. [B200]

Abschaben von Hautschuppen zum Dermatophyten-Nachweis [K183]

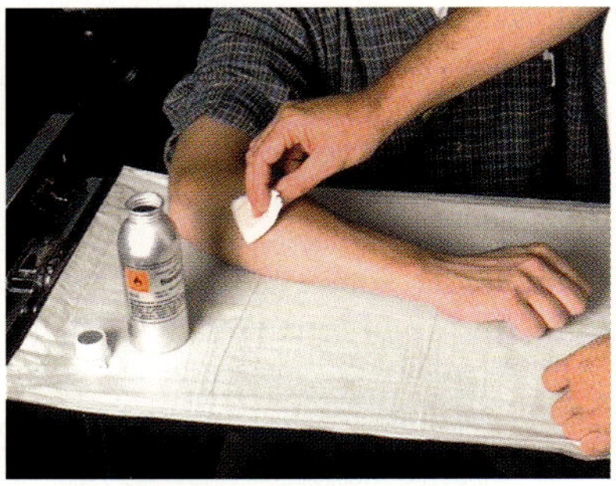

Abb. 30.36: Haut mit Alkohol abreiben und trocknen lassen.

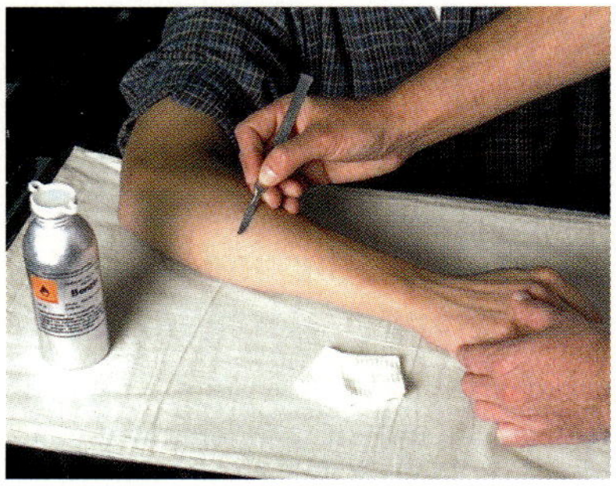

Abb. 30.37: Skalpell im Winkel von etwa 15° zur Haut halten, dann schaben.

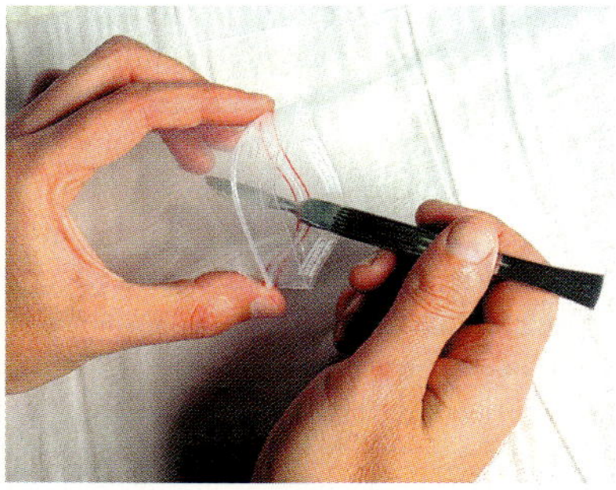

Abb. 30.38: Skalpell mit den Hautschuppen in den geöffneten Beutel bringen, ohne daß Material am Beutelrand hängenbleibt.

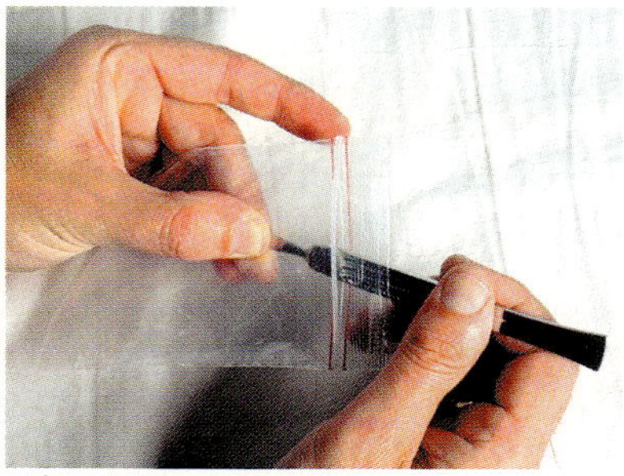

Abb 30.39: Von außen die Klinge so zwischen die Finger nehmen, daß man sich nicht verletzen kann, dann die Klinge aus dem Beutel ziehen und das Untersuchungsmaterial abstreifen.

30.4.3 Biopsien

Bei unklaren Hauterkrankungen wird Gewebe sowohl aus der veränderten als auch aus der unveränderten Haut entnommen (☞ Abb. 30.40). Dabei soll das Untersuchungsmaterial Zellen aller Hautschichten aufweisen. Die Aufgaben des Pflegepersonals reichen von der Vorbereitung des Patienten auf den Eingriff (u.a. Rasur) über die Vorbereitung des Eingriffs selbst (z.B. Raum, Material) bis hin zur Assistenz des Arztes und der Nachsorge von Patient und Material.

30.5 Behandlungsstrategien in der Dermatologie

30.5.1 Lokaltherapeutika

Viele Hauterkrankungen werden äußerlich *(extern)* mit **Lokaltherapeutika** behandelt. Gegenüber der systemischen Therapie (oral oder parenteral) hat dies den Vorteil, daß die Wirkstoffe am Erkrankungsherd eine höhere Konzentration erreichen und die Nebenwirkungen, z.B. von Glukokortikoiden, geringer sind. Voraussetzung ist allerdings, daß die Medikamente in die erkrankte Haut eindringen können.

Dermatologische Lokaltherapeutika bestehen meist aus drei Komponenten:

- Dem **Grundstoff** *(Salbengrundlage, Trägerstoff)*
- Dem **Wirkstoff** *(Arzneisubstanz,* ☞ Tab. 30.42)
- Den z.B. konservierenden oder angenehm duftenden **Zusatzstoffen**.

Grundstoffe und ihre Kombinationen

Der Grundstoff ist Träger- und meist auch Verdünnungssubstanz des Wirkstoffs. Seine Zusammensetzung hat einen entscheidenden Einfluß auf die Eindringtiefe und damit Wirksamkeit. Eine Faustregel besagt, daß die Tiefenwirkung des Präparats mit zunehmendem Fettgehalt steigt, während die Verdunstung abnimmt. Da auch der Grundstoff selbst Wirkungen auf die Haut ausübt, muß er sorgfältig auf den Hauttyp des Patienten und die Art der Hauterkrankung abgestimmt werden. Beispielsweise werden bei stark fettender Haut eher wasserreiche Cremes, bei trockener Haut dagegen fettreiche Salben eingesetzt.

Ermittlung des Hauttyps, ☞ 7.5.1; Mittel zur Hautpflege, ☞ 7.5.2 und 7.5.3

Manche Patienten reagieren auf einige Grundstoffe allergisch, z.B. auf Tierfette wie das Lanolin der Schafwolle (Wollwachs). Dann muß das Präparat gewechselt werden.

Die Grundstoffe werden entsprechend ihrer Konsistenz eingeteilt in feste, flüssige und fettige Grundstoffe.

Feste Grundstoffe

Feste Grundstoffe, z.B. Zinkoxid oder Talkum, saugen als *Puder* Sekrete von der Hautoberfläche auf und wirken austrocknend. Daher sind Puder bei sehr trockener Haut ungeeignet. Kontraindiziert sind sie auch bei offenen Wunden, stark nässenden Hauterkrankungen und zur Anwendung in großen Hautfalten, da die Puderteilchen mit Sekret und Schweiß Klumpen bilden, die dann die Haut zusätzlich reizen. Bei nicht nässenden, oberflächlichen Entzündungen werden Puder gerne angewendet.

Flüssige Grundstoffe

Flüssige Grundstoffe, etwa Wasser oder Alkohol, ermöglichen eine gleichmäßige Verteilung der Wirkstoffe auf der Haut. Die Flüssigkeit verdunstet, und der Wirkstoff bleibt als dünner Film auf der Haut zurück. Durch die Verdunstung wird Kälte erzeugt, die nicht nur kühlt, sondern auch Entzündungen hemmt und Juckreiz mildert. Der Kühleffekt ist umso größer, je schneller die Flüssigkeit verdunstet. Bei häufigem Gebrauch trocknet die Haut aber schnell aus (v.a. bei Alkohol).

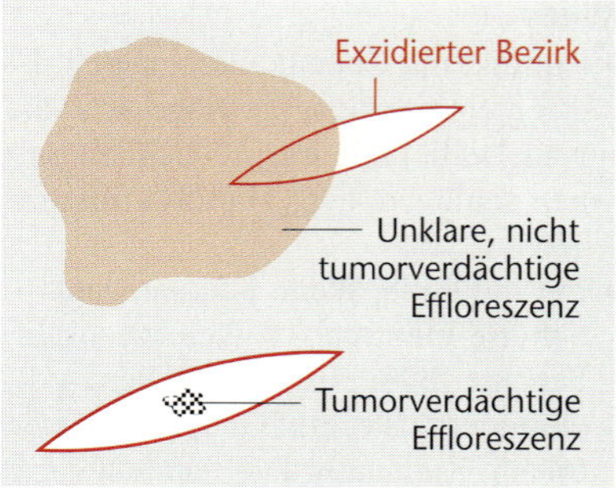

Abb. 30.40: Schnittführung bei einer Hautbiopsie. Oben: Ellipse durch die Randpartie der veränderten Haut, wenn kein Tumorverdacht besteht. Unten: Vollständige Entfernung des Tumors und eines nicht befallenen Randsaums in Form einer Ellipse. [M100]

Fettige Grundstoffe

Fettige Grundstoffe, z.B. Vaseline, Lanolin oder Silikon, behindern die Verdunstung und Wärmeabgabe der Haut. Durch den Wärme- und Sekretstau weicht die Haut auf, lösen sich Schuppen und Krusten und dringen die Wirkstoffe tief in die Haut ein. Deshalb eignen sich Fette zum Glätten einer rauhen, spröden Haut und zur Behandlung schuppender Dermatosen. Kontraindiziert sind sie bei akut nässenden Entzündungsprozessen (noch stärkere Durchfeuchtung) und bei von Natur aus stark fettender Haut.

Kombinationen von Grundstoffen

Um eine für den jeweiligen Hauttyp optimal angepaßte Salbengrundlage zu erhalten, werden die Grundstoffe häufig kombiniert:

Eine **Schüttelmixtur** *(Lotio, Trockenpinselung, flüssiger Puder)* ist eine Kombination aus Flüssigkeit und Puder. Nach dem Auftragen verdunstet der flüssige Anteil, während der Puder auf der Haut trocknet und haften bleibt. Da diese Arznei mit einem Pinsel auf die Haut aufgetragen wird, spricht man auch von *Trockenpinselung*. Ihre Wirkung entspricht in etwa der des Puders, hat aber noch weitere Vorteile: Sie läßt sich leichter verteilen, haftet besser, kühlt für kurze Zeit und mindert dadurch einen bestehenden Juckreiz. Sie ist für oberflächliche, entzündliche Dermatosen geeignet, die weder sehr trocken sind noch zu stark nässen.

Eine **Paste** *(Pudersalbe)* ist ein Gemisch aus Puder und Salbe. Bei hohem Puderanteil entsteht eine harte Paste mit austrocknender Wirkung, bei niedrigem eine weiche Paste, die leichter aufzutragen ist und die Haut stärker einfettet (z.B. „weiche" Zinkpaste). Harte Pasten ziehen nicht ein, sondern decken die Haut ab und schützen sie vor irritierenden Einflüssen, etwa im Randbereich eines Ulcus cruris oder bei Säuglingen im Windelbereich.

Lotionen, Cremes und **Salben** sind Gemische aus Fett und Flüssigkeit, also **Emulsionen.** Lotionen enthalten am meisten, Salben am wenigsten Wasser. Die Definitionen sind aber nicht einheitlich. Wasserhaltige Zubereitungen eignen sich besonders für Anwendungen am behaarten Kopf, weil sie sich eher auswaschen lassen. Je wasserhaltiger eine Zubereitung ist, desto geringer ist ihre Tiefenwirksamkeit und desto stärker ihre kühlende und austrocknende Wirkung.

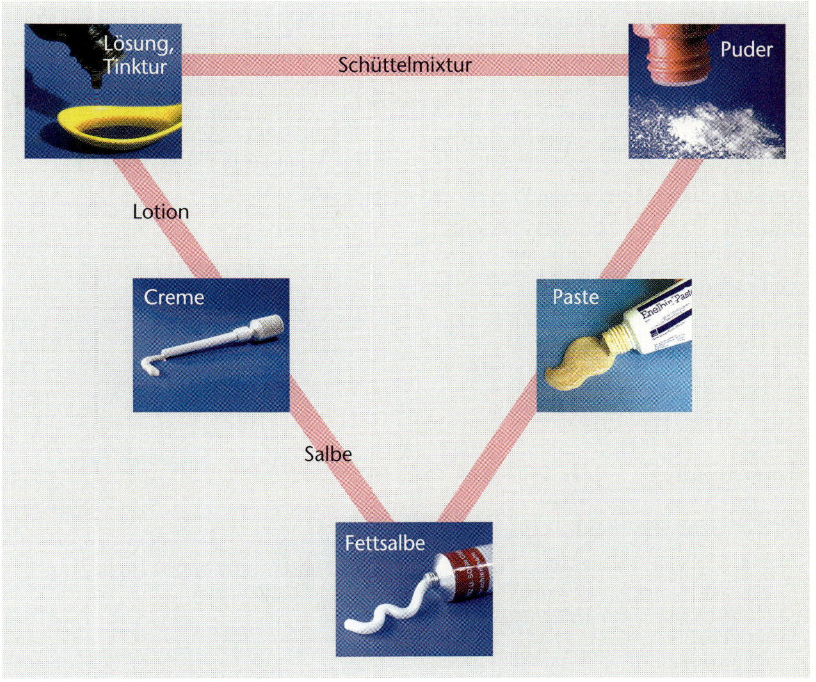

Abb. 30.41: Die drei Grundstoffe dermatologischer Lokaltherapeutika und ihre Kombinationen im Phasendreieck. [M100, Fotos: E134, K183]

Wirkstoffe

Die **Wirkstoffe** werden den Grundstoffen einzeln oder in Kombination zugesetzt. Die wichtigsten Wirkstoffgruppen sind:

- Antibiotika gegen bakterielle Infektionen (wegen möglicher Sensibilisierungen und Resistenzentwicklungen ist ihr Einsatz umstritten)
- Antimykotika gegen Pilzinfektionen
- Antiparasitika gegen Parasiten wie z.B. Milben und Läuse
- Virostatika gegen virale Infektionen
- Antipsoriatika gegen Schuppenflechte
- Antipruriginosa gegen Juckreiz
- Keratolytika zur Hornauflösung.

Zusatzstoffe

Zu den Zusatzstoffen gehören z.B. die Emulgatoren, die Stabilisatoren, die Geruchs- und Konservierungsstoffe:

- **Emulgatoren** verbessern die Vermischung (Emulgation) *lipophiler* (fettlöslicher und wasserabweisender) und *hydrophiler* (wasseraufnehmender und fettabweisender) Substanzen
- **Stabilisatoren** halten die vermischten Substanzen dauerhaft zusammen
- **Konservierungsstoffe** schützen die Arzneimittelzubereitung vor dem Verderben
- **Geruchsstoffe** (z.B. Parfüm) sorgen für einen angenehmen Geruch des Präparates.

Häufig ist es sinnvoll, ein Lokaltherapeutikum nach individueller Rezeptur des Dermatologen durch den Apotheker anfertigen zu lassen, da dann die Inhaltsstoffe genau bekannt sind und bei allergischen Reaktionen die auslösenden Substanzen schneller bestimmt werden können. Diese Präparate enthalten normalerweise keine Zusatzstoffe.

30.5.2 Durchführung lokaltherapeutischer Maßnahmen

Die äußeren Therapieanwendungen obliegen meist den Pflegenden. Ihre Aufgabe ist aber nicht nur die fachgerechte Durchführung der angeordneten Maßnahmen, sondern auch die Anleitung des Patienten zur Selbstpflege. Über die unangenehmen Begleiterscheinungen wird der Patient zu Beginn der Therapie informiert, z.B. darüber, daß manche Externa unangenehm riechen, die Haut verfärben und die Kleidung oder Bettwäsche mit nicht auswaschbaren Flecken verunrei-

Wirkgruppe/ Bsp.	Handelsname	Wichtigste Indikationen	Pflegerische Besonderheiten
Antibiotika (Mittel gegen bakterielle Hauterkrankungen)			
Fusidinsäure Gentamycin Neomycin Tetracyclin	Fucidin® Refobacin® Nebacetin® Aureomycin®	• Bakterielle Hauterkrankungen • Superinfektionen (☞ 30.6.1), z.B. bei Mykosen und Ekzemen • Infektionsprophylaxe	• Auf Zeichen einer Sensibilisierung achten (☞ 30.9.1)
Antimykotika (Mittel gegen Pilzerkrankungen der Haut)			
Nystatin Clotrimazol	Candio-Hermal® Canesten®	• Mykosen	• Anwendung nicht zu früh beenden (1 – 2 Wochen über optische „Heilung"), da Rezidivgefahr
Antiparastika			
Hexachlorcyclohexan	Jacutin®	• Scabies • Läuse	Jacutin® ist toxisch, Hautreizungen sind häufig. Deshalb: • Keine Berührung mit Augen und Schleimhäuten • Ablecken bei Kindern verhindern • Nicht mit heißem Wasser abduschen • Nicht in Schwangerschaft und Stillzeit anwenden
Benzoylbenzoat	Antiscabiosum Mago®	• Scabies	• Auch für Schwangere und Stillende geeignet
Glukokortikoide (Hormon, Details ☞ Pharmainfo 23.47)			
• Hydrocortison (schwach) • Prednicarbat (mittelstark) • Betamethason (stark) • Fluocinonid (stark)	Hydrocortison Wolff® Dermatop® Betnesol® Topsym®	• Allergische und entzündliche Hauterkrankungen	• Bei umschriebener Anwendung keine systemischen Nebenwirkungen • Bei Langzeitbehandlung evtl. Hautatrophie und Teleangiektasien (erweiterte Hautgefäße). Daher stark wirksame Glukokortikoide möglichst nur kurzzeitig anwenden und im Intervall mit schwach wirksamen Glukokortikoiden behandeln
Antipsoriatika (Medikamente gegen die Psoriasis, ☞ 30.7)			
Dithranol (= Cignolin)	Psoradexan®, Psoralon® MT (in Kombination mit Harnstoff bzw. Salicylsäure)	• Psoriasis (vorwiegend im stationären Bereich)	• Reversible Braunfärbung der Haut und irreversible Wäscheverfärbung • Augenkontakt vermeiden • Beim Auftragen Handschuhe verwenden
Calcipotriol (Vitamin D-Abkömmling)	Psorcutan®	• Psoriasis (vorwiegend im ambulanten Bereich)	• Evtl. Hautreizung
Antipruriginosa (juckreizstillende Medikamente)			
Lokalanästhetika	Anaesthesin®	• Insektenstichreaktionen • Juckende Altershaut	
Antihistaminika	Soventol®		• Relativ hohes Sensibilisierungsrisiko
Teere, z.B. Steinkohlenteer	Teer-Linola®-Fett N, Balneum Hermal® mit Teer	• Schuppende Hauterkrankungen • Ekzem, Neurodermitis • Bei Psoriasis zur Lichtsensibilisierung vor Phototherapie	• Photosensibilisierung, daher nach der Anwendung nicht der Sonne aussetzen (Ausnahme: bestimmte Therapieschemata bei Psoriasis) • Augenkontakt meiden
Keratolytika („hornauflösende" Mittel)			
Harnstoff	Onychomal (20%ig), Basodexan (10%ig)	• 20%: Ablösung von Nägeln, z.B. bei Mykosen • 5 – 10%: Hautpflege bei trockener und/oder rauher Haut	
Salicylsäure	Squamasol®	• Entfernung von Schuppen	• Kontakt mit gesunder Haut vermeiden
Antiseptika (desinfizierende Mittel)			
Polyvidon-Iod	Braunol® Betaisodona®	• Infizierte Hauterkrankungen, z.B. Ulzera, Dekubitus	• Strenge Indikationsstellung in der Schwangerschaft, Stillzeit und bei Hyperthyreose
Farbstoffe	Solutio Castellani®, Pyoctanin blau®	• Bakteriell infizierte Wunden (z.B. Ulcus cruris) • Mykosen	• Nach dem Auftragen an der Luft trocknen lassen • Farbstoff nur an abgeblaßten Stellen erneuern, da sonst Nekrosen entstehen
Weitere Lokaltherapeutika			
Gerbmittel	Tannolact®	• Nässende Hauterkrankungen • Juckreiz	• Augenkontakt meiden • Puder nicht auf offene Wunden auftragen
Schwefel	Sebopona®	• Akne, Ekzem	• Nicht bei Säuglingen anwenden
Tretinoin (Vitamin A-Abkömmling)	Airol® Roche, Cordes® VAS	• Akne • Verhornungsstörungen	• Hautreizung • Photosensibilisierung

Abb. 30.42: Häufige Wirksubstanzen dermatologischer Lokaltherapeutika.

nigen (z.B. Dithranol). Über die Nebenwirkungen einer Therapie, etwa eine Hautatrophie während einer langandauernden Glukokortikoidtherapie, oder über bestimmte Verhaltensregeln (z.B. keine Sonnenbäder bei Teeranwendungen), klärt der Arzt den Patienten auf. Erfahrungsgemäß sind den Patienten die Verhaltensregeln nicht immer bewußt, so daß die Pflegenden sie gelegentlich daran erinnern müssen.

Die erste Externabehandlung findet meist nach der morgendlichen Visite, eine eventuelle zweite Behandlung nach dem Abendessen statt. Bettlägerige und operierte Patienten sowie Patienten mit erhöhter Infektionsgefahr werden im Krankenzimmer behandelt, die anderen in einem separaten Behandlungszimmer, in dem alle notwendigen Materialien zur Verfügung stehen.

Allgemeine Regeln für den Umgang mit Lokaltherapeutika

☑ Niemals nur das Organ „Haut" behandeln, immer auch das psychische Befinden des Patienten berücksichtigen. Lokaltherapie und psychische Betreuung können nicht getrennt werden.

- Die Vielzahl der Präparate mit den verschiedenen Dosierungen übersichtlich ordnen
- Bett und Kleidung vor dem Kontakt mit Lokaltherapeutika schützen
- Aus hygienischen Gründen immer mit Einmalhandschuhen arbeiten (v.a. mit Folienhandschuhen). Latexhandschuhe dürfen nur verwendet werden, wenn beim Patienten keine Latexallergie vorliegt
- Nie mit den Fingern in das Medikamentengefäß greifen. Bei Salbentöpfen immer einen Spatel, bei Lösungen oder Tinkturen einen Watteträger benutzen. Diese nach jedem Patientenkontakt wechseln
- Tuben niemals als Applikatoren benutzen, um Kontaminationen zu vermeiden
- Verbandsstoffe sind immer Einmalmaterial
- Nach Abnahme des Verbandes zügig arbeiten, da der Juckreiz im allgemeinen nach Abnahme des Verbandes zunimmt
- Reste von Lokaltherapeutika vor jeder neuen Anwendung mit Öl oder warmem Wasser entfernen (entsprechend der Arztanordnung oder hausinterner Standards). Medikamentös bedingte Hautverfärbungen lassen sich i.d R. nicht beseitigen
- Vor dem Auftragen des Präparates Haut beobachten (möglichst bei Tageslicht). Auf Wirkung und Nebenwirkungen achten und Juckreiz erfragen
- Gefäße nach Verbrauch sorgfältig verschließen
- Präparate rechtzeitig nachbestellen (oftmals steigt der Verbrauch durch einen Patienten schlagartig an).

Lokaltherapeutische Formen

Die häufigsten Anwendungsformen von Lokaltherapeutika sind:

- Auftragen eines Präparates (z.B. Creme, Salbe, Schüttelmixtur)
- Anlegen eines Verbandes zum Abdecken des behandelten Hautareals (☞ unten)
- Anlegen eines feuchten Umschlags (☞ unten)
- Voll- oder Teilbad mit entsprechenden Zusätzen (☞ 7.5.3).

Auftragen von Lokaltherapeutika

Aus einem Salbentopf werden Cremes, Salben und vergleichbare Präparate mit einem Spatel entnommen, aus Tuben werden sie auf einen Spatel, einen Tupfer oder einen frischen Handschuh gedrückt. Niemals darf der austretende Tubeninhalt den Patienten oder kontaminierte Gegenstände (Handschuhe, Spatel) berühren.

Beim Einreiben sind Einmalhandschuhe zu verwenden. Tupfer können benutzt werden, wenn die Salbe dick aufgetragen werden soll. Kommt die Pflegeperson mit dem Präparat in Berührung, sollte sie es so schnell wie möglich abwaschen, da die Substanzen auf ihrer Haut in gleichem Maße wirken wie auf der des Patienten.

In der Dermatologie ist es üblich, auch individuell hergestellte Spezialitäten einzusetzen (☞ oben, Zusatzstoffe). Da diese Externa oft in gleichen „Salbentöpfchen" lagern, besteht Verwechslungsgefahr, und die eindeutige Kennzeichnung (mit Namen des Patienten) ist unerläßlich. Außerdem muß das Verfallsdatum unbedingt beachtet werden.

Verbände

Ob das behandelte Hautareal mit einem Verband bedeckt werden soll, ist häufig Ansichtssache. Besondere Verbände in der Dermatologie sind der Tuchverband und der Okklusiv-Verband.

Tuchverband: Beim Tuchverband wird der Patient auf zwei Bettlaken gelegt, anschließend – meist dick – eingesalbt, in die Bettlaken eingeschlagen und zum Schluß gut zugedeckt. Durch die Bettwärme werden die Wirkstoffe besonders gut aufgenommen. Alternativ ist das Anlegen eines **Schlauchverbands** entsprechend der Abb. 30.45 – 30.50 möglich. Die Dauer der Anwendung wird vom Arzt festgelegt, meist beträgt sie eine Stunde.

Okklusiv-Verband: Beim Okklusiv-Verband (Okklusion = Verschluß, Abdichtung) wird über das eingesalbte Hautareal eine gewöhnliche Haushaltsfolie (Polyäthylenfolie) gespannt und an allen Seiten mit einem Pflaster luftdicht abgeschlossen. Einen Okklusiv-Verband an Kopf, Armen oder Beinen sichert man mit einem Schlauchverband (z.B. Stülpa®), einen Verband an den Händen mit Baumwollhandschuhen. Okklusiv-Verbände werden bevorzugt bei einer Glukokortikoidtherapie eingesetzt. Sie intensivieren die Resorption der Wirkstoffe über die Haut, dürfen aber gerade wegen der starken Wirkungserhöhung nur kurz auf der Haut verbleiben (einige Stun-

Okklusiv-Verband [K183]

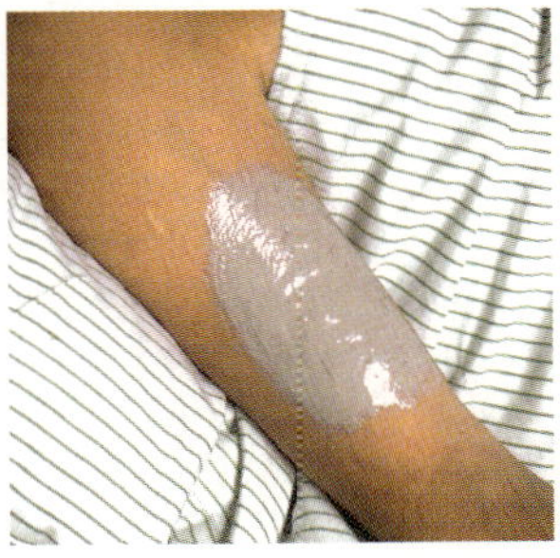

Abb. 30.43 (links): Das zu behandelnde Hautareal wird nach Arztanordnung eingesalbt.

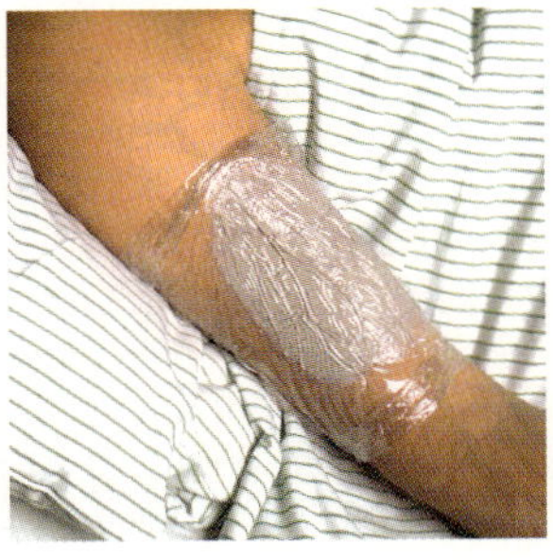

Abb. 30.44 (rechts): Anschließend wird eine Plastikfolie darübergedeckt und fixiert.

Anlegen eines Schlauchverbands [K183]

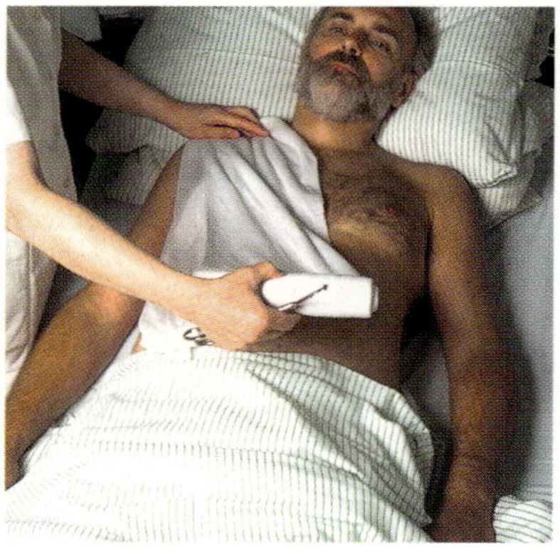

Abb. 30.45: Die Pflegende schätzt am Patienten ab, wieviel Schlauchverband für den Oberkörper benötigt wird.

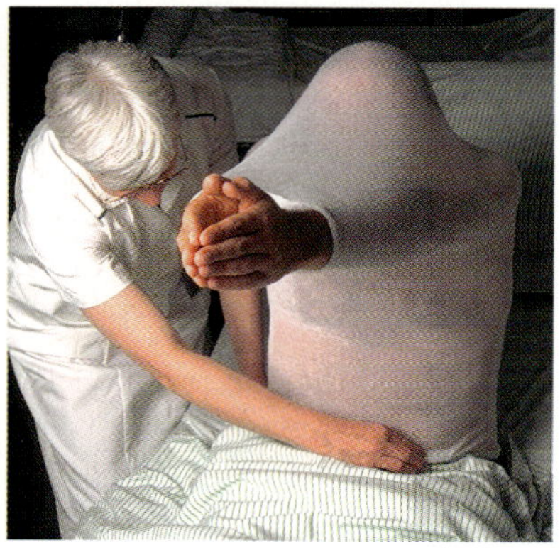

Abb. 30.46: Zum Überstreifen des Schlauchverbandes hält der Patient die Arme ausgestreckt .

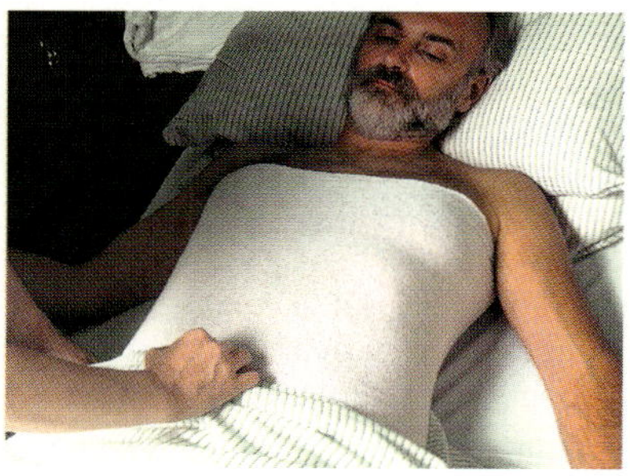

Abb. 30.47: Anschließend überprüft die Pflegeperson den korrekten Sitz des Verbandes (keine Faltenbildung).

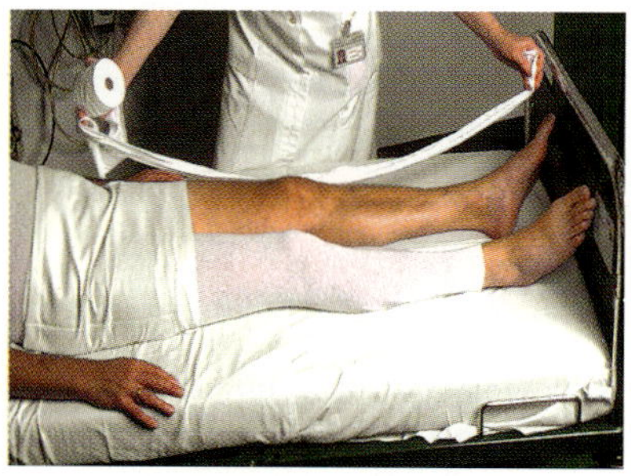

Abb. 30.48: In vergleichbarer Weise kann auch ein Schlauchverband am Bein angelegt werden.

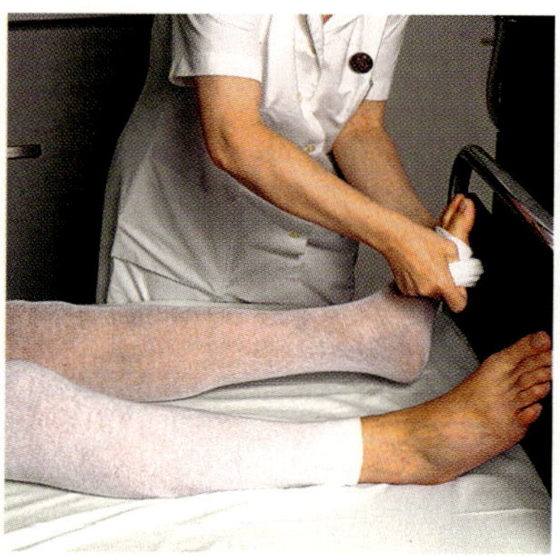

Abb. 30.49: Die eine Hälfte des Schlauchs wird über das Bein gestreift, die zweite Hälfte am Fuß umgeschlagen ...

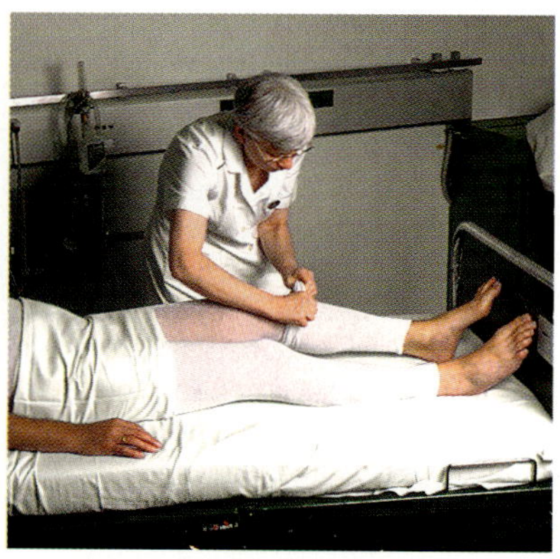

Abb. 30.50: ... und als zweite Lage ebenfalls faltenlos bis zum Oberschenkel geführt.

den). Okklusiv-Verbände werden stets vom Arzt angeordnet.

Feuchte Umschläge

Feuchte Umschläge verwendet man bei entzündlichen oder nässenden Dermatosen zur Kühlung und zum Austrocknen der Wunden, sie sind aber auch zum Aufweichen und Ablösen von Krusten und Schuppen geeignet. Bei mehrtägiger Anwendung trocknen die behandelten Hautareale sehr stark aus. Ist dieser Effekt unerwünscht, müssen rückfettende Maßnahmen ergriffen werden.

Für feuchte Umschläge sind dünne Baumwolltücher oder Kompressen geeignet, die mit der verordneten Flüssigkeit getränkt werden (destilliertes Wasser, physiologische Kochsalzlösung, Betaisodona®, Kaliumpermanganatlösung, bei dem sich alle Kristalle vollkommen aufgelöst haben müssen). Damit die Flüssigkeit nicht durchschlägt, werden weitere (trockene) Baumwolltücher darübergelegt. An Armen oder Beinen besteht die Möglichkeit, den Umschlag mit Mullbinden oder Sicherheitsnadeln zu fixieren. Dies ist allerdings nicht unbedingt notwendig, da der Patient mit dem Umschlag nicht herumlaufen sollte. Das Bett wird zusätzlich durch eine Einmalunterlage geschützt. Nach einer halben Stunde erneuert man den Umschlag oder befeuchtet ihn wieder. Da die kühlende Wirkung bei großflächigen Behandlungen erheblich ist und der Patient folglich schnell friert, wird er gut zugedeckt.

30.5.3 Systemische Medikation

Viele dermatologische Erkrankungen bedürfen zusätzlich systemisch wirksamer Medikamente:

- **Antibiotika.** Antibiotika werden bei bakteriell bedingten Haut- und Geschlechtskrankheiten eingesetzt (☞ Pharma-Info 28.24). Am häufigsten verwendet werden die verschiedenen Penicillinabkömmlinge (z.B. beim Erysipel oder bei Furunkeln) und Tetrazykline (bei Akne vulgaris)
- **Antimykotika.** Tiefreichende Pilzinfektionen bedürfen einer systemischen Gabe von Antimykotika, meist über mehrere Wochen oder Monate (Pharma-Info 28.45).
- **Antihistaminika.** Antihistaminika werden bei allergisch bedingten Erkrankungen und zur symptomatischen Behandlung (starken) Juckreizes eingesetzt. Nebenwirkungen sind Müdigkeit und eine Beeinträchtigung der Reaktionsfähigkeit
- **Glukokortikoide.** Glukokortikoide sind häufig bei schweren entzündlichen Dermatosen indiziert (☞ Pharma-Info 23.47)
- **Retinoide.** Retinoide (Vitamin A-Abkömmlinge), z.B. Acitretin in Neotigason® oder Isotretinoin in Roaccutan®, sind bei bestimmten Formen der Psoriasis und bei schwerer Akne oder Rosazea (☞ 30.12.13) angezeigt. Unter der Therapie sind regelmäßige Kontrollen der Blutfett- und Leber-

werte erforderlich. Während der Behandlung und noch vier Wochen bis ein Jahr nach Beendigung der Therapie dürfen die Patienten kein Blut spenden. Kontaktlinsenträger müssen während der Therapie auf eine Brille ausweichen. Eine Schwangerschaft muß sicher ausgeschlossen werden.

30.6 Ekzematöse Hauterkrankungen

Ekzem *(Juckflechte):* Sammelbegriff für verschiedene entzündliche, in der Regel juckende Hauterkrankungen. Häufigste Hauterkrankungen überhaupt. Meist chronisch-schubförmiger Verlauf mit papulovesikulösen, nässenden Effloreszenzen und Krustenbildung im akuten Schub und trockener, schuppiger Haut sowie gesteigerter Verhornung und Rhagaden im chronischen Stadium. Kein Schleimhautbefall.

30.6.1 Neurodermitis

Neurodermitis *(atopische Dermatitis, atopisches Ekzem, endogenes Ekzem):* Chronisch-rezidivierende Entzündung der Haut mit Juckreiz, Rötung, Nässen, Schuppung und Krustenbildung. Ursache bisher unklar. Betrifft ca. 5% der Erwachsenen und 10 – 20% der Kinder. Erstmanifestation meist bereits im Säuglingsalter (oft im 2. – 3. Lebensmonat), selten nach der Pubertät. Bei etwa 70% der Kinder Abheilen bis zur Pubertät.

Die Neurodermitis gehört zum sogenannten **atopischen Formenkreis** (☞ 29.4.1). Hierzu gehören außerdem noch das allergische Asthma (☞ 20.6.1), der allergische Schnupfen (☞ 34.6.2), die allergische Bindehautentzündung (☞ 33.7.1), die Urtikaria (Nesselsucht, ☞ 30.9.2) und die Nahrungsmittelallergien.

Krankheitsentstehung

Die Krankheitsentstehung (Pathogenese) ist trotz aller wissenschaftlicher Fortschritte noch immer nicht ganz geklärt. Gesichert ist, daß mehrere Faktoren zusammenspielen und eine erbliche Veranlagung besteht. Folge ist in jedem Fall eine Unterfunktion der Talg- und Schweißdrüsen, die über noch nicht genau bekannte Zwischenschritte zu IgE-vermittelten allergischen Hautreaktionen führt, welche den intensiven Juckreiz erklären (Immunglobulin E, ☞ 29.1.3).

Erscheinungsbild und Verlauf

Neurodermitis in der Säuglingszeit

Die Hautveränderungen beginnen oft etwa im 3. Lebensmonat an Wangen und Stirn und greifen dann auf den behaarten Kopf, das ganze Gesicht und später auf Rumpf und Streckseiten der Extremitäten über. Zunächst treten umschriebene Rötungen mit vesikulösen und papulösen Effloreszenzen auf die sehr stark jucken und massiv gekratzt werden. Dadurch kommt es zu entzündlich-nässenden oder entzündlich-krustösen Hauterscheinungen. Da das Aussehen der Haut mit ihren gelbbraunen Krusten dem verbrannter Milch ähnelt, heißt dieses Bild auch *Milchschorf.* Im Krabbelalter sind häufig die Knie betroffen. Wegen des quälenden Juckreizes können die Kinder nicht schlafen und sind tagsüber oft unleidlich. Die Neigung zu bakteriellen Sekundärinfektionen ist groß.

Neurodermitis in der Kindheit

Unabhängig davon, ob sich die Neurodermitis im Säuglings- oder Kindesalter manifestiert hat, ist die Talgproduktion vermindert, die Haut trocken und die Haare glanzlos *(Sebostase).* Es treten entzündliche Rötungen und Papeln sowie Kratzeffekte mit Verkrustungen oder Vergröberung der Hautfelderung **(Lichenifikation)** auf. Lokalisiert sind die Veränderungen v.a. an den großen Gelenkbeugen (Ellenbeugen, Handgelenke, Kniekehlen), außerdem am Nacken, dem seitlichen Gesicht, den Lidern, an den Fußrücken und Händen. Um dem Wundkratzen betroffener Partien vorzubeugen, kann den Kindern ein spezieller Neurodermitis-Overall (☞ Abb. 30.58) angezogen werden.

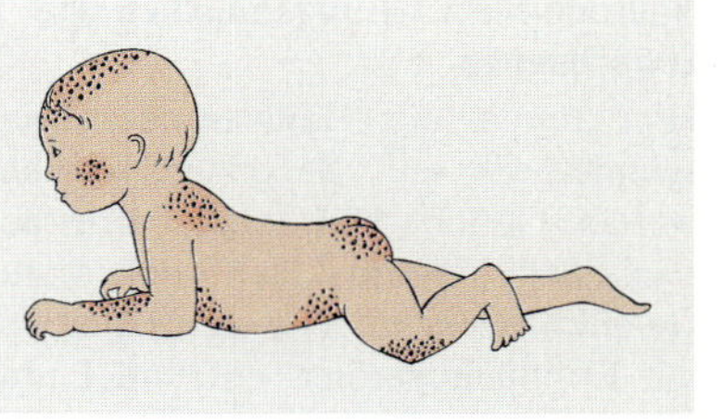

Abb. 30.52: Prädilektionsstellen der Neurodermitis im Säuglingsalter. [L215]

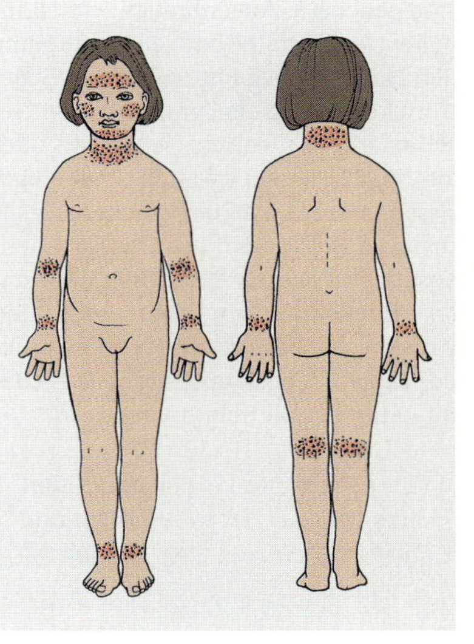

Abb. 30.53: Prädilektionsstellen der Neurodermitis ab dem Kindesalter. [L215]

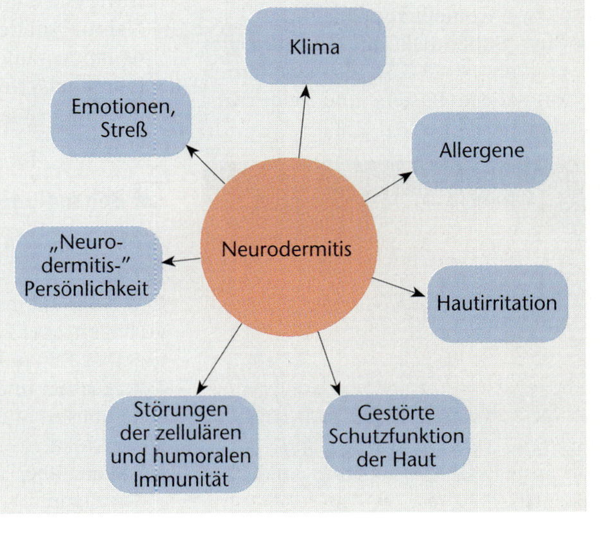

Abb. 30.51: Viele Faktoren sind am Ausbruch und der Ausprägung einer Neurodermitis beteiligt. [M100]

Neurodermitis bei Jugendlichen und Erwachsenen

Hier treten die Hautveränderungen symmetrisch auf. Bevorzugt befallen werden Gesicht, Hals, oberer Brustbereich, Schultergürtel, Handrücken und Gelenkbeugen. In schweren Fällen ist die Kopfhaut gerötet, entzündet und weist wegen des starken Juckreizes Kratzeffekte auf. Die Haare sind trokken und glanzlos. Manchmal kommt es auch zu Haarausfall. Im Augenbereich sind gelichtete Augenbrauen, eine doppelte Unterlidfalte und eine Fältelung der Haut kennzeichnend. Da die Betroffenen häufig eine graugelbliche Gesichtsfarbe aufweisen, sehen sie älter aus. Häufig leiden sie auch unter eingerissenen Mundwinkeln, trockenen Lippen und Schrunden am Ohrläppchenansatz. Am Körper findet man verstreute Einzelknötchen mit zentralen Krusten, im Bereich des Nackens und der Gelenkbeugen entzündliche Lichenifikationen mit Schuppung.

> ☑ Leitsymptome der Neurodermitis sind eine *trockene Haut* und *starker Juckreiz* bei symmetrischem Befall.

Die Betroffenen berichten oft über eine Verschlimmerung der Erkrankung durch psychische Belastungen, durch kaltes Wetter und gut geheizte Innenräume sowie durch bestimmte Waschmittel und Kleidermaterialien (v.a. Wolle). Eine deutliche Besserung tritt bei Klimawechsel auf. Günstig sind Gebirgsklima in Höhen über 1500 m und Meeresklima.

Komplikationen

Gefährlich werden für den Patienten v.a. zwei Komplikationen:

- Eine Superinfektion mit Staphylokokken (☞ 28.5.3), die sich durch zusätzliche Pusteln und gelbe Krusten zeigt
- Eine Superinfektion mit dem Herpes-simplex-Virus (**Eczema herpeticatum**, *Ekzema herpeticatum*). Diese kann bei Säuglingen und Kleinkindern zu einer generalisierten Herpesinfektion (☞ 28.6.2) mit hohem Fieber und schlechtem Allgemeinbefinden führen und sogar lebensbedrohlich sein.

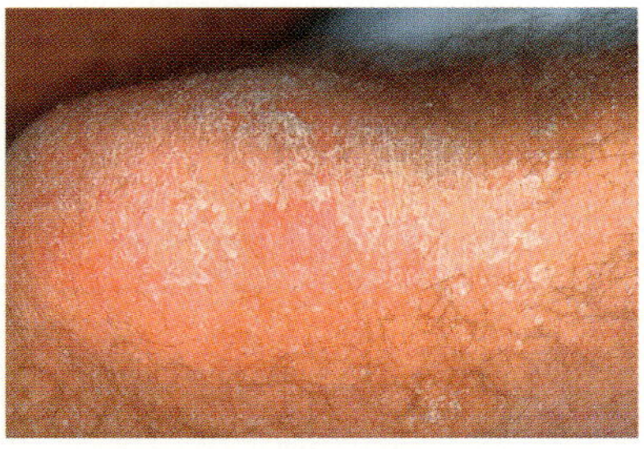

Abb. 30.54: Typischer Hautbefund bei schwerer Neurodermitis mit Rötung, Schwellung und starkem Juckreiz. [M123]

Diagnose

Die Diagnose wird aufgrund der Anamnese und des klinischen Bildes gestellt:

- Positive Familienanamnese für eine atopische Erkrankung (☞ oben und 29.4.1)
- Neigung zu Juckreiz, v.a. im Winter nach dem Duschen oder Baden
- Neigung zu Hautreizungen, besonders durch Wolle und Seifen
- Veränderungen im Gesicht, z.B. die **Atopiefalte** im Bereich der Unterlider (☞ Abb. 30.56), das Fehlen der lateralen Augenbrauen **(Hertoghe-Zeichen)** und trockene Lippen
- Vermehrte und vertiefte Furchungen der Haut, v.a. an der Hand
- Funktionelle Störungen der Haut: Verminderte Schweißbildung, gesteigerte Reaktion der Haaraufrichter bei Berührung, Kälte oder emotionellen Reizen *(Piloarreaktion)*, **weißer Dermographismus** (weiße Verfärbung statt der physiologischen roten Verfärbung der Haut nach einem mechanischen Reiz, z.B. Kratzen, ☞ Abb. 30.55)
- Neigung zu Kopfschuppen und Schuppung im Gesicht sowie an den oberen Extremitäten, zu nicht-allergischem Handekzem, Mamillenekzem, zu Entzündungen der Lippen sowie zu Hautinfektionen
- Nahrungsmittelempfindlichkeit (Eliminations- und Suchdiät, ☞ 29.4.2)
- Hornhautverformungen und Linsentrübung (augenärztliche Untersuchung).

Behandlungsstrategie

Antipruriginöse Maßnahmen, ☞ *30.3.2*

Die Neurodermitis ist bis heute nicht zu heilen, aber zu lindern. Die medikamentöse Behandlung richtet sich nach Lokalisation und Schweregrad der Erscheinungen und besteht in:

- Der lokalen Applikation fettender Salben (aber nicht im akut-nässenden Stadium)

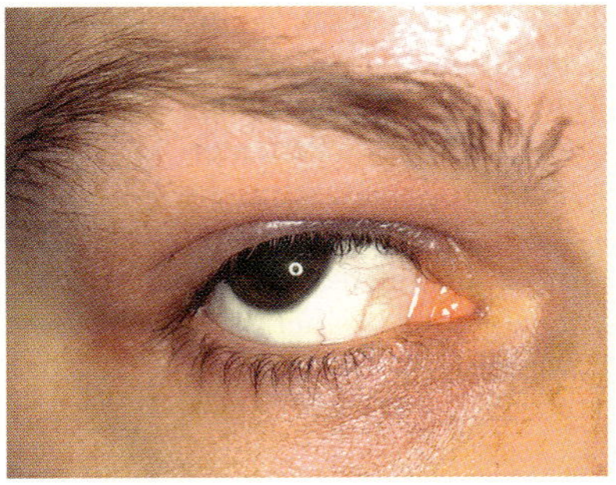

Abb. 30.55: Nicht wenige Patienten mit Neurodermitis haben sog. Atopiefalten an den medialen Unterlidern. [M123]

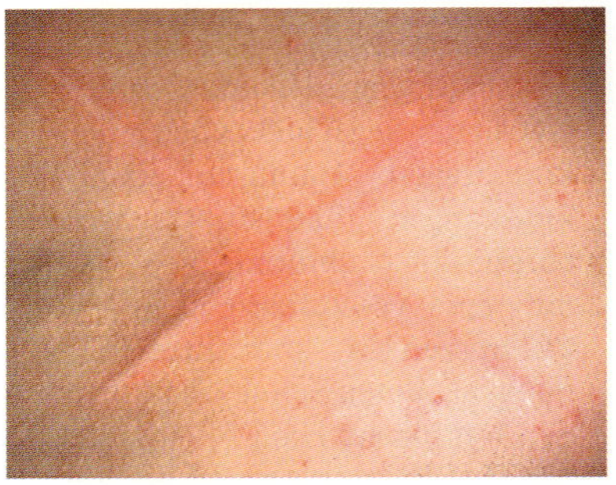

Abb. 30.56: Weißer Dermographismus. [M123]

- Der Behandlung mit teerhaltigen Lokaltherapeutika im Intervall und glukokortikoidhaltigen Präparaten während eines akuten Schubes
- Der oralen Gabe von Antihistaminika (z.B. Teldane®) und in schweren Fällen auch Sedativa zur Juckreizstillung
- Bei Erwachsenen einer UV-Therapie (☞ 30.7).

Pflege

Unterstützung bei den ATL, ☞ *30.2.1*

Bereits bei der Erhebung der Pflegeanamnese sollte erfragt werden, ob der Patient oder seine Angehörigen Zusammenhänge zwischen Krankheitsverschlimmerungen und Nahrungsmitteln, Kleidung (z.B. Wolle), Pflegemitteln oder psychischen Faktoren bemerkt haben, da diese Zusammenhänge im Krankenhausalltag unbedingt beachtet werden müssen. Hat der Patient dies noch nie bewußt beobachtet, empfiehlt sich das Anlegen eines Ernährungs- und Symptomtagebuchs.

Hautpflege

Alle Pflegetätigkeiten werden extrem vorsichtig durchgeführt, da die Haut der Patienten insbesondere im akuten Schub bei Berührung schmerzt.

- Die Haut entsprechend der ärztlichen Anordnung behandeln und den Patienten zur Selbstpflege anleiten. Gleichzeitig als Rezidivprophylaxe eine Austestung der Hautpflegemittel vornehmen
- Hautaustrocknende Externa vermeiden (alkoholische Lösungen, Gele)
- Nach dem (meist therapeutischen) Bad die noch feuchte Haut mit fetthaltigen Salben nachfetten, ebenso nach dem täglichen Waschen
- Häufiges Baden und Duschen unter Verwendung alkalischer Seifen vermeiden. Keine Schaumbäder!
- Dem Patienten vom Schwimmen in chlorhaltigem Wasser abraten.

Kleidung

Die Kleidung sollte aus atmungsaktiven Stoffen bestehen, da ein Wärmestau die Hautveränderungen aufgrund der Schweißretention verschlechtert. Generell ist Baumwollkleidung zu bevorzugen. Kleidung aus Wolle sollte nicht getragen werden.

Ernährung

Im allgemeinen können die Betroffenen alles essen, jedoch sollten sie auf eine ausgewogene Ernährung achten. Bei Überempfindlichkeit sind die symptomverstärkenden Nahrungsmittel (oft Zitrusfrüchte, starke Gewürze, Nüsse) und andere Noxen (Tabak, Alkohol) zu meiden. Übergewicht sollte abgebaut werden. Empfehlenswert ist bei familiär belasteten Neugeborenen das ausschließliche Stillen über mindestens sechs Monate.

Psychische Betreuung

Gesprächssignale des Patienten sollten unbedingt beachtet werden. Neurodermitis-Kranke sind oft „sensible Grübler". Da im akuten Schub ein Gespräch über grundlegende Lebensprobleme evtl. eine Belastung darstellt, darf dem Patienten ein Gespräch nicht aufgezwungen werden. Anzustreben ist eine Erörterung beruflicher und privater Lebensumstände mit dem Ziel, starke Belastungen im Privatleben und im Beruf („Karrierestreß" der oft ehrgeizigen Neurodermitiker) abzubauen.

Mit Zustimmung des Patienten wird der Kontakt zu Selbsthilfegruppen hergestellt, die vielen Patienten bei der Bewältigung ihrer Krankheit helfen.

Bei stark psychischer Komponente sollte nach Absprache mit dem Arzt ein Psychotherapeut hinzugezogen werden (Verhaltenstherapie, ☞ 10.12.4). Evtl ist ein Aufenthalt in einer Rehabilitationsklinik angebracht.

	Akutes Stadium	Subakutes Stadium	Chronisches Stadium
Symptome	Starke Rötung, Hautödem, Bläschenbildung, nässende Erosionen, Verkrustungen	Rötung, Papeln, geringes Ödem, einzelne Schuppen	Lichenifikationen, Schuppung der Haut, Rhagaden, geringe Entzündung
Therapie	Feuchte Umschläge, Farbstofflösungen, Zink-Schüttelmixturen, Kortikoidlösungen	Weiche Zinkpaste, Kortikoidcreme, Ichthyol-Creme, gerbende Bäder (Eichenrinde)	Fettende Salben, Harnstoffsalbe, Ölbäder, juckreizstillende Mittel, z.B. Teer (als Schüttelmixtur, Paste oder Badezusatz)

Tab. 30.57: Therapie der Neurodermitis in Abhängigkeit von der Symptomatik.

Allgemeines

- Die Räume, in denen sich der Patient aufhält, sollten nicht zu trocken sein (Luftfeuchtigkeit mindestens 55%)
- Durch die Bettwärme wird der Juckreiz oft verstärkt oder ausgelöst. Daher sollte nachts so wenig wie möglich geheizt und möglichst dünne Bettwäsche benutzt werden. Außerdem kann es hilfreich sein, juckreizlindernden Maßnahmen (☞ 30.3.2) in die Abendstunden zu verlegen
- Spaziergänge und sportliche Betätigung in frischer Luft wirken sich oft günstig aus
- Die Angehörigen des Patienten, v.a. die Eltern betroffener Kinder, müssen in die Behandlung miteinbezogen und über alle Maßnahmen für das tägliche Leben beraten werden.

Krankenbeobachtung und Dokumentation

- Zustand von Haut und Anhangsgebilden regelmäßig kontrollieren, dabei auf Medikamenten(neben)wirkungen und andere krankheitsbeeinflussende Faktoren achten
- Stimmungslage des Patienten beobachten
- Körpertemperatur täglich kontrollieren, um eine Superinfektion frühzeitig zu erkennen.

Prognose

Oft kommt es mit zunehmendem Alter zu einer deutlichen Besserung der Erkrankung. Von den betroffenen Säuglingen sind ca. 70% bis zur Pubertät beschwerdefrei. Entscheidend ist die „Optimierung der Lebensumstände" (z.B. der Verzicht auf haarende Haustiere, Weiteres ☞ oben). So kann die Erkrankung meist in erträglichem Rahmen gehalten und ein Abgleiten in neurotisch-depressive Persönlichkeitsstrukturen verhindert werden. Allerdings bleibt die Haut trocken und empfindlich, und ein Teil der Betroffenen entwickelt eine andere Erkrankung des atopischen Formenkreises.

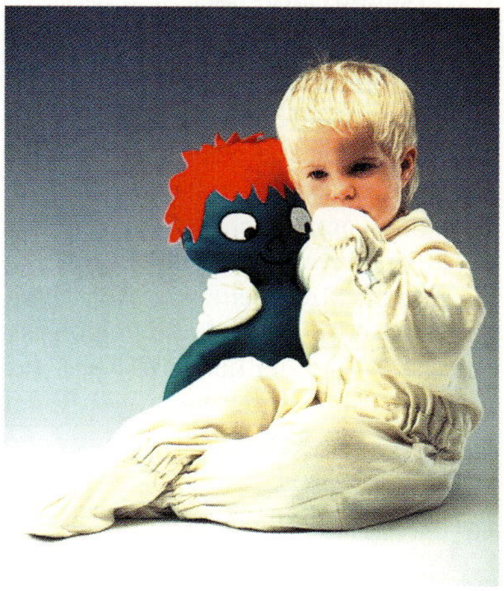

Abb. 30.58: Curaderm® Neurodermitis-Overall mit integrierten Fäustlingen, dessen verschließbare Gummizüge an den Handgelenken ein Rausschlüpfen unmöglich machen. Zum Schutz besonders gefährdeter Stellen (Armbeugen, Ellenbogen, Kniekehlen und Hals) ist der Overall doppelt gearbeitet. [V157]

30.7 Psoriasis vulgaris

Psoriasis *(Psoriasis vulgaris, Schuppenflechte):* Chronische, meist schubförmig verlaufende Hauterkrankung mit genetischer Disposition, die durch eine gesteigerte Zellneubildung der Oberhaut und Verhornungsstörungen gekennzeichnet ist. Häufigkeit etwa 1 – 3% der Bevölkerung, Gipfel der Erstmanifestation 10. – 31. Lebensjahr.

Krankheitsentstehung

Wahrscheinlich ist die Psoriasis durch ein Zusammenspiel genetischer Faktoren und exogener Auslöser bedingt (multifaktorieller Erbgang, ☞ 8.1.3).

Erscheinungsbild

Psoriasis-Herde sind klassischerweise (☞ Abb. 30.60):
- Entzündlich gerötet (= erythematös)
- Scharf begrenzt
- Von silbrig glänzenden Schuppen bedeckt (= squamös).

Die Effloreszenzen schmerzen nicht. Die Herde können punktförmig, aber – v.a. bei chronisch verlaufenden Formen – auch über handtellergroß sein. Sie sind symmetrisch auf beide Seiten des Körpers verteilt. Prädilektionsstellen sind die Streckseiten der Extremitäten (Ellenbogen, Knie), die Region des Steißbeins und der behaarte Kopf. Bei Kindern sind exanthemartige Bilder mit punktförmigen Hautveränderungen häufig.

Bei vielen Patienten treten auch Nagelveränderungen auf:

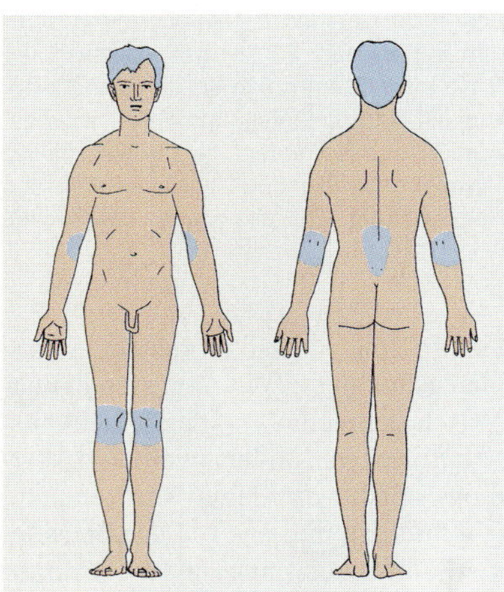

Abb. 30.59: Prädilektionsstellen der Psoriasis vulgaris. [L215]

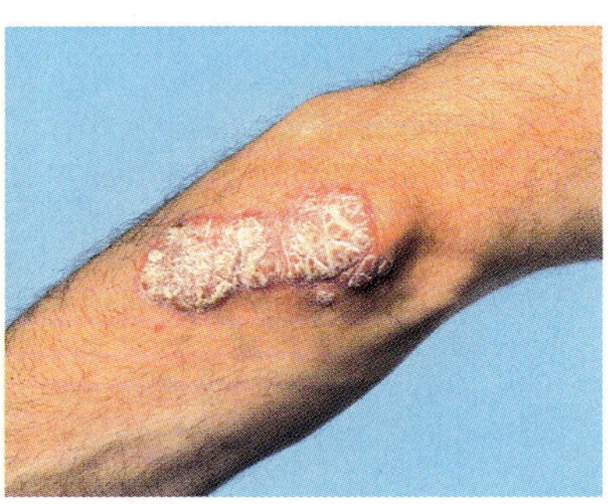

Abb. 30.60: Typischer Psoriasis-Herd an der Prädilektionsstelle am Ellenbogen. [K183]

- **Tüpfelnägel** (grübchenförmige Einsenkungen der Nagelplatte, ☞ Abb. 30.61)
- **Ölflecke** (gelbliche Verfärbungen), die durch Veränderungen des Nagelbetts bedingt sind (☞ Abb. 30.62)
- **Krümelnägel** bei vollständiger Zerstörung der Nagelplatte.

Oft berichten die Patienten, daß sich ihre Erkrankung unter verschiedenen Einflüssen verbessert oder verschlechtert (☞ Abb. 30.63).

Ist die ganze Haut des Patienten gerötet und psoriatisch verändert, spricht man von einer **psoriatischen Erythrodermie.** Die schwerste Form, die auch lebensbedrohlich verlaufen kann, ist die **Psoriasis pustulosa generalisata,** bei der sich am gesamten Körper zahllose sterile Pusteln bilden. Bei der weitaus weniger bedrohlichen **Psoriasis palmarum et plantarum** bleibt die Pustelbildung auf Handteller und Fußsohlen beschränkt, dabei ist der Allgemeinzustand des Patienten nicht beeinträchtigt. Daneben gibt es Minimalformen der Psoriasis, bei denen der Betroffene lediglich über verstärktes „Kopfschuppen" klagt.

Sonderform: Psoriasis arthropathica

Bei ca. 5% der Patienten ist das Skelettsystem beteiligt (**Psoriasis arthropathica,** ☞ 25.5.2). Betroffen sind v.a. die distalen Finger- und Zehengelenke sowie die Sakroiliakalgelenke. Bei schweren Verlaufsformen, die mit Knochen- und Gelenkdeformierungen einhergehen, sind die Patienten erheblich behindert.

Diagnose

Die Diagnosestellung ist in der Regel aufgrund der typischen Klinik und einiger charakteristischer Untersuchungsbefunde möglich. Zu diesen gehören die drei typischen Psoriasis-Phänomene, die an allen Erkrankungsherden auszulösen sind:
- **Kerzen(wachs)phänomen:** Bei vorsichtigem Kratzen lösen sich silbrige Schüppchen, die aussehen, als habe man sie von einer Kerze abgeschabt
- **Phänomen des letzten Häutchens:** Kratzt man weiter, erscheint ein glänzendes Häutchen
- **Phänomen des blutigen Taus** *(Auspitz-Phänomen)*: Entfernt man das Häutchen, so treten punktförmige Blutungen auf.

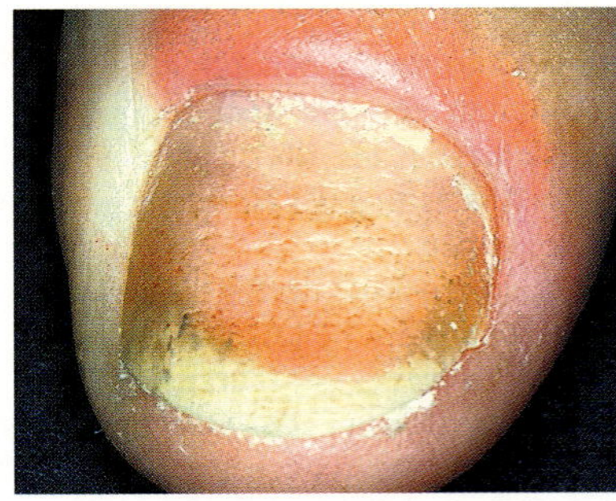

Abb. 30.61: Tüpfelnägel. Diese grübchenförmigen Vertiefungen der Nagelplatte sind charakteristisch für eine Psoriasis. [T122]

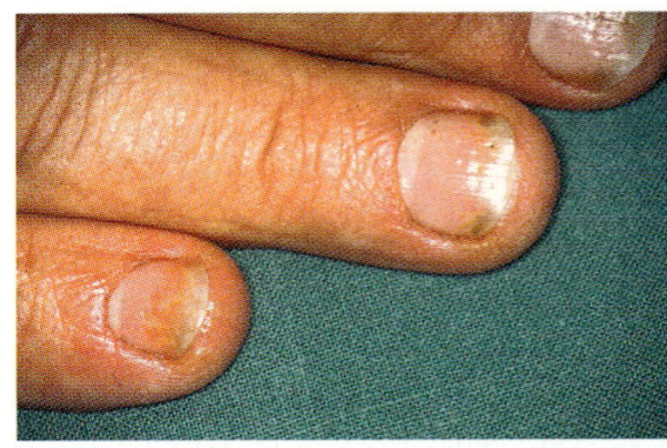

Abb. 30.62: Ölflecknägel. Die „Ölflecke" bei Psoriasis sind gelblich-braun und unscharf begrenzt. [M123]

Durch Reizung der Haut, z.B. durch Abriß der Hornschicht mit Tesafilm, kann ein neuer Psoriasis-Herd provoziert werden (**Köbner-Phänomen,** *isomorpher Reizeffekt*).

Behandlungsstrategie

Bei der Psoriasis können zwar die Hautveränderungen behandelt werden, nicht aber die Disposition zur psoriatischen Hautreaktion.

Zu Beginn der Behandlung (und evtl. auch noch während der Behandlung) müssen die Schuppenauflagerungen beseitigt werden, weil diese das Eindringen antipsoriatisch wirksamer Substanzen verhindern. Hierzu dienen Salizylsäurepräparate, z.B. Squamasol®. Die weitere äußerliche Therapie erfolgt mit vier Pharmaka (☞ unten), außerdem durch UV-Bestrahlung.
- Dithranolhaltige Salben (Cignolin®), meist Dithranol vermischt mit Salizylsäure und Vaselin (☞ Tab. 30.42). Dithranol wirkt lokal zytostatisch, hindert die Zellen also an der Zellteilung. Außerdem führt es zu einer entzündlichen Reizung der Haut (die Psoriasis „verbrennt im Feuer des Dithranols"), weswegen die Dithranoltherapie mit schwacher Konzentration begonnen und dann langsam ge-

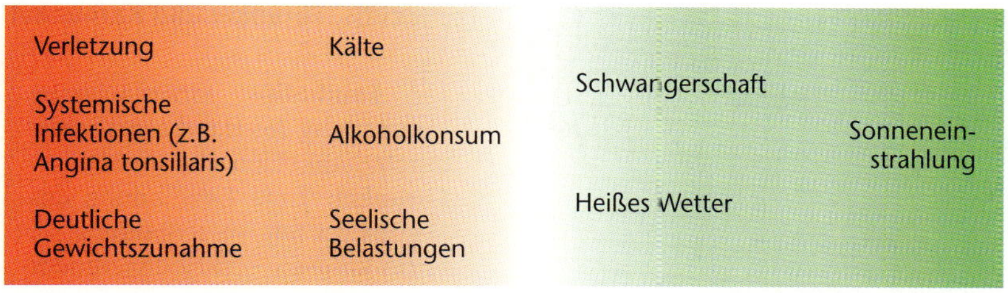

Abb. 30.63: Zahlreiche exogene und endogene Faktoren beeinflussen den Krankheitsverlauf bei Psoriasis. Die Abb. zeigt, welche Faktoren erfahrungsgemäß zu einer Verschlechterung (rot) oder Verbesserung (grün) führen. Im Einzelfall können aber ganz andere Zusammenhänge und auch entgegengesetzte Wirkungen beobachtet werden. [M100]

steigert wird (erst 0,05%, dann 0,1 bis hin zu max. 4,0% Dithranol bei einem Zusatz von 1% Salizylsäure). Im Bereich des Gesichts, des behaarten Kopfes und der Genitalien darf Dithranol nicht angewandt werden. Nebenwirkung der Behandlung sind ein leichtes Brennen der behandelten Hautfläche und eine geringe entzündliche Hautreaktion *(Cignolin-Dermatitis)*. Eine zu hochdosierte Anwendung kann zu einer starken Hautentzündung führen

- Alternativ Calcipotriol (Psorcutan®), ein Vitamin D-Abkömmling, der einfach anzuwenden ist
- Teerhaltige Salben oder Teerölbäder in Kombination mit UV-Bestrahlung. Teer wirkt antientzündlich, antipruriginös und hemmt das Zellwachstum
- Glukokortikoide (evtl. unter Okklusiv-Verband).

Viele Patienten sprechen auch gut auf eine Bestrahlungstherapie an. Sie reduziert die Entzündungen und bremst den verstärkten Zellumsatz. Man unterscheidet die SUP-Therapie und die PUVA-Therapie:

- Bei der **SUP-Therapie** (**S**elektive **U**ltraviolett-**P**hototherapie) wird der Patient v.a. mit UV-A-Strahlen behandelt
- Die **PUVA-Therapie** (kurz für **P**soralen + **UVA,** ☞ 10.9.7) ist eine *Photochemotherapie*, die 2–3mal wöchentlich durchgeführt wird. Zwei Stunden vor der Bestrahlung nimmt der Patient eine lichtsensibilisierende Substanz ein (Psoralen®), welche die Lichtempfindlichkeit der Haut steigert. Bei einem neueren Behandlungskonzept schluckt der Patient die lichtsensibilisierende Substanz nicht mehr, sondern nimmt unmittelbar vor der Bestrahlung ein Wannenbad, wobei dem Badewasser die lichtsensibilisierende Substanz zugesetzt wird **(PUVA-Bad-Photochemotherapie).** Vorteile sind die Minimierung systemischer Nebenwirkungen, das rasche Nachlassen der gesteigerten Lichtempflindlichkeit und die Möglichkeit, befallene Hautregionen selektiv zu behandeln.

In schweren Fällen ist eine systemische Behandlung erforderlich. Dabei werden v.a. Retinoide (z.B. Neotigason®), Methotrexat (ein Zytostatikum, ☞ 24.5.1) und Cyclosporin (ein Immunsuppressivum, ☞ Pharma-Info 29.26) eingesetzt.

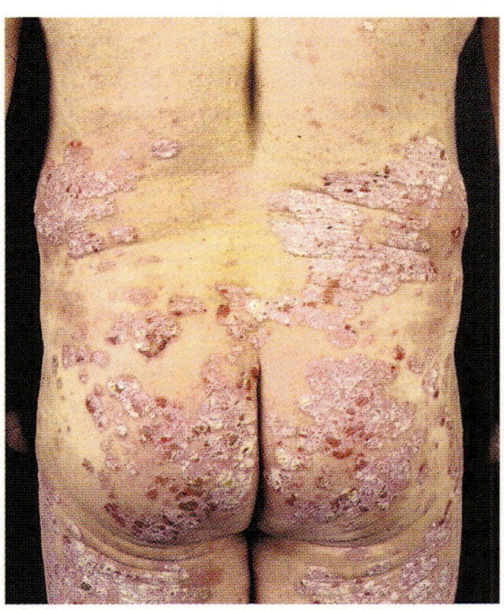

Abb. 30.64: Schwere Form der Psoriasis. Deutlich erkennbar sind zahlreiche erythematosquamöse Herde, die zum Teil zusammenfließen. [M123]

Pflege

Pflege bei Dithranoltherapie

Die befallenen Hautstellen werden einmal täglich dünn eingerieben. Gerötete Hautareale werden zum Schutz mit Vaseline abgedeckt. Nach der Einwirkzeit duscht der Patient und behandelt die Haut mit einer Pflegesalbe. Die Patienten müssen darauf aufmerksam gemacht werden, daß sich Haut und Kleidung durch das Präparat violett-braun verfärben und sich die Flecken nur sehr schwer entfernen lassen. Empfehlenswert ist also das Tragen alter Kleidungsstücke.

Pflege bei Teerbehandlung

Der Patient muß vor der Behandlung auf den Schmutz und den unangenehmen Geruch hingewiesen werden. Teerhaltige Externa werden mit einem Holzspatel dünn aufgetragen und mit einem Schlauchverband oder Baumwolltuch abgedeckt. Nach der Einwirkzeit können sie mit einem Ölbad entfernt werden. Gelegentlich schließt sich eine UV-Bestrahlung an. Bäder mit teerhaltigem Zusatz haben nur eine geringe antipsoriatische Wirkung, z.B. Balneum Hermal® mit Teer.

Pflege bei PUVA-Therapie

Nach Einnahme der lichtsensibilisierenden Substanz müssen die Patienten für mindestens 12 Stunden eine spezielle PUVA-Sonnenbrille tragen, da die Augen bei Lichtexposition geschädigt werden. Die PUVA-Brillen haben einen seitlichen Lichtschutz und werden vom Optiker angefertigt. Außerdem müssen sich die Patienten vor Sonneneinstrahlung schützen, da sonst schwere Verbrennungen auftreten.

Patienteninformation

Der Patient sollte auf die Faktoren aufmerksam gemacht werden, die die Psoriasis provozieren können (☞ Abb. 30.63), z.B. Infektionen oder Gewichtszunahme. Für den Urlaub sind warme Gegenden zu empfehlen.

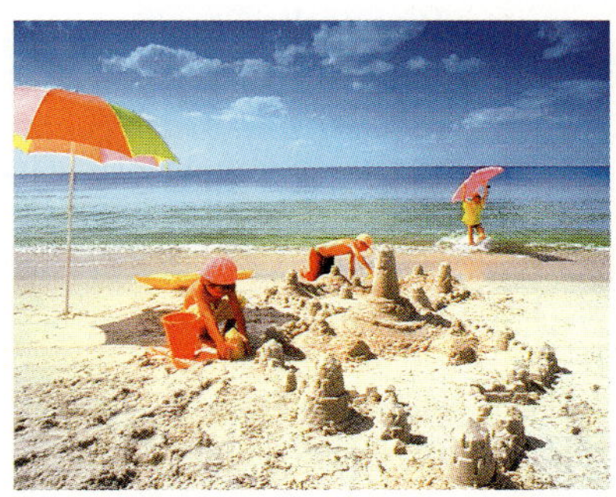

Abb. 30.65: Positiv wirkt sich bei der Psoriais ein Aufenthalt in sonnenreichen Gebieten aus. Die Kombination aus Baden im Meer (wichtig ist der Salzgehalt) und starker Sonnenexposition wird als **Klimatherapie** bezeichnet. Die Betroffenen empfinden diese Kuren als sehr angenehm. Ihre Wirkung hält allerdings nur eine begrenzte Zeit an. [J520]

30.8 Infektiöse Hauterkrankungen

30.8.1 Bakteriell bedingte Hauterkrankungen

Erysipel, *☞ 28.5.4*

Bakteriell bedingte Hauterkrankungen können sich flächenhaft ausbreiten (meist Entzündungen durch Streptokokken) oder eher umschrieben, abgekapselt und an die Hautanhangsgebilde gebunden sein (meist Infektion durch Staphylokokken). Tritt bei den bakteriell bedingten Hauterkrankungen Eiter auf, nennt man sie **Pyodermien**.

Impetigo contagiosa

Impetigo contagiosa *(Impetigo vulgaris, Grindblasen, Grindflechte):* Oberflächliche Infektion der Haut durch Streptokokken oder Staphylokokken. Betrifft überwiegend Kinder, selten Erwachsene. Sehr ansteckend, daher nicht selten gehäufte Erkrankungen in Kindergärten und Schulen. Begünstigt wird die Infektion durch mangelnde Hygiene (Übertragung durch Schmierinfektion) und Abwehrschwäche.

Bei der *kleinblasigen Impetigo contagiosa*, deren Erreger meist Streptokokken sind, bilden sich kleine, oberflächliche Bläschen, die sich zu Pusteln weiterentwickeln können und nach deren Platzen typische honiggelbe Krusten auf gerötetem Grund entstehen. Besonders betroffen sind das Gesicht und die Extremitäten.

Bei der *großblasigen Impetigo contagiosa*, die oft durch Staphylokokken hervorgerufen wird, sind die Blasen größer und stabiler.

Nach Aufweichen der Krusten mit Salben (z.B. 0,5% Clioquinol-Vaselin) werden lokal desinfizierende Substanzen und Antibiotika aufgetragen. In schweren Fällen ist die systemische Gabe von Antibiotika erforderlich. Die Prognose der Erkrankung ist in der Regel gut.

Hauptkomplikationen sind bei der großblasigen Impetigo contagiosa ein staphylogenes Lyell-Syndrom (☞ 30.12.10), bei der kleinblasigen Impetigo contagiosa Streptokokkenzweiterkrankungen (☞ 28.5.4), z.B. eine Glomerulonephritis. Um diese zu erkennen, ist eine Urinuntersuchung zu Behandlungsbeginn und sechs Wochen später erforderlich.

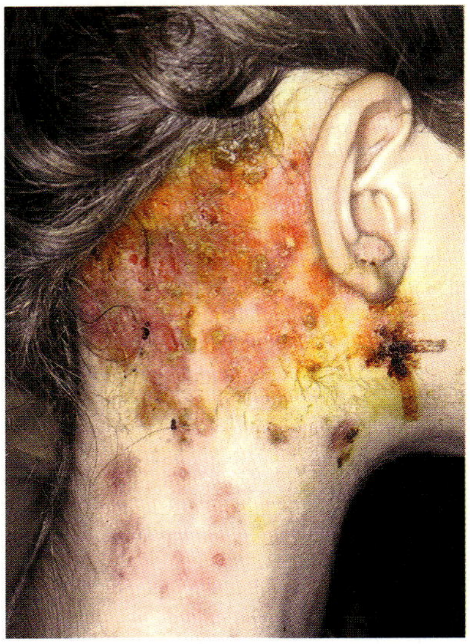

Abb 30.66: 19jährige Frau mit Pyodermie. [M123]

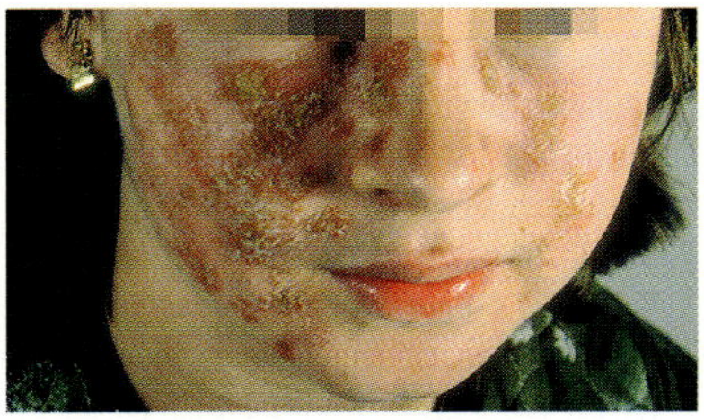

Abb. 30.67: Kind mit schwerer Impetigo contagiosa im Gesicht. Ein Großteil der Bläschen ist bereits geplatzt und hat zu den typischen, honiggelben Krusten geführt. [M123]

Pflege

Aufgabe der Pflegenden ist zum einen die Therapiepflege, zum anderen sorgen sie dafür, daß die Haut der Betroffenen gründlich mit desinfizierenden Zubereitungen (z.B. Dermofug®) oder sauren Syndets (z.B. Sebamed® flüssig) gereinigt wird. Bettwäsche und Kleidung des Patienten werden häufig gewechselt und bei hohen Temperaturen gewaschen. Da die Impetigo mit Juckreiz einhergeht, kratzen sich die Betroffenen häufig die Pusteln auf, so daß die Erreger unter die Fingernägel gelangen. Um das Kratzen zu unterbinden und eine Übertragung der Erreger zu vermeiden, sollten die Betroffenen ihre Fingernägel kurz halten und ggf. Handschuhe tragen.

Follikulitis, Furunkel und Karbunkel

Follikulitis: Oberflächliche Entzündung des Haarbalges, meist durch Staphylococcus aureus.
Furunkel: Tiefe Entzündung des Haarbalges mit Abszeßbildung.
Furunkulose: Rezidivierendes oder kontinuierliches Auftreten mehrerer Furunkel an verschiedenen Körperteilen über Jahre hinweg.
Karbunkel: Flächenhafte, eitrige Entzündung durch Verschmelzen mehrerer Furunkel.

Die **Follikulitis** zeigt sich als gelblichgrüne Pustel um ein Haar herum.

Furunkel sind schmerzhafte, gerötete Knoten mit Eiterpfropf. Meist ist auch die Umgebung des Herdes gerötet und geschwollen. Im Lippen-, Nasen- und Wangenbereich sind Furunkel besonders gefürchtet, da der venöse Abfluß aus diesem Gesichtsbereich über die V. angularis zum Sinus cavernosus im Gehirschädel erfolgt und eine Keimverschleppung zu einer Sinusthrombose (☞ 35.7.4), einer Meningitis (☞ 35.9.1) oder Enzephalitis (☞ 35.9.2) führen kann. Die sehr schmerzhaften **Karbunkel** entstehen durch Verschmelzen mehrerer Furunkel und kommen v.a. im Nackenbereich vor.

Therapie und Pflege

Eine Follikulitis und ein unreifer Furunkel müssen nicht unbedingt behandelt werden. Häufig gelangen aber Rivanol- oder Alkoholumschläge zur Anwendung (Arztentscheidung). Ein reifer Furunkel oder Karbunkel wird vom Arzt eröffnet und mit einem scharfen Löffel ausgekratzt. Anschließend wird ein Mullstreifen eingelegt, der mit Betaisodona® getränkt werden kann, so daß der Mullstreifen besser rutscht und die Wunde desinfiziert wird. Mullstreifen und Verband werden täglich gewechselt. Beginnt die Wunde zu granulieren, entfällt der Mullstreifen, näßt sie nicht mehr, entfällt auch der Verband. Der Verbandswechsel gehört in den Aufgabenbereich des Arztes, wird aber häufig an Pflegende delegiert.

Wegen der drohenden Komplikationen (☞ oben) sind bei Lokalisation im Gesichtsbereich zusätzlich eine systemische Antibiotikagabe, Bettruhe sowie ein Kau- und Sprechverbot notwendig: Der Patient darf also nur das Allernötigste sprechen und nur flüssige oder breiige Kost zu sich nehmen. Bei einer Furunkulose muß nach begünstigenden Erkrankungen gesucht werden, z.B. einem Diabetes mellitus.

30.8.2 Pilzbedingte Hauterkrankungen

Grundlagen der Pilzinfektion, ☞ *28.7.1*

Dermatomykose

Candidose der Schleimhäute, ☞ *28.7.2*

Dermatomykosen: Lokale *Pilzinfektionen der Haut* meist durch Dermatophyten und Hefen und die häufigsten infektiös bedingten Hauterkrankungen überhaupt; in der Regel harmlos.

Symptome und Befund

Die Beschwerden hängen ab von der Lokalisation der Erkrankung. Im Bereich der *Zehenzwischenräume* ähneln sich die Erscheinungen eines Dermatophyten- und Candidabefalls so sehr, daß eine Differenzierung klinisch nur schwer möglich ist. Die Haut ist gerötet, eingerissen und schuppt. Für den Patienten steht meist der starke Juckreiz im Vordergrund. Da über die Rhagaden Bakterien eindringen können,

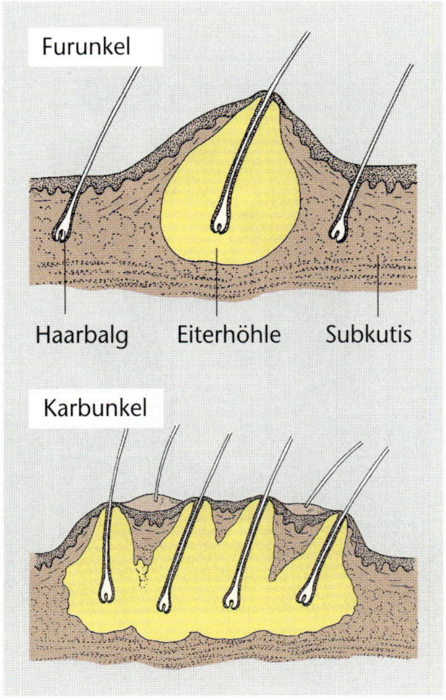

Abb. 30.68: Schematische Abbildung eines Furunkels und eines Karbunkels. [L190]

Erreger	Befallene Region	Bezeichnung
Dermatophyten *(Fadenpilze)*	• Körper • Fuß • Leiste • Kopfhaar • Nägel	• Tinea corporis (Tinea = Flechte) • Tinea pedis • Tinea inguinalis • Tinea capitis • Onychomykose
Hefepilze (*Sproßpilze*, z.B. Candida albicans)	• Hautfalten in Leistenbeugen, Achselhöhlen, unter Brüsten und Fettschürzen • Zwischenfinger(zehen)räume • Nägel, Nagelwall	• Soorintertrigo • Interdigitaler Soor, Interdigitalmykose • Onychomykose, Soorparonychie

Tab. 30.69: Nomenklatur der Dermatomykosen.

ist das Bild vielfach durch eine Superinfektion maskiert. Die Fußsohle ist oft ebenfalls gerötet und schuppt.

Greift die Erkrankung auf den *Nagel* über **(Onychomykose)**, so verfärbt sich die Nagelplatte gelb-bräunlich. Später wird der Nagel durch Wachstumsstörungen dicker und höckerig. Während Dermatophyten den Nagel vom freien Rand aus befallen, beginnt die Erkrankung bei einer Candidamykose eher an Nagelwall **(Paronychie)** und Nagelmatrix.

Am übrigen *Körper* können Dermatophyten- und Candidabefall dagegen oft voneinander unterschieden werden. Typisch für Dermatophyten sind scheibenförmige, relativ scharf begrenzte, gerötete und schuppende Herde, die in der Mitte abblassen und sich ringförmig nach außen hin ausbreiten. Der „Randwall" ist dunkler und zum Teil erhaben. Charakteristisch für einen Candidabefall sind eine entzündlich gerötete Haut mit Pustelbildung, eine nach innen gerichtete Schuppenkrause am Rand des Herdes und eine satellitenartige Aussaat. Bei beiden Formen verspürt der Patient Juckreiz.

Dermatophyten können auch die *Haare* befallen. Leitsymptom ist das Abbrechen der Haare knapp oberhalb der Kopfhaut. Je nach Stärke der entzündlichen Reaktion sind deutliche rötliche Hautherde, evtl. mit Pusteln und Krusten, erkennbar. Bei anderen Pilzarten ist der Herd wie mit Mehlstaub bedeckt.

Diagnostik

Die Verdachtsdiagnose „Hautpilz" *(Dermatomykose)* wird in der Regel allein anhand des Untersuchungsbefundes gestellt. Eine sichere Diagnose ist jedoch nur durch den Erregernachweis möglich:

- Oft können die fadenförmigen oder rundlichen Pilze bereits im *Nativpräparat* unter dem Mikroskop gesehen werden. Besonders geeignet sind Haare, Schuppen oder Nagelspäne aus den Herdrändern
- Eine genaue Identifizierung der Erreger gelingt mit Hilfe einer *Pilzkultur.* Das Anzüchten der Kultur dauert allerdings bis zu drei Wochen
- Im *Wood-Licht* leuchten einige Pilzarten bzw. die befallenen Körperpartien verschiedenfarbig auf.

Behandlungsstrategie

Dermatomykosen der Haut werden mit lokalen Antimykotika behandelt, z.B. Tolnaftat (etwa Tonoftal®) oder Clotrimazol (etwa Canesten®, Mykofug®). Bei starker entzündlicher Reaktion sind zuvor antientzündliche Maßnahmen erforderlich, z.B. Bäder mit schwacher Kaliumpermanganatlösung, Einpinselungen mit Lotio alba aquosa (z.B. Fissan® Schüttelmixtur) oder auch Einreibungen mit glukokortikoidhaltigen Salben (z.B. Ultralan®).

Bei *Nagelbefall* können antimykotische Nagellacke (z.B. Loceryl® Nagellack Roche) aufgetragen werden, so daß eine Nagelentfernung oder die Gabe nebenwirkungsreicher oraler An-

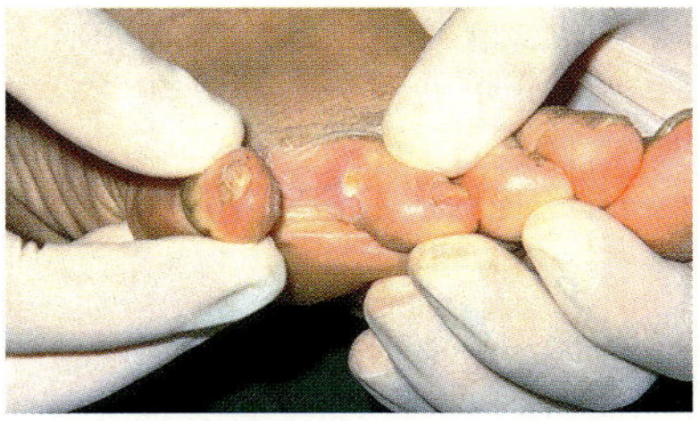

Abb. 30.70: Stark juckende Interdigitalmykose bei einer Diabetikerin. [T195]

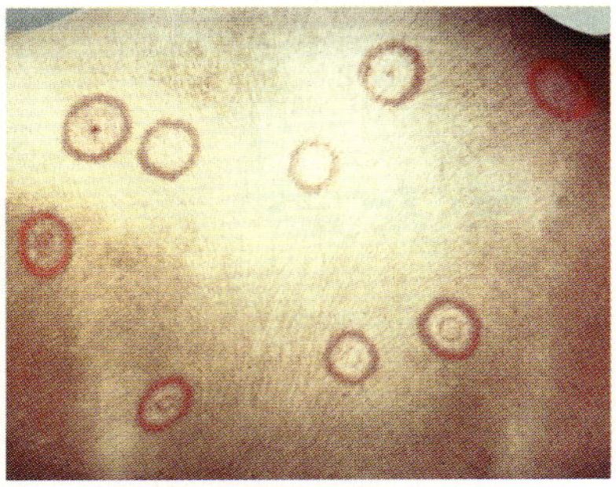

Abb. 30.71: Dermatophyteninfektion am Rükken, hier mit dem hochansteckenden und meldepflichtigen *Mikrosporum*, einer der klinisch bedeutsamen Dermatophyten-Gattungen. Kennzeichnend ist die Randbetonung der scheibenförmigen Herde. [M123]

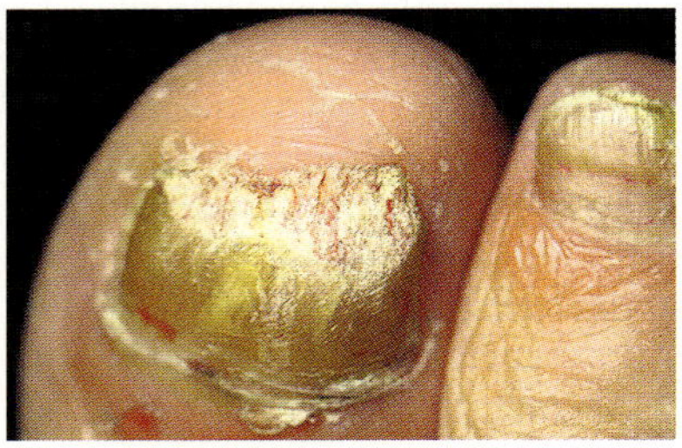

Abb. 30.72: Nagelmykose am Fuß unter der Behandlung mit Harnstoffsalbe. [T122]

timykotika (☞ Pharma-Info 28.45) oft unnötig ist. Sollte doch eine **Nagelentfernung** nötig sein, wird der Nagel entweder chirurgisch entfernt (in Kurznarkose oder mit Leitungsanästhesie), oder es kommen hochprozentige Harnstoffsalben (etwa Onychomal®) zur Anwendung. Dabei wird die Harnstoffsalbe auf den Nagel aufgetragen und mit Plastikfolie bedeckt; die umliegende Haut wird durch eine Zinkpaste geschützt. Nach mehrtägiger Wiederholung läßt sich der Nagel nach einem warmen Fußbad mit der Schere abtragen.

Bei tiefreichenden Infektionen und nicht beherrschbarem Nagel- oder Haarbefall ist die orale Gabe z.B. von Griseofulvin (etwa Likuden® M) oder Itraconazol (etwa in Sempera®) angezeigt. Diese Behandlung muß über einen längeren Zeitraum, bei Nagelbefall bis zu einem Jahr durchgehalten werden.

Candidamykosen der Haut werden lokal, z.B. mit Nystatin (etwa Candio-Hermal®) oder Clotrimazol (z.B. Canesten®), therapiert. Bei schwerem Befall ist die orale Gabe von Fluconazol oder Itraconazol (z.B. Sempera®) erforderlich.

Pflege bei pilzbedingten Hauterkrankungen

Hautpflege

Maßgeblich für den Therapieerfolg ist das „Trockenlegen von Feuchtgebieten“:

- Nässende Hautpartien z.B. mit Jodtinktur oder Arning® Tinktur behandeln
- An den Körperstellen, an denen Haut auf Haut zu liegen kommt (Leisten, weibliche Brüste oder Fettschürzen), Kompressen oder Tücher aus Baumwolle eingelegen. Diese sorgen für „Abstand und Belüftung“
- Für Waschungen desinfizierende Seifen, etwa Betaisodona® Wasch-Antiseptikum Flüssigseife, benutzen, dabei stets Handschuhe anziehen. Alkalische Seifen meiden. Infizierte Areale zuletzt waschen, Waschlappen und Handtuch danach gewissenhaft entsorgen (Einmalartikel bevorzugen). Hautregionen, die mit antimykotisch wirkender Farbstofflösung behandelt wurden, nach dem Waschen trockenfönen, ehe die Lösung erneut aufgetragen wird. Körperstellen, die sich schlecht abtrocknen lassen, z.B. die Zehenzwischenräume, ebenfalls trockenfönen (nicht zu heiß). Prophylaktisch sind desinfizierende Puder (z.B. Ovis®) zu empfehlen
- Auf ausgedehnte warme Bäder verzichten. Sie lassen die Haut aufquellen, wodurch die Pilzsporen leichter in die Haut eindringen können
- Alle Utensilien (Badewanne, Waschschüssel, Steckbecken) nach Gebrauch mit einem geeigneten Desinfektionsmittel behandeln (z.B. Sekusept®, Incidin®) und trocknen lassen.

Kleidung

- Patienten bezüglich geeigneter Kleidung beraten. Günstig ist kochbare, atmungsaktive Leibwäsche, ungünstig nicht waschbare Kleidung, v.a. wenn sie direkt auf der Haut getragen wird, z.B. Leder
- Während der Behandlung mit Farbstofflösungen alte Unterwäsche anziehen lassen, da sich diese auf jeden Fall verfärbt
- Luftige Schuhe und Baumwollstrümpfe bevorzugen, keine Gummistiefel oder Synthetiksocken tragen (Wärme- und Sekretstau)
- Dem Patient raten, so oft wie möglich barfuß zu gehen.

Ernährung

Da Zucker und zuckerhaltige Nahrungsmittel das Candidawachstum erfahrungsgemäß fördern, sollte der Patient darauf verzichten oder zumindest den Verzehr einschränken.

Antipruriginöse Maßnahmen

Manche Patienten können wegen des Juckreizes nachts nicht schlafen. Dann sind juckreizlindernde Maßnahmen in den Abendstunden (z.B. Anwendungen mit Kaliumpermanganat) hilfreich.

Prophylaxe

Um eine weitere Ausbreitung des Pilzes zu verhindern, sollte der Patient:

- Über Übertragungswege aufgeklärt sein, z.B. Badematten in öffentlichen Bädern oder Schuhe, die von mehreren Leuten getragen werden. Fußsprühanlagen, wie sie häufig in Schwimmbädern vorkommen, sind bei üblicher Anwendung nutzlos (Füße kurz drunterhalten und dann auf öffentlichen Wegen barfuß weiterlaufen), besser sind alkoholische Fußdesinfektionsmittel
- Den unmittelbaren Kontakt mit abwehrgeschwächten Mitpatienten oder Angehörigen meiden
- Darauf aufmerksam gemacht werden, daß pilzinfizierte Haustiere insbesondere bei Dermatophytenbefall des Körpers eine häufige Ansteckungsquelle sind. Deswegen sollten Haustiere regelmäßig vom Tierarzt untersucht und ggf. behandelt werden.

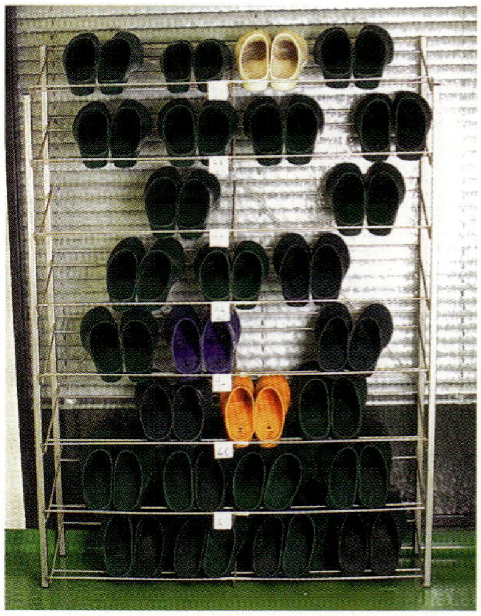

Abb. 30. 73: Möglicher Übertragungsweg von Pilzen sind für das Personal im Krankenhaus OP-Schuhe, wenn nicht für jeden ein eigenes Paar zur Verfügung steht und sie nicht täglich sterilisiert werden. [K183]

30.8.3 Parasitär bedingte Hauterkrankungen

Die häufigsten parasitär bedingten Hauterkrankungen werden durch Milben und Läuse hervorgerufen.

Skabies

Skabies *(Krätze):* Durch die Krätzmilbe hervorgerufene, ansteckende Hauterkrankung mit starkem Juckreiz.

Entwicklungszykus und Übertragung

Der Mensch ist einziger Wirt der Krätzmilbe. Die Paarung von Männchen und Weibchen findet auf der Hautoberfläche statt. Während die Männchen anschließend sterben, graben sich die Weibchen in die Epidermis ein. Am Ende des Milbenganges *(Milbenhügel)* bleibt das Weibchen sitzen und legt täglich 2 – 3 Eier, bis es nach wenigen Wochen stirbt. Aus den Eiern entwickeln sich zunächst die *Larven* und dann die *Nymphen,* die zusammen mit den Männchen auf der Haut in Mulden unter den Hornschuppen leben. Nach etwa drei Wochen sind die Milben geschlechtsreif, und der Zyklus beginnt auf's Neue.

Außerhalb der Hornschicht können Milben ca. 2 – 3 Tage überleben.

Übertragen werden die Milben in der Regel durch direkten Körperkontakt, in Ausnahmefällen auch durch benutzte Bettwäsche oder Kleidungsstücke.

Erscheinungsbild

Bis die Übertragung bemerkt wird, vergehen oft 3 – 6 Wochen. Typisches Symptom ist Juckreiz, der v.a. in der Bettwärme zunimmt. Prädilektionsstellen sind die Interdigitalfalten an Händen und Füßen, die Nabelregion, die Handgelenke und Ellenbeugen, der innere Fußrand, die Brustwarzen und der Penisschaft. Die Milbengänge sind als kleine, bräunliche Linien unter der Haut des Patienten sichtbar. Am Gangende ist die Milbe als dunkles Pünktchen zu sehen. Bei der Beobachtung der Haut fallen die Kratzspuren und die entzündlichen Papeln an den Milbengängen auf. Oft entwickelt sich ein pruriginöses, papulovesikulöses Exanthem als Ausdruck der immunologischen Auseinandersetzung mit der Milbe. In Endemiegebieten oder nach längerem Bestehen der Infektion kann sich eine Immunität entwickeln, die manchmal zu einer Spontanheilung führt.

Bei gepflegten Menschen aus guten sozialen Verhältnissen treten nur minimale Hauterscheinungen auf, die diagnostisch große Schwierigkeiten bereiten können.

Diagnose

Zunächst schaut sich der Untersucher die Haut an und sucht – evtl. mit der Lupe – nach Milbengängen und Milben. Um die Milben mikroskopisch nachweisen zu können, holt der Arzt sie mit einer nicht zu spitzen (Sicherheits-)Nadel oder einer Kanüle aus dem Milbenhügel heraus oder macht einen Tesafilmabriß der Haut, an dem die Milben hängenbleiben.

Behandlungsstrategie

Die Behandlung besteht bei Erwachsenen in der äußerlichen Anwendung eines Antiparasitikums (z.B. Hexachlorcyclohexan, etwa Jacutin®). Die Gebrauchsanweisung des Präparats muß genau beachtet werden. Während der Behandlung dürfen keine Kosmetika oder Hautpflegemittel verwendet werden, da hierdurch die Resorption des toxischen Hexachlorcyclohexans gefördert werden kann. Die abgetöteten Milben werden im weiteren Verlauf mit der Hornschicht von selbst abgestoßen. Bei Kindern oder in der Schwangerschaft und Stillzeit darf dieses Mittel nicht angewandt werden. Dann kommt eine Behandlung mit Benzylbenzoat (etwa Antiscabiosum Mago®) oder eine Schwefelanwendung in Betracht. Die Behandlung erfolgt prinzipiell über drei Tage mit täglich einmaliger Anwendung. Der Juckreiz kann durch Antihistaminika, das skabiesbedingte Ekzem mit Kortikoidsalben (z.B. Dermatop®) therapiert werden. Leidet ein Familienmitglied an Scabies, müssen alle Familienangehörige *zeitgleich* behandelt werden. Tritt eine Scabiesinfektion auf einer Krankenhausstation auf, wird häufig das ganze Stationsteam einschließlich Stationsarzt und Reinigungspersonal zum gleichen Zeitpunkt behandelt.

Pflege

Für die **Körperpflege während der Behandlung mit einem Antiparasitikum** gelten folgende Richtlinien:

- Vor dem Auftragen des Lokaltherapeutikums mit einem Detergens duschen (Stoff, der die Oberflächenspannung des Wassers herabsetzt und so die Wasserbenetzbarkeit des Körpers erhöht), um Hautfett und Salbenreste zu entfernen, welche die Resorption des Lokaltherapeutikums erhöhen
- Dann den Körper vom Hals abwärts mit dem Antiparasitikum einreiben, dabei besonders auf die Prädilektionsstellen achten
- Nach 12 – 24 Stunden die Salbenreste abduschen
- Nach drei Tagen die durch das Antiparasitikum gereizte und ausgetrocknete Haut mit Ölbädern, Pflegesalben und bei starken Ekzemen glukokortikoidhaltigen Salben (Arztanordnung) nachbehandeln.

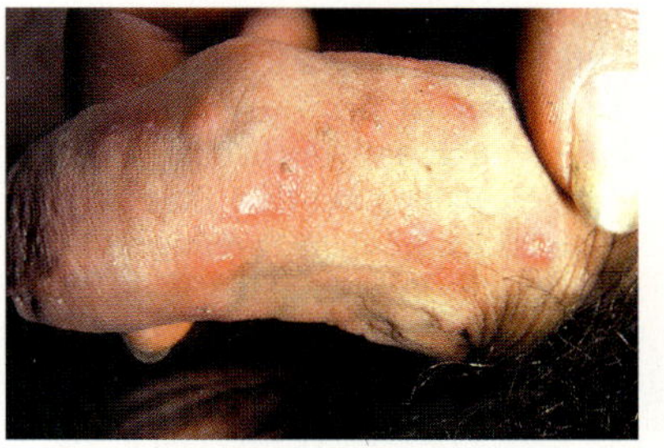

Abb. 30.74: Milbengänge am Penis. [M123]

Hygienemaßnahmen

Bei der Desinfektion Mittel und Verfahren anwenden, die gegen Milben wirksam sind. Zu bevorzugen sind thermische Verfahren (bei Temperaturen von 50°C sterben Milben innerhalb 10 Minuten ab).

- Die **Bettwäsche** des Patienten und alle anderen **Wäschestücke** mit direktem Hautkontakt täglich wechseln und möglichst auskochen (Wäsche aber nicht aufschütteln). Für Krankenhauswäsche ist das Routine-Waschverfahren der Krankenhauswäscherei ausreichend. Nicht waschbare Kleidungsstücke für eine Woche in einen Plastiksack geben oder über Nacht in einen Gefrierschrank legen. Anschließend sind die Milben tot. Mäntel oder Jacken können auch in die (chemische) Reinigung gegeben werden, nachdem sie vier Tage lang nicht getragen worden sind
- Alle **Flächen im Patientenzimmer** routinemäßig reinigen, dabei sind die üblichen Reinigungsmittel der Reini-

gungsdienste ausreichend. Stehen Möbel oder Polster im Patientenzimmer oder ist der Boden mit Teppichen ausgelegt, reicht eine gründliche Reinigung mit dem Staubsauger. Zusätzlich können Pyrethrumhaltige Präparate angewendet werden, z.B. Spruzit®

- **Gebrauchte Instrumente** in einem geschlossenen Behälter in die Zentralsterilisation geben oder 4 Stunden lang in Desoform 1% einlegen
- Das **Patientengeschirr** zusammen mit dem anderen Geschirr in der Spülmaschine der Küche reinigen
- Den **Abfall des Patienten** nur verschlossen transportieren, er wird zusammen mit dem Krankenhausabfall entsorgt
- Nach der Entlassung des Patienten **Matratzen**, **Kissen** und **Decken** mit Dampf desinfizieren (entwesen).

Beim Bettenmachen oder anderen pflegerischen Tätigkeiten, bei denen die Pflegenden unmittelbar Kontakt zum Patienten, zu kontaminierten Gegenständen oder zu erregerhaltigem Material haben, Schutzkittel und Einmalhandschuhe anziehen. Die Schutzkittel in einem dicht schließenden Wäschesack entsorgen, der unmittelbar neben der Tür des Patientenzimmers steht. Das Tragen eines Mund-Nasenschutzes und ein Wechseln der Schuhe sind nicht erforderlich.

Nach allen Verrichtungen am Patienten oder im Patientenzimmer Hände (einschließlich der Nägel) gründlich mit Seifenlösung waschen. Die Händedesinfektion ist nicht wirksam!

Bei gehäuftem Auftreten im Krankenhaus ist die Scabies meldepflichtig (BSeuchG, §8).

Pedikulose

Pedikulose: Erkrankungen durch Läuse, beim Menschen durch die *Kopflaus*, die *Filzlaus* und die *Kleiderlaus*. Insbesondere die Kopflauserkrankungen haben in den letzten Jahren an Häufigkeit zugenommen.

Läuse können in seltenen Fällen Krankheiten übertragen, z.B. das Rückfallfieber

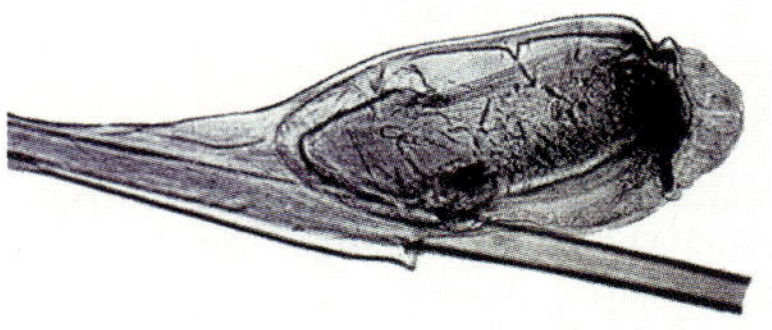

Abb. 30.75: Haar mit fest am Haarschaft sitzender Nisse einer Laus. [M123]

durch Borrelien (☞ 28.5.17) oder das Fleckfieber und Fünftagefieber durch Rikkettsien (☞ 28.5.19).

Entwicklungszyklus und Übertragung

Die befruchteten Weibchen kleben ihre 150 – 300 Eier, die sog. **Nissen**, mit einem wasserunlöslichen Kitt an die Kopf- oder Schamhaare (Kopf-, Filzlaus) oder in die Kleidersäume (Kleiderlaus). Nach acht Tagen schlüpfen die Larven, nach 2 – 3 Wochen sind sie geschlechtsreif. Läuse ernähren sich vom Blut ihres Wirtes. Ohne Blut halten sie es nur wenige Tage aus. Sie werden meist durch direkten (Körper-) Kontakt, aber auch über Kleidung, Bettwäsche oder gemeinsam benutzte Utensilien (z.B. Kämme) übertragen.

Erscheinungsbild

Von *Kopfläusen* sind besonders die Partien hinter den Ohren betroffen. Die Läusebisse führen zu hochroten, quaddelähnlichen Papeln, die aufgrund des Läusespeichels stark jucken. Durch das Kratzen entstehen Hautwunden und Entzündungen, häufig sind die Haare auch stark verfilzt.

Filzläuse bevorzugen Gebiete mit Duftdrüsen, also den Genitalbereich, die Achselhaare sowie starke Behaarungen im Brust- und Bauchbereich. Bei Kindern treten sie auch am Kopf, in Wimpern und Augenbrauen auf. Der Juckreiz ist mäßig und nachts stärker als am Tag. Typisch sind bläuliche Flecke in der befallenen Region (**Maculae coeruleae,** *Taches bleues*).

Kleiderläuse rufen durch ihren Speichel Rötungen, Quaddeln und Knötchen mit starkem Juckreiz hervor, die sich durch das Kratzen ebenfalls entzündlich verändern können.

Diagnose

Die Diagnose gelingt nur über den mikroskopischen Nachweis von Läusen oder Nissen. Ist man sich nicht sicher, ob es sich bei den Veränderungen im Haar um Schuppen oder Nissen handelt, kann der Versuch helfen, die Nisse oder Schuppe abzustreifen. Im Gegensatz zu Schuppen lassen sich Nissen nämlich nicht vom Haar abstreifen. Beim Filzlausbefall geben die Maculae coeruleae wichtige diagnostische Hinweise.

Behandlungsstrategie
Pflege

Therapeutisch werden vergleichbare Präparate wie bei den Milben eingesetzt. Oft ist eine Wiederholung der Behandlung nach 8 – 10 Tagen erforderlich. Säuglinge werden stationär behandelt. Nach der dreitägigen Behandlung des Kopflausbefalls werden die toten Nissen mit Essigwasser (Essig : Wasser = 1 : 2) gelöst und mit einem engzahnigen „Nissenkamm“ entfernt. Die Kleidung wird desinfiziert und alle Kontaktpersonen untersucht bzw. behandelt.

Bis zur Ausheilung dürfen die Betroffenen Schulen und Kindergärten nicht besuchen. Da sich aber nicht alle Betroffenen daran halten und der Lausbefall teils erst spät bemerkt wird, kommt es immer wieder zu kleinen Epidemien in Kindergärten oder Schulen.

30.8.4 Viral bedingte Hauterkrankungen

Herpes simplex-Infektionen, ☞ *28.6.2*
Herpes zoster-Infektionen, ☞ *28.6.3*

Verrucae

Verrucae *(Warzen):* Gutartige Hautneubildungen, die durch Viren hervorgerufen werden. Dabei sind insbesondere die **Papilloma-Viren** (kurz *HPV*) von Bedeutung.

Verucae vulgares

Verrucae vulgares *(Gewöhnliche Warzen, Stachelwarzen)* sind harte Papeln, die allmählich wachsen und durch zunehmende Verhornung immer rauher werden. Durch äußere Verschmutzung und Bluteinlagerungen können sie sich schwärzlich verfärben. Auftreten können sie als sogenannte *Mutterwarzen* in einer Größe von ca. 1 – 2 cm und als *Tochterwarzen*. Die gewöhnlichen Warzen kommen v.a. an Händen und Fingern vor, aber auch im Gesicht oder an den Fußsohlen. An den Augenlidern finden sich insbesondere bei älteren Menschen die **Verrucae filiformes** *(Pinsel- oder Fadenwarzen)*, die einen Sonderfall der gewöhnlichen Warze darstellen und häufig mit Fibromen (☞ 30.10.1) verwechselt werden.

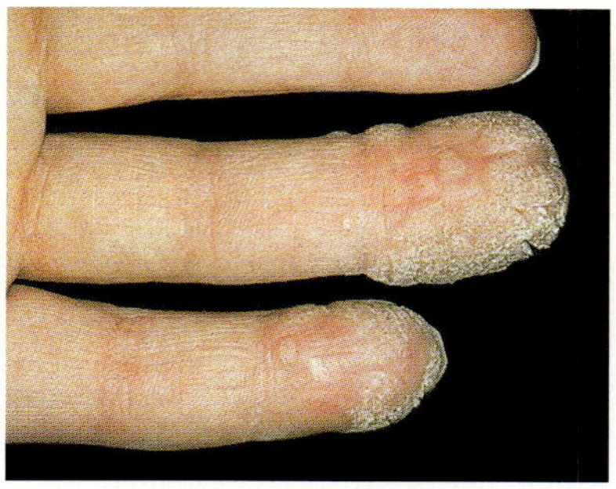

Abb. 30.76: Verrucae vulgares (gewöhnliche Warzen). [M123]

Therapie: Da Warzen nach einiger Zeit oft spontan abheilen, sollte die Therapie nicht invasiv sein und keine Narben hinterlassen. Bewährt hat sich das Lokaltherapeutikum Acetocaustin® (Chloressigsäure), das einmal in der Woche aufgetragen wird und zu einer schmerzlosen Verätzung der Warze führt, oder das Zytostatikum Fluorouracil in Kombination mit Salicylsäure, z.B. Verrumal® (die alleinige lokale Anwendung von Salicylsäure hat sich nicht bewährt). Die Präparate dürfen nicht mit gesunder Haut oder Schleimhaut in Berührung kommen. Müssen doch einmal operative Maßnahmen ergriffen werden, besteht die Behandlung in dem Abtragen der Warze mit dem scharfen Löffel (Lokalanästhesie oder Chloräthylvereisung), der Diathermieschlinge (☞ Abb. 21.106) oder der chirurgischen Entfernung in Vollnarkose, z.B. bei ausgedehntem Fußsohlenbefall. Eine weitere therapeutische Möglichkeit ist das Vereisen mit flüssigem Stickstoff, was allerdings sehr schmerzhaft ist.

Verrucae planae juveniles

Verrucae planae juveniles *(Plane juvenile Warzen)* sind kaum erhabene Papeln, die plötzlich in großer Zahl aufschießen können. Betroffen sind vor allem Kinder und Jugendliche, vorzugsweise im Gesicht und an den Händen. Die Warzen heilen nach monatebis jahrelangem Verlauf durch immunologische Vorgänge innerhalb kurzer Zeit narbenlos ab.

Therapie: Die Therapie besteht im lokalen Auftragen von *Schälmitteln* **(Keratolytika),** z.B. von niedrig dosierter Vitamin A-Säure (z.B. Airol-Creme®, Cordes VAS®).

Verrucae plantares

Verrucae plantares *(Dornwarzen, Plantarwarzen, Sohlenwarzen)* sind

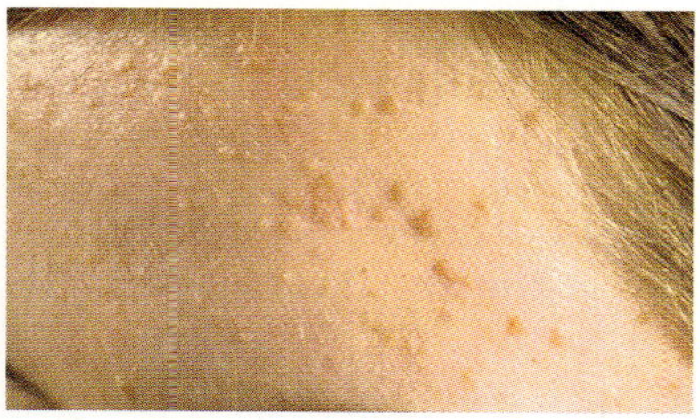

Abb. 30.77: Verrucae planae juveniles (Plane juvenile Warzen) an der Stirn. [M123]

eine klinische Variante der gewöhnlichen Warze und v.a. an der Fußsohle und am Zehenballen lokalisiert. Bei jedem Schritt werden sie durch das Körpergewicht in die Haut eingedrückt. Dies äußert sich in stechenden Schmerzen (daher *Dorn*warze), weswegen sie entfernt werden müssen.

Condylomata acuminata

Condylomata acuminata *(Feigwarzen, spitze Kondylome,* ☞ Abb. 30.79) werden ebenfalls durch Papilloma-Viren hervorgerufen und durch Geschlechtsverkehr übertragen. Sie entstehen bevorzugt im feuchten Milieu des Genital- und Analbereiches. Im Frühstadium können die kleinen Papeln leicht übersehen werden, später sehen sie durch Lappen- und Furchenbildung blumenkohlartig aus.

Therapie: Spitze Kondylome werden heutzutage üblicherweise mit dem Laser oder einer Diathermieschlinge (☞ Abb. 21.106) entfernt. Zusätzlich kann eine systemische Interferon-Therapie (Immunstimulans) angezeigt sein. Evtl. ist eine Mitbehandlung des Sexualpartners erforderlich.

Mollusca contagiosa

Verursacher der rundlichen **Mollusca contagiosa** *(Dellwarze),* die wegen ihrer zentralen Delle so genannt werden, ist ein Virus der *Pockengruppe.* Aus der zentralen Öffnung läßt sich eine breiartige Masse herausdrücken. Die Erkrankung wird von Mensch zu Mensch übertragen. Über kleine Hautdefekte gelangt das Virus durch Schmierinfektion, Handtücher oder Kleidungsstücke in die Haut. Bei allgemeiner Abwehrschwäche treten sie gehäuft auf.

Therapie: Dellwarzen werden mit einer gebogenen Pinzette (Eihautpinzette) ausgedrückt und mit einem Skalpell oder scharfen Löffel abgetragen. Manchmal reicht auch die Behandlung mit einem salicylhaltigen Pflaster (Guttaplast®). Um ein schmerzloses Entfernen zu ermöglichen, wird vor dem Eingriff eine anästhesierende Salbe aufgetragen und 30 – 60 Minuten unter einem Okklusiv-Verband (☞ 30.5.2) belassen.

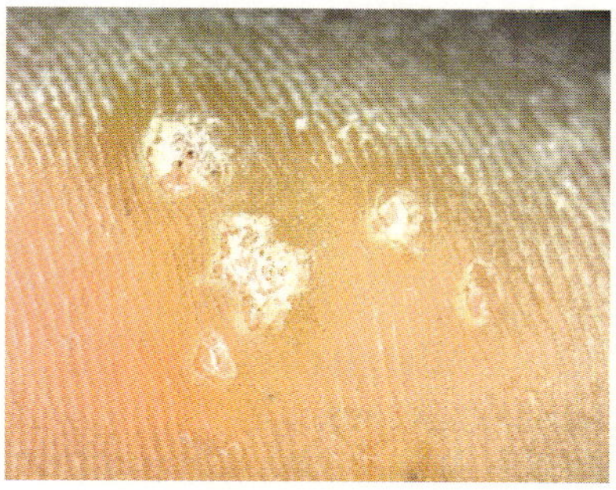

Abb. 30.78: Verrucae plantares der Fußsohle. Sie sind nach außen meist flach und unterbrechen optisch die Fußsohlenfurchung. [M123]

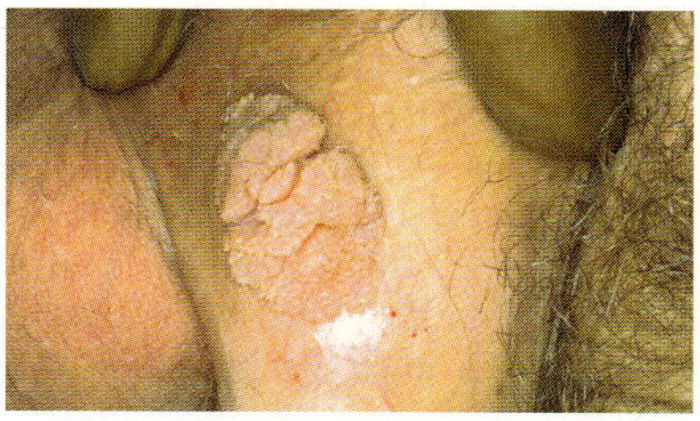

Abb. 30.79: Condylomata acuminata (spitze Kondylome). [M123]

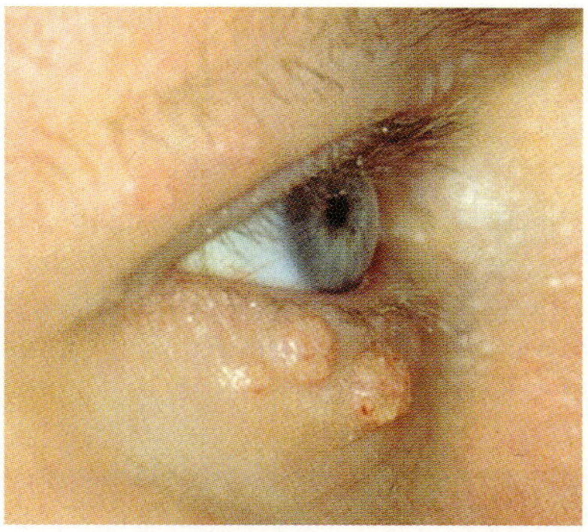

Abb. 30.80: Mollusca contagiosa (Dellwarzen) am Unterlid. [M123]

30.9 Allergisch bedingte Hauterkrankungen und Urtikaria

Grundlagen der Allergologie, ☞ *29.4*

Von einer **allergisch bedingten Hauterkrankung** spricht man, wenn eine *Antigen-Antikörper-Reaktion* die

Hauterscheinungen hervorruft. Viele Patienten mit allergischen Hautreaktionen leiden gleichzeitig unter anderen allergischen Erkrankungen wie z.B. einem allergischen Schnupfen (☞ 29.4.1).

30.9.1 Allergisches Kontaktekzem

Allergisches Kontaktekzem: Akute oder chronische Dermatitis durch eine allergische Reaktion nach Hautkontakt mit einer allergisierenden Substanz. Eine der häufigsten Hauterkrankungen überhaupt mit erheblicher sozialer Bedeutung: 20% aller Berufskrankheiten sind allergische Kontaktekzeme. Prädisponiert sind z.B. Maurer, Friseure, Maler/Lakkierer und auch Krankenschwestern und -pfleger. Bei einer **photoallergischen Reaktion** wirkt die allergisierende Substanz (z.B. Tetrazykline) erst nach Lichteinfluß (z.B. einem Sonnenbad) allergen.

Symptome und Untersuchungsbefund

Die Symptome beginnen typischerweise ungefähr 12 – 48 Stunden nach dem Allergenkontakt und erreichen nach zwei Tagen ihr Maximum. Beim **akuten Kontaktekzem** kommt es zu Rötung, Schwellung und Bläschenbildung am Einwirkungsort des Allergens, und der Patient verspürt starken Juckreiz. Die Blasen platzen und hinterlassen nässende Läsionen, die später verkrusten und unter Schuppenbildung abheilen.

Bei fortdauerndem Allergenkontakt kann ein **chronisches Kontaktekzem** entstehen. Die Haut des Patienten ist verdickt, lichenifiziert (mit vergröbertem Hautfaltenrelief) und schuppt. Da der Kranke meist unter Juckreiz leidet, sind Kratzeffekte häufig. Oft sind auch Rhagaden und entzündungsbedingte Pigmentverschiebungen zu beobachten.

Diagnostik und Differentialdiagnose

Die Diagnose wird aufgrund der typischen Klinik, der Anamnese und einer Epikutantestung (☞ 29.4.2 und Tab. 30.84) gestellt. Allerdings ist es in der Praxis oft schwierig, das verursachende Allergen herauszufinden. Die Lokalisation der Effloreszenzen gibt hierbei erste Hinweise. Dabei ist aber zu bedenken, daß die Patienten die allergenen Substanzen auch mit den Händen über den Körper verteilen können (z.B. beim Kratzen) und so das Bild verschleiern.

Abgegrenzt werden muß das **toxische Kontaktekzem,** bei dem die toxischen Substanzen, z.B. Chemikalien, *direkt* (also *nicht* antikörpervermittelt) die Zellen der Oberhaut schädigen.

Typ der allergischen Reaktion (☞ 29.4.1)	Krankheitsbild
Sofortreaktion (Typ I)	• Allergische Urtikaria (☞ 30.9.2) • Quincke-Ödem (☞ 30.9.2)
Zytotoxische Immunreaktion (Typ II)	• Thrombozytopenische Purpura (☞ 24.9.4)
Immunkomplexreaktion(Typ III)	• Arzneimittelexanthem (☞ 30.9.2)
Immunreaktion vom Spättyp (Typ IV)	• Allergisches Kontaktekzem (☞ 30.9.1) • Allergische Photodermatitis (☞ 30.9.1)

Tab. 30.81: Übersicht der allergisch bedingten Hauterkrankungen.

Von einem **toxisch-degenerativen Ekzem** spricht man, wenn *gering* toxische Substanzen bei *vorgeschädigter* Haut ein toxisches Kontaktekzem hervorrufen. Dann kann die toxische Substanz den Schutzmantel der Haut leicht durchbrechen. Dies ist bei vielen Hausfrauen nach häufigem Kontakt mit Wasser, Putz- oder Waschmitteln der Fall.

Phototoxische Substanzen wirken erst nach Lichteinfluß toxisch.

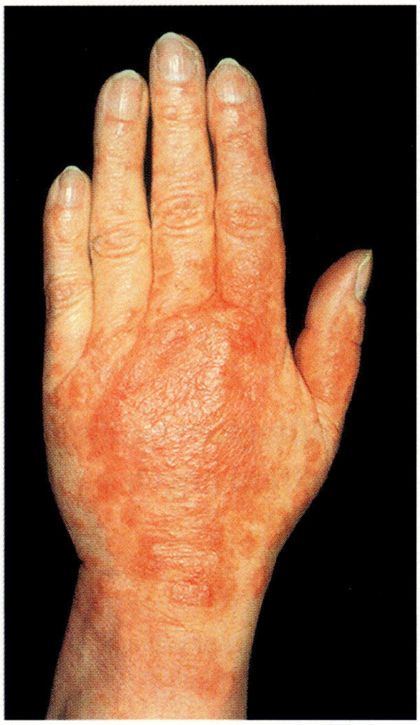

Abb. 30.82 (links): Allergisches Kontaktekzem an der Hand mit Streuherden am Unterarm. [M123]

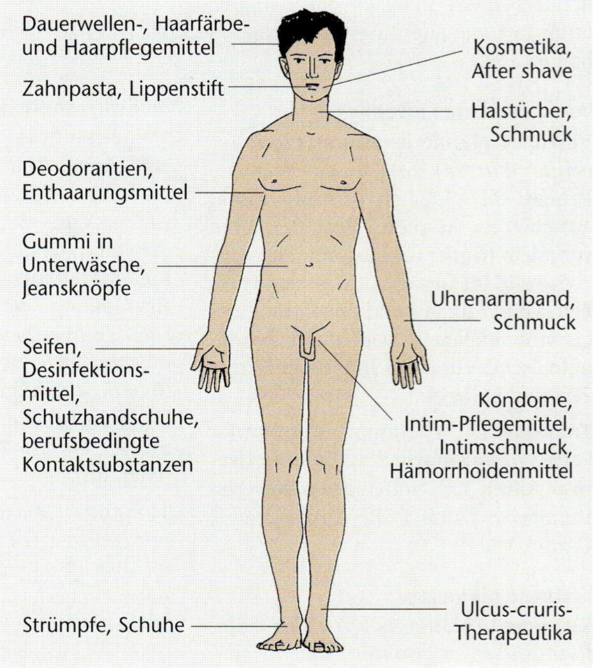

Abb. 30.83 (rechts): Das Verteilungsmuster eines allergischen Kontaktekzems am Körper erlaubt oft Rückschlüsse auf den Auslöser. [M100]

	Toxische Kontaktdermatitis	Phototoxische Kontaktdermatitis	Allergische Kontaktdermatitis	Photoallergische Kontaktdermatitis
Definition	Dosis- oder konzentrationsabhängige Reaktion auf obligat toxisch bzw. irritierend wirkende Substanzen	Durch Kontakt mit Substanzen, die erst bei Lichteinwirkung toxisch wirken, z.B. Furocumarine in Kosmetika mit Bergamottöl **(Berloque-Dermatitis)** oder Teer in Lokaltherapeutika **(Teersonnendermatitis)**	Dosis- oder konzentrations*un*abhängige Reaktion nach vorangegangener Sensibilisierung	Durch Kontakt mit Substanzen, die bei Lichteinwirkung allergische Reaktionen hervorrufen, z.B. Tetrazykline
Klinik	Hautveränderungen nach Minuten bis Stunden, beschränkt auf das Einwirkungsgebiet		Hautveränderungen nach 12 – 48 Std., wobei einzelne Herde auch außerhalb des exponierten Gebietes auftreten können *(Streuphänomen)*	
Diagnostik	**Decrescendo-Reaktion** im Epikutantest, d.h. Nachlassen der Reaktion nach Entfernen der Substanz	Belichteter Epikutantest *(Photopatch-Test)*	**Crescendo-Reaktion** im Epikutantest, d.h. Verstärkung der Reaktion innerhalb von 24 – 48 Std. nach Entfernen der Substanz	Belichteter Epikutantest *(Photopatch-Test)*

Tab. 30.84: Kriterien zur Differenzierung zwischen allergischem und toxischem Kontaktekzem.

Behandlungsstrategie

Wichtigste therapeutische Maßnahme beim allergischen Kontaktekzem ist das Meiden der auslösenden Substanz – die **Allergenkarenz.** Ein akutes Kontaktekzem wird lokal mit Glukokortikoiden behandelt, wobei die Trägersubstanz in Abhängigkeit vom vorliegenden Stadium gewählt wird. Bei nässenden Läsionen sind feuchte Umschläge, z.B. mit Kaliumpermanganat-Lösung, angezeigt. Nachts eignen sich Zink-Schüttelmixturen (z.B. Lotio Hermal®) oder Zinköle. Bei sehr ausgeprägtem Befund kann eine kurzzeitige systemische Glukokortikoidgabe angezeigt sein.

Die Behandlung chronischer Kontaktekzeme erfolgt durch steroidhaltige Salben und evtl. Teerpräparate. Vor allem beim chronischen Kontaktekzem und beim sog. degenerativen Ekzem ist darüberhinaus eine sorgfältige Hautpflege mit rückfettenden Salben wichtig.

Prognose

Ein akutes allergisches Kontaktekzem heilt nach Antigenkarenz in der Regel narbenlos ab. Kann das Allergen nicht gemieden werden, so wird die Erkrankung chronisch. Eine Ausheilung ist dann nicht möglich. *Berufsbedingte* Kontaktekzeme müssen bereits im Verdachtsfall der Berufsgenossenschaft gemeldet werden und sind in Deutschland eine der häufigsten Berufserkrankungen überhaupt. Kann der Patient auch mit Schutzmaßnahmen den Kontakt mit dem Allergen nicht umgehen (z.B. Zementkontakt bei Maurern), ist eine Umschulung in einen anderen Beruf unumgänglich.

30.9.2 Urtikaria

Urtikaria *(Nesselsucht, Quaddelsucht):* Aus Quaddeln bestehendes Exanthem, das typischerweise stark juckt. Gehört zu den häufigsten Hauterkrankungen: 20 – 30% der Bevölkerung sollen einmal im Leben davon betroffen sein. Bei Dauer eines Schubes von unter sechs Wochen als **akute Urtikaria**, bei einer Dauer von über sechs Wochen als **chronische Urtikaria** bezeichnet.

Krankheitsentstehung und Entwicklung

Je nach auslösendem Faktor werden verschiedene Formen differenziert. Am häufigsten sind:

- *Allergische Urtikaria,* z.B. durch Arzneimittel, Insektenstiche oder Nahrungsmittel
- *Urtikaria durch nichtallergische Intoleranzreaktionen,* z.B. gegen Arzneimittel oder Nahrungsmittelzusätze
- *Kontakturtikaria* durch Hautkontakt z.B. mit Quallen, Brennesseln oder Schalen von Zitrusfrüchten
- *Physikalische Urtikaria* durch Kälte, Wärme, Licht oder mechanischen Reiz, z.B. Druck
- *Cholinergische Urtikaria* durch Stimulation der Schweißdrüsen (oft auch als Sonderfall der physikalischen Urtikaria betrachtet, da Wärme häufiger Auslöser ist).

Urtikaria können aber auch als Begleiterscheinung anderer Erkrankungen auftreten, z.B. eines Lupus erythematodes (☞ 25.6.1), einer Wurminfektion (☞ 28.9) oder einer chronischen Nasennebenhöhlen- oder Zahnvereiterung (☞ 34.6.3).

Durch die verschiedenen Auslöser wird Histamin aus Mastzellen und basophilen Granulozyten (☞ 29.4.1) freigesetzt. Dadurch werden die Kapillaren durchlässiger, und das austretende Plasma führt zu einem Ödem und damit zur Quaddelbildung.

Symptome und Untersuchungsbefund

Innerhalb von Minuten schießen unterschiedlich große, leicht erhabene und meist rötliche Quaddeln auf. Sie ähneln denen nach Brennesselkontakt und bilden sich in der Regel nach Stunden oder Tagen selbst zurück. Der Patient klagt über heftigen Juckreiz. Typischerweise werden die Quaddeln aber nicht zerkratzt, sondern gescheuert oder gerieben. Im Rahmen der allergischen Reaktion können außerdem Magen-Darm-Beschwerden (insbesondere

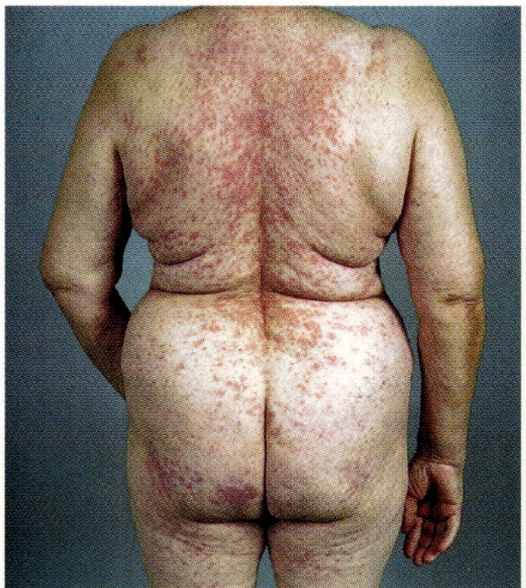

Abb. 30.85: Arzneimittelexanthem, das den gesamten Körper befallen hat. [M123]

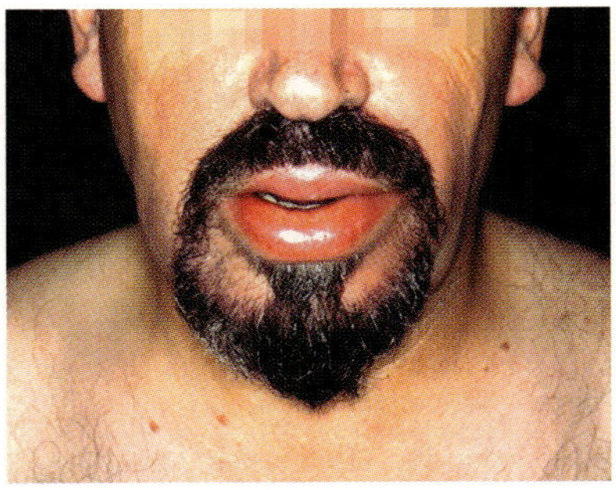

Abb. 30.86: Quincke-Ödem mit erheblicher perioraler Schwellung. [M123]

Durchfall), Luftnot und Kopfschmerzen auftreten. Ein anaphylaktischer Schock ist ebenfalls möglich, aber selten.

Als Sonderform der Urtikaria wird das **Quincke-Ödem** *(Angioödem, angioneurotisches Ödem)* angesehen, bei dem es hochakut zu einer entstellenden Gesichtsschwellung vor allem um die Augen und den Mund kommt. Bei einer Beteiligung der Luftwege, insbesondere der Stimmritzen, gerät der Patient rasch in lebensbedrohliche Atemnot. Die Auslöser dieses erworbenen Quincke-Ödems sind die gleichen wie bei Urtikaria.

Diagnostik

Die Diagnose ist meist durch den Hautbefund zu stellen. Im Vordergrund steht dann die Suche nach dem Auslöser, die mit der Anamnese beginnt. Oft ist eine Allergiediagnostik erforderlich (☞ 29.4.2), bei Verdacht auf eine Nahrungsmittelallergie eine Suchdiät. Evtl. ist – in Notfallbereitschaft – ein Expositionstest mit dem verdächtigen Nahrungsmittel angezeigt, der aber ebenso wie die Allergietests nur im beschwerdefreien Intervall durchgeführt werden darf. Expositionstests lassen sich auch mit Druck, Wärme, Kälte und anderen verdächtigen Auslösern durchführen. Bei mehr als der Hälfte der Patienten, v.a. denen mit einer chronischen Urtikaria, bleibt der Auslöser jedoch unklar.

Behandlung

Erste Behandlungsmaßnahme ist das Ausschalten der auslösenden Faktoren. Bei ausgeprägteren Erscheinungen und beim Quincke-Ödem werden Antihistaminika und Glukokortikoide intravenös injiziert, außerdem kann beim Quincke-Ödem eine Intubation erforderlich sein. In leichten Fällen werden kühlende antihistaminikahaltige Gele aufgetragen (z.B. Soventol®, Systral®).

Kann – insbesondere bei chronischen Verläufen – keine Ursache gesichert werden, steht eine symptomatische Therapie mit oraler Antihistaminikagabe im Vordergrund. Bei Druckurtikaria helfen oft nur Glukokortikoide, bei Kälteurtikaria kann eine intravenöse Penicillinbehandlung versucht werden.

Pflege

Besonders wichtig ist die Krankenbeobachtung (Kreislaufparameter, Atmung, Schockzeichen), um eine Gefährdung des Patienen (z.B. einen anaphylaktischen Schock oder ein Zungen-, Larynx- oder Pharynxödem) möglichst früh zu erkennen. Notfallmedikamente (☞ 38.5.1) und Intubationsbesteck müssen bereitstehen.

30.10 Fehlbildungen der Haut und Hauttumoren

30.10.1 Fehlbildungen der Haut und gutartige Hauttumoren

Gutartige Fehlbildungen der Haut oder **gutartige Hauttumoren** sind v.a. aus kosmetischen Gründen und wegen ihrer Ähnlichkeit mit bösartigen Hauttumoren von Bedeutung.

Naevi

Pigmentzellnaevus und **Naevuszellnaevus** *(Leberfleck)*: Anhäufung pigmentbildender Zellen (Melanozyten, ☞ 30.1) in der Haut.

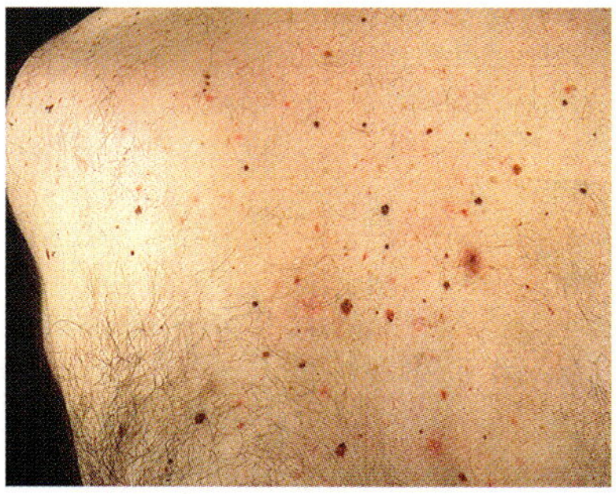

Abb. 30.87: Multiple Naevuszellnaevi. Diese Naevi sind nicht behandlungsbedürftig, sollten aber in regelmäßigen Abständen auf Veränderungen kontrolliert werden. [M123]

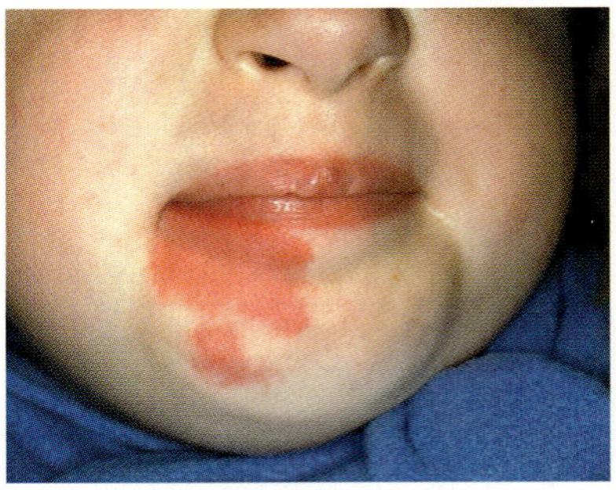

Abb. 30.88: Feuermal am rechten Unterkiefer, typischerweise nicht über die Mittellinie hinausgehend. [M123]

Naevi gehören zu den umschriebenen Fehlbildungen der Haut und kommen sehr häufig vor. Ihre Oberfläche ist meist glatt, kann aber auch warzenähnlich, behaart oder tierfellartig sein. Bei Entzündungen, Verletzungen oder Veränderungen der Form, Farbe, Größe und Begrenzung müssen sie operativ entfernt werden. Großflächige Naevi werden wegen ihres Entartungsrisikos *vor* der Pubertät exzidiert. Dabei empfiehlt sich eine streifenförmige Teilexzision in mehreren Sitzungen, um der Haut Zeit zum Dehnen zu geben. Nach großflächigen Exzisionen ist eine plastische Deckung notwendig.

Blutgefäßnaevi

Feuermal *(Naevus flammeus, Weinmal)*: Angeborener, hellroter, rotweinfarbener oder blauroter Fleck, der durch Kapillarerweiterungen bedingt ist.

Feuermale sind insbesondere in Gesicht und Nacken zu finden. Form und Größe der Flecken variieren stark. Die Färbung ist durch einen Spatel wegdrückbar.

Die Therapie des Feuermals sollte erst im Erwachsenenalter erfolgen, da es bei Kindern oft zu Vernarbungen kommt und somit keine guten kosmetischen Ergebnisse erzielt werden. Bewährt hat sich die Lasertherapie. Exzisionen werden wegen der unschönen Narbenbildung nur in Ausnahmefällen durchgeführt. Dankbar sind die Patienten für eine Anleitung im medizinischen Schminken, bei dem das Feuermal durch bestimmten Kosmetika abgedeckt wird. In vielen Fällen verhilft das Schminken den Betroffenen wieder zu mehr Selbstbewußtsein, das unter dem sichtbaren Makel gelitten hat.

Hämangiom

Hämangiom *(Blutschwamm):* Schwammartiger Blutgefäßherd, der histologisch zwischen den gutartigen Blutgefäßtumoren und den Fehlbildungen steht. Bei größeren Hohlräumen **kavernöses Hämangiom** genannt.

Die kavernösen Hämangiome des Säuglings sind angeboren oder treten in den ersten Lebenstagen auf. Gewöhnlich wachsen sie im ersten Lebensjahr deutlich. Da sie häufig sehr auffällig sind, wünschen die Eltern der betroffenen Kinder meist eine möglichst frühzeitige Behandlung. Jedoch sollte nur in schweren Fällen früh gelasert oder operiert werden (z.B. bei Blutungen, Entzündungen oder funktionellen Behinderungen), da das Wachstum nach ca. einem Jahr aufhört und sich über 80% der Blutschwämme bis zur Pubertät von selbst zurückbilden. Ein zufriedenstellendes kosmetisches Ergebnis erzielt man eher durch Abwarten und gegebenenfalls einer späteren Operation von Restzuständen.

Bei den Hämangiomen unterscheidet man kutane, kutan-subkutane und subkutane Hämangiome:

- Das *kutane Hämangiom* tritt als oberflächliche Erhabenheit mit sattroter Farbe auf
- Beim *kutan-subkutanen Hämangiom* tritt nur ein Teil des Hämangioms an die Oberfläche (wie die Spitze eines Eisberges). Am Rand des Tumors schimmert der subkutane Anteil bläulich durch
- Das *subkutane Hämangiom* äußert sich in einer bläulich-schimmernden Erhabenheit und ist als weicher, manchmal schwammartig ausdrückbarer Tumor zu tasten.

Fibrom

Neurofibromatose, ☞ *30.10.1*

Das **harte Fibrom** *(Dermatofibrom, Histiozytom)* ist ein gutartiger Tumor des Bindegewebes mit Fibroblasten- und Kollagenvermehrung. Es handelt sich um einen derben, leicht erhabenen, kugelförmigen Knoten. Da er Lipide und Pigmente speichern kann, ergibt sich meist ein gelb-bräunlicher Farbton.

Ein **weiches Fibrom** ist eine meist gestielte, weiche Papel und kommt nicht selten an Augenlidern, am Hals und unter der Achsel vor. Es kann von einer runzeligen Hülle umgeben sein oder gestielt herabhängen.

Veränderungen des Bindegewebes

Keloid *(Wulstnarbe):* Gutartige Bindegewebswucherung, die v.a. nach Verbrennungen oder Verätzungen, aber auch bei Akne, bakteriellen Wundinfektionen oder Operationswunden auftreten kann. Im Gegensatz zur **hypertrophen Narbe** nicht auf den Ort des Traumas beschränkt.

Da Keloide familiär gehäuft vorkommen, wird eine genetische Disposition vermutet. Prädilektionsstellen sind Gesicht, Ohren, Hals, oberer Rumpf und die proximalen Extremitätenanteile. An den Handflächen und Fußsohlen kommen sie nur sehr selten vor. In Operationsnarben sind die Kelloide eher wulstartig und fingerdick, während sie nach Verbrennungen mehr plattenartig ausfallen. Haben sie eine gewisse Größe erreicht, wachsen sie nicht weiter, spontane Rückbildungen sind möglich. Bei Berührung können die Kelloide schmerzen, häufig jucken sie auch.

Die Behandlung eines frischen Keloids besteht in einer örtlichen Glukokortikoidgabe (Injektion in den Herd oder

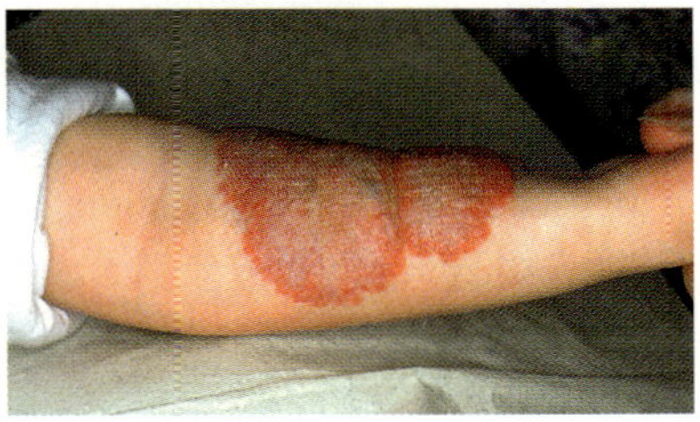

Abb. 30.89: Kutanes kavernöses Hämangiom am Unterarm eines Säuglings. [M123]

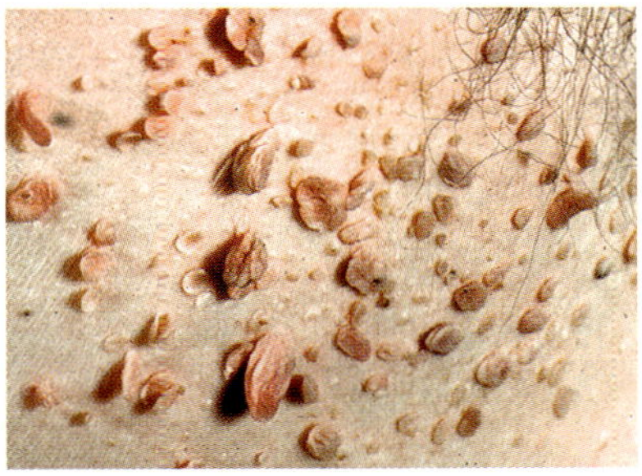

Abb. 30.90: Fibrome, hier gestielte, treten nicht selten in größerer Anzahl auf. [M123]

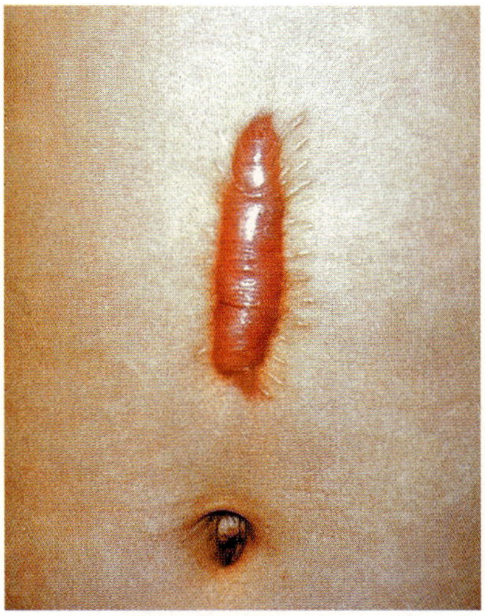

Abb. 30.91: Keloid am Rumpf. [M111]

Salben unter einem Okklusivverband), in Druckverbänden mit 1 – 2 cm dicken Schaumstoffkompressen und einer elastischen Klebebinde, in einer Röntgenweichstrahlentherapie (☞ 10.6), in einer Kryotherapie oder in einer Lokaltherapie mit bestimmten Pflanzenextrakten, z.B. Contractubex®. Bei älteren Keloiden wirken diese Maßnahmen nur noch wenig. Eine operative Entfernung wird von den Patienten häufig gewünscht, ist aber wegen des hohen Rezidivrisikos mit Befundverschlechterung problematisch.

30.10.2 Primäre bösartige Hauttumoren

Primäre bösartige Hauttumoren *(primäre Hautmalignome, Hautkrebs):* In unseren Breiten stark zunehmende Krebsart, z.B. als Spinaliom, Melanom oder Basaliom.

Diagnostik bei Verdacht auf bösartige Hauttumoren

Alle verdächtigen Naevi müssen im Ganzen operativ entfernt und histologisch untersucht werden. Ist die Diagnose gesichert, muß geklärt werden, wie weit sich der Tumor ausgebreitet hat und ob bereits Metastasen in Lunge, Leber, Herz, Gehirn oder in den Knochen vorliegen. Hierzu wird der Patient zunächst körperlich untersucht, ehe sich Röntgendiagnostik, Sonographie, Computertomographie und Kernspintomographie anschließen.

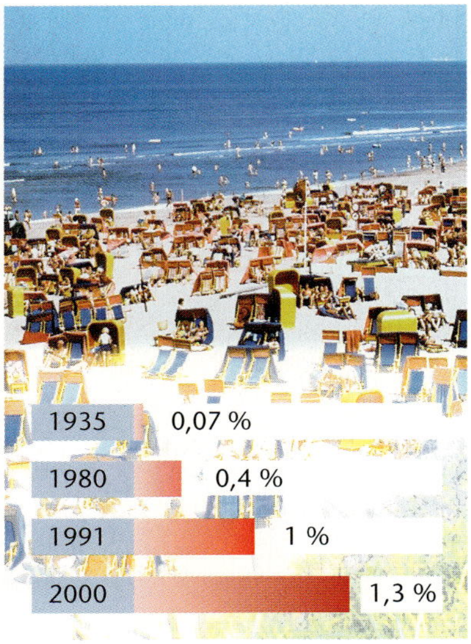

Abb. 30.92: In den letzten 60 Jahren hat sich das Hautkrebsrisiko mehr als verzehnfacht. Einige Hochrechnungen für das Jahr 2010 gehen sogar von einer Hautkrebsrate bis zu 2% aus – das wäre jeder 50. [B101, V225].

Basaliom

Basaliom *(Basalzellkarzinom):* Häufiger Hauttumor, der vermutlich aus unreifen pluripotenten („vielkönnenden") Epithelzellen entsteht, die z.B. durch UV-Exposition heranreifen. Lokalisation zu über 80% im Gesicht. Manifestation in der Regel nach dem 50. Lebensjahr.

Symptome und Befund

Das Basaliom kommt überwiegend im Gesicht vor (und hier v.a. im oberen Gesichtsdrittel). Es entwickelt sich ohne Vorstufen auf gesund aussehender Haut. Oft bildet sich zunächst eine kleine, grauweiße Verhärtung mit einzelnen *Teleangiektasien* (Gefäßerweiterungen), die nicht selten durch Kratzen oder Rasieren lädiert werden. Leitsymptom des Basalioms sind daher immer wieder an der gleichen Stelle auftretende Blutkrusten oder Verletzungen, die „nicht heilen wollen". Im weiteren Verlauf nehmen die Knötchen eine derbe Konsistenz an oder sinken im Zentrum ein und haben einen perlartig aufgeworfenen Rand. Unbehandelt zerstört das Basaliom im Verlauf von Monaten und Jahren die angrenzenden Knochen und Weichteile, setzt aber *keine* Metastasen. Daher wird es auch als **semimaligner Tumor** bezeichnet.

Der Häufigkeitsgipfel der Erkrankung liegt im 6. – 8. Lebensjahrzehnt.

Behandlungsstrategie

Beim Basaliom hängt die Therapie von Größe und Sitz des Tumors ab. Häufig ist die Exzision ausreichend. Beim Einbruch in Knochen und Weichteile sind radikale operative Maßnahmen notwendig, z.B. die Entfernung der Ohrmuschel bei einem Basaliom am äußeren Ohr. Anschließend erfolgt eine plastische Rekonstruktion. Für ein gutes Ergebnis ist die Kooperation zwischen Dermatologen, Chirurgen, Kieferchirurgen oder HNO-Ärzten wichtig. Bei älteren Patienten kann eher eine Strahlentherapie empfohlen werden als bei jüngeren, da die Gefahr eines Rezidivs auf der bestrahlten Haut wegen der kürzeren Lebenserwartung begrenzt ist. Bei ungünstiger Lokalisation ohne Knochenbeteiligung kann ebenfalls eine Strahlentherapie angezeigt sein.

Prognose

Die Prognose ist bei vollständiger Entfernung des Tumors gut. Alle Basaliompatienten sollten aber über einen längeren Zeitraum nachkontrolliert werden. Die Kontrollen finden nach 2, 6 und 12 Monaten statt, anschließend einmal jährlich.

Spinaliom

Spinaliom *(spinozelluläres Karzinom, Stachelzellenkarzinom, verhornendes Plattenepithelkarzinom):* Bösartiger Hauttumor vorwiegend des älteren Menschen, der durch Entartung von Epithelzellen der Stachelzellschicht in der Epidermis (☞ Abb. 30.3) entsteht.

Symptome und Befund

Spinaliome sind seltener als Basaliome. Ursächlich kommen verschiedene Faktoren in Betracht. So spielt etwa das Ausmaß der Sonnenexposition (v.a. UV-B-Strahlen) im Laufe des Lebens ebenso eine Rolle wie der genetisch bedingte Hauttyp. Gefährdet sind v.a. Menschen mit sonnenempfindlicher Haut. Weitere begünstigende Faktoren sind chronisch-degenerative und chronisch-entzündliche Hautveränderungen, z.B. Hautatrophien oder Narben etwa nach Verbrennungen. Infektionen mit humanen Papillomaviren

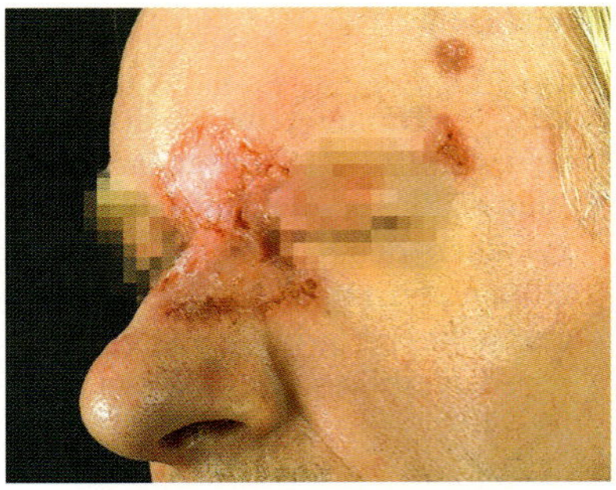

Abb. 30.93: Basaliom im Gesicht. [M123]

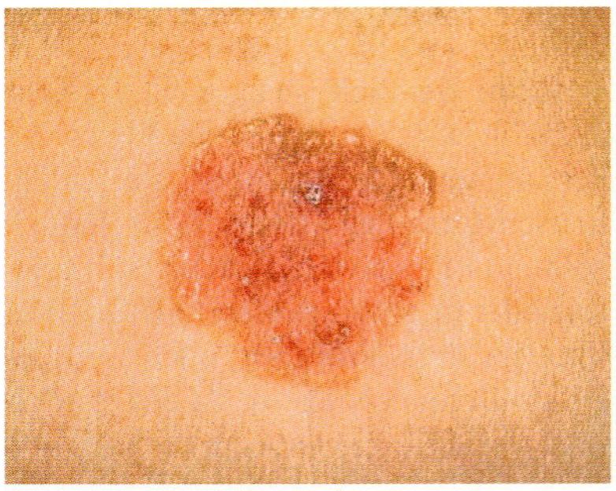

Abb.30.94: Basaliom am Rumpf. Deutlich zu erkennen sind der perlschnurartige Rand und die Teleangiektasien (Gefäßerweiterungen). [M123]

gehen ebenfalls mit einem höheren Spinaliom-Risiko einher (Penis- oder Vulvakarzinom). Die Kombination von Alkohol- und Nikotinabusus erhöht das Risiko, an einem spinozellulären Karzinom der Mundschleimhaut oder der Zunge zu erkranken. Prädilektionsstellen des Spinalioms sind Hautareale, die häufig dem Licht ausgesetzt sind (Gesicht, Kopf, Handrükken).

Zuerst entsteht ein kleiner schmerzloser Knoten in der Epidermis, der rasch wächst und ulzeriert. Dabei vernichtet er das umliegende Gewebe und die von ihm erreichten Knochen. Die lymphogene und hämatogene Metastasierung erfolgt meist relativ spät.

Behandlungsstrategie
Prognose

Neben einer Exzision im Gesunden kommt v.a. bei Patienten in schlechtem Allgemeinzustand auch eine Röntgenbestrahlung in Betracht. Die Prognose hängt von der Tumorgröße, der Metastasierung und dem histologischen Differenzierungsgrad (☞ 9.9.2) ab. Sie ist bei Zungen-, Vulva- und Peniskarzinomen am schlechtesten.

Melanom

Malignes Melanom: Sehr bösartiger Tumor, der durch Entartung der Melanozyten entsteht. Zur Zeit in der weißen Bevölkerung zunehmende Erkrankungshäufigkeit mit einem Altersgipfel im mittleren Lebensalter.

Symptome und Befund

Maligne Melanome gehören zu den bösartigsten Tumoren der Haut und Schleimhaut. Grund dafür ist nicht die örtliche Aggressivität des Malignoms, sondern seine Neigung zur schnellen lymphogenen und hämatogenen Metastasenbildung. Der Altersgipfel liegt zwischen dem 30. und 60. Lebensjahr.

Das klinische Bild des Melanoms ist nicht einheitlich. Folgende Kriterien wecken bei einem Naevus den Verdacht auf ein malignes Melanom **(ABCD-Regel)**:

- **A**symmetrie des Herdes
- **B**egrenzung unscharf, unregelmäßig oder polyzyklisch
- **C**oloration (Färbung) variabel mit unterschiedlichen Farbnuancen, d.h. hellbraune, dunkle und schwarze Anteile
- **D**urchmesser größer als 5 mm.

Weitere Hinweise sind rasche Größenzunahme eines Fleckes oder seiner Erhabenheit (diese Frage vermag der Patient oft nicht genau zu beantworten), Bluten bei geringen Reizen (z.B. beim Abtrocknen) oder Juckreiz. Besonders heimtückisch sind die sog. *amelanotischen Melanome,* die sich farblich kaum von der Umgebung abheben und daher erst spät erkannt werden.

Behandlungsstrategie
Prognose

Maligne Melanome werden weit im Gesunden operativ entfernt. Chemotherapie und Immuntherapie, z.B. mit Interferon, werden bei fortgeschrittenen Tumoren unterstützend eingesetzt. Palliative Bestrahlungen sind möglich. Die Prognose hängt maßgeblich von der Eindringtiefe des Melanoms ab, die deshalb im histologischen Schnitt gemessen wird. Bei einer maximalen Tumordicke von bis zu 0,75 mm und fehlenden Metastasen liegt die 5 Jahres-Überlebensrate um 90%, bei mehr als 3 mm dagegen unter 50%. Patienten mit Fernmetastasen haben eine sehr schlechte Prognose und versterben meist rasch.

Risikofaktor Nr. 1: UV-Licht

Für das Basaliom und Spinaliom ist eine Risikoerhöhung durch UV-Bestrahlung (Sonnenexposition!) zweifelsfrei erwiesen, während beim Melanom bisher nur ein Zusammenhang zu Sonnenbränden in der Kindheit gesichert ist. V.a. beim Spinaliom sind auch andere Vorschädigungen der Haut bedeutsam, etwa durch ständigen mechanischen oder chemischen Reiz (Pfeifenraucher).

Für alle drei Formen des bösartigen Hauttumors geht man vom Hauptrisikofaktor Sonneneinstrahlung aus. Paradoxerweise wird in unserer Gesellschaft sonnengebräunte Haut immer noch mit Gesundheit gleichgesetzt, obwohl bekannt ist, daß die Sonnenanbeter ein deutlich erhöhtes Hautkrebsrisiko haben. Außerdem altert ihre Haut schneller, so daß die gebräunte Schönheit von heute mit großer Wahrscheinlichkeit die Käuferin der Anti-Falten-Cremes von morgen sein wird.

Als prophylaktische Maßnahme sollte der hellhäutige Mitteleuropäer im Sommer nur höchstens 20 Minuten ungeschützt in der Sonne verbringen. Auch nach der Benutzung von Sonnenölen oder -cremes mit hohem Lichtschutzfaktor ist der Aufenthalt in der Sonne einzuschränken. So kann man z.B. mit einem Lichtschutzfaktor 10 nur 10mal länger in der Sonne bleiben als ohne Lichtschutz. Unbedingt zu vermeiden sind Sonnenbrände (insbesondere bei Kindern), welche die Haut Zeit ihres Lebens nicht vergißt.

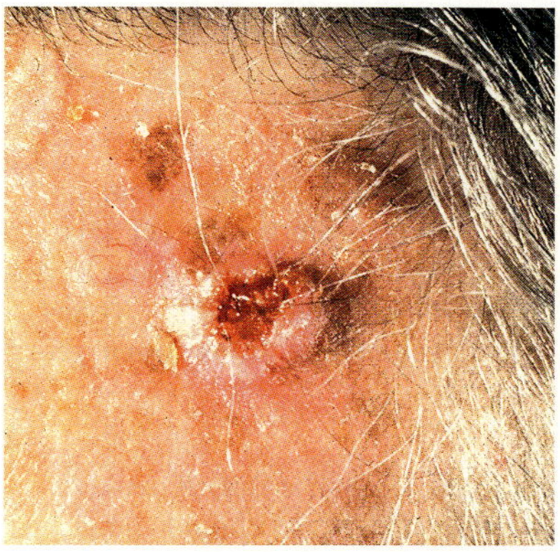

Abb. 30.95: Spinaliom an der Stirn mit zentraler Ulzeration. [M123]

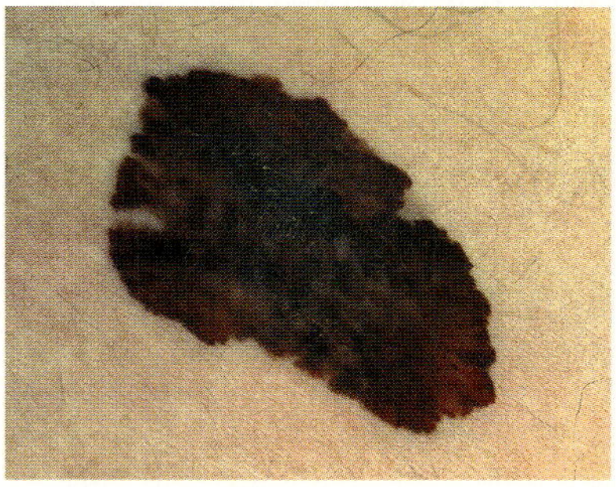

Abb. 30.96: Malignes Melanom auf dem Rükken eines 40jährigen Patienten. Typisch sind die polyzyklische Randkontur und die unregelmäßige Pigmentverteilung. [M123]

Pflege bei bösartigen Hauttumoren

Prä- und postoperative Pflege, ☞ *11.1 und 11.4;*
Onkologische Pflege, ☞ *24.2*

Hauttumoren stellen v.a. im Gesicht eine optische Beeinträchtigung dar und bieten in fortgeschrittenen Stadien einen erschreckenden Anblick. Zudem können sie in der Nähe von Mund, Auge, Ohr oder Nase zu funktionellen Behinderungen führen (☞ Pflege in der HNO-Heilkunde, ☞ Pflege in der Augenheilkunde).

Patienten mit malignen Melanomen haben oft nur noch eine kurze Lebenserwartung, da diese meist erst spät diagnostiziert werden (☞ 15, Pflege in der Endphase des Lebens).

Unerläßlich: Hautbeobachtung
Die Tatsache, daß eine frühzeitige Diagnosestellung die Heilungsaussichten ganz entscheidend verbessert, unterstreicht die Wichtigkeit der Hautbeobachtung, insbesondere auffälliger Hauterscheinungen, bei ausnahmslos allen Patienten (z.B. beim Waschen). Die Angabe des Patienten, daß sich an einem Fleck „etwas tut“, könnte ein Hinweis auf ein Melanom sein! In Zweifelsfällen ist stets der Stationsarzt zu informieren, ggf. ist eine fachärztliche Konsultation angezeigt.

30.11 Geschlechtskrankheiten

Geschlechtskrankheiten: Erkrankungen, die fast immer sexuell übertragen werden. Nach der römischen Liebesgöttin Venus auch **venerische Infektionen** genannt.

International ist der Begriff der *sexuell übertragbaren Krankheiten* (engl. *sexually transmitted diseases,* kurz **STD**) gebräuchlich. Dieser umfaßt zum einen Erkrankungen, die vorwiegend über sexuelle Kontakte übertragen werden (☞ unten), zum anderen Erkrankungen, bei denen kein sexueller Kontakt stattgefunden haben muß, die aber dennoch häufig über den Geschlechtsverkehr übertragen werden, z.B. Trichomonadeninfektionen oder unspezifische Genitalinfektionen mit Mykoplasmen, Chlamydien und Herpes-Viren. Auch die Hepatitis B (☞ 22.4.2), die HIV-Infektion (☞ 29.3.1), die Skabies oder die Pedikulose (☞ 30.8.3) können beim Geschlechtsverkehr übertragen werden.

Meldepflicht bei Geschlechtskrankheiten, ☞ *28.10*

30.11.1 Gonorrhoe

Gonorrhoe *(Tripper):* Bakterielle, durch **Gonokken** (*Neisseria gonorrhoeae,* ☞ 28.5.5 und Abb. 30.97) hervorgerufene, meldepflichtige Infektionskrankheit mit meist deutlichen Beschwerden beim Mann und symptomarmem Verlauf bei der Frau. Manifestiert sich v.a. an den Schleimhäuten des Urogenitaltraktes, des Analkanals und des Rachens. In Europa die häufigste der „klassischen" Geschlechtskrankheiten.

Die Gonokokken werden fast immer durch Sexualkontakt übertragen. Die Inkubationszeit beträgt 1 – 6 (– 14) Tage.

Symptome und Befund

Ungefär 2 – 6 Tage nach der **genitalen Infektion** treten bei den meisten Männern deutliche Symptome auf:

- Schleimiger, gelbgrüner Ausfluß aus der Harnröhre
- *Dysurie* (brennende, ziehende Schmerzen beim Wasserlassen, ☞ 31.3.4).

Bei ca. 50% der Frauen bleibt eine Gonorrhoe zunächst unbemerkt, da die Infektion mit unspezifischen Symptomen (Brennen beim Wasserlassen, Scheidenausfluß) beginnt und oft symptomarm verläuft. Unbehandelt kann die Gonorrhoe weiter aufsteigen und bei der Frau zu Entzündungen der Gebärmutterschleimhat (Endometritis, ☞ 12.13.4), der Eileiter und Ovarien (Adnexitis, ☞ 32.7.1) oder des Bauchfells (Peritonitis, ☞ 21.8.2) führen. Beim Mann drohen v.a. eine Nebenhoden- und Prostataentzündung (☞ 31.9.1). In beiden Fällen besteht die Gefahr bleibender Sterilität. Außerdem können durch hämatogene Aussaat extragenitale Komplikationen auftreten, v.a. die Entzündung eines großen Gelenks mit akut einsetzender Schwellung *(Monoarthritis gonorrhoica)* oder selten einmal eine Endokarditis (☞ 18.8.1) oder Sepsis (☞ 28.4).

Die **rektale Infektion**, z.B. durch Analverkehr oder Schmierinfektion, zeigt sich v.a. durch geringen analen Pruritus, unklare Beschwerden im Analbereich (oft als „Hämorrhoidalbeschwerden" bezeichnet), rektale Schmerzen, Tenesmen sowie Völlegefühl und Obstipation.

Eine Beteiligung von **Rachen** und **Tonsillen** ist eher selten. Sie macht sich durch Schleimhautrötung und Schluckbeschwerden bemerkbar.

Beim Neugeborenen einer infizierten Mutter besteht die Gefahr einer **gonorrhoischen Blenorrhoe** (Form der eitrigen Konjunktivitis, ☞ 33.7.1) durch Kontakt der kindlichen Konjunktiven mit gonokokkenhaltigem Sekret im Geburtskanal.

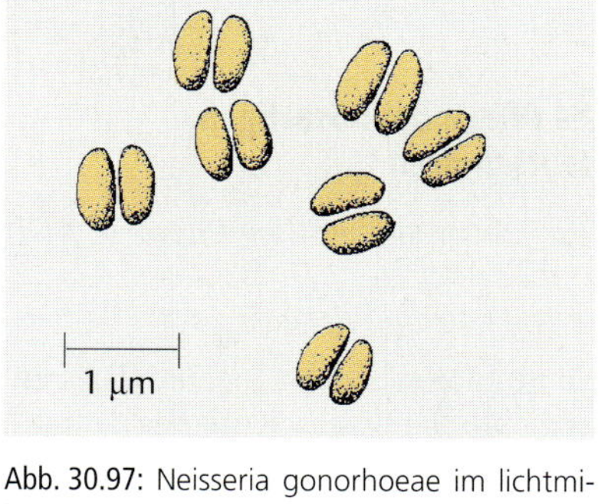

Abb. 30.97: Neisseria gonorhoeae im lichtmikroskopischen Bild (Schemazeichnung). [B101]

Diagnostik

Zur mikroskopischen Untersuchung eignen sich mit Methylenblau oder nach Gram (☞ 28.5.1) gefärbte Ausstrichpräparate von Genitalsekreten. Dazu macht man 3 – 4 Stunden nach der letzten Miktion einen Abstrich aus der Harnröhre, bei der Frau zusätzlich einen aus dem Zervikalkanal. Zur Sicherung der Diagnose wird eine Bakterienkultur auf Spezialnährböden angelegt.

Serologische Untersuchungen werden nur bei komplizierten Verläufen (z.B. mit Monoarthritis gonorrhoica) durchgeführt. Blutuntersuchungen können aber zum Ausschluß einer gleichzeitig erworbenen Syphilis-Infektion (☞ 30.11.2) sinnvoll sein.

Behandlungsstrategie

Die unkomplizierte **urogenitale Gonorrhoe** wird heute mit einer *Einzelbehandlung* angegangen. Zur *oralen* Einzelbehandlung steht Ofloxacin (Tarivid®) oder Ciprofloxacin (Ciprobay®) zur Verfügung, für die *i.m.*-Einzelbehandlung Spectinomycin (Stanilo®) oder Ceftriaxon (Rocephin®).

Zur Vermeidung sog. *Ping-Pong-Infektionen* ist eine Partnerbehandlung erforderlich. Während der Behandlung ist auf Geschlechtsverkehr zu verzichten. 3 – 7 Tage nach Beendigung der Therapie werden Kontrollabstriche entnommen.

Pflege

Pflege bei Peritonitis, ☞ *21.8.2;*
Pflege bei Sepsis, ☞ *28.4;*
Pflege bei Adnexitis, ☞ *32.7.1;*
Pflege bei Prostatitis und Epididymitis, ☞ *31.9.1 und 31.10.2*

30.11.2 Syphilis

Syphilis *(Lues, harter Schanker):* Durch das Stäbchenbakterium *Treponema pallidum* hervorgerufene, meldepflichtige Geschlechtskrankheit mit typischem stadienhaften Verlauf. Früher v.a. wegen ihrer neurologischen Spätkomplikationen gefürchtet, heute gut mit Antibiotika zu behandeln.

Die Treponemen dringen bei Sexualkontakten durch kleine Epitheldefekte der Haut oder Schleimhaut ein. Intrauterine Infektionen, Übertragungen

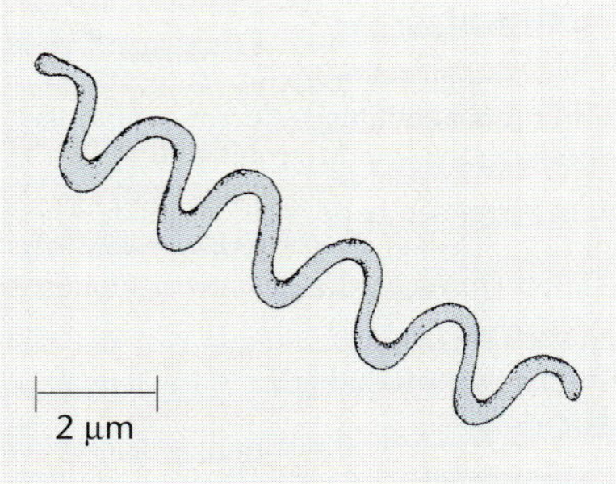

Abb. 30.98: Treponema pallidum im lichtmikroskopischen Bild (Schemazeichnung). [B101]

durch Transfusionen oder Schmierinfektionen sind möglich, aber in Deutschland selten. Unterschieden werden die *erworbene* und die – heute sehr seltene – *angeborene* Form der Syphilis.

Symptome und Befund

Unbehandelt nimmt die **erworbene Syphilis** über Jahrzehnte einen typischen stadienhaften Verlauf.

Frühsyphilis

Erstes Stadium (Primärstadium). Nach einer Inkubationszeit von ca. drei Wochen tritt an der Eintrittstelle der Erreger der sog. **Primäraffekt** auf, eine schmerzlose Papel, die rasch zu einem harten Geschwür zerfällt. Entsprechend der Sexualpraktiken ist der Primäraffekt im Genital- oder Mundbereich lokalisiert. Etwa 1 – 2 Wochen nach dem Auftreten des Primäreffekts schwellen die regionalen Lymphknoten an **(Primärkomplex).** Typischerweise sind die entzündeten Lymphknoten hart, schmerzlos und gut verschieblich.

Zweites Stadium (Sekundärstadium). Im Sekundärstadium überschwemmen die Treponemen den Organismus. Der Patient bekommt 6 – 8 Wochen nach der Infektion uncharakteristische Beschwerden, z.B. Kopf- und Gliederschmerzen, sowie generalisierte Lymphknotenschwellungen. Kurz darauf breitet sich ein meist makulopapulöser Ausschlag auf Haut und Schleimhäuten aus **(Syphilide)**, der den ganzen Körper einschließlich der Handteller und Fußsohlen befallen kann. Der Inhalt der Papeln ist reich an Erregern. Dieses Syphilis-Exanthem unterscheidet sich von anderen darin, daß es *nicht* juckt. Das Exanthem klingt nach Monaten spontan ab, kann aber wiederkehren. Auch **Condylomata lata,** das sind breit aufsitzende, nässende Papeln vor allem an der Vulva, dem Damm und im Analbereich, können in diesem Stadium auftreten.

Die Dauer der Frühsyphilis beträgt etwa zwei Jahre.

Spätsyphilis

Der Verlauf der Syphilis ist von der Immunitätslage abhängig. So erkrankt nur ca. ein Drittel der unbehandelten Patienten an einer **Spätsyphilis.**

Drittes Stadium (Tertiärstadium). Ungefähr 3 – 5 Jahre nach der Infektion bilden sich zum einen oberflächliche Papeln, die entweder unter Narbenbildung abheilen oder ulzerieren, zum anderen subkutane knotige Granulome **(Gummen),** die mit der Haut verbacken sind, zur Geschwürsbildung neigen und allmählich ganze Körperareale vernichten können. Sie treten in allen Schichten zwischen Haut und Knochen auf und sitzen an jeder beliebigen Körperstelle. So sind sie im Auge ebenso zu finden wie im Herzen, an der Leber oder im Gehirn. Die Herde sind erregerarm, ein Nachweis der Treponemen hieraus kaum möglich.

Viertes Stadium (Quartärstadium). 10 – 20 Jahre nach der Infektion treten bei ungefähr 10% der Patienten neurologische Symptome auf, z.B.:

- Schmerzen, Gangstörungen, fehlende Sehnenreflexe und Pupillenstörungen durch eine Schädigung des Rückenmarks **(Tabes dorsalis)**
- Gedächtnisstörungen, Depressionen und Demenz (☞ 14.5) durch eine Entzündung der grauen Hirnsubstanz **(progressive Paralyse).**

Diagnostik der Syphilis

Bedingt durch die Vielgestaltigkeit der Erkrankung vertraut man praktisch ausschließlich auf die Antikörperdiagnostik im Blut. Ungefähr 2 – 3 Wochen nach der Infektion reagieren die

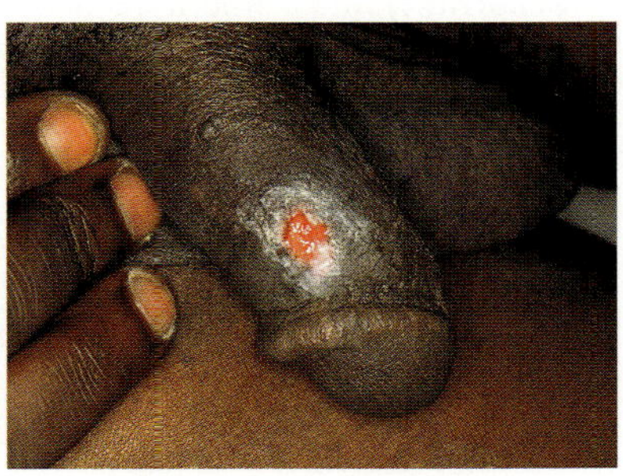

Abb. 30.99: Syphilitischer Primäraffekt am Penisschaft. [M123]

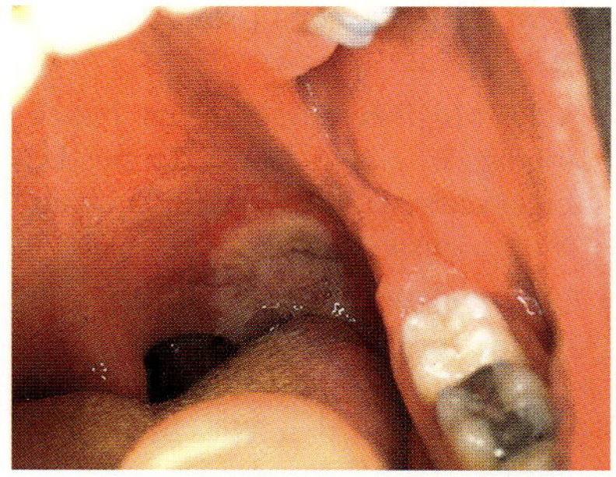

Abb. 30.100: Syphilisenanthem am Gaumen (Sekundärstadium). [M123]

ersten serologischen Tests zum Antikörper-Nachweis:

- Frühest möglicher Test ist der **FTA-Abs-Test** (eine besondere Form des FTA-Tests: ***F**luoreszenz-**T**reponemen-**A**ntikörpertest*). Kurz darauf folgt der **TPHA-Test** *(**T**reponema-**p**allidum-**H**äm**a**gglutinationstest).* Beide Tests arbeiten mit abgetöteten Treponemen bzw. Treponemenfragmenten als Antigen und sind sehr spezifisch
- Zur Kontrolle der Therapie, insbesondere auch zum Nachweis, ob eine Behandlung „angeschlagen" hat, dient der VDRL-Test *(Venereal Disease Research Laboratories)* oder der **Cardiolipinflockungstest.** Bei erfolgreicher Behandlung der Syphilis fällt der Titer ab. Da hierbei nicht Antikörper gegen Treponemen, sondern gegen *Gewebelipoide* (Cardiolipin-Lecithin-Cholesterin-Gemisch) nachgewiesen werden, sind die Tests nur wenig spezifisch und differentialdiagnostisch von geringem Wert.

Behandlungsstrategie

Mittel der Wahl ist Penicillin (bei Penicillin-Allergie Erythromycin). Parenterale Gabe sichert eine ausreichende Dosierung auch bei weniger zuverlässigen Patienten. Spätstadien erfordern eine längere Behandlung.

Pflege

Obwohl das Treponema pallidum außerhalb des Körpers rasch abstirbt, sind zur Ausschaltung jedes Risikos für Pflegepersonal und Mitpatienten folgende Maßnahmen zu beachten:

- Der Patient muß über die Infektionswege aufgeklärt werden. Insbesondere nach dem Waschen oder dem Toilettenbesuch muß er sich die Hände nicht nur waschen, sondern auch desinfizieren

- Nach Möglichkeit sollte der Patient anfangs in einem Einzelzimmer untergebracht werden, in dem auch alle Pflegeutensilien verbleiben
- Einwegmaterialien werden noch im Zimmer in den Behälter für infektiösen Sondermüll, Wäsche sowie Handtücher in den Wäschesack geworfen. Urinflaschen, Steckbecken und Toilettenstühle sind zu desinfizieren
- Zum Selbstschutz der Pflegenden sollte direkter Hautkontakt mit den Patienten vermieden und bei allen Verrichtungen (z.B. Waschen) Handschuhe angezogen werden. Besondere Vorsicht ist beim Umgang mit gebrauchten Kanülen geboten, da Treponemen durch Stichverletzung übertragen werden können.

Geschlechtskrankheiten können prinzipiell von jedem sexuell aktiven Menschen erworben werden. Sie kommen keinesfalls nur bei Menschen mit häufig wechselnden Sexualpartnern vor. Dennoch werden sie als „Lustseuchen" moralisch verurteilt. Aus diesem Grund leiden viele Patienten unter Schuldgefühlen. Hinzu kommen Partnerschaftskonflikte, insbesondere, wenn die Infektion Folge eines „Seitensprungs" ist. Mit den Betroffenen sollte sensibel umgegangen werden, da die eigenen Schuldgefühle und die Angst vor Zurechtweisungen den Patienten empfindlich und oft auch unkooperativ machen.

Krankenbeobachtung und Dokumentation

Kurz nach Therapiebeginn Temperatur mehrmals täglich kontrollieren, da es als Reaktion auf den Zerfall der Treponemen durch das Antibiotikum zu einer Zustandsverschlechterung mit Fieber bis zu Schock-Symptomen kommen kann (sog. **Jarisch-Herxheimer-Reaktion**).

Prognose

Bei konsequenter Behandlung heilt die Frühsyphilis folgenlos aus. Sie hinterläßt allerdings keine Immunität, so daß eine abermalige Infektion jederzeit möglich ist.

Erkrankung	Erreger	Klinik und Therapie
Trichomonaden-infektion	Trichomonas vaginalis	Juckreiz, bei Frauen Fluor vaginalis, bei Männern Harnröhrenentzündung. Therapie mit lokaler oder oraler Gabe von Metronidazol (Clont®)
„Unspezifische" Urethritis (☞ 31.6.2)	Zu 80% Mykoplasmen oder Chlamydien	Juckreiz und Brennen beim Wasserlassen. Therapie mit Tetrazyklinen oder Erythromycin. Als Komplikation Unfruchtbarkeit v.a. bei Frauen.
Herpes genitalis (☞ 32.12.1)	Herpes simplex-Viren, meist Typ II	Gruppierte Bläschen auf gerötetem Grund. Therapie mit lokal desinfizierenden Maßnahmen und Acyclovir lokal
Ulcus molle	Hämophilus ducreyi	Weiche, schmerzhafte Geschwüre mit reaktiver Lymphknotenschwellung, evtl. mit Perforation
Lymogranuloma inguinale	Chlamydia trachomatis	Zerfallende Geschwüre, Lymphknotenschwellung, Lymphstau

Tab. 30.101: Weitere sexuell übertragbare Krankheiten.

30.12 Weitere Hautkrankheiten

30.12.1 Albinismus

Albinismus: Zusammenfassende Bezeichnung für erbliche Störungen der Melaninbildung, die zu blasser, rötlicher Haut, weißblondem Haar und zu blauer oder rötlicher Iris führen.

Durch Pigmentmangel im Auge entstehen außerdem Lichtscheu, Nystagmus (☞ 35.3.1) und verminderte Sehfähigkeit. Als *Albinismus partialis* werden umschriebene pigmentfreie Hautflecke oder einzelne weiße Haarsträhnen bezeichnet. Die Behandlung des Albinismus erfolgt symptomatisch mit Sonnenschutzmitteln und Augenschutzgläsern.

30.12.2 Akne vulgaris

Akne vulgaris (kurz *Akne*, auch *Acne vulgaris*). In der Pubertät auftretende Hauterkrankung, die durch übermäßige und veränderte Talgdrüsensekretion **(Seborrhoe)** und Verhornung der Talgdrüsenausführungsgänge zur Bildung von **Komedonen** (sog. Mitesser) führt. Betrifft Männer häufiger als Frauen.

Die Erkrankung ist multifaktoriell bedingt, wobei neben genetischen und hormonellen Einflüssen auch Bakterien (v.a. *Propionibacterium acnes*) eine Rolle spielen. Auch chemische Noxen (z.B. bestimmte Öle, Teerprodukte) und Medikamente (z.B. Glukokortikoide, Antiepileptika) können eine Akne hervorrufen.

Durch Entzündung bilden sich aus den Komedonen Papeln und Pusteln, die beim Abheilen Narben hinterlassen können. Die Effloreszenzen sind v.a im Gesicht, in ausgeprägteren Fällen auch im oberen Brust- und Rückenbereich lokalisiert.

Schwerste Form ist die **Acne conglobata** mit Riesenkomedonen, Abszessen, Fistelungen und keloidartigen Narben.

Die lokale Therapie umfaßt eine Schälbehandlung mit Benzoylperoxid in niedriger Konzentration (z.B. Aknefug®-oxid mild) oder Vitamin A-Säure-Präparaten (z.B. Airol®) sowie manchmal das Auftragen von Antiseptika und/oder lokalen Antibiotika (v.a. Erythromycin, z.B. Aknemycin®). Unterstützend wirken Sonnenbäder und UV-Bestrahlung (beides aber nur in Maßen, ☞ 30.10.2). Die Betroffenen sollten alkalifreie Syndets zum Waschen benutzen. Das Einhalten einer Diät ist dagegen – abgesehen von im Einzelfall beobachteten Unverträglichkeiten – nicht erforderlich. In schweren Fällen ist eine systemische Antibiotikagabe (v.a. niedrigdosiertes Minocyclin, z.B. Klinomycin®) oder die Einnahme von Aknemitteln (z.B. Roaccutan®, teratogen!) oder bei Frauen auch der „Pille" angezeigt.

Die Prognose ist für die meisten Patienten gut. In der Regel verschwinden die Krankheitserscheinungen bis zum 31. Lebensjahr von selbst. Einmal entstandene Narben bleiben aber bestehen und können kosmetisch sehr störend sein.

30.12.3 Bienenstichreaktionen

Bienenstichreaktionen: Sammelbegriff für akute Reaktionen auf Bienenstiche. Stellen im Sommer häufige Notfälle dar.

Die toxischen Symptome durch das Gift sind von Person zu Person sehr unterschiedlich. Gefürchtet ist insbesondere ein anaphylaktischer Schock (☞ 38.5.1) bei Menschen, die auf Bienengift allergisch reagieren. Ein einziger Bienenstich kann tödlich sein! Der Allergiker sollte stets ein Notfallset mit bronchodilatierenden Sprays, Glukokortikoiden und v.a. auch Adrenalinlösung zur Injektion bei sich haben. Dringend empfehlenswert ist eine (Schnell-)Hyposensibilisierung (☞ 29.4.3), die aber wegen der Gefahr eines allergischen Schocks nicht ungefährlich ist und daher im Krankenhaus durchgeführt werden muß.

30.12.4 Epidermolysis bullosa

Epidermolysis bullosa: Gruppe erblicher Erkrankungen, bei denen geringste mechanische Traumen zu Blasenbildung der Haut führen.

In der Regel kommt es kurz nach der Geburt zu Blasenbildungen an mechnisch beanspruchten Körperregionen, die je nach vorliegendem Typ beim Abheilen ausgedehnte Narben hinterlassen können. Schwere Formen sind mit dem Leben nicht vereinbar.

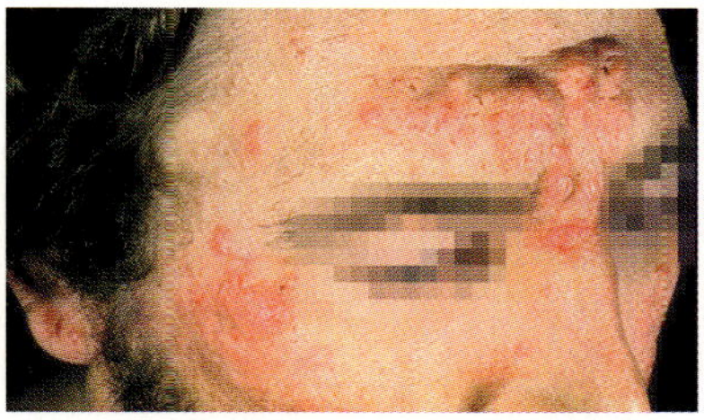

Abb. 30.102: Patient mit Acne conglobata im Gesicht. Die Riesenkomedomen sind bereits aus einiger Entfernung zu erkennen. [M123]

30.12.5 Erythema chronicum migrans

Erythema chronicum migrans *(Wanderröte):* Durch Borrelien hervorgerufene und durch Zecken übertragene Erkrankung (☞ auch Lyme-Borreliose, 28.5.17, 35.9.4).

2–3 Wochen nach dem Zeckenbiß tritt eine zunächst fleck- und dann ringförmige Rötung an der Zeckenbißstelle auf. Wegen der anderen Manifestationen einer Borrelieninfektion ist eine Antibiotikabehandlung erforderlich.

30.12.6 Erythema exsudativum multiforme

Erythema exsudativum multiforme: Durch scheibenförmige Effloreszenzen mit blauer Mitte und hellrotem Rand gekennzeichnetes Krankheitsbild, das idiopathisch oder symptomatisch (z.B. durch Arzneimittel oder Tumoren) bedingt sein kann.

In ausgeprägten Fällen entwickeln sich Blasen, der Patient hat hohes Fieber und ist schwer krank **(Stevens-Johnson-Syndrom).** Dann ist eine systemische Glukokortikoidgabe angezeigt. Ein Schleimhautbefall ist möglich.

30.12.7 Erythema nodosum

Erythema nodosum: Wahrscheinlich immunologisch bedingte Hauterkrankung mit roten Knoten, bevorzugt an den Schienbeinen.

Die Erkrankung steht oft in Zusammenhang mit einer Sarkoidose (☞ 20.7.1), eines M. Crohn (☞ 21.6.5) oder bestimmten Infektionen, z.B. der Tuberkulose.

30.12.8 Ichthyosis

Ichthyosis *(Fischschuppenkrankheit):* Erbliche Verhornungsstörungen mit Schuppenbildung am ganzen Körper.

Leichte Formen werden vom Patienten lediglich als „trockene Haut" empfunden. Schwere Formen sind mit dem Leben nicht vereinbar. Typischerweise sind die Gelenkbeugen nicht betroffen.

30.12.9 Lupus vulgaris

Lupus vulgaris: Häufigste Form der Hauttuberkulose mit braunroten Hautflecken.

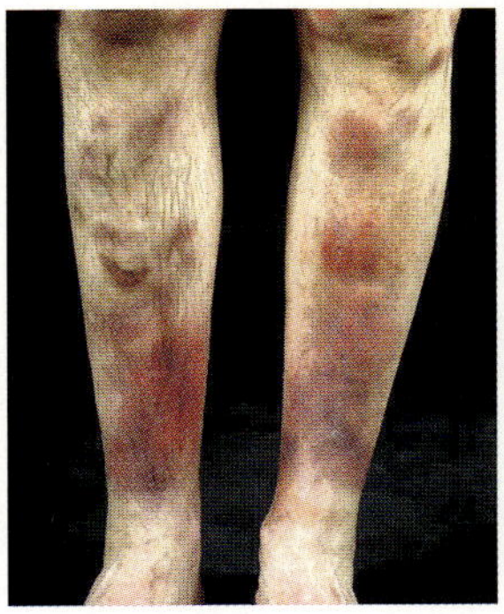

Abb. 30.103: Erythema nodosum bei Sarkoidose. Ganz typisch ist die Lokalisation an den Streckseiten der Unterschenkel. [M123]

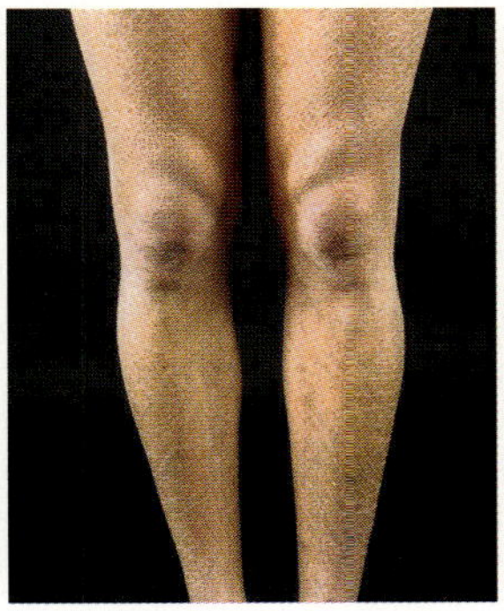

Abb. 30.104: Ichthyosis vulgaris. Die Haut ist flächenhaft mit nebeneinanderliegenden Schuppen bedeckt. [M123]

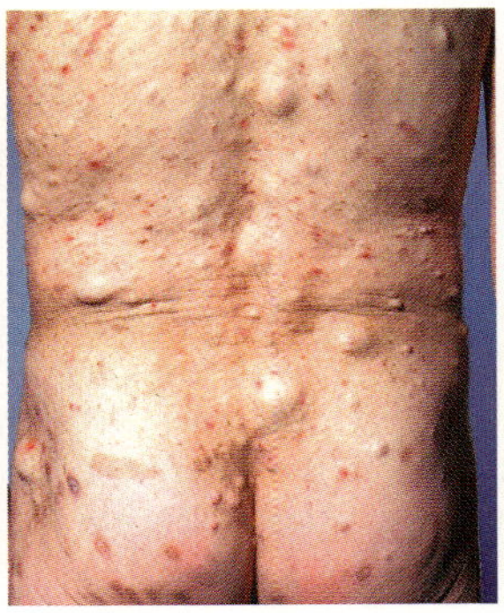

Abb. 30.105: Bei der Neurofibromatose handelt es sich um eine autosomal-dominant vererbte Erkrankung. [M123]

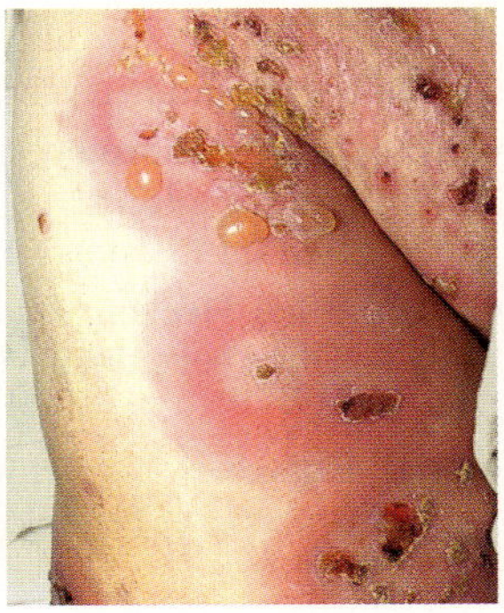

Abb. 30.106: Pemphigus am Körperstamm und an den Oberarmen mit (noch) intakten Blasen, Blasenresten und Krusten. [M123]

Der Lupus vulgaris ist der *postprimären Tuberkulose* (☞ 20.5.4) zuzurechnen. Die meist nur wenigen Herde sind erregerarm und v.a. im Gesicht und an den Extremitäten lokalisiert. Die Behandlung erfolgt durch Tuberkulostatika (☞ Tab. 20.45). Typisch ist, daß eine Sonde bereits bei leichtem Druck in das Gewebe einbricht.

30.12.10 Lyell-Syndrom

Lyell-Syndrom *(toxische epidermale Nekrose, TEN, Syndrom der verbrühten Haut):* Großflächige, blasige Abhebung der Epidermis mit schmerzhaften Erosionen, die an Verbrühungen erinnert.

Die lebensbedrohliche Erkrankung wird als allergisch-toxische Arzneimittelreaktion angesehen und mit Glukokortikoiden und intensivmedizinischen Maßnahmen behandelt. Tritt das Lyell-Syndrom bei Säuglingen oder Kleinkindern als Folge einer Staphylokokkeninfektion auf, spricht man auch von einem **SSS-Syndrom** *(staphylococcal scalded skin syndrome)*.

30.12.11 Neurofibromatose

Neurofibromatose *(Morbus von Recklinghausen, Neurofibromatosis generalisata):* Auftreten gutartiger Tumoren v.a. an den peripheren Nerven oder den Nervenwurzeln am ganzen Körper *(Neurofibrome)*. Erblich bedingte Erkrankung, Häufigkeit ca. 1 : 3000.

Zu den Leitsymptomen gehören:

- **Multiple Neurofibrome**, weiche, auf Palpation eindrückbare Knoten (*Klingelknopf-Phänomen*)
- **Cafe-au-lait-Flecken**, scharf und unregelmäßig begrenzte, hellbraune Flecken
- **Lisch-Knötchen**, geschwulstähnliche, pigmentierte Fehlbildungen der Iris aufgrund einer fehlerhaften Gewebszusammensetzung
- **Multiple Lentigines**, runde, bis linsengroße, umschriebene, dunkle Hautflecken in Achseln und Leisten.

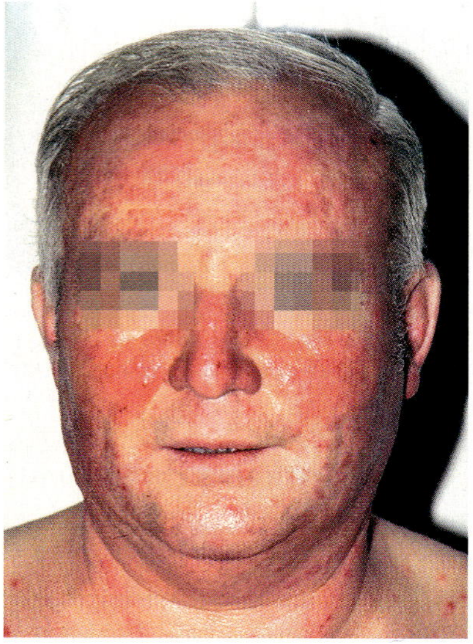

Abb. 30.107: Patient mit Rosazea. [M123]

Außerdem treten Skelettanomalien, gutartige Tumoren der Hirnnerven *(Akustikusneurinom)*, andere Tumoren des ZNS (Meningeome) und Tumoren v.a. des lymphatischen oder blutbildenden Systems gehäuft auf.

Das gemeinsame Auftreten von Neurofibromen, mindestens fünf Cafe-au-lait-Flecken und kleinfleckiger Hyperpigmentierungen der Axillen ist nahezu diagnostisch. Eine kausale Therapie gibt es nicht.

30.12.12 Pemphigus vulgaris

Pemphigus vulgaris: Chronische, autoimmun bedingte Hauterkrankung, die durch schlaffe Hautblasen gekennzeichnet ist.

Die Krankheit beginnt oft mit Schleimhauterosionen, z.B. im Mund. Durch Therapie mit Glukokortikoiden und Immunsuppressiva ist die Letalität von fast 100% auf ca. 10% gesunken.

30.12.13 Rosazea

Rosazea: Erkrankung des Erwachsenenalters, die zu Rötung, Teleangiektasien, Papeln und Pusteln im Gesicht führt.

Komplikationen sind ein **Rhinophym** (*Knollennase* durch Hyperplasie des Bindegewebes und der Talgdrüsen, nur bei Männern vorkommend) sowie eine Augenbeteiligung.

30.12.14 Schwangerschaftsstreifen

Schwangerschaftsstreifen *(Striae gravidarum)*: Zunächst bläulichrote, später weißliche Streifen, die bei ca. zwei Drittel aller Schwangeren in der zweiten Schwangerschaftshälfte auftreten und durch Risse der elastischen Hautfasern bedingt sind.

Besonders betroffen sind Bauch-, Gesäß-, Hüft- und Brustbereich. Ursächlich werden neben der enormen Hautdehnung in der Schwangerschaft auch hormonelle und genetische Faktoren angeschuldigt. Bürstenmassagen und fettende Cremes werden vorbeugend empfohlen, sind aber nicht allzu wirksam.

30.12.15 Seborrhoisches Ekzem

Seborrhoisches Ekzem *(seborrhoische Dermatitis):* Ursächlich ungeklärte Erkrankung mit scharf begrenzten Hautrötungen, bedeckt von gelb-bräunlichen, fettigen Schuppen.

Die Effloreszenzen sind v.a. im Gesicht, am behaarten Kopf sowie in der Brust- und Rückenrinne lokalisiert. Die Behandlung erfolgt durch lokale Anwendung von Glukokortikoiden, schwefel- und/oder salicylsäurehaltigen Präparaten sowie dem Antimykotikum Ketoconazol.

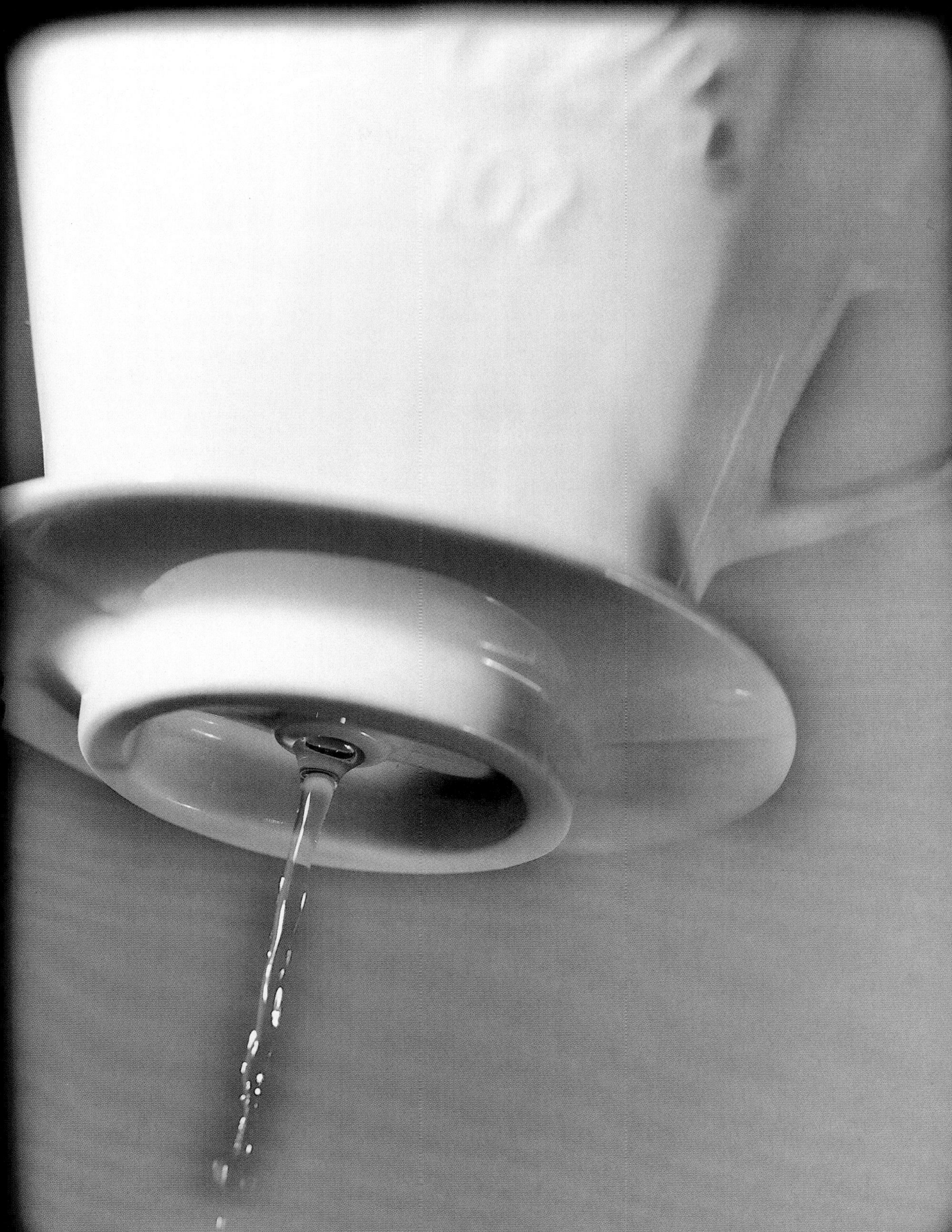

Pflege bei Erkrankungen der Niere und ableitenden Harnwege

31

Übersicht

Das medizinische Fachgebiet

Nephrologie *(Lehre von den Nierenkrankheiten):* Teilgebiet der *Inneren Medizin.* Befaßt sich vornehmlich mit den *konservativ* zu behandelnden Nierenerkrankungen wie z.B. Nierenentzündungen.

Urologie *(Lehre von den Krankheiten der Harnorgane):* Eigenständiges, *operativ* orientiertes Fachgebiet, das in erster Linie Erkrankungen der ableitenden Harnwege und der männlichen Geschlechtsorgane zum Gegenstand hat.

Umfaßt auch die **Andrologie,** die im engeren Sinne die Lehre von der Fortpflanzungsfähigkeit des Mannes und ihren Störungen bezeichnet.

Die Grenzen zwischen Nephrologie und Urologie sind in der Praxis unscharf. So behandelt der Nephrologe die akute Nierenbeckenentzündung ebenso wie der Urologe.

Im Bereich der Andrologie bestehen Überschneidungen insbesondere mit der *Dermatologie* (☞ Kapitel 30), da sich die Andrologie letztlich aus der Lehre von den Geschlechtskrankheiten entwickelt hat.

31.1 Anatomie und Physiologie

31.1.1 Anatomie und Physiologie der Nieren

Aufbau der Nieren und Harngewinnung

Die beiden bohnenförmigen, ca. 11 cm langen **Nieren** liegen links und rechts der Wirbelsäule dicht unterhalb des Zwerchfells. Durch eine nischenförmige Vertiefung, den **Nierenhilus,** treten Gefäße, Nerven und Nierenbecken ein bzw. aus. Schneidet man die Nieren der Länge nach auf, kann man von innen nach außen **Nierenbecken, Nie-**

renmark *(Medulla renalis)* und **Nierenrinde** *(Cortex renalis)* erkennen.

Die Niere besitzt ein hochkompliziertes Gefäßsystem. Die **Nierenarterie** *(A. renalis)* gabelt sich in immer kleinere Arterien auf. Eine kleine Arteriole verzweigt sich schließlich als **Vas afferens** *(„zuführendes Gefäß")* zu einem knäuelartigen Kapillarschlingengeflecht, den **Glomerulumschlingen.**

Im **Glomerulum** (*Nierenkörperchen, Glomerulum* = kleines Knäuel) wird durch Filtrierung des Blutes der **Primärharn** *(Glomerulumfiltrat)* gewonnen. Dabei dienen das Kapillarendothel, die Basalmembran und das innere Blatt der **Bowman-Kapsel** (☞ Abb. 31.2) als Filtermembran. Sie lassen nur Wasser und kleinmolekulare Plasmabestandteile hindurch, halten aber rote und weiße Blutkörperchen, Blutplättchen und große Moleküle (z.B. die meisten Eiweiße) im Blut zurück. Nach Passage der Glomerulumschlingen wird das Blut über das **Vas efferens** *(„abführendes Gefäß")* zu einem zweiten Kapillarnetz um den Tubulusapparat geleitet, bevor es in größer werdenden venösen Nierengefäßen gesammelt wird und über die **V. renalis** *(Nierenvene)* in die untere Hohlvene gelangt.

Der Primärharn gelangt über die *Bowman-Kapsel* in den **Tubulusapparat,** wo er konzentriert (99% des Wassers werden hier zurückgewonnen) und durch Sekretionsvorgänge mit Stoffwechselprodukten „angereichert" wird. Der so gebildete **Sekundärharn** wird über die **Sammelrohre** in das **Nierenbecken** weitergeleitet.

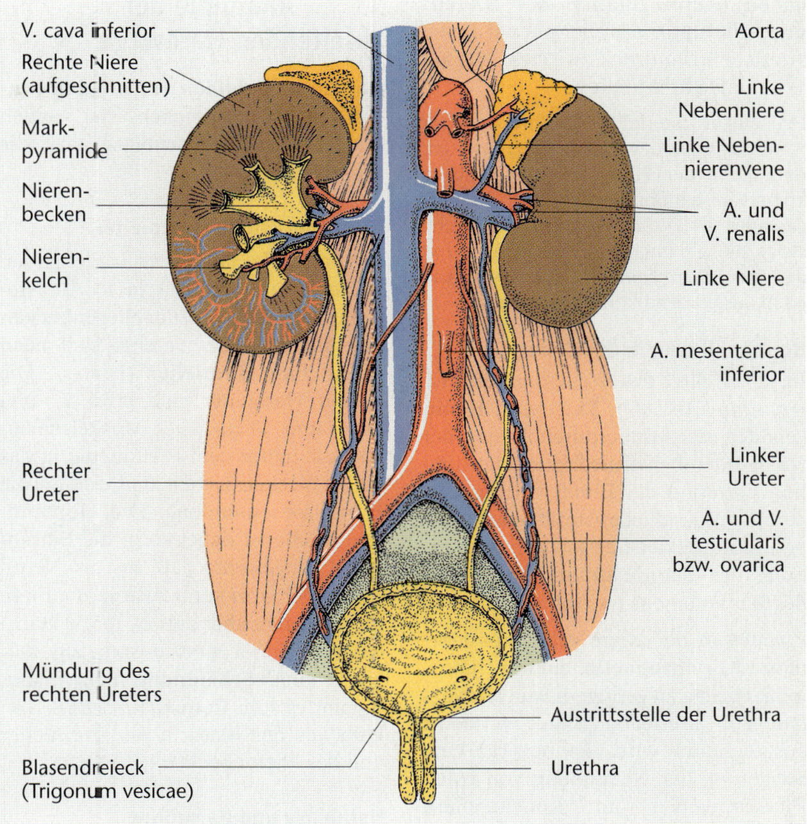

Abb. 31.1: Das Harnsystem besteht aus linker und rechter Niere, den beiden Ureteren (Harnleiter), der Harnblase und der Urethra (Harnröhre).
Der Längsschnitt durch die rechte Niere zeigt im Bereich der oberen Nierenkelche die Markpyramiden und Nierenpapillen. Im unteren Abschnitt ist die Blutversorgung des Nierengewebes dargestellt. [L190]

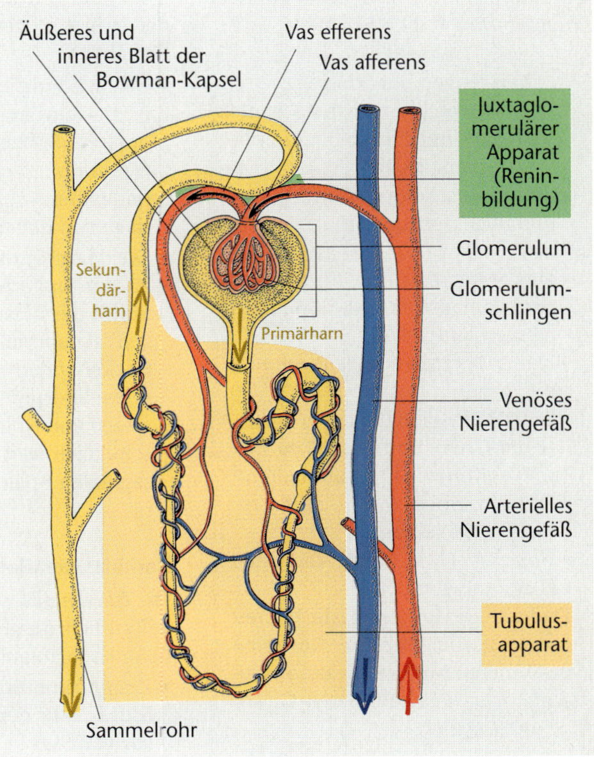

Abb. 31.2: Nierenkörperchen und Tubulusapparat sowie zu- und ableitende Nierengefäße in schematischer Darstellung. [L190]

Glomeruläre Filtrationsrate und Autoregulation der Nierendurchblutung

> **Glomeruläre Filtrationsrate** (kurz *GFR*): Glomerulumfiltratmenge beider Nieren pro Zeiteinheit. Beträgt beim jungen Erwachsenen ca. 120 ml/Min. (entsprechend 180 l täglich).

Die Durchblutung beider Nieren beträgt etwa 20% des Herzzeitvolumens (☞ 18.1), also ca. 1 l/Min. Diese zur Aufrechterhaltung einer optimalen Nierenfunktion notwendige Nierendurchblutung und der Druck in den Glomerulumschlingen werden im wesentlichen über die glatte Muskulatur der zuleitenden Gefäße konstant gehalten **(Autoregulation der Nierendurchblutung),** was aber nur bei einem arteriellen Blutdruck zwischen 80 und 190 mmHg funktioniert.

Bei einem arteriellen Blutdruck unter 80 mmHg sinkt der glomeruläre Blutdruck und damit der Filtrationsdruck, und es kommt im schlimmsten Fall zum **Nierenversagen** (☞ 31.8.8). Bei zu hohem Druck steigt die glomuläre Filtrationsrate, und der Primärharn kann im Tubulusapparat nicht ausreichend konzentriert werden.

Hormonbildung in der Niere

In den Zellen des *juxtaglomerulären Apparates* (☞ Abb. 31.2) wird **Renin** gebildet. Bei Minderdurchblutung der Niere oder bei erniedrigter Natriumkonzentration des Blutes wird es vermehrt ausgeschieden und bewirkt einen Blutdruckanstieg sowie eine Erhöhung des Serumnatriumspiegels und des Blutvolumens (☞ Abb. 19.31).

Zweites in der Niere gebildetes Hormon ist **Erythropoetin,** ein Eiweißhormon, das bei zu geringem Sauerstoffgehalt des arteriellen Blutes vermehrt ausgeschüttet wird. Es bewirkt eine Steigerung der Neubildung von roten Blutkörperchen im Knochenmark (☞ 24.1.1). Bei Verminderung des Erythropoetins, etwa im Rahmen einer Niereninsuffizienz, entwickelt sich eine *Anämie* (☞ 24.6.1). Eine Erythropoetinerhöhung (z.B. bei einigen Nierentumoren) führt umgekehrt zu einer *Polyglobulie* (☞ 24.6.5).

Leistungen der Niere

Die Nieren gehören zu den lebenswichtigen Organen des menschlichen Körpers, da sie:

- Stoffwechselendprodukte (harnpflichtige Substanzen) *ausscheiden*
- Den Organismus von zahlreichen Fremdstoffen (z.B. Medikamenten) *entgiften*
- Die Elektrolytkonzentrationen *regulieren*
- Den Wassergehalt, den osmotischen Druck und das *Säure-Basen-Verhältnis* konstant halten
- Die Hormone *Renin* und *Erythropoetin* bilden
- *Vitamin D* in seine wirksame Form umwandeln.

Dadurch gewährleisten die Nieren ganz entscheidend die Konstanz des Inneren Milieus (Reaktionsbedingungen für alle inneren Gewebe und Organe).

31.1.2 Anatomie der ableitenden Harnwege

Zu den **ableitenden Harnwegen** werden das **Nierenbecken,** die beiden **Harnleiter,** die **Harnblase** und die **Harnröhre** gezählt.

Nierenbecken und Harnleiter

Die den Sekundärharn ableitenden Sammelrohre münden in 8 – 10 **Nierenkelche**, die sich zum **Nierenbecken** vereinigen. Dieses verengt sich nach unten zum **Harnleiter** (*Ureter*). Die beiden Harnleiter sind etwa 2,5 mm dicke und 30 cm lange Muskelschläuche, die hinter dem Peritoneum in das kleine Becken ziehen und dort in die Harnblase münden. Die Einmündungsstelle ist dabei so in die Blasenwand eingewebt, daß sie als Ventil wirkt: Der Urin kann zwar in die Blase fließen, nicht aber zurück in die Harnleiter. Ist dieser Mechanismus z.B. aufgrund einer Fehlbildung nicht intakt, kommt es zum **Reflux** *(Rückfluß)* von Urin aus der Blase in den Harnleiter und das Nierenbecken (☞ 31.8.1).

Harnblase und Harnröhre

Die **Harnblase** ist ein aus kräftiger glatter Muskulatur gebildetes Hohlorgan und kann maximal 800 – 1000 ml fassen.

Über die **Harnröhre** *(Urethra)* fließt der Urin von der Harnblase nach außen ab:

- Bei der Frau ist die Harnröhre nur 2,5 – 4 cm lang. Sie beginnt an der unteren Spitze des **Blasendreiecks** (*Trigonum vesicae,* ☞ Abb. 31.1) und mündet ca. 2 cm hinter der Klitoris in den Scheidenvorhof
- Die Harnröhre des Mannes ist 20 – 25 cm lang, zieht von der unteren Spitze des Blasendreiecks in S-förmigen Krümmungen durch Prostata, Beckenboden und Harnröhrenschwellkörper *(Corpus spongiosum penis)* und ist in ihrem Verlauf unterschiedlich weit. Sie mündet in einem sagittalen Spalt an der Spitze des Penis.

Harnblasenentleerung

Die *Blasenentleerung* **(Miktion)** ist ein willkürlich ausgelöster, dann aber reflektorisch ablaufender Prozeß:

- Zuerst kontrahiert sich die glatte Muskulatur der Blasenwand **(Detrusor vesicae)**
- Dadurch werden die Harnleiteröffnungen verschlossen, erweitert sich der Blasenhals und steigt der Druck auf den Blaseninhalt
- Gleichzeitig erschlafft der quergestreifte **M. sphincter urethrae**
- Der Urin kann nun durch die Harnröhre abfließen, wobei die Entleerung der Blase durch Anspannung der Bauch- und Beckenbodenmuskulatur unterstützt wird.

Der Füllungszustand der Harnblase wird durch Dehnungsrezeptoren in der Blasenwand registriert und über afferente Nervenfasern in den Hirnstamm gemeldet. Ab einer Harnmenge von ca. 350 ml wird im Großhirn das Gefühl des Harndranges ausgelöst. Ein Reflexzentrum in der Brükke (☞ 35.1.2) aktiviert dann über efferente Nervenfasern vegetativ-motorische Nervenzellen in den sakralen Segmenten des Rückenmarks (☞ 35.1.2). Die Impulse dieser Zellen werden durch parasympathische Fasern des *N. pelvicus* zum Detrusor vesicae fortgeleitet, der sich dadurch anspannt. Gleichzeitig sorgen Impulse über den *N. pudendus* für die Erschlaffung des Schließmuskels.

31.1.3 Anatomie und Physiologie der männlichen Geschlechtsorgane

Äußere männliche Geschlechtsorgane

Zu den äußeren männlichen Geschlechtsorganen zählen:

- Der **Penis** *(männliches Glied),* in dem Harn- und Samenwege gemeinsam als Harn(samen-)röhre verlaufen. Es werden **Penisschaft** und **Eichel** *(Glans penis)* unterschieden. Im Penisschaft liegen der paarige **Penisschwellkörper** *(Corpus cavernosum penis),* der die Erektion ermöglicht (☞ unten), und – an der Unterseite des Penis – der **Harnröhrenschwellkörper** *(Corpus spongiosum penis),* der die Harnröhre umgibt und in der Eichel endet. Beide sind von einer derben Bindegewebskapsel *(Tunica albuginea)* umschlossen. Überzogen ist der Penis von einer dehnbaren Haut, die in Form einer Verdoppelung (**Vorhaut,** *Präputium*) die Eichel bedeckt. Aus abgeschilfterten Epithelien von Eichel und Vorhaut sowie dem Sekret der *Vorhautdrüsen* entsteht hier das **Smegma** *(Smegma praeputii, Vorhauttalg)*

- Der **Hodensack** *(Skrotum)*, der beutelförmig Hoden, Nebenhoden und Hodenhüllen umgibt.

Innere männliche Geschlechtsorgane

Hoden und Nebenhoden

Die paarigen **Hoden** (*Testis,* Pl. *Testes*) sind eiförmig und ca. 5 cm lang. Jeder Hoden wird von einer derben Bindegewebskapsel **(Tunica albuginea)** umgeben, von der aus Bindegewebssepten in den Hoden ziehen und ihn in 200 – 300 **Hodenläppchen** unterteilen. In den Hodenläppchen finden sich die gewundenen **Hodenkanälchen** *(Samenkanälchen, Tubuli seminiferi)*, deren Wand aus den **Sertoli-Stützzellen** sowie den **Spermien** und ihren Vorläuferzellen besteht (Spermienbildung, ☞ unten). Sie münden in das spaltenförmige **Hodennetz** *(Rete testis)* am hinteren Rand des Hodens.

Zwischen den Hodenkanälchen und den Blutgefäßen liegen die **Leydig-Zwischenzellen,** die das männliche Geschlechtshormon Testosteron bilden.

Dem hinteren Rand der Hoden sitzt je ein **Nebenhoden** *(Epididymis)* auf. Er enthält die **Ausführungsgänge des Hodens** *(Ductuli efferentes testis)*, die sich zum **Nebenhodengang** *(Ductus epididymidis)* vereinigen, und gehört somit zu den ableitenden Samenwegen. Im Nebenhoden wird die Hauptmenge der gebildeten Spermien gespeichert.

Der Hoden liegt zu Beginn der Embryonalentwicklung innerhalb des Bauchraumes. Erst gegen Ende der Schwangerschaft wandert er mit seinen Versorgungsgefäßen durch den Leistenkanal in den Hodensack (**Descensus testis,** *Hodenabstieg*).

Männliche Geschlechtshormone

Stimuliert durch das Releasinghormon Gn-RH (☞ Abb. 23.3), werden vom Hypophysenvorderlappen ab der Pubertät FSH und LH (☞ 23.1.1) ausgeschüttet:

- FSH regt beim Mann die Spermienreifung an
- LH fördert die Testosteronbildung in den Leydig-Zwischenzellen.

Testosteron ist das wichtigste männliche Geschlechtshormon. Es bewirkt während der Pubertät das Wachstum von Hoden und Penis sowie die Ausbildung der *sekundären Geschlechtsmerkmale* (Tieferwerden der Stimme, Bartwuchs, Zunahme der Körperbehaarung, Knochen- und Muskelwachstum, ☞ auch Abb. 13.41). Außerdem stimuliert es den Geschlechtstrieb *(Libido)* und – in gewissem Umfang – eine „männliche Aggressionsbereitschaft". Zusammen mit FSH setzt Testosteron die Spermienreifung in Gang.

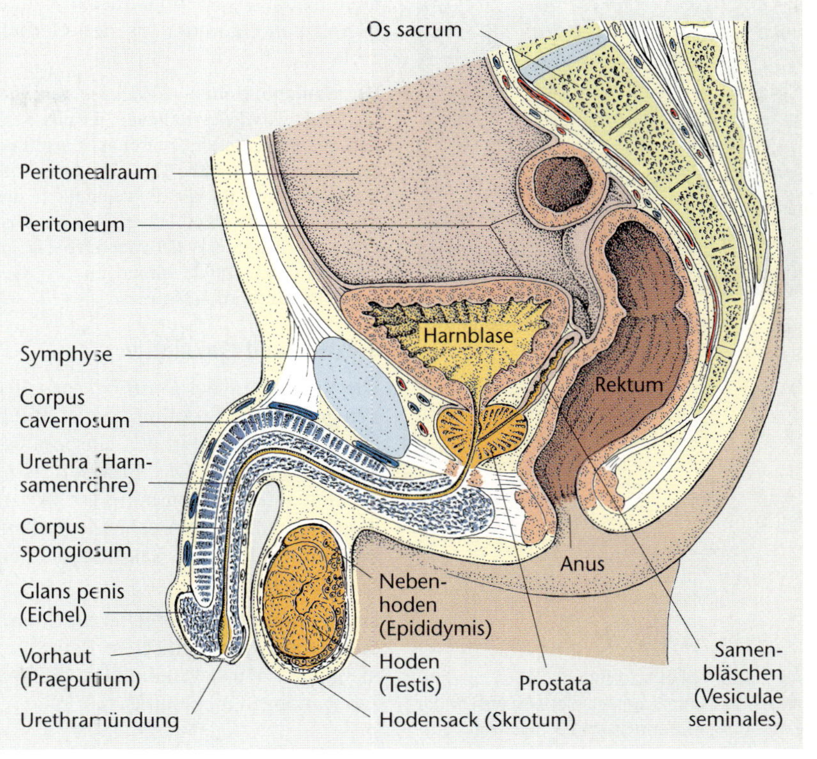

Abb. 31.3: Männliche Harn- und Geschlechtsorgane im Sagittalschnitt. [L190]

Spermienbildung und Sperma

Als **Spermienbildung** *(Spermatogenese)* wird die Entwicklung der unreifen männlichen Keimzellen zu befruchtungsfähigen **Spermien** *(Spermatozoen, Samenfäden,* ☞ Abb. 31.5) bezeichnet. Sie beginnt mit der Pubertät in den Hodenkanälchen und umfaßt

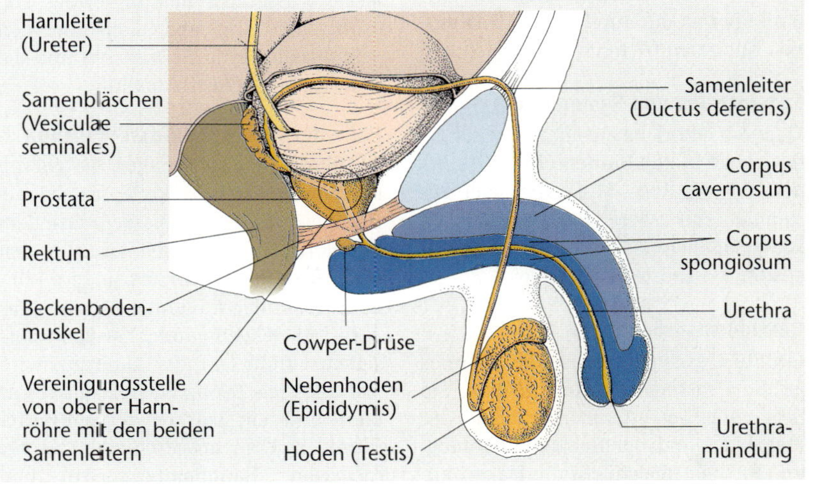

Abb. 31.4: Verlauf der ableitenden Samenwege in der Übersicht. Der in den Hoden gebildete Samen wird in den Nebenhoden mit Sekret angereichert und gespeichert. Bei der Ejakulation gelangt er über die paarig angelegten Samenleiter nach Eintritt in die Prostata in die Harnröhre (Vereinigungsstelle markiert). [L190]

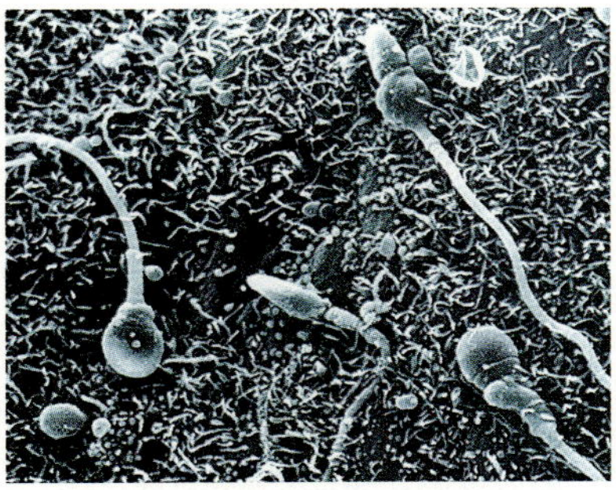

Abb. 31.5: Spermien. Rasterelektronenmikroskopisches Bild aus dem Hoden. [C160]

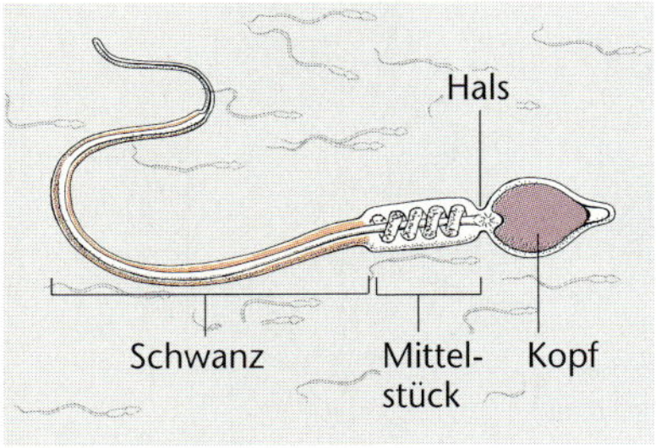

Abb. 31.6: Schemazeichnung eines Spermiums. Man unterscheidet die vier Abschnitte Kopf, Hals, Mittelstück und Schwanz. [L190]

mehrere Entwicklungsschritte, die insgesamt knapp drei Monate dauern.

Das **Sperma** *(Samenflüssigkeit, Ejakulat)* besteht aber nicht nur aus Spermien, sondern auch aus den Sekreten von Nebenhoden, Samenbläschen, Prostata und weiteren Drüsen. Es ist schwach alkalisch und enthält Substanzen, die die Beweglichkeit der Spermien fördern. Abgegeben wird das Sperma durch vegetativ ausgelöste *Ejakulationen* (☞ unten). Normal sind 2 – 6 ml Sperma mit mindestens 40 Millionen Spermien (☞ auch 31.5.11).

Samenstrang und Samenleiter

Der Nebenhodengang geht ohne scharfe Grenze in den **Samenleiter** *(Ductus deferens,* ☞ Abb. 31.4) über, der zusammen mit arteriellen und venösen Blutgefäßen und Nerven den **Samenstrang** (☞ Abb. 21.108) bildet.

Geschlechtsdrüsen

Größte Geschlechtsdrüse des Mannes ist die **Prostata** *(Vorsteherdrüse).* Sie liegt zwischen der Unterfläche der Harnblase und der Beckenbodenmuskulatur und umschließt die Harnröhre (☞ Abb. 31.4). Die Prostata setzt sich aus ca. 40 Einzeldrüsen zusammen, die ein dünnflüssiges, schwach saures Sekret produzieren, das einen wesentlichen Anteil des Spermas ausmacht und ihm seinen charakteristischen Geruch verleiht.

Die **Samenbläschen** *(Vesiculae seminales, Bläschendrüsen)* liegen jeweils seitlich des Samenleiters zwischen Harnblase und Rektum (☞ Abb. 31.4). Ihr Sekret ist Voraussetzung für die Beweglichkeit der Spermien in den weiblichen Geschlechtsorganen. Auch die **Cowper-Drüsen** im Beckenbodenbereich zählen zu den Geschlechtsdrüsen des Mannes.

Erektion und Ejakulation

Die Versteifung des Penis bei sexueller Erregung heißt **Erektion.** Sie ist durch einen Blutstau v.a. in den Corpora cavernosa bedingt. Die Erektion wird durch den Parasympathikus (☞ 35.1.4) vermittelt; das entsprechende Reflexzentrum liegt in den Sakralsegmenten des Rückenmarks.

Die **Ejakulation** *(Samenerguß)* wird durch einen sympathischen Reflex auf die glatten Muskeln ausgelöst (Reflexzentrum im Lumbalmark).

31.1.4 Physiologie des Wasserhaushalts

Der Organismus ist für die Aufrechterhaltung seiner Funktionen auf eine *ausgeglichene Wasserbilanz* (☞ auch 7.9.1.2) angewiesen:

- Wasser wird dem Körper auf direktem Weg (Getränke, Infusionen) und „versteckt" über wasserhaltige feste Kost zugeführt. Zusätzlich wird Wasser bei der Nahrungsverstoffwechselung frei, das *Oxidationswasser*
- Die Wasserausscheidung erfolgt v.a. über den Urin, aber auch über den Stuhl, die Haut *(Schwitzen)* und die befeuchtete (Aus-)Atemluft.

Rolle der Nieren im Wasserhaushalt

Im Wasserhaushalt spielen die Nieren eine entscheidende Rolle, da sie die Rückresorption des Wassers aus dem Glomerulumfiltrat abhängig von den Bedürfnissen des Körpers steuern können: Bei hoher Außentemperatur, körperlicher Belastung oder geringer Flüssigkeitszufuhr mit der Nahrung wird fast alles (ca. 99%) Wasser rückresorbiert und ein stärker konzentrierter (dunkler) Urin ausgeschieden als bei niedrigen Raumtemperaturen und reichlichem Trinken. Diese Vorgänge werden durch das Hypophysenhormon *Adiuretin* (**ADH,** ☞ auch 23.1.1) gesteuert.

31.1.5 Physiologie des Säure-Basen-Haushalts

Alle Stoffwechselreaktionen sind pH-abhängig und funktionieren am besten in dem engen Bereich von pH 7,35 – 7,45. Da aber durch die Stoffwechselvorgänge ständig H^+-Ionen anfallen und der pH der Stoffwechselprodukte von der Ernährung abhängt, sind verschiedene Regulationsmechanismen erforderlich:

- Im Blut können H^+-Ionen durch den **Bikarbonat-** und den **Proteinpuffer** sowie das **Hämoglobin** als Puffersystem „abgefangen" werden. Dabei ist der Bikarbonatpuffer am wirkungsvollsten: Wasserstoffionen (H^+) verbinden sich mit Bikarbonationen (HCO_3^-) zu Kohlensäure (H_2CO_3). Diese zerfällt zu „neutralem" Wasser (H_2O) und Kohlendioxid (CO_2), welches über die Lunge abgeatmet wird
- Die Niere vermag überschüssige OH^-- und H^+-Ionen auszuscheiden
- Durch eine gesteigerte Atmung kann saures Kohlendioxid über die Lunge „abgeatmet" werden.

31.2 Pflege bei nephrologischen und urologischen Erkrankungen

Flüssigkeitsbilanzierung, ☞ *7.9.1.2*

Die Anforderungen der nephrologischen und urologischen Pflege ergeben sich vor allem aus den Bedürfnissen der chronisch Nierenkranken und der Patienten mit bösartigen Tumoren. Beide Patientengruppen fühlen sich auf unterschiedliche Weise bedroht:

- *Chronisch Nierenkranke* sind oft gut informierte, kritische und fordernde, aber auch ängstliche Patienten. Allzu leicht geraten sie in den Ruf, „sich anzustellen" und zu übertreiben. Führt man sich einmal die oft langjährige Leidensgeschichte der Kranken mit zahllosen Einschränkungen im täglichen Leben vor Augen, so wird man mit solchen Äußerungen schnell zurückhaltend. Die Patienten müssen in der Regel seit Jahren eine strenge Diät einhalten, um das Nierenversagen möglichst lange aufzuschieben und den Mineralstoffhaushalt einigermaßen im Gleichgewicht zu halten, und dies alles in der Gewißheit, daß am Ende letztlich doch „die Maschine“, das Dialysegerät, stehen wird

- Ebenso in ihrem Leben bedroht sind die Patienten mit *Nierentumoren*. Ihnen bleibt noch nicht einmal die Hoffnung auf ein lebensrettendes Gerät. Leider werden die in der Nephrologie und Urologie häufigen Karzinome meist (zu) spät erkannt, da sie von außen nicht sichtbar sind und erst spät Schmerzen bereiten. Dann umfaßt die Pflege auch die *Sterbebegleitung* (☞ Kapitel 15).

31.2.1 Unterstützung bei den ATL

Ausscheiden

Kann der Patient alleine Wasser lassen, besteht die Aufgabe des Pflegepersonals vor allem in der Dokumentation der täglichen Urinmenge und in der Beobachtung des Harns auf krankhafte Veränderungen (☞ 7.9.1).

Ist die Harn*ableitung* beeinträchtigt, wird der Urin meist über Katheter oder Drainagen nach außen geleitet. Die Aufgabe des Pflegepersonals besteht dann auch in der fachgerechten Katheter- und Drainagenversorgung (☞ 31.2.2 –31.2.5) sowie der Anleitung des Patienten im Umgang damit.

Ist die Harn*produktion* beeinträchtigt, sind durch die Schwere der Grunderkrankung oder durch die zunehmenden Urämiesymptome (☞ 31.8.9) mit Notwendigkeit der Dialyse (☞ 31.2.6) fast alle anderen ATL beeinträchtigt. Auch in diesem Fall erstellen die Pflegepersonen eine genaue Ein- und Ausfuhrbilanz (☞ 7.9.1.2) und beobachten den Urin auf Veränderungen.

Essen und trinken

Viele Nierenkranke leiden in fortgeschrittenem Stadium der Erkrankung unter Appetitlosigkeit, Übelkeit oder Erbrechen. Darauf nehmen die Pflegenden bei der Essensbestellung Rücksicht. Außerdem müssen viele Nierenkranke eine eiweiß-, kalium- und salzarme Diät einhalten, so daß manchmal kaum noch erlaubte Speisen übrig bleiben. Durch verschiedene Zubereitungsarten und appetitliches Anrichten der Speisen wird versucht, den Kranken die Einschränkungen so wenig wie möglich spüren zu lassen.

Die erwünschte oder erlaubte Trinkmenge nephrologischer und urologischer Patienten hängt von der Grunderkrankung ab:

- Patienten mit Nierensteinen oder Entzündungen der ableitenden Harnwege sollen viel trinken. Ausnahmen sind Patienten, bei denen aufgrund von Begleiterkrankungen, z.B. einer Herzinsuffizienz (☞ 18.6.1), eine Trinkmengenbeschränkung erforderlich ist
- Bei Patienten mit einer Nierenfunktionseinschränkung ist die erlaubte Trinkmenge abhängig von der noch produzierten Urinmenge und wird vom Arzt individuell angeordnet
- Patienten unter Nierenersatztherapie haben eine strenge Trinkmengenbeschränkung.

> **Vorsicht! Auch kleine „Sünden“ haben große Folgen**
> Schon eine Tafel Schokolade kann bei Patienten mit einer hochgradigen Niereninsuffizienz zu einer lebensbedrohlichen Hyperkaliämie führen!

Sich beschäftigen
Sinn finden

Gelegentlich müssen Patienten mit chronischen Nierenerkrankungen auf eine regelmäßige Berufsausübung und auf Hobbies verzichten (hierüber entscheidet in jedem Einzelfall der Arzt zusammen mit dem Patienten), und für einen Urlaub kommen nur ausgewählte Ferienorte mit Dialysemöglichkeit in Betracht.

Sich als Frau oder Mann fühlen und verhalten

Einige Erkrankungen und Behandlungsformen können zum Verlust sexueller Funktionen führen. Beispielsweise wird Frauen mit einer chronischen Niereninsuffizienz (☞ 31.8.9) von einer Schwangerschaft abgeraten, da diese Mutter und Kind gefährden würde. Viele Erkrankungen des Hodens oder die Chemotherapie bei bösartigen Hodentumoren (☞ 31.10.5) haben eine eingeschränkte Fruchtbarkeit zur Folge. Jungen Männern, die ihre Familienplanung noch nicht abgeschlossen haben, sollte dann die Möglichkeit der **Spermakryokonservierung** (Tiefkühllagerung einer Samenprobe) in einer Samenbank angeboten werden, die jahrelang möglich ist. Hinzu treten psychische Probleme: Bei nicht wenigen Männern löst eine Erkrankung am Hoden (auch wenn nur ein Hoden betroffen ist) *Kastrationsängste* aus, die ernst genommen werden müssen. Die Betroffenen fühlen sich verstümmelt und haben Angst, keine „richtigen“ Männer mehr zu sein.

Unbedingt angesprochen werden sollte auch das Problem der Erektion und Ejakulation, die an die Intaktheit der Nervenstrukturen und Gefäße im Rükkenmark und im Bereich des Beckens gebunden sind. Beispielsweise kann der Patient nach einer transurethralen Resektion der Prostata *impotent* werden (Impotenz, ☞ 31.12.1). Ist eine ursächliche Behandlung der Erektionsstörungen nicht möglich, sollte zusammen mit dem Patienten und möglichst auch seiner Partnerin überlegt werden, ob technische Hilfen wie z.B. Penisprothesen in Betracht kommen.

Da „man über Erkrankungen am Urogenitaltrakt nicht spricht“, gerät der Betroffene weit mehr als andere Kranke in die Isolation. Außerdem fühlt er sich durch die Eingriffe im Intimbereich „nackt und bloßgestellt“. Gesprächsbereitschaft, Rücksicht auf das Schamgefühl des Patienten und Takt können dem Kranken sehr helfen. Zu letzteren gehören z.B. die Durchführung von Pflegemaßnahmen im Intimbereich mit der geringstmöglichen Zahl von Pflegenden, das sorgfältige Abdekken bei Untersuchungen und die Gewißheit, daß kein Fremder während der Untersuchung den Raum betreten wird.

31.2.2 Pflege bei transurethraler Harnableitung

> ☑ Bei vielen Patienten ist es notwendig, den Harn vorübergehend oder dauerhaft über eine **künstliche Harnableitung** nach außen zu leiten. Oft kommt dabei die transurethrale Harnableitung zum Einsatz.
> Das transurethrale Katheterisieren bedeutet jedoch ein hohes Infektionsrisiko für Nieren und Harnwege. Dabei ist das Verschlepen pathogener Keime von der Harnröhrenmündung in die Blase Hauptrisikofaktor. Daher sind eine akribische Infektionsprophylaxe und aseptisches Vorgehen erforderlich.

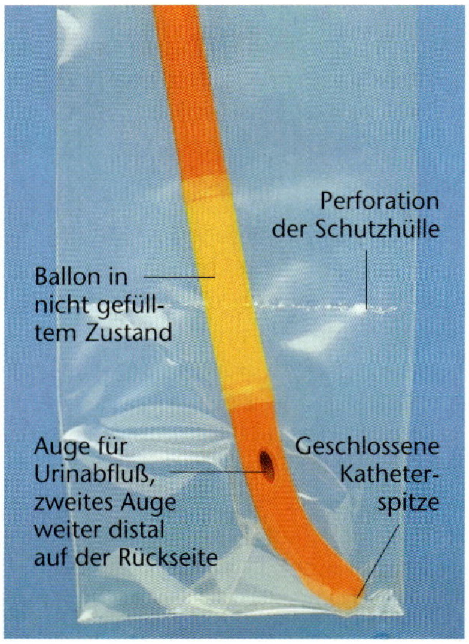

Abb. 31.7: Mercierkatheter, Detailaufnahme der Katheterspitze in der sterilen Innenhülle der Verpackung. [D200]

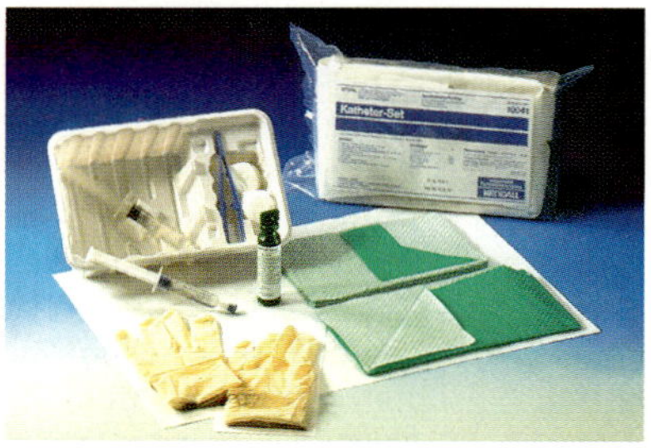

Abb. 31.8: Blasenkatheterset. [U140]

Bei der **transurethralen Harnableitung** wird ein Blasenkatheter durch die Harnröhre („trans-urethral") in die Blase vorgeschoben.

Diagnostisch dient die transurethrale Katheterisierung z.B. der Gewinnung einer Urinprobe (*Katheterurin*, ☞ 31.5.2) oder dem Einbringen von Kontrastmittel (☞ 31.5.6).

Therapeutische Indikationen sind Blasenentleerungsstörungen und Harnabflußbehinderungen unterhalb der Harnblase (beispielsweise durch eine vergrößerte Prostata oder durch Schwellungen nach Operationen am Unterleib). Auch vor großen Operationen wird ein Katheter gelegt.

Kathetermaterialien und -arten

Welches Kathetermaterial gewählt wird, hängt von der voraussichtlichen Liegezeit des Katheters ab. Der Katheter muß trotz ständigen Kontakts mit Urin und anderen Sekreten geschmeidig und borkenfrei bleiben und darf die Schleimhäute von Harnblase und Harnröhre weder mechanisch noch durch Abgabe chemischer Substanzen (z.B. sog. Weichmacher) schädigen.

Katheter zur Langzeitdrainage (> 2 Tage, sog. *Dauerkatheter*) bestehen aus Silikon, ggf. mit Teflon-Beschichtung. Für eine Kurzzeitdrainage kann ein Silikon-Latex-Katheter gewählt werden. Einmalkatheter bestehen in der Regel aus PVC-Kunststoff.

Katheterstärken

Katheterdurchmesser werden in *Charrière*, kurz **Ch**, angegeben. 1 Charrière entspricht 1/3 mm.

Übliche Katheterstärken bei Männern sind 14 – 18 Ch, bei Frauen 12 – 14 Ch und bei Kindern 8 – 10 Ch.

Legen eines Blasenkatheters

Benötigte Materialien

Zum Legen eines Blasenkatheters benötigt man ein Katheterset

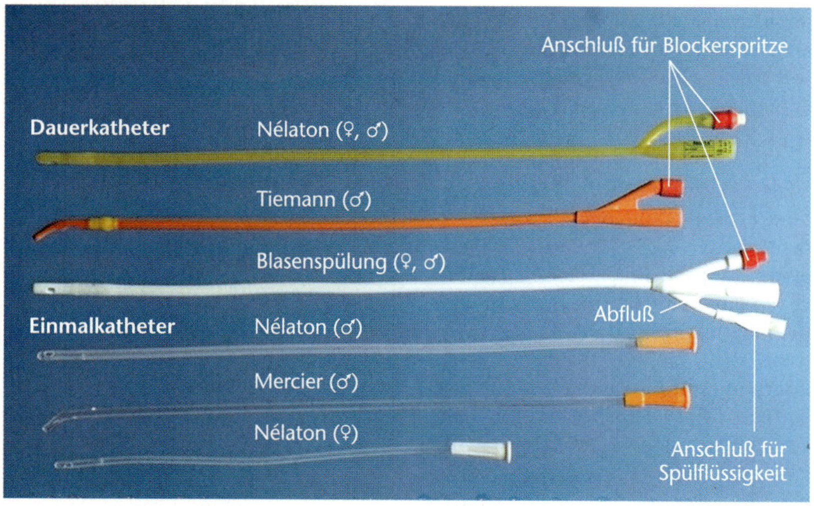

Abb. 31.9: Verschiedene Katheterarten zur transurethralen Harnableitung. [D200]

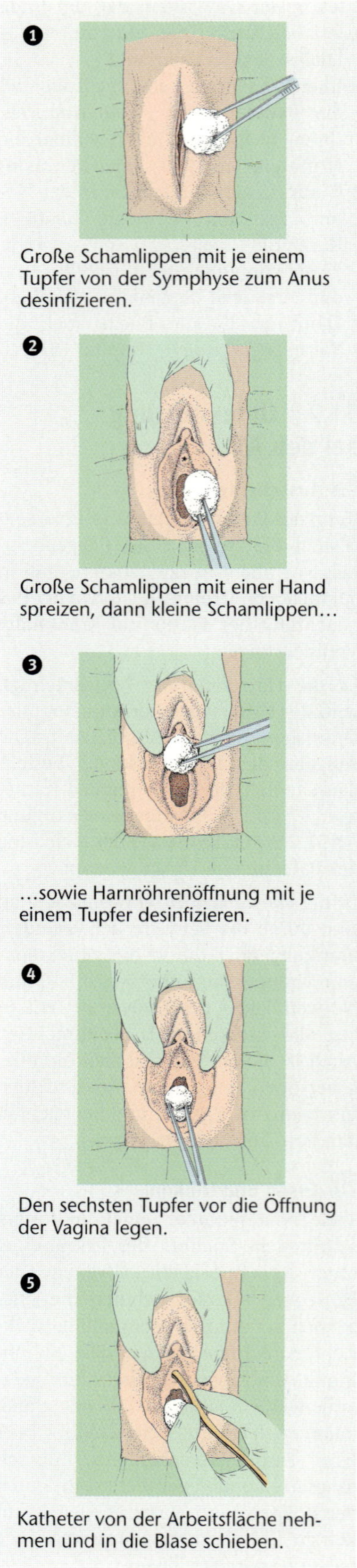

Abb. 31.10: Legen eines Blasenkatheters bei der Frau. [L190]

(☞ Abb. 31.8) und zwei sterile Katheter (davon einer als Reserve). Soll ein Dauerkatheter gelegt werden, benötigt man zusätzlich ein steril verpacktes, geschlossenes Urinauffangsystem (☞ Abb. 31.13).

Das Katheterset enthält folgende sterile Einmalartikel:

- Einschlagtuch zum Schaffen einer sterilen Arbeitsfläche
- Wasserundurchlässige Schutzunterlage
- Schlitz-, Lochtuch
- Ein Paar Handschuhe
- Anatomische Pinzette
- Anästhesierendes Gleitgel
- Ca. 30 ml Schleimhautdesinfektionsmittel, z.B. Betaisodona®
- Sechs Kugeltupfer („Pflaumen“)
- Auffangsschale mit großer (ca. 750 ml) und kleiner Kammer oder zwei getrennte Schalen
- Spritze mit 10 ml Aqua destillata (für das Legen eines Dauerkatheters).

<table>
<tr><th>Vorgehen bei der Frau</th><th>Vorgehen beim Mann</th></tr>
<tr><td>Patientin flach auf dem Rücken lagern, evtl. Becken durch Unterlegen eines Kissens anheben. Beine spreizen und aufstellen lassen</td><td>Patienten flach auf dem Rücken lagern. Beine etwas geöffnet legen lassen</td></tr>
<tr><td colspan="2">Bei den handelsüblichen Kathetersets die ganz oben liegende Schutzunterlage sowie das Loch- oder Schlitztuch vorsichtig entnehmen, ohne die übrigen Materialien mit den Händen zu berühren</td></tr>
<tr><td>Schutzunterlage unter das Gesäß der Patientin legen und Schlitztuch so auflegen, daß die Vulva gut sichtbar und zugänglich ist</td><td>Lochtuch so auflegen, daß es nur den Penis frei läßt oder Tuch ohne Loch auf die Oberschenkel legen</td></tr>
<tr><td colspan="2">Sterile Handschuhe anziehen</td></tr>
<tr><td colspan="2">Beim Legen eines Dauerkatheters: Katheter auf der Arbeitsfläche mit dem Urinauffangsystem verbinden</td></tr>
<tr><td colspan="2">Tütchen oder Spritze mit anästhesierendem Gleitgel öffnen</td></tr>
<tr><td colspan="2">Kugeltupfer in der kleinen Schale des Auffanggefäßes oder in separater Schale mit Schleimhautdesinfektionsmittel tränken</td></tr>
<tr><td colspan="2">Auffanggefäß auf die Schutzunterlage zwischen die Beine der Patientin bzw. des Patienten stellen</td></tr>
<tr><td>Tupfer mit der Pinzette entnehmen und große Schamlippen mit je einem Tupfer von der Symphyse zum Anus, d.h. von vorne nach hinten, desinfizieren. Schamlippen mit einer Hand spreizen (die Hand verbleibt bis nach Einführen des Katheters in dieser Position). Kleine Schamlippen und Harnröhrenmündung mit je einem Tupfer desinfizieren. Sechsten Tupfer vor die Öffnung der Vagina legen (☞ Abb. 31.10 ❶❷❸❹)</td><td>Mit einer Hand Penisschaft fassen, Vorhaut zurückschieben und Harnröhrenmündung spreizen. Tupfer (mit der Pinzette) entnehmen und Eichel desinfizieren (☞ Abb. 31.12 ❶)</td></tr>
<tr><td colspan="2">Einwirkzeit des Desinfektionsmittels beachten</td></tr>
<tr><td>Gleitgel auf die Katheterspitze geben</td><td>Gleitgel auf die Harnröhrenmündung (☞ Abb. 31.12 ❷) und in die Harnröhre geben (☞ Abb. 31.12 ❸)</td></tr>
<tr><td colspan="2">Katheter (ggf. mit angeschlossenem Urinauffangsystem) von der Arbeitsfläche nehmen</td></tr>
<tr><td>Katheter mit oder ohne Pinzette einführen, bis Urin fließt (☞ Abb. 31.10 ❺). Bei Widerstand Vorgang abbrechen</td><td>Penis strecken und Katheter mit oder ohne Pinzette einführen (☞ Abb. 31.12 ❹). Bei geringem Widerstand nach ca. 10cm Penis senken und Katheter weiterschieben, bis Urin fließt. Bei stärkerem Widerstand und/oder Schmerzen des Patienten Vorgang abbrechen</td></tr>
<tr><td colspan="2">• Beim Einmalkatheterisieren Urin in der großen Kammer der Auffangschale auffangen. Zur vollständigen Entleerung der Blase von außen sanften Druck auf die Blase ausüben. Danach Katheter vorsichtig entfernen
• Beim Legen eines Dauerkatheters den Katheter nach Beginn des Urinflusses noch etwas weiter schieben, damit das anschließende Blocken (Füllen des Ballons mit 8 – 10 ml Aqua destillata, ☞ Abb. 31.12 ❺ nicht in der Harnröhre geschieht</td></tr>
</table>

Tab. 31.11: Unterschiedliches Vorgehen beim Legen eines Blasenkatheters bei der Frau (links) und beim Mann (rechts).

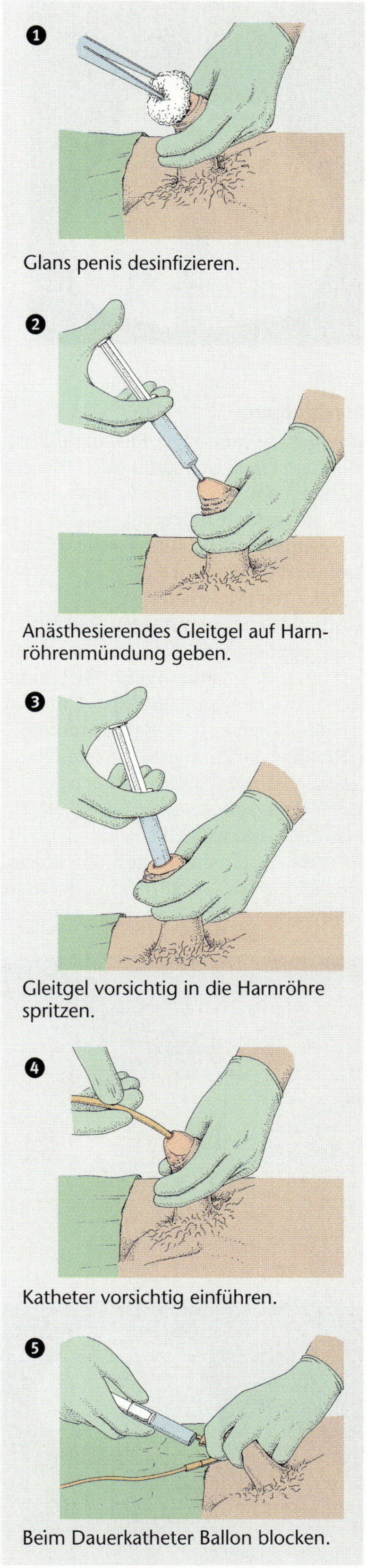

Abb. 31.12: Legen eines Blasenkatheters beim Mann. [L190]

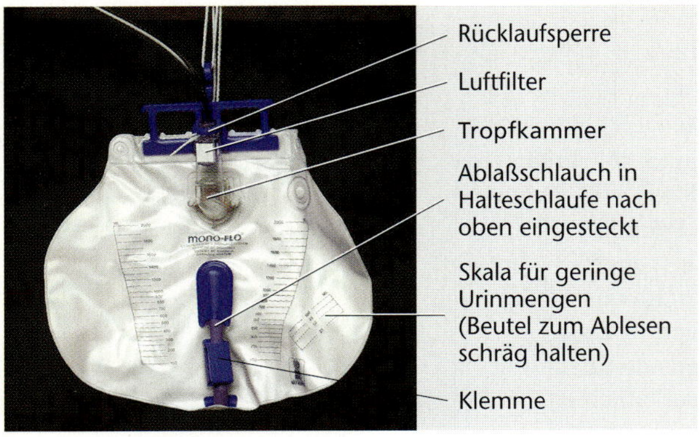

Abb. 31.13: Geschlossenes Urinauffangsystem mit Rücklaufsperre und Tropfkammer, die den Keimen den Weg zurück in die Harnröhre versperren. [K183]

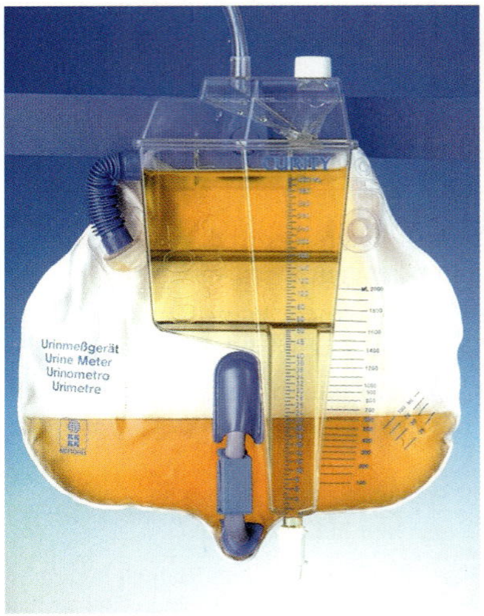

Abb. 31.15: Geschlossenes Urinauffangsystem mit Stundenurinmeßkammer. Die pro Stunde aufgefangene Urinmenge kann an der Skala der Meßkammer abgelesen und dann in den Urinbeutel abgelassen werden. [U140]

Durchführung

Am besten legen zwei Pflegekräfte gemeinsam einen transurethralen Blasenkatheter. Oft wird hierfür jedoch nur eine Pflegekraft abgestellt, so daß hier die Durchführung durch *eine* Pflegekraft dargestellt wird:

- Patienten informieren
- Intimtoilette durchführen (lassen)
- Intimsphäre des Patienten schützen (Sichtschutz anbringen, Mitpatienten aus dem Zimmer bitten, Untersuchungszimmer oder Bad benutzen)
- Richtig positionierte, ausreichend große Arbeitsfläche herstellen
- Hände desinfizieren
- Sterile Arbeitsfläche schaffen (z.B. durch Auseinanderfalten der Katheterset-Verpackung, die innen steril ist)
- Steril eingepackte Materialien (Katheter, Urinauffangsystem) unter aseptischen Bedingungen öffnen und auf die sterile Arbeitsfläche fallen lassen.

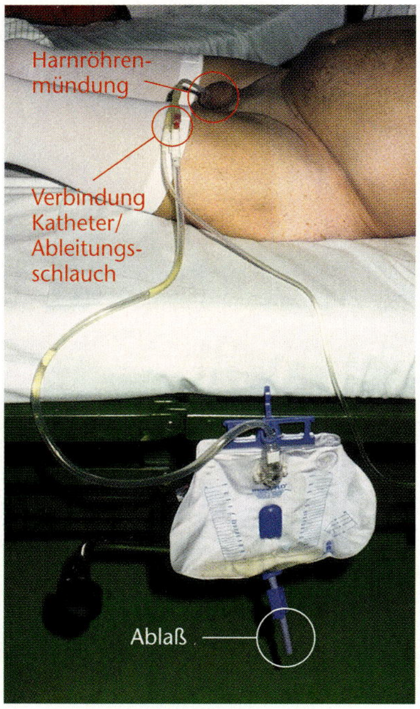

Abb. 31.14: Häufige Eintrittspforten für Bakterien beim Blasendauerkatheter. [K183]

Die weiteren Arbeitsschritte sind unterschiedlich, je nachdem, ob eine Frau oder ein Mann katheterisiert wird: (☞ Tab. 31.11, Abb. 31.10 und 31.12)

Nachsorge

- Auffanggefäß entfernen
- Genitale abwaschen und trocknen, zum Schutz vor einer Paraphimose (☞ 31.11.2) beim Mann Vorhaut wieder über die Eichel schieben
- Patientin/Patienten bequem lagern
- Arbeitsplatz aufräumen, Einmalmaterial entsorgen, Urin ggf. zur Diagnostik ins Labor senden, Maßnahme dokumentieren.

Pflege bei liegendem Blasendauerkatheter

- Dauerkatheter regelmäßig auf Durchgängigkeit überprüfen
- Vor Pflegemaßnahmen am Katheter Hände desinfizieren
- Zusätzlich zur Intimhygiene ein- bis zweimal täglich Verkrustungen an Harnröhreneingang und Katheter entfernen. Nur selten ist dazu ein Schleimhautdesinfektionsmittel wie Octenisept® erforderlich; in der Regel sind Wasser und Seife ebenso wirkungsvoll
- Auf hygienischen Umgang mit dem Drainagesystem achten, d.h. Urin nur aus geeigneter Urinentnahmestelle abpunktieren, Ablaßschlauch stets in die Halteschlaufe stecken und das System nie auf dem Boden ablegen
- Katheter und Urinauffangsystem nicht voneinander trennen
- Abknickung und Kompression des Katheterschlauches vermeiden, da Harnstagnation die Keimvermehrung und damit eine Infektion der ableitenden Harnwege begünstigt
- (Mobile) Patienten darauf hinweisen, daß sie den Urinbeutel nicht über Blasenniveau anheben dürfen.

Katheterwechsel und Katheterentfernung

Alle 2 – 6 Wochen wird der Blasenkatheter auch bei komplikationsloser Liegezeit gewechselt:

- Patienten informieren und flach auf dem Rücken lagern (☞ oben)
- Hände desinfizieren, Einmalhandschuhe anziehen
- Über Ballonzuleitungssystem Abblockflüssigkeit mit 20 ml-Spritze entfernen, Spritze entsorgen
- Zellstoff in die eine Hand nehmen, mit der anderen Hand Katheter vorsichtig herausziehen. Katheterspitze mit Zellstoff umwickeln, den Handschuh darüberstülpen und Katheter samt geleertem Urinauffangsystem in einen Abfalleimer entsorgen. Bei Problemen keine Gewalt anwenden, sondern Arzt hinzuziehen
- Intimtoilette durchführen
- Je nach Arztanordnung neuen Katheter legen (☞ oben) oder in den Folgestunden darauf achten, ob der Patient spontan Wasser läßt
- Materialien aufräumen und Maßnahme dokumentieren.

31.2.3 Pflege bei suprapubischer Blasendrainage und Blasenpunktion

Blasenspülung, ☞ *31.9.2*

Bei der **suprapubischen Blasendrainage** *(suprapubischer Blasenkatheter, suprapubische Blasenfistel, Zystostomie)* wird der Katheter durch die Bauchdecke hindurch in die gefüllte Blase eingeführt und mit einer Platte aus Kunststoff und einer Subkutannaht fixiert. Dieses Verfahren ist bei fachgerechter Durchführung im Vergleich zur transurethralen Katheterisierung komplikationsärmer (weniger mechanische Verletzungen und Infektionen), berührt nicht den Intimbereich des Patienten und ermöglicht ein Blasen- und Kontinenztraining. Aufgrund dieser Vorteile setzt sich die suprapubische Blasendrainage zunehmend durch.

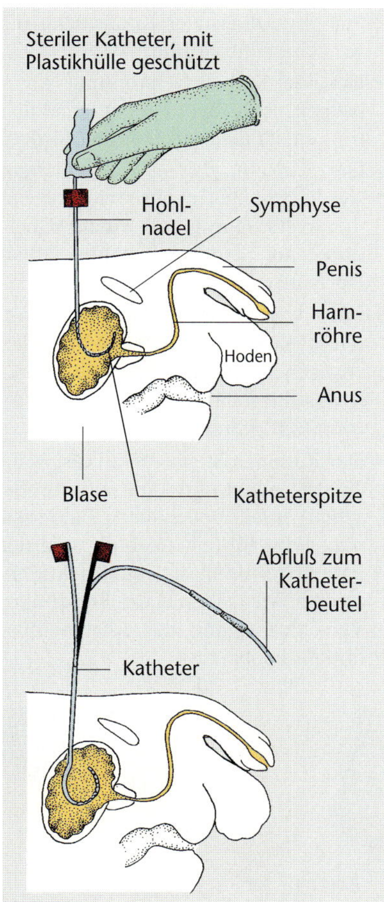

Abb. 31.16: Suprapubische Blasendrainage. Nach Punktion der Blase mit dem Trokar wird der Katheter vorgeschoben und dann der Trokar gespalten und entfernt. [L157]

Die Indikationen zur suprapubischen Blasendrainage entsprechen denen der transurethralen Harnableitung. Sie ist außerdem möglich bei Harnröhrenverletzungen und Harnröhrenverengungen, die für einen transurethralen Katheter nicht mehr passierbar sind.

Bei Blasentumoren, Blutgerinnungsstörungen, nicht füllbarer Blase und bei Schwangeren darf die suprapubische Blasendrainage nicht durchgeführt werden.

Benötigte Materialien

Bei einer suprapubischen *Blasenpunktion* werden benötigt:

- Alles zur Hautdesinfektion und Rasur
- Sterile Spritze, ggf. mit Zwei-Wege-Hahn
- Sterile Kanüle (ca. 12 cm lang)
- Sterile Tupfer
- Beschriftetes, steriles Untersuchungsröhrchen
- Verbandmaterial
- Abwurf für Kanülen und Verpackungsmaterial.

Für das Legen eines suprapubischen *Blasenkatheters* sind folgende sterile Materialien erforderlich:

- Spaltbarer *Punktionstrokar.* Dies ist eine großlumige „Hohlnadel" aus Edelstahl mit dreikantiger Spitze, durch die der Katheter vorgeschoben wird (☞ Abb. 31.18). Nach der Blasenpunktion spaltet der Arzt die Nadel und entfernt sie. Zurück bleibt der in der Blase liegende Katheter
- Spezieller Katheter mit selbstaufrollender Spitze oder Ballonkatheter. Punktionstrokar und Katheter sind auch als Punktionsbesteck erhältlich, z.B. Cystofix® oder Curity® Kendall. Dabei ist der vordere Teil des Katheters bereits in den Punktionstrokar eingeführt, so daß sich das Lumen des Trokars während des Punktierens nicht mit Gewebe füllen kann
- Geschlossenes Urinableitungssystem
- Alles zur Hautdesinfektion, Hautrasur und Lokalanästhesie
- Lochtuch
- Sterile Handschuhe
- Skalpell
- Fixierplatte
- Nahtmaterial
- Verbandmaterial
- Abwurfgefäß
- Ggf. 8 – 10 cm lange Kanüle mit 20 ml-Spritze.

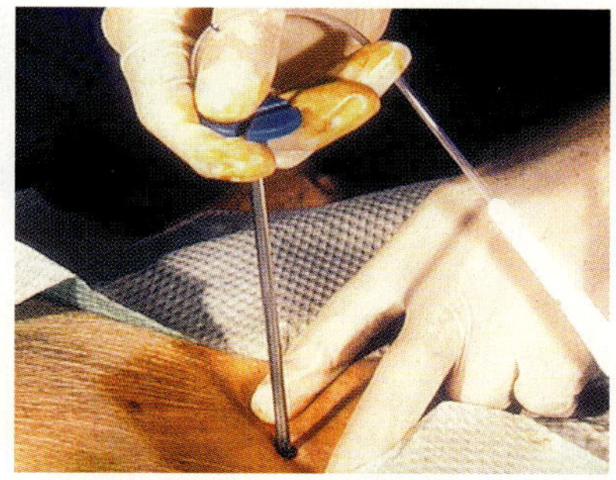

Abb. 31.17: Suprapubische Punktion der Blase. [U140]

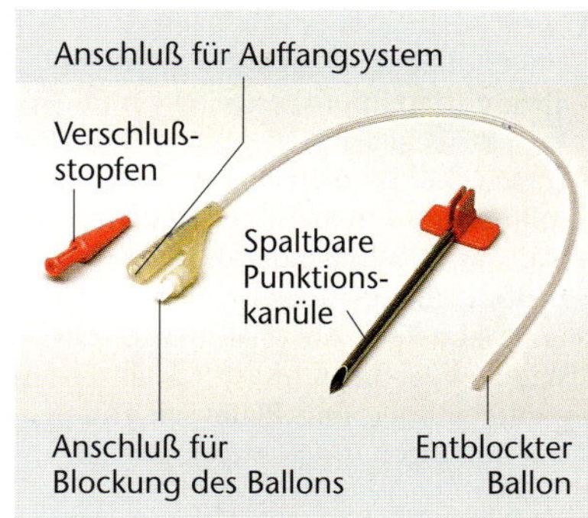

Abb. 31.18: Punktionstrokar mit Katheter zur suprapubischen Harndrainage. [K183]

Vorbereitung des Patienten

- Patienten über die geplante Maßnahme informieren
- Blase füllen, z.B. Patienten 500 – 1000 ml Tee zu trinken geben, entsprechende Flüssigkeitsmenge infundieren oder Blase über transurethralen Einmalkatheter auffüllen
- Störende Kleidung entfernen (knappen Slip kann Patient anlassen), evtl. Unterbauch rasieren
- Patienten flach auf dem Rücken lagern, ggf. Becken durch ein Kissen leicht unterstützen.

Durchführung

Das Legen, Entfernen und Wechseln (alle 6 – 12 Wochen) einer suprapubischen Blasendrainage sind ärztliche Aufgaben. Die Pflegekräfte assistieren dabei.

Das Legen einer suprapubischen Blasendrainage umfaßt folgende Arbeitsschritte:

- Hände desinfizieren
- Punktionsstelle (ca. 2 – 3 cm oberhalb des Symphysenoberrandes) desinfizieren und mit Lochtuch abdecken
- Lokalanästhesie setzen, ggf. Probepunktion durchführen
- Urinableitungssystem mit dem Katheter verbinden

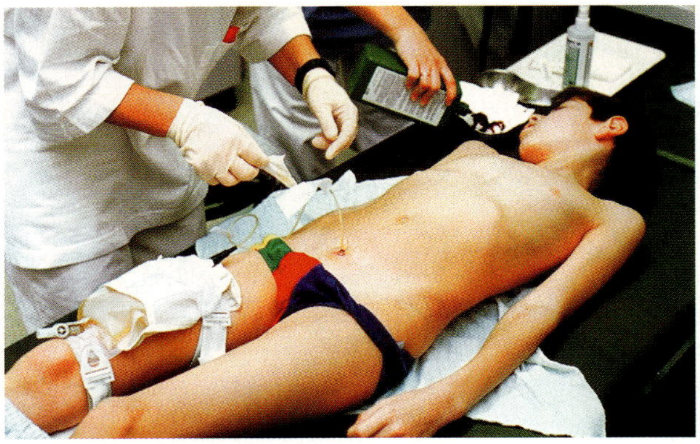

Abb. 31.19: Verbinden einer suprapubischen Blasendrainage. Der Urinbeutel wurde hier am Bein des Jungen befestigt, um ihm größtmögliche Bewegungsfreiheit zu ermöglichen. [K303]

- Haut mit Skalpell inzidieren (entfällt bei neueren Punktionsbestecken) und Trokar einstechen bis Urin fließt. Katheter vorschieben, Trokar zurückziehen, aufsplitten und entfernen. Katheter mit Naht an der Bauchdecke fixieren bzw. Ballonkatheter blocken
- Punktionsstelle abermals desinfizieren, Wunde verbinden, Katheter in Fixierplatte einlegen und Platte mit Heftpflaster befestigen.

Nachsorge

- Patienten ankleiden und bequem lagern
- Materialien entsorgen
- Auf Blutbeimengungen im Urin achten. Patienten Bettruhe einhalten lassen, bis Komplikationen ausgeschlossen sind
- Katheterpflege: Steriler Verbandswechsel alle 2 – 3 Tage, weitere Pflege und Umgang mit dem Katheter, ☞ Pflege bei liegendem Blasendauerkatheter.

Zum Blasentraining wird der Katheter abgeklemmt, und der Patient läßt bei Harndrang auf physiologischem Weg über die Harnröhre Wasser. Anschließend kann durch Öffnen der Klemme die Menge des verbliebenen Restharns im Urinauffangsystem bestimmt werden.

31.2.4 Pflege bei Nephrostomie

Bei einer **Nephrostomie** *(Nierenfistel)* wird das Nierenbecken durch das Nierengewebe hindurch drainiert und der Urin über einen Katheter durch die Haut nach außen abgeleitet.

Eine Nephrostomie kann während einer Nierenoperation eingelegt werden, um die Harnableitung postoperativ sicherzustellen. Sie kann aber auch zur Dauerharnableitung bei Abflußstörungen indiziert sein und wird vom Arzt dann unter sonographischer Kontrolle perkutan eingeführt. Nach dem Einlegen wird der Katheter geblockt und mit einigen Nähten und einer Platte aus Kunststoff fixiert. Bei komplikationslosem Verlauf wird der Nephrostomiekatheter alle 4 – 6 Wochen gewechselt.

Pflege bei liegendem Nephrostomiekatheter

- Die Urinausscheidung wird regelmäßig kontrolliert (Menge, Farbe, Beimengungen) und die Beobachtungen dokumentiert
- Der Katheter wird engmaschig auf Lage und Durchgängigkeit überprüft. Bei Verdacht auf Katheterverstopfung muß unverzüglich der Arzt informiert werden, der den Katheter mit physiologischer Kochsalzlösung vorsichtig durchspült
- Um einer Katheterverstopfung vorzubeugen, soll der Patient reichlich trinken, da dies den Urinfluß fördert
- Der Katheter darf nie abgeklemmt werden, da dies (ebenso wie eine Katheterverstopfung) zu einem Überdruck im Nierenbecken und einem Harnaufstau führen würde
- Bei komplikationslosem Verlauf reicht es aus, den Verband alle zwei Tage zu wechseln. Dabei die Katheteraustrittsstelle auf Entzündungszeichen (z.B. Rötung) untersuchen
- Der Katheter ist ein Fremdkörper im Nierenbecken und kann zu (chronischen) Infektionen durch Bakterien oder Pilze führen. Deshalb wird der Patient kontinuierlich auf Infektionszeichen wie trüben Harn, Fieber oder Verschlechterung des Allgemeinbefindens beobachtet.

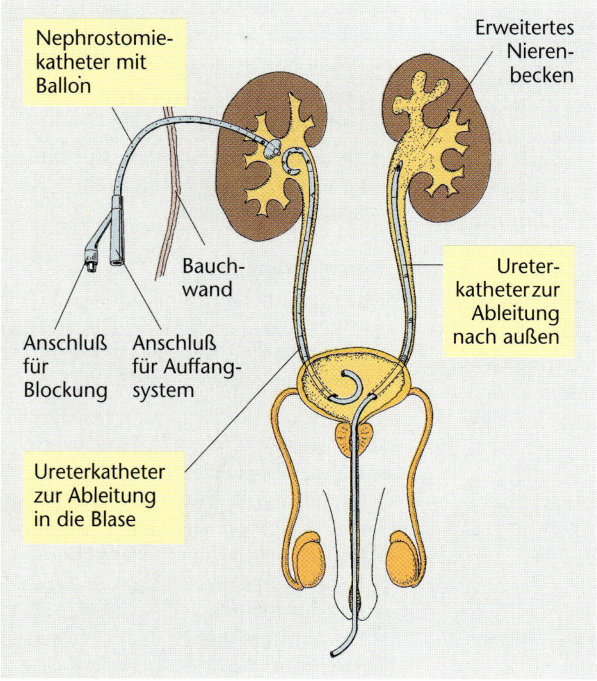

Abb. 31.20 (links): Häufige Katheter nach nephrologischen und urologischen Operationen. [L190]

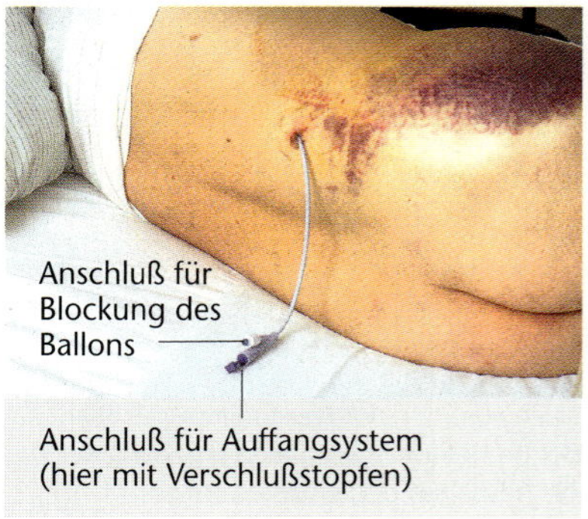

Abb. 31.21 (rechts): Nephrostomiekatheter. Der Katheter liegt mit seiner Spitze im Nierenbecken der rechten Niere. Fixiert ist er mittels eines geblockten Ballons. [K183]

31.2.5 Pflege bei Ureterenkatheter

Beim **Ureterenkatheter** *(Splint, Schienungsdrain, Ureterenschienung)* handelt es sich um eine Hohlsonde aus Kunststoff, die den Harnleiter z.B. nach Einpflanzung in eine neugebildete Harnblase oder palliativ bei raumfordernden Tumoren von innen schient und so den Urinabfluß gewährleistet. Diagnostisch wird ein Ureterenkatheter zur seitengetrennten Nierenfunktionsdiagnostik und retrograden Röntgendarstellung (☞ 31.5.6) verwendet. Ein Ureterenkatheter kann sowohl *intraoperativ* als auch im Rahmen einer *Zystoskopie* (Blasenspiegelung, ☞ 31.5.9) eingebracht werden.

Beim Ureterenkatheter unterscheidet man den inneren und den äußeren Splint. Beim **inneren Splint** wird der Urin aus der Niere über den Katheter in die Harnblase geleitet. Hierzu wird ein *Pigtail-Katheter* (☞ Abb. 31.22) verwendet, dessen Enden (wie ein Schweineschwänzchen = engl. pigtail) eingerollt sind, um die Verletzungsgefahr am Schleimhautepithel zu senken. Besondere pflegerische Maßnahmen sind bei diesem Splint nicht erforderlich. Beim **äußeren Splint** wird der Urin durch die Harnröhre nach außen geleitet. Dann sind folgende Pflegetätigkeiten notwendig:

- Ausscheidung engmaschig kontrollieren
- Katheterdurchgängigkeit regelmäßig überprüfen. Bei Verstopfung Arzt informieren, auf Anordnung Katheter mit 1 – 2 ml NaCl 0,9% vorsichtig durchspülen
- Patienten zur Förderung des Urinflusses reichlich trinken lassen
- Katheter nicht abklemmen (sonst Überdruck im Nierenbecken und Harnstau).

31.2.6 Pflege bei Nierenersatztherapie

Hämoperfusion, ☞ *38.5.3*

Hauptindikation der **Nierenersatztherapie** *(Blutwäsche)* ist die fortgeschrittene Niereninsuffizienz (☞ 31.8.9), wenn sich die Stoffwechsellage trotz medikamentöser Unterstützung nicht normalisiert und die Nieren ihrer Ausscheidungsfunktion nicht mehr nachkommen. Seltener werden die verschiedenen Methoden der Nierenersatztherapie z.B. zur Giftelimination bei Vergiftungen *(Intoxikationen,* ☞ *38.5.3)* eingesetzt.

Hämodialyse und Hämofiltration

> **Hämodialyse** und **Hämofiltration:** Extrakorporale Verfahren zum Ersatz der Ausscheidungsfunktionen der Nieren (d.h. das Blut wird außerhalb des Körpers gereinigt).

Hämodialyse *(kurz Dialyse)*: Die **Hämodialyse** ist derzeit die gebräuchlichste Methode der Nierenersatztherapie. Das Blut des Patienten wird dabei in ein System semipermeabler (halbdurchlässiger) Kunststoffmembranen innerhalb des Dialyseapparats geleitet (☞ Abb. 31.24). An der Außenseite der Kunststoffmembran strömt gegenläufig das **Dialysat** vorbei. Dies ist eine Elektrolytlösung, in der die wichtigsten Elektrolyte in der Konzentration vorgegeben werden, auf die das Patientenblut korrigiert werden soll. Durch den Konzentrationsunterschied zwischen Patientenblut und Dialysierflüssigkeit entsteht eine Diffusionskraft, die die auszuscheidenden Substanzen so lange in das Dialysat diffundieren läßt, bis der Konzentrationsunterschied abgebaut ist. Zusätzlich wird dem Körper in der Regel durch **Ultrafiltration,** d.h. durch Abpressen von Wasser durch hydrostatischen Druck, Wasser entzogen. Nach Passage eines oft sehr langen Kreislaufes im Dialysegerät wird das „entgiftete" Blut dem Patienten über ein weiteres Schlauchsystem wieder zugeleitet.

Damit sich im Dialyseapparat keine Blutgerinnsel bilden, wird das Blut heparinisiert, was allerdings zu Blutungskomplikationen führen kann. Meist sind drei Dialysebehandlungen wöchentlich über jeweils 3 – 5 Stunden erforderlich, um die harnpflichtigen Substanzen auf tolerable Werte zu senken.

Die Hämodialyse erfordert zwei großkalibrige Gefäßzugänge, die problemlos punktierbar sein müssen. Ein kurzzeitiger Gefäßzugang, z.B. beim akuten Nierenversagen, ist über einen zentralvenösen Katheter möglich. Bei Patienten, die über lange Zeit dialysiert werden müssen, muß aber ein spezieller Gefäßzugang angelegt werden. Meist erhalten die Patienten operativ einen subkutanen **Brescia-Cimino-Shunt,** der über einen Kurzschluß *(Shunt)* eine Armarterie (z.B. A. radialis) mit einer Armvene (z.B. V. cephalica) verbindet (☞ Abb. 31.24). Dadurch erhöht sich der Druck in der Vene und erweitert diese mit der Zeit, so daß sie gute Punktionsmöglichkeiten für die Gefäßzugänge während der Dialyse bietet. Diese Anpassung erfordert jedoch einige Wochen Zeit. Daher wird der Shunt rechtzeitig vor der ersten Dialyse angelegt.

Hämofiltration: Unter intensivmedizinischen Bedingungen wird häufig die technisch einfachere **Hämofiltration** durchgeführt. Dies ist ein **Ultrafiltrationsverfahren,** bei dem allein durch die (hydrostatische) Druckdifferenz ein Ultrafiltrat über eine grobporige Membran abgepreßt wird. Der Vorgang ähnelt also dem Abpressen des Glomerulumfiltrats in den Nierenkörperchen. Da das gesamte Ultrafiltrat verworfen wird, entstehen dem Patienten enorme Flüssigkeits- und Elektrolytverluste, die durch Zufuhr geeigneter Infusionslösungen ausgeglichen werden müssen (Details, ☞ Abb. 31.28).

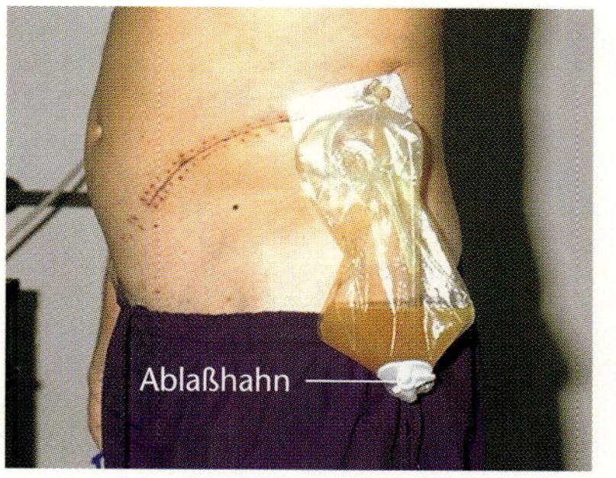

Abb. 31.23: Perkutane Harnableitung in einen aufgeklebten Urostomiebeutel. [K183]

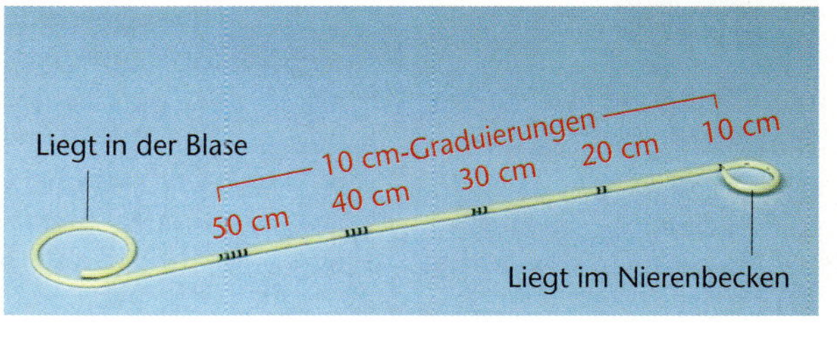

Abb. 31.22: Pigtailkatheter zur Ureterenschienung. [K183]

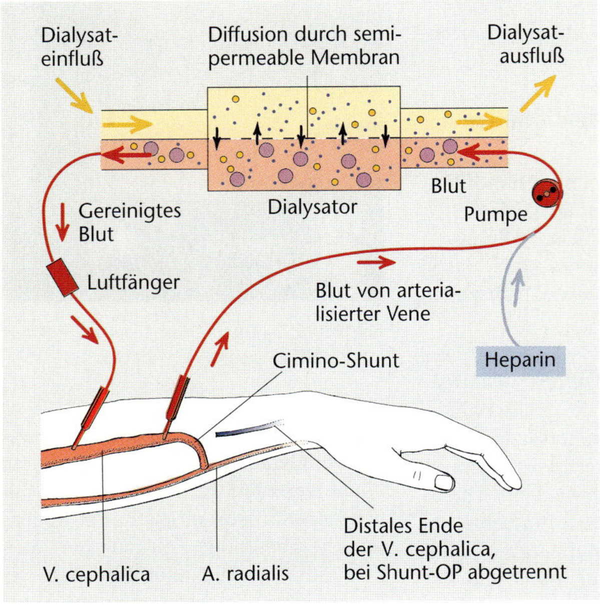

Abb. 31.24: Prinzip der Hämodialyse. Aus dem punktierten Shuntgefäß wird Blut entnommmen, durch ein System semipermeabler Membranen geleitet und in einen zweiten Gefäßzugang des Patienten zurückgeleitet. Zu sehen ist auch der Cimino-Shunt, der durch Anschluß der distalen V. cephalica an die A. radialis gebildet wird. [L190]

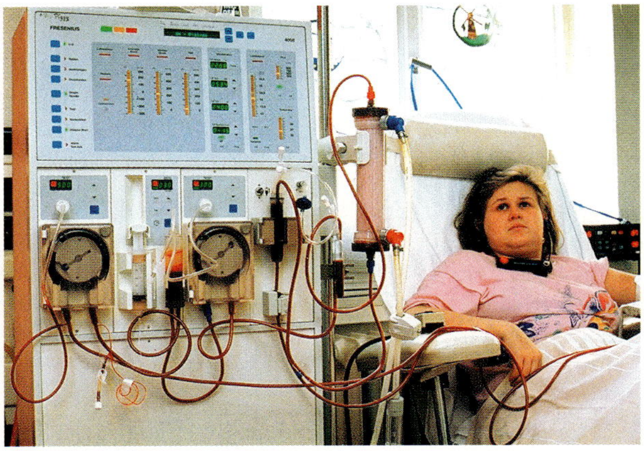

Abb. 31.25: Junge Frau während der Dialyse. Viele Patienten belastet es sehr, alle zwei oder drei Tage, „an die Maschine" angeschlossen zu sein, das eigene Blut durch die Schläuche fließen zu sehen und zudem in der Beweglichkeit erheblich eingeschränkt zu sein. [K 303]

Komplikationen

Durch Hämodialyse und Hämofiltration drohen vielfältige Komplikationen:

- Da der Patient in den Tagen zwischen den Dialysen (fast) keine Flüssigkeit ausscheidet, muß dem Blut – auch bei strenger Trinkmengenbegrenzung – in den wenigen Stunden der Dialyse viel Flüssigkeit entzogen werden. Dies kann zu erheblichen Kreislaufproblemen führen

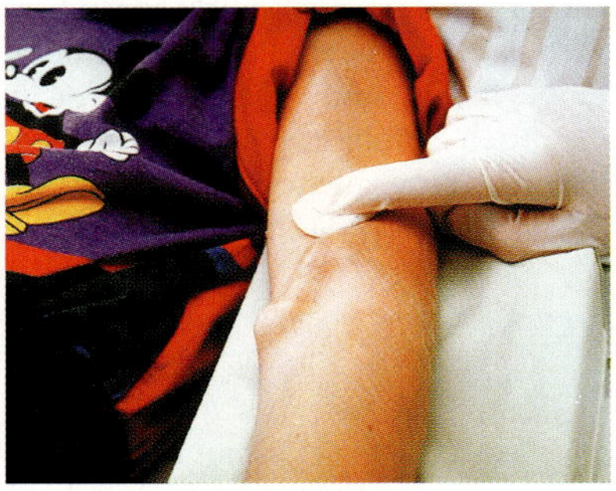

Abb. 31.26: Brescia-Cimino-Shunt, hier bei einem achtjährigen Jungen. Die erweiterte Vene ist bereits aus der Entfernung deutlich zu erkennen. [K 303]

- Wahrscheinlich durch die schnelle Harnstoffentfernung und den nachfolgenden Osmolaritätsabfall bedingt, kann es zu einem passageren Hirnödem kommen, das sich durch Kopfschmerzen, Schwindel, Bewußtseinsstörungen und zerebrale Krampfanfälle zeigt (sog. **Dysäquilibrium-Syndrom**)
- Bei Hypokaliämie drohen Herzrhythmusstörungen
- Allergische Reaktionen, z.B. gegen Membranbestandteile, sind möglich
- Vor allem bei mangelhafter Hygiene drohen Shunt-Infektionen mit Gefahr der Abszeßbildung und der Sepsis. Durch die Heparinisierung des Blutes besteht insbesondere an den Punktionsstellen Blutungsgefahr. Umgekehrt kann der Shunt auch thrombosieren.

Pflege

Während der Dialyse wird der Patient durch speziell geschultes Pflegepersonal betreut. Aber auch die **allgemeine Pflege von Dialysepatienten** stellt hohe Anforderungen:

- Zur täglichen Funktionskontrolle des Shunts gehören neben der visuellen Kontrolle z.B. auf Rötungen, Schwellungen und Hämatome die Palpation und die Auskultation mit dem Stethoskop. Normal sind ein deutlich tastbares „Schwirren" und ein auskultatorisch hörbares Rauschen über dem Shunt. Die Hautpartie um den Shunt wird täglich mit Wasser und Seife gereinigt und an den dialysefreien Tagen gut eingecremt
- Körpergewicht und Blutdruck des Patienten werden täglich kontrolliert. Die Blutdruckmessung darf aber nicht am Shuntarm durchgeführt werden
- Wegen der Behandlung mit gerinnungshemmenden Medikamenten wird auf Blutungskomplikationen geachtet. Diese umfassen Hämatome, gastrointestinale, urologische sowie zerebrale Blutungen
- Je nach körperlicher Aktivität des Patienten ist eine Kalorienzufuhr von täglich 30 – 35 kcal/kg angemessen, davon etwa 50% Kohlenhydrate. An Eiweiß soll der Patient täglich 1,2 g/kg Körpergewicht zu sich nehmen, außerdem soll die Kost kalium- und phosphatarm sein. Die Einschränkung der Natriumzufuhr richtet sich nach Blutdruck, Durstgefühl und Restdiurese. Die Trinkmenge soll so bemessen sein, daß der Patient im dialysefreien Intervall nicht mehr als 1 kg täglich zunimmt.

Vorsicht! Shuntgefäße schonen

Keine Blutabnahme und keine Blutdruckmessung am Shuntarm! Keine abschnürende Kleidung oder komprimierenden Verbände (Ausnahme: Druckverband bei Shuntblutungen sowie nach der Dialyse).

Durch die tägliche Konfrontation mit seiner Krankheit ist der Dialysepatient weit von einem normalen Leben entfernt. **Psychische Probleme** sind die Folge:

- Zu Beginn der Langzeitdialyse empfindet der Patient die Dialyse oft als Erleichterung, da die unmittelbare Lebensgefahr zunächst gebannt ist und er sich meist auch wohler fühlt. Mit der Zeit werden ihm und seiner Familie jedoch mehr und mehr die Einschränkungen bewußt: Er muß trotz der Dialyse eine strenge Diät einhalten, und der Durst ist oft quälend. Spontane Unternehmungen sind wegen der Dialysetermine und wegen des oft reduzierten Allgemeinbefindens nicht immer möglich. Eine geregelte Berufsausübung gelingt aus den gleichen Gründen nicht allen Dialysepatienten
- Die Abhängigkeit von der „Maschine", aber auch vom Pflegepersonal, führt oft zu aggressivem, seltener zu teilnahmslos-depressivem Vehalten
- Hinzu tritt die Angst vor medizinischen Komplikationen (☞ oben).

Heimdialyse und Selbsthilfegruppen

Bei der *Heimdialyse* steht das Dialysegerät in der Wohnung des Patienten. Mit Hilfe eines Angehörigen kann die Dialyse zu Hause durchgeführt werden, wodurch der Patient von dem starren Zeitplan und den Räumlichkeiten des Dialysezentrums unabhängig wird. Voraussetzung ist, daß der Patient einen verantwortungsbewußten und kooperativen Partner hat, stets ein Arzt erreichbar ist und er in Krisensituationen in einem *Dialysezentrum* dialysiert werden kann.

Durch die Abhängigkeit von Familienangehörigen treten bei der Heimdialyse oft zwischenmenschliche Konflikte auf. Kontakte zu Selbsthilfegruppen können dem Patienten und seinen Angehörigen helfen. Dort ist auch ein Erfahrungsaustausch über die Dialysemöglichkeiten in ausgewählten Ferienorten möglich.

CAPD und CCPD

Kontinuierliche ambulante Peritonealdialyse (kurz *CAPD*) und **Kontinuierliche zyklische Peritonealdialyse** (kurz *CCPD*): Intrakorporale Blutreinigungsverfahren zur Nierenersatztherapie, wobei das *Peritoneum* als semipermeable Membran dient.

CAPD: Der Patient füllt 3 – 5x täglich ca. 2 l Dialysat aus einem Beutel über einen implantierten Peritonealdauerkatheter (z.B. *Tenckhoff-Katheter*) in die Bauchhöhle und läßt die Flüssigkeit nach 5 – 8 Stunden wieder in den Beutel ab. Für die nächste Spülung benötigt er einen neuen Beutel. Voraussetzung sind gute Schulung und hohe Kooperationsbereitschaft des Patienten. Ein Gefäßzugang oder eine Heparinisierung des Blutes sind nicht erforderlich. Heute gelangt die CAPD nicht nur bei Patienten mit schlechten Gefäßverhältnissen zur Anwendung. Sie wird auch von vielen Patienten gewählt, weil sie ohne Hilfe durchgeführt werden kann, größtmögliche zeitliche Unabhängigkeit bietet und diätetische Einschränkungen meist geringer sind als bei der Hämodialyse. Außerdem ist sie schonender, da sie die Urämietoxine nahezu rund um die Uhr herausfiltert. Ihr Nachteil liegt in der Gefahr einer Peritonitis (☞ 21.8.2) über den liegenden Peritonealkatheter.

CCPD: Bei der CCPD handelt es sich um eine Modifikation der CAPD. Statt mehrmals am Tag zu spülen, schließt sich der Patient nachts an ein Peritonealdialysegerät *(Cycler)* an, das nach programmierten Daten für ein ein- bis zweistündliches Ein- und Auslaufen des Dialysats sorgt. Am Morgen wird der Patient vom Gerät „abgestöpselt" und ist meist für den Tag von der Dialyse unabhängig.

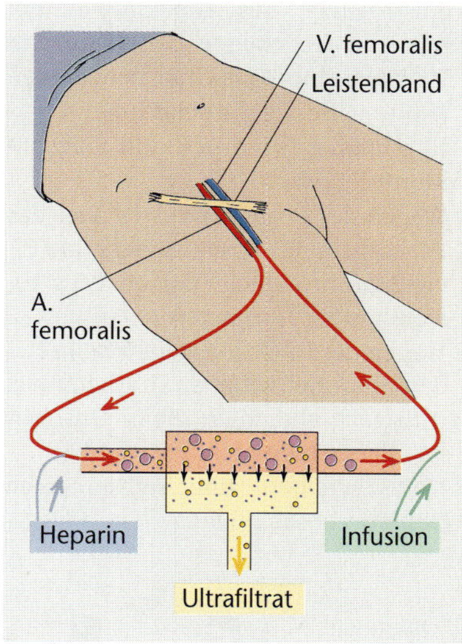

Abb. 31.28: Prinzip der Hämofiltration. Das Blut wird allein durch den arteriellen Druck durch einen Filter gepreßt. Flüssigkeit und Elektrolyte müssen durch Infusion wieder zugeführt werden. [L215]

Pflege bei CAPD- und CCPD-Patienten

- Dialyseflüssigkeit vorsichtig auf Körpertemperatur anwärmen
- Dokumentieren, wieviel Flüssigkeit zugeführt und abgelassen wurde. Eine Trübung der ablaufenden Flüssigkeit weist immer auf eine Peritonitis hin

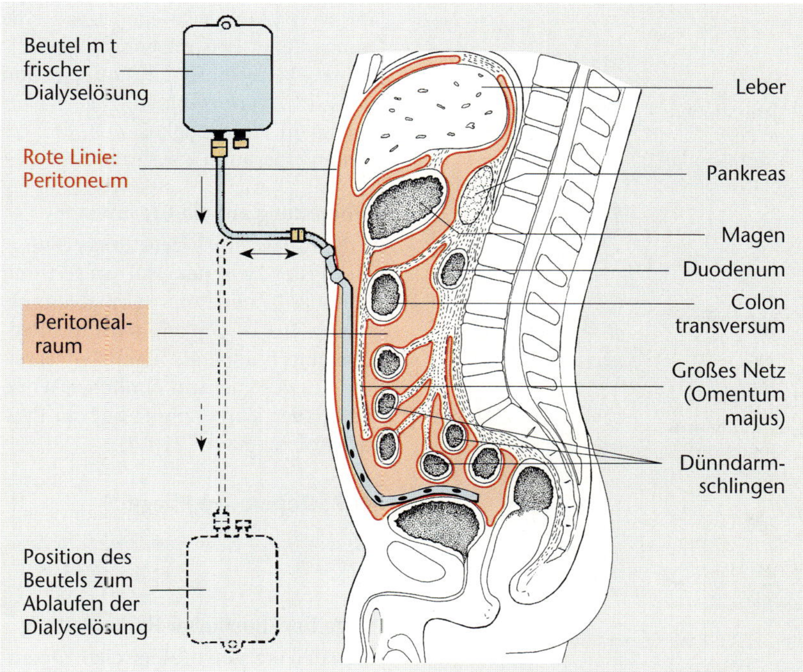

Abb. 31.27: Prinzip der kontinuierlich ambulanten Peritonealdialyse (CAPD). [L190]

- Austrittstelle des Tenckhoff-Katheters und umgebende Bauchhaut auf Zeichen einer Infektion beobachten (Rötung, Sekret, Druckschmerz)
- Regelmäßig Blutdruck und Gewicht kontrollieren
- Wegen des Proteinverlustes über das Peritoneum für eine ausreichende Eiweißzufuhr sorgen (täglich 1,5 g Eiweiß pro kg Körpergewicht)
- Wegen der Infektionsgefahr beim Baden und Schwimmen Katheteraustrittsstelle abdichten (beim Duschen im allgemeinen nicht notwendig)
- Den Patienten zum selbständigen Beutelwechsel anleiten.

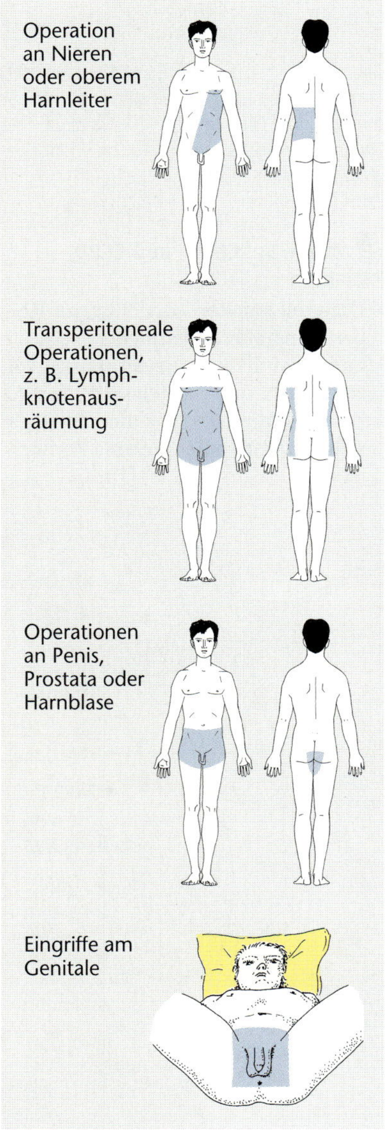

Abb. 31.29: Rasurschema bei Operationen an Niere, Harnwegen und männlichem Genitale (OPs am weibl. Genitale, ☞ Abb. 32.14). [L215/L190]

Wichtig ist, daß der Patient bei Problemen immer einen Arzt oder eine Pflegekraft herbeirufen kann. Alle 4 – 6 Wochen erfolgt eine Kontrolle in der Klinik, bei der Probleme ebenfalls angesprochen werden können.

31.2.7 Perioperative Pflege in der Urologie

Die einzelnen Pflegemaßnahmen hängen stark von der Art der Operation ab. Deshalb beschränken sich die folgenden Ausführungen auf die allgemeinen Richtlinien bei urologischen Operationen. Einzelheiten sind den jeweiligen Krankheitskapiteln zu entnehmen.

Präoperative Pflege

Allgemeine präoperative Pflege, ☞ 11.1

Kostabbau und Darmreinigung

Kostabbau und Darmreinigung hängen von der geplanten Operation ab und werden – falls nicht anders angeordnet – nach hausinternen Standards durchgeführt. Bei den meisten Eingriffen darf der Patient bis zum Abend des Operationsvortages essen und das Abführen mittels Klysma am Vorabend der Operation ist ausreichend.

Kann eine intraoperative Eröffnung des Darmes nicht ausgeschlossen werden oder ist sie sogar geplant, sind eine längere Nahrungskarenz und eine Darmspülung entsprechend dem Vorgehen bei einer Kolonresektion (☞ 21.6.10) erforderlich. Das Rasurschema in Abhängigkeit von der geplanten Operation zeigt Abb. 31.29.

Vorbereitung auf ein Urostoma

Ist die Anlage eines **Urostomas** (künstliche Fistel zwischen Harnwegen und Hautoberfläche zur Urinableitung, ☞ auch 31.6.3) geplant, wird der Patient bereits präoperativ darauf vorbereitet. Dies geschieht in ähnlicher Weise wie bei der Vorbereitung auf ein Ileo- oder Kolostoma (☞ 21.1.7).

Postoperative Pflege

Allgemeine postoperative Pflege, ☞ 11.4

Pflege bei künstlicher Harnableitung

Nach den meisten urologischen Operationen wird der Urin vorübergehend über Katheter oder Drainagen abgeleitet. Diese erfordern spezielle Pflegemaßnahmen (☞ 31.2.2 – 31.2.5).

Urinbeobachtung, ☞ 7.9.1

Flüssigkeitszufuhr

Zum „Spülen“ der Harnwege ist nach urologischen Operationen eine reichliche Flüssigkeitszufuhr günstig. Diese wird in den ersten postoperativen Tagen durch Infusionen gewährleistet. Danach achten die Pflegenden darauf, daß der Patient mindestens 2 –3 Liter täglich trinkt. Manchmal darf ein Patient aufgrund einer anderen Erkrankung, etwa einer Herzinsuffizienz, jedoch nicht so viel trinken.

Lagerung

Nach Operationen im Bereich des äußeren Genitales wird ggf. ein Bettbogen eingelegt, um Schmerzen durch den Druck der Bettdecke auf das Wundgebiet vorzubeugen.

Mobilisation

Grundsätzlich wird eine Frühmobilisation angestrebt. Ausnahmen werden mit dem Arzt abgesprochen, etwa bei Patienten nach Entfernung eines Nierentumors (schlechter Allgemeinzustand).

Kostaufbau und Stimulation der Darmtätigkeit

Nach kleineren Operationen (z.B. Zirkumzision, ☞ 31.11.2) und komplikationslosem Verlauf können die Patienten bereits am Operationsabend leichte Kost zu sich nehmen. Bei größeren Eingriffen *ohne* Eröffnung der Bauchhöhle erhalten sie am ersten postoperativen Tag leichte Kost, die dann je nach Verträglichkeit bis zur Vollkost gesteigert wird. Bei Eingriffen *mit* Eröffnung der Bauchhöhle erhalten sie vom 1. – 3. postoperativen Tag Tee und – je nach Darmtätigkeit – ab dem 3. – 4. postoperativen Tag leichte Kost. Bei unzureichender Darmtätigkeit wird der Darm zwischen dem 3. und 5. postoperativen Tag stimuliert (☞ Tab. 11.78). Nach Operationen mit Darmresektionen gelten die in 21.6.10 dargestellten Regeln.

Beckenbodengymnastik

Für manche Patienten, etwa mit Inkontinenzproblemen nach einer Prostataoperation, empfiehlt sich eine regelmäßige und mehrwöchige Beckenbodengymnastik. Die Anleitung hierzu erfolgt durch einen Physiotherapeuten (Grundprinzipien, ☞ 32.2.4).

31.3 Hauptbeschwerden in der Nephrologie und Urologie

31.3.1 Oligurie und Anurie

Oligurie: Verminderung der Harnausscheidung auf 100 – 500 ml täglich (statt 1000 – 1500 ml), entsprechend 5 – 20 ml/Std.

Anurie: Verminderung der Harnausscheidung auf weniger als 100 ml Harn täglich. Der Anurie geht oft eine Oligurie voraus.

Oligurie und **Anurie** (☞ Tab. 7.9.7) sind die Leitsymptome des akuten Nierenversagens (☞ 31.8.8). Bei einer Harnabflußbehinderung, z.B. durch Prostatavergrößerung, kann es zum *Harnverhalt* (☞ 31.3.5) und damit zum Bild einer Oligo- oder Anurie kommen. Oligurie bei alten Menschen ist häufig Folge einer „inneren Austrocknung" (*Dehydratation,* ☞ 31.13.2) durch zu geringe Trinkmenge, Durchfall oder Erbrechen.

Vorsicht!
Bei liegendem Blasendauerkatheter auch an die Möglichkeit einer Katheterverstopfung oder Katheterabklemmung denken!

Eine Anurie ist ein Notfall, der sofort behandelt werden muß. Die Erstdiagnostik umfaßt Urin- und Blutuntersuchungen, eine Einschätzung der Kreislaufsituation sowie die Sonographie der Nieren und Harnwege (☞ 31.5.5).

31.3.2 Polyurie

Polyurie: Erhöhung der Urinmenge auf mehr als 3 l täglich, in Extremfällen auf 10 – 20 l.

Häufigste Ursache einer **Polyurie** (☞ Tab. 7.9.7) ist die Hyperglykämie beim Diabetes mellitus (☞ 23.6.1). Dabei scheiden die Nieren große Mengen Glukose aus, was nur in Verbindung mit viel Flüssigkeit möglich ist. Auch bestimmte Phasen des akuten oder chronischen Nierenversagens sind durch eine Polyurie gekennzeichnet (☞ 31.8.8, 31.8.9).

Eine physiologische und rasch vorübergehende Polyurie kann jeder an sich selbst nach Alkoholgenuß beobachten. Dabei hemmt der Alkohol über eine Verminderung der ADH-Ausschüttung (*Adiuretin,* ☞ 23.1.1) für einige Stunden die Wasserrückresorption in den Nieren. Als Reaktion auf die Polyurie verspürt der Patient starken Durst („Brand") und versucht, durch vermehrtes Trinken **(Polydipsie)** den hohen Flüssigkeitsverlust über die Nieren auszugleichen.

31.3.3 Pollakisurie und Nykturie

Pollakisurie: Häufiger Harndrang mit jeweils nur geringer Urinmenge bei in der Regel normaler Urinmenge über 24 Stunden.

Typischerweise berichtet der Patient, daß er „ständig auf die Toilette müsse, aber immer nur für ein paar Tropfen". Häufige Ursachen einer **Pollakisurie** (☞ Tab. 7.9.7) sind bei Frauen Harnwegsinfekte oder eine *Reizblase* (☞ 31.6.2) und bei älteren Männern die Prostatavergrößerung (☞ 31.9.2). Aber auch ein Blasentumor kann sich hinter der „Rennerei" verstecken.

Nykturie: Vermehrtes nächtliches Wasserlassen.

Bei der **Nykturie** (☞ Tab. 7.9.7) muß der Patient nachts *mehrfach* die Toilette aufsuchen und wird dadurch in seiner Nachtruhe gestört.

Neben der Herzinsuffizienz (☞ 18.6.1) als häufigste Ursache sind insbesondere auch Nierenerkrankungen Grund einer Nykturie. Manchmal finden sich aber auch einfache Erklärungen: Trinkt der Patient abends zum Fernsehen 1,5 l Bier oder nimmt er abends seine „Wassertabletten", weil er tagsüber weggehen möchte, kann die Ursache der Nykturie schon gefunden sein!

31.3.4 Dysurie

Dysurie: Erschwertes Wasserlassen, meist verbunden mit Schmerzen oder Brennen.

Die **Dysurie** (☞ Tab. 7.9.7) kann so stark sein, daß der Patient aus Angst vor Schmerzen kaum noch wagt, die Toilette aufzusuchen. Ist ein Harnwegsinfekt die Ursache, liegt oft gleichzeitig eine *Pollakisurie* vor (☞ 31.3.3). Tumoren der unteren Harnwege (Blase und Harnröhre) verursachen ebenfalls häufig ein unangenehmes Gefühl oder Schmerzen beim Wasserlassen.

31.3.5 Harnverhalt

Harnverhalt *(Harnretention):* Unvermögen, trotz praller und meist schmerzhafter Füllung der Harnblase Wasser zu lassen.

Beim **Harnverhalt** (☞ Tab. 7.9.7) wird der Patient mit zunehmender Blasenfüllung meist unruhig und hat Schmerzen im Unterbauch. Ursache für einen *mechanischen* Harnverhalt sind bei älteren Männern oft eine Prostatavergrößerung sowie Tumoren der Harnröhre oder der Blase nahe der Harnröhrenmündung, die die ableitenden Harnwege verlegen. Ein *neurogener* Harnverhalt wird durch Störungen der Harnblaseninnervation, z.B. durch einen Bandscheibenvorfall (☞ 35.11.2), verursacht.

Ständiges Urintröpfeln spricht nicht gegen einen Harnverhalt, da es hierzu auch durch „Überlaufen" der maximal gefüllten Blase (*Überlaufinkontinenz,* ☞ 31.7) kommen kann.

31.3.6 Harninkontinenz

Harninkontinenz *(Blaseninkontinenz):* Unwillkürlicher Harnabgang.

Harninkontinenz (☞ 7.9.4.1) kommt v.a. bei älteren Menschen sehr häufig vor und belastet die Betroffenen oft so stark, daß sie sich vor Angst mit ihrem Problem entdeckt zu werden kaum noch in Gesellschaft wagen.

Eine sorgfältige Anamnese kann bereits Hinweise auf die genaue Form und die Ursache der Harninkontinenz geben.

Diagnose und Therapie bei Harninkontinenz, ☞ *31.7;*
Kontinenz- und Miktionstraining, ☞ *7.9.4*

31.3.7 Schmerzen bei nephrologischen und urologischen Erkrankungen

Nephrologische und urologische Erkrankungen können mit starken **Schmerzen** verbunden sein. Dabei können *Lokalisation* und *Art des Schmerzes* auf die zugrundeliegende Erkrankung hinweisen:

- Bei der Schwellung eines Organs durch Entzündung oder Tumor klagt der Patient über ein Druckgefühl und einen dumpfen **Dauerschmerz.** Beispiele sind der Flankenschmerz bei der Pyelonephritis (☞ 31.8.3) oder der extreme Druck- und Berührungsschmerz bei der Orchitis (☞ 31.10.2). Eine Ausstrahlung in benachbarte Regionen ist möglich
- Bei der Verlegung eines Hohlorgans, z.B. des Harnleiters durch Nierensteine, kommt es zu auf- und abschwellenden, krampfartigen Schmerzen, der **Kolik.** Oft strahlen die Schmerzen in den Rücken oder die Genitalregion aus. Die gleichzeitige Reizung des Peritoneums führt zu Übelkeit, *Ileus* (☞ 21.6.2) und Kollapszuständen.

☑ Der Patient mit einem Entzündungs- oder Tumorschmerz liegt eher ruhig, während sich der Patient mit einer Kolik unruhig windet und krümmt.

31.4 Weitere Leitbefunde in der Nephrologie und Urologie

31.4.1 Hämaturie

Hämaturie („Blut im Urin"): Krankhafte Ausscheidung von roten Blutkörperchen mit dem Urin.

Man unterscheidet:

- **Makrohämaturie,** bei der das Blut bereits mit bloßem Auge sichtbar ist (ab ca. 1 ml Blut/l Urin)
- **Mikrohämaturie,** bei der das Blut nur mit speziellen Tests (Teststreifen, mikroskopische Beurteilung des Urins, ☞ 31.5.3) nachweisbar ist. Da eine geringe Zahl von roten Blutkörperchen auch beim Gesunden im Urin vorhanden sein kann, spricht man erst bei mehr als 5 (– 10) Erythrozyten/mm^3 Urin, entsprechend 3 – 6 Erythrozyten bei der Sediment-Gesichtsfeld-Untersuchung (☞ 31.5.3), von einer Mikrohämaturie.

Nicht jede Rotfärbung des Urins ist durch Blutbeimengung bedingt. Beispielsweise färben auch einige Nahrungsmittel (z.B. Rote Bete) und Medikamente (z.B. bestimmte Analgetika) den Urin rot. Die medikamentenbedingte Rotfärbung des Urins bewirkt aber im Gegensatz zur Hämaturie keine Trübung.

Häufigste Gründe von Makro- und Mikrohämaturie sind Tumoren, Steine und Entzündungen von Nieren und Blase. Die Ursache kann aber auch außerhalb des nephrologisch-urologischen Bereiches liegen, z.B. in einer Blutungsneigung (☞ 24.9.1). Bei Frauen ist an eine Verunreinigung des (Spontan-)Urins durch gynäkologische Blutungen zu denken.

Jede Hämaturie muß abgeklärt werden, auch wenn sie bereits von selbst wieder aufgehört hat!

31.4.2 Leukozyturie und Pyurie

Leukozyturie: Krankhafte Ausscheidung von weißen Blutkörperchen mit dem Urin (> 10 Leukozyten/mm^3 Urin bzw. > 6 Leukozyten pro Gesichtsfeld im Urinsediment).

Die häufigste Ursache einer **Leukozyturie** ist ein Harnwegsinfekt (☞ 31.6.2). Während die Leukozyturie erst durch eine Urinuntersuchung diagnostizierbar ist, bemerkt der Patient die **Pyurie,** den *Eiterharn,* selbst: Es kommt zu Schlieren und wolkigen Trübungen im Urin. Dieses massenhafte Auftreten weißer Blutkörperchen ist meist Folge einer schweren Entzündung der Nieren oder Harnwege.

31.4.3 Proteinurie

Proteinurie: Ausscheidung von Eiweiß im Urin > 150 mg/24 Std.

Eiweiße *(Proteine)* erscheinen beim Gesunden nur in Spuren im Urin. Eine **Proteinurie** ohne Krankheitswert (150 mg – 3 g) kann bei Fieber, Kälte, körperlicher Anstrengung *(Anstrengungsproteinurie)* sowie langem Stehen oder Laufen auftreten (*Marschproteinurie,* z.B. bei Soldaten). Eiweißausscheidungen von mehr als 3 g täglich beruhen meist auf einem krankhaft erhöhten Bluteiweißspiegel (z.B. bei bestimmten Bluterkrankungen, ☞ 24.8.1) oder einer Schädigung der Nierenkörperchen durch Entzündung (☞ 31.8.8, 31.8.9). Bei einer schweren Proteinurie treten aufgrund des Eiweißmangels im Blut *Ödeme* (☞ auch 31.8.7) auf.

31.4.4 Bakteriurie

Bakteriurie: Vorhandensein von Bakterien im Urin.

Der Urin beim Gesunden ist *steril,* d.h. frei von Bakterien und anderen Keimen. Beim Wasserlassen wird der Harn jedoch mit Bakterien aus den äußeren Anteilen der Harnröhre oder der Genitalorgane verunreinigt. Auch die sorgfältige Gewinnung der Urinprobe (*Mittelstrahlurin,* ☞ 7.9.1.1) kann dies nicht völlig verhindern. Daher spricht man erst dann von einer **signifikanten Bakteriurie,** d.h. einem bedeutsamen Bakteriengehalt des Urins, wenn in einer Urinkultur 100 000 Keime/ml (= 10^5/ml) oder mehr wachsen. Bei durch Blasenpunktion oder Einmalkatheterisierung gewonnenem Urin ist diese Grenze mit 1000 Keimen/ml Urin (= 10^3/ml) viel niedriger anzusetzen.

Eine signifikante Keimzahl im Urin ohne Beschwerden des Patienten wird als **asymptomatische Bakteriurie** bezeichnet. Sie äußert sich oft in einem scharf oder übel riechenden oder in einem getrübten Urin.

31.5 Der Weg zur Diagnose in der Nephrologie und Urologie

31.5.1 Anamnese und körperliche Untersuchung

Die *aktuelle Anamnese* zielt auf eine genaue Darstellung der Beschwerden des Patienten einschließlich eventuell beobachteter Veränderungen des Urins (☞ 7.9.1) oder der Miktion (z.B.

„Schwächerwerden" des Urinstrahls bei Prostatavergrößerung). Die frühere Anamnese erfragt v.a. Erkrankungen und Operationen im Bereich des Beckens (z.B. Harnleiterkompression durch Tumormetastasen?) und Medikamente (z.B. schmerzmittelbedingte Nierenfunktionsstörung, ☞ 31.8.9).

Die körperliche Untersuchung besteht in einer *Allgemeinuntersuchung* unter besonderer Berücksichtigung nephrologisch-urologischer Aspekte:

- Beobachtung der Hautfarbe und des Geruchs des Patienten. Typisch für Kranke mit einer *Urämie* (☞ 31.8.9) sind z.B. eine schmutzig-fahle Hautfarbe und *Uringeruch* in der Atemluft
- Blutdruckmessung, da der Blutdruck bei Nierenerkrankungen häufig erhöht ist
- Bei Männern *rektale Untersuchung* zur Beurteilung der Prostata, da eine Prostatavergrößerung mit Harnstau zu immer wiederkehrenden Entzündungen der Harnwege führen kann. Handschuhe, Fingerling und Gleitmittel bereithalten und darauf achten, daß der Raum während der Untersuchung nicht betreten wird. Dem Patienten nach der Untersuchung Gelegenheit zum Säubern geben
- Bei Frauen evtl. *vaginale Untersuchung* durch den Gynäkologen, da gynäkologische Erkrankungen auch die Harnorgane beeinträchtigen können (z.B. infiltrierende Tumoren oder Gebärmuttersenkung).

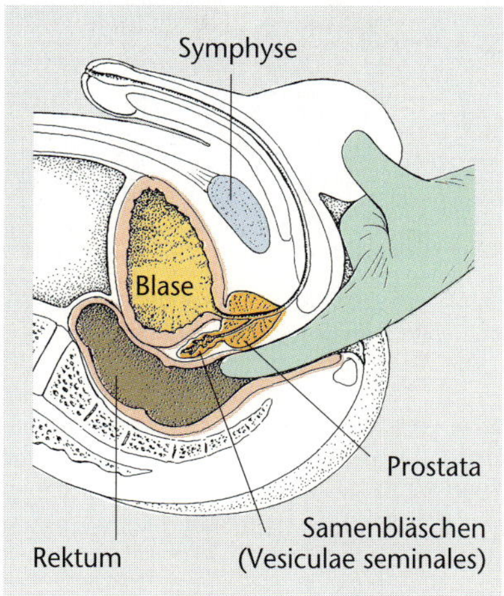

Abb. 31.30: Die digitale Untersuchung von Prostata, Rektum und kleinem Becken ist nicht nur in der Urologie, sondern auch in der Inneren Medizin bei über 40jährigen Männern obligater Bestandteil der körperlichen Untersuchung, da so nicht selten Prostatavergrößerungen und -tumoren entdeckt werden. [L190]

31.5.2 Diagnostische Uringewinnung

Spontanurin

Am häufigsten wird **Spontanurin** *(Spontanharn)*, d.h. spontan gelassener Urin des Patienten, untersucht (Gewinnung, ☞ 7.9.1.1). Je nachdem, welche Harnportion des Spontanurins untersucht wird, unterscheidet man die **Mittelstrahlurinuntersuchung** (☞ 7.9.1.1) sowie die **Zwei-** und **Dreigläserprobe**.

Zwei- und Dreigläserprobe

Der erste Urinanteil, der beim Mittelstrahlurin verworfen wird, enthält Leukozyten, Erythrozyten, Epithelzellen und Bakterien aus der *Harnröhre*. Die getrennte Untersuchung der ersten und zweiten Urinfraktion in der Zweigläserprobe ermöglicht eine Unterscheidung zwischen krankhaften Prozessen der Harnröhre (die pathologischen Urinbestandteile befinden sich in der *ersten* Harnportion) und solchen in höheren Abschnitten der Harnwege (die pathologischen Urinbestandteile befinden sich in der *zweiten* Harnportion).

Bei Verdacht auf eine Infektion der Prostata wird die Zweigläserprobe durch Gewinnung einer *dritten* Harnportion nach rektaler Massage der Prostata zur **Dreigläserprobe** erweitert. In der dritten Harnportion finden sich hauptsächlich Bestandteile des in die Harnröhre gedrückten Prostatasekrets.

Katheterurin und Blasenpunktionsurin

Transurethrale Blasenkatheter, ☞ 31.2.2;
Suprapubische Blasendrainage, ☞ 31.2.3

Katheterurin (kurz *K-Urin*) wird durch eine *transurethrale Katheterisierung*, **Blasenpunktionsurin** durch eine *suprapubische Blasenpunktion* gewonnen. Dies ist für den Patienten unangenehm und auch nicht ganz risikofrei, da v.a. bei der transurethralen Katheterisierung durch Keimeinschleppung eine Blaseninfektion verursacht werden kann. Bei bereits liegendem Dauerkatheter kann Urin auch aus der Punktionsstelle am Ableitungsschlauch des geschlossenen Drainagesystems entnommen werden (☞ 7.9.2).

31.5.3 Urinuntersuchungen

Sammelurin, ☞ 7.9.1.1

Nach der Uringewinnung wird der Urin mittels Streifen-Schnelltests (im Labor auch mikroskopisch) untersucht und/oder eine Urinkultur angelegt.

Streifen-Schnelltests

Bei **Streifen-Schnelltests** (☞ auch 7.9.1.1) handelt es sich vorwiegend um kaum fingerlange Teststreifen, auf deren Testfeldern trockene chemische Reagenzien aufgebracht sind, die mit dem Urin reagieren und sich je nach Urinbefund verfärben.

Am häufigsten werden *Kombinationsteststreifen* benutzt (Durchführung, ☞ Abb. 31.31 – 31.33): Die Testfelder für Leukozyten, Eiweiß, Blut, Nitrit, Glukose, Urobilinogen, Bilirubin und Ketone erlauben rasche orientierende diagnostische Hinweise auf eine große Zahl von Erkrankungen. Der pH-Wert des Urins liegt physiologischerweise im sauren Bereich, ist aber auch von der Kost des Patienten abhängig.

Einzelteststreifen für den Nachweis nur *einer* Substanz (z.B. Glukose *oder* Eiweiß) erlauben häufig eine – wenn auch ungenaue – quantitative Bestimmung.

Die Teststreifen der verschiedenen Anbieter können sich in Farbgebung, Farbreaktion und Handhabung (Zeitfaktor) unterscheiden. Maßgebend sind die Farbfelder auf dem Behälter (vgl. Abb. 31.33) und die Angaben auf der Packungsbeilage.

Voraussetzung für zuverlässige und vergleichbare Ergebnisse ist, daß die Teststreifen im verschlossenen Originalbehälter aufbewahrt werden und dieser nur für die Entnahme eines Teststreifens *kurz* geöffnet wird. Ansonsten verändert die Luftfeuchtigkeit die Reagenzien und führt so zu falschen Ergebnissen.

Einige Patienten, z.B. Diabetiker (Glukosurie?) oder Nierensteinkranke (Urin-pH?), müssen ihren Urin nach der Entlassung regelmäßig selbst mittels Streifen-Schnelltests untersuchen. Die Anleitung dieser Patienten fällt oft in den Aufgabenbereich der Pflegenden.

Urinkultur

Bei Verdacht auf eine *bakterielle* Infektion der Nieren oder der ableitenden Harnwege dient die **Urinkultur** der

Streifen-Schnelltest zur Urinuntersuchung [K183]

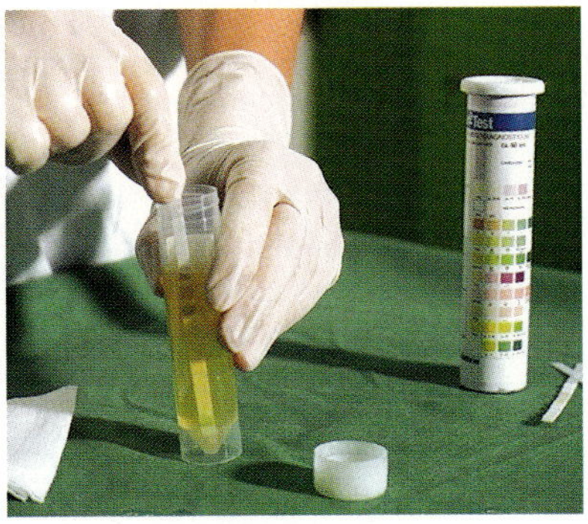

Abb. 31.31: Teststreifen kurz in den Urin tauchen, so daß alle Testfelder benetzt sind.

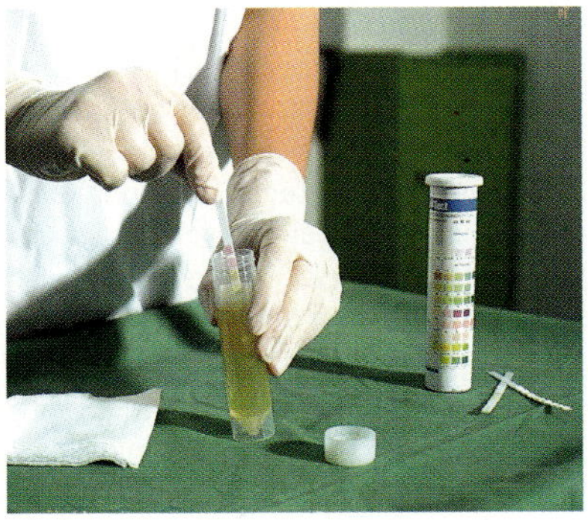

Abb. 31.32: Überschüssigen Urin am Gefäßrand abstreifen.

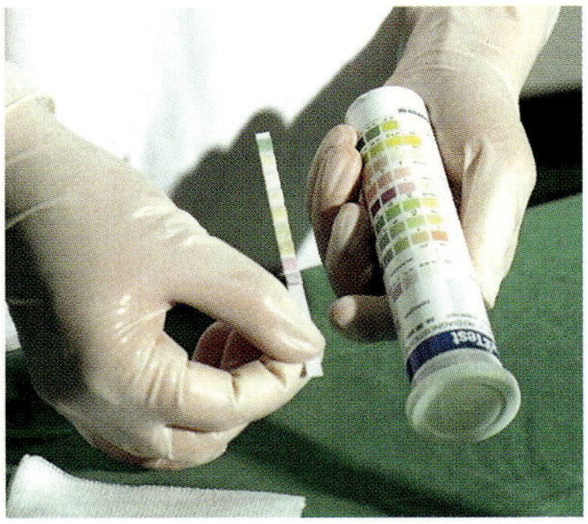

Abb. 31.33: Nach der vom Hersteller vorgegeben Wartezeit die Testfelder mit der Farbskala auf dem Behälter vergleichen. Zu lange Wartezeiten können das Ergebnis verfälschen.

Keimzahlbestimmung, der Keimdifferenzierung und der Resistenztestung der Keime gegen Antibiotika (☞ 28.3.4).

Heute wird üblicherweise ein fertig vorbereiteter Eintauchnährboden (z.B. Uricult®) in den Urin getaucht und 24 Stunden bei 37 °C bebrütet (☞ Abb. 31.34 – 31.36). Bakterienkolonien sind dann als runde Herde auf dem Nährmedium erkennbar. Ihre Zahl wird anhand einer Vergleichstabelle geschätzt. Bei <1000 Keimen/ml Mittelstrahlurin liegt meist eine Verunreinigung vor, bei > 100 000 spricht man von einem eindeutig positiven Befund. Befunde in der „Grauzone" dazwischen sollten kurzfristig kontrolliert werden. Bei Katheterurin sind schon 10 000 Keime/ml als pathologisch zu bewerten.

Bei pathologischem Befund wird der Nährboden anschließend in ein bakteriologisches Labor gesandt, das die Keime auf ihre Sensibilität und Resistenz gegenüber Antibiotika testet (☞ 28.3.4).

Urinsediment

Zeigt der Teststreifen einen positiven Befund an, wird das **Urinsediment** untersucht. Es besteht aus den festen Bestandteilen des Urins. Der frisch gelassene Urin wird zentrifugiert und der Bodensatz *(Sediment)* unter dem Mikroskop ausgewertet:

- **Erythrozyten:** Hämaturie, ☞ 31.4.1
- **Leukozyten:** Leukozyturie, ☞ 31.4.2
- **Epithelzellen:** Abgeschilferte Zellen der Epithelgewebe von Nieren oder ableitenden Harnwegen dürfen nur vereinzelt vorkommen. Sie weisen bei vermehrtem Auftreten auf entzündliche Veränderungen hin
- **Zylinder:** Zylinder sind rollenförmige Zusammenballungen, die in den Nierentubuli entstehen. *Hyaline Zylinder* bestehen aus Eiweiß und sind auch beim Gesunden, z.B. beim Dursten, in geringer Zahl zu beobachten. Zylinder aus roten oder weißen Blutkörperchen oder Epithelzellen sind immer pathologisch und weisen auf eine Nierenschädigung hin
- Krankhaft sind **Keime** wie Bakterien und Trichomonaden.

Zählkammermethode

Alternativ kann auch der frisch gelassene Urin *ohne* vorheriges Zentrifugieren in eine spezielle Zählkammer gegeben und mikroskopisch untersucht werden. Die Zellzahlen werden dann nicht pro Gesichtsfeld, sondern pro mm^3 (= µl) Urin angegeben.

Spezifisches Gewicht des Urins

Die gesunden Nieren können den Urin je nach Flüssigkeitsangebot *verdünnen* oder *konzentrieren*. Soll die Konzentration des Urins bestimmt werden, wird das **spezifische Gewicht,** also die *Massendichte* des Urins, gemessen. Reines Wasser wiegt 1000 g/l. Urin ist je nach Menge der in ihm gelösten Stoffe entsprechend schwerer als Wasser.

Zur Messung des spezifischen Gewichts sollte der Urin Zimmertemperatur haben. Abgestandener Urin wird vorher umgerührt. Der Meßzylinder wird mit so viel Urin gefüllt, daß das **Urometer** *(Harnwaage)*, eine kleine Senkwaage, schwimmen kann und den Innenrand des Meßzylinders nicht berührt, andererseits der Meßzylinder beim Hineintauchen des Ur-

Anlegen einer Urinkultur [K183]

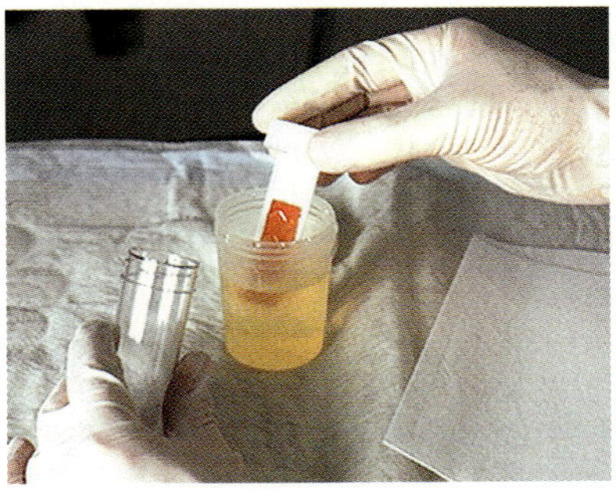

Abb. 31.34: Eintauchnährboden in den Urin tauchen.

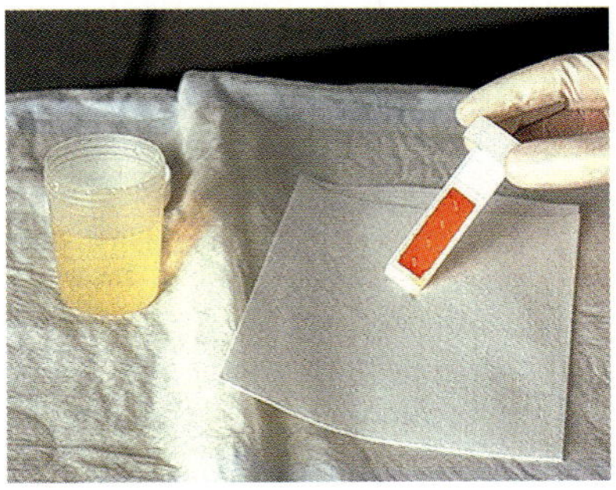

Abb. 31.35: Eintauchnährboden abtropfen, dabei das Abtropfpapier nicht mit dem Eintauchnährboden berühren.

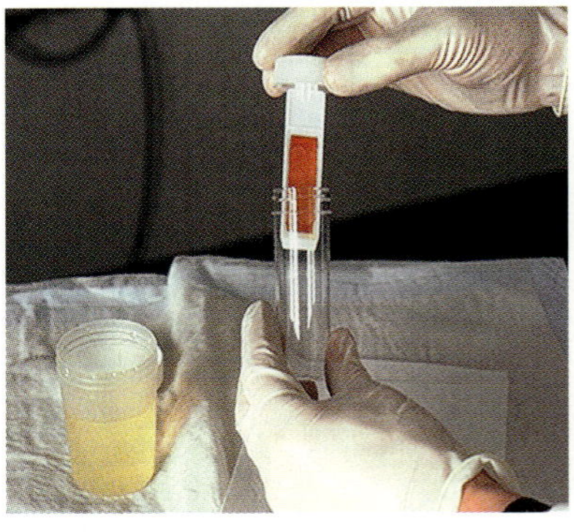

Abb. 31.36: Benetzten Nährboden im sterilen Röhrchen zum Brutschrank bringen.

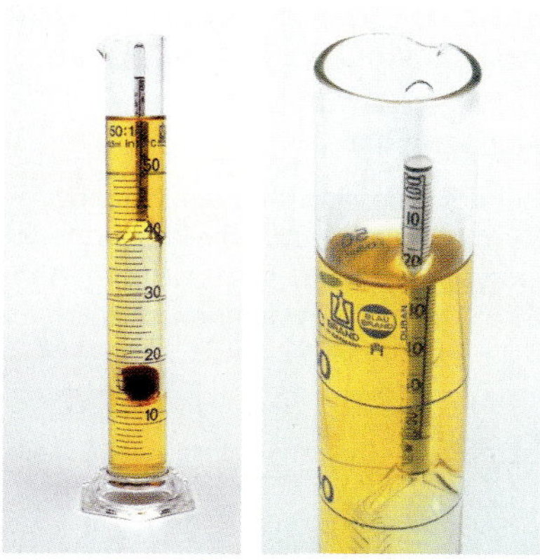

Abb. 31.37 – 31.38: Meßzylinder und Urometer zur Bestimmung des spezifischen Uringewichts. Der Meßwert (hier 1023) wird am Oberrand des Flüssigkeitsspiegels abgelesen. [K183]

ometers aber auch nicht überläuft. Eventueller Schaum wird mit Filterpapier entfernt, da er beim Ablesen des spezifischen Gewichtes stört. Das spezifische Gewicht wird in Augenhöhe am Rand des Flüssigkeitsspiegels abgelesen und dokumentiert.

Das Urometer ist auf eine bestimmte Temperatur geeicht – meist 15 °C. Pro 3 °C mehr oder weniger Urintemperatur wird daher ein Teilstrich hinzugezogen bzw. abgezogen. Der Normalwert liegt bei 1010 – 1025 mg/ml (= g/cm^3 = kg/m^3). Vielfach wird das spezifische Harngewicht auch auf das spezifische Gewicht des Wassers (1000 g/cm^3) bezogen, so daß sich ein Normbereich von 1,010 – 1,025 ergibt.

Hyper-, Hypo- und Isosthenurie

Wichtige Ursachen eines erhöhten spezifischen Gewichts **(Hypersthenurie)** sind eine verminderte Flüssigkeitsaufnahme, eine vermehrte extrarenale Flüssigkeitsabgabe oder eine Ausscheidung „schwerer" Stoffe (z.B. Glukose, Eiweiße, Medikamente) mit dem Urin. Ursachen eines besonders niedrigen spezifischen Gewichts **(Hyposthenurie)** sind z.B. reichliche Flüssigkeitszufuhr oder ein nicht ausreichendes Konzentrationsvermögen der Nieren. Als **Isosthenurie** *(Harnstarre)* wird ein konstantes spezifisches Uringewicht um 1,012 *unabhängig* von der Flüssigkeitszufuhr bezeichnet.

31.5.4 Blutuntersuchungen

Von Bedeutung sind folgende Blutwerte:

- **Kreatinin** (Endprodukt des Muskelstoffwechsels) und **Harnstoff** (Endprodukt des Eiweißstoffwechsels) sind *harnpflichtige Substanzen,* die nur durch die Nieren ausgeschieden werden und sich bei Nierenfunktionsstörungen zunehmend im Blut anreichern. Der Normbereich für Kreatinin liegt bei etwa 0,5 – 1,2 mg/dl (= 45 – 106 µmol/l), für Harnstoff bei etwa 10 – 50 mg/dl (= 1,7 – 8,3 mmol/l)
- Nierenfunktionsstörungen haben Veränderungen der **Serumelektrolyte** (v.a. eine Hyperkaliämie, ☞ 31.15.3) sowie eine **Harnsäureerhöhung** (☞ auch 23.9) zur Folge. Bei Nierensteinen kann eine Elektrolytbestimmung erste Hinweise auf die Steinzusammensetzung geben
- Große Eiweißverluste über die Nieren durch eine starke Proteinurie führen zu einer Erniedrigung der **Serumeiweißkonzentration**
- Bei anfänglicher Erhöhung ermöglichen **Tumormarker** (☞ Abb. 24.27) eine Verlaufskontrolle bei Prostata-, Blasen- und Hodentumoren.

Kreatinin-Clearance

Bis zu einer Einschränkung der glomerulären Filtrationsrate von 50% bleibt der Kreatininwert im Blut trotz gestörter Nierenfunktion normal. In diesem **kreatininblinden Bereich** erlaubt die Bestimmung der **Kreatinin-Clearance** die genaue Einschätzung der Nierenfunktion (etwa bei Diabetikern oder Patienten mit Nierensteinen). Die Kreatinin-Clearance entspricht ungefähr der glomerulären Filtrationsrate. Als **Clearance** (engl. *Klärung*) bezeichnet man die Plasmamenge, die pro Zeiteinheit von einer bestimmten Substanz befreit, „gereinigt" wird. Die Kreatinin-Clearance kann aus dem Kreatininwert im Blut (☞ oben), dem Urinkreatinin und dem Urinminutenvolumen berechnet werden. Dies bedeutet, daß hierfür eine Blutabnahme und ein Sammelurin (☞ 7.9.1.1) über 24 Stunden erforderlich sind. Der Normwert der Kreatinin-Clearance sinkt mit zunehmendem Alter ab (☞ Tab. 31.39). Orientierend kann die Kreatinin-Clearance auch aus entsprechenden Nomogrammen abgelesen werden, wenn Serumkreatinin, Alter, Geschlecht und Gewicht des Patienten bekannt sind und der Serumkreatininwert stabil ist.

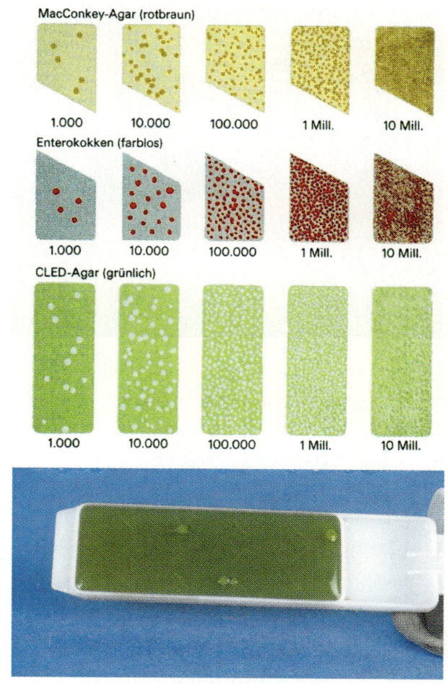

Abb. 31.40: Auf der vom Hersteller des Eintauchnährbodens mitgelieferten Vergleichstafel läßt sich die ungefähre Keimzahl auf dem entsprechenden Nährboden ablesen. Beim hier verwendeten liegt die Keimzahl unter 1000/ml. [U163, K183]

31.5.5 Sonographie

Die **Sonographie** *(Ultraschalldiagnostik)* nimmt in der Nephrologie und Urologie einen breiten Raum ein. Sie gibt insbesondere Aufschluß über:

- Anzahl, Form und Größe der Nieren
- Binnenstruktur der Nieren (☞ Abb. 31.41): Tumoren? Steine? Zysten? Gestautes Nierenbecken?

Kreatinin-Clearance-Formel	Mindestwert für die Kreatinin-Clearance [ml/Sek. (ml/Min.)]		
	Alter	**Männer**	**Frauen**
$C = \frac{U}{P} \times V$	< 50 J.	2,3 (138)	1,5 (90)
	50–59 J.	2 (120)	1,5 (90)
U = Urin-Kreatinin	60–69 J.	1,6 (96)	1,4 (84)
P = Serum-Kreatinin	70–79 J.	1,5 (90)	1,2 (72)
V = Urinminutenvolumen	> 80 J.	0,9 (54)	0,9 (54)

Tab. 31.39: Um auch leichtere Nierenerkrankungen bei (noch) normalem Serumkreatinin zu erkennen, wird die Kreatinin-Clearance berechnet. Das Urinminutenvolumen errechnet sich dabei aus dem 24 Std.-Gesamtvolumen geteilt durch 1440 Min. [B200]

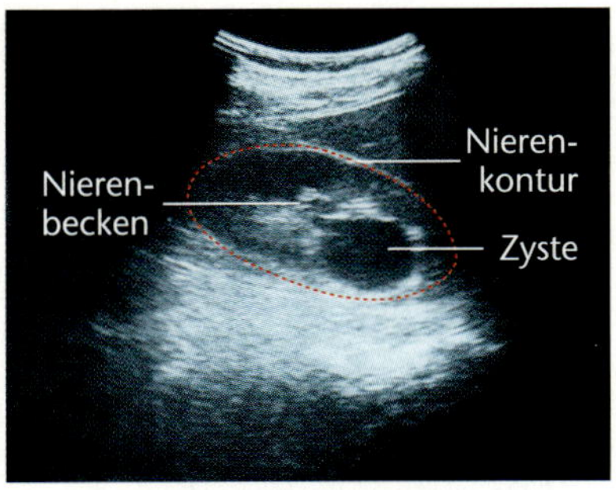

Abb. 31.41: Sonographische Darstellung einer Nierenzyste. Zysten stellen sich als schwarze, flüssigkeitsgefüllte Hohlräume dar und sind meist leicht zu erkennen. [T196]

- Harnblasenfüllung: Nichtinvasive Restharnbestimmung (**Restharn** = restlicher Blaseninhalt nach vorheriger maximaler Blasenentleerung) durch sonographische Bestimmung des Urinvolumens nach vorheriger Miktion
- Prostata (meist mit einer rektalen Ultraschallsonde): Größe? Knoten innerhalb der Prostata?
- Hoden: Tumoren? Zysten?

Aufgaben des Pflegepersonals, ☞ *9.6.7*

31.5.6 Röntgendiagnostik

Konventionelle Röntgenverfahren

Nierenleeraufnahme

Die Abdomenübersichtsaufnahme (☞ 21.3.3) des unteren Bauchraums bis zum Schambein, meist **Nierenleeraufnahme** genannt, bildet den Anfang der Nieren-Röntgendiagnostik. Die Nieren sind als Schatten erkennbar, und kalkhaltige Steine der Nieren oder der ableitenden Harnwege stellen sich dar (ein Beispiel gibt Abb. 31.76).

Intravenöses Urogramm und Infusionsurographie

Für ein **intravenöses Urogramm** (*i.v.-Pyelogramm*, kurz *i.v.-Py*) wird dem Patienten in der Röntgenabteilung nach der Abdomenübersichtsaufnahme ein jodhaltiges Kontrastmittel intravenös gespritzt, das durch die Nieren ausgeschieden wird. Fertigt man in bestimmten (z.B. fünfminütigen) Zeitabständen Röntgenbilder, erkennt man von Bild zu Bild, wie sich bereits nach wenigen Minuten kontrastierter Harn im Nierenbecken sammelt und (bei normaler Nierenfunktion) nach 15 – 20 Minuten weitgehend in der Blase angekommen ist. Bei Nierenfunktionsstörungen ist eine **Infusionsurographie** möglich, bei der eine größere Menge Kontrastmittel über einen längeren Zeitraum infundiert wird.

Beide Untersuchungen ermöglichen eine Aussage über Lage und Funktion der Nieren und zeigen, ob der Harn regelrecht über Nierenbecken, Harnleiter und Blase abfließt, oder ob Hindernisse wie z.B. Steine oder Tumoren die Passage beeinträchtigen und evtl. sogar zu einem Harnaufstau führen. Ist die Kontrastmittelausscheidung verlangsamt, z.B. bei einem Steinleiden, sind die ableitenden Harnwege oberhalb des Abflußhindernisses noch nach Stunden darstellbar. Außerdem können Fehlbildungen oder Fehllagen der Nieren wie etwa ein doppelt angelegter Harnleiter erkannt werden (☞ 31.8.1). Nach häufigen oder bei chronischen Nierenbeckenentzündungen verbreitern sich die Nierenkelche des Nierenbeckens und erscheinen plump.

Hochgradige Nierenfunktionseinschränkung (Kreatininwert im Blut > 2,5 mg/dl) und Kontrastmittelunverträglichkeiten sind Kontraindikationen dieser Untersuchungen.

Die **Aufgaben des Pflegepersonals** auf der Station bestehen darin, den Patienten durch abführende und entblähende Maßnahmen auf die Untersuchung vorzubereiten:

- Am Vortag der Untersuchung werden milde Abführmittel und leichte Kost gegeben, am Untersuchungstag selbst abermals abgeführt und ggf. entblähende Mittel verabreicht, da Luftüberlagerung die Darstelllung der Harnwege erschwert
- In den letzten 12 Stunden vor einem i.v.-Urogramm bleibt der Patient nüchtern. Bei einem Infusionsurogramm ist keine Flüssigkeitskarenz nötig.

Retrograde Kontrastmitteluntersuchungen

Anstatt über den Blutweg kann das Kontrastmittel für spezielle Fragestellungen auch über einen Katheter *retrograd* (rückwärts) in Harnröhre (**Urethrogramm**), Harnblase (**Zystogramm**) oder die Harnleiter bis zum Nierenbecken (**retrograde Pyelographie**) eingebracht werden. Dabei zeigen sich z.B. Harnröhrenverengungen durch Vernarbungen oder angeborene Klappen besonders gut.

Komplikationen und Pflege bei Kontrastmitteluntersuchungen, ☞ *9.6.3*

Angiographie

Bei der **Angiographie** der Nierengefäße (meist als *Digitale Subtraktionsangiographie, DSA,* ☞ 19.4.6 und Abb. 31.65) wird die A. femoralis unterhalb

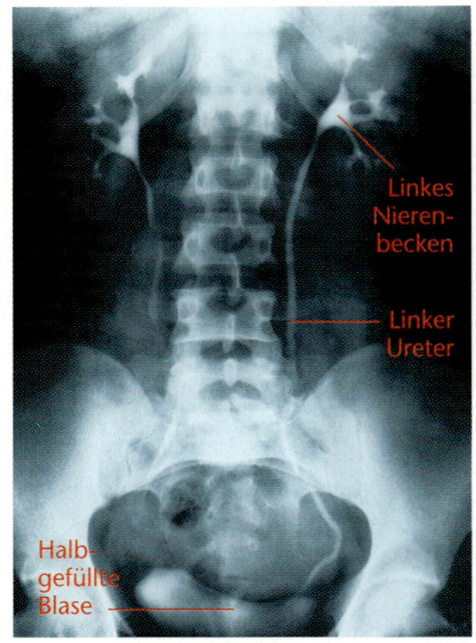

Abb. 31.42: Normalbefund eines i.v.-Urogramms. Erkennbar sind beide Nierenbecken, die Ureteren und das abgeflossene Kontrastmittel in der Blase. [T170]

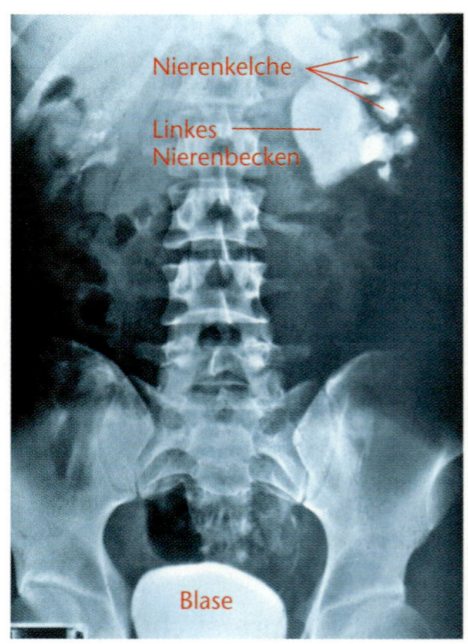

Abb. 31.43: I.v.-Urogramm bei linksseitiger hochgradiger Verengung des Nierenbeckenausgangs (subpelvine Stenose) z.B. durch einen Ureterstein oder einen den Ureter einengenden Tumor. Der linke Ureter stellt sich überhaupt nicht dar, da das Kontrastmittel die Verengung nicht (sichtbar) überwindet. Rechts hat das Kontrastmittel bereits die Niere verlassen und die Blase erreicht. [T196]

der Leiste punktiert und ein Katheter über die Aorta bis in die Nierenarterie vorgeschoben.

Die Gefäßdarstellung mit Kontrastmittel zeigt:

- Die Gefäßversorgung innerhalb der Niere (wichtig vor Operationen, bei denen Teile der Niere entfernt werden müssen)
- Mögliche Verengungen der Nierenarterie, die zu Nierenfunktionsstörungen und Hypertonie führen können (☞ 31.8.2)
- Die Gefäßversorgung bei unklaren Tumoren (hilft bei der Unterscheidung in gut- oder bösartig).

Komplikationen und Pflege bei angiographischen Untersuchungen, ☞ 9.6.3

CT und Kernspintomographie

Computertomographie *(CT)* und **Kernspintomographie** werden in erster Linie zur Tumordiagnostik eingesetzt. Beide Verfahren dienen nicht nur der Tumorsuche, sondern auch dem *Staging,* d.h. der Einschätzung, wie weit sich der Tumor bereits ausgebreitet hat (☞ 9.6.4). Wichtige Fragestellungen betreffen z.B. den Einbruch in die untere Hohlvene bei Nierentumoren, den Nachweis vergrößerter Lymphknoten im Bauchraum bei Hodentumoren sowie das Einwachsen in die Umgebung und die Metastasierung in Leber und Knochen.

31.5.7 Isotopendiagnostik

Die nephrologische **Isotopendiagnostik** (☞ 9.6.6), z.B. die **Nierenszintigraphie** (☞ Abb. 9.46) oder **Isotopennephrographie** (☞ Abb. 9.47), erlaubt für jede Niere einzeln Aussagen über deren Ausscheidungsleistung (= **renale Clearance** = die Plasmamenge in ml, die die Niere pro Minute von einer bestimmten Substanz reinigen kann. Siehe hierzu auch Kreatinin-Clearance, ☞ 31.5.4).

Eine seltene Untersuchung ist die **Hodenszintigraphie,** die insbesondere der Unterscheidung einer Hodenentzündung von einer Stieldrehung des Hodens dient. Die dadurch entstehende geringe Strahlenbelastung der Hoden muß in unklaren Fällen in Kauf genommen werden.

Aufgaben des Pflegepersonals, ☞ 9.6.6

31.5.8 Urodynamik

Häufig sagen die Patienten, „das Wasserlassen gehe langsamer als früher", „der Strahl sei schwach" oder „sie müßten jetzt immer erst ewig stehen, bis es losgeht". Da aber jeder Patient eine andere Vorstellung davon hat, was „langsam", „schwach" oder „ewig" bedeutet, müssen diese subjektiven Angaben objektiviert werden.

Hier hilft die **Urodynamik,** zu der die Uroflowmetrie, die Zystomanometrie und das Urethradruckprofil gehören. Mit Hilfe urodynamischer Untersuchungen kann sich der Arzt ein genaues Urteil über das Zusammenspiel von Blasen- und Schließmuskelfunktion bilden. Die Urodynamik genießt heute den höchsten Stellenwert in der Inkontinenzdiagnostik.

Uroflowmetrie

Die **Uroflowmetrie** *(Harnflußmessung)* mißt nichtinvasiv die Harnmenge pro Zeiteinheit. Man kann sich den Untersuchungsplatz als Toilette mit Durchflußmesser vorstellen. Die Untersuchung ist völlig schmerzlos, der Patient läßt den Urin lediglich in einen speziellen Trichter. Die Ergebnisse sind am zuverlässigsten, wenn der Patient ungestört ist, da das Schamgefühl bei vielen Menschen das Wasserlassen „blockiert".

Der **Harnfluß** *(Flowrate)* ist z.B. bei Einengungen der Harnröhre (Prostatavergrößerung, Narben der Harnröhre) vermindert.

Zystomanometrie und Urethradruckprofil

Oft muß die Uroflowmetrie durch zusätzliche Druckmessungen ergänzt werden. Für die **Zystomanometrie** *(Blasendruckmessung,* kurz *Zystometrie)* werden Drucksonden in Blase und Darm vorgeschoben und die Blase mit physiologischer, warmer Kochsalzlösung gefüllt. Am sitzenden Patienten werden der Blaseninnendruck (intravesikale Druck) und der intraabdominelle (im Darm gemessene) Druck während der Füllungs- und Entleerungssphase der Blase kontinuierlich aufgezeichnet. Der intravesikale Druck setzt sich zusammen aus dem Druck, der im Bauchraum vorherrscht (intraabdomineller Druck) und dem vom Blasenmuskel selbst aufgebauten Druck.

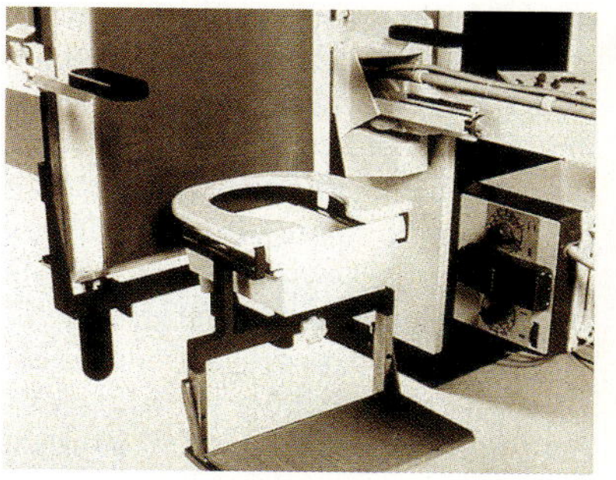

Abb. 31.45: Urodynamik-Stuhl zur Diagnostik von Blasenentleerungsstörungen. Die Messung der Druckverhältnisse in den ableitenden Harnwegen ermöglicht oft die für eine gezielte Therapie erforderliche genaue Differenzierung der Blasenentleerungsstörung. [T196]

Um also zu ermitteln, wie funktionstüchtig der Blasenmuskel ist oder ob unwillkürliche Blasenmuskelkontraktionen auftreten, muß man vom intravesikalen Druck den intraabdominellen Druck abziehen; der so errechnete Differenzdruck entspricht dem eigentlichen „Blasenmuskeldruck". Gleichzeitig zur Blasendruckmessung wird die ausgeschiedene Flüssigkeitsmenge durch Uroflowmetrie bestimmt (☞ Abb. 31.44).

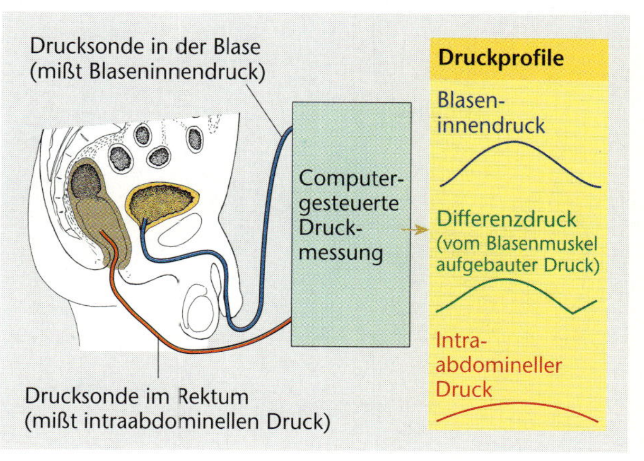

Abb. 31.44: Urodynamische Untersuchung. Zur Messung des urethralen Verschlußdruckes wird evtl. noch eine dritte Drucksonde in der Harnröhre plaziert. [B200]

Beim **Urethradruckprofil** *(Sphinktermanometrie, Urethrometrie)* werden durch kontinuierliches Herausziehen der Drucksonde der Druck in der Urethra in Ruhe und während abdomineller Druckerhöhung (z.B. beim Husten oder Niesen) sowie die funktionale Urethralänge gemessen. Bei gleichzeitiger Registrierung des intravesikalen Druckes kann auch der *urethrale Verschlußdruck* aufgezeichnet werden. Dadurch ist eine Einschätzung der Sphinkterfunktion (Verschlußfunktion) der Harnröhre möglich, was zur Abgrenzung verschiedener Inkontinenzformen, v.a. bei Frauen, dient.

31.5.9 Endoskopische Untersuchungen

Die häufigste endoskopische Untersuchung in der Nephrologie und Urologie ist die **Zystoskopie** *(Blasenspiegelung)*. Sie erlaubt die Betrachtung der Harnblase von innen und bildet die Basis für weitere moderne Diagnostik- und Therapieverfahren.

Das Zystoskop wird nach Desinfektion des Harnröhreneinganges und Lokalanästhesie der Schleimhaut, z.B. mit Instillagel®, in die Blase vorgeschoben. Dabei kann gleichzeitig die Harnröhre beurteilt werden. Bei der Beurteilung der Harnblase achtet der Untersucher insbesondere auf Größe der Harnblase (normal sind 250 – 500 ml), Lage und Form der Harnleitermündungen, raumfordernde Prozesse, Vorwölbungen und Ausstülpungen der Blasenwand *(Divertikel)* sowie Schleimhautbeschaffenheit (entzündliche Rötung).

Mit Spezialendoskopen ist eine Beurteilung des Harnleiters und Nierenbeckens **(Ureteropyeloskopie)** möglich. Außerdem können *Sonden, Faßzangen* (zur Fremdkörper- oder Steinentfernung), *Elektroresektionsinstrumente* (z.B. für die elektrische Entfernung der Prostata), *Laser-Einsätze* (z.B. für die Behandlung bestimmter Tumoren) oder Katheter in die oberen Harnwege eingebracht werden.

Aufgaben des Pflegepersonals

- Prämedikation nach Anordnung verabreichen
- Weitere vorbereitende Maßnahmen je nach geplantem Eingriff durchführen, z.B. Entblähen und Abführen, falls eine Kontrastmitteldarstellung von Harnleiter und Nierenbecken geplant ist
- Vor der Untersuchung Dauerkatheter entfernen.

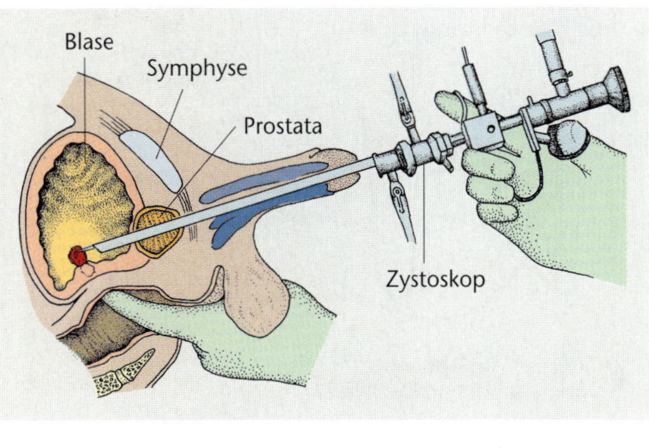

Abb. 31.46: Zystoskopie eines männlicher Patienten. Der Untersucher entfernt gerade eine auffällige Gewebeveränderung mit der Endoskopieschlinge. [L190]

31.5.10 Punktionen und Biopsien

Hodenbiopsie, ☞ *31.5.10*

Nierenpunktion und -biopsie

Die **Nierenpunktion** wird vor allem bei einer Glomerulonephritis (☞ 31.8.6) oder dem Nephrotischen Syndrom (☞ 31.8.7) eingesetzt, um die Prognose abschätzen und die Therapie besser planen zu können. Dabei wird unter sonographischer Kontrolle mit einer Spezialpunktionsnadel Gewebe aus der Niere entnommen.

Eine **Nierenbiopsie** wird unter OP-Bedingungen in Lokalanästhesie durchgeführt.

Nach Markierung der Nierenlage, Hautdesinfektion und Lokalanästhesie entnimmt der Arzt die Gewebeprobe mit einer speziellen Biopsienadel nach *Silverman* oder *Menghini* (☞ 22.18). Nach der Nadelentfernung ist ein Druckverband erforderlich. Das Biopsiematerial wird in ein Gefäß mit Formalin-Lösung gegeben und mit den Begleitpapieren zur Untersuchung geschickt.

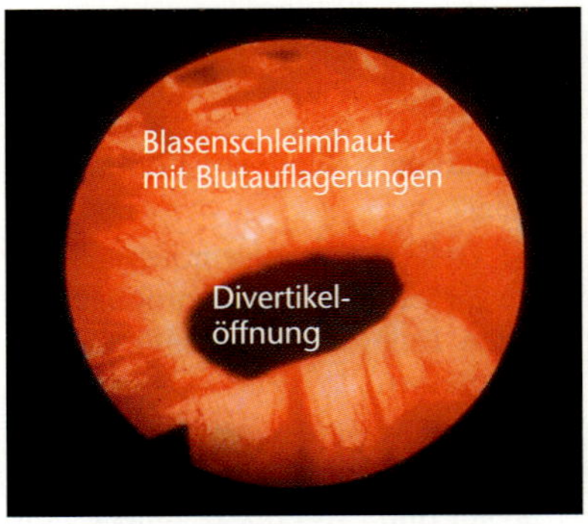

Abb. 31.47: Zystoskopisches Bild eines Blasendivertikels. Ein Blasendivertikel, d.h. eine Ausstülpung der Harnblasenwand, stellt sich endoskopisch als schwarzes Loch dar. [T196]

Pflege vor der Untersuchung

- Überprüfen, ob der Patient aufgeklärt ist und schriftlich sein Einverständnis für die Untersuchung gegeben hat, ob ein (aktueller) Gerinnungsstatus und ein i.v.-Pyelogramm vorliegen und ob nach vorheriger Blutgruppenbestimmung zwei Blutkonserven bestellt sind
- Patienten nüchtern lassen, da bei Zwischenfällen während der Untersuchung eine Intubation erforderlich werden kann
- Prämedikation nach Arztanordnung verabreichen
- Patienten direkt vor der Untersuchung bitten, nochmals die Blase zu entleeren und danach ein Flügelhemd anzuziehen
- Alle Patientenunterlagen (Kurve, Befundmappe einschließlich Röntgenbildern) und genügend Etiketten zum Bekleben des Probengefäßes und der Begleitpapiere mitgeben.

Pflege nach der Untersuchung

- Regelmäßig Vitalzeichen und Einstichstelle (Nachblutung?) kontrollieren
- Patienten 24 Stunden Bettruhe einhalten lassen, davon die ersten sechs Stunden in flacher Rückenlage, um das Nierenlager zu entlasten
- Auf das Einhalten einer zweistündigen Nahrungs- und Flüssigkeitskarenz achten und Patienten danach zum reichlichen Trinken animieren (2 – 3 l täglich). Bei Nierenfunktionsstörungen, z.B. Oligurie oder Anurie, Flüssigkeitszufuhr nach Arztanordnung
- Ersten Urin nach der Biopsie untersuchen lassen (Blutbeimengungen?)

- Für den Tag nach der Biopsie Ultraschallkontrolle einplanen
- Patienten darauf hinweisen, daß er für 1 – 2 Wochen größere körperliche Anstrengungen meiden soll.

Prostatabiopsie

Bei Verdacht auf ein Prostatakarzinom wird häufig eine **Prostatabiopsie** durchgeführt. Unterschieden werden die *Prostatastanzbiopsie,* bei der ein Gewebezylinder entnommen wird, und die *Prostataaspirationspunktion,* bei der die Zellen aus dem Gewebeverband gelöst und abgesaugt werden. Beide Methoden können unter rektaler Fingerführung sowohl durch den Damm *(transperineal)* als auch vom Mastdarm her *(transrektal)* durchgeführt werden.

Spezielle pflegerische Vorbereitungen sind nicht erforderlich.

31.5.11 Fertilitätsdiagnostik beim Mann

Bei jedem Paar mit unerfülltem Kinderwunsch wird nicht nur die Frau (☞ *32.4*), sondern auch der Mann untersucht.

Anamnese und körperliche Untersuchung

Bei der Anamneseerhebung fragt der Untersucher insbesondere nach solchen Erkrankungen, die relativ häufig die Fruchtbarkeit beeinträchtigen, etwa frühere Erkrankungen und Operationen der Geschlechtsorgane, Operationen im Bereich des Abdomens oder Mumps (Gefahr der Mumpsorchitis, ☞ 13.14.3, 31.10.2). Auch Alkohol- und Nikotinabusus oder bestimmte Medikamente (z.B. H_2-Blocker, Zytostatika) können die Fruchtbarkeit beeinträchtigen. Die Frage nach dem Beruf kann besondere Belastungen (z.B. Schichtdienst) oder Schadstoffexpositionen (z.B. Schwermetalle, Pestizide) aufdecken.

Im Rahmen der körperlichen Untersuchung achtet der Untersucher auf Zeichen einer Hormonstörung, z.B. feminine Körperbehaarung, Brustwachstum, hohe Stimme oder Stammfettsucht und Striae als Zeichen eines Cushing-Syndroms (☞ 23.7.1). Die körperliche Untersuchung umfaßt auch die gründliche Untersuchung des Genitales.

Sonographie

Die Sonographie von Hoden und Nebenhoden ermöglicht die nichtinvasive Größenbestimmung von Hoden und Nebenhoden und weist u.a. Zysten, Tumoren oder eine Varikozele (☞ 31.10.4) nach.

Laboruntersuchungen

Laboruntersuchung des Ejakulats, ☞ unten

- Urinsediment, Urinkultur und Harnröhrenabstrich dienen der Diagnose z.B. einer Chlamydien- oder Tuberkuloseinfektion
- Bei den Blutuntersuchungen gehören vor allem die Anfertigung eines Blutbildes und die Bestimmung von Leber- und Nierenwerten sowie des Blutzuckers zum Routineprogramm. Während die Analyse der wichtigsten Hormone im Blut zur Basisdiagnostik gehört (LH, FSH, Testosteron, Prolaktin), sind Funktionstests, bei denen Teile des hormonellen Regelkreises (☞ 23.2.2) stimuliert werden, nur bei begründetem Verdacht auf eine hormonelle Störung angezeigt.

Ejakulat- und Spermiendiagnostik

Unabdingbarer Bestandteil der Fertilitätsdiagnostik beim Mann ist die **Ejakulat- und Spermiendiagnostik.** Das hierzu notwendige Sperma gewinnt der Patient durch *Masturbation* (Selbstbefriedigung). Das Sperma darf nicht älter als 20 – 30 Minuten sein. Der Patient sollte 4 – 6 Tage vorher keinen Geschlechtsverkehr gehabt haben, da eine Verkürzung oder Verlängerung der sexuellen Karenz zu einer Veränderung der Spermaqualität führt und dann keine Vergleichsmöglichkeit mit den Normwerten besteht. Wenn das Sperma mit einem Kondom in Berührung gekommen ist, kann es wegen der spermiziden Zusätze nicht mehr verwertet werden.

Physikalische Untersuchung

Bei der **physikalischen Untersuchung** wird zunächst der pH-Wert des Ejakulats mit Hilfe eines Indikatorsteifens bestimmt und die Konsistenz überprüft: Das Ejakulat ist bei Entleerung zähflüssig-flockig, nach 10 – 30 Min. verflüssigt es sich. Weitere Untersuchungskriterien sind Farbe, Geruch und Volumen des Ejakulats (☞ Tab. 31.51).

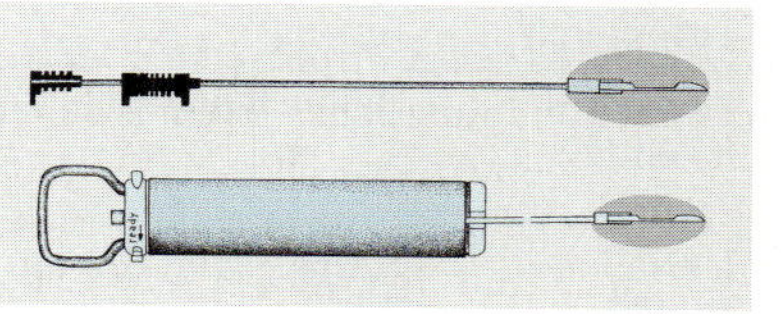

Abb. 31.48: Tru-Cut®-Nadel mit Stanzpistole für die transperineale Prostatastanzbiopsie. [L157]

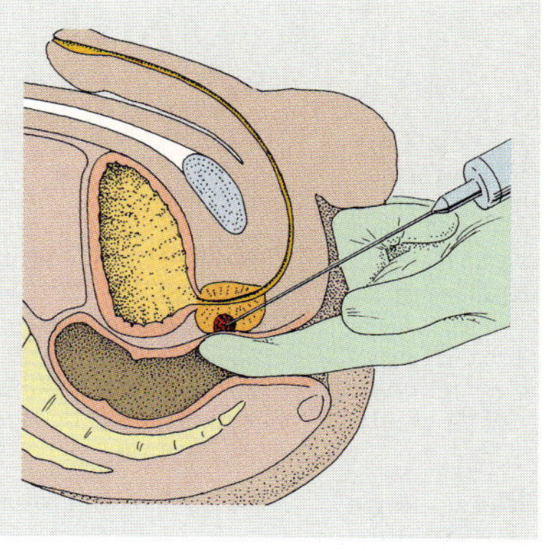

Abb. 31.49: Transperineale Prostatastanzbiopsie. Anders als bei der Aspirationspunktion wird mit der Tru-Cut®-Nadel ein Gewebezylinder mit intakten Zellverbindungen entnommen. [L190]

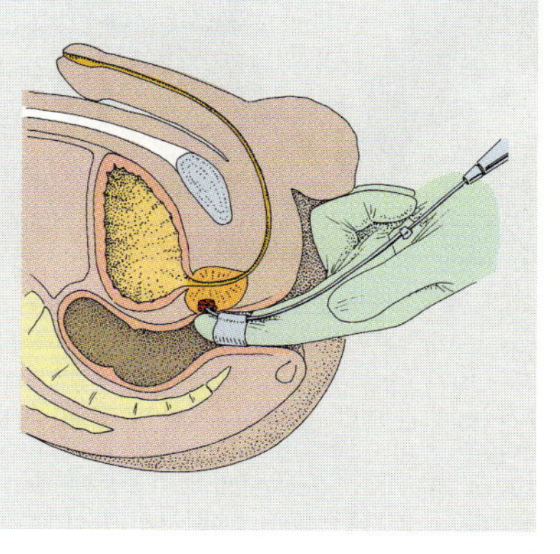

Abb. 31.50: Transrektale Prostataaspirationspunktion. Das Führungsstück des Aspirationsbestecks wird über die Fingerkuppe des Zeigefingers gestreift und mit Gleitmittel bestrichen. Tastet der eingeführte Zeigefinger den Knoten, wird die Nadel über das Führungsstück in den Knoten eingestochen und mit einer Spritze das Zellmaterial herausgesogen. [L190]

Morphologische Untersuchung

Das **Spermiogramm** gibt eine Übersicht über die Spermienanzahl, -motilität (Beweglichkeit) und -morphologie (Form). Zur Erstellung des Spermiogrammes wird das Sperma unter dem Mikroskop untersucht.

Parameter	Normal	Pathologisch (Beispiele)
Farbe des Ejakulats	Gelblich-weißlich, trüb	Rot oder rot-braun (z.B. bei Verletzungen, Tumoren), gelb-grün (z.B. bei eitrigen Entzündungen)
Geruch des Ejakulats	Kastanienblütenartig	Fötid (z.B. bei eitrigen Entzündungen, Abszessen)
Volumen des Ejakulats	2 – 7 ml	**Aspermie:** kein Ejakulat (z.B. bei Verschluß beider Samenleiter) **Hypospermie:** < 2 ml Ejakulat (z.B. bei chronischer Prostataentzündung, Urogenitaltuberkulose) **Hyperspermie:** > 7 ml Ejakulat (z.B. bei akuter Prostataentzündung)
pH-Wert des Ejakulats	7,2 – 7,8	Z.B. pH > 8 häufig bei akuten, < 7 bei chronischen Entzündungen im Bereich der Genitalorgane
Zahl der Spermien	Gesamt 40 – 800 Mill., entsprechend 20 – 250 Mill./ml **(Normozoospermie)**	**Azoospermie:** keine Spermien **Oligozoospermie:** < 20 Mill. Spermien/ml
Beweglichkeit der Spermien	50% der Spermien beweglich, davon 30% mit deutlicher Fortbewegung	**Asthenospermie:** < 50 der Spermien beweglich
Morphologie der Spermien	> 50% normal geformt	**Teratozoospermie:** > 50% pathologisch geformt

Tab. 31.51: Befunde der Ejakulatuntersuchung.

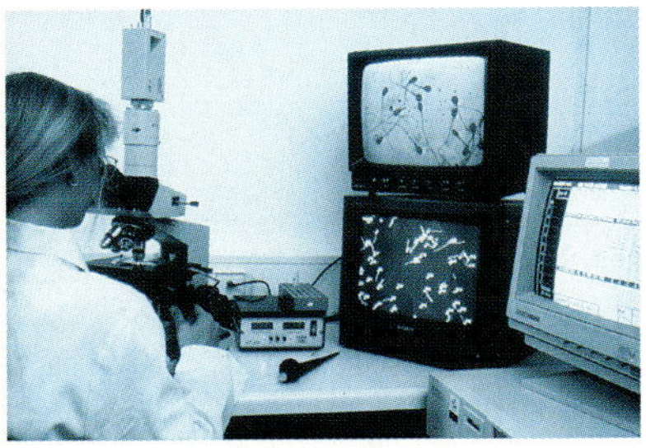

Abb. 31.52: Computergestütze Spermienanalyse. Auf dem oberen Monitor können Konzentration und Morphologie der Spermien beurteilt werden. Der untere Monitor zeigt eine computergestützte Beweglichkeitsanalyse der Spermien: die hellen, teils gezackten Linien entsprechen dem Weg, den die (numerierten) Spermien zurückgelegt haben. [T133]

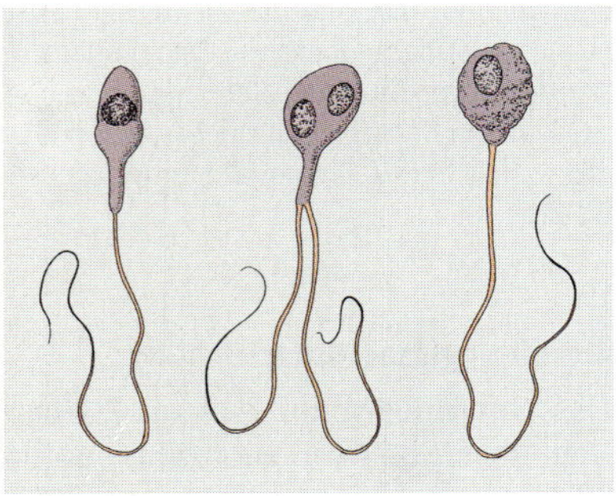

Abb. 31.53: Normales Spermium (links) und pathologisch geformte Spermien (Mitte und rechts). [L190]

Biochemische Untersuchung

Die **biochemische Untersuchung** umfaßt die Parameter der Prostatafunktion (z.B. **saure Prostataphosphatase**) und der Nebenhodenfunktion (z.B. **α-Glucosidase**) sowie die **Fructosebestimmung** im Ejakulat.

Die biologische Aktivität der Spermien wird z.B. durch den **Penetrak®-Test** bestimmt, bei dem überprüft wird, inwieweit die Samenzellen eine standardisierte Menge von Rinder-Zervikalschleim (besitzt in etwa die gleiche Viskosität wie der menschliche) zu durchdringen vermögen.

Um zu prüfen, ob die Samenleiter durchgängig sind, wird **L-Carnitin** im Ejakulat bestimmt. Es stammt aus den Nebenhoden und gelangt nur bei durchlässigen Samenleitern ins Ejakulat.

Hodenbiopsie

Am Schluß der Fertilitätsdiagnostik beim Mann steht die **Hodenbiopsie,** die bei pathologischem Spermiogramm, aber normaler Hormonlage durchgeführt wird und auch eine Prognose über die Behandlungschancen der Fertilitätsstörung erlaubt.

Möglich sind die *ultraschallgesteuerte Aspirationsbiopsie,* bei der die Hodenstruktur und die Tubuli allerdings nicht sichtbar werden, sowie die wesentlich häufigere *chirurgische Gewebeentnahme* im Rahmen einer kleinen Operation. Wegen der Nachblutungsgefahr wird der Patient einige Tage stationär beobachtet und soll sich in den ersten postoperativen Tagen körperlich schonen.

Hodenbiopsie bei kontralateralem Hodentumor, ☞ *31.10.5*

31.6 Erkrankungen von Harnblase und Harnröhre

31.6.1 Fehlbildungen von Harnblase und Harnröhre

Epispadie und Hypospadie, ☞ *31.11.1*

Blasenekstrophie

Blasenekstrophie *(Spaltblase):* Angeborener Defekt der Blasenvorderwand und der vorderen Bauchwand unterhalb des Nabels mit Freiliegen der Blasenhinterwand. Mit einer Häufigkeit von ca. 1 : 10 000 Neugeborenen häufigste Fehlbildung im Bereich der Harnblase, Jungen häufiger betroffen als Mädchen.

Infolge einer embryonalen Verschlußstörung fehlen der untere Abschnitt der vorderen Bauchwand und die vordere Blasen- und Harnröhrenwand, so daß die hintere Blasen- und Harnröhrenwand frei liegen. Die Harnblasenschleimhaut geht in die Haut des Unterbauches über. In der Regel ist die Symphyse gespalten, und es bestehen weitere Genitalfehlbildungen.

Die Fehlbildung ist so auffällig, daß sie unmittelbar nach der Geburt diagnostiziert wird. Laboruntersuchungen (Urinuntersuchung, Bestimmung der Nierenwerte im Blut, BB) und technische Untersuchungen (Urogramm) erfassen die Komplikationen, z.B. eine chronische Pyelonephritis (31.8.4) oder eine Niereninsuffizienz (☞ 31.8.9).

Durch den ständigen Kontakt des Urins mit der Haut entstehen bei mangelhafter Pflege schnell flächenhafte Entzündungen und Hautulzerationen. Durch das Freiliegen der Blase und der Harnleitermündungen können zudem Keime in die Niere aufsteigen und zu akuten Pyelonephritiden führen. Im Erwachsenenalter entwickelt sich gehäuft und frühzeitig ein Blasenkarzinom (☞ 31.6.3).

Unmittelbar nach der Geburt wird die Blasenschleimhaut mit einer speziellen Folie steril abgedeckt und die raschestmögliche Verlegung des Neugeborenen in ein spezielles Zentrum organisiert. Dort wird versucht, Harnblase und Harnröhre wiederherzustellen. Ist dies nicht möglich, wird eine Harnab- oder -umleitung angelegt. Trotz mehrerer Operationen bleiben in der Regel teils schwere Defekte zurück.

Angeborene Harnröhrenstenosen

Harnröhrenklappen: Angeborene Klappenbildung in der Harnröhre bei Jungen.

Meatusstenose: Angeborene Verengung der Harnröhrenmündung.

Sowohl **Harnröhrenklappen** als auch **Meatusstenosen** zeigen sich durch abgeschwächten Harnstrahl, Harnstau und wiederholte Infektionen. Unbehandelt können sich Nierenfunktionsstörungen bis hin zur Niereninsuffizienz entwickeln. Die Behandlung besteht in einer operativen Beseitigung der Fehlbildung.

31.6.2 (Unkomplizierte) Harnwegsinfektionen

Harnwegsinfektion (*Harnwegsinfekt,* kurz *HWI*): Meist bakteriell – selten viral oder parasitär – bedingte Entzündung der ableitenden Harnwege, die sich durch schmerzhaftes und häufiges Wasserlassen sowie evtl. durch Fieber, allgemeines Unwohlsein und Nierenlagerklopfschmerz zeigt. Gehört bei Frauen zu den häufigsten bakteriellen Infektionen überhaupt.

Akute Pyelonephritis, ☞ *31.8.3;*
Chronische Pyelonephritis, ☞ *31.8.4*

Einteilungen

Unterschieden werden:

- *Untere* und obere *Harnwegsinfektion,* je nachdem, ob die Nieren klinisch nachweisbar beteiligt sind oder nicht
- *Akute* und *chronische Harnwegsinfektion* je nach zeitlichem Verlauf
- *Primäre* und *sekundäre Harnwegsinfektion,* je nachdem, ob der Harnwegsinfekt ohne äußere Ursache „spontan" auftritt oder ob Vorerkrankungen zugrundeliegen
- *Nicht-obstruktive* und *obstruktive Harnwegsinfektion* (ohne bzw. mit Verengung und Harnaufstau)
- *Aszendierende* und *deszendierende Harnwegsinfektion,* je nachdem, ob die Infektion von den unteren Harnwegen zur Niere aufsteigt oder von der Niere zu den unteren Harnwegen absteigt.

Die Einteilung ist aber nicht einheitlich, und es bestehen auch Überschneidungen: Unter einer *unkomplizierten Harnwegsinfektion* wird häufig eine akute, auf die unteren Harnwege beschränkte Infektion verstanden, während eine *komplizierte Harnwegsinfektion* eher eine Infektion mit Harnaufstau infolge von Abflußstörungen und Beteiligung der oberen Harnwege bedeutet.

Unkomplizierter Harnwegsinfekt

Unkomplizierter Harnwegsinfekt: *Infekt der unteren Harnwege,* v.a. mit **Zystitis** und **Urethritis** (*Blasen-* und *Harnröhrenentzündung*) einhergehend. Keine *klinische* Beteiligung der oberen Harnwege.

Krankheitsentstehung

Meist wandern Bakterien aus dem Darm über die Harnröhre in die Harnblase (*aszendierende* = aufsteigende) Infektion. Wegen der räumlichen Nähe von Darm- und Harnröhrenöffnung und der kurzen Harnröhre sind Frauen wesentlich häufiger von der Erkrankung betroffen als Männer.

Begünstigt wird eine Zystitis durch Harnabflußstörungen, Katheterisierung und bei Frauen durch Geschlechtsverkehr. Als weitere auslösende Faktoren sind Kälte, Nässe, Streß, mangelnde Intimhygiene und die Menstruation zu nennen.

Symptome und Untersuchungsbefund

Die klinischen Zeichen einer Zystitis können sich innerhalb weniger Stunden entwickeln. Klassisch ist die Symptomkombination aus:

- Häufigem Harndrang etwa alle 10 – 20 Min. mit jeweils nur geringer Urinmenge (*Pollakisurie,* ☞ 31.3.3)
- Beschwerden beim Wasserlassen wie z.B. Schmerzen oder Brennen (*Dysurie,* ☞ 31.3.4)
- Evtl. (krampfartigen) Schmerzen oberhalb des Schambeins **(Blasentenesmen).**

Fieber und eine stärkere Beeinträchtigung des Allgemeinbefindens weisen auf eine Mitbeteiligung der oberen Harnwege hin (☞ 31.8.3).

Der körperliche Untersuchungsbefund ist bis auf einen Druckschmerz in der Blasenregion unauffällig.

Diagnostik und Differentialdiagnose

Das Stellen einer Verdachtsdiagnose ist in der Regel innerhalb von Minuten durch die typische Anamnese und den Urinstreifentest (☞ 31.5.3) möglich. Das Testfeld auf Leukozyten reagiert immer, die Testfelder auf Nitrit und Erythrozyten häufig positiv. Beweisend ist der Keimnachweis in der Urinkultur. Dort zeigt sich bei unkomplizierten Harnwegsinfektionen in etwa 80% ein Wachstum von *Escherichia coli* (☞ 28.5.8).

Im Gegensatz dazu wachsen bei komplizierten, insbesondere nosokomialen (im Krankenhaus erworbenen) Infektionen häufig „Problemkeime" wie z.B. Pseudomonaden oder Klebsiellen (☞ 28.5..9 bzw. 28.5.8), oder es liegt

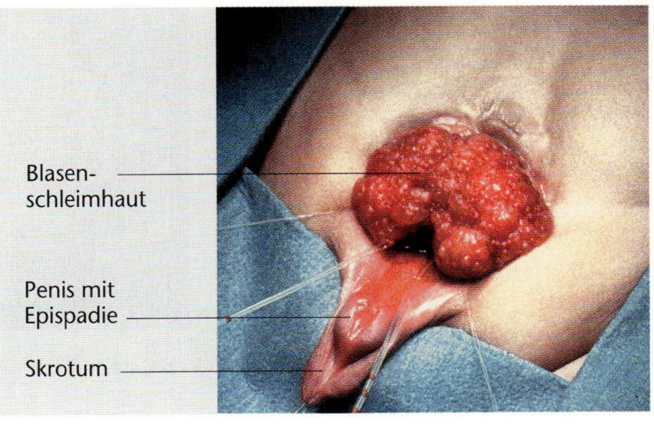

Abb. 31.54: Blasenekstrophie eines männlichen Neugeborenen. [T116]

eine Mischinfektion mit mehreren Keimen vor.

Die klinischen Zeichen einer Harnblasenentzündung treten auch bei der sog. **Reizblase** auf, bei der jedoch keine Keime im Urin nachweisbar sind. Als Ursache werden Östrogenmangel (die meisten Patienten sind Frauen) und vegetative Einflüsse diskutiert.

Behandlungsstrategie

Bei 80% der Patienten ist zur Behandlung des unteren Harnwegsinfektes eine Einmalgabe von Cotrimoxazol (z.B. Cotrim® forte) oder Amoxicillin (etwa in Clamoxyl®) ausreichend. Bei Rezidiven und rezidivgefährdeten Patienten (z.B. Diabetiker, Schwangere) müssen die Antibiotika über mindestens sieben Tage gegeben werden, um alle Krankheitserreger abzutöten. Zusätzlich zur Antibiose soll der Patient mind. 3 – 4 l am Tag trinken (u.a. auch Blasen- und Nierentee), um die Harnwege durchzuspülen. Bei starken Schmerzen sind zusätzlich Schmerzmittel und krampflösende Medikamente indiziert.

Der Behandlungserfolg wird eine Woche nach Ende der Antibiotikabehandlung durch eine Urinuntersuchung mit Anlegen einer Kultur gesichert.

Pflege

- Den Patienten zu reichlichem Trinken animieren (☞ oben). Lokal Wärme zur Beschwerdelinderung applizieren (vorher Arztgenehmigung einholen)
- Den Patienten dazu anhalten, bei bestehendem Harndrang sofort die Toilette aufzusuchen, auch wenn er dabei auf Hilfe angewiesen ist, um ein Aufsteigen der Infektion zu verhindern
- Temperatur regelmäßig kontrollieren (Pflege bei Fieber, ☞ 7.8.4).

Prognose

Die unkomplizierte Harnwegsinfektion heilt in der Regel folgenlos aus. Bei wiederholten Harnwegsinfekten der Frau außerhalb der Schwangerschaft muß abgeklärt werden, ob begünstigende Faktoren wie z.B. Abflußhindernisse oder ein Diabetes mellitus vorliegen. Da Harnwegsinfekte beim Mann selten sind, wird beim Mann grundsätzlich nach auslösenden *(prädisponierenden)* Faktoren wie z.B. einer Prostatavergrößerung gesucht.

Patienteninformation

Dem Patienten erklären, daß der Infekt nur ausheilen kann, wenn die Antibiotika entsprechend der Arztanordnung (v.a. bezüglich der Therapiedauer) eingenommen werden, da viele Patienten die Antibiotika nach Beschwerdebesserung eigenmächtig absetzen (☞ auch Pharma-Info 28.24).

Bei rezidivierenden Harnwegsinfekten ohne Vorliegen begünstigender Faktoren wird der Patient über die allgemeine Lebensführung beraten:

- Eine hohe Trinkmenge „spült" die Harnwege und schwemmt Bakterien aus. Bei Harndrang sollen die Patienten sofort die Toilette aufsuchen
- Evtl. kann ein Gespräch über die richtige Intimhygiene notwendig sein. Ungünstig sind hautreizende Pflegemittel und lange Bäder, die die Haut aufweichen und dadurch das Eindringen von Bakterien begünstigen. Eine Säuberung des Genitalbereiches von vorne nach hinten, also von der Symphyse zum Anus hin, vermindert die Keimeinschleppung aus dem Darm
- Das Waschen des Intimbereichs vor und nach dem Geschlechtsverkehr beugt Harnwegsinfekten ebenso vor wie das postkoitale Wasserlassen
- Außerdem wird im Gespräch auf vernünftige Kleidung (z.B. ausreichend warme Unterwäsche) und den Abbau von Streßfaktoren eingegangen.

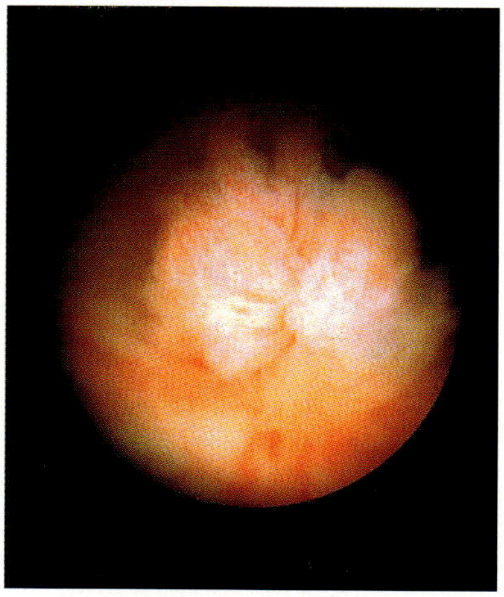

Abb. 31.55: Endoskopisches Bild eines Blasentumors. [T115]

31.6.3 Harnblasenkarzinom

Die meisten Harnblasentumoren sind bösartig: Weniger als 5% aller Blasentumoren sind gutartig.

Harnblasenkarzinom *(Blasenkarzinom):* Häufigstes Karzinom des Harntraktes. In ca. 90% **Urothelkarzinome** (**Urothel** = Epithel, das die Harnwege zwischen Nierenbecken und äußerer Harnröhrenmündung auskleidet). Männer häufiger betroffen als Frauen, Altersgipfel 60. – 70. Lebensjahr.

Krankheitsentstehung

Wahrscheinlich schädigen z.B. industrielle Karzinogene (etwa aromatische Amine oder Intermediärprodukte in Gummi-, Leder-, Textil- und Farbstoffindustrie) oder Nahrungs- und Genußmittelkarzinogene wie Nitrosamine und Tabak, aber auch chronische Entzündungen (z.B. bei Bilharziose, ☞ 28.9.2, ☞ 31.6.1) das Urothel und führen zur Entstehung von Tumoren.

Symptome, Befund

Diagnostik

Leitsymptom des Harnblasenkarzinoms ist die schmerzlose Hämaturie.

Bei 80% der Patienten ist eine schmerzlose Hämaturie erstes Symptom des Blasenkarzinoms. Knapp ein Drittel der Betroffenen klagt über Beschwerden ähnlich denen bei einer Zystitis (Brennen beim Wasserlassen, häufiges Wasserlassen, Schmerzen in der Blasenregion).

In späteren Stadien treten Flankenschmerzen durch die Nierenstauung und eine Lymphstauung der unteren Extremitäten durch Lymphblockade und Kompression der Beckenstammgefäße hinzu. Zusätzlich kann sich eine Fistel zwischen Blase und Darm bilden *(Tumorkloake).*

Die Diagnosesicherung erfolgt durch Urethrozystoskopie (☞ 31.5.9), *Urinzytologie* (Nachweis entarteter Zellen im Urin, falsch-negative Resultate sind allerdings in 20 – 30% möglich), (transurethrale) Sonographie, i.v.-Urographie und Biopsieentnahme mit anschließender histologischer Beurteilung des Gewebes. Das CT dient v.a. zur Feststellung der Tumorausbreitung (Organüberschreitung?).

Kurative Behandlungsstrategien

Basis jeder kurativen Behandlung ist die Entfernung des Tumors.

Transurethrale Elektroresektion, Lasertherapie

Oberflächliche Tumoren können bei einem endoskopischen Eingriff **transu**rethral **r**eseziert werden **(TUR-Blase** oder kurz **TUR-B)**. Alternativ kann eine **Lasertherapie** durchgeführt werden. Aufgrund des großen Risikos für weitere Tumoren folgt als Rezidivprophylaxe meist eine *lokale* Chemotherapie mit mehrfacher Instillation von Zytostatika (v.a. Mitomycin) in die Blase. Alternativ oder bei Rezidiven nach lokaler Chemotherapie ist eine Immuntherapie durch *BCG-Instillation* in die Blase möglich (BCG bewirkt eine entzündliche Reaktion, stimuliert die Produktion von Zytokinen und aktiviert *Killerzellen,* ☞ Tab. 29.2).

Zystektomie

Bei fortgeschrittenen Blasentumoren ist eine **Zystektomie,** d.h. die vollständige Entfernung der Harnblase erforderlich (Harnableitung nach Zystektomie, ☞ Tab. 31.56). Bei der **erweiterten Zystektomie** werden zusätzlich Prostata und Samenblasen bzw. Uterus, Ovarien, vordere Vaginalwand und Urethra mit entfernt. Die Zystektomie ist eine große und verstümmelnde Operation. Ist eine Heilung des Patienten nicht mehr möglich, sollte sie dem Patienten nicht zugemutet werden, da sie seine Lebensqualität für die ihm noch verbleibende Zeit erheblich verschlechtern würde. Deshalb ist für die Indikationsstellung zur Zystektomie die intraoperative Schnellschnittuntersuchung der regionären Lymphknoten mitentscheidend.

Palliative Behandlung

Als Palliativmaßnahmen kommen z.B. die palliative TUR-Blase (etwa bei Tumorblutung), die Lasertherapie, die Strahlentherapie, die Interferongabe oder die beidseitige Embolisation (künstlicher Verschluß) der Aa. iliacae internae bei unstillbarer Blutung in Betracht.

Prognose

Die Prognose ist abhängig von Tumordifferenzierung und -ausbreitung. Bei gut differenzierten Tumoren, die noch nicht in die Muskelschicht der Blase eingewachsen sind, ist sie mit einer 5 Jahres-Überlebensrate von ca. 85% am besten. Bei fortgeschrittenen Tumoren sinkt sie rapide.

31.6.4 Verletzungen von Harnblase und Harnröhre

Harnblasenverletzungen

Offene Harnblasenverletzungen sind Stich-, Schuß- oder Pfählungsverletzungen. *Geschlossene Verletzungen* sind die intra- und extraperitonealen **Blasenperforationen** *(Blasenrupturen)*, die durch direkte Gewalteinwirkung bei voller Blase oder eine Beckenfraktur mit Perforation der Blase durch Knochensplitter entstehen (☞ Abb. 31.57).

Symptome, Befund
Diagnostik

Der Patient klagt meist über Schmerzen im Unterbauch und hat Beschwerden beim Wasserlassen bis hin zur Anurie. Der Bauch ist oft durch Blut- und Urinaustritt vorgewölbt und als Zeichen einer Peritonitis (☞ 21.8.2) gespannt, und es besteht eine Makrohämaturie.

Im Vordergrund der apparativen Diagnostik stehen die Röntgenleeraufnahme des Beckens (Beckenfrakturen?) und das Urogramm, bei dem ein Kontrastmittelaustritt *(Extravasat)* im Bereich der Blase (☞ Abb. 31.58) typisch ist. Danach wird durch eine Röntgenaufnahme während des Wasserlassens **(Miktionszysturethrogramm)** oder

Bezeichnung	Zeichnung	Kurzcharakterisierung
Inkontinente Harnableitungen		
Ileum-Conduit *(Bricker-Blase)*	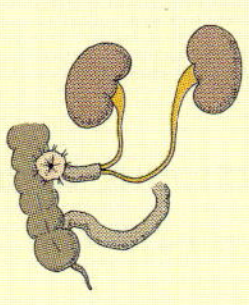	Implantation der Harnleiter in ein ausgeschaltetes Dünndarmsegment* und Anlage eines Urostomas
Kolon-Conduit	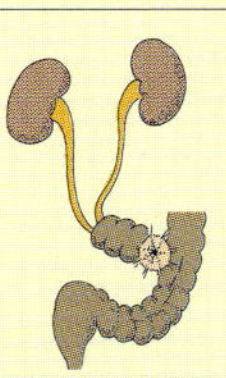	Implantation der Harnleiter in ein ausgeschaltetes Dickdarmsegment* und Anlage eines Urostomas (Stomapflege, ☞ 21.1.7)
Kontinente Harnableitungen		
Uretero-sigmoido-stomie, Mainz-Pouch-II *(Sigma-Rektum-Pouch)*	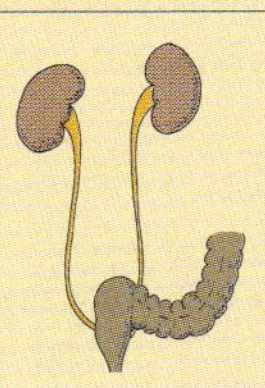	Implantation der Harnleiter in das Sigma. Stuhl und Urin fließen zusammen über den Anus ab. Es besteht die Gefahr der Inkontinenz. Beim Mainz-Pouch-II (einer Modifikation der Ureterosigmoidostomie) werden die peristaltischen Kontraktionen im Sigma durch eine besondere OP-Technik durchbrochen, so daß ein Reflux verhindert wird und sich die Defäkationsfrequenz vermindert
Kock-Pouch, Mainz-Pouch-I	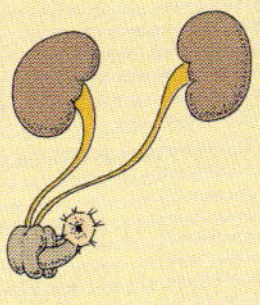	Bildung eines Reservoirs aus einem ausgeschalteten Dünndarmsegment* (Kock-Pouch) oder Kolon-Ileum-Segment* (Mainz-Pouch-I), in das die Harnleiter eingenäht werden und das dann kontinent mit einem Hautstoma verbunden wird. Das Reservoir kann mittels Katheter über ein kutanes Urostoma (meist im Nabelbereich) entleert werden
Ileum-Neoblase *(Darmersatzblase mit Urethraanschluß)*	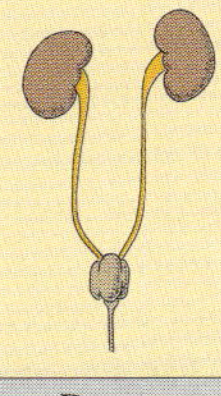	Bildung eines Reservoirs aus einem ausgeschalteten Dünndarmsegment*, das zwischen Harnleiter und Harnröhre eingepflanzt wird und eine willkürliche Miktion erlaubt. Bei Zystektomie wegen eines bösartigen Tumors nur bei tumorfreiem Blasenhals möglich. Verfahren bei Frauen wegen der kurzen Harrnröhre schwierig, inzwischen aber mit guten Ergebnissen machbar
* Bei den ausgeschalteten Darmsegmenten handelt es sich um völlig vom Darm abgetrennte körpereigene Darmabschnitte, die zur Blutversorgung weiterhin am Mesenterium hängen		

Tab. 31.56: Überblick über z.Zt. gebräuchliche Harnableitungen nach Zystektomie. [L190].

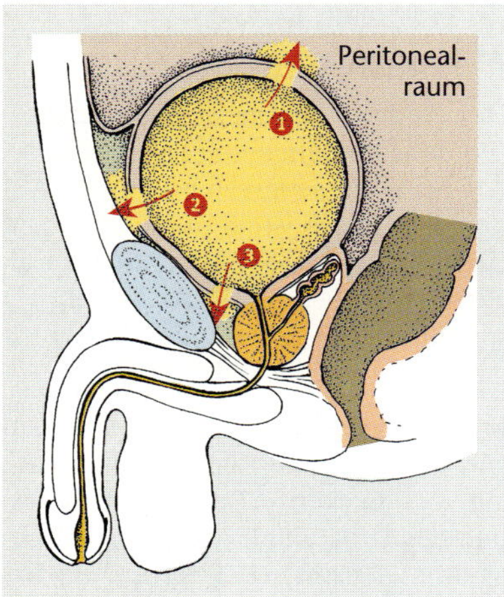

Abb. 31.57: Geschlossene Blasenverletzungen. Bei intraperitonealen Blasenperforationen (1) reißt das „Dach" der Blase und damit das Peritoneum ein, Blut und Urin fließen in die freie Bauchhöhle. Bei der extraperitonealen Blasenperforation (2,3) reißt die Blase weiter unten ein. Urin und Blut verteilen sich im kleinen Becken, nicht aber in der freien Bauchhöhle. [L157]

durch eine retrograde Urethrographie eine Harnröhrenverletzung ausgeschlossen.

Behandlungsstrategie

Bei kleinen Blasenperforationen ohne Blutung wird die Blase in der Regel nur durch einen suprapubischen oder großlumigen transurethralen Katheter drainiert. Der Defekt verschließt sich dann meist schnell von selbst. Zur Sicherheit wird der Katheter eine Woche belassen und erst nach einem Kontroll-Zystogramm (☞ 31.5.6) wieder entfernt. Bei großen Blasenverletzungen wird die Blase operativ freigelegt und die Blasenwand zweischichtig vernäht.

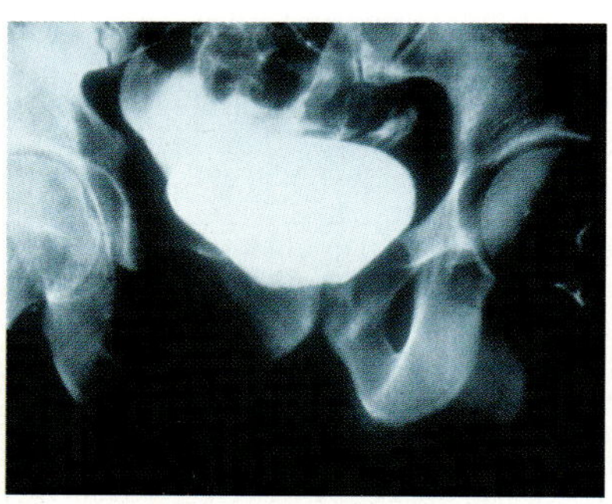

Abb. 31.58: Urogramm bei intraperitonealer Blasenruptur. Das Kontrastmittel tritt deutlich sichtbar am oberen rechten Blasenpol aus und umspült die Darmschlingen. [T196]

Pflege

Bis zur Nahtheilung wird der Urin 7 – 10 Tage lang über einen Katheter abgeleitet. Während der ersten Tage darf der Katheter auf keinen Fall abgeklemmt werden, da eine volle Blase Druck auf die Naht ausübt und zu einer Nahtinsuffizienz führt. Mit der Mobilisation wird spätestens am 1. postoperativen Tag begonnen.

Harnröhrenverletzungen

Harnröhrenverletzungen sind meist Folge von Unfalltraumen der Beckenregion, z.B. einem Autounfall mit nachfolgender Schambein- oder Beckenfraktur oder einem Fall aus großer Höhe auf den Damm *(Straddle-Trauma)*, aber auch Folge des (gewaltsamen) Versuchs zu katheterisieren. Am häufigsten ist der am Schambein fixierte hintere Teil der Harnröhre von der Verletzung betroffen, da er dem Druck nicht ausweichen kann. Folge sind Harnröhrenein- oder -abrisse.

Symptome, Befund Diagnostik

Die Patienten haben Schmerzen in der Unterbauch- und Dammregion. Das Wasserlassen ist schmerzhaft, oft aber auch gar nicht möglich. Häufig tritt Blut aus der Harnröhre aus. Je nach Lokalisation der Verletzung sind Prellmarken und/oder Hämatome sichtbar. Die Diagnose einer Harnröhrenverletzung wird durch das retrograde Urethrogramm (ohne Katheter) gesichert.

> Bei Verdacht auf eine Harnröhrenverletzung ist eine Harnröhrenkatheterisierung wegen der hohen Verletzungs- und nachfolgend Infektionsgefahr kontraindiziert.

Behandlungsstrategie

Bei einem Harnröhreneinriß reicht oft eine suprapubische Harnableitung bis zur Wundheilung aus. Bei einem Harnröhrenabriß muß die Kontinuität der Harnröhre entweder sofort nach der Verletzung oder sekundär nach vorübergehender suprapubischer Harnableitung durch eine Operation wiederhergestellt werden. Häufige Komplikationen sind narbige Verengungen *(Strikturen)* der Harnröhre und beim Mann – je nach Ort der Verletzung – Erektionsstörungen.

31.7 Harninkontinenz

> **Harninkontinenz:** Unwillkürlicher Urinabgang. Unterteilt in:
> - **Relative Harninkontinenz,** bei der es nur unter bestimmten Umständen, z.B. beim Husten, zum ungewollten Urinabgang kommt
> - **Absolute Harninkontinenz** mit ständigem Urinverlust.
>
> Häufige Erkrankung, die oft aus Scham verschwiegen wird. Frauen sind wesentlich häufiger betroffen als Männer. Es wird geschätzt, daß bis zu 50% aller Frauen zumindest zeitweise in ihrem an einer Inkontinenz leiden.

Krankheitsentstehung, Einteilung und Symptome

Harnblase und Blasenschließmuskulatur bilden eine funktionelle Einheit (☞ auch 31.1.2), die bei der Harninkontinenz gestört ist. Je nach Ursache der Störung werden unterschieden:

Streßinkontinenz

Bei der **Streßinkontinenz** *(Belastungsinkontinenz)* verliert der Patient bei Druckerhöhung im Bauchraum, z.B. körperlicher Anstrengung, Husten oder Pressen, unwillkürlich Urin. Blasensensibilität und -motorik sind normal. Meist sind Frauen über 50 Jahre betroffen. Ursächlich kommen der Östrogenmangel nach der Menopause, eine Beckenbodenschwäche nach Geburten oder Beckenoperationen in Frage. Bei Männern ist die Streßinkontinenz selten und dann oft Folge einer Prostataoperation.

Grad I	Urinabgang nur in aufrechter Haltung bei starkem Husten, Niesen oder Lachen
Grad II	Urinabgang in aufrechter Haltung bereits bei leichter körperlicher Anstrengung (Treppensteigen, Laufen, Tragen)
Grad III	Urinabgang auch im Stehen oder Liegen

Tab. 31.59: Schweregradeinteilung bei der Streßinkontinenz.

Urgeinkontinenz

Bei der **Urgeinkontinenz** *(Dranginkontinenz, ungehemmte Blase)* verspürt der Patient schon bei geringer

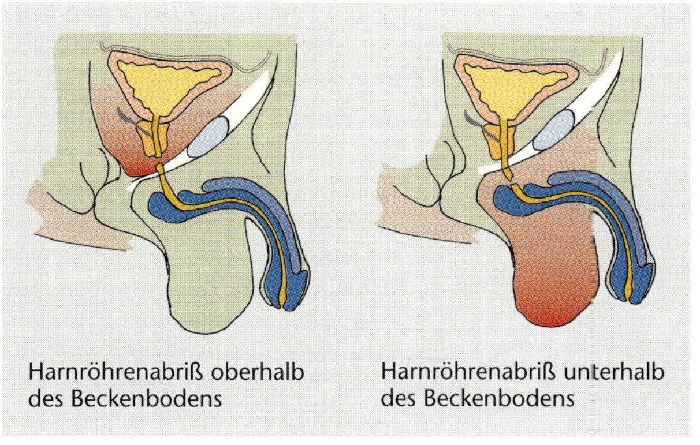

Abb. 31.60: Bei Abriß der Harnröhre oberhalb des Beckenbodens ist die Prostata nach oben verlagert und daher nicht an typischer Stelle zu tasten. Bei Abriß der Harnröhre unterhalb des Beckenbodens kommt es häufig zu ausgedehnten Penoskrotalhämatomen. [L157]

Blasenfüllung plötzlich einen so starken, zwanghaften Harndrang *(imperativer Harndrang)*, daß er ein Einnässen nicht mehr verhindern kann. Ursache sind meistens Störungen der Nervenstrukturen, die zu einem Ungleichgewicht zwischen stimulierenden und hemmenden Impulsen führen, z.B. bei Multipler Sklerose (chronisch-entzündliche Erkrankung des ZNS) oder Rückenmarksschädigungen. Auch Blasen-entzündungen oder Steinleiden können zur Urgeinkontinenz führen.

Reflexinkontinenz

Bei der **Reflexinkontinenz** *(neurogene Inkontinenz, neurogene Blase)* ist die Verbindung zwischen dem Gehirn und den für die Blasenfunktion verantwortlichen Rückenmarkszentren gestört, z.B. bei einer Querschnittslähmung. Es kommt zu einer abnormen Reflexaktivität im Rückenmark. Der Patient hat überhaupt kein Gefühl mehr für die Blasenregion und damit für den Füllungszustand der Blase. Die Blasenentleerung ist nur noch reflektorisch, nicht aber willkürlich möglich.

Überlaufinkontinenz

Bei Verengung des Blasenausgangs, etwa bei Prostatavergrößerung, oder bei Schädigung des Rückenmarks auf Höhe oder unterhalb des für die Blasenentleerung verantwortlichen Reflexzentrums weitet sich die Blase aus und kann sich nicht mehr zusammenziehen. Bei maximaler Füllung „läuft die Blase über", und es entsteht die **Überlaufinkontinenz.** Auch Medikamente (z.B. Spasmolytika, Antidepressiva) sowie eine Spinalanästhesie (bewirkt eine Parasympathikusblockade im Beckenbereich) können zur Harnretention bis hin zur Überlaufinkontinenz führen.

Extraurethrale Inkontinenz

Bei der **extraurethralen Inkontinenz** fließt der Urin nicht nur über die Harnröhre nach außen ab, sondern zusätzlich z.B. über *Harnleiter-* oder *Harnblasenfisteln* in die Vagina, den Darm oder an die Hautoberfläche. Bei einer Blasen-Darm-Fistel berichtet der Patient über Luftblasen im Urin beim Wasserlassen **(Pneumaturie).** Vielfach bestehen gehäufte Harnwegsinfektionen.

Diagnostik und Differentialdiagnose

Meist ermöglicht schon die Anamnese die Zuordnung der Inkontinenz zu einer der definierten Formen (Frage nach genauen Begleitumständen der Inkontinenz, Geburten und Verletzungen). Bei der körperlichen Untersuchung fallen z.B. eine Prostatavergrößerung oder neurologische Ausfälle auf.

Technische Untersuchungen dienen der genauen Einteilung der Inkontinenz, um eine ursachengerechte Behandlung zu ermöglichen:

- Urodynamik (☞ 31.5.8): Typische Veränderungen liegen z.B. bei Verengung der Harnröhre oder bei Streßinkontinenz vor
- Sonographie: Sie erfaßt nicht nur eine Prostatavergrößerung, sondern ermöglicht auch eine nichtinvasive Restharnbestimmung oder oft einen Fistelnachweis
- Zystoskopie: Sie dient dem Ausschluß von Tumoren und der Beurteilung des Schließmuskels
- Weitere Untersuchungen in Abhängigkeit von der (mutmaßlichen) Grunderkrankung sind z.B. das CT des Kopfes oder des Rückenmarks bei Verdacht auf Multiple Sklerose (☞ 35.9.8).

Behandlungsstrategie

Pflege

Inkontinenzversorgung, ☞ *7.9.4.1; Kontinenztraining,* ☞ *7.9.4.1*

Ist eine Ursache der Inkontinenz feststellbar, z.B. ein Harnwegsinfekt (☞ 31.6.2), eine Prostatavergrößerung (☞ 31.9.2) oder eine Fistel, muß diese zunächst beseitigt werden. Die weitere Behandlung richtet sich nach der Ursache der Inkontinenz:

- Bei *Streßinkontinenz Grad I – II* erfolgt zunächst eine konservative Therapie mit Gewichtsreduktion bei Adipositas und Beckenbodengymnastik (Anspannungsübungen und bei Frauen Training mit Konen, ☞ 32.2.4). Dem unbewußten Training des Beckenbodens dienen Urethra-Verschlußsysteme wie Reliance® (☞ Abb. 31.62 und 31.63). Sie verhindern das unkontrollierte Abfließen des Urins. Besteht Harndrang, entfernt der Patient das System und kann dann wie gewohnt Wasserlassen. Der bei Frauen über 50 Jahren meist vorliegende Östrogenmangel wird durch vaginale Einlage von Östrogenzäpfchen (z.B. Ovestin® Ovula) oder orale Gabe von Hormonpräparaten, z.B. Presomen® comp., behoben. Wurde eine Schließmuskelschwäche festgestellt, kann die medikamentöse Stimulation der glatten Muskulatur z.B. mit Etilefrin (etwa in Effortil®, nicht bei Hypertonie) oder die Elektrostimulation des Beckenbodens helfen. Bei Erfolglosigkeit, bei *Streßinkontinenz Grad II – III* sowie bei gleichzeitiger Gebärmuttersenkung kommen unterschiedliche Operationen in Betracht, die zum Teil mit einer Gebärmutterentfernung (*Hysterektomie,* ☞ 32.8.2) kombiniert werden. Auch bei Männern sind verschiedene Operationen möglich

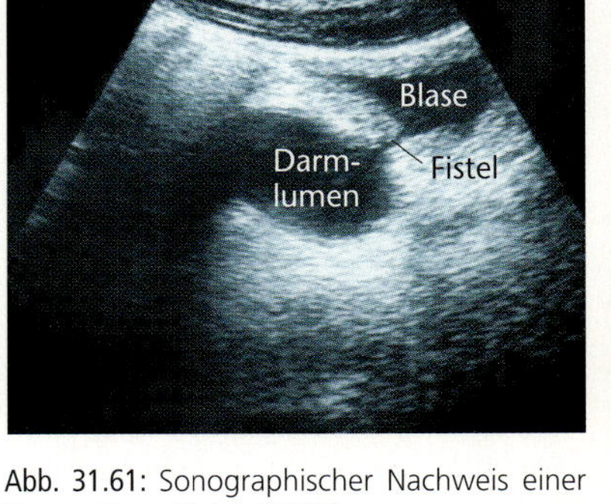

Abb. 31.61: Sonographischer Nachweis einer Blasen-Darm-Fistel. [T196]

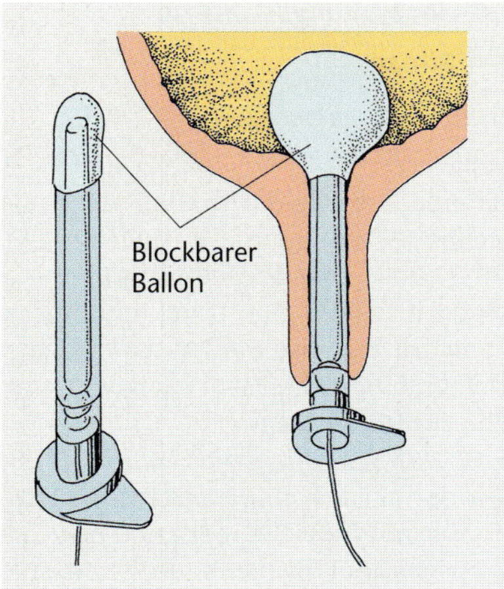

Abb. 31.62: Urethra-Verschlußsystem (hier Reliance®). Nachdem es in die Urethra eingeführt worden ist, wird der Ballon an der Spitze des Systems aufgeblasen, so daß kein Urin mehr abfließen kann. Durch Zug an dem aus der Urethra ragenden Faden entweicht die Luft aus dem Ballon, und das System kann entfernt werden. [L190]

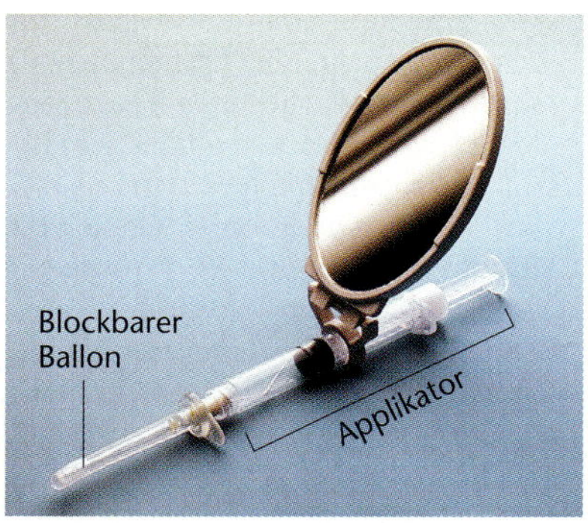

Abb. 31.63: Urethra-Verschlußsystem, hier mit einem aufgesetzten Spiegel für einen besseren Überblick und einem Applikator. [U127]

- Bei *Urge-Inkontinenz* kann in leichten Fällen eine Änderung der Trink- und Miktionsgewohnheiten helfen, z.B. Trinken alle 2 – 3 Stunden mit regelmäßigem Toilettengang 30 Min. später. Prinzipiell soll der Patient häufig die Toilette aufsuchen (bevor überhaupt Harndrang besteht). Ansonsten steht die medikamentöse Therapie im Vordergrund. Der „Beruhigung" der Blase dienen krampflösende Schmerzmittel (*Spasmoanalgetika,* z.B. N-Butylscopolamin, etwa in Buscopan®) oder direkte Muskelrelaxantien, z.B. Propiverin, etwa in Mictonorm®. Auch am Zentralnervensystem angreifende Medikamente sind wirksam, z.B. trizyklische Antidepressiva, etwa Tofranil® (☞ Pharma-Info 36.31). Bei Versagen kann (selten) eine Operation helfen
- Bei *Reflexinkontinenz* ist meist eine intermittierende Einmalkatheterisierung erforderlich. Zusätzliche Gabe krampflösender Medikamente soll dem Patienten helfen, zwischen den Einmalkatheterisierungen kontinent zu bleiben
- Bei der *Überlaufinkontinenz* müssen zunächst Verengungen des Blasenausgangs oder der Harnröhre therapiert werden. Die medikamentöse Therapie hängt von der Ursache ab: Zur Verminderung des Tonus und damit des Widerstandes in der Harnröhre werden α-Blocker (z.B. Phentolamin, etwa in Regitin®, oder Phenoxybenzamin, etwa Dibenzyran®) gegeben, zur Entspannung des M. sphinkter externus z.B. Baclofen (etwa Lioresal®). Zur Stimulation der für die Harnentleerung zuständigen Muskeln (Detrusor vesicae) kommt eine medikamentöse Therapie mit Cholinergika (etwa Carbachol z.B. in Doryl® oder Distigminbromid z.B. in Ubretid®) oder eine elektrische Stimulation (transurethral oder über implantierten Schrittmacher) in Frage. Zusätzlich muß aber oft noch intermittierend katheterisiert werden, v.a. bei Querschnittsgelähmten. Dauerkatheter sind zu vermeiden, da die Gefahr chronischer Harnwegeinfekte sehr hoch ist. Nach Möglichkeit sollte der Patient die Einmalkatheterisierung selbst erlernen. In Extremfällen sind operative Maßnahmen bis zur künstlichen Harnableitung (Conduit oder Neoblase, ☞ Abb. 31.55) notwendig
- Bei der extraurethralen Inkontinenz werden bestehende Fisteln operativ verschlossen bzw. fehlmündende Harnleiter neu eingepflanzt.

31.8 Erkrankungen der Nieren und Harnleiter

31.8.1 Fehlbildungen von Nieren und Harnleitern

Fehlbildungen der Niere und der ableitenden Harnorgane gehören zu den häufigsten Fehlbildungen überhaupt. In der Regel sind sie von außen nicht sichtbar und werden daher erst bei der diagnostischen Abklärung einer Hypertonie, Niereninsuffizienz und/oder ständig wiederkehrender Harnwegsinfekte entdeckt.

Einige recht häufige Nierenfehlbildungen zeigt Abb. 31.64.

Im Bereich des Nierenhohlsystems und des Harnleiters können angeborene Verengungen am Übergang vom Nierenbecken zum Harnleiter **(subpelvine Stenose)** oder innerhalb des Harnleiters **(Harnleiterstenose)** bestehen. Als Folge der Verengung entwickelt sich ein Harnstau, der das Nierenbecken ausweitet und das Nierengewebe durch Druck zerstört. Es kommt zur **Hydronephrose** *(Wassersackniere)*.

Beim **vesikoureteralen Reflux** fließt Urin während des Wasserlassens durch eine Fehleinmündung des Harnleiters in die Blase nicht nur in die Harnröhre, sondern auch in den Harnleiter. Im Extremfall kann der Urin bis zur Niere aufsteigen. Im Krankheitsverlauf kann sich der betroffene Harnleiter immer mehr erweitern, und es kommt zu ständigen Harnwegsinfekten und Nierenschädigung.
Die Behandlung besteht in einer operativen Korrektur der Fehlbildung.

Die Indikation zur Behandlung einer Fehlbildung ergibt sich nicht aus dem Vorhandensein der Fehlbildung, sondern aus ihren Folgen: gehäufte Infektionen, Abflußstörungen oder Beschwerden des Patienten.

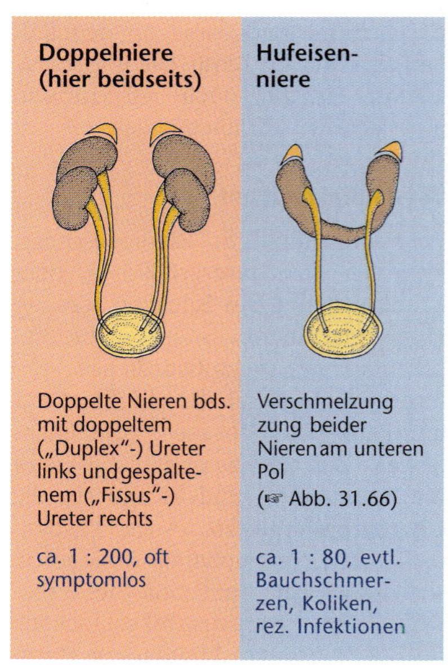

Abb. 31.64: Die häufigsten angeborenen Nierenfehlbildungen. [B200]

31.8.2 Nierenarterienstenose

Nierenarterienstenose: Angeborene oder erworbene Verengung der A. renalis. Für ca. 1 – 2% aller *Hypertonien* (☞ 19.5.1) verantwortlich.

Die durch eine **Nierenarterienstenose** verursachte Hypertonie wird auch **renovaskuläre Hypertonie** (*nierengefäßbedingter Bluthochdruck,* ☞ 19.5.1) genannt. In 70% der Fälle ist die Nierenarterienverengung arteriosklerosebedingt (☞ 19.6.1), in 20% durch eine **fibromuskuläre Dysplasie** (bindegewebige Fehlbildung, ☞ Abb. 31.65).

Krankheitsentstehung

Die Verengung der Nierenarterie führt zu einer Minderdurchblutung der betroffenen Niere. Um die *(lokale)* Blutdruckerniedrigung auszugleichen, produziert die Niere mehr *Renin,* das zu einem Anstieg des Blutvolumens und einer Blutdrucksteigerung des *Gesamtorganismus* führt (☞ Abb. 19.7, ☞ 31.1.1).

Symptome und Untersuchungsbefund

Die Symptome der renovaskulären Hypertonie entsprechen im wesentlichen denen bei einer Hypertonie anderer Ursache (☞ 19.5.1). Bei ca. 40% der Patienten ist neben dem Bauchnabel ein Stenosegeräusch auskultierbar.

Diagnostik und Differentialdiagnose

Eine Nierenarterienstenose wird meist im Rahmen der Hypertoniediagnostik (☞ 19.5.1) aufgedeckt:

- Wichtiger Suchtest ist der *Captopriltest:* Gabe des *Angiotensin converting enzyme*-Hemmers Captopril® (☞ Pharma-Info 19.36) führt bei Vorliegen einer für den Bluthochdruck maßgeblichen Nierenarterienverengung zu deutlichem Blutdruckabfall und hohem Reninanstieg nach einer Stunde. Dieser Test läßt eine Aussage über die blutdrucksenkende Wirkung einer Operation zu und kann mit einer Nieren-Szintigraphie (☞ 31.5.7) kombiniert werden
- Weiterer Hinweis ist ein deutlicher Seitenunterschied bei der seitengetrennten Reninbestimmung im Nierenvenenblut
- *Beweisend* ist die Stenosedarstellung durch eine Nierenangiographie (meist als DSA, ☞ 31.5.6), die angezeigt ist, wenn Operation oder Aufdehnung erwogen werden.

Behandlungsstrategie

Die Behandlung besteht in:

- Der Aufdehnung der Verengung mittels eines eingeführten Ballonkatheters (*Ballondilatation,* kurz *PTA* für ***p****erkutane* ***t****ransluminale Katheter****a****ngioplastie*)
- Der Einlage eines Drahtgeflechts, das das Gefäß offenhalten soll *(STENT)* oder
- Der operativen Beseitigung der Stenose.

Die medikamentöse Therapie der renovaskulären Hypertonie entspricht den allgemeinen Richtlinien bei Hochdruckerkrankungen.

Pflege bei Gefäßoperationen, ☞ *19.2.3*
Pflege bei Hypertonie, ☞ *19.5.1*

Prognose

Die Prognose ist abhängig von der Ursache der Gefäßstenose und den bereits gesetzten Organschäden durch den Hypertonus.

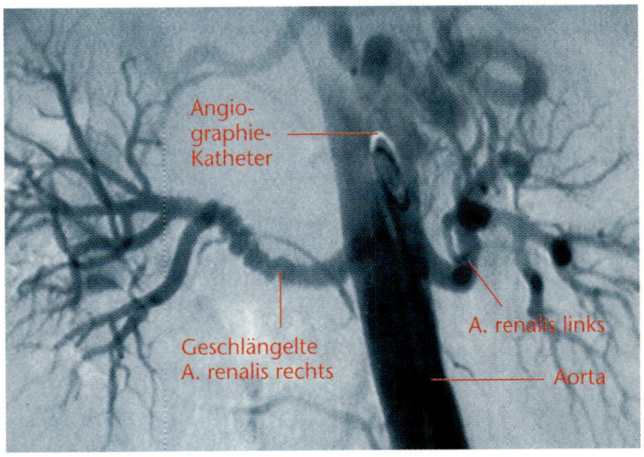

Abb. 31.65: Angiographie der Nierenarterien: Fibromuskuläre Dysplasie als Ursache der Verengung der rechten Nierenarterie. Die veränderte Arterie ist stark geschlängelt und unregelmäßig im Durchmesser. [T170]

31.8.3 Akute Pyelonephritis

Pyelonephritis *(Nieren- und Nierenbeckenentzündung):* Meist bakteriell (durch das Aufsteigen von Krankheitserregern beim unteren Harnwegsinfekt, ☞ 31.6.2) bedingte Entzündung des Nierenbeckens und Nierenparenchyms.

Symptome und Untersuchungsbefund

In der Regel sind die Krankheitszeichen eindrücklich:

- Der Patient hat Fieber und ist in seinem Allgemeinbefinden stark beeinträchtigt. Oft bestehen Übelkeit und Erbrechen

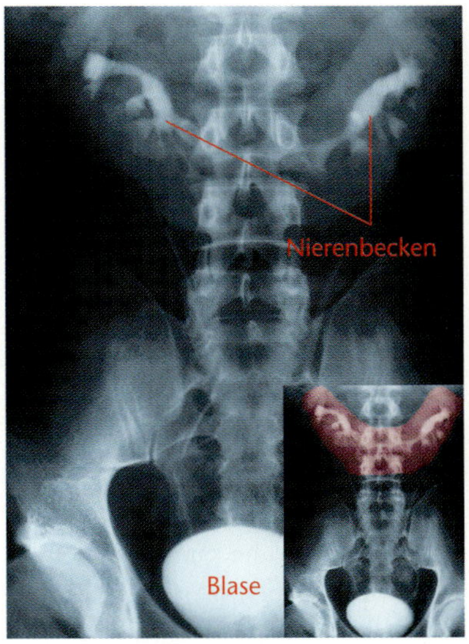

Abb. 31.66: Hufeisenniere im i.v.-Urogramm. Die Nierenbecken sind nicht wie z.B. in Abb. 31.42 in Längsachse angeordnet, sondern wenden sich schräg zur Mittellinie. Die Konturen der beiden unteren Nierenpole verschmelzen vor der Wirbelsäule. [T170]

- Ein oder beide Nierenlager sind klopfschmerzhaft. Häufig hat der Patient schon in Ruhe Rücken- oder Flankenschmerzen.

Zusätzlich bestehen meist die Zeichen eines (unkomplizierten) Harnwegsinfektes (☞ 31.6.2). Verläuft dieser klinisch stumm, entsteht die Pyelonephritis scheinbar „aus heiterem Himmel".

Diagnostik und Differentialdiagnose

Die Diagnose der akuten Pyelonephritis wird anhand des klinischen Bildes, der Urinuntersuchung (Leukozyten-, Erythrozyten- und Nitritnachweis) und der Urinkultur (Keimwachstum) gestellt. Zur Ursachenklärung und um Komplikationen rechtzeitig zu erfassen, sind darüberhinaus erforderlich:

- Blutuntersuchung: Blutbild (Leukozytose?), BSG, Kreatininwertbestimmung (Nierenfunktionsverschlechterung?)
- Sonographie der Nieren: Größe der Nieren? Harnaufstau? Nierensteine? Abszeßbildung (☞ 31.8.5)?
- Suche nach begünstigenden Erkrankungen: Röntgenleeraufnahme („Niere leer", kalkhaltige Steine?), evtl. i.v.-Urogramm (Ausschluß von Abflußbehinderungen).

Behandlungsstrategie

Bei einer akuten Pyelonephritis wird der Patient stationär aufgenommen und muß Bettruhe einhalten. Er soll täglich ca. 3 l Flüssigkeit trinken oder erhält entsprechende Infusionen. Die meist intravenöse Antibiose beginnt sofort nach Abnahme der Urinkultur und dauert mindestens sieben Tage. Je nach Ergebnis des *Antibiogramms* (☞ 28.3.5) ist eventuell eine Umstellung auf ein anderes Antibiotikum notwendig. Bei Vorliegen einer Grunderkrankung heilt die Pyelonephritis oft so lange nicht aus, bis die Ursache beseitigt wurde. Zur Therapiekontrolle werden eine und sechs Wochen nach Absetzen der Antibiotika noch einmal Urinkulturen angelegt.

Pflege

Pflege bei Fieber, ☞ 7.8.4

Zusätzlich zu den Maßnahmen beim unkomplizierten Harnwegsinfekt (☞ 31.6.2) sind erforderlich:

- Bettruhe
- Flüssigkeitsbilanzierung, um ein drohendes akutes Nierenversagen zu erkennen.

Prognose

Die Prognose der „spontanen" Pyelonephritis ist gut. Bei prädisponierenden Faktoren, die nicht beseitigt werden können, schreitet die Erkrankung oft zur chronischen Pyelonephritis fort. Bei jeder Pyelonephritis besteht das Risiko der Keiminvasion in die Blutbahn mit nachfolgender lebensbedrohlichen **Urosepsis,** die durch *Endotoxinschock* (☞ 28.4) zum Tode führen kann.

31.8.4 Chronische Pyelonephritis

Die **chronische Pyelonephritis** entsteht in der Regel aus nicht ausgeheilten Harnwegsinfekten, z.B. bei Harnabflußbehinderung durch Fehlbildungen der ableitenden Harnwege. Ein bedeutsamer Risikofaktor ist außerdem das Vorliegen eines Diabtes mellitus.

Die Symptome der chronischen Pyelonephritis sind häufig nicht so ausgeprägt wie die der akuten Form. Oft fühlt sich der Patient einfach nicht wohl, ist matt, appetitlos und hat vielleicht häufiger Kopfschmerzen. Dem Arzt können eine abnorme Blässe und ein erhöhter Blutdruck auffallen. Im Urinbefund zeigen sich eine Leukozyturie und Bakteriurie. Die Sonographie ergibt je nach Dauer der Erkrankung *Vernarbungen* der Nieren.

Differentialdiagnostisch muß die **chronisch interstitielle Nephritis** abgegrenzt werden, für die Papillennekrosen typisch sind und der auch ein Schmerzmittelmißbrauch zugrunde liegen kann.

Der Verlauf der chronischen Pyelonephritis ist sehr unterschiedlich. Gelingt es, begünstigende Faktoren auszuschalten, so ist die Prognose gut. Oft kommt es allerdings durch die zunehmenden Vernarbungen zur Zerstörung von Nierengewebe und langsam über viele Jahre zur chronischen Niereninsuffizienz (☞ 31.8.9).

31.8.5 Abszesse im Nierenbereich

Abszesse im Bereich der Nieren verursachen schwere Krankheitsbilder mit hohem Fieber, Schüttelfrost und erheblicher Verschlechterung des Allgemeinbefindens. Schmerzen im Nierenlager und eine sekundäre *Pleuritis* (☞ 20.11.1) aufgrund der räumlichen Nähe beider Organe können ebenfalls hinzutreten. Bei neben der Niere gelegenen Abszessen wird der M. psoas, ein Oberschenkelbeuger, gereizt und die Patienten liegen mit angezogenen Beinen im Bett.

Bei der **Eiterniere** *(Pyonephrose)* liegt der Abszeß innerhalb der Niere und hat Anschluß an das Nierenbecken. Daher ist der Urin eitrig (Pyurie, ☞ 31.4.2). Bei dem neben der Niere gelegenen **paranephritischen Abszeß** ist der Urinbefund in der Regel normal, da der Abszeß keinen Anschluß an das Nierenbecken hat.

In beiden Fällen besteht die Behandlung in Antibiotikagabe und Drainage des Eiters nach außen.

31.8.6 Glomerulonephritis

Glomerulonephritis (kurz *GN*): *Abakterielle* (nicht durch Bakterien bedingte) Entzündung der Nieren mit primärer Schädigung der Nierenkörperchen *(Glomeruli)*.

Die wissenschaftliche Einteilung der verschiedenen Glomerulonephritisformen ist hochkompliziert, uneinheitlich und verwirrend. Für die Praxis genügt die Einteilung in eine akute und eine chronische Form:

Akute Glomerulonephritis

Akute Glomerulonephritis: Akute, abakterielle Nierenentzündung. Tritt häufig im Rahmen einer fehlgeleiteten Immunreaktion 1 – 4 Wochen nach einer Infektion auf (**postinfektiöse akute GN,** meist mit guter Prognose). In seltenen Fällen Folge von Autoimmunkrankheiten (☞ 29.5) mit rascher Verschlechterung der Nierenfunktion, die schnell in ein dialysepflichtiges Nierenversagen münden kann **(rasch progrediente GN**, *rapid progressive GN,* kurz *RPGN*, auch *perakute GN*).

Krankheitsentstehung

Bei der akuten postinfektiösen Glomerulonephritis bilden sich während und nach der Ersterkrankung (meist Streptokokkeninfektionen wie z.B. Scharlach oder eitrige Mittelohrentzündung) Antikörper gegen die Krankheitserreger. Die Antikörper bilden Komplexe mit den Antigenen der Bakterien, die mit dem Blutstrom in die Nieren getragen werden, wo sie eine Entzündung der Glomeruli hervorrufen. Auch bei der rasch progredienten Glomerulonephritis spielen in mehr als der Hälfte der Fälle immunologische Vorgänge eine Rolle (☞ auch 29.5).

Symptome und Untersuchungsbefund

Ungefähr 1 – 4 Wochen nach einer „banalen" Infektion kommt es erneut zu starkem Krankheitsgefühl mit Müdigkeit, Kopfschmerzen, subfebrilen Temperaturen oder Fieber und Rückenschmerzen. Gleichzeitig kann ein dumpfes Schmerzgefühl in beiden Nierenlagern auftreten. Oft bemerkt der Patient, sein Gesicht sei „so verquollen" (Ödeme, besonders um die Augen). Vielleicht fällt eine rötlichbraune Verfärbung des Urins auf (Hämaturie).

Bei der Untersuchung wird typischerweise *erstmalig* eine Hypertonie festgestellt, die Folge der GN ist. Durch die meist vorhandene Oligurie mit nachfolgender Überwässerung ist insbesondere bei älteren Patienten das Herz überfordert, wodurch es zu einem Lungenödem (☞ 18.6.3, 31.8.8) kommen kann. Evtl. ist der Krankheitsherd, z.B. eine chronische Tonsillitis (☞ 34.7.1), noch sichtbar.

☑ Der Patient ist durch die eingeschränkte Nierenfunktion gefährdet, es droht ein akutes Nierenversagen (☞ 31.8.8).

Diagnostik und Differentialdiagnose

- Die Urinuntersuchung zeigt eine Leukozyturie, eine unterschiedlich starke Proteinurie sowie eine Mikro- oder Makrohämaturie
- Bei der Blutuntersuchung sind eine BSG-Beschleunigung und evtl. eine Leukozytose als Entzündungszeichen festzustellen. Der Kreatinin- und Harnstoffwert sind erhöht. Der Antistreptolysin-Titer ist pathologisch hoch, falls ein Streptokokken-Infekt ursächliche Erkrankung war. Zur Ursachenklärung sind weitere immunologische Bluttests angezeigt, z.B. die Suche nach Autoantikörpern, um *Kollagenosen* (z.B. einen systemischen Lupus erythematodes, ☞ 25.6.1) zu erfassen
- Eine Nierenbiopsie ist bei einer Eiweißausscheidung von mehr als 3,5 g täglich oder raschem Kreatininanstieg indiziert.

Behandlungsstrategie

Bei einer Poststreptokokken-Glomerulonephritis sind Penicilline angezeigt. Eine spezifische Behandlung ist nur bei bestimmten Formen der rasch progredienten Glomerulonephritis möglich. Dabei gelangen insbesondere Glukokortikoide (☞ Pharma-Info 23.47), Cyclophosphamid (z.B. Endoxan®) und Azathioprin (z.B. Imurek®, ☞ Pharma-Info 29.31) zur Anwendung. Symptomatisch werden die Hypertonie, die Ödeme (☞ 31.13.1) und die Herzinsuffizienz behandelt.

Form	Ursache	Therapie	Prognose
Akute GN	Postinfektiös	Penicillin	Gut
	Autoimmunogen (= meist rasch progrediente GN)	Immunsuppressiv	Schlecht
Chronische GN	Meist unbekannt	Nicht verfügbar	Schlecht

Tab. 31.67: Wichtigste Formen der Glomerulonephritis (GN) im Überblick. [B200]

Pflege

Durch die Pflege des Kranken sollen Komplikationen verhindert bzw. möglichst rasch erkannt werden:

- Bei Hypertonie, Ödemen oder deutlichem Kreatininanstieg und damit drohendem akuten Nierenversagen 3 – 4 wöchige Bettruhe. In leichten Fällen ist die Notwendigkeit von Bettruhe umstritten, auf jeden Fall aber körperliche Schonung erforderlich
- Unterstützung bei der Körperpflege. Thrombose-, Pneumonie-, Dekubitus- und Kontrakturenprophylaxe je nach Schwere der Erkrankung
- Engmaschige Kontrollen von Puls, Blutdruck, Gewicht und Temperatur. Beobachtung des Urins auf Aussehen und Menge, Flüssigkeitsbilanzierung. Organisieren von Blutkontrollen (insbesondere von Kreatinin, Harnstoff und Elektrolyten)
- Ernährung in Abhängigkeit vom Krankheitsbild: Hypertonie, Ödeme und/oder eine eingeschränkte Nierenfunktion erfordern eine Reduktion der Kochsalz-, Flüssigkeits- und Eiweißzufuhr. Steigt das Serumkalium infolge der Nierenfunktionseinschränkung an, muß der Patient auf kaliumhaltige Lebensmittel wie z.B. Bananen verzichten
- Nach der Krankenhausentlassung zunächst nur leichte körperliche Tätigkeiten.

Prognose

Bei ca. 65% der Erwachsenen und 90% der Kinder heilt die akute postinfektiöse Glomerulonephritis aus. Bei der rasch progredienten Glomerulonephritis ist die Prognose schlecht: Ein Großteil der Patienten wird innerhalb von Wochen bis Monaten dialysepflichtig.

Chronische Glomerulonephritis

Chronische Glomerulonephritis: Schleichend über Jahre bis Jahrzehnte voranschreitende Glomerulonephritis, oft aus ungeklärter Ursache.

Da sich die Patienten häufig lange Zeit völlig gesund fühlen, wird die Erkrankung oft bei einer zufälligen Urinuntersuchung entdeckt, oder es kommt zu einem scheinbar akuten *(pseudoakuten)* Nierenversagen.

Meist liegen eine (Mikro-)Hämaturie und Proteinurie vor. Mit zunehmender Krankheitsdauer kommt es zur Hypertonie und weiteren Zeichen des chronischen Nierenversagens (☞ 31.8.9).

Eine spezifische Behandlung der chronischen Glomerulonephritis ist in den meisten Fällen nicht möglich. Eine zusätzliche Nierenschädigung durch Hypertonie oder nierenschädigende Medikamente, z.B. das frei verkäufliche Schmerzmittel Paracetamol, muß auf jeden Fall vermieden werden. Die Patienten sollen sich körperlich schonen. Bei einem Kreatininwert über 1,5 mg/dl wird eine eiweißarme Kost empfohlen (0,5 – 0,7 statt 0,9 g/kg tägl.), da vermutet wird, daß eine hohe Eiweißzufuhr die noch funktionierenden Glomeruli überlastet. Kochsalzeinschränkung und Begrenzung der Trinkmenge können nicht generell empfohlen werden, da durch Austrocknung die Nierenfunktion verschlechtert werden kann.

Die Prognose der chronischen Glomerulonephritis ist schlecht. Nach Jahren oder Jahrzehnten müssen die meisten Patienten dialysiert werden.

31.8.7 Nephrotisches Syndrom

Nephrotisches Syndrom: Sammelbezeichnung für verschiedene Erkrankungen, die mit massiven Eiweißverlusten über die Nieren und Ödemen einhergehen.

Krankheitsentstehung

Beim Nephrotischen Syndrom werden die sehr dichten Wände von Kapillarwänden und Bowman-Kapseln stark durchlässig, so daß es zu hohen Eiweißverlusten über den Urin kommt. In 75% ist eine Glomerulonephritis dafür verantwortlich. Nur manchmal werden bestimmte Medikamente wie z.B. Quecksilber- oder Goldverbindungen, ein Diabetes mellitus, eine Kollagenose (☞ 25.6), eine Nierenvenenthrombose oder Infektionskrankheiten (z.B. Malaria) als Ursache identifiziert.

Symptome und Untersuchungsbefund

Leitsymptom des Nephrotischen Syndroms sind ausgeprägte *Ödeme,* zunächst der Lider und des Gesichts („aufgedunsenes Aussehen“), später generalisierte Ödeme mit Aszitis, Pleuraergüssen, Lungen- und Hirnödemen. Oft klagen die Patienten über Unwohlsein, Müdigkeit und Schwäche.

Diagnostik und Differentialdiagnose

Definitionsgemäß gehören zum Nephrotischen Syndrom neben den Ödemen folgende Befunde:

- *Proteinurie* > 3,5 g/Tag, in Extremfällen bis zu 50 g/Tag
- Eiweißmangel im Blut *(Hypoproteinämie)* als Folge der Eiweißverluste. Besonders das Albumin wird in großen Mengen ausgeschieden, was die „Wasserbindungsfähigkeit“ *(osmotischer Druck)* des Blutes erniedrigt und so wesentlich zu den Ödemen beiträgt (☞ Abb. 31.97)
- *Erhöhung der Blutfette,* besonders des Cholesterins.

Die weitere Abklärung des Nephrotischen Syndroms erfolgt vergleichbar der Glomerulonephritis durch Sonographie, Antikörpernachweis im Blut, Suche nach einer Grunderkrankung und im Zweifelsfall durch eine Nierenbiopsie.

Behandlungsstrategie

- Falls möglich, wird die Ursache der Erkrankung beseitigt, z.B. durch Absetzen des schädigenden Medikaments
- Die Ödeme können meist durch Diuretika (☞ Pharma-Info 31.71) ausgeschwemmt werden
- Wegen der Thromboseneigung der Patienten durch den Verlust gerinnungshemmender Faktoren (z.B. AT III) über den Urin und die Diuretikatherapie ist eine medikamentöse Thromboseprophylaxe auch ohne Bettlägerigkeit notwendig.

Bei manchen Patienten ist eine spezifische medikamentöse Behandlung möglich. Hierzu gehören z.B. die Kranken (darunter viele Kinder), bei denen die Nierenbiopsie eine GN mit *„Minimalveränderungen“* **(= minimal change Glomerulonephritis)** ergeben hat. In diesen Fällen spricht die Erkrankung oft auf Glukokortikoide (☞ Pharma-Info 23.47) oder auf das Zytostatikum Cyclophosphamid (z.B. Endoxan®) an.

Pflege bei Nephrotischem Syndrom

- Für körperliche Schonung des Patienten sorgen
- Wegen der erhöhten Thrombosegefahr Maßnahmen zur Thromboseprophylaxe ergreifen (☞ 7.3.15)
- Puls, Blutdruck und Körpergewicht engmaschig kontrollieren, Urinausscheidung beobachten und Flüssigkeit bilanzieren
- Kochsalzarme Kost reichen
- Patienten auf Pleuraergüsse (☞ 20.1.2), Lungenödem (☞ 18.6.3), Aszites (☞ 22.2.2) und Hirnödem (z.B. Kopfschmerzen, Sehstörungen, Unruhe, Krämpfe und Nüchternübelkeit) beobachten
- Auf Anzeichen einer Infektion achten (Infektionsgefährdung durch Immunglobulinverlust).

Prognose

Die Prognose ist unterschiedlich. Während das Nephrotische Syndrom bei Minimalveränderungen, insbesondere bei Kindern, eine gute Prognose hat, entwickelt ungefähr die Hälfte der Patienten mit einer begleitenden Hämaturie ein chronisches Nierenversagen.

31.8.8 Akutes Nierenversagen

Akutes Nierenversagen (kurz *ANV*): Plötzlicher Funktionsausfall der Nieren bei vorher Nierengesunden.

Krankheitsentstehung

In 80% der Fälle liegt ein **prärenales ANV** vor, dem *zirkulatorisch-ischämische Störungen* der Nieren bei Schock oder Dehydratation ursächlich zugrundeliegen *(Schockniere).* Hochgradige Volumenmangelzustände *(Hypovolämie)* mit Blutdruckabfall, z.B. nach massiven Blut-, Flüssigkeits- und Elektrolytverlusten, schädigen die Nieren so stark, daß die Nierenfunktion auch nach Beseitigung der Ursache (zunächst) nicht wiederkehrt.

Häufigste Ursache für das akute Nierenversagen ist der septische Schock.

In 15 – 20% der Fälle handelt es sich um ein **(intra-)renales ANV,** etwa durch *toxische* Tubulusschädigung durch körpereigene oder von außen zugeführte Substanzen oder Entzündungen der Nieren.

Oft wird ein akuter Harnverhalt mit Anurie als **postrenales ANV** klassifiziert, obwohl hier kein Nierenversagen im engeren Sinne, sondern eine Abflußstörung vorliegt. Die Nierenfunktion wird erst sekundär beeinträchtigt.

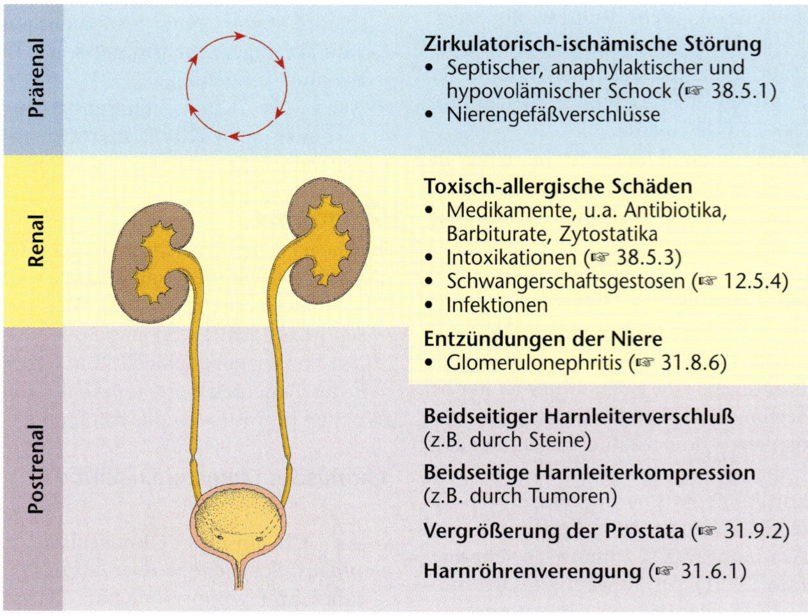

Abb. 31.68: Mögliche Ursachen des Nierenversagens. Sonderstellung des postrenalen Nierenversagens, ☞ Text. [L190]

Symptome und Untersuchungsbefund

Leitsymptom des akuten Nierenversagens ist in ca. 85% der Fälle die *Oligurie* oder *Anurie.* Nur in ca. 15% ist die Urinmenge anfangs noch normal oder sogar erhöht.

Wasser- und Elektrolythaushalt entgleisen rasch:

- Als Folge der fehlenden Kochsalz- und Wasserausscheidung kommt es zur „Überwässerung". Diese zeigt sich v.a. in einem Lungenödem mit Luftnot und schneller Atmung des Patienten *(fluid lung).* Hypertonie und Ödeme weisen auf eine Überlastung von Herz und Kreislauf hin
- Besonders schnell entgleist der Kaliumhaushalt. Es entwickelt sich eine *Hyperkaliämie* (☞ 31.13.3) mit lebensbedrohlichen Herzrhythmusstörungen. Die verminderte H^+-Ionenausscheidung führt zu einer *metabolischen Azidose* (☞ 31.14.1)
- Da keine harnpflichtigen Stoffe mehr ausgeschieden werden, reichern sich neben den ungiftigen „Markern" Kreatinin und Harnstoff auch *Urämietoxine* (Harngifte) im Blut an und führen zu den typischen *Urämiesymptomen* (Übelkeit, Erbrechen, Bewußtseinsstörungen, ☞ 31.8.9).

Diagnostik

Unabdingbar ist die schnelle Ursachenklärung:

- Sonographie, da hierdurch sofort feststellbar ist, ob es sich um eine Anurie bei Harnverhalt handelt (volle Blase), oder ob wirklich kein Urin produziert wird
- Kontrolle von Blutdruck, Puls, Füllungszustand der Halsvenen und Hautturgor zur Feststellung einer Hypovolämie oder Exsikkose
- Urinuntersuchung mit Streifen-Schnelltest, Sedimentuntersuchung, Urinkultur und Bestimmung des spezifischen Gewichts (☞ 31.5.3) sowie Messung des Einstunden-Urins. Während der Urin bei einer *Dehydratation* (☞ 31.13.2) maximal konzentriert ist, ist die Niere bei einem akuten Nierenversagen nicht mehr in der Lage, den Urin zu konzentrieren
- Blutuntersuchung zur Ursachensuche (BSG, BB, Coombs-Test bei Verdacht auf Hämolyse, Bestimmung von Autoantikörpern bei Verdacht auf Immunkrankheiten) und zur Einschätzung der akuten Bedrohung (Harnstoff, Kreatinin, Natrium, Kalium, Gerinnungsparameter, BGA)
- EKG, um die typischen Veränderungen einer Hyperkaliämie bis hin zu Herzrhythmusstörungen rechtzeitig zu erfassen
- Zur weiteren Abklärung evtl. i.v.-Pyelogramm (Hindernisse?), Angiographie (Gefäßverschlüsse?) oder Biopsie (Glomerulonephritis?).

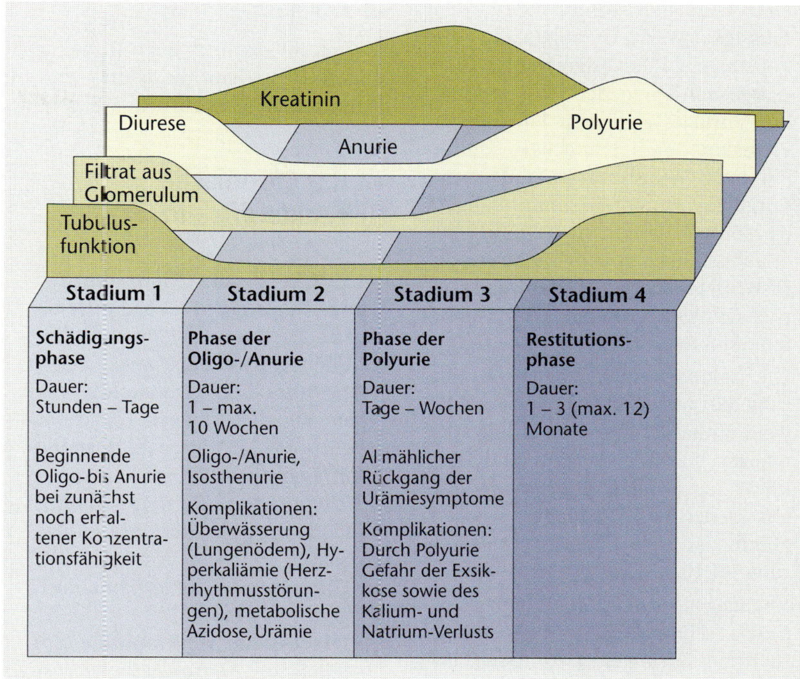

Abb. 31.69: Stadien des akuten Nierenversagens. [B200]

Stadieneinteilung des akuten Nierenversagens

Das akute Nierenversagen verläuft unabhängig von der Ursache der Schädigung gleichförmig in vier Stadien (☞ Abb. 31.69). Dabei birgt jedes Stadium typische Gefahren für den Patienten und stellt jeweils eigene Therapieanforderungen.

Behandlungsstrategie

Die medikamentöse Therapie des Stadiums der Oligo- oder Anurie umfaßt:

- I.v.-Gabe hochwirksamer Diuretika, z.B. Furosemid (etwa in Lasix®)
- Ausgleich eines evtl. bestehenden Flüssigkeitsverlusts
- Ausgleich der Elektrolyte, vor allem bei Hyperkaliämie und metabolischer Azidose. Gegen die Hyperkaliämie sind Kationenaustauscher, z.B. Resonium® oral oder rektal, oder auch i.v.-Gabe von Insulin und Glukose wirksam (bewirkt eine Kaliumaufnahme in die Zellen mit Sinken des *Serum*kaliums), gegen die Azidose Natriumbikarbonat i.v.
- Antibiotikagabe bei Verdacht auf Infektionen
- (Kurzzeit-)Dialyse über ZVK, falls diese Maßnahmen ohne ausreichenden Erfolg bleiben. Indikationen sind ein Harnstoffwert über 180 mg/dl bzw. ein Kreatininwert über 8 mg/dl (700 mmol/l), eine nicht beherrschbare Überwässerung, Azidose oder Hyperkaliämie und klinische Urämiezeichen.

Pflege im Stadium der Oligo- und Anurie

- Zur exakten Feststellung der Stunden-Urinmenge wird ein transurethraler oder suprapubischer Katheter gelegt (☞ 31.2.2 bzw. 31.2.3). Dieser ermöglicht gleichzeitig die Harnableitung bei postrenalen Hindernissen (z.B. einer Prostatavergrößerung)
- Menge, Aussehen und spezifisches Gewicht des Urins werden beobachtet und dokumentiert
- Messung des ZVD (☞ 18.2.2) und tägliche Gewichtskontrollen sind wichtig für die Flüssigkeitsbilanzierung (☞ 7.9.1.2)

- Die Flüssigkeitszufuhr wird dem Flüssigkeitsverlust angepaßt. Als Faustregel gilt, daß die erlaubte Flüssigkeitsaufnahme der Ausscheidung des Vortages zuzüglich Flüssigkeitsverlusten durch Erbrechen, Durchfall oder Wundsekreten entspricht. Sorgfältige Mundpflege mit häufigem Ausspülen, „lemon sticks" und, falls erlaubt, Lutschen von Bonbons oder Eiswürfeln (Wasser bei der Bilanz berücksichtigen), können dem Patienten die Situation erleichtern
- Die kalorisch ausreichende Ernährung darf nur wenig Natrium und Eiweiß enthalten und muß streng kaliumarm sein. Wird dialysiert, (☞ 31.2.6) können die Diätvorschriften in der Regel gelockert werden. Häufig ist eine parenterale Ernährung (☞ 10.3.3) notwendig
- Engmaschige Kontrollen von Blutdruck (Hypertonie?), Puls (Herzrhythmusstörungen?), Atmung (Lungenödem?), Temperatur (Infektion?) und Bewußtsein (Urämie?) sollen Komplikationen frühzeitig erfassen
- Die Pflegenden vermitteln den meist unruhigen und ängstlichen Patienten das Gefühl, nicht allein zu sein und daß ihnen bei Bedarf jederzeit eine Pflegekraft helfend zur Seite steht.

Pflege bei trockener Haut, ☞ 7.5.2; Pflege bei Juckreiz, ☞ 30.3.2

Pflege im Stadium der Polyurie

Im polyurischen Stadium scheidet der Patient durchschnittlich 5 l Urin täglich aus und ist deshalb durch Mineralstoffverluste *(Hypokaliämie)* gefährdet:

- Körpergewicht und Ausscheidung (Urinvolumen) werden weiterhin täglich kontrolliert
- Die Ernährungsvorschriften sind denen des anurischen Stadiums entgegengesetzt: Reichliches Trinken zum Ausgleich des Flüssigkeitsverlustes, kräftig gesalzene Kost (Natriumverlust mit dem Urin) und kaliumreiche Lebensmittel (Trockenobst, Nüsse und einige Gemüsesorten wie Hülsenfrüchte sowie Kräuter wie Petersilie und Schnittlauch). Evtl. ist eine medikamentöse Zufuhr von Kalium (z.B. Kalinor®) erforderlich. Mit fortschreitender Wiederkehr der Nierenfunktion kann der Eiweißgehalt der Nahrung schrittweise angehoben werden.

Prognose

Die mit 50% immer noch hohe Sterblichkeit ist v.a. auf die häufig schwere Grunderkrankung zurückzuführen.

31.8.9 Chronische Niereninsuffizienz

Chronische Niereninsuffizienz *(chronisches Nierenversagen):* Langsam zunehmende Nierenfunktionsstörung auf dem Boden zahlreicher Grunderkrankungen, die zum völligen Funktionsverlust beider Nieren mit **terminaler Niereninsuffizienz** *(= Urämie, Harnvergiftung)* und Dialysepflicht fortschreitet. Hauptursachen:
- Chronische Glomerulonephritiden (☞ 31.8.6)
- **Diabetische Nephropathie** *(diabetische Glomerulosklerose,* auch *Morbus Kimmelstiel-Wilson* genannt) als Langzeitkomplikation des Diabetes mellitus (☞ 23.6.5).

Weitere Ursachen sind chronische Pyelonephritiden und schmerzmittelbedingte Nierenschädigungen (Analgetika-Nephropathie). Eine relativ seltene Ursache sind **Zystennieren,** bei denen zahllose Zysten die Nieren durchsetzen und kaum noch funktionstüchtiges Nierengewebe verbleibt.

Symptome und Untersuchungsbefund

Aufgrund der hohen Leistungsreserve der Nieren bleibt ein Patient mit einer langsam fortschreitenden Nierenschädigung oft lange Zeit völlig ohne Beschwerden. In der Regel fällt dem Patienten selbst zuerst ein Leistungsknick auf, er fühlt sich einfach nicht mehr wohl. Die in späteren Stadien der Erkrankung auftretenden klinischen Zeichen der chronischen Niereninsuffizienz stehen in enger Beziehung zu dem Ausmaß der Nierenparenchymzerstörung und sind so regelhaft, daß eine Stadieneinteilung der chronischen Niereninsuffizienz möglich ist.

Die Symptome der fortgeschrittenen Niereninsuffizienz **(Urämiesymptome)** werden verursacht durch die Anhäufung harnpflichtiger Substanzen (☞ 31.5.4) im Blut. Sie betreffen alle Organsysteme:
- *Herz und Kreislauf:* Hypertonie, Überwässerung, Perikarditis (☞ 18.8.3, evtl. mit Perikarderguß), Herzrhythmusstörungen mit der Gefahr eines Herzstillstands aufgrund der Hyperkaliämie (☞ 31.13.3)
- *Lunge:* Lungenödem (☞ 18.6.3), Pleuritis (☞ 20.11.1), Pneumoniegefahr bei allgemeiner Abwehrschwäche, vertiefte Atmung bei Azidose (☞ 31.14.1)
- *Magen-Darm-Trakt:* Mundgeruch, Geschmacksstörungen, Übelkeit, Erbrechen, Durchfälle, urämische Gastroenteritis
- *ZNS:* Konzentrationsstörungen, Kopfschmerzen, Wesensveränderung, Verwirrtheit, Krampfneigung, Bewußtlosigkeit bis hin zum urämischen Koma
- *Haut:* Juckreiz, bräunlich-gelbes Hautkolorit, Uringeruch
- *Blut:* Renale Anämie aufgrund verminderter Produktion des Hormons Erythropoetin in der Niere (☞ auch 31.1.1 und 24.1.1); Blutungsneigung.

Auch das Knochensystem wird in Mitleidenschaft gezogen **(renale Osteopathie)**, da die Niere ihre Fähigkeit verliert, das mit der Nahrung aufgenommene Vitamin D in seine aktive Form zu überführen. Dadurch wird im Darm zu wenig Kalzium aufgenommen, der

Stadium	Symptome
I Volle Kompensation	Kreatinin-Clearance eingeschränkt, Serum-Kreatinin noch normal *(kreatininblinder Bereich)*, keine klinischen Symptome
II Kompensierte Retention	Kreatinin- und Harnstoff-Anstieg im Serum, bis auf evtl. Anämie keine klinischen Symptome. Bei Infektion oder verminderter Flüssigkeitszufuhr droht ein rascher Übergang in Stadium 3
III Dekompensierte Retention	Urämiesymptome (☞ Text). Bei erfolgreicher Therapie wieder Übergang in Stadium 2 möglich
IV Terminale Niereninsuffizienz	Irreversibles Nierenversagen, Patient ist dialysepflichtig. Evtl. Transplantation

Tab. 31.70: Die vier Stadien der chronischen Niereninsuffizienz. [B200]

Blutkalziumspiegel sinkt. Dies führt zu gesteigerter Parathormonsekretion der Nebenschilddrüsen (*sekundärer Hyperparathyreoidismus,* ☞ 23.5.1) und damit zu einem erhöhten Knochenum- und -abbau.

Diagnostik

Die diagnostischen Maßnahmen sollen die (evtl. therapierbare) Grunderkrankung feststellen und die stadiengerechte Behandlung der Erkrankung ermöglichen:

- Urinuntersuchung mit Sedimentuntersuchung und Urinkultur
- Kreatinin-Clearance-Bestimmung zur Abschätzung des noch verbliebenen Glomerulumfiltrats
- Blutabnahme: BB (Anämie?), Elektrolyte (Entgleisung mit Azidose und Hyperkaliämie?), Kreatinin, Harnstoff, Blutzucker (Diabetes mellitus?)
- Sonographie: Meist sind die Nieren bei einer chronischen Niereninsuffizinz klein *(Schrumpfnieren)*. Eine Zystennierenerkrankung ist leicht und nichtinvasiv diagnostizierbar
- Bei Verdacht auf Nierenarterienstenose Darstellung der Nierengefäße durch angiographische Methoden (☞ 31.5.6).

Pharma-Info 31.71 Diuretika

Diuretika: Medikamente, die durch direkten Angriff an der Niere harntreibend *(diuretisch)* wirken. Sie verstärken die Wasser- und Mineralstoffausscheidung in unterschiedlichem Maß und können daher zu Elektrolytentgleisungen führen.

Die gebräuchlichsten Diuretikagruppen sind:

- **Thiazidabkömmlinge:** Z.B. Hydrochlorothiazid, etwa in Esidrix®. Schwach bis mittelstark wirksam mit relativ wenigen Nebenwirkungen wie beispielsweise Hypokaliämie, Blutzucker- und Harnsäureanstieg
- **Schleifendiuretika:** Z.B. Furosemid, etwa in Lasix®. Stärker wirksam als Thiazide und auch bei beginnendem akuten Nierenversagen und chronischer Niereninsuffizienz noch wirksam. Die Nebenwirkungen entsprechen denen der Thiazide, zusätzlich ist ein (reversibler) Hörverlust möglich
- **Kaliumsparende Diuretika** (v.a. bei Herzinsuffizienz in Kombination mit Thiaziden oder Schleifendiuretika verordnet): Z.B. Triamteren, etwa in Jatropur®.

Pflege bei Diuretikagabe

- Täglich Blutdruck messen und mindestens zwei- bis dreimal wöchentlich das Körpergewicht kontrollieren. Evtl. Flüssigkeitsein- und -ausfuhr bilanzieren (☞ 7.9.1.2)
- Maßnahmen zur Thromboseprophylaxe ergreifen, da eine zu schnelle Ödemausschwemmung (mehr als 500 g täglich) die Thrombosegefahr erhöht
- Patienten auf Zeichen einer Exsikkose beobachten. Da eine Exsikkose zu einem Blutdruckabfall mit Kreislaufbeschwerden und verschlechterter Gehirndurchblutung führen kann, dürfen die Betroffenen nur in Begleitung aufstehen
- Blutzucker bei Diabetikern häufiger überprüfen
- Diuretika morgens verabreichen, um die Nachtruhe des Patienten durch die harntreibende Wirkung der Diuretika nicht zu stören
- Auf Zeichen des Kaliummangels (*Hypokaliämie,* ☞ 31.13.3) achten: Muskelkrämpfe, Herzrhythmusstörungen, Obstipation. Dann kaliumreiche Ernährung geben oder auf Arztanordnung medikamentös Kalium zuführen (z.B. durch Kalinor®)
- Puls und EKG regelmäßig kontrollieren, da sich auch die Hyperkaliämie bei kaliumsparenden Diuretika durch Herzrhythmusstörungen bemerkbar macht.

Behandlung

Pflege bei kompensierter Retention

Die medikamentöse **Behandlung** konzentriert sich auf die symptomatische Beschwerdelinderung sowie die Korrektur der Elektrolytentgleisungen und Störungen des Hormonhaushalts:

- Einstellung der Hypertonie, z.B. mit ACE-Hemmern (etwa in Pres®), um zusätzliche Nierenschäden zu verhindern. Gut geeignet sind auch **Diuretika** (☞ Pharma-Info 31.71), da die Hypertonie bei Niereninsuffizienz in erster Linie durch eine erhöhte Natrium- und Wasserretention bedingt ist
- Bei Hyperlipidämie medikamentöse Senkung des Cholesterinspiegels, da man annimmt, daß sich ein hoher Blutcholesterinwert negativ auf die Nierenfunktion auswirkt
- Konsequente Behandlung von Harnwegsinfekten (☞ 31.6.2 und 31.8.3)
- Zunächst diätetische Hemmung der Phosphataufnahme im Darm, in späteren Stadien medikamentös durch Kalzium- oder Aluminiumverbindungen (z.B. Aludrox®)
- Bekämpfung einer hochgradigen renalen Anämie mit gentechnisch hergestelltem Erythropoetin (EPO®)
- Bei drohender Überfunktion der Nebenschilddrüsen evtl. Gabe von Dihydroxycholecalciferol (z.B. Rocaltrol®) oder Kalzium
- Bei Hyperkaliämie trotz Diät orale Gabe von Ionenaustauschern (z.B. Resonium A®), bei schwerer Azidose (selten) Bikarbonat
- Engmaschige Kontrolle der Elektrolyte in Serum und Urin
- Vorbereitung des Patienten auf die Dialyse: Anlage einer Ciminofistel (Gefäßshunt, ☞ 31.2.6) oder eines Peritonealkatheters (☞ 31.2.6) einige Wochen vor Dialysebeginn.

Alle Medikamente, die wegen anderer Grunderkrankungen erforderlich sind, müssen auf eine notwendige Dosisreduktion bei Niereninsuffizienz überprüft werden. Dies gilt insbesondere für die häufig verordneten Digitalispräparate und Antibiotika, da die verminderte Ausscheidung zu einer Anreicherung des Medikaments und so leicht zu toxischen Nebenwirkungen führt.

Die **pflegerischen Maßnahmen** beinhalten die Beratung des Patienten über eine geregelte und schonende Lebensweise:

- Solange sich der Patient leistungsfähig fühlt, kann er sich (maßvoll) körperlich anstrengen
- Wahrscheinlich ist eine eiweißarme Ernährung von 0,5 – 0,7 g Eiweiß/kg Körpergewicht täglich bereits in frühen Stadien sinnvoll, da vermutet wird, daß große Eiweißmengen den weiteren Untergang von Nierengewebe beschleunigen
- In späteren Stadien der Erkrankung muß die Eiweißzufuhr weiter vermindert werden
- Die Ernährung sollte außerdem kalium- und phosphatarm sein
- Die erlaubte Flüssigkeits- und Kochsalzzufuhr hängen u.a. von Blutdruck und Ödemneigung ab (Arztanordnung). Die Flüssigkeitszufuhr wird gleichmäßig über den Tag verteilt. Die Pflegenden erstellen eine Flüssigkeitsbilanz (☞ 7.9.1.2) und kontrollieren das Gewicht des Patienten
- Nicht nur der Patient selbst, sondern auch seine Angehörigen werden über die Diätvorschriften informiert
- Bei der Krankenbeobachtung besonders wichtig sind Blutdruck, Puls, Atmung, Temperatur, beginnende Infekte, Urämiesymptome und Überdosierungserscheinungen über die Niere ausgeschiedener Medikamente wie z.B. Digoxin (Beipackzettel der vom Patienten eingenommenen Medikamente beachten, ggf. Arzt fragen)
- Bei aller Sorge um Urinmenge und Serumkalium darf das psychische Wohlbefinden des Patienten nicht vergessen werden. Praktisch alle Lebensbereiche leiden unter den Zwängen und Einschränkungen der Krankheit, und im Gegensatz zu einer Akuterkrankung ist keine Besserung zu erwarten.

Pflege bei Juckreiz, ☞ *30.3.2*

☑ Den Patienten informieren, daß seine Unterarmvenen beidseits für eine evtl. spätere Shuntanlage (☞ 31.2.6) geschont werden müssen, damit er Ärzte, die ihn nicht kennen, vor einer Blutentnahme darauf aufmerksam machen kann.

Behandlung

Pflege bei (beginnender) terminaler Niereninsuffizienz

Nierenersatztherapie, ☞ *31.2.6*

Zeichnet sich ab, daß die Stoffwechsellage in absehbarer Zeit trotz medikamentöser Unterstützung entgleisen wird, wird mit dem Patienten besprochen, welche Nierenersatztherapie (☞ 31.2.6) für ihn in Frage kommt. Außerdem wird der Patient (psychisch) auf ein Leben mit einer Nierenersatztherapie vorbereitet. Oft wird ein Sozialarbeiter hinzugezogen, der sich z.B. um eine evtl. notwendige berufliche Umschulung kümmert. Behandlung und Pflege (einschließlich diätetischer Führung) bestehen bei **präterminaler Niereninsuffizienz** (Kreatinin ca. 8 – 12 mg/dl = 700 – 1050 µmol/l) in einer „verschärften" Form der Richtlinien bei kompensierter Niereninsuffizienz.

Nierentransplantation

Eine Alternative zur lebenslangen Dialyse ist die **Nierentransplantation** (☞ auch 10.8). Meist werden die eigenen, funktionsunfähigen Nieren nicht entfernt, sondern die Spenderniere wird als zusätzliches Organ in die *Fossa iliaca* (die flache Mulde an der Innenseite der Darmbeinschaufel) des Beckens eingepflanzt, der Arterienstumpf der Spenderniere mit der Iliakalarterie des Empfängers und der fremde Harnleiter mit der Harnblase des Patienten verbunden (☞ Abb. 31.72). In der Regel nimmt die fremde Niere sofort ihre Funktion auf.

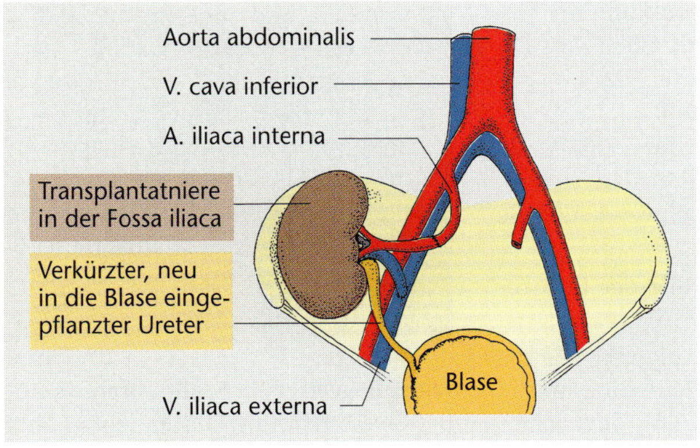

Abb. 31.72: Lage einer transplantierten Niere. Die Lage der Transplantatniere extraperitoneal in der Beckenregion ist einer der Gründe, warum nierentransplantierten Frauen meist angeraten wird, auf (weitere) eigene Kinder zu verzichten. [L190]

Die postoperativen Komplikationen bestehen aus:

- *Abstoßungsreaktionen* (☞ 10.8). Während eine *akute Abstoßungsreaktion* oft durch eine Erhöhung der Medikamente (Steroidstoßtherapie) bekämpft werden kann, führt eine *chronische Abstoßungsreaktion* meist im Verlauf mehrerer Jahre zur abermaligen Niereninsuffizienz
- *Lokalen Komplikationen,* z.B. Harnleiterverengungen, Anastomosenleck und Nierenarterienstenose.

Die Immunabwehr der Patienten wird prä- und postoperativ durch Glukokortikoide, Ciclosporin (z.B. Sandimmun®) und Azathioprin (z.B. Imurek®) unterdrückt. Die Dosierung der meist in Kombination gegebenen *Immunsuppressiva* muß genau austariert werden. Nebenwirkungen sind eine hohe Infektgefährdung des Patienten und Leberschäden.

Die Patienten müssen über Jahre engmaschig ärztlich kontrolliert werden. Die Lebenserwartung nach einer Transplantation liegt mit einer 10 Jahres-Überlebensrate von 45 – 60% zwar nicht höher als diejenige bei Dialyse (40 – 60%), doch ist die Lebensqualität der Patienten deutlich besser. Die Patienten können in der Regel wieder beruflich tätig werden, und auch spontane Unternehmungen sind wieder möglich. Allerdings gefährden nicht nur Abstoßungsreaktionen die Funktion der Spenderniere. Die Fremdniere kann vielmehr wieder von der gleichen Grunderkrankung befallen werden, die bereits die eigenen Nieren zerstört hat (z.B. Glomerulonephritis). Prinzipiell ist dann eine zweite oder gar dritte Nierentransplantation möglich, doch sind die Überlebenschancen des Zweit-Transplantats (noch) geringer als bei der ersten Transplantation.

31.8.10 Nierentumoren

Wilms-Tumor, ☞ *13.13.2*

Gutartige Tumoren der Niere sind selten. Da sie dem Patienten meist keine Beschwerden bereiten, werden diese Tumoren häufig zufällig diagnostiziert. Viele gutartige Tumoren bedürfen keiner Behand-

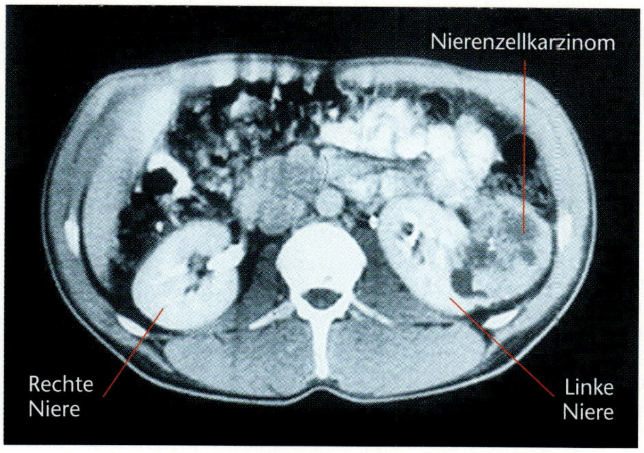

Abb. 31.73: Nierenzellkarzinom im CT. Am Rand der linken Niere hängt ein Tumor, der so groß ist wie die Niere selbst. [T196]

lung, sondern müssen nur in regelmäßigen Abständen kontrolliert werden.

Tumoren mit zentralen Zerfallshöhlen sind manchmal nur schwer von **Nierenzysten** zu unterscheiden. Mehr als 50% der über Fünfzigjährigen haben einzelne Nierenzysten, die im Gegensatz zu den *Zystennieren* (☞ 31.8.9) in der Regel ohne Bedeutung sind. Eine Behandlung ist nur erforderlich, wenn die Zyste zu Beschwerden führt, etwa zu einer Kompression des Nierenhohlsystems mit Harnaufstau (☞ Abb. 31.79).

Nierenzellkarzinom

Nierenzellkarzinom *(Nierenkarzinom, Hypernephrom, Grawitz-Tumor, Adenokarzinom der Niere):* Karzinom der Niere, das durch bösartige Entartung der Tubuluszellen in der Nierenrinde entsteht und ungefähr 2% aller bösartigen Tumoren des Erwachsenen ausmacht. Häufigstes *primäres* Nierenmalignom beim Erwachsenen. Altersgipfel 45. – 65. Lebensjahr, Männer : Frauen = 2 : 1.

Die Ursache der Entartung ist unbekannt. Zusammenhänge mit narbigen Veränderungen, übermäßiger Schmerzmitteleinnahme und Rauchen werden diskutiert.

Symptome und Untersuchungsbefund

Das Nierenzellkarzinom bereitet dem Patienten lange keine Beschwerden. Die klassischen (Spät-)Symptome sind:

- Schmerzlose Mikro- oder Makrohämaturie
- Schmerzen im Nierenlager oder in der Flanke.

Bei 30% der Patienten liegen zum Diagnosezeitpunkt bereits Metastasen vor.

Über die Hälfte der Nierentumoren macht sich durch **Fremdsymptome** bemerkbar. Dies sind z.B. Hyperkalzämie, Hypertonie, Leberfunktionsstörungen *(Stauffer-Syndrom)*, Rückenschmerzen bis hin zu Spontanfrakturen und bereits eingetretene Metastasen in Lunge oder Gehirn.

Verlegen Blutgerinnsel nach einer Tumorblutung den Harnleiter, kann eine Nierenkolik erstes Symptom sein.

Diagnostik und Differentialdiagnose

- Sonographie zur Bestimmung der Tumorausdehnung
- Blutuntersuchung: BSG-Erhöhung und erhöhter Blutkalziumspiegel. In fortgeschrittenen Stadien sind eine Tumoranämie oder eine Polyglobulie durch Erythropoetinbildung des Tumors möglich
- CT, evtl. Kernspintomographie.

Bei bestimmten Fragestellungen zusätzlich:

- Angiographie: Klärt vor der OP die Gefäßverhältnisse (wichtig für das operative Vorgehen)
- Urogramm (ebenfalls präoperativ)
- Röntgen-Thorax (evtl. CT) und Knochenszintigramm zur Metastasensuche in Lunge und Knochen
- Seitengetrennte Nierenszintigraphie zur Einschätzung der Funktion der anderen Niere.

Behandlungsstrategie

Erster Schritt ist die operative Entfernung des Tumors. Sind keine Metastasen nachweisbar, wird die ganze Niere einschließlich der Nebenniere, eines Großteils des Harnleiters und der Lymphknoten entfernt **(Tumornephrektomie).** Einzelne Metastasen werden ebenfalls operativ entfernt. Auch bei Vorliegen zahlreicher Metastasen (und damit Unheilbarkeit) kann eine Nierenentfernung angezeigt sein, um die Tumormasse zu verkleinern und die Beschwerden des Patienten zu lindern.

☑ Nach jeder Nephrektomie sind engmaschige Kreatinin-Kontrollen und eine Flüssigkeitsbilanzierung erforderlich, um Komplikationen rechtzeitig zu erfassen.

Pflege

Onkologische Pflege, ☞ *24.2;*
Allgemeine perioperative Pflege, ☞ *Kapitel 11;*
Perioperative Pflege in der Urologie, ☞ *31.2.7*

Prognose

Falls keine Metastasen vorliegen, liegt die 5 Jahres-Überlebensrate bei ungefähr 45%, bei Einbruch in die Nierenvene oder Lymphknotenmetastasen unter 20%.

31.8.11 Verletzungen der Niere

Die Nieren liegen relativ geschützt im oberen Retroperitonealraum. Bei starken Traumen, etwa durch Schläge in die Nierengegend oder einen Sturz aus großer Höhe, kann es trotzdem zu **Nierenverletzungen** kommen. Je nach Art und Ausmaß der Verletzungen kann der Patient völlig beschwerdefrei sein oder innerhalb von Minuten in einem schweren Schock geraten (☞ Abb. 31.74).

Bei Verdacht auf Nierenverletzung sind Urinuntersuchung (Hämaturie?), Blutentnahme (Hb-Abfall?), Sonographie (Hämatom?) und Infusionsurogramm (z.B. unvollständige Darstellung bei Parenchymverletzungen) angezeigt. Bei Verdacht auf Gefäßverletzung ist eine Angiographie nötig. Bei unsicherem Befund können CT oder Kernspintomographie helfen.

Bei kleinen Nierenverletzungen ist ein konservatives Vorgehen mit absoluter Bettruhe und Antibiotikagabe (zur Verhinderung einer Infektion des Hämatoms) gerechtfertigt. Dann müssen Kreislaufparameter, Ausscheidung, Urinbefund, Nierenwerte und Ultraschallbefund engmaschig kontrolliert werden. Bei Versagen der konservativen Therapie oder bei schweren Verlet-

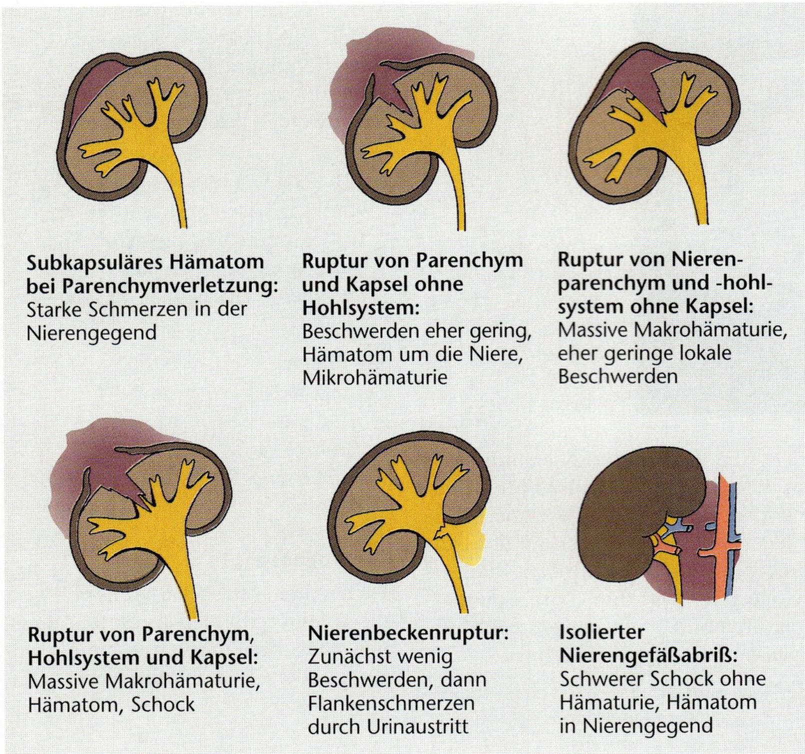

Abb. 31.74: Überblick über die verschiedenen Nierenverletzungen und ihre Symptome. [L157]

zungen wird operiert, wobei die Niere nach Möglichkeit erhalten wird.

☑ Nach jeder Nierenverletzung sind nicht nur Urogramm-, sondern auch Blutdruckkontrollen über Monate erforderlich, da bei Minderdurchblutung auch kleiner Nierenbezirke über den *Renin-Aldosteron-Mechanismus* (☞ Abb. 19.7) eine Hypertonieentwicklung droht.

Bei **Harnleiterverletzungen** ist bei kleinen Wandeinrissen die Harnleiterschienung ausreichend. Ansonsten muß auch hier offen operiert und der Harnleiter rekonstruiert werden.

31.8.12 Nierensteine

Nephrolithiasis *(Urolithiasis, Nierensteinleiden, -krankheit):* Konkrementbildung in den ableitenden Harnwegen, häufig mit typischen Schmerzanfällen, den **Nierenkoliken,** verbunden. Betrifft ungefähr 5% der mitteleuropäischen Bevölkerung, Männer häufiger als Frauen.

Krankheitsentstehung

Die genauen Mechanismen der Krankheitsentstehung sind bis heute nicht vollständig geklärt. Die *Kristallisationstheorie* besagt, daß sich bei zu hoher Konzentration bestimmter Harninhaltsstoffe kleine Kristalle bilden, die sich in der Folge vergrößern. Bakterielle Infektionen und Harnstau können das Steinwachstum begünstigen.

Kalziumhaltige Steine *(Kalziumoxalat* oder *-phospat)* sind mit ca. 70% die häufigste Steinart, gefolgt von *Harnsäuresteinen* (ca. 15 – 20%).

Symptome und Untersuchungsbefund

Leitsymptom des Nierensteinleidens ist die **Nierenkolik** (*akuter Steinanfall,* ☞ auch 31.3.7), die bei Einklemmung des Steines auftritt. Der Patient hat stärkste, krampfartige Schmerzen, die wellenförmig wiederkehren. Typisch ist der Bewegungsdrang des Patienten während der Kolik. Die Schmerzausstrahlung gibt häufig erste Hinweise auf die Lokalisation des Steines. Während der im Nierenbecken oder oberen Bereich des Harnleiters festgeklemmte Stein höchstens in den Rücken ausstrahlt, strahlen die Schmerzen bei tief gelegenen Harnleitersteinen bis in den Hoden oder die Schamlippen aus. Dysurie und Makrohämaturie sind weitere Symptome. Viele Patienten leiden außerdem unter Übelkeit, Erbrechen oder einem *Subileus* (☞ 21.6.2).

Nicht jeder Stein muß sich durch eine Nierenkolik bemerkbar machen. So verursachen z.B. große Nierenbeckensteine, die im Extremfall das ganze Nierenbecken ausfüllen *(Nierenbeckenausgußstein)*, oftmals nur einen leichten Dauerschmerz, den der Patient unter Umständen nicht einmal bemerkt. Nichtsdestotrotz kann dieser Stein gefährlich sein, indem er durch ständigen Reiz auf die Nierenschleimhaut zu Entzündungen und Dauerschäden bis hin zur Schrumpfniere mit chronischem Nierenversagen führt.

Diagnostik und Differentialdiagnose

Die Erstdiagnostik umfaßt:

- *Anamnese:* Wichtig sind v.a. die Fragen nach einem Steinleiden beim Patienten selbst oder engen Familienangehörigen, rezidivierenden Harnwegsinfekten sowie Ernährungsgewohnheiten
- *Urinuntersuchung:* In der Regel besteht eine Mikro- oder Makrohämaturie infolge der Schleimhautläsionen. Manchmal sind im Urinsediment Kristalle zu erkennen
- *Urinkultur*, um gleichzeitig bestehende Infektionen zu erfassen
- *Blutuntersuchung:* Bestimmung von Kreatinin- und Harnstoffwert, um eine Nierenschädigung nicht zu übersehen. Überprüfen der Blutgerinnung wegen der Blutungsgefahr durch den Stein
- *Sonographie:* Steine ab ca. 0,5 – 1 cm Durchmesser lassen sich sonographisch darstellen. Ebenso wichtig ist aber auch, ob ein Harnstau Harnleiter und Nierenbecken bereits erweitert hat, oder ob gar eine Schrumpfniere vorliegt
- Bei noch unsicherer Diagnose *Nierenleeraufnahme:* Ca. 75% aller Steine sind schattengebend und damit in der Leeraufnahme sichtbar. Durch Drehen des Patienten kann man z.B. Harnleitersteine rechts von den weiter vorn liegenden Gallensteinen unterscheiden
- *I.v.-Urogramm:* Das i.v.-Urogramm sichert die Diagnose eines Steines und dessen Lokalisation, ist aber erst nach Abklingen der Kolik möglich,

da das Kontrastmittel die Harnbildung steigert und bei eingeklemmtem Stein zu einer Ruptur des Nierenkelchsystems führen kann.

Die weitere Diagnostik soll die Steinzusammensetzung bestimmen und Grunderkrankungen aufdecken:

- Die chemische Analyse abgegangener Steine ist wichtig für die Rezidivprophylaxe. Daher soll der Patient den Urin immer sieben, um abgehende Steine oder kleinste Konkremente *(Harngries)* zu erfassen
- Der Sammelurin (☞ 7.9.1.1) wird auf die wichtigsten Steinbestandteile (Kalzium, Phosphat, Oxalat, Harnsäure, Zitrat, Zystin) und Hemmstoffe (Magnesium) untersucht
- Im Blut werden Kalzium und Phospat sowie Harnsäure bestimmt. Die Parathormonbestimmung im Blut ist zum Ausschluß einer Überfunktion der Nebenschilddrüsen (*Hyperparathyreoidismus*, ☞ 23.5.1) angezeigt, die zu Nierensteinen führen kann.

Behandlungsstrategie

Die medikamentöse Therapie hat zuerst einmal das Ziel, den Patienten von seinen quälenden Schmerzen zu befreien. Dies ist am besten mit der Gabe von Analgetika (z.B. Dolantin®) in Kombination mit krampflösenden Medikamenten (z.B. Buscopan®) möglich. Hierdurch und durch geeignete pflegerische Maßnahmen (☞ unten) gehen 80% der Steine spontan ab. Bereits beim geringsten Verdacht einer Harnwegsinfektion werden wegen der Gefahr einer *Urosepsis* Antibiotika eingesetzt.

Bei 20% der Patienten ist der Stein so groß, daß er nicht spontan abgeht. Hierfür stehen heute folgende schonende Methoden zur Verfügung:

- Bei Steinen, die im *unteren Anteil des Ureters* festgeklemmt sind oder die aufgrund von Harnwegsverengungen nicht spontan über die Harnröhre abgehen können, ist oft eine Entfernung mit speziellen Zangen oder Schlingen möglich, die über das Zystoskop oder (seltener) das Ureteroskop eingeführt werden. Am häufigsten wird die *Zeiss-Schlinge* (☞ Abb. 31.76) angewandt. Eine Weiterentwicklung stellt das *Dormia-Körbchen* (☞ Abb. 31.77) dar
- Steine im *oberen Harnleiter* können zunächst über ein Ureteroskop in das Nierenbecken zurückgeschoben und dann wie *Nierenbeckensteine* behandelt werden. Große Bedeutung hat hier die **Extrakorporale Stoßwellenlithotripsie** *(ESWL)*. Dabei werden auf verschiedene Weise Stoßwellen erzeugt, die auf den Stein gebündelt werden und so den Stein „zerplatzen" lassen. Übrig bleiben zahlreiche kleine Steinfragmente, die über den Harnleiter abgehen und dabei Koliken auslösen können
- Bei der **Perkutanen Nephrolitholapaxie** *(PNL)* wird ein Nephroskop *perkutan* in das Nierenbeckenkelchsystem eingeführt und der *Nierenbeckenstein* über Spezialgeräte entfernt oder zertrümmert.

Bei Blasensteinen kann eine Zystoskopie zur Steinentfernung erforderlich sein, doch gehen Steine, die aus der Niere stammen und den Harnleiter passiert haben, normalerweise problemlos über die Harnröhre ab. Liegen dennoch Blasensteine vor, ist die Harnröhre möglicherweise verengt, z.B. durch eine vergrößerte Prostata.

Pflege bei Nierensteinen

- Der Patient soll 3 – 4 l täglich trinken. Durch die erhöhte Urinausscheidung wird die Harnübersättigung mit steinbildenden Substanzen und damit eine erneute Konkrementbildung verhindert. Einer Harnübersättigung während der Nacht kann durch spätabendliches und nächtliches Trinken vorgebeugt werden
- Außerdem ist dem Patienten körperliche Bewegung, z.B. Treppensteigen oder Hüpfen, zu empfehlen, da hierdurch gelegentlich ein spontaner Steinabgang gelingt
- Viele Patienten empfinden lokale Wärme als sehr angenehm. Diese Maßnahme erfordert aber ärztliche Zustimmung
- Große Bedeutung hat die Urinbeobachtung. Für Untersuchungszwecke wird in der Regel ein 24–Stunden–Sammelurin (☞ 7.9.1.1) benötigt. Der Urin wird auf Farbe und Menge kontrolliert und der pH-Wert mittels

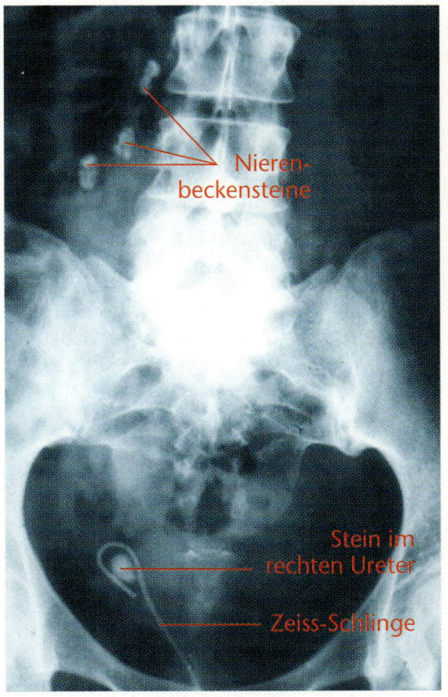

Abb. 31.76: Einlage einer Zeiss-Schlinge zur Entfernung eines Steins im distalen Ureter. Die Schlinge legt sich um den Stein und wird mit kleinen Gewichten unter Zug gesetzt. Schlinge und Stein gehen nach einigen Tagen ab. Im Bereich des rechten Nierenbeckens sind drei weitere Steine erkennbar. [T196]

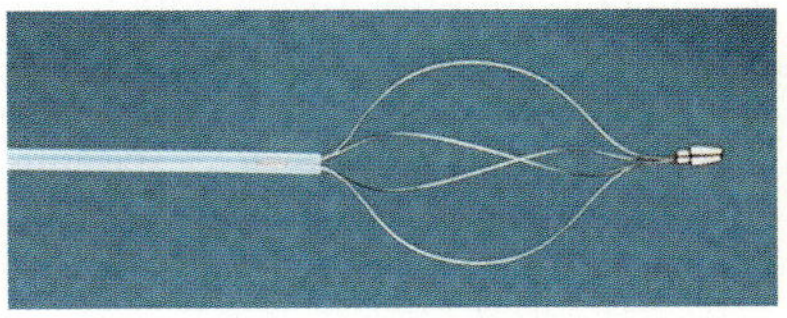

Abb. 31.77: Dormiakörbchen, das durch ein Endoskop vorgeschoben wird und in aufgespanntem Zustand den (Nieren-, Gallen-)Stein umfaßt. Der Stein kann dann mit Herausziehen des Endoskops entfernt werden. [K183]

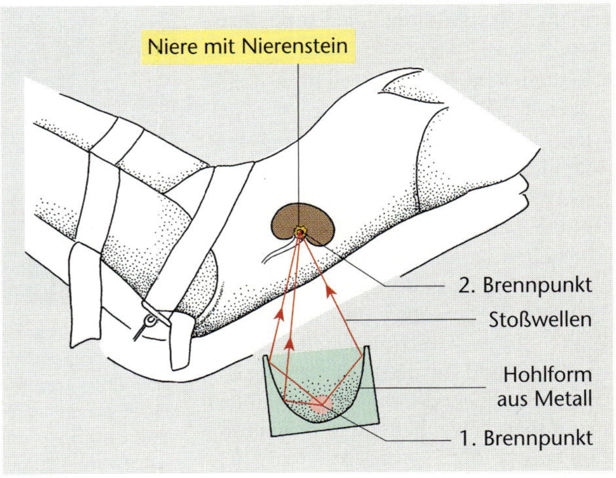

Abb. 31.75: Extrakorporale Stoßwellenlithotripsie (ESWL). Die Stoßwellen werden durch Reflektoren auf den zu zertrümmernden Nierenstein gebündelt. Durch wiederholte Stoßwellenbelastung lockert sich der Mineralverbund, und der Stein zerbröckelt in sandkorngroße Teile, die mit dem Urin ausgeschieden werden. [L190]

Indikatorpapier oder im Labor bestimmt. Das spezifische Gewicht sollte unter 1012 – 1015 liegen

- Regelmäßige Temperaturkontrollen dienen der Früherkennung eines Harnwegsinfekts (Gefahr der Urosepsis)
- Je nach Zusammensetzung des Steines ist eine Diät erforderlich, um den Blut- und damit indirekt den Harnspiegel der steinbildenden Substanzen zu senken.

Pflege bei ESWL

Eine ESWL kann ambulant oder stationär durchgeführt werden. Die Vorbereitung ist die gleiche:

- Am Vortag soll der Patient blähende Speisen und Getränke meiden, z.B. kohlensäurehaltiges Mineralwasser, Bier, Obstsäfte, Kohl oder Linsen. Manchmal ist die Gabe von entblähenden Medikamenten, z.B. Sab-Simplex®, erforderlich
- Ob der Patient vor der Untersuchung nüchtern sein muß, hängt von der Art der Schmerzminderung bzw. -ausschaltung ab (☞ 37.2.1).

Nach dem Eingriff wird der Patient für einige Zeit überwacht. Dabei achten die Pflegenden insbesondere auf die Herz-Kreislauf-Situation des Patienten und die Ausscheidung (ggf. Flüssigkeitsbilanzierung und zur Steinanalyse Auffangen der Steinreste in einem Steinsieb). Nach einer ambulanten ESWL darf der Patient die Klinik bei unkompliziertem Verlauf nach 2 – 4 Stunden verlassen und schon wieder essen. Wichtig ist v.a. die ausreichende Flüssigkeitszufuhr (mind. 2 l).

Rezidivprophylaxe

Ohne *Rezidivprophylaxe* kommt es bei einem Großteil der Patienten zur erneuten Steinbildung. Die Prophylaxe besteht aus:

- Reichlichem Trinken (mehr als 2 l täglich), ☞ oben
- Diät je nach Zusammensetzung des Steines. Bei kalziumhaltigen Steinen soll der Patient Milch und Milchprodukte, bei den häufigen Kalziumoxalatsteinen zusätzlich schwarzen Tee, Kakao, Schokolade, Spinat und Rhabarber meiden. Nur Mineralwässer mit einem Kalziumgehalt unter 50 mg/l sind für die Patienten geeignet. Bei harnsäurehaltigen Steinen sind Fleisch weitgehend und Innereien vollständig zu meiden
- Ausreichend Bewegung und die Vermeidung von Übergewicht
- Ansäuerung oder Alkalisierung des Urins je nach Steinart. Bei Phosphatsteinen Ansäuern des Urins, bis ein pH-Wert unter 6 erreicht ist, z.B. durch Methionin, etwa in Acimethin®. Bei Harnsäuresteinen und gelegentlich auch bei kalziumhaltigen Steinen ist eine Alkalisierung des Harns angezeigt, z.B. durch Zitrate, etwa in Uralyt-U®. Regelmäßige Kontrolle des Urin-pH durch Teststreifen
- Konsequenter Behandlung von Harnwegsinfekten, da sich Stein und Infekt gegenseitig begünstigen.

Spezielle Medikamente sind bei Einhaltung dieser Richtlinien in der Regel nur bei Harnsäuresteinen (Gabe von Allopurinol, z.B. Zyloric®) und bei seltenen, oft erblich bedingten Stoffwechselkrankheiten erforderlich.

Prognose

Die Prognose des Nierensteinleidens ist trotz der Rückfallneigung für die meisten Patienten gut. Allerdings besteht bei jeder Steineinklemmung die Gefahr einer Infektion und damit der Urosepsis und/oder Abszeßbildung in der Niere.

31.9 Erkrankungen der Prostata

31.9.1 Prostatitis

Prostatitis: Entzündung der Prostata.

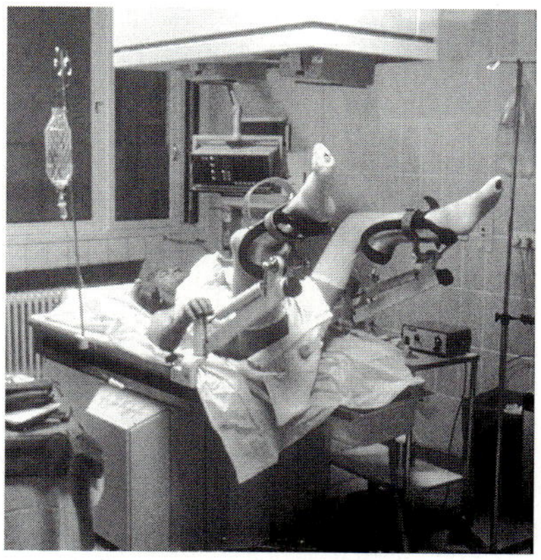

Abb. 31.78: Moderne Multifunktionstische wie der hier abgebildete benötigen kein Wasserbad mehr als Ankopplungsmedium. Ferner erlauben sie die Durchführung von ESWL-Therapien auch an anderen Organen, z.B. der Gallenblase. [T196]

Krankheitsentstehung

Die **akute Prostatitis** wird meist durch gramnegative Bakterien verursacht (☞ 28.5.1). Die **chronische Prostatitis** entsteht oft auf dem Boden einer nicht ausgeheilten akuten Prostatitis.

Symptome und Untersuchungsbefund

Die Beschwerden des Patienten erklären sich aus der räumlichen Nähe der Prostata zu Harnblase und Rektum:

- Dysurie, Pollakisurie, evtl. Hämaturie und Ausfluß aus der Harnröhre
- Spannungs- und Druckgefühl in der Dammregion
- Stuhldrang, Schmerzen beim Stuhlgang
- Bei der akuten Prostatitis zusätzlich allgemeines Krankheitsgefühl und Fieber (ggf. mit Schüttelfrost).

Bei der rektalen Untersuchung ist die Prostata stark druckschmerzhaft und entzündlich vergrößert.

Diagnostik und Differentialdiagnose

Die Diagnose wird gesichert durch:

- Rektale Untersuchung (äußerst schmerzhaft)
- Urinstatus, Urinkultur, Harnröhrenabstrich: In der ersten Portion und nach Prostatamassage (wegen der Gefahr der bakteriellen Streuung nicht bei akuter Prostatitis durchführen) finden sich Leukozyten und Bakterien. Stets werden Kulturen zur Erregeridentifizierung angelegt
- Blutkultur (☞ 28.3.5) bei Fieber über 38,5 °C.

Bei einer akuten Prostatitis sollten wegen der Komplikationsgefahr möglichst keine instrumentellen Untersuchungen durchgeführt werden.

Differentialdiagnostisch abzugrenzen ist die **Prostatopathie** *(Prostatodynie, vegetatives Urogenitalsyndrom)*. Die Patienten, meist 25 – 40 Jahre alt, berichten über dumpfe, chronische Schmerzen im Prostata- und Dammbereich. Die Schmerzen sind häufig *psychosomatisch* bedingt (z.B. bei Beziehungs- oder Berufsproblemen). Stets müssen eine *Blasenhalsobstruktion* mit der Folge eines erhöhten Miktionsdruckes und Infektionen als Ursache ausgeschlossen werden.

Behandlungsstrategie

Die Behandlung der akuten Prostatitis besteht in der Antibiotikagabe, möglichst nach Antibiogramm. Zur Linderung der Beschwerden erhält der Patient krampflösende Medikamente und Analgetika. Bei der chronischen Prostatitis müssen die Antibiotika über Monate gegeben werden, um die Entzündung auszuheilen. Bei der Prostatopathie ist die Antibiotikagabe nicht indiziert. Es sollte vielmehr eine symptomatische Behandlung der Beschwerden und ggf. eine Psychotherapie erfolgen. Bei Harnverhalt oder erheblichem Restharn legt der Arzt einen suprapubischen Blasenkatheter.

Pflege

Pflege bei Fieber, ☞ *7.8.4;*
Pflege bei suprapubischer Blasendrainage, ☞ *31.2.3*

- Bei akuter Prostatitis Patienten Bettruhe einhalten lassen
- Lokale Wärme zur Beschwerdelinderung applizieren (auf Arztanordnung), etwa durch warme Sitzbäder oder feucht-warme Auflagen
- Für regelmäßigen, weichen Stuhlgang sorgen (Obstipationsprophylaxe, ☞ 7.9.2.2)
- Unterkühlungen vermeiden. So soll der Patient beispielsweise warme Unterwäsche tragen und nach dem Schwimmen sofort die nasse Badekleidung wechseln. Körperliche Schonung und sexuelle Karenz sind nicht erforderlich.

Prognose

Bei konsequenter Behandlung heilt die akute Prostatitis meist aus. Als Komplikationen drohen ein **Prostataabszeß** (hochakutes, schmerzhaftes Krankheitsbild mit Sepsisgefahr) oder der Übergang in die chronische Prostatitis, die zur Infertilität (☞ 31.12.2) führen kann.

31.9.2 Prostatahyperplasie

Prostatahyperplasie (*benigne Prostatahyperplasie,* kurz *BPH, Prostataadenom, „Altherrenkrankheit"*): Vergrößerung der Prostata. Eine der häufigsten Erkrankungen des fortgeschrittenen Lebensalters: Ungefähr 50% der über 50jährigen sind betroffen.

Krankheitsentstehung

Bei der Prostatahyperplasie vergrößern sich v.a. die harnröhrennahen (periurethralen) Drüsen der Prostata, so daß die Harnröhre zunehmend eingeengt wird. Als Ursache des Prozesses werden insbesondere hormonelle Veränderungen und ein „Wiedererwachen" embryonaler Eigenschaften des prostatischen Bindegewebes diskutiert.

Symptome und Untersuchungsbefund

Die Symptome entstehen durch die zunehmende Verengung der Harnröhre mit daraus resultierender Harnabflußbehinderung. Man unterscheidet drei Krankheitsstadien:

- Im Stadium I ist der Harnstrahl abgeschwächt, und es dauert länger, bis die Miktion beginnt. Der Patient muß häufig auf die Toilette gehen (auch nachts) und die Bauchpresse einsetzen („drücken"), damit sich die Blase vollständig entleert
- Im Stadium II ist die Harnröhre so stark eingeengt, daß sich **Restharn** bildet, d.h. daß eine vollständige Entleerung der Blase nicht mehr möglich ist. Der Patient hat fast ständig Harndrang, kann aber immer nur geringe Mengen Urin lassen. Der in der Blase zurückbleibende Harn fördert die Entstehung von Harnwegsinfekten (☞ 31.6.2, 31.8.3)
- Im Stadium III kommt es zur Überlaufblase mit Harnrückstau bis zu den Nieren und Nierenfunktionsschädigung.

Ein Harnverhalt kann in jedem Stadium der Erkrankung auftreten. Dann ist eine transurethrale oder suprapubische Harnableitung erforderlich. Dabei ist bei großem Harnvolumen (> 800 ml) eine fraktionierte Entleerung der Harnblase notwendig, um eine Entlastungsblutung aus der Blasenschleimhaut zu vermeiden.

Bei der rektalen Untersuchung ist die Prostata vergrößert tastbar.

Diagnostik und Differentialdiagnose

- Urinuntersuchung: Harnwegsinfekt?
- Sonographie: zur Größenbestimmung der Prostata und Restharnbestimmung
- Blutuntersuchung: Funktionseinschränkung der Niere? Tumormarker zur Unterscheidung vom Prostatakarzinom (vor der Palpation abnehmen, da sonst falsch positive Befunde)
- Uroflow: deutliche Harnstrahlabschwächung
- Urogramm und Urethrozystoskopie: Ausschluß anderer Ursachen der Harnröhrenverengung und Blasentumoren sowie zum exakten Ausmessen der Prostatavergrößerung
- Bei Karzinomverdacht: Prostatapunktion/-biopsie (☞ 31.5.10).

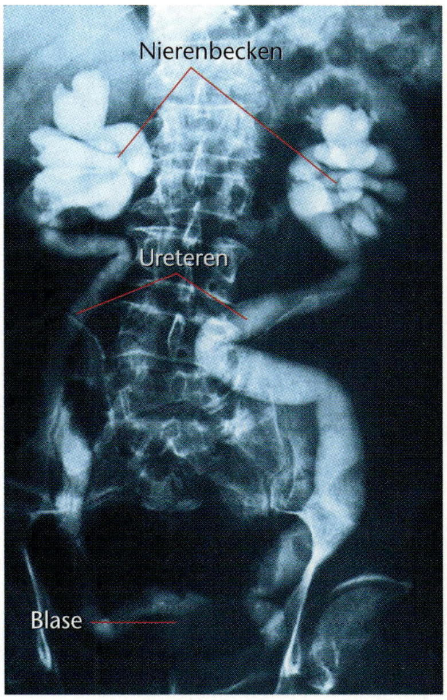

Abb. 31.79: I.v. Urogramm im Spätstadium einer gutartigen Prostatahyperplasie. Die Harnleiter und das Nierenbeckenkelchsystem sind infolge des Abflußhindernisses deutlich erweitert. Der Blasenboden wird durch die vergrößerte Prostata angehoben. [T196]

Behandlungsstrategie

Die Behandlung ist stadienabhängig. Im Stadium I stehen pflegerische Maßnahmen und die geregelte Lebensführung des Patienten im Vordergrund. Beschwerdelindernd wirken pflanzliche Präparate, z.B. Prostagutt®, oder β-Sitosterin, z.B. Harzol®.

Ab Stadium II ist die Entfernung der vergrößerten Prostata angezeigt. Dabei wird die Prostata entweder endoskopisch (*Transurethrale Elektroresektion der Prostata,* kurz **TUR Prostata** oder **TUR-P**, ☞ Abb. 31.80) oder in einer offenen Operation (**Prostataadenomenukleation,** *-adenomektomie,* ☞ Abb.31.81) ausgeschält (die Kapsel bleibt stehen) und so die freie Harnröhrenpassage wiederhergestellt. Meist

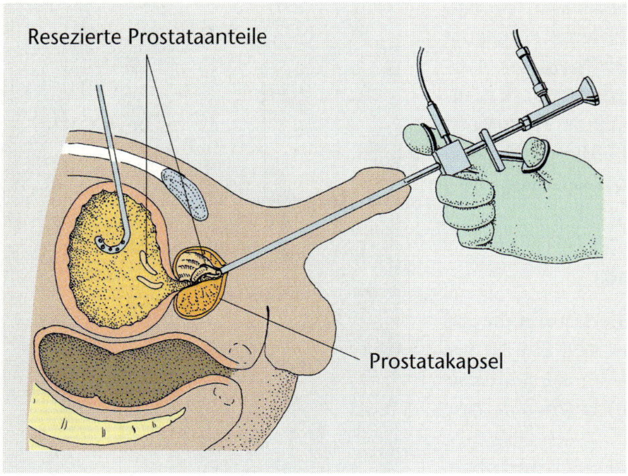

Abb. 31.80: Bei der transurethralen Resektion der Prostata (TUR-P) wird das Prostatagewebe mit Hilfe einer elektrischen Schlinge Schicht für Schicht abgetragen. Vor der Operation wird ein suprapubischer Blasenkatheter oder ein Trokar mit Absaugvorrichtung in die Blase eingebracht, über den die Spülflüssigkeit abfließt. [L190]

wird bei kleineren Adenomen die TUR-P bevorzugt, während bei erheblicher Prostatavergrößerung eine der offenen Operationsmethoden zur Anwendung gelangt.

Im Stadium III wird zur Entlastung der Harnblase und der ableitenden Harnwege zunächst eine transurethrale oder suprapubische Blasenkatheterisierung vorgenommen. Nach Erholung der Nierenfunktion erfolgt die operative Sanierung. Bei allgemeiner Inoperabilität des Patienten ist die künstliche Harnableitung (☞ 31.2.2 – 31.2.5) die einzig mögliche Behandlungsmaßnahme.

Pflege

Künstliche Harnableitung, ☞ 31.2.2 – 31.2.5

Im Stadium I der Erkrankung sind vor allem die Aufklärung des Patienten und die Beratung bezüglich der Lebensführung wichtig:

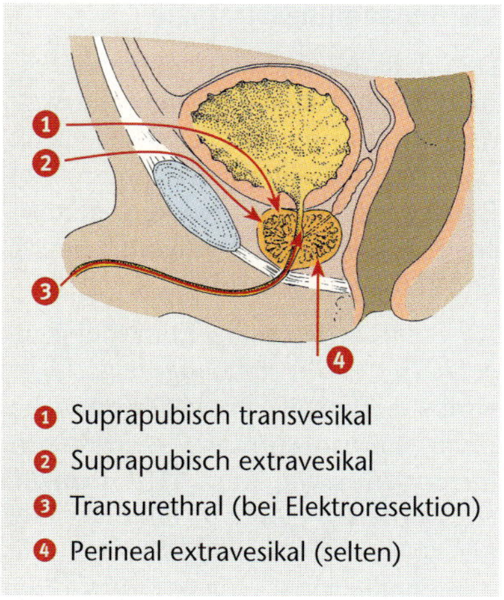

Abb. 31.81: Zugangswege bei der Prostataadenomenukleation. Situs nach dem Eingriff, ☞ Abb. 31.82. [L190]

- Nicht zu lange sitzen und keine zu enge Unterwäsche tragen sowie eine Überdehnung der Blase (z.B. durch Trinken großer Flüssigkeitsmengen oder Nicht-auf-die-Toilette-gehen bei Harndrang) vermeiden, da eine Blutüberfüllung *(Kongestion)* der Prostata die Miktion verschlechtert
- Kalte oder stark alkoholische Getränke sowie Kälteexposition meiden, da diese ebenfalls das Risiko eines Harnverhalts steigern
- Lokal Wärme applizieren (erleichtert die Miktion).

Pflege nach Prostataoperation

Perioperative Pflege in der Urologie, ☞ 31.2.7

- Während der Operation wird ein transurethraler *dreilumiger Blasenspülkatheter* (☞ Abb. 31.9, 20 – 24 Ch), auch *Hämaturie-* oder *Spülkatheter* genannt, in die Blase eingebracht, über den die Blase 2 – 3 Tage lang kontinuierlich gespült wird, um eine Verletzung zu verhindern. Alternativ kann die Spülflüssigkeit auch über einen suprapubischen Katheter eingebracht und über einen transurethralen Katheter abgelassen werden, um eine Verlegung der Harnröhrenaustrittsstelle aus der Blase mit Blut zu verhindern. Der Hämaturiekatheter wird zwischen dem 3. und 5. Tag entfernt (Arztanordnung beachten). Liegen ein suprapubischer und ein transurethraler Katheter, wird der suprapubische Katheter meist am zweiten postoperativen Tag und der transurethrale Katheter zwischen dem 10. und 14. Tag entfernt
- Nach der Entfernung des Dauerkatheters müssen viele Patienten die normale Blasenentleerung erst wieder üben, evtl. ordnet der Arzt Beckenbodengymnastik an
- Der Patient muß wissen, daß Beschwerden beim Wasserlassen 4 – 6 Wochen andauern können, da die Wunde in der Harnröhre erst abheilen muß.

Prognose

Ohne Behandlung schreitet die Prostatahyperplasie immer weiter fort, in vielen Fällen allerdings so langsam, daß der Patient auch in hohem Alter keine wesentlichen Beschwerden hat. Ist eine Operation möglich, so ist die Prognose gut. Allerdings kann es nach der Operation zu einer Inkontinenz kommen, die jedoch durch Beckenbodengymnastik meist rasch gebessert wird. Die Potenz bleibt bei 90% der Operierten erhalten, der Patient wird aber unfruchtbar, da sich das Ejakulat in die Blase ergießt (*retrograde Ejakulation,* ☞ auch 31.12.1).

31.9.3 Prostatakarzinom

Prostatakarzinom: Krebs der Vorsteherdrüse. Seit Jahren kontinuierliche Häufigkeitszunahme (mittlerweile an dritter Stelle der Krebstodesursachen). Betrifft vor allem Männer über 50 Jahre: Schätzungsweise 50% aller über 70jährigen haben Prostatakrebs.

Die Krankheitsentstehung ist ungeklärt.

Symptome und Untersuchungsbefund

Da das Prostatakarzinom zu 80% in den hinteren Drüsenanteilen fern der Harnblase entsteht, macht es lange Zeit keine Beschwerden. Erst spät klagt der Patient über Symptome ähnlich denen der Prostatahyperplasie (☞ 31.9.2). Oft sind die ersten Symptome bereits Zeichen einer Metastasierung in das Skelett, v.a. der unteren Wirbelsäulenabschnitte und des Beckens.

☑ Bei erstmalig auftretenden Kreuzschmerzen, „Ischias“ und „Rheuma“ nach dem 50. Lebensjahr immer auch an ein Prostatakarzinom denken!

Meist kann das Prostatakarzinom bei der rektalen Untersuchung als unregelmäßiger, fast steinharter Knoten getastet werden.

Diagnostik und Differentialdiagnose

Zur Diagnosesicherung dienen:

- Blutuntersuchung. Die Blutentnahme zeigt eine Anämie (☞ 24.6.1) als allgemeines Tumorzeichen sowie eine Erhöhung von **PSA** *(prostataspezifisches Antigen)* und **PSP** *(prostataspezifische saure Phospatase, prostatic acid phophatase,* kurz *PAP*). Vor der Blutentnahme darf keine rektale Untersuchung erfolgen, da es hierdurch zu falsch positiven Ergebnissen kommen kann
- Prostatapunktion/-biopsie (☞ 31.5.10). Sie sichert durch den Nachweis bösartiger Zellen die Diagnose
- Weitere Diagnostik, ☞ Prostatahyperplasie.

Für die Behandlung maßgeblich ist die Ausbreitung des Karzinoms:

- Sonographie, CT, evtl. Kernspintomographie: Metastasen (Lymphknotenmetastasen)?
- Knochenszintigramm: Skelettmetastasen?
- Röntgenleeraufnahme des Thorax: Lungenmetastasen?
- Evtl. Kontrasteinlauf: Einwachsen in die Darmwand?

Behandlungsstrategie

Ist das Karzinom noch auf die Prostata beschränkt und der Patient in gutem Allgemeinzustand, wird es durch eine *radikale Prostatovesikulektomie* **(radikale Prostatektomie),** d.h. eine Entfernung der gesamten Prostata einschließlich ihrer Kapsel, der Samenblasen und des durch die Prostata verlaufenden Harnröhrenabschnittes, entfernt. Die regionären Lymphknoten werden ebenfalls reseziert. Die radikale Prostatektomie führt stets zu einer Zeugungsunfähigkeit des Patienten und bei etwa der Hälfte der Patienten darüberhinaus zu einer Impotenz. Mit einer Inkontinenz ist bei etwa 10% der Patienten zu rechnen.

Alternativ kommt, z.B. bei Inoperabilität des Patienten, eine Strahlenbehandlung in Betracht.

In fortgeschrittenen Krankheitsstadien steht die **Hormonbehandlung** an erster Stelle. Da ein Großteil der Prostatakarzinome hormonabhängig ist (männliche Geschlechtshormone fördern das Wachstum), ist durch Entzug der männlichen Geschlechtshormone oft eine Besserung zu erreichen. Diese erfolgt durch Entfernung beider Hoden *(bilaterale Orchiektomie)* oder durch Medikamente, z.B. durch Antiandrogene (etwa in Androcur®). Wird die Harnröhre durch das Karzinom sehr eingeengt, kann eine transurethrale Resektion der Prostata (TUR-P, ☞ 31.9.2) zur Beschwerdelinderung helfen.

Bei Erfolglosigkeit dieser Behandlung stehen als Mittel der zweiten und dritten Wahl das Medikament Estramustin (Estracyt®) und Zytostatika zur Verfügung.

Pflege

Pflege nach Prostataoperation, ☞ *31.9.2;*
Onkologische Pflege, ☞ *24.2*

Nach der radikalen Prostatektomie bleibt der transurethrale Dauerkatheter zur Anastomosensicherung zwischen Harnröhrenstumpf und Blase für 12 – 21 Tage liegen. Rutscht der Katheter versehentlich heraus, rufen die Pflegenden den Arzt (wegen der großen Verletzungsgefahr darf der Katheter auf keinen Fall selbständig wieder eingeführt werden). Auch Darmrohre, Suppositorien und Klistiere gefährden die Anastomose, weswegen in der ersten postoperativen Woche darauf verzichtet wird.

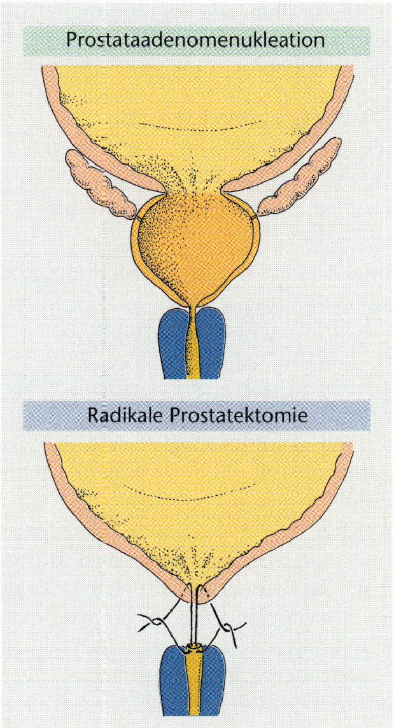

Abb. 31.82: Unterschied zwischen Prostataadenomenukleation bei Prostatahyperplasie und radikaler Prostatektomie bei Prostatakarzinom. [L190]

Nach der Entfernung des Katheters tritt bei vielen Patienten eine (vorübergehende) Streßinkontinenz auf. Wichtig für den Patienten sind dann eine optimale Versorgung mit Inkontinenzhilfsmitteln und aufmunternde Worte, die ihm über diese unangenehme Zeit hinüberhelfen.

Pflege bei Inkontinenz, ☞ *31.7,* ☞ *7.9.4;*
Pflege bei Sexualstörungen des Mannes, ☞ *31.12*

Prognose

Die 10 Jahres-Überlebensrate bei frühen Stadien beträgt ca. 70%.

> Da die kostenfreie Vorsorgeuntersuchung für Männer ab 45 Jahre nur von 10% der Berechtigten in Anspruch genommen wird, werden die meisten Prostatakarzinome erst in fortgeschrittenen Stadien diagnostiziert.

31.10 Erkrankungen von Hoden und Nebenhoden

Die meisten Hodenerkrankungen treten bei Kindern oder jungen Männern auf. Da Erkrankungen der Hoden bei zu später Behandlung oft zu bleibender Beeinträchtigung der Fruchtbarkeit führen (☞ 31.12.2), müssen Schmerzen und Schwellungen im Bereich der Hoden stets ernst genommen werden.

31.10.1 Lageanomalien des Hodens

> **Hodenretention** *(Retentio testis, Maldescensus testis, Hodenhochstand, Hodendystopie):* Ausbleiben des physiologischen Hodenabstiegs vom Bauchraum über den Leistenkanal in das Skrotum (☞ auch 31.1.3). Häufigkeit ca. 4% aller neugeborenen Knaben (bei Frühgeborenen höher), gegen Ende des ersten Lebensjahres noch ca. 1%.

Krankheitsentstehung und Einteilung

Ursächlich angeschuldigt werden z.B. eine verminderte mütterliche Hormonproduktion während der Schwangerschaft und Anomalien im Bereich des Samenstranges.

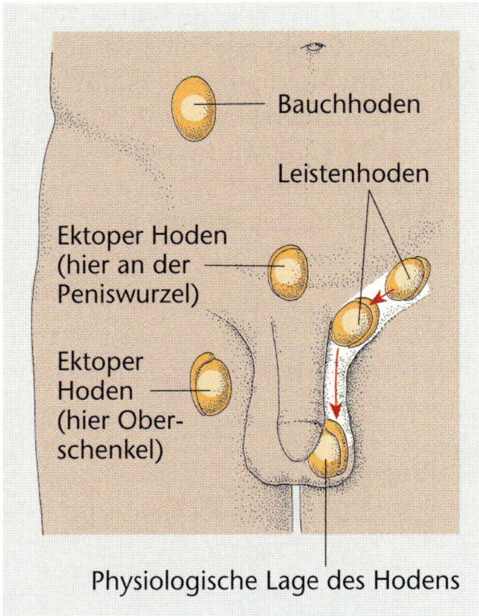

Abb. 31.83: Übersicht über die Lageanomalien des Hodens. [L190]

Das familiär gehäufte Auftreten weist auf eine genetische Disposition hin.

Je nach Lage des Hodens werden folgende Formen unterschieden:

- Beim **Bauchhoden** ist der Hoden innerhalb der Bauchhöhle
- Am häufigsten ist der **Leistenhoden,** bei dem der Hoden auf physiologischem Wege bis in den Leistenkanal hinabgestiegen und dort liegengeblieben ist
- Von einem **Gleithoden** spricht man, wenn ein Leistenhoden zwar bis in den oberen Hodensack hinuntergezogen werden kann, sich jedoch nach dem Loslassen sofort wieder zurückzieht
- Dagegen bleibt ein **Pendelhoden** zeitweilig im Hodensack, wandert aber z.B. bei Kälte hoch in die Leiste
- Ein **ektoper Hoden** hat einen völlig anderen Weg genommen als physiologisch, etwa zur Peniswurzel oder in den Oberschenkel.

Symptome, Befund und Diagnostik

☑ Krankheitswert gewinnen die Lageanomalien durch zwei Komplikationen:

- Ist der Hoden bis zum zweiten Geburtstag nicht im Hodensack, drohen (wahrscheinlich durch die höhere Temperatur im Bauchraum) irreversible Schädigungen mit Verminderung der Fruchtbarkeit
- Zudem ist das Entartungsrisiko deutlich erhöht.

Daher prüft der Arzt bei allen Vorsorgeuntersuchungen palpatorisch, ob sich beide Hoden im Hodensack befinden. Ist dies nicht der Fall, versucht er, den/die fehlenden Hoden in der Leiste zu ertasten. Gelingt dies nicht, hilft eine Sonographie weiter. In Extremfällen sind ein CT oder eine Laparoskopie erforderlich, um den Hoden zu finden.

Behandlungsstrategie

Ein Pendelhoden ist in der Regel nicht behandlungsbedürftig. Bei Bauch-, Leisten- und Gleithoden wird spätestens zu Beginn des zweiten Lebensjahres eine mehrwöchige Hormontherapie durchgeführt, z.B. mit Gonadotropin-Nasenspray (z.B. Kryptocur®), die bei Erfolglosigkeit nach drei Monaten wiederholt werden kann. Sie hat keine bleibenden Folgen, die Nebenwirkungen (z.B. Erektionen, Wachsen von Schambehaarung) bilden sich nach der Therapie wieder zurück.

Verlagert sich der Hoden auch nach zwei Hormonzyklen nicht oder liegt ein ektoper Hoden oder eine begleitende Leistenhernie (☞ 21.9.3) vor, wird der Hoden noch vor dem zweiten Geburtstag des Kindes operativ freigelegt, in den Hodensack verlagert und dort fixiert **(Orchidopexie).** Hauptkomplikationen des Eingriffs sind Blutungen, Infektionen (auch des Hodens) und Hodenatrophie.

Pflege bei Orchidopexie

Allgemeine perioperative Pflege, ☞ 11.1 und 11.4;
Perioperative Pflege in der Urologie, ☞ 31.2.7

Immer häufiger wird die Orchidopexie ambulant durchgeführt, so daß die Eltern ihr Kind nach einigen Stunden mit nach Hause nehmen können. Postoperativ wird der Hodensack auf Oberschenkelniveau gelagert und ggf. für 1 – 2 Tage gekühlt. Klagt das Kind über Schmerzen durch den Druck der Bettdecke, kann ein Bettbogen eingebracht werden. Ein erstes kurzes Aufstehen (mit Suspensorium oder enger Unterhose) ist bereits am OP-Tag erlaubt, doch sollte das Kind so viel wie möglich liegen und sich in den nächsten 10 Tagen noch körperlich schonen (dies erfordert von den Eltern und ggf. Pflegenden einiges an Kreativität, zumal von Spielen, die dem Bewegungsdrang des Kindes entsprechen würden, abgeraten werden muß, z.B. wildes „Schaukelpferdreiten“).

31.10.2 Hoden- und Nebenhodenentzündung

Orchitis: Hodenentzündung
Epididymitis: Nebenhodenentzündung.

Krankheitsentstehung

Während die Orchitis meist durch hämatogene Erregerstreuung bei Allgemeininfekten (z.B. Mumps, ☞ 13.14.3) bedingt ist, entsteht die Epididymitis in der Regel durch fortgeleitete Infektionen von Prostatata und Harnwegen.

Symptome und Untersuchungsbefund

☑ Viele Hodenerkrankungen, beispielsweise Orchitis, Epididymitis und Hodentorsionen führen zu einer akuten, schmerzhaften Schwellung des Skrotums. Für diese nicht-traumatische Schwellung wurde der Begriff **Akutes Skrotum** geprägt (analog zum Akuten Abdomen, ☞ 21.2.4), der lediglich das klinische Bild bezeichnet und nichts über die Ursache der Erkrankung aussagt.

Die Beschwerden des Patienten sind bei Orchitis und Epididymitis praktisch gleich:

- Zunehmende Schwellung des Hodens bzw. Nebenhodens mit Rötung der Skrotalhaut
- Starke Schmerzen im Hodenbereich und – insbesondere bei Epididymitis – Ausstrahlung in Samenstrangbereich und Leiste
- Allgemeines Krankheitsgefühl mit Fieber.

Oft kann der Arzt durch Tasten unterscheiden, ob Hoden oder Nebenhoden betroffen ist. In fortgeschrittenen Krankheitsstadien ist eine Abgrenzung meist nicht möglich. Typisch für die Epididymitis ist eine Linderung der Beschwerden bei Hochlagerung des Hodens (positives **Prehn-Zeichen**).

Diagnostik und Differentialdiagnose

Die Sonographie zusammen mit dem Untersuchungsbefund ermöglicht in der Regel die sofortige Abgrenzung zwischen Orchitis und Epididymitis einerseits und Hodentorsion andererseits (☞ 31.11.3). Wichtig sind außerdem:

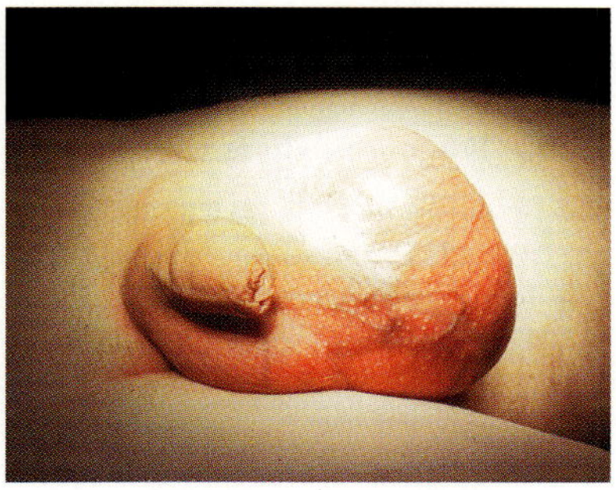

Abb. 31.84: Eine Orchitis führt oft zum Bild des „akuten Skrotums" mit ausgeprägter Schwellung und verstärkter Gefäßzeichnung. [T196]

- Urinuntersuchung zum Nachweis von Entzündungszeichen
- Urin- und Blutkultur, Harnröhrenabstrich sowie evtl. Virusserologie im Blut zum Erregernachweis.

Behandlungsstrategie

- Nach Abnahme von Urin- und Blutkultur muß die Antibiotikabehandlung, z.B. mit Penicillinen oder Gyrasehemmern, sofort beginnen. Bei Mumpsorchitis ist nur eine symptomatische Behandlung möglich
- Antientzündliche Medikamente, z.B. Diclofenac, etwa in Voltaren®, lindern die Beschwerden des Patienten
- Bei starken Schmerzen ist eine „Samenstrangblockade", d.h. Infiltration des Samenstranges mit Lokalanästhetikum (z.B. Xylocain® 1%) angezeigt
- Bei Epididymitis muß nach begünstigenden Ursachen wie z.B. Prostatahypertrophie mit Restharnbildung gesucht werden, um ein Rezidiv zu vermeiden
- Bei chronisch rezidivierender Epididymitis oder Abszedierung ist eine **Epididymektomie** *(Entfernung der Nebenhoden)* erforderlich.

Pflege

Die pflegerischen Maßnahmen lindern die Beschwerden und fördern die Rückbildung der Entzündung:

- Der Patient soll Bettruhe einhalten
- Hochlagerung der Hoden auf Oberschenkelhöhe vermindert die Schmerzen und verbessert den Lymphabfluß. Im Bett ist dies durch ein *Hodenbänkchen* (Schlauchverband, der mit Verbandwatte gefüllt ist) möglich, bei (kurzzeitigem) Aufstehen durch ein *Hodensuspensorium* oder eine enge Unterhose
- Auch Kühlung durch feucht-kalte Umschläge oder die im Krankenhaus üblichen Kühlelemente wirkt lindernd.

Prognose

Die Prognose der Erkrankung ist zwar insgesamt gut, doch ist die **Epididymoorchitis** *(Orchitis und Epididymitis)* mit nachfolgender Samenstrangverklebung eine der häufigsten Unfruchtbarkeitsursachen beim Mann.

31.10.3 Hodentorsion

Hodentorsion: Stieldrehung des Hodens um die eigene Achse. Hochakutes Krankheitsbild, das sofortiger Behandlung bedarf. Bevorzugt betroffen von der Erkrankung sind Säuglinge, Jugendliche und junge Männer.

Krankheitsentstehung

Begünstigt durch eine abnorme Beweglichkeit des Hodens kommt es zu einer Drehung von Hoden und Samenstrang um die Längsachse. Die Unterbrechung des arteriellen und/oder venösen Blutflusses führt bereits nach wenigen Stunden zum Untergang von Hodengewebe.

Symptome und Untersuchungsbefund

Typisch ist das plötzliche Einsetzen der Beschwerden (meist nachts). Es kommt zu stärksten Schmerzen im betroffenen Hoden sowie einseitig im Unterbauch und in der Leistenregion, verbunden oft mit Übelkeit und Erbrechen. Der Patient kann kaum noch laufen. Im Gegensatz zur Orchitis bestehen aber kein Fieber und keine Zeichen eines Allgemeininfektes. Der schmerzende Hoden steht höher als der gesunde, das betroffene Skrotum ist bläulich verfärbt. Das Prehn-Zeichen ist negativ, d.h. das Anheben des Hodens führt zu einer Schmerzverstärkung.

Diagnostik und Differentialdiagnose

Die Diagnosestellung erfolgt bei typischer Anamnese durch:

- Dopplersonographie der Samenstranggefäße (beeinträchtigter Blutfluß)
- Urin- und Blutuntersuchungen (Normalbefund).

Am häufigsten wird die Hodentorsion mit der Epididymitis verwechselt.

Behandlungsstrategie

Die Behandlung besteht in der Frühoperation innerhalb der ersten 4 – 6 Stunden nach Beginn der Symptome, bei der die Stieldrehung des Hodens gelöst und der Hoden fixiert wird **(Orchidopexie)**. Je früher die Operation durchgeführt wird, desto größer sind die Chancen, den Hoden zu retten. Da oft auch der andere Hoden abnorm beweglich ist, wird er prophylaktisch ebenfalls fixiert.

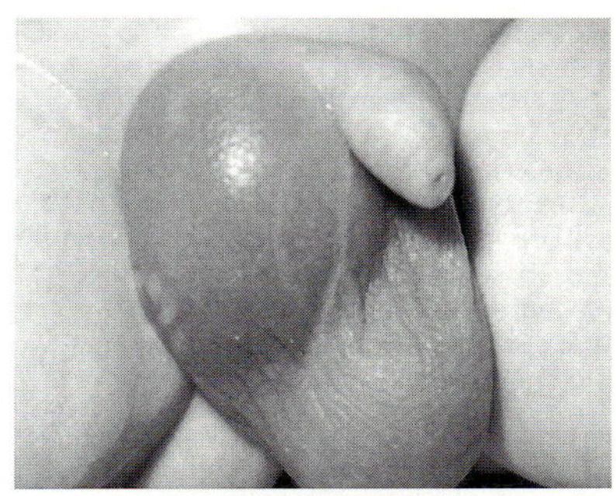

Abb. 31.86: Hodentorsion bei einem kleinen Jungen. [A116]

	Hodentorsion	Epididymitis
Altersgipfel	Erster Altersgipfel bei Neugeborenen, zweiter in der Pubertät	Erwachsene
Beginn	Akut	Subakut bis akut
Schmerz	Sehr stark („Vernichtungsschmerz")	Stark
Prehn-Zeichen*	Negativ	Positiv
Übelkeit	Häufig	Keine
Fieber	Nein	Ja
Urinbefund	Normal	Leukozyturie, Bakteriurie
Blutbefund	Normal	Leukozytose

* Bei einem negativen Prehn-Zeichen kommt es bei Anheben des Hodens zur Schmerzverstärkung, bei einem positiven Prehn-Zeichen zur Schmerzlinderung

Tab. 31.85: Klinische Differenzierung von Hodentorsion und Epididymitis.

Pflege

Pflege bei Orchidopexie, ☞ *31.10.3*

Vorsicht! Bei Verdacht einer Hodentorsion sofort Arzt verständigen!

Auf dem Weg zum Krankenhaus und bis zum Abschluß der OP-Vorbereitung auf der Station wird der Hoden gekühlt.

31.10.4 Varikozele und Hydrozele

Varikozele

Varikozele: Krampfaderähnliche Erweiterung, Verlängerung und Schlängelung der Hodenvene *(V. testicularis)* und des Venengeflechts im Hodensack *(Plexus pampiniformis)*. Altersgipfel 15. – 25. Lebensjahr.

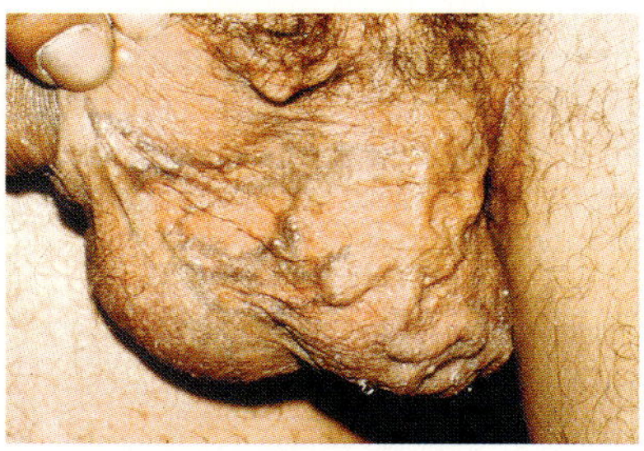

Abb. 31.87: Varikozele mit typischer Schlängelung der Venen. Die Varikozele ist eine häufige Sterilitätsursache beim Mann. Durch die operative Entfernung der „Krampfadern" gelingt es oft, die Fruchtbarkeit wiederherzustellen. [T196]

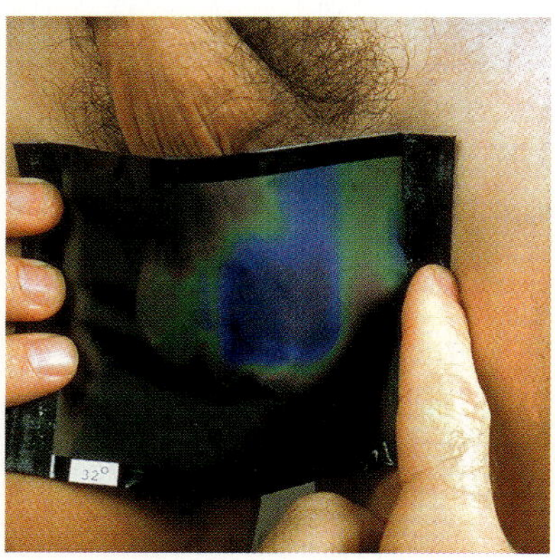

Abb. 88: Bei der Varikozele ist die Hodentemperatur (normal 34,5° C) erhöht. Dies zeigt die Plattenthermographie des Hodens, bei der die erhöhte Temperatur visualisiert wird. Auf diesem Bild zeigt die intensive Blaufärbung im Bereich des linken Skrotalfaches die erhöhte Hodentemperatur an. [T114]

Symptome, Befund und Diagnostik

Eine Varikozele bereitet dem Patienten meist keine Beschwerden. Nur wenige Betroffene klagen über ziehende Schmerzen in der Hoden- und Leistengegend, v.a. bei körperlicher Anstrengung. Die Varikozele beeinträchtigt aber über mehrere Mechanismen, darunter eine Erhöhung der Temperatur im Hodenbereich, die Fruchtbarkeit.

Die Diagnose wird im wesentlichen durch die körperliche Untersuchung gestellt: Im Stehen sind die erweiterten Venen v.a. hinter und oberhalb des Hodens deutlich sichtbar. Wichtig ist die Untersuchung im Liegen. Während bei der **idiopathischen Varikozele** die Varizen im Liegen leerlaufen, bleiben die Venen bei der **symptomatischen Varikozele,** die meist Folge eines (Nieren-)Tumoreinbruchs in die Hodenvene ist, erweitert.

Nicht so offensichtliche Befunde werden mittels Dopplersonographie (☞ 9.6.7), Plattenthermographie (☞ Abb. 31.88) und Temperaturmessung mit dem Flash-Thermometer (☞ Abb. 31.89) bestätigt.

Behandlungsstrategie

Eine Behandlung ist bei zunehmenden Beschwerden oder unerfülltem Kinderwunsch und pathologischem Spermiogramm (☞ 31.5.11) erforderlich. Heute bevorzugt wird die Sklerosierung: Ein Katheter wird über V. femoralis, untere Hohlvene und Nierenvene bis zur Hodenvene vorgeschoben und in diese dann das Sklerosierungsmittel eingespritzt. Eine Alternative ist die Unterbindung der Vene in einem offenen oder laparoskopischen Eingriff.

Hydrozele

Hydrozele: Angeborene oder erworbene Ansammlung von seröser Flüssigkeit zwischen den Hodenhüllen (*Tunica vaginalis testis*, bestehend aus einem viszeralen Blatt, das direkt mit der Oberfläche des Hodens verbunden ist, und einem parietalen Blatt).

Der Patient sucht in der Regel wegen einer schmerzlosen Schwellung des Hodens den Arzt auf. Die Schwellung ist typischerweise glatt begrenzt und prall-elastisch. Bei einer hinter den Hodensack gehaltenen Lichtquelle schimmert das Licht im Gegensatz zu einem Tumor oder einer Leistenhernie durch *(positive Diaphanoskopie)*. Die Sonographie ermöglicht meist eine eindeutige Diagnosestellung.

Die Behandlung ist vorwiegend operativ, da nach Punktionen erfahrungsgemäß Rezidive auftreten. Dabei wird das parietale Blatt der Hodenhüllen gefenstert oder reseziert.

Pflege nach Hydrozelenoperation

Mobilisation: Der Patient sollte sich einige Tage nach der Operation schonen und überwiegend Bettruhe einhalten, da das Operationsgebiet sonst stark anschwillt. Steht er für kurze Gänge auf, z.B. um auf die Toilette zu gehen, sollte er ein Suspensorium oder eine enge Unterhose tragen. Mit der Mobilisation wird bereits am OP-Tag begonnen.

Kostaufbau: Der Patient kann bereits am Abend des OP-Tages leichte Kost zu sich nehmen.

Wundgebiet: Für 1 – 2 Tage werden dem Patienten die im Krankenhaus üblichen Kühlelemente auf das Wundgebiet gelegt (abschwellende Wirkung). Die Drainage wird entfernt, wenn kaum mehr Wundsekret abfließt, die Hautfäden zwischen dem 5. und 7. postoperativen Tag.

31.10.5 Bösartige Hodentumoren

Hodentumoren sind meist bösartig. Nur ca. 5% aller Hodentumoren sind gutartig (z.B. Teratome, Fibrome, Adenome).

Bösartige Hodentumoren *(Hodenkrebs):* Meist von den Keimzellen ausgehende, bösartige Tumoren. Insgesamt ca. 1 – 2% aller bösartigen Geschwülste beim Mann ausmachend, jedoch zu den häufigsten bösartigen Tumoren junger Männer zählend. Altersgipfel 20. - 40. Lebensjahr.

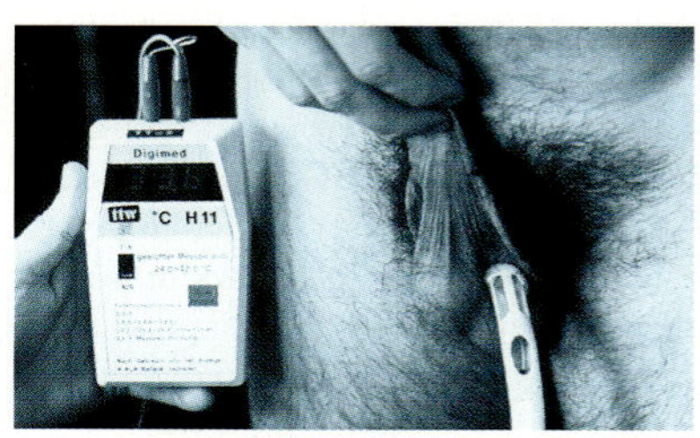

Abb. 31.89: Temperaturmessung mit den Flash-Thermometer. [T114]

Krankheitsentstehung

Die bösartigen Hodentumoren gehen meist von den Keimzellen aus (☞ auch Abb. 31.90). Die Ursache der Entartung ist ungeklärt. Als Risikofaktor bekannt ist die Hodenretention (☞ 31.10.1). Das erhöhte Risiko besteht auch dann, wenn der Hoden bereits im Kindesalter operativ in den Hodensack verlagert wurde.

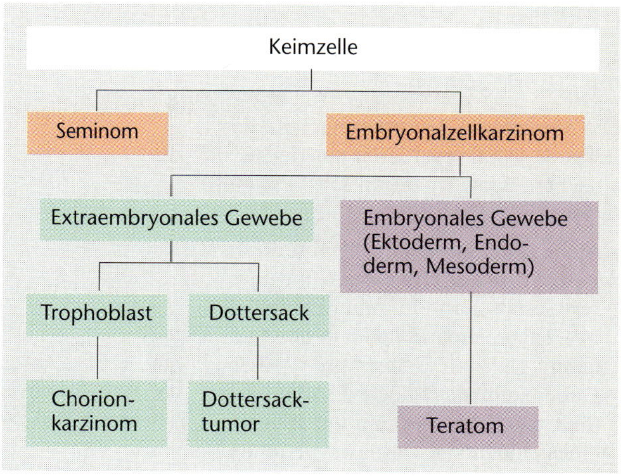

Abb. 31.90: Histologische Einteilung der Keimzelltumoren. Keimzelltumoren machen mit ca 95% den Hauptanteil der malignen Hodentumoren aus. Mischformen der in der Abb. gezeigten Keimzelltumoren sind möglich. Andere Tumorarten, z.B. **Leydig-Zell-Tumoren** oder **Sertoli-Zell-Tumoren,** sind demgegenüber selten.

Symptome und Untersuchungsbefund

Leitsymptom des Hodentumors ist die langsam entstehende, schmerzlose Schwellung eines Hodens. Der Patient wird erst durch Zufall oder durch ein Schweregefühl im Hoden aufmerksam.

Bei der Untersuchung ist der Tumor als derber, meist nicht druckschmerzhafter Knoten tastbar.

Diagnostik und Differentialdiagnose

Die diagnostischen Maßnahmen sollen den Tumorverdacht bestätigen oder widerlegen und ggf. die Ausbreitung des Tumors feststellen *(Staging)*.

- Bei der Hodensonographie ist der Tumor als solides Gebilde darstellbar. Oft kann auch beurteilt werden, wie weit der Tumor bereits Nachbargewebe infiltriert hat
- Das Blut des Patienten wird auf allgemeine Anzeichen einer fortgeschrittenen Tumorerkrankung wie z.B. erhöhte BSG und Leukozytose untersucht. Spezifische Tumormarker, die aber nur von bestimmten Keimzelabkömmlingen gebildet werden, sind *α-Fetoprotein* (kurz **AFP**) und **β-HCG.**

Bei der Suche nach Fernmetastasen werden unter anderem eingesetzt:

- Sonographie: Lebermetastasen? Vergrößerte Lymphknoten im Bauchraum?
- Röntgenologische Verfahren: Metastasen in Röntgenaufnahme des Thorax? Harnleiter- oder Nierenverdrängung im Urogramm als Zeichen von Lymphknotentumoren?
- CT Becken und Abdomen: Lymphknotenmetastasen
- Skelettszintigraphie: Knochenmetastasen?

☑ Eine perkutane Hodenbiopsie ist bei Tumorverdacht kontraindiziert, da hierdurch die Verschleppung von Tumorzellen begünstigt wird. Bei Tumorverdacht muß der Hoden auf jeden Fall operativ von der Leiste aus freigelegt werden *(inguinaler Zugang)*.

Behandlungsstrategie

Erste und dringlichste therapeutische Maßnahme ist die Operation, bei der der erkrankte Hoden von einem Leistenzugang aus entfernt wird **(inguinale Semikastration).** Die weitere Behandlung ist abhängig von der Histologie des Tumors und seiner Ausbreitung. Oft ist eine Bestrahlung, evtl. auch eine aggressive Chemotherapie erforderlich. Einen Überblick gibt Abb. 31.91.

Da 2 – 5% der Hodentumoren beidseitig auftreten, wird eine Hodenbiopsie am anderen Hoden empfohlen, um einen zweiten Tumor auszuschließen.

☑ Nicht nur der Tumor, sondern auch die Behandlung können die Fruchtbarkeit des Patienten beeinträchtigen. Der Arzt sollte den Patienten deswegen unbedingt auf die Möglichkeit der **Spermakryokonservierung** in einer Samenbank aufmerksam machen. Die Möglichkeit, nach überstandener Krankheit (noch einmal) Vater werden zu können, ist für das Selbstwertgefühl der Patienten und meist auch die partnerschaftliche Beziehung enorm wichtig.

	Tumorausbreitung/ Metastasierung	Therapie beim Seminom	Therapie beim Nicht-Seminom*
		1. Therapieschritt in jedem Stadium: Inguinale Semikastration	
Stadium I	• Auf den Hoden beschränkt • Keine Metastasen	• Bestrahlung der Lymphknoten unterhalb des Zwerchfells	• Diagnostische RLA**
Stadium II	• Lymphknotenmetastasen unterhalb des Zwerchfells • Keine Fernmetastasen	• Bei kleinen Lymphknoten: Bestrahlung der Lymphknoten unterhalb des Zwerchfells oder Polychemotherapie • Bei großen Lymphknoten: Polychemotherapie und ggf. Salvage-LA** oder Bestrahlung	• Bei kleinen Lymphknoten: Therapeutische RLA** und Polychemotherapie • Bei großen Lymphknoten: Polychemotherapie und ggf. Salvage-LA**
Stadium III	• Lymphknotenmetastasen oberhalb des Zwechfells • Fernmetastasen	• Polychemotherapie • Ggf. Salvage-LA**	

Tab. 31.91: Tumor- und stadienabhängige Behandlungsstrategie beim Hodenkarzinom.
*Zu den Nicht-Seminomen zählen auch Seminome mit nicht-seminomatösen Anteilen
****(R)LA:** *(Retroperitoneale) Lymphadenektomie.* Die **diagnostische RLA** ist wesentlich weniger radikal als die **therapeutische RLA,** um die nervalen Strukturen und somit die Ejakulationsfähigkeit des Operierten zu erhalten. Als **Salvage-LA** wird die Entfernung von Resttumoren der retroperitonealen Lymphknoten nach der Chemotherapie bezeichnet.

Pflege

Pflege nach Hodenoperation, ☞ *31.2.7, 31.10.3*

Die besonderen Anforderungen an das Pflegepersonal resultieren aus der psychischen Krisensituation des Patienten:

- Mehr noch als andere Krebserkrankungen ist der Hodenkrebs in unserer Gesellschaft ein Tabu. Fehlen eines Ansprechpartners kann den Patienten bis zum Selbstmord treiben. Daher sollte das Pflegepersonal offen für Gespräche sein und auf Zeichen eines möglicherweise bevorstehenden Suizids achten. Evtl. kann ein Psychologe oder ein (Krankenhaus-) Seelsorger helfen
- Kastrationsängste des Patienten müssen ernst genommen werden. Dem Patienten hilft die Erklärung, daß man ihm den Verlust eines Hodens äußerlich nicht ansehen wird, zumindest ein bißchen
- Viele Patienten haben Schuldgefühle. Hodenkrebs ist keine Strafe für Sexualität!

Prognose

Die Prognose der Erkrankung ist abhängig von Tumorart und Tumorstadium. Insgesamt liegt die 5 Jahres-Überlebensrate bei 70 – 90% und ist damit deutlich höher als bei den meisten anderen bösartigen Tumoren. Nach der Erstbehandlung sind regelmäßige Kontrolluntersuchungen erforderlich.

☑ Alle Männer sollten – vergleichbar der Selbstuntersuchung der Brust bei Frauen – ihre Hoden einmal monatlich selbst untersuchen (am günstigsten in warmer Umgebung, da die Skrotalhaut dann erschlafft und Veränderungen besonders gut tastbar sind).

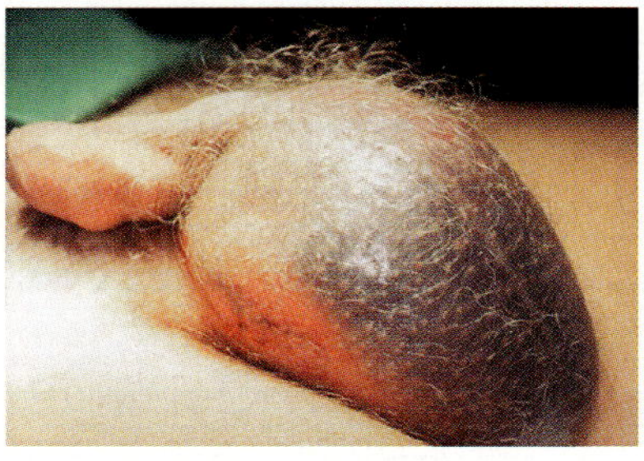

Abb. 31.92: Skrotalhämatom. [T196]

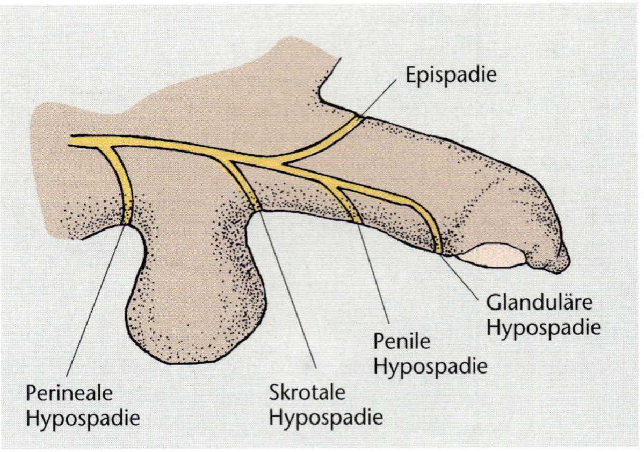

Abb. 31.93: Lokalisation von Hypospadie und Epispadie. [L157]

31.10.6 Verletzungen von Hoden, Nebenhoden und Skrotum

Verletzungen des Hodensacks sind oft durch stumpfe Traumen bedingt. In dem lockeren Gewebe kommt es rasch zu ausgedehnten Hämatomen (☞ Abb. 31.92). Die Sonographie weist das Blut und Risse der Hodenhüllen nach. Bei kleinen Hämatomen ist eine abwartende Haltung mit Hodenhochlagerung, Kühlung und engmaschigen Kontrollen möglich. Ansonsten ist eine operative Versorgung der Blutungsquelle erforderlich.

31.11 Erkrankungen des Penis

31.11.1 Fehlbildungen des Penis

Hypospadie

Hypospadie *(untere Harnröhrenspalte):* Angeborene Verschlußstörung der Harnröhre mit Mündung der Harnröhre an der Penisunterseite oder im Bereich des Skrotums. Mit einer Häufigkeit von ca. 0,5% aller neugeborenen Knaben häufigste Fehlbildung des äußeren männlichen Genitale.

Bei der **Hypospadie** mündet die Harnröhre nicht an der Spitze der Eichel, sondern an Penisunterseite oder Skrotum. Vielfach ist der Penis zusätzlich nach unten gekrümmt, oder es bestehen Harnentleerungsstörungen und eine Neigung zu Harnwegsinfektionen.

Die Diagnose wird klinisch gestellt. Technische Untersuchungen (z.B. Sonographie, Urographie, Zystoskopie) dienen dem Ausschluß weiterer Fehlbildungen des Urogenitaltraktes.

Die Behandlung besteht in einer operativen Korrektur der Fehlbildung mit Harnröhrenneubildung und Penisaufrichtung. Hierzu können mehrere Operationen erforderlich sein. Die Behandlung sollte spätestens bis zur Einschulung abgeschlossen sein, um Hänseleien in der Schule zu vermeiden. Nur bei ganz leichten Formen der glandulären Hypospadie ist keine Behandlung erforderlich.

Epispadie

Epispadie *(obere Harnröhrenspalte):* Angeborene Verschlußstörung der Harnröhre mit Mündung der Harnröhre an der Penisoberseite. Wesentlich seltener als die Hypospadie.

Bei der **Epispadie** befindet sich die Harnröhrenmündung am Penisrücken, und die Harnröhre liegt rinnenförmig frei. In schweren Fällen reicht die Verschlußstörung bis zum Blasenschließmuskel. Der Übergang zur entwicklungsgeschichtlich verwandten Blasenekstrophie (☞ 31.6.1) ist fließend.

Die Diagnose wird klinisch gestellt. Die technischen Untersuchungen entsprechen denen bei einer Hypospadie. Die Behandlung ist operativ.

31.11.2 Phimose und Paraphimose

Phimose

Phimose: Angeborene oder erworbene Verengung der Vorhaut.

Meist ist die Phimose angeboren. Die erworbene Phimose ist vielfach Folge von Entzündungen des Penis oder von zu frühen Versuchen während der Kindheit, die Vorhaut zurückzuziehen.

Bei neugeborenen Knaben besteht physiologischerweise eine Verklebung von Vorhaut und Eichel, die sich in der Regel innerhalb der ersten zwei Lebensjahre spontan löst. Während dieser Zeit sollte nicht versucht werden, die Vorhaut zurückzuschieben, da die Gefahr einer Paraphimose (☞ unten) oder einer erworbenen Phimose (durch Schleimhauteinrisse, Entzündungen und narbige Schrumpfung) besteht.

Als Folge der Vorhautverengung kann die Vorhaut nicht vollständig über die Eichel zurückgezogen und auch nicht gründlich gereingt werden. Bei höhergradigen Verengungen sind Störungen der Harnentleerung und wiederholte Entzündungen von Eichel und Vorhaut **(Balanitis)** möglich.

Die Behandlung besteht in der **Zirkumzision** *(Beschneidung)*, bei der die verengte Vorhaut entfernt wird. Bei Kindern wird die Operation häufig ambulant durchgeführt.

Pflege

Postoperativ achten die Pflegenden insbesondere auf Nachblutungen. Bei stärkeren Schwellungen wird der Penis hochgelagert. Ein Bettbogen verhindert Schmerzen durch den Auflagedruck der Bettdecke. Ab dem 2. – 3. postoperativen Tag werden auf Arztanordnung Kamillenbäder durchgeführt. Wurde nicht die ganze Vorhaut entfernt, wird sie regelmäßig zurückgestreift (am besten anfangs während der Kamillenbäder), um Vorhautverklebungen zu vermeiden. Erwachsene Patienten sollten drei Wochen keinen Geschlechtsverkehr haben.

Paraphimose

Paraphimose (früher *spanischer Kragen* genannt): Schnürringbildung hinter der Eichel durch zu enge Vorhaut.

Bei relativer Vorhautenge kommt es beim Zurückstreifen der Vorhaut zur Bildung eines Schnürrings und einer

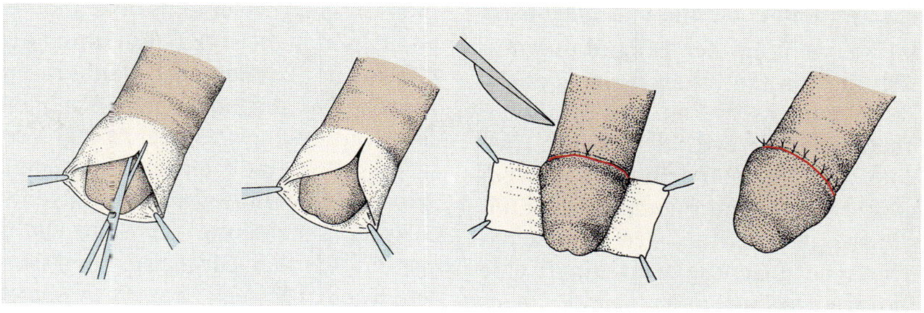

Abb. 31.94: Die Zirkumzision wird in unserem Kulturkreis als therapeutische OP bei angeborener oder erworbener Vorhautverengung, in vielen anderen Kulturen jedoch oft routinemäßig und prophylaktisch durchgeführt. [L157]

schmerzhaften ödematösen Schwellung von Eichel und Vorhaut (der arterielle Zufluß ist frei, der venöse Abfluß unterbrochen). Meist gelingt die manuelle Reposition unter Analgetika. Ansonsten sind eine Inzision auf der Penisoberseite und eine spätere Zirkumzision (☞ oben) erforderlich.

Ursache einer Paraphimose kann auch das Legen eines transurethralen Dauerkatheters sein, wenn die Vorhaut anschließend nicht wieder über die Eichel zurückgestreift wurde.

31.11.3 Balanitis

Balanitis *(Balanoposthitis)*: Entzündung von Eichel und Vorhaut.

Die **Balanitis** ist oft Folge einer unzureichenden Genitalhygiene. Begünstigend wirken sich eine Phimose (☞ 31.11.2) und ein Diabetes mellitus aus.

Eichel und Vorhaut sind gerötet, jukken und schmerzen. Dem Untersucher fällt ein übelriechender Ausfluß auf.

Diagnostisch sind eine Abstrichentnahme und Urinkultur zur Erregeridentifizierung erforderlich. Eine Urogenitaltuberkulose wird durch spezielle Kulturen, eine Syphilis durch serologische Blutuntersuchungen ausgeschlossen. Ein Blutzuckertagesprofil deckt einen evtl. vorhandenen Diabetes mellitus auf.

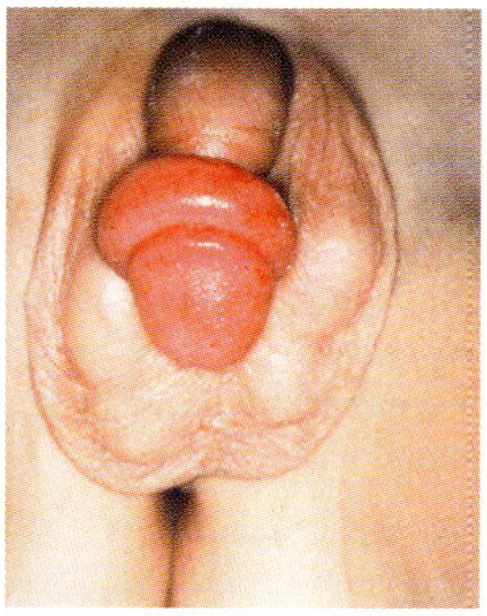

Abb. 31.95: Paraphimose. [T196]

Die Behandlung besteht in einer systemischen Antibiotikagabe. Bei Vorliegen einer Phimose erfolgt nach Abklingen der Entzündung eine Zirkumzision.

Wichtig ist die Aufklärung der Patienten über die richtige Genitalhygiene: Waschen des Penis „von außen" reicht nicht aus. Vielmehr sollte die Vorhaut auch zurückgezogen und die Furche zwischen Eichel und Vorhaut gründlich gereinigt werden.

31.11.4 Peniskarzinom

Peniskarzinom: Peniskrebs, meist im Bereich der *Kranzfurche* (Furche zwischen Eichel und Penisschaft) lokalisiert. Histologisch praktisch ausschließlich Plattenepithelkarzinome. In Europa und den USA seltene Krebsform. Altersgipfel 50. – 60. Lebensjahr.

Krankheitsentstehung

Höchstwahrscheinlich spielen das *Smegma* und chronische Entzündungen ursächlich eine Rolle. Bekannte Risikofaktoren sind eine unzureichende Genitalhygiene und eine Phimose (beide führen zu einer intensiven Einwirkung des Smegmas auf die Eichel) sowie wiederholte Penisentzündungen. Bei beschnittenen Männern kommt der Peniskrebs praktisch nicht vor.

Symptome, Befund und Diagnostik

Im Frühstadium der Erkrankung läßt sich die Vorhaut nicht mehr über die Eichel zurückschieben, und es tritt ein übelriechender, evtl. auch blutiger Ausfluß auf. Unbehandelt wird der zunächst kleine Tumor immer größer, ulzeriert und greift auf den Penisschaft über. Die Diagnose wird durch eine Biospie gesichert.

Behandlungsstrategie

Die Behandlung ist primär operativ. Bei sehr kleinen Tumoren der Vorhaut kann eine Zirkumzision (☞ 31.12.2) ausreichen. Meist ist aber eine **Penisteilamputation,** bei fortgeschrittenen Karzinomen sogar eine **Penektomie** (Entfernung des Penis) und Einpflanzung einer neugebildeten Harnröhre am Damm erforderlich. Oft schließt sich eine Bestrahlung der regionären Lymphknoten an.

Pflege

Allgemeine operative Pflege, ☞ 11.1 und 11.4;
Onkologische Pflege, ☞ 24.1;
Perioperative Pflege in der Urologie, ☞ 31.2.7

Prognose

Bei kleinen Tumoren ohne Lymphknotenmetastasen liegt die 5 Jahres-Überlebensrate bei ca. 65 – 90%. Sind bereits Beckenlymphknoten infiltriert, sinkt sie rapide auf 20%. Bei Vorliegen von Fernmetastasen ist die Prognose infaust.

31.11.5 Verletzungen des Penis

Patienten mit **Penisverletzungen** kommen aus Schamgefühl oft erst spät zum Arzt, vor allem dann, wenn die Verletzung nicht Folge eines Arbeits- oder Verkehrsunfalles, sondern gewaltsamen Geschlechtsverkehrs oder anderer Sexualpraktiken ist (z.B. Einführen des Gliedes in Flaschen oder Staubsaugerrohre). Die diagnostischen Maßnahmen sind abhängig von der Art der Verletzung. Evtl. sind ein Urethrogramm oder ein **Cavernosogramm** (röntgenologische Darstellung der Schwellkörper) erforderlich. Die meisten Penisverletzungen müssen operativ versorgt werden. Insbesondere müssen größere Defekte der Schwellkörperhüllen sorgfältig übernäht werden. Dennoch sind Erektionsstörungen eine häufige Folge.

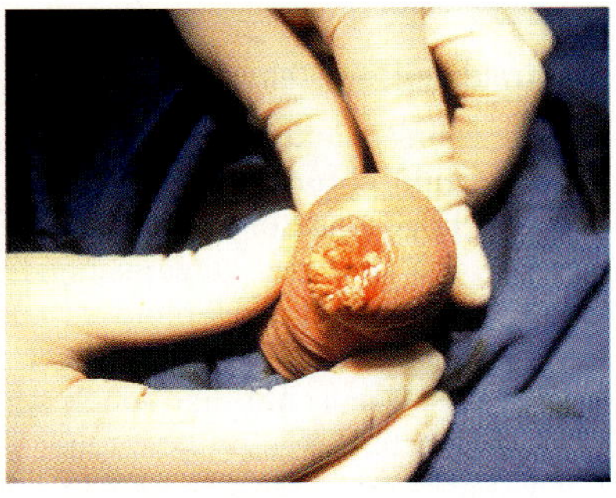

Abb. 31.96: Peniskarzinom. [T196]

31.12 Sexualfunktionsstörungen des Mannes

31.12.1 Die wichtigsten Erektions- und Ejakulationsstörungen

Die Erektions- und Ejakulationsfähigkeit des Mannes ist abhängig von einer normalen Versorgung durch die Nervenstrukturen, ausreichender Blutversorgung, intaktem Hormonhaushalt und psychischem Wohlbefinden des Mannes. Störungen in einem dieser Bereiche können zu *Erektionsstörungen* oder *Ejakulationsstörungen* führen, die den Betroffenen zumeist sehr stark belasten.

Erektionsstörungen

> **Erektionsstörungen** *(Impotentia coeundi, Impotenz, Erektile Dysfunktion):* Fehlende oder für den Geschlechtverkehr unzureichende Versteifung des Penis auf sexuelle Stimulation.

Erektionsstörungen sind in ca. 40 – 50 % der Fälle *psychisch* bedingt. Mangelndes Selbstwertgefühl, berufliche Belastung oder Konflikte mit der Partnerin führen zu Erektionsstörungen und setzen oft einen Teufelskreis in Gang, aus dem der Patient alleine nicht mehr herausfindet. Die Diagnose ist eine Ausschlußdiagnose, die Behandlung umfaßt verschiedene psychotherapeutische Verfahren wie z.B. Verhaltens-, Gespräch- und Sexualtherapie.

Schätzungsweise 50 – 60% der Fälle sind auf körperliche Ursachen zurückzuführen. Dabei stehen im Vordergrund:

- *Medikamentös-toxische Ursachen:* z.B. Alkohol- und Nikotinabusus, aber auch die β-Blocker in der Hypertonietherapie
- *Vaskuläre Ursachen:* z.B. Arteriosklerose
- *Störungen des Hormonhaushalts,* die an jeder Stelle des Regelkreises (☞ 31.1.3) auftreten können
- *Neurologisch-toxische Ursachen:* vor allem Multiple Sklerose (☞ 35.9.8), diabetische Polyneuropathie (☞ 23.6.5) und Querschnittslähmungen (☞ 35.15.2).

Die Diagnose wird durch Anamnese, körperliche Untersuchung und spezielle technische Untersuchungen gestellt (z.B. Doppler- und Duplexsonographie, Schwellkörperinjektionstest).

Eine ursächliche Behandlung der organisch bedingten Impotenz, z.B. durch mikroskopische Operationen zur Durchblutungsverbesserung, ist nur selten möglich. Zur medikamentösen Behandlung steht das gefäßerweiternde Yohimbin (z.B. Yohimbin „Spiegel“®) zur Verfügung.

Außerdem können, falls der Patient es wünscht, verschiedene technische Hilfsmittel eingesetzt werden. Am bekanntesten sind die unterschiedlichen *Penisprothesen.* Bei der *Schwellkörperautoinjektionstherapie,* kurz **SKAT,** spritzt sich der Patient bei Bedarf gefäßwirksame Substanzen, z.B. Papaverin oder Prostaglandin E, in den Schwellkörper (Achtung: Sie führen bei zu hoher Dosierung u.a. zu einer prolongierten Erektion mit u.U. irreversiblen Schäden des Schwellkörpers).

Ejakulationsstörungen

> **Ejakulationsstörung:** Ungenügende Kontrolle über den Zeitpunkt der Ejakulation.

Am häufigsten ist die **Ejaculatio praecox** mit Samenerguß vor oder unmittelbar nach dem Einführen des Penis in die Vagina. Seltener ist die **Ejaculatio retarda** (verspäteter Samerguß). Ejaculatio praecox und retarda sind meist psychisch bedingt.

Dagegen ist die **retrograde Ejakulation,** d.h. der Samenerguß in die Harnblase des Mannes, organisch bedingt, z.B. durch eine Entfernung der retroperitonealen Lymphknoten bei einem Hodenkarzinom oder eine Resektion des Blasenhalses im Rahmen einer Prostatakarzinomoperation.

31.12.2 Die wichtigsten Fertilitätsstörungen beim Mann

Impotentia generandi *(Sterilität des Mannes, Zeugungsunfähigkeit):* Unfähigkeit eines Mannes (trotz normaler Erektion), ein Kind zu zeugen.

Die Ursachen der Unfruchtbarkeit sind vielfältig:

- *Psychische Ursachen* (ähnlich wie bei der Frau, ☞ 32.3.2)
- *Medikamentös-toxische Ursachen:* Nikotin, Rauschgift, Alkohol, Unkrautvernichtungsmittel, Medikamente wie Zytostatika (☞ 24.5.1), Beruhigungsmittel und H_2-Blocker (☞ Pharma-Info 21.82)
- *Vaskuläre Ursachen,* z.B. **Varikozele** des Hodens (☞ 31.10.4)
- *Erkrankungen der männlichen Geschlechtsorgane:* Unbehandelte oder zu spät behandelte Hodenretention (☞ 31.10.1), Hodenentzündungen (☞ 31.10.2), Samenleiterverschluß nach Entzündungen wie etwa Prostatitis, aber auch Durchtrennung des Samenleiters z.B. bei Leistenbruchoperation
- *Hormonelle Ursachen* (beim Mann relativ selten)
- *Immunologische Ursachen,* z.B. Autoantikörperbildung gegen das eigene Sperma
- *Neurologische Ursachen,* z.B. Querschnittslähmung
- *Allgemeinerkrankungen,* z.B. ein schlecht eingestellter Diabetes mellitus.

Fertilitätsdiagnostik, ☞ *31.5.11*

Die Behandlung ist abhängig von der Ursache der Fruchtbarkeitsstörungen.

Während die Prognose bezüglich der Wiederherstellung der Fruchtbarkeit z.B. bei der Varikozele gut ist, sind die Schäden nach einer Hodenentzündung nicht mehr rückbildungsfähig.

31.13 Störungen des Wasser- und Elektrolythaushaltes

31.13.1 Ödeme

Ödem *(Wassersucht):* Ansammlung wäßriger Flüssigkeit im Gewebe, die sich durch eine schmerzlose, nicht gerötete Schwellung zeigt. Auftreten *lokalisiert* oder *generalisiert.* Die Prognose hängt von der Ursache ab.

Krankheitsentstehung

Beim Gesunden ist das Verhältnis balanciert zwischen:

- *Flüssigkeitsausstrom* aus den Kapillaren: Am arteriellen Schenkel der Kapillare ist der Blutdruck (hydrostatischer Druck) größer als der entgegengerichtete osmotische Druck, daher tritt Flüssigkeit in das Gewebe aus *(Filtration)*
- *Flüssigkeitseinstrom* in die Kapillaren: Am venösen Schenkel der Kapillare ist der (kolloid-)osmotische Druck, im wesentlichen verursacht durch die Plasmaeiweiße und den Gewebedruck, größer als der Blutdruck. Daher strömt Flüssigkeit aus dem Gewebe in die Kapillaren zurück *(Reabsorption).*

Bei Ödemen übersteigt der Blutdruck am venösen Schenkel der Kapillare den osmotischen Druck, so daß die am arteriellen Ende ausgetretene Flüssigkeit nicht vollständig in die Kapillaren zurückströmen kann (☞ auch Abb. 8.3). Es sammelt sich Flüssigkeit als Ödem im Gewebe an. Häufigste pathophysiologische Mechanismen sind:

- Erhöhung des hydrostatischen Drucks, z.B. generalisiert bei der Herzinsuffizienz (☞ 18.6.1) oder lokal nach venösen Thrombosen (☞ 19.8.3)
- Erniedrigung des (kolloid-)osmotischen Drucks durch Hypoproteinämie, z.B. bei einem nephrotischen Syndrom (☞ 31.8.7) oder einer Leberzirrhose (☞ 22.4.6).

Symptome und Untersuchungsbefund

Geringe Wasseransammlungen im Gewebe werden vom Patienten in der Regel nicht bemerkt. Bei stärkeren Ödemen klagt der Patient über:

- (Rasche) Gewichtszunahme

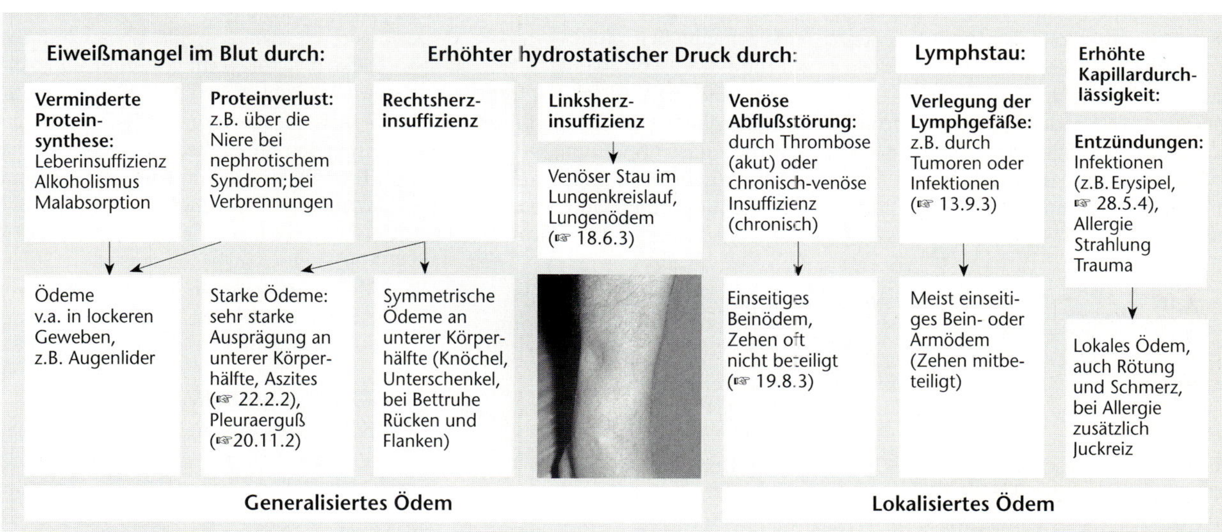

Abb. 31.97: Die möglichen Ursachen und unterschiedliche Symptome einer Ödembildung. Eiweißmangel, venöse Stauung, Lymphstau und gesteigerte Kapillardurchlässigkeit sind die vier Mechanismen der Ödembildung. [M100, T127]

- „Dicke Beine" (typisch für die Herzinsuffizienz)
- Zunahme des Leibesumfanges
- Verquollenes Gesicht (besonders im lockeren Bindegewebe der Lider kann sich leicht Flüssigkeit ansammeln).

Symptome und Untersuchungsbefund werden durch die Grunderkrankung modifiziert. So ist ein entzündlich bedingtes Ödem häufig gerötet und druckschmerzhaft.

Diagnostik und Differentialdiagnose

Basisuntersuchungen zur Einschätzung des Schweregrades und zur Ursachensuche sind:

- Blutuntersuchung: Blutbild, Elektrolyte, Kreatinin, Gesamteiweiß und Eiweißelektrophorese (Nierenschädigung? Elektrolytstörung?)
- Urinuntersuchung: Urinstatus, Eiweiß im 24 Stunden-Urin (nephrotisches Syndrom?)
- Flüssigkeitsbilanzierung: Bilanz weiter positiv?
- Röntgenaufnahme des Thorax: Pleuraerguß? Herzgröße?
- Abdomensonographie: Aszites? Leberzirrhose?
- Echokardiographie: Perikarderguß? Herzleistung?

Die weiteren Untersuchungen sind von der Verdachtsdiagnose abhängig.

Behandlungsstrategie

Ausgeprägte Ödeme müssen durch Gabe von *Diuretika* (☞ Pharma-Info 31.71) ausgeschwemmt werden. Anfangs werden oft stark wirksame Schleifendiuretika gegeben, später kann meist auf die schwächer wirksamen Thiaziddiuretika umgestiegen werden. Wegen der erhöhten Thrombosegefahr ist häufig eine Low-dose-Heparinisierung erforderlich. Bei sehr niedrigem Albumingehalt des Blutes können – je nach Ursache des Eiweißmangels – Albumininfusionen sinnvoll sein.

Begleitend wird die Ursache der Ödembildung (z.B. eine Herzinsuffizienz) behandelt, da die Ödeme sonst schnell wieder „nachlaufen".

Pflege bei Ödemen, ☞ *Pharma-Info 31.71*

31.13.2 Störungen des Wasser- und Natriumhaushaltes

Dehydratation

Dehydratation: Wassermangel, Unterwässerung, auch Volumendefizit genannt.

Krankheitsentstehung

Eine Dehydratation ist bedingt durch:

- Verminderte Flüssigkeitsaufnahme: Z.B. bei gestörtem Durstempfinden (häufig bei alten Menschen) oder im Krankenhaus durch zu wenig Infusionen bei fehlendem Trinken
- Flüssigkeitsverluste: Z.B. durch Erbrechen, Durchfall, Schwitzen, Fieber, erhöhte Urinausscheidung (etwa bei Diabetes mellitus, Diuretikabehandlung oder Nierenerkrankungen), ausgedehnte Verbrennungen oder bei beatmeten Patienten.

Symptome und Untersuchungsbefund

Hinweise auf eine Dehydratation sind:

- Durst, der aber bei älteren Menschen oder Bewußtseinsstörungen oft fehlt
- Allgemeine Schwäche
- Produktion von wenig, aber stark konzentriertem (dunklen) Urin
- „Stehende" Hautfalten durch den verminderten Spannungszustand der Haut (hebt man mit Daumen und Zeigefinger eine Hautfalte ab, so verstreicht diese nicht sofort wieder, sondern bleibt – erst einmal – „stehen")
- Trockene Schleimhäute (rissige Zunge mit borkigen Belägen)
- Kreislaufsymptome (schneller, fadenförmiger Puls, niedriger Blutdruck, kollabierte Halsvenen)
- Bewußtseinseintrübung
- Evtl. Fieber.

Art der Dehydratation	Kurzcharakterisierung	Ursache (Bsp.)	Serum-Natrium und Serum-osmolarität
Hypoton	Na^+-Verlust relativ größer als Wasserverlust	Schwitzen, Verbrennungen, Nebenniereninsuffizienz	↓
Isoton	Verlust von Wasser und Na^+ ausgewogen	Erbrechen, Durchfall, unzureichendes Trinken	Normal
Hyperton *(Exsikkose)*	Verlust von „freiem" Wasser	Diabetes mellitus, Diabetes insipidus	↑

Tab. 31.98: Hypotone, isotone und hypertone Dehydratation. [B200]

Als Faustregel kann gelten, daß dem Patienten beim Auftreten eines starken Durstgefühls ca. 2 l Flüssigkeit und bei den ersten Kreislaufsymptomen ca. 4 l Flüssigkeit fehlen.

Diagnostik und Differentialdiagnose

Die Diagnose wird durch das klinische Bild, Blutuntersuchung (BB, Kreatinin, Elektrolyte) und Urinuntersuchung (Osmolarität, spezifisches Gewicht) gestellt. Anhand des Blutnatriumgehalts erfolgt auch die therapie(mit)entscheidende Einteilung in **hypotone, isotone** und **hypertone Dehydratation** (☞ Tab. 31.98).

Oft wird der Begriff „Exsikkose" als Synonym für Dehydratation verwendet. Genaugenommen handelt es sich dabei jedoch nur um die hypertone Dehydratation, d.h. Wasserverlust bei Natriumüberschuß, z.B. bei Diabetes mellitus (☞ 23.6).

Behandlungsstrategie

In schweren Fällen muß der Patient Infusionen erhalten, die genau auf die Elektrolytstörung abgestimmt sind. Abgesehen von Ausnahmefällen (z.B. Patienten mit schweren ZNS-Symptomen durch den Flüssigkeitsmangel) wird die Elektrolytstörung möglichst langsam korrigiert (etwa über 2 – 3 Tage), um Nebenwirkungen eines zu raschen Ausgleichs, insbesondere ein Hirnödem, zu vermeiden. Die Prognose hängt von Ursache und Schweregrad der Störung ab.

Pflege bei Dehydration

In leichten Fällen kann das Flüssigkeitsdefizit durch ausreichendes Trinken behoben werden. Hierbei spielt die Pflege eine entscheidende Rolle:

- Dem Patienten immer wieder Getränke anbieten und zum Trinken animieren. Geeignet sind bei isotoner

(leichter Natriumverlust) und hypotoner (schwerer Natriumverlust) Dehydratation v.a. salzhaltige Getränke (ca. 10 g NaCl auf 2 – 3 l Flüssigkeit, „Maggisuppe"), bei hypertoner Dehydratation (Natriumüberschuß) dagegen Wasser oder Tee
- Flüssigkeit bilanzieren
- Gleichzeitig bei den häufig älteren Patienten darauf achten, ob durch die erhöhte Flüssigkeitszufuhr eine bis dahin gerade noch kompensierte Herzschwäche entgleist (☞ 18.6).

Hyperhydratation

Hyperhydratation: Wasserüberschuß, Überwässerung, auch Volumenüberlastung genannt.

Krankheitsentstehung

Häufige Ursachen der Hyperhydratation sind Herzinsuffizienz (☞ 18.6), akutes oder chronisches Nierenversagen (☞ 31.8.8, 31.8.9), nephrotisches Syndrom (☞ 31.8.7), Leberzirrhose (☞ 22.4.6) oder Nebennierenrindenüberfunktion (☞ 23.7.1). *Iatrogen* (d.h. vom Arzt verursacht) ist die Hyperhydratation durch „Überinfusion" oder Langzeitkortikoidbehandlung.

Symptome und Untersuchungsbefund

Leitsymptome der Hyperhydratation sind Gewichtszunahme und Ödeme (☞ 31.13.1). Die Patienten fühlen sich oft abgeschlagen und haben Luftnot und Herzklopfen. Ihre Haut ist prallglänzend, und die Halsvenen sind gestaut. Auch wenn die Überwässerung nicht durch eine Herzinsuffizienz bedingt ist, kann ein vorgeschädigtes Herz durch die übermäßige Volumenzufuhr dekompensieren (Symptome der Herzinsuffizienz, ☞ 18.6). Insbesondere bei begleitenden Störungen der Serumosmolarität bestehen auch ZNS-Symptome, z.B. Verwirrtheit, Bewußtseinsstörungen, Krampfanfälle oder Fieber.

Diagnostik und Differentialdiagnose

Die Laboruntersuchungen entsprechen denen bei einer Dehydratation. Je nach der Serumnatriumkonzentration werden unterschieden:
- Die **hypotone Hyperhydratation** (Na^+ erniedrigt)
- Die **isotone Hyperhydratation** (Na^+ normal)
- Die **hypertone Hyperhydratation** (Na^+ erhöht).

Behandlungsstrategie

Neben der Behandlung der Grunderkrankung ist eine Einschränkung der Flüssigkeitszufuhr, oft auch der Salzaufnahme mit der Nahrung, erforderlich. Reicht dies nicht aus, werden Diuretika (☞ Pharma-Info 31.71) gegeben. In schwersten Fällen muß das überschüssige Wasser durch Dialyse oder Hämofiltration (☞ 31.2.6) entfernt werden. Die Prognose hängt von Ursache und Schweregrad der Störung ab.

Pflege bei Hyperhydratation

Neben der Flüssigkeitsbilanzierung steht in der Pflege die Beachtung der diätetischen Vorschriften im Vordergrund. Gerade die Trinkmengenbegrenzung wird von vielen Patienten nicht eingehalten.

31.13.3 Störungen des Kaliumhaushaltes

Kalium (K^+) ist das Haupt-Kation in der Zelle. Es spielt u.a. eine wichtige Rolle bei der Erregungsübertragung im Nervensystem und am Herzen. Die normale Kaliumkonzentration im Blut liegt bei 3,6 – 4,8 mmol/l.

Hypokaliämie

Häufigste Ursachen einer **Hypokaliämie** (*Kaliummangel* im Blut) ist die Einnahme von Diuretika (☞ Pharma-Info 31.71) oder Abführmitteln (*Laxantien*, ☞ Pharma-Info 21.58). Auch Erbrechen, Durchfälle oder bestimmte Hormonstörungen (z.B. Hyperaldosteronismus, ☞ 23.7.1) können einen Kaliummangel verursachen.

Klinisch zeigt sich eine Hypokaliämie durch Muskelschwäche an Skelettmuskulatur und Darm (dadurch Verstärkung der Obstipation und Einnahme von noch mehr Abführmitteln) sowie Herzrhythmusstörungen.

Die Diagnose wird durch die Bestimmung des Kaliumspiegels im Blut (immer mit gleichzeitiger Blutgasanalyse, da die Kaliumkonzentration im Blut pH-abhängig ist) und ein EKG gestellt.

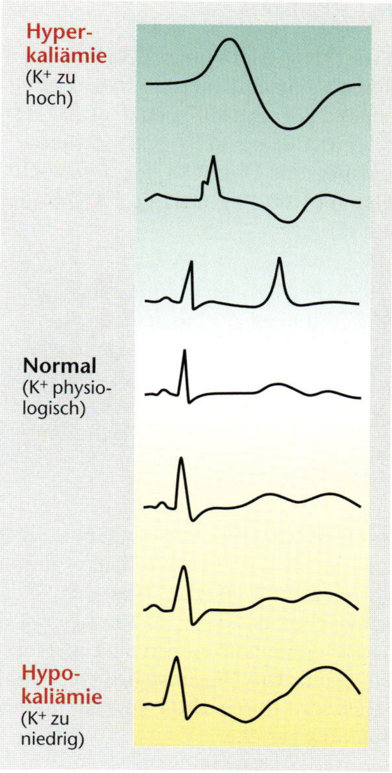

Abb. 31.99: Änderungen des EKGs bei zunehmend hoher (oben) und niedriger (unten) Kaliumkonzentration im Blut. Sowohl extreme Hyper- als auch Hypokaliämie führen unbehandelt rasch zum Tod. [B101]

Zur Ursachensuche kann eine Bestimmung des Urin-Kaliums erforderlich sein.

Häufig kann die Hypokaliämie durch den Verzehr kaliumreicher Nahrungsmittel (z.B. Bananen, Trockenobst) oder die orale Gabe von Kaliumpräparaten (z.B. Kalinor® Brause, Rekawan®) behoben werden. Dabei ist zu beachten, daß diese Medikamente die Schleimhäute des Magen-Darm-Trakts angreifen und daher mit viel Flüssigkeit genommen werden sollen. Evtl. muß das Präparat auch gewechselt werden. Nur in schweren Fällen ist eine *langsame* intravenöse Kaliumgabe erforderlich (max. 10 – 20 mmol/Std. über Infusionspumpe bzw. Perfusor), weil sonst lebensbedrohliche Herzrhythmusstörungen drohen.

Vorsicht! Kalium schädigt die Venenwände!

Da Kalium die Venenwand reizt, dürfen Konzentrationen über 40 mmol/l nur über einen ZVK infundiert werden.

Hyperkaliämie

Eine **Hyperkaliämie** *(Kaliumüberschuß)* entsteht meist durch (chronische) Niereninsuffizienz (☞ 31.8.9) oder Medikamente, in erster Linie kaliumsparende Diuretika und/oder ACE-Hemmer (☞ Pharma-Infos 31.71 und 19.36).

☑ Bei hohem Kaliumspiegel im Blut und „nicht passendem" klinischem Bild die Blutabnahme wiederholen (lassen), da z.B. langes Stauen Erythrozyten zum Platzen bringt und einen hohen Kaliumspiegel vortäuschen kann.

Ähnlich wie die Hypokaliämie zeigt sich auch die Hyperkaliämie durch Kribbelgefühl in der Haut, Muskelschwäche bis hin zu Lähmungen und Herzrhythmusstörungen bis zum Herzstillstand. Die Diagnose der Hypokaliämie wird durch EKG und Blutuntersuchung gesichert.

In leichten Fällen reichen das Absetzen ursächlicher Medikamente und der Verzicht auf kaliumreiche Lebensmittel (z.B. Obst, Gemüse, Säfte) aus. Ansonsten werden Kationenaustauscher, z.B. Resonium®, in ausreichend Flüssigkeit gegeben (bevorzugt oral, evtl. auch rektal). Bei schwerer Hyperkaliämie mit Herzrhythmusstörungen muß der Patient auf der Intensivstation u.a. mit Schleifendiuretika (z.B. Lasix® i.v.), Infusionen (z.B. Glukose plus Insulinzusatz, da Insulin die Kaliumaufnahme in die Zellen fördert), Elektrolytzufuhr und Kationenaustauschern behandelt werden. In Extremfällen ist eine sofortige Dialyse (☞ 31.2.6) erforderlich.

31.13.4 Störungen des Kalziumhaushaltes

Kalzium (Ca^{++}) ist am Aufbau von Knochen und Zähnen beteiligt und wichtig für die Erregungsübertragung von den Nerven auf die Muskeln sowie die Muskelkontraktion.
Reguliert wird der Kalziumhaushalt *hormonell* durch *Vitamin D-Hormon, Parathormon* und *Kalzitonin*. Normal ist ein Blutkalziumspiegel von 2,3 – 2,6 mmol/l.

Hypokalzämie

Eine **Hypokalzämie** *(Kalziummangel)* hat ihre Ursache am häufigsten in hormonellen Störungen (Vitamin D-Stoffwechselstörungen, ☞ 23.8.5, Parathormonmangel, ☞ 23.5.2, oder kalzitoninproduzierende Tumoren, ☞ 23.4.6). Häufige *iatrogene* Ursache ist die Gabe von Schleifendiuretika, z.B. Lasix®. In Pubertät, Schwangerschaft und Stillzeit ist der Kalziumbedarf erhöht und wird durch die Nahrung oft nicht gedeckt.

Akuter Kalziummangel führt zur **Tetanie,** d.h. einer gesteigerten Erregbarkeit von Nerven und Muskeln mit Pelzigkeitsgefühl und Kribbeln der Haut (meist um den Mund) und Krämpfen der Muskulatur (typische „Pfötchenstellung" der Hände, Spitzfußstellung der Füße). Auch zerebrale Krampfanfälle sind möglich. Im Gegensatz hierzu besteht bei der **Hyperventilationstetanie** (☞ auch 20.3.6) kein eigentlicher Kalziummangel, sondern ein Mangel an *ionisiertem* Kalzium im Blut, der durch eine Alkalose infolge übersteigerter Atmung entstanden ist (☞ 31.14.2).

Chronischer Kalziummangel zeigt sich durch trophische Hautstörungen (trockene, rissige Haut), Haarausfall, Querrillen an den Nägeln sowie v.a. auch Knochenveränderungen. Die typische Veränderung beim Erwachsenen ist die **Osteomalazie,** die durch Kalzium- oder Vitamin D-Mangel hervorgerufen wird und bei der die Knochengrundsubstanz zu wenig Mineralstoffe enthält. Dadurch wird der Knochen weich und biegsam, es kommt zu krankhaften Knochenverkrümmungen besonders der statisch belasteten Knochen, zu Gangstörungen und Schmerzen, v.a. im Brustkorb-, Wirbelsäulen- und Beckenbereich (☞ auch 26.8.1). Das entsprechende Krankheitsbild beim Kind ist die **Rachitis,** die jedoch heute durch prophylaktische Vitamin D-Gabe kaum mehr zu beobachten ist.

Die Therapie der chronischen Formen besteht in der oralen Gabe von Kalzium (Milch- und Milchprodukte, Kalziumbrausetabletten) sowie evtl. der Gabe von Vitamin D. Bei akuten Formen ist manchmal der intravenöse Kalziumersatz erforderlich (Vorsicht: nur langsam wegen der Gefahr von Herzrhythmusstörungen und nicht bei digitalisierten Patienten). Manchmal ist auch ein Magnesiumersatz erforderlich.

Hyperkalzämie

Eine **Hyperkalzämie** *(Kalziumüberschuß)* wird bei Nebenschilddrüsenüberfunktion (☞ 23.5.1) und bösartigen Tumoren *(paraneoplastisch* oder durch Knochenmetastasen) gefunden, aber auch bei Vitamin D-Vergiftung oder Thiazid-Diuretika-Gabe.

Oft wird ein erhöhter Blutkalziumspiegel nur zufällig diagnostiziert. Symptomatische Patienten haben v.a. eine (Muskel-)Schwäche, Magen-Darm-Beschwerden (Appetitlosigkeit, Übelkeit, Erbrechen, Verstopfung), Herzrhythmusstörungen, eine Polyurie mit Exsikkose und in fortgeschrittenen Stadien Bewußtseinsstörungen bis hin zu Verwirrtheit und Koma.

Die Behandlung besteht in einer kalziumarmen Diät (keine Milch und -produkte), Flüssigkeitszufuhr und evtl. – scheinbar widersprüchlich – einer forcierten Diurese (☞ unten). Ist die Hyperkalzämie tumorbedingt, werden oft auch Glukokortikoide oder *Biphosphonate* (z.B. Ostac®) notwendig.

Notfall!
Hyperkalzämische Krise
Lebensbedrohlich ist die **hyperkalzämische Krise** mit massiver Polyurie und Polydipsie, Erbrechen, Exsikkose, Fieber und Bewußtseinsstörungen. 20% der Patienten haben eine Bauchspeicheldrüsenentzündung (☞ 22.6.2), und es droht der Tod durch Koma und Herzstillstand.

Die Behandlung der hyperkalzämische Krise auf der Intensivpflegestation besteht in:

- Forcierter Diurese (z.B. Lasix i.v.) mit gleichzeitigem Flüssigkeits- und ggf. Elektrolytersatz (v.a. Kalium) unter sorgfältiger Flüssigkeitsbilanzierung
- Gabe von Glukokortikoiden und Biphosphonaten
- Evtl. Gabe des Zytostatikums Mithramycin
- Evtl. Hämodialyse (☞ 31.2.6) gegen eine kalziumarmes Dialysat.

31.13.5 Störungen des Magnesiumhaushaltes

Bedeutendste Störung des Magnesiumhaushalts ist die **Hypomagnesiämie** *(Magnesiummangel)* mit einem Blutmagnesiumspiegel von unter 0,7 mmol/l. Oft besteht gleichzeitig eine Hypokalzämie.

Ursache sind häufig Mangelernährung (z.B. bei Alkoholmißbrauch), erhöhter Bedarf (z.B. Schwangerschaft), verminderte Resorption (z.B. bei Erbrechen oder Durchfall) oder erhöhte Ausscheidung (etwa bei Diuretikagabe oder einigen hormonellen Störungen).

Als Folge einer übersteigerten neuromuskulären Erregbarkeit haben die Patienten Tetanien, Darmkrämpfe, Herzrhythmusstörungen und in schweren Fällen Bewußtseinsstörungen bis zum Koma sowie zerebrale Krampfanfälle. Leichter Magnesiummangel äußert sich häufig durch Beinschmerzen (v.a. der Waden) und Müdigkeit. Die *Diagnose* wird durch eine Blutuntersuchung gestellt. Als *Behandlung* reichen oft magnesiumreiche Ernährung (Obst, Gemüse, Nüsse) und/oder eine Medikation mit Magnesiumsalzen (z.B. Magnesium Verla®) aus. In schweren Fällen ist eine langsame intravenöse Magnesiumgabe unter ständiger Beobachtung des Patienten erforderlich.

31.14 Störungen des Säure-Basen-Haushalts

31.14.1 Azidose

Azidose: Absinken des arteriellen Blut-pH-Wertes unter 7,36. Je nach Ursache Unterscheidung zwischen **metabolischer** und **respiratorischer Azidose.**

Metabolische Azidose

Die Ursache einer *metabolischen Azidose* liegt im Stoffwechsel begründet, und zwar entweder:

- In einem vermehrten Anfall von sauren Stoffwechselprodukten, z.B. durch ein diabetisches Koma mit erhöhter Produktion von Ketonkörpern (bei uns häufigste Ursache), Sauerstoffmangel bei Kreislaufversagen, Sepsis, Nierenversagen sowie bestimmte Vergiftungen, oder
- Im Verlust von (basischem) Bikarbonat (z.B. bei Durchfall).

Symptome, Befund und Diagnostik

Hauptsymptom einer metabolischen Azidose ist eine vertiefte, in fortgeschrittenen Stadien auch beschleunigte Atmung, da der Körper versucht, die Stoffwechselstörung durch vermehrtes Abatmen von CO_2 auszugleichen. Vielfach erlaubt der Atemgeruch bereits Rückschlüsse auf die Ursache der Azidose (obstartiger Geruch der Ausatemluft beim diabetischen Koma). Bei schwerer Azidose treten eine Herzinsuffizienz (☞ 18.6.2), ein Blutdruckabfall, psychische Veränderungen (z.B. Verwirrtheit) und Bewußtseinstrübungen hinzu.

Die Diagnose wird durch eine Blutgasanalyse (☞ 20.4.4) gesichert. Dabei spricht man von einer **kompensierten Azidose,** wenn der Blut-pH zwar noch im Normbereich liegt, die übrigen Werte der BGA die Störung aber bereits anzeigen. Außerdem besteht häufig eine Hyperkaliämie (☞ 31.13.3).

Störung	pH*	pCO_2 [mmHg]	Bikarbonat [mmol/l]	BE [mmol/l]
Normwerte	7,36 – 7,44	36 – 44	22 – 26	–2 bis +2
Metabolische Azidose	↓ oder ↔	↔ oder ↓	↓	Negativ
Metabolische Alkalose	↑ oder ↔	↔ oder ↑	↑	Positiv
Respiratorische Azidose	↓ oder ↔	↑	↔ oder ↑	Positiv
Respiratorische Alkalose	↑ oder ↔	↓	↔ oder ↓	Negativ

* Bei kompensierten Veränderungen ist der pH durch erhöhte oder erniedrigte Bikarbonatausscheidung bzw. CO_2-Abatmung noch im Normbereich; pCO_2, BE bzw. Standardbikarbonat sind jedoch pathologisch.

Faustregel: Metabolisch **M**iteinander: Bei metabolischen Störungen verändern sich pH, Bikarbonat und pCO_2 stets gleichsinnig!

Tab. 31.100: Blutgasanalyse bei den verschiedenen Formen von Azidose und Alkalose. BE = *Base excess* = Differenz der nachweisbaren gegenüber den normalen Pufferbasen. [B200]

Behandlungsstrategie

Die kausale Behandlung der Azidose besteht in der Behandlung der Grundkrankheit, z.B. des entgleisten Diabetes mellitus. Symptomatisch müssen bei einer *schweren akuten Azidose* unter intensivmedizinischen Bedingung Puffersubstanzen (z.B. Natriumbikarbonat, Tris-Puffer) infundiert werden. Bei einer *chronischen Azidose* kann auch Zitrat (etwa Acetolyt®) oral gegeben werden.

Respiratorische Azidose

Eine *respiratorische Azidose* entsteht immer dann, wenn die Abatmung von Kohlendioxid gestört ist und sich damit CO_2 bzw. Bikarbonat und Wasserstoffionen im Körper ansammeln. Häufige Ursachen sind Lungenerkrankungen (z.B. Asthma bronchiale, ☞ 20.6.1) oder eine Dämpfung des Atemantriebs durch Medikamente (z.B. durch Benzodiazepine, ☞ 36.4.3, oder Opioide, ☞ Pharma-Info 16.7).

Symptome, Befund und Diagnostik

Symptome der respiratorischen Azidose sind Atemnot, Zyanose, Herzrhythmusstörungen, psychische Veränderungen und Bewußtseinstrübung bis zum Koma. Die Diagnose wird durch eine BGA gestellt.

Behandlungsstrategie

Gelingt es nicht, die Atemstörung zu beheben, muß der Patient unter intensivmedizinischer Betreuung intubiert und beatmet werden (Grenz-pH ca. 7,2).

31.14.2 Alkalose

Alkalose: Anstieg des des arteriellen pH-Wertes über 7,44. Je nach Ursache Unterscheidung zwischen **metabolischer** und **respiratorischer Alkalose.**

Metabolische Alkalose

Die metabolische Alkalose entsteht durch:

- Übermäßige Zufuhr von Basen (z.B. bei nicht ausgewogenen Infusionen)
- Verlust von Säuren, z.B. bei Erbrechen, längerem Absaugen des sauren Magensafts oder endokrinen Störungen (M. Cushing und M. Conn, ☞ 23.7.1).

Symptome, Befund und Diagnostik

Der Organismus versucht zwar, durch Einschränkung der Atmung (Hypoventilation) die Störung auszugleichen, doch wird diese durch den Sauerstoffbedarf der Gewebe begrenzt und ist klinisch nur schwer faßbar. Daher stehen die Symptome der begleitenden Hypo-

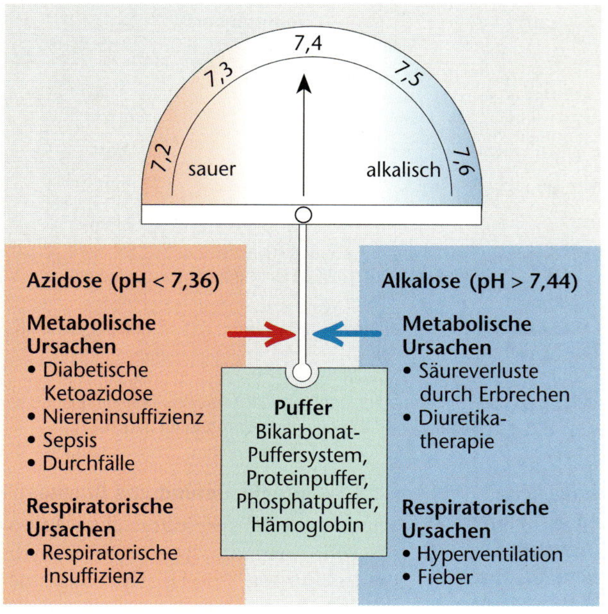

Abb. 31.101: Häufige Ursachen von Azidosen und Alkalosen: Die Puffersysteme im Körper halten den pH-Wert in einem engen Rahmen konstant. Durch Überlastung der Systeme kann es zu Azidosen oder Alkalosen kommen. [B200]

kaliämie (☞ 31.13.3), der Verminderung des ionisierten Kalziums (☞ oben) sowie evtl. des Volumenmangels (Durst!) im Vordergrund.Die Diagnose wird durch die BGA gestellt.

Behandlungsstrategie

In leichten Fällen reicht die Behandlung der Grunderkrankung aus. Schwere Störungen werden durch Infusionen (z.B. NaCl 0,9%, HCl- oder L-Argininhydrochloridlösung) behandelt. Gleichzeitig wird oral oder durch Infusion Kalium ersetzt.

Respiratorische Alkalose

Ursache der respiratorischen Alkalose ist eine übermäßig gesteigerte Atmung **(Hyperventilation)**. Am häufigsten ist dies *psychosomatisch* bedingt **(Hyperventilationstetanie,** z.B. bei Angst- oder Erregungszuständen), seltener durch Fieber, Gehirnerkrankungen (z.B. Meningitis, Enzephalitis, ☞ 35.9.1 und 35.9.2) oder Sepsis (☞ 28.4).

Symptome, Befund und Diagnostik

Die gesteigerte Atmung fällt meist auf den ersten Blick auf. Typischerweise hat der Patient Atemnot und ist ängstlich, die Haut ist aber nicht zyanotisch (Teufelskreis Alkalose → Verengung der Atemwege → noch mehr Angst und weitere Steigerung der Atmung). Durch die Verminderung des *ionisierten* Kalziums entsteht eine *Tetanie* (☞ 31.13.4).

Behandlungsstrategie

Die Behandlung besteht in der Beseitigung der Atemstörung. Bei der „psychogenen" Hyperventilationstetanie sind dies Beruhigung des Patienten, die sog. *Plastikbeutelrückatmung* (Patient atmet langsam in eine möglichst große Tüte) und evtl. die medikamentöse Sedierung, z.B. mit Benzodiazepinen. Eine Kalziumgabe ist bei diesen Patienten in der Regel *nicht* erforderlich.

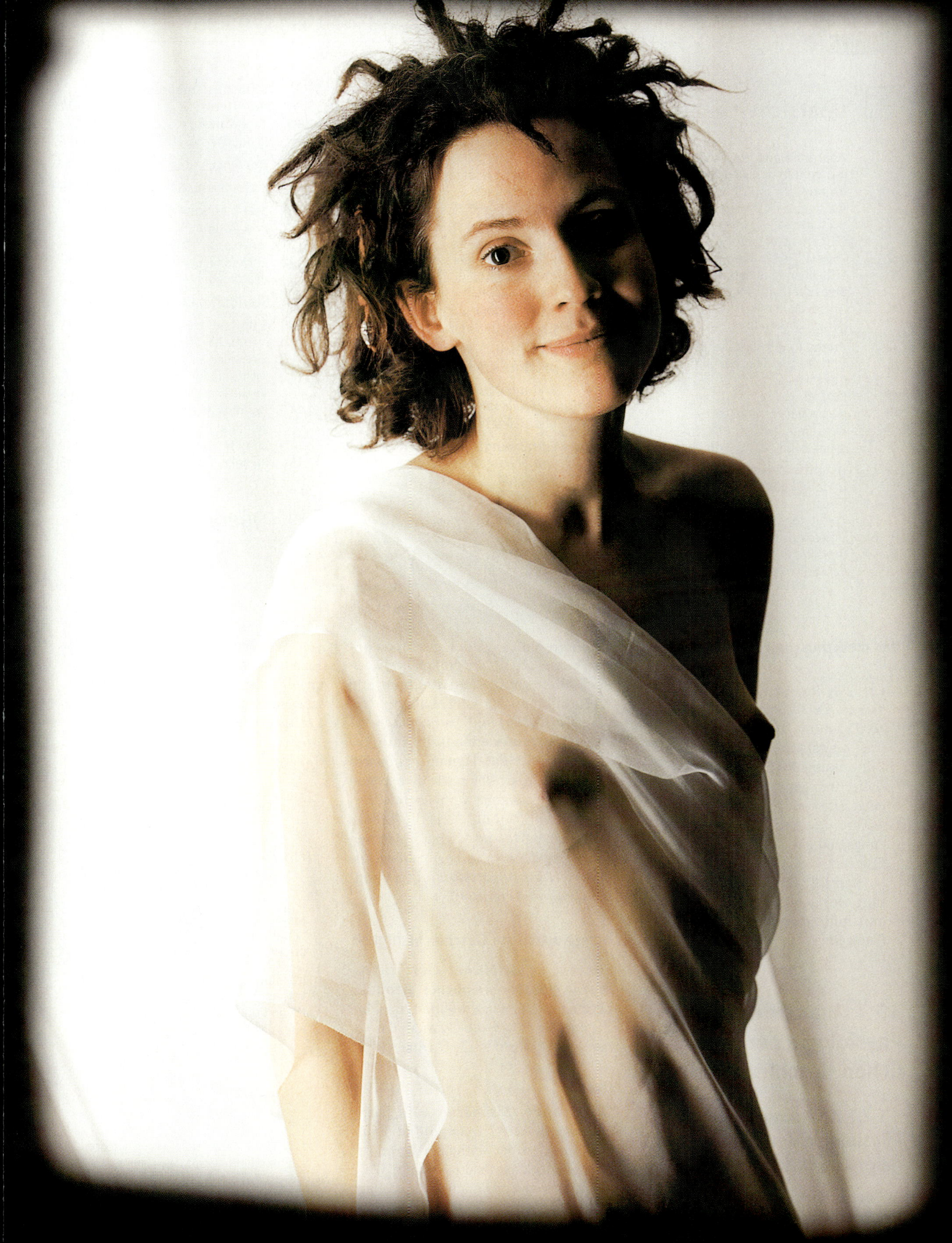

32

Pflege in der Gynäkologie

Übersicht

Querverweise

Sexuell übertragbare Krankheiten, ☞ *30.11*

Das medizinische Fachgebiet

Gynäkologie: *Frauenheilkunde.* Befaßt sich mit Prophylaxe, Diagnose sowie konservativer und operativer Behandlung von Erkrankungen der weiblichen Geschlechtsorgane und der weiblichen Brust sowie der Empfängnisverhütung und der Fortpflanzungsmedizin.
Eng verzahnt mit der *Geburtshilfe* (☞ Kap. 12), daher Zusammenfassung von Gynäkologie und Geburtshilfe zu *einem* medizinischen Fachgebiet.

32.1 Anatomie und Physiologie der weiblichen Geschlechtsorgane

32.1.1 Anatomie und Physiologie der äußeren und inneren Geschlechtsorgane

Äußere weibliche Geschlechtsorgane

Zu den *äußeren weiblichen Geschlechtsorganen* (*äußeres weibliches Genitale*, **Vulva**) zählen der **Mons pubis** *(Venushügel)*, die *großen* und *kleinen Schamlippen* (*Labia maiora* und *minora pudendi*, kurz **Labien**), die **Klitoris** *(Kitzler)* und der *Scheideneingang* **(Introitus vaginae).** Im Introitus vaginae bildet das **Hymen** *(Jungfernhäutchen)* bzw. der nach dem ersten Geschlechtsverkehr verbleibende *Hymenalsaum* (☞ Abb. 32.1) die Grenze zwischen Vulva und Vagina. Zwischen Klitoris und Introitus vaginae liegt die *äußere Harnröhrenmündung (Orificium urethrae externum).*

Innere weibliche Geschlechtsorgane

Die *inneren weiblichen Geschlechtsorgane* **(inneres weibliches Genitale)** liegen geschützt im *kleinen Becken.* Zu ihnen gehören die Ovarien, die Tuben, der Uterus und die Vagina.

Ovarien

Die **Ovarien** *(Eierstöcke)* sind paarig angelegt, etwa 3 × 1 cm groß und subperitoneal an der seitlichen Wand des kleinen Beckens fixiert (☞ Abb. 32.3). Sie bilden die weiblichen Sexualhormone *Östrogen* und *Progesteron,* die nicht nur auf die Gebärmutter, sondern auf alle Organe der Frau einwirken (☞ Abb. 32.4). In ihnen reift etwa alle vier Wochen eine befruchtungsfähige Eizelle heran. Damit spielen die Ovarien eine zentrale Rolle in der komplizierten Steuerung des *Menstruationszyklus* (☞ 32.1.2 und Abb. 32.7).

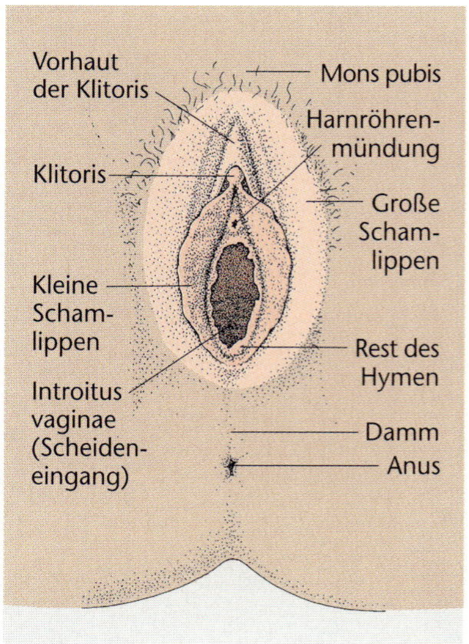

Abb. 32.1: Die Vulva einer Frau, die schon Geschlechtsverkehr hatte: Das Hymen (☞ Text) ist zerrissen, es steht nur noch ein schmaler Saum.
Die Klitoris ist von einer schützenden Vorhaut **(Präputium)** fast verdeckt. Die kleinen Labien sind ganz mit Schleimhaut überzogen, die großen nur an ihrer Innenseite. [L190]

Tuben

Die **Tuben** *(Tubae uterinae, Eileiter)*, trichterförmige Ausziehungen des Uterus mit einer Muskelschicht und Flimmerepithel, nehmen das Ei nach dem Eisprung auf und transportieren es durch wellenförmige Bewegungen zur Gebärmutter. Die Befruchtung des Eis findet auf dem Weg dorthin statt.
Ovarien und Tuben zusammen werden auch als **Adnexe** (lat. Anhangsgebilde) bezeichnet.

Uterus

Der birnenförmige, etwa 9 cm lange **Uterus** *(Gebärmutter)* ist im kleinen Becken dorsokranial (= hinter und oberhalb) der Harnblase und vor dem Rektum mit einem *Halteapparat* aus kräftigen Bändern aufgehängt. Die laterale Aufhängung an der Beckenwand heißt **Parametrium** (Beckenbindegewebe mit in ihm verlaufender Gefäßversorgung des Uterus). Der Uterus besteht aus zwei Abschnitten: Der obere Anteil, der *Gebärmutterkörper* **(Corpus uteri)**, besteht aus kräftiger Muskulatur und dient während der Schwangerschaft als *„Fruchthalter"*. Der untere Teil der Gebärmutter, der *Gebärmutterhals* (*Cervix uteri*, kurz **Zervix**), schließt während der Schwangerschaft die Fruchthöhle nach unten ab. Die Drüsen der Zervixschleimhaut bilden einen zähen Schleim, der die Uterushöhle wie ein Pfropf verschließt und vor Keimen aus der Vagina schützt. Der Teil der Zervix, der in die Vagina hineinragt, heißt *Portio vaginalis uteri* oder **(Portio).** Die Öffnung des Zervikalkanals zur Portio ist der **äußere Muttermund** *(Ostium uteri)*.

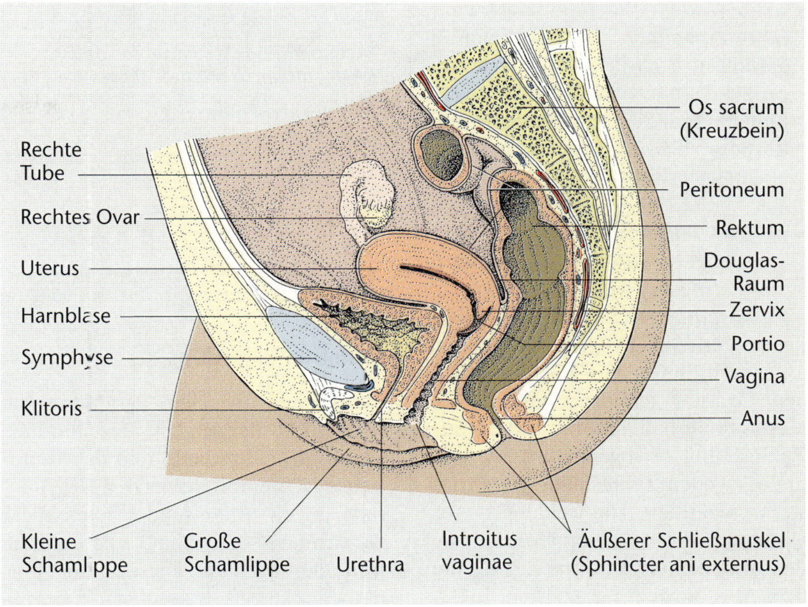

Abb. 32.2: Die äußeren und inneren weiblichen Geschlechtsorgane im Sagittalschnitt. Ovarien, Tuben und Corpus uteri sind mit Peritoneum überzogen. [L190]

Die Wand des Uterus, die das **Cavum uteri** *(Gebärmutterhöhle)* umschließt, besteht aus drei Schichten:

- **Perimetrium:** Peritonealüberzug des Uterus, äußere Schicht
- **Myometrium:** Mittlere, dickste Schicht aus glatter Muskulatur
- **Endometrium:** *Gebärmutterschleimhaut*, innere Schicht, unterteilt in die myometriumnahe **Basalis** *(Basalschicht)* und die myometriumferne **Funktionalis** *(Funktionsschicht)*, die den hormonellen Veränderungen unterworfen ist.

Vagina

Die **Vagina** *(Scheide)* ist ein 8 – 12 cm langer, elastischer Muskelschlauch, der Uterus und äußeres Genitale verbindet. Sie ist drüsenlos. Das Sekret der Vagina stammt v.a. aus den Drüsen der Zervix uteri und aus abgestoßenen vaginalen Epithelzellen. Aus dem Glykogen dieser abgeschilferten Zellen bilden bestimmte *Milchsäurebakterien* **(Döderlein-Bakterien)** Milchsäure, die für das typisch saure Milieu der Vagina verantwortlich ist (pH = 4,0), das das Wachstum pathogener Keime hemmt.

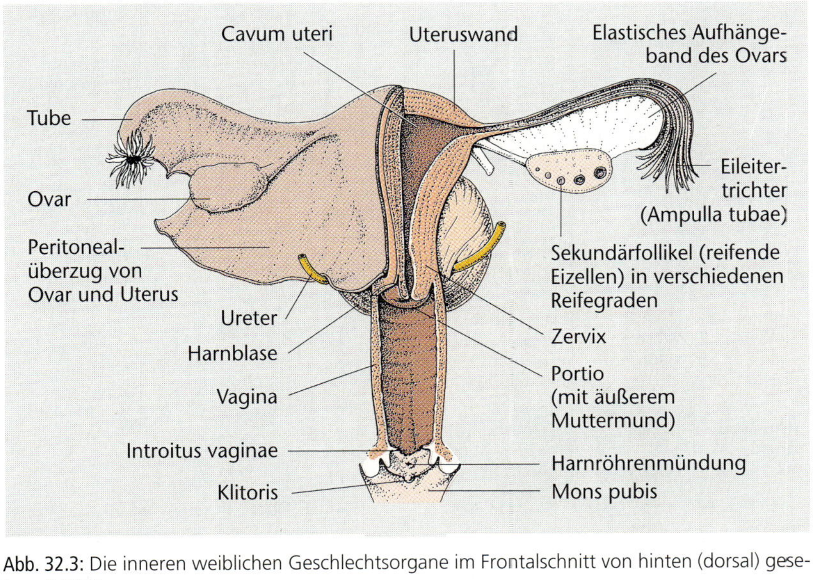

Abb. 32.3: Die inneren weiblichen Geschlechtsorgane im Frontalschnitt von hinten (dorsal) gesehen. [L190]

32.1.2 Physiologie der weiblichen Sexualhormone und des Menstruationszyklus

Weibliche Sexualhormone

FSH und LH

Mit der Pubertät beginnt im Hypothalamus die Bildung des Releasing-Hormons **Gn-RH** (*Gonadotropin-Releasing-Hormon*, ☞ 23.1.1), das die Sekretion von FSH und LH in der Hypophyse stimuliert:

- **FSH** *(Follikelstimulierendes Hormon)* bewirkt in der ersten Hälfte des Menstruationszyklus die Reifung einer Eizelle zum sprungreifen Follikel und fördert die Östrogenproduktion in den Ovarien

- **LH** *(Luteinisierendes Hormon)* führt zusammen mit FSH zum Eisprung in der Mitte des Menstruationszyklus und danach zur Entwicklung des progesteronbildenden **Gelbkörpers** *(Corpus luteum)* aus dem ehemaligen Eibett.

Östrogene und Gestagene

Die weiblichen Sexualhormone **Östrogene** (*Estrogene*, wichtigster Vertreter: *17β-Östradiol*) und **Gestagene** (wichtigster Vertreter: **Progesteron**) werden unter dem Einfluß von FSH und LH in den Ovarien gebildet. Während der Hormonhaushalt der Frau in der ersten Zyklushälfte östrogenbetont ist, wird in der zweiten Zyklushälfte v.a. Progesteron sezerniert. Die vielfältigen Auswirkungen dieser beiden Hormone auf den gesamten Organismus veranschaulicht Abb. 32.4.

Prolaktin und Oxytocin

Zwei weitere weibliche Sexualhormone sind das **Prolaktin** und das **Oxytocin,** die vor allem in Schwangerschaft und Stillperiode ihre Wirkung ausüben (☞ 12.12.4 und Pharma-Info 12.19).

Phase	Dauer	Physiologische Vorgänge
Menstruation *(Menstruationsblutung, Regelblutung, Periode, Menses)*	1. – 4. Zyklustag	Abstoßung der Funktionalis
Proliferationsphase *(Aufbauphase)*	5. – 14. Zyklustag	Neuer Schleimhautaufbau aus der Basalis
Sekretionsphase	15. – 28. Zyklustag	Wachstum der Schleimhautdrüsen und Einlagerung von Nährstoffen (v.a. Glykogen)

Tab. 32.5: Die drei Phasen des Menstruationszyklus, hier am Beispiel eines 28tägigen Zyklus. Bei kürzerer oder längerer Zyklusdauer sind die einzelnen Phasen entsprechend kürzer oder länger.

Menstruationszyklus

In der Zeit zwischen der **Menarche** (Zeitpunkt der ersten Regelblutung, griech. Monatsanfang) und der **Menopause** (Zeitpunkt der letzten Regelblutung, griech. Monatsende) treten in der Gebärmutterschleimhaut periodische Veränderungen auf. Diese werden hormonell gesteuert und sollen in regelmäßigen Abständen optimale Bedingungen für die Einnistung einer befruchteten Eizelle schaffen. Parallel dazu wird in der Mitte dieses 25 – 35 Tage dauernden Zeitraums (**Menstruationszyklus**, ☞ Abb. 32.7) vom Ovar ein befruchtungsfähiges Ei bereitgestellt. Tritt eine Schwangerschaft ein, wird der Zyklus unterbrochen.

Kommt es nach einem *Eisprung* (**Ovulation**) nicht zur Befruchtung der Eizelle, so bildet sich der progesteronproduzierende Gelbkörper (☞ oben und Abb. 32.7) zurück. Durch den abfallenden Progesteronspiegel sinkt die Durchblutung der Funktionalis, die obere Schicht der Gebärmutter stirbt ab und wird während der Menstruation ausgestoßen.

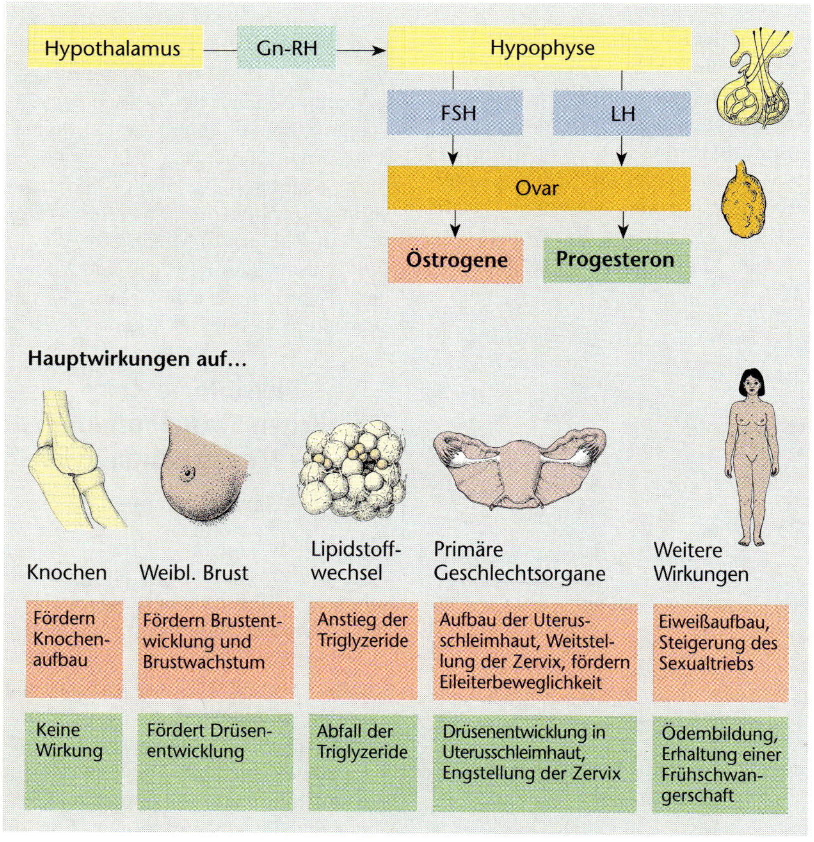

Abb. 32.4: Die weiblichen Sexualhormone Östrogene und Progesteron haben unterschiedliche Wirkungen auf den Körper. [B101]

32.1.3 Anatomie und Physiologie der weiblichen Brust

Die **Brüste** *(Mammae)* der Frau bilden sich während der Pubertät unter dem Einfluß der Geschlechtshormone aus. Jeder *Brustdrüsenkörper* besteht aus 15 – 20 Drüsenlappen, die durch lockeres Bindegewebe voneinander getrennt sind. Die Lappen der Brustdrüse setzen sich aus kleineren Läppchen und diese

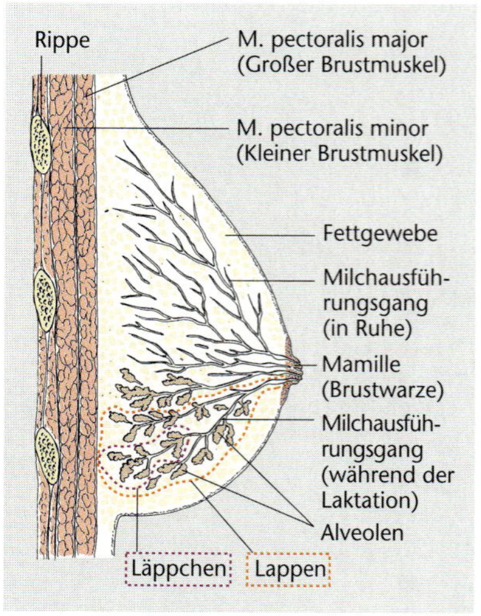

Abb. 32.6: Feinbau der weiblichen Brust (Sagittalschnitt). Oben: Brustgewebe in der Ruhephase. Unten: Volle Entwicklung der Milchbläschen in der Stillzeit *(Laktationsphase).* [L190]

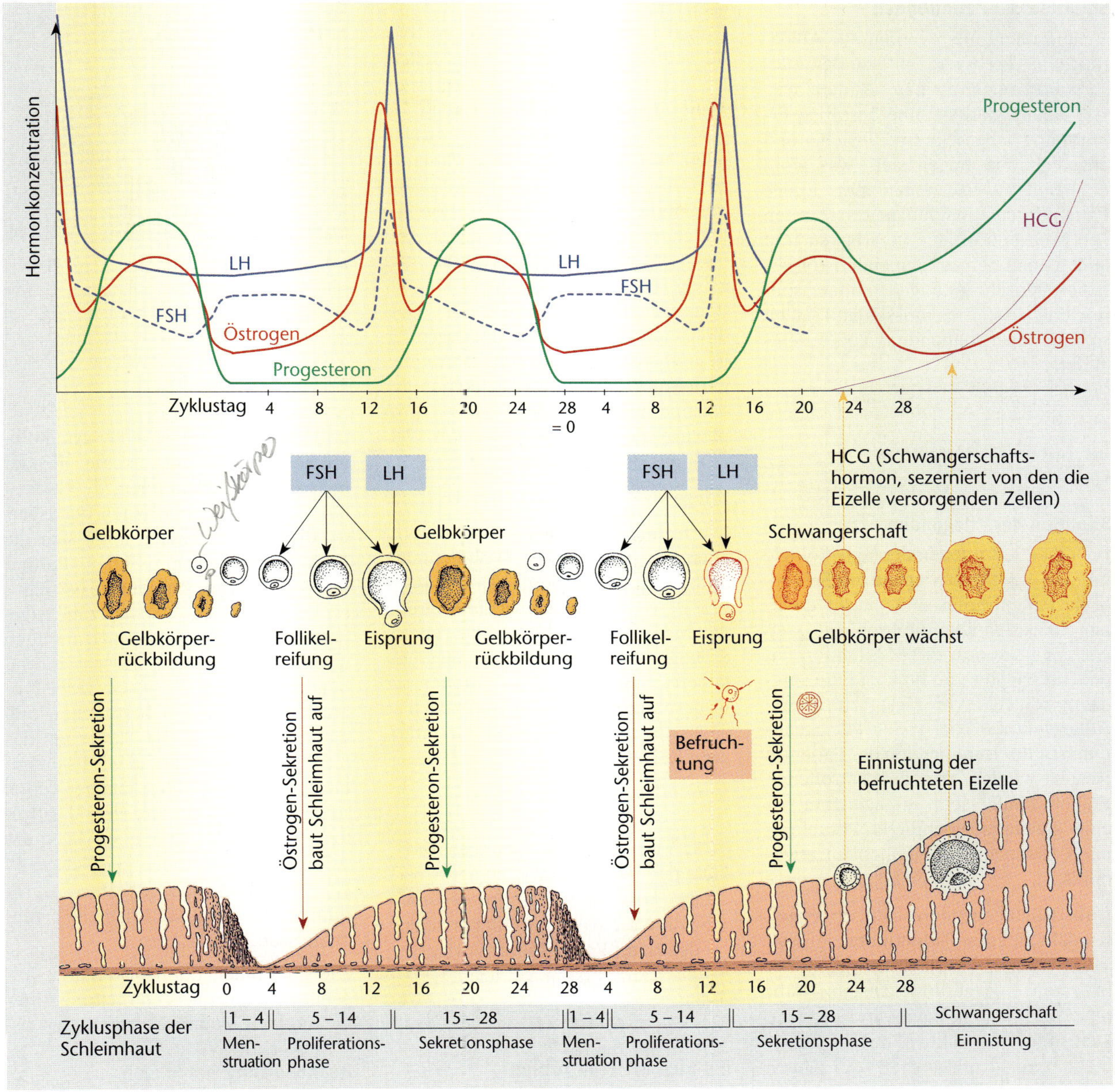

Abb. 32.7: Schema der wichtigsten hormonellen Veränderungen beim Menstruationszyklus und deren Effekte auf die Gebärmutterschleimhaut und die Ovarien. Kommt es zur Befruchtung und zur Einnistung des Eies, stirbt der Gelbkörper nicht ab, sondern wächst und sezerniert noch mehr Progesteron. Störungen in nur einem der beteiligten Organe (Hypothalamus, Hypophyse, Ovarien, Uterus) können Unregelmäßigkeiten des Menstruationszyklus und eine Minderung der Fruchtbarkeit zur Folge haben. [B101]

wiederum aus Milchbläschen **(Alveolen)** zusammen. Aus jedem Lappen geht ein *Milchausführungsgang* hervor, der auf der *Brustwarze* **(Mamille)** mündet.

Die Brustdrüse ist in ein individuell sehr unterschiedlich ausgeprägtes Fettpolster eingebettet, das auch für die Brustgröße verantwortlich ist.

Durch die Brust ziehen Blutgefäße und Lymphbahnen. Der Lymphabfluß erfolgt hauptsächlich über die Lymphknoten der Achselhöhle, in geringerem Umfang auch in Richtung Clavicula und Sternum.

Mit dem Ende der Pubertät ist die Brustentwicklung zunächst abgeschlossen. Tritt eine Schwangerschaft ein, entwickeln sich die Alveolen in der Spätschwangerschaft und am Anfang der Stillzeit weiter. Ab ungefähr dem 40. Lebensjahr wird der Drüsenkörper zunehmend durch Bindegewebe und später auch Fettgewebe ersetzt, die Brust verliert an Volumen und Elastizität.

32.2 Pflege in der Gynäkologie

Onkologische Pflege, ☞ 24.2

Pflegende in der Gynäkologie sind in einem vielseitigen Aufgabengebiet tätig: Ihre Aufgaben reichen von präventiven Tätigkeiten über die Assistenz bei diagnostischen und therapeutischen Maßnahmen sowie die perioperative Versorgung und die Betreuung konservativ behandelter Patientinnen bis hin zur Begleitung in Krisensituationen.

Situation der Patientinnen

Viele Patientinnen werden zur Abklärung eines krebsverdächtigen Befundes stationär aufgenommen. Andere wissen bereits, daß sie eine bösartige Erkrankung haben. Sie sind unsicher und ängstlich und fragen sich, was wohl noch auf sie zukommen mag. Einige Patientinnen müssen das Fortschreiten der Krebserkrankung verarbeiten und leiden unter den zunehmenden körperlichen Einschränkungen, andere spüren, daß sie sterben müssen und setzen sich mit dem (nahenden) Tod auseinander.

Problem des Organverlustes ☞ 7.11.3, 7.11.4, 7.13; Situation der Frau vor einer Operation, ☞ 11.1

Situation der Pflegenden

Bei den Pflegenden in der Gynäkologie handelt es sich vorwiegend um Frauen. Viele Patientinnen sind hierfür dankbar, da es sich über die Probleme, welche die Frauen in dieser Situation haben, oft leichter von Frau zu Frau sprechen läßt als von Frau zu Mann. Außerdem muß bei vielen Pflegemaßnahmen der Intimbereich der Patientin berührt werden, was den betroffenen Frauen häufig sehr unangenehm ist; eine gleichgeschlechtliche Pflegekraft kann vielleicht die Peinlichkeit etwas mindern.

Haben die Pflegenden einen sehr engen Kontakt zu ihren Patientinnen, müssen sie aufpassen, daß sie ihnen gegenüber trotzdem eine gesunde Distanz wahren. Wer immer mitleidet und sich jede Last aufbürden läßt, kann auf Dauer nicht optimal pflegen (☞ 3.2.3, Burnout).

32.2.1 Unterstützung bei den ATL

Ausscheiden

Blasen- und Darmentleerungsstörungen treten bei Frauen mit gynäkologischen Erkrankungen häufig auf, v.a. eine (chronische) Obstipation. Die Ursachen der Obstipation reichen von psychischer Belastung, mangelnden Möglichkeiten oder fehlender Zeit zur Stuhlentleerung bis hin zu gynäkologischen Operationen. Nach manchen operativen Eingriffen wird vorübergehend ein Abführmittel verabreicht, um einen zu starken Druck auf das Wundgebiet durch das Pressen zu vermeiden. Jedoch ist die Indikation für ein Abführmittel jeden Tag neu zu stellen. Dies bedeutet, daß die Patientinnen nicht nur gefragt werden, ob sie Stuhlgang hatten, sondern auch, ob er weich oder hart war. Hatte eine Patientin etwa drei Tage lang keinen Stuhlgang oder muß sie bei der Defäkation die Bauchpresse betätigen, wird der Arzt nach einem geeigneten Abführmittel gefragt oder ein Medikament aus der Bedarfsmedikation ausgewählt. Darf die Patientin essen, ist zu überlegen, ob es statt der medikamentösen Abführmittel nicht andere Möglichkeiten der Obstipationsbekämpfung oder -prophylaxe gibt (z.B. die Gabe von Weizenkleie, ☞ 7.9.2, 21.2.7).

Pflege bei Inkontinenz, ☞ 7.9.4, 31.3.6

Die **Intimhygiene** dient dem körperlichen und psychischen Wohlbefinden und beugt aufsteigenden Infektionen vor. Besonders wichtig ist sie während der Menstruationsblutung, bei Veränderungen oder Erkrankungen im Genitalbereich sowie nach Operationen zur Entfernung des Wundsekrets, da dies einen optimalen Nährboden für pathogene Keime darstellt.

Intimpflege ☞ 7.11.4

☑ Vaginale Ausscheidungen sind als potentiell infektiös zu betrachten. Aus diesem Grund sollten beim Waschen des Intimbereichs oder beim Wechseln der Vorlagen stets Handschuhe getragen werden.

Sich als Frau fühlen

Kommunizieren

Sinn finden

Frauen mit Erkrankungen der Brust oder der Geschlechtsorgane fühlen sich in ihrem Frau-Sein bedroht, weil dieses häufig mit der Intaktheit der Sexualorgane gleichgesetzt wird. Auch Frauen im Senium (etwa ab dem 65. Lebensjahr) empfinden so, insbesondere, wenn sie noch sexuell aktiv sind. Ohne Gebärmutter fühlen sich viele Frauen „unvollständig“, manche sprechen auch vom „Loch im Bauch“.

Frauen, die zur diagnostischen Abklärung ihrer ungewollten Kinderlosigkeit gekommen sind und bei denen sich die Hoffnung auf eigene Kinder zerschlägt,

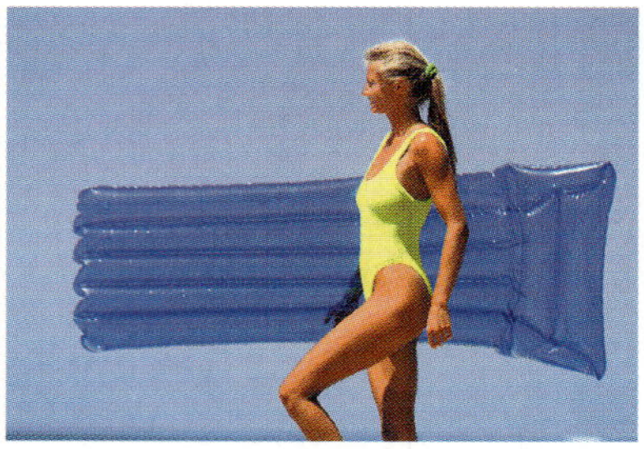

Abb. 32.8: Schwer zu verkraften ist für die meisten Frauen eine Brustamputation. Da die Brust Symbol der Weiblichkeit ist, fürchten viele Frauen bei dem Verlust der Brust auch um ihre Akzeptanz als Frau und um ihre weibliche Ausstrahlung. [J660]

und Frauen, die infolge einer gynäkologischen Erkrankung keine Kinder mehr bekommen können, durchleben eine Zeit der Trauer. Nach der Überwindung dieser Trauer sollte sich die Frau zusammen mit ihrem Partner überlegen, ob ein Kind für sie existentiell ist und ob Alternativen zum (eigenen) Kind in Frage kommen (☞ auch 32.13). Dabei sollten sie wissen, daß ungewollte Kinderlosigkeit kein Problem ist, das einmal besprochen und damit gelöst wird. Die Trauer um das nie gehabte Wunschkind wird sich immer wieder bemerkbar machen, doch sollte die Frau dann ihre einmal getroffene Entscheidung für oder gegen ein Adoptivkind oder die Möglichkeiten der Fortpflanzungsmedizin (*Reproduktionsmedizin*, 32.13) nicht bereuen müssen.

Die Pflegenden können der Frau folgende Hilfen zur Verarbeitung ihrer veränderten Situation bieten:

Beantwortung von Fragen

Die Pflegenden sollten versteckte Fragen aufgreifen und sich Zeit für ihre Beantwortung nehmen. Fürchtet die Patientin beispielsweise um ihr (gutes) Aussehen und ihre feminine Ausstrahlung nach einer Brustentfernung, kann es sie beruhigen zu hören, daß man „von außen nichts sehen“ wird (nach einer Brustentfernung können z.B. Hilfsmittel wie eine Büstenhalterprothese getragen werden). Geht das Gespräch in Richtung „Aufklärung“, wird ein Arzt hinzugezogen.

Einbeziehung des Partners

Möchte der Partner in die Pflege und Betreuung seiner Frau einbezogen werden und entspricht das auch dem Wunsch der Patientin, sollten die Pflegenden diesen Wünschen nachkommen. Vielen Frauen hilft es sehr, wenn sie die Liebe und Zuneigung ihres Partners auch in Zeiten spüren, in denen es ihnen nicht so gut geht.

Vermittlung von Kontakten zu Selbsthilfegruppen

Noch vor der Krankenhausentlassung bieten die Pflegenden ihren Patientinnen an, Kontakt zu Selbsthilfegruppen, z.B. für brustamputierte Frauen, zu vermitteln.

32.2.2 Genitalspülung

Die **Genitalspülung** (= Genital*ab*spülung, nicht zu verwechseln mit intravaginaler Spülung) wird angewendet, wenn das Waschen z.B. wegen Schmerzhaftigkeit oder erhöhter Infektionsgefahr nicht sinnvoll ist, z.B. nach vaginalen Operationen, Kaiserschnitt (Sectio caesarea) oder Zangengeburt.

Vorbereitung der Materialien

- Händedesinfektionsmittel
- Einmalhandschuhe
- Abwurfbeutel
- Einmalunterlage
- Steckbecken
- Meßbecher mit 1/2 – 1 l Spülflüssigkeit, z.B. warmes Wasser oder Kamillenlösung
- Kompressen
- Frische Vorlagen
- Einmalslips

Weitere Vorbereitungen

- Patientin über die Spülung und die Vorgehensweise informieren
- Fenster schließen, evtl. Zimmer vorwärmen
- Für Sichtschutz sorgen, ggf. Mitpatientinnen aus dem Zimmer bitten.

Durchführung

- Patientin bequem auf dem Rücken lagern, sie aber erst unmittelbar vor der Spülung aufdecken
- Einmalhandschuhe anziehen
- Einmalunterlage als Bettschutz unterlegen
- Ggf. beim Herunterziehen des Slips helfen
- Vorlagen entfernen und zusammen mit den Einmalhandschuhen in den Abwurfbeutel entsorgen
- Steckbecken unterschieben
- Hände desinfizieren und Einmalhandschuhe anziehen
- Patientin Beine anwinkeln und leicht spreizen lassen
- Etwas Spülflüssigkeit zur Temperaturprobe über die Innenseite des Oberschenkels fließen lassen (eine Genitalspülung mit zu kaltem oder zu warmem Wasser kann sehr unangenehm sein)
- Spüllösung über die Oberschenkel und den Damm fließen lassen, anschließend die Schamlippen spreizen und erneut spülen
- Hartnäckige Blutreste, z.B. an den Oberschenkeln, mit weichem Einmalwaschlappen entfernen
- Steckbecken aus dem Bett entfernen
- Mit den Kompressen zuerst Region um den Scheideneingang herum vorsichtig abtupfen, dann Vulva und zum Schluß Damm und Anus abtrocknen
- Einmalunterlage aus dem Bett entfernen und zusammen mit den Einmalhandschuhen entsorgen
- Patientin beim Vorlegen der Binden und beim Anziehen helfen (blutet die Patientin stark, hierbei wieder Einmalhandschuhe anziehen).

Nachsorge

- Patientin bequem lagern
- Raum aufräumen, benutzte Utensilien reinigen und desinfizieren oder entsorgen
- Hände desinfizieren
- Spülung dokumentieren (Zustand der Schleimhaut, Stärke der Sekretion oder der Lochien, ☞ 12.13.3, Schmerzen).

32.2.3 Sitzbad

Sitzbäder dienen der Säuberung des Wundgebietes und der Wundbehandlung durch therapeutische Zusätze, z.B. Kamillenextrakte (entzündungshemmend, antibakteriell) oder Ichtho®-Bad. Sie werden vom Arzt angeordnet, der auch die Häufigkeit der Anwendungen und die Zusätze festlegt.

Vorbereitung

- Patientin informieren und sie unmittelbar vor dem Sitzbad zur Blasenentleerung auf die Toilette schicken
- Badezimmer vorheizen
- Sich vergewissern, daß die Sitzbadewanne sauber und desinfiziert ist
- Sitzbadewanne mit wohltemperiertem Wasser füllen (38 – 40 °C) und mit dem angeordneten Badezusatz versehen
- Vorlagen, Einmalhöschen und Handtücher bereitlegen
- An der Badezimmertür ein Schild mit der Aufschrift „Besetzt" oder „Bitte nicht eintreten" anbringen.

Durchführung

- Patientin beim Hochziehen des Nachthemdes und Ausziehen des Slips helfen. Ihr zeigen, wo sie die Vorlagen entsorgen kann
- Patientin beim Hineinsetzen in die Sitzbadewanne helfen (es geht tief hinunter, bei adipösen Patientinnen eine zweite Pflegekraft hinzuziehen)
- Patientin bei guter Kreislaufsituation alleine lassen (der Schwesternruf muß aber erreichbar sein)
- Patientin nach etwa 10 Minuten aus dem Sitzbad heraushelfen
- Während sich die Patientin abtrocknet und anzieht, Stöpsel aus der Badewanne entfernen (Handschuh anziehen) und Wasser ablaufen lassen.

Nachsorge

Nach dem Sitzbad wird die Sitzbadewanne desinfiziert (z.B. mit Sekusept® 0,5%) und anschließend gereinigt. Dabei muß die Einwirkzeit des Desinfektionsmittel (bei Sekusept z.B. 10 Minuten) genau beachtet werden.

☑ Müssen an einem Vormittag viele Sitzbäder durchgeführt werden, ist eine gute Koordination unabdingbar. Die Hygiene darf wegen des Zeitdrucks niemals zu kurz kommen.

32.2.4 Beckenbodengymnastik

Die **Beckenbodengymnastik** soll die Beckenbodenmuskulatur straffen und stärken und den Beckenboden von Druck entlasten. Nach größeren Eingriffen im Bereich des Beckens, v.a. nach Descensusoperationen (☞ 32.10), ist die Kräftigung der Beckenbodenmuskulatur durch die Beckenbodengymnastik unerläßlich. Für diese ist in der Regel ein Physiotherapeut zuständig. Die Pflegenden sollten die Übungen jedoch kennen, um sie mit den Patientinnen durchführen zu können, wenn kein Physiotherapeut im Haus ist, z.B. am Wochenende.

Ausgangslage		Durchführung
Flache Rückenlage	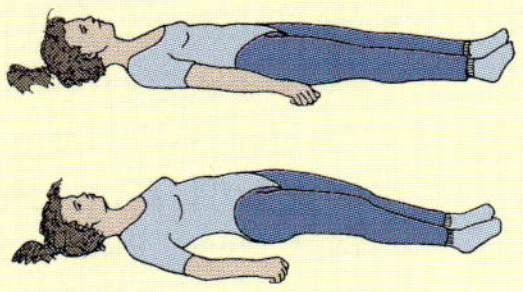	Beckenbodenmuskulatur während der langsamen Ausatmung anspannen (als verschließe man After und Vagina), dabei Gesäß leicht anheben. Danach während einiger Atemzüge entspannen und Übung wiederholen
Rückenlage mit aufgestellten Knien	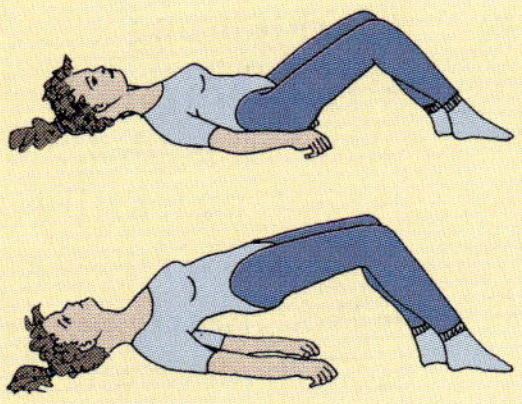	Während der Ausatmung das Kreuz auf die Unterlage drücken, Gesäß und Beckenbodenmuskulatur anspannen und das Gesäß anheben. Danach entspannen und Übung wiederholen
Kopf und Oberkörper liegen auf der Unterlage, die Beine sind leicht angewinkelt	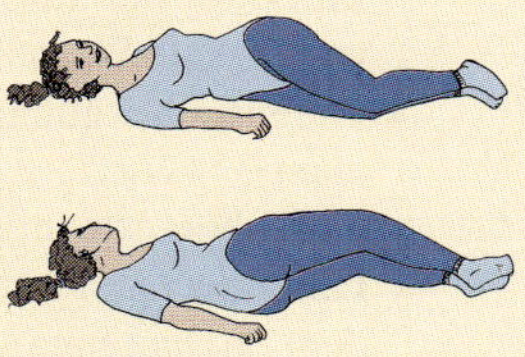	Beine zu einer Seite fallen lassen. Dann während der Ausatmung Gesäß und Beckenbodenmuskulatur anspannen und die Knie auf die andere Seite bringen. Entspannen und Übung zur anderen Seite hin wiederholen
Vierfüßlerstand	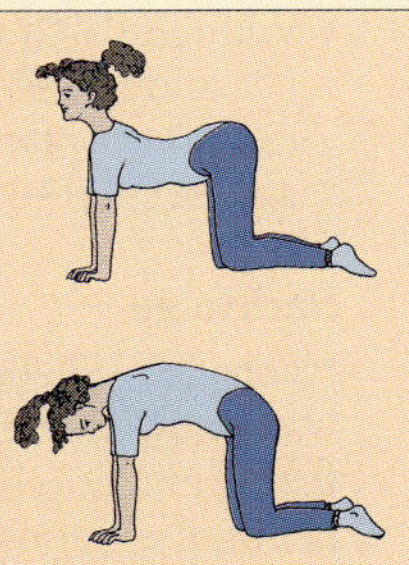	Während der Ausatmung die Wirbelsäule runden („Katzenbuckel" machen) und die Beckenbodenmuskulatur anspannen. In der Entspannungsphase den Rücken durchhängen lassen. Danach die Übung wiederholen
Sitzen mit gegrätschten Beinen, mit den Armen abstützen	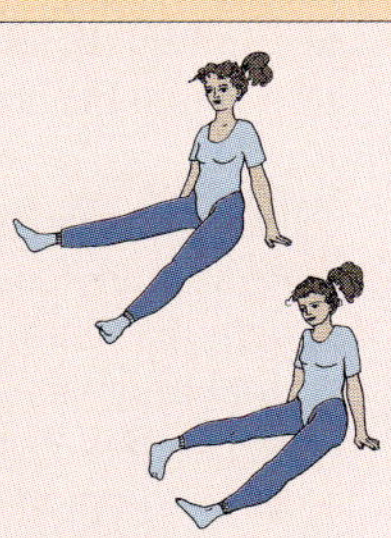	Füße in gleichmäßigem Rhythmus von Anspannung und Entspannung nach innen drehen und wieder nach außen fallen lassen
Flache Rückenlage, Beine anziehen und Knie mit den Händen umfassen	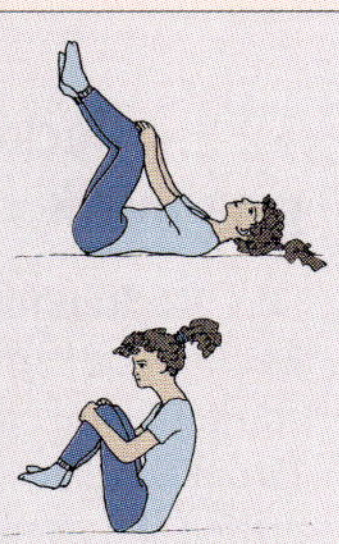	Beckenbodenmuskulatur anspannen und versuchen, zum Sitzen zu kommen (Anspannen der Bauchmuskulatur), erst in der Rückenlage Beckenbodenmuskulatur wieder entspannen. Übung in gleichmäßigem Rhythmus von Anspannung und Entspannung durchführen

Abb. 32.9: Aktive Beckenbodenübungen. [M100, L215]

Bei allen Übungen (☞ Abb. 32.9, 32.10 32.11) ist wichtig, daß die Anspannungsphase immer von der Ausatmung begleitet wird. Dabei wird die Bauchatmung zur Druckentlastung des Bauchraumes bevorzugt. Postoperativ werden die Übungen 2 – 3 Monate lang durchgeführt, bei Harninkontinenz lebenslang. Für jede Übungsphase sind 10 – 20 Sekunden zu veranschlagen. Die Übungen werden mehrmals wiederholt.

Frisch operierte und ältere Frauen sind häufig nicht in der Lage, die in der Abb. 32.9 beschriebene Beckenbodengymnastik durchzuführen. Als Alternative kommen dann die *passiven* Übungen in Betracht (Abb. 32.10 und Abb. 32.11).

32.2.5 **Besonderheiten der Pflege bei gynäkologischen Operationen**

Pflege bei Sectio caesarea und anderen geburtshilflichen Operationen, ☞ 12.10.4

Gynäkologische Operationen umfassen sowohl diagnostische als auch therapeutische Eingriffe. Viele Eingriffe, z.B. die *Abrasio uteri*, die *Konisation* (beide ☞ 32.4.11) oder die *Laparoskopie* (☞ 32.4.10), können beiden Zwekken dienen.

Manche Operationen, z.B. die Entfernung des Uterus (**Hysterektomie,** ☞ 32.8.2) können *abdominal,* also über einen Bauchschnitt *(Laparotomie),* oder *vaginal* (d.h. von der Scheide aus) durchgeführt werden. Die Vorteile des vaginalen Zugangs sind eine kleinere Wunde, schnellere postoperative Mobilisierung und das Fehlen einer sichtbaren Narbe. Nachteilig ist, daß nur ein verhältnismäßig kleiner Teil des Bauchraumes überblickt werden kann und dieser Zugang aus operationstechnischen Gründen manchmal nicht ausreicht. Welcher Weg gewählt wird, hängt von der Grunderkrankung und vom Geschick des Operateurs ab. Muß nur der Uterus entfernt werden, ist meist eine vaginale Hysterektomie möglich. Muß der Eingriff aber, wie bei einem Karzinom des Uterus, um die Entfernung von Adnexen, Lymphknoten der Beckenwand und parametranen Gewebes erweitert werden, ist ein abdomineller Eingriff unumgänglich.

Präoperative Pflege

Die präoperative Pflege vor gynäkologischen Operationen entspricht in wesentlichen Punkten der allgemeinen Pflege vor Operationen (☞ 11.1.2 und 11.1.3). Die Besonderheiten fassen Tab. 32.12 und Abb. 32.14 zusammen.

Postoperative Pflege

Allgemeine postoperative Pflege, ☞ 11.4;
Überblick über die Pflege nach den häufigsten gynäkologischen Operationen, ☞ Tab. 32.13

Passive Beckenbodenübungen [L215]

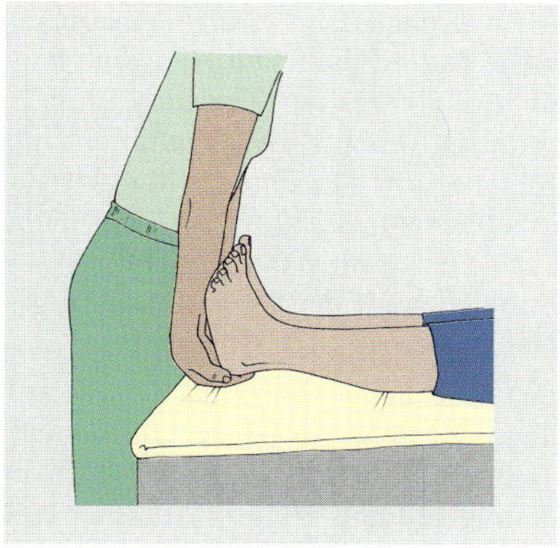

Abb. 32.10 (links): Die Patientin liegt mit gestreckten Beinen auf dem Rücken. Die beiden Hände der Pflegenden umfassen die Fersen der Patientin, ihre Unterarme stützen die Fußsohlen ab (die Füße bilden einen rechten Winkel zum Unterschenkel). Während der Ausatmung der Patientin übt die Pflegende einen leichten bis mittleren Druck auf die Füße der Patientin aus. Dieser wird über die Beine bis ins Becken weitergeleitet und regt dort die Beckenbodenmuskulatur an. Die Übung wird mehrmals wiederholt.

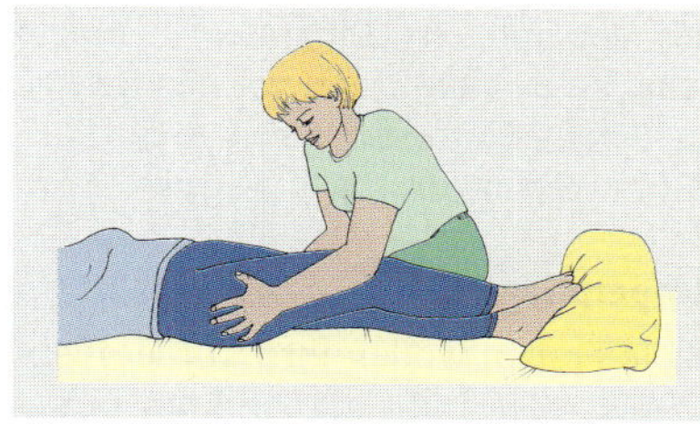

Abb. 32.11 (oben): Die Patientin liegt mit gekreuzten Beinen auf dem Rücken. Während der Ausatmung der Patientin drückt die Pflegende deren Oberschenkel fest zusammen. Die Übung wird einige Male wiederholt.

Postoperative Überwachung

Neben den üblichen postoperativen Kontrollen (z.B. Vitalzeichenkontrolle, Flüssigkeitsbilanzierung, Beobachtung der Wunde und der Drainagen) ist in der Gynäkologie besonders auf vaginale Blutungen zu achten. Anfänglich noch vorhandene vaginale Blutungen lassen in der Regel kontinuierlich nach. Bei starken oder (wieder) zunehmenden vaginalen Blutungen nach gynäkologischen Operationen muß der Arzt verständigt werden.

Lagerung

Der Oberkörper der Patientin wird leicht erhöht gelagert. Nach abdominellen OPs sollten nur in Ausnahmefällen Kissen zur Bauchdecken-Entlastung der unter die Knie gelegt werden, da diese die Immobilität fördern. Besser ist es, wenn die Patientinnen ihre Beine öfter bewegen. Nach vaginalen OPs erleichtert das Unterlegen von Kissen oder Gummiringen das Sitzen. Nach einer Brust-OP wird der Arm der operierten Seite hochgelagert .

Mobilisation

Beckenbodengymnastik, ☞ 32.2.4

Mit der Mobilisation wird bereits am OP-Tag begonnen. Zum Aufstehen dreht sich die Patientin vorsichtig auf die Seite und steht dann mit Unterstützung zweier Pflegenden „en bloc“ auf (☞ 7.6.7). Um die Schmerzen an der Naht nach abdominellen Eingriffen zu mindern, legt die Patientin ihre Hand mit leichtem Druck auf den Verband. Viele Patientinnen können schon gleich nach dem Aufstehen in Beglei-

	Abrasio (☞ 32.4.11)	**Konisation** (☞ 32.4.11)	**Laparoskopie** (☞ 32.4.10)	**Abdominale/ vaginale Hysterektomie** (☞ 32.8.2)
Routineuntersuchungen	Blutuntersuchungen nach hausinternen Richtlinien (☞ auch 11.1.1), Urinstatus, Schwangerschaftstest bei allen Frauen im gebärfähigen Alter. EKG ab 40. Lj., Rö Thorax ab 60. Lj. (hausinterne Richtlinien beachten)			
Zusätzliche Blutuntersuchungen	Bei Abrasio wegen Aborts (Fehlgeburt, ☞ 12.5.5) Blutgruppenbestimmung	Keine	Blutgruppe inkl. Rhesusfaktor, 2 EKs bestellen (nicht bei Sterilisation)	Blutgruppe inkl. Rhesusfaktor, 2 EKs bestellen
Körperpflege	Duschen, Entfernen des Nagellacks von Finger- und Zehennägeln, Reinigung des Bauchnabels (z.B. mit Benzin)			
Rasur des OP-Gebietes, ☞ 11.1.2	Evtl. Kürzen der Haare an den großen Labien	Kürzen der Haare an den großen Labien	Rasur vom unteren Rippenbogen abwärts bis 2 cm oberhalb des Mons pubis	Am OP-Tag evtl. Kürzen der Schamhaare für bessere Sicht des Operateurs
Darmreinigung	Keine	Keine	2 Klysmen (mit Darmrohr)	Hoher Reinigungseinlauf am Vorabend
Thromboseprophylaxe	Antithrombosestrümpfe, ggf. Low dose-Heparinisierung (Arztanordnung)			
Ernährung am Vortag	Normale Kost	Normale Kost	Ab mittags nur flüssige Kost (Suppe, Tee)	Ab mittags nur flüssige Kost (mittags Suppe, abends nur Tee)
Nahrungskarenz	Ab 22.00 Uhr des Vorabends der Operation			
Besondere Maßnahmen/ Dokumentation	• Messung und Dokumentation von Körpertemperatur, Puls, Blutdruck, Körpergröße und -gewicht • Aufklärungsgespräch zwischen der Patientin und dem Gynäkologen bzw. Anästhesisten über die Operation bzw. die Anästhesie, anschließend schriftliche Einverständniserklärung der Patientin • Spätabendliche Verabreichung eines Schlaf- oder Beruhigungsmittels nach Arztanordnung			
Präoperative Maßnahmen am Tag der Operation	• Beziehen und Kennzeichnen des Bettes mit Namen der Patientin und Station • Austausch des Nachthemdes der Patientin gegen ein OP-Hemd • Entfernen von Prothesen, Schmuck und Kontaktlinsen • Kontrolle des korrekten Sitzes der Antithrombosestrümpfe • Bereitlegen der erforderlichen Patientenunterlagen • Blasenentleerung vor Verabreichung der Prämedikation • Verabreichung der angeordneten Prämedikation bei Abruf			

Tab. 32.12: Präoperative Maßnahmen vor den häufigsten gynäkologischen Operationen.

tung einer Krankenschwester zur Toilette gehen (abhängig von ihrem Allgemeinzustand und dem Schweregrad des operativen Eingriffes), andere schaffen es kaum, sich vor das Bett zu stellen. Die Anforderungen an die Patientin werden von Tag zu Tag gesteigert.

Körperpflege

Viele Frauen wollen ihre Körperpflege schnell selbständig durchführen, insbesondere auch, um die Intimsphäre wieder wahren zu können. Jedoch tut es nicht allen Frauen gut, so schnell auf die Hilfe einer Krankenschwester zu verzichten. Während die eine Patientin wirklich keine Hilfe mehr benötigt, möchte eine andere den Pflegenden Arbeit abnehmen, obwohl sie sich noch gar nicht so gut fühlt.

☑ Die Pflegenden sollten abschätzen, wieviel Hilfe eine Patientin tatsächlich benötigt (unabhängig davon, was sie verbal äußert), und ihr diese Hilfestellung so anbieten, daß die Patientin sie akzeptieren kann.

Ausscheidungen

Bei vielen Operationen wird intraoperativ ein transurethraler oder suprapubischer Blasenkatheter gelegt, der das Wasserlassen und die Beobachtung des Urins (☞ 7.9.1) erleichtert. Nach abdominellen Eingriffen wird er in der Regel am ersten postoperativen Tag gezogen, bei einigen vaginalen Operationen erst zwischen dem 3. und 5. postoperativen Tag. In manchen Häusern ist es üblich, vorher ein spezielles *Blasentraining* (☞ 7.9.4) durchzuführen und Katheterurin für Untersuchungszwecke abzunehmen. Wird der Urin nicht abgeleitet, sollte die Patientin 4 – 6 Stunden nach der Operation Urin gelassen haben.

Die Darmtätigkeit ist nach größeren abdominellen Eingriffen für einige Tage stark eingeschränkt. Hörbare Darmgeräusche und das Abgehen von Darmgasen sind Zeichen einer beginnenden Darmperistaltik. Bei Blähungs-

	Abrasio/Konisation	Laparoskopie	Vaginale Hysterektomie	Abdominale Hysterektomie
Blutdruck-, Pulskontrolle, Atmung	**OP-Tag** Zunächst 3x stdl., dann je nach Zustand der Pat. **1. postop. Tag** Je nach RR-Wert und Zustand der Pat.	**OP-Tag** ☞ Abrasio/ Konisation **1. postop. Tag** ☞ Abrasio/ Konisation	**OP-Tag:** Zunächst 3x stdl., dann alle 2 Stunden; auf Arztanordnung während der ersten Stunden O_2 über Nasensonde **1. postop. Tag:** Bis zum Abführen 3 – 5x tägl., dann je nach gemessenen Werten und Zustand der Patientin, mind. aber 1x tägl.	
Körpertemperatur	Wird i.d.R. nur bei Wundinfektionen gemessen (hausinterne Regelung beachten)	☞ Abrasio/ Konisation	**OP-Tag:** 1x nachmessen **Ab 1. postoperativem Tag:** Bis zum Abführen 2x täglich, dann 1x täglich (bei Wundinfektionen und Resorptionsfieber häufiger)	
Allgemeinzustand	Hautfarbe, Schweißbildung, Ansprechbarkeit beobachten	☞ Abrasio/ Konisation	☞ Abrasio/Konisation	
Urinausscheidung	• Spontanharn nach ca. 4 – 6 Std. abwarten (Toilettengang mit dem 1. Aufstehen verbinden) • Liegt eine Tamponade, ist das Wasserlassen manchmal erschwert; Arzt fragen, ob sie entfernt werden kann. Bei starker Blutung neue Tamponade legen lassen	☞ Abrasio/ Konisation	• Suprapubischen oder transurethralen Katheter kontrollieren (Durchgängigkeit: verstopft/abgeknickt) • Urinmenge feststellen und protokollieren • Auf Makrohämaturie achten wegen möglicher intraoperativer Harnblasen-, Ureterverletzungen • Bei transurethralem Katheter: 2x täglich Harnröhreneingang und den harnröhrennahen Katheterteil reinigen • Bei suprapubischem Katheter: Einstichstelle und Ableitung täglich kontrollieren, alle 2 Tage Verband wechseln, auf gute Fixation achten	
			Katheter (evtl. nach Blasentraining und) nach Bestimmung des Restharns am 2. postop. Tag entfernen, bei Plastiken i.d.R. am 5. Tag	Katheter i.d.R. am 1. postop. Tag entfernen
Stuhlausscheidung	I.d.R. keine Maßnahmen erforderlich, auf Blähungen achten	☞ Abrasio/ Konisation	Patientin sollte i.d.R. am 3. postop. Tag abführen • Ab 1. postop. Tag Darmtätigkeit durch orale Nahrungszufuhr (☞ Ernährung/Kostaufbau) stimulieren • Bei Scheidenplastik (☞ 32.10) nach Arztanordnung am 2. postop. Tag orales Darmstimulans verabreichen • Hat die Patientin am 3. postop. Tag noch nicht abgeführt, Suppositorium oder orales Darmstimulans verabreichen	
Wundgebiet beobachten	• Auf Nachblutungen achten (☞ 32.4.11, normal sind am OP-Tag periodenstarke, dann nachlassende Blutungen) • Zur selbständigen vag. Blutungskontrolle anleiten	• Auf vag. Blutungen achten • **OP-Tag** Pflaster belassen, auf Blutung kontrollieren	• Auf vag. Blutungen achten • Wundgebiet auf Entzündungszeichen beobachten • Ab 2. postop. Tag Patientin zur selbständigen Blutungskontrolle anleiten	• Am OP-Tag Verband zweistündlich kontrollieren, bei starker Blutung Sandsack zur Wundkompression auflegen • Je nach Hausrichtlinien Eis zur Schmerzlinderung auflegen • Redons kontrollieren (☞ 11.4.7) • Naht auf Entzündungszeichen beobachten • Vag. Blutungen kontrollieren

Tab. 32.13: Pflegerische Maßnahmen nach den häufigsten gynäkologischen Operationen.

	Abrasio/Konisation	Laparoskopie	Vaginale Hysterektomie	Abdominale Hysterektomie
Wundversorgung	• Entfällt bei Abrasio • Bei Konisation: Tamponade innerhalb 24 Std. entfernen (Arzt), bei starker Blutung erneut Tamp. einlegen u./o. Wunde mit „Höllenstift" (Silbernitrat, Argentum nitricum) verätzen (Arzt) • Fäden nicht entfernen (lösen sich auf)	**OP-Tag** • ☞ Wundgebiet beobachten/Körperpflege **1. postop. Tag** • Pflaster entfernen	• Tamponade innerhalb 24 Std. entfernen • Genitalvorlagen kontrollieren • Genitalspülung durchführen • Liegt eine Zieldrainage, diese am 2. postop. Tag entfernen (macht meist der Arzt) • Ab 10. Tag Beckenbodengymnastik bei Plastiken durchführen, rechtzeitig anmelden (Arztanordnung) • Ab dem 10. Tag Sitzbäder bei Plastiken durchführen (Arztanordnung)	• Verband entfernen, sobald Wunde trocken • Redonflaschen je nach Fördermenge entfernen, i.d.R. am 2. postop. Tag • Zieldrainage, je nach Sekretion (z.B. am 4. Tag) entfernen (macht meist der Arzt) • Fäden i.d.R. am 7., Klammern am 10. postop. Tag entfernen
Körperpflege	• I.d.R. keine Hilfe nötig • Patientin zum regelmäßigen Wechseln der Genitalvorlage anleiten	☞ Abrasio/ Konisation, zusätzlich: • Genitale in Verbindung mit dem 1. Toilettengang spülen (Bidet: Wasserstrahl weich einstellen, Spülflüssigkeit nicht auf Duschkopf bringen) • Genitalvorlage wechseln	**OP-Tag** • Mundpflege u.a. mit Lemonsticks wegen Flüssigkeitskarenz mehrmals täglich anbieten • Abends Ganzkörperwäsche im Bett mit Mund-, Lippen-, Nasenpflege durchführen • Genitalspülung im Bett durchführen **1. postop. Tag** • Bei der Ganzkörperwäsche helfen, je nach Zustand der Pat. im Bett, am Bettrand o. am Waschbecken • Genitalspülung im Bett o. mit Bidet neben der Toilette durchführen, vorher RR-Kontr. **2. postop. Tag** • Ganzkörperwäsche am Waschbecken mit Unterstützung • Genitalspülung mit Bidet neben der Toilette Einmalvorlagen u. Wäsche regelmäßig wechseln; Patientin schrittweise zur Selbständigkeit anleiten	
Lagerung	• Keine besondere Lagerung nötig	☞ Abrasio/ Konisation	• Keine besondere Lagerung nötig • Nach vaginalen Eingriffen weiches Sitzkissen oder Gummiring anbieten	
Mobilisation	• Nach 4–6 Std. Patientin beim ersten Aufstehen helfen • Nach Konisation: 12 Stunden relative Bettruhe einhalten lassen	☞ Abrasio/ Konisation	**OP-Tag:** • Patientin am Abend erstmalig aufstehen lassen, dabei auffordern, tief durchzuatmen und nicht auf den Boden zu sehen **1. postop. Tag:** • Je nach Zustand der Pat. wie OP-Tag Patientin zu Bewegungsübungen im Bett anleiten **Ab 2./3. postop. Tag:** •Patientin zur Selbständigkeit anleiten	
Prophylaxen	• Thromboseprophylaxe (AT-Strümpfe, Antikoagulantientherapie nach Arztanordnung) • Andere Prophylaxen in Abhängigkeit vom Allgemeinzustand	☞ Abrasio/ Konisation	Folgende Prophylaxen durchführen • **Thromboseprophylaxe**: AT-Strümpfe, Antikoagulantientherapie (Arztanordnung), Frühmobilisation, Bewegungsübungen im Bett • **Pneumonieprophylaxe**: Oberkörperhochlagerung, Frühmobilisation, Überwindung der Schonatmung durch Atemgymnastik (☞ 7.3.5, SMI-Atemtrainer), Inhalation, Atemstimulierende Einreibung • **Dekubitusprophylaxe**: Hautpflege, Frühmobilisation, Weichlagerung, Lagerungsplan • **Soor- und Parotitisprophylaxe**: Mundpflege mit Bepanthen®-Lösung, Doreperol®, Lemonsticks	
Ernährung/ Kostaufbau	**OP-Tag** 6 Std. nach OP Vollkost geben (wenn im Anästhesieprotokoll nichts anderes vermerkt wurde)	**OP-Tag** I.d.R. abends Suppe bzw. Zwieback u. Tee **1. postop. Tag** Vollkost	**OP-Tag** Nahrungs- und Flüssigkeitskarenz (auch bei vag. HE wird das Peritoneum eröffnet) **1. postop. Tag:** Nahrungskarenz, Tee **2. postop. Tag:** Tee, Zwieback, Suppe, Brei **3. postop. Tag:** passierte Kost **Ca. 2. – 4. postop. Tag:** Schonkost **Ca. ab dem 3. – 5. postop. Tag:** Vollkost	**OP-Tag** Nahrungs- und Flüssigkeitskarenz **1. u. 2. postop. Tag:** Nahrungskarenz, Tee **2./3. postop. Tag:** Tee, Zwieback,Suppe, Brei **3./4. postop. Tag:** passierte Kost **Ca. 3. – 5. postop. Tag:** Schonkost **Ca. ab dem 4. – 6. postop. Tag:** Vollkost
	Infusionen nach Anästhesieprotokoll verabreichen			
Besonderes	Bei Konisation am 5. Tag Zwischenuntersuchung	Schmerzen (durch CO_2 verursacht) von unterhalb des Diaphragma bis zur Nackenpartie sind normal	• Am 3. postop. Tag Bett beziehen, Braunüle entfernen • Am 7. postop. Tag Zwischenuntersuchung	

Tab. 32.13: Pflegerische Maßnahmen nach den häufigsten gynäkologischen Operationen.

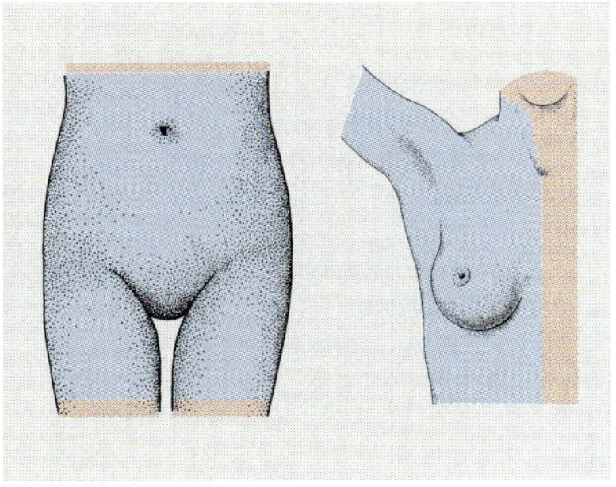

Abb. 32.14: Rasurschema bei abdominaler und vaginaler Hysterektomie sowie bei Mamma-Operationen. [A114]

beschwerden helfen neben ärztlich angeordneten Medikamenten auch Fenchel- oder Anistee sowie eine frühe Mobilisierung. Ein zeitweise liegendes Darmrohr (☞ 21.1.6) kann zwar außerordentlich hilfreich sein, wird von vielen Patientinnen aber als sehr unangenehm empfunden.

Während des gesamten Klinikaufenthaltes fragen die Pflegenden die Patientin täglich nach ihrer Darmentleerung (☞ 7.9.2). In manchen Häusern ist es üblich, am ersten und zweiten postoperativen Tag nach Hysterektomien Neostigmin (z.B. Prostigmin®) und Dexpanthenol (z.B. Panthenol Braun®) in die laufenden Infusionen zu geben, um die Darmperistaltik anzuregen und einer Darmatonie vorzubeugen (Arztanordnung). Zusätzlich kann die Darmentleerung am dritten postoperativen Tag durch orale Laxantien oder durch ein Klistier angeregt werden (Arztanordnung).

Kostaufbau

Der Kostaufbau hängt von der durchgeführten Operation ab. Nach kleineren Eingriffen oder nach Operationen der Brust können die Patientinnen in der Regel bereits am Operationsabend leichte Kost zu sich nehmen.

Nach größeren Eingriffen erhalten die Patientinnen weder am Operationstag noch am ersten postoperativen Tag etwas zu essen. Tee ist am ersten postoperativen Tag häufig schon erlaubt. Am zweiten postoperativen Tag bekommt die Patientin oft schon Tee und Zwieback, und wenn die Darmperistaltik einsetzt auch Brühe, Suppe oder Brei. Abhängig von der Darmtätigkeit wird die Kost dann langsam aufgebaut, bis am (3. –) 6. postoperativen Tag die normale Kostform wieder erreicht ist.

☑ Nach der Operation müssen die Patientinnen nicht nur ihre körperlichen Kräfte und ihre Selbständigkeit wiedererlangen, sondern sie haben oft auch noch die Diagnose, den Verlust eines Organs oder das Fortschreiten ihrer Erkrankung zu verarbeiten. Hilfreich sind hier verständnisvolle Angehörige und Pflegende.

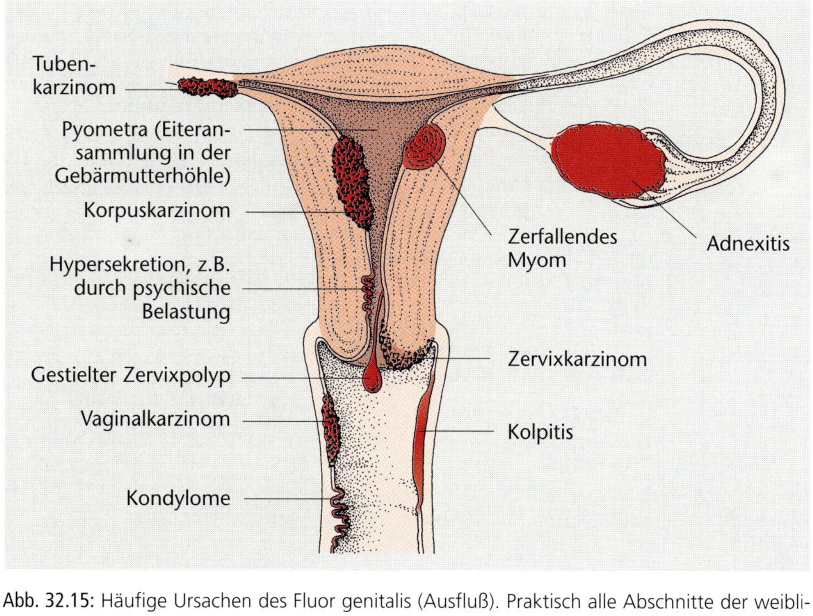

Abb. 32.15: Häufige Ursachen des Fluor genitalis (Ausfluß). Praktisch alle Abschnitte der weiblichen Geschlechtsorgane, auch die Vulva (im Bild nicht eingezeichnet, ☞ 32.12.1), können einen Fluor auslösen. [L190]

32.3 Hauptbeschwerden in der Gynäkologie

32.3.1 Fluor

Fluor *(Fluor genitalis, Fluor vaginalis, Ausfluß)*: Physiologische oder pathologische Vaginalsekretion.

Ein leichter, *farb-* und *geruchloser, glasig-schleimiger Ausfluß* ist normal. Er hält die Scheide feucht und schützt vor dem Eindringen von Bakterien und Pilzen. Dieser normale Ausfluß verstärkt sich bei sexueller Erregung, in der Zyklusmitte *(periovulatorischer Fluor)* und in der Schwangerschaft, aber auch bei psychischer Belastung, z.B. Prüfungsstreß.

Pathologischer Fluor ist eines der häufigsten Symptome in der Gynäkologie überhaupt und ruft bei den betroffenen Patientinnen oft ein starkes Unsicherheitsgefühl hervor. Mögliche Ursachen eines pathologischen Fluors sind z.B. Infektionen (☞ 32.12.1) oder Tumoren der weiblichen Geschlechtsorgane, Fisteln zwischen Harnwegen oder Darm und Vagina (dann mit Urin- bzw. Stuhlbeimengung) sowie Fremdkörper in der Vagina (z.B. der Rückholfaden eines Intrauterinpessars, ☞ 32.14.2).

Aus *Aussehen* und *Konsistenz* des Fluor sind oft bereits erste Rückschlüsse auf die Ursache möglich (☞ Tab. 32.16).

32.3.2 Zyklusstörungen

Zyklusstörungen *(Menstruationsstörungen)*: Abweichungen vom normalen Menstruationszyklus. Können sowohl organisch als auch psychisch bedingt sein.

Eine Übersicht über die wichtigsten Zyklusstörungen gibt Tab. 32.18. Neben den genannten gynäkologischen Ursachen können auch Allgemeinerkrankungen wie z.B. Gerinnungsstörungen zu vaginalen Blutungen führen.

☑ **Vaginale Blutungen,** die zyklusunabhängig außerhalb der Menstruation auftreten, müssen immer abgeklärt werden, da sie Leitsymptom des Endometriumkarzinoms sind (☞ 32.9.2).

Vorkommen	Geruch	Farbe	Konsistenz
Ovulation	Geruchlos	Farblos, glasig	Schleimig, fadenziehend
Schwangerschaft	Geruchlos	Farblos	Dünnflüssig
Pilzinfektion (☞ 28.7.2)	Geruchlos	Weiß-gelblich	Krümelig
Trichomonaden-infektion (☞ 32.12.1)	Übelriechend	Gelblich	Schaumig
Haemophiluinfusion (☞ 32.4.5)	Fischartig (Amingeruch)	Farblos bis weißlich	Normal, aber Zunahme der Menge
Mykoplasmen-infektion (☞ 28.5.18)	Geruchlos	Farblos bis weißlich	Dünnflüssig
Gonokokken-infektion (☞ 28.5.5)	Unspezifisch	Eitrig-trübe bis gelblich-grün	Dickflüssig
Karzinome	Oft faulig	Blutig-bräunlich	Wäßrig

Tab. 32.16: Geruch, Farbe und Konsistenz des Fluor genitalis geben erste Hinweise auf die Ursache und ermöglichen es, die weitere Diagnostik gleich in die richtige Richtung zu lenken.

Amenorrhoe

Amenorrhoe: Ausbleiben der Menstruationsblutung.

Primäre Amenorrhoe

Von einer **primären Amenorrhoe** spricht man, wenn bei einem Mädchen auch im Laufe des 16. Lebensjahres keine Regelblutung eingesetzt hat. Ursächlich in Betracht kommen z.B. funktionsunfähige Ovarien, Störungen im Regelkreis von Hypothalamus und Hypophyse (☞ 32.1.2, 23.1.1), Chromosomenstörungen sowie Atresien des Uterus oder der Vagina, wobei das Menstruationsblut nicht nach außen abfließen kann.

Sekundäre Amenorrhoe

Bei der **sekundären Amenorrhoe** bleibt die Regelblutung nach vorher normalen Zyklen mindestens drei Monate lang aus. Physiologisch ist eine Amenorrhoe während der Schwangerschaft und in der Stillzeit. Weitere Ursachen sind beispielsweise körperliche oder psychische Belastungen, Magersucht (☞ 23.8.2), Ovarialinsuffizienz, androgenbildende Ovarialtumoren (☞ 32.7.2) und hypothalamisch-hypophysäre Störungen.

Prämenstruelles Syndrom

Zu den Menstruationsstörungen im weiteren Sinne zählen auch die zyklusabhängigen Beschwerden wie das **prämenstruelle Syndrom** *(PMS)*. Die Patientinnen leiden kurz vor der Menstruation unter Gereiztheit, depressiver Verstimmung, Kopfschmerzen, Kreislaufbeschwerden, verstärkter Ödembildung und Spannungsgefühl in den Brüsten. Unmittelbar nach dem Einsetzen der Regelblutung normalisiert sich das Befinden wieder. Als Ursache wird eine Störung des Progesteronstoffwechsels vermutet. Entsprechend besteht die Therapie in einer Behandlung mit Progesteron *vor* der Regelblutung (z.B. Duphaston®) oder in der Wahl eines Ovulationshemmers (☞ 32.14.3) mit hohem Gestagenanteil. Bei psychovegetativer Labilität der betroffenen Frau können psychotherapeutische Gespräche sowie Verfahren zur Streßbewältigung (☞ 10.13) hilfreich sein.

Dysmenorrhoe

Dysmenorrhoe: Starke, krampfartige Schmerzen im Unterleib unmittelbar vor und während der Menstruation, häufig verbunden mit einem allgemeinen Krankheitsgefühl. Die primäre Dysmenorrhoe besteht von der Menarche an, die sekundäre Dysmenorrhoe tritt später im Leben auf.

Die meisten Frauen haben v.a. zu Beginn der Menstruation leichtere Beschwerden, die sie aber im Beruf und in der Freizeit nicht beeinträchtigen.

Sowohl die primäre als auch die sekundäre Dysmenorrhoe können organisch bedingt sein. Bei der primären Dysmenorrhoe wird v.a. eine gesteigerte Prostaglandinbildung im Endometrium diskutiert, die zu verstärkten Uteruskontraktionen und Durchblutungsstörungen führt. Der sekundären Dysmenorrhoe liegt häufiger als früher angenommen eine Endometriose (☞ 32.11) zugrunde.

Auch psychische Faktoren spielen eine Rolle. Sie reichen von dem Wunsch, nicht erwachsen werden zu wollen, über die Angst vor Schmerzen bis hin zum „Beweis des Versagens" bei unerfülltem Kinderwunsch.
Auch wenn die psychischen Komponenten offensichtlich sind, müssen die Beschwerden der Frau (und die Frau selbst) ernstgenommen werden. Beispielsweise ist die Art, mit Schmerzen umzugehen, geprägt von der Biographie der Frau (die häufig nicht bekannt ist). Um die Frau zu verstehen, sollte das Gespräch mit ihr gesucht werden. Dann gelingt es vielleicht auch, ihr Verhalten nachzuvollziehen und ihr mögliche Wege aus dem eventuell eingefahrenen Verhalten aufzuzeigen.

32.3.3 Unterbauchschmerzen

Unterbauchschmerzen sind häufiger Grund für eine Vorstellung beim Gynäkologen. Sie können durch gynäkologische oder nicht-gynäkologische Ursachen bedingt sein (☞ Tab. 32.17).

Um die Ursachen für Schmerzen am äußeren Genitale zu erkennen, genügt meist eine Inspektion. Bei unklaren Unterbauchschmerzen ist die Ursa-

	Linker Unterbauch	Mittlerer Unterbauch	Rechter Unterbauch
Gynäkologische Ursachen	• Ovarialzysten und -tumoren • Adnexitis • Extrauteringravidität	• Dysmenorrhoe • Entzündungen der Vagina oder der Zervix, ☞ 32.12.1 • Fremdkörper der Vagina	• Ovarialzysten und -tumoren, ☞ 32.7.2 • Adnexitis, ☞ 32.7.1 • Extrauteringravidität, ☞ 12.5.2
Nicht-gynäkologische Ursachen	• Leistenhernie, ☞ 21.9.3 • Pyelonephritis • Nierenkolik • Sigmadivertikulitis, ☞ 21.6.7	• Zystitis (Harnblasenentzündung), ☞ 31.6.2	• Appendizitis, ☞ 21.6.6 • Leistenhernie, ☞ 21.9.3 • Pyelonephritis, ☞ 31.8.3 • Nierenkolik, ☞ 31.8.12

Tab. 32.17: Lokalisation des Unterbauchschmerzes bei häufigen gynäkologischen und nicht-gynäkologischen Ursachen.

Bezeichnung	Zyklus [Tage]	Blutungsdauer [Tage]	Blutungsstärke*	Schema	Ursachen/ Besonderheiten
Eumenorrhoe Normale Menstruationsblutung	25 – 31	3 – 6	ca. 50 – 150 ml	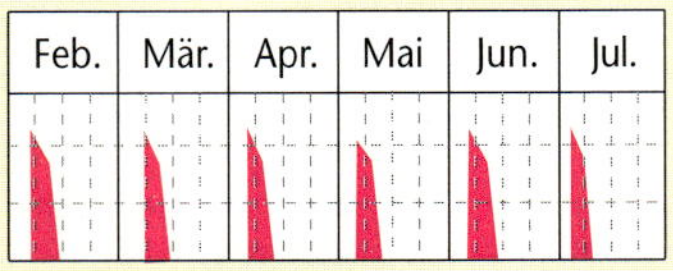	
Störungen der Blutungsdauer					
Menorrhagie Verlängerte Regelblutung		> 6	Meist erhöht	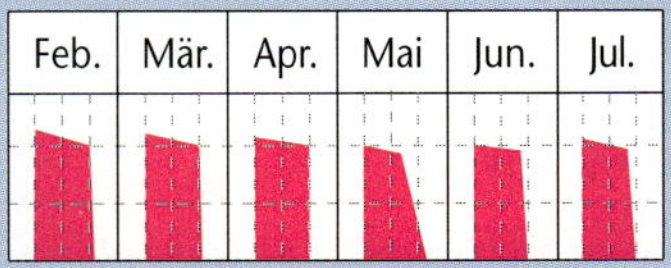	Uteruspolypen (☞ 32.8.1), Myome (☞ 32.8.2), Endometriose (☞ 32.11), Gerinnungsstörungen
Brachymenorrhoe Verkürzte Regelblutung		Stunden – 2,5 Tage	Normal – vermindert	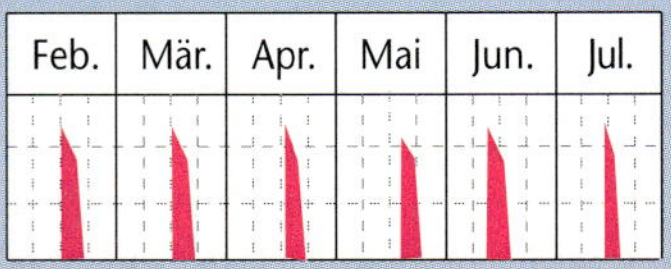	Verschiedene Störungen in Uterus oder Ovarien; Nachtarbeit, Fernreisen, psychische Belastung; Ovulationshemmer (☞ 32.14.3)
Störungen der Blutungsstärke					
Hypermenorrhoe Zu starke Regelblutung			> 150 ml (> 5 Vorlagen/ Tampons pro Tag)	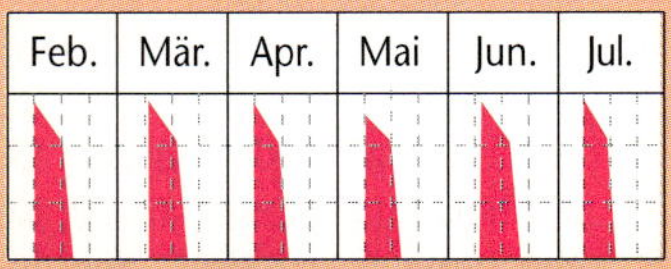	Myome, chronische Entzündugen von Uterus und Adnexen, hormonelle Störungen, Gerinnungsstörungen, Intrauterinpessar (☞ 32.14.2)
Störungen der Blutungshäufigkeit					
Polymenorrhoe Unregelmäßig oder regelmäßig verkürzte Zyklen	< 25			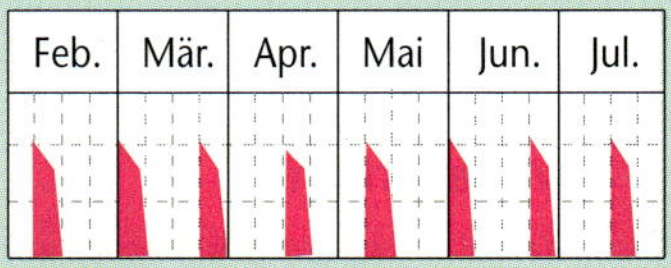	Verkürzung der prä- oder postovulatorischen Phase oder bei anovulatorischen Zyklen; Ther. nur bei Pat.-Wunsch nach normalem Zyklus oder Kinderwunsch
Oligomenorrhoe Stark verlängerte Zyklen	> 35		Erhöht, normal oder erniedrigt	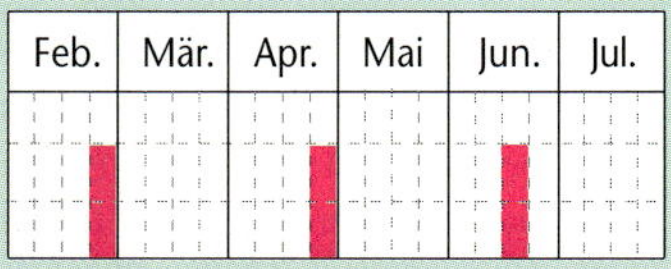	Verlängerte Follikelreifungsphase, auch bei anovulatorischen Zyklen z.B. in Pubertät und Klimakterium
Zusatzblutungen (alle Blutungen im Verlauf eines Zyklus außerhalb der Menstruation)					
Spotting** Regelmäßie Zusatz- oder Schmierblutungen, prä-/postmenstruell, oder mittzyklisch	Normal	Zusätzl. 1– 2 Tage unmittelbar vor/nach d. Menstruation oder in Zyklusmitte	Gering oder variabel	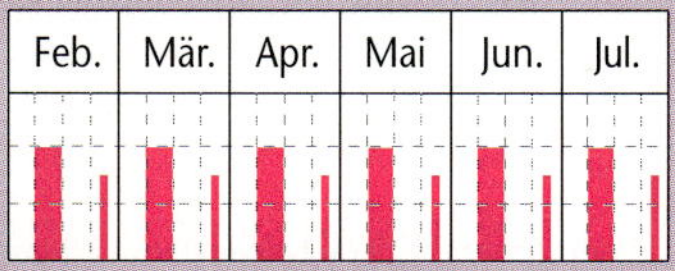	Gestörte Gelbkörper- oder Endometriumfunktion; evtl. Therapie durch Hormongabe, Uteruspolypen, Endometriumkarzinom; (drohende) Fehlgeburt (☞ 12.5.5)
Postkoitalblutung Unmittelbar nach Geschlechtsverkehr auftretend			Meist wenig, hellrotes Blut		Portioektopie (☞ 32.4.6), vag. Verletzungen, Zervixkarzinom

* Ein *ungefähres* Maß (in Abhängigkeit von individuellen Hygienebedürfnissen) ist die Zahl der pro Tag gebrauchten Vorlagen oder Tampons. Die physiologische Menge Blut und Schleimhaut, die eine Frau pro Menstruation verliert, beträgt ca. 50 – 150 ml.

** Zusätzlich zum „Spotting" werden auch die Begriffe *Metrorrhagie* und *Zwischenblutung* mit teils gleicher, teils unterschiedlicher Bedeutung verwendet, z.B. wird Zwischenblutung synonym zum mittzyklischen Spotting und Metrorrhagie als zyklus*un*abhängige Zusatzblutung definiert.

Tab. 32.18: Normaler Menstruationszyklus und Zyklusstörungen im Vergleich.

chenklärung dagegen schwieriger. Unterschieden werden *akute* Unterbauchschmerzen, beispielsweise durch eine Extrauteringravidität (☞ 12.5.2), und *chronische* Unterbauchschmerzen. Bei letzteren ist eine eindeutige Diagnosestellung manchmal nicht möglich, da häufig mehrere Ursachen gleichzeitig vorliegen.

Bei der Diagnostik helfen insbesondere folgende Fragen:

- Wann war die letzte Menstruation? Schmerzen kurz nach Ausbleiben der Menstruation können z.B. durch eine Extrauteringravidität bedingt sein
- Sind die Schmerzen zyklus- oder situationsabhängig? Die Beschwerden bei der Endometriose (☞ 32.11) sind z.B. zyklusabhängig, Unterbauchschmerzen durch rezidivierende Harnblasenentzündungen jedoch nicht
- Welchen Charakter hat der Schmerz? Beispielsweise sind die Schmerzen bei Stieldrehung einer Ovarialzyste (☞ 32.7.2) häufig kolikartig
- Sind die Schmerzen langsam oder rasch entstanden? Der Schmerz bei Perforation einer Extrauteringravidität setzt meist plötzlich ein, der Schmerz bei einer Endometriose oder Adnexitis (☞ 32.7.1) langsam über Stunden
- Bestehen zusätzlich Begleitsymptome wie eine vaginale Blutung oder Fieber? Beide können auf eine Adnexitis hinweisen.

32.3.4 Beschwerden im Bereich der weiblichen Brust

Die häufigsten Beschwerden im Bereich der weiblichen Brust sind Schmerzen, tastbare Knoten und Sekretion aus der Mamille.

Schmerzen

Ein schmerzhaftes Spannungsgefühl beider Brüste kurz vor der Menstruation wird als **Mastodynie** bezeichnet. Ihr kann z.B. eine **Mastopathie** (☞ 32.6.1) zugrundeliegen. Auch Entzündungen oder der Milcheinschuß nach der Geburt bereiten Schmerzen.

Knoten

Druckschmerzhafte Knoten können z.B. bei einer **Mastitis** (*Brustdrüsenentzündung*, ☞ 12.13.1) auftreten. Auch Zysten im Brustdrüsenkörper sind häufig mäßig druckschmerzhaft. Nicht schmerzhafte Knoten können einem gutartigen, häufiger aber einem bösartigen Tumor entsprechen (☞ 32.6).

> Jeder Knoten in der Brust muß diagnostisch abgeklärt werden. Insbesondere nicht druckschmerzhafte oder unregelmäßig begrenzte Knoten sind dringend karzinomverdächtig.

Sekretion aus der Mamille

Während *beidseitiger* Ausfluß aus den Mamillen auf eine Hormonstörung hinweist, liegen der *einseitigen* Sekretion oft gut- oder bösartige Tumoren der Brust zugrunde.

32.4 Der Weg zur Diagnose in der Gynäkologie

Viele Frauen gehen aus Scham und Angst ungern zum Gynäkologen. Da ihnen diese Gefühle meist auch nicht durch das vor der gynäkologischen Untersuchung stattfindende Gespräch genommen werden können, muß bei der Untersuchung darauf Rücksicht genommen werden.

32.4.1 Anamnese

Die gynäkologische Diagnostik beginnt mit der Erhebung der allgemeinen und der **gynäkologischen Anamnese**. Der Arzt fragt nach:

- Den aktuellen Beschwerden
- Dem Zeitpunkt der letzten Menstruation (Schwangerschaft möglich?) und Zyklusstörungen
- Der Einnahme von Medikamenten einschließlich der „Pille"
- Der *Menarche* und/oder der *Menopause* (☞ 32.1.2)
- Schwangerschaften und Geburten einschließlich Fehlgeburten, Extrauteringraviditäten und Schwangerschaftsabbrüchen
- Früheren Erkrankungen der Genitalorgane, z.B. Adnexitiden (☞ 32.7.1) oder Pilzinfektionen des äußeren Genitales
- Vorangegangenen Operationen insbesondere im Unterbauch (dann können z.B. als Sterilitätsursache Verwachsungen in Frage kommen)
- Allgemeinerkrankungen, da z.B. ein Diabetes mellitus Vaginalinfektionen begünstigt.

32.4.2 Untersuchung der Brust

Ob die Untersuchung der Brust vor oder nach der gynäkologischen Untersuchung stattfindet, ist von der Fragestellung und den Gepflogenheiten des Untersuchers abhängig. Prinzipiell sollte die Frau nur so weit entkleidet sein wie für die jeweilige Untersuchung nötig. Wird die Brust zuerst untersucht, braucht die Frau zunächst also nur den Oberkörper zu entkleiden. Anschließend zieht sie BH, Unterhemd und Bluse wieder an und macht für die gynäkologische Untersuchung den Unterleib frei.

Die Untersuchung der Brust besteht in:

- **Inspektion,** um *Größen-* und *Formungleichheiten* der Brüste und Mamillen sowie *Hautveränderungen* (z.B. **Orangenhaut,** ☞ 32.6.2) zu erkennen
- **Abtasten** der Brüste, wodurch Knoten, Schmerzen und Absonderungen aus den Mamillen festgestellt werden können
- **Abtasten der Lymphknotenregionen** in den Achselhöhlen, ober- und unterhalb des Schlüsselbeins sowie am Hals, um Lymphome (z.B. durch Metastasen bei Brustkrebs) zu erfassen.

32.4.3 Gynäkologische Untersuchung

Da eine volle Harnblase bei der Untersuchung stört, soll die Frau vor der Untersuchung noch einmal Wasser lassen und dabei eine Urinprobe in einen Becher füllen. Dieser Urin wird für eine evtl. notwendige Untersuchung zurückgestellt.
Dann entkleidet die Frau in einer Kabine ihren Unterleib und nimmt auf dem mit „Ärztekrepp" abgedeckten gynäkologischen Stuhl Platz. Für ältere Patientinnen ist der Stuhl meist recht unbequem. Ein Kissen in Nacken oder Kreuz erleichtert diesen Frauen die Lagerung.

Auch aus juristischen Gründen sollte bei jeder gynäkologischen Untersuchung durch einen männlichen Gynäkologen eine Krankenschwester oder Arzthelferin anwesend sein. Dies dient dem Schutz der

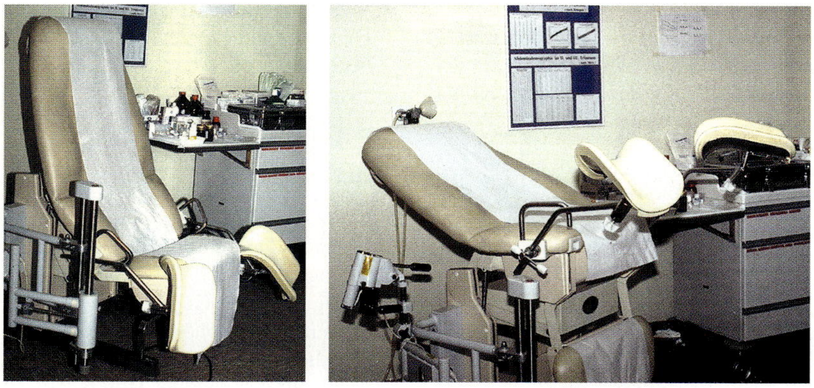

Abb. 32.19 – 32.20: Dieser gynäkologische Stuhl läßt sich hoch- und herunterfahren. Beim Hinsetzen rutscht die Frau mit dem Gesäß ganz bis zur Rückenlehne (links). Unmittelbar vor der Untersuchung wird der Stuhl hydraulisch hochgefahren und nach hinten gekippt (rechts), die Sitzfläche wird manuell nach unten weggeklappt. Nach der Untersuchung wird die Sitzfläche wieder hochgeklappt und der Stuhl heruntergefahren. [T194]

Patientin und gleichzeitig dem Selbstschutz des Arztes.

Inspektion

Bei der Inspektion der Vulva achtet der Arzt unter anderem auf den Behaarungstyp (weiblich oder männlich), die Klitoris (vergrößert?), das Hymen (intakt?) sowie Blutungen, Fluor, Parasiten, Entzündungen, Ulzera und Tumoren.

Spekulumuntersuchung

Spekula (lat. spekulum = Spiegel) dienen der Entfaltung der Vagina und der Darstellung der Portio. Sie werden in verschiedenen Größen und Ausführungen angeboten (☞ Abb. 32.22, 32.23, 32.25). Ausgewählt werden sie entsprechend:

- Der geplanten Untersuchung. *Selbsthalte-* oder *Entenschnabelspekula* (☞ Abb. 32.22 und 32.23) werden für Untersuchungen verwendet, bei denen der Arzt eine oder beide Hände frei haben muß, *zweiblättrige Spekula* (☞ Abb. 32.25) werden z.B. bei Inspektion der Portio benutzt
- Der anatomischen Gegebenheiten. Für Kinder werden schmale und kurze Spekula benutzt, für Mehrgebärende breitere und längere.

Vor der Untersuchung werden die Spekula im Wärmeschrank oder warmen Wasser vorgewärmt. Ist die Vagina sehr trocken und ist die Entnahme eines Abstrichs nicht vorgesehen, kann Gleitmittel, z.B. Sonographie-Gel, auf die Spekula aufgetragen werden, damit das Einführen für die Frau weniger unangenehm ist. Während der Arzt die Spekula einführt, stellt die Krankenschwester oder Arzthelferin die Untersuchungslampe ein. Nun beurteilt der Arzt:

- Die Vaginalschleimhaut: Entzündung? Verletzungen?
- Die Portiooberfläche: Rötung? Polypen? Karzinom?
- Die Sekretion aus der Zervix: Physiologisch? Vermehrt?

Bevor die Spekula entfernt werden, entnimmt der Arzt oft noch Sekret für Untersuchungen (☞ 32.4.5) oder führt eine Kolposkopie (☞ 32.4.6) durch. Nach Entfernen der Spekula schließt sich ggf. eine Vaginalsonographie an (☞ 32.4.7). Bei allen Untersuchungen reicht die Krankenschwester dem Arzt das benötigte Instrumentarium an und nimmt es ihm auch wieder ab. Deswe-

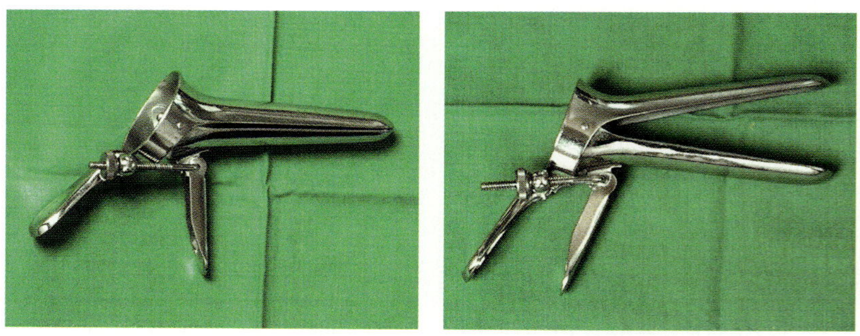

Abb. 32.22 – 32.23: Entenschnabelspekulum, links in geschlossenem und rechts in geöffnetem Zustand. Es wird in die Vagina eingeführt und hält dort nach entsprechender Arretierung selbst, so daß der Arzt es nicht festhalten muß und beide Hände z.B. bei der Entnahme einer Biopsie nutzen kann. [K183]

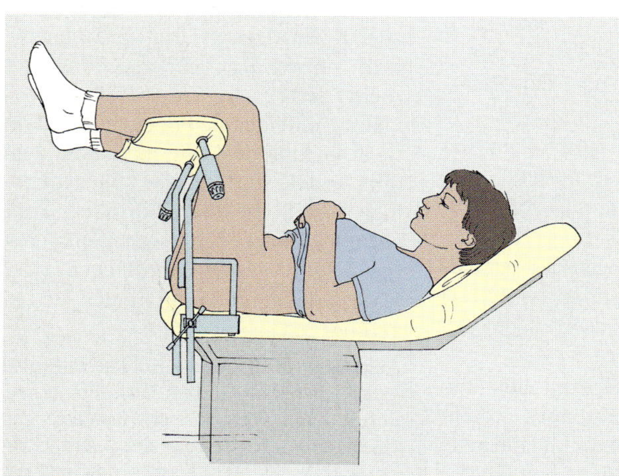

Abb. 32.21: Die Patientin liegt auf dem Rükken in der sog. Steinschnittlage. Die Beine sind gespreizt, Hüften und Knie gebeugt. Die Unterschenkel liegen in den dafür vorgesehenen Beinschalen, das Gesäß überragt knapp die Kante des Stuhls. Auf diese Weise ist eine weitgehend entspannte Lage der Patientin und damit eine bestmögliche Untersuchbarkeit gewährleistet. [L215]

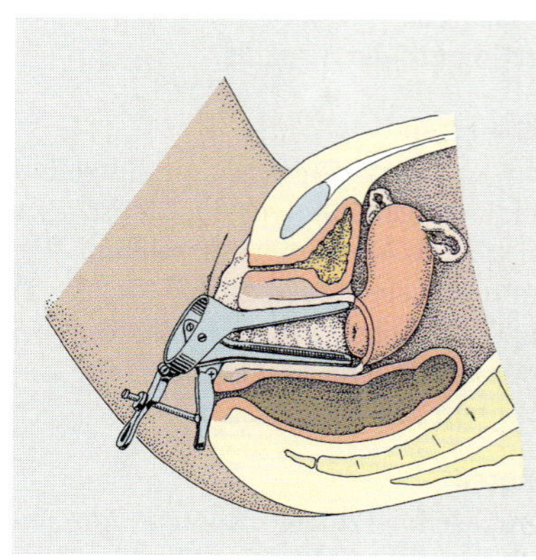

Abb. 32.24: Das eingeführte Entenschnabelspekulum im Sagittalschnitt. [L190]

gen trägt sie – wie auch der Arzt – bei jeder Untersuchung Handschuhe.

Bimanuelle Palpation

Bei der **bimanuellen Palpation** (☞ Abb. 32.27) ertastet der Arzt:

- Konsistenz der Vagina und der Portio, z.B. Gewebeverhärtungen
- Lage und Konsistenz der Adnexen
- Lage, Konsistenz, Form, Größe und Beweglichkeit des Uterus.

Rektovaginale und rektale Untersuchung

Die **rektovaginale** und **rektale Untersuchung** (☞ Abb. 32.29 bzw. 32.28) dienen der Beurteilung der **Parametrien** (Beckenbindegewebe neben dem Uterus), des Douglas-Raumes (☞ Abb. 32.2) und des Rektums.

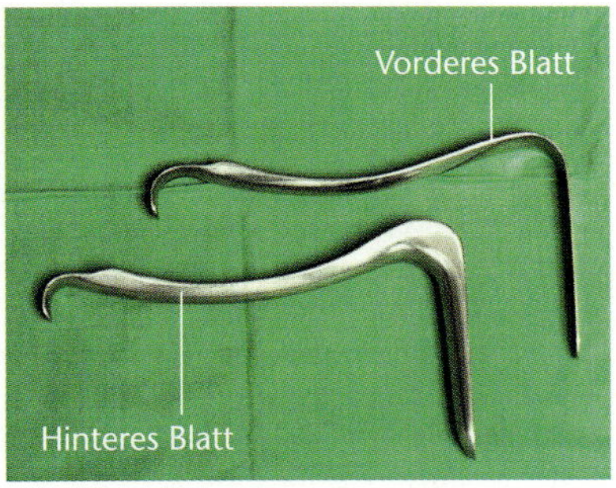

Abb. 32.25: Zweiblättriges Spekulum. Zuerst wird das hintere, rinnenförmige Spekulum eingeführt, dann das flache vordere Blatt. Möchte der Arzt z.B. einen Abstrich machen, hält er nur das hintere Blatt fest. Das vordere Spekulum muß dann entweder von der Schwester oder von der Patientin gehalten werden. [A122]

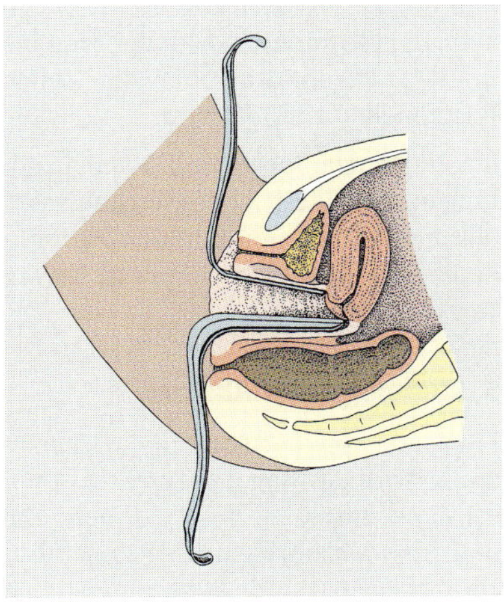

Abb. 32.26: Die beiden eingeführten Blätter des zweiblättrigen Spekulums im Sagittalschnitt. [L190]

Aufgaben der Pflegenden bei der gynäkologischen Untersuchung

Untersuchungsraum vorbereiten

Die Pflegenden achten darauf, daß der Raum warm und der Untersuchungsplatz sauber und nicht von anderen einzusehen ist. In der Umkleide legen sie genügend Vorlagen (Binden) bereit.

Materialien vorbereiten

Das Pflegepersonal sorgt dafür, daß ausreichend (sterile) Instrumente, Arzneimittel und Untersuchungsmaterialien (z.B. Abstrichröhrchen) vorhanden sind und ein komplettes Spekulasortiment im Wärmeschrank bereitliegt. Geräte wie z.B. das Sonographiegerät oder das Kolposkop müssen stets betriebsbereit sein.

Patientin vorbereiten

Die Pflegende informiert die Frau über den Ablauf der Untersuchung und ggf. der einzelnen Maßnahmen. Unmittelbar vor der Untersuchung schickt sie sie zur Blasenentleerung zur Toilette. Ist eine Urinuntersuchung nicht auszuschließen, gibt sie der Frau ein Auffanggefäß mit und erklärt ihr, wo sie es abstellen kann. Ggf. hilft sie der Patientin auf den Untersuchungsstuhl (die Steinschnittlage, aber erst einnehmen lassen, wenn die Untersuchung wirklich stattfindet, da die meisten Frauen diese Lage als erniedrigend empfinden). Während der Untersuchung beruhigt sie die Patientin, sofern dies notwendig sein sollte, z.B. durch Handhalten.

Nachsorge

Nach der Untersuchung hilft die Pflegende der Patientin beim Absteigen vom Untersuchungsstuhl und bietet ihr Tücher zum Abwischen von Gleitmittel sowie Vorlagen an. Kann sich die Frau nicht selbständig anziehen, ist sie ihr beim Ankleiden behilflich. Dann räumt sie den Untersuchungsraum auf, reinigt die Geräte und sorgt für die Sterilisation der Instrumente. Das entnommene Untersuchungsmaterial leitet sie sachgerecht weiter.

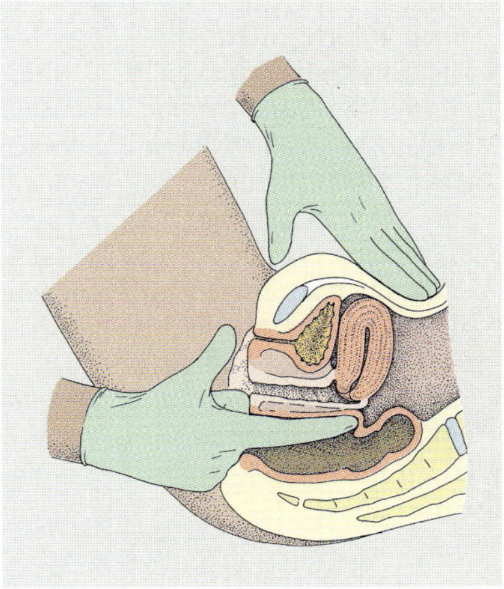

Abb. 32.28: Rektale Untersuchung. Bei Kindern kann der Arzt statt in die Vagina in das Rektum eingehen, um die Gebärmutter zu palpieren. [L190]

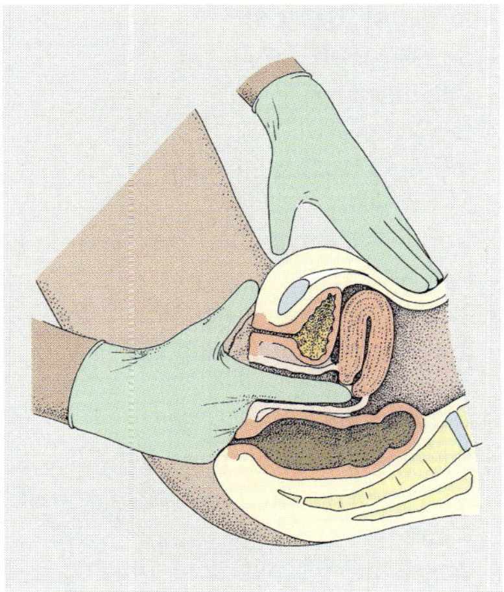

Abb. 32.27: Die bimanuelle Palpation bei der gynäkologischen Untersuchung. Während ein bis zwei Finger der einen Hand in die Vagina eingeführt werden und die Portio (und damit den Uterus) nach kranioventral (= vorne oben) schieben, kann die andere Hand des Untersuchers den Uterus von der Bauchseite aus tasten. [L190]

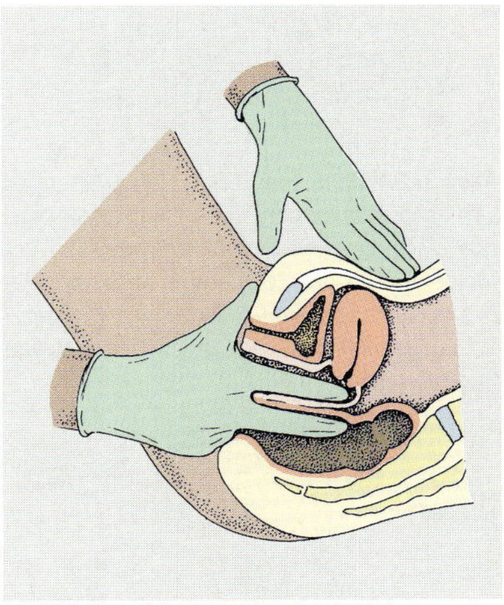

Abb. 32.29 Die rektovaginale Untersuchung erlaubt, Befunde in den bindegewebigen Aufhängestrukturen der Gebärmutter (Uterusligamente) zu ertasten. Während sich die Uterusligamente bei der gesunden Frau ohne größeren Schmerz dehnen und strecken lassen, äußert die Patientin bei Verwachsungen oder Endometrioseherden Schmerzen. [L190]

32.4.4 Blut- und Urinuntersuchungen

Blutuntersuchungen

Häufige Blutuntersuchungen in der Gynäkologie sind:

- Die Erstellung eines *Blutbildes* (☞ 24.4.3), um beispielsweise eine Anämie (☞ 24.6.1) zu diagnostizieren (z.B. bei Hypermenorrhoe oder einer Karzinomerkrankung)
- Die Kontrolle der *Entzündungsparameter* (Leukozyten, ☞ 39.50, CRP, ☞ 39.17, Blutsenkungsgeschwindigkeit, ☞ 39.14), v.a. bei unklaren Bauchschmerzen und Verdacht auf Adnexitis, aber auch bei Verdacht auf einen bösartigen Tumor
- Die Überprüfung spezieller *Tumormarker* bei Tumorverdacht und zur Verlaufskontrolle während und nach einer Tumortherapie. Bei Verdacht auf Lebermetastasen werden auch die Leberwerte (GOT, ☞ 39.31, GPT, ☞ 39.32), bei Verdacht auf Knochenmetastasen die Alkalische Phosphatase (☞ 39.4) kontrolliert
- *Serologische Untersuchungen* zum indirekten Erregernachweis bei V.a. HIV-Infektion oder Syphilis (☞ 29.3.1, 30.11.2). Teils stehen auch *gentechnische Methoden* zum direkten Erregernachweis (PCR, ☞ 28.3.6) zur Verfügung
- Bestimmung des *β-HCG* im Blut insbesondere bei Verdacht auf Schwangerschaft oder Eileiterschwangerschaft (☞ 12.5.2).

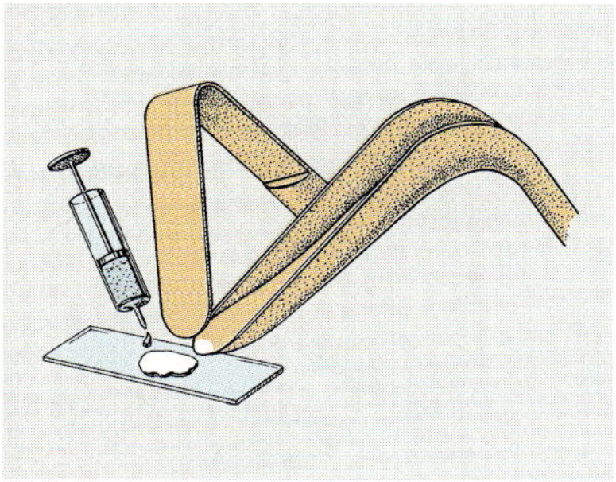

Abb. 32.30: Erstellen eines Nativpräparates. Um Veränderungen des Nativpräparates durch die Watte eines Watteträgers zu vermeiden, kann das Zellmaterial auch mit Hilfe des vorderen Spekulumblattes vom hinteren Spekulumblatt auf den Objektträger aufgetragen werden. [B105]

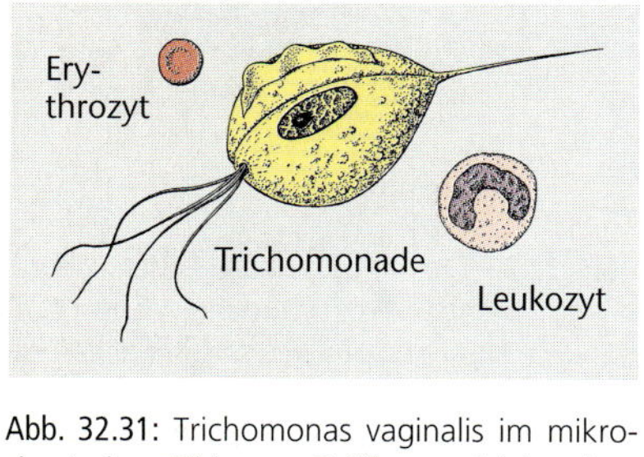

Abb. 32.31: Trichomonas vaginalis im mikroskopischen Bild, zum Größenvergleich neben einem Erythrozyten und einem Leukozyten. [B101]

Urinuntersuchungen

Urinuntersuchungen dienen v.a. der Feststellung einer Schwangerschaft (☞ 12.1.4) und der differentialdiagnostischen Abklärung von Unterbauchschmerzen (Harnwegsinfekt?).

32.4.5 Abstriche

Abstriche spielen in der gynäkolgischen Diagnostik eine große Rolle. Zu unterscheiden sind:

- Das Nativpräparat
- Der zytologische Abstrich
- Der bakteriologische Abstrich.

Nativpräparat

> **Nativpräparat:** Nicht gefärbtes oder fixiertes mikroskopisches Präparat.

Ein Nativpräparat wird in erster Linie angelegt bei Verdacht auf eine Entzündung der Vagina *(Kolpitis)*, z.B. durch Pilz- oder Trichomonadenbefall (☞ 32.12.1).

Benötigtes Material

- Steriler Watteträger
- Objektträger
- Deckglas
- 0,9%ige Kochsalzlösung
- Mikroskop
- Löffler-Methylenblau bei Gonokokken-Suchtest
- 10%ige Kalilauge bei V.a. Infektion mit Haemophilus vaginalis.

Durchführung

- Sekret aus dem hinteren Scheidengewölbe mit einem Watteträger entnehmen
- Etwas Sekret auf den Objektträger geben und ausstreichen
- Einen Tropfen Kochsalzlösung 0,9% auf den Objektträger geben
- Objektträger mit Deckglas abdecken
- Präparat unter das Mikroskop legen: Neben den normalen Scheidenepithelzellen sind weiße und rote Blutkörperchen, Bakterien, Hefepilze und Trichomonaden (☞ Abb. 32.31) sofort unter dem Mikroskop sichtbar.

Beim **Suchtest für Gonokokken** träufelt man etwas Löffler-Methylenblau auf das Sekret. Vorhandene Gonokokken färben sich dann blau.

Beim **Amin-Test** wird das Sekret auf dem Objektträger mit 10%iger Kalilauge versetzt. Entwickelt sich ein fischartiger Geruch, so besteht der Verdacht auf eine Infektion mit *Haemophilus vaginalis,* einem gramnegativen Stäbchenbakterium (**Aminkolpitis,** ☞ 32.12.1).

Zytologischer Abstrich

> **Zytologischer Abstrich:** Abstrichentnahme mit nachfolgender zytologischer Untersuchung der Zellen auf entartungsverdächtige Zellveränderungen oder Tumorzellen. In der Gynäkologie bedeutendes Verfahren zur Frühdiagnose des Zervixkarzinoms.

Beim **zytologischen Abstrich** entnimmt der Arzt mit Hilfe eines Watteträgers Zellmaterial aus Portio und Zervix und streicht es auf jeweils einen Objektträger aus. Anschließend wird es *sofort* fixiert, z.B. mit Sprühfixierung, und ins zytologische Labor geschickt. Hier werden die Zellen nach einem von dem Anatom *George Papanicolaou* entwickelten Verfahren gefärbt (**Papanicolaou-Färbung,** kurz *Pap*) und unter dem Mikroskop beurteilt (Klassifizierung, ☞ Tab. 32.32). Die Zytologie erlaubt zum einen ein Screening zur Erfassung von Karzinomen der Portio und der Zervix, zum anderen läßt sich auch der Hormonhaushalt der Frau beurteilen, da das Aussehen der Zellen hormonell beeinflußt wird.

Da Vaginalzäpfchen und Vaginalspülungen das Untersuchungsergebnis verfälschen können, muß in den 24 Stunden vor der Abstrichentnahme darauf verzichtet werden.

Bakteriologischer Abstrich

Für eine bakteriologische Untersuchung wird das Vaginalsekret meist mit sterilen Watteträgern gewonnen, die den Abstrichröhrchen oder Objektträgern beigelegt sind. Sie werden nach der Materialgewinnung entweder mit in das Abstrichröhrchen gegeben und ins Labor geschickt, oder das Sekret

Pap-Gruppe	*Zytologischer Befund*	*Bewertung*	*Empfehlung*	*Zellform*
0	Zellabstrich technisch unbrauchbar	Nicht möglich	Sofortige Wiederholung	–
I	Normales Zellbild	Unverdächtig	Jährliche Wiederholung	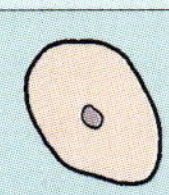
II	Leichte entzündliche, regenerative oder degenerative Veränderungen	Unverdächtig	Kontrolle nach 3 – 12 Monaten, evtl. Therapie	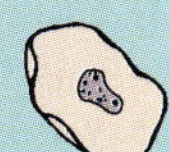
III	Schwere entzündliche oder degenerative Veränderungen	Verdächtig	Kontrolle nach Therapie	–
III D	Leichte bis mäßige Dysplasie (☞ Abb. 9.33)		Therapie; Kontrolle nach 2 – 3 Monaten, bei Weiterbestehen des Befundes Biopsie	
IV	Schwere Dysplasie (☞ auch Abb. 9.33)	Verdacht auf Carcinoma in situ	Konisation (☞ 32.4.11)	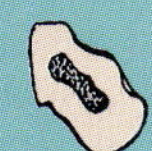
V	Eindeutig bösartige Tumorzellen	Verdacht auf invasives Karzinom	Sofortige Gewebeprobe	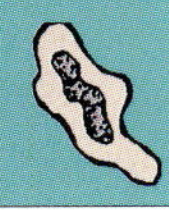

Tab. 32.32: Auswertung, Klassifikation und Konsequenzen eines Papanicolaou-Abstrichs.

wird auf einen Objektträger aufgetragen und mit dem beiliegenden Mittel fixiert. Zu beachten ist, daß manche Erreger nur auf Spezialnährböden wachsen, die ebenfalls industriell vorgefertigt angeboten werden. Wird für solche Erreger ein „normaler" Nährboden benutzt, kann die Infektion nicht nachgewiesen werden, und die Diagnose bleibt unklar.

Pflege bei Abstrichentnahme

Aufgabe der Pflegenden ist die Bereitstellung der Instrumente und der Materialien zur Abstrichdiagnostik sowie die Assistenz bei der Materialentnahme und -verarbeitung.

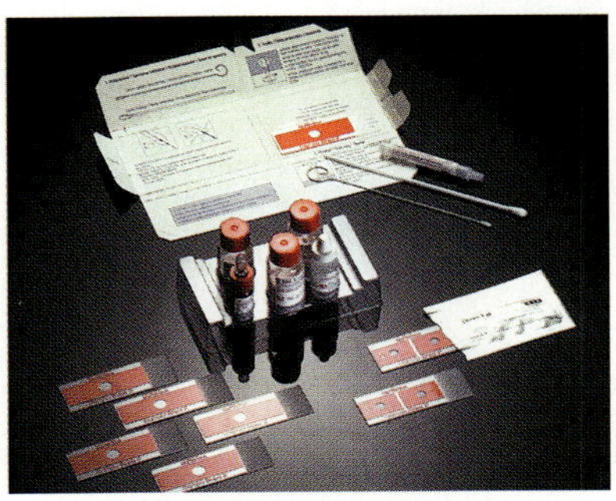

Abb. 32.33: Untersuchungsmaterial als Komplettset zum Nachweis von Chlamydien. Das industriell vorgefertigte Set enthält alle Materialien, die für die Abstrichentnahme notwendig sind (Watteträger, Öse, Testreagenzien und Objektträger). [U150]

32.4.6 Kolposkopie

Kolposkopie: Betrachtung der Portio vaginalis uteri unter 6 – 40facher Lupen-Vergrößerung.

Die Kolposkopie findet in der Regel im Rahmen einer gynäkologischen Untersuchung statt (☞ 32.4.3). Eine *Nativ-Kolposkopie* ist häufig nicht sehr aussagekräftig, da das Oberflächenrelief wenig Kontraste bietet. Daher folgen im Anschluß an die Nativ-Kolposkopie die Essigsäureprobe und die Schiller-Jodprobe.

Essigsäureprobe

Bei der **Essigsäureprobe** wird die Portio mit 3%iger Essigsäure betupft. Essigsäure koaguliert den zervikalen Schleim und bewirkt eine Anämisierung der Portiooberfläche. So wird eine exaktere Beurteilung der Portiooberfläche möglich.

Schiller-Jodprobe

Bei der **Schiller-Jodprobe** wird die Portio mit einer 3%igen Jod-Kaliumjodidlösung *(Schiller-Jodlösung)* betupft. Jod wird von den glykogenhaltigen Plattenepithelzellen des Portioepithels gespeichert, so daß diese dunkelbraun erscheinen. Die Drüsenepithelzellen der Zervix und nicht ausgereifte Epithelzellen hingegen, die kein oder nur wenig Glykogen enthalten, färben sich gar nicht oder kaum. Diese *jodnegativen* Bezirke sind typisch, aber nicht beweisend für Veränderungen des Plattenepithels.

Ein häufiger Normalbefund ist die **Portioektopie,** bei der sich *ektopes* (= am falschen Ort befindliches) Zylinderepi-

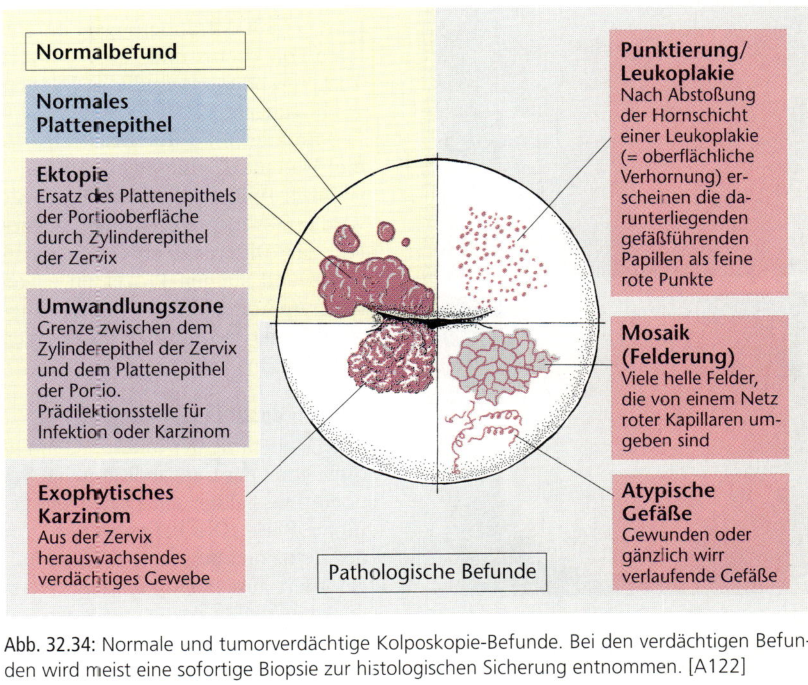

Abb. 32.34: Normale und tumorverdächtige Kolposkopie-Befunde. Bei den verdächtigen Befunden wird meist eine sofortige Biopsie zur histologischen Sicherung entnommen. [A122]

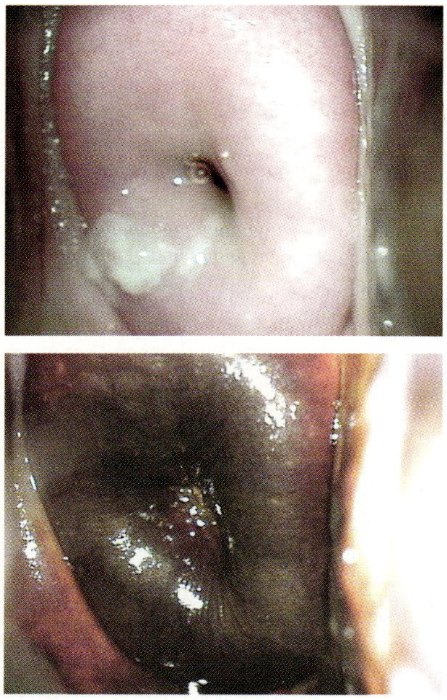

Abb. 32.35 – 32.36: Normale Portio in der Nativ-Kolposkopie und mit Schiller-Jodprobe. [T192]

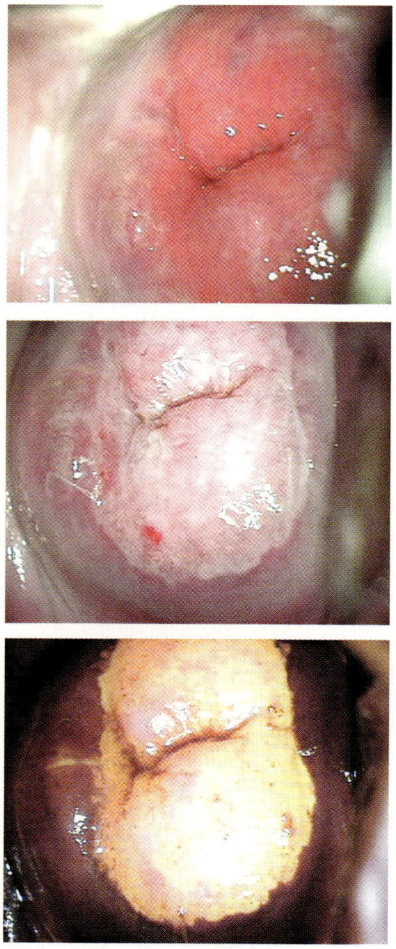

Abb. 32.37 – 32.39: Portioektopie in der Nativ-Kolposkopie, mit der Essigsäureprobe und der Schiller-Jodprobe. [T192]

thel aus dem Zervixkanal auf der Portiooberfläche findet, evtl. als zirkuläre *Ausstülpung* des Zervixepithels. Die Ektopie ist ungefährlich. Allerdings ist die **Umwandlungszone,** d.h. die Grenze zwischen dem Plattenepithel der Portio und dem Zylinderepithel, eine Prädilektionsstelle für pathologische Veränderungen (☞ Abb. 32.34). Alle pathologischen oder verdächtigen Befunde werden fotografisch dokumentiert. Bei auffälligen Befunden kann gezielt Gewebe zur histologischen Begutachtung entnommen werden.

Pflege

Aufgabe der Pflegenden ist die Vorbereitung aller benötigten Utensilien einschließlich des Kolposkops (z.B. sind sie dafür verantwortlich, daß ein Film eingelegt ist) sowie die Assistenz während der Untersuchung.

32.4.7 Sonographische Diagnostik

Prinzip der sonographischen Diagnostik, ☞ 9.6.7

Die **Sonographie** hat in der Gynäkologie eine zentrale Bedeutung:

- Die **transabdominale Sonographie** (durch die Bauchdecke hindurch) erlaubt die Beurteilung der Bauch- und (mit Einschränkungen) der Beckenorgane
- Die **transvaginale Sonographie,** bei der ein spezieller stabförmiger Schallkopf in die Vagina eingeführt wird, erfaßt Veränderungen im Bereich von Uterus und Adnexen, z.B. Tumoren oder entzündliche Eileiterverdickungen
- Die **Sonographie der Brust** ergänzt die Mammographie (☞ 32.4.8) und ist ihr in Teilbereichen überlegen. Sie wird insbesondere bei tastbaren Knoten zur Differenzierung von zystischen und soliden Prozessen eingesetzt. Außerdem können unter sonographischer Kontrolle Punktionen durchgeführt werden.

Aufgaben des Pflegepersonals

- Die Darstellung der inneren Genitalorgane mit der transabdominalen Sonographie gelingt am besten bei gefüllter Blase. Die Patientin wird vor der Untersuchung zum Trinken aufgefordert und sonographiert, wenn die Blase gefüllt ist
- Bei der transvaginalen Sonographie sollte die Blase leer sein. Die Patientin wird darüber informiert, daß die Untersuchung durch die Einführung des Schallkopfes in die Vagina zwar unangenehm sein kann, aber nicht schmerzhaft ist
- Für die Sonographie der Brust ist keine Vorbereitung erforderlich
- Nach der Untersuchung reichen Arzt oder Pflegende der Patientin Tücher zum Entfernen des Sonographiegels.

32.4.8 Konventionelle Röntgenverfahren

Die häufigsten konventionellen Röntgenverfahren in der Gynäkologie sind die *Mammographie*, die *Galaktographie* und die *Hysterosalpingographie*.

Mammographie

Die **Mammographie** ist eine spezielle Nativröntgenaufnahme (☞ 9.6.2) zur Darstellung der Brust (Weichteilgewebe stellen sich bei „normalen" Röntgenaufnahmen kaum dar). Es werden stets Aufnahmen beider Brüste in zwei Ebenen angefertigt, da eine genaue Beurteilung nur im Seitenvergleich möglich ist.

Die Mammographie dient in erster Linie der Früherkennung und Abklärung brustkrebsverdächtiger Veränderungen. Während gutartige Knoten glatt begrenzt sind, weisen Karzinome oft Ausläufer in die Umgebung *(Krebsfüßchen)* und viele kleine Verkalkungen auf *(Mikrokalk)*. Die Mammographie sollte möglichst kurz nach der Menstruation durchgeführt werden, da das Brustdrüsengewebe zu diesem Zeit-

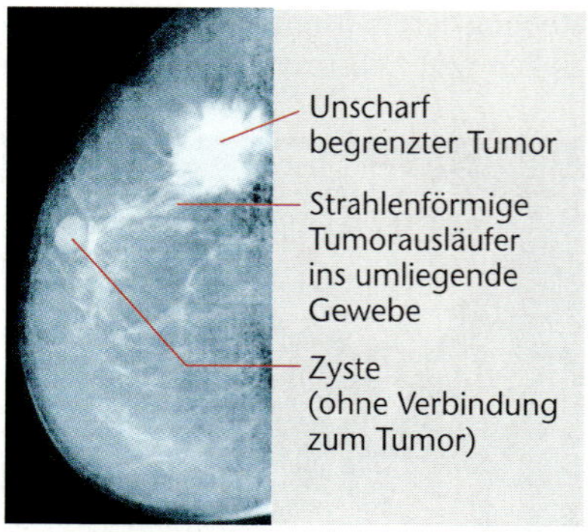

Abb. 32.40: Typische Mammographiebefunde. Während sich die links in der Mitte gelegene harmlose Zyste als glatt begrenzter, regelmäßiger Rundherd darstellt, handelt es sich bei dem Tumor rechts oben im Bild um ein Karzinom. Typisch sind das unregelmäßige Bild im Inneren des Tumors und die Ausläufer in die Umgebung („Krebsfüßchen"). [B117]

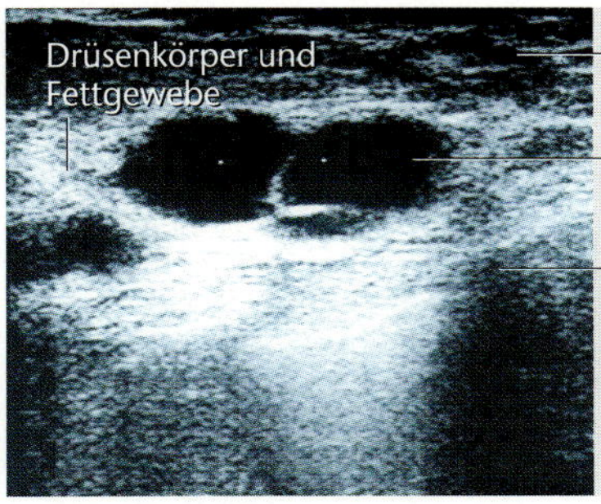

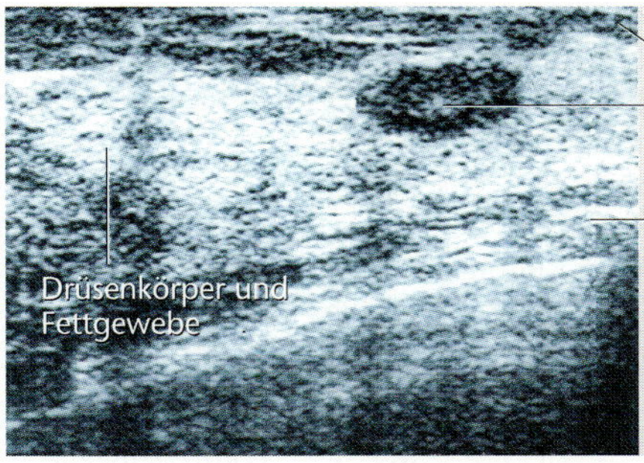

Abb. 32.41 – 32.42: Sonographische Befunde der Brust. Mit Hilfe der Sonographie können z.B. Zysten (links) oder Fibroadenome der Brust (gutartige, bindegewebige Tumoren, rechts) identifiziert werden. [T193, T194]

punkt am besten zu beurteilen ist. Eine besondere Vorbereitung ist nicht erforderlich.

Wegen des insgesamt recht hohen Brustkrebsrisikos wird die Mammographie zum Teil auch als *Screening-Untersuchung* (Reihenuntersuchung) bei beschwerdefreien Frauen eingesetzt. Zwar werden immer wieder Befürchtungen vor strahlenbedingten Langzeitschäden geäußert, doch treten diese bei korrektem Strahlenschutz angesichts der großen Zahl frühdiagnostizierter und frühbehandelter Mammakarzinome weit in den Hintergrund. Eine einmalige *Basismammographie* als „Ausgangsbild" sollte ab dem 30. Lebensjahr durchgeführt werden. Ab dem 40. Lebensjahr werden Routine-Kontrollen alle zwei Jahre empfohlen. Zwischen dem 50. und 70. Lebensjahr oder bei Risikofaktoren (Brustkrebs bei engen Verwandten oder in der anderen Brust) sind jährliche Kontrollen empfehlenwert. Bei unklaren Brustveränderungen ist stets eine *sofortige* Mammographie erforderlich, auch wenn die letzte Kontrolle noch nicht lange zurückliegt.

Inwieweit hochauflösender Ultraschall in den nächsten Jahren die Mammographie nicht nur ergänzen, sondern auch ersetzen wird, bleibt abzuwarten. Noch ist die Mammographie „Goldstandard" in der Früherkennung des Mammakarzinoms.

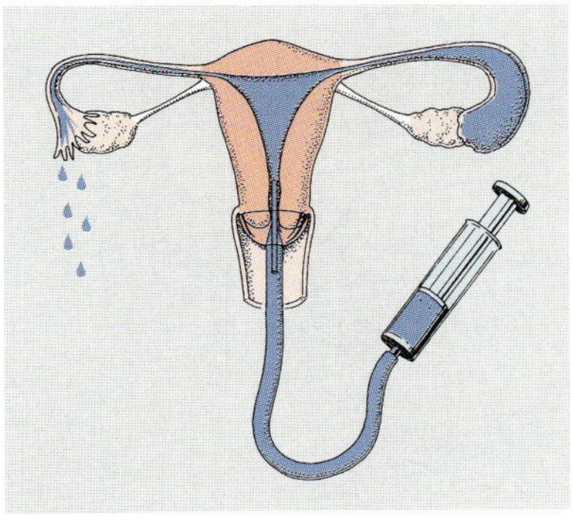

Abb. 32.43: Schematische Darstellung der Hysterosalpingographie. Ein Trichter wird dichtschließend auf die Portio aufgesetzt und über einen Schlauch Kontrastmittel in das Cavum uteri gespritzt. In diesem Fall kann das Kontrastmittel über die rechte Tube in die Bauchhöhle abfließen. Das linke Tubenende hingegen ist verschlossen, und das Kontrastmittel sammelt sich dort an. [L190]

Galaktographie

Bei der **Galaktographie**, Röntgenkontrastdarstellung der Milchgänge) werden die Milchgänge von der Brustwarze aus sondiert, mit Kontrastmittel gefüllt und röntgenologisch dargestellt. Die Untersuchung ist bei unklarer Sekretion aus der Brustwarze angezeigt. Erkennbar sind Erweiterungen, aber auch Abbrüche der Milchgänge (z.B. durch einen Tumor). Eine Vorbereitung der Patientin ist nicht erforderlich.

Hysterosalpingographie

Die **Hysterosalpingographie** (kurz *HSG*), die Röntgenkontrastdarstellung der Uterushöhle und der Tuben, wird im Rahmen der Sterilitätsdiagnostik (☞ 32.13) durchgeführt. Sie erlaubt die Darstellung von Fehlbildungen der Gebärmutter und die Durchlässigkeitsprüfung der Eileiter. Bei normal durchlässigen Eileitern fließt das Kontrastmittel frei in die Bauchhöhle ab, wo es vom Peritoneum resorbiert und dann über die Nieren ausgeschieden wird.

Pflege bei Hysterosalpingographie

- Planung der Untersuchung für die erste Zyklushälfte, um sicherzustellen, daß keine Schwangerschaft vorliegt
- Auf Arztanordnung antibiotische oder antiseptische Vorbehandlung der Vagina, z.B. mit Mysteclin®- oder Chlorhexidin®-Vaginalzäpfchen
- Vor der Untersuchung Blasenentleerung
- Eine Stunde vor dem Eingriff Verabreichung eines Schmerzmittels, z.B. Dolantin® i.m., um schmerzbedingte Tubenspasmen zu vermeiden. Wird

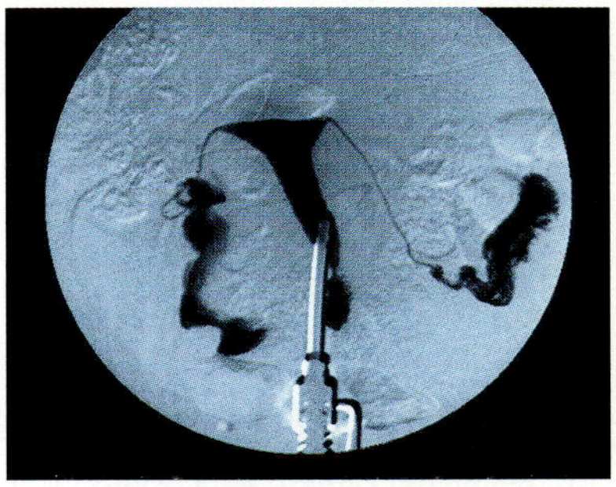

Abb. 32.44: Normalbefund einer Hysterosalpingographie: Das Kontrastmittel fließt durch das Cavum uteri und die Tuben beidseits in die Bauchhöhle ab (eine geringe Menge auch zurück in die Vagina). [T193]

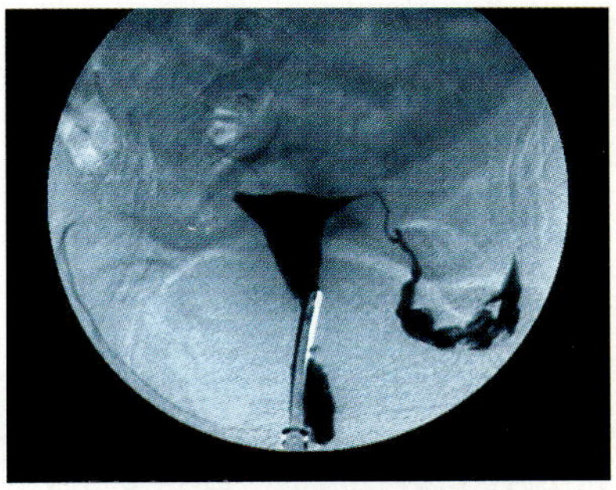

Abb. 32.45: Hysterosalpingographie nach Entfernung der rechten Tube. Das Kontrastmittel kann nur über die linke Tube abfließen. Sie ist aber durchgängig und somit wohl nicht Ursache der Sterilität dieser Patientin. [T193]

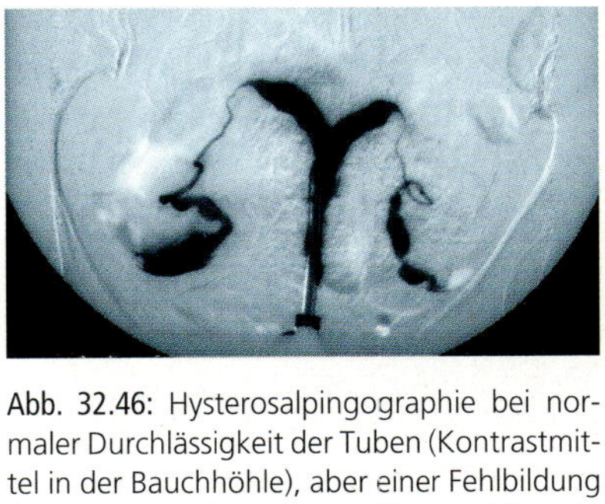

Abb. 32.46: Hysterosalpingographie bei normaler Durchlässigkeit der Tuben (Kontrastmittel in der Bauchhöhle), aber einer Fehlbildung des Uterus mit Y-Form (Uterus bicornis, ☞ Abb. 32.101). [T193]

der Eingriff in Kurznarkose durchgeführt, ist keine vorherige Schmerzmittelgabe erforderlich
- Nach der Untersuchung Beobachtung der Patientin auf allergische Reaktionen (Kontrastmittelallergie, ☞ 9.6.9), vaginale Blutungen oder Zeichen einer Entzündung (☞ 32.7.1). Bei Schmerzen Verabreichung von Schmerzmitteln (Arztanordnung). Einhalten von Bettruhe für 2 – 3 Stunden
- Abhängig vom Befinden der Patientin Entlassung nach 3 – 24 Stunden.

32.4.9 CT und Kernspintomographie

Besteht bei einer Frau der Verdacht auf einen Tumor der Geschlechtsorgane, kann durch **Computertomographie** (*CT,* ☞ 9.6.4) und/oder **Kernspintomographie** (*NMR,* ☞ 9.6.5) meist festgestellt werden, ob ein Tumor vorliegt, von welchem Organ er ausgeht, wie weit er sich im kleinen Becken ausgebreitet hat und ob er schon Metastasen gesetzt hat. CT und Kernspintomographie ermöglichen außerdem eine exakte Operations- und/oder Bestrahlungsplanung. Die Kernspintomographie ist auch bei der Differenzierung von Brusterkrankungen wertvoll.

Pflege

Die Vorbereitung der Patientin ist abhängig von der Fragestellung und der genauen Untersuchung. So sind z.B. vor einer Kontrastmitteluntersuchung des Darmes abführende Maßnahmen erforderlich.

32.4.10 Endoskopische Untersuchungen

Laparoskopie

Die *diagnostische* **Laparoskopie** (*Bauchspiegelung,* in der Gynäkologie auch **Pelviskopie** = *Beckenspiegelung* genannt) erlaubt eine direkte Betrachtung der inneren Geschlechtsorgane. Sie ist bei Verdacht auf Fehlbildungen der Ovarien oder Tuben, bei Verdacht auf eine Extrauteringravidität, zur Abklärung unklarer Unterbauchschmerzen, zur Biopsieentnahme und zur Therapiekontrolle (z.B. beim Ovarialkarzinom, ☞ 7.2) angezeigt. Die Durchführung entspricht der bei internistischen Laparoskopien (☞ 22.3.5), allerdings werden häufig zusätzliche Instrumente über die Vagina eingeführt.

Therapeutisch kann die Laparoskopie zur Entfernung gutartiger Tumoren (Myome), zum Ausschälen von Zysten, zur Entfernung oberflächlicher Endometrioseherde (☞ 32.11), zum Lösen von Verwachsungen oder zur Durchführung einer Sterilisation (☞ 32.13) eingesetzt werden.

Chromopertubation

In der Sterilitätsdiagnostik (☞ 32.13) wird die Laparoskopie häufig mit einer **Chromopertubation** zur Durchgängigkeitsprüfung der Eileiter verbunden. Dabei wird eine verdünnte Farblösung über eine Zervixsonde in die Gebärmutter eingespritzt. Bei durchgängigen Eileitern kann der Farbstoffaustritt in die Bauchhöhle laparoskopisch kontrolliert werden. Ein Vorteil gegenüber der Hysterosalpingographie liegt in der fehlenden Strahlenbelastung.

Pflege bei Laparoskopie, ☞ *22.3.5*

Hysteroskopie

Durch die **Hysteroskopie,** die *Spiegelung der Gebärmutterhöhle,* können Verklebungen, Septen, Myome oder Polypen im Cavum uteri diagnostiziert und oft auch entfernt werden. Sie wird meist in Kurznarkose durchgeführt. Die **Pflege** entspricht derjenigen bei einer Hysterosalpingographie (☞ 32.4.8).

32.4.11 Gewebeentnahmen

Abrasio

Der zytologische Abstrich (☞ 32.4.5) gibt lediglich Auskunft über das Epithel im Zervixbereich. Besteht der Verdacht auf ein Karzinom in der Gebär-

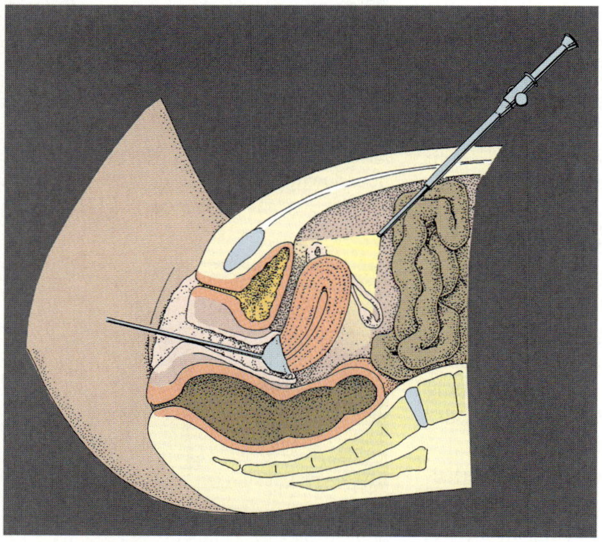

Abb. 32.47: Gynäkologische Laparoskopie (Pelviskopie). Der Uterus wird mit Hilfe einer Zervixsonde aus dem kleinen Becken herausgeschoben und für die optische Beurteilung sowie Manipulationen fixiert. [L190]

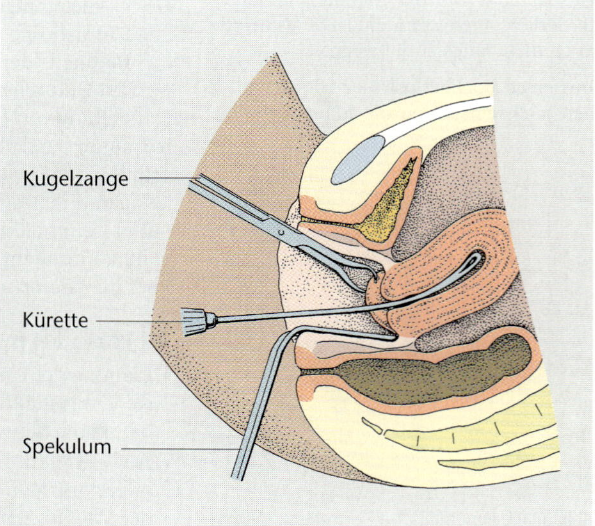

Abb. 32.48: Abrasio. Unter Spekulumsicht faßt der Arzt die Portio mit einer Kugelzange und zieht sie etwas nach unten. Dadurch wird der Uterus gestreckt, und der Zervikalkanal kann leichter passiert werden. Er wird zunächst mit immer dicker werdenden **Hegarstiften** gedehnt, bis die Kürette durch den Kanal paßt. In ringsum geführten Bewegungen in Uteruslängsrichtung wird die Funktionalis abgeschabt und anschließend der histologischen Untersuchung zugeführt. [L190]

mutterhöhle, muß die gesamte Funktionalis (☞ 32.1.1) durch eine **Abrasio** *(Abrasio uteri, Kürettage, Curettage, Ausschabung)* abgetragen und histologisch untersucht werden. Therapeutisch wird eine Abrasio z.B. bei Gebärmutterpolypen oder nach einer Fehlgeburt (☞ 12.5.5) eingesetzt.

Der Eingriff wird meist in Vollnarkose durchgeführt. Als Hauptkomplikationen sind Nachblutungen und (aufsteigende) Infektionen zu nennen.

Bei Karzinomverdacht müssen Korpus- und Zervix-Schleimhaut getrennt (in „Fraktionen") gesammelt und untersucht werden. Deshalb spricht man auch von einer **fraktionierten Abrasio** oder *Cervix-Corpus-Curettage* (kurz *C-C-C*). So können Tumorzellen der Zervix oder dem Korpus zugeordnet werden, was Konsequenzen für die Behandlungsstrategie hat.

Pflege bei Abrasio

Die postoperativen Schmerzen entsprechen meist den Schmerzen während der Menstruation und bedürfen keiner medikamentösen Behandlung.

Allgemeine perioperative Pflege, ☞ 11.1 und 11.4;
Pflege bei gynäkologischen Operationen, ☞ 32.2.5, Tab 32.12 und Tab. 32.13

Knips- und Stanzbiopsien, Probeexzision

Bei einem mit bloßem Auge sichtbaren Tumor von Vulva, Vagina oder Zervix kann Material für die histologische Untersuchung durch eine einfache **Knips-** oder **Stanzbiopsie** gewonnen werden. Hier ist von den Pflegenden lediglich auf mögliche Nachblutungen zu achten. Die Entnahme von Gewebe mit einem Skalpell wird auch als **Probeexzision** (*PE*) bezeichnet.

Konisation

Mit der **Konisation** werden karzinomverdächtige Befunde der Zervix abgeklärt (☞ 32.9.1). Der Arzt schneidet unter Vollnarkose ein kegelförmiges Gewebestück (griech. konos = Kegel) aus der Portio heraus und schickt es zur histologischen Untersuchung. Um auch hochsitzende *(endozervikale)* Veränderungen zu diagnostizieren, schließt sich der Konisation immer eine Abrasio des Restzervikalkanals *(Abrasio cervicis)* an.

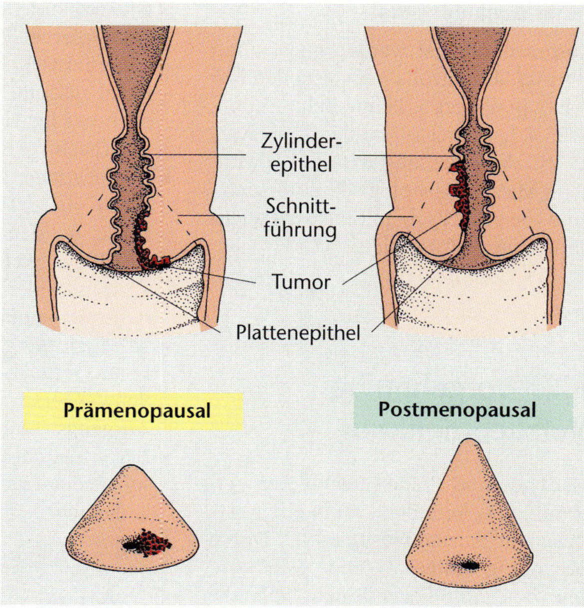

Abb. 32.49: Konisation. Die Schnittführung ist abhängig vom Alter der Patientin. Vor der Menopause finden sich vermehrt Portioektopien (☞ Abb. 32.34ff), d.h. die Prädilektionsstelle für Karzinome, die Umwandlungszone, ist eher auf der Portiooberfläche zu finden. Im Senium zieht sich die Umwandlungszone in den Zervikalkanal zurück. Bei geschlechtsreifen Frauen wird dementsprechend ein flacher Konus entfernt, bei Frauen in der Postmenopause ein spitzer Konus. [L190]

Wegen der Gefahr einer Nachblutung sind engmaschige Kontrollen notwendig.

Pflege bei Konisation

Pflege bei gynäkologischen Operationen, ☞ 32.2.5, Tab. 32.12 und Tab. 32.13

> ⓘ Nach einer Konisation am 6. – 10. postoperativen Tag können Nachblutungen durch Ablösen des Wundschorfes auftreten. Die Patientin sollte hierüber Bescheid wissen und sich trotz des nur geringen oder fehlenden Krankheitsgefühls schonen.

Douglas-Punktion

Der **Douglas-Raum** zwischen Uterus und Rektum (☞ Abb. 32.2) ist die tiefste Stelle der Bauchhöhle, so daß sich dort freie Flüssigkeit ansammeln und von der Vagina aus abpunktiert werden kann. Durchgeführt wird die **Douglas-Punktion** zum Nachweis von freiem Blut im Bauchraum, zur Diagnostik und Therapie eines Douglasabszesses (z.B. durch Entzündungen der Adnexen mit Abszeßbildung) und zur Punktion von Zysten. Die Douglaspunktion wird zunehmend von Sonographie und Laparoskopie (☞ 32.4.10) abgelöst.

Pflege bei der Douglas-Punktion

Vor der Punktion sollte die Patientin ihren Darm entleeren. Nach der Punktion fallen folgende pflegerische Maßnahmen an:

- Beobachtung der Patientin auf Zeichen einer Darmverletzung, also engmaschige Kontrolle von Blutdruck, Puls und Temperatur sowie des Abdomens auf Zeichen einer beginnenden Peritonitis (☞ 21.8.2)
- Beobachtung des Wundgebiets auf Entzündungszeichen. Hat der Arzt eine Gummi- oder Robinsondrainage (☞ 11.3.6) zur Abszeßdrainage eingelegt, bleibt diese bis zur Ausheilung liegen
- Ggf. regelmäßiger Verbandswechsel.

> ⓘ **Vorsicht!** Abszesse sind septisch.

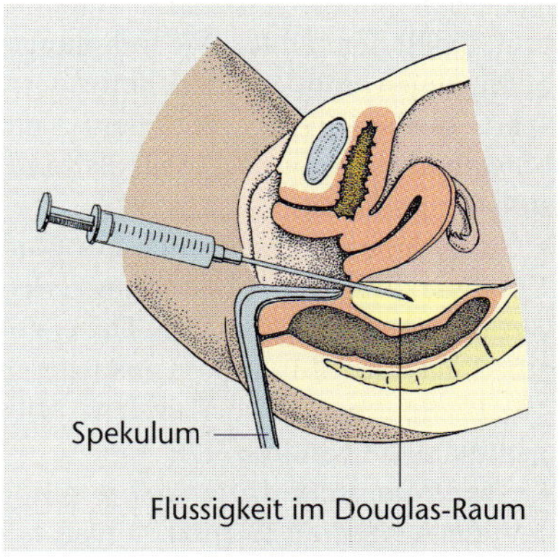

Abb. 32.50: Douglas-Punktion. Nach Vorziehen der Portio mit einer Kugelzange sticht der Arzt vom hinteren Scheidengewölbe aus mit einer ca. 20 cm langen Punktionskanüle ein und aspiriert die Flüssigkeit. [L190]

Punktionen der Brust

Zysten der Brust werden meist unter Ultraschallkontrolle mit speziellen Nadeln punktiert (Feinnadelpunktion, ☞ 23.4.1; Cameco-Handgriff, ☞ Abb. 23.16). Anschließend wird das gewonnene Material histologisch untersucht. Eine spezielle Vorbereitung der Patientin ist nicht erforderlich.

Vorgehen bei Verdacht auf Brustkrebs, ☞ 32.6.2

32.5 Vorgehen bei Notzuchtdelikten

Mädchen und Frauen nach einer Vergewaltigung befinden sich in einer psychischen Ausnahmesituation. Durch Beachtung einiger Grundregeln können Ärzte und Pflegende dem Opfer die Lage zumindest etwas erleichtern:

- Wartezeit kurz halten
- Untersuchung nach Möglichkeit von einer Ärztin durchführen lassen. Der Patientin anbieten, daß eine Person ihres Vertrauens anwesend ist
- Anamnese in ruhigem Raum erheben. Behutsam mit dem Mädchen oder der Frau umgehen, zumal dieses der erste Besuch beim Gynäkologen sein kann. Ihr bereits jetzt die weiteren Schritte einschließlich der gynäkologischen Untersuchung erklären und bei den einzelnen Maßnahmen erläutern, warum sie in ihrem eigenen Interesse notwendig sind.

Die ärztliche Untersuchung muß trotz der psychischen Situation des Opfers besonders gründlich sein, um keine Verletzungen des Opfers oder Spuren des Täters zu übersehen. Unbedingt erforderlich ist eine genaue Dokumentation, damit dem Opfer Wiederholungsbefragungen und -untersuchungen erspart bleiben (z.B. Blutergüsse mit Sofortbildkamera und Lineal als Maßstab fotografieren):

- *Ganzkörperuntersuchung,* um Blutergüsse, Würgemale oder Sturzverletzungen zu diagnostizieren. Dabei unbedingt die Mundhöhle inspizieren (z.B. Spermareste bei oralem Mißbrauch von Kindern?)
- *Gynäkologische Untersuchung,* um Verletzungen im Genital- und Analbereich zu erfassen und Abstriche für den Nachweis von Sperma (Nativpräparat zur sofortigen Untersuchung), die serologische Täteridentifikation und die mikrobiologische Untersuchung zu gewinnen. Kommt das Opfer in Begleitung von Kriminalpolizisten, bringen diese in der Regel eigene Untersuchungsröhrchen mit für Untersuchungen in kriminaltechnischen Labors
- *Auskämmen der Schamhaare,* um Haare des Täters sicherzustellen. Diese werden zusammen mit der Kleidung, welche das Opfer zum Zeitpunkt der Tat trug, in das gerichtsmedizinische Institut geschickt
- *Serologische Untersuchungen* auf Lues, Gonorrhoe und HIV sowie ein Schwangerschaftstest, um „negative Ausgangswerte“ zu haben
- Bei Möglichkeit eines Schwangerschaftseintritts Verschreiben der „Pille danach“, z.B. Tetragynon®.

☑ Scheinbare Gefaßtheit des Opfers spricht nicht gegen eine Gewalttat. Oft ist die Frau noch völlig fassungslos, hat noch nicht „so richtig begriffen“, was passiert ist. Auch ein Fehlen massiver Befunde ist möglich, da das Opfer evtl. wegen Gewaltandrohung keine Gegenwehr zu leisten wagte oder sich aus Scham bereits geduscht und frisch eingekleidet hat.

Pflege

Die Betroffenen reagieren sehr unterschiedlich auf das Geschehene. Die Reaktionen reichen von gefaßter Ruhe und Aufmerksamkeit bis hin zu extremer Angst und Unruhe. Vorherrschende, aber in dieser Situation selten ausgedrückte Gefühle sind Schuld, Ohnmacht, Angst, Ekel, Scham und Ärger. Manche Patientinnen leiden unter körperlichen Beschwerden wie Schmerzen oder Übelkeit. Das Erlittene wird nicht im Krankenhaus seine Verarbeitung finden. Die Pflegenden können aber durch die situationsgerechte Begleitung der Opfer wesentliche Hilfestellungen leisten:

- Die Pflegenden helfen der Patientin, rasch Kontakt zu einer vertrauten Person herzustellen
- Sie begleiten die Betroffene mit Sensibilität und Verständnis bei der Untersuchung und der Versorgung von Verletzungen und gehen auf körperliche Beschwerden der Patientin ein
- Möchte die Frau über das Geschehene sprechen, darf dieser Wunsch nicht abgewehrt werden. Allein schon das verständnisvolle Zuhören kann ihr weiterhelfen.

32.6 Erkrankungen der Brust

Brustdrüsenentzündung (Mastitis), ☞ 12.13.1;
Brustdrüsenabszeß, ☞ 12.13.1

Viele **Erkrankungen der Brust,** darunter das Mammakarzinom, treten, wenn auch selten, auch beim Mann auf.

32.6.1 Gutartige Brusttumoren

Fibroadenome

Fibroadenome sind gutartige Tumoren, die sich aus Drüsen- und Bindegewebe zusammensetzen und bei knapp einem Drittel aller Frauen (meist multipel) vorkommen. Am häufigsten sind Frauen vor der Menopause betroffen, insbesondere jüngere Frauen Anfang zwanzig. Meist bemerkt die Frau den Tumor zufällig und erschrickt, weil sie befürchtet, er sei bösartig. Fibroadenome erhöhen das Brustkrebsrisiko aber nicht.

Milchgangspapillome

Milchgangspapillome sind einzeln oder multipel vorkommende, zottenartige Wucherungen, die vom Milchgangsepithel ausgehen und sich durch blutige oder seröse Sekretion aus der Brustwarze bemerkbar machen. Sie kommen vor allem im mittleren Lebensalter vor. Ein Mammakarzinom muß stets ausgeschlossen werden (z.B. durch Galaktographie, ☞ 32.4.8).

Zysten

Durch Sekretretention entstehen **Zysten,** epithelumkleidete Hohlräume mit flüssigem, durch Einblutung häufig blau-grünlich verfärbtem Inhalt. Zysten kommen oft bei der *fibrös-zystischen Mastopathie* (☞ unten) vor. Sie lassen sich sonographisch gut darstellen.

Fibrös-zystische Mastopathie

Als **fibrös-zystische Mastopathie** *(Mastopathia cystica fibrosa, Dysplasie der Mamma)* werden hormonbedingte Veränderungen des Brustgewebes mit Vermehrung des Bindegewebes (Fibrosierung), Proliferationen des Milchgangepithels, Milchgangerweiterungen und Zystenbildung bezeichnet. In schweren Fällen fühlt sich die ganze Brust knotig an. Die fibrös-zystische

Mastopathie kommt bei 40 – 50% aller Frauen vor, der Altersgipfel liegt bei 45 – 55 Jahren. Bei einer Mastopathie Grad I und II ist das Brustkrebsrisiko nicht erhöht, bei einer Mastopathie Grad III (ca. 10% der Patientinnen) steigt das Brustkrebsrisiko etwa um den Faktor drei.

Behandelt wird die Mastopathie durch Gabe von Hormonen, z.B. Progesteron lokal oder systemisch, bei histologisch gesicherter Knotenbildung auch durch das antigonadotrope Danazol (Winobanin®). Engmaschige klinische und ggf. mammographische Kontrollen dienen der frühzeitigen Erkennung eines eventuellen Mammakarzinoms.

Schwierig: Abgrenzung zum Mamma-Ca

Probleme werfen die gutartigen Tumoren dadurch auf, daß eine sichere Abgrenzung zum Mammakarzinom trotz Sonographie, Mammographie, Galaktographie, CT und Kernspintomographie oft nur durch eine histologische Gewebeuntersuchung möglich ist (☞ auch Schnellschnittuntersuchung in 32.6.2). Beim geringsten Zweifel an der Gutartigkeit werden die Tumoren daher entfernt und histologisch untersucht. Das kosmetische Ergebnis ist meist gut.

Jeder in der Brust tastbare Knoten muß diagnostisch abgeklärt werden, um ein Mammakarzinom auszuschließen.

32.6.2 Mammakarzinom

Mammakarzinom: Brustkrebs. An Häufigkeit zunehmende Krebserkrankung und mit knapp 25% aller Tumoren bei Frauen der häufigste bösartige Tumor überhaupt und bei den 40 – 50jährigen Frauen die häufigste Todesursache. Langzeitüberlebensrate 35 – 40%.

Nahezu jede zehnte Frau erkrankt im Laufe ihres Lebens an einem Mammakarzinom. Der Altersgipfel der Erkrankung liegt zwischen dem 45. und 70. Lebensjahr, doch bekommen auch schon junge Frauen unter 30 Jahren ein Mammakarzinom.

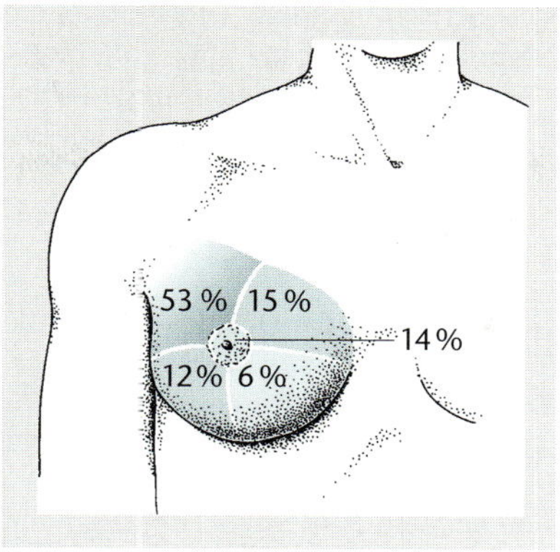

Abb. 32.51: Häufigkeitsverteilung der Mammakarzinome auf die Quadranten und die Brustwarzenregion. Am häufigsten entwikkelt sich ein Karzinom im oberen äußeren Quadranten. [B101]

Krankheitsentstehung

Das Mammakarzinom entsteht aus einer Entartung des Brustdrüsengewebes. Die genaue Ursache dieser Entartung ist unbekannt, jedoch werden Zusammenhänge mit dem Hormonhaushalt angenommen.
Es konnten verschiedene Risikofaktoren definiert werden, welche die Wahrscheinlichkeit für das Auftreten eines Mammakarzinoms erhöhen. Hier sind in erster Linie zu nennen:

- Mammakarzinom der anderen Brust
- Mammakarzinom bei engen Verwandten (z.B. der Mutter)
- Mastopathie Grad III mit schweren Zellatypien
- Krebserkrankung des Uterus, der Ovarien oder des Darmes
- Übergewicht oder Diabetes mellitus
- Einsetzen der Menarche vor dem 12. Lebensjahr
- Einsetzen der Menopause nach dem 50. Lebensjahr
- Kinderlosigkeit
- Erste Schwangerschaft nach dem 35. Lebensjahr.

Symptome und Untersuchungsbefund

Leitsymptom des Mammakarzinoms ist der nicht druckschmerzhafte Knoten in der Brust.

Symptome des Mammakarzinoms können sein:

- Eine einseitige, meist derbe und nicht druckschmerzhafte Verhärtung in der Brust oder Achselhöhle. Bei hautnahem Tumor oder in fortgeschrittenem Krankheitsstadium können auch eine Rötung oder ein umschriebener (Druck-)Schmerz auftreten. Die meisten Tumoren werden von den Patientinnen selbst getastet. Da jedoch nur wenige Frauen einmal monatlich ihre Brust selbst untersuchen (☞ Abb. 32.75), bemerken die Frauen den Knoten oft erst spät
- *Orangenhautphänomen,* d.h. Grobporigkeit und Lymphödem der Haut über dem Tumor
- Einziehung der Haut (z.B. der Mamille = *Mamillenretraktion),* wenn der Tumor mit der Haut verwächst
- Unverschieblichkeit der Haut über der Verhärtung
- Unverschieblichkeit des Drüsengewebes auf dem Brustmuskel

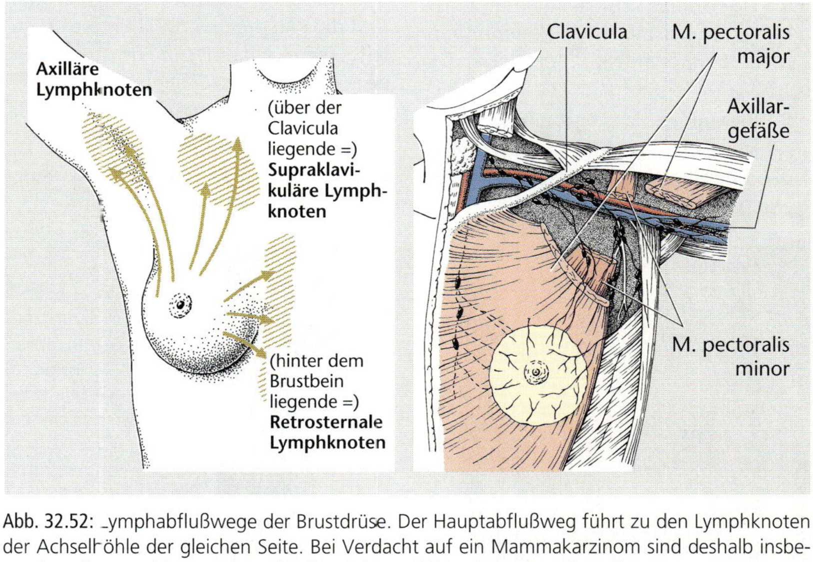

Abb. 32.52: Lymphabflußwege der Brustdrüse. Der Hauptabflußweg führt zu den Lymphknoten der Achselhöhle der gleichen Seite. Bei Verdacht auf ein Mammakarzinom sind deshalb insbesondere die Lymphknoten im Achselbereich sorgfältig abzutasten. [L190]

- Asymmetrie der Brüste. Bei vielen gesunden Frauen ist eine Brust etwas größer oder steht etwas höher als die andere. Immer verdächtig hingegen sind *neu* aufgetretene Asymmetrien
- Unterschiedliches Verhalten der Brüste beim Heben der Arme
- Sekretion aus der Brustwarze
- Ekzemartige Hautveränderungen, in späteren Stadien Geschwürsbildung *(Ulzerationen)*
- Hautveränderungen ähnlich der einer starken Entzündung bei massiver Ausbreitung des Karzinoms in die Lymphspalten (**inflammatorisches Karzinom**, ☞ Abb. 32.53).

Bei der körperlichen Untersuchung steht der Lokalbefund der Brust im Vordergrund. Wegen einer möglichen Metastasierung werden nicht nur die beiden Brüste, sondern auch die Lymphknoten in den Achselhöhlen, am Hals sowie ober- und unterhalb des Schlüsselbeins untersucht.

Diagnostik und Differentialdiagnose

Folgende technische Untersuchungen sind bei Verdacht auf Mammakarzinom angezeigt:

- Sonographie der Brüste und Mammographie, Ggf. Kernspintomographie mit Kontrastmittel (☞ 9.6.5)
- Kontrolle der allgemeinen Tumorzeichen im Blut (☞ 24.4.2 und 24.4.8). Außerdem Bestimmung der Geschlechtshormone, falls unklar ist, ob die Patientin sich schon in der Menopause befindet (z.B. nach Gebärmutterentfernung). Ein für die Verlaufskontrolle bei manchen Patientinnen geeigneter *Tumormarker* ist das Ca 15-3 (☞ 24.4.8)
- Sonographie der inneren Geschlechtsorgane und Sonographie des Oberbauches zur Metastasensuche (v.a. Lebermetastasen)
- Skelettszintigraphie (☞ 9.6.6), da die Knochen häufigster Sitz von Metastasen sind. Außerdem Röntgen-Thorax und bei entsprechenden Beschwerden auch Thorax- oder Schädel-CT zur weiteren Metastasensuche.

Gesichert wird die Diagnose durch die *histologische Untersuchung*. Der verdächtige Tumor wird entfernt und unter dem Mikroskop untersucht (☞ Behandlungsstrategie). Handelt es sich bei dem entfernten Tumor um ein Mammakarzinom, prüft der Pathologe, ob die Tumorzellen auf ihrer Oberfläche Östrogen- und/oder Progesteronrezeptoren tragen, da sie in diesem Fall wahrscheinlich auf eine Hormonbehandlung ansprechen (sog. *positiver Rezeptorstatus*, kurz ER^+ oder PR^+).

Behandlungsstrategie

Operation

Grundlage der Therapie des Mammakarzinoms ist die *operative Entfernung* des Tumors.

Bei einer *brusterhaltenden Operation* werden lediglich Teile der Brustdrüse (**Quadrantektomie, Segmentresektion** oder **Lumpektomie** = Entfernung des Tumors mit ausreichendem Sicherheitsabstand) oder die gesamte Brustdrüse unter Belassen der Haut und der Mamille entfernt **(subkutane Mastektomie).** Stets werden die axillären Lymphknoten der gleichen Seite aufgesucht und reseziert (**Axilladissektion,** *axilläre Ausräumung*), damit sie auf Metastasen untersucht werden können und die entsprechende Therapie eingeleitet werden kann. Eine brusterhaltende Operation wird heute häufiger als früher durchgeführt und ist unter folgenden Voraussetzungen möglich:

- Der Tumordurchmesser darf nicht größer als 2 cm sein

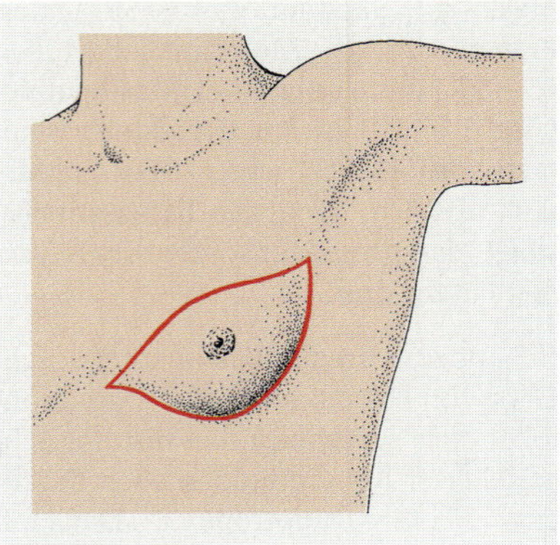

Abb. 32.55: Schnittführung bei Mastektomie. Von diesem Zugang aus können auch die Achsellymphknoten entfernt werden. Manche Operateure bevorzugen hierzu jedoch einen zweiten kleinen Schnitt in der Axilla. [L190]

- Der Tumor darf weder in die Haut noch in den Brustmuskel eingewachsen sein
- Der Tumor darf nicht *multizentrisch* wachsen, d.h. an mehreren Stellen der Brust
- Der Tumor muß mit ausreichendem Sicherheitsabstand im Gesunden entfernt werden können.

Sind die Voraussetzungen für eine brusterhaltende Operation nicht gegeben, ist die **modifiziert radikale Mastektomie** *(Ablatio mammae nach Patey)* mit Entfernung der Brustdrüse einschließlich der Haut und der Mamille sowie der Achsellymphknoten Methode der Wahl. Die Brustmuskeln (Mm. pectorales, ☞ Abb. 32.52) werden nur entfernt, wenn der Tumor bereits in sie eingewachsen ist **(radikale Mastektomie).**

Bei einem *einzeitigen Vorgehen* wird der Tumor mit Sicherheitssaum entfernt und sofort, also noch während der Operation histologisch untersucht **(Schnellschnittuntersuchung).** Ist der Befund positiv, werden Brustdrüse und Lymphknoten noch in der gleichen Narkose entfernt. Alternative ist ein *zweizeitiges Vorgehen,* bei dem die radikale Operation erst in einem zweiten Eingriff erfolgt.

Bei welchem Vorgehen die psychische Belastung größer ist, ob beim einzeitigen Vorgehen durch die Ungewißheit vor der Operation oder ob beim zweizeitigen Vorgehen durch das längere Warten auf den Histologiebefund und den u.U. zweiten Eingriff, ist umstritten und hängt sicher auch von der Persön-

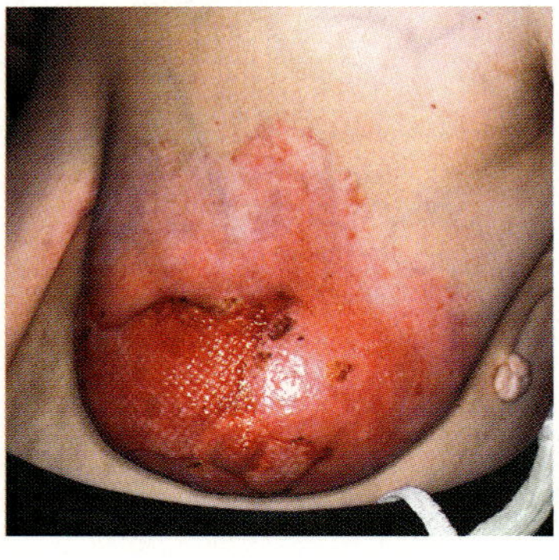

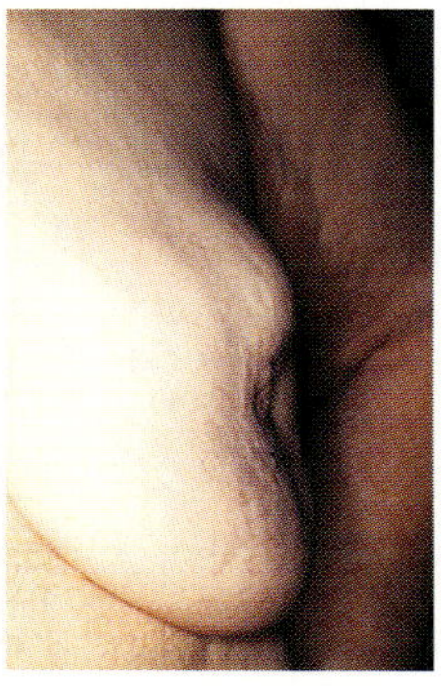

Abb. 32.53 – 32.54: Links: Inflammatorisches Mammakarzinom mit apfelgroßem, entzündlichem, zentral nekrotisiertem Herd. Rechts: Fortgeschrittenes Mammakarzinom der linken Brust mit Mammillenretraktion. [T192]

lichkeit der Frau ab. Die Patientinnen dürfen während des Entscheidungsprozesses nicht unter Zeitdruck gesetzt werden. Evtl. sind bis zur endgültigen Entscheidung mehrere Gespräche nötig. In jedem Fall benötigt die Frau verständnisvolle Begleitung. Gerade die Brüste sind Ausdruck von Weiblichkeit, Attraktivität und erotischer Ausstrahlung. Mit dem drohenden Verlust einer oder auch beider Brüste sind daher tiefe Ängste verbunden, die sich auf die Frau selbst, auf die Partnerschaft, die Familie und die berufliche Tätigkeit auswirken.

Die **Hauptkomplikationen** der Mastektomie sind Lymphödem (☞ unten) und Sensibilitätsstörungen des Armes der betroffenen Seite.

Nach der Operation ist oft eine Strahlen-, Chemo- oder Hormontherapie notwendig.

Strahlentherapie

Eine postoperative adjuvante *Strahlentherapie* (☞ 10.6) der betroffenen Brustseite vermindert in erster Linie das Risiko eines *Lokalrezidivs.* Unbedingt notwendig ist die Strahlenbehandlung der Restbrust nach brusterhaltenden Operationen. Sie wird aber auch nach einer Mastektomie empfohlen, wenn ein besonders hohes Rezidivrisiko besteht. Eine *palliative* Strahlentherapie soll z.B. bei Skelett- und Gehirnmetastasen die Beschwerden lindern.

Hormontherapie

Etwa 60 – 75% der Mammakarzinome (insbesondere solche postmenopausaler Patientinnen und mit positivem Hormonrezeptorstatus) wachsen *hormonabhängig*, d.h. ihr Wachstum wird durch weibliche Geschlechtshormone gefördert oder gehemmt. Prognoseverbessernd wirken dann oft **Antiöstrogene** (z.B. Tamoxifen, etwa in Nolvadex®), die die Östrogenrezeptoren blockieren, **Aromatasehemmer** (z.B. Aminoglutethimid, etwa in Orimeten®), die die Steroidhormonsynthese in der Nebennierenrinde bremsen, oder **Hormone**, die die körpereigene Östrogenproduktion hemmen (z.B. Gestagene, etwa in Farlutal®). Aber auch bei hormonrezeptornegativen Patientinnen kann die hormonelle Therapie durch rezeptorunabhängige Wachstumshemmung wirken.
Bei prämenopausalen Patientinnen mit metastasierendem Mammakarzinom kann eine beidseitige **Ovarektomie** (Entfernung der Eierstöcke) oder eine medikamentöse Ausschaltung der Ovarien mit *Gonadotropin-Releasing-Hormon-Agonisten* (auch *GnRH-Analoga,* z.B. Buserelin, etwa in Suprefact®, oder Goserelin, etwa in Zoladex®) den Einfluß der körpereigenen Hormone auf das Tumorwachstum bremsen.

Übersicht über gynäkologische Hormone und Antihormone, ☞ *Pharma-Info 32.77*

Chemotherapie

Nach heutigem Kenntnisstand profitieren insbesondere junge Patientinnen mit großem Tumor und/oder Lymphknotenbefall von einer postoperativen (Poly-)Chemotherapie, die kleinste, noch nicht faßbare Fernmetastasen zerstören soll *(adjuvante Chemotherapie).*

Eine *palliative Chemotherapie* wird bei symptomatischen Fernmetastasen durchgeführt, wenn die Hormonbehandlung versagt hat oder der Zustand der Patientin so bedrohlich ist, daß die Wirkung der Hormone zu spät einsetzen würde.

Brustrekonstruktion

Die Entfernung einer Brust beeinträchtigt das Körpergefühl einer Frau sehr. Heute gibt es mehrere Möglichkeiten, den betroffenen Frauen zu helfen:

- **Epithesen** *(Büstenhalterprothesen)* werden in BH oder Badeanzug eingelegt oder mit einem Haftstreifen direkt am Körper befestigt (*Klebeprothese,* ☞ Abb. 32.56 – 32.61). Der Vorteil einer Epithese besteht darin, daß sie keinen zweiten operativen Eingriff erfordert. Viele Frauen kommen mit einer individuell angefertigten Büstenhalterprothese gut zurecht. Andere fühlen sich unsicher und haben ständig Angst vor einem Verrutschen der Prothese.
  Im Gegensatz zu solchen Prothesen, die in einen Spezial-BH eingesetzt und von vielen Patientinnen als zusätzliches Gewicht, als Anhängsel empfunden werden, ist die Klebeprothese physiologischer und entlastet Schulter und Rücken
- **Implantierbare Prothesen** *(alloplastische Rekonstruktionen)* werden im Rahmen der Erstoperation oder zu einem späteren Zeitpunkt vorzugsweise unter den Brustmuskel (M. pectoralis major) eingepflanzt (☞ Abb. 32.66). Meist wird nicht sofort die endgültige Prothese, sondern ein **Expander** eingesetzt, der 1 – 2mal wöchentlich mit Kochsalz aufgefüllt wird. Der Expander wird in einer zweiten Operation durch das endgültige, kleinere (Silikon-)Implantat ersetzt. Durch den „Hautüberschuß“ infolge der vorangegangenen Dehnung „fällt“ die rekonstruierte Brust lockerer und wird das kosmetische Ergebnis verbessert. Warzenhof und Brustwarze können z.B. aus der Haut des Oberschenkels oder der großen Schamlippen oder durch Teilung der Mamille der anderen Seite neugebildet werden.

Die Implantation eines Expanders oder einer endgültigen Prothese ist technisch relativ einfach, hinterläßt keine zusätzlichen Narben und ist auch bei älteren Patientinnen anwendbar. Nachteilig sind die mit 10 – 15 Jahren begrenzte Haltbarkeit des Implantats und die Tatsache, daß zur Formoptimierung meist 2 – 3 weitere Eingriffe nötig sind. Außerdem kann sich eine bindegewebige Kapsel um das Implantat bilden (*Kapselfibrose*). Ungeklärt ist, ob autoimmun (mit-)bedingte Erkrankungen wie z.B. Sklerodermie (☞ 25.6.2) oder rheumatoide Arthritis (☞ 25.5.1) durch ein Silikonimplantat verschlechtert oder sogar ausgelöst werden können.
Ein Wiederaufbau der Brust ist auch mit *körpereigenem* Material möglich **(autologe Rekonstruktion).** Am bekanntesten sind Rekonstruktionen mit Hilfe eines Haut-Muskel-Lappens aus dem M. rectus abdominis oder dem M. latissimus dorsi (☞ Abb. 32.63 – 32.67). Allerdings sind die Eingriffe technisch kompliziert, und es entstehen zusätzliche Narben. Außerdem sind sie nicht bei jeder Patientin möglich.

Nachsorge und Rehabilitation

Fernmetastasen treten auch noch mehr als zehn Jahre nach Diagnosestellung und Erstbehandlung auf. Daher sind langjährige Nachkontrollen nach festem Schema erforderlich. Die Patientinnen sollten sich in den ersten zwei Jahren vierteljährlich, in den darauffolgenden drei Jahren halbjährlich und danach einmal jährlich untersuchen lassen, auch wenn sie keine Beschwerden haben. Die Kontrollen beinhalten stets Anamnese, Blutuntersuchungen und körperliche Untersuchung mit besonderer Beachtung des Operationsgebietes, der anderen Brust (einschließlich deren Lymphknotenstationen) sowie der Lunge, der Leber und des Skeletts.

Anlegen einer Brustprothese mit Haftstreifen [V158]

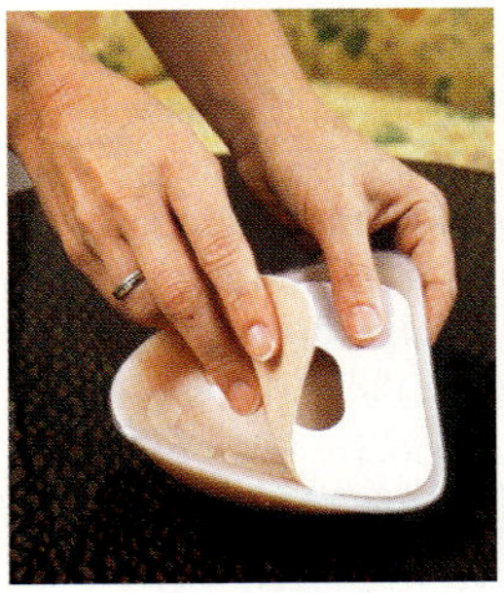

Abb. 32.56: Zunächst Haftstreifen auf das Klettband in der Innenseite der Brustform legen, Schutzfolie der Klebeseite jedoch noch nicht abziehen.

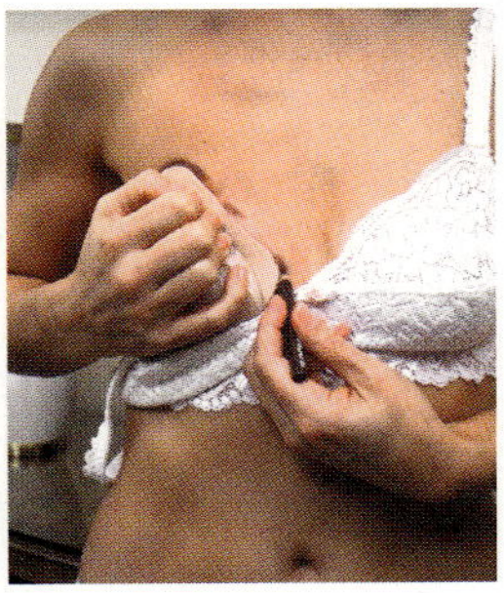

Abb. 32.57: Die ideale Position für die Prothese läßt sich am besten mit Hilfe des BHs finden: Zum Markieren (mit Fettstift) Prothese etwas beiseite halten, so daß der Haftstreifen als Führungslinie benutzt werden kann.

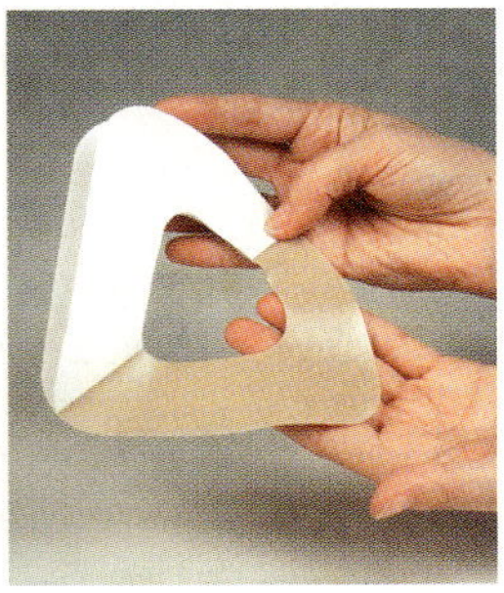

Abb. 32.58: Nach dem Markieren der Position Haftstreifen aus der Prothese herausnehmen. Beginnend von der Seite her, die zum Sternum zeigt, Schutzfolie bis zur Hälfte abziehen und abknicken.

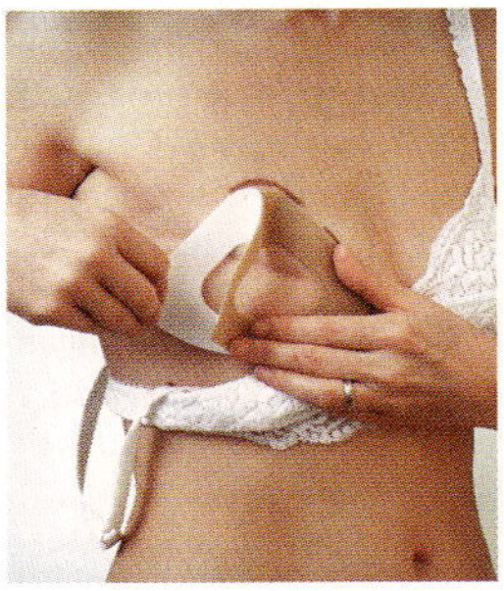

Abb. 32.59: Haftstreifen vom Sternum her aufkleben, anschließend den Rest der Schutzfolie Stück für Stück zur Seite hin abziehen und Haftstreifen rundum andrükken.

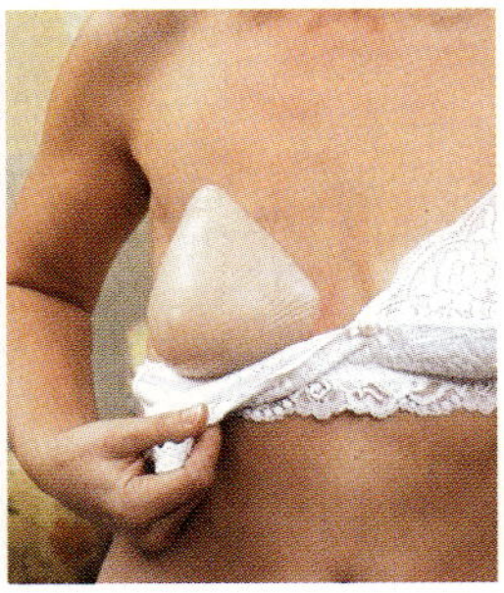

Abb. 32.60: Brustprothese mit leichtem Druck auf den Haftstreifen aufsetzen und BH anziehen (allerdings hat die Prothese auch ohne BH Halt).

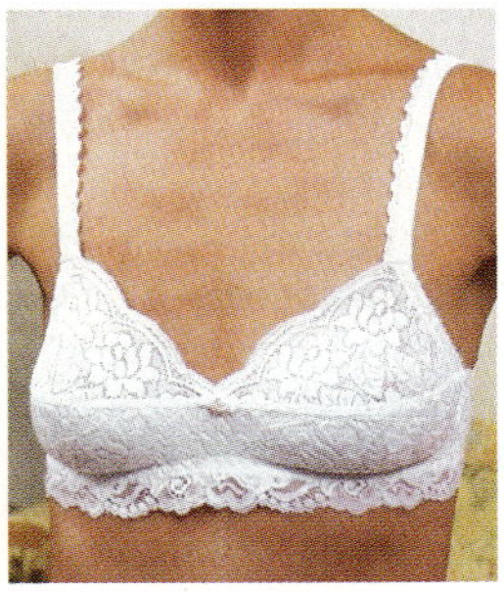

Abb. 32.61: Die Klebeprothese haftet fest am Körper und gibt völlige Bewegungsfreiheit. Sie muß auch z.B. zum Duschen oder Schwimmen nicht abgenommen werden.

Jeder Kopfschmerz und jeder Kreuzschmerz kann Symptom von Knochenmetastasen, jede Dyspnoe und jeder Husten Anzeichen von Lungenmetastasen sein.

Rehabilitative Maßnahmen umfassen Anschlußheilbehandlungen oder Kuren sowie meist auch physiotherapeutische Behandlungen. Die berufliche Tätigkeit kann nicht immer sofort wiederaufgenommen werden, manchmal ist eine Umschulung nötig. Die Kosten für ambulante Maßnahmen oder eine zeitweise Hilfe im Haushalt trägt die Krankenversicherung. Bei längerer Erkrankung und mindestens 50% Erwerbsunfähigkeit kann über das Versorgungsamt ein Schwerbehindertenausweis beantragt werden.

Gesprächskreise oder Selbsthilfegruppe können bereits während des stationären Aufenthaltes kontaktiert werden. Sie helfen der Frau, sich im Alltag zurechtzufinden, die Erkrankung anzunehmen und den Organverlust zu bewältigen.

Präoperative Pflege bei Mammakarzinom

Allgemeine perioperative Pflege, ☞ 11.1.1 – 11.1.3;
Onkologische Pflege, ☞ 24.2;
Pflege bei gynäkologischen Operationen, ☞ 32.2.5;
Pflege bei Strahlentherapie, ☞ 24.5.2

Vor einer Brustoperation ist besonders zu beachten:

- Alle Patienten- und Operationsunterlagen einschließlich der Mammographiebilder und der Begleitpapiere für die Schnellschnittuntersuchung bereithalten
- Physiotherapeuten über die Patientin und den Operationstermin informieren, da die physiotherapeutischen Übungen vom ersten postoperativen Tag an erforderlich sind. Die Übungen sollen den Lymphabfluß auf der operierten Seite unterstützen, die verbliebenen Muskelgruppen trainieren, die Versteifung des Schultergelenkes und körperliche Fehlhaltungen verhindern und die Elastizität der Narbe erhalten
- Brust und Axilla rasieren (☞ Abb. 32.14)
- Erstprothese besorgen. Diese ist sehr leicht und sorgt für einen optischen Ausgleich, ohne negativ auf das Wundgebiet einzuwirken
- Am Vorabend der Operation Patientin ab 22 Uhr nüchtern lassen (zum Abendessen ist noch Vollkost erlaubt).

Postoperative Pflege bei Mammakarzinom

Vitalzeichenkontrolle

Die Häufigkeit der Vitalzeichenkontrollen entspricht der anderer Operationen. Jedoch darf der Blutdruck niemals am Arm der betroffenen Seite gemessen werden, da dieses zu Schmerzen und einer Lymphstauung führen würde.

Lagerung

Zur Vermeidung eines Lymphödems (☞ unten) wird der Arm der betroffenen Seite in leichter Abduktion auf einem Kissen erhöht gelagert.

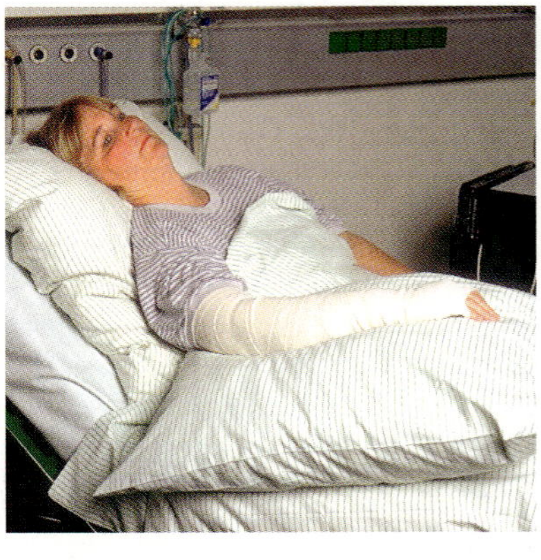

Abb. 32.62: Armhochlagerung zur Prophylaxe eines Lymphödems. [K183]

Wundgebiet, Wundversorgung

- Redondrainagen und Verband sind auf Nachblutungen zu beobachten, die v.a. nach axillärer Lymphknotenausräumung und großen Lappenplastiken auftreten
- Nach einer Mamma-PE liegt eine Redondrainage (☞ 11.4.7), die in der Regel am zweiten postoperativen Tag entfernt wird
- Nach einer Ablatio mammae liegen ein oder zwei, bei zusätzlicher axillärer Lymphknotenausräumung bis zu drei Redondrainagen. Abhängig von der Fördermenge wird die axilläre Redondrainage am 5. oder 6., die anderen bereits am 2. – 4. postoperativen Tag entfernt. Die Drainagen werden vom Arzt oder nach entsprechender Delegation vom Krankenpflegepersonal gezogen. Zur Schmerzlinderung soll die Patientin während des Ziehens tief ein- und ausatmen. Die Austrittsstellen werden auf Entzündungen hin kontrolliert und vorübergehend mit einem Druckverband versorgt
- Der Verbandswechsel fällt in den ärztlichen Aufgabenbereich, wird aber häufig an Pflegende delegiert. Sobald die Wunde trocken ist, kann der Verband weggelassen werden,
- Die Fäden können in der Regel am 10. oder 11. postoperativen Tag gezogen werden. Steht die Wunde unter Spannung, bleiben bis zum 14. – 16. Tag Restfäden
- Nach axillärer Ausräumung können *Serome* (Ansammlung von Wundsekret) auftreten, die vom Arzt unter sterilen Bedingungen abpunktiert werden. Die Pflegenden assistieren dabei.

Körperpflege

- Viele Patientinnen haben große Schmerzen beim Waschen und Bekleiden und brauchen dabei Hilfe
- Da die Haut des Narbengebiets sehr empfindlich ist, sollten nur milde Reinigungsmittel verwendet werden
- Kurzes Duschen ist erlaubt, sobald die Wunde abgeheilt ist
- Mit dem Ankleiden wird auf der kranken Seite und mit dem Auskleiden auf der gesunden Seite begonnen. Sinnvoll ist Oberbekleidung, die vorn zu öffnen und zu schließen ist, z.B. Blusen statt Pullover
- Die Patientin sollte so bald wie möglich einen Büstenhalter anziehen, dessen Träger nicht einengen und in den eine Prothesentasche für die Erstprothese eingearbeitet ist
- Die (endgültige) Prothese wird mit milder Seife gewaschen, mit klarem Wasser abgespült und mit einem weichen Tuch abgetrocknet. Bildet sich durch die Fettabsonderung des Körpers ein weißer Film auf der Prothese, kann er mit Alkohol oder Wundbenzin entfernt werden. Da die Außenhaut einer Prothese sehr empfindlich ist, muß sie vor spitzen Gegenständen geschützt werden (z.B. Anstecknadeln, Tierkrallen, Scheren, Nagelfeilen, Spritzen).

Ernährung

- Hat die Patientin die Narkose gut vertragen, kann sie bereits am Abend des OP-Tages essen. Nach großen Lappenplastiken erhält die Patientin auch am ersten postoperativen Tag nur Tee.

Prophylaxen

- Thromboseprophylaxe (☞ 7.3.15)
- Pneumonieprophylaxe wegen der Schonatmung (☞ 7.3.4)
- Bewegungsübungen (☞ unten), um eine Versteifung des Schultergelenkes durch die Schonhaltung (Anheben der Schulter auf der operierten Seite über die Gesamtschulterlinie) zu vermeiden
- Lymphödemprophylaxe (☞ unten)

Psychische Begleitung

- Die Patientin erschrickt oft sehr, wenn sie nach Entfernung des Wundverbandes zum ersten Mal die Narbe

Brustrekonstruktion mit Latissimus dorsi-Lappen [T129]

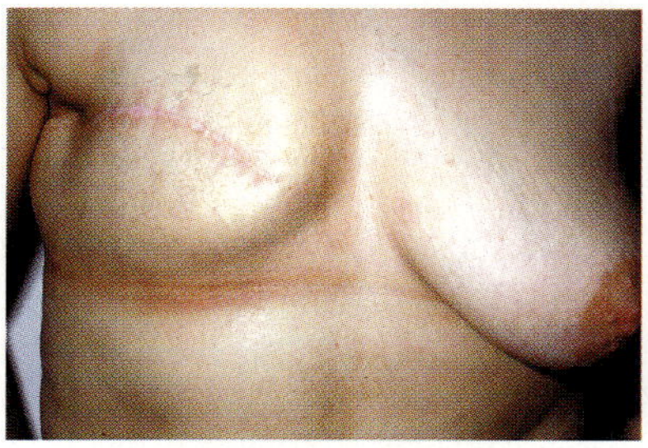

Abb. 32.63: Die Patientin vor der OP.

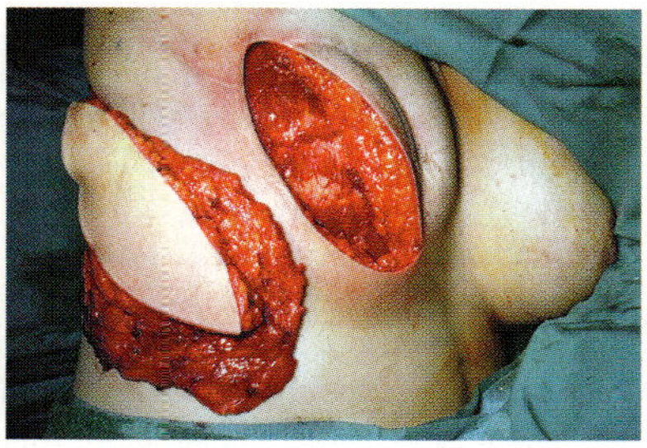

Abb. 32.64: Die alte OP-Narbe wurde eröffnet und ein Bett für das Transponat geschaffen. Der rechte M. latissimus dorsi wurde mit der Haut mobilisiert, über einen Gefäß- und Nervenstiel bleibt die Versorgung des Lappens gewährleistet. Zum Vergleich der Paßform liegt der Lappen neben seinem zukünftigen Bett.

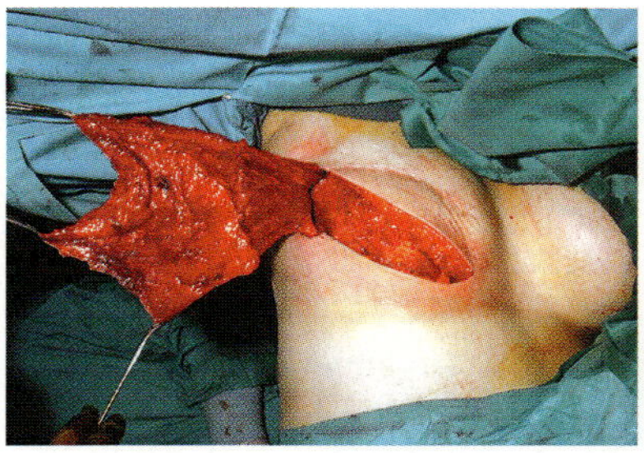

Abb. 32.65: Der Latissimus dorsi-Lappen wird von seinem ursprünglichen Bett unter der Haut hindurch nach vorne gezogen, zu einer Brust geformt und mitsamt der Haut eingenäht.

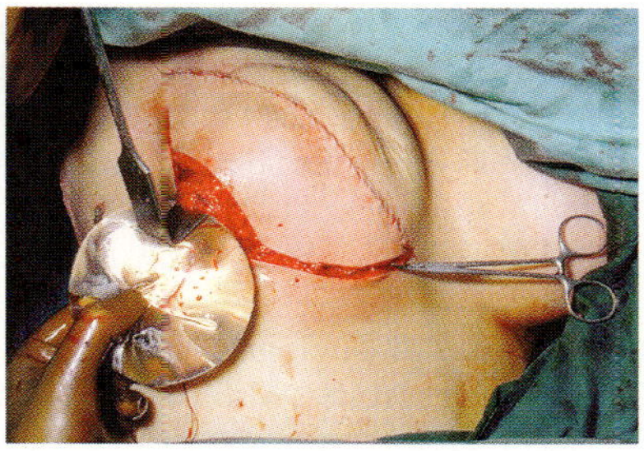

Abb. 32.66 (oben): Bevor die Hautnaht geschlossen wird, wird ein Silikonkissen eingebracht, das zusätzlich die Brustform bildet.

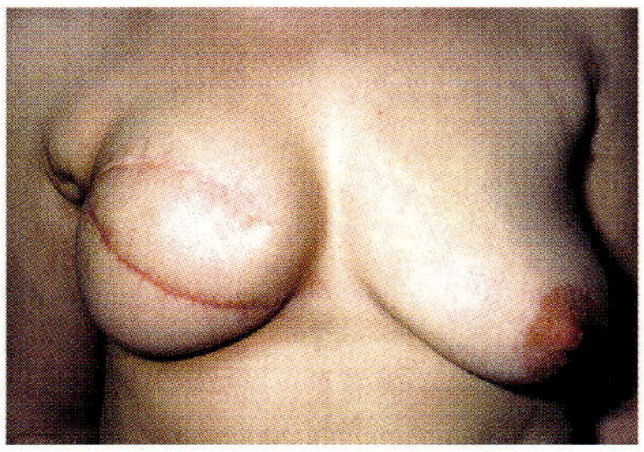

Abb. 32.67 (links): Die Patientin nach der Operation. Die Wunde ist verheilt, und in einer weiteren OP könnte die Mamille neu gebildet werden, falls die Patientin dies wünscht.

Bewegungsübungen nach Ablatio mammae und zur Lymphödemprophylaxe [L215]

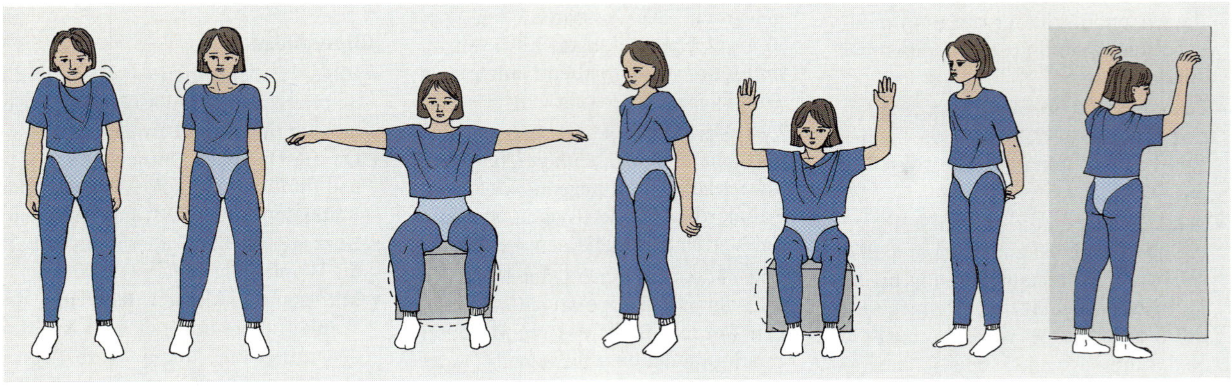

Abb. 32.68 – 32.74: Bewegungsübungen nach Ablatio mammae und zur Lymphödemprophylaxe
- Entweder beide Schultern gleichzeitig oder im Wechsel nach oben ziehen und fallenlassen
- Mit beiden Schultergelenken Kreise nach hinten beschreiben
- Die Arme waagerecht in Schulterhöhe heben und kleine, kreisende Bewegungen mit der Betonung nach hinten ausführen
- Beide Schulterblätter der Wirbelsäule nähern und dann entspannen
- Beide Arme über Schulterhöhe anwinkeln. 3 – 5 mal die Hände öffnen und schließen, dabei die Arme langsam sinken lassen. Entspannen und wiederholen
- Hände hinter dem Rücken falten und die Schultern bewußt mit nach hinten nehmen, locker lassen und wiederholen
- Mit dem Gesicht zur Wand versuchen, mit beiden Händen und Armen an der Wand hinaufzukrabbeln, bis die Arme völlig gestreckt sind.

im Spiegel sieht. Hier helfen Verständnis, Gespräche und der Hinweis, daß sich das Aussehen der Narbe noch verändern wird
- Für einige Frauen ist es eine Hilfe, wenn sie – statt passiv sein zu müssen – etwas für sich und ihren Körper tun können, z.B. die Narbe mit Ringelblumensalbe oder Johanniskrautöl zu pflegen.

Chronisches Lymphödem des Armes

Nach einer Axilladissektion kann ein **chronisches Lymphödem des Armes** auftreten, das der einen Patientin nur wenig Beschwerden bereitet, für eine andere jedoch eine große Einschränkung der Lebensqualität bedeutet. Das Lymphödem wird verursacht durch die chirurgische oder radiologische Schädigung der Lymphabflußwege des Armes auf der behandelten Seite. Es zeigt sich durch Anschwellen des Armes, evtl. einschließlich der Hand und der Finger, glatte und gespannte, vielleicht auch gerötete Haut, Parästhesien (☞ 35.4.4) und Schmerzen. Eine nicht seltene Komplikation ist das Erysipel (☞ 28.5.4), bei dem Keime durch kleine Wunden eindringen, sich wegen des schlechten Lymphabflusses rasch ausbreiten und vermehren und zu einer flächenhaften Entzündung führen. Bei Auftreten auch nur eines Symptoms sollte die Patientin sofort einen Arzt aufsuchen, zumal es sich auch um ein Tumorrezidiv handeln kann. Ein Lymphödem kann durch spezielle Lymphdrainage (☞ 10.9.3) und konsequente Armhochlagerung (☞ Abb. 32.62) behandelt werden. Die wichtigste aller Maßnahmen jedoch ist die Lymphödemprophylaxe, die unmittelbar nach der Operation beginnt und nach der Entlassung konsequent weitergeführt werden muß.

Lymphödemprophylaxe

Günstig sind:
- Frühzeitige und gezielte Bewegungstherapie von Arm und Schultergürtel unter Anleitung eines Physiotherapeuten
- Häufiges Hochlagern des Armes und Betätigung der Muskelpumpe (☞ Abb. 32.68 – 32.74)
- Ausgewogene Ernährung (Sollgewicht anstreben, kochsalzarm essen, viel trinken).

Ungünstig sind:
- Überbelastung und monotone Bewegungen des Armes. Also auf schweres Heben und Tragen verzichten und nur in kurzen Etappen Wäsche aufhängen sowie Fenster putzen, nicht lange Schreibmaschine schreiben
- Verletzungen. Daher im Garten nur mit Handschuhen arbeiten, nur mit Fingerhut nähen, bei der Nagelpflege Nagelfalz nicht schneiden, am betroffenen Arm keine Blutentnahme oder Injektion durchführen lassen
- Stauungen. Entsprechend auf enge Kleidung verzichten (der BH darf z.B. nicht einschnüren), kein enges Uhrenarmband auf der betroffenen Seite tragen, den Blutdruck nicht auf der operierten Seite messen (lassen)
- Sonnen- oder Wärmeeinwirkungen auf den Arm. Also auf Sauna und Sonnenbäder verzichten, nicht zu lange baden, Arm nicht heißen Dämpfen aussetzen, z.B. beim Bügeln mit Dampf
- Herunterhängende Arme, z.B. während des Wanderns. Ggf. einen Kompressions-Armstrumpf/Handschuh anlegen (wird vom Sanitätsfachgeschäft angepaßt).

Problem: Organverlust

Die Brustamputation ist ein einschneidendes Erlebnis und trifft die Frau in ihrer ganzen Person. In der Beziehung zum Partner, zu den Kindern, zu Freunden und Arbeitskollegen kann die Frau verunsichert oder verängstigt sein. Auch bei optimaler Unterstützung durch ihre Bezugspersonen leidet sie meist unter dem Gefühl, etwas Wichtiges verloren zu haben (ohne es immer genau definieren zu können). Sie fühlt sich oft „unweiblicher" und ist in ihrem Selbstwertgefühl beeinträchtigt (☞ 32.2.1 und 7.11). Deshalb ist bei allen pflegerischen Tätigkeiten auf das seelische Befinden der Frau, auf ihre

Unsicherheit, Angst oder Verzweiflung Rücksicht zu nehmen. Die Pflegenden sollten sich – auch wenn andere Arbeiten wichtiger zu sein scheinen – Zeit nehmen für Gespräche. Sie sind oft bedeutsamer als ein perfekt gerichtetes Bett. Neben der Gesprächsbereitschaft können die Pflegenden der Frau noch in anderer Weise helfen:

- Die Trauer der Patientin um das verlorene Organ sollte von den Pflegenden zugelassen und unterstützt werden. Zeiten des Rückzugs sind notwendige Phase des Trauerns
- Überschießende Reaktionen der Patientin richten sich oft gegen die Pflegenden. Sie sind aber nicht persönlich gemeint, sondern Ausdruck von Verzweiflung und Ohnmacht. Voraussetzungen, um in diesem Fall richtig reagieren zu können, sind Verständnis für die besondere Situation der Frau und eine gesunde Distanz zur Patientin (☞ 3.2)
- Manche Patientinnen schaffen es nicht, selbständig Kontakt zu Leidensgefährtinnen oder Selbsthilfegruppen aufzunehmen. In diesem Fall vermitteln die Pflegenden den Kontakt oder schalten die Sozialarbeiterin des Hauses ein.

Prognose

Die Prognose hängt vor allem ab von der Ausbreitung des Tumors (Größe des Primärtumors, Befall der axillären Lymphknoten, Vorhandensein von Fernmetastasen), vom Hormonrezeptorbefund und vom Alter der Patientin (Menopausenstatus). Etwa 60% der Patientinnen überleben die ersten fünf Jahre nach Therapiebeginn; die 10-Jahres-Überlebensrate liegt bei ca. 40%.

Die Prognose könnte entscheidend verbessert werden, wenn alle Frauen einmal monatlich ihre Brüste selbst im Liegen und im Stehen auf Knoten abtasten würden, wie es Abb. 32.75 zeigt. Dann kämen viel mehr Tumoren in Frühstadien (5 Jahres-Überlebensrate bis zu 90%) zur Behandlung.

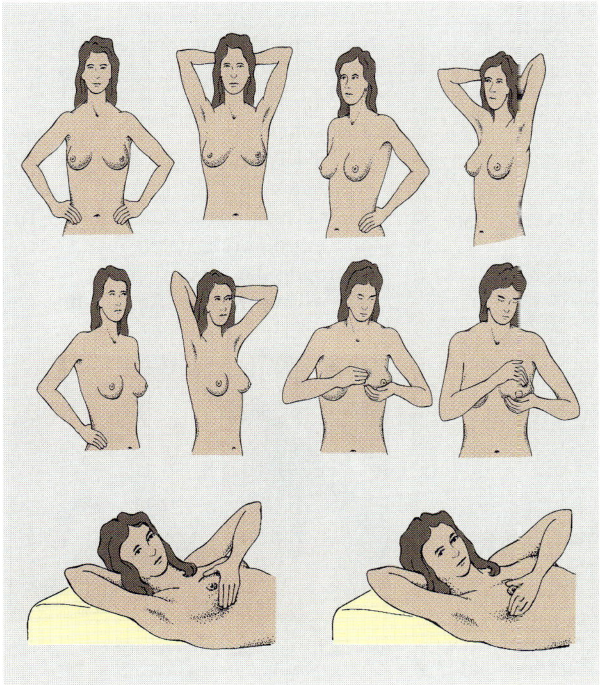

Abb. 32.75: Selbstuntersuchung der Brust. Jede Frau sollte zur monatlichen Selbstuntersuchung der Brust motiviert und dann unterrichtet werden. Die Untersuchung wird am besten kurz nach der Menstruation vorgenommen. Sie umfaßt das Betrachten der Brust vor dem Spiegel mit abgestützten und erhobenen Armen sowie das Abtasten im Stehen und Liegen einschließlich der Achselregion. [A122]

32.7 Erkrankungen der Tuben und der Ovarien

32.7.1 Adnexitis

Adnexitis (*pelvic inflammatory disease,* kurz *PID*): Entzündung der Adnexe, also der Tuben *(Salpingitis, Eileiterentzündung)* und der Ovarien *(Oophoritis, Eierstockentzündung).*

Schätzungsweise 10 – 15% der Frauen im gebärfähigen Alter erkranken mindestens einmal in ihrem Leben an einer Adnexitis. Der Altersgipfel liegt bei den jüngeren Frauen um 20 Jahre.

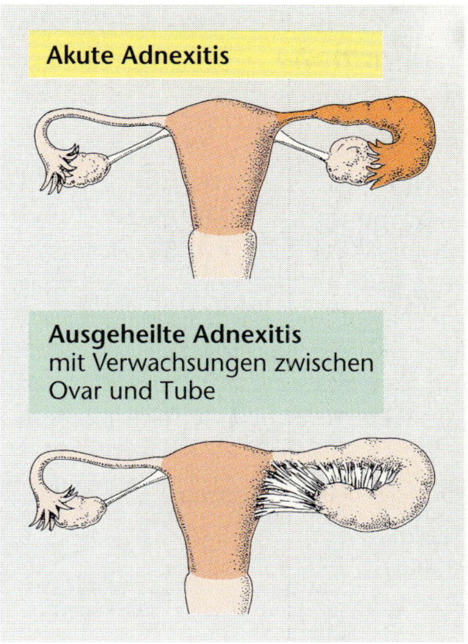

Abb. 32.76: Akute (oben) und ausgeheilte Adnexitis mit Verwachsungen zwischen Ovar und Tube (unten). [L190]

Krankheitsentsstehung

Begünstigt durch Menstruation oder Wochenbett kommt es durch Aufsteigen einer *polybakteriellen* (durch mehrere Bakterien bedingten) Infektion der unteren Geschlechtsorgane zu einer Entzündung der Tuben *(aszendierende Infektion).* Die Ovarien werden sekundär befallen. Neben Bakterien sind in bis zu 40% der Fälle Chlamydien (☞ 28.5.19) beteiligt. Eine *hämatogene Entstehung* ist selten (z.B. bei Tuberkulose, ☞ 20.5.4).

Symptome und Untersuchungsbefund

Typische Symptome einer *akuten* Adnexitis sind:

- Akute, meist seitenbetonte Unterbauchschmerzen (obwohl meist beide Adnexen entzündet sind)
- Gelblich-grünlicher, übelriechender Fluor (☞ 32.3.1
- Fieber
- Übelkeit und Erbrechen bei Mitbeteiligung des Peritoneums (Peritonitis, ☞ 21.8.2).

Eine *subakute* oder *chronische Adnexitis* zeigt sich durch Unterleibsschmerzen wechselnder Stärke und vielfältige andere Beschwerden (z.B. Schmerzen bei körperlicher Betätigung). Der Übergang zwischen beiden Formen ist fließend.

Pharma-Info 32.77 Gynäkologische Hormone und Antihormone

Orale Kontrazeptiva, ☞ *32.14.3*
In der Gynäkologie spielt der therapeutische Einsatz von **Hormonen** sowie ihren Abkömmlingen und Hemmstoffen **(Antihormone)** eine große Rolle. Die Anwendung dieser Präparate erfordert eine strenge Indikationsstellung und regelmäßige ärztliche Kontrollen. Die Nebenwirkungen und Risiken hängen von der entsprechenden Substanz und ihrer Dosierung ab. Am bedeutsamsten sind Brustspannen, Appetitzunahme, Wassereinlagerungen, Kopfschmerzen, depressive Verstimmungen, Thromboembolien (☞ 19.8.3), Blutdrucksteigerung und eine Verminderung der Glukosetoleranz (☞ 23.6.2).

Gynäkologische Hormone und Antihormone		
Substanzgruppe	**Handelsname (Bsp.)**	**Indikationen in der Gynäkologie (Bsp.); Wirkmechanismus (WM)**
Geschlechtshormone und ihre Hemmstoffe		
Östrogene z.B. Estradiol, Estriol	Progynon®C, Ethinylestradiol 25µg Jenapharm®, Ovestin®; in Kombination mit Gestagenen: Gynodian® Depot, Nuriphasic®	Zyklusstörungen, Östrogentest (☞ 32.13), Östrogenmangelerscheinungen (z.B. Beschwerden in den Wechseljahren, häufig in Kombination mit Gestagenen)
Antiöstrogene z.B. Tamoxifen	Nolvadex®, duratamoxifen®	Hormontherapie des Mammakarzinoms; WM: Verdrängung des Östrogens von den Rezeptoren
Gestagene Niedrigdosiert	Clinofem®, G-Farlutal® 5 mg, Primolut® Nor 5/10	Zyklusstörungen, Endometriose, Sterilität oder drohende Fehlgeburt bei Gelbkörperinsuffizienz, Gestagentest (☞ 32.13)
Hochdosiert	Clinovir®, Farlutal®, Megestat®	Hormontherapie des Mammakarzinoms und Endometriumkarzinoms
Antiandrogene Niedrigdosiert in Kombination mit Östrogenen	Diane®	Androgenabhängige Erkrankungen (z.B. androgenetischer Haarausfall) bei gleichzeitiger Empfängnisverhütung
Hochdosiert	Androcur®	Schwere Virilisierungserscheinungen (☞ 30.3.3) bei Frauen
Aromatasehemmer	Orimeten®	Metastasierendes Mammakarzinom WM: Antiöstrogene Wirkung infolge Steroidhormonsyntheseblockierung
Hypophysen- und Hypothalamushormone und ihre Hemmstoffe		
Oxytocin, ☞ Pharma-Info 12.19		
Gonadotropine	Fertinorm®, Humegon®, Pregnesin®	Stimulation der Follikelreifung und Ovulationsauslösung bei Sterilität
Gonadotropinhemmer	Winobanin®	Endometriose, fibrös-zystische Mastopathie
Prolaktinhemmer	Pravidel®	Prolaktinbedingte Sterilität und andere prolaktinbedingte Erkrankungen (z.B. Galaktorrhoe, Milchfluß ☞ 23.3.2); (schnelles) Abstillen
GnRH-Analoga z.B. Buserelin, Goserelin	Suprefact®, Zoladex®	Uterusmyom, Endometriose Mammakarzinom WM: Blockierung der Gonadotropinausschüttung in der Hypophyse, dadurch Unterdrückung der Eierstockfunktion
Clomifen	Dyneric®, Clomifen-ratiopharm®	Ovulationsauslösung bei Sterilität WM: Blockade der Östrogenrezeptoren im Zwischenhirn, dadurch gesteigerte Ausschüttung von LH und FSH

Bei der gynäkologischen Untersuchung ist die Region um den Uterus und die Tuben druckschmerzhaft. Die Bewegung des Gebärmutterhalses während der bimanuellen Untersuchung bereitet der Patientin typischerweise Schmerzen **(Portioschiebeschmerz).**

Diagnostik und Differentialdiagnose

Die Diagnose darf nicht vorschnell gestellt werden, da die Verwechslungsgefahr insbesondere mit einer Appendizitis (☞ 21.6.6) oder Extrauteringravidität (☞ 12.5.2) groß ist (☞ auch Tab. 32.17). Der Diagnosesicherung dienen:

- *Abstrichentnahmen.* Ggf. sind die Erreger bereits im Nativabstrich sichtbar (☞ 32.4.5). Es werden Bakterienkulturen angelegt und ein Abstrich auf Chlamydien (☞ 28.5.19 und Abb. 32.33) angefertigt. Ggf. ist ein zytologischer Abstrich zum Karzinomausschluß erforderlich
- *Blutuntersuchung.* Wichtig ist die Bestimmung der Entzündungsparameter, v.a. CRP (☞ 32.4.4 und ☞ 28.3.7), BB, BSG und des β-HCG (☞ 12.1.4) zum Ausschluß einer Extrauteringravidität (☞ 12.5.2)
- *Urinuntersuchung.* Dem Ausschluß einer Entzündung der unteren Harnwege (☞ 31.6.2) dienen Urinstatus und Urinkultur (☞ 31.5.3) aus dem Mittelstrahlurin. Zum Ausschluß eines Harnsteines, dessen klinisches Bild dem einer Adnexitis ebenfalls sehr ähneln kann, Nieren-Sonographie und ggf. ein i.v.-Urogramm (☞ 31.5.6)
- *Transvaginale Sonographie* (☞ 32.4.7). In ca. 50% der Fälle sind typische Veränderungen der Adnexe, beispielsweise eine entzündliche Tubenvergrößerung, darstellbar. Die sonographische Untersuchung ist ferner wichtig für die Abgrenzung ge-

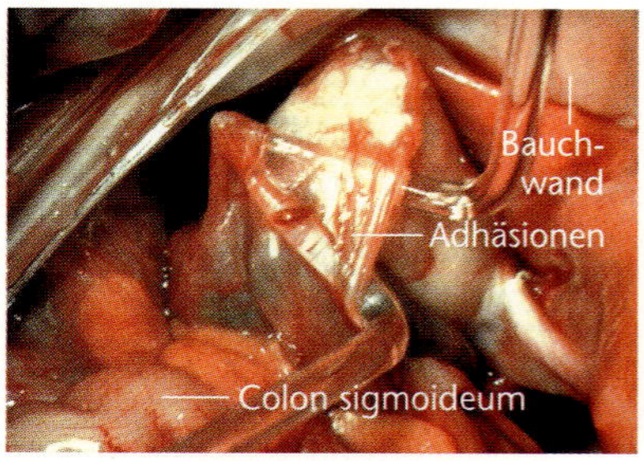

Abb. 32.78: Verwachsungen nach Adnexitis im Laparotomie-Befund. [U135]

genüber einer Appendizitis, einer Extrauteringravidität oder einer geplatzten Ovarialzyste. Außerdem können Komplikationen wie z.B. **Hydro-** oder **Pyosalpinx** (Flüssigkeits- bzw. Eiteransammlung in der Tube durch entzündliche Verklebung des Tubenendes) sonographisch diagnostiziert werden

- Evtl. *Laparoskopie.* Bei weiter unklarer Diagnose ermöglicht die Laparoskopie eine direkte Abstrichentnahme und eine therapeutische **Abszeßdrainage** bei einschmelzender Entzündung.

Behandlungsstrategie

Nach den Abstrichen beginnt der Arzt mit einer intravenösen Antibiotikatherapie, die sich gegen die häufigsten Erreger einer Adnexitis richtet, z.B. mit Tetracyclinen und Cephalosporinen (etwa Vibravenös® und Zinacef®) oder Gyrasehemmern (etwa Tarivid®). Nach Vorliegen des Antibiogramms wird die Behandlung evtl. umgestellt. Zusätzlich verordnet er schmerzlindernde und antientzündliche Medikamente (z.B. Diclofenac, etwa in Voltaren®). Ist die Patientin Trägerin eines Intrauterinpessars (☞ 32.14.2), muß dieses entfernt werden, da es mit hoher Wahrscheinlichkeit infiziert ist.

Im akuten Stadium wird lokal Kälte appliziert, im Spätstadium oder chronischem Stadium erhält die Patientin auf Arztanordnung Kurzwellenbestrahlungen (☞ 10.9.6) und Moorpackungen. Diese sollen die Resorption der entzündungsbedingten Flüssigkeitsansammlungen beschleunigen und Adhäsionen (z.B. durch fibrinöse Verklebungen) lösen.

Pflege

Pflege bei Fieber, ☞ 7.8.4

- Darauf achten, daß die Patientin im akuten Stadium relative Bettruhe einhält. Sieht die Frau die Notwendigkeit dieser Maßnahme nicht ein, sollte sie auf die möglichen Konsequenzen aufmerksam gemacht werden (☞ Prognose)
- Die Patientin auf Zeichen einer Krankheitsverschlimmerung (z.B. auf Peritonitiszeichen, ☞ 21.8.2) und auf vaginalen Pilzbefall infolge der Antibiotikatherapie (☞ 28.5.2) beobachten

Epitheliale Tumoren (ca. 65 – 70%)	
• Seröse Kystome • Muzinöse Kystome	Primär gutartige Tumoren, die aber in 5 – 20% maligne entarten. Insbesondere bei muzinösen Kystomen Gefahr der Verschleppung der schleimbildenden Tumorzellen in die Bauchhöhle bei Spontanruptur oder intraoperativer Eröffnung des Kystoms. Dann Entwicklung eines **Pseudomyxoma peritonei** (*Gallertbauch*) mit schlechter Prognose trotz histologischer Gutartigkeit
• Ovarialkarzinom	☞ Text
Keimzelltumoren (ca. 15 – 25%)	
• Gutartige Teratome • Bösartige Teratome • Dysgerminome • Chorionkarzinome (☞ 12.5.3) • Dottersacktumoren • Embryonalzellkarzinome	Mit Ausnahme der gutartigen Teratome bösartige Tumoren, ausgehend von unreifen Keimzellen, embryonalen oder extraembryonalen Zellen (z.B. dem Dottersack). Häufig Mischtumoren. Bei einem Teil AFP (☞ 39.2) und/oder HCG als Tumormarker nutzbar
Keimstrangtumoren (ca. 4 – 8%), Östrogene (Ö) und/oder Androgene (A) sezernierend	
• Granulosa- und Thekazelltumoren (Ö) • Androblastome (A) • Gynandroblastome (Ö + A)	Primär gutartige Tumoren mit Entartungshäufigkeit bis zu 25%. Durch Hormonbildung typische Symptomatik: Durch Östrogensekretion je nach Lebensalter zu frühe Pubertät, Zyklusstörungen und postmenopausale Blutungen. Bei Androgenproduktion Virilisierung (Vermännlichung, ☞ 30.3.3)
Bindegewebige Tumoren (ca. 5%)	
Ovarialfibrom	Gutartiger Tumor. Bei ca. 40% mit Aszites und Pleuraergüssen einhergehend **(Meigs-Syndrom)**

Tab. 32.79: Überblick über die häufigsten gut- und bösartigen Ovarialtumoren. (Auszug aus der WHO-Einteilung 1973)

- Die Patientin auf die Bedeutung einer sorgfältigen Intimhygiene hinweisen (☞ 32.2.1). Bei der Entsorgung von Vorlagen wegen der Infektionsgefahr Handschuhe tragen. Die Patientin auffordern, nach dem Wechsel der Vorlagen die Hände zu desinfizieren.

Prognose

Akut lebensbedrohliche Formen sind selten.

Komplikationen der Adnexitis sind jedoch häufig. Sie umfassen:
- Chronifizierung der Erkrankung
- Abszeßbildung (z.B. **Tuboovarialabszeß**) mit Notwendigkeit einer Operation
- Sterilität infolge Eileiterverklebungen (in bis zu 30% der Fälle).

32.7.2 Ovarialtumoren

Bei den Ovarialtumoren ist zwischen den *funktionellen Ovarialzysten* und den gut- oder bösartigen *„echten" Tumoren* zu unterscheiden.

Symptome und Diagnostik, ☞ auch unter Ovarialkarzinom

Funktionelle Ovarialzysten

Funktionelle Ovarialzysten: Keine echten Tumoren, sondern durch Flüssigkeitsretention bedingte Zysten, die vor allem durch die Verwechslungsgefahr mit bösartigen Ovarialtumoren von Bedeutung sind. Am häufigsten sind Follikelzysten und Corpus luteum-Zysten.

Krankheitsentstehung

Follikelzysten entstehen, wenn im Ovar zwar ein Eifollikel heranreift, die Ovulation jedoch aufgrund eines hormonellen Ungleichgewichts ausbleibt und der Follikel weiterbesteht. Sie treten am häufigsten zu Zeiten hormoneller Umstellungen auf, also während und kurz nach der Pubertät und im Klimakterium.

Corpus luteum-Zysten bilden sich aus dem Gelbkörper (☞ 32.1.2), oft zu Beginn einer Schwangerschaft.

Symptome, Befund
Diagnostik

Funktionelle Ovarialzysten zeigen sich durch Zyklusstörungen und geringe Unterbauchschmerzen. Viele Frauen haben keine Beschwerden.

Bei der gynäkologischen Untersuchung ist das Ovar mäßig vergrößert und oft leicht druckschmerzhaft. Die Ultraschalluntersuchung ergibt eine höchstens tennisballgroße, einkammerige Zyste ohne solide Anteile.

Die Hauptkomplikationen funktioneller Ovarialzystem sind **Zystenruptur** oder **Stieldrehung**, die beide mit akuten Unterbauchschmerzen einhergehen und zum Akuten Abdomen (☞ 21.2.4) führen können.

Behandlungsstrategie

Hat die Frau keine oder nur wenig Beschwerden und zeigt die Ultraschalluntersuchung keine soliden Anteile, kann zunächst abgewartet werden. Die meisten funktionellen Zysten bilden sich innerhalb von 2 – 3 Zyklen spontan zurück. Ansonsten werden im nächsten Zyklus Hormone gegeben. Ist die Zyste auch hierunter nicht zurückgegangen, besteht dringender Tumorverdacht, und es muß eine histologische Abklärung erfolgen.

Bei akuten Beschwerden muß sofort laparoskopiert oder laparatomiert werden.

Gutartige Ovarialtumoren

Das Ovar ist histologisch nicht einheitlich aufgebaut, und Tumoren können von allen Gewebetypen ausgehen, also von Epithelien, Bindegewebe, Keimstrang und Keimzellen. Daher ist eine exakte Einteilung der Ovarialtumoren hochkompliziert (Überblick, ☞ Tab. 32.79).

Schätzungsweise 1% aller Frauen entwickelt einen gutartigen Ovarialtumor. Da sich gut- und bösartige Ovarialtumoren in ihren Symptomen nicht unterscheiden, auch die Ultraschalluntersuchung keine Gewißheit bezüglich der Gutartigkeit des Tumors bringt und die Entartungsgefahr gutartiger Ovarialtumoren groß ist, muß bei jedem soliden oder solid-zystischen Tumor laparaskopiert oder laparatomiert werden und eine histologische Abklärung erfolgen. Erweist sich der Tumor als gutartig, wird lediglich der Tumor selbst oder der befallene Eierstock entfernt. Die Prognose vollständig entfernter gutartiger Tumoren ist gut.

Ovarialkarzinom

Ovarialkarzinom: Vom Oberflächenepithel ausgehender, bösartiger Tumor des Ovars. Der Altersgipfel liegt im 6. Lebensjahrzehnt, es können aber auch Kinder erkranken.

Krankheitsentstehung

Die genaue Ursache ist unbekannt, es konnte jedoch eine familiäre Disposition nachgewiesen werden. Wahrscheinlich spielen auch hormonelle Ursachen eine Rolle, wobei Studien gezeigt haben, daß die langfristige Einnahme der „Pille" das Risiko der Erkrankung erheblich reduziert.

Symptome und Untersuchungsbefund

Unabhängig von ihrer Gut- oder Bösartigkeit führen die meisten Ovarialtumoren erst sehr spät zu Beschwerden, da sie eine erhebliche Größe erreichen können, bevor sie andere Organe (z.B. die Harnleiter) beeinträchtigen. Daher werden sie oft nur zufällig, etwa im Rahmen einer Früherkennungsuntersuchung, diagnostiziert.

Die Symptome sind meist unspezifisch:

- Unklare Unterbauchschmerzen, je nach Lage und Ausdehnung des Tumors
- Fremdkörpergefühl durch den Tumor, evtl. Zunahme des Leibesumfanges durch den Tumor selbst oder infolge tumorbedingten Aszites (☞ 22.2.2)
- Blasenbeschwerden und unspezifische Darmsymptome wie Blähungen, Völlegefühl oder Schmerzen beim Stuhlgang
- Bei Stieldrehung oder Ruptur des Tumors Bild eines Akuten Abdomens (☞ 21.2.4)
- In fortgeschrittenen Stadien Allgemeinsymptome wie Leistungsminderung und Gewichtsverlust.

Der Tumor läßt sich meist bei der körperlichen Untersuchung ertasten. Knoten im Douglas-Raum sind Zeichen einer bereits erfolgten Metastasierung in das kleine Becken. Sie werden bei der rektovaginalen oder rektalen Untersuchung festgestellt.

Diagnostik und Differentialdiagnose

Die technischen Untersuchungen bestehen in:

- *Vaginaler* und *abdominaler Sonographie*.
- *Blutuntersuchung*. Wichtig sind die allgemeinen Tumorzeichen wie BSG-Erhöhung und Anämie sowie die Bestimmung der Tumormarker CEA und CA 125 (☞ 24.4.8)
- *Staging*. Die Tumorausdehnung kann durch CT oder Kernspintomographie, Rektoskopie bzw. Koloskopie, Zystoskopie und i.v.-Urogramm festgestellt werden.

Behandlungsstrategie

Bei allen unklaren Ovarialtumoren ist die Laparotomie mit intraoperativer Schnellschnittuntersuchung des Tumorgewebes Methode der Wahl. Ergibt die histologische Untersuchung ein Ovarialkarzinom, muß radikal operiert werden. Um alle Tumorherde zu entfernen, müssen oft nicht nur der Uterus, die Tuben, beide Ovarien, das große Netz und zahlreiche Lymphknoten, sondern auch Blasen- oder Darmanteile, ggf. mit Anlage eines *Anus praeter* (☞ 21.1.7), entfernt werden.

Meist erfolgt im Anschluß an die Operation eine (Poly-)Chemotherapie, auf die ein Großteil der Ovarialkarzinome anspricht. Die Strahlentherapie spielt bei Ovarialtumoren eine untergeordnete Rolle. Je nach Ausgangssituation wird nach Abschluß der Chemotherapie eine **Second-look-Laparotomie** oder **-laparoskopie** zur Kontrolle des Therapieerfolges und zur Entfernung verbliebener Tumorreste durchgeführt.

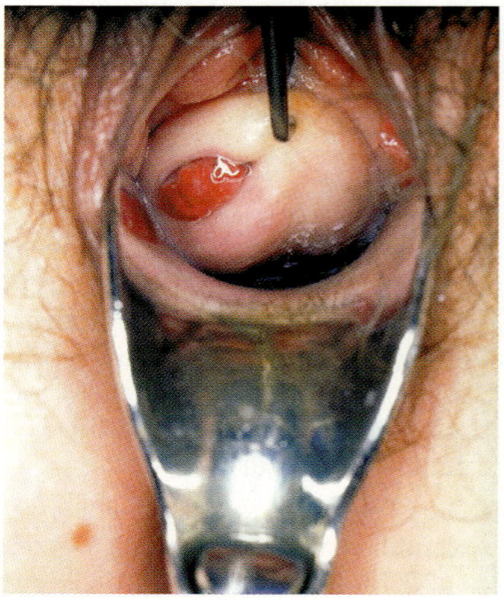

Abb. 32.80: Zervixpolyp, der aus dem Muttermund herausragt. (Spekulum- oder Kolposkopiebefund). [T192]

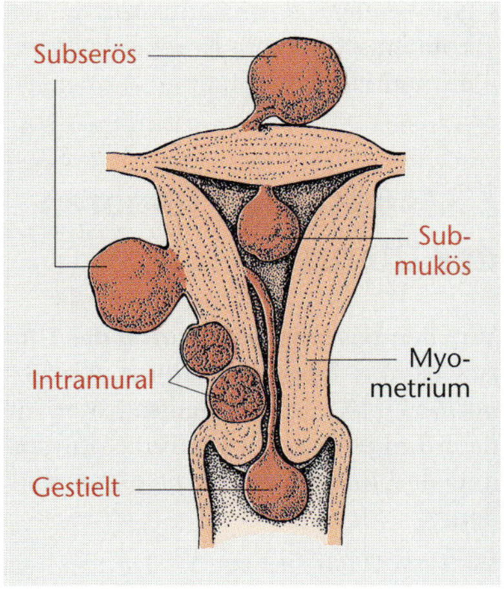

Abb. 32.81: Uterusmyome werden nach ihrer Wuchsrichtung benannt: Man unterscheidet *subseröse* (in Richtung Peritonealhöhle wachsende), *submuköse* (in die Gebärmutterhöhle wachsende) und die häufigen *intramuralen* (im Myometrium liegende) Myome. Auch *gestielte* Varianten kommen vor. [L190]

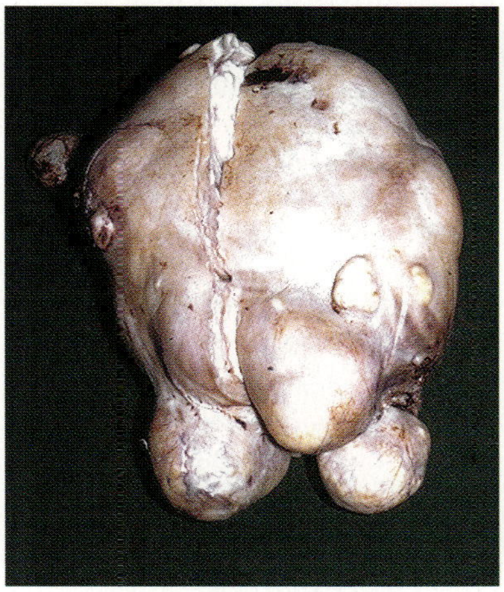

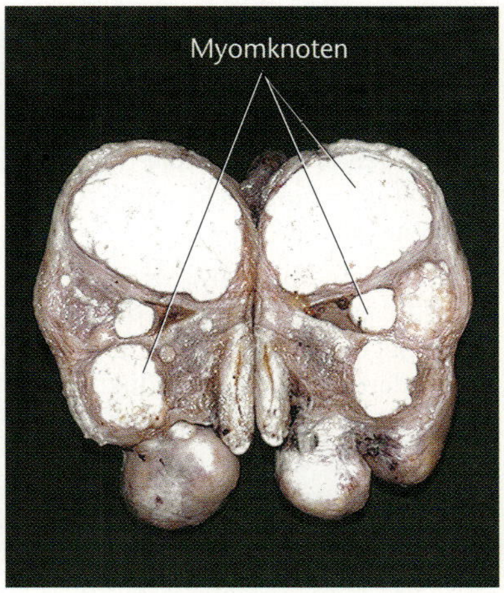

Abb. 32.82 – 32.83: Uterus myomatosus. In der Ansicht von außen (links) wird bereits die enorme Größenzunahme des Uterus und seine erhebliche Formveränderung durch die Myome deutlich. Der Längsschnitt (rechts) zeigt, daß der Uterus fast völlig von Myomknoten unterschiedlicher Größe durchsetzt ist. [T173]

Pflege

Allgemeine perioperative Pflege, ☞ 11;
Onkologische Pflege, ☞ 24.2;
Pflege bei gynäkologischen Operationen, ☞ 32.2.5

Vor der Operation ordnet der Arzt in der Regel eine orthograde Darmspülung (☞ 21.1.5) an, da ein leerer Darm eine bessere Übersicht gewährleistet und bei Eröffnung des Darmes die Infektionsgefahr vermindert ist.

Prognose bei Ovarialtumoren

Bei bösartigen Ovarialtumoren, die noch auf das Ovar beschränkt sind, liegt die 5 Jahres-Überlebensrate um 70%. Die Prognose der meisten Ovarial-Karzinome ist jedoch schlecht (5 Jahres Überlebensrate 5 – 20%), da zum Zeitpunkt der Diagnose oft bereits Metastasen außerhalb des kleinen Beckens vorhanden sind.

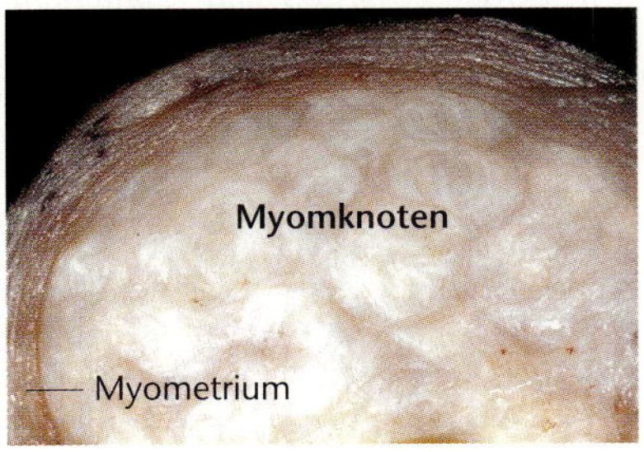

Abb. 32.84: Aufgeschnittenes Uterusmyom. Der wirbelförmige, aber gleichmäßige Wuchs der Myomfasern ist gut zu erkennen, ebenso die scharfe Begrenzung des Myoms zum Myometrium hin. [T173]

32.8 Gutartige Tumoren des Uterus

32.8.1 Uteruspolyp

Uteruspolyp: Gutartige Schleimhautwucherung im Gebärmutterhalskanal *(Zervixpolyp)* oder in der Gebärmutterhöhle *(Korpuspolyp)*.

Zervixpolypen führen oft zu Fluor oder Kontaktblutungen (etwa beim Geschlechtsverkehr), da sie häufig aus dem Gebärmuttermund herausragen. Viele Zervixpolypen machen auch gar keine Beschwerden und werden nur zufällig diagnostiziert.

Hauptsymptome von *Korpuspolypen* sind Blutungen außerhalb der Menstruation, meist Schmierblutungen oder Blutungen nach der Menopause. Evtl. haben die Patientinnen auch Unterbauchschmerzen.

Zervixpolypen können fast immer, Korpuspolypen nur selten bei der Spekulumuntersuchung gesehen werden. Eine makroskopische Unterscheidung von *exophytisch* (= nach außen) wachsenden bösartigen Tumoren ist nicht möglich.

Ein Zervixpolyp wird – beispielsweise mit einer Kornzange – abgedreht, die Basis des Polypen durch eine anschließende Abrasio cervicis abgetragen. Bei Korpuspolypen ist immer eine fraktionierte Abrasio (☞ 32.4.11) erforderlich, um den Polypen zu entfernen und ein Endometriumkarzinom auszuschließen.

Pflege bei Abrasio, ☞ 32.4.11

32.8.2 Uterusmyom

Uterusmyom: Gutartiger Tumor der glatten Uterusmuskulatur. Sehr häufige Erkrankung: Fast 20% aller Frauen über 30 Jahren haben Myome. Entstehungsursache unklar. Sicher ist aber, daß das Myomwachstum durch Östrogene gefördert wird.

Uterus myomatosus: Vorkommen zahlreicher Myome, so daß die Gebärmutterwand von Myomen durchsetzt ist.

Symptome und Untersuchungsbefund

Die Symptome sind abhängig von Lage (☞ Abb. 32.84), Anzahl und Größe der Myome:

- Verlängerte und/oder zu starke Menstruationen (Menorrhagie bzw. Hypermenorrhoe, ☞ 32.3.2)
- Zwischenblutungen (Metrorrhagie, ☞ 32.3.2)
- Dysmenorrhoe (☞ 32.3.2)

- Gehäufte Fehlgeburten
- Bei Druck auf Nachbarorgane (Blase, Darm) Harnaufstau, Dysurie, Obstipation
- Druckgefühl im Unterleib
- Bei Stieldrehung Bild eines Akuten Abdomens (☞ 21.2.4).

Viele Myome bereiten aber überhaupt keine Beschwerden. Nach der Menopause beginnen die Myome durch die verminderte Östrogenproduktion in der Regel zu schrumpfen, und die Beschwerden der Patientin hören auf.

Bei der gynäkologischen Untersuchung können die Myome meist als Knoten ertastet werden.

Diagnostik und Differentialdiagnose

Die Diagnosesicherung eines Myoms erfolgt v.a. sonographisch. Gelegentlich kann auch eine Laparoskopie oder – bei submukösen Myomen – eine fraktionierte Abrasio (☞ 32.4.11) erforderlich sein.

Bei Verdacht auf einen bösartigen Tumor sind weitere Untersuchungen analog denen bei Verdacht auf ein Zervixkarzinom angezeigt (☞ 32.9.1).

Behandlungsstrategie

Bei vielen Myomen ist (zunächst) keine Therapie erforderlich. Regelmäßige Kontrollen in Abständen von 3 – 6 Monaten sollen eine eventuelle Entartung zum **Myosarkom** (von den glatten Muskelzellen ausgehender, bösartiger Tumor) frühzeitig erfassen, die bei 0,2 – 0,5 % der Myom-Patientinnen auftritt.

Macht das Myom Beschwerden oder sind Komplikationen zu befürchten, ist eine Operation erforderlich. Bei jungen Frauen mit Kinderwunsch kann das Myom zunächst mit GnRH-Analoga (z.B. Enantone-Gyn®) verkleinert und dann – möglichst laparoskopisch – aus der Gebärmutter ausgeschält *(enukleiert)* werden. Ist die Familienplanung abgeschlossen, rät der Arzt in der Regel zu einer **vaginalen** oder **abdominalen Hysterektomie** *(Entfernung der Gebärmutter* durch die Vagina bzw. durch eine Laparatomie).

Pflege bei Hysterektomie

Allgemeine perioperative Pflege, ☞ 11.1 und 11.4;
Pflege bei gynäkologischen Operationen, ☞ 32.2.5, Tab. 32.12 und Tab. 32.13

Die *abdominale Hysterektomie* gehört zu den größeren gynäkologischen Operationen und stellt für die Frauen eine enorme physische und psychische Belastung dar. Patientinnen nach einer *vaginalen Hysterektomie* sind schneller mobil und selbständig.

Wundbeobachtung und Wundversorgung

Für die *abdominale Hysterektomie* gilt: Wurden zur Sekretableitung intraoperativ Zieldrainagen gelegt (Gummi- oder Robinsondrainage mit oder ohne Beutel, die an den tiefsten Punkt des Operationsgebiets eingelegt werden, bei gynäkologischen Operationen also in den Douglas-Raum), werden diese beobachtet und bei nachlassender Sekretion entfernt. Dies ist in der Regel um den zweiten postoperativen Tag der Fall.

Nach *vaginaler Hysterektomie* ist zu beachten:

- Die Überwachung berücksicht besonders die vaginalen Nachblutungen. Meist liegt für 24 Stunden eine Vaginaltamponade und für ca. 2 Tage eine Zieldrainage im Scheidenstumpf. Trotzdem müssen die Vorlagen regelmäßig kontrolliert und erneuert werden. Eine zunehmende Nachblutung ist dem Arzt zu melden
- Vaginales Wundsekret entleert sich noch bis zu zwei Wochen nach der Operation. Kleinere Nachblutungen am 7. – 10. postoperativen Tag sind durch den Krustenabfall bedingt und bedürfen im Regelfall keiner besonderen Therapie
- Zur Kontrolle des Wundbereichs und wegen der vaginalen Absonderungen ist in den ersten Tagen die Durchführung der Intimpflege (anfänglich durch *Genitalspülung,* ☞ 32.2.2) durch die Pflegenden angezeigt
- Bei Scheidenplastiken wirken Läppchen mit kühlender Salbe (Arztanordnung) schmerzlindernd.

Patienteninformation

- Die Patientin muß sich auch nach dem stationären Aufenthalt noch schonen. Belastungen wie schweres Heben und Tragen oder Leistungssport sind zunächst zu meiden
- Die im Krankenhaus begonnene Beckenbodengymnastik muß auch nach dem stationären Aufenthalt weitergeführt werden
- Notwendige nachstationäre Hilfen können schon vom Krankenhaus aus initiiert werden.

32.9 Bösartige Tumoren des Uterus

Von den **bösartigen Tumoren des Uterus** ist das **Uteruskarzinom** *(Gebärmutterkrebs)* am bedeutsamsten. Je nach Lokalisation werden das *Zervix-* und das *Korpuskarzinom* unterschieden.

Mit einer Häufigkeit von 1 – 3% aller bösartigen Uterustumoren recht selten ist das **Uterussarkom**, das durch Operation und Chemotherapie behandelt wird und dessen Prognose sehr schlecht ist.

32.9.1 Zervixkarzinom

Zervixkarzinom *(Kollumkarzinom):* Gebärmutterhalskrebs. Entwickelt sich über die Stadien Dysplasie (reversible Zellveränderungen mit Differenzierungsstörung der Zellen, ☞ Abb 9.33) und Carcinoma in situ (Karzinom, das die Basalmembran noch nicht durchbrochen hat, ☞ Abb 9.33). Früher häufigster Genitalkrebs der Frau, durch Früherkennungsuntersuchungen (fälschlich auch „Krebsvorsorge" genannt) Häufigkeitssenkung in Mitteleuropa auf noch ca. 25% aller Genitalkarzinome. Altersgipfel für ein Carcinoma in situ 25 – 40 Jahre, für ein Karzinom 45 – 55 Jahre.

Krankheitsentstehung

Das Zervixkarzinom entsteht bevorzugt im Übergangsbereich *(Umwandlungszone)* zwischen dem Plattenepithel der Portio und dem Zylinderepithel der Zervix (☞ Abb. 32.34). 95% der Karzinome sind Plattenepithelkarzinome, nur 4% sind Adenokarzinome.

Nach heutigem Kenntnisstand ist das Zervixkarzinom wahrscheinlich infektiös bedingt und Folge einer Infektion mit Papilloma-Viren. Früher erster Geschlechtsverkehr, häufiger Partnerwechsel (auch des Partners), mangelnde Hygiene und auch Rauchen erhöhen das Risiko der Tumormanifestation.

Symptome und Untersuchungsbefund

Das Zervixkarzinom bereitet lange Zeit keine Beschwerden. Erst wenn der Tumor größer wird und mit Geschwürsbildung zerfällt, kommt es zu:

- Fleischwasserfarbigem, süßlich riechendem Fluor
- Unregelmäßigen Zwischenblutungen (Metrorrhagien, ☞ 32.3.2)
- Kontaktblutungen, z.B. beim Geschlechtsverkehr
- Schmerzen (erst sehr spät).

Oft ist das Zervixkarzinom bei der gynäkologischen Untersuchung im Gebärmuttermund sichtbar.

Diagnostik und Differentialdiagnose

Bei der Sicherung der Diagnose stehen die *zytologische Untersuchung* von Zellabstrichen und die *histologische Untersuchung* von entnommenem Gewebe (Konisation, Knipsbiopsie, ☞ 32.4.11) an erster Stelle. Die übrigen technischen Untersuchungen dienen dem Staging:

- *Blutentnahme* zur Bestimmung der allgemeinen Tumorzeichen (☞ 32.4.4), der Leberwerte (erhöht bei Metastasen), der Nierenwerte (Nierenfunktionseinschränkung, wenn die Harnleiter durch den Tumor zusammengedrückt werden) sowie der Tumormarker SCC und CEA (☞ 24.4.8)
- *Zystoskopie* und *Rektoskopie* wegen der möglichen Ausbreitung des Tumors in Blase bzw. Darm; *i.v.-Urogramm*, um festzustellen, ob der Tumor die Harnleiter komprimiert
- *Sonographie* des Ober- und Unterbauches, *Röntgen-Thorax*, ggf. CT, Kernspintomographie und Lymphographie zur Metastasensuche (typisch für das Zervixkarzinom ist die frühe lymphogene Metastasierung in die Lymphknoten entlang der Aa. iliacae und der Aorta sowie der Beckenwand).

Behandlungsstrategie

Die Behandlung des Zervixkarzinoms ist abhängig von der Ausbreitung des Tumors. Hauptpfeiler der Behandlung sind die Operation und die Strahlentherapie. Hormon- und Chemotherapie bringen nur wenig Nutzen.

Operation

In frühen Krankheitsstadien ist die Behandlung primär operativ. Bei einem Carcinoma in situ reicht eine Konisation (☞ 32.4.11) in der Regel aus. Konnte das Carcinoma in situ mit der Konisation nicht vollständig entfernt werden oder hat die Patientin ihre Familienplanung abgeschlossen, wird eine Hysterektomie vorgenommen. Die einfache Uterusentfernung ist auch bei sehr kleinen Karzinomen Methode der Wahl. Meist aber ist die **Radikaloperation nach Wertheim-Meigs** erforderlich. Dabei werden der Uterus, das parametrane Gewebe, das obere Scheidendrittel und die Lymphknoten des Abflußgebietes entfernt. Bei (fraglicher) Infiltration werden auch Blasen- oder Darmanteile reseziert. Ist eine postoperative Strahlentherapie erforderlich (☞ unten), so werden die Ovarien nach oben verlagert und mit je einem Metallclip markiert. Dieser ist röntgendicht und erleichtert bei der Bestrahlungsplanung die Lokalisation der Ovarien.

Strahlentherapie

Konnte der Tumor nicht sicher im Gesunden oder konnten nicht alle Lymphknoten entfernt werden, schließt sich die *postoperative* Strahlentherapie an. Sie erfolgt je nach vermuteter Tumorrestlokalisation als *perkutane Bestrahlung* oder als lokale *Kontaktbestrahlung* (☞ 10.6). Bei inoperablen Patientinnen oder fortgeschrittener Erkrankung ist die *primäre* Strahlentherapie als Kombination von perkutaner und Kontaktbestrahlung Behandlung der Wahl, z.B. wenn der Krebs bereits die Beckenwand befallen hat.

Die früher übliche *Radiumeinlage* zur Kontaktbestrahlung ist heute aus Strahlenschutzgründen weitgehend durch das **Afterloading-Verfahren** ersetzt worden. Dabei wird ein spezieller Applikator (z.B. Zervixstift, Portiokappe oder Zylinder) in die Gebärmutter und/oder den Scheidenstumpf eingebracht. Hat das Personal den (abgeschirmten) Raum verlassen, wird der Applikator ferngesteuert über ein Schlauchsystem mit einer radioaktiven Strahlenquelle in Form von Kügelchen aus ^{137}Caesium oder ^{192}Iridium bestückt. Die dann folgende Kontaktbestrahlung dauert je nach Intensität der Bestrahlung und verwendetem Isotop wenige Minuten bis einige Stunden. Nach der Bestrahlung werden die Strahlenquellen-Kügelchen automatisch in den bleiumwandeten Tresor zurückgefahren. Dadurch entsteht für das Personal keine Strahlenbelastung. Während der Bestrahlung werden die Patientinnen über einen Monitor überwacht und können über eine Sprechanlage mit dem Personal kommunizieren. Je nach Schweregrad der Erkrankung werden 3 – 8 Strahlentherapiesitzungen in mehrwöchentlichen Abständen durchgeführt. Da Harnblase und Darm im Bestrahlungsgebiet liegen, ist mit Nebenwirkungen wie Zystitis, Diarrhoe und Strahlenproktitis zu rechnen.

Pflege bei Zervixkarzinom

Allgemeine perioperative Pflege, ☞ *11.1 und 11.4;*
Onkologische Pflege, ☞ *24.2 ;*
Pflege bei gynäkologischen Operationen, ☞ *32.2.5;*
Pflege bei Hysterektomie, ☞ *32.8.2;*
Pflege bei Strahlentherapie, ☞ *24.5.2*

Präoperative Maßnahmen

- Am Vorabend wird der Darm mit einem hohen Reinigungseinlauf (☞ 21.1.6) gesäubert. Müssen voraussichtlich Teile des Darmes reseziert werden, ordnet der Arzt in der Regel eine orthograde Darmspülung an (☞ 21.1.5). Gilt die Anlage eines Anus praeters als sicher, wird prä-

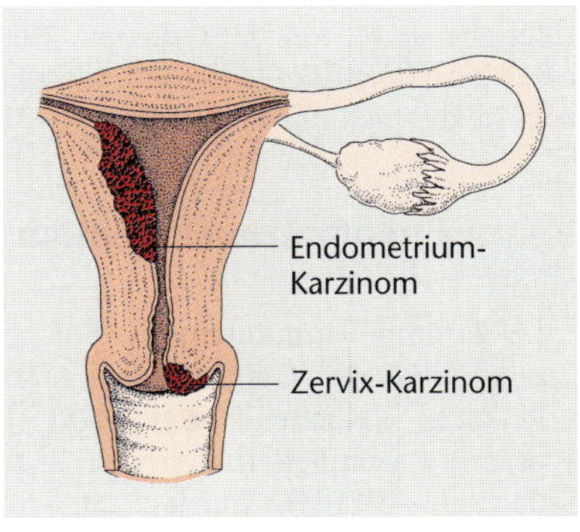

Abb. 32.85: Typische Lokalisationen von Endometriumkarzinom und Zervixkarzinom. [L190]

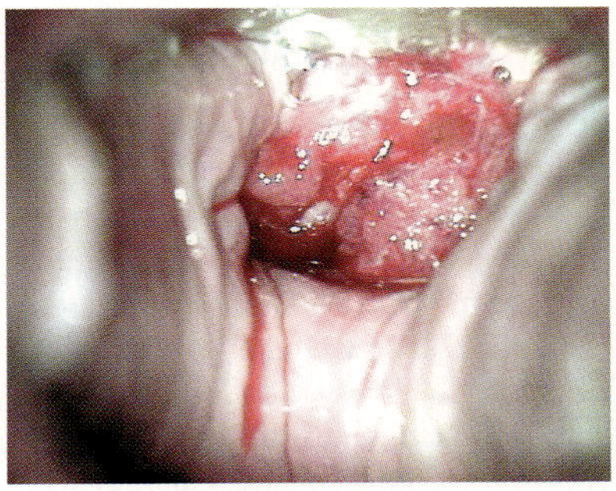

Abb. 32.86: Kolposkopische Aufnahme eines fortgeschrittenen Zervixkarzinoms. [T192]

operativ die Stomatherapeutin hinzugezogen (Stomapflege, ☞ 21.1.7)

- Nach der umfangreicheren Operation nach Wertheim-Meigs werden die Frauen falls notwendig für die ersten 1 – 3 postoperativen Tage auf der Intensivstation betreut.

Postoperative Maßnahmen

- *Lymphödemprophylaxe* bei Radikaloperation: Durch die Entfernung der Lymphbahnen und -knoten kann sich ein **Lymphödem der unteren Extremitäten** entwickeln. Daher werden die Beine der Patientin hochgelagert und Bewegungsübungen durchgeführt (☞ 32.6.2)
- *Nachsorge*: Bei Krebserkrankungen können versicherungsrechtliche Fragen oder Probleme entstehen (z.B. Anschlußheilbehandlung, Schwerbeschädigten-Ausweis, Teilberentung). Deshalb sollte frühzeitig der Kontakt zum Sozialdienst hergestellt werden. Die Pflegenden geben Adressen von Selbsthilfegruppen und Gesprächskreisen weiter.

Prognose

Bei Früherkennung, d.h. ohne Lymphknotenbefall, ist die Prognose des Zervix-Karzinoms mit einer 5-Jahres-Überlebensrate von ca. 90% gut. Bei Überschreitung des Gebärmutterhalses liegt sie dagegen nur noch bei 50%.

32.9.2 Endometriumkarzinom

Endometriumkarzinom *(Korpuskarzinom)*: Gebärmutterhöhlenkrebs, ausgehend vom Endometrium. Häufigkeitszunahme in den letzten Jahren auf jetzt 30% aller Genitalkarzinome. Altersgipfel 55. – 60. Lebensjahr, vor der Menopause selten.

Krankheitsentstehung

Beim Endometrium-Karzinom handelt es sich meist um ein Adenokarzinom. Im Gegensatz zur wahrscheinlich infektiösen Genese des Zervixkarzinoms wird beim Korpuskarzinom als Ursache der Entartung ein langandauerndes Überwiegen der Östrogene gegenüber den Gestagenen diskutiert *(Östrogendominanz)*. Ferner sind Übergewicht, Bluthochdruck und Diabetes mellitus Risikofaktoren.

Symptome und Untersuchungsbefund

Symptome des Korpuskarzinoms sind:

- Blutungen nach der Menopause, bei Frauen im gebärfähigen Alter Metrorrhagien (☞ 32.3.2)
- Eitriger, blutiger oder fleischwasserfarbener Fluor
- Evtl. Schmerzen im Unterbauch.

Die gynäkologische Untersuchung ist oft völlig unauffällig. Erst in Spätstadien fällt eine Vergrößerung der Gebärmutter oder ein im Gebärmuttermund sichtbarer Tumor auf. Bei Verschluß des Gebärmuttermundes mit nachfolgender Entzündung kann es zur **Pyometra** *(Eiteransammlung in der Gebärmutterhöhle)* kommen.

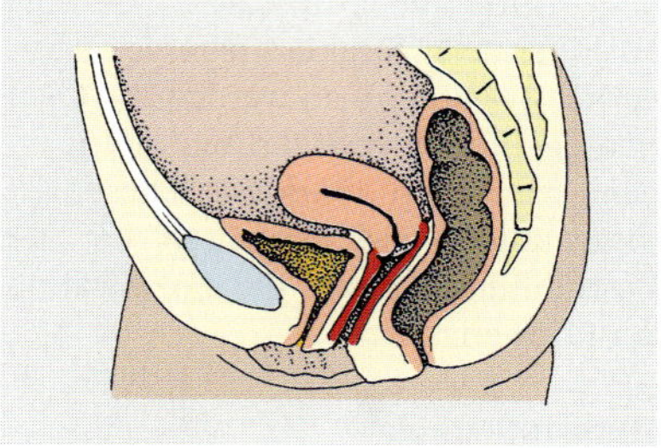

Abb. 32.87: Physiologische Lage der weiblichen Beckenorgane zueinander.

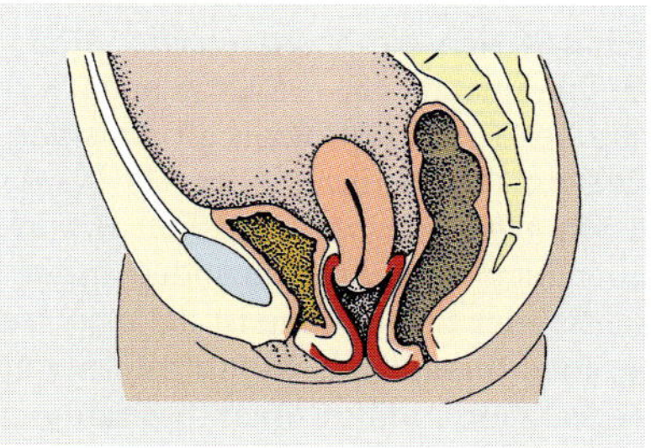

Abb. 32.88: Beginnender Descensus uteri. Der Uterus tritt tiefer, und durch die enge Verbindung zwischen Scheidenvorderwand und Blase sowie Scheidenhinterwand und Darm kommt es meist auch zur Senkung der Blase (Zystozele), des Rektums (Rektozele) oder beider (Zysto-Rektozele). [L190]

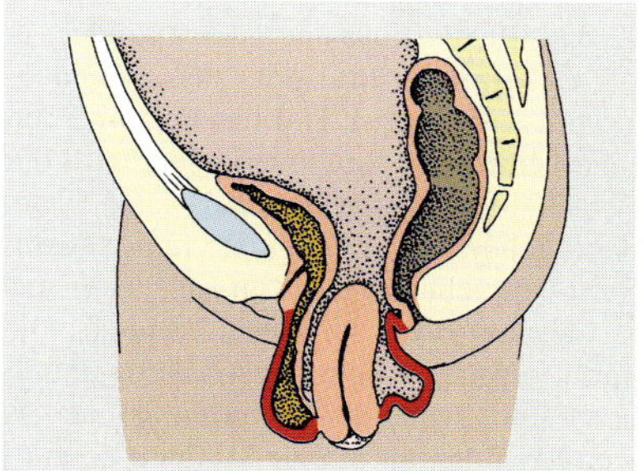

Abb. 32.89: Totalprolaps des Uterus mit Hervorstülpen der Vagina. [L190]

Diagnostik und Differentialdiagnose

Die Veränderungen des Endometriums können oft (vaginal-)sonographisch dargestellt werden. Die Sicherung der Diagnose erfolgt durch eine fraktionierte Abrasio (☞ 32.4.11), evtl. in Kombination mit einer Hysteroskopie (☞ 32.4.10). Die Staging-Untersuchungen entsprechen denjenigen des Zervixkarzinoms (☞ oben).

Behandlungsstrategie

Wie beim Zervixkarzinom steht die operative Behandlung mit abdomineller Entfernung des Uterus, meist einschließlich Adnexe, oberen Scheidenanteilen und Beckenlymphknoten, im Vordergrund. Vor allem bei nachgewiesenem Lymphknotenbefall, aber auch bei inoperablen Patientinnen, erfolgt eine perkutane und/oder intrakavitäre Strahlenbehandlung (☞ 10.6). Die Strahlentherapie soll insbesondere Rezidive am Scheidenstumpf verhindern *(Scheidenstumpfprophylaxe)*. Bei Fernmetastasen sprechen vor allem hochdifferenzierte Adenokarzinome mit Hormonrezeptoren auf eine Hormontherapie mit hochdosierter Gestagengabe an. Dagegen hat eine Chemotherapie nur selten Erfolg. Ob die Patientinnen unmittelbar postoperativ von einer *adjuvanten* Hormontherapie profitieren, wird z.Zt. noch untersucht.

Pflege, ☞ 32.9.1, Zervixkarzinom

Prognose

Ist das Karzinom auf den Korpusbereich beschränkt, liegt die 5 Jahres-Überlebensrate zwischen 75% und 90%. Ist auch die Zervix betroffen, sinkt sie auf ca. 50%.

32.10 Descensus uteri

Descensus uteri: Gebärmuttersenkung. Tiefertreten des Uterus und meist auch der Vaginalwände *(Descensus uteri et vaginae)* aufgrund einer Schwäche des bindegewebigen Halteapparates.

Uterusprolaps: Gebärmuttervorfall. Schwerstform des Descensus uteri mit „Umstülpen“ der Scheide. Beim Partialprolaps sinken die Scheidenwände und der Uterus teilweise, beim Totalprolaps vollständig vor die Vulva.

Krankheitsentstehung

Dem Descensus uteri liegt ein Mißverhältnis zwischen Belastbarkeit und tatsächlicher Belastung des Beckenbodens zugrunde. Bedeutsam sind vor allem körperliche Anstrengung (z.B. schweres Heben), Übergewicht und Geburten im Zusammenspiel mit anlagebedingter Bindegewebsschwäche.

Durch die Verbindung von Uterus und Vagina mit Harnblase und Rektum können diese Organe beim Descensus uteri mit heruntergezogen werden. Dann führt der Descensus der *vorderen* Vaginalwand zur Entstehung einer **Zystozele** und der Descensus der *hinteren* Scheidenwand zur Bildung einer **Rektozele** (☞ Abb. 32.88). Die Kombination beider heißt entsprechend *Zysto-Rektozele.*

Symptome und Befund
Diagnostik

Viele Patientinnen haben überhaupt keine Beschwerden. Hauptsymptome des Descensus uteri sind:

- Druckgefühl nach unten („ich meine immer, mir würde alles da unten rausfallen")
- Uncharakteristische Schmerzen in Unterbauch und Kreuz
- Fluor, da Scheidenwände und Zervix häufig gereizt oder entzündet sind
- Harnwegsinfekte und Obstipation durch deszensusbedingte Veränderungen an Blase und Darm wie z.B. Abknickung der Urethra
- Harninkontinenz (☞ 31.3.6), zunächst nur bei körperlicher Anstrengung, später evtl. so stark, daß sich die Patientin kaum noch in Gesellschaft wagt
- Geh- und Sitzbehinderung
- Schleimhautulzerationen an prolabiertem Uterus und Vaginalwänden.

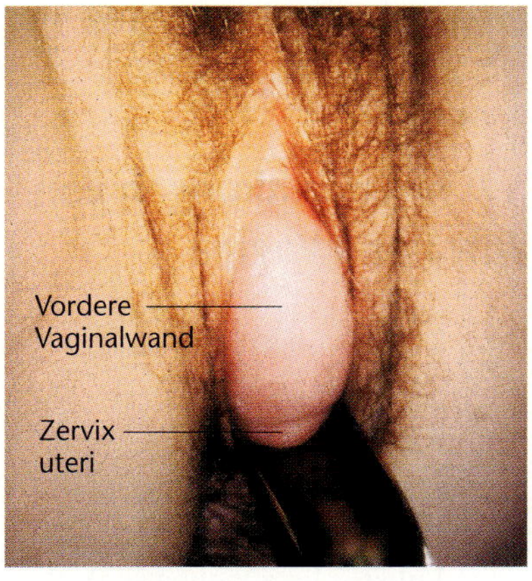

Abb. 32.90: Uterusprolaps. Beim Uterusprolaps wird die Scheidenwand schon durch leichtes Pressen (Luftanhalten und „Drücken" wie beim Stuhlgang) herausgedrückt. [T194]

Die Diagnosestellung erfolgt durch die gynäkologische Untersuchung, bei der das Tiefertreten des Uterus sichtbar wird. Beim Pressen kommt es oft zum unwillkürlichen Urinverlust. Technische Untersuchungen, in erster Linie urodynamische Druckmessungen (☞ 31.5.8) und röntgenologische Darstellungen der Harnwege, dienen der Planung der geeigneten Therapie.

Behandlungsstrategie

In leichten Fällen können Beckenbodengymnastik (☞ unten) und – bei älteren Frauen mit Östrogenmangel – die lokale oder systemische Gabe von Östrogenen (in Kombination mit Gestagenen, z.B. Presomen® 0,6 comp.) ausreichend sein.

Bei stärkerem Descensus besteht die Therapie in der Operation mit *vorderer* und *hinterer Scheidenplastik* **(Kolporrhaphie)** zur Wiederherstellung des Stützmechanismus des Beckenbodens, bei abgeschlossener Familienplanung im Anschluß an eine meist vaginale Hysterektomie. Bei alten Patientinnen, die keinen Geschlechtsverkehr mehr haben, kann in Ausnahmefällen der Scheideneingang ohne Gebärmutterentfernung verschlossen werden **(Kolpokleisis)**, um das Operationsrisiko möglichst gering zu halten. Ist die Patientin inoperabel oder stimmt sie einer Operation nicht zu, kann als Notlösung ein der Scheidengröße angepaßtes **Pessar** aus Porzellan oder Hartgummi in die Scheide eingelegt werden, um den Uterus in Position zu halten (☞ Abb. 32.91). Allerdings treten auch bei regelmäßigem Wechsel alle vier Wochen häufig Druckgeschwüre und Entzündungen der Vagina auf.

Pflege bei Descensus uteri

Allgemeine prä- und postoperative Pflege, ☞ 11.1 und 11.4;
Pflege bei gynäkologischen Operationen, ☞ 32.2.5;
Pflege bei Hysterektomie, ☞ 32.8.2

In leichteren Fällen kann durch Gewichtsabnahme (verringert die Belastung des Beckenbodens) und konsequente, über Monate durchgeführte

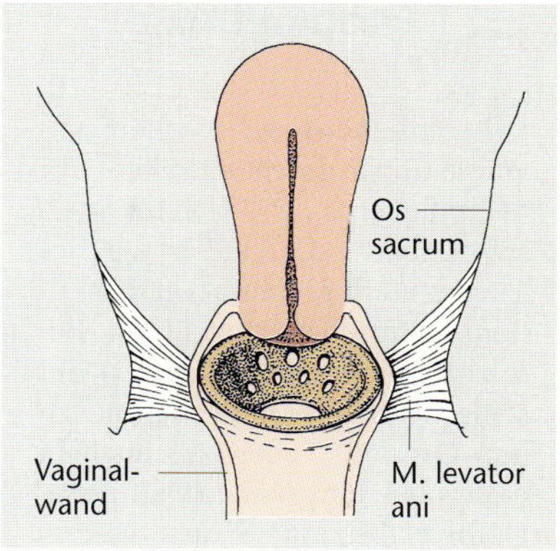

Abb. 32.91: Lage eines Pessars in der Vagina. Es ist in der Levatormuskulatur verankert und fixiert den Uterus in seiner physiologischen Position. [L190]

Beckenbodengymnastik eine Operation vermieden werden:

- Patientin zum Durchhalten der Gymnastik motivieren. Der Erfolg stellt sich erst nach Wochen oder Monaten ein
- Patientin zur Benutzung von *Konen* (Scheidenkegeln) anleiten. Die Konen werden, vergleichbar einem Tampon, in die Vagina eingeführt. Durch den Reiz zieht sich die Beckenmuskulatur zusammen und verhindert so ein Herausfallen. Bei konsequenter Anwendung können schon nach wenigen Wochen immer schwerer werdende Konen gehalten werden. Mit den Konen sollte im Stehen und Gehen, aber auch beim Husten, Niesen oder Lachen geübt werden.

Prognose

Die Prognose des Descensus uteri ist insgesamt gut. Allerdings erleidet auch bei geeigneter und individuell abgestimmter Operation fast ein Drittel der Patientinnen eine Rezidiv-Harninkontinenz.

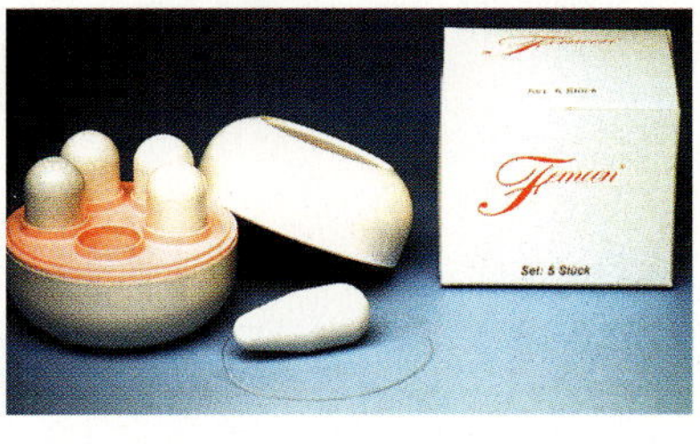

Abb. 32.92: Das Trainingsset mit Scheidenkegeln (Femcon®) kann im Sanitätsfachhandel oder in Apotheken erworben werden. [T181]

32.11 Endometriose

Endometriose: Vorkommen von ektoper (= am falschen Ort befindlicher) Gebärmutterschleimhaut, d.h. außerhalb des Cavum uteri. Lokalisation der Endometriumzellen sowohl im Bereich der inneren und äußeren Geschlechtsorgane (z.B. Myometrium, Ovarien, Tuben) als auch in entfernten Organen (Harnblase, Darm, Nabel, Lunge) oder Laparatomienarben. Befällt Frauen im gebärfähigen Alter und ist eine wichtige Sterilitätsursache.

Krankheitsentstehung

Es wird angenommen, daß während der Menstruation Endometriumzellen *retrograd* („rückwärts") durch die Tuben transportiert werden und sich in der Bauchhöhle einnisten. Auch soll Gebärmutterschleimhaut über den Blutweg in andere Organe gelangen oder dort durch Veränderung ortsständiger Zellen entstehen können.

Symptome, Befund
Diagnostik

Ebenso wie die Gebärmutterschleimhaut reagiert auch das verschleppte Gewebe auf die Hormonschwankungen während des Zyklus. Die Symptome sind abhängig von der Lokalisation der Schleimhaut:

- Dysmenorrhoe und verstärkte Menstruationen bei Endometrioseherden in der Muskelschicht der Gebärmutter
- Kreuzschmerzen und Schmerzen beim Geschlechtsverkehr bei Lokalisation dorsal (= hinter) der Zervix
- Makrohämaturie und Blutung aus dem Darm bei Lokalisation in Blase bzw. Darm
- Zystische Auftreibungen des Ovars, die wegen ihrer Farbe auch als **Teer-** oder **Schokoladenzysten** bezeichnet werden, falls das Blut nicht abfließen kann
- Dauerschmerzen bei Verwachsungen infolge der Endometriose
- Sterilität (evtl. als einziges Symptom).

Alle körperlichen Beschwerden in konstantem zeitlichen Zusammenhang mit dem Zyklus sind verdächtig auf eine Endometriose.

Die **Diagnose** kann meist durch eine Laparoskopie gestellt werden, da die häufigsten Endometrioselokalisationen dabei erkennbar sind. Die Darmendometriose wird durch Darmspiegelung und die Blasenendometriose durch Zystoskopie nachgewiesen.

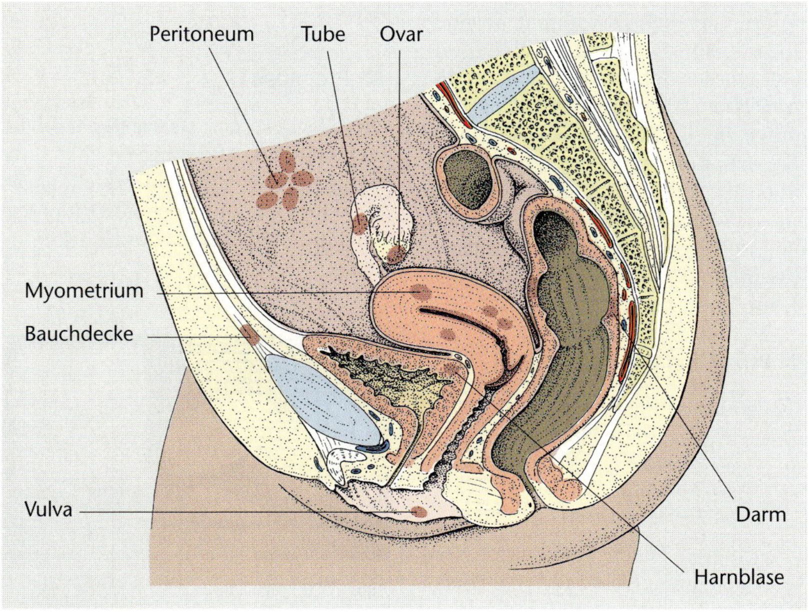

Abb. 32.93: Mögliche Lokalisationen von Endometrioseherden. [L190]

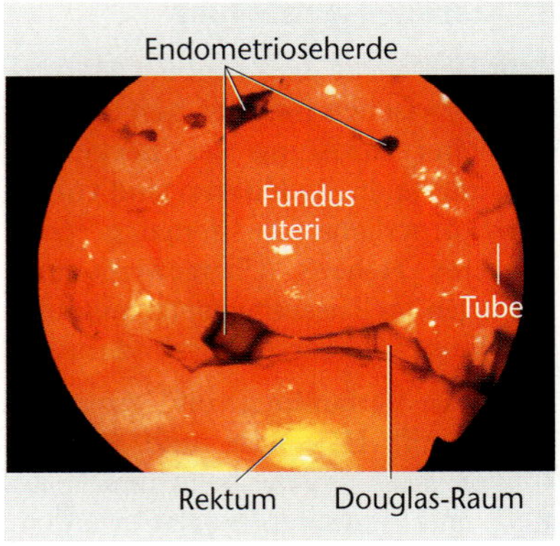

Abb. 32.94: Endometrioseherde zwischen Blase und Uterus (oben im Bild) sowie im Douglas-Raum (unten im Bild). Links und rechts sind die Tuben zu erkennen, im Zentrum schaut man von oben auf den Uterus. [U135]

Behandlung
Prognose

Die **Behandlung** besteht in leichten Fällen in der Gabe einer „Pille" mit hohem Gestagenanteil. Sind die Beschwerden der Patientin stark oder verlegen die Endometrioseherde die Lichtung der Tuben und führen so zur Sterilität, muß versucht werden, die Herde laparoskopisch oder durch offene Operation zu entfernen (☞ Abb. 32.95). Ist dies nicht vollständig möglich, können postoperativ Gestagene, der Gonadotropinhemmer Danazol (Winobanin®, ein Hormon mit antiöstrogenem Effekt) oder auch GnRH-Analoga (z.B. Enantone®-Gyn) zur Unterdrückung der Hormonproduktion in den Ovarien gegeben werden. Mit der Menopause verschwinden die Beschwerden in der Regel von selbst, da der hormonelle Wachstumsreiz wegfällt.

32.12 Erkrankungen von Vulva und Vagina

Sexuell übertragbare Krankheiten, ☞ *30.11*

32.12.1 Vulvitis und Kolpitis

Vulvitis: Entzündung der Vulva.

Kolpitis *(Vaginitis, Scheidenkatarrh):* Entzündung der Vagina.

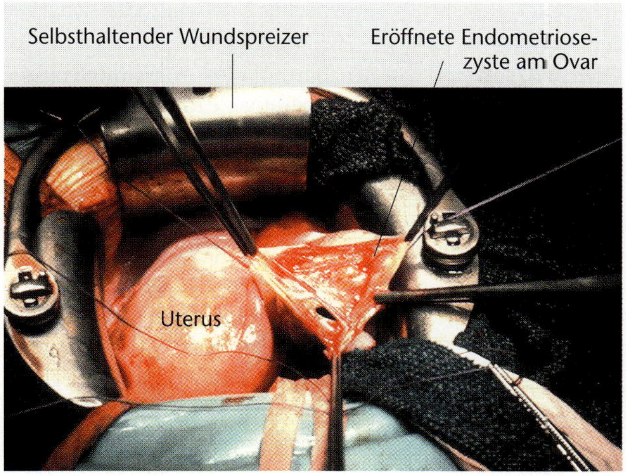

Abb. 32.95: Abdominelle gynäkologische Operationen erfordern trotz schonenden Vorgehens auch heute noch eine großflächige Eröffnung der Bauchhöhle – hier ein „Situs" (Operationsfeld) nach Eröffnung einer Endometriosezyste. [U135]

Vulvitis und Kolpitis sind häufige Erkrankungen, die oft auch gemeinsam auftreten *(Vulvovaginitis)*.

Krankheitsentstehung

Vulvitis

Ursache der **primären Vulvitis** ist zumeist die Reizung des äußeren Genitales:

- Mechanisch (z.B. durch zu enge Wäsche oder ungewöhnliche Sexualpraktiken)
- Chemisch (z.B. durch Seifen oder Deos)
- Infektiös (z.B. Herpes-Viren, ☞ 28.6.2, Papilloma-Viren, ☞ 30.8.4).

Die **sekundäre Vulvitis** entsteht als Folge von Entzündungen höhergelegener Abschnitte der Genitalorgane (z.B. einer Kolpitis), eines Östrogenmangels oder einer Allgemeinerkrankung (z.B. Diabetes mellitus).

Bartholinitis

Bei der **Bartholinitis** kommt es zu einer Entzündung der im dorsalen Teil der großen Schamlippen gelegenen Bartholin-Drüsen, meist nur auf einer Seite. Verschließt sich der Drüsenausführungsgang, so staut sich das Sekret, und es entsteht eine **Bartholin-Zyste** (also eine Pseudozyste, die tischtennisballgroß werden kann (☞ Abb. 32.98).

Kolpitis

Die gesunde Vagina ist durch ihren sauren pH-Wert (☞ 32.1.1) recht widerstandsfähig gegen Entzündungen. Scheidenspülungen und Antibiotika beispielsweise können aber das Scheidenmilieu so verändern (☞ Pharma-Info 32.99), daß pathogene Bakterien (z.B. Hämophilus vaginalis, Entero-, Staphylo- und Streptokokken), Pilze oder Trichomonaden überwiegen und zu einer **Kolpitis** führen. Der Östrogenmangel nach der Menopause oder Diabetes mellitus begünstigen die Entwicklung einer Kolpitis.

Symptome und Untersuchungsbefund

Leitsymptom der Vulvitis sind brennende Schmerzen und Juckreiz des äußeren Genitales. Bei der Kolpitis stehen Schmerzen und Wundgefühl der Vagina sowie ein pathologischer Fluor (☞ 32.3.1) im Vordergrund. Häufig hat die Patientin auch Schmerzen beim Wasserlassen und beim Geschlechtsverkehr. Bei einer Bartholin-Zyste bestehen Schmerzen beim Gehen und Sitzen.

Bei der gynäkologischen Untersuchung sind die erkrankten Bezirke deutlich an ihrer Rötung und Schwellung zu erkennen. Die Berührung ist für die Patientin schmerzhaft. Bläschen weisen auf eine *Herpesinfektion*, **Condylomata acuminata** *(spitze Kondylome, Feigwarzen, spitze Warze,* ☞ Abb. 32.96*)* auf eine Infektion durch Papilloma-Viren und weiße Beläge auf *Pilze* hin.

Diagnostik und Differentialdiagnose

Die technischen Hilfsuntersuchungen dienen insbesondere der Identifizierung des Erregers:

- Erregersuche im Nativpräparat, evtl. Anlegen einer Kultur (heute sind spe-

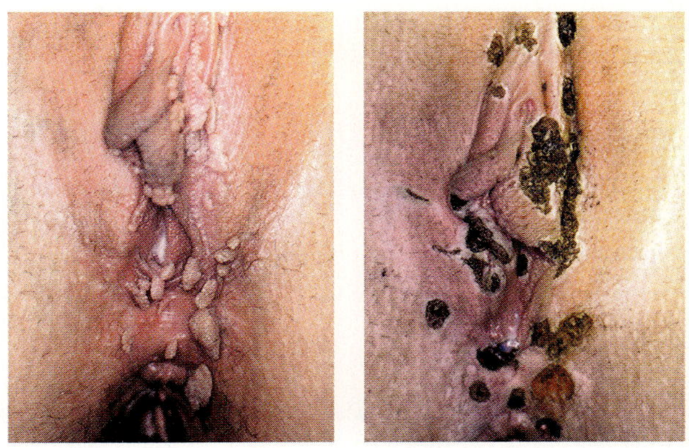

Abb. 32.96 – 32.97: Links: Condylomata acuminata haben sich im Bereich der Vulva bis zum Anus hin ausgedehnt. Rechts: Die Vulva unmittelbar nach Abtragung der Condylomata mit einem Laser. [T192]

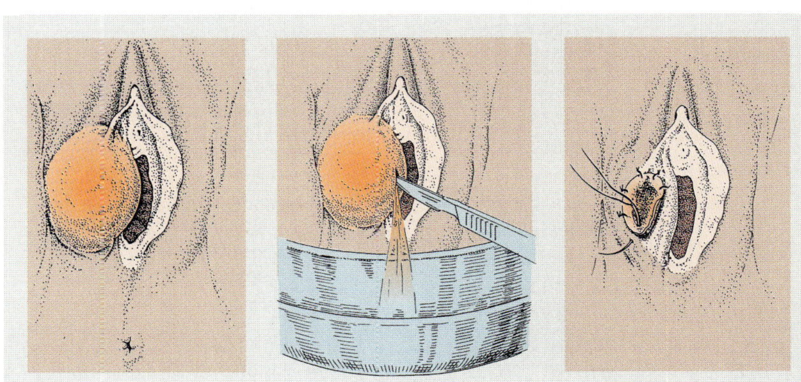

Abb. 32.98: Links: Bartholinitis mit Empyembildung (Eiteransammlung in einer Bartholin-Zyste). Mitte: Inzision des Bartholin-Empyems und Abfluß des Eiters. Rechts: Marsupialisation der infizierten Bartholin-Zyste: Die nach außen umgeschlagene Zystenwand wird mit der Haut vernäht, und die Zyste trocknet aus. [L190]

zielle Fertignährmedien z.B. für Gonokokken, Pilze und Chlamydien erhältlich)

- Bei älteren Patientinnen mit einer Vulvitis und/oder Kolpitis immer Ausschluß eines Karzinom der Vulva oder der Vagina.

Behandlungsstrategie

Konnte ein Erreger nachgewiesen werden, steht dessen Beseitigung im Vordergrund. Oft ist dabei eine Lokalbehandlung durch Cremes oder Scheidenovula ausreichend:

- Vorgehen bei Bakterien, Pilzen, Trichomonaden oder Aminkolpitis (Infektion mit Haemophilus vaginalis), ☞ Pharma-Info 32.99
- Bei Herpes genitalis je nach Schwere der Erkrankung lokal oder systemisch Aciclovir (Zovirax®, ☞ Pharma-Info 28.38)
- Entfernung von Condyloma acuminata z.B. mit Laser (☞ Abb. 32.97), elektrischer Schlinge oder scharfem Löffel (☞ 30.8.4)
- Bei Bartholinitis **Marsupialisation,** d.h. operative Eröffnung der Zyste und Vernähen der Zystenwand nach außen mit dem Wundrand (in Narkose). Drainage bis zur Wundheilung
- Wiederherstellung des sauren Milieus der Scheide zur Vermeidung von Rückfällen, z.B. durch Milchsäureovula zum Einlegen in die Scheide (etwa Vagiflor®)
- Bei älteren Patientinnen Ausgleich des Östrogenmangels durch lokale oder systemische Östrogengabe (z.B. Ovestin® Vaginalovula bzw. Presomen 0,6 comp.® Drg.).

Zur Vermeidung von Rezidiven ist eine Behandlung der Grunderkrankung sowie bei infektiöser Ursache eine *Partnerbehandlung* erforderlich, da es sonst immer wieder zur erneuten Infektion *(Reinfektion)* durch den nicht behandelten, manchmal völlig beschwerdefreien Partner kommt *(Ping-Pong-Infektion).*

Pharma-Info 32.99: Vaginaltherapeutika

Auf Vagina und/oder Vulva beschränkte Erkrankungen, z.B. die Kolpitis, können oft durch alleinige Verabreichung von **Vaginaltherapeutika** behandelt werden.

Dies sind Vaginalcremes oder Vaginaltabletten *(Vaginalovula, Scheidenzäpfchen),* die bei Körpertemperatur schmelzen oder im Vaginalsekret gelöst werden und dann eine lokale Wirkung ohne (wesentliche) systemische Nebenwirkungen entfalten. Dabei kann es sich um Einzel- oder Kombinationspräparate handeln.

Am häufigsten verschrieben werden Antimykotika gegen Pilzinfektionen.

- Patientin informieren, wie die Vaginaltherapeutika eingeführt werden
- Am besten die Zeit unmittelbar vor dem Schlafengehen für die Verabreichung wählen, da im Liegen weniger von der Substanz aus der Vagina abfließt
- Handschuhe anziehen und das Vaginaltherapeutikum mit dem – zusätzlich durch einen Fingerling geschützten – Finger oder mit einem Trägergerät in die hintere Vagina positionieren
- Vorlagen bereitlegen.

Vaginaltherapeutika

Substanz (Auswahl)	Bsp. Handelsname	Indikationen
Antibiotika und Antimykotika (☞ auch 28.*.*)		
Tetracyclin + Nystatin Tetracyclin + Amphotericin B	Aureomycin® N Mysteclin®	Mischinfektiontionen der Scheide (Bakterien, Pilze, z.T. auch Trichomonaden); vor vaginalen Operationen
Amphotericin B Clotrimazol Econazol Nystatin	Ampho-Moronal® Canesten®, Canifug®, Mykofungin® Gyno-Pevaryl® Moronal®	Pilzinfektionen der Scheide und/oder der Vulva (v.a. Candida-Infektionen)
Metronidazol	Clont®, Vagimid®	Trichomonadeninfektionen der Scheide (zusätzliche systemische Therapie erforderlich); Aminkolpitis
Hormone		
Östrogene	Oestriosalbe®, Ovestin®, Ortho-Gynest®	Östrogenmangelerscheinungen der Scheide, v.a. Austrocknung, Juckreiz, Infektionsanfälligkeit, entzündliche Veränderungen
Weitere		
Antiseptika	Betaisodona®, Braunovidon®	Scheideninfektionen; Scheidendesinfektion vor operativen Eingriffen
Lactobacillen	Vagiflor®	Störungen der Vaginalflora
Milchsäure	Tampovagan® c. Acid. lact.	Wiederherstellung eines sauren Scheidenmilieus, z.B. nach lokaler Antibiotikatherapie oder Infektionen

Pflege

- Häufig sind Sitzbäder (☞ 32.2.3) erforderlich, z.B. bei der mechanisch bedingten Vulvitis. Kühle Kompressen helfen gegen den Juckreiz
- Die Frau soll begünstigende Ursachen der Vulvitis meiden, z.B. Waschmittelreste in der Wäsche, Seifen, Deos oder engsitzende Wäsche. Sie darf keine Scheidenspülungen eigenmächtig durchführen
- Die Patientin wird über die erforderliche Intimhygiene (☞ 32.2.1) unterrichtet, um eine Kolpitis durch Schmierinfektion zu vermeiden
- Nach einer Marsupialisation entspricht die Pflege in etwa der nach einer Abrasio (☞ 32.4.11). Zusätzlich sind Genitalspülungen zum Lösen der Krusten und Sitzbäder mit Kamillosan®, Ichthyol® oder Kaliumpermanganat® angezeigt. Die Genitalvorlagen werden regelmäßig gewechselt und sofort entsorgt (nicht ablegen), um eine Keimverschleppung zu vemeiden
- Der Patientin muß erklärt werden, daß die Einhaltung der Therapiedauer maßgeblich für den Erfolg ist und ein verfrühtes Absetzen der Medikation zu Rückfällen führen kann (auch bei Beschwerdefreiheit).

32.12.2 Karzinome der Vulva und der Vagina

Vulvakarzinom und **Vaginalkarzinom** *(Scheidenkarzinom):* Mit 4 bzw. 1,5% aller bösartigen Genitaltumoren eher seltene Karzinome. Altersgipfel über 65 Jahre.

Krankheitsentstehung

90% der Tumoren sind Plattenepithelkarzinome. Obwohl sich bei 90% aller Vulvakarzinome Papilloma- oder Herpes-2-Viren nachweisen lassen, ist die Tumorentstehung des Vulvakarzinoms ebenso wie die des Vaginalkarzinoms unklar.

Symptome und Untersuchungsbefund

Bei *Vulvakarzinomen* führt die Patientin meist der quälende, chronische Juckreiz zum Arzt.
Symptome beim *Vaginalkarzinom* sind fleischwasserfarbiger Fluor, Blutungen und Beschwerden beim Wasserlassen. Große Tumoren können auch Druckgefühl und Schmerzen hervorrufen.

Bei der gynäkologischen Untersuchung ist der Tumor in der Regel als Verhärtung, Knoten oder Geschwür sicht- und tastbar. Wichtig ist das Abtasten der regionalen Lymphknoten, da beide Karzinome bevorzugt und rasch lymphogen metastasieren.

Diagnostik und Differentialdiagnose

Die Diagnose wird durch die histologische Untersuchung eines Biopsats oder einer Probeexzision aus dem verdächtigen Bezirk gesichert. Zystoskopie (☞ 31.5.9), Rektoskopie (☞ 21.3.4), i.v.-Urogramm (☞ 31.5.6, die Harnleiter können durch den Tumor verengt werden) und CT dienen der Feststellung der Tumorausbreitung und Metastasierung.

Behandlungsstrategie

Onkologische Pflege, ☞ *24.2;*
Pflege bei gynäkol. OP, ☞ *32.2.5;*
Pflege bei Strahlentherapie, ☞ *24.5.2*

Bei sehr kleinen Tumoren reicht die Tumorentfernung mit Sicherheitsabstand aus. Ansonsten ist beim *Vulvakarzinom* eine großflächige **radikale Vulvektomie** erforderlich (☞ Abb 32.100). Bei inoperablen Patientinnen kommen Strahlentherapie und elektrochirurgische Tumorabtragung in Betracht.

Das Vaginalkarzinom wird in der Regel primär bestrahlt. Angewendet wird dabei meist eine Kombination aus lokaler Bestrahlung des Tumors im Afterloading-Verfahren und perkutaner Bestrahlung der Lymphknoten. Wegen der Lage der Nachbarorgane im Bestrahlungsgebiet kommen Schleimhautschäden und Fistelbildungen in Harnblase und/oder Rektum häufig vor.

Prognose

Beim *Vulvakarzinom* ohne Lymphknotenmetastasen ist die Prognose mit einer 5 Jahres-Überlebensrate von ca. 80% gut. Beim Vorliegen von Lymphknotenmetastasen sinkt sie auf um die 40%. Ist ein *Vaginalkarzinom* auf die Scheidenwand beschränkt, liegt die 5 Jahres-Überlebensrate bei 55%. Bei Infiltration von Nachbarorganen oder Ausdehnung bis zur Beckenwand ist die Prognose schlecht. Bei beiden Tumoren kommt es häufig zum Lymphödem der unteren Extremitäten, das sowohl Nebenwirkung der Therapie als auch Zeichen der fortschreitenden Krebserkrankung sein kann (☞ 32.9.1).

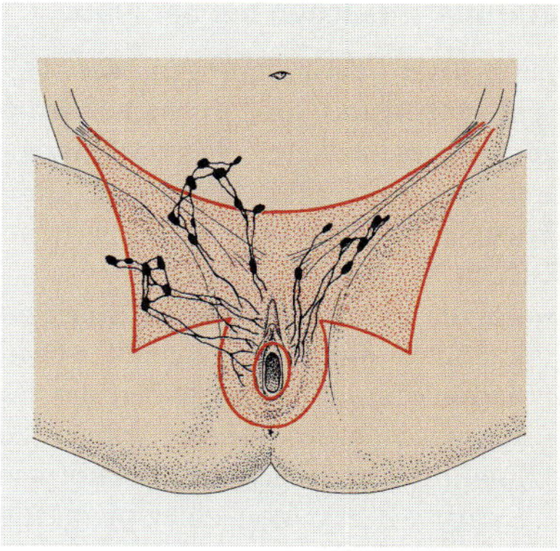

Abb. 32.100: Radikale Vulvektomie. Das bei der Operation entfernte Gewebe ist farbig unterlegt. Die inguinalen und femoralen Lymphknoten werden stets mit reseziert. [L190].

32.13 Sterilität und Infertilität

In Deutschland bleibt jedes 7. Paar ungewollt kinderlos. Dabei liegt die Ursache in etwa 1/3 bei der Frau, in ebenfalls ungefähr 1/3 beim Mann und in weiteren 1/3 bei beiden Partnern.

Bei der Frau wird zwischen der **Sterilität,** d.h. dem Unvermögen, schwanger zu werden, und der **Infertilität,** d.h. dem Unvermögen, die Schwangerschaft auszutragen, unterschieden (*habituelle Fehlgeburten,* ☞ 12.5.5). Bei der **primären Sterilität** war die Frau noch niemals zuvor schwanger, während sie bei der **sekundären Sterilität** schon mindestens einmal schwanger war.

Bei ungefähr der Hälfte aller ungewollt kinderlosen Ehen hilft die ärztliche Behandlung, den Wunsch nach einem eigenen Kind zu erfüllen, wobei die Therapiemöglichkeiten der männlichen Infertilität unbefriedigend sind.

Auch bei einem gesunden Paar dauert es bei uneingeschränkter Möglichkeit zum Geschlechtsverkehr *durchschnittlich* vier Monate bis zur Empfängnis, ist die Frau über 30 Jahre alt, sogar sechs Monate. Daher ist eine weitergehende Sterilitätsdiagnostik in der Regel erst angezeigt, wenn es nach einem Jahr ungeschützten Geschlechtsverkehrs nicht zu einer Schwangerschaft gekommen ist.

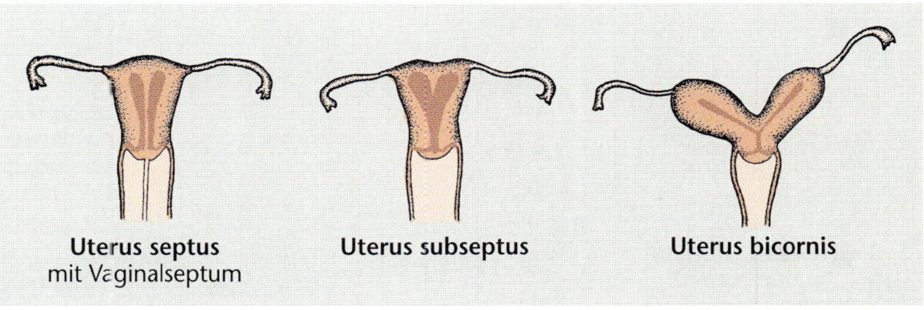

Abb. 32.101: Fehlbildungen des Uterus, die z.B. die Einnistung eines befruchteten Eis verhindern und so Ursache ungewollter Kinderlosigkeit sein können. [L190]

Sterilitätsursachen bei der Frau

Nicht nur Veränderungen der Geschlechtsorgane, sondern auch Störungen übergeordneter Regulationszentren im Gehirn oder Allgemeinerkrankungen beeinträchtigen die Fruchtbarkeit:

- Bei der **ovariell bedingten Sterilität** kommt es durch Störungen der Ovarialfunktion zum Ausbleiben des Eisprungs *(Anovulation)* oder zu Funktionsstörungen des Gelbkörpers (☞ Abb. 32.6). Von einer **primären Ovarialinsuffizienz** spricht man, wenn die Störung im Ovar selbst begründet ist, z.B. bei Fehlbildungen oder nach Bestrahlung. Zur **sekundären Ovarialinsuffizienz** führen Störungen der Regulationszentren Hypothalamus und Hypophyse, z.B. durch prolaktinproduzierende Tumoren der Hypophyse, aber auch durch Streß und – bewußte oder unbewußte – Partnerschaftskonflikte. Allein der Wunsch nach einem Kind mit entsprechend hohem Erwartungsdruck („Zeugungsstreß") kann zum Ausbleiben des Eisprungs führen
- Bei der **tubar bedingten Sterilität** liegt ein Verschluß oder eine Beweglichkeitsstörung der Tuben vor. Häufige Ursachen sind frühere Adnexitiden (☞ 32.7.1), Endometrioseherde (☞ 32.11) oder Verwachsungen nach vorangegangenen Bauchoperationen
- Bei der **uterin bedingten Sterilität** handelt es sich zumeist um eine *Infertilität,* die das Wachstum des Keimes verhindert. Ursachen sind beispielsweise Myome (☞ 32.8.2), Fehlbildungen, etwa ein **Uterus bicornis** (Gebärmutter mit zwei hörnerartigen Ausstülpungen, ☞ Abb. 32.101), oder Septen innerhalb der Gebärmutter sowie intrauterine Verwachsungen oder Verklebungen nach Operationen
- Bei der **zervikal bedingten Sterilität** vermögen die Samenzellen den Schleimpfropf vor dem Gebärmuttermund nicht zu durchdringen. Dies kann bedingt sein durch eine mangelnde Produktion von Zervixschleim (etwa bei Östrogenmangel), anatomische Veränderungen (z.B. nach einer Konisation), entzündliche Veränderungen (Infektionen) oder immunologische Faktoren (Spermaantikörper)
- Auch **Allgemeinerkrankungen** wie beispielsweise Diabetes mellitus (☞ 23.6), Anorexia nervosa (☞ 23.8.2) oder Schilddrüsenstörungen (☞ 23.4) beeinträchtigen die weibliche Fruchtbarkeit.

Diagnostik

Die **Sterilitätsdiagnostik** schreitet von weniger eingreifenden zu invasiven Maßnahmen fort. Ganz am Anfang steht deshalb auch die nicht-invasive *Sperma-Diagnostik* beim männlichen Partner (☞ 31.12.2).

Oft gibt bereits die *Anamnese* der Frau wichtige Hinweise für die Ursache der Sterilität: Beispielsweise weisen Zyklusstörungen auf anovulatorische Zyklen hin.

Bei der *gynäkologischen Untersuchung* fällt z.B. ein männlicher Behaarungstyp als Folge von Hormonstörungen auf. Bei der Erstuntersuchung dient die *vaginale Sonographie* v.a. dem Nachweis von Ovarialtumoren oder Verdickungen der Eileiter. Im weiteren Verlauf der Diagnostik oder unter der Therapie kann der sprungbereite Follikel zur Zykluskontrolle nachgewiesen werden.

Während die wichtigsten *Hormone* (z.B. Prolaktin, LH, FSH, Progesteron, Östradiol, Testosteron) routinemäßig im Blut bestimmt werden, sind Stimulationstests zur Kontrolle des Regelkreises (☞ 23.1.1) nur bei gezielten Fragestellungen indiziert. Zum *Routinelabor* gehören Blutbild, Schilddrüsenwerte und Antikörper gegen bestimmte Infektionserreger wie z.B. der Lues (☞ 30.11.2).

Die *Basaltemperaturkurve* (☞ Abb. 32.105) zeigt, ob ein Eisprung stattgefunden hat und ob die Gelbkörperphase ausreichend lang ist. Die Temperatur sollte nach dem Eisprung um ca. 0,5 °C ansteigen und dann mindestens 10 – 11 Tage deutlich erhöht bleiben.

Die Funktion des Endometriums kann durch den *Gestagentest* oder, falls negativ, den *Östrogen/Gestagentest* geprüft werden: Die Patientin nimmt für einen definierten Zeitraum ein Hormonpräparat mit Gestagenen oder einer Östrogen/Gestagen-Kombination

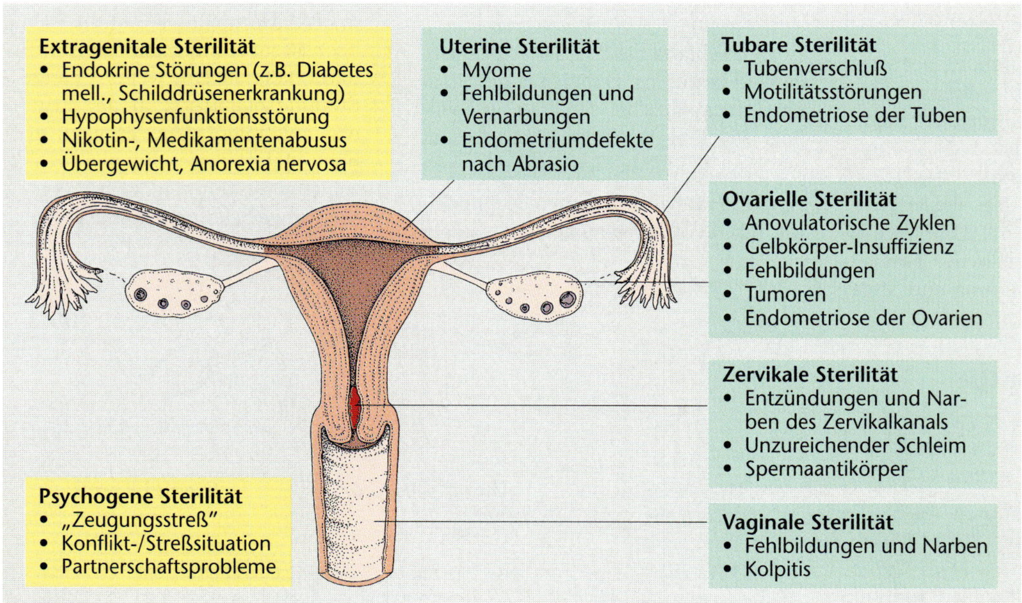

Abb. 32.102: Überblick über die Lokalisation wichtiger Sterilitätsursachen. [L190]

ein. Bei positivem Testausfall setzt nach Absetzen der Gestagen- bzw. der Östrogen-Gestagen-Gabe eine vaginale Blutung ein *(Entzugsblutung)*. Menge, Konsistenz und mikroskopisches Bild des *Zervixschleims* werden zum Zeitpunkt der Ovulation ermittelt, da die Spermien den Muttermund bei Ausbleiben der hormonell bedingten Verflüssigung des Schleimes nicht passieren können. Spezielle Tests dienen der Prüfung, inwieweit die Samenzellen den Zervixschleim durchdringen können.

Haben diese Tests die Ursache der Sterilität nicht aufdecken können, so stehen die *invasiven Untersuchungen* Hysterosalpingographie (☞ 32.4.8, Eileiterverklebung?), Hysteroskopie (☞ 32.4.10, Fehlbildungen der Gebärmutter?) und Laparoskopie (☞ 22.3.5 und 32.4.10, Verwachsungen?, Endometriose?, Ovarialtumoren?) am Ende der Untersuchungsreihe.

Viele Paare in unserer Gesellschaft denken erst Anfang bis Mitte Dreißig an die Verwirklichung ihres Kinderwunsches. Dabei sollten sie jedoch berücksichtigen, daß die Fruchtbarkeit – auch bei gesunden Frauen – jenseits des 30. Lebensjahrs deutlich nachläßt.

Behandlungsstrategie

Die Behandlung ist von der Ursache der Sterilität abhängig:

Bei einer *primären Ovarialinsuffizienz* ist keine Behandlung möglich, da die Eierstöcke selbst irreversibel funktionsunfähig sind.

Bei der *sekundären Ovarialinsuffizienz* wird durch Zufuhr verschiedener Hormone nach komplizierten Schemata eine Ovulation und eine ausreichend lange Gelbkörperphase angestrebt. Manchmal reicht bereits eine Normalisierung des Lebensstils (Hektik und Schichtarbeit vermeiden, Konflikte zu lösen versuchen). Ist die sekundäre Ovarialinsuffizienz durch Allgemeinerkrankungen wie etwa Schilddrüsenstörungen bedingt, werden diese zuerst behandelt.

Bei einer *tubaren Sterilität* kann manchmal bereits die Injektion des Kontrastmittels bzw. des Farbstoffs bei der Hysterosalpingographie oder der Chromopertubation (☞ 32.4.10) geringere Verwachsungen lösen. Ansonsten wird durch Mikrochirurgie versucht, die Tubenpassage wiederherzustellen. Bei Erfolglosigkeit kann die **In-vitro-Fertilisation** („Reagenzglasbefruchtung") helfen: Durch Hormongabe werden mehrere Follikel zur Sprungreife gebracht und durch Laparoskopie oder vaginale Punktion entnommen. Die Befruchtung mit den Samenzellen des Mannes erfolgt in speziellen Kulturmedien in einem Reagenzgefäß („im Glas" = in vitro). Ungefähr zwei Tage später werden maximal drei Embryonen im Mehrzellenstadium mit einem Spezialkatheter in die Gebärmutterhöhle eingebracht. In der zweiten Zyklushälfte erfolgt eine Hormongabe zur Unterstützung der Gelbkörperphase, welche für die Aufrechterhaltung der Schwangerschaft verantwortlich ist.

Bei der *uterinen Sterilität* werden die mechanischen Ursachen wie Septen oder Myome nach Möglichkeit operativ entfernt.

Bei der *zervikalen Sterilität* muß zunächst eine evtl. zugrundeliegende Entzündung beseitigt werden. Ansonsten wird versucht, die Schleimqualität durch lokale oder systemische Östrogengabe zu verbessern. Bei Antikörperbildung gegen das Sperma des Mannes sind Kortikosteroide und Kondomverkehr für mehrere Monate angezeigt, um durch Antigenkarenz (☞ 29.4.3) ein Absinken des Antikörperspiegels zu erreichen.
Bei zervikaler Sterilität oder Antikörperbildung, aber auch bei verminderter Fruchtbarkeit des Mannes, kann eine **artefizielle Insemination,** d.h. künstliches Einbringen des Spermas in das Cavum uteri, die Zervix oder vor die Portio, Erfolg bringen.

Pflege

Frauen mit unerfülltem Kinderwunsch sind meist anläßlich invasiver diagnostischer und/oder therapeutischer Maßnahmen im Krankenhaus. Sie haben zu diesem Zeitpunkt eine Reihe von Untersuchungen und Behandlungen hinter sich, die ihre Privatsphäre und insbesondere das Sexualleben der beiden Partner in ungewohntem Maß aus der sonst geschützten Intimsphäre heben.

Die Frauen stehen oft unter einem enormen Druck und haben mit Gefühlen von Schuld, Ärger, Neid, Hilflosigkeit oder Verzweiflung zu kämpfen. Untersuchungsbefunde, die den Hoffnungen auf eigene Kinder zuwiderlaufen, können sie in tiefe Depressionen stürzen. Nach einer Behandlung schwanken die Frauen jedesmal wochenlang zwischen Hoffen und Bangen. Manchmal erschweren Eheprobleme das notwendige Gespräch mit dem Partner.

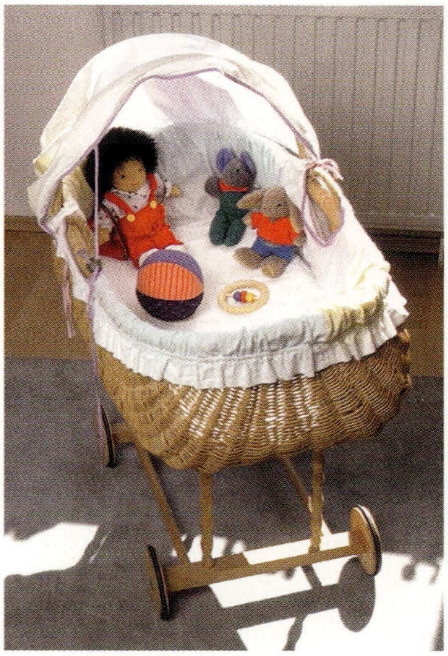

Abb. 32.103: Ungewollte Kinderlosigkeit ist kein Problem, das einmal besprochen und gelöst wird. Die Trauer um das nie gehabte Wunschkind wird sich immer wieder bemerkbar machen. [K183]

Die Pflegenden beachten die besondere Situation der Frau und begegnen ihnen wertfrei. In Gesprächen versuchen sie, Impulse zu geben, die helfen, die bisherige Lebensführung bewußter zu betrachten oder ggf. die schmerzliche Wahrheit anzunehmen, keine Kinder bekommen zu können.

Zur Unterstützung der notwendigen Trauerarbeit können sich Frauen auch an eine Selbsthilfegruppe wenden.

32.14 Empfängnisverhütung

Die meisten Paare möchten über ihre Kinderzahl und den Zeitpunkt, zu dem die Kinder geboren werden, selbst entscheiden und wenden daher zumindest zeitweise empfängnisverhütende Maßnahmen an. Eine absolut zuverlässige und dabei nebenwirkungsfreie Methode der **Empfängnisverhütung** *(Kontra-*

Methode	*Pearl-Index*
Sterilisation	< 0,2
Pille	0,2 – 0,5
Symptothermale Methode	0,5 – 1
Minipille	0,3 – 3
Intrauterinpessar	0,3 – 3
Depotgestagene	0,3 – 3,6
Temperaturmethode	1 – 3
Diaphragma plus Spermizid	2 – 6
Kondom	3 – 7
Spermizide	4 – 6
Portiokappe	ca. 7
Periodische Enthaltsamkeit	15 – 20
Coitus interruptus	ca. 25
Billingsmethode	ca. 25

Tab. 32.104: Die Zuverlässigkeit verschiedener Verhütungsmethoden (Kontrazeptiva), gemessen nach dem Pearl-Index. Der Pearl-Index gibt die Anzahl der Schwangerschaften an, die eintreten, wenn 100 Frauen die jeweilige Methode ein Jahr lang anwenden („100 Frauenjahre").

zeption) gibt es nicht. Beide Partner müssen gemeinsam überlegen, welche Methode ihren Bedürfnissen am ehesten gerecht wird. Dabei sollten folgende Aspekte in die Entscheidung mit einfließen:

- Wie zuverlässig muß der Schutz sein? Wäre eine Schwangerschaft eine „Katastrophe", z.B. aus gesundheitlichen Gründen oder weil beide Partner noch in der Ausbildung stehen, oder geht es „nur" um den Abstand zwischen zwei Geburten? Die Zuverlässigkeit einer Methode wird durch den **Pearl-Index** angegeben (Anzahl der ungewollten Schwangerschaften pro 100 Frauenjahre, d.h. Anzahl der Frauen, die schwanger werden, wenn 100 Paare die Methode ein Jahr lang anwenden). Ohne Empfängnisverhütung liegt der Pearl-Index bei ungefähr 80, beim **Coitus interruptus,** bei dem der Mann den Penis vor dem Samenerguß aus der Vagina zurückzieht, bei ca. 25 (☞ Tab. 32.104). „Pille" und symptothermale Methode sind nach der Sterilisation die beiden sichersten Verhütungsmethoden
- Kommen auch Methoden in Betracht, die Manipulationen an den Geschlechtsorganen kurz vor dem Verkehr erfordern, etwa Kondome?
- Wie ist die Einstellung insbesondere der Frau zu langjähriger Hormoneinnahme, z.B. der „Pille"?
- Sprechen gesundheitliche Gründe gegen bestimmte Formen der Empfängnisverhütung? So ist beispielsweise die „Pille" bei starker Varikosis und bei Raucherinnen über 35 Jahren nicht zu empfehlen.

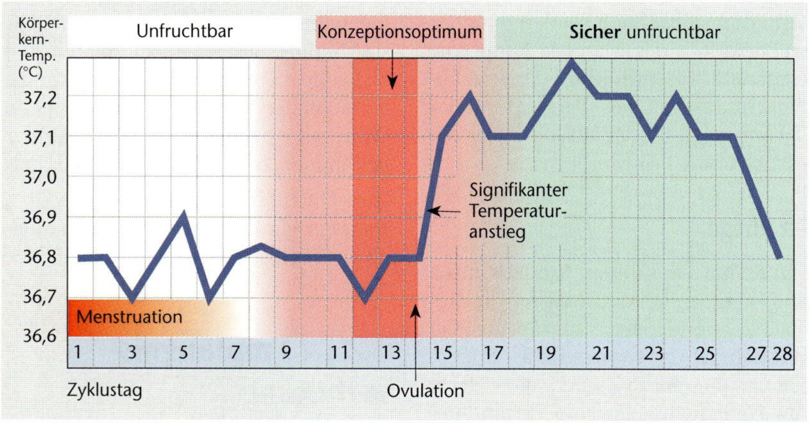

Abb. 32.105: Basaltemperaturkurve eines normalen, 28tägigen Zyklus. Die grüne Zone markiert die sicher unfruchtbare Phase vom dritten Tag des *signifikanten* Temperaturanstiegs bis zur Menstruation. Ein signifikanter Temperaturanstieg liegt laut WHO vor, wenn an drei aufeinanderfolgenden Tagen die Temperatur mindestens 0,2°C höher ist als an den vorangegangenen sechs Tagen.
Die unfruchtbaren Tage direkt nach der Menstruation dauern bis sechs Tage vor dem frühesten gemessenen Temperaturanstieg. Diese erweiterte Form der Basaltemperaturmethode ist weniger zuverlässig, da durch Zyklusverschiebungen ein früherer Eisprung als in den vorangegangenen Zyklen beobachtet möglich ist. [B101]

☑ Die Frau sollte sich nicht von Partner, Arzt oder anderen Personen in der Umgebung eine Form der Empfängnisverhütung aufdrängen lassen, sondern die Entscheidung selbst (mit-)tragen.

32.14.1 Natürliche Verhütungsmethoden

Natürliche Verhütungsmethoden sind die einzigen Verhütungsmethoden, die weder in den Hormonhaushalt eingreifen noch Manipulationen am Genitale notwendig machen. Sie verfolgen alle das Ziel, den Geschlechtsverkehr auf die unfruchtbaren Tage im Monatszyklus zu begrenzen. Ihr Problem besteht darin, die (wenigen) Tage des ca. 28tägigen Zyklus, während der die Frau ein Kind empfangen kann, *im voraus* zu bestimmen.

Periodische Enthaltsamkeit

Bei der **periodische Enthaltsamkeit nach Knaus-Ogino** *(Kalendermethode)* werden die unfruchtbaren Tage aufgrund des *Menstruationskalenders,* d.h. der Aufzeichnungen der letzten Menstruationen im Kalender, berechnet. Bei einem 26 – 30tägigen Zyklus nimmt Knaus die fruchtbare Phase vom 9. – 17., Ogino vom 8. – 19. Zyklustag an. Voraussetzungen für die Anwendung sind ein stabiler Zyklus und das Vorliegen eines Menstruationskalenders über mindestens 12 Monate. Für Frauen mit Schichtarbeit oder Nachtdiensten ist die periodische Enthaltsamkeit ungeeignet, da die häufigen Rhythmusverschiebungen den Hormonzyklus stören können. Außerdem ist die Methode wenig zuverlässig (☞ Tab. 32.104) und erfordert große Disziplin von bei den Partnern. Nebenwirkungen treten nicht auf.

Temperaturmethode

Bei der **Temperaturmethode** muß die Frau jeden Morgen vor dem ersten Aufstehen, möglichst stets zur gleichen Uhrzeit, ihre *Basaltemperatur* oral, rektal oder vaginal messen (immer am gleichen Ort). Die sicher unfruchtbare Zeit beginnt am dritten Tag nach dem mittzyklischen Temperaturanstieg (☞ Abb. 32.105) und endet mit Einsetzen der Menstruation. Die Methode ist bei richtiger Anwendung relativ sicher und frei von Nebenwirkungen. Bei fiebrigen Erkrankungen, Streß, Urlaub, späterem Aufstehen und anderen Störfaktoren ist die Basaltemperaturkurve des betreffenden Monats nicht verwertbar, und das Paar muß zusätzliche Methoden der Empfängnisverhütung anwenden. Aus diesem Grund ist die Temperaturmethode bei Schichtarbeit oder häufiger Nachtarbeit nicht praktikabel.

Billingsmethode

Zum Zeitpunkt der Ovulation verändert und vermehrt sich der Zervixschleim. Er wird völlig klar und „spinnbar", d.h. er läßt sich zwischen zwei Fingern zu einem Faden ausziehen. Frauen mit einiger Erfahrung und viel Gefühl für ihren Körper können den Zeitpunkt der Ovulation gut eingrenzen. Das Verfahren ist alleine angewandt nicht sehr sicher (Pearl-Index bis zu 25), kann aber nach entsprechender Schulung der Frauen z.B. in Entwicklungsländern trotzdem ein wirkungsvolles Mittel zur Geburtenregelung sein, da keinerlei Hilfsmittel benötigt werden.

Symptothermale Methode

Wird die Temperaturmethode in Kombination mit der Billingsmethode angewandt, so läßt sich bei sorgfältiger Durchführung der Pearl-Index bis auf 0,5 – 1 reduzieren.

32.14.2 Mechanische und chemische Verhütungsmethoden

Diaphragma und Portiokappe

Diaphragma (☞ Abb. 32.106 und 32.107) und **Portiokappe** sollen das Eindringen der Samenzellen in die Gebärmutter verhindern. Während das Diaphragma 2 Stunden bis 10 Minuten vor dem Verkehr in die Vagina eingeführt und 6 – 24 Stunden danach entfernt werden muß, wird die Portiokappe kurz nach der Menstruation eingesetzt und bleibt bis kurz vor der nächsten Regelblutung im Körper. Empfehlenswert ist, das Diaphragma zusätzlich mit **Spermiziden** *(spermienabtötenden Cremes)* zu bestreichen, um die Effizienz zu erhöhen. Sowohl beim Diaphragma als auch bei der Portiokappe muß die passende Größe vom Arzt ausgemessen werden. Der Vorteil

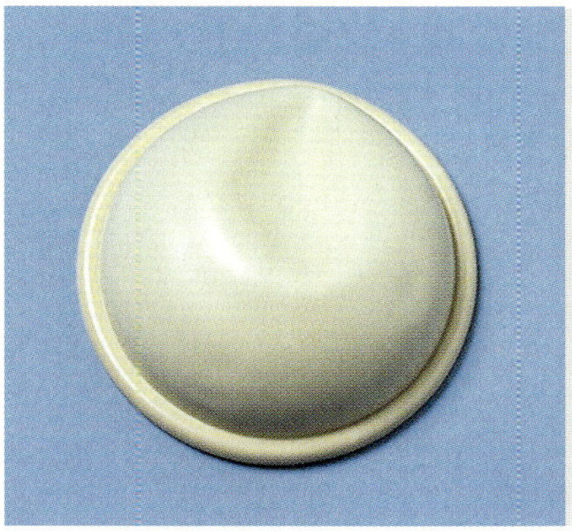

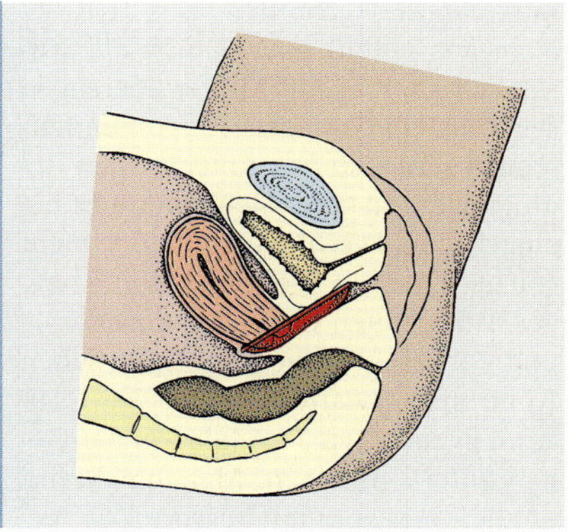

Abb. 32.106 – 32.107: Diaphragma. Das Diaphragma besteht aus einem mit Gummi überzogenen, flexiblen Metallring und einer Membran aus dünnem, nachgiebigem Gummi. Zwar kommt dem Diaphragma eine direkte Barrierefunktion zu, diese ist aber durch die Kontraktion der Vagina nie ganz vollständig und muß deshalb durch ein Spermizid abgesichert werden.
Rechts: Lage des Diaphragmas in der Vagina. [K183, L190]

der Methoden liegt in einem gewissen Schutz vor aufsteigenden Infektionen und dem Fehlen systemischer Nebenwirkungen. Nachteilig sind der recht hohe Pearl-Index und häufige lokale Reizungen.

Spermizide

Spermizide können nicht nur in Verbindung mit dem Diaphragma, sondern auch als alleiniges Empfängnisverhütungsmittel angewandt werden. Am häufigsten sind **Vaginalovula** oder **Vaginalschwämme.** Reizungen der Vaginalschleimhaut sind allerdings recht häufig.

Kondom

Das **Kondom** *(Präservativ)* wird kurz vor dem Geschlechtsverkehr über den erigierten (steifen) Penis gestreift und fängt das Sperma auf. Nach dem Geschlechtsverkehr muß der Penis mit dem Kondom aus der Vagina gezogen werden, bevor er erschlafft, da das Kondom sonst nicht mehr richtig hält und abrutscht, so daß Samenflüssigkeit in die Scheide gelangen kann. Vorteile des Kondoms sind fehlende Nebenwirkungen und ein weitgehender Schutz vor Infektionen (z.B. HIV-Infektionen) bei insgesamt guter Zuverlässigkeit. Allerdings haben v.a. ungeübte Paare oft Probleme mit der Handhabung. Platzt oder reißt ein Kondom, besteht die Möglichkeit, daß die Frau sich vom Gynäkologen die „Pille danach" verschreiben läßt (☞ 32.14.3).

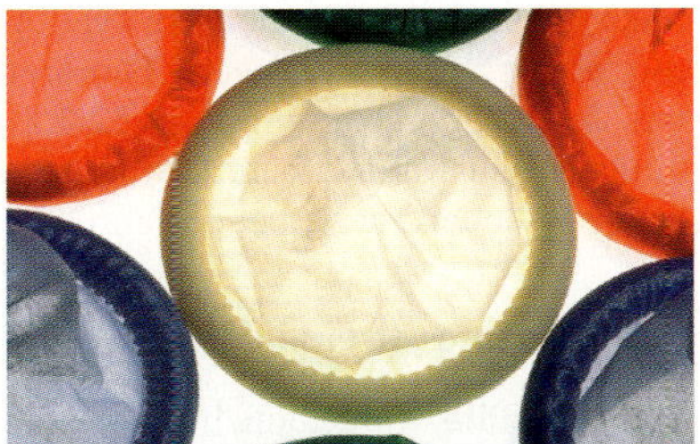

Abb. 32.108: Kondom. Kondome sind bei korrekter Anwendung ein sicheres Verhütungsmittel und schützen außerdem vor sexuell übertragbaren Krankheiten. [V226]

Intrauterinpessar

Zunehmende Verbreitung hat in den letzten Jahren das **Intrauterinpessar** (kurz *IUP,* auch *Intrauterinspirale,*

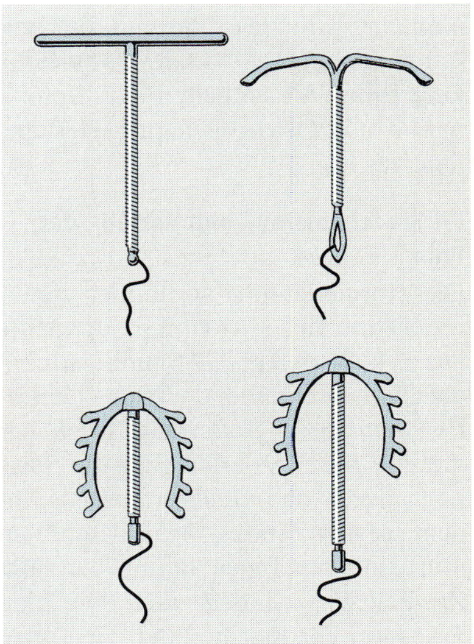

Abb. 32.109: Verschiedene Intrauterinpessare. Das Fädchen ragt aus dem Muttermund (☞ Abb. 32.110) und dient der Lagekontrolle und der späteren Entfernung der Spirale. [L190]

kurz *Spirale*) gefunden. Das IUP besteht aus Metall oder Kunststoff. Zusätzlich kann es mit Kupfer überzogen sein oder ein Gestagenreservoir enthalten. Es wird vom Arzt unter sterilen Bedingungen in die Gebärmutterhöhle eingelegt und verhindert auf noch nicht genau bekannte Weise die Einnistung des befruchteten Eies. Es ist zuverlässig und abgesehen von halbjährlichen Kontrollen „wartungsfrei". Das IUP kann je nach Typ 3 – 5 Jahre in der Gebärmutter verbleiben. Manchmal wird es allerdings spontan ausgestoßen, bevorzugt in den ersten Anwendungsmonaten. Nachteilig ist neben verstärkten Menstruationen das gehäufte Auftreten von Adnexitiden insbesondere bei Frauen, die noch nicht geboren haben. Daher ist das IUP für diese Frauen nicht empfehlenswert. Eine schwere, aber glücklicherweise seltene Komplikation ist die Perforation des IUP in die freie Bauchhöhle. Dann ist eine Lapararomie notwendig. Kommt es trotz des IUP zu einer Schwangerschaft, sollte geprüft werden, ob das IUP entfernt werden kann. Ist dies nicht möglich, ist die Fehlgeburtsrate bis auf 50% erhöht. Das Risiko einer Frühgeburt ist vierfach erhöht, das Fehlbildungsrisiko jedoch unverändert.

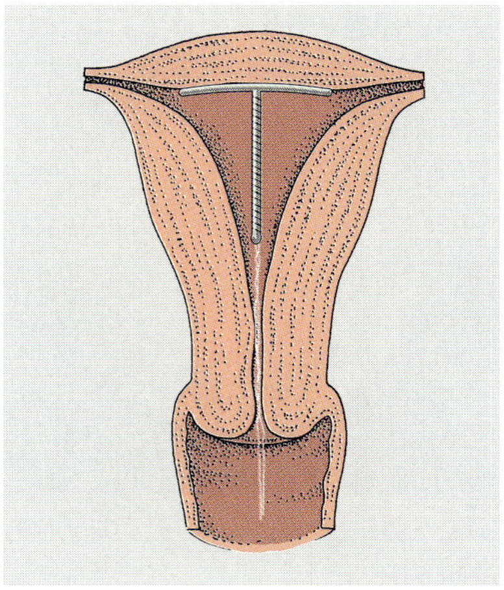

Abb. 32.110: Lage eines Intrauterinpessars in der Gebärmutterhöhle. [L190]

32.14.3 Hormonelle Empfängnisverhütung

Ovulationshemmer

Die wohl bekannteste Form der hormonellen Kontrazeption sind die **Ovulationshemmer** (*Anti-Baby-Pille*, kurz **Pille**). Sie enthalten eine Kombination aus Östrogenen und Gestagenen.

Wirkmechanismus und Vorteile der Pille

Die Hormonzufuhr von außen unterdrückt die LH-Sekretion in der Mitte des Zyklus (☞ Abb. 32.6) und dadurch die Ovulation (daher der Name *Ovulationshemmer*). Außerdem erschwert die Pille die Wanderfähigkeit der Spermien durch den Gebärmutterhals, indem sie den Zervixschleim wie in den unfruchtbaren Tagen zäh bleiben läßt. Zusätzlich verändert die Pille den Transport der Eizelle durch die Tuben und hemmt die Einnistung der Eizelle durch Einfluß auf das Endometrium. So wird auch in den seltenen Fällen einer Ovulation eine Schwangerschaft verhindert.

Durch diesen Mehrfachschutz ist die Pille außerordentlich zuverlässig. Sie ist auch für junge Frauen mit späterem Kinderwunsch geeignet. Außerdem bessert die Pille menstruationsbedingte Beschwerden und verringert das Risiko für einige gutartige Tumoren der Ovarien und der Brust sowie für das Ovarial- und das Endometriumkarzinom.

Nebenwirkungen und Risiken der Pille

Den Vorteilen stehen jedoch einige Nachteile gegenüber. Neben leichteren Befindlichkeitsstörungen wie Brustspannen, Übelkeit oder Müdigkeit, die zumeist rasch verschwinden, sind an ernsten Nebenwirkungen insbesondere Bluthochdruck und Thromboembolien zu nennen. Daher ist die Pille verschreibungspflichtig und an ärztliche Kontrollen gebunden. Die meisten Frauen vertragen die Pille allerdings gut. Oft kann ein Wechsel des Präparats bei Nebenwirkungen Abhilfe schaffen.

Nicht gegeben werden darf die Pille nach tiefen Venenthrombosen, bei hormonabhängigen bösartigen Tumoren wie dem Mammakarzinom (☞ 32.6.2), einigen Blut- und Lebererkrankungen sowie Raucherinnen über 35 Jahren.

Minipille und „Dreimonatsspritze"

Die **Minipille,** die lediglich aus Gestagenen besteht, hat sich wegen häufiger Zyklusstörungen und der Notwendigkeit, sie täglich zur gleichen Zeit einzunehmen, nicht durchsetzen können. Ideal ist sie aber für stillende Frauen.

Noch seltener wird die intramuskuläre Injektion von **Depotgestagenen** *(Dreimonatsspritze)* zur Empfängnisverhütung gewählt. Vor allem für junge Frauen ist sie nicht geeignet, da die Zyklusstabilität häufig verloren geht.

Morning After Pill und Abtreibungspille

Die **Morning After Pill** *(postkoitale Kontrazeption, Pille danach)* verhindert durch hohe Hormonmengen nicht die Befruchtung, sondern die Einnistung des befruchteten Eies und zählt daher streng genommen nicht mehr zu den empfängnisverhütenden Mitteln. Die Frau muß 12 – 72 Stunden nach dem ungeschützten Geschlechtsverkehr zweimal je zwei Tabletten eines (verschreibungspflichtigen) Standardpräparates (z.B. Tetragynon®) einnehmen. Die Morning After Pill kann zu Übelkeit und Zyklusstörungen führen und ist nur als Notlösung, z.B. nach Reißen eines Kondoms, aber auch nach einer Vergewaltigung, geeignet.

Noch später greift die sog. **Abtreibungspille** *(RU 486, Mifepreston)* an. Durch Antihormon-Wirkungen wird der Keim auch nach der Einnistung abgestoßen. Die Abtreibungspille ist bisher in keinem deutschsprachigen Land zugelassen.

32.14.4 Sterilisation

☑ Die **Sterilisation** des Mannes oder der Frau ist die zuverlässigste Methode der Empfängnisverhütung. Sie sollte nur dann durchgeführt werden, wenn die Familienplanung endgültig abgeschlossen ist, da die Sterilisation trotz gelegentlicher Erfolge mikrochirurgischer Operationen als *irreversibel* anzusehen ist.

Während die Unterbindung der Samenleiter beim Mann wegen ihres Verlaufs unter der Haut des Hodensacks einfach und unter Lokalanästhesie möglich ist, ist die Sterilisation der Frau komplizierter und erfordert eine Vollnarkose und einen kurzen Klinikaufenthalt. Durch die Unterbrechung der Tuben wird der Eitransport vom Ovar in den Uterus verhindert, so daß die Eizelle nicht befruchtet werden kann. Wegen der Endgültigkeit des Eingriffs ist eine Sterilisation bei Frau-

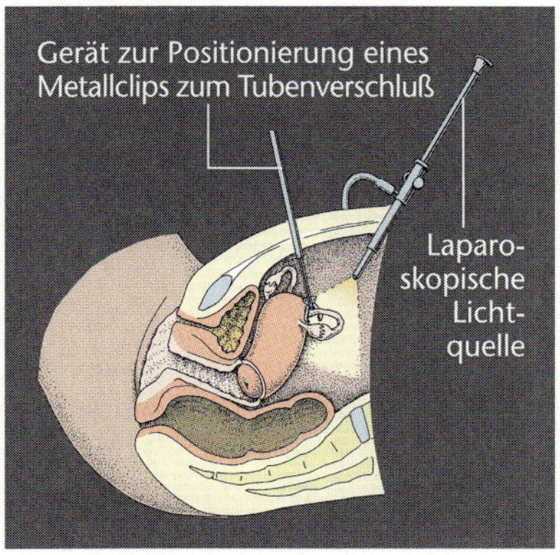

Abb. 32.111: Laparoskopische Tubenligatur zur Empfängnisverhütung. Der Uterus wird wie in Abb. 32.47 mit einer Zervixsonde aus dem kleinen Becken herausgeschoben. Unter Sicht werden dann die Tuben mit Metallclips verschlossen. [L190]

en unter 30 Jahren nur ganz selten anzuraten.

Häufigste Methode der Sterilisation bei der Frau ist die *laparoskopische Tubensterilisation* (Pflege, ☞ 32.4.10), bei der die Tuben mit Strom koaguliert (verklebt) oder mit Clips bzw. Ringen unterbunden (ligiert) werden (☞ Abb. 32.111).

Bei einer Sterilisation wenige Tage nach einer Entbindung erfolgt gelegentlich eine *Minilaparotomie* unterhalb des Bauchnabels. Eine Sterilisation kann auch im Rahmen einer Laparotomie aus anderer Indikation (z.B. eines Kaiserschnitts) vorgenommen werden.
Eine Laparatomie *allein* für die Sterilisation wird heute nicht mehr durchgeführt.
Das Operationsrisiko ist bei einem laparoskopischen Eingriff sehr gering. Mit bis zu 5% viel häufiger sind psychische Probleme nach der Sterilisation, die sich z.B. in sexuellen Störungen äußern können.

Bei der Sterilisation ist es besonders wichtig, daß die Frau sich aus freien Stücken zu dieser (endgültigen) Verhütungsmethode entscheidet und sich nicht Druck von außen beugt, etwa weil der Mann das Problem gelöst sehen will, für sich selbst aber den (bei ihm viel leichteren) Eingriff wegen seiner Unwiderrufbarkeit ablehnt.

32.15 Klimakterisches Syndrom

Klimakterium (der Frau): Wechseljahre (der Frau). Lebensphase der Frau zwischen dem Ende der Fortpflanzungsfähigkeit und dem Senium (Greisenalter, ungefähr ab dem 50. Lebensjahr, ☞ auch 14.1.2).

Menopause: Zeitpunkt der letzten von den Eierstöcken gesteuerten Menstruationsblutung.

Postmenopause: Zeit ab etwa einem Jahr nach der Menopause.

Klimakterisches Syndrom *(Menopausensyndrom, Wechseljahresbeschwerden):* Typische Beschwerdekombination, bedingt durch das Erlöschen der Ovarialfunktion mit den Hauptsymptomen Hitzewallungen und Schweißausbrüche.

Die nachlassende Ovarialfunktion mit immer geringer werdender Gestagen- und Östrogenproduktion führt zu einer Reihe von Symptomen:

- Blutungsstörungen, z.B. durch Gelbkörperinsuffizienz. Diese können klinisch oft nicht von Blutungen durch bösartige Erkrankungen unterschieden werden und erfordern eine diagnostische Abklärung durch fraktionierte Abrasio (☞ 32.4.11)
- Vasomotorisch bedingte Hitzewallungen, Schweißausbrüche und flekkige Hautrötungen. Sie treten meist anfallsartig auf
- Neurovegetative und psychosomatische Beschwerden. Hier sind in erster Linie Schwindel, Herzklopfen, Schwächegefühl, erhöhte Reizbarkeit und Nervosität, Depressionen und Schlafstörungen zu nennen
- Allmähliche Rückbildung der Brust und Atrophie der Genitalien, die sich z.B. durch Trockenheit und Entzündungsanfälligkeit der Vagina und Vulva zeigt
- In späteren Jahren Osteoporose (☞ 26.8.1).

Wie eine Frau das Klimakterium erlebt, hängt von zahlreichen Faktoren ab:

- Während ein Mann Mitte vierzig in unserer Gesellschaft trotz erster Falten gemeinhin als „Mann in den besten Jahren" angesehen wird, gilt eine gleichaltrige Frau oft schon als alt und wenig attraktiv. Diese Geringschätzung erschwert vielen Frauen die Akzeptanz der Altersveränderungen an ihrem Körper
- Vielfach fällt das Klimakterium zeitlich mit dem Auszug des letzten Kindes zusammen. Frauen, die sich bis dahin nur der Familie gewidmet haben, möchten dann oft in den Beruf zurückkehren und müssen erkennen, daß sie in vielen Bereichen kaum Chancen haben
- Sicher spielt auch die Primärpersönlichkeit der Frau und ihre Art, mit körperlichen Beschwerden umzugehen und sich auf veränderte Lebensbedingungen einzustellen, eine Rolle.

Die meisten Frauen haben während de Klimakteriums ein gewisses Maß an Beschwerden. Insbesondere von Hitzewallungen und Schweißausbrüchen bleiben nur wenige verschont. Viele Frauen fühlen sich dadurch in ihrem täglichen Leben kaum beeinträchtigt oder kommen mit eigenen „Rezepten" gut zurecht. Nicht wenige empfinden aber die Wechseljahre aber als so belastend, daß sie den Gynäkologen aufsuchen. Es gehört dann sehr viel Fingerspitzengefühl dazu herauszufinden, was die Patientin wirklich bedrückt. Sind es die organischen Probleme aufgrund des Hormonmangels, oder befindet sich die Patientin in einer tiefgreifenden Lebenskrise, in der die Hormonmangelerscheinungen nur ein Problem von mehreren sind? Dann ist der Frau mit der alleinigen Verordnung eines Hormonpräparates nur wenig gedient und muß die Frau motiviert werden, das Klimakterium nicht nur als Ende eines Lebensabschnittes, sondern auch als Beginn eines neuen und ebenfalls lebenswerten Abschnittes zu sehen. Viele Frauen haben beispielsweise nach jahrelanger Erziehungsarbeit um die Zeit der Wechseljahre erstmals die Möglichkeit privater Entfaltung.

Behandlungsmöglichkeiten

Wünscht die Patientin eine medikamentöse Therapie, kommen folgende Methoden in Betracht:

- Naturheilkundliche Vefahren, z.B. die Phytotherapie (☞ 10.14.6)
- Eine lokale Hormontherapie (z.B. mit Ovestin® Vaginalovula) gegen Beschwerden im Bereich der Vagina
- Eine systemische Hormontherapie, wenn die Patientin sich stark beein-

trächtigt fühlt oder nach entsprechender Beratung eine Osteoporose-Prophylaxe (☞ 26.8.1) wünscht. Welches Präparat gewählt wird, hängt z.B. davon ab, ob die Frau sich vor oder nach der Menopause befindet, ob sie eine gleichzeitige Empfängnisverhütung wünscht oder ob sie hysterektomiert ist. Die Kontraindikationen entsprechen in etwa denen für die Gabe oraler Ovulationshemmer (☞ 32.14.3).

Weitere Medikamente, insbesondere Antidepressiva und Beruhigungsmittel, sollten nur in Ausnahmefällen eingesetzt werden.

Pro und Contra Hormontherapie

Viele Frauen haben gemischte Gefühle gegenüber einer Hormontherapie: Einerseits leiden sie unter den Wechseljahren, andererseits empfinden sie eine Hormongabe als „unnatürlich" und haben Angst vor Nebenwirkungen, insbesondere einer Erhöhung des Krebsrisikos. Auch manche Mediziner sind nach wie vor skeptisch gegenüber einer längerdauernden Hormongabe. Nach heutigem Kenntnisstand hat eine Kombinationstherapie mit (natürlichen) Östrogenen und Gestagenen für die Frau aber wesentlich mehr Vor- als Nachteile. Sie verbessert das Allgemeinbefinden der Frau, schützt sie vor einer Osteoporose und vermindert das Risiko, an einer KHK zu erkranken. Studien haben zudem ergeben, daß die Erkrankungsrate an einem Endometriumkarzinom unter Hormongabe sogar leicht abnimmt. Als Nachteil empfinden einige Frauen allerdings, daß sie durch die Homongabe weiterhin Blutungen ähnlich den Blutungen unter Einnahme von Ovulationshemmern haben.

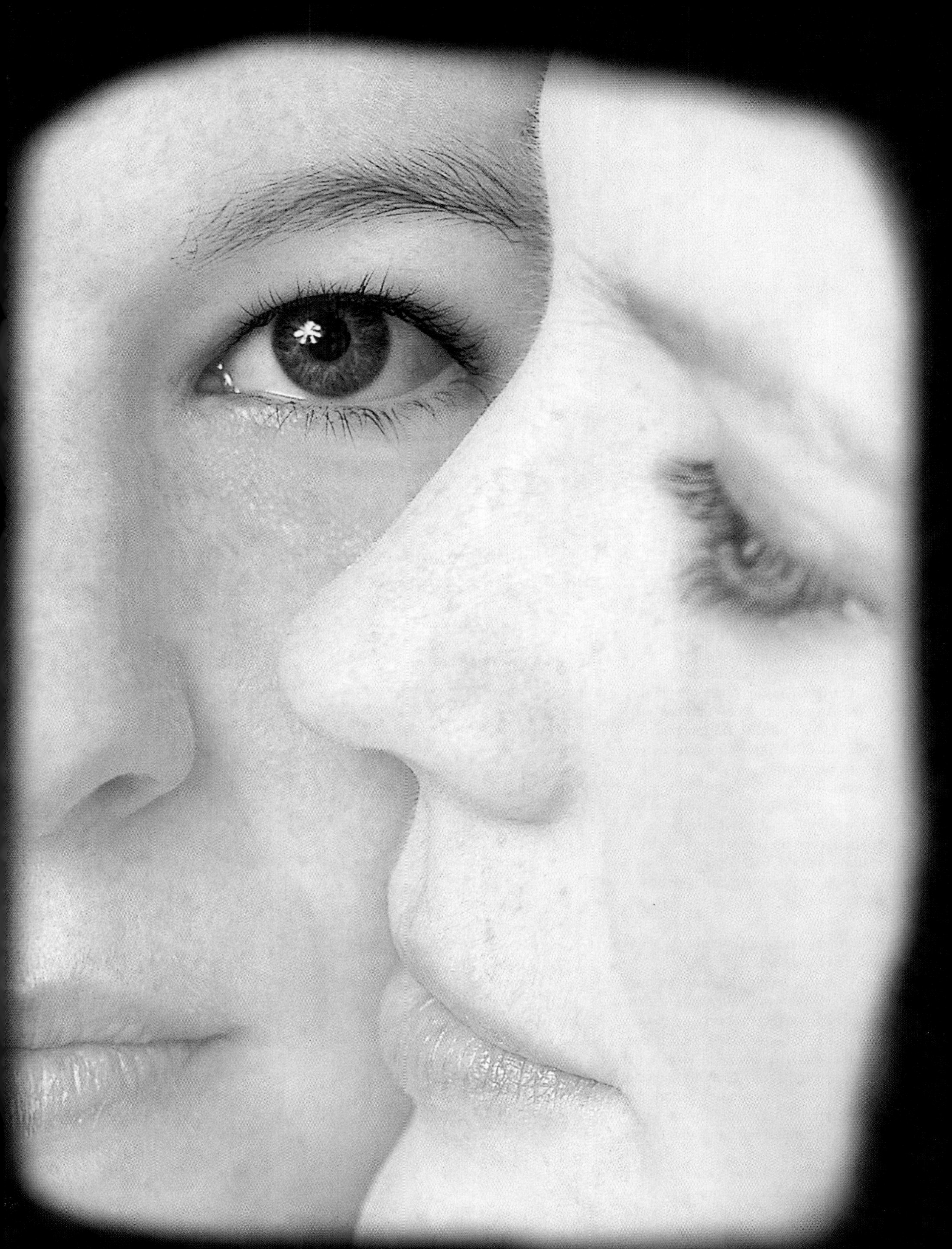

33 Pflege bei Augenerkrankungen

Übersicht

Das medizinische Fachgebiet

Augenheilkunde *(Ophthalmologie):* Medizinisches Fachgebiet, das sich mit den Erkrankungen des Augapfels und seiner Hüllen, mit den Erkrankungen der Augengefäße, der Augenmuskeln, der Augenhöhle, des Sehnerven, der Lider und des Tränenapparates befaßt. Während im ambulanten Bereich konservative Therapiemethoden (insbesondere die Verordnung von Brillen und anderen Sehhilfen) die Hauptrolle spielen, stehen im stationären Bereich konservative und operative Behandlung gleichberechtigt nebeneinander.

Die Augenheilkunde berüht folgende andere Fachgebiete:

- So können viele Allgemeinerkrankungen, die vom *Allgemeinmediziner* oder *Internisten* behandelt werden (z.B. Hypertonie, ☞ 19.5.1, Diabetes mellitus, ☞ 23.6), zu einer Augenbeteiligung führen, die der fachärztlichen Betreuung bedarf. Augenerkrankungen sind nicht selten sogar die ersten Vorboten einer innerern Erkrankung
- Sehstörungen können auch die Folgen einer ZNS-Erkrankung sein, etwa einer Multiplen Sklerose (☞ 35.9.8) oder eines Hirntumors (☞ 35.14.1). Dann ist eine enge Zusammenarbeit mit dem *Neurologen* oder *Neurochirurgen* erforderlich.

33.1 Anatomie und Physiologie des Auges

33.1.1 Anatomie

Augapfel und Augenhöhle

Der kugelförmige **Augapfel** *(Bulbus oculi)* liegt in der schützenden knöchernen **Augenhöhle** *(Orbita).*

Der vordere Teil des Auges wird mit Ausnahme der transparenten Hornhaut von einer glatten Epithelschicht bedeckt, der **Bindehaut** *(Conjunktiva).* Sie verbindet den Augapfel mit den Augenlidern. Die Bindehaut besitzt reichlich Blutgefäße und sensible Nervenendigungen. Daher rötet sie sich bei Entzündungen rasch und ist schmerzempfindlich.

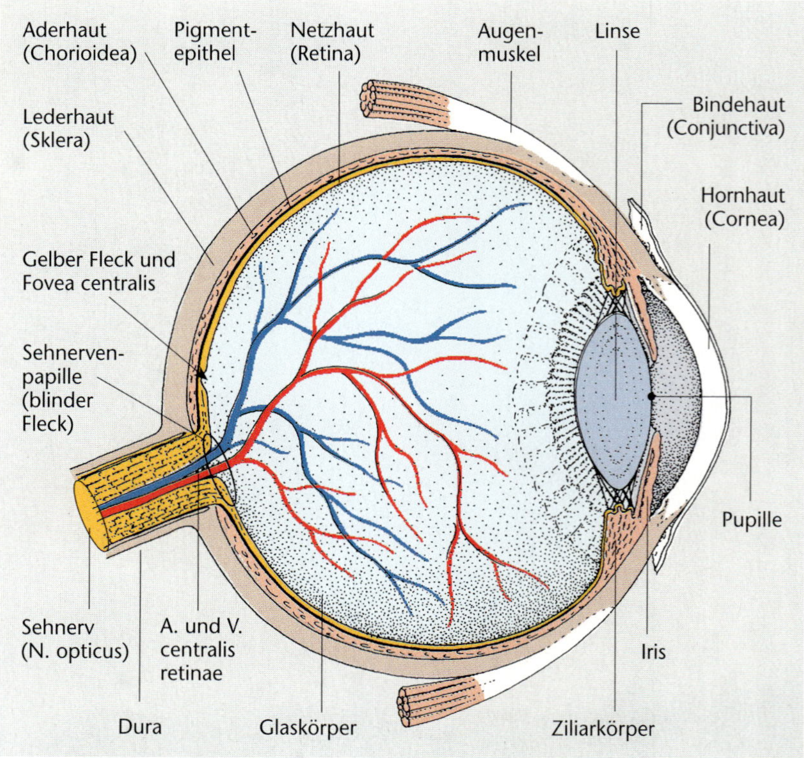

Abb. 33.1: Struktur des Augapfels mit Hornhaut und Sehnerv. [L190]

Wand des Augapfels

Die Wand des Augapfels ist zwiebelschalenartig aus drei Schichten aufgebaut: der äußeren, mittleren und inneren Augenhaut.

Äußere Augenhaut

Den größten Teil der *äußeren Augenhaut* bildet die **Lederhaut** *(Sklera)*, eine straffe Bindegewebshülle, die dem Augapfel Festigkeit, Form und Schutz verleiht.

Vorne geht die Lederhaut in die kuppelartige **Hornhaut** (*Cornea*) über. Die Hornhaut ist gefäßlos und lichtdurchlässig.

Mittlere Augenhaut

Die *mittlere Augenhaut* (**Gefäßhaut,** *Uvea*) besteht aus **Aderhaut** *(Chorioidea)*, **Ziliarkörper** und **Iris** *(Regenbogenhaut)*:

- Die hinten liegende Aderhaut bildet insbesondere eine Versorgungsschicht für die nach innen aufliegende Netzhaut und enthält zahlreiche Blutgefäße. Durch ihre schwarzbraunen Pigmente wirkt sie wie die Wand einer Dunkelkammer und verhindert, daß Lichtstrahlen außerhalb der Pupillenöffnung in den Augapfel einfallen können
- Nach vorne schließt sich der Ziliarkörper an, der vor allem den Muskel- und Halteapparat für die Verformung der Linse enthält
- Die Iris ist der sichtbare, farbige Teil des Auges. Sie besteht aus ring- und strahlenförmig angeordneten glatten Muskelfasern und hat in der Mitte ein Loch, die **Pupille.** Die Iris wirkt wie die Blende eines Fotoapparates und paßt die Pupille den unterschiedlichen Lichtverhältnissen an.

Innere Augenhaut

Zur *inneren Augenhaut* gehören die **Netzhaut** *(Retina)* mit den Sinnesrezeptoren und das **Pigmentepithel,** das die Netzhaut wie ein schwarzer Mantel umkleidet. Es verhindert Lichtreflektionen im Augapfel und ernährt über Diffusion die äußeren Anteile der Netzhaut. Nur im Eintrittsbereich des Sehnerven **(Papille)** und am Ziliarkörper ist das Pigmentepithel fest mit den darüberliegenden Schichten verbunden. An den übrigen Stellen wird der notwendige enge Kontakt durch den Augeninnendruck hergestellt.

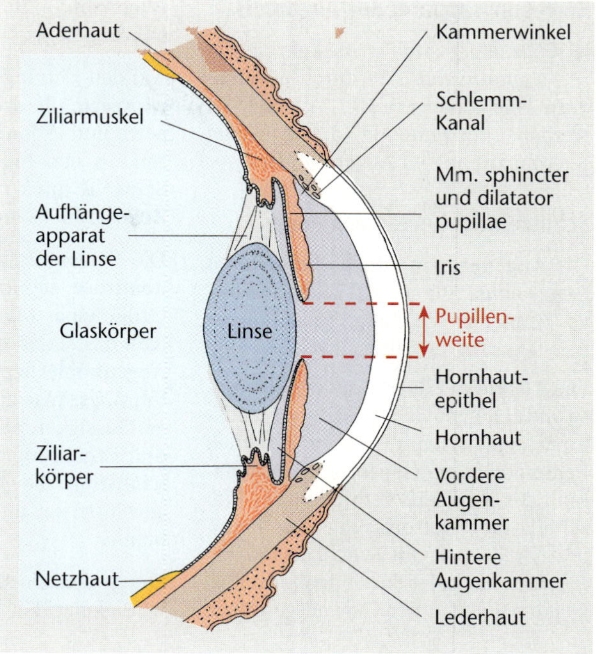

Abb. 33.2: Ziliarkörper, Linse und Aufhängeapparat. [L190]

Die Blutgefäße der Netzhaut treten mit dem Sehnerv ein bzw. aus. Der arterielle Zufluß erfolgt über die **zentrale Netzhautarterie** *(A. centralis retinae)*, die venöse Ableitung über die **zentrale Netzhautvene** *(V. centralis retinae)*. Durch diese Gefäße wird vor allem der nach innen gerichtete Teil der Netzhaut versorgt.

> Die Netzhautgefäße sind die einzigen Blutgefäße des menschlichen Körpers, die von außen direkt eingesehen werden können. Die Beurteilung der Netzhautgefäße durch Spiegelung des Augenhintergrundes (☞ 32.4.3) läßt Rückschlüsse auf den Zustand des Gefäßsystems im gesamten Körper zu.

Innenstrukturen des Augapfels

Linse

Die **Linse** ist ein gefäßloser, transparenter und elastischer Körper. Sie ist durch feine Fasern **(Zonulafasern)** am Ziliarkörper aufgehängt.

Linsenveränderungen bei Fern- und Nahsehen, ☞ *33.1.2*

Augenkammern und Kammerwasser

Der Raum vor der Linse wird durch die Iris in zwei Teile geteilt, in die **vordere Augenkammer** *(Vorderkammer)* und die **hintere Augenkammer** *(Hinterkammer)*. Beide Kammern werden von einer klaren Flüssigkeit durchflossen, dem **Kammerwasser.** Dieses wird im Ziliarkörper gebildet und ernährt Hornhaut und Linse, die beide aus Gründen der optischen Durchlässigkeit keine eigene Blutgefäßversorgung haben. Der Abfluß des Kammerwassers erfolgt im **Kammerwinkel** zwischen Iris und Hornhaut (☞ Abb. 33.2). In diesem Bereich liegen feine Spalträume, über die das Kammerwasser in einen größeren, ringförmigen Kanal **(Schlemm-Kanal)** und später in das venöse Blutsystem abfließen kann.

Die Kammerwasserbildung und der Kammerwasserabfluß halten sich normalerweise das Gleichgewicht, so daß der **Augeninnendruck** nur in engen Grenzen schwankt (☞ 33.4).

Glaskörper

Der gesamte Raum hinter der Linse und damit der größte Teil des Innenraums des Augapfels wird vom **Glaskörper** *(Corpus vitreum)* ausgefüllt. Er besteht aus einer durchsichtigen, gallertigen Masse, die die Form des Augapfels erhält und durch ihren Druck dazu beiträgt, daß sich die Netzhaut eng an die Aderhaut anlegt. Da das von außen auf die Netzhaut einfallende Licht zuerst den Glaskörper durchdringen muß, ist dieser wie die anderen *optischen Medien* des Auges klar und enthält keine Blutgefäße.

Bewegungsapparat des Augapfels

Je sechs quergestreifte Muskeln *(äußere Augenmuskeln)*, die durch verschiedene Hirnnerven (☞ 35.1.3) innerviert werden, positionieren die Augäpfel hochpräzise in den Augenhöhlen.

Schutzeinrichtungen des Auges

Die **Augenbrauen** bilden oberhalb des Auges einen Schutzwall gegen intensive Sonneneinstrahlung, Fremdkörper und den salzigen Stirnschweiß.

Die **Augenlider** begrenzen die **Lidspalte** und schützen das Auge durch reflektorischen Lidschluß z.B. vor schnell herannahenden Gegenständen. Während des Schlafens verhindert der Lidschluß die Austrocknung von Horn- und Bindehaut. Im Wachzustand befeuchten die Lider durch den Lidschlag gleichmäßig die der Luft ausgesetzten Augenabschnitte und sichern so die Ernährung der gefäßlosen Hornhaut.

Auf den Lidrändern sitzen die **Augenwimpern,** die ebenfalls vor Fremdkörpern und Sonneneinstrahlung schützen. In den Lidrand eingelagert sind Schweiß- und Talgdrüsen, die **Moll-, Zeiss-** und **Meibom-Drüsen.**

Die Tränenflüssigkeit wird in der **Tränendrüse** gebildet, die in Form und Größe einer Mandel ähnelt und oberhalb des äußeren Augenwinkels in der Augenhöhle liegt. Über mehrere Ausführungsgänge gibt sie eine klare, salzige Flüssigkeit ab, die die Befeuchtung und Ernährung der Horn- und Bindehaut sowie die Gleitfähigkeit der Lider gewährleistet und das Keimwachstum hemmt.

Durch den Lidschlag wird die Tränenflüssigkeit über die gesamte vordere Augenfläche verteilt, sammelt sich dann im medialen Augenwinkel und fließt über die auf dem Lidrand gelegenen oberen und unteren **Tränenpunkte** in die **Tränenkanälchen** ab. Diese münden in den **Tränensack,** der das aufgefangene Tränensekret über den **Tränen-Nasen-Gang** weiter in die Nasenhöhle ableitet.

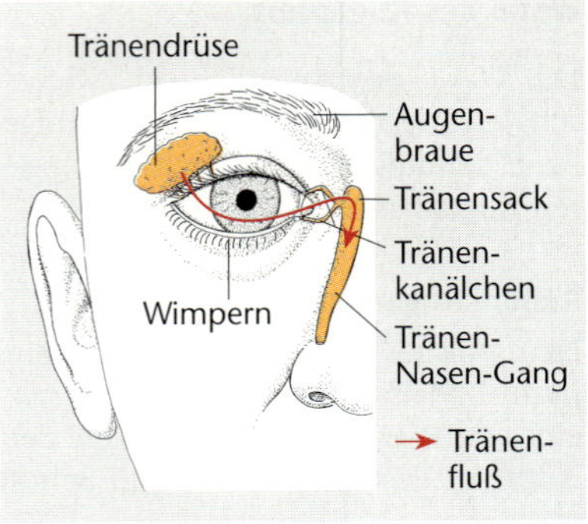

Abb. 33.5: Die Schutzeinrichtungen des Auges. [L190]

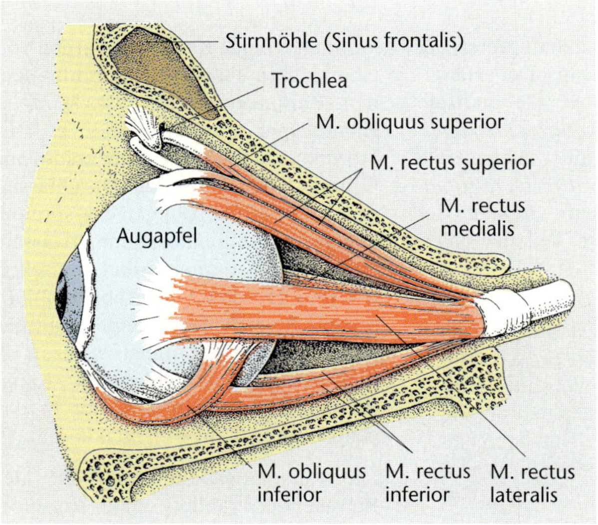

Abb. 33.3: Schnitt durch die Augenhöhle mit Blick von lateral auf die vier geraden und die zwei schrägen äußeren Augenmuskeln. [L190]

Augenmuskel	Funktion	Innervation
M. rectus superior *(Oberer gerader Augenmuskel)*	Hebung und Innenrollung des Auges	N. oculomotorius (N. III) Übersicht Hirnnerven, ☞ 35.1.3
M. rectus inferior *(Unterer gerader Augenmuskel)*	Blicksenkung und Außenrollung	N. oculomotorius (N. III)
M. rectus lateralis *(Äußerer gerader Augenmuskel)*	Abduktion des Auges (Auswärtsbewegung)	N. abducens (N. VI)
M. rectus medialis *(Innerer gerader Augenmuskel)*	Adduktion des Auges (Nasalbewegung)	N. oculomotorius (N. III)
M. obliquus superior *(Oberer schräger Augenmuskel)*	Abduktion, Einwärtsrollung, Blicksenkung. Sehne zieht durch die Trochlea (☞ Abb. 33.3)	N trochlearis (N. IV)
M. obliquus inferior *(Unterer gerader Augenmuskel)*	Blickhebung, Abduktion und Außenrollung	N. oculomotorius (N. III)

Tab. 33.4: Funktion und Nervenversorgung der sechs äußeren Augenmuskeln. [B101]

33.1.2 Sehfunktion

Entstehung des Seheindrucks

Damit Sehempfindungen entstehen können, müssen Lichtstrahlen, die auf der Netzhaut auftreffen, in einem ersten Schritt in elektrische Nervenimpulse umgewandelt werden. Diese Nervenimpulse werden in weiteren Schritten bearbeitet und verknüpft und über den Sehnerv zum Gehirn geleitet, wo aus den Informationen beider Augen ein räumliches Bild entsteht.

Die „Übersetzung" von Lichtwellen in Nervenimpulse wird von den **Photorezeptoren** übernommen. Man unterscheidet dabei zwei Gruppen:

- Die über die gesamte Fläche der Retina verstreuten **Stäbchen** sind vor allem für das *Dämmerungssehen* verantwortlich. Sie nehmen Grautöne sowie Bewegungseindrücke wahr
- Der zweite Typ der lichtverarbeitenden Sinneszellen, die **Zapfen,** sind für das *Farbensehen* und für die möglichst *hohe Auflösung* der auf die Netzhaut auftreffenden Impulse verantwortlich. Für ihre Aktivität ist eine gewisse Helligkeit erforderlich.

Die höchste Dichte an Zapfen findet sich im sog. **gelben Fleck** *(Macula lutea).* Der gelbe Fleck enthält in einer Vertiefung den Ort des schärfsten Sehens, die *Sehgrube* **(Fovea centralis).**

Lichtbrechung und Akkommodation

Für ein optimales Scharfsehen müssen die ins Auge über die ganze Breite der Pupille einfallenden Lichtstrahlen gebündelt auf den Ort des schärfsten Sehens, die Fovea centralis, auftreffen. Physikalisch gesprochen muß der *Brennpunkt* des Strahlengangs im Bereich der Fovea centralis liegen. Diese Bündelung *(Brechung)* der Lichtstrahlen erfolgt durch die *brechenden Medien* des Auges, d.h. Hornhaut und Linse.

Während die Brechkraft der Hornhaut konstant ist, ist die Brechkraft der Linse von ihrer Krümmung abhängig. Die **Akkommodation** erlaubt die Einstellung der Sehschärfe auf die Nähe und auf die Ferne **(Nah-** und **Fernakkommodation).** Hieran ist der Ziliarmuskel wesentlich beteiligt, der die Linse ringförmig umschließt. Spannt sich der Muskel an, so wird der Durchmesser des Ringes kleiner, und die Aufhängefasern entspannen sich. Die Linse kann dann ihrer eigenen Elastizität folgen und nimmt eine kugelähnliche, das heißt stärker gekrümmte Form mit höherer Brechkraft an. Bei Entspannung des Ziliarmuskels dagegen nimmt der Ring wieder seine Ausgangsgröße an, die Aufhängebänder werden stramm gezogen, und die Linse flacht sich ab.

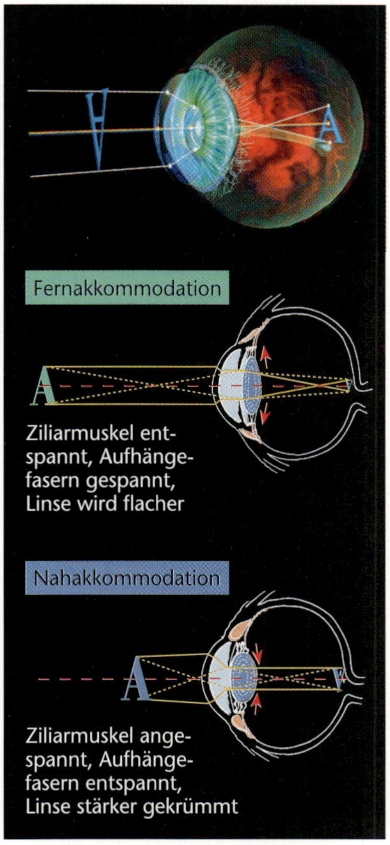

Abb. 33.6: Oben Computermodell des optischen Apparats, Mitte Fernakkomodation, unten Nahakkommodation des Auges. [B101; Foto: J520]

Pupillenreaktion und Konvergenzreaktion

Die **Pupille** *(Sehloch)* wirkt wie die Blende eines Fotoapparates, indem sie die Pupillenweite den unterschiedlichen Lichtverhältnissen anpaßt. Bei zunehmender Helligkeit oder bei der Naheinstellung bewirken kleine, in die Iris eingebettete Muskelfasern **(M. sphincter pupillae)** über Vermittlung des *parasympathischen Nervensystems* (☞ 35.1.4) eine Verengung der Pupille **(Miosis)** und damit einen verminderten Lichteinfall. Bei Dunkelheit oder bei Einstellung des Blickes auf die Ferne kontrahiert sich unter *Sympathikuseinfluß* der radiär verlaufende **M. dilatator pupillae** und erweitert die Pupille **(Mydriasis).**

Schema der Pupillenreaktionen ☞ 35.40

Sehbahn und Sehrinde

Die Nervenimpulse aus der Netzhaut werden über den **Sehnerven** *(N. opticus)* zur **Sehnervenkreuzung** *(Chiasma opticum)* unterhalb des Zwischenhirns und weiter über die **linke** bzw. **rechte Sehbahn** *(Tractus opticus)* zum Gehirn weitergeleitet. Nach Umschaltung im Thalamus erreichen die Fortsätze dieser Nervenzellen als sog. **Sehstrahlung** die **primäre Sehrinde** im Hinterhauptslappen, wo die Informationen aus beiden Augen zu einem einheitlichen Bild verschmolzen werden. Ein kleinerer Teil der Sehbahnfasern wird im Mittelhirnbereich umgeschaltet und vermittelt z.B. den Pupillen- und Akkommodationsreflex. In der **sekundären Sehrinde** wird aus dem Sehen ein Erkennen, indem neue Wahrnehmungen mit früheren Erfahrungen verglichen werden.

☑ Zum „Sehen" gehören also nicht nur die Augen, sondern auch das Gehirn. Dies erklärt, weshalb es z.B. bei einem Schlaganfall (☞ 35.6.2) zu Sehstörungen bis hin zur Erblindung kommen kann.

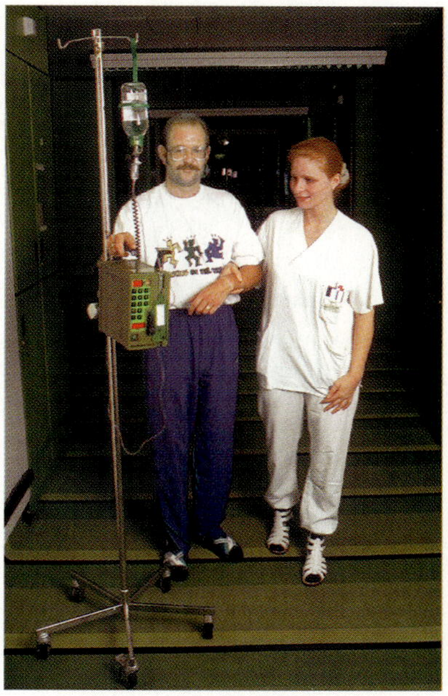

Abb. 33.7: Der sehbehinderte Patient bedarf in fremder Umgebung oft der Führung durch eine Pflegeperson. [K183]

33.2 Pflege bei Augenerkrankungen

33.2.1 Unterstützung bei den ATL

Eine stationäre Augenbehandlung bedeutet für den Patienten oft eine zumindest zeitweilige Einschränkung des Sehvermögens, z.B. durch eine Operation oder durch diagnostische Maßnahmen. Dies versetzt besonders den Erwachsenen in Hilflosigkeit (er steht plötzlich „im Dunkeln") und kann vorübergehend zur Pflegebedürftigkeit führen.

Sich bewegen

Im Krankenhaus ist der sehbehinderte oder blinde Patient stark bewegungseingeschränkt, weil er sich in unbekannter Umgebung neu orientieren und zu fremden Menschen Vertrauen fassen muß. Folgende Maßnahmen erleichtern die Eingewöhnung:

- Umgebung möglichst sicher gestalten, ☞ 7.2
- Den Patienten auffordern, die Arme beim Gehen leicht angewinkelt vorzustrecken, damit er sich im Falle einer Kollision „auffangen" kann
- Beim Führen einen halben Schritt vorausgehen und den Patienten unterhaken oder seine Hand auf die

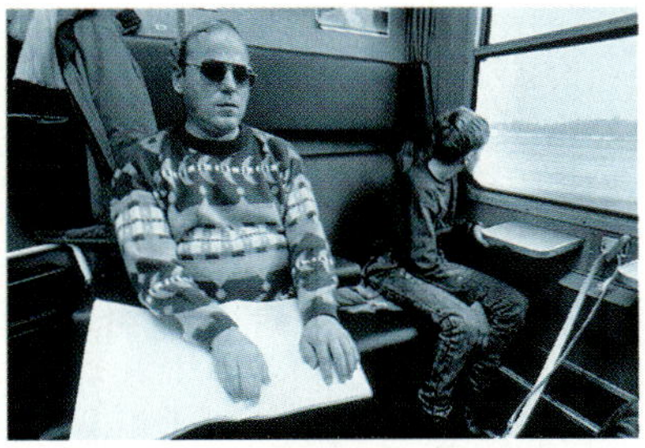

Abb. 33.8: Blinden stehen umfangreiche gesetzliche Rehabilitationsmaßnahmen zu, z.B. Erlernen der Blindenschrift. [K303]

Schulter des Begleiters legen lassen. Auf Bodenunebenheiten, Absätze, Richtungswechsel, Schwingtüren und Hindernisse aller Art aufmerksam machen
- Vor dem Hinsetzen Stuhl abtasten lassen, beim Hinsetzen die Hand des Patienten auf die Stuhllehne oder Sitzfläche legen
- Evtl. weißen Blindenstock zur Verfügung stellen.

Sich waschen und kleiden

Pflege von Augenprothesen, ☞ *33.2.5; Pflege von Kontaktlinsen,* ☞ *33.2.4; Spezielle Augenpflege,* ☞ *7.5.8*

Körperpflege und äußeres Erscheinungsbild sind Teil der Persönlichkeit und sollen dem sehbehinderten oder blinden Patienten erhalten bleiben. Deshalb:
- Die persönliche Ordnung des Patienten einhalten
- Den Patienten fragen, was er anziehen und wie er frisiert werden möchte
- Auf defekte oder beschmutzte Kleidung taktvoll aufmerksam machen.

Das gesunde Auge bedarf im Rahmen der Körperpflege keiner besonderen Behandlung (☞ auch 7.5.8). Absonderungen werden bei geschlossenem Auge mit einem fusselfreien Tuch und klarem warmen Wasser entfernt (Wischrichtung: entsprechend des Tränenflusses von außen nach innen).

Fremdkörper, z.B. ausgefallene Wimpern oder kleine Insekten, werden durch Druck auf die Lider nach nasal verschoben und dort mit einem Watteträger entfernt.

Essen und trinken

Gerade Patienten mit einer erst kürzlich eingetretenen Sehbehinderung sind häufig appetitlos, weil „das Auge nicht mehr mitißt". Zudem bereitet die Nahrungsaufnahme Probleme. Folgende Maßnahmen können helfen:
- Große Serviette bereithalten
- Große Teller nehmen, Besteck (Messer, Gabel, Löffel) auswählen lassen, Tassen nur halb füllen
- Erklären, was es zu essen gibt und wo sich was auf dem Teller befindet („Kartoffeln bei 12 Uhr, Gemüse bei 4 Uhr, Fleisch bei 8 Uhr")
- Nahrung auf Wunsch herrichten.

Für Sicherheit sorgen

Der sehbehinderte Patient ist erhöht verletzungsgefährdet. Die durch die Sehbehinderung bedingte Unsicherheit steigert die Verletzungsgefahr noch weiter. Daher:
- Für ausreichende Beleuchtung sorgen
- Türrahmen farblich markieren und Zimmernummern plastisch hervorheben
- Räumlichkeiten ausführlich vorstellen, abgehen und ggf. ertasten lassen
- Tisch und Stühle ohne ausgestellte Beine bevorzugen
- Möglichst eine Flurseite freilassen
- Auf durchgehende Griffleisten und Haltegriffe achten
- Bewegliche Gegenstände feststellen
- Inventar und persönliche Sachen am gewohnten Platz belassen
- Sicheres Schuhwerk anziehen (lassen)
- Patienten vor nassen Böden warnen
- Bettklingel griffbereit anbringen. Damit der Patient die Klingel auch auf Anhieb findet, sie vor Verlassen des Krankenzimmers ertasten lassen.

Kommunizieren

Sehbehinderte und Blinde sind in ihrer Kommunikationsfähigkeit beeinträchtigt. Sie sehen den Gesichtsausdruck ihres Gegenübers oder die Mimik ihres Gesprächspartners nicht und können bei vielen Themen (z.B. über Fernsehsendungen) nicht „mitreden". Ziel der Pflege ist es, die Kommunikation des Patienten zu unterstützen und Vereinsamung und Rückzug zu vermeiden (Details, ☞ 7.10.3.5).

Sich beschäftigen

Durch seine Sehbehinderung oder Blindheit ist vor allem der vorübergehend sehbehinderte Patient (z.B. nach Augenoperationen) in seiner Freizeit oftmals zum Nichtstun verdammt. Auf der Station werden ihm meist halb- bis einstündlich Augentropfen verabreicht, so daß er (fast) ständig anwesend sein muß. Gewohnte Beschäftigungen wie Spazierengehen, Lesen, Schreiben und Handarbeiten sind ihm erschwert. Daher:
- Tropfzeiten im Rahmen der ärztlichen Anordnung möglichst flexibel handhaben
- Kurze Spaziergänge mit dem Patienten machen oder ihn von einem ihm zuvor vorgestellten „mobileren" Patienten begleiten lassen
- Vorlesen und Gespräche führen
- Radio einstellen oder das Hören von Literatur- oder Musikkassetten ermöglichen
- Besucherkontakte fördern, Verwandte und Bekannte miteinbeziehen
- Patienten zur Eigeniniative/Selbsthilfe ermutigen.

33.2.2 Augenspülung

Nach einer Verätzung durch Kalk, Säuren oder Laugen oder nach dem Eindringen fester Fremdkörper (z.B. Kalkpartikel, Metallspäne) wird das Auge noch am Unfallort mit Wasser, zur Not auch Bier oder Sprudel, gespült. Feste Partikel werden mit einem Tuch aus dem Auge gewischt.

☑ Die möglichst rasche Entfernung der schädigenden Substanz ist entscheidend für eine günstige Prognose.

Dann wird der Verletzte in die nächste Augenklinik gebracht, wo die **Augenspülung** bei schweren Verätzungen während des gesamten ersten Tages viertel- bis halbstündlich wiederholt wird.

Benötigte Materialien

- Spülflüssigkeit nach Anordnung des Arztes, z.B. NaCl 0,9% oder EDTA-Pufferlösung, vorzugsweise in gebrauchsfertig gelieferten Plastikflaschen (diese haben den Vorteil, daß *eine* Person mit *einer* Hand den Druck des Strahls bestimmen kann, ☞ Abb. 33.9)
- Ggf. 20 ml-Spritze
- Tropfanästhetikum, z.B. Novesine® 0,4%
- Tupfer und Lidhalter
- Watteträger
- Auffangschale
- Tücher zum Abdecken
- Handschuhe.

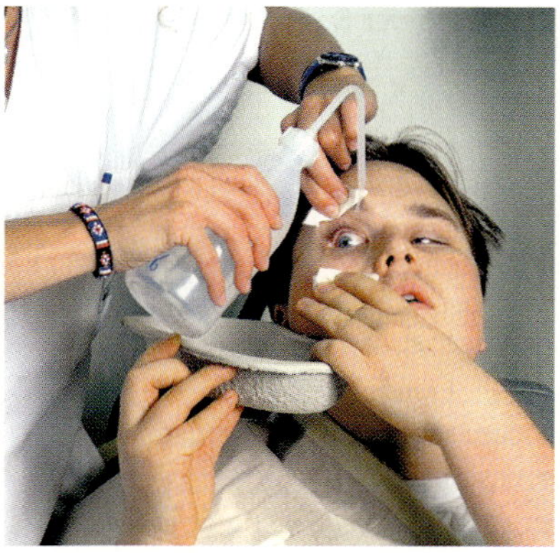

Abb. 33.9: Augenspülung. [K183]

Durchführung

- Patienten informieren und damit zur Mitarbeit motivieren. Bett vor Nässe schützen
- Im Liegen oder Sitzen Kopf zur betroffenen Seite neigen (lassen), damit die kontaminierte Spülflüssigkeit nicht ins andere Auge läuft
- Lokalanästhetikum direkt auf die Hornhaut tropfen, damit der Patient bei der anschließenden Spülung nicht vor Schmerz die Lider zusammenkneift
- Zum Eigenschutz Handschuhe anziehen
- Augenlider mit Daumen und Zeigefinger spreizen, besser noch die Lider mit einem Lidhalter offen halten oder mit einem Watteträger *ektropionieren* (nach außen stülpen, ☞ Abb. 33.9)
- Festsitzende Partikel vorsichtig mit einem (sterilen) Watteträger entfernen
- Spülflüssigkeit, insgesamt etwa 500 ml pro Spülung, aus ca. 10 cm Entfernung über das Auge und den Bindehautsack laufen lassen
- Patienten während der Spülung auffordern, nacheinander nach oben, unten, links und rechts zu schauen (z.B. bei der Spülung der unteren Übergangsfalte nach oben).

Nachsorge

Nach der Augenspülung verabreichen die Pflegenden je nach Arztanordnung Augensalbe oder -tropfen und/oder legen einen Augenverband an.

33.2.3 Applikation von Augentropfen und -salben

Indikationen der einzelnen Medikamentengruppen, ☞ *33.5*

Benötigte Materialien

- Händedesinfektionsmittel
- Sterilisierte Tupfer (☞ 9.5.1)
- Gebrauchsfertiges Augenmedikament
- Abwurfschale.

Durchführung

- Patienten informieren
- Hände desinfizieren
- Patienten hinsetzen oder -legen, Kopf rückwärts anlehnen und leicht nach hinten neigen lassen
- Patienten nach oben blicken lassen, damit die Augentropfen nicht direkt auf die empfindliche Hornhaut fallen
- Das Unterlid nahe dem Wimpernrand mit einem Tupfer leicht nach unten ziehen
- Medikamentenapplizierende Hand an der Stirn des Patienten abstützen
- Einen Tropfen bzw. einen 0,5 cm langen Salbenstrang in die Mitte des Bindehautsackes geben. Niemals direkt auf die empfindliche Hornhaut tropfen
- Patient zur gleichmäßigen Verteilung des Medikaments die Augen langsam schließen lassen, ohne zu kneifen
- Überflüssige Lösung abtupfen
- Flasche bzw. Tube sofort wieder verschließen, um Verunreinigungen des Medikaments mit nachfolgender Infektionsgefahr für den Patienten vorzubeugen
- Hände desinfizieren.

Um eine erfolgreiche Weiterbehandlung nach der Entlassung zu sichern, wird der Patient (oder ein Angehöriger) frühzeitig zur (selbständigen) Verabreichung der Augentropfen angeleitet:

- Der Patient stellt sich die benötigten Materialien zurecht und wäscht sich die Hände

☑ Acht Regeln zum Umgang mit Augenmedikamenten

1. Patientennamen überprüfen
2. Gebräuchliche Abkürzungen kennen:
   OD = Oculus dexter = Rechtes Auge = RA
   OS = Oculus sinister = Linkes Auge = LA
   OU = Oculi uterque = Beide Augen = R/L, bds.
3. Medikament auf Gebrauchsfähigkeit überprüfen (Lagerung bei vorgeschriebener Temperatur?, Einhaltung des Verfalldatums?, keine Ausflokkung oder Verfärbung?)
4. Angeordnete Dosierung, Tropfzeiten und -abstände einhalten
5. Medikament mit Patientendaten kennzeichnen und ausschließlich für diesen Patienten verwenden
6. Flaschen- und Tubenverschlüsse nicht verwechseln
   Kontakt zwischen Applikator und Auge vermeiden, um eine Kontamination auszuschließen
7. Augentropfen stets vor Augensalbe verabreichen
8. Trägt der Patient Kontaktlinsen, diese entfernen. Patienten darauf aufmerksam machen, daß er diese nicht vorzeitig wieder einsetzen darf, da viele Augentropfen die Kontaktlinsen auf Dauer verfärben.

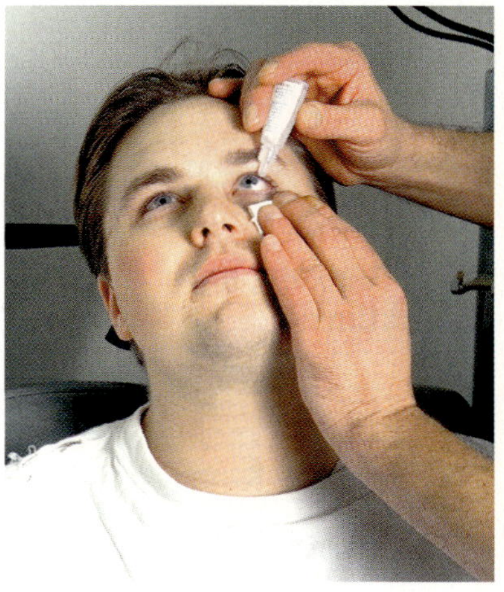

Abb. 33.10: Applikation von Augentropfen. [K183]

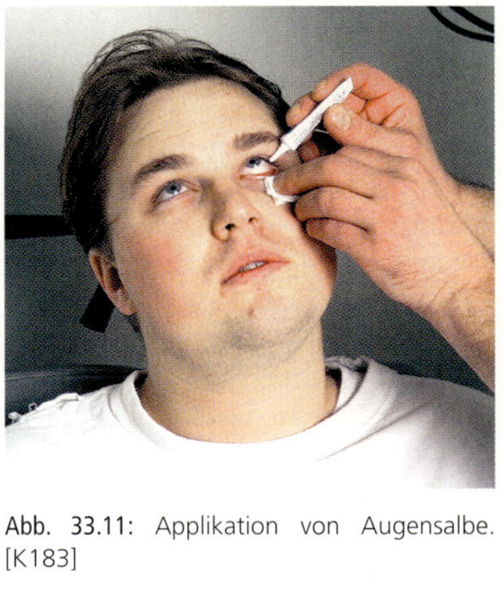

Abb. 33.11: Applikation von Augensalbe. [K183]

- Er liegt oder lehnt den Kopf beim Sitzen möglichst an (jüngere Patienten verabreichen sich die Augentropfen allerdings oft freistehend vor einem Spiegel)
- Der Patient führt den Finger nahe an den Wimpernrand, zieht das Unterlid leicht herunter und blickt nach oben
- Mit der anderen Hand hält er das Tropffläschchen schräg über sein Auge, fixiert den Konus und verabreicht sich den Tropfen durch leichten Druck auf die Kunststofflasche
- Dann schließt er langsam das Auge, tupft überschüssige Tropfen von der Wange und verschließt die Flasche gleich wieder
- Zur Salbenapplikation verfährt der Patient wie bei der Tropfenapplikation beschrieben. Anstatt aber in sein Auge zu tropfen, gibt er einen etwa 0,5 cm langen Salbenstrang in den unteren Bindehautsack.

☑ Die Tropfenapplikation kann erleichtert werden, indem das Augenmedikament in einem Kühlschrank gelagert wird (erlaubte Lagerungstemperatur beachten). Der Patient spürt dann besser, ob der Tropfen auch wirklich „ins Auge" gelangt ist.

33.2.4 Umgang mit Kontaktlinsen

Kontaktlinsen *(Kontaktgläser, Haftgläser, Haftschalen):* Durchsichtige Kunststoffschalen, die der Form der Hornhaut angepaßt sind und auf dieser beweglich haften. In der Regel klar und farblos, seltener (aus kosmetischen Gründen) eingefärbt.

Indikationen

Kontaktlinsen dienen meist dem Ausgleich von Brechungsfehlern (☞ 33.12). Viele Patienten ziehen Kontaktlinsen einer Brille aus kosmetischen oder beruflichen Gründen vor.

Sehkraftverbessernd wirken Kontaktlinsen bei höhergradiger Kurzsichtigkeit ab ca. 5 Dioptrien, da dann bei einer Brille im Randbereich der Brillengläser erhebliche Verzerrungen und Farbränder auftreten. Patienten mit großer Brechkraftdifferenz beider Augen bis hin zu einseitig aphaken Patienten (aphak = linsenlos, ☞ auch 33.8) können mit Hilfe einer Kontaktlinse evtl. (wieder) beidäugig sehen, während bei einer Brillenkorrektur die auf den beiden Netzhäuten entstehenden Bilder unterschiedlich groß sind und im Gehirn nicht zur Deckung gebracht werden können.

Unterstützend werden Kontaktlinsen z.B. bei der Behandlung einer Hornhautentzündung (☞ 33.7.2) eingesetzt.

Kontraindikationen von Kontaktlinsen

Bei zu geringer Tränensekretion sowie Berufstätigkeit in staubiger Umgebung dürfen Kontaktlinsen nicht getragen werden. Außerdem kommen viele ältere Menschen mit dem Einsetzen und Herausnehmen nur schwer zurecht.

Nachteile von Kontaktlinsen sind außerdem eine erhöhte Blendempfindlichkeit sowie Lichthofbildungen („Heiligenschein") um Straßenlaternen und ähnliche Lichtquellen bei Dunkelheit, über die aber auch viele Träger nichtentspiegelter Brillen klagen.

Arten von Kontaktlinsen

Am häufigsten verwendet werden *harte* und *weiche Kontaktlinsen* (☞ Tab. 33.12), die in der Regel nur tagsüber getragen werden. Seit einigen Jahren gibt es auch „halbharte" sauerstoffdurchlässige Kontaktlinsen, z.B. aus Silikon, die bis zu vier Wochen ununterbrochen im Auge belassen werden können. Eine Sonderform stellen Kontaktlinsen aus Kollagen dar, die die Hornhaut schützen sollen und sich nach 24 Stunden von selbst auflösen.

Umgang mit Kontaktlinsen

Der korrekte Umgang mit Kontaktlinsen ist nicht einfach und muß vom Patienten geduldig erlernt werden.

Einsetzen der Kontaktlinsen

Zum Einsetzen der Kontaktlinsen benötigt der Patient:
- Die Linsen in dem mit Reinigungs- oder Spülflüssigkeit gefüllten Aufbewahrungsbehälter
- Spülflüssigkeit, z.B. NaCl 0,9%, Leitungswasser oder spezielle Präparate (Herstellerangaben beachten)
- Ggf. Unterlage
- Ggf. Händedesinfektionsmittel
- Ggf. einen Spiegel.

Es folgt das eigentliche Einsetzen:
- Ggf. Reinigungsflüssigkeit durch Spülflüssigkeit ersetzen und mind. 10 Minuten warten
- Hände gründlich waschen oder desinfizieren
- Bequem mit nach vorn geneigtem Kopf an den Tisch setzen oder sich vor den Spiegel stellen
- Linse vorsichtig aus dem Behälter nehmen und nach den Angaben des Herstellers mit der Spülflüssigkeit abspülen (z.B. in der hohlen Hand). Rechte und linke Linse nicht verwechseln, Linse nicht umstülpen oder knicken
- Linse mit der gewölbten Außenseite auf die Spitze des einsetzenden Zeigefingers legen
- Mit der freien Hand das Auge aufhalten und dabei geradeaus blicken
- Linse langsam auf die Hornhaut setzen
- Langsam das Auge schließen und „zur Lagekontrolle" mehrmals blinzeln
- Aufbewahrungsbehälter unter heißem Wasser oder mit speziellen Lösungen abspülen und trocknen lassen.

Herausnehmen der Kontaktlinsen

Da Kontaktlinsen beim Herausnehmen gelegentlich auch herunterfallen, sollte der Patient stets auf eine geeignete Un-

Eigenschaft	Harte Linsen	Weiche Linsen
Preis	Niedriger	Höher
Haltbarkeit	Länger (bis 4 Jahre)	Kürzer (max. 1,5 Jahre)
Sehen	Besser	Eher schlechter
Eingewöhnungszeit	Länger	Kürzer
Verträglichkeit	Schlechter	Besser
Tragezeit (Richtwert)	8 Std. täglich	12 Std. täglich
Fremdkörpergefühl	Stärker	Schwächer
Pflege	Einfacher und schneller	Komplizierter und langwieriger

Tab. 33.12: Vor- und Nachteile von harten und weichen Kontaktlinsen.

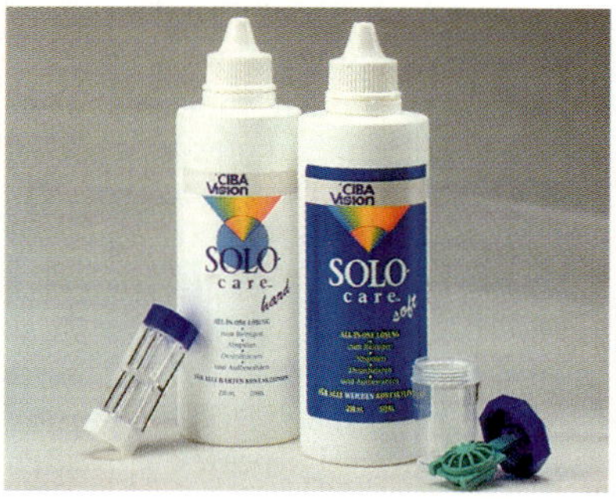

Abb. 33.13: Pflegeset für Kontaklinsen. [V149]

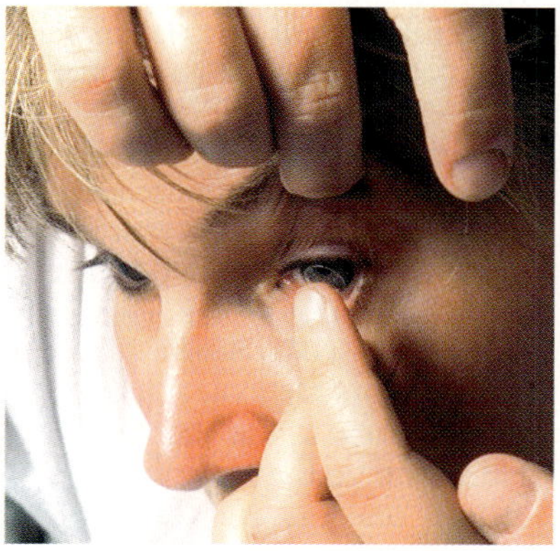

Abb. 33.14: Einsetzen einer Kontaktlinse. [K183]

terlage achten, damit die Linsen weder beschädigt werden noch verlorengehen (also z.B. kein Linsenwechsel über fließendem Wasser).

- Hände waschen oder desinfizieren
- Bequem mit nach vorn geneigtem Kopf an den Tisch setzen oder sich vor einen Spiegel stellen
- Auge aufhalten
- *Weiche Linsen* entfernen, indem die Augenlider vorsichtig mit dem Daumen der einen Hand und mit dem Zeigefinger der anderen Hand in Richtung Augapfel zusammengedrückt werden. Die Linsen lösen sich dann und bleiben meist an den Wimpern hängen. *Harte Linsen* werden durch Zug am äußeren Lidwinkel nach oben außen hin entfernt und in der Hohlhand aufgefangen (während des Zugs geradeaus sehen und zwinkern). Löst sich die Linse trotz aller Bemühungen nicht, kann ein Sauger eingesetzt werden
- Linse sofort in den bis zur Markierung mit Reinigungs- oder Spülflüssigkeit gefüllten Aufbewahrungsbehälter legen.

Bei einer verrutschten Linse empfindet der Patient ein Fremdkörpergefühl und sieht verzerrt. In diesem Fall schiebt er die Linse durch leichten Druck auf das geschlossene Lid vorsichtig zurück.

Notfall!

Kontaktlinsen sind nicht komplikationsfrei! Insbesondere bei unsachgemäßem Umgang und zu langer Tragzeit drohen schwere, evtl. irreversible Schäden von Horn- und Bindehaut. Daher sollten sich Kontaktlinsenträger regelmäßig augenärztlich untersuchen lassen und sich beim Auftreten von Beschwerden (z.B. verstärktes Fremdkörpergefühl) sofort beim Augenarzt vorstellen. Außerdem sollen sie eine Brille der richtigen Stärke besitzen, um bei Beschädigung oder Verlust einer Kontaktlinse bzw. bei Unverträglichkeit sofort eine Ersatzsehhilfe zu haben.

33.2.5 Umgang mit Augenprothesen

Augenprothese *(künstliches Auge)*: Flache, halbkugelförmige Glasprothese, die der kosmetischen Korrektur nach Entfernung eines Auges dient und im Aussehen dem sichtbaren Teil des gesunden Auges gleicht.

(Augen-)Enukleation: *Entfernung des Augapfels.* Schwerer Eingriff der nur selten erforderlich ist (z.B. bei schwersten Verletzungen oder Entzündungen, chronischen starken Schmerzen eines schwerst geschädigten Auges oder bösartigen Tumoren).

Die Entfernung eines Auges und der damit verbundene Umgang mit einer Augenprothese bedeuten für den Betroffenen eine schwere Belastung. Der Patient hat große Angst um sein verbleibendes Auge. Manchmal kann er seinen erlernten Beruf nach Verlust eines Auges nicht mehr ausüben. Viele Kranke fühlen sich sowohl bei alltäglichen Verrichtungen (z.B. Autofahren) als auch beim Umgang mit Mitmenschen unsicher.

Der erste Verbandswechsel nach einer Enukleation erfolgt meist am ersten oder zweiten postoperativen Tag. Nach Inspektion der Augenhöhle durch den Arzt wird eine vorläufige Lochprothese als Platzhalter eingesetzt, durch die entzündungshemmende Medikamente verabreicht werden können. Diese Prothese wird einmal täglich herausgenommen, gereinigt und wieder eingesetzt. Bereits in diesen Tagen beginnt die Anleitungsphase für den Patienten.

Zum Prothesenwechsel und zur Prothesenpflege werden benötigt:

- Weiche Unterlage
- Handschuhe
- NaCl 0,9%
- Spiegel
- Evtl. ein Aufbewahrungsbehälter.

Die günstigste Stellung für den Wechsel ist bequemes Sitzen (bei Durchführung durch die Pflegenden auch Liegen). Pflegende ziehen sich Handschuhe an. Eine weiche Unterlage verhindert Beschädigungen der Prothese.

- Zum Herausnehmen der Prothese Patienten nach oben blicken lassen und das Unterlid unter den Prothesenrand schieben
- Gelockerte Prothese in die bereitgehaltene Hand fallen lassen oder vorsichtig herausnehmen
- Prothese mit NaCl 0,9% abspülen (reinigt und erhöht die Gleitfähigkeit)
- Beim Einsetzen Prothese erst unter das hochgezogene Oberlid und dann unter das heruntergezogene Unterlid schieben. Der spitze Teil der Prothese zeigt zur Nase, der breite zur Schläfe. Patienten zur Lagekontrolle langsam die Augen schließen und mehrmals blinzeln lassen
- Alternativ Prothese abtrocknen und in den Behälter legen.

Vorsicht!

Augenprothesen bestehen aus empfindlichem Spezialglas, das leicht aufrauht, zerschrammt oder zerspringt. Deshalb werden sie zum Reinigen nicht länger als zehn Minuten eingeweicht und bei Nichtbenutzung trocken und gut gepolstert aufbewahrt.

33.2.6 Pflege bei Augenoperationen

Viele Augenoperationen können in *Lokalanästhesie* durchgeführt werden. Bei der **Tropfanästhesie** (etwa bei einer Lasertherapie oder Fremdkörper-

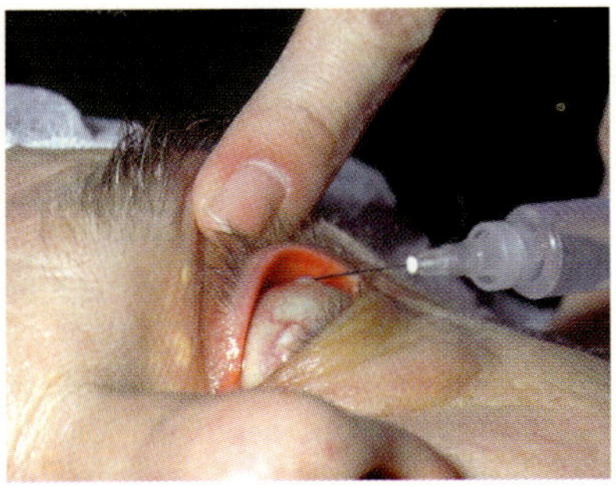

Abb. 33.15: Injektion zur retrobulbären Anästhesie. [K183]

entfernung) wird das Lokalanästhetikum auf Binde- und Hornhaut getropft, bei **Leitungs-** oder **Infiltrationsanästhesien** z.B. hinter den Augapfel *(retrobulbär)* eingespritzt (etwa bei einer Linseneinpflanzung). Operationen an den hinteren Augenabschnitten und Eingriffe, die eine absolute Unbeweglichkeit des Patienten erfordern (z.B. Netzhautoperationen oder Schieloperationen bei Kindern), finden in **Allgemeinanästhesie** (*Vollnarkose*, ☞ 37.8) statt. Auch bei wenig kooperativen Patienten empfiehlt sich eine Allgemeinanästhesie.

Manche Augenoperationen können ambulant durchgeführt werden, wenn eine zuverlässige Nachbehandlung (häusliche Tropfenapplikation, regelmäßige ärztliche Kontrollen) gewährleistet ist, z.B. die Katarakt-OP (☞ 33.8). Prinzipiell wird der Patient nach ambulanten Operationen aufgrund seiner postoperativ eingeschränkten Sehfähigkeit und eventueller Narkosefolgen nur in Begleitung entlassen.

Präoperative Pflege

Senkung des Operationsrisikos

Zusätzlich zu den Grundregeln der präoperativen Pflege (☞ 11.1) sind folgende Richtlinien zu beachten:

- Der Patient wird nach einer bestehenden Erkältung einschließlich Husten befragt, da Operationen in Lokalanästhesie eine absolute Kopfruhigstellung erfordern. Bei (leichtem) Reizhusten können 45 Minuten vor der Operation 20 Tropfen Kodein verabreicht werden (Arztanordnung)
- Außerdem wird ein Bindehautabstrich (☞ 33.4) zur Erreger- und Resistenzbestimmung entnommen, damit bei eventuellen postoperativen Infektionen sofort eine gezielte Antibiotikatherapie möglich ist
- Bei vielen Operationen müssen die Wimpern vor der Operation gekürzt werden, um einen intraoperativen Wimpernausriß und eine Keimübertragung zu vermeiden. Kurze Wimpern erleichtern außerdem die postoperative Tropfengabe. Manchmal können die Wimpern auch hochgeklebt werden. Ängstliche Patienten beruhigt die Versicherung, daß die Wimpern wieder nachwachsen
- Je nach Operation werden am Operationstag unterschiedliche Augenmedikamente verabreicht, die nach genauem Schema „getropft" werden müssen (☞ 33.2.3)
- Um einen intraoperativen Anstieg des Augeninnendrucks zu vermeiden, wird bei manchen Operationen auf Arztanordnung zusätzlich ein augendrucksenkendes Medikament oral oder i.v. gegeben, z.B. Diamox®.

Psychische Begleitung

Zusätzlich zu den „normalen" Ängsten vor einer Operation haben viele Patienten Angst, ihr Augenlicht bei der Operation zu verlieren („Und wenn die Hand des Operateurs nur einen Millimeter ausrutscht?"). Häufig helfen dann ein ruhiges Gespräch und klare Informationen zur Operation.

Postoperative Pflege

Neben den nach jeder Operation erforderlichen Pflegemaßnahmen sind nach manchen Augenoperationen spezielle Maßnahmen erforderlich:

- Nach Gas- oder Silikonfüllung des Glaskörperraumes Patienten auf dem Bauch oder auf der Seite lagern, da dies ein gutes Anlegen der Netzhaut an den Lösungsstellen bewirkt
- Übelkeit, Erbrechen, Verstopfung und Husten medikamentös (Arztanordnung) und mittels entsprechender Pflegemaßnahmen bekämpfen, da sie zu einer akuten Steigerung des Augeninnendrucks und dadurch zu Einblutungen und Druck auf die Operationswunde führen können
- Schmerzen können immer ein Hinweis auf ein akutes Glaukom (☞ 33.9) sein. Deswegen vor der Gabe von Schmerzmitteln vom Arzt den Augeninnendruck messen lassen (☞ 33.4), um ein Glaukom auszuschließen
- Den Augenverband regelmäßig auf Nachblutungen und einen korrekten Sitz überprüfen
- Eine weitgehende Ruhigstellung des Auges und ein konstanter Augeninnendruck fördern den Heilungsprozeß. Daher den Patienten darüber informieren, sich nicht kopfüber zu bücken (statt dessen in die Hocke gehen), das Auge nicht zu reiben und zu drücken, nicht schwer zu heben, nicht stark zu pressen und in den ersten Tagen nicht viel zu lesen (eher mal fernsehen oder Spazierengehen)
- Das operierte Auge vor Schadstoffen schützen. Deswegen den Patienten bitten, auf Augen-Make-up zu verzichten, und ihm zum Duschen und Haarewaschen einen Uhrglasverband (☞ 33.2.7 und Abb. 33.17) anlegen.

33.2.7 Augenverbände und Verbandswechsel

Postoperativer Verbandswechsel

Unmittelbar nach der Operation besteht der **Augenverband** aus einer ovalen Kompresse, über der zum Schutz vor Stoß und Druck eine **Augenklappe** aus Kunststoff oder Metall befestigt wird. Das Anlegen und Entfernen des Verbandes findet unter Berücksichtigung der üblichen Hygieneregeln (☞ 6.4.3) statt. Der erste Verbandswechsel erfolgt meist am Morgen nach der Operation. Sondert das operierte Auge Wundsekret ab, wird die Mullkompresse häufiger gewechselt.

Abb. 33.16: Augenverband: Die Pflaster werden entweder parallel zum Nasenflügel der betroffenen Seite geklebt (links) oder v-förmig angebracht, wobei die Spitze des „v" auf der Stirn klebt (rechts). [L157]

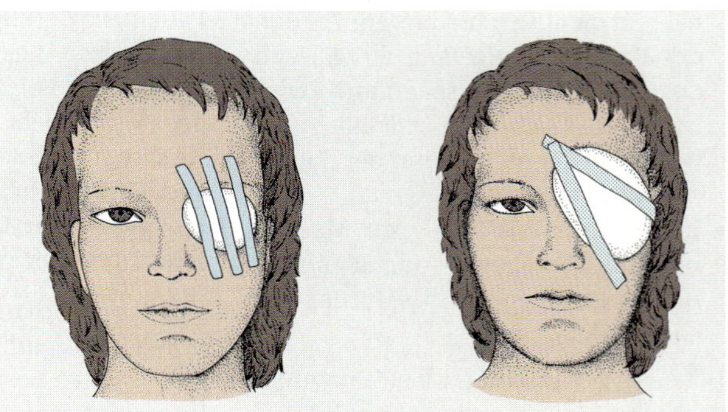

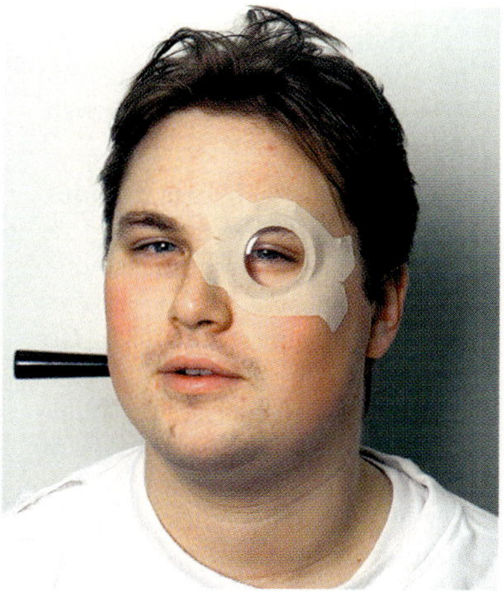

Abb. 33.17: Gebrauchsfertiger Uhrglasverband. [K183]

Material für den Verbandswechsel

- Zwei Nierenschalen
- Mit 0,9%iger Kochsalzlösung angefeuchtete Kompressen
- Augenklappe
- Augenkompresse
- sterilisierte Tupfer
- Hautfreundliches Pflaster
- Evtl. Handschuhe.

Durchführung

- Patienten informieren
- Patienten hinsetzen oder hinlegen und den Kopf leicht in den Nacken legen lassen. Ein Anlehnen des Kopfes sorgt für eine ruhige Kopfhaltung
- Hände desinfizieren, evtl. Handschuhe anziehen
- Den alten Verband und die Klappe vorsichtig lösen, dabei nicht an der Haut zerren. Verband entsorgen
- Den Patienten bitten, das Auge zu schließen, dann eine äußerliche Reinigung des Auges (Sekret und Salbenreste) mit angefeuchteten Kompressen vornehmen. Dabei jeglichen Druck auf das Auge vermeiden. Die Reinigung wird von den meisten Patienten als sehr angenehm empfunden. Außerdem dient sie der Infektionsprophylaxe, da angesammeltes Wundsekret einen optimalen Nährboden für Keime darstellt. Handschuhe ausziehen
- Die sterile Augenkompresse und die Augenklappe ans Auge halten, dabei die dem Auge zugewandte Seite des Verbandes zur Verhinderung einer Keimübertragung nicht berühren
- Kompresse und Augenklappe mit zwei bis drei Pflasterstreifen festkleben (☞ Abb. 33.16). Den Patienten dabei um Mithilfe bitten, damit der Verband vor dem Fixieren nicht herunterfällt
- Benutztes Material entsorgen und Hände desinfizieren.

Verbandsformen

Einige Verbandsformen kommen (praktisch) nur in der Augenheilkunde vor.

- **Einfacher Augenverband:** Ovale Augenkompresse, die mit 2 – 3 Pflasterstreifen fixiert ist (☞ auch Abb. 33.16). Brillenträger können mit diesem Verband ihre Brille weiterhin tragen. Zur Nacht sollte zum Schutz zusätzlich eine Augenklappe getragen werden
- **Uhrglasverband:** Mit Pflaster eingefaßte, durchsichtige Plexiglaskappe (wird von der Industrie gebrauchsfertig hergestellt). Vermeidet bei fehlendem Lidschluß ein Austrocknen der Hornhaut und schützt das operierte und/oder verletzte Auge vor Druck und Fremdkörpern (☞ Abb. 33.17)
- **Druckverband:** Mehrere übereinandergelegte Kompressen, die fest mit breiten Pflasterstreifen oder einer elastischen Binde fixiert werden. Verhindert z.B. nach einer Enukleation Nachblutungen und wird in der Regel am zweiten postoperativen Tag vom Arzt entfernt (☞ Abb. 33.18)
- **Hohlverband:** Kunststoffsiebklappe ohne Kompresse, die v.a. zur Druckvermeidung nach einer Hornhautübertragung und nach Verletzungen angelegt wird
- **Salbenverband:** Sammelbegriff für verschiedene Verbände, die aufgetragene Salbe möglichst lange am Wirkort halten sollen. Es wird reichlich Salbe in den unteren Bindehautsack gegeben, Kompressen aufgelegt und diese mit einer Siebklappe fixiert. Angezeigt z.B. bei postoperativer Fistelung (nässende Naht) oder bei Hornhauterosionen
- **Binokulus:** Beidäugiger Augenverband zur absoluten Ruhigstellung des erkrankten Auges, meist durch Abdecken beider Augen mit Kompressen. Angezeigt z.B. präoperativ bei einer Netzhautablösung. Bei einem einseitigem Verband „arbeitet" das kranke Auge bei Blickbewegungen oder Pupillenreaktionen mit dem sehenden Auge mit. Der Patient mit einem Binokulus ist extrem hilflos und ängstlich und bedarf besonderer Zuwendung
- **Lochklappe, Siebklappe:** Kunststoffklappe mit einem größeren Loch bzw. vielen kleinen Löchern, z.B. nach Kataraktoperationen. Ermöglicht einen Schutz der Augen bei gleichzeitig zur Orientierung ausreichender Sehfähigkeit.

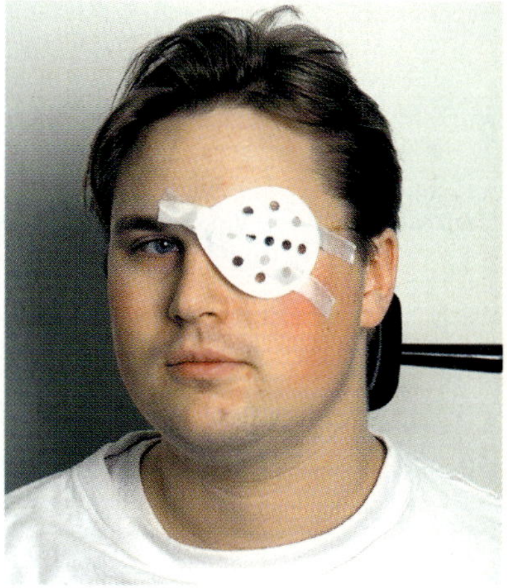

Abb. 33.19: Siebklappe. [K183]

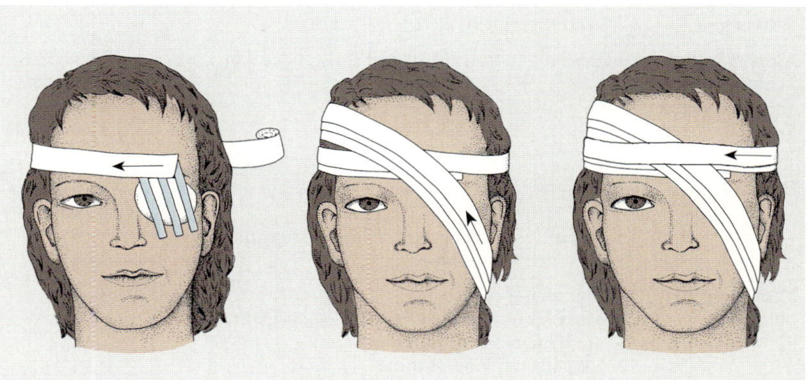

Abb. 33.18: Anlegen eines Druckverbands mit einer elastischen Binde. [L157]

33.2.8 Pflege bei Sehbehinderung und Blindheit

Sehbehinderungen äußern sich in verminderter Sehschärfe („verschwommen sehen"oder gar nur noch Schatten- und Umrißsehen), aber auch einer Verzerrung des Bildeindrucks, Doppeltsehen oder Gesichtsfeldeinschränkungen bis hin zum „Tunnelblick".

Erkrankung	Klinische Kennzeichen	Details, ☞
Akuter Glaukomanfall	Nebel- oder Schleiersehen, Sehen von farbigen Ringen um Lichtquellen und teils hochgradige Sehverschlechterung, verbunden mit heftigen Augen- und Kopfschmerzen sowie häufig Übelkeit und Erbrechen	33.9
Amaurosis fugax	Vorübergehende, schmerzlose Erblindung meist eines Auges (Dauer Sekunden bis Minuten)	35.6.2
Arteriitis temporalis	Plötzlicher, weitgehender Sehverlust, evtl. auch Doppelbilder, verbunden mit starkem, ein- oder beidseitigem Schläfenkopfschmerz, Kauschmerzen und Störungen des Allgemeinbefindens	25.6.6
Frische zentrale Chorioretinitis	Plötzliche, hochgradige Sehverschlechterung mit zentralem Gesichtsfeldausfall	33.14
Glaskörperblutung	Je nach Ausmaß der Blutung Sehen von „Wolken", „Bienenschwärmen", „Rußregen", aber auch hochgradige Sehverminderung	33.10
Netzhautablösung	Je nach Lokalisation der Ablösung „Vorhang vor dem Auge", „aufsteigende Mauer", Schleier oder Schatten in bestimmten Bereichen des Gesichtsfeldes. Evtl. zusätzlich Verzerrtsehen, Visuseinschränkung und Gesichtsfeldausfälle. Keine Schmerzen	33.11
Neuritis nervi optici	Einseitige, hochgradige Sehschärfenverminderung und zentraler Gesichtsfeldausfall, verbunden mit einem leichten, dumpfen Augenschmerz, der sich bei Druck auf den Augapfel verstärkt	33.14
Verschluß der Zentralarterie	Schlagartige, schmerzlose Erblindung des betroffenen Auges	33.14
Verschluß der Zentralvene	Zunächst Schleiersehen, dann in Stunden bis Tagen stärkere Gesichtsfeldverdunkelung, evtl. mit Beeinträchtigung der Sehschärfe	33.14

Tab. 33.20: Klinische Charakteristika häufiger Erkrankungen, die mit einer plötzlichen Sehstörung einhergehen.

Leitsymptom		Details ☞
Plötzlicher einseitiger Sehverlust	• Amaurosis fugax • Arteriitis temporalis • Thrombose oder Embolie der Netzhautgefäße • Sehnervenentzündung oder -infarkt • Glaskörpereinblutung • Netzhautablösung	35.6.2 25.6.6 33.14 33.14 33.10 33.11
Plötzlicher beidseitiger Sehverlust	• Allgemeinerkrankungen, etwa Vergiftungen (z.B. mit Methylakohol), Durchblutungsstörungen gehirnversorgender Arterien	35.6
Akutes Nebel-, Schleier- oder Schattensehen	• Trübungen von Hornhaut, Linse oder Glaskörper • Glaskörperblutung • Akuter Glaukomanfall • Erkrankungen der Netzhaut und des Sehnerven	33.7, 33.8, 33.10 33.10 33.9 33.14
Doppeltsehen	• Augenmuskellähmungen • *Einseitiges* Doppeltsehen bei Linsentrübung • Arteriitis temporalis	35.4.1, 33.13.2 33.8 25.6.6
Verzerrtsehen	• Makuladegeneration • Makulablutung (z.B. bei Kurzsichtigkeit, Hypertonie, Diabetes mellitus) • Verrutschte Kontaktlinse	33.14 33.2.4

Tab. 33.21: Die wichtigsten akuten Sehstörungen und ihre häufigsten Ursachen.

Medizinische Definition

Amaurose: Totale Erblindung mit Fehlen jeglicher Lichtwahrnehmung; eher selten.

Definitionen nach dem Bundessozialhilfegesetz

Grundlage der Beurteilung sind jeweils die Sehschärfe des besseren Auges und das beidäugige Gesichtsfeld.

Blindheit: Sehschärfe bei intaktem Gesichtsfeld unter 0,02 (1/50 eines Normalsichtigen, ☞ Tab. 33.29) oder eine Sehschädigung, die dieser gleichzusetzen ist (z.B. röhrenförmige Gesichtsfeldeinschränkung auf weniger als 5°).

Hochgradige Sehschwäche: Sehschärfe bei intaktem Gesichtsfeld weniger als 0,05 (= 1/20 eines Normalsichtigen, ☞ Tab. 33.29).

Die vier häufigsten Ursachen für Erblindung im Erwachsenenalter sind in unserer Gesellschaft:

- Makuladegeneration (☞ 33.14)
- Glaukom (Grüner Star, ☞ 33.9)
- Diabetes mellitus (☞ 23.6)
- Gefäßerkrankungen der Netzhaut (☞ 33.14).

Die Augen schützen!

Auch mit den Hilfsmitteln der modernen Medizin gelingt es nur selten, Blinden das Sehen wieder zu ermöglichen. Daher sind der Schutz der empfindlichen Augen vor Verletzungen und die Früherkennung von Augen- oder Allgemeinerkrankungen, die das Augenlicht gefährden, von besonders großer Bedeutung. Hierzu zählen:

- Anschnallen beim Autofahren
- Besondere Vorsicht im Umgang mit Laugen, Säuren, chemischen Giftstoffen, Gasen und Stäuben sowie das Tragen einer Schutzbrille bei Schleif- und Schweißarbeiten
- Ausreichende Beleuchtung
- Schutz vor Verletzungen durch spitze Gegenstände
- Schutz der Augen vor UV-Strahlen (z.B. durch eine geeignete Sonnenbrille)
- Regelmäßige Augendruck-Kontrollen durch den Arzt (ab dem 40. Lebensjahr, bei starker Kurzsichtigkeit bereits ab dem 20. Lebensjahr)

- Regelmäßige augenärztliche Untersuchung bei Allgemeinerkrankungen, die häufig mit einer Augenbeteiligung einhergehen (z.B. Diabetes mellitus, Hypertonie).

Umgang mit Blinden und Sehbehinderten, ☞ *7.10.3.5, 33.2.1*

33.3 Hauptbeschwerden bei Augenerkrankungen

33.3.1 (Plötzliche) Sehstörung

(!) Eine **plötzliche Sehverschlechterung** oder gar **Erblindung** ist für den Patienten stets ein dramatisches Ereignis und ein ophthalmologischer Notfall, der sofort abgeklärt werden muß.

Da an der Entstehung des Seheindrucks viele anatomische Strukturen beteiligt sind, sind die Ursachen einer Sehstörung vielfältig. Tab. 33.20 faßt die klinischen Kennzeichnen der häufigsten Erkrankungen mit plötzlicher Sehstörung zusammen. Tab. 33.21 gibt, ausgehend von der Art der Sehstörung, zusätzliche differentialdiagnostische Hinweise.

33.3.2 Augenschmerzen

Augenschmerzen können sowohl durch Erkrankungen der Augen als auch durch Allgemeinerkrankungen bedingt sein:

- Häufige Ursache von Augenschmerzen sind lokale Entzündungen, z.B. ein Gerstenkorn (☞ 33.6.1), eine Lidentzündung, eine Bindehautentzündung (☞ 33.7.1) oder eine Iritis (☞ 33.14). Auch ein Hornhautdefekt (☞ 33.7.3) bereitet Schmerzen. Manchmal kann der Patient nicht genau angeben, ob der Schmerz im Augapfel selbst oder z.B. an der Lidinnenseite lokalisiert ist
- Sind die Augenschmerzen mit Kopfschmerzen verbunden, so ist in erster Linie an ein Glaukom (☞ 33.9 und 33.14), eine Arteriitis temporalis (☞ 25.6.6), eine Migräne (☞ 35.12.1), eine Trigeminusneuralgie (☞ 35.12.3) oder einen Zoster ophthalmicus (☞ 28.6.3) zu denken

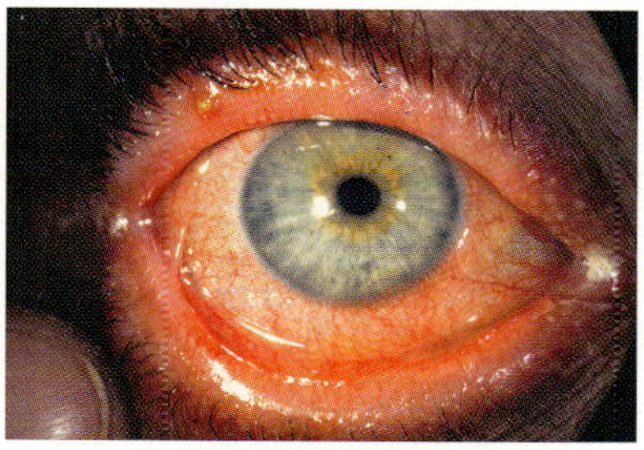

Abb. 33.22: Rötung des Auges bei Konjunktivitis. Vorherrschend sind die geröteten Gefäße. Ihre Anzahl nimmt zur Übergangsfalte hin zu. [T132]

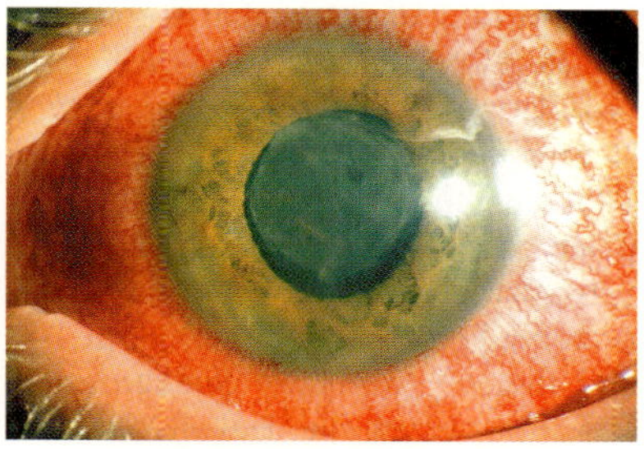

Abb. 33.23: Rötung des Auges bei einer Iridozyklitis. Die Iris ist wolkig aufgelockert und die Hornhaut getrübt. [T132]

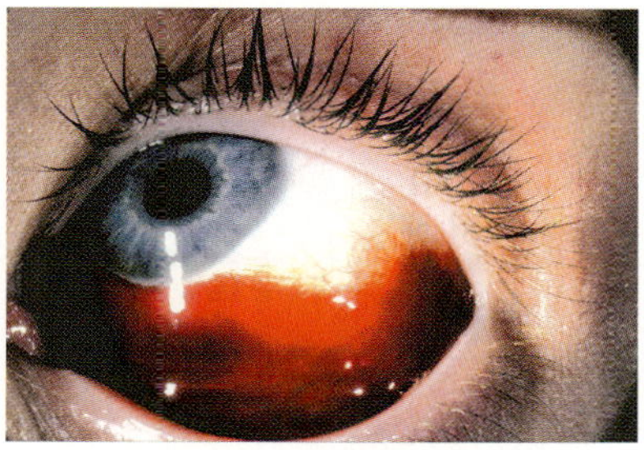

Abb. 33.24: Hyposphagma. [T132]

- Schmerzen beim Bewegen der Augen kommen beispielsweise bei der Neuritis nervi optici (☞ 33.14), bei Entzündungen der Augenmuskeln oder bei Fremdkörpern im Auge vor. Bei einer **Orbitalphlegmone** ist das Auge gewissermaßen eingemauert und verursacht typischerweise pulsierende Schmerzen
- Schmerzen nach längerem Lesen weisen oft auf einen nicht oder nur unzureichend korrigierten Brechungsfehler hin (☞ 33.12).

33.3.3 Rötung des Auges

Eine Rötung des Auges ist oft durch eine (entzündliche) *Gefäßerweiterung* bedingt:

- Sind dabei die einzelnen Gefäße erkennbar und ist der Farbton hellrot, so spricht man von einer **konjunktivalen Injektion.** Bei einer **Konjunktivitis** (*Bindehautentzündung,* ☞ 33.7.1 und Abb. 33.22) liegt das Maximum der Rötung eher in der Peripherie zu den Lidern und Augenwinkeln hin. Ist vornehmlich der hornhautnahe Bereich betroffen, muß z.B. an eine Hornhautentzündung (*Keratitis,* ☞ 33.7.2) gedacht werden
- Eine bläulich-rote Verfärbung der Bindehaut nahe dem Hornhautrand, ohne daß einzelne Gefäße erkennbar sind, heißt **ziliare Injektion** und weist v.a. auf eine tieferliegende Entzündung (z.B. eine *Iridozyklitis,* ☞ 33.14 und Abb. 33.23) hin, kann aber auch bei einer Hornhautentzündung auftreten
- Eine Kombination aus konjunktivaler und ziliarer Injektion nennt man **gemischte Injektion** sie kommt z.B. bei einer Hornhautentzündung (☞ 33.7.2), oder einem Glaukomanfall (☞ 33.9) vor.

Eine Rötung des Auges kann aber auch durch eine *Blutung* bedingt sein. Ein **Hyposphagma,** d.h. eine flächenhafte Blutung unter die Augenbindehaut (*subkonjunktivale Blutung,* ☞ Abb. 33.24), kann Zeichen einer Hypertonie (☞ 19.5.1), eines Diabetes mellitus (☞ 23.6) oder einer Blutgerinnungsstörung (☞ 24.9) sein. Es tritt aber auch nach starkem Husten oder Pressen und natürlich nach Verletzungen auf.

33.4 Der Weg zur Diagnose

Anamnese und körperliche Untersuchung

Neben der *aktuellen Anamnese* mit genauer Darstellung der Beschwerden sind v.a. eine etwaige Medikamenteneinnahme und bestehende Allgemeinerkrankungen (z.B. Diabetes mellitus, Hypertonie) von Belang.

Die *körperliche Untersuchung* ohne technische Hilfsmittel umfaßt nicht nur die Inspektion der Augen und ihrer Umgebung, sondern des gesamten Gesichts, da bestimmte Gesichtsveränderungen Hinweise auf die Art der Augenerkrankung geben können (z.B. kann ein Herpes zoster im Trigeminusbereich die Hornhaut befallen, ☞ 28.6.3). Zur Betrachtung der Ober-

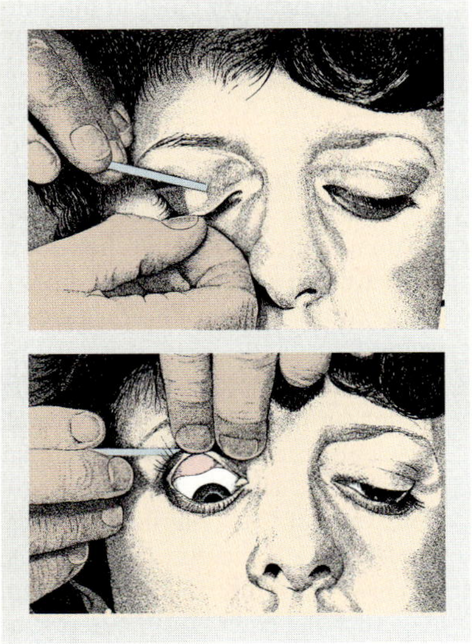

Abb. 33.25: Beim Ektropionieren wird das Oberlid um einen Gegenstand nach oben gewendet. Der Untersucher faßt dazu die Wimpern mit der einen Hand und legt mit der anderen z.B. einen Glasstab oder ein Streichholz auf das Oberlid. Mit einer schnellen Bewegung wird das Lid nun um den Gegenstand geklappt. [A111]

lidinnenseite muß das Oberlid **ektropioniert** (umgestülpt) werden (☞ Abb. 33.25).

Sehschärfeprüfung

> **Sehschärfe** = *Visus cum correctione (c.c.)* = Sehvermögen bei Korrektur durch Brillengläser.
> **Sehleistung** = *Visus sine correctione (s.c., Rohvisus)* = Sehvermögen ohne Korrektur durch Brillengläser

Die **Prüfung der Sehschärfe** erfolgt in der Regel mit Hilfe eines *Sehzeichenprojektors,* der die *Sehprobenzeichen (Optotypen)* auf einen fünf Meter vom Patienten entfernten Wandschirm projiziert. Übliche Sehprobenzeichen sind verschieden große Zahlen- oder Buchstabenreihen. Für Kinder und Analphabeten werden *Snellenhaken* („Wohin zeigen die Haken?"), *Landolt-Ringe* („Wo ist der Ring offen?") oder Bilder als Sehprobenzeichen verwendet (☞ Abb. 33.27 und Abb. 33.28). Die Berechnung der Sehschärfe erfolgt nach der Formel Istentfernung/Sollentfernung (☞ Tab. 33.29). Normal ist eine Sehschärfe von 1,0. Durch Vorschaltung unterschiedlicher Linsen (Brillengläser) können Brechungsfehler (*Refraktionsfehler,* ☞ 33.12) bestimmt werden, indem der Patient angibt, mit welcher Linse er am besten sieht.

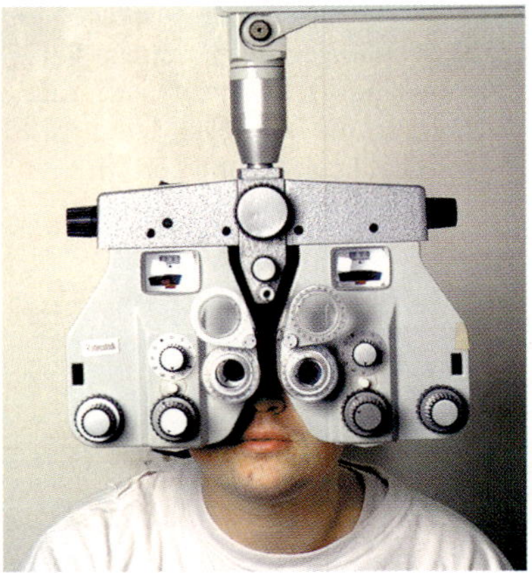

Abb. 33.26: Sehschärfenprüfung mit dem **Phoropter** (Gerät zur Bestimmung der Refraktion mittels wechselbarer Linsen). [K183]

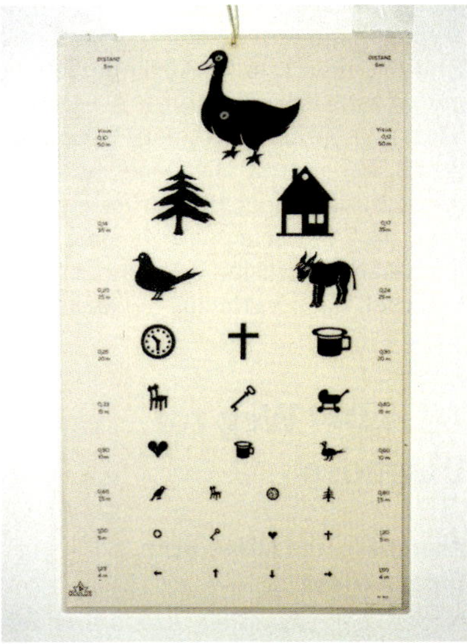

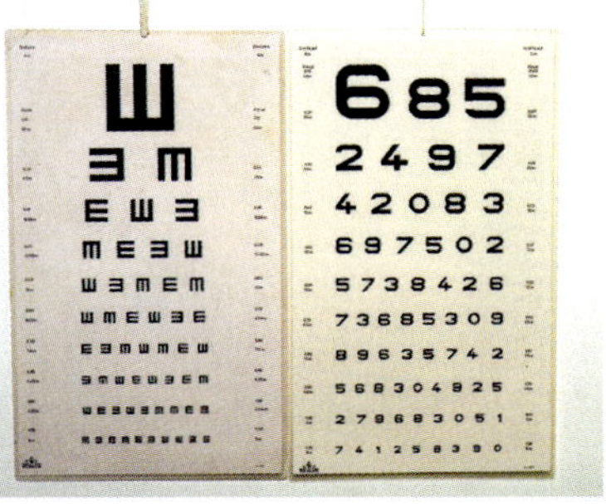

Abb. 33.27 (oben): Übliche Sehprobenzeichen für Erwachsene. Außerdem sind für Erwachsene noch Tafeln mit Buchstaben oder Landolt-Ringen gebräuchlich. [K183]

Abb. 33.28 (links): Als Sehprobenzeichen für Kleinkinder eignen sich am besten Bilder, z.B. von Haustieren. [K183]

Abstand: Patient – Projektionstafel	Kleinste vom Patienten lesbare Zeile	Formel	Sehschärfe
5 m	Zeile, die bei normaler Sehschärfe in einem Abstand von 5 m gelesen werden kann	5/5	1
5 m	Zeile, die bei normaler Sehschärfe in einem Abstand von 10 m gelesen werden kann	5/10	0,5
5 m	Zeile, die bei normaler Sehschärfe in einem Abstand von 50 m gelesen werden kann	5/50	0,1
1 m	Zeile, die bei normaler Sehschärfe in einem Abstand von 20 m gelesen werden kann	1/20	0,05
1 m	Zeile, die bei normaler Sehschärfe in einem Abstand von 50 m gelesen werden kann	1/50	0,02

Tab. 33.29: Berechnung der Sehschärfe.

Spiegelung des Augenhintergrunds

Bei der **Spiegelung des Augenhintergrunds** *(Funduskopie, Ophthalmoskopie)* werden Veränderungen der Netzhautgefäße, Netzhautablösungen, Netzhautblutungen oder eine Stauungspapille (**Papille** = Bereich des Sehnervenaustritts) sichtbar. Dabei sind die **indirekte** und die **direkte Ophthalmoskopie** (☞ Abb. 33.30 und Abb. 33.31) zu unterscheiden, bei denen ein starkes Licht von vorne durch die Pupille eingestrahlt wird, so daß die Netzhaut hell aufleuchtet und vergrößert betrachtet werden kann. Günstig sind ein verdunkelter Raum und evtl. eine medikamentöse Pupillenerweiterung, z.B. durch Gabe von Mydrial® oder Mydriaticum Roche® (Arztanordnung).

Untersuchung mit der Spaltlampe

Mit Hilfe der **Spaltlampe** werden die vorderen Augenabschnitte und die brechenden Augenmedien in 6 – 60facher Vergrößerung untersucht. Beispielsweise können Leukozyten im Kammerwasser nachgewiesen werden.

Die (verschiebbare) Spaltlampe ist auf einem besonderen Tisch montiert. Der Patient nimmt vor dem Apparat auf ei-

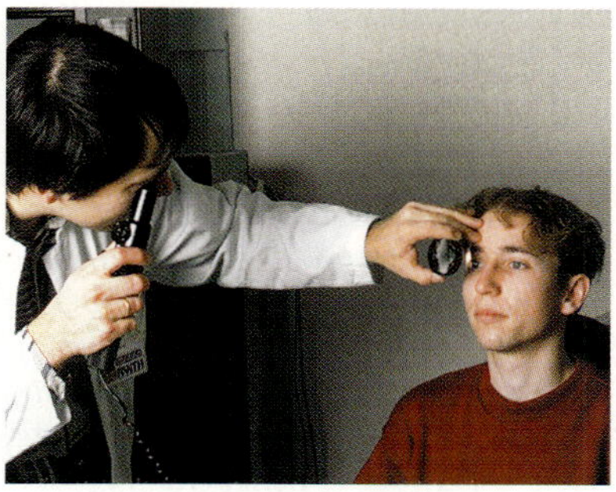

Abb. 33.30: **Indirekte Ophthalmoskopie:** Untersucher und Patient sitzen einander im Abstand von 40 – 60 cm gegenüber. Der Untersucher hält in der rechten Hand die Lichtquelle, mit der linken Hand hält er der Patientin eine Lupe vor das Auge. Diese Lupe sammelt zum einen das von der Lichtquelle ausgestrahlte Licht, zum anderen vereint sie das rückfallende Licht, so daß sich die Netzhaut der Patientin nahe der patientenabgekehrten Brennebene leicht vergrößert sowie seitenvertauscht und umgekehrt abbildet. Der Untersucher sieht die Netzhaut der Patientin also nicht direkt, sondern nur über das – sozusagen im Raum zwischen Lupe und Untersucher schwebende – Bild („virtuelles Bild"). Vorteilhaft ist der gute Überblick bei allerdings nur 1,5 – 6facher Vergrößerung. [K183]

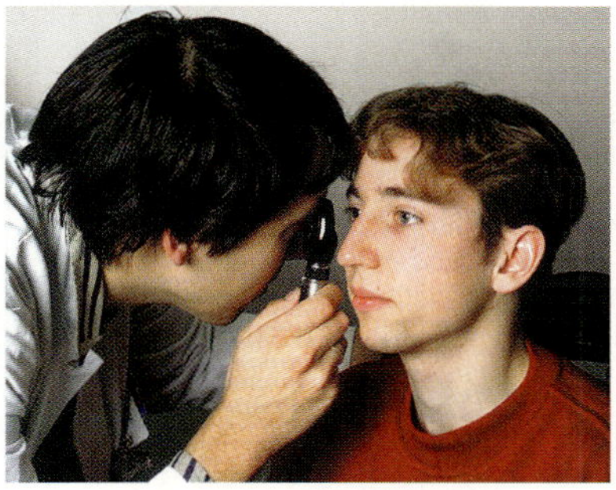

Abb. 33.31: **Direkte Ophthalmoskopie:** Der Untersucher nähert sich dem Patienten bis auf wenige Zentimeter. In der Hand hält er das *Ophthalmoskop,* in das eine Lichtquelle und eine Lupe eingebaut sind. Dann spiegelt er mit dem linken Auge das linke Auge des Patienten oder mit dem rechten Auge das rechte Auge des Patienten. Die beleuchtete Netzhautfläche bildet sich dabei direkt auf der Netzhaut des Untersuchers ab. Vorteilhaft ist die gute Detailerkennbarkeit bei starker (ca. 16facher) Vergrößerung. [K183]

nem Drehstuhl Platz und stützt seinen Kopf auf eine Kinn- und Stirnstütze auf (☞ Abb. 33.34). Bei Kindern hilft ein Elternteil oder eine Pflegeperson, indem sie den Kopf fixiert und/oder die Lider auseinanderzieht. Die Reflektion des Lichtes aus der Spaltlampe ergibt ein „Schnittbild" durch die vorderen Augenabschnitte (☞ Abb. 33.49), das durch Vergrößerungsgläser hindurch betrachtet werden kann (☞ Abb. 33.33). Durch Aufsatz eines speziellen Kontaktglases mit integriertem Spiegel auf die (anästhesierte) Hornhaut kann der Kammerwinkel genau beurteilt werden (**Gonioskopie**, ☞ auch 33.9).

Messung des Augeninnendrucks

Da ein erhöhter Augeninnendruck (*Glaukom*, ☞ 33.9) zu schwerwiegenden Komplikationen führen kann, sollte bei jedem Erwachsenen über 40 Jahren der Augeninnendruck regelmäßig kontrolliert werden (Messung des Augeninnendrucks = **Tonometrie**). Heute wird praktisch nur noch das **Applanationstonometer nach Goldmann** eingesetzt (☞ Abb. 33.35). Mit diesem mißt der Augenarzt die Kraft, die notwendig ist, um die Hornhaut mit Hilfe eines planen Meßstempels auf einer definierten Fläche abzuplatten *(applanieren)*.

Für die Messung sitzt der Patient an der Spaltlampe. Nach Tropfanästhesie der Hornhaut und Anfärben der Tränenflüssigkeit durch ein farbstoffgetränktes Papierchen oder nach Gabe eines Tropfanästhetikums mit Farbstoff fährt der Arzt den Meßstempel vor das Auge, setzt ihn auf die Hornhaut auf und beobachtet z.B. über die Spaltlampe den Kontakt zwischen Hornhaut und Meßstempel. Dann dreht er an einer fein zu regulierenden Schraube, die mit einer Federwaage im Tonometer verbunden ist, und verändert dadurch die auf die Hornhaut einwirkende Kraft. Wann genau die Hornhaut abgeplattet ist, erkennt der Arzt an der angefärbten Tränenflüssigkeit unter dem Meßstempel. Diese bildet zwei Farb-Halbringe, die ihre Lage zueinander je nach Kontakt zwischen Hornhaut und Meßstempel verändern.

Da der Augeninnendruck tageszeitlichen Schwankungen unterliegt, wird die Tageszeit dokumentiert. Vielfach gibt ein *Augendruck-Tagesprofil* bessere Hinweise auf chronische Druckerhöhungen als die einmalige Messung.

Prüfung des Gesichtsfeldes

Gesichtsfeld: Wahrnehmungsfeld des Auges bei unbewegtem Auge.

Das Gesichtsfeld eines oder beider Augen kann insbesondere bei Erkrankungen des Sehnerven (z.B. Schädigung durch Glaukom), der Netzhaut (z.B. Netzhautablösung) oder bei Krankheiten des Gehirns (z.B. Gehirntumor) eingeschränkt sein. **Gesichtsfeldausfälle** *(Skotome)* können sowohl am Rand des Gesichtsfeldes beginnen als auch von zentralen Bereichen des Gesichtsfeldes ausgehen.

Zur seitengetrennten Prüfung der Gesichtsfelder (**Perimetrie**) wird jeweils ein Auge abgedeckt. Der Blick des anderen Auges ist auf einen zentralen Fi-

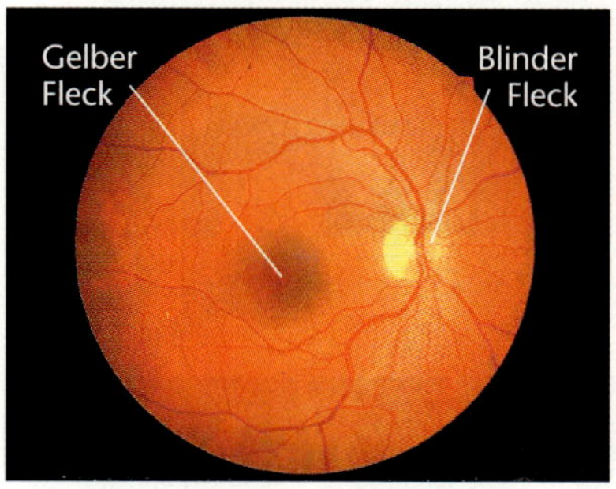

Abb. 33.32: Augenhintergrund eines Gesunden (rechtes Auge des Patienten im direkten ophthalmoskopischen Bild). Rechts ist der *blinde Fleck,* der Austritt des Sehnerven, gut zu erkennen. Dort verlassen auch die Gefäße die Netzhaut bzw. treten in sie ein. Etwa in der Bildmitte liegt der fast gefäßfreie *gelbe Fleck,* der Ort des schärfsten Sehens. [T132]

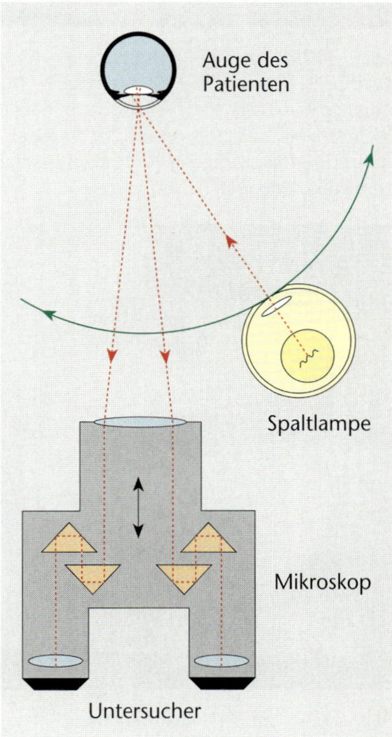

Abb. 33.33: Spaltlampenmikroskop (schematische Abbildung). [M100]

xationspunkt innerhalb der jeweiligen Meßanordnung gerichtet. Dann werden verschiedene Leuchtmarken in das Gesichtsfeld eingespielt, und der Patient gibt an, wann er diese erstmalig registriert, ohne aber den Blick von dem zentralen Fixationspunkt zu wenden.

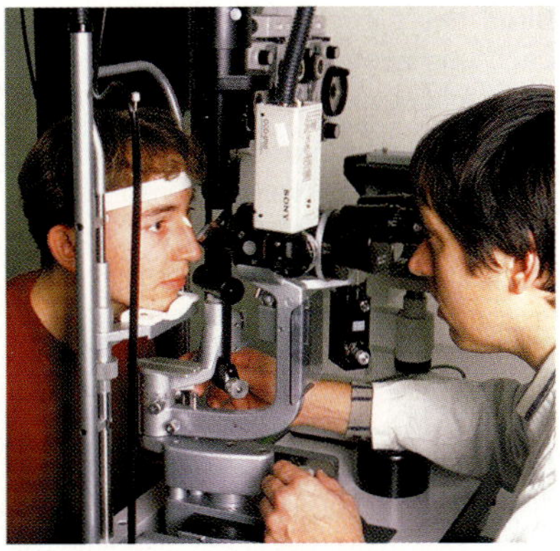

Abb. 33.34: Untersuchung mit der Spaltlampe. [K183]

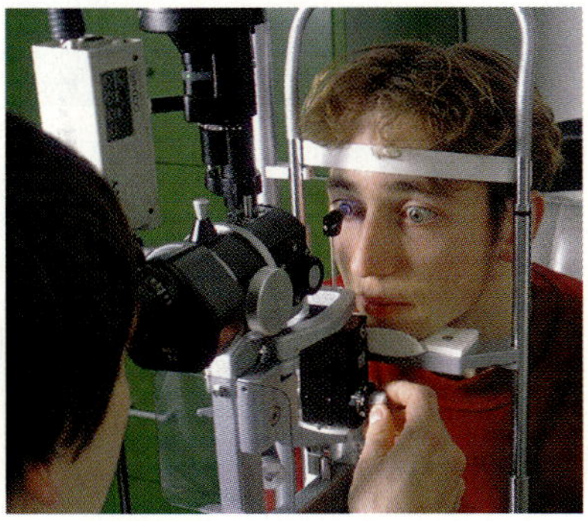

Abb. 33.35: Applanationstonometer nach Goldmann. Oben ist der Meßstempel, rechts unten die mit der Federwaage verbundene Meßtrommel zu sehen, an der der Druck abgelesen werden kann, der zur Abplattung der Hornhaut nötig war. [K183]

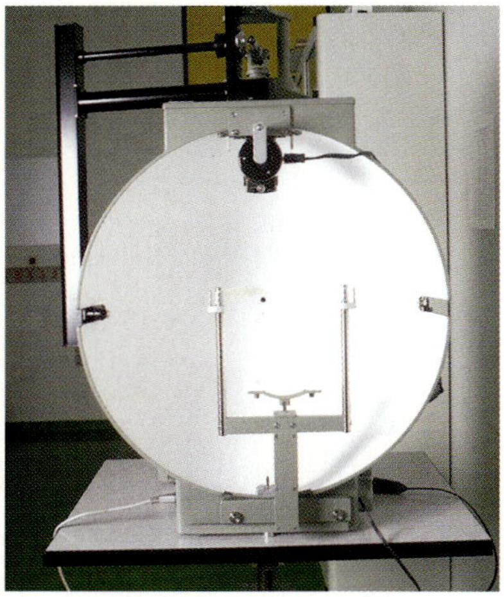

Abb. 33.36: Zur Prüfung des Gesichtsfelds steht eine Vielzahl von Geräten zur Verfügung. Hier ist der Projektionskugelperimeter nach Goldmann abgebildet. [K183]

Schirmer-Test

Mit Hilfe des **Schirmer-Tests** wird die Tränenproduktion geprüft. Ein mehrere Zentimeter langer Streifen Lackmus-Filterpapier wird an einem Ende um ca. 0,5 cm umgeknickt und hinter das Unterlid eingelegt. Das Filterpapier saugt die leicht alkalische Tränenflüssigkeit auf und verfärbt sich dadurch blau-violett. Normalerweise sind nach fünf Minuten mindestens 10 – 20 mm (gemessen ab der Lidkante) benetzt.

Krankhaft sind eine Befeuchtungslänge unter 5 mm oder eine Seitendifferenz über 30%. Eine verminderte Tränensekretion ist beispielsweise bei einer peripheren Fazialislähmung (☞ 35.11.3) oder einer Conjunctivitis sicca (☞ 33.7.1) zu beobachten.

Medikament	*Indikationen (I), Wirkungsweise (W), Nebenwirkungen (NW)*
Mydriatika (pupillenerweiternde Medikamente)	
Atropin, z.B. Atropinol® (Wirkdauer bis 2 Wochen) **Scopolamin,** z.B. Boro-Scopol® (Wirkdauer ca. 3 Tage) **Cyclopentolat,** z.B. Cyclopentolat® 0,5%/1% (Wirkdauer bis 1 Tag) **Tropicamid,** z.B. Mydraticum „Roche"® (Wirkdauer 3 – 4 Std.)	**I:** • Untersuchung der Linse (Präparate mit kurzer Wirkdauer bevorzugen), des Glaskörpers und der Netzhaut, Refraktionsbestimmung bei Kindern • Operationsvorbereitung bei Linsen- und Netzhautoperationen • Ruhigstellung des Auges bei Entzündungen der Iris, bei Netzhautablösungen oder beispielsweise nach Katarakt-OP **W:** • Pupillenerweiterung und Akkommodationslähmung durch Lähmung des M. sphincter pupillae und des Ziliarmuskels **NW:** • Auslösen eines Glaukomanfalls bei engem Kammerwinkel • Herabsetzung des Seh- und Reaktionsvermögens • Evtl. systemische Wirkungen, z.B. Tachykardie, Halluzination, Harnverhalt
Miotika (pupillenverengende Medikamente)	
Aceclidin, z.B. Glaucotat® **Carbachol,** z.B. Carbamann® 1% – 3% **Pilocarpin,** z.B. Isopto®-Pilocarpin 0,5% – 4%	**I:** • (Engwinkel-)Glaukom • Operationsvorbereitung **W:** • Pupillenverengung durch Erregung des M. sphincter pupillae • Abflußverbesserung des Kammerwassers durch Erhöhung des Ziliarmuskeltonus und nachfolgender Erweiterung des Kammerwinkels **NW:** • Sehstörungen, Kopfschmerzen und Übelkeit durch Akkommodationskrampf
Weitere augeninnendrucksenkende Medikamente (I: Weitwinkel- und Sekundär-Glaukom)	
Adrenalinabkömmlinge, z.B. d Epifrin® 0,1% Augentropfen	**W:** • Drosselung der Kammerwasserproduktion. • Verbesserung des Kammerwasserabflusses **NW:** • (Leichte) Weitstellung der Pupille
β-Blocker, z.B. Betoptima®	**W:** • Drosselung der Kammerwasserproduktion. Keine Änderung von Pupillenweite und Akkommodation (Vorteil für Berufstätige und Autofahrer) **NW:** • Müdigkeit, Kopfschmerzen, Depressionen • Kontraindiziert bei Asthma bronchiale, Herzinsuffizienz und Bradykardie, da die Augentropfen resorbiert werden und entsprechende Nebenwirkungen (☞ 19.36) auslösen können
Carboanhydrasehemmer, z.B. Trusopt®	**W:** • Drosselung der Kammerwasserproduktion • Entwässerung **NW:** • Überempfindlichkeitsreaktionen (gehört zu den Sulfonamiden)

Tab. 33.38: Übersicht über Lokaltherapeutika in der Augenheilkunde.

Bindehautabstrich

Mikrobiolog. Untersuchung, ☞ *28.3.3*

Ein **Bindehautabstrich,** d.h. die Entnahme von Sekret aus dem Bindehautsack mit einem sterilen Watteträger oder einer ausgeglühten Platinöse, ist vor allen operativen Eingriffen und bei entzündlichen Veränderungen angezeigt, um eine gezielte Antibiotikabehandlung zu ermöglichen. Der Abstrich muß *vor* der antibiotischen Erstbehandlung erfolgen.

Durchführung:

- Patienten informieren
- Patienten wie bei der Gabe von Augentropfen lagern (☞ 33.2.3)

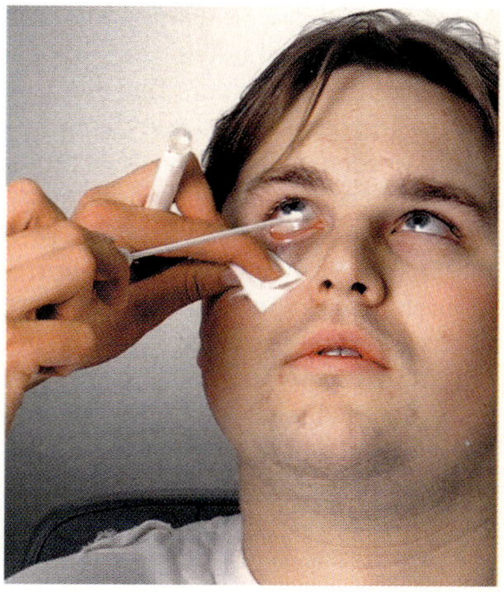

Abb. 33.37: Durchführung eines Bindehautabstrichs. [K183]

- Watteträger oder ausgeglühte Platinöse steril auspacken und nur am dafür vorgesehenen Griffteil berühren
- Vorsichtig durch den freigelegten unteren Bindehautsack streichen und den Watteträger gleich in das Transportmedium zurückstecken bzw. den Abstrich sofort auf ein Nährmedium auftragen
- Abstrich nach Herstellerangaben weiter versorgen, mit den Daten des Patienten und dem Tagesdatum beschriften und mit dem ausgefüllten Begleitschein an das mikrobiologische Labor schicken.

Medikament	*Indikationen (I), Wirkungsweise (W), Nebenwirkungen (NW)*
Antiinfektiosa	
Antibiotika **Chloramphenicol,** z.B. Oleomycetin® **Gentamicin,** z.B. Refobacin® **Tetrazykline,** z.B. Aureomycin®	**I:** • Bakterielle Infektionen v.a. der Binde- und Hornhaut, Infektionsprophylaxe **NW:** • Überempfindlichkeitsreaktionen • Therapiebeginn sofort nach Abstrich, evtl. Umstellung je nach Antibiogramm (☞ 28.3.5)
Antimykotika **Natamycin,** z.B. Pima Biciron® N	**I:** • Pilzinfektion des Auges und seiner Umgebung **NW:** • Überempfindlichkeitsreaktionen • Erregeridentifizierung anstreben
Virustatika **Aciclovir,** z.B. Zovirax® **Trifluorthymidin,** z.B. TFT Thilo® 1%	**I:** • (Herpes simplex)Virus-Infektionen der Hornhaut **NW:** • Hemmung der Heilung z.B. von Epithelien, daher nur zeitlich befristete Gabe
Lokalanästhetika	
Procain, z.B. Novesine® 0,4% Thilorbin® (mit Fluorescein)	**I:** • Hornhautbetäubung vor diagnostischen (Augeninnendruckmessung) oder therapeutischen Eingriffen (Fremdkörperentfernung, kleine Operationen) **NW:** • Entstehung schwerer Nekrosen des Hornhautepithels. • Daher nicht dem Patienten überlassen!
Glukokortikoide	
Prednisolon, z.B. Inflanefran® forte	**I:** • Entzündungen des Auges, v.a. nicht-infektiöser und immunologischer Ursache **W:** • ☞ Pharma-Info 23.47 Glukokortikoide **NW:** • Bei längerer Behandlung Gefahr von Hornhautschäden, Linsentrübung und Druckerhöhung
Wund- und Heilsalbe	
Dexpanthenol, z.B. Bepanthen®	**I:** • Reizungen des Auges • Fremdkörperverletzungen • Leichte Hornhauterosionen **W:** • Reizlinderung und schnellere Epithelialisierung **NW:** • Kurzzeitige Sehbehinderung durch „Schmierfilm“
Filmbildner („Künstliche Tränen“)	
Polyvidon, z.B. Vidisept® N **Polyvinylalkohol,** z.B. Liquifilm®	**I:** • Austrocknung der Hornhaut durch verminderte Tränensekretion oder fehlenden Lidschluß • Trigeminusparese **NW:** • Augenbrennen

Tab. 33.38: Übersicht über Lokaltherapeutika in der Augenheilkunde.

33.5 Medikamente in der Augenheilkunde

Lokaltherapeutika

Bei vielen Augenerkrankungen reicht eine *lokale* medikamentöse Therapie aus, die mit weniger Nebenwirkungen behaftet ist als die *systemische* Medikamentengabe (☞ unten). Die Lokaltherapeutika verteilen sich rasch auf Binde- und Hornhaut und werden gut resorbiert. Allerdings müssen sie relativ häufig aufgetragen werden, da die Wirksubstanz schnell durch die Tränenwege in die Nase fortgespült wird. Folgende Darrreichungsformen werden unterschieden:

- **Augentropfen:** Augentropfen sind meist wäßrige Lösungen, die schnell resorbiert werden. Ihre Wirkdauer beträgt ca. 3 – 6 Stunden
- **Ölhaltige Augentropfen** und **Augensalben:** Salben und Öle haben eine längere Wirkungsdauer (bis zu 12

Stunden) und werden deshalb v.a. zur Nacht verabreicht. Sie bilden kurzzeitig einen Schmierfilm auf dem Auge und behindern dadurch das Sehen, werden aber als angenehm kühlend und pflegend empfunden

- **Subkonjunktivale Injektionen** *(Injektionen unter die Bindehaut):* Durch subkonjunktivale Injektionen (vergleichbar einer subkutanen Injektion) können hohe Wirkstoffkonzentrationen in den vorderen Augenabschnitten bei relativ langer Wirkungsdauer erzielt werden. Auch Lokalanästhetika können subkonjunktival gespritzt werden.

Systemische Medikation

Bei der systemischen Medikation stehen folgende Medikamente bzw. Medikamentengruppen im Vordergrund:

- *Antibiotika* gegen Infektionen (☞ Pharma-Info 28.24)
- *Glukokortikoide* v.a. gegen nicht-infektiöse Entzündungen (☞ Pharma-Info 23.47)
- *Immunsuppressiva* gegen schwere immunologisch bedingte Erkrankungen, die das Augenlicht bedrohen (☞ Pharma-Info 29.26)
- **Medikamente zur Senkung des Augeninnendrucks.** Bewährt haben sich v.a. Acetazolamid (z.B. Diamox®), das die Kammerwasserproduktion hemmt und leicht diuretisch wirkt, sowie die Infusion 20%iger Mannitollösung oder die orale Gabe von ca. 100 ml eines 50 – 75%igen Glyzerintrunkes (mit Zitronensaft als Geschmackskorrigens), die osmotisch Wasser entziehen.

33.6 Lid-Erkrankungen

33.6.1 Gerstenkorn

Gerstenkorn *(Hordeolum)*: Meist staphylokokkenbedingte, akute, eitrige Infektion der Liddrüsen. Als **Hordeolum externum** im Lidkanten- oder Wimpernbereich, als **Hordeolum internum** an der Lidinnenseite lokalisiert.

Leitsymptome des Gerstenkorns sind Rötung, Schwellung und starke Schmerzen des betroffenen Lides. Innerhalb weniger Tage abszediert die Entzündung, und eine Eiterkuppe an der Lidaußen- oder -innenseite wird sichtbar. Manche Patienten sind in ihrem Allgemeinbefinden beeinträchtigt.

Behandelt wird mit trockener Wärme (z.B. Rotlicht) sowie antibiotischen und desinfizierenden Augensalben. Trockene Wärme kann anfangs die Weiterentwicklung eines Gerstenkorns aufhalten, später aber beschleunigen. Ein Verband ist wegen des dann auftretenden Sekretstaus eher ungünstig, kann aber bei Kindern erforderlich sein, um ein Reiben der Augen zu unterbinden. Da sich das Gerstenkorn nach einigen Tagen in der Regel öffnet und dann komplikationslos abheilt, ist eine Stichinzision nur selten notwendig.

☑ Bei rezidivierendem Gerstenkorn nach Diabetes mellitus fahnden.

33.6.2 Hagelkorn

Hagelkorn *(Chalazion):* Chronische Entzündung infolge eines Sekretstaus in den Meibom-Talgdrüsen im Ober- oder Unterlid.

Das Hagelkorn zeigt sich als derber, nicht verschieblicher, etwa hagelkorngroßer Knoten des Lides. Der Patient hat zwar keine (Druck-)Schmerzen, aber ein störendes Spannungsgefühl.

Meist muß ein Hagelkorn operativ entfernt werden. Der Eingriff findet in lokaler Infiltrationsanästhesie statt und kann ambulant durchgeführt werden. Die Wunde wird mit einem antibiotischen Augensalbenverband versorgt. In Zweifelsfällen und bei Rezidiven wird das Gewebe histologisch untersucht, um ein Karzinom oder eine tuberkulöse Entzündung auszuschließen.

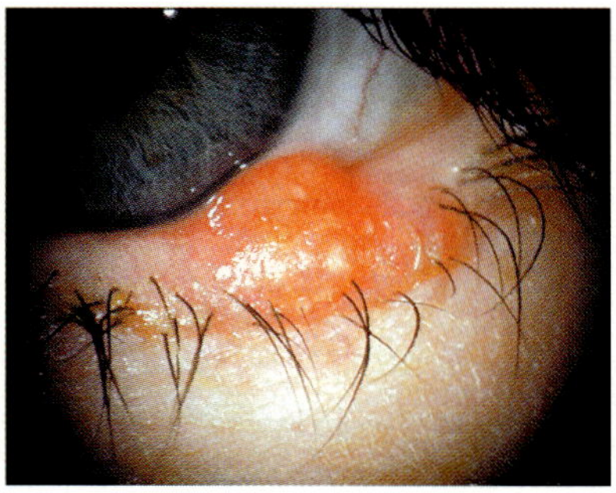

Abb. 33.39: Hordeolum externum links: Follikulitis des Unterlids. [T132]

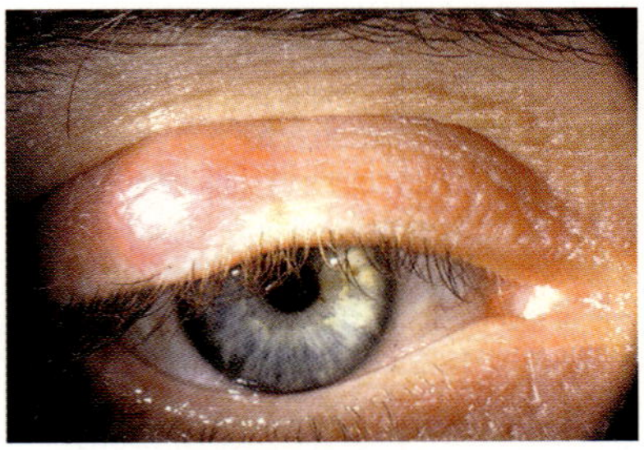

Abb. 33.40: Hagelkorn (Chalazion): Rötliche Schwellung im Oberlid. [T132]

33.6.3 Lagophthalmus

Lagophthalmus *(Hasenauge):* Unvollständiger Lidschluß.

Bedingt durch Narben, einen Exophthalmus (☞ 23.4.3), ein Koma oder eine Fazialisparese (☞ 35.11.3) mit Lähmung des ringförmigen *M. orbicularis oculi* kann der Patient eines oder beide Lider nicht mehr vollständig schließen. Der normalerweise geschlossene Tränenfilm reißt auf, und die Hornhaut trocknet aus. Ohne Behandlung entwickeln sich eine Hornhautentzündung (Keratitis, ☞ 33.7.2) und ein Hornhautgeschwür (☞ 33.7.2).

Bewußtseinsklare Patienten klagen über andauerndes Trockenheitsgefühl und Brennen im Auge, evtl. auch über eine herabgesetzte Sehschärfe.

Augensalben, ein Uhrglasverband (☞ 33.2.7) oder eine weiche Kontaktlinse, die aber ständig befeuchtet werden muß, können das Auge vor dem Austrocknen schützen. Auch eine häufige Applikation von tränenersetzenden Augentropfen, z.B. Vidisept N®, ist hilfreich. Außerdem ist eine sorgfältige Augenpflege (☞ 7.5.8) notwendig. Je nach Ursache und damit Prognose des Lagophthalmus ist ein operativer Teilverschluß der Lider durch **Tarsorrhaphie** *(Lidrandnaht)* zu erwägen.

33.7 Erkrankungen von Bindehaut und Hornhaut

33.7.1 Konjunktivitis

Konjunktivitis: Akute oder chronische Augenbindehautentzündung.

Krankheitsentstehung

Je nach Ursache werden unterschieden:

- **Infektiöse Konjunktivitis** durch Bakterien, Chlamydien (☞ 28.5.19), Pilze oder Viren
- **Nicht-infektiöse Konjunktivitis,** z.B. durch Fremdkörper, Tabakrauch, Staub, unbehandelte Brechungsfehler oder Allergien. Auch („ungepflegte") Kontaktlinsen führen häufig zu Nicht-infektiöse Konjunktivitiden.

Symptome, Befund und Diagnostik

Auch wenn ein Auge stärker betroffen ist als das andere, befällt die Konjunktivitis stets beide Augen:

- Jucken, Brennen, Fremdkörpergefühl („Sand in den Augen") und ge-

Krankheitsbild	Ursache	Typische Klinik	Therapie und Pflege	Besonderes
Infektiöse Konjunktivitiden				
Bakterielle Konjunktivitis	Pneumo-, Strepto- oder Staphylokokken (☞ 28.5.3–28.5.4)	Oft eitrige Sekretion, evtl. Blutaustritt in die Schleimhaut. Übergreifen auf Hornhaut möglich	Antibiotikahaltige Augentropfen 3 – 5 mal täglich	• Vor Beginn der Therapie Bindehautabstrich zur Erregeridentifizierung und Resistenzbestimmung. • Beachtung der einschlägigen Hygieneregeln • Keine Verbände (Keimnährböden)
	Pseudomonas aeruginosa (☞ 28.5.9)	Viel eitriges Sekret	Antibiotikahaltige Augentropfen halbstündlich	• Erblindungsgefahr! • Oft Übertragung durch kontaminierte Tropfflaschen (auch solche mit Antibiotikalösungen), weiche Kontaktlinsen oder deren Pflegematerialien
Trachom *(Körnerkrankheit, ägyptische Augenkrankheit)*	Chlamydia trachomatis Typ A – C	Langsame Symptomentstehung über Monate, unregelmäßige Bindehautfollikel, die einschmelzen und vernarben	Antibiotikahaltige Augentropfen oder -salben, evtl. systemische Therapie. Ggf. später Operationen zur Beseitigung von Defektzuständen (Narbenresektion, Hornhauttransplantation)	• Weltweit häufigste Erblindungsursache • In Deutschland meldepflichtige Erkrankung • Übertragung z.B. durch Fliegen und mangelhafte Hygiene
Schwimmbad-Konjunktivitis *(Einschlußkörperchen-Konjunktivitis, Paratrachom)*	Chlamydia trachomatis Typ D – K	Schleimig-eitrige Sekretion, hahnenkammartige Schwellung der Lymphfollikel, evtl. Schwellung der Lymphknoten vor dem Ohr	Antibiotikahaltige Augentropfen oder -salben. Evtl. systemische Antibiotikagabe. Bei Säuglingen stationäre Behandlung	• Keine Hornhautbeteiligung und trotz des teils langwierigen Verlaufs gute Prognose. Bei Erwachsenen evtl. gleichzeitig Befall des Urogenitaltraktes (☞ 28.5.19)
Keratokonjunktivitis epidemica (KKE)	Adenoviren	Beginn meist einseitig, dann Übergreifen auf 2. Auge. Lymphknotenschwellung vor dem Ohr, auffällige Bindehautrötung und Lidschwellung, seröses Sekret. Starke Augenschmerzen möglich	Patienten möglichst aus dem Krankenhaus entlassen, ansonsten isolieren. Symptomatisch gefäßverengende Augentropfen und Heilsalbe. Bei Bedarf Schmerzmittel, z.B. Paracetamol. Evtl. glukokortikoidhaltige Präparate (umstritten)	• Hornhautbeteiligung möglich. Übertragung nicht nur durch Tröpfcheninfektion, sondern auch durch kontaminierte medizinische Geräte
Nichtinfektiöse Konjunktivitiden				
Konjunktivitis simplex (Reizkonjunktivitis, einfache Bindehautentzündung)	Z.B. Staub, nicht korrigierte Brechungsfehler, Ektropium. Oft keine Ursache festellbar	Fremkörpergefühl, Jucken, Brennen, morgens verklebte Lidränder	Möglichst Ursache beseitigen, ansonsten symptomatisch gefäßverengende Augentropfen, Wund- und Heilsalbe	
Akute allergische Konjunktivitis	Allergische Reaktion, z.B. auf Pollen, Staub, Salben oder Kosmetika	Juckreiz, brennende Schmerzen, starke Lidschwellung	Wenn möglich, Allergen-Karenz. Ansonsten gefäßverengende Augenropfen oder Augentropfen mit Antihistaminika, evtl. kurzzeitig glukokortikoidhaltige Präparate. Augentropfen mit Cromoglicinsäure möglichst vor Auftreten der ersten Symptome	Gehäuftes Autreten in Frühjahr und Sommer. Oft gleichzeitiges Bestehen eines allergischen Schnupfens
Chronische allergische Konjunktivitis		Augenbrennen, Patienten reiben die Lider, schleimiges Sekret unregelmäßige Vorwölbungen der Bindehaut („Pflastersteine")		Oft Verschlimmerung im Frühjahr
Conjunctivitis sicca (lat. sicca = trocken)	Unzureichende Tränensekretion	Augenbrennen	„Künstliche Tränen" (☞ 33.38)	V.a. ältere Patienten betreffend; Diagnose durch Schirmer-Test (☞ 33.4)

Tab. 33.41: Übersicht über die wichtigsten Konjunktivitiden.

ringe bis mäßige Schmerzen der Augen
- Sog. **Abwehrtrias** aus Lichtscheu, Tränenfluß und **Blepharospasmus** (krampfhafter Lidschluß)
- Rötung der Bindehaut (☞ 33.3.3 und Abb. 33.22)
- Schwellung unterschiedlichen Ausmaßes
- Sekretion, die je nach Krankheitsursache wäßrig, schleimig oder eitrig ist.

Die Symptome der akuten Konjunktivitis sind in der Regel stärker als bei der chronischen Konjunktivitis.

Die Diagnose wird durch die klinische Untersuchung und Bindhautabstriche (☞ 33.4) gestellt. Außerdem muß eine Hornhautbeteiligung ausgeschlossen werden (☞ 33.7.2).

Behandlungsstrategie

Pflege

Die Behandlung ist ursachenabhängig (☞ Tab. 33.41) und kann meist ambulant durchgeführt werden. Die Patienten sind in der Regel nicht erhöht pflegebedürftig.

33.7.2 Keratitis

Keratitis: *Hornhautentzündung des Auges.* Am häufigsten verursacht durch Viren.

Keratokonjunktivitis epidemica, ☞ 33.41; Keratitis bei Lagophthalmus, ☞ 33.6.3

Vor der Untersuchung wird die Hornhaut durch Auftropfen eines geeigneten Lokalanästhetikums (☞ Tab. 33.38) betäubt. Die Diagnose wird durch Spaltlampenuntersuchung, Sensibilitätsprüfung und Anfärben der Epitheldefekte mit Fluoreszenzlösung gestellt. Horn- und Bindehautabstriche dienen der Erregersicherung.

Herpes corneae

Der **Herpes corneae** wird durch das Herpes simplex-Virus hervorgerufen. Zwei Verlaufsformen werden unterschieden:
- Bei der oberflächlichen **Keratitis dendritica** bestehen bäumchenartige Defekte des *Hornhautepithels* (☞ Abb. 33.42). Der Patient klagt über Lichtscheu, Fremdkörpergefühl, Schmerzen und Tränenträufeln. Typisch ist die Sensibilitätsminderung der Hornhaut. Behandlung der ersten Wahl ist die Gabe virostatischer Augentropfen. Nur bei Therapieresistenz wird das oberflächliche Epithel mit einem medikamentengetränkten Tupfer abgetragen
- Bei der **Keratitis disciformis** ist das tieferliegende *Hornhautendothel* (☞ Abb. 33.43) befallen und das *Hornhautstroma* scheibenförmig getrübt. Hauptsymptome sind Lichtscheu, Tränenträufeln, herabgesetzte Hornhautempfindlichkeit und deutliche Sehverschlechterung. Die Behandlung besteht in der lokalen und/oder systemischen Gabe von Virostatika (z.B. Zovirax®) und – bei intaktem Epithel – Glukokortikoid-Augentropfen. Der Verlauf ist oft langwierig, und Rezidive sind möglich.

Ulcus serpens

Eine Verletzung der Hornhaut mit verschmutzten Gegenständen oder das Eindringen von Bakterien (etwa bei einer chronischen Infektion der Tränenwege) in Epitheldefekte führt zu einer **tiefen bakteriellen Keratitis** und oft innerhalb weniger Stunden zu einem **Ulcus serpens** *(kriechendes Hornhautulcus)* oder gar einer **Hornhautperforation.** Der Patient hat Schmerzen, Lichtscheu und Tränenträufeln sowie eine starke Bindehautreizung. Typisch ist eine Eiteransammlung in der Vorderkammer (**Hypopyon**, ☞ Abb. 33.44). Sofort nach Abstrichentnahme wird mit der lokalen, evtl. auch systemischen Gabe von Breitspektrumantibiotika begonnen (z.B. stündlich Refobacin®-Augentropfen). Die Pupille wird wegen der Sekundär-Iritis (☞ 33.14) z.B. mit Boro-Scopol®-Augentropfen zweimal täglich erweitert. Eine weitere Komplikation ist die Entwicklung eines Sekundär-Glaukoms (☞ 33.9). Ist der Tränensack infiziert, muß er operativ entfernt werden.

33.7.3 Hornhauterosion

Hornhauterosion: Oberflächlicher Epitheldefekt der Hornhaut, hervorgerufen z.B. durch Zweige, Fingernägel oder UV-Strahlen (Schweißen, Höhensonne = *Keratitis photoelectrica*).

Der Patient klagt über ein Fremdkörpergefühl im Auge, hat oft starke Schmerzen und zeigt die typische *Abwehrtrias* aus Lichtscheu, Tränenfluß und Lidkrampf. Häufig kann er sich an das auslösende Trauma erinnern. Bei einer Auslösung durch UV-Bestrahlung treten charakteristischerweise nach einer Latenz von 4 – 6 Stunden plötzlich starke Schmerzen auf.

Das betroffene Auge ist gerötet. Der Epitheldefekt läßt sich durch Anfärben der Hornhaut mit Fluorescein darstellen.

Die Behandlung besteht in der Gabe desinfizierender Salben (z.B. Noviform® Augensalbe) oder Heilsalben (z.B. Bepanthen® Augensalbe) sowie evtl. antibiotikahaltiger Augensalben. Das Auge wird ruhiggestellt, wozu ein beidäugiger Augenverband notwendig sein kann. Gegen die Schmerzen wird z.B. Paracetamol (etwa in ben-u-ron®) gegeben. Unter dieser Behandlung heilt die Erosion in der Regel rasch ab.

33.7.4 Keratoplastik

Keratoplastik: Hornhauttransplantation (Hornhautübertragung).

Ist beispielsweise nach Verätzungen oder schweren Entzündungen die

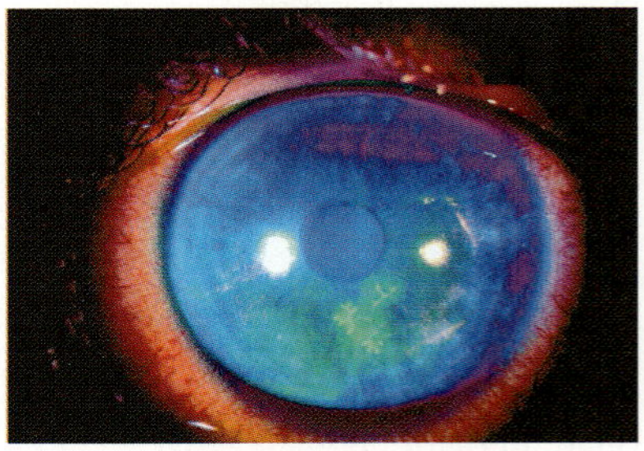

Abb. 33.42: Keratitis dendritica. In der unterern Hornhauthälfte Effloreszenz mit charakteristischer ästchenartiger Verzweigung (hellgrün angefärbt mit Fluorescein). [T132]

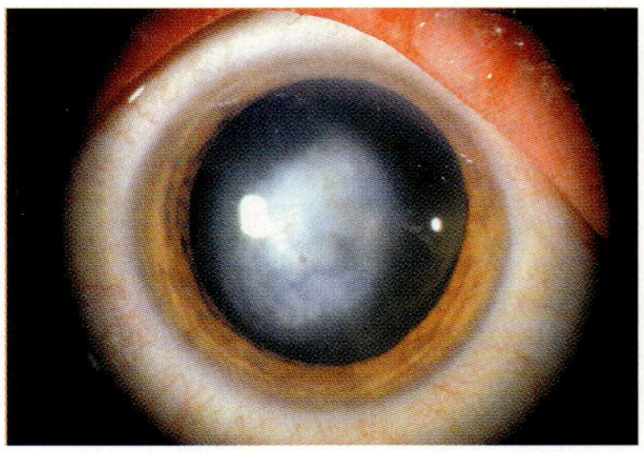

Abb. 33.43: Keratis disciformis mit typischer scheibenförmiger Hornhauttrübung. [T132]

Hornhaut stark getrübt, kann eine Hornhautübertragung helfen. Hierbei handelt es sich um eine *allogene Transplantation* (☞ 10.8).

Die getrübte Hornhaut des Patienten wird operativ entfernt und durch ein Hornhautscheibchen des Spenders ersetzt (☞ Abb. 33.45). Eine medikamentöse Unterdrückung des Immunsystems ist in der Regel nicht erforderlich, da die immunologischen Probleme aufgrund der Gefäßlosigkeit der normalen Hornhaut gering sind. Besonders nach Gefäßeinsprossung können aber Immunreaktionen auftreten, die mit lokaler oder systemischer Gabe von Glukokortikoiden, evtl. auch Ciclosporin A, behandelt werden müssen, da sie zur abermaligen Hornhauttrübung führen können.

33.8 Katarakt

Katarakt (*Cataracta, Grauer Star*): Trübung der Augenlinse.

Krankheitsentstehung und Einteilung

Meist werden die Linsentrübungen nach ihrer Entstehung eingeteilt:

Angeborene Katarakt

Sie kann erblich bedingt sein, wird aber auch durch verschiedene (Virus-)Infektionen der Mutter während der Schwangerschaft hervorgerufen (Röteln!).

Erworbene Katarakt

- Die häufigste erworbene Katarakt ist der **Altersstar** *(Cataracta senilis)*, dessen Entstehung noch nicht völlig geklärt ist. Veränderungen der Linseneiweiße führen zu einer verminderten Lichtdurchlässigkeit und einer Streuung der einfallenden Lichtstrahlen
- Linsentrübungen treten aber auch bei einigen Allgemeinerkrankungen (z.B. Diabetes mellitus, Dialyse), unter Glukokortikoidmedikation oder nach einer Röntgenbestrahlung im Augenbereich gehäuft auf
- Als **Cataracta complicata** wird eine Linsentrübung bei anderen Augenerkrankungen (z.B. Netzhautablösung, Glaukom), als **Cataracta traumatica** diejenige nach Augenverletzungen bezeichnet.

Symptome und Untersuchungsbefund

Die Patienten sehen unscharf und wie durch einen „grauen Nebel", Farben und Konturen verschwimmen. Evtl. sehen die Betroffenen auch Doppelbilder. Sie klagen über Blendungserscheinungen bei Tageslicht und können typischerweise in der Dämmerung besser sehen, weil sie bei weiter Pupille an der meist zentral gelegenen Trübung vorbeischauen können und die Lichtstreuung geringer ist. Schmerzen treten nicht auf. Die Sehstörungen nehmen allmählich zu und schränken den Erkrankten schließlich in allen Aktivitäten erheblich ein.

Die Katarakt wird bei weitgestellter Pupille am Spaltlampenmikroskop diagnostiziert. Eine fortgeschrittene Linsentrübung ist bereits bei bloßer Betrachtung des Auges erkennbar (☞ Abb. 33.46).

Behandlungsstrategie

Bei Allgemeinerkrankungen kann die Katarakt durch eine Behandlung des Grundleidens aufgehalten werden. Bei allen anderen Starformen hat die medikamentöse Therapie keinen nachweisbaren Erfolg gezeigt. Die einzige Behandlungsmethode bleibt die Operation unter dem Mikroskop. Die Operation kann bei gutem Zustand des Patienten und gesicherter postoperativer Pflege auch ambulant durchgeführt werden. Häufiger erfolgt die Operation aber im Rahmen eines kurzen stationären Aufenthaltes bis zu vier Tagen.

Zwei Operationsmethoden werden unterschieden (☞ auch Abb. 33.48):

Extrakapsuläre Operation

Bei der **extrakapsulären Operation** werden nur die vordere Linsenkapsel und das getrübte Linsenmaterial entfernt. Die hintere Linsenkapsel bleibt stehen und bildet weiter die Begrenzung zum Glaskörper.

Auf der hinteren Linsenkapsel kann sich durch übriggebliebene Linsenepithelzellen ein **Nachstar** bilden (☞ Abb. 33.47), der komplikationslos durch eine Lasertherapie ohne erneute Eröffnung des Auges behandelt werden kann. Die extrakapsuläre Operation ist heute das gebräuchlichste Verfahren, weil eine Netzhautablösung deutlich seltener auftritt als nach einer intrakapsulären Operation.

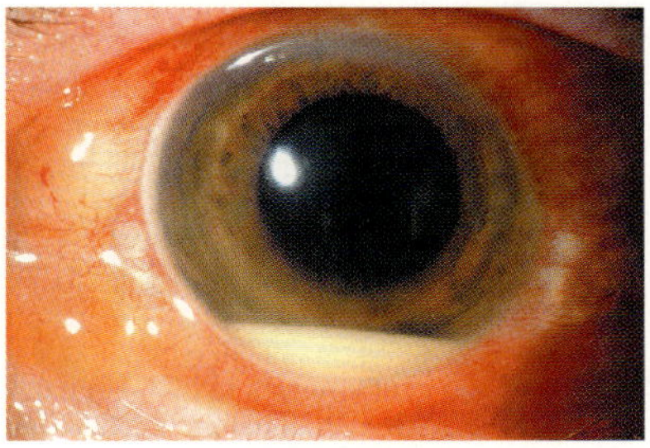

Abb. 33.44: Hypopyon (Eiteransammlung in der vorderen Kammer). [T132]

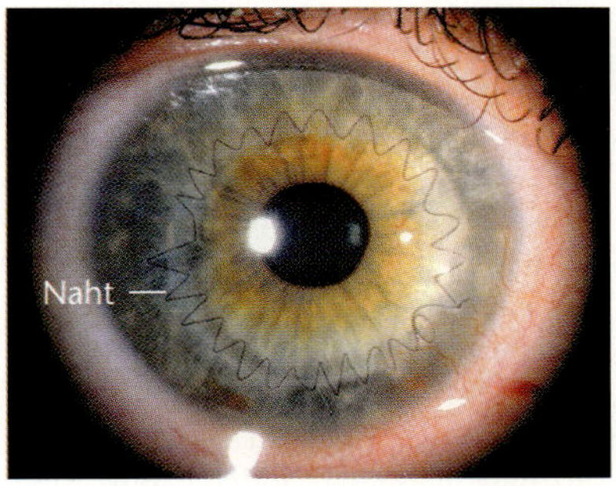

Abb. 33.45: Keratoplastik mit zickzackförmiger Naht. [T132]

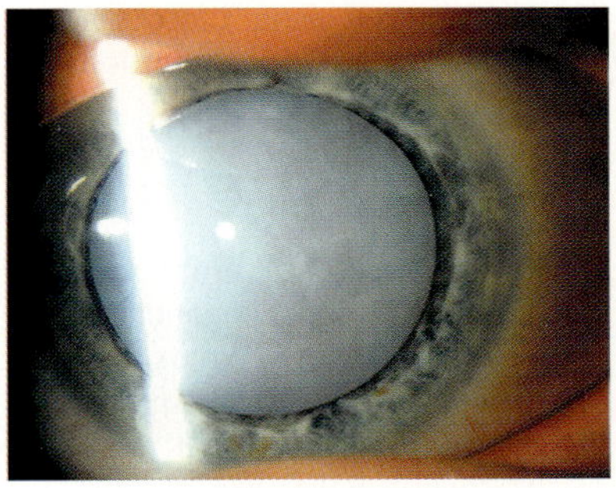

Abb. 33.46: Angeborene Katarakt (Grauer Star) bei einer 25jährigen Frau. Hier ist die Linsentrübung bereits so weit fortgeschritten, daß sie mit dem bloßen Auge sichtbar ist. [T132]

Intrakapsuläre Operation

Bei der **intrakapsulären Operation** wird die Linse im Ganzen (d.h. einschließlich ihrer Kapsel) entfernt. Da Glaskörpervorfall und Netzhautablösung relativ häufige Komplikationen sind, wurde diese Methode zunehmend verlassen und ist speziellen Indikationen (z.B. chronischen Entzündungen) vorbehalten.

Bei beidseitigem Auftreten der Katarakt wird in der Regel zunächst das schlechtere Auge operiert. Das zweite Auge wird meist nach ca. sechs Wochen operiert, bei guter Heilung evtl. schon nach ungefähr einer Woche.

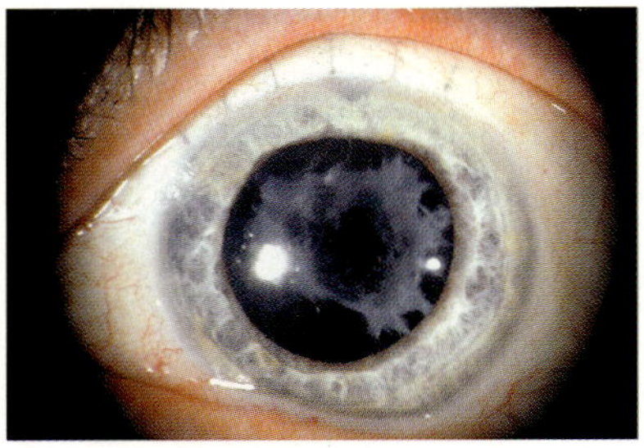

Abb. 33.47: Nachstar. [T132]

Ersatz der Linsenbrechkraft

Die Linse hat eine Brechkraft von etwa 15 Dioptrien, die bei der postoperativ bestehenden **Aphakie** *(Linsenlosigkeit)* ausgeglichen werden muß, damit ein scharfes Bild auf der Netzhaut entsteht. Eine starke **Starbrille** kommt nur bei beidseitiger Aphakie in Betracht, da bei einseitiger Aphakie die Netzhautbilder sehr unterschiedlich groß wären *(Aniseikonie),* was zu schweren Unverträglichkeitsreaktionen führt. Bei einseitiger Linsenlosigkeit hilft eine *Kontaktlinse* oder die Implantation einer künstlichen **Vorder-** oder **Hinterkammerlinse.** Welche Linse gewählt wird, ist auch von der Operationsmethode abhängig.

Postoperative Pflege

Nach der Operation werden tagsüber ein- bis zweistündlich (manchmal sogar halbstündlich) Glukokortikoide oder ein Glukokortikoid-Antibiotika-Präparat getropft. Zur Nacht wird eine entsprechende Salbe verabreicht. Am ersten postoperativen Tag wird die Pupille mit einem Mydriatikum weitgestellt, um den Augenhintergrund inspizieren zu können und um Verklebungen zwischen Iris und Linse **(hintere Synechien)** mit nachfolgender Pupillenentrundung vorzubeugen. Das frisch operierte Auge wird für ca. drei Tage mit Kompresse und Schale oder Lochschale über 24 Stunden verbunden. Danach reicht ein Hohlverband zur Nacht aus. Diese Behandlung erstreckt sich insgesamt über ca. sechs Wochen und muß nach Krankenhausentlassung vom Betroffenen bzw. seinen Angehörigen weitergeführt werden.

Prognose

Die Prognose der erworbenen Katarakt ist heute meist gut. Für den Patienten bedeutet das verbesserte Sehen nach einer Staroperation eine deutliche Verbesserung seiner Lebensqualität. Bei der angeborenen Katarakt hängt die Prognose ganz entscheidend von der rechtzeitigen Diagnosestellung und Operation ab, da sonst eine Schwachsichtigkeit droht.

33.9 Glaukom

Glaukom *(Grüner Star):* Erhöhung des Augeninnendrucks *(Intraokulardrucks).* Gefährlich durch Druckschädigung des Sehnerven mit nachfolgender Erblindung **(absolutes Glaukom).** Häufigste Form ist das symptomarme **Glaucoma simplex,** das vornehmlich den älteren Menschen betrifft (ca. 3% der über 60jährigen).

Krankheitsentstehung und Einteilung

Die Augeninnendruckerhöhung ist in der Regel durch eine Abflußbehinderung des Kammerwassers (☞ 33.1.1) bedingt. Der erhöhte Augeninnendruck wirkt auch auf die zuleitenden Gefäße des Sehnervenkopfes ein und führt zu einer Versorgungsstörung mit nachfolgender Atrophie des Sehnerven.

Man unterscheidet primäres, sekundäres und kongenitales Glaukom.

Das **primäre Glaukom** ist eine eigenständige Erkrankung:

- Beim **Glaucoma simplex** *(Weitwinkelglaukom, einfaches chronisches Glaukom)* ist der Kammerwasserabfluß durch Altersveränderungen des Auges erschwert

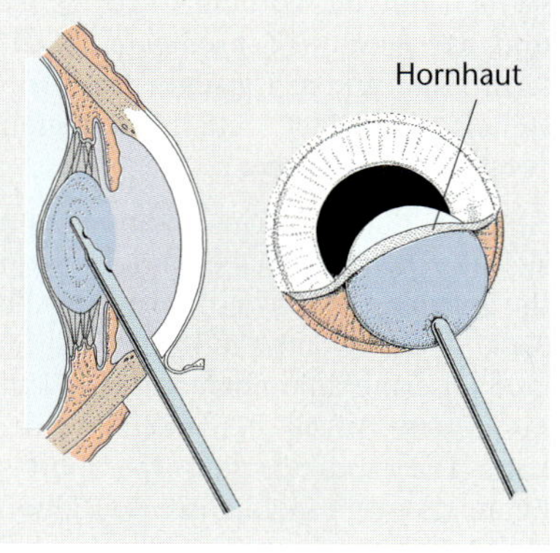

Abb. 33.48: Links extrakapsuläre, rechts intrakapsuläre Staroperation. [L190]

- Beim **Winkelblockglaukom** ist die Vorderkammer so flach, daß die (vorgewölbte) Iris den Abfluß des Kammerwassers durch das Trabekelwerk behindert. Die akute Verlaufsform wird **akutes Winkelblockglaukom** *(akutes Glaukom, Glaukomanfall)* genannt, die chronische **chronisches Winkelblockglaukom** *(chronisches Engwinkelglaukom, drohendes Winkelblockglaukom, chronisch-kongestives Glaukom).*

Bei **sekundären Glaukomen** dagegen liegt der Augeninnendruckerhöhung eine Ersterkrankung zugrunde, z.B. Verletzungen, Gefäßneubildung bei Diabetes mellitus, Entzündungen oder Tumoren des Auges.

Beim **kongenitalen Glaukom** *(angeborenes Glaukom, Hydrophthalmus, Buphthalmus = Ochsenauge)* wird der Kammerwinkel durch mesodermales Gewebe verlegt. Die Augeninnendrucksteigerung führt zu einer Vergrößerung des kindlichen Auges. Die Behandlung besteht in einer frühzeitigen Operation.

Diagnostik

Die Diagnosestellung und Differenzierung der verschiedenen Formen ist durch Messung des Augeninnendrucks (☞ 33.4), Gesichtsfelduntersuchungen (☞ 33.4), Inspektion des Kammerwinkels (Gonioskopie, ☞ 33.4) und Beurteilung der Papille möglich. Der normale Augeninnendruck liegt bei 15 – 22 mmHg und schwankt im Tagesverlauf um höchstens 4 mmgHg (Maximum morgens).

Vergleichbar der Situation beim Bluthochdruckkranken schließt ein einmalig gemessener, normaler Augeninnendruck ein Glaukom nicht aus. Im Verdachtsfall ist stets ein Tagesprofil mit täglich 4 – 5maliger Augeninnendruckmessung erforderlich.

Symptome

Behandlungsstrategie

Glaucoma simplex

Das Heimtückische am Glaucoma simplex ist, daß der Patient keinerlei Beschwerden hat. Erst in Spätstadien, wenn die Gesichtfelddefekte das zentrale Sehen erfassen, bemerkt der Patient den hochgradigen, *irreversiblen* Sehverlust. Daher sollte der Augeninnendruck ab dem 40. – 45. Lebensjahr auch bei völliger Beschwerdefreiheit regelmäßig gemessen werden.

Das Glaucoma simplex wird möglichst konservativ behandelt. Therapie der Wahl ist heute die lokale Anwendung von β-Blockern (z.B. Betoptima®). Sie müssen im Gegensatz zu dem früher üblichen Pilocarpin nur zweimal täglich getropft werden und führen nicht zu Pupillenverengung und zum Akkommodationskrampf. Bei obstruktiven Lungenerkrankungen (☞ 20.6) und Herzrhythmusstörungen dürfen sie allerdings nicht gegeben werden. Der Patient muß wissen, daß konsequentes Tropfen entscheidend für den Therapieerfolg ist, da auch gelegentliche Druckerhöhungen das Auge weiter schädigen.

Bei Erfolglosigkeit der konservativen Behandlung wird operiert:

- **Goniotrepanation:** Bei der Goniotrepanation wird das Kammerwasser unter die Bindehaut abgeleitet, damit es dort von den Blutgefäßen aufgenommen werden kann
- **Lasertrabekulotomie** *(Lasertrabekuloplastik):* Mit dem Laserstrahl werden oberflächliche Entzündungsherde gesetzt, die vernarben, das Trabekelwerk straffen und so den Abfluß verbessern. Diese Methode wirkt aber nur kurzzeitig drucksenkend und ist daher nicht Therapie der ersten Wahl
- **Zyklokryothermie:** Mit einer Kältesonde (oder schonender mit einem Laserstrahl = **Zyklophotokoagulation**) wird ein Teil des Ziliarepithels zerstört und daher weniger Kammerwasser produziert.

Akutes Winkelblockglaukom

Vorboten des Anfalls wie etwa leichte Sehverschlechterung, Nebelsehen oder das Sehen farbiger Ringe um Lichtquellen *(Newtonsche Ringe)* nimmt der Patient oft nicht ernst.

Die Symptome der exzessiven Druckerhöhung (bis 80 mmHg) sind dann dramatisch:

- Stärkste Schmerzen im Auge mit dumpfer Ausstrahlung in den gesamten Trigeminusbereich und auch in den Körper
- Übelkeit und Erbrechen, die so heftig sein können, daß eine Baucherkrankung vermutet wird

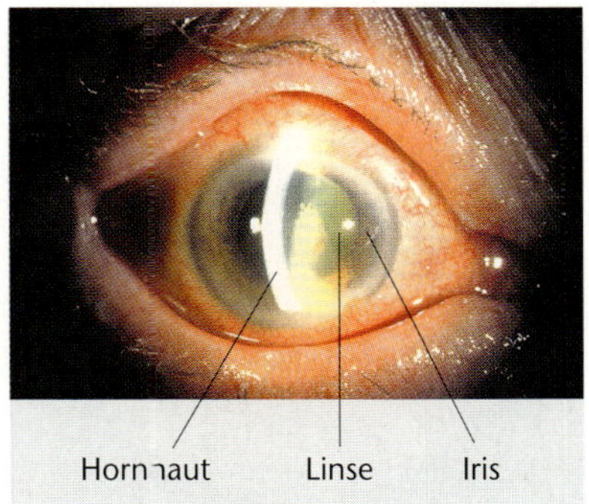

Abb. 33.49 (Spaltlampen-)Aufnahme während eines akuten Glaukomanfalls. Die episkleralen und konjunktivalen Gefäße sind stark gestaut, die Pupille unregelmäßig erweitert und die Zeichnung der Iris verwaschen. Außerdem besteht ein Hornhautödem. [T132]

- Deutlich herabgesetztes Sehvermögen (Erkennen von Handbewegungen).

Der Bulbus ist bei der Untersuchung steinhart, die Pupille entrundet, erweitert und lichtstarr. Als Auslöser des Anfalls sind oft psychische Erregung, pupillenerweiternde Medikamente (z.B. Anticholinergika in krampflösenden Mitteln) oder Allgemeinnarkosen eruierbar.

Die Behandlung muß sofort einsetzen, da höchste Gefahr für das Augenlicht besteht:

- Pupillenverengung durch Tropfen von Pilocarpin 1 – 2% (z.B. Isopto®-Pilocarpin), während der ersten Stunde alle 10 Minuten
- Hemmung der Kammerwasserbildung durch orale oder intravenöse Gabe von Azetazolamid (z.B. Diamox®)
- Verminderung des Glaskörpervolumens durch Osmotherapie mit 1,5 g Glyzerin pro Kilogramm Körpergewicht oral oder Mannit 20% intravenös
- (Symptomatische) Schmerzlinderung.

Im Intervall wird dann eine *basale Iridektomie* (☞ unten) durchgeführt, um erneute Anfälle zu vermeiden. Bei Versagen der konservativen Behandlung ist diese auch als Notoperation notwendig, dann aber sehr komplikationsträchtig.

Chronisches Winkelblockglaukom

Beim chronischen Winkelblockglaukom schwankt der Augeninnendruck stark. Während der Druckspitzen sehen die Patienten Newtonsche Ringe, Nebel oder Schleier und haben evtl. Kopfschmerzen oder bemerken eine Augenrötung.

Da beim chronischen Winkelblockglaukom jederzeit ein akutes Winkelblockglaukom droht, muß zunächst durch medikamentöse Pupillenverengung eine Blockade des Kammerwinkels verhindert werden. Eine **basale Iridektomie** mit Entfernung eines kleinen Irisstückchens an der Irisbasis schafft eine direkte Verbindung zwischen Hinter- und Vorderkammer und umgeht die Blockade durch die vorgewölbte Linse.

Sekundäre Glaukome

Bei Sekundärglaukomen ist die Behandlung des Grundleidens vorrangig. Symptome und (symptomatischer) Behandlungsplan entsprechen im wesentlichen denjenigen des primären Glaukoms.

33.10 Glaskörpererkrankungen

Glaskörpererkrankungen: Beeinträchtigungen der Transparenz („Durchsichtigkeit") des Glaskörpers. Insgesamt eher selten Die wichtigsten sind:

Mouches volantes *(fliegende Mücken)*: Kleine Trübungen im Glaskörper, gehäuft in höherem Lebensalter und bei starker Kurzsichtigkeit auftretend. In der Regel harmlos und nicht therapiebedürftig

Glaskörperblutung: Blutung in den Glaskörper hinein, meist aus krankhaft veränderten Netzhautarterien oder pathologischerweise in den Glaskörper eingesproßten Gefäßen (Diabetes mellitus!), seltener – z.B. bei Blutgerinnungsstörungen – aus normalen (Netzhaut-)Gefäßen

Glaskörperentzündung, -abszeß: Am häufigsten infolge einer Glaskörperverletzung oder -operation, seltener durch hämatogene Keimverschleppung bei Allgemeininfektionen (systemische Mykosen bei Abwehrschwäche!). Gefahr irreversibler Netzhautschädung und nachfolgender Erblindung.

Symptome und Untersuchungsbefund

Je nach Ausmaß der Glaskörpertrübung reichen die Symptome von Schatten- oder „Schneegestöbersehen" bis hin zum (plötzlichen) Sehverlust.

Die Diagnose wird durch Augenspiegelung, Untersuchung an der Spaltlampe, **Diaphanoskopie** (Durchleuchtung des Auges durch Aufsetzen einer Lichtquelle direkt auf den Augapfel) und Ultraschalluntersuchung gestellt.

Behandlungsstrategie

Zur Behandlung ist meist eine **Vitrektomie** *(Entfernung des Glaskörpers)* in Vollnarkose erforderlich. Der geschädigte Glaskörper wird abgesaugt und meist durch physiologische Kochsalz- oder Ringerlösung ersetzt. Je nach Grunderkrankung werden während der Operation zusätzlich Antibiotika oder Antimykotika in das Augeninnere eingebracht. Als postoperative Komplikationen drohen insbesondere Linsentrübungen, (Sekundär-)Glaukome, neue Blutungen und Netzhautablösungen.

Pflege

Pflege und Tropfschema entsprechen denjenigen bei einer Katarakt. Außerdem wird die Pupille des operierten Auges mit Boro-Scopol®-Augentropfen zweimal täglich dauerhaft erweitert, um Verwachsungen der Iris der Linse **(hintere Synechie)** vorzubeugen, einen Vorderkammerreiz zu reduzieren und jederzeit den Augenhintergrund beobachten zu können (☞ Pflege nach Katarakt-Operation, 33.8). Verband und Schale müssen über 24 Stunden angelegt werden. Die Verweildauer auf Station beträgt mindestens eine Woche.

33.11 Netzhautablösung

Netzhautablösung *(Ablatio retinae, Amotio retinae)*: Ablösung von Netzhaut oder Netzhautanteilen vom Pigmentepithel mit nachfolgender Ernährungsstörung der Netzhaut und Untergang der bildaufnehmenden Rezeptorschicht im abgelösten Bezirk.

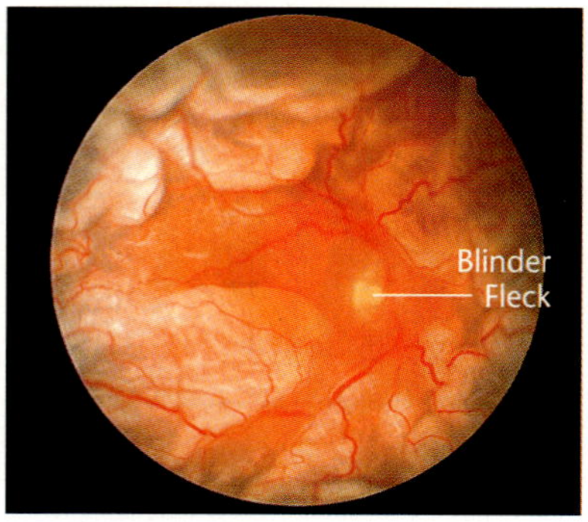

Abb. 33.50: Augenhintergrund bei massiver Netzhautablösung. Nur im Bereich des Blinden Flecks haftet die Netzhaut noch dem Untergrund an. [T132]

Krankheitsentstehung

Am Anfang steht oft ein Netzhautriß als Zeichen einer **Netzhautdegeneration**, z.B. bei hochgradiger Kurzsichtigkeit, bei Linsenlosigkeit oder im Alter. Durch den Riß dringt Flüssigkeit zwischen Retina und Pigmentepithel und löst diese voneinander **(primäre Netzhautablösung).**

Ursache einer **sekundären Netzhautablösung** *ohne* Netzhautriß sind Verwachsungsstränge z.B. nach Entzündungen, Frühgeborenenretinopathie, diabetischen Netzhautschäden (**Traktionsablatio**), Glaskörperverlust oder -schrumpfungen oder Augenverletzungen.

Eine Netzhautablösung geht häufig mit Glaskörpererkrankungen einher.

Symptome und Untersuchungsbefund

Alarmsymptome sind das Sehen von Lichtblitzen, gehäufter *mouches volantes* (☞ 33.10) oder schwarzer Punkte, die auf Zug an der Netzhaut hinweisen. Nach erfolgter Netzhautablösung sieht der Patient plötzlich Schatten in dem der abgelösten Netzhaut entsprechenden Teil des Gesichtsfelds. Besonders typisch sind ein „sich senkender Vorhang" oder eine „aufsteigende Mauer". Weitere Symptome sind Verzerrtsehen und Abnahme der Sehfähigkeit. Schmerzen verspürt der Patient keine.

Die Diagnosesicherung erfolgt durch Spiegelung, evtl. auch Fotografie des Augenhintergrundes (☞ 33.4) bei erweiterter Pupille, wobei der abgelöste Bezirk als Blase sichtbar wird. Evtl. sind eine Ultraschalluntersuchung oder weitere technische Untersuchungen erforderlich.

Behandlungsstrategie

Die Behandlung ist stadienabhängig. Bestehen lediglich ein winziger Netzhautriß, Netzhautlöcher oder eine sehr kleine Netzhautablösung, kann der Herd durch Laser-, Photo- oder Kryokoagulation *abgeriegelt* und dadurch an der weiteren Ausbreitung gehindert werden. Die Koagulation ruft eine entzündliche Reaktion mit Narbenbildung hervor, die zur „Verklebung" von Netzhaut, Pigmentepithel und Aderhaut führt und dadurch den Ablöseprozeß stoppt. Diese Eingriffe können nach Pupillenerweiterung unter Lokalanästhesie (je nach Verfahren Tropf- oder Retrobulbäranästhesie) durchgeführt werden und sind meist ambulant möglich.

Manifeste Netzhautablösungen erfordern eine stationäre Aufnahme des Patienten mit nachfolgender Operation in Vollnarkose. Dabei stehen je nach Ausmaß und Lokalisation der Ablösung mehrere Techniken zur Verfügung:

- Eine *Kunststoffplombe* wird im Bereich der Ablösung so auf die Sklera aufgenäht, daß die Sklera sich nach innen vorwölbt und Netz- und Aderhaut wieder aneinanderliegen
- Bei der *Cerclage* wird der Augapfel durch einen Kunststoffring gürtelförmig umschnürt und eingedellt
- Manchmal ist das Eindellen von außen nicht möglich. Dann wird versucht, die Netzhaut nach Vitrektomie (☞ 33.10) durch das Einbringen eines schwer resorbierbaren Gases oder Silikonöl in den Glaskörperraum auszudehnen und anzulegen. Das Silikonöl führt aber langfristig zu Linsen- und Hornhauttrübung und muß daher nach einigen Monaten in einer zweiten Operation wieder entfernt werden.

Pflege

Nachsorge und Pflege gleichen der nach einer Glaskörperoperation. Bei Linsenlosigkeit (Aphakie) und nach Installation von Silikonöl darf die Pupille nicht geweitet werden, da sonst der Inhalt des Glaskörpers in die Vorderkammer eindringt und von innen gegen die Hornhaut drückt.

33.12 Brechungsfehler

Brechungsfehler *(Refraktionsanomalie, Ametropie):* Durch abnorme Brechkraft der Hornhaut oder der Linse oder durch abnorme Länge des Augapfels bedingte *unscharfe* Abbildung der Außenwelt auf der Netzhaut. Unterschieden werden

- die *Kurzsichtigkeit* (☞ 33.12.1)
- die *Weitsichtigkeit* (☞ 33.12.2)
- die *Alterssichtigkeit* (☞ 33.12.3)
- der *Astigmatismus* (☞ 33.12.4).

Normalsichtigkeit *(Emmetropie):* Entstehung eines scharfen Bildes auf der Netzhaut.

Dioptrie *(dpt):* Maß für die Brechkraft optischer Linsen.

Brechkraft [dpt] = 1/Linsenbrennweite [m]

Sammellinsen haben eine positive, Zerstreuungslinsen eine negative Brechkraft.

33.12.1 Kurzsichtigkeit

Kurzsichtigkeit *(Myopie):* Vereinigung parallel einfallender Lichtstrahlen *vor* der Netzhaut (☞ Abb. 33.51).

Ursächlich liegt der Myopie meist ein zu langer Augapfel **(Achsenmyopie,** *Dehnungsmyopie),* seltener eine zu starke Brechkraft der optischen Medien **(Brechungsmyopie)** zugrunde. Die Patienten können Gegenstände in der Nähe klar erkennen, in der Ferne aber nur verschwommen sehen. Die Kurzsichtigkeit wird durch *konkave* Brillengläser *(Zerstreuungsgläser, Minusgläser)* korrigiert, die die einfallenden Strahlen zerstreuen (☞ Abb. 33.51). Bei hochgradiger Kurzsichtigkeit sind meist Kontaktlinsen günstiger. Dagegen sind Operationen der Hornhaut zur Brechkraftveränderung zum heutigen Zeitpunkt nur selten zu empfehlen.

Eine Sonderform der Myopie ist die **maligne Myopie** *(Myopia magna, progressive Myopie),* bei der sich der Augapfel kontinuierlich weiter dehnt (die „normale" Myopie kommt in der Regel um das 20. Lebensjahr zu einem weitgehenden Stillstand). Als Komplikationen droht eine Überdehnung der inneren Augenhäute mit Netzhautrissen und -ablösung (☞ 33.11).

33.12.2 Weitsichtigkeit

Weitsichtigkeit *(Hypermetropie, Hyperopie, Übersichtigkeit):* Vereinigung parallel einfallender Strahlen *hinter* der Netzhaut (☞ Abb. 33.51).

Bei der Weitsichtigkeit ist entweder der Augapfel zu kurz (häufig) oder die Brechkraft des optischen Systems zu gering (selten).
Die Betroffenen können in der Ferne gut sehen, da durch Akkomodation ein scharfes Bild auf der Netzhaut erreicht wird. Nahe Gegenstände erscheinen aber unscharf. Die Weitsichtigkeit kann durch *konvexe* Brillengläser *(Sammelgläser, Plusgläser)* korrigiert werden, die die einfallenden Strahlen zusätzlich bündeln (☞ Abb. 33.51) und dadurch problemloses Sehen insbesondere im Nahbereich gewährleisten.

Physiologischerweise ist die Nahakkommodation mit einer Konvergenzreaktion (☞ 33.1.2) gekoppelt. Aufgrund dieser *zentral* bedingten Koppelung führt die ständige Akkommodation infolge höhergradiger Weitsichtigkeit insbesondere bei Kindern zu einer überschießenden Konvergenzreaktion und damit zum *Einwärtsschielen* (☞ 33.13.1).

33.12.3 Alterssichtigkeit

Alterssichtigkeit *(Presbyopie):* Altersbedingte Weitsichtigkeit. Kein eigentlicher Brechungsfehler, sondern durch (physiologische) Alterungsprozesse bedingt.

Mit zunehmendem Alter nimmt die Eigenelastizität der Linse ab und wird die Akkommodationsfähigkeit immer geringer, bis um das 65. Lebensjahr keine Akkommodation mehr möglich ist. Beginnend um das 45. Lebensjahr können nahe Gegenstände nicht mehr klar erkannt werden („die Arme werden zu kurz zum Zeitunglesen"). Das Sehen in der Ferne ist normal. Die Korrektur erfolgt wie bei der „normalen" Weitsichtigkeit durch Konvexgläser.

33.12.4 Stabsichtigkeit

Stabsichtigkeit *(Astigmatismus): Linienförmige* Abbildung eines Punktes auf der Netzhaut.

Aufgrund einer meist angeborenen, abnormen Hornhautkrümmung werden die von einer punktförmigen Lichtquelle ausgehenden Lichtstrahlen auf der Netzhaut nicht als Punkt, sondern als Linie abgebildet, und der Patient sieht unscharf und verzerrt. Meist kann der Astigmatismus durch zylindrisch geschliffene Brillengläser oder Kon-

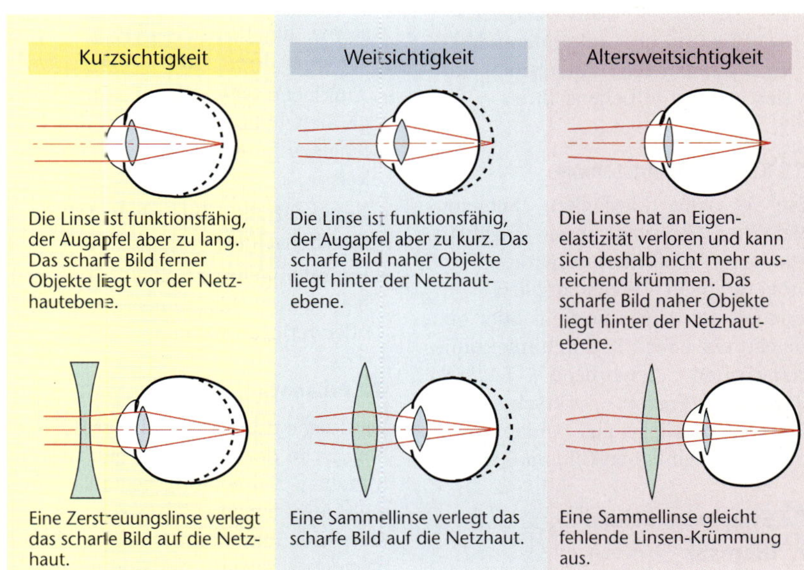

Abb. 33.51: Strahlengang bei den verschiedenen Brechungsfehlern. [B101]

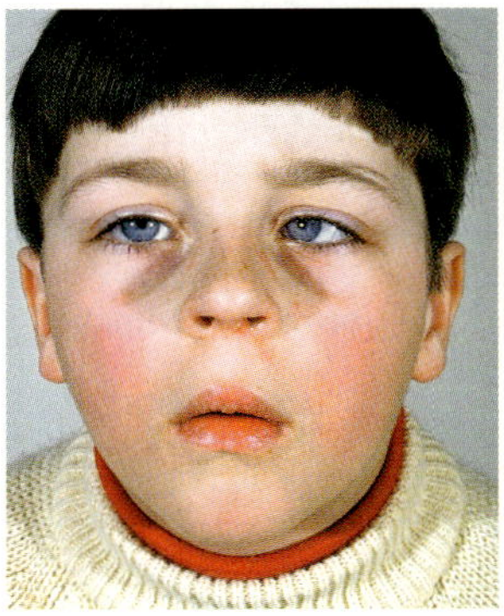

Abb. 33.52 (links): Begleitschielen. Das Kind schaut geradeaus, ohne etwas bestimmtes konzentriert anzuschauen. Dabei weicht das linke Auge nach innen ab (Einwärtsschielen). [T132]

Abb. 33.53 (rechts): Kind mit Pflasterokklusion zur Schieltherapie. [T132]

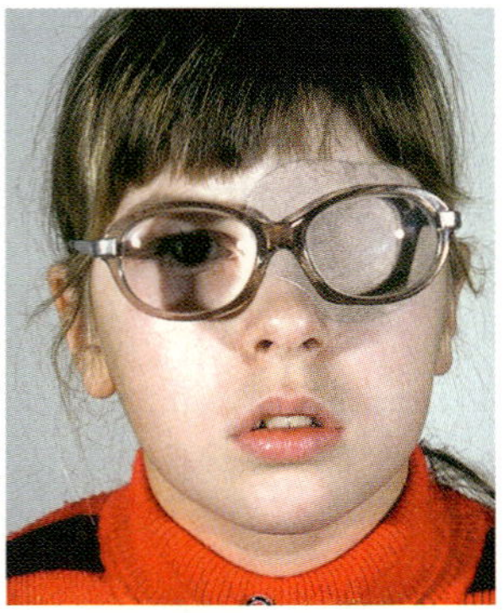

taktlinsen ausgeglichen werden. In Extremfällen ist eine Hornhauttransplantation notwendig.

33.13 Schielen

Schielen *(Strabismus):* Abweichung der Augenachsen von der (normalen) Parallelstellung beim Blick in die Ferne. Mit ca. 4% der Gesamtbevölkerung häufige Erkrankung.

33.13.1 Begleitschielen

Begleitschielen *(Strabismus concomitans):* Häufigste Form des Schielens, wobei das schielende Auge die Bewegungen des anderen Auges mitmacht („begleitet“). Zu über 80% ein- oder wechselseitiges (alternierendes) Einwärtsschielen. Altersgipfel in den ersten vier Lebensjahren.

Krankheitsentstehung

Die Ursache kindlichen Schielens bleibt im Einzelfall meist ungeklärt. Manifestationsfördernd wirken eine (höhergradige) Weitsichtigkeit, Anomalien der Augenmuskeln oder eine angeborene oder z.B. durch Infektionskrankheiten erworbene *Fusionsschwäche* (Fusion = Verschmelzung der Bildausdrücke aus beiden Augen zu einem räumlichen Bild im Gehirn).

Symptome, Befund
Diagnstik

Leichtes Schielen bleibt oft unbemerkt. Ein hoher Schielwinkel dagegen ist kosmetisch störend. Manchmal fällt das Kind auch durch große Ungeschicklichkeit auf. Die Diagnose kann meist klinisch gestellt werden.

☑ Schielen ist kein Schönheitsfehler, sondern eine behandlungsbedürftige Erkrankung! Insbesondere droht bei einseitigem Schielen eine **Schielamblyopie,** d.h. eine Schwachsichtigkeit des schielenden Auges, da der „nicht passende“ Bildeindruck des schielenden Auges im Gehirn unterdrückt wird.

Behandlungsstrategie

Die Behandlung muß so früh wie möglich einsetzen. Sie umfaßt v.a.:

- Die Korrektur einer evtl. Weitsichtigkeit
- Abwechselnde Okklusion der Augen (Abdecken z.B. mit speziellen Pflastern), um beidseits eine gute Sehstärke zu erreichen (☞ Abb. 33.53)
- Aufkleben spezieller Prismen (wie geriffelte Plastikfolien) auf das Brillenglas zum Ausgleich des Schielwinkels
- Eine spezielle Übungsbehandlung in der „Sehschule“
- Ein oder mehrere Schieloperationen, bei denen Augenmuskeln gekürzt oder verlagert werden.

Prognose

Das kosmetische Ergebnis der Behandlung ist in der Regel sehr gut, und bei frühem Behandlungsbeginn kann meist auch ein guter Visus erreicht werden. Ein normales räumliches Sehen aber kann selbst unter optimalen Bedingungen nur bei einem Teil der Kinder erzielt werden.

33.13.2 Lähmungsschielen

Lähmungsschielen *(Strabismus paralyticus):* Durch Augenmuskellähmung bedingtes Schielen, das in jedem Alter auftreten kann.

Wie jeder andere Muskel, so können auch die sechs äußeren Augenmuskeln durch Verletzungen (z.B. Geburtstrauma, Schädelbasisfraktur), Entzündungen (z.B. Meningitis, Enzephalitis, Encephalomyelitis disseminata) oder Tumoren gelähmt werden.

Das dann auftretende *Lähmungsschielen* ist typischerweise *in Zugrichtung* des gelähmten Muskels am größten, weil der betroffene Augapfel in der Bewegung immer mehr zurückbleibt. Beim Blick in die Gegenrichtung wird der Schielwinkel kleiner, da der gelähmte Muskel weniger benötigt wird. Im Gegensatz zum Begleitschielen sehen die Patienten Doppelbilder und versuchen häufig, die Doppelbilder durch eine Kopfschiefhaltung zu vermeiden (☞ Abb. 33.54).

Behandlung und Prognose sind ursachenabhängig.

33.14 Glossar weiterer Augenerkrankungen

Hornhautverätzung, ☞ *17.6, 33.2.2;*
Retinoblastom, ☞ *13.13.4*

Chorioretinitis disseminata

Herdförmige Netz-Aderhaut-Entzündung, nach heutigem Kenntnisstand oft durch Toxoplasmose bedingt. Als Symptom (bleibender) Gesichtsfeldausfall, der in der Peripherie oft unbemerkt bleibt, bei Befall der Macula (fetale Toxoplasmose, ☞ 28.8.2) aber zu hochgradigem Sehverlust füht. Symptomatische Gabe von Glukokortikoiden (entzündungshemmend), bei Verdacht auf infektiöse Genese unbedingt gleichzeitig Antibiotikatherapie.

Dakryoadenitis

Akute oder chronische *Entzündung der Tränendrüse.* (Druck-)Schmerz, Rötung und typische „Paragraphenform“ der Lidspalte durch Vorwölbung der geschwollenen Tränendrüse außen oben. Bei akuter Entzündung eher ho-

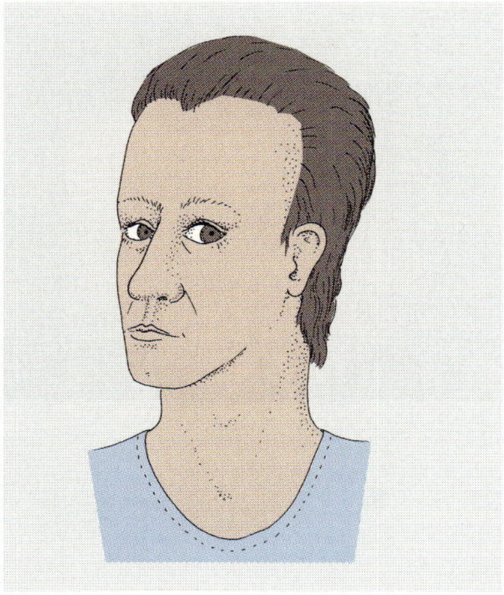

Abb. 33.54: Kompensatorische („ausgleichende") Kopfschiefhaltung bei Schädigung des N. abducens rechts.
Die Schädigung des N. abducens rechts führt zu einer Lähmung des M. rectus lateralis rechts, der den rechten Augapfel zur Seite bewegt. Beim Blick nach rechts kann der rechte Augapfel nicht über die Mittellinie hinaus bewegt werden, der Patient schielt und sieht Doppelbilder. Diese kann er durch eine Kopfhaltung vermindern, in der der gelähmte Muskel kaum oder nicht benötigt wird, in diesem Falle also durch eine Kopfdrehung nach rechts (dann überwiegt das Blicken nach links). [L190]

he, bei chronischer zu geringe Tränensekretion. Ursachen vielfältig, Therapie je nach Grunderkrankung.

Dakryozystitis

Tränensackentzündung, oft infolge einer Verengung der ableitenden Tränenwege mit nachfolgender bakterieller Infektion. Bei der akuten Form druckschmerzhafte Rötung und Schwellung im gesamten Unterlid- und Tränensackbereich. Hochdosierte Antibiotikatherapie, Gefahr der Keimverschleppung in das Gehirn! Nach Abklingen akut entzündlicher Erscheinungen Operation zur Beseitigung der Verengung. Bei der chronischen Form oft nur Tränenträufeln, Schwellung auf unteren Teil des nasalen Lidwinkels beschränkt. Therapie operativ.

Ektropium

Auswärtskehrung des Lides durch Narben oder im Alter. Als Symptome Tränenträufeln, Binde- und Hornhautreizung. Therapie operativ.

Entropium

Einwärtskehrung des Lides durch Narben oder im Alter. Durch Scheuern des Lides Hornhautreizung bis hin zu Ulcera. Therapie operativ.

Fundus hypertonicus

Typische Veränderungen des Augenhintergrundes bei Bluthochdruck. Hohes Risiko für plötzliche arterielle oder venöse Gefäßverschlüsse der Netzhaut.

Iritis und Iridozyklitis

Entzündung der Iris bzw. der Iris und des Ziliarkörpers. Durch bakterielle Infektion bedingt oder im Rahmen von Allgemeinerkrankungen (v.a. chronische Polyarthritis, M. Bechterew, M. Reiter, M. Boeck) auftretend. Rötung des Auges, Lichtscheu, Schleiersehen, enge, nur träge reagierende Pupille, Hypopyon. Dumpfer Lokalschmerz. Gefahr der **Occlusio pupillae** (Bildung einer Fibrinmembran in der Pupille), **Seclusio pupillae** (Verwachsungen zwischen Iris und Hornhaut oder Iris und Linse), Sekundärglaukom und Katarakt. Therapeutisch lokal Glukokortikoide, medikamentöse Weitstellung der Pupille, bei bakterieller Genese Antibiotika.

Makuladegeneration

Degenerative Erkrankung der Makula, die im Endstadium zum Verlust des zentralen Sehens und damit praktisch zur Erblindung (trotz erhaltener Netzhautperipherie) führt. Am häufigsten als **senile Makuladegeneration** (bis zu 5% der über 60jährigen), selten erblich bedingt bei Jüngeren auftretend. Therapie problematisch, da eine medikamentöse Therapie nicht bekannt ist und eine Koagulation von Herden im Makulabereich Funktionsverluste bedingt.

Neuritis nervi optici

Sehnervenentzündung. Oft gleichbedeutend mit „Papillitis" benutzt, umschreibt jedoch alle Formen der Sehnervenentzündung einschließlich der Retrobulbärneuritis und der Papillitis.

Papillitis

Entzündung des Sehnervenkopfes. Ursächlich z.B. Virusinfektionen, immunolgisch. Akute Sehverschlechterung und leichter, dumpfer Orbitaschmerz. Diagnose durch Augenspiegelung. Therapeutisch systemische Gabe von Glukokortikoiden. Bleibende Defekte möglich.

Pterygium (Flügelfell)

Gefäßreiche, gutartige Bindegewebswucherung der Konjunktiva, die - meist von nasal - in Richtung Hornhaut wächst. Frühzeitige operative Entfernung nötig, da sonst Hornhautnarben das Sehen beeinträchtigen.

Retinopathia diabetica

Veränderungen der Netzhautgefäße bei Diabetes mellitus. Im Spätstadium Erblindungsgefahr! Diagnose durch Augenhintergrundspiegelung. Therapeutisch optimale Diabeteseinstellung, Laser- oder Lichtkoagulation.

Retrobulbärneuritis

Entzündung des Sehnerventeils hinter dem Augapfel. Ursache oft Encephalo-

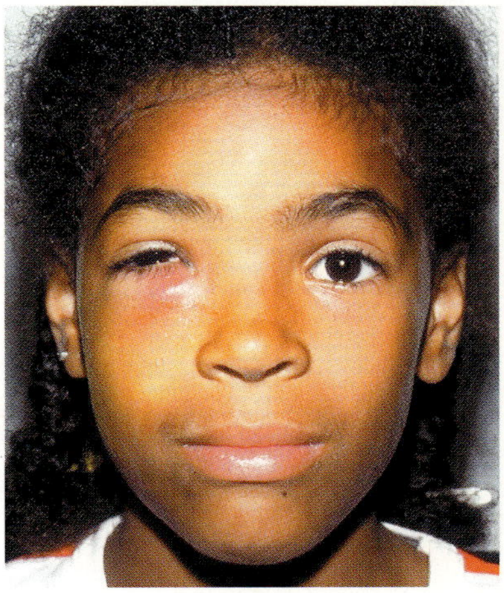

Abb. 33.55: Akute Dakryozystitis. [T132]

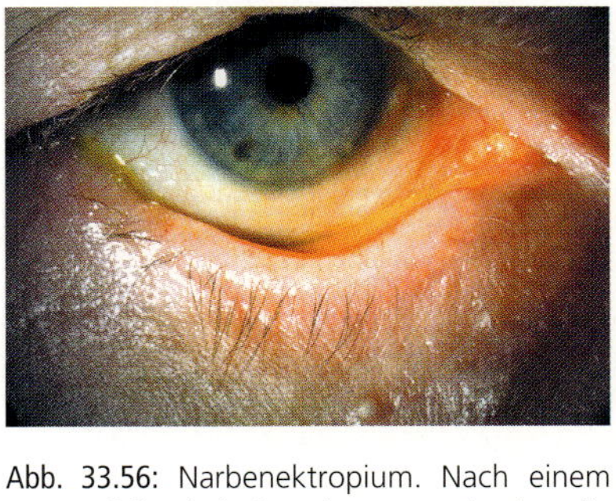

Abb. 33.56: Narbenektropium. Nach einem Autounfall (Schnittverletzung durch die Windschutzscheibe) wird das rechte Unterlid des 18jährigen durch einen keloidartigen Strang nach unten und auswärts gezogen. [T132]

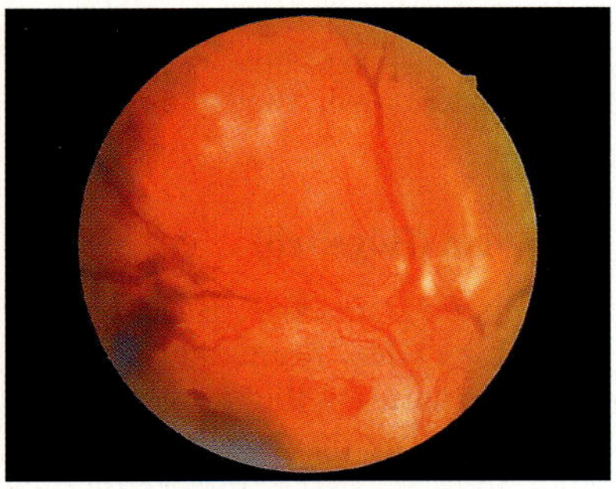

Abb. 33.57: Netzhautveränderungen bei Diabetes mellitus. Typisch sind Gefäßerweiterungen (Aneurysmen) und punktförmige Blutungen. [T132]

myelitis disseminata (Multiple Sklerose, ☞ 35.9.8), sonst wie Papillitis. Hochgradige Sehverschlechterung bei normalem Fundusbefund („Patient und Arzt sehen nichts"). Heute jedoch Frühdiagnose durch eletrophysiologische Untersuchung (VEP, ☞ 35.5.9) möglich. Therapie und Prognose wie Papillitis.

Skleritis

Entzündung der Sklera, oft im Zusammenhang mit rheumatischen Erkrankungen. Hauptsymptome Augenrötung und starke Augenschmerzen. Entzündungshemmende Therapie mit systemischer Gabe von Glukokortikoiden, evtl. auch Immunsuppressiva. Therapie der Grunderkrankung, falls bekannt. Zweifelhafte Prognose, Rezidivgefahr.

Stauungspapille

Typische Vorwölbung, Unschärfe und Trübung der Papille bei der Augenspiegelung infolge Hirndrucksteigerung, z.B. bei Tumoren. Bei längerem Bestehen Erblindungsgefahr.

(Netzhaut-)Zentralarterienverschluß

Oft embolisch bedingter Verschluß der A. centralis retinae mit schlagartiger, schmerzloser Erblindung des betroffenen Auges. Augenärztlicher Notfall, da Überlebenszeit der Retina nur kurz! Diagnose durch Fundusbetrachtung und *Fluoreszenzangiographie* (Kontrastmitteldarstellung der Netzhautgefäße). Therapeutisch z.B. rheologisch wirksame Infusionen (z.B. HAES®), Antikoagulantien, Thrombolyse, Glukokortikoide, Augeninnendrucksenkung. Unbedingt Behandlung der Grunderkrankung (z.B. Herzerkrankungen, Bluthochdruck).

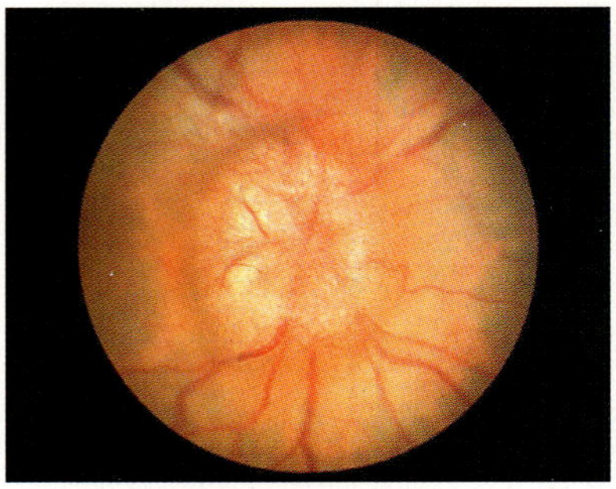

Abb. 33.58: Stauungspapille als Zeichen eines erhöhten intrakraniellen Druckes (☞ 35.13), wie er als Folge eines Hirntumors entstehen kann. [T132]

(Netzhaut-)Zentralvenenverschluß

Thrombotischer Verschluß der V. centralis retinae z.B. bei Hypertonie, Blutveränderungen oder „Pillen"einnahme bei Raucherinnen. Schmerzlose Verdunkelung des Gesichtsfeldes und Sehschärfeverlust, meist über Stunden. Diagnose durch Fundusbetrachtung und Fluoreszenzangiographie. Prognose trotz Hämodilution oder Thrombolyse schlecht.

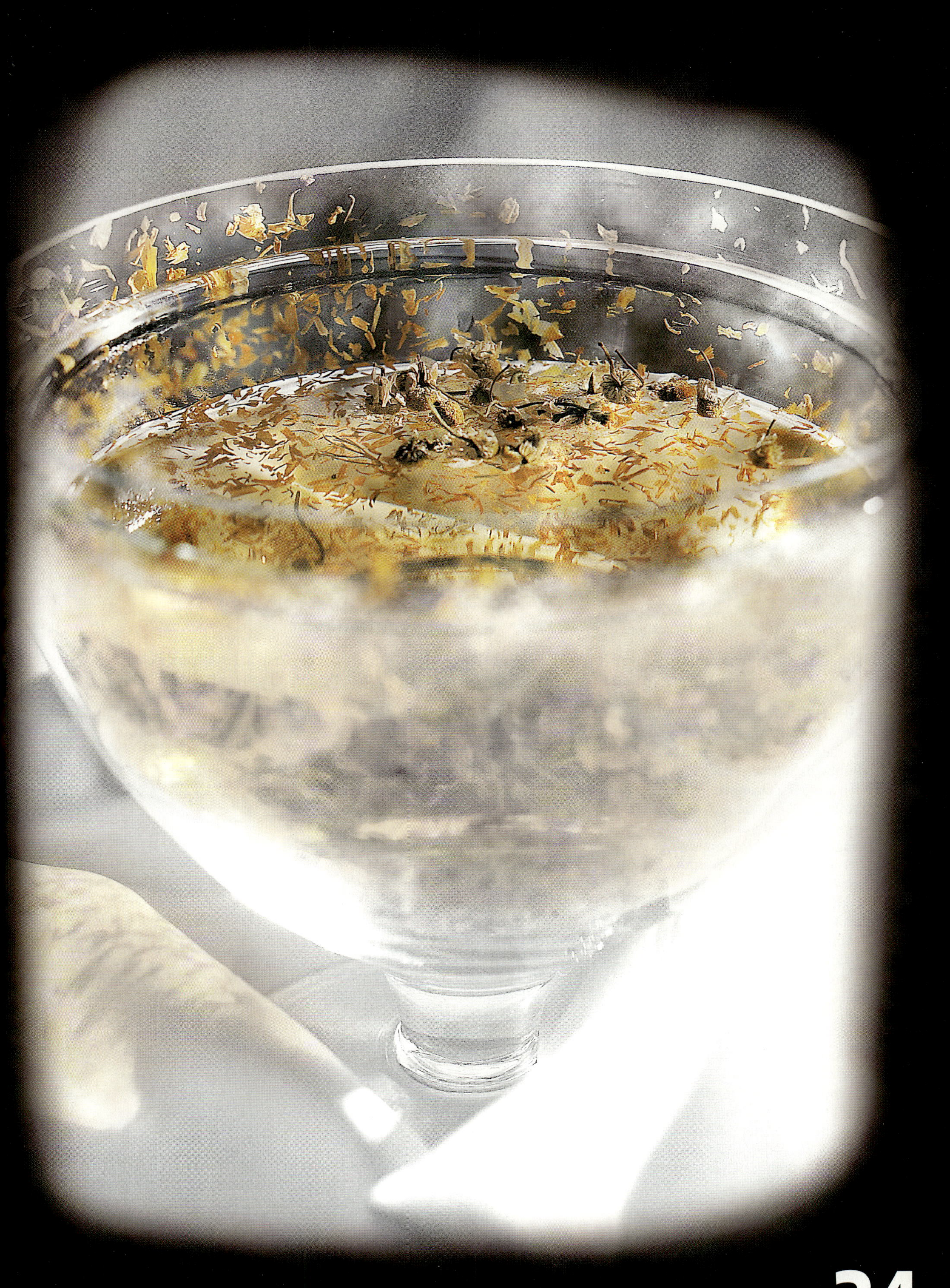

Pflege in der Hals-Nasen-Ohrenheilkunde 34

Übersicht

Das medizinische Fachgebiet

Hals-Nasen-Ohrenheilkunde *(Oto-Rhino-Laryngologie):* Erst seit etwa 100 Jahren bestehendes medizinisches Fachgebiet, das sich aus der Zusammenlegung von **Otologie** *(Lehre von den Ohrenerkrankungen)* und **Rhino-Laryngologie** *(Lehre von den Nasen- und Kehlkopferkrankungen)* entwickelt hat. Umfaßt auch Krankheitsbilder der Mundhöhle, des Rachens, der oberen Luft- und Speiseröhrenanteile, der Kopfspeicheldrüsen und des Halses mit Ausnahme von Schilddrüse und Nebenschilddrüsen.

Fachliche Überschneidungen der Hals-Nasen-Ohrenheilkunde ergeben sich aufgrund der engen räumlichen Nachbarschaft der betroffenen Organe insbesondere mit der *Neurochirurgie* (☞ Kap. 35), der *Augenheilkunde* (☞ Kap. 33) und der *Kieferchirurgie*.

Teilgebiet der Hals-Nasen-Ohrenheilkunde ist die **Phoniatrie und Pädaudiologie,** die sich mit der Diagnostik und der Behandlung von Sprach- und Stimmstörungen sowie den kindlichen Hörstörungen und ihren Folgen befaßt.

34.1 Anatomie und Physiologie

34.1.1 Nase

Aufbau der Nase

Die äußere Nase besteht aus einem knöchernen **(Nasenpyramide)** und einem knorpeligen Anteil. Die Nasenpyramide setzt sich aus den Stirnfortsätzen des Oberkiefers, den Nasenfortsätzen des Stirnbeins sowie den sogenannten **Nasenbeinen** selbst *(Ossa nasalia)* zusammen. Die knorpelige äußere Nase besteht aus den **Dreiecksknorpeln** und den **Flügelknorpeln** *(Nasenspitzenknorpeln),* bei denen wiederum ein lateraler *(Nasenflügel)* und medialer *(Nasensteg, Columella)* Anteil unterschieden werden. Letztere sind entscheidend für die Ausbildung der Nasenspitze und der Nasenlöcher.

Das Innere der Nase **(Nasenhaupthöhle)** wird durch die *Nasenscheidewand* **(Nasenseptum),** die sich aus knorpeligen und knöchernen Anteilen zusammensetzt, geteilt und ist ebenfalls mitbestimmend für die äußere Form und Stabilität der Nase. Das Nasenseptum mündet vorne in den Nasensteg ein. Die Nasenhaupthöhle ist nach oben durch die Nasenbeine sowie die *Lamina cribrosa des Siebbeins* und das Siebbeindach begrenzt. Letztere bildet einen Teil der vorderen Schädelbasis. Der Boden der Nasenhaupthöhle wird durch den harten Gaumen

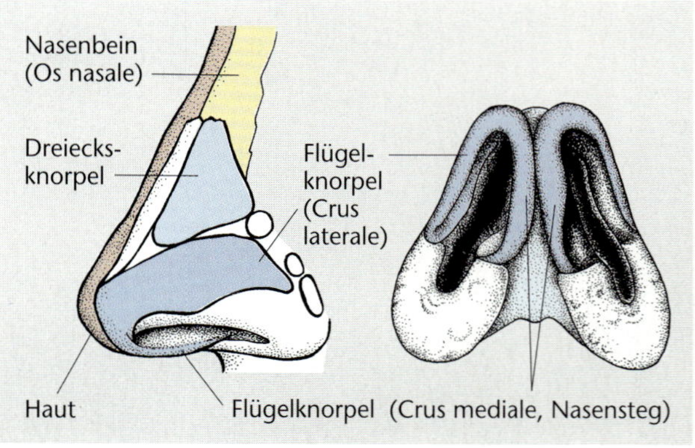

Abb. 34.1: Anatomie der äußeren Nase. [L157]

gebildet. An der lateralen Nasenwand finden sich die obere, mittlere und untere **Nasenmuschel** *(Conchae nasales)*, unterhalb derer der Tränennasengang bzw. die Ausführungsgänge der einzelnen Nasennebenhöhlen münden (☞ Abb. 34.2).

Funktionen der Nase

Die wichtigsten Funktionen der Nase sind:
- Regulierung des Atemstromes (Aerodynamik)
- Klimatisierung der Atemluft (Erwärmung und Anfeuchtung)
- Reinigung der Atemluft
- Geruchsempfindung
- Resonanz

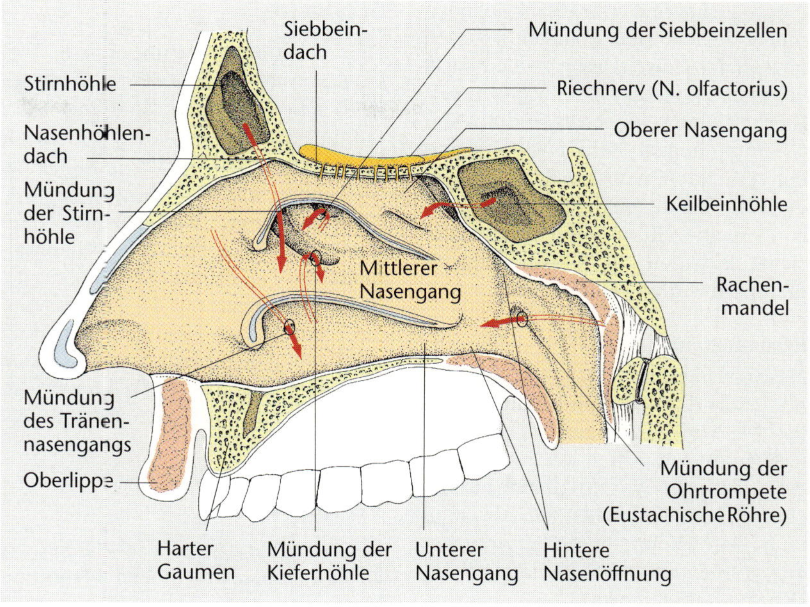

Abb. 34.2: Schnitt durch die Nasenhöhle. Die Nasenhöhle hat über Gangsysteme Verbindung zu verschiedenen Höhlen: In den oberen Nasengang mündet der Keilbeinhöhlengang, der mittlere Nasengang hat Verbindung zur Stirnhöhle, den Siebbeinzellen und der Kieferhöhle. In den unteren Nasengang mündet der Tränennasengang. Am hinteren Ende des Nasengangs liegt die Mündung der Ohrtrompete (Eustachische Röhre). [L190]

Aerodynamik

Durch den speziellen Aufbau der Nase wird die eingeatmete Luft unter Normalbedingungen so durch die Nasenhaupthöhle geleitet, daß sie einen ausreichenden Kontakt mit der Schleimhautoberfläche im Naseninneren erhält.

Reinigung, Anfeuchtung und Erwärmung der Atemluft

Die Schleimhaut der Nasenhaupthöhle ist von einem *mehrreihigen Flimmerepithel* überzogen, welches bei der Reinigung der Atemluft von Bedeutung ist. Ein Sekretfilm auf diesem Epithel sorgt dafür, daß Schadstoffe durch aktiven Transport ständig vom Naseneingang in Richtung Nasenrachenraum transportiert werden *(mukoziliarer Transport)*. Das Nasensekret, welches von Becherzellen, subepithelialen Drüsen und Gefäßen produziert wird, sorgt außerdem für die Anfeuchtung der Atemluft, so daß die Wasserdampfsättigung im Nasenrachenraum über 90% beträgt. Gleichzeitig wird durch die reichhaltige Gefäßversorgung der Nasenschleimhaut auch eine Erwärmung der Atemluft gewährleistet.

Riechfunktion

Die Riechschleimhaut macht nur einen kleinen Teil der Nasenschleimhaut aus und befindet sich in den oberen Anteilen des vorderen Nasenseptums sowie den angrenzenden Regionen der lateralen Nasenwand. Sie besitzt ca. 10 – 20 Millionen bipolarer Rezeptorzellen, deren Fortsätze sich zu den sogenannten *Fila olfactoria* (Fasern des N. olfactorius = I. Hirnnerv) vereinen und

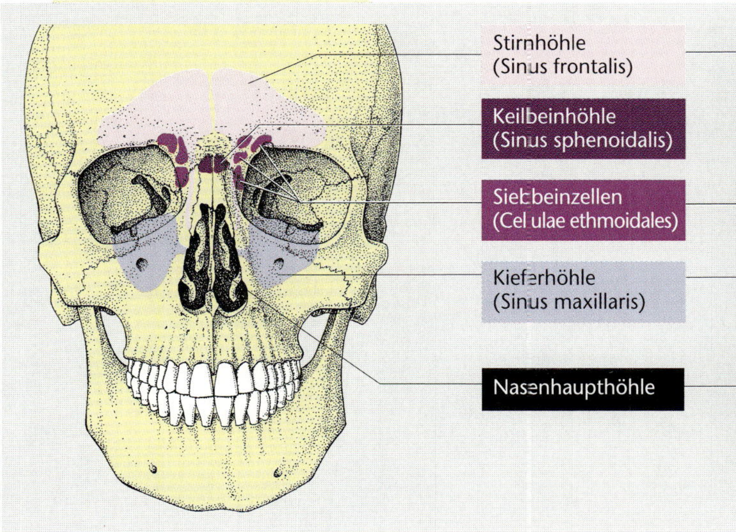

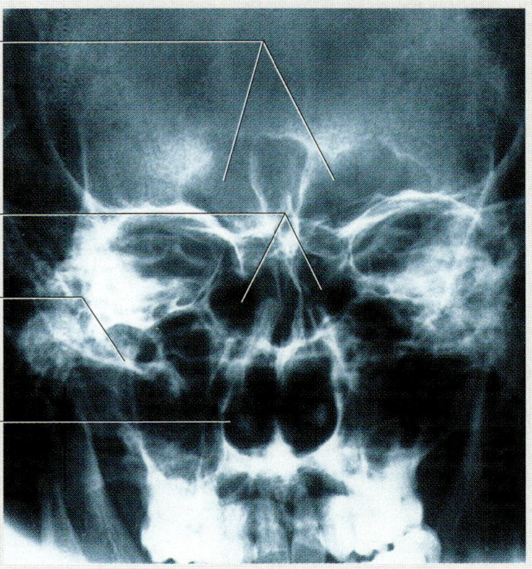

Abb. 34.3 (links): Die Nasennebenhöhlen in Projektion auf die Schädeloberfläche [L190]

Abb. 34.4 (rechts): Röntgenübersichtsaufnahme der Nasennebenhöhlen. [A124] durch die Lamina cribrosa ins Schädelinnere ziehen. Hier gelangen sie nach neuronaler Umschaltung zu den sogenannten sekundären ˇiechzentren. Riechen und Schmecken sind als Sinnesempfindungen sehr eng miteinander verbunden, wobei in der Mehrzahl der Fälle, bei denen die Patienten glauben, an einer Störung beider Sinnessysteme zu leiden, die Riechstörung für die Beschwerden verantwortlich ist.

Resonanzraum

Nasenrachenraum und Nasenhaupthöhlen sind an der **Lautbildung** beteiligt. Bei Verlegung dieses sogenannten nasalen Ansatzrohres kommt es zum *geschlossenen Näseln* **(Rhinophonia clausa),** bei unzureichendem Abschluß im Nasenrachenraum (*velopharyngeale Insuffizienz*) zum *offenen Näseln* **(Rhinophonia aperta).**

Nasennebenhöhlen

Die Nasennebenhöhlen sind luftgefüllte Hohlräume, die alle einen Zugang zur Nasenhaupthöhle besitzen und mit respiratorischer Schleimhaut ausgekleidet sind. Unterschieden werden die *Stirnhöhlen* **(Sinus frontales),** *Kieferhöhlen* **(Sinus maxillares),** *Siebbeinzellen* **(Cellulae ethmoidales)** und die *Keilbeinhöhle* **(Sinus sphenoidalis).** Vor allem bei entzündlichen oder allergischen Erkrankungen der Nase können die Nasennebenhöhlen fortgeleitet mitbeteiligt sein.

34.1.2 **Pharynx**

Der **Pharynx** *(Rachen)* erstreckt sich von der Schädelbasis bis zum Ösophagus. Oberhalb des Kehlkopfes kreuzen sich Luft- und Speisewege:

- Ventral gelegen sind Mundhöhle und die Luftwege mit *Kehlkopf* **(Larynx)** und *Luftröhre* **(Trachea)**
- Dorsal gelegen sind die vor der Halswirbelsäule verlaufende Luftwege und die *Speiseröhre* **(Ösophagus).**

Nasopharynx

In den **Nasopharynx** *(Nasenrachen, Epipharynx)*, das obere Drittel des Rachenraums, münden die hinteren Nasenöffnungen und die Ohrtrompeten (☞ Abb. 34.1 und 34.1.4).

Die **Rachenmandel** *(Tonsilla pharyngea)* dient der Infektabwehr im Nasen-Rachen-Raum.

Oropharynx

Der **Oropharynx** *(Mundrachen, Mesopharynx)* ist der mittlere Abschnitt des Rachenraumes und hat eine weite Öffnung zur Mundhöhle. Er dient als gemeinsamer Passageabschnitt für die Atemluft sowie für flüssige und feste Nahrung. Lateral zwischen den Gaumenbögen liegen die beiden **Gaumenmandeln** *(Tonsillae palatinae)*. Sie gehören zusammen mit der Rachenmandel und den am Zungengrund gelegenen *Zungengrundmandeln* zum *lymphatischen System (Waldeyer-Rachenring)* und besitzen immunologische Funktionen.

Hypopharynx

Der Oropharynx geht in Höhe des Kehlkopfeinganges in den **Hypopharynx** über. Letzterer reicht bis zum Ösophaguseingang etwa in Höhe des Ringknorpels.

34.1.3 **Larynx**

> Der **Larynx** *(Kehlkopf)* ist das Hauptorgan der Stimmbildung.

Aufbau des Larynx

Der Larynx besteht aus einem Knorpelgerüst, das kaudal in die Trachea übergeht (☞ Abb. 34.5). Der größte Knorpel ist der von außen tastbare **Schildknorpel**, dessen Vorsprung den „Adamsapfel" markiert. Der Schildknorpel ist mit Bändern und Muskeln am *Zungenbein* befestigt, an dem auch Muskeln des Mundbodens aufgehängt sind. Auf dem Oberrand des Schildknorpels sitzt die Epiglottis auf.

Unterhalb des Schildknorpels liegt der siegelringförmige **Ringknorpel.** Schild- und Ringknorpel sind durch Gelenke und Bänder miteinander verbunden. Der hintere Teil des Ringknorpels bildet außerdem die Basis für zwei kleine **Stellknorpel,** die für Stellung und Spannung der **Stimmlippen** verantwortlich sind (☞ unten).

Durch eine gefäßreiche Schleimhaut wird die Atemluft im Larynxbereich weiter befeuchtet, von feinsten Staubteilchen befreit und angewärmt.

Epiglottis

Die **Epiglottis** *(Kehldeckel, Kehlkopfdeckel)* dient als Schaltstelle zwischen Luft- und Speisewegen. Beim Ein- und Ausatmen steht sie gestreckt nach oben – die Atemluft kann aus den hinteren Nasenöffnungen nach unten in den Kehlkopf gelangen. Beim Schlucken verschließt sie den Kehlkopf, indem sie sich wie ein schützendes Dach über den Kehlkopfeingang legt: Der Speisebrei gelangt vom Rachen in den Ösophagus.

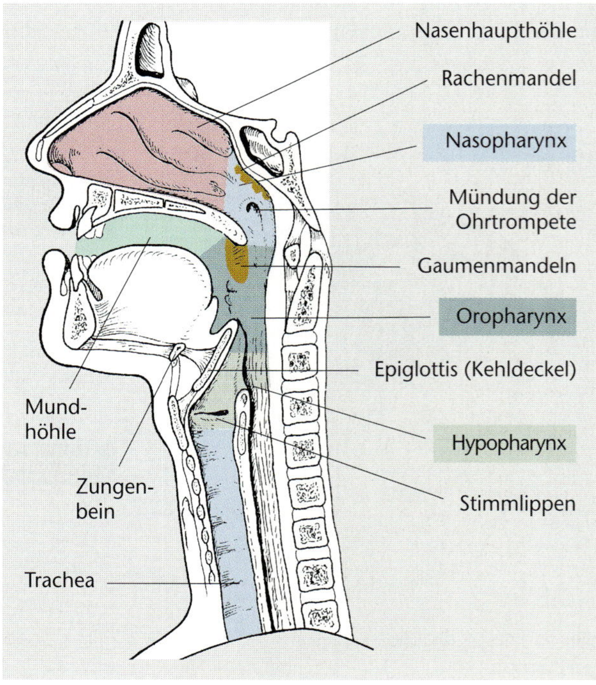

Abb. 34.5: Längsschnitt durch den Pharynx mit seinen drei Etagen: Naso-, Oro- und Hypopharynx. [B101]

Stimmlippen und Stimme

Die Larynxschleimhaut bildet zwei waagerecht übereinanderliegende Faltenpaare: die unten gelegenen **Stimmlippen** und die darüber gelegenen **Taschenfalten** (☞ Abb. 34.6). Die Stimmlippen verlaufen von der Innenfläche des Schildknorpels nach dorsal zu den beiden Stellknorpeln. An den Stellknorpeln setzen mehrere feine Muskeln an, die die Stimmlippen indirekt über eine Drehung der Stellknorpel bewegen können. Die Öffnung zwischen den beiden Stimmlippen wird als **Stimmritze** bezeichnet; die Weite dieser Öffnung kann über die Larynxmuskeln verändert werden. Die Stimmlippen werden vom **N. recurrens** innerviert, einem Ast des N. vagus (☞ 35.1.3).

Stimmbildung

Bei der **Stimmbildung** *(Phonation)* werden die Stimmlippen durch den Luftstrom der Ein- oder Ausatemluft in Schwingungen versetzt. Die Frequenz der Schwingungen und damit die Höhe des Grundtones kann durch Änderung der Spannung der Stimmlippen reguliert werden; die Lautstärke dagegen hängt von der Stärke des Luftstroms ab.
Fülle und Klangfarbe der Stimme werden durch den Resonanzraum von Rachen, Mund- und Nasenhöhle erzeugt.

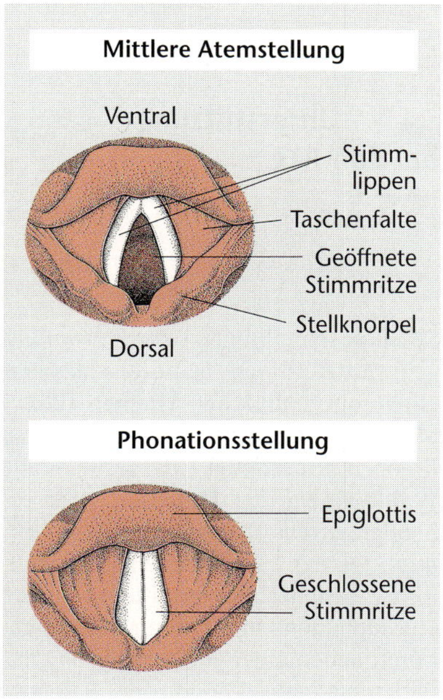

Abb. 34.7: Die Stimmritze in mittlerer Atemstellung (oben) und in Phonationsstellung (unten). [B108]

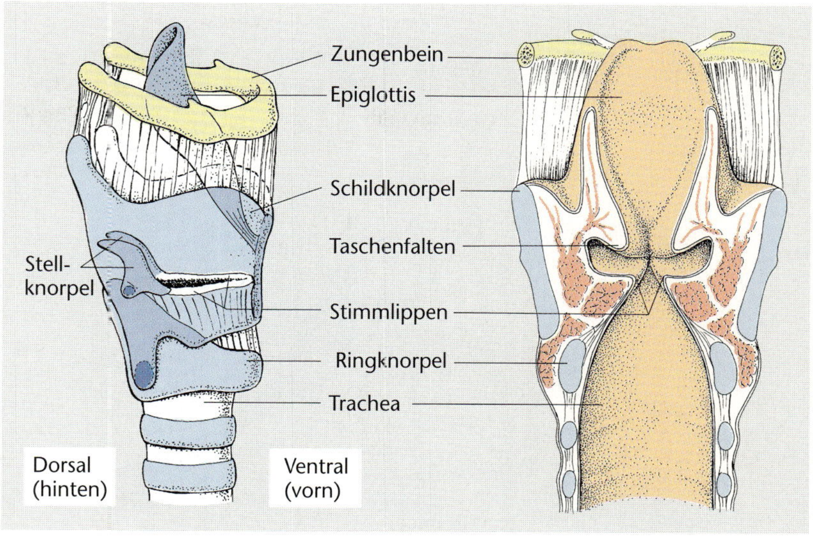

Abb. 34.6: Larynx. Links: Knorpeliger Aufbau und Bandstrukturen des Larynx mit Zungenbein und Epiglottis, Ansicht von rechts lateral. Rechts: Längsschnitt durch den Larynx, Ansicht von dorsal [L190]

34.1.4 Hörorgan

Das **Hörorgan** wird unterteilt in *äußeres Ohr*, *Mittelohr* und *Innenohr*. Mittel- und Innenohr liegen zusammen mit dem **Gleichgewichtsorgan** gut geschützt in der Felsenbeinpyramide des Schläfenbeins.

- Das **Hörorgan** dient der Aufnahme und Verarbeitung von akustischen Reizen (☞ unten)
- Das **Gleichgewichtsorgan** (☞ 34.1.5) registriert Körperlage und -bewegung im Raum.

Die Informationen aus beiden Organen werden über den **N. vestibulocochlearis** *(VIII. Hirnnerv)* zentral weitergeleitet.

Äußeres Ohr

Zum äußeren Ohr gehören die knorpelige **Ohrmuschel** und der **äußere Gehörgang.** Der äußere Gehörgang, der leicht abgewinkelt von der Ohrmuschel zum Trommelfell zieht, enthält Drüsen, die das **Ohrenschmalz** (*Zerumen, Cerumen*) bilden.

Das **Trommelfell** *(Membrana tympani)*, eine dünne Membran, stellt die Grenze zwischen äußerem Ohr und Mittelohr dar.

Mittelohr

Hinter dem Trommelfell liegt das **Mittelohr** *(Paukenhöhle)*, welches über die **Ohrtrompete** *(Tuba Eustachii, Eustachische Röhre)* mit dem Nasenrachenraum verbunden ist. Über das ovale bzw. runde Fenster besteht Verbindung zum Innenohr. Im Bereich des sogenannten Kuppelraumes, dem obersten Anteil der Paukenhöhle, besteht Kontakt zu den pneumatischen Räumen des **Warzenfortsatzes** *(Processus mastoideus)*. Im Mittelohr finden sich die **Gehörknöchelchen** *(Hammer, Amboß, Steigbügel)*. Der Hammergriff ist am Trommelfell fixiert und gelenkig mit dem Amboß verbunden; letzterer wiederum besitzt eine gelenkige Verbindung zum Steigbügel, der über das ovale Fenster mit dem Innenohr in Verbindung steht. Über die genannten Strukturen wird der Schall vom Trommelfell auf das Innenohr übertragen.

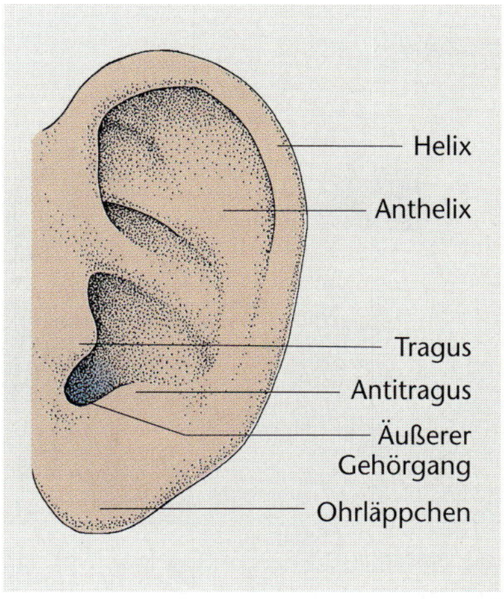

Abb. 34.8: Die Ohrmuschel. [L190]

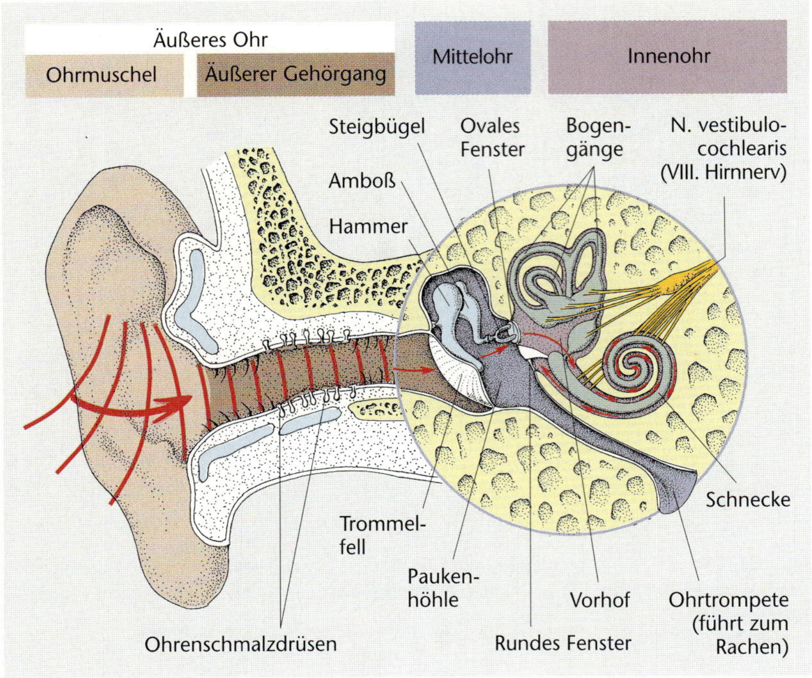

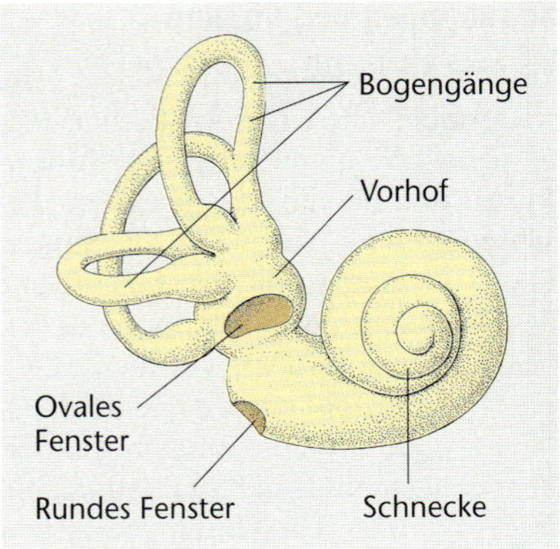

Abb. 34.9 (oben): Schnecke und Bogengänge als Ausgußmodell. [L190]

Abb. 34.10 (links): Übersicht über äußeres Ohr, Mittelohr und Innenohr (beide vergrößert). Die Pfeile markieren den Weg der Schallwellen zu den Sinneszellen (Luftleitung). [L190]

Über die Ohrtrompete ist ein Druckausgleich zwischen Nasenrachenraum (Außenluft) und Mittelohr möglich.

Innenohr

Das Innenohr enthält die Sinneszellen für Gehör und Gleichgewichtssinn und liegt im **knöchernen Labyrinth** des Felsenbeins. Dieses besteht aus *Vorhof, Bogengängen* und *Schnecke* und ist mit einer liquorähnlichen Flüssigkeit, der **Perilymphe**, gefüllt. Im Vorhof und in den Bogengängen liegen die Sinneszellen des Gleichgewichtsorgans. Die Schnecke enthält die Sinneszellen für das Gehör.

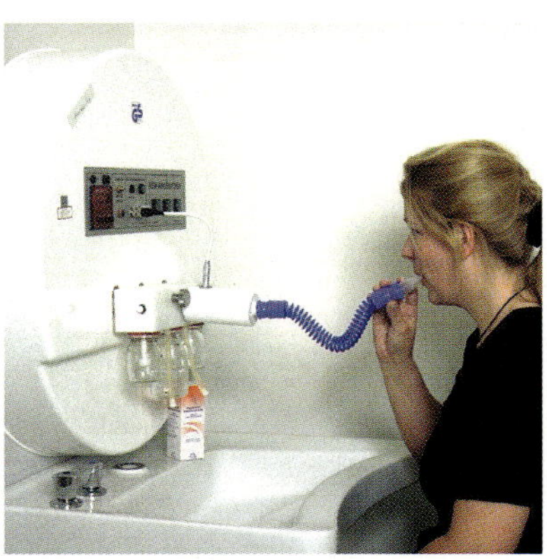

Abb. 34.11: Inhalationen erleichtern die Sekretlösung bei vielen HNO-Erkrankungen und mindern die Atembeschwerden. [K183]

34.1.5 Gleichgewichtsorgan

Das **Gleichgewichtsorgan** *(Vestibularorgan)* besteht aus den Bogengängen und dem Vorhof (Vestibulum) mit Sacculus und Utriculus. Es liegt ebenso wie das Hörorgan im Knochen des Felsenbeins. Funktionell dient es gemeinsam mit visuellen (Auge) und kinästhetischen (Oberflächen-, Tiefensensibilität) Mechanismen der Orientierung im Raum und damit der Aufrechterhaltung des Gleichgewichts.

34.2 Pflege in der Hals-Nasen-Ohrenheilkunde

Obwohl es sich bei vielen HNO-Operationen um relativ kleine Eingriffe handelt, z.B. um die Entfernung der Gaumenmandeln (☞ 34.7.1), beeinträchtigen sie den Patienten in nicht unerheblichem Ausmaß: Beispielsweise behindern Larynxoperationen die Atmung (☞ 34.9.3, 34.9.4) und Operationen in Mundhöhle, Rachen und Ösophagus die Nahrungsaufnahme (☞ 34.7, 34.8). Operationen der äußeren Nase verändern das Aussehen des Patienten (☞ 34.6.1).

Die Zahl von Patienten, die mit einer bösartigen Tumorerkrankung des Kehlkopfes oder des Rachens in die Klinik kommen, steigt ständig an. Häufig besteht bei den Betroffenen seit vielen Jahren ein Alkohol- und Nikotinmißbrauch (☞ 36.*, Suchtkrankheiten). Dies führt vor allem im postoperativen Verlauf immer wieder zu Notfallsituationen wie z.B. Alkoholentzugsdelir.

Umgang mit Alkoholkranken, ☞ 36.6.1;
Pflege nach HNO-Operationen, ☞ 34.2.5

34.2.1 Unterstützung bei den ATL

Atmen

Atemerleichternde Maßnahmen, ☞ 7.3.5 – 7.3.11

Sekretansammlungen oder Schwellungen (Entzündung, Tumoren) des Rachenraumes und der Trachea führen häufig zur Behinderung der Atmung. Dies beeinträchtigt das subjektive Wohlbefinden des Patienten meist erheblich, *atemerleichternde Maßnahmen* werden entsprechend als hilfreich, sicherheitsvermittelnd und angstabbauend empfunden. Hierzu gehören neben einer guten Belüftung des Patientenzimmers und der Befeuchtung der Atemluft insbesondere die atemunterstützende Lagerung, sekretlösende Maßnahmen wie Inhalationen und Atemgymnastik, die Entfernung von Sekret durch Unterstützung beim Abhusten oder durch Absaugen sowie bei Bedarf die Sauerstofftherapie.

Atemstörungen bedeuten immer eine latente Gefährdung und können innerhalb kurzer Zeit lebensbedrohlich werden. Ein Patient, der unter ständiger Atemnot leidet, kann zunehmend Angst um sein Leben verspüren. Dies führt zu Verkrampfung und Unruhe und damit zu vermehrtem Sauerstoffverbrauch, der wiederum die Atemnot verstärkt.

Daher sollte schon bei der Pflegeplanung daran gedacht werden, wie diesen Patienten die Angst vor der Atemnot genommen werden kann. Der Patient sollte ermutigt werden, seine Angstempfindungen zu äußern. Durch Ankündigung aller Pflege- und Behandlungsmaßnahmen und ausführliche Informationen läßt sich Sicherheit vermitteln, ebenso wie durch die routinierte Handhabung der pflegerischen und therapeutischen Hilfsmittel.

Essen und Trinken

Bei Erkrankungen im HNO-Bereich kommt es besonders postoperativ häufig zu **Schluckstörungen** (v.a. nach Operationen in Mundhöhle und Rachen, ☞ 34.7, 34.8) und zu **Schmerzen beim Schlucken,** z.B. nach Entfernung der Gaumenmandeln (Tonsillektomie, ☞ 34.7.1) durch große Wundflächen in der Rachenschleimhaut. Bei diesen Patienten ist postoperativ eine Aufbaukost notwendig, zu Beginn mit kaltem Tee, dann mit flüssigen Speisen bis zur Breikost. Außerdem sollten eine Woche nur gewürz- und säurefreie, nicht zu heiße Speisen gegeben werden (z.B. kein Obst, keine Fruchtsäfte). Kohlensäurehaltige Getränke können ebenfalls heftige Schmerzen verursachen. Alkohol ist zu vermeiden. Die Angehörigen des Patienten sollten dem Kranken nur ge ˇgnete Speisen mitbringen.
Nach bestimmten Operationen, insbesondere nach Resektion großer Tumoren in Mundhöhle und Oropharynx (☞ 34.7.2), oder auch nach Strahlentherapie dieser Region können oder dürfen die Patienten einige Zeit weder essen noch trinken und müssen über eine Gastroduodenalsonde ernährt werden.

Pflege bei künstlicher enteraler Ernährung, ☞ *10.3.1*

Kommunizieren

Hörstörungen

Hörgeräte, ☞ *7.10.3.4*

Die Kommunikationseinschränkung durch Schwerhörigkeit oder Hörverlust stellt für den Patienten eine schwere Behinderung dar, weil er von seinem Umfeld weitgehend abgeschottet ist. Hieraus können Einsamkeit und Resignation resultieren. Je nach Ausprägung der Hörminderung oder nach Art des technischen Hilfsmittels sind verschiedene Hilfsmaßnahmen angezeigt, z.B. Unterstützung beim Einsetzen der Hörgeräte oder beim Training des Lippenablesens sowie Informationen über Schwerhörigenvereine.

Sprechstörungen

Bei Erkrankungen des Rachens, der Mundhöhle (☞ 34.7) oder des Larynx (☞ 34.9) kann das Sprechen gestört sein. Der Patient mit Tracheotomie (☞ 34.9.4) beispielsweise ist zumindest in der Anfangsphase auf nonverbale Kommunikation („mit Händen und Füßen") angewiesen. Auch beeinflussen Unsicherheit und Angst in der neuen Situation die Verständigungsmöglichkeiten. Diesen Bedürfnissen kann begegnet werden durch:
- Ausführliche Gespräche mit Patient und Angehörigen, wobei die Schwierigkeiten der Kommunikation angesprochen werden müssen
- Bereitlegen einer Schreibtafel oder eines Blocks mit Schreibutensilien, damit der Patient sich jederzeit schriftlich äußern kann.

Sinn finden

Einzelne Patientengruppen mit Erkrankungen im HNO-Bereich (vor allem Patienten mit Tumorerkrankungen) müssen intensiv auf eine Umstellung ihrer gewohnten beruflichen und privaten Lebenssituation vorbereitet werden, da die zugrundeliegenden Erkrankungen bzw. die therapeutischen Maßnahmen zu einschneidenden Änderungen führen:
- Mit Hilfe des Sozialdienstes werden berufliche Rehabilitation bzw. Umschulung eingeleitet
- Für Patienten, denen eine Kehlkopftotalentfernung (☞ 34.9.4) bevorsteht, wird vor der Operation ein Gespräch mit einem seit längerer Zeit ohne Larynx lebenden Patienten veranlaßt, der eine Ersatzsprache (☞ 34.9.4) gut beherrscht (Kontaktaufnahme über *Kehlkopflosenverband* oder Logopädieabteilung). Dem Patienten wird so ermöglicht, die Angst vor der Operation und dem Leben danach zu äußern und zu verringern, und er erfährt, daß das Leben nach der Operation ohne Kehlkopf weiterhin lebenswert und sinnvoll ist
- Suchtkranke Patienten (im HNO-Bereich vor allem Personen mit Alkohol- und Nikotinabusus) werden über die Notwendigkeit aufgeklärt, sich wegen ihrer Suchtkrankheiten behandeln zu lassen (☞ 36.6.1).

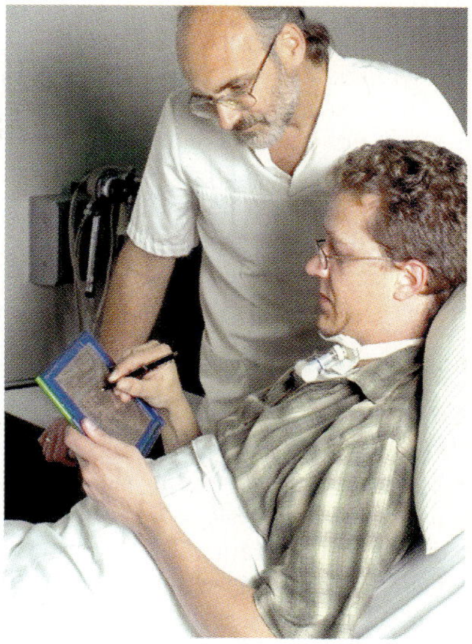

Abb. 34.12: Mit einer Schreibtafel kann sich ein Patient, der (vorübergehend) nicht sprechen kann, seiner Umwelt verständlich machen. Auch wenn das Buchstabieren sehr mühsam ist und lange dauert, sollten die betreuenden Personen die notwendige Zeit investieren, um dem Patienten diese Kommunikation zu ermöglichen. [K183]

34.2.2 Applikation von Salben und Tropfen in Nase und Ohr

Bei jeder Gabe sind folgende Hygienemaßnahmen einzuhalten:
- Tuben, Flaschen und Pipetten nur für jeweils einen Patienten benutzen und peinlich sauber halten (z.B. Deckel nach dem Aufschrauben mit der Außenseite auf eine saubere Unterlage legen), um eine Kontamination des Präparates und eine (erneute) Infektion des Patienten zu vermeiden

- Lagerungshinweise (z.B. Kühlschranklagerung) und Verfalldatum beachten
- Tropfen sind nach dem Öffnen nur begrenzt haltbar (siehe Beipackzettel), daher auf der Flasche das Öffnungsdatum vermerken.

Applikation von Nasentropfen

- Vor der Applikation putzt sich der Patient die Nase
- Dann neigt er den Kopf leicht nach hinten und zur Seite
- Anschließend träufelt er die verordnete Tropfenzahl in beide Nasenlöcher und atmet sofort durch die Nase ein („Flüssigkeit hochziehen"), damit die Nasentropfen nicht in den Rachen abfließen.

Der angeordnete Anwendungszeitraum wird genau eingehalten, da z.B abschwellende und gefäßverengende Nasentropfen bei zu langer Anwendung zu Schleimhautschäden führen.

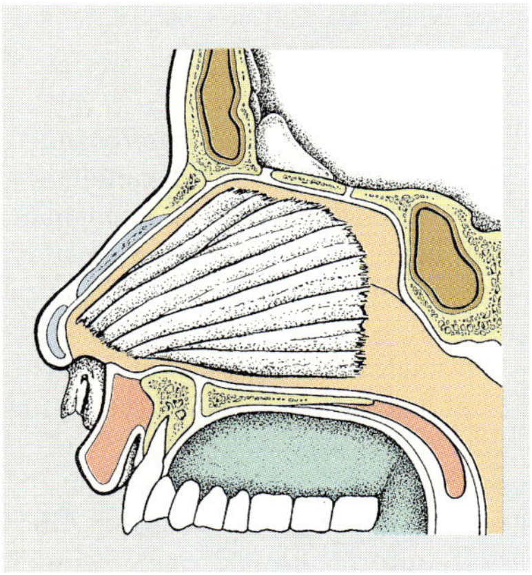

Abb. 34.13: Vordere Nasentamponade zur Stillung von Nasenbluten im vorderen Nasenbereich. [L157]

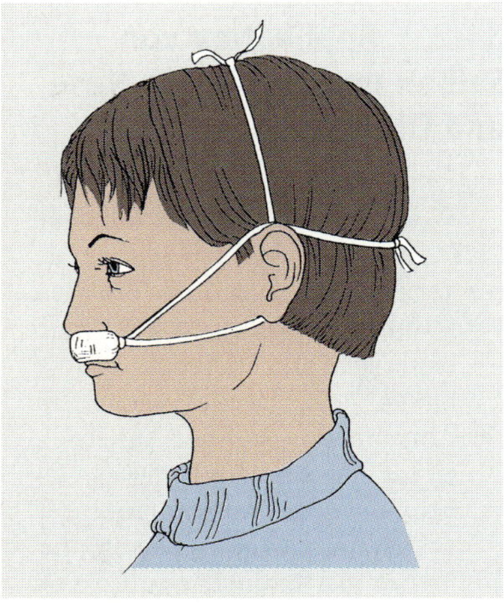

Abb. 34.14: Nasenschleuder. [L215]

Applikation von Ohrentropfen

- Die Ohrentropfen werden vor der Anwendung auf Körpertemperatur erwärmt
- Der Patient legt sich auf die Seite des nicht zu behandelnden Ohres
- Dann träufelt er (oder eine Hilfsperson) die verordnete Tropfenzahl in den Gehörgang, wobei die Ohrmuschel sanft nach oben hinten außen gezogen wird, um den Gehörgang zu strecken
- Der Patient bleibt anschließend 15 – 20 Minuten auf der Seite liegen.

☑ Keine Watte ins Ohr stecken, da diese die Ohrentropfen aufsaugen würde!

34.2.3 Vorbereitung einer (vorderen) Nasentamponade

Ist Nasenbluten nicht durch einfache Kompression der Nasenflügel oder eine Eiskrawatte im Nacken zu beseitigen, muß eine **vordere Nasentamponade** durchgeführt werden (die *hintere Nasentamponade* wird angewandt bei Blutungen im hinteren Rachenbereich). Die Aufgaben des Pflegepersonals umfassen:

- *Vorbereitung des Materials:* Industriell vorgefertigte Tamponadenpakkung oder (je nach Blutung) pro Nasenloch 4 – 6 Tamponadenstreifen (30 – 40 cm lang, 2 cm breit), Nasenspreizer, Tamponadenzange, Pinzette
- *Vorbereitung des Patienten:* Blutdruck des Patienten messen. Ihn anschließend in sitzende (oder liegende) Stellung bringen und seine Nase z.B. mit angefeuchtetem Watteträger säubern
- *Assistenz bei der Durchführung:* Patienten beruhigen und zum ruhigen Weiteratmen durch den Mund auffordern. Kopf des Patienten dabei stabil halten. Äußerungen des Patienten (z.B. Schmerzen, Atemnot) stets ernst nehmen.

Die Nasentamponade wird in der Regel nach 2 – 3 Tagen entfernt, anschließend wird die Nase sorgfältig gepflegt, z.B. mit panthenolhaltiger Nasensalbe (Bepanthen® Augen- und Nasensalbe). Unmittelbar nach Entfernung der Nasentamponade soll der Patient auf anstrengende körperliche Aktivitäten, Bücken, Rauchen und Alkoholgenuß verzichten und darf sich die Nase nicht schneuzen.

34.2.4 Ohrspülung

Indikation für eine **Ohrspülung** sind Fremdkörper im äußeren Gehörgang oder ein Zeruminalpfropf (☞ 34.5.1), der den äußeren Gehörgang verlegt und so die Sicht auf das Trommelfell behindert oder zu Schwerhörigkeit des Patienten führt.

Material

An Material werden eine Ohrspritze (100 – 250 ml) oder ein spezielles Spülsystem, *körperwarmes* Leitungswasser, eine Nierenschale, ein (wasserdichtes) Abdecktuch, ein Handtuch, ein Otoskop und ggf. Cerumenex®-Tropfen benötigt.

Durchführung

Ist der Ohrpfropf sehr hart, kann er durch Einträufeln z.B. von Cerumenex®-Tropfen vor der Ohrspülung aufgeweicht werden. Für die Ohrspülung soll der Patient bequem sitzen. Seine Kleidung sollte durch ein (wasserdichtes) Abdecktuch geschützt werden. Die Nierenschale wird unter das betreffende Ohr gehalten, evtl. vom Patienten selbst. Dann zieht die Pflegekraft die Ohrmuschel des Patienten nach hinten oben, um den Gehörgang zu strecken und spritzt das Wasser unter mäßigem Druck zügig in den Gehörgang ein (☞ Abb. 34.17). Das Wasser (und die darin enthaltenen Ohrpropf- oder Fremdkörperanteile) laufen wieder in die Nierenschale ab. Die Spülung kann ggf. mehrfach wiederholt werden. Der Erfolg der Spülung wird mit dem Otoskop kontrolliert, bei Nicht-Erfolg muß der Arzt hinzugezogen werden. Da die Spülung des Gehörgangs durch Reizung des Gleichgewichtsorgans zu Schwindel und Übelkeit führen kann, sollte der Patient zwischendurch nach seinem Befinden gefragt werden.

Einer Ohrspülung müssen immer eine ärztliche Untersuchung und die Anordnung der Ohrspülung vorausgehen, da Ohrspülungen z.B. bei einer Trommelfellperforation kontraindiziert sind.

Nachsorge

Je nach Bedarf helfen die Pflegenden dem Patienten nach der Ohrspülung beim Abtrocknen. Da auch nach der Ohrspülung Schwindel und Kreislaufstörungen auftreten können, ruht der Patient noch für ca. zehn Minuten unter Kreislaufkontrolle.

34.2.5 Pflege nach HNO-Operationen

Lagerung

Die Lagerung richtet sich nach der OP bzw. Arztanordnung. Regel ist die bequeme *Oberkörperhochlagerung*.

Bei Operationen im Bereich des Larynx/Pharynx darf der Kopf nicht abknicken (ggf. mit kleinem Kissen unterstützen). Der Kopf darf nur mit Unterstützung der Hand im Nacken hochgehoben und vorsichtig bewegt werden.

Mobilisation

Am Abend des OP-Tages darf der Patient in der Regel am Bettrand sitzen und in Begleitung einer Pflegekraft zur Toilette aufstehen. Ausnahmen sind z.B. Kreislaufstörungen und ein Spontannystagmus (☞ 34.4.4), etwa nach Ohroperationen.

Pflege nach Ohroperationen

Nach **Ohroperationen** tritt gelegentlich Schwindel auf. Je nach Schwere des Schwindels reichen die dann erforderlichen Hilfestellungen von der Begleitung des Patienten zur Toilette bis zum Waschen des Patienten im Bett. Die Haarwäsche erfolgt durch die Pflegenden (auf Haarpflege unter dem Verband achten). Wichtig bei Schwindel und Übelkeit sind:

- Patienten mit Schwindel grundsätzlich nicht alleine aufstehen lassen
- Bei starker Übelkeit auf ausreichende (parenterale) Flüssigkeits- und Nährstoffzufuhr achten.

Ruckartige Kopfbewegungen und Manipulationen am operierten Ohr sind zu vermeiden. Um einen Überdruck im Ohr zu verhindern, darf sich der Patient nicht die Nase schneuzen, sondern nur herauslaufendes Sekret abwischen.

Nach Ohroperationen erfolgt der erste äußere Verbandswechsel am ersten postoperativen Tag, dabei auf Nachblutung achten. Bei ruhigen Patienten

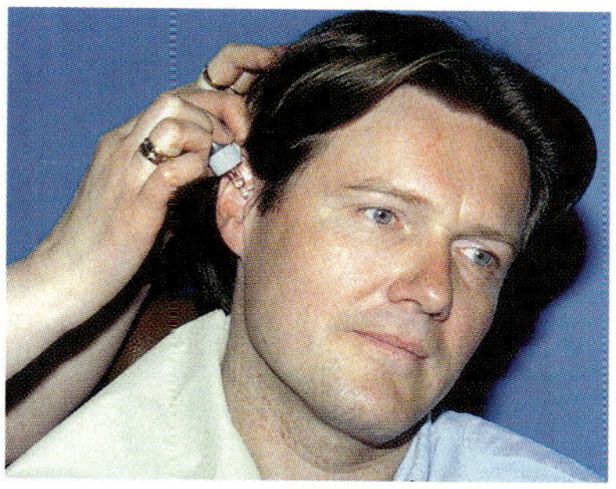

Abb. 34.16: Einträufeln von Cerumenex®-Tropfen zum Aufweichen des Zeruminalpfropfes vor der Ohrspülung. [M117]

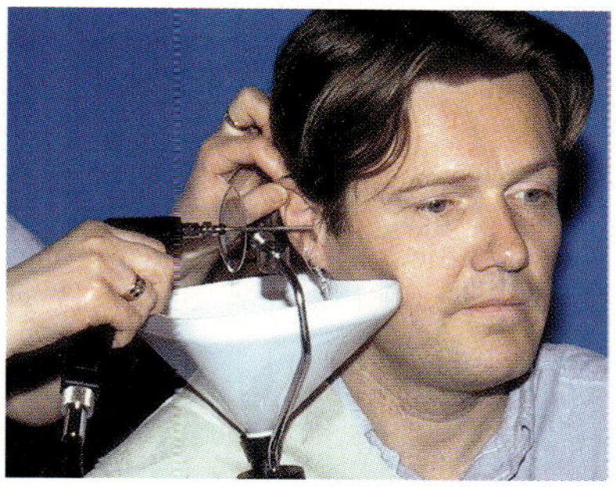

Abb. 34.17: Ohrspülung. [M117]

genügt die Fixierung des Verbandes mit einer Ohrenklappe.

Pflege nach Nasenoperationen

Nach einer **Nasenoperation** (z.B. Begradigung der Nasenscheidewand) ist folgendes zu beachten:

- Oberkörper hochlagern, Kopf nicht ruckartig bewegen
- Kreislauf engmaschig kontrollieren, Rachen inspizieren und korrekte Lage der Tamponade prüfen
- Bei geringfügiger Nachblutung Eisbeutel in den Nacken legen
- Bei starker Blutung Arzt rufen. Dieser verordnet gerinnungsfördernde Medikamente oder veranlaßt ggf. eine erneute OP
- Wegen der Nachblutungsgefahr kein ASS (z.B. Aspirin®) zur Schmerzbekämpfung geben
- Patienten zu ausreichender Mundpflege und -befeuchtung sowie Lippenpflege anleiten (mind. 3 x täglich): Da der Patient während der Nasentamponade durch den Mund atmen muß, entfällt die Befeuchtung der Atemluft durch die Nasenschleimhaut, und die Mundschleimhaut trocknet aus
- Dem Patienten erklären, daß er sich wegen der Nachblutungsgefahr nicht anstrengen und auch nicht die Nase putzen darf (Sekret mit einem Tuch auffangen)
- Schleimhautreizende Noxen, z.B. Nikotin, in der Umgebung vermeiden
- Die *Nasenschleuder* (spezieller Nasenverband, ☞ Abb 34.11) je nach Bedarf wechseln. Gipsverbände nach Korrektur-Operationen verbleiben für ca. 7 – 8 Tage. Die Nasentamponade wird am 2. – 3. postoperativen Tag vom Arzt entfernt *(Detamponade)*. Dem Patienten vorher Schmerzmittel verabreichen, da die Entfernung der Tamponade oft schmerzhaft ist. Zur Blutgefäßkontraktion den Nacken mit Eisbeutel kühlen
- Patienten nach der Detamponade zur Selbständigkeit bei der Pflege der Nasenschleimhaut mit Nasensalbe anleiten.

Pflege nach Operationen im Mund- und Rachenbereich

Operative Eingriffe im **Mund-** und **Rachenbereich** führen postoperativ nicht nur zu Schluck-, sondern auch zu Kommunikationsstörungen. In diesem Zusammenhang sind in der Nachbehandlung spezielle pflegerische Maßnahmen notwendig, um diese Funktionen, zumindest teilweise, wiederzuerlangen.

Pflege bei Schluckstörungen, ☞ 7.7.6.3;
Pflege bei Kommunikationsstörungen, ☞ 7.10.3

Die Körperpflege wird am 1. postoperativen Tag von den Pflegenden übernommen, ab dem 2. postoperativen Tag zunehmend vom Patienten selbst. Haarwäsche ist ab dem 10. postoperativen Tag erlaubt.

Pflege nach Operationen am Hals

Nach ausgedehnten Operationen am Hals, z.B. einer Neck dissection (Entfernung der Halslymphknoten bei bösartigen HNO-Tumoren, ☞ 34.9.4), kann es zu erheblichen Bewegungseinschränkungen im Kopf-Hals-Bereich kommen. Pflegerisch ist dabei zu beachten:

- In Rücken- und Seitenlagerung wird der Arm der operierten Seite zur Unterstützung des Lymphabflusses so gelagert, daß Hand und Unterarm höher als der Ellbogen liegen. Der Arm liegt in 30°-Abduktion und leichter Flexion

- Ruckartige Kopfdreh- und Kopfnickbewegungen, z.B. beim Aufstehen, sind zu vermeiden
- Der Patient kann den Arm der operierten Seite nur eingeschränkt nach oben heben. Daher braucht er Hilfe bei der Körper- und Haarpflege sowie beim An- und Auskleiden
- Um Kontrakturen der betroffenen Halsseite vorzubeugen, ist die frühzeitige Einleitung krankengymnastischer Maßnahmen nach einem festgelegten Übungsplan wichtig (ab dem 6. postoperativen Tag).

Pflege nach Tracheotomie/Koniotomie, ☞ 34.9.4

34.3 Hauptbeschwerden des Patienten mit HNO-Erkrankungen

Nasenbluten, ☞ 34.6.2;
Schwindel, ☞ 35.3.1

34.3.1 Ohrenschmerzen

Ohrenschmerzen *(Otalgien)* sind zumeist durch Erkrankungen des äußeren Ohres oder Mittelohres bedingt, z.B. durch eine Gehörgangs- (☞ 34.5.1) oder Mittelohrentzündung (☞ 34.5.2). Schmerzen können aber auch von anderen Organen ins Ohr fortgeleitet werden, etwa bei *Tonsillitis* (☞ 34.7.1), *Parotitis* (Entzündung der Ohrspeicheldrüse, ☞ 34.11) oder einem Rachentumor (☞ 34.7.2).

Bei Ohrenschmerzen hat der Patient oft noch weitere Beschwerden wie beispielsweise eine Hörminderung bei Mittelohrentzündung (☞ 34.5.2) oder „Ohrlaufen", d.h. eine Sekretion aus dem Ohr (*Otorrhoe*), bei einer Gehörgangsentzündung (☞ 34.5.1) oder chronischen Mittelohrentzündung (☞ 34.5.2).

34.3.2 Schwerhörigkeit

Die Ursache einer **Schwerhörigkeit** liegt zumeist im Mittelohr (z.B. Mittelohrentzündung) oder Innenohr (z.B. Hörsturz, ☞ 34.5.3). Aber auch ein Zeruminalpfropf (☞ 34.5.1) mit Verlegung der Gehörgangslichtung kann zu einer akuten Hörminderung führen. Je nach der zugrundeliegenden Ursache kann sich eine Schwerhörigkeit *rasch* (z.B. bei einer Mittelohrentzündung) oder *langsam* (z.B. Lärmschwerhörigkeit) entwickeln. Häufige Begleitsymptome sind Schwindel (☞ 35.3.1), Ohrgeräusche (☞ 34.3.3) oder Ohrenschmerzen (☞ 34.3.1). Die genaue Diagnose einer Schwerhörigkeit erfolgt mit Hilfe von Hörtests (☞ 34.4.2).

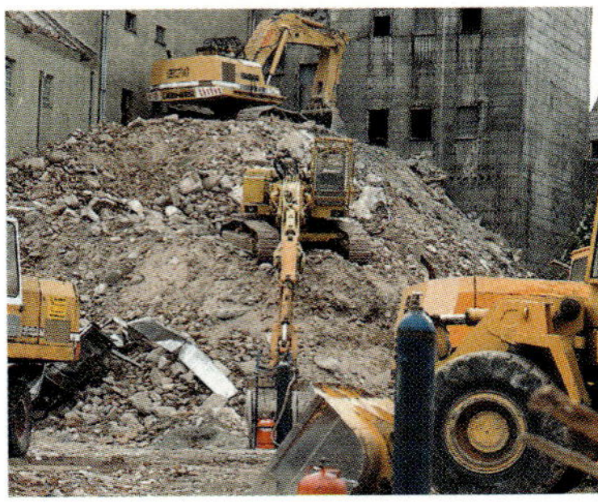

Abb. 34.18: Lärmbelästigung im Beruf und in der Freizeit nimmt als Ursache von Hörstörungen mehr und mehr zu. [J660]

34.3.3 Ohrgeräusche

Ohrgeräusche *(Tinnitus aurium, Ohrensausen):* Rauschende, klingende oder pfeifende Geräusche im Ohr, die meist nur vom Patienten wahrnehmbar sind.

Ursachen von **Ohrgeräuschen** können u.a. Lärmbelastung in Freizeit oder Beruf oder verschiedene otologische Krankheitsbilder (z.B. Hörsturz, M. Ménière, ☞ 34.5.3, Otosklerose, ☞ 34.5.2) sein. Auch Erkrankungen der Halswirbelsäule können zu Ohrgeräuschen führen. Charakter und Intensität von Ohrgeräuschen sind sehr variabel (Brummen, Summen, Pfeifen, Zischen etc.).
Bei manchen Patienten sind die Ohrgeräusche so stark und belastend, daß als Folge Depressionen und Angstzustände auftreten. Etwa 8% der Erwachsenen fühlen sich durch Ohrgeräusche im Alltag belästigt und im Schlaf gestört.

Bei vielen Patienten kann trotz gründlicher Untersuchung keine Ursache für das Ohrgeräusch gefunden werden. Diese Patienten müssen trotzdem ernst genommen werden und dürfen nicht als „persönlichkeitsgestört" abgedrängt werden. Helfen kann ihnen oft der Kontakt zu Selbsthilfegruppen, z.B. der *Tinnitus-Liga*.

34.3.4 Behinderte Nasenatmung

Die **behinderte Nasenatmung** ist das häufigste Leitsymptom bei Erkrankungen von Nase, Nasennebenhöhlen und Nasopharynx. Zu den bekanntesten Ursachen einer „verstopften Nase" zählen neben der Septumdeviation (☞ 34.6.2) der *grippale Infekt* **(Rhinitis,** ☞ 34.6.2) und der *Heuschnupfen*. Bei Kindern sind Fremdkörper und **Adenoide** („Polypen", Vergrößerung der Rachenmandel, ☞ 34.6.4) häufig die Ursache. Auch manche Medikamente, z.B. die „Pille" und bestimmte Antihypertensiva, können zu einer behinderten Nasenatmung führen.

34.3.5 Heiserkeit

Bei **Heiserkeit** klagt der Patient über eine „rauhe, kratzige" Stimme. Die Ursachen sind vielfältig und reichen von der einfachen Erkältung über exzessive Stimmbelastung, Inhalation von Stäuben oder Allergenen bis zu Tumoren. Auch ärztliche Eingriffe (z.B. endotracheale Intubation) können eine Heiserkeit hervorrufen.

Jede **Heiserkeit**, die länger als drei Wochen besteht, muß unabhängig vom Lebensalter HNO-ärztlich abgeklärt werden, da v.a. bei Rauchern ein bösartiger Larynxtumor (☞ 34.9.4) die Ursache sein kann.

34.3.6 Dyspnoe

Eine Dyspnoe (Atemnot, ☞ 7.3.12, 20.3.1) kann durch zahlreiche Erkrankungen bedingt sein. Wichtige HNO-spezifische Ursachen sind:

- Bei der *akuten Dyspnoe* die Fremdkörperaspiration (☞ 34.10.1), allergische Ödeme im Atemwegsbereich (etwa nach einem Bienenstich) und bei Kindern die Epiglottitis (☞ 13.10.3)
- Bei der *chronischen Dyspnoe* Tumoren von Rachen und Kehlkopf (☞ 34.7.2, 34.9.3, 34.9.4).

Die Kranken haben ein quälendes Gefühl des Luftmangels bis hin zur Todesangst. Dem Untersucher fällt ein *ziehendes Atemgeräusch* (**Stridor,** ☞ 20.3.4) auf. Die Diagnostik umfaßt neben der Spiegeluntersuchung von

Rachen und Kehlkopf *(indirekte Laryngoskopie,* ☞ auch 34.4.1) die endoskopische Abklärung (☞ 34.4.6). Besteht der Verdacht auf eine Erkrankung der Trachea, sind zusätzlich gezielte Röntgenuntersuchungen notwendig.
Bei ausgeprägter, akuter Dyspnoe kann eine Intubation oder ein Luftröhrenschnitt (**Tracheotomie, Koniotomie,** ☞ 34.9.4) notwendig werden.

34.4 Der Weg zur Diagnose

34.4.1 Anamnese und HNO-ärztliche Untersuchung

Zur **Anamnese** gehört die Erfragung von aktuellen Beschwerden, Allgemeinerkrankungen wie Hypertonie, Allergien oder Stoffwechselkrankheiten und die Medikamentenanamnese.

Es schließt sich die **HNO-ärztliche Untersuchung** an. Der Begriff *Spiegeluntersuchung* stammt noch aus der Zeit, als man sämtliche Untersuchungen mit Hilfe des Stirnreflektors durchführte. Heute werden bestimmte Organe wie beispielsweise das Ohr oder das Naseninnere auch mikroskopisch oder endoskopisch untersucht. Trotzdem ist der Ausdruck „Spiegeluntersuchung" im klinischen Sprachgebrauch beibehalten worden.

Untersuchung der Ohren

Für die Untersuchung der Ohren wird nach der Inspektion der Ohrmuschel ein Metalltrichter in den äußeren Gehörgang eingeführt und der Gehörgang durch Zug an der Ohrmuschel nach hinten oben gestreckt. Nun können Trommelfell und äußerer Gehörgang bei mikroskopischer Vergrößerung **(Ohrmikroskopie, Otoskopie)** beurteilt werden.

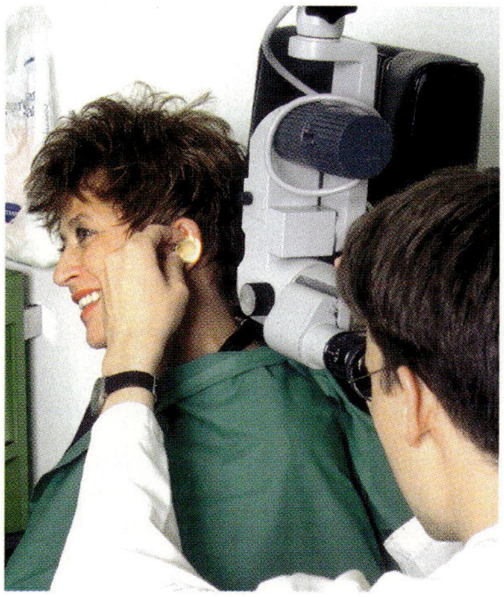

Abb. 34.19: Ohrmikroskopie. [K183]

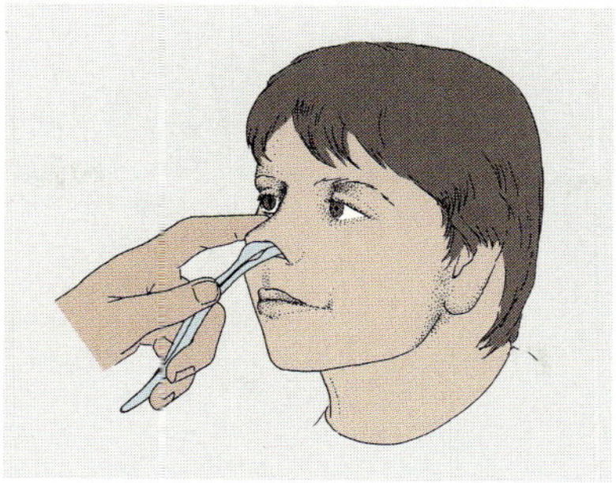

Abb. 34.20: Vordere Rhinoskopie mit dem Nasenspekulum. [L157]

Untersuchung der Nase

Nach Beurteilung der äußeren Nasenform (z.B. Sattel- oder Höckernase, ☞ 34.6.1) werden die vorderen Nasenabschnitte mit dem *Stirnreflektor* und dem *Nasenspekulum* betrachtet (*vordere Rhinoskopie,* ☞ Abb. 34.20). Zur Beurteilung der hinteren Nasenabschnitte bzw. der Nasennebenhöhlenausführungsgänge und des Nasopharynx *(hintere Rhinoskopie,* ☞ Abb. 34.21) wird meist ein starres oder flexibles *Endoskop* benutzt. Es kann durch die Nase hindurch oder in die Mundhöhle eingeführt werden. Oft muß vor der Untersuchung mit dem Endoskop die Nase abgeschwollen und örtlich betäubt werden. Dazu wird ein Gemisch aus abschwellenden Nasentropfen und Lokalanästhetikum als Spray auf die Nasenschleimhaut aufgebracht.

Untersuchung der Mundhöhle und des Oropharynx

Für die Untersuchung von Mundhöhle und Oropharynx werden *Stirnreflektor* und *Mundspatel* benötigt. Der Untersucher achtet besonders auf den Zustand von Tonsillen, Gaumenbögen und Zunge sowie die Beweglichkeit von Zunge und Gaumenbögen. Die Untersuchung dient außerdem der Beurteilung der Schleimhaut sowie der Ausführungsgänge der Ohrspeicheldrüsen *(Parotiden, Glandulae parotides)* und der Unterkieferspeicheldrüsen *(Glandulae submandibulares),* die in die Mundhöhle münden.

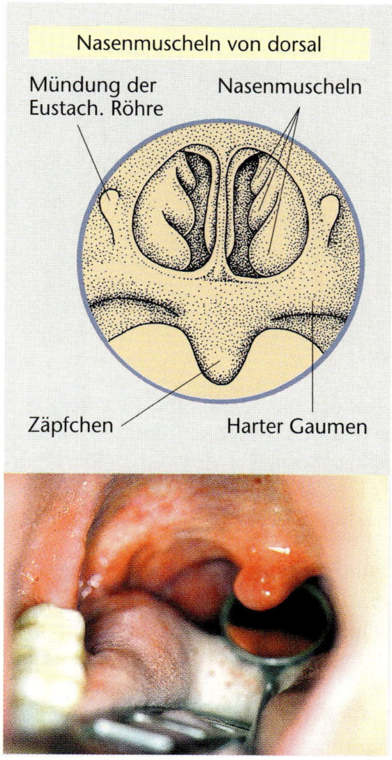

Abb. 34.21: Oben: Sicht bei der hinteren Rhinoskopie auf die Nasenhaupthöhle von dorsal aus dem Nasopharynx heraus. Unten: Durchführung der Untersuchung im Bild. [L157, T144]

Untersuchung von Hypopharynx und Larynx

Es folgt die Untersuchung von Hypopharynx und Larynx mit einem kleinen *Spiegel* und dem Stirnreflektor (**indirekte Laryngoskopie,** *indirekte Kehlkopfspiegelung*). Alternativ wird auch die transnasale oder transorale Endoskopie mit flexiblem oder starrem En-

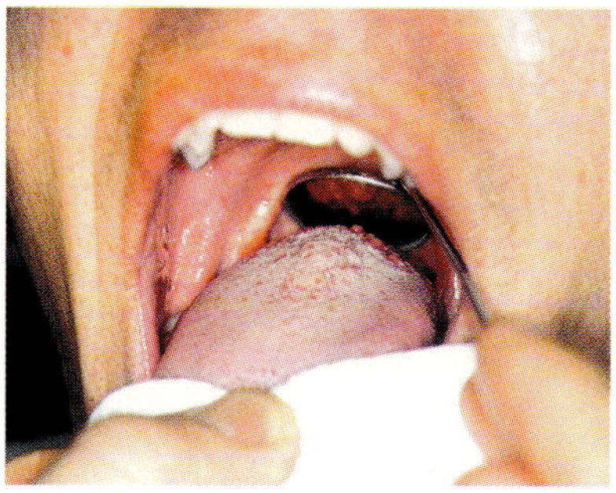

Abb. 34.22: Bei der indirekten Laryngoskopie faßt die linke Hand des Untersuchers die Zunge des Patienten und zieht sie vorsichtig aus dem Mund nach vorne. Ein kleiner runder Spiegel wird an einem langen Stiel hinter das Gaumensegel geführt und so gekippt, daß Hypopharynx und Larynx einsehbar sind. [T144]

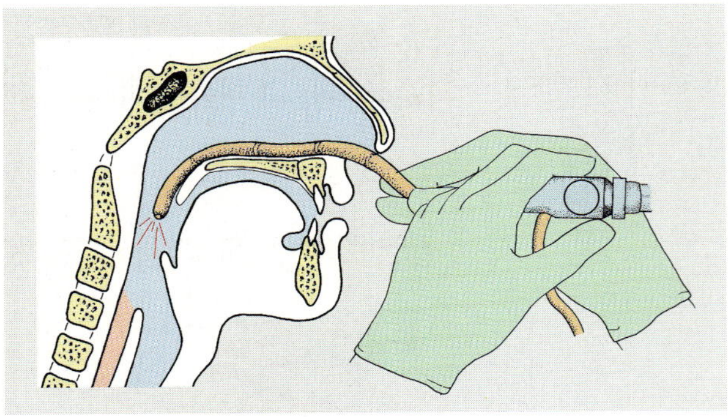

Abb. 34.23: Die flexible transnasale Laryngoskopie wird bei unübersichtlichen Verhältnissen im Larynxbereich und bei stark würgenden Patienten nach Lokalanästhesie der Nasenschleimhaut durchgeführt. [L157]

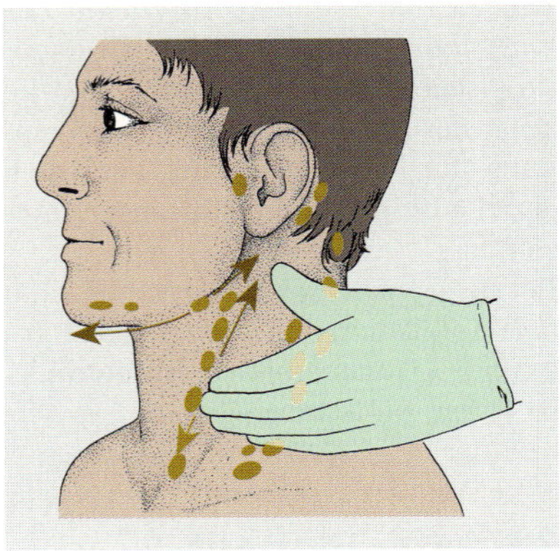

Abb. 34.24: Palpation der (Hals-)Lymphknoten. Viele entzündliche oder tumoröse Erkrankungen führen zu einer Vergrößerung der Halslymphknoten. [L157]

doskop mit der Möglichkeit der optischen Vergrößerung (**direkte Lupenlaryngoskopie,** *direkte Kehlkopfspiegelung,* ☞ Abb. 34.23 und Abb. 34.48 – 34.49) genutzt.

Untersuchung der Halsweichteile

Die Palpation der Halsweichteile schließt den HNO-ärztlichen Untersuchungsgang ab (☞ Abb. 34.24). Dabei tastet der Untersucher besonders nach vergrößerten Lymphknoten in den Lymphabflußgebieten oder nach anderen pathologischen Raumforderungen.

34.4.2 Audiologische Diagnostik

Die einfachsten, grob orientierenden Untersuchungsmethoden der **audiologischen Diagnostik** *(Hörprüfungen)* mit eingeschränkter Aussagefähigkeit, aber dafür schneller Durchführbarkeit, sind die **Stimmgabelprüfungen nach Weber** und **Rinne** (☞ Abb. 34.25 und 34.26). Sie ermöglichen eine grobe Prüfung des Hörvermögens im Seitenvergleich und erste Aussagen über die Ursache der Schwerhörigkeit.

Das **Tonaudiogramm** dient der Schwellenbestimmung des Tongehörs und ist die häufigste und wichtigste Hörprüfung zum Nachweis einer Hörstörung. Der Untersucher stellt im *Audiometer* Töne einer definierten Frequenz ein, deren Lautstärke langsam zunimmt. Der Patient gibt an, wann er den Ton erstmalig hört. Hiermit lassen sich die meisten Hörstörungen quantitativ und qualitativ diagnostizieren.

Zur weiteren Differenzierung einer Schwerhörigkeit (Innenohr- oder Hörnervenschädigung) können sogenannte **überschwellige Tests** notwendig sein; diese dienen der Lokalisationsdiagnostik einer Hörstörung, d.h. ob diese im Innenohr (cochleär) oder aber im Bereich der Hörnerven (retrocochleär) gelegen ist.

Die **Sprachaudiometrie** prüft einen Großteil der Signalverarbeitung des Gehörs. Neben der Hörweitenprüfung (Verstehen von Flüster- und normaler Sprache aus bestimmten Entfernungen) stehen in der Sprachaudiometrie verschiedene standardisierte Sprachtests mit Testwörtern zur Verfügung.

Die **elektrische Reaktionsaudiometrie** (kurz *ERA*) stellt eine objektive Hörprüfung dar, die von der Mitarbeit des Patienten *unabhängig* ist. Dabei wird die elektrische Nervenaktivität abgeleitet, die beim Hören im Innenohr aufgebaut und zum Gehirn weitergeleitet wird (evozierte Potentiale, ☞ 35.5.9). Diese Untersuchungsmethode findet zum einen in der Kleinkinder-Audiometrie zur Erfassung frühkindlicher Hörstörungen, zum anderen in der Erwachsenen-Audiometrie zur Differenzierung einer Schwerhörigkeit und insbesondere zum Ausschluß eines **Aku-**

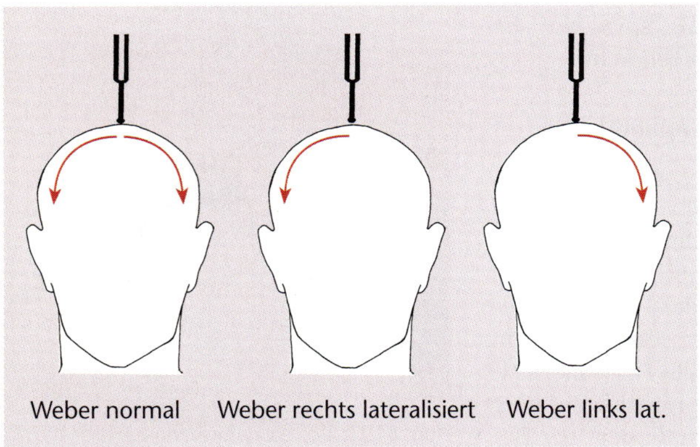

Abb. 34.25: Weber-Versuch: Eine angeschlagene 440 Hz-Stimmgabel wird in der Scheitelmitte des Patienten aufgesetzt.
Der Gesunde hört den Ton auf beiden Ohren gleich laut, während der Schwerhörige ihn *lateralisiert,* d.h. abhängig von der Art der Schwerhörigkeit entweder nur im kranken oder nur im gesunden Ohr, hört. [L215]

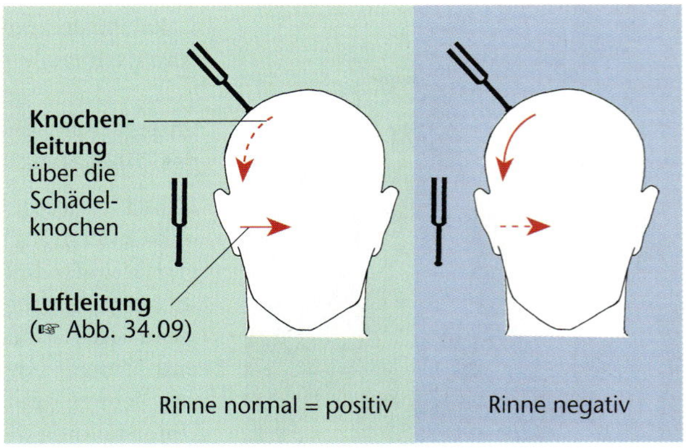

Abb. 34.26: Rinne-Versuch: Die Stimmgabel wird auf den Warzenfortsatz gesetzt und nach Verklingen des Tones vor das Ohr des Patienten gehalten. Gesunde und Innenohrschwerhörige hören den Ton dann wieder über die *Luftleitung.* Bei Schalleitungsschwerhörigkeit (z.B. bei Sekret in der Paukenhöhle, ☞ 34.5.2) hört der Patient den Ton länger über die *Knochenleitung.* [L215]

stikusneurinoms (gutartiger Tumor des N. vestibulocochlearis) Anwendung. Außerdem läßt sie sich in begrenztem Maße zur Überführung von Simulanten anwenden.

34.4.3 Gleichgewichtsprüfung

Bei der Gleichgewichtsprüfung wird der Patient aufgefordert, meist mit geschlossenen Augen, bestimmte Anweisungen auszuführen (z.B. Auf-der-Stelle-Treten, Geradeausgehen). Anhand seiner Reaktionen läßt sich in vielen Fällen der Ursprung der Gleichgewichtsstörung lokalisieren.

34.4.4 Nystagmusprüfungen

Nystagmus (*Augenzittern*, griech.: schläfrig blinzeln): Unwillkürliche rhythmische Augenbewegungen. Können *physiologisch* (experimentell auslösbar) oder *pathologisch* sein.

Physiologisch werden ständig Nervenimpulse vom Gleichgewichtsorgan zu den Gleichgewichtszentren im Gehirn geleitet, wobei beim Gesunden ein Gleichgewicht zwischen den von rechts und den von links kommenden Impulsen besteht. Eine Störung des Gleichgewichts, etwa durch einen einseitigen Ausfall des Gleichgewichtsorgans nach Verletzung, führt zu einer Seitendifferenz der Impulse und wegen der die Verschaltung der vestibulären Kerngebiete mit den Augenmuskelkernen zu unwillkürlichen, reflektorischen Augenbewegungen, dem **Nystagmus**.

Häufigste Nystagmusform ist der – meist horizontale – **Rucknystagmus**. Dabei bewegen sich die Augen zuerst langsam zu einer Seite und dann, ruckartig und besser sichtbar, zur Gegenseite. Die Richtungsbezeichnung erfolgt nach der schnellen Seite.

Physiologisch ist ein Nystagmus beispielsweise während oder nach Drehbeschleunigungen. Auch Wärme- oder Kältereize auf das Gleichgewichtsorgan lösen beim Gesunden einen Nystagmus aus (☞ unten). Dagegen ist ein **Spontannystagmus**, der ohne äußere Reize auftritt, in der Regel *pathologisch*.

Bei **Nystagmusprüfungen** versucht der Untersucher durch verschiedene Provokationen, einen Nystagmus auszulösen. Dies geschieht z.B. durch Kopfschütteln oder durch die sogenannte **Lageprüfung**. Hierbei wird der Patient in Rückenlage auf der Untersuchungsliege nacheinander in die linke und nach zwischenzeitlich erneuter Rückenlage in die rechte Seitenlage gedreht. Bei der **Lagerungsprüfung** befindet sich der Patient in sitzender Ausgangsposition. Die Reizung des Vestibularorganes erfolgt hierbei durch wechselndes Aufsetzen und Wiederhinlegen mit gradeaus gerichtetem und nach links bzw. rechts gedrehtem Kopf.

Eine weitere, sehr spezifische Prüfung zur Reizung der peripheren Vestibularorgane ist die **kalorische Prüfung.** Hierbei wird durch eine Spülung des äußeren Gehörgangs mit warmem (40°C) oder kaltem Wasser (30°C) über 30 – 40 Sekunden ein thermischer Reiz auf den horizontalen Bogengang ausgeübt. Über eine Volumenveränderung der Endolymphe im Vestibularapparat und dadurch eine Reizung der Sinneszellen kommt es physiologischerweise zu einem Nystagmus.

Oft reicht es, wenn der Untersucher den Nystagmus unter der *Frenzel-Brille* (☞ Abb. 34.27) beobachtet. Objektiviert werden kann ein Nystagmus durch die **Elektronystagmographie** (kurz *ENG*), bei der die Potentialdifferenz zwischen Horn- und Netzhaut abgeleitet wird.

Die Diagnose einer Störung des peripheren Gleichgewichtsorgans ergibt sich aus dem Vergleich beider Vestibularorgane (Seitendifferenzen) sowie dem Auftreten eines pathologischen Nystagmus.

34.4.5 Allergietests

Besteht klinisch der Verdacht z.B. auf allergische Rhinitis (☞ 34.6.2) oder Nasenpolypen (☞ 34.6.2), ist ein **Allergietest** notwendig. Hierzu stehen im wesentlichen vier diagnostische Methoden zur Verfügung (☞ auch 29.4.2):

- *Prick-Test.* (☞ 29.4.2)
- *Serologische Diagnostik.* Im Blut des Patienten werden die IgE-Antikörper bestimmt (☞ 29.4.2)
- *Nasensekretchemie.* Durch Einlegen eines Wattebausches in die Nase wird Sekret gewonnen, das auf IgE untersucht wird
- *Intranasaler Provokationstest.* Hierbei wird eine Allergenlösung in die Nasenhöhle eingebracht. Bei positiver Reaktion schwillt die Schleimhaut an, und die Luftdurchlässigkeit der betreffenden Nasenhöhle ist eingeschränkt.

34.4.6 Endoskopie

Mikrolaryngoskopie, ☞ 34.9.4; Tracheoskopie, ☞ 20.4.5; Ösophagoskopie, ☞ 21.3.4

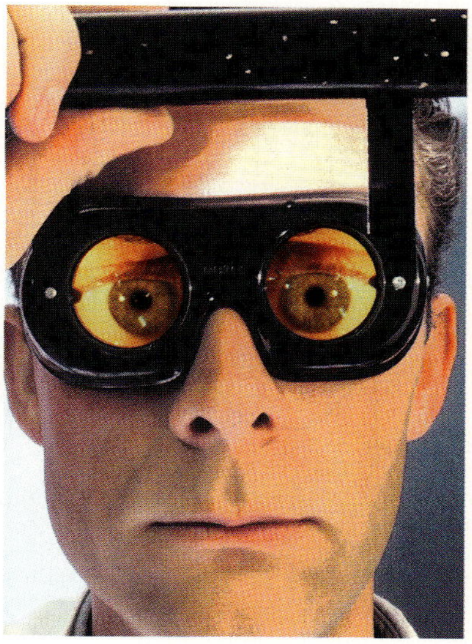

Abb. 34.27: Frenzel-Brille: Die Frenzel-Brille ist eine spezielle Leuchtbrille für die Nystagmusprüfung. Durch sehr starke Gläser kann der Patient den Bilck nicht mehr fixieren, und der Nystagmus tritt deutlicher hervor. Außerdem kann der Untersucher durch Vergrößerung und Beleuchtung der Augäpfel des Patienten einen Nystagmus besser erkennen. [T180]

Einige anatomische Strukturen im HNO-Bereich (z.B. Nasopharynx, Larynx, obere Trachea und Ösophagus) sind nur **endoskopisch** beurteilbar. Die Endoskopie wird diagnostisch (Befundausdehnung, Ausschluß eines bösartigen Tumors, Gewebeentnahme zur histologischen Untersuchung) oder therapeutisch genutzt, z.B. zur Entfernung von Polypen. Die Untersuchung erfolgt entweder in Lokalanästhesie (Nasenendoskopie, direkte und indirekte Laryngoskopie) oder in Vollnarkose (Mikrolaryngoskopie, ☞ Abb. 34.48 – 34.49 und Tracheoskopie). Die Vor- und Nachsorge des Patienten entspricht den allgemeinen Endoskopierichtlinien (☞ 9.7).

34.4.7 Bildgebende Verfahren

Zu den wichtigsten bildgebenden Verfahren gehören konventionelle Röntgenuntersuchungen, Sonographie, CT und Kernspintomographie. Traditionelle Techniken in der Röntgendiagnostik sind die konventionellen Verfahren **Nasennebenhöhlen-Übersichtsaufnahme** (☞ Abb. 34.41) und **Aufnahme nach Schüller** (☞ Abb. 34.29). Letztere werden immer beidseits angefertigt, um einen Seitenvergleich zu ermöglichen.

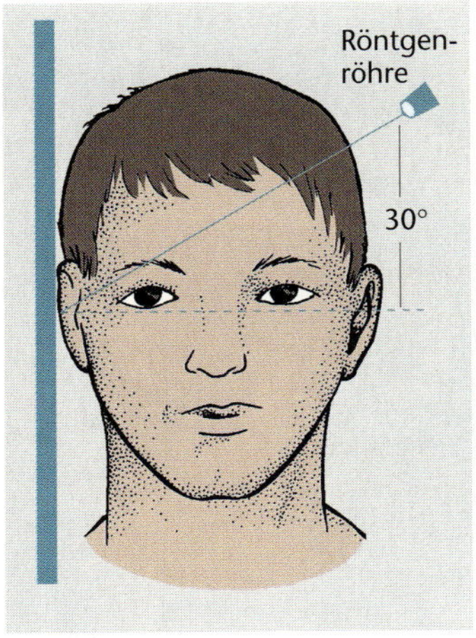

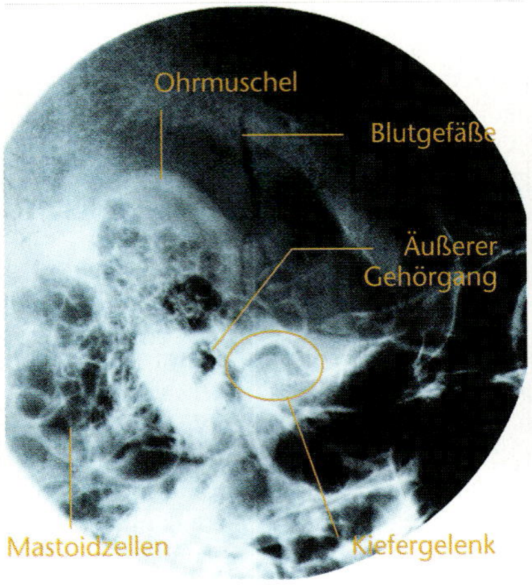

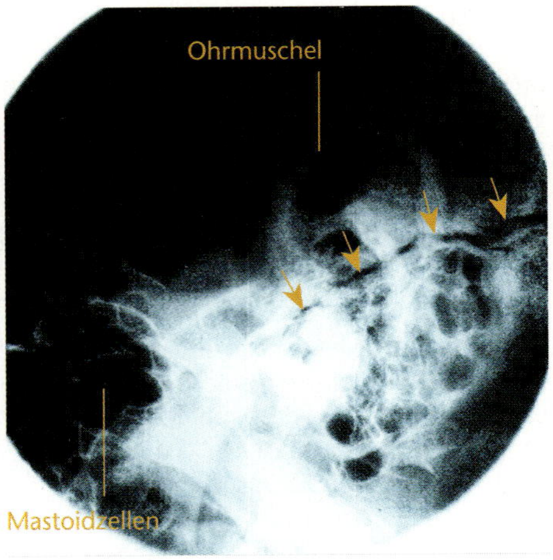

Abb. 34.28 – 34.29: Röntgenaufnahme nach Schüller. Sie ist insbesondere bei V.a. Erkrankungen des Mittelohrs, des Warzenfortsatzes oder Frakturen angezeigt. Links: Strahlengang, Mitte: Normalbefund, Rechts: Fraktur des Felsenbeins (Frakturlinie mit Pfeilen markiert). [A124]

34.5 Erkrankungen des Ohres

34.5.1 Erkrankungen des äußeren Ohres

Abstehende Ohren

Abstehende Ohren *(Apostasis otum)* sind die häufigste Fehlbildung des äußeren Ohres. Sie treten meist beidseits auf und können operativ korrigiert werden. Der optimale Operationszeitpunkt ist das Vorschulalter, da spätestens zum Zeitpunkt der Einschulung die psychische Belastung des Kindes durch Hänseleien der Mitschüler zunimmt.

Entzündungen

Entzündungen des äußeren Ohres sind die **Ohrmuschel-Perichondritis** *(Entzündung der Ohrmuschel)* und die **Otitis externa** *(Entzündung des äußeren Gehörgangs).*

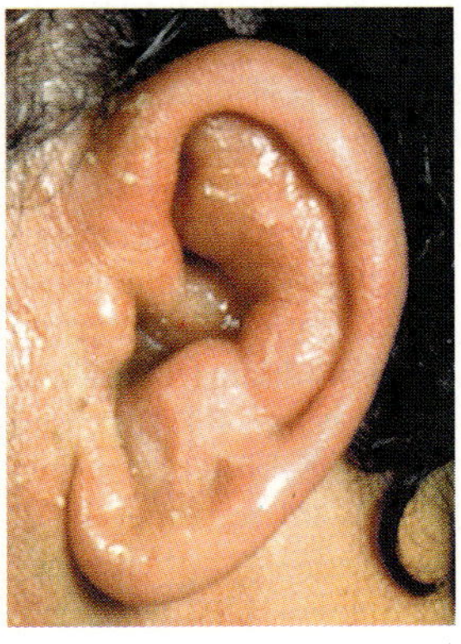

Abb. 34.30: Perichondritis der Ohrmuschel mit hochroter, teigiger und schmerzhafter Schwellung. [M117]

Krankheitsentstehung

Die **Ohrmuschel-Perichondritis** kann nach einer Verletzung oder Operation der Ohrmuschel auftreten. Die **Otitis externa** wird durch Hautschädigung von außen, etwa durch unsauberes Badewasser, staubige Arbeit oder mechanische Manipulation mit Wattestäbchen begünstigt. Erreger der Entzündung sind in beiden Fällen vorwiegend Bakterien (Staphylokokken, Pseudomonas, Proteus), bei der Otitis externa selten auch Pilze.

Symptome, Befund
Diagnostik

Bei der **Perichondritis** ist die Ohrmuschel des Patienten gerötet und geschwollen, und der Patient hat starke Schmerzen. Bei der **Otitis externa** ist die Gehörgangshaut schmerzhaft geschwollen, und der Druck auf den Tragus (☞ Abb. 34.8) schmerzt. In Extremfällen ist der äußere Gehörgang vollständig verlegt und zeigt eine schmierige Sekretion. Dann klagt der Patient auch über Schwerhörigkeit. Bei Pilzbefall steht weniger die Schmerzhaftigkeit, sondern mehr ein Juckreiz im Vordergrund der Symptomatik.

In schweren Fällen haben die Patienten Fieber und lokale Lymphknotenschwellungen.

Behandlungsstrategie

Bei der **Ohrmuschel-Perichondritis** wird ein Verband mit antibiotika- und kortisonhaltiger Salbe angelegt (z.B. sog. Reliefverband mit Jellin-Neomycin®). Außerdem ist die orale Gabe eines Breitbandantibiotikums angezeigt, da es sonst zu Komplikationen mit Verdickung des Knorpelskeletts und typischer Deformierung der Ohrmuschel kommen kann **(Ringerohr).**

Bei der **Otitis externa** wird nach Entnahme eines Abstrichs zum Erregernachweis der Gehörgang gereinigt und ein alkohol- oder antibiotika- und kortisonhaltiger Salbenstreifen (bei Pilzbefall antimykotikahaltige Salbe) eingelegt. In leichteren Fällen sind entsprechende Ohrentropfen, z.B. Panotile® N, ausreichend.

Ohrenschmalzpfropf

Ein gestörter Selbstreinigungsprozeß des äußeren Gehörgangs kann dazu führen, daß das Sekret der Ohrenschmalzdrüsen und das abgeschilferte Epithel nicht aus dem Gehörgang abtransportiert werden. Im Extremfall führt dies zur vollständigen Verlegung des äußeren Gehörganges mit Hörminderung **(Cerumen obturans,** *Zeruminalpfropf***).** Die Diagnose erfolgt durch Inspektion des äußeren Gehörgangs mit dem Ohrtrichter. Der Pfropf wird durch Ohrspülung (evtl. nach vorheriger Auflösung mit Ohrtropfen, ☞ 34.2.4) oder mechanische Extraktion entfernt.

Patienteninformation

Den Gehörgang verlegende Zeruminalpfröpfe sind häufig Folge einer regelmäßigen „Ohrsäuberung" mit Wattestäbchen. Daher sollten Wattestäbchen am besten gar nicht und wenn, dann nur im Bereich der Ohrmuschel benutzt werden.

Fremdkörper

Fremdkörper wie Murmeln oder Glasperlen werden meist von Kleinkindern in den äußeren Gehörgang gesteckt und müssen dann vorsichtig unter ohrmikroskopischer Kontrolle mit einem speziellen Häkchen entfernt werden.

> **Vorsicht! Fremdkörper im Ohr lassen!**
> Insbesondere bei der von Laien oft versuchten Entfernung mit der Pinzette besteht die Gefahr, daß der Fremdkörper noch weiter in den Gehörgang rutscht und Trommelfell und Gehörknöchelchenkette verletzt.

34.5.2 Erkrankungen des Mittelohres

Otitis media acuta

> **Otitis media acuta:** Akute Mittelohrentzündung. Meist bakteriell bedingt und insbesondere bei (Klein-)Kindern häufiges Krankheitsbild.

Krankheitsentstehung

Die akute Mittelohrentzündung entsteht zumeist als über die Ohrtrompete aufsteigende Infektion „von innen" bei einem Infekt der oberen Luftwege. Eine hämatogene Infektion oder ein Eindringen der Erreger von außen (bei Trommelfellverletzungen) sind selten. Die Paukenhöhlenschleimhaut entzündet sich, und es bildet sich (eitriges) Sekret.

Symptome, Befund
Diagnostik

Die Patienten klagen über heftige, pulsierende Ohrenschmerzen und Schwerhörigkeit. Sie fühlen sich krank und haben Fieber und Kopfschmerzen. Kommt es zu einer Spontanperforation des Trommelfells, die der Patient durch Austritt von Flüssigkeit aus dem Gehörgang (**Otorrhoe,** *Ohrlaufen*) bemerkt, lassen die Schmerzen fast schlagartig nach. Bei der Ohrmikroskopie (☞ 34.4.1) ist das Trommelfell gerötet, aufgelockert und vorgewölbt.

Behandlungsstrategie

Zur Verbesserung der Tubenbelüftung werden abschwellende Nasentropfen

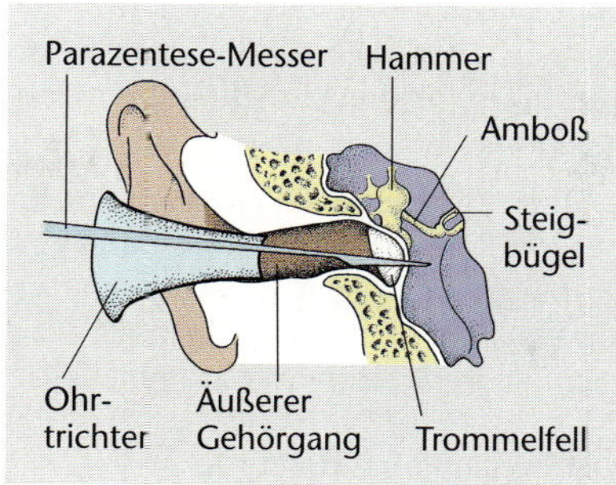

Abb. 34.31 : Lage des Parazentesemessers in Beziehung zu Ohrtrichter, Gehörgang und Trommelfell. [L157]

(z.B. Nasivin®) und zur Bekämpfung des bakteriellen Infektes orale Antibiotika (z.B. Amoxypen®) verabreicht. Bei Bedarf bekommen die Patienten Analgetika. Bei sehr starken Schmerzen und vorgewölbtem Trommelfell ist ein kleiner Trommelfellschnitt nötig, damit der Paukenerguß abfließen kann (**Parazentese,** ☞ Abb. 34.31). Bei Nichtansprechen auf die Therapie oder beim Auftreten von Komplikationen wie einer Schädigung des Innenohrs wird ein **Paukenröhrchen,** meist aus Kunststoff, eingelegt (☞ Abb. 34.32 – 34.33), das eine dauerhafte Drainage der Paukenhöhle gewährleistet.

Komplikation Mastoiditis

Bei unzureichender Behandlung besteht die Gefahr der *Entzündung des Warzenfortsatzes* **(Mastoiditis),** der häufigsten Komplikation einer Mittelohrentzündung. Klassische Symptome sind Druckschmerz über dem Mastoid und retroaurikuläre Schwellung mit abstehendem Ohr (☞ Abb. 34.34). Die Diagnose wird durch eine Röntgenaufnahme nach Schüller gesichert. Therapeutisch kann in leichteren Fällen eine konservative Therapie mit *Parazentese* und Paukenröhrchen (☞ oben), intravenöser Antibiotikatherapie und Nasentropfen versucht werden. Im fortgeschrittenen Stadium muß allerdings eine Operation mit Ausräumung der entzündeten Warzenfortsatzzellen **(Mastoidektomie)** erfolgen. Die Mastoiditis stellt wegen der Gefahr endokranieller Komplikationen (z.B. Hirnabszeß, ☞ 35.9.3) eine sehr ernste Erkrankung dar.

Pflege bei Otitis media acuta

Viele Patienten haben Schwierigkeiten, die Nasentropfen richtig einzubringen: Da die Tropfen bei diesem

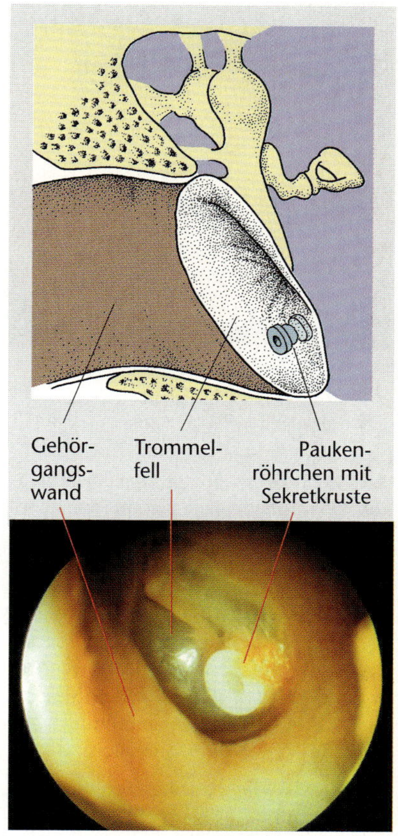

Abb. 34.32 – 34.33: Liegendes Paukenröhrchen, oben im Längsschnitt durch Gehörgang und Mittelohr, unten im ohrmikroskopischen Bild. [L157/A124]

Krankheitsbild den Rachen erreichen sollen (dort liegt die Öffnung der Ohrtrompete), soll der Patient die Nasentropfen in Rückenlage bei zurückgeleg-

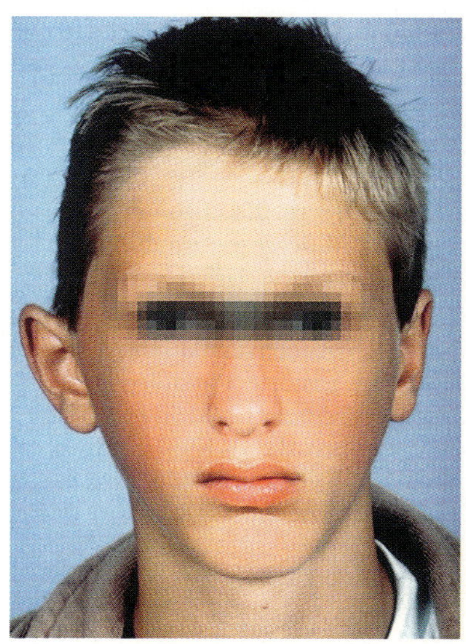

Abb. 34.34: Abstehende Ohrmuschel rechts bei akuter Mastoiditis. [A124]

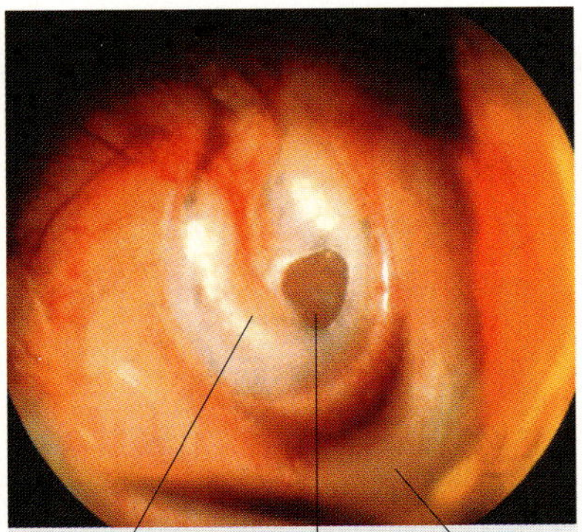

Abb. 34.35: Kleine reizlose Trommelfellperforation in kalknarbig verändertem Trommelfell. [A124].

tem Kopf eintropfen und mindestens weitere zwei Minuten in Rückenlage bleiben. Je nach Schwere der Erkrankung sind auf Arztanordnung Wärmebehandlung (☞ 10.9.5), Ohrspülungen (☞ 34.2.4) oder fiebersenkende Maßnahmen (☞ 7.8.4) erforderlich.

Wichtig ist die Krankenbeobachtung, um Komplikationen rechtzeitig zu erkennen. Ein Wiederanstieg des Fiebers (Temperaturmessung dreimal täglich), Verschlechterung des Allgemeinbefindens ca. 2 – 3 Wochen nach einer akuten Otitis media sowie Druckschmerz hinter dem Ohr, Rötung und „Abstehen" der Ohrmuschel weisen auf eine Mastoiditis hin.

Prognose

Die Prognose der akuten Mittlohrentzündung ist bei entsprechender Behandlung in der Regel gut.

Otitis media chronica

> **Otitis media chronica:** Chronische Mittelohrentzündung.

Die chronische **Otitis media chronica** ist durch Tubenventilationsstörungen und eine gestörte Physiologie im Bereich der Mittelohrschleimhaut (häufig bei Patienten, die als Kind rezidivierende akute Mittelohrentzündungen hatten) gekennzeichnet.

Symptome, Befund
Diagnostik

Patienten mit **Otitis media chronica** berichten über ständiges Ohrlaufen und Schwerhörigkeit. Schmerzen bestehen in der Regel nur bei einer aufgepfropften akuten Mittelohrentzündung.

Diagnostisch sind ein Abstrich zur Erregerbestimmung, ein Hörtest und eine Röntgenaufnahme nach Schüller erforderlich. Bei der Ohrmikroskopie zeigt sich die Perforation des Trommelfells.

Behandlungsstrategie

Im Akutstadium wird die Otitis media chronica mit oralen Antibiotika behandelt. Im entzündungsfreien Intervall muß der Trommelfelldefekt operativ verschlossen werden **(Tympanoplastik),** da es sonst immer wieder zu Rezidiven kommt.

Cholesteatom

> **Cholesteatom:** Chronischer Entzündungsprozeß der Mittelohrräume, bei dem es durch fehlgeleitetes Wachstum von Gehörgangsepithel zur Zerstörung der knöchernen Mittelohrstrukturen kommt.

Symptome, Befund
Diagnostik

Symptome sind eine rezidivierende, meist stinkende *(fötide)* Ohrsekretion und zunehmende Schwerhörigkeit. Im akuten Stadium hat der Patient auch Ohrenschmerzen.

In der Ohrmikroskopie sind meist eine (ausgedehnte) Trommelfellperforation sowie weiße Cholesteatom-Schuppen zu sehen. Je nach Fortschreiten der Destruktion ergibt die Hörprüfung eine Einschränkung des Hörvermögens. Eine Röntgenaufnahme nach Schüller zeigt das Ausmaß der Knochendestruktion.

Behandlungsstrategie

Im Unterschied zur chronischen Mittelohrentzündung stellt das Cholesteatom eine absolute Operationsindikation dar. Der fortschreitende Zerstörungsprozeß der knöchernen Strukturen im Mittelohr muß aufgehalten werden, um endokranielle Komplikationen (z.B. Meningitis, Hirnabszeß, ☞ 35.9.3) zu verhindern. Die Operation besteht in der Entfernung des Cholesteatoms mit Verschluß des Trommelfelldefektes und Rekonstruktion der Gehörknöchelchenkette.

Otosklerose

> **Otosklerose**: Herdförmige Mineralstoffwechselstörung des knöchernen Labyrinths. Leitsymptome sind Schwerhörigkeit und Tinnitus. Erstmanifestation meist im mittleren Erwachsenenalter, betrifft Frauen häufiger als Männer.

Bei der **Otosklerose** kommt es zu Verknöcherungsherden vor allem im Bereich des ovalen Fensters und damit zu einer Fixierung der Steigbügelfußplatte. Hierdurch entsteht eine Behinderung der Beweglichkeit der Gehörknöchelchenkette mit zunehmender Schwerhörigkeit. Die Diagnose wird durch verschiedene Hörprüfungen gesichert. Die operative Behandlung besteht in einem Ersatz des Steigbügels durch eine Teflon-Platin-Prothese **(Stapesplastik).**

34.5.3 Erkrankungen des Innenohres

Hörsturz

> **Hörsturz:** Plötzlich auftretende, (meist) einseitige Schwerhörigkeit bis Taubheit, häufig von Ohrgeräuschen begleitet, ohne Schwindelsymptomatik. Ursache sind wahrscheinlich Durchblutungsstörungen im Innenohr.

Die **Diagnose** läßt sich meist schon durch ein Tonschwellenaudiogramm (☞ 34.4.2) sichern. Die **Therapie** besteht in Infusionen zur Verbesserung der Innenohrdurchblutung, z.B. Dextran 40 (etwa Rheofusin®) und Pentoxifyllin (etwa Trental®). Die Prognose ist umso günstiger, je früher die Therapie einsetzt. Differentialdiagnostisch muß vor allem das *Akustikusneurinom* ausgeschlossen werden, das als Erstsymptom wiederholte Hörstürze zeigen kann.

Bei der **Pflege** von Patienten mit einem Hörsturz ist folgendes wichtig:

- Ein Hörsturz ist ein HNO-ärztlicher Notfall, der der sofortigen stationären Aufnahme und unverzüglichen Information des Arztes bedarf
- Der Patient soll Bettruhe einhalten, evtl. muß er in den ersten Tagen bei der Körperpflege unterstützt werden

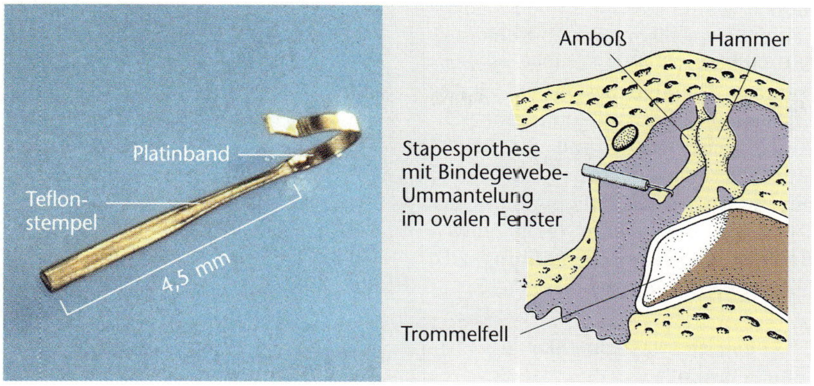

Abb. 34.36: Prinzip der Stapesplastik mit einer Teflon-Platin-Prothese. [V150/L157]

- Regelmäßige Kontrollen von Blutdruck und Puls sind erforderlich
- Günstig ist eine ruhige Atmosphäre, da auch der psychische Zustand des Patienten wichtig ist. Anstrengende Besuche sollten eingeschränkt werden
- Auch nach der Entlassung aus dem Krankenhaus sollte der Patient Streßsituationen vermeiden.

Morbus Menière

M. Menière *(Menière-Krankheit):* Ursächlich noch nicht ganz geklärte Innenohrerkrankung mit der Symptomtrias Schwindel, Schwerhörigkeit und Ohrgeräusch.

Beim **M. Menière** steht meist der „aus heiterem Himmel" einsetzende, anfallsweise Drehschwindel im Vordergrund, der Minuten bis Stunden anhält. Während es im Frühstadium der Erkrankung wieder zu einer Normalisierung des Hörvermögens kommt, nimmt es mit zunehmender Krankheitsdauer und rezidivierenden Anfällen ab.

Ursächlich wird eine Elektrolytstörung zwischen Endo- und Perilymphe angenommen.

Die **Therapie** besteht neben der Gabe von Antiemetika (z.B. Vomex A®) in einer Infusionstherapie mit durchblutungsfördernden Substanzen. Im späteren Verlauf der Erkrankung wird bei schweren Fällen mit operativen Maßnahmen versucht, dem Patienten das belastende Schwindelgefühl zu nehmen.

Die Patienten sind im Akutstadium der Erkrankung durch den Drehschwindel gefährdet. Die **Pflege** muß insbesondere auch die Sicherheit des Patienten gewährleisten:

- Vitalzeichen kontrollieren, auf Erbrechen achten (Aspirationsgefahr) und psychischen Zustand des Patienten registrieren
- Bei Drehschwindel den Patienten nicht alleine aufstehen lassen; Rufanlage in erreichbare Nähe bringen und Patienten dazu anhalten, ohne Scheu bei Bedarf das Pflegepersonal zu rufen; Nachtstuhl bereitstellen
- Nierenschale und Zellstoff für den Fall plötzlicher Übelkeit bereitstellen
- Bei Erbrechen auf ausreichende Flüssigkeitszufuhr achten.

Altersschwerhörigkeit

Altersschwerhörigkeit *(Presbyakusis):* Wohl häufigste Form der *beidseitigen* Innenohrschwerhörigkeit. Beginn meist im 50. – 60. Lebensjahr.

Bei der **Altersschwerhörigkeit** handelt es sich um eine „altersnormale" Schwerhörigkeit in Verbindung mit neuralem und zentralem Abbau. Mitverantwortlich sind sicher auch altersbedingte Herz-, Kreislauf- und Stoffwechselerkrankungen sowie langwirksame Umwelteinflüsse. Typisch ist, daß der Betroffene v.a. im Gespräch mit mehreren Personen und bei Nebengeräuschen Sprache nur schlecht verstehen kann. Gleichzeitig besteht jedoch eine Lärmempfindlichkeit („Kind, schrei doch nicht so, ich bin doch nicht schwerhörig"). Therapeutisch ist die Hörgeräteversorgung (☞ 7.10.3.4) in vielen Fällen hilfreich.

Lärmschwerhörigkeit

Die **chronische Lärmschwerhörigkeit** ist eine häufige Ursache der *beidseitigen* Innenohrschwerhörigkeit. Verursacht wird sie durch eine langfristige Lärmexposition, in der Regel am Arbeitsplatz (Bedeutung für gutachterliche Fragestellung), zunehmend aber auch bei jüngeren Menschen durch laute Musik (Walkman, Disco). Für die Entstehung einer Lärmschwerhörigkeit sind Lautstärke, Frequenzzusammensetzung (hohe Frequenzen sind schädlicher als tiefe), Dauer der Lärmeinwirkung und individuelle Lärmempfindlichkeit maßgeblich. Prophylaktisch ist bei chronischer Lärmexposition konsequenter *Lärmschutz* (Stöpsel, Kapseln, Kopfhörer) zu empfehlen.

Entzündliche Innenohrerkrankungen

Entzündliche Innenohrerkrankungen können im Rahmen einer Entzündung des Innenohres (Labyrinthitis, z.B. bei Cholesteatom, ☞ 34.5.2), aber auch bei einer Varizella-Zoster-Infektion (☞ 28.6.3), einer Lyme-Borreliose (☞ 28.5.17, 35.9.4) und bei verschiedenen anderen, vor allem viralen Erkrankungen (z.B. Mumps, ☞ 13.14.3, Masern, ☞ 13.14.2), vorkommen. Sie zeigen sich durch Schwerhörigkeit, zum Teil auch durch Ohrgeräusche oder Schwindel. Auch eine **HIV-Infektion** kann sich bereits in der Frühphase als akute Innenohrschwerhörigkeit äußern.

Toxische Innenohrerkrankungen

Ototoxische *(ohrschädigende)* **Medikamente** können zu einer Innenohrschädigung führen, so z.B. Aminoglykosidantibiotika, Schleifendiuretika, Salizylate, verschiedene Lokalanästhetika, Zytostatika und Tuberkulostatika. Auch *gewerbliche Gifte* wie Blei, Fluor, Kohlenmonoxid, Nitrobenzol oder Quecksilber können das Innenohr schädigen.

Verletzungen des Innenohres

Verletzungen des Innenohres können bei einem stumpfen Schädeltrauma (☞ 35.15.1) als sogenannte **Commotio** oder **Contusio labyrinthi** vorkommen.

34.5.4 Otogene Erkrankungen des N. facialis

Symptome und Untersuchungsbefund bei Fazialisparese, ☞ *35.11.3*

Die Lähmung des N. facialis kann verschiedene Ursachen haben. Am häufigsten handelt es sich um die sog. **idiopathische** *(Bell-)* **Fazialisparese**. Die **entzündliche, otogen bedingte Fazialisparese** kann als Begleiterscheinung einer Otitis media acuta oder eines Cholesteatoms auftreten. Auch bei bestimmten Schädelfrakturen (z.B. Felsenbeinfraktur) kann eine periphere Fazialisparese entstehen, die dann als **traumatische Fazialisparese** bezeichnet wird.

Die genaue Diagnose wird durch eine Funktionsprüfung der mimischen Muskulatur (☞ 35.5.1) und verschiedene elektrophysiologische Tests gestellt. Die Therapie richtet sich nach der Ursache.

34.6 Erkrankungen von Nase, Nasennebenhöhlen und Nasopharynx

34.6.1 Erkrankungen der äußeren Nase

Nasenfurunkel

Nasenfurunkel: Eitrige Entzündung an Nasenspitze oder Naseneingang, die sich aus einer Haarbalgentzündung entwickelt. Erreger sind in der Regel Staphylokokken.

Oft sind abwehrgeschwächte Patienten betroffen, beispielsweise Diabetiker oder kachektische Patienten. Die Nasenspitze des Patienten ist gerötet und geschwollen. Der Patient hat bereits spontan oder bei leichtem Druck starke Schmerzen. Häufig ist auch die Oberlippe aufgetrieben. Gefährlich an diesem Krankheitsbild ist die Möglichkeit der Verschleppung von Keimen in das Gehirn (☞ 35.9.1). Die medikamentöse Therapie besteht in lokaler und systemischer Antibiotikagabe (z.B. Aureomycin® Salbe und Staphylex® i.v.). Die pflegerischen Maßnahmen haben v.a. eine Ruhigstellung der Oberlippe zum Ziel („wenig reden", Breikost oder flüssige Ernährung, z.B. über einen Strohhalm).

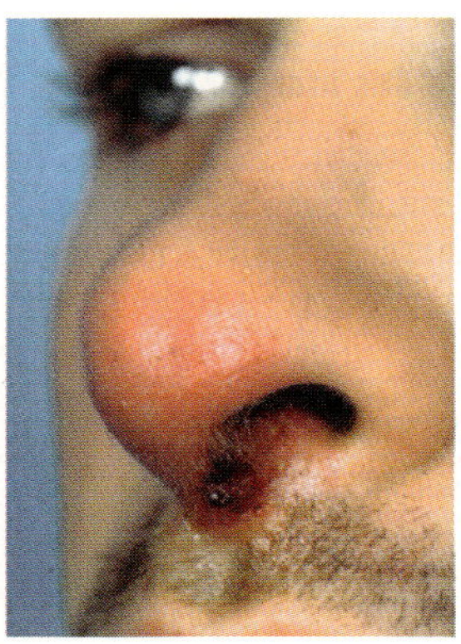

Abb. 34.37: Nasenfurunkel. [A124]

Vorsicht! Nasenfurunkel in Ruhe lassen!
An einem Nasenfurunkel darf niemals herumgedrückt werden, da dies das Komplikationsrisiko erheblich steigert.

Nasenpyramidenfraktur

Die **Nasenpyramidenfraktur** kommt sehr häufig vor und geht mit einem Schiefstand oder Einsinken der knöchernen Nasenpyramide einher. Dies kann jedoch anfangs durch eine hämatombedingte Schwellung maskiert werden. Die Diagnose wird klinisch und röntgenologisch gestellt. Bei einer geschlossenen Fraktur ist meist die operative Aufrichtung innerhalb einer Woche angezeigt, um spätere Formfehler der Nase mit evtl. Behinderung der Nasenatmung zu vermeiden. Eine offene Fraktur erfordert eine chirurgische Sofortversorgung der Weichteilverletzungen mit zusätzlicher Tetanusprophylaxe (☞ 28.5.15).

Formfehler der äußeren Nase

Formfehler der äußeren Nase betreffen die knöchernen und knorpeligen Bestandteile des Nasenskeletts. Am häufigsten werden *Schief-*, *Höcker-* und *Sattelnase* beobachtet, die isoliert oder kombiniert, z.B. als *Höcker-Schiefnase*, vorkommen können. Ursache ist oft eine Verletzung. Häufig ist die innere Nase, z.B. durch eine Nasenscheidewanddeformität (**Septumdeviation,** ☞ 34.6.2), mitbetroffen. Bei der Indikationsstellung zu einem operativen Eingriff sind neben ästhetischen und funktionellen Gesichtspunkten (Nasenatmungsbehinderung) auch psychische Komponenten zu berücksichtigen. Die Operation, eine **Septorhinoplastik** (☞ 34.6.2), sollte grundsätzlich nicht vor dem 17. Lebensjahr (Abschluß des Wachstums) durchgeführt werden.

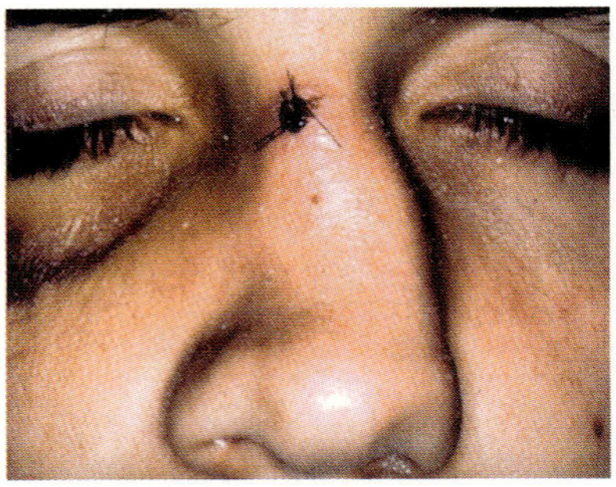

Abb. 34.38: Dislozierte Nasenpyramidenfraktur. Die Deformation der Nase ist deutlich zu erkennen. Eine kleine Hautwunde an der Nasenwurzel wurde mit einigen Stichen genäht. [A124]

Tumoren der äußeren Nase

Die Tumoren der äußeren Nase entsprechen denen in anderen Hautbezirken. Die häufigsten bösartigen Tumoren der äußeren Nase sind Basaliome (☞ 30.10.2) und spinozelluläre Karzinome (☞ 30.10.2).

34.6.2 Erkrankungen der Nasenhaupthöhle

Septumdeviation

Unter einer **Septumdeviation** versteht man eine Verbiegung der Nasenscheidewand, die zu Behinderung der Nasenatmung führen kann. Sie ist angeboren oder durch Verletzungen erworben. Die Diagnose läßt sich meist durch Inspektion der Nase stellen. Eine operative Begradigung der verkrümmten Knorpel- und Knochenanteile der Nasenscheidewand **(Septumplastik)** ist nur bei stärkeren Beschwerden des Patienten notwendig. In manchen Fällen muß zusätzlich die äußere Nase mitoperiert werden *(Septorhinoplastik)*.

Akuter Schnupfen

Akuter Schnupfen *(akute Rhinitis)*: Akuter Katarrh der Nasenschleimhaut mit Niesreiz, Brennen in Nase und Rachen, Nasensekretion sowie allgemeinem Krankheitsgefühl. Häufigste Erkrankung überhaupt.

Der **akute Schnupfen** ist praktisch ausschließlich virusbedingt (Rhino-, Corona-, Influenza-, Adenoviren). Die Übertragung erfolgt durch Tröpfcheninfektion, die Inkubationszeit beträgt

3 –7 Tage. Der Patient hat eine „laufende Nase", wobei das Sekret anfangs wäßrig, später auch gelblich-grün und manchmal leicht blutig ist. Die Nasenatmung ist behindert. Allgemeine Krankheitszeichen wie Abgeschlagenheit, Kopfschmerzen und Fieber sind häufig. Bei der Inspektion ist die Nasenschleimhaut gerötet und geschwollen. Die Behandlung ist symptomatisch mit abschwellenden Nasentropfen (z.B. Nasivin®) für höchstens zehn Tage, Kamille-Inhalationen, Kopflichtbädern und Rotlicht. Bei unzureichender Behandlung besteht die Gefahr der Nasennebenhöhlenentzündung **(Sinusitis,** ☞ 34.6.3).

Chronischer Schnupfen

Chronischer Schnupfen *(chronische Rhinitis):* Überbegriff für chronische Schleimhauterkrankungen der Nasenhaupt- und -nebenhöhlen.

Ursachen des **chronischen Schnupfens** sind:
- Reizstoffe wie z.B. Staub
- Extreme Dauertemperaturen
- Polypen und Tumoren von Nase und Nasennebenhöhlen.

Der Patient kann nur schlecht durch die Nase atmen und klagt über ständige schleimige Nasensekretion. Da Sekret aus der Nase in den Rachen läuft, muß der Patient sich ständig räuspern. Sind die Nasennebenhöhlen verlegt, hat der Patient zusätzlich Kopfdruck oder Kopfschmerzen. Differentialdiagnostisch muß immer eine Allergie ausgeschlossen werden.

Die Therapie besteht zunächst in der Beseitigung der Ursache, ansonsten in symptomatischen Maßnahmen wie z.B. Nasenspülungen mit Salzwasser.

Allergischer Schnupfen

Der **allergische Schnupfen** *(Rhinitis allergica)* kann *saisonal* durch Pollen *(Heuschnupfen),* aber auch das ganze Jahr über *(perennial)* durch Nahrungsmittel, Hausstaubbmilben, Tierhaare, Bettfedern oder Berufsallergene (z.B. Mehl bei Bäckern, Chemikalien bei Friseuren) bedingt sein. Hauptsymptome sind behinderte Nasenatmung, Niesattacken, wässrige Nasensekretion sowie Juckreiz in Nase und Augen. Zur Diagnose ist ein Allergietest (☞ 34.4.5) unbedingt erforderlich. Der Patient muß die allergenen Reizfaktoren soweit möglich meiden. Abschwellende Nasentropfen (z.B. Nasivin®) für höchstens zehn Tage, Antihistaminika (z.B. Terfenadin, etwa in Teldane®), Kortisonsprays (z.B. Beconase®) für eine begrenzte Zeit und Substanzen, die die Freisetzung von Histamin hemmen (z.B. Cromoglicinsäure, etwa in Vividrin comp.®), wirken lindernd. Außerdem kann eine *Hyposensibilisierung* (☞ 29.4.3) versucht werden.

Vasomotorischer Schnupfen

Der **vasomotorische Schnupfen** *(Rhinopathia vasomotorica)* ähnelt dem allergischen Schnupfen. Es ist jedoch keinerlei Allergennachweis möglich. Ursächlich werden vegetative Störungen der Nasenschleimhautgefäße vermutet. Die Therapie besteht zunächst in einer „Kneipp-Kur" der Nase (mehrmals tägliches Hochschnupfen von eiskaltem Wasser zum „Training" der neurovegetativen Regulation). Bei therapieresistenten Formen können abschwellende Nasentropfen, Antihistaminika und kortikoiodhaltige Sprays versucht werden.

Bei Langzeitgebrauch abschwellender Nasentropfen besteht die Gefahr der **Rhinopathia medicamentosa**, bei der es zu einer Austrocknung der Nasenschleimhaut mit Borkenbildung, behinderter Nasenatmung und evtl. Riechstörung kommen kann. Deshalb sollten Nasentropfen nicht länger als 1 – 2 Wochen eingenommen werden.

Polyposis nasi

Polyposis nasi *(Nasenpolypen):* Ödematöse, polypöse Schleimhauthyperplasie in Nase und Nasennebenhöhlen.

Ursächlich liegt der **Polyposis nasi** zumeist eine chronische Rhinitis oder Sinusitis (☞ unten) zugrunde, in ca. 25% der Fälle ein allergischer Schnupfen. Bei Kindern tritt das Krankheitsbild auch im Rahmen der Mukoviszidose (☞ 13.10.4) auf.

Die Nasenatmung der Patienten ist behindert. Außerdem klagen sie häufig über Kopfschmerzen und Riechstörungen (durch mechanische Verlegung der Riechspalte). Angehörige sagen, daß der Patient nachts schnarcht. Die Diagnose wird durch Inspektion der Nasenhaupthöhle (☞ 34.4.1) gesichert.

Therapeutisch besteht die Möglichkeit, zunächst konservativ mit kortikoidhaltigen Nasensprays und Antihistaminika vorzugehen. In aller Regel wird aber eine operative Entfernung der Nasenpolypen durch Nebenhöhlen-Operation nötig werden. Allerdings sind auch bei sorgfältiger Ausräumung aller Polypen Rezidive sehr häufig.

Nasenbluten

Nasenbluten *(Epistaxis)* beunruhigt den Patienten (und die Angehörigen) meist sehr, sieht jedoch oft dramatischer aus, als es ist.

Krankheitsentstehung

Nasenbluten kann durch lokale Veränderungen oder Erkrankungen der Nase bedingt sein:
- In der vorderen Nasenscheidewand liegt ein oberflächliches Gefäßnetz **(Locus Kiesselbachi),** aus dem es beim „Nasebohren", aber auch heftigem Schneuzen rasch blutet
- Verletzungen bei Frakturen oder durch Fremdkörper in der Nase können die Blutgefäße betreffen
- Tumoren wie z.B. gutartige Polypen, Karzinome oder das *juvenile Nasenrachenfibrom* können sich durch Nasenbluten zeigen.

Symptomatisches Nasenbluten dagegen ist Ausdruck einer Allgemeinerkrankung. Häufige Ursachen sind Störungen der Blutgerinnung (☞ 24.9), fieberhafte Infekte und Herz-Kreislauf-Erkrankungen wie z.B. Hypertonie (☞ 19.5.1).

Symptome, Befund
Diagnostik

Oft ist schon aufgrund der Anamnese und der Art der Blutung eine Verdachtsdiagnose möglich: Während die Blutung bei fieberhaften Infekten in der Regel nur gering ist und gleichzeitig typische Infektionssymptome bestehen, kann es z.B. bei Hypertonikern zu einer starken arteriellen Blutung kommen.

Die Lokalisation der Blutung gelingt meist durch vordere oder hintere Rhinoskopie oder Nasenendoskopie (☞ 34.4.1). Hierdurch ist auch die Ab-

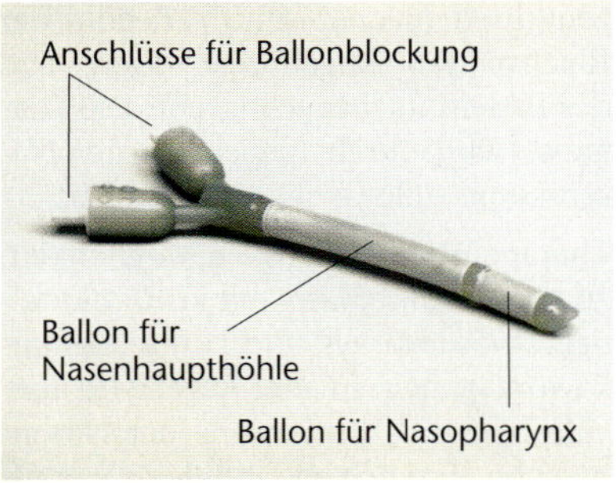

Abb. 34.39: Ballonkatheter (pneumatische Nasentamponade Xomed Epistat®) mit zwei Ballons zur hinteren Nasentamponade. Die Ballons umgeben eine stabile Röhre, durch die ein geringer Teil der Einatemluft in den Nasopharynx gelangen oder Sekret abgesaugt werden kann. [K183]

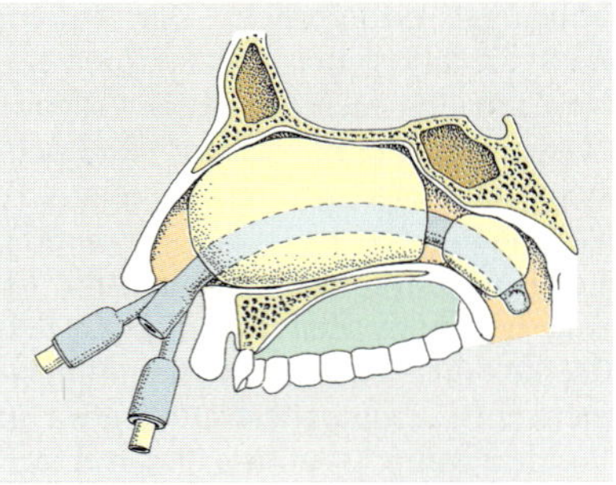

Abb. 34.40: Pneumatische Nasentamponade in situ. Der längere vordere Ballon komprimiert die Blutungsquelle in der Nasenhaupthöhle, der kürzere hintere Ballon liegt im Nasopharynx. [A111]

grenzung vom **Pseudonasenbluten** möglich, bei dem das Blut aus einer anderen Blutungsquelle, z.B. dem Rachen, in die Nase gelangt. Findet sich keine lokale Ursache, muß nach der Blutstillung eine gründliche Allgemeinuntersuchung erfolgen.

Behandlungsstrategie

- Bei geringfügigen Blutungen aus dem Locus Kiesselbachi reicht eine vorsichtige lokale Ätzung mit Silbernitrat, die Elektrokoagulation oder die Laserung in der Regel aus
- Ansonsten muß eine beidseitige *vordere Nasentamponade* (☞ 34.2.3) angelegt werden (beidseits, um einen Gegendruck zu erzeugen)
- Bei Blutungen aus dem hinteren Nasenabschnitt ist eine Blutstillung z.B. mit speziellen Ballonkathetern erforderlich (☞ Abb. 34.39 – 34.40).

Pflege und Erste Hilfe bei Nasenbluten

Viele Patienten neigen dazu, den Kopf nach hinten zu legen und das Blut zu verschlucken. Dabei besteht jedoch Aspirationsgefahr, und es ist nicht feststellbar, wieviel Blut der Patient verliert. Besser ist folgendes Vorgehen:

- Der Patient sitzt aufrecht mit etwas nach vorn gebeugtem Oberkörper. Kann oder darf er nicht sitzen, legt er sich so hin, daß das Blut herauslaufen und in einer Nierenschale aufgefangen werden kann. Die Kleidung des Patienten wird durch Kittel, Einmalunterlagen oder Tücher geschützt
- Der Patient drückt die Nasenflügel fest zusammen, um die Blutung durch Kompression zu stillen. Blutstillend wirkt auch eine Eiskompresse im Nacken, da der Kältereiz zu einer reflektorischen Kontraktion der Blutgefäße führt
- Gelingt durch obige Maßnahmen die Blutstillung nicht, müssen eine Nasentamponade sowie eine Blutentnahme (BB, Gerinnung) vorbereitet und der Arzt informiert werden
- Auch wenn das Nasenbluten bereits wieder aufgehört hat, muß der Arzt informiert werden, damit er die Blutungsquelle feststellen kann.

Krankenbeobachtung

Bei starkem Nasenbluten kontrollieren die Pflegenden Blutdruck und Puls und achten auf Schockzeichen (Blässe, Kaltschweißigkeit), da in ganz seltenen Fällen ein Patient auch an Nasenbluten verbluten kann.

34.6.3 Erkrankungen der Nasennebenhöhlen

Akute Sinusitis

Akute Sinusitis *(akute Nasennebenhöhlenentzündung):* (Bakterielle) Entzündung der Nasennebenhöhlenschleimhaut mit Sekretbildung, häufig bei Schnupfen, begünstigt durch Verlegung der Nasennebenhöhlenausführungsgänge durch die angeschwollene Nasenschleimhaut. Betrifft oft nur eine Nasennebenhöhle.

Pansinusitis: Entzündung aller Nasennebenhöhlen.

Symptome, Befund
Diagnostik

Die Beschwerden des Patienten sind abhängig davon, welche Nebenhöhlen von der Erkrankung betroffen sind:

- Bei der *Kieferhöhlenentzündung* **(Sinusitis maxillaris)** hat der Patient starke, pochende Schmerzen im Bereich der Kieferhöhle, im angrenzenden Mittelgesicht und in der Schläfenregion. Diese Schmerzen verstärken sich typischerweise beim Bücken. Die Nasenatmung ist behindert
- Eine *Stirnhöhlenentzündung* **(Sinusitis frontalis)** führt zu Schmerzen in der Stirnregion, die in den inneren Augenwinkel ausstrahlen
- Bei einer *Entzündung der Siebbeinzellen* **(Sinusitis ethmoidalis)** ist der Druck im Bereich der Nasenwurzel und des inneren Augenwinkels am größten
- Dagegen ist das Beschwerdebild einer *Entzündung der Keilbeinhöhlen* **(Sinusitis sphenoidalis)** eher uncharakteristisch (Kopfschmerzen in der Mitte des Kopfes mit Ausstrahlung zum Hinterkopf).

Die Diagnostik umfaßt neben der klinischen und endoskopischen Untersuchung die Röntgenaufnahme der Nasennebenhöhlen (☞ Abb. 34.4 und Abb. 34.41).

Behandlungsstrategie

Die meisten akuten Entzündungen der Nasennebenhöhlen lassen sich konser-

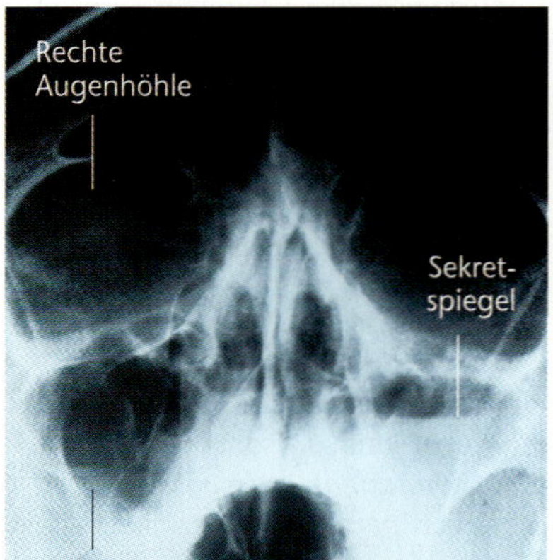

Abb. 34.41: Röntgenaufnahme der Nasennebenhöhlen bei Sinusitis maxillaris links. Deutlich ist in der linken Kieferhöhle der Sekretspiegel als weißliche Verschattung sichtbar (Normalbefund, ☞ Abb. 34.4). [A124]

vativ mit abschwellenden Nasentropfen (nicht länger als zehn Tage) und Antibiotika sowie Schleimlösern behandeln. Manchmal ist auch eine Spülung der Höhle oder eine Operation erforderlich.

Postoperative Pflege, ☞ *Pflege nach Nasenoperationen, 34.2.5.*

Patienteninformation Prognose

Die Prognose der akuten Sinusitis ist in der Regel gut. Bei unzureichender Behandlung besteht die Gefahr einer entzündlichen Beteiligung der Augenhöhle **(orbitale Komplikation,** ☞ Abb. 34.42). Hierbei sind die Augenlider des Patienten entzündlich gerötet und teigig geschwollen. Im Extremfall kann es zur Erblindung des Patienten und Fortleitung der Infektion in das ZNS kommen. Die Behandlung der Wahl in diesen Fällen ist, abgesehen vom Frühstadium der orbitalen Komplikation, immer operativ.

Tumoren der Nasennebenhöhlen

Gutartige Tumoren der Nasennebenhöhlen sind sehr selten. **Bösartige Tumoren** kommen eher beim älteren Patienten vor und bleiben dadurch, daß sie in die Nebenhöhlen hinein wachsen, klinisch häufig lange Zeit stumm. Erste Zeichen können einseitig behinderte Nasenatmung und blutiger Sekretfluß aus der Nase sein. Zur Diagnose ist ein CT notwendig, um die Ausdehnung des Tumors zu beurteilen.

Die Therapie besteht in der chirurgischen Entfernung des Tumors. Bei inoperablen Tumoren wird die Strahlentherapie eingesetzt.

Die Prognose ist abhängig von der Ausbreitung des Tumors. Insgesamt überlebt ca. ein Drittel der Patienten fünf Jahre ohne Rezidiv.

Postoperative Pflege, ☞ *Pflege nach Nasenoperationen, 34.2.5.*

34.6.4 Erkrankungen des Nasopharynx

Adenoide

> **Adenoide** *(adenoide Vegetationen, „Polypen“):* Hyperplasie der Rachenmandel. Fast ausschließlich bei (Klein-)Kindern auftretend.

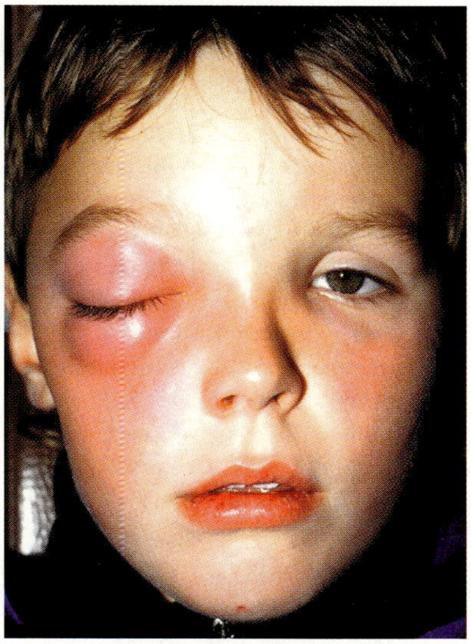

Abb. 34.42: Orbitale Komplikation bei einer rechtsseitigen Sinusitis maxillaris. [A124]

Symptome, Befund Diagnostik

Kinder mit einer vergrößerten Rachenmandel atmen ständig durch den Mund, da die Nasenatmung erheblich behindert ist. Die Eltern berichten, das Kind habe ständig Infekte, esse wenig, höre schlecht und schnarche. Da die vergrößerte Rachenmandel die Mündung der Ohrtrompete im Nasopharynx verlegt und so zu Tubenbelüftungsstörungen führt, kommt es zu gehäuften Mittelohrentzündungen mit Paukenergüssen. Die Schwerhörigkeit birgt längerfristig die Gefahr der Sprachentwicklungsverzögerung.

Die Diagnose läßt sich in aller Regel leicht durch Anamnese, klinische Untersuchung sowie Hörtests sichern.

Behandlungsstrategie

Therapie der Wahl ist die operative Entfernung der hyperplastischen Rachenmandel (**Adenotomie,** „Polypentfernung“) in Intubationsnarkose. Häufig wird in gleicher Sitzung eine Parazentese (☞ 34.5.2) durchgeführt, um begleitende Mittelohrergüsse, die durch die Funktionsstörungen der Ohrtrompete entstanden sind, abzulassen. Dieser Trommelfellschnitt verschließt sich nach ca. einer Woche spontan.

Pflege

Nach Adenotomie und Parazentese bleiben die Kinder für einige Stunden oder auch einen Tag im Krankenhaus. Muß das Kind über Nacht bleiben, bietet man den Eltern eine Übernachtungsmöglichkeit im Krankenzimmer des Kindes an. Während der ersten postoperativen Tage sind folgende pflegerische Maßnahmen wichtig (☞ auch Pflege nach Tonsillektomie, 34.7.1):

- Auf Temperaturanstieg, Nachblutung im Rachen und Sekretion aus dem Gehörgang (evtl. blutig) achten
- In der ersten Woche nach der Parazentese möglichst nicht duschen, baden oder die Haare waschen. Ist dies unbedingt nötig, ölgetränkte Watte zum Schutz vor Mittelohrinfektionen in den Gehörgang einlegen
- In den ersten Tagen keine heiße Nahrung verabreichen
- Nach Arztanordnung Zäpfchen gegen Schmerzen geben, z.B. Treupel® mono Kinderzäpfchen.

34.7 Erkrankungen von Lippen, Mundhöhle und Oropharynx

34.7.1 Entzündungen von Lippen, Mundhöhle und Oropharynx

Diphtherie, ☞ *28.5.13*

Entzündungen von Mund- und Rachenschleimhaut

Herpes simplex-Infektionen

Ein Großteil der Bevölkerung hat – oft unbemerkt – eine Infektion mit Herpes simplex-Viren durchgemacht (☞ auch 28.6.2). Persistieren einige Viren in den Neuralganglien, kann die Infektion bei körperlicher Anstrengung, extremer Sonnenexposition, psychischem Streß sowie im Rahmen der Menstruation oder einer Schwangerschaft wieder aufflackern. Der Patient verspürt zunächst ein schmerzhaftes Spannen der betroffenen Region. Dann bilden sich schmerzhafte Bläschen im Bereich der Mundhöhle **(rezidivierende herpetische Stomatitis)** oder als **Herpes labialis** im Bereich der Lippen. Im Frühstadium können adstringierende Pasten (z.B. Zinkpaste, Labiosan®) oder Acyclovir-Salben (Zovirax®) den Verlauf mildern. Der betroffene Bezirk heilt ohne Narben ab.

Soorstomatitis

Die **Soorstomatitis** ist eine durch Candida albicans (☞ 28.7.2) hervorgerufe-

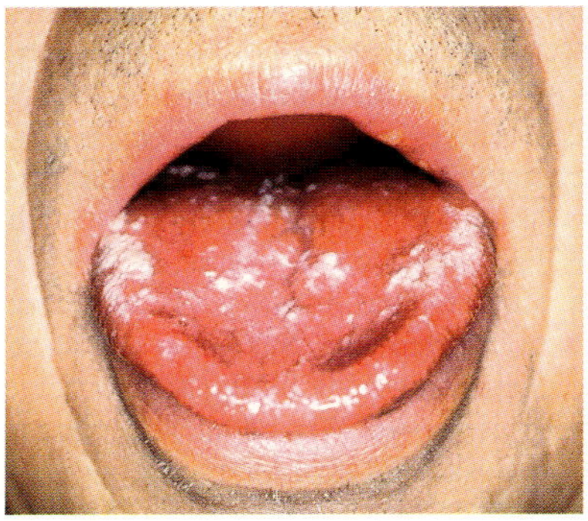

Abb. 34.43: Soorstomatitis. Charakteristisch sind die abwischbaren weißlichen Beläge, hier an den Zungenrändern und in der Zungenmitte. [M117]

ne Entzündung der Mundschleimhaut und der Zunge, die besonders bei abwehrgeschwächten Patienten (Patienten mit bösartigen Systemerkrankungen, HIV-Infizierte, Patienten unter Strahlen- und/oder Chemotherapie) auftritt. Typisch sind mäßig festhaftende, weiße Beläge auf geröteter Schleimhaut (☞ Abb. 34.43). Therapie der Wahl ist die Mundspülung mit einem Antimykotikum, z.B. Amphomoronal®, nach Sicherung der Diagnose durch einen Abstrich.

Pharyngitiden

Pharyngitis: Entzündung der Rachenschleimhaut.

Akute Pharyngitiden kommen meist bei Infektionen der oberen Atemwege vor. Sie können durch Bakterien (häufig Streptokokken) oder Viren (z.B. Influenza-, Parainfluenzaviren) bedingt sein.
Die Therapie richtet sich nach der Ursache: Bei bakterieller Genese wird Penicillin oral gegeben, bei viraler Genese ist die Behandlung symptomatisch. Die Schmerzen können durch Analgetika (z.B. Azetylsalizylsäure, etwa in Aspirin®) und physikalische Maßnahmen mit kalten Halswickeln sowie durch Trinken warmer Flüssigkeiten („heiße Milch mit Honig") gelindert werden.

Die **chronische Pharyngitis** ist Folge langfristiger Einwirkung verschiedener Noxen wie Staub, Nikotin, Alkohol, Chemikalien oder Reizgase. Sie kann aber auch bei chronisch behinderter Nasenatmung, etwa durch eine Septumdeviation (☞ 34.6.2), auftreten. Der Patient klagt über einen ständig trockenen Hals sowie Räusperzwang und zähen Schleim. Die Beschwerden nehmen besonders nach längerem Sprechen zu.

Nach Abklärung der Ursache sollte versucht werden, die auslösenden Noxen zu meiden. Außerdem können zusätzliche Maßnahmen versucht werden, z.B. die Befeuchtung der Atemwege durch Inhalation von Salbei oder Emser Salz (keine Kamille, da diese weiter austrocknet), das Lutschen von Salbeibonbons oder Emser Salz-Pastillen sowie die Anwendung öliger Nasentropfen (z.B. Coldastop®), die dann den Rachenraum herunterlaufen.

Angina tonsillaris

Angina tonsillaris *(Mandelentzündung, Tonsillitis):* Akute Entzündung der Gaumenmandeln und wahrscheinlich die häufigste Entzündung im Rachenraum. In der Regel durch β-hämolysierende Streptokokken bedingt.

Scharlach: Sonderform der Streptokokkenangina, bei der die Bakterien ein Toxin bilden, das den kleinfleckigen *Scharlachausschlag* hervorruft.

Symptome, Befund
Diagnostik

Meist entwickeln die Patienten innerhalb weniger Stunden hohes Fieber mit Schüttelfrost sowie starke Halsschmerzen und Schluckbeschwerden, die in die Ohrregion ausstrahlen können. Oft ist die Mundöffnung schmerzhaft. Der Allgemeinzustand ist deutlich reduziert. Bei extrem großen Tonsillen besteht manchmal eine „kloßige" Sprache.

Die Gaumentonsillen sind beidseits hochrot und geschwollen, evtl. sind eitrige Beläge sichtbar (☞ Abb. 34.44). Oft sind die Kieferwinkel-Lymphknoten geschwollen und druckschmerzhaft. Ein Abstrich weist die Erreger nach, mit einem Streptokokken-Schnelltest können die häufigsten Erreger sogar innerhalb weniger Minuten identifiziert werden.

Behandlungsstrategie

Die Behandlung besteht in der oralen hochdosierten Gabe von Penicillin (z.B. Megacillin®), bei einer Penicillinallergie ersatzweise von Erythromycin. Bei starken Schmerzen kann ein Analgetikum (z.B. Paracetamol) notwendig sein.

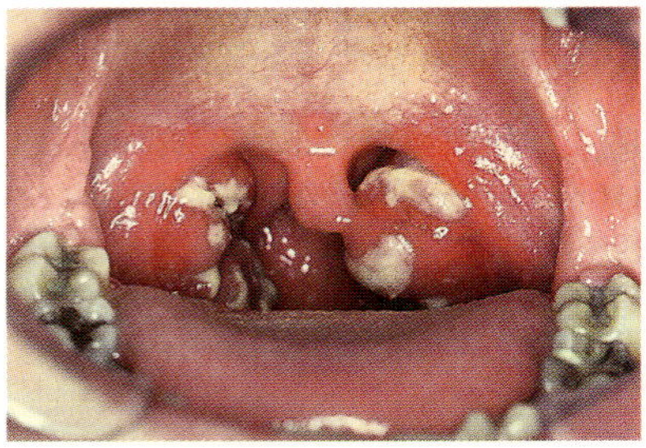

Abb. 34.44: Angina tonsillaris. Die Tonsillen sind geschwollen und hochrot mit den typischer Eiterstippchen und Fibrinbelägen. [F113]

Pflege bei Angina tonsillaris

Pflege bei Fieber, ☞ 7.8.4

Der Patient soll Bettruhe einhalten. Die Beschwerden können durch (kalte) Halswickel, Mundpflege mit desinfizierenden Substanzen und weiche Kost gelindert werden. Wegen der Gefahr von Streptokokkenzweiterkrankungen (☞ 28.5.4) ist es wichtig, daß der Patient die Antibiotika auch wirklich über den gesamten vom Arzt verordneten Zeitraum einnimmt und nicht nach Beschwerdebesserung eigenmächtig absetzt.

Prognose
Patienteninformation

In der Regel heilt die Angina tonsillaris folgenlos ab. Der Patient muß jedoch auf die Notwendigkeit einer ambulanten Urinuntersuchung zum Ausschluß von Streptokokkenzweiterkrankungen nach ca. zwei Wochen hingewiesen werden.

Kommt es in kurzen zeitlichen Abständen immer wieder zu eitrigen Anginen, ist evtl. eine **Tonsillektomie** (operative Entfernung der Gaumenmandeln, kurz *TE*) notwendig. Insbesondere bei Kindern sollte diese Entscheidung jedoch gut überlegt werden, da die Tonsillen besonders in diesem Alter für die Immunabwehr wichtig sind. Eine Tonsillektomie ist auch bei der **chronischen Tonsillitis** erforderlich. Dabei besteht eine schwelende Entzündung, die als Herdgeschehen eine Glomerulonephritis (☞ 31.8.6), Endokarditis (☞ 18.8) oder rheumatisches Fieber (☞ 18.8.1 und 25.5.4) auslösen kann.

Pflege nach Tonsillektomie

Allgemeine postoperative Pflege, ☞ 11.4

Lagerung: Der Patient wird halbsitzend oder auf der Seite (Kinder) gelagert. Beim Umlagern sind ruckartige Bewegungen zu vermeiden.

Mobilisation: Wurde der Patient in Lokalanästhesie operiert, kann er bei stabilen Kreislaufverhältnissen sofort nach der Operation aufstehen. Wurde der Eingriff in Intubationsnarkose (☞ 37.8.3) durchgeführt, so sollte er in der Regel nach 4 – 6 Stunden zum ersten Mal aufstehen.

In den 5 – 7 Tagen im Krankenhaus und in der folgenden Woche, in der der Patient in der Regel noch krankgeschrieben ist, sollte der Patient alles vermeiden, was den Blutdruck und damit die Gefahr einer Nachblutung erhöht, z.B. körperliche Anstrengungen.

Wundkontrolle, Wundversorgung: Wegen der Nachblutungsgefahr wird die Mundhöhle regelmäßig inspiziert (evtl. mit Taschenlampe). Blut aus Mund und Nase, zunehmende Blässe und Tachykardie weisen auf eine Nachblutung hin. Kälteanwendung von innen (durch kalte Getränke) und außen (durch Eiskrawatte) senken das Nachblutungsrisiko und wirken schmerzlindernd.

Ernährung: Am OP-Tag erhalten die Patienten nach 4 – 6 Stunden kalten Tee, sofern der Anästhesist keine längere Flüssigkeitskarenz angeordnet hat. Anschließend wird die Kost aufgebaut, von flüssiger über breiige Kost und, sobald es die Schmerzen zulassen, zu fester Nahrung. Vorsicht mit Gewürzen und Obst(-säften), da diese brennende Schmerzen verursachen können.

Körperpflege: Wegen der offenen Wunde im Rachenraum darf der Patient die Zahnpflege am ersten postoperativen Tag nur mit Wasser durchführen (kein Mundwasser benutzen, nicht gurgeln). Ab dem 2. postoperativen Tag kann auch Zahncreme benutzt werden (möglichst nichts davon schlucken).

Schmerzen: Zur Schmerzlinderung werden ca. 30 Minuten vor den Mahlzeiten schmerzlindernde Medikamente (z.B. Paracetamol, etwa ben-u-ron®, oder Diclofenac, etwa Voltaren®, in den ersten Tagen am besten als Zäpfchen) verabreicht. Salizylathaltige Schmerzmittel wie Azetylsalizylsäure (etwa in Aspirin®, ☞ Pharma-Info 19.51) sind kontraindiziert, da sie die Blutungsneigung fördern.

Infektiöse Mononukleose

> **Infektiöse Mononukleose** *(Pfeiffer-Drüsenfieber, M. Pfeiffer, Monozytenangina, Kissing disease):* Durch das **Epstein-Barr-Virus** verursachte Allgemeinerkrankung mit Beschwerden vorwiegend an den Gaumenmandeln; wichtige Differentialdiagnose zur bakteriellen Angina tonsillaris. Betrifft v.a. Jugendliche und junge Erwachsene. Inkubationszeit 1 – 3 Wochen.

Symptome, Befund

Nach kurzem Vorstadium mit Müdigkeit, Schlafstörungen und Appetitlosigkeit bekommt der Patient mäßiges Fieber und teils sehr starke Schluckbeschwerden. Die Kieferwinkel- und Halslymphknoten, besonders auch im Nackenbereich, können massiv angeschwollen sein. Bei der Spiegeluntersuchung zeigen sich hochrote, mit grauweißen Fibrinbelägen bedeckte Tonsillen. Evtl. stellt der Untersucher auch eine generalisierte Lymphknotenschwellung sowie eine Milz- und Leberschwellung fest. Oft ist das klinische Bild aber auch uncharakteristisch, und der Patient fühlt sich kaum krank.

Diagnostik

Die Diagnosesicherung erfolgt durch ein Blutbild (Leukozytose mit 80 – 90% atypischer Lymphozyten, sog. *lymphomonozytoider Zellen)* und Virus-Antikörperbestimmung. Schnelltests (z.B. Monosticon®-Test) werden um den vierten Krankheitstag positiv.

Behandlungsstrategie

Die Behandlung ist symptomatisch mit schmerz- und fiebersenkenden Medikamenten. Sollen zur Verhütung einer bakteriellen Superinfektion Antibiotika gegeben werden, müssen Ampicillin oder Amoxicillin vermieden werden, da sich sonst ein Exanthem ausbildet, das mit einer Penicillinallergie verwechselt werden kann *(pseudoallergisches Exanthem)*. Bei sehr schwerem Verlauf muß evtl. eine Tonsillektomie im akuten Stadium erfolgen.

Pflege
Patienteninformation

Um eine Tröpfchen- oder Kontaktinfektion zu vermeiden, wird der Kranke während des Fieberstadiums isoliert, außerdem soll er Bettruhe einhalten. Die Mundpflege, z.B. mit Kamillespülungen, wird als angenehm empfunden. Bei Schmerzen darf keine Azetylsalizylsäure (z.B. Aspirin®) gegeben werden, da dies die Nachblutungsgefahr bei einer evtl. notwendigen Tonsillektomie vergrößert.

> Die Patienten sollen sich auch nach Abklingen des akuten Krankheitsbildes vor stumpfen Traumen in der Milzgegend schützen, da die Gefahr der Milzruptur deutlich erhöht ist.

34.7.2 Tumoren von Lippen, Mundhöhle und Oropharynx

Gutartige Tumoren kommen im Bereich von Mundhöhle und Oropharynx insgesamt so selten vor, daß bei einem Tumor dieser Regionen immer an eine bösartige Neubildung gedacht werden muß.

Bösartige Tumoren der Mundhöhle entstehen meist in der Rinne zwischen unterer Zahnreihe und Zungenrand (☞ Abb. 34.46). **Bösartige Tumoren des Oropharynx** finden sich zu 80% an den Tonsillen. Bei einem Großteil der Patienten besteht anamnestisch ein langjähriger *Nikotin- und Alkoholabusus.* Im Frühstadium haben die Patienten meist keine Beschwerden. Spätsymptome sind Schluckbeschwerden, Behinderung beim Sprechen oder bei der Mundöffnung und blutiger Speichel. Im Gegensatz zum **Lippenkarzinom** (☞ Abb. 34.45) sind die Tumoren anfangs auch nur schlecht sichtbar.

Therapie der Wahl ist, nach histologischer Diagnosesicherung, die chirurgische Entfernung des Tumors (ggf. mit **Neck dissection,** ☞ 34.9.4). Postoperativ schließt sich meist eine Strahlentherapie an.

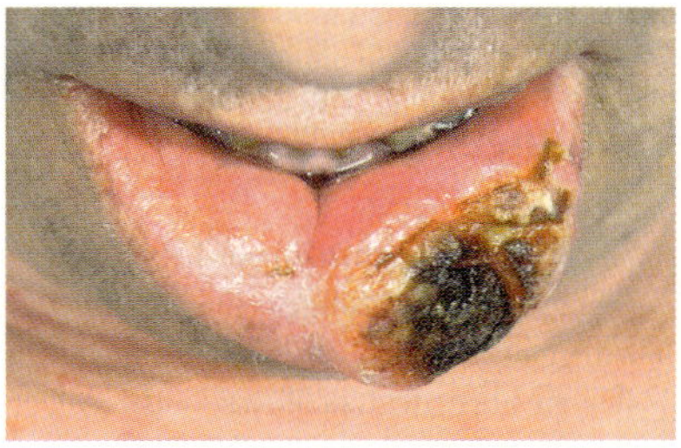

Abb. 34.45: Unterlippenkarzinom. Bösartige Tumoren der Lippen befinden sich zum größten Teil an der Unterlippe und treten häufig bei Pfeifenrauchern auf. Therapie der Wahl ist die operative Entfernung und plastische Defektdeckung, die oft durch Gewebe aus der unmittelbaren Nachbarschaft möglich ist. [M117]

Die Prognose bösartiger Tumoren in diesem Bereich ist abhängig von Größe und Sitz des Tumors.

34.8 Erkrankungen des Hypopharynx

Fremdkörper im Hypopharynx, ☞ *21.4.4;*
Hypopharynx-Divertikel, ☞ *21.4.5;*
Tumoren des Ösophagus, ☞ *21.4.7*

Tumoren des Hypopharynx

Gutartige Tumoren des Hypopharynx sind Raritäten.
Dagegen treten **bösartige Hypopharynx-Tumoren** in letzter Zeit zunehmend häufiger auf. Vor allem Patienten mit Alkohol- und Nikotinabusus sind betroffen. Da diese Tumoren erst spät Beschwerden (z.B. Schluckbeschwerden) bereiten, werden sie meist erst in fortgeschrittenem Stadium diagnostiziert und haben eine entsprechend schlechte Prognose. Die Diagnosesicherung erfolgt über die Endoskopie mit Probeexzision. Bei relativ kleinen Tumoren wird eine Tumorresektion durchgeführt, unter Umständen mit (Teil-)Entfernung des Larynx, Neck dissection (☞ 34.9.4) und meist mit postoperativer Bestrahlung. Fortgeschrittene Tumoren werden meist durch alleinige Strahlentherapie, evtl. in Kombination mit Chemotherapie (sog. *simultane Radio-Chemotherapie*), behandelt. Die Prognose ist insgesamt schlecht.

34.9 Erkrankungen des Larynx

Epiglottitis, ☞ *13.10.3*

34.9.1 Stimmlippenlähmungen

Stimmlippenlähmung *(Stimmlippenparese):* Durch Lähmung oder isolierte Schädigung der Kehlkopfmuskulatur bedingte, ein- oder beidseitige Fehlstellung und Beweglichkeitseinschränkung der Stimmlippen.

Häufige Ursache der einseitigen oder beidseitigen **Stimmlippenlähmung** ist die Schädigung des N. laryngeus recurrens *(Recurrensparese)*, etwa:

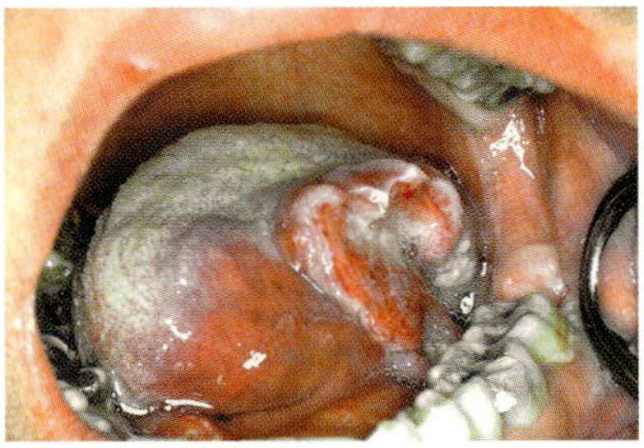

Abb. 34.46: Großes Zungenrandkarzinom links. [A124]

- Nach Schilddrüsenoperationen
- Traumatisch (stumpfes Halstrauma, Stich- und Schußverletzung, Klavikulafraktur)
- Bei bakteriellen oder viralen Entzündungen
- Bei Tumoren im Nervenverlauf.

Seltener ist die kongenitale, erbliche Lähmung, die meist beidseitig auftritt. Bei unklarer Ursache spricht man von einer *idiopathischen Parese* der Stimmlippen.

Symptome, Befund Diagnostik

Klinisch steht bei einseitiger Stimmlippenlähmung die Heiserkeit, bei doppelseitiger die Atemnot im Vordergrund. Aufgrund der zahlreichen möglichen Ursachen für eine Stimmlippenlähmung ist die diagnostische Abklärung entsprechend umfangreich mit Prüfungen der Atem- und Stimmfunktion, Spiegeluntersuchung und Lupenlaryngoskopie des Kehlkopfes (☞ 34.4.1, 34.9.4). Ggf. sind eine Sonographie, Röntgenuntersuchungen und ein CT von der Schädelbasis bis zum oberen Thorax bzw. Mediastinum erforderlich.

Behandlungsstrategie

Die Therapie richtet sich nach der Ursache. Grundsätzlich gilt, daß stimmliche Überlastungen im Akutstadium einer Parese vermieden werden sollten. Gelegentlich kann auch eine **logopädische** *(sprachtherapeutische)* Behandlung nützlich sein. Bei Verdacht auf entzündliche Genese wird zusätzlich antibiotisch behandelt.

34.9.2 Laryngitis

Laryngitis: Kehlkopfentzündung.

Die **Laryngitis** tritt auf:
- Viral als Begleiterscheinungen von Infekten der Nase, Nasennebenhöhlen und Tonsillen
- Bakteriell bei einer Superinfektion
- Toxisch, z.B. bei Reizgasen
- Thermisch bei starken Temperaturschwankungen und trockenem oder heißem Raumklima
- Mechanisch durch akute Stimmüberlastung.

Der Patient ist heiser oder völlig stimmlos **(aphon).** Oft hat er leichte Halsschmerzen, Hustenreiz und subfebrile Temperaturen. Bei der Laryngoskopie zeigen sich gerötete, ödematöse Stimmlippen.

Medikamentös können bei Reizhusten entsprechende Hustenmittel (z.B. Codipront®) und bei produktivem Husten schleimverflüssigende Substanzen (z.B. Fluimucil®) gegeben werden. Antibiotika sind nur bei einer bakteriellen Kehlkopfentzündung indiziert.

Pflege bei Laryngitis

Für den Behandlungserfolg entscheidend ist eine absolute Stimmruhe. Außerdem darf der Patient nicht rauchen und sich auch nicht in der Umgebung von Rauchern aufhalten. Das Raumklima kann durch mindestens 50% Luftfeuchtigkeit und Senken der Raumtemperatur auf 18 – 20 °C verbessert werden. Lokale Maßnahmen bestehen in warmen Halswickeln und Inhalation mit Salbeitee.

34.9.3 Gutartige Larynxtumoren

Gutartige Larynxtumoren sind relativ häufig und äußern sich, vor allem wenn sie primär die Stimmlippen betreffen, frühzeitig durch *Heiserkeit*. Atemnot tritt nur bei großen Tumoren auf.

Der **Stimmlippenpolyp** ist die häufigste gutartige stimmstörende Veränderung. Vorwiegend sind Männer im mittleren Lebensalter betroffen. Häufige Ursache ist eine Stimmüberlastung. Leitsymptom der Erkrankung ist die Heiserkeit. Therapeutisch wird eine mikrochirurgische Abtragung des Polypen durchgeführt. Anschließend muß der Patient 14 Tage Stimmruhe einhalten.

Stimmlippenknötchen kommen vorwiegend bei Kindern beiderlei Geschlechts („Schreiknötchen") und bei hoher Stimmbelastung vor („Sängerknötchen"). Therapeutisch steht die logopädische Behandlung im Vordergrund.

Intubationsgranulome können einige Wochen nach einer Intubation entstehen. Da es häufig zu einer spontanen Rückbildung kommt, sollte man zunächst abwarten. Gegebenenfalls ist eine mikrochirurgische oder laserchirurgische Abtragung indiziert.

Die **juvenile Larynxpapillomatose** ist die vielleicht folgenschwerste Erkrankung, die mit einer Heiserkeit im Kindesalter einhergeht, da die Papillome häufig rezidivieren und entweder narbige Veränderungen (nach OPs) oder nicht zurückgebildete Papillome zurückbleiben können. Als Ursache vermutet man eine Virusinfektion. Die Kinder sind heiser und haben Hustenreiz. In schweren Fällen ist die Stimmlippenebene fast völlig verlegt, so daß es zu Atemnot kommt. Die Therapie besteht in der Entfernung der Papillome.

Nach **operativen Eingriffen** am Larynx können postoperative Schwellungen zu deutlicher Einschränkung der Luftpassage im Larynx mit Atemnot führen. Daher ist eine engmaschige Krankenbeobachtung besonders wichtig.

34.9.4 Bösartige Larynxtumoren

Bösartige Larynxtumoren *(Larynxmalignome, Kehlkopfkrebs):* Mit ca. 40 – 50% aller Kopf-Hals-Karzinome verhältnismäßig häufiges Krankheitsbild. Betrifft Männer ungefähr neunmal häufiger als Frauen, Altersgipfel bei ca. 60 Jahren. Hauptrisikofaktoren hoher Zigaretten- und Alkoholkonsum. In über 90% Plattenepithelkarzinome.

Symptome, Befund

Diagnostik

Die Beschwerden des Patienten hängen von der Tumorlokalisation ab (☞ Abb. 34.47). Heiserkeit ist nur bei den Stimmlippentumoren ein Frühsymptom. Entspringt der Tumor oberhalb *(supraglottisch)* oder unterhalb *(subglottisch)* der Stimmlippenebene *(Glottis)*, kommt es erst bei fortgeschrittenem Wachstum mit Infiltration der Stimmlippen zu Heiserkeit. Auch Schluckstörungen, Husten und Dyspnoe können auf ein Larynxmalignom hinweisen.

Die Verdachtsdiagnose läßt sich meist schon im Rahmen der allgemeinen HNO-ärztlichen Untersuchung stellen. Die Diagnosesicherung erfolgt durch die endoskopische Untersuchung des Kehlkopfes (**Mikrolaryngoskopie**, ☞ Abb. 34.48 – 34.49), bei der auch eine Gewebeprobe entnommen wird. Zur genauen Feststellung der Tumorausdehnung und zur Metastasensuche sind Blutuntersuchungen, CT oder Kernspintomographie des Halses, Oberbauchsonographie, Thorax-CT und evtl. Skelettszintigraphie nötig.

Behandlungsstrategie

Grundsätzlich ist die **operative Entfernung** des Tumors Therapie der Wahl. Bei kleinen Stimmlippentumoren ist eine **Chordektomie** *(Stimmlippenentfernung)* ausreichend. Meist ist aber eine (teilweise) Kehlkopfentfernung (**Laryngektomie,** ☞ unten) notwendig.

Zusätzlich ist bei V.a. Lymphknotenmetastasen eine **Neck dissection** erforderlich. Bei dieser operativen Sanierung der Halsweichteile werden auf der betroffenen Seite die regionären Lymphknoten von der Schädelbasis bis zum Thoraxeingang, der M. sternocleidomastoideus und die V. jugularis interna entfernt.
Bei Lymphknotenmetastasen wird eine postoperative **Strahlentherapie** durchgeführt. Manchmal, z.B. bei Operationsunfähigkeit des Patienten, ist die Bestrahlung auch primäre Behandlungsform. Dagegen spielt die Chemotherapie zur Zeit kaum eine Rolle in der Behandlung von Larynxkarzinomen.

Laryngektomie

Laryngektomie *(Kehlkopfentfernung):* Totale Resektion des Kehlkopfs bei malignen Larynxtumoren; bei Teilresektion je nach Tumorlokalisation Stimmerhalt möglich, bei kompletter Resektion *Tracheostomaanlage* notwendig, Verlust der normalen Stimme und der Nasenatmung.

Tracheostoma: Durch **Tracheotomie** *(Luftröhrenschnitt)* operativ angelegte Öffnung der Luftröhre nach außen. *Passager,* meist auf Höhe der Schilddrüse, z.B. bei Langzeitbeatmung (☞ 38.4.2) mit Offenhalten der Öffnung durch blockbare Trachealkanüle (☞ Abb. 34.53). *Endgültig* z.B. nach Laryngektomie bei Larynxkarzinom, dann mit größerer Öffnung unterhalb der Schilddrüse im Jugulum (☞ Abb. 34.60 und 34.63); meist nur vorübergehende Trachealkanülenversorgung.

Präoperativ müssen Patient und Angehörige auch psychisch auf das Tracheostoma und die fehlende stimmliche Kommunikationsfähigkeit nach der Operation vorbereitet werden (☞ 34.2.1). Hierbei muß über die Möglichkeiten der **Stimmrehabilitation** (☞ unten) aufgeklärt werden. Eventuelle Kommunikationsmöglichkeiten, die unmittelbar postoperativ gebraucht werden (z.B. Zeichensprache), sollten vorher geübt werden.

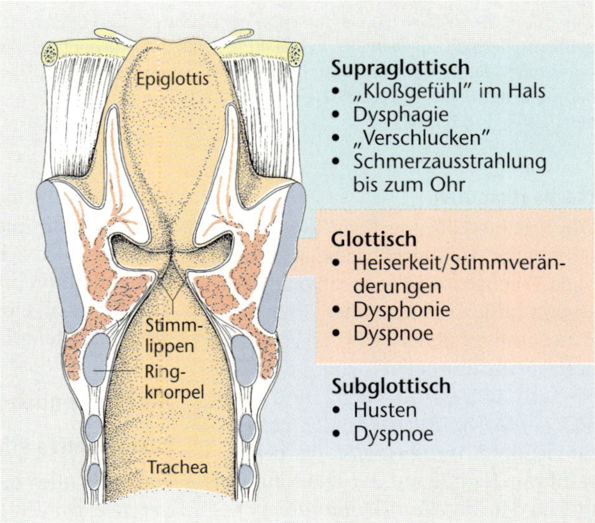

Abb. 34.47: Symptome bei bösartigen Larynxtumoren in Abhängigkeit von der Lokalisation des Tumors. Bei allen Lokalisationen können (schmerzlose) Schwellungen eines oder mehrerer Halslymphknoten das erste Symptom sein. Die anatomischen Strukturen sind in Abb. 34.6 detailliert dargestellt. [L190]

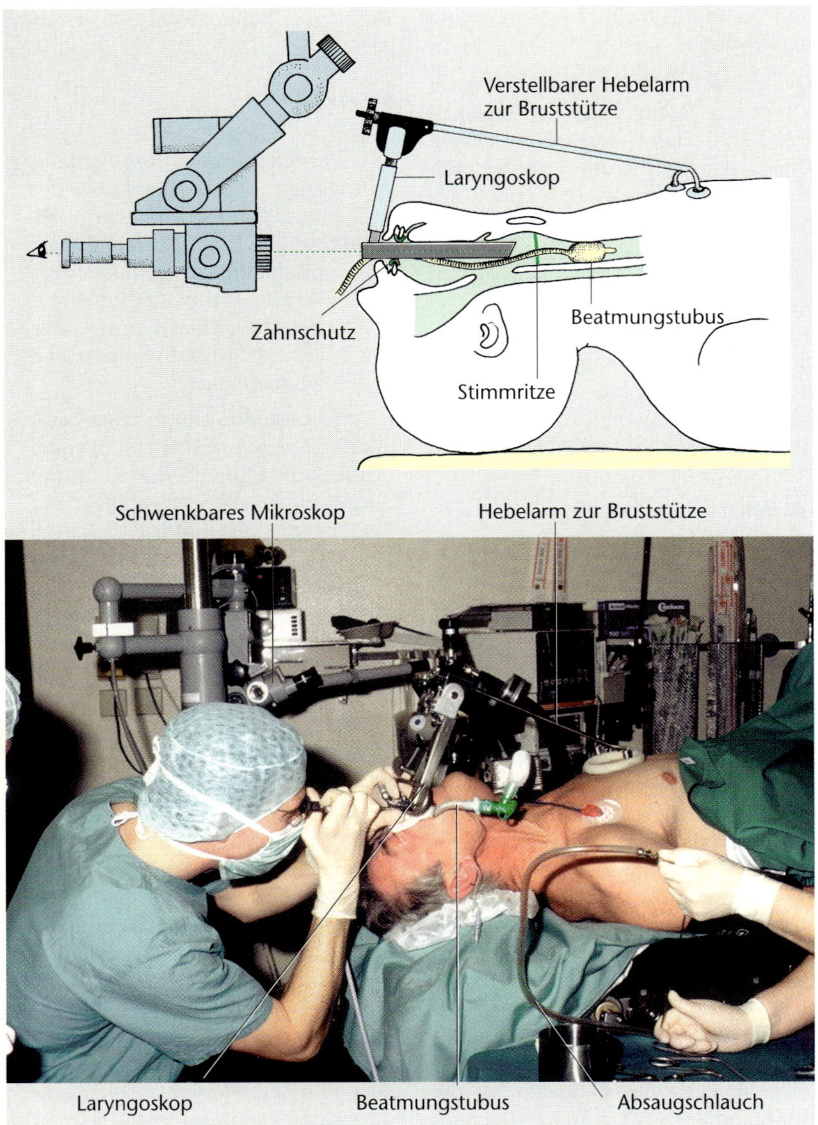

Abb. 34.48 – 34.49: Die Mikrolaryngoskopie *(direkte Stützlaryngoskopie nach Kleinsasser)* wird bei Verdacht auf Larynxmalignome zur Histologiegewinnung und zur Bestimmung der Tumorausdehnung angewandt. In Vollnarkose wird nach endotrachealer Intubation mit einem flexiblen Tubus (☞ 37.8.3) ein Laryngoskop eingeführt und an dessen Handgriff ein Hebelarm angebracht, der sich auf dem Sternum abstützt. Der Untersucher hat so beide Hände frei und kann unter mikroskopischer Kontrolle Hypopharynx, Larynx und obere Trachea untersuchen, Gewebeproben entnehmen und evtl. kleinere gutartige Tumoren wie z.B. Stimmlippenpolypen entfernen. [L157, T144]

Trachealkanülen

Die Trachealöffnung beim passageren oder in der Anfangsphase beim endgültigen Tracheostoma wird mit einer **Trachealkanüle** offengehalten. Je nach Anwendungsbereich gibt es verschiedene Ausführungen von Kanülen (☞ Tab. 34.51, Tab. 34.52 und Abb. 34.53 – 34.57). Allen Kanülen gemeinsam ist der *Kanülenschild*, der bei eingeführter Kanüle auf der Haut aufliegt und an dem das *Kanülenbändchen* befestigt und um den Nacken gebunden wird. So kann die Kanüle sicher in ihrer Position fixiert werden. Die Kanülen-Außendurchmesser variieren mit dem Material; einen Überblick der gängigen Kanülengrößen gibt Tab. 34.51.

Pflege nach Tracheotomie

Postoperative Pflege

Patienten, die ein passageres oder nach Laryngektomie ein endgültiges Tracheostoma haben, werden postoperativ mit einer *Cuff-Trachealkanüle* (☞ Abb. 34.50) versorgt. Blutet es aus dem OP-Gebiet in die Trachea und wird Sekret aus den tieferen Atemwegen in die Trachea transportiert, so löst dies zwar einen Hustenreflex aus, Blut und Sekret können aber weder ausgespuckt noch über den Umweg Hypopharynx heruntergeschluckt werden. Blut und Sekret können das geringe Lumen der Trachealkanüle rasch verstopfen, so daß diese Patienten besonders erstickungsgefährdet sind (☞ unten, Sekretabsaugung).

Um die Überwachung zu erleichtern, werden die Patienten in der Nähe des Stationszimmers untergebracht (kürzerer Weg). Weitere Besonderheiten sind:

- Kontrolle des Atemminutenvolumens (☞ 20.4.3) mit Volumeter über die Trachealkanüle, falls die Atmung auffällig ist (☞ Beobachtung der Atmung, 7.3.2)
- Entblocken der Trachealkanüle in der Regel zwei Stunden postoperativ, falls keine Blutung mehr (die Patienten kommen mit geblockter Trachealkanüle aus dem OP, damit kein Blut in die tieferen Atemwege gelangen kann)
- Wechseln des Verbandes und der Kanüle (☞ unten) je nach Sekretfluß (meist mehrmals am Tag)
- Tracheotomierte Patienten mit Laryngektomie werden ca. acht bis zwölf Tage postoperativ über eine nasogastrale Sonde (☞ 10.3.2) ernährt, da die Anschwellung des OP-Gebietes und die Schmerzen zu Schluckstörungen führen. Außerdem werden so Wundheilungsstörungen durch oral zugeführte Nahrung vermieden
- Tracheotomierte Patienten ohne Laryngektomie erhalten am OP-Tag abends Tee und breiige Nahrung, z.B. Pudding (auf Verschlucken ach-

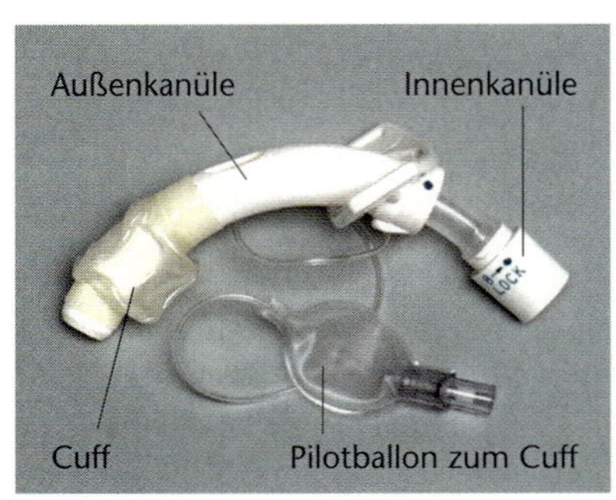

Abb. 34.50: Trachealkanüle mit Cuff zum Abdichten der Trachea. [K183]

Größe	Silberkanülen		Kunststoffkanülen		
	Länge über Außenbogen*	Außen-Ø an Kanülenspitze*	Länge über Außenbogen*	Überlänge über Außenbogen*	Außen-Ø an Kanülenspitze*
7	65	9,0	65	–	9,0
8	70	9,7	70	105	10,5
9	75	10,4	75	110	11,2
10	80	11,0	85	115	12,3
11	90	11,7	87	–	13,5
12	90	12,4	90	–	14,2

Tab. 34.51: Gängige Trachealkanülengrößen. Da Silberkanülen dünnwandiger sind als Kunststoffkanülen, steht den Patienten bei gleichem Außendurchmesser ein größeres Innenvolumen zur Verfügung. *Alle Angaben in mm.

ten), am 1. postoperativen Tag leichte passierte Kost, danach passierte Vollkost (je nach Situation des Patienten).

Pflege der oberen Atemwege

Die Funktionen der Nase (☞ 34.1.1) fallen bei einem tracheotomierten Patienten weg. Um die nachfolgenden Komplikationen so gering wie möglich zu halten, inspizieren die Pflegenden Mund und Nase regelmäßig und pflegen sie sorgfältig (☞ auch 7.5.5.3, Soor- und Parotitisprophylaxe).

Sekretabsaugung: Die Atemluft trifft ohne Vorfilterung, Befeuchtung und Anwärmung in den oberen Luftwegen auf die Trachealschleimhaut. Dies führt zunächst zu einer ständigen Reizung der Schleimhaut und zu verstärkter Sekretion. Da der Schleim aber weder abgehustet noch heruntergeschluckt werden kann und er das Lumen der Kanüle rasch verlegt, muß er abgesaugt werden. Die Patienten mit endgültigem Tracheostoma werden angeleitet, dies mit Hilfe eines Spiegels selbst zu lernen, damit sie bei der Entlassung geübt und sicher sind.

Kanülenart	Besonderheiten	Indikation	Funktion	Gängige Größe (Erwachsene)
Cuffkanülen *(Beatmungskanüle, Kanüle nach Rügheimer,* z.B. Tracheoflex®) **ohne Innenkanüle** (☞ Abb. 34.50)	• Kunststoffkanüle mit Weichkunststoffcuff	• Unmittelbar postoperativ nach Laryngektomie • Langzeitbeatmung • Endotracheale Blutungen nach Laryngektomie	• Verhindert Blutaspiration • Verhindert Hautemphysem bei nicht dicht verschlossenen Larynxwunden • Ermöglicht Beatmung	• Langzeitbeatmung: ♀ 7–8 ♂ 8–9 • Z.n. Laryngektomie: ♀ 9 ♂ 10
Silberkanülen (☞ Abb. 34.53)	• Außenkanüle mit einrastbarer Innenkanüle • Material bei (frischen) Wunden gut geeignet	• Bei Tendenz zu Trachealstenosen, da Form stabil bleibt	• Hält Tracheallumen offen	• Z.n. Laryngektomie: ♀ 9 ♂ 10 • Z.n. Tracheotomie: ♀ 7–8 ♂ 8–9
Jatho-Kanülen (steile Krümmung für Laryngektomierte)		• Erst- und Dauerversorgung nach Laryngektomie	• Hält Tracheallumen offen	• Z.n. Laryngektomie: ♀ 11 ♂ 12
Kunststoffkanülen (Außenkanüle mit einrastbarer Innenkanüle, ☞ Abb. 34.54)	• Verformbar, daher bei Tendenz zu Trachealstenosen zur Dauerversorgung nicht geeignet	• Dauerversorgung nach Laryngektomie • Postop. Strahlentherapie der Halsregion • Kinder	• Hält Tracheallumen offen	• Z.n. Laryngektomie: ♀ 9 ♂ 10 • Z.n. Tracheotomie: ♀ 7–8 ♂ 8–9 • Auch in Überlängen (Indik. und Funktion ☞ extra lange Kanülen)
Sprechventilkanülen aus Silber oder Kunststoff (☞ Abb. 34.55)	• Innen- und Außenkanüle sind gelocht bzw. gesiebt • Evtl. mit Ventil, das sich bei Exspiration verschließt	• Bei erhaltenem Larynx, aber insuffizienter Belüftung der Lunge durch die Glottis Erhalt der Sprechfähigkeit	• Wenn vordere Öffnung durch Finger oder Ventilmechanismus verschlossen, kann mit der Ausatemluft gesprochen werden, die nach kranial durch die Perforation entweicht	☞ Silberkanülen bzw. Kunststoffkanülen
Extra lange Kanülen *(Hummerschwanzkanülen)*	• Länger als üblich • Ohne Innenkanüle • Evtl. mit weichem und flexiblen kaudalen Ende	• Tieferliegende Hindernisse (z.B. inoperable Tumoren), Stenosen oder Malazien • Endotracheale Entzündungen	• Dauerhafte Überbrückung des Hindernisses • Überbrückung der Entzündung bis zur Abheilung	☞ Kunststoffkanülen
Kunststoff-Kurzkanülen (☞ Abb. 34.56)	• Kürzer als Kunststoff-Standardkanüle • Auch gesiebt	• Zum Offenhalten des Stoma bei stabiler Trachea	• Stabilisiert Stomaöffnung	• Außen-Ø 12–17 mm, Länge 22–62 mm
Stoma-Button (☞ Abb. 34.57)	• Röhrchen mit Wulst (zur Fixierung in Trachea) und Scheibe zur Haut hin	• Zum Offenhalten des Stomas bei stabiler Trachea	• Stabilisiert Stomaöffnung	• Außen-Ø 12–17 mm, Länge 15–22 mm

Tab. 34.52: Trachealkanülen und ihre verschiedenen Anwendungsbereiche.

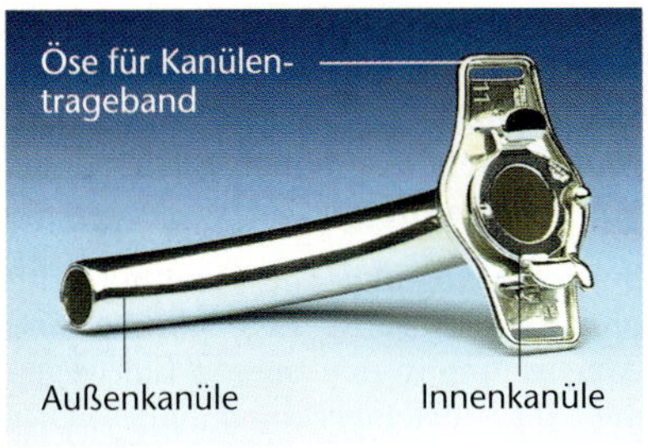

Abb. 34.53: Trachealkanüle aus Silber mit eingesetzter Innenkanüle. [V156]

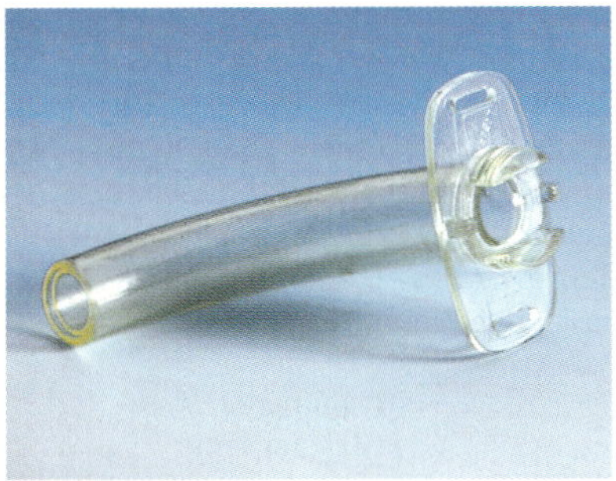

Abb. 34.54: Kunststoffkanüle mit eingesetzter Innenkanüle. [V156]

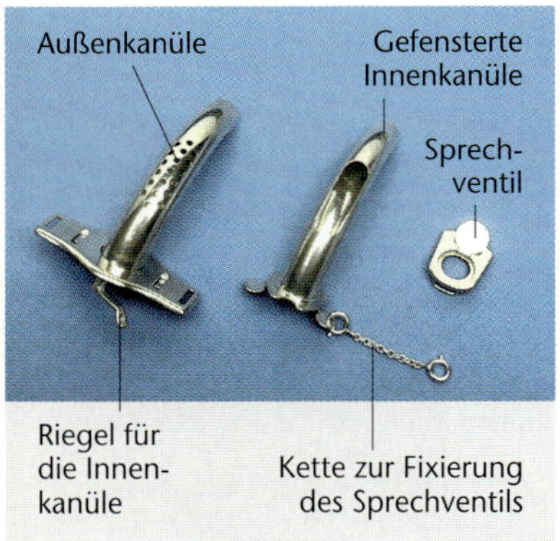

Abb. 34.55: Sprechventilkanüle aus Silber. Die Innenkanüle ist gefenstert, die Außenkanüle gesiebt und die Kanülenöffnung mit einem Ventilkläppchen versehen. Dieses Ventil öffnet sich beim Einatmen und schließt sich beim Ausatmen. Die Ausatemluft gelangt durch das Sieb in den Larynx und kann zur Stimmbildung benutzt werden. [K183]

Notfall! Plötzliche Atemnot bei Tracheostoma

Bei plötzlicher, scheinbar unerklärlicher Atemnot eines Tracheostoma-Trägers ist die Kanüle meist aufgrund von Borkenbildung verstopft: Hier hilft nur rasches Entfernen zumindest der Innenkanüle, meist der gesamten Trachealkanüle (Offenhalten des Stomas mit Kilian-Nasenspekulum)!

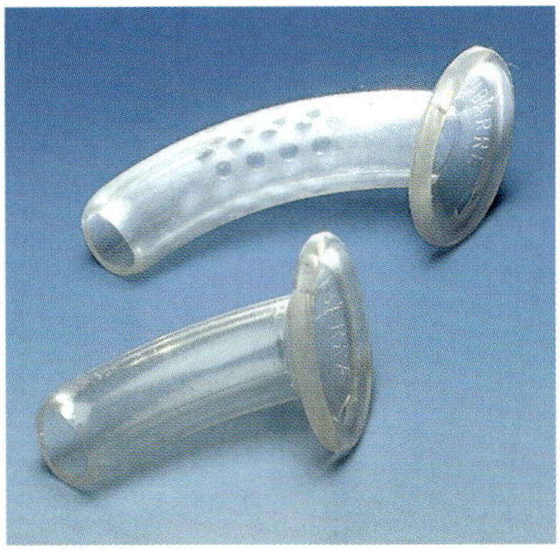

Abb. 34.56: Kurzkanülen aus Silikon zum Offenhalten des Tracheostomas. Die obere ist gesiebt. [V156]

Schleimhautbefeuchtung: Durch Austrocknung der Schleimhaut kann es zur Bildung von Borken kommen, die das Lumen der Trachea verlegen. Deshalb ist eine konsequente Schleimhautbefeuchtung (☞ 34.2.5) für tracheotomierte Patienten sehr wichtig. Für zu Hause gibt es kleinformatige Absaug- und Inhaliergeräte (☞ Abb. 34.61). Außerdem stehen „künstliche Nasen" zur Verfügung, die auf die Trachealkanüle aufgesteckt werden und einige Funktionen der Nase wie Befeuchten und Filtern der Atemluft imitieren können (☞ 38.4.1). Die für einen Kanülenwechsel benötigten Gegenstände einschließlich einer Ersatzkanüle müssen immer griffbereit sein. Bei stärkerer Borkenbildung kann eine endotracheale Spülung mit NaCl und Tacholiquin® nötig werden.

Körperpflege

Bei der **Körperpflege** ist darauf zu achten, daß kein Wasser in die Kanüle läuft, z.B. beim Duschen oder Baden. Männern wird die Naßrasur empfohlen, wobei sie an Hals und Kinn beginnen sollten (bei Trockenrasur können Haarstoppeln als Fremdkörper in das Tracheostoma eindringen). Zum Duschen und Haarewaschen kann der Patient einen speziellen Schutz tragen, der ein Eindringen von Wasser in das Stoma verhindert (☞ Abb. 34.62).

Tracheostomapflege und Kanülenwechsel

In der Regel sind Patienten außerhalb von Intensivstationen und HNO-Abteilungen Langzeit-Tracheostoma-Träger, die sich mit Pflege und Handhabung von Stoma und Kanülen auskennen. Gelegentlich müssen Pflegende

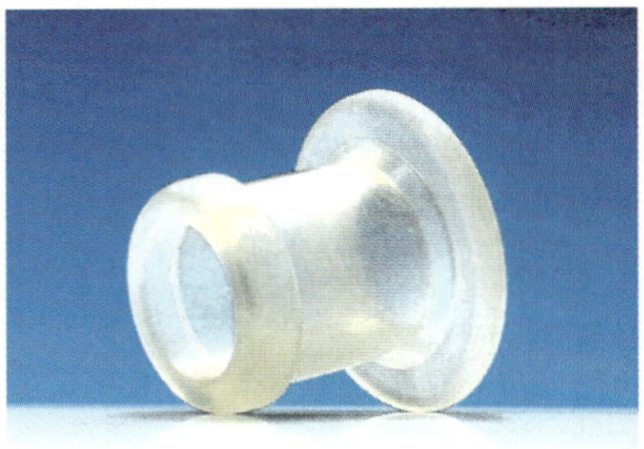

Abb. 34.57: Stoma-Button aus Silikon, der nur noch dem Offenhalten des Tracheostomas dient. [V156]

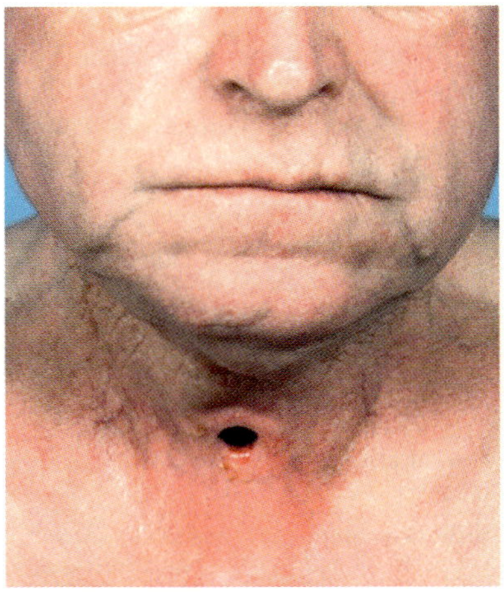

Abb. 34.58: Patient mit Tracheostoma nach Laryngektomie. Das Tracheostoma ist vernarbt und bleibt auch ohne eingesetzte Trachealkanüle offen. [M117]

jedoch diese Aufgabe übernehmen, z.B. wenn der Patient aufgrund schlechten Allgemeinzustands dazu nicht in der Lage ist sowie in der Anfangsphase nach Anlage des Tracheostomas. Wichtig ist der tägliche (oder bei starker Sekretion mehrmals tägliche) Wechsel der kompletten Trachealkanüle. Um Scheuerstellen am Kanülenende in der Trachea zu vermeiden, sollte zwischen zwei unterschiedlich langen Kanülen abgewechselt werden (z.B. 7 cm und 8 cm). Die Innenkanüle wird zusätzlich, je nach Bedarf, mehrmals täglich herausgenommen und gereinigt. Grundsätzlich gilt: Je gereizter die Haut und je frischer die Tracheostoma-Wunde ist, desto „aseptischer" muß der Kanülenwechsel erfolgen:

- Material bereitlegen
- Innenkanüle am Ansatz anfassen und herausziehen
- Innenkanüle mit steriler Kompresse außen reinigen oder ggf. in Reinigungslösung einlegen und hinterher

gut mit Wasser abspülen. Kanülenreinigungsbürsten zur inneren Reinigung nur verwenden, wenn sich die Sekretreste nicht von selbst lösen (Beschädigungsgefahr), auch Beipackzettel zu Rate ziehen
- Bei Kunststoffkanülen Innenkanüle nach dem Trocknen zur besseren Gleitfähigkeit dünn mit Stomaöl® oder Silikonspray einreiben bzw. einsprühen
- Kanülentrageband lösen, Außenkanüle herausnehmen (bei Unsicherheit Rücksprache mit erfahrenem Kollegen oder Arzt).
- Haut feucht reinigen (ohne Seife, nicht mit Watte). Entzündete Haut bis zum Abklingen der akuten Reizung mit Zinkpaste abdecken. Anschließend pflegende Fettsalben auftragen, z.B. Bepanthen®
- Schlitzkompresse so an die Außenkanüle anlegen, daß sie beim Einführen der Außenkanüle zwischen Haut und Kanüle zu liegen kommt. Bei Verwendung spezieller Kompressen mit metalliner Beschichtung (antibakterielle und entzündungshemmende Wirkung) soll die silberne Seite der Haut anliegen
- Außenkanüle einführen und mit Trageband fixieren. Das Kanülentrageband sollte nur so straff sitzen, daß sich noch zwei Finger knapp hineinschieben lassen
- Innenkanüle einsetzen.

☑ Bei Hustenreiz zügig weiterarbeiten. Beim Einsetzen der Außenkanüle diese bis zum Anschlag einführen und festhalten, bis der Hustenreiz abgeklungen ist.

Stimmrehabilitation

Patienten, denen der Larynx vollständig entfernt werden mußte, können eine **Ersatzstimme** erlernen.

Die ersten Tage nach der Larynxentfernung muß sich der Patient daran gewöhnen, daß er zunächst nicht sprechen kann. Dies kann vor allem in der Anfangsphase zu starker Angst führen, auch wenn vor der Operation ausführlich über Folgezustände des Eingriffs gesprochen wurde.

Den Einsatz einer **Stimmprothese** (☞ unten) muß der Patient vor der Entlassung geübt haben, um sicher damit umgehen zu können. Wenn keine Stimmprothese eingesetzt werden

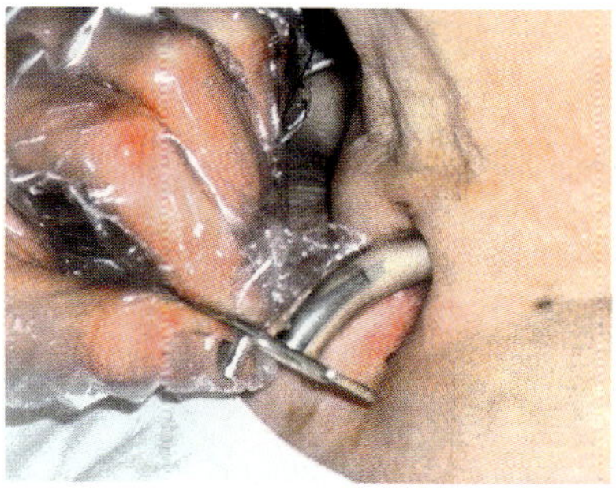

Abb. 34.59: Einsetzen einer Silberaußenkanüle in das Tracheostoma. [T195]

konnte, sind das Erlernen einer Ersatzstimme **(Ösophagus-Ersatz-Sprache)** oder der Einsatz anderer Sprechhilfen gute Möglichkeiten, die Kommunikation zu verbessern.

Stimmprothesen

Stimmprothesen sind operative Wege zur Stimmrehabilitation. Es wird eine ventilartige Verbindung zwischen Tracheastumpf und dem oberen Ösophagusabschnitt geschaffen. Dieses Ventil, welches entweder aus körpereigenem Gewebe oder Plastikröhrchen besteht, z.B. die Provox®-Prothese (☞ Abb. 34.63 – 34.64), dient der Stimmbildung.

Diese Ersatzstimme wird rasch erlernt, da wie gewohnt mit der Lungenluft gesprochen wird; die Stimme ist lauter und gestaltungsfähiger und die Luft reicht für längere Sprechphasen als bei der Ösophagus-Ersatz-Stimme.

Ösophagus-Ersatz-Sprache

Im Idealfall kann die Stimmtherapie schon acht bis zehn Tage nach der Operation (d.h. nach Entfernen der Gastroduodenalsonde) beginnen. Motivationsfördernd zum Erlernen der **Ösophagus-Ersatz-Sprache** *(Ruktusstimme)* ist für viele Betroffene ein Treffen mit gut sprechenden Laryngektomierten (evtl. auch schon vor der Operation). Der neue Sprechvorgang benötigt Luft, die über die Mundhöhle durch Ansaugen in die Speiseröhre befördert wird. Am oberen Ende der Speiseröhre befindet sich ein Ringmuskel, den man mit der Zeit durch Übung willkürlich zusammenziehen und entspannen lernen kann *(„Ösophagusmund“*, ☞ Abb. 34.63). Dieser Ringmuskel, wie auch andere Muskelgewebe und Schleimhautfalten in dieser Höhe, sind an der Tonbildung beteiligt. Das Erlernen dieser Technik erfordert

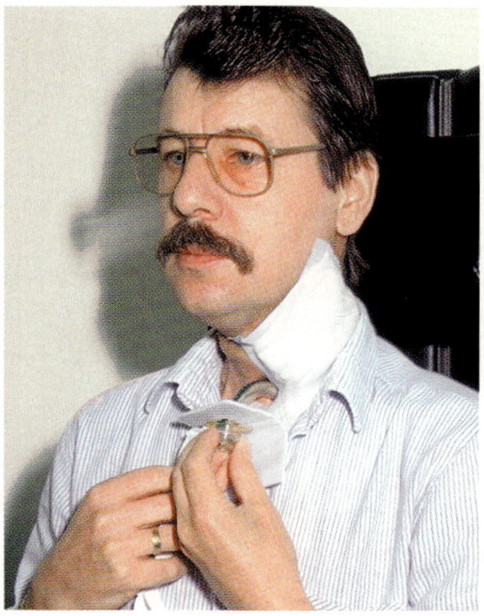

Abb. 34.60: Dieser Patient hat bald nach seiner Operation gelernt, vor dem Spiegel selbst die Trachealkanüle einzusetzen. Das Trageband hat er schon an einer Seite der Kanüle befestigt, damit er es rasch anlegen und die Kanüle fixieren kann. [K183]

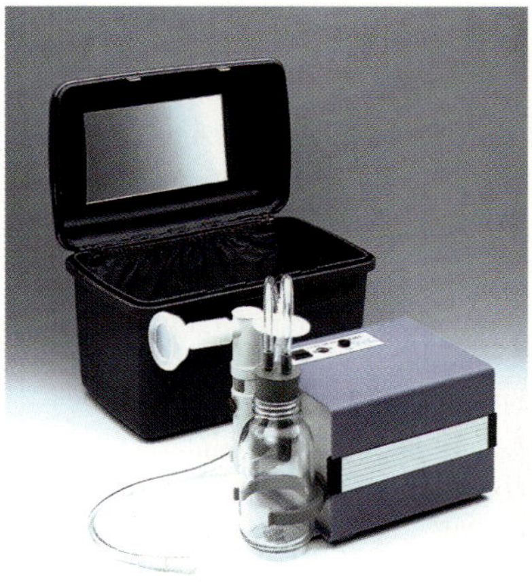

Abb. 34.61: Kombiniertes Inhalier- und Absauggerät mit in den Koffer integriertem Spiegel. Das Gerät kann wahlweise betrieben werden über das Stromnetz, den wiederaufladbaren Akku oder über den Zigarettenanzünder eines PKW, so daß der tracheotomierte Patient mobil ist. [V156]

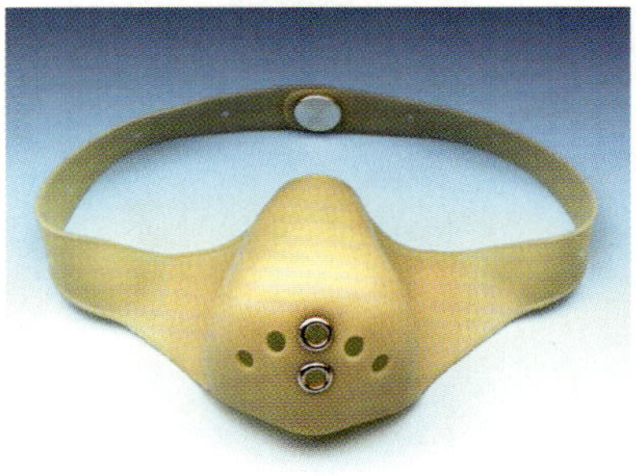

Abb. 34.62: Duschschutz, der – über dem Tracheostoma fixiert – verhindert, daß Wasser in die Trachea eindringt. [V156]

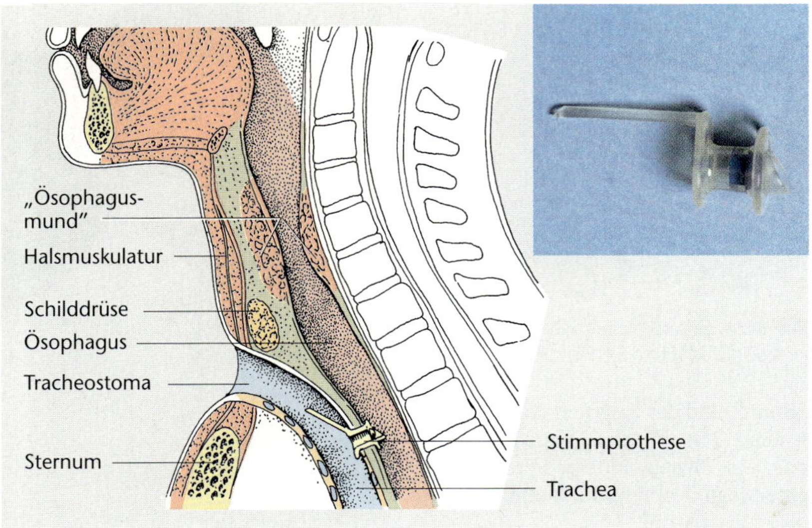

Abb. 34.63 – 34.64: Halssitus nach Laryngektomie mit eingesetzter Provox®-Prothese (☞ auch Detail). Der Kehlkopf wurde komplett entfernt und die Trachea zwischen Schilddrüse und Sternum mit der Haut vernäht (Tracheostoma). Der Pharynx blieb erhalten, so daß der Patient Nahrung wie gewohnt aufnehmen kann. Später wurde eine Provox®-Prothese in die Wand zwischen Trachea und Ösophagus eingesetzt, die das Sprechen mit einer Ersatzstimme ermöglicht. [T130]

vom Patienten viel Disziplin, Übungsbereitschaft und Geduld. Vor dem Einüben der neuen Sprache sind einige Lockerungs- und Entspannungsübungen im Schultergürtel/Nackenbereich sinnvoll, weil Verspannungen und Verkrampfungen in diesem Gebiet die Stimmqualität hörbar mindern.

Es gibt aber auch Gründe, warum die Ösophagusstimme nicht oder nur schwer erlernbar ist:

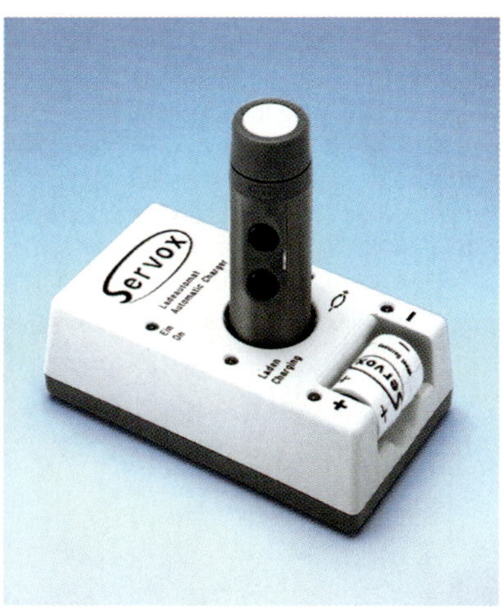

Abb. 34.65: Servox Inton®-Sprechhilfe mit Ladegerät. Die weiße Fläche wird am Mundboden angesetzt. Der von ihr erzeugte Ton wird über die Weichteile des Mundbodens in den Mundraum übertragen und dort zu Sprache geformt. [V156]

- Anatomisch:
  - Nervenschädigung
  - Schließmuskel zu eng und zu verspannt, um Sprechluft hinein und herauszulassen
- Psychisch:
  - Angst, Erregung, Scham
  - Leistungsdruck durch übergroße Erwartungshaltung.

Die Mehrzahl der laryngektomierten Frauen wollen die Ersatzstimme nicht erlernen, weil die neue Stimme sehr tief ist. Sie behelfen sich mit der Flüstersprache (nur stimmlose Sprachlaute bilden).

Elektronische Sprechhilfen

Bei Patienten, die keine Ersatzsprache lernen wollen oder können, ist der Einsatz einer elektronischen Sprechhilfe indiziert. Elektronische Sprechhilfen, wie z.B. Servox Inton® (☞ Abb. 34.65), sind Gerätestimmen, die ohne Luft auskommen. Die erzeugten Schallschwingungen, die beim Ansetzen des Gerätes an den Mundboden übertragen werden, lassen sich durch die gewohnten Sprechbewegungen und die jeweiligen Artikulationsstellungen zu einer gut verständlichen Sprache formen. Das Atmen erfolgt völlig unabhängig durch das Tracheostoma.

34.10 Erkrankungen der Trachea

34.10.1 Fremdkörper in der Trachea

Fremdkörper in der Trachea finden sich am häufigsten bei Kleinkindern (1. – 3. Lebensjahr) und alten Menschen mit Oberkieferprothese, da die Prothese die sensible Gaumenschleimhaut verdeckt. Besonders gefährlich sind Fremdkörper, die in der Trachea aufquellen und zu einer Verlegung der Luftwege mit lebensbedrohlicher Atemnot und der Gefahr des Erstikkungstodes führen können. Die Behandlung besteht in der endoskopischen Entfernung des Fremdkörpers durch **Tracheobronchoskopie** (☞ 20.4.5).

34.10.2 Tracheitis

Eine **Tracheitis** *(Luftröhrenentzündung)* ist meist viral, gelegentlich aber auch bakteriell bedingt. Sie ist häufig eine Begleiterscheinung bei Laryngitis *(Tracheolaryngitis)* oder Bronchitis *(Tracheobronchitis)*. In seltenen Fällen kann sie auch isoliert auftreten. Die Patienten haben Reizhusten und brennende Schmerzen hinter dem Brustbein, einige auch (eitrigen) Auswurf. Die medikamentöse Behandlung besteht in der Gabe von Entzündungshemmern. Bei sicher bakterieller Ursache sind Antibiotika und ggf. Kortikoide indiziert. Der Patient darf nicht rauchen. Pflegerisch sind kalte Halsumschläge sowie Inhalationen mit Salbei empfehlenswert.

34.10.3 Trachealstenose und Tracheomalazie

Trachealstenosen *(Verengungen der Luftröhre)* können z.B. durch narbige Schrumpfung geschädigter Luftröhrenanteile (z.B. bei Langzeitintubation oder Autoimmunerkrankungen) entstehen. Die Tracheomalazie ist eine pathologische Erweichung des Knorpels und entsteht am häufigsten durch Druck von außen (Struma, ☞ 23.4.2)

Typisch für die Trachealstenose ist eine meist langsam einsetzende, aber ständig zunehmende Atemnot mit inspiratorischem Stridor (☞ 34.3.6, 23.4.2). Bei der Tracheomalazie läßt sich die

Atemnot wegen der Instabilität der Trachea durch forcierte Inspiration noch verstärken. Die Diagnose läßt sich durch starre oder flexible Tracheobronchoskopie und durch bildgebende Untersuchungsverfahren (z.B. Trachea-zielaufnahme „Saug-Preß-Versuch", CT) sichern.

Die Therapie ist ursachenabhängig und besteht entweder in einer Operation (Tracheaquerresektion) oder im endoskopischen Einsetzen eines Trachealstents, der die Trachea von innen stabilisiert.

34.11 Erkrankungen der Kopfspeicheldrüsen

Mumps, ☞ *13.4.3*

Von Erkrankungen der Kopfspeicheldrüsen sind vorwiegend die **Glandula parotis** *(Parotis, Ohrspeicheldrüse)* und die **Glandula submandibularis** *(Unterkieferspeicheldrüse)* betroffen.

34.11.1 Bakterielle Entzündungen und Speicheldrüsensteine

Bakterielle Entzündungen der Speicheldrüsen werden meist durch Streptokokken oder Staphylokokken verursacht und treten bei vermindertem Speichelfluß, z.B. infolge reduzierter Nahrungsaufnahme, auf. In den meisten Fällen ist die *Glandula parotis* betroffen **(Parotitis)**.

Entzündungen der **Glandula submandibularis** liegen meist *Speichelsteine* zugrunde **(Sialolithiasis).** 85 – 90% aller Speichelsteine überhaupt treten in der Unterkieferspeicheldrüse auf. Sie führen zu einer Verlegung des Speichelganges. Der Speichelstau begünstigt Infektionen, die immer wieder zu entzündlichen Schwellungen führen.

Symptome, Befund

Diagnostik

Die entzündete Drüse ist schmerzhaft geschwollen, die darüberliegende Haut gerötet und warm. Bei den speichelsteinbedingten Entzündungen tritt die Drüsenschwellung charakteristischerweise im Zusammenhang mit der Nahrungsaufnahme, also verstärkter Speichelproduktion, auf. Die Diagnose wird durch die klinische Untersuchung, ergänzt durch Spiegeluntersuchung der Mundhöhle, Sonographie und ggf. *Sialographie* (Röntgenkontrastdarstellung der Speicheldrüsengänge) gestellt.

Behandlungsstrategie

Die konservative Behandlung besteht in der:

- Oralen Gabe hochdosierter Breitbandantibiotika, z.B. Amoxicillin (z.B. Amoxypen®)
- Anregung des Speichelflusses z.B. durch Vitamin C, Zitronenscheiben oder saure Bonbons.

Abszesse müssen gespalten und drainiert werden. Bei Speichelsteinen wird entweder der Ausführungsgang der Speicheldrüse geschlitzt und der Stein entfernt, oder, falls der Stein in der Drüse selbst liegt, diese exstirpiert.

Pflege

Lokale Salbenverbände, z.B. mit Enelbinpaste, unterstützen die Heilung.

34.11.2 Tumoren der Speicheldrüsen

Der häufigste **gutartige Speicheldrüsentumor** ist das **pleomorphe Adenom** (☞ Abb. 34.68). Es wächst meist langsam und zeigt sich als zunehmende, fast ausschließlich einseitige Schwellung. Die Therapie ist chirurgisch.

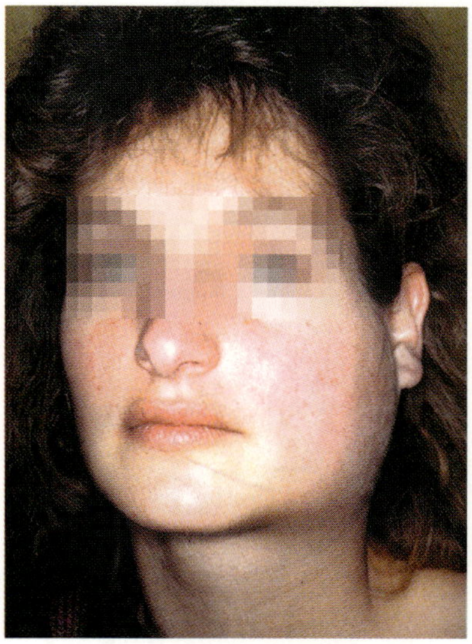

Abb. 34.67: Akute Parotitis links. [A124]

Maligne Tumoren machen etwa 30% der Speicheldrüsentumoren aus. Klinisch lassen sich diese Raumforderungen, im Unterschied zu den gutartigen Tumoren, oft schlecht gegen die Umgebung abgrenzen und weisen eine eingeschränkte oder aufgehobene Verschieblichkeit auf. Eine Fazialisparese (☞ 35.11.3) kann Zeichen eines malignen Tumors der Parotis sein.

Therapie der Wahl ist die operative Entfernung des Tumors unter Resektion der gesamten Speicheldrüse und Ausräumung der ableitenden Lymphwege (Neck dissection, ☞ 34.9.4). Manchmal muß auch der N. facialis mitentfernt werden; er wird dann in gleicher Sitzung durch Einsetzen eines Nerventransplantates (z.B. N. suralis) rekonstruiert.

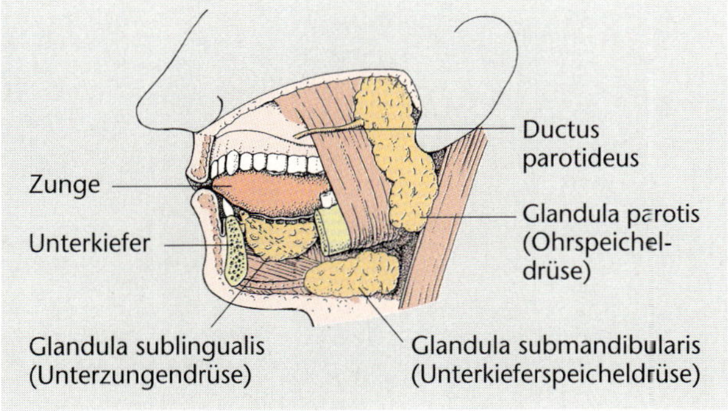

Abb. 34.66: Die großen Speicheldrüsen und ihre Ausführungsgänge. Die großen Kopfspeicheldrüsen bilden den überwiegenden Teil des Mundspeichels. Sie geben ihr Sekret über Gangsysteme in den Mundraum ab. [L190]

34.12 Halszysten

Laterale Halszysten

Laterale Halszysten äußern sich als rezidivierende, entzündliche, gerötete und schmerzhafte Schwellungen am Vorderrand des M. sternocleidomastoideus. Die Krankheitsentstehung ist nicht völlig geklärt; man diskutiert, daß es sich um ein embryologisch angelegtes Krankheitsbild handelt.

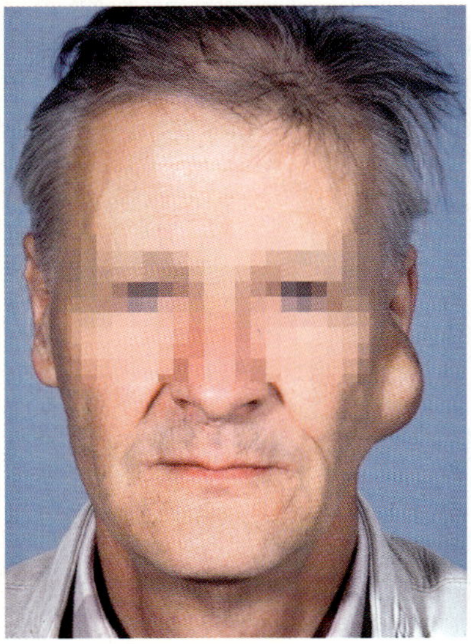

Abb. 34.68: Pleomorphes Adenom der linken Glandula parotis. [B153]

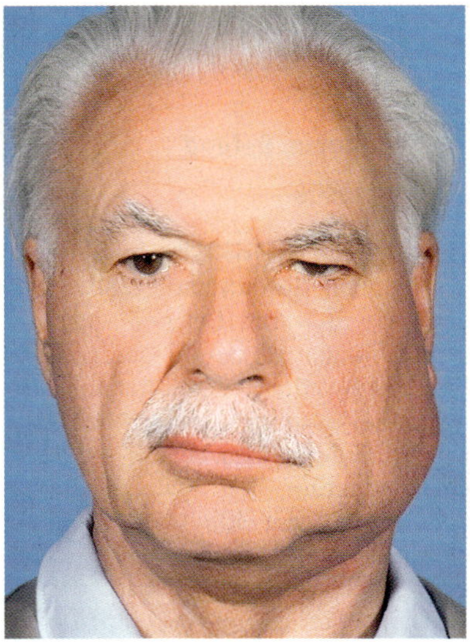

Abb. 34.69: Karzinom der linken Glandula parotis, das zu einer Fazialisparese (hängendes Lid und hängender Mundwinkel links, ☞ 35.11.3) geführt hat. [A124]

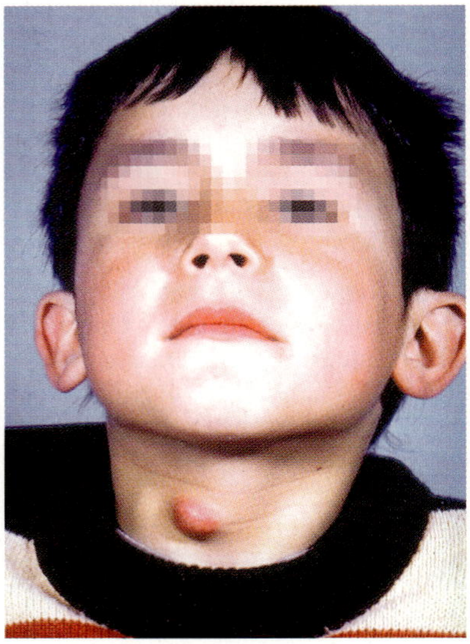

Abb. 34.70: Mediane Halszyste. [A124]

Mediane Halszysten

Mediane Halszysten liegen in der Mittellinie des Halses in Höhe des Zungenbeins. Hierbei handelt es sich ebenfalls um embryologisch angelegte Fehlbildungen. Durch Verbindung mit dem Zungenbein bewegen sie sich beim Schlucken auf und ab.

Im akut entzündlichen Stadium mit Rötung und Schwellung steht die antibiotische Therapie im Vordergrund. Im entzündungsfreien Intervall sollte die Zyste chirurgisch entfernt werden, da es sonst immer wieder zu Entzündungen kommt.

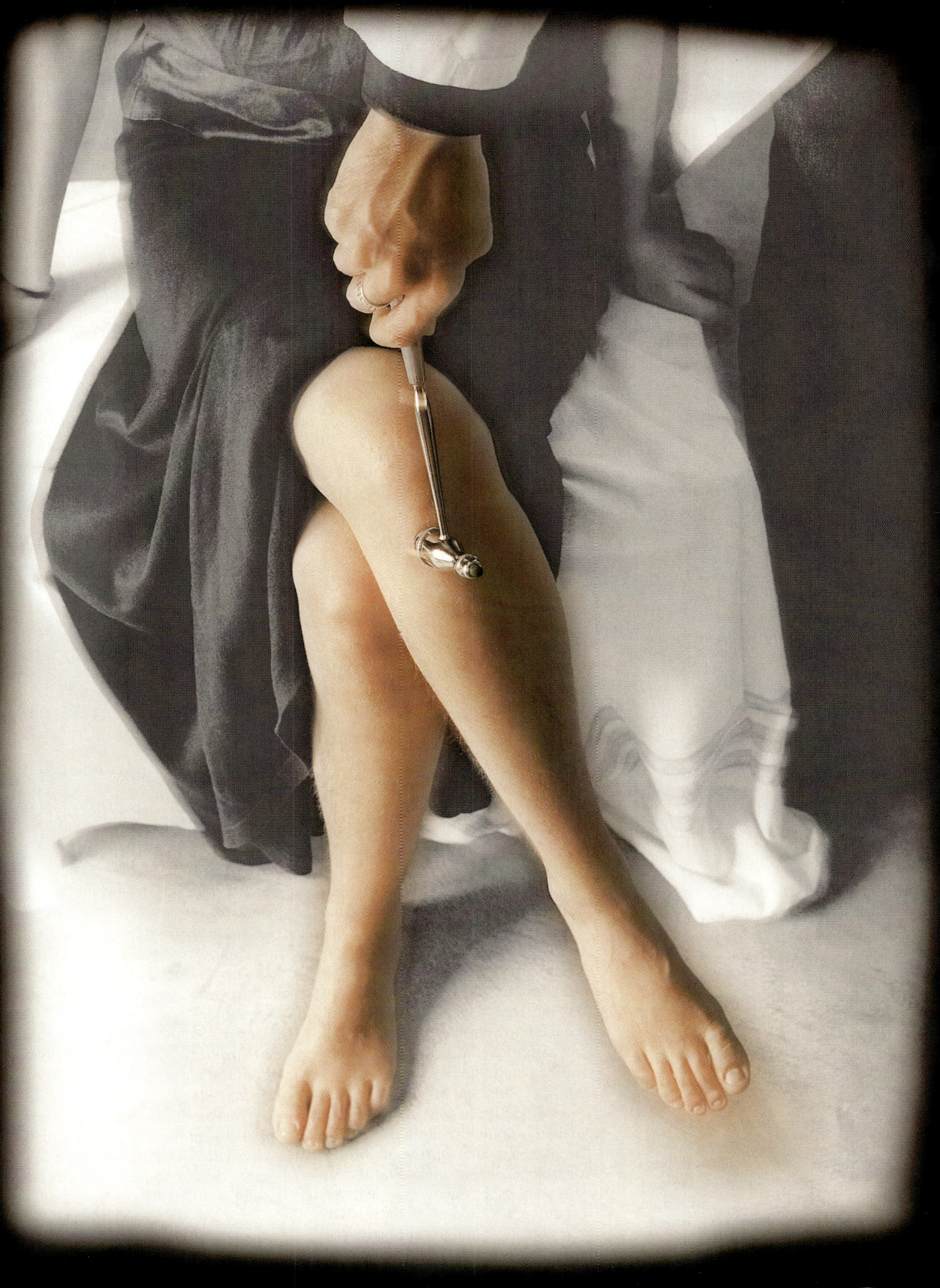

Pflege in der Neurologie und Neurochirurgie 35

Übersicht

Die medizinischen Fachgebiete

Neurologie: Teilgebiet der Medizin, das sich mit Prophylaxe, Diagnose, *nichtoperativer Behandlung* und Rehabilitation bei Erkrankungen des zentralen und peripheren Nervensystems sowie bei Muskelerkrankungen befaßt.

Neurochirurgie: Teilgebiet der Medizin, das sich v.a. mit der *operativen Behandlung* von Erkrankungen, Verletzungen und Fehlbildungen des zentralen und peripheren Nervensystems sowie den entsprechenden diagnostischen und rehabilitativen Maßnahmen befaßt.

Die Neurologie ist eng mit anderen Fachgebieten verzahnt, insbesondere:

- Mit der *Psychiatrie* (☞ Kap. 36). Aufgrund der engen Verknüpfung unserer Gefühle und Gedanken mit den organischen Strukturen des Nervensystems haben neurologische Erkrankungen oft Auswirkungen auf Psyche und Verhalten. Umgekehrt können psychische Erkrankungen auf Störungen des Nervengewebes zurückzuführen sein
- Mit der *Inneren Medizin*. Da die Nervenbahnen in den ganzen Körper ziehen, können neurologische Erkrankungen alle Organe in Mitleidenschaft ziehen. Viele Erkrankungen des Nervensystems wiederum sind durch Krankheiten anderer Organsysteme bedingt. Beispielsweise führt ein Diabetes mellitus (☞ 23.6) häufig zu einer Schädigung der peripheren Nerven, die sich z.B. durch Empfindungsstörungen *und* Störungen der Magen-Darm-Motilität zeigen kann
- Der *Pädiatrie* (☞ Kap. 13). Die überaus komplexe Gehirnentwicklung kann vor, während und nach der Geburt in vielfältiger Weise beeinträchtigt werden. Die optimale Behandlung der dadurch entstehenden *kinderneurologischen Erkrankungen* ist nur interdisziplinär möglich
- Der *Radiologie*. Neuroradiologische Diagnoseverfahren, z.B. CT, Kernspintomographie und Myelographie, sind bei der Diagnose vieler neurologischer Erkrankungen von überragender Bedeutung.

Eine enge Beziehung besteht außerdem zur **Neuropathologie**, einem eigenständigen medizinischen Fachgebiet, das sich mit den krankhaften organisch-anatomischen Veränderungen des Nervensystems und der Skelettmuskulatur befaßt.

35.1 Anatomie und Physiologie des Nervensystems

Das **Nervensystem** dient der Erfassung, Verarbeitung, Speicherung und Aussendung von Informationen. In Zusammenarbeit mit dem Hormonsystem regelt es die Leistungen aller Organsysteme in Abhängigkeit von den Anforderungen der Außenwelt. Das Nervensystem ist aber viel mehr als eine Schaltzentrale: Es ist die strukturelle Grundlage aller Gedanken, Gefühle und Wünsche eines Menschen.

Die Gliederung des Nervensystems erfolgt häufig:
- Nach topographischen Gesichtspunkten in **zentrales** (☞ 35.1.2) und **peripheres Nervensystem** (☞ 35.1.3)
- Nach funktionellen Gesichtspunkten in **willkürliches** und **vegetatives Nervensystem** (☞ Abb. 35.18). Diese beiden Systeme sind in der Realität untrennbar miteinander verflochten und haben beide sowohl zentrale als auch periphere Anteile. Der besseren Verständlichkeit halber ist dem vegetativen Nervensystem in diesem Buch ein eigener Abschnitt (35.1.4) gewidmet.

35.1.1 Bauelemente des Nervensystems

Zelltypen des Nervengewebes

Neurone (Nervenzellen)

Neuron: *Nervenzelle* mit allen ihren Fortsätzen. Neurone sind hochspezialisierte Zellen, die zur Erregungsbildung und -leitung fähig sind.

Zuführende oder **afferente Neurone** leiten Impulse aus der Körperperipherie zum ZNS hin, *herausleitende* oder **efferente Neurone** leiten Impulse vom ZNS weg.

Ein Neuron besteht aus:
- *Zellkörper* mit Zellkern und Zytoplasma
- **Dendriten.** Dendriten sind kurze, baumartig verzweigte Ausstülpungen des Zytoplasmas. Sie nehmen Impulse aus benachbarten Zellen auf und leiten sie weiter zum Zellkörper
- **Axon** *(Neurit, Achsenzylinder)*. Das Axon ist ein dünner, kabelartiger Zytoplasmafortsatz, der sich am Ende in viele Endverzweigungen aufteilt. Seine Aufgabe ist es, die Impulse vom Zellkörper weg zu anderen Neuronen oder Muskelzellen zu leiten. Axone können nur wenige Millimeter, aber auch über einen Meter lang sein.

Ein Neuron hat in der Regel viele Dendriten, aber nur ein Axon.

Gliazellen

Gliazellen: Hüll- und Stützzellen des Nervensystems.

Die **Gliazellen** übernehmen Aufgaben, welche die hochspezialisierten Neuronen nicht mehr zu erfüllen vermögen.

Es werden vier Arten von Gliazellen unterschieden:
- **Astrozyten** sind sternförmige Zellen mit vielen Fortsätzen, die in Gehirn und Rückenmark vorkommen. Sie stehen sowohl mit den Neuronen als auch mit den Blutkapillaren des ZNS in Verbindung und beeinflussen den Übergang von Stoffen aus dem Blut zu den Nervenzellen.
  Zusammen mit dem Kapillarendothel bilden sie die **Blut-Hirn-Schranke**, die eine Barriere für viele Substanzen zwischen Blut und Gehirn darstellt und die empfindlichen Nervenzellen vor schädlichen Stoffen schützt. Leider verhindert die Blut-Hirn-Schranke oft auch den Übertritt von Medikamenten ins Hirn. Nach einer Zerstörung von Gehirn- oder Rückenmarkgewebe bildet sich durch Wucherung der Astrozyten eine *Glianarbe* aus

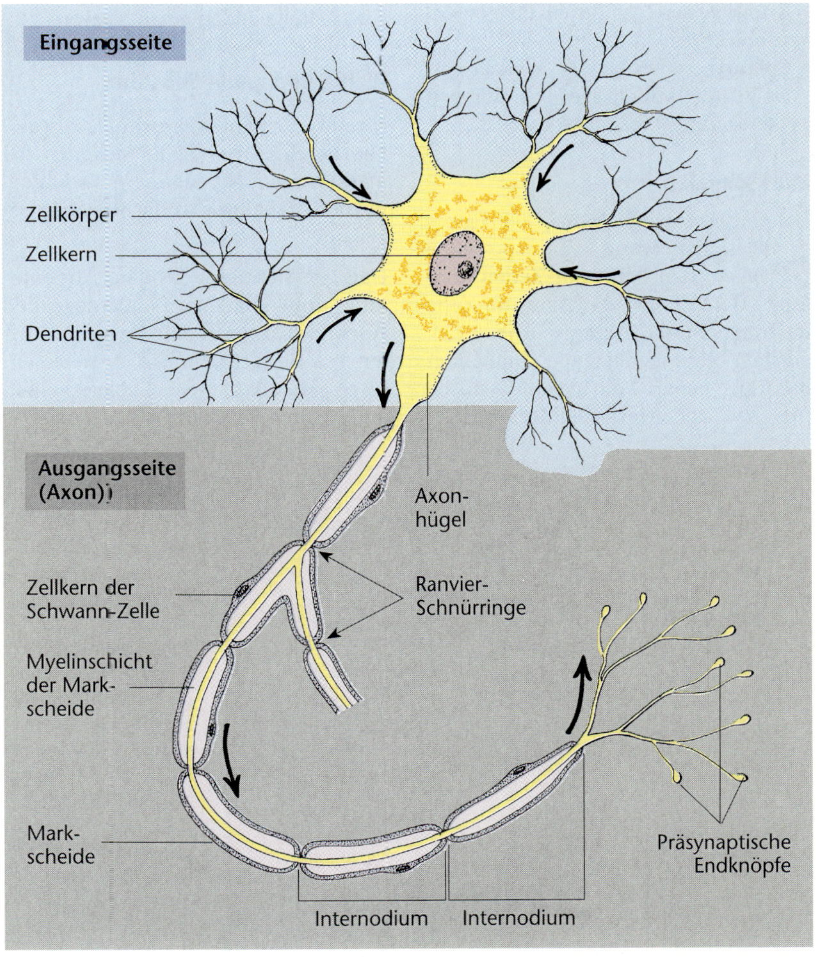

Abb. 35.1: Aufbau eines Neurons. Die obere, hellblau unterlegte Bildhälfte stellt die „Eingangsseite" des Neurons dar, wo Informationen aufgenommen werden. Die untere, grau unterlegte Bildhälfte ist die Ausgangsseite, die Informationen zu anderen Nerven- oder Muskelzellen fortleitet. [L190]

Die Blut-Hirn-Schranke hat große medizinische Bedeutung. Beispielsweise können nur solche Medikamente Wirkungen (und Nebenwirkungen) am ZNS entfalten, die die Blut-Hirn-Schranke in ausreichendem Maß durchdringen. Dabei ist zu beachten, daß die Blut-Hirn-Schranke bei bestimmten Erkrankungen (z.B. Meningitis, Tumoren) teils erheblich beeinträchtigt ist.

- **Oligodendrozyten** bilden im ZNS die *Markscheiden* (☞ unten). Im peripheren Nervensystem entsprechen ihnen die *Schwann-Zellen*. Astrozyten und Oligodendrozyten zusammen werden auch als **Makrogliazellen** bezeichnet
- **Mikrogliazellen** *(Hortega-Zellen, Gehirn-Makrophagen)* sind kleine, bewegliche Zellen, die im Gehirn Krankheitserreger durch Phagozytose abwehren
- **Ependymzellen** kleiden in einer einlagigen Zellschicht die Hohlräume in Gehirn und Rückenmark aus.

Markscheiden

Bei den *peripheren Nerven* wird jedes Axon schlauchartig von speziellen Gliazellen, den **Schwann-Zellen,** umhüllt. Wickelt sich die Schwann-Zelle mehrfach um das Axon (☞ Abb. 35.2), entsteht eine schützende Ummantelung aus einem Fett-Eiweiß-Gemisch *(Myelin),* die **Markscheide** *(Myelinscheide)*. Im Querschnitt ähnelt eine solche **markhaltige Nervenfaser** einem Draht, der von einer Isolierung umgeben ist. In regelmäßigen Abständen schnüren sog. **Ranvier-Schnürringe** die Markscheide ab (☞ Abb. 35.2); die dadurch entstehenden Segmente nennt man *Internodien.* Markhaltige Fasern leiten die Erregung wesentlich schneller als **marklose Nervenfasern,** bei denen eine Schwann-Zelle *mehrere* Axone umschließt (☞ unten); die Myelinbildung entfällt, so daß eine Segmentierung in Internodien nicht möglich ist.

Im *ZNS* bilden Oligodendrogliazellen die Markscheiden.

Nervenfasern und Nerven

Ein Axon und seine Umhüllung wird **Nervenfaser** genannt. Bündel von mehreren parallel verlaufenden Nervenfasern in einer gemeinsamen Bindegewebshülle bilden einen **Nerven**.

Weiße und graue Substanz

Myelin erscheint makroskopisch weiß. Die Bereiche des ZNS, in denen die markhaltigen Nervenfasern verlaufen, werden deshalb als **weiße Substanz** bezeichnet.

Dagegen sieht eine größere Ansammlung von eng beieinanderliegenden Nervenzellkörpern mit ihren Dendriten bei Betrachtung mit dem bloßen Auge grau aus. Solche Gebiete heißen daher **graue Substanz**.

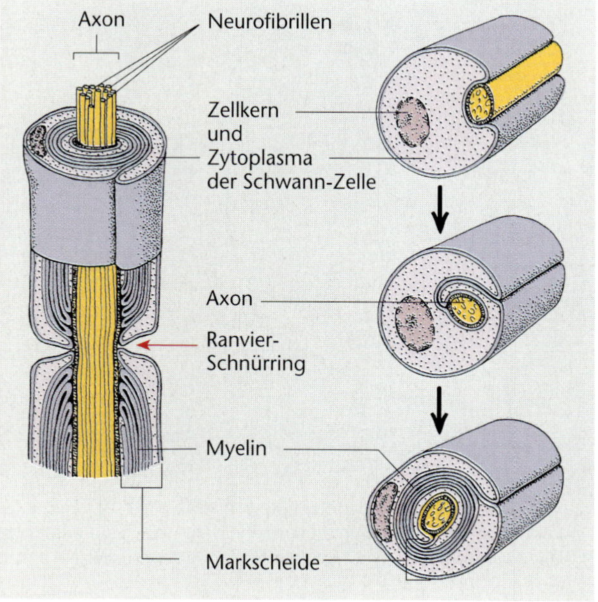

Abb. 35.2: Schnitt durch eine markhaltige Nervenfaser. Das Axon ist von einer dikken, isolierenden Myelinschicht umgeben. Rechts ist dargestellt, wie sich die Schwann-Zelle im Laufe der Nervenzellreifung zunächst an das Axon anlegt, es dann umwickelt und letztlich durch mehrere Lagen ihrer Zellmembran die Myelinschicht bildet. [L190]

Erregungsfortleitung

Erregungen müssen teils über große Entfernungen und über mehrere Neurone fortgeleitet werden.

Erregungsfortleitung innerhalb eines Neurons

Die Erregungsfortleitung innerhalb eines Neurons geschieht *elektrisch*. Die ankommende Erregung verändert den Ladungszustand der Dendritenmembran. Dadurch entsteht eine Spannungsdifferenz zu benachbarten Abschnitten der Zellmembran, ein Strom fließt, und die Erregung breitet sich weiter aus. Da gerade erregte Abschnitte der Zellmembran für kurze Zeit unerregbar sind, findet diese Ausbreitung nur in einer Richtung, nämlich vom Dendriten über den Zellkörper zum Axon und seinen Endverzweigungen statt.

Bei marklosen Nervenfasern breitet sich die Erregung über *alle* Abschnitte der Axonmembran aus, bei markhaltigen Nervenfasern springt sie dank der „elektrischen Isolierung" durch die Myelinschicht von einem Ranvier-Schnürring zum anderen (**saltatorische Erregungsleitung**). Nur an diesen Schnürringen kommt es zur verhältnismäßig langsamen Ladungsverschiebung an der Axonmembran.

Erregungsfortleitung an den Synapsen

Synapse: „Umschaltstelle" bei der Erregungsübertragung von einem Neuron auf ein anderes oder von einem Neuron auf eine Muskelzelle.

Zur Übermittlung eines Erregungsimpulses von einem Neuron zu einem anderen oder von einem Neuron zu einer Drüsen- oder Muskelzelle dienen besondere Verbindungsstellen, die **Synapsen** (Aufbau einer Synapse, ☞ Abb. 35.4). Die Synapse zwischen einem Neuron und einer Muskelzelle wird auch als **motorische Endplatte** *(neuromuskuläre Synapse)* bezeichnet.

Die Erregungsübertragung an den Synapsen erfolgt in der Regel *chemisch*. Trifft ein Erregungsimpuls am **präsynaptischen Endknopf** (☞ Abb. 35.4) ein, werden dort **Neurotransmitter** *(Überträgerstoffe,* ☞ unten) aus den **synaptischen Bläschen** in den **synaptischen Spalt** freigesetzt. Die Neurotransmitter diffundieren innerhalb kürzester Zeit zu den Rezeptoren in der **postsynaptischen Membran** und führen dort zu einer Änderung der Membranladung. Nun kann die Erregung innerhalb des Neurons auf dem oben beschriebenen *elektrischen* Wege weitergeleitet werden.

Nach der Reaktion mit dem Rezeptor wird der Neurotransmitter entweder rasch durch Enzyme abgebaut oder unverändert in das Axonende zurücktransportiert.

Neurotransmitter

Neurotransmitter: Überträgerstoff an den Synapsen des zentralen und peripheren Nervensystems.

Neurotransmitter wirken entweder *hemmend* (d.h. die Erregungsfortleitung behindernd) oder *erregend* (d.h. die Erregungsfortleitung steigernd) auf die postsynaptische Membran ein. Aufgrund dieser zentralen Rolle bei der Informationsübertragung im Nervensystem sind Neurotransmitter nicht nur an der Steuerung von Bewegungen und Organleistungen beteiligt, sondern beeinflussen auch das Befinden und Verhalten des Menschen. So wird z.B. ein gestörtes Verhältnis der Neurotransmitter zueinander als Ursache für einige neurologische und psychische Erkrankungen diskutiert (z.B. Parkinson-Syndrom, ☞ 35.10.1, Depressionen, ☞ 36.5.1, Schizophrenien, ☞ 36.4.1), und die meisten Psychopharmaka (☞ Pharma-Info 36.28, 36.31) greifen in den Neurotransmitterhaushalt ein.

Wichtige Neurotransmitter sind **Azetylcholin, Noradrenalin, Serotonin, Dopamin,** *Gamma-Amino-Buttersäure* (kurz **GABA**) und verschiedene *Neuropeptide* (z.B. die **Endorphine** = körpereigene Opiate, ☞ auch 16.4.5).

35.1.2 **Zentrales Nervensystem**

Zentrales Nervensystem (*Zentralnervensystem,* kurz *ZNS*): Besteht aus *Gehirn* und *Rückenmark.*

Großhirn

Das **Großhirn** ist der beim Menschen größte Hirnabschnitt. Es liegt direkt unter der knöchernen Schädelkalotte und stülpt sich wie der Hut eines Pilzes über Mittel- und Zwischenhirn. Das Großhirn ist Ursprung aller bewußten Empfindungen und Handlungen sowie zahlreicher komplexer Fähigkeiten, z.B. Gedächtnis und Kreativität.

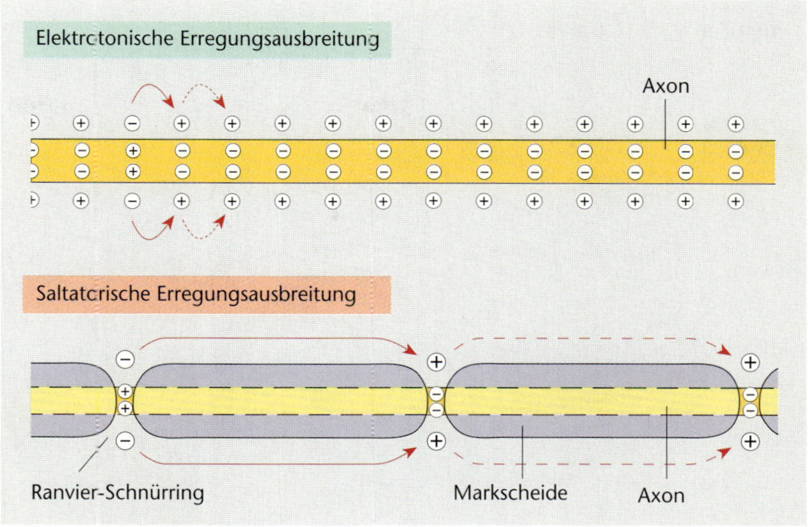

Abb. 35.3: Oben: **Elektrotonische Erregungsausbreitung** bei einer marklosen Nervenzelle (Schema).
Unten: **Saltatorische Erregungsüberleitung** bei einer markhaltigen Nervenzelle (Schema). [M100]

Graue Substanz des Großhirns

Die graue Substanz des Großhirns (☞ oben) verteilt sich auf:

- **Großhirnrinde.** Sie bedeckt die ganze Oberfläche des Gehirns. Dabei liegen Verbände von Nervenzellen mit ähnlichen Funktionen in **Rindenfeldern** beieinander
- **Großhirnkerne.** Dabei handelt es sich um Nervenzellanhäufungen in der Tiefe des Gehirns inmitten der weißen Substanz. Hier sind insbesondere die **Basalganglien** zu nennen, die zum *extrapyramidal-motorischen System* gehören, das die „automatischen" Bewegungen und den Muskeltonus steuert und dessen Intaktheit unabdingbare Voraussetzung für eine kontrollierte Körperhaltung und harmonische Willkürbewegungen ist.

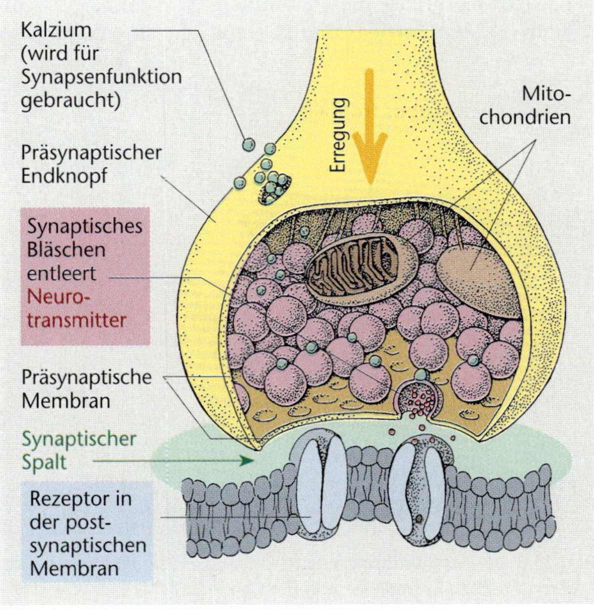

Abb. 35.4: Aufbau einer Synapse. Bei Erregung werden die in den synaptischen Bläschen gespeicherten Neurotransmitter in den synaptischen Spalt freigesetzt. Auf der postsynaptischen Membran befinden sich Rezeptoren, an die sich der Neurotransmitter anheftet. [L190]

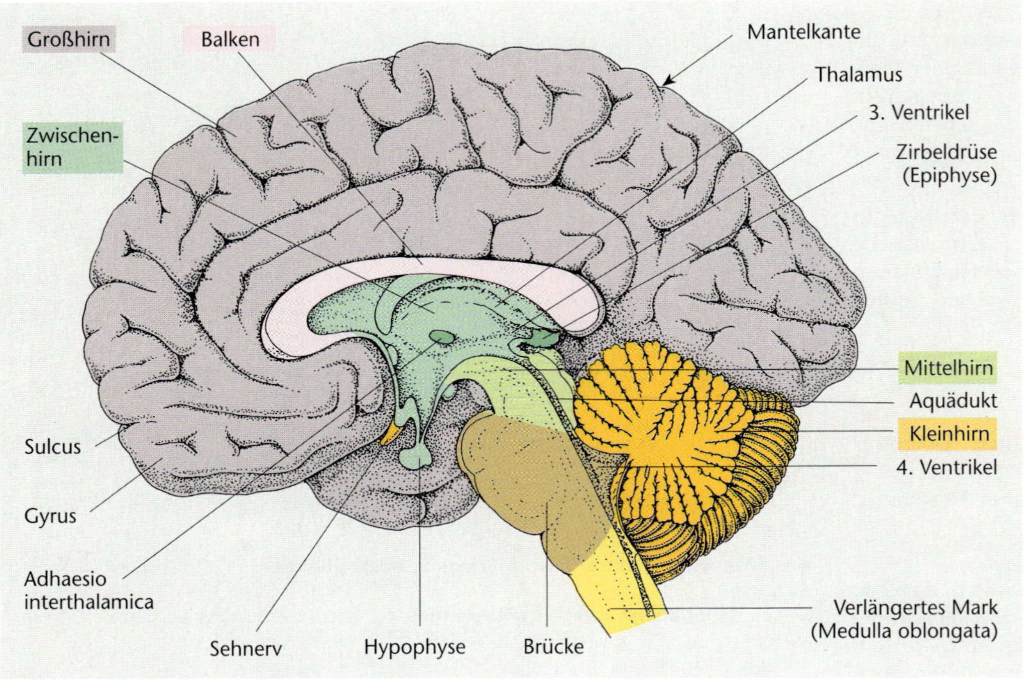

Abb. 35.5: Sagittalschnitt durch das Gehirn, Ansicht von medial. [L190]

Weiße Substanz des Großhirns

Die weiße Substanz des Großhirns besteht aus Nervenfaserbündeln **(Bahnen),** die verschiedene Hirnabschnitte miteinander verbinden:

- Querverlaufende **Kommissurenbahnen** (z.B. der **Balken**) verbinden linke und rechte Großhirnhälfte miteinander
- **Assoziationsbahnen** leiten Impulse innerhalb einer Großhirnhälfte hin und her
- **Projektionsbahnen** leiten Erregungen aus verschiedenen Körperregionen zum Großhirn und umgekehrt. Beispiel hierfür ist die **Pyramidenbahn** *(Tractus corticospinalis, Bahn der Willkürmotorik),* die von der Großhirnrinde zu den motorischen Hirnnervenkernen und zum Rückenmark zieht und deren überwiegender Teil im unteren Hirnstammbereich zur Gegenseite kreuzt.

Zwischenhirn

Das **Zwischenhirn** ist die Schaltstelle zwischen Großhirn und Hirnstamm.

- Der **Thalamus** besteht hauptsächlich aus grauer Substanz. Alle Informationen aus dem Körper und der Umgebung werden dort verarbeitet, bevor ein Teil von ihnen zur Großhirnrinde und damit ins Bewußtsein gelangt
- Der **Hypothalamus** liegt unterhalb des Thalamus und ist an der Steuerung zahlreicher lebenswichtiger Vorgänge mitbeteiligt, etwa der Regulation der Körpertemperatur, des Wasserhaushalts, der Nahrungsaufnahme und des Hormonhaushaltes
- Die **Hypophyse** *(Hirnanhangsdrüse)* hängt wie ein dicker Tropfen am Hypothalamus. In ihr werden mehrere Hormone gebildet (☞ 23.1.1).

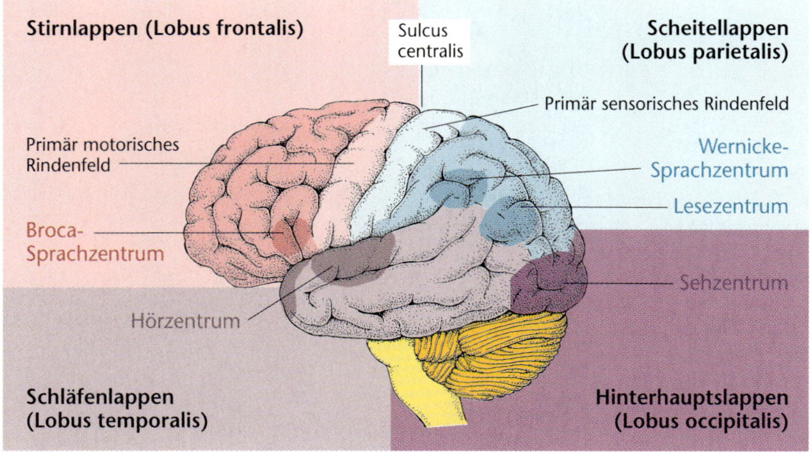

Abb. 35.6: Die vier **Hirnlappen** des Großhirns mit ihren primären und sekundären sensorischen und motorischen Rindenfeldern in der Übersicht. [L190]

Hirnstamm

Der **Hirnstamm** ist der unterste Gehirnabschnitt und gliedert sich in Mittelhirn, Brücke und verlängertes Mark (☞ Abb. 35.5).

Das **Mittelhirn** *(Mesencephalon)* liegt zwischen Zwischenhirn und Brücke. Es enthält akustische und optische Reflexzentren, Kerne des extrapyramidalen Systems für die Steuerung von Augen-, Kopf- und Rumpfbewegungen in Abhängigkeit von den Informationen der Sinnesorgane sowie zahlreiche Projektionsbahnen.

Die **Brücke** *(Pons)* besteht v.a. aus weißer Substanz, enthält aber auch einige Hirnnervenkerne sowie ein Regulationszentrum für die Atmung.

Das **verlängerte Mark** *(Medulla oblongata)* bildet den Übergang zwischen Hirnstamm und Rückenmark. Neben weißer Substanz enthält es mehrere Hirnnervenkerne und zahlreiche lebenswichtige Regulationszentren, u.a. für das Herz-Kreislauf-System und die Atmung.

Die über den gesamten Hirnstammbereich verteilten Nervenzellverbände der **Formatio reticularis** („netzartiges Gebilde") steuern unsere Bewußtseinslage und den Schlaf-Wach-Rhythmus.

Kleinhirn

Das **Kleinhirn** *(Cerebellum)* liegt in der hinteren Schädelgrube unterhalb des Hinterhauptlappens. Das Kleinhirn ist ein wichtiges Koordinationszentrum der Motorik. Es ist an der Regulation der Muskelgrundspannung, der Aufrechterhaltung des Gleichgewichts und der Abstimmung der Muskelbewegungen untereinander beteiligt.

Rückenmark

Äußerer Aufbau

Das **Rückenmark** *(Medulla spinalis)* geht in Höhe des großen Hinterhauptloches aus dem verlängerten Mark hervor und zieht im Wirbelkanal bis zur Höhe der Bandscheibe zwischen erstem und zweitem Lendenwirbelkörper herab. Über seine gesamte Länge entspringen beidseits in regelmäßigen Abständen insgesamt 31 Paare von **Nervenwurzeln,** die sich jeweils zu den Spinalnerven vereinigen. Dadurch wird das Rückenmark in 31 Segmente mit jeweils eigenen Reflex- und Verschaltungszentren unterteilt:

- Acht **Halssegmente** *(Cervikalsegmente,* C1 – C8) für die Innervation der Atemmuskulatur und der oberen Extremitäten
- Zwölf **Brustsegmente** *(Thorakalsegmente,* Th1 – Th12), die v.a. die Brustwand versorgen
- Fünf **Lendensegmente** *(Lumbalsegmente,* L1 – L5) und fünf **Kreuzbeinsegmente** *(Sakralsegmente,* S1 – S5) zur Innervation von unteren Extremitäten, äußeren Geschlechtsteilen und After
- 1 – 3 **Steißbeinsegmente,** die lediglich für den Hautbereich über dem Steißbein zuständig sind.

Innere Struktur des Rückenmarks

Im Zentrum des Rückenmarks liegt schmetterlingsförmig die *graue Substanz* mit den Nervenzellkörpern (☞ Abb. 35.8):

- Im **Vorderhorn** liegen motorische Nervenzellen zur Versorgung der quergestreiften Muskulatur, die willkürlich steuerbare Skelettmuskulatur
- Zu den Nervenzellen im **Hinterhorn** ziehen sensible Nervenfasern aus der Körperperipherie
- Im **Seitenhorn** liegen Nervenzellen des *vegetativen Nervensystems* (☞ 35.1.4).

Um die graue Substanz herum liegt die *weiße Substanz* mit auf- und absteigenden Fasersystemen.

Da die Wirbelsäule während der Entwicklung rascher wächst als das Rückenmark, endet das Rückenmark beim Erwachsenen bereits auf Höhe der Bandscheibe zwischen dem ersten und zweiten Lendenwirbelkörper. Die Spinalnerven bleiben jedoch an ihre Austrittsstellen gebunden. Daher müssen die Nervenwurzeln aus den unteren Rückenmarksabschnitten vor dem Austritt aus dem Wirbelkanal nach unten zu „ihren" Zwischenwirbellöchern ziehen. Das so entstehende haarbüschelartige Nervenfaserbündel wird **Cauda equina** (lat. Pferdeschweif) genannt.

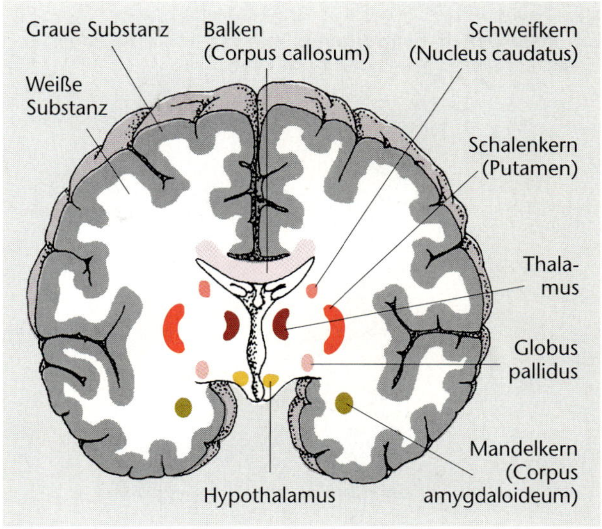

Abb. 35.7: Lage der Großhirnrinde und der Basalganglien im Hirnquerschnitt. [L190]

Reflexe

> **Reflexe:** Vom Willen unabhängige, reproduzierbare Reaktionen auf Reize. Dienen z.B. der schnellen Abwendung von Gefahren und der Regulation verschiedener Körperfunktionen (etwa der Muskelgrundspannung).

Reflexe in der neurologischen Diagnostik, ☞ *35.5.1*

Reflexe werden über sog. **Reflexbögen** vermittelt (☞ auch Abb. 35.9):

- Ein *Rezeptor* nimmt den Reiz aus der Körperperipherie oder einem inneren Organ auf
- *Sensible Nervenfasern* leiten das Signal weiter zum ZNS
- In einem *Reflexzentrum des ZNS* wird die Reflexantwort gebildet
- *Efferente,* meist *motorische Nervenfasern* leiten die Reflexantwort weiter zum Erfolgsorgan

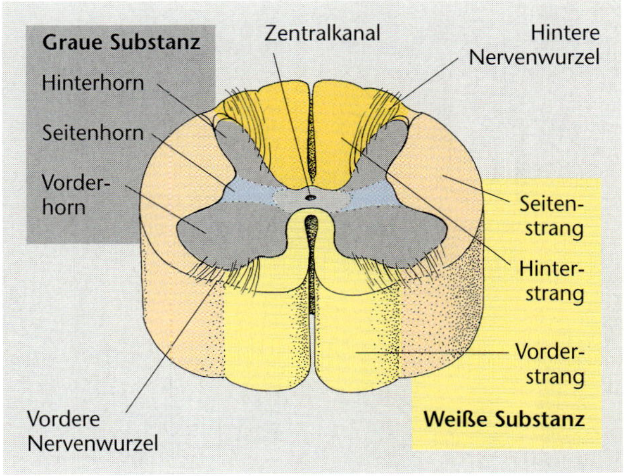

Abb. 35.8: Das Rückenmark im Querschnitt. Die graue Substanz besteht aus Vorderhorn, Seitenhorn und Hinterhorn. Analog werden auch bei der weißen Substanz **Vorderstrang, Seitenstrang** und **Hinterstrang** unterschieden. In der Mitte liegt der **Zentralkanal,** der das Rückenmark durchzieht und mit den Liquorräumen des Gehirn verbunden ist. [L190]

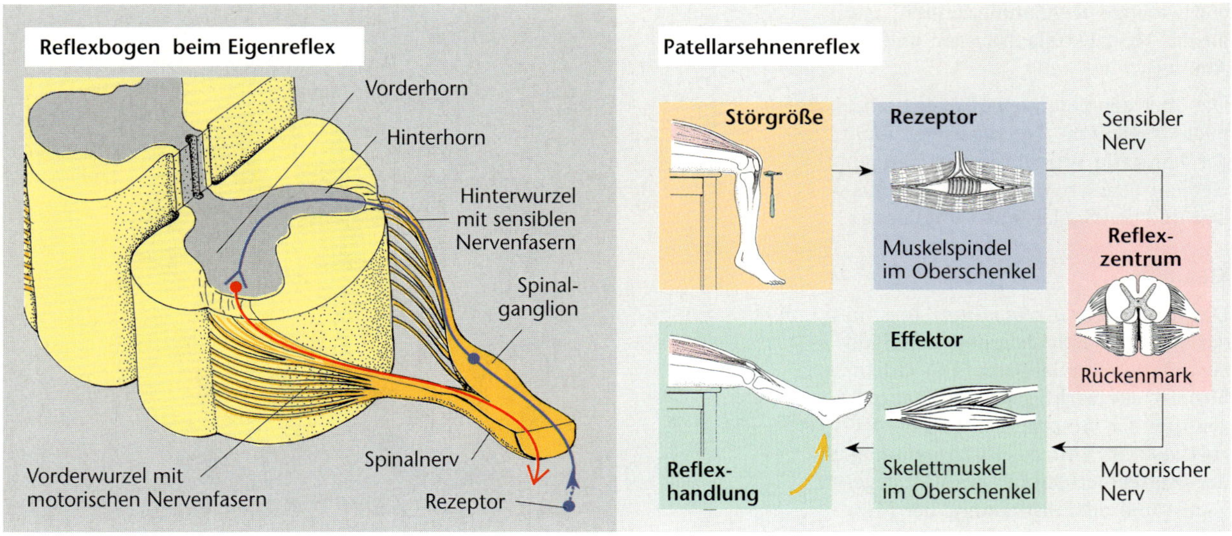

Abb. 35.9: Links: Reflexbogen eines Eigenreflexes. Erregungsimpulse erreichen über den Spinalnerven das Rückenmark. Der Zellkörper der leitenden Nervenzelle liegt im Spinalganglion. Über die Hinterwurzel erreicht die Erregung die graue Substanz. Im Vorderhorn findet die Umschaltung auf eine motorische Nervenzelle statt. Der Erregungsimpuls verläßt das Rückenmark über die Vorderwurzel, läuft im Spinalnerven zum Muskel zurück und bewirkt dort die Reflexantwort. [L190]
Rechts: Schema eines Reflexbogens beim Eigenreflex am Beispiel des Patellarsehnenreflexes. Ort von Reizaufnahme und -antwort ist der M. quadrizeps femoris. [B101]

- Im *Erfolgsorgan,* z.B. einem Muskel oder einer Drüse, wird die Reflexantwort ausgeführt (z.B. kontrahiert sich ein Muskel).

Bei **Eigenreflexen** sind Rezeptor- und Erfolgsorgan gleich. Da die über das Hinterhorn des Rückenmarks eintreffende Erregung unmittelbar auf eine motorische Vorderhornzelle umgeschaltet wird und der Reflexbogen somit nur eine Synapse enthält, heißen die Eigenreflexe auch *monosynaptische Reflexe.*Typisches Beispiel ist der diagnostisch wichtige *Patellarsehnenreflex* (kurz *PSR,* ☞ Abb. 35.9).

Bei **Fremdreflexen** sind der Ort der Reizaufnahme und der Ort der Reizantwort unterschiedlich. Da der Erregungsimpuls mehrfach umgeschaltet wird, spricht man auch von *polysynaptischen Reflexen*. Beispiel für einen Fremdreflex ist das Wegziehen der Hand nach einem Schmerzreiz am Finger.

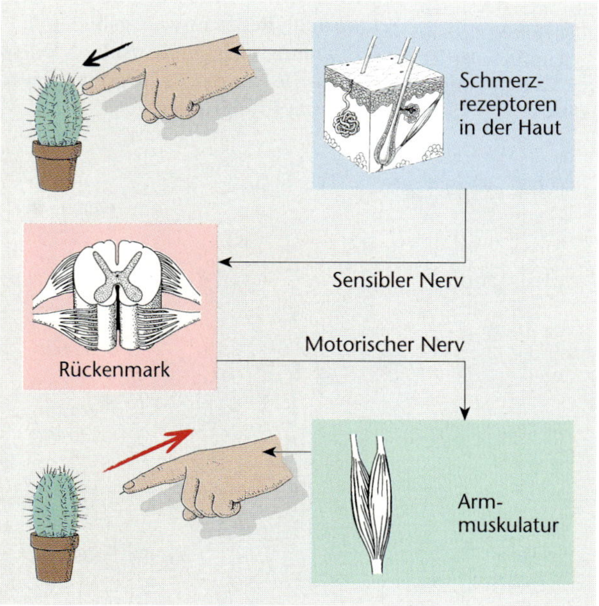

Abb. 35.10: Schema eines Fremdreflexes am Beispiel der Zurückziehreaktion – einer Art Fluchtreaktion – nach einem Schmerzreiz. Rezeptor und Effektor liegen in verschiedenen Organen. [L190]

Versorgungs- und Schutzeinrichtungen des ZNS

Hüllen des ZNS: die Hirnhäute

Drei bindegewebige *Hirnhäute*, die **Meningen**, bedecken Gehirn und Rükkenmark und schützen sie zusätzlich zur knöchernen Schädelkalotte:

- Die aus straffem Bindegewebe gebildete *Dura mater* (*harte Hirnhaut*, kurz **Dura**) bildet die äußere Hülle des ZNS. Im Rückenmarksbereich besteht die Dura aus zwei getrennten Blättern. Im Schädelraum sind die beiden Durablätter zum größten Teil fest miteinander verwachsen. Dort, wo sie getrennt sind, entstehen starrwandige Kanäle, die **Sinus** (*venöse, klappenlose Blutleiter,* ☞ unten). Außerdem bildet die Dura feste, bindegewebige Trennwände zwischen den beiden Großhirnhälften (**Falx cerebri,** *Großhirnsichel*), den beiden Kleinhirnhälften (**Falx cerebelli,** *Kleinhirnsichel*) sowie dem Großhirn und dem Kleinhirn (**Tentorium cerebelli,** *Kleinhirnzelt*)
- Die mittlere Schicht heißt wegen ihres spinnwebenartigen Aussehens *Spinnwebenhaut* oder **Arachnoidea**
- Die zarte **Pia mater** *(innere Hirnhaut)* bedeckt unmittelbar die Gehirnoberfläche.

Arachnoidea und Pia werden auch *weiche Hirnhäute* genannt. Zwischen Dura mater und Arachnoidea liegt der

Subduralraum, zwischen Arachnoidea und Pia mater der **Subarachnoidalraum.** Feine Fasern der Arachnoidea spannen sich durch den Subarachnoidalraum und bewirken zusammen mit dem Liquor (☞ unten) eine stoßsichere Aufhängung des Gehirns in der Schädelhöhle.

Liquor (cerebrospinalis) und Liquorräume

Liquor cerebrospinalis (kurz *Liquor, Gehirnflüssigkeit*): Klare, farblose Flüssigkeit, die die Hohlräume in Gehirn und Rückenmark sowie den Subarachnoidalraum ausfüllt (☞ Abb. 35.12 und 35.13).

Der **Liquor (cerebrospinalis)** schützt das Nervengewebe wie ein Wasserkissen z.B. vor schädigender Stoßeinwirkung oder Druck. Außerdem versorgt er Gehirn und Rückenmark mit Nährstoffen aus dem Blut und transportiert umgekehrt Stoffwechselprodukte aus dem Nervengewebe ab. Die Gesamtmenge des zirkulierenden Liquors beträgt ca. 150 ml.

Der Liquor wird in den **Plexus choroidei** (zottenartige Kapillargeflechte im Bereich der Ventrikel) aus Blutplasma gebildet. Eine **Blut-Liquor-Schranke** analog der Blut-Hirn-Schranke (☞ 35.1.1) hält schädliche Stoffe aus dem Liquorraum und damit vom empfindlichen Nervengewebe fern. Der Liquor durchfließt die Ventrikel und gelangt vom vierten Ventrikel in den Subarachnoidalraum. Nach Umspülen von Gehirn und Rückenmark wird er von den Subarachnoidalzotten resorbiert und in das venöse Blutsystem abgeleitet.

Blutgefäße des Gehirns

Die Durchblutung des Gehirns erfolgt über die beiden *inneren Halsschlagadern* **(Aa. carotides internae)** sowie – in geringerem Umfang – über die *Wirbelschlagadern* **(Aa. vertebrales).** An der Hirnbasis sind die Arterien durch Verbindungsäste zu einem Ring verbunden (**Circulus arteriosus Willisii**, *Circulus arteriosus cerebri*, ☞ Abb. 35.14). Daher können Verschlüsse der hirnversorgenden Arterien gelegentlich durch die anderen Arterien ausgeglichen werden. Bei vielen Menschen ist der Circulus arteriosus Willisii jedoch nur schwach ausgeprägt. Dann führen

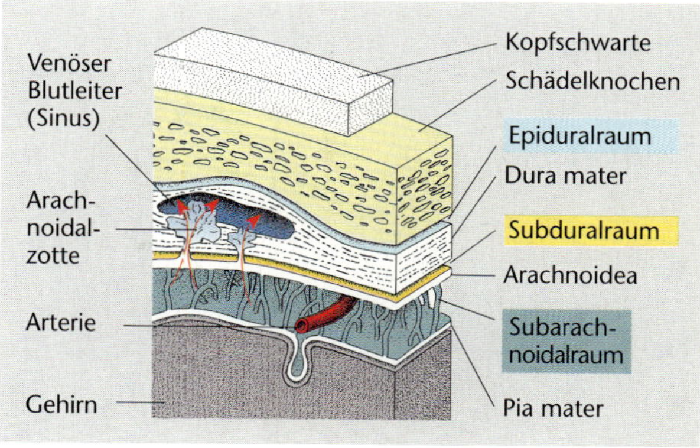

Abb. 35.11: Die Hirnhäute im Bereich des Schädels. Die beiden Blätter der Dura mater sind im Hirnbereich verwachsen, ein Epiduralraum wie im Rückenmarksbereich existiert praktisch nicht. [L190]

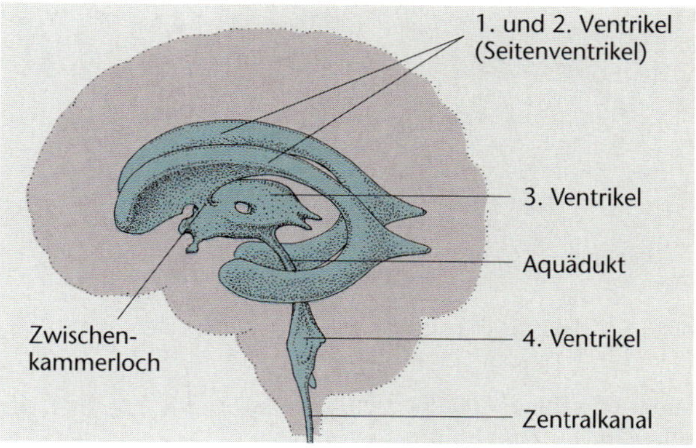

Abb. 35.12: Das Ventrikelsystem des Gehirns. Die beiden Seitenventrikel sind über Zwischenkammerlöcher mit dem 3. Ventrikel verbunden. Der Aquädukt verbindet den 3. mit dem 4. Ventrikel. [L190]

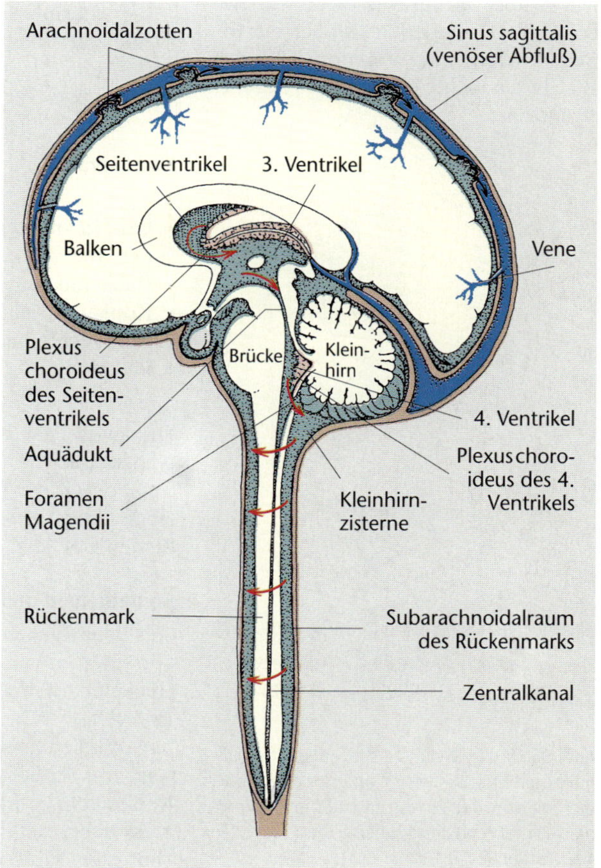

Abb. 35.13: Die Liquorräume mit Bildungsorten und Strömungsrichtung (Pfeile) des Liquors. [L190]

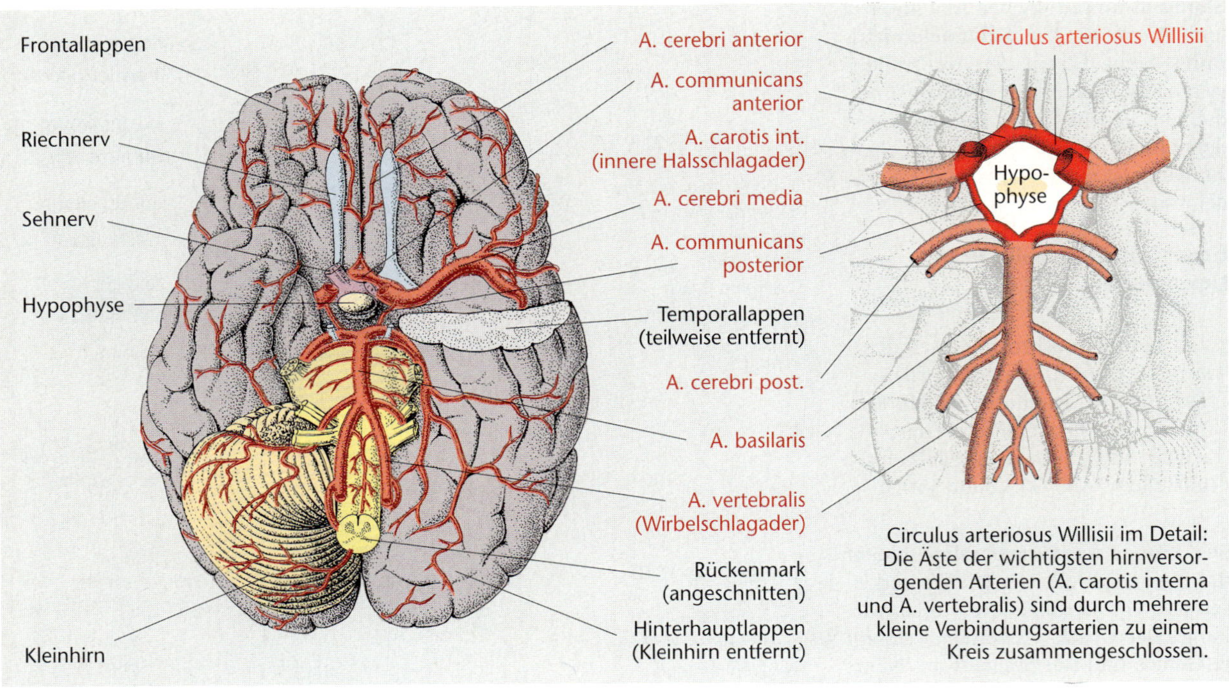

Abb. 35.14 Links: Die Hirnarterien im Bereich der Hirnbasis. Ansicht von unten. Rechts: Circulus arteriosus Willisii im Detail. [L190]

auch einseitige Gefäßverschlüsse zu schweren Durchblutungsstörungen, insbesondere, wenn sie akut auftreten.

Der venöse Abfluß findet v.a. im Bereich der Hirnoberfläche über die **Sinus** (☞ oben) statt. Von dort fließt das Blut in die rechte und linke *V. jugularis interna*.

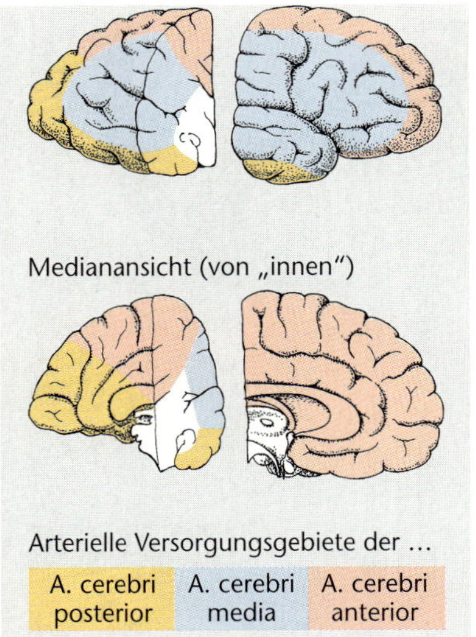

Abb. 35.15: Arterielle Versorgung der Großhirnabschnitte. A. cerebri anterior und media werden von der A. carotis interna gespeist, die A. cerebri posterior überwiegend von den Aa. vertebrales. [L190]

35.1.3 Peripheres Nervensystem

Peripheres Nervensystem: Alle außerhalb von Gehirn und Rückenmark liegenden Nervenzellen und Nervenbahnen.

Hirnnerven

Hirnnerven: Nervenfaserbündel, die das ZNS oberhalb des Rückenmarks verlassen und den Kopf- und Halsbereich, die inneren Organe und die Sinnesorgane innervieren.

Die zwölf Paar Hirnnerven bilden gewissermaßen den zum Gehirn gehörenden Teil des peripheren Nervensystems. Einen Überblick über die Hirnnerven gibt Abb. 35.7.

Spinalnerven und ihre Äste und Plexus

Aus dem Rückenmark gehen 31 Paare von Nervenwurzeln hervor, die das Rückenmark in Segmente unterteilen (☞ auch 35.1.2). Die vordere und hintere Wurzel eines jeden Rückenmarksegments schließen sich nach wenigen Millimetern zum **Spinalnerven** zusammen, der bereits zum peripheren Nervensystem zählt. Die Spinalnerven verlassen den Wirbelkanal durch die *Zwischenwirbellöcher* zwischen jeweils zwei benachbarten Wirbeln.

Unmittelbar nach seinem Austritt aus dem Wirbelkanal teilt sich der Spinalnerv auf:

- Die *hinteren Äste* versorgen die Haut und die tiefen Muskeln vom Hals bis zur Kreuzbeinregion

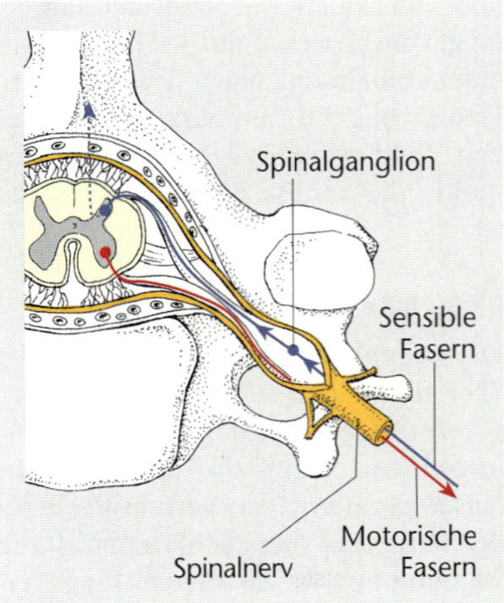

Abb. 35.16: Der Aufbau eines Spinalnerven. Vorderwurzel (motorische Fasern) und Hinterwurzel (sensible Fasern) vereinigen sich zum Spinalnerven. Da er also motorische und sensible Anteile enthält, spricht man von einem gemischten Nerven. Im Spinalganglion liegen die Umschaltstellen der sensiblen Fasern. [L190]

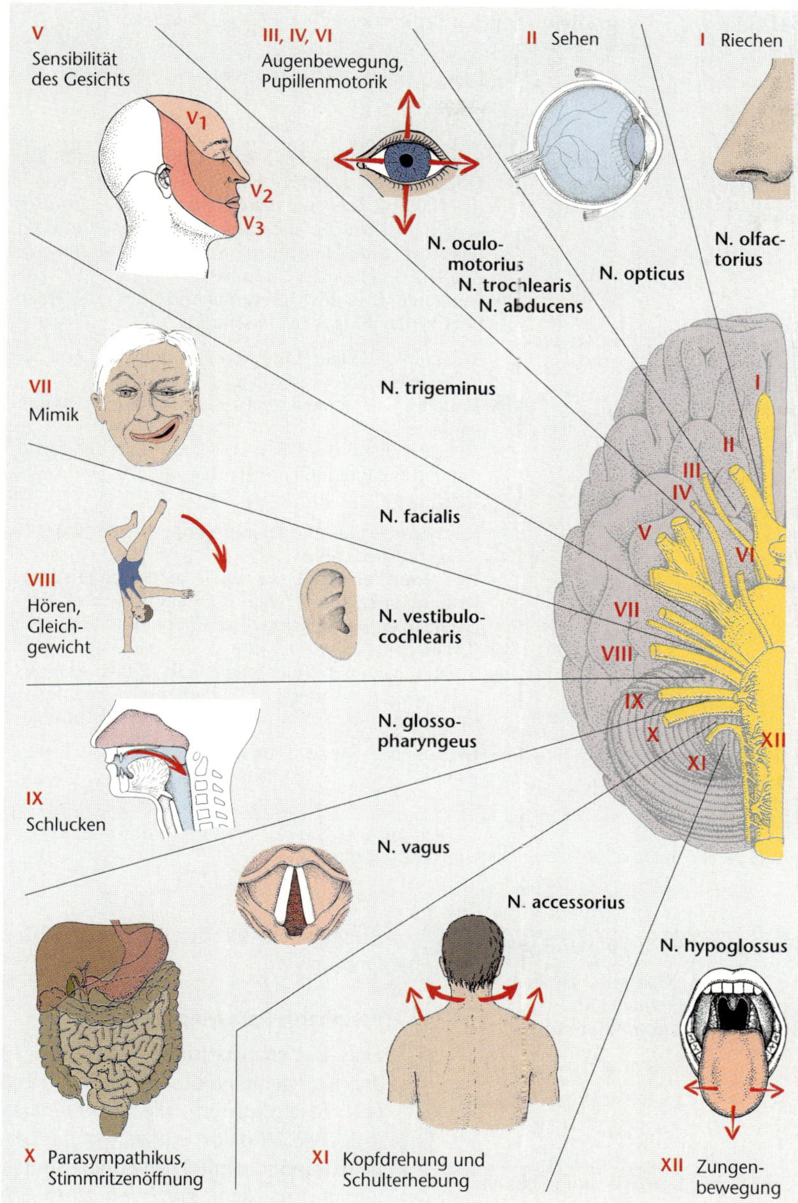

Abb. 35.17: Die zwölf Hirnnerven im Überblick (Hirnansicht von unten). [B101]

- Die *vorderen Äste* bilden im Brustbereich die **Interkostalnerven** *(Zwischenrippennerven)* zur Versorgung der Haut und der Muskeln im Bereich von Brustkorb und Bauch. Sie bleiben streng segmental und verzweigen sich nicht. Im Hals-, Lenden- und Kreuzbeinbereich dagegen verzweigen sich die vorderen Äste der Spinalnerven zunächst zu unübersichtlichen *Nervengeflechten* (**Plexus,** ☞ Tab. 35.20), bevor sie durch erneute Aufteilung einzelne periphere Nerven bilden, welche Arme und Beine innervieren.

35.1.4 Vegetatives Nervensystem

> **Vegetatives Nervensystem** *(autonomes Nervensystem):* Teil des peripheren Nervensystems, der lebenswichtige Organfunktionen unabhängig von Willen und Bewußtsein eines Menschen steuert. Unterteilung in **Sympathikus** und **Parasympathikus.**

Fast alle Organe werden sowohl von sympathischen als auch von parasympathischen Nervenfasern innerviert. **Sympathikus** und **Parasympathikus** haben oft gegensätzliche Wirkungen (☞ Abb. 35.19 und Tab. 35.21). Nur ein ausgewogenes Zusammenspiel beider gewährleistet eine optimale Anpassung der Organfunktionen an die jeweiligen Bedürfnisse des Körpers.

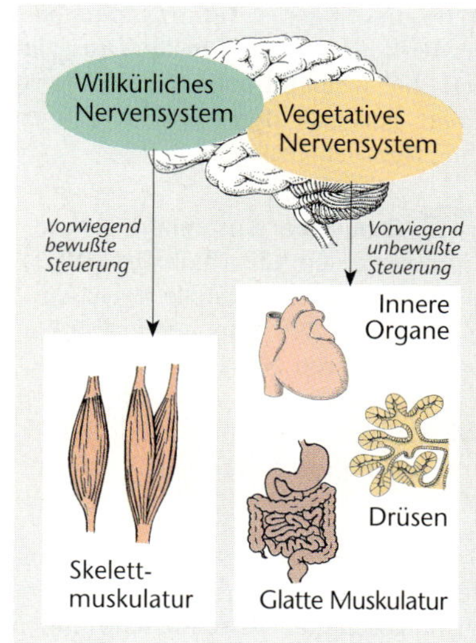

Abb. 35.18: Willkürliches und vegetatives Nervensystem im Vergleich. Während über das willkürliche Nervensystem die Skelettmuskulatur gesteuert wird, beeinflußt das vegetative Nervensystem die inneren Organe, die glatte Muskulatur und die Drüsen. [L190]

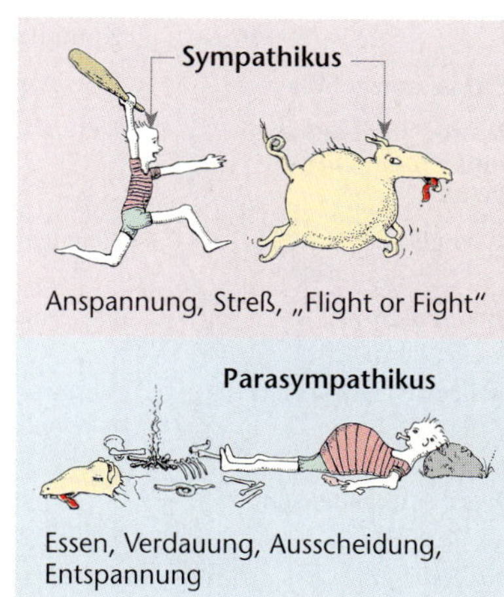

Abb. 35.19: Die gegensätzlichen Funktionen von Sympathikus und Parasympathikus kann man sich gut am Beispiel dieser Bildergeschichte klarmachen: Der Sympathikus dominiert bei nach *außen* gerichteten Aktivitäten des Körpers, z.B beim Jagen und Erlegen eines Tieres. Der Parasympathikus spielt die Hauptrolle bei nach *innen* gerichteten Körperfunktionen, z.B. beim Verzehren und Verdauen. [L190]

Sympathikus

Die Fasern des **Sympathikus** haben ihren Ursprung in den Nervenzellen der Seitenhörner des Rückenmarks. Die Axone ziehen in der *Kopf-, Hals- und Brustregion* über den Spinalnerv zum nur wenige Zentimeter vom Wirbelkörper entfernten rechten oder linken **Grenzstrang,** in dem mehrere **Ganglien** (☞ unten) perlschnurartig miteinander verknüpft sind. Von dort aus ziehen die sympathischen Nervenfasern direkt oder mit den Spinalnerven zu den einzelnen Organen.

Ganglion: Ansammlung von Nervenzellen außerhalb des ZNS. Dient als Umschaltstelle zwischen den vom ZNS kommenden **präganglionären Neuronen** und den vom Ganglion zu den jeweiligen Endorganen wegführenden **postganglionären Neuronen.**

Im *Bauch- und Beckenbereich* werden die Axone nahe der großen Arterien umgeschaltet. Anschließend bilden die Fasern zusammen mit Fasern des Parasympathikus (☞ unten) Nervengeflechte *(Plexus)* und verlaufen mit den Blutgefäßen zu den entsprechenden Organen.

Geflecht	Ursprung im Rückenmark	Wichtigste versorgte Gebiete (Hauptnerven)
Plexus cervicalis (Halsgeflecht)	C1 – C4	• Muskeln und Haut im Bereich von Hals und Schultern • Zwerchfell *(N. phrenicus)*
Plexus brachialis (Armgeflecht)	C5 – Th1	• Streckmuskeln des Ober- und Unterarms, Haut der Ober- und Unterarmstreckseite sowie eines Teils des Handrückens und der Finger 1 – 4 *(N. radialis)* • Beugemuskeln des Unterarms, Handmuskeln, Haut des Ring- und Kleinfingers einschl. des angrenzenden Handrückens *(N. ulnaris)* • Beugemuskeln des Unterarms und Daumens, Hautbezirke der Finger *(N. medianus)*
Plexus lumbalis (Lendengeflecht)	L1 – L4	• Muskeln und Haut der unteren Bauchwand und der äußeren Geschlechtsorgane • Haut der Oberschenkelaußen- und Unterschenkelinnenseite • Streckmuskeln des Oberschenkels, Haut der vorderen und medialen Oberschenkelseite *(N. femoralis)*
Plexus sacralis (Kreuzgeflecht)	L4 – S3	• Gesäßmuskeln • Haut der Gesäß- und Dammregion und der Oberschenkelrückfläche • Beugemuskeln des Ober- und Unterschenkels, der Füße und der Zehen, Haut der Unterschenkelrückfläche und der Fußsohle *(Tibialisanteil* und *N. tibialis* aus dem *N. ischiadicus)* • Streckmuskeln des Unterschenkels, Fußrückenmuskeln, Haut der Unterschenkelaußenseite und des Fußrückens *(N. peroneus* aus dem *N. ischiadicus)*
Plexus pudendus (Schamgeflecht)	S3 – S5	• Beckeneingeweide, Damm, äußere Geschlechtsorgane

Tab. 35.20: Die Spinalnervenplexus und ihre wichtigsten Äste.

Organ	Sympathikuswirkung	Parasympathikuswirkung
Herzmuskel 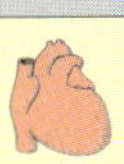	Zunahme von Frequenz und Kontraktionskraft	(Mäßige) Abnahme von Frequenz und Kontraktionskraft
Herzkranzgefäße	Erweiterung	Verengung
Haut-, Schleimhaut- und Eingeweidegefäße 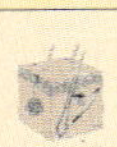	Verengung	Keine Wirkung bekannt
Hirngefäße 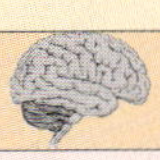	Leichte Verengung	Keine Wirkung bekannt
Bronchien 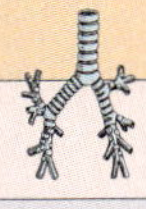	Erweiterung	Verengung
Magen-Darm-Trakt 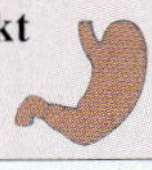	Verminderung von Tonus und Bewegungen Sphinkteren kontrahiert	Steigerung von Tonus und Bewegungen Sphinkteren erschlafft
Verdauungsdrüsen 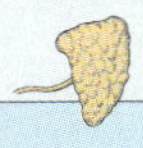	Verminderung der Sekretion	Steigerung der Sekretion
Stoffwechel 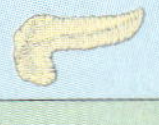	Förderung abbauender Stoffwechselvorgänge	Förderung aufbauender Stoffwechselvorgänge
Nebennieren	Steigerung der Adrenalinausschüttung	Verminderung der Adrenalinausschüttung
Sexualorgane des Mannes 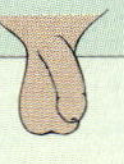	Auslösung der Ejakulation	Auslösung der Erektion
Tränendrüsen 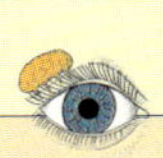	Keine Wirkung bekannt	Steigerung der Sekretion
Pupille	Erweiterung	Verengung

Tab. 35.21: Wichtige Funktionen des Sympathikus und des Parasympathikus.

Peripherer Parasympathikus

Der **Parasympathikus** entspringt in den Kerngebieten des Hirnstamms und den Seitenhörnern des Sakralmarks (S2 – S4). Von dort aus ziehen die Axone zusammen mit Hirn- oder Spinalnerven zu den *parasympathischen Ganglien,* die weit entfernt vom Rükkenmark in unmittelbarer Nähe oder sogar innerhalb der Erfolgsorgane liegen. Parasympathische Nervengeflechte sind beispielsweise in der Wand von Magen, Darm, Blase und Gebärmutter zu finden.

35.2 Pflege in der Neurologie und Neurochirurgie

Bei Patienten in der Neurologie und Neurochirurgie ist häufig das Organ betroffen, das dem Menschen seine Individualität und Persönlichkeit verleiht: das Gehirn. Die Pflegenden sind sich deshalb bei allen Tätigkeiten be-

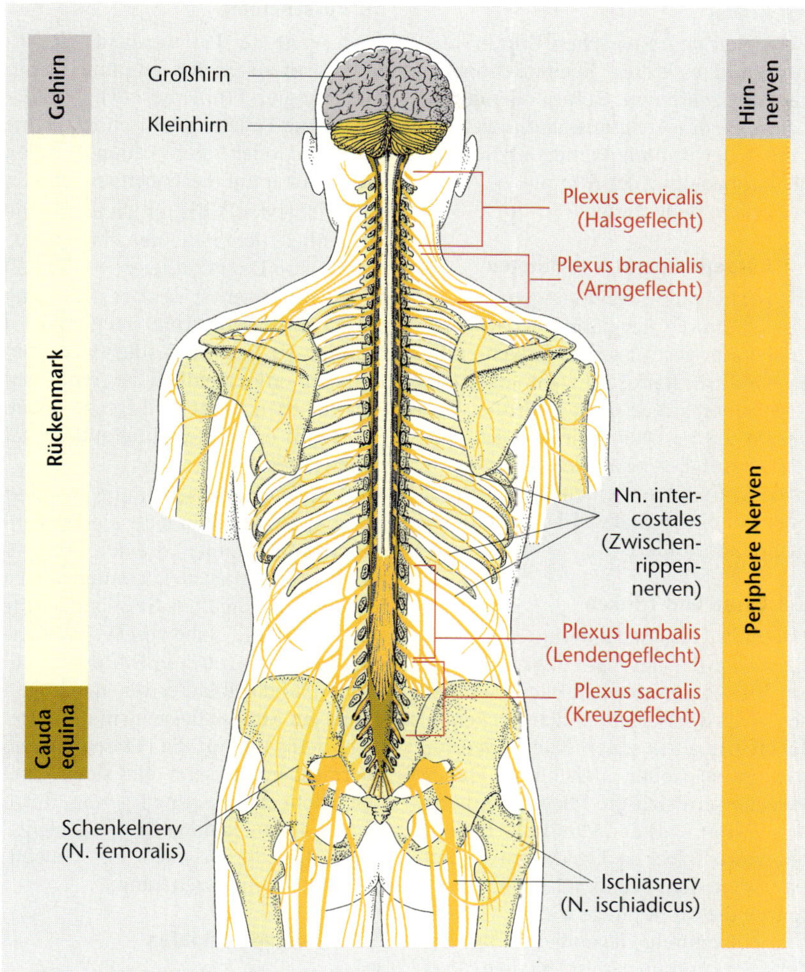

Abb. 35.22: Wichtige periphere Nerven und Plexus. [L190]

wußt, daß der Patient, der sich im Krankenhaus befindet, von seinem Wesen her nicht unbedingt zu vergleichen ist mit dem gesunden Menschen, der dieser Patient vor der Erkrankung war. Ihm in dieser schwierigen Situation beizustehen, stellt eine große Herausforderung an die Pflegenden dar.

Viele der neurologischen oder neurochirurgischen Patienten sehen sich von einem Augenblick auf den anderen mit bleibender Behinderung oder gar Tod konfrontiert, z.B. bei Blutungen des ZNS nach einem schweren Autounfall. Der Multiple Sklerose-Kranke sieht sich bereits im Rollstuhl, unfähig, seinen bisherigen Beruf weiter auszuüben. Der junge Mann mit einem noch ungeklärten Gehirntumor hat Angst vor einer Wesensänderung durch den Tumor oder durch eine Operation am Gehirn. Die alte Dame schließlich, die nach einem Schlaganfall (☞ 35.6) große Mühe beim Sprechen hat, befürchtet, daß sie nach einem weiteren Schlaganfall ganz die Sprache und damit ihre wichtigste Verbindung zur Außenwelt verlieren wird. Die Begleitung in einer solchen existentiellen Bedrohung ist häufig sehr schwer, zumal die Patienten aus ihrer Hilflosigkeit und Angst heraus oft ungerecht und aggressiv gegenüber den Pflegenden reagieren.

Da sich viele Patienten auf eine bleibende Behinderung einstellen müssen, ist die aktivierende Pflege und das Vermitteln der „Hilfe zur Selbsthilfe" durch ständiges Üben und die Bereitstellung technischer Hilfsmittel besonders wichtig (☞ auch 35.6.6). So schneiden die Pflegenden einem Patienten mit einer schlaganfallbedingten Halbseitenlähmung nicht einfach das Fleisch auf dem Teller klein, sondern leiten ihn an, es mit Hilfe des anderen Armes und unter Ausnutzung der Restfähigkeiten des erkrankten Armes sowie ggf. mit Hilfsmitteln (z.B. einem Spezial-Besteck, ☞ Abb. 25.5) selbst zu machen. Für den Patienten ist es dabei wichtig, auf bestimmte (realistische) Ziele zuzuarbeiten. Diese werden von Pflegenden und Patienten zusammen festgelegt und dokumentiert (Pflegeplanung, ☞ 2.2.4). Hat der Patient ein Ziel erreicht, wird das nächste realistische Ziel festgelegt.

Damit der Patient nach seiner Entlassung keinen „Rückfall" erlebt, wird vom Krankenhaus aus (meist durch die Sozialarbeiterin des Hauses) die weitere Betreuung organisiert, z.B. die Verlegung in eine Rehabilitationseinrichtung oder die Versorgung zu Hause durch eine Sozialstation (☞ 5.5). Außerdem wird nach Rücksprache mit dem Patienten der Kontakt zu Selbsthilfegruppen hergestellt.

35.2.1 Unterstützung bei den ATL

Sich bewegen

Viele der neurologischen und neurochirurgischen Patienten sind in ihrer Bewegung eingeschränkt. Sowohl offensichtliche Bewegungseinschränkungen wie z.B. eine fast komplette Armlähmung nach einem Schlaganfall als auch zunächst weniger „auffällige" Erkrankungen wie etwa ein Tremor können zu einer so starken Behinderung führen, daß Schreiben, Anziehen, Essen und andere alltägliche Verrichtungen praktisch unmöglich werden.

Auf folgendes ist beim Pflegen zu achten:

- Der Patient bekommt alle Hilfe, die er braucht, macht aber das selbst, was er (noch) kann, auch wenn es länger dauert
- Die Angehörigen werden über diese Vorgehensweise aufgeklärt. Da viele Angehörige dazu neigen, dem Patienten zuviel abzunehmen, werden sie entweder schon im Krankenhaus oder spätestens von der Sozialstation in die Pflege mit eingebunden. Ihnen kann z.B. gezeigt werden, was sie bei der Ganzkörperwäsche des Kranken übernehmen müssen und was der Patient selbst machen kann. Außerdem werden die Pflegeziele mit ihnen abgesprochen, damit sie den Betroffenen beim Erreichen der Ziele unterstützen

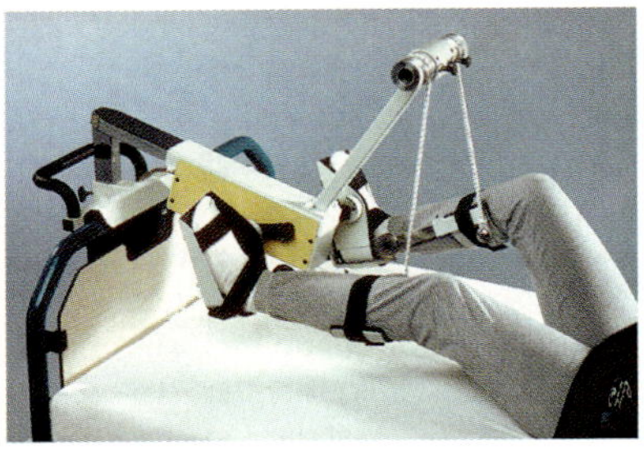

Abb. 35.23: Auch bettlägerige Patienten mit erheblichen Einschränkungen profitieren von körperlicher Betätigung. Dieses Übungsgerät mit stabiler Beinführung ist beispielsweise auch für Patienten mit Multipler Sklerose oder M. Parkinson geeignet. [V159]

- Kann der Patient wegen großer Schmerzen nicht aktiviert werden, besprechen die Pflegenden mit dem Arzt, ob sie vor den Pflegemaßnahmen, z.B. dem Waschen am Waschbecken, ein Schmerzmittel geben dürfen und wenn ja, welches.

Bei bettlägerigen Patienten werden Pneumonie-, Thrombose-, Dekubitus- und Kontrakturenprophylaxe durchgeführt (☞ 7.2.5).

Im Rahmen der Dekubitusprophylaxe hat der 2 – 3stündliche Lagerungswechsel eine besonders große Bedeutung: Solange allein durch den regelmäßigen Lagerungswechsel ein Dekubitus verhindert werden kann, wird bei den oft wahrnehmungsgestörten Patienten auf Superweichlagerung und Luftkammermatratzensysteme verzichtet. Diese vermindern die für die Aufrechterhaltung oder Wiedererlangung des Körpergefühls notwendige Aufnahme von Reizen (☞ Abb. 35.24).

Sich waschen und kleiden

Die Beeinträchtigung bei der Körperpflege ergibt sich meist aus einer eingeschränkten Beweglichkeit. Eine Förderung der Selbständigkeit ist möglich durch:

- Bevorzugung leicht anzuziehender Kleidungsstücke (keine lange Knopfleiste, an Schuhen Klettverschlüsse statt Schnürsenkeln), evtl. auch etwas zu großer Kleidung
- Technische Hilfsmittel wie z.B. überlanger Schuhlöffel oder Greifzange zum Wiederaufheben eines Kleidungsstückes
- Auswahl geeigneter Pflegeutensilien, z.B. große Kämme und rutschfeste Becher.

Atmen

Bei vielen neurologischen Erkrankungen kann es durch Beeinträchtigung der Atemzentren im Gehirn oder durch Lähmung der Atemmuskulatur zu Störungen der Atmung kommen. Hier hat die Beobachtung der Atmung (☞ 7.3.2) besondere Bedeutung.

Körpertemperatur regulieren

Bei zahlreichen Erkrankungen des Gehirns kann die Regulation der Körpertemperatur gestört sein. Mögliche Folgen sind z.B. starke Schwankungen der Körpertemperatur oder *zentrales Fieber* (☞ 7.8.3). Daher wird die Körpertemperatur bei gefährdeten Patienten (z.B. Kranke nach einem Schlaganfall oder mit einem Schädel-Hirn-Trauma) häufig kontrolliert.

Essen und Trinken

Bei einer Gesichtslähmung oder einer Lähmung der am Schluckakt beteiligten Muskeln verbleiben nach dem Essen meist Speisereste in den Backentaschen, die einen guten Nährboden für pathogene Keime darstellen. Daher vergewissern sich die Pflegenden nach dem Essen, daß der Mund des Patienten wirklich leer ist. Ggf. lassen sie den Patienten den Mund ausspülen oder führen die Mundpflege wie in 7.5.4 beschrieben durch. Gegen das infolge der Grunderkrankung sehr häufige Verschlucken sind außerdem ein Schlucktraining (☞ 7.7.7) und die Gabe von festerer Kost hilfreich.

Ist die Beeinträchtigung bei der Nahrungsaufnahme durch eine Armlähmung oder einen Tremor bedingt, helfen technische Hilfsmittel, z.B. Warmhalteteller (falls der Patient länger zum Essen braucht), Henkel- oder Schnabeltassen, Teller mit erhöhtem Rand oder Spezial-Bestecke. Ist es dem Patienten noch (oder wieder) möglich, aus einer normalen Tasse zu trinken, ist diese einer Schnabeltasse vorzuziehen, um dem Patienten ein Stück „Normalität" zu erhalten oder wieder nahezubringen (Tasse nicht zu voll einschenken). Aus diesem Grund läßt man den Patienten auch so früh wie möglich am Tisch essen. Zudem ist ein Tisch stabiler als der Auszug am Nachttisch, man kann bequemer sitzen, und er bietet mehr Platz zum Hantieren.

Dem Patienten so viel „Normalität" erhalten wie möglich.

Ausscheiden

Auch wenn der Patient nicht inkontinent ist, bereiten Blasen- und Darmentleerung oft Probleme, etwa, weil der Patient die Toilette nicht schnell genug erreichen oder nicht einmal sagen kann, daß er auf die Toilette möchte.

Am leichtesten wäre es dann für die Pflegenden, dem Patienten einen transurethralen Dauerkatheter (☞ 31.2.2) zu legen. Besser ist es aber, frühzeitig mit dem Blasen- (und auch Darm-) Training zu beginnen oder, wenn ein Katheter unvermeidlich ist, einen suprapubischen Katheter legen zu lassen (☞ 31.2.3) oder intermittierend zu katheterisieren.

Muß die Darmausscheidung reguliert werden, entscheiden sich die Pflegenden für Maßnahmen, die den Darminhalt kontinuierlich weich halten und so für eine regelmäßige Stuhlentleerung sorgen, z.B. die Gabe von Weizenkleie oder Lactulose (etwa in Bifiteral®). Laxantien und Einläufe, bei denen der Drang zur Stuhlentleerung in der Regel recht heftig und für die Patienten oft so überraschend einsetzt, daß sie die Toilette nicht mehr schnell genug aufsuchen können, sind weniger geeignet, zumal bei diesen auch ein Gewöhnungseffekt einsetzen kann.

Ruhen und Schlafen

Neurologische Patienten sind erkrankungsbedingt oft verwirrt und in ihrem Tagesrhythmus gestört. Hier kann es helfen, den Tagesablauf klar in Wach- und Schlafphasen zu gliedern (☞ 7.4.2).

Für Sicherheit sorgen

Ist die Beweglichkeit des Patienten eingeschränkt, hat er Koordinationsprobleme, einen Tremor oder Seh- bzw. Wahrnehmungsstörungen, besteht eine erhöhte Verletzungsgefahr. Die Pflegenden können entscheidend zum Schutz des Patienten beitragen:

- Sichere Kleidung anziehen, d.h. feste Schuhe statt offener Pantoffeln, keine Schnüre, an denen der Patient hängenbleiben kann
- Ausreichend Stützmöglichkeiten (Haltegriffe, feste Tische) im Zimmer und in Gemeinschaftsräumen bieten
- Auf sichere Möbel mit abgerundeten Ecken achten, keine wackeligen Möbelstücke
- Bewegliche Möbelstücke (Rollstuhl, Bett) blockieren

- Trotz aller Hilfsmittel auf genügend Platz zum Manövrieren achten
- Wahrnehmungsgestörte Patienten auf Gefahrenquellen aufmerksam machen
- Häufig gebrauchte Fähigkeiten eintrainieren.

Kommunizieren

Vgl. z.B. Pflege bei Aphasie, ☞ *7.10.3*

Sich als Mann oder Frau fühlen und verhalten

Vor allem jüngere Patienten mit einer bleibenden Behinderung fühlen sich oft nicht mehr attraktiv („was soll mein Mann mit einer Frau, die im Rollstuhl sitzt"). Dazu können organische Probleme kommen. Querschnittsgelähmte Männer können z.B. durch Beeinträchtigung der für die Erektion zuständigen Reflexzentren im Rückenmark impotent werden (☞ 31.12.1). Das Thema der Sexualität wird im Verlauf des Klinikaufenthaltes vom Arzt angesprochen, so daß sich der Patient noch in der Klinik damit auseinandersetzen und ggf. kompetente Unterstützung, z.B. von einem Krankenhauspsychologen oder auch den Pflegenden, erhalten kann. Wichtig ist, den Partner miteinzubeziehen und ihm die Möglichkeit zu geben, seine Ängste zu äußern, um Mißverständnisse auszuräumen und Ungerechtigkeiten vorzubeugen.

35.3 Hauptbeschwerden des Patienten

Querschnittssyndrom, ☞ *35.15.2*

35.3.1 Schwindel

Schwindel *(Vertigo):* Gleichgewichtsstörung, bei der der Betroffene nicht vorhandene Bewegungen wahrnimmt. Kann physiologisch oder pathologisch sein. Oft zusammen mit Übelkeit, Erbrechen und anderen vegetativen Symptomen auftretend.

Physiologischer Schwindel ist durch Stimulation des *Vestibularapparates* (☞ 34.1.5) bedingt, etwa durch extreme Beschleunigung oder durch große Höhen.

Die Einteilung des **pathologischen Schwindels** ist unterschiedlich. Bei der Betrachtung als neurologisches *Leitsymptom* scheint eine Orientierung am

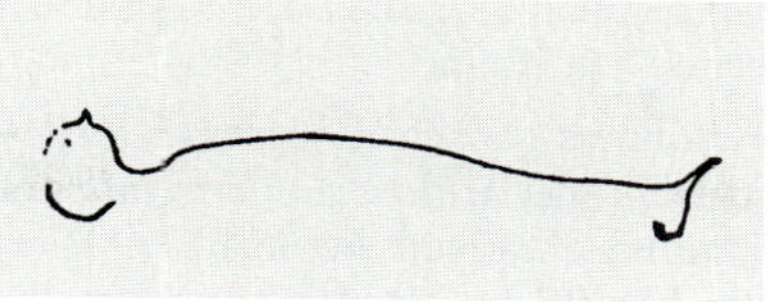

Abb. 35.24: Diese Zeichnung, die ein Patient nach 12tägiger Lagerung auf einem Mikroglaskugelbett gezeichnet hat, macht deutlich, wie stark eine Superweichlagerung die Wahrnehmung des Patienten vermindert. [E121]

Beschwerdebild des Patienten am geeignetsten:

Systematischer Schwindel

Der **systematische Schwindel** äußert sich als Dreh-, Schwank- oder Liftschwindel: Der Patient fühlt sich wie in einem Karussell oder immer zu einer Seite hin gezogen (Fallneigung immer zur gleichen Seite hin). Häufig tritt auch ein **Nystagmus** (*Augenzittern* durch unwillkürliche Augenbewegungen, ☞ 34.4.4) auf, und oft leidet der Patient gleichzeitig unter Übelkeit, Erbrechen und Koordinationsstörungen (Ataxie, ☞ 35.4.3).

Dem systematischen Schwindel liegt eine Erkrankung des *Vestibularapparates* zugrunde. Unterschieden werden:
- Der **peripher-vestibuläre Schwindel** durch eine Störung im Innenohr, z.B. bei einem Morbus Menière (☞ 34.5.3)
- Der **zentral-vestibuläre Schwindel**, bei dem die Störung im ZNS (oberhalb der Medulla oblongata) liegt, z.B. bei einer Minderdurchblutung im Hirnstammbereich (dort liegen die sog. *Vestibulariskerne*, gewissermaßen die „Schaltzentrale" des Gleichgewichtssystems).

Unsystematischer Schwindel

Demgegenüber sind die Angaben eines Patienten mit **unsystematischem Schwindel** oft vage. Der Schwindel hat keine „konstante Richtung". Der Patient fühlt sich beim Stehen, Sitzen oder Gehen unsicher und „taumelig", und es kommt ihm vor, als ob seine ganze Umwelt in Bewegung sei: Er findet keinen Halt. Viele Patienten klagen auch über Benommenheit.

Der unsystematische Schwindel wird ganz allgemein auf eine gestörte Integration der aus dem Körper kommenden Infomationen im ZNS zurückgeführt. Ursächlich liegen z.B. eine Hyper- oder Hypotonie (☞ 19.5.1 und 19.5.3), eine orthostatische Kreislaufregulationsstörung (☞ 19.5.3), eine Arteriosklerose der hirnversorgenden Gefäße (☞ 19.6.1 und 35.6.1), aber auch psychische Störungen oder Augenerkrankungen wie z.B. unbehandelte Brechungsfehler (☞ 33.12) zugrunde. Eine (zentral-)vestibuläre Störung als Ursache ist bei unsystematischem Schwindel selten.

35.3.2 Kopfschmerz

Kopfschmerz kann sowohl ein eigenständiges Beschwerdebild (☞ 35.12) als auch Symptom einer anderen Erkrankung sein. Ein starker, akuter Kopfschmerz tritt z.B. bei Hirnhautentzündung (*Meningitis,* ☞ 35.9.1) oder *Subarachnoidalblutung* (☞ 35.7.1) auf. Zu rezidivierenden Kopfschmerzattacken kommt es bei *Migräne* (☞ 35.12.1) oder *Trigeminusneuralgie* (☞ 35.12.3). Dagegen ist der von degenerativen Veränderungen der Halswirbelsäule ausgehende Kopfschmerz eher chronisch. Ein über längere Zeit langsam zunehmender Kopfschmerz kann auf einen *Gehirntumor* hinweisen (☞ 35.14.1).

Zur exakten Diagnosestellung und Therapieplanung erfragt der Arzt Lokalisation (ggf. mit Seitenwechsel) und zeitlichen Verlauf der Kopfschmerzen, die Art (dumpf, reißend, stechend) sowie die Begleitsymptome und Auslöser des Kopfschmerzes.

35.3.3 Tremor

Tremor: Rhythmisches, unwillkürliches, meist symmetrisches Zittern insbesondere der Extremitäten, aber auch des Kopfes und (selten) des ganzen Körpers durch abwechselnde Kontraktionen gegensätzlich wirkender Muskelgruppen. Je nachdem, wie häufig und ausladend das Zittern ist, wird er als *grob-, mittel-* oder *feinschlägig* bezeichnet.

Ein **physiologischer Tremor** ist bei Angst oder Erregung zu beobachten.

Ein **pathologischer Tremor** ist Folge einer neurologischen oder internistischen Erkrankung, etwa einer Kleinhirnerkrankung, eines Parkinson-Syn-

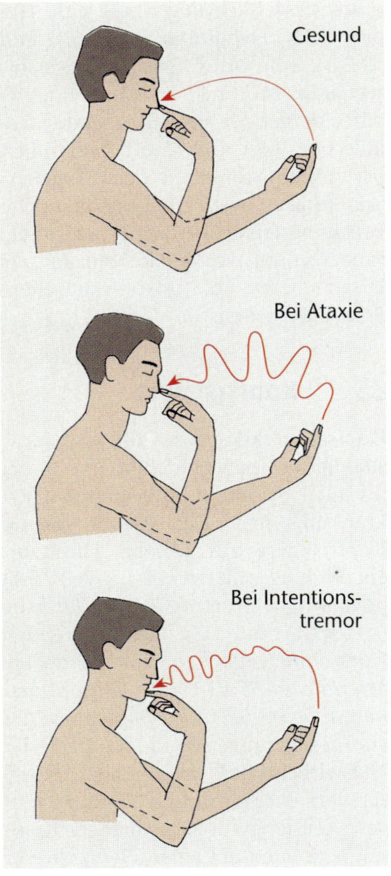

Abb. 35.25: Finger-Nase-Versuch. Oben: Normal. Mitte: Bei Ataxie, die z.B. bei Schädigungen der Hinterstränge im Rückenmark oder bei Kleinhirnerkrankungen auftritt. Unten: Bei Intentionstremor, der ebenfalls häufig bei Kleinhirnerkrankungen zu beobachten ist. [L215]

droms (☞ 35.10.1), einer Hyperthyreose (☞ 23.4.3) oder einer Hypoglykämie (☞ 23.6.4). Kann trotz gründlicher Diagnostik keine Ursache gefunden werden, spricht man von einem *essentiellen Tremor*, der häufig erblich bedingt ist.

Viele Verrichtungen sind dem Patienten nur noch eingeschränkt oder – v.a. ohne Hilfsmittel – gar nicht mehr möglich, z.B. das Essen von Suppe oder das Trinken aus einem Glas, ohne etwas zu verschütten. Als Reaktion darauf traut sich der Betroffene häufig nicht mehr in Gesellschaft und isoliert sich.

Die wichtigsten Arten des Tremor sind Ruhetremor und Intentionstremor:

Ruhetremor

Der **Ruhetremor** tritt in Ruhe auf und wird bei gezielten Bewegungen oft geringer. Er betrifft vor allem die Hände, gelegentlich aber auch den Kopf und – selten – die Beine.

Besonders typisch ist der sog. *Pillendreher-* oder *Münzenzählertremor* des Parkinsonkranken (☞ 35.10.1). Hierbei betrifft der Tremor vor allem die Daumen- und Zeigefingermuskeln, und die entstehenden Bewegungen erinnern an diejenigen beim „Pillendrehen“ oder Geldzählen.

Auch beim *senilen Tremor* des älteren Menschen – einer Form des essentiellen Tremors, die erst im Alter auftritt – handelt es sich meist um einen Ruhetremor. Er betrifft neben den Händen v.a. den Kopf- und Unterkieferbereich und zeigt sich z.B. als ständiges „Kopfnicken“.

Intentionstremor

Der **Intentionstremor** tritt bei *zielgerichteten* Bewegungen auf und wird mit näherkommendem Ziel immer heftiger. Er ist typisch für Kleinhirnerkrankungen.

35.3.4 Aphasie und andere „Werkzeugstörungen“

Pflege bei Aphasie, ☞ 7.10.3

Aphasie: Zentrale Sprachstörung (nach abgeschlossener Sprachentwicklung) bei intakten Sprechorganen. Eine der häufigsten Werkzeugstörungen.

Werkzeugstörung: Zentralnervös bedingte Störung sog. „höherer“ Hirnleistungen (z.B. komplexer Handlungen oder Gedankengänge), wobei die Sinnesorgane und die ausführenden Organe intakt sind.

Im Gegensatz hierzu sind bei einer **Sprechstörung** (z.B. Artikulationsstörung, Stottern) Sprachverständnis, Wortfindung und Satzbau intakt.

Aphasie

Eine der häufigsten Werkzeugstörungen ist die **Aphasie.** Hierbei hat der Patient durch eine zentralnervöse Störung (etwa einen Schlaganfall) die Fähigkeit zu sprechen verloren. Das Sprachverständnis und die sprachnahen Fähigkeiten des Lesens und Schreibens sind meist mitbetroffen (wenn auch in unterschiedlichem Ausmaß), so daß der Patient Handlungsaufforderungen nicht verstehen und seinen Sprachverlust nicht durch schriftliche Mitteilungen kompensieren kann. Die Bedeutung von Mimik oder Gestik hingegen kann in der Regel auch noch von schwer Erkrankten erfaßt werden.

Motorische Aphasie

Bei der **motorischen Aphasie** *(Broca-Aphasie)* ist das Sprachverständnis des Patienten im wesentlichen erhalten, gesprochene Befehle werden also verstanden und ausgeführt. Der Patient kann aber nur unter großer Anstrengung im Telegrammstil sprechen. Oft ist ihm das „Ringen“ um Worte an seinem gequälten Gesichtsausdruck anzusehen.

Sensorische Aphasie

Die **sensorische Aphasie** *(Wernicke-Aphasie)* ist gekennzeichnet durch gestörtes Sprachverständnis bei gleichzeitig flüssigem Sprechen. Der Patient spricht viel, und die einzelnen Wörter sind meist auch verständlich, ergeben aber kaum einen Sinn. Da der Kranke seine Fehler selbst nicht erkennt, wird er oft zornig, wenn ihn seine Umwelt nicht versteht.

Amnestische Aphasie

Typisch für die **amnestische Aphasie** (*Amnesie* = Erinnerungslücke) sind schwere *Wortfindungsstörungen* bei nur leicht gestörtem Sprachverständnis und flüssigem Sprechen. Beispielsweise umschreibt der Betroffene einen ihm gezeigten Schlüssel mit „das, womit man die Türen aufmacht“, da ihm das Wort „Schlüssel“ nicht einfällt.

Globale Aphasie

Bei der globalen Aphasie sind Sprachverständnis *und* Sprachproduktion erheblich gestört. Die Kranken sprechen oft nur einzelne Wörter, die sie evtl. immerzu wiederholen.

☑ Die Behandlung der Aphasien ist schwierig. Immer sollte so früh wie möglich ein Logopäde eingeschaltet werden. Die Pflegenden brauchen bei der Betreuung viel Geduld (Pflege bei Aphasie, ☞ 7.10.3).

	Motorische Aphasie *(Broca-Aphasie)*	Sensorische Aphasie *(Wernicke-Aphasie)*	Amnestische Aphasie	Globale Aphasie
Schädigungsort im ZNS*	*Broca-Sprachzentrum* im Stirnlappen	*Wernicke-Sprachzentrum* im Schläfenlappen	Scheitel- und Schläfenlappen	Diffuse Störungen
Sprachverständnis	Wenig beeinträchtigt	Erheblich beeinträchtigt oder fast fehlend	Wenig oder nicht beeinträchtigt	Erheblich beeinträchtigt oder fast fehlend
Sprache:				
• Sprachproduktion	Stark vermindert	Meist gesteigert	Wenig oder gar nicht verändert	Stark vermindert
• Sprachanstrengung	Groß	Gering (müheloses Sprechen)	Wortfindungsstörungen, sonst nicht verändert	Groß
• Sprachmelodie	Erheblich beeinträchtigt	Unverändert	Unverändert	Erheblich beeinträchtigt
• Satzbau	Erheblich beeinträchtigt (kurze Sätze, Telegrammstil, evtl. nur einzelne Worte)	Durcheinander	Satzunterbrechung oder -abbruch durch Suche nach Wörten, sonst nicht beeinträchtigt. Viele Floskeln und Füllworter	Erheblich beeinträchtigt (Sprechen nur einzelner Worte)
• Laute und Worte	V.a. Lautvertauschung	Bildung neuer Laute, Silben und Worte z.B. durch Umstellung oder Wiederholung, Wortvertauschung	Suchen von Worten, Umschreiben des nicht gefundenen Begriffs	Stereotypien
Lesen	Erheblich beeinträchtigt	Erheblich beeinträchtigt	Wenig oder nicht beeinträchtigt	Praktisch nicht möglich
Schreiben	Erheblich beeinträchtigt	Erheblich beeinträchtigt	Beeinträchtigt	Praktisch nicht möglich

Tab. 35.26: Die verschiedenen Aphasieformen.
* Bezogen auf die dominante Hemisphäre, d.h. bei ca. 90% aller Menschen die linke.

Weitere Werkzeugstörungen

Weitere Werkzeugstörungen sind:

- **Agraphie:** Unfähigkeit zu schreiben
- **Alexie:** Unfähigkeit zu lesen
- **Akalkulie:** Unfähigkeit zu rechnen
- **Apraxie:** Unfähigkeit, bestimmte Handlungen auszuführen. Der Patient ist z.B. nicht in der Lage, sich zu kämmen, obwohl keine Lähmungen vorliegen und die Wahrnehmung intakt ist
- **Agnosie:** Störung des Erkennens, wobei die verschiedenen Sinneswahrnehmungen betroffen sein können.
  - Bei der **visuellen Agnosie** etwa sieht der Patient einen Gegenstand zwar, erkennt ihn aber nicht als solchen. Beispielsweise beschreibt der Patient eine Banane völlig richtig als gelben, gebogenen Gegenstand. Er kann aber nicht den Zusammenhang zur eßbaren Frucht herstellen. Durch Betasten oder Schmecken hingegen erkennt der Patient die Banane sofort.
  - Bei der **Anosognosie** ist der Patient unfähig, seine eigene Erkrankung als solche zu erkennen. Beispielsweise ist ein Gelähmter der festen Überzeugung, er könne aufstehen, wenn er nur wolle.

35.4 Weitere neurologische Leitsymptome und Syndrome

35.4.1 Lähmungen

Querschnittslähmung, ☞ *35.15.2*

Motorische Lähmung: Bewegungseinschränkung oder -unfähigkeit durch Ausfall der motorischen Nervenbahnen oder durch Störungen in der Skelettmuskulatur. Je nach Schweregrad unterteilt in:

- **Parese** = Minderung der Bewegungsfähigkeit
- **Paralyse** *(Plegie)* = Völlige Bewegungsunfähigkeit.

Einteilung entsprechend der Lokalisation der Störung

Zentrale Lähmung

Bei einer **zentralen Lähmung** (z.B. bei einem Schlaganfall, ☞ 35.6) ist das *erste* motorische Neuron geschädigt, das von der motorischen Hirnrinde über die Pyramidenbahn (☞ 35.1.2) zu den Vorderhörnern des Rückenmarks reicht. Da ca. 90% der Pyramidenbahnfasern in der Medulla oblongata zur Gegenseite kreuzen, hat eine Schädigung der linken Hirnhälfte eine rechtsseitige und eine Schädigung der rechten Hirnhälfte eine linksseitige Lähmung zur Folge.

Bei einer zentralen Lähmung bleiben die Schaltkreise für die Muskeleigenreflexe im Rückenmark in der Regel erhalten, hemmende Impulse aus dem Gehirn erreichen das Rückenmark aber nicht mehr. Deshalb:

- Ist die Muskelgrundspannung im Sinne einer Spastik (griech. Krampf, ☞ 35.4.2) erhöht (daher *spastische Lähmung*)

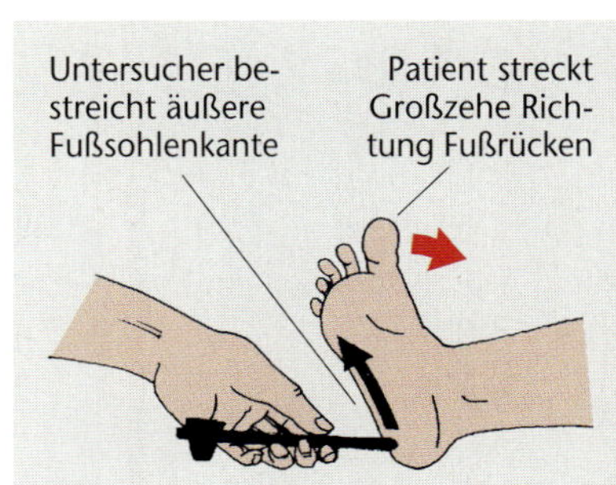

Abb. 35.27: Das Babinski-Zeichen gehört zu den **Pyramidenbahnzeichen.** Dies sind pathologische Reflexe, die bei Schädigung des ersten motorischen Neurons, der Pyramidenbahn, auftreten. [L215]

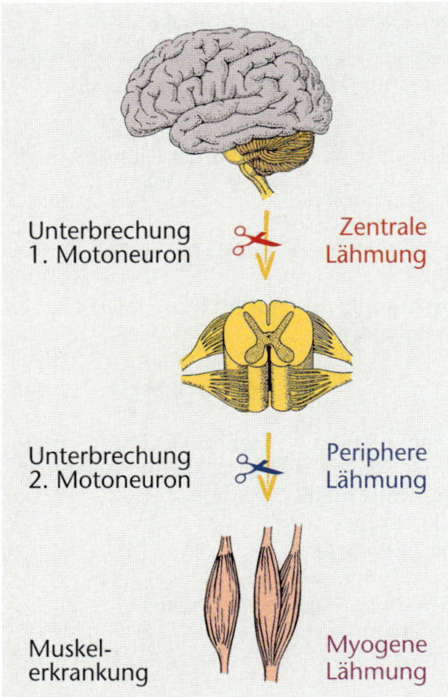

Abb. 35.28: Zentrale, periphere und myogene Lähmung. [L190]

- Kommt es in der Regel nicht zu Muskelatrophien
- Sind die Muskeleigenreflexe gesteigert
- Sind **pathologische Reflexe**, d.h. physiologischerweise nicht vorhandene (Fremd-)Reflexe, auslösbar (☞ Abb. 35.27, 35.5.1, 35.6.6).

Periphere Lähmung

Bei einer **peripheren Lähmung** ist das *zweite* Neuron der motorischen Nervenbahn geschädigt (☞ Abb. 35.28). Es werden nur noch wenige oder gar keine Bewegungsimpulse mehr zu den Muskeln weitergeleitet. Infolgedessen:

- Sind die betroffenen Muskeln schlaff (daher die Bezeichnung *schlaffe Lähmung*)
- Kommt es wegen fehlenden Gebrauchs der Muskeln zum Muskelschwund (**Muskelatrophie**)
- Sind die Muskeleigenreflexe vermindert oder erloschen. Pathologische Reflexe treten nicht auf.

Myogene Lähmung

Bei der **myogenen Lähmung** ist z.B. die Erregungsübertragung im Skelettmuskel gestört. Die Folgen ähneln denen der peripheren Lähmung.

Einteilung der Lähmungen entsprechend der betroffenen Gliedmaße

Eine weitere Möglichkeit, Lähmungen einzuteilen, ergibt sich aus der Verteilung der Lähmungen (☞ Abb. 35.29):

- **Monoparese** bzw. **Monoplegie.** Unvollständige bzw. vollständige Lähmung einer einzelnen Gliedmaße (Arm oder Bein)
- **Hemiparese** bzw. **Hemiplegie.** Unvollständige bzw. vollständige Lähmung einer Körperhälfte (rechts oder links)
- **Paraparese** bzw. **Paraplegie.** Unvollständige bzw. vollständige Lähmung beider Arme oder beider Beine)
- **Tetraparese** bzw. **Tetraplegie.** Unvollständige bzw. vollständige Lähmung aller vier Gliedmaßen (beide Arme und beide Beine).

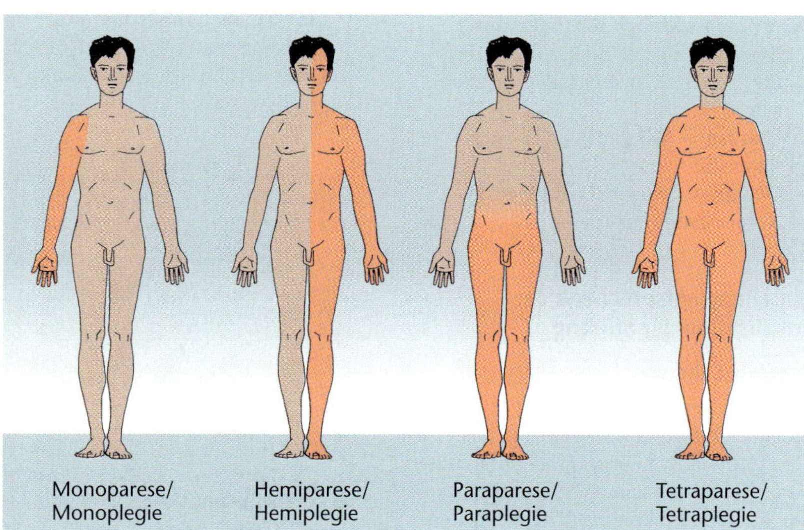

Abb. 35.29: Einteilung der Lähmungen entsprechend der betroffenen Gliedmaßen. [L215]

35.4.2 Veränderungen des Muskeltonus

Muskeltonus *(Muskelgrundspannung):* Spannungszustand des (ruhenden) Muskels.

Muskelhypertonie

Bei der **Muskelhypertonie** ist der Muskeltonus krankhaft erhöht. Dies äußert sich in einem erhöhten Widerstand des Muskels bei passiver Dehnung. Die zwei Hauptformen der Muskelhypertonie heißen **Spastik** (griech. Krampf) und **Rigor** (lat. Steifheit).

Spastik

Eine Spastik entsteht als Folge einer Läsion pyramidenbahn*naher* Nervenbahnen. Da diese Bahnen aber in der Regel nicht isoliert, sondern im Rahmen einer gleichzeitigen Pyramidenbahnschädigung betroffen werden (z.B. bei einem Schlaganfall, ☞ 35.6), spricht man nicht ganz korrekt auch von *pyramidaler Spastik.*

Die spastischen Muskelpartien setzen einer passiven Dehnung vor allem zu Beginn der Bewegung einen erhöhten Widerstand entgegen, der im weiteren Verlauf der Bewegung nachläßt *(Taschenmesserphänomen)*. Betroffen sind v.a. Muskelgruppen, die der Schwerkraft entgegenwirken. Bei schnellen Bewegungen, einseitigen Anstrengungen, Schmerzen oder Angst ist die Spastik besonders stark. Im Gegensatz zum Rigor (☞ unten) bleibt die Spastik bei vorsichtigem Bewegen sehr gering und kann durch korrekte Lagerung des Patienten ganz verschwinden.

Bobath-Konzept zur Verminderung der Spastik, ☞ *35.6.6*

Rigor

Beim Rigor liegt die Ursache in einer Störung des extrapyramidalen Systems (z.B. beim M. Parkinson, ☞ 35.10.1). Der Widerstand bleibt während der ganzen Bewegung gleich, vergleichbar dem „wächsernen“ Widerstand beim Biegen einer Kerze. Außerdem kann es zum **Zahnradphänomen** kommen, d.h. zum rhythmischen Nachlassen des Widerstands beim passiven Bewegen.

Muskelhypotonie

Bei der **Muskelhypotonie** ist der Muskeltonus erniedrigt. Der Widerstand der Muskeln gegenüber passiven Bewegungen ist deutlich herabgesetzt.

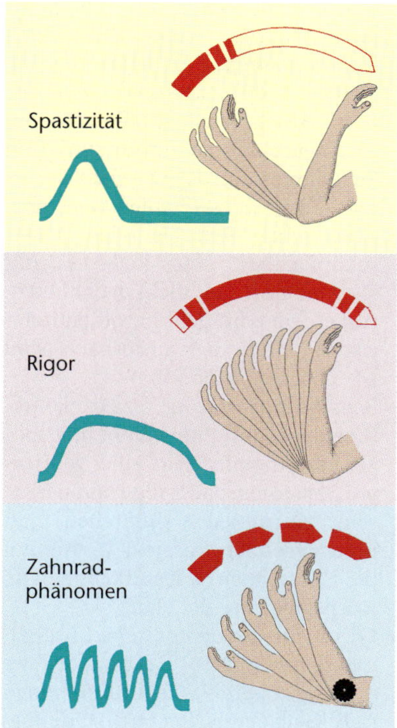

Abb. 35.30: Bei Spastik und Rigor ist der Muskeltonus auf jeweils charakteristische Weise erhöht. [L190]

Dies äußert sich beispielsweise in einem abnorm starken Schlenkern der Arme, wenn man die Schultern des Kranken schüttelt. Die Muskelhypotonie kann z.B. durch Schädigung des Kleinhirns oder durch eine periphere Lähmung bedingt sein.

35.4.3 Ataxie

Ataxie: Gestörter Bewegungsablauf durch mangelhafte Koordination der Muskeln. Ursächlich durch Schädigung des Kleinhirns, des Rückenmarks (insbesondere der Hinterstränge) oder peripherer Nerven bedingt.

Kleinhirnataxie

Die **Kleinhirnataxie** *(zerebellare Ataxie)* ist durch eine Kleinhirnschädigung bedingt, etwa einen Tumor. Infolgedessen kann das Kleinhirn seine Aufgaben im Rahmen der Bewegungskoordination nicht mehr erfüllen.

Typischerweise leidet der Kranke unter einer **Rumpf-** und **Standataxie** (er kann nicht gerade sitzen oder stehen, sondern fällt nach hinten oder zur Seite um) sowie einer **Gangataxie** mit breitbeinigem, taumelndem Gang, oft mit Abweichtendenz zu einer Seite. Der Kranke kann keine feinen Bewegungen mehr ausführen. Die Bewegungen sind „verwackelt" und schießen oft über das Ziel hinaus. Die Störungen sind im wesentlichen unabhängig davon, ob die Augen geschlossen oder geöffnet sind.

Hinterstrangataxie

Die **Hinterstrangataxie** *(spinale Ataxie)* tritt bei Erkrankungen der sensiblen Leitungsbahnen in den Hintersträngen des Rückenmarks auf, z.B. bei Multipler Sklerose (☞ 35.9.8). Informationen, z.B. über die Beschaffenheit des Bodens oder die Stellung der verschiedenen Körperteile zueinander, werden nicht mehr ausreichend zum Gehirn weitergeleitet. Bei geöffneten Augen ist die Hinterstrangataxie wesentlich geringer ausgeprägt als bei geschlossenen, da die Informationen des Sehsinns einen Teil der Informationen der Tiefensensibilität ersetzen. Beispielsweise geht der Patient verhältnismäßig sicher, solange er auf seine Füße blicken kann. Soll er aber mit geschlossenen Augen gehen, muß er sich festhalten.

Begleitend bestehen oft Sensibilitätsstörungen (☞ 35.4.4), da auch die Berührungs- und Druckempfindung über die Hinterstränge zum Gehirn geleitet werden.

35.4.4 Sensibilitätsstörungen

Sensibilitätsstörungen *(Empfindungsstörungen, sensible Lähmung)*: Störung der Reizwahrnehmung infolge einer Schädigung der Sinnesrezeptoren, einer gestörten Weiterleitung der Erregungen zum Gehirn oder einer beeinträchtigten Verarbeitung der Reize im Gehirn.

Peripher bedingte Sensibilitätsstörungen treten u.a. nach Durchtrennung oder Einklemmung peripherer Nerven und nach Verbrennungen der Haut auf. *Zentral* bedingte Sensibilitätsstörungen beruhen auf einer Schädigung z.B. der hinteren Zentralwindung oder der Hinterstränge.

Folgende Formen von Sensibilitätsstörungen werden unterschieden:

- **Hypästhesie/Hyperästhesie:** Herabgesetzte bzw. erhöhte Berührungsempfindung
- **Hypalgesie/Hyperalgesie:** Herabgesetzte bzw. gesteigerte Schmerzempfindung
- **Allästhesie/Dysästhesie:** Andersartige bzw. unangenehme Wahrnehmung eines vorhandenen Reizes. So liegt z.B. eine Dysästhesie vor, wenn der Patient eine leichte Berührung als Schmerz empfindet
- **Parästhesie:** Subjektive Mißempfindung (z.B. Ameisenlaufen) ohne von außen nachvollziehbaren Reiz.

35.4.5 Bewußtseinsstörungen

Notfallversorgung des Bewußtlosen, ☞ 17.2.1, 17.3

Bewußtseinsstörung (☞ auch 36.2.1): Störung des menschlichen Gesamterlebens. Unterteilt in **quantitative Bewußtseinsstörungen** mit Minderung der Wachheit und **qualitative Bewußtseinsstörungen** mit veränderten Bewußtseinsinhalten.

In der Neurologie besonders wichtig ist die exakte Einstufung *quantitativer Bewußtseinsstörungen* (☞ 36.2.1). Diese erfolgt heute mittels der **Glasgow-Koma-Skala** (☞ Tab. 35.31), bei der sprachliche und motorische Reaktionen sowie Augenöffnen des Patienten mit Punkten „benotet" werden. Der Schweregrad der Bewußtseinsstörung ergibt sich aus der Summe aller Punkte **(Coma-Score).**

☑ Bei einem Koma liegt die Ursache nur bei 50% der Patienten im zentralen Nervensystem selbst (z.B. Schlaganfall, Hirnblutung, Tumor, Entzündung, Verletzung). Bei den übrigen 50% der Kranken sind Vergiftungen, Stoffwechselentgleisungen (z.B. bei Diabetes mellitus, ☞ 23.6.3) oder Schockzustände für die Bewußtlosigkeit verantwortlich.

Nach einer älteren Einteilung werden unterschieden:

- **Benommenheit.** Leichteste Form der Bewußtseinsstörung mit verlangsamtem Denken und Handeln. Der Patient ist relativ wach und örtlich, zeitlich und zur eigenen Person (Name, Wohnort, Geburtstag) orientiert
- **Somnolenz.** Abnorme Schläfrigkeit. Der Patient ist für kurze Zeit weckbar und gerade noch zu Ort, Zeit und Person ori-

Neurologische Funktion	(Beste) Reaktion des Patienten	Bewertung [Punkte]
Augen öffnen	Spontan	4
	Auf Ansprechen	3
	Auf Schmerzreiz	2
	Kein Öffnen	1
Verbale Reaktion	Orientiert	5
	Verwirrt, desorientiert	4
	Unzusammenhängende Worte	3
	Unverständliche Laute	2
	Keine verbale Reaktion	1
Motorische Reaktion	Befolgen von Aufforderungen	6
Motorische Reaktion auf Schmerzreize	Gezielte Schmerzabwehr	5
	Ungezielte Schmerzabwehr (sog. *Massenbewegungen*)	4
	Beugesynergien (Beugehaltung)	3
	Strecksynergien (Streckhaltung)	2
	Keine motorische Reaktion	1

Tab. 35.31: Glasgow-Koma-Skala. Die Summe der Punkte ergibt den Coma-Score und ermöglicht eine standardisierte Einschätzung des Schweregrades einer Bewußtseinsstörung. Pupillenreaktionen, ☞ Abb. 35.32.

entiert, vermag aber nur noch einfache Fragen zu beantworten

- **Sopor.** Schlafähnlicher Zustand. Der Patient ist durch Ansprache nicht mehr weckbar, reagiert aber gezielt auf Schmerzreize
- **Präkoma.** Leichte Bewußtlosigkeit. Der Patient ist nicht weckbar, reagiert aber noch auf Schmerzreize
- **Koma.** Tiefe Bewußtlosigkeit. Der Kranke reagiert nicht einmal mehr auf Schmerzreize.

35.5 Der Weg zur Diagnose

35.5.1 Anamnese und körperliche Untersuchung

Die neurologische Untersuchung beginnt mit der Erhebung der **Anamnese,** bei der neben der Patientenanamnese oft eine Fremdanamnese (☞ 9.2) notwendig ist, z.B. wenn der Patient bewußtlos ist oder nach einem Schlaganfall nicht mehr sprechen kann. Es schließt sich eine gründliche **Allgemeinuntersuchung** an.

Zur eigentlichen **neurologischen Untersuchung** gehören:

- *Prüfung des Bewußtseins, Beobachtung der Sprache.* Ist der Patient wach, wird bereits während der Anamneseerhebung deutlich, inwieweit er beispielsweise zeitlich und räumlich orientiert ist. Bei Bewußtseinsstörungen (☞ 35.4.5) wird der Schweregrad der Bewußtseinseinschränkung anhand der Glasgow-Koma-Skala (☞ Tab. 35.31) festgestellt
- *Prüfung der Hirnnervenfunktionen,* indem der Patient zur Ausführung verschiedener Funktionen aufgefordert wird. Der N. facialis (☞ 35.1.3, 35.11.3) kann z.B. durch Aufforderung zum Stirnrunzeln, Augenschließen, Pfeifen und Grimassenschneiden geprüft werden. Im Rahmen der Hirnnervenprüfung werden auch die **Pupillenreflexe** getestet (☞ Tab. 35.32), die wichtige Informationen zur Zustandsbeurteilung bei Bewußtlosigkeit und nach Schädel-Hirn-Trauma (☞ 35.15.1) liefern
- *Prüfung der Bewegung.* Beobachten des Gangbildes (Patient geht in Unterwäsche mehrere Meter durch den Raum) und Kraftvergleich aller Extremitäten (Arzt läßt sich z.B. mit der rechten und linken Hand so kräftig wie möglich die Hand geben)
- *Koordinationsprüfungen.* Steh- und Gehversuche („Gänsefüßchenschritt"), Zeigeversuche (z.B. Finger-Nase-Versuch, bei dem der Patient mit dem Zeigefinger in weitem Bogen ausholend auf die Nasenspitze zeigen soll, zuerst mit geöffneten, dann mit geschlossenen Augen, ☞ Abb. 35.25)
- *Reflexprüfung.* Dabei werden insbesondere solche Reflexe geprüft, die sich leicht von außen auslösen lassen. Hierzu gehören z.B. der *Patellarsehnenreflex* (kurz **PSR,** auch *Kniesehnenreflex* genannt, ☞ Abb. 35.9) und der *Achillessehnenreflex* (kurz **ASR**). Wichtige Hinweise auf eine neurologische Erkrankung sind Seitenunterschiede zwischen rechts und links, völliges Fehlen eines physiologischen Reflexes oder „Unerschöpflichkeit" eines Reflexes („das Zucken hört gar nicht mehr auf"). Außerdem wird geprüft, ob pathologische Reflexe auslösbar sind (☞ 35.4.1, Abb. 35.27)
- *Sensibilitätsprüfung,* z.B. Unterscheidung von spitz-stumpf (mit spitzer und stumpfer Seite einer geöffneten Sicherheitsnadel die Haut berühren), warm-kalt (Röhrchen mit unterschiedlich warmem Wasser auf die Haut halten) oder Erkennen von Buchstaben auf der Haut
- Ggf. *neuro-psychologische Untersuchung* (☞ 36.2.2 – 36.2.4), bei der auch „höhere" Gehirnfunktionen (z.B. Gedächtnis, Rechnen, Orientierung) überprüft werden.

35.5.2 Liquoruntersuchung und diagnostische Lumbalpunktion

Lumbalpunktion zur Regionalanästhesie, ☞ *37.9.3*

Viele neurologische Erkrankungen führen zu einer veränderten Zusammensetzung des Liquors (☞ 35.1.2). Der zu untersuchende Liquor wird durch eine Punktion gewonnen, die meist im Lendenwirbelsäulenbereich durchgeführt wird. Bei der Punktion können auch Medikamente zu diagnostischen oder therapeutischen Zwekken in den Liquorraum eingebracht werden, etwa Kontrastmittel oder Zytostatika.

Eine **Subokzipitalpunktion,** d.h. eine Punktion der *Kleinhirnzisterne* (Erweiterung des Subarachnoidalraumes unterhalb des Kleinhirns), wird wegen der hohen Komplikationsgefahr nur sehr selten durchgeführt.

Lumbalpunktion

Lumbalpunktion (kurz *LP*): Punktion des liquorhaltigen Duralsackes im Lendenwirbelsäulenbereich mit einer langen Hohlnadel zu diagnostischen und/oder therapeutischen Zwecken.

Indikationen und Kontraindikationen

Hauptindikationen der **Lumbalpunktion** sind der Verdacht auf eine infektiöse oder entzündliche Erkrankung des ZNS (☞ 35.9) sowie onkologische Erkrankungen mit häufiger Infiltration ins ZNS, z.B. Leukämie (☞ 24.7.1).

Bei einem erhöhten Hirndruck (☞ 35.13) darf die Lumbalpunktion nicht durchgeführt werden, da das Gehirn dann infolge der Druckentlastung im Lumbalbereich nach unten in Richtung Wirbelkanal „rutschen" würde und lebenswichtige Zentren im großen Hinterhauptloch eingeklemmt würden.

Vorbereitung einer Lumbalpunktion

- Benötigtes Material bereitstellen: Alles zur Hautdesinfektion und Lokalanästhesie (☞ Venenpunktion in 9.5.1), eventuell Utensilien zur Hautrasur. Mehrere Lumbalpunktionskanülen verschiedenen Kalibers (☞ Abb. 37.39), sterile Handschuhe, sterile Unterlage, drei beschriftete (sterile) Laborröhrchen, sterile Tupfer, Verbandsmaterial. Evtl. ein graduiertes Steigrohr nach Queckenstedt mit Ansatz für die Liquordruckmessung (☞ Abb. 35.33). Alles für einen Eiweißschnelltest (z.B. Reagenzglas und *Pandy-Reagenz*) und einen Blutzucker-Stix (☞ 23.6.11)
- Sicherstellen, daß der Patient vom Arzt aufgeklärt wurde und – von Haus zu Haus verschieden – eine Einverständniserklärung unterschrieben hat. Im Aufklärungsgespräch sollte der Patient u.a. auch auf den Schmerz vorbereitet worden sein, der mit einer evtl. Berührung einer Nervenwurzel verbunden ist (die Nervenwurzel nimmt dadurch aber keinen Schaden)
- Auf Ängste des Patienten eingehen: Die Angst vieler Patienten vor einer Rückenmarksverletzung durch die Lumbalpunktion ist bei fachgerechter Durchführung unbegründet, da das Rückenmark beim Erwachsenen bereits auf Höhe der Bandscheibe zwischen erstem und zweitem Lendenwirbelkörper endet und der Arzt zur Punktion tiefer eingeht. Evtl. noch einmal die einzelnen Schritte der Punktion durchgehen, dabei besonders betonen, wie der Patient selbst helfen kann (Rücken so weit wie möglich krümmen, stillhalten)
- Patienten bitten, die Blase zu entleeren
- Ggf. Prämedikation nach Anordnung verabreichen (nur selten erforderlich)
- Kurz vor der Punktion BZ-Stix durchführen (in manchen Häusern ist auch eine venöse Blutentnahme mit Blutzuckerbestimmung im Labor üblich), da der Glukosespiegel im Liquor blutzuckerabhängig ist
- Patienten geeignete Kleidung anziehen (lassen): Der Patient soll seinen Oberkörper während der Punktion ganz oder zumindest am Rücken frei machen können. Die Unterhose kann er anbehalten, er wird aber auf mögliche Verunreinigungen durch das Desinfektionsmittel hingewiesen.

Durchführung

- Die Lumbalpunktion erfolgt am liegenden oder sitzenden Patienten, wobei die Lendenwirbelsäule maximal gebeugt sein soll, damit die Dornfortsätze auseinanderweichen. Bei der Punktion im Sitzen sitzt der Patient am seitlichen Rand der Untersuchungsliege mit dem Rücken zum Arzt (möglichst weit zu der dem Arzt gegenüberliegenden Seite), stellt die Füße auf einen Hocker, beugt Kopf und Schultern weit nach vorn und macht einen Rundrücken („Katzenbuckel"). Zur Unterstützung dieser Lage umfaßt er außerdem seine Knie mit den Armen.
  Der liegende Patient liegt auf der Sei-

	Ohne Lichtreiz	Direkte Belichtung	Belichtung des Gegenauges
Normal	Re Li Pupillen gleich weit	Re Li Prompte Verengung beider Pupillen auf gleiche Endgröße	Re Li Prompte Verengung beider Pupillen auf gleiche Endgröße
Amaurotische Pupillenstarre (rechtes Auge blind)	Re Li Pupillen gleich weit	Re Li Nicht-Wahrnehmung des Lichtreizes durch das blinde rechte Auge, daher keinerlei Reaktion auf beiden Augen	Re Li Prompte Verengung beider Pupillen auf gleiche Endgröße (Reizaufnahme durch das gesunde linke Auge, der efferente Reflexschenkel des rechten Auges ist intakt)
Okulomotorius-Lähmung (beidseitig z.B.bei Hirndruck oder einseitig – hier rechts – z.B. bei Tumor, wenn der N. oculomotorius gegen die Schädelbasis gedrückt wird)	Re Li Rechte Pupille weiter als linke, da der pupillenverengende Okulomotorius (parasympathische Fasern) gestört ist. Oft auch beeinträchtigte Augenbeweglichkeit rechts	Re Li Lichtstarre Pupille rechts, links normale Verengung (normale Reizwahrnehmung durch das rechte Auge, jedoch nur links normale Verengung, da rechts der efferente Reflexschenkel gestört ist)	Re Li Lichtstarre Pupille rechts, links normale Verengung (normale Reizwahrnehmung durch das linke Auge, jedoch nur links normale Verengung, da rechts der efferente Reflexschenkel gestört ist)

Tab. 35.32: Physiologische und pathologische Pupillenreaktionen. Vor der Pupillenreaktion werden lokale Erkrankungen des Auges ausgeschlossen, die eine (Mit-)Reaktion des Auges verhindern, z.B. Synechien (☞ 33.10).
Hinweis: Entrundete Pupillen sind praktisch immer ein Alarmsignal.

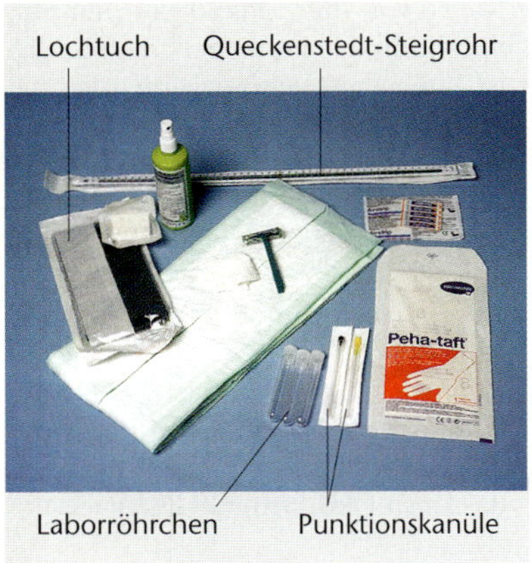

Abb. 35.33: Lumbalpunktionsset. Soll ein Eiweißschnelltest durchgeführt werden, müsen noch ein Reagenzglas oder Blockschälchen und die Reagentien hinzugefügt werden. [K183]

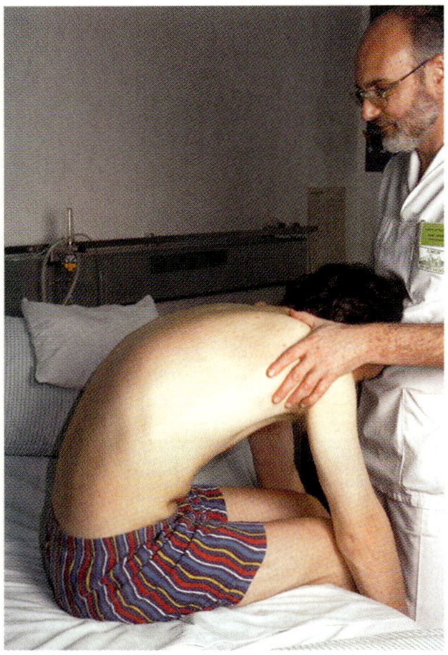

Abb. 35.34: Lagerung eines Erwachsenen für eine Lumbalpunktion im Sitzen.
Die Pflegekraft unterstützt die Krümmung der Wirbelsäule durch Halten des Patienten in Kniekehle und Nacken. Zur Stabilisierung kann der Patient seine Knie mit den Armen umfassen. [K183]

te, mit dem Rücken nahe dem seitlichen Rand der Untersuchungsliege, an dem sich der Arzt befindet, und macht einen Rundrücken, indem er seinen Kopf und die Schultern nach vorn neigt, die Knie anzieht und sie eventuell mit seinen Armen umfaßt

- Nach Hautdesinfektion und ggf. Lokalanästhesie sticht der Arzt die Lumbalpunktionsnadel zwischen dem 3. und 4. (alternativ 4. und 5.) LWS-Dornfortsatz ein und schiebt sie vor, bis Liquor fließt. Währenddessen weicht die Pflegeperson nicht von der Seite des Patienten, unterstützt seine korrekte Position und verhindert Abwehrbewegungen.
Viele Patienten tolerieren die Punktion besser, wenn sie vor jedem Schritt „vorgewarnt" werden (z.B. vor der Desinfektion „jetzt wird es kalt" sagen). Besonders hilfreich ist es, dem Patienten zu sagen, wenn der Liquor fließt, und daß nun „das Schlimmste" überstanden sei, es aber noch ein paar Minuten dauern werde, da der Liquor nur langsam heraustropfe
- Bei Verdacht auf einen erhöhten Liquordruck oder eine behinderte Liquorzirkulation (etwa bei einem Rückenmarkstumor) wird im Liegen ein Steigrohr zur Liquordruckmessung angesetzt (☞ Abb. 35.33). Erfolgt bei Kompression der V. jugularis oder Bauchpresse des Patienten *kein* Anstieg des spinalen Druckes, besteht der Verdacht auf ein Hindernis **(Queckenstedt-Versuch)**
- Dann wird die benötigte Liquormenge aufgefangen, die Punktionsnadel entfernt und steril verbunden
- Direkt nach der Untersuchung wird der Eiweißschnelltest durchgeführt (evtl. eine zweite Pflegekraft hinzubitten): Man gibt 1 ml *Pandy-Reagenz* in ein Schälchen oder Reagenzglas und fügt einige Tropfen Liquor hinzu. Bei krankhaft hohem Eiweißgehalt des Liquors trübt sich die Mischung, oder es fallen sogar Bestandteile aus. Die Beurteilung erfolgt vor dunklem Hintergrund.

Nachsorge

- Patienten nach seinem Befinden fragen, Vitalzeichen kontrollieren
- Patienten in den Folgestunden und Folgetagen aufmerksam beobachten (Kopfschmerzen?, Sensibilitätsstörungen?) und Auffälligkeiten dem (diensthabenden) Arzt mitteilen
- Material entsorgen; Liquor rasch ins Labor transportieren (lassen)
- Patienten zu reichlichem Trinken animieren (ca. 1 l in den ersten 1 – 2 Std. nach der Punktion), da dies erfahrungsgemäß dem *postpunktionellen Kopfschmerz* (☞ unten) vorbeugt.

Risiken einer Lumbalpunktion

Ungefähr ein Drittel der Patienten bekommt nach der Punktion Kopfschmerzen, deren Ursache noch unklar ist. Manchen wird auch übel. Der Nutzen einer 24stündigen strengen Bettruhe nach der Punktion (davon die ersten zwei Stunden in Bauchlage) ist bei einer einfachen Punktion ohne Einbringen von Medikamenten sehr umstritten (hausinterne Regelung und Arztanordnung beachten). Bei starken Kopfschmerzen ist oft die Schmerzmittelgabe in einer Infusion sinnvoll, da hierdurch gleichzeitig die Flüssigkeitszufuhr gesteigert wird.

Ernste Komplikationen wie z.B. eine durch die Punktion verursachte Hirnhautentzündung (zeigt sich erst nach 1 – 2 Tagen) sind bei sorgfältigem und sterilem Arbeiten sehr selten.

Liquorbefunde

Normalbefund

- *Inspektion:* Der Liquor sieht klar aus
- *Druckmessung:* Der normale **Liquordruck** beträgt 5 – 20 cm H_20 (bzw. 0,5 – 2,0 Kilopascal)
- *Mikroskopische Untersuchung:* Die Auszählung der im Liquor befindlichen Zellen erfolgt im Labor in einer speziellen Zählkammer unter dem Mikroskop. Bei Gesunden enthält der Liquor nur sehr wenige Zellen (bis $4/mm^3 = 4/\mu l$)
- *Laboruntersuchung:* Der Eiweißgehalt beträgt ca. 0,2 – 0,4 g/l, der Liquorzucker ca. 40% des Blutzuckers

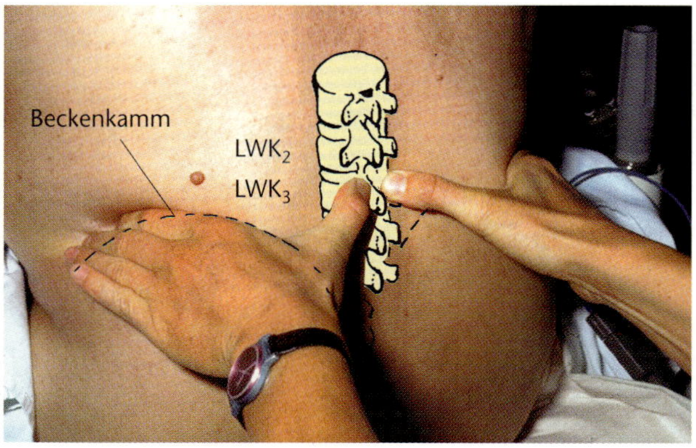

Abb. 35.35: Ertasten der Einstichstelle für die Lumbalpunktion. [D200]

Durchführung der Lumbalpunktion [D200]

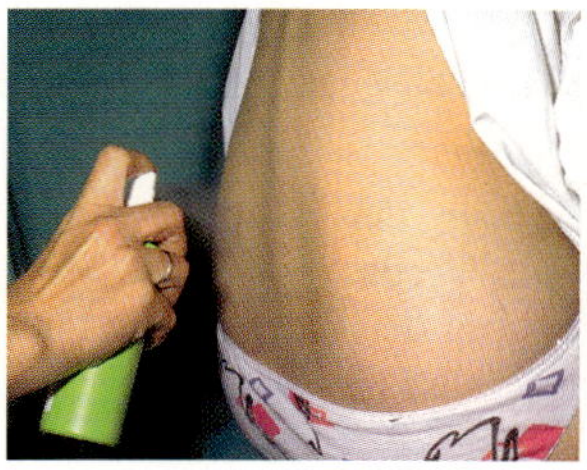

Abb. 35.36: Desinfektion der Punktionsstelle.

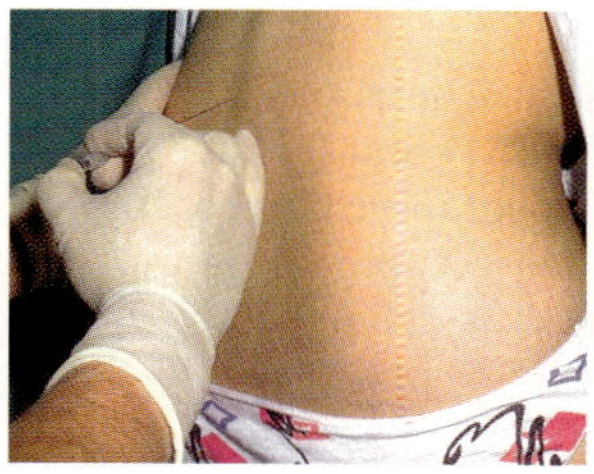

Abb. 35.37: Einstechen der Spinalnadel mit inliegendem Mandrin.

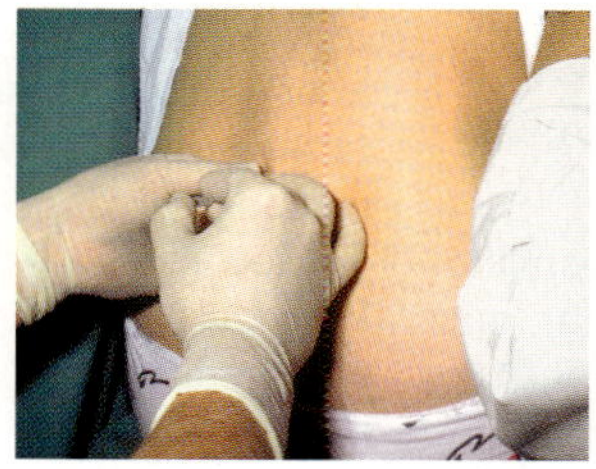

Abb. 35.38: Vorschieben der Nadel in den Spinalraum.

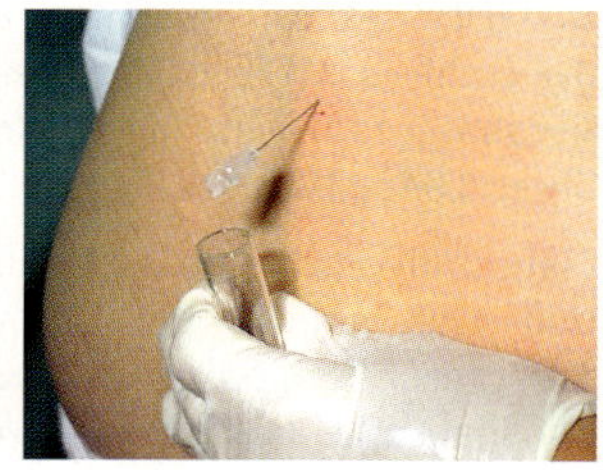

Abb. 35.39: Abtropfen des Liquors in das Laborröhrchen.

- *Mikrobiologische/serologische Untersuchung:* In der Liquorkultur wachsen keine Bakterien. Antikörper, z.B. gegen Syphilis (☞ 30.11.2), können nicht nachgewiesen werden.

Wichtige pathologische Befunde

- *Inspektion:* Der Liquor sieht trübe oder bei einer schweren bakteriellen Entzündung sogar eitrig aus. Blutiger Liquor tritt z.B. bei einer Subarachnoidalblutung (☞ 35.7.1) auf. Liegt eine solche Blutung bereits einige Zeit zurück, ist der Liquor gelblich gefärbt *(xanthochrom)*
- *Mikroskopie:* Pathologische Befunde sind eine erhöhte Zellzahl bei entzündlichen Erkrankungen des Gehirns, ein Auftreten abnormer Zellen (z.B. bei Leukämie) oder ein Nachweis von Bakterien
- *Laboruntersuchung:* Der Eiweißgehalt des Liquors ist bei einem Hindernis im Rückenmarkskanal (z.B. einem Tumor) erhöht. Ein erniedrigter Liquorzucker ist bei bakteriellen und tuberkulösen Entzündungen durch Glukoseverbrauch der Bakterien zu beobachten
- *Mikrobiologie/Serologie:* In der Liquorkultur wachsen Bakterien, oder es können Antikörper gegen Bakterien nachgewiesen werden.

35.5.3 Konventionelle Röntgendiagnostik

Röntgenleeraufnahmen

Die **Röntgenleeraufnahmen** der Wirbelsäule und des Schädels zeigen die knöchernen Strukturen und Verkalkungen, nicht aber Rückenmark oder Gehirn selbst. Diese Röntgenaufnahmen sind für den Neurologen dennoch hilfreich, um z.B. Knochenmetastasen, Frakturen oder Verschleißerscheinungen der Wirbelgelenke, die auf die Spinalnerven drücken und zu neurologischen Ausfallerscheinungen führen können, zu diagnostizieren.

Myelographie

Myelographie: Kontrastmitteldarstellung des spinalen Subarachnoidalraums.

Bei der **Myelographie** wird nach einer Lumbalpunktion Kontrastmittel in den spinalen Subarachnoidalraum injiziert. Nach entsprechender Lagerung des Patienten können die Nervenwurzeln und die Weite des Spinalkanals dargestellt werden.

Eine Myelographie wird insbesondere bei Verdacht auf einen Bandscheibenvorfall oder Tumoren im Bereich der Nervenwurzeln durchgeführt, wenn das CT zweifelhaft ist.

Nach der Myelographie klagen viele Patienten über Kopfschmerzen. Diese sind jedoch nicht durch das Kontrastmittel bedingt, sondern als postpunktionelle Kopfschmerzen (☞ 35.5.2) anzusehen. Allergische Reaktionen durch das Kontrastmittel und zerebrale Krampfanfälle sind heute selten.

Die Nachsorge entspricht derjenigen nach Lumbalpunktion (☞ 35.5.2). Zusätzlich ist Oberkörperhochlagerung erforderlich, damit kein Kontrastmittel in Richtung Gehirn abfließt. Eine vermehrte Flüssigkeitszufuhr soll nicht nur einen eventuellen Liquorverlust über die Punktionsstelle ersetzen, sondern auch die Ausscheidung des Kontrastmittels beschleunigen.

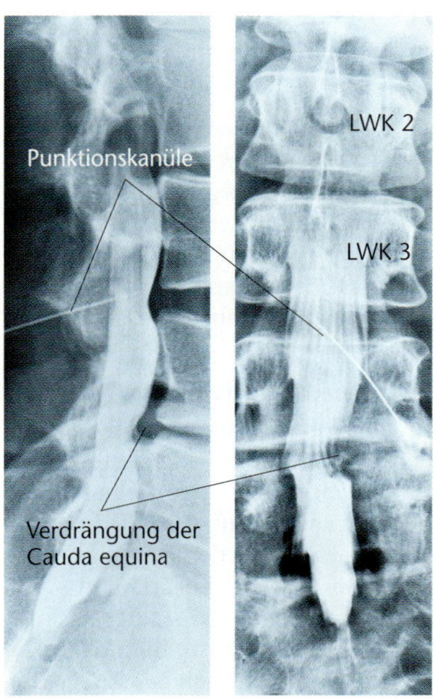

Abb. 35.40 (links): Dieser Myelographie-Befund zeigt einen Bandscheibenvorfall zwischen LWK4 und 5 bei einem 44jährigen Mann. [T113]

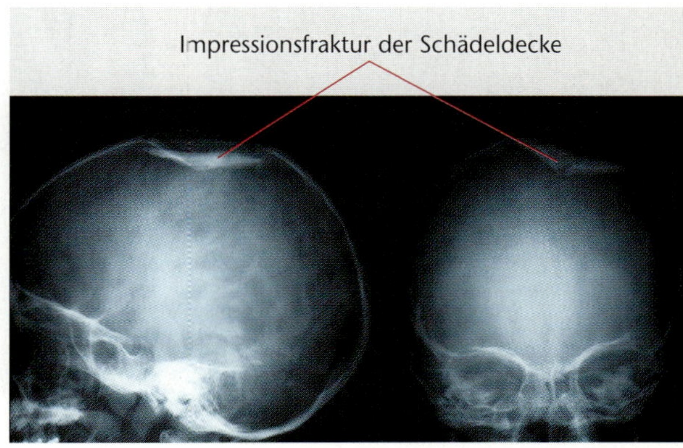

Abb. 35.41 (rechts): Die Röntgenaufnahmen des Schädels zeigen deutlich eine Fraktur im Bereich der Schädeldecke (Impressionsfraktur). [T113]

35.5.4 Computertomographie

Die **Computertomographie** (Prinzip, ☞ 9.6.4) des Rückenmarks und/oder des Gehirns (**CCT** = *Craniale Computertomographie*) hat für die Neurologie überragende Bedeutung.

Hauptindikationen sind Schlaganfälle und Gehirnblutungen, Verdacht auf Tumoren, Notfallsituationen (z.B. Schädel- oder Rückenmarksverletzungen oder unklare Bewußtlosigkeit) und – im Bereich des Rückenmarks – der Verdacht auf einen Bandscheibenvorfall. Eine zusätzliche intravenöse Kontrastmittelgabe oder Kontrastmittelgabe durch gleichzeitige Myelographie *(Myelo-CT)* verbessert die Aussagekraft bei einigen Krankheitsbildern erheblich.

35.5.5 Kernspintomographie

Die **Kernspintomographie** (☞ auch 9.6.5) ergänzt die Computertomographie v.a. bei Erkrankungen der schädelbasisnahen Gehirnabschnitte und des Rückenmarks. Da bei der Kernspintomographie die störende Überlagerung durch die Knochen wegfällt, ist der Nachweis auch kleiner Tumoren oder Multiple-Sklerose-Herde möglich.

35.5.6 Single-Photon- und Positronen-Emissions-Tomographie

Single-Photon-Emissionscomputertomographie (kurz *SPECT*) und **Positronen-Emissions-Tomographie** (kurz *PET*, auch *Positronen-CT* genannt) können anschaulich als Kombination von Szintigraphie (☞ 9.6.6) und Computertomographie (☞ 9.6.4) oder als dreidimensionale Szintigraphie beschrieben werden.

Verschiedene radioaktive Substanzen werden intravenös injiziert und verteilen sich im Hirngewebe.

Hauptindikationen sind der Nachweis von *Stoffwechselstörungen* des Gehirns *ohne* strukturelle Veränderungen und die Klärung der Durchblutungsverhältnissen bei Tumoren.

35.5.7 Sonographie und Angiographie

Doppler-Sonographie

Die **Doppler-Sonographie** (☞ auch 9.6.7) ist ein Ultraschallverfahren zur Erkennung von Gefäßverengungen oder Gefäßverschlüssen.

Während früher lediglich die großen hirnversorgenden Gefäße außerhalb des knöchernen Schädels, z.B. die A. carotis, darstellbar waren, können heute auch die intrakraniellen Gefäße dopplersonographisch dargestellt werden (*transkranielle Dopplersonographie*, kurz *TCD*).

Hauptindikation der Doppler-Sonographie ist der Verdacht auf eine Minderdurchblutung des Gehirns, z.B. bei einem Schlaganfall (☞ 35.6).

Angiographie

Digitale Subtraktionsangiographie (DSA), ☞ 19.4.6

Ergibt sich aus der Sonographie der Verdacht auf eine Gefäßerkrankung, beispielsweise auf eine Gefäßeinengung oder einen Gefäßverschluß, schließt sich eine Angiographie an (☞ 19.4.5).

Zusätzlich zu den allgemeinen Komplikationen nach Angiographien (☞ 19.4.5) können neurologische Ausfälle auftreten, z.B. Lähmungen oder Verwirrtheit. Sie sind Folge von Durchblutungsstörungen durch das Kontrastmittel und meist flüchtig. Die Behandlung besteht in der Gabe von Volumenersatzmitteln und Dexamethason.

Die Pflegenden achten nach der Untersuchung insbesondere auf das Auftreten neurologischer Auffälligkeiten (z.B. Lähmungen, Sprachstörungen), auf Blutdruckveränderungen und Herzrhythmusstörungen sowie auf Nachblutungen.

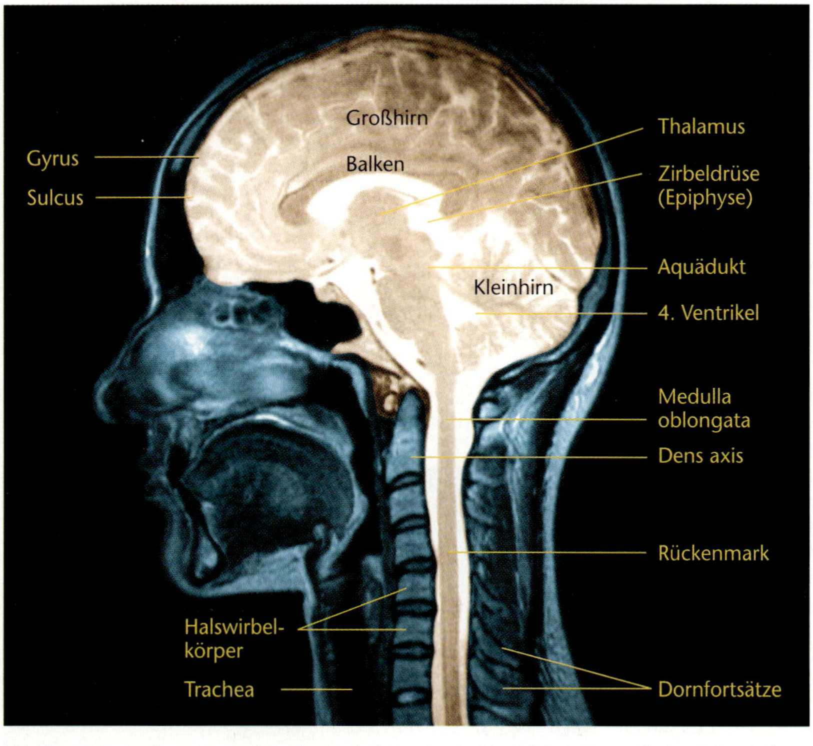

Abb. 35.42: Kernspintomographie (Sagittalschnitt durch das Gehirn). Normalbefund. [V137]

35.5.8 Elektroenzephalographie

Elektroenzephalogramm (kurz *EEG, Hirnstrombild*): Kontinuierliche Registrierung und Aufzeichnung der durch die Aktivität von Nervenzellen im Bereich der Hirnrinde auftretenden elektrischen Spannungen.

Prinzip und Durchführung

An definierten Positionen der Schädeldecke werden Kopfhautelektroden zur Registrierung der elektrischen Spannungen angebracht. Im *Elektroenzephalographen* werden die elektrischen Spannungen dann verstärkt und – ähnlich wie beim EKG – aufgezeichnet. Die Untersuchung ist völlig ohne Nebenwirkungen und schmerzlos.

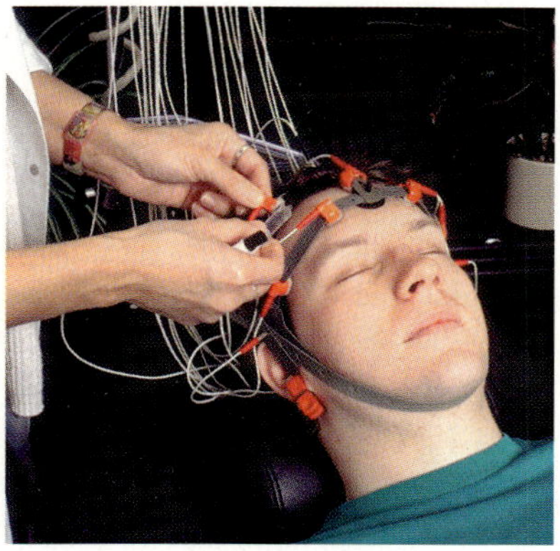

Abb. 35.43 (links): Patient, bei dem ein EEG abgeleitet wird. Nicht wenige Patienten empfinden die Untersuchung wegen der vielen zu befestigenden Elektroden und der zahlreichen Kabel zum Aufzeichnungsgerät als unangenehm und beängstigend. [D200]

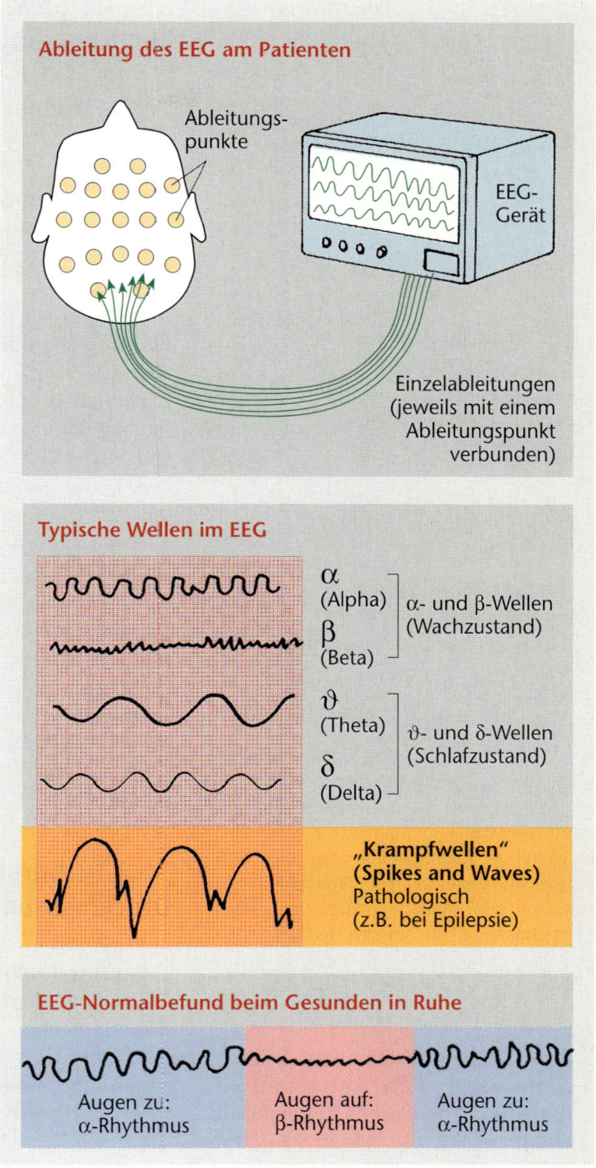

Abb. 35.44 (rechts): Ableitung eines EEG und einige typische EEG-Befunde. [B101]

Aufgaben des Pflegepersonals

- Ggf. Haare und Kopfhaut vor der Untersuchung waschen (lassen), da Fett und Haarsprayreste die Registrierung behindern
- Patienten nicht nüchtern lassen, da eine Unterzuckerung das EEG verändern kann. Keine anregenden Getränke wie Cola, Kaffee oder Tee geben, da diese ebenfalls das EEG beeinflussen
- Eingenommene Medikamente des Patienten auf dem Anmeldeformular notieren oder Patientenkurve zur Untersuchung mitgeben, da verschiedene Medikamente (z.B. auch Diazepam) das EEG verändern und der Arzt, der die Auswertung des EEG vornimmt, darüber Bescheid wissen muß. Ggf. Medikamente vorher nach Arztanordnung absetzen
- Patienten ggf. zur Untersuchung begleiten.

Normalbefund beim Erwachsenen

- Typisches, altersabhängiges Wellenmuster (☞ Abb. 35.44) – beim Erwachsenen ist dies bei geöffneten Augen ein hochfrequenter β-Rhythmus.
- Werden die Augen geschlossen und entspannt sich der Patient, so erhält man niederfrequentere α-Wellen.
- ϑ- und ϑ-Wellen kommen nur im Tiefschlaf vor.

Typische pathologische Befunde

- Bei der Epilepsie (☞ 35.8.2) werden während, manchmal auch zwischen den Anfällen, typisch veränderte Kurvenmuster **(Krampfpotentiale)** aus *Spikes und Waves* („Zacken und Wellen") registriert, die z.B. durch Schlafentzug oder Lichtreize provoziert werden können
- Tumoren oder Blutungen können zu sog. **Herdbefunden** führen: Es treten umschrieben, d.h. nur in bestimmten Ableitungen, gehäuft langsame Wellen auf. Herdbefunde weisen auf den Schädigungsort hin
- Dagegen sind **Allgemeinveränderungen** (meist eine Verlangsamung) in allen Ableitungen zu registrieren. Sie treten z.B. bei diffusen Gehirnentzündungen oder Vergiftungen auf
- Beim **Hirntod** eines Menschen (☞ 15.6) sind keine elektrischen Spannungen mehr nachweisbar (**Nullinien-EEG**, *isoelektrisches EEG*).

35.5.9 Evozierte Potentiale

Evozierte Potentiale (kurz *EP*): EEG-gestützte Spezialuntersuchung, die die Reizantwort des ZNS auf definierte Sinnesreize erhebt.

Bei der Untersuchung der **evozierten Potentiale** wird das zu untersuchende Sinnesorgan durch einen definierten Reiz erregt, die aus diesem Reiz resultierende Aktivitätssteigerung des Gehirns über das EEG registriert und durch einen Computer ausgewertet:

- Bei den **visuell evozierten Potentialen** (kurz *VEP*) wird der Sehsinn z.B.

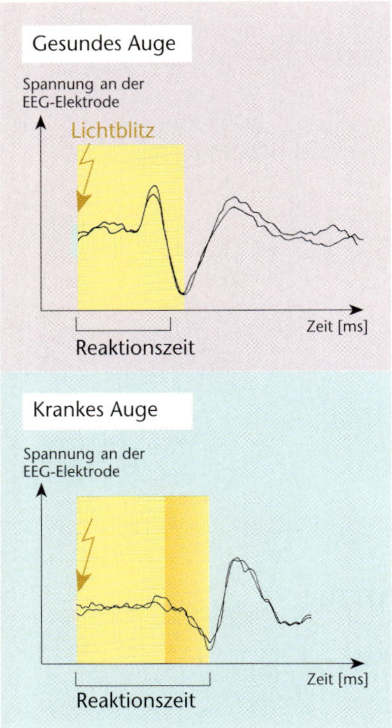

Abb. 35.45: Oben normales, unten pathologisches visuell evoziertes Potential, wie es z.B. im Rahmen einer Sehnervenentzündung zu registrieren ist.
Nicht nur die Form des Potentials ist in typischer Weise verändert, sondern das Potential tritt auch erst erheblich verzögert ein. [Nach Pschyrembel, Klinisches Wörterbuch, 257. Aufl., W. de Gruyter, 1994]

durch das Betrachten von Schachbrettmustern erregt. Diese Untersuchung wird häufig bei Verdacht auf Multiple Sklerose (☞ 35.9.8) zum Nachweis einer (früheren) Sehnervenentzündung eingesetzt (diese ist oft Erstsymptom der Multiplen Sklerose)

- Bei den **akustisch evozierten Potentialen** (kurz *AEP*) werden dem Ohr definierte Schallreize zugeführt. Die Untersuchung ist z.B. bei Verdacht auf Hirnstammschädigung angezeigt, etwa nach einem Schädel-Hirn-Trauma. Außerdem ermöglicht sie eine objektive Gehörprüfung, beispielsweise bei Kleinkindern
- Die Ableitung der **somatosensibel evozierten Potentiale** (kurz *SSEP*) erfordert eine direkte Nervenreizung und ist bei Verdacht auf eine Störung der sensiblen Leitung im Rückenmarks- oder Gehirnbereich indiziert (etwa bei Rückenmarkstumoren).

35.5.10 Elektromyographie, Elektroneurographie

Elektromyographie: Ableitung und Registrierung der Aktionsströme eines Muskels.

Elektroneurographie: Ableitung und Registrierung der Aktionsströme eines Nerven.

Im Gegensatz zum EEG erfordern **Elektromyographie** und **Elektroneurographie** einen Nadeleinstich und nachfolgend eine elektrische Nervenreizung (kleine „Stromschläge“). Beide sind daher für den Patienten unangenehm und manchmal auch schmerzhaft.

Hauptzweck der Elektromyographie ist die Feststellung, ob eine Lähmung Folge einer Muskelschädigung (myogene Lähmung, ☞ Abb. 35.28), einer (peripheren) Nervenschädigung oder aber psychogen bedingt sind. Die Elektroneurographie erlaubt die Berechnung der **Nervenleitgeschwindigkeit** (kurz *NLG*) z.B. bei Verdacht auf Polyneuropathie (☞ 35.11.1).

35.5.11 Intrakranielle Druckmessung

Intrakranieller Druck: Druck innerhalb der Schädelhöhle. Beim Gesunden 3 – 15 mmHg intraventrikulär und 5 – 17 mmHg epidural mit kurzzeitigen Spitzen bis 60 mmHg (z.B. beim Pressen).

Einige neurologische Erkrankungen, etwa Schädel-Hirn-Traumen oder Hirntumoren, gehen mit einem erhöhten **intrakraniellen Druck** einher (☞ 35.13), der das empfindliche Gehirn zusätzlich zur Grunderkrankung schädigt. Bei solchen Erkrankungen kann es erforderlich sein, den intrakraniellen Druck und seine Beeinflussung durch therapeutische oder pflegerische Maßnahmen (z.B. durch die Lagerung des Patienten) exakt zu bestimmen.

Bei der **epiduralen Messung** bringt ein Neurochirurg den Meßfühler in den Epiduralraum ein. Der Eingriff ist technisch relativ einfach und nur mit geringem Infektionsrisiko verbunden, da die Dura nicht eröffnet wird. Nachteilig sind die manchmal etwas ungenauen Werte.

Bei der **intraventrikulären Messung** plaziert der Neurochirurg einen Katheter in einem der Seitenventrikel (☞ Abb. 35.12). Es kann nicht nur der Druck gemessen, sondern auch Liquor zur Hirndrucksenkung abgelassen werden. Nachteilig sind das hohe Infektionsrisiko und das leichte Verstopfen des Katheters.

35.5.12 Biopsien

In der Neurologie sind vor allem **Muskel-** und **Nervenbiopsien** von Bedeutung. Da diese jedoch für den Patienten eingreifend sind und bei der Nervenbiopsie stets (wenn auch kleine) Ausfälle zurückbleiben, steht die Biopsie am Ende aller möglichen Untersuchungen. Dies gilt noch mehr für die **Hirnbiopsie** durch offene oder *stereotaktische* (☞ 35.5.13) Operation, die praktisch nur bei Tumorverdacht durchgeführt wird, um die Art des Tumors herauszufinden und eine optimale Behandlungsplanung zu ermöglichen.

35.5.13 Stereotaktische Eingriffe

Stereotaktischer Eingriff: Diagnostische oder therapeutische neurochirurgische Operation (tiefergelegener) Strukturen des Gehirns über ein kleines Bohrloch in der Schädeldecke unter Verzicht auf eine breite Eröffnung des Schädels.

Konventionelle operative Eingriffe an tiefergelegenen Hirnstrukturen, z.B. den Basalganglien (☞ 35.1.2), haben oft schwerwiegende neurologische Ausfälle zur Folge, da oberflächlich gelegene Hirnstrukturen bei der Freilegung des erkrankten Gebietes zwangsläufig in Mitleidenschaft gezogen werden. Bei **stereotaktischen Eingriffen** wird das Hirngewebe weitestgehend geschont.

Während der Operation wird ein Ring am Kopf des Patienten befestigt (☞ Abb. 35.46 – 35.47), der nicht nur den Kopf des Patienten fixiert, sondern durch spezielle Hilfseinrichtungen und computertomographische Kontrolle ein exaktes Eingehen und zielgenaues Vorschieben der Instrumente ermöglicht. Auf diese Weise wird das umliegende gesunde Gewebe geschont und das Operationsrisiko deutlich gesenkt. Risikofrei sind stereotaktische Eingriffe aber nicht: Beispielsweise kann ein Blutgefäß durch das eingebrachte Instrument verletzt und dadurch eine schwere intrazerebrale Blutung hervorgerufen werden. Außerdem können bei gemischten Tumoren kleine, aber hochmaligne und damit prognosebestimmende Tumoranteile übersehen werden.

Diagnostisch werden stereotaktische Verfahren insbesondere zur Gewinnung von Gewebeproben aus tiefergelegenen Tumoren eingesetzt, die z.B. durch ein CT diagnostiziert wurden und im Rahmen eines konventionell operativen Eingriffs nicht oder nur schwer zugänglich sind.

Therapeutisch dienen stereotaktische Eingriffe v.a. der gezielten Koagulation von krankhaftem Nervengewebe (z.B. bei nicht beherrschbaren, chronischen Schmerzen oder M. Parkinson) sowie der Implantation radioaktiver Substanzen in einen nicht operablen Hirntumor (☞ 10.6).

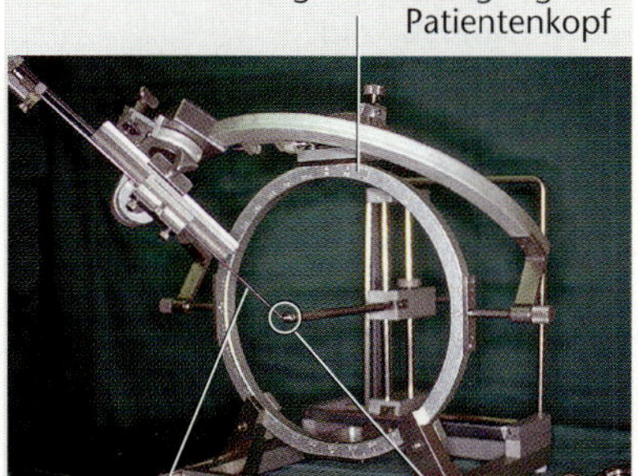

Abb. 35.46: Während der Operation wird dieser Ring am Kopf des Patienten befestigt. Er dient nicht nur der Fixierung des Kopfes, sondern erlaubt mit seinen Führungsschienen auch ein exaktes Eingehen und Vorschieben der Sonde zur Zielregion. [T145]

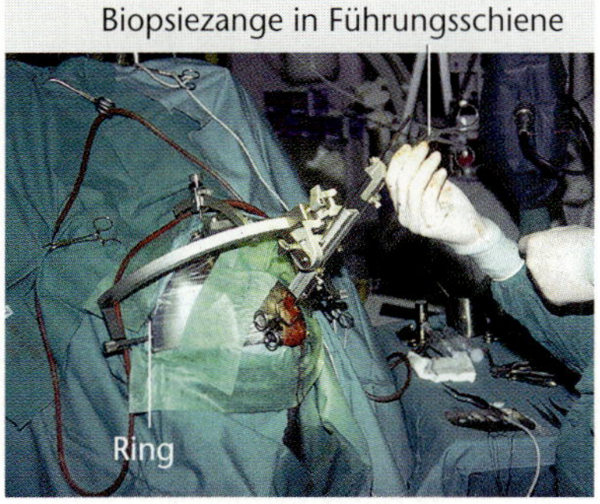

Abb. 35.47: Stereotaktischer Eingriff. [T145]

35.6 Durchblutungsstörungen und Blutungen des ZNS: Schlaganfall

Schlaganfall (*zerebraler Insult, apoplektischer Insult, Apoplex, Apoplexie, Gehirnschlag,* engl. *stroke*): Akute Durchblutungsstörung des Gehirns mit neurologischen Ausfällen (Bewußtseinstrübung, Lähmungen, Sensibilitätsstörungen). Fast immer Folge arteriosklerotischer Prozesse der hirnversorgenden Arterien oder der Hirngefäße.

Zerebrovaskuläre Insuffizienz: Sammelbegriff für alle Durchblutungsstörungen des Gehirns. Umfaßt also nicht nur den Schlaganfall, sondern auch die „Vorstadien" Verwirrtheit, Gedächtnisverlust, TIA und PRIND (☞ 35.6.2). Meist durch Arteriosklerose (☞ 19.6.1), seltener z.B. durch Gefäßentzündungen oder veränderte Blutzusammensetzung bedingt. Im klinischen Sprachgebrauch bezeichnet der Begriff vielfach nur die chronischen Durchblutungsstörungen.

Der Schlaganfall ist eine sehr häufige Erkrankung. 15% aller Todesfälle sind Folge dieser Erkrankung. 6 Monate nach einem Schlaganfall sind ca. 50% der Patienten verstorben, von den Überlebenden sind 30% pflegebedürftig.

35.6.1 Krankheitsentstehung und Risikofaktoren

Krankheitsentstehung

Dem klinischen Bild eines Schlaganfalles liegt in 85% der Fälle eine *verminderte Blutversorgung* (Ischämie) des Gehirns zugrunde, die zum nekrotischen Untergang von Hirngewebe (*Hirninfarkt*) führt. Mögliche Ursachen einer Hirnischämie sind:

- Thrombotischer Gefäßverschluß einer Hirnarterie oder einer hirnversorgenden Arterie bei Arteriosklerose (☞ 19.6.1)
- *Arterio-arterielle Embolie:* Blutgerinnsel oder atheromatöses Material aus arteriosklerotisch geschädigten Arterien (häufig aus der Halsschlagader) können sich lösen, mit dem Blutstrom in das Gehirn verschleppt werden und dort Hirngefäße verlegen
- Embolie aus dem Herzen, z.B. bei Vorhofflimmern (☞ 18.7.2), die ebenfalls zu einer Verlegung von Hirngefäßen führt
- Selten entzündliche Gefäßerkrankungen.

In den übrigen 15% der Fälle ist die Apoplexie Folge einer geplatzten Hirnarterie mit nachfolgender Blutung in das Gehirn (**intrazerebrale Blutung,** *Hirnmassenblutung*).

Risikofaktoren

Risikofaktoren für eine thrombotisch bedingte Hirnischämie sind Hypertonie, Diabetes mellitus, Rauchen, Fettstoffwechselstörungen und Ovulationshemmer („Pille"). Hauptrisikofaktor für den Schlaganfall durch Gehirnblutung ist die Hypertonie.

35.6.2 Symptome und Untersuchungsbefunde

Typisch für einen Schlaganfall ist der plötzliche, „schlagartige" Ausfall von Hirnfunktionen. Die Kombination der Symptome kann sehr variieren und ist abhängig davon, welche Hirnarterie betroffen ist und welche Hirnzentren deshalb ausfallen (Übersicht, ☞ Tab. 35.48).

Bei der häufigsten Form des Schlaganfalles, dem Cerebri-media-Infarkt, sind zu erwarten:

- Unvollständige oder – seltener – vollständige **Halbseitenlähmung** (*Hemiparese* bzw. *Hemiplegie,* ☞ 35.4.1): Der Patient kann z.B. nach dem Schlafen nicht mehr aufstehen. Die Halbseitenlähmung ist typischerweise armbetont, oft liegt auch eine Fazialisparese (☞ 35.11.3) vor. Die Lähmung ist anfangs schlaff und wird nach Tagen bis Wochen spastisch. Der pathologische Babinski-Reflex (Anheben der Großzehe und Beugung der übrigen Zehen bei Bestreichen des seitlichen Fußrandes, ☞ Abb. 35.27) ist meist von Anfang an auslösbar
  Obwohl es sich meist um eine unvollständige Halbseitenlähmung (Hemiparese) handelt, wird der Schlaganfallpatient häufig als *Hemiplegiker* bezeichnet
- **Sensibilitätsstörungen**, z.B. Taubheitsgefühl, Kribbelparästhesien („Ameisenlaufen")

Betroffene Arterie	Dominierende neurologische Ausfälle*
A. cerebri media oder **A. carotis interna**	Hemiparese/-plegie, gesichts- und armbetont Halbseitige Empfindungsstörungen Auge: Halbseitiger Gesichtsfeldausfall Bei Befall der linken** Arterie: Aphasie
A. cerebri anterior	Hemiparese/-plegie, beinbetont Inkontinenz
A. cerebri posterior	Halbseitiger Gesichtsfeldausfall Bei Befall der linken** Arterie: Dyslexie (Unfähigkeit zu lesen)
A. basilaris	Drehschwindel Übelkeit und Erbrechen **Drop attacks** (plötzliches Hinfallen) Schluck- und Sprechstörungen, Sehstörungen Bei komplettem Basilarisverschluß: Para- und Tetrapaese/-plegie (☞ 35.4.1)
A. cerebelli inferior posterior	**Wallenberg-Syndrom:** Drehschwindel, Erbrechen, Heiserkeit, Nystagmus, Trigeminusparese, Gaumensegellähmung, Störung der Schmerz- und Temperaturempfindung

* Bei allen Gefäßen: Bewußtseinstrübung unterschiedlichen Ausmaßes, psychische Veränderungen des Patienten

** Korrekter wäre, vom Befall der dominanten Hirnseite zu sprechen. Dies ist bei Rechtshändern meist die linke, bei Linkshändern meist die rechte Hirnhälfte

Tab. 35.48: Schlaganfall ist nicht gleich Schlaganfall. Die neurologischen Ausfälle unterscheiden sich stark, je nachdem, welches Gefäßversorgungsgebiet betroffen ist und welche Hirnleistungszentren ausfallen. Die Ausführungen im Text konzentrieren sich auf den häufigsten Typ, den Cerebri-media-Infarkt.

- **Aphasie** (☞ 35.3.4) bei Verschluß der linken A. cerebri media. Der Kranke hat Störungen des Sprachverständnisses und/oder der Sprachproduktion, die von *Sprechstörungen* bei beeinträchtigter Artikulation durch Lähmungen abzugrenzen sind
- **Apraxien** (☞ 35.3.4)
- **Harninkontinenz** oder **-verhalt**
- Bewußtseinstrübung bis hin zu tagelanger Bewußtlosigkeit *(Koma)*
- Akute **Verwirrtheit** mit Orientierungsverlust und Teilnahmslosigkeit.

Aufgrund der Kreuzung sowohl der (absteigenden) Pyramidenbahn als auch der (aufsteigenden) sensiblen Bahnen ist bei einem Verschluß der rechten A. cerebri media die linke Körperhälfte des Patienten betroffen und umgekehrt.

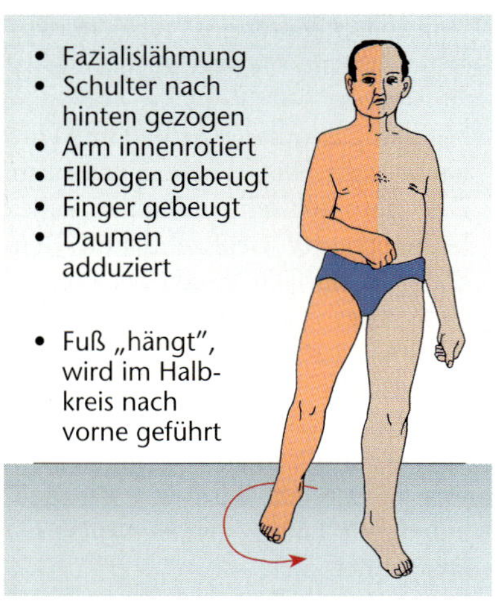

Abb. 35.49: Rechtsseitige Hemiparese nach Schlaganfall: [L215]

☑ Ein *„rechtshirniger"* Schlaganfall führt zur *linksseitigen* Lähmung und sensiblen Störung (und umgekehrt).

Bleibt die Hirndurchblutung so lange gestört, daß das zugehörige Hirngewebe abstirbt, sind die neurologischen Ausfälle irreversibel.

Eine zuverlässige Unterscheidung von Hirninfarkt und Hirnblutung ist allein aufgrund der Symptome nicht möglich.

Warnzeichen: TIA und PRIND

Bei kurzzeitig gestörter Hirndurchblutung zeigen sich die Schlaganfallsymptome (zunächst) nur für kurze Zeit:

- Häufigstes und damit wichtigstes Warnsignal für einen drohenden Schlaganfall ist die *transitorische ischämische Attacke* **(TIA).** Hierunter versteht man neurologische Ausfälle, die sich nach Minuten bis höchstens 24 Stunden völlig zurückgebildet haben
- Bei einem *prolongierten ischämischen neurologischen Defizit* **(PRIND)** dauert die Rückbildung der Symptome länger als 24 Stunden, sie ist aber ebenfalls noch vollständig.

Häufige Ausfälle bei einer TIA sind beispielsweise Sehstörungen auf einem Auge für wenige Minuten **(Amaurosis fugax)** oder Sensibilitätsstörungen und kurzzeitige Lähmungen („gestern morgen fiel mir irgendwie die Tasse aus der Hand, und kurz danach war wieder alles in Ordnung"). Diese Episoden werden vom Patienten oft in ihrer Bedeutung unterschätzt. Da aber knapp die Hälfte der Betroffenen innerhalb der nächsten fünf Jahre einen Schlaganfall erleiden wird, ist bei einer TIA eine weitergehende Diagnostik unbedingt angezeigt. Oft kann ein Schlaganfall durch eine Gefäßoperation oder durch die Gabe von Thrombozytenaggregationshemmern (☞ Pharma-Info 19.51) verhindert werden.

35.6.3 Diagnostik

Zur Erstdiagnostik bei Schlaganfallsymptomen gehören neben der (Gefäß-)Anamnese und neurologischen Untersuchung:

- BZ-Stix, da auch ein *hypoglykämisches Koma* (☞ 23.6.4) zu Bewußtlosigkeit und den Zeichen einer (vorübergehenden) Hemiparese führen kann
- EKG, um z.B. Vorhofflimmern (☞ 18.7.2) zu erkennen, das die Gerinnselbildung im Herzen begünstigt
- CT des Gehirns (CCT) zum Ausschluß einer Hirnblutung. Bei einem Hirninfarkt ist das sofort angefertigte CCT noch unauffällig. Später bildet sich eine Zone verminderter Dichte (dunkle „Höhle") im geschädigten Gebiet aus (☞ Abb. 35.50), weshalb oft nach 3 – 6 Tagen ein zweites CCT angefertigt wird. Eine Blutung dagegen ist sofort als Bereich erhöhter Dichte erkennbar (☞ Abb. 35.61).

Die weiterführende Diagnostik besteht in:

- Langzeit-EKG (☞ 18.4.6), um eine Synkope bei Herzrhythmusstörungen (☞ 18.3.3) auszuschließen
- Doppler-Sonographie (☞ 19.4.3) der hirnversorgenden Arterien, um Stenosen oder arteriosklerotische Plaques (Emboliequelle) zu diagnostizieren
- Ultraschall des Herzens (*Echokardiographie*, ☞ 18.4.8), um in den Herzhöhlen „schwimmende" Blutgerinnsel zu erfassen

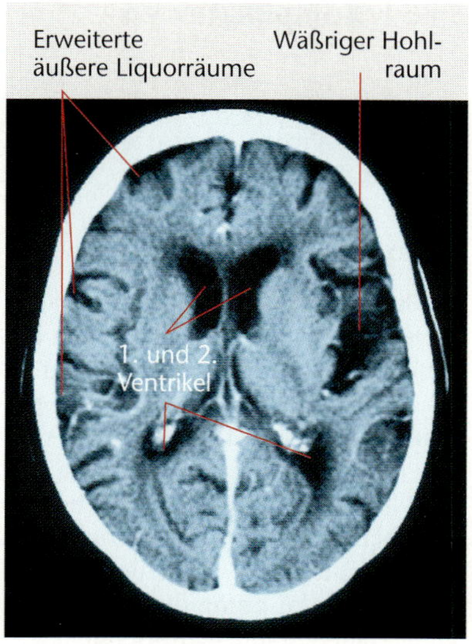

Abb. 35.50: Ausgedehnter Schlaganfall im CCT. Die rechtsseitige dunkle „Höhle" entspricht abgestorbenem Hirngewebe infolge eines Schlaganfalls. Der Defekt liegt im Versorgungsbereich der A. cerebri media. Als weiteren Befund erkennt man eine eine Erweiterung der äußeren Liquorräume infolge einer Atrophie der Großhirnrinde. [B117]

- Ggf. Angiographie (vor geplanter Operation).

Spastisches Muster	Typische Haltung
Kopf	
Lateralflexion	Kopf zur betroffenen Seite geneigt
Rotation	Kopf zur nicht betroffenen Seite gedreht
Extension	Kopf gestreckt
Schulterblatt	
Retraktion	Schulterblatt der betroffenen Seite nach hinten an die Wirbelsäule gezogen
Depression	Schulterblatt der betroffenen Seite heruntergezogen
Schultergelenk	
Adduktion	Oberarm der betroffenen Seite an den Körper herangezogen
Innenrotation	Oberarm der betroffenen Seite nach innen gedreht
Flexion	Oberarm der betroffenen Seite etwas nach vorne gebeugt
Ellenbogen	
Flexion	Unterarm der betroffenen Seite gebeugt
Pronation	Unterarm der betroffenen Seite zur Kleinfingerseite gedreht
Hand	
Flexion	Hand der betroffenen Seite gebeugt
Ulnarabduktion	Hand der betroffenen Seite zur Kleinfingerseite abgeknickt
Fingergelenke	
Flexion	Finger der betroffenen Seite gebeugt
Daumen	
Flexion	Daumen der betroffenen Seite gebeugt
Adduktion	Daumen der betroffenen Seite zur Handinnenfläche gezogen
Rumpf	Verkürzt
Becken	
Retraktion	Becken der betroffenen Seite nach hinten gedreht
Elevation	Becken der betroffenen Seite hochgezogen
Hüftgelenk	
Adduktion	Oberschenkel der betroffenen Seite an den Körper herangezogen
Innenrotation	Oberschenkel der betroffenen Seite nach innen gedreht
Extension	Oberschenkel der betroffenen Seite gestreckt
Knie	
Extension	Knie der betroffenen Seite gestreckt
Sprunggelenk	
Plantarflexion	Fußspitze der betroffenen Seite nach unten gestreckt
Inversion/Supination	Fußfläche der betroffenen Seite nach innen gedreht
Zehen	
Flexion	Zehen der betroffenen Seite gebeugt
Adduktion	Zehen der betroffenen Seite zur Fußsohle gezogen

Tab. 35.51: Das typische spastische Muster nach einem Schlaganfall (Wernicke-Mann-Muster). Varianten des in der Tabelle dargestellten Musters sind häufig.

35.6.4 Therapie und Rezidivprophylaxe

Notfall! Erstmaßnahmen bei Verdacht auf akuten Schlaganfall

- Atmung sichern (☞ 17.3.1 und 17.3.2)
- Arzt verständigen (lassen)
- Venösen Zugang legen (lassen), Infusion (z.B. Ringer-Lösung) anhängen
- Notfall-Labor abnehmen (lassen): Blutbild, BZ, Krea, E'lyte, Gerinnungsstatus (Quick, PTT); BZ-Stix
- EKG (Rhythmusstörungen?)
- CCT (CT des Gehirns; hausinterne Regelung beachten)
- Rö-Thorax.

Je früher die Therapie beginnt, desto größer ist die Überlebenschance des Patienten und die Wahrscheinlichkeit einer (weitgehenden) Rückbildung der neurologischen Ausfälle:

- **Sicherung der Atmung:** Bewußtlose Patienten sind oft ateminsuffizient. Deshalb muß die Atmung des Patienten in den ersten Tagen engmaschig überwacht werden. Evtl. ist eine Intubation erforderlich
- **Sicherung der Herz- und Kreislauftätigkeit:** Eine eventuelle Herzinsuffizienz und Herzrhythmusstörungen müssen unbedingt behandelt werden, da sonst eine Verschlechterung der Hirndurchblutung droht. Bei diastolischen Blutdruckwerten über 100 mmHg wird der Blutdruck vorsichtig gesenkt

- **Optimierung der zerebralen Sauerstoffversorgung.** Um eine größtmögliche Sauerstoffmenge in noch nicht endgültig abgestorbene Infarktrandgebiete zu bringen, gibt man Medikamente zur Förderung der Durchblutung und Verbesserung der Fließeigenschaften des Blutes, etwa Hydroxyethylstärke (z.B. HAES®) 10% oder 6% i.v. über 10 Tage. In dem z.Zt. favorisierten Verfahren wird die HAES-Infusion bei hohem Hämatokritwert (☞ 24.4.3) mit einem Aderlaß kombiniert (**isovolämische Hämodilution** = Blutverdünnung ohne Änderung des Gesamtvolumens), bis ein Hämatokrit von knapp 40% erreicht ist. Hintergrund für diese Maßnahme ist, daß das „dicke" Blut ungünstige Fließeigenschaften besitzt und kleinste Blutgefäße nur schlecht durchfließen kann. Dies soll durch die Blutverdünnung verbessert werden. Die Wirksamkeit dieser Behandlung ist umstritten. HAES® darf bei einer Blutung nicht gegeben werden, da es diese verstärken kann. Alternativ wird Pentoxifillin, etwa in Trental® gegeben (Wirksamkeit sehr umstritten).
- **Behandlung des Hirnödems:** Bei großen Infarkten kann ein Hirnödem entstehen, das mit Mannit oder Sorbit behandelt wird. Diese Maßnahme ist aber ebenfalls umstritten. Der Oberkörper des Patienten wird um ca. 30° hochgelagert, um den venösen Rückfluß zu verbessern
- **Thromboseprophylaxe** (☞ 7.3.15) durch low dose-Heparinisierung
- **Vollheparinisierung** (☞ Pharma-Info 19.49) zur Hemmung weiterer Blutgerinnselbildung in den Herzhöhlen nur in Sonderfällen, z.B. bei Gefäßdissektionen (☞ 19.6.8), Embolie infolge Herzrhythmusstörungen (nach Ausschluß einer Hirnblutung) oder hochgradiger Gefäßstenose bei noch nicht eingetretenem Infarkt (z.B. PRIND)
- **Verhinderung der Entwicklung einer Spastik:** Unbehandelt entwickelt sich Tage bis Wochen nach dem Schlaganfall eine spastische Tonuserhöhung der Muskulatur (☞ 35.4.2 und Tab. 35.51). Wichtigste prophylaktische Maßnahme ist die Pflege nach dem Bobath-Konzept (☞ 35.6.6)
- **Verhinderung weiterer Komplikationen:** Vorgebeugt wird insbesondere einer Pneumonie (☞ 20.5.3, Prophylaxe ☞ 7.3.4), einem Dekubitus (☞ 7.6.4) und einer (bleibenden) Harninkontinenz (☞ 31.7).

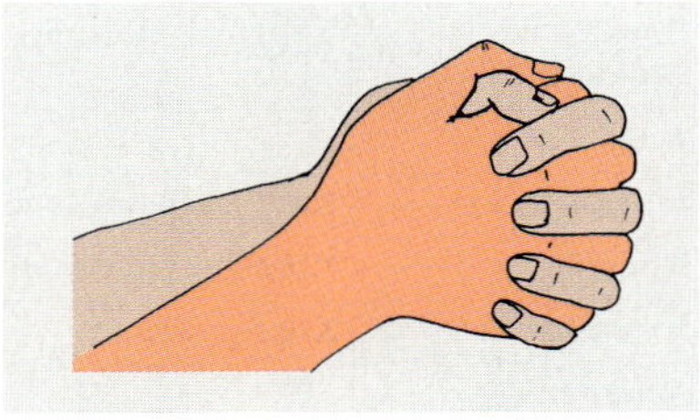

Abb. 35.52: Für die bilaterale Armführung faltet der Patient seine Hände so, daß der Daumen der betroffenen Seite oben liegt. [L215]

Verhütung von Rezidivschlaganfällen

Die konsequente Behandlung von Grunderkrankungen und die Beseitigung von Risikofaktoren vermindern das Rezidivrisiko erheblich:

- Praktisch alle Patienten erhalten Azetylsalizylsäure, meist 100 – 300 mg/Tag (z.B. Aspirin® 100), um einer Thrombozyten-Verklumpung und somit weiteren Durchblutungsstörungen entgegenzuwirken. Bei schweren Unverträglichkeitserscheinungen (z.B. Magenblutung, ☞ 21.5.3) oder Versagen der Behandlung kann auf Tiklopidin (Tyklid®) ausgewichen werden
- Bei erhöhtem Blutdruck ist eine *Blutdrucksenkung* zwingend erforderlich, da eine Hypertonie einen erneuten Hirninfarkt begünstigt
- Die Behandlung von Herzrhythmusstörungen (☞ 18.7) verringert das Risiko der Gerinnselbildung in den Herzhöhlen
- Bestehen Blutgerinnsel in den Herzhöhlen, wird eine langfristige orale Hemmung der Blutgerinnung, z.B. mit Marcumar® (☞ Pharma-Info 19.50), eingeleitet
- Bei Carotisstenosen wird abhängig vom Ausmaß der Verengung und der aufgetretenen neurologischen Symptome sowie vom Allgemeinzustand des Patienten eine **perkutane transluminale Angioplastie der Carotis** (*Carotis-PTA*, ☞ 19.6.2) oder eine **Carotis-Thrombendarteriektomie** (Carotis-TEA, ☞ 19.6.2 und Abb. 19.39) vorgenommen.

Im Anschluß an die stationäre Pflege im Krankenhaus werden die Patienten oft in eine Reha-Klinik verlegt.

35.6.5 Komplikationen

Pneumonie, ☞ 20.5.3; Harnverhalt und/oder -inkontinenz, ☞ 31.3.5 und 31.3.6; Dehydratation, ☞ 31.13.2; Ateminsuffizienz, ☞ 20.1

Subluxierte Schulter

Bei 80% aller halbseitengelähmten Patienten sitzt der Humeruskopf der betroffenen Seite nicht mehr korrekt in der Schultergelenkspfanne. Weil der Humeruskopf nicht ausgerenkt, sondern lediglich verschoben ist, heißt dieses Phänomen **subluxierte Schulter.** Ursachen sind die Fehlstellung des Schulterblattes und die fehlende muskuläre Gelenkführung durch die Lähmungen im Schulter-Arm-Bereich.

Die subluxierte Schulter ist im allgemeinen nicht schmerzhaft. Werden die Richtlinien des Bobath-Konzeptes beachtet, bedarf sie keiner weiteren isolierten Therapie. Mit der Rückkehr von Hand- und Armfunktionen bildet sich die Subluxation meist zurück.

Pflegefehler und falsche Verhaltensweisen des Patienten können zu einer **schmerzhaften Schulter** führen. Deshalb üben die Pflegenden mit den Betroffenen die richtige Verhaltensweise ein:

- Der betroffene Arm wird von Anfang an in die Bewegungsabläufe mit einbezogen. Dies geschieht über die **bilaterale Armführung** (☞ Pflegekasten unten und Abb. 35.52)
- Der betroffene Arm wird bei Transfers (Umlagerung) und beim Bewegen im Bett durch bilaterale Armführung mitgenommen
- Der betroffene Arm wird beim Sitzen am Tisch auf dem Tisch, beim Sitzen im Rollstuhl auf dem Rollstuhltisch gelagert. Der Rollstuhltisch ist ein spezielles Zubehör und wird über die Armlehnen des Rollstuhls geschoben
- Die betroffene Schulter wird bei Aktivitäten des betroffenen Armes und bei der *Lagerung auf der betroffenen Seite* (☞ 35.6.6) vorgezogen
- Der betroffene Arm wird nur in Außenrotation und mit Unterstützung im Ellenbogenbereich angehoben. Gefährlich ist das Auflegen des betroffenen Armes bei Transfers auf die Schulter der Pflegenden. Der Arm wird dabei in Innenrotation über 90° angehoben, was zwangsläufig zu einer Verletzung führt.

☑ Bilaterale Armführung
Der nicht betroffene Arm führt den betroffenen Arm durch *Händefalten* (☞ Abb. 35.52), wobei der Daumen der betroffenen Hand oben liegt. Diese Armstellung bewirkt, daß der betroffene Arm in Außenrotationsstellung (Aufhebung des „spastischen" Musters, ☞ Tab. 35.51) geführt und der Daumen abduziert wird. Dadurch wird die Spastik gehemmt. Manche Patienten kommen aber damit nicht zurecht, etwa, weil die Finger geschwollen sind. Diese Patienten sollen mit der nicht betroffenen Hand den betroffenen Unterarm in der Nähe des Handgelenks von außen umfassen, damit dieser in Außenrotationsstellung mitgeführt werden kann.

Schulter-Hand-Syndrom

Die betroffene Hand neigt aufgrund der Veränderungen von Muskeltonus und Innervation zum ödematösen Anschwellen. Diese Schwellung bildet sich bei richtiger Lagerung des Armes zurück (☞ unten). Unter ungünstigen Bedingungen kann ein **Schulter-Hand-Syndrom** mit irreversibler Schädigung der Hand entstehen. Gefährdet sind vor allem Patienten, die Schmerzen nicht mehr spüren. Vermieden werden daher:

- Längeres Herunterhängen des betroffenen Armes
- Abknicken der Hand zur Handinnenfläche (Volarflexion), da dies den venösen und lymphatischen Rückfluß behindert
- Die Behinderung des venösen und lymphatischen Rückflusses im Achselbereich durch einschnürende Kleidung. Deshalb wird bei jeder Lagerung und beim Anziehen der korrekte Sitz der Kleidung überprüft
- Infusionen und Blutentnahmen am betroffenen Arm. Paravenöse Infusionen und Hämatome werden hier sehr schlecht resorbiert.

Pusher-Syndrom

Bei ca. 30% aller linksseitig gelähmten Patienten tritt das **Pusher-Syndrom** (engl. to push = drücken, schieben) auf. Die Patienten drücken sich mit ihrer nicht betroffenen, rechten Seite auf die linke Seite. Befragt man einen Pusher-Patienten, wann die ihm gegenüberstehende Person einen Stab (Besenstiel) senkrecht hält, glaubt er erst bei einer Neigung von ca. 7°, daß der Stab senkrecht steht. Die Körpermittellinie ist beim Patienten mit Pusher-Syndrom um ca. 7° nach rechts geneigt. Deshalb drücken sich die Patienten im Liegen, Sitzen, Stehen, Gehen nach links, um ihre subjektive Vertikale zu erreichen.

Weitere Merkmale des Pusher-Syndroms sind:

- Massive Störungen der Oberflächen- und Tiefensensibilität
- Fehlendes Wahrnehmen und Erkennen der linken Körperhälfte **(Neglect-Phänomen)**
- Überaktivität der nicht betroffenen rechten Seite. Der Kranke hält sich überall, z.B. an Pflegenden, fest oder stößt sich mit der hyperaktiven Seite ab
- Häufiges Herausrutschen aus dem Rollstuhl, weil sich der Patient im Sitzen nach links drückt
- Häufige Stürze, weil der Kranke im Stehen das betroffene Bein in Beugestellung anzieht, ohne das Gewicht mit dem rechten Bein zu übernehmen
- Unfähigkeit, im Liegen den Kopf abzulegen (der Patient liegt wie ein großes „C" im Bett). Durch das ständige Wegdrücken besteht Dekubitusgefahr an Trochanter, Knie und Fersen auf beiden Seiten.

Die Patienten haben in der Regel kein Störungsbewußtsein *(Anosognosie)*. Sie glauben, daß sie jederzeit aus dem Rollstuhl aufstehen und weggehen können. Pusher sind daher extrem sturzgefährdet!

Rehabilitation des Pusher-Patienten

Am wichtigsten sind bei der Rehabilitation:

- Die Wahrnehmung des Patienten gezielt zu fördern (☞ 35.6.6)
- Den Kranken zu lehren, auch mit der rechten, nicht betroffenen Seite wieder Gewicht zu übernehmen
- Transfers sicherheitsvermittelnd durchzuführen
- Mit dem Patienten geduldig umzugehen und ihn ständig zu korrigieren (z.B. wenn der Arm herunterhängt oder der Patient schräg sitzt).

35.6.6 Pflege nach dem Bobath-Konzept

Durch Zufall entdeckte die Krankengymnastin *Berta Bobath,* daß die Spastizität bei bestimmten Stellungen und Lagerungen nachließ oder ganz verschwand. Ihre Erfahrungen wurden durch ihren Ehemann, *Karel Bobath,* wissenschaftlich untermauert. Er lieferte als Neurologe die neurophysiologischen Grundlagen des inzwischen weltweit anerkannten sogenannten **Bobath-Konzeptes.**

Physiologische Grundlagen

Das Bobath-Konzept geht von folgenden Überlegungen aus:

- Die linke motorische Hirnrinde gibt Impulse für bewußte Bewegungen der rechten Körperseite, die rechte Hirnhälfte für Bewegungen der linken. Die Planung der Bewegungen (z.B. linken Arm anheben) erfordert jedoch das Zusammenspiel beider Hirnhälften. Deshalb können Bewegungsabläufe der nicht betroffenen Körperseite beeinträchtigt sein, auch wenn diese nicht „gelähmt" ist
- Das Gehirn speichert Bewegungen als zusammengesetzte Information ab, wobei Motorik und Sensorik eine funktionelle Einheit bilden. So wird verständlich, daß ein Kranker mit Wahrnehmungsstörungen auch Schwierigkeiten hat, sich normal zu bewegen
- Das menschliche Gehirn ist nicht vollständig ausgenutzt und auch beim Erwachsenen noch innerhalb gewisser Grenzen „flexibel". Verlorengegangene Funktionen können zum Teil außerhalb der geschädigten Bereiche neu „angesiedelt" werden *(Plastizität des Gehirns)*
- Das Gehirn ist lebenslang lernfähig *(fortgesetztes neuronales Lernen).* Es unterscheidet aber nicht zwischen positiven und negativen Lerninhalten, also zwischen „günstigen" und „ungünstigen", z.B. spastischen Bewegungsmustern. Unter der Vorstellung, daß sich Gehirnstrukturen reorganisieren, indem neue synaptische Verbindungen entstehen, sollte der Patient oft und gezielt „günstige", also ausgewogene Bewegungsabläufe trainieren. Das Gehirn läuft sonst Gefahr, spastische Bewegungsmuster als „normal" zu erlernen und anzuwenden. Wie schnell und erfolgreich der Kranke lernt, hängt von Ausmaß und Lokalisation der Schädigung und dem Allgemeinzustand ab.

Der Schlaganfallpatient hat keine „gesunde" Seite. In der Regel wird die anfänglich *gelähmte Seite* als betroffene, die andere – nicht ganz korrekt – als *nicht betroffene Seite* bezeichnet.

Grundelemente des Bobath-Konzeptes

Die Hauptelemente des Bobath-Konzeptes sind:

- Wahrnehmungsförderung
- **Normalisierung des Muskeltonus,** insbesondere Hemmung der Spastizität
- **Förderung der normalen Bewegung.** Jede Bewegung des Halbseitengelähmten wird unter Berücksichtigung des normalen, *beid*seitigen Bewegungsmusters durchgeführt. Das bedeutet, daß die betroffene Seite in den Bewegungsablauf mit einbezogen wird, indem Bewegungen *fazilitiert* (erleichtert) werden. Einseitige Bewegungen wie das Hochziehen am Bettbügel oder am Bettgitter werden vermieden
- **24 Stunden-Management.** Da Lernprozesse ununterbrochen stattfinden, wird das Bobath-Konzept rund um die Uhr angewendet. Die Pflegenden sind somit die wichtigsten Therapeuten des Schlaganfallpatienten
- **Therapeutisches Team:** Eine optimale Wirkung wird nur erzielt, wenn alle Berufsgruppen das Konzept anwenden. Beispielsweise achtet der Arzt darauf, daß er keine Infusionen am gelähmten Arm anlegt, da sonst ein *Schulter-Hand-Syndrom* (☞ 35.6.5) droht. Probleme und Fortschritte des Patienten sowie pflegerisch-therapeutische Maßnahmen werden in gemeinsamen Besprechungen erörtert, damit alle mit dem Patient einheitlich umgehen
- **Frührehabilitation** des Schlaganfallpatienten. Die ersten 6 – 8 Wochen entscheiden darüber, ob die in unmittelbarer Nähe des Infarktes funktionslos gewordenen, aber noch vitalen Nervenzellen reaktiviert werden können. Das „Erwecken" dieser Nervenzellen verkürzt die Dauer des Rehabilitationsprozesses entscheidend – das Neu-Einprägen von Funktionen in anderen Hirnarealen ist langwieriger als ihre Reaktivierung!

Wahrnehmungsförderung

Die Wahrnehmungsförderung des Patienten (v.a. der betroffenen Seite) ist unabdingbar. Die wichtigsten Maßnahmen sind:

- **Lagerung auf der betroffenen Seite** (☞ unten)
- **Regelmäßiger Lagerungswechsel.** Gleichförmige Reize über eine längere Zeit bieten dem Gehirn keinen Stimulus
- Durchführung der **Transfers** (Umlagerung, Lagewechsel) über die betroffene Seite
- **Bilaterale Armführung** (☞ Abb. 35.52). Der Patient führt mit der nicht betroffenen Hand den anderen Arm bei Transfers, bei der Körperpflege, beim An- und Ausziehen und beim Essen
- **Therapeutisches Führen** des betroffenen Armes durch die Pflegenden. Die Pflegenden setzen den Arm des Patienten so ein, wie der Patient ihn als Gesunder auch einsetzen würde. Zum Beispiel helfen sie dem Patienten beim Öffnen einer Zahncremetube, indem sie den Patienten beim Halten der Tube mit der betroffenen Hand unterstützen und ihn die Tube mit der nicht betroffenen Hand öffnen lassen.

Lagerung des Schlaganfallpatienten

Die **Lagerung** des Hemiplegikers ist von größter Bedeutung. Außer den allgemeinen Zielen der Lagerung (Dekubitus-, Pneumonie-, Kontrakturen- und Thromboseprophylaxe) verfolgt das Bobath-Konzept besondere Ziele bei der Lagerung:

- Hemmung der Spastizität
- Förderung der Wahrnehmung
- Regulierung des Muskeltonus
- Verhinderung der schmerzhaften Schulter und des Schulter-Hand-Syndroms
- Vorbereitung von normalen Bewegungen.

Bei *multimorbiden* Patienten (☞ 14.2) können Kompromisse notwendig sein.

☑ In der Akutphase wird der Patient alle 2 – 3 Stunden umgelagert. Die verschiedenen Lagerungsarten werden dabei je nach Toleranz und Belastbarkeit des Patienten unterschiedlich intensiv und häufig eingesetzt.

Patienten mit einem ischämischen Hirninfarkt können bereits am zweiten Tag in den Stuhl gesetzt werden, sofern keine Kontraindikationen bestehen. Da sie in der Akutphase nur wenig belastbar sind und rasch ermüden, sind diese Aufenthalte außerhalb des Bettes anfänglich nur von kurzer Dauer. Auf keinen Fall sollen die Patienten im Rollstuhl einschlafen, da dies zu Fehlhaltungen und einem abnormen Tonus führen würde.

Mit zunehmender Eigenaktivität lernen die Patienten, sich selbst zu lagern. Als Lagerungsmaterial eignen sich 3 – 4 große, gut modellierbare Kissen. Zur Beinlagerung ist eine zusammengelegte Steppdecke vorteilhaft.

Im Bett sollen die Patienten parallel zur Bettkante liegen, um ihre verminderte räumliche Orientierung zu verbessern. Das Hochziehen am Bettbügel, am Gitter oder an einer Strickleiter ist zu vermeiden, weil Halbseitengelähmte auf diese einseitige Belastung mit Spastizität reagieren (Bettbügel entfernen).

Kontrakturenprophylaxe

Durch die fehlende Hemmung der übergeordneten Gehirnzentren können normalerweise unterdrückte, pathologische Reflexe auftreten (☞ auch 35.4.1), die in der Folge zu Kontrakturen führen können. Typisch sind:

- Der **Handgreifreflex,** bei dem es durch Berührung der Handinnenfläche zur Beugung der Finger kommt. Deshalb gilt das früher übliche Einlegen von Binden oder Tennisbällen in die betroffene Hand des Schlaganfallpatienten als überholt
- Die **spastische Beugung des Fußes in der Spitzfußstellung** durch Druck auf den Zehenballen. Deshalb wird bei Patienten mit zentralen Hirn- und Nervenschädigungen die sonst sinnvolle Methode der Spitzfußprophylaxe mit Kissen oder Decken (☞ 7.6.5) nicht angewendet (würde pathologische Reflexe bahnen). Von dem zeitweise in Mode gekommenen Tragen von Turnschuhen und Moonboots im Bett soll ebenfalls Abstand genommen werden, da es das Auslösen pathologischer Reflexaktivitäten nicht verhindert.

☑ Die einzig sinnvolle **Kontrakturenprophylaxe** beim Schlaganfallpatienten ist die frühzeitige Mobilisation.

Spitzfußprophylaxe

Eine Maßnahme zur Spitzfußprophylaxe im Bett ist das *Anheben des Bek-*

kens (☞ Abb. 35.55). Der Fuß wird dabei großflächig belastet und die Spastizität gehemmt. Zur Spitzfußprophylaxe reicht es bereits aus, wenn der Patient fünfmal am Tag sein Becken anhebt. Noch effektiver ist das Sitzen des Patienten im Stuhl am Tisch. Die Füße müssen allerdings großflächig auf dem Boden stehen. Bei kleinen Patienten werden die Füße entsprechend unterlegt. Im Rollstuhl hat der Patient seine Füße nur für Transporte auf den Trittbrettern. In der übrigen Zeit stehen die Füße auf dem Boden, weil die Füße auf Trittbrettern nicht gleichmäßig belastet werden, was die Spastizität fördert.

☑ Die **Spitzfußprophylaxe** erfolgt nur in Form von Transfers, durch Beckenanheben, beim Sitzen am Tisch oder durch Stehen und Gehen.

Lagerung auf dem Rücken

Die **Lagerung auf dem Rücken** hat zahlreiche Nachteile für den Schlaganfallpatienten. Sie gilt als die reflexaktivste Lagerungsart. Spastische Reaktionen treten nahezu zwangsläufig auf und werden sogar regelrecht provoziert, wenn das Kopfteil des Bettes nicht absolut flach gestellt ist. Außerdem wird in der Rückenlage die Wahrnehmung des Patienten nicht stimuliert. Deshalb wird auf die Rückenlage so weit wie möglich verzichtet. Muß der Patient trotz dieser Nachteile auf dem Rücken liegen, so haben sich die *V-Lagerung* (☞ Abb. 7.17) und die *Schmetterlingslagerung* bewährt:

- Das Kopfende ist flachgestellt
- Zwei Kopfkissen werden entweder V-förmig oder schmetterlingsförmig aufeinandergelegt (das Kissen, das unter der betroffenen Seite zu liegen kommt, liegt obenauf). Möchte der Patient erhöht liegen, wird unter dem Kopf ein zusätzliches Kissen eingebracht
- Der betroffene Arm wird auf einem Kissen in Außenrotation gelagert
- Die Lagerung der betroffenen Hüfte auf einem flachen Kissen ist umstritten und wird nicht mehr durchgeführt
- Das betroffene Bein wird nicht auf einem Kissen gelagert, weil dies die Hüften zu sehr beugen und dadurch eine Beugespastik auslösen würde. Außerdem würde der Druck auf die Gesäßregion zunehmen und ein Dekubitus im Kreuz- und Steißbeinbereich entstehen
- Ist eine Druckentlastung der Fersen zwingend notwendig, werden die Beine komplett mit einen eventuell mehrfach gefalteten Fell unterlegt. Eine 2 – 3 cm dicke Handtuchrolle (alternativ ein längliches Decubitex-Kissen) unter der Achillessehne bringt zusätzliche Entlastung.

Sitzen im Bett (Langsitz)

Das **Sitzen im Bett (Langsitz)** stellt eine Kompromißlösung dar, wenn der Patient noch nicht in den (Roll-)Stuhl mobilisiert werden darf. Zwar erleichtert diese Lagerung die Atmung und das Schlucken, jedoch fördert sie auch die Spastizität. Erst recht sind spastische Reaktionen vorprogrammiert, wenn sich der Patient in halbhoher Lage befindet (Kopfteil ist nicht senkrecht gestellt, oder der Patient ist tiefer gerutscht).

Der Langsitz eignet sich in der Akutphase zum Trinken und Essen und für kommunikative Zwecke (Besuche, Aufklärungsgespräche). Der Patient wird dabei ganz an das obere Kopfende des Bettes bewegt:

- Die Beine werden etwas gespreizt
- Dann wird der Patient aufgesetzt. Dazu wird entweder das Kopfende des Bettes ganz hoch gestellt und ein Kissen im LWS-Bereich eingebracht (Hüften sollen ca. 90° gebeugt sein) oder es werden bei flach gestelltem Kopfteil so viele Kissen hinter dem Patienten eingebracht, daß er mit aufrechtem Oberkörper im Bett sitzt
- Damit der Patient lernt, seinen Kopf selbst zu halten und zu kontrollieren, wird sein Kopf nicht abgestützt
- Zuletzt wird der Auszug des Nachttisches über das Bett geschoben und der betroffene Arm gestreckt in Außenrotation darauf gelagert (auch im Sitzen gilt: betroffenen Arm nicht herunterhängen lassen, ☞ Schulter-Hand-Syndrom).

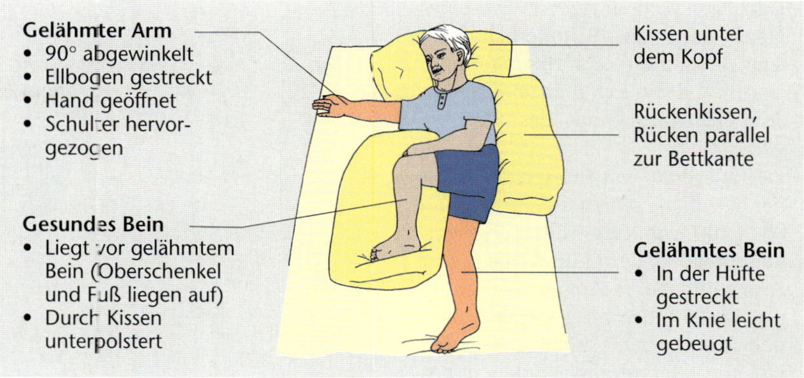

Abb. 35.53: Bobath-Lagerung auf der betroffenen Seite. [L215]

Lagerung auf der betroffenen Seite

☑ Aus therapeutischer Sicht ist die **Lagerung auf der betroffenen Seite** die beste Lagerungsart im Bett.

Die betroffene Seite wird durch den Auflagedruck stimuliert. Kopf, Schulter und Arm werden aus dem spastischen Muster herausgeholt. Die Drehung des Oberkörpers wirkt regulierend auf den Muskeltonus. Die Schrittstellung der Beine hat für das Gehirn einen hohen Wiedererkennungswert und dient der Vorbereitung des späteren Gehens. Der Patient bleibt aktiv, weil er die oben liegende, nicht betroffene Seite bewegen kann. Bevor der Patient von der Rückenlage auf die Seite gedreht werden kann, muß er bei flach gestelltem Kopfteil so nah wie möglich an der Bettkante der nicht betroffenen Seite liegen, damit genügend Platz für die Lagerung des betroffenen Armes bleibt. Um die Schulter bei der Drehung nicht zu verletzen, wird der betroffene Arm bereits vor dem Drehen wie auf Abb. 35.53 abgewinkelt.

Maßnahmen nach der Drehung:

- Zuerst wird der Kopf des Patienten mit einem Kissen bequem gelagert und der Rücken mit einem großes Kissen gestützt
- Da der Patient nicht auf dem Schultergelenk liegen soll, wird die betroffene Schulter nach vorne gezogen.

Dazu greift der Pflegende mit einer Hand unter das Schulterblatt und legt die andere auf das Sternum. Dann wird die Schulter unter leichtem Gegendruck auf das Sternum vorgezogen

- Der Pflegende vergewissert sich, daß der betroffene Arm gestreckt und um 90° – 100° vom Oberkörper abgewinkelt direkt auf der Matratze liegt. Der Arm soll dabei in Außenrotation liegen. Reicht der ausgestreckte Arm über die Matratze hinaus, wird ein Hocker oder ähnliches neben das Bett gestellt; darauf werden 2 – 3 Kissen geschichtet, damit der Arm nicht hohl liegt (oft ist die Ursache dieses Problems aber, daß der Patient nicht nah genug an der hinteren Bettkante liegt, so daß hier viel Platz verschenkt ist. Patienten dann weiter zur Bettkante ziehen). In Ausnahmefällen wird der Arm weniger weit vom Körper abgewinkelt. Auf keinen Fall darf er in Beugung gelagert werden, da dies dem spastischen Muster entsprechen würde
- Die Hüfte des betroffenen Beines wird zur Verhinderung einer Beugespastik gestreckt gelagert, das Knie darf leicht angewinkelt sein
- Die nicht betroffene Hüfte wird um 80° – 90° gebeugt und das Bein auf Hüftniveau mit leicht angewinkeltem Knie gelagert. Dazu wird es (samt Fuß) mit einem großen Kissen oder einer entsprechend zusammengelegten Decke unterlegt.

Lagerung auf der nicht betroffenen Seite

Auch diese Lagerung wirkt tonusregulierend und dient der Vorbereitung des Gehens. Allerdings fördert sie die Wahrnehmung nicht und macht den Patient hilflos, weil er auf seiner aktiven Seite liegt.

- Die Vorbereitung ist analog der *Lagerung auf der betroffenen Seite* (☞ oben)
- Beim Drehen zur Seite nimmt der Patient seinen betroffenen Arm *bilateral geführt* mit (☞ Abb. 35.52)
- Zunächst wird der Kopf des Patienten bequem gelagert und dann der betroffene Arm gestreckt um 90° – 100° vom Oberkörper abgewinkelt auf einem Kissen gelagert (er muß vollständig unterlagert sein). Die Handfläche der geöffneten Hand zeigt nach unten (☞ Abb. 35.54). Die Schulter wird weit vorgebracht

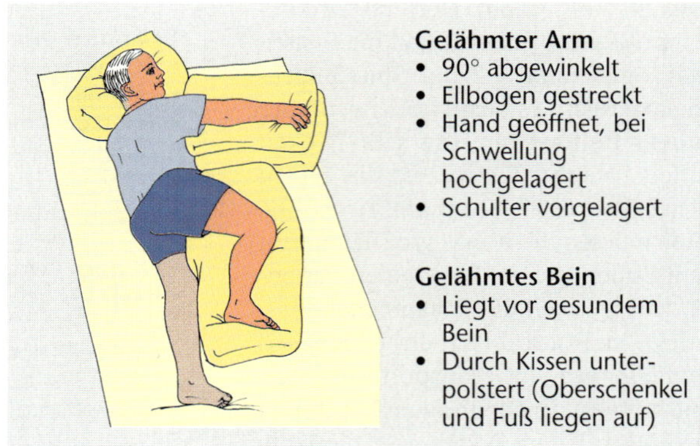

Abb. 35.54: Bobath-Lagerung auf der nicht betroffenen Seite. [L215]

- Der nicht betroffene Arm und die nicht betroffene Schulter können vom Patienten nach Belieben selbst gelagert werden. Der Arm soll jedoch nicht hinter dem Rücken gelagert werden, weil dies die tonusregulierende Gegenrotation des Oberkörpers gegenüber dem Becken aufheben würde
- Zur Dehnung der oftmals verkürzten Rumpfmuskulatur der betroffenen Seite kann die Flanke der nicht betroffenen Seite mit einer Handtuchrolle unterlagert werden
- Die Hüfte des nicht betroffenen Beines wird gestreckt gelagert, das Knie darf leicht angewinkelt sein
- Die betroffene Hüfte wird um weniger als 90° gebeugt und das Bein auf Hüftniveau mit leicht angewinkeltem Knie gelagert. Dazu wird es (samt Fuß) mit einem großen Kissen oder einer entsprechend zusammengelegten Decke unterlegt.

Sitzen im Stuhl am Tisch und im Rollstuhl

☑ Das Sitzen im Stuhl am Tisch vermittelt Normalität, fördert das Interesse des Patienten an seiner Umwelt und ist die effektivste Form der *Spitzfußprophylaxe*. Streckspasmen werden durch die Hüftbeugung gehemmt.

- Der Patient sitzt mit dem Gesäß möglichst hinten an der Rückenlehne. Ein Kissen im Lendenwirbelsäulenbereich unterstützt die Aufrichtung
- Die Füße stehen hüftbreit nebeneinander und mit der ganzen Sohle auf dem Boden
- Bei kleinen Patienten werden die Füße mit einer festen Unterlage unterstützt
- Eventuell ist ein großes Kissen unter der betroffenen Schulter notwendig, das gleichzeitig den Thorax gegen die Tischkante abpolstert
- Zur Vermeidung eines *Schulter-Hand-Syndroms* (☞ 35.6.5) wird der betroffene Arm auf dem Tisch abgelegt oder mit einem Kissen unterlagert.

Der *Rollstuhl* ist in erster Linie ein Transportmittel. Im Alltag wird er jedoch besonders bei immobilen Patienten häufig zum Sitzen verwendet. Die meisten Rollstühle haben eine flexible Rückenlehne und eine durchhängende Sitzfläche. Dies führt zu ungünstigen Sitzpositionen und bei spastischen Patienten zum Herausrutschen aus dem Rollstuhl.

- Im Rollstuhl hat der Patient seine Füße nur für Transporte auf den Trittbrettern. In der übrigen Zeit stehen die Füße auf dem Boden, weil die Füße auf Trittbrettern nicht gleichmäßig belastet werden, was die Spastizität fördert
- Um den Oberkörper bei flexiblen Rückenlehnen aufrechtzuerhalten, wird ein festes Kissen in den Lendenwirbelsäulenbereich eingebracht
- Der Arm wird vor dem Körper auf dem Rollstuhltisch gelagert, um Schulterproblemen vorzubeugen und durch die vorgezogene Schulter die Spastizität zu hemmen.

Bewegungsförderung des Patienten

Raumgestaltung

Die **Bewegungsförderung** und Mobilisierung des Schlaganfallpatienten beginnt mit der Raumgestaltung. Bett oder Stuhl des Patienten stehen so im Raum, daß die betroffene Seite des Patienten zum Geschehen hin liegt, d.h. zur Tür und zum Zimmer. Auch der Nachttisch steht auf der betroffenen

Seite, ebenso wie jeder Kontakt über diese erfolgen soll (Angehörige und Besucher unterrichten). Dadurch, daß sich dort „alles Interessante" abspielt, wird der Patient motiviert, den Kopf zur betroffenen Seite zu drehen. Dies wirkt der Tendenz des Patienten entgegen, die gelähmte Seite zu ignorieren.

Bewegen des Halbseitengelähmten im Bett

Das **Anhebenlassen des Beckens** ist ein zentraler Bewegungsablauf und neben dem Sitzen am Tisch die wichtigste *Spitzfußprophylaxe* des Halbseitengelähmten. Zudem lassen sich weitere Bewegungen und Pflegemaßnahmen anknüpfen:

- Bewegen an den Bettrand
- Hoch- und Tieferrutschen im Bett
- Drehen zur Seite und zum Sitzen an den Bettrand
- Unterschieben des Steckbeckens.

Durchführung:

- Der Patient liegt auf dem Rücken und stellt seinen nicht betroffenen Fuß selbst auf
- Bei Patienten mit einer schlaffen Lähmung faßt der Pflegende den Fuß am Fußrücken, greift mit der anderen Hand auf das Knie und schiebt den Fuß auf der Matratze Richtung Gesäß. Dabei wird das Bein gebeugt. Der Muskeltonus wird so aktiviert
- Bei spastischen Patienten greift der Pflegende den Fuß an den Zehen (spastikhemmend), unterstützt das Bein oberhalb der Kniekehle und stellt den Unterschenkel senkrecht auf
- Der Pflegende fixiert das Bein entweder mit einem Gabelgriff (☞ Abb. 35.55) am Fußknöchel oder vermeidet durch sein Knie, daß der Fuß wegrutscht
- Dann soll der Patient sein Becken aktiv anheben. Der Pflegende unterstützt ihn dabei, indem er mit einer Hand das betroffene Knie führt. Durch Zug des Oberschenkels (☞ Abb. 35.55, gelber Pfeil) in Richtung Knie wird das Anheben des Beckens erleichtert. Gleichzeitig hemmt der Pflegende durch Druck auf das Knie (☞ Abb. 35.55, roter Pfeil) die Spastizität und beugt der Spitzfußhaltung vor.

Vorgehensweise beim **Bewegen des Patienten an den Bettrand:**

- Der Patient hebt sein Becken hoch (☞ oben) und hält seinen betroffenen Arm mit der anderen Hand ausgestreckt vor dem Körper (bilaterale Armführung, ☞ Abb. 35.52)
- Die Pflegende greift von oben flächig unter die Schulterblätter des Patienten
- Auf das Kommando „Kopf hoch" hebt der Patient seinen Kopf. Die Pflegende lehnt sich zurück und bewegt durch ihre eigene Gewichtsverlagerung den Oberkörper des Patienten. Um möglichst rückenschonend zu arbeiten (☞ auch 7.6.10), werden bei schweren oder sehr inaktiven Patienten die Wege verkürzt. Die Bewegung wird dann mehrmals wiederholt.

Vorgehensweise beim **Bewegen des Patienten nach oben:**

- Der Patient liegt auf dem Rücken, das Kopfkissen liegt nur unter dem Kopf, damit dieser sich beim Abstoßen nicht in die Matratze bohrt. Gleichzeitig erleichtert es als Gleithilfe das Hochrutschen
- Der Pflegende läßt den Patienten das *Becken anheben*
- Der Pflegende fixiert das Bein mit Hilfe des Gabelgriffs und greift mit der anderen Hand unter das betroffene Schulterblatt
- Gleichzeitig mit dem Kommando „Kopf hoch und abstoßen" wird auf der gelähmten Seite durch die Gewichtsverlagerung der Pflegenden vom unteren auf das obere Bein das Abstoßen unterstützt.

Aufrichten des Patienten vom Liegen zum Sitzen auf der Bettkante

- Der Patient liegt nah am Bettrand der betroffenen Seite (☞ oben, Bewegen des Patienten an den Bettrand)
- Mit seinem nicht betroffenen Bein schiebt der Patient das andere Bein aus dem Bett
- Dann dreht er sich mit dem Oberkörper zum Bettrand und stützt sich mit dem nicht betroffenen Arm auf der Matratze ab. Gleichzeitig bewegt der Patient sein nicht betroffenes Bein aus dem Bett und setzt sich auf.

Transfer von der Bettkante in den Rollstuhl

Der Transfer aus dem Bett in den Rollstuhl unterstützt wichtige therapeutische Ziele:

- Übernahme von Gewicht auf der betroffenen Seite
- Wahrnehmungsförderung auf der gelähmten Körperseite
- Spitzfußprophylaxe
- Vorbereitung auf das Stehen und Gehen.

Bei inaktiven Patienten wird der **tiefe Transfer** („Schwenken" des Patienten, ☞ Abb. 35.56) durchgeführt, bei aktiven der **Transfer über das Stehen.**

Bei halbseitengelähmten und somit wahrnehmungsgestörten Patienten werden Transfers nicht mit einer Drehscheibe durchgeführt, weil die Patienten dadurch stark verunsichert werden. Es entsteht kein Lerneffekt, weil sie die Bewegung nicht nachvollziehen können. Dieser Effekt wird auch als Magie der Umwelt bezeichnet: Es geschieht etwas mit dem Patienten, und er weiß nicht, wie es geschehen ist.

Durchführung des tiefen Transfers:

- Der Patient sitzt am Bettrand und hat vollständigen Fußsohlenkontakt zum Boden. Er hat vorzugsweise seine normalen Straßenschuhe an, weil diese dem häufig labilen Fuß mehr Halt geben. Turnschuhe behindern wegen ihres Gummiprofils die Drehung. Transfers in Strümpfen sind äußerst gefährlich. Als Kompromiß kann der Transfer barfuß durchgeführt werden

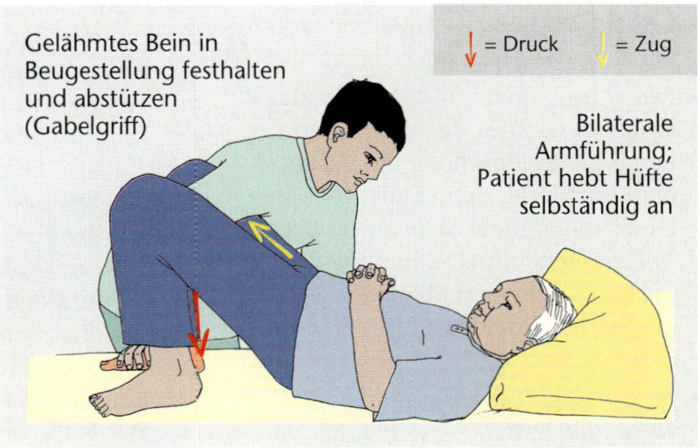

Abb. 35.55: Anheben des Beckens. Der gelbe Pfeil entspricht dem Zug, den der Pflegende beim Anheben des Beckens ausübt, der rote Pfeil dem Druck. [L215]

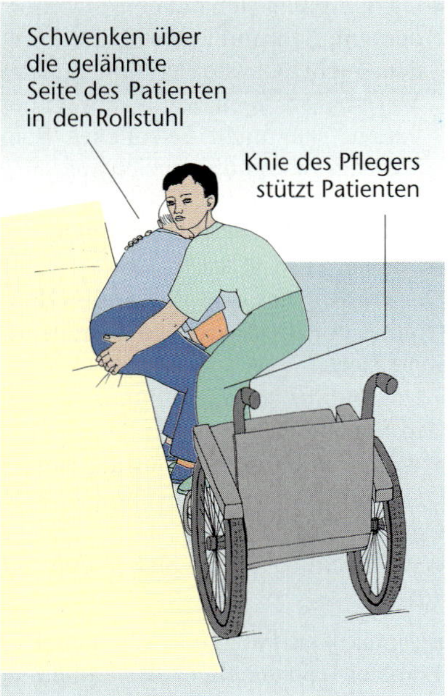

Abb. 35.56: Beim Transfer aus dem Bett steht der Rollstuhl am Kopfende, beim Transfer aus dem Rollstuhl ins Bett am Fußende, damit der Transfer jedes Mal über die betroffene Seite erfolgen kann. [L215]

- Der Rollstuhl steht mit angezogenen Bremsen im 90°-Winkel auf der gelähmten Seite. Die Seitenlehne ist herausgenommen und die Fußrasten entfernt oder zur Seite geklappt (Sturzgefahr!)
- Da der Schwerpunkt des Patienten bei diesem Transfer über die Unterstützungsfläche (Füße) gebracht werden muß und der Patient eine kreisförmige Bewegung vollzieht, werden die Füße möglichst nahe beieinander und auf den gedachten Kreismittelpunkt gestellt. Die Knie sind mindestens rechtwinklig gebeugt
- Die Pflegekraft steht vor dem Patienten. Der Patient faltet die Hände oder führt sie bilateral auf die nicht betroffene Seite
- Das betroffene Bein oder beide Beine werden seitlich in Kniehöhe durch die Knie des Pflegenden fixiert
- Der Pflegende greift mit einer Hand unter die Achsel der nicht betroffenen Seite hindurch auf das Schulterblatt und hilft dem Patienten, sein Gewicht auf diese Seite zu verlagern. Mit der anderen Hand unterstützt er die betroffene Gesäßhälfte unterhalb des Sitzbeinhöckers *(Tuber ischiadicum)*
- Nun verlagert der Pflegende das Gewicht des Patienten weit nach vorn über seine Füße und dreht ihn dann zum Stuhl. Dabei übernimmt er v.a. mit seinen Knien und der Hand am Sitzbeinhöcker die Führung.

Gehen mit dem Patienten

Das Gehen mit dem Patienten ist erst dann sinnvoll, wenn der Patient sein betroffenes Bein (mit Hilfe der Pflegenden) belasten kann.

- Der Pflegende stellt sich an die hemiplegische Seite und stützt mit beiden Händen flächig das Becken des Patienten
- Das Gewicht wird auf das gelähmte Bein verlagert und das nicht betroffene Bein vorangestellt. Bei instabilem Kniegelenk fixiert die Pflegende das betroffene Bein während der Standbeinphase mit ihrem eigenen Knie in Streckung. Die Hände unterstützen mit leichtem Druck vom Becken aus die Bewegung
- Danach wird das Gewicht auf das nicht betroffene Bein verlagert, und das andere Bein schwingt nach vorne.

(!) Vorsicht! Keine vorzeitigen Gehversuche

Nie den Patienten nur um des Gehens willen mit je einem Pflegenden rechts und links in einem Gehwagen oder mit Gehstützen über den Flur zerren! Solche Versuche enden beim Patienten meist mit Frustration, spastischen Reaktionsmustern und Traumatisierung der betroffenen Schulter.

Weitere pflegerische Unterstützung

Sich waschen und kleiden

Waschen und Kleiden haben einen hohen Stellenwert in der Rehabilitation des Schlaganfallpatienten. Die Rückkehr verlorengegangener Funktionen geschieht nicht über das stupide Wiederholen von Einzelbewegungen, sondern durch das Einüben alltäglicher Handlungen wie Körperpflege und An- und Ausziehen. Deshalb soll der Patient früh beginnen, diese Aktivitäten selbst auszuüben. Ziel ist dabei nicht, daß er alles kompensatorisch mit der nicht betroffenen Seite durchführt. Vielmehr soll er lernen, seine gelähmte Seite in die Handlungsabläufe einzubeziehen. Nur dadurch ist *neuronales Lernen* (☞ oben, Physiologische Grundlagen des Bobath-Konzeptes) möglich. Kann der Patient die betroffene Seite noch nicht mit einbeziehen, übernimmt die Pflegende dies in Form des *therapeutischen Führens* (☞ oben, Wahrnehmungsförderung).

Das **Waschen** erfolgt so früh wie möglich am Waschbecken. Der betroffene Arm wird auf den Waschbeckenrand gelegt und dadurch einbezogen, daß die Pflegende Handfunktionen wie z.B. das Halten beim Öffnen von Tuben therapeutisch führt. Der Patient führt seinen betroffenen Arm beim Waschen bilateral. Wegen seiner Wahrnehmungsstörungen sollte er vor dem Waschen stets die Wassertemperatur mit der nicht betroffenen Hand kontrollieren.

Mehr als Lähmungen bereiten *Handlungs-* und *Planungsstörungen* (Apraxien, ☞ 35.3.4) Schwierigkeiten bei der Körperpflege und beim **Kleiden**. So kann es z.B. sein, daß der Patient die Unterhose über den Kopf oder das Hemd mit der Innenseite nach außen anzieht. Deshalb muß das Selbsthilfetraining jeden Tag gleich ablaufen. Vorlieben und Gewohnheiten des Patienten sind dabei zu berücksichtigen. Beim Anziehen wird immer mit der betroffenen Extremität begonnen. Bei Pullovern oder T-Shirts läßt der Patient seinen betroffenen Arm in die vorbereitete Mulde des Ärmels gleiten, streift den Ärmel bis zur Schulter hoch und schlüpft mit dem nicht betroffenen Arm in den anderen Ärmel. Dann wird das Kleidungsstück über den Kopf ge-

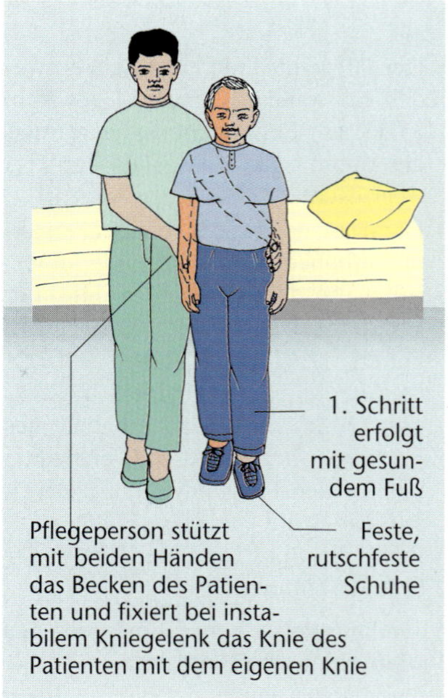

Abb. 35.57: Gehen mit dem Patienten. [L215]

zogen. Zum Anziehen von Unterhose, Hose, Strümpfen und Schuhen werden die Beine nach Möglichkeit übereinandergeschlagen (spastikhemmend). Sind Unterhose und/oder Hose über die Knie gezogen, stellt sich der Patient hin und zieht die Kleidungsstücke hoch. Auf den korrekten Sitz der Kleidung ist zu achten. Einschnürende Kleidung im Achselbereich fördert das *Schulter-Hand-Syndrom*. Das Ausziehen erfolgt in umgekehrter Reihenfolge.

☑ Aufgrund der beeinträchtigten Gleichgewichtsreaktionen ist das Bett mit seiner weichen Matratze für das An- und Ausziehtraining ungeeignet. Die Übungen werden deshalb auf einem Stuhl sitzend durchgeführt.

Wegen der Rutschgefahr soll der Patient nicht in Strümpfen, sondern barfuß oder mit Schuhen stehen. Eine Antirutschfolie auf dem Boden verhindert das Ausrutschen in Strümpfen.

☑ Wegen der erhöhten *Ablenkbarkeit* braucht der Patient beim Selbsthilfetraining Ruhe und soll nur die absolut notwendigen Anweisungen bekommen.

Essen und trinken

In der Akutphase ist die ausreichende Versorgung des Schlaganfallpatienten mit Nahrung und Flüssigkeit ein großes Problem. Behinderungen im Gesichts-, Mund- und Rachenraum äußern sich in:

- Der Unfähigkeit, den Mund zu schließen (u.a. bei Fazialisparese)
- Der fehlenden Zungenbeweglichkeit. Bei Gesunden bewegt sich die Zunge im Mund hin und her und transportiert die Nahrung in den Rachen
- Der Unfähigkeit zu kauen und zu schlucken.

Das Trinken bereitet größere Schwierigkeiten als die Einnahme von breiiger oder fester Nahrung. Dabei soll der Patient zur Erleichterung der Atmung und des Schluckens seine Mahlzeiten im Sitzen und nicht im Liegen essen. In der Akutphase ist eine *Flüssigkeitsbilanzierung* (☞ 7.9.1) wegen der Exsikkosegefahr zwingend notwendig. Kann der Patient trinken, wird ihm zwischen den Mahlzeiten immer wieder etwas zu trinken angeboten. Damit sich der Patient nicht verschluckt, werden keine Speisen mit unterschiedlicher Konsistenz gleichzeitig verabreicht (Flüssigkeit zum Nachspülen der Speisen). Der Patient wird zum Kauen auf der betroffenen Seite angehalten. Auf Breikost wird so bald wie möglich verzichtet, weil sie das Kauen nicht fördert. Der Schluckakt kann durch Ausstreichen des Mundbodens vom Kinn zum Kehlkopf eingeleitet werden. Nach jeder Mahlzeit wird der Mund auf Speisereste in den Backentaschen inspiziert. Anschließende Mundpflege (☞ 7.5.5) ist unabdingbar.

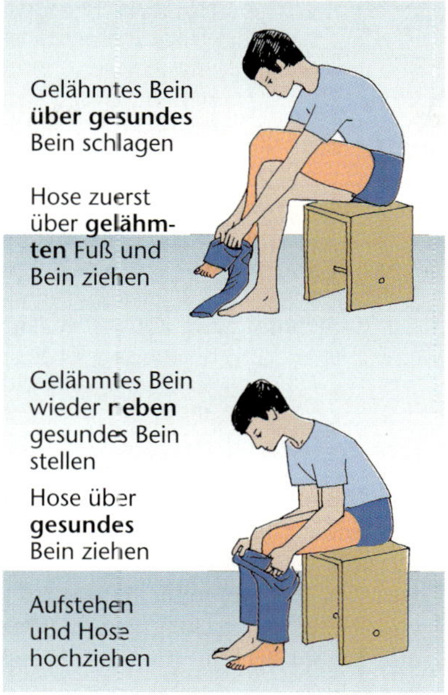

Abb. 35.58: Selbsthilfetraining zum Anziehen. [L215]

Ausscheiden

Stuhl- und (viel häufiger) Harninkontinenz sind meist nur in der Akutphase ein Problem. Ursachen sind lähmungsbedingte Immobilität und die Unfähigkeit, infolge der Wahrnehmungsstörungen die volle Blase bzw. den vollen Enddarm zu spüren oder bei Aphasie das Unvermögen, den Ausscheidungsdrang zu artikulieren. Durch frühzeitige Mobilisation bildet sich die Inkontinenz meist rasch zurück. Zusätzlich wird der Patient nach jeder Mahlzeit auf die Toilette geführt.

Besteht die Harninkontinenz länger als einige Tage, ist ein suprapubischer Dauerkatheter (☞ 31.2.3) das geeignete Mittel zur Harnableitung.

Pflege bei Obstipation, ☞ *7.9.2*

Fehlerquellen bei der Pflege von Schlaganfallpatienten

- Erlauben oder ermuntern, daß der Patient sich am Bettbügel, Bettgitter oder an der Strickleiter im Bett hochzieht
- Erlauben oder ermuntern, daß der Patient sich beim Aufstehen mit der nicht betroffenen Seite abdrückt
- Infusionen am betroffenen Arm anlegen
- Rautek-Griff zum Hochziehen des Patienten anwenden
- Patienten unter der betroffenen Achsel stützen oder heben
- Patienten im Gehwagen gehen lassen oder ihn rechts und links untergehakt über den Gang schleifen
- Binde oder Tennisball in die Hand geben
- Patienten mit (nicht angepaßtem) Gehstock laufen lassen
- Spitzfußprophylaxe mit Bettkiste, Sandsack, weichem Kissen, Turnschuhen oder Moonboots durchführen
- Bettdecke unter den Füßen einrollen
- Arm über dem Kopf in Rückenlage lagern
- Becken in Rückenlage unterlagern.

35.7 Weitere Durchblutungsstörungen und Blutungen des ZNS

35.7.1 Subarachnoidalblutung

Intrazerebrale Blutung, ☞ *35.6*

Subarachnoidalblutung *(SAB):* (Akute) Blutung in den Subarachnoidalraum zwischen Arachnoidea und Pia mater.

Krankheitsentstehung

Häufigste Ursache einer Blutung in den Subarachnoidalraum ist neben dem Schädel-Hirn-Trauma (☞ 35.15.1) die Ruptur eines **Hirnarterienaneurysmas** *(zerebrales Aneurysma).* Eine anlagebedingte Gefäßwandschwäche, meist im Bereich der Hirnbasis, führt zu einer Gefäßaussackung, die sich bis zum 40. – 50. Lebensjahr so weit ausgedehnt

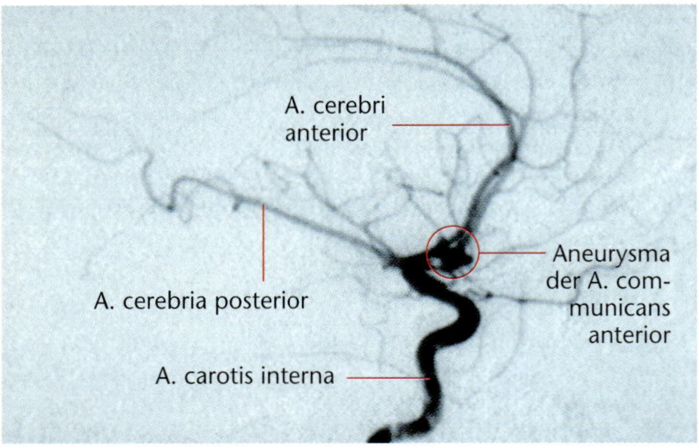

Abb. 35.59: Hirnarterien-Aneurysma in der Angiographie (Ansicht von der Seite). Im Bereich der A. communicans anterior (☞ Abb. 35.14), die normalerweise sehr schmal ist, ist eine Gefäßerweiterung zu sehen. Zerreißt dieses Aneurysma, kann es zu einer lebensbedrohlichen Hirnblutung kommen. [T170]

hat, daß bereits eine geringe Blutdruckerhöhung das Aneurysma platzen läßt.

Symptome und Untersuchungsbefund

> ☑ Alle **akuten intrakraniellen Blutungen,** d.h. Blutungen in den Schädelinnenraum hinein, sind lebensbedrohliche Krankheitsbilder, weil jede stärkere Blutung wegen der Volumenbegrenzung des Schädels schnell einen starken Druck auf das empfindliche Gehirn ausübt. Außerdem führen intrakranielle Blutungen oft zu einem Hirnödem, das den Hirndruck weiter erhöht.

Typisch sind:
- Plötzliches Auftreten stärkster, oft hinterkopfbetonter Kopfschmerzen
- Übelkeit und Erbrechen
- Anfänglich Bewußtseinstrübung, nach Stunden oder Tagen Bewußtlosigkeit (bedingt durch zunehmenden Hirndruck, ☞ 35.13).

Im neurologischen Untersuchungsbefund fällt ein **Meningismus** auf (typischer Symptomenkomplex bei Reizung der Hirnhäute, ☞ 35.9.1), der beim Bewußtlosen jedoch fehlen kann. Bei den neurologischen Ausfällen sind insbesondere Hirnnervenstörungen zu erwähnen.

Bereits vor der Blutung können Warnsymptome, z.B. kurzzeitiges Doppeltsehen, bestanden haben, die aus der Kompression benachbarter Strukturen durch das Aneurysma herrühren.

Diagnostik

Die Diagnostik umfaßt:
- Das CT des Gehirns kann eine frische Subarachnoidalblutung in 95% nachweisen
- Eine Lumbalpunktion wird nur bei fehlendem Blutungsnachweis in der CT durchgeführt (Kontraindikation: Hirndruck!). Sie ergibt blutigen Liquor bei einer frischen, xanthochromen Liquor bei einer älteren Blutung (☞ 35.5.2)
- Eine zerebrale Angiographie ist bei Patienten in gutem Allgemeinzustand indiziert und ermöglicht eine Lokalisierung der Blutungsquelle in ca. 90% der Fälle.

Behandlungsstrategie

Die besten Erfolge bringt die frühzeitige Gefäßoperation. Dabei wird das Aneurysma durch spezielle Clips an seinem Gefäßabgang von der Blutzirkulation abgeschnitten und so eine erneute Blutung verhindert. Ist dies nicht möglich, wird die Aneurysmawand mit Muskel- oder Kuststoffgewebe verstärkt. Die einfache Unterbindung des aneurysmatragenden Gefäßes ist nur in seltenen Fällen möglich, da hierbei durch die Minderdurchblutung abhängiger Gehirnareale ein hohes Schlaganfallrisiko besteht.

Falls die Frühoperation z.B. wegen des schlechten Zustandes eines Patienten nicht binnen 72 Stunden möglich ist, muß mindestens 12 Tage gewartet werden, weil während dieser Zeit krampfartige Hirngefäßverengungen die Hirndurchblutung weiter verschlechtern und dadurch das Operationsrisiko, insbesondere das Risiko eines Schlaganfalls, unvertretbar erhöhen. In diesem Falle hat die konservative Behandlung bis zur Operation zum Ziel, trotz des Vasospasmus die Durchblutung weitestmöglich aufrechtzuerhalten. Bevorzugt eingesetzt werden Nimodipin (ein Kalziumantagonist, etwa in Nimotop®) und Infusionen zur *hypervolämischen Hämodilution* (d.h. Blutverdünnung bei gleichzeitiger Erhöhung des Blutvolumens). Evtl. sind eine Intubation und Beatmung erforderlich.

Pflege

Patienten mit einer Subarachnoidalblutung werden möglichst auf neurologisch-neurochirurgischen Intensivstationen gepflegt:
- Vitalzeichen und Temperatur kontrollieren (kontinuierliches Monitoring mit EKG-Ableitung, direkter arterieller Blutdruckmessung und Pulsoxymeter, ☞ 38.3.2, ggf. auch intrakranieller Druckmessung, ☞ 35.5.11), Flüsigkeitsbilanzierung, ZVD-Messung
- Bewußtseinslage überwachen (Reaktionsvermögen, Glasgow-Koma-Skala, ☞ 35.4.5), auf Pupillendifferenzen, Nackensteifigkeit und vegetative Symptome achten
- Oberkörper hochlagern (30°), um den Hirndruck zu senken. Dabei aufpassen, daß der Kopf des Patienten nicht seitlich abkippt (ansonsten Kompression der Vv. jugularis und Behinderung des venösen Abflusses)
- Zur Thromboseprophylaxe Patienten regelmäßig durchbewegen und ihm AE-Strümpfe anziehen (Heparinisierung in Akutphase nicht möglich)
- Patienten auf Zeichen einer erneuten Blutung oder Gefäßspasmen beobachten: z.B. Verschlechterung des Allgemeinbefindens, erneuter Kopfschmerz, Übelkeit oder weitere neurologische Ausfälle.

> ☑ **Komplette Übernahme der Grundpflege**
> Sowohl bei konservativ behandelten als auch bei operierten Patienten muß je nach Arztanordnung für mindestens zwei Wochen wegen der sonst erhöhten Nachblutungsgefahr jegliche körperliche Anstrengung vermieden werden. In dieser Zeit übernimmt das Pflegepersonal die Grundpflege komplett.

Unverzichtbar ist die Obstipationsprophylaxe (☞ 7.9.2), da der Patient beim Stuhlgang nicht pressen darf. Bei der Pneumonieprophylaxe (☞ 7.3.15) darf der Patient nicht abgeklopft, abgeklatscht oder zum Husten aufgefordert werden. Außerdem ist alles zu vermeiden, was den Blutdruck und damit das Nachblutungsrisiko erhöht, z.B. koffeinhaltige Getränke, Fieber (muß frühzeitig gesenkt werden) oder psychischer Streß durch Besucher oder aufregende Fernsehsendungen.

Prognose

Die Prognose ist ungünstig. Bei konservativer Behandlung stirbt innerhalb eines Jahres ca. die Hälfte der Patienten an einer Rezidivblutung. Auch nach geglückter Operation kann sich ein *Hydrozephalus* (☞ 35.13.2) entwickeln oder eine Hirnleistungsschwäche zurückbleiben.

35.7.2 Epiduralblutung

> **Epiduralblutung:** Blutung in den Epiduralraum (☞ Abb. 35.61). Meist Folge des Zerreißens einer Meningealarterie (Hirnhautarterie) bei Schädelfraktur.

Symptome, Untersuchungsbefund
Diagnostik

Klassisch ist folgender Symptomverlauf:

- Unmittelbar nach der Verletzung ist der Betroffene durch die direkte Gehirnschädigung für kurze Zeit bewußtlos
- Es folgt ein *freies Intervall* von wenigen Stunden, in dem der Patient wieder bei Bewußtsein und ansprechbar ist (bei schweren Hirnverletzungen kann das freie Intervall fehlen)
- Danach wird der Patient durch das mittlerweile entstandene Hämatom erneut bewußtlos.

Bei der Untersuchung sind *Halbseitenzeichen* (auf eine Körperseite beschränkte Symptome, z.B. Hemiparese), je nach Schwere der Blutung eventuell auch Hirndrucksymptome feststellbar (☞ 35.13).

Hauptmittel der Diagnostik ist die CCT, die die Blutung sofort nachweist.

Behandlungsstrategie

Das Hämatom muß sofort nach Diagnosestellung operativ ausgeräumt werden. Ansonsten wird das Gehirnparenchym infolge der Kompression durch den Bluterguß und der intrakraniellen Druckerhöhung (☞ 35.13) rasch irreparabel geschädigt.

Pflege

Intensivüberwachung und postoperative Vorsichtsmaßnahmen, ☞ 35.13

Prognose

Bei schneller Druckentlastung ist die Prognose gut, sonst sehr schlecht.

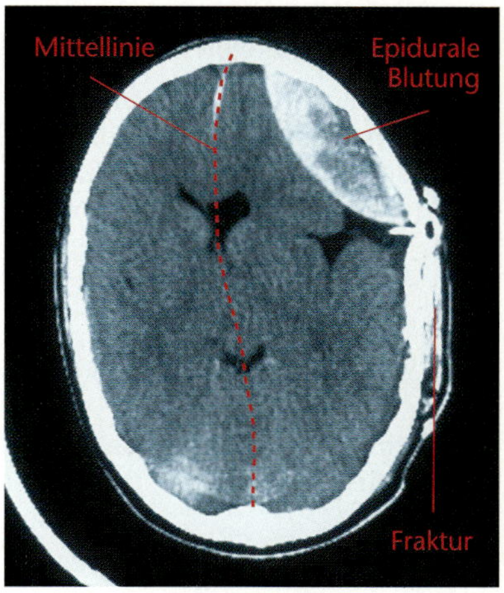

Abb. 35.61: Epidurale Blutung im Schädel-CT. Die Schädelfraktur an der rechten Schläfe hat die Blutung verursacht, welche die rechte Hirnhälfte über die Mittelinie hinaus nach links verdrängt. [T166]

35.7.3 Chronische Subduralblutung

> **Chronische Subduralblutung** *(chronisches Subduralhämatom)*: Langsame Blutung in den Subduralraum mit allmählicher Symptomentwicklung innerhalb von 2 – 3 Monaten.

Krankheitsentstehung

Ein zumeist nur leichtes Trauma, an das sich der Patient eventuell gar nicht mehr erinnert (z.B. Anstoßen des Kopfes), führt zu einer langsamen, venösen Sickerblutung in den Subduralraum (☞ Abb. 35.11).

Symptome, Untersuchungsbefund
Diagnostik

Bei den meist älteren Patienten kommt es typischerweise erst Wochen nach dem Trauma zu:

- Kopfschmerzen (meist einseitig)
- Persönlichkeitsveränderungen („unserem Opa ist seit kurzem alles egal")
- Bewußtseinstrübung
- Halbseitenzeichen (☞ 35.6.1), z.B. Kraftminderung eines Armes
- Sprachstörungen.

Schlüssel für die Diagnostik ist das CCT. Eine frische Blutung im CCT er-

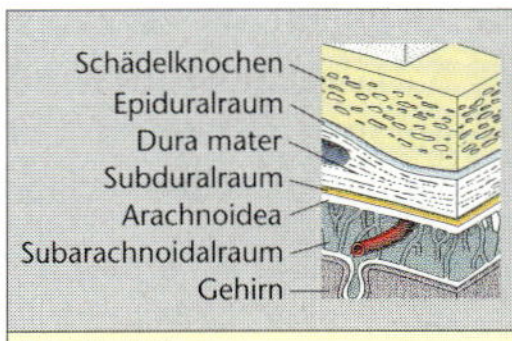

	Subarachnoidalblutung	Epiduralblutung	Chronische Subduralblutung
Definition	Arterielle Blutung in den Subarachnoidalraum	Arterielle Blutung in den Epiduralraum	Venöse Blutung in den Subduralraum
Risikogruppen	Patienten mit Leukämie, Hirntumor oder Gerinnungsstörungen	Patienten mit Schädelfraktur oder Unfall in der Anamnese	Betagte Patienten, Alkoholkranke
Symptome	Akutes Bild mit plötzlichem, stärkstem Kopfschmerz und Bewußtseinseintrübung	Direkt nach dem Unfall kurze Bewußtlosigkeit. Nach Wohlbefinden über mehrere Stunden (freies Intervall) erneute Bewußtseinseintrübung, Halbseiten- und Hirndruckzeichen	Langsam zunehmende Persönlichkeitsveränderungen, Bewußtseinstrübungen und Halbseitenzeichen
Therapie	Bei Patienten in gutem Allgemeinzustand Früh-OP, sonst konservative Therapie und Spät-OP nach 2 – 3 Wochen	Schnellstmöglich Operation. Symptomatische Hirndruckbehandlung	Je nach Befund Abwarten oder Operation (Hämatomentfernung)

Tab. 35.60: Die wichtigsten Unterschiede zwischen Subarachnoidal-, Epidural- und chronischer Subduralblutung. [M100]

scheint hell (hyperdens, ☞ Abb. 35.61), eine ältere dunkel (hypodens).

Nur selten ergibt das CCT keinen eindeutigen Befund. Dann helfen die Kontrastmittelgabe, die Angiographie oder eine Liquoruntersuchung (xanthochromer Liquor als Zeichen einer abgelaufenen Blutung).

☑ Veränderungen des Patienten auch bei „leerer" Anamnese nicht einfach auf das zunehmende Alter schieben!

Behandlungsstrategie

Bei kleinen Blutungen kann abgewartet werden, ob es zu einer Spontanresorption kommt. Ansonsten ist trotz des höheren Alters der Patienten eine neurochirurgische Operation angezeigt. Manchmal reicht eine Drainage über kleine „Bohrlöcher" aus, über die das Blut abfließen kann.

Prognose

Nach anfänglicher postoperativer Zustandsverschlechterung erholen sich die Patienten häufig gut. Voraussetzung ist die rechtzeitige Operation.

35.7.4 Sinusthrombose und andere venöse Thrombosen des Gehirns

Sinusthrombose: Thrombose eines venösen Hirnsinus (☞ 35.1.2). Letalität ca. 5%.

Krankheitsentstehung

Weitaus am häufigsten sind **blande** *(nicht-entzündliche)* **Sinusthrombosen.** Ihre Ätiologie entspricht in etwa derjenigen anderer venöser Thrombosen (☞ 19.8.3). Als Folge des venösen Verschlusses und der damit verbundenen Druckerhöhung in den Kapillaren kann eine sog. *Diapedeseblutung* (Austritt von Erythrozyten durch die unverletzte Kapillarwand) entstehen.

Demgegenüber entstehen **septische Sinusthrombosen** durch Fortleitung eitriger Entzündungen aus dem Ohr- oder Gesichtsbereich. Da septische Sinusthrombosen heute sehr selten sind, soll hier nicht näher darauf eingegangen werden.

Symptome, Untersuchungsbefund
Diagnostik

☑ Das klinische Bild zerebraler Thrombosen ist sehr vielgestaltig. Daher wurden sie noch vor wenigen Jahren oft nicht diagnostiziert und in ihrer Häufigkeit unterschätzt.

Bei einer Thrombose eines großen Sinus haben viele Patienten zunächst hartnäckige Kopfschmerzen. Nach Stunden bis Tagen (selten Wochen) folgen neurologische Ausfälle (oft Lähmungen), zerebrale Krampfanfälle und Bewußtseinstrübung. Bei Thrombosen einer zerebralen Vene dominieren oft die lokalen neurologischen Ausfälle.

Der Untersucher stellt zusätzlich einen Meningismus fest (☞ 35.9.1). Diagnosebeweisend ist die zerebrale Angiographie.

Behandlungsstrategie

In den letzten Jahren hat sich die sofortige Vollheparinisierung des Patienten mit späterer Umstellung auf orale Antikoagulantien (☞ Pharma-Infos 19.49 und 19.50) durchgesetzt. Eine Lysetherapie (☞ auch 19.7) ist dagegen nicht angezeigt, da die Erfolgschancen gering, das Risiko einer zerebralen Blutung aber hoch ist. Zerebrale Krampfanfälle, Kopfschmerzen und eine eventuelle Hirndruckerhöhung werden symptomatisch behandelt.

Patienteninformation und Rezidivprophylaxe

Nach einer zerebralen Venenthrombose während einer Schwangerschaft oder unter der Einnahme von oralen Ovulationshemmern sollten die betroffenen Frauen auf die weitere Einnahme von Hormonpräparaten verzichten, da sie mit hoher Wahrscheinlich ursächlich (mit-)beteiligt waren. Die Frage nach dem Rezidivrisiko während einer (erneuten) Schwangerschaft ist noch ungeklärt.

35.7.5 Durchblutungsstörungen des Rückenmarks

Durchblutungsstörungen des Rückenmarks durch Ischämie oder Blutung sind weit seltener als die des Gehirns. Als Ursache kommen z.B. Verengungen der zuführenden Gefäße, Aortenaneurysmen oder Gefäßfehlbildungen im Rückenmark selbst in Frage.

Die klinischen Symptome reichen von kurzzeitigen Beschwerden nach längerem Gehen bis zu einem vollständigen Querschnittssyndrom (☞ 35.15.2).

Die Prognose ist schlecht. Manchmal kann sie durch operative Korrektur der Gefäßfehlbildung oder Ausräumen einer Blutung verbessert werden.

35.8 Zerebrale Krampfanfälle und Epilepsie

Zerebrale Krampfanfälle im Kindesalter, ☞ 13.17.2

Ein **zerebraler Krampfanfall** beruht auf einer Funktionsstörung der Nervenzellen im Gehirn. Dabei steht eine *abnorme synchronisierte Aktivitätssteigerung des ZNS,* bildhaft am ehesten mit Gewitterentladungen vergleichbar, am Anfang des Geschehens.

Jedes Gehirn kann bei genügend hoher Belastung mit einem Krampfanfall reagieren.

Nach heutigem Kenntnisstand ist das Gehirn jedes Menschen krampffähig. Unterschiedlich ist allerdings die Belastung, die erforderlich ist, um einen zerebralen Krampfanfall auszulösen **(Krampfschwelle).**

Zerebrale Gelegenheitskrämpfe (☞ 35.8.1) treten nur bei besonders hohen Belastungen des Gehirns auf. Außerhalb dieser Belastungssituationen ist der Betroffene anfallsfrei. Bei der **Epilepsie** (☞ 35.8.2) dagegen treten die zerebralen Krampfanfälle bereits bei sehr geringer Belastung oder sogar „spontan" auf.

35.8.1 Gelegenheitskrämpfe

Gelegenheitskrampf *(Okkasionskrampf):* Zerebraler, generalisierter, tonisch-klonischer (☞ 35.8.2) Krampfanfall, der *nur* im Zusammenhang mit außergewöhnlichen Belastungen des Gehirns auftritt. Häufigkeit ca. 5 (–10) % der Gesamtbevölkerung.

Fieberkrämpfe, ☞ 13.17.2

Auslöser

Zerebrale Gelegenheitskrämpfe treten nur unter außergewöhnlichen Belastungen auf. Als Auslöser sind insbesondere zu nennen:

- Schwere Infektionen, z.B. Enzephalitis (☞ 35.9.2)
- Stoffwechselentgleisungen und Vergiftungen
- Fieber (v.a. bei Kindern, ☞ auch 13.17.2)
- Übermäßiger Alkoholkonsum, aber auch Alkoholentzug
- Drogenkonsum
- Schlafentzug, Überanstrengung
- Zu starke Sonnenexposition
- Medikamente.

Symptome, Befund und Diagnostik

Definitionsgemäß handelt es sich bei einem zerebralen Gelegenheitskrampf um einen generalisierten, tonisch-klonischen Krampfanfall.

Symptome und Untersuchungsbefund entsprechen denen tonisch-klonischer Krampfanfälle bei Epilepsie (☞ 35.8.2).

Die Diagnose ergibt sich aus dem klinischen Bild und dem Vorhandensein eines Auslösers.

Behandlungsstrategie und Pflege

Ein einzelner Gelegenheitskrampf bedarf meist keiner Behandlung. Nur langandauernde Anfälle (bei Erwachsenen über 10 – 15 Minuten, bei Kindern über fünf Minuten) müssen medikamentös unterdrückt werden. Ansonsten reicht es aus, den Betroffenen vor Verletzungen zu schützen (☞ Pflege in 35.8.2).

Eine medikamentöse Dauerbehandlung ist nicht angezeigt. Der Patient sollte den Auslösefaktor aber in Zukunft meiden.

Prognose

Die überwiegende Mehrzahl der Patienten mit nur einem Gelegenheitskrampf erleidet keine weiteren Anfälle.

Ein geringer Teil der Betroffenen, insbesondere solche mit Risikofaktoren (z.B. Auftreten von Epilepsie bei nahen Verwandten), entwickelt eine Epilepsie (☞ unten).

35.8.2 **Epilepsie**

Epilepsie (*Krampfleiden, hirnorganisches Anfallsleiden,* früher *Fallsucht*): Wiederholtes Auftreten zerebraler Krampfanfälle. Häufigkeit ca. 0,8% der Gesamtbevölkerung. Für nahe Verwandte von Epileptikern ist das Erkrankungsrisiko etwas erhöht, die Epilepsie ist jedoch (von seltenen Epilepsieformen abgesehen) keine Erbkrankheit!

Krankheitsentstehung

Nach heutigem Kenntnisstand wirken bei *allen* Epilepsien exogene Momente (z.B.Verletzungen, Schlafentzug) und endogene Faktoren (erbliche Veranlagung) zusammen. Trotzdem wird nach wie vor unterschieden zwischen der **genuinen Epilepsie** ohne erkennbare Ursache, die sich meist bis zum 20. Lebensjahr manifestiert, und der **symptomatischen Epilepsie,** bei der eine ursächliche Hirnschädigung feststellbar ist.

Symptome, Einteilung und Untersuchungsbefund

Generalisierte Anfälle

Bei den generalisierten Anfallsformen ist das gesamte Gehirn von der abnormen elektrischen Aktivität betroffen. Typische Bilder sind:

- **Grand mal-Epilepsie.** Sie ist die „klassische" Form der Epilepsie, bei der der Patient als erstes, evtl. mit einem Schrei *(Initialschrei),* bewußtlos zu Boden stürzt
  - Zunächst kommt es zur *tonischen Phase* mit steif gestreckten Gliedmaßen, Atemstillstand (Patient wird blau) und weiten, lichtstarren Pupillen
  - Nach Sekunden folgt die *klonische Phase* mit Zuckungen am ganzen Körper, häufig mit Urin- und Stuhlabgang. Der Patient hat Schaum vor dem Mund, und es besteht die Gefahr eines Zungenbisses
  - Nach wenigen Minuten hören die Zuckungen auf, und es setzt eine längere Schlafphase *(Terminalschlaf)* ein
  - Später erinnert sich der Patient nicht an den Anfall
  - Eine Bindung der Anfälle an eine bestimmte Tageszeit, häufig an die Aufwachphase, ist möglich
  - Dem Anfall kann eine **Aura** vorangehen, d.h. die Wahrnehmung z.B. eines Gefühls, Geruchs, Geschmacks oder von Lichtblitzen (☞ auch Kasten)
- **Absenzen** (*Absencen,* gehören zu den sog. *Petit-mal-Epilepsien*). Absenzen sind kurzdauernde Bewußtseinsstörungen, bei denen der Betroffene aber nicht ohnmächtig wird. Sie können mit meist diskreten motorischen Phänomenen einhergehen, etwa Mundbewegungen oder Nesteln mit den Händen. Oft sind Kinder betroffen. Treten die Anfälle mehrfach in der Stunde auf, werden sie wegen ihrer kurzen Dauer oft als Konzentrationsstörung verkannt.

Fokale Anfälle

Die **fokalen** *(partiellen)* **Anfälle** gehen immer von einer lokalen Veränderung des Gehirns aus. Die wichtigsten fokalen Anfallsformen sind:

- **Fokal motorische (sensible, somatosensorische) Anfälle.** (Klonische) Zuckungen und/oder Parästhesien („Pelzigsein") in der von dem betroffenen Hirnbezirk versorgten Körperregion, z.B. einer Hand. In der Regel ohne Bewußtseinstrübung (diese kann sich aber bei einer Generalisierung des Anfalles einstellen, ☞ unten)
- **Jackson-Epilepsie.** Beginn der Zuckungen oder Sensibilitätsstörungen an einer bestimmten Körperregion, dann – bei erhaltenem Bewußtsein – Ausbreitung meist von distal nach proximal auf die benachbarten Regionen *(March of convulsion),* z.B. Übergreifen der Zuckungen von den Fingern über die Hand auf den Arm, bis eine Körperhälfte davon betroffen ist oder sich sogar ein sekundär generalisierter Krampfanfall entwickelt hat (☞ unten)
- **Psychomotorische Epilepsie** *(Schläfenlappenepilepsie, Dämmerattacken).* Nach sehr unterschiedlicher *Aura* (etwa Wahrnehmung eines bestimmten Geruchs) kommt es zu einer Bewußtseinstrübung. Dauern die Anfälle nur kurz (einige Sekunden), werden automatische Handlungsabläufe wie z.B. Essen oder Anziehen fortgesetzt, ohne daß sich die Patienten später daran erinnern können. Der Dämmerzustand kann im Extremfall mehrere Tage andauern. Im Anschluß daran folgt eine Reorientierungsphase.

Jeder fokale Anfall kann durch Ausbreiten der abnormen Nervenzellerregung *sekundär* generalisieren. Findet diese **Generalisation** sehr schnell statt, entspricht das klinische Bild praktisch dem einer (primären) Grand mal-Epilepsie. Hinweise auf einen fokalen Ursprung kann dann der Anfallsbeginn geben, z.B. das Vorhandensein einer **Aura** oder die Beobachtung, daß die Zuckungen in einer bestimmten Körperregion angefangen haben.

Diagnose und Differentialdiagnose

Da sich hinter jedem zerebralen Krampfanfall eine Gehirnerkrankung wie z.B. eine Gefäßmißbildung oder ein Gehirntumor verbergen kann, muß jeder erstmalig auftretende Anfall diagnostisch abgeklärt werden:

- EEG. Das EEG zeigt die für den entsprechenden Anfall typischen Veränderungen (☞ 35.5.8) und ist oft auch zwischen den Anfällen pathologisch, v.a. bei Provokation durch flackerndes Licht, Schlafentzug oder bestimmte Medikamente
- CCT, ggf. auch Kernspintomographie. Sie dienen der Suche nach möglichen Ursachen wie Tumoren, Gefäßgeschwülsten und posttraumatischen Narben
- Angiographie. Eine Angiographie ist zur weiteren Abklärung bei Verdacht auf Tumor oder Gefäßfehlbildung und präoperativ (z.B. vor geplanter Tumorentfernung) angezeigt
- Blutuntersuchungen. Sie sind z.B. bei Verdacht auf Niereninsuffizienz oder Alkoholmißbrauch erforderlich, die ebenfalls Ursache einer Epilepsie sein können.

Diagnostik bei Kindern, ☞ *13.17.2*

Differentialdiagnostisch werden berücksichtigt:

- *Synkopen* (kurze Bewußtlosigkeit z.B. im Rahmen von Herzrhythmusstörungen, ☞ 18.3.3), die ebenfalls mit motorischen Phänomenen, z.B. leichten Armzuckungen, einhergehen können
- *Hypoglykämien* (☞ 23.6.4)
- *Psychogene Anfälle* (☞ 36.9), welche keiner der bekannten Anfallsformen zugeordnet werden können, sich oft vor Publikum ereignen und manchmal fast theatralisch verlaufen.

Behandlungsstrategie

Notfall: Status epilepticus

Immer medikamentös unterbrochen werden muß der **Status epilepticus** (Serie von Anfällen über mehr als 20 Minuten ohne zwischenzeitliche Erholung des Patienten), der mit einer Letalität von 5 – 10% behaftet ist:

- Erstmaßnahmen, ☞ Pflege
- Gabe von Sauerstoff (anfangs 4 – 6 l/Min.)
- Durchführung einer BGA (☞ 20.4.4)
- Legen eines venösen Zugangs
- I.v.-Injektion von Diazepam, z.B. Valium®. Bei Therapieresistenz Gabe von Phenytoin (z.B. Phenhydan®) oder Clonazepam (z.B. Rivotril®), evtl. Wiederholung der Diazepam-Injektion
- Bei weiterer Therapieresistenz Barbituratnarkose, Intubation und Beatmung des Patienten auf der Intensivstation.

Ein einzelner hirnorganischer Anfall bedarf im allgemeinen keiner Behandlung, sondern lediglich der diagnostischen Klärung.

In der Regel hört der Anfall von selbst wieder auf, oft bevor eine intravenöse oder rektale Medikamentengabe überhaupt möglich ist. Die Gabe z.B. von Diazepam erschwert aber sowohl die klinische Beurteilung (Zeitdauer bis zur völligen Orientiertheit des Patienten?) als auch die EEG-Diagnostik (☞ 35.5.8)

Bei einer genuinen Epilepsie mit mehr als zwei Anfällen jährlich ist in der Regel eine medikamentöse Behandlung mit Antiepileptika (☞ Pharma-Info 35.63) angezeigt, die über mindestens zwei Jahre, oft aber lebenslang, fortgeführt werden muß.

Ergibt die Diagnostik eine symptomatische Epilepsie, steht die Beseitigung der Ursache im Vordergrund der Behandlung. Falls dies nicht möglich ist (z.B. bei einem inoperablen Tumor), wird medikamentös versucht, Anfallsfreiheit zu erreichen.

Bei einer schweren, therapieresistenten Epilepsie kann manchmal die operative Ausschaltung des Epilepsieherdes helfen. Dies ist jedoch nur an wenigen Zentren möglich und erfordert eine umfangreiche Diagnostik zur sicheren Lokalisation des Herdes.

Pflege

Pflegemaßnahmen im Anfall

- Besonders bei noch unklarer Diagnose Arzt sofort benachrichtigen (lassen), Patienten möglichst nicht alleine lassen
- Sicherheit des Patienten gewährleisten, z.B. Stühle oder scharfkantige Gegenstände aus der Umgebung des Patienten entfernen und Patienten von naher Treppe wegziehen. Das Schieben eines Gummikeils o.ä. zwischen die Zähne wird heute nicht mehr empfohlen (meist findet der Zungenbiß schon ganz am Anfang statt, und das Einschieben birgt nur eine zusätzliche Gefahr von Mundhöhlenverletzungen)
- Keine Flüssigkeiten oder Medikamente oral einflößen (Aspirationsgefahr)
- Medikamente nach ärztlicher Anordnung verabreichen Patienten nach dem Anfall bis zur vollständigen Wiedererlangung des Bewußtseins in stabile Seitenlage bringen (Aspirationsprophylaxe). Nach Erbrechen während des Anfalls Mund auswischen
- Für den Fall eines Status epilepticus Spritzentablett mit Venenverweilkanüle (☞ Abb. 10.62, Spritze allerdings erst auf Arztanordnung aufziehen), Diazepam- und Phenytoin-Ampullen, Guedel-Tubus (☞ 37.8.1) und Intubationsbesteck richten
- Während der ganzen Zeit Anfallstyp und -verlauf beobachten, da dies von erheblicher diagnostischer und therapeutischer Bedeutung sein kann. Uhrzeit zu Beginn und am Ende des Anfalls notieren.

Lebensführung des Epileptikers

- Die Patienten sollen anfallsauslösende Faktoren wie Schlafentzug, flakkernde Lichtreize (Diskothek, Bildschirmarbeit, Fernsehen) und Alkohol in größeren Mengen vermeiden
- Der Beruf muß mit Rücksicht auf die Erkrankung ausgewählt werden. Berufe mit erhöhter Selbst- und Fremdgefährdung (z.B. Dachdecker, Busfahrer) sowie Berufe mit unregelmäßiger Lebensführung (Schichtarbeit) sind ungeeignet

- Das Lenken eines PKWs wird meist nach zweijähriger Anfallsfreiheit und bei Fehlen epilepsiespezifischer EEG-Veränderungen wieder erlaubt
- Gegen viele Sportarten ist nichts einzuwenden, solange der Patient sie nicht bis zur körperlichen Erschöpfung betreibt. Einige Sportarten, darunter auch Schwimmen, dürfen nur unter besonderen Vorsichtsmaßnahmen ausgeübt werden, da es im Falle eines Krampfanfalls zu einer erheblichen Selbst- und/oder Fremdgefährdung kommt
- Partnerschaft und Familiengründung sind in der Regel ebenfalls möglich. Gegen eine Schwangerschaft ist meist nichts einzuwenden, allerdings sollte die Frau vor Eintritt der Schwangerschaft mit ihrem Arzt sprechen, da sich evtl. ein Medikamentenwechsel empfiehlt. Die Frau sollte wissen, daß die Fehlbildungsrate zwar erhöht, dies aber nur z.T. auf die Medikamente zurückzuführen ist. Auf jeden Fall ist ein Grand-mal-Anfall der Schwangeren für das Ungeborene gefährlicher als die Medikamenteneinnahme mit Anfallsfreiheit
- Der Patient soll einen Anfallskalender führen und darin auch besondere Vorkommnisse und Belastungen eintragen
- Zur Sicherheit des Patienten wird diesem empfohlen, stets ein Merkblatt mit Erste-Hilfe-Maßnahmen bei sich zu tragen, damit Nichtinformierte bei einem Anfall in der Öffentlichkeit wissen, wie sie helfen können
- Der Patient darf die Antiepileptika nie eigenmächtig und abrupt absetzen, da dies zu gehäuften Anfällen führen kann. Bevor er andere Medikamente z.B. gegen Zahnschmerzen nimmt, sollte er seinen Arzt fragen, da Wechselwirkungen häufig sind.

Prognose

Die Prognose ist abhängig von der Ursache und der Anfallsform. Eine *epileptische Wesensänderung* als Folge der Epilepsie wird heute verneint. Anfallsbedingte Schäden des Gehirns sind jedoch möglich.

Ungefähr zwei Drittel der Patienten sind unter medikamentöser Behandlung anfallsfrei, nur ca. 10% zeigen überhaupt keine Besserung.

Pharma-Info 35.62: Antiepileptika

Medikamente zur Unterdrückung zerebraler Krampfanfälle heißen **Antiepileptika** *(Antikonvulsiva)*. Indiziert sind sie bei einem Status epilepticus (☞ Text) oder als Prophylaxe bei mehr als zwei epileptischen Anfällen im Jahr.

Es sollte immer versucht werden, mit einer Monotherapie (d.h. nur einem Medikament) auszukommen. Erst wenn die Dosis des Medikaments infolge starker Nebenwirkungen nicht mehr erhöht werden kann und der Patient immer noch nicht anfallsfrei ist, wird das Medikament gewechselt oder (bei Versagen mehrerer Monotherapien) eine Medikamentenkombination versucht. Ansetzen, Umstellen oder Absetzen einer bestimmten Medikation dürfen nie abrupt geschehen, sondern müssen immer schrittweise erfolgen („Einschleichen" und „Ausschleichen"). Eine Medikamentenspiegelkontrolle (Blutentnahme morgens nüchtern) kann bei der Dosisfindung helfen. Sie ist auch bei Verdacht auf Einnahmefehler oder Überdosierung angezeigt. Ist ein Patient mit einem Blutspiegel unterhalb des „normalen" therapeutischen Spiegels anfallsfrei, wird die Dosis nicht geändert. Umgekehrt kann bei einem nicht anfallsfreien Patienten ohne Nebenwirkungen die Dosis noch weiter gesteigert werden, auch wenn sein Blutspiegel schon im oberen Bereich liegt.

Häufig eingesetzte Antiepileptika

Substanz	Nebenwirkungen*
Carbamazepin, z.B. Tegretal®, Timonil®	Leberschäden, Ödeme. Bei Überdosierung Schwindel, Ataxie, Doppelbilder, Verschwommensehen
Ethosuximid,** z.B. Petnidan®	Magenbeschwerden, Schluckauf, Kopfschmerzen, Schlafstörungen, psychotische Symptome
Phenobarbital, z.B. Luminal®	Schwindel, Ataxie, psychische Störungen (v.a. bei Kindern), Schultersteife
Phenytoin, z.B. Epanutin®, Phenhydan®, Zentropil®	Zahnfleischhyperplasie, Hypertrichose (verstärkte Behaarung). Bei Überdosierung Schwindel, Ataxie, Tremor, Doppeltsehen
Primidon, z.B. Liskantin®	☞ Phenobarbital, da Verstoffwechselung zu Phenobarbital
Valproinsäure, z.B. Convulex®, Ergenyl®	Gewichtszunahme, Haarausfall, Tremor. Selten, aber oft tödlich: Leberkoma (v.a. bei Kleinkindern)
Vigabatrin, z.B. Sabril®	Gewichtszunahme, psychische Veränderungen (z.B. Reizbarkeit)

* Alle Antiepileptika können zu allergischen Reaktionen (selten, aber gefährlich: Agranzulozytose, ☞ 24.7.4), Müdigkeit und eingeschränktem Reaktionsvermögen führen. Außerdem beschleunigen fast alle Antiepileptika den Östrogenabbau und vermindern so die Wirksamkeit der „Pille".
**Zur besseren Magenverträglichkeit Tabletten mit dem Essen einnehmen.

35.9 Infektiöse und entzündliche Erkrankungen des ZNS

Creutzfeld-Jakob-Erkrankung und BSE, ☞ *28.10*

ZNS-Infektion: Infektion des Gehirns und/oder des Rückenmarks einschließlich ihrer Hüllen.

Im klinischen Alltag am häufigsten sind **Meningitis** *(Hirnhautentzündung,* ☞ 35.9.1) und **Enzephalitis** *(Gehirnentzündung,* ☞ 35.9.2).

Dabei ist eine strenge Trennung kaum möglich, da es sich fast immer um Mischformen handelt.

Meningitis und Enzephalitis gehören zu den meldepflichtigen Infektionskrankheiten (☞ 28.10).

35.9.1 Meningitis

Meningitis *(Hirnhautentzündung):* Vielfach lebensbedrohliche Infektion des ZNS mit vorwiegendem Befall der Hirnhäute *(Meningen).*

Krankheitsentstehung

Die häufigsten Erreger einer Meningitis sind:

- Bakterien, bei Erwachsenen insbesondere Pneumokokken (☞ 28.5.4) und Meningokokken (☞ 28.5.5), bei Kindern hauptsächlich Meningokokken und Hämophilus influenzae (☞ 28.5.12), bei Säuglingen v.a. E. coli (☞ 28.5.6)
- Viren, z.B Herpes simplex-Viren (☞ 28.6.2), Enteroviren (etwa Polioviren, ☞ 35.9.5), Mumpsviren (☞ 13.14.3).

Seltene Ursachen einer Meningitis sind Protozoen oder Pilze.

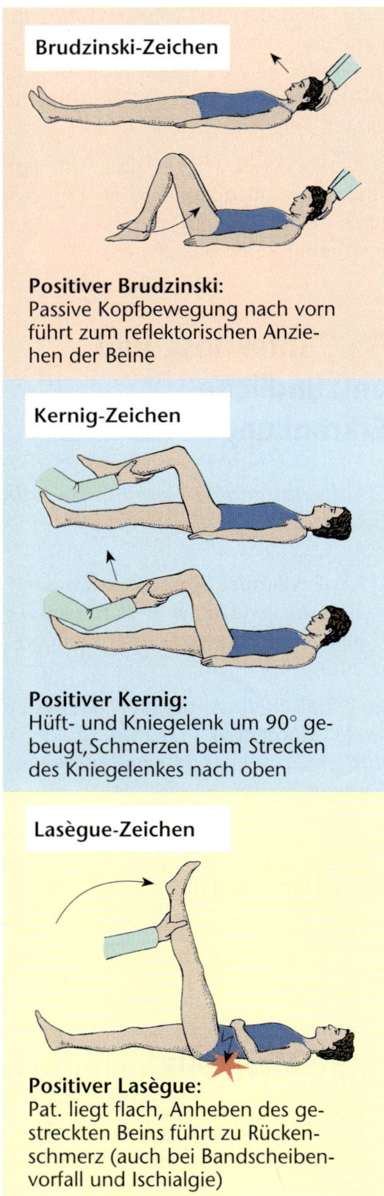
Brudzinski-Zeichen
Positiver Brudzinski:
Passive Kopfbewegung nach vorn führt zum reflektorischen Anziehen der Beine
Kernig-Zeichen
Positiver Kernig:
Hüft- und Kniegelenk um 90° gebeugt,Schmerzen beim Strecken des Kniegelenkes nach oben
Lasègue-Zeichen
Positiver Lasègue:
Pat. liegt flach, Anheben des gestreckten Beins führt zu Rückenschmerz (auch bei Bandscheibenvorfall und Ischialgie)

Abb. 35.63: Klinische Meningitiszeichen. [L157]

Die Erreger gelangen meist im Rahmen einer generalisierten Infektion (☞ 28.1.1) mit dem Blutstrom in das Gehirn. Sie werden aber auch aus benachbarten Entzündungsprozessen, z.B. bei einer Mastoiditis (☞ 34.5.2), fortgeleitet oder gelangen über offene Verbindungen zwischen Gehirn und Außenwelt ins Gehirn, etwa bei einer Verletzung oder einer Fistel.

Symptome und Untersuchungsbefund

Meist setzen die Symptome einer bakteriellen Meningitis rascher ein und sind heftiger als bei einer viralen Meningitis. Oft kommt es innerhalb von Stunden bei einem harmlos erscheinenden Infekt zu einem schweren Krankheitsbild mit:

- Hohem Fieber
- Übelkeit und Erbrechen
- Kopfschmerzen im ganzen Kopf bis hin zur Unerträglichkeit
- Licht- und Geräuschüberempfindlichkeit
- Nackensteife, *Opisthotonus* (Rückwärtsbeugung des Kopfes mit Überstreckung von Rumpf und Extremitäten)
- Bewußtseinsveränderungen bis zum Koma.

Diese Symptomkombination, die typisch für Erkrankungen der Hirnhäute ist, wird als **meningitisches Syndrom** oder – nicht ganz korrekt – als *Meningismus* bezeichnet. Hinzu treten die Symptome der jeweiligen Grunderkrankung.

Für die tuberkulöse Meningitis kennzeichnend sind ein vorwiegender Befall der Hirnnerven an der Schädelbasis und ein eher schleichender Beginn.

Diagnostik und Differentialdiagnose

Entscheidend für die Diagnose ist die Liquoruntersuchung (☞ 35.5.2):

- Der Liquor sieht trüb oder eitrig aus
- Der Liquordruck ist erhöht
- Die Laboruntersuchung ergibt eine Zellvermehrung, eine Eiweißerhöhung sowie bei bakteriellen und tuberkulösen Meningitiden eine Zuckererniedrigung.

Vor Therapiebeginn wird stets eine Liquorkultur zum Erregernachweis angelegt (anbehandelte Keime gehen oft nicht „an“). Zusätzlich können serologische Untersuchungen zum indirekten Erregernachweis (☞ 28.3.7) angezeigt sein.

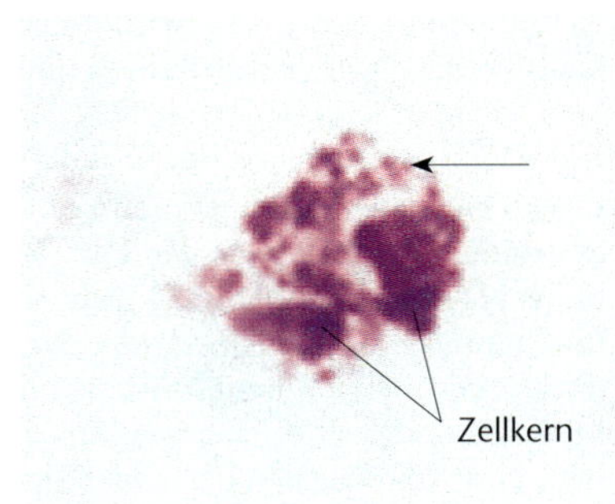

Abb. 35.64: Meningokokken im Liquor. Der Pfeil markiert die intrazelluläre Lagerung der Bakterien in einem Leukozyten. [B109]

Wichtig ist die Suche nach abwehrschwächenden Grunderkrankungen (z.B. eine HIV-Infektion, ☞ 29.3) und Liquorfisteln (z.B. nach einem Schädel-Hirn-Trauma, ☞ 35.15.1), da das Risiko einer erneuten Keimeinwanderung mit nachfolgender Infektion der Hirnhäute dann sehr groß ist.

Die Meningitis muß gegenüber einem **Meningismus** abgegrenzt werden. Dies ist ein meningitisches Syndrom ohne infektiöse Erreger, das z.B. bei starker Sonneneinstrahlung, Subarachnoidalblutung (☞ 35.7.1) und nach Aussaat von Krebszellen auftritt.

Behandlungsstrategie

Bei bakteriellen Meningitiden ist eine hochdosierte intravenöse Antibiotikabehandlung oft lebensrettend. Falls die Erreger nicht mikroskopisch im Liquor zu identifizieren sind, wird die Antibiotikabehandlung *kalkuliert* (d.h. unter Berücksichtigung der häufigsten Erreger in Abhängigkeit vom Alter des Patienten) begonnen und später entsprechend dem Ergebnis der Liquorkultur korrigiert. Ein Teil der meningitisverursachenden Viren ist gegenüber Virostatika (z.B. Zovirax®, ☞ Tab. 28.38) empfindlich.

Die zusätzliche symptomatische Behandlung umfaßt:

- Ggf. Hirndruckbehandlung (☞ 35.13.3).
- Ggf. medikamentöse Unterdrückung von Krampfanfällen (☞ 35.8.2).

Manchmal werden auch die Angehörigen des Patienten prophylaktisch mit Antibiotika behandelt, um weitere Erkrankungen und eine Ausbreitung des Keimes zu verhindern.

Pflege

Die Patienten sind häufig schwer krank und benötigen intensivmedizinische Betreuung:

- Engmaschige Kontrolle von Vitalfunktionen, Temperatur, Bewußtsein und Symptomverlauf (z.B. Kopfschmerz, Nackensteife, Hirndruckzeichen, ☞ 35.13)
- Bei Verwirrtheit Bettgitter (auf Arztanordnung)
- Bei Lichtempfindlichkeit Abdunkeln des Raumes, bei Geräuschempfindlichkeit Schaffen einer ruhigen Umgebung
- Übernahme der kompletten Grundpflege
- Durchführung aller notwendigen Prophylaxen (☞ 7.2.5)
- Ausreichende Flüssigkeitszufuhr (Infusionen), besonders wichtig bei hohem Fieber
- Isolierung des Patienten je nach Grunderkrankung, evtl. bereits bei Verdacht auf Ansteckungsgefahr (v.a. bei Meningokokken). Dabei Eigenschutz (Handschuhe, Schutzkittel, Mund-Nasenschutz) nicht vergessen. Sind die Erreger noch nicht identifiziert, geht man in der Pflege von dem Erreger aus, der die strengsten Maßnahmen erfordert
- Aufklärung der Angehörigen über die Ansteckungsgefahr (Arztaufgabe).

Prognose

Die Prognose ist abhängig von Erreger, Abwehrlage und Schwere des Krankheitsbildes. Durchschnittlich beträgt die Sterblichkeit heute 10 – 15%, bei Neugeborenen und Meningokokkensepsis (☞ 28.5.5) jedoch mehr als 50%. Besonders bei Kleinkindern bleiben zudem Dauerschäden, z.B. Hör- und Sehstörungen oder Konzentrationsschwäche, zurück.

35.9.2 Enzephalitis

Enzephalitis *(Gehirnentzündung):* ZNS-Infektion mit überwiegendem Befall des Gehirns.

Krankheitsentstehung

Eine Enzephalitis kann durch die gleichen Erreger verursacht werden wie die Meningitis (☞ 35.9.1). An erster Stelle stehen allerdings die Viren.

Sonderformen mit eigener Bezeichnung sind:

- Die **parainfektiöse Enzephalitis** während oder kurz nach Virusinfektionen, die nach heutigem Kenntnisstand durch immunologische Reaktionen des Körpers auf das Virus bedingt ist
- Die **embolische Herdenzephalitis** als Folge vieler kleiner septischen Embolien im Gehirn, z.B. bei bakterieller Herzklappenentzündung (☞ 18.8.1).

Symptome, Befund
Diagnostik

Während eine leichte (Begleit-)Enzephalitis im Rahmen einer Allgemeininfektion oft unbemerkt bleibt, ist das klinische Bild beim Vollbild der Erkrankung noch ernsthafter als bei der Meningitis mit:

- Bewußtseinsveränderungen bis zur Bewußtlosigkeit
- Psychischen Veränderungen, v.a. Unruhe, Verwirrtheit, psychotische Symptome wie z.B. Wahnvorstellungen (☞ 36.2.5)
- Neurologischen Ausfällen wie Lähmungen oder Sprachstörungen
- Zerebralen Krampfanfällen (☞ 35.8.1).

Da es sich meist nicht um eine reine Enzephalitis, sondern um Mischformen *(Meningoenzephalitis)* handelt, bestehen oft zusätzlich die Symptome einer Meningitis (☞ 35.9.1).

Die Diagnose wird durch Liquoranalyse (meist Zell- und Eiweißvermehrung) und serologische Untersuchungen (Titerverlauf) gestellt. Meist werden auch ein EEG und ein CT durchgeführt. Beide zeigen bei einer Herpes simplex-Enzephalitis (☞ 28.6.2) typische Veränderungen im Schläfenlappen. Da diese jedoch erst nach mehreren Tagen bis einer Woche auftreten, kommen sie für den Behandlungsentscheid zu spät.

Behandlungsstrategie

Antibiotika sind bei Virusenzephalitiden wirkungslos, werden jedoch oft gegeben, wenn (noch) unklar ist, ob die Erkrankung durch Bakterien oder Viren verursacht ist. Bei Verdacht auf Herpes simplex-Enzephalitis ist die *sofortige* intravenöse Gabe des Virostatikums Aciclovir (Zovirax®) angezeigt.

Pflege, ☞ 35.9.1

Prognose

Die Prognose ist je nach Erreger unterschiedlich. Während die parainfektiösen Enzephalitiden im allgemeinen milde verlaufen und nur selten Dauerschäden wie etwa geistige Behinderungen zurückbleiben, beträgt die Sterblichkeit der Herpes-Enzephalitis ohne Behandlung 70% und mit Aciclovir immer noch um 25%.

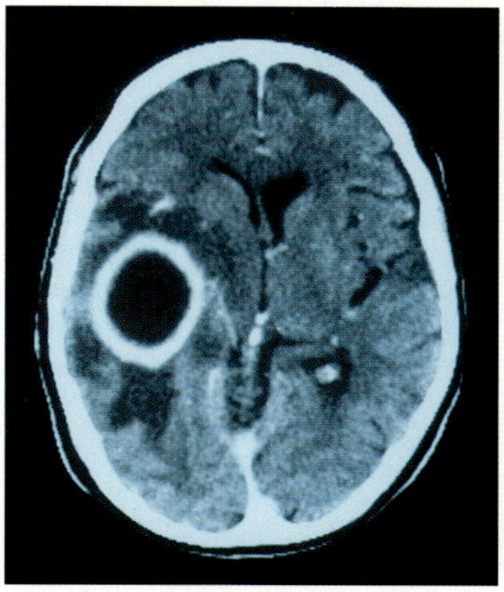

Abb. 35.65: CCT eines Hirnabszesses. Bei Vorliegen eines Hirnabszesses zeigt das CCT im typischen Falle eine ringförmige Formation mit zentraler Einschmelzungshöhle. [T113]

35.9.3 Hirnabszeß

Hirnabszeß: Umschriebene, teils abgekapselte bakterielle Entzündung im Gehirn. Mit einer Sterblichkeit von ca. 30% schlechte Prognose.

Ein **Hirnabszeß** entsteht, wenn eine bakteriell bedingte Enzephalitis eitrig einschmilzt und sich ein eitergefüllter Hohlraum ausbildet.

Die **Symptome** eines Hirnabszesses sind vielgestaltig. Nur schätzungsweise die Hälfte der Patienten weist die typische Symptomkombination auf mit

- Kopfschmerzen
- Fieber
- (Fokalen) neurologischen Ausfällen.

Die **Diagnose** wird durch CCT gesichert (☞ Abb. 35.65).

Die **Behandlung** besteht aus:

- Neurochirurgischer Abszeßausräumung durch offene Operation oder stereotaktische Punktion und Aspiration
- Systemischer hochdosierter Antibiotikagabe über 4 – 6 Wochen
- Ggf. Bekämpfung des begleitenden Hirnödems
- Behandlung der ursächlichen Erkrankung, z.B. einer Mittelohrentzündung.

Pflege, ☞ 35.9.1, 35.13, 35.14

35.9.4 Zeckenbedingte ZNS-Infektionen

Zeckenbedingte ZNS-Infektionen: Bezeichnet im engeren Sinne bakterielle oder virale ZNS-Infektionen, die durch den Biß einer Zecke übertragen worden sind. In (Mittel-)Europa von Bedeutung sind:
- *Frühsommermeningoenzephalitis* (kurz **FSME**) – viral bedingt
- **Lyme-Borreliose** – bakteriell bedingt.

Die unter Laien bekannteste zeckenbedingte Erkrankung ist die **FSME.** Die Zecken bilden das Reservoir für das FSME-Virus und übertragen es bei ihrem Biß auf den Menschen. Ungefähr eine Woche nach dem Zeckenbiß beginnt die Krankheit mit grippeähnlichen Symptomen. Nach mehrtägiger Beschwerdefreiheit folgt eine *Meningoenzephalitis* mit guter Prognose oder eine *Myelomeningitis* mit Lähmungen und einer Sterblichkeit um 1%.

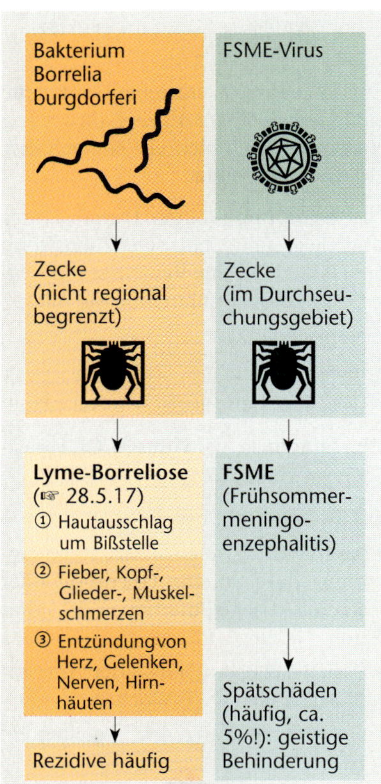

Abb. 35.66: Die beiden häufigsten zeckenübertragenen Krankheiten sind die Lyme-Borreliose und die FSME. [B200]

Die Diagnose erfolgt durch Liquor- und Blutuntersuchung. Die Therapie ist rein symptomatisch.

Eine aktive Impfung ist prinzipiell möglich. Da die Zecken aber nur in bestimmten Gegenden (z.B. Süddeutschland, Österreich, Schweiz, Südosteuropa) in höherer Zahl von dem FSME-Virus befallen sind und der Impfung neurologische Komplikationen folgen können, ist die aktive Impfung lediglich bei erhöhter Gefährdung (z.B. Förster, Waldarbeiter) angezeigt. Nach Zeckenbiß in einem Endemiegebiet ist innerhalb der ersten 24 Stunden eine passive Impfung möglich.

Wesentlich häufiger, aber weniger beachtet, ist die bakteriell bedingte **Lyme-Borreliose** (☞ 28.5.17), bei der es Wochen oder Monate nach dem Zeckenbiß zu einer *Meningoradikulitis* kommt, d.h. einer Entzündung der Hirnhäute und Hirn- und Spinalnervenwurzeln.

Prophylaxe vor Zeckenbissen

Richtiges Verhalten in gefährdeten (Wald-)Gebieten verringert das Risiko erheblich:
- In gefährdeten Gebieten (auch im eigenen Garten) das Unterholz und Dickicht meiden
- Möglichst wenig Körperteile unbekleidet lassen. Hosenbeine in Stiefel oder Strümpfe stecken, um ein Eindringen der Zecken zu verhindern. Kopfbedeckung tragen
- Freie Körperteile mit Insekten-Repellents (z.B. Autan®) einreiben
- Zecken baldmöglichst mit einer speziellen, in Apotheken erhältlichen Zecken-Pinzette herausdrehen oder durch einen Arzt entfernen lassen. Bißwunde desinfizieren und Hände gründlich reinigen
- Haustiere und ihre Schlafplätze regelmäßig auf Zecken kontrollieren.

35.9.5 Poliomyelitis

Poliomyelitis (*Poliomyelitis epidemica anterior acuta,* kurz *Polio, epidemische spinale Kinderlähmung, Heine-Medinsche Erkrankung*): Akute virale Infektionskrankheit, die bei einem geringen Teil der Infizierten zu schweren Lähmungen führt und dann lebensbedrohlich ist.

Erreger der **Poliomyelitis** sind die **Poliomyelitis-Viren Typ I – III.** Sie werden fäkal-oral, meist durch Schmierinfektion, übertragen.

Schätzungsweise 90 – 95% aller Infizierten merken nichts von der Infektion *(inapparente Infektion,* ☞ 28.1.1). Weitere 5% bekommen lediglich unspezifische Beschwerden unterschiedlicher Ausprägung. Diese *abortive Verlaufsform* wird in der Regel als Grippe verkannt.

Schätzungsweise 0,1 – 1% der Infizierten entwickelt die schwere und gefürchtete *paralytische Verlaufsform.* Oft innerhalb weniger Stunden kommt es zu Muskelschmerzen, Meningismus (☞ 35.9.1) und asymmetrischen Lähmungen. Sensibilitätsstörungen treten nicht auf. Lebensbedrohlich sind rasch aufsteigende Lähmungen mit Beteiligung von Atem- und Kreislaufzentrum.

Die Lähmungen werden hervorgerufen durch direkte Schädigung der grauen Substanz.

Die Diagnose wird durch Klinik, Virusnachweis in Stuhl oder Rachenabstrich und serologische Blutuntersuchungen gestellt.

Eine kausale Therapie ist nicht möglich. Die Behandlung beschränkt sich auf symptomatische Maßnahmen.

Bei Hirnnervenbeteiligung oder Atemstörungen beträgt die Sterblichkeit bis zu 60%. Defektzustände mit erheblicher Behinderung sind häufig. Daher sollen alle Kinder und Erwachsenen gegen Polio geimpft sein. Die heute übliche Schluckimpfung mit lebenden Impfstämmen ist gut verträglich und hat in vielen Ländern zum fast völligen Verschwinden der Erkrankung geführt.

35.9.6 Guillain-Barré-Syndrom

Guillain-Barré-Syndrom *(Guillain-Barré-Strohl-Syndrom, Landry-Paralyse, akute idiopathische Polyneuritis):* Ätiologisch ungeklärte Entzündung der peripheren Nerven *(Polyneuritis)* und der Spinalganglien mit Sensibilitätsstörungen, motorischen Lähmungen und vegetativen Störungen. Letalität heute unter 5%, meist weitgehende oder völlige Wiederherstellung des Patienten.

Erstes klinisches Symptom sind meist Parästhesien. Rasch treten von unten aufsteigendende Lähmungen hinzu, die durch Atemlähmung und Herzrhythmusstörungen lebensbedrohlich werden. Hirnnervenbeteiligung mit Schlucklähmung und beidseitige Fazialislähmung (☞ Abb. 35.76) können auftreten.

Die Diagnose wird durch Liquoruntersuchung (Eiweißerhöhung bei normaler Zellzahl = **zytoalbuminäre Dissoziation**), elektrophysiologische Untersuchungen (Nervenleitgeschwindigkeit vermindert) und ggf. eine Nervenbiopsie gestellt.

Eine kausale Behandlung der Erkrankung ist nicht möglich. In schweren Fällen wird eine Plasmapherese (☞ 29.5) durchgeführt, um evtl. vorhandene Antikörper oder Immunkomplexe zu entfernen. Viele Patienten müssen intubiert und beatmet werden. Bei lebensbedrohlichen Herzrhythmusstörungen muß ein (passagerer) Herzschrittmacher gelegt werden.

Pflegerisch ist die konsequente Durchführung aller Prophylaxen erforderlich (☞ 7.2.5). Die Atmung wird regelmäßig mit dem Spirometer (☞ 7.3.2) kontrolliert, um eine bedrohliche Verschlechterung mit Beatmungspflicht frühzeitig zu erfassen. Die psychische Belastung des Patienten und seiner Angehörigen ist während der Zeit der Intensivpflege enorm hoch.

Die Prognose ist verhältnismäßig gut. Bei den meisten Patienten kommt es innerhalb von 1 – 6 Monaten zur weitgehenden oder vollständigen Wiederherstellung.

35.9.7 Myelitis

Myelitis: Entzündung des Rückenmarks.

Myelitiden sind wesentlich seltener als Entzündungen im Gehirnbereich. Oft sind sie viral oder parainfektiös (☞ 35.9.2) bedingt.

Die Symptome reichen von Rückenschmerzen und Sensibilitätsstörungen bis zum Querschnittssyndrom (Querschnittsmyelitis, ☞ auch 35.15.2).

Die Diagnosestellung erfolgt durch Lumbalpunktion und CT.

35.9.8 Multiple Sklerose

Multiple Sklerose (kurz *MS, Encephalomyelitis disseminata,* kurz *ED*): Ätiologisch ungeklärte, chronisch-entzündliche ZNS-Erkrankung, die zur herdförmigen Zerstörung der Markscheiden führt. Mit einer Häufigkeit von 1 : 2000 Einwohnern eine der häufigsten neurologischen Erkrankungen in unseren Breiten. Erstmanifestation v.a. im 20. – 40. Lebensjahr, Frauen häufiger betroffen als Männer.

Krankheitsentstehung

Ursächlich diskutiert werden insbesondere autoimmunologische Vorgänge. Fest steht, daß sowohl die erbliche Veranlagung (familiäre Häufung) als auch Umweltfaktoren (Klima? Viren?) eine Rolle spielen.

Überall in der weißen Substanz des ZNS kommt es zu herdförmigen Entzündungen mit nachfolgender Zerstörung der Markscheiden (*Entmarkung,* **Demyelinisation**) und Narbenbildung. Die neurologischen Ausfälle sind Folge der durch den Verlust der Markscheiden verlangsamten oder sogar unterbrochenen Erregungsleitung (☞ Abb. 35.3).

Symptome und Untersuchungsbefund

Dadurch, daß jede beliebige Stelle der weißen Substanz betroffen sein kann, ist praktisch jedes zentralnervös bedingte Erscheinungsbild möglich. Trotzdem gibt es immer wiederkehrende Symptome:

- *Augensymptome.* Sehr häufig und oft Erstsymptome sind Sehnervenentzündungen (Patient klagt über verschwommenes Sehen und geht zum Augenarzt, ☞ 33.3.1) und Augenmuskellähmungen infolge Hirnstammbeteiligung (Sehen von Doppelbildern). Sehr oft besteht gleichzeitig ein Nystagmus (☞ 34.4.4)
- *Sensibilitätsstörungen.* Es sind sowohl Parästhesien („Ameisenlaufen" oder „pelziges Gefühl") als auch verminderte Berührungs- und Schmerzempfindungen möglich
- *Motorische Störungen.* Diese äußern sich vor allem durch eine spastische Lähmung der Beine
- *Kleinhirnsymptome.* Besonders typisch sind Sprechstörungen (d.h. die Wörter werden richtig, aber undeutlich artikuliert, ☞ auch 35.3.4), zerebellare Ataxie (☞ 35.4.3) und Intentionstremor (☞ 35.3.3). Die Kombination aus Koordinationsstörungen und spastischer Lähmung führt zu einem typisch veränderten, breitbeinig-steifen Gangbild (☞ Abb. 35.67)
- *Blasen-Darm-Störungen* durch Rückenmarksbeteiligung
- *Psychische Störungen.* Psychische Störungen können sowohl als Reaktion auf die Erkrankung auftreten (meist handelt es sich dann um reaktive Depressionen, ☞ 36.5.1) als auch hirnorganisch, also durch die Erkrankung selbst, bedingt sein. Bei letzterem ist der Patient häufig euphorisch (☞ 36.5.2)
- *Gesichtsschmerzen.* Häufig tritt eine mit Dauerschmerzen verbundene „Trigeminusneuralgie" (☞ 35.12.3) auf.

Typisch ist ein *schubförmiger Verlauf,* bei dem es zur deutlichen Rückbildung der Symptome (Remission) innerhalb von Wochen oder Monaten kommt, bis dann Monate oder auch Jahre später die nächste akute Phase (Schub) beginnt. Besonders bei Patienten mit später Manifestation der Erkrankung kommt auch ein *primär chronischer Verlauf* vor, bei dem die Symptome ohne zwischenzeitliche Rückbildung immer weiter zunehmen.

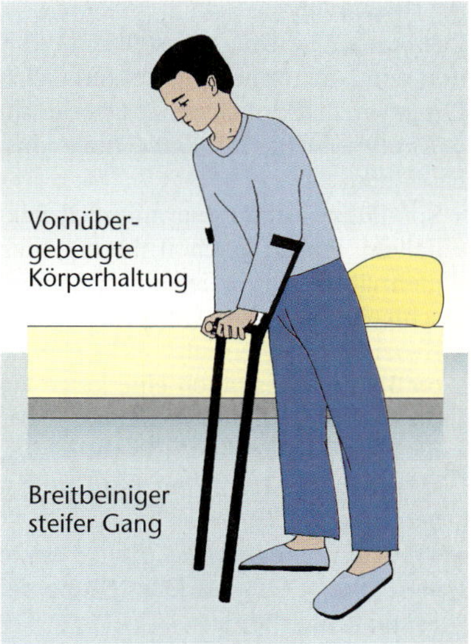

Abb. 35.67: Typische Gangstörung eines Patienten mit Multipler Sklerose. Die spastische Lähmung der Beine und die Koordinationsstörungen führen zu einem charakteristisch steifen Gangbild mit breiter Beinstellung. [L215]

Diagnostik

Die eindeutige Diagnosestellung erfordert den Nachweis multipler (an vielen Orten im ZNS lokalisierter) Herde sowie mehrerer Schübe. Dabei helfen insbesondere:

- Sorgfältige Anamnese mit ausdrücklichem Fragen nach früherer, auch mehrjährig zurückliegender, Sehverschlechterung oder Doppelbildern
- Evozierte Potentiale. Das VEP (☞ 35.5.9) weist auch eine lange zurückliegende Sehnervenentzündung nach, pathologische AEPs (☞ 35.5.9) sprechen für Herde im Hirnstammbereich
- Kernspintomographie (falls nicht verfügbar, CCT) zur Darstellung der Entmarkungsherde.

Bei der Liquoruntersuchung zeigen sich im Schub eine geringe Zell- und Gesamteiweißvermehrung sowie eine Immunglobulin G-Erhöhung. Bei 95% aller Patienten sind *oligoklonale Banden* nachweisbar (starke, „klonhafte" Vermehrung einer bestimmten Untergruppe der IgG), die auch bei normalem Liquor-IgG auftreten können.

Behandlungsstrategie

Eine ursächliche Therapie ist bisher nicht möglich. Da die Entzündung wahrscheinlich (auto-)immunogen mitbedingt ist, werden Medikamente eingesetzt, die entzündungshemmend wirken und/oder das Immunsystem unterdrücken:

- Im akuten Schub werden Glukokortikoide oral oder intravenös (☞ Pharma-Info 23.47) oder ACTH (☞ 23.1.4) intravenös gegeben, anfangs hochdosiert, dann ausschleichend. Hierdurch wird die Rückbildung der Symptome beschleunigt, der Krankheitsverlauf insgesamt aber nicht beeinflußt. Daher ist eine Glukokortikoiddauerbehandlung nicht angezeigt
- Bei schweren Verläufen erfolgt eine Immunsuppression mit Azathioprin (z.B. Imurek®) oder eine zytostatische Therapie mit Cyclophosphamid, z.B. Endoxan®. Da sich hierdurch, wenn auch erst nach Jahren, die Krebsgefahr erhöht, ist die Indikation um so strenger zu stellen, je jünger der Patient ist.

Hoffnungen für die Zukunft konzentrieren sich auf Interferone, die regulierend auf das Immunsystem einwirken sollen. Bei einem lebensbedrohlichen Krankheitsschub (z.B. mit einem Herd im Hirnstammbereich, der die lebenswichtigen Zentren beeinträchtigt) kann die Entfernung eventueller (Auto-)Antikörper durch Plasmapherese (☞ 29.5) versucht werden.

Außerdem ist eine symptomatische Behandlung einzelner Erscheinungen erforderlich, so beispielsweise:

- Gabe von Baclofen (z.B. Lioresal®) gegen die Spastik
- Antidepressiva bei reaktiver Depression (☞ 36.5.1)
- Carbachol (z.B. Doryl®) bei Blasenentleerungsstörungen
- Carbamazepin (z.B. Tegretal®) bei Trigeminusneuralgie.

Pflege

Eine sorgfältige Pflege kann Komplikationen vermeiden, die Selbständigkeit erhalten helfen und so die Prognose des Kranken verbessern. Daher:

- Regelmäßige Durchführung der mit dem Physiotherapeuten einstudierten Übungen. Bereitstellung technischer Hilfen vor allem bei Ataxie und Intentionstremor, um die Selbständigkeit so lange wie möglich zu erhalten
- Bei Bettlägerigen Bobath-Lagerung gegen die Spastik (☞ 35.6.6), außerdem Dekubitus-, Thrombose- und Kontrakturenprophylaxe (☞ 7.2.5)
- Pneumonie- und Infektionsprophylaxe, da die Infektionsgefahr v.a. bei hohen Glukokortikoiddosen groß ist (hierzu gehört auch das Meiden von Personen mit aktuten Infekten)
- Blasen- und Darmtraining analog dem Vorgehen bei Querschnittslähmung. Wegen der Infektionsgefahr keinen transurethralen Dauerkatheter legen, sondern intermittierend einmalkatheterisieren oder einen suprapubischen Blasenkatheter legen lassen (☞ 31.2.3). Den Patienten über das erhöhte Risiko von Harnwegsinfekten aufklären, dabei die Prophylaxe durch reichliches Trinken betonen.

Bei chronisch kranken Patienten ist die psychische Führung nicht immer ganz leicht. Die oft bestehende (unangemessene) Euphorie erleichtert dem Patienten zwar die Krankheit und den Pflegenden den Umgang mit dem Kranken, führt aber oft dazu, daß das für den Erhalt der Selbständigkeit notwendige Training unterbleibt. Zu diesem müssen die Patienten immer wieder angehalten werden.

Prinzipiell soll der Patient so lange es geht normal leben. Meist ist es sinnvoll, die Berufstätigkeit des Patienten (Berentung hinauszögern), Hobbies und Unternehmungen zu fördern, wobei Überforderungen zu vermeiden sind. Vielen Patienten hilft der Kontakt zu Selbsthilfegruppen.

Prognose

Die Diagnose einer MS ist nicht mit langjährigem Siechtum und schwerer Behinderung gleichzusetzen. Der mittlere Krankheitsverlauf beträgt heute mehr als 25 Jahre. Fünf Jahre nach Krankheitsbeginn sind 70%, nach 20 Jahren noch 36% der Patienten berufstätig.

35.10 Degenerative Erkrankungen des zentralmotorischen Systems

35.10.1 Parkinson-Syndrom und Morbus Parkinson

Parkinson-Syndrom *(Schüttellähmung):* Symptomkomplex aus Akinese (Bewegungsarmut), Rigor (☞ 35.4.2) und Ruhetremor (☞ 35.3.3). Betrifft ca. 1% aller über 60jährigen.

Krankheitsentstehung

Zwei Hauptformen des **Parkinson-Syndroms** werden unterschieden:

- Der **Morbus Parkinson** *(idiopathisches Parkinson-Syndrom, primäres Parkinson-Syndrom, Paralysis agitans)* mit unklarer Erkrankungsursache, der zu einem Untergang dopaminproduzierender Zellen im Mittelhirn führt
- Das **symptomatische Parkinson-Syndrom** *(sekundäres Parkinson-Syndrom),* bei denen sich die Parkinsonsymptomatik aufgrund von Hirnarteriosklerose, Entzündungen, Vergiftungen oder Medikamenten-Einnahme (z.B. Neuroleptika, ☞ Pharma-Info 36.28 oder die Antiemetika Vergentan® und Paspertin®) entwickelt.

Folge ist der Verlust des Gleichgewichts zwischen Dopamin (zu wenig) und Azetylcholin, dem Gegenspieler des Dopamins (relativ zu viel).

Symptome, Untersuchungsbefund Diagnostik

Entsprechend der Funktion der Stammganglien und des extrapyramidalen Systems kommt es bei Funktionseinschränkungen nicht zu Lähmungen, sondern zu Störungen der normalen Bewegungsabläufe. Drei Symptome treten besonders hervor:

- **Hypo- oder Akinese.** Allgemeine Bewegungsarmut mit starrer Mimik *(Maskengesicht),* Fehlen der normalen Mitbewegungen (beim Gehen schwingen die Arme z.B. nicht mit), kleinschrittigem Gang (Patient trippelt), immer kleiner werdender Schrift *(Mikrographie)* und leiser, monotoner Stimme
- **Rigor,** ☞ 35.4.2
- **Tremor** (☞ 35.3.3). Typisch für den Betroffenen ist ein grobschlägiger, relativ langsamer Ruhetremor v.a. der Hände, der sog. *Münzenzählertremor.*

Der Betroffene geht gebückt mit leicht gebeugten Armen und Beinen (☞ Abb. 35.68). Schwierigkeiten bereiten ihm insbesondere das Starten (z.B. Loslaufen) und Stoppen (z.B. Stehenbleiben) einer Bewegung; der Patient hat Mühe, nicht vornüber zu fallen.

Weitere Zeichen der Erkrankung sind:

- *Vegetative Störungen.* Speichelfluß, Schwitzen, abnorme Talgsekretion (**Salbengesicht,** das Gesicht des Patienten sieht immer aus wie gerade eingecremt)
- *Psychische Störungen.* Stimmungsschwankungen (insbesondere Depressivität), Überempfindlichkeit und Gereiztheit sowie geistige Verlangsamung.

Die Diagnose wird anhand des klinischen Bildes gestellt. Technische Zusatzuntersuchungen sind in der Regel nicht erforderlich. Schwierigkeiten können die Anfangsstadien bereiten, wenn z.B. häufige Stürze infolge beeinträchtigter reflektorischer Ausgleichsbewegungen einziges Symptom der Erkrankung sind.

Behandlungsstrategie

Eine Heilung des Morbus Parkinson ist nicht möglich. Dementsprechend hat die medikamentöse Therapie zum Ziel, das Ungleichgewicht im Gehirn zwischen Dopamin und Azetylcholin zu bessern (☞ Pharma-Info 35.69). Meist läßt aber die Wirksamkeit der Medikamente mit der Zeit nach.

Die Behandlung der symptomatischen Parkinson-Syndrome entspricht in der Regel derjenigen des Morbus Parkinson, da die bereits gesetzten Schäden oft irreversibel sind. Medikamentös bedingte Parkinson-Syndrome bessern sich nach Absetzen des Medikaments.

Pflege

Die Unterscheidung zwischen den oben genannten Formen des Parkinson-Syndroms ist für die Pflege des Patienten nicht bedeutsam. Daher wird im folgenden vereinfachend nur vom Parkinson-Syndrom gesprochen.

Krankengymnastik und aktivierende Pflege sind für den Erhalt der Selbständigkeit von herausragender Bedeutung:

- Viele Parkinsonpatienten leiden unter mangelndem Selbstwertgefühl und verlieren das Interesse an ihrem Aussehen. Neben der Zuwendung und der Stärkung des Selbstvertrauens im Gespräch helfen die Pflegenden den Patienten dabei, gepflegt und sauber auszusehen. Dazu gehört manchmal auch das Wecken des Interesses an schöner (altersgemäßer) Kleidung oder die Unterstützung beim Make-up
- In der Regel sucht der Physiotherapeut den Patienten 2x/Tag auf. Dies reicht aber bei weitem nicht aus. Der Patient muß deshalb auch mit den Pflegenden und den Angehörigen üben. Dabei immer erst überlegen, welche Bewegung schwer fällt und dann den Bewegungsablauf mit dem Patienten durchdenken. Nach kurzer Pause soll sich der Patient noch einmal auf die Bewegung konzentrieren und sie dann ausführen. Evtl. Bewegungsablauf mitsprechen (lassen), ggf. vor dem Spiegel üben. Stets realistische Ziele setzen, um den Patienten nicht durch (vorhersehbare) ständige Mißerfolge zu frustrieren und zu demotivieren. Bei Erfolg Patienten bestärken und loben, aber kein „unehrliches" und übertriebenes Verhalten an den Tag legen
- Patienten beim Üben nicht unter (Zeit-)Druck setzen, da es durch die Aufregung zu einer Verstärkung des Tremors und damit zum Mißerfolg der Übungen kommt, wodurch der Patient noch hektischer wird. Es entsteht ein Teufelskreis mit immer stärkerer Behinderung des Patienten. Ermüdet der Patient während des Trainings, Ruhepause einlegen. Bei Ablenkung mit der Übung aufhören und erst weiter üben, wenn die Konzentrationsfähigkeit des Patienten wiederhergestellt ist
  - Beispiel Gehtraining: Patient soll aufrecht stehen, Fersen fest auf den Boden. Beim Laufen berühren die Fersen den Boden zuerst, die Beine sollen leicht gespreizt sein. Patient darf nicht „schlurfen"
  - Beispiel Kommunikationstraining: Täglich mit dem Patienten das Schreiben üben und darauf achten, daß die Schrift des Patienten nicht kleiner wird. Im Sprachtraining (evtl. kommt eine Logopädin) darauf achten, daß der Patient klar und deutlich und mit angemessener Sprachmelodie spricht
- Viele Parkinsonpatienten atmen nicht tief genug ein und sind daher pneumoniegefährdet. Mit ihnen deshalb konsequent Atemübungen durchführen
- Dem Patienten nur soviel abnehmen wie unbedingt nötig, dafür immer wieder zur selbständigen Ausführung anleiten und ermutigen
- Der Patient braucht für alles viel Zeit. Daher Geduld haben, evtl. technische Hilfen bereitstellen, z.B. ein spezielles Eß-Besteck.
- Beim Essen ausprobieren, bei welcher Kost sich der Patient am wenigsten verschluckt. Dem Patienten stets eine Serviette (und kein „Lätzchen")

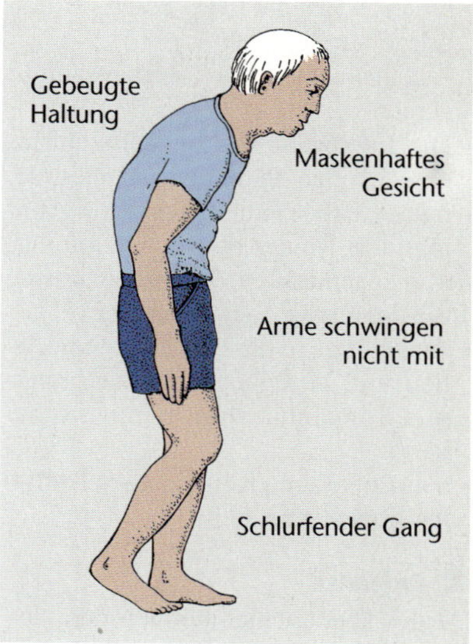

Abb. 35.68: Charakteristische Körperhaltung beim Morbus Parkinson. Typischerweise werden die Arme beim Gehen nicht mitbewegt. Der Gang ist schlurfend bei gebeugter Haltung, das Gesicht ausdruckslos. [L190]

umlegen. Nach dem Essen Mundpflege durchführen (lassen)
- Auf ausreichende Flüssigkeitszufuhr achten
- Die Intelligenz der oft teilnahmslos aussehenden Patienten ist meist erhalten, daher Patienten nicht wie unmündige Kinder behandeln. Häufige und angemessene Gespräche bessern die depressive Verstimmung
- Angehörige in die Pflege miteinbeziehen und bezüglich des Bewegungs- und Kommunikationstrainings schulen
- Vor Entlassung Kontakt zu Selbsthilfegruppen vermitteln.

Prognose

Da die Therapiemaßnahmen den weiteren Abbauprozess nicht verhindern können, führt der Morbus Parkinson über die Jahre zur steigenden Pflegebedürftigkeit. Bei symptomatischen Parkinson-Syndromen ist die Prognose ursachenabhängig.

35.10.2 Chorea Huntington

Chorea Huntington (kurz *HC*): Autosomal-dominant vererbte Erkrankung, die mit typischen extrapyramidalen Bewegungsstörungen und einer organisch bedingten Wesensänderung und Demenz einhergeht. Führt in der Regel nach ca. 15 – 20 Jahren zum Tod.

Die Krankheit manifestiert sich meist im mittleren Erwachsenenalter. Erstsymptome sind häufig (zunächst diskrete) Wesensveränderungen. Im Laufe weniger Jahre bildet sich das Vollbild der Erkrankung aus mit:
- *Bewegungsstörungen.* Bei der *choreatischen Form* dominieren unwillkürliche, regel- und ziellose Bewegungen der Extremitäten sowie Sprachstörungen, bei der *akinetisch-rigiden Form* eine Bewegungsarmut
- Organischer Wesensveränderung
- Demenz (☞ 14.5).

Die unheilbare Erkrankung schreitet unaufhaltsam weiter fort und führt nach ca. 15 – 20 Jahren zum Tode.

Bei Verwandten betroffener Patienten kann heute durch einen (freiwilligen!) Gentest mit hoher Wahrscheinlichkeit festgestellt werden, ob sie Träger des pathologischen Gens sind und damit später in ihrem Leben an Chorea Huntington erkranken werden. Durch die (Fast-)Gewißheit, in 10 oder 20 Jahren „zu verblöden“, entsteht bei vielen Betroffenen eine schier unerträgliche psychische Belastung mit Suizidgefahr. Daher sollte ein solcher Test nur freiwillig nach eingehender Beratung des Patienten und flankiert von entsprechender psychischer Betreuung des Patienten erfolgen.

35.10.3 Torticollis spasticus

Beim **Torticollis spasticus** *(Torticollis spasmodicus, spastischer Schiefhals)* bestehen auf den Halsbereich beschränkte Bewegungsstörungen. Der Patient dreht den Kopf in langsamen, krampfartig anmutenden Bewegungen auf eine Seite und neigt ihn gleichzeitig zur Gegenseite. Bei beidseitiger Ausprägung wird der Kopf nach hinten gezogen.

Die Behandlung ist schwierig. Manchmal können bestimmte Handgriffe (z.B. Abstützen) die Bewegungsunruhe unterdrükken. Ansonsten kommt die Gabe von Anticholinergika (z.B. Artane®), muskelentspannenden Medikamenten oder Carbamazepin in Betracht. Evtl. kann auch die Injektion von *Botulinumtoxin* (☞ 28.5.15) in die ausführenden Muskeln helfen. Bei Therapieresistenz wird die operative Trennung derjenigen peripheren Nerven erwogen, die die ausführenden Muskeln innervieren.

35.10.4 Amyotrophe Lateralsklerose

Amyotrophe Lateralsklerose (kurz *ALS, myatrophische Lateralsklerose, Charcot-Krankheit*): Ätiologisch ungeklärte Erkrankung mit fortschreitender Degeneration des ersten *und* zweiten motorischen Neurons. Häufigkeit ca. 5/100000 Einwohner, betrifft Männer häufiger als Frauen.

Die Patienten bemerken meist als erstes eine asymmetrische Muskelschwäche, oder es fällt ihnen ein Muskelschwund *(Muskelatrophie)* insbesondere der Hände auf. Innerhalb von Monaten bis wenigen Jahren entwickelt sich das Vollbild der Erkrankung mit gleichzeitigem Bestehen von spastischen Lähmungen, Pyramidenbahnzeichen und Muskelatrophien (Symptome, die einander sonst ausschließen).

Pharma-Info 35.69: Überblick über häufig eingesetzte Parkinson-Medikamente

Präparat	Handelsname (Bsp.)	Wirkmechanismus	Nebenwirkungen
Anticholinergika			
Biperiden Metixen	Akineton® Tremarit®	Hemmung des (zu starken) cholinergen Systems	Mundtrockenheit, Obstipation, Harnverhalt, Herzrhythmusstörungen, psychische Störungen
Amantadin			
Amantadin*	PK-Merz®, Symmetrel®	Wahrscheinlich Erhöhung der Dopamin-Freisetzung	Psychische Störungen, Magen-Darm-Beschwerden. Wirkung läßt nach 2 – 3 Monaten nach
Dopaminagonisten			
Bromocriptin* Lisurid*	Pravidel® Dopergin®	Angriff an Dopaminrezeptoren, Besserung von Rigor und Akinese	Magen-Darm-Beschwerden, Hypotonie, Unruhe
L-Dopa + Abbauhemmer			
L-Dopa*	Madopar®, Nacom®	Dopamin-Ersatz. Da Dopamin selbst nicht vom Blut ins Gehirn übertreten kann, wird die Vorstufe (L-Dopa) zugeführt	*Dyskinesien***, Hypotonie, Herzrhythmusstörungen, Übelkeit, psychische Störungen, erhöhter Augeninnendruck
MAO-Hemmer (MAO = Enzym Monoaminoxidase)			
Selegilin	Movergan®	Verminderung des Dopamin-Abbaus	☞ L-Dopa

* = Einschleichende Dosierung

** Dyskinesien = Unwillkürliche, nicht unterdrückbare Fehl-Bewegungen, z.B. Grimassenschneiden, Schmatzen, Kauen

Durch Hirnstammbeteiligung kommt es zu verwaschener Sprache, Schluck- und Atemstörungen.

Die Diagnose wird durch das klinische Bild, EMG (☞ 35.5.10) und Muskelbiopsie gestellt.

Die Erkrankung ist unheilbar. Der Patient erlebt seinen fortschreitenden Verfall bei vollem Bewußtsein. Die 5 Jahres-Überlebensrate liegt um 20%.

35.11 Erkrankungen des peripheren Nervensystems

35.11.1 Polyneuropathie

Polyneuropathie (kurz *PNP*): Nicht-verletzungsbedingte Erkrankung mehrerer peripherer Nerven (im Extremfall des ganzen peripheren Nervensystems) mit möglicher Beeinträchtigung sensibler, motorischer und vegetativer Nerven. Bei deutlich entzündlicher Komponente auch **Polyneuritis** genannt. Sehr häufige Erkrankung, insbesondere im Rahmen eines Diabetes mellitus oder eines Alkoholabusus.

Krankheitsentstehung und Einteilung

Die genauen Vorgänge bei der Entstehung einer Polyneuropathie sind noch unklar. Am häufigsten werden die Polyneuropathien nach ihrer (mutmaßlichen) Ursache eingeteilt.

Die wichtigsten Ursachen sind:

- Toxische Polyneuropathie durch Alkohol, Medikamente (z.B. Zytostatika) oder Gifte
- Polyneuropathie bei Stoffwechselstörungen, z.B. Diabetes mellitus, Niereninsuffizienz (☞ 31.8.9) oder Gicht (☞ 23.9)
- Polyneuropathie bei Infektionskrankheiten, z.B. bei Diphtherie (☞ 28.5.13)
- Idiopathische Polyneuropathie (Ursache ungeklärt)
- Polyneuropathie bei Malignom, insbesondere beim Bronchialkarzinom und hämatologischen Erkrankungen (☞ 20.8.2; Kap. 24)
- Polyneuropathie bei Mangel- und Fehlernährung oder Resorptionsstörungen (z.B. Vitamin B_{12}- oder Folsäuremangel, ☞ 23.8.5).

Symptome und Untersuchungsbefund

Hauptsymptome der Polyneuropathien sind:

- Sensibilitätsstörungen und Parästhesien meist symmetrischer Ausprägung mit Betonung der körperfernen Abschnitte, wobei die untere Extremität stärker betroffen ist. Häufig ist eine socken- oder handschuhförmige Verteilung. Die Kranken sagen oft, es kribbele überall an den Beinen, oder die Füße seien „taub" und „wie in Eis"
- Koordinationsstörungen wie z.B. Ataxie (☞ 35.4.3)
- Periphere, schlaffe Lähmungen mit Muskelatrophie und verminderten oder fehlenden Reflexen (☞ 35.4.1). Diese sind ebenfalls symmetrisch und beginnen an den unteren Gliedmaßen. Die motorischen Ausfälle sind insgesamt seltener und für den Patienten weniger störend als die sensiblen Störungen
- Bei Beteiligung des vegetativen Nervensystems trophische Hautveränderungen bis zum Ulkus, verminderte Schweißsekretion, Magen-, Blasen- und Darmentleerungsstörungen.

Bei der neurologischen Untersuchung zeigt sich oft eine Druckschmerzhaftigkeit peripherer Nerven.

Diagnostik

- Blutuntersuchungen zur Klärung einer zugrundeliegenden Erkrankung: BSG und Blutbild (Entzündung?), Kreatinin (Niereninsuffizienz?), Nüchtern-Blutzucker (Diabetes mellitus?), γ-GT als Leberwert (bei alkoholischem Leberschaden erhöhte Leberwerte), Serumspiegel von Vitamin B_{12} und Folsäure
- Elektromyographie: *Spontanaktivität* (elektrische Aktivität des ruhenden Muskels als Zeichen einer Nervenschädigung)
- Elektroneurographie: Nervenleitgeschwindigkeit vermindert
- Evtl. Muskel- und/oder Nervenbiopsie, da unter dem Mikroskop z.B. eine Unterscheidung zwischen muskel- und nervenbedingter Lähmung möglich ist.

Behandlungsstrategie

An erster Stelle steht die Behandlung der Ersterkrankung, z.B. absolute Alkoholkarenz oder optimale Einstellung eines Diabetes mellitus (☞ 23.6.1).

Ein Medikament, das zuverlässig die Polyneuropathie zu bessern vermag, gibt es nicht. Eine Vitaminsubstitution ist bei eindeutigem Vitaminmangel durch Fehlernährung, verminderte Resorption oder Alkoholismus (hier auch Gabe von Vitamin B_1) angezeigt. Eine Therapie mit α-Liponsäure (z.B. Thioctacid®) kann v.a. zur Besserung der Sensibilitätsstörungen versucht werden.

Häufig ist eine medikamentöse symptomatische Behandlung besonders störender Beschwerden erforderlich, z.B. die Gabe von Carbamazepin (Tegratal®, Timonil®) bei neuralgieähnlichen Schmerzen (**Neuralgie** = auf das Aubreitungsgebiet eines Nerven beschränktes Schmerzsyndrom).

Pflege

Die Pflege der Betroffenen gestaltet sich sehr unterschiedlich, je nachdem, welche peripheren Nerven betroffen sind:

- Krankengymnastik mit ständigem Üben der im häuslichen und beruflichen Alltag notwendigen Bewegungen (Vorgehen analog 35.10.1)
- Ergotherapie (☞ 10.10) v.a. zur Verbesserung der Feinmotorik und der Koordination. Außerdem lenkt die Betätigung den Patienten von seinen quälenden Parästhesien ab
- Bei Magenentleerungsstörungen mehrere kleine Mahlzeiten statt weniger großer
- Bei orthostatischer Hypotonie langsames Aufstehen über das Sitzen, evtl. Wickeln der Beine oder Anziehen von Kompressionsstrümpfen
- Fußpflege wie bei Diabetikern, ☞ 23.6.10
- Evtl. Blasentraining, ☞ 7.9.4.

Bei bettlägerigen Patienten werden alle notwendigen Prophylaxen durchgeführt. Die Dekubitusgefahr ist hoch, da der Kranke nicht nur trophische Störungen hat, sondern Druckstellen infolge der Sensibilitätsstörungen oft nicht bemerkt.

Die Patienten werden immer wieder zur Beseitigung der auslösenden Ursache motiviert und die Angehörigen in die Pflege miteinbezogen. Ist Alkohol die (mutmaßliche) Ursache der Polyneuropathie, werden Patienten und Angehörige z.B. über den Alkoholgehalt in sog. Stärkungsmitteln aufgeklärt (Klosterfrau Melissengeist etwa enthält 79 Vol.-% Alkohol).

Prognose

Unter optimaler Therapie kommt es in der Regel zu einer langsamen Symptomrückbildung über Wochen bis Monate, meist jedoch nicht zur völligen Wiederherstellung.

35.11.2 Nervenwurzelsyndrome: Bandscheibenvorfall

Anatomie und Physiologie der Bandscheiben, ☞ *26.11.1*

Nervenwurzelsyndrom: Typische Symptomkombination bei Schädigung einer Nervenwurzel.

Bandscheibenvorfall *(Bandscheibenprolaps, Diskusprolaps, Diskopathie):* Vorwölbung bzw. Austritt von Bandscheibengewebe in die Zwischenwirbellöcher oder den Wirbelkanal mit Kompression der Spinalnervenwurzeln oder des Rückenmarks selbst. Häufigste Ursache eines Nervenwurzelsyndroms.

Krankheitsentstehung

Durch ein Mißverhältnis zwischen (Fehl-)Belastung und Belastbarkeit im Zusammenspiel mit Alterungsvorgängen der Bandscheibe (Abnahme des Flüssigkeitsgehalts und der Elastizität des Nucleosus pulposus, Rißbildung im Annulus fibrosus) wölbt sich der Annulus fibrosus vor **(Protrusion)** oder treten Anteile des Nucleus pulposus in die Zwischenwirbellöcher oder den Spinalkanal **(Prolaps)** und komprimieren die Nervenwurzeln bzw. das Rückenmark. Es kann sich auch ein Teil der Bandscheibe ganz lösen **(Sequester).**

Am häufigsten tritt das Bandscheibenleiden im Lendenwirbelsäulenbereich zwischen L4 und L5 sowie zwischen L5 und S1 auf.

Symptome und Untersuchungsbefund

Oft wird das Krankheitsbild durch eine ruckartige Bewegung, insbesondere plötzliches Drehen, oder schweres Heben bei gebeugtem Rumpf ausgelöst.

Die Krankheitszeichen beim **lumbalen Prolaps** sind:

- Akute Rückenschmerzen mit Ausstrahlung in das Versorgungsgebiet der betroffenen Wurzel (L5: Außenseite Unterschenkel, Fußrücken, Großzehe), die sich bei Husten, Pressen oder Niesen verstärken. Der Patient spricht wegen des plötzlichen Einsetzens der Schmerzen oft von *„Hexenschuß"* oder *„Ischias"*, obwohl der Ischiasnerv selbst nicht betroffen sein muß
- Bandartige Sensibilitätsstörungen im betroffenen Gebiet (☞ 35.4.4), die oft vom Patienten nicht bemerkt werden
- Lähmung bestimmter *Kennmuskeln* (d.h. solcher Muskeln, deren Lähmung auf die Schädigung eines bestimmten Rückenmarksegments hinweist), z.B. bei L5 der Fußhebermuskeln. In schweren Fällen läßt der Patient dabei den Fuß beim Gehen auf dem Boden schleifen
- Reflexausfall von Knie- oder Achillessehnenreflex.

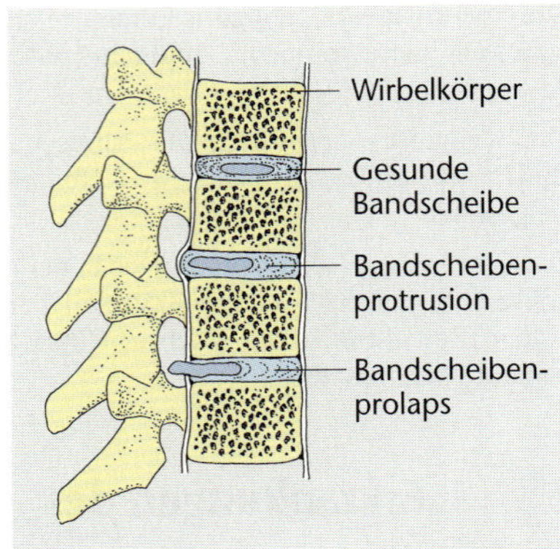

Abb. 35.71: Gesunde Bandscheibe (oben), Protrusion (Mitte) und Prolaps (unten). [L190]

Neurologischer Notfall: Kaudasyndrom

Bei Schädigung der Cauda equina (☞ 35.1.2) entwickelt sich ein **Kaudasyndrom** mit Sensibilitätsstörungen in der Analregion und an der Oberschenkelinnenseite **(Reithosenanästhesie),** schlaffen Lähmungen der unteren Extremität, Blasen- und Mastdarm- sowie bei Männern Potenzstörungen. Diese Patienten müssen unverzüglich in eine neurochirurgische Klinik verlegt und innerhalb von sechs Stunden operiert werden, da die Schäden sonst irreversibel sind!

Bei der Untersuchung fallen zusätzlich eine Schonhaltung, eingeschränkte Beweglichkeit und Klopfschmerz der Wirbelsäule auf. Oft besteht ein Nervendehnungsschmerz (**Lasègue-Zeichen**, ☞ Abb. 35.63).

Analog bestehen bei **zervikalen Bandscheibenvorfällen** Schmerzen und neurologische Ausfälle im Bereich der Schulter, des Armes und der Hand.

Diagnostik und Differentialdiagnose

Die Diagnose wird gesichert durch CT, evtl. auch Kernspintomographie und/oder Myelographie (☞ Abb. 35.41), die Bandscheibenvorfall und Wurzelkompression darstellen.

Eine Röntgenleeraufnahme der Wirbelsäule wird zum Ausschluß von Knochenmetastasen und zur Diagnose von Verschleißerscheinungen der Wirbelsäule angefertigt, die in den Zwischenwirbellöchern auf die Spinalnerven drücken können.

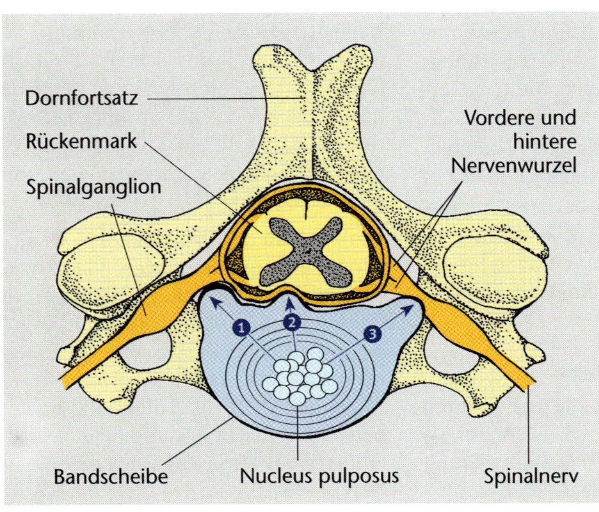

Abb. 35.70: Abh ängig von der Richtung eines Bandscheibenvorfalls (1: medio-lateral, 2: medial, 3: lateral) werden unterschiedliche Strukturen abgeklemmt und in ihrer Funktion beeinträchtigt. Die häufigen Vorfälle im Lendenwirbelbereich gefährden meist nicht mehr das Rückenmark, sondern die Cauda equina, da das Rückenmark bereits bei L2 endet (Myelographie, ☞ Abb. 35.41). [L190]

☑ Bandscheibenvorfälle im Brustwirbelsäulenbereich sind so selten, daß man bei Nervenwurzelsymptomen in diesem Bereich stets an einen Tumor denken sollte.

Behandlungsstrategie

Falls keine oder nur geringfügige neurologischen Ausfälle vorliegen, ist die Behandlung konservativ mit:

- Schmerzmitteln, möglichst solchen mit gleichzeitiger entzündungshemmender Wirkung (in erster Linie nichtsteroidale Antiphlogistika, z.B. in Voltaren®, ☞ Pharma-Info 16.5)
- Muskelentspannenden Medikamenten, z.B. Diazepam (Valium®), Tetrazepam (Musaril®)
- Evtl. lokalen Anästhesierungen
- Physikalischen Maßnahmen.

Bleibt die konservative Behandlung trotz konsequenter Durchführung erfolglos, wird operiert. Die offene OP, bei der für den Zugang zur Bandscheibe Teile des Wirbelbogens entfernt werden müssen, wird mehr und mehr abgelöst von weniger komplikationsträchtigen mikrochirurgischen Operationsverfahren, etwa der mikrochirurgischen Entfernung der Bandscheibe **(perkutane Diskektomie)** oder dem mikrochirurgischen Abtragen von Bandscheibenmaterial über eine Spül-Saug-Drainage **(perkutane Nukleotomie).** Ein Kauda-Syndrom muß raschestmöglich operiert werden.

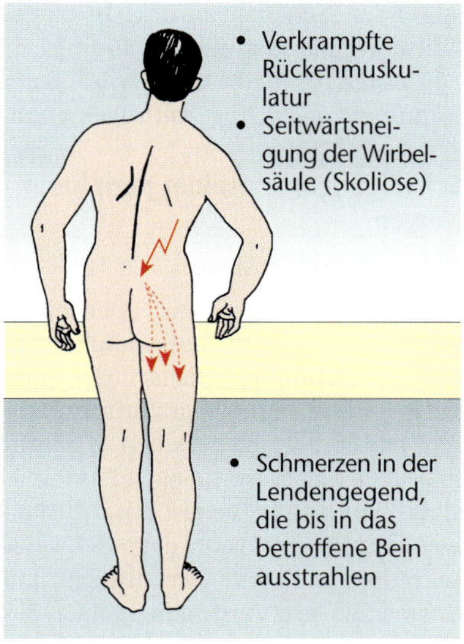

Abb. 35.72: Typische Fehlhaltung bei lumbalem Bandscheibenvorfall. [L215]

In bestimmten Fällen kann die Bandscheibe auch durch Einspritzung eines Enzyms aufgelöst werden *(Chemonukleolyse)*.

Pflege

Pflege bei konservativer Therapie

- Anfangs soll der Patient Bettruhe einhalten, wobei sich beim lumbalen Prolaps die konsequente Stufenbettlagerung (☞ Abb. 35.74) bewährt hat
- Je nach individueller Verträglichkeit werden Kälte- oder Wärmebehandlungen (Fango) der betroffenen Rückenpartien nach Arztanordnung durchgeführt
- Initial können Massagen helfen. Mit Besserung des akuten Beschwerdebildes rückt die aktive Krankengymnastik in den Vordergrund
- Während des gesamten Krankenhausaufenthaltes beobachten die Pflegenden den Patienten bei allen Tätigkeiten auf seine Bewegungen und machen den Patienten auf ungünstige Bewegungsabläufe aufmerksam.

Rückenschonende Arbeitsweisen, ☞ *7.6.10*

Vorsicht!
Wenn der Patient auf einmal strahlend sagt, die Schmerzen seien verschwunden, kann dies auch einen Sensibilitätsausfall durch Nervenschädigung anzeigen!

Pflege nach Bandscheibenoperation

Nach allen Operationen im Wirbelsäulenbereich ist postoperativ vor allem auf Störungen der Blasenfunktion, der Sensibilität und der Motorik zu achten.

Im Lendenwirbelbereich operierte Patienten werden in den ersten sechs Stunden postoperativ flach auf dem Rücken gelagert, anschließend zur Dekubitusprophylaxe auch in Seitlagerung (Patienten „en-Bloc" drehen. Das Schlafen in Seitlage oder mit erhöhtem Oberkörper sollte in den ersten vier Wochen nach der Operation vermieden werden. Wann der Patient mobilisiert werden darf, hängt von der Operationsmethode ab und wird vom Arzt angeordnet. Insbesondere (längeres) Sitzen ist für mehrere Wochen nicht erlaubt. Stattdessen soll der Patient am hochgefahrenen Nachttisch im Stehen essen oder schreiben.

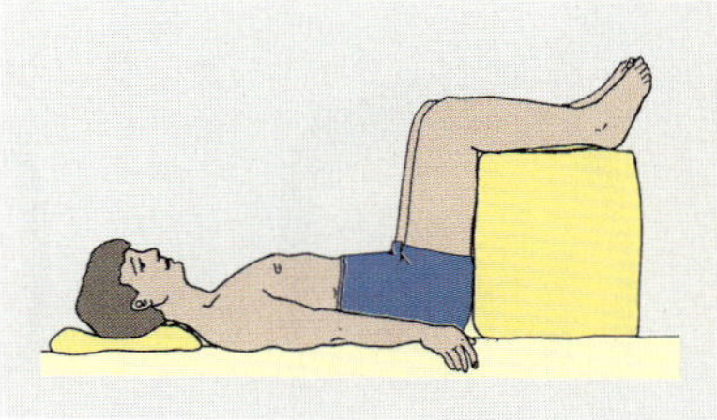

Abb. 35.74: Stufenbettlagerung bei lumbalem Bandscheibenvorfall. [L215]

Nach einer zervikalen Bandscheibenoperation werden Kopf und Schultern des Patienten in der ersten postoperativen Nacht auf einem großen Kissen gelagert. Ab dem ersten postoperativen Tag können sich die Patienten unter Schonung der Halswirbelsäule bewegen. Sie erhalten für einige Wochen eine Halskrawatte *(Schanz-Krawatte* oder *Cervikalstütze,* ☞ 27.8.1) zur Vermeidung extremer Halsbewegungen

Besonders wichtig sind krankengymnastische Übungen zur Stärkung der Rückenmuskulatur und das Einüben von Bewegungen unter Aufrechterhaltung der Wirbelsäule. Die Aktivität wird langsam und ohne Schmerzen gesteigert. In vielen Fällen schließt sich ein Aufenthalt in einer Reha-Klinik an.

Patienteninformation

Auch nach der Krankenhausentlassung sollen die Patienten längeres Stehen oder Sitzen vermeiden. Sport ist frühesten sechs Wochen nach der Operation erlaubt, wirbelsäulenbelastende Sportarten (z.B. Tennis) erst nach sechs Monaten. Heben von Lasten über 5 – 10 kg ist nach ca. drei Monaten wieder möglich.

Nervenwurzel	Reflexausfall	Abgeschwächte Funktion
L4	Patellarsehnenreflex	Hebung und Supination des Fußes, Fersenstand
L5	–	Großzehenhebung gegen Widerstand, Fersenstand
S1	Achillessehnenreflex	Zehenstand

Tab. 35.73: Neurologische Ausfälle bei Bandscheibenvorfall im LWS-Bereich in Abhängigkeit von der betroffenen Nervenwurzel.

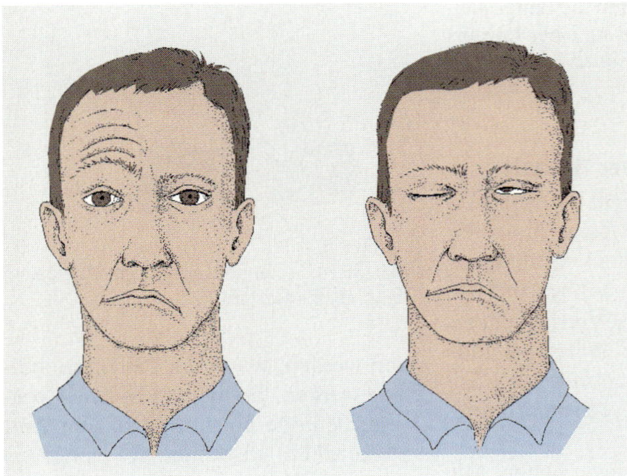

Abb. 35.75 (links): Linksseitige periphere Fazialislähmung. Links wurde der Patient aufgefordert, die Stirn zu runzeln, rechts sollte er die Augen fest verschließen. [L190]

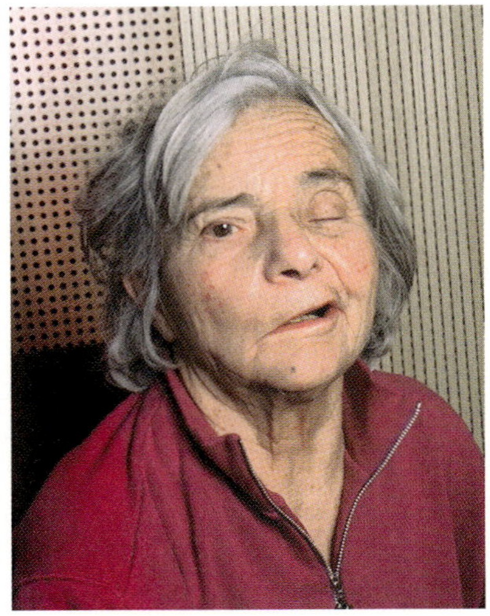

Abb. 35.76 (rechts): Rechtsseitige periphere Fazialislähmung: unvollständiger Lidschluß, hängender Mundwinkel und fehlendes Stirnrunzeln. [K183]

Viele Patienten haben ihr Leben lang „Probleme mit dem Rücken". Jede unvorsichtige Bewegung oder einseitige Belastung rächt sich durch Rückenschmerzen. Um solchen Patienten zu helfen (und zur Prophylaxe von Rükkenschmerzen), werden vielerorts sog. *Rückenschulen* angeboten. In diesen Kursen lernen die Teilnehmer, wie sie durch richtiges Heben und spezielle Rückengymnastik die Rückenmuskulatur stärken und so die Wirbelsäulenstabilität verbessern können. Diese Übungen müssen allerdings auch zuhause regelmäßig durchgeführt werden und erfordern daher eine hohe Motivation des Patienten (und viel Selbstdisziplin). Grundregel für Patienten mit Rückenproblemen ist, daß Ruhe und Aktivität einander abwechseln sollen. Langes Sitzen, angespannte Körperstellungen und Hyperlordose („Durchdrücken") der LWS verstärken die Rückenschmerzen.

Prognose

Das Bandscheibenleiden ist meist ein chronisch-rezidivierendes Geschehen. Durch konsequente konservative Therapie gelingt es oft, eine Operation zu vermeiden. Ist eine Operation nötig, so ist bei ca. 90% der Patienten mit einem sehr guten bis zufriedenstellenden Ergebnis zu rechnen.

35.11.3 Erkrankungen einzelner Nerven

Paresen der Augenmuskeln, ☞ 33.13.2

Erkrankungen einzelner Hirnnerven

Trigeminusneuralgie, ☞ 35.12.3

Idiopathische periphere Fazialisparese

Periphere Fazialisparese: Schlaffe Lähmung der vom N. fazialis (HN VII) versorgten Muskeln einer Gesichtshälfte durch Schädigung des N. fazialis. Je nach Lokalisation der Schädigung zusätzliche Sensibilitätsstörungen, gesteigertes Hörempfinden, Geschmacksstörungen, unvollständiger Lidschluß und Störungen der Tränen- und Speichelsekretion.

Mit ca. 75 % aller Fälle häufigste Form der peripheren Fazialisparese ist die **idiopathische periphere Fazialisparese.**

Ursächlich vermutet wird eine virale oder parainfektiöse (☞ 35.9.2) Entzündung des peripheren N. fazialis.

Innerhalb von Stunden stellen sich eine unvollständige oder vollständige Gesichtslähmung (☞ Abb. 35.75), Geschmacksstörungen und evtl. auch eine gesteigerte Hörempfindung ein. Typischerweise bemerkt der Patient morgens beim Blick in den Spiegel, daß sein Gesicht „völlig verzogen" ist. Im Gegensatz zur zentralen Fazialislähmung, z.B. infolge eines Schlaganfalls (☞ 35.6), ist dem Patienten auch das Stirnrunzeln nicht möglich. Weitere neurologische Auffälligkeiten bestehen nicht.

Die (Verdachts-)Diagnose wird klinisch gestellt. Da auch Erkrankungen im Bereich des Mittelohres und der Ohrspeicheldrüse (Parotis, ☞ 34.11.1) sowie ein Zoster oticus (☞ 28.6.3) zu einer Fazialisparese führen können, wird der Patient dem HNO-Arzt vorgestellt. Serologische Blutuntersuchungen dienen zum Ausschluß einer Borreliose (☞ 28.5.17, 35.9.4).

Die idiopathische Fazialisparese wird in erster Linie mit Glukokortikoiden behandelt, deren Wirksamkeit aber umstritten ist.

Wegen des unvollständigen Lidschlusses wird die Augenhornhaut durch Augentropfen und einen Uhrglasverband (☞ 33.2.7) vor dem Austrocknen geschützt. Da Kosmetika und z.B. Zigarettenqualm das Auge irritieren können, soll der Patient auf Make-up und Rauchen verzichten. Regelmäßiges Training der mimischen Muskulatur vor dem Spiegel (anfangs unter krankengymnastischer Anleitung) fördert die Rückbildung der Parese.

Die Prognose der Erkrankung ist gut. Bei 80% der Patienten bleiben keine störenden Schäden zurück. In einem Teil der Fälle kommt es allerdings zu *Fehlinnervationen,* z.B. wird beim Zähnezeigen das Auge mit zugekniffen.

Schädigungen einzelner peripherer Nerven

Karpaltunnelsyndrom, ☞ 26.12.7

Schädigungen einzelner peripherer Nerven sind meist auf anhaltenden Druck, Dehnung, Quetschung oder auch direkte Verletzung zurückzuführen. Die Symptome bestehen in neurologischen Ausfällen (je nach Nerv sensibel, motorisch, gemischt), Muskelatrophie, Störungen der Schweißsekretion, evtl. auch Parästhesien und Schmerzen im Versorgungsgebiet des betroffenen Nerven (☞ Abb. 35.77). Technische Hilfsmittel zur Diagnosestellung sind Elektromyographie und

Elektroneurographie (☞ 35.5.10). Bei der Ursachenklärung können z.B. radiologische Methoden hinzutreten. Die Behandlung ist ursachenabhängig.

35.12 Kopf- und Gesichtsschmerz

35.12.1 Migräne

Migräne: Kopfschmerzerkrankung mit rezidivierenden, meist halbseitig auftretenden Kopfschmerzanfällen und vegetativen Symptomen. Häufigkeit ca. 10 – 15% der Bevölkerung, Frauen häufiger betroffen als Männer.

Krankheitsentstehung

Die Ursache der Migräne ist unklar. Sicher spielt eine erblich bedingte Veranlagung bei der Entstehung eine Rolle. Einige Forscher vermuten auch einen Zusammenhang mit der Epilepsie.

Heute wird für die Migräne eine organische (Mit-)Ursache angenommen. Psychische Faktoren können aber die einzelnen Migräneanfälle auslösen.

Symptome, Untersuchungsbefund Diagnostik

Die Patienten leiden immer wieder unter halbseitigen Kopfschmerzanfällen. Dabei liegt zwar eine Seitenbevorzugung, jedoch keine strenge Begrenzung auf eine Kopfseite vor. Die Dauer der Kopfschmerzen beträgt Stunden bis Tage.

Unterschieden werden:

- **Migräne ohne Aura** (früher *einfache Migräne*): Es bestehen lediglich vegetative Begleitsymptome, z.B. Übelkeit und Erbrechen, sowie Licht- und Geräuschüberempfindlichkeit
- **Migräne mit Aura** (früher *klassische Migräne, Migraine accompagnée*): Zusätzlich kommt es vor dem Kopfschmerz zu kurzzeitigen neurologischen Funktionsstörungen, z.B. Sehstörungen, Sensibilitätsstörungen oder Lähmungen (selten).

Ausgelöst werden die Migräneattacken durch bestimmte Nahrungsmittel oder Medikamente, psychische Faktoren (z.B. Belastung, aber auch Entlastung, etwa am Wochenende), physikalische Einflüsse (z.B. Lärm, Flackerlicht) oder – bei Frauen – die Menstruation.

Der neurologische Befund ist unauffällig.

Die Diagnosestellung erfolgt anhand von Anamnese und Klinik. Die Familienanamnese ist häufig positiv. Apparative Untersuchungen (CCT, Angiographie) und stationäre Einweisung des Patienten sind gelegentlich zum Ausschluß anderer mit Kopfschmerzen einhergehender Erkrankungen erforderlich.

Behandlungsstrategie

Wie bei allen chronischen Erkrankungen überlegen Patient und Arzt vor dem Griff zur Tablette, ob nicht z.B. durch Ruhe und Entspannungsübungen auf Medikamente verzichtet werden kann.

Erfahrungsgemäß wird eine einmal begonnene Behandlung über Jahre beibehalten, und es besteht ein hohes Gewöhnungs- und Nebenwirkungsrisiko auch bei „harmlosen" Schmerzmitteln.

Die medikamentöse Behandlung des akuten Anfalls besteht in:

- Medikamenten gegen die Übelkeit zu Beginn der Attacke, z.B. Metoclopramid (etwa in Paspertin®)
- Schmerzmitteln, vorzugsweise Azetylsalizylsäure (etwa in Aspirin®) in schnellresorbierbarer Form (keine Retard-Tabletten)
- Spezifischen Serotonin-1-Antagonisten, z.B. Sumatriptan®, die jedoch nur sehr kurz wirken
- Ergotaminabkömmlingen, z.B. Dihydergot®, die aber nur bei schweren Anfällen gegeben werden sollten.

Bei häufigen Migräneattacken mit regelmäßiger Einnahme von Analgetika entwickelt sich bei nicht wenigen Patienten ein **Analgetikakopfschmerz.** Schon 8 g Paracetamol oder Azetylsalizylsäure monatlich können ausreichen (zum Vergleich: die Einzeldosis liegt bei 0,5 –1 g). Daher ist bei häufigen Attacken eine vorbeugende Behandlung zwischen den Anfällen angezeigt. Das Medikament wird hierbei über 3 – 5 Monate konsequent eingenommen, bevor seine Wirksamkeit beurteilt werden kann. Eingesetzt werden:

- β–Blocker, z.B. Beloc®, Dociton® (☞ Pharma-Info 19.34)
- Flunarizin, z.B. Sibelium®, ein Kalziumantagonist
- Serotonin-Antagonisten, z.B. Sandomigran®.

Pflege

Pflegerische Maßnahmen bestehen vor allem in der Reizabschirmung (dunkler, ruhiger Raum) und – wenn es der Patient als angenehm empfindet – in Kälteanwendungen (z.B. kaltes Tuch oder Kühlelement (☞ Abb. 10.99) auf die Stirn legen).

Eventuelle Auslöser der Anfälle müssen mit dem Patienten besprochen und der Patient zu geregelter Lebensweise angehalten werden. Hierzu gehört auch das Vermeiden von Alkohol und Aufputschmitteln.

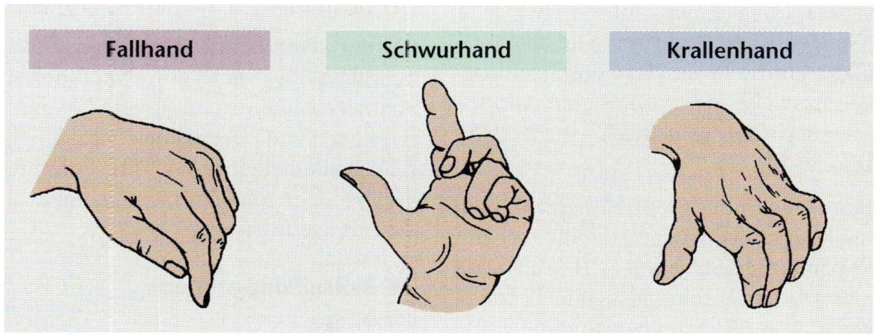

Abb. 35.77: Links: Bei einer Schädigung des **N. radialis** im Oberarmbereich kommt es zu Sensibilitätsstörungen im Versorgungsgebiet des Nerven und zur **Fallhand,** bei der der Patient die Hand nicht mehr gegen die Schwerkraft strecken kann.
Mitte: Typisch für eine Schädigung des **Medianus** ist die **Schwurhand.** Der Patient kann die Hand nicht mehr zur Faust ballen, sondern nur noch die ulnaren Finger beugen. Farbig unterlegt ist das von Sensibilitätsstörungen betroffene Areal.
Rechts: Die **Krallenhand** ist kennzeichnend für eine Läsion des **N. ulnaris.** V.a. Ring- und Kleinfinger sind im Grundgelenk überstreckt und im Mittelgelenk gebeugt. Typischerweise ist die Sensibilität im Bereich der ulnaren Finger beeinträchtigt. [M139]

35.12.2 Chronischer Spannungskopfschmerz

Chronischer Spannungskopfschmerz *(vasomotorischer Kopfschmerz):* Chronisch-rezidivierender, meist dumpfer Kopfschmerz im gesamten Kopf. Mit einer Häufigkeit von 3 – 10% der Bevölkerung nur wenig seltener als die Migräne.

Die Ätiologie des Spannungskopfschmerzes und eventuelle Beziehungen zur Migräne sind strittig.

Der **Spannungskopfschmerz** ist ein dumpfer Schmerz und im ganzen Kopf zu spüren. Begleiterscheinungen wie bei der Migräne oder bei Kopfschmerzen als Anzeichen einer Allgemeinerkrankung bestehen nicht. Als Auslöser spielen oft klimatische Faktoren, besondere Belastungen und Alkohol eine Rolle.

Der Spannungskopfschmerz muß insbesondere abgegrenzt werden gegen den **halswirbelsäulenbedingten** *(vertebragenen)* **Kopfschmerz,** einen chronischen Kopfschmerz mit Betonung im Hinterkopfbereich, der vor allem bei bestimmten Kopfstellungen auftritt. Die Röntgenaufnahme der Halswirbelsäule zeigt typische „Verschleißerscheinungen" der Wirbel.

Bei starken Kopfschmerzen können einfache Analgetika wie z.B. Azetylsalizylsäure gegeben werden. Kombinationspräparate, z.B. mit Koffein oder Barbituraten, sind obsolet, da sie oft zum Schmerzmittelmißbrauch und Analgetikakopfschmerz führen. Bei sehr häufigen Kopfschmerzen wird eine medikamentöse Prophylaxe durchgeführt, vorzugsweise mit trizyklischen Antidepressiva (z.B. Saroten®, ☞ Pharma-Info 36.31).

Beim Spannungskopfschmerz stehen noch mehr als bei der Migräne das allgemeine Gefäßtraining (z.B. kalt-warmes Duschen), eine geregelte Lebensweise und die Streßbewältigung (z.B. autogenes Training) im Vordergrund. Da dies für die Patienten nicht der bequemste Weg ist, müssen sie immer wieder über den Sinn der oben angesprochenen Maßnahmen aufgeklärt und ständig neu zur Durchsetzung dieser Maßnahmen motiviert werden.

Streß, Streßbewältigung, ☞ *7.12.2*

35.12.3 Trigeminusneuralgie

Trigeminusneuralgie: Schmerzerkrankung im Versorgungsgebiet des N. trigeminus (HN V). Betrifft fast ausschließlich Menschen über 50 Jahre.

Krankheitsentstehung und Einteilung

Heute nimmt man an, daß die **idiopathische Trigeminusneuralgie** (idiopathisch = ursächlich ungeklärt) Folge einer hirnstammnahen Kompression der sensiblen Trigeminuswurzel durch ein Gefäß ist, also letztlich eine organische Ursache hat. Trotzdem wird diese Form der Trigeminusneuralgie weiter als „idiopathisch" bezeichnet. Trigeminusschmerzen infolge Tumoren, Entzündungen oder Multipler Sklerose (☞ 35.9.8) werden abgrenzend als **symptomatische Trigeminusneuralgie** bezeichnet.

Symptome, Befund
Diagnostik

Bei der idiopathischen Trigeminusneuralgie sind meist sind der Ober- (HN V_2) oder Unterkieferast (HN V_3) betroffen (☞ Abb. 35.17). Die Patienten leiden unter blitzartig einsetzenden, reißenden Schmerzen, ausgelöst durch bestimmte Bewegungen wie Kauen oder Sprechen, aber auch leichte Berührung bestimmter Gesichtpartien. Die Schmerzen dauern nur wenige Sekunden an, können aber alle paar Minuten erneut auftreten. Viele Patienten vermeiden wegen der quälenden Schmerzen das Essen und magern ab. Der neurologische Befund ist normal.

Bei der symptomatischen Trigeminusneuralgie weisen ein veränderter Schmerzcharakter, z.B. ein Dauerschmerz, und zusätzliche neurologische Auffälligkeiten wie z.B. Sehminderung oder Sensibilitätsstörungen in die richtige Richtung.

Behandlungsstrategie
Pflege

Die medikamentöse Behandlung der idiopathischen Trigeminusneuralgie erfolgt in erster Linie mit Carbamazepin (z.B. Tegretal®), bei Erfolglosigkeit auch mit anderen Antiepileptika.

Bei Versagen kann mit Hilfe verschiedener Verfahren (z.B. Thermokoagulation) versucht werden, das sensorische Ganglion des N. trigeminus im Bereich der Felsenbeinspitze selektiv zu zerstören. In seltenen Fällen wird offen operiert, um die Trigeminuskompression zu beseitigen. Bei der symptomatischen Trigeminusneuralgie wird möglichst die Grunderkrankung behandelt.

Im Umgang mit dem Kranken wird berücksichtigt, daß der Patient von den teils seit Jahren bestehenden, fast unerträglichen Schmerzen völlig zermürbt ist. Manchmal besteht sogar Suizidgefahr.

35.13 Intrakranielle Druckerhöhung

Intrakranielle Druckmessung, ☞ *35.5.11*

Intrakranielle Druckerhöhung (engl. *increased intracranial pressure,* kurz IICP): Pathologischer Anstieg des Drucks innerhalb des Schädels, bedingt durch eine Vielzahl von Ursachen. Lebensgefährliches Krankheitsbild.

Der Schädelinnenraum ist beim Erwachsenen durch die Schädelknochen begrenzt und kann sich folglich nicht ausdehnen. Jede (nennenswerte) Volumenzunahme führt daher zur Druckerhöhung im Schädelinnenraum mit Kompression des empfindlichen Gehirns und Durchblutungsstörung durch Anstieg des venösen Drucks.

35.13.1 Chronische intrakranielle Druckerhöhung

Chronische intrakranielle Druckerhöhung: Langsames Anwachsen des Drucks im Schädelinnern, oft über Monate. Prognose abhängig von Höhe und Dauer der Hirndrucksteigerung und ursächlicher Erkrankung.

Krankheitsentstehung

Häufige Ursachen einer allmählichen Drucksteigerung sind Hirntumoren oder Liquorresorptionsstörungen, z.B. nach einer Meningitis (☞ 35.9.1) oder Subarachnoidalblutung (☞ 35.7.1).

Symptome, Befund
Diagnostik

Symptome der akuten Entgleisung, ☞ *35.13.3*

Die ersten Anzeichen der Hirndruckerhöhung sind unspezifisch und bestehen in:

- Zunehmenden Kopfschmerzen
- Sehstörungen durch Druck auf den Sehnerven
- Hirnnervenstörungen, v.a. des N. oculomotorius und des N. abducens mit den Folgen eingeschränkter Augenbeweglichkeit und des Sehens von Doppelbildern
- Psychischen Veränderungen (Antriebslosigkeit, Gedächtnisstörungen)
- Übelkeit, Nüchternerbrechen, Schluckauf.

Später treten Bewußtseinstrübung bis zum Koma und vegetative Störungen durch Hirnstammbeteiligung (z.B. Störungen der Temperaturregulation und **Druckpuls**, d.h. Blutdruckanstieg mit Pulsverlangsamung, ☞ auch 35.13.3) hinzu.

Der Untersucher stellt eine Stauungspapille (☞ 33.4) sowie die Zeichen der zugrundeliegenden Erkrankung fest.

Eine CCT vermag häufig die Ursache der Drucksteigerung aufzudecken.

Behandlungsstrategie
Pflege

Die Behandlung ist zweigleisig:

- Symptomatische Bekämpfung des Hirndrucks insbesondere durch Gabe von Glukokortikoiden und osmotisch wirksamen Substanzen (☞ 35.13.3)
- Behandlung der zugrundeliegenden Erkrankung, z.B. Entfernung des Gehirntumors.

Pflegerisch bedeutsamste Maßnahme zur symptomatischen Drucksenkung ist die Oberkörperhochlagerung um 30 – 40°, die den venösen Abfluß verbessert und dadurch den Hirndruck senkt. Beim Lagern des Patienten achten die Pflegenden darauf, daß der Kopf des Patienten nicht seitlich abkippt, da sonst die Vv. jugulares komprimiert werden und der venöse Abfluß behindert wird.

Die übrigen Maßnahmen hängen von der Grunderkrankung des Patienten ab.

35.13.2 Hydrozephalus

Hydrozephalus *(Wasserkopf):* Erweiterung des Liquorräume. Im engeren Sinne nur solche Erweiterungen der Liquorräume bezeichnend, die durch eine Erhöhung des Liquordruckes (nicht aber z.B. durch eine Gehirnatrophie) bedingt sind.

Bei erhöhter Liquorproduktion oder – wesentlich häufiger – behindertem Liquorabfluß, z.B. durch Tumoren, entzündungsbedingte Verklebungen oder angeborene Verschlüsse der liquorableitenden Wege, wird das empfindliche Gleichgewicht zwischen Liquorproduktion und Liquorabfluß (☞ 35.1.2) gestört. Die Liquorräume innerhalb des Gehirn erweitern sich.

Beim Jugendlichen und Erwachsenen zeigt sich der Hydrozephalus durch die Symptome der chronischen intrakraniellen Druckerhöhung (☞ 35.13.1). Beim Säugling und Kleinkind führt der Hydrozephalus zu einer Aufweitung der noch offenen Schädelnähte und zu einer Vorwölbung der Stirn und der Fontanellen. Der Schädelumfang des Kindes ist für seine Körpergröße viel zu groß. Die psychomotorische Entwicklung der Kinder ist verzögert, viele haben eine Spastik oder leiden unter epileptischen Anfällen (☞ 35.8.2).

Eine kausale Behandlung des Hydrozephalus (z.B. durch operative Beseitigung einer Fehlbildung) ist nur selten möglich. In der Regel besteht die einzige therapeutische Möglichkeit darin, mit Hilfe eines unter die Haut eingepflanzten Ableitventils den Liquor in den rechten Herzvorhof oder in die Bauchhöhle zu leiten und so das Gehirn zu entlasten. Die Prognose hängt v.a. von der Grunderkrankung ab.

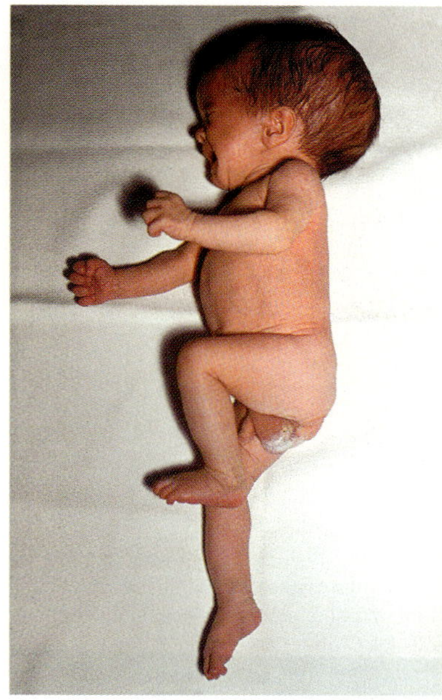

Abb. 35.78: Hydrozephalus bei einem Säugling, der bereits zu einer deutlichen Vergrößerung des Schädels geführt hat. [T112]

35.13.3 Akute intrakranielle Druckerhöhung

Akute intrakranielle Druckerhöhung: Sich rasch entwickelnde Druckerhöhung im Schädelinnenraum. Lebensgefährlicher Notfall.

Krankheitsentstehung

Die akute intrakranielle Druckerhöhung ist Folge anderer Grunderkrankungen, v.a. Volumenzunahmen (Raumforderungen) jeglicher Ursache. Hierzu gehören in erster Linie Blutungen (☞ 35.6. und 35.7) oder ein Hirnödem z.B. durch Tumoren (☞ 35.14.1) oder Schädelverletzungen (☞ 35.15.1). Durch die rasche Steigerung des Hirninnendrucks kommt es zu einer Verlagerung (Massenverschiebung) des Ge-

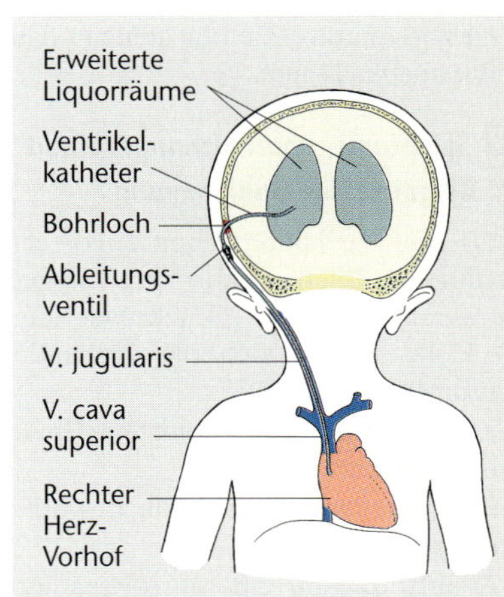

Abb. 35.79: Liquorableitung in den rechten Herzvorhof. Um eine Druckentlastung für das Gehirn zu erreichen, wird durch ein Bohrloch im Schädelknochen ein Ventrikelkatheter in den erweiterten Seitenventrikel vorgeschoben. Der überschüssige Liquor kann dann über die V. jugularis in den rechten Herzvorhof und damit in den Blutkreislauf abgeleitet werden. [L190]

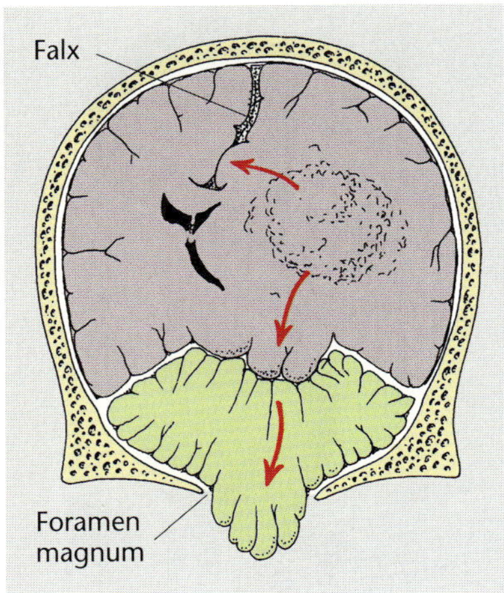

Abb. 35.80: Mögliche Einklemmungen bei einer Raumforderung im Bereich einer Großhirnhemisphäre. Oberer Pfeil: Einklemmung medialer Großhirnanteile unter die Falx cerebri. Mittlerer Pfeil: Einklemmung in den Tentoriumschlitz. Unterer Pfeil: Einklemmung in das Foramen magnum. [L190]

hirns mit Einklemmungen verschiedener Hirnanteile in Abhängigkeit von der Lokalisation des raumfordernden Prozesses. Möglich sind:

- Einklemmung medialer Großhirnanteile unter die Hirnsichel (Falx cerebri)
- Einklemmung des Mittelhirns in den *Tentoriumschlitz* (= Aussparung im Tentorium cerebelli für den Hirnstamm)
- Einklemmung der Medulla oblongata und bestimmter Kleinhirnteile in das Foramen magnum.

Symptome, Untersuchungsbefund
Diagnose der Einklemmung

Zusätzlich zu häufig schon zuvor erkennbaren Zeichen einer chronischen intrakraniellen Drucksteigerung (☞ 35.13.1) zeigt sich die drohende Einklemmung durch:

- Zunehmende Kopfschmerzen, Übelkeit, Unruhe
- Bewußtseinstrübung bis zur Bewußtlosigkeit
- Atemstörungen, z.B. unregelmäßige Atmung, bis hin zur Atemlähmung
- Entwicklung eines Druckpulses, d.h. eines langsamen Pulses durch Schädigung des N. vagus durch den Hirndruck
- Nicht senkbaren Blutdruckanstieg *(Cushing-Reflex)*
- Opisthotonus (☞ 35.9.1) und Streckkrämpfen der Gliedmaßen
- Lähmungen durch Pyramidenbahnschädigung oder Hirnnervenausfälle
- Pupillenstörungen (auch einseitig, ☞ 35.5.1), insbesondere Pupillenerweiterung mit verminderter oder fehlender Pupillenreaktivität, Augenmuskellähmungen.

Hirndruckmessung, ☞ *35.5.11*

Behandlungsstrategie

Die Hirndruckbehandlung beinhaltet:

- Gabe von Glukokortikoiden, vorzugsweise Dexamethason (z.B. Fortecortin®)
- Verabreichung osmotisch wirksamer Substanzen, z.B. Sorbit oder Mannit (etwa in Tutofusin S 40® bzw. Eufusol M 20®), jedoch nicht bei Blutungen
- Sedierung des Patienten
- Vermeidung hirndrucksteigernder Situationen wie zu hohem oder zu niedrigem Blutdruck, zerebralen Krampfanfällen, Fieber, Schmerzen, Husten, Niesen, Pressen
- In schweren Fällen Intubation und *kontrollierte Hyperventilation* („zu viel" an Beatmung mit einem pCO_2 um 30 mmHg, 38.4.1). Die CO_2-Erniedrigung führt über eine Vasokonstriktion und Reduktion des Blutvolumens im Gehirn zu einer Hirndrucksenkung, ist aber nur kurze Zeit wirksam.

Gleichzeitig muß die Behandlung der Grunderkrankung einsetzen.

Pflege

Die Pflege der schwerkranken Patienten ist sehr aufwendig:

- Intensivmedizinische Betreuung (☞ 38.3) einschließlich Flüssigkeitsbilanzierung (☞ 7.9.1)
- Übernahme der kompletten Grundpflege
- Oberkörperhochlagerung auf 30 – 40°. Dabei den Kopf gerade in Mittelstellung lagern, um eine Kompression der Jugularvenen zu vermeiden (☞ 35.13.1).

> ☑ Risikopatienten (z.B. Patienten mit Schädel-Hirn-Trauma oder Gehirntumoren) müssen sorgfältig auf die Symptome einer beginnenden Hirndruckerhöhung oder drohenden Einklemmung beobachtet werden, v.a. auf Bewußtseinstrübung, Nackensteife, vegetative Symptome, Pupillenveränderungen und Atemstörungen.

Prognose

Die Prognose ist abhängig von der Grunderkrankung sowie der Dauer und dem Ausmaß der Hirndrucksteigerung und insgesamt schlecht. Überlebt der Patient eine Einklemmung, tritt anschließend oft ein **apallisches Syndrom** *(Dezerebrationssyndrom, Coma vigile, Enthirnungsstarre)* auf. Hierbei besteht ein Funktionsausfall der Großhirnrinde bei noch funktionierenden lebenswichtigen Zentren.

35.14 ZNS-Tumoren

35.14.1 Gehirntumoren

> **Hirntumoren** *(intrakranielle Tumoren):* Tumoren des Gehirns. Unterteilt in **primäre Hirntumoren,** die vom Gehirngewebe selbst oder seinen Hüllen ausgehen, und **sekundäre Hirntumoren,** bei denen es sich um Metastasen von Tumoren außerhalb des Gehirns handelt. Neuerkrankungsrate primärer Hirntumoren ca. 8/100.000 Einwohner jährlich.

Symptome und Untersuchungsbefund

Herdsymptome

Die Symptome durch die Schädigung des Nervengewebes am Ort des Tumors selbst geben Hinweise auf seine Lokalisation und werden deshalb **Herdsymptome** genannt:

- Tumoren im Frontallappen (☞ Abb. 35.82) zeigen sich z.B. durch Lähmungen, Verhaltensänderung (Patient wird oberflächig und „wurstig") oder motorische Aphasie (☞ 35.3.4)
- Bei Tumorlokalisation im Scheitellappen (☞ Abb. 35.6) treten insbesondere Sensibilitätsstörungen und Werkzeugstörungen auf (☞ 35.3.4).
- Tumoren im Schläfenlappen (☞ Abb. 35.6) können z.B. zu sensorischer Aphasie (☞ 35.3.4) führen.

Bei ca. einem Drittel der Hirntumoren kommt es zu Krampf-Anfällen (☞ 35.8.1), die sogar einziges Symptom der Erkrankung sein können.

Allgemeinsymptome

Die **Allgemeinsymptome** sind Folge der chronischen intrakraniellen Druckerhöhung durch den Tumor oder das ihn umgebende Hirnödem (Symptome, ☞ 35.13.1). Kommt es zu einer Tumorblutung oder einem Hirnödem (Hirnschwellung), ist das Gehirn durch die rasche Drucksteigerung akut gefährdet (☞ 35.13.3).

☑ Das klinische Bild eines Gehirntumors ist sehr variabel. Manchmal treten lediglich Kopfschmerzen auf, manchmal (z.B. bei einer Tumorblutung) handelt es sich um ein dramatisches, schlaganfallähnliches Bild.

Im neurologischen Befund ist neben den neurologischen Ausfällen oft eine Stauungspapille als Zeichen des chronischen Drucks auf den Sehnerven bei der Augenhintergrundspiegelung (☞ 33.4) nachweisbar.

Diagnostik und Differentialdiagnose

Bedeutsamste Methode ist die CCT mit Kontrastmittel, welche die Mehrzahl der Tumoren darstellt und erste Aussagen über die (mutmaßliche) Dignität des Tumors erlaubt (☞ Abb. 35.82). Bei zweifelhaftem CCT wird ein Kernspintomogramm angefertigt. Eine Angiographie ist v.a. präoperativ erforderlich, um die Lage des Tumors zu den großen Gefäßen und seinen Gefäßreichtum zu bestimmen. Besteht der Verdacht auf eine Gehirnmetastase (☞ Abb. 9.41), wird außerdem nach dem Primärtumor gesucht (oft ein Bronchial- oder Mammakarzinom).

Die Gewebeart des Tumors läßt sich durch die bildgebenden Verfahren allein nicht bestimmen. Daher wird meist versucht, mit Hilfe einer offenen neurochirurgischen Operation und intraoperativer Schnellschnittuntersuchung oder – bei unzugänglichem Tumor – einer stereotaktischen Biopsie (☞ 35.5.13) Tumorgewebe zu gewinnen, um die Gewebeart feststellen und dementsprechend die weiteren Behandlungsmaßnahmen planen zu können.

Die häufigsten Tumortypen zeigt Tabelle 35.81.

Behandlungsstrategie

Bei gutartigen Tumoren, beispielsweise dem Meningeom (☞ Tab.35.81), oder langsam wachsenden bösartigen Tumoren (Astrozytom Grad I, ☞ Tab. 35.81) steht die Operation im Vordergrund. Voraussetzung ist allerdings, daß der Tumor ohne Beeinträchtigung lebenswichtiger Zentren entfernt werden kann. Tumoren im Hirnstammbereich mit den lebenswichtigen Atmungs- und Herz-Kreislauf-Zentren sind daher mit den heute zur Verfügung stehenden Operationsmethoden nur selten operabel. Bei nicht vollständig entfernten Tumoren sind Rezidive möglich.

Schnell wachsende bösartige Tumoren (z.B. das Astrozytom Grad IV) sind zum Zeitpunkt der Diagnosestellung oft bereits so ausgebreitet, daß eine Entfernung auch bei günstiger Tumorlokalisation nicht möglich ist. In solchen Fällen wird versucht, mit Strahlen- oder Chemotherapie eine Besserung der Beschwerden zu erreichen. Dabei müssen die Vorteile und die Nebenwirkungen der Behandlung (☞ 24.5.1 und 24.5.2) sorgfältig gegeneinander abgewogen werden. Zunehmend gelangen bei bösartigen Tumoren auch Kombinationsbehandlungen aus Operation, Strahlen- und Chemotherapie zum Einsatz. Voraussetzung hierfür ist die Gewebediagnose des Tumors, da die verschiedenen Tumoren unterschiedlich auf Strahlen- oder Chemotherapie reagieren.

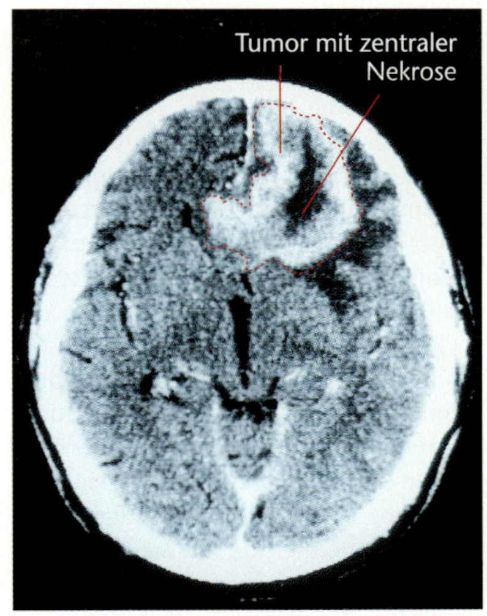

Abb. 35.82: Gliazelltumor im Gehirn. Dieser bösartige Tumor wächst verdrängend und infiltrierend: Er hat schon die Hirnmittellinie überschritten. [X113]

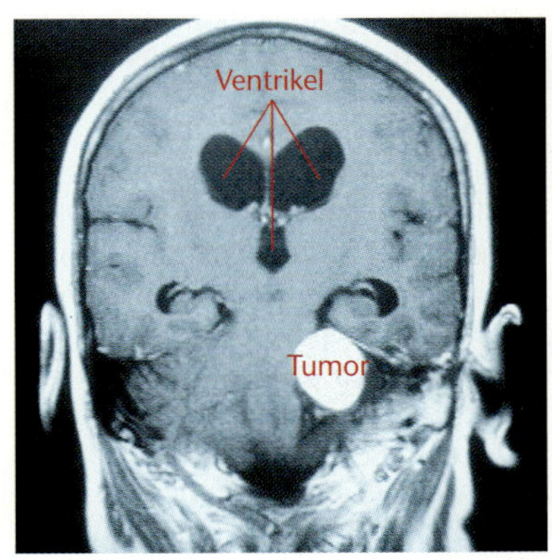

Abb. 35.83: Das **Akustikusneurinom** ist der häufigste Tumor, der einen Hirnnerven befällt. Er ist zwar gutartig, kann aber enorme Größen erreichen, wie im abgebildeten Beispiel (Kernspintomogramm). Die Patienten leiden unter Hörstörungen, Ohrensausen (Tinnitus) und (selten) Schwindelattacken. [X113]

Histologischer Tumortyp	Ausgangszellen	Malignitätsgrad, Verlauf, Prognose
Gliome	Gliazellen	
• *Astrozytome Grad I – II*		Benigne – mäßig maligne, langsam wachsend, nach OP relativ gute Prognose
• *Astrozytome Grad III*		Bösartig, schlechte Prognose
• *Astrozytom Grad IV (Glioblastoma multiforme)*		Sehr bösartig, rasch wachsend, sehr schlechte Prognose
• *Oligodendrogliom*		Benigne - mäßig maligne, langsam wachsend, nach OP relativ gute Prognose (aber häufig Rezidive)
• *Medulloblastom* (Auftreten v.a. bei Kindern)		Sehr bösartig mit früher Metastasierung innerhalb des ZNS, schlechte Prognose
Meningeome	Hirnhäute	Benigne, langsam wachsend, nach OP gute Prognose
Neurinome	Myelinscheide	Gutartig, langsam wachsend, nach OP gute Prognose
Metastasen	Extrakranielle Organtumoren	Bösartig, bei Diagnose oft schon multipel, schlechte Prognose

Tab. 35:81: Die häufigsten Hirntumoren.

Häufig sprechen die Tumoren auf keine Behandlungsform an. Dann wird versucht, durch symptomatische Behandlung des Hirndrucks (☞ 35.13) sowie eine medikamentöse Unterdrükkung zerebraler Krampf-Anfälle (☞ 35.8.2) die Beschwerden des Patienten zumindest für kurze Zeit zu lindern.

Pflege

Pflege onkologischer Patienten, ☞ *24.2*
Pflege nach dem Bobathkonzept, ☞ *35.6.6*

Neben der psychischen Betreuung treten bei neurochirurgisch operierten Patienten hinzu:

- Intensivüberwachung (☞ Pflege-Kasten)
- Vorsichtsmaßnahmen gegen Hirndruckerhöhung (leichte Oberkörperhochlagerung und Lagerung des Kopfes in Mittelstellung, Vermeiden von Husten, Niesen und Pressen)
- Beobachtung des Patienten auf Komplikationen wie Nachblutung in das Gehirn oder zerebrale Ischämien sowie ein postoperatives Hirnödem (☞ 35.13.3). Symptome der postoperativen Nachblutung sind die Zeichen einer intrakranieller Druckerhöhung (☞ 35.13.3), neu auftretende oder zunehmende Bewußtseinstrübung, neu auftretende oder zunehmende Paresen, Sprachstörungen (☞ 35.3.4), Hirnnervenausälle oder Krampf-Anfälle
- Schmerzbekämpfung und Sedierung nach Arztanordnung.
- Wegen hoher Streßulkusgefahr (Glukokortikoide gegen Hirnödem) Antazida und evtl. H_2-Blocker (☞ 21.5.3) nach Arztanordnung
- Früher Nahrungsaufbau
- Bei postoperativen neurologischen Ausfällen (oft Lähmungen oder Sprachstörungen) Krankengymnastik und Logopädie
- Bei schweren körperlichen und geistigen Behinderungen als Folge der Operation Sozialarbeiter einschalten, der sich um eine Verlegung in ein Reha-Zentrum bemüht oder sich um die häusliche Versorgung des Patienten kümmert. Auf jeden Fall sind auch diese Patienten so weit wie möglich zu aktivieren, um alle noch vorhandenen Ressourcen des Patienten zu mobilisieren und ihn so selbständig wie möglich zu machen.

☑ Postoperative Überwachung nach der Operation von intrakraniellen Tumoren

- Bewußtseinslage (☞ Abb. 35.31, nach Glasgow-Koma-Skala), Pupillenweite und Lichtreaktion, Atmung, Funktion von Hirnnerven und peripherer Motorik
- Monitoring (☞ 38.3.2) einschließlich EKG, arterieller Blutdruck- und Temperaturmessung, ZVD
- Zugänge (Venenkatheter und periphere Verweilkanülen, Blasendauerkatheter, ☞ 31.2.2, Magensonde, ☞ 21.1.2, Tubus, ☞ 38.4.1)
- Laborparameter (Blutgasanalyse, BB, E'lyte, Gerinnungsstatus, BZ)

Prognose

Während die Prognose außerhalb des Gehirns lokalisierter Tumoren praktisch nur von der histologischen Gewebediagnose abhängt, ist die Situation im Gehirn eine andere: Viele histologisch gutartigen Tumoren haben eine schlechte Prognose, da eine operative Entfernung nicht möglich ist (☞ oben).

Die Prognose bei gutartigen, vollständig entfernten Tumoren ist gut. Allerdings können wie nach jeder Gehirnoperation Dauerschäden zurückbleiben. Verhältnismäßig günstig ist der Verlauf auch bei gering bösartigen (niedrigmalignen) Tumoren, da bis zum Auftreten eines (evtl. wieder operablen) Rezidivs Jahre vergehen können. Bei allen anderen bösartigen Tumoren ist die Prognose schlecht, da erfahrungsgemäß bereits nach kurzer Zeit Rezidive auftreten, die häufig nicht mehr behandelbar sind. Besonders schlecht ist die Prognose beim Astrozytom Grad IV. Die Überlebensdauer nach Diagnosestellung beträgt durchschnittlich nur wenige Monate.

35.14.2 Spinale Tumoren

Spinale Tumoren *(Rückenmarkstumoren):* Vom Rückenmark selbst, seinen Hüllen oder anderen Strukturen innerhalb des Wirbelkanals ausgehende, meist gutartige Tumoren (2/3 sind Meningeome oder Neurinome). Wesentlich seltener als Hirntumoren.

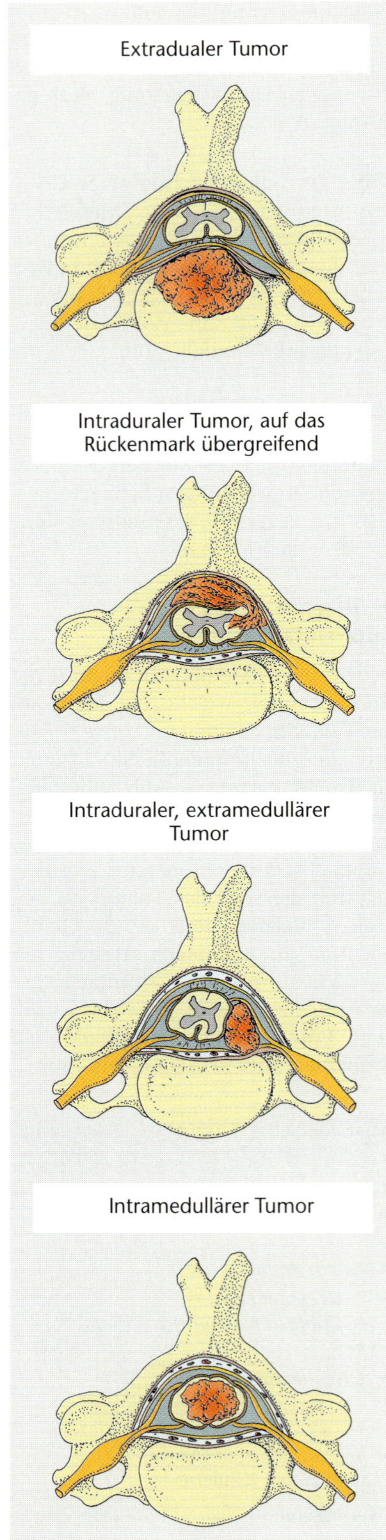

Abb. 35.84: Tumoren des Spinalkanals.
Die Tumoren gehen von verschiedenen anatomischen Strukturen aus, führen aber durch die letztendlich resultierende Beeinträchtigung des Rückenmarks zu gleichen Symptomen. [L190]

Die meist langsam wachsenen Tumoren komprimieren das Rückenmark oder die Nervenwurzeln und führen zu:

- Lähmungen (Paraparese)
- (Oft vom Patienten nicht bemerkte) Sensibilitätsstörungen
- Gürtelförmigen oder ins Bein ausstrahlenden Schmerzen, die von vielen Patienten als „Ischias“ bezeichnet und oft als „Bandscheibenvorfall“ fehldiagnostiziert werden
- Blasen-Mastdarm-Störungen.

Kernspintomogramm (☞ 9.6.5) und CT mit Myelographie sichern die Diagnose.

Bei gutartigen Tumoren wird eine Operation angestrebt. Postoperativ wird der Patient intensivmedizinisch betreut. Manchmal kommt es vorübergehend zu einem Querschnittssyndrom (☞ 35.15.2). Die neurologischen Ausfälle können sich unter konsequenter krankengymnastischer Behandlung jedoch wieder zurückbilden. Dann ist die weitere Prognose sehr gut. Bei Metastasen oder den seltenen bösartigen Tumoren des Rückenmarks, v.a. Astrozytome und andere Gliome, ist die Prognose schlecht.

35.15 Verletzungen des ZNS

Patienten mit Verletzungen des ZNS werden meist in spezialisierten Zentren betreut. Daher werden in diesem Abschnitt vorrangig diejenigen Aspekte behandelt, die für das *erstversorgende* Team maßgeblich sind.

35.15.1 Schädel-Hirn-Trauma

Intrazerebrale Blutungen, ☞ 35.6; Intrakranielle Blutungen, ☞ 35.7.1 – 35.7.3; Schädelfrakturen, ☞ 27.8.1

Schädel-Hirn-Trauma (kurz *SHT*): Sammelbezeichnung für alle Schädelverletzungen mit Gehirnbeteiligung. Jährliche Inzidenz ca. 800/100 000 Einwohner. Gehört zu den häufigsten Todesursachen bei jungen Menschen unter 40 Jahren. Hauptursache heute Verkehrsunfälle.

Einteilung

SHT Grad I – IV

Die Einteilung der Schädel-Hirn-Traumen ist nicht einheitlich. Eine neuere Einteilung nach klinischen Kriterien in vier Schweregrade zeigt Tab. 35.85.

Früher wurden die Schädel-Hirn-Traumen eingeteilt in:

- **Commotio cerebri** (*Gehirnerschütterung* ohne faßbare morphologische Gehirnschädigung)
- **Contusio cerebri** (*Hirnprellung* mit organischen Gehirnschäden ohne Perforation der Dura) und
- **Compressio cerebri** (*Gehirnquetschung*, d.h. Schädigung des Hirns durch Druck, insbesondere eine Hirndrucksteigerung).

Nicht zu den Schädel-Hirn-Traumen im engeren Sinne gezählt wird die **Schädelprellung** *ohne* Bewußtlosigkeit des Patienten.

Offene und gedeckte Hirnverletzung

Je nachdem, ob eine direkte Verbindung zwischen Gehirn und Außenwelt besteht, wird zwischen **offener** und **gedeckter Hirnverletzung** unterschieden. Dies ist klinisch von Bedeutung, da bei offenen Hirnverletzungen durch die Verbindung zwischen Gehirn und Außenwelt die Gefahr von ZNS-Infektionen groß ist.

Symptome, Befund

Diagnostik

Leitsymptome des SHT sind:

- Unspezifische Symptome wie Kopfschmerz, Schwindel, Übelkeit, Erbrechen oder Hörstörung. Sie sind sehr häufig, können aber auch auf andere Ursachen, z.B. eine gleichzeitige Innenohrschädigung, zurückzuführen sein
- Bewußtseinsstörung. Sie ist das Kardinalsymptom des SHT und weist auf eine *diffuse* Störung der Hirnfunktion hin
- Amnesie. Hierunter versteht man eine Erinnerungslücke für die Zeit kurz vor dem Unfall **(retrograde Amnesie)** und die Zeit kurz nach dem Unfall **(anterograde Amnesie)**
- Neurologische Ausfälle, z.B. Halbseitensymptome, Pupillenstörungen (☞ 35.5.1) oder Hirnnervenausfälle, sind oft Folge einer umschriebenen Hirnschädigung
- Verletzungen, z.B. Prellmarken, Hämatome, offene Wunden
- Krampfanfälle, ☞ 35.8.1
- Hirndruckzeichen, ☞ 35.13
- **Liquorrhoe** bei offenem SHT (Ausfließen von Liquor über eine **Liquorfistel,** d.h. eine pathologische Verbindung zwischen Liquorräumen und Außenwelt, meist im Bereich von Nase oder Ohren).

Diagnostik

Bei Erhebung der **Anamnese** sind der genaue Unfallhergang, Begleitumstände oder -erkrankungen (z.B. Alkohol- oder Drogenabusus, Diabetes mellitus, Krampfleiden) und das bisherige Befinden des Patienten (Initialer Zustand? Seitdem Verbesserung oder Verschlechterung?) zu erfragen. Auch wenn der Verunglückte selbst antworten kann, ist wegen der Amnesie und versicherungsrechtlicher Folgen zusätzlich möglichst eine Fremdanamnese zu erheben.

Die **Sofortdiagnostik** durch den Arzt dient der unmittelbaren Zustandsbeurteilung und der Ursachenklärung:

- Vitalzeichen
- Körperliche Untersuchung: Verletzungszeichen (auch außerhalb des

SHT Grad I *(leichtes SHT)*	Bewußtlosigkeit < 5 Min., Amnesie (Erinnerungslücke), vegetative Störungen (Kopfschmerzen, Schwindel, Übelkeit, Erbrechen), vollständige Rückbildung aller Symptome innerhalb von 5 Tagen
SHT Grad II *(mittelschweres SHT)*	Bewußtlosigkeit 5 – 30 Min., nachweisbar leichte organische Hirnschäden, völlige funktionelle Rückbildung oder Defektheilung mit geringen bleibenden Störungen innerhalb von 30 Tagen
SHT Grad III *(schweres SHT)*	Bewußtlosigkeit > 30 Min., Substanzschädigung des Gehirns, teils schwere neurologische Störungen, evtl. Störungen der Vitalfunktionen durch Hirnstammbeeinträchtigung, stets Defektheilung mit bleibenden Funktionsstörungen
SHT Grad IV *(schwerstes SHT)*	Langanhaltende Bewußtlosigkeit, danach schwere neurologische Defekte mit dauerhafter Pflegebedürftigkeit des Patienten, oft apallisches Syndrom (☞ Text)

Tab. 35.85: Einteilung der Schädel-Hirn-Traumen.

Kopfes)? Liquorrhoe (positive Reaktion bei BZ-Stix, heller Hof um Blut)? Alkohol- oder Azeton-Foetor?

- Neurologische Basisuntersuchung mit Beobachtung und Dokumentation des Bewußtseins (Glasgow-Koma-Skala, ☞ 35.4.5), der Augenmotorik (Fixation? Pendeln?), der Pupillenreaktionen (☞ 35.5.1), der Motorik, der Sensibilität und der Reflexe, ggf. neurochirurgische Konsiliaruntersuchung
- Falls möglich EKG, BZ-Stix, arterielle Sauerstoffsättigung, Temperatur.

An **apparativen Untersuchungen** stehen Nativröntgenaufnahmen des Schädels und der Wirbelsäule sowie das CCT im Vordergrund. Das Notfallabor umfaßt BB, Gerinnung, Elektrolyte, BZ, Blutgruppe und Kreuzprobe (hausinterne Richtlinien beachten).

Behandlungsstrategie

Pflege

SHT Grad I

Beim Schädel-Hirn-Trauma Grad I sind außer symptomatischer Behandlung von Übelkeit und Erbrechen sowie kurzzeitiger Bettruhe keine speziellen Maßnahmen nötig. Allerdings soll der Patient wegen der Gefahr eines Epiduralhämatoms (☞ 35.7.2) in den ersten 12 – 24 Stunden stationär beobachtet werden.

SHT Grad II – IV

Erstmaßnahmen bei schwerem Schädel-Hirn-Trauma (SHT)

- Sicherung der Vitalfunktionen: Freimachen der Atemwege (Vorsicht beim Abnehmen des Helms bei Motorradfahrern, ☞ 17.3.1), Sauerstoffgabe, ggf. Intubation und Beatmung
- Legen eines venösen Zugangs (dabei Abnehmen eines Notfall-Labors) und eines A. radialis-Katheters zur arteriellen Blutdruckmessung (☞ 38.3.2)
- Flüssigkeitssubstitution je nach Flüssigkeitsverlust
- Ggf. Schockbehandlung (☞ 38.5.1)
- Legen von Magensonde und Blasendauerkatheter
- Hirndruckbekämpfung durch Gabe von Glukokortikoiden, z.B. Fortecortin®, bei Schädel-Hirn-Trauma Grad III auch prophylaktisch (ist aber umstritten), Oberkörperhochlagerung, optimale O_2-Versorgung des Gehirns
- Bei Unruhe Sedierung des Patienten, bei Hirndruck Hyperventilation (☞ 38.4.1), vor Hämatomausschluß keine Osmotherapeutika (☞ 35.13.3)
- Ggf. medikamentöse Unterdrükkung zerebraler Krampfanfälle (☞ 35.8.1).

Der Verletzte wird nach Stabilisierung der Vitalfunktionen so schnell wie möglich in eine neurochirurgische Klinik verlegt, wo je nach Art der Verletzung eine neurochirurgische Operation, z.B. zur Hämatomausräumung oder Fremdkörperentfernung, erfolgt. Nur wenn bei einer Blutung auch für eine sofortige Hubschrauberverlegung keine Zeit mehr ist, wird in einer *Nottrepanation* ein Bohrloch zur sofortigen Entlastung der Blutung angelegt und der Patient dann verlegt.

Prognose

Während ein Schädel-Hirn-Trauma Grad I innerhalb weniger Tage abklingt, bleiben bei den Schädel-Hirn-Verletzungen Grad II und III oft Spätfolgen, z.B. Lähmungen, rezidivierende Krampf-Anfälle oder psychische Veränderungen, zurück. Ist eine bestehende Liquorfistel nicht erkannt worden, kommt es gehäuft zu Meningitiden und Enzephalitiden (☞ 35.9.2 und 35.9.1), die wiederum selbst zu Defektzuständen führen können.

35.15.2 Verletzungen des Rückenmarks und Querschnittssyndrom

Versorgung bei Wirbelsäulenverletzungen, ☞ 27.8.1, 27.8.2

Komplettes *(totales, vollständiges)* **Querschnittssyndrom:** Komplexe Symptomkombination infolge des *völligen* Funktionsausfalls des Rückenmarks auf einer bestimmten Höhe.

Inkomplettes *(partielles, unvollständiges)* **Querschnittssyndrom:** *Teilweiser* Funktionsausfall des Rückenmarks auf einer bestimmten Höhe.

Häufigste Ursache eines Querschnittssyndroms sind heutzutage Verletzungen, z.B. Auto- oder Motorradunfälle. Daher beschränken sich die folgenden Ausführungen auf das **traumatische (unfallbedingte) Querschnittssyndrom.**

Prinzipiell können auch Entzündungen (Querschnittsmyelitis, ☞ 35.9.7), Durchblutungsstörungen sowie spinale Tumoren zu inkompletten oder – seltener –kompletten Querschnittssyndromen führen.

(!) Jedes Querschnittssyndrom ist ein neurologischer Notfall!

Symptome, Befund

Diagnose

Bei schweren Rückenmarksverletzungen besteht durch den Wegfall aller zentral erregenden Impulse anfangs ein **spinaler Schock** mit:

- Kompletter schlaffer Lähmung unterhalb der Läsion
- Völligem Sensibilitätsausfall unterhalb des verletzten Rückenmarkabschnittes (Patient fühlt beide Beine nicht mehr)
- Ausfall der Reflexe
- Ausfall der Gefäß- und Wärmeregulation
- Lähmung von Blase und Mastdarm (Harnretention) sowie bei Männern Erlöschen der Potenz.

Je nach Höhe der Rückenmarksverletzung treten Störungen der Atmung durch Lähmung der Interkostalmuskulatur und des Zwerchfells sowie Störungen der Temperaturregulation hinzu. Während dieses Stadiums ist die Dekubitusgefahr sehr hoch.

Nach etwa 3 – 6 Wochen haben die Nervenzellen des Rückenmarks einen Teil ihrer Funktionen wiedererlangt, das Symptombild ändert sich (einige Autoren sprechen auch von einem *Querschnittssyndrom im engeren* oder *eigentlichen Sinne*):

- Schlaffe Lähmung der Muskeln, die von den geschädigten Vorderhornzellen innerviert werden (d.h. Läsion des zweiten motorischen Neurons, ☞ auch 35.4.1)
- Spastische Para- oder Tetraplegie unterhalb der Läsion durch Schädigung der (absteigenden) Pyramidenbah-

nen und damit des ersten motorischen Neurons

- Steigerung der Muskeleigenreflexe unterhalb des verletzten Niveaus
- Positive Pyramidenzeichen (☞ Abb. 35.27)
- Auftreten **spinaler Automatismen,** z.B. einer Beugung in den Hüft-, Knie- und Sprunggelenken auf einen Schmerzreiz sowie automatischer Blasenentleerung (☞ unten)
- Kompletter Sensibilitätsausfall unterhalb der Läsion
- Trophische („ernährungsbedingte") Störungen z.B. der Haut durch Beeinträchtigung vegetativer Rückenmarksnervenzellen und vegetativer Bahnen
- Sexualstörungen und charakteristische Blasen-Darm-Störungen, z.B.:
  - Bei Läsionen oberhalb Th 12 (☞ 35.1.2) Ausbildung einer **Reflexblase** *(obere Blasenlähmung).* Die willkürliche Entleerungsfunktion ist ausgefallen, die Blase entleert sich aber ab einem gewissen Füllungsgrad reflektorisch (entspricht der Situation beim Säugling)
  - Bei Läsionen unterhalb Th 12 Ausbildung einer **autonomen Blase** *(untere Blasenlähmung).* Die Blase ist von allen nervalen Impulsen „abgeschnitten" und entleert sich alle 10 – 20 Minuten durch unregelmäßige – von intramuralen Ganglien ausgelöste – Kontraktionen.

Commotio und Contusio spinalis

Von einer **Commotio spinalis** spricht man, wenn sich anfängliche neurologische Funktionsstörungen innerhalb von 72 Stunden völlig zurückbilden.

Bei einer **Contusio spinalis** ist eine morphologische Rückenmarksschädigung z.B. durch Knochenfragmente oder Blutungen nachweisbar. Die Rückbildung der neurologischen Störungen ist verzögert und oft unvollständig.

Die neurologische Untersuchung wird zur Diagnosestellung ergänzt durch Röntgenleeraufnahmen der Wirbelsäule (Fraktur?), CT, Myelographie (meist in Kombination mit CT), Kernspintomographie sowie evtl. elektrophysiologische Untersuchungen (☞ 35.5.5) und Lumbalpunktion (☞ 35.5.2).

Behandlungsstrategie

Pflege

Die Ersthelfer am Unfallort und im erstbehandelnden Krankenhaus können durch fachgerechte Lagerung des Patienten auf einer festen Unterlage weitere Rückenmarksschäden vermeiden. Bei unvorsichtigen Bewegungen kann z.B. ein frakturierter Wirbelkörper abgleiten und das Rückenmark irreversibel schädigen. Außerdem spritzt der Arzt hohe Dosen Glukokortikoide i.v.

Dann wird der Patient raschestmöglich in ein Querschnittszentrum verlegt, wo die Entscheidung für oder gegen eine Operation gefällt wird.

Einschließlich der Nachbehandlung in einer speziell ausgerichteten Reha-Klinik dauert die Behandlung meist mehrere Monate.

Prognose

Die Prognose ist um so schlechter, je höher die Verletzung im Rückenmark liegt. Überlebt der Patient eine hohe Verletzung oberhalb des 4. Halssegments, ist er danach auf jeden Fall *tetraplegisch,* d.h. an beiden Armen und Beinen gelähmt.

> Anfangs ist die **Prognosebeurteilung** sehr schwer. Prognostisch ungünstig sind aber vollständige Lähmungen ohne Rückbildungstendenz innerhalb der ersten drei Tage.

35.16 Muskelerkrankungen

35.16.1 Myasthenia gravis

> **Myasthenia gravis** *(Myasthenia gravis pseudoparalytika):* Autoimmunerkrankung (☞ 29.5) mit Antikörperbildung gegen die Azetylcholin-Rezeptoren der motorischen Endplatte. Leitsymptom ist eine belastungsabhängige Muskelschwäche. Häufigkeit ca. 5 – 10/100.000 Einwohner, betrifft Frauen häufiger als Männer.

Krankheitsentstehung

Die Ursache der Autoantikörperbildung ist letztlich unklar. Die Antikörper besetzen die Azetylcholinrezeptoren am Muskel und führen zu einer Störung der Erregungsübertragung vom Nerven auf den Muskel.

Symptome und Untersuchungsbefund

Leitsymptom der Erkrankung ist eine abnorme Ermüdung der Muskulatur unter Belastung. Nach einer längeren Ruhepause (z.B. Nachtruhe oder Mittagsschlaf) ist die Muskelkraft wieder normal. Prinzipiell können alle Muskeln beteiligt sein, für das Anfangsstadium typisch ist jedoch der vorwiegende Befall kleiner Muskeln. Dieser äußert sich z.B. in:

- Einem hängendem Oberlid und Doppeltsehen
- Sprachstörungen (etwa einer näselnden Sprache bei längerem Reden)
- Schluckstörungen.

Bei ca. 10% der Betroffenen kommt es zur **myasthenen Krise** mit lebensbedrohlicher Funktionseinschränkung der Atemmuskulatur.

Diagnostik

Die Diagnosestellung erfolgt durch:

- Elektromyographie (☞ 35.5.10)
- Nachweis von Antikörpern gegen Azetylcholinrezeptoren im Blut
- **Tensilon-Test.** Da das Enzym Cholinesterase das Azetylcholin zerstört, führt Gabe des Cholinesterasehemmers Tensilon® zu deutlicher Symptombesserung
- CT wegen oft bestehender Tumoren des Thymus, die mit dem Autoimmunprozeß in Zusammenhang gebracht werden.

Behandlungsstrategie

Die Krankheitserscheinungen werden durch Cholinesterasehemmer (z.B. Mestinon®) gebessert. Mit Glukokortikoiden, Immunsuppressiva und ggf. Entfernung des Thymus wird versucht, in den Krankheitsprozess selbst einzugreifen. Die Antikörperentfernung durch Plasmaseparation (☞ 29.5) wird v.a. bei lebensbedrohlichen Zuständen angewandt.

Gefährlich: Jede Fehldosierung des Cholinesterasehemmers

Der Patient ist nicht nur durch eine Unterdosierung, sondern auch durch eine Überdosierung des Cholinesterasehemmers gefährdet. Die Unterdosierung führt zur **myasthenen Krise,** die Überdosierung zur **cholinergen Krise.** Beiden gemeinsam ist eine Muskelschwäche, Unruhe und in schweren Fällen eine Bewußtseinstrübung. Bei der (drohenden) cholinergen Krise hat der Patient zusätzlich oft Wadenkrämpfe und *Faszikulationen* (unwillkürliche Kontraktionen kleiner Muskelfasergruppen) der Gesichtsmuskulatur sowie Bradykardie, Darmbeschwerden, Durchfall, Speichelfluß, Verschleimung der Atemwege und enge Pupillen durch die Azetylcholinwirkung an anderen Organen.

Pflege

Patienteninformation

- Der Patient erhält einen Notfallausweis und wird angehalten, ihn immer bei sich zu tragen
- (Fieberhafte) Infektionen erhöhen die Gefahr einer myasthenen Krise. Deshalb wird auch mäßiges Fieber gesenkt (z.B. mit Paracetamol)
- Da viele Medikamente eine Myasthenie verstärken, darf der Patient keine Medikamente eigenmächtig einnehmen
- Noch während des Krankenhausaufenthaltes wird der Kontakt zu Selbsthilfegruppen vermittelt.

Prognose

Die Prognose ist heute wesentlich besser als früher. Die meisten Patienten können weitgehend normal leben und berufstätig sein. Umschulungen sind nur bei Berufen mit hoher körperlicher Belastung erforderlich.

35.16.2 Progressive Muskeldystrophie

Progressive Muskeldystrophie: Gruppe erblicher Erkrankungen mit unterschiedlichem Erbgang, die zu fortschreitendem Muskelumbau und zunehmender Muskelschwäche führen.

Die häufigste Form ist die **progressive Muskeldystrophie vom Typ Duchenne.** Aufgrund der geschlechtsgebundenen-rezessiven Vererbung (☞ 8.1.3) sind nur Knaben betroffen. Die Krankheit beginnt bereits im Kleinkindalter. Die Kinder verlieren motorische Fähigkeiten, z.B. das Gehen, wieder, werden rasch invalide und sterben meist vor dem 20. Lebensjahr.

Andere, gutartige Formen führen erst spät zur Beeinträchtigung des Patienten.

Differentialdiagnostisch sind vor allem die **spinalen Muskelatrophien** zu berücksichtigen. Sie beruhen auf einer fortschreitenden Degeneration der Motoneurone („Bewegungsnervenzellen") im Rückenmark und im Hirnstamm und sind ebenfalls oft erblich bedingt.

Die Diagnose wird durch Blutuntersuchungen (z.B. Erhöhung der Kreatinkinase), Elektromyographie und, falls nötig, Muskelbiopsie gestellt. Die Familienanamnese ist für die Bestimmung der Form wichtig.

Die unheilbare Krankheit schreitet unweigerlich fort. Die Patienten werden zu krankengymnastischen Übungen angehalten. Aufgabe der Pflegenden ist außerdem die psychische Begleitung. In den Spätstadien mit Immobilität übernehmen sie die komplette Grundpflege.

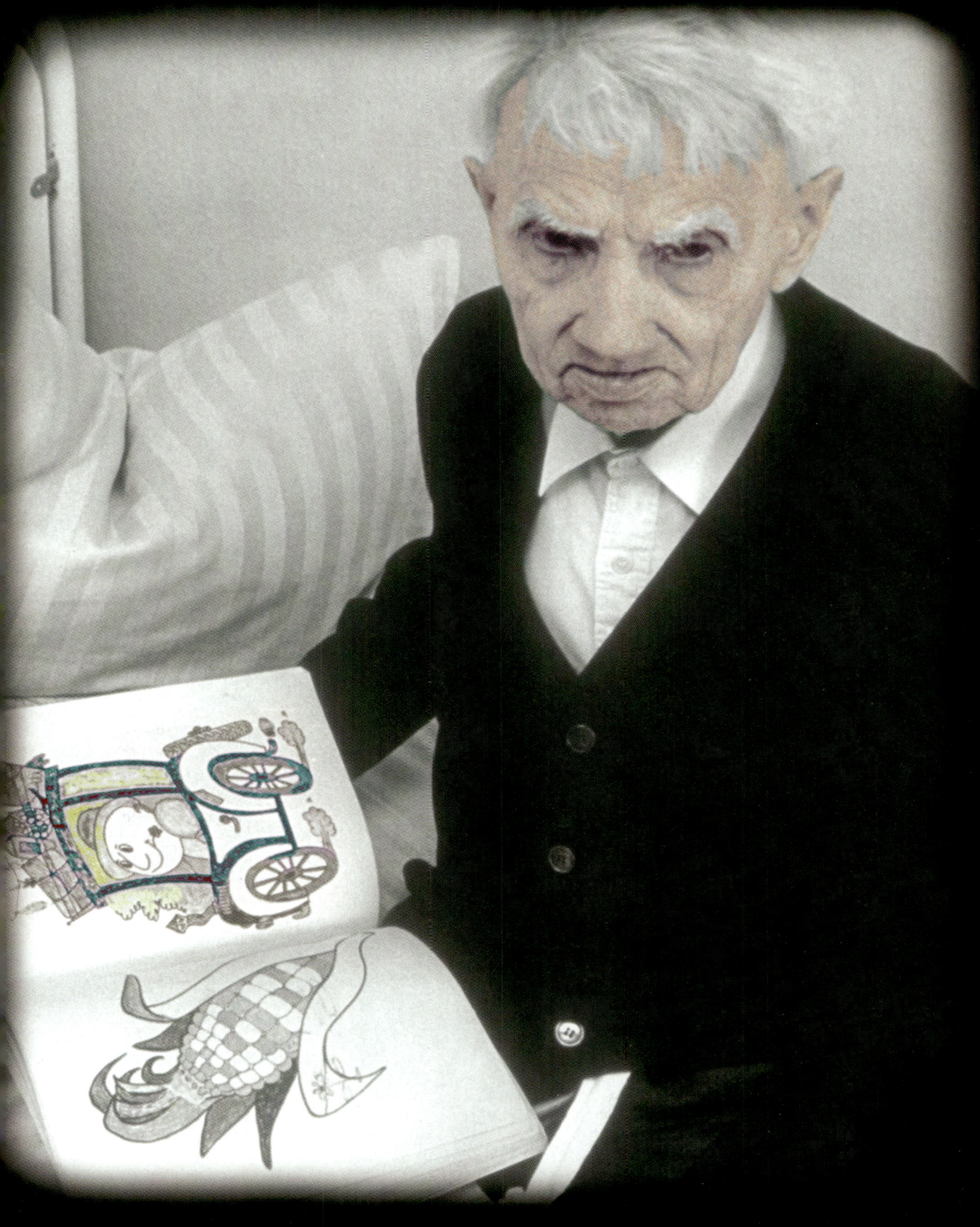

Pflege in der Psychiatrie

36

Übersicht

Die medizinischen Fachgebiete

Psychiatrie: Fachgebiet der Medizin, das sich mit Prophylaxe, Diagnose und Therapie psychischer Erkrankungen einschließlich der Rehabilitation des *psychisch* Kranken befaßt.

Psyche (griech. Hauch, Seele): Gesamtheit des Erlebens, Denkens, Fühlens und Wollens eines Menschen.

Eng verknüpft ist die Psychiatrie mit der *Psychotherapie* (☞ 10.12), die seit kurzem auch Gegenstand der Facharztausbildung ist. Zudem muß jeder Psychiater über eingehende Kenntnise der *Neurologie* verfügen (☞ Kapitel 35), da manche neurologisch-organischen Erkrankungen in ihrem klinischen Bild einer primär psychiatrischen Erkrankung sehr ähneln, jedoch einer anderen Behandlung bedürfen.

Die **Kinder- und Jugendpsychiatrie und -psychotherapie** ist ein eigenes Teilgebiet der Medizin im Schnittpunkt zwischen *Psychiatrie*, *Kinderheilkunde* (☞ Kapitel 13) und *Entwicklungspsychologie*.

Die **Psychosomatik** befaßt sich mit solchen Krankheiten, die körperliche Symptome und Veränderungen hervorrufen, aber seelisch (mit-)bedingt sind. Ihre zentrale Behandlungsmethode ist die *Psychotherapie* (☞ 10.12). Die Psychosomatik ist heute ein von der Psychiatrie getrenntes Gebiet, obwohl es Überschneidungen gibt.

Gewissermaßen Grundlage der bisher genannten Gebiete ist die **Psychologie,** die Lehre vom (normalen) Erleben und Verhalten des Menschen. Ein Teilgebiet der *angewandten Psychologie* ist die **klinische Psychologie.** Sie befaßt sich unter anderem mit Persönlichkeitsdiagnostik (psychologische Tests) und mit der *psychologischen Beratung* von Menschen in Krisensituationen (z.B. Eheberatung, Drogenberatung).

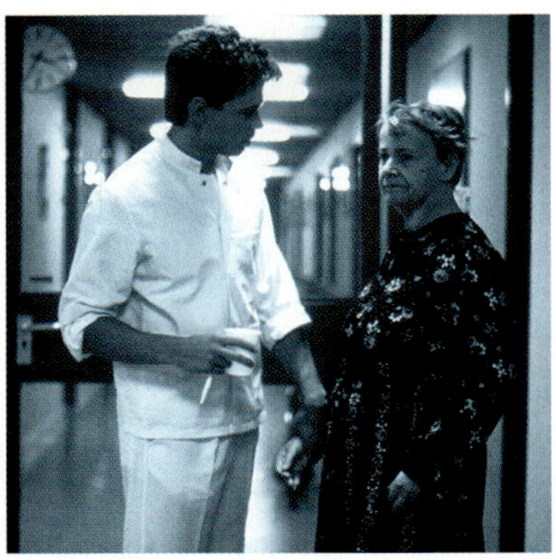

Abb. 36.1: Aufgrund der Veränderung der Alterspyramide (☞ Abb. 14.1) wird die Gerontopsychiatrie in unserer Gesellschaft in den nächsten Jahrzehnten immer wichtiger werden. [K150]

Körper und Psyche beeinflussen sich wechselseitig. Körperliche Krankheiten führen auch zu seelischen Störungen und umgekehrt. In allen Fachgebieten der Medizin sollen sich Ärzte und Pflegende stets um einen ganzheitlichen Blick bemühen und psychosomatische Aspekte beachten.

Spezialisierung in der Psychiatrie

Die zahlreichen Aufgaben haben auch in der Psychiatrie zur Spezialisierung geführt:

- Die **Gerontopsychiatrie** *(Alterspsychiatrie)* stellt den alten Menschen mit psychischen Störungen in den Mittelpunkt und ist zu einem *Schwerpunkt* innerhalb der Psychiatrie geworden
- Die **Sozialpsychiatrie** beschäftigt sich mit den gesellschaftlichen und familiären Entstehungsbedingungen und Behandlungsmöglichkeiten psychischer Krankheiten. Sie untersucht z.B. die Bedeutung von zwischenmenschlichen Beziehungen, Arbeits- und Wohnverhältnissen für den Kranken. Ohne sozialpsychiatrische Ansätze ist das Ziel der *sozialen Heilung* (☞ 36.1 und 36.13) nicht zu erreichen
- **Psychopharmakotherapie** *(Pharmakopsychiatrie)* bezeichnet die medikamentöse Behandlung psychischer Krankheiten
- Die **forensische Psychiatrie** befaßt sich mit rechtlichen Fragen der

Psychiatrie und mit der Betreuung psychisch kranker Straftäter.

Psychiatrischer Krankheitsbegriff

Psychische Krankheiten verändern die seelischen Funktionen. Der psychisch Kranke fühlt sich etwa niedergeschlagen oder erlebt die Welt anders, z.B. hört er Stimmen, die Mitmenschen nicht hören. Dies hat Folgen für sein Verhalten und seine Kommunikation.

Häufig ist es nicht einfach zu sagen, wann Erleben, Denken, Fühlen und Verhalten normal und wann anomal, also krankhaft, sind. Solche Entscheidungen hängen erheblich vom Standpunkt des Betrachters ab. Beispielsweise war der sexuelle Kontakt zwischen Männern und Kindern *(Pädophilie)* in der griechischen Antike durchaus üblich. Er wurde als normal angesehen. Unsere Gesellschaft dagegen sieht solche Beziehungen als Ausdruck einer krankhaften Störung an. Umgekehrt galt Homosexualität lange Zeit als behandlungsbedürftige Krankheit.

Der psychiatrische Krankheitsbegriff ist problematisch, denn er hängt stark vom kulturell geformten Menschenbild ab.

Der psychiatrische Krankheitsbegriff kann zudem mißbraucht werden, um „nicht fügsame Menschen" (z.B. politische Widersacher) oder gesellschaftliche Randgruppen aus der Gesellschaft zu entfernen. Ein Beispiel dafür ist die Behandlung politischer Dissidenten in psychiatrischen Kliniken in der ehemaligen Sowjetunion.

Andererseits bietet der psychiatrische Krankheitsbegriff den betroffenen Menschen auch Schutz: Sie erhalten z.B. Pflege, Behandlung, Krankengeld oder Rente und sind bei kriminellen Handlungen vor Strafe geschützt.

Ursachen psychischer Erkrankungen

Psychiatrie und Psychotherapie sind Gebiete, auf denen sich Anhänger der verschiedensten Schulen zu Hause fühlen. Im Vergleich zu anderen medizinischen Fachgebieten gibt es wenig gesichertes Wissen. Das hat Folgen: Gleiche Krankheiten tragen unterschiedliche Namen, und gleiche Namen bezeichnen je nach Schule unterschiedliche Krankheiten. Je nach persönlicher Einstellung werden die verschiedensten Therapien befürwortet.

Auch die Frage, warum Menschen psychisch erkranken, ist letztlich immer noch offen und wird heftig diskutiert. Es gibt verschiedene Theorien:

- **Biologisches Modell.** Hiernach sind psychische Krankheiten durch Veränderungen der Nervenzellen oder der Neurotransmitterübertragung bedingt, also organische Gehirnkrankheiten
- **Psychoanalytisches Modell.** Psychische Krankheiten sollen Folge unbewältigter frühkindlicher Konflikte sein, die sich zwischen den psychischen Instanzen Ich, Es und Über-Ich (☞ 10.12.2, 36.3.1) in ihrer Auseinandersetzung mit der Umwelt abspielen
- **Verschiedene psychologische Modelle,** die z.B. traumatische Ereignisse (oft während der Kindheit) für ursächlich halten
- **Lerntheoretisches Modell.** Hier wird die psychische Erkrankung als falsch erlerntes Verhalten angesehen
- **Gesellschaftskritisches Modell.** Psychische Erkrankungen sollen als Folge gesellschaftlicher Bedingungen entstehen, die für den Einzelnen unerträglich sind.

☑ In allen genannten Modellen ist das berühmte „Körnchen Wahrheit" zu finden. Keines vermag aber die Entstehung psychischer Erkrankungen alleine zu erklären. Sie betrachten immer nur *einen* von vielen Problembereichen und werden dem Menschen in seiner Gesamtheit nicht gerecht.

Psychische Erkrankungen sind wahrscheinlich so alt wie die Menschheit selbst, und ebenso alt sind die Versuche, sie zu erklären und zu behandeln. Viele dieser Erklärungsversuche beeinflussen unser Denken heute noch.

Bei den Naturvölkern wurden und werden Krankheiten auf übernatürliche Mächte, z.B. Dämonen, zurückgeführt.

In der griechisch-römischen Psychiatrie erklärte man psychische Krankheiten durch körperliche Einflüsse, der Besessene wurde zum somatisch Kranken. Die Melancholie (☞ 36.5.1) beispielsweise galt als Erkrankung der „schwarzen Galle" oder der Speiseröhre.

Im Mittelalter fiel die Psychiatrie in die Hände priesterlicher Hexenverfolger. Der Teufel war für Sinnestäuschungen und Schwermut ebenso verantworlich wie für Impotenz, Sterilität oder Mißernten.

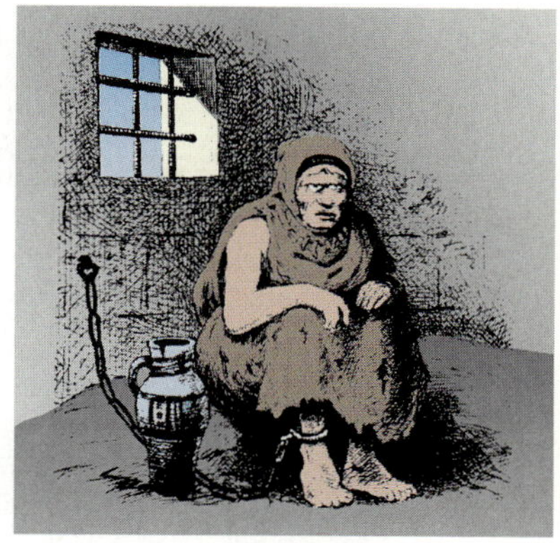

Abb. 36.2: Diese anonyme Zeichnung aus dem 19. Jahrhundert (Paris, Museum für Geschichte der Medizin) zeigt einen psychisch Kranken, der eingekerkert wurde. [E109]

Im 18. Jahrhundert ging der Hexenglaube zurück, dafür erhielten Geisteskranke den Stempel des Asozialen. Entsprechend wurden sie mit anderen Randgruppen (Armen, Bettlern, Alten, Prostituierten) ausgegrenzt und in Armen- oder Arbeitshäusern, später in Irrenanstalten eingesperrt.

Ungefähr zur gleichen Zeit entwickelte sich die Psychiatrie zu einer selbständigen Wissenschaft. Viele Wissenschaftler hofften, durch die Erforschung des Gehirns alle psychischen Krankheiten erklären zu können – eine Hoffnung, die sich bis heute nicht erfüllt hat.

In diesem Jahrhundert lieferten neue psychologische Theorien und die Entwicklung der Psychopharmakotherapie (seit 1952) entscheidende Impulse für die Behandlung in der Psychiatrie. Jedoch ist auch unser Jahrhundert nicht nur von Fortschritten geprägt. Zu einer Katastrophe in der Geschichte der Psychiatrie kam es im Nationalsozialismus: Psychisch Kranke wurden verfolgt und auf grausame Weise umgebracht.

In den letzten Jahrzehnten entstand ein neues Psychiatrieverständnis. Heute geht es nicht mehr darum, psychisch Kranke in abgeschlossenen Institutionen zu verwahren, sondern sie wieder in den normalen Lebensalltag zurückzuführen.

36.1 Pflege bei psychischen Erkrankungen

Die Arbeit in der Psychiatrie unterscheidet sich in vielen Punkten von der Arbeit auf somatischen Stationen (griech. Soma = Körper).

Die Patienten wirken seltsam, verhalten sich auffällig und haben in vielen alltäglichen Dingen Schwierigkeiten, ohne daß hierfür ein Grund ersichtlich

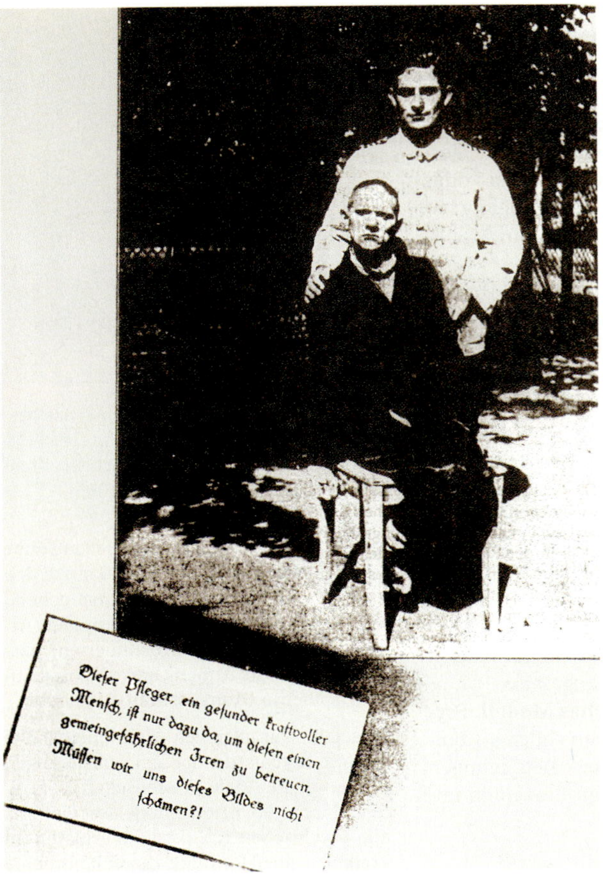
Dieser Pfleger, ein gesunder kraftvoller Mensch, ist nur dazu da, um diesen einen gemeingefährlichen Irren zu betreuen.
Müssen wir uns dieses Bildes nicht schämen?!

Abb. 36.3: „Müssen wir uns dieses Bildes nicht schämen" – Psychiatrie im Nationalsozialismus. Dieses Bild stammt aus der Zeitschrift „Neues Deutschland" 2 aus dem Jahr 1934. [E110]

ist. Sie wollen z.B. nichts essen, obwohl sie Hunger haben, oder behaupten, sie würden vergiftet. Andere Patienten liegen antriebslos im Bett. Es scheint unverständlich, warum die Kranken nicht durch ein paar vernünftige Worte wieder auf den Boden der Tatsachen zu bringen sind, und es fällt schwer herauszufinden, was zu tun ist.

Ziel: Soziale Heilung des Patienten

Ziel der modernen Psychiatrie ist die **soziale Heilung** des Patienten, d.h. seine Wiedereingliederung in die normale Lebenswelt. Hierzu gehört:

- Daß der Patient sich selbst und seine Umgebung einigermaßen realistisch einzuschätzen vermag
- Daß der Patient Verantwortung für sein Leben übernehmen kann
- Daß der Patient fähig ist, unter möglichst normalen Bedingungen weiterzuleben.

Beziehungsgestaltung zum psychisch Kranken

Im Zentrum der Pflege eines psychisch Kranken stehen weder körperliche Grundpflege noch Behandlungspflege, obwohl beide natürlich von Bedeutung sind. Kristallisationspunkt pflegerischer Tätigkeit ist vielmehr der *Beziehungsaufbau* zum Patienten (☞ 36.1.3).

> Psychisch Kranke sind oft in ihrer Beziehungsfähigkeit zu anderen Menschen gestört. Diese Beziehungsstörung erschwert den Zugang der Pflegenden und Therapeuten zum Patienten ganz erheblich: Sie können – im Gegensatz zu Pflegenden „somatisch" Kranker – nicht von einem Einverständnis des Patienten zu Pflege und Behandlung ausgehen. Dieses Einverständnis muß oft erst durch einen bewußten Beziehungsaufbau erarbeitet werden.

Besonders wichtig: Soziotherapie

Obwohl viele psychische Erkrankungen endogen (mit-)bedingt sind, beeinflußt die Umgebung des Kranken den Krankheitsverlauf ganz entscheidend.

Dementsprechend ist ein weiterer Schwerpunkt in der Pflege psychisch Kranker die **Soziotherapie**, die sich auf die zwischenmenschlichen Beziehungen und die soziale Umgebung des Patienten konzentriert. Hierzu gehören z.B.:

- Milieugestaltung und Milieutherapie (☞ 36.1.5)
- Training der Alltagsbewältigung (☞ 36.1.6)
- Beschäftigungs- und Arbeitstherapie (☞ 10.10, 36.1.6), Sozialarbeit (☞ 36.1.7).

Angsteinflößend: Zwang und Gewalt

Pflegende in der Psychiatrie übernehmen auch Aufsichts- und Kontrollfunktionen (☞ 36.1.1 und 36.1.10), und es gibt Zwang und Gewalt, die in der somatischen Medizin eine ganz große Ausnahme sind. Die Beziehung zu den Patienten ist oft durch massive Konflikte geprägt (allein schon dadurch, daß viele Patienten mit der Behandlung nicht einverstanden sind), und immer wieder müssen die Pflegenden in die Privatsphäre der Patienten eindringen. Diese Aspekte pflegerischer Tätigkeit erleben die meisten Pflegenden nicht nur als Herausforderung, sondern auch als angsteinflößend.

36.1.1 Aufnahme und Entlassung des Patienten auf psychiatrischen Stationen

Aufnahme

Situation des Patienten

Die genauen Umstände der Aufnahme auf eine psychiatrische Station sind unterschiedlich. Einige Patienten kommen freiwillig zur Aufnahme und fühlen sich durch die stationäre Behandlung entlastet. Andere aber kommen unfreiwillig, manche werden sogar von der Polizei gebracht. Ungeachtet dieser

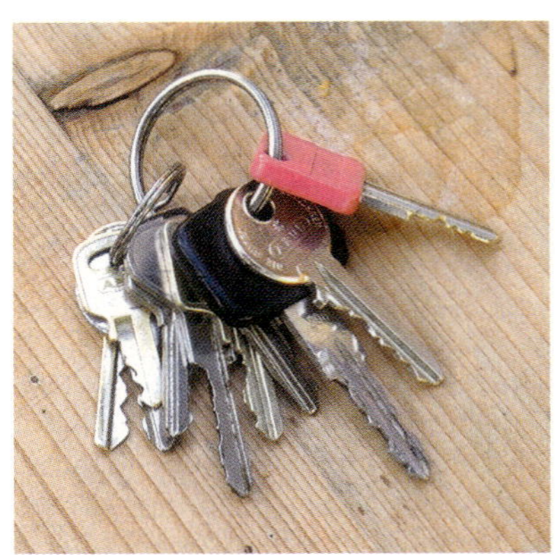

Abb. 36.4: Symbol für die Kontrollfunktion der Pflegenden: Die Schlüssel, die sie zu Beginn ihrer Tätigkeit in einer psychiatrischen Klinik ausgehändigt bekommen. [K183]

Unterschiede bedeutet eine Klinikaufnahme wegen einer psychischen Störung für fast alle Patienten eine große Kränkung und erhebliche psychische Belastung. Viele Patienten fürchten den Verlust persönlicher Beziehungen (z.B. zum Lebenspartner oder zu Freunden) oder haben Angst um ihren Arbeitsplatz (☞ auch 36.13).

Wegen dieser starken seelischen Belastung sollte man den Patienten nach der Aufnahme nicht alleine lassen. Bei notwendigen Gängen innerhalb der Klinik, z.B. zur Verwaltung oder zum Auto, um Sachen zu holen, werden sie begleitet. Der „Klinikschock" kann zu Kurzschlußreaktionen bis hin zum Suizidversuch führen.

Erstkontakt

Oftmals entwickelt der Patient zu der Person ein besonderes Vertrauensverhältnis, die ihn als erstes begrüßt und mit ihm spricht. Deshalb sollte der neuangekommene Patient von seiner späteren *Bezugspflegeperson* in die Klinik eingeführt werden. Sie zeigt ihm die Station und sein Zimmer (☞ 7.10.4) und macht ihn mit seinen Zimmernachbarn bekannt. Da viele Patienten in Gegenwart des Pflegepersonals gehemmt sind und nicht reden mögen, lassen die Pflegenden den Neuankömmling mit seinen Mitpatienten allein, sofern dies gefahrlos möglich ist und er keine Angst vor dem Alleinesein mit seinen Mitpatienten hat. Die Vorstellung des Patienten in der (Patienten-)Gruppe kann eventuell einem Mitpatienten übertragen werden.

Die Pflegekraft beschreibt außerdem den Tagesablauf, händigt Informationsblätter aus und weist auf die Besuchszeiten hin. Sie erklärt und begründet die Stationsregeln, vor allem was das Alkohol-, Medikamenten- und Fahrverbot sowie den Ausgang anbelangt, und informiert den Patienten darüber, wann er mit einem Arzt sprechen kann.

☑ Für psychisch Kranke sind Unklarheiten besonders belastend und deshalb zu vermeiden. Erregten Patienten werden zunächst nur die notwendigsten Informationen gegeben.

Durchsuchen

Je nach Stationsregelung müssen die Pflegenden das Gepäck durchsuchen.

	Maßnahme	Beispiel
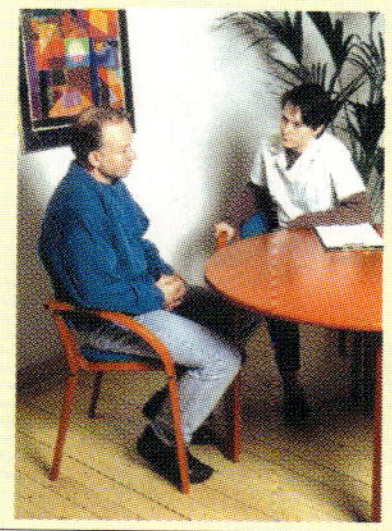	Den Patienten etwas lehren	Den Patienten auf den Sozialdienst und dessen Funktionen hinweisen. Ist er interessiert, mit ihm die verschiedenen Wege besprechen, wie ein Kontakt zum Sozialdienst hergestellt werden kann (z.B. schriftlich, telefonisch)
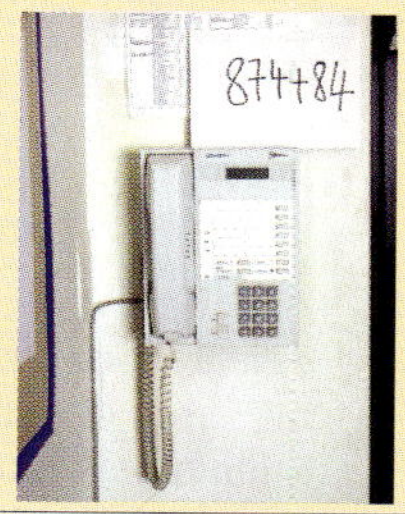	Dem Patienten eine hilfreiche Umgebung schaffen	Die Nummer des Sozialdienstes für alle sichtbar, groß und fett geschrieben, über dem Telefon aufhängen
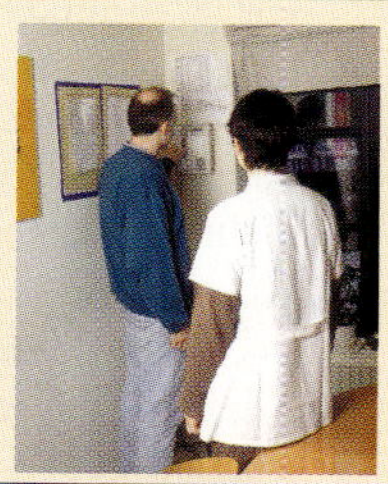	Den Patienten unterstützen	Patienten nach vorbereitendem Gespräch zum Telefon begleiten. Ihm helfen, die Nummer des Sozialdienstes zu wählen
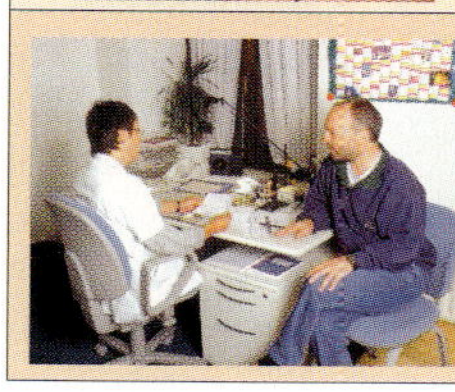	Für den Patienten etwas erledigen	Den Sozialdienst über ein Problem des Patienten informieren

Abb. 36.5: Es gibt unterschiedliche Wege, dem Patienten zu helfen. Wieviel Eigenständigkeit man dem Kranken zutrauen und welche Ansprüche man an ihn stellen darf, hängt von der Persönlichkeit des Patienten sowie von Art und Schwere der Erkrankung ab. Was der eine Patient ohne große Mühe bewältigt, kann den anderen völlig überfordern und sogar zum Suizid treiben. [K183]

Dies geschieht offen vor den Augen des Patienten und in Gegenwart eines Zeugen. Die Begründung für diese Maßnahme sollte keinen Vorwurf und keine Anklage enthalten: also nicht „Sie haben bestimmt Drogen dabei", sondern „Wir machen uns Sorgen, daß Sie Drogen dabei haben könnten". Medikamente, Drogen, Alkohol und Waffen werden immer konfisziert, auf vielen geschlossenen Stationen darüberhinaus auch gefährliche Gegenstände wie z.B. Naßrasierer, Glas, Taschenmesser und Nadeln.

Die Durchsuchung ist für Patienten und Pflegende unangenehm und dringt massiv in die Intimsphäre des Patienten ein. Um den negativen Durchsuchungscharakter etwas abzumildern, wird das Durchsuchen am besten mit einer weiteren sinnvollen Tätigkeit verknüpft, z.B. indem die Pflegekraft zusammen mit dem Patienten seinen Schrank einräumt.

Erstgespräch

Im Erstgespräch erfaßt die Bezugspflegeperson die Probleme aus Sicht des Patienten („Warum sind Sie in die Klinik gekommen?", „Welche Hilfe benötigen Sie"?). Die Gründe für die Klinikaufnahme werden ebenso erfragt wie die Erwartungen des Patienten, seine soziale Situation und frühere Erkrankungen sowie Krankenhauserfahrungen. Außerdem erkundigt sie sich nach den Ressourcen des Patienten, nach seinen Stärken und Hobbies. Da der Patient viele Informationen im Arztgespräch nochmals geben muß, sollte das Erstgespräch nicht zu lange dauern, oder – noch besser – gemeinsam von Arzt und Pflegendem geführt werden (es sei denn, der Patient möchte den Arzt ausdrücklich alleine sprechen). Bei Patienten, die hinsichtlich ihres Aggressionspotentials schwer einzuschätzen sind, werden die Gespräche stets von zwei Personen geführt.

Fremdanamnese

Die Begleiter des Patienten sind eine wichtige Informationsquelle. Sie dürfen aber nur mit Einverständnis des Patienten befragt werden.

Oft wird der Patient von seinen engsten Vertrauenspersonen in die Klinik gebracht. Da sie für die Genesung des Patienten eine große Rolle spielen, werden sie von Anfang an in die Therapie mit einbezogen. Leiden sie unter Schuld- und Versagensgefühlen, müssen diese zunächst abgebaut werden, z.B. indem man ihnen mitteilt, daß die Entscheidung für die Klinik richtig war (Aufbau eines Arbeitsbündnisses).

> ☑ **Umgang mit der Schweigepflicht**
>
> Die Schweigepflicht gilt für *alle* Patienten, also auch für die Patienten in der Psychiatrie. Deshalb:
> - Keine Gespräche mit Angehörigen ohne Erlaubnis des Patienten führen
> - Keine Auskünfte über Patienten am Telefon erteilen. In Ausnahmefällen Telefonnummer geben lassen, diese mit dem Patienten kontrollieren und selbst zurückrufen, um die Identität des Telefonpartners sicherzustellen.

Entlassung

Die Entlassung sollte langfristig vorbereitet und die Situation, die den Patienten „draußen" erwartet, umfassend geklärt werden. Zur Belastungserprobung wird der Patient mehrfach für Stunden bis Tage (ggf. einschließlich Übernachtung) nach Hause entlassen. Oft bietet sich dafür das Wochenende an, da der Patient dann keine Therapien verpaßt. Nach entsprechender Vorbereitung führt der Patient gezielt einzelne Alltagsaufgaben durch, z.B. Einkaufen.

Geht der Patient überraschend, vielleicht sogar gegen ärztlichen Rat, wird trotz des Zeitmangels versucht, ihn, seine Angehörigen und sein soziales Umfeld bestmöglich vorzubereiten (z.B. durch Vermittlung von Adressen des ambulanten sozialpsychiatrischen Dienstes oder durch Angehörigengespräche). Auf keinen Fall darf der Patient durch mangelnde Unterstützung „bestraft" werden.

Manchen Patienten fällt der Abschied vom Krankenhaus sehr schwer. Das

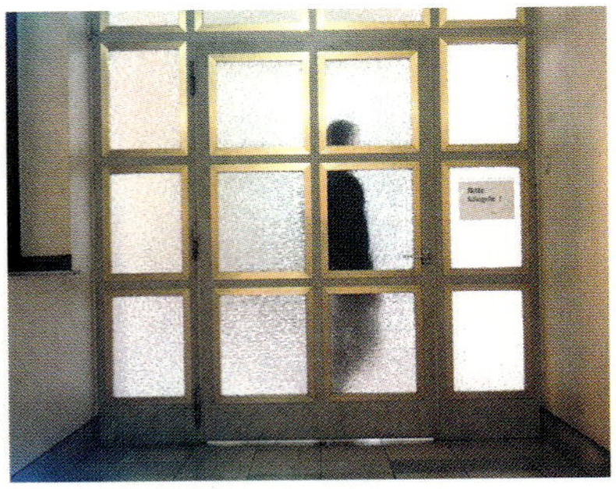

Abb. 36.6: Bei Selbstgefährdung, Fremdgefährdung oder Weglaufgefahr wird die Aufnahme auf eine geschlossene Station notwendig. Der Patient erlebt dann zusätzlich die Qualen des Freiheitsentzugs. [K183]

Krankenhaus ist für sie sicherer, schöner und attraktiver als das, was sie draußen erwartet. Oft haben sie Angst vor Einsamkeit oder Überforderung. Ihren Wunsch, im Krankenhaus bleiben zu können, darf das therapeutische Team nicht verurteilen, auch wenn ihm nicht nachgegeben werden kann.

> ⓘ **Patienten nicht durch Entlassung zur falschen Zeit gefährden!**
>
> Gerade bei Patienten, deren Entlassung sorgfältig geplant worden ist, will das Team unerwartet eintretende Verschlechterungen oft nicht wahrnehmen (☞ 36.1.11). Kritisch wird es, wenn auf der Station zusätzliche Betten gebraucht werden: Bei Entlassungen zum falschen Zeitpunkt besteht erhöhte Suizidgefahr.

36.1.2 Krankenbeobachtung bei psychischen Erkrankungen

Die *Krankenbeobachtung* (☞ 7.2.4) nimmt in der Psychiatrie eine bedeutende Stellung ein. Sie ist eine wichtige Grundlage für Diagnose und Therapie. So kann die Beobachtung einer zunehmenden Unruhe dazu führen, daß der Patient keinen Ausgang erhält oder seine Medikation verändert wird.

> ☑ Diagnostik und Therapie werden in der Psychiatrie stark von den Wahrnehmungen des therapeutischen Teams bestimmt. Im Vergleich zu anderen Fachdisziplinen finden Apparate zur Diagnostik nur selten Anwendung.

Schwerpunkte der Krankenbeobachtung in der Psychiatrie sind:
- Aufgeschlossenheit, Gesprächsbereitschaft, Ansprechbarkeit
- Auffällige Vorstellungen (z.B. Stimmenhören) und auffälliges Verhalten
- Mimik, Gestik und Sprache
- Körperpflege und Kleidung
- Stimmungsschwankungen im Tagesverlauf
- Umgang mit Krankheit
- Soziale Fähigkeiten wie Pünktlichkeit und Ordnung
- Gestaltung des „Privatbereiches" (Nachttisch, Schrank)
- Integration in die Stations- und Zimmergemeinschaft
- Verhalten bei Besuchen
- Freizeitverhalten.

Subjektivität der Beobachtungen

Viele Beobachtungen sind höchst *subjektiv*. Ob beispielsweise ein Patient auf eine Pflegekraft einen unruhigen Eindruck macht oder nicht, hängt auch von deren Temperament und ihrer momentanen Befindlichkeit ab.

Die eigene Wahrnehmung wird durch verschiedene Faktoren beeinflußt:
- *Vorinformationen.* Weiß man etwa, daß der Patient früher einmal suizidal (entschlossen zur Selbsttötung) gewesen ist, achtet man automatisch stärker auf neue Hinweise für Suizidalität
- *Vorurteile.* Ein verbreitetes Vorurteil ist z.B., daß Patienten mit langen Krankheitsverläufen keine Chancen auf Besserung haben. Man erwartet bei solchen Patienten folglich keine Erfolge und bemüht sich nicht in dem Maße um sie wie um erst kürzlich Erkrankte. Die fehlenden Therapiefortschritte scheinen das Vorurteil dann zu bestätigen
- *Geschlechtsspezifisches Rollendenken.* Beispielsweise wird von Frauen gemeinhin erwartet, daß sie sich hingebungsvoll um ihre Kinder kümmern. Tun sie es nicht, fällt dies auf. Bei Männern wird diesem Bereich oft keine Beachtung geschenkt, so daß eine schwere Beziehungsstörung eventuell übersehen wird
- *Gewöhnung.* Die Pflegenden in der Psychiatrie haben sich an die Nebenwirkungen der gebräuchlichsten Medikamente „gewöhnt", z.B. an die Müdigkeit bei Antidepressiva. Im Normbereich liegende Nebenwirkungen eines Medikamentes werden von den Pflegenden daher als unbe-

deutend eingestuft, die Angehörigen aber erschrecken sie

- *Eigene Wünsche und Bedürfnisse.* Beispielsweise will man oft bei Patienten, für die man sich sehr eingesetzt hat, keine Verschlechterungen wahrnehmen.

Hinzu kommt, daß die Pflegekräfte nicht „von außen“ beobachten, sondern selbst Teil der beobachteten Situation sind (☞ 7.2.4). So gilt ein Patient möglicherweise als grundlos aggressiv, tatsächlich hat er sich aber über den unfreundlichen Ton der Krankenschwester geärgert.

☑ Beobachtungen sind zum größten Teil nicht meßbar, sondern subjektiv. Der Einzelne nimmt immer nur einen Teil der Wirklichkeit wahr.

Vermeidung der Subjektivität

Krankenbeobachtungen sind also in der Regel subjektiv und „unsicher“, haben in der Psychiatrie aber gleichzeitig große Bedeutung für Krankheitsverlauf und letztlich Lebensweg des Kranken.

Daher müssen die Beobachtungen der einzelnen Mitarbeiter in Frage gestellt und mit den Beobachtungen der anderen verglichen werden. So kann die Subjektivität der Einzelbeobachtung gemindert oder vermieden werden. Deshalb müssen Teambesprechungen und Übergaben in der Psychiatrie breiten Raum einnehmen. Gemeinsam werden die Beobachtungen zu einem zutreffenderen Bild des Patienten geformt. Auch die Interpretation der Beobachtungen wird am besten gemeinsam geleistet.

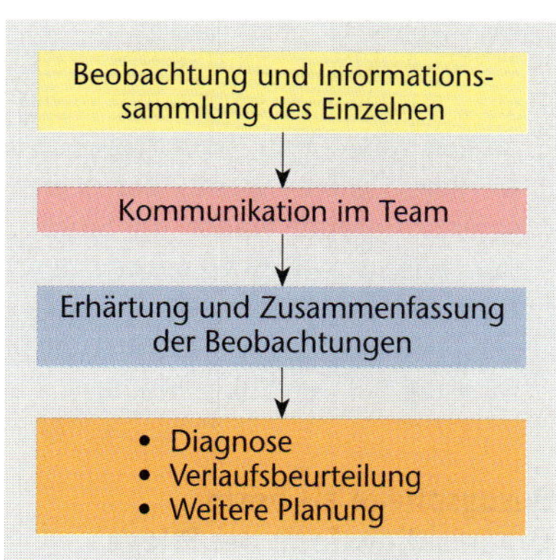
Beobachtung und Informationssammlung des Einzelnen
Kommunikation im Team
Erhärtung und Zusammenfassung der Beobachtungen
• Diagnose
• Verlaufsbeurteilung
• Weitere Planung

Abb. 36.7: Die Kommunikation im Team über die verschiedenen Beobachtungen ist ein wesentlicher Schritt, um Subjektivität zu verringern oder zu vermeiden. [M100]

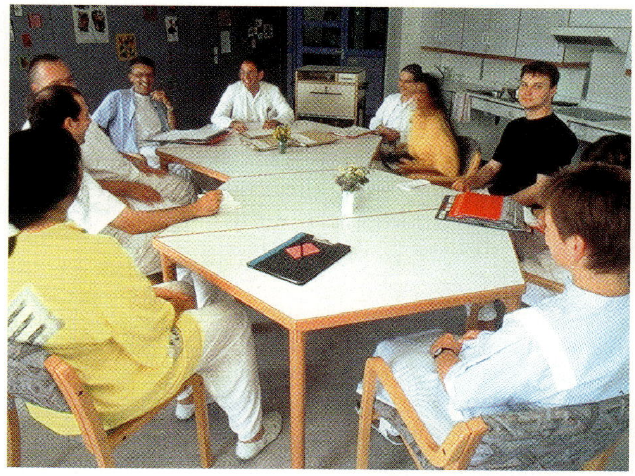

Abb. 36.8: Täglich finden Teambesprechungen statt, um aus den vielen Einzelbeobachtungen im Austausch mit anderen ein zutreffendes Bild des Patienten zu formen. [K150]

36.1.3 Beziehungsaufbau zum psychisch Kranken

Basis jeder Therapie: der Beziehungsaufbau

☑ Der Aufbau einer tragfähigen Beziehung zum Patienten ist der erste Schritt zur Heilung.

Der Beziehungsaufbau zum psychisch Kranken ist schwierig und ein zentrales Problem in der Psychiatrie. Nahezu jede psychische Erkrankung führt zu einer Einschränkung der sozialen Beziehungsfähigkeit. Eine Zusammenarbeit von Pflegenden und Patient kann nicht einfach vorausgesetzt werden. Oft ist es so, daß ein Patient gar nicht behandelt oder gepflegt werden will.

Aber nicht nur durch den Patienten wird die Beziehung zum Problem: Auch durch die (notwendigen) Aufsichts- und Kontrollfunktionen der Pflegenden wird die „Partnerschaftlichkeit“ schnell zur Illusion.

Ziele der Beziehungsgestaltung sind:

- Der Patient kann die Möglichkeiten der Klinik nutzen
- Er fühlt sich sicher und einigermaßen wohl
- Er hat wenig oder keine Angst vor der Behandlung
- Er arbeitet aktiv mit.

Schwierig: „Grenzziehung“

Wie in allen Beziehungen geht es auch in der Psychiatrie darum, die angemessene Nähe und Distanz zu finden.

Schon Gesunden kann es Schwierigkeiten bereiten, die Grenzen des eigenen (Verantwortungs-)Bereiches zu finden und entsprechende Grenzen bei anderen zu akzeptieren. Viele haben z.B. Mühe zu verstehen, daß eine Bevormundung durch zu viele gutgemeinte Ratschläge als ein Eindringen in den eigenen Bereich erlebt werden und Abwehrreaktionen hervorrufen kann.

Psychisch Kranke haben infolge ihrer Erkrankung mit dieser „Grenzziehung“ mehr Probleme als Gesunde. Oftmals fühlen sie sich bereits bedroht, wenn ein gesunder Mensch noch gar keine Anzeichen für eine Bedrohung erkennt. Deswegen dürfen Pflegende ihre eigenen Grenzen nicht auf die Patienten übertragen, sondern sie müssen versuchen, die Grenzen der Patienten wahrzunehmen und zu respektieren. Anderenfalls treten sie den Kranken evtl. schon zu nahe. Solche „Grenzüberschreitungen“ können zu seelischen Verletzungen führen und so scheinbar unerklärliche (Abwehr-)Reaktionen des Patienten oder Krankheitsverschlechterungen hervorrufen.

Bei psychisch Kranken ist es also sehr schwer, die goldene Mitte zwischen zuviel und zuwenig Zuwendung zu finden. Beides kann dem Patienten schaden.

Versuche der Pflegenden oder der Ärzte, Angehörige, Partner oder Eltern zu ersetzen, haben auf Dauer keinen Erfolg. Grundsätzlich ist es sinnvoll, therapeutische und persönliche Beziehungen auseinanderhalten. Eine therapeutische Beziehung schließt eine Liebesbeziehung in der Regel aus. Verliebt sich ein Patient in einen Mitarbeiter, muß dieses Gefühl akzeptiert werden. Der Mitarbeiter sollte dann offen aussprechen, wie er selbst empfindet. Eine Ablehnung ist für den Patienten eventuell sehr schmerzlich, aber langfristig weniger schlimm als falsche Hoffnungen. Verliebt sich ein Mitarbeiter in einen Patienten, sollte dies im Team besprochen werden und zu einem Ausschluß des Betreffenden aus der Behandlung führen.

Gespräche im Beziehungsaufbau

Gespräche stehen meist im Mittelpunkt des Beziehungsaufbaus und der weiteren Behandlung. Daher sollte die Gesprächsführung nicht dem Zufall überlassen, sondern bewußt gestaltet werden.

Alle Mitglieder des therapeutischen Teams sollten deutlich, ausreichend laut und nicht zu schnell sprechen. Schwierige Formulierungen und Fachbegriffe sind zu vermeiden.

Die Gesprächsgestaltung beginnt mit dem Schaffen einer für das Gespräch günstigen Umgebung. Der Pflegende sollte sich hinsetzen, sich möglichst entspannen und sich ohne Zeitdruck auf seinen Gegenüber einlassen und ihm zuhören. Die Gesprächsdauer wird schon zu Beginn festgelegt. Das schafft Klarheit, hilft dem Patienten bei der Tagesplanung und verhindert unproduktive Endlosgespräche. Störungen während dieser Zeit werden möglichst vermieden.

Der Patient bestimmt den Inhalt des Gesprächs in der Regel selbst. Ausschlaggebend ist, was den Patienten (nicht den Therapeuten) spontan bewegt. Dabei ist nicht nur die verbale Kommunikation, sondern auch die nonverbale Kommunikation wichtig. Emotionen werden oft durch Gesten oder durch den Gesichtsausdruck mitgeteilt.

In vielen Fällen hilft es weiter, wenn man dem Gesprächspartner seine Aussagen wie ein Spiegel zurückgibt. Auf diese Weise kann z.B. auch ein Kranker mit Verfolgungswahn ernst genommen werden („Sie erzählen, daß in Ihre Wohnung Gas eingeleitet wird..."). Manchmal sind Nachfragen zur Klärung nötig („Habe ich richtig verstanden, daß Sie sich durch ihre Nachbarn verfolgt fühlen?").

Keine Lösungen „präsentieren"

Ein wichtiger Fehler der Gesprächsführung besteht darin, daß der Gesprächsführende meint, eine Lösung für die Probleme des Patienten gefunden zu haben und ihm diese „fertig" präsentiert. Schnelle Lösungen sind zum einen oft ungeeignet, zum anderen wirken sie respektlos, und der Patient fühlt sich nicht ernstgenommen oder bekommt das Gefühl, er sei eigentlich selbst schuld an seinen Problemen, denn die „Lösung" liege ja offensichtlich auf der Hand. Er wird sich zurückziehen und letztlich vom Gespräch nicht profitieren.

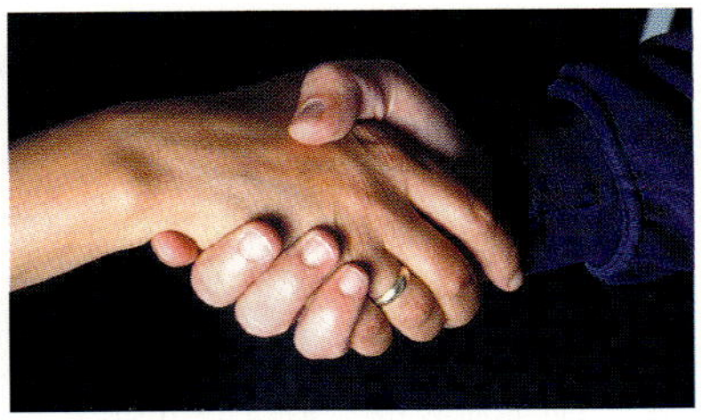

Abb. 36.9: Der psychisch kranke Mensch braucht einen verläßlichen Partner. Daher ist die Bezugspflege als Organisationsform besonders geeignet. [K183]

Dagegen hilft es, sich ein Problem ganz genau erklären zu lassen. Der Patient kann dabei eventuell selbst neue Seiten dieses Problems entdecken.

> ☑ Der Gesprächsführende sollte nicht für den anderen suchen, sondern ihm zeigen, wie er selbst suchen kann.

Konfrontation im Gespräch

Im Mittelpunkt vieler Gespräche steht die Konfrontation des Patienten mit seinen – von ihm selbst nicht immer wahrgenommenen – Konflikten. Sich in diesen Situationen richtig zu verhalten, kann sehr schwer sein:

Wollte ein Patient beispielsweise zum ersten Mal in die Arbeitstherapie gehen, ist dort aber nicht aufgetaucht, so ist die Reaktion des Pflegenden, der dies bemerkt, maßgeblich für den weiteren Verlauf. Kommentiert der Pflegende, das mache nichts, morgen sei auch noch ein Tag, weicht er dem Konflikt aus. Die Stellungnahme hilft dem Patienten nicht, denn es gibt keinen Grund, daß es am nächsten Tag von selbst anders laufen wird.

Im Gespräch darf der Patient aber nicht direkt angegriffen werden („Das war aber schlecht. Sie müssen sich schon an das halten, was Sie sich vornehmen"), da der Patient sonst „mauert" und sich nicht mit dem eigentlichen Problem auseinandersetzt, sondern mit dem Verhalten des Gesprächspartners. Um den Konflikt des Patienten aufzudecken und anzugehen, ist es besser, den Patienten zu fragen, *warum* er es nicht geschafft hat, in die Arbeitstherapie zu gehen.

Häufige Probleme während des Gesprächs

Einige Probleme treten immer wieder auf:

- *Der Patient möchte oder kann nicht sprechen.* Falls der Patient es zuläßt, bleiben Patient und Gesprächspartner still zusammen. Damit die Spannung nicht ins Unerträgliche wächst, werden diese Kontakte in der Regel kurzgehalten
- *Der Patient weint.* Der Gesprächspartner sollte sich weder schuldig noch erfolgreich fühlen (etwa weil er glaubt, er habe jetzt einen Zugang zum Patienten gewonnen). Am besten ist es, beim Patienten zu bleiben und ihm zu verstehen zu geben, daß Weinen in Ordnung ist. Da die Tränen und die laufende Nase den Patienten beschämen, bietet man ihm Taschentücher an
- *Der Patient wünscht oder fordert, ein Geheimnis zu wahren.* Am besten sagt der Gesprächspartner offen, daß ein Geheimnis weitergeben werden muß, falls es für die Gesundheit oder Sicherheit des Patienten oder anderer relevant ist. Es ist eine Frage des Takts, ob er alles, was der Patient ihm anvertraut (besonders weltanschauliche oder sexuelle Dinge) weitergibt und wie dies geschieht
- *Der Patient bricht das Gespräch ab.* Der Gesprächsführende darf sich dann nicht abgelehnt fühlen und beleidigt reagieren. Eventuell war das Gespräch zu belastend für den Kranken.

> **Psychiatrischer Notfall: Suizid-Ankündigung**
> Kündigt der Patient im Gespräch an, er werde sich selbst töten, reicht Abklären und Besprechen alleine nicht aus: Suizidalität muß immer ans Team weitergegeben werden, selbst wenn der Gesprächsführende glaubt, die Situation alleine im Griff zu haben! Der Einzelne kann das selber nicht entscheiden. Er muß die Verantwortung mit den anderen teilen.

Bezugspflege als beste Organisationsform der Pflege

Genauso wie in anderen Fachdisziplinen wird der Patient in der Psychiatrie in *jeder* Situation als Gesamtpersönlichkeit betrachtet und entsprechend ernst genommen. Anders als ein gesunder Mensch hat der beziehungsgestörte Patient jedoch größere Schwierigkeiten, sich im Verlauf des Tages auf wechselnde Bezugspersonen einzustellen und zu ihnen eine Beziehung aufzubauen: Er braucht einen verläßlichen Partner. Daher ist die *Bezugspflege* als Organisationsform besonders geeignet. Der Patient findet in der Bezugspflegekraft eine Vertrauensperson für all die Probleme, die in der eher alltagsfernen Beziehung zwischen den anderen Mitgliedern des therapeutischen Teams und ihm unberücksichtigt bleiben. Außerdem gehen unattraktive, langweilige oder schon fast gesunde Patienten im Stationsalltag weniger leicht „verloren".

Auch die Pflegenden können nicht zu allen Patienten der Station eine für die Therapie ausreichend intensive Beziehung aufbauen. Zudem hat sich gezeigt, daß Pflegende im persönlichen „Bezug" ihren Blick weniger auf die Symptome (defizitorientierte Sichtweise) und mehr auf die Stärken des Patienten richten als bei funktionsorientierten Pflegeformen. Die Betonung der Stärken und der „gesunden Anteile" des Patienten ist viel erfolgversprechender als die Konzentration auf Symptome und Nicht-Können.

Bezugspflege bringt aber auch typische Probleme: Manchmal kommt das Paar nicht gut miteinander zurecht – Sympathie und Antipathie sind etwas ganz „Menschliches". Daher muß ein Wechsel der Bezugsperson im Extremfall möglich sein.

Außerdem steigt die psychische Belastung für die Mitarbeiter, da diese sich in viel stärkerer Weise für „ihre" Patienten verantwortlich fühlen.

Pflegeplanung in der Psychiatrie

Pflegeprozeß, ☞ 2.2

Ebenso wie auf somatisch orientierten Stationen führen die Pflegenden in der Psychiatrie die Pflegeplanung *mit* dem Patienten durch und versuchen, sich auch in der größten Alltagshektik dafür Zeit zu nehmen. Das Wissen um die geplanten Maßnahmen verleiht dem Patienten Sicherheit. Außerdem werden durch das gemeinsame Planen die Wahrnehmungen des Patienten mitberücksichtigt, da die Bezugsperson mit dem Patienten bespricht, wo seine Probleme, Grenzen und Stärken liegen.

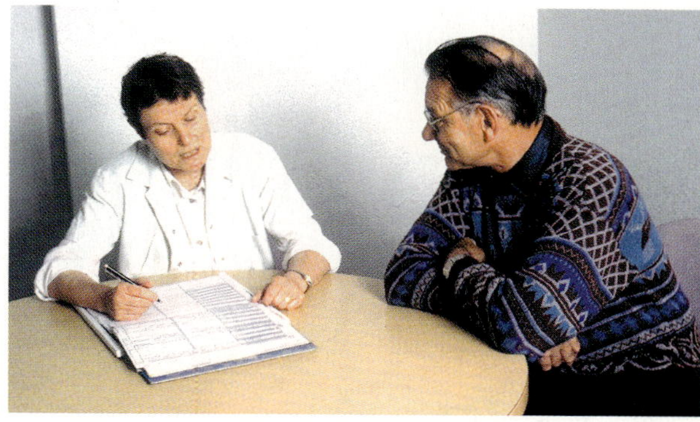

Abb. 36.10: Eine gemeinsam diskutierte Pflegeplanung gibt dem psychisch Kranken Sicherheit und gewähr-leistet, daß der Kranke sich und seine Probleme in der Planung wiederfindet. [K183]

Die in der Pflegeplanung angestrebten Ziele sollten realistisch und während der Behandlung erreichbar sein. Nichterreichbare Ziele führen nur zu Frustration und Versagensgefühlen bei Patienten und Mitarbeitern.

36.1.4 Umgang mit Angehörigen

Nicht nur für den Patienten, sondern auch für seine Angehörigen bricht mit der psychischen Erkrankung oft eine Welt zusammen. Der Aufnahme des Patienten auf eine psychiatrische Station ist oft eine lange Leidenszeit vorangegangen. Eventuell ist eine schwierige soziale Situation entstanden, z.B. wenn der Patient seine Arbeit verloren oder sich verschuldet hat. Häufig muß die gesamte Lebensplanung geändert werden. Daneben werden Familien psychisch Kranker oft auch Opfer von Schuldzuweisungen („Bei der Mutter wäre ich auch krank" oder „sie haben ihn in die Klapse abgeschoben"). In dieser Situation sind Schuldgefühle und Wut nicht selten.

Auf der Station müssen die Angehörigen ernstgenommen und sollten nicht mit Vorwürfen und Vorurteilen konfrontiert werden. Bei Einverständnis des Patienten (Schweigepflicht, ☞ auch 36.1.1) erhalten sie umfassende, sachliche Informationen über die Erkrankung, da oft erhebliche Wissenslücken bestehen (auch wenn die Erkrankung schon lange bestanden hat). Empfehlenswert ist die Vermittlung von Angehörigengruppen. Dort tauschen die Angehörigen ihre Erfahrungen aus und erleben, daß sie mit ihrem Schicksal nicht alleine sind. Oft erfolgt auch eine Schulung durch Fachleute.

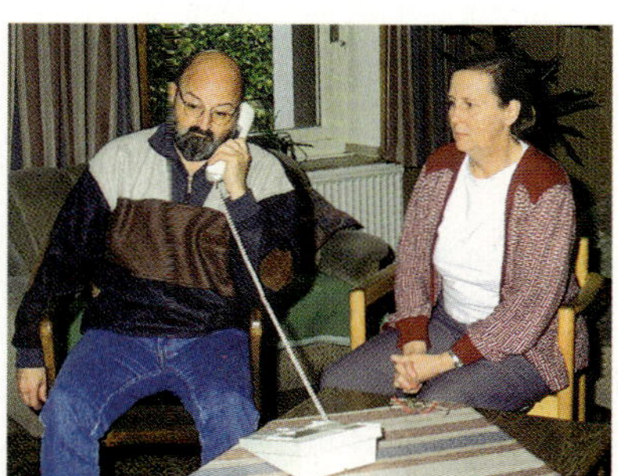

Abb. 36.11: Während Freundschaften und Partnerschaften eines psychisch (Schwer-) Kranken langsam zerbröckeln, halten die Eltern die Verbindung oft aufrecht. [K183]

Gerade bei „schwierigen" Angehörigen sollte man sich vor Augen halten, daß die Angehörigen für den Patienten in der Regel unersetzbar sind. So übernehmen sie z.B. eine wesentliche Rolle bei der Wiedereingliederung. Das Team ist auf die Mitarbeit der Angehörigen angewiesen.

Von dieser Regel gibt es allerdings Ausnahmen, z.B. wenn die Angehörigen selbst psychisch krank sind. Da psychische Krankheiten teils erblich gehäuft vorkommen, ist dies öfter der Fall, als man zunächst denkt. Dann muß eventuell auf eine stärkere Trennung von Angehörigen und Patient hingearbeitet werden.

36.1.5 Milieugestaltung

Im Krankenhaus sollten die Patienten ein Klima vorfinden, das Entwicklung und Veränderungen möglich macht.

Die Atmosphäre sollte möglichst „normal" und realitätsnah sein. Dazu gehören funktionierende Stationsuhren sowie Kalender und Tageszeitungen zur zeitlichen Orientierung. Tafeln und Stundenpläne helfen, den Überblick über die verschiedenen Termine zu bewahren und den Tag zu strukturieren. Die Patienten werden ermutigt, Alltagskleidung zu tragen und sich zurecht zu machen.

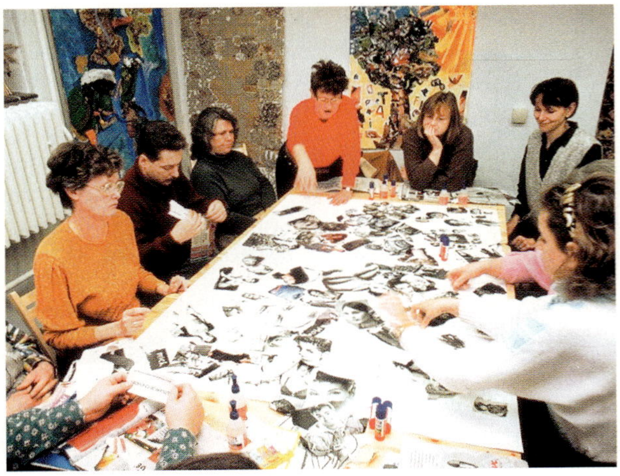

Abb. 36.12: Gemeinsame Spielnachmittage, Bastelgruppen, Gymnastikgruppen, organisierte Spaziergänge oder Fernsehen machen dem Patienten nicht nur Spaß, sondern führen ihn auch an eine eigenständige Freizeitgestaltung heran. [K303]

Zur Normalität gehört auch das Recht auf Mitbestimmung. Das gilt z.B. für die Essensplanung ebenso wie für gemeinsame Unternehmungen. Für Kritik und Anregungen durch die Patienten wird am besten ein fester Termin (Stationsversammlung, Patientenforum) eingerichtet – und dort sollten sie auch wirklich zu Wort kommen.

Normalität erfordert aber auch die Übernahme von Pflichten und Verantwortung, sofern der Zustand des Patienten es erlaubt. Hier greifen Milieugestaltung und Alltagsbewältigung (☞ 36.1.6) ineinander: Je „normaler" das Milieu, desto eher wird sich auch der Langzeitpatient wieder außerhalb des Krankenhauses zurechtfinden und selbständig versorgen können.

Vorsicht bei der Zuweisung von Verantwortung
Selbstverantwortung ist das Ziel und nicht die Voraussetzung der Behandlung. Zu frühe Zuschreibung von Verantwortung kann den Patienten überfordern.

36.1.6 Alltagsbewältigung, Beschäftigungs- und Arbeitstherapie

Fast alle psychiatrischen Patienten benötigen Hilfe bei der Alltagsbewältigung. Sie müssen langsam (wieder) an den normalen Alltag herangeführt und neue Fähigkeiten vorsichtig eingeübt werden.

Da die Probleme der Patienten in Abhängigkeit von Krankheitsart und -schwere sehr unterschiedlich sind, muß für jeden Patienten ein individuelles Konzept zur Förderung seiner Selbständigkeit überlegt werden. Was der eine Patient ohne Mühe bewältigt, kann für einen anderen zuviel sein. Beispielsweise kann sich eine schwer depressive, antriebslose Patientin durch die (An-)Forderung, pünktlich zum Essen zu erscheinen, so überfordert fühlen, daß sie suizidal wird. Manche Patienten sind auf einigen Gebieten selbständig, auf anderen dagegen (noch) sehr hilfsbedürftig. Daher gibt es in größeren psychiatrischen Kliniken „Abstufungen" zwischen den Stationen, Wohngruppen innerhalb des Geländes und teilstationäre Einrichtungen.

Meist ist es am sinnvollsten, nach den Stärken und Ressourcen (☞ 2.2.2) des Patienten zu suchen und diese systematisch zu fördern. Der „defizitorientierte" Blick auf die Krankheitssymptome ist oft weniger nutzbringend.

Die Hilfe zur Alltagsbewältigung nimmt einen breiten Raum in der psychiatrischen Pflege ein. Sie erstreckt sich auf alle Aktivitäten des täglichen Lebens:

- Voraussetzung zur Teilnahme am „normalen Leben" ist ein sinnvoller Tagesablauf. Pünktliches Aufstehen und regelmäßige Teilnahme an Terminen sind notwendig und werden trainiert
- Ungepflegte Menschen wirken abstoßend und sind dadurch im Kontakt mit anderen behindert. Solche Patienten werden bei ihrer persönlichen Hygiene unterstützt – auch wenn es peinlich sein mag, sie z.B. auf üble Gerüche anzusprechen
- Die Fähigkeit, selbständig zu wohnen, wird in Koch- oder Backgruppen, beim gemeinsamen Richten der Betten, Aufräumen der Zimmer oder Waschen der Wäsche erarbeitet (Haushaltstraining). Bei Kochgruppen wird leider oft vergessen, diese Therapie auch Männern anzubieten – Folge eines geschlechtsspezifischen Vorurteils
- Oft müssen Patienten nach einer schweren Erkrankung wieder neu lernen, alleine einkaufen zu gehen oder Straßenbahn zu fahren. Dabei ist am Anfang die Begleitung durch den Bezugspflegenden sinnvoll
- Gemeinsames Zeitunglesen fördert die Konzentration und den Kontakt zur Außenwelt.

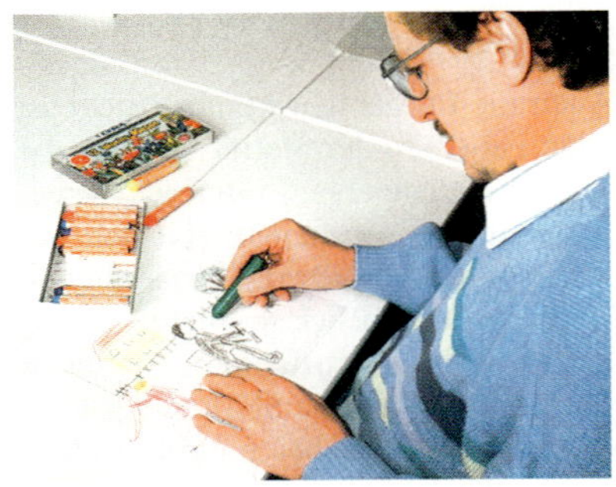

Abb. 36.13: Die *Ergotherapie* (☞ 10.10) fördert sinnvolle Beschäftigungen. Durch Malen können z.B. Gefühle ausgedrückt werden, Töpfern fördert die „Erdverbundenheit" und den Bezug zur – wieder greifbaren – Realität. [K303]

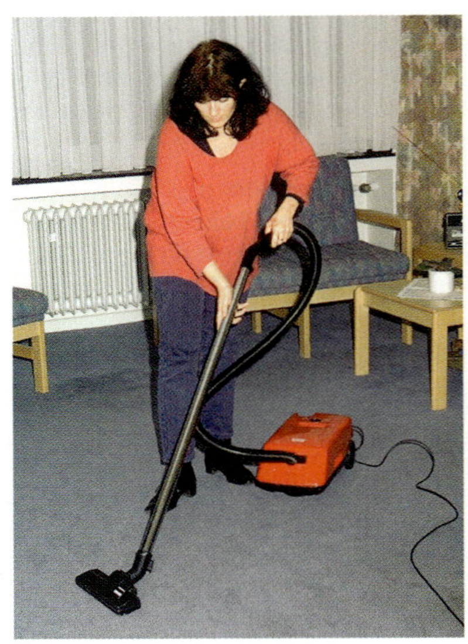

Abb. 36.14: Viele Patienten, insbesondere solche, die lange Zeit in psychiatrischen Krankenhäusern zugebracht haben, haben Schwierigkeiten bei der Bewältigung alltäglicher Aufgaben. Sie müssen schrittweise (wieder) an die Selbständigkeit im Alltag herangeführt werden. [K183]

Zur Alltagsbewältigung gehören im weiteren Sinne auch die Beschäftigungs- und Arbeitstherapie (☞ 10.10).

In der *Arbeitstherapie* werden besonders Leistungsvermögen und Selbstverantwortung trainiert. Die Bedingungen sollten möglichst realistisch sein. Festgelegte Arbeitszeiten und -pausen, Leistungskontrollen und die Übernahme auch unangenehmer Aufgaben gehören ebenso dazu wie der Einsatz von Computern und die finanzielle Entlohnung des Patienten.

36.1.7 Sozialarbeit

Die soziale Situation (z.B. Wohnsitz, Arbeitsplatz) psychisch Kranker ist oft problematisch. Dies verschlechtert die Prognose. Der *Sozialdienst* hilft bei Behördengängen, Planung der Wohn- und Lebenssituation, Organisation von Arbeitsversuchen, Klärung finanzieller Probleme, Suche nach geeigneten Reha-Möglichkeiten und vielen anderen Problemen. Da hierfür viel Zeit benötigt wird, müssen die Kontakte zwischen Sozialdienst und Patienten frühzeitig hergestellt werden.

36.1.8 Weitere Therapieformen

Bewegungstherapie, Sportgruppen und Krankengymnastik unterstützen die Behandlung zahlreicher körperlicher Beschwerden, z.B. von Kreislaufproblemen, Schwächegefühlen, morgendlicher „Schlappheit" oder medikamentös bedingter Steifheit des Körpers. Daneben wird die Körperwahrnehmung geschult und das Selbstvertrauen gefördert.

Entspannungs- und Konzentrationsübungen werden meist auf der Station durchgeführt und oft von Pflegenden geleitet.

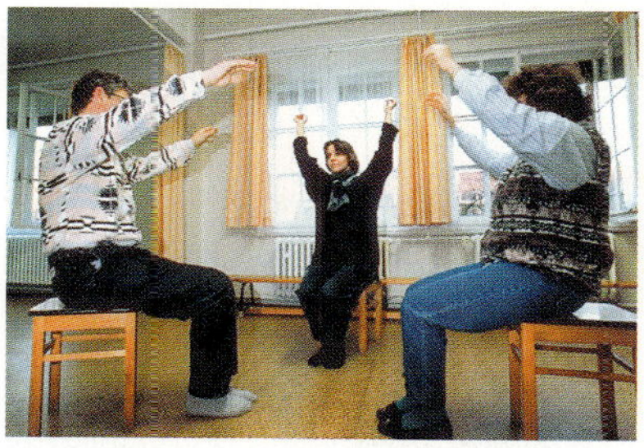

Abb. 36.15: Bewegung unterstützt die Behandlung zahlreicher Beschwerden. Hier eine Dreiergruppe bei der Schwunggymnastik. [K303]

36.1.9 „Belohnen" und „Bestrafen"

Oft geht es in der psychiatrischen Krankenpflege darum, bestimmte Verhaltensweisen der Patienten zu fördern und andere zu unterbinden.

Nach der Lerntheorie kann erwünschtes Verhalten systematisch gefördert und unerwünschtes Verhalten unterdrückt *(gelöscht)* werden. Hierfür werden „Belohnungen" und „Strafen" eingesetzt. Systematisches Belohnen wird als *positive Verstärkung*, das Wegfallen von Strafen als *negative Verstärkung* bezeichnet. Dieses Verfahren wird auch als **operante Konditionierung** bezeichnet.

Belohnung

Um einen Langzeiterfolg durch Belohnungen zu erzielen, müssen einige Punkte beachtet werden:

- Die Belohnungen müssen für den Patienten attraktiv sein, denn sonst „wirken" sie nicht. Ist die Belohnung für die Teilnahme an der Arbeitstherapie weniger attraktiv als ein (unerwünschtes) Alternativ-Verhalten wie etwa Faulenzen, wird der Patient das Alternativ-Verhalten vorziehen. Außerdem müssen die Belohnungen dem Patient als erwachsenem Menschen angemessen sein. Kekse, Zigaretten und ähnliche „Zuckerl" wirken schnell lächerlich und fördern daneben ein unangebrachtes Abhängigkeitsverhältnis
- Die Belohnung muß (zumindest anfangs) konsequent und zeitnah zum gewünschten Verhalten erfolgen. Nur so wird gerade für schwerer erkrankte Patienten der Zusammenhang ausreichend deutlich
- Die Belohnung darf nicht auf anderem, bequemeren Wege erreichbar sein.

Bestrafung

Durch Strafen soll unerwünschtes Verhalten seltener werden. Jedoch sind Strafen nur mit äußerster Vorsicht anzuwenden. Oft sind sie Ausdruck von Hilflosigkeit und schaden der Beziehung. Ein Hauptnachteil der Strafe ist, daß sie dem unerwünschten Verhalten kein erwünschtes Alternativverhalten gegenüberstellt. Der Patient lernt also nur, was er nicht tun soll, nicht aber, wie er sich richtig verhält. So wird passives Verhalten gefördert: Der Patient macht einfach gar nichts mehr. Außerdem kann es vorkommen, daß der Patient die Bestrafung nicht in Zusammenhang mit seinem Verhalten sieht, sondern – wenn nicht alle Mitarbeiter hunderprozentig mitmachen – als Feindseligkeit Einzelner. Dies führt zu einem Vertrauensverlust und eher zu Heimlichkeiten („sich nicht erwischen lassen") als zu Verhaltensänderungen.

Lernen am Modell

Eine weitere Möglichkeit, etwas zu erlernen, ist das **Lernen am Modell** *(Lernen durch Imitation)*. Letztlich sind alle Mitarbeiter in der Psychiatrie solche „Modelle" und dadurch zu „vorbildhaftem" Verhalten herausgefordert. Aber auch die anderen Patienten sind „Modelle", und der Patient wird insbesondere solche Verhaltensweisen nachahmen, von denen er sieht, daß diese Erfolg haben.

36.1.10 Gewalt in der Psychiatrie

Aggression

Aggression: *Angriffsverhalten* gegen Dinge, andere Menschen und/oder gegen die eigene Person **(Autoaggression)**.

Aggressionen treten in allen zwischenmenschlichen Beziehungen auf und spielen auch in der Psychiatrie eine große Rolle. Manche psychischen Krankheiten gehen mit erhöhter Aggressionsbereitschaft *(Aggressivität)* einher, z.B. Manie (☞ 36.5.2), wahnhafte Erkrankungen (36.4.2), Drogen- und Alkoholvergiftungen.

Auslöser für Aggressionen im täglichen Umgang auf Station sind:

- Frustrationen, z.B. das Streichen des täglichen Ausgangs
- Zwang, z.B. die vom Patienten verweigerte und trotzdem durchgeführte Injektion
- Mangel an Zuwendung und Aufmerksamkeit, die der Patient durch aggressives Verhalten erlangen möchte (negative Kontaktaufnahme)
- Bestrebungen des Patienten, unbedingt seine Wünsche durchzusetzen
- Angst. Beispielsweise glaubt der Patient im Wahn vielleicht, er würde vom Personal bedroht und versucht, sich dagegen zu wehren.

☑ Angst fördert Aggression und Aggression fördert Angst: Es entsteht ein Teufelskreis, der in (offener) Gewalt gipfelt. Gewalttätige Patienten haben oft selbst Angst vor ihren aggressiven Impulsen und suchen Hilfe.

Pflege von aggressiven Patienten

Aggressiven Patienten, die unter Umständen sogar ihre Mitpatienten unter Druck setzen, müssen deutliche Grenzen aufgezeigt werden. Aggression als „normales Verhaltensmuster" darf nicht geduldet werden.

Im Umgang mit sehr gereizten, angespannten Patienten müssen die Teammitglieder daran denken, daß die Patienten mental eingeengt sind und ihre Umwelt nur begrenzt wahrnehmen. Drohen Gewalttätigkeiten, versuchen die Pflegenden, ruhig zu bleiben. Bevor es zur Eskalation kommt, benachrichtigen sie nach Möglichkeit den (Stations-)Arzt und holen Unterstützung (und zwar lieber zu viel als zu wenig): Sichtbare Übermacht verhindert oft tatsächliche Gewalt. Andere Patienten werden auf ihre Zimmer geschickt. Derjenige, der zum Patient den besten Draht hat, versucht, ihn durch Zusprache zu beruhigen. Dabei wahren alle Helfer Sicherheitsdistanz: Zum einen aus Selbstschutz, zum anderen, damit sich der Patient nicht in die Enge getrieben fühlt. Auf keinen Fall konfrontiert man den Patienten zu diesem Zeitpunkt mit seinem (Fehl-)Verhalten („Sie haben schon wieder getrunken").

☑ Bei Gefahr: Keine Konfrontation, sondern Beruhigung und small talk.

Gelingt es nicht, den Patienten durch Zusprache zu beruhigen, und verweigert er eine sedierende Medikation, sind ggf. Zwangsmaßnahmen erforderlich. Diese werden in der Regel vom (Stations-)Arzt nach Rücksprache mit dem Oberarzt angeordnet. Das Vorgehen ist wie folgt:

- In einem Einzelzimmer Bett mit Fixierungsgurten vorbereiten
- Auf Arztanordnung Medikamente richten
- Zu mehreren versuchen, den Patienten ins vorbereitete Patientenzimmer zu bringen
- Patienten nochmals ansprechen („Wir werden ihnen jetzt ein Medikament geben, da Sie so erregt sind. Bitte legen Sie sich aufs Bett"). Eventuell macht er jetzt mit
- Bei weiterer Verweigerung Patienten auf ein abgesprochenes Zeichen hin an Armen und Beinen festhalten und ins Bett legen
- Danach Patienten mit Gurten fixieren
- Erneut eine orale Medikation anbieten
- Falls notwendig, die Medikation injizieren
- Sitzwache für die Zeit der Fixierung organisieren
- Nach einer Medikamentengabe Puls und Blutdruck kontrollieren
- Vorgang dokumentieren und später im Team reflektieren.

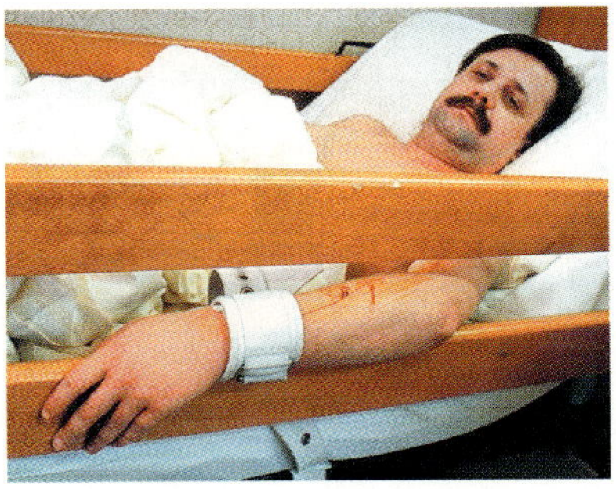

Abb. 36.16: Patient mit schizophrener Psychose, der wegen fremdaggressiven Verhaltens fixiert wurde. [K303]

Während der Fixierung darf der Patient auf keinen Fall mit „Beziehungsentzug" bestraft werden.

Ist der Patient wieder zugänglich, wird das gesamte Vorgehen mit ihm besprochen. Die Rolle der Krankheit, aber auch sein Verhalten in der Krankheit, wird reflektiert.

Umgang mit Zwang und Fürsorge

Die Psychiatrie ist nicht nur ein Teil des medizinischen Versorgungssystems, sie ist auch ein Teil staatlicher Gewalt. Beispiele sind der *Maßregelvollzug* (gesicherte Unterbringung und Behandlung psychisch kranker Rechtsbrecher), der gerichtlich angeordnete Drogenentzug („Alternative" zur Gefängnisstrafe), aber auch die Behandlung psychisch Kranker gegen ihren Willen auf geschlossenen Stationen.

☑ Der Zwangscharakter der Psychiatrie ist für viele Mitarbeiter eine seelische Belastung. Er erfordert große Verantwortungsbereitschaft.

Zu den Aufgaben des therapeutischen Teams gehört z.B.:

- Patienten gelegentlich auch einmal gegen ihren Willen zu behandeln und dabei, falls nötig, Zwangsmaßnahmen wie Medikamenteninjektionen und Fixierungen anzuwenden (Pflegende handeln hier nur auf Arztanordnung)
- Ausgangs- und andere Regelungen gegebenenfalls mit Zwang durchzusetzen
- Suizidgefährdete Patienten an selbstgefährdenden Handlungen zu hindern
- Patienten voreinander zu schützen (besonders auf Langzeitstationen und in der forensischen Psychiatrie gibt es ausgeprägte Hierarchien mit Gefährdung der Schwächsten).

Während der Zwangsbehandlung wird die Basis für eine spätere Zusammenarbeit gelegt. Gerade deshalb muß man im Zwang respektvoll mit den Patienten umgehen. Auch dem scheinbar nicht zugänglichen Patienten wird jede Maßnahme erklärt und betont, daß er Hilfe braucht. Zwang darf nicht in Brutalität ausarten. Viele Patienten bemerken sehr wohl „Unterschiede im Zwang". Beispiel: Eine Patientin erzählt weinend, daß sie während einer Fixierung eingenäßt habe, weil ihr niemand eine Steckbecken gebracht habe. Sie fühlt sich dadurch gedemütigt (nicht durch die Fixierung als solche, deren Notwendigkeit sie im nachhinein einsieht) und will auf dieser Station nicht mehr behandelt werden.

Es gibt zwar in der Psychiatrie immer wieder Situationen, in denen Zwang angewendet werden muß. Zwang darf aber nicht zur Normalität werden! Deshalb sollte man sich als einzelner und als Team immer wieder fragen, ob der Zwang vielleicht hätte verhindert werden können und wie man selbst in einer vergleichbaren Lage behandelt werden wollte.

Entweichen

Nicht wenige Patienten versuchen, sich der psychiatrischen Behandlung zu entziehen. Dies liegt oft in der psychischen Erkrankung begründet: Der Patient fühlt sich beispielsweise verfolgt und versucht, sich durch Flucht zu retten. Wenn eine Pflegekraft das Verschwinden eines Patienten bemerkt, muß sie sofort den Arzt informieren. Er fällt die Entscheidung, ob eine polizeiliche Fahndung notwendig ist. In jedem Fall wird versucht, den Aufenthalt des Patienten telefonisch zu erfahren und herauszufinden, wie es ihm geht und ob eine Gefahr für ihn selbst und für andere besteht.

Rechtliche Grundlagen von Zwangs- und Gewaltmaßnahmen

Im Grundgesetz der Bundesrepublik Deutschland wird die Freiheit der Person garantiert. Die oben dargestellten Zwangsmaßnahmen greifen erheblich in dieses und andere Rechte ein (z.B. Recht auf körperliche Unversehrtheit). Sie müssen selbst durch Gesetze geregelt werden.

Die Unterbringungsgesetze der einzelnen Länder sind etwas unterschiedlich. Gemeinsam ist allen:

- Über die Notwendigkeit einer Unterbringung zur Behandlung entscheidet ein Richter, nicht etwa ein Arzt, ein Angehöriger oder eine Behörde. Der Richter stützt sich bei seiner Entscheidung auf ein ärztliches Zeugnis und auf die persönliche Anhörung des Betroffenen
- Es muß eine psychische Erkrankung vorliegen, die zu einer erheblichen Selbst- oder Fremdgefährdung führt
- Die Gefahr kann nicht durch eine andere Maßnahme (z.B. ambulante Behandlung) beseitigt werden.

Für Kranke, die wegen ihrer Krankheit bestimmte Angelegenheiten nicht erledigen können, kann nach dem Betreuungsrecht eine *Betreuung* eingerichtet werden. Der Betreuer bekommt Aufgabenbereiche zugewiesen, in denen er den Betreuten unterstützen soll (z.B. Vermögensbetreuung, medizinische Behandlung, Bestimmung des Aufenthaltsortes).

36.1.11 Gefühle der Pflegenden in der Psychiatrie

In der Psychiatrie ist die ganze Person des Pflegenden gefragt. Alle Mitarbeiter sind nicht nur als fachlich qualifiziertes Personal, sondern als Mensch und Persönlichkeit wichtig. Vorlieben und Interessen des Pflegenden sind wichtige Bestandteile in der Beziehung zum Patienten. Eine Krankenschwester, die selber gerne strickt, kann am besten mit Patienten engagiert über Strickmuster reden. Wer gerne spielt, kann andere motivieren, und wer sich für Fußball interessiert, weiß, wer am Wochenende gewonnen hat.

Die gemeinsame Arbeit auf einer Station kann nur gelingen, wenn alle Mitarbeiter bereit sind, sich auf den schmalen und steinigen Pfad der Selbsterkenntnis zu begeben und ihr Tun und ihre Gefühle immer wieder zu hinterfragen. So sehr die eigenen Gefühle ihr Recht haben: Sie können die Beobachtung trüben und Fehlentscheidungen auslösen. Persönliche Unsicherheit kann zu mangelnder Verantwortungsbereitschaft führen. Die Verantwortung wird dann dem – vielleicht überforderten – Patienten übertragen. Angst, Enttäuschung, Mitleid, Hoffnungslosigkeit, Freude und andere Gefühle sind nicht nur Begleiter der Patienten, sondern auch aller Helfer.

☑ Die Pflegenden in der Psychiatrie müssen immer wieder versuchen, sich über die *eigenen Anteile* bei der Wahrnehmung und in den Beziehungen klar zu werden.

Da jeder sich diesem Prozeß immer wieder von neuem aussetzen muß, können hier nur einige Anregungen gegeben werden.

Angst in der Psychiatrie

Psychisch Kranke lösen in allen Menschen Gefühle des Unheimlichen und Rätselhaften aus. Davor sind auch „Fachleute" nicht geschützt. Zu dieser eher diffusen Angstquelle tritt die konkrete und begründete Angst vor körperlicher Gewalt: Psychisch Kranke sind manchmal aggressiv, unberechenbar und überschreiten gelegentlich die Schwelle zu Tätlichkeiten. Außerdem kommt es in der Psychiatrie häufig zu Auseinandersetzungen. Das notwendige Aushalten dieser Konflikte macht angst und führt zu psychischen Belastungen.

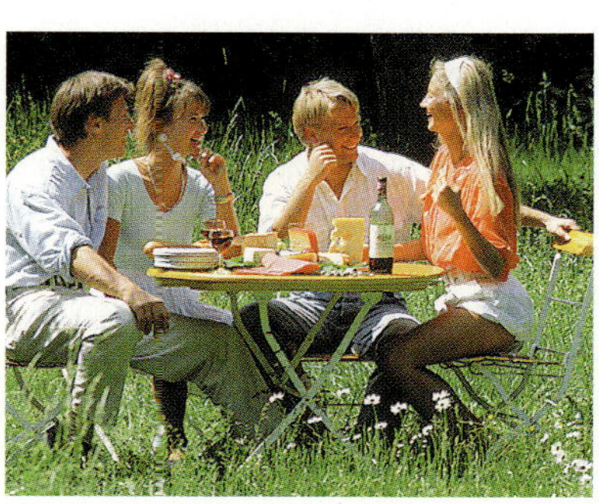

Abb. 36.17: Es hilft, Kollegen und Freunden die Erlebnisse und Gefühle aus dem Beruf mitzuteilen. Dabei muß allerdings die Schweigepflicht beachtet werden. [J660]

Angstquelle sind aber nicht nur die Patienten. Häufig bereiten auch die Ansprüche Angst, die an die Pflegenden gestellt werden oder von denen sie glauben, daß sie an sie gestellt werden (z.B. immer einfühlsam, geduldig und ausgeglichen zu sein). Besonders zu Beginn ihrer Tätigkeit haben viele Mitarbeiter das Gefühl, selbst auf dem Prüfstand zu stehen. Dadurch geraten sie unter Druck und entwickeln nicht selten Versagensangst. Dieser Versagensangst sollten sie sich widersetzen, denn die Anforderungen an psychiatrische Mitarbeiter sind Ideale, die kein Mensch hundertprozentig umsetzen kann.

Aus der Angst der Mitarbeiter entstehen in der Psychiatrie immer wieder Probleme. Aber Angst ist normal und berechtigt. Im Idealfall sollte man sich im Team sicher fühlen und dort die Möglichkeit haben, über seine Ängste zu sprechen.

Übertragung und Gegenübertragung

Übertragung: Gefühle, die der Patient dem Therapeuten gegenüber entwickelt und die eigentlich einem anderen Menschen (z.B. der Mutter) gelten.

Gegenübertragung: Gefühle, mit denen der Therapeut auf eine Übertragung antwortet.

Das Begriffspaar der Übertragung und Gegenübertragung stammt aus der *Psychoanalyse* (☞ auch 10.12.2, 36.3.1). Beide spielen eine große Rolle in der Psychiatrie und müssen erkannt werden, da sie den Therapieerfolg gefährden können. Beispielsweise wird eine Pflegende durch einen Patienten stark an ihren älteren, verabscheuten Bruder erinnert. Sie empfindet ihn als extrem schwierig, verwöhnt und unkooperativ, und es gelingt ihr nicht mehr, eine therapeutische Beziehung zu ihm aufzubauen (☞ auch 3.2.2).

Die Anforderung, nicht nur die Patienten, sondern auch sich selbst zu beobachten, kann zur großen Belastung werden. Plötzlich sieht man überall nur noch persönliche Fehler und Schwächen. Deshalb muß man nicht nur bei anderen, sondern auch bei sich selbst nach Stärken suchen.

36.1.12 Besonderheiten im Umgang mit Medikamenten in der Psychiatrie

„Psychiatrietypische" Medikamente sind die **Psychopharmaka.** Hierunter werden solche Medikamente zusammengefaßt, die hauptsächlich auf das ZNS einwirken und die Gefühle und das Denken eines Menschen verändern. Zu den Psychopharmaka zählen Neuroleptika (☞ Pharma-Info 36.28), Antidepressiva (☞ Pharma-Info 36.31) und Tranquilizer (☞ Pharma-Info 36.43), im weiteren Sinne auch Lithium (☞ Pharma-Info 36.32).

Psychopharmaka sind nicht unumstritten. Viele Menschen befürchten, sie dienten nur der Ruhigstellung, nicht aber der „eigentlichen" Behandlung des Patienten. Allgemein gilt jedoch:

- Der Nutzen von Psychopharmaka ist bei vielen Krankheiten nachgewiesen. Psychopharmaka können den Weg für andere weniger invasive Therapien ebnen, etwa indem sie Ängste in den Hintergrund treten lassen
- Oft ist die soziale Reintegration auch von einer wirksamen (Langzeit-) Psychopharmakomedikation abhängig
- Für viele Patienten hängt ihre langfristige Prognose davon ab, ob sie regelmäßig Psychopharmaka einnehmen.

Grundsätzlich trägt der Arzt die Verantwortung für die Psychopharmakotherapie und für die notwendige Aufklärung des Patienten. Bemerken die Pflegenden, daß der Patient das erste Aufklärungsgespräch nicht verstanden oder vergessen hat, erläutern sie – je nach Umfang des Informationsdefizits – dem Patienten den strittigen Sachverhalt oder bitten den Arzt um ein weiteres Gespräch. Die tägliche Medikamentengabe ist ein guter Zeitpunkt, um die Patienten immer wieder über Wirkungen und Nebenwirkungen der Medikamente zu informieren und sie zur Einnahme zu motivieren.

Erfahrungsgemäß ist die Gabe von Psychopharmaka mit mehr Konflikten behaftet als z.B. die eines herzstärkenden Medikaments (☞ unten). Folgende Maßnahmen sollen Konflikte und Mißbrauch verhindern und dem Patienten helfen:

- Alle Medikamente werden für die Patienten unzugänglich aufbewahrt, da suizidale oder abhängige Patienten versuchen könnten, sie zu entwenden
- Die Medikamente werden regelmäßig und pünktlich gegeben; das trägt zu einem strukturierten Tagesablauf bei
- Der Patient nimmt die Medikamente in Gegenwart einer Pflegeperson ein; ausreichend Wasser steht bereit
- Manche Patienten täuschen die Einnahme der Medikamente vor, da sie mit der Medikation nicht einverstanden sind. In seltenen Fällen versuchen suizidgefährdete Patienten, die verordneten Medikamente im Mund aufzubewahren, um sie im Zimmer wieder herauszunehmen, zu sammeln und sich dann zu vergiften. Sind die Pflegenden unsicher, ob ein Patient die verordneten Medikamente wirklich genommen hat, fragen sie offen nach. Dann können Tropfen anstelle von Tabletten gegeben werden
- Ist eine Mundkontrolle nötig, muß auch unter die Zunge geschaut werden.

Manche Patienten wollen zu viele oder ungeeignete Medikamente einnehmen. Dies gilt besonders für Beruhigungsmittel und das Parkinsonmittel Akineton®. Beide wirken angenehm auf die Psyche und können deshalb abhängig machen. Sie werden oft „im Bedarf" angeordnet, und dann gerät das Pflegepersonal unter Druck, sie auszugeben.

Andere Patienten wollen gar keine Medikamente einnehmen. Dies ist besonders häufig bei Neuroleptika der Fall, die sehr unangenehme Nebenwirkungen haben (☞ Pharma-Info 36.28). Es ist grundsätzlich nicht Aufgabe der Pflegenden, die Patienten zur Medikamenteneinnahme zu zwingen. Bei Medikamentenverweigerung informieren sie den Arzt. Auf Akutstationen müssen Medikamente aber oft zwangsweise verabreicht werden, da viele Patienten wegen ihrer Krankheit nicht fähig sind, die Notwendigkeit einer Therapie einzusehen. In solchen Situationen ersparen die Pflegenden dem Patienten vielleicht eine belastende Fixierung und Injektion des Medikamentes, wenn es ihnen gelingt, mit Nachdruck die Einnahme der oralen Medikation durchzusetzen.

Langfristig aber kann das Team die Einnahme von Medikamenten nicht erzwingen. Es ist notwendig, daß der Patient aktiv mitarbeitet und sich für (oder gegen) die Medikation entscheidet. Theoretisches Wissen reicht dafür nicht aus. Genauso wichtig ist Training zur Selbständigkeit bei der Medikamenteneinnahme. Die Patienten üben unter Anleitung, ihre Medikamente zu richten. Die Anforderungen werden dabei stufenweise gesteigert, bis der Patient in der Lage ist, seine Langzeitmedikation völlig selbständig einzunehmen und sich rechtzeitig um Wiederverschreibung zu bemühen, falls die Packung zur Neige geht.

36.2 Der Weg zur Diagnose: Erhebung des psychopathologischen Befunds

Psychopathologie: Lehre, die sich damit beschäftigt, wie der Mensch sich selbst und seine Umwelt krankhaft erleben und wie er sich ihr gegenüber pathologisch verhalten kann. Sie liefert Begriffe zur Beschreibung psychischer Auffälligkeiten.

Psychopathologischer Befund: Befunde von Gesprächen, Beobachtungen und psychologischen Tests. Hierauf stützt sich die Diagnose bei psychischen Erkrankungen.

Während der Erhebung der *Anamnese* ist wichtig, daß man den Lebenslauf des Patienten erfährt *(biographische Anamnese)* und ein Bild von seiner Persönlichkeit gewinnt. Kann der Patient selbst wenig zu seinen Problemen sagen, ist die Fremdanamnese von besonderer Bedeutung.

Aufgrund der engen Beziehung zwischen Psyche und Körper können körperliche Erkrankungen nahezu jedes psychiatrische Krankheitsbild imitieren, außerdem können bei psychischen Krankheiten auch zahllose somatische Beschwerden auftreten (häufig sind Schlafstörungen, Kopfdruck, Appetitlosigkeit, Heißhunger, Magenbeschwerden, Obstipation, Schwindel, Herzklopfen, Zyklusstörungen und sexuelle Störungen). Deshalb müssen körperliche Erkrankungen stets durch Anamnese (Drogenkonsum? Alkohol- oder Medikamentenmißbrauch?), körperliche Untersuchung und technische Diagnostik ausgeschlossen werden. In der Regel werden ein EEG, ein EKG, eine Laboruntersuchung mit Prüfung der Schilddrüsenfunktion, ein CT des Kopfes und eventuell eine Liquoruntersuchung angeordnet.

Psychische Krankheiten verändern das Empfinden, Erleben oder Verhalten eines Menschen. Im Gegensatz zu somatischen Krankheiten gehen sie in der Regel nicht mit körperlichen Symptomen, auffälligen Laborwerten oder krankhaften Befunden bei bildgebenden Verfahren einher. Dementsprechend stützt sich die Diagnose bei psychischen Erkrankungen v.a. auf Gespräche, Beobachtungen und psychologische Tests.

Erhebung des psychopathologischen Befundes

Beurteilt werden u.a. Bewußtsein und Orientierung, Aufmerksamkeit und Gedächtnis. Beim Denken sind einerseits die Denkvorgänge und andererseits die Gedankeninhalte bedeutsam. Wichtig sind außerdem Wahrnehmung, Ich-Erleben, Stimmung, Antrieb und Psychomotorik sowie eine grobe Beurteilung der Intelligenz.

Daneben achtet das Team auf Tagesschwankungen, Störungen der Sozialkontakte, Aggressionstendenzen, Suizidalität und Neigung zur Selbstschädigung. Außerdem bemüht es sich herauszufinden, ob sich der Patient krank fühlt **(Krankheitsgefühl),** ob er seine Störungen als Krankheit verstehen kann **(Krankheitseinsicht)** und wie er zur Behandlung steht.

Alle Befunde werden dem Arzt mitgeteilt, da dieser auf die Informationen des Teams angewiesen ist, um eine sichere Diagnose stellen und den Patienten richtig therapieren zu können: Beispielsweise verneint ein Patient, der wegen Verfolgungswahn eingewiesen worden ist, im Arztgespräch das Vorliegen von Verfolgungsideen und scheint unauffällig. Dem Pflegepersonal fällt aber auf, daß der Patient nicht ißt. Auf freundliche Nachfrage erklärt er, er könne nicht, weil seine Nachbarn ihn vergiften wollten. Das Nicht-Essen-Wollen ist hier ein entscheidender Hinweise auf das Vorliegen eines Verfolgungswahns.

36.2.1 Erkennen von Bewußtseinsstörungen

Bewußtsein: Gesamtheit aller psychischen Vorgänge (Gedanken, Gefühle, Wahrnehmungen) verbunden mit dem Wissen um das eigene „Ich" und die Subjektivität dieser Vorgänge. Bei einer **Bewußtseinsstörung** ist diese Gesamtheit gestört.

Bewußtseinsstörungen werden unterteilt in quantitative und qualitative Bewußtseinsstörungen.

Quantitative Bewußtseinsstörungen

Quantitative Bewußtseinsstörungen werden auch als *Vigilanzstörung* oder *Minderung der Wachheit* bezeichnet. In leichten Fällen sind die Patienten nur schläfrig und benommen. Bei stärkerer Ausprägung schlafen sie, sind aber weckbar. Die schwerste Form ist das Koma (☞ 35.4.5).

Quantitative Bewußtseinsstörungen werden z.B. bei akuten exogenen Psychosen (☞ 36.11), Schädel-Hirn-Verletzungen (☞ 35.15.1), Schlaganfällen (☞ 35.6) oder Stoffwechselentgleisungen beobachtet.

	Bewußtseinstrübung	Bewußtseinseinengung	Bewußtseinsverschiebung
Definition	Mangelnde Klarheit des Erlebens	Reduktion der Bewußtseinsinhalte, d.h. es erscheint nur noch ein kleiner Ausschnitt des Gesamterlebens im Bewußtsein	Gefühl einer allgemeinen Intensitätssteigerung (z.B. der Wachheit, der Wahrnehmung, der Erkenntnis)
Klinik	Der Patient ist verwirrt und desorientiert	Der Patient wirkt fasziniert durch eine einzige Sache, er spricht auf Außenreize nur vermindert an	Der Patient wirkt ekstatisch („entrückt"), schildert umfassende Erkenntnisse und Einsichten
Ursache (Bsp.)	Akute exogene Psychosen (☞ 36.11)	Akute exogene Psychosen (☞ 36.11)	Einnahme von Drogen, Manie, Schizophrenie

Tab. 36.18: Vergleich der qualitativen Bewußtseinsstörungen.

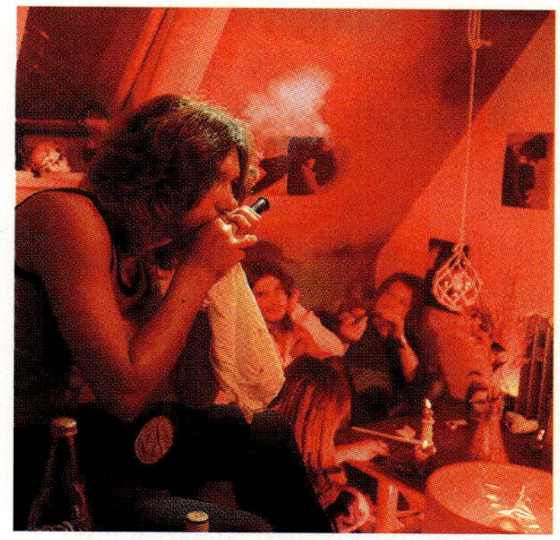

Abb. 36.19: Beim Drogenkonsum (hier Marihuanakonsum) werden Bewußtseins-„Erweiterungen" – medizinisch nichts anderes als Bewußtseinsstörungen – bewußt angestrebt. [J670-003]

Qualitative Bewußtseinsstörungen

Bei **qualitativen Bewußtseinsstörungen** sind die *Bewußtseinsinhalte* verändert. Mögliche Formen sind Bewußtseinseintrübungen, -einengungen oder -verschiebungen. Zu erkennen sind sie am Verhalten des Patienten und an seinen Äußerungen (☞ Tab. 36.18).

36.2.2 Erkennen von Orientierungsstörungen

Orientierungsstörung: Beeinträchtigung der Fähigkeit, sich bezüglich Zeit, Ort, Situation und eigener Person zurechtzufinden.

Desorientiertheit: *Aufhebung der Orientierung.* Schwerste Form der Orientierungsstörung.

Orientierung ist das Wissen um die gegenwärtige Situation. Der wache, gesunde Mensch weiß, wo er sich befindet, welcher Wochentag ist, was gerade geschieht und wer er selbst ist. Bei Orientierungsstörungen ist dieses Wissen nur noch zum Teil oder gar nicht mehr vorhanden. In der Regel wird mit zunehmendem Schweregrad zunächst die zeitliche, dann die örtliche und situative und erst zuletzt die Orientierung zur eigenen Person beeinträchtigt. Zu erkennen sind die Orientierungsstörungen am Verhalten des Patienten und an den Antworten, die er auf Fragen bezüglich der Zeit, des Ortes, der Situation oder der eigenen Person gibt (☞ Tab. 36.20).

36.2.3 Erkennen von Aufmerksamkeits- und Konzentrationsstörungen

Aufmerksamkeitsstörung: Störung der Fähigkeit, sich einem Ausschnitt der Gesamtwahrnehmung oder des Gesamterlebens *zuzuwenden.*

Konzentrationsstörung: Störung der Fähigkeit, über längere Zeit bei einem Ausschnitt der Gesamtwahrnehmung oder des Gesamterlebens zu *verweilen.*

Ein Gesunder ist beispielsweise in der Lage, konzentriert dem Vortrag eines Redners zuzuhören. Andere Wahrnehmungen, etwa das Hören eines entfernten Telefonklingelns oder das Sehen vorbeifahrender Autos, lenken ihn nicht ab.

Bei Störungen der Aufmerksamkeit und Konzentration kann der Patient „nicht richtig zuhören" und sich nicht über längere Zeit mit einer Sache beschäftigen. Hat ein Untersucher im Gespräch den Eindruck, daß der Patient an einer Aufmerksamkeits- oder Konzentrationsstörung leidet, kann er diesen Eindruck z.B. durch Rechenaufgaben, Buchstabieren oder spezielle Tests kontrollieren. Diese Störungen treten u.a. bei psychotischen und depressiven Erkrankungen auf.

36.2.4 Erkennen von Gedächtnisstörungen

Gedächtnisstörung: Beeinträchtigung der Fähigkeit, sich Wahrnehmungen und Empfindungen zu merken und sich später daran zu erinnern.

Unser Gedächtnis besteht strenggenommen aus zwei Komponenten: Der Fähigkeit, Wahrnehmungen und Empfindungen zu speichern **(Merkfähigkeit)** und der Fähigkeit, diese wieder zurückzurufen **(Erinnerung).** Im praktischen Alltag sind diese beiden Komponenten aber nicht voneinander zu trennen.

Gedächtnisstörungen können die Merkfähigkeit, das Kurzzeit- und das Langzeitgedächtnis betreffen:

- Bei *Merkfähigkeitsstörungen* vergißt der Patient Neues bereits nach wenigen Minuten wieder
- Bei *Störungen des Kurzzeitgedächtnis* kann er Neues für einige Minuten bis Stunden behalten
- Von *Störungen des Langzeitgedächtnis* spricht man, wenn sich der Patient an Ereignisse, die Monate bis Jahre zurückliegen, nicht mehr erinnern kann.

Gedächtnisstörungen betreffen meist zuerst neue Gedächtnisinhalte und erst später alte. Das bedeutet, daß lang zurückliegende Erinnerungen am längsten bewahrt werden. Beispielsweise vergißt der Patient mit einer zunehmenden Gedächtnisstörung zunächst nur die Namen der Pflegenden, dann die der Enkel und schließlich die der eigenen Kinder. Kompliziertes wird in der Regel schneller vergessen als Einfaches, Ungewohntes schneller als lang Eingeübtes. Störungen des Langzeitgedächtnisses sind Leitsymptom für chronische organische Psychosen.

Amnesie

Als **Amnesien** werden (zeitlich oder inhaltlich) begrenzte *Gedächtnislücken* bezeichnet. Typisches Beispiel einer zeitlich begrenzten Amnesie ist die Erinnerungslücke für die Zeit direkt vor einer Gehirnerschütterung.

Konfabulationen

Konfabulationen sind *Pseudoerinnerungen* („scheinbare Erinnerungen"). Der Patient füllt eine Erinnerungslücke mit einem (zufälligen) Einfall aus und hält diesen Einfall für eine echte Erinnerung.

Störung der...	Definition	Klinik	Ursache (Bsp.)
...zeitlichen Orientierung	Nichtwissen von Datum, Tag, Monat, Jahr, Jahreszeit	Der Patient sagt, es sei der erste Januar. Tatsächlich aber ist es Hochsommer	Exogene Psychosen (☞ 36.11)
...örtlichen Orientierung	Nichtwissen des Ortes, an dem man sich aufhält (z.B. Stadt, Krankenhaus, Büro)	Der Patient meint, er sei zu Hause (und verhält sich auch so). Dabei ist er im Krankenhaus	Exogene Psychosen (☞ 36.11)
...situativen Orientierung	Nichtwissen der Situation, in der man sich befindet (z.B. Patient im Krankenhaus)	Der Patient glaubt, man wolle ihm seine Kleidung stehlen. Er erkennt nicht, daß er sich für eine ärztliche Untersuchung ausziehen soll	Exogene Psychosen (☞ 36.11), Wahn
...Orientierung zur eigenen Person	Nichtwissen, wer man ist (z.B. Name, Vorname, Geburtsdatum)	Der Patient weiß nur noch seinen Vornamen, nicht mehr aber seinen Nachnamen. Er sagt, er sei schon vor längerer Zeit geboren	Demenz (☞ 14.5, 36.11), Wahn

Tab. 36.20: Vergleich der Orientierungsstörungen.

36.2.5 Erkennen von Denkstörungen

Denkstörungen: *Störungen des Denkens.* Unterteilt in:
- **Formale Denkstörungen** mit Störungen des *Gedankenganges*
- **Inhaltliche Denkstörungen** mit krankhaftem *Gedankeninhalt.*

Formale Denkstörungen

Formale Denkstörungen sind Störungen des Gedankengangs (Details ☞ Tab. 36.21). Der Patient klagt, er könne nicht mehr klar denken, es falle ihm ständig etwas anderes ein oder er habe ein „Brett vor dem Kopf". Bei Verdacht auf eine formale Denkstörung achtet der Untersucher im Gespräch insbesondere darauf, wie der Patient auf Fragen eingeht, ob er beim Thema bleiben kann und ob ihm das Nachdenken sichtlich Mühe macht.

Wichtig: die richtige Umgebung

Im Umgang mit denkgestörten Patienten ist es besonders wichtig, die Gespräche in einem ruhigen, beschützten Rahmen zu führen, um den Kranken nicht zu überfordern. Denkgehemmten Kranken läßt man Zeit, da Hetze das Krankheitsgefühl verstärkt. Bei flüchtigem Denken spricht man nur wenige Themen an und stellt ganz klare Fragen. Bei sehr schweren Denkstörungen ist vielleicht jedes Gespräch zu viel.

Inhaltliche Denkstörungen

Von **inhaltlichen Denkstörungen** spricht man, wenn die Urteilsfähigkeit des Patienten beeinträchtigt ist und sich das Denken offensichtlich mit veränderten, „kranken" Inhalten beschäftigt. Diese Störung liegt beim *Wahn* vor.

Wahn

Wahn: Objektiv falsche Überzeugung, die ohne entsprechende Anregung von außen entsteht, vom Patienten mit großer Gewißheit erlebt und trotz „vernünftiger" Gegengründe aufrechterhalten wird.

Es ist leichter, Wahn zu erkennen, als zu erklären, was Wahn ist. Fallbeispiel: Ein Patient kommt nachts in die Klinik, um sich beim Notarzt zu beschweren. Er werde durch die Ärzte der Klinik zu Hause durch Kameras überwacht. Letzte Nacht habe man ihm sogar einen kleinen Sender in die Brust eingebaut, um jederzeit seinen Aufenthaltsort feststellen zu können. Auf den Einwand der Ärzte und Pflegenden, dies könne doch gar nicht sein, da keine Narbe an der Brust zu sehen sei, antwortet der Patient, die hätten die Ärzte listigerweise unsichtbar gemacht.

Typisch für das Erscheinungsbild eines Wahnes ist, daß die wahnhafte Überzeugung mit großer Gewißheit erlebt wird. Ein Wahn ist durch Argumente nicht korrigierbar und wird von der Umwelt nicht geteilt.

Die **Wahnthemen** *(Wahninhalte)* werden kulturell und sozial mitbeeinflußt. Typisch in unserer Gesellschaft sind beispielsweise:

- **Beziehungswahn.** Die Ereignisse in der Umgebung haben eine besondere Bedeutung für den Kranken. Er bezieht alles, was geschieht, auf sich. Beispielsweise kommt eine Patientin ins Krankenhaus, weil die Leute in der Straßenbahn nur noch darüber sprächen, daß sie krank sei und Medikamente brauche
- **Verfolgungswahn.** Der Verfolgungswahn kann als Sonderform des Beziehungswahns betrachtet werden. Der Kranke bezieht nicht nur alles, was geschieht, *auf* sich, sondern *gegen* sich und fühlt sich als Ziel von Feindseligkeit. Infolgedessen haben viele Patienten große Angst
- **Verarmungswahn.** Der Kranke ist unerschütterlich vom drohenden finanziellen Ruin überzeugt
- **Größenwahn.** Die Patienten überschätzen sich. Sie erleben sich z.B. als ungeheuer begabt, schön, mächtig oder halten sich für Gott, Jesus oder den Bundeskanzler
- **Schuldwahn.** Der Patient ist sicher, daß er gegen ein göttliches oder sittliches Gebot verstoßen und große Schuld auf sich geladen hat
- **Hypochondrischer Wahn.** Der Patient ist sicher, krank oder dem Tode verfallen zu sein. Auch positive Untersuchungsergebnisse beruhigen ihn nicht.

Wahn ist immer Zeichen einer Erkrankung und kommt bei verschiedenen

Störung	Definition	Klinik	Ursache (Bsp.)
Denkhemmung	Subjektives Gefühl des Patienten, daß das Denken „gebremst ist"	Der Patient klagt, er könne nicht mehr denken, und er käme zu keinem Ergebnis	Depressionen
Denkverlangsamung	Objektive Verlangsamung des Denkens	Der Patient spricht langsam, sein Wortschatz ist reduziert. Das Mitdenken fällt ihm schwer	Depressionen
Umständliches Denken	Unfähigkeit, Nebensächliches von Wichtigem zu trennen	Der Patient kommt beim Erzählen von „Hölzchen auf Stöckchen" und bleibt an jeder Kleinigkeit hängen	Exogene Psychosen, Minderbegabung
Grübeln *(Perseveration)*	Ständige Beschäftigung mit bestimmten, meist unangenehmen Gedankengängen	Der Patient sagt, er müsse pausenlos über die finanzielle Lage der Familie grübeln und könne an nichts anderes mehr denken	Depressionen
Einengung des Denkens	Fixierung des Denkumfangs auf wenige Themen	Der Patient redet nur von der Ungerechtigkeit seines Rentenbescheids. Auf etwas anderes angesprochen, antwortet er kurz, um dann sofort zum Thema Rente zurückzukehren	Exogene Psychosen
Ideenflucht	Vermehrung von Einfällen, ohne daß diese zu Ende gedacht werden	Der Patient spricht von der kastanienbraunen Haarfarbe seiner Ehefrau, wechselt zum Thema Bäume, springt zum Waldsterben und dann zu den verstorbenen Großeltern	Manie, Drogenkonsum
Gedankensperre/-abreißen	Plötzliches Abbrechen eines bis dahin flüssigen Gedankenganges ohne erkennbaren Grund. Evtl. kombiniert mit einer Störung des Ich-Erlebens (Sperre ist „von außen" gemacht, ☞ 36.2.8)	Der Patien spricht über seine Schulzeit. Plötzlich hält er inne, schaut sich irritiert um und fährt dann mit der Schilderung seiner Ehe fort	Schizophrenien
Zerfahrenes (inkohärentes) Denken	Völlig zusammenhangloses und zerrissenes (inkohärentes) Denken und Sprechen. Im Extremfall „Wortsalat"	Typischer Satz des Patienten: „Mein meiner Mutter mal mein meine – mein Nachbar malt macht – gestern macht es und stinkt nach Gas und im Ofen"	Schizophrenien

Tab. 36.21: Die häufigsten formalen Denkstörungen.

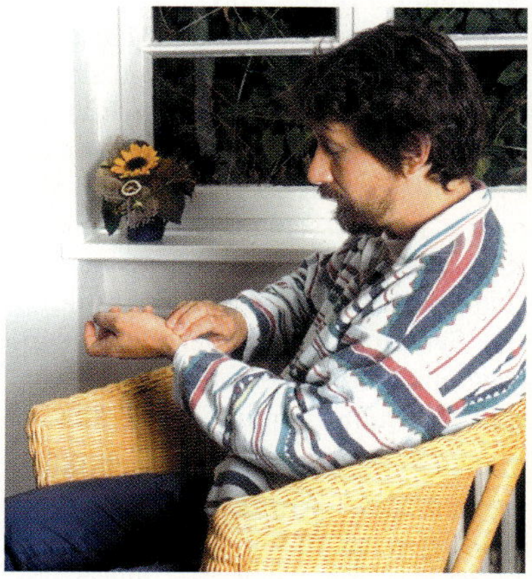

Abb. 36.22: Patienten mit einer Hypochondrie beobachten ständig ihren Körper auf der Suche nach Krankheitszeichen. Durch ihre Befürchtungen können sich zu dem (vegetative) Körperfunktionen wirklich verändern. Beispielsweise kann der Pulsschlag eines Kranken, der aus Furcht vor Herzrhythmusstörungen immer wieder seinen Puls fühlt, infolge der Aufregung ansteigen und so den Kranken in seinen Befürchtungen bestätigen. [K183]

psychischen Erkrankungen vor, z.B. bei:
- Schizophrenien und schizoaffektiven Psychosen
- Depressionen
- „Isolierten Wahnerkrankungen"
- Exogenen Psychosen.

☑ **Richtig mit dem Wahn umgehen**
Dem Kranken den Wahn auszureden, ist in der Regel nicht nur sinnlos, sondern sogar gefährlich, weil es den Kranken verunsichert. Ebenso falsch ist es, auf den Wahn einzugehen, als teile man die Überzeugung des Patienten, denn das würde es diesem schwer oder unmöglich machen, den Wahn aufzugeben, wenn sich die Krankheit bessert. Eine gute und ehrliche Strategie ist, dem Kranken zu sagen, daß man seine Überzeugung nicht teilen kann, aber seine Ansicht der Sache akzeptiert. Ansonsten versucht man, am Wahn vorbei die gesunden Anteile des Kranken zu erreichen, etwa durch Gespräche über Themen, die nicht mit dem Wahn verknüpft sind.

36.2.6 Erkennen von Befürchtungen und Zwängen

Befürchtungen sind oft realitätsgerecht und treten auch bei Gesunden auf. Jeder kennt z.B. die Furcht vor Prüfungen oder vor unbekannten Menschen. Sie sind dann krankhaft, wenn sie von der Umwelt als unangemessen oder gar unsinnig empfunden werden oder das Erleben eines Menschen und sein Verhalten fast ausschließlich bestimmen. Mißtrauen, beim Vertreter an der Tür sicher angebracht, wird zum krankhaften Symptom, wenn der Betreffende gegenüber *allen* Personen seiner Umwelt Mißtrauen empfindet.

Patienten mit einer **Hypochondrie** *(eingebildetes Kranksein)* befürchten ständig, krank zu sein oder in Kürze zu erkranken, ohne daß dies durch vorhandene Befunde zu rechtfertigen wäre. Hypochondrische Patienten beobachten ihren Körper in übertriebener Weise.

Die Hypochondrie ist keine eigenständige Erkrankung, sondern eine Reaktionsform. Hypochondrische Befürchtungen können bei verschiedenen Krankheiten, z.B. bei Depressionen, auftreten.

Phobien (☞ 36.8.1) sind Angstgefühle angesichts bestimmter Objekte oder Situationen, wobei dem Betroffenen vom Verstand her klar ist, daß diese Angst objektiv unbegründet ist. Beispielsweise empfindet ein Mann beim Anblick einer Spinne panische Angst, obwohl er genau weiß, daß die Spinne harmlos ist.

Kennzeichnend für den (krankhaften) **Zwang** ist, daß sich dem Betroffenen Ideen, Vorstellungen oder Handlungsimpulse immer wieder stereotyp aufdrängen. Sie werden als quälend oder sinnlos erlebt, aber dennoch kann ihnen der Kranke nicht ausweichen. Häufig ist beispielsweise der *Waschzwang*, bei der sich der Patient alle paar Minuten die Hände wäscht, aus Angst, daß sie schmutzig sein könnten.

Zwänge sind Leitsymptom der Zwangserkrankung (☞ 36.8.2), kommen aber auch bei Depressionen und Schizophrenien vor.

Im Umgang mit Patienten, die unter unangemessenen Befürchtungen leiden, versuchen die Pflegenden, sachlich zu bleiben, die Ängste des Patienten aber dennoch ernst zu nehmen. Bei Zwangspatienten achten sie darauf, daß sie ihre Mitpatienten durch ihre Rituale nicht zu stark beeinträchtigen.

Vorsicht! Es ist gefährlich, Zwangspatienten an Zwangshandlungen zu hindern. Dann kommt es zu großer innerer Anspannung, Unruhe und Angst, da der Patient den zugrunde liegenden Zwangsimpulsen nicht ausweichen kann.

36.2.7 Erkennen von Wahrnehmungsstörungen

Halluzination *(Trugwahrnehmung, Sinnestäuschung)*: Wahrnehmungserlebnis ohne reales Objekt und ohne Reizquelle in der Außenwelt, das der Kranke aber für einen wirklichen Sinneseindruck hält.

Ein Kranker hört beispielsweise Stimmen in einem stillen Raum. Kein anderer im Raum hört etwas. Der Kranke ist fest davon überzeugt, daß er die Stimmen wirklich hört und daß es sich nicht um „Einbildungen" handelt.

Es gibt Halluzinationen auf allen Sinnesgebieten (☞ Tab. 36.23). Manchmal gibt der Inhalt der Halluzination Hinweise auf die zugrundeliegende Erkrankung. So sind z.B. *dialogische Stimmen*, d.h. Stimmen, die über den Kranken reden, ein häufiges Symptom bei schizophrenen Störungen.

☑ Halluzinierende Patienten sind durch ihr inneres Erleben oft völlig in Anspruch genommen und daher sozial manchmal nicht mehr handlungsfähig. Viele haben große Angst. Sie brauchen Abschirmung von äußeren Belastungen und Rückzugsmöglichkeiten. Gespräche sollten kurz sein und sich um unverfängliche Themen drehen.

Im Gegensatz zu Halluzinationen handelt es sich bei **Illusionen** um Verkennungen tatsächlich vorhandener Sinneseindrücke. Beispielsweise hält das fiebernde, „phantasierende" Kind den Schrank im Zimmer für einen bedrohlichen Riesen.

36.2.8 Erkennen von Störungen des Ich-Erlebens

Störung des Ich-Erlebens: Gestörtes Erleben der eigenen Persönlichkeit (des „Ichs") mit Störung der Abgrenzung zwischen eigener Person und Umwelt.

Das „Ich" ist der Teil der Psyche, der dem Menschen Sicherheit über seine Individualität und Persönlichkeit gibt. Dazu gehört, daß eigene psychische Vorgänge (z.B. Gefühle, Gedanken) auch als eigen oder „meinhaftig" erkannt werden. Bei einigen psychischen Erkrankungen, besonders bei Schizophrenien, kommt es zu einer Störung der „Ich-Grenzen" und dadurch zu Unsicherheiten: Denke ich, oder denkt ein anderer in mir?

Zu den Ich-Störungen gehören:
- **Derealisation.** Die Umgebung scheint dem Patienten verändert, unwirklich, fremdartig und unvertraut
- **Depersonalisation.** Die eigene Person kommt dem Kranken verändert, unwirklich oder fremd vor. Er steht sich selbst fremd gegenüber („ich bin ein Roboter geworden", „ich lebe nicht mehr")
- **Gedankenausbreitung.** Die Patienten haben den Eindruck, daß ihre

	Definition	Klinik	Ursache (Bsp.)
Akustische Halluzination	Hören von Stimmen oder Geräuschen	Der Patient hört die Stimme eines Bekannten, der sagt, das alles sei doch Unsinn	Schizophrenie
Optische Halluzination	Sehen von Personen, Gegenständen oder ganzen Szenen und Handlungsabläufen	Der Patient sieht eine Teufelsfratze an einer völlig weißen Wand	Akute exogene Psychose
Körperhalluzination *(Leibhalluzination)*	Fühlen von Berührung, Druck, Schmerzen u.ä.	Der Patient klagt über elektrische Schläge und Bestrahlungen, die aus der Wand kämen	Schizophrenie, exogene Psychosen
Olfaktorische *(Geruchs-)* **und gustatorische** *(Geschmacks-)* **Halluzination**	Riechen bzw. Schmecken. Oft gemeinsam auftretend und meist unangenehm	Der Patient ißt nicht, weil das Essen nach Blut schmecke. Außerdem hat er Angst im Zimmer, weil es so stark nach Gas rieche	Schizophrenie

Tab. 36.23: Übersicht über die Halluzinationen.

Gedanken von anderen gelesen würden, daß andere wüßten, was sie denken

- **Gedankenentzug.** Die Patienten klagen, daß andere ihnen ihre Gedanken wegnehmen würden
- **Gedankeneingebung.** Die Kranken meinen, daß andere ihre Gedanken von außen beeinflussen und steuern
- **Fremdbeeinflussungserlebnisse.** Hier erlebt der Patient seine Handlungen und Handlungsantriebe als von außen beeinflußt. Beispielsweise sagt ein Patient, er wolle nicht schreien, aber es schreie aus ihm heraus, und das liege an den Strahlen.

Angst nicht verstärken!
Die Auflösung der eigenen Ich-Grenzen bereitet erhebliche Angst. Es besteht die Gefahr, diese Angst durch ungeschickte Gespräche weiter zu vergrößern. Man muß die Versuche des Patienten, sich z.B. durch Rückzug vor zu großer Nähe zu schützen, akzeptieren.

36.2.9 Erkennen von Affektstörungen

Affektivität *(Emotionalität):* Gesamtheit der Gefühlsregungen, Stimmungen und Selbstwertgefühle eines Menschen.

Ob Gefühle angemessen sind oder nicht, hängt immer von der Situation ab. Gesunde kennen eine große Breite möglicher Affekte von rasender Wut bis zu stillem Glück – je nach Situation sind auch extreme Gefühlsregungen adäquat und normal. Andererseits können Gefühle unangemessen erscheinen, selbst wenn sie wenig dramatisch sind, z.B. Gleichgültigkeit nach einem Todesfall oder ständige, mürrische Gereiztheit.

Bei der Beurteilung des Affektes achtet das Team auf die Grundstimmung (z.B. deprimiert, fröhlich), die Angemessenheit angesichts der jeweiligen Situation, die Stabilität der Gefühle und die emotionale Schwingungsfähigkeit (d.h. die „Schwankungsbreite").

Überblick über die wichtigsten Affektstörungen

- **Depression:** Niedergeschlagenheit („Ich kann mich über nichts mehr freuen")
- **Hoffnungslosigkeit** („Ich werde nie mehr gesund")
- **Ängstlichkeit** („Ich habe Angst vor allem und jedem")
- **Gefühl der Gefühllosigkeit:** Gefühl, nichts mehr empfinden zu können und innen leer zu sein („In mir ist alles tot, wenn ich wenigstens weinen könnte")
- **Insuffizienzgefühle:** Gefühl, nichts wert zu sein („Ich bin unfähig zu denken oder zu arbeiten. Eigentlich bin ich absolut überflüssig")
- **Affektstarre:** Verringerung der emotionalen Schwingungsfähigkeit (Spannbreite der Gefühle)
- **Euphorie:** Gesteigertes Wohlbefinden („Ich bin so glücklich wie nie zuvor")
- **Übersteigerte Selbstwertgefühle** („Ich habe ein Firmenkonzept, mit dem bin ich in vier Wochen Milliardär")
- **Dysphorie:** Mißmut
- **Affektarmut:** Gefühlsarmut
- **Ambivalenz:** Gleichzeitige Existenz widersprüchlicher, eigentlich einander ausschließender Gefühle
- **Parathymie:** Paradoxer Affekt, d.h. Gefühl und Erlebnis passen nicht zusammen (der Patient berichtet lächelnd, die Ärztin habe ihm gerade ein Gift gespritzt, das seine Knochen auflöse).

Depression, Hoffnungslosigkeit, Ängstlichkeit, Gefühl der Gefühllosigkeit, Insuffizienzgefühle und Affektstarre sind typisch für Depressionen. Es müssen aber bei einem depressiven Patienten nicht alle genannten Symptome gleichzeitig auftreten, und umgekehrt können die Gefühle auch bei anderen Krankheitsbildern vorkommen. Euphorie und übersteigerte Selbstwertgefühle sowie Dysphorie sind häufig bei Manien zu beobachten, Affektarmut, Ambivalenz und Parathymie bei Schizophrenen.

☑ Es ist praktisch unmöglich, dem Patienten unangemessen erscheinende Gefühle und Stimmungen auszureden. Das Team muß sie zulassen, auch wenn dies auf die Dauer sehr belastend ist. Oft kann man die Kranken sprachlich gut erreichen („Ich weiß, daß Sie keine Hoffnung haben. Das ist Ausdruck ihrer Krankheit. Wir wissen, daß es trotzdem besser wird").

36.2.10 Erkennen von Antriebs- und psychomotorischen Störungen

Antriebsstörung

Antriebsstörung: Minderung oder Steigerung der inneren Kraft zur (zielgerichteten) Aktivität.

Der **Antrieb** ist gewissermaßen der „seelische" Motor, der dem Menschen Tätigkeit überhaupt erst ermöglicht. Antrieb ist vom Willen weitgehend unabhängig.

Antriebsarmut

Als **Antriebsarmut** wird ein Mangel an Initiative und seelischer Energie bezeichnet. Die Patienten können „sich kaum zu etwas aufraffen", es fehlt ihnen an Spontaneität, Initiative und Tatgeist. In maximaler Ausprägung führt Antriebsarmut zur völligen motorischen Bewegungslosigkeit, dem **Stupor.** Antriebsmangel ist eine mögliche Ursache seelisch bedingter Stummheit **(Mutismus).**

Antriebsarmut ist ein häufiges Symptom bei Depressionen und Schizophrenien.

☑ Im Umgang mit antriebsarmen Patienten ist zu beachten, daß die Antriebslosigkeit nicht Ausdruck von Charakter- oder Willensschwäche ist. Die Kranken müssen immer wieder motiviert, dürfen aber nicht überfordert werden.

Antriebssteigerung

Ein Patient mit **Antriebssteigerung** platzt geradezu vor Energie. Er ist ständig in Bewegung und unermüdlich tätig. Antriebsgesteigerte Patienten haben Mühe, die Distanz (den angemessenen Abstand zu anderen) zu wahren und können ihre Mitmenschen dadurch verletzen.

Die Pflege antriebsgesteigerter Patienten kostet viel Kraft. Die Kranken brauchen Möglichkeiten, sich „auszutoben", z.B. beim Sport oder beim Malen auf großen Flächen.

Gesteigerter Antrieb ist typisch für Manien.

Psychomotorische Störung

Psychomotorische Störung: Störung in der *Art,* sich zu bewegen (Erscheinungsbild der Bewegung, Körperhaltung während der Bewegung).

Alle Bewegungen eines Menschen werden nicht nur von seinem Willen, sondern auch von seiner Psyche mitbeeinflußt. Dementsprechend können auch hier Störungen auftreten:

- **Stereotypien** sind Bewegungen oder Worte, die immer wieder gleichförmig wiederholt werden (z.B. unruhiges Nesteln beim alkoholischen Entzugsdelir)
- Bei der **Katalepsie** verharrt der Patient in unnatürlichen Stellungen
- **Manirierte** und **bizarre Bewegungen** sind an sich alltägliche Bewegungen, die aber auffällig geziert, schwülstig oder posenhaft ausgeführt werden, etwa das hoheitliche Winken einer Patientin, die im Rollstuhl durch den Gang gefahren wird.

Auffällige Veränderungen der Psychomotorik findet man manchmal bei Schizophrenien und organischen Psychosen.

36.3 Einteilung psychischer Erkrankungen

36.3.1 Triadisches System nach Huber

Es ist schwierig, psychische Erkrankungen sinnvoll einzuteilen. Dies liegt u.a. daran, daß über die Ursachen und den Verlauf vieler Störungen wenig bekannt ist. Verschiedene Schulen und Gebräuche führen dazu, daß unterschiedliche Dinge mit gleichem Namen und gleiche Dinge mit unterschiedlichen Namen benannt werden. Von den verschiedenen Einteilungssystemen soll hier das *triadische System nach Gerd Huber* vorgestellt werden. Darin werden unterschieden:

- *Exogene (körperlich begründbare) Psychosen* durch hirnbeteiligende körperliche Erkrankungen wie Infektions- und Stoffwechselerkrankungen oder primäre Hirnkrankheiten, z.B. MS (☞ 35.9.8)
- *Endogene (körperlich noch nicht begründbare) Psychosen* wie etwa die Schizophrenie (☞ 36.4.1)
- *Abnorme Variationen seelischen Wesens,* z.B. Neurosen (☞ unten), Minderbegabung (*Oligophrenien,* 13.17.4), Sucht (☞ 36.6), Persönlichkeitsstörungen (☞ 36.10) und Sexualstörungen.

Exogene und endogene Psychosen

Psychose *(*allgemeine Bedeutung*: Schwere psychische Krankheit):* Unterschiedlich benutzter Begriff, der am häufigsten solche psychischen Krankheiten bezeichnet, bei denen der Kranke in seinem Kontakt zur Realität erheblich gestört ist und in die sich ein Gesunder nur schwer einfühlen kann. Manchmal soll die Bezeichnung „Psychose" (im Gegensatz zu „Neurose") auf die besondere Schwere einer seelischen Störung hinweisen.

Exogene Psychosen

Exogene Psychosen *(organische Psychosen, symptomatische Psychosen, exogene Reaktionstypen)* sind durch körperliche Krankheiten bedingt, etwa Hirntumoren, Fieber, Vergiftungen (Alkohol) oder Stoffwechselstörungen. Entsprechend der Ursache sind bei der körperlichen Untersuchung oder technischen Diagnosemaßnahmen pathologische Befunde feststellbar (z.B. erhöhter Alkoholspiegel im Blut, Veränderungen im CT).

Exogene Psychosen, ☞ *36.11*

Endogene Psychosen

Bei **endogenen Psychosen** (endogen = von innen heraus) ist die Ursache der Psychose (noch?) unbekannt. Sicher ist bisher, daß endogene Psychosen erblich mitbedingt sind und daß ihr Verlauf einer gewissen Eigengesetzlichkeit folgt, aber auch von Umweltfaktoren abhängt. Zu den endogenen Psychosen zählen die Schizophrenien (☞ 36.4), die schizoaffektiven Psychosen (☞ 36.4.3) und die affektiven Psychosen (☞ 36.5). Die Diagnose einer endogenen Psychose stützt sich vor allem auf den *psychopathologischen Befund* (☞ 36.2).

Abnorme Variationen seelischen Wesens

Unter den **abnormen Variationen seelischen Wesens** versteht Huber Extremvarianten hinsichtlich der Intelligenz, der Persönlichkeit, der sexuellen Triebanlagen und des Verhaltens. Typisch ist die unscharfe Grenze zwischen abnormen Variationen und „Gesundem und Normalem". Der Übergang ist fließend.

Die Ursachen der meisten Variationen sind letztlich ungeklärt. Vermutlich spielen genetische Anlagen, Entwicklungsstörungen, Umwelteinflüsse und soziale Faktoren eine Rolle.

Neurosen

Neurose: Schillernder Begriff mit vielen Bedeutungen: Im weitesten Sinne die nicht gelungene Lösung eines seelischen Problems. Bezeichnet in der psychoanalytischen Schule psychische Störungen, die in der Regel aus ungelösten Konflikten in der Kindheit entstehen.

Die umfassendsten Neurosetheorien entstammen der *Psychoanalyse* (☞ 10.12.2). Ursache einer Neurose ist demnach ein ungelöster Konflikt aus der Kindheit. Das **Ich** ist nach psychoanalytischen Theorien die Instanz, die zwischen den Ansprüchen des **Es** (*Instanz der Triebe und Wünsche*), des **Über-Ichs** (*Instanz des Gewissens,* d.h. der erworbenen Wertvorstellungen) und der **Realität** vermittelt. Kann ein Triebwunsch vom Ich oder vom Über-Ich nicht akzeptiert werden, entsteht ein Konflikt. Konflikte zwischen den einzelnen psychischen Instanzen sind normal und können auf verschiedene Weise gelöst werden. Ein möglicher (aber nicht optimaler) Lösungsmechanismus ist die Verdrängung ins Unbewußte. Damit ist der Konflikt aber nicht „aus der Welt". Vielmehr kann er sich aus dem Unbewußten als *neurotisches Symptom* wieder bemerkbar machen. Das Symptom ist quasi symbolischer Ausdruck des unbewußten innerseelischen Konfliktes. Der Zusammenhang zwischen dem zugrundeliegenden Konflikt und dem neurotischen Symptom ist für den Betroffenen nicht so ohne weiteres sichtbar. Vielmehr muß der Konflikt in einer langdauernden und mühevollen psychoanalytischen Therapie wieder zutage gefördert und dann bearbeitet werden.

Das neurotische Symptom stellt einen Kompromiß zwischen Triebwunsch und Abwehr dar.

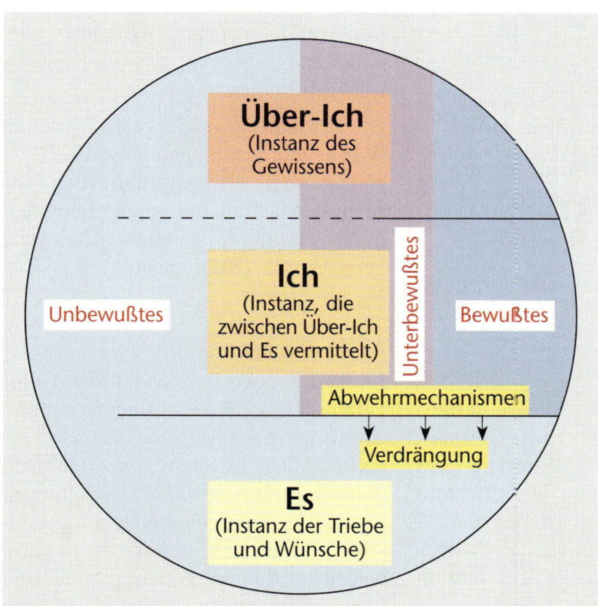

Abb. 36.24: Beziehung von Es, Ich und Über-Ich (☞ auch 3.3.3). [M100]

Die Psychoanalyse unterscheidet *Charakterneurosen* (gehören zu den Persönlichkeitsstörungen) von *Aktualneurosen*, d.h. aktuellen neurotischen Entwicklungen nach einem Erlebnis, welches den unbewußten Konflikt reaktiviert hat. Meist ist mit dem Begriff „Neurose" die Aktualneurose gemeint.

Zu den Neurosen zählen die:
- Angstneurosen (☞ 36.8.1)
- Phobien (☞ 36.8.1)
- Zwangsneurosen (☞ 36.8.2)
- Neurotischen Depressionen (☞ 36.5.1)
- Konversionsneurosen (☞ 36.9)
- Psychosomatischen Erkrankungen.

Neurosen werden nach psychoanalytischer Schule durch Aufdeckung des Konfliktes und Ermöglichung einer besseren Verarbeitung behandelt. Die psychoanalytische Theorie ist aber umstritten: Nach der *Lerntheorie* sind neurotische Symptome (falsch) angelernte Gewohnheiten, die ebenso wieder „verlernt" werden können. Auch biologische Einflußfaktoren werden diskutiert.

Für alle „Neurosen" gibt es noch andere Namen. Meist wird der Begriff „Neurose" einfach durch „Störung" ersetzt.

36.3.2 Einteilung nach ICD 10

Ein weiteres wichtiges Einteilungssystem ist die **ICD 10** (Internationale Klassifikation der Krankheiten, 10. Version, ☞ auch 9.9.1 und Abb. 36.25). Die ICD 10 ist stärker an den Symptomen psychischer Krankheiten orientiert als an möglichen Ursachen. In ihr ist die traditionelle Unterscheidung zwischen Psychosen und Neurosen aufgegeben. Festgelegte Diagnosekriterien für bestimmte psychische Erkrankungen sollen die Willkür psychiatrischer Diagnosen verringern.

36.4 Erkrankungen des schizophrenen Formenkreises

36.4.1 Schizophrenie

Schizophrenie *(Spaltungsirresein):* Endogene Psychose (☞ 36.3.1), die durch eine schwere Störung der Gesamtpersönlichkeit mit Verlust von Einheit und Ordnung der Wahrnehmung, des Denkens, der Affekte und der Identität gekennzeichnet ist. Da es viele Erscheinungsformen der Schizophrenie gibt, spricht man auch von der *Gruppe der Schizophrenien* oder von *Erkrankungen des schizophrenen Formenkreises.* Häufigkeit ca. 1% der Bevölkerung, Manifestationsgipfel 20. – 30. Lebensjahr.

Das Wesen der Krankheit Schizophrenie ist schwer zu erklären. Schizophrene Erlebnisweisen sind so ungewöhnlich, daß man sie kaum mitteilen oder nachvollziehen kann. Im Zentrum der Erkrankung stehen charakteristische Veränderungen von Denken, Wahrnehmung und Affekt. Der Bezug des Kranken zur Realität ist gestört. Die intellektuellen Fähigkeiten bleiben in der Regel erhalten.

Krankheitsentstehung

Die Ursache der Schizophrenie ist letztlich nicht bekannt. Vermutlich wirken viele Faktoren zusammen:
- Die Ergebnisse von Familien- und Zwillingsstudien deuten darauf hin, daß Schizophrenien genetisch mitbedingt sind
- Neurobiochemisch wird eine Störung der Dopamin- und Noradrenalinwirkung im Bereich des limbischen Systems vermutet *(Katecholaminhypothese).* Diese Veränderungen sollen zu einer Störung der Informationsverarbeitung führen, als

Aus dem ICD 10:

„F 51 Nichtorganische Schlafstörungen
In vielen Fällen ist eine Schlafstörung Symptom einer anderen psychischen oder körperlichen Krankheit. Ob eine Schlafstörung bei einem bestimmten Patienten ein eigenständiges Krankheitsbild oder einfach Merkmal einer anderen Krankheit ist, sollte auf der Basis des klinischen Erscheinungsbildes, des Verlaufs sowie aufgrund therapeutischer Erwägungen und Prioritäten zum Zeitpunkt der Konsultation entschieden werden. Wenn die Schlafstörung eine der Hauptbeschwerden darstellt und als eigenständiges Zustandsbild aufgefaßt wird, dann soll diese Kodierung gemeinsam mit dazugehörenden Diagnosen verwendet werden, welche die Psychopathologie und Pathophysiologie des gegebenen Falles beschreiben. Diese Kategorie umfaßt nur Schlafstörungen, bei denen emotionale Ursachen als primärer Faktor aufgefaßt werden, und die nicht durch anderenorts klassifizierte körperliche Störungen verursacht werden.

F 51.0 Nichtorganische Insomnie
Insomnie ist ein Zustandsbild mit einer ungenügenden Dauer und Qualität des Schlafes, das über einen beträchtlichen Zeitraum besteht und Einschlafstörungen, Durchschlafstörungen und frühmorgendliches Erwachen einschließt. Insomnie ist ein häufiges Symptom vieler psychischer und somatischer Störungen und soll daher nur zusätzlich klassifiziert werden, wenn sie das klinische Bild beherrscht.

F 51.1 Nichtorganische Hypersomnie
Hypersomnie ist definiert entweder als Zustand exzessiver Schläfrigkeit während des Tages und Schlafattacken (die nicht durch eine inadäquate Schlafdauer erklärbar sind) oder durch verlängerte Übergangszeiten bis zum Wachzustand nach dem Aufwachen. Bei Fehlen einer organischen Ursache für die Hypersomnie ist dieses Zustandsbild gewöhnlich mit anderen psychischen Störungen verbunden.

F 51.2 Nichtorganische Störung des Schlaf-Wach-Rhythmus
Eine Störung des Schlaf-Wach-Rhythmus ist definiert als Mangel an Synchronizität zwischen dem individuellen Schlaf-Wach-Rhythmus und dem erwüschten Schlaf-Wach-Rhythmus der Umgebung. Dies führt zu Klagen über Schlaflosigkeit und Hypersomnie.

F 51.3 Schlafwandeln (Somnabulismus)
Schlafwandeln oder Somnabulismus ist ein Zustand veränderter Bewußtseinslage, in dem Phänomene von Schlaf und Wachsein kombiniert sind. Während einer schlafwandlerischen Episode verläßt die betreffende Person das Bett, häufig während des ersten Drittels des Nachtschlafes, geht umher, zeigt ein herabgesetztes Bewußtsein, verminderte Reaktivität und Geschicklichkeit. Nach dem Erwachen besteht meist keine Erinnerung an das Schlafwandeln mehr.

F 51.4 Pavor nocturnus
Nächtliche Episoden äußerster Furcht und Panik mit heftigem Schreien, Bewegungen und starker autonomer Erregung. Die betroffene Person setzt sich oder steht mit einem Panikschrei auf, gewöhnlich während des ersten Drittels des Nachschlafes. Häufig stürzt sie zur Tür wie um zu entfliehen, meist aber ohne den Raum zu verlassen. Nach dem Erwachen fehlt die Erinnerung an das Geschehen oder ist auf ein oder zwei bruchstückhafte bildhafte Vorstellungen begrenzt.

F 51.5 Alpträume (Angstträume)
Traumerleben voller Angst oder Furcht, mit sehr detaillierter Erinnerung an den Trauminhalt. Dieses Traumerleben ist sehr lebhaft, Themen sind die Bedrohung des Lebens, der Sicherheit oder der Selbstachtung. Oft besteht eine Wiederholung gleicher oder ähnlicher erschreckender Alptraumthemen. Während einer typischen Episode besteht eine autonome Stimulation aber kein wahrnehmbares Schreien oder Körperbewegungen. Nach dem Aufwachen wird der Patient rasch lebhaft und orientiert."

Abb. 36.25: Psychiater dokumentieren üblicherweise ihre Diagnose nach einem Diagnoseklassifikationssystem (☞ 9.9.1). Hier ein kurzer Auszug aus der ICD 10, der die nichtorganischen Schlafstörungen behandelt.

deren Folge der Patient z.B. nicht mehr Wichtiges von Unwichtigem trennen kann *(Filterstörung)*

- In psychologischen Theorien werden familiäre Probleme in der frühen Kindheit als ursächlich angesehen, besonders unzureichende emotionale Zuwendung durch die Mutter.

Auch von Soziologen werden auffällige Verhaltensmuster (z.B. übermäßige Besorgtheit der Mütter) in den Familien der Kranken beschrieben. Gerade hier ist es aber schwer zu entscheiden, ob das auffällige Verhalten Ursache oder Folge der Erkrankung ist.

Das **Vulnerabilitätskonzept** integriert die verschiedenen Ansätze. Demnach wird nicht einfach die Krankheit vererbt, sondern die *Anfälligkeit* (Vulnerabilität = Verletzlichkeit, Anfälligkeit), auf Belastungen jedwelcher Art mit einer Schizophrenie zu reagieren. Kommt es im Laufe des Lebens zu „Verletzungen" durch besondere psychische oder körperliche Belastungen, verändert sich der Hirnstoffwechsel. Je höher die Vulnerabilität eines Menschen ist, desto geringere zusätzliche Belastungen können zum Ausbruch der Erkrankung führen.

Der *Nachweis* von sozialen und psychologischen Krankheits*ursachen* ist bisher nicht sicher gelungen. Gesichert ist aber, daß psychosoziale Faktoren erheblich auf den Krankheits*verlauf* einwirken (☞ 36.1, 36.13).

Symptome und Einteilung

Die Schizophrenie äußert sich in einer Vielzahl von Symptomen, die aber nicht alle bei *einem* Patienten und nicht *gleichzeitig* auftreten müssen.

Formale Denkstörungen

Die typischen Denkstörungen bei Schizophrenie sind die *Denkzerfahrenheit* (der außenstehende Untersucher kann den Gedankengängen des Patienten nicht mehr folgen) und das *Gedankenabreißen* (☞ auch 36.2.5). Dabei wird das Gedankenabreißen von den Kranken oft als Folge eines *Gedankenentzugs* beschrieben: Der Patient sagt, der Gedanke sei plötzlich weg, irgendjemand habe ihn weggenommen. Die formale Denkstörung wird also vom Patienten als Störung des Ich-Erlebens wahrgenommen.

Die Bedeutungen der verschiedenen Wörter werden nicht mehr scharf gegeneinander abgegegrenzt **(Begriffszerfall).** Machmal bilden die Patienten durch Verknüpfung von Begriffen ganz neue Wörter (**Neologismen**), z.B. Eiskönigschießen.

Affektstörungen

Im emotionalen Bereich gilt die **Ambivalenz** als charakteristisches Symptom. Ambivalenz bedeutet, daß sich zwei gegensätzliche, unvereinbare Gefühlsregungen, Wünsche oder Bestrebungen beziehungslos gegenüberstehen. Ambivalenz kann sich zum Beispiel darin zeigen, daß eine Patientin gleichzeit lacht und weint oder stundenlang vor dem Schrank steht, ohne sich für eine Hose entscheiden zu können.

Ambivalenz ist auch bei Gesunden möglich. Im Gegensatz zum Schizophrenen kann ein Gesunder den Konflikt aber nach kurzer Zeit lösen, z.B. sich für eine von zwei Hosen entscheiden.

Typisch sind auch **paradoxe Affekte** *(inadäquate Affekte, Parathymie).* Dabei ist die innere Zusammengehörigkeit von Erlebnis und begleitendem Affekt zerbrochen. Dann können grauenhafte Erlebnisse munter lächelnd erzählt werden – und umgekehrt.

Viele Schizophrene haben außerdem große Angst oder sind deprimiert als Folge des veränderten Erlebens.

Autismus

Ein weiteres Grundsymptom der Schizophrenie ist der **Autismus.** Hierunter versteht man eine „Ich-Versunkenheit" und Abkapselung von der Realität. Die Patienten leben gewissermaßen in einer „Privatwelt". Autistische Patienten können sich daher nicht so verhalten, wie es die jeweilige Situation erfordern würde. Beispielsweise befragt ein Patient stundenlang seine Mitpatienten nach ihren Vorfahren und erstellt Stammbäume, ohne das Desinteresse und den Ärger der Mitpatienten überhaupt wahrzunehmen. Autismus ist ein Mechanismus, durch den sich der Ich-gestörte Kranke vor Überforderungen schützt. Extrem autistische Kranke nehmen keinen Anteil mehr an ihrer Umgebung, sprechen kaum noch *(Mutismus)* oder bewegen sich nicht mehr *(Stupor).*

Störungen des Ich-Erlebnis

Zum Kern der schizophrenen Erkrankung gehört die Veränderung des Ich-Erlebens. Schizophrene können sich selbst als fremd oder unheimlich erleben *(Depersonalisation).* Beispielsweise erzählt ein Patient, in seinem Körper sei rechts ein Pfarrer und links ein Soldat, die sich ständig stritten. Die Grenze zwischen „Ich" und „Umwelt" kann zerbrechen, so daß der Kranke die eigenen Denk- und Willensprozesse nicht mehr als eigene erkennt. Im Bereich des Denkens führt das zu den Symptomen Gedankeneingebung, Gedankenausbreitung und Gedankenentzug (☞ 36.2.8). Werden Bewegungen und Handlungen als von außen gelenkt erlebt, spricht man von Willensbeeinflussung (☞ unten, Wahrnehmungsstörungen).

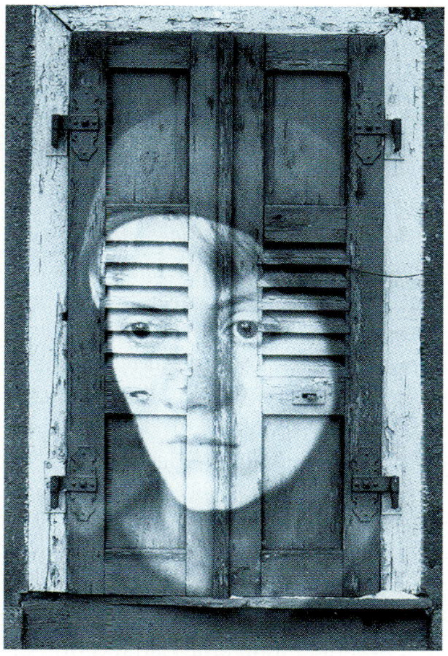

Abb. 36.26: Manche Patienten leiden unter einer **Gefühlssperre,** durch die sie vollkommen gleichgültig wirken. Die Gefühle sind aber nicht verschwunden, eher hinter einer Tür verschlossen, die der Kranke nicht mehr öffnen kann. [K153]

Störungen des Antriebs und der Psychomotorik

Katatone Erscheinungen (engl. catatonia, Erkr. mit gestörter Willkürmotorik) durch Störungen des Antriebs und der Psychomotorik sind heute im Vergleich zu früher weniger deutlich ausgeprägt. Zur Katatonie gehören z.B. motorische Erstarrung (Mutismus), bizarre Haltungen, Automatismen, Manierismen, Grimassieren oder Bewegungsstürme. Dabei nehmen die Patienten alles wahr, was in ihrer Umwelt geschieht, sie können sich aber nicht am Geschehen beteiligen. Katatone Erscheinungen gehen meist mit starker innerer Anspannung des Patienten einher. Sehr selten, aber lebensbedrohlich, ist die **maligne Katatonie** mit hochgradiger Erregung, Fieber, Kreislaufstörungen und Herzjagen, die mit einer Elektrokrampftherapie (☞ 36.5.1) behandelt wird.

Wahrnehmungsstörungen

Nahezu jeder Schizophrene hat mindestens einmal im Verlauf der Erkrankung Wahrnehmungsstörungen. Besonders häufig sind akustische Halluzinationen und Körperhalluzinationen.

Bei den akustischen Halluzinationen unterscheidet man:

- **Kommentierende Stimmen**, die das Verhalten des Kranken mit Bemerkungen versehen („sie wäscht sich")
- **Imperative Stimmen**, die Befehle geben und oft gefährlich sind („wirf dich vor den Zug")
- **Dialogisierende Stimmen**, das sind mehrere Stimmen, die sich unterhalten
- **Gedankenlautwerden**, d.h. der Patient hört seine eigenen Gedanken laut von außen.

Körperhalluzinationen werden typischerweise als von „außen gemacht" empfunden. Die Patienten erzählen etwa, sie würden bestrahlt oder von außen mit Nadeln durchbohrt *(leibliche Beeinflussungserlebnisse).*

Daneben gibt es eigenartige Leibgefühle (Brennen, Kribbeln, Schrumpfen der Glieder), die als **Zoenästhesien** bezeichnet werden.

Geschmacks-, Geruchs- und optische Halluzinationen sind demgegenüber seltener.

Wahn

Der Patient erkennt die oben genannten Symptome (z.B. die Halluzinationen, die Ich-Störungen) nicht als krankheitsbedingt. Er erlebt sie vielmehr als wirklich. In der Auseinandersetzung mit diesem Erleben suchen viele Patienten eine Erklärung und bauen dazu einen **Wahn** (☞ 36.2.5) auf. Es riecht beispielsweise nach Gas, weil die Nachbarn Gas in die Wohnung einleiten, oder der Patient hört Stimmen, weil Gott zu ihm spricht. Die häufigsten Wahnthemen sind der Beziehungs- und Verfolgungswahn.

Plus- und Minussymptome

Bei den vorgestellten Symptomen werden **Plus**- von **Minussymptomen** unterschieden. Plussymptome sind z.B. Wahn, Halluzinationen und Denkzerfahrenheit. Zu den Minussymptomen zählen Affekt-, Antriebs- und Sprachverarmung, Lustlosigkeit, sozialer Rückzug und Mangel an Körperpflege.

Bei akut Kranken stehen meist Plussymptome im Vordergrund, in der Rehabilitation die Minussymptome.

Einteilung schizophrener Erkrankungen

Schizophrene Erkrankungen werden nach ihren Symptomen eingeteilt. Je nachdem, welche Symptome beim Patienten vorherrschen, wird die Erkrankung einer von vier Unterformen zugeordnet. Diese Zuordnung gilt immer nur für die aktuelle Krankheitsphase, da im Laufe einer schizophrenen Erkrankung die verschiedensten Symptombilder auftreten können. Die Übergänge zwischen den verschiedenen Formen sind fließend:

- **Paranoid-halluzinatorische Form.** Vorherrschende Symptome sind hier Halluzinationen und Wahn
- **Katatone Form.** Bei dieser Form stehen die Störungen des Antriebs und der Psychosomatik im Vordergrung
- **Hebephrene Form.** Es dominieren Affektstörungen (flacher Affekt, Enthemmung, „läppisch-alberne" Gestimmtheit), und oft entwickelt sich schnell eine Minussymptomatik (☞ oben)
- **Schizophrenia simplex.** Bei dieser Form sind in erster Linie Denkstörungen, Antriebslosigkeit und Verkümmerung des Realitätsbezuges zu beobachten.

Diagnose

Die Diagnose einer schizophrenen Erkrankung wird aufgrund des psychopathologischen Befundes gestellt. Insbesondere bei schleichend beginnendem Verlauf ist eine exakte Diagnose manchmal unmöglich.

Denkstörungen (insbesondere Zerfahrenheit), Affektstörungen (in erster Linie Ambivalenz) und Autismus haben bei der Diagnosestellung die größte Bedeutung. Auch akustische Halluzinationen, Leibhalluzinationen, die typischen Störungen des Ich-Erlebnis und Wahnwahrnehmungen erlauben die Diagnose, falls eine exogene Psychose ausgeschlossen ist. Die übrigen Symptome (z.B. sonstige Halluzinationen, Wahneinfälle, Manierismen) sind demgegenüber von geringerem Gewicht.

Behandlungsstrategie

Entsprechend der vielfältigen Ursachen und Beeinflussungsfaktoren einer Schizophrenie gibt es keine einzelne Therapieform, die die Schizophrenie einfach beseitigen kannn. Medikamentöse Therapie, Psychotherapie und Soziotherapie müssen immer zusammen eingesetzt werden, um den Patienten so weit wie möglich zu rehabilitieren.

Medikamentöse Therapie

Die medikamentöse Therapie wirkt besonders auf die Plussymptomatik. Sie stützt sich in erster Linie auf Neuroleptika, die bei der Schizophrenie auch zur Langzeitbehandlung und Rezidivprophylaxe eingesetzt werden. Bei starken Angstzuständen werden zusätzlich Tranquilizer (z.B. Benzodiazepine, ☞ Pharma-Info 36.43) gegeben.

Psycho- und Soziotherapie

Psychotherapeutisch werden alle bekannten Verfahren eingesetzt. Verhaltenstherapeutisch können die verschiedensten Probleme bearbeitet werden. Gemeinsam werden krankheitsauslösende Situationen und Faktoren analysiert, damit der Patient ihnen in Zukunft ausweichen kann. Rollenspiele sollen die sozialen Kompetenzen zu verbessern. Gegen die häufigen Konzentrationsstörungen hilft kognitives Training. Krankheitsinformationen sind wichtig, damit die Patienten z.B. bei Rezidiven den Beginn der Krankheit erkennen und eine Behandlung suchen können. Die Patienten müssen auch lernen, wie sie Belastungen sinnvoll bewältigen können.

Studien legen nahe, daß es häufiger zu Rückfällen kommt, wenn in der Familie Schizophrener ein besonders emotionaler, oft vorwurfsvoller Umgangston herrscht *(expressed emotions-Konzept)*. In Familientherapien wird dann versucht, andere Kommunikationsstile einzuüben.

Psychoanalytisch orientierte Verfahren werden eher selten angewandt, da die Gefahr einer emotionalen Überstimulation mit Anstieg der Rezidivhäufigkeit besteht.

Ein großes Problem für die soziale Reintegration ist die Minussymptomatik, die auf Medikamente oder sprachliche Behandlungsmethoden kaum anspricht. Für die notwendige Aktivierung sind die pflegerisch angewandten Therapieformen, z.B. Alltagsbewältigung, besonders wichtig. Ergänzt wird das Behandlungskonzept z.B. durch körperliche Aktivierung (Sport), Ergo- und Arbeitstherapie.

Pflege

☑ Die Pflege schizophrener Patienten ist immer eine Gratwanderung zwischen Unterstimulation, die die Minussymptomatik begünstigt, und Überstimulation, die die Plussymptome verstärkt und zu erhöhter Suizidgefahr führt.

Der Zerfall des „Ichs" und der Grenzen zur Außenwelt bedroht den Kranken. Viele schizophrene Symptome wie etwa der Wahn sind als Bewältigungsversuche und Schutzmechanismen anzusehen. Diese dürfen dem Patienten daher nicht einfach „weggenommen" werden, da der Patient dann noch mehr Angst bekommt und evtl. einen Suizidversuch unternimmt. Die Pflegenden sollten also nicht versuchen, dem Patienten Wahn „auszureden". Dies gelingt ohnehin nicht, kann den Kranken aber gefährden.

Die Bezugspersonen der Patienten sollten nicht ständig wechseln. Die Kranken müssen wissen, wer für sie zuständig ist. Die Bezugspersonen müssen ein ausgewogenes Verhältnis zwischen Nähe und Distanz finden: Zuviel Nähe bedroht und kann die Krankheit verschlimmern. Zuviel Distanz verstärkt die Einsamkeit und läßt den Kranken mit seiner Angst alleine.

Wichtig für schizophrene Patienten sind klare, einfache und übersichtliche Informationen. Der Kommunikationsstil muß eindeutig sein. Ironische Bemerkungen, komplizierte Erklärungen und vage Aussagen werden vermieden (also „um 9.00 Uhr komme ich und spiele mit Ihnen" und nicht „vielleicht spielen wir nachher zusammen").

Oft ergeben sich aus den Symptomen Hinweise auf mögliche seelische Konflikte, etwa wenn eine Patientin immer die Stimme eines ehemaligen Bekannten hört, in den sie unglücklich verliebt war und der sie nun auffordert, sich auszuziehen. Solche Hinweise darf man im Gespräch nicht einfach aufgreifen und bearbeiten, denn dazu ist das „Ich" der Patienten in der akuten Krankheitsphase nicht stabil genug. Konflikte und auslösende Bedingungen werden erst angegangen, wenn die psychotischen Symptome abgeklungen sind.

Stark psychotischen Patienten gestatten die Pflegenden genügend Rückzugsmöglichkeiten. Teilnahme an Therapien oder mehr als die notwendigste Körperpflege werden nicht erzwungen. Um eine Beziehung zu diesen schwerkranken Patienten aufzubauen, eignen sich besonders einfache gemeinsame Tätigkeiten. Vor Reizüberflutung durch Lärm, vor emotionalen Belastungen, zu vielen sozialen Kontakten oder Therapien werden die Kranken geschützt.

Akut Kranke können manchmal wegen Vergiftungsängsten nicht essen. Solange sie genug trinken, kann ihre Essensverweigerung für ein paar Tage toleriert werden. Manchmal hilft es, Obst oder originalverpacktes Essen anzubieten. Beispielsweise trinkt ein Patient, der das Stationsessen verweigert, evtl. Säfte aus frisch geöffneten Flaschen.

In jeder Krankheitsphase versuchen die Pflegenden, die gesunden „Anteile" der Patienten zu entdecken und zu fördern. Bemerkt man etwa, daß ein Patient gerne spielt, kann diese „gesunde" Fähigkeit durch das regelmäßige Schachspielen mit einer Pflegekraft einmal täglich gestärkt werden. Für einen Patienten, der wieder arbeiten möchte, ist nach ausreichender Stabilisierung die Arbeitstherapie geeignet.

Verlauf und Prognose

Der Verlauf schizophrener Erkrankungen ist zum Teil einem nicht durchschaubaren Eigengesetz unterworfen, hängt aber auch vom Umfeld ab. Auch nach jahrelangem Krankheitsverlauf kann es bei schizophrenen Patienten noch zu einer Besserung und Heilung kommen.

Schizophrenien können akut und chronisch verlaufen. Es sind schwere Erkrankungen mit einer hohen Suizidrate von 5 – 10%. Trotzdem ist die Prognose nicht so ungünstig wie in der Öffentlichkeit oft dargestellt. Ein Drittel der Ersterkrankten wird und bleibt symptomfrei, und auch Rezidive können folgenlos ausheilen.

Manchmal hinterläßt eine akute Krankheitsepisode aber bleibende Veränderungen. Hier unterscheidet man *uncharakteristische Residuen* (mit Verlust von Spannkraft, Schwung, Konzentrations- und Gedächtnisstörungen) von *charakteristischen Residuen*, bei denen das typisch Schizophrene dominiert. Kennzeichen dieser **schizophrenen Defektpsychose** sind Autismus mit Abkapselung und Realitätsferne, Affektverflachung und inadäquatem Affekt, Denkzerfahrenheit und fehlende Krankheitseinsicht.

36.4.2 Wahnhafte Störungen

Bei manchen Kranken sind Wahnvorstellungen das auffälligste oder einzige Krankheitssymptom. Denken und Persönlichkeit wirken unverändert. Die Beziehung solcher wahnhafter Störungen zu den Schizophrenien ist nicht eindeutig geklärt. Sie werden je nach Lehrmeinung als **Paranoia** *(Wahn), paranoides Zustandsbild, Paraphrenie, Randform der Schizophrenie* oder *sensitiver Beziehungswahn* bezeichnet.

Wahnhafte Störungen sind schwer zu behandeln. Medikamentös werden hochpotente Neuroleptika (☞ Pharma-Info 36.23) gegeben. Gelegentlich ist eine tiefenpsychologische Therapie erfolgreich.

36.4.3 Schizoaffektive Psychosen

Bei **schizoaffektiven Psychosen** treten gleichzeitig schizophrene *und* affektive Symptome auf. Sie stellen eine schwierig einzuordnende Zwischenform zwischen schizophrenen und affektiven Psychosen dar. Je nachdem, ob die Stimmung pathologisch gehoben oder gesenkt ist, spricht man von einer *schizomanischen* oder *schizodepressiven Störung*.

Schizoaffektive Psychosen beginnen oft abrupt, und häufig läßt sich ein psychischer Auslöser feststellen. Die Prognose ist insgesamt besser als bei Schizophrenien.

36.5 Affektive Störungen

Affektive Störungen: Psychische Erkrankungen, bei denen krankhafte Veränderungen der *Stimmung* im Vordergrund stehen. Bei gesenkter Stimmung spricht man von **Depression**, bei gehobener Stimmung von **Manie**.

Affektive Störungen können verschiedene Ursachen haben. Beispielsweise können Depressionen organisch, psychogen oder endogen bedingt sein. Ist eine affektive Störung endogen bedingt, spricht man auch von *affektiver Psychose*.

Affektive Psychose

Affektive Psychose *(Zyklothymie, bipolare Psychose, manisch-depressive Krankheit)*: Endogene Psychose mit phasenweiser depressiver (melancholischer) oder manischer Verstimmung des Kranken. Häufigkeit ca. 0,5 – 1%, familiär gehäuft auftretend. Die Phasen können rezidivieren, heilen aber in der Regel folgenlos aus.

Bei den affektiven Psychosen unterscheidet man:
- Monopolare Verläufe mit ausschließlich depressiven Phasen (2/3 der Fälle)
- Bipolare Verläufe mit einem Wechsel von depressiven und manischen Phasen (1/3 der Fälle)
- Monopolare Verläufe mit ausschließlich manischen Phasen (sehr selten).

36.5.1 Depression

Depression: Affektive Störung mit krankhaft niedergedrückter Stimmung des Kranken, die mit einer Vielzahl psychischer, psychosozialer und körperlicher Symptome einhergehen kann. Sehr häufige Störung: Schätzungsweise 15% aller Menschen leiden (mindestens) einmal im Leben an einer behandlungsbedürftigen Depression.

Jeder Mensch erlebt neben Zeiten der Freude auch Zeiten der Traurigkeit. Stimmungsschwankungen gehören zum Leben. Depressionen sind nicht nur durch besondere Schwere und Dauer von Trauer und Niedergeschlagenheit gekennzeichnet, sie sind auch qualitativ anders als die „normale" Traurigkeit. Sie verändern den Menschen und können von ihm alleine oft nicht bewältigt werden.

Krankheitsentstehung und Einteilung

Am häufigsten werden die Depressionen werden nach ihrer (mutmaßlichen) Ursache eingeteilt:

Endogene Depression

Die **endogene Depression** *(Melancholie, zyklothyme Depression, engl. major depression)* ist eine Manifestationsform der affektiven Psychose (☞ 36.5). Wie bei anderen endogenen Psychosen ist ihre Ursache ungeklärt. Erbliche Faktoren spielen sicher eine Rolle, können aber die Erkrankung nicht hinreichend erklären. Ausgelöst werden die Phasen oft durch zwischenmenschlichen Belastungen.

Organische Depressionen

Organische Depressionen sind Ausdruck einer körperlichen Erkrankung, z.B. einer Schilddrüsenunterfunktion.

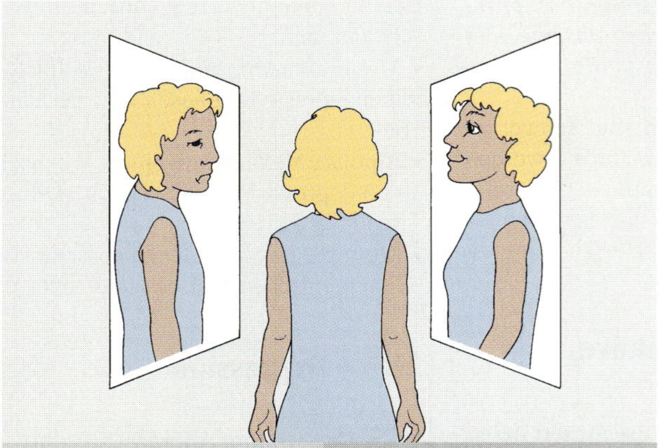

Depressive Verstimmung	Manische Verstimmung
• Denkhemmung • Psychomotorische Hemmung • Vitalstörungen • Wahnthemen Schuld und Verarmung	• Ideenflucht • Psychomotorische Erregung • Steigerung der Vitalgefühle • Wahnthema Größenideen

Abb. 36.27: Die zwei Pole der affektiven Psychose: Depression und Manie. [L117]

Psychogene Depressionen

Unter der Bezeichnung **psychogene Depressionen** werden folgende Depressionen zusammengefaßt:

- **Reaktive Depressionen,** die durch belastende äußere Faktoren (z.B. Tod eines geliebten Menschen) ausgelöst werden
- **Neurotische Depressionen**, die sich aufgrund frühkindlicher Störungen entwickeln sollen und deren Vorkommen umstritten ist. Eine überfürsorgliche Mutter soll die aggressiven kindlichen Impulse (Trotz) verhindern, so daß das Kind nicht selbständig werden kann, seine aggressiven Impulse unterdrückt und letztlich gegen sich selbst richtet
- **Erschöpfungsdepressionen**, die eine Antwort des Organismus auf Dauerbelastung darstellen.

Pharma-Info 36.28 Neuroleptika

Als **Neuroleptika** (engl. *major tranquilizer*) werden solche Medikamente bezeichnet, die nicht nur sedierend wirken, sondern darüberhinaus die gestörten psychischen Funktionen zu „ordnen" vermögen. Je stärker diese *antipsychotische Wirkung* eines Medikamentes ist, desto geringer sedierend wirkt es in der Regel.

Man unterscheidet hochpotente, mittelpotente und niederpotente Neuroleptika, wobei sich die Potenzbezeichnung auf die antipsychotische Wirkstärke bezieht.

Hoch- und mittelpotente Neuroleptika

Hoch- und **mittelpotente Neuroleptika** wirken besonders gegen psychotische Spannungszustände und Erregung, Angst, Wahn und Halluzinationen. Sie ordnen den formalen Gedankengang. Darüberhinaus sind sie leicht antriebshemmend. Ihre beruhigende Wirkung ist nur gering.

Zu den hochpotenten Neuroleptika zählen etwa Haloperidol (z.B. Haldol®), Glianimon (z.B. Benperidol®) und Flupentixol (z.B. Fluanxol®), zu den mittelpotenten beispielsweise Clopenthixol (etwa Ciatyl®) und Triflupromazin (etwa Psyquil®).

Indikationen

Indikationen sind psychotische Störungen bei Schizophrenien, wahnhaften Depressionen, hirnorganischem Psychosyndrom und Delir. Weiterhin werden sie zur Rückfallprophylaxe bei chronisch verlaufenden schizophrenen Psychosen eingesetzt.

Unerwünschte Wirkungen

Unerwünschte Wirkungen betreffen in erster Linie das extrapyramidalmotorische System (kurz *EPMS*, vgl. auch ☞ 35.1.2):

- **Dyskinesien** sind spontan auftretende, unwillkürliche Bewegungen. Bei der Neuroleptikatherapie sind zwei Formen von Dyskinesien zu unterscheiden. Gelegentlich treten zu Beginn der Therapie **Frühdyskinesien** *(initiale Dyskinesien)* auf. Meist handelt es sich dabei um schmerzhafte Zungen-, Schlund- und Blickkrämpfe oder um Krämpfe der Kiefermuskulatur. Frühdyskinesien müssen sofort mit Biperiden (etwa Akineton®) behandelt werden. Die Neuroleptikatherapie kann fortgesetzt werden.
Spätdyskinesien *(tardive Dyskinesien)* entwickeln sich erst nach längerdauernder Neuroleptikatherapie. Am häufigsten sind unwillkürliche Bewegungen der Mund-, Schlund- und Gesichtsmuskulatur, z.B. Schmatz- und Kaubewegungen. Bei einigen Patienten sind die Spätdyskinesien therapieresistent
- Bei der **Akathisie** hat der Patient einen solchen Bewegungsdrang, daß er weder ruhig sitzen noch stehen kann. Die Betroffenen trippeln auf der Stelle, laufen unruhig auf und ab und „zappeln" auf dem Stuhl herum. Die Patienten leiden oft sehr darunter. Eine Akathisie ist manchmal nur schwer von einer krankheitsbedingten Unruhe zu unterscheiden. Die Behandlung der Akathisie besteht in der Dosisreduktion des Neuroleptikums (falls möglich) und der Gabe eines β-Blockers
- Das **pharmakogene Parkinson-Syndrom** (☞ auch 35.10.1) zeigt sich durch Muskelsteifigkeit (*Rigor*), Zittern (*Tremor*) und v.a. Bewegungsarmut (*Hypokinese*). Die Patienten wirken steif und bewegen sich roboterhaft mit kleinen Schritten und starrer Mimik. Das pharmakogene Parkinson-Syndrom wird durch Gabe von Biperiden (z.B. Akineton® und evtl. Umstellung des Neuroleptikums therapiert. Da Akineton® leicht euphorisierend wirkt und ein geringes Abhängigkeitspotential hat, sollte es bei der Bedarfsmedikation nicht zu freigiebig ausgegeben werden.

Weitere Nebenwirkungen bestehen in Blutdrucksenkung, Kreislauflabilisierung, Mundtrockenheit, Kopfschmerzen, Thrombosegefahr, Obstipation, Allergien, depressiver Verstimmung,

Neurobiochemisch werden insbesondere bei der endogenen Depression Neurotransmitterstörungen im Serotonin- und Noradrenalinhaushalt diskutiert.

Weil die Ursachen von Depressionen letztlich unklar sind, spricht die ICD 10 beschreibend von *depressiven Episoden, rezidivierenden depressiven Störungen* und *bipolaren affektiven Störungen* und verzichtet auf die Begriffe endogen, psychogen und neurotisch.

Symptome

Depressive Patienten sind niedergeschlagen, bedrückt und freudlos. Einige bezeichnen sich als traurig, andere betonen, daß sie noch nicht einmal echte Traurigkeit empfinden können, sie seien vielmehr „leer" und „wie abgestorben" *(Gefühl der Gefühllosigkeit)*. Oft leiden die Kranken insbesondere unter dem Fehlen liebevoller Gefühle gegenüber anderen („ich bin nur noch Mutter vom Kopf her, vom Herzen her bin ich tot"). Auch sich selbst können Depressive nicht mehr positiv wahrnehmen: Sie fühlen sich wertlos, überflüssig oder schuldig *(Insuffizienzgefühle)*. Die Patienten haben keine Hoffnung auf Besserung oder auf eine schöne Zukunft. Oft erscheint ihnen das Weiterleben unerträglich und sinnlos, so daß sie den Suizid als letzten Ausweg ansehen.

Weder für Hobbys noch für ihren Beruf können die Kranken Interesse aufbringen. Der Antrieb ist typischerweise vermindert, die Patienten haben keinen Schwung und werden schnell müde. Sie bewegen sich nur langsam, der Gesichtsausdruck ist leidend oder erstarrt. In Extremfällen kommt es zu einem depressiven Stupor: Der Kranke ist nahezu bewegungslos und stumm und reagiert nicht mehr auf die Umwelt.

Wegen dieser Antriebshemmung kann man die innere Unruhe nur schwer wahrnehmen, die viele Patienten quält. Oft leiden sie auch unter Angst. Manchmal aber sind depressive Patienten psychomotorisch erregt, sie ringen die Hände oder laufen rastlos auf und ab. Dann spricht man von **agitierter Depression**.

Auch das Denken ist erschwert und verlangsamt *(Denkhemmung)*. Manchmal müssen die Patienten zwanghaft über einige wenige, bedrükkende Themen nachgrübeln *(Grübeln)*. Daneben sind Störungen von Konzentration, Aufmerksamkeit und Gedächtnis häufig. Sie können so ausgeprägt sein, daß gerade bei alten Menschen eine Demenz anstelle einer Depression diagnostiziert wird (*Pseudodemenz*, ☞ auch 14.5).

---

deliranten Symptomen und – besonders belastend und oft übersehen – Libido- und Potenzstörungen.

Gefährliche Neuroleptika-Nebenwirkungen

Ganz selten, aber lebensgefährlich sind:

- Das **maligne neuroleptische Syndrom** mit Fieber, Rigor und Akinese, Bewußtseinsstörungen, starkem Schwitzen und Tachypnoe
- Störungen in der Bildung der weißen Blutkörperchen (*Agranulozytose*, ☞ 24.7.4).

Aber:

Entgegen einem weitverbreiteten Vorurteil machen Neuroleptika nicht abhängig.

Um die regelmäßige medikamentöse Behandlung bei chronisch Kranken zu sichern, gibt es von einigen hochwirksamen Neuroleptika Depotformen, die nur alle 2 – 4 Wochen als i.m. Injektion verabreicht werden.

Sonderstellung: Clozapin

Clozapin (Leponex®) ist vom Wirkprofil den mittelstarken Neuroleptika zuzuordnen. Es wird als *atypisches Neuroleptikum* bezeichnet, da es ein anderes Nebenwirkungsspektrum hat (insbesondere keine Effekte auf das extrapyramidalmotorische System) und oft noch wirkt, wenn andere Neuroleptika versagen. Wichtigste Nebenwirkung ist die recht häufige Agranulozytose (☞ 24.7.4). Daher wird Clozapin nur eingesetzt, wenn andere Neuroleptika keinen Erfolg gebracht haben. Bei unzuverlässigen Patienten, bei denen kein regelmäßiger Arztkontakt vorausgesetzt werden kann, darf es nicht gegeben werden.

Unter der Behandlung mit Clozapin müssen regelmäßige Blutbildkontrollen erfolgen. Beim Auftreten von Fieber oder Halsschmerzen muß sofort der Arzt informiert werden, da dies erste Hinweise auf eine Agranulozytose sein können. Durch diese Vorsichtsmaßnahmen und rechtzeitiges Absetzen des Medikaments kann ein lebensbedrohlicher Abfall der weißen Blutkörperchen in der Regel verhindert werden.

Nicht so bedrohlich, aber für die Patienten belastend, ist zu Beginn der Therapie starker Speichelfluß sowie später die Gefahr einer massiven Gewichtszunahme.

Niederpotente Neuroleptika

Niederpotente Neuroleptika wirken stark sedierend und gering antipsychotisch. Sie dämpfen Erregungszustände und fördern den Nachtschlaf.

Zu den niederpotenten Neuroleptika zählen u.a. Thioridazin (Melleril®), Chlorprothixen (Truxal®), Promethazin (Atosil®) und Levomepromazin (Neurocil®).

Indikationen

Ihre **Indikationen** sind Erregungs-, Angst- und Spannungszustände sowie Schlafstörungen.

Unerwünschte Nebenwirkungen

An **unerwünschten Wirkungen** sind v.a. starke Müdigkeit mit Störung der Arbeitsfähigkeit und vegetative Nebenwirkungen wie Mundtrockenheit, Schwitzen und Obstipation zu nennen. Motorische Störungen hingegen sind sehr selten.

Pflege

Die Medikation mit Neuroleptika ist für viele Patienten belastend. Sie haben das Gefühl, sich zwischen einer schweren Krankheit oder schlimmen Nebenwirkungen entscheiden zu müssen. Diese Patienten müssen mit ihren Fragen und Sorgen ernst genommen werden. Im Gespräch werden die Gründe besprochen, die für oder gegen eine Medikation sprechen.

Wichtig ist die Beurteilung, wie zuverlässig der Patient bei der Medikamenteneinnahme ist. Davon hängt z.B. ab, ob der Arzt Tabletten verschreiben wird, oder ob er die Einstellung des Patienten auf ein Depot-Neuroleptikum anstrebt.

Manchmal werden Depressionen sehr leibnah erlebt. Die Patienten klagen über ein Druck- oder Schweregefühl im Brustbereich, über Gesichtsschmerzen oder schwere Glieder. Typische vegetative Symptome sind Ein- und Durchschlafstörungen mit morgendlichem Früherwachen, Appetitstörungen, Verstopfung und Durchfall, Herzjagen, Libido- und Potenzstörungen und Schwitzen. Tagesschwankungen mit „Morgentief“ und „abendlicher Aufhellung“ weisen auf eine Störung des Biorhythmus hin.

Bei einer **larvierten Depression** (larviert = maskiert) stehen die Vitalstörungen und vegetativen Symptome so im Vordergrund, daß sie die depressive Verstimmung überdecken (maskieren).

Bei schweren Depressionen kann ein Wahn entstehen. Dieser spiegelt typischerweise das negative Selbstwertgefühl der Kranken wider. Schuldwahn, Verarmungswahn und hypochondrischer Wahn sind am häufigsten zu beobachten. Fallbeispiel: Eine depressive Patientin fühlt sich schuldig an einer schweren Erkrankung ihrer Tante, weil sie diese vor Jahren gekränkt und ihr so das Herz gebrochen habe.

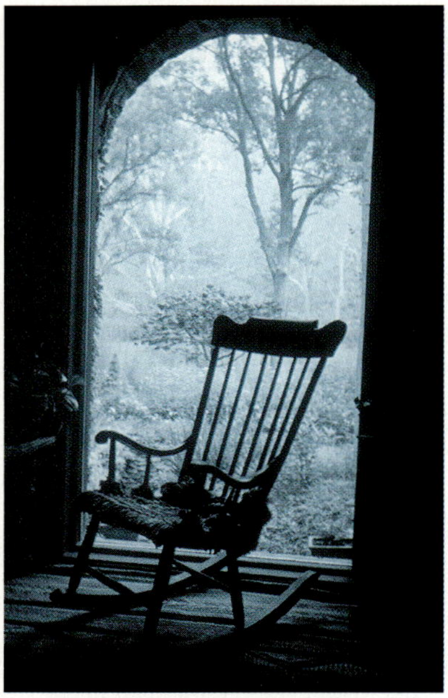

Abb. 36.29: Einige Depressive bezeichnen sich als traurig, andere betonen, daß sie noch nicht einmal echte Traurigkeit empfinden können, sie seien vielmehr „leer“ und „wie abgestorben“ (Gefühl der Gefühllosigkeit). [J550]

Die Phasendauer bei endogenen Depressionen schwankt zwischen einigen Tagen und Jahren, im Durchschnitt beträgt sie ein halbes Jahr.

Diagnose

Die verschiedenen Depressionen können anhand ihrer Symptomatik nicht unterschieden werden. Es müssen außerdem die Biographie, die Krankengeschichte, die aktuelle Lebenssituation und die Familienanamnese berücksichtigt werden.

Für eine endogene Depression sprechen eine positive Familienanamnese, frühere depressive und/oder manische Phasen (vom Patienten und seinen Angehörigen oft nur als „psychische Erkrankung“ erwähnt), ausgeprägte Tagesschwankungen, Schlafstörungen mit morgendlichem Früherwachen, Wahnbildung und Fehlen eines Konfliktes.

Bei neurotischen und reaktiven Depressionen ist ein belastendes Ereignis vorausgegangen, das den Zustand des Patienten ausreichend erklärt. Das Konzept der neurotischen Depression ist allerdings umstritten, der Übergang zur reaktiven Depression fließend und die Abgrenzung zur endogenen Depression schwierig.

Behandlungsstrategie

Ob eine Depression ambulant behandelt werden kann oder eine Krankenhausaufnahme sinnvoller ist, hängt von der Schwere der Erkrankung (Suizidgefahr), dem sozialen Umfeld und der Persönlichkeit des Kranken ab. Während einige Patienten die Krankenhausaufnahme als Entlastung empfinden (Entlastung von Pflichten, „Anerkennung“ als Kranker), stellt die Aufnahme in eine psychiatrische Klinik für andere eine Belastung mit Gefahr der Krankheitsverschlimmerung dar.

Die Therapie von Depressionen stützt sich auf:

- Antidepressiva (☞ Pharma-Info 36.31) zur Akutbehandlung jeder schweren Depression
- Lithiumsalze oder Antidepressiva zur Phasenprophylaxe rezidivierender Depressionen
- Schlafentzugsbehandlung
- Lichttherapie
- Psychotherapeutische Verfahren
- Elektrokrampftherapie bei therapieresistenten endogenen Depressionen.

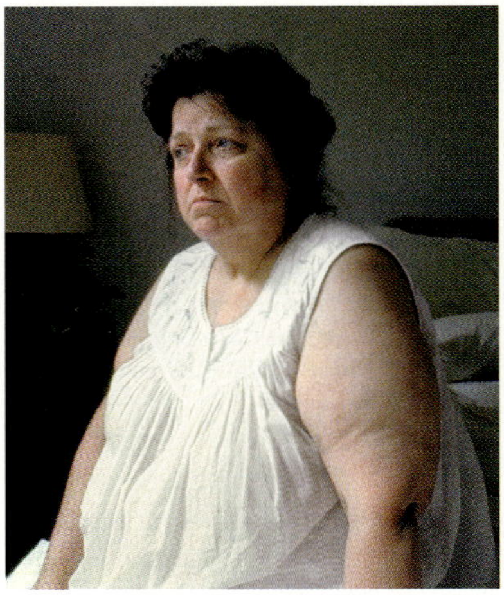

Abb. 36.30: Häufig ist der Gesichtsausdruck von Depressiven leidend oder erstarrt. Die Betroffenen sehen die Welt um sich herum nur noch grau in grau. [J520-209]

Antidepressiva

Die medikamentöse Therapie mit *Antidepressiva* ist ein Hauptpfeiler der Behandlung von Depressionen. Schätzungsweise 70% der Patienten mit einer endogenen Depression sprechen gut auf Antidepressiva an. Bei den übrigen Depressionsformen sind die Erfolge nicht so gut. Zu beachten ist, daß die Antidepressiva bis drei Monate nach Abklingen der depressiven Phase gegeben werden müssen, da es sonst zu einem Rezidiv kommt. Die Antidepressiva werden in der Regel oral gegeben. Eine parenterale Gabe ist der oralen Gabe nicht sicher überlegen.

Medikamentöse Phasenprophylaxe

Nach zwei depressiven Episoden sollte eine **medikamentöse Phasenprophylaxe** überlegt werden. Medikament der ersten Wahl sind *Lithiumsalze* (☞ Pharma-Info 36.32), die abermalige depressive oder manische Phasen verhindern oder wenigstens mildern. Die volle Wirksamkeit der Lithiumsalze ist aber erst nach einem halben Jahr gegeben, und sie müssen mindestens drei Jahre lang regelmäßig eingenommen werden. Dies erfordert viel Motivation und Krankheitsverständnis von seiten des Patienten.

Andere Möglichkeiten zur Phasenprophylaxe bestehen in der Langzeiteinnahme von Antidepressiva (v.a. bei monopolaren Depressionen) oder von Carbamazepin, z.B. Tegretal® (v.a. bei

Pharma-Info 36.31 Antidepressiva

Medikamente, die stimmungsaufhellend und angstlösend wirken, werden als **Antidepressiva** *(Thymoleptika)* bezeichnet. Einige Antidepressiva wirken darüber hinaus beruhigend, andere antriebssteigernd. Die Untergruppe der Serotonin-Wiederaufnahme-Hemmer (☞ unten) wirkt außerdem gegen Zwänge.

Antidepressiva machen nicht abhängig!
Entgegen eines häufigen Vorurteils besteht keine Abhängigkeitsgefahr! Antidepressiva hellen nur die *depressive* Verstimmung auf, sie heben nicht die ausgeglichene Stimmung eines Gesunden.
Allerdings dauert es ca. 10 – 20 Tage bis zur Stimmungsaufhellung (☞ unten).

Indikationen

Indikationen für Antidepressiva sind v.a. mittelschwere und schwere depressive Verstimmungen, Zwangsstörungen und Panikattacken. Gelegentlich werden sie zur Rückfallprophylaxe bei rezidivierenden depressiven Störungen eingesetzt. Unterstützend können Antidepressiva bei chronischen Schmerzen (☞ 16.4.6) gegeben werden.

Antidepressiva werden meist nach ihrer chemischen Struktur eingeteilt:

Tri- und tetrazyklische Antidepressiva

Tri- und tetrazyklische Antidepressiva hemmen die Aufnahme von Serotonin und Noradrenalin. Zu ihnen zählen beispielsweise Amitriptylin (etwa Laroxyl®, Saroten®), Doxepin (etwa Aponal®), Imipramin (etwa Tofranil®) und Maprotilin (etwa Ludiomil®).

Tri- und tetrazyklische Antidepressiva haben eine Reihe unerwünschter Wirkungen, die sich v.a. aus ihrer zentralen und peripheren anticholinergen Wirkung erklären und den Patienten erheblich belasten können. In erster Linie sind hier Kreislaufregulationsstörungen, Tachykardie, Schwindel, Mundtrockenheit, (nächtliches) Schwitzen, Akkomodationsstörungen, Glaukom, Fingerzittern, Obstipation und Blasenentleerungsstörung bis hin zum Harnverhalt zu nennen. Viele Patienten sind insbesondere in den ersten Tagen sediert und benommen. Langfristig ist eine Gewichtszunahme recht häufig. Seltene Nebenwirkungen sind Herzrhythmusstörungen, zerebrale Krampfanfälle und Delir. Da das Nebenwirkungsprofil der einzelnen Substanzen unterschiedlich ist, kann es durchaus lohnen, bei Nebenwirkungen auf ein anderes Präparat zu wechseln.

Kontraindikationen sind eine Prostatavergrößerung, ein Glaukom und Herzrhythmusstörungen.

MAO-Hemmer

Die neueren **MAO-Hemmer** (kurz für *Monoaminoxidase-Hemmer*) wie z.B. Moclobemid (Aurorix®) hemmen selektiv und reversibel einen Untertyp der Monoaminoxydase, so daß die Konzentration von Noradrenalin und Serotonin erhöht wird. Sie haben wahrscheinlich weniger Nebenwirkungen als trizyklische Antidepressiva, doch ist ihre endgültige Stellung in der antidepressiven Therapie noch offen.

Ältere MAO-Hemmer werden wegen ihrer zahlreichen Nebenwirkungen kaum noch eingesetzt.

Selektive Serotinin-Wiederaufnahme-Hemmer

Selektive Serotinin-Wiederaufnahme-Hemmer (kurz *SSRI*, RI = re-uptake inhibitor) gehören zu den neueren Antidepressiva. Da sie bei ungefähr gleicher Wirksamkeit insgesamt besser verträglich sind als die trizyklischen Antidepressiva, werden sie zunehmend eingesetzt, insbesondere auch bei älteren Patienten mit Kontraindikationen gegen trizyklische Antidepressiva. Nebenwirkungsfrei sind selektive Serotonin-Wiederaufnahme-Hemmer aber auch nicht: Insbesondere zu Beginn der Behandlung können gastrointestinale Symptome, Unruhe und Schlafstörungen auftreten.

Für die Pflege am wichtigsten: Nebenwirkungen erkennen und den Patienten begleiten

Typischerweise treten die Nebenwirkungen der antidepressiven Therapie vor der aufhellenden Wirkung auf und machen dem depressiven Patienten noch mehr Angst.

Besonders die oft eintretende Obstipation gibt Anlaß zu hypochondrischen Befürchtungen. Beispiel: Ein wahnhaft depressiver Mann wird nur noch von den zwei Ängsten beherrscht, daß die Welt ganz sicher untergehen und er nie mehr Stuhlgang haben und daran sterben werde. Solche Ängste muß man ernst nehmen.

Erforderlich sind eine Obstipationsprophylaxe und die regelmäßige Miktionskontrolle (Frage nach Beschwerden wie Nachtröpfeln und unwillkürlicher Harnabgang). Bei Beginn der Therapie sind Blutdruck- und Pulskontrollen nötig sowie eine Beratung des Patienten über kreislaufanregende Gymnastik. Patienten mit Mundtrokkenheit hilft Kaugummi kauen und viel trinken. Klagen über Schwierigkeiten beim Lesen sind ein Hinweis auf harmlose, meist vorübergehende Akkomodationsstörungen. Die Patienten brauchen keine neue Brille. Sinnvoll ist es, für solche Patienten auf Station immer einige schwächere Lesebrillen zur Überbrückung dieser Zeit bereitzuhalten. Bei akuter, starker Sehstörung und Augenschmerzen hingegen besteht Glaukomverdacht. Dann muß sofort der Arzt informiert werden.

Der Fingertremor (Tremor ☞ 35.3.3) behindert feinmotorische Arbeiten. Für depressive Patienten ist das „Versagen“ bei entsprechenden Beschäftigungen (z.B. Stricken) ein weiterer Beweis ihrer Unzulänglichkeit. Man sollte sie daher zu Tätigkeiten ermutigen, die ihre Feinmotorik nicht zu sehr in Anspruch nehmen (Ballspiele, Spazierengehen, Lesen).

Die Stimmungsaufhellung tritt erst nach 10 – 20 Tagen ein, Antriebssteigerung, Sedierung und andere unerwünschte Wirkungen aber früher. Die Zeit bis zur Stimmungsaufhellung ist für den Patienten nur schwer zu ertragen. Zum Wesen seiner Erkrankung gehört es, daß er nicht auf Besserung hofft. Dafür muß er sich mit unangenehmen Nebenwirkungen auseinandersetzen. In dieser Phase braucht er besondere Unterstützung. Steigt sein Antrieb, bevor sich die Stimmung bessert, kann er die Energie zum Suizid finden, die ihm vorher fehlte. Die Pflegender beobachten deshalb den depressiv Kranken sorgfältig auf Suizidsignale (☞ 36.12).

bipolaren Verläufen). Zur Phasenprophylaxe gehören aber immer auch eine regelmäßige Psychotherapie und Anpassungen des Lebensstils (z.B. Streßbewältigung).

Schlafentzug

Es gibt eine Theorie, nach der das morgendliche Früherwachen bei Depressiven ein Selbstheilungsversuch des Körpers ist. Dementsprechend soll **Schlafentzug** *(Wachtherapie)* diesen Selbstheilungsversuch unterstützen. Insbesondere Depressionen mit ausgeprägten Tagesschwankungen reagieren oft auf Schlafentzug.

Beim kompletten Schlafentzug wird der Patient die ganze Nacht wachgehalten, beim partiellen Schlafentzug wird er um 1.30 Uhr morgens geweckt und nur der depressionsfördernde Schlaf der frühen Morgenstunden entzogen. Die Behandlung kann nach ca. einer Woche wiederholt werden und hat keine Nebenwirkungen. Leider hält der Effekt nur kurz (einen Tag bis – selten – eine Woche) an. Aber auch eine kurze Besserung ist für viele Patienten eine große Erleichterung und gibt ihnen die Kraft, den Wirkungseintritt der Medikamente abzuwarten.

Schlafentzug stellt hohe Anforderungen an die Pflegenden. Die müden, erschöpften Patienten sehnen sich nach Ruhe – und sollen auf ihre letzte Rückzugsmöglichkeit, ein paar Stunden Schlaf, auch noch verzichten. Nachts gibt es keine Therapien, die die Zeit vertreiben könnten. Alle Beschäftigungsangebote hängen von der Phantasie der Nachtwache ab. Schon ein kurzes Nickerchen hebt die Wirkung des ganzen Schlafentzugs auf. Die Patienten sollten daher komplett angezogen bleiben und sich nicht im Patientenzimmer aufhalten. Ruhepausen auf dem Bett sind ebenfalls nicht erlaubt. Am besten ist es, den Schlafentzug in einer Gruppe durchzuführen – manchmal kann man auf anderen Stationen „Partner" für die eigenen Patienten finden. Am folgenden Tag dürfen die Patienten nicht „nachschlafen".

Lichttherapie

Beobachtungen einer saisonalen Häufung von Depressionen („Winterdepression") lenkten das Augenmerk auf die Bedeutung des (Sonnen-)Lichtes und seine Nutzung in der Behandlung von Depressionen.

Bei der **Lichttherapie** wird der Patient bis zu zwei Stunden täglich (meist vormittags) sehr starkem Licht entsprechend ungefähr dem eines hellen Sommertages ausgesetzt (ein durch normale Glühbirnen heller Raum reicht nicht). Die Behandlung ist nebenwirkungsfrei und v.a. bei den sog. saisonalen Depressionen wirksam.

Psychotherapie

Die *Psychotherapie* wird schwerpunktmäßig bei neurotischen und reaktiven Depressionen eingesetzt, ist aber bei jeder Form der Depression indiziert. Prinzipiell können alle Psychotherapieverfahren angewendet werden. *Verhaltenstherapeutisch* bearbeitet man besonders die negativen Selbstwahrnehmungen und Gedankenkreise und übt mit dem Patienten den Umgang mit Belastungssituationen. In *Gesprächstherapien* wird versucht, die auslösenden Konflikte aufzulösen.

Elektrokrampftherapie

Bei therapieresistenten endogenen Depressionen ist die **Elektrokrampftherapie** (kurz *EKT, Heilkrampfbehandlung*) oft noch wirksam.

Über die Elektrokrampftherapie sind Horrorszenarien verbreitet: Der Patient leide furchtbare Schmerzen, breche sich vielleicht alle Knochen während der Durchführung der „elektrischen Schläge" und sei danach völlig wesensverändert und geistig verblödet. Die Wirklichkeit sieht heute anders aus. Die Elektrokrampftherapie wird in Narkose und unter medikamentöser Muskelentspannung durchgeführt, so daß es nicht zu starken Krämpfen kommt. Sie führt nicht zu bleibenden Persönlichkeitsveränderungen. Häufige Folge sind aber Gedächtnisstörungen, die sich jedoch innerhalb einiger Wochen zurückbilden. Angesichts der Risiken einer therapieresistenten Depression (Suizidrate 10%) wird verständlich, daß einige Kliniken die Elektrokrampftherapie weiter anbieten.

Eine sehr viel seltenere Indikation für die EKT ist die *perniziöse Katatonie* bei Schizophrenien.

Pflege

Der Depressive befindet sich bildhaft ausgedrückt in einem seelischen Gefängnis, aus dem er andere emotional nicht mehr erreichen kann. Es ist sehr schwer, eine warme Gefühlsbindung zu ihm aufzubauen. Auch durch Zuwendung von seiten der Pflegenden werden die traurigen Gedanken nicht überwunden.

Unangebrachter Trost („es ist doch völlig unnötig, daß Sie sich wegen solcher Kleinigkeiten schuldig fühlen") ist falsch, denn hierdurch signalisiert der Pflegende dem Patienten, daß er ihn nicht versteht. Es hilft eher, genau zuzuhören, worüber der Patient klagt und ihm zu erklären, daß diese Symptome zu einem Krankheitsbild gehören. Besser wäre es also zu sagen, daß man solche Schuldgefühle von anderen Patienten kenne. Sie seien mit der Krankheit verknüpft und würden wieder weggehen. Sachliche Informationen erreichen den Patienten und helfen ihm, auch wenn er das oft (zunächst) nicht ausdrücken kann.

Besserungssignale müssen vom Patienten selbst kommen. Es bringt den Patienten unter Druck, wenn Mitarbeiter ihm sagen, daß es doch „offensichtlich" schon aufwärts gehe. Sinnvoller ist es, den Patienten selbst beschreiben zu lassen, wie er sich fühlt und ihn durch Fragen zu motivieren, auch Besserungen wahrzunehmen.

Depressive Patienten lösen bei ihren Mitmenschen nach einer kurzen Phase des „Mitleidens" oft Wut, Hoffnungslosigkeit und Hilflosigkeit aus. Ihr monotones Klagen strengt an, und irgendwann entsteht das Gefühl, daß sie sich eigentlich in ihrer depressiven Haltung ganz wohl fühlen. Damit übernimmt man die negative Sicht der Patienten und ihre depressive Selbsteinschätzung. Diese Gegenübertragung, die die Krankheit des Patienten nicht ernst nimmt, muß erkannt werden, damit sie sich nicht gegen den Kranken richtet.

Akute schwere Depression: Entlastung

Depressive können nur unter großer Anspannung und für kurze Zeiträume äußeren Anforderungen gerecht werden. Im akuten Stadium muß der Patient zunächst entlastet werden. Aufforderungen zum „Zusammenreißen" und „positiv Denken" sind fehl am Platz. Dies müssen auch die Angehörigen wissen.

Aktivierung: Fördern ohne Überfordern

Andererseits ist zu starker Rückzug auch problematisch. Schlafen am Tag verstärkt beispielsweise die Schlafprobleme. Daher sollten so bald wie möglich aktivierende Maßnahmen einsetzen, die die Patienten nicht überfordern und ihnen genug Rückzugsmöglichkeiten gestatten (tatsächliche Überforderung bestätigt die Patienten in ihrer negativen Selbstwahrnehmung). Bei gemeinsamen Arbeiten und Therapien erfahren die Patienten, daß sie viel mehr können, als sie sich zugetraut hätten. Da sie oft langsam sind, braucht der begleitende Pfleger viel Geduld.

Bei Schlafstörungen helfen neben Medikamenten ruhige Phasen am Abend, warme Milch als Schlummertrunk und Entspannungstechniken (☞ 7.4.2). Die Pflegenden fördern den Tag-Nacht Rhythmus und versuchen, den depressionsfördernden Schlaf am Vormittag zu verhindern.

Hauptproblem: Suizidgefahr

Das größte pflegerische Problem ist die große Selbsttötungsgefahr! Bei Patienten mit wahnhaften Depressionen ist die Absprachefähigkeit (☞ 36.12) erheblich gemindert. Besonders gefährlich ist die Zeit, wenn die Antidepressiva schon zu einer Antriebssteigerung, aber noch nicht zu einer Stimmungsaufhellung geführt haben.

36.5.2 Manie

Manie: Affektive Störung mit gehobener Stimmung, Antriebssteigerung, Denkstörungen sowie evtl. Wahn. In der Regel Teil einer bipolaren affektiven Psychose. Manische Zustände sind aber auch bei Intoxikationen mit Psychostimulantien, bei Schizophrenien, bei Benzodiazepinentzug oder bei Gehirnerkrankungen möglich.

Symptome

Manische Patienten sind grundlos heiter, ihre Stimmung ist gehoben, übermütig strahlend und ansteckend. Oft überschätzen sie ihre Möglichkeiten und Fähigkeiten. Sie fühlen sich ausgesprochen wohl und keineswegs krank. Manche Maniker sind aber auch gereizt und aggressiv, insbesondere wenn ihre Umgebung sich ihnen widersetzt.

Typische Denkstörung des Manikers ist die *Ideenflucht*. Die Kranken denken schneller, aber auch flüchtiger als sonst und hüpfen von Einfall zu Einfall. Durch äußere Eindrücke werden sie sofort abgelenkt, sie können sich nicht mehr konzentrieren.

Die Wahnformen bei Manien sind – wie bei der Depression auch – Ausdruck der veränderten Grundstimmung. Entsprechend dominieren Größenideen. Fallbeispiel: Eine manische Patientin ist der felsenfesten Überzeugung, durch ihre Spenden die Armut auf der Welt beseitigt zu haben und feiert dies mit allen Mitpatienten.

Die Antriebssteigerung führt zu einer psychomotorischen Erregung mit gesteigertem Bewegungsdrang und Redefluten. Manische Patienten eilen von einer Beschäftigung zur nächsten, meistens, ohne zu einem Ergebnis gekommen zu sein und entwickeln große Energien. In schweren Fällen sind die Patienten so erregt, daß sie toben und Gegenstände zerstören.

Gehobene Stimmung, Größenideen und Antriebbsteigerung führen oft zu einem Realitätsverlust des Kranken und unüberlegten Handlungen. Typisch sind Verschuldung durch maßlose Einkäufe, Übernahme unerfüllbarer Verpflichtungen und unüberlegte Geschäftsgründungen. Zwischenmenschliche Kontakte werden schnell hergestellt und ebenso schnell wieder gelöst, manchmal kommt es zu sexuellen Exzessen.

Dadurch entsteht nicht nur großes Leid für die Angehörigen, sondern

Pharma-Info 36.32 Lithium

Lithium (z.B. Quinolum®, Hypnorex®) wird zur Prophylaxe rezidivierender depressiver Störungen und Manien und zur Akutbehandlung der Manie eingesetzt. Schätzungsweise 75% der Patienten erfahren durch Lithiumsalze eine Verbesserung ihrer Erkrankung.

Hauptnebenwirkungen einer Lithiumtherapie sind gastrointestinale Störungen, Fingerzittern, Müdigkeit, Polyurie, verstärkter Durst, Schilddrüsenunterfunktion und -vergrößerung sowie – für viele besonders belastend – Gewichtszunahme Lithiumsalze sind außerdem teratogen (d.h. Fehlbildungen hervorrufend, ☞ 12.5.1).

Kontraindikationen sind Herz- und Nierenleiden, Nebennieren- und Schilddrüsenunterfunktion sowie eine (geplante) Schwangerschaft.

Gefährlich ist die **Lithiumintoxikation**. Sie wird durch kochsalzarme Diät oder Verlust von Natrium und Flüssigkeit (Schwitzen, Fieber, Diuretika) begünstigt und zeigt sich zunächst durch gastrointestinale Symptome sowie uncharakteristische ZNS-Erscheinungen (Müdigkeit, Apathie, Schwindel, Tremor). In schwersten Fällen kommt es zu zerebralen Krampfanfällen, Koma, Herzrhythmusstörungen und akutem Nierenversagen. Die Behandlung ist nur auf einer Intensivstation möglich und umfaßt neben symptomatischen Maßnahmen eine forcierte Diurese und Hämodialyse.

Die zahlreichen Nebenwirkungen machen entsprechende Kontrollen erforderlich: Vor Beginn der Behandlung sind Körpergewicht, Urinstatus, Blutbild, Kreatinin, Elektrolyte, Blutzukker, Schilddrüsenwerte und EKG zu überprüfen. Diese Kontrollen werden in regelmäßigen Abständen nach Arztanordnung wiederholt. Der Serumlithiumspiegel wird zu Beginn der Behandlung wöchentlich, später monatlich bis vierteljährlich bestimmt, außerdem bei jedem Verdacht auf Überdosierung oder Einnahmefehler.

Jeder Patient, der ein Lithiumpräparat einnimmt, sollte stets einen *Lithiumausweis* bei sich tragen, in welchem die Tagesdosis und die Ergebnisse der letzten Kontrolluntersuchungen vermerkt sind.

Die Pflegenden beobachten den Patienten nicht nur auf mögliche Nebenwirkung der Lithiumbehandlung und eventuelle Überdosierungserscheinungen, sondern auch auf Erkrankungen, die zu Intoxikation führen können wie z.B. Durchfall, Erbrechen oder Fieber. Der Patient soll keine Medikamente eigenmächtig einnehmen (auch freiverkäufliche Schmerzmittel oder harntreibende Tees können den Lithiumspiegel erhöhen) und normal salzen.

auch großer Schaden für die Zukunft der Kranken (Verschuldung, Zerstörung partnerschaftlicher Bindungen).

Die fehlende Realitätseinschätzung kann auch zu akuter Selbstgefährdung führen, z.B. durch „grenzenloses" Verhalten beim Autofahren oder wenn ein Patient überzeugt ist, er müsse als Jesus Christus die Welt durch seinen Opfertod erlösen.

Vegetative Symptome, besonders eine Verkürzung der Schlafdauer, kommen vor, werden aber nicht als störend erlebt. Die Patienten fühlen sich ausgeruht. Die Libido ist gesteigert.

Die Phasen dauern in der Regel einige Tage bis Wochen, selten auch Jahre.

Behandlungsstrategie

Obwohl manische Patienten sich subjektiv bestens fühlen, müssen sie behandelt werden, um Schaden von ihnen und ihrer Umgebung abzuwenden.

Die Therapie stützt sich in erster Linie auf die Gabe von Lithium und Neuroleptika. Zur Phasenprophylaxe werden Lithium und Carbamazepin eingesetzt.

Eine Psychotherapie ist während der akuten Erkrankung meist nicht möglich, da der Patient seine Probleme nicht erkennen kann.

Pflege

Dem inneren Gefängnis der Depressiven steht die Grenzenlosigkeit der manischen Patienten gegenüber. Diese Grenzenlosigkeit drückt sich in der Maßlosigkeit aus, mit der sie z.B. Lebensplanung und Beziehungsgestaltung angehen. Die Kranken können auch die Grenzen anderer Menschen nicht richtig wahrnehmen. An ganz klaren Regeln können sie sich aber noch orientieren. Daher muß man in der Beziehung zu ihnen die eigenen Grenzen besonders gut beachten – und dem Patienten helfen, Grenzen wieder zur Kenntnis zu nehmen. Auf Station sollten sie einen klaren Rahmen finden, durch den Schaden für den Patienten und andere verhindert wird.

Konkret heißt das, manische Patienten in ihrer ansteckenden Heiterkeit nicht zu bestärken und im Umgang mit ihnen ruhig zu bleiben. Auf ihre übersteigerte Selbsteinschätzung und ihre Wahnideen wird auf keinen Fall eingegangen, da manische Patienten auch auf sanfte Konfrontation und Widerspruch in der Regel mit Wut reagieren.

Wichtig ist der Schutz des Patienten vor unsinnigen Geldausgaben. Telefonate werden beschränkt oder kontrolliert, damit sich die Patienten weder durch hohe Telefongebühren noch durch telefonische Bestellungen ruinieren. In der akuten Phase sollte das Team auch sexuelle Kontakte zu Mitpatienten verhindern – eventuell verstoßen die Kranken gegen Normen, die ihnen sonst sehr bedeutend sind.

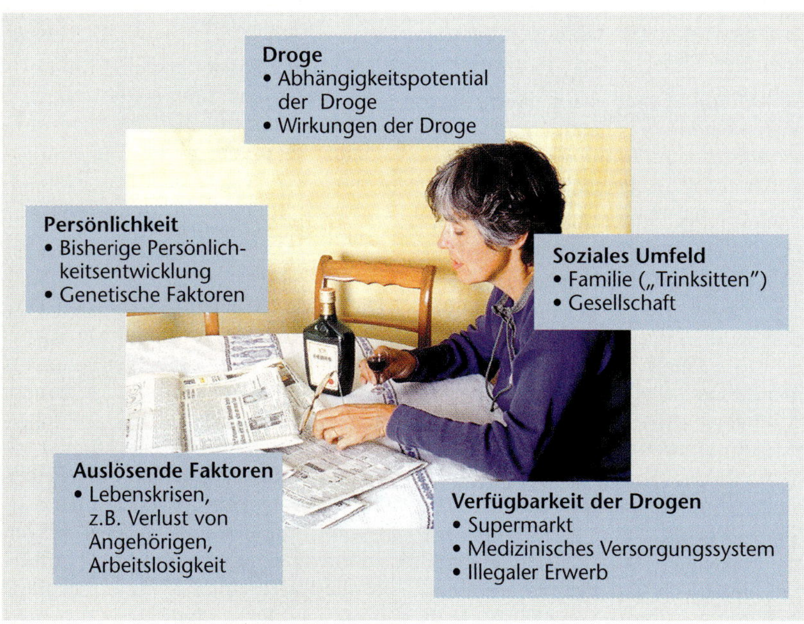

Abb. 36.33: Ob und welche Sucht sich entwickelt, hängt von vielen Faktoren ab. [K183]

Die Mitpatienten werden geschützt, indem beispielsweise Geld- und Tauschgeschäfte mit dem manischen Patienten unterbunden werden und auf das Einhalten der Stationsregeln geachtet wird. Patienten mit geringer Belastbarkeit muß man eventuell von manisch Kranken räumlich trennen, damit sie nicht überfordert werden.

Um selbst nicht überfordert zu werden, übernehmen Pflegende die Betreuung manischer Patienten möglichst zu zweit. Durch anzügliche Bemerkungen und derbe Witzeleien sollten sie sich nicht gekränkt fühlen – diese sind krankheitsbedingt. Falls möglich, bietet man den Patienten großzügige Bewegungsräume und Arbeiten, damit sie ihre überflutende Energie abreagieren können: Malen auf großen Flächen (Packpapier, Leintücher), Gartenarbeiten und Sportangebote.

Nach der Akutphase leiden die Patienten häufig unter Schuldgefühlen, bei deren Bewältigung man durch Krankheitsaufklärung und Verständnis helfen kann.

36.6 Suchtkrankheiten

Sucht *(Abhängigkeit):* Unbeherrschbares Verlangen eines Menschen, sich eine bestimmte Substanz immer wieder zuzuführen oder eine bestimmte Tätigkeit immer wieder auszuführen, obwohl er sich selbst oder anderen dadurch schadet.

Der Ausdruck „Sucht" kommt nicht von Suche (oder gar Sinnsuche) – er kommt von Siechtum, einem alten Wort für Krankheit.

Suchtkranken begegnet man keineswegs nur in der Psychiatrie. Süchte machen auch körperlich krank, oft schwerkrank. Beispiele sind Infektionen durch intravenösen Drogenkonsum (Hepatitis B, AIDS, lokale Abszesse), Entzugskrämpfe, Delir oder Leberschäden bei Alkoholikern. Hinzu kommen rauschbedingte Unfälle.

Krankheitsentstehung

Es gab und gibt zahllose Theorien zur Suchtentstehung. Alle diese Erklärungsversuche können jedoch nicht darüber hinwegtäuschen, daß die Ursache von Suchtkrankheiten immer noch unklar ist. Wahrscheinlich spielen viele Faktoren eine Rolle, teils als Ursache, teils als Auslöser.

Als seelische Voraussetzung einer Sucht gilt heute eine *süchtige Fehlhaltung*. Der Betroffene versucht, der Realität in eine Phantasiewelt zu entkommen. Er erhofft sich von der Droge z.B. höhere Leistungsfähigkeit, die Lösung seiner finanziellen Schwierigkeiten, Angst- und Schmerzfreiheit, Ruhe, Entspannung und Harmonie oder neue Erfahrungen. Durch den Griff zur Droge werden aber die Probleme nicht gelöst, wird die (Sinn-)Leere nicht gefüllt. Nach der Traumwelt der Droge erscheint die Realität noch härter und bedrückender. Da liegt es für viele nahe, erneut zur Droge zu greifen und so wenigstens für kurze Zeit den Alltag zu vergessen.

In der Biographie Suchtkranker findet man relativ häufig gestörte Familienverhältnisse *(broken home)*. Oft sind Eltern oder Geschwister suchtkrank oder persönlichkeitsgestört. Häufig ist die Vater-Kind Beziehung negativ. Vielleicht spielt auch übermäßige Verwöhnung und übermäßige Mutterbindung eine Rolle *(overprotection)*. Dann kann das Kind nicht lernen, auch mit einem Verzicht zurecht zu kommen.

Psychoanalytiker beschreiben bei Suchtkranken eine Fixierung (Stehenbleiben) auf der „oralen" Entwicklungsstufe, in der die Triebe besonders durch Stimulation im Mundbereich befriedigt werden.

Jeder Mensch kann im Prinzip süchtig werden. Dennoch ist nicht jeder Mensch gleichermaßen suchtgefährdet.

Ob und v.a. welche Sucht ein Mensch entwickelt, hängt aber nicht nur von der Persönlichkeit des Betroffenen, sondern auch von den sozialen Bedingungen und den Eigenschaften der verschiedenen Drogen ab.

Gesellschaft und Droge

Welche Drogensucht in einer Gesellschaft am häufigsten ist, hängt auch von der Einstellung der Gesellschaft zu den verschiedenen Drogen ab. So wird etwa im Islam Alkohol mißbilligt. In unserer Gesellschaft dagegen ist Alkoholgenuß „in Maßen" nicht nur akzeptabel, sondern in weiten Bevölkerungskreisen durchaus üblich. Alkoholische Getränke werden offen zum Verkauf angeboten, und die Werbung ist legal. „Trinken" wird erst dann nicht mehr toleriert, wenn gewisse Verhaltensregeln mißachtet werden (z.B. vormittags über die Straße torkeln). Intravenöser Drogenkonsum wird hingegen vom größten Teil unserer Gesellschaft abgelehnt.

Der Zugriff auf Suchtmittel ist ein Politikum: Drogen sind zum Teil erlaubt (legal), zum Teil verboten (illegal).

Es gibt zahlreiche Drogenkranke, die ihre Droge durch das medizinische Versorgungssystem erhalten. Gerade bei Benzodiazepinen (☞ Pharma-Info 36.43) wird die Gefahr der Suchtentwicklung oft unterschätzt.

Einteilung

Man unterscheidet **Tätigkeits-** und **Stoffsüchte**.

Tätigkeitssüchte

Praktisch jede menschliche Tätigkeit, jedes menschliche Verhalten kann zur Sucht werden. Am häufigsten sind die Eßsucht (*Bulimie*, ☞ 23.8.3), die Spielsucht und dranghaftes Stehlen. Aber auch Arbeiten *(Workaholic)* oder Sporttreiben können zur Sucht werden. Tätigkeitssüchte erfordern eine spezielle psychotherapeutische Behandlung.

Stoffsüchte

Der Begriff **Droge** bezeichnet heute meist zur Abhängigkeit führende Substanzen, in erster Linie suchterzeugende Medikamente, die sog. *Rauschmittel* und Alkohol (☞ 36.6.2). Ihnen gemeinsam ist, daß sie das Bewußtsein oder das Erleben verändern und im weitesten Sinne „angenehme" Gefühle hervorrufen können. Stoffe, die diese Eigenschaften nicht besitzen (z.B. Neuroleptika), „eignen" sich nicht als Suchtmittel.

Ob schon nach einmaligem „Ausprobieren" oder (wenn überhaupt) erst nach vielfachem Konsum tatsächlich eine Sucht entsteht, hängt von der Persönlichkeit des Betreffenden und von den Eigenschaften der Droge ab. Mäßiger Alkoholkonsum ohne Suchtentwicklung ist beispielsweise vielen Menschen möglich. Heroin führt innerhalb weniger Tage zur Sucht, „Crack" (ein Kokainprodukt) manchmal schon nach einmaligem Gebrauch.

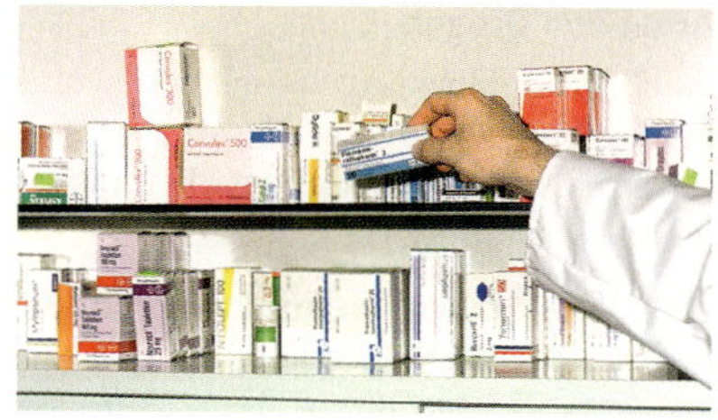

Abb. 36.34: Medikamentensucht ist bei Angehörigen medizinischer Berufe relativ häufig. Begünstigend wirkt der leichte Zugang zur Droge. [K183]

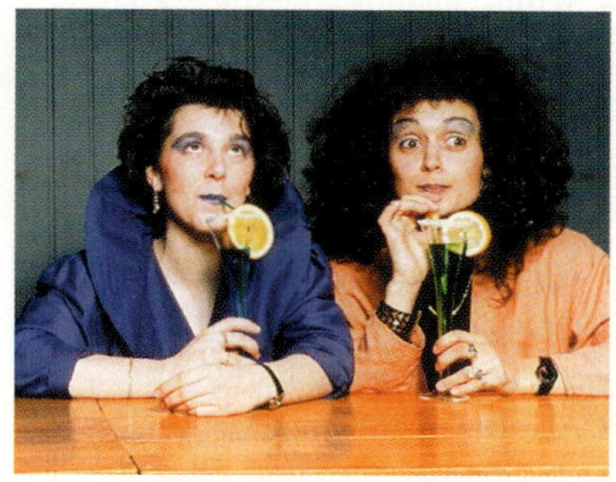

Abb. 36.35: Der Genuß von Suchtmitteln wird in unserer Gesellschaft ganz unterschiedlich bewertet. Zum einen können Suchtmittel das Image verbessern... [K303]

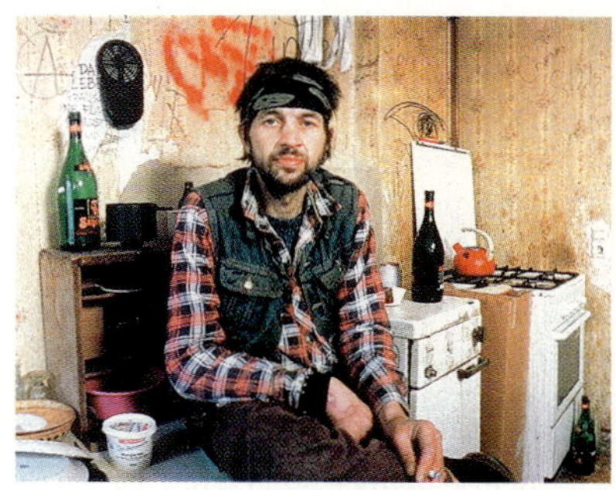

Abb. 36.36: ...zum anderen sind sie Symbol „heruntergekommener" Menschen. [K303]

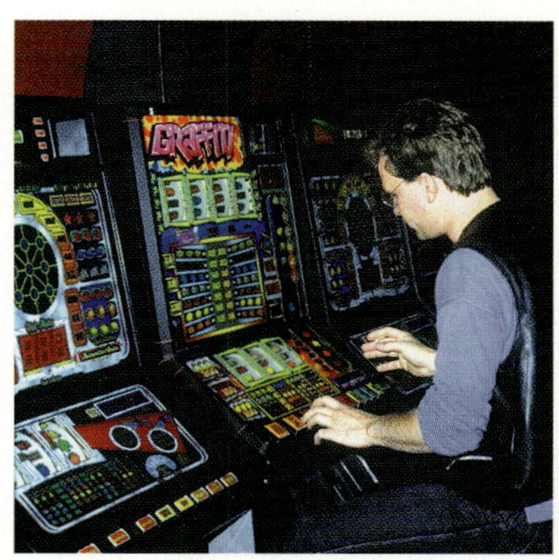

Abb. 36.37: Tätigkeitssüchte sind wahrscheinlich häufiger als man zunächst glauben mag: Es wird geschätzt, daß allein 1% der Bevölkerung glücksspielsüchtig sind. [K183]

Arten von Drogen

Nach ihren Wirkungen auf die Psyche unterscheidet man bewußtseinsaktivierende, bewußtseinsverengende und bewußtseinsverändernde Drogen.

Zu den **bewußtseinsaktivierenden** *(anregenden)* **Drogen** gehören:

- Legale Drogen wie Koffein, Nikotin und Alkohol in kleinen Mengen
- **Aufputschmittel** *(Psychostimulantien)* wie Amphetamine, Kokain und Designer-Drogen
- **Schnüffelstoffe** wie Äther, Klebstoffe und Chloroform.

Bewußtseinsverengende *(beruhigende)* **Drogen** sind:

- *Tranquilizer* („Beruhigungsmittel", ☞ Pharma-Info 36.43), in erster Linie Benzodiazepine wie z.B. Diazepam (etwa in Valium®)
- *Schlafmittel* (z.B. Barbiturate)
- Alkohol in größeren Mengen
- *Opiate* wie Morphium oder Heroin.

Zu den **bewußtseinsverändernden** *(halluzinogenen)* **Drogen** zählen:

- **Cannabis** *(indischer Hanf),* wobei **Haschisch** aus dem Harz und **Marihuana** aus den Blüten und Blättern der Pflanze hergestellt wird
- **LSD** (kurz für ***Lys**ergsäure-**d**iethylamid*), eine Halluzinationen und psychische Veränderungen hervorrufende Substanz.

Nicht selten ist zu beobachten, daß Abhängige zwar von einer Droge „loskommen", dafür aber von einer anderen Substanz abhängig werden. Beispielsweise gelingt einer Frau zwar die Alkoholabstinenz, dafür entwickelt sie aber eine Medikamentenabhängigkeit. Der Grund für dieses „Umsteigen" wird in der süchtigen Fehlhaltung des Betreffenden gesehen.

Entwicklung und Symptome einer Sucht

Eine Sucht entwickelt sich typischerweise über mehrere Stadien.

Stadium I: Mißbrauch

Mißbrauch wird definiert als übermäßiger Konsum einer Substanz, so daß es zu körperlichen und/oder psychosozialen Schäden kommt. Mißbrauch liegt also beispielsweise beim Azubi vor, der regelmäßig „bekifft" am Arbeitsplatz erscheint und dem nun die Kündigung droht.

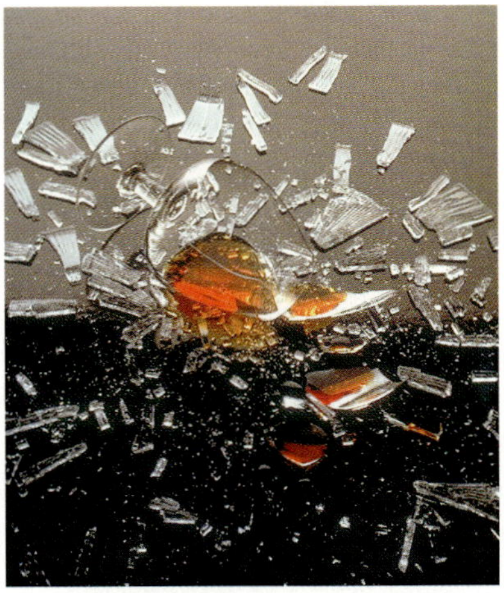

Abb. 36.38: „Genußmittel" sind immer auch potentielle Suchtmittel. Beim Konsum von Zigaretten oder Alkohol ist deshalb immer Vorsicht geboten. Unterschätzt man sie – oder überschätzt man die eigene Widerstandsfähigkeit –, können sie das ganze Leben zerstören. [J550]

Stadium II: Gewöhnung

Im Stadium der **Gewöhnung** stellen sich Psyche *und* Körper auf den Umgang mit der schädlichen Substanz ein: Der Konsum der Droge wird zur Gewohnheit *(psychische Gewöhnung)* und als Folge der *körperlichen Gewöhnung* wird die Dosis gesteigert, um die gleiche Wirkung zu erzielen. Langjährig Heroinabhängige können Heroin in einer für den „Anfänger" tödlichen Menge zu sich nehmen!

Stadium III: Abhängigkeit

Die Gewöhnung führt zu psychischer und körperlicher Abhängigkeit, der Betreffende ist süchtig geworden.

Das weitaus größere Problem von beiden ist meist die **psychische Abhängigkeit**. Der Süchtige kann dem Sog der Droge nicht widerstehen, sein Verlangen nach der Droge ist unbeherrschbar *(craving).* Ihn interessiert nur noch, wie er an „seine" Droge kommt. Hat er die Droge endlich beschafft, kann er nicht mehr kontrollieren, wie er sie zu sich nimmt, z.B. teilt er die Nadel mit anderen *(needle sharing),* obwohl er die Gefahren kennt. Der Süchtige hat auch nicht mehr im Griff, wieviel er konsumiert.

Körperliche Abhängigkeit zeigt sich in erster Linie durch Entzugserscheinungen bei Wegfall der Droge (z.B. bei Beschaffungsproblemen oder einem Krankenhausaufenthalt nach einem Unfall). Es kommt zu körperlichen Symptomen wie Schwitzen, Zittern, Darmkrämpfen und epileptischen Anfällen.

Schnell gerät der Suchtkranke in einen Teufelskreis: Durch die Drogensucht entstehen soziale Probleme, z.B. kann der Süchtige seinen Arbeitsplatz verlieren oder die Partnerschaft in die Brüche gehen. Die Fähigkeit des Betreffenden, Probleme zu lösen, ist aber ebenso gering wie vor Beginn der Sucht. Jetzt wird die Droge auch gebraucht, um die Folgen der Sucht ertragen zu können. Die sozialen Probleme werden in der Folgezeit immer größer (z.B. droht jetzt auch der Verlust der Wohnung). Der Suchtkranke findet aus diesem Teufelskreis alleine nicht mehr heraus.

Exogene Psychosen durch Drogen

Da Drogen auf das ZNS wirken, können sie neben Drogensucht auch zu exogenen Psychosen (☞ 36.11) führen, etwa:

- Delir (☞ 36.6.2), Halluzinose und Korsakow-Syndrom (☞ 36.6.2) durch Alkohol
- Schizophrenieartige Psychosen durch Cannabis oder Amphetamine
- Akute Psychosen mit Wahrnehmungsverzerrung, Farbhalluzinationen, Erinnerungsaktivierung und dem Gefühl der Bewußtseinserweiterung durch LSD
- Akute Psychosen mit manischen Symptomen durch Amphetamine.

36.6.1 Behandlungsstrategie und Pflege von Suchtkranken

Therapieziel in der Behandlung Suchtkranker ist dauernde Abstinenz. Für die meisten Süchtigen ist ein späterer kontrollierter Konsum („ein Glas Sekt am Geburtstag") mit großer Rückfallgefahr verbunden. Die Kranken müssen sich innerlich endgültig von der Droge verabschieden. Ein solches Ziel kann nur erreicht werden, wenn der Suchtkranke „voll mitzieht".

Motivationsphase

Am Anfang steht daher die **Motivation** des Kranken, z.B. durch Beratungsstellen, Ärzte, Freunde oder Verwandte. Dabei sollte nicht nur die Abstinenz, sondern auch der Aufbau neuer Lebensziele von Beginn an Thema sein. Ein Patient, der sich nur dem Druck der Umgebung beugt, wird mit hoher Wahrscheinlichkeit rückfällig werden.

Entgiftungsphase

Erst beim wirklich interessierten Patienten ist eine stationäre Aufnahme zur **Entgiftung** erfolgversprechend. Diese dauert ungefähr zwei Wochen und ist für den Kranken sehr unangenehm. Er hat Angst, ist unruhig und verspürt ein unbeherrschbares Verlangen nach der Droge. Bei vielen Kranken treten körperliche Probleme auf, z.B. zerebrale Krampfanfälle beim Alkohol-, Barbiturat- oder Benzodiazepinentzug. In dieser Zeit besteht auch erhöhte Suizidgefahr.

Da die körperlichen Erscheinungen in Extremfällen lebensbedrohlich sein und eine Pflege auf der Intensivstation erforderlich machen können, wird die Entgiftung in der Regel in einem Akutkrankenhaus durchgeführt. Alternativ ist die Betreuung in speziell ausgestatteten psychiatrischen Krankenhäusern möglich.

Bezüglich der Medikamentengabe während dieser Entgiftungsphase werden unterschiedliche Ansichten vertreten. In der Regel wird die medikamentöse Unterstützung bewußt knapp gehalten, damit sich die Sucht nicht von einem Suchtmittel zum nächsten verschiebt.

Pflegerisch ist während der Entgiftung einfühlsame Unterstützung und Ermutigung besonders wichtig. Eine Konfrontation mit dem eigenen Verhalten oder forcierte Auseinandersetzung mit Problemen ist nicht sinnvoll: Der Patient ist (noch) nicht zu konstruktiver Mitarbeit in der Lage.

Entwöhnungsphase

In spezialisierten Langzeiteinrichtungen findet nach der Entgiftung die **Entwöhnung** von der Droge statt. Um einen Drogenkonsum zwischen Entgiftung und Entwöhnung zu vermeiden, werden die Alkohol-, Medikamenten- und Rauschgiftabhängigen nach Möglichkeit direkt von dem Krankenhaus, in dem die Entgiftung durchgeführt worden ist, in die Langzeiteinrichtung verlegt. Dort steht der Aufbau neuer Lebensgewohnheiten und eines anderen Selbstverständnisses im Vordergrund. Die süchtige Fehlhaltung und das Ausweichen vor der Realität sollen erkannt und abgebaut werden. In dieser Zeit werden regelmäßige Kontrollen (Screening des Urins auf Drogen, Bestimmung des Blutalkoholspiegels) durchgeführt. Sie sollen das Vertrauen zwischen Patienten und Team und damit die therapeutische Beziehung stärken, nicht aber den Patienten von seiner Selbstverantwortung entlasten.

Nachsorge- und Resozialisierungsphase

Bei der **Nachsorge** und **Resozialisierung** muß manchmal das gesamte Umfeld des Kranken verändert werden. Partner, Freunde und eventuell auch der Arbeitgeber werden mit einbezogen. Oft ist eine jahrelange Weiterbehandlung notwendig, um den Behandlungserfolg zu stabilisieren. Dabei sind Selbsthilfegruppen von besonderer Bedeutung.

Umgang mit Süchtigen

Sucht ist eine chronische Erkrankung mit hohem Rezidivrisiko: Zwei Drittel aller entgifteten und „entwöhnten" Patienten greifen früher oder später wieder zur Droge. Rückfälle gehören also zur Krankheit und dürfen nicht als persönlicher Mißerfolg angesehen werden.

Für die Arbeit hat die Rückfallgefahr praktische Konsequenzen. Gutgläubigkeit im Umgang mit den Patienten ist falsch. Es ist stets damit zu rechnen, daß der Patient sich sein Suchtmittel verschaffen will – egal um welchen Preis. Häufige Wege sind Besucher (auffällige Fröhlichkeit des Patienten nach Empfang von Besuchen), der Griff in den unbeaufsichtigten Medikamentenschrank oder das Einschmuggeln von ‚Notvorräten".

Da der Entzug oft qualvoll ist, geraten die Pflegenden nicht selten unter erheblichen Druck, die Bedarfsmedikation (insbesondere solche mit Wirkung auf die Psyche) „großzügig" auszugeben oder sogar ein nicht verschriebenes Medikament „rauszurücken". Langfristig helfen sie dem Patienten aber mehr, wenn sie nicht dazu beitragen, daß der Patient von einer Droge zur nächsten wechselt.

Bei der Haltung gegenüber den Patienten gibt es zwei gleichermaßen falsche Extrempositionen. Bei der einen wird der Patienten als willensschwacher Mensch angesehen, der selbst an allem schuld ist – der Patient wird also nicht als Kranker akzeptiert und ernstgenommen. Solche Mitarbeiter werden im Umgang mit dem Süchtigen dann schnell vorwurfsvoll oder sogar aggressiv. Bei der anderen wird der Patient als unschuldiges Opfer schwieriger sozialer oder familiärer Verhältnisse betrachtet – die gesunden Anteile und Möglichkeiten zur Selbstverantwortung werden dabei nicht wahrgenommen und gestärkt.

Auf keinen Fall dürfen die Pflegenden sich in die Traumwelt des Süchtigen (z.B. als möglicher Liebespartner) einbeziehen lassen, zum „Drogenersatz" werden und den Kranken in seiner Realitätsflucht bestärken.

Schlüsselproblem des Süchtigen: Sinnfrage

☑ **Ziele.** Das Leben ist sinnvoll, wenn es darin Ziele gibt.

Jeder Mensch hat sich – bewußt oder unbewußt – Ziele für sein Leben gesteckt. Das Scheitern an diesen Lebenszielen kann je nach der Frustrationstoleranz eines Menschen den entscheidenden Schritt zur Abhängigkeit bedeuten. Durch die Suchtkrankheit lassen sich in der Folge noch weniger Ziele erreichen. In diesem Teufelskreis denken viele Suchtkranke an Selbstmord, und nicht wenige begehen schließlich Selbstmord oder unternehmen zumindest Suizidversuche.

☑ **Werte.** Das Leben ist sinnvoll, wenn es feste Wertvorstellungen gibt.

Die Religionen, die philosophischen Schulen und die überlieferten Traditionen stellen *Wertesysteme* dar. Je fester ein Mensch in einem solchen verwurzelt ist, desto eher kann er in zunächst sinnlos erscheinenden Ereignissen einen Sinn finden (z.B. „Leiden als Prüfung Gottes"). Heute werden die bestehenden Wertesysteme von vielen angezweifelt, so daß sie keinen Halt mehr darin finden. Zudem genügen viele Suchtkranke den Wertvorstellungen der Systeme nicht und werden deshalb ausgeschlossen oder ziehen sich selbst zurück.

☑ **Kontrolle.** Das Leben ist sinnvoll, wenn man das Gefühl hat, es zu kontrollieren.

Der Suchtkranke wird jedoch von seiner Sucht kontrolliert und bestimmt, und viele Patienten sind sich dessen auch bewußt.

☑ **Selbstwert.** Das Leben ist sinnvoll, wenn Menschen das Gefühl haben, wertvoll und wichtig zu sein.

Mangelndes Selbstwertgefühl steht oft am Beginn einer „Suchtkarriere“, und durch die Suchtkrankheit sinkt das Selbstvertrauen des Patienten noch weiter. Daher ist es so wichtig, das Selbstwertgefühl von Süchtigen zu kräftigen. Dem Patienten sollte das Gefühl vermittelt werden, als der Mensch angenommen zu sein, der er ist. Hierzu gehört beispielsweise, sich Zeit für den Patienten zu nehmen, auf ihn und seine Probleme einzugehen und ihn nicht wie ein unmündiges Kind zu behandeln. Allein sind die Pflegenden mit dieser Aufgabe überfordert. Vielmehr müssen alle Bezugspersonen an „einem Strang ziehen“.

36.6.2 Alkoholkrankheit und Alkohol-Entzugsdelir

Alkoholkrankheit *(Alkoholismus):* Alkoholkrank ist, wer länger als ein Jahr größere Mengen an Alkohol konsumiert, die Kontrolle über den Alkoholkonsum verloren hat und dadurch körperlich, psychisch und in seiner sozialen Stellung geschädigt ist (neben dieser Definition existieren noch andere, die jedoch auch die Komponenten Abhängigkeit *und* Schädigung umfassen).

In unserer Gesellschaft zahlenmäßig bedeutsamste Suchtkrankheit. Häufigkeit ca. 1 – 3% der Bevölkerung, d.h. schätzungsweise 2 Millionen Deutsche sind alkoholkrank.

Krankheitsentstehung

Alle Menschen sehen sich im Laufe ihres Lebens mit Krisensituationen konfrontiert. Warum die meisten Menschen diese Situationen bewältigen können, ohne (alkohol-)krank zu werden, einige aber nicht, ist noch ungeklärt. Sicher ist aber, daß zahlreiche Faktoren bei der Entstehung einer Alkoholabhängigkeit eine Rolle spielen, unter anderem:

- **Soziales Umfeld.** Beispielsweise ist maßgeblich, wie im Elternhaus eines Kindes mit Konflikten umgegangen wurde (bzw. wird), ob das Kind Problembewältigungsstrategien erlernen konnte und welche Rolle der Alkohol bei den Bezugspersonen des Kindes einnahm bzw. einnimmt („Alkoholtradition“ im Elternhaus, hoher Alkoholkonsum im Freundeskreis)
- **Erbliche Veranlagung.** Eine erbliche Veranlagung zum „Trinken“ gilt heute als wahrscheinlich. Zwillingsstudien und Studien an Adoptivkindern haben ergeben, daß nahe Verwandte von Alkoholikern ein vierfach höheres Risiko als die Durchschnittsbevölkerung haben, ebenfalls an Alkoholismus zu erkranken
- **Krisen.** Sicher spielen auch Krisensituationen im Leben eine Rolle, wenn auch eher als Auslöser denn als Ursache. Beispielsweise kann der Tod eines nahen Angehörigen oder der Verlust des Arbeitsplatzes einen labilen Menschen völlig aus dem Gleichgewicht bringen.

Zeichen der (beginnenden) Alkoholkrankheit

Mäßiger, zum Teil auch regelmäßiger Alkoholkonsum gilt in breiten Teilen unserer Gesellschaft als normal. Um so schwerer fällt es vielen, bei sich selbst oder anderen die Zeichen einer (beginnenden) Alkoholkrankheit zu erkennen und einzugestehen:

- Die meisten Alkoholkranken trinken täglich Alkohol, wobei die Menge langsam, aber kontinuierlich gesteigert wird. Phasen absoluter Alkoholkarenz kommen nicht mehr vor
- In fortgeschrittenen Krankheitsstadien wechseln viele zu höherprozentigen Alkoholika (etwa Whisky statt Bier) und/oder trinken auch schon am Vormittag Alkohol, z.B. zum Frühstück
- Angesprochen auf ihren Alkoholkonsum, beteuern viele Kranke, sie „hätten alles unter Kontrolle und könnten jederzeit aufhören“. Andere wiederum reagieren gereizt oder werden aggressiv. Die meisten trinken heimlich und verstecken ihre Flaschen
- Auch scheinbar grundlose Verhaltensänderungen und Verhaltensschwankungen (z.B. Aggressivität, nachlassendes Verantwortungsgefühl) können auf eine Alkoholkrankheit hinweisen
- Durch den Alkoholkonsum treten Probleme am Arbeitsplatz auf, die zur Arbeitslosigkeit führen können
- Häufig ist bei Alkoholikern auch eine Gesichtsröte, v.a. im Nasen- und Wangenbereich.

Viele Alkoholiker sind aber äußerlich und bei nur flüchtigen Kontakten völlig unauffällig, und die Fassade der Normalität bleibt bis kurz vor dem Zusammenbruch erhalten.

Einteilung der Trinkmuster (Einteilung nach Jellinek)

Alpha-Trinker

Alpha-Trinker *(α-Trinker, Konflikt-, Sorgen-* oder *Erleichterungstrinker)* trinken, um zu entspannen, um Angst oder Verstimmungen zu beseitigen oder Ärger runterzuspülen. Sie bauen so Hemmungen ab. Es besteht durchaus eine psychische Abhängigkeit vom Alkohol, sie haben aber noch die Freiheit, aufzuhören. Alpha-Trinker sind nicht alkoholkrank, aber gefährdet.

Beta-Trinker

Das Trinkverhalten von **Beta-Trinkern** *(β-Trinker, Gelegenheitstrinker)* wird oft vom sozialen Umfeld mitbestimmt. Anlaß sind Familienfeiern, Jubiläen, Verabredungen. Das Trinken wird so zur Gewohnheit. Beta-Trinker haben einen alkoholnahen Lebensstil: Beliebt ist das gemütliche Trinken beim Fernsehen. Beta-Trinker bekommen selten Organschädigungen. Sie sind weder körperlich noch psychisch abhängig, aber gefährdet.

Gamma-Alkoholiker

Gamma-Alkoholiker *(γ-Alkoholiker)* können ihren Alkoholkonsum nicht mehr steuern. Sie erleiden den Kontrollverlust, das eigentliche Merkmal der Alkoholkrankheit. Sie müssen trinken, weil ihr Körper nach Alkohol verlangt. Zwischendurch haben sie allerdings auch völlig alkoholfreie Perioden (bis hin zu mehreren Monaten). Gamma-Alkoholiker sind krank.

Delta-Alkoholiker

Delta-Alkoholiker *(δ-Alkoholiker, Spiegeltrinker)* entwickeln sich von gewohnheitsmäßigen Trinkern (Beta-Trinkern) zu Spiegeltrinkern: Sie müssen einen ständigen Blutalkoholspiegel aufrechterhalten, um sich wohlzufühlen und sozial unauffällig zu sein. Delta-Alkoholiker sind nicht abstinenzfähig und krank.

Epsilon-Alkoholiker

Epsilon-Alkoholiker *(ε-Alkoholiker, Quartalstrinker)* verspüren in zeitlichen Abständen einen unwiderstehlichen Drang nach Alkohol, der sich tagelang vorher durch Ruhelosigkeit und Reizbarkeit ankündigt. Sie veranstalten dann regelrechte Trinkexzesse und leben dann oft tagelang in einem Rauschzustand. In dieser Trinkphase erleiden sie den Kontrollverlust: Sie trinken hemmungslos und haben „Filmrisse". Zwischen diesen Trinkphasen leben sie oft wochenlang ohne Alkohol und haben auch kein Bedürfnis danach. Sie sind ebenfalls krank.

Krankheitsmuster bei Frauen

Typ 1: Die Späteinsteigerin

Die **Späteinsteigerin** lebt in geordneten Verhältnissen. Sie hat meist Familie und ist dennoch in Lebenskrisen auf sich alleine gestellt. Obwohl sie im Beruf oft erfolgreich ist, hat sie nur ein geringes Selbstwertgefühl. Sie gibt sich an allen Konflikten die Schuld. Bevor ihr Trinken akut wird, hat sie schon lange Schwierigkeiten mit sich selbst und ihren Bezugspersonen, und sie leidet schon Jahre an psychosomatischen Erkrankungen.

Merkmale der Späteinsteigerin:

- Sie beginnt erst relativ spät etwa zwischen 25 und 35 Jahren, alkoholische Getränke in höherer Dosierung zu trinken.
- Hoher Alkoholkonsum steht bei ihr in der Regel in Zusammenhang mit konkreten Ereignissen und Lebenskrisen, die sie nicht bewältigen kann
- Sie hat massiv Schuldgefühle, weil sie trinkt. Sie schreibt sich die Ursache für ihren hohem Alkoholkonsum selbst zu. Sie hält sich für schuldig an den oft gewaltsamen Ausbrüchen ihres Mannes
- Ihre privaten Beziehungen sind geordnet
- Die Beziehung zu ihren Kindern ist gut, sofern diese nicht zu tief in den Machtkampf der Eltern und in die Beaufsichtigung ihrer alkoholkranken Mutter verwickelt worden sind
- Sie hatte viele psychosomatische Störungen, bevor sie alkoholkrank wurde.
- Ihr Berufsweg zeigt klare Strukturen auf: Die Erwerbstätige hat meist Erfolg im Beruf

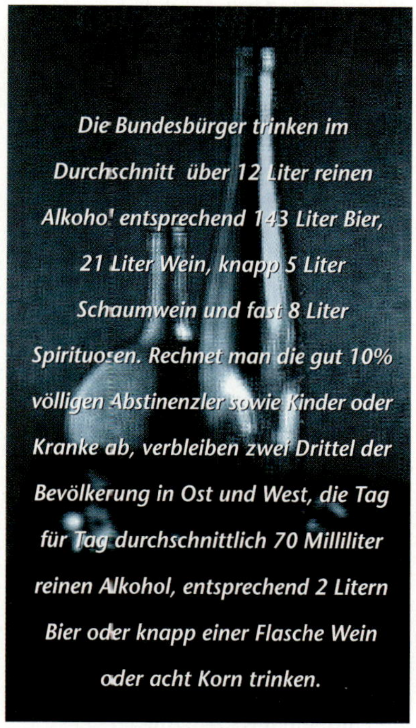

Abb. 36.39: Der Alkoholkonsum des deutschen „Otto Normalverbrauchers". [B101]

Typ 2: Die Früheinsteigerin

Die **Früheinsteigerin** sucht Gesellschaft und trinkt nach der Devise: Wer gesund ist, trinkt; wer krank ist, läßt es sein. Obwohl sie bewußt andere zum Trinken verleitet und sexuell auch Macht über Männer ausübt, kennt sie keine Skrupel und Schuldgefühle. Sie setzt Alkohol und Sex ein, um nicht alleine zu sein, und wird gerade deshalb immer wieder verlassen. Sie hat Angst vor dem Alter und vor Einsamkeit.

Merkmale der Früheinsteigerin:

- Sie beginnt relativ früh mit 15 bis 25 Jahren, alkoholische Getränke in hoher Dosierung zu trinken. Die ersten Erfahrungen sind Räusche und Alkoholexzesse, aber kein hoher Dauerkonsum
- Der hohe Alkoholkonsum steht in keinem unmittelbaren Zusammenhang mit konkreten Ereignissen und Lebenskrisen
- Sie hat wenig oder keine Schuldgefühle wegen ihres Trinkens. Sie weist die Schuld vielmehr äußeren Umständen oder anderen Personen zu
- Sie beschreibt die angenehmen Seiten beim Alkoholkonsum. Diese sind für sie auch Statussymbole für ihre Lebensführung
- Ihre privaten Verhältnisse sind ungeordnet. Sie wird von ihren nächsten Bezugspersonen oft mißhandelt oder sexuell mißbraucht
- Sie hat meist keine guten Beziehungen zu ihren Kindern
- Ihr Gesundheitszustand ist aufgrund ihrer langen Trinkkarriere eher schlecht.
- Ihr Berufsweg ist eher chaotisch, oft droht der berufliche Abstieg

Alkoholassoziierte Erkrankungen

Alkoholismus führt zu gravierenden Organschäden:

- ZNS: Abgesehen von dem Entzugsdelir mit den Symptomen einer akuten Psychose (☞ unten) leiden manche chronische Alkoholiker unter einem sogenannten **Korsakow-Syndrom** mit massiver Störung des Kurzzeitgedächtnisses, Desorientiertheit und *Konfabulationen* („erfundene Geschichten"). Eine weitere Komplikation ist die **Wernicke-Enzephalopathie** mit Gangunsicherheit, Augenmuskellähmungen, Reflex- und Bewußtseinsstörungen. Häufig sind auch *Polyneuropathien* (☞ 35.11.1)
- Blutbildung: Viele Alkoholiker haben eine makrozytäre Anämie (☞ 24.6.3)
- Herz: Lebensbegrenzend kann auch eine irreversible Herzinsuffizienz infolge alkoholbedingter dilatativer Kardiomyopathie (☞ 18.9) sein
- Stoffwechsel: Alkohol zerstört das Pankreas. Dadurch kann es zu einer exokrinen Pankreasinsuffizienz (☞ 22.6.3) mit hochgradiger Pankreaszerstörung und zu einem Diabetes mellitus kommen. Gefährlich ist auch die Neigung zu Hypoglykämien (bei alleinstehenden Alkoholikern nicht selten Todesursache)
- Immunsystem: Es besteht ein stark erhöhtes Risiko für Tuberkulose, Pneumonien und Meningitiden (☞ 35.9.1).

Alkoholentzugsdelir

Wird ein Alkoholkranker stationär aufgenommen (z.B. wegen einer Verletzung) und die Alkoholzufuhr unterbrochen, kann es zum **Entzugsdelir** kommen.

Mäßig abhängige Patienten durchleben „nur" ein **Prädelir,** das Tage bis Wochen dauern kann. Der Patient leidet vor allem morgens unter Tremor (Zittern) der Hände, quälender Unruhe, ist sehr reizbar und hat Schweißausbrüche. Seine Orientierung ist meist jedoch noch erhalten, und er halluziniert nicht. Ansonsten geht das Prädelir meist rasch in ein („volles“) Delir über:

Körperlich fallen mäßiges Fieber, Schweißausbrüche, Durchfall und Erbrechen, starke Kurzatmigkeit sowie Tachykardie auf. Verläßt der Patient das Bett, besteht extreme Gangunsicherheit, der Gleichgewichtssinn ist gestört, und es drohen Stürze. Weitere Komplikationen sind zerebrale Krampfanfälle (☞ 35.8.1).

Psychisch ist der Patient örtlich und zeitlich hochgradig desorientiert, leidet unter szenenhaften visuellen Trugwahrnehmungen (*Halluzinationen*, z.B. „kleine Tiere“), ist hochgradig unruhig, hat einen grobschlägigen Tremor, kann nicht schlafen und durchlebt Phasen von extremer Angst oder Euphorie.

Viele Betroffene sind ausgesprochen aggressiv und bedrohen das medizinische Personal, so daß eine Fixierung im Bett (auf Arztanordnung) oft unerläßlich ist.

Behandlungsstrategie bei Entzugsdelir

Ziel der Therapie ist es, eine notwendige medizinische Behandlung sicherzustellen (☞ unten) und die extreme Streßsituation des Patienten zu mildern. Die heute übliche medikamentöse Therapie umfaßt:

- Clomethiazol (Distraneurin®) oral oder intravenös. Während die orale Gabe von Distraneurin auf einer Normalstation möglich ist, können Distraneurin-Infusionen wegen ihrer Nebenwirkungen (v.a. Atemdepression) nur auf Intensivpflegestationen verabreicht werden
- Haloperidol (z.B. Haldol®) oral oder intravenös gegen Unruhe und Angstzustände
- Parenterale Ernährung mit Flüssigkeits- und Elektrolytsubstitution. Es können bis zu fünf Liter Flüssigkeit erforderlich sein. Häufigste Elektrolytstörung ist eine Hypokaliämie (☞ 31.13.3)
- Vitamin B_1 täglich intravenös bis zum Abklingen des Delirs
- Bei Krämpfen z.B. Diazepam i.v. (etwa Valium®). Bei Erhöhung des Blutammoniaks Laktulose oral (z.B. Bifiteral®).

Pflege bei Entzugsdelir

Patienten im Entzugsdelir sind erheblich gefährdet. Zeichnet sich bei einem Patienten ein beginnendes Delir ab (oft abends), wird der Patient engmaschig überwacht und sofort der diensthabende Arzt informiert: Setzt die von ihm angeordnete Medikation zu spät ein, sind oft erhebliche Medikamentenmengen notwendig, um den Erregungszustand des Patienten zu überwinden. Dann droht der Patient in einen komaähnlichen Zustand zu fallen. Bei höherem Fieber werden fiebersenkende Maßnahmen ergriffen (☞ 7.84). Ist der Patient noch bereit zu trinken, erhält er Mineralwasser oder Tee nach Belieben, ist er nach der Gabe von Distraneurin® sehr verschleimt, muß er ggf. abgesaugt werden. Aufgrund der Sturzgefahr darf der Patient nur in Begleitung auf die Toilette oder auf den Gang. Viele der Patienten müssen fixiert werden, um eine Infusionstherapie zu gewährleisten und um das medizinische Personal zu schützen. Selbstverletzungen, z.B. durch herausgerissene Infusionsschläuche, müssen ggf. durch permanente Überwachung (Sitzwache) und ausreichende Sedierung verhindert werden.

Behandlungsstrategie

Die Behandlung entspricht grundsätzlich derjenigen anderer Suchtkrankheiten. Nach der akuten Entgiftungsphase schließt sich eine Langzeittherapie über 3 – 9 Monate an. Ohne solche Langzeittherapie fallen fast alle Betroffenen innerhalb weniger Wochen oder Monate zurück in alte Trink- und Lebensgewohnheiten. In jedem Fall ist der Weg aus der Sucht schwer. Daran sind auch die psychischen und sozialen Probleme schuld, die den Süchtigen einst zur Flasche haben greifen lassen oder sich inzwischen als Folge der Sucht aufgetürmt haben (insbesondere der Verlust von Ehepartner und Arbeitsplatz). Nach der Entziehungstherapie können die Patienten in Selbsthilfegruppen wie etwa den *Anonymen Alkoholikern* oder dem *Blauen Kreuz* die auf Dauer notwendige psychische Unterstützung finden.

Umgang mit Alkoholkranken

Alkoholkranken sollte ohne Vorurteile, wertfrei und mit der gleichen Fürsorge begegnet werden wie anderen Patienten auch. Trotzdem gibt es Besonderheiten in der Pflege von Alkoholikern:

- Vielfach sehen Alkoholkranke die Pflegenden und Ärzte zunächst als Gegner an, da diese ihm den Alkohol entziehen. Trotzdem sollten sich alle an der Therapie Beteiligten um ein Vertrauensverhältnis zu dem Patienten bemühen und ihm so die Möglichkeit geben, mit einer Person seiner Wahl über seine Probleme zu reden
- In den Gesprächen sollte der Alkoholiker selbst erkennen, daß er krank ist und über längere Zeit Hilfe braucht. Schuldzuweisungen und Anklagen werden unbedingt vermieden
- Debatten über den Alkohol im allgemeinen und den fraglichen Alkoholkonsum des Kranken im besonderen sind sinnlos und strikt zu vermeiden
- Meist reichen Gespräche allein nicht aus, um dem Alkoholkranken die Erkenntnis zu vermitteln, daß er krank ist. Viele Patienten müssen hierfür einen längeren Lernprozeß durchmachen. Der Patient darf seine Krankheit auch vor sich selbst nicht mehr leugnen oder verstecken können. Er muß unter den Folgen der Abhängigkeit mehr leiden als ihm der Alkohol an Trost oder Lustgewinn verschaffen kann. Dies kann durch die Pflegenden unterstützt werden, indem sie den Patienten so viel wie möglich selbständig erledigen lassen, z.B. sich selbst bei Untersuchungen anzumelden oder ggf. auch abzumelden. Wichtig ist eine einheitliche Haltung aller Pflegenden, damit der Patient die festgelegten Regeln nicht durch das Ausspielen der Pflegekräfte gegeneinander unterläuft
- Der Wille nach Veränderung muß vom Kranken selbst ausgehen. Eine durch Ärzte, Pflegende oder Arbeitgeber aufgezwungene Therapie scheitert in der Regel ebenso wie eine Therapie, die dem (Ehe-)Partner zuliebe angefangen wird. Der Patient soll selbst Initiative entwickeln und zeigen, daß er an seiner Genesung interessiert ist. Beispielsweise soll er die Termine mit dem Sozialamt selbst ausmachen oder Formalitäten innerhalb des Hauses selbst erledigen
- Der Alkoholkranke darf nicht alleingelassen werden, wenn seine Scheinwelt zerbricht und er mit der Realität seiner Krankheit konfrontiert wird. Alle an der Behandlung Beteiligten

sind aufgefordert, ihm beizustehen und sein Selbstbewußtsein wiederherzustellen oder zu stärken.

Vorsicht Suizidgefahr!
Alkoholkranke sind – insbesondere bei gerade zusammengebrochenem sozialem Umfeld – in hohem Maße *suizidgefährdet.*

36.7 Belastungs- und Anpassungsstörungen

Erlebnisreaktion: Psychische Störung bei zuvor seelisch „gesunden" Menschen als Folge einer extremen (äußeren) Belastung. Unterteilt in **Belastungsstörungen** nach akuter und **Anpassungsstörungen** nach längerdauernder Belastung.

Noch vor einiger Zeit war umstritten, ob extreme äußere Belastungen gesunde Menschen (psychisch) krank machen können: Die äußere Belastung wurde eher als Auslöser denn als Ursache gesehen. Heute herrscht die Lehrmeinung vor, daß extreme Erlebnisse wie Vergewaltigungen, dramatische Unfälle oder (längere) politische Verfolgungen *Ursache* psychischer Erkrankungen sein können, daß dabei allerdings auch die Persönlichkeit der Betroffenen, ihre körperliche Disposition und ihr soziales Umfeld eine Rolle spielt.

Erlebnisreaktionen sind charakterisiert durch:

- Ein notwendiges auslösendes Erlebnis (es ist nicht vorstellbar, daß es ohne das Ereignis zur Erkrankung gekommen wäre)
- Einen zeitlichen Zusammenhang zwischen Erlebnis und Reaktion
- Häufig einen thematischen Zusammenhang zwischen Erlebnis und Reaktion.

Belastungsstörungen

Akute Belastungsstörung

Eine **akute Belastungsstörung** *(Krisenreaktion, „Nervenschock")* ist Folge akuter Ereignisse und tritt innerhalb weniger Minuten nach der extremen Belastung auf.

Zunächst kommt es zu einer Art „Betäubung". Die Aufmerksamkeit des Betroffenen ist eingeschränkt, und er ist orientierungslos. Erst dann folgen vielfältige Symptome wie Depression, Angst, Ärger, Verzweiflung, Wut, Überaktivität (als Fluchtreaktion) oder innerer Rückzug (Erstarrung). Nach einigen Stunden, spätestens aber nach wenigen Tagen, klingen die Symptome wieder ab.

Posttraumatische Belastungsstörung

Bei der **posttraumatischen Belastungsstörung** tritt die Reaktion verzögert ein, also nach Wochen bis Monaten. Sie ist Folge außergewöhnlicher Bedrohungssituationen, z.B. schwerer Naturkatastrophen oder Unfälle.

Die posttraumatische Belastungsstörung ist davon gekennzeichnet, daß der Betroffene die Katastrophe in seinen Erinnerungen immer wieder erlebt (*Nachhallerinnerungen* oder **Flashbacks**), von ihr träumt und sich vor allem fürchtet, was die Erinnerung wachhalten könnte (Fotos, Bücher, Gespräche). Außerdem verliert er die Lebensfreude und das Interesse an seiner Umgebung und zieht sich emotional und sozial zurück. Hinzu kommt eine vegetative Übererregtheit (Schlaflosigkeit, Schreckhaftigkeit, erhöhte Wachsamkeit). Depressionen, Angst und Suizidgedanken treten auf, und manchmal entsteht ein Suchtproblem (Flucht z.B. in den Alkohol).

Die posttraumatische Belastungsstörung verläuft wechselhaft. Meist kommt es aber – eventuell mit psychotherapeutischer Unterstützung – zu einer Heilung.

Anpassungsstörungen

Von **Anpassungsstörungen** spricht man, wenn eine längerdauernde Extrembelastung zur Erkrankung geführt hat, etwa eine schwere Erkrankung oder Entwurzelung durch Flucht, Umzug oder Wechsel in ein Altenheim.

Die betroffenen Patienten sind depressiv und ängstlich (der Übergang zur *reaktiven Depression*, ☞ 36.5.1, ist fließend). Sie fühlen sich unfähig, mit der neuen Lebenssituation umzugehen und haben Schwierigkeiten mit der Alltagsbewältigung. Gerade bei Jugendlichen sind Störungen im Sozialverhalten häufig.

Therapeutisch ist neben psychotherapeutischer Bearbeitung der Verlusterlebnisse die Wiedereinbindung ins (neue) gesellschaftliche Leben durch sozialpsychiatrische Maßnahmen wichtig. Fallbeispiel: Eine türkische Patientin, die sich seit zwanzig Jahren in Deutschland aufhält, aber weder die deutsche Sprache erlernt noch außerfamiliäre Kontakte geknüpft hat, wird kurz nach dem Auszug ihrer zwei Töchter depressiv. Das Team versucht, sie an eine türkischsprachige Psychiaterin anzubinden. Außerdem werden Kontakte zu einer türkisch-deutschen Begegnungsstätte geknüpft, und die Patientin wird über geeignete Sprachkurse der Volkshochschule informiert.

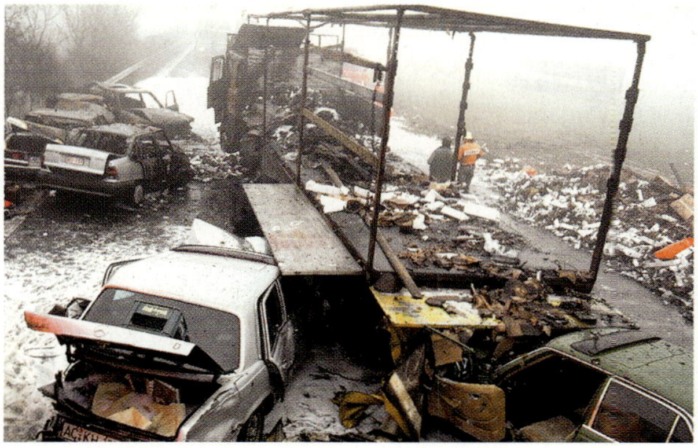

Abb. 36.40: Die individuellen Verarbeitungsmöglichkeiten *(coping mechanisms)* und die persönliche Belastbarkeit sind von Mensch zu Mensch unterschiedlich: Die Verwicklung in einen dramatischen Unfall kann, muß aber nicht, zu einer psychischen Erkrankung führen. [J560-204]

36.8 Angst- und Zwangserkrankungen

Angst gehört zu den menschlichen Grunderfahrungen. Wer keine Angst kennt oder empfinden kann, ist krank.

Angst ist ein seelisches und körperliches Phänomen. Sie führt zu einem intensiven Gefühl der Bedrohung und des Ausgeliefert-Seins sowie zu vegetativen Symptomen wie Herzklopfen,

Zittern („wie Espenlaub"), Schweißausbrüchen (feuchte Hände), Schwindel, trockener Kehle, Übelkeit und Durchfall.

Formen der Angst

Realangst

Menschen reagieren auf bedrohliche Situationen mit Angst. Angst ist hier ein Signal, der Gefahr auszuweichen und im Kampf gegen die Gefahr besondere Energien zu mobilisieren. Diese Angst bezeichnet man als **Realangst**. Realängste sind z.B. die Angst vor Prüfungen und die Angst bei tätlichen Angriffen, aber auch die *vitalen Angstgefühle* bei einem Herzinfarkt.

Existenzangst

Existenzangst ist eine scheinbar unmotivierte, nicht an bestimmte Situationen gebundene Angst.

Philosophen sehen einen Zusammenhang zwischen der Existenzangst und der menschlichen Freiheit, die den Menschen zwingt, sein Leben selbst zu gestalten und mit einem Verlust an „natürlicher Geborgenheit" einhergehen soll.

Binnenangst

Angst kann schließlich Folge innerer, ungelöster Konflikte sein und heißt dann **Binnenangst** *(neurotische Angst)*. Diese Angst wird nach psychoanalytischer Lehre durch Triebregungen ausgelöst, welche das Ich und Über-Ich nicht tolerieren können (☞ auch Abb. 36.24). Durch Abwehr der Binnenangst sollen Neurosen entstehen.

Die Übergänge zwischen den einzelnen Angstformen sind fließend.

36.8.1 Angsterkrankungen

> **Angsterkrankungen:** Psychische Erkrankungen mit Angst als dominierendem Symptom.

Angst als *psychopathologisches Phänomen* kommt bei nahezu allen psychischen Krankheiten vor. Bei **Angsterkrankungen** wird sie zum *zentralen Symptom*. Man unterscheidet generalisierte Angststörungen, Panikattacken und Phobien.

Generalisierte Angststörung und Panikattacken

Kennzeichen der **generalisierten Angststörung** *(Angstneurose)* ist die

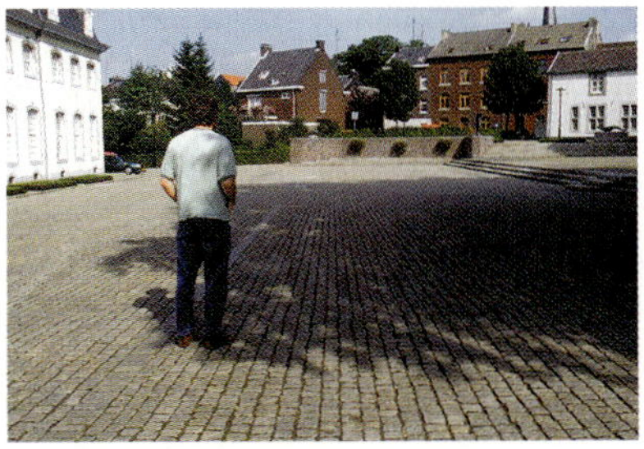

Abb. 36.41: Ein Phobiker vor einem Platz, den er nicht zu überqueren wagt. [K183]

unerträgliche, *frei flottierende Angst*, d.h. die Angst bezieht sich nicht auf ein bestimmtes Objekt oder eine bestimmte Situation. Generalisierte Angsstörungen gehen mit motorischer Anspannung und vegetativen Symptomen einher und treten oft über längere Zeit auf. Recht häufig sind Frauen in chronischen Belastungssituationen betroffen.

Panikattacken sind anfallsartige Angstzustände, die meist nur Minuten anhalten. Die Patienten haben das Gefühl, sie müßten gleich sterben oder verrückt werden.

Patienten mit einer generalisierten Angsstörung oder Panikattacke können nicht angeben, wovor sie genau Angst haben. Nicht wenige klagen aber über somatische Beschwerden, häufig Herzsymptome *(Herzneurose)*. Die Patienten werden beispielsweise mit „Herzschmerzen, Druck und Angst" in die internistische Notaufnahme gebracht. Manchmal verschwinden die Schmerzen und das Herzrasen schon, wenn der Arzt auftaucht. Das EKG ist unauffällig.

Psychoanalytiker vermuten als Ursache eine Störung der frühen Ich-Entwicklung. Das Ich wird nicht stark genug, Angst auszuhalten oder abzuwehren. Die Angst entsteht nach dieser Theorie vor allem durch die Befürchtung, Zuwendung zu verlieren oder allein gelassen zu werden. Aggressionen können deshalb nicht nach außen getragen werden, sondern richten sich gegen die eigene Person. Die Patienten suchen schützende Objekte oder Menschen, an die sie sich anlehnen können. Andere Schulen sehen die Ursache in biologischen Einflüssen (Streßhormone, Stoffwechselprodukte) oder in fehlgelenkten Lernprozessen.

Die Behandlung erfolgt durch verhaltenstherapeutische oder psychoanalytische Psychotherapien. Panikattacken bessern sich manchmal auch auf Antidepressiva.

Phobien

Bei **Phobien** *(phobische Störungen)* empfindet der Patient unangemessene Angst angesichts bestimmter konkreter Gegenstände oder Situationen. Der Patient hat quälende Angst und erlebt diese Angst gleichzeitig als unsinnig. Ein Patient mit einer Angst vor großen Plätzen „weiß" genau, daß er vor dem Überqueren eines Platzes keine Angst haben „müßte", hat sie aber trotzdem. Oft leiden die Betroffenen schon vor der eigentlichen angstbehafteten Situation unter *Erwartungsangst*. Typisch für Phobien ist außerdem, daß der Betroffene versucht, die angstauslösende Situation zu vermeiden (etwa, indem er einen Umweg durch kleine Straßen geht) und daß die Phobie den Handlungsspielraum des Kranken einengt.

Phobische Störungen kommen häufiger bei Frauen vor und gehen oft mit Depressionen einher.

Ursache der Phobien sind nach psychoanalytischer Meinung intrapsychische Konflikte, die nach außen verlagert werden. Beispielsweise verschiebt eine Frau die Angst vor ihren eigenen sexuellen Wünschen auf die Begegnung mit anderen. Nach der Lerntheorie haben Phobiker irgendwann zufällig negative Erfahrungen mit den gefürchteten Gegenständen oder Situationen gemacht und diese durch Ausweichen systematisch verstärkt.

Unter **Agoraphobie**, die früher nur die Angst vor großen Plätzen bezeichnete, versteht man heute eine Gruppe von Phobien. Sie äußern sich z.B. als Angst, das Haus zu verlassen, ein Geschäft zu betreten, mit Bus oder Bahn zu reisen oder eine Menschenmenge zu durchqueren. Gemeinsam ist den gefürchteten Situationen, daß man sich ihnen nicht einfach und schnell entziehen kann. Diese Phobien sind besonders bedrohlich, da sie den Patienten in seiner sozialen Beweglichkeit massiv einschränken. Manche Menschen können überhaupt nicht mehr ihre Wohnung verlassen.

Soziale Phobien *(soziale Neurosen)* beziehen sich auf Situationen, in denen man sich dem Blick eines anderen ausgesetzt fühlt, z.B. auf gemeinsames Essen, Treffen mit Angehörigen des anderen Geschlechtes oder Sprechen in kleineren Gruppen. Die Betroffenen befürchten, etwas zu tun, was für sie peinlich oder beschämend wäre, z.B. zu erbrechen oder zu erröten **(Erythrophobie).** Oft leiden die Kranken auch unter niedrigem Selbstwertgefühl und Angst vor Kritik.

Spezifische Phobien beziehen sich auf ganz genau umgrenzte Situationen. Praktisch jedes Objekt kann Gegenstand einer Phobie werden, daher gibt es unendlich viele (und überflüssige) Namen für Phobien. Am häufigsten sind:

- **Tierphobien:** Angst vor Spinnen, Mäuse, Würmer, Insekten und Schlangen
- **Klaustrophobie:** Angst vor geschlossenen Räumen, z.B. Fahrstühlen oder auch einer CT-Röhre
- **Akrophobie:** Angst vor Höhe, vor dem „Sog des Abgrunds“
- **Aichmophobie:** Angst vor spitzen Gegenständen.

Behandlungsstrategie

Die Behandlungsstrategie hängt von der Schule ab, die der Therapeut vertritt. Analytisch orientierte Psychotherapeuten versuchen, den zugrundeliegenden Konflikt zu lösen.

Verhaltenstherapeuten arbeiten mit der Methode der **Dekonditionierung** oder *Desensibilisierung*, die sich als recht erfolgreich erwiesen hat. Der Patient erstellt zunächst eine Rangliste der angstbesetzten Situationen (**Angsthierarchie,** ☞ Abb. 36.42). Nachdem er eine Methode der Angstbewältigung, z.B. eine Entspannungstechnik (☞ 10.13), erlernt hat, beginnt das **Expositionstraining:** Der Patient wird als erstes mit der Situation konfrontiert, vor der er am wenigsten Angst hat. Kann er diese Situation angstfrei aushalten, wird die nächste Stufe trainiert, bis der Patient seine Phobie wieder „verlernt“ hat.

Umgang mit angstgestörten Patienten

Angsterkrankungen werden – genau wie Zwangserkrankungen – meist ambulant und nur selten stationär behandelt. Manchmal müssen die Patienten aber wegen begleitender Depressionen ins Krankenhaus aufgenommen werden. Wichtig ist, sie nur vorübergehend in akuten Situationen anxiolytisch (angstlösend) zu behandeln, da die in der Regel angewendeten Bezodiazepine (☞ Pharma-Info 36.43) ein langfristig doch erhebliches Suchtpotential haben. Entsprechend zurückhaltend gehen die Pflegenden mit der Bedarfsmedikation um. Langzeiterfolge sind nur durch Verhaltens- oder Psychotherapie möglich.

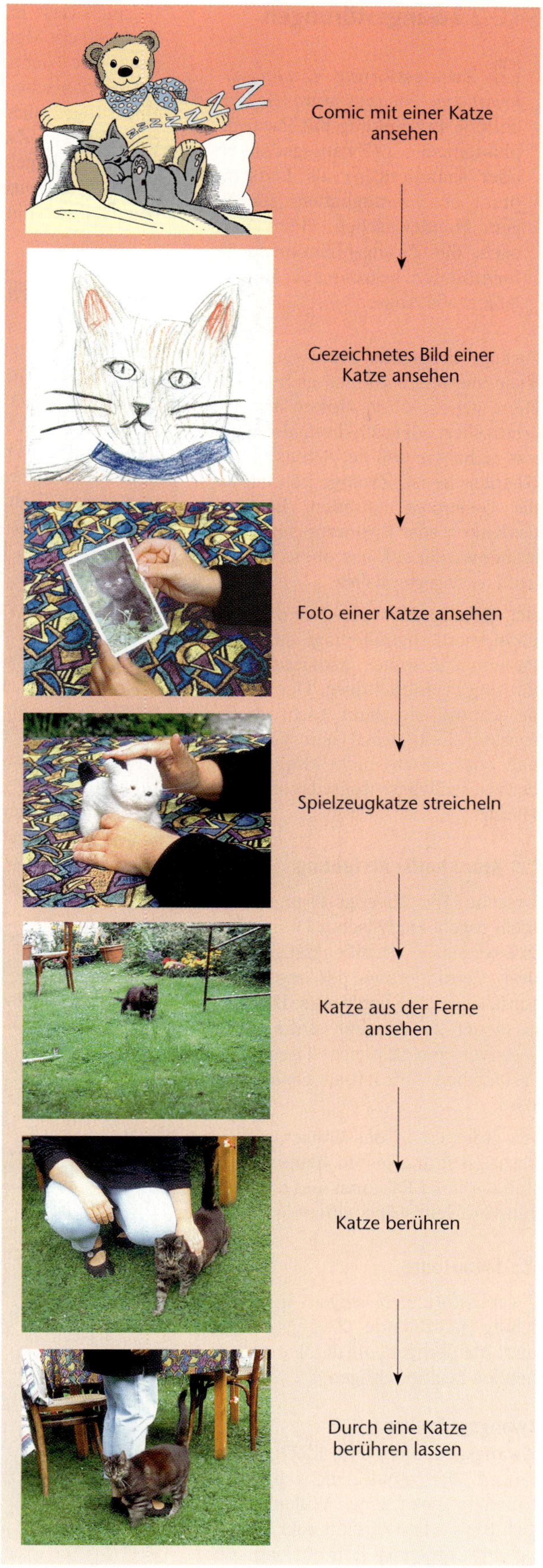

Abb. 36.42: Erster Schritt der verhaltenstherapeutischen Behandlung von Phobien ist die Erstellung einer sog. Angsthierarchie. Für diese Patientin mit einer Katzenphobie ist das Lesen eines Comics mit einer Katze die relativ am wenigsten angstbesetzte Situation, das Berührt-werden von einer Katze das Schlimmste, was sie sich vorstellen kann. [L116, O350, K183]

36.8.2 Zwangsstörungen

Zwangsstörung *(Zwangserkrankung, Zwangsneurose):* Psychische Erkrankung mit Zwangsphänomenen (Zwangsgedanken oder -handlungen) als Leitsymptom, etwa zwanghaftem, ständigem Händewaschen. Beim Versuch, die Zwangsphänomene zu unterbinden, bekommt der Betroffene große Angst.

Zwänge in leichter Form sind häufig. Viele Menschen können nicht aus dem Haus gehen, ohne vorher den Herd kontrolliert oder sich dreimal vergewissert zu haben, daß der Schlüssel in der Handtasche ist. Zwänge können auch die Gedanken betreffen. Bestimmte Gedanken oder Erinnerungen tauchen immer wieder auf, obwohl sich der Betroffene dagegen wehrt.

Bei Zwangsstörungen werden diese Phänomene so ausgeprägt, daß sie den Patienten in seiner gesamten Lebensführung beeinträchtigen. Der Betroffene kontrolliert dann nicht dreimal, sondern hundertmal den Tascheninhalt oder wäscht nicht zweimal, sondern dreißigmal hintereinander die Hände.

Krankheitsentstehung

Ursache für Zwangsstörungen sind nach psychoanalytischer Lehrmeinung übertriebene Reinlichkeitserziehung und Verhinderung der motorischen Entfaltung des Kleinkindes. Die Zwänge dienen zur Abwehr verdrängter aggressiver und sexueller Triebe, deren Auftauchen vom Ich als Gefahr erlebt wird.

Als gesichert in der Entstehung einer Zwangsstörung gelten heute der Einfluß erblicher Faktoren und das Vorliegen von Neurotransmitterstörungen.

Symptome

Zwangsstörungen zeigen sich durch häufig auftretende Zwangsgedanken und -handlungen, die den Patienten erheblich beeinträchtigen.

Zwangsgedanken

Zwangsgedanken sind Ideen, Vorstellungen oder Impulse, die sich dem Betroffenen gegen seinen Willen aufdrängen. Sie sind oft obszön oder gewalttätig und werden als sehr quälend erlebt. Beispielsweise hat eine Mutter immer, wenn sie ein Messer sieht, den Impuls, damit ihre Tochter zu erstechen. Dabei hat sie panische Angst, diesen Impuls eines Tages nicht mehr kontrollieren zu können. Zwangsimpulse führen aber in der Regel nicht zu Gewalttätigkeiten. Meist entwickeln sich **Zwangsrituale**, durch die der Impuls abreagiert wird. Die Patienten drehen sich z.B. um die eigene Achse, gehen ein paar Schritte rückwärts oder sprechen einen bestimmten Satz.

Zwangshandlungen

Unter **Zwangshandlungen** *(Zwangsverhalten)* versteht man Tätigkeiten, die der Kranke unter innerem Zwang

Pharma-Info 36.43 Tranquilizer

Tranquilizer *(Anxiolytika, Beruhigungsmittel,* engl. *minor tranquilizer)* sind Medikamente, die angstlösend, sedierend (beruhigend), schlafanstoßend, antikonvulsiv (antiepileptisch) und (zentral) muskelentspannend wirken. Dabei gelangen in Deutschland vorwiegend **Benzodiazepine** zur Anwendung.

Benzodiazepine sind in der Psychiatrie kurzzeitig zur Behandlung von Angst, z.B. bei psychotischen Spannungszuständen oder schwersten Depressionen, indiziert. Außerdem sind sie zur Therapie akuter Anspannung (z.B. präoperativ), als Antiepileptikum (☞ 35.8.2) und zur Sedierung etwa des Herzinfarktpatienten geeignet.

Benzodiazepine sind in der Regel gut verträglich. Die wichtigste akute Nebenwirkung ist Müdigkeit (Beeinträchtigung der Fahrtüchtigkeit!). Die Toxizität von Benzodiazepinen – auch bei

Häufig verordnete Benzodiazepine	
Substanzname	**Handelsnamen (Bsp.)**
Kurzwirksame Benzodiazepine *(Wirkdauer unter 6 Std.)*	
Brotizolam	Lendormin®
Midazolam	Dormicum®
Triazolam	Halcion®
Mittellangwirksame Benzodiazepine *(Wirkdauer 6 – 24 Std.)*	
Bromazepam	Lexotanil®
Lorazepam*	Tavor®
Oxazepam	Adumbran®, Noctazepam®, Sigacalm®
Langwirksame Benzodiazepine *(Wirkdauer über 24 Std.)*	
Clorazepat	Tranxilium®
Diazepam**	Diazepam-ratiopharm®, Valiquid®, Valium®

*: Lorazepam gibt es in einer Form, die sich sofort im Mund auflöst und nicht ausgespuckt werden kann (Tavor expidet®)
**: Diazepam ist auch in Tropfenform erhältlich (z.B. Diazepam-ratiopharm® Tropfen).

Überdosierungen in Suizidabsicht – ist relativ gering, d.h. sie sind verhältnismäßig „sichere" Medikamente.

Für die Behandlung akuter Überdosierungen (etwa als Suizidversuch mit gesammelten Tabletten) steht heute als spezifisches Antidot Flumazenil (Anexate®) zur intravenösen Gabe zur Verfügung.

Kontraindikationen sind akute Alkohol-, Rauschgift- oder Psychopharmakavergiftungen, Schwangerschaft, Stillzeit und Suchtgefährdung.

Benzodiazepine werden meist oral als Tabletten, Dragees oder Tropfen verabreicht. Ein Teil der zahlreichen Präparate ist auch für die rektale Anwendung (z.B. zur Prämedikation und Anfallsbehandlung bei Kindern) oder zur intravenösen Injektion erhältlich.

Bei der intravenösen Gabe muß die Atmung des Patienten beobachtet werden, da Benzodiazepine eine zentrale Atemhemmung bewirken!

Suchtpotential

Benzodiazepine gehören in Deutschland zu den meistverkauften Medikamenten überhaupt. Sie werden weitaus häufiger eingesetzt als sinnvoll (etwa als Schlafmittel) und sind in zahlreichen Kombinationspräparaten (z.B. gegen Muskelverspannungen) enthalten. Ihr Suchtpotential wird auch von Angehörigen medizinischer Berufe oft unterschätzt. Viele Patienten brauchen immer höhere Dosen, einige von ihnen entwickeln psychotische Symptome. Bei plötzlichem Absetzen kommt es zu Entzugssymptomen wie Schlaflosigkeit, Unruhe, Zittern, Angstzuständen und Alpträumen, in schweren Fällen zu zerebralen Krampfanfällen und psychotischen Bildern.

ständig wiederholt, obwohl sie weder Spaß bereiten noch eine sinnvolle Funktion haben. Die Patienten wissen das, können aber die entsprechende Handlung nicht unterlassen, ohne in Angst und Spannung zu geraten. Am häufigsten sind Wasch-, Ordnungs-, Zähl- oder Kontrollzwänge. Fallbeispiel: Ein junger Mann leidet unter der Vorstellung, sich durch Berührung von Türklinken, Händen oder anderen Gegenständen mit HIV zu infizieren. Kommt es trotz seiner Anstrengung, jeden Kontakt zu verhindern, doch zu einer vermeintlichen Beschmutzung, wäscht er sich bis zu zweihundertmal hintereinander die Hände.

Behandlungsstrategie

Auch bei Zwangsstörungen konkurrieren verhaltens- und psychoanalytisch orientierte Psychotherapien. Relativ gute Erfolge hat ein Verhaltenstherapie-Programm, bei dem die Patienten zunächst lernen, Situationen zu erkennen, die die Zwänge auslösen und dann trainieren, sich den Zwängen stärker zu widersetzen und die damit verbundene Angst auszuhalten. Daneben ist eine Therapie mit Serotonin-Wiederaufnahme-Hemmern (☞ Pharma-Info 36.31) manchmal erfolgreich.

Pflege

Die Betreuung von Zwangskranken kann im Stationsalltag zu großen Problemen führen. Patienten mit Waschzwängen beispielsweise blockieren oft stundenlang Bad und WC, und Kranke mit Kontrollzwängen geraten manchmal in Konflikte mit ihren Zimmernachbarn. Es ist aber fast unmöglich, Zwangshandlungen zu unterbinden, solange der Patient keine Verhaltensalternativen erlernt hat. Gelingt es dem Patienten, seinen Zwang vorübergehend zu unterdrücken, sollte diese Leistung wahrgenommen und positiv verstärkt werden.

Zwangskranke brauchen oft viel Zeit, um sich auf einen Termin vorzubereiten. Daher sollten ihnen geplante Untersuchungen oder Gespräche möglichst frühzeitig mitgeteilt werden.

Prognose

Unbehandelt neigen Zwangsstörungen zur Verschlimmerung und Ausbreitung. Ein Patient, der anfänglich nur zweimal nach jedem Kontakt die Hände gewaschen hat, wäscht sie nun zwanzigmal und bürstet außerdem Kleidung und Schuhe ab. Durch geeignete Behandlung erfährt über die Hälfte der Patienten zumindest eine deutliche Besserung der Symptomatik. Völlige Symptomfreiheit ist aber selten.

36.9 Konversionsstörungen

Konversionsstörung *(Konversionsreaktion, Konversionssyndrom, Konversionsneurose, dissoziative Störung, hysterische Symptomneurose):* Psychische Erkrankung mit körperlichen Beschwerden ohne pathologische Organveränderungen als Ausdruck eines (verdrängten) psychischen Konfliktes.

Konversion bedeutet nach Freud die Umwandlung von Triebenergien in Körpersymptome.

Krankheitsentstehung

Nach psychoanalytischer Lehre wird ein ungelöster psychischer Konflikt auf körperliche Erscheinungen „verschoben" und dadurch eine Scheinlösung des Konflikts erreicht. Sicherlich spielen bei der Entstehung von Konversionsstörungen auch soziale Faktoren (z.B. „Nachahmung", Reaktion der Umwelt) eine Rolle.

Symptome

Die Patienten entwickeln funktionelle Störungen ohne pathologische Organveränderungen. Besonders häufig sind Lähmungen, „Anfälle" verschiedenster Art, Zittern, Empfindungsstörungen, Schmerzzustände, Erbrechen und Blind- oder Taubheit.

Dem Untersucher fällt auf, daß die Erscheinungen nicht so recht zu einer der bekannten Organerkrankungen passen wollen. Beispielsweise sind die Lähmungen oder die Sensibilitätsstörungen nicht mit der Innervation der gelähmten Gebiete in Einklang zu bringen oder die „epileptischen Anfälle" gehen regelmäßig ohne Stürze und Verletzungen einher. Auffällig ist außerdem, daß die Symptome vor „großem Publikum" in der Regel stärker werden, bei fehlender Beachtung durch die Umwelt dagegen abnehmen.

Die Körpersymptome haben häufig symbolischen Charakter: Eine Lähmung der Beine kann bedeuten, daß es „nicht mehr weitergeht", eine Blindheit, daß der Patient von der Welt nichts mehr sehen möchte.

Patienten mit Konversionsstörungen verleugnen oft Schwierigkeiten und Probleme, die für alle anderen offensichtlich sind.

Fallbeispiel:

Eine Frau wurde von ihrem alkoholkranken Mann verprügelt. Nach einem Schlag auf den linken Hinterkopf trat plötzlich eine Lähmung der gesamten linken Körperhälfte auf. Eine organische Ursache konnte durch körperliche und technische Untersuchungen (erhaltene Reflexe und Fluchtreaktionen, ausgeprägter passiver Widerstand bei Bewegungen, unauffälliges CT) ausgeschlossen werden. Nach Ansicht der Patientin gab es keine seelischen oder sozialen Probleme. Ihre einzige Sorge sei die Lähmung, wegen der sie nicht mehr nach Hause könne.

Sonderform: Multiple Persönlichkeitsstörung

Zu den Konversionsstörungen rechnet man auch die **multiple Persönlichkeitsstörung**, die zur Zeit in den Medien für Schlagzeilen sorgt. Die Betroffenen verhalten sich so, als bestünden sie aus zwei oder mehr Persönlichkeiten. Jede Persönlichkeit hat ihren eigenen Namen, ihre eigenen Interessen, Vorlieben und Erinnerungen. Vermutlich ist die Störung sehr selten.

So auch im Film „Zwielicht", der eine angebliche multible Persönlichkeitsstörung thematisiert, die sich aber letzlich als Täuschungsmanöver herausstellt.

Behandlungsstrategie

Pflege

Meist werden Patienten mit Konversionsstörungen zunächst auf somatische Stationen zur diagnostischen Abklärung eingewiesen. In diesem Rahmen neigen viele Ärzte und Pflegende – erleichtert, daß nichts „Ernsthaftes" vorliegt – zur Verharmlosung. Bemerkungen wie „das bilden Sie sich doch nur ein" oder „Sie machen uns was vor" sind aber falsch. Im Umgang mit den Patienten sollte versucht werden, ihre

Symptome ernst zu nehmen, ohne sie jedoch in den Mittelpunkt der Beziehung zu stellen.

Die Behandlung erfolgt psychotherapeutisch. Ob diese verhaltens- oder konfliktorientiert ist oder ob dem Patienten z.B. krankengymnastische Übungen als „Weg aus der Krankheit ohne Gesichtsverlust" zusätzlich angeboten werden, hängt vom Einzelfall ab. Im Idealfall lernen die Kranken, ihr Symptom als Signal „aus dem Inneren" zu verstehen und sich den damit verbundenen Problemen zu stellen.

36.10 Persönlichkeitsstörungen

Persönlichkeitsstörung *(Charakterneurose, abnorme Persönlichkeit,* veraltet: *Psychopathie)*: „Extremvarianten" des menschlichen Charakters, d.h. erhebliches Abweichen des Erlebens und Verhaltens eines Menschen von der Norm über einen längeren Zeitraum. Häufigkeit ca. 5% der Bevölkerung.

Manche Menschen fallen im Alltag durch die starke Ausprägung einzelner Charakterzüge auf: Sie sind ordentlicher, besorgter oder fröhlicher als der „Durchschnittsmensch". Nicht wenige fordern dadurch ihre Umwelt heraus. Aber erst wenn die Dominanz einzelner Merkmale so stark ist, daß es zu Störungen im sozialen Bereich *und* zu persönlichem Leid kommt, ist es gerechtfertigt, von einer (krankhaften) **Persönlichkeitsstörung** zu sprechen. Das Problem liegt also weniger in einer *qualitativen* als mehr einer *quantitativen* Veränderung der Persönlichkeit.

Die Ursache von Persönlichkeitsstörungen ist ungeklärt. Je nach Schule werden erbliche Faktoren, ein falsch erlernter „Stil" oder frühere Konflikte als ursächlich angesehen.

Die Therapie von Persönlichkeitsstörungen ist schwierig und langwierig. Meist gelingt es nicht, die Persönlichkeitsstruktur des Patienten wesentlich zu ändern. Im Vordergrund steht daher die Bewältigung akuter Krisen und die Hilfe im konkreten Alltag. Zum Einsatz gelangen dabei sowohl psychotherapeutische als auch sozialtherapeutische Methoden.

Unabhängig von der genauen Art der Störung gilt in der Pflege von Menschen mit Persönlichkeitsstörungen, daß die pflegerische Grundhaltung klar und für die Patienten durchschaubar sein muß. Durch genaue Absprachen untereinander wird vermieden, daß der Patient die einzelnen Mitarbeiter gegeneinander ausspielt. Im Stationsalltag werden die oft eingeschränkten sozialen Kompetenzen bewußt trainiert und eventuell ganz neue Verhaltensweisen eingeübt. Persönlichkeitsgestörte Menschen können im alltäglichen Umgang sehr irritierend und anstrengend sein. Dann hilft es oft, sich vor Augen zu führen, daß es sich um leidende, zuwendungsbedürftige Menschen handelt.

Jeder der unzähligen Charaktezüge eines Menschen kann im Sinne einer Persönlichkeitsstörung „entgleisen". Besonders häufig sind folgende Formen:

Histrionische Persönlichkeitsstörung

Histrionische Persönlichkeiten *(hysterische Persönlichkeitsstörung, hysterische Charakterneurose)* sind Menschen, die auf jeden Fall im Mittelpunkt stehen wollen.

Ein Leitsymptom ist das *Geltungsbedürfnis* der Betroffenen. Histrionische Menschen legen ein auffälliges und theatralisches Verhalten an den Tag und tendieren dazu, jede Kleinigkeit zu dramatisieren. Dabei sind sie ausgesprochen phantasievoll.

Zweites Leitsymptom ist die *Erlebnissucht.* Auch weniger wichtige Erlebnisse werden aufgebauscht, etwa ein kleiner Flirt während einer Abendeinladung zu einer großen Affäre mit unglücklichem Ausgang. Der Betroffene will nicht nur nach außen hin als mehr erscheinen als er ist, sondern auch vor sich selbst.

Als drittes sind noch die *Beziehunglosigkeit* und die *Kommunikationsstörung* zu nennen. Histrionische Persönlichkeiten drängen sich in Gesprächen geradezu auf und knüpfen schnell Kontakte, die aber oberflächlich bleiben und nicht zu einer tiefen Beziehung führen.

Auch *Körperkrankheiten* können der Befriedigung des Geltungsbedürfnisses und dem Rückzug aus der Wirklichkeit dienen. Psychogene körperliche Symptome, z.B. heftigste Trigeminusneuralgien, sind daher häufig zu beobachten.

Im Vordergrund von Therapie und Beziehungsgestaltung steht die realistische Bearbeitung aktueller Probleme. Finden die Patienten während der therapeutischen Gespräche die von ihnen gesuchte Zuwendung und Aufmerksamkeit oder gelingt es, ihr Selbstwertgefühl durch Leistungen auf bestimmten Bereichen zu stärken, können sie vielleicht auf einen Teil ihrer Symptome verzichten.

Im pflegerischen Umgang mit den Patienten sollte ihnen weder offene Bewunderung noch Ablehnung entgegengebracht werden. Dramatisierendes Verhalten wird am besten durch „Nichtbeachtung" gelöscht. Das Team muß sich vor manipulativem Verhalten der Patienten durch Absprachen schützen. Vielfach sind die Pflegenden enttäuscht, weil die Patienten Therapievorschläge gierig aufgreifen, aber nicht umsetzen. Dies ist nicht persönlich gemeint, sondern Teil der Persönlichkeitsstörung.

Paranoide Persönlichkeitsstörung

Menschen mit einer **paranoiden Persönlichkeitsstörung** sind leicht kränkbar, nachtragend und fühlen sich schnell verletzt. Freundliche Handlungen anderer werden feindlich umgedeutet, und diese Feindseligkeit wird z.B. durch „Verschwörungstheorien" erklärt. Manchmal kämpfen sie in streitsüchtiger, unbelehrbar und unangemessen wirkender Weise um ihr Recht, wobei es ihnen in erster Linie um das „Recht bekommen", nicht um materielle Güter, geht. Dann spricht man auch von **querulatorischer Persönlichkeitsstörung.**

Die Pflegenden sollten im Umgang mit diesen Patienten ruhig und höflich sein und Streitigkeiten auf jeden Fall vermeiden.

Schizoide Persönlichkeitsstörung

Schizoide Persönlichkeiten wirken kühl, abweisend und desinteressiert an ihrer Umwelt. Selten können sie wirkliche Freude empfinden oder warme Beziehungen eingehen. Im Inneren leiden sie oft unter ihrer Isolierung und sind sehr verletzlich. Im Umgang mit ihnen gilt es, Ablehnung und Kränkungen auszuhalten, ohne sie zu erwidern, damit die Menschen langsam aus ihrer Verschlossenheit finden können.

Zwanghafte Persönlichkeitsstörung

Die **zwanghafte Persönlichkeitsstörung** *(anankastische Persönlichkeitsstörung)* ist durch Ordnungsliebe, Sparsamkeit und Eigensinn gekennzeichnet, die zwanghafte Züge annehmen können. Stört man die Ordnungen oder Pläne der Patienten, können ernsthafte Krisen ausgelöst werden. Im Umgang sollten sich die Pflegenden genau an die Stationsregeln halten, z.B. pünktlich sein und Unregelmäßigkeiten wie verschobene Visiten oder das Ausfallen von Therapien frühzeitig mitteilen.

Depressive Persönlichkeitsstörung

Patienten mit einer **depressiven Persönlichkeitsstörung** sind meistens still, unauffällig und überaus angepaßt. Sie wirken niedergeschlagen und sehen pessimistisch in die Zukunft. Oft neigen sie zu hypochondrischer Selbstbeobachtung.

Die depressive Persönlichkeitsstörung muß von der endogenen Depression und den reaktiven Depressionen unterschieden werden: Bei letzteren besteht die depressive Grundstimmung nur phasenweise und ist in der Regel „existentiell" ausgeprägt.

Ziel pflegerischer Beziehungsgestaltung zu diesen Patienten ist zunächst das Schaffen einer vertrauensvollen und warmen Atmosphäre. Die Kranken neigen dazu, sich für andere aufzuopfern. Oft sind sie anschließend enttäuscht, wenn ihre Opfer keine ausreichende Beachtung finden. Diese Opferrolle sollte nicht verstärkt werden, indem man sie z.B. bittet, überdurchschnittlich viele Stationsarbeiten zu übernehmen.

Dissoziale Persönlichkeitsstörung

Menschen mit einer **dissozialen Persönlichkeitsstörung** (*antisoziale Persönlichkeitsstörung, Soziopathie*) fallen durch Reizbarkeit, Verantwortungslosigkeit, Mißachtung sozialer Normen und Desinteresse an den Gefühlen anderer auf. Sie haben eine gering ausgeprägte Frustrationstoleranz und neigen zu aggressivem Verhalten. Auch aus negativen Erfahrungen (Strafen) können sie nicht lernen. Bei ihnen ist Ziel, sie durch Annahme und Verständnis wenigstens ein Stück weit in die Gemeinschaft zu integrieren.

Narzistische Persönlichkeitsstörung

Menschen mit einer **narzistischen Persönlichkeitsstörung** haben ein großartiges Selbstbild, das einhergeht mit Phantasien von Macht, Ruhm und Erfolg (sie sind gewissermaßen in sich selbst verliebt). Gegenüber anderen sind sie wenig einfühlsam.

Bei der Pflege narzistischer Menschen ist zu beachten, daß sie leicht kränkbar sind.

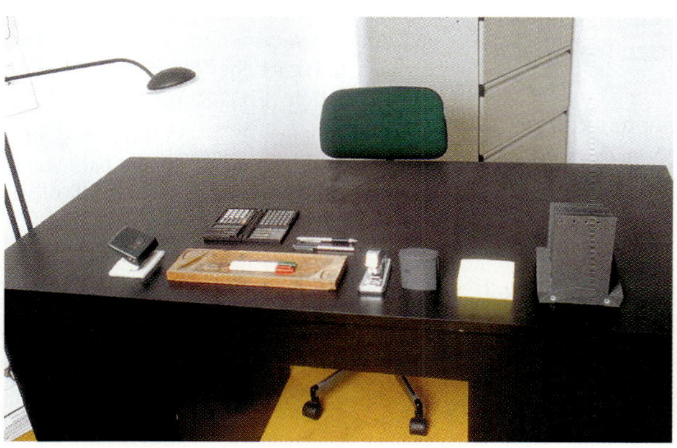

Abb. 36.44: Menschen mit einer zwanghaften Persönlichkeitsstörung sind überaus ordentlich. [K183]

36.11 Exogene Psychosen

Exogene Psychose *(symptomatische, organische, körperlich begründbare Psychose):* Im weitesten Sinne jede psychische Störung, die durch eine körperliche Erkrankung bedingt ist.

Krankheitsentstehung

Zahlreiche körperliche Erkrankungen können zu psychischen Störungen führen, wobei die Krankheit im ZNS lokalisiert sein (z.B. Hirntumor oder Demenz) oder das Gehirn sekundär in Mitleidenschaft ziehen kann (z.B. Leberschäden). Dabei können ganz unterschiedliche Ursachen zum gleichen klinischen Bild führen. Das Gehirn antwortet auf verschiedene Schäden mit gleichen Symptomen.

Einteilung und Symptome

Die Einteilung und Benennung der körperlich begründbaren psychischen Störungen ist nicht einheitlich. Im folgenden wird eine Einteilung nach dem zeitlichen Verlauf gewählt.

Akute exogene Psychose

Leitsymptom der **akuten exogenen Psychose** ist die *Bewußtseinsstörung* (☞ 36.2.1). Fehlt die Bewußtseinsstörung, spricht man nach Wieck auch von einem **Durchgangssyndrom.**

Typische klinische Bilder einer akuten exogenen Psychose sind die Verwirrtheit und das **Delir** mit Bewußtseinsstörung, Desorientierung, (ängstlicher) Unruhe, meist optischen Halluzinationen, Verkennung der Umgebung, Angst, Schwitzen, Tremor und Schlaflosigkeit. Duchgangssyndrome äußern sich z.B. durch eine akute Halluzinose, akuten Wahn, symptomatische Schizophrenie, Angstsyndrom, akutes Korsakow-Syndrom (☞ unten) oder affektive Verstimmung.

Akute exogene Psychosen bilden sich mit Besserung der ursächlichen Erkrankung meist innerhalb von Tagen bis Wochen zurück.

Chronische exogene Psychose

Die wichtigsten Erscheinungsbilder der **chronischen exogenen Psychosen** sind:

- **Gedächtnisstörung.** Diese betrifft in der Regel das Kurzzeitgedächtnis. Eine besondere Form der Gedächtnisstörung ist das **Korsakow-Syndrom** *(amnestisches Syndrom).* Es ist gekennzeichnet durch schwere Merkfähigkeitsstörungen, Konfabulationen (Pseudoerinnerungen) und Desorientiertheit bezüglich Zeit und Raum
- **Organisch bedingte Persönlichkeitsveränderung.** Diese zeigt sich oft durch eine Zuspitzung bereits vorher vorhandener Persönlichkeitszüge (sparsam → geizig, vorsichtig → mißtrauisch), erhöhte Reizbarkeit, weinerliche Affektlabilität, Verlangsamung und Antriebsminderung
- Fortschreitender Verlust vorher vorhandener geistiger Fähigkeiten im Sinne einer **Demenz** (☞ 14.5).

Chronische exogene Psychosen (auch *hirnorganische Psychosyndrome* genannt) sind in der Regel irreversibel.

Diese Einteilung darf nicht darüber hinwegtäuschen, daß die Übergänge zwischen akuten und chronischen Störungen fließend sind. Die Symptome psychoorganischer Störungen hängen immer auch von der Persönlichkeit und Biographie des Einzelnen ab.

Diagnose

Die Diagnose wird durch den psychopathologischen Befund (☞ 36.2), durch spezielle, standardisierte Tests und durch technische Untersuchungen zur Feststellung der zugrundeliegenden Erkrankung gestellt. Manchmal ist die Ähnlichkeit zwischen körperlich begründbaren psychischen Störungen und anderen psychischen Erkrankungen, z.B. einer Depression oder Schizophrenie, sehr groß. Daher sollten bei psychischen Störungen stets organische Erkrankungen ausgeschlossen werden.

Behandlungsstrategie und Pflege

Zugrundeliegende Erkrankungen müssen behandelt werden (z.B. Alkoholentzug oder andere Giftelimination, Entfernung eines Hirntumors). Gleichzeitig erfordern die psychischen Erscheinungen oft eine symptomatische Behandlung mit Psychopharmaka.

Die pflegerischen Herausforderungen hängen von den vorliegenden Symptomen ab. Häufig sind die Patienten weglaufgefährdet und müssen deshalb besonders überwacht werden. Patienten mit Merkfähigkeitsstörungen brauchen ständig wiederholte, geduldige Anleitung. Zur Unterstützung der Orientierung kann man große Schilder anbringen, z.B. Namensschilder an der Zimmertür (☞ auch 14.3.4).

36.12 Suizid

Suizid *(Selbstmord, Freitod):* Absichtliche Selbsttötung. Häufigkeit etwa 20/100 000 Einwohner pro Jahr. Damit eine der häufigsten Todesursachen in unserer Gesellschaft, bei Jugendlichen sogar die häufigste Todesursache überhaupt. Noch viel höher ist die (schwer schätzbare) Zahl der **Suizidversuche**. Auf einen gelungenen oder „vollendeten" Suizid kommen 5 - 100 Suizidversuche.

Von einem **gemeinsamen Suizid** spricht man, wenn mehrere Menschen zusammen Suizid begehen. Bei einem **erweiterten Suizid** tötet der suizidale Mensch zuerst noch andere Personen, meist Angehörige (z.B. weil er ihnen Leid ersparen will), dann sich selbst.

Nur wenige Suizide sind echte *Bilanzsuizide*, bei denen ein psychisch Gesunder nach langem Nachdenken seine „Rechnung" mit dem Leben macht (Bilanz zieht) und sich dann das Leben nimmt.

Viel öfter sind Suizidhandlungen *Kurzschlußreaktionen* beim Auftreten von Lebenskrisen. Der Betroffene sieht keinen anderen Ausweg mehr als „Schluß zu machen". Meist liegen zwischen dem Entschluß zur Selbsttötung und der Ausführung nur wenige Stunden, und der direkte „Auslöser" wirkt auf andere oft unbedeutend (z.B. ein Streit oder eine Kränkung): Er war wirklich mehr Auslöser als Ursache, er war der berühmte Tropfen, der das (fast) volle Faß zum Überlaufen gebracht hat.

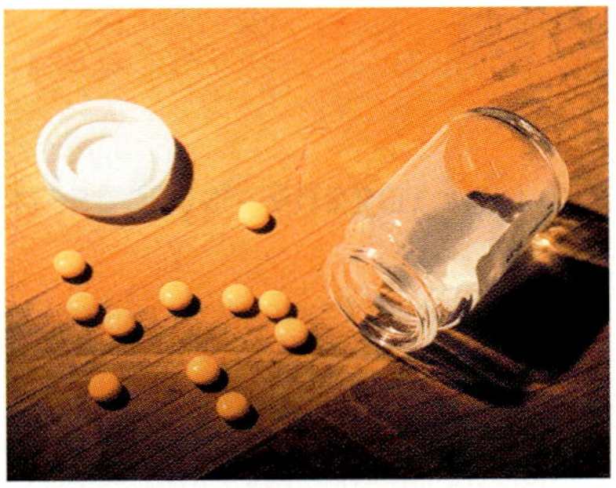

Abb. 36.45: Etwa 2/3 aller Suizidversuche werden mit Tabletten verübt. [K183]

Manchmal hat man den Eindruck, der Patient habe es mit seinem Suizidversuch gar nicht wirklich „ernstgemeint", weil er so demonstrativ wirkt oder weil die gewählten Mittel auffallend ungeeignet waren. Fallbeispiel: Ein Patient trinkt einige Gläser Sekt, nimmt fünf Tabletten Aspirin® ein und ruft sofort danach seine Ex-Freundin an, um sich von ihr zu verabschieden. Trotzdem darf das Ereignis nicht verharmlost werden, sondern muß zumindest als dringender Ruf nach Hilfe verstanden werden. Auch das Bedürfnis nach Ruhe kann zum Suizidversuch – meist mit Schlaftabletten – führen.

Jeder Suizidversuch muß ernst genommen werden, ebenso jede Ankündigung eines Suizides.

Oft geht einem Selbsttötungsversuch bei nicht psychotischen Patienten ein sogenanntes **präsuizidales Syndrom** voran. Die Betroffenen fühlen sich einsam und ziehen sich von ihrer Umwelt zurück. Sie entwickeln Aggressionen gegen ihre Mitmenschen, denen sie aber keinen Ausdruck verleihen. Schließlich wenden sie ihre aggressiven Gefühle gegen sich selbst. In der Phantasie beschäftigen sie sich mit dem Suizid und mit den Folgen für ihre Angehörigen.

Bei psychotischen Patienten kommt es manchmal zum völlig überraschenden, *raptusartigen* Suizid (lat. raptus: Fortreißen, med.: plötzlich einsetzender Erregungszustand).

Untersuchungen haben gezeigt, daß Menschen in bestimmten Lebenssituationen ein erhöhtes Suizidrisiko haben:
- Psychisch Kranke
- Suchtkranke
- Sehr alte Menschen
- Jugendliche, besonders während der Ablösung vom Elternhaus
- Flüchtlinge und rassisch, religiös oder politisch Verfolgte
- Menschen ohne enge Beziehungen, besonders ohne familiäre Bindungen (Alleinstehende)
- Menschen, die schon einmal mit einem Suizid gedroht haben oder einen Suizidversuch unternommen haben (nach einem Suizidversuch sinkt die Schwelle, es in späteren Krisen noch einmal zu probieren)
- Chronisch oder unheilbar Kranke.

Mehr als die Hälfte aller gelungenen Suizide wird von psychisch Kranken verübt.

Nach einem Suizidversuch werden die meisten Patienten zunächst in somatischen Abteilungen behandelt, bis sicher ist, daß keine lebensgefährlichen Organkomplikationen mehr drohen. Die Maßnahmen entsprechen den gewählten Mitteln: Bei Vergiftungen ist oft eine Magenspülung (☞ 38.5.3) oder medikamentöse Entgiftung notwendig, eventuell auch eine Beatmung. Stich- oder Schußwunden müssen chirurgisch versorgt werden. Zur Abschätzung, ob das Suizidrisiko weiter besteht, wird ein Psychiater zugezogen. Eventuell erfolgt die Verlegung in die Psychiatrie.

Gibt es nicht das Recht auf Suizid?

Oft wird diskutiert, ob Ärzte und Pflegende überhaupt das Recht haben, einen suizidalen Menschen an der Selbsttötung zu hindern, da dieser doch seine Entscheidung frei getroffen habe und keine anderen Menschen schädige. Die meisten Psychiater und auch der Gesetzgeber gehen aber sowohl bei psychotischen als auch bei zuvor (scheinbar) gesunden Patienten davon aus, daß zumindest im Rahmen der akuten Krise die freie Willensbestimmung des Patienten eingeschränkt ist und auch Zwangsmaßnahmen gerechtfertigt sind, um das Leben des Betroffenen zu retten (☞ auch 10.1).

Hierfür spricht, daß die überwiegende Mehrzahl der Patienten schon bald nach ihrem Suizidversuch Dankbarkeit darüber äußern, daß „man sie da raus geholt hat".

Behandlungsstrategie

Bei psychotischen Erkrankungen wird zunächst die Grundkrankheit behandelt. Der Versuch, in der psychotischen Krise auch Lebensprobleme zu bearbeiten, darf nur mit äußerster Vorsicht durchgeführt werden. Die Patienten haben durch die Erkrankung keine ausreichenden Verarbeitungsmöglichkeiten.

Bei nicht psychotischen Patienten ist die *akute Krisenintervention* jedoch indiziert. Sie beginnt mit dem Beziehungsaufbau zum Patienten, durch den seine Einsamkeit und Isolation durchbrochen wird. Oft baut der Betroffene nach einem Suizidversuch schnell wieder eine Fassade auf, hinter der er seine Probleme vor sich und den anderen verbirgt. Dadurch wird es aber unmöglich, langfristige Lösungen zu suchen. Daher sollte die Krise nicht abgeschwächt („Wie gut, daß Sie jetzt alles anders sehen", „Sehen Sie, eigentlich haben Sie doch alles im Griff"), sondern mit dem Patienten ausgehalten werden. Entsprechend der Sicht, daß die akute Krise nur Auslöser, nicht aber eigentlicher Grund war, muß mit Patienten nach einem Suizidversuch nicht nur die akute Krise, sondern vor allem deren Hintergrund, die langandauernden Probleme bearbeitet werden. Manchmal muß der Patient seine Lebensgestaltung tiefgreifend ändern, und meist benötigt er auch sozialpsychiatrische Hilfe.

Fallbeispiel

Einem seit längerem arbeitslosen Mann droht der Verlust des eigenen Hauses. Als er eines Morgens eine unerwartete hohe Rechnung erhält, vergiftet er sich mit einem Pflanzenschutzmittel. Er wird tief komatös von seiner Frau aufgefunden und intensivmedizinisch behandelt. Nach einer kurzen Phase des Entsetzens macht er „dicht" und sagt, so etwas würde er nie wieder machen, er trage schließlich Verantwortung für seine Familie. Der Anlaß sei lächerlich gewesen. Man könne ein Haus auch verkaufen. Erst in längeren Gesprächen wird ihm seine Verzweiflung, seine Kränkung durch die Arbeitslosigkeit und seine Vereinsamung in den letzten Monaten deutlich und erfahrbar. Gleichzeitig erhält er sozialpsychiatrische Unterstützung bei der Beantragung von Sozialhilfe, Umschuldung und Verhandlungen mit dem Arbeitsamt.

Pflege

Wichtig ist zunächst, suizidale Patienten überhaupt zu erkennen. Besonders gefährliche Krankheitsphasen sind akute Depressionen sowie Schizophrenien in der Rehabilitationsphase, während der sich die Kranken mit ihren Defiziten auseinandersetzen müssen.

Warnsignale für einen drohenden Suizid
- Antriebssteigerung durch Medikamente bei weiterbestehender depressiver Verstimmung
- Plötzliche, unerklärliche Ruhe und Freude (Erleichterung durch den Entschluß, sog. *präsuizidale Aufhellung*)
- Schreiben eines Testamentes
- Verschenken von Sachen
- Sammeln von Medikamenten
- Heftige Schuldvorwürfe oder Schuldwahn
- Aussagen über Sinnlosigkeit des Lebens
- Reden über Suizid, besonders bei Angabe konkreter Vorstellungen und Pläne
- Bericht über drängende Impulse, sich umzubringen
- Angabe von *imperativen* (befehlendem) *Stimmen*, die den Suizid befehlen.

Jede Beobachtung, die auf akute Suizidgefahr hinweist, muß an das Team und an den behandelnden Arzt weitergegeben werden.

Außerdem spricht man den Kranken auf Suizidalität an. Das kann indirekt geschehen („Was meinen Sie damit, daß das ganze Leben sinnlos sei?", „Warum verschenken Sie ihre Bücher?"), aber auch direkt („Denken Sie daran, sich zu töten?", „Planen Sie einen Suizid?"). Viele Pflegende haben Angst, die Patienten so erst auf Selbsttötungsideen zu bringen. Das ist falsch. Das Gegenteil ist vielmehr richtig: Das Gespräch über Todeswünsche und -gedanken entlastet. Es befreit den Patienten aus seiner Isolation, er wird wieder beziehungsfähig.

Verneint der Patient eine bestehende Suizidalität, kann man ihn zusätzlich fragen, wofür es sich seiner Ansicht nach zu leben lohnt oder auf was er denn trotz seiner Krankheit hoffe. Je konkreter die Antwort ist, desto eher kann man sich auf sie verlassen.

Vielfach schützt es vor einem Suizid, Absprachen über einen konkreten Zeitraum zu treffen. Der Patient verspricht, sich in dieser Zeit nichts anzutun und drängende Impulse oder Pläne mitzuteilen. Allerdings ist nicht jeder Patient ausreichend absprachefähig. Evtl. ist er infolge seiner Krankheit nicht frei in seiner Entscheidung, etwa, wenn er imperative Stimmen hört.

Für akut suizidale oder nicht absprachefähige Patienten muß das Team die Sicherheit schaffen, für die der Patient selbst im Moment nicht sorgen kann. Hierzu gehören z.B. die Unterbringung auf einer geschlossener Station, die Kontrolle bezüglich gefährlicher Gegenstände sowie eine engmaschige Überwachung oder 1:1-Betreuung. Die Überwachung der Patienten darf jedoch nicht in einer Weise geschehen, die ihn kränkt oder verletzt. Zudem ist eine alleinige Überwachung ohne weitere Maßnahmen meist erfolglos.

Im Gespräch machen die Pflegenden dem Patienten keine Vorwürfe („Sie können Ihre Kinder doch nicht alleine zurücklassen"). Ebenso falsch ist es, die Suizidalität zu verharmlosen („So schlimm, wie Sie im Moment denken, ist es nicht. Es wird schon wieder werden"). Damit nähme man die Verzweiflung des Patienten nicht ernst und ließe ihn alleine.

Für den Schritt weg vom Suizid ist es notwendig, daß der zum Tode entschlossene Mensch wieder in Beziehung mit anderen kommt.

Umgang mit Selbsttötungen auf Station

☑ Der Behandlung suizidaler Menschen sind aber – wie jeder psychiatrischen Behandlung – Grenzen gesetzt. Nicht jeder Suizid läßt sich verhindern. Nach einem vollendeten Suizid braucht das Team Zeit und Raum für Gespräche, in dem es sich mit Trauer, Angst und Schuldgefühlen auseinandersetzen kann (☞ auch 15.9.3).

Vom Suizid geht eine gefährliche Faszination aus, die aufgefangen werden muß. Aufgrund gehäufter Suizide nach Fernsehfilmen, die sich mit Suizidalität auseinandersetzen, und durch Beobachtungen in psychiatrischen Kliniken ist bekannt, daß Suizide zur Nachahmung anregen. Daher sollte das Team einen Suizid mit den übrigen Patienten offen besprechen, damit diese ihrer

Angst, Unsicherheit und Betroffenheit gegenüber dem Personal Ausdruck verleihen können. Umgekehrt erleben die Mitpatienten, daß auch das Team über Schwächen und mögliches Scheitern reden kann. Hilflose Ablenkungsversuche sind nutzlos. Ein Suizid läßt sich nicht verheimlichen. Durch Zeitungen, Gerüchte oder Angehörige werden die Patienten praktisch immer vom Tod ihres Mitpatienten erfahren.

Auch bei den Pflegenden ruft ein „gelungener" Suizid Betroffenheit hervor. Insbesondere die Pflegekraft, die den Toten gefunden hat, die Bezugsperson sowie Krankenpflegeschüler und -schülerinnen können in eine persönliche Krise geraten.

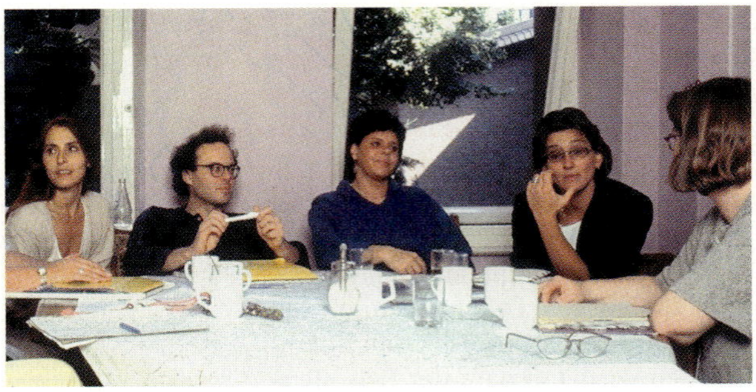

Abb. 36.46: Ist einem Patienten der Suizid „gelungen", so braucht das Team Zeit und Raum für Gespräche, in dem es sich mit Trauer, Angst und Schuldgefühlen auseinandersetzen kann. [K183]

36.13 **Psychiatrie und Gesellschaft**

Psychisch Kranke wurden und werden in vielen Gesellschaften ausgegrenzt, diffamiert und zum Teil verfolgt. Die letzten Jahrzehnte haben zwar durch die Entwicklung verschiedener Psychotherapien und Medikamente entscheidende Fortschritte in der Psychiatrie gebracht, aber nach wie vor gilt die Diagnose einer psychischen Erkrankung als Makel. Psychisch Kranke haben immer noch mit einer Reihe von Vorurteilen zu kämpfen, die ihre Eingliederung in der Geselllschaft erheblich erschweren.

☑ Das Ziel der „sozialen Heilung" psychisch Kranker ist nur im Zusammenwirken verschiedenster sozialer und medizinischer Einrichtungen erreichbar.

Medizinische Einrichtungen

Stationäre Einrichtungen

20% aller Krankenhausbetten in Deutschland sind für psychisch Kranke bestimmt. Die psychiatrische Fachpflege ist die zahlenmäßig bedeutendste Fachpflege überhaupt.

Die meisten psychisch Kranken werden in **psychiatrischen Landeskrankenhäusern** behandelt. Dies sind größere psychiatrische Kliniken, die für einen bestimmten „Ortsbereich" zuständig sind. Sie liegen oft weit entfernt von größeren Ortschaften. Dort wollte man früher einerseits den Kranken Ruhe und Arbeitsmöglichkeiten auf dem Lande bieten, andererseits wollte man sie von der „gesunden" Bevölkerung fernhalten. Heute erscheint die isolierte Lage eher als Nachteil. Sie erschwert den Kontakt zu Angehörigen wie auch die Rehabilitation durch Arbeitsversuche und die Freizeitgestaltung z.B. durch Kinobesuche.

Daneben stehen psychiatrische Betten an Unikliniken, Privatkliniken und gelegentlich in Allgemeinkrankenhäusern zur Verfügung.

Nicht wenige Kliniken und Sanatorien haben sich auf die Betreuung Suchtkranker oder psychosomatisch Erkrankter spezialisiert. Viele ältere Menschen mit psychiatrischen Erkrankungen schließlich werden auf Dauer in Alten- und Pflegeheimen betreut.

Teilstationäre Einrichtungen

Um psychisch Kranken den Weg zurück in die Gesellschaft zu erleichtern, sind eine Reihe von **teilstationären Einrichtungen** eingerichtet worden. Tages- und Nachtkliniken kombinieren die Vorteile einer Krankenhausbehandlung mit regelmäßigen Aufenthalten in der häuslichen Umgebung.

Eine gute Möglichkeit zur Wiedereingliederung stellen *psychiatrische Wohngemeinschaften* dar. Sie unterstützen den einzelnen bei der schrittweisen Annäherung an das „Alltagsleben". Meist stehen sozialpsychiatrisch ausgebildete Betreuer für die Bewohner zur Verfügung.

Wohnheime bieten beschützende Wohnmöglichkeiten für Schwerkranke, bei denen zumindest zur Zeit keine besseren Möglichkeiten zur Behandlung und Resozialisation bestehen.

Ambulante Einrichtungen

Die ärztliche Versorgung psychisch Kranker erfolgt weit überwiegend ambulant durch Allgemein- und Nervenärzte. Zahlreiche speziell ausgebildete *klinische Psychologen* führen neben Ärzten psychotherapeutische Behandlungen durch.

Außerdem existieren viele psychotherapeutische Beratungsstellen, die bei bestimmten Problemstellungen große Erfahrung haben. Beispiele sind die *Telefonseelsorge*, die Kriseninterventionen durchführt. In der *Familienberatung* werden verhaltensgestörte Kinder mitbetreut. *Drogenberatungen* leisten Motivationsarbeit zur Suchtbehandlung.

Nicht zu unterschätzen ist auch die Bedeutung von *Selbsthilfegruppen*. Betroffene können sich oft effektiver gegenseitig unterstützen, als es den professionellen Helfern gelingt. Das bekannteste Beispiel im psychiatrischen Bereich sind die *Anonymen Alkoholiker*, eine Selbsthilfegruppe für Alkoholkranke.

Arbeitslosigkeit

Ein besonders schwieriges Problem ist die Arbeitslosigkeit vieler psychisch Kranker. Arbeitslosigkeit führt zu finanziellen Problemen, Sinnkrisen, schlechteren sozialen Beziehungen, fehlender Tagesstruktur und Langeweile (☞ 7.12.1 und ☞ 7.12.3).

All das belastet die psychische Stabilität und verschlimmert oft die Erkrankung. Industrielle Rehabilitationszentren, Berufsförderungswerke und Programme von Arbeitsämtern dienen der Erprobung der Arbeitsfähigkeit unter möglichst realistischen Bedingungen. Sie unterstützen die Wiedereingliederung in den normalen Arbeitsmarkt. Manche Arbeitgeber ermöglichen psychisch Kranken auch die schrittweise Aufnahme ihrer alten oder neuen Arbeitsstelle nach Stufenplänen.

Für Kranke und Behinderte, die dieses Ziel (noch) nicht erreichen können, stehen *beschützte Werkstätten* zur Verfügung.

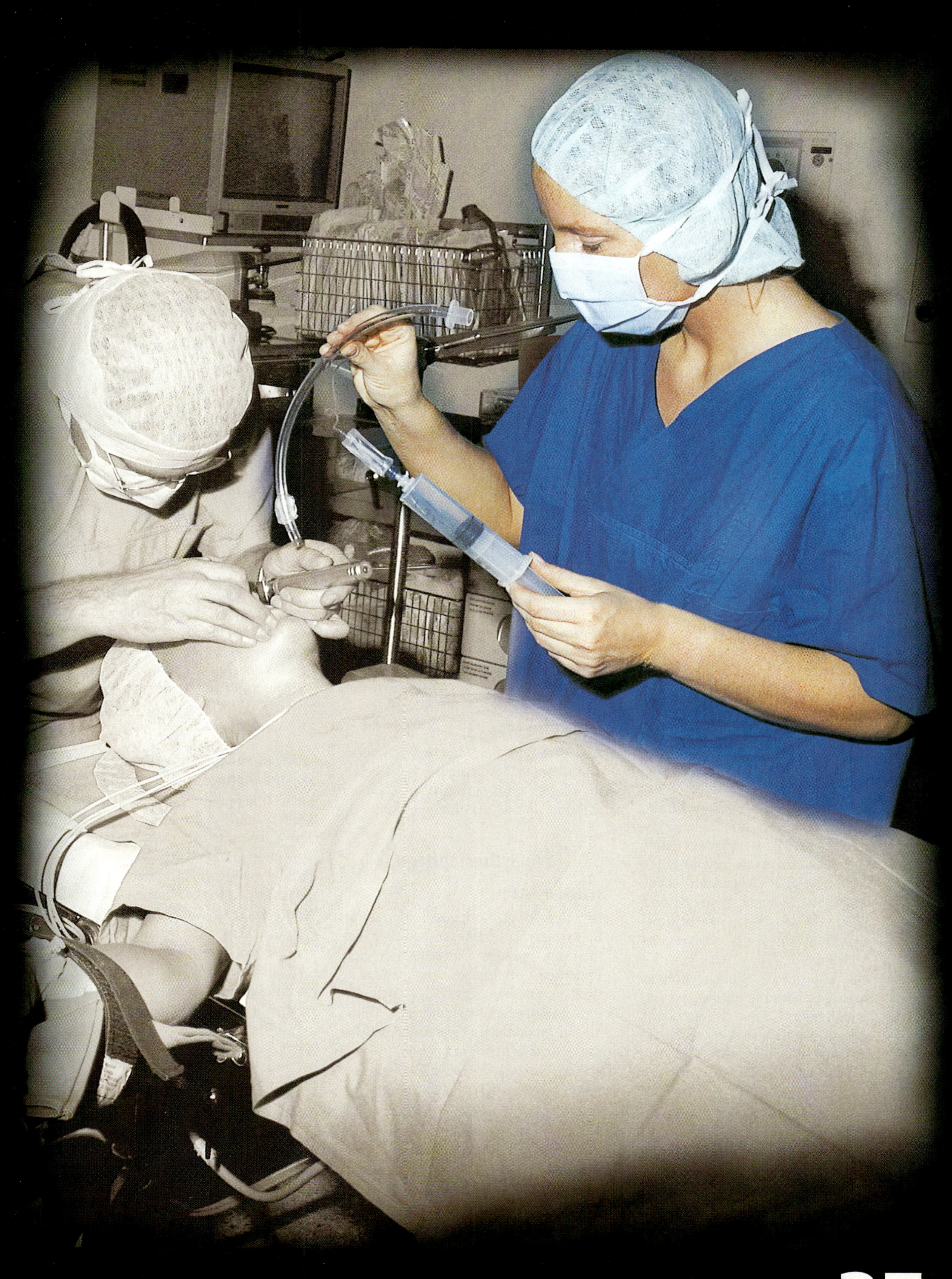

37 Grundlagen der Anästhesiepflege

Übersicht

37.1 Einführung in die Anästhesiologie und die Anästhesiepflege

37.1.1 Das Fachgebiet

Anästhesiologie: Befaßt sich mit den wissenschaftlichen Grundlagen und den praktischen Anforderungen von Anästhesieverfahren.

Anästhesie (griech. *Unempfindlichkeit*): Unempfindlichkeit gegen Schmerz-, Berührungs- und Temperaturreize als gewünschtes Ergebnis einer Allgemein- oder Regionalanästhesie (☞ 37.8 und 37.9) oder als Folge von Erkrankungen des Nervensystems (☞ Kap. 35).
Im klinischen Sprachgebrauch auch Bezeichnung für die gesamte Fachabteilung eines Krankenhauses aus **Anästhesisten** *(Anästhesiologen, Narkoseärzte)* und **Anästhesieschwestern/-pflegern.**

Der **Anästhesist** beurteilt vor einer OP die Anästhesiefähigkeit eines Patienten (☞ 37.7.1) und entscheidet mit dem Patienten über die Art des Anästhesieverfahrens (☞ 37.8 und 37.9). Er leitet das entsprechende Verfahren und ist für die medizinische Überwachung des Patienten bis zu seiner Übergabe an die Normal- oder Intensivstation zuständig.

Die **interdisziplinären Intensivstationen** kleinerer Kliniken stehen oft unter anästhesiologischer Leitung; in größeren Kliniken werden auf speziellen **anästhesiologischen Intensivstationen** Patienten mit postoperativen Komplikationen behandelt sowie Patienten, die aus verschiedenen Gründen einer längerdauernden intensivmedizinischen Betreuung (☞ 38.3) bedürfen.

Anästhesisten betreuen in **Schmerzambulanzen** (ambulante) Patienten mit akuten oder chronischen Schmerzen und sind oft als Notärzte tätig.

37.1.2 Anästhesiepflege

Tätigkeitsfeld

In der Anästhesieabteilung tätige Schwestern und Pfleger betreuen gemeinsam mit dem Anästhesisten den Patienten unmittelbar vor, während und unmittelbar nach der Anästhesie und sind für die dazu benötigten Geräte und Medikamente zuständig. Zu ihren Aufgaben gehören:

- Bereitstellung von Medikamenten und Zubehör für die Durchführung einer Anästhesie
- Prüfen und Bedienen der Narkose- und Überwachungsgeräte
- Assistenz bei Anästhesieein- und -ausleitung sowie Anästhesieführung
- Anästhesieüberwachung und -führung unter ärztlicher Aufsicht, dabei selbständiges Verfolgen der Anästhesie mit kritischem Hinterfragen des ärztlichen Tuns und sorgfältiger Krankenbeobachtung („Vier Augen sehen mehr als zwei")
- Bei Notfällen rascher und zielgerichteter Therapiebeginn, z.B. bei Reanimation bis zum Eintreffen des Arztes
- Postoperative Überwachung von Patienten im Aufwachraum ☞ 37.12)
- Wartung, Pflege, Reinigung und Sterilisation der Geräte und des Anästhesiezubehörs.

Fachweiterbildung Intensivpflege und Anästhesiepflege

Nach dreijähriger Krankenpflegeausbildung und anschließender mindestens zweijähriger Berufserfahrung kann in einer zweijährigen Zusatzausbildung die Qualifikation zur Anästhesiefachschwester erworben werden. Während dieser Ausbildung werden in theoretischem Fachunterricht und praktischem Einsatz im Anästhesiebereich und auf der Intensivstation die notwendigen Kenntnisse und Fertigkeiten vermittelt.

37.1.3 Anästhesieprotokoll

Im **Anästhesieprotokoll** *(Narkoseprotokoll)* werden alle für die Anästhesie wichtigen *Informationen* über den Patienten vermerkt, alle *Tätigkeiten*, die am Patienten während der Anästhesie verrichtet werden, und der *Verlauf* der Anästhesie dokumentiert sowie die Anordnungen für die *postoperative Überwachung* (☞ Abb. 37.56) getroffen. Die Protokollformulare sind von Klinik zu Klinik unterschiedlich und sollten folgende Daten enthalten:

- Patientendaten, die bei der anästhesiologischen Visite (☞ 37.7.1) erhoben wurden
- Diagnose/OP-Indikation
- Art der Operation
- Datum, Beginn und Ende der OP
- Namen der Operateure, Assistenten und OP-Pflegepersonen
- Beginn und Ende der Anästhesie
- Name des Anästhesisten/der Anästhesiepflegepersonen
- Anästhesieverfahren, ggf. Komplikationen
- Größe und Art der venösen und arteriellen Zugänge
- Größe und Art von Endotrachealtubus/Larynx-/Beatmungsmaske
- Lagerung des Patienten (☞ 11.3.2)
- Bei Allgemeinanästhesie Narkosegerätetyp und Beatmungsform, Verlauf der Atemvolumina, -frequenz, -drücke, Narkosegaskonzentrationen im Verlauf
- Alle Injektionen, Infusionen, Transfusionen
- Verlauf von Herzfrequenz, Blutdruck, Sauerstoffsättigung, CO_2, ggf. ZVD (Dokumentation mind. fünfminütlich)
- Urinausscheidung
- Blutverlust
- Wichtige intraoperative Ereignisse (z.B. Dauer einer Blutsperre)
- Postoperative Anordnungen (z.B. zu verabreichende Infusionen, Analgetika, Nahrungskarenz, ☞ auch 37.12).

37.2 Grundlagen der Anästhesie

37.2.1 Drei Pfeiler der Anästhesie

Analgesie

Für Operationen muß die Schmerzempfindlichkeit des Patienten entweder *lokal* am Operationsort (Regionalanästhesie, ☞ 37.9) oder *allgemein* für den gesamten Körper (Allgemeinanästhesie, ☞ 37.8) ausgeschaltet werden **(Analgesie)**.

Hypnose

Für die Allgemeinanästhesie wird zusätzlich das Bewußtsein des Patienten gedämpft bzw. ausgeschaltet **(Hypnose)**.

Analgesie und Hypnose führen gemeinsam zu einer Dämpfung der vegetativen Reflexe:

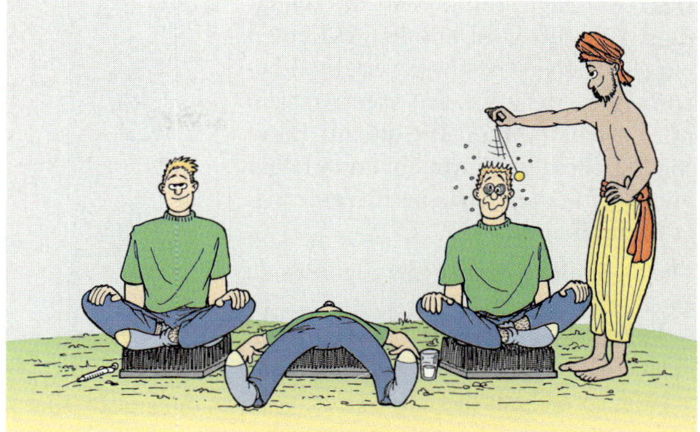

Abb. 37.2: Die drei Pfeiler der Anästhesie (von links nach rechts) Analgesie, Muskelrelaxation und Hypnose. [L116]

- Der Atemantrieb wird beeinträchtigt (bis hin zum Atemstillstand mit Beatmungsnotwendigkeit)
- Die Antworten auf eine Streßreaktion wie z.B. Blutdruck- und Herzfrequenzanstieg werden abgeschwächt.

Muskelrelaxation

Reversible schlaffe Lähmung der Skelettmuskulatur. Bei vielen Operationen wie z.B. Bauch-, Thorax- oder neurochirurgischen Eingriffen ist die (reversible) Erschlaffung der Skelettmuskulatur (**Muskelrelaxation,** ☞ auch 37.3.2) erforderlich, um optimale Operationsbedingungen zu gewährleisten.

37.2.2 Anästhesiephasen

Jede Anästhesie kann in verschiedene **Anästhesiephasen** (*Narkosephasen,* ☞ Abb. 37.3) eingeteilt werden, vergleichbar einem Flug, dessen gefahrenträchtigste Abschnitte Start (= Anästhesieeinleitung) und Landung (= Anästhesieausleitung) darstellen.

Jede Anästhesie beginnt regelhaft mit dem *Prämedikationsgespräch* (**anästhesiologische Visite,** ☞ 37.7.1), zwischen dem Anästhesisten und dem Patienten (☞ auch 11.1.1). Darin werden z.B. wichtige Vorerkrankungen, die Vormedikation und Voranästhesien er-

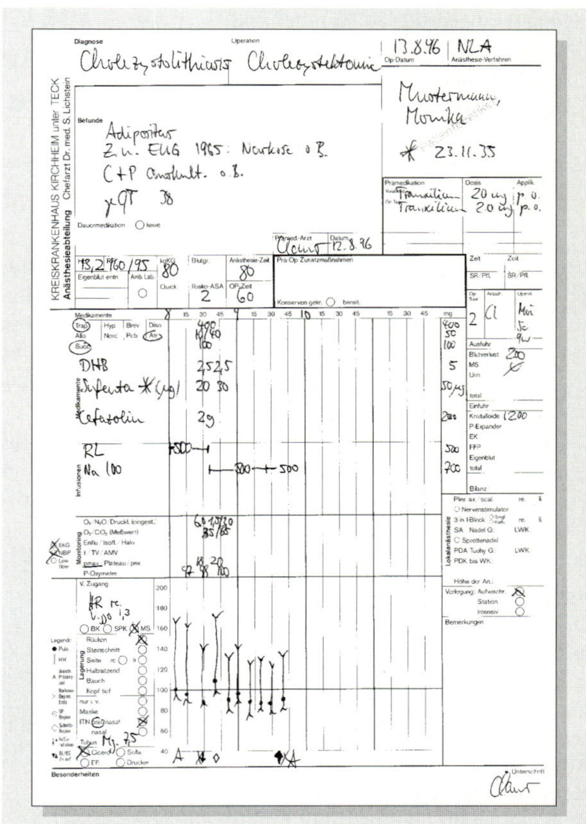

Abb. 37.1: Anästhesieprotokoll einer diagnostischen Laparoskopie in Intubationsnarkose, die ohne Komplikationen verlief.

fragt. Abhängig von der Art des operativen Eingriffs wird mit dem Patienten ein geeignetes Anästhesieverfahren besprochen. Meist werden vom Arzt ein oder mehrere Medikamente zur Beruhigung für den Zeitraum unmittelbar vor Beginn der Anästhesie verordnet (**Prämedikation,** ☞ 37.7.2).

Die eigentliche Anästhesie gliedert sich in:

- **Anästhesieeinleitung** *(Narkoseeinleitung):* Im *Einleitungsraum,* meist einem Vorraum des OP-Saales, wird der Patient auf die Anästhesie vorbereitet und die Anästhesie begonnen. Danach wird der Patient in den OP-Saal gebracht
- **Anästhesieunterhaltung** *(Narkoseunterhaltung):* Durch entsprechende Zufuhr verbrauchter Anästhetika wird während der OP die Anästhesie aufrechterhalten
- **Anästhesieausleitung** *(Narkoseausleitung):* Zum Ende der OP hin werden die Anästhetika nicht mehr ergänzt, so daß ihre Wirkung abklingt.

Daran schließt sich die **Nachbetreuung** im *Aufwachraum* an (☞ 37.12).

☑ Patientenidentifikation/ Patienteneinwilligung prüfen

Vor Beginn der Anästhesieeinleitung wird geprüft, ob Identität und mitgebrachte Papiere des Patienten übereinstimmen und die Einwilligung zur Anästhesie vorliegt

☑ Dem Patienten die Angst nehmen

Im Einleitungsraum wird der Patient auf die Operation vorbereitet, indem er die Allgemeinanästhesie (☞ 37.8) oder die Regionalanästhesie erhält. Seiner Angst kann begegnet werden, indem die dort arbeitenden Personen, welche für ihn alle gleich verkleidet und maskiert erscheinen, sich mit Namen und Funktion vorstellen und ggf. kurz den Mundschutz abnehmen, damit er sie wiedererkennen kann.

Narkosetiefe

Die **Narkosetiefe** *(Tiefe einer Allgemeinanästhesie)* läßt sich modellhaft anhand des **Guedel-Schemas** (☞ Tab. 37.4) in vier Stadien einteilen. Streng genommen gilt es nur für die Äther-Narkose, die jedoch heute nicht mehr durchgeführt wird. Als Leitlinie ist es jedoch für Narkosen mit Inhalationsanästhetika in der Praxis nach wie vor hilfreich.

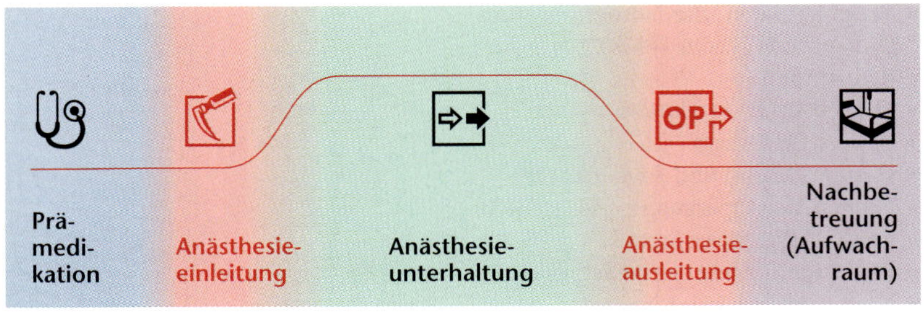

Abb. 37.3: Die fünf Anästhesiephasen. [M100]

Durch Injektionsanästhetika (☞ 37.3.1) erreicht man eine rasche Anästhesieeinleitung direkt hin zum Toleranzstadium, wobei man das gefährliche Exzitationsstadium praktisch überspringt. Bei Anästhesieeinleitung über

eine Beatmungsmaske (z.B. in der Kinderanästhesie) besteht im Exzitationsstadium die Gefahr von *Laryngospasmus* (Stimmritzenkrampf mit erschwerter oder unmöglicher Beatmung über Maske, ☞ auch 34.9.1) und *Bronchospasmus* (☞ 20.6.1).

Bei der Ausleitung von Narkosen mit Inhalationsanästhetika durchläuft der Patient die Anästhesiestadien in umgekehrter Reihenfolge von Stadium III zurück nach Stadium I.

37.3 Die wichtigsten Arzneimittel in der Anästhesie

Lokalanästhetika, ☞ *37.9.2*

37.3.1 Anästhetika

Anästhetika: Medikamente zur allgemeinen oder lokalen Anästhesie. Oft synonym zu **Narkotika** (Medikamente zur Erzeugung einer Allgemeinanästhesie).

Es gibt verschiedene Möglichkeiten, dem Patienten **Anästhetika** (im Sinne von *Narkotika)* zu verabreichen. Am gebräuchlichsten sind die beiden folgenden Verfahren:

- Über die *Lunge* (per inhalationem): **Inhalationanästhetika**
- *i.v.:* **Injektionsanästhetika.**

Oft wird eine Kombination beider Anästhetika angewendet, z.B. Injektionsanästhetika zur Anästhesieeinleitung und zusätzlich Inhalationsanästhetika zur Anästhesieunterhaltung.

Inhalationsanästhetika

Bei den **Inhalationsanästhetika** *(Narkosegase,* ☞ Tab. 37.5) unterscheidet man:

- Bei Raumtemperatur *gasförmige* Stoffe wie z.B. **Lachgas** *(Stickoxydul, N_2O)*
- Bei Raumtemperatur *flüssige* Stoffe **(volatile Anästhetika**, volatil = flüchtig, verdunstend)**,** die in speziellen Verdampfern (☞ 37.4.2) in die gasförmige Phase überführt werden müssen. Hierzu gehören z.B. Halothan (z.B. Fluothane®) oder Isofluran (z.B. Forene®).

Inhalationsanästhetika werden dem Patienten während der Narkose mit einem Gasgemisch über die Beatmung zugeführt, das mindestens 30 Vol% Sauerstoff enthalten muß, um eine Hypoxie zu vermeiden. Dabei gelangen die Narkotika zunächst von der Lunge ins Blut und von dort an ihren eigentlichen Wirkort, das ZNS. Am Ende einer Narkose nehmen die Inhalationsanästhetika genau den umgekehrten Weg

Stadium	Merkmale
I Analgesie	Analgesie, Amnesie (Erinnerungslosigkeit)
II Exzitation	Unkontrollierte Bewegungen, Steigerung der Reflexe, Husten, Würgen, Bewußtlosigkeit
III Toleranz	Zunehmende Reflexdämpfung, Muskelerschlaffung
IV Intoxikation	Lähmung der vegetativen Zentren für Atmung und Herz-Kreislauf-Funktion, Tod

Tab. 37.4: Guedel-Schema der Narkosetiefe. Es gilt strenggenommen nur für Patienten, die ohne Prämedikation (☞ 37.7.2) als einziges Medikament zur Narkose Äther erhalten.

vom Gehirn ins Blut und dann in die Lunge. Erst wenn die Konzentration im Gehirn soweit abgesunken ist, daß kaum noch Wirkungen im ZNS auftreten, erwacht der Patient wieder aus der Narkose. Die Eigenschaften Analgesie, Hypnose und Muskelrelaxation sind bei den verschiedenen Präparaten unterschiedlich stark ausgeprägt.

MAC-Wert

MAC-Wert *(minimale alveoläre Konzentration):* Die alveoläre Konzentration eines Inhalationsanästhetikums, bei der bei 50% der Patienten die Abwehrreaktionen auf einen Schmerzreiz (z.B. Hautschnitt) unterbleiben. Anhaltspunkt für die erforderliche inspiratorische Konzentration eines Inhalationsanästhetikums, d.h. vereinfacht: Der Wert (in Vol%), der am Narkosegasverdampfer eingestellt wird.

Lachgas

Lachgas ist das einzige Inhalationsanästhetikum, das stark analgetisch wirkt. Es wird dem Gasgemisch in der Einatmungsluft zugesetzt, wobei eine maximale Konzentration von 70 Vol% nicht überschritten werden darf, da sonst eine Sauerstoffunterversorgung des Patienten droht. Durch die Lachgaszugabe kann die inspiratorische Konzentration (MAC-Wert) anderer Inhalationsanästhetika reduziert werden (☞ Tab. 37.7).

Bei der Ausleitung einer Narkose, bei der Lachgas verwendet wurde, muß mindestens fünf Minuten mit reinem Sauerstoff beatmet werden, um einer **Diffusionshypoxie** vorzubeugen: Durch die Rückdiffusion von Lachgas aus den Körpergeweben in die Alveolen der Lunge könnte bei einer Beatmung mit 21 Vol% O_2 die alveoläre Sauerstoffkonzentration unter den kritischen Wert von 15% fallen.

Injektionsanästhetika

Der Vorteil der **Injektionsanästhetika** *(intravenöse Anästhetika)* im Vergleich zu den Inhalationsanästhetika ist ihr wesentlich schnellerer Wirkbeginn. Nachteilig ist ihre schlechtere Steuerbarkeit, die meist durch ihre längere Wirkdauer bedingt ist, d.h. ihre Elimination aus dem Körper z.B. bei einer Überdosierung gelingt nicht so rasch wie bei Inhalationsanästhetika. Injektionsanästhetika werden v.a. zur Anästhesieeinleitung benutzt und in Kombination mit Tranquilizern (☞ 37.3.4 und Pharma-Info 36.43), Opioiden (☞ 37.3.3 und Pharma-Info 16.7), Muskelrelaxantien (☞ 37.3.2) und volatilen Anästhetika zur Anästhesieunterhaltung (☞ 37.3.1). Gelegentlich werden auch Tranquilizer und Opioide zu den Injektionsanästhetika gezählt.

Name	Eigenschaften			Besondere Nebenwirkungen
	Analgetisch	Hypnotisch	Muskelrelaxierend	
Lachgas	+++	+	–	• Diffundiert in luftgefüllte Hohlräume (z.B. in den Darm oder in den Tubuscuff, daher Cuffdruckmessung nötig, ☞ 37.8.3) • Diffusionshypoxie (☞ Text)
Halothan (z.B. Fluothane®)	–	+++	+	• Bronchodilatation bei Bronchokonstriktion* • Herzrhythmusstörungen • Halothanhepatitis
Enfluran (z.B. Ethrane®)	+	+++	++	• Bronchodilatation bei Bronchokonstriktion* • Erhöhung der Krampfbereitschaft
Isofluran (z.B. Forene®)	+	+++	+	• Bronchodilatation bei Bronchokonstriktion* • Koronardilatation
Desfluran (z.B. Suprane®)	+	+++	+	• Laryngospasmus (bei Maskeneinleitung)
Sevofluran (SEVOrane®)	+	+++	+	
Nebenwirkungen aller Inhalationsanästhetika außer Lachgas: **Atemdepression; RR-Abfall; Hirndruckanstieg.** * Keine Bronchodilatation bei normal weiten Atemwegen				

Tab. 37.5: Die gebräuchlichen Inhalationsanästhetika und ihre wichtigsten Eigenschaften.

Name	Wirkungen	Nebenwirkungen	Indikation/ Besonderheit
Methohexital (z.B. Brevimytal®)	• Kurzwirksames Barbiturat • Keine analgetische Wirkung	• Atemdepression • RR-Abfall • Allergie • Laryngo-, Bronchospasmus • Schluckauf • Unwillkürliche Bewegungen • Injektionsschmerz	• i.v.-Anästhesieeinleitung
Thiopental (z.B. Trapanal®)			
Etomidat (z.B. Hypnomidate®)	• Kurzwirksames Einleitungsmittel • Keine analgetische Wirkung	• Muskelzuckungen • Venenreizung • Dämpfung der Nebennierenrindenfunktion • Nur geringer RR-Abfall	• i.v.-Anästhesieeinleitung bei Kontraindikationen für Barbiturate (z.B. Herzinsuffizienz, Kreislaufschock, Asthma bronchiale)
Propofol (z.B. Disoprivan®)	• Wie Etomidat	• Bradykardie • RR-Abfall • Muskelzuckungen • Venenreizung • Allergie	• Kurznarkosen • Postnarkotisch meist gute bis euphorische Stimmung
Ketamin (z.B. Ketanest®)	• Gute Analgesie • Hypnose • Erhaltene Spontanatmung • Erhaltene Schutzreflexe • Kein RR-Abfall	• Hirndruckanstieg • Starker Speichelfluß • Herzfrequenzanstieg • Bronchodilatation	• Narkose bei drohendem Kreislaufschock • Asthmaanfall • In Kombination mit Tranquilizer (☞ 37.3.4) für Narkosen in Spontanatmung

Tab. 37.6: Die gebräuchlichsten Injektionsanästhetika und ihre wichtigsten Eigenschaften.

Tab. 37.7: MAC-Werte der verschiedenen volatilen Anästhetika bei unterschiedlichen Trägergasen. Je geringer der Bedarf des Inhalationanästhetikums, desto geringer die auftretenden Nebenwirkungen.

Volatile Anästhetika	MAC [Vol%] bei Trägergas	
	100% O_2	30% O_2 / 70% N_2O
Halothan	0,74	0,29
Enfluran	1,68	0,56
Isofluran	1,15	0,5
Desfluran	6,0	2,8
Sevofluran	1,71	0,66

Injektionsanästhetika (Ausnahme: Ketamin) wirken kreislaufdepressiv. Daher gelten bei der Anästhesieeinleitung folgende Regeln:

- Engmaschige Kontrolle von Puls und Blutdruck
- Anlage mindestens eines sicheren großlumigen intravenösen Zugangs
- Volumengabe z.B. in Form einer Elektrolytlösung (Anhaltspunkt bei Erwachsenen: 500 ml vor Anästhesieeinleitung)
- *Langsame* Injektion der Injektionsanästhetika, da z.B. RR-Abfall dann weniger ausgeprägt.

37.3.2 Muskelrelaxantien

Muskelrelaxantien *(Muskelrelaxanzien)*: Medikamente, die zu einer reversiblen Erschlaffung der Skelettmuskulatur führen.

Für die Intubation sowie bei operativen Eingriffen z.B. in der Bauch-, Thorax- und Neurochirurgie ist eine Erschlaffung der Skelettmuskulatur (**Muskelrelaxation,** *Muskelrelaxierung*) erforderlich. Hierfür stehen zwei Gruppen von **Muskelrelaxantien** mit unterschiedlichem Wirkmechanismus zur Verfügung:

- **Depolarisierende Muskelrelaxantien**, z.B. Succinylcholin
- **Nichtdepolarisierende Muskelrelaxantien,** z.B. Alcuronium, Pancuronium, Vecuronium (☞ Tab. 37.9).

Bei Erregung eines motorischen Nervs wird am Nervenende der Botenstoff *(Neurotransmitter)* **Azetylcholin** ausgeschüttet (☞ 35.1.1 und Abb. 35.5). Azetylcholin bindet sich an die Rezeptoren an der Oberfläche der Muskelzelle. Ist eine ausreichende Zahl von Rezeptoren durch den Neurotransmitter besetzt, kommt es zur Kontraktion der Muskelzelle. Nachdem das Azetylcholin durch das Enzym *Cholinesterase* abgebaut worden ist, endet die Muskelkontraktion. Azetylcholin diffundiert zurück in das Nervenende und kann erneut ausgeschüttet werden.

Depolarisierende Muskelrelaxantien

Depolarisierende Muskelrelaxantien binden wie das körpereigene Azetylcholin an den Rezeptoren der Muskelzelle und lösen eine Kontraktion *aller* quergestreiften Skelettmuskelzellen aus, die man als Muskelzucken am Patienten beobachten kann. Nach dieser einmaligen Kontraktion bleiben die Muskeln für eine bestimmte Zeit erschlafft **(Depolarisationsblock),** bis das Muskelrelaxans wieder abgebaut ist.

Succinylcholin

Das einzige klinisch eingesetzte depolarisierende Muskelrelaxans ist **Succinylcholin** (*Suxamethonium,* z.B. Succinyl-Asta®, Lysthenon®). Es wirkt sehr rasch und kurz (Wirkdauer ca. 5 Min.) und wird daher fast ausschließlich bei der Anästhesieeinleitung zur Blitz-Intubation (Crush-Einleitung, ☞ 37.11.1) verwendet.

Die häufig auftretenden *Muskelzukkungen* nach der Injektion und der *postoperative Muskelkater* lassen sich durch vorherige Injektion einer geringen Menge eines nichtdepolarisierenden Muskelrelaxans vermeiden (sog. **Präkurarisierung**).

Weitere Nebenwirkungen sind Hyperkaliämie, Histaminfreisetzung und Herzrhythmusstörungen; wichtige *Kontraindikationen* sind Hyperkaliämie, Verbrennungskrankheit, Muskelschädigungen (durch Verletzungen oder chron. Muskelerkrankungen), längerdauernde Immobilisation und die maligne Hyperthermie (☞ 37.10.1).

Nichtdepolarisierende Muskelrelaxantien

Nichtdepolarisierende Muskelrelaxantien binden ebenfalls an den Rezeptoren auf der Muskelzelle, sie lösen jedoch keine Kontraktion aus **(kompetitiver Antagonismus).** Wird nun der körpereigene Botenstoff Azetylcholin ausgeschüttet, kann er nicht an die Rezeptoren binden, da sie schon vom Muskelrelaxans besetzt sind, die Erregung wird nicht vom Nerv auf die Muskelzelle übertragen, und der Muskel bleibt schlaff.

Nichtdepolarisierende Muskelrelaxantien werden eingeteilt in *mittellang-* und *langwirksame,* wobei die Wirkdauer aber auch dosisabhängig ist.

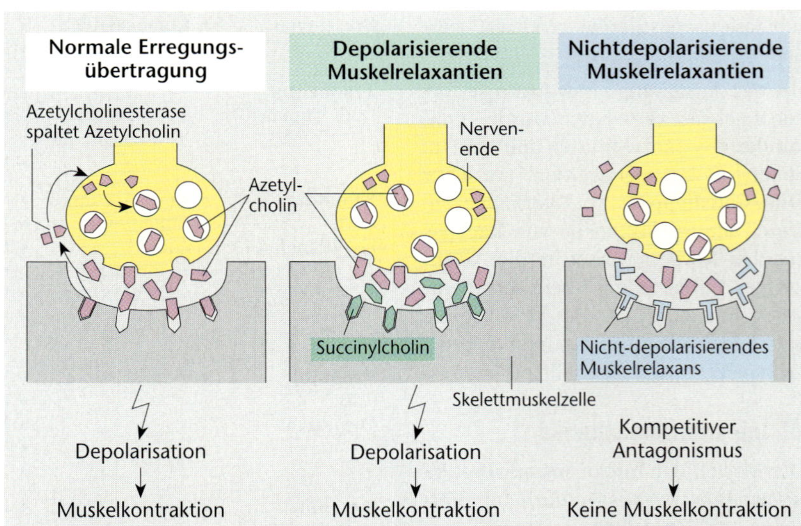

Abb. 37.8: Normale Erregungsübertragung und die Wirkung depolarisierender und nichtdepolarisierender Muskelrelaxantien an der motorischen Endplatte. Am Nervenende befindet sich Azetylcholin in einem ständigen Kreislauf: Es wird ausgeschüttet, von der Cholinesterase gespalten und wieder in das Nervenende übernommen, wo es erneut zusammengebaut und in die Vesikel aufgenommen wird, um wieder ausgeschüttet zu werden. Dieser Kreislauf findet auch beim Vorhandensein von Muskelrelaxantien statt. [M100]

Medikament	Wirkdauer [Min.]
Mittellang wirksam	
Alcuronium (z.B. Alloferin®)	20 – 40
Atracurium (z.B. Tracrium®)	15 – 35
Cis-Atracurium (z.B. Nimbex®)	30
Mivacurium (z.B. Mivacron®)	15 – 20
Vecuronium (Norcuron®)	20 – 30
Rocuronium (z.B. Esmeron®)	35 – 45
Langwirksam	
Pancuronium (Pancuronium®)	45 – 60

Tab. 37.9: Nichtdepolarisierende Muskelrelaxantien. Die Wirkdauer bezieht sich auf die Injektion einer Standarddosis. Bei Nachinjektionen im Verlauf einer Narkose kann sich die Wirkdauer verlängern.

Einige nichtdepolarisierende Muskelrelaxantien (z.B. Alcuronium, Atracurium, Cis-Atracurium) bewirken besonders in hoher Dosierung eine Histaminfreisetzung mit Blutdruckabfall und Bronchokonstriktion. Gemeinsame Kontraindikation ist die Myasthenia gravis (☞ 35.16.1).

Antagonisierung

Mit Beendigung der OP hält die Wirkung von nichtdepolarisierenden Muskelrelaxantien evtl. noch an. Dann wird entweder der Patient weiter beatmet, bis die Relaxation abgeklungen ist, oder das Relaxans wird durch Eingreifen in den Azetylcholinstoffwechsel **antagonisiert:** i.v.-injizierte **Cholinesterase-Hemmstoffe** *(Anticholinesterasen,* wie Neostigmin, z.B. in Prostigmin®, oder Pyridostigmin, z.B. Mestinon®) hemmen die Azetylcholinesterase, Azetylcholin wird nicht mehr abgebaut, und die Azetylcholinkonzentration an den Rezeptoren der Muskelzelle steigt. Die Moleküle des Muskelrelaxans werden aus ihrer Rezeptorbindung verdrängt, ihre Wirkung wird somit aufgehoben.

Das nun vermehrt vorhandene Azetylcholin wirkt jedoch nicht nur an den Rezeptoren der Muskelzelle, sondern auch an den Rezeptoren der vegetativen Organe, wo es u.a. zu Bradykardie, Bronchokonstriktion und vermehrter Sekretion im Mund- und Trachealbereich führt. Diese Wirkungen werden durch die gleichzeitige Gabe von Atropin (z.B. Atropinsulfat Braun®) mit dem Cholinesterase-Hemmstoff unterdrückt.

> **Antagonisierung nichtdepolarisierender Muskelrelaxantien**
> Die Halbwertszeit eines nichtdepolarisierenden Muskelrelaxans kann länger sein als die seines Antagonisten. Deshalb müssen nach einer Antagonisierung die Vitalfunktionen solange überwacht werden, bis die Wirkung des Muskelrelaxans sicher abgeklungen ist.

37.3.3 Opioide

Opioide (☞ Pharma-Info 16.7) werden in der Anästhesie zur Prämedikation (☞ 37.7.2), zur Anästhesieunterhaltung und zur postoperativen Schmerzbehandlung eingesetzt. Sie wirken u.a. stark *analgetisch,* dosisabhängig *sedierend* und *unterdrücken den Hustenreiz,* d.h. ein Endotrachealtubus (☞ 37.8.3) wird besser toleriert, Eigenschaften, die zur Anästhesieunterhaltung erwünscht sind. Um eine ausreichende Narkosetiefe zu erreichen, werden sie mit Injektions- und/oder Inhalationsanästhetika kombiniert (☞ 37.3.1).

> Langsame i.v.-Injektion beugt Nebenwirkungen der Opioide wie starker Blutdrucksenkung und Erbrechen vor.

Für die Anästhesieführung gibt es eine ganze Reihe von Opioiden, die je nach Wirkdauer und Wirkprofil eingesetzt werden (☞ Tab. 37.10).

Antagonisierung

Opioide wirken durch Bindung an *Opioidrezeptoren.* Diese Wirkung kann durch **Opioidantagonisten** (wie Naloxon, z.B. Narcanti®) aufgehoben werden. Da das Opioid erheblich länger wirken kann als der Antagonist, ist ein Patient, bei dem die Opioidwirkung antagonisiert wurde, nach Abbau des Antagonisten erneut durch z.B. eine Atemdepression gefährdet.

> **Opioidantagonisierung**
> Nach einer Opioidantagonisierung muß die Überwachung der Vitalfunktionen sichergestellt werden bis die Opioidwirkung sicher abgeklungen ist.

37.3.4 Tranquilizer

In der Anästhesie werden **Tranquilizer** sowohl zur Prämedikation (☞ 37.7.2) als auch bei bestimmten Anästhesieformen in Kombination mit Opioiden und/oder Anästhetika (☞ 37.3.1) eingesetzt. Gebräuchlich sind hier vor allem **Benzodiazepine** und **Neuroleptika.**

Benzodiazepine in der Anästhesie

Die häufigsten in der Anästhesie verwendeten **Benzodiazepine** (☞ Pharma-Info 36.43) sind *Midazolam* (z.B. Dormicum®), *Flunitrazepam* (z.B. Rohypnol®) und *Diazepam* (z.B. Valium®).

Wichtige Nebenwirkungen bei der i.v.-Injektion sind Atemdepression, Blutdruckabfall, Husten, Aufstoßen und Venenreizung während der Injektion. Atemdepression und Blutdruckabfall werden verstärkt, wenn Benzodiazepine zusammen mit anderen Präparaten mit gleichen Nebenwirkungen verabreicht werden. Nicht angewandt werden sollten Benzodiazepine bei Myasthenia gravis, Porphyrie, Alkoholintoxikation sowie bei der Sectio caesarea vor der Abnabelung (☞ 37.11.2).

Präparat	Relative Wirkstärke	Wirkbeginn (i.v.-Gabe, [Min.])	Wirkdauer (i.v.-Gabe, [Min.])
Morphin	1	1/2 – 1	90 – 180
Alfentanil (Rapifen®)	35	1	10 – 20
Fentanyl (z.B. Fentanyl-„Janssen"®)	125	1 – 2	20 – 40
Remifentanil (Ultiva®)	700	1	5 – 10
Sufentanil (Sufenta®)	1000	1	15 – 25

Tab. 37.10: Die in der Anästhesie eingesetzten Opioide Alfentanil, Fentanyl und Sufentanil und ihre Eigenschaften im Vergleich zu Morphin.

Neuroleptika in der Anästhesie

Droperidol *(Dehydrobenzperidol, DHB, DHBP)*, ein mittelpotentes Neuroleptikum (☞ Pharma-Info 36.28), wird routinemäßig v.a. bei der Neuroleptanalgesie und -anästhesie (☞ 37.8) eingesetzt. Es wirkt sedierend, reduziert motorische Unruhe und bewirkt einen Zustand der *Indifferenz* (Gleichgültigkeit) *gegenüber der Umgebung:* Der Patient ist äußerlich ruhig, affektive Reaktionen werden unterdrückt, und seine Bewegungen sind verlangsamt. Droperidol wirkt stark *anitemetisch,* und eignet sich deshalb gut zur Therapie einer perioperativ auftretenden Übelkeit. Droperidol kann zu einem rapiden Blutdruckabfall führen, weswegen es nur unter Vitalzeichenkontrolle verabreicht werden darf.

Promethazin (z.B. Atosil®) wird hauptsächlich zur Prämedikation (☞ 37.7.2) verwendet.

37.3.5 Infusions- und Transfusionstherapie in der Anästhesie

Grundlagen der Infusionstherapie, ☞ 10.5
Transfusionstherapie, ☞ 24.5.6

Infusionstherapie vor Anästhesiebeginn

Die Infusionstherapie beginnt schon im Einleitungsraum vor Beginn der Anästhesie. Der erwachsene Patient erhält i.d.R. 500 – 1000 ml einer Vollelektrolytlösung (z.B. Ringer-Laktat-Lösung), um einer Blutdrucksenkung durch fast alle Anästhetika entgegenzuwirken. Gleichzeitig wird damit das Flüssigkeitsdefizit ausgeglichen, das die meisten Patienten infolge der nächtlichen präoperativen Nahrungs- und Flüssigkeitskarenz haben.

Bei bestimmten Vorerkrankungen wie z.B. Herzinsuffizienz, Herzfehler oder Niereninsuffizienz muß die Infusionsmenge reduziert werden.

Intraoperative Flüssigkeitstherapie

Die **intraoperative Flüssigkeitstherapie** soll den normalen Erhaltungsbedarf des Patienten decken und die durch die OP entstandenen Flüssigkeitsverluste ausgleichen. Als Richtwert für eine 1 – 2stündige OP gelten 500 – 1000 ml einer Vollelektrolytlösung.

Bei größeren OPs mit erheblichen Flüssigkeitsverlusten (z.B. Verdunstung über ein großes abdominelles OP-Gebiet bei Darmresektion) oder Blutverlusten (z.B. Hüft-Totalendoprothese) kann der Bedarf auf ein Vielfaches steigen. Zur Abschätzung des Bedarfs werden Herzfrequenz, Blutdruck, ZVD, Urinausscheidung und die Bestimmung der Serum-Osmolarität/-Elektrolyte herangezogen.

Bei intraoperativem oder traumatisch bedingtem Blutverlust kann das verlorene Volumen teilweise mit kolloidalen Volumenersatzmitteln (☞ 10.5.1) ausgeglichen werden. Bei größeren Blutverlusten ist eine Transfusion von Blut bzw. Blutbestandteilen (☞ 24.5.6) nötig. Die Entscheidung zur Transfusion hängt u.a. ab von Alter und Vorerkrankungen des Patienten und der Art des Eingriffs und sollte mit dem Operateur abgestimmt werden.

37.4 Narkosesysteme und Narkosegeräte

37.4.1 Narkosesysteme

Für die Beatmung und Zuführung von Narkosegasen und Sauerstoff während der Narkose gibt es verschiedene Systeme. Das meistverwendete ist das **halbgeschlossene System.**

Halbgeschlossenes Narkosesystem

Bei der Narkose enthält das Exspirationsgas nicht nur CO_2, sondern auch nicht verbrauchtes Narkosegas und evtl. auch nicht verbrauchten Sauerstoff. Da Narkosegase nicht nur teuer sind, sondern auch Umwelt und OP-Personal belasten, wurden Systeme entwickelt, mit denen dem Patienten das nicht verbrauchte Inhalationsanästhetikum zurückgegeben werden kann: Das **halbgeschlossene Narkosesystem** ist ein *Kreissystem,* dem als Funktionsprinzip die teilweise **Rückatmung** des Exspirationsgemisches nach der Elimination von CO_2 zugrundeliegt. Durch das Recycling des Exspirationsgases können Sauerstoff und Inhalationsanästhetika eingespart werden, der **Frischgasflow** (*Frischgasflußrate,* Strömungsgeschwindigkeit des Inspirationsgemischs) ist relativ niedrig. Der Frischgasflow ist jedoch stets höher als der Verbrauch, daher wird überschüssiges Gas – durch ein **Überdruckventil** reguliert – über die **Narkosegasabsaugung** entfernt. Ein weiterer Vorteil der partiellen Rückatmung ist, daß Feuchtigkeit und Wärme des Exspirationsgases dem Patienten zum Großteil wieder zugeführt werden.

Weitere Bestandteile des Kreissystems:
- **Ventile:** Lenkung des Gasstroms einmal in Richtung Inspiration und einmal in Richtung Exspiration
- **Manometer:** Bestimmung des Beatmungsdrucks
- **Volumeter:** Bestimmung des Atemminutenvolumens
- **Beatmungsschläuche**

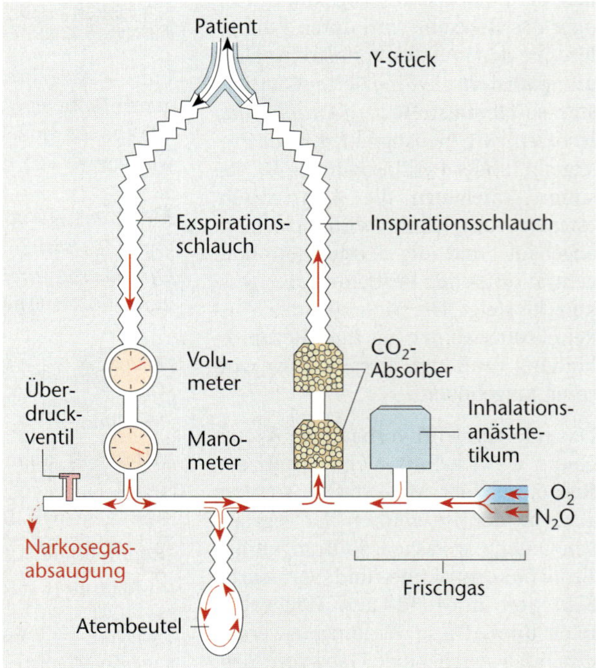

Abb. 37.11: Schema des halbgeschlossenen Narkosesystems. Im Kreissystem sind mehrere Ventile zur Lenkung des Gasstroms eingebaut. [M100]

- **Y-Stück:** Verbindung von Inspirations- und Exspirationsschlauch mit Beatmungsmaske/-tubus
- **Atembeutel:** Mischbehälter für Frischgas und Exspirationsgas; manuelle Beatmung
- **CO_2-Absorber**: Um das mit jeder Ausatmung anfallende CO_2 aus dem Gasgemisch im Kreissystem zu entfernen, wird ein **CO_2-Absorber** zwischengeschaltet, der *Atemkalk* enthält. Durch eine chemische Reaktion wird das CO_2 gebunden, wogegen die Inhalationsanästhetika ungehindert durch den Atemkalk strömen.

  Bei der chemischen Bindung des CO_2 entsteht Wärme, die man durch Anfassen des CO_2-Absorbers fühlen kann. Dem Atemkalk ist ein Farbindikator zugesetzt, der sich blau-violett färbt, wenn die Bindungskapazität des Atemkalks erschöpft ist und der Atemkalk zu ersetzen ist.

Weitere Narkosesysteme

Geschlossenes Narkosesystem

Das **geschlossenen System** ist ein Kreissystem ähnlich dem halbgeschlossenen System, allerdings mit geschlossenem Überdruckventil: Das Exspirationsgas wird nach Entfernung des CO_2 **komplett rückgeatmet**. Es werden lediglich der verbrauchte Sauerstoff und das verstoffwechselte Inhalationsanästhetikum im Frischgasflow wieder ergänzt, wodurch der Verbrauch an Inhalationsanästhetika im Vergleich zum halbgeschlossenen System nochmals reduziert werden kann. Jedoch ist ein genaues Monitoring mit Messung der in- und exspiratorischen Sauerstoff-, CO_2-, und Narkosegaskonzentration erforderlich, und die Narkose ist schwerer steuerbar, weshalb dieses System bisher selten angewandt wird. Narkosegeräte der neueren Generation (z.B. PhysioFlex®) versuchen jedoch, dieses kostengünstigste und am wenigsten umweltbelastende System für den Routineeinsatz umzusetzen.

Halboffenes Narkosesystem

Beim **halboffenen System** wird das gesamte Exspirationsgas durch die Narkosegasabsaugung entfernt, es findet *keine Rückatmung* statt. Das Inspirationsgasgemisch besteht zu 100% aus Frischgas, d.h. der Verbrauch von Sauerstoff, Lachgas und Inhalationsanästhetikum ist im Vergleich zum Kreissystem des (halb-)geschlossenen Systems hoch. Durch die Zufuhr großer Mengen von kaltem Frischgas entstehen Wärme- und Feuchtigkeitsverluste. Der Patient kann leichter auskühlen.

Vorteil des halboffenen Systems ist die gute Steuerbarkeit der Narkose durch immer genau bekannte Werte für die einzelnen Komponenten im Inspirationsgemisch. Anwendung findet es v.a. bei *Kindernarkosen* (☞ 37.11.3), wobei bei länger dauernden Eingriffen das Inspirationsgemisch angewärmt werden muß.

Offenes Narkosesystem

Beim **offenen System** atmet der Patient spontan durch eine Maske über Nase und Mund *(Schimmelbusch-Maske)*. Das Anästhetikum, z.B. Äther, wird auf die Maske getropft, verdampft und wird mit der Inspirationsluft eingeatmet. Mit der Ausatemluft des Patienten gelangen Reste des eingeatmeten Anästhetikums frei in die Raumluft und belasten das dort arbeitende Personal (hohe Arbeitsplatzkonzentration). Atmung und Anästhetika-Konzentration können nicht kontrolliert werden, weshalb das offene System heute nicht mehr verwendet wird.

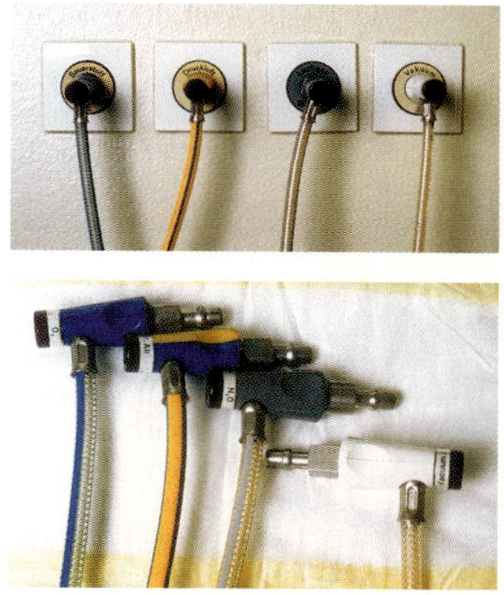

Abb. 37.13 – 37.14: Die Wandsteckkupplungen für Sauerstoff, Druckluft, Lachgas und Vakuum sind farblich kodiert und haben spezielle Steckerformen, die eine Verwechslungen beim Anschließen ausschließen. Auch die Druckschläuche der verschiedenen Gase haben Standardfarben: Blau für Sauerstoff, Gelb für Druckluft (hier Gelb-Blau als Kombination von Druckluft mit O_2), Grau für Lachgas und Weiß für Vakuum. [K183]

37.4.2 Narkosegeräte

Eine Vielzahl von **Narkosegeräten** *(Narkosebeatmungsgeräte, Narkoserespiratoren)* ist heute auf dem Markt. Für jedes Gerät muß der Anwender eine Einweisung nach der *MedGV* (☞ 1.8.3) erhalten.

Aufbau

Folgende Basiselemente finden sich bei den gängigen Narkosegeräten, entweder bereits in das Gerät integriert oder als Zubehör (☞ auch Beatmungsgeräte, 38.4.1):

- Grundgerät mit Dosierventilen und Meßröhrenblock oder Dosierrad
- Beatmungseinheit
- Schlauchanschlüsse (☞ Abb. 37.13 – 37.14) für:
  - Sauerstoff (blau, sechseckiger Stekker)
  - Druckluft (gelb, viereckiger Stekker)
  - Lachgas (grau, runder Stecker)
  - Vakuum (weiß, viereckiger Stekker)
- Verdampfer für Inhalationsanästhetika (☞ unten)
- Meßgerät für die O_2-Konzentration im Inspirationsgemisch

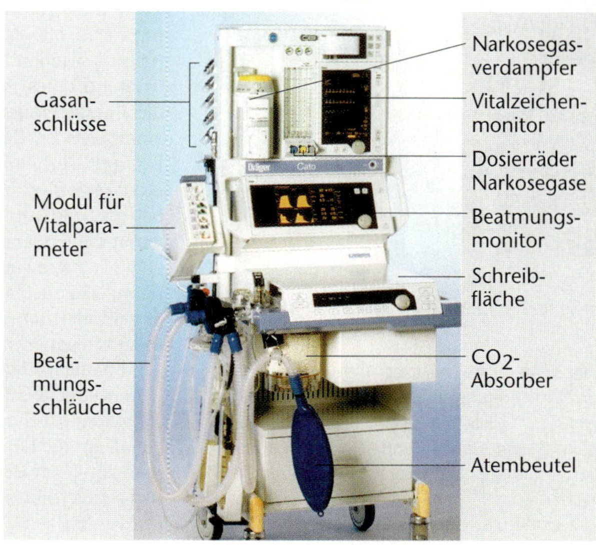

Abb. 37.12: Narkoserespirator Cato® mit seinen Bauteilen. Am Modul für die Vitalparameter werden z.B. die Kabel für EKG, ZVD und direkte arterielle Blutdruckmessung angeschlossen; es läßt sich vom Respirator abkoppeln und z.B. an den Überwachungsmonitor im Aufwachraum anschließen, ohne daß die verschiedenen Patientenkabel diskonnektiert werden müssen. [V162]

- Vorrichtung zum Anschluß der Narkosegasabsaugung
- Narkose(kreis)system mit Volumeter, Manometer, CO_2-Absorber, Atembeutel, Beatmungsschläuchen, Y-Stück
- Absaugvorrichtung, Absaugkatheter.

Verdampfer

Die volatilen Inhalationsanästhetika (☞ 37.3.1) liegen bei Raumtemperatur als leichtflüchtige Flüssigkeiten vor und werden zuerst in einen dampfförmigen Aggregatzustand überführt, bevor sie dem Inspirationsgasgemisch zugefügt werden. Dies geschieht in speziellen **Verdampfern,** die jeweils nur für ein bestimmtes Anästhetikum zugelassen und gekennzeichnet sind, z.B. durch die Farbkodierung (etwa rot für Halothan, orange für Enfluran) und durch Unterschiede in den Einfüllstutzen (☞ Abb. 37.15). Ein Teil des Frischgasflusses wird dosiert durch den Verdampfer geleitet. Je nach dem, ob das Frischgas viel oder wenig Anästhetikum „mitnimmt", ist die Anästhetikumkonzentration in der Inspirationsluft hoch oder niedrig.

Die Verdampfer werden mit speziellen Adaptern für jedes Gas aus lichtgeschützten Flaschen befüllt, die die Inhalationsanästhetika in flüssiger Form enthalten. Dabei ist zur Vermeidung einer Raumluftkontamination zu beachten, daß keine Flüssigkeit daneben tropft.

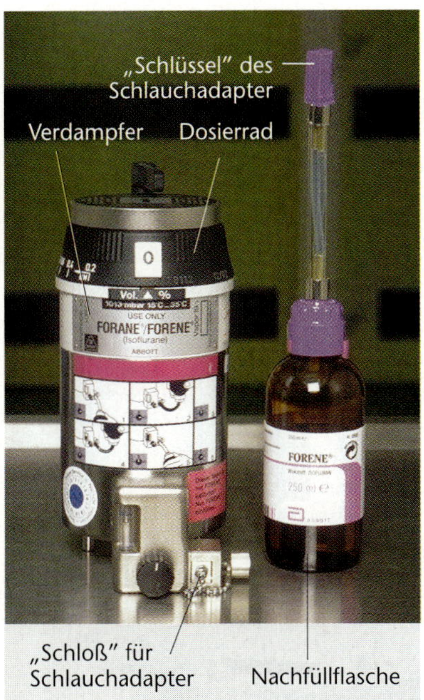

Abb. 37.15: Farbkodierter Verdampfer (Vapor®) für Isofluran (z.B. Forene®) und die zugehörige Nachfüllflasche. Der Adapterschlauch der Flasche und der Einfüllstutzen am Verdampfer sind farblich und geometrisch kodiert, so daß nicht das falsche Anästhetikum eingefüllt werden kann. [K183]

37.5 Beatmung in der Anästhesie

Physiologie der Atmung, ☞ *7.3.1 und 7.3.2;*
Beatmungsgeräte und Beatmungsformen, ☞ *38.4.1*

Grundeinstellung der Beatmungsparameter

Bei der manuellen Beatmung mit Beatmungsbeutel bzw. der maschinellen Beatmung bestimmen die **physiologischen Werte** der entsprechenden Altersgruppe (☞ 7.3.2.1) für Atemzugvolumen und Atemfrequenz die Grundeinstellung. Je nach klinischem Zustandsbild muß das Beatmungsmuster modifiziert werden.

Beeinflussung der funktionellen Residualkapazität

Für den Gasaustausch in den Alveolen ist die **funktionelle Residualkapazität** (*FRC,* ☞ Abb. 7.7) von entscheidender Bedeutung. Bei Problemen mit der Sauerstoffversorgung des Blutes bzw. mit der Abatmung des Kohlendioxides läßt sich durch Vergrößerung der FRC eine Verbesserung des pulmonalen Gasaustausches erreichen. Folgende Möglichkeiten zur Beeinflussung der FRC stehen zur Verfügung:

- **PEEP** (**p**ositiver **e**nd**e**xspiratorischer Druck, engl. **p**ressure, ☞ 38.4.1)
- Veränderung des **I/E- Verhältnisses** (Verhältnis von Inspiration zu Exspiration). Das I/E-Verhältnis beträgt unter physiologischen Bedingungen 1 : 2, d.h. während eines Atemzyklus bleiben für die Einatemphase 1/3 und für die Ausatemphase 2/3 der gesamten Zykluszeit. Das I/E-Verhältnis wird zugunsten der *Exspiration* verändert (etwa 1 : 2,5) z.B. bei obstruktiven Lungenerkrankungen, damit die Exspirationsluft durch die verengten Atemwege abgeatmet werden kann. Zugunsten der *Inspiration* wird es verändert (etwa 1 : 1) z.B. bei restriktiven Lungenerkrankungen, damit genügend Sauerstoff über die verlängerte Diffusionsstrecke diffundieren kann. Ist die Zeitdauer für die Inspirationsphase länger als für die Exspirationsphase, spricht man von einer Beatmung mit umgekehrtem Zeitverhältnis *(inversed ratio ventilation, IRV).*

37.5.1 Monitoring während der Beatmung

Die Beatmung muß während der gesamten Narkose genau überwacht werden. Dabei ist auf **klinische Zeichen** ebenso zu achten wie auf die **Überwachungsmonitore**, bei denen vor Beginn der Narkose die für den jeweiligen Patienten gültigen **Alarmgrenzen** (☞ 38.3.2) eingestellt werden. Bei Alarmen vom Überwachungsmonitor muß die Ursache gesucht und behoben werden.

Klinische Beobachtung

Folgende Kriterien sprechen für eine korrekte Beatmung:

- Rosige Farbe von Lippen und Fingernägeln
- (Seitengleiche) Thoraxbewegungen
- Erwartungsgemäße Auskultationsgeräusche beider Lungen (seitengleich beatmet, keine neuen pathologischen Geräusche)
- Normalwerte für Herzfrequenz und Blutdruck
- Normale Farbe von arteriellem und venösem Blut.

Apparative Überwachung

Während der Beatmung werden die Beatmungsparameter über folgende Meßinstrumente registriert und angezeigt:

Volumeter

Im Exspirationsschenkel werden Atemzugvolumen und Atemminutenvolumen (☞ Abb. 37.11) gemessen. Wird ein kritischer Wert unterschritten, so drohen mangelnde CO_2-Abatmung und evtl. Hypoxie. Bei Überschreiten des oberen Grenzwerts ist zu prüfen, ob der Patient mitatmet (z.B. wegen zu flacher Narkose, unzureichender Ventilation, Störungen des Säure-Base-Haushaltes).

Manometer

Im Exspirationsschenkel werden die Beatmungsdrücke gemessen. Bei zu hohen Beatmungsdrücken drohen Schädigungen der Lunge (z.B. Pneumothorax) und Beeinträchtigung der Herz-Kreislauffunktion (z.B. Blutdruckabfall und Leberstauung durch mangelnden Blutrückstrom zum Herzen). Eine Steigerung des Beatmungsdruckes während der Narkose löst den Überdruckalarm aus und kann u.a. folgende Ursachen haben: Zu flache Narkose, Bronchospastik, Laryngospasmus, Pneumothorax, Abknicken des Tubus, Verlegung des Tubus durch Blut oder Sekret.

Pulsoximetrie

Zur **Pulsoximetrie** wird mit einer (aufklebbaren oder aufsteckbaren) Sonde an Finger, Ohrläppchen oder Nase Licht einer bestimmten Wellenlänge ausgesandt und gleichzeitig nach Durchdringen des entsprechenden Körperteils mit einem Sensor gemessen (☞ Abb. 13.59). Hämoglobin, das mit Sauerstoff beladen ist, absorbiert dieses Licht im Gegensatz zu Hämoglobin, das nicht mit Sauerstoff beladen ist. Der Anteil des mit Sauerstoff beladenen (= gesättigten) Hämoglobins wird am Monitor angezeigt (Normalwert: 96 – 100 %). Geringere Werte können für den Patienten kritisch sein und bedürfen ggf. einer Intervention.

Kapnometrie

Die **Kapnometrie** *(CO_2-Messung)* mißt das über die Lungen abgeatmete CO_2 im Exspirationsschenkel (Normalwerte: 34 – 38 mmHg). Bei unzureichender Beatmung mit zu geringem Atemminutenvolumen (Hypoventilation) kann das CO_2 nicht in genügendem Umfang abgeatmet werden, was zu einem Anstieg des exspiratorisch gemessenen CO_2 *(Hyperkapnie)* führt. Umgekehrt kommt es bei einem zu hohen Atemminutenvolumen (Hyperventilation) zum Abfall des exspiratorisch gemessenen CO_2 *(Hypokapnie)*.

O_2-Messung

Die Sauerstoffkonzentration im Inspirationsgemisch muß immer gemessen werden und darf aus Sicherheitsgründen nicht unter 25% liegen (☞ 37.3.1).

Diskonnektionsalarm

Bei Diskonnektion der Beatmungschläuche baut sich im Beatmungssystem kein Druck mehr auf. Ein **Diskonnektionsalarm** wird ausgelöst, wenn es zu Undichtigkeit im Kreissystem z.B. durch diskonnektierte (voneinander gelöste) Teile des Beatmungssystems kommt. Undichtigkeiten im Beatmungssystem können eine unzureichende bzw. fehlende Beatmung des Patienten zur Folge haben.

Blutgasanalyse

Vor allem bei längeren OPs und bei Risikopatienten ermöglichen regelmäßige arterielle Blutgasanalysen (Details, ☞ 20.4.4) eine genaue Aussage über die Funktionsfähigkeit der Lungen bzw. die Güte der Beatmung.

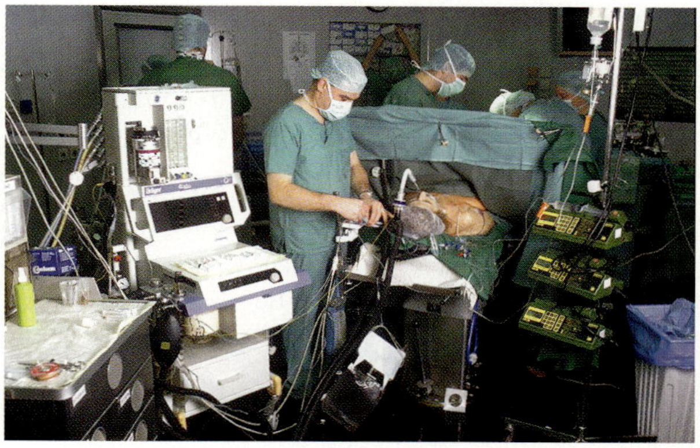

Abb. 37.16 Anästhesiearbeitsplatz mit Anästhesiewagen (enthält Material und Medikamente) und Narkosebeatmungsgerät mit verschiedenen Monitoren zur Überwachung des Patienten während der Anästhesie. [K183]

37.6 Der Anästhesiearbeitsplatz

Vor jeder Anästhesie müssen alle Geräte auf Funktionstüchtigkeit, das Instrumentarium auf Vollständigkeit und Funktionstüchtigkeit und die Medikamente und Infusionslösungen auf Vollständigkeit und Verfallsdatum kontrolliert werden. Meist ist das Pflegepersonal mit dieser Aufgabe betraut, der Anästhesist trägt jedoch letztlich die Verantwortung.

Die folgenden Checklisten zeigen, welch umfangreiche Vorbereitungen vor Beginn einer Anästhesie zu treffen sind. Es ist wichtig, diese Prüfungen in standardisierter Form durchzuführen, um auch wirklich alle wesentlichen Punkte einzuschließen.

☑ Sowohl im Routinebetrieb als auch im Notfall ist die funktionstüchtige und vollständige Ausrüstung des Anästhesiearbeitsplatzes von größter Bedeutung für den Patienten

37.6.1 Geräteprüfungen

- **Überwachungsmonitore:** Sind die Monitore startbereit (ggf. Aufwärmzeit notwendig)?
- **Gasanschlüsse:** Sind die Schläuche der Gasversorgung richtig eingesteckt (☞ 37.4.2)? Ist in den Gasflaschen genügend Vorrat?
- **Verbindungsschläuche:** Sind die Verbindungsschläuche vom Narkosegerät zum Patienten vollständig und richtig zusammengesteckt?
- **Dichtigkeit des Narkosegerätes:** Ist das Beatmungssystem des Narkosegerätes dicht (Probelauf mit Leckagetest bei 40 mbar), d.h. hält es einen Überdruck über eine bestimmte Zeit?
- **Inhalationsanästhetikaverdampfer:** Ist der Verdampfer gefüllt (mit dem für den Patienten vorgesehenen Anästhetikum) und richtig aufgesetzt?
- **Atembeutel:** Bläht sich der Atembeutel beim Probelauf auf? Hat er ein Loch?
- **Ventilfunktionen:** Ein-, Ausatemventil, Überdruckventil
- **Narkosegasabsaugung:** Ist die Narkosegasabsaugung eingesteckt?
- **Atemkalk:** Muß der Atemkalk gewechselt werden (Verfärbung)?
- **Beatmungsbeutel:** Ist ein Beatmungsbeutel (z.B. Ambu®-Beutel, ☞ 37.8.1) einsatzbereit? Bei Funktionsstörung des Beatmungsgeräts muß der Patient u.U. mit dem Beatmungsbeutel beatmet werden
- **Sekretabsaugung, Absaugkatheter, Fingertips:** Funktioniert die Absaugung? Sind ausreichend Absaugkatheter in allen Größen vorhanden?
- **Defibrillator:** Funktionsbereit?

37.6.2 Instrumentarium

- Intubationszubehör (☞ auch 37.8.3):
  - Atemmasken in allen Größen
  - Endotrachealtuben in allen Größen inkl. Führungsstäbe
  - Guedel-Tuben in allen Größen
  - Magill-Zange
  - Klemme für Cuff-Ventil
  - Blockerspritze, ggf. Cuff-Manometer
  - Laryngoskop mit Spateln in verschiedenen Größen, Ersatzlaryngoskop

- Mundkeil
- Spray für oberflächliche Schleimhautanästhesie, wie Lidocain-Spray (z.B. Xylocain®-Spray)
- Pflaster, Schere
- Verschiedene Intubationskissen, Kopfring
- Konnektoren, Winkelstücke (Verbindungen zwischen Atemschläuchen, Beatmungstubus/-maske, Beatmungsgerät, Ventilen u.a. Bestandteilen des Narkosegeräts)
- Ggf. Filter zur Atemluftbefeuchtung
- Nasentropfen
- Augensalbe bei längerdauernden Narkosen.

37.6.3 Überwachung, Monitoring

- Stethoskop
- Blutdruckmanschetten in verschiedenen Breiten
- Blutzuckersticks, Blutgasröhrchen, andere Blutentnahmeröhrchen
- Taschenlampe
- Thermometer, Temperatursonde
- Blasenkatheter(set) und Urinbeutel
- Magensonden und Sekretbeutel
- Monitore inkl. Verbindungskabel und Elektroden/Meßsonden:
  - EKG
  - Nicht-invasive, elektronische Blutdruckmessung
  - Pulsoximetrie
  - CO_2 exspiratorisch
  - O_2 inspiratorisch
  - Narkosegaskonzentration
  - Weiteres Monitoring nach Art des Eingriffs
- Je nach Eingriff Utensilien inkl. Katheter für arterielle und zentralvenöse Druckmessung, Pulmonaliskatheter, Herzzeitvolumenmessung.

37.6.4 Infusion, Injektion, Transfusion

- Haut- und Händedesinfektionsmittel
- Spritzen (1ml, 2ml, 5ml, 10ml, 20ml)
- Venöse Verweilkanülen und Mandrins, Kanülenpflaster
- Injektionskanülen
- Dreiwegehähne, Verschlußstopfen
- Infusions- und Transfusionsbestecke
- Zentrale Venenkatheter
- Arterielle Verweilkanülen
- Druckmanschette (für schnelle Infusion)
- Schläuche für Infusionswärmer
- Seren für Blutgruppen-Bedside-Test, Testkarten
- Sterile Handschuhe und sterile Abdecktücher
- Kanülen und Katheter(-sets) zur Regionalanästhesie
- Infusionslösungen:
  - Elektrolytlösungen
  - Glukoselösungen
  - Volumenersatzmittel (Gelatine-, HAES-, Dextranlösungen)
  - Humanalbumin 5%
- Injektionslösungen:
  - NaCl 0,9 %, Amp. à 10 ml
  - NaCl 5,85 %, Amp. à 10 ml
  - $CaCl_2$ 10 % oder Ca-Glukonat 10 %, Amp. à 10 ml
  - KCl 7,45 %, Amp. à 10 ml
  - Glukose 10 %, 20 %, 40 %, Amp. à 10 ml
  - Aqua pro injectione, Amp. à 10 ml.

37.6.5 Medikamente

Diese Liste ist nur ein Grundgerüst und erhebt keinen Anspruch auf Vollständigkeit. Sie ist von Haus zu Haus verschieden.

- Injektionsanästhetika (☞ 37.3.1):
  - Barbiturate, wie Methohexital (z.B. Brevimytal®), Thiopental (z.B. Trapanal®)
  - Etomidat (z.B. Hypnomidate®)
  - Propofol (z.B. Disoprivan®)
  - Ketamin (z.B. Ketanest®)
  - Benzodiazepine (wie Midazolam, z.B. Dormicum®)
- Inhalationsanästhetka (☞ 37.3.1), in Verdampfern und griffbereit in Nachfüllflaschen:
  - Desfluran, z.B. Suprane®
  - Enfluran, z.B. Ethrane®
  - Halothan, z.B. Fluothane®
  - Isofluran, z.B. Forene®
  - Sevofluran, z.B. SEVOrane®
- Muskelrelaxantien (☞ 37.3.2):
  - Succinylcholin
  - Nichtdepolarisierende Muskelrelaxantien
- Opioide (☞ 37.3.3)
- Lokalanästhetika (☞ 37.9.2)
- Normalinsulin
- ß-Rezeptorenblocker, z.B. Propranolol
- Dantrolen in Reichweite im OP, zur Behandlung der malignen Hyperthermie (☞ 37.10.1)
- Heparin
- Kortikosteroide
  - Hydrocortison
  - Prednisolon
  - Dexamethason
- Thiamazol (Thyreostatikum, zur Therapie der thyreotoxischen Krise)
- Digitalisglykoside
  - Methyldigoxin
  - Digitoxin
- Physostigmin zur Behandlung des zentral anticholinergen Syndroms
- Analgetika
  - Paracetamol als Suppositorien
  - Metamizol

37.6.6 Notfallmedikamente

An jedem Anästhesiearbeitsplatz/im Anästhesiewagen müssen die wichtigsten Notfallmedikamente verfügbar sein, um bei auftretenden Komplikationen rasch reagieren zu können. Die Ausrüstung mit Notfallmedikamenten ist von Klinik zu Klinik unterschiedlich. Falls eine Pflegeperson mit der Auffüllung des Medikamentenvorrats betraut ist, muß sie die hausinterne Liste erfragen. Folgende Aufstellung stellt eine Auswahl – gegliedert nach dem primären Einsatzbereich – vor. Falls nicht ausdrücklich vermerkt, sind stets Lösungen zur i.v.-Injektion gemeint:

- Antihypotensiva/ zur kardialen Reanimation:
  - Adrenalin (z.B. Suprarenin®)
  - Noradrenalin (z.B. Arterenol®)
  - Dopamin (z.B. Dopamin-Nattermann®)
  - Dobutamin (z.B. Dobutrex®)
  - Orciprenalin (z.B. Alupent®)
  - Atropin (z.B. Atropinsulfat Braun®)
  - Ipratropiumbromid (Itrop®)
  - Cafedrin/Theoadrenalin (z.B. Akrinor®)
- Antihypertensiva:
  - Urapidil (z.B. Ebrantil®)
  - Nifedipin (z.B. Adalat®)
  - Clonidin (z.B. Catapresan®)
  - Glycerolnitrat (z.B. Nitrolingual®-Spray 0,4, z.B. Perlinganit®-Lösung)
- Antiarrhythmika:
  - Verapamil (z.B. Isoptin®)
  - Lidocain (z.B. Xylocain®)
  - Atropin (s.o.)
  - Magnesium (z.B. Magnesiocard)
- Bronchodilatatoren:
  - Fenoterol (z.B. Berotec®- Dosieraerosol)
  - Reproterol (z.B. Bronchospasmin®)
  - Theophyllin (z.B. Euphyllin®)
- Antikonvulsiva:
  - Diazepam (z.B. Valium®)
- Kortikosteroide:
  - Prednisolon (z.B. Solu-Decortin H®)

- Diuretika:
  - Furosemid (z.B. Lasix®)
- Gegen metabolische Störungen:
  - Natrium-Bikarbonat (bevorzugt 8,4 %ig)
  - Glukose 20 %, 40 %
- Antagonisten (zur Aufhebung einer Medikamentenwirkung):
  - Naloxon (z.B. Narcanti®) zur Aufhebung der Opioidwirkung
  - Flumazenil (z.B. Anexate®) zur Aufhebung der Benzodiazepinwirkung von z.B. Midazolam
  - Cholinesterasehemmer zur Aufhebung der Wirkung von nichtdepolarisierenden Muskelrelaxantien (☞ 37.3.2), z.B. Neostigmin (etwa Prostigmin®).

37.6.7 Aufbereitung von Narkosegeräten und Anästhesiezubehör

Hygienegerechtes Verhalten

Um eine Keimverschleppung von einem Patienten zum anderen zu verhindern, ist eine regelmäßige Desinfektion bzw. Sterilisation aller Materialien und Geräte erforderlich, die patientennah eingesetzt werden. Ausgenommen sind Einmalartikel wie Endotrachealtuben und Sonden. Masken, Larynxmasken und Guedel-Tuben werden sorgfältig gereinigt und wiederaufbereitet. Bei jedem Patienten werden entweder frisch sterilisierte Beatmungsschläuche verwendet oder ein Bakterienfilter (z.B. Servo Humidifier®) zwischen Tubus und Beatmungsschläuche geschaltet, die dann für verschiedene Patienten benutzt werden können.

Für den Eigenschutz des Anästhesiepersonals ist es unabdingbar, beim Kontakt mit kontaminiertem Material sowie später bei der Aufbereitung mit Desinfektionslösungen Einmalhandschuhe zu tragen.

Durchführung

Gebrauchte Artikel wie Masken, Laryngoskopspatel oder Guedel-Tuben werden schon im Operationssaal in eine desinfizierende Lösung eingelegt, um einer Keimverschleppung auf dem Transport in den Aufbereitungsraum sowie dem Antrocknen von Sekreten und Blut vorzubeugen.

In den Räumen der Geräteaufbereitung werden die gebrauchten Gegenstände zunächst unter fließendem Wasser abgewaschen. Nach einer anschließenden Reinigung mit Seifenlösung (evtl. mit einer Bürste) werden sie erneut gründlich unter fließendem Wasser abgewaschen, um alle Seifenreste zu entfernen. Zuletzt werden die Teile getrocknet. Oft stehen Wasch- und Desinfektionsgeräte zur Verfügung, in denen diese Schritte vollautomatisch ablaufen.

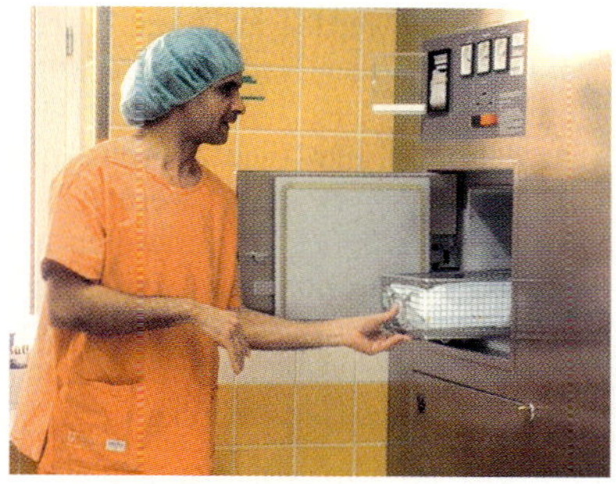

Abb. 37.17: Im OP-Bereich können zur Anästhesie benutzte Materialien nach der Reinigung sterilisiert werden. [K199]

Bei Narkosegeräten werden alle Teile, die mit Patientenluft in Kontakt waren, demontiert, in einer Seifenlösung gereinigt, unter fließendem Wasser klargespült und anschließend getrocknet, bzw. in einer Maschine gereinigt.

Desinfektion

Prinzipien, ☞ *6.5.2*

Die Geräteoberflächen werden mit Wischdesinfektion behandelt.

Thermolabile Gegenstände wie z.B. Bronchoskope werden durch Einlegen in spezielle Lösungen desinfiziert. Zum Einsatz kommen Lösungen mit breitem Wirkungsspektrum, z.B. Aldehydlösungen. Die vorbereiteten Materialien werden nach jeweiliger Gebrauchsanweisung für eine vorgeschriebene Zeit in Lösungen eingelegt. Dabei sollten sie trocken sein, um keine Verdünnung der Desinfektionslösung zu verursachen. Außerdem dürfen keine Luftblasen z.B. in Beatmungsschläuchen verbleiben, da an diesen Stellen das Desinfektionsmittel nicht einwirken kann. Danach folgen eine gründliche Spülung unter fließendem Wasser und die Trocknung.

Sterilisation

Im klinischen Alltag kommt für thermostabile Gegenstände wie Metallteile und thermostabile Kunststoffe hauptsächlich die Autoklav-Sterilisation mit gespanntem Wasserdampf mit 120 °C zum Einsatz (☞ 6.5.1). Ungeeignet ist dieses Verfahren für Narkosemasken, Beatmungsbeutel und Faltenbälge.

Die Gassterilisation mit Äthylenoxid bleibt bestimmten Indikationen vorbehalten wie der Sterilisation thermolabiler Materialien, z.B. der Herz-Lungen-Maschine oder Herzschrittmachern.

Montage nach der Aufbereitung

Nach erfolgter Desinfektion bzw. Sterilisation werden die Geräte unter Wahrung der Sterilität wieder zusammengebaut und anschließend auf ihre Funktionstüchtigkeit und -sicherheit geprüft. Erst danach dürfen sie erneut benutzt werden.

37.7 Vorbereitung des Patienten

37.7.1 Anästhesiologische Visite

Außer bei Notfalleingriffen besucht der Anästhesist den Patienten vor Durchführung der Anästhesie auf der Station und macht sich mit der Vorgeschichte, den Vorerkrankungen und der Vormedikation des Patienten vertraut (**anästhesiologische Visite,** *Prämedikationsvisite*).

Erfragt werden insbesondere:
- Verträglichkeit früherer Anästhesien
- Aktuelle Erkrankungen, Infekte
- Erkrankungen von Herz und Kreislauf, Lunge, Leber, Niere, Schilddrüse, Augen, Nervensystem, Magen-Darmtrakt
- Muskelerkrankungen beim Patienten bzw. in der Familie (zur Abklärung der Kontraindikation für Muskelrelaxantien oder einer Gefährdung durch eine maligne Hyperthermie, ☞ 37.10.1)
- Stoffwechselerkrankungen wie z.B. Diabetes mellitus, Fruktoseintoleranz (durch fruktosehaltige Infusionslösungen kann es bei Patienten mit Fruktoseintoleranz zu lebensgefährlichen Hypoglykämien kommen)
- Allergien
- Erkrankungen des Bewegungsapparats (Lagerungs- oder Intubationsschwierigkeiten?)
- Zahnstatus
- Medikamenteneinnahme
- Alkohol-, Nikotin-, Drogenkonsum
- Frühere Bluttransfusionen und evtl. Transfusionsreaktionen
- Ggf. bestehende Schwangerschaft.

Folgende Untersuchungsergebnisse werden vom Anästhesisten abhängig von Vorerkrankungen und Art des Eingriffs angeordnet und gewertet:

- Blutentnahme: Blutbild, Elektrolyte, Blutzucker, Gerinnung, Leberwerte, Nierenwerte
- EKG (bei Kindern und jüngeren Erwachsenen nicht obligat)
- Evtl. Belastungs-EKG
- Röntgenaufnahme des Thorax (bei Patienten < 45 Jahren nur bei bestimmten Indikationen wie z.B. Thoraxeingriffen, Vorerkrankungen: Asthma bronchiale, Herzinsuffizienz)
- Evtl. Lungenfunktionsprüfung und Blutgasanalyse.

Aus den gesammelten Befunden wird je nach Art des Eingriffs eine geeignete *Anästhesieform* ausgewählt und das Vorgehen mit dem Patienten besprochen. Der Patient (bzw. dessen gesetzlicher Vertreter) wird über mögliche Risiken und Nebenwirkungen des Anästhesieverfahrens aufgeklärt und willigt – durch Unterschrift dokumentiert – in das Anästhesieverfahren ein (**Einverständniserklärung,** ☞ 10.7.1, 11.1.1). Diese Einverständniserklärung ist unabhängig von der Einwilligung zur Operation, welche der Operateur vom Patienten einholt.

37.7.2 Prämedikation

Nach der anästhesiologischen Visite verordnet der Anästhesist die **Prämedikation** für den OP-Vorabend und OP-Morgen. Ziel der Prämedikation ist ein angstfreier, entspannter, sedierter, aber erweckbarer und orientierter Patient. Aufregung und Angst können die Nebenwirkungen der Anästhetika verstärken, und umgekehrt kann eine gute Prämedikation die Anästhesieeinleitung erleichtern und den Anästhetikaverbrauch senken. Zur Prämedikation werden verwendet:

- **Benzodiazepine** wie Midazolam (z.B. Dormicum®) oder Flunitrazepam (z.B. Rohypnol®). Sie können oral gegeben werden und werden meist sowohl für den OP-Vorabend als auch für die Prämedikation am OP-Tag verordnet
- **Neuroleptika** (wie Promethazin, z.B. in Atosil®) tragen zur Anxiolyse und Entspannung bei und werden stets mit einem Opioid kombiniert
- **Opioide** (wie Pethidin, z.B. in Dolantin®) wirken sedierend und analgetisch und werden meist mit Benzodiazepinen oder Neuroleptika kombiniert
- **Anticholinergika** (wie Atropin, z.B. Atropinsulfat Braun®) werden zusätzlich verordnet bei Eingriffen am oberen Respirationstrakt, bei denen eine stärkere Bronchialsekretion vermieden werden soll, und zur Vermeidung einer vagalen Bradykardie.

Etwa 60 – 90 Min. vor dem geplanten Anästhesiebeginn erhält der Patient auf Station die Prämedikation, ggf. ein orales Benzodiazepin, die sonstigen Medikamente i.m. Im Idealfall ist der Patient bei Ankunft an der OP-Schleuse ruhig und kooperativ.

> ☑ Prämedizierte Patienten müssen unter ständiger Aufsicht geschulten Personals stehen, um Komplikationen wie z.B. Ateminsuffizienz oder Blutdruckabfall rechtzeitig erkennen und behandeln zu können.

37.7.3 Lagerung des Patienten

Einleitungsraum

Der Patient wird im Einleitungsraum nicht alleine gelassen, um ihn ggf. zu beruhigen und um Komplikationen der Prämedikation rechtzeitig zu erkennen. Auch besteht die Gefahr, daß er unbeaufsichtigt vom schmalen OP-Tisch herunterfällt. Er wird bequem gelagert und mit Tüchern zugedeckt, damit er nicht friert. Vor Anästhesiebeginn wird er mit einem Gurt festgeschnallt, und die Arme werden auf den gepolsterten Armschienen fixiert. Bei Erkrankungen der Wirbelsäule ist auf eine wirbelsäulengerechte Lagerung zu achten, die Schädigungen des Rückenmarks ausschließt.

OP-Saal

Lagerungsarten bei OPs, ☞ 11.3.2

Die häufigste Lagerung während einer OP ist die Rückenlage. Die Arme dürfen beim Auslagern in den Schultergelenken *nicht überstreckt werden,* da sonst die Gefahr einer Schädigung des Plexus brachialis besteht. Darüberhinaus müssen alle Stellen, an denen Nerven oberflächlich verlaufen, durch Lagerung vor Druck geschützt werden.

Bevor der Patient mit sterilen Tüchern abgedeckt wird, ist auf einen freien Zugangsweg zu einer intravenösen Verweilkanüle zu achten. Bei Eingriffen, bei denen intraoperativ keine Möglichkeit einer Korrektur der Tubuslage besteht (Eingriffe in der Neurochirurgie, HNO, Zahn-Mund-und Kieferheilkunde, Eingriffe in Bauchlage), wird vor dem Abdecken erneut auf korrekte Tubuslage auskultiert, und die Beatmungsschläuche werden z.B. durch spezielle Pflasterverklebung gegen Diskonnektion gesichert.

37.8 Allgemeinanästhesie

> **Allgemeinanästhesie** (*Narkose, Vollnarkose, Allgemeinnarkose;* Narkose = griech. *Erstarrung, Lähmung*): Durch Verabreichung von **Anästhetika** (*Narkotika,* ☞ 37.3.1) herbeigeführter, reversibler Zustand, in welchem Operationen in Schmerzfreiheit, Bewußtlosigkeit und ohne Abwehrreaktionen durchgeführt werden können.
>
> **Inhalationsnarkose** (*Inhalationsanästhesie*): Narkose unter alleiniger Verwendung von Inhalationsanästhetika. Gefahr von ausgeprägten Nebenwirkungen (☞ 37.3.1), da u.U. hohe Gaskonzentrationen zum Erreichen einer ausreichenden Narkosetiefe erforderlich sind.
>
> **Injektionsnarkose** (*Injektionsanästhesie, Totale intravenöse Anästhesie, TIVA*): Narkose unter alleiniger Verwendung von Injektionsanästhetika, meist Kombination von kurzwirksamem Injektionsanästhetikum (v.a. Propofol) mit einem Opioid; Beatmung mit Raumluft-Sauerstoff-Gemisch bzw. Lachgas-Sauerstoff-Gemisch.
>
> **Neuroleptanalgesie** (*NLA*): Kombination von *Neuroleptikum* (meist Droperidol) und *Analgetikum* (meist Fentanyl). Gefahr der Atemdepression und langanhaltenden postop. Sedierung.
>
> **Neuroleptanästhesie** (ebenfalls *NLA*): Nach der Einleitung mit einem Injektionsanästhetikum *Neuroleptanalgesie* in Kombination mit *Muskelrelaxans* und *Lachgas*-Sauerstoff-Beatmung.

> **Balancierte Anästhesie** (engl. *Balanced anaesthesia, Kombinationsanästhesie*): Kombination von *Injektions-* und *Inhalationsanästhesie*. Nach Narkoseeinleitung mit einem *Opioid* und einem *Injektionsanästhetikum* Narkoseunterhaltung mit *Lachgas*, einem niedrigdosierten *volatilen Inhalationsanästhetikum* und bedarfsgerechter *Opioid*-Nachinjektion.
> Im englischen Sprachraum umfaßt der Begriff auch den Ersatz des volatilen Inhalationsanästhetikums durch Benzodiazepine (z.B. Midazolam, ☞ 37.3.4).

Die genannten Verfahren der Allgemeinanästhesie werden je nach der Beatmungsform durchgeführt als:

- **Maskennarkose**
- **Larynxmaskennarkose**
- **Intubationsnarkose**.

37.8.1 Maskennarkose

> **Maskennarkose:** Allgemeinanästhesie mit Spontanatmung, assistierter Spontanatmung oder kontrollierter Beatmung über eine Gesichts-Atemmaske.

Indikation für eine **Maskennarkose** sind kurzdauernde Eingriffe (< ca. 20 Min.) außerhalb der Körperhöhlen bei nüchternen Patienten, z.B. Ausschabungen der Gebärmutter (Abrasio uteri, ☞ 32.4.11) oder Wundversorgungen. Als **Maskeneinleitung** mögliche Methode zur Narkoseeinleitung bei Kindern, um schmerzhafte Venenpunktion zur Injektion eines i.v.-Anästhetikums zu vermeiden.

Kontraindikationen sind:

- Fehlende Nüchternheit (☞ 37.11.1)
- Erhöhtes Aspirationsrisiko (☞ 7.7.7)
- Ausgeprägte Adipositas
- Eingriffe in Körperhöhlen oder im Gesichts-/HNO-Bereich
- Länger dauernde OPs.

Atemmasken

Atemmasken *(Narkosemasken, Gesichtsmasken)* zur Maskennarkose und zur Beatmung während einer Reanimation (zur überbrückenden Beatmung bis zur Intubation, ☞ 17.3.2) gibt es in verschiedenen Formen (eher länglich, ☞ Abb. 37.19, oder rund) und Materialien (durchsichtiger Kunststoff, ☞ Abb. 37.19, oder Gummi, ☞ Abb. 37.20), mit und ohne (aufblasbaren) Randwulst zur optimalen Anpassung an die Gesichtskonturen des Patienten. Bei Kindermasken ist der Totraum durch Einbuchtungen möglichst gering gehalten. Allen gemeinsam ist der Konus von 22 mm Innendurchmesser zum Anschluß an das Y-Stück eines Narkosesystems oder an einen Hand-Beatmungsbeutel (z.B. Ambu®- oder Laerdal®-Beutel, ☞ Abb. 37.18).

Pharyngeale Tuben

Pharyngeale Tuben sind aus Gummi oder Kunststoff und halten die Atemwege bis zur Epiglottis offen, indem sie die Zunge von der Rachenhinterwand nach vorne drängen. Damit sie ihre Funktion optimal erfüllen können, muß stets die richtige Größe für den Patienten gewählt werden.

- **Oropharyngeale Tuben** *(Mundrachentuben)* haben einen querovalen Durchmesser und sind am distalen Ende gekrümmt. Das proximale Ende hat eine innere Verstärkung aus Metall und verhindert so das Zusammenbeißen der Zähne. Der **Guedel-Tubus** hat eine Platte als Abschluß (☞ Abb. 37.22) und wird angefeuchtet mit dem distalen Ende nach oben in den Mund eingeführt und „auf halbem Weg" um 180° gedreht: Die Zungenwurzel kommt nun in der Krümmung zu liegen (☞ Abb. 37.24 – 37.27). Oropharyngeale Tuben werden als Beißschutz bei oraler Intuba-

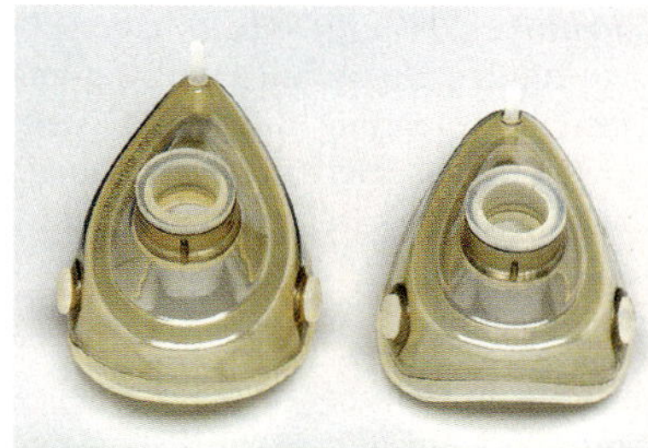

Abb. 37.19: Zwei verschieden große Atemmasken für Erwachsene aus durchsichtigem Kunststoff. Die Atmung des Patienten kann beobachtet werden, da die Maske durch die feuchte Exspirationsluft beschlägt. [K183]

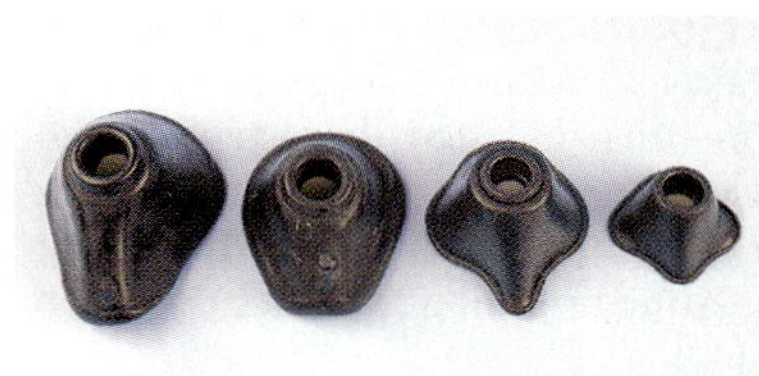

Abb. 37.20: Rendell-Baker-Atemmasken für Kinder in verschiedenen Größen. Sie sind aus Gummi und haben einen kleinstmöglichen Totraum (☞ 7.3.2). [K183]

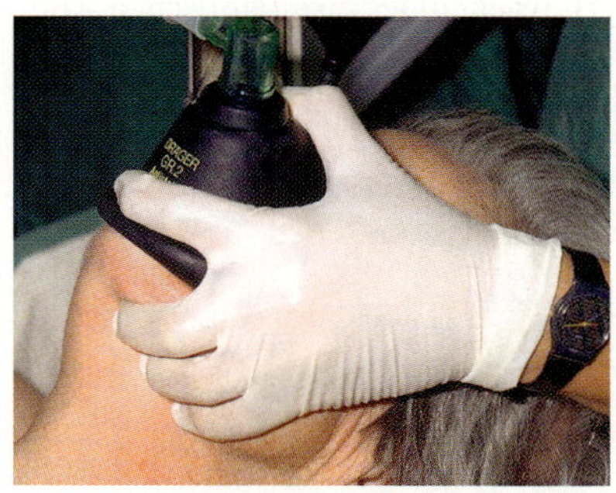

Abb. 37.21: Durch den C-Griff (Daumen und Zeigefinger umgreifen die Maske wie ein C) kann die Atemmaske auch über eine längere Zeitdauer dicht abschließend auf Mund und Nase des Patienten gehalten werden (☞ auch Abb. 17.8). [K183]

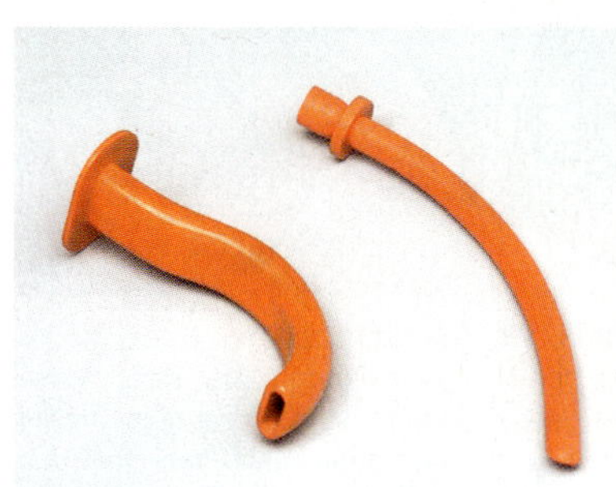

Abb. 37.22: Pharyngeale Tuben (links Guedel-, rechts Wendl-Tubus). [K183]

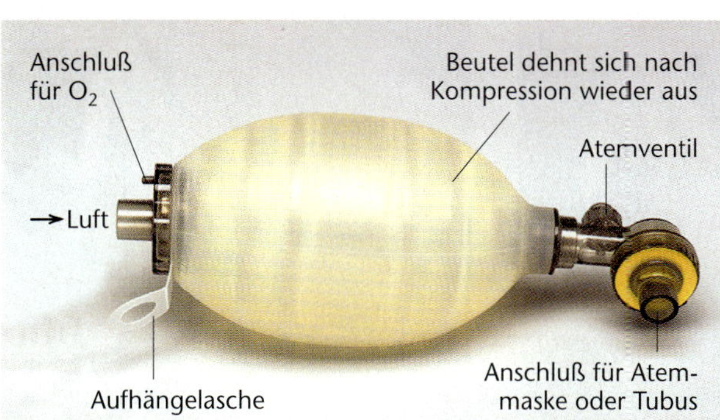

Abb. 37.18: Hand-Beatmungsbeutel von Laerdal®. Er dehnt sich nach jeder Kompression von selbst wieder aus. Zur Erhöhung der inspiratorischen O_2-Konzentration kann ein O_2-Schlauch angeschlossen werden. [K183]

tion und bei Beatmungsschwierigkeiten während einer Maskennarkose verwendet

- **Nasopharyngeale Tuben** *(Nasenrachentuben, Wendl-Tuben)* haben einen runden Querschnitt und werden nach Anfeuchtung durch die Nase soweit in den Rachen vorgeschoben, bis die Atemluft frei strömen kann.

Durchführung

Die Aufgabenteilung zwischen Pflegeperson und Anästhesist zu Beginn der Maskennarkose ist nicht strikt festgelegt und wird im Einzelfall abgesprochen. Das im nebenstehenden Textkasten beschriebene Vorgehen ist daher nur beispielhaft.

Bei problemloser Beatmung mit der Maske werden die folgenden Schritte vom Anästhesisten durchgeführt, wobei die Pflegeperson assistiert. Außerdem übernimmt sie z.B. die Blutdruckmessung und führt das Anästhesieprotokoll.

- Einstellung eines inspiratorischen Sauerstoff-Lachgas-Gemischs von bis zu 33:67 %
- Erreichen der Narkosetiefe durch Einstellen der inspiratorischen Konzentration des volatilen Inhalationsanästhetikums am Verdampfer

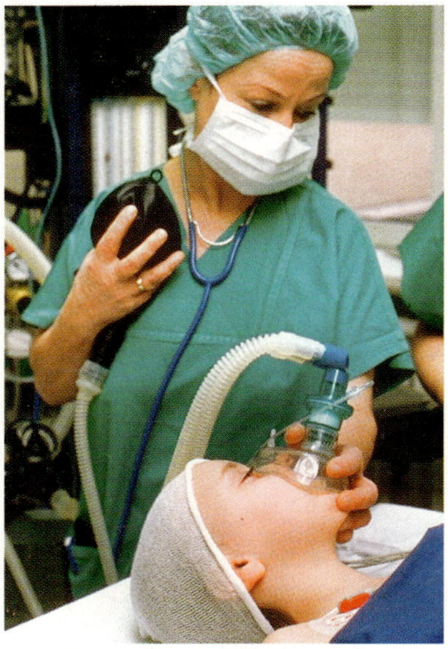

Abb. 37.23: Maskenbeatmung eines Kindes bei der Narkoseeinleitung. Der Atembeutel des Narkosesystems ist dünnwandiger als ein Hand-Beatmungsbeutel und benötigt den Flow des Narkosegasgemischs, um sich wieder auszudehnen. Für eine längere manuelle Beatmung ist er jedoch besser geeignet. [K303]

Pflegeperson	**Anästhesist**
• Vorbereitung von Narkosegerät, Anästhesiemedikamenten und Infusionslösungen • Anschließen des Patienten an die Überwachungsmonitore	• Kontrolle der Unterlagen und Untersuchungsbefunde • Anlage eines venösen Zugangs und Infusion z.B. einer Elektrolytlösung
Lagerung des Patienten (Kopf auf 8 – 10 cm hohem Intubationskissen)	
	Präoxigenierung: Patient atmet 2 – 4 Min reinen Sauerstoff über vorgehaltene Maske. Bei jungen, gesunden Patienten steigt so der arterielle pO_2 von 100 auf ca. 300 – 400 mmHg (Sicherheitsreserve bei Beatmungsproblemen)
Narkoseeinleitung mit i.v. Injektionsanästhetikum, etwa Propofol (z.B. Disoprivan®) nach Arztanordnung	Prüfung des Lidreflexes (falls nicht mehr auslösbar, ist Narkose ausreichend tief)
	• Optimierung der Durchgängigkeit der Atemwege (Esmarch-Handgriff, ☞ Abb. 17.4) • Dichtschließendes Aufsetzen der Maske mit C-Griff (☞ Abb. 17.8 und Abb. 37.20) • Weiterhin Zufuhr von 100 % O_2 • Entweder Überwachung der Spontanatmung oder bei insuffizienter Spontanatmung Unterstützung mit Atembeutel
Falls trotz Esmarch-Handgriffes keine zufriedenstellende Beatmung möglich: Anreichen eines Guedel-Tubus	

Einführen eines Guedel-Tubus [K183]

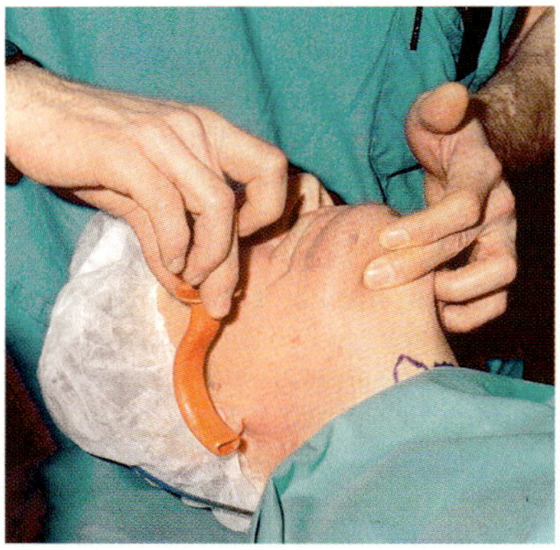

Abb. 37.24: Richtige Größe des Guedel-Tubus abschätzen.

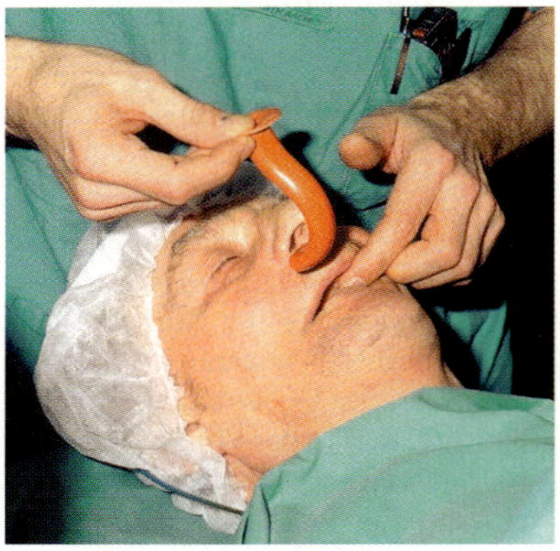

Abb. 37.25: Guedel-Tubus durch Angreifen an der proximalen Platte einführen. Die distale Öffnung zeigt dabei Richtung Gaumen.

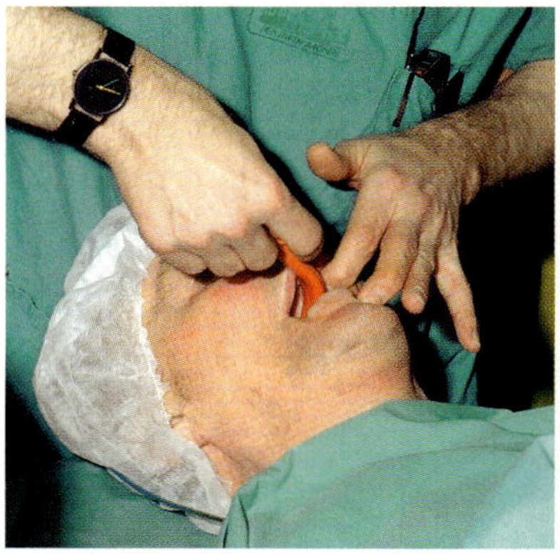

Abb. 37.26: Wenn der Tubus zu etwa 2/3 eingeführt ist, mit der Drehung beginnen.

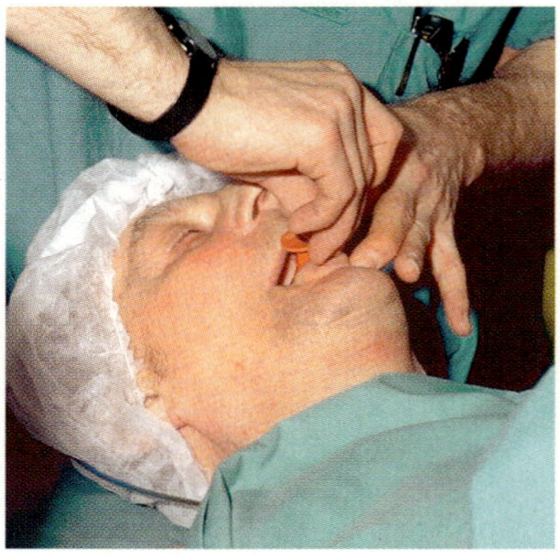

Abb. 37.27: Guedel-Tubus ganz einführen bis die Platte mit den Lippen abschließt.

Größe	Körpergewicht/Personengruppe	Cuffvolumen
1	< 6,5 kg	3 ml
2	6,5 – 12 kg	10 ml
2 1/2	12 – 25 kg	15 ml
3	Frauen	20 ml
4	Männer	30 – 35 ml
5	Sehr große Männer	ca. 50 ml

Tab. 37.28: Larynxmasken gibt es je nach Körpergewicht in verschiedenen Größen. Zu beachten ist, daß das erforderliche Volumen zum Blocken des Cuffs sehr hoch sein kann.

- Steuerung der Narkosetiefe durch Veränderung der Narkosegaskonzentration anhand der kardiovaskulären Reaktion des Patienten auf chirurgische Stimuli. Zeichen der zu flachen Narkose sind Tachykardie, Blutdruckanstieg, Schwitzen, Stirnrunzeln, Schlucken, Abwehrbewegungen, weite, lichtreagible Pupillen
- Ausleitung nach Beendigung des Eingriffs durch schrittweise Reduktion der Narkosegaskonzentration. Ca. 5 Min. vor Ende der OP nur noch Beatmung mit Lachgas-Sauerstoff-Gemisch. Kurz vor Ende für mindestens 5 Min. Zufuhr von reinem Sauerstoff, um einer Diffusionshypoxie (☞ 37.3.1) vorzubeugen
- Bei ausreichender Spontanatmung (gemessen über Volumeter des Narkosesystems) Abnahme der Maske vom Gesicht des Patienten und unter hohem Sauerstoffflow Vorhalten der Maske vor Mund und Nase
- Verlegung des Patienten in den Aufwachraum (☞ 37.12) nach Rückkehr der Schutzreflexe, Wachheit und bei guter Spontanatmung unter Raumluft.

☑ Eine Maskennarkose erfordert die ständige Anwesenheit einer assistierenden Person, da der Anästhesist das dichtschließende Festhalten der Atemmaske nicht unterbrechen kann und mit der zweiten Hand am Atembeutel ggf. die Atmung unterstützen muß. Auch können z.B. plötzlich Beatmungsprobleme auftreten und die sofortige Intubation erzwingen.

37.8.2 Larynxmaskennarkose

Larynxmaskennarkose *(Kehlkopfmaskennarkose):* Allgemeinanästhesie mit Spontanatmung oder maschineller Beatmung über eine Larynxmaske *(Kehlkopfmaske)*.

Die **Larynxmaske** besteht aus einer flexiblen Röhre, die sich zu einer löffelähnlichen Mulde öffnet. Diese Mulde ist von einem aufblasbaren Luftkissenring *(Cuff)* umgeben, der bei exakter Position der Maske den Larynxeingang verschließt (☞ Abb. 37.29 und 37.30).
Vorteile der Larynxmaske:

- Der Anästhesist muß nicht wie bei der Maskennarkose die Gesichts-Atemmaske in ihrer korrekten Position halten, sondern hat wie bei der Intubationsnarkose beide Hände frei
- Die Maske wird auch in geringer Narkosetiefe toleriert
- Eine Muskelrelaxierung zur Positionierung der Maske ist nicht erforderlich
- Sie ist weniger invasiv als die endotracheale Intubation (keine Heiserkeit, Hals- oder Schluckbeschwerden nach der Narkose).

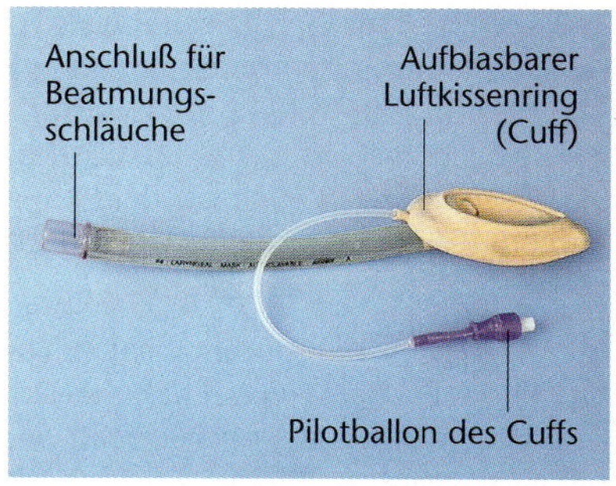

Abb. 37.30: Larnyxmaske. [K183]

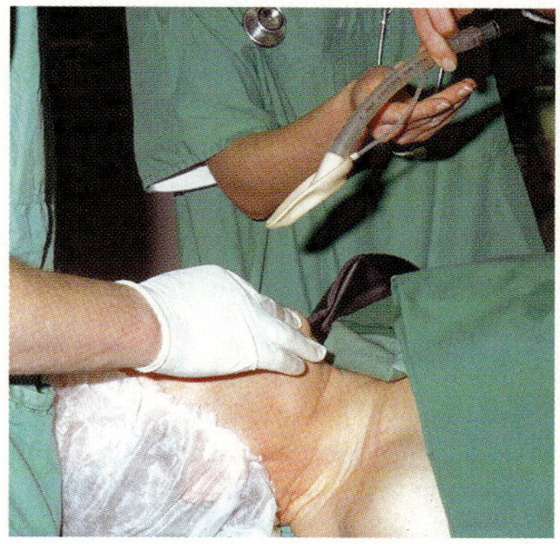

Abb. 37.31: Während der Anästhesist den Mund des Patienten geöffnet hält, reicht die Anästhesieschwester die Larnyxmaske so an, wie sie eingeführt wird: Die Öffnung zeigt nach vorne/unten. [K183]

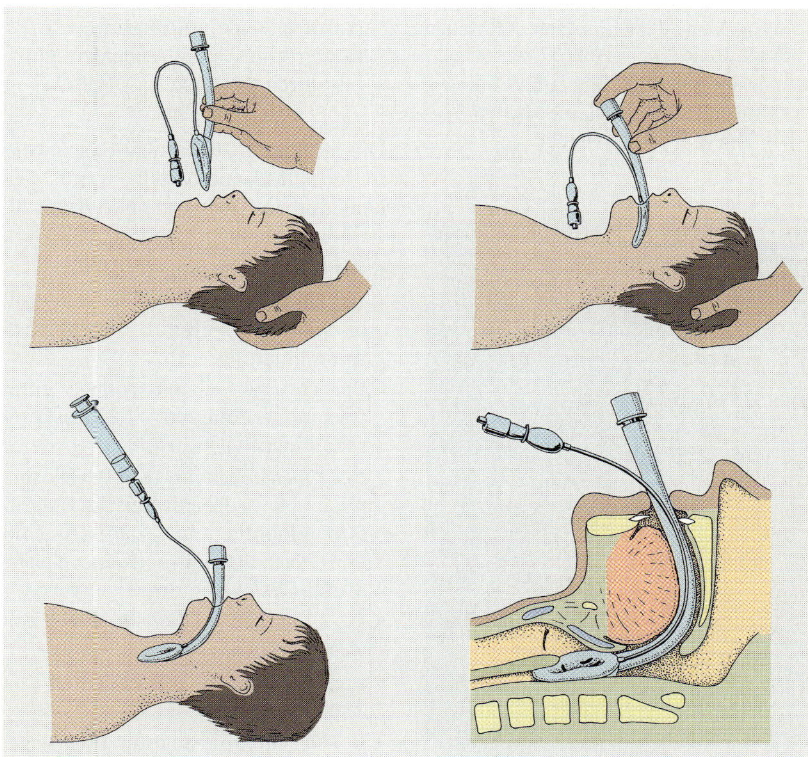

Abb. 37.29: Das Einführen der Larynxmaske wird erleichtert durch das Anheben des Kopfes. Nach Blocken des Cuffs positioniert sich die Maske selbst am Kehlkopfeingang. [L190]

Indikationen für eine **Larynxmaskennarkose** sind kurze und mittellange Eingriffe (ca. 20 – 120 Min.), z.B. Varizen-OP oder Kniegelenks-Arthroskopie. Geeignet ist sie auch zur Beatmung in Notfallsituationen, falls die endotracheale Intubation nicht gelingt.

Im Vergleich zum endotrachealen Tubus, besteht bei einer Larynxmaske eher die Gefahr, daß sie während der OP verrrutscht. Bei hohen Beatmungsdrücken schließt sie nicht mehr dicht ab, so daß einerseits Beatmungsluft in den Magen gepreßt und andererseits Mageninhalt aspiriert werden kann. *Hauptkontraindikationen* sind folglich zu erwartende hohe Beatmungsdrücke und fehlende Nüchternheit.

Das Vorgehen bei einer Larynxmaskennarkose gleicht dem bei der Maskennarkose.

- Prüfen des Cuffs auf Dichtigkeit und Entlüften des Cuffs
- Legen eines venösen Zugangs und Infusion einer Elektrolytlösung, z.B. Ringer-Laktat-Lösung
- Präoxigenierung
- Narkoseeinleitung, bevorzugt mit Propofol (z.B. Disoprivan®, erleichtert durch Dämpfung der pharyngealen Reflexe das Einführen der Maske)
- Einführen der angefeuchteten Larynxmaske wenn Patient schläft (Erlöschen des Lidreflexes), ☞ Abb. 37.29
- Blocken des Cuffs mit Luft (Volumen, ☞ Tab. 37.28), dabei positioniert sich die Maske meist selbständig

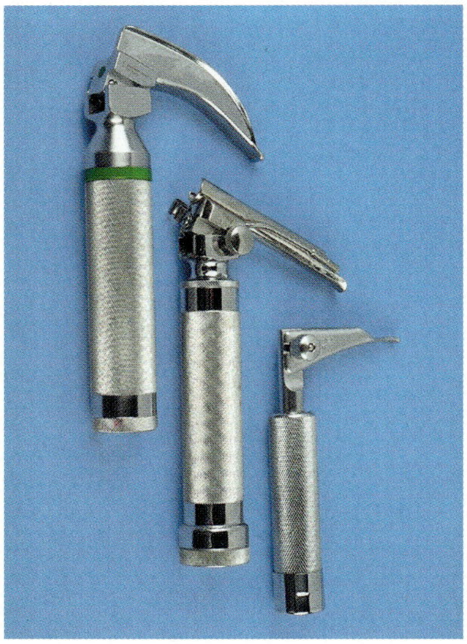

Abb. 37.32: Zusammengesetzte Laryngoskope mit gebogenem Macintosh-Spatel sowie zwei verschieden großen geraden Spateln. [K183]

- Manuelle Beatmung, Prüfen auf Dichtigkeit und seitengleiche Beatmung der Lunge
- Bei längeren Operationen Anschluß an das Narkosegerät und kontrollierte Beatmung, bei kürzeren Spontanatmung möglich
- Zur Narkoseunterhaltung und Ausleitung gleiches Vorgehen wie bei Maskennarkose
- Wenn Patient erwacht und Schutzreflexe zurückgekehrt sind, Entblocken des Cuffs und Entfernung der Larynxmaske.

37.8.3 Intubationsnarkose

Orotracheale Intubation ohne Narkose, ☞ 38.4

Intubationsnarkose: Allgemeinanästhesie mit endotrachealer Intubation.

Endotracheale Intubation: Einführen eines Tubus in die Trachea zum Offenhalten der Atemwege, zur manuellen oder maschinellen Beatmung und zum Schutz vor Aspiration (Tracheostoma, ☞ 34.9.4).

Orotracheale Intubation: Einführen eines endotrachealen Tubus durch den Mund.

Nasotracheale Intubation: Einführen eines endotrachealen Tubus durch die Nase.

Die Indikation zur Intubationsnarkose in der Anästhesie besteht, wenn Masken- und Larynxmaskennarkose kontraindiziert sind:

- Bei Operationen längerer Dauer
- Bei Operationen unter Muskelrelaxation (Bauch-, Thorax-, retroperitoneale Eingriffe)
- Bei Operationen mit Anlage eines Pneumoperitoneums (laparoskopische Eingriffe, ☞ 10.7.3)
- Bei Operationen im Kopf-, Halsbereich (z.B. neurochirurgische Eingriffe, Eingriffe in der Augen-, Hals-Nasen-Ohren- oder Kiefer-Mund-Gesichtschirurgie)
- Bei Eingriffen im Bereich der Atemwege
- Bei Operationen bei Patienten mit Aspirationsrisiko
- Bei Operationen in bestimmten Lagerungen (Bauch-, Seiten-, Kopftieflage, Hock- oder Häschenstellung, ☞ 11.3.2).

Laryngoskope

Ein **Laryngoskop** (*Kehlkopfspiegel*) dient der Betrachtung *(Einstellung)* des Kehlkopfeingangs und wird zur endotrachealen Intubation benötigt. Es besteht aus **Griff** und **Spatel,** die über ein Scharniergelenk zusammengesetzt werden. Im Griff befindet sich eine **Stromquelle**, die die Lampe des Spatels speist. Es gibt zwei Spatelformen mit zahlreichen Varianten:

- Die Spitze des **gebogenen Spatels** (z.B. nach *Macintosh*, ☞ Abb. 37.32) wird zwischen Zungengrund und Epiglottis eingeführt und macht durch Aufrichten der Epiglottis den Blick (und Weg) zum Kehlkopfeingang frei. Gebogene Spatel haben den Vorteil des größeren Freiraums in der Mundhöhle, und die Wahrscheinlichkeit der Traumatisierung der Schneidezähne ist geringer. Es gibt sie in verschiedenen Längen
- Mit der Spitze des **geraden Spatels** (z.B. nach *Miller, Magill, Foregger*) wird die Epiglottis aufgeladen, was insbesondere bei Neugeborenen und Säuglingen aufgrund ihrer verhältnismäßig langen und weichen Epiglottis eine bessere Sicht erlaubt (☞ Abb. 37.32 und 37.11.3).

Endotracheale Tuben

Trachealkanülen, ☞ 34.9.4

Endotracheale Tuben (*Luftröhrentuben*) sind (mit Ausnahme der Spiraltuben) relativ biegefeste Röhren mit rundem Querschnitt. Eine aufblasbare Manschette (**Cuff,** *Ballon*) im distalen Drittel dichtet die Trachea unterhalb der Glottis (☞ Abb. 34.53) ab, so daß Luft gezielt in die Trachea eingebracht, aber kein Magen- und Rachensekret in die Trachea eindringen kann. Aufgeblasen wird der Cuff über einen kleinen Schlauch, der mit einem *Ventil* versehen ist. Tuben für (Klein-)Kinder haben keinen Cuff, da die Trachea bei Wahl eines entsprechend großen Tubus durch das Tubuslumen selbst nahezu abgedichtet wird.

Die meistverwendeten Tuben sind Einmalmaterial aus relativ biegefestem Kunststoff (PVC oder auch Silikon). Selten sind noch wiederverwendbare Gummituben in Gebrauch.

Tubusarten

Neben den häufigsten **Tubusarten** *Magill-, Oxford-non-kinking-* und *Spiral-*

tubus gibt es zahlreiche Varianten, z.B. spezielle für Kinder und solche, die nur den rechten oder linken Hauptbronchus belüften und bei OPs der linken bzw. rechten Lunge eingesetzt werden.

Magilltubus. Der **Magilltubus** aus PVC oder Weichgummi ist der meistverwendete Tubus. Seine Krümmung beschreibt einen Viertelkreis. Es gibt ihn als oralen oder als nasalen Tubus. Die Variante für die Langzeitintubation hat einen Niederdruckcuff, der die Druckbelastung der Trachealschleimhaut so gering wie möglich hält. Der Magilltubus kann mit oder ohne Führungsstab plaziert werden.

Oxford-non-kinking-Tubus. Der **Oxford-non-kinking-Tubus** *(Oxford-Tubus)* ist rechtwinklig, relativ starr und knickt nicht ab (engl. *non-kinking*). Er ist nur zur oralen Intubation geeignet und bietet den Vorteil, daß er aufgrund seiner besonderen Form nicht zu tief in die Trachea vorgeschoben werden kann und deshalb sicher oberhalb der Mündung des rechten Hauptbronchus plaziert werden kann. Zur Intubation wird ein Führungsstab benötigt.

Spiraltubus. Der **Spiraltubus nach Woodbridge** *(Woodbridge-Tubus)* ist ein oraler Tubus und besteht aus einer mit Latex, PVC oder Silikon umkleideten Metallspirale. Er ist dadurch hochflexibel und gleichzeitig gegen Abknikken oder Kompression geschützt. Er ist besonders gut geeignet für Operationen im Kopf- und Halsbereich und für Eingriffe, die eine extreme Lagerung des Patienten erfordern (z.B. Bauchlagerung). Da er sehr flexibel ist, wird zur Intubation stets ein Führungsstab benötigt.

Tubusgröße

Tuben gibt es in verschiedenen Größen, angegeben in *Innendurchmesser (ID,* in mm) oder in *Außenumfang* ([Ch] = Charrière; 1 Ch = 1/3mm), Umrechnung: Außendurchmesser [Ch] = 2 + (4 x ID). Einen Anhaltspunkt für die passende Tubusgröße bietet der kleine Finger des Patienten. Ab dem 3. Lebensjahr kann man die passende Tubusgröße auch nach folgender Formel abschätzen: 18 + Alter [J] = Außenumfang [Ch]. Die durchschnittliche Intubationstiefe bei oraler Intubation (entspricht der Markierung auf dem Tubus auf Höhe der Zahnreihe) beträgt bei Frauen ca. 21 cm, bei Männern ca. 23 cm.

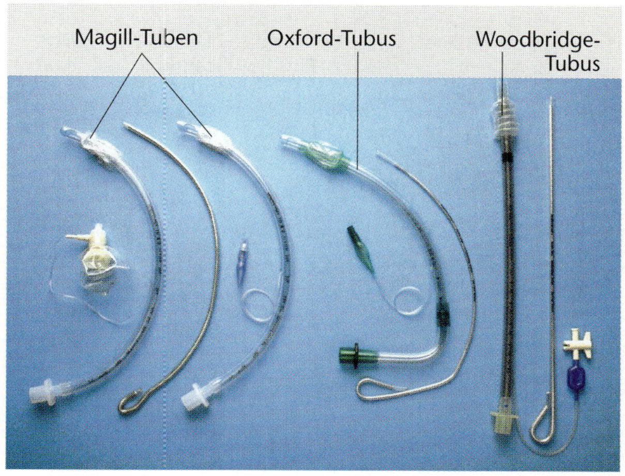

Abb. 37.33: Endotracheale Tuben für Erwachsene. (Von links:) Magilltubus mit Niederdruckcuff und normaler Magilltubus, Oxford-non-kinking-Tubus und Woodbridge-Spiraltubus, jeweils mit zugehörigem Führungsstab. [K183]

Bei Kindern sollten wegen der Gefahr der Schädigung der Trachealschleimhaut bis zu einer Größe ID 6 mm nur Tuben ohne Blockung zum Einsatz kommen. Geringe Undichtigkeiten können dabei toleriert werden. Die meisten Tuben in Kindergrößen sind an der Spitze markiert. Bei Intubation soll der markierte Bereich direkt unterhalb der Stimmbandebene liegen. Bei Kindern läßt sich die Intubationstiefe nach folgender Formel abschätzen:

- Intubationstiefe oral(cm) = 1/2 Lebensalter(J) – 12 cm
- Intubationstiefe nasal = Intubationstiefe oral + 20%.

Alter	Innendurchmesser (ID)	Außenumfang
Kinder		
Früh-/Neugeborene	2,5 – 3,0 mm	10 – 14 Ch
Säuglinge	3,5 – 4,0 mm	16 – 18 Ch
Kleinkinder	4,0 – 5,5 mm	18 – 24 Ch
Schulkinder	5,5 – 7,5 mm	24 – 32 Ch
Erwachsene		
Frauen	7,0 – 8,0 mm	30 – 34 Ch
Männer	8,0 – 10,0 mm	34 – 40 Ch

Tab. 37.34: Anhaltswerte für die Auswahl endotrachealer Tuben.

Weitere Materialien zur Intubation

Führungsstab. Ein **Führungsstab** *(Mandrin)* besteht aus Metall, ist meist kunststoffbeschichtet und stabilisiert bei der Intubation den Tubus von innen. In der Regel wird er nur so weit eingeführt, daß er nicht über das distale Ende des Tubus hinausragt (Verletzungsgefahr!). Bei einer schwierigen Intubation jedoch wird er absichtlich über das distale Tubusende hinausgeschoben und dient so als Leitschiene für den Tubus.

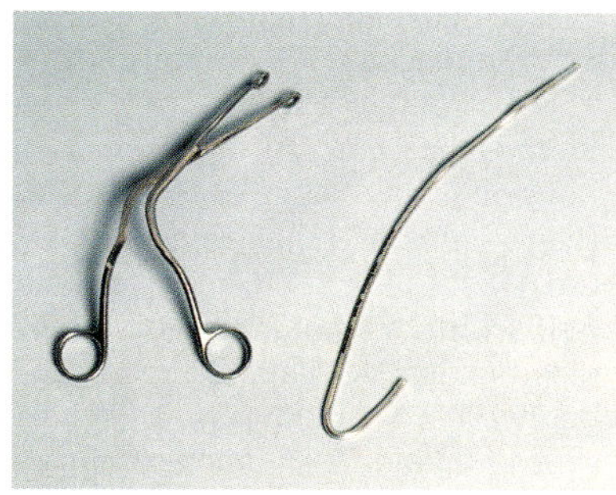

Abb. 37.35: Magillzange und Führungsstab. [K183]

Intubationszange. Die **Intubationszange** ist ein gebogene Faßzange, die u.U. bei der *nasalen* Intubation eingesetzt wird, um das distale Tubusende aus dem Hypopharynx in die Trachea vorzuschieben. Meist wird die **Magillzange** (☞ Abb. 37.35) verwendet, seltener die Zange nach *Rovenstine.*

Blockerspritze und Cuffmanometer. Sobald der endotracheale Tubus plaziert ist (Tubuscuff befindet sich in der Trachea distal der Stimmlippen), wird der Cuff mit Luft aufgeblasen **(geblockt).** Dies geschieht meist mit einer normalen 10 ml-Injektionsspritze **(Blockerspritze);** alternativ wird der Cuff mit dem **Cuffmanometer** *(Cuffdruckmesser)* aufgeblasen, einem Manometer ähnlich dem zur manuellen Blutdruckmessung, mit dem gleichzeitig der *Cuffdruck* gemessen werden kann, der je nach erforderlichem Beatmungsdruck bestimmte Grenzwerte nicht übersteigen sollte.

Sonstiges Material:

- **Anästhesierendes Gleitmittel** (z.B. Xylocain®-Gel). Anästhesiert die Ra-

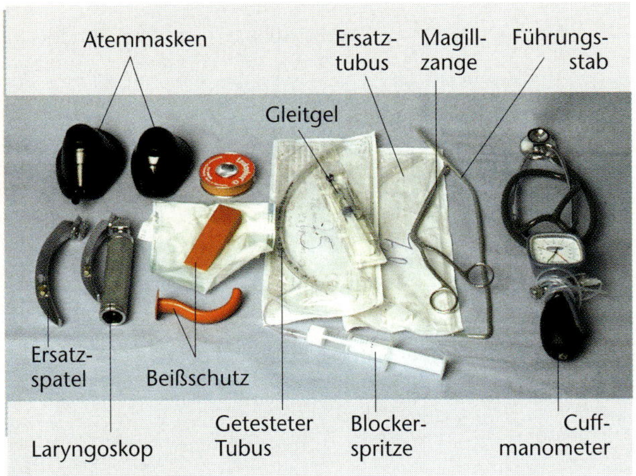

Abb. 37.36: Intubationsset zur endotrachealen Intubation. Die Magillzange wird nur für eine nasale Intubation benötigt, der Beißschutz erübrigt sich dann. [K183]

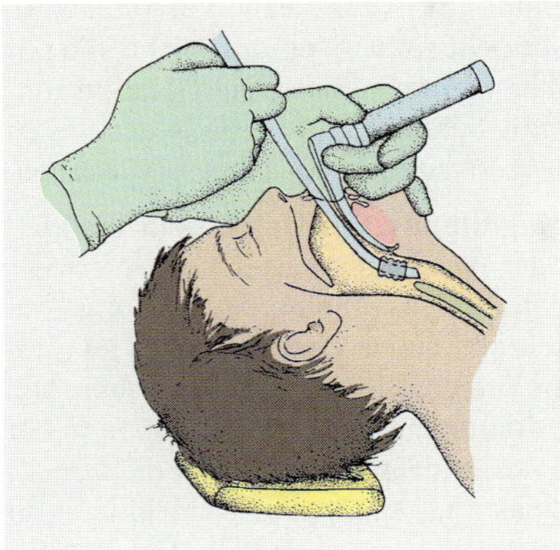

Abb. 37.37: Intubation (Details, ☞ Text). [L157]

chenschleimhaut (reduziert Würgereflex), erleichtert die Einführung des Tubus

- **Stethoskop.** Zur Auskultation der Lungen nach erfolgter Intubation (Lagekontrolle, seitengleiche Belüftung)
- **Beißschutz.** Verhindert bei oraler Intubation, daß der Patient auf den Tubus beißt (z.B. mit Fingerling überzogene Mullbinde, Gummikeil oder Guedeltubus)
- **Pflasterfixierung**
- **Absauggerät.** Zum Entfernen von Speichel und ggf. Erbrochenem
- **Ersatztuben** verschiedener Größen.

Durchführung einer Intubationsnarkose

Endotrachale Intubation auf der Intensivstation und in Notfallsituationen, ☞ 38.4

Prinzip der Intubation

Handgriffe des Arztes bei der endotrachealen Intubation:

- Laryngoskop in linke Hand nehmen

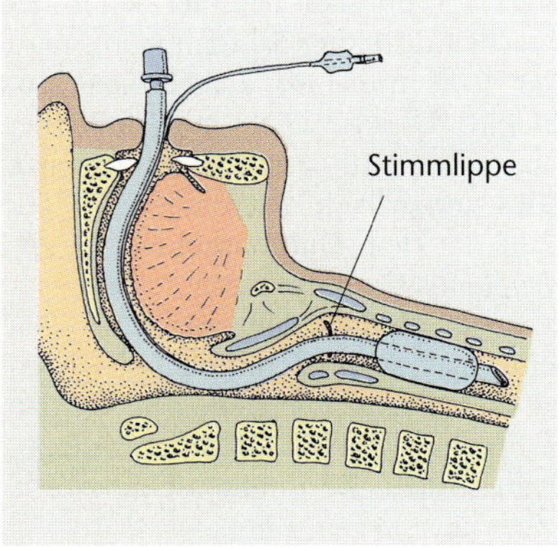

Abb. 37.38: Korrekte Lage eines oralen Tubus. Der geblockte Cuff befindet sich unterhalb der Stimmlippenebene (Glottis). [L190]

- Kopf nach hinten überstrecken, mit Zeige- und Mittelfinger oder Daumen und Zeigefinger der rechten Hand Mund öffnen *(Kreuzgriff)* und geöffnet halten
- Laryngoskopspatel vom rechten Zungenrand her einführen, Zunge dabei nach links schieben. Unter weiterem Einführen wird die Epiglottis sichtbar
- Spatelspitze durch Zug am Laryngoskopgriff anheben (nicht hebeln, dadurch besteht das große Risiko, einen Zahn herauszubrechen): Stimmbänder und Trachea werden sichtbar
- Angereichten Tubus mit der rechten Hand einführen, Laryngoskop vorsichtig entfernen.

Narkoseeinleitung und -unterhaltung

Die Aufgabenteilung zwischen Pflegeperson und Anästhesist ist ähnlich wie bei der Maskennarkose (☞ 37.8.1).

- Prüfen des Tubuscuffs auf Dichtigkeit und Entlüften des Cuffs
- Legen eines venösen Zugangs und Infusion einer Elektrolytlösung, z.B. Ringer-Laktat-Lösung
- Lagerung in „Schnüffelstellung“: Kopf auf Kissen lagern, Hals beugen, Kopf strecken: Die oberen Atemwege sind optimal weit
- Präoxigenierung (☞ 37.8.1)
- *Vorgehen bei Crush-Einleitung, ☞ 37.11.1*
- Präkurarisierung (☞ 37.3.2) mit geringer Menge eines nichtdepolarsierendem Muskelrelaxans, z.B. Vecuronium, um dem durch Succinylcholin verursachten postoperativen Muskelkater vorzubeugen
- Narkoseeinleitung mit Injektionshypnotikum, z.B. Thiopental i.v.
- Bei ausreichend tiefer Narkose (Verlust des Lidreflexes) Aufsetzen der Maske und Beatmung mit 100% O_2
- Bei problemloser Beatmung Muskelrelaxierung allein mit nichtdepolarisierendem Muskelrelaxans oder Succinylcholin
- Intubation und Blockung des Tubus (Pflegeperson reicht Laryngoskop und Tubus an, Arzt intubiert. Blokkung des Tubuscuffs durch Pflegeperson)
- Auskultation der Lungen auf korrekte endotracheale Intubation und seitengleiche Beatmung
- Einlegen des Beißschutzes und Pflasterfixation des Endotracheltubus
- Einstellen eines inspiratorischen Sauerstoff-Lachgas-Gemisches von 1 : 2, sofern keine Kontraindikation für Lachgas vorliegt, sowie ggf. der inspiratorischen Konzentration eines volatilen Inhaltionsanästhetikums
- Bei längeren Eingriffen *Nachrelaxation,* z.B. bei Vecuronium 1/3 – 1/2 der Ausgangsdosis nach 30 – 40 Min. Kontrolle der Relaxation mit **Relaxometer** (durch elektrische Reizung mit einem Nervenstimulator kann getestet werden, wie tief der Patient relaxiert ist).

Narkoseausleitung

- Ausleitung bei Beendigung des Eingriffs (meist während der Wundnaht) durch schrittweise Reduktion des volatilen Inhalationsanästhetikums. Zum Schluß wird für mindestens 5 Min. mit reinem Sauerstoff beatmet, um einer Diffusionshypoxie (☞ 37.3.1) vorzubeugen
- Ist der Patient noch relaxiert, muß entweder nachbeatmet werden, bis die Muskelrelaxantien abgebaut sind, oder die Muskelrelaxation wird antagonisiert mit z.B. Neostigmin und Atropin (☞ 37.3.2)
- Bei ausreichender Spontanatmung (Atemzugvolumen mindestens 6 – 8 ml/kgKG) und ansprechbarem Pati-

enten (Augenöffnen auf Ansprache) Extubation nach sorgfältigem Absaugen des Mund- und Rachenraumes
- Nach der Extubation Vorhalten der Maske unter hohem Sauerstoffflow
- Nach Rückkehr der Schutzreflexe und guter Spontanatmung bei Raumluft Verlegung des Patienten in den Aufwachraum.

Komplikationen der Intubationsnarkose

Durch die Intubation:
- Verletzung von Zähnen, Lippen, Mundschleimhaut, Stimmbändern, Trachea
- *Ösophageale Intubation:* Blubbern über dem Magen auskultierbar, kein Atemgeräusch über den Lungen, Aufblähen des Abdomens
- Einseitige (= zu tiefe) Intubation eines Hauptbronchus: Einseitig abgeschwächtes oder aufgehobenes Atemgeräusch
- Aspiration.

Während der Narkose:
- Tubusdislokation (zu tief: einseitige Intubation, Herausrutschen: keine Beatmung)
- Verlegung der Atemwege: Abknikken, **Cuffhernie** (der Cuff kann sich vor die distale Tubusöffnung legen und so eine Beatmung unmöglich machen), Verlegung des Tubuslumens durch Blut, Sekrete
- Diskonnektion der Beatmungsschläuche
- Bronchospasmus.

Bei und nach der Extubation drohen als Komplikation:
- Laryngospasmus (Stimmritzenkrampf mit unmöglicher oder massiv erschwerter Beatmung)
- Aspiration.

37.9 Regionalanästhesie

37.9.1 Überblick

Regionalanästhesie *(Lokalanästhesie, örtliche Betäubung, lokale Betäubung):* Verfahren zur Schmerzausschaltung einer Körper*region* bei OPs oder zur Schmerztherapie (☞ auch 16.4.8) durch Applikation eines **Lokalanästhetikums** (☞ 37.9.2); Bewußtsein und Spontanatmung bleiben erhalten. Unterteilung in:

Leitungsanästhesie *(Nervenblock, Nervenblockade, Leitungsblockade):* Anästhesie durch Injektion des Lokalanästhetikums in die Nähe des Nerven(-bündels); unterschieden in:
- **Periphere Leitungsanästhesie** *(periphere Nervenblockade):* Blockade eines einzelnen peripheren Nerven (z.B. N. pudendus in der Geburtshilfe, ☞ 12.8.2) oder eines Nervenbündels (z.B. Plexus brachialis, ☞ 37.9.4)
- **Rückenmarknahe Leitungsanästhesie** *(zentrale Nervenblokkade).* Spinal- und Periduralanästhesie, ☞ 37.9.3.

Infiltrationsanästhesie *(Feldblock):* Anästhesie eines OP-Gebiets durch intradermale, s.c.- oder i.m.-Applikation des Lokalanästhetikums. Sonderform *intravenöse Regionalanästhesie* (☞ 37.9.5), wird manchmal auch zur Leitungsanästhesie gezählt.

Oberflächenanästhesie: Anästhesie der Schleimhaut durch Aufsprühen eines Lokalanästhetikums (z.B. Lidocain 2%, etwa in Xylocain®-Spray), z.B. auf die Rachenschleimhaut bei der Gastroskopie oder auf die Bronchialschleimhaut bei der Bronchoskopie, oder durch Auftragen einer anästhetischen Creme (z.B. Emla®-Creme) auf die Haut, z.B. vor Anlage eines venösen Zugangs bei Kindern.

Kontraindiziert sind die Verfahren der Regionalanästhesie u.a. bei neurologischen Erkrankungen, die das Anästhesiegebiet betreffen, bei lokalen Infektionen an der zu wählenden Einstichstelle, bei Störungen der Blutgerinnung sowie bei Allergien gegen Lokalanästhetika. *Nachteilig* sind die durch den späten Wirkungseintritt der Regionalanästhesie bedingte lange Vorbereitungszeit sowie eine manchmal nicht ausreichende Anästhesie.

☑ Bei einer Regionalanästhesie müssen alle erforderlichen Instrumente und Medikamente bereitliegen, um im Falle einer unzureichenden Wirkung auf eine Allgemeinanästhesie umsteigen zu können.

37.9.2 Lokalanästhetika

Lokalanästhetika (☞ Tab. 37.39) blokkieren im Nerveninneren reversibel die Fortleitung der Erregung. Die schmerzleitenden Fasern reagieren auf Lokalanästhetika besonders empfindlich. Daher fällt nach der Injektion zuerst die Schmerzempfindung aus und dann erst die Empfindungen für Temperatur, Berührung und Druck. Die Empfindungen kehren dementsprechend in umgekehrter Reihenfolge zurück, d.h. die Schmerzempfindung bleibt am längsten aus.

Manche Lokalanästhetika enthalten *Zusätze* zur Wirkungsverstärkung, wie z.B. *Adrenalin,* das durch Vasokonstriktion am Wirkort den Abtransport vermindert und so die Wirkdauer des Lokalanästhetikums verlängert.

Nebenwirkungen

Da die Lokalanästhetika nach ihrer Injektion in das Gewebe auch in den Blutkreislauf aufgenommen werden, muß mit folgenden systemischen Nebenwirkungen gerechnet werden:

Profil	Lokalanästhetika	Konzentration*	Wirkbeginn
Kurzwirksam	**Procain** (z.B. Novocain®)	1 – 2%	Langsam
	Chlorprocain (z.B. Nesacain®)	1 – 2%	Rasch
Mittellang wirksam	**Lidocain** (z.B. Xylocain®)	0,5 – 5%	Rasch
	Mepivacain (z.B. Scandicain®, Meaverin®)	0,5 – 4%	Mittel
	Prilocain (z.B. Xylonest®)	0,5 – 2%	Mittel
Langwirksam	**Bupivacain** (z.B. Carbostesin®)	0,25 – 0,75%	Langsam
	Etidocain (z.B. Duranest®)	0,5 – 1%	Rasch
	Tetracain (z.B. Pantocain®)	0,5 – 1%	Langsam

*Abhängig vom gewählten Regionlanästhesieverfahren; 1 ml einer 1%igen Lösung enthält 10 mg Wirkstoff

Tab. 37.39: Häufig verwendete Lokalanästhetika und ihr Wirkprofil.

- Blutdruckabfall
- Bradykardie
- Übelkeit, Erbrechen
- Allergische Reaktionen (☞ 29.4.1).

Intoxikation

> Bei versehentlicher Injektion eines Lokalanästhetikums in ein Gefäß oder bei Überschreiten der Höchstdosis können Intoxikationen auftreten. Daher muß vor jeder Gabe durch sorgfältige Aspiration geprüft werden, ob die Nadel bzw. der Katheter, über die das Lokalanästhetikum injiziert werden soll, nicht intravasal liegt (Ausnahme: Intravenöse Regionalanästhesie, ☞ 37.9.5).

Selbst wenn die Aspiration kein Blut zeigt, ist eine intravasale Lage nicht gänzlich ausgeschlossen. Der Patient wird daher während einer Regionalanästhesie ebenso lückenlos überwacht wie bei einer Allgemeinanästhesie. Warnsymptome einer Intoxikation sind:

- Übelkeit
- Unruhe
- Taubheitsgefühl, Kribbeln im Mund- und Zungenbereich
- Metallischer Geschmack auf der Zunge
- Bradykardie
- Verwirrtheit, zerebrale Krampfanfälle.

Die **Therapie** einer Intoxikation umfaßt die Stabilisierung des Kreislaufs, Durchbrechung von Krampfanfällen, z.B. mit Diazepam (z.B. Valium®) i.v. und ggf. eine kardiopulmonale Reanimation (☞ 17.3).

37.9.3 Rückenmarknahe Regionalanästhesieverfahren

> **Spinalanästhesie:** Regionalanästhesie durch Injektion des Lokalanästhetikums in den liquorhaltigen **Subarachnoidalraum** (*Spinalraum,* ☞ 35.1.2 und Abb. 37.44)
>
> **Periduralanästhesie** *(PDA, Epiduralanästhesie):* Regionalanästhesie durch Injektion des Lokalanästhetikums in den **Epiduralraum** (☞ 35.1.2 und Abb. 37.45).

Rückenmarknahe Regionalanästhesieverfahren sind indiziert als einfache und kostengünstige Anästhesieverfahren bei erhaltener Spontanatmung v.a. bei OPs unterhalb des Bauchnabels.

Kontraindikationen sind z.B. Störungen der Blutgerinnung (☞ 24.9), Cumarintherapie (☞ 19.7), Sepsis (☞ 28.4), Hypovolämie und Schock (☞ 38.5.1).

Nebenwirkungen

Bei den rückenmarknahen Regionalanästhesieverfahren kommt es durch Blockade der sympathischen Fasern (☞ 35.1.4) zur Gefäßweitstellung, die zum Blutdruckabfall führt. Typischerweise gibt der Patient ein Wärmegefühl an. Daher ist eine genaue Überwachung von Blutdruck und Herzfrequenz erforderlich.

Zur Prophylaxe des Blutdruckabfalls empfiehlt sich vor Anlegen der Anästhesie die Infusion von 500 ml Elektrolytlösung. Die Therapie eines eingetretenen Blutdruckabfalls besteht in Beschleunigung der Infusion und/oder der Gabe eines Antihypotensivums (☞ 19.5.3), z.B. Akrinor®.

> Für die Regionalanästhesie gilt: Je größer die Anästhesieausbreitung, desto ausgeprägter ist der Blutdruckabfall.

Anästhesiehöhe

Den einzelnen Rückenmarkssegmenten entspringende Spinalnerven (☞ 35.1.3) versorgen sensorisch bestimmte Hautareale *(Dermatome)*. Sind die entsprechenden Dermatome schmerzunempfindlich, so kann auf die Ausbreitung des Lokalanästhetikums am Rückenmark geschlossen werden **(Anästhesiehöhe)** was wiederum Aussagen über die anästhesierten inneren Organe und Muskeln erlaubt. Die Anästhesiehöhe läßt sich anhand von anatomischen Orientierungspunkten abschätzen (☞ Tab. 37.40).

Dermatom	Anatomische Struktur	Durchführbare OPs (Bsp.)	Bemerkungen
Th4	Mamillenhöhe	Sectio caesarea (Kaiserschnitt)	Ab Anästhesiehöhe Th4 oder höher Gefahr von Bradykardie und Zwerchfell-Lähmung
Th10	Bauchnabel	Vaginale Entbindung, Hüft-OP, Leistenhernie, Varizen-OP	
L1	Leiste	Bein-Amputationen	

Tab. 37.40: Abschätzung der Ausbreitung des Lokalanästhetikums im Rückenmarksbereich anhand der anästhesierten Dermatome.

Anästhesiologische Visite

Bei der anästhesiologischen Visite wird der Patient ausführlich über das Vorgehen informiert und hat Gelegenheit, seine speziell auf diese Anästhesieform gerichteten Fragen und Ängste zu formulieren.

> **Besonderheiten beim Aufklärungsgespräch zur Regionalanästhesie**
>
> - Viele Patienten haben Angst davor, bei einer Operation wach zu sein und alles mitzubekommen. Können diese Ängste nicht beseitigt werden durch ausführliche Darstellung der Vorteile der Regionalanästhesie und den Hinweis, daß die Möglichkeit zur Sedierung besteht, so wird der Patient nicht überredet, sondern sein Wunsch nach einer Allgemeinanästhesie akzeptiert
> - Viele Patienten fürchten, trotz einer Regionalanästhesie Schmerzen zu empfinden. Ihnen hilft die Zusicherung, daß bei unzureichender Anästhesie durch das besprochene Verfahren unverzüglich zu einer Allgemeinanästhesie übergegangen wird.

Bei der Anordnung der Prämedikation (z.B. Midazolam, etwa Dormicum®) wird berücksichtigt, daß der Patient eine gewisse Mitarbeit bei der Anästhesieeinleitung leisten wird und daher nicht zu stark sediert sein darf.

Material

Sets für die Spinal- oder die Periduralanästhesie enthalten:

- Hautdesinfektionsspray, sterile Tupfer, sterile Handschuhe
- Zur Lokalanästhesie des Stichkanals: 5 ml-Spritze, Aufziehkanüle, Kanüle für Hautquaddel, Kanüle für

Infiltrationsanästhesie, Lokalanästhetikum (z.B. Lidocain 0,5 – 1%)
- Lokalanästhetikum (z.B. Bupivacain), Aufziehkanüle mit Filter
- Bei Spinalanästhesie: Spinalnadeln, evtl. m. Einführkanüle, 2 ml-Spritze
- Bei Periduralanästhesie: Periduralnadeln, 20 ml-Spritze, Periduralkatheter
- Lochtuch.

Zusätzlich werden Kopfhaube und Mundschutz für Arzt und Pflegende benötigt.

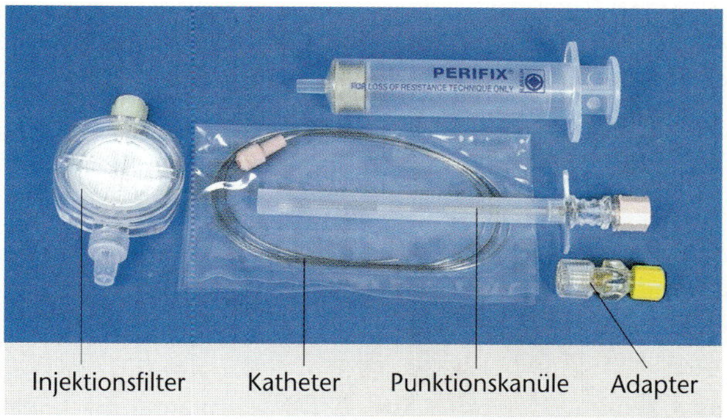

Abb. 37.41: Punktionsset zum Legen eines Periduralkatheters. Der Katheter wird über die liegende Punktionskanüle vorgeschoben, die Kanüle entfernt und anschließend Filter und Adapter mit dem Katheterende verbunden. [K183]

Spinalnadeln

Spinalnadeln *(Spinalkanülen)* sind etwa 10 cm lang, haben einen Durchmesser von ca. 0,3 – 0,7 mm (29 – 22 G) und einen dichtsitzenden Mandrin; zum Einführen der dünneren Nadeln werden *Einführkanülen* benötigt. Die Spitzen der Spinalnadeln sind in verschiedenen Varianten geschliffen und offen (Nadeln nach *Quincke-Babcock, Whitacre* oder *Greene*) oder haben eine geschlossene Spitze und eine seitliche Öffnung (Sprotte®-Kanüle, ☞ Abb. 37.43). Je dünner die verwendete Nadel, desto seltener tritt der *postpunktionale Kopfschmerz* auf.

Zur *kontinuierlichen Spinalanästhesie* verwendete **Spinalkatheter** sind 90 cm lang mit einem Durchmesser von ca. 27 – 30 G.

Periduralnadeln

Periduralnadeln *(Periduralkanülen)* sind etwa 10 cm lang, haben einen Durchmesser von ca. 1,1 – 1,5 mm (19,5 – 17 G) und einen dichtsitzenden Mandrin. Nadeln nach *Crawford* haben eine offene Spitze, die *Tuohy-* und die *Sprotte®-Nadel* eine geschlossene Spitze mit seitlicher Öffnung.

Zur *kontinuierlichen Periduralanästhesie* (☞ unten) verwendete **Periduralkatheter** sind 90 – 100 cm lang mit einem Durchmesser von ungefähr 20 – 23 G.

Spinalanästhesie

Bei der **Spinalanästhesie** wird nach dem Passieren dreier Bänder der Wirbelsäule die Dura mater durchstochen, und das Lokalanästhetikum in den Subarachnoidalraum (Spinalraum) direkt in den Liquor appliziert (☞ Abb. 37.44). Es werden nur etwa 1 – 4 ml Lokalanästhetika benötigt.

Für die Spinalanästhesie stehen **iso-, hyper-** oder **hypobare** Lokalanästhetika zur Verfügung mit im Vergleich zum Liquor gleichem, höherem bzw. niedrigerem spezifischem Gewicht. Hyperbare Lösungen sind schwerer als Liquor und sinken nach unten, hypobare steigen nach oben: Durch Lagerung des Patienten kann so die Ausbreitung der Anästhesie gesteuert werden. Soll z.B. das rechte Knie operiert werden, wird die Spinalanästhesie in Rechtsseitenlage mit einem hyperbaren Lokalanästhetikum angelegt. Der Patient verbleibt in dieser Lage, bis das Lokalanästhetikum fixiert ist, d.h. die Anästhesie sich nicht weiter ausbreitet. Im Idealfall ist nur das rechte Bein betäubt. Bei isobaren Lösungen hat die Lagerung keinen Einfluß.

Der **Punktionsort** für die Spinalanästhesie liegt **lumbal** zwischen zwei Dornfortsätzen im Durasack, meist bei L2/3 oder L3/4 (Rückenmark endet bei Erwachsenen in Höhe LWK 1 – 2). Die Verteilung auf andere Rückenmarksegmente erfolgt durch Umlagerung des Patienten und/oder die Verwendung nicht-isobarer Lösungen.

Die **Anschlagszeit** (Zeit bis zum Beginn der Wirkung) liegt bei der Spinalanästhesie bei ca. 10 – 15 Min. Für längerdauernde Eingriffe kann ein *Spinalkatheter* zur **kontiniuerlichen Spinalanästhesie** in den Spinalraum eingebracht werden, der die Nachinjektion von Lokalanästhetikum ermöglicht. Die kontinuierliche Spinalanästhesie wird im deutschsprachigen Raum meist nicht routinemäßig durchgeführt, sondern es wird die *Katheter-Periduralanästhesie* (☞ unten) bevorzugt.

Die *Vorbereitung* des Patienten entspricht der bei einer Allgemeinanästhesie.

Durchführung

Diagnostische Lumbalpunktion, ☞ 35.5.2

- Anschließen des Patienten an die Überwachungsgeräte (EKG, Blutdruckmessung, Pulsoximeter)

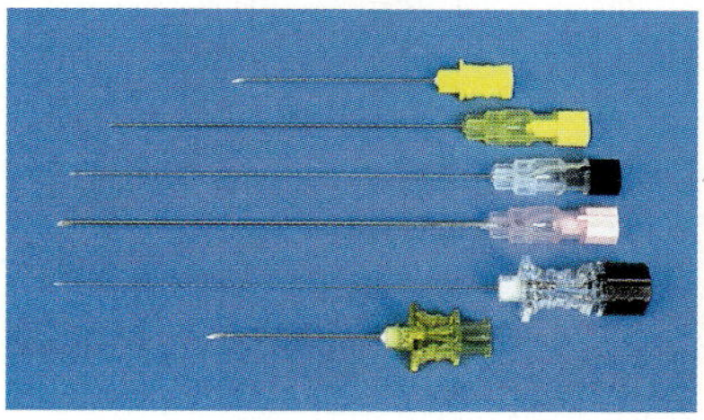

Abb. 37.42: Gängige Punktionsnadeln zur Spinal- und zur Periduralanästhesie mit zugehörigen Mandrins. Spinalnadeln sind stets dünner. Ganz unten eine Einführkanüle für sehr dünne Spinalnadeln. [K183]

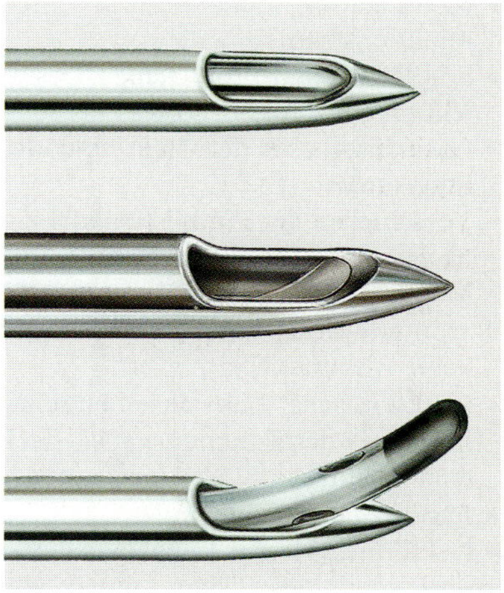

Abb. 37.43: Großaufnahme der Nadelspitzen von Sprotte®-Kanülen. Oben mit inliegendem Mandrin, in der Mitte ohne Mandrin, es wird die Führungsschiene für den Katheter sichtbar. Unten mit durchgeschobenem Katheter. [V152]

- Legen des venösen Zugangs und Infusion einer Elektrolytlösung, z.B. Ringer-Laktat 500 ml
- Seitlagerung oder sitzende Position mit gekrümmtem Rücken („Katzenbuckel"). Die assistierende Person steht vor dem Patienten und hält ihn in dieser Position. Besonders in der sitzenden Position darf sie ihn nicht loslassen, da durch die Prämedikation und die zu erwartende Blutdruck-

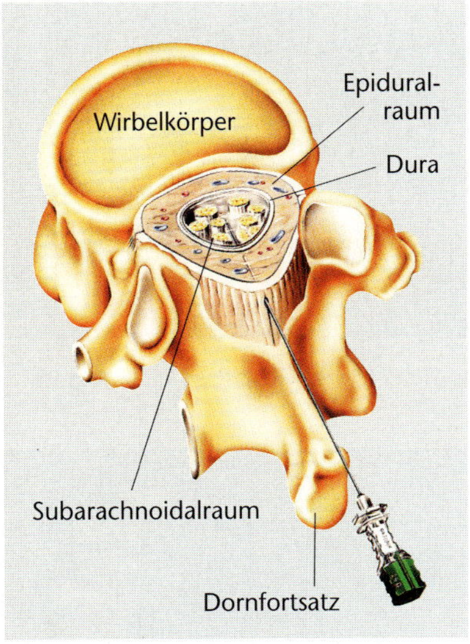

Abb. 37.44: Schemazeichnung der Spinalpunktion. Die Spitze der feinen Kanüle liegt im liquorgefüllten Subarachnoidalraum, durch den Fasern der Cauda equina (☞ 35.1.2) ziehen. [V152]

senkung durch das Lokalanästhetikum ein Kollaps droht

- Identifikation des gewünschten Punktionsortes
- Sorgfältige und großflächige Desinfektion des Punktionsortes
- Lokalanästhesie der Haut und des Stichkanals
- Vorschieben der Punktionsnadel zunächst mit Mandrin, dann ohne Mandrin, bis Liquor abtropft bzw. aspiriert werden kann („Ohne Liquor keine Anästhesie")
- Injektion des Lokalanästhetikums, Entfernen der Punktionsnadel, steriler Verband
- Lagerung des Patienten
- Nach Injektion des Lokalanästhetikums sorgfältige Überwachung von Blutdruck und Herzfrequenz. Unterhaltung mit dem Patienten, um frühzeitig Intoxikationserscheinungen des ZNS zu erkennen
- Prüfen der Anästhesiehöhe mit kaltem Spray oder Eiswürfeln („Wo keine Kälte, ist auch kein Schmerz"). Dokumentation der Ausbreitung
- Nach Beendigung der OP Überwachung des Patienten bis zum Rückgang der Anästhesie unterhalb Th 10 und zur Rückkehr der Zehenbeweglichkeit.

Sattelblock

Der **Sattelblock** ist eine Sonderform der Spinalanästhesie. Am sitzenden Patienten wird mit einem hyperbaren Lokalanästhetikum eine Anästhesie der sakralen Rückenmarksegmente durchgeführt, z.B. für Eingriffe im Perinealraum wie Hämorrhoiden-OPs oder die Spaltung eines Perinealabszeß (☞ 21.7.3). Da keine sympathischen Fasern blockiert werden, tritt keine Blutdrucksenkung auf.

Komplikationen

Sympathikusblockade mit Blutdruckabfall, ☞ *oben*

- *Totale Spinalanästhesie:* Ausbreitung des Lokalanästhetikums in die Gehirnventrikel mit Lähmung der zentralen vegetativen Zentren. Die Therapie besteht in Intubation und Beatmung, Kreislaufstabilisierung sowie Überwachung auf der Intensivstation
- *Postoperativer Harnverhalt*
- *Postpunktionaler (postspinaler) Kopfschmerz* (☞ 35.5.2). Er tritt häufiger bei jungen Patienten und bei Verwendung dickerer Punktionsnadeln auf, typischerweise etwa 24 – 48 Std. nach der Punktion. Zur Prophylaxe wird die Verwendung möglichst dünner Nadeln empfohlen.

Periduralanästhesie

Bei der **Periduralanästhesie** *(PDA)* wird das Lokalanästhetikum in den Epiduralraum (Periduralraum), d.h. zwischen *Ligamentum flavum* (Band zwischen den Wirbelbögen) und Dura mater injiziert (☞ Abb. 37.45).

Das Lokalanästhetikum verteilt sich dort unabhängig vom spezifischen Gewicht; entscheidend für die Ausbreitung ist die injizierte Menge: Je mehr Lokalanästhetikum injiziert wird, desto mehr Segmente werden blockiert. Faustregel für die Dosierung: 1 – 1,5 ml Lokalanästhetikum/Segment. Das Gesamtvolumen entspricht etwa dem Zehnfachen des für eine Spinalanästhesie benötigten.

Das Lokalanästhetikum diffundiert aus dem Periduralraum durch die Dura zum Hauptwirkort, den Wurzeln der Spinalnerven. Daher ist die **Anschlagszeit** bei der Periduralanästhesie mit etwa 20 – 30 Min. deutlich länger als bei der Spinalanästhesie. Auch ist die Betäubung bei der Periduralanästhesie meist nicht so vollständig (der Patient hat keine Schmerzen, kann jedoch evtl. Druck, Zug und Berührung spüren).

Der **Punktionsort** für die Periduralanästhesie kann im gesamten Bereich der Wirbelsäule liegen. Wegen des günstigen Zugangswegs und der geringeren Gefahr einer Rückenmarkverletzung wird oft die *lumbale* Wirbelsäule bevorzugt und durch entsprechende Volumenerhöhung des Lokalanästhetikums die gewünschte Anästhesiehöhe erreicht.

Durchführung

- Vorbereitung bis zur Lokalanästhesie der Haut und des Stichkanals, ☞ Spinalanästhesie

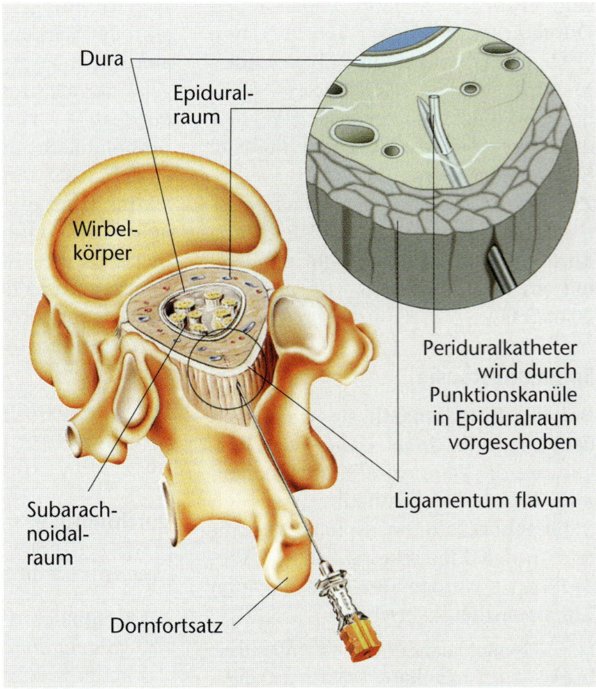

Abb. 37.45: Schemazeichnung der Periduralpunktion. Die Spitze der Kanüle liegt im Epiduralraum. Im Ausschnittsbild Detail während des Vorschiebens eines Periduralkatheters. [V152]

- Vorschieben der Periduralnadel zunächst mit Mandrin, dann ohne Mandrin, aber mit aufgesetzter (kochsalzgefüllter) Spritze unter dauerndem Druck auf den Spritzenstempel bis zum plötzlichen Widerstandsverlust, wenn der Periduralraum erreicht ist *(Loss of resistance-Technik)*
- Nach Aspiration (Test auf Liquor, um intraspinale Lage, und Test auf Blut, um intravasale Lage auszuschließen) Injektion einer **Testdosis** des Lokalanästhetikums:
  - Bei intraspinaler Lage zeigen sich nach 2 – 5 Min. erste Anästhesiezeichen, die bei korrekter epiduraler Lage erst nach 10 – 15 Min. zu erwarten sind
  - Bei Zusatz von Adrenalin 1:200 000 zur Testdosis kommt es bei intravasaler Injektion innerhalb von 2 Min. zu einer Herzfrequenzsteigerung um mindestens 20%
- Bei negativem Test nach 5 Min. Injektion der Wirkdosis.

Komplikationen und Überwachung, ☞ *Spinalanästhesie*

Kaudalanästhesie

Die **Kaudalanästhesie** ist eine Sonderform der Periduralanästhesie. Durch den *Hiatus sacralis* (untere Öffnung des Kreuzbeinkanals) wird epidural Lokalanästhetikum injiziert. **Indikationen** für die Kaudalanästhesie sind Eingriffe im Perinealraum sowie bei Kindern die postoperative Analgesie bei z.B. Phimosenoperationen und Herniotomien.

Katheter-Periduralanästhesie

Für längerdauernde Eingriffe hat sich die **Katheter-Periduralanästhesie** *(kontinuierliche Epiduralanästhesie)* bewährt. Durch die Punktionsnadel wird ein **Periduralkatheter** *(PDA-Katheter, PDK)* vorgeschoben, dessen proximales Ende z.B. am Rücken entlang bis auf Schulterhöhe geführt werden kann und die Injektion von Lokalanästhetikum ohne Lageveränderung des Patienten erlaubt. So kann auf eine notwendige OP-Verlängerung mit Nachinjektion reagiert oder die postoperative Schmerztherapie des Patienten gewährleistet werden. Wichtigste Komplikation ist die Dislokation der Katheterspitze in ein Blutgefäß oder in den Spinalraum mit nachfolgender Spinalanästhesie, die wegen der großen Lokalanästhetikamengen lebensbedrohlich ist.

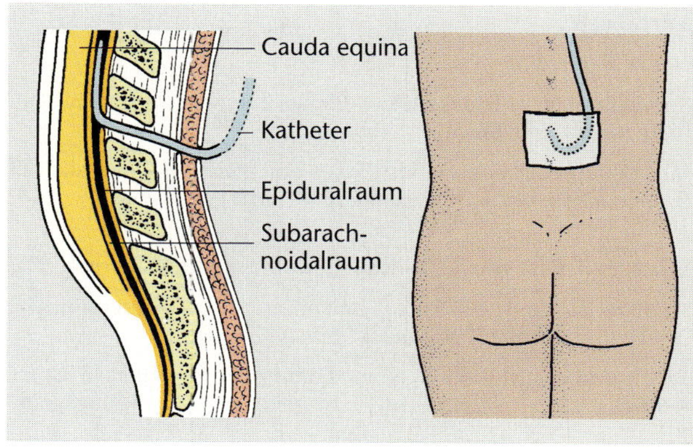

Abb. 37.46: Lage eines PDA-Katheters im Epiduralraum und Verlauf auf der Haut. Das proximale Ende des etwa 1m langen Katheters wird neben der Wirbelsäule nach oben zur Schulter geführt, so daß ohne Lageveränderung des Patienten nach Bedarf Lokalanästhetikum nachinjiziert werden kann. [L157]

> ⓘ Das proximale Ende des Periduralkatheters ist deutlich als solches zu kennzeichnen, damit es z.B. bei Pflasterfixierung an Schulter/Hals nicht mit einem ZVK verwechselt werden kann. Sowohl die versehentliche Injektion von Lokalanästhetikum ins Venensystem als auch die Injektion/Infusion von i.v.-Medikamenten/Infusionen in den Periduralkatheter sind lebensgefährdend!

Kombinierte Spinal-/Periduralanästhesie

Die **kombinierte Spinal-/Periduralanästhesie** nutzt die Vorteile beider Verfahren. Hierfür gibt es von einigen Firmen Fertigsets (z.B. Steridur®Comp):

- Zunächst wird eine Periduralnadel plaziert
- Die dünnere *Spinalnadel* wird durch die *Periduralnadel* zum Spinalraum vorgeschoben und durch Injektion von 1 – 4 ml Lokalanästhetikum die *Spinalanästhesie* durchgeführt, deren Wirkung nach ca. 5 Min. einsetzt
- Die Spinalnadel wird entfernt und nun durch die Periduralnadel hindurch ein *Periduralkatheter* in den Periduralraum geschoben. Nach Entfernen der Periduralnadel kann die Periduralanästhesie durch Injektionen in den PDA-Katheter für den benötigten Zeitraum aurechterhalten bzw. der Katheter für die postoperative Analgesie genutzt werden.

37.9.4 Periphere Leitungsanästhesie

Bei der **peripheren Leitungsanästhesie** *(periphere Nervenblockade)* wird ein Nervenbündel *(Plexus)* oder ein einzelner Nerv mit Lokalanästhetikum umspritzt und so die Anästhesie im sensiblen Versorungsbereich des Nerven(bündels) herbeigeführt. Übliche Verfahren nennt Tab. 37.47.

Indikationen der **peripheren Leitungsanästhesie** sind Eingriffe in lokal begrenzten OP-Gebieten, v.a. bei Risikopatienten, nicht nüchternen Patienten und ambulanten Eingriffen. **Nachteile** sind die lange Vorbereitungszeit (sorgfältiges Aufsuchen der Punktionsstelle, Anschlagszeit von 10 – 30 Min.), geringere Trefferquote als bei anderen Anästhesieverfahren und die Gefahr, Nerven und Gefäße zu verletzen.

> ⓘ Zur Leitungsanästhesie von Endarteriengebieten (z.B. Finger, Zehen, Ohrmuschel, Penis) nur Lokalanästhetika **ohne Adrenalinzusatz** verwenden, da sonst durch die Vasokonstriktion der versorgenden Arterien die Gefahr der *ischämischen Nekrose* (Gangrän, ☞ 19.3.5) besteht!

Zur Punktion werden entweder spezielle Stimulationsnadeln (bevorzugt bei Plexusblockaden) oder normale Luer-Kanülen der Größen 22 – 25 G verwendet.

Axilläre Blockade des Plexus brachialis

Oft angewandt wird die im Vergleich zu anderen Armplexusblockaden einfache **axilläre Blockade des Plexus brachialis** für Eingriffe am Arm und der Hand, z.B. Reposition und Spickdrahtfixierung bei einer Radiusfraktur (☞ 27.8.5) oder zur Metallentfernung.

Durchführung

- Lagerung des Armes: Oberarm um 90 – 100° abduziert und außenro-

Verfahren	**Indikation** (Eingriffe an…)
Obere Extremität	
Supraklavikuläre Blockade des Plexus brachialis *(Kulenkampff-Block,* ☞ Abb. 37.50)	Oberarm, Unterarm, Hand
Interskalenäre Blockade des Plexus brachialis *(Interskalenusblock, Winnie-Block,* ☞ Abb. 37.50*)*	Klavikula, Schulter, Oberarmaußenseite
Infraklavikuläre Blockade des Plexus brachialis	Unterarm, Hand
Axilläre Blockade des Plexus brachialis (☞ Text und Abb. 37.48 und 37.50)	Unterarm, Hand
Blockaden des N. ulnaris, N. medianus oder N. radialis	Distaler Unterarm, Hand (jew. Versorgungsgebiete)
Leitungsanästhesie der Finger (*Oberst-Anästhesie,* ☞ Text und Abb. 37.49)	Einzelne Finger
Interkostalblockade (Interkostalnerven)	Rippenfrakturen
Pudendusblockade (N. pudendus)	Schmerzausschaltung in der Austreibungsphase der Geburt (☞ 12.8.2)
Untere Extremität	
Blockaden des Plexus lumbosacralis	Bein ganz oder teilweise
Blockaden des N. ischiadicus, 3-in-1-Block (N. obturatorius, N. cutaneus femoris lat und N. femoralis)	Bein, je nach Versorgungsgebiet
Fußblock (Blockaden des N. tibialis post., N. peroneus profundus, N. saphenus oder Nn. peroneus superficialis und suralis	Fuß (jew. Versorgungsgebiete)
Leitungsanästhesie der Zehen (*Oberst-Anästhesie,* ☞ Text)	Einzelne Zehen

Abb. 37.47: Verfahren der peripheren Leitungsanästhesie und ihre Indikationen.

tiert, Ellenbogen gebeugt, Unterarm liegt auf einem Kissen. Patienten auffordern, den Arm nicht zu bewegen, da bei erfolgreicher axillärer Plexusblockade Kontrolle und motorische Kraft nachlassen

- Hautdesinfektion der Axilla
- Tasten der Arteria axillaris
- Aufsuchen der einzelnen Nerven meist mit Hilfe des **Nervenstimulators:** Befindet sich die Stimulationsnadel, über die elektrische Impulse vermittelt werden, in unmittelbarer Nähe eines Nerven, gibt der Patient elektrische Sensationen bzw. Muskelzucken im Versorgungsgebiet des Nerven an
- Injektion des Lokalanästhetikums nach sorgfältiger Aspiration, um eine intravasale Lage der Injektionskanüle auszuschließen

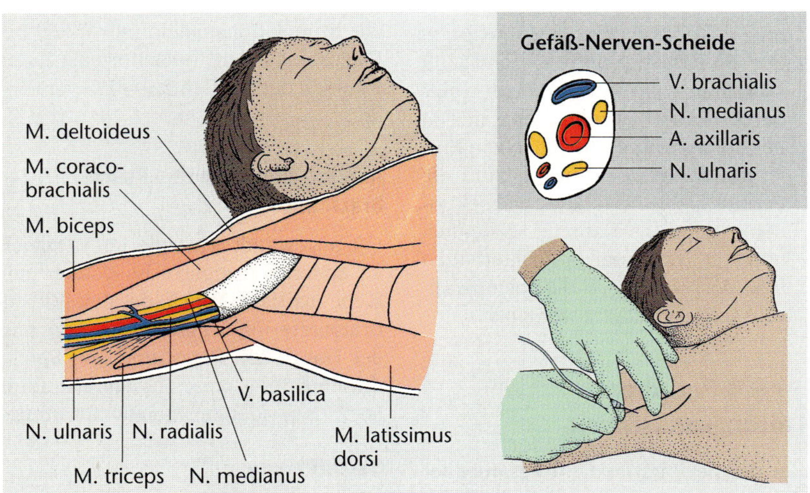

Abb. 37.48: Axilläre Blockade des Plexus brachialis. [L157]

- Adduktion des Armes und Abdrükken der Gefäß-Nerven-Scheide distal der Punktionsstelle
- Prüfen der Anästhesieausbreitung mit kaltem Spray.

Leitungsanästhesie der Finger/ Zehen

Zur **Leitungsanästhesie der Finger/ Zehen** *(Oberst-Anästhesie)* erfolgt die Injektion des Lokalanästhetikums *ohne* Adrenalin an die mediale und die laterale Basis des Fingers/Zehs. So können z.B. Verletzungen in den mittleren und distalen Finger-/Zehenabschnitten schmerzlos versorgt werden.

37.9.5 Infiltrationsanästhesie

Die **Infiltrationsanästhesie** erreicht die Schmerzfreiheit durch intradermale, s.c.- oder i-m.-Injektion eines Lokalanästhetikums in das OP-Gebiet oder durch Umspritzung desselben. Sie findet Anwendung bei kleineren chirurgischen und diagnostischen Eingriffen, z.B. bei chirurgischer Wundversorgung (☞ 27.4.3), schmerzhaften Punktionen mit dicklumigen Kanülen oder der Exzision kleiner Tumoren der Haut oder des subkutanen Gewebes.

Intravenöse Regionalanästhesie

Die **intravenöse Regionalanästhesie** *(Bier-Block, IVRA)* ist eine Sonderform der Infiltrationsanästhesie und ist indiziert bei Eingriffen an der oberen bzw. unteren Extremität, die in *Blutleere* (☞ 11.3.2) vorgenommen werden. Durchführung:

- Legen eines venösen Zugangs und Infusion einer Elektrolytlösung am nicht betroffenen Arm
- Anlegen einer Blutleeremanschette
- Legen eines venösen Zugangs an der zu operierenden Extremität
- Auswickeln der Extremität und Aufblasen der Blutleeremanschette (☞ 11.3.2)
- Injektion eines niedrig konzentrierten Lokalanästhetikums in den venösen Zugang der zu operierenden Extremität, z.B. Mepivacain 0,5%
- Nach ca. 8 Min. Beginn der OP möglich
- Intraoperative Kontrolle des Drucks der Blutleeredruckmanschette (sollte stets ca. 50 mmHg > systol. Blutdruck sein)
- Stufenweises Öffnen der Blutleere frühestens nach 20 – 30 Min. Maximalzeit der Blutleere 120 Min.
- Nach Öffnen der Druckmanschette Überwachung des Patienten für mindestens 1 Std. wegen möglicher kardialer und zerebraler Intoxikationserscheinungen durch Einschwemmen des Lokalanästhetikums in den Körperkreislauf.

37.10 **Narkosekomplikationen**

Narkosekomplikation: Ereignis, das während oder nach einer Anästhesie auftritt, in direktem Zusammenhang mit Anästhetika oder anästhesiologischen Techniken steht und meist reversible Folgen für den Patienten hat.

Narkosezwischenfall: Narkosekomplikation, die zum Tod des Patienten oder bleibenden Störungen der Gehirnfunktion führt.

Wichtige **Narkosekomplikationen,** die in Zusammenhang mit einer Anästhesie auftreten können, sind:

- Allergische Reaktion/Anaphylaktischer Schock (☞ 29.4.1, 38.5.1)
- Aspiration (☞ 37.11.1 und 20.13)
- Bronchospasmus (☞ 20.6.1)
- Hypoxämie (☞ 20.4.4)
- Hyperkapnie (☞ 20.4.4)
- Herz-Kreislauf-Stillstand (☞ 17.2.3 und 17.3.3 – 17.3.4)
- Hypothermie (☞ 7.8.1)
- Intraoperative Hypertonie (☞ 19.5.1) oder Hypotonie (☞ 19.5.3)
- Laryngospasmus (☞ 34.9.1)
- Luftembolie
- Maligne Hyperthermie (☞ 37.10.1).

Narkosezwischenfälle wie Herzstillstand und schwere zerebrale Funktionsstörung durch Hypoxie haben häufig menschliches Versagen als Ursache, also Fehler des ärztlichen und pflegerischen Personals, z.B.:

- Nicht vorgenommene Überprüfung der Ausstattung und Funktionsfähigkeit des Anästhesiearbeitsplatzes (☞ 37.6)
- Bedienungsfehler an Geräten aufgrund von Unerfahrenheit oder Unaufmerksamkeit
- Überforderung im Umgang mit kritischen Situationen
- Übermüdung
- Unbemerkte Fehlintubation in den Ösophagus
- Aspiration von Mageninhalt
- Verwechslung und Überdosierung von Medikamenten.

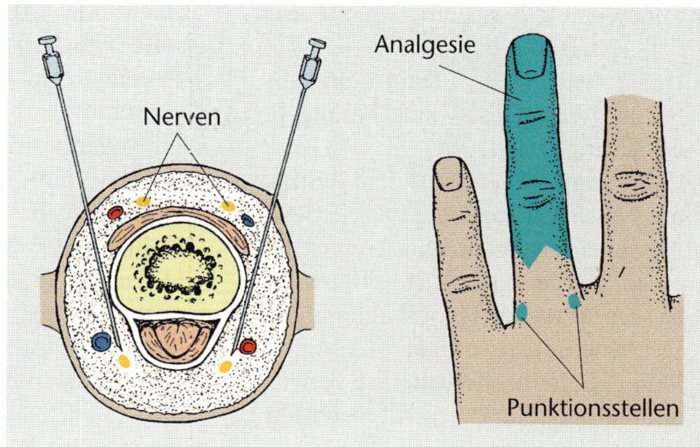

Abb. 37.49: Leitungsanästhesie des Fingers (Oberst-Anästhesie). [L157]

Viele dieser für den Patienten folgenschweren Fehler lassen sich vermeiden durch gründliche Ausbildung und Einweisung des Personals und stete Aufmerksamkeit in der Überwachung des Patienten, auch und gerade, wenn sich bei langdauernden OPs auf der Anästhesieseite eine gewisse Eintönigkeit einstellt. Anfängern sollte stets eine erfahrene Person zur Seite stehen, und sie selbst sollten signalisieren, wenn sie in einer Situatiuon unsicher oder überfordert sind.

37.10.1 **Maligne Hyperthermie**

Maligne Hyperthermie (kurz *MH*): Lebensbedrohliche Narkosekomplikation mit extremer Steigerung wärmeproduzierender Stoffwechselprozesse, rascher Anstieg der Körpertemperatur, unbehandelt auf bis zu 43°C. Ausgelöst durch bestimmte Anästhetika *(Triggersubstanzen).*

Die **maligne Hyperthermie** beruht auf einem seltenen, wahrscheinlich autosomal dominant vererbten, genetischen Defekt. Die Gabe sog. **Triggersubstanzen** (Succinylcholin, die volatilen Inhalationsanästhetika, einige Lokalanästhetika und wahrscheinlich auch Ketamin) führt zu einer massiven intrazellulären Kalziumfreisetzung in der Skelettmuskulatur mit nachfolgender Stoffwechselentgleisung.

Gefährdet sind Patienten mit Muskelerkrankungen, erhöhter Serum-CK und mit Verwandten, die an einer Muskelerkrankung leiden. Bei dieser Patientengruppe soll eine Narkose ohne Verwendung von Triggersubstanzen durchgeführt werden. Zeichen einer malignen Hyperthermie während der Anästhesie (und bis zu 24 Std. danach) sind:

- Verlängerte Muskelrigidität (fehlende Muskelerschlaffung nach Succinylcholin-Gabe)
- Unerklärbare Tachykardie, RR-Schwankungen
- Anstieg des pCO_2, Tachypnoe
- Abfall des arteriellen pO_2
- Anstieg der Körpertemperatur
- Azidose, Hyperkaliämie
- Myoglobinämie, -urie.

Therapie

Erster wichtiger Punkt einer Therapie ist, rechtzeitig an die Möglichkeit einer malignen Hyperthermie zu denken und sofort mit den weiteren Maßnahmen zu beginnen:

- Triggersubstanzen sofort absetzen und mit reinem Sauerstoff beatmen, Hyperventilation

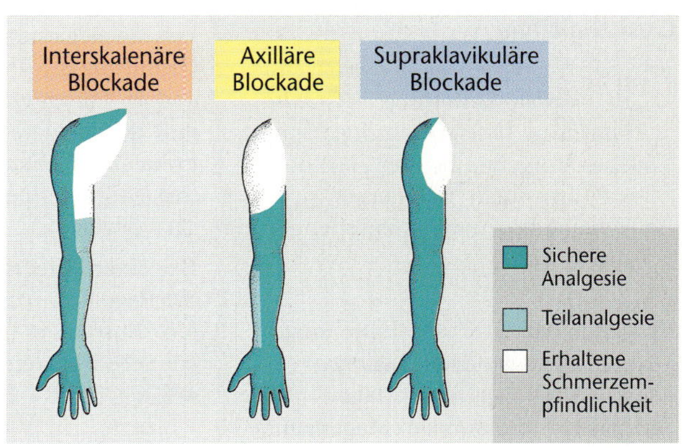

Abb. 37.50: Sensibilitätsausfall bei verschiedenen Plexusblockaden der oberen Extremität. [L157]

- OP so schnell wie möglich beenden bzw. evtl. nicht beginnen
- Dantrolen (z.B. Dantrolen i.v. Röhm®) i.v., Dosiswiederholung bis Besserung eintritt
- Pufferung der metabolischen Azidose mit Natriumbikarbonat nach BGA
- Ausscheidung kontrollieren, ggf. Furosemid (z.B. Lasix®) 20 – 40 mg i.v.
- Behandlung von Hyperkaliämie und Herzrhythmusstörungen
- Falls Inhalationsanästhetika verwendet wurden, Narkosegerät wechseln
- Patienten kühlen
- Ggf. Monitoring erweitern
- Überwachung auf einer Intensivstation für mindestens drei Tage.

37.11 Anästhesie in besonderen Situationen

37.11.1 Der nicht nüchterne Patient

Als nicht nüchtern sind alle Patienten anzusehen, die:

- In den letzten 6 – 8 Stunden vor der Narkose gegessen oder getrunken haben
- Eine akute Erkrankung der Bauchorgane haben (z.B. akute Appendizitis, akute Cholezystitis, Ileus, eingeklemmte Leistenhernie, gastrointestinale Blutung, Ösopagusdivertikel, Hiatushernie)
- Nach einem Unfall erstversorgt werden
- Schwanger sind.

Diese Patientengruppe weist ein deutlich erhöhtes Risiko für Erbrechen und Aspiration von Mageninhalt mit der Gefahr einer *Aspirationspneumonie* (☞ 20.13) auf. Zur Prophylaxe ist ein spezielles Vorgehen bei der Anästhesie notwendig.

Crush-Einleitung

Crush-Einleitung *(Crash-Einleitung, Ileuseinleitung)*: Spezielles Vorgehen bei der Narkoseeinleitung nicht nüchterner oder als nicht nüchtern anzusehender Patienten.

Vorgehen bei der Crush-Einleitung:

- Legen eines venösen Zugangs
- Ggf. Absaugen des Magens über möglichst dicklumige Magensonde. Nach dem Absaugvorgang Magensonde entfernen, da sie als „Leitschiene" für Erbrochenes dienen kann
- Präoxigenierung (☞ 37.8.1)
- Saugung mit aufgestecktem Absaugkatheter während der gesamten Einleitung laufen lassen
- Laryngoskop, auf Cuffdichtigkeit geprüften Tubus, Blockerspritze bereithalten
- Präkurarisierung z.B. mit Vecuronium
- Einleitung z.B. mit Methohexital
- Direkt nach Injektion des Einleitungsmittels Gabe von Succinylcholin. (Alternativ zur Relaxierung mit z.B. Vecuronium und Succinylcholin: Rocuronium (z.B. Esmeron®) 0,5 mg/kgKG i.v., direkt gefolgt von z.B. Methohexital 1 – 1,5 mg/kgKG i.v.)
- **Keine** Zwischenbeatmung über Maske
- *Sellick-Handgriff:* Druck auf den Ringknorpel zum Verschluß des Ösophagus
- Sobald der Patient relaxiert ist, sofortige Intubation und Blocken des Tubus
- Nach Prüfung der korrekten Tubuslage durch Auskultation kann der Sellick-Handgriff beendet werden.

37.11.2 Anästhesie bei Sectio caesarea

Eine **Sectio caesarea** (Kaiserschnitt, ☞ 12.10.4) kann entweder nach Crush-Einleitung unter *Allgemeinanästhesie* oder in *Regionalanästhesie* (Peridural- oder Spinalanästhesie) durchgeführt werden. Eine notfallmäßige Sectio caesarea erfordert immer eine Allgemeinanästhesie.
Der Vorteil der **Regionalanästhesien** liegt in der erhaltenen Kontaktfähigkeit der Frau (z.B. kann sie nach der Sectio ihr Kind gleich sehen, ☞ auch 12.10.4). Für die Regionalanästhesien gelten im Grundsatz die gleichen Regeln wie für andere Patienten, mit der Ausnahme, daß Schwangere niedrigere Dosen an Lokalanästhetika benötigen. Die Anästhesiehöhe sollte zwischen Th 4 und Th 6 liegen.

Bei einer **Allgemeinanästhesie** gelten die Regeln für nicht nüchterne Patienten. Besonders geachtet werden muß bei Schwangeren auf:

- Tisch in 10 – 15° Linkseitenneigung bringen zur Verhinderung eines *Cavakompressionssyndromes* (☞ 12.6.2)
- Bis zur Entwicklung des Kindes (☞ 12.10.4) Sauerstoffanteil im Inspirationsgemisch mindestens 50%
- Keine Opioide bis zur Entwicklung des Kindes (Gefahr der Atemdepression)
- Vor Abnabelung 2 Min. mit 100% O_2 beatmen
- Grenzwerte der Konzentration der Inhalationsanästhetika wegen ihrer uterusrelaxierenden Wirkung (führt zu vermehrter postpartaler Blutung) einhalten.

37.11.3 Kinderanästhesie

Das Kind ist kein kleiner Erwachsener. Je jünger ein Kind ist, desto anfälliger ist es für Störungen. Anatomie und Physiologie sind bei Kindern z.T. deutlich verschieden von der der Erwachsenen (Normalwerte von Blutdruck, Herz- und Atemfrequenz, ☞ 13.4.2):

- Kurzer Hals
- Hochstehender Kehlkopf
- Große Zunge
- Engste Stelle der Luftwege subglottisch (bei Erwachsenen Stimmritze), Epiglottis gestreckt und weich
- Geringere Reservekapazitäten der Lunge und des Herz-Kreislauf-Systems
- Steigerung des Herzzeitvolumens nur über Frequenzsteigerung, d.h. ein Kind wird bei Bradykardie schnell kreislaufinstabil
- Große Oberfläche im Verhältnis zum Körpervolumen, dadurch Gefahr der Hypothermie
- Unter Streß Gefahr der Hypoglykämie.

Intubationsnarkose beim Kind

- Erwärmung des Einleitungsraums und des OP-Saals auf 30°C
- Kind nicht unnötig unbedeckt lassen
- Kind beruhigen
- Falls die Venenpunktion bei tobendem Kind nicht möglich erscheint, ist bei nüchternen Kindern die Maskeneinleitung eine Alternative. Weitere Möglichkeiten sind die Anwendung eines Emla®-Pflasters (☞ Lokalanästhesie) oder die (vorausschauende) ausreichende Prämedikation
- Präkordiales Stethoskop für die Überwachung von Herz und Lunge
- Für Intubationsnarkosen passende Tubusgröße wählen, Tuben in der nächstkleineren und nächstgrößeren Größe bereithalten (☞ 37.8.3)
- Keine Extubation während des Exzitationsstadiums (☞ Tab. 37.4). Dies kann zum Laryngospasmus führen. Extubation entweder in tiefer Narkose und Ausleitung unter Maskenbeatmung, oder

erst wenn das Kind wach ist, gut atmet, und die Schutzreflexe zurückgekehrt sind
- Grundsätzlich können (in angepaßter Dosierung) alle Medikamente für die Narkoseeinleitung und Unterhaltung wie bei Erwachsenen zur Anwendung kommen. Ausnahme ist Propofol, das bei Kindern unter 3 Jahren nicht eingesetzt werden darf.

37.12 Betreuung nach der Narkose

Übernahme in den Aufwachraum

Nach jeder Narkose wird der Patient im **Aufwachraum** so lange überwacht, bis seine Vitalfunktionen wieder stabil sind, sofern er anschließend auf eine normale Pflegestation zurückverlegt werden soll. Bei bestimmten Eingriffen, Vorerkrankungen oder intraoperativen Komplikationen ist es erforderlich, den Patienten unmittelbar nach der OP auf einer Wach- oder Intensivstation weiter zu betreuen (☞ 38.5.4). Die Indikation hierzu stellen Anästhesist und Operateur gemeinsam.

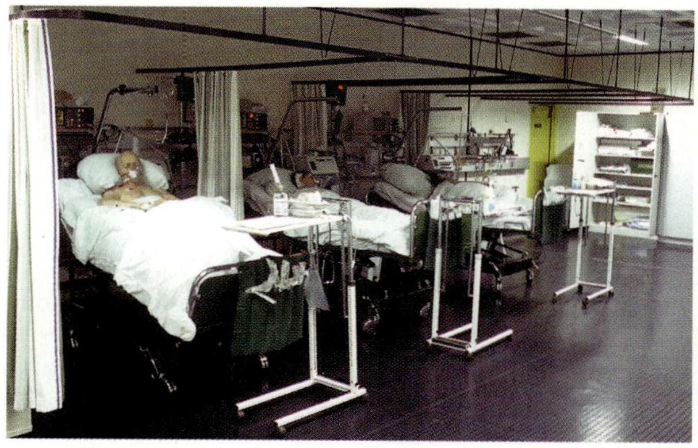

Abb. 37.55: Blick in einen Aufwachraum. [K183]

Wichtig bei Übernahme eines Patienten in den Aufwachraum ist eine detaillierte *Übergabe durch den Anästhesisten,* deren Inhalte auch schriftlich im Anästhesieprotokoll festgehalten werden. Sie enthält u.a. folgende Angaben:
- Vorerkrankungen, Vormedikamente, präoperative Bewußtseinslage
- Art des operativen Eingriffs und der Narkose
- Intraoperative Vorkommnisse, evtl. Komplikationen
- Anordnungen des Operateurs (z.B. bestimmte Lagerung)
- Evtl. zu erwartende Probleme
- Angabe der akzeptablen Werte für Vitalparameter, Drainagenverlust, Urinausscheidung
- Laboruntersuchungen und -ergebnisse
- Infusions-, Schmerztherapie
- Erreichbarkeit der verantwortlichen Ärzte.

Überwachung im Aufwachraum

Über die Vitalparameter wird – ähnlich wie im Anästhesieprotokoll (☞ 37.1.3) – ein **Aufwachraumprotokoll** geführt. Manchmal sind auch auf dem Anästhesieprotokoll Rubriken hierfür vorgesehen.

Bei der Verlegung aus dem Aufwachraum werden für die weitere Betreuung auf Station wichtige Anordnungen schriftlich fixiert, z.B. die Schmerztherapie, weitere Infusionstherapie, evtl. Laborkontrollen, aus anästhesiologischer Sicht frühester Zeitpunkt einer oralen Flüssigkeits- oder Nahrungszufuhr.

Die Überwachung im Aufwachraum umfaßt folgende Vitalparameter:
- **Herzfrequenz** und **Herzrhythmus** mit EKG-Monitor:
  - Tachykardie mit Blutdruckabfall kann Hinweis sein für einen Volumenmangel, z.B. durch eine Blutung
  - Rhythmusstörungen wie Extrasystolie können auf eine Koronarischämie (☞ 18.5.1) oder Elektrolytstörungen wie z.B. Hypokaliämie deuten
- **Blutdruck:** Hyper- bzw. hypotensive Abweichungen von den Normwerten bedürfen abhängig von den individuellen Ausgangswerten des Patienten einer Therapie. Eine Blutdruckerhöhung kann z.B. bedingt sein durch Schmerzen

Einleitung einer Intubationsnarkose beim Kind [K303]

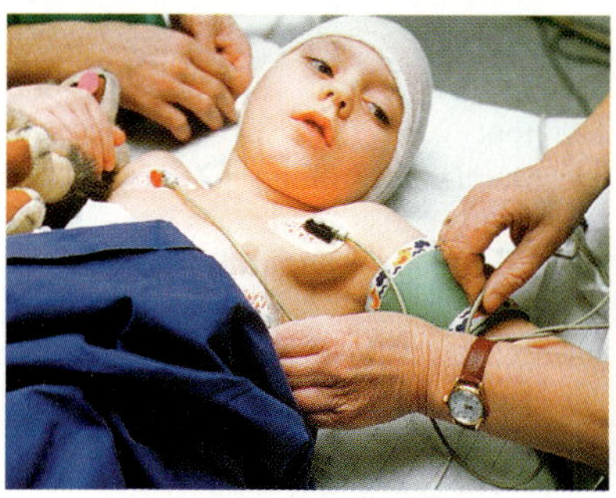

Abb. 37.51: Ruhige Atmosphäre und kindgerechte Utensilien (z.B. bunte Blutdruckmanschette) verringerndie Aufregung für das Kind vor der Narkose.

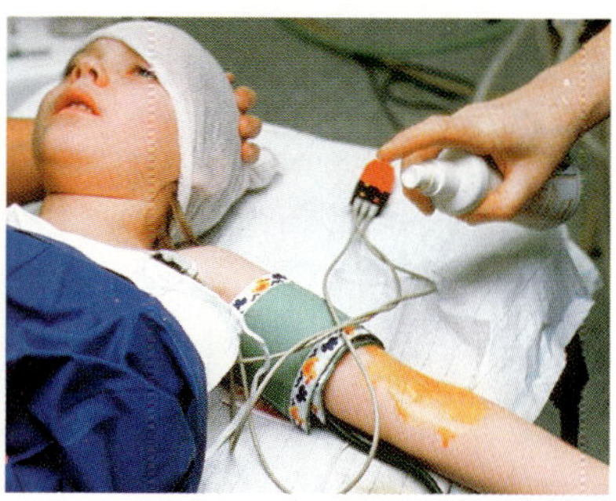

Abb. 37.52: Die Prämedikation hat das Kind schläfrig gemacht, so daß es die Vorbereitungen zum Legen des venösen Zugangs toleriert.

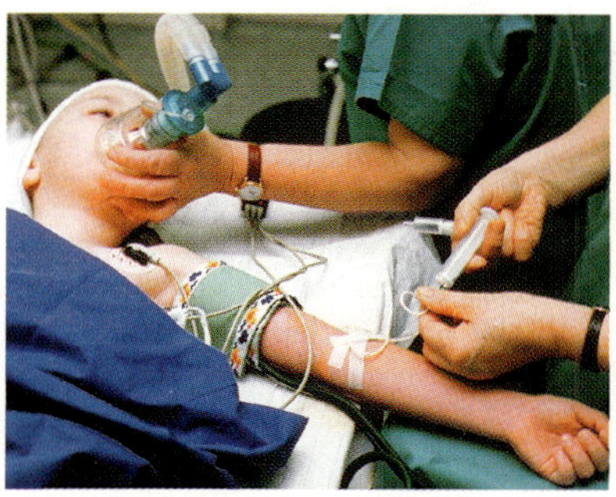

Abb. 37.53: Während Injektionsanästhetika und Muskelrelaxantien gespritzt werden, beginnt die Maskenbeatmung.

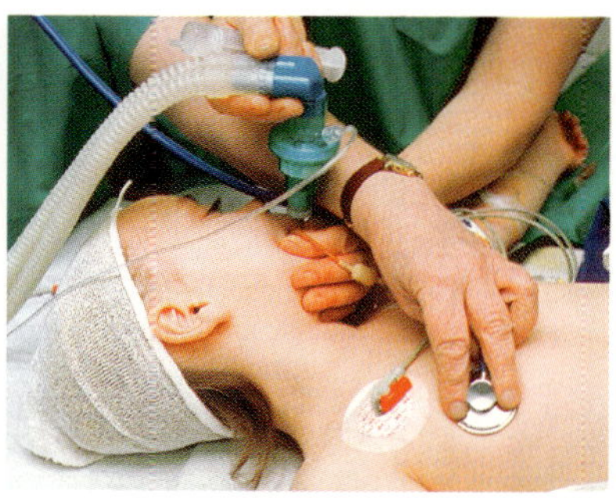

Abb. 37.54: Nach Intubation (und ggf. Blokkung des Cuffs) wird die korrekte Tubusposition mit dem Stethoskop kontrolliert.

- **Atemfrequenz** und **Atemrhythmus:** Eine beschleunigte Atmung kann Hinweis sein auf eine Ateminsuffizienz, z.B. durch einen Muskelrelaxantienüberhang (☞ 37.3.2). Eine vertiefte und beschleunigte Atmung kann auf eine metabolische Azidose (☞ 31.14.1) deuten. Häufigste Ursache einer Ateminsuffizienz durch verlangsamte Atmung ist ein Opioid-Überhang
- **Urinausscheidung:** Die Urin-Mindestmenge sollte ca. 0,5 – 1 ml/kgKG pro Stunde betragen. Ein Rückgang kann u.a. begründet sein durch eine Hypovolämie und/oder einen Blutdruckabfall. Bevor mit einer Therapie begonnen wird, sollte kontrolliert werden, ob der Urinkatheter frei durchgängig ist
- **Drainagen** und **Gastroduodenalsonde:** Menge und Art der Sekrete bzw. Blut in die Drainagen werden engmaschig kontrolliert. Bei Problemen wie z.B. über der Norm liegendem Blutverlust über die Drainagen oder den Wundverband müssen die Operateure hinzugezogen werden
- **Bewußtseinsgrad, Pupillenkontrolle, Kontrolle auf neurologische Ausfälle:** Nach jeder Narkose, besonders jedoch nach neurochirurgischen Eingriffen, ist der Bewußtseinsgrad des Patienten genau zu überwachen und ggf. durch Pupillenkontrolle zu ergänzen. Besteht z.B. noch eine Opioidwirkung, findet man enge Pupillen. Eine Pupillendifferenz bedarf der sofortigen Information eines Arztes. Neurologische Ausfälle, etwa Parästhesien (Taubheitsgefühle) oder Paresen (Lähmungen) z.B. nach Wirbelsäulen- oder Bandscheibenoperationen, erfordern die Information des Operateurs. Nach Regionalanästhesien ist die Anästhesiehöhe bzw. das Abklingen der Anästhesiehöhe genau zu beobachten.

Therapie im Aufwachraum

Die Therapie im Aufwachraum umfaßt:

- Infusions- und Transfusionstherapie (☞ 37.3.5)
- Schmerztherapie: Abhängig von der Schmerzintensität stehen peripher wirksame Analgetika wie Paracetamol (z.B. ben-u-ron®), Metamizol (z.B. Novalgin®), Diclofenac (z.B. Voltaren®) sowie für stärkere Schmerzen Morphin und Opioidanalgetika wie Piritramid (z.B. Dipidolor®), Pethidin (z.B. Dolantin®), Tramadol (z.B. Tramal®) oder Pentazocin (z.B. Fortral®) zur Verfügung. Bei Patienten mit PDA erfolgt die Injektion des Analgetikums oder Lokalanästhetikums durch einen Arzt
- Therapie von Übelkeit und Erbrechen: Es werden meist z.B. Droperidol (☞ 37.3.4) oder Metoclopramid (z.B. Paspertin®) eingesetzt
- Psychologische Betreuung des Patienten und ggf. der Angehörigen: Beruhigendes und freundliches Eingehen auf den Patienten ist überaus wichtig. Da manche Patienten die vollständige Orientierung erst in gewissem Zeitabstand zur Narkose wiedererlangen, kann man sie wiederholt darüber informieren, daß die Operation vorüber sei und sie sich jetzt im Aufwachraum befänden.

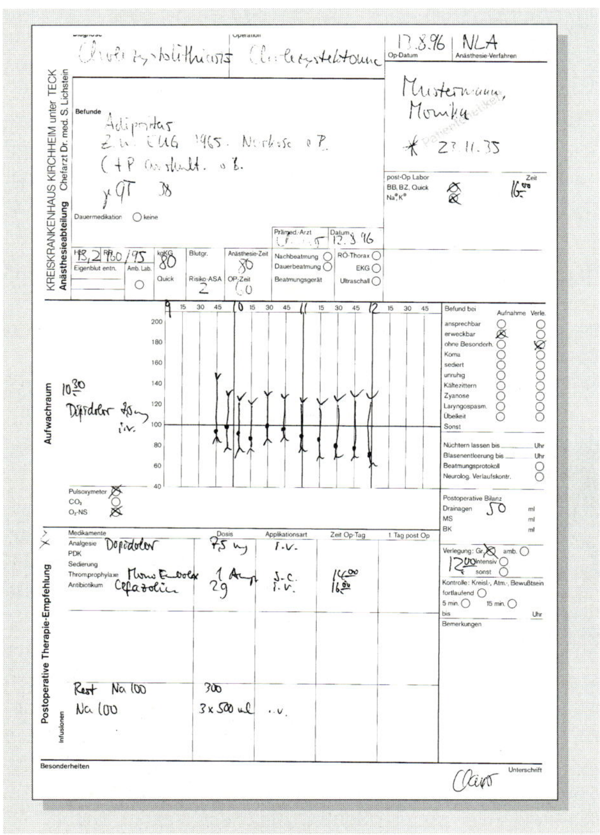

Abb. 37.56: Aufwachraumprotokoll nach einer diagnostischen Laparoskopie. Dokumentiert sind die Vitalzeichen und die medikamentöse Therapie während des Überwachungszeitraums sowie die ärztlichen Anordnungen für Schmerzmedikation, Infusionstherapie und Laborkontrollen auf Station. [K183]

Verlegung aus dem Aufwachraum

Verlegungskriterien für die Verlegung aus dem Aufwachraum sind (☞ 11.4.1):

- Patient ansprechbar, wach und allseits (d.h. zu Ort, Person und Zeit) orientiert bzw. Bewußtseinslage wie präoperativ
- Weitgehende Schmerzfreiheit
- Stabile Atem- und Herz-Kreislauffunktion
- Bei beabsichtigter Verlegung auf eine normale Pflegestation Mindestabstand zur letzten Gabe von atemdepressiven Opioidanalgetika. Als Anhaltspunkte für den Mindestzeitraum nach der letzten Injektion können gelten:
  - Alfentanil (Rapifen®) 1 – 2 Std.
  - Fentanyl 2 – 3 Std.
  - Piritramid (Dipidolor®) 1/2 – 1 Std.

  Entscheidend ist jedoch nicht eine fixierte Zeitangabe, sondern der klinische Zustand des Patienten.

  Bei Verlegung auf eine Wach- oder Intensivstation können die Zeitabstände reduziert werden
- Die Zeitdauer nach Gabe von Muskelrelaxantien bzw. nach Antagonisierung einer Muskelrelaxation (☞ 37.3.2), die mindestens die Wirksamkeitsdauer des jeweiligen Muskelrelaxans umfaßt. Entscheidend ist auch hier wieder das klinische Zustandsbild: Ist der Patient atemsuffizient? Hat er einen kräftigen Händedruck? Kann er den Kopf mindestens 10 Sek. von der Unterlage abheben?

Auch hier erfolgt wie bei der Übernahme des Patienten aus dem OP ein sorgfältige *Übergabe* vom Pflegepersonal des Aufwachraums an die abholenden Pflegenden von der Normalstation.

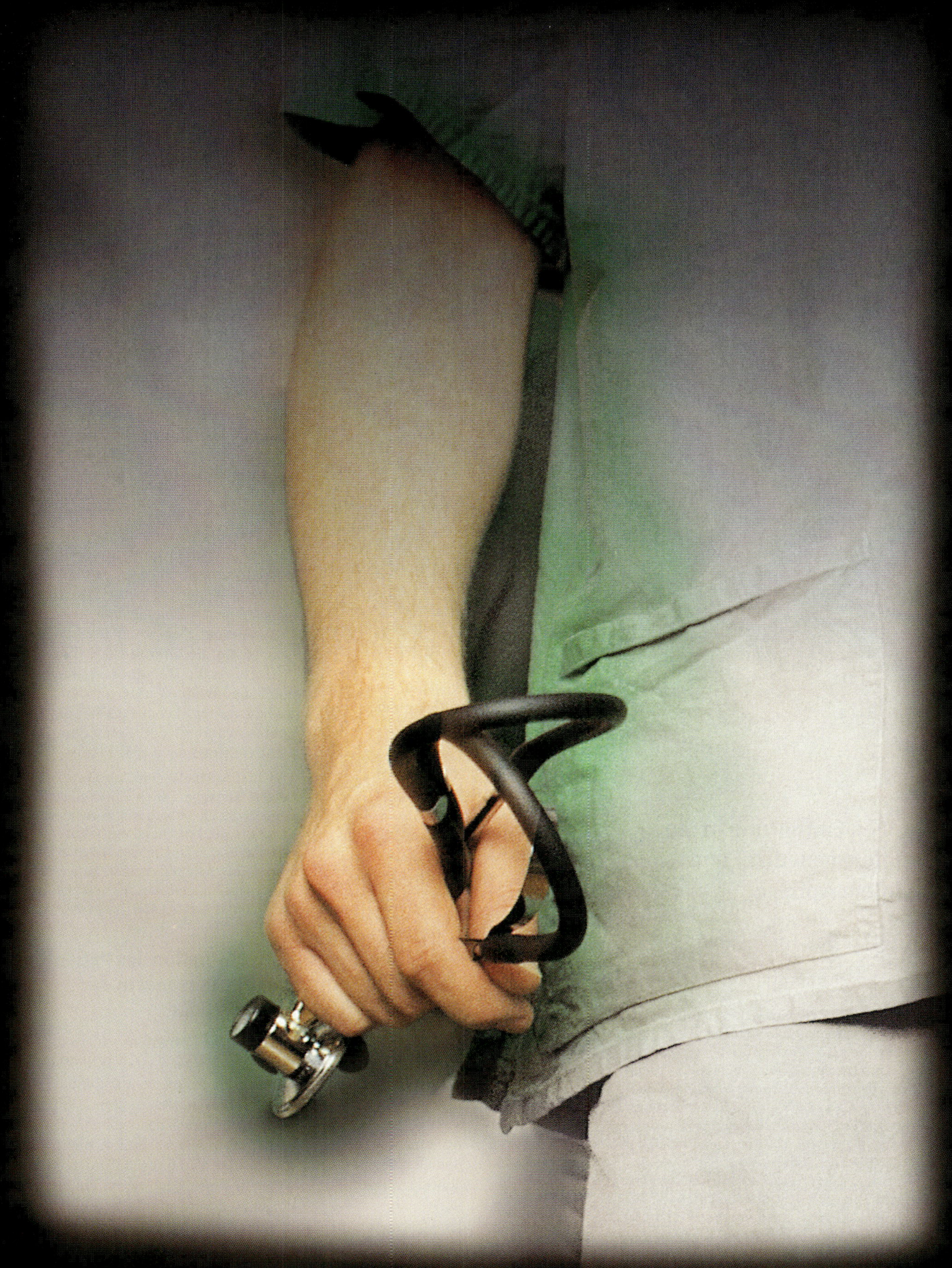

Grundlagen der Intensivmedizin und Intensivpflege

38

Übersicht

38.1 Einführung in die Intensivmedizin und Intensivpflege

38.1.1 Das Fachgebiet

In den 30iger Jahren dieses Jahrhunderts erkannte der Chirurg *Ernst Ferdinand Sauerbruch* die Notwendigkeit der intensiven Betreuung frischoperierter Patienten und richtete *Wachstationen* ein. In der Zeit nach dem zweiten Weltkrieg wurden für Patienten mit *Kinderlähmung* (Poliomyelitis, ☞ 35.9.5), die vom Erstickungstod bedroht waren, *Beatmungsstationen* eingerichtet. Diese waren damals noch mit der **Eisernen Lunge** ausgerüstet, die den ganzen Körper des Patienten außer Hals und Kopf luftdicht abschloß und die Atmung durch atemsynchrone Druckschwankungen unterstützte. Nach Abklingen der Poliomyelitisepidemien wurden auf diesen Stationen auch Patienten mit anderen schweren Erkrankungen versorgt, und langsam entwickelten sich die heute bekannten *Intensivstationen*.

Aufgaben der Intensivmedizin und Intensivpflege

Aufgaben der Intensivmedizin und Intensivpflege:
- Pflege
- Überwachung
- Behandlung

von Patienten mit *lebensbedrohlichen* oder *potentiell* (=möglicherweise) *lebensbedrohlichen* Erkrankungen (z.B. Schock, Herzinfarkt, Verbrennungen).
Die intensive Patientenbeobachtung/ -betreuung erfordert hohen personellen Aufwand und eine spezielle Stationsausstattung.

Die intensivmedizinischen Behandlungsmöglichkeiten umfassen dabei:
- Den temporären Ersatz ausgefallener Organfunktionen unter Anwendung aller therapeutischen Möglichkeiten, z.B. Dialyse (☞ 31.2.6) oder Beatmung (☞ 38.4)
- Die Behandlung der ursächlichen Erkrankung, die den lebensbedrohlichen Zustand bedingt hat, z.B. der Pneumonie, die zur hochgradigen Lungenfunktionseinschränkung mit Notwendigkeit der Beatmung geführt hat.

Indikationen zur intensivmedizinischen Behandlung
Die **Hauptindikationen** zur intensivmedizinischen Behandlung sind schwere Störungen vitaler Funktionen wie Schock, lebensbedrohliche Herzrhythmusstörungen, respiratorische Insuffizienz, Bewußtlosigkeit und Koma, schwere Verbrennungen, Störungen im Säure-Basen-Haushalt, schwere Vergiftungen, Polytrauma und die postoperative Betreuung von Risikopatienten.

Aufgaben der **Intensivpflege** sind:
- Spezielle (lückenlose) Überwachung und Beobachtung des Patienten
- Sichere Bedienung und Bereitstellung der technischen Geräte
- Assistenz bei Diagnostik, Therapie, Reanimation
- Unterstützung oder Übernahme der eingeschränkten oder aufgehobenen Aktivitäten des täglichen Lebens
- Begleitung des Patienten und seiner Angehörigen während dieser Lebenskrise.

Um diese anspruchsvollen Aufgaben zu erfüllen, sind eine spezielle räumliche (☞ 38.2.2) und technische (☞ 38.2.3) Ausstattung sowie eine angemessene personelle Besetzung (☞ 38.2.1) Voraussetzung.

Spezialisierung von Intensivstationen

In kleineren Krankenhäusern steht meist eine einzige **interdisziplinäre Intensivstation** mehreren Fachbereichen zur Verfügung, z.B. der Inneren Medizin und der Chirurgie. In Krankenhäusern der Maximalversorgung sind sog. *Intensiveinheiten* eingerichtet, die auf die Versorgung spezieller Erkrankungen eingestellt sind, z.B. **kardiochirurgische** und **toxikologische Intensivstationen** oder **Intensivstationen für schwerbrandverletzte Patienten**.

Ziele und Grenzen der Intensivmedizin

Ziel der Intensivmedizin ist die Wiederherstellung der Funktion der (aller) lebenswichtigen Organe, um dem Patienten ein Weiterleben unter für ihn angemessenen Bedingungen zu ermög-lichen. Aus der Zielsetzung ergeben sich gleichzeitig die Grenzen der Intensivmedizin, da die Definition für Lebensqualität individuell unterschiedlich ist und die spätere Lebensqualität des Patienten während der Behandlung oft nicht vorausgesagt werden kann.

Vor- und Nachteile einer zur Debatte stehenden Therapie sollten im Sinne des Patienten sorgfältig überdacht werden, wobei es oft um die Entscheidung zwischen Leben und Tod geht. Um eine möglichst humane Entscheidung treffen zu können, wurden an einigen Krankenhäusern *Ethikkommitees* (☞ 4.2.1) gebildet.

38.1.2 Situation des Patienten und das Personal in der Intensivpflege

Situation des Patienten

Der Aufenthalt auf einer Intensivstation stellt für die meisten Patienten eine unbekannte, angsteinflößende Situation dar, die noch dazu oft mit Todesangst verbunden ist. Einfluß auf die Situation des Patienten hat auch, unter welchen Umständen er auf die Station eingeliefert wird und in welchem Ausmaß er Pflege und Intensivbehandlung benötigt: Der Patient mit Herzinfarkt (☞ 18.5.2) wird notfallmäßig – meist in Todesangst – eingeliefert, bedarf anfangs einer intensiven Überwachung der Vitalfunktionen und Unterstützung bei den ATL, kann aber bald auf eine Normalstation verlegt werden. Hingegen muß ein schwer Unfallverletzter, der ebenso plötzlich aus dem Leben gerissen wird, unter Umständen über Wochen oder Monate intensivmedizinisch betreut werden. Patienten, bei denen eine ausgedehnte Operation geplant ist, können sich dagegen auf den Aufenthalt auf der Intensivstation vorbereiten, sie vielleicht besichtigen und die betreuenden Pflegepersonen kennenlernen. Aber auch diese Patienten werden Momente großer Angst und Unsicherheit auf der Intensivstation durchleben.

Deshalb benötigen gerade die Intensivpatienten außer der medizinischen Hilfe in der technischen Umgebung menschliche Zuwendung und Verständnis von Personal und Angehörigen.

> Durch ruhiges, einfühlsames Arbeiten kann der Patient erfahren, daß nicht die Technik, sondern er als Mensch im Vordergrund steht.

Wenn der Patient zudem über jede notwendige Handlung und Veränderungen in einer ihm verständlichen Weise informiert wird, wird ein Vertrauensverhältnis zwischen Pflegenden und Patient möglich, welches den Heilungsverlauf positiv beeinflußt.

Um eine patientenorientierte Pflege zu ermöglichen, erhebt die Pflegeperson zu Beginn des Aufenthaltes auf der Intensivstation eine ausführliche Pflegeanamnese (☞ 2.2.1) mit dem Patienten, ggf. mit seinen Angehörigen. Ziel ist, Informationen über Einschränkungen und Ressourcen des Patienten vor der Einweisung auf die Intensivstation zu erhalten. Kommt der Patient von der Normalstation, können bereits vorhandene Unterlagen verwendet werden. Die Pflegenanamnese dient wie auf der Normalstation als Grundlage für die individuelle Pflegeplanung (☞ 2.2.4)

Situation des Pflegepersonals

Das Personal der Intensivstation ist physisch und psychisch extremen Anforderungen ausgesetzt: Einerseits muß es mit der Vielzahl der Überwachungs- und Behandlungsgeräte wie „im Schlaf" vertraut sein, bei therapeutischen und diagnostischen Maßnahmen assistieren und oft unter Zeitdruck pflegen. Andererseits muß es sich mit der Leidensgeschichte des Patienten und dessen Angehörigen auseinandersetzen und diese verarbeiten. Somit sind Leiden, Sterben und Tod ständig präsent.
Gleichzeitig erleben die Pflegenden den eigentlichen „Erfolg" ihrer Arbeit, die Genesung des zuvor schwerkranken Patienten, nicht mit, da die meisten Patienten bald nach Stabilisierung ihrer Vitalfunktionen auf eine Normalstation verlegt werden.

Zur besseren Bewältigung dieser Belastungen wird den Pflegenden empfohlen, an *Balintgruppen* und *Supervisionen* (☞ 3.2.3) teilzunehmen.

Auszubildende auf der Intensivstation

Im Rahmen der Krankenpflegeausbildung können Pflegeschüler und -schülerinnen auf der Intensivstation eingesetzt werden. Hier besteht die Möglichkeit, Patienten im Akutstadium schwerer Erkrankungen zu betreuen. Das Lernangebot der Intensivstation umfaßt:

- Pflege von schwerkranken Patienten, z.B. mit Herzinfarkt
- Pflege von beatmeten Patienten
- Pflege von Patienten nach großen Operationen, z.B. an Herz, Magen, Darm
- Verhalten im Notfall (Reanimation)
- Umgang mit Überwachungs- und Behandlungsgeräten.

Die Apparatemedizin und der Kontakt mit schwerstkranken Patienten können bei Schülern Unsicherheit, Unbehagen und Angst auslösen. Verringert werden können diese Gefühle, wenn die Auszubildenden den ersten Kontakt mit dem Personal der Intensivstation schon vor Einsatzbeginn aufnehmen, damit die Erwartungen beider Seiten besprochen werden können.

Um die Schüler auf Lernziele und Erwartungen vorzubereiten, eignet sich der Lernzielkatalog. Die praktische Ausbildung der Schüler auf der Intensivstation darf nur zusammen mit einer Bezugsperson unter ständiger Anleitung stattfinden.

Fachweiterbildung Intensivpflege/-medizin

In jedem größeren Krankenhaus werden für den Intensivbereich **Weiterbildungslehrgänge** angeboten. Diese Lehrgänge erfolgen berufsbegleitend mit theoretischem und praktischem Unterricht, dauern zwei Jahre und orientieren sich inhaltlich an den Empfehlungen der Deutschen Krankenhausgesellschaft:

- Allgemeine und spezielle Pflege und Behandlung in der Intensivmedizin
- Psychologie, Soziologie, Pädagogik
- Recht, Organisation, Betriebswirtschaft
- Grundlagen der Anästhesie
- Hygiene.

Ziel der Fachweiterbildung ist es, den Teilnehmern Kenntnisse, Fertigkeiten und Fähigkeiten zur Bewältigung der vielfältigen Aufgaben der intensivmedizinischen Versorgung zu vermitteln. Die Weiterbildung zur Fachkrankenschwester endet mit einer schriftlichen, mündlichen und praktischen Prüfung.

38.2 Organisation einer Intensivstation

38.2.1 Personelle Besetzung

Ärztliches Personal

In vielen (kleineren) Kliniken sind die Ärzte der Anästhesieabteilung für die Leitung der Intensivstation zuständig. Spezialisierte Intensivstationen, z.B. kardiologische, neurochirurgische oder nephrologische Intensivstationen, werden (zusätzlich) vom zuständigen Facharzt betreut.

Pflegepersonal

Voraussetzung für eine optimale Patientenbetreuung auf der Intensivstation ist die Besetzung mit qualifiziertem Fachpersonal. Grundlage der **Personalbedarfsermittlung** ist eine Kategorisierung aller Intensivpatienten in eine der vier möglichen **Versorgungsstufen** (☞ Tab. 38.1). Jeder Versorgungsstufe ist ein Durchschnittsminutenwert für die tägliche Pflege zugrundegelegt. Aus der Summe dieser Minutenwerte errechnet sich der Personalschlüssel für eine Intensivstation (Verhältnis Pflegepersonal/Patient 2,6 : 1 bis zu 4,8 : 1).

Kategorie	Minutenwert
Überwachung	350 Min./24 Std.
Behandlung	700 Min./24 Std.
Beatmung	900 Min./24 Std.
Versorgung der Verbrennung	1200 Min./24 Std.

Tab. 38.1: Nach dem durchschnittlichen Zeitaufwand für die Patientenversorgung wird der Personalbedarf berrechnet.

38.2.2 Räumliche Ausstattung

Intensivstation

Die räumliche Ausstattung einer Intensivstation hängt von der Bauweise und dem Alter des Gebäudes ab. Zur Grundausstattung gehören meist:

- **Zentraler Arbeitsplatz,** der Sicht auf alle Patienten ermöglicht und mit einer zentralen Überwachungsanlage ausgerüstet ist
- **Erstversorgungszimmer** mit Röntgengerät für therapeutische und diagnostische Eingriffe (Intubation, Legen eines Kavakatheters, Thoraxröntgen) bei neu aufgenommenen Patienten
- **2-Bett-Zimmer**
- **1-Bett-Zimmer mit Schleuse** für Patienten mit infektiösen Erkrankungen oder Abwehrschwäche. In der Schleuse müssen sich Personal und Besucher vor Betreten des Zimmers die Hände desinfizieren und Mundschutz und Schutzkittel anlegen.

Patientenzimmer

Das **Patientenzimmer** ist mit Waschbecken und Schränken für Versorgungsmaterial ausgestattet. An jedem Bettplatz befinden sich Sauerstoff-, Druckluft- und Vakuumanschlüsse. Für Monitore, Infusions- und Beatmungsgeräte sind spezielle Schienen oder Ablagen vorhanden. Mitunter stehen auch Patientenruf, Telefon und Radio zur Verfügung.

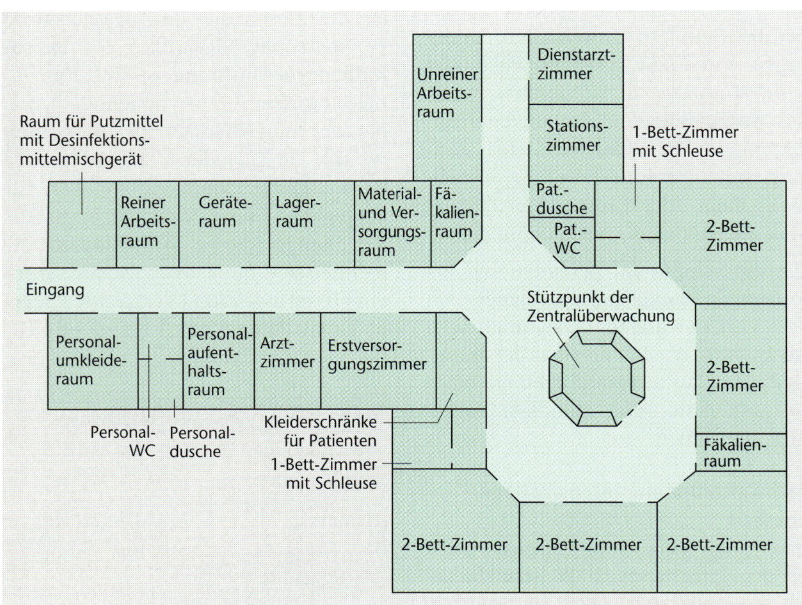

Abb. 38.2: Mögliche Raumaufteilung einer Intensivstation mit zwölf Betten, angelehnt am Beispiel einer internistischen Intensivstation des Klinikums Nürnberg Süd. [M100/W195]

Betten

Intensivpflegebett

Das **Intensivpflegebett** ist höhenverstellbar und ermöglicht zusätzlich zum normalen Bett (☞ Abb. 7.47) durch ein verstellbares Unterschenkelteil die Herzbett- und die Stufenbettlagerung. Die Rückenlehne ist mit einer Schnellablaßvorrichtung versehen und besteht nicht aus einem Gitter sondern einer durchgehenden Fläche und die Matratze ist härter, so daß eine Herzdruckmassage (☞ 17.3.3) ohne Herzbrett durchgeführt werden kann.

Außerdem werden folgende Spezialbetten zur therapeutischen Unterstützung und zur Dekubitusprophylaxe eingesetzt:

Low-Flow-Bett

Das **Low-Flow-Bett** (☞ Abb. 38.4) besteht aus einer Reihe von Luftkissen, die in einen Bettrahmen eingesetzt sind. Die (temperaturregulierbare) Luft zirkuliert ständig in den Kissen, dadurch wird die Haut des Patienten trockengehalten. Der Luftdruck in den Kissen kann variiert und so dem Patienten angepaßt werden: Der Auflagedruck ist an jeder Stelle der Auflagefläche gleich. Das Spezialbettlaken besteht aus luftdurchlässigem und wasserabweisendem Material. Für dieses Bett sind spezielle Einmalunterlagen erhältlich, die Feuchtigkeit aufsaugen, ohne den Luftkisseneffekt zu mindern. Das Gebläse dieses Bettes bringt eine anhaltende Lärmbelastung mit sich.

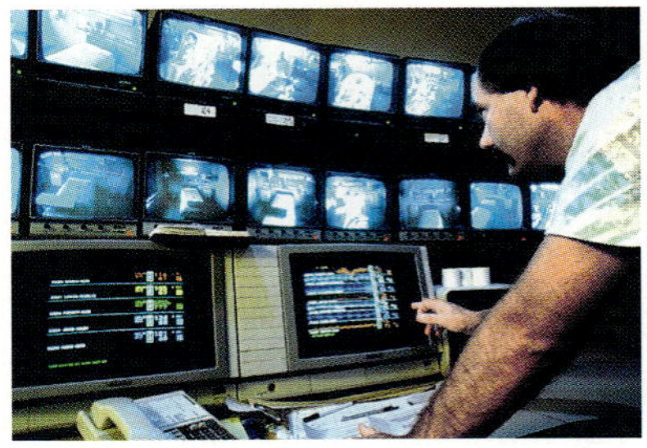

Abb. 38.3: Zentraler Arbeitsplatz einer Intensivstation mit Vitalzeichen-Monitoring und hier sogar mit Videoüberwachung der Patientenzimmer. [J520-208]

Air-Fluidised-Bett

Das **Air-Fluidised-Bett** (☞ Abb. 38.5) wird bei Patienten mit Dekubitalulzera oder großflächigen Verbrennungen (☞ 38.5.2) eingesetzt. Durch ein Gebläse werden Mikroglaskugeln aufgewirbelt, wodurch der Auflagedruck minimiert wird. Das Laken besteht aus wasserabweisendem, aber gleichzeitig luftdurchlässigem Material, so daß Wundsekrete abfließen können und die Bildung feuchter Kammern vermieden wird. Wird das Gebläse abgestellt, so modellieren die Kügelchen den Körper des Patienten nach und lagern ihn stabil. Wird der Patient z.B. vorher in die Seitenlage gebracht, können Pflegetätigkeiten an Rücken oder Gesäß durchgeführt werden, ohne daß eine zweite Pflegeperson den Patienten halten muß. Auch das Gebläse dieses Betts verursacht ein relativ lautes Geräusch.

Sandwich-Bett

Das **Sandwich-Bett** wird eingesetzt bei Patienten, die nur achsengerecht gelagert und gedreht werden dürfen (z.B. bei Wirbelsäulenverletzungen) oder bei Patienten, die starke Schmerzen während der Umlagerung haben (z.B. multiple Verletzungen, Verbrennungen). Im Sandwich-Bett sind nur Rücken- oder Bauchlagerung möglich.

Rotorest®-Bett

Das Rotorest®-Bett (☞ Abb. 38.6) bewegt sich kontinuierlich in seiner Längsachse, d.h. es schaukelt wie eine Wiege. Der Patient wird mit Polstern und Gurten fixiert, so daß er auch beim Kippen über einen Winkel von 35° hinaus nicht herausfallen kann. Das Bett kommt besonders bei Patienten mit pulmonalen Erkrankungen zur Anwendung, z.B. bei ARDS (☞ 20.12), da die Lunge durch den kontinuierlichen Lagewechsel gleichmäßig durchblutet und belüftet wird.

Hygieneplan

Sorgfältige Hygiene ist ein wesentlicher Bestandteil bei der Versorgung des Patienten. Sie dient sowohl dem Schutz der aufgrund ihrer Erkrankungen und Therapie besonders infektionsgefährdeten Patienten als auch dem Eigenschutz des Personals. Der Umfang von Desinfektions-, Reinigungs- und Sterilisationsmaßnahmen wird in einem **Hygieneplan** (☞ 6.5.2) für die Intensivstation festgelegt. Die Anwendung der hygienischen Maßnahmen geht über die einer Normalstation hinaus und ist z.B. auf einer Intensivstation für schwerbrandverletzte Patienten wesentlich häufiger und gründlicher durchzuführen als auf einer toxikologischen Intensiveinheit.

38.2.3 Technische Ausstattung

Die umfassenden Aufgaben der Intensivversorgung erfordern eine entsprechende technische Ausstattung der Intensivstation. Hierbei werden *Überwachungs-* von *Behandlungsgeräten* unterschieden:

Überwachungsgeräte

Überwachungsgeräte sind Monitore, die vitale Funktionen wie Herzfrequenz, Herzrhythmus, peripheren Puls, zentralen Venendruck und arteriellen Blutdruck, Atemfrequenz und Temperatur kontinuierlich messen, anzeigen und speichern. Näheres über den Umgang mit diesen Geräten, ☞ 38.3.2

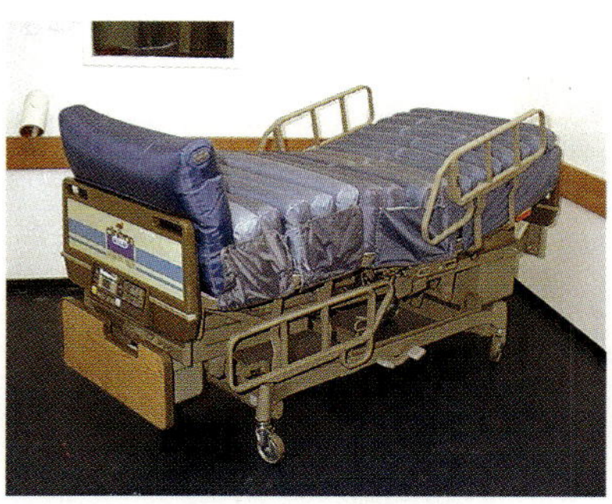

Abb. 38.4: Low-Flow-Bett von Clinitron® mit segmentierten Luftkissen und einem großen Fußkissen. Am Bett befindet sich ein Hebel zum schnellen Entlüften aller Kissen im Reanimationsfall. [K183]

Behandlungsgeräte

Behandlungsgeräte sind Geräte zur Therapie: Infusions-, Infusionsspritzen- und Ernährungspumpen, Inhalatoren und Vernebler sowie Beatmungsgeräte (☞ 38.4.1), Defibrillatoren (☞ 17.3.3), Hämodialyse- (☞ 31.2.6) und Hämoperfusionsgeräte (☞ 38.5.3).

38.3 Intensivüberwachung

Die Überwachung des Intensivpatienten stellt einen wesentlichen Bestandteil der Intensivpflege dar. Um lebensbedrohliche Änderungen der Vitalwerte frühzeitig erkennen und behandeln zu können, ist deren kontinuierliche Kontrolle unerläßlich. Dabei darf trotz des hohen technischen Einsatzes nicht vergessen werden, daß der Patient als Mensch mit seinem psychischen und sozialen Empfinden im Vordergrund steht.

38.3.1 Krankenbeobachtung

☑ Auch in der Intensivpflege hat die Krankenbeobachtung das Ziel, den Zustand des Patienten in seiner Gesamtheit zu erfassen. Entscheidend und unverzichtbar ist immer die Zusammenschau von *beobachtbaren* und *meßbaren* Informationen. Außerdem dürfen nicht ausschließlich Einzelwerte ermittelt und mit Normvorgaben verglichen werden, sondern es muß der Verlauf, d.h. die Änderung der Werte mit der Zeit, in die Beobachtung mit einfließen.

So können z.B. Schmerzen die Ursache für eine Tachykardie bei einem beatmeten, nicht ansprechbaren Patienten sein. Die Pflegeperson, die dies erkennt, wird den Arzt veranlassen, eine Schmerzmedikation einzuleiten, statt ein herzfrequenzsenkendes Medikament anzuordnen.

Grundlagen der Krankenbeobachtung, ☞ *7.2.4*

Beobachtung des Verhaltens

Das Verhalten eines Patienten ist schwer zu interpretieren, da einerseits verschiedene Menschen unterschiedlich auf die gleiche Situation reagieren können, andererseits verschiedene Ursachen zur gleichen Reaktion führen können.

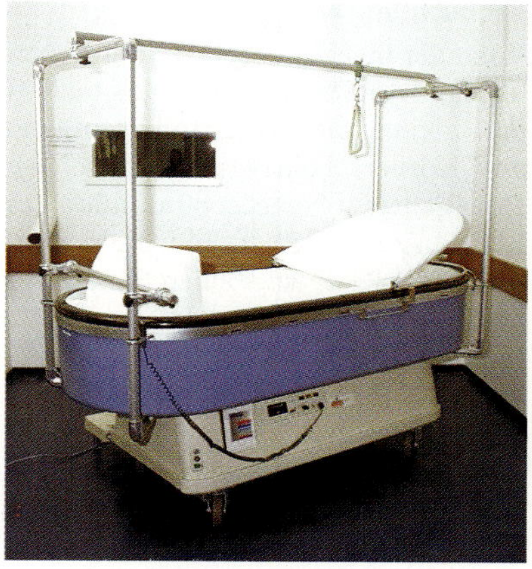

Abb. 38.5: Air-Fluidised-Bett von Clinitron® mit Fußkissen, Rückenlehne und Bettbügel. Der Patient schwebt auf einer Mikroglaskugel-Masse, die durch (temperaturregulierbare) Luft bewegt wird. [K183]

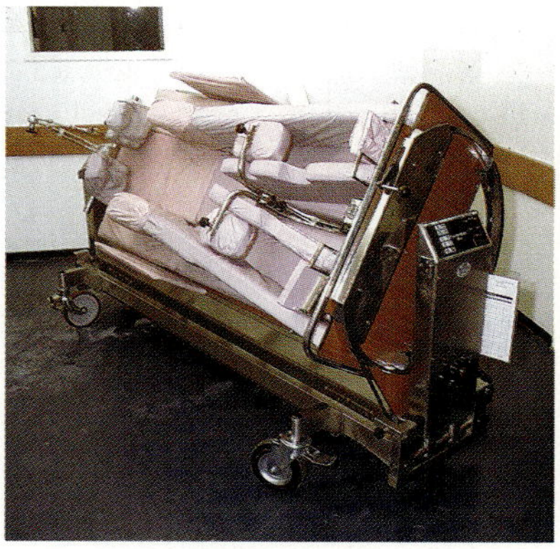

Abb. 38.6: Rotorest®-Bett für die kinetische Therapie. Fixierpolster an Kopf, Schultern und Oberschenkeln sowie Gurte für Brust und Bauch halten den Patienten sicher in seiner Position. [K183]

Beispielsweise kann ein Patient, der sich nicht klar äußern kann, auf die „Ausnahmesituation Intensivstation" mit Apathie reagieren, ein anderer hingegen mit Unruhe. Unruhe kann aber hier nicht nur Zeichen von Angst sein, sondern auch ein Hinweis auf Schmerzen oder ein Versuch, mit der Umgebung Kontakt aufzunehmen.

Beobachtung von Mimik und Gestik

Bei beatmeten Patienten, die in ihrer Kommunikation eingeschränkt sind, sind Veränderungen der Mimik und Gestik ein wichtiges Beobachtungskriterium: Angst, Ärger, Schmerzgefühl, Überraschung und Interesse können hier zum Ausdruck gebracht werden.

Beobachtung der Haut

Veränderungen der Hautfarbe geben u.a. Hinweise auf die Kreislaufsituation und damit die Sauerstoffversorgung des Körpers: Blasse, kaltschweißige Haut deutet auf eine Zentralisation des Kreislaufes (☞ 38.5.1) hin. Eine **Zyanose** (☞ 18.3.4) zeigt einen Sauerstoffmangel des Organismus an.

Beobachtung des Bewußtseins

Erkrankung und Therapie führen häufig zu einer Bewußtseinsveränderung des Intensivpatienten. Das Bewußtsein kann z.B. durch folgende Ursachen gedämpft sein (der Patient wird *somnolent* oder *apathisch*):

- **Medikamentengabe**, z.B. Sedativa, Analgetika
- Anstieg von giftigen **Stoffwechselprodukten** im Körper, z.B. bei Nieren- (☞ 31.8.8) oder Leberversagen (☞ 22.4.6), oder von **Kohlendioxid**
- **Hirndruckerhöhung** (☞ 35.13.3), z.B. bei schwerem Schädel-Hirn-Trauma

Schwere und Verlauf der Bewußtseinsstörung werden anhand der **Glasgow-Koma-Skala** (☞ 35.4.5) erfaßt. Die Glasgow-Koma-Skala sollte aber kritisch betrachtet und angewandt werden, da eine Bewußtseinsstörung auch anhand anderer Kriterien festgestellt werden kann: So können z.B. Sprachstörungen, Reaktion auf angenehme Reize, Ansprache oder den Besuch von Angehörigen ebenfalls eine wertvolle Aussage über den Bewußtseinszustand und die Wahrnehmungsfähigkeit des Patienten zulassen. Auch die zur Einstufung in die Skala notwendigen Schmerzreize zeigen nicht unbedingt verläßliche Reaktionen: Ein Patient, der sich aufgrund von negativen Einflüssen der unbekannten Umgebung seelisch zurückgezogen hat, wird sich auf Schmerzreize noch weiter zurückziehen. Dieser Patient muß eher angenehm stimuliert werden, damit er aus seiner seelischen Isolation zurückkehrt (☞ 7.10.3, Basale Stimulation).

Eine weitere Untersuchung zur Beurteilung der Gehirnfunktion ist die **Pupillenkontrolle** (☞ 35.5.1).

38.3.2 Monitorüberwachung

Die Überwachung der Vitalzeichen des Patienten wird größtenteils von **Monitoren** übernommen. Das Pflegepersonal kontrolliert und dokumentiert die Werte in regelmäßigen Abständen (je nach Zustand des Patienten alle 5 – 60 Min.).

> **Invasive Überwachungsmethoden:** Zur Überwachung der Vitalzeichen des Patienten ist ein in den Körper eindringender *(invasiver)* Eingriff nötig, z.B. blutige Blutdruckmessung oder ZVD-Kontrolle.
>
> **Nichtinvasive Überwachungsmethoden:** Vitalzeichen werden ohne Eindringen in den Körper überwacht, z.B. Überwachung von Herzrhythmus, Herz- und Atemfrequenz.

Alarmgrenzen

An allen Überwachungsgeräten können **Alarmgrenzen** eingestellt werden: Für jeden Parameter des Patienten werden individuelle Grenzwerte definiert. Über- oder unterschreitet der Meßwert diese Alarmgrenze, so gibt der Monitor ein akustisches und/oder optisches Warnsignal.

> Um ein Abweichen der Parameter rechtzeitig erkennen zu können, werden die Alarmgrenzen am Monitor immer dem aktuellen Zustand des Patienten angepaßt und zu Beginn jeder Schicht überprüft.

Bei einem Patienten mit einer Herzfrequenz von 70 Schlägen/Min. wird beispielsweise der untere Grenzwert auf 50 Schläge/Min., der obere auf 100 Schläge/Min. eingestellt. Änderungen der Kreislaufsituation werden so frühzeitig erfaßt. Ändert sich die durchschnittliche Herzfrequenz auf 90 Schläge/Min., werden die Alarmgrenzen entsprechend korrigiert, z.B. unterer Wert auf 70 Schläge/Min., oberer Wert auf 120 Schläge/Min.

Überwachung von Herz und Kreislauf

Herzfrequenzüberwachung

Bei der kontinuierlichen **Herzfrequenzüberwachung** mit einem **EKG-Monitor** können Veränderungen wie *Tachykardie* und *Bradykardie* sofort erkannt werden, und es kann rasch darauf reagiert werden.

Für die Ableitung der EKG-Kurve werden je nach Gerät und Hersteller drei oder fünf Elektroden benötigt. Die Elektroden zur Herzfrequenzüberwachung sollten so am Patienten plaziert sein, daß **Artefakte** (hier: *künstlich hervorgerufene Störung*) möglichst ausgeschlossen sind. Solche Artefakte können z.B. durch Bewegungen des Patienten verursacht werden. Sie stellen sich auf dem Bildschirm als höhere und/oder unregelmäßige Herzfrequenz dar und führen zu Fehlalarmen. Die Herzfrequenz wird in der Regel stündlich vom Pflegepersonal dokumentiert.

Durch die Monitorüberwachung werden lebensbedrohliche Herzrhythmusstörungen wie Kammerflattern, Klammerflimmern oder Asystolie rasch erkannt, und Wiederbelebungsmaßnahmen (☞ 17.3) können sofort und gezielt eingeleitet werden.

> **Lebensbedrohliche Herzrhythmusstörungen sind:**
>
> **Kammerflattern:** Herzfrequenz 250 – 350 Schläge/Min., Kreislaufstillstand
>
> **Kammerflimmern:** Herzfrequenz > 350 Schläge /Min., Kreislaufstillstand
>
> **Asystolie:** Weder Erregung noch Kreislauf sind vorhanden.

Schrittmacherüberwachung

Beim Patienten mit Herzschrittmacher genügt die übliche Herzfrequenzüberwachung nicht, da das vom Schrittmacher ausgeübte Aktionspotential, der sog. *Spike*, vom Monitor als Herzaktion gezählt werden kann, ohne daß tatsächlich eine Herzerregung und

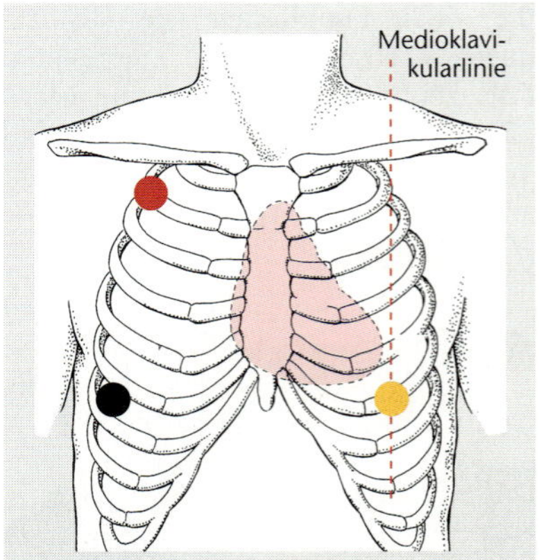

Abb. 38.7: Position der Elektroden zur Herzfrequenzüberwachung. Die schwarze Elektrode kann alternativ dazu auch links unterhalb der Klavikula angebracht werden. Mit einem Wahlschalter kann am Monitor die günstigste Ableitung (großer Ausschlag = geringe Artefakte) eingestellt werden. [M100, L190]

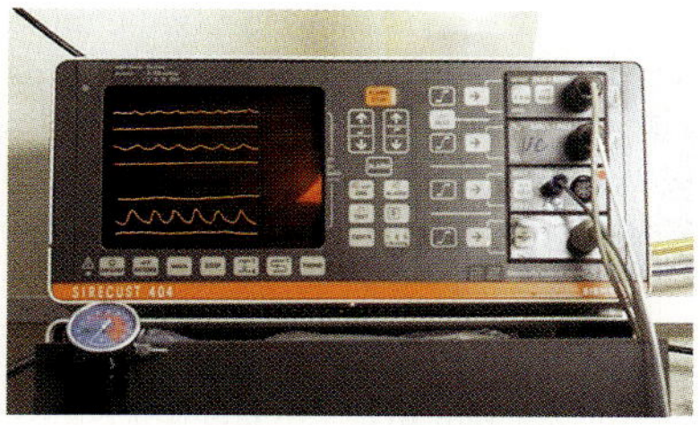

Abb. 38.8: Überwachungsmonitor Sirecust® von Siemens. [K183]

-kontraktion erfolgt. Aufgrund einer solchen Fehlinterpretation besteht die Gefahr, daß Bradykardie oder Asystolie (☞ 18.7.4) nicht erkannt werden.

Für die sichere Überwachung des Patienten mit Herzschrittmacher gibt es zwei Möglichkeiten:

- **Periphere Pulsüberwachung.** Über an Finger oder Ohr des Patienten angelegte Sensoren wird jede in der Peripherie ankommende Pulswelle erfaßt. Fehlende Herzkontraktionen werden vom Monitor sofort erkannt
- **Herzfrequenzüberwachung mit Schrittmachererkennung.** Der Monitor wird so eingestellt, daß er den Schrittmacherimpuls erkennt und nur den QRS-Komplex als Herzaktion zählt.

Arrhythmieüberwachung

Manche Monitore können auch **Arrhythmien** (☞ 18.7) erkennen und unterscheiden, z.B. supraventrikuläre Extrasystolen (SVES) und ventrikuläre Extrasystolen (VES). Dazu muß zuvor die normale Herzaktion des Patienten eingespeichert werden. Das Gerät registriert Abweichungen vom Ausgangs-EKG und löst entsprechend Alarm aus.

Arterielle Blutdruckmessung

Nichtinvasive Methode *(indirekte Methode):* Die Blutdruckmessung über eine Mannschette am Oberarm (☞ 7.3.14) kann von einem Überwachungsgerät übernommen werden. Das Intervall der Messungen ist beliebig einstellbar. Wird die Messung manuell vorgenommen, muß aus hygienischen Gründen für jeden Patienten eine eigene M anschette, für jede Pflegeperson ein eigenes Stethoskop vorhanden sein.

Invasive Methode *(direkte Methode):* Über einen arteriellen Katheter (z.B. in der Arteria radialis) wird mittels Druckumwandler (*Transducer*) der mechanisch gemessene Druck in der Arterie in elektrische Signale umgewandelt. Diese Signale werden vom Monitor als Blutdruckkurve wiedergegeben. Damit sich keine Blutgerinnsel am Katheter bilden, wird eine kontinuierliche Druckspülung mit Kochsalz angeschlossen. Die Pflegeperson inspiziert und verbindet die Einstichstelle des arteriellen Katheters täglich.

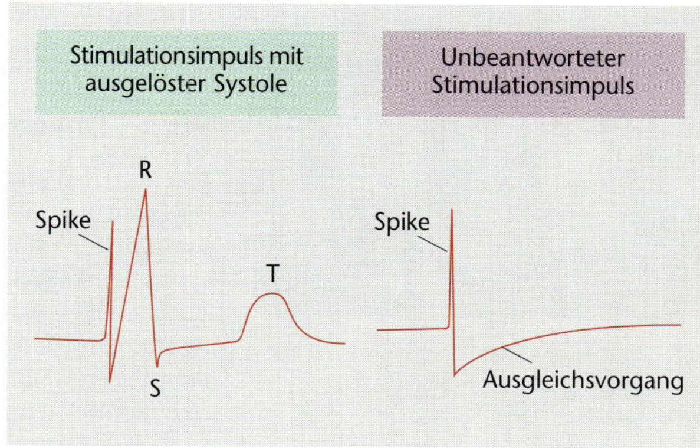

Abb. 38.9: Schrittmacherstimulationsimpuls (Spike), links mit ausgelöster Systole, rechts ohne Antwort des Myokards. [M100]

Kennzeichnung arterieller Zugänge

Um eine versehentliche Injektion intravenöser Medikamente in die arterielle Kanüle zu vermeiden, wird die Druckspülung mit einem **roten** Dreiwegehahn versehen und der Katheterverband mit dem Hinweis **„ARTERIE“** beschriftet.

ZVD-Messung

Die ZVD-Messung (☞ 18.2.2) kann bei Verwendung eines mehrlumigen zentralen Venenkatheters kontinuierlich, bei einlumigem Venenkatheter intermittierend erfolgen. Dabei werden wie bei der arteriellen Kanüle an ein Lumen des Venenkatheters ein Transducer und eine Druckspülung angeschlossen. Der Meßwert wird dann als Druckkurve auf dem Monitor angezeigt.

Überwachung der Atmung

Bei Patienten, die zu flach, zu schnell oder unregelmäßig atmen, werden Atemtiefe, Atemfrequenz und Atemrhythmus mit dem Monitor überwacht. Dazu werden die Elektroden der Herzfrequenzüberwachung verwendet. Sie müssen allerdings so angelegt sein, daß der Monitor die atemsynchronen Thoraxbewegungen erkennt, d.h. zwei der Elektroden werden links und rechts an der unteren Thoraxapertur angebracht.

Bei der Einatmung entfernen sich die Elektroden durch die Dehnung des Thorax voneinander, bei der Ausatmung nähern sie sich wieder. Die daraus resultierenden Veränderungen des elektrischen Widerstandes werden dann am Monitor als Atemkurve dargestellt.

Wie bei der Herzfrequenzüberwachung kann auch diese Messung durch Bewegungen des Patienten beeinflußt werden und zu Fehlalarmen führen; Muskelzittern und zu flache Atmung können ebenfalls falsche Ergebnisse liefern.

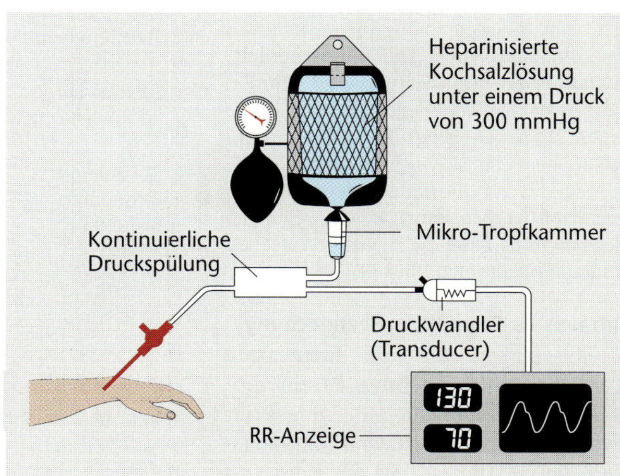

Abb. 38.10: Prinzip der invasiven, direkten Blutdruckmessung. Nach dem gleichen Prinzip können auch z.B. ZVD und Hirndruck (☞ 35.5.11) gemessen werden. [M100]

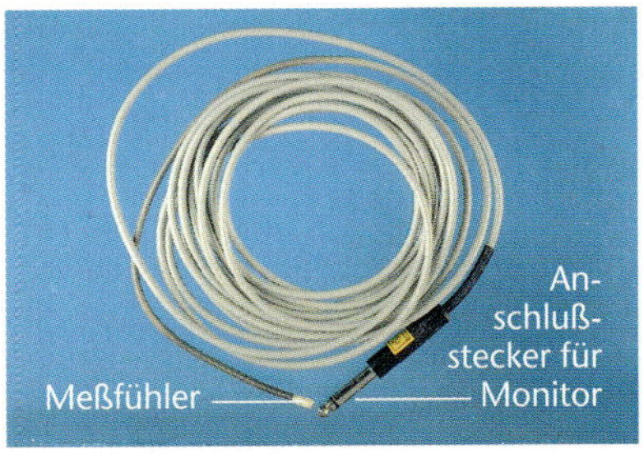

Abb. 38.11: Rektale Temperatursonde zur kontinuierlichen Temperaturüberwachung mit dem Monitor. [K183]

Die Überwachungsergebnisse werden stündlich dokumentiert.

☑ Die erfahrene Pflegeperson vergleicht die vom Monitor angezeigte Atemfrequenz sofort mit weiteren Beobachtungen, z.B. Pulsbeschleunigung oder dem Auftreten einer Zyanose. Eine Beobachtung alleine sagt oft nichts aus (☞ 7.2.4).

Überwachung der Temperatur

Rektale Temperatursonde

In der Regel wird die Körpertemperatur des Intensiv-Patienten mit den in Kapitel 7.8.2 beschriebenen Methoden alle sechs Stunden, bei Fieber alle zwei Stunden gemessen und dokumentiert. Hat ein Patient jedoch eine lebensbedrohlich hohe Temperatur, z.B. septisches Fieber, oder ist er unterkühlt, wird die Körpertemperatur kontinuierlich überwacht. Hierbei wird dem Patienten eine spezielle Temperatursonde rektal eingeführt, die mit dem Überwachungsmonitor verbunden ist.

Diese Art der Temperaturmessung darf nur unter strenger Indikation und zeitlich begrenzt erfolgen (es drohen Druckulzera im Analbereich). Kontraindikationen sind z.B. Operationen oder Infektionen an Rektum oder Anus. Die kontinuierliche rektale Temperaturmessung wird vom Patienten als unangenehm empfunden, da sie einen ständigen Eingriff in seine Intimsphäre darstellt. Sie wird nur solange angewendet, bis auf eine andere Methode übergegangen werden kann. Bei Bewegungen des Patienten kann die Sonde verrutschen und zu Fehlalarmen führen.

Intravasale Temperaturüberwachung

Voraussetzung für die **intravasale Temperaturüberwachung** ist ein zentraler Venenkatheter mit integrierter Temperatursonde (z.B. ein Pulmonaliskatheter, ☞ 18.4.7), der die *Kerntemperatur* ermittelt und auf den Monitor überträgt.

38.3.3 Dokumentation

Für die Dokumentation der engmaschigen Überwachungs-, Behandlungs- und Pflegemaßnahmen bedarf es einer speziellen **Tageskurve** *(Intensivpflegekurve)*. Diese Kurve wird täglich zu einer festgesetzten Zeit neu geschrieben, die pflegerischen und ärztlichen Maßnahmen für den nächsten Tag werden geplant. Sie beinhaltet folgende Dokumentationsmöglichkeiten:

Überwachung

Im Überwachungsteil werden die Parameter Atmung, Herzfrequenz, Blutdruck, ZVD, Körpertemperatur, Bewußtseinslage und Pupillenreaktion dokumentiert.

Flüssigkeitsbilanz

Schwankungen im Flüssigkeitshaushalt können für den Patienten lebensbedrohlich sein. Gerade bei Intensivpatienten sind Störungen des Wasserhaushaltes häufig (☞ 31.14).

Bei Intensivpatienten ist deshalb die **Flüssigkeitsbilanz** (☞ 7.9.1), die aus *Einfuhr* abzüglich *Ausfuhr* berechnet wird, ein wichtiger Beobachtungsparameter. Zur Einfuhr werden Trinkmenge, Sondenkost, Infusionsmengen, Medikamentenmengen ab 40ml (z.B. Kurzinfusionen, Gabe über Infusionsspritzenpumpen) gerechnet. In manchen Kliniken werden auch Blutpräparate mitbilanziert.
Zur Ausfuhr zählen Verluste über die Magensonde, die Urinmenge und **seröse** (*vorwiegend dünnflüssige*) Verluste über Drainagen. Auch Durchfälle müssen mitbilanziert werden (☞ 7.9.2). Zusätzlich ist die **Perspiratio insensibilis** *(unsichtbarer Wasserverlust über Atmung und Haut)* zu berücksichtigen. Dieser Flüssigkeitsverlust über Lunge und Haut beträgt täglich etwa 500 bis 1000 ml und ist bei Fieber und starkem Schwitzen erhöht.

Medikamente

Im Intensivbereich erhält der Patient oft eine Vielzahl von Medikamenten und Infusionen. Zur besseren Übersicht wird je nach medizinischem Fachgebiet auf der Tageskurve eine Ordnung der verordneten Medikamenten und Infusionen hergestellt. Für eine internistische Intensivstation beispielsweise findet sich von oben nach unten diese Reihenfolge:
- Spezielle Medikamente, z.B. Herzglykoside, Diuretika, Antibiotika
- Medikamente zur Prophylaxe, z.B. H_2-Blocker, Antikoagulantien
- Medikamente, die über Infusionsspritzenpumpen kontinuierlich verabreicht werden
- Infusionslösungen
- Blutersatzmittel, z.B. Erythrozytenkonzentrate, Fresh-frozen-Plasma.

Pflegerische Maßnahmen

Pflegerische Maßnahmen werden oft auf einem gesondertem Bogen dokumentiert:
- Unterstützung bei den ATL
- Mundpflege, Ganzkörperpflege
- Lagerung
- Verbandwechsel von Wunden, Drainagen und Sonden
- Physikalische Maßnahmen, z.B. Wadenwickel.

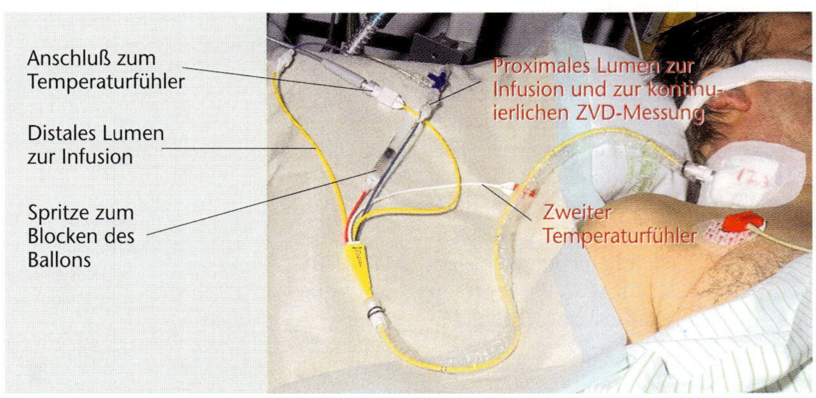

Abb. 38.12: Intensivpatient mit liegendem Pulmonaliskatheter (Katheterspitze liegt in einer der beiden Aa. pulmonales). Die Hülle des Katheters ist an der Haut fixiert, der Katheter in ihr beweglich, so daß er z.B. für die Messung des Herzminutenvolumens (☞ 18.1) jedesmal korrekt positioniert werden kann. [K183]

Pflegebericht

Der Pflegebericht dient der Übergabe an die nächste Schicht und der Verlaufskontrolle:
- Wie reagiert der Patient auf pflegerische Maßnahmen?
- Wie äußert sich der Patient?
- Hat sich sein Zustand verändert?
- Wurden die Pflegeziele erreicht?
- Ändern sich Pflegeziele und -maßnahmen?

Ärztliche Dokumentation

Die ärztliche Dokumentation umfaßt:
- Anordnungen von Medikamenten, Laborkontrollen, Untersuchungen
- Klinischer Verlauf des Patienten
- Aktuelle Laborwerte, Blutgasanalyse
- Beatmungsprotokoll (wird auch von den Pflegenden geführt).

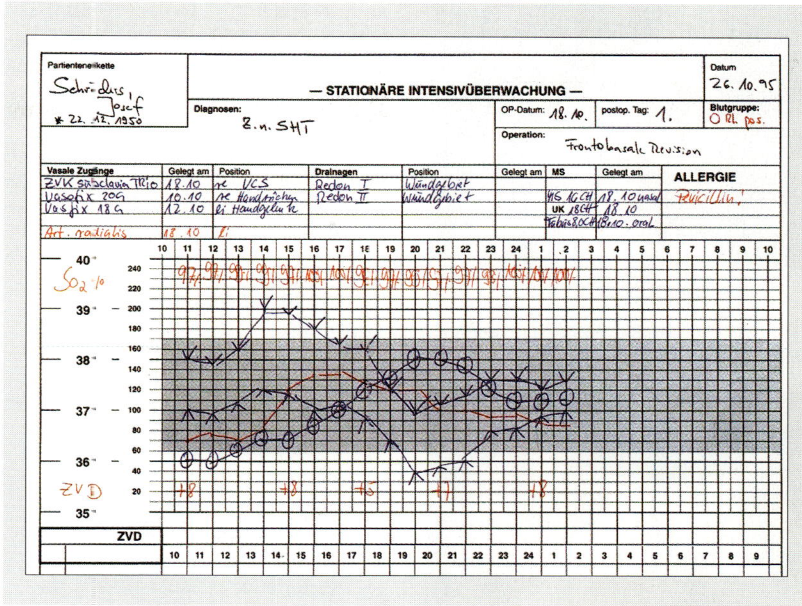

Abb. 38.13: Tagespflegekurve einer neurochirurgischen Intensivstation. Medikamente, Pflegetätigkeiten und Beatmungsprotokoll werden auf einem gesonderten Blatt dokumentiert. [K183]

38.4 Beatmungstherapie

Materialien zur Intubation und endotracheale Intubation vor OPs, ☞ *37.8.3*

Vorbereitung der orotrachealen Intubation

> ☑ Zur Intubation eines Patienten muß der Bettplatz mit Absaugvorrichtung, Sauerstoffanschluß und Beatmungsmöglichkeit ausgestattet sein.

Erfolgt die Intubation als geplanter Eingriff und nicht in einer Notfallsituation, wird der Patient vorher umfassend aufgeklärt.

Das Intubationsbesteck befindet sich auf dem Notfallwagen und wird von der Pflegeperson vorbereitet. Unentbehrlich sind neben einsatzbereitem Beatmungsgerät und Absauggerät:
- Endotrachealtubus passender Größe (Cuffdichtigkeit prüfen, evtl. mit Gleitgel benetzen, evtl. Führungsstab einführen)
- Laryngoskop mit verschiedenen großen -spateln
- 10 ml-Spritze (**Blockerspritze**) und/oder Cuffmanometer
- Pflaster zur Tubusfixierung (☞ unten)
- Beatmungsbeutel und -maske
- Stethoskop zur Lagekontrolle.

Weitere Materialien werden bereitgehalten und nach Bedarf verwendet (☞ auch 37.8.3):
- Sedativa
- Kurznarkotika
- Muskelrelaxantien
- Anästhesierendes Gleitmittel
- Führungsstab
- Magillzange
- Beißschutz
- Guedeltubus
- Ersatztuben verschiedener Größen.

Durchführung der Intubation

Die assistierende Pflegeperson hat die Aufgabe, das Material anzureichen, den Patienten zu beobachten und zu beruhigen. Nach erfolgter Intubation fixiert sie den Tubus und schließt das Beatmungsgerät an. Aufgabenteilung, ☞ Textkasten unten:

Tubusfixierung

Beim Fixieren des endotrachealen Tubus wird der Tubus einerseits in seiner Lage gesichert, andererseits dürfen dabei aber keine Druckgeschwüre an Mundwinkel, Mund- oder Nasenschleimhaut auftreten.

Es gibt zahlreiche Varianten der Tubusfixierung, z.B. werden nach *oraler Intubation* Tubus und Beißschutz mit 1 – 2 cm breitem Pflaster (z.B. Leuko-

Pflegeperson	• Stellt das Bett flach • Entfernt Kissen und Kopfteil des Bettes, reicht dem Arzt das Material an
Arzt	• Inspiziert die oberen Atemwege mit dem Laryngoskop • Macht sie ggf. durch Absaugen frei • Führt den Tubus unter Sicht durch die Stimmritze in die Trachea ein, ggf. mit Hilfe der Magillzange (bei nasotrachealer Intubation)
Pflegeperson	• Bläst Cuff mit Cuffmanometer oder der Blockerspritze auf (**Blocken**) • Beatmet den Patienten mehrmals mit dem Beatmungsbeutel
Arzt	• Kontrolliert währenddessen die gleichmäßige Belüftung beider Lungen durch Abhören mit dem Stethoskop • Korrigiert ggf. Tubuslage (☞ Abb. 37.37)
Pflegeperson	• Fixiert den Tubus (☞ Abb. 38.15 und 38.16) • Dokumentiert die durchgeführte Maßnahme: –Uhrzeit –Tubusgröße –Tubuslage in cm (der Tubus ist entsprechend markiert; bei oraler Intubation wird die Markierung in Höhe der Zahnreihe, bei nasaler Intubation in Höhe des Naseneinganges dokumentiert) –Cuffdruck (darf zur Vermeidung von Schleimhautdefekten an der Trachea bei längerer Intubation 15 – 20 mmHg nicht überschreiten)

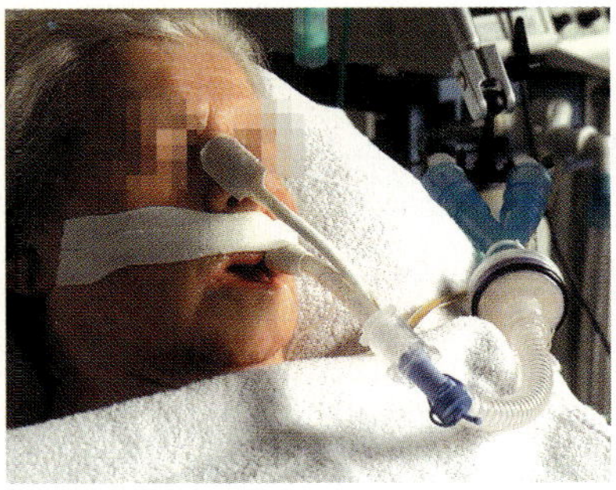

Abb. 38.15: Fixiermöglichkeit des endotrachealen Tubus bei oraler Intubation. [K183]

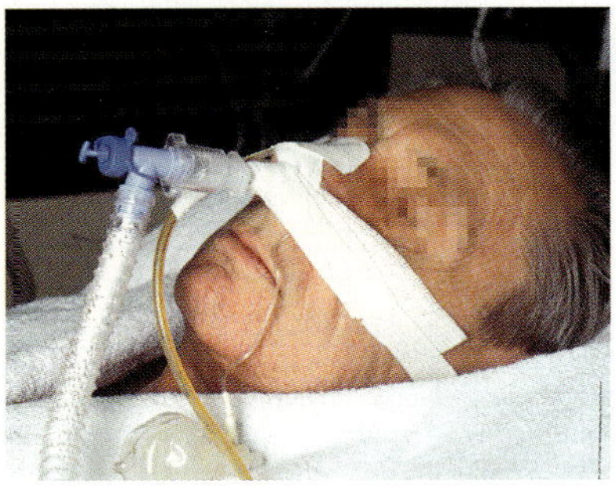

Abb. 38.16: Fixiermöglichkeit des endotrachealen Tubus bei nasaler Intubation. [K183]

plast®) fixiert. Nach *nasaler Intubation* wird der Tubus z.B. mit einem Stegpflaster an der Nase in seiner Lage gesichert. Hierzu wird ein etwa 5 cm langer, 2 cm breiter Pflasterstreifen quer zur Mitte jeweils zweimal eingeschnitten. Die Schnittflächen werden an der Rückseite verklebt, so daß hier eine nichtklebende Fläche von ca. 1 Quadratzentimeter entsteht, die einen Steg zwischen den Klebeflächen auf Nasenrücken und Tubus bildet. Neben diesen genannten Möglichkeiten gibt es eine Vielzahl industrieller Fixierungen (z.B. hautschonende Fixierbänder mit Klettverschluß).

38.4.1 Beatmung

Beatmung: Ersatz oder Unterstützung der spontanen Atemtätigkeit durch den periodischen Einsatz von künstlich erzeugtem Überdruck in den Atemwegen. Der Überdruck führt zur Dehnung und Ventilation der Alveolen. Die Beatmung wird manuell mit einem *Beatmungsbeutel* oder maschinell durch ein *Beatmungsgerät* durchgeführt.

Die Beatmung ist ein unphysiologischer Vorgang, da es im Thoraxraum zu veränderten Druckverhältnissen kommt: Während bei der *Spontanatmung* die Luft durch einen Unterdruck (im Vergleich zum Atmosphärendruck) im Thorax in die Lunge strömt, wird bei der maschinellen Beatmung die Luft durch Überdruck in die Alveolen gepreßt. Die Ausatmung ist in beiden Fällen ein passiver Vorgang.

Indikation zur Beatmung

Indikation zur Beatmung ist die **respiratorische Insuffizienz** (☞ 20.12) mit folgenden Zeichen:

- Atemfrequenz > 35/Min. oder Atemstillstand
- Pathologische Blutgasanalyse (unter Einbeziehung der klinischen Symptomatik):
  - Arterieller Sauerstoff-Partialdruck < 50 mmHg trotz Sauerstoffgabe von 6 l/Min. über Nasensonde oder Sauerstoffmaske
  - Arterieller Kohlendioxid-Partialdruck > 55 mmHg; Ausnahme: chronische CO_2-Erhöhung, z.B. bei Lungenemphysem, ☞ 20.6.3.

Atemgasklimatisierung

Durch den Tubus gelangt die Atemluft direkt in die Trachea. Dadurch fallen die physiologischen Funktionen der oberen Atemwege wie Reinigung, Anfeuchtung und Erwärmung der Atemluft sowie Filterung von größeren Partikeln aus (☞ 34.1.1) und das empfindliche Flimmerepithel der Atemwege wird geschädigt.

Moderne Beatmungsgeräte oder die sog. *künstliche Nase* können die physiologischen Funktionen teilweise ersetzen und so Komplikationen verringern. Der Selbstreinigungsmechanismus der Lunge wird durch regelmäßiges Absaugen (☞ 38.4.2) des Trachealsekretes unterstützt.

Künstliche Nase

Die **künstliche Nase** wird angewandt bei intubierten Patienten, die nicht beatmet werden müssen, z.B. in der Entwöhnungsphase (☞ unten). Sie besteht aus einem kleinen Kunststoffzylinder mit einem luftdurchlässigen Filter und wird auf den Tubus aufgesetzt. So wird die Einatemluft von Partikeln gefiltert, und Wärme und Feuchtigkeit der Ausatemluft werden zurückgehalten. Verbunden mit einer Sauerstoffquelle kann die Atemluft mit Sauerstoff angereichert werden.

Intubierte, spontan atmende Patienten mit einer künstlichen Nase bedürfen einer ebenso sorgfältigen pflegerischen Überwachung wie maschinell beatmete, da z.B. bei Verlegung der künstlichen Nase durch einen Schleimpfropf Erstickungsgefahr besteht.

Beatmungsgerät

Ein **Beatmungsgerät** *(Respirator)* ersetzt die vollständig oder teilweise ausgefallene Atmung des Patienten, übernimmt z.T. die Atemgasklimatisierung und überwacht die Beatmung. Im folgenden werden Aufbau und Funktionsweise eines Beatmungsgerätes, seine Bedienungselemente und die wichtigsten Beatmungsformen beschrieben.

Ziel dieser Beschreibung ist es, einen *Einblick* zu gewähren. Um in der Praxis mit einem Beatmungsgerät umgehen zu können, bedarf es neben den gesetzlich vorgeschriebene Kenntnissen der Medizingeräteverordnung einer intensiven Einarbeitung.

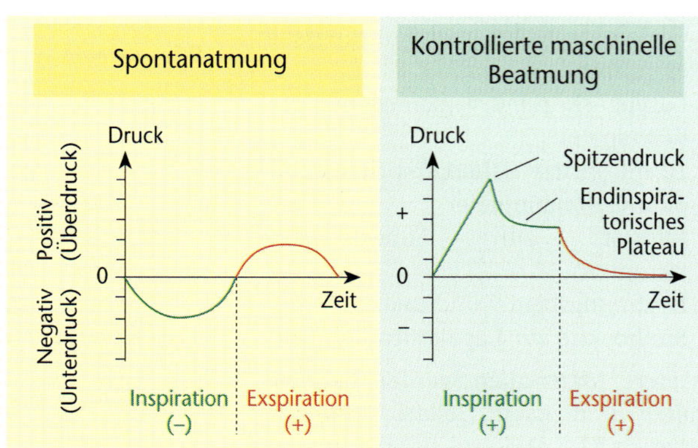

Abb. 38.17: Schematischer Vergleich der Druckverhältnisse im Thorax bei Spontanatmung (links) und kontrollierter maschineller Beatmung (rechts). [M100]

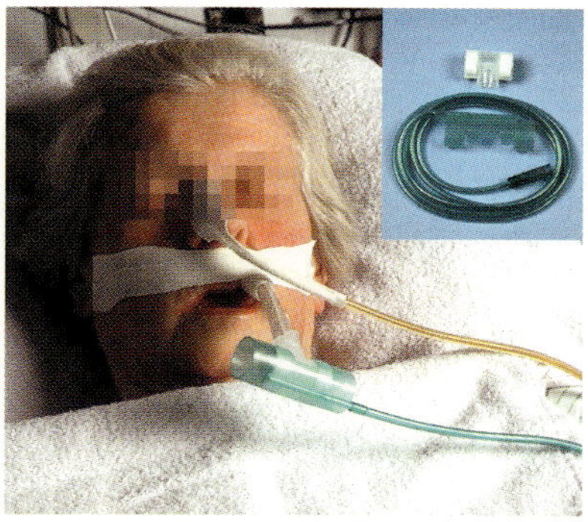

Abb. 38.18 – 38.19: Die künstliche Nase, die beim intubierten, aber spontan atmenden Patienten teilweise die Funktion der oberen Atemwege übernimmt. [K183]

Aufbau

Die Funktionskomponenten eines Beatmungsgerätes sind:

- Versorgungssystem
- Bedienungssystem
- Schlauchsystem
- Überwachungssystem.

Das **Versorgungssystem** regelt die Zusammensetzung des Sauerstoff-Druckluft-Gemisches, d.h. wieviel Sauerstoff der Einatemluft zugesetzt wird und mit welchem Druck die Luft in den Patienten gelangt.

Am **Bedienungssystem** werden die Vorgaben für das Versorgungssystem eingestellt, z.B. Atemzugvolumen, Atemfrequenz, Sauerstoffkonzentration der Einatemluft, Zeitverhältnis In- zu Exspiration.

Das **Schlauchsystem** führt über den *Inspirationsschlauch* das Sauerstoff-Druckluft-Gemisch zum Patienten und über den *Expirationsschlauch* die ausgeatmete Luft zurück zum Gerät.

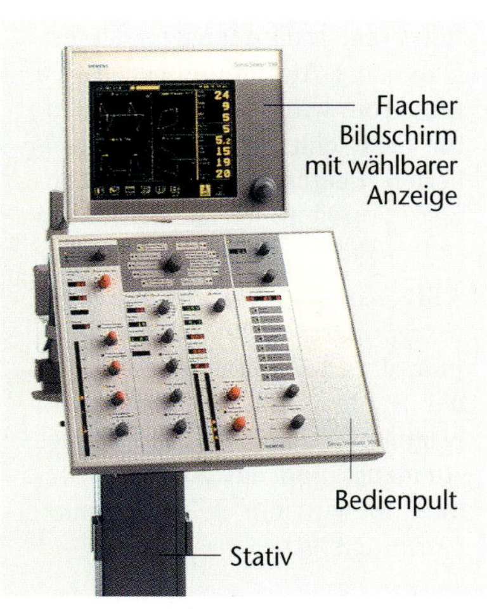

Abb. 38.20: Beatmungsgerät Servo Ventilator 300® von Siemens mit Bildschirm. [V137]

Das **Überwachungssystem** erfaßt Atemfrequenz, Atemzugvolumen und Atemminutenvolumen; ebenso gemessen werden Temperatur und Sauerstoffkonzentration des verabreichten Gasgemisches. Zusätzlich kontrolliert es den **Beatmungsdruck,** einen äußerst wichtigen Parameter zur Überwachung der Beatmung und der pulmonalen Situation des Patienten:

- Steigt der Beatmungsdruck im Schlauchsystem plötzlich an, so liegen Hindernisse in den Atemwegen vor. Dies ist zum Beispiel der Fall, wenn der Patient stark verschleimt ist oder gegen die Beatmung hustet
- Ein langsamer Anstieg des zur Beatmung notwendigen Druckes weist auf eine Verschlechterung der Lungenfunktion hin
- Sinkt der Beatmungsdruck kontinuierlich oder plötzlich, weist dies auf ein Leck im Beatmungssystem hin oder das System ist gar *diskonnektiert,* d.h. die Verbindung ist an einer Stelle ganz unterbrochen.

Funktionsweise

Vor Inbetriebnahme wird das Beatmungsgerät mit sterilem Versorgungs- und Schlauchsystem ausgerüstet. Das Beatmungsgerät wird an Sauerstoff, Druckluft und Stromnetz angeschlossen und auf seine Funktionsfähigkeit überprüft.

Vom Versorgungssystem fließt das Sauerstoff-Druckluftgemisch über den *Inspirationsschlauch* des Schlauchsystems zum Patienten. Das Atemgas wird hierbei über einen *Atemgasanfeuchter* geleitet, der die Einatemluft erwärmt und anfeuchtet (*klimatisiert*). Eine zwischengeschaltete *Wasserfalle* fängt das entstehende Kondenswasser auf.

In- und Expirationsschlauch sind über ein Y-Stück mit einem ziehharmonikaartigen Schlauchstück (der „Gänsegurgel“), und dieses wiederum mit dem Tubus verbunden. In Tubus, Gänsegurgel und Y-Stück sind Ein- und Ausatemgas vermischt, d.h. dieser Abschnitt des Schlauchsystems ist der **Totraum** (☞ 7.3.2), der bei der Bestimmung des Atemzugvolumens bedacht werden muß.

Die Ausatmung erfolgt über den *Expirationsschlauch* des Schlauchsystems. Auch hier ist eine Wasserfalle zwischengeschaltet.

Für die Beatmung des Patienten werden am Bedienungssystem die **Atemfrequenz,** die **Beatmungsform** (☞ unten) und davon abhängig weitere wichtige Bedienungselemente (Tab. 38.22) eingestellt.

Umgang mit dem Beatmungsgerät

Um die Klimatisierung des Atemgases zu gewährleisten, wird der Wasserstand des Atemgasanfeuchters bei Betrieb regelmäßig kontrolliert und ggf. Wasser nachgefüllt. Die Wasserfallen werden regelmäßig geleert, damit das Wasser nicht ins Schlauchsystem gelangt und die Beatmung des Patienten behindert. Das Schlauchsystem wird je nach Hygienerichtlinie des Hauses regelmäßig gewechselt.

Transport-Beatmungsgerät

Muß ein Patient z.B. während eines Transports von der Intensivstation zum OP beatmet werden, wird ein **transportables Beatmungsgerät** eingesetzt (☞ Abb. 38.23).

Narkosegerät

Das **Narkosegerät** verabreicht außer Luft und Sauerstoff auch Narkosegase.

Abb. 38.21: Bedienungssystem des Servo Ventilator 300® mit digitalen Anzeigen der eingestellten und gemessenen Parameter. Ein zusätzlicher Bildschirm (☞ Abb. 38.20) ermöglicht die Meßwertdarstellung wahlweise in tabellarischer oder Diagrammform. [V137]

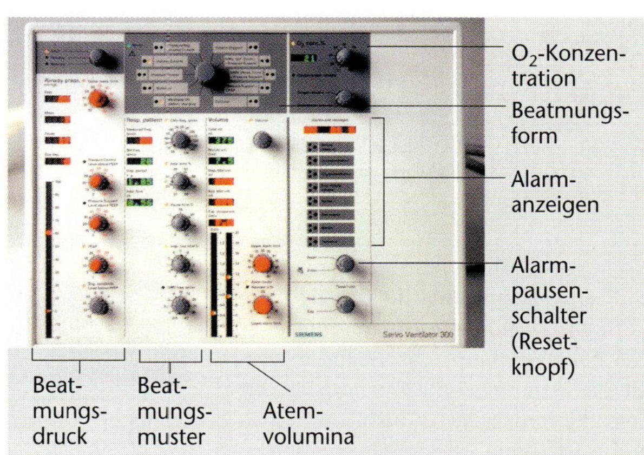

Bedienungselement	Funktion
Sauerstoffgehalt (O2 Vol.%)	Sauerstoffanteil der Inspirationsluft (21 – 100%)
Inspirationsflow	Flußgeschwindigkeit der Inspirationsluft
Beatmungsdruck	Maximaler Druck im Beatmungssystem während der maschinellen Beatmung
Atemzugvolumen	Größe des einzelnen Atemzuges
Reset	Überbrückung des akustisches Alarms, um bei absichtlicher Diskonnektion (Abtrennung) den Alarm zu unterdrücken, z.B. beim Absaugen
Trigger(-schwelle) (engl. trigger = Auslöser)	Höhe des Unterdrucks, den der Patient zu Beginn der Inspiration aufbringen muß, um am Gerät einen Atemzug auszulösen (☞ assistierte Beatmung)

Tab. 38.22: Wichtige Bedienungselemente des Beatmungsgerätes und ihre Funktion.

Die Funktionsweise ähnelt der des Beatmungsgerätes. Die Ausatemgase werden allerdings nicht direkt an die Umgebung abgegeben, sondern gereinigt, teilweise wieder der Einatemluft zugeführt oder abgesaugt, damit das Personal nicht belastet wird (☞ 37.3.1 und 37.4.1).

Beatmungsformen

Die wichtigsten modernen Beatmungsformen sind die **kontrollierte** und die **assistierte Beatmung** sowie die **assistierte Spontanatmung.**

Kontrollierte Beatmung

Kontrollierte Beatmung (*kontrollierte maschinelle Beatmung, CMV = controlled mechanical/mandatory ventilation*): Vollständige Übernahme der insuffizienten Atmung durch ein Beatmungsgerät; der Patient löst weder die Inspiration aus noch leistet er Atemarbeit. Zwei Formen:

- **IPPV** (*intermittend positive pressure ventilation):* Intermittierende Überdruckbeatmung, d.h. nach der Exspiration fällt der Beatmungsdruck auf Null
- **CPPV** (*continuous positive pressure ventilation):* Kontinuierliche Überdruckbeatmung mit positivem Atemwegsdruck in In- und Exspiration (PEEP, ☞ unten).

Noch vor wenigen Jahren war die **kontrollierte Beatmung** die einzige zur Verfügung stehende Beatmungsform. Hierbei übernimmt das Beatmungsgerät die Atmungsfunktion *vollständig*, dem Patienten wird also der Beatmungsrhythmus des Gerätes aufgezwungen. Damit die Beatmung vom Patienten toleriert wird, müssen hohe Dosen an *Tranquilizern* (Sedativa, ☞ Pharma-Info 36.43) und *Muskelrelaxantien* (☞ 37.3.2) gegeben werden. Der Übergang zur selbständigen Atmung ist für den Patienten sehr schwierig und oft mit Komplikationen verbunden.

Moderne Beatmungsformen sind stärker auf das physiologische Atemmuster ausgerichtet und können auch eine nur ansatzweise vorhandene Eigenatmung des Patieten gezielt unterstützen. So kann die medikamentöse Therapie auf ein Minimum reduziert und der Patient leichter vom Beatmungsgerät entwöhnt werden.

PEEP

PEEP (*positive endexpiratory pressure*): Positiver endexspiratorischer Atemwegsdruck; d.h. am Ende der Ausatmung sinkt der Druck in den Atmenwegen nicht auf Null ab.

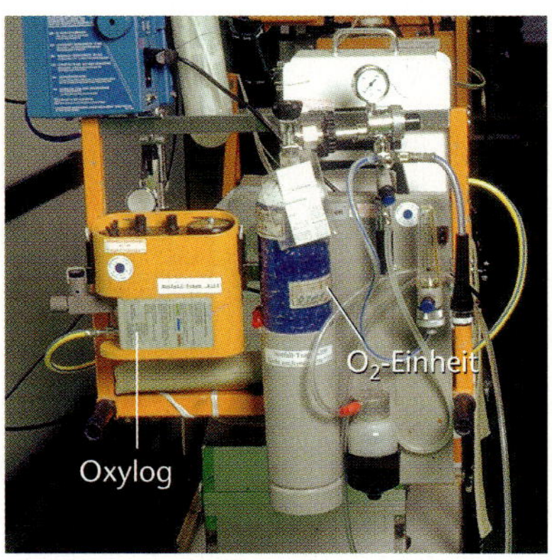

Abb. 38.23: Transportables Beatmungsgerät Oxylog®. [K183]

Der **PEEP** verhindert einen Kollaps der Alveolen und die Bildung von Atelektasen (☞ 7.3.2). Die funktionelle Residualkapazität (☞ Abb. 7.7) wird erhöht und der pulmonale Gasaustausch verbessert (☞ 20.1). Ein PEEP kann bei kontrollierter und assistierter Beatmung sowie bei der Inhalation (☞ 7.3.9) eingesetzt werden.

Assistierte Beatmung

Assistierte Beatmung: Unterstützung der Spontanatmung durch ein Beatmungsgerät; angewendet in der Entwöhnungsphase (☞ unten) von der kontrollierten Beatmung. Atemzüge, die zu einer ausreichenden Atmung fehlen, werden entweder über das Gerät unterstützt oder vollständig ersetzt: Inspirationsauslösung durch den Patienten durch Unterschreitung der *Triggerschwelle*, (überwiegende) Übernahme der Atemarbeit durch das Gerät.

[S]IMV (*[synchronized] intermittend mandatory ventilation):* Spontanatmung mit gelegentlicher (intermittierender) Beatmung gemäß festgesetzter Mindestanzahl von Atemzügen/Minute. Entweder unabhängig vom Atemrhythmus des Patienten oder abhängig davon (synchronisiert); kann mit PEEP und mit CPAP kombiniert werden; häufigste assistierte Beatmungsform.

CPAP (*continuous positive airway pressure*): Spontanatmung mit kontinuierlichem positivem Atemwegsdruck. Die Einatmung wird durch einen kontinuierlichen Luftstrom in die Lunge erleichtert. Durch die Ausatmung gegen den Luftstrom wird die Atemmuskulatur nach einer längeren kontrollierten Beatmung wieder gekräftigt; weitere Auswirkungen ☞ PEEP.

ASB (*assisted spontaneous breathing, assistierte Spontanatmung):* Druckunterstützung bei der Spontanatmung. Der Patient bestimmt Beginn und Ende des Atemzugs und das Atemzugvolumen, er wird nur in der Atem*arbeit* unterstützt.

Bei **ASB** wird dem Patienten, der einen eigenen Atemrhythmus, aber nicht genügend Kraft für einen vollständigen Atemzug hat, die die Einatmung erleichtert. Im Gegensatz zur SIMV wird kein vollständiger Atemzug verabreicht, sondern der insuffiziente Atemzug durch einen maschinellen Luftstrom **(Flow)** ergänzt. Der Flow ist am Anfang der Inspiration größer als zum Ende hin.

Dokumentation der Beatmungsparameter

Die Beatmungsparameter bestimmen die Beatmungsform und geben Hinweise auf die pulmonale Situation des Patienten. Von Bedeutung bei der Überwachung eines beatmeten Patienten sind:

- Beatmungsform mit Höhe von PEEP oder CPAP
- Flow des zugeführten Atemgases
- Beatmungsdruck
- Verhältnis Inspiration : Exspiration
- Atemfrequenz, Atemzugvolumen, Atemminutenvolumen
- Sauerstoffkonzentration des zugeführten Atemgases.

Nach jeder Änderung der Beatmungsparameter, zu Beginn jeder Schicht und mindestens alle zwei Stunden kontrolliert die zuständige Intensivpflegeperson die Einstellung des Beatmungsgerätes und dokumentiert die Beatmungsparameter im **Beatmungsprotokoll**. Die Alarmgrenzen des Beatmungsgerätes werden ständig der aktuellen Beatmungssituation des Patienten angepaßt.

Abtrainieren

Das **Abtrainieren** vom Beatmungsgerät *(Entwöhnungsphase,* engl. **Weaning)** ist die Stunden bis Tage umfassende Phase, in der der Patient von der maschinellen Beatmung entwöhnt wird und wieder lernt, selbständig zu atmen. Phasen der unterstützten oder reinen Spontanatmung wechseln sich hierbei mit Phasen der kontrollierten Beatmung ab, in denen sich der Patient erholen kann.

Die Patienten haben in dieser Phase oft Angst, nicht genügend Luft zu bekommen, da die Atemmuskulatur geschwächt ist. Deshalb bedarf der Patient während dieser Phase besonderer psychischer Unterstützung und genauer Beobachtung hinsichtlich Überanstrengung und Kontrolle der Vitalzeichen. Regelmäßige Blutgasanalysen (☞ 20.4.4) überwachen den Gasaustausch. Die Leistungsgrenzen des Patienten müssen rechtzeitig erkannt und dürfen auf keinen Fall überschritten werden, da dies zu Erschöpfung und unnötigen Ängsten führen kann. Die Entwöhnung vom Beatmungsgerät (☞ 38.4.1) findet anfangs nur tagsüber statt. Hat sich der Patient hierbei erschöpft, ist nachts der assistierten Beatmung, unter Umständen mit leichter Sedierung, der Vorzug zu geben.

Die Eigenatmung des Patienten wird während des Abtrainierens durch entsprechende Lagerung wie Oberkörperhoch-, V- oder T-Lagerung (☞ 7.3.6) unterstützt. Atemstimulierende Einreibungen (☞ 7.3.7) können atemfrequenzsenkend und angstlösend wirken.

Extubation

Extubation nach Narkose, ☞ 37.8.3

Sobald die Werte der Blutgasanalyse unter Spontanatmung auf eine ausreichende Eigenatmung hinweisen und kein Grund mehr besteht, die Atemwege durch einen Tubus zu sichern, kann der Patient extubiert werden. Die Extubation wird von Pflegeperson und Arzt zusammen durchgeführt:

Vorbereitung

Eine nasale Sonde für die Sauerstoffgabe wird vorbereitet, damit der Patient sofort nach der Extubation sauerstoffangereicherte Luft bekommt. Der Patient wird über die bevorstehende Maßnahme aufgeklärt und auf den zu erwartenden Hustenreiz bei der Extubation hingewiesen. Er wird aufrecht sitzend bequem gelagert.

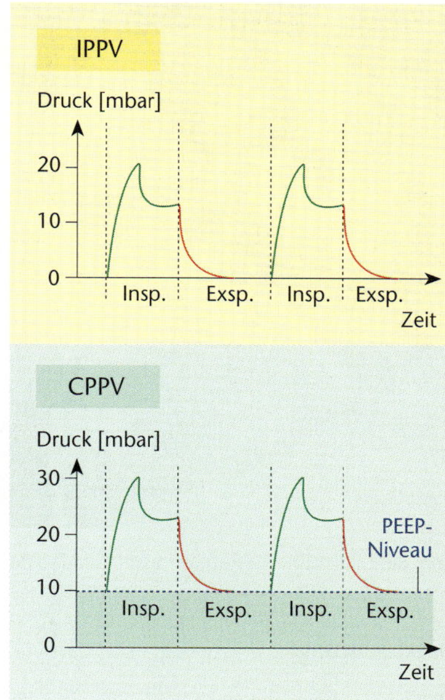

Abb. 38.24: Die kontrollierten Beatmungsformen IPPV (kontrollierte Beatmung ohne PEEP) und CPPV (kontrollierte Beatmung mit PEEP + 10 mbar). [M100]

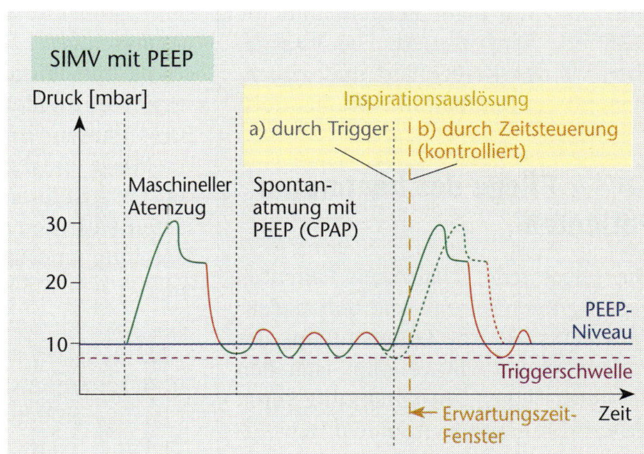

Abb. 38.25: SIMV ist eine Kombination aus maschinellen Atemzügen und Spontanatmungsphasen. Die maschinellen Atemzüge werden entweder vom Patienten getriggert (im Erwartungszeitfenster), oder, falls der Patient den Trigger nicht auslöst, zeitgesteuert verabreicht. [M100]

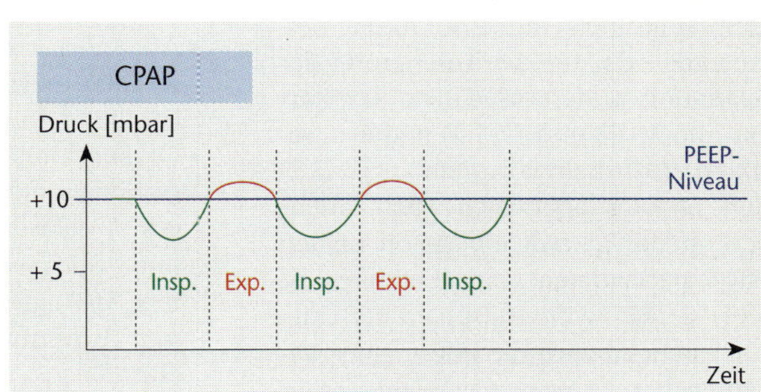

Abb. 38.26: Bei CPAP atmet der Patient intubiert oder über eine Maske völlig spontan bei kontinuierlich positivem Atemwegsdruck. [M100]

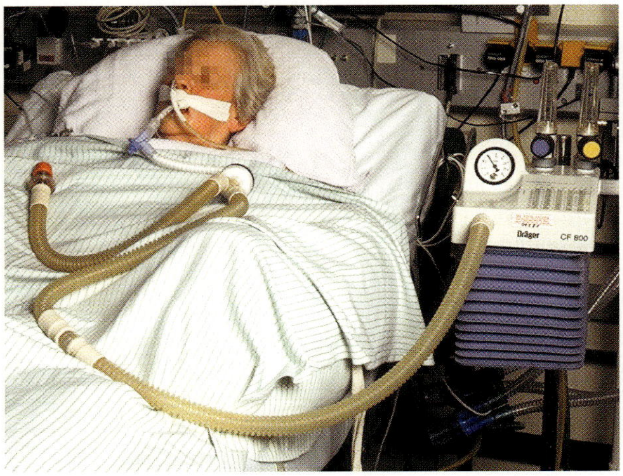

Abb. 38.27: Intubierte Patientin mit CPAP-System. [K183]

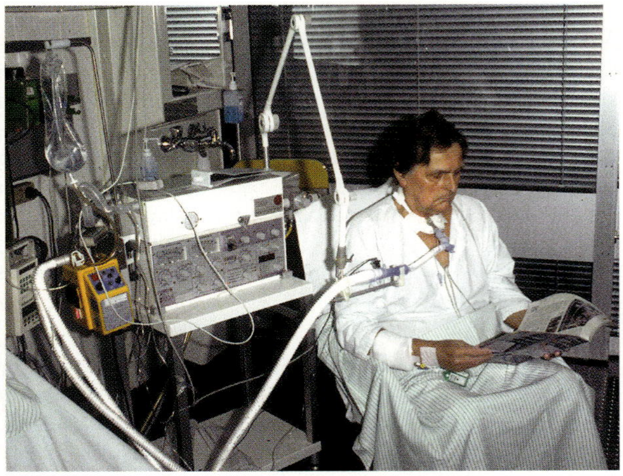

Abb. 38.28: Beatmungstherapie heißt nicht automatisch, daß der Patient bewegungs- und teilnahmslos in seinem Bett liegen muß. [K183]

Durchführung

Pflegeperson	*Arzt*
Saugt Mund, Nasen- und Rachenraum ab, löst die Tubusfixierung	Saugt endotracheal (☞ 38.4.3) ab
Entblockt den Tubuscuff nach Aufforderung des Arztes	Zieht unter Sog gleichzeitig Tubus und Absaugkatheter zurück, wobei der Absaugkatheter über den Tubus hinausragt; so wird zurückfließendes Sekret sofort entfernt

Anschließend erhält der Patient ggf. Unterstützung beim Husten, und die O_2-Sonde wird plaziert. Die Vitalzeichen werden kontrolliert und zusammen mit der Extubation dokumentiert.

38.4.2 Pflege des beatmeten Patienten

Die Pflege jedes beatmeten Patienten bedarf großer Sorgfalt und hohen Zeitaufwandes. Welche Unterstützung der Patient bei den ATL benötigt, ist neben der körperlichen Einschränkung durch seine Erkrankung von seinem Bewußtseinszustand abhängig: Der Patient kann aufgrund seiner Erkrankung tiefkomatös oder für die Tolerierung der Beatmung sediert (Sedativa, ☞ Pharma-Info 36.43 und 37.3.4) und evtl. relaxiert (Muskelrelaxantien ☞ 37.3.2) sein, er kann aber auch wach, orientiert und fähig zur Kooperation bei den Pflegemaßnahmen sein. Letzteres ist oft in der Entwöhnungsphase der Fall.

Nachstehend wird die Pflege eines Patienten beschrieben, der leicht sediert ist und unter Anleitung mithelfen kann. Besonderheiten bei tiefkomatösen Patienten bzw. sedierten und relaxierten Patienten (im folgenden bewußtlos genannt) sind entsprechend vermerkt.

Wach sein und schlafen

Allein der Aufenthalt auf einer Intensivstation sowie die maschinelle Beatmung stellen für den Patienten eine extreme Streßsituation dar, für deren Verarbeitung er eigentlich längere REM-Phasen (= von Träumen geprägte Schlafphasen, ☞ 7.4.1) benötigt. Dem steht jedoch die Notwendigkeit der engmaschigen Versorgung, Überwachung und Pflege entgegen. Weiterhin verhindern Sedativa die notwendigen REM-Phasen. Eine überlegte Planung der Pflege und die Gestaltung der äußeren Umstände ermöglichen dem beatmeten Patienten dennoch eine gewisse Erholung und ungestörte Schlafperioden.

☑ Folgendes Verhalten erleichtert ungestörte Schlafperioden des beatmeten Patienten:
- Patientenübergabe nicht im Patientenzimmer vornehmen
- Alle pflegerischen Maßnahmen zu Dienstbeginn planen und zeitlich bündeln
- Geräuschkulisse minimieren: Gerätealarme durch rechtzeitiges Wechseln von Infusionen und Spritzenpumpen reduzieren, Alarmgrenzen an Monitoren und Beatmungsgeräten korrekt einstellen
- Routinetätigkeiten im Patientenzimmer möglichst tagsüber einplanen, um den normalen Schlaf-Wach-Rhythmus zu unterstützen (z.B. Messen des ZVD, Erstellen der Bilanz)
- Den Patienten am Tag aktivieren, um einen Wechsel zwischen Anstrengung und Entspannung zu erzielen, z.B. Mobilisation, Abtrainieren von der Beatmung
- Lichtverhältnissen dem Tag-Nacht-Rhythmus anpassen: nachts das Licht im Patientenzimmer und Flur auf Nachtbeleuchtung umschalten
- Individuelle Maßnahmen zur Schlafförderung anwenden (☞ 7.4.2).

Sich bewegen

Der beatmete Patient ist nicht zwangsläufig immobil, jedoch in seiner Beweglichkeit sowohl durch die Erkrankung als auch durch notwendige Eingriffe zur Überwachung und Therapie erheblich eingeschränkt.

Mobilisation

Um die Gefahr von Kontrakturen und Thrombosen herabzusetzen sowie dem Muskelabbau entgegenzuwirken, wird der beatmete Patient sobald wie möglich mobilisiert. Hierbei hilft er unter Anleitung aktiv mit (☞ 7.6.7) oder kann sich melden, wenn er unbequem liegt und die Lagerung geändert haben möchte. Aktive Bewegungsübungen von Armen und Beinen kann er selbständig durchführen. Nach Rücksprache mit dem Arzt kann sich auch der beatmete Patient mit Hilfe an den Bettrand setzen und vor das Bett stellen. So wird die Muskelpumpe zur Thromboseprophylaxe (☞ 7.3.15) durch Treten auf der Stelle eingesetzt. Gleichzeitig verhindert das Aufstehen den Verlust des Körpergefühls im Sinne der Basalen Stimulation (☞ 7.10.3). Zum Aufsitzen und Aufstehen werden allerdings zwei Pflegepersonen für den Patienten und eine Pflegeperson für die zahlreichen Kabel und insbesondere für die Beatmungsschläuche benötigt.

Die Grenzen der Mobilisation sind durch die Schwere der Ateminsuffizienz und die Einschränkungen durch die Erkankung gesetzt.

Dekubitus- und Kontrakturprophylaxe

Beatmete Patienten, die in ihrer Bewegung eingeschränkt sind, neigen verstärkt zu **Dekubiti** und **Kontrakturen**. Zusätzlich erhöht sich die Dekubitusgefahr, wenn der Patient aufgrund einer labilen Kreislauflage **Katecholamine** (z.B. Dopamin) erhält. Diese Medikamente vermindern die Hautdurchblutung zugunsten einer verbesserten Durchblutung lebenswichtiger Organe.

Alle Patienten auf der Intensivstation – bis auf diejenigen, die sich selbständig lagern können – werden mindestens alle 2 Stunden gelagert. Nach einem Lagerungsschema werden Rückenlage, 30-Grad-Seitenlage rechts und links gewechselt (☞ 7.6.4). In Rückenlage wird der Oberkörper erhöht, Kopf und Extremitäten werden in physiologischer Mittelstellung gelagert.

Thromboseprophylaxe

Sofern keine Kontraindikationen bestehen, erhalten alle Patienten auf der Intensivstation neben den allgemeinen Maßnahmen der pflegerischen Thromboseprophylaxe als medikamentöse Prophylaxe eine Low-dose-Heparinisierung. Weiter eignen sich für beatmete Patienten besonders:

- Bettfahrrad mit Motor
- Intermittierende pneumatische Kompression, bei der durch Aufpumpen von Beinmanschetten im Intervall der Blutrückstrom gefördert wird.

Sich waschen und kleiden

Die Körperpflege des Patienten ist auch als Möglichkeit der Kontaktaufnahme, Zuwendung und Aktivierung zu sehen. Schläfrige, teilnahmslose Patienten werden oft wacher, sehr agile Patienten werden gefordert und sind nach der Wäsche oft ruhiger. Bei Patienten mit eingeschränktem Bewußtsein oder Verwirrtheit kann die Körperpflege gezielt mit Maßnahmen der Basalen Stimulation wie der beruhigenden oder anregenden Ganzkörperwäsche (☞ 7.5.3) verbunden werden.

Spezielle Mundpflege

Die spezielle Mundpflege (☞ 7.5.5) darf beim oral intubierten Patienten nur von zwei Pflegepersonen gemeinsam durchgeführt werden, da sonst die Gefahr besteht, daß der Tubus versehentlich verrutscht/herausrutscht. Der Patient wird über das Vorgehen informiert und soll ruckartige Bewegungen mit dem Kopf vermeiden. Nach Vorbereitung des notwendigen Materials wird er mit erhöhtem Oberkörper gelagert. Zum Schutz des Hemdes wird ein Tuch auf den Brustkorb gelegt. Eine Pflegeperson löst die Fixierung des Tubus, entfernt den Beißschutz und hält den Tubus in seiner Lage. Die zweite Pflegeperson inspiziert den Mund- und Rachenraum mit einer Lichtquelle und führt nun die spezielle Mundpflege durch. Dabei saugt sie den Rachenraum ab (☞ 7.3.11). Den Tubus legt sie in den anderen Mundwinkel und fixiert ihn an einem neuen Beißschutz. Um die korrekte Lage des Tubus zu überprüfen, hört die Pflegeperson abschließend beide Lungenflügel ab, wobei sie auf seitengleiche Belüftung der Lungen achtet.

Die Mundpflege wird zweimal pro Schicht durchgeführt, je nach Zustand der Mundschleimhaut und Wunsch des Patienten ggf. öfter. Die Umlagerung des Tubus erfolgt ein- bis zweimal täglich. Die Dokumentation der Mundpflege beinhaltet den Zeitpunkt, den Zustand von Mundschleimhaut und Zunge und die Lage des Tubus nach der Fixierung.

Tubuspflege bei nasaler Intubation

Ist der Patient nasal intubiert, wird der Tubus einmal täglich, bei Bedarf öfter, neu fixiert. Benötigt werden Seifenlösung oder Benzin, 0,9%ige Kochsalzlösung, Watteträger, Nasensalbe und zurechtgeschnittenes Pflaster.

Die Pflegeperson zieht das Pflaster vorsichtig ab und entfernt alte Pflasterreste mit Seifenlösung oder Benzin. Sie säubert die Nasenschleimhaut mit einem in 0,9%iger Kochsalzlösung getränkten Wattestäbchen und fixiert den Tubus neu. Anschließend trägt sie spezielle Nasensalbe mit einem Watteträger auf die Nasenschleimhaut auf. Verbandwechsel, Tubuslage und Zustand der Nasenschleimhaut werden dokumentiert.

Soor- und Parotitisprophylaxe bei beatmeten Patienten

Allgemeine Soor- und Parotitisprophylaxe, ☞ 7.5.5

Zur **Soor-** und **Parotitisprophylaxe** gehört die regelmäßige spezielle Mundpflege (☞ oben). Hierbei werden Beläge vorsichtig entfernt, um Verletzungen zu vermeiden. Beläge wie Verletzungen stellen Eintrittspforten für Infektionenserreger dar. Weitere Prophylaxen sind Massage der Parotisdrüse (☞ 7.5.5), die der Patient nach Anleitung selbst durchführen kann, und beim nasal intubierten Patienten das Kauen von Kaugummi oder Lutschen von Apfelscheiben. Die beiden letztgenannten Maßnahmen fördern die Speichelsekretion, weshalb der Rachenraum häufiger abgesaugt werden muß.

Augenpflege bei bewußtlosen Patienten

Vielen bewußtlosen Patienten fehlt der Lidschlag. Dem Schutz der Hornhaut vor dem Austrocknen dienen:

- Gelartiger Tränenersatz, z.B. Vidisic®, der alle 2 Stunden in den unteren Bindehautsack gegeben wird
- Augensalbe, z.B. Bepanthen®, die zwar länger das Auge schützt, jedoch durch ihren Salbencharakter die Beurteilung der Pupille erschwert.

Die regelmäßige Augenpflege (☞ 33.2.7) erfolgt parallel zur Mundpflege; bei Bedarf öfter.

Essen und trinken

Schlucken

Bei allen intubierten Patienten ist der Schluckakt durch den Tubus erschwert. Deshalb kann die Ernährung nicht oral erfolgen. Bei nasaler Intubation kann der Patient jedoch im Sinne der Basalen Stimulation (☞ 7.5.3) in geringen Mengen Tee oder weiche Kost zu sich nehmen. Voraussetzung dafür sind die klare Orientierung des Patienten und ein korrekt geblockter Tubuscuff, um eine Aspiration zu verhindern. Der Patient wird hierzu mit erhöhtem Oberkörper gelagert, anschließend werden Nahrungsreste und Flüssigkeit aus Mund und Rachenraum oberhalb des Cuffs abgesaugt (☞ unten).

Ernährung

Intubierte Patienten werden anfangs immer parenteral ernährt (☞ 10.3.3). Sobald als möglich wird die Ernährung auf den enteralen Weg über die Magensonde oder die PEG (☞ 10.3.2) umgestellt.

Ulkusprophylaxe

Beatmete Patienten sind besonders anfällig für *Streßulzera* der Magenschleimhaut (☞ 21.5.3). Sie werden oft erst durch schwarzen Stuhl (Teerstuhl) entdeckt oder bei einer routinemäßigen Blutbildkontrolle anhand eines Hb-Abfalles vermutet. Deshalb bekommen diese Patienten prophylaktisch H_2-Blocker (z.B. Zantic®), Anticholinergika (z.B. Gastrozepin®) oder Schutzfilmbildner (z.B. Ulcogant®). Je nach Präparat werden sie intravenös oder über die Magensonde verabreicht.

Ausscheiden

Fast alle Beatmungspatienten benötigen wegen ihrer Erkrankung oder zur Bilanzierung eine kontinuierliche Urinableitung über einen suprapubischen oder transurethralen Blasendauerkatheter. Kann sich der beatmete Patient bemerkbar machen, kann unter Umständen auch hierauf verzichtet werden.

Durch mangelnde Mobilisation, Gabe bestimmter Medikamente, die die Darmperistaltik lähmen (z.B. Analgetika) und parenterale Ernährung neigt der Intensivpatient zur Obstipation. Deshalb funktioniert die Darmentleerung oft nur mit Hilfe von regelmäßigen Abführmaßnahmen wie Klysmen oder Einläufen (nach Anordnung). Unterstützend können Kolonmassage (☞ 7.9.2) oder feucht-warme Bauchwickel eingesetzt werden.

Atmen

Pneumonieprophylaxe

Der Tubus ermöglicht den Eintritt von Keimen direkt in die Atemwege. Deshalb beinhaltet die **Pneumonieprophylaxe** (☞ 7.3.4) beim beatmeten Patienten unbedingt steriles Arbeiten mit dem Schlauchsystem (☞ 38.4.1), beim endotrachealen Absaugen (☞ unten) und der Extubation (☞ 38.4.2). Über das Beatmungsgerät wird **Atelektasen** durch die Funktionen **PEEP** (☞ 38.4.1) und **CPAP** (☞ 38.4.1) vorgebeugt.

Endotracheales Absaugen

Tracheostomapflege, ☞ 34.9.4

> **Endotracheales Absaugen:** Absaugen von Atemwegssekret oder aspirierten Stoffen über einen Endotrachealtubus oder eine Trachealkanüle.

Die Vorbereitung des Patienten entspricht der beim oralen/nasalen Absaugen (☞ 7.3.11). Zusätzlich sind zu beachten:

- Evtl. statt einzelner Absaugkatheter und Zwischenstück *geschlossenes Absaugsystem* (☞ unten) verwenden
- Beatmungsbeutel (mit O_2-Reservoir) und Maske greifbar bereithalten
- Zur Aspirationsprophylaxe Magensaftableitung gewährleisten (Zuleitungsschlauch zum Sekretbeutel nicht abgeknickt?), möglichst Oberkörper hochlagern
- Zur akustischen Überwachung der Herzfrequenz akustisches Pulssignal am Monitor einschalten (Bradykardiegefahr beim Absaugen)
- Je nach Gepflogenheiten des Hauses unmittelbar vor dem Absaugen für ca. 3 Min. Beatmung mit 100% O_2 **(Präoxygenierung)**
- Bei PEEP > 5mbar diesen evtl. schrittweise reduzieren.

Die Durchführung mit dem **offenen System,** d.h. mit einzelnen Absaugkatheterern plus Zwischenstück *(Fingertip)* wie beim oralen/nasalen Absaugen, erfordert die Unterbrechung der Verbindung *(Diskonnektion)* zwischen Tubus und Beatmungsschläuchen. Nachteilig sind die erhöhte Kontaminationsgefahr und die Unterbrechung der Beatmung während des gesamten Absaugvorgangs. Diese Methode ist jedoch nach wie vor Standard.

Durchführung:

- Hände desinfizieren, unsterile Handschuhe anziehen
- Verpackung des Absaugkatheters an einem Ende öffnen, Katheter mit Fingertip des Absaugschlauchs verbinden, Absauganlage einschalten
- Sterilen Handschuh an katheterführender Hand anziehen, Handschuhverpackung als sterile Ablagefläche nutzen
- Alarm des Beatmungsgerätes inaktivieren (Geräuschkulisse!)
- Patienten informieren
- Beatmungsschlauch vom Tubus lösen und auf der Sterilfläche ablegen
- Evtl. Tubus fixieren oder durch zweite Pflegekraft halten lassen
- Absaugkatheter je nach Konstruktion mit (atraumatischer Katheter)

Absaugen mit offenem System
[K183]

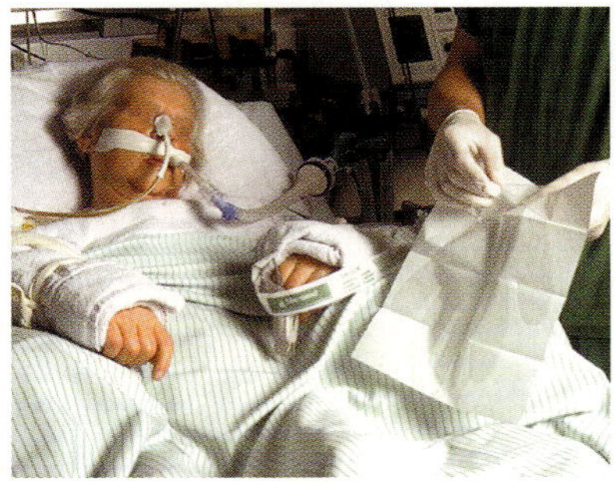

Abb. 38.29: Absaugkatheter zurechtlegen, sterilen Handschuh anziehen, Verpackung als Sterilfläche nutzen.

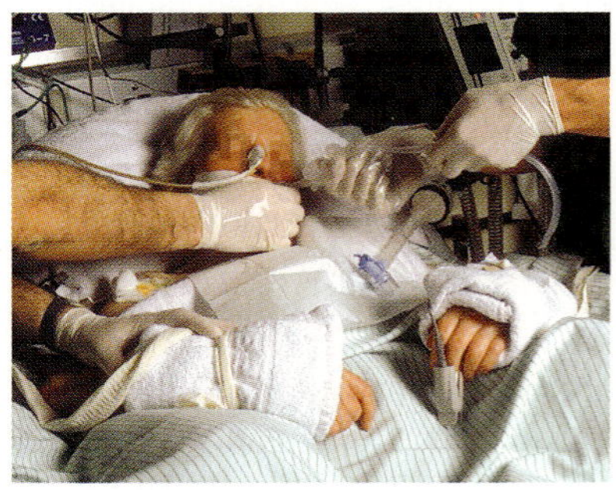

Abb. 38.30: Y-Stück diskonnektieren und Absaugkatheter zügig bis zu leichtem Widerstand einführen.

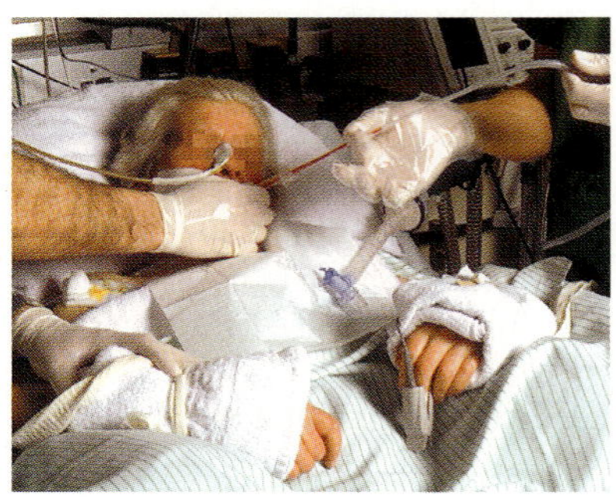

Abb. 38.31: Absaugkatheter unter Sog zurückziehen, Beatmungsschläuche wieder anschließen.

oder ohne Sog einführen, bis leichter Widerstand spürbar ist

- Katheter unter langsam drehenden Bewegungen mit Sog herausziehen, dabei Vitalzeichen des Patienten beobachten (Bradykardie? Zyanose? Bronchospasmus?)
- Beatmungsschlauch konnektieren (gesamter Absaugvorgang sollte maximal 15 Sek. dauern)
- Katheter entsorgen, Absaugschlauch durchspülen
- Ggf. Vorgang nach kurzer Pause mit neuem sterilem Katheter und neuen Handschuhen wiederholen
- Alarm des Beatmungsgerätes aktivieren
- Vitalzeichen kontrollieren und mit Absaugvorgang dokumentieren.

Beim **geschlossenen System** (z.B. Trach Care®) befindet sich der Absaugkatheter in einer Hülle, die über ein T-Stück mit dem Tubus verbunden ist, so daß der Beatmungsschlauch nicht diskonnektiert werden muß. So kann die Beatmung während des Absaugvorgangs fortgeführt werden. Der Katheter wird durch die Hülle vorgeschoben und auch nur durch Anfassen der Hülle wieder zurückgezogen.

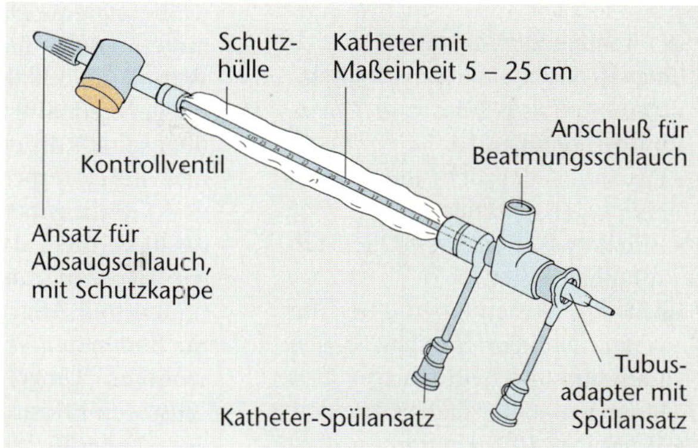

Abb. 38.32 Geschlossenes Absaugsystem für das endotracheale Absaugen [L157]

Für Sicherheit sorgen

Viele Intensivpatienten geben an, während der Intensivbehandlung unter starken Schmerzen gelitten zu haben. Schmerzen sind nicht nur psychisch enorm belastend, sondern durch vegetative Reaktionen des Patienten (z.B. Hypertonie), oberflächliche Atmung und Sekretretention (erhöhte Atelektasen- und Pneumoniegefahr) auch gefährlich. Außerdem verzögern und behindern Schmerzen die Mobilisation.

Gerade der intubierte und beatmete Patient kann nur bedingt angeben, ob er Schmerzen hat. Die Beobachtung von Puls, Blutdruck, Atmung, Mimik und evtl. Schwitzen können Hinweise auf Schmerzen geben. Schmerzmedikamente (☞ 16.4.2) sollten nach einem bestimmten Schema regelmäßig verabreicht werden. Folgende Schmerztherapieformen sind möglich:

- **Bolus-Gabe** von Analgetika i.v., i.m. oder s.c.
- **Analgosedierung:** Kontinuierliche i.v.-Zufuhr eines Analgetikums in Kombination mit einem Sedativum (z.B. Fentanyl® und Dormicum®)
- **Regionalanästhesie** (z.B. Plexus- oder Periduralanästhesie, ☞ 37.9), die aufgrund der geringeren Kreislaufnebenwirkungen besonders geeignet ist für Patienten mit respiratorischen und hämodynamischen Störungen.

Analgesie bei bewußtlosen Patienten

Auch Bewußtlose empfinden Schmerzen und es liegt mit in der Hand der Pflegenden, schmerzbedingte Reaktionen eines Bewußtlosen wie z.B. Pulsanstieg rechtzeitig zu erkennen und eine ärztliche Anordnung für Analgetika einzuholen.

Sich beschäftigen

Der beatmete Patienten ist in besonderem Maße von der Außenwelt isoliert. Um dem Gefühl der Isolation entgegenzuwirken, sollte er aktiv an seiner Tagesgestaltung beteiligt sein. Je nach Belastbarkeit kann der Patient lesen, Musik hören oder schreiben. Der Bezug zur „Außenwelt“ wird durch aktuelle Informationen über die Tageszeitung oder das Radio hergestellt. Das Tragen seiner Armbanduhr oder eine Uhr in Blicknähe ermöglicht ihm die zeitliche Orientierung.

Kommunizieren

Die Kommunikationsfähigkeit des beatmeten Patienten ist erheblich beeinträchtigt. Wünsche und Bedürfnisse kann er nur bedingt äußern. Werden diese von den Pflegenden nicht wahrgenommen oder fehlinterpretiert, besteht die Gefahr, daß der Patient aus dem Gefühl, nicht verstanden zu werden, die Kommunikation noch weiter einschränkt und sich zurückzieht. Aufgabe des Pflegepersonals ist es, die Kommunikationsmöglichkeiten des Patienten zu erkennen und zu fördern. Hierzu gehört auch die Abklärung, ob außer Intubation und Beatmung andere Kommunikationsstörungen wie z.B. Lähmungen, Defizite im Sprachverständnis oder Beeinträchtigungen der Sinnesorgane wie Taubheit oder Blindheit vorliegen.

Ein gezielter und überlegter Umgang im Gespräch mit einem beatmeten Patienten erleichtert die Kommunikation zwischen ihm und Pflegenden/Angehörigen.

Absaugen mit geschlossenem System [K183]

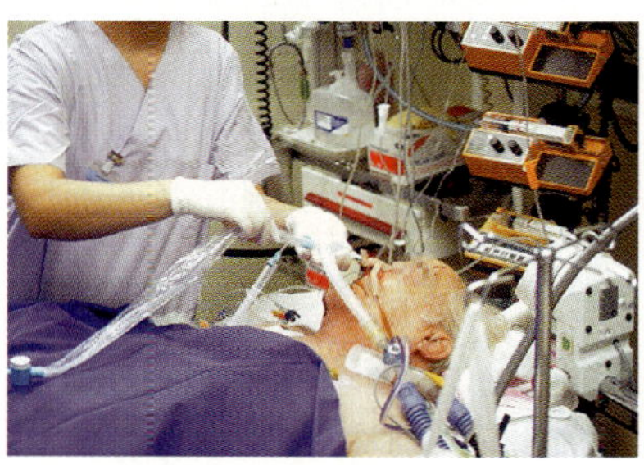
Abb. 38.33: Absaugkatheter durch Anfassen an der Außenhülle vorschieben, dabei mit der anderen Hand Tubus fixieren.

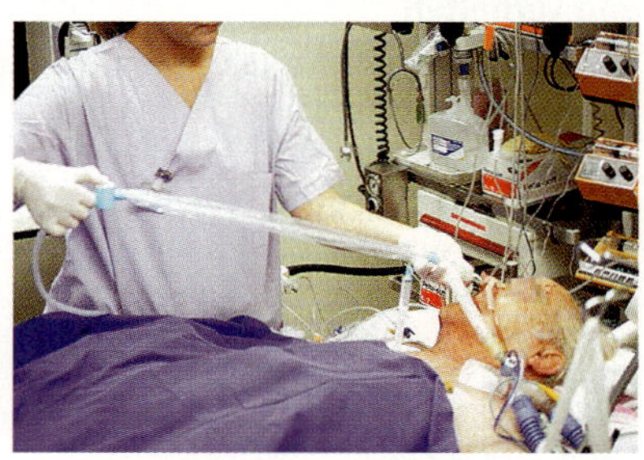
Abb. 38.34: Absaugkatheter unter Sog zurückziehen. Während des gesamten Absaugvorgangs bleibt der Katheter in der Hülle und kann nicht kontaminiert werden.

☑ Kommunikationshilfen im Umgang mit beatmeten Patienten:
- Zeit für Gespräche und Mitteilungen nehmen
- Patienten deutlich mit seinem Namen ansprechen
- Blickkontakt während des Gespräches halten
- Mit dem Patienten in einer ihm verständlichen Sprache reden: Langsam und deutlich sprechen, lange Schachtelsätze vermeiden
- Vor einer Pflegehandlung diese schrittweise erklären, den Patienten um Einverständnis fragen
- Körpersignale wie Mimik, Zeichensprache, Änderungen von Puls und Atmung beobachten

Desweiteren erleichtern einfache Hilfsmittel dem Patienten, sich verständlich zu machen (☞ auch 7.10.3):
- Block, Stift und Unterlage
- Löschtafel
- Kommunikationstafel, Symbolkarten
- Computerdialoggerät.

Umgang mit Bewußtlosen, ☞ 7.10.3

☑ Kommunikation mit bewußtlosen Patienten:
Somnolenz oder Koma können auch Ausdruck des inneren Rückzugs eines Patienten sein. Über die *Basale Stimulation* (☞ 7.10.3) können Pflegende und Angehörige versuchen, mit dem Patienten Kontakt aufzunehmen und ihn aus seiner seelischen Isolation zu holen. Es wird vermutet, daß auch komatöse Patienten Geräusche, Berührungen wahrnehmen, deshalb gelten für sie die gleichen Umgangsformen wie bei wachen Patienten (☞ oben).

Sich als Mann oder Frau fühlen und verhalten

Der beatmete Patient kann nicht oder nur schwer mitteilen, wenn sein Schamgefühl verletzt wird. Aufgabe der Pflegenden ist es, dem Patienten Möglichkeiten anzubieten, seine Intimsphäre zu schützen, z.B. indem der Patient die Intimpflege selbständig durchführt.

Sinn finden

Betreuung Angehöriger

Die Angehörigen spielen im Genesungsprozeß und in der Krankheitsbewältigung eine wichtige Rolle. Sie vermitteln dem Patienten menschliche Wärme und Nähe und können dem Pflegepersonal wichtige Informationen über seine Vorlieben und Abneigungen und die Interpretation seiner Mimik und Gestik geben. Es muß jedoch bedacht werden, daß sich die Angehörigen selbst in einer Krisensituation befinden und Ängste und Sorgen haben. Sie finden den Patienten in einer ungewohnten Umgebung und mit einer schweren Erkrankung oder Verletzung vor. Weiterhin stören technische Geräte, Kabel und Leitungen den Kontakt mit dem Patienten. Informationen über diese Geräte und die verschiedenen Leitungen helfen, Unsicherheiten abzubauen und erleichtern so den menschlichen Kontakt.

Viele Angehörige sind froh, wenn sie nicht nur zum passiven Abwarten verurteilt sind. Die Möglichkeiten der Mithilfe, z.B. bei der Körperpflege, werden mit ihnen ebenso besprochen wie die Notwendigkeit, bei bestimmten Tätigkeiten das Zimmer zu verlassen, z.B. beim Absaugen oder bei der Visite.

Grundsätzlich sollten die Besuchszeiten auf einer Intensivstation flexibel sein und mit den Wünschen und Möglichkeiten des Patienten und dessen Angehörigen abgestimmt werden. Auch müssen die Pflegenden wissen, ob Angehörige bei einer akuten Zustandsveränderung des Patienten sofort, d.h. nachts, verständigt werden möchten. Für die Betreuung der Angehörigen bei Trauer, Angst und Verzweiflung ist es empfehlenswert, wenn Psychologen oder Seelsorger sich ihrer und des Patienten annehmen können.

38.5 Intensivbehandlung wichtiger Krankheitsbilder

38.5.1 Schock

Schock: Akutes Mißverhältnis zwischen Sauerstoffbedarf der Organe und Sauerstoffangebot durch Verminderung der Organdurchblutung und nachfolgender Schädigung der Zellen und Organfunktionen.

Vier Hauptursachen sind im Hinblick auf unterschiedliche Behandlungsstrategien möglichst früh zu unterscheiden:
- Volumenmangelschock
- Kardiogener Schock
- Septischer Schock
- Anaphylaktischer Schock.

Schockindex

Der **Schockindex** *(SI)* kann als Maß für die Schwere eines Schocks (Schocktiefe) gelten:

☑ Berechnung des Schockindex

$$\text{Schockindex} = \frac{\text{Puls}}{\text{RR}_{\text{systolisch}}}$$

Bewertung:
- Schockindex beim Gesunden ≈ 0,5
- Schockindex bei Schock > 1.

Diagnostisches Vorgehen

Vielfach wird der Patient schon im Schock eingeliefert. Meist kann anhand der Symptome und der Anamnese auf die Schockform des Patienten geschlossen werden, z.B. sprechen starke Blutungen für Volumenmangelschock oder ein Wespenstich für einen anaphylaktischen Schock. Die folgende Diagnostik hat zum Ziel, so rasch wie möglich die Ursache des Schocks herauszufinden, um eine *kausale* Therapie beginnen zu können:
- EKG: Herzinfarkt, Herzrhythmusstörungen?
- Röntgen-Thorax: Lungenödem, Pneumonie, Pneumo-/Hämatothorax?
- Blutuntersuchung: (Großes) BB, Gerinnung, Blutgruppe und Kreuzblut, Kreatinin, Elektrolyte, CK, GOT, LDH, HBDH, Lipase, Amylase (Pankreatitis?), Laktat, BZ, pH-Wert, evtl. Alkoholspiegel
  - Evtl. zusätzliche Röhrchen für toxikologische Untersuchungen sicherstellen
  - Evtl. Blutkultur
- ZVD: Bei Rechtsherzversagen und Lungenembolie erhöht, bei Volumenmangelschock erniedrigt
- Urinstatus, Urinkultur: Harnwegsinfekt?
- Röntgenleeraufnahme des Abdomens: Spiegel als Ileuszeichen (☞ 21.6.2), freie Luft als Zeichen der Perforation eines Hohlorgans (☞ 21.3.9)?

- Sonographie: Cholezystitis, Harnstau, Abszesse, Milzvergrößerung, Aortenaneurysma?
- Evtl. Liquorpunktion und -untersuchung (☞ 35.5.2).

Volumenmangelschock

Krankheitsentstehung
Symptome

Der **Volumenmangelschock** *(hypovolämischer Schock)* entsteht durch Verluste von:

- *Blut* (z.B. nach Unfällen, gastrointestinale Blutungen ☞ 215.3)
- *Plasma* (z.B. nach einer Verbrennung ☞ 38.5.2)
- *Wasser und Elektrolyten* (z.B. bei starken Durchfällen oder starkem Erbrechen, Polyurie nach akutem Nierenversagen ☞ 31.8.8, Diabetes insipidus ☞ 23.10).

Sobald es zu einem Verlust von > 10% des Gesamtblutvolumens kommt, ergreift der Körper Gegenmaßnahmen, um die Sauerstoffversorgung lebenswichtiger Organe zu gewährleisten: Das Nebennierenmark schüttet vermehrt die Hormone *Adrenalin* und *Noradrenalin* (☞ 23.1.4) aus. Diese bewirken die Vasokonstriktion in nicht lebensnotwendigen Organen wie Haut und Muskulatur. Dadurch steigt der Blutdruck an, und die lebenswichtigen Organe wie Herz und Gehirn können mit Blut versorgt werden. Das noch vorhandene intravasale Volumen wird **zentralisiert**. Die Kreislaufzentralisation zeigt sich in folgenden Symptomen:

- Marmorierte (fleckig-weiße), später blaße und kaltschweißige Haut
- Eingefallenes Gesicht des Patienten
- Kollabierte Halsvenen
- Kältegefühl des Patienten.

Zum Ausgleich des intravasalen Blutverlustes strömt im weiteren Verlauf Flüssigkeit aus den Zellen und dem Zwischenzellraum in die Blutbahn. Dies führt zu einer Verdünnung der restlichen Blutmenge und somit zu einem Sauerstoffmangel. Beim Patienten ist dies durch verstärkten **Durst** und an zunehmender **Dyspnoe** und **Tachypnoe** zu beobachten. Gleichzeitig treten aufgrund des Sauerstoffmangels **zerebrale** und **vegetative Störungen** auf:

- Unruhe
- Bewußtseinsstörungen
- Erbrechen
- Unwillkürlicher Urin- und Stuhlabgang.

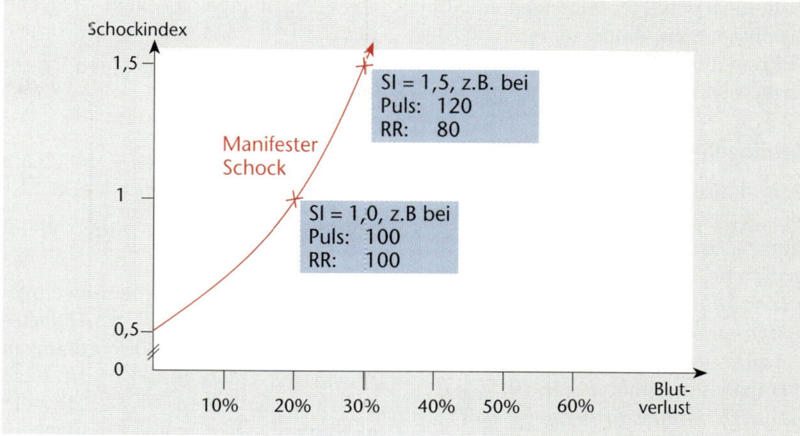

Abb. 38.35: Der Schockindex (SI) bei zunehmendem Volumenmangelschock. Bei 20 % Blutverlust hat der Patient etwa einen Puls von 100 Schlägen/Min. und einen systolischen Blutdruck von 100 mmHg. Dies ergibt einen SI von 1. In dieser Phase spricht man von einem **beginnendem** (drohenden) **Schock.** Bei weiteren rund 10 % Blutverlust steigt der SI auf 1,5; und der Patient hat bereits einen **manifesten Schock**. Jeder weitere noch so kleine Verlust verschlimmert den Zustand des Patienten. Deswegen müssen bereits bei beginnendem Schock entsprechende Notfallmaßnahmen (☞ unten) eingeleitet werden. [M138]

Bei systolischen Blutdruckwerten < 80 mmHg wird die Nierendurchblutung vermindert, und die Urinausscheidung geht zurück: **Oligurie** oder sogar **Anurie** treten auf (☞ 31.8.8).

Ohne Gegenmaßnahmen, kommt es zu **Störungen in der Mikrozirkulation**. Hier finden die eigentlichen Vorgänge statt, deren Folgen nicht mehr mit dem Leben vereinbar sind:

- Die Zellen stellen ihren Stoffwechsel von **aerob** *(mit Sauerstoff)* auf **anaerob** *(ohne Sauerstoff)* um, wodurch es zur **metabolischen Azidose** (☞ 31.14.1) kommt
- Durch die Azidose werden die Zellen geschädigt und die Sauerstoffabgabe ins Gewebe gestört
- Vasoaktive *(gefäßaktive)* Substanzen führen zu einem weiteren Flüssigkeitsverlust ins Gewebe und zu einer Konzentration des Blutes
- Erythrozyten und Thrombozyten ballen sich in peripheren Gefäßen zusammen *(aggregieren)* und führen zu **Mikroembolien** (Verschluß kleiner Gefäße, ☞ 24.9.3)
- Das Gerinnungssystem wird aktiviert, und Gerinnungfaktoren werden massiv verbraucht (**Verbrauchskoagulopathie,** ☞ 24.9.3).

Zusammengefaßt ist die Gewebedurchblutung vermindert, die Zellen werden nicht mehr mit Sauerstoff versorgt, und die Funktion lebenswichtiger Organe, bevorzugt die von Nieren und Lunge, versagt **(Organversagen)**.

Behandlungsstrategie

Jeder Schock bedeutet Lebensgefahr. Nur unverzügliche Notfallmaßnahmen können lebensrettend sein. Deshalb sollten bei den Erstmaßnahmen möglichst mehrere (3 – 4) Personen überlappend zusammenarbeiten. Dabei sollte eine Person den Überblick behalten und gezielte Anweisungen geben, damit der Ablauf reibungslos und schnell geschieht.

Erstmaßnahmen bei Volumenmangelschock:

- Patienten beruhigen, hinlegen, Beine hochlagern. Ausnahme: Blutungen an Kopf, Lunge und oberem Magen-Darm-Trakt
- O_2-gabe von 4 – 6 l/Min, evtl. sofortige Intubation und Beatmung
- Starke Blutungen durch Abbinden oder Abdrücken stillen
- Große venöse Zugänge legen, evtl. ZVK und großzügige Infusionstherapie zum Volumenausgleich, z.B. Plasmaexpander (☞ 10.5.1), bei Blutverlust Transfusion von Erythrozytenkonzentraten (☞ 24.5.6)
- Kreislauf durch Gabe von Katecholaminen (☞ 17.3.4) unterstützen
- Bei Bedarf Schmerzmedikamente, Sedativa verabreichen
- Azidose und Elektrolytverluste ausgleichen
- Ggf. Reanimation durchführen.

Außerdem wird Heparin® über eine Infusionsspritzenpumpe verabreicht, um Mikroembolien und eine Verbrauchskoagulopathie zu verhindern.

Kardiogener Schock

Der **kardiogene Schock** (☞ auch 18.5.2) ist durch das Pumpversagen des Herzens gekennzeichnet. Häufige Ursachen für dieses Pumpversagen sind:

- *Herzinfarkt* (☞ 18.5.2)
- *Myokarditis* (☞ 18.8.2)
- *Akute Herzinsuffizienz,* z.B. bei Herzklappenfehler (☞ 18.10)
- *Herzrhythmusstörungen* (☞ 18.7)
- *Lungenembolie* (☞ 20.10.1).

Abweichend von den **Symptomen** des Volumenmangelschocks ist die Haut grau bis zyanotisch. Bei einer Lungenembolie sind die Halsvenen gestaut, und der ZVD ist erhöht. Bei Linksherzinsuffizienz (☞ 18.6.2) kommen Symptome des Lungenödems (☞ 18.6.3) wie brodelnde Atmung hinzu. Der Patient versucht sich meistens aufzusetzen und ringt nach Luft *(Orthopnoe).*

Behandlungsstrategie

Wegen der herabgesetzten Leistungfähigkeit des Herzens unterscheiden sich die Erstmaßnahmen bezüglich Lagerung und Volumengabe von denen des Volumenmangelschocks. Ziel ist es, das Herz durch Verminderung des intravasalen Volumens zu entlasten.

Erstmaßnahmen bei kardiogenem Schock:

- Oberkörper erhöht, Beine tief lagern
- Sauerstoffgabe 4 – 6l/Min., evtl. Beatmung
- Evtl. unblutiger Aderlaß (☞ 10.14.7)
- Infusionsgeschwindigkeit drosseln
- Gabe von Diuretika, z.B. Lasix®
- Unterstützung der Pumpleistung des Herzens durch Nitratgabe, Dopamin- und/oder Dobutaminperfusor
- Behandlung der Ursache (☞ z.B. Herzinfarkt, Lungenembolie).

Septischer Schock

Zum **septischen** Schock kommt es bei schweren bakteriellen Infektionen. Die Freisetzung von **Bakterientoxinen** (☞ 28.5.1) verursacht eine Weitstellung der Gefäße und somit einen relativen Flüssigkeitsmangel. Häufige Ursachen sind:

- *Infektionen* der ableitenden Harnwege (☞ 31.6.2)
- *Pneumonien* (☞ 20.5.3)
- *Gallenwegsinfektionen* (☞ 22.5.9 und 22.5.4), *Peritonitis* (☞ 21.8.2)
- *Katheterinfektionen* (z.B. durch ZVK).

Besonders gefährdet sind abwehrgeschwächte Patienten, z.B. bei Diabetes mellitus (☞ 23.6), Verbrennungen (☞ 38.5.2), Tumoren (☞ 24.3), nach großen Operationen (☞ 38.5.4) oder bei Einnahme bestimmter Medikamente (z.B. Glukokortikoide, ☞ Pharma-Info 23.47, Zytostatika ☞ 24.5.1).

Symptome und Untersuchungsbefund

Der Patient hat oft hohes Fieber, evtl. Schüttelfrost. Die Haut ist anfangs warm und gut durchblutet. Das rosige Aussehen kann über den Ernst der Erkrankung hinwegtäuschen. Typische Hauteinblutungen (*Petechien,* ☞ 24.9.4) treten als Zeichen von Gerinnungsstörungen auf.

Behandlungsstrategie

Ergänzend zur Therapie des Volumenmangelschocks erfolgen die Gabe von Antibiotika, die Suche (Blutkulturen, Abstriche) und Sanierung des infektiösen Herdes (ggf. operativ durch Einlegen von Drainagen und Antibiotikadepots). Einer Verbrauchskoagulopathie wird durch Heparingabe vorgebeugt.

Anaphylaktischer Schock

Der anaphylaktische Schock ist die schwerste allergische Typ I-Reaktion (☞ 29.4.1). Als Folge eines Allergenkontaktes kommt es zur starken Histaminfreisetzung. Diese führt u.a. zu Gefäßweitstellung mit Blutdruckabfall, Abnahme des Herzminutenvolumens und Verengung der Bronchien.

Häufig auslösende Allergene für eine anaphylaktischen Schock sind:

- *Antibiotika* (z.B. auch laufende Kurzinfusion!) und andere *Medikamente* (z.B. Lokalanästhetika)
- *Röntgenkontrastmittel*
- *Bluttransfusion*
- *Insekten-* und *Schlangengifte*
- *Allergene bei Hyposensibiliserungstherapie.*

Symptome

Der anaphylaktische Schock beginnt rasch nach dem Allergenkontakt mit Unruhe, Juckreiz, Niesen und Quaddelbildung auf der Haut. Es folgen Schwindel, Übelkeit, Erbrechen, Durchfall, Fieber, Schüttelfrost, Angstgefühl sowie Luftnot mit Bronchospasmus (☞ 20.6.1) und Kehlkopfödem.

Erstmaßnahmen bei anaphylaktischem Schock:

- Unterbrechung der Allergenzufuhr (z.B. der Injektion, Infusion, Transfusion)
- Adrenalin i.v. zur Kreislaufstabilisierung
- Glukokortikoide hochdosiert i.v.
- Antihistaminika i.v. (z.B. Tavegil®)
- Bei Bronchospasmus Theophyllin (z.B. Euphyllin®)
- Lagerung und Volumenersatztherapie wie beim Volumenmangelschock.

Intensivüberwachung und Pflege bei Schock

Oft ist die Pflegeperson die erste, die den Schock des Patienten erkennt. Sie leitet dann die Notfallmaßnahmen ein und assistiert, z.B. bei der Intubation. Zur Verlaufs- und Therapiekontrolle werden folgende Parameter regelmäßig kontrolliert und dokumentiert:

- Puls, Blutdruck, Atmung (☞ 38.3.2) bzw. Beatmung über den Monitor
- Hautzustand (Zyanose, Blutungen)
- Bewußtseinslage des Patienten
- Flüssigkeitshaushalt durch stündliche Bilanz (☞ 7.9.1) und ZVD-Messung (☞ 18.2.2)
- Körpertemperatur.

Durch die Gabe von Katecholaminen ist die periphere Durchblutung sehr vermindert, und die Patienten sind somit extrem dekubitusgefährdet. Auf einen sorgfältigen Lagerungswechsel, faltenfreie Laken und Vermeidung von Druckstellen, z.B. durch die Bettdecke an den Zehen oder Katheterschläuche, ist unbedingt zu achten.

38.5.2 Verbrennungskrankheit

Erstmaßnahmen bei Verbrennungen, Flächen- und Tiefenausdehnung, ☞ 17.7.1

Verbrennung: Zerstörung der Haut (und evtl. der Hautanhangsgebilde) durch thermische oder chemische Einwirkungen oder elektrischen Strom.

Verbrühung: Gewebeschädigung durch heiße Flüssigkeiten (z.B. kochendes Wasser).

Verbrennungskrankheit *(Schwerbrandverletzung):* Bei Verbrennungen ab etwa 15% der Körperoberfläche Schädigung des Gesamtorganismus durch Eiweißzerfallsprodukte, Flüssigkeits- und Salzverluste mit den lebensbedrohlichen Komplikationen:

- Schock
- Organversagen (v.a. der Nieren und Lunge) durch Überschwemmung des Körpers mit toxischen Substanzen aus dem zerstörtem Gewebe
- Infektionen.

Die Verbrennungskrankheit wird in drei Phasen mit jeweils typischen Komplikationen eingeteilt: In der **Akutphase** (*Frühphase,* die ersten 48 Std.) dominieren Flüssigkeits-, Elektrolyt-, Eiweiß- und Wärmeverluste über die ausgedehnten Wundflächen. Damit sind Schockgefahr und Organversagen erhöht. Während der **Intermediärphase** kommt es gehäuft zu Infektionen durch bakterielle Besiedelung der Wunden und zu einer gesteigerten Stoffwechselaktivität durch die einsetzende Wundheilung.

In der **Rehabilitationsphase** ist die akute Lebensbedrohung abgewendet, und die optische und funktionelle Wiederherstellung der Haut sowie die Mobilisation des Patienten stehen im Vordergrund.

Verbrennungsstation

Der schwerbrandverletzte Patient wird auf einer speziellen **Verbrennungsstation** behandelt. Sie verfügt über ein Erstversorgungszimmer mit Notfall- und Verbandwagen, ein Röntgengerät sowie als Besonderheit eine Badewanne für Schwerbrandverletzte und einen in die Station integrierten Operationssaal.

Nach einer Verbrennung ist die oberste Hautschicht als Isolierung zerstört und es kommt darüber zu Temperatur- und Flüssigkeitsverlusten. Um diese Verluste zu vermindern, ist das **Verbrennungszimmer** vollklimatisiert: Die Zimmertemperatur ist von 25 – 40 °C regulierbar, die Luftfeuchtigkeit von 30 – 70 %. Viele Verbrennungsstationen sind mit einer **Laminar-air-flow-Anlage** ausgestattet (☞ auch 24.5.1): Dieses System filtert die Luft, senkt so die Keimzahl im Isolierzimmer und sorgt für einen wirbelfreien Luftaustausch. Personal und Besucher betreten das Zimmer über eine Schleuse, nachdem sie Haar- und Mundschutz, Kittel (welche bei Verbandwechsel steril sein müssen) und Handschuhe angezogen haben.

Das **Verbrennungsbett** ist mit 2 – 4 cm dickem sterilem Schaumstoff ausgelegt, wodurch oberflächliche Nekrosen kontinuierlich von der Wundfläche abgerieben werden. Alternativ kann ein **Air-Fluidised-Bett**® (☞ 38.2.2) eingesetzt werden.

Intensivüberwachung

Erstversorgung des Patienten

Der Patient wird nach der Aufnahme entkleidet und gewogen, und die Wundflächen werden nach folgendem Schema versorgt:

- Schmutz- und Rußpartikeln beim Duschen oder Baden entfernen
- Die die Verbrennung umgebende Haut rasieren
- Wunde desinfizieren, z.B. mit Braunol®-Lösung
- Schweregrad, Ausdehnung und Prognose einschätzen (Arzt)
- Ggf. Nekrosen abtragen (Arzt)
- Mikrobiologischen Abstrich entnehmen.

Während der Erstversorgung werden Untersuchungen zum Nachweis bzw. Ausschluß weiterer Verletzungen (z.B. Frakturen, ☞ 27.6, Augenverletzungen) veranlaßt.

Überwachung in der Akutphase

Puls, Blutdruck, ZVD und stündliche *Urinausscheidung* lassen Plasma- und Flüssigkeitsverluste beurteilen, geben Auskunft über Kreislaufzustand und Flüssigkeitshaushalt und dienen der Überwachung der Schock- und Infusionstherapie. Das *Ausgangsgewicht* des Patienten hilft, das Ausmaß der im Krankheitsverlauf auftretenden Ödeme abzuschätzen. Hierzu wird der Patient mit einer in das Bett integrierten Waage gewogen. *Haut-* und *Kerntemperatur* werden regelmäßig bestimmt, um den Wärmeverlust über die Wunde zu ermitteln.

Besonderes Augenmerk gilt der *Atmung* des Patienten, da bestimmte Veränderungen auf mögliche Schädigungen der Atemwege hinweisen: Heiserkeit, Husten, Ruß im Sputum oder abgebrannte Haare in der Nase sind typisch bei einem **Inhalationstrauma:** Durch Einatmen von heißen Dämpfen oder Flammen kommt es zur Schädigung der Atemwege. Tritt zu Husten und Atemnot eine Zyanose hinzu, liegt meist eine Reizgasvergiftung vor. Reizgase bilden sich z.B. beim Verbrennen von Kunststoff. Die Gefahr einer Reizgasvergiftung besteht darin, daß ein Lungenödem erst bis zu 72 Stunden nach dem Ereignis auftreten kann. Meistens schwillt zusätzlich das geschädigte Gewebe der oberen Atemwege an, welches sich durch einen **inspiratorischen Stridor** (☞ 20.3.4) bemerkbar macht. **Eingeschränkte Atemexkursionen** treten bei Verbrennungen im Thorax- und Halsbereich auf. Das Ausmaß wird sofort bronchoskopisch und röntgenologisch festgestellt.

Sind die Atemwege geschädigt, so ist der Gasaustausch vermindert und es kommt zu **Bewußtseinsstörungen** durch den Sauerstoffmangel. Ebenso ist dies bei Kohlenmonoxid- und Kohlendioxidvergiftungen zu beobachten.

Überwachung in der Intermediärphase

Nach Stabilisierung des Kreislaufes schließt sich die Intermediärphase an. Nun werden Puls, Blutdruck und Atmung 1 – 2stündlich dokumentiert, ZVD, Ausscheidung, Bilanz und Gewicht alle 6 – 12 Stunden. Die Temperaturkontrolle gewinnt im weiteren Verlauf besondere Bedeutung: Durch Resorption von giftigen Substanzen, die sich in der Verbrennungswunde bilden **(Verbrennungstoxine),** können Temperaturen bis 39 °C auftreten. Allerdings können sie auch Symptom einer beginnenden Sepsis aufgrund der Keimbesiedlung der Wunden und der Abwehrschwäche des Patienten sein, weshalb in regelmäßigen Abständen Abstriche von Wunden und Schleimhäuten entnommen werden.

Systemische Therapie

Schocktherapie

Bei großflächigen Verbrennungen ab ca. 25 % verbrannter Körperoberfläche liegt ein ausgeprägter Volumenmangelschock (☞ 38.5.1) vor. Dieser erklärt sich durch die Flüssigkeitsverluste aus dem **Interstitium** (*Raum zwischen den Zellen*) und dem **Intravasalraum** *(Gefäßraum)* über die Wunde. Um Organschäden infolge des Schocks zu vermeiden, werden diese Flüssigkeitsverluste sofort durch eine gezielte Infusionstherapie ausgeglichen. Zur Berechnung des Volumenbedarfs gibt es unterschiedliche Formeln; allen gleich ist die hohe Flüssigkeitszufuhr in den ersten 24 Stunden und die Notwendigkeit, die Richtwerte den individuellen Kreislaufbedingungen und der Flüssigkeitsbilanz des Patienten anzupassen. Als Beispiel seien die **Ludwigshafener Formel** und die Formel nach **Parkland** genannt:

☑ **Ludwigshafener Formel**

Die ersten 72 Stunden nach der stationären Aufnahme werden in Perioden unterschiedlichen Flüssigkeitsbedarfs unterteilt:

1. Periode: 4 Stunden
2. Periode: 4 Stunden
3. Periode: 8 Stunden
4. Periode: 8 Stunden
5. Periode: 24 Stunden
6. Periode: 24 Stunden

Pro Periode wird Flüssigkeit nach folgendem Schema verabreicht (VKO = Verbrannte Körperoberfläche):

VKO [%] x kgKG
= Infusionslösung [ml]

Beispiel: 50 % x 60 kg = 3000 ml

Diese Richtwerte müssen ggf. den Kreislaufbedingungen und der Bilanz angepaßt werden.

☑ **Formel nach Parkland**

Diese Formel gilt für die ersten 24 Stunden:

4 ml Infusionslösung x kgKG x % VKO
= Infusionslösung [ml]

Die Hälfte wird in den ersten 8 Std. verabreicht, die zweite Hälfte in den folgenden 16 (Regel nach Baxter).

Als Infusionslösungen werden Elektrolytlösungen (meist Ringerlaktat, ☞ 10.5.1) und ggf. nach den ersten 18 – 24 Std. Humanalbumin 20% verabreicht, um den Eiweißverlust auszugleichen. Das Gesamteiweiß im Serum soll nicht unter 35 g/l sinken.

Je nach Laborwerten werden zusätzlich Frischplasma und Thrombozytenkonzentrate gegeben. Bei Verbrennungen 2. – 3. Grades ist zusätzlich die Gabe von Erythrozytenkonzentraten erforderlich.

☑ Beim Ersatz von Blut gilt die Faustregel:
1 % VKO = 1 % Verlust des Blutvolumens.

Ab dem 3. Tag kommt es durch Elektrolyt- und Proteinverschiebungen sowie die erhöhte Gefäßdurchlässigkeit zu ausgedehnten **Ödemen**, weil intravasales Volumen in den extravasalen Raum (Interstitium und interzellulärer Raum) fließt. Um die so entstehende Hypovolämie (☞ 31.13.2) auszugleichen, müssen massiv Infusionslösungen gegeben werden. Dies wiederum führt zu einer **Gewichtszunahme** des Patienten um 5 – 10 %.

Ab dem 4. – 6. Tag normalisiert sich die Durchlässigkeit der Gefäße wieder, und die Ödeme werden in die Blutgefäße resorbiert. Dadurch steigt das intravasale Volumen stark an und belastet Herz und Lunge. In dieser Phase ist gehäuft mit Kreislaufstörungen wie Tachykardien oder pulmonalen Störungen wie einem beginnendem Lungenödem zu rechnen, weshalb Puls, Blutdruck, ZVD und Sauerstoffsättigung engmaschiger kontrolliert werden.

Schmerztherapie

Eine Verbrennung 3. Grades ist aufgrund der Zerstörung der Schmerzrezeptoren schmerzfrei. Die zweitgradig verbrannten Randgebiete bereiten jedoch unerträgliche Schmerzen. Deshalb ist eine großzügige Schmerztherapie nach Schema (☞ 16.4) indiziert.

Medikamentöse Therapie

Folgende Medikamente werden verabreicht:

- **Glukokortikoide** verringern die Gefäßdurchlässigkeit und verhindern weitere Ödeme
- **H_2-Blocker** beugen – wie bei allen Intensivpatienten – Streßulzera vor
- **Heparin** gilt der Prophylaxe von Mikroembolien und Thrombosen
- **Tetanus-Toxoid** (z.B. Tetanol®) und **Tetanus-Immunglobuline** (z.B. Tetagam®) werden zur Simultanprophylaxe einer Tetanusinfektion (☞ 28.5.15) verabreicht.

Ernährung

Es besteht eine enorme **katabole Stoffwechsellage** (*Abbaustoffwechsel durch hohe Eiweißverluste*), die mit einer hochkalorischen eiweißreichen parenteralen oder enteralen Ernährung ausgeglichen wird.

Infektionsprophylaxe

Wegen des hohen Eiweißverlustes und der großen Wundflächen sind Verbrennungspatienten hochgradig infektionsgefährdet. Sobald Fieber als Zeichen einer Infektion auftritt, sind die gezielte Gabe von **Antibiotika** und antipyretischer Medikamente (☞ Pharma-Info 28.24) sowie fiebersenkende Maßnahmen indiziert (☞ 7.8.4). An vielen Kliniken erhalten die Patienten wegen ihrer Abwehrschwäche außerdem Medikamente zur Soorprophylaxe.

Als Gefahrenquellen von Infektionen gelten Keime der Analregion, der verletzten und unverletzten Haut des Patienten und die Hände des ärztlichen und pflegerischen Personals. Deswegen sind besonders strenge **hygienische Maßnahmen** erforderlich:

- Isolierung, Schleusen
- Operationsbekleidung des Personals
- Verwendung von Einmalartikeln
- Arbeit am Patienten nur mit Handschuhen
- Klimaanlage für keimfreie Luft
- Offene Wundbehandlung zur Vermeidung feuchter Kammern oder täglicher Verbandwechsel bei geschlossener Wundbehandlung (☞ unten)
- Lagerung auf sterilem Schaumstoff, der täglich gewechselt wird
- Beschränkung der Liegedauer der Katheter auf drei Tage (ZVK, arterieller Katheter, Venenverweilkanülen, Shaldonkatheter für die Dialyse)
- Gezielte antibiotische Therapie bei positiven Bakterienkulturen (z.B. Trachealsekret, Urin, Katheterspitze).

Konservative Wundbehandlung

Die Brandwunde wird anfangs **konservativ** mit folgenden Zielen behandelt:

- Primäre Wundheilung bei Verbrennungen 1. und 2. Grades
- Saubere (sterile) Wundverhältnisse für die spätere chirurgische Wundbehandlung bei Verbrennungen ab 3. Grades.

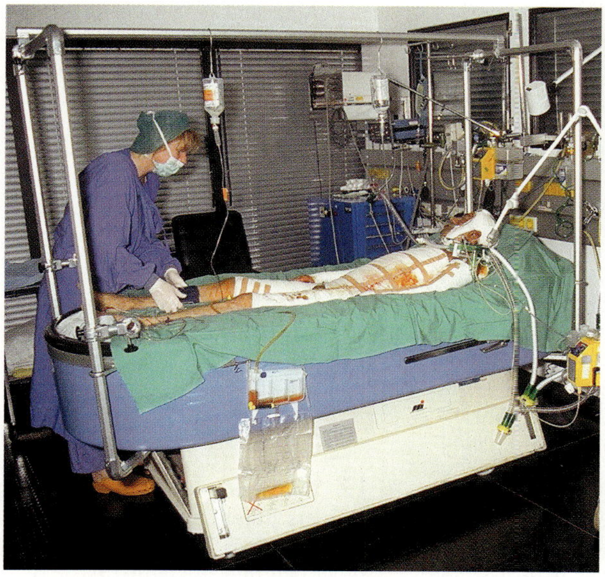

Abb. 38.36 (links): Schwerbrandverletzter Patient im Air-Fluidised-Bett mit geschlossener Wundbehandlung, [T129]

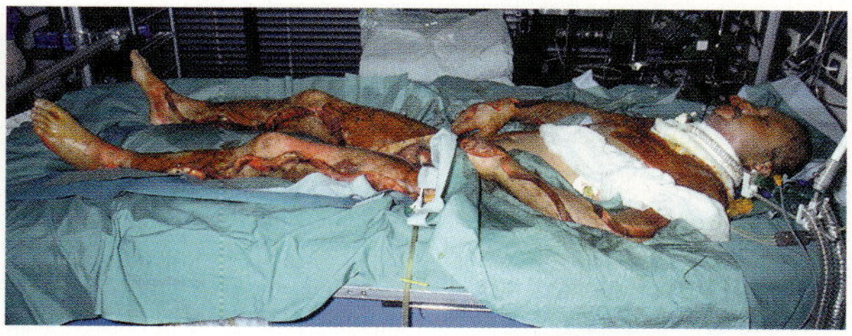

Abb. 38.37: Schwerbrandverletzter Patient mit offener Wundbehandlung. Die Entlastungsschnitte an den Extremitäten sollen die Minderdurchblutung der eingeschnürten Gefäße durch die enorme Gewebeschwellung (v.a. bei zirkulären Verbrennungen) verhindern. [T129]

Zur konservativen Wundbehandlung zählen das **Baden,** die **geschlossene** und die **offene** Wundbehandlung.

Baden

Der schwerbrandverletzte Patient wird 2 – 3 Mal pro Woche gebadet. Hierzu wird körperwarmes, steriles Wasser verwendet und durch Zugabe von Kochsalz eine physiologische Lösung hergestellt. Das physiologische Milieu reizt die Wunde wenig und reduziert Schmerzen.

Die sonst sehr schmerzhaften krankengymnastischen Übungen können mit dem Baden verbunden werden. Anschließend erfolgt die Wundversorgung entweder geschlossen oder offen.

Geschlossene Wundbehandlung

Die Verbrennungswunde wird mit einem Wundverband gegenüber der Umwelt geschlossen. Dadurch muß der Patient nicht zwingend in einem Isolierzimmer untergebracht werden, die Wunde trocknet nicht aus und bleibt geschmeidig.

Der Verbandwechsel erfolgt mindestens alle 24 Stunden steril nach folgendem Ablauf: Den alten Verband mit Ringerlösung aufweichen und vorsichtig ablösen. Anschließend eine sterile, mit einer chemisch-enzymatischen Fettsalbe (z.B. Flammazine®) bestrichene Kompressen auf die Wunde legen und wenn möglich fixieren. Ist die Wunde infiziert, antibiotikahaltige Salbe nach Anordnung auftragen.

Offene Wundbehandlung

Bei der offenen Wundbehandlung wird die Verbrennungswunde nicht abgedeckt, sondern mindestens 6x täglich mit einer antiseptischen Lösung besprüht. Diese Form der Wundbehandlung wird bei tiefen, großflächigen Verbrennungen gewählt, die schlecht verbunden werden können. Vorteile sind, daß die Wunde durch den Kontakt der Schaumstoffmatratze kontinuierlich gereinigt wird und die Resorption toxischer Stoffwechselprodukte geringer ist.

Chirurgische Wundbehandlung

Verbrennungen 1. und 2. Grades können wegen der darunterliegenden intakten Hautschichten ohne chirurgische Therapie abheilen. Bei Verbrennungen 3. Grades ist eine Erneuerung der Haut nicht mehr möglich, da alle regenerationsfähigen Hautzellen zerstört sind. Die Wunde muß deshalb durch eine **Hauttransplantation** abgedeckt werden. Zuvor werden Nekrosen chirurgisch abgetragen **(Nekrosektomie).** Um die Infektionsgefahr durch nekrotische Bezirke zu senken, erfolgt dies, sobald der Patient kreislaufstabil ist. Für die sich anschließende Hauttransplantation gibt es verschiedene Techniken.

Spalthaut wird mit Hilfe eines Elektrodermatoms *(chirurgisches Schneidegerät zur Gewinnung von Hautlappen)* von nicht verbrannten Hautbezirken des Patienten entnommen. Sie eignet sich für die Transplantation kleiner, tiefgradiger Verbrennungsbezirke. Ist nicht genügend Spalthaut für alle Wunden vorhanden, so wird aus kosmetischen Gründen zumindest im Gesichtsbereich Spalthaut transplantiert.

Müssen großflächige Wunden abgedeckt werden, wird aus Spalthaut sog. **Meshgraft** (engl.; *Maschentransplantat*) hergestellt. Hierbei wird der Spalthautlappen durch eine Messerwalze gitterförmig geschlitzt. Dieses Maschengitter läßt sich bis auf die dreifache Größe dehnen. Der kosmetische Erfolg ist jedoch nicht so gut wie bei der Spalthauttransplantation.

Die **Zellkulturepidermis** (*in Kulturen gezüchtete Hautzellen*) stellt eine weitere Möglichkeit dar, die Fläche der gewonnen Haut zu vergrößern. Hierzu werden Keratinozyten *(hornhautbildende Zellen)* aus der nichtverbrannten Haut des Patienten entnommen und in eine spezielle Nährlösung gelegt. Nach drei Wochen steht eine tausendfach größere Hautfläche als die ursprünglich entnommene zur Transplantation zur Verfügung.

Pflege nach Hauttransplantation

Nach der Transplantation wird die Entnahmestelle mit Fettgaze abgedeckt und das betroffene Körperteil wenn möglich hochgelagert, um einer Ödembildung vorzubeugen. Um eine Verschiebung des Transplantates zu vermeiden, darf die betroffene Körperregion bis zum ersten Verbandwechsel nicht bewegt werden.

Nach 3 – 5 Tagen führen Arzt und Pflegeperson gemeinsam einen sterilen Verbandwechsel durch. Hierbei wird die Wunde beurteilt und das Ergebnis dokumentiert. Eine leichte Rosafärbung des Transplantates deutet darauf hin, daß das Transplantat angewachsen ist.

Bei Spalthauttransplantaten müssen Blasen durch Punktion eröffnet und abgetupft werden. Mit Meshgraft abgedeckte Stellen bilden keine Blasen, sondern sezernieren Wundsekret, welches abgetupft wird.

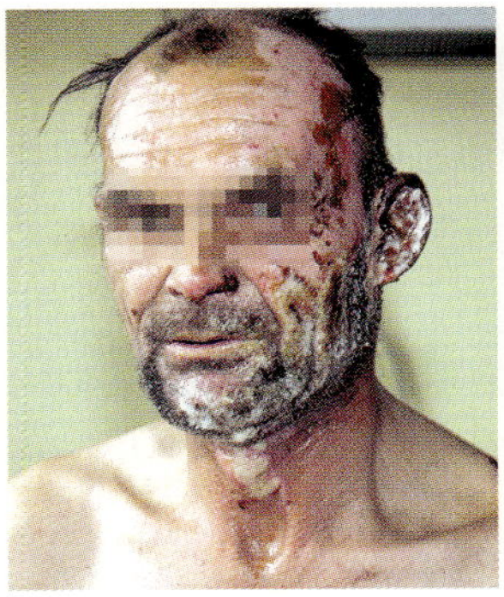
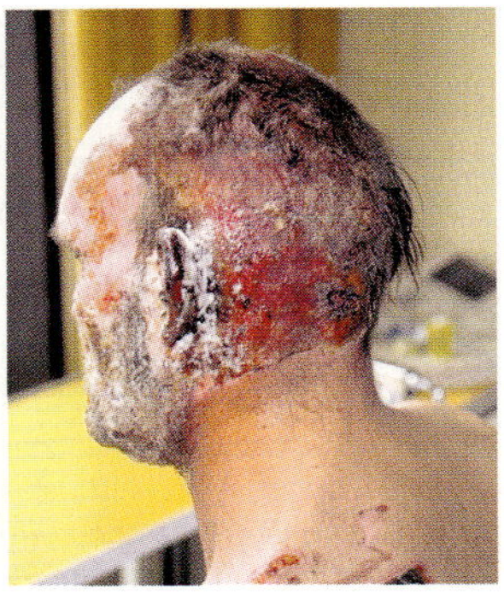

Abb. 38.38 – 38.39: Großflächige Verbrennung 2. – 3. Grades an der linken Kopfhälfte nach einwöchiger offener Wundbehandlung mit Salben. [O133]

Psychische Situation schwerbrandverletzter Patienten

Der schwerbrandverletzte Patient ist extremen psychischen Belastungen ausgesetzt. Bei Einweisung ins Krankenhaus steht er meist noch unter dem Einfluß des Unfallschocks. Sobald er seine Situation realisiert hat, dominiert die Angst ums Überleben und vor den Folgen der Narbenbildung. Nach der Akutphase bis zum Einsetzen der Heilung (z.B. nach Transplantation) stehen meist die Schmerzen im Vordergrund. Im weiteren Verlauf wird sich der Patient seiner körperlichen Folgen bewußt, und die Angst vor dauernder Entstellung, Verlust von Freunden und sozialen Kontakten wächst. Hinzu kommen oft Sorgen um den Arbeitsplatz. In dieser extremen Belastungssituation liegt der Patient in einem Isolierzimmer, in dem er wenig Ansprache und Kontakt hat. Deshalb ist die seelische Unterstützung durch Pflegepersonal und Arzt sowie die Hilfe von speziell geschulten Psychologen für Patient und Angehörige unverzichtbarer Bestandteil der Therapie.

Rehabilitationsphase

Die Maßnahmen der Rehabilitation beginnen bereits auf der Intensivstation. Dabei arbeiten Pflegepersonal, Ärzte, Ergotherapeuten, Krankengymnasten und Sozialdienst eng zusammen. Hierzu zählen z.B. die nachfolgend aufgeführten Kontrakturprophylaxe und die chirurgischen Möglichkeiten der Narbenkorrektur. Zur Rehabilitation gehören aber ebenso die Bewältigung des Traumas und der bleibenden Bewegungseinschränkungen sowie Überlegungen zur beruflichen Umschulung.

Kontrakturprophylaxe

Während der Narbenbildung schrumpft die Haut, und es kommt es zur Bewegungseinschränkung der Gelenke, Sehnen und Muskeln. Ziel ist es, die physiologische Stellung und Beweglichkeit der Gelenke zu erhalten. Schon zu Beginn der Behandlung muß sich der Patient mehrmals täglich aktiv bewegen bzw. passiv bewegt werden. Bewegungstherapie im Bad, selbständige Übungen durch den Patienten und Frühmobilisation schließen sich an. Bei erhöhter Kontrakturgefahr werden Schienen angefertigt, die die Gelenke in physiologischer Stellung halten. Trotz aller Bemühungen können köperliche Einschränkungen bestehen bleiben, so daß der Patient seinen Beruf nicht mehr ausüben kann. Dann wird der Sozialdienst eingeschaltet, um mit dem Patienten Maßnahmen der Umschulung zu erörtern.

Hypertrophe Narbenbildung

Bei großflächigen Verbrennungen kommt es im Verlauf der Genesung oft zur **hypertrophen Narbenbildung** (überschießendes Narbenwachstum). Durch Zug an dem darunterliegenden Gewebe sind Gelenke in ihrer Beweglichkeit stark eingeschränkt. Dies soll durch *Kompressionsbandagen* verhindert werden, die sowohl für einzelne Körperteile wie auch als Ganzkörperanzug angefertigt werden. Sie sitzen wie eine zweite Haut, damit das Narbengewebe keine Möglichkeit hat, sich auszudehnen. Diese Bandagen oder den Anzug muß der Patient 1 – 2 Jahre lang 23 Stunden täglich tragen und darf sie nur zur Körperpflege abnehmen.

Plastische Chirurgie

6 – 12 Monate nach dem Verbrennungsunfall kann ein chirurgischer Eingriff zur funktionellen oder kosmetischen Korrektur vorgenommen werden.

Prognose

Die Notfallversorgung am Unfallort und der sofortige Beginn der Intensivbehandlung sind mitentscheidend, um schwere Komplikationen möglichst gering zu halten und damit die Überlebenschancen des schwerbrandverletzten Patienten zu erhöhen. Davon unabhängig haben das *Alter des Patienten, Vorerkrankungen, Schweregrad* und *Ausdehnung* der Verbrennung entscheidenden Einfluß auf die Prognose des Patienten (☞ 17.7.1).

38.5.3 Intoxikationen

Vergiftungssymptome, Schweregrade, Erstmaßnahmen und Giftinformationszentralen ☞ 17.5.1

Intoxikation: Vergiftung des Körpers durch Aufnahme giftiger Substanzen (= **Toxine**, *Gifte*) **oral** (über den Magen-Darm-Takt, z.B. Einnahme von Alkohol, Medikamenten), **inhalativ** (über die Lunge, z.B. Rauch, Kohlenmonoxid) oder **transkutan** (*transdermal*, über die Haut, z.B. Kontaktgifte).

Intoxikationen sind entweder vorsätzlich verursacht (in *Selbsttötungsabsicht*) oder versehentlich (z.B. Kinder, die Reinigungsmittel trinken). Häufig sind Intoxikationen auch Folge einer Überdosierung von Rausch- und Genußmitteln (z.B. Alkohol).

Bei Erwachsenen kommen Intoxikationen zu ca. 80 % in suizidaler Absicht vor, wobei zu 85 % Medikamente, darunter vor allem Hypnotika, Sedativa und Analgetika, eingenommen werden; oft zusätzlich in Verbindung mit Alkohol.

Gefahr der oralen Intoxikation

Am häufigsten sind *orale Intoxikationen*. Die Gefahr bei oralen Intoxikationen für den Patienten liegt darin, daß die eingenommene Substanz aus dem Magen-Darm-Trakt resorbiert wird und der Plasmaspiegel des Toxins stetig ansteigt. Der Zustand des Patienten kann sich plötzlich verschlechtern, z.B. durch einsetzende Bewußtlosigkeit oder schwere Herzrhythmusstörungen, und ihn akut gefährden. Deshalb muß das Gift durch gezielte Entgiftungsmaßnahmen so schnell wie möglich entfernt werden.

Eine Intoxikation wird solange als akuter Notfall angesehen und behandelt bis eine vitale Gefährdung des Patienten ausgeschlossen ist.

Es gibt Kliniken, die sich auf Entgiftungsmaßnahmen spezialisiert haben. Dorthin werden Patienten mit schweren Vergiftungen nach der Erstversorgung zur adäquaten Behandlung verlegt. Die Versorgung eines Patienten mit oraler Intoxikation auf solch einer **toxikologischen Intensivstation** ist nachfolgend beschrieben.

Aufnahme in der toxikologischen Intensivstation

Bei der Aufnahme des intoxizierten Patienten ist die Atmung zu sichern, der Kreislauf zu stabilisieren und das eingenommene Gift aus dem Körper zu entfernen.

Die *ärztliche Untersuchung* umfaßt die Beurteilung von Atmung, Kreislauf, Bewußtsein (☞ 35.4.5), Pupillenreaktion (☞ 35.5.1), Schmerzempfindlichkeit und Reflexstatus.

Anamnese

Um gezielte Entgiftungsmaßnahmen einleiten zu können, werden folgende Angaben im Rahmen der Anamnese möglichst durch Befragen des Patienten selbst, ggf. mit Hilfe der Angehörigen oder Sanitäter, erhoben.
- Art (Tabletten oder Flüssigkeit?), Menge (leere Tablettenschachteln), Zeitpunkt der Einnahme des Giftes
- Ursache der Einnahme (versehentlich oder in suizidaler Absicht?)
- Begleiterkrankungen, evtl. bekannte Drogen- oder Alkoholabhängigkeit des Patienten.

Labor

Zum Routinelabor gehört neben der Bestimmung von Blutbild, Elektrolyten, Blutzucker (Ausschluß eines hyperglykämischen Komas, ☞ 23.6.3) und Gerinnung ein sog. **Drogen-Screening**: Bei diesem Suchtest wird das Serum nach möglichen Toxinen untersucht, z.B. nach Barbituraten oder Opiaten.

Auch in Urin, Stuhl und Mageninhalt kann mit Hilfe dieser toxikologischen Untersuchung das Toxin nachgewiesen werden.

Giftentfernung

Ziel der **Giftentfernung** *(Giftelimination)* ist, die aufgenommene Giftmenge im Körper zu verringern, um eine Resorption des Giftes im Darm und die damit verbundene Schädigung des Organismus möglichst gering zu halten.

Hierbei unterscheidet man die **primäre** und die **sekundäre Giftentfernung**. *Primär* wird versucht, durch Magenentleerung die weitere Resorption der aufgenommenen Menge des Giftes zu verhindern. *Sekundäre Maßnahmen* entfernen bereits resorbiertes Gift durch blutreinigende Verfahren (z.B. Hämoperfusion, ☞ unten) oder die Gabe eines **Antidots** (*Gegenmittel*, ☞ unten).

Die Wahl des **Entgiftungsverfahrens** richtet sich nach dem Zustand des Patienten und der Art und Schwere der Vergiftung. Die Information über die eingenommene Menge und Art des Giftes und den Zeitpunkt der Einnahme fehlt jedoch in vielen Fällen. Deshalb wird bei vermuteter oraler Intoxikation routinemäßig sofort mit dem **induzierten Erbrechen** oder einer **Magenspülung** begonnen, wenn die Giftaufnahme nicht länger als eine Stunde zurückliegt.

Induziertes Erbrechen durch Magenüberblähung oder Medikamente

Bei wachen, kooperativen Patienten kann der Magen durch **induziertes** *(ausgelöstes)* **Erbrechen** geleert werden.

> ☑ **Kontraindikationen des induzierten Erbrechens:**
> - Bewußtlosigkeit
> - Vergiftungen mit Medikamenten, die das Brechzentrum lähmen
> - Vergiftungen mit Säuren und Laugen
> - Vergiftungen mit organischen Lösungsmitteln
> - Vergiftungen mit Waschmitteln (Gefahr der Aspiration durch Schaumbildung).

Induziertes Erbrechen durch Magenüberblähung

Um den Brechreiz auszulösen (zu *induzieren*), muß der Patient 1 – 2 Liter Wasser innerhalb von 5 Minuten trinken. Erfolgt das Erbrechen nicht aufgrund der Magenüberblähung, wird der Brechreflex durch Reizen der Rachenhinterwand mit einem Spatel ausgelöst. Der Patient muß im Schwall erbrechen, um den Magen zu entleeren. Der Vorgang wird so oft wiederholt, bis das Erbrochene wasserklar ist.

Kann der wache Patient nicht genügend Flüssigkeit trinken, wird die notwendige Menge über eine Magensonde verabreicht: Über einen Sekretbeutel läßt man 1,5 Liter lauwarmes Wasser einlaufen. Das Erbrechen kann ebenfalls durch Reizung der Rachenhinterwand ausgelöst werden.

Medikamentös induziertes Erbrechen

Eher selten wird das Erbrechen mit den **emetisch** wirksamen *(brechreizauslösenden)* Substanzen **Ipecacuanha-Sirup** oder **Apomorphin** induziert. Der Wirkstoff des *Ipecacuanha-Sirups* wirkt reflektorisch auf das Brechzentrum. Der Patient muß nach der Einnahme 1 – 2 Gläser Wasser oder Saft trinken. Der Brechreiz setzt nach etwa 20 Minuten ein, kann aber bis zu 60 Minuten dauern. *Apomorphin* ist ein zentral wirkendes **Emetikum** *(Brechmittel)* und führt zu langandauerndem Erbrechen. Nachteil des Medikamentes ist seine kreislaufdepressive Wirkung. Deshalb wird gleichzeitig ein kreislaufunterstützendes Präparat, z.B. Norfenefrin, etwa in Novadral®, gegeben.

Magenspülung

Die **Magenspülung** ist indiziert bei Bewußtlosigkeit oder (drohender) rascher Bewußtseinstrübung sowie bei sehr schweren Vergiftungen, etwa nach Einnahme von **Alkylphosphaten** (Toxine, die in Pflanzenschutzmitteln enthalten sind) oder **Knollenblätterpilzen**.

Liegt die Giftaufnahme länger als eine Stunde zurück, ist die Magenspülung nur noch bei denjenigen Medikamenten sinnvoll, die zu einer verzögerten Magenentleerung führen, da sich ansonsten nur noch wenig oder gar keine Substanz mehr im Magen befindet. Bei Unklarheiten über Zeitpunkt und Art der Giftaufnahme sollte im Zweifelsfall gespült werden.

> ☑ **Kontraindikationen der Magenspülung:**
> - Vergiftungen mit Säuren und Laugen
> - Vorausgegangene Magen-OP
> - Ösophagusvarizen, -stenosen
> - V.a. Ösophagus- oder Magenperforation
> - Blutungen aus dem Magen-Darm-Trakt
> - Ausgeprägte Herzinsuffizienz (Gefahr der Überwässerung).

Material zur Magenspülung
- Notfallwagen mit Intubationsbesteck

- Monitorüberwachung
- Behandlungstisch
- Absauggerät
- Alle Materialien zum Legen einer Gastroduodenalsonde (☞ 21.1.2), jedoch statt Gastroduodenalsonde ein Magenschlauch (15 – 20 mm ∅)
- Plastiktrichter (1000 ml) mit Gummischlauch und Verbindungsstück
- Schlauchklemme
- Meßgefäß, 15 – 150 l körperwarmes Wasser
- Gießkanne
- Auffanggefäß (z.B. Plastikwanne oder Eimer)
- Ringförmiger Beißschutz oder Mundkeil
- Lange Gummischürzen, Zellstoff, Gummiunterlage
- Beschriftete Laborröhrchen (steril)
- Kohlekompretten
- Glaubersalz
- Bei Alkylphosphatvergiftung: zusätzlich wasserdichte Schutzkleidung und Atemschutzmasken zum Eigenschutz, da die giftige Substanz über Haut und Lunge aufgenommen wird.

Durchführung

Der Patient wird an den Herz- und Atemfrequenzmonitor angeschlossen. Bradykarde Patienten erhalten wegen der Gefahr der Vagusreizung beim Legen des Magenschlauches eine Ampulle Atropin® über einen venösen Zugang.

Bei Bewußtlosigkeit, insuffizienter Spontanatmung und Vergiftung mit schaumbildenden Substanzen oder organischen Lösungsmitteln ist die Intubation indiziert.

Anschließend wird der Patient auf dem Behandlungstisch fixiert, wobei er auf die rechte Seite und mit dem Kopf tief gelagert wird. Nun schiebt der Arzt den Magenschlauch bis zum Mageneingang. Das erste auslaufende Sekret wird für das Drogen-Screening gewonnen.

Eine Pflegeperson füllt den mit dem Magenschlauch verbundenen Trichter mit 300 – 500 ml lauwarmem Wasser. Durch Hochhalten des Trichters fließt die Flüssigkeit ein, durch Tiefhalten wird der Mageninhalt im Auffanggefäß gesammelt. Eine weitere Pflegeperson saugt kontinuierlich den Rachenraum ab. Die Spülung wird so lange durchgeführt, bis die Spülflüssigkeit wasserklar zurückkommt. Bei schweren Vergiftungen kann die Spülmenge bis 150 Liter betragen.

Abschließend zieht der Arzt den Magenschlauch, wobei er ihn abknickt, um ein Zurücklaufen des Schlauchinhaltes in den Rachenraum zu vermeiden.

Bei Vergiftungen mit Säuren, Laugen und Waschmitteln wird zur Spülung eine normale Magensonde (Ch 12 oder 14) verwendet. Die Gefahr einer Perforation des geschädigten Ösophagus ist dadurch geringer als beim dicklumigen Magenschlauch. Gespült wird so lange, bis der pH-Wert der auslaufenden Flüssigkeit neutral ist.

Nachsorge

- Patienten bequem lagern, Mund ausspülen lassen, Ruhe ermöglichen
- Patienten engmaschig überwachen (Puls, Blutdruck, Atmung, Bewußtsein)
- Symptomatische Therapie- und Pflegemaßnahmen (evtl. Intensivpflege) durchführen
- Untersuchungsmaterial ins Labor bringen
- Material desinfizieren, reinigen und sterilisieren oder in den Müll entsorgen
- Maßnahme dokumentieren.

☑ Nicht vergessen bei der Magenspülung:

- **Körperwarme Flüssigkeit** verwenden, da sonst die Gefahr der Hypothermie mit Folge eines Kreislaufschocks besteht
- **Flüssigkeit bilanzieren** (kommt das eingespülte Wasser nicht zurück, besteht Perforationsgefahr)
- **Selbstschutz** bei Insektiziden durchführen (oft sind dies Inhalations- oder Kontaktgifte)
- Muß Gift aus tieferen Darmabschnitten eliminiert werden, zusätzlich **Laxantien** und **Einläufe** einsetzen (☞ unten). Ggf. Aktivkohle nach 2 Stunden über eine Magensonde (nasal) absaugen.

Komplikationen

- Aspiration von Erbrochenem oder Spülflüssigkeit
- Kreislaufkollaps, Herzstillstand
- Verletzungen, z.B. Perforation bei bestehendem Ulkus, Verätzungen
- Elektrolytverschiebungen
- Blutungen.

Aktivkohle und Glaubersalz

Nach allen genannten Entgiftungsmaßnahmen erhält der Patient oral 20 – 40 **Aktivkohle-Kompretten** in 200 ml **Glaubersalz** (*Natriumsulfat*) gelöst.

Aktivkohle *(Medizinische Kohle)*, z.B. Kohlekompretten, bindet fast alle wasser- und fettlöslichen Substanzen im Magen-Darm-Trakt und wird deshalb zur **Giftadsorption** *(Giftbindung)* verwendet. Wenn Kohle länger als 24 Stunden im Magen-Darm-Trakt verbleibt, besteht allerdings die Gefahr, daß bereits gebundene Gifte durch die Verdauungssäfte wieder freigesetzt und resorbiert werden. Deshalb wird die Darmpassage durch gleichzeitige Gabe von **Glaubersalz** beschleunigt und eine erneute Freisetzung der Giftstoffe so verhindert.
Durch dieses Abführen wird auch der **enterohepatischen Kreislauf** (☞ 22.5.1) durchbrochen: Manche Gifte (z.B. Alkylphosphate, Toxine des Knollenblätterpilzes) werden über die Galle ausgeschieden, gelangen wiederum in den Darm, werden dort nochmals resorbiert und führen zu einer erneuten Vergiftung des Organismus.

Darmeinlauf

Bei sehr schweren Vergiftungen wird (ggf. mehrfach) ein Darmeinlauf mit Kohle und Glaubersalz durchgeführt, um auch den Dickdarm von möglichen Giftstoffen zu reinigen (Durchführung, ☞ 21.1.6).

Forcierte Diurese

Forcierte Diurese: Massive Beschleunigung der Urinproduktion durch Zufuhr großer Mengen an Infusionslösungen in Kombination mit Diuretika. Eingesetzt bei Intoxikationen zur Beschleunigung der Ausscheidung nierengängiger Substanzen (z.B. Barbiturate, Lithium) und deren Metaboliten sowie bei Hyperkalzämie (☞ 31.13.4).

Verabreicht werden normalerweise in stündlichem Wechsel 500 ml Glukose 5% und 500 ml NaCl 0,9% (entspricht einer Flüssigkeitsmenge von 12l / 24 Std.). Zusätzlich erhält der Patient i.v. das Schleifendiuretikum Furosemid (z.B. Lasix®, ☞ Pharma-Info 31.82).

Da es sich um sehr hohe Flüssigkeits- und damit auch Urinmengen handelt, erhält der Patient zur Entlastung und zur exakten Bilanzierung einen Blasendauerkatheter, evtl. auch einen ZVK zur Beobachtung des ZVD. Puls und Blutdruck sowie Elektrolyte müssen engmaschig überwacht werden, da die Gefahr von Kreislaufüberlastung und Elektrolytverschiebungen besteht. Fehlende Elektrolyte werden durch Zusatz zu den Infusionslösungen ergänzt.

Kontraindiziert ist die forcierte Diurese bei Herz- und Niereninsuffizienz, Hirnödem und der Intoxikation mit Substanzen, die nicht über die Niere ausgeschieden werden.

Blutreinigende Entgiftungsverfahren

Hämodialyse und Hämofiltration, ☞ *31.2.6*

Abhängig von der Menge, dem Zeitpunkt der Intoxikation und der Substanz selbst können manche Toxine über blutreinigende Entgiftungsverfahren entfernt werden, wie z.B. Hämodialyse (☞ 31.2.6), Plasmaseparation (Plasmapherese, ☞ 29.5) oder Hämoperfusion. Sie sind ebenfalls wie die forcierte Diurese Maßnahmen zur *sekundären Giftentfernung.*

Hämoperfusion

Bei der **Hämoperfusion** wird das Blut des Patienten außerhalb des Körpers über eine Kohle- oder Kunstharzkapsel geleitet, an die das Toxin sich bindet *(adsorbiert).* Zum Ausleiten des Blutes aus dem Körper wird eine große Arterie (z.B. die Arteria femoralis), zum Zurückleiten eine Vene punktiert. Damit das Blut nicht außerhalb des Körpers koaguliert, muß es heparinisiert (☞ 19.7) sein. Vor dem Zurückfließen in den Körper wird das Blut über ein Wärmebad geleitet, damit der Patient nicht auskühlt.

Verschiedene Alarmsysteme des Gerätes lassen Thrombosierungen, Diskonnektion oder Luft im System frühzeitig erkennen.

Während der Hämoperfusion kommt es häufig zu Blutdruckabfällen, weshalb die Vitalzeichen viertelstündlich bestimmt werden. Die Blutgerinnung wird engmaschig kontrolliert.

Die Entgiftung des gesamten zirkulierenden Blutes dauert je nach Blutfluß 3 – 6 Stunden. Danach ist im *Gewebe* (vor allem im Fettgewebe) jedoch weiterhin Gift gespeichert. Dieses strömt aufgrund des Konzentrationsgefälles in das Blut zurück und führt zu einer erneuten Intoxikation *(Rückverteilung).* Deshalb wird die Hämoperfusion je nach erneuten Symptomen des Patienten und dem Plasmaspiegel des Toxins wiederholt.

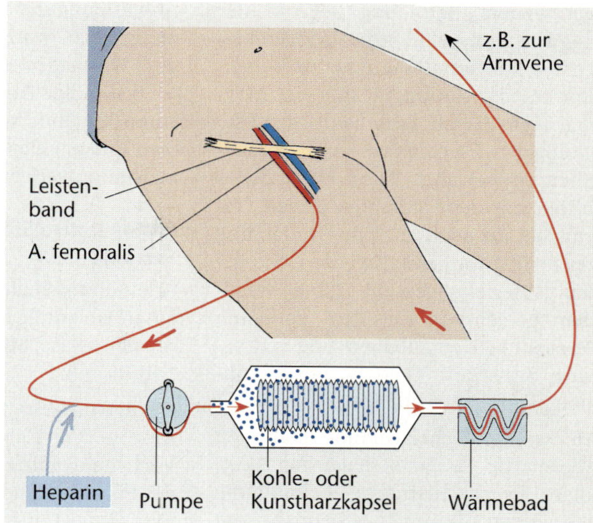

Abb. 38.40: Prinzip der Hämoperfusion. Das heparinisierte Blut wird in eine Kapsel mit Kohle- oder Kunstharzkern geleitet, an den die Toxinmoleküle binden (adsorbieren). Das gereinigte Blut gelangt über eine Vene wieder zurück in den Körper. [M100]

Antidotgabe

Für einige toxische Substanzen, z.B. Heroin und andere Opoide sowie Benzodiazepine (z.B. Valium®), stehen spezifische **Antidote** *(Gegenmittel)* zur Verfügung. Je nach Applikationsform, s.c., i.m. oder i.v., tritt die Wirkung unterschiedlich rasch ein.

Pflege bei Intoxikation

Krankenbeobachtung

- Bewußtsein
- Atmung
- Puls, Blutdruck, Temperatur
- Pupillengröße und -reaktion
- Haut
- Stimmungslage.

Die individuelle Pflege und Überwachung des Patienten kann sich von der Überwachung der Vitalparameter über 1 – 2 Tage bis hin zur Pflege bei Beatmung und Hämoperfusion über mehrere Wochen erstrecken. Weitere Pflegeaufgaben sind:

- Patienten mit einer Alkoholintoxikation neigen zum Auskühlen und müssen davor geschützt werden
- Bei bettlägrigen Patienten kommt die notwendige Thrombose- und Pneumonieprophylaxe hinzu
- Die Dekubitusprophylaxe steht im Vordergrund bei Patienten mit Barbituratvergiftungen (heute sehr selten), die typische Hautläsionen in Form von Blasen verursachen
- Bei Patienten mit bekannter Abhängigkeit von Drogen, Alkohol oder Medikamenten muß mit Entzugssymptomen (☞ 36.6) gerechnet werden.

Unterstützung nach einem Suizidversuch

Gerade nach Suizidversuchen nimmt die psychische Betreuung des Patienten einen großen Raum ein. Nach der Entgiftung reicht die Stimmungslage des Patienten von vermeintlich guter Laune bis zur tiefsten Depression. Gesprächsbereitschaft und Offenheit seitens des Pflegepersonals können diesen Patienten das Gefühl vermitteln, verstanden und angenommen zu werden.

Giftige Substanz	Antidot
Methylalkohol	Ethylalkohol, z.B. Alkohol-Konzentrat Braun®
Benzodiazepine (z.B. Valium®, Rohypnol®)	Flumazenil, z.B. Anexate®
Heroin, Opiate	Naloxon, z.B. Narcanti®
Paracetamol (z.B. ben-u-ron®)	N-Acetylcystein, z.B. Fluimucil®
Alkylphosphat	Atropin, z.B. Atropinsulfat Braun®
Cumarine (z.B. Marcumar®)	Vitamin K, z.B. Konakion®

Tab. 38.41: Giftige Substanzen und ihre spezifischen Antidote.

Die weitere Betreuung liegt in der Hand von psychologisch ausgebildetem Fachpersonal. Für eine toxikologische Intensivstation hat sich ein therapeutisches Team bestehend aus Psychologen, Psychiatern und Sozialarbeitern bewährt. Diese Mitarbeiter führen mit dem Patienten gezielt Gespräche, die auch nach der Entlassung regelmäßig fortgesetzt werden. Sie geben Hilfestellungen im Alltag, versuchen gemeinsam mit dem Patienten Perspektiven aufzubauen und die soziale Situation (Geld, Arbeit, Wohnung, Familie) zu stabilisieren.

Auf weniger spezialisierten Stationen werden die Patienten nach der Akutphase in psychiatrische Behandlung überwiesen und entsprechend betreut (☞ 36.12).

38.5.4 Intensivtherapie nach chirurgischen Eingriffen

Nach einem chirurgischen Eingriff wird der Patient normalerweise im **Aufwachraum** (☞ 37.12) versorgt, bevor er auf die Normalstation verlegt wird. Manchmal wird aber eine intensivmedizinsche postoperative Überwachung und Behandlung nötig bei:

- Schweren organischen Vorerkrankungen des Patienten, z.B. Herzinsuffizienz, Leberzirrhose oder chronischer Niereninsuffizienz
- Ausgedehnten chirurgischen Eingriffen wie Operationen am Herzen, an großen Gefäßen, am Thorax oder Abdomen.

Zur Veranschaulichung der postoperativen Intensivtherapie und möglichen Komplikationen dient exemplarisch ein ausgedehnter abdominalchirurgischer Eingriff (*z.B. Ösophagus-, Magen-, Dünn-* oder *Dickdarmresektion, Whippleoperation* ☞ 21.4.7, 21.5.4 und 21.6.10).

Intensivtherapie nach abdominalchirurgischen Eingriffen

Jede langandauernde Operation führt wegen der niedrigen Temperatur im Operationssaal und des großen offenen OP-Gebiets zur **Hypothermie** *(Unterkühlung)* des Patienten. Bei einer Hypothermie ist die Sauerstoffabgabe aus dem Blut ins Gewebe erschwert. Um die Sauerstoffversorgung des Organismus zu sichern, wird der Patient postoperativ nachbeatmet, bis die Temperatur wieder im normalen Bereich liegt. Anwärmung der Einatemluft am Beatmungsgerät, warme Infusionslösungen und Wärmedecken unterstützen diese 4 – 6 stündige Aufwärmphase des Patienten. Sodann kann der Patient extubiert und am nächsten Tag auf die Normalstation verlegt werden.

Postoperative Störungen und deren Therapie

Nach abdominalchirurgischen Eingriffen treten häufig in der frühen postoperativen Phase Störungen auf (☞ auch Tab. 11.60):

Respiratorische Insuffizienz. Schmerzen im OP-Gebiet und Zwerchfellhochstand führen zur Schonatmung des Patienten und damit zur Minderbelüftung der Lunge. Ist zusätzlich durch einen Eiweißverlust die Durchlässigkeit der Kapillaren erhöht, besteht die Gefahr eines Lungenödems. Schonatmung und/oder Lungenödem können zu einer respiratorischen Insuffizienz (☞ 20.12) führen. Die Sauerstoffsättigung, die Atemfrequenz und die Blutgasanalyse sind wichtige Parameter, die respiratorische Insuffizienz zu erkennen und zu behandeln.

Eine ausreichende Schmerztherapie nach Schema kann die Schonatmung des Patienten verringern (☞ Pharma-Infos 16.5 und 16.7).

Weitere Therapiemöglichkeiten sind gezieltes Atemtraining, die Gabe von atemerleichternden Medikamenten, z.B. Bronchodilatatoren, Bronchospasmolytika (☞ Pharma-Info 20.39) oder die (maschinelle) Beatmung mit PEEP oder CPAP (☞ 38.4.1).

Volumenmangel. Über den eröffneten Bauchraum verliert der Körper während der Operation durch Verdunstung viel Flüssigkeit. Hinzu tritt der Blutverlust über Blutungen aus Gefäßen. Der Volumenmangel mit Abnahme des Herzzeitvolumens führt zur Sauerstoffminderversorgung des Körpers. Die Folgen sind Blutdruckabfälle, und zusammen mit Elektrolytverschiebungen können Herzrhythmusstörungen ausgelöst werden. Um dies zu verhindern, werden großzügig Elektrolytlösungen (☞ 10.5.1) und Plasmaexpander (☞ 10.5.1) infundiert. Kann der Volumenmangel damit nicht ausgeglichen werden, folgt die Gabe von Humanalbumin (☞ 10.5.1), Erythrozytenkonzentraten (☞ 24.5.6) oder Frischplasma (☞ 24.5.6). Bleiben Symptome des Volumenmangels wie Hypotonie, Tachykardie und Oligurie bestehen, wird der Kreislauf durch **Katecholamine** (*kreislaufunterstützende Medikamente,* ☞ 17.3.4, z.B. Dopamin®, Dobutrex®, Arterenol®) unterstützt.

Nachblutung. Man unterscheidet zwei unterschiedliche Arten: Die postoperative **Nachblutung** tritt in der frühen postoperativen Phase aufgrund einer unzureichenden intraoperativen Blutstillung auf. Zu erkennen ist sie an ungewöhnlich hohen Drainageverlusten, veränderten Kreislaufparametern (Schock, ☞ 38.5.1) und später auch niedrigem Hb-Gehalt im Blutbild. Um eine Nachblutung rechtzeitig zu erkennen, werden bei Aufnahme des Patienten alle Drainagenmengen engmaschig beobachtet und dokumentiert. Eine erst später auftretende **Arrosionsblutung** hingegen ist durch Gefäßschädigung bedingt, z.B. durch Entzündungsvorgänge oder Tumoreinbruch. Die Therapie beider Blutungen besteht im Ausgleich des Volumenmangels, z.B. durch die Gabe von Erythrozytenkonzentraten, und in der erneuten Eröffnung der Bauchhöhle zur Blutstillung **(Relaparotomie).**

Darmatonie. Nach jedem abdominalchirurgischen Eingriff kommt es wegen der Reizung des Bauchfells reflektorisch zu einer postoperativen **Darmatonie** (*vorübergehende Lähmung des Darmes*). In der Regel setzt die normale Darmperistaltik nach 2 – 3 Tagen wieder ein. Bleibt die Darmatonie länger bestehen, besteht die Gefahr eines paralytischen Ileus (☞ 21.6.2).

Nierenfunktionsstörungen. Volumenmangel kann aufgrund der mangelnden Organdurchblutung zur akuten Niereninsuffizienz (☞ 31.8.8) führen. Oligurie oder gar Anurie sind Anzeichen dafür. Ist durch Volumenausgleich, Gabe von Diuretika und die Nierendurchblutung fördernden Medikamente (Dopamin®) keine ausreichende Nierenfunktion zu erreichen, wird frühzeitig mit der Nierenersatztherapie (☞ 31.2.6) begonnen, um weitere Schäden des Organes und Organismus zu vermeiden.

Gerinnungsstörungen. Ein Abfall von Gerinnungswerten kann auch durch die Gabe großer Mengen von Transfusionen und Plasmaersatzmitteln bedingt sein (Verdünnungseffekt). Die Therapie besteht in der Gabe von FFP (☞ 24.5.6) bzw. der entsprechenden Gerinnungspräparate (z.B. PPSB®).

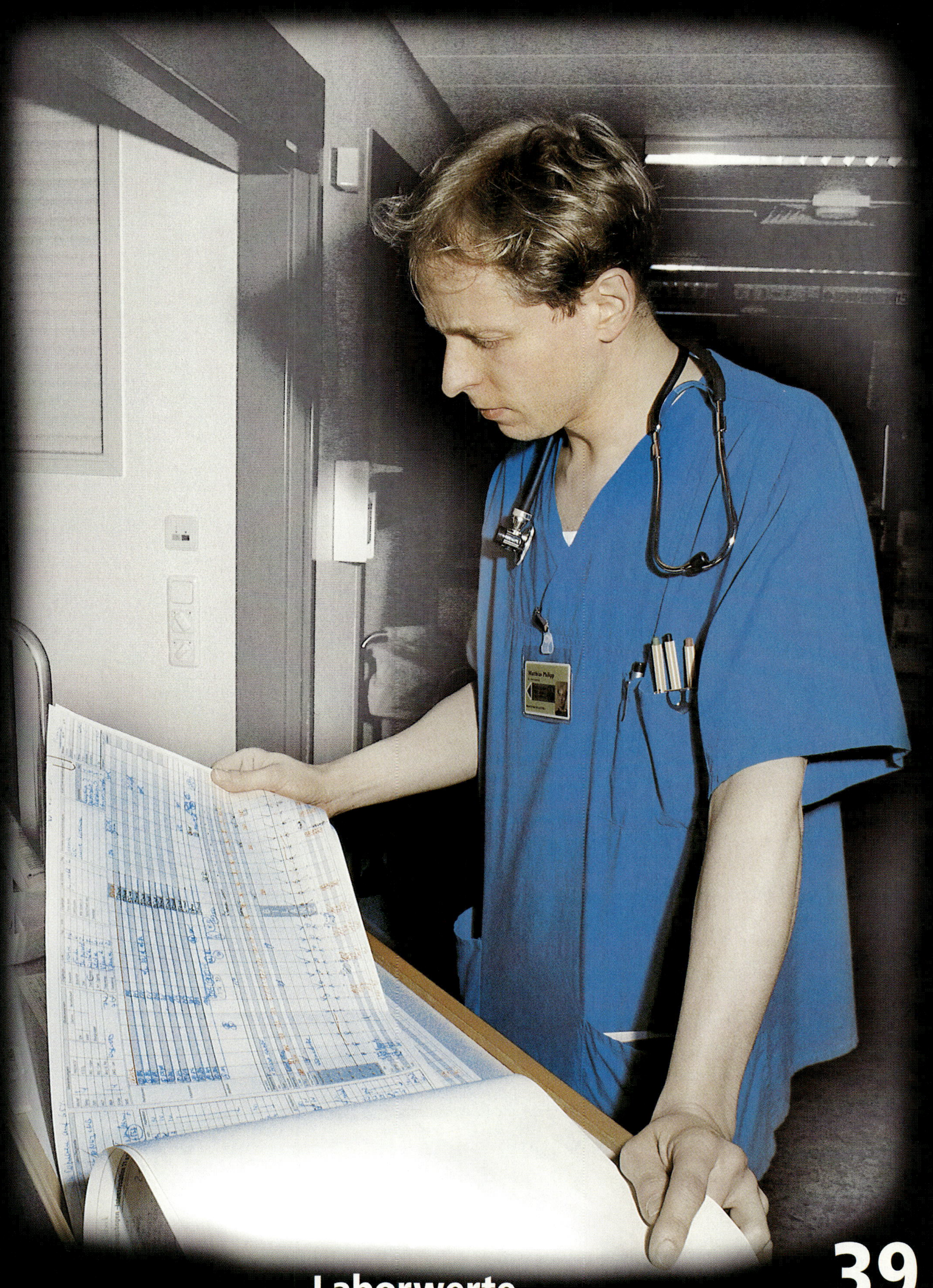

Laborwerte

39

Übersicht

39.1 **ACTH** (Adrenokortikotropes Hormon)

Normwert: Methoden- und tageszeitabhängig

Funktion: Hypophysenvorderlappen-Hormon mit Wirkung auf die Nebennierenrinde (☞ 23.1.3)

↓: Hypothalamus- oder Hypophysenvorderlappen-Insuffizienz (☞ 23.3.1), Cushing-Syndrom (☞ 23.7.1) bei autonomem Nebennierenrinden-Tumor

↑: ACTH-produzierendes Adenom (M. Cushing, ☞ 23.7.1), primäre Nebennierenrinden-insuffizienz (☞ 23.7.2), selten paraneoplastisch bei ACTH-produzierendem Tumor (z.B. Bronchialkarzinom, ☞ 20.8.2)

2 – 3 ml EDTA-Blut (eisgekühlt) sofort ins Labor

39.2 **AFP** (Alpha-Fetoprotein, α-Fetoprotein)

Normwert: < 10 μg/l bzw. < 7 IE/ml

Funktion: Protein im fetalen Stoffwechsel

↑: Tumormarker für das primäre Leberzellkarzinom (☞ 22.4.7) und (Keimzell-)Tumoren von Hoden und Ovar.
Geringe Erhöhung bei anderen Lebertumoren, Leberzirrhose, gutartigen Lebererkrankungen, Rauchern und Schwangeren

2 – 3 ml Serum

ALAT, ☞ *39.32 (Glutamat-Pyruvat-Transaminase)*

39.3 **Albumin**

Normwert: Serum: 60,6 – 68,6% des Serumeiweißes bzw. 36 – 50 g/l; Liquor: < 0,7% des Serumalbumins; Sammelurin: <16,6 mg/l

Funktion: Mengenmäßig bedeutendstes Bluteiweiß, erzeugt 80% des kolloidosmotischen Drucks im Gefäßsystem (☞ 31.13.1)

Stark ↓: Hypoproteinämie (☞ Gesamteiweiß)

Stark ↑: Hyperproteinämie (☞ Gesamteiweiß)

2 ml Serum, 10 ml Sammelurin (24 Std.-Menge mitteilen und dokumentieren) oder 1 ml Liquor

Aldosteron, ☞ *23.1.4*

39.4 **Alkalische Phosphatase** (AP)

Normwerte:
♀ 55 – 170 IE/l;
♂ 70 –175 IE/l.
Im Wachstumsalter bis 700 IE/l

Funktion: Enzym für Reaktionen mit organischen Phosphaten, besonders wichtig für Knochen, Leber und Gallenwege sowie Dünndarmschleimhaut

↓ (selten): Hypophosphatasie (erblicher AP-Mangel mit Skelettstörungen), Hypothyreose (☞ 23.4.4)

↑ : Cholestase (☞ 22.2.1) jeder Ursache (z.B. Hepatitis, ☞ 22.4.2, Verschlußikterus, ☞ 22.2.1, biliäre Zirrhose, ☞ 22.5.5)
Knochenerkr. (z.B. Knochenmetastasen, Osteosarkom, Hyperparathyreoidismus, ☞ 23.5.1, Plasmozytom, ☞ 24.8.3, Frakturen, Osteomalazie, ☞ 31.13.4)
Niereninsuffizienz (☞ 31.8.9)

1 – 2 ml Serum/Plasma

39.5 **AMA** (Anitmitochondriale Antikörper)

Funktion: Autoantikörper (☞ 29.5)

Positiv: Fast 100% der Fälle von primärer biliärer Zirrhose (☞ 22.5.5), ferner bei Lues im Stadium II, Lupus erythematodes (☞ 25.6.1)

1 – 2 ml Serum

Ammoniak, ☞ *22.4.6*

39.6 **α-Amylase** (Alpha-Amylase)

Normwert: Stark methodenabhängig, z.B. < 120 IE/l

Funktion: Stärke spaltendes Enzym, das in Mund- und Bauchspeicheldrüse vorkommt

↑ : Pankreasgangverschluß, akuter Schub einer Pankreatitis (☞ 22.6.2), penetrierendes Magenulkus, Speicheldrüsenerkrankungen, praktisch alle Ursachen des „akuten Abdomens" (☞ 21.2.4), nach ERCP, paraneoplastisch, diab. Ketoazidose (☞ 23.6.3)

1 – 2 ml Serum/Plasma

39.7 **ANA** (Antinukleäre Antikörper, Antinukleäre Faktoren, ANF)

Funktion: Autoantikörper (☞ 29.5) gegen Zellkernbestandteile

Positiv: Systemischer Lupus erythematodes (SLE, in 99%), andere Formen des LE (> 40%), andere rheumat. Erkrankungen., chron. Polyarthritis (35%), autoimmune chron.-aggressive Hepatitis (ca. 70%, ☞ 22.4.3), primäre biliäre Zirrhose (40%, ☞ 22.5.5), andere (chron.) Lebererkr. (ca. 30%, ☞ z.B. 22.4.5)

1 – 2 ml Serum

Antithrombin III, ☞ *AT III, 39.8*
α_1-Antitrypsin, ☞ *20.6.3*
ASAT, ☞ *39.31 (Glutamat-Oxalazetat-Transaminase)*

39.8 **AT III** (Antithrombin III)

Normwert: 70 – 120% der Norm = 0,14 – 0,39 g/l

Funktion: Natürliche gerinnungshemmende Substanz, die Thrombin (☞ 24.1.4) inaktiviert (Übersicht, ☞ Abb. 24.5)

↓: (erhöhtes Thromboserisiko): Familiärer AT III-Mangel, Leberzirrhose (☞ 22.4.6), Nephrotisches Syndrom (☞ 31.8.7), Sepsis (☞ 28.4), „Pille", nach großer OP oder Trauma, zu Beginn der Heparintherapie

↑: Cumarintherapie (☞ Pharma-Info 19.50), Cholestase (☞ 22.2.1)

3 – 4 ml Zitratblut

39.9 **Basophile Granulozyten**

Normwert:
≤ 0,2/nl, ≤ 0,5% der Leukos

Funktion: Leukozytenuntergruppe, die rasch die Blutbahn verläßt und sich im Gewebe als Mastzellen (enthalten große Mengen Histamin) ansiedelt

↑: Colitis ulcerosa (☞ 21.6.5), Nephrotisches Syndrom (☞ 31.8.7), Hypothyreose (☞ 23.4.4), chron. hämolytische Anämie (☞ 24.6.4), Leukämie (☞ 24.7.1), Streß, nach Splenektomie (Milzentfernung), Fremdeiweißinjektion, „Pille", Schwangerschaft

2 ml EDTA-Blut

39.10 **Bence-Jones-Protein**

Funktion: (Immer) pathologischer niedermolekularer Eiweißkörper

↑: Plasmozytom (☞ 24.8.9)

3 – 4 ml Morgenurin

39.11 **Bilirubin im Blut**

Normwerte:
- **Direktes Bilirubin:** < 0,3 mg/dl = < 5 µmol/l
- **Indirektes Bilirubin:** (= Gesamt-Bili – direktes Bili): < 0,8 mg/dl = < 13,8 µmol/l
- **Gesamt-Bili** (= direktes Bili + indirektes Bili): < 1,1 mg/dl = < 18,8 µmol/l

Funktion:
- Direktes Bilirubin (= konjugiertes Bili): Durch Umwandlung (Konjugation) in der Leber wasserlösliches Abbauprodukt des Hämoglobin (☞ Abb. 22.1), wird sodann über die Niere (☞ 39.12) und mit der Galle in den Darm ausgeschieden
- Indirektes Bilirubin (=unkonjugiertes Bili): Wasserunlösliches Abbauprodukt des Hämoglobin, liegt im Blut an Albumin gebunden vor (bevor es in der Leber konjugiert wird)

☑ Ikterus sichtbar, wenn Gesamt-Bili > 2 mg/dl (> 34 µmol/l)

↑: Hämolytische Ursachen:
Hämolytische Anämie (☞ 24.6.4), Hämatomresorption
↑: Hepatozelluläre Ursachen:
Hepatitis (☞ 22.4.2, 22.4.3), Zirrhose (☞ 22.4.6), toxische Schädigung (☞ 22.4.5), schwere Infektion, Rechtsherzinsuffizienz
Cholestatische Ursachen:
Fettleber (☞ 22.4.4), Leberabszeß, Lebertumoren (☞ 22.4.7), Schwangerschaft, idiopathisch, Verschlußikterus (☞ 22.2.1), portocavaler Shunt (☞ 22.4.6)
Medikamentös:
z.B. Östrogene, Glukokortikoide (☞ 23.1.4), Rö-Kontrastmittel (☞ 9.6.3)

1 – 2 ml Serum

39.12 Bilirubin im Urin

Positiv: Erkrankungen mit erhöhtem (direktem) Serum-Bilirubin, ☞ 39.11
Hinweis: Das im Urin nachweisbare Bilirubin ist immer direktes (konjugiertes) Bilirubin, da indirektes Bili nicht nierengängig ist.

5 ml Sammelurin (24 Std.-Menge mitteilen und dokumentieren)

39.13 Blutgasanalyse (BGA)

Normwerte: (Details ☞ 20.4.4)

pH	7,36 – 7,44
p_aO_2 (altersabhängig)	≥ 85 mmHg (20 J.) ≥ 70 mmHg (70 J.)
p_aCO_2	36 – 44 mmHg
Bikarbonat (HCO_3^-)	22 – 26 mmol/l
BE (Base excess, Basenüberschuß)	–2 – +2 mmol/l

Diagn. Funktion: Bestimmung von Sauerstoffpartialdruck (p_aO_2), Kohlendioxidpartialdruck (p_aCO_2) und der Pufferkapazität (Bikarbonat) im arteriellen bzw. arterialisiert-kapillären Blut zur Klärung, ob Störungen der Lungen-, Nieren- und Stoffwechselleistungen vorliegen, ferner zur Kontrolle bei allen maschinell beatmeten Patienten

Arterialisiertes Kapillarblut (Details, ☞ 20.4.4) oder 1 – 2 ml arterielles Blut („blasenfrei" gewonnen!), aufgezogen in zuvor mit Heparin benetzter Spritze oder spez. Entnahmeröhrchen

39.14 Blutkörpersenkungsgeschwindigkeit (BSG, BKS, BSR)

Normwerte:
♀ 5 – 15 mm/1.Std;
♂ 3 – 10 mm/1.Std

Diagn. Funktion: Messung der Sedimentationsgeschwindigkeit von Erythrozyten in einer Zitrat-Vollblutprobe (Details, ☞ 24.4.2). Basisdiagnostik zur Abklärung, ob (nicht nur lokale) Entzündung im Körper vorliegt

↓: Polyzythämie und Polyglobulie (☞ 24.6.5), Herzinsuffizienz (☞ 18.6), Allergien (☞ 29.4)

↑: Entzündungen, Infektionen (vor allem bakterielle), Nekrosen, Schock, postop., Anämie (☞ 24.6.1), Tumoren, Schwangerschaft

Stark ↑: Plasmozytom (☞ 24.8.3), Niereninsuffizienz (☞ 31.8.9), metastasierende Tumoren, rheumat. Erkrankungen

2 ml Zitratblut (0,4 ml Zitrat + 1,6 ml Blut)
Durchführung: ☞ 24.4.2 (meist auf Station)

BZ, ☞ *39.29 (Glukose);*
Calcitonin, ☞ *39.42 (Kalzitonin);*
Calzium, ☞ *39.43 (Kalzium)*

39.15 Chlorid (Cl^-)

Normwerte:
Serum: 97 –108 mmol/l (= mval/l);
Urin: abhängig von Serumelektrolyten und Säure-Basen-Haushalt

Funktion: Mengenelement (☞ 7.7.2), häufiges Anion im Extrazellulärraum; entscheidend für die Aufrechterhaltung der Wasserbilanz zwischen den Zellen. Veränderungen meist gleichsinnig mit Natrium (☞ 39.55)

↓: Hyponatriämie

↑: Alle Ursachen der Hypernatriämie

1 – 2 ml Serum/Plasma oder 5 ml Sammelurin (24 Std.-Menge mitteilen und dokumentieren)

CK, ☞ *39.46 (Kreatinphosphokinase)*

39.16 Cholesterin

Normwert:
< 6,2 mmol/l = < 240 mg/dl (Normgrenze strittig, von < 200 bis < 260 mg/dl, ☞ 23.8.4)

Funktion:
Eines der Hauptblutfette (☞ 23.8.4) v.a. als HDL-Cholesterin (☞ 39.40) und LDL-Cholesterin (☞ 39.49) vorkommend

↑: Primäre Fettstoffwechselstörungen (☞ 23.8.4), falsche Ernährung, Hypothyreose (☞ 23.4.4), Diabetes mellitus (☞ 23.6), Nephrotisches Syndrom (☞ 31.8.7)

1 – 2 ml Serum/Plasma

39.17 C-reaktives Protein (CRP)

Normwert: < 8,2 mg/l

Funktion: Sog. „Akute-Phase-Protein", bei fast allen systemischen Entzündungen erhöht

Diagn. Funktion: Verlaufskontrolle entzündl. Erkr. (z.B. Kollagenosen, ☞ 25.6, Infektionen). Normaler CRP-Wert schließt systemische bakterielle Infektion praktisch aus

3 – 5 ml Serum/Plasma

39.18 Differentialblutbild

Normwerte	Zellen/nl	= % der Leukos
Neutrophile Granulozyten, ☞ 39.50	1,8–7,7	59%
Lymphozyten, ☞ 39.52	1,0–4,8	20 – 50%
Eosinophile Granulozyten, ☞ 39.20	< 0,45	2–4%
Basophile Granulozyten, ☞ 39.9	< 0,2	< 0,5%
Monozyten, ☞ 39.54	< 0,8	ca. 4%

39.19 Eisen (Fe^{2+})

Normwerte: Serum:
♀ 23 – 165 µg/dl = 4,1 – 29,6 µmol/l
♂ 35 – 168 µg/dl = 6,3 – 30,1 µmol/l
☞ Zur DD Ferritin und Transferrin

Funktion: Wichtiger O_2-bindender Bestandteil des Hämoglobins im Erythrozyten

↓: Meist chron. Blutverlust. Seltener chron. Entzündungen, Karzinome, erhöhter Bedarf (z.B. Pubertät, Schwangerschaft) oder erniedrigte Aufnahme (z.B. Fehlernährung)

↑: Hepatitis (☞ 22.4.2, 22.4.3), Leberzirrhose (☞ 22.4.6), Hämochromatose (seltene chronische Eisenspeicherkrankheit), Infektion, Bluttransfusionen, verschiedene hämatologische Erkrankungen

1 – 2 ml Serum (hämolysefrei)

39.20 Eosinophile Granulozyten

Normwert: < 0,45/nl; 2 – 4% der Leukos

Funktion: Zur Phagozytose befähigte Untergruppe der Leukozyten, die an der Parasitenbekämpfung, chronischen Infektionen und Autoimmunerkrankungen beteiligt sind

↓: Cushing-Syndrom (☞ 23.7.1), Typhus (☞ 28.5.7), Masern (☞ 13.4.2), Glukokortikoidtherapie

↑: Allergische Erkr. (☞ 29.4), Parasitenbefall, Scharlach (☞ 34.7.1), abklingende Infektionen, akute Sarkoidose (☞ 20.9.1), M. Addison (☞ 23.7.2), M. Hodgkin (☞ 24.8.1)

2 ml EDTA-Blut

39.21 Erythrozyten (Erys)

Normwerte: ♀ 4,2 – 5,5/pl; ♂ 4,5 –6,0/pl

Funktion: O_2-Transport

↓: 6 Std. nach akuter Blutung, alle Ursachen der Anämie (Übersicht, ☞ 24.6.1)

↑: Dehydratation, chron. respiratorische Insuffizienz, Höhenkrankheit, Androgentherapie, Polyglobulie und Polyzythämie (☞ 24.6.5)

2 ml EDTA-Blut

39.22 Erythrozyten-Indizes

Normwerte: MCV = mittleres korpuskuläres Volumen: 80 – 96 fl; **MCH** = mittleres korpuskuläres Hb: 27 – 33 pg; **MCHC** = mittlere Hb-Konzentration des Erythrozyten: 33 – 36 g/dl Ery (Übersicht, ☞ 24.4.3)

Diagn. Funktion: Errechnete Größen zur morphologischen Klassifizierung von Anämien:
- *Normozytäre und normochrome Anämie* (MCV und MCH normal): Blutverlust, Hämolyse (☞ 24.6.4), Knochenmarkhypoplasie
- *Mikrozytäre und hypochrome Anämie* (MCV ↓ und MCH ↓): Eisenmangel und -verwertungsstörungen
- *Makrozytäre und hyperchrome Anämie* (MCV ↑, MCH ↑): Vit. B_{12}- und Folsäuremangel (☞ 24.6.3)

2 ml EDTA-Blut

39.23 Ferritin

Normwert: Stark altersabhängig, z.B. 20 – 210 µg/l im mittleren Erwachsenenalter

Funktion: Eisenspeicherung

↓: Eisenmangel

↑: Bei erhöhtem oder normalem Serumeisen: Eisenspeicherkrankheiten, Transfusionen. Trotz Serumeisenmangel: Tumoren, chron. Entzündung

1 – 2 ml Serum/Plasma

α-Fetoprotein, ☞ *39.2 (AFP)*

39.24 Fibrinogen

Normwert: 2,0 – 4,0 g/l (stark methodenabhängig)

Funktion: Eiweißstoff, wird in der Gerinnungsreaktion durch Thrombin zu Fibrin umgewandelt (☞ Abb. 24.5)

↓: Schwere Lebererkrankungen (verminderte Synthese), Verbrauchskoagulopathie (erhöhter Verbrauch), fibrinolytische Therapie (erhöhter Abbau)

↑: Z.B. postoperativ, nach Trauma, Akute-Phase-Protein, vergleichbar mit CRP (☞ 39.17)

2 – 3 ml Zitratblut

fT_3, ☞ *39.74 (freies Trijodthyronin);*
fT_4, ☞ *39.71 (freies Thyroxin);*
Folsäure, ☞ *24.6.3;*
FSP *(Fibrinspaltprodukte),* ☞ *24.1.4*

39.25 Gesamteiweiß

Normwert: Serum: 66 – 83 g/l; Liquor: 120 – 500 mg/l; Sammelurin: stark methodenabhängig, max. 150 (– 300) mg/24 Std.(☞ 7.9.1)

↓: Mangelernährung, Maldigestion, Malabsorption, schwere Lebererkr., Nierenerkr. mit Proteinurie (z.B. Nephrotisches Syndrom, ☞ 31.8.7), Colitis ulcerosa, M. Crohn, starke Blutungen

↑: Chronisch-entzündliche Erkrankungen (γ-Globulinerhöhung), Sarkoidose (☞ 20.7.1), Paraproteinämien (☞ 39.57)

1 – 2 ml Serum/Plasma oder 2 – 3 ml frischer Liquor oder 10 ml Sammelurin (24 Std.-Menge mitteilen)

39.26 α-Globuline

Normwerte: $α_1$**-Globulin:** 1,4 –3,4% des Gesamteiweißes im Serum (☞ 39.25); $α_2$**-Globulin:** 4,2 –7,6% des Gesamteiweißes i.S.

Funktion: Gemischte Eiweißfraktion; enthält u.a. Akute-Phase-Proteine

$α_1$ **↓:** Hypoproteinämie, $α_1$-Antitrypsin-Mangel
$α_2$ **↓:** Hypoproteinämie

↑: Akute Entzündung, postoperativ, posttraumatisch, manche Tumoren, Herzinfarkt (☞ 18.5.2), Gallenwegsverschluß, Nephrotisches Syndrom (☞ 31.9)

1 – 2 ml Serum/Plasma

39.27 β-Globuline

Normwert: 7,0 – 10,4% des Gesamteiweißes im Serum (☞ 39.25)

Funktion: Gemischte Eiweißfraktion; enthält u.a. Transportproteine, Anti-Akute-Phase-Proteine, Proteine mit Wirkung auf die Blutgerinnung

↓: Chron. Lebererkrankung, Hypoproteinämie

↑: Paraproteinämien (☞ γ-Globuline), Nephrotisches Syndrom (☞31.8.7), Hyperlipidämie (☞ 23.8.4), Verschlußikterus (☞ 22.2.1), Eisenmangelanämie (☞ 24.6.2)

1 – 2 ml Serum/Plasma

39.28 γ-Globuline

Normwert: 12,1 – 17,7% des Gesamteiweißes im Serum (☞ 39.25)

Funktion: Insbesondere Antikörper (IgG, IgM) enthaltende Eiweißfraktion im Serum

↓: Hypoproteinämie (z.B. bei Nephrot. Syndrom, ☞ 31.8.7), angeborene oder erworbene Antikörpermangelsyndrome (☞ 29.6)

↑: Paraproteinämien (in der Elektrophorese schmalbasige, spitze γ-Zacke, ☞ 39.57, 39.68): Plasmozytom (☞ 24.8.3). Chronisch-entzündliche Erkrankungen, Tumoren, bestimmte Lebererkrankungen (breitbasige Erhöhung)

1 – 2 ml Serum/Plasma

39.29 Glukose im Blut

Normwert (nüchtern): 55 – 100 mg/dl = 3,0 – 5,6 mmol/l

Funktion: Wichtigster Energieträger des Körpers

↓ : Hunger, Malabsorption, große Tumoren, Alkohol, Überdosierung von Antidiabetika, Insulinom (☞ 23.11)

↑: Diabetes mellitus(☞ 23.6), Cushing-Syndrom (☞ 23.7.1), Akromegalie (☞ 23.3.2), Phäochromozytom (☞ 19.5.1), Herzinfarkt (☞ 18.5.2), Medikamente (z.B. Diuretika, Glukokortikoide, „Pille")

1 – 2 ml Serum/Plasma oder 0,01 – 0,1 ml Kapillarblut

39.30 Glukose im Urin

Normwert: < 150 mg/dl = < 0,84 mmol/l

Diagn. Funktion: Diagnose und Therapiekontrolle des Diabetes mellitus, Selbstkontrolle des Diabetikers

↑ mit Hyperglykämie: Diab. mell. (☞ 23.6) und andere Hyperglykämien (☞ 39.29), wenn die Nierenschwelle (ca. 180 mg/dl) überschritten wird

↑ ohne Hyperglykämie: Nierenerkrankungen (z.B. Glomerulonephritis), Schwangerschaft

5 ml Spontanurin bzw. Urin definierter Sammelperioden

Glukose-Toleranz-Test (GTT, oGTT), ☞ *23.6.2*

39.31 Glutamat-Oxalazetat-Transaminase (GOT, ASAT)

Normwerte: ♀ < 15 IE/l; ♂ < 19 IE/l

Funktion: Wichtiges Enzym im Aminosäure- und Kohlenhydratstoffwechsel

↑: Herzinfarkt (nach 4 Std. nachweisbar, Gipfel nach 16 – 48 Std., Normalisierung nach 3 – 6 Tagen), Herzoperation, -massage, Hepatitis (☞ 22.4.2, 22.4.3), Leberzirrhose (☞ 22.4.6), Verschlußikterus (☞ 22.2.1), toxische Leberschäden(☞ 22.4.5)

1 – 2 ml Serum/Plasma

39.32 Glutamat-Pyruvat-Transaminase (GPT, ALAT)

Normwerte: ♀ < 19 IE/l; ♂ < 23 IE/l

Funktion: Wichtiges Enzym im Aminosäurestoffwechsel

↑: Akute und chron. aggressive Hepatitis (☞ 22.4.2, 22.4.3), Schub einer Leberzirrhose (☞ 22.4.6), Verschlußikterus (☞ 22.2.1), toxische Leberschäden (☞ 22.4.5)

1 – 2 ml Serum/Plasma

39.33 γ-Glutamyl-Transferase (γ-GT)

Normwerte: ♀ 4 – 18 IE/l; ♂ 6 – 28 IE/l

Funktion: Wichtiges Enzym im Aminosäurestoffwechsel

↑: Leitenzym bei Cholestase (☞ 22.2.1) und Alkoholabusus. Mäßige Erhöhung z.B. bei Hepatitis (☞ 22.4.2, 22.4.3), Leberzirrhose (☞ 22.4.6) und Lebermetastasen

1 – 2 ml Serum/Plasma

39.34 Hämatokrit (Hk)

Normwerte: ♀ 36 – 46%; ♂ 42 – 52%

Funktion: Anteil der festen Bestandteile (Erythrozyten, Leukozyten, Thrombozyten) im Blut

↓: Anämien (☞ 24.6.1), Hyperhydratation (☞ 31.13.2)

↑: Dehydratation (☞ 31.16.2), Polyglobulie und Polyzythämie (☞ 24.6.5)

2 ml EDTA-Blut

39.35 Hämoglobin (Hb)

Normwerte: ♀ 12 – 16 g/dl; ♂ 14 – 18 g/dl

Funktion: O_2-bindendes und -transportierendes Protein im Erythrozyten

↓: Anämien (☞ 24.6.1), Hyperhydratation (☞ 31.16.2)

↑: Dehydratation (☞ 31.13.2), Polyglobulie und Polyzythämie (☞ 24.6.5)

2 ml EDTA-Blut

39.36 Glykosyliertes Hämoglobin (glykiertes Hämoglobin, Glykohämoglobin, HbA)

Normwerte:
HbA_1 5 – 8%;
HbA_{1c} 3 – 6% des Gesamt-Hb

Diagn. Funktion: Maß für die Serumglukosekonzentration der letzten 4 – 8 Wo. (☞ 23.6.2)

↑: Alle Hyperglykämien. Falsch hoher Wert (methodenabhängig) bei Niereninsuffizienz (☞ 31.8.9) und Hyperlipoproteinämie (☞ 23.8.4)

2 – 3 ml EDTA-Blut

39.37 Harnsäure

Normwerte: Serum:
♀ 2,3 – 6,1 mg/dl = 137 – 363 µmol/l;
♂ 3,6 – 7,0 mg/dl = 214 – 416 µmol/l;
Urin: < 800 mg/24 Std. = 4,8 mmol/ 24 Std. (kostabhängig, Beurteilung im Zusammenhang mit Serumwert)

Funktion: Endprodukt des Purinstoffwechsels (☞ 23.9)

↑: Gicht (☞ 23.9), Leukämien (erhöhter Zellabbau, ☞ 24.6.2), Niereninsuffizienz (☞ 31.8.8, 31.8.9), Diabetes mellitus, Fasten, Alkohol, div. Medikamente

1 – 2 ml Serum/Plasma oder 1 ml Punktat oder 5 ml Sammelurin (24 Std.-Menge mitteilen und dokumentieren)

39.38 **Harnstoff** (Urea)

Normwert:
10 – 50 mg/dl = 2 – 8 mmol/l

Funktion: Harnpflichtiges Endprodukt des Eiweißstoffwechsels

↑: Alle Ursachen der Krea-Erhöhung (☞ 39.44), erhöhter Eiweißabbau

1 – 2 ml Serum/Plasma

HbA1, HbA1c, ☞ *39.36 (Glykosyliertes Hämoglobin)*

39.39 **HBDH** (Hydroxibutyrat-dehydrogenase, LDH_1)

Normwert: 68 – 135 IE/l

Funktion: ☞ 39.48

↑: Herzinfarkt (Beginn der Erhöhung nach 6 – 12 Std., Normalisierung nach ca. 2 Wochen), Myokarditis (☞ 18.8.2), akute hämolytische Anämie (☞ 24.6.4), Lungenembolie (☞ 20.10.1), Lebererkrankungen

1 – 2 ml Serum

39.40 **HDL-Cholesterin**

Normwerte:
♀ > 1,68 mmol/l (65 mg/dl);
♂ > 1,45 mmol/l (55 mg/dl)

Funktion: „Guter“ Cholesterin-Anteil (etwa 25% des Gesamt-Cholesterins), der von Proteinen mit hoher Dichte (**h**igh **d**ensity **l**ipoproteins) transportiert wird. Hoher HDL-Cholesterin-Anteil verringert Arterioskleroserisiko

↑: **Mäßiges Risiko** für Herz-Kreislauferkrankungen:
♀ < 1,68 mmol/l (< 65 mg/dl);
♂ < 1,45 mmol/l (< 55 mg/dl)
Hohes Risiko:
♀ < 1,15 mmol/l (< 45 mg/dl);
♂ < 0,9 mmol/l (< 35 mg/dl)

1 – 2 ml Serum/Plasma (nüchtern!)

HIV-Serologie, ☞ *29.3.1*
IgG, IgM, ☞ *39.28 (γ-Globuline)*

39.41 **Kalium** (K^+)

Normwert: 3,6 – 4,8 mmol/l

Funktion: Häufigstes Mengenelement in den Zellen; wichtigstes Ion bei der Entstehung von Ruhe- und Aktionspotentialen in Nervenzellen, entscheidend bei der Insulinaufnahme in die Zelle

↓: Renale Verluste:
Diuretika, Glukokortikoide, Cushing-Syndrom (☞ 23.7.1), Hyperaldosteronismus (☞ 23.7.1).
Enterale Verluste: Diarrhoe, Erbrechen, Fisteln, Laxantien.
Verteilungsstörungen: Alkalose, Initialbehandlung des diabetischen Koma

↑: Verminderte renale Auscheidung: Niereninsuff. (☞ 31.8.9), kaliumsparende Diuretika, Nebennierenrinden-Insuffizienz (☞ 23.7.2).
Verteilungsstörung: Azidose, massive Hämolyse (☞ 24.6.4), Zellzerfall

1 – 2 ml Serum/Plasma (hämolysefrei)

39.42 **Kalzitonin** (Calcitonin, HCT)

Normwert:
< 100 ng/l = < 30 pmol/l

Funktion: Blut-Kalziumspiegel senkendes Hormon (☞ 23.1.2)

↑: Schilddrüsen(-C-Zell)- Karzinom. Leicht erhöhter Spiegel bei Bronchial- und Mammakarzinom möglich

5 ml Serum tiefgefroren oder im Labor abnehmen und sofort analysieren

39.43 **Kalzium** (Ca^{2+})

Normwert:
Serum: 2,2 – 2,6 mmol/l
= 8,8 –10,2 mg/dl
Urin: < 300 mg/24 Std. = 7,5 mmol/24 Std. (auch kostabhängig)

Funktion: Wichtiges Mengenelement, entscheidendes Kation beim Zahn- und Knochenaufbau, Schlüsselstellung bei der neuromuskulären Erregungsübertragung

↓: Leberzirrhose (☞ 22.4.6), Hypoparathyreoidismus (☞ 23.5.2), Nephrotisches Syndrom (☞ 31.8.7), akute nekrotisierende Pankreatitis (☞ 22.6.2), Thiazid-Diuretika, Schleifendiuretika

↑: Endokrin, v.a. primärer Hyperparathyreoidismus (☞ 23.5.1), Immobilisation, Tumoren, Sarkoidose (☞ 20.7.1), Vit. D- oder Vit. A-Überdosierung,

Gesamt: 1 – 2 ml Serum/Plasma oder 5 ml Sammelurin (24 Std.-Menge mitteilen und dokumentieren).
Ionisiertes Kalzium: 2 – 3 ml Heparinblut (eisgekühlt) sofort ins Labor und bestimmen

39.44 **Kreatinin** (Krea)

Normwerte (methodenabhängig):
♀ 0,47 – 1,17 mg/dl = 42 – 103 µmol/l;
♂ 0,55 – 1,36 mg/dl = 49 – 120 µmol/l

Funktion: Harnpflichtiges Endprodukt des Muskelstoffwechsels

↑: Chron. Niereninsuffizienz (jedoch erst ab 50%iger Reduktion der Nierenleistung, ☞ 31.1.8), akutes Nierenversagen, akuter Muskelzerfall (Trauma, Verbrennung)

1 – 2 ml Serum/Plasma

39.45 **Kreatinin-Clearance**

Normwerte: Alters- und methodenabhängig, meist:
♀ 75 – 130 ml/min/1,73 m^2 Körperoberfläche;
♂ 80 – 160 ml/min/1,73 m^2 Körperoberfläche
(entsprechend ca. 75 kg KG)

Diagn. Funktion: Nierenfunktionstest zur annähernden Bestimmung der glomerulären Filtrationsrate (☞ 31.1.4), v.a. zur Erfassung beginnender Nierenfunktionsstörungen

↓: Minderung der glomerulären Filtrationsrate z.B. bei Niereninsuffizienz im Stadium der kompensierten Retention (☞ 31.8.9), auch dann, wenn Serum-Krea noch normal ist. Bei Serum-Kreatinin > 3 mg/dl (> 260 mmol/l) wenig aussagekräftig

1 – 2 ml Serum/Plasma und 5 ml Sammelurin (24 Std.-Urinmenge, Gewicht und Größe des Patienten mitteilen)

39.46 **Kreatinphosphokinase** (Kreatinkinase, CK)

Normwerte: Gesamt:
♂ 10 – 80 IE/l; ♀ 10 – 70 IE/l
Anteil CK-MM an Gesamt-CK: 96%

Funktion: Wichtiges Enzym im Muskelstoffwechsel. Mehrere Isoenzyme mit den Untereinheiten „M“ und „B“:
CK-MM (M = muscle; v.a. im Muskel vorkommend);
CK-BB (B = brain, v.a. im Gehirn);
CK-MB (v.a. im Herzmuskel)

↑: Herz: Infarkt (Anstieg nach 4 – 8 Std., Anteil Isoenzym CK-MB an Ges.-CK mind. 6%), entzündliche Herzerkr. (☞ 18.8), Herzoperation, Herzmassage
Muskulatur: I.m.-Injektion, schwere körperliche Anstrengung, Operationen und Verletzungen, Hypothyreose, Muskelkrämpfe, Muskelentzündungen, toxische Muskelschädigungen,

🧪 1 – 2 ml Serum/Plasma

39.47 **Laktat** (Milchsäure)

Normwert:
< 16 mg/dl = < 1,8 mmol/l

Funktion: Anreicherung bei Gewebshypoxien

↑: Hypoxie, z.B. beim Schock (☞ 38.6.1),
Biguanidtherapie (☞ 23.6.7).
Laktaterhöhung ohne Azidose z.B. auch nach körperl. Anstrengung

🧪 2 ml Vollblut (venös oder arteriell) in ein zwei Tropfen Heparin enthaltendes Röhrchen geben und gekühlt ins Labor senden

39.48 **LDH** (Laktatdehydrogenase)

Normwert: 120 – 240 IE/l

Funktion: Wichtiges Enzym der Glykolyse (Energiegewinnung durch Abbau von Glukose). Mehrere Isoenzyme: LDH_1 (= HBDH, ☞ 39.39) und LDH_2 v.a. in Herzmuskel und Erythrozyten, LDH_5 v.a. in Leber und Skelettmuskulatur vorkommend

↑: Herzinfarkt (spezifischer: Erhöhung von LDH_1 = HBDH), Myokarditis (☞ 18.8.2), Muskelerkr., kardiale Leberstauung, Tumoren, Hepatitis (☞ 22.4.2), Lungeninfarkt, toxische Leberschäden, perniziöse (☞ 24.6.3) und hämolytische Anämien (☞ 24.6.4)

🧪 1 – 2 ml Serum/Plasma

39.49 **LDL-Cholesterin**

Normwert:
< 3,9 mmol/l (< 150 mg/dl)

Funktion: Cholesterin-Anteil, der von Proteinen mit niedriger Dichte (**l**ow **d**ensity **l**ipoproteins) transportiert wird. Großteil des Gesamt-Cholesterins. Beschleunigt Arteriosklerosebildung (☞ 19.6.1, 23.8.4)

Mäßiges Risiko für Herz-Kreislauferkrankungen:
3,9 - 4,9 mmol/l (150 – 190 mg/dl)
Hohes Risiko:
> 4,9 mmol/l (> 190 mg/dl)

🧪 1 – 2 ml frisches Serum/Plasma (nüchtern)

39.50 **Leukozyten** (Leukos) **und neutrophile Granulozyten**

Normwerte:
(Gesamt–) Leukozyten: 4 – 11/nl
Neutrophile Granulozyten: 1,8 – 7,7/nl ; ca. 60% der Gesamtleukos

Funktion der neutrophilen Granulozyten: v.a. Phagozytose und Vernichtung von Mikroorganismen und Fremdantigenen, wahrscheinlich auch von entarteten körpereigenen Zellen. Veränderung der Gesamtleukozyten- und der neutrophilen Granulozytenzahl in der Regel gleichsinnig

Neutrophile ↓:
Virusinfektion (☞ 28.6), einige bakterielle Inf. (z.B. Typhus, ☞ 28.5.7), Medikamente (☞ 24.7.4), Knochenmarkschädigung (z.B. Tumorinfiltration, Zytostatika- oder Strahlentherapie)

Neutrophile ↑: Die meisten (bakteriellen) Infektionen, Sepsis (☞ 28.4), nicht-infektiöse entzündliche Erkr. (z.B. rheumat. Erkrankungen), diabetisches Koma (☞ 23.6.3), Leberkoma (☞ 22.4.6), Urämie (☞ 31.8.9), Vergiftungen, bestimmte Leukämien

🧪 2 ml EDTA-Blut

39.51 **Lipase**

Normwert (methodenabhängig):
< 200 IE/l oder 7,7 – 56 µg/l

Funktion: Triglyzeride spaltendes Enzym des Pankreas

↑: Pankreatitis (☞ 22.6.2, 22.6.3), Niereninsuffizienz (☞ 31.8.9)

🧪 1 – 2 ml Serum/Plasma

Liquordiagnostik, ☞ *9.5.3*

39.52 **Lymphozyten**

Normwert:
1,0 – 4,8/nl; 20 – 50% der Leukos

Funktion: Zweitgrößte Fraktion der Leukozyten mit Schlüsselstellung bei der spezifischen Abwehr. Viele Teilpopulationen (z.B. T_4-Helferzellen, T_8-Suppressorzellen) mit spezifischen Funktionen (☞ 29.1.3)

↓: Tumoren, Strahlentherapie, HIV-Infektion und AIDS (☞ 29.3), Zytostatikatherapie, Glukokortikoidtherapie

↑: Bestimmte Infektionskrankheiten, z.B. Tuberkulose (☞ 22.4.2), Virushepatitis (☞ 10.4.3), bestimmte Leukämien

🧪 2 ml EDTA-Blut

39.53 **Magnesium** (Mg^{2+})

Normwert: 1,8 – 2,6 mg/dl
= 0,74 – 1,07 mmol/l

Funktion: Wichtiges Mengenelement, beteiligt an muskulärer Erregungsübertragung

↓: Alkohol, Diarrhoe, Erbrechen, renale Verluste (z.B. bei Diuretikatherapie), Hyperaldosteronismus (☞ 23.7.1)

↑: Akute und chronische Niereninsuffizienz (☞ 31.8.8, 31.8.8), Überdosierung magnesiumhaltiger Antazida oder „Substitutionspräparate“ v.a. bei Niereninsuffizienz

🧪 1 – 2 ml Serum/Plasma

MCH, MCHC, MCV, ☞ *24.4.3 (Erythrozytenindizes)*

39.54 **Monozyten**

Normwert:
0,2 – 1/nl ; ca. 4% der Leukos

Funktion: Phagozytosefähige Teilfraktion der Leukozyten, verlassen Blutbahn und siedeln in verschiedenen Organen (und heißen dann Gewebsmakrophagen)

↑: Tbc (☞ 20.5.4), Sarkoidose (☞ 20.7.1), bakt. Endokarditis (☞ 18.8.1), abklingende Infektion, nach Agranulozytose (☞ 24.7.4), Colitis ulcerosa (☞ 21.6.5), M. Crohn (☞ 21.6.5), bestimmte Leukämien, systemischer Lupus erythematodes (☞ 25.6.1)

2 ml EDTA-Blut

39.55 **Natrium** (Na^+)

Normwert: 135 – 145 mmol/l

Funktion: Häufigstes Mengenelement im Extrazellulärraum, entscheidendes Kation für den dort herrschenden osmotischen Druck

↓: Erbrechen, Diarrhoe, länger dauernde Magensaftabsaugung, Herzinsuffizienz (☞ 18.6.1), Leberzirrhose (☞ 22.4.6), Niereninsuffizienz (☞ 31.8.8, 31.8.9), Nebennierenrindenunterfunktion (☞ 23.7.2), Medikamente (z.B. bestimmte Diuretika)

↑: Diarrhoe/ Fieber/ Schwitzen bei zu geringer Wasserzufuhr, Diabetes insipidus (☞ 23.10), bestimmte Medikamente

1 – 2 ml Serum/Plasma

Neutrophile Granulozyten, ☞ *39.50 (Leukozyten)*

39.56 **PAP** (= PSP, Prostataspezifische Saure Phosphatase)

Normwert: < 2 (– 6) µg/l

Funktion: Tumormarker des Prostatakarzinoms, spezifischer ist jedoch PSA (☞ 39.61)

↑: Prostatakarzinom, Prostataadenom (meist < 8 mg/l)

1 – 2 ml Plasma

39.57 **Paraprotein** (Monoklonale Immunglobuline)

Funktion: Vermehrung von (meist funktionsuntüchtigen) Immunglobulinen eines maligne entarteten B-Zellstamms

↑: Plasmozytom (☞ 24.8.3), Amyloidose, benigne Gammopathie (☞ 24.8.3)

5 ml Serum oder 10 ml Sammelurin (24 Std.-Menge mitteilen und dokumentieren)

Parathormon, ☞ *23.1.3, 23.5.1*

39.58 **Partielle Thromboplastinzeit** (PTT)

Normwert: 30 – 45 Sek.

Diagn. Funktion: Maß für das endogene System der Gerinnung (☞ 24.9.1, 24.9.2)

↑: Hämophilie A und B (☞ 24.9.2), Verbrauchskoagulopathie (☞ 24.9.3), schwere Lebererkrankungen.
Überwachung der Heparintherapie (bei Vollheparinisierung ca.1,5 – 2 fache Verlängerung angestrebt), Therapie mit Vit. K-Antagonisten (z.B. Marcumar®, üblicherweise jedoch Kontrolle über Quickwert)

3 – 5 ml Zitratblut (0,4 ml Zitrat + 1,6 ml Blut)

39.59 **Phosphat** (anorganisch)

Normwert: 2,6 – 4,5 mg/dl = 0,84 – 1,45 mmol/l

Funktion: Mengenelement, Baustein von ATP (Adenosintriphosphat), Zellmembran und Knochenmineral, wichtiges pH-stabilisierendes Puffersystem im Blut

↓: Rachitis, Malabsorption, renal-tubuläre Erkrankungen, Hyperparathyreoidismus (☞ 23.5.1)

↑: Niereninsuff. (☞ 31.8.9), Hypoparathyreoidismus (☞ 23.5.2), Akromegalie (☞ 23.3.2), Knochentumoren, Metastasen

1 – 2 ml Serum/Plasma

Phosphatase, saure, ☞ *39.66 (Saure Phosphatase);*
pO_2, ☞ *39.13 (Blutgasanalyse);*
Prostataspezifische Saure Phosphatase, ☞ *39.56 (PAP)*

39.60 **Protein im Urin**

Normwert (methodenabhängig)
< 150 (–300) mg/24 Std.

↑: Renale Ursachen:
Z.B. Glomerulonephritis (☞ 31.8.6), Pyelonephritis (☞ 31.8.3, 31.8.4), Nephrotisches Syndrom (☞ 31.8.7), Erkr. der Harnwege

Extrarenale Ursachen:
Schwangerschaft, Fieber, Rechtsherzinsuffizienz (☞ 18.6.1), Eiweißerhöhung im Blut (z.B. bei Plasmozytom, ☞ 24.8.3)

5 ml Sammelurin (24 Std.-Menge mitteilen und dokumentieren)

Proteine im Serum, ☞ *39.3 (Albumin), 39.25 (Gesamteiweiß), 39.26 – 39.28 (α-, β-, γ-Globuline);*
Proteinurie, ☞ *39.60 (Protein im Urin)*

39.61 **PSA** (Prostataspezifisches Antigen)

Normwert: < 3 (– 10) µg/l

Funktion: Tumormarker des Prostatakarzinoms

↑: Prostataadenom (meist < 10 µg/l), Prostatakarzinom

1 – 2 ml Serum/Plasma

PSP, ☞ *39.56 (PAP);*
PTT, ☞ *39.58 (Partielle Thromboplastinzeit)*

39.62 **Quick** (Prothrombinzeit, Thromboplastinzeit, TPZ)

Normwert: 70 – 120%

Diagn. Funktion: Maß für das exogene System der Gerinnung

↓: Lebererkrankungen., Verbrauchskoagulopathie (☞ 24.9.3), Hemmkörper gegen Gerinnungs-
faktoren, z.B. systemischer Lupus erythematodes (☞ 25.6.1), AT III-Überschuß, Vit. K-Mangel, Therapie mit Vit. K-Antagonisten (z.B. Marcumar®, therapeutischer Bereich ca. 15 – 25%)

5 ml Zitratblut

Renin, ☞ *19.1, 19.5.1*

39.63 Retikulozyten (Retis)

Normwert:
♀ 0,8 – 4,1% der Erys;
♂ 0,8 – 2,5% der Erys

Funktion: Junge, noch Reste von Zellorganellen tragende Erythrozyten

↓: Aplastische Anämie, Knochenmarkinfiltration, Erythrozytenbildungsstörungen

↑: Erhöhter Ery-Ausstoß aus dem Knochenmark, z.B. bei Blutverlust, Hämolyse (☞ 24.6.4), Leberzirrhose (☞ 22.4.6)

2 ml EDTA-Blut

39.64 Rheumafaktoren

Normwert:
Methodenabhängig; nicht nachweisbar oder < 20 IE/ml

Funktion: IgM-Autoantikörper gegen IgG

↑ bzw. positiv:
Rheumatoide Arthritis (☞ 25.5.1), Kollagenosen (☞ 25.6), 5 – 10 % der älteren Normalbevölkerung

1 – 2 ml Plasma

Sauerstoffpartialdruck, *☞ 39.13 (Blutgasanalyse)*

39.65 Sauerstoffsättigung (S_aO_2)

Normwert:
94 – 98% im arteriellen Blut

Diagn. Funktion: Meßgröße zur Kontrolle der Arterialisierung des Blutes in der Lunge

↓ Lungenerkr.: Entzündung, Ödem, Asthma bronchiale (☞ 20.6.1), Karzinom, Emphysem (☞ 20.6.3), Infarkt, Embolie (☞ 20.10.1)
Zirkulatorische Ursachen: Schock, Kreislaufkollaps, Shunt (☞ 13.9), Herzinsuffizienz (☞ 18.6),
Behinderung der Atemexkursion: , Pneumothorax (☞ 27.10), Rippenfraktur, Pleuraerguß (☞ 20.11.2)

2 – 3 ml Heparin-Blut (eisgekühlt) sofort ins Labor und bestimmen oder BGA-Röhrchen

39.66 Saure Phosphatase (SP)

Normwert: 4,8 – 13,5 IE/l

Funktion: Phosphate spaltendes Enzym. Verschiedene Isoenzyme, z.B. Prostataspezifische Saure Phosphatase (☞ PAP)

↑: Prostatakarzinom und -hypertrophie, Thrombozytose, Knochenerkrankungen

1 – 2 ml Serum/Plasma

39.67 Serumelektrophorese

Normwerte Normaler Kurvenverlauf, ☞ Abb. 24.48)

Fraktion	Prozentanteil
Albumin (39.3)	60,6 – 68,6
α_1-Globulin(39.26)	1,4 – 3,4
α_2-Globulin (39.26)	4,2 – 7,6
β-Globulin (39.27)	7,0 – 10,4
γ-Globulin (39.28)	12,1 – 17

Diagn. Funktion: Elektrochemische Auftrennung der Bluteiweiße mit dem Ziel, durch Anteilsveränderungen (z.B. γ-Globulin-Mangel) oder *zusätzliche* pathol. Eiweißfraktionen (*Paraproteine*, ☞ 39.57) differentialdiagnostische Hinweise zu bekommen (☞ 9.5.4, 24.8.3)

2 ml Serum

T_3, fT_3, *☞ 39.74 (Trijodthyronin);*
T_4, fT_4, *☞ 39.71 (Thyroxin)*

39.68 T_4-Helferzellen
(T_4-Lymphozyten, OKT_4, CD_4-Zellen)

Normwert:
35 – 55% der Lymphos = > 1/nl
(> 1000/µl, ☞ Tab. 29.6)

Funktion: Gruppe der Lymphozyten, die u.a. die Antikörperbildung anstößt (☞ 29.1.3)

↓: Immunschwäche, typischerweise bei fortgeschrittener HIV-Infektion und AIDS, vorübergehend bei Virusinfekten, Autoimmunerkrankungen und bei fortgeschrittenen Tumoren

39.69 Thrombinzeit
(Plasmathrombinzeit, PTZ, TZ)

Normwert: 17 – 24 Sek.

Diagn. Funktion: Maß für „gemeinsame Endstrecke" der Gerinnung (☞ Abb. 24.5)

↑: Fibrinmangel, Fibrinolysether., Heparinther. (Therapieziel: 2 – 3fach verlängerte TZ)

3 – 5 ml Zitratblut

39.70 Thrombozyten
(Thrombos, Blutplättchen)

Normwert: 140 – 440/nl

Funktion: Leiten Blutgerinnung im endogenen System ein (☞ 24.1.4)

↓: Leukämie (☞ 24.7.1), toxisch (Alkohol, Medikamente, z.B. Zytostatika), Idiopathische thrombozytopenische Purpura (☞ 24.9.4), Verbrauchskoagulopathie (☞ 24.9.3)

↑: Myeloproliferative Erkrankungen (☞ 24.6.5), nach Infektionen, Blutungen oder Milzentfernung

2 ml EDTA-Blut

39.71 Thyroxin (T_4)/ Freies Thyroxin (fT_4)

Normwert:
45 – 115 µg/l = 55 – 160 nmol/l
Freies Thyroxin (fT_4):
0,8 – 2 ng/dl = 10 – 26 pmol/l

Funktion: Schilddrüsenhormon

↓: Hypothyreose (☞ 23.4.4), z.B. bei Jodmangel, Thyroxinsynthesedefekt, chron. Thyreoiditis (☞ 23.4.5), Z.n. Schilddrüsenresektion, Medikation mit Thyreostatika

↑: Hyperthyreose (☞ 23.4.3)

1 – 2 ml Serum/Plasma

39.72 Thyreoidea stimulierendes Hormon (TSH)

Normwert: Basal 0,3 – 3,5 mIE/l

Funktion: Vom Hypophysenvorderlappen ausgeschüttetes Hormon, das die Schilddrüse stimuliert

↓: Primäre Hyperthyreose (☞ 23.4.3), sekundäre Hypothyreose, Schilddrüsenhormonüberdosierung

↑: Primäre Hypothyreose (☞ 23.4.4)

1 – 2 ml Serum/Plasma

39.73 Transferrin

Normwert: 200 – 340 mg/dl

Funktion: Transportprotein für freies Eisen im Serum

↓: Infektionen, Tumoren, chron.-entzündl. Erkrankungen, Proteinverluste, Lebererkrankungen

↑: Eisenmangel, Schwangerschaft

1 – 2 ml Serum/Plasma

39.74 Trijodthyronin (T_3)/ Freies Trijodthyronin (fT_3)

Normwert:
T_3: 0,9 – 1,8 µg/l = 1,3 – 2,8 nmol/l;
fT_3: 2,5–6 pg/ml = 3,8 – 9,2 pmol/l

Funktion: Schilddrüsenhormon; wird im peripheren Blut durch Abspaltung eines Jodanteils aus T_4 gebildet; schneller und stärker wirksam als T_4

↓: Hypothyreose (☞ 23.4.4), außerdem Umwandlungshemmung von T_4 in T_3, z.B. bei Schwerkranken oder bestimmten Medikamenten

↑: Hyperthyreose (☞ 23.4.3). In 5 – 10% der Hyperthyreosen sog. isolierte T_3-Hyperthyreose

1 – 2 ml Serum/Plasma

39.75 Triglyceride (Neutralfette)

Normwert:
< 150 mg/dl = < 1,71 mmol/l (Normgrenze strittig, manchmal < 200 mg/dl)

Funktion: Eines der Hauptblutfette (☞ 23.8.4)

↑: Falsche Ernährung, primäre Fettstoffwechselstörungen (☞ 23.8.4), Leber- und Nierenerkrankungen, Hypothyreose (☞ 23.4.4)

1 – 2 ml Serum/Plasma

39.76 Vanillinmandelsäure (VMS) im Urin

Normwert:
< 7 mg/24 Std. = < 35 µmol/24 Std.

Funktion: Hauptabbauprodukt von Katecholaminen (Adrenalin, Noradrenalin und Dopamin); wird v.a. zur Hypertonie-Diagnostik (Phäochromozytom, ☞ 19.5.1) herangezogen

Stark ↑: Phäochromozytom (☞ 19.5.1), Tumoren des Sympathikus (z.B. Neuroblastom)

10 – 20 ml Sammelurin in 5 –10 ml Salzsäure oder Eisessig (24 Std.-Menge mitteilen und dokumentieren).
Durchführung: Jede Urinportion sofort in einen Sammelbehälter mit Salzsäure/Eisessig schütten. Medikamente vorher nach Arztanordnung absetzen. Drei Tage vor und während des Sammelns Kaffee, Tee, Käse und Bananen weglassen (sonst Ergebnisverfälschung)

39.77 Vitamin B_{12}

Normwert: Methodenabhängig

Funktion: Wichtiges Coenzym v.a. im Zellaufbau; kann aus dem Darm nur nach Bindung an Intrinsic factor aus dem Magensaft aufgenommen werden

↓: Perniziöse Anämie (☞ 24.6.3), Mangelernährung, Z.n. Magenresektion, chron. atroph. Gastritis (☞ 21.5.2), chron. (Dünn-)Darmerkrankungen

1 – 2 ml Serum/Plasma

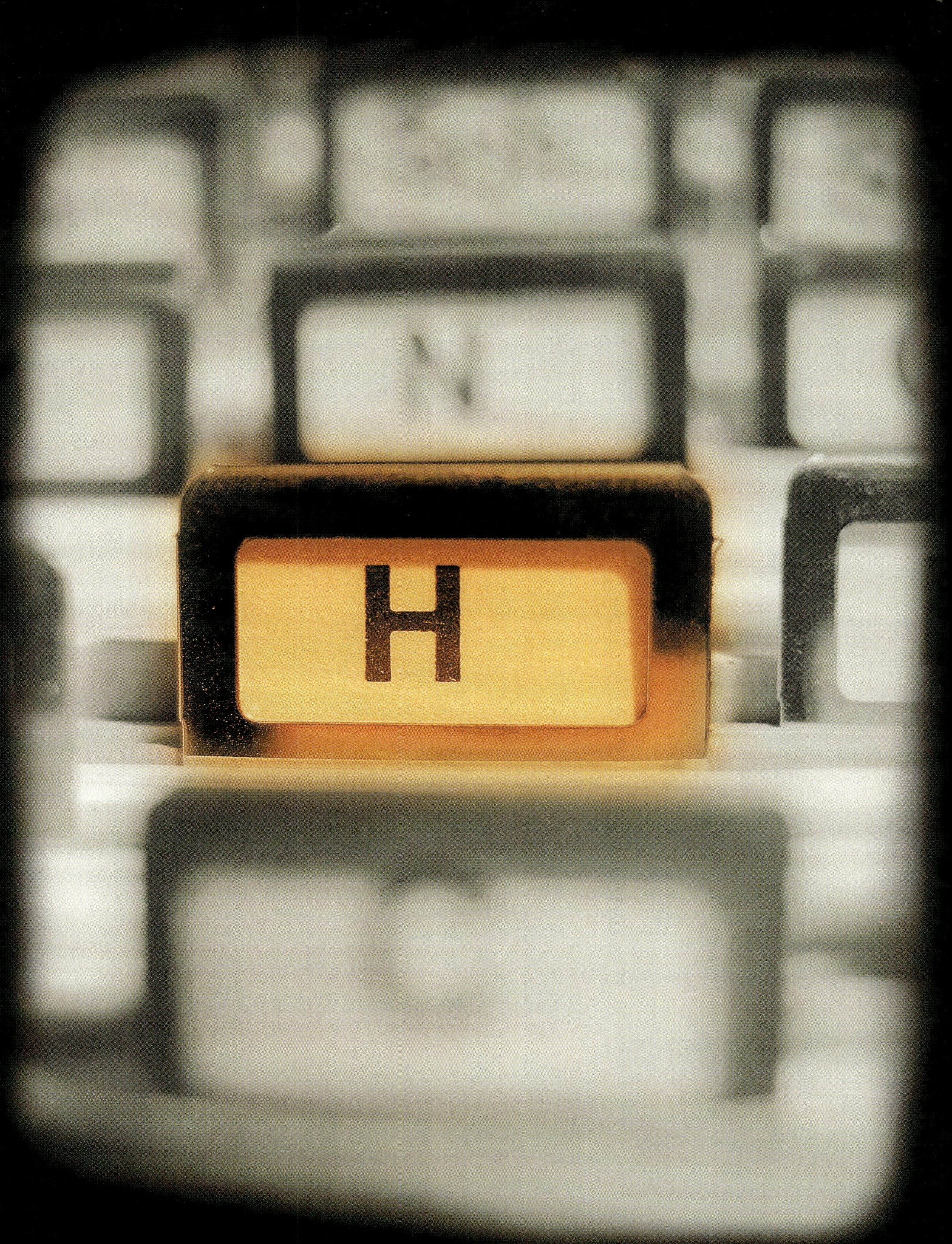

40

Index

A

Legende	
Haupteintrag ab	**Seite**
Definition	*Seite*
Abbildung	Seite
Medikamente	Seite

B

Legende	
Haupteintrag ab	**Seite**
Definition	*Seite*
Abbildung	Seite
Medikamente	**Seite**

C

D

Legende	
Haupteintrag ab	**Seite**
Definition	*Seite*
Abbildung	Seite
Medikamente	Seite

E

Legende	
Haupteintrag ab	**Seite**
Definition	*Seite*
Abbildung	Seite
Medikamente	**Seite**

F

Legende	
Haupteintrag ab	**Seite**
Definition	*Seite*
Abbildung	Seite
Medikamente	Seite

H

Legende	
Haupteintrag ab	**Seite**
Definition	*Seite*
Abbildung	Seite
Medikamente	**Seite**

I

Legende	
Haupteintrag ab	**Seite**
Definition	*Seite*
Abbildung	Seite
Medikamente	**Seite**

J

K

Legende	
Haupteintrag ab	**Seite**
Definition	*Seite*
Abbildung	Seite
Medikamente	**Seite**

M

Legende	
Haupteintrag ab	**Seite**
Definition	*Seite*
Abbildung	Seite
Medikamente	Seite

N

Legende	
Haupteintrag ab	**Seite**
Definition	*Seite*
Abbildung	Seite
Medikamente	**Seite**

Legende	
Haupteintrag ab	**Seite**
Definition	*Seite*
Abbildung	Seite
Medikamente	Seite

Legende	
Haupteintrag ab	**Seite**
Definition	*Seite*
Abbildung	Seite
Medikamente	**Seite**